Gunderson & Tepper's
Clinical Radiation Oncology

Gunderson & Tepper
临床放射肿瘤学

原书第 5 版
5th Edition

原著 [美] Joel E. Tepper

[美] Robert L. Foote

[美] Jeff M. Michalski

主译 邢力刚

中国科学技术出版社
·北京·

图书在版编目（CIP）数据

Gunderson & Tepper 临床放射肿瘤学 : 原书第 5 版 /（美）乔尔・E. 泰珀（Joel E. Tepper），（美）罗伯特・L. 富特（Robert L. Foote），（美）杰夫・M. 迈克尔斯基 (Jeff M. Michalski) 原著；邢力刚主译 . — 北京 : 中国科学技术出版社，2023.8

书名原文 : Gunderson & Tepper's Clinical Radiation Oncology, 5E

ISBN 978-7-5236-0078-8

Ⅰ.① G… Ⅱ.①乔… ②罗… ③杰… ④邢… Ⅲ.① 肿瘤—放射治疗学 Ⅳ.① R730.55

中国国家版本馆 CIP 数据核字（2023）第 037692 号

著作权合同登记号 : 01-2023-0385

策划编辑	孙　超　焦健姿
责任编辑	孙　超
文字编辑	方金林
装帧设计	佳木水轩
责任印制	徐　飞

出　　版	中国科学技术出版社
发　　行	中国科学技术出版社有限公司发行部
地　　址	北京市海淀区中关村南大街 16 号
邮　　编	100081
发行电话	010-62173865
传　　真	010-62179148
网　　址	http://www.cspbooks.com.cn

开　　本	889mm×1194mm　1/16
字　　数	3637 千字
印　　张	107
版　　次	2023 年 8 月第 1 版
印　　次	2023 年 8 月第 1 次印刷
印　　刷	北京盛通印刷股份有限公司
书　　号	ISBN 978-7-5236-0078-8/R・3085
定　　价	498.00 元

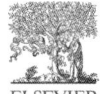

Elsevier (Singapore) Pte Ltd.

3 Killiney Road, #08–01 Winsland House I, Singapore 239519

Tel: (65) 6349–0200; Fax: (65) 6733–1817

This Translation of *Gunderson & Tepper's Clinical Radiation Oncology, 5E* by Joel E. Tepper, Robert L. Foote, Jeff M. Michalski was undertaken by China Science and Technology Press and is published by arrangement with Elsevier (Singapore) Pte Ltd.

Gunderson & Tepper's Clinical Radiation Oncology, 5E by Joel E. Tepper, Robert L. Foote, Jeff M. Michalski 由中国科学技术出版社进行翻译，并根据中国科学技术出版社与爱思唯尔（新加坡）私人有限公司的协议约定出版。

Gunderson & Tepper 临床放射肿瘤学（原书第 5 版）（邢力刚，译）

ISBN: 978-7-5236-0078-8

Copyright © 2023 by Elsevier (Singapore) Pte Ltd. and China Science and Technology Press

译者名单

主 译　邢力刚

译 者　（以姓氏笔画为序）

于　洋　马长升　马晓林　王长宾　王银霞

牛雪娜　孔玲玲　巩贯忠　朱　健　刘　静

刘　潇　刘碧玮　孙枫淏　李　娜　李　阔

李成强　李振江　杨丽颖　杨冠群　吴培培

宋趣清　张　薇　张亚琨　张明珠　张欣欣

张怡梅　张学良　张德普　陈　亮　陈进琥

陈宜聪　孟　坤　赵汉玺　赵亚兰　赵伟珠

段敬豪　侯懿宸　施鹏越　栾　婷　高　敏

高怡凡　郭延滦　陶　城　彭景伟　董　敏

蒋力扬　童　欣　路春华　潘春霞　戴天缘

内容提要

本书引进自 Elsevier 出版社，由美国北卡罗来纳大学医学院 Joel E. Tepper 教授、梅奥医学中心 Robert L. Foote 教授、华盛顿大学医学院 Jeff M. Michalski 教授联合主编，200 余位国际知名专家共同编著。该书首版问世至今历经 20 余年，先后 4 次修订更新。全新第 5 版全面介绍了放射肿瘤学的科学基础及技术和模式，并根据肿瘤疾病的发生部位，分篇章进行了充分论述与讨论，涵盖了流行病学、疾病诊断、治疗原则及治疗方案等，同时介绍了本领域的最新进展，包括更新的治疗共识、新药疗效探索、最佳治疗模式等，为合理应用放疗技术治疗肿瘤患者提供了理论依据和实践启发。本书内容全面，图文并茂，适合放射肿瘤专业医师、放射治疗师、肿瘤外科医师、肿瘤内科医师及广大医学生阅读参考。

补充说明：书中参考文献条目众多，为方便读者查阅，已将本书参考文献更新至网络，读者可扫描右侧二维码，关注出版社医学官方微信"焦点医学"，后台回复"9787523600788"，即可获取。本书收录图表众多，其中部分图表存在第三方版权限制的情况，为保留原文内容完整性计，存在第三方版权限制的图表均以原文形式直接排录，不另做中文翻译，特此说明。

原著者名单

原 著

Joel E. Tepper, MD, FASTRO
Hector MacLean Distinguished Professor of Cancer
  Research
Department of Radiation Oncology
University of North Carolina Lineberger
  Comprehensive Cancer Center
University of North Carolina School of Medicine
Chapel Hill, North Carolina

Robert L. Foote, MD, FACR, FASTRO
Hitachi Professor of Radiation Oncology Research
Department of Radiation Oncology
Mayo Clinic College of Medicine and Science, Mayo
  Clinic
Rochester, Minnesota

Jeff M. Michalski, MD, MBA, FACR, FASTRO
Carlos A. Perez Distinguished Professor
Vice Chair of Radiation Oncology
Washington University School of Medicine in St.
  Louis
St. Louis, Missouri

合 著

Jeffrey A. Bogart, MD
Professor and Chair
Department of Radiation Oncology
SUNY Upstate Medical University
Syracuse, New York

Minesh P. Mehta, MBChB, FASTRO
Professor and Chair
Department of Radiation Oncology
FIU Herbert Wertheim College of Medicine
Deputy Director and Chief
Miami Cancer Institute
Baptist Health South Florida
Miami, Florida

Andrea K. Ng, MD, MPH
Professor
Department of Radiation Oncology
Harvard Medical School
Dana-Farber Cancer Institute
Brigham and Women's Hospital
Boston, Massachusetts

Abram Recht, MD
Professor
Department of Radiation Oncology
Harvard Medical School
Vice Chair
Department of Radiation Oncology
Beth Israel Deaconess Medical Center

Boston, Massachusetts

Christopher L. Tinkle, MD, PhD
Assistant Member
Department of Radiation Oncology
St. Jude Children's Research Hospital
Memphis, Tennessee

Akila N. Viswanathan, MD, MPH
Professor
Department of Radiation Oncology and Molecular
  Radiation Sciences
Johns Hopkins University School of Medicine
Baltimore, Maryland

参编者

Christopher D. Abraham, MD
Assistant Professor
Department of Radiation Oncology
Washington University School of Medicine
  in St. Louis
St. Louis, Missouri

Ross A. Abrams, MD
Department of Radiation Oncology
Rush University Medical Center
Chicago, Illinois

Aydah Al-Awadhi, MBBS
Department of Cancer Medicine
University of Texas MD Anderson Cancer
  Center
Houston, Texas

Kaled M. Alektiar, MD
Member
Department of Radiation Oncology
Memorial Sloan Kettering Cancer Center
New York, New York

Jan Alsner, PhD
Professor
Department of Experimental Clinical
  Oncology
Aarhus University Hospital
Aarhus, Denmark

K. Kian Ang, MD, PhD†
Professor and Gilbert H. Fletcher Endowed
  Chair
Department of Radiation Oncology

University of Texas MD Anderson Cancer
  Center
Houston, Texas

Lilyana Angelov, MD, FAANS, FRCS(C)
The Kerscher Family Chair for Spine Tumor
  Excellence
Head, Section of Spine Tumors
Professor, Department of Neurological
  Surgery
Cleveland Clinic Lerner College of Medicine
  at Case Western Reserve University
Rose Ella Burkhart Brain Tumor and Neuro-
  Oncology Center
Department of Neurosurgery
Neurological Institute and Taussig Cancer
  Institute
Cleveland Clinic
Cleveland, Ohio

Jonathan B. Ashman, MD, PhD
Assistant Professor
Department of Radiation Oncology
Mayo Clinic College of Medicine and
  Science
Phoenix, Arizona

Matthew T. Ballo, MD
Professor
Radiation Oncology
West Cancer Center and Research Institute
Memphis, Tennessee

Lucia Baratto, MD
Research Fellow

Department of Radiology
Division of Nuclear Medicine and Molecular
  Imaging
Stanford University
Stanford, California

Christopher Andrew Barker, MD
Radiation Oncologist
Director of Clinical Investigation
Department of Radiation Oncology
Memorial Sloan Kettering Cancer Center
New York, New York

Adam Bass, MD
Associate Professor of Medicine
Dana-Farber Cancer Institute
Harvard Medical School
Boston, Massachusetts

Brian C. Baumann, MD
Assistant Professor
Department of Radiation Oncology
Washington University School of Medicine
  in St. Louis
St. Louis, Missouri

Beth M. Beadle MD, PhD
Associate Professor
Department of Radiation Oncology
Stanford University
Stanford, California

Staci Beamer, MD
Assistant Professor
Division of Cardiovascular and Thoracic

Surgery
Mayo Clinic College of Medicine and
  Science
Phoenix, Arizona

Philippe L. Bedard, MD, FRCPC
Medical Oncologist
Princess Margaret Cancer Centre
Associate Professor
Department of Medicine
University of Toronto
Toronto, Ontario, Canada

**Jonathan J. Beitler, MD, MBA, FACR,
  FASTRO**
Professor
Departments of Radiation Oncology,
  Otolaryngology, and Hematology and
  Medical Oncology
Emory University School of Medicine
Georgia Research Alliance Clinical Scientist
Winship Cancer Institute of Emory University
NRG Institutional Principal Investigator
Atlanta, Georgia

Sushil Beriwal, MD, MBA
Professor
Department of Radiation Oncology
UPMC Hillman Cancer Center
University of Pittsburgh School of Medicine
Pittsburgh, Pennsylvania

Ranjit S. Bindra, MD, PhD
Associate Professor
Therapeutic Radiology

---

† 已故。

Yale Medical School
New Haven, Connecticut

Michael W. Bishop, MD
Assistant Member
Department of Oncology
St. Jude Children's Research Hospital
Memphis, Tennessee

Rachel Blitzblau, MD, PhD
Associate Professor
Department of Radiation Oncology
Duke University Medical Center
Durham, North Carolina

Jeffrey A. Bogart, MD
Professor and Chair
Department of Radiation Oncology
SUNY Upstate Medical University
Syracuse, New York

James A. Bonner, MD
Chairman and Merle M. Salter Professor
Department of Radiation Oncology
The University of Alabama at Birmingham
Birmingham, Alabama

J. Daniel Bourland, PhD, MSPH
Professor
Radiation Oncology, Biomedical Engineering,
  and Physics
Wake Forest School of Medicine
Winston-Salem, North Carolina

Joseph A. Bovi, MD
Department of Radiation Oncology
Medical College of Wisconsin
Froedtert Memorial Lutheran Hospital
Milwaukee, Wisconsin

Andrew G. Brandmaier, MD, PhD
Assistant Professor
Department of Radiation Oncology
Weill Cornell Medical College
New York, New York

John Breneman, MD
Professor
Department of Radiation Oncology
University of Cincinnati
Cincinnati Children's Hospital Medical
  Center
Cincinnati, Ohio

Juan P. Brito, MD
Assistant Professor of Medicine
Division of Endocrinology, Diabetes,
  Metabolism, and Nutrition
Mayo Clinic College of Medicine and
  Science, Mayo Clinic
Rochester, Minnesota

Michael D. Brundage, MD, MSc, FRCPC
Professor
Oncology and Public Health Sciences
Queen's University
Radiation Oncologist
Cancer Centre of Southeastern Ontario
Kingston, Ontario, Canada

Matthew R. Callstrom, MD, PhD
Professor of Radiology
Mayo Clinic College of Medicine and
  Science, Mayo Clinic
Rochester, Minnesota

Felipe A. Calvo, MD, PhD
Professor and Chairman
Department of Oncology
Clinica Universidad de Navarra
Madrid, Spain

George M. Cannon, MD
Adjunct Assistant Professor
Radiation Oncology
University of Utah
Salt Lake City, Utah

Bruce A. Chabner, MD
Clinical Director, Emeritus
Massachusetts General Hospital Cancer
  Center
Massachusetts General Hospital
Professor of Medicine
Harvard Medical School
Boston, Massachusetts

Michael D. Chan, MD
Associate Professor and Vice Chairman
Department of Radiation Oncology
Wake Forest School of Medicine
Winston-Salem, North Carolina

Samuel T. Chao, MD
Associate Professor
Department of Radiation Oncology
Rose Ella Burkhardt Brain Tumor and Neuro-
  Oncology Center
Cleveland Clinic
Cleveland, Ohio

Anne-Marie Charpentier, MD, FRCPC
Radiation Oncologist
Centre Hospitalier de l'Université de
  Montréal
Clinical Assistant Professor
Université de Montréal
Montréal, Quebec, Canada

Aadel A. Chaudhuri, MD
Assistant Professor
Department of Radiation Oncology
Washington University School of Medicine
  in St. Louis
St. Louis, Missouri

Nathan I. Cherny, MBBS, FRACP, FRCP
Norman Levan Chair of Humanistic Medicine
Cancer Pain and Palliative Medicine Service
Shaare Zedek Medical Center
Jerusalem, Israel

Fumiko Chino, MD
Assistant Professor
Department of Radiation Oncology
Memorial Sloan Kettering Cancer Center
New York, New York

John P. Christodouleas, MD, MPH
Attending Physician
Department of Radiation Oncology
University of Pennsylvania
Philadelphia, Pennsylvania

Stephen G. Chun, MD
Assistant Professor
Department of Radiation Oncology
The University of Texas MD Anderson
  Cancer Center
Houston, Texas

Christine H. Chung, MD
Chair, Department of Head and Neck–
  Endocrine Oncology
Moffitt Cancer Center
Tampa, Florida

**Peter W. M. Chung, MBChB, MRCP,
  FRCR, FRCPC**
Radiation Oncologist
Princess Margaret Cancer Centre
Associate Professor
Department of Radiation Oncology
University of Toronto
Toronto, Ontario, Canada

Jeffrey M. Clarke, MD
Assistant Professor
Department of Medicine
Division of Medical Oncology
Duke University School of Medicine
Durham, North Carolina

Louis S. Constine, MD, FASTRO, FACR
The Philip Rubin Professor of Radiation
  Oncology and Pediatrics
Vice Chair, Department of Radiation
  Oncology
James P. Wilmot Cancer Center
University of Rochester Medical Center
The Judy DiMarzo Cancer Survivorship
  Program
James P. Wilmot Cancer Institute
University of Rochester Medical Center
Rochester, New York

Benjamin W. Corn, MD
Chairman
Department of Radiation Medicine
Shaare Zedek Medical Center
Jerusalem, Israel;
Professor
Tel Aviv University School of Medicine
Tel Aviv, Israel

Allan Covens, MD, FRCSC
Professor
Department of Obstetrics and Gynecology
Division of Gynecologic Oncology
Sunnybrook Health Sciences Centre
University of Toronto
Toronto, Ontario, Canada

Christopher H. Crane, MD
Department of Radiation Oncology

Memorial Sloan Kettering Cancer Center
New York, New York

Carien L. Creutzberg, MD, PhD
Professor
Department of Radiation Oncology
Leiden University Medical Center
Leiden, Netherlands

Juanita M. Crook, MD, FRCP
Professor
Department of Radiation Oncology
University of British Columbia
Radiation Oncologist
Center for the Southern Interior
British Columbia Cancer Agency
Kelowna, British Columbia, Canada

Brian G. Czito, MD
Professor
Department of Radiation Oncology
Duke Cancer Institute
Duke University
Durham, North Carolina

Bouthaina S. Dabaja, MD
Professor
Section Chief, Hematology
Department of Radiation Oncology
University of Texas MD Anderson Cancer
  Center
Houston, Texas

Thomas B. Daniels, MD
Department of Radiation Oncology
Mayo Clinic Arizona
Assistant Professor of Radiation Oncology
Mayo Clinic College of Medicine and
  Science
Phoenix, Arizona

Marc David, MD
Assistant Professor
Department of Radiation Oncology
McGill University Health Centre
Montreal, Quebec, Canada

Laura A. Dawson, MD
Professor
Department of Radiation Oncology
Princess Margaret Cancer Centre
University of Toronto
Toronto, Ontario, Canada

Ryan W. Day, MD
Instructor of Surgery
Mayo Clinic
Scottsdale, Arizona;
Senior Fellow
Department of Surgical Oncology
University of Texas MD Anderson Cancer
  Center
Houston, Texas

Amanda J. Deisher, PhD
Instructor
Department of Radiation Oncology
Mayo Clinic College of Medicine and
  Science, Mayo Clinic
Rochester, Minnesota

Thomas F. DeLaney, MD
Andres Soriano Professor of Radiation
  Oncology
Harvard Medical School
Associate Medical Director
Francis H. Burr Proton Therapy Center
Massachusetts General Hospital
Boston, Massachusetts

**Phillip M. Devlin, BPhil, MTS, EdM, MD,
  FACR, FASTRO, FFRRSCI (Hon)**
Chief, Division of Brachytherapy
Dana-Farber/Brigham and Women's Cancer
  Center
Associate Professor of Radiation Oncology
Harvard Medical School
Institute Physician
Dana-Farber Cancer Institute
Boston, Massachusetts

James J. Dignam, PhD
Professor
Department of Public Health Sciences
University of Chicago
Chicago, Illinois
Statistics and Data Management Center
NRG Oncology

Don S. Dizon, MD
Associate Professor
Warren Alpert Medical School of Brown

University
Head of Women's Cancers at Lifespan
  Cancer Institute
Director of Medical Oncology
Rhode Island Hospital
Providence, Rhode Island

Jeffrey S. Dome, MD, PhD
Chief
Hematology and Oncology
Children's National Health System
Washington, DC

Hugues Duffau, MD, PhD
Professor and Chairman
Montpellier University Medical Center
Institute for Neurosciences of Montpellier
Hôpital Gui de Chauliac
Montpellier, France

Thierry Duprez, MD
Medical Imaging and Radiology
Universite Catholique de Louvain
Head of Neurology/Head and Neck Section
Cliniques Universitaires Saint-Luc
Brussels, Belgium

Peter T. Dziegielewski, MD, FRCS(C)
Associate Professor
Chief, Division of Head and Neck Oncologic
  Surgery
Microvascular Reconstructive Surgery
Kenneth W. Grader Professor
University of Florida College of Medicine
Gainesville, Florida

Charles Eberhart, MD, PhD
Professor
Pathology, Ophthalmology, and Oncology
Johns Hopkins University School of
  Medicine
Baltimore, Maryland

David W. Eisele, MD, FACS
Andelot Professor and Director
Department of Otolaryngology–Head and
  Neck Surgery
Johns Hopkins University School of Medicine
Baltimore, Maryland

Suzanne B. Evans, MD, MPH
Associate Professor, Therapeutic Radiology
Associate Director, Residency Program
Yale University School of Medicine
New Haven, Connecticut

Michael Farris, MD
Assistant Professor
Department of Radiation Oncology
Wake Forest Baptist Health
Winston-Salem, North Carolina

Mary Feng, MD
Professor
Department of Radiation Oncology
University of California, San Francisco
San Francisco, California

**Rui P. Fernandes, MD, DMD, FACS,
  FRCS(Ed)**
Associate Professor
OMS, Neurosurgery, Orthopedics, Surgery
University of Florida College of Medicine
Jacksonville, Florida

Gini F. Fleming, MD
Professor
Department of Medicine
University of Chicago Medical Center
Chicago, Illinois

John C. Flickinger, MD
Professor
Department of Radiation Oncology
University of Pittsburgh
Radiation Oncologist
Department of Radiation Oncology
UPMC Presbyterian-Shadyside
Pittsburgh, Pennsylvania

Robert L. Foote, MD, FACR, FASTRO
Hitachi Professor of Radiation Oncology
  Research
Department of Radiation Oncology
Mayo Clinic College of Medicine and
  Science, Mayo Clinic
Rochester, Minnesota

Silvia C. Formenti, MD
Sandra and Edward Meyer Professor of
  Cancer Research
Chairman, Department of Radiation

Oncology
Associate Director, Meyer Cancer Institute
Weill Cornell Medical College
Radiation Oncologist in Chief
New York Presbyterian Hospital
New York, New York

Benedick A. Fraass, PhD, FAAPM, FASTRO, FACR
Vice Chair for Research, Professor and Director of Medical Physics
Department of Radiation Oncology
Cedars-Sinai Medical Center
Health Sciences Professor
Department of Radiation Oncology
University of California, Los Angeles
Los Angeles, California;
Professor Emeritus
Department of Radiation Oncology
University of Michigan
Ann Arbor, Michigan

Carolyn R. Freeman, MBBS, FRCPC, FASTRO
Professor of Oncology and Pediatrics
Mike Rosenbloom Chair of Radiation Oncology
McGill University
Montreal, Quebec, Canada

Adam S. Garden, MD
Professor
Department of Radiation Oncology
University of Texas MD Anderson Cancer Center
Houston, Texas

Lilian T. Gien, MD
Associate Professor
Division of Gynecologic Oncology
Odette Cancer Center
Sunnybrook Health Sciences Centre
Toronto, Ontario, Canada

Mary K. Gospodarowicz, MD, FRCPC, FRCR (Hon)
Professor and Chair
Department of Radiation Oncology
University of Toronto
Princess Margaret Hospital
Toronto, Ontario, Canada

Cai Grau, MD, DMSc
Professor
Department of Oncology and Danish Centre for Particle Therapy
Aarhus University Hospital
Aarhus, Denmark

Vincent Grégoire, MD, PhD, FRCR
Radiation Oncology Department
Centre Léon Bérard
Lyon, France

Chul S. Ha, MD
Professor
Department of Radiation Oncology
University of Texas Health Science Center at San Antonio
San Antonio, Texas

Michael G. Haddock, MD
Professor of Radiation Oncology
Mayo Clinic College of Medicine and Science, Mayo Clinic
Rochester, Minnesota

Ezra Hahn, MD, FRCPC
Radiation Oncologist
Department of Radiation Oncology
Princess Margaret Cancer Centre
Sunnybrook Health Sciences Centre of the University of Toronto
Toronto, Ontario, Canada

Matthew D. Hall, MD, MBA
Radiation Oncology
Miami Cancer Institute
Baptist Health South Florida
Miami, Florida

Dennis E. Hallahan, MD
Elizabeth H. and James S. McDonnell Distinguished Professor of Medicine
Chair, Department of Radiation Oncology
Washington University School of Medicine in St. Louis
Barnes Jewish Hospital
St. Louis, Missouri

Christopher L. Hallemeier, MD
Associate Professor
Department of Radiation Oncology
Mayo Clinic College of Medicine and Science, Mayo Clinic
Rochester, Minnesota

Michele Y. Halyard, MD
Professor
Department of Radiation Oncology
Mayo Clinic College of Medicine and Science, Mayo Clinic
Phoenix, Arizona

Marc Hamoir, MD
Head and Neck Surgery
Chairman of the Executive Board of the Cancer Center
Saint-Luc University Hospital Cancer Center
Brussels, Belgium

Timothy P. Hanna, MD, MSc, PhD, FRCPC
Clinician Scientist
Cancer Care and Epidemiology
Cancer Research Institute at Queen's University
Radiation Oncologist
Cancer Centre of Southeastern Ontario
Kingston General Hospital
Kingston, Ontario, Canada

Paul M. Harari, MD
Jack Fowler Professor and Chairman
Human Oncology
University of Wisconsin School of Medicine and Public Health
Madison, Wisconsin

Joseph M. Herman, MD, MSc, MSHCM
Professor
Department of Radiation Oncology
The University of Texas MD Anderson Cancer Center
Houston, Texas

Michael G. Herman, PhD
Professor
Department of Radiation Oncology
Mayo Clinic College of Medicine and Science, Mayo Clinic
Rochester, Minnesota

Caroline L. Holloway, MD, FRCPC
Clinical Assistant Professor
Department of Radiation Oncology
BC Cancer Agency, Vancouver Island Centre
Victoria, British Columbia, Canada

Bradford S. Hoppe, MD, MPH
Associate Professor
Department of Radiation Oncology
Mayo Clinic College of Medicine and Science, Mayo Clinic
Jacksonville, Florida

Michael R. Horsman, PhD, DMSc
Professor
Department of Experimental Clinical Oncology
Aarhus University Hospital
Aarhus, Denmark

Janet K. Horton, MD
Adjunct Associate Professor
Duke University Medical Center
Durham, North Carolina

Julie Howle, MBBS, MS, FRACS, FACS
Surgical Oncologist
Westmead Private Hospital
Westmead, New South Wales, Australia;
Clinical Senior Lecturer
Department of Surgery
The University of Sydney
Sydney, New South Wales, Australia

Brian A. Hrycushko, PhD
Assistant Professor
Department of Radiation Oncology
UT Southwestern Medical Center
Dallas, Texas

David Hsu, MD, PhD
William Dalton Family Assistant Professor
Division of Medical Oncology
Department of Internal Medicine
Duke Cancer Institute
Duke University
Durham, North Carolina

Chen Hu, PhD
Assistant Professor of Oncology
Division of Biostatistics and Bioinformatics
Sidney Kimmel Comprehensive Cancer Center
Johns Hopkins University
Baltimore, Maryland
Statistics and Data Management Center
NRG Oncology

Patricia A. Hudgins, MD
Professor
Department of Radiology and Imaging Sciences
Emory University School of Medicine
Atlanta, Georgia

Christine A. Iacobuzio-Donahue, MD, PhD
Director, David M. Rubenstein Center for Pancreatic Cancer Research
Department of Radiation Oncology
Memorial Sloan Kettering Cancer Center
New York, New York

Andrei Iagaru, MD
Assistant Professor
Department of Radiology
Division of Nuclear Medicine and Molecular Imaging
Stanford University
Stanford, California

Nicole M. Iñiguez-Ariza, MD
Division of Endocrinology, Diabetes, Metabolism, and Nutrition
Mayo Clinic College of Medicine and Science, Mayo Clinic
Rochester, Minnesota;
Department of Endocrinology and Metabolism
Instituto Nacional de Ciencias Médicas y Nutrición Salvador Zubirán
Mexico City, Mexico

Jedediah E. Johnson, PhD
Assistant Professor
Department of Radiation Oncology
Mayo Clinic College of Medicine and Science, Mayo Clinic
Rochester, Minnesota

Joseph G. Jurcic, MD
Professor of Medicine
Director, Hematologic Malignancies Section
Department of Medicine
Columbia University Irving Medical Center
Attending Physician
New York-Presbyterian Hospital/Columbia University Irving Medical Center
New York, New York

John A. Kalapurakal, MD, FACR, FASTRO
Professor
Department of Radiation Oncology
Northwestern University
Chicago, Illinois

Brian D. Kavanagh, MD
Professor and Chair
Department of Radiation Oncology
University of Colorado School of Medicine
University of Colorado Comprehensive Cancer Center
Aurora, Colorado

Kara M. Kelly, MD
Waldemar J. Kaminski Endowed Chair of Pediatrics
Department of Pediatric Oncology
Roswell Park Cancer Institute
Division Chief, Pediatric Hematology/Oncology and Research Professor
Department of Pediatrics
University of Buffalo School of Medicine and Biomedical Sciences
Buffalo, New York

Amir H. Khandani, MD
Associate Professor of Radiology
Chief, Division of Nuclear Medicine
Department of Radiology
University of North Carolina at Chapel Hill
Chapel Hill, North Carolina

Deepak Khuntia, MD
Vice President, Medical Affairs
Oncology Systems
Varian Medical Systems, Inc.

Palo Alto, California;
Radiation Oncologist
Valley Medical Oncology Consultants
Pleasanton, California

Ana Ponce Kiess, MD, PhD
Assistant Professor
Departments of Radiation Oncology and Molecular Radiation Sciences
Johns Hopkins University School of Medicine
Baltimore, Maryland

Joseph K. Kim, MD
Resident Physician
Department of Radiation Oncology
New York University
New York, New York

Susan J. Knox, MD, PhD
Associate Professor
Department of Radiation Oncology
Stanford University
Stanford, California

Wui-Jin Koh, MD
Senior Vice President and Chief Medical Officer
National Comprehensive Cancer Network (NCCN)
Philadelphia, Pennsylvania

Rupesh R. Kotecha, MD
Department of Radiation Oncology
Miami Cancer Institute
Baptist Health South Florida
Department of Radiation Oncology
FIU Herbert Wertheim College of Medicine
Miami, Florida

Matthew W. Krasin, MD
Member
Department of Radiation Oncology
St. Jude Children's Research Hospital
Memphis, Tennessee

Larry E. Kun, MD†
Professor and Director of Educational Programs
Department of Radiation Oncology
Professor, Department of Pediatrics
UT Southwestern Medical Center
Dallas, Texas

A. Nicholas Kurup, MD
Associate Professor of Radiology
Mayo Clinic College of Medicine and Science, Mayo Clinic
Rochester, Minnesota

Nadia N. Issa Laack, MD
Professor
Chair, Department of Radiation Oncology
Mayo Clinic College of Medicine and Science, Mayo Clinic
Rochester, Minnesota

Ann S. LaCasce, MD, MMSc
Associate Professor of Medicine
Harvard Medical School
Dana-Farber Cancer Institute
Boston, Massachusetts

Michael J. LaRiviere, MD
Resident Physician
Department of Radiation Oncology
University of Pennsylvania
Philadelphia, Pennsylvania

Andrew B. Lassman, MD
Chief, Neuro-Oncology Division
Columbia University Irving Medical Center
Medical Director
Clinical Protocol and Data Management Office
Herbert Irving Comprehensive Cancer Center
New York, New York

Colleen A. Lawton, MD
Vice Chair and Professor
Department of Radiation Oncology
Medical College of Wisconsin
Milwaukee, Wisconsin

Nancy Lee, MD
Radiation Oncologist
Department of Radiation Oncology
Memorial Sloan Kettering Cancer Center
New York, New York

† 已故。

Percy Lee, MD
Associate Professor
Vice Chair of Education
UCLA Department of Radiation Oncology
University of California, Los Angeles
Los Angeles, California

Benoît Lengelé, MD, PhD, FRCS, KB
Head of Department
Plastic and Reconstructive Surgery
Cliniques Universitaires Saint-Luc
Brussels, Belgium

William P. Levin, MD
Associate Professor
Department of Radiation Oncology
Abramson Cancer Center of the University of
Pennsylvania
Philadelphia, Pennsylvania

Jeremy H. Lewin, MBBS, FRACP
Medical Oncologist
Peter MacCallum Cancer Centre
Clinical Senior Lecturer
Sir Peter MacCallum Department of
Oncology
University of Melbourne
Melbourne, Victoria, Australia

Dror Limon, MD
Head of CNS Radiotherapy Service
Radiotherapy Institute
Tel-Aviv Sourasky Medical Center
Tel-Aviv, Israel

Jacob C. Lindegaard, MD, DMSc
Associate Professor
Department of Oncology
Aarhus University Hospital
Aarhus, Denmark

Daniel J. Ma, MD
Associate Professor
Department of Radiation Oncology
Mayo Clinic College of Medicine and
Science, Mayo Clinic
Rochester, Minnesota

Shannon M. MacDonald, MD
Associate Professor
Department of Radiation Oncology
Massachusetts General Hospital/Harvard
Medical School
Boston, Massachusetts

William J. Mackillop, MBChB, FRCR,
FRCPC
Professor
Oncology and Public Health Sciences
Queen's University
Kingston, Ontario, Canada

Kelly R. Magliocca, DDS, MPH
Assistant Professor
Department of Pathology and Laboratory
Medicine
Emory University School of Medicine
Atlanta, Georgia

Anuj Mahindra, MBBS
Director, Malignant Hematology
Division of Hematology/Oncology
Scripps Clinic
La Jolla, California

Anthony A. Mancuso, MD
Professor and Chair
Department of Radiology
Professor of Otolaryngology
University of Florida College of Medicine
Gainesville, Florida

Bindu Manyam, MD
Department of Radiation Oncology
Alleghany Health Network
Pittsburgh, Pennsylvania

Karen J. Marcus, MD, FACR
Associate Professor and Division Chief
Pediatric Radiation Oncology
Dana-Farber/Boston Children's Cancer and
Blood Disorders Center
Brigham and Women's Hospital
Harvard Medical School
Boston, Massachusetts

Stephanie Markovina, MD, PhD
Assistant Professor
Department of Radiation Oncology
Washington University School of Medicine
in St. Louis
St. Louis, Missouri

Lawrence B. Marks, MD, FASTRO
Dr. Sidney K. Simon Distinguished Professor
of Oncology Research
Chair, Department of Radiation Oncology
University of North Carolina School of
Medicine
Chapel Hill, North Carolina

Martha M. Matuszak, PhD
Associate Professor
Department of Radiation Oncology
University of Michigan
Ann Arbor, Michigan

Mark W. McDonald, MD
Associate Professor
Department of Radiation Oncology
Emory University School of Medicine
Atlanta, Georgia

Lisa A. McGee, MD
Assistant Professor
Department of Radiation Oncology
Mayo Clinic College of Medicine and
Science, Mayo Clinic
Phoenix, Arizona

Paul M. Medin, PhD
Professor
Department of Radiation Oncology
UT Southwestern Medical Center
Dallas, Texas

Minesh P. Mehta, MBChB, FASTRO
Professor and Chair
FIU Herbert Wertheim College of Medicine
Deputy Director and Chief
Department of Radiation Oncology
Miami Cancer Institute
Baptist Health South Florida
Miami, Florida

William M. Mendenhall, MD, FASTRO
Professor
Department of Radiation Oncology
University of Florida College of Medicine
Gainesville, Florida

Ruby F. Meredith, MD, PhD
Professor
Department of Radiation Oncology
University of Alabama at Birmingham
Senior Scientist
UAB Comprehensive Cancer Center
University of Alabama at Birmingham
Birmingham, Alabama

Jeff M. Michalski, MD, MBA, FACR,
FASTRO
Carlos A. Perez Distinguished Professor
Vice Chair of Radiation Oncology
Washington University School of Medicine
in St. Louis
St. Louis, Missouri

Michael T. Milano, MD, PhD
Professor
Department of Radiation Oncology
University of Rochester
Rochester, New York

Bruce D. Minsky, MD
Professor of Radiation Oncology
Frank T. McGraw Memorial Chair
The University of Texas MD Anderson
Cancer Center
Houston, Texas

Michael Mix, MD
Assistant Professor
Department of Radiation Oncology
SUNY Upstate Medical University
Syracuse, New York

Amy C. Moreno, MD
Assistant Professor
Department of Radiation Oncology
The University of Texas MD Anderson
Cancer Center
Houston, Texas

William H. Morrison, MD
Professor
Department of Radiation Oncology
University of Texas MD Anderson Cancer
Center
Houston, Texas

Erin S. Murphy, MD
Assistant Professor
Department of Radiation Oncology
Rose Ella Burkhardt Brain Tumor and Neuro-

Oncology Center
Cleveland Clinic
Cleveland, Ohio

Rashmi K. Murthy, MD, MBE
Assistant Professor
Department of Breast Medical Oncology
University of Texas MD Anderson Cancer
Center
Houston, Texas

Andrea K. Ng, MD, MPH
Professor of Radiation Oncology
Dana-Farber Cancer Institute
Brigham and Women's Hospital
Harvard Medical School
Boston, Massachusetts

Marianne Nordsmark, MD, PhD
Senior Staff Specialist
Department of Oncology
Aarhus University Hospital
Aarhus, Denmark

Yazmin Odia, MD, MS
Lead Physician of Medical Neuro-Oncology
Miami Cancer Institute
Baptist Health South Florida
Miami, Florida

Desmond A. O'Farrell, MSc, CMD
Teaching Associate in Radiation Oncology
Harvard Medical School
Clinical Physicist
Department of Radiation Oncology
Dana-Farber/Brigham and Women's Cancer
Center
Boston, Massachusetts

Paul Okunieff, MD
Professor and Chair
Department of Radiation Oncology
University of Florida
Gainesville, Florida

Hilary L.P. Orlowski, MD
Assistant Professor of Radiology
Mallinckrodt Institute of Radiology
Washington University School of Medicine
in St. Louis
St. Louis, Missouri

Sophie J. Otter, MD(Res), MRCP, FRCR
Consultant Clinical Oncologist
Department of Oncology
Royal Surrey County Hospital
Guildford, Surrey, United Kingdom

Roger Ove, MD, PhD
Clinical Associate Professor
Department of Radiation Oncology
University Hospitals Case Medical Center
Seidman Cancer Center
Cleveland, Ohio

Jens Overgaard, MD, DMSc
Professor
Department of Experimental Clinical
Oncology
Aarhus University Hospital
Aarhus, Denmark

Manisha Palta, MD
Associate Professor
Department of Radiation Oncology
Duke Cancer Institute
Duke University
Durham, North Carolina

Luke E. Pater, MD
Associate Professor
Department of Radiation Oncology
University of Cincinnati
Cincinnati, Ohio

Todd Pawlicki, PhD, FAAPM, FASTRO
Professor and Vice-Chair
Department of Radiation Medicine and
Applied Sciences
Director, Division of Medical Physics and
Technology
University of California, San Diego
La Jolla, California

Jennifer L. Peterson, MD
Department of Radiation Oncology
Mayo Clinic Florida
Associate Professor of Radiation Oncology
Mayo Clinic College of Medicine and
Science
Jacksonville, Florida

Thomas M. Pisansky, MD
Professor
Department of Radiation Oncology
Mayo Clinic College of Medicine and
Science, Mayo Clinic
Rochester, Minnesota

Erqi Pollom, MD, MS
Department of Radiation Oncology
Stanford University
Stanford, California

Louis Potters, MD, FACR, FASTRO,
FABS
Professor and Chairperson
Department of Radiation Medicine
Northwell Health and the Zucker School of
Medicine at Hofstra/Northwell
Deputy Physician-in-Chief
Northwell Health Cancer Institute
Lake Success, New York

Harry Quon, MD, MS
Associate of Radiation Oncology and
Molecular Radiation Sciences
Johns Hopkins University School of
Medicine
Baltimore, Maryland

David Raben, MD
Professor
Department of Radiation Oncology
University of Colorado
Aurora, Colorado

Ezequiel Ramirez, MS, CMD RT(R)(T)
Chief Medical Dosimetrist
University of California, San Francisco
San Francisco, California

Demetrios Raptis, MD
Assistant Professor of Radiology
Mallinckrodt Institute of Radiology
Washington University School of Medicine
in St. Louis
St. Louis, Missouri

Michal Raz, MD
Neuropathologist
Pathology Department
Tel-Aviv Sourasky Medical Center
Tel-Aviv, Israel

Abram Recht, MD
Professor
Department of Radiation Oncology
Harvard Medical School
Vice Chair
Department of Radiation Oncology
Beth Israel Deaconess Medical Center
Boston, Massachusetts

Pablo F. Recinos, MD
Assistant Professor
Department of Neurological Surgery
Cleveland Clinic
Cleveland, Ohio

Marsha Reyngold, MD, PhD
Radiation Oncologist
Department of Radiation Oncology
Memorial Sloan Kettering Cancer Center
New York, New York

Nadeem Riaz, MD
Assistant Attending
Department of Radiation Oncology
Memorial Sloan Kettering Cancer Center
New York, New York

Kenneth B. Roberts, MD
Professor
Department of Therapeutic Radiology
Yale University School of Medicine
New Haven, Connecticut

Stephen S. Roberts, MD
Associate Attending Physician
Department of Pediatrics
Memorial Sloan Kettering Cancer Center
New York, New York

Claus M. Rödel, MD
Professor and Chairman
Radiotherapy and Oncology
University Hospital Frankfurt, Goethe
University
Frankfurt, Germany

Carlos Rodriguez-Galindo, MD
Member and Chair
Department of Global Pediatric Medicine

Member, Department of Oncology
St. Jude Children's Research Hospital
Memphis, Tennessee

C. Leland Rogers, MD
Professor
Department of Radiation Oncology
Barrow Neurological Institute
Phoenix, Arizona

Todd L. Rosenblat, MD
Assistant Professor of Medicine
Columbia University Irving Medical Center
New York, New York

William G. Rule, MD
Assistant Professor
Department of Radiation Oncology
Mayo Clinic College of Medicine and
    Science, Mayo Clinic
Phoenix, Arizona

David P. Ryan, MD
Clinical Director and Chief of Hematology/
    Oncology
Massachusetts General Hospital Cancer
    Center
Professor of Medicine
Harvard Medical School
Boston, Massachusetts

Nabil F. Saba, MD
Professor
Departments of Hematology and Medical
    Oncology and Otolaryngology
Emory University School of Medicine
Atlanta, Georgia

Joseph K. Salama, MD
Professor
Department of Radiation Oncology
Duke University School of Medicine
Durham, North Carolina

John T. Sandlund Jr, MD
Member, Department of Oncology
St. Jude Children's Research Hospital
Professor
Department of Pediatrics
University of Tennessee College of Medicine
Memphis, Tennessee

Michael Heinrich Seegenschmiedt, MD
Professor
Strahlentherapie Osnabrück
Osnabrück, Germany

Amy Sexauer, MD, PhD
Dana-Farber Cancer Institute
Division of Pediatrics
Hematology/Oncology/Stem Cell Transplant
Department of Pediatrics
Boston Children's Hospital
Boston, Massachusetts

Jacob E. Shabason, MD
Assistant Professor
Department of Radiation Oncology
Perelman School of Medicine at the
    University of Pennsylvania
Philadelphia, Pennsylvania

Chirag Shah, MD
Department of Radiation Oncology
Taussig Cancer Institute
Cleveland Clinic
Cleveland, Ohio

Jason P. Sheehan, MD
Harrison Distinguished Professor
Neurological Surgery
University of Virginia
Charlottesville, Virginia

Arif Sheikh, MD
Mount Sinai Health System
New York, New York

Anup S. Shetty, MD
Assistant Professor of Radiology
Mallinckrodt Institute of Radiology
Washington University School of Medicine
    in St. Louis
St. Louis, Missouri

Arun D. Singh MD
Professor of Ophthalmology
Department of Ophthalmic Oncology
Cleveland Clinic
Cleveland, Ohio

**William Small Jr, MD, FACRO, FACR,
    FASTRO**
Professor and Chairman
Department of Radiation Oncology
Loyola University Chicago
Stritch School of Medicine
Chicago, Illinois

Mike Soike, MD
Department of Radiation Oncology
Wake Forest Baptist Health
Winston-Salem, North Carolina

C. Arturo Solares, MD
Professor
Department of Otolaryngology
Emory University School of Medicine
Atlanta, Georgia

Timothy D. Solberg, PhD
Professor and Director, Medical Physics
Department of Radiation Oncology
University of California, San Francisco
San Francisco, California

Alexandra J. Stewart, DM, MRCP, FRCR
Consultant Clinical Oncologist
St. Luke's Cancer Centre
Royal Surrey County Hospital
Senior Lecturer
University of Surrey
Guildford, United Kingdom

Rebecca L. Stone, MD, MS
Assistant Professor
Department of Gynecology and Obstetrics
Johns Hopkins Hospital
Baltimore, Maryland

John H. Suh, MD
Professor and Chairman
Department of Radiation Oncology
Rose Ella Burkhardt Brain Tumor and Neuro-
    Oncology Center
Cleveland Clinic
Cleveland, Ohio

Winston W. Tan, MD
Division of Hematology and Oncology
Mayo Clinic Florida
Associate Professor of Medicine
Mayo Clinic College of Medicine and
    Science
Jacksonville, Florida

Joel E. Tepper, MD, FASTRO
Hector MacLean Distinguished Professor of
    Cancer Research
Department of Radiation Oncology
University of North Carolina Lineberger
    Comprehensive Cancer Center
University of North Carolina School of
    Medicine
Chapel Hill, North Carolina

Charles R. Thomas Jr, MD
Professor and Chair
Radiation Medicine
Knight Cancer Institute
Oregon Health & Science University
Portland, Oregon

Robert D. Timmerman, MD
Professor and Vice-Chair
Department of Radiation Oncology
UT Southwestern Medical Center
Dallas, Texas

Christopher L. Tinkle, MD, PhD
Assistant Member
Department of Radiation Oncology
St. Jude Children's Research Hospital
Memphis, Tennessee

Betty C. Tong, MD
Associate Professor
Department of Surgery
Division of Cardiovascular and Thoracic
    Surgery
Duke University School of Medicine
Durham, North Carolina

Jordan A. Torok, MD
Assistant Professor
Department of Radiation Oncology
Duke University School of Medicine
Durham, North Carolina

Chiaojung Jillian Tsai, MD, PhD
Radiation Oncologist
Department of Radiation Oncology
Memorial Sloan Kettering Cancer Center

New York, New York

Richard W. Tsang, MD, FRCPC
Professor
Department of Radiation Oncology
University of Toronto
Princess Margaret Hospital
Toronto, Ontario, Canada

Mark D. Tyson, MD
Department of Urology
Mayo Clinic Arizona
Assistant Professor of Urology
Mayo Clinic College of Medicine and
    Science
Phoenix, Arizona

Kenneth Y. Usuki, MS, MD
Associate Professor
Department of Radiation Oncology
University of Rochester
Rochester, Minnesota

Vincenzo Valentini, MD
Professor and Chairman
Radiation Oncology
Policlinico Gemelli-Università Cattolica del
    Sacro Cuore
Rome, Italy

Julie My Van Nguyen, MD, MSc, FRCSC
Fellow
Division of Gynecologic Oncology
University of Toronto
Toronto, Ontario, Canada

Noam VanderWalde, MD, MS
Assistant Professor
Department of Radiation Oncology
West Cancer Center and Research Institute
Memphis, Tennessee

Ralph Vatner, MD, PhD
Assistant Professor
Department of Radiation Oncology
University of Cincinnati
Cincinnati Children's Hospital Medical Center
Cincinnati, Ohio

Michael J. Veness, MD, MMed, FRANZCR
Clinical Professor
Department of Radiation Oncology
Westmead Hospital
The University of Sydney
Sydney, New South Wales, Australia

Vivek Verma, MD
Attending Physician
Department of Radiation Oncology
Allegheny General Hospital
Pittsburgh, Pennsylvania

Frank A. Vicini, MD
Department of Radiation Oncology
21st Century Oncology
Michigan Healthcare Professionals
Farmington Hills, Michigan

Akila N. Viswanathan, MD, MPH
Professor
Department of Radiation Oncology and
    Molecular Radiation Sciences
Johns Hopkins University School of
    Medicine
Baltimore, Maryland

Daniel R. Wahl, MD, PhD
Assistant Professor
Department of Radiation Oncology
University of Michigan
Ann Arbor, Michigan

Padraig R. Warde, MBBCh, FRCPC
Radiation Oncologist
Princess Margaret Cancer Centre
Professor
Department of Radiation Oncology
University of Toronto
Toronto, Ontario, Canada

Christopher G. Willett, MD
Professor and Chair
Department of Radiation Oncology
Duke Cancer Institute
Duke University
Durham, North Carolina

Christopher D. Willey, MD, PhD
Associate Professor
Department of Radiation Oncology
The University of Alabama at Birmingham
Birmingham, Alabama

Grant Williams, MD
Assistant Professor
Division of Hematology and Oncology and
    Gerontology, Geriatrics, and Palliative
    Care
University of Alabama at Birmingham
Birmingham, Alabama

Lynn D. Wilson, MD, MPH, FASTRO
Professor, Executive Vice Chairman, Clinical
    Director
Department of Therapeutic Radiology
Professor, Department of Dermatology
Staff Attending, Yale–New Haven Hospital
Yale University School of Medicine
Smilow Cancer Hospital
New Haven, Connecticut

Karen M. Winkfield, MD, PhD
Associate Professor
Department of Radiation Oncology
Wake Forest Baptist Health
Winston-Salem, North Carolina

Suzanne L. Wolden, MD
Attending Physician
Department of Radiation Oncology
Memorial Sloan Kettering Cancer Center
New York, New York

Jeffrey Y.C. Wong, MD, FASTRO
Professor and Chair
Department of Radiation Oncology
City of Hope National Medical Center
Duarte, California

Terence Z. Wong, MD, PhD
Professor of Radiology
Chief, Division of Nuclear Medicine
Department of Radiology
Duke Cancer Institute
Duke University Health System
Durham, North Carolina

William W. Wong, MD
Vice Chair, Department of Radiation Oncology
Mayo Clinic Arizona
Professor of Radiation Oncology
Mayo Clinic College of Medicine and
    Science
Phoenix, Arizona

Zhong Wu, MD, PhD
Research Fellow in Medicine
Dana-Farber Cancer Institute
Harvard Medical School
Boston, Massachusetts

Joachim Yahalom, MD, FACR
Professor
Department of Radiation Oncology
Memorial Sloan Kettering Cancer Center
New York, New York

Eddy S. Yang, MD, PhD
Professor
Department of Radiation Oncology
The University of Alabama at Birmingham
Birmingham, Alabama

Y. Nancy You, MD, MHSc
Associate Professor
Department of Surgical Oncology
Associate Medical Director
Clinical Cancer Genetics Program
The University of Texas MD Anderson
    Cancer Center
Houston, Texas

Ye Yuan, MD, PhD
Resident Physician
UCLA Department of Radiation Oncology
University of California, Los Angeles
Los Angeles, California

Elaine M. Zeman, PhD
Associate Professor
Department of Radiation Oncology
University of North Carolina School of
    Medicine
Chapel Hill, North Carolina

Peixin Zhang, PhD
Statistics and Data Management Center
NRG Oncology

**Tiffany C. Zigras, MD, MSc, MEng,
    FRCSC**
Fellow
Division of Gynecologic Oncology
University of Toronto
Toronto, Ontario, Canada

原书序

1995 年年底，Churchill Livingstone 出版社的高级医学编辑找到我和 Joel E. Tepper，请我们共同主编一部临床放射肿瘤学教科书，一部类似 *Clinical Oncology*（Abeloff、Armitage、Lichter 和 Niederhuber 编著）的多学科教科书。1996 年 5 月，我们决定进行这项工作，并于 7 月签署合同。我们希望这本书不仅易于阅读，而且对住院医师和有经验的放射肿瘤学家都有所帮助。因此，我们在每个瘤种的介绍中加入"要点"，以及相关检查和治疗的流程图。我们认为，通过仔细的编辑和组织，书中的知识将为放射肿瘤学界提供新的、有价值的参考。本书虽然涉及众多主题，但我们并没有试图囊括所有的临床问题，重点仍是对于临床医生来说重要的内容。

由于 Joel E. Tepper 和我有共同感兴趣和擅长的瘤种，为了提高本书的科学性和全面性，Joel 和我决定为其他 8 个瘤种（乳腺肿瘤、中枢神经系统肿瘤、儿童肿瘤、妇科肿瘤、泌尿生殖系统肿瘤、头颈部肿瘤、淋巴瘤 / 血液病、胸部肿瘤）增加副主编。副主编们要协助为每个瘤种选择合适的主要作者，对相关章节进行科学、准确的审订，并撰写相关瘤种的综述。

本书于 2000 年由 Churchill Livingstone/Harcourt Science 出版社出版，是一部 1300 页的黑白教科书，包括三篇（放射学基础、技术和模式、肿瘤各论）共 63 章。后续版本（第 2～4 版）分别于 2007 年（Churchill Livingstone, Elsevier 出版社）、2012 年（Saunders/Elsevier 出版社）及 2016 年（Elsevier 出版社）出版。这些版本由 Joel 和我共同担任主编，我们还担任胃肠肿瘤和肉瘤的编者，而其他 8 个瘤种由副主编编写。第 2 版是一部全彩教科书，增加到 76 章约 1800 页。第 3 版有一个令人兴奋的特点，它提供了在线版的教科书。在线版不仅包含了印刷版的全部内容，还添加了文本、图表及全部参考文献。印刷版将每章的关键参考文献限制在 50 个，进而减少了印刷版的篇幅。对于第 4 版来说，其新特点是可由主要作者、共同作者和副主编酌情对在线发表的章节进行定期的更新。

当我忙于更新第 4 版临床内容时，我向我的妻子 Katheryn 保证：我不会再接手本书的其他版本。因此，当决定参与本书第 5 版的工作时，我与 Joel 商议遴选了 2 位新的主编：Robert L. Foote 医生和 Jeff M. Michalski 医生。凭借他们各自的专业知识，我们形成了一个更加多样化的主编团队。在 Joel 的要求下，我和他们一道进行了第 5 版的编辑规划。我们团队决定将纸质版中的关键参考文献从 50 个减少到 25 个，以便在增加 6 个新章节的同时维持纸质版的篇幅同第 4 版相当。

通过灵活地运用表格、图片和治疗流程图对文本进行补充，本书达到了"既全面又权威，且重点突出"的初衷。本书后续的版本延续了这一初衷，第 3 版和后续版本增加的在线版，为那些能从额外信息中获益的读者提供了"详尽"的在线章节。能与 Joel 和许多其他国内外专家一起从事本书的筹划和编写工作 20 多年，我感到非常荣幸和愉快！这些杰出的作者、副主编和主编对本书的贡献，将使本书第 5 版在未来成为许多读者的宝贵资源。

Leonard L. Gunderson, MD, MS, FASTRO
Professor Emeritus and Consultant
Department of Radiation Oncology
Mayo Clinic Rochester/Arizona
Mayo Clinic College of Medicine and Science

译者前言

    本书是一部有关肿瘤放射治疗学的专业著作,为全新第 5 版。著者对放射物理学和放射生物学基础知识进行了概述,对放射治疗的相关临床试验设计进行了更新,并对肿瘤放射治疗相关不良反应的诊治进行了介绍和总结。免疫及靶向治疗作为近些年新兴的抗肿瘤治疗手段,在临床实践中得到了广泛应用。本书对放射治疗联合抗肿瘤免疫治疗和靶向治疗亦进行了详尽的讨论和介绍,为进一步探讨最佳联合治疗模型提供了依据。此外,本书对各部位肿瘤的诊疗,包括儿童肿瘤、良性疾病和血液系统疾病等少见和罕见疾病的放射治疗进行了系统且全面的阐述。书中所述内容专业性非常强,可为广大肿瘤科医师提供参考。

    很荣幸受到中国科学技术出版社的邀约主持本书的翻译工作,在于金明院士的指导下,我们快速组织了山东第一医科大学附属肿瘤医院(山东省肿瘤医院)的专家,经过近一年的辛勤努力,终于圆满完成了翻译工作。

    由于书中所述涉及多个专业领域,我们组织译者对稿件进行了反复校订及修改。感谢参与翻译工作的每一位译者。同时,还要感谢中国科学技术出版社编辑们的精心编校。在大家精益求精的合作与努力下,本书的中文版终于要与读者见面了。我们衷心希望这部中文翻译版能够为广大肿瘤科医师带来帮助。

山东第一医科大学附属肿瘤医院(山东省肿瘤医院) 邢力刚

原书前言

本书前 4 版在放射肿瘤学界饱受好评，已成为许多医生心中的经典放射肿瘤学教科书。第 5 版的主要变化是 Leonard L. Gunderson 决定辞去该书出版以来一直担任的主编一职，尽管他的洞察力和努力对本书多年来的成功至关重要。Leonard L. Gunderson 博士仔细考虑后，决定由 Joel E. Tepper 博士代替他来担任主编。此外，本书很幸运地聘请到 Robert L. Foote 和 Jeff M. Michalski 共同担任主编。随着放射肿瘤学领域的扩展，拥有三位主编使得我们拥有更广泛的专业知识。

除了这一主要变化，第 5 版保持之前版本的许多优点，并增加了一些新的特点、新的章节、新的作者，以及新的副主编。

第 5 版仍保持了 3 个独立的部分——放射肿瘤学的科学基础、技术和模式、疾病的定位。在放射肿瘤学的科学基础部分新增了 4 章："放射物理学：带电粒子放射治疗""介入放射学中的肿瘤消融""老年人的放射治疗"和"姑息放射医学"，这些章节也反映了肿瘤学界日益感兴趣的临床问题。在技术和模式部分增加了 2 章："放射治疗过程中的品质和安全"和"免疫治疗联合放射治疗"。

负责编写疾病定位部分的副主编们对前 4 版图书的成功居功至伟，并继续担任第 5 版的副主编。本书有 3 个副主编发生变化。Michalski 博士担任了泌尿系统肿瘤的副主编，Akila Viswanathan 担任妇科肿瘤的副主编，Abram Recht 担任乳腺癌的副主编。儿童肿瘤的副主编由 Larry Kun 生前一直担任，后来由 Christopher Tinkle 接替。副主编参与各章节作者的选择及对相关章节进行科学、准确的审订。大部分病种的要点由副主编们编写，他们就不同肿瘤的共性问题进行讨论，并就关键部分给出他们独特的见解。

在疾病的定位部分保留了以下特点：开篇对最重要的问题进行总结，各章均采用全彩形式呈现必要的图像展示，灵活使用表格和插图，在结尾部分对有争议的问题进行讨论，并对作者治疗方法的流程图进行展示。各章编者不仅保留了基本的科学准确性，更兼顾了合理的结构布局及充分的数据补充（疾病控制、生存期和治疗的耐受性）。

我们再次感谢本书副主编、主要作者、共同作者，以及为第 5 版做出贡献的众多国际专家。本书团队付出了巨大的努力，让新版本在该领域成为极具价值的著作。

献 词

感谢我的妻子 Laurie，感谢她对我的支持，感谢她教会我生命中重要的事，是她让我成为一个更好的人；感谢我的家人，包括 Miriam、Adam、Abigail、Agustin、Zekariah、Zohar、Sammy、Marcelo、Jonah 和 Aurelio，感谢他们多年来给予我的爱和支持。感谢我的父母，他们教会了我教育、学习和正确做事的重要性。感谢我的众多导师在过去和现在对我的指导。感谢我在美国北卡罗来纳大学和全美各地的专业同事，是他们让我成为一名更好的医生。

Joel E. Tepper

致 Kally，在我们 40 年的婚姻生活中，她为我的患者和我的职业生涯做出了无私的个人牺牲。我的父亲 Leonard，是他让我了解了艺术、科学和医学实践。感谢 John Earle、Len Gunderson 和 John Noseworthy 的指导丰富了我的职业生涯，让我有更多的经验、机会和成长，帮助我实现了梦想。感谢梅奥医学中心，提供了一个以患者为中心、学院式、合作式、富有同情心、尊重人、学术性、综合、专业、创新和治疗性的工作及服务环境。

Robert L. Foote

致与我同行 31 载的爱妻 Sheila，感谢她对我事业和学业的坚定支持，同时感谢她鼓励我和家人一起享受美好生活。感谢我们的孩子 Basia、Sophie 和 Jeffrey，他们用爱和支持丰富了我的生活。感谢我的父母 Richard 和 Rita，他们自己也面对着抗癌治疗的挑战，他们教会了我一些在医学院了解不到的认知。我的导师，特别是 Jim Cox 博士和 Larry Kun 博士，他们一直激励我要达到更高的境界，可惜他们在过去 1 年的新版本著作编著过程中过世了。最后，感谢我在美国华盛顿大学的同事们，他们耐心地给予我时间和支持，让我能专注完成这项工作。

Jeff M. Michalski

致 谢

我们要感谢我们的妻子 Laurie、Kally 和 Sheila，以及 Tepper 博士的秘书 Betty Bush。感谢她们在我们编写本书第 5 版过程中的耐心和帮助。

我们也感谢各位副主编、众多主要作者和共同作者，感谢他们对本版付出的时间、努力和巨大贡献。

感谢 Elsevier 出版社的编辑和工作人员，特别是 Anne Snyder、Tara Delaney 和 Robin Carter，他们在本书第 5 版的校对和编辑方面工作非常出色。

目　录

第一部分　放射肿瘤学的科学基础

放射生物学篇 002

第 1 章　放射肿瘤学的生物学基础 002

第 2 章　分子与细胞生物学 041

第 3 章　放射治疗中的剂量效应调节剂 050

第 4 章　化学疗法和放射线的相互作用 062

第 5 章　生物制剂及其与放射的相互作用 079

放射物理学篇 095

第 6 章　放射肿瘤物理学 095

第 7 章　放射物理学：立体定向放射治疗 148

第 8 章　放射物理学：带电粒子放射治疗 156

癌症相关学科篇 167

第 9 章　手术原则 167

第 10 章　癌症系统治疗原则 176

第 11 章　肿瘤学成像 192

第 12 章　核医学 208

第 13 章　介入放射学中的肿瘤消融 218

第 14 章　肿瘤学临床试验设计总论 223

第 15 章　放射肿瘤学的卫生服务研究：为癌症患者实现可达到的目标 234

第 16 章　老年人的放射治疗 254

第 17 章　姑息放射医学 261

第 18 章　放疗后的晚期反应 275

第二部分　技术和模式

第 19 章　放射治疗过程中的品质和安全 300

第 20 章　近距离放射治疗 311

第 21 章　强度调制和图像引导放射治疗 327

第 22 章　术中放射治疗 354

第 23 章　全身放射治疗 372

第 24 章　带电粒子放射治疗 394

第 25 章　靶向放射性核素治疗 ··· 408

第 26 章　免疫治疗联合放射治疗 ··· 424

第 27 章　立体定向放射：中枢神经系统肿瘤 ·· 432

第 28 章　立体定向体部放射：颅外肿瘤 ··· 439

第 29 章　转移性疾病：骨、脊髓、脑、肝脏和肺转移瘤 ·························· 444

第三部分　疾病的定位

中枢神经系统肿瘤篇 ·· 462

第 30 章　中枢神经系统肿瘤总论 ··· 462

第 31 章　低级别胶质瘤 ··· 465

第 32 章　高级别胶质瘤 ··· 475

第 33 章　良性脑肿瘤：脑膜瘤和前庭神经鞘瘤 ···································· 493

第 34 章　垂体瘤和颅咽管瘤 ··· 513

第 35 章　脊髓肿瘤 ··· 535

第 36 章　眼、眼眶和视神经肿瘤 ··· 553

头颈部肿瘤篇 ·· 574

第 37 章　头颈部肿瘤总论 ·· 574

第 38 章　口腔 ·· 582

第 39 章　口咽癌 ·· 610

第 40 章　鼻咽癌 ·· 642

第 41 章　喉癌和下咽癌 ··· 663

第 42 章　鼻腔鼻旁窦癌 ··· 687

第 43 章　涎腺恶性肿瘤 ··· 707

第 44 章　甲状腺癌 ··· 725

第 45 章　未知的头颈部原发肿瘤 ··· 744

第 46 章　颈部的管理 ·· 751

第 47 章　皮肤癌 ·· 776

第 48 章　恶性黑色素瘤 ··· 790

胸部肿瘤篇 ·· 801

第 49 章　胸部肿瘤总论 ··· 801

第 50 章　小细胞肺癌 ·· 809

第 51 章　非小细胞肺癌 ··· 821

第 52 章　胸部的少见肿瘤 ·· 854

胃肠道肿瘤篇 ·· 884

第 53 章　胃肠道肿瘤总论 ·· 884

第 54 章　食管胃癌 ··· 894

第 55 章　胰腺癌 ·· 932

第 56 章　肝胆管癌 ··· 961

第 57 章　结肠癌 ·· 985

第 58 章　直肠癌 ··· 1001
第 59 章　肛门癌 ··· 1029

泌尿系统肿瘤篇 ··· 1044

第 60 章　泌尿系统肿瘤总论 ··· 1044
第 61 章　前列腺癌 ··· 1047
第 62 章　膀胱癌 ··· 1112
第 63 章　睾丸癌 ··· 1130
第 64 章　肾癌和输尿管癌 ··· 1148
第 65 章　阴茎癌 ··· 1169

妇科肿瘤篇 ··· 1181

第 66 章　妇科肿瘤总论 ··· 1181
第 67 章　宫颈癌 ··· 1184
第 68 章　子宫内膜癌 ··· 1214
第 69 章　外阴和阴道癌 ··· 1247
第 70 章　卵巢癌 ··· 1283

乳腺癌篇 ··· 1306

第 71 章　乳腺癌总论 ··· 1306
第 72 章　非浸润性乳腺癌 ··· 1325
第 73 章　Ⅰ～Ⅱ期乳腺癌 ··· 1334
第 74 章　局部晚期和炎性乳腺癌 ··· 1351

肉瘤和良性疾病篇 ··· 1367

第 75 章　软组织肉瘤 ··· 1367
第 76 章　良性疾病 ··· 1396

儿童肿瘤篇 ··· 1408

第 77 章　儿童肿瘤总论 ··· 1408
第 78 章　儿童中枢神经系统肿瘤 ··· 1412
第 79 章　儿童软组织肉瘤 ··· 1430
第 80 章　儿童骨肉瘤 ··· 1439
第 81 章　肾母细胞瘤 ··· 1450
第 82 章　视网膜母细胞瘤 ··· 1462
第 83 章　神经母细胞瘤 ··· 1469
第 84 章　儿童白血病和淋巴瘤 ··· 1476
第 85 章　儿童霍奇金淋巴瘤 ··· 1485
第 86 章　儿童罕见肿瘤 ··· 1507

淋巴瘤和血液系统恶性肿瘤篇 ··· 1523

第 87 章　淋巴瘤和血液系统恶性肿瘤总论 ································· 1523
第 88 章　霍奇金淋巴瘤 ··· 1527
第 89 章　非霍奇金淋巴瘤 ··· 1542
第 90 章　多发性骨髓瘤和其他浆细胞肿瘤 ································· 1567
第 91 章　蕈样肉芽肿 ··· 1576

第一部分
放射肿瘤学的科学基础

Scientific Foundations of Radiation Oncology

放射生物学篇
Radiobiology

第1章 放射肿瘤学的生物学基础
The Biological Basis of Radiation Oncology

Elaine M. Zeman 著

于 洋 译

一、什么是放射生物学

从最一般的意义上讲，放射生物学是指电磁辐射对生物系统影响效应的研究。该定义的三个方面值得特别提及。首先，仅举几个例子，影响可能包括从 DNA 损伤到基因突变、染色体畸变、细胞杀伤、细胞周期迁移和细胞增殖紊乱、肿瘤转化、正常组织的早期和晚期影响、致畸、白内障和癌变等一切事物。电磁辐射是指具有波和（或）颗粒特征运动中任何类型的辐射能，均具有将其部分或全部能量传递给所通过的介质的能力。沉积的能量数量可能会达到约 25 个数量级，这取决于电磁辐射的类型。例如，1kHz 无线电波的能量在 $10^{-12} \sim 10^{-11}$eV 的范围内，而 X 线或 γ 射线的能量可能为 10MeV 或更高。电磁辐射的能量更高的形式是电离辐射，它们通过使次级粒子运动来沉积能量，从而使它们穿过介质，进一步产生电离。最后，生物系统可能是非常简单的生物分子无细胞提取物，或者越来越复杂，例如，从原核生物到单细胞真核生物，在培养的哺乳动物细胞，在实验室动物或人类中的组织和肿瘤，到整个生态系统中。

放射疗法的放射生物学关注电磁光谱中足以引起原子电离的部分。这最终导致化学键的断裂，由此可能导致重要生物分子的损坏。在这种情况下，电离辐射最显著的作用是细胞杀伤，它是患者体内几乎所有正常组织和肿瘤直接或间接反应的根源。

细胞毒性不是辐射暴露引起的唯一重要的生物学效应，尽管它将是本章的重点。其他重要的辐射效应（如致癌作用）也将进行讨论，读者应该意识到，辐射致癌作用本身就是一门大学科，涉及生物化学、毒理学、流行病学、环境科学、分子生物学、肿瘤生物学、健康和医学物理学及放射生物学等领域。大多数辐射防护标准都是基于将与诱变和致癌事件相关的风险降至最低。因此，事实上放射卫生专业人员是放射防护的教育者和倡导者，他们需要为公众倡导并充分了解涉及辐射的医疗程序的潜在风险和益处。

本章的大部分内容将致力于所谓的"基础"放射生物学，也就是说，在很大程度上早于 20 世纪 80 年代和 20 世纪 90 年代分子生物学和生物技术革命之前的研究。尽管读者可能会倾向于按照当今的标准将这种知识体系视为原始知识，而过于依赖现象学、经验主义以及描述性模型和理论，但真正的挑战是将新生物学整合到已经存在的基础知识框架中。第 2 章致力于做到这一点。

二、放射疗法导向的放射生物学：概念框架

在深入研究放射生物学的任何方面之前，重要的是要引入几个通用概念，以提供一个将信息置于正确角度的框架。

（一）治疗率

这些概念中最基本的概念就是所谓的治疗率，即实质上是一种风险对收益的计划方案，用于制订放疗方案。人们认为本章将要讨论的许多放射生物学现象在优化或至少"微调"治疗率方面起着重要作用。从理论上讲，只需提供足够高剂量的放射线就可以根除任何恶性肿瘤。实际上，必须与肿瘤一起照射的正常组织的生物学耐受剂量限制了可以安全给予的总剂量。这样，必须在正常组织中被认为是放射诱发的并发症的可接受概率与肿瘤控制的概率之间取得平衡。理想情况下，人们希望获得最大可能的肿瘤控制，而不会产生无法接受的正常组织损伤。

通过比较绘制的肿瘤控制率和正常组织并发症发

生率的剂量反应曲线，可以最好地以图形方式说明治疗率的概念。这些是理论曲线，治疗率为"不利""有利"或"最佳"的情况，此方法的示例如图 1-1 所示。从实验或临床数据得出的实际剂量反应曲线变化更大，尤其是对于肿瘤，其往往显示出更浅的剂量反应[1]。这说明了在任何给定情况下在实践中将单个数值分配给治疗率有多困难。

　　细胞和组织的许多放射生物学特性会对治疗率产生有利或不利影响。因此，在规划放射治疗的过程中，目

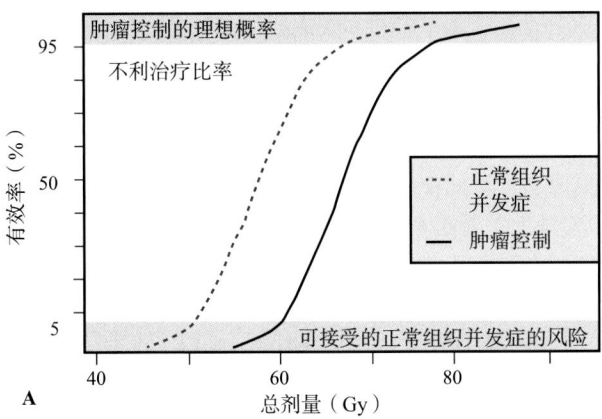

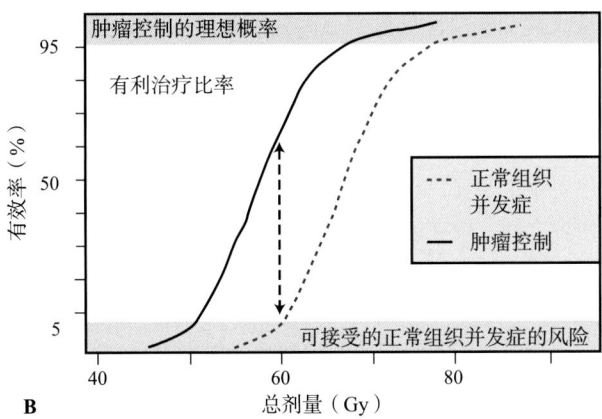

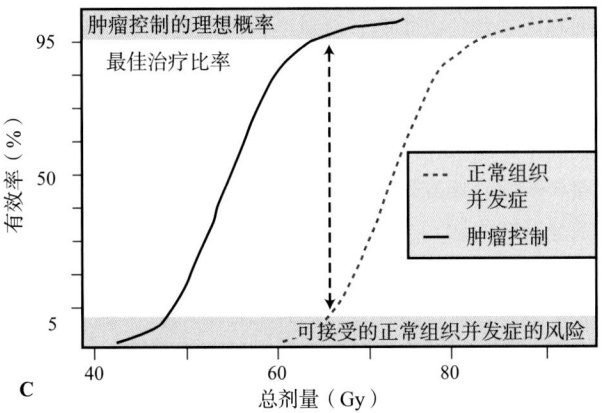

▲ 图 1-1　正常组织耐受性和肿瘤控制剂量 - 反应曲线之间的关系

A. 不利；B. 有利；C. 最佳情况

标应该是尽可能地优化治疗率。换句话说，使用我们的图形方法，增加肿瘤对照和正常组织并发症曲线之间的距离。这可以通过以下方式实现：将肿瘤控制曲线相对于剂量轴向左移动（向较低剂量，即放射增敏），或将正常组织并发症曲线向右移动（向较高剂量，即放射防护），或者两者都进行调整。然而，关键是要差异化地移动这些曲线，鉴于源自肿瘤的细胞和源自正常组织的细胞在放射生物学方面没有太大差异性，因此这不是一件容易的事。

（二）放射生物学连续体

　　电离辐射与生物分子的原子相互作用后的最初几秒内发生的物理事件，与该相互作用对组织的最终结果之间存在令人惊讶的连续性。影响可能要到放射线暴露后的数天、数周、数月甚至数年时才会显现出来。表 1-1 列出了该放射生物学连续体中的一些重要阶段。从连续体的一个阶段到下一个阶段（从物理阶段到物理化学阶段再到生化阶段再到生物学阶段）的有序进展尤其值得注意，这不仅是因为发生关键事件的时间范围大不相同，而且还因为与之相关的生物学复杂性不断增加。连续体的每个阶段还提供了独特的放射生物学机会之窗：干预过程的潜力，从而改变了随后发生的所有事件和结果。

（三）放射生物学系统的复杂程度

　　在所有放射生物学研究中，另一个重要的考虑因素是用于研究特定现象的实验系统的性质、所使用的测定方法以及所评估的终点。例如，一位研究人员可能对研究由电离辐射引起的 DNA 损伤感兴趣，特别是每单位剂量产生的 DNA 双链断裂（double-strand break, DSB）的频率。作为实验系统，研究人员可能会选择从辐射过的哺乳动物细胞中提取 DNA，并作为终点，使用脉冲场凝胶电泳来测量辐射过的 DNA 与未辐射过的 DNA 迁移通过凝胶的距离和速率。包含更多双链断裂的 DNA 迁移比包含更少断裂的 DNA 迁移更远，从而可以生成校正曲线，该曲线中迁移与所接受的剂量相关。同时，第二位研究者可能对通过采用非标准分级方案改善放射治疗对头颈癌的控制率感兴趣。在这种情况下，试验类型为临床试验。试验系统将是一组患者，其中一些患者被随机分配接受非标准分级分离，其余患者接受标准分级分离。评估的终点可以是以下一项或多项：局部控制率、长期生存率、无病生存率、正常组织并发症发生率等，在放射治疗完成后的特定时间进行评估。

　　在考虑这两个研究者研究的优点和缺点时，可能会提出许多相关的问题。哪个系统更复杂或更异构？哪个是更容易操纵和控制的系统？哪种与放射肿瘤学的日常

表 1-1　放射生物学连续体中的阶段

事件的时间尺度 （"阶段"）	初始事件	最终事件	反应调节 / 可能的干预措施
$10^{-16} \sim 10^{-12}$ s（"物理"）	原子的电离	生物分子中形成的自由基	电离辐射类型；屏蔽
$10^{-12} \sim 10^{-2}$ s（"物理化学"）	生物分子中形成的自由基	DNA 损伤	自由基清除剂、分子氧和（或）氧模拟放射增敏剂的存在或缺失
1.0s 至数小时（"生化"）	DNA 损伤	未修复或错误连接的 DNA 损伤	DNA 损伤识别和修复系统功能的存在或缺失；修复抑制药物；改变完成修复过程所需的时间
数小时到数年（"生物"）	未修复或错误连接的 DNA 损伤	克隆性细胞死亡、凋亡、诱变、转化、癌变、正常组织"早期和晚期效应"、全身放射综合征、肿瘤控制等	细胞 – 细胞相互作用、生物反应调节剂、适应机制、组织结构和功能组织、细胞动力学等

实践更相关？可以从每种结果中收集什么类型的结果，并且可以及时获得这些结果？在这个例子中，很明显，具有自发性肿瘤的人类患者比提取的哺乳动物 DNA 代表了更异质和复杂的实验系统。不过，DNA 系统更容易操作，可能的混杂因素也更容易控制，所需终点（迁移距离 / 速率）的测量以及数据分析可以在 1～2 天内完成。显然，对于人类研究而言，情况并非如此，在人类研究中，许多混杂因素可以并且确实会影响结果，操纵系统可能很困难，并且试验结果通常需要数年才能获得。

相关性问题是一个更加棘手的问题。可以说，两项研究都与放射肿瘤学有关，因为杀死细胞是正常组织和肿瘤放射毒性的根源，而细胞杀伤通常直接或间接对 DNA 造成不可弥补的损害结果。因此，任何有助于放射诱发 DNA 损伤知识库的实验室发现都是相关的。然而，显然，对人类患者的临床试验不仅是放射肿瘤学家更熟悉的实验系统，而且对癌症患者进行临床试验的功效最终导致临床实践中新的治疗标准，并成为所有新的治疗策略所依据的黄金标准。

对于简单的系统和更复杂的系统都有时间和点。相对简单、均质且易于操作的系统最适合用于研究放射作用的机制，例如测量 DNA 或染色体损伤、基因表达的变化、细胞周期检查点的激活或体外照射细胞的存活。具有其独特终点的更复杂和异构的系统在临床上更相关，例如肿瘤控制或正常组织并发症发生率的测定。两种类型的测定系统都有其固有的优点和缺点，但是如果我们希望基于合理的生物学原理来改善放射治疗的实践，则两者都至关重要。

（四）异质性

在临床方面看来，为什么放射疗法能够成功控制一个患者的肿瘤，而不能成功地控制另一个患者的肿瘤？

为什么我们通常在控制某些类型的癌症方面比其他类型更成功？对此类问题的简短回答是，尽管肿瘤可能在"宏观上"看起来完全相同，但它们的组成细胞在基因型和表型上可能完全不同。另外，两名患者的正常组织之间可能存在重要差异。

因为根据定义，正常组织由一种以上类型的细胞组成，所以它们必然是异质的。然而，由于单个细胞的基因组不稳定性和微环境差异，导致肿瘤的可能性更大。从人类和实验性癌症中分离的细胞的不同亚群在分化、侵袭和转移潜力、免疫原性以及对放射和化学疗法的敏感性方面可能有所不同，仅举几例（有关评论，请参见 Heppner 和 Miller[2] 和 Suit[3] 等）。这种异质性既在特定患者中很明显，在更大程度上还存在于其他肿瘤相似的患者之间。内在因素和外在因素都导致这种异质性。内在因素可以包括固有的放射敏感性、基因组不稳定性、基因表达模式、DNA 修复保真度、细胞死亡方式、细胞周期调控以及组织的结构和功能排列方式。另外，外在因素与组织之间的微环境差异有关，如脉管系统功能、氧气和养分利用率、pH、活性氧种类的存在与否、细胞因子和免疫细胞、能量电荷和细胞 – 细胞和细胞 – 细胞外基质相互作用。

正常组织和肿瘤异质性的实际含义是什么？如果假设正常组织在两者的行为上更为统一和可预测，则肿瘤异质性直接或间接地导致了大多数放射治疗失败。如果是这样的话，这表明一种有效的临床策略可能是识别肿瘤细胞的放射抗性亚群，然后专门针对其定制治疗方法，不可否认，这种方法说起来容易做起来难。一些临床研究（包括前瞻性研究和回顾性研究）现在包括一项或多项测定，例如，肿瘤缺氧的程度[4, 5] 或肿瘤克隆形成因子[6] 或特定肿瘤分子 / 遗传因素的潜在倍增时间。希望这些和其他生物标志物可以识别出具有不同生物学特征的肿瘤患者的子集，从而可以将具有特定特征的患者前瞻性地分配给不同的治疗组。

组织异质性的另一个结果是，在完整组织中测得的任何放射生物学终点都必定反映了所有细胞亚群的各个放射敏感性的总和，加上有助于组织总体反应的所有其他内在因素和外在因素。由于正常组织的耐受性和肿瘤控制率的数据也在大量患者中被平均，因此异质性更加明显。

（五）十对数杀伤的作用

仅当杀死所有克隆细胞或使其无法无限期地维持肿瘤生长时，才能实现肿瘤控制。为了估计治愈的可能性，有必要了解或至少了解肿瘤中大约包含多少克隆细胞，这些细胞的放射敏感性（即某种度量单位放射剂量的杀灭效率的方法），以及治疗后剩余的克隆细胞的数量与复发率之间的关系。考虑到我们对放射损伤的随机性和离散性以及哺乳动物细胞和组织剂量反应曲线的一般形状的了解，后者可能是最容易确定的。对于每个肿瘤给定数量的存活细胞，可以使用统计学泊松分布等式 $P=e^{-n}$ 得出局部控制的概率，其中 P 是肿瘤控制率，n 是存活的克隆性肿瘤细胞的平均数量。例如，当放疗结束时每个肿瘤平均剩下 1 个克隆细胞，则肿瘤控制率约为 37%。这意味着在相同大小和相对放射敏感性的 10 个肿瘤中，约有 6 个会复发。如果该治疗将每个肿瘤的克隆细胞数量平均减少到 0.1，那么肿瘤控制的可能性将增加到 90%；减少到每个肿瘤 0.05，则为 95%；减少到每个肿瘤 0.01，为 99%。

当处于危险中的细胞总数未知时，给定比例的存活细胞的肿瘤控制率不是特别有用。这是了解对数关系和指数细胞杀灭的有用之处。例如，估计一个 $1cm^3$（1g）的肿瘤块大约包含 10^9 个细胞[7]，公认的理论（也是不正确的）值假设所有细胞都完全堆积且大小均一，并且肿瘤不包含基质。进一步的假设是，所有这些细胞都是克隆性的（如果有的话，这种情况很少），这表明在实现任何可观的肿瘤控制（约 37%）之前，至少有 9 个对数的细胞杀灭是必要的，而对于高度的肿瘤控制（即 90%），10 个对数的细胞杀灭则是必需的。

然而，在第一个和第二个对数的细胞杀灭后，一些肿瘤会通过萎缩而发生反应，即所谓的部分反应。在 2～3 个对数的细胞杀灭后，肿瘤可能缩小到低于当前临床检测极限的大小，即完全反应。尽管部分和完全缓解是有效的临床终点，但是完全缓解并不一定等于肿瘤治愈。在预期出现任何重大治愈可能性之前，至少还需要 6 个对数以上的细胞杀灭。这就解释了为什么肿瘤在治疗过程中，放射治疗就不会停止。图 1-2 中以图形方式说明了这一概念。

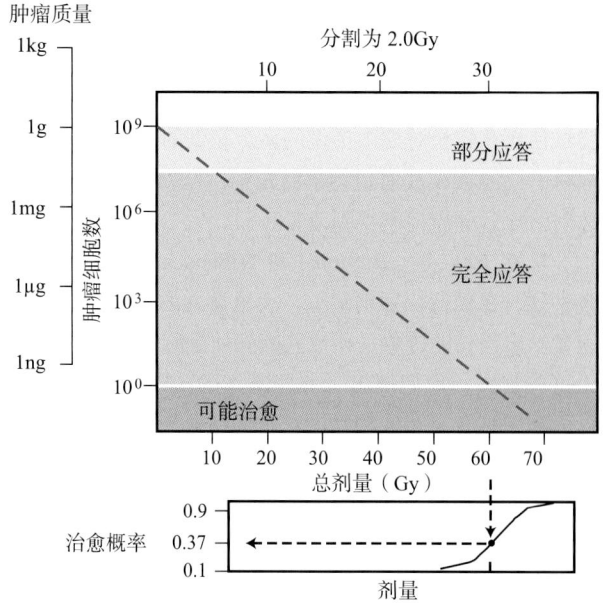

▲ 图 1-2　放射治疗与肿瘤存活率之间的关系

假设 1g 肿瘤含有 10^9 个克隆性细胞，在分次放射治疗期间放射剂量与肿瘤细胞存活率之间的关系。尽管细胞存活率的适度降低会导致肿瘤缩小（部分应答）或在临床检测限度以下消失（完全应答），但在杀死至少 9 个对数的克隆性细胞之前，几乎没有治愈的可能。此示例中，假设每个剂量将存活分数降低到 0.5，则需要至少 60Gy 的总剂量，即每日 2Gy 的剂量以产生 0.37 的肿瘤控制概率（改编自 Steel G、Adams G、Peckham M，eds. *The Biological Basis of Radiotherapy*. New York: Elsevier; 1983.）

最后，应该注意的是，尽管放射治疗的目标是将肿瘤细胞存活率至少降低 9 个对数，即使对于可能遇到的最小肿瘤，在正常组织失去其结构和（或）功能完整性之前，也尚不清楚多少细胞可以特定地被杀死。

三、放射生物学与治疗：第一个 50 年

在 Roentgen[8] 发现 X 线、Becquerel[9] 发现放射性和 Curies[10] 发现镭后不到 4 年的时间里，被称为放射疗法的新癌症治疗方法首次治愈了皮肤癌[11]。在 120 年后的今天，放疗最常见的方式是 5～7 周的时间内每周 5 天，每天 1.8～2.0Gy 的小剂量模式，总剂量为 50～75Gy。虽然这种常规放疗时间表的历史发展确实是凭经验得出的，但许多早期的放射生物学实验都提出了这种方法。

在放疗的最早阶段，X 线和镭都用于癌症治疗。由于使用 X 线管的更大可用性和便利性以及可实现的更高的辐射输出强度，在较短的总体治疗时间内相当容易地递送一剂或几剂大剂量。因此，从 20 世纪初至 20 世纪 20 年代，这种"大规模剂量技术"[12] 是施行放射疗法的常用方法。正常组织并发症通常非常严重，更糟糕的是，局部肿瘤的复发率仍然很高。

镭疗法在法国被更广泛地使用。由于可用的活性较

低，因此镭的施用必须涉及更长的总治疗时间才能达到可比较的总剂量。尽管扩展治疗较不方便，但临床效果通常更好。意识到总时间的变化是关键因素，医生开始尝试使用在较长时期内提供的多个较低的 X 线剂量。到那时，已经存在放射生物学的先例，可以期待长期进行放射治疗后肿瘤控制得到改善。

早在 1906 年，Bergonié 和 Tribondeau 从组织学上观察到，在较低辐射剂量下，大鼠睾丸的未成熟分裂细胞显示出损伤的迹象，而成熟的间质细胞却没有[13]。基于这些观察，他们提出了一些基本的"原则"，X 线对以下细胞具有更有效的作用：①活跃分裂；②可能无限期分裂；③未分化[13]。他们认为，一些放射线可能会优先杀死这些肿瘤细胞，但不能杀死周围正常组织中缓慢增殖、分化的对应物。

在 20 世纪 20 年代末，由于 Claude Regaud 的开创性实验，大剂量技术的普遍使用结束了分割治疗[14]。将兔的睾丸用作模型肿瘤系统（因为兔的睾丸迅速而无限地增殖）生精细胞，在某种程度上模拟了恶性肿瘤中细胞的增殖模式，Regaud 指出，只有通过使用多个较低的辐射剂量，才能对动物进行完全绝育，而不会对阴囊造成严重伤害[15]。Regaud 认为，多次照射方案的优越结果与快速增殖的生殖细胞的相对抗辐射性和敏感性的交替周期有关[16]。Henri Coutard 很快在诊所对该理论进行了测试，他首先使用分段放射疗法治疗头颈癌，相对而言，其效果得到显著改善[17, 18]。这很大程度上是由于这些及相关实验的结果，分段治疗后来成为放射疗法的标准形式。

Reisner[19]、Quimby 和 MacComb[20] 以及其他人[21, 22] 等发表的皮肤红斑的时间 – 剂量当量构成了计算其他组织和肿瘤反应当量的基础。通过绘制特定组织中给定作用水平的这些"等价物"中的每一个所需的总剂量，作为治疗参数的函数，例如总治疗时间、级数、每级剂量等，可以得出等效曲线。理论上，沿着这种曲线下降的所有时间 – 剂量组合都将产生相同大小的组织效应。从这些数据中得出的等效曲线将总剂量与总治疗时间联系起来[23]（图 1–3）。

Strandqvist 于 1944[24] 年首次发布了等效曲线，如图 1–3 所示。在对数 – 对数坐标上进行转换时，将各种皮肤反应和皮肤癌治愈的等效曲线绘制为平行线，共同斜率为 0.33。这些结果表明，延长治疗时间（即多个小剂量对一个或几个大剂量）来优先根除肿瘤，同时保留正常组织，将没有治疗优势[25]。具有讽刺意味的是，在随后的几年中，Strandqvist 曲线非常流行，因为人们已经知道，治疗率的确会随着时间的延长而增加（至少在一定程度上），而不是非常短的总治疗时间。然而，最

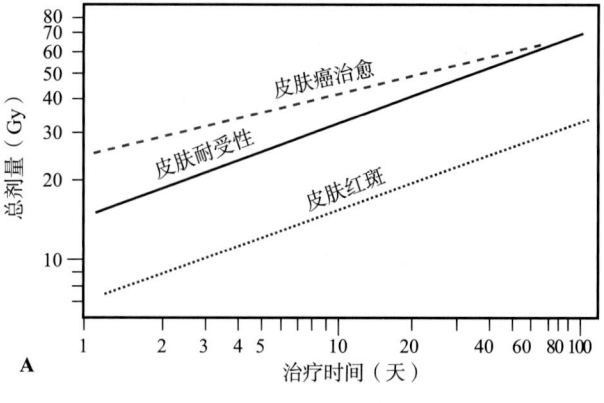

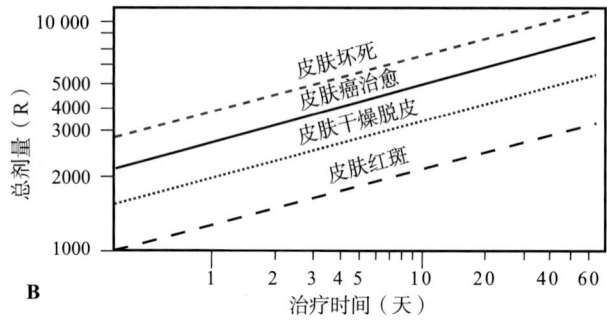

▲ 图 1–3　不同程度的皮肤反应的总剂量对数与总治疗时间对数的等效曲线及皮肤癌的治愈

A. Cohen 于 1966 年根据对较早发表的放射治疗"等效物"数据的调查构建的等效曲线[19-22]。详情见正文。皮肤并发症的曲线斜率为 0.33，肿瘤控制曲线的斜率为 0.22。B. Strandqvist 等效曲线，于 1944 年首次发表。所有线均平行绘制，共同的斜率为 0.33（A 改编自 Cohen L. Radiation response and recovery: Radiobiological principles and their relation to clinical practice. In: Schwartz E, ed. *The Biological Basis of Radiation Therapy*. Philadelphia: J.B. Lippincott; 1966:208；B 改编自 Strandqvist M. Studien uber die kumulative Wirkung der Roentgenstrahlen bei Fraktionierung. *Acta Radiol Suppl.* 1944;55:1.）

重要的优势是，这些等效曲线在预测皮肤反应方面非常可靠，而皮肤反应是当时的剂量限制因素。

四、辐射生物学治疗的"黄金时代"：第二个 50 年

可能进入放射生物学黄金时代的决定性事件是暴露于分级 X 线剂量的哺乳动物细胞的第一条存活曲线的发表。Puck 和 Marcus 于 1956 年发表了有关人类细胞系（HeLa，源自宫颈癌[26]）的固有放射敏感性的定量测量方法的第一份报道[27]。为了使这一开创性的工作有一个正确的视角，有必要先回顾下何为电离辐射对生物材料有毒的理化基础。

（一）电离辐射与生物材料的相互作用

如本章介绍部分所述，电离辐射在穿过吸收介质时会沉积能量。电离辐射与生物材料相互作用的最重要特征是能量沉积的随机性和离散性。能量沉积在越来越大的高能包中，这些包称为杂散（沉积能量≤100eV），斑

点（100～500eV）或短轨道（500～5000eV），它们中的每一个都可以留下三至几十个电离原子。图 1-4 对此进行了说明，并显示了按比例显示的（相间）染色质片段。沿着入射光子或粒子的轨迹，不同类型的能量沉积事件的频率分布和密度是辐射线能线密度（linear energy transfer，LET；另请参见"相对生物有效性"部分）。由于这些能量沉积事件是离散的，因此可以得出结论，尽管沉积在宏观生物材料体积中的平均能量很小，但这种能量在微观尺度上的分布可能很大。这就解释了为什么电离辐射能如此有效地产生生物损伤。例如，一个体重为 70kg 的人，导致 50% 的死亡率所沉积的总能量仅为 70cal，大约相当于喝一口热咖啡所吸收的能量[28]。主要区别在于，一口咖啡中所含的能量是均匀分布的，不是随机和离散的。

相对而言，那些受到杂散或斑点直接撞击的生物分子会收到巨大的辐射剂量，也就是说，在很小的体积内会沉积大量能量。对于光子和带电粒子，这种能量沉积会导致原子发射轨道电子，从而使目标分子首先转换为离子对，然后转换为自由基。此外，被喷射的电子本身会带电，从而继续产生额外的电离。对于不带电的粒子（如中子），相互作用发生在入射粒子与吸收介质的原子原子核之间，从而引起反冲质子（带电）和低能中子的射出。电离、自由基产生和次级带电粒子的释放一直持续到入射光子或粒子的所有能量耗尽为止。这些相互作用在初始能量转移后的皮秒内完成。在那之后，所产生的自由基的化学反应占主导地位的辐射反应（见后文）。

任何和所有细胞分子都是发生在杂散、斑点或短轨道中的局部能量沉积事件的潜在目标。特定生物分子的电离是否会导致可测量的生物学效应，取决于许多因素，包括从电离颗粒的角度来看，分子代表的靶标的可能性如何，分子对细胞持续健康的重要性如何。细胞中

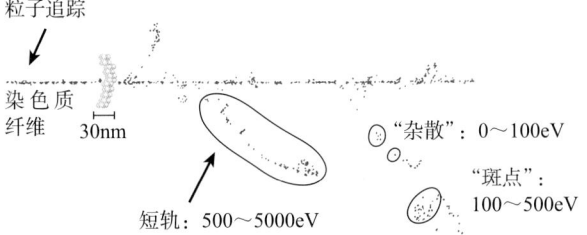

▲ 图 1-4　假设 α 粒子穿过吸收介质的轨迹，说明沿轨迹的随机和离散能量沉积"事件"

每个事件都可以根据局部沉积的能量进行分类，这反过来又决定了将产生多少电离原子。大致按比例显示了一段染色质（改编自 Goodhead DT. Physics of radiation action: microscopic features that determine biological consequences. In: Hagen U, Harder D, Jung H, et al., eds. *Radiation Research 1895-1995, Proceedings of the 10th International Congress of Radiation Research*. Volume 2: Congress Lectures. Wurzburg: Universitatsdruckerei H. Sturtz AG; 1995:43–48.）

通常存在多少个分子拷贝，以及细胞可在多大程度上对工作拷贝的丢失做出反应，细胞对其相应组织或器官的结构或功能有多重要，等等。例如，DNA 显然是重要的细胞大分子，并且仅以单双链形式存在。另外，细胞中的其他分子对存活的重要性可能较低，但比 DNA 丰富得多，因此具有更高的被击中和离子化的可能性。到目前为止，细胞中最丰富的分子是水，按质量计，至少占细胞的 70%～80%。通过水的辐射分解形成的高反应性自由基能够迁移到 DNA 并间接破坏 DNA，从而加剧由于直接能量吸收而导致的 DNA 损伤。该机制被称为间接辐射作用，以区别于上述直接辐射作用[29]。下列方程式说明了用于电离辐射的直接和间接作用途径。

直接作用

$$DNA \xrightarrow[\text{照射}]{} [\underset{\text{离子对}}{DNA^+ + e^-}] \longrightarrow \underset{\text{DNA 自由基}}{DNA \cdot}$$

间接作用

$$H_2O \xrightarrow[\text{照射}]{} [\underset{\text{离子对}}{H_2O^+ + e^-}] \longrightarrow \underset{\substack{\text{其他激}\\\text{进反应}}}{\cdot OH + DNA} \longrightarrow \underset{\text{DNA 自由基和水}}{DNA \cdot + H_2O}$$

水的辐射分解产生的最具反应活性和破坏性的物种是羟基自由基（•OH），尽管其他自由基物种也以不同的产率产生[30, 31]。通过间接作用杀死细胞约占总损伤的 70% 产生于 DNA 中，以实现低 LET 辐射。

由电离辐射的直接和间接作用所产生的自由基如何导致被辐照的 DNA 中的无数病变？由于它们包含不成对的电子，因此自由基在化学上具有高度反应性，并且会经历多个反应，以试图获取新的电子或摆脱掉剩余的不成对电子。与初始电离事件的时间尺度相比，这些反应被认为相当慢，但相对于典型的哺乳动物细胞中的正常酶促过程而言仍然很快。出于所有目的，自由基反应在辐照后数毫秒内即可完成。羟自由基既能够从其他分子中抽取氢原子，又能够跨碳—碳或其他双键进行加成。已经转变为自由基的更复杂的大分子可以进行一系列的转变，以摆脱不成对的电子，其中许多电子会导致附近的化学键断裂。就 DNA 而言，这些断裂的键可能会导致碱基或整个核苷酸的丢失，或糖磷酸骨架的明显断裂，涉及一条或两条 DNA 链。在某些情况下，化学键最初会断裂，然后以不适当的方式重新排列、交换或重新结合。DNA 中的碱基可通过添加一个或多个羟基基团（例如，将胸腺嘧啶转化成胸腺嘧啶二醇）来修饰，嘧啶可被二聚化和（或）DNA 可被交联至其自身或相关的蛋白质。另外，因为初始能量沉积事件是离散的，所以产生的自由基也聚集并因此经历它们的多种化学

反应并在高度局部的区域中产生多种破坏。这被称为局部多重损伤部位[32] 或集群[33] 假设。图 1-5 中显示了在受辐射的 DNA 中发现的损伤类型的例子。

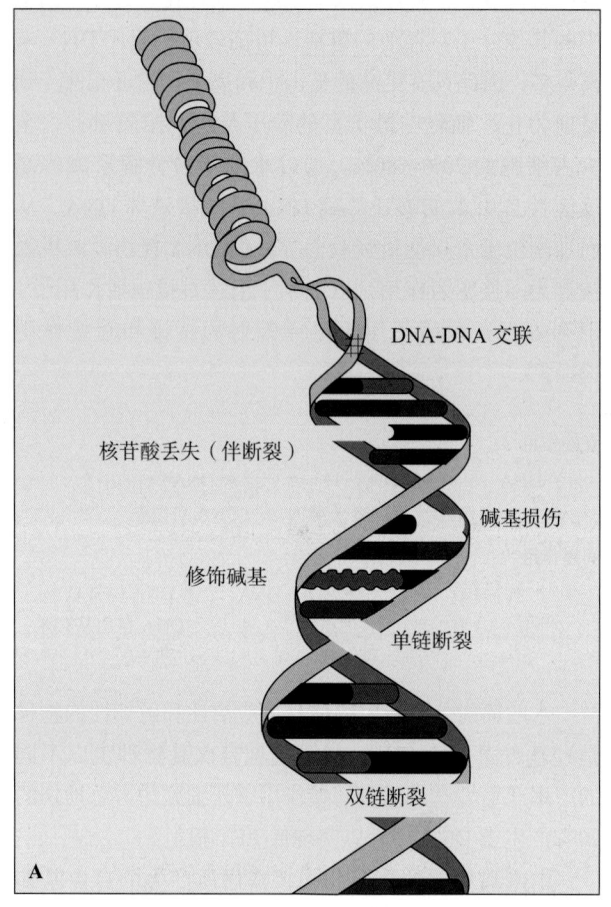

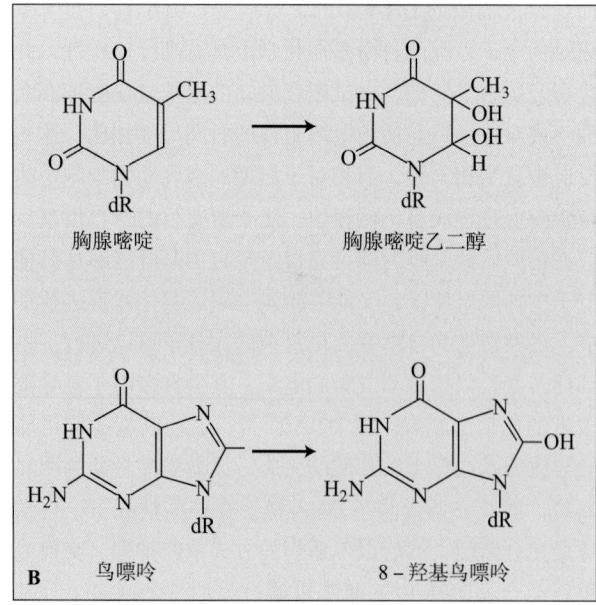

▲ 图 1-5　电离辐射引起的 DNA 损伤类型

A. 含有单链和双链断裂、交联和碱基损伤的被辐射 DNA 片段；
B. 在被辐射 DNA 中观察到的 2 种碱基修饰，包括胸腺嘧啶乙二醇（通过胸腺嘧啶的碳碳双键添加两个羟基）和 8- 羟基鸟嘌呤（通过向鸟嘌呤添加 •OH 自由基产生）

（二）DNA 损伤的生化修复

DNA 是独特的，因为它是唯一具有自身修复系统的细胞大分子。直到近 35 年前，关于哺乳动物细胞中 DNA 修复过程的知识还鲜为人知，特别是因为所涉及的复杂性以及相对缺乏自发出现的与 DNA 修复相关的基因缺陷的突变体。结果，大多数 DNA 修复的研究都是在细菌或酵母中进行的，通常将紫外线作为产生 DNA 损伤的工具。尽管它们是用于研究 DNA 修复的相当简单且相对清洁的系统，但它们与哺乳动物修复系统的相关性以及与电离辐射产生的更广泛的 DNA 损伤谱的相关性，这最终限制了它们的实用性。

20 世纪 60 年代后期，Cleaver[34, 35] 发表了有关哺乳动物细胞 DNA 修复的研究，这一研究得到了极大的推动。Cleaver[34] 的发现确定了导致人类干性色素性皮肤病（xeroderma pigmentosum, XP）的分子缺陷。XP 患者对日光非常敏感，并且容易患（皮肤）癌症。Cleaver 认为，源自此类患者的细胞同样对紫外线辐射敏感，并且在核苷酸切除修复通路中存在缺陷（请参阅后文）。然而，这些细胞对电离辐射不是特别敏感。几年后，Taylor 等[36] 报道，患有第二种癌症倾向性疾病［共济失调毛细血管扩张症（ataxia telangiectasia, AT）］患者的细胞对电离辐射和辐射模拟药物极为敏感，但对紫外线却不敏感。在随后的几年中，源自患有这两种疾病的患者的细胞被培养用于帮助阐明哺乳动物细胞中 DNA 修复的复杂过程。如今，已经发现了数十种与放射敏感性、癌症倾向性或两者均相关的其他临床综合征[37, 38]。

如今，已经克隆了许多与 DNA 修复相关的啮齿动物和人类基因，并对其进行了广泛表征[39]。30~40 种蛋白质参与了碱基损伤的切除修复。大约一半的蛋白质与链断裂的修复有关[37]。这些蛋白质中的许多蛋白质起着较大的修复复合物的组成部分的作用。一些是可互换的，并且也参与其他 DNA 修复和复制通路。还值得注意的是，有些分子本身并不参与修复过程，而是将 DNA 修复与其他细胞功能联系在一起，包括转录、细胞周期阻滞、染色质重塑和凋亡[40]。这证明了这样一个事实，即基因组完整性的维持不仅是由于修复蛋白本身之间的复杂相互作用，而且还因为其他损伤蛋白、信号转导介体和换能器以及效应子之间存在复杂的相互作用。总的来说，这种复杂的蛋白质网络可以检测、引发和协调 DNA 损伤信号转导和与其他细胞活动的修复，被称为 DNA 损伤反应（DNA damage response, DDR）[37, 41]。例如，导致 AT 疾病的缺陷不在于编码修复蛋白的基因，而在于部分充当损伤传感器和信号转导子的基因也参与相关的通路，该通路通常可防止细胞进入 S 期并在残留 DNA 损伤的情况下开始 DNA 合成。这被称为 G_1 细胞周期检查点反应[42]。由于这种遗传缺陷，AT 细胞在辐照后不会经历正常的 G_1 阻滞并进入 S 期，残留 DNA 受损。这既解释了 AT 细胞对放射的高度敏感性，又解释了可能导致癌症的基因组不稳定性。

哺乳动物细胞中 DNA 修复的分子和生化复杂性在第 2 章中进行了详细描述。接下来将简要介绍。

1. 碱基切除修复　碱基损伤的修复是由称为糖基化酶的 DNA 修复酶启动的，该酶可以识别特定类型的受损碱基，并在不影响 DNA 链的情况下将其切除[43]。糖基化酶的作用导致在被照射的 DNA 中形成另一种类型的损伤——一个无嘌呤或无嘧啶（apyrimidinic，AP）的位点。然后，AP 位点被另一种修复酶识别，该酶是一种内切酶，可在病灶附近的 DNA 上形成切口，实际上形成了 DNA 单链断裂。接着，该断裂成为核酸外切酶的底物，该酶去除了无碱基位点以及一些其他碱基。DNA 聚合酶使用相反的、未受损的 DNA 链作为模板，修补了产生的小缺口。最后，DNA 连接酶将贴片密封在适当的位置。

2. 核苷酸切除修复　开始进行碱基切除修复的 DNA 糖基化酶不能识别所有已知形式的碱基破坏，尤其是体积大或复杂的病变[43]。在这种情况下，另一组称为结构特异性核酸内切酶的酶开始了切除修复过程。这些修复蛋白不能识别特定的病变，但可以识别复杂的碱基病变必然伴随的 DNA 结构畸变。结构特异性核酸内切酶在病变的两侧切开受影响的 DNA 链，释放出由损伤位点和损伤位点两侧的碱基组成的寡核苷酸片段。此步骤之后，其余的核苷酸切除修复过程与碱基切除修复过程相似。然后用 DNA 聚合酶填充间隙，并用 DNA 连接酶封闭。对于这两种类型的切除修复，转录过程中的活性基因都会被优先且更快地修复。这被称为转录偶联修复。

3. 单链断裂修复　DNA 骨架中的单链断裂（single-strand break，SSB）是常见的病变，在正常的新陈代谢和呼吸作用下，每天每细胞产生成千上万次[45]，此外还有辐射暴露引起的任何其他断裂。这些是使用切除修复机制修复的，即通过 DNA 聚合酶填补缺口和通过 DNA 连接酶封闭。

4. 双链断裂修复　尽管就修复完整性的丧失而言，未修复或重新结合的双链断裂通常对细胞造成的灾难性后果最为严重[46]，相比于如何修复碱基损伤，更难以阐明哺乳动物细胞如何修复这些损伤。最初关于这些修复过程的发现大部分来自对 X 线敏感的啮齿动物的研究，后来发现它们在链断裂修复中具有特定的缺陷[47]。此后，数十种其他具有 DNA 损伤反应缺陷的啮齿动物和人类细胞已被识别，可帮助探索这些基本过程。

关于双链断裂的修复，情况更为复杂，因为每条 DNA 链上的损伤可能是不同的，因此没有完整的模板可用于指导修复过程。在这种情况下，细胞必须依赖于某种容易出错的过程，该过程会重新连接一个或多个断裂，而不考虑没有模板的中间碱基对的丢失［非同源末端连接（nonhomologous end joining，NHEJ）］，或依赖于其中的基因重组，从姊妹染色单体最近复制的 DNA［同源重组（homologous recombination，HR）[48]］中获得可能无错误修复的模板以应对这种损害。NHEJ 发生在整个细胞周期中，但主要存在于尚未复制其 DNA 的细胞中，即处于细胞周期 G_1 或 G_0 期的细胞。NHEJ 涉及一个由蛋白质 Ku-70 和 Ku-80、DNA 蛋白激酶（DNA protein kinase，DNA-PKc）催化亚基和 DNA 连接酶Ⅳ组成的异二聚酶复合物。在细胞周期的 S 或 G_2 晚期，已经复制了大部分或全部 DNA 的细胞依赖于修复双链断裂的同源重组。同源重组涉及核蛋白细丝的组装，该蛋白还包含 Rad51 和 Rad52 蛋白。然后，该细丝侵入姊妹染色单体的同源 DNA 序列，后者成为修复的模板。BRCA2 蛋白与 Rad51 蛋白相互作用时，也与同源重组牵连。*BRCA1*（有助于确定在特定情况下使用哪种双链断裂修复通路）或 *BRCA2* 基因的缺陷与遗传性乳腺癌和卵巢癌有关[49]。

5. 错配修复　错配修复（mismatch repair，MMR）的主要作用是消除新合成的 DNA 错误，例如由 DNA 聚合酶引起的碱基 / 碱基错配和插入 / 缺失环[50]。此过程包括三个步骤，即错配识别和修复复合物组装，错误链的降解及修复合成。在人类中，错配修复涉及至少 5 种蛋白质，包括 hMSH2 和 hMLH1，以及 DNA 修复和复制机制的其他成员。

辐射诱导的 DNA 损伤本身并不是错配修复的目标。然而，错配修复缺陷的一种表现与任何有关肿瘤发生的研究都息息相关，即基因组不稳定性[51]，这使得受影响的细胞高度可变。这种"突变体表型"与几种癌症易感综合征有关，特别是遗传性非息肉性结肠癌（hereditary nonpolyposis colon cancer，HNPCC；又名林奇综合征）[52, 53]。基因组不稳定性被认为是正常细胞积累致癌突变的主要推动力之一，还推动肿瘤发展为更具侵袭性且可能具有治疗抵抗力的表型。

（三）DNA 损伤反应作为临床靶标

从历史上看，试图抑制辐射引起的 DNA 损伤修复的尝试对于研究这些基本过程的研究人员来说是有意义的。然而，通常缺乏临床转译，主要是出于担心正常组织也将受到不利的影响。最近，已经清楚的是，许多肿瘤的细胞在 DNA 损伤反应中存在一个或多个缺陷（由于基因组不稳定），而这些缺陷在正常细胞中不存在，并且这种差异可能在临床上可以被利用。

遵循这些思路的一种方法是使用蛋白质（ADP- 核糖）聚合酶［poly（ADP-ribose）polymerase, PARP］抑制药[54, 55]。截至 2018 年，正在进行数十项使用 PARP 抑制药结合化学和免疫疗法的试验[56, 57]。PARP 是涉及碱基切除和单链断裂修复的损伤传感器，如果被抑制，则会导致单链断裂的持久性。如果不重新结合，这些断裂会导致 DNA 中的复制叉崩溃，阻碍 DNA 复制、转录和同源重组修复[55]，导致放射致敏作用并最终导致细胞死亡[58]。

在正常细胞中，由于所有 DNA 损伤反应通路均完好且绕过 PARP 抑制作用的挽救修复通路均处于活跃状态，因此预期由 PARP 抑制引起的毒性很小或没有毒性。然而，在已经具有同源重组缺陷的肿瘤细胞中，PARP 抑制作用将优先具有毒性。一个临床例子是对在细胞具有 BRCA1/2 蛋白缺陷的乳腺癌（PARP 或直接参与同源重组）进行 PARP 抑制。这种将两种遗传缺陷（一种固有的同源重组缺陷加上一种由 PARP 抑制诱导的合成的缺陷）组合在一起致死作用的整体方法被称为合成致死性[54, 55, 58]。针对 DNA 损伤反应蛋白（包括除 PARP 以外的）的合成致死性方法，可能会在将来扮演越来越重要的角色。

（四）电离辐射的细胞遗传学效应

当细胞在放射线照射后分裂时，染色体通常会包含可见的结构畸变，这是由于从照射时间开始持续存在的任何未修复或重新连接的 DNA 损伤所致。大多数染色体畸变对细胞具有致命性。在某些情况下，这些像差会物理干扰有丝分裂和胞质分裂过程，从而导致快速细胞死亡。在其他情况下，虽然细胞分裂可能发生，但是遗传物质在细胞后代之间的丢失或分布不均最终也是致命的，尽管受影响的细胞在死亡前可能会停留数天，有些甚至可以在此期间经历几次细胞分裂。

大多数染色体畸变是由两个损伤位点之间的相互作用引起的。因此，它们可以分为三种不同类型的"交换"类别，保留第四类用于那些被认为是由单个损伤位点引起的染色体畸变。每个类别的代表性像差类型如图 1-6 所示。

① 臂内交换：单个染色体的同一臂上的损伤之间的相互作用（如中间）。

② 臂间交换：同一染色体的相对臂的损伤之间的相互作用（如着丝粒环）。

③ 互换：不同染色体上的损伤之间的相互作用（如双着丝粒）。

④ "单击"中断：单个染色体的一个臂的一部分完全切断，除一个损伤外没有明显的联系（如末端缺失）。

这四个类别可以根据初始辐射损伤是在复制 DNA 之前还是之后发生（分别为染色体与染色单体型畸变），以及对于这三个交换类别，病变相互作用是对称交换还是不对称交换进行细分。不对称交换总是导致无着丝粒片段的形成，这些无着丝粒片段通常在随后的细胞分裂中丢失，因此几乎总是对细胞致命。这些片段可能作为核外染色质体被暂时保留在细胞的微核中。对称交换更为隐蔽，因为它们不会导致在下一个细胞分裂中形成无着丝粒片段以及随之而来的遗传物质的损失。因此，它们并不总是杀死细胞。这样，它们将被传播到原始细胞的所有后代。某些类型的对称交换（如相互易位）与放射致癌作用有关，因为它们具有将基因的新组合放在一起或分离先前存在的基因组的净效应[28]。根据基因组中异位发生的位置，正常活跃的基因可能会被关闭，反之亦然，可能会带来不利的后果。

辐射细胞中染色体畸变的类型和频率的定量可用于探查电离辐射的剂量 - 反应关系，它还可以用作辐射剂量计。例如，在暴露于低 LET 辐射后用于诱导交换型像差的剂量 - 反应曲线的形状趋于呈线性二次方形状，而单次命中像差的剂量 - 反应曲线趋于呈线性关系。用数学术语来说，特定像差的发生率 I 是辐射剂量 D 的函数，可以表示为以下公式。

$$I=\alpha D+\beta D^2+c \quad \text{用于交换型像差}$$
$$I=\alpha D+c \quad \text{用于单次命中像差}$$
（公式 1-1）

其中 α 和 β 是与特定像差类型的屈服相关的比例常数，而 c 是未辐射细胞中该像差的自发频率。对于低剂量辐射的连续剂量或连续低剂量，交换型像差的产生率相对于急性剂量有所降低，并且剂量 - 反应曲线变得更加线性。与低 LET 辐射相比，高 LET 辐射的剂量 - 反应曲线变得更陡峭（每单位剂量的像差产量更高），并且线性更高。

（五）细胞存活曲线和存活曲线理论

1. **"细胞死亡"是什么意思** 死亡的传统定义是生命功能的永久性、不可逆转地停止。与放射生物学家或肿瘤学家所构成的"死亡"不同，对于包括体外维持的细胞在内的增殖细胞，正常组织的干细胞和肿瘤克隆原来说，放射生物学意义上的细胞死亡是指生殖完整性的丧失，即无法无限期地维持增殖。这种类型的"生殖"或"克隆性"死亡并不排除细胞在照射后可能保持身体完整，代谢活跃并继续其组织特异性功能的可能性[60]。

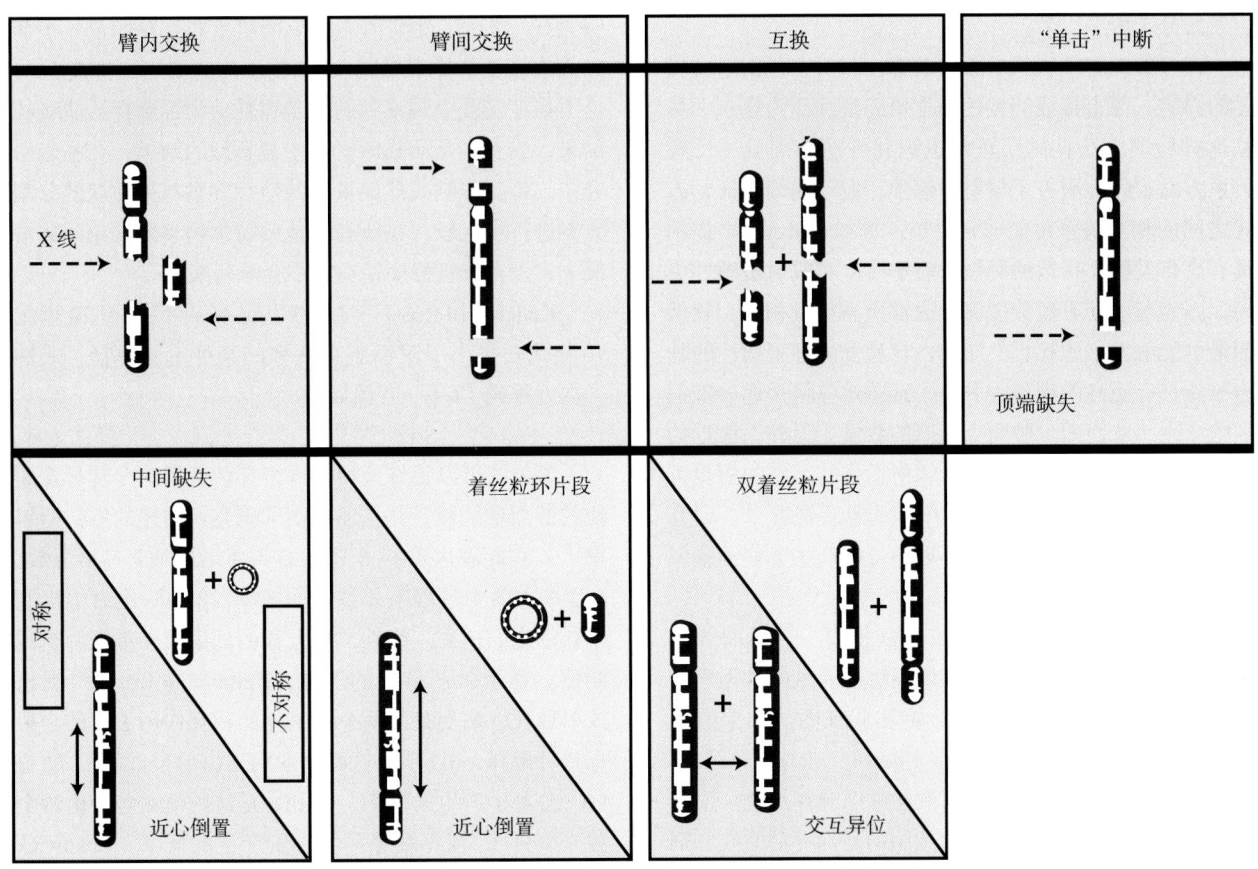

▲ 图 1-6　由未修复或错误连接的 DNA 损伤引起的辐射诱发的染色体畸变类型

畸变的分类基于它是涉及一条染色体还是多条染色体，损伤被认为是由单个带电粒子轨道的通过（"单击"畸变）引起，或是由两个不同轨道产生的损伤相互作用（"两击"畸变）引起，以及辐射发生在染色体复制之前还是之后（分别为染色体与染色单体类型畸变；仅显示染色体类型畸变）。像差可以进一步根据染色体碎片是否对称重排（没有遗传物质的净损失）或不对称（产生无着丝粒片段）而细分

与将近 65 年前的术语"克隆形成性死亡"首次被创造并用作细胞放射敏感性测定的终点相比 [27, 61]，今天的标准是，这显然是一个可操作定义的术语，涵盖了细胞死亡的几种不同机制，包括所有导致细胞失去无限分裂的能力。这些细胞死亡方式包括有丝分裂灾难、细胞凋亡、坏死、衰老和自噬。严格来说，还包括分化，因为分化的细胞丧失了分裂能力 [62, 63]。

有丝分裂灾难是大多数哺乳动物细胞辐射诱发死亡的主要方式，其继发于染色体畸变和（或）纺锤体缺陷，继而干扰细胞分裂过程 [64, 65]。因此，这种类型的细胞死亡发生在辐射后尝试进行细胞分裂（尽管不一定是在第一次分裂过程中进行）时，从而留下了通常为非整倍体、大的、扁平的和多核细胞。凋亡或程序性细胞死亡是一种非有丝分裂期或间期死亡，通常与胚胎发育、正常组织重塑和体内稳态有关 [66]。不过，某些正常组织和肿瘤细胞在辐射后也会发生凋亡，包括造血或淋巴来源的正常细胞、小肠隐窝细胞、唾液腺细胞以及一些妇科和血液学来源的肿瘤细胞系 [67]。正在进行凋亡的细胞表现出许多特征性的形态学（核浓缩和断裂、膜起

泡等）和生化（DNA 降解）变化，最终导致细胞断裂，通常在照射后 12~24h 以及首次照射后有丝分裂之前。凋亡细胞的剩余部分被邻近细胞吞噬。因此，它们不会引起炎症反应、组织破坏和坏死的组织紊乱。凋亡是一种活跃且经过仔细调节的通路，涉及多种蛋白质和激活该通路的适当刺激。第 2 章详细讨论了细胞凋亡的分子生物学、针对多种类型肿瘤细胞的抗凋亡表型以及辐射在该过程中可能发挥的作用。衰老是指一种基因控制的细胞生长停滞，尽管不一定消除受损的细胞，但即使在存在生长因子的情况下，也可以永久阻止其在细胞周期中的继续运动 [68]。辐射也可以诱导衰老，大概是由于永久性地触发细胞周期检查点。然而，最好将其称为辐射诱导的永久性生长停滞，以将其与细胞衰老相关的正常衰老过程区分开 [69]。自噬被定义为响应细胞应激因素，包括营养缺乏、缺氧、DNA 损伤或过量的活性氧而控制的细胞质细胞器或其他细胞质成分的溶酶体降解 [70, 71]。同样，坏死（以细胞肿胀，随后的膜破裂和细胞内含物释放到细胞外空间为特征）可能是对营养剥夺的某种被动反应，但也可以遵循由免疫细胞或各种毒素

引发的分子程序[72, 73]。

大多数细胞和组织的放射敏感性分析，包括后文描述的内容，都直接或间接使用生殖完整性作为终点。尽管这种检测方法在阐明正常组织和肿瘤的剂量 – 反应关系方面很好地服务于放射肿瘤学，但不同细胞死亡方式之间的相互关系可能非常复杂。例如，Meyn[67] 提示具有高自发凋亡指数的肿瘤可能本质上对放射敏感性更高，因为与引起有丝分裂灾难通常所需剂量相比，较低剂量可能触发细胞凋亡。同样，容易发生细胞凋亡的肿瘤可能具有更高的细胞丢失率，其净效应将是部分抵消细胞产生，从而减少肿瘤克隆原的数量。另外，最近的研究表明，通过凋亡来清除受辐射损伤的细胞的酶也可能刺激放疗期间和放疗后肿瘤细胞的重新聚集[74]。研究还表明，衰老细胞在肿瘤微环境中可以产生炎症细胞因子，进一步促进免疫抑制[68]。

2. 细胞存活和剂量 – 反应曲线模型　存活曲线理论起源于对通过电离辐射在物质中沉积能量的物理学的考虑。早期的大分子和原核生物实验证明，如果假定响应是由于关键的"靶标"受到随机"击中"而引起的，则能量吸收的随机性和离散性可以解释剂量 – 反应关系[75]。随着体外和体内照射细胞的肩部存活曲线和剂量 – 反应曲线的数量不断增加，开发了各种方程式以拟合这些数据。目标理论的先驱者在目标理论的背景下研究了许多不同的终点，包括无细胞系统中的酶失活[29]、细胞致死率、染色体损伤和微生物引起的辐射诱导的细胞周期扰动[29, 76]。存活曲线根据辐射剂量绘制了某种生物活性的"存活"的对数，发现其形状呈指数或 S 形，后者通常用于较复杂生物的存活[29]。

指数存活曲线被认为是由于单个目标的单次击中，"全有或全无"失活而导致的，从而导致了活动的丧失。用于拟合这种剂量反应关系的数学表达式如下。

$$S=e^{-D/D_0}\qquad\text{（公式 1-2）}$$

在该方程式中，S 是在给定剂量下存活的细胞分数，D，D_0 是将细胞存活降低到曲线指数部分（即曲线的某个初始值）的 37%（1/e）的剂量增量（如斜率倒数的度量）。如果有人假设放射线灭活需要多个目标或单个目标的多个命中，则目标理论也可以应用于低剂量肩部存活曲线。基于目标理论的数学表达式非常适合存活数据，该表达式如下。

$$S=1-(1-e^{-D/D_0})^n\qquad\text{（公式 1-3）}$$

其中 n 是存活曲线的指数部分向零剂量的反外推法。这种多目标模型的隐含意义是，在记录总体效果之前必须先累积损害。

很快该模型的某些功能被发现是不充分的[77]。最明显的问题是，单击多目标方程预测存活曲线的初始斜率

应为 0，即对于逐渐消失的小剂量（如重复剂量、小剂量或连续低剂量率暴露），细胞杀死的可能性将接近 0。这不是在实践中观察到的关于哺乳动物细胞存活曲线的结果，或者不是从临床研究中观察到的结果，在临床研究中，将高分割或低剂量率的治疗方案与更常规的分割方案进行了比较。在所有其他放射生物学因素相同的情况下，没有分级程序基本上不会杀死细胞。

Kellerer 和 Rossi[78] 在 20 世纪 60 年代末和 20 世纪 70 年代初提出了对细胞存活率的某种不同解释。线性二次方程或"α-β"方程如下。

$$S=e^{-(\alpha D+\beta D^2)}\qquad\text{（公式 1-4）}$$

该公式可以很好地拟合许多存活数据，尤其是在曲线的低剂量区域，并且还提供了研究者描述的负初始斜率[77]。在此表达式中，S 还是 D 剂量后的细胞存活分数，α 是单次命中过程杀死细胞的速率，β 是两次命中机制杀死细胞的速率。线性二次方程的理论推导基于两组观测值。基于微剂量学的考虑，Kellerer 和 Rossi[78] 提出放射致死性病变是由两个亚病变的相互作用引起的。根据这种解释，αD 项是这两个亚病变由单个事件（"轨道内"分量）产生的概率，而 βD² 是这两个亚病变由两个独立事件（"相互跟踪"组件）产生的概率。Chadwick 和 Leenhouts[79] 基于一组不同的假设得出了相同的方程式，即 DNA 中的双链断裂是致命性病变，并且这种病变可能由涉及 DNA 的两条链的单次能量沉积或两个独立的事件产生，每个都涉及一条链。

目标理论和线性二次存活曲线表达式的特征和参数的比较如图 1-7 所示。

3. 体外克隆试验　如前所述，直到 20 世纪 50 年代中期，哺乳动物细胞培养技术才得到充分改进，可以定量单个细胞的放射反应[61, 80]。图 1-8 显示了 Puck 和 Marcus 针对人类肿瘤细胞系 HeLa 的急性剂量 X 线的存活曲线。按照分级的 X 线剂量，通过在培养皿上形成至少 50 个细胞（相当于大约 6 个成功辐照后的细胞分裂）的宏观菌落的能力来测量单个 HeLa 细胞的生殖完整性。存活曲线的几个特征特别令人关注。首先，至少可以定性，该曲线的形状与先前针对许多微生物确定的曲线相似，其特征在于低剂量时的肩部和高剂量时的大致指数区域。然而值得注意的是，研究发现 HeLa 细胞的 D_0 仅 96R，比微生物测定的 D_0 低 10～100 倍，而灭活分离的大分子则比 D_0 低 1000～10 000 倍[60]。因此，对于 HeLa 细胞而言，相比于原核生物或原始真核生物，细胞生殖完整性是更具放射敏感性的终点。外推数 n 的值约为 2.0，这表明存活曲线确实有一个小的肩部，但又比通常观察到的微生物小得多。Puck 和 Marcus 提出，n 值反映了细胞中关键目标的数量，每个关键目标都需

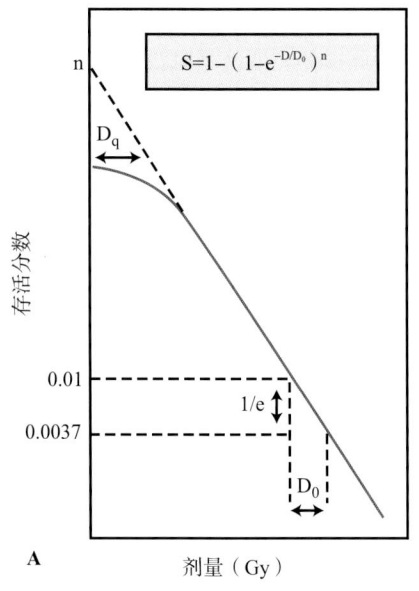

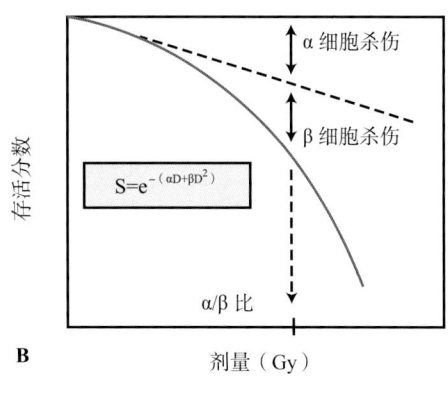

◀ 图 1-7　两种常用于拟合细胞存活曲线数据的数学模型的比较

A. 单次命中和多目标模型及其相关参数 D_0、n 和 D_q。尽管这个模型已经失效，但它的参数值仍然用于比较目的。B. 线性二次模型及其相关参数 α 及 β。该模型为目前放射治疗计划中使用的等效应公式提供了概念框架

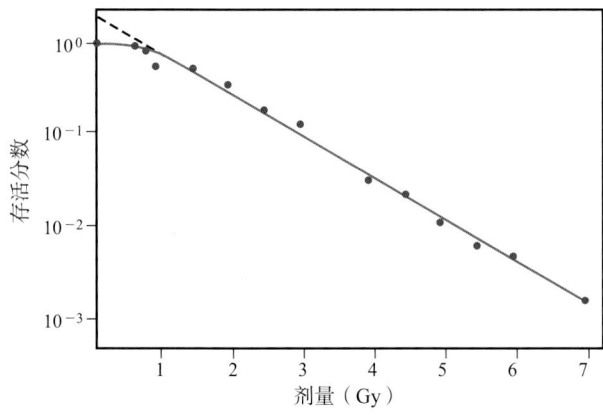

▲ 图 1-8　体外 HeLa 细胞克隆存活与 X 线剂量的关系

与许多来源于肿瘤和非肿瘤的哺乳动物细胞一样，HeLa 细胞存活曲线的特征是有一个适度的初始肩部区域（n≈2.0），然后是近似指数的最终斜率（D_0≈1.0Gy）（改编自 Puck TT, Marcus PI. Action of x-rays on mammalian cells. *J Exp Med*. 1956;103:653.）

要单击一次才能杀死细胞，并进一步假定目标实际上是染色体本身[27]。然而，很快发现了从描述性存活曲线模型的参数中推断辐射作用机制的潜在陷阱[81, 82]。

已显示其他类型的哺乳动物细胞的存活曲线，无论它们是源自人类还是实验动物，或者是来自肿瘤或正常组织，在质量上都与原始 HeLa 细胞存活曲线相似。

4. 体内克隆实验　为了弥合在培养物中和动物中生长的细胞的放射反应之间的差距，Hewitt 和 Wilson 开发了一种巧妙的方法来测定体内单细胞存活率[83]。他们收集了来自供体 CBA 小鼠肝脏的淋巴细胞性白血病细胞，稀释并接种到无病的受体小鼠中。通过注射不同数量的供体细胞，构建了标准曲线，该标准曲线可以确定引起 50% 受体小鼠白血病的注射细胞的平均数量。已确定该滴定终点为 50% 服用剂量（50% take dose，

TD_{50}），仅对应于两个白血病细胞的接种物。Hewitt 和 Wilson 以此值作为参考，然后将接受 γ 射线照射的供体小鼠收集的白血病细胞注射到受体中，并根据不同的辐射暴露量再次确定 TD_{50}。这样，可以根据未辐照细胞的 TD_{50} 与辐照细胞的 TD_{50} 之比，计算出给定辐照剂量后的存活分数。使用该技术，可以构建一条完整的存活曲线，其 D_0 为 162R，n 值接近 2.0，该值与体外照射的细胞系产生的值非常相似。在大多数情况下，各种细胞类型的体内存活曲线也与相应的体外曲线相似。

当非致瘤细胞的体内存活曲线首次生成时，类似的趋势很明显。Till 和 McCulloch[84, 85] 首次使用正常的骨髓干细胞进行的实验是受到以下认识的启发：造血系统的衰竭是全身照射后死亡的主要原因，而致命照射的动物可以被骨髓移植"拯救"。观察到已移植的存活骨髓细胞在接受辐照动物的其他无菌脾脏中形成了离散的结节或集落。随后，这些作者将已知数量的被辐照过的供体骨髓移植到接受致死性辐照的受体小鼠中。他们能够计算得到的脾结节，然后以与体外实验几乎相同的方式计算所注射细胞的存活分数。小鼠骨髓的 D_0 为 0.95Gy[84]。其他基于菌落或结节计数的体内测定系统包括 Withers 的皮肤上皮测定[86]、Withers 和 Elkind 的肠隐窝测定[87, 88] 以及 Hill 和 Bush 的肺菌落测定[89]。在 20 世纪 60 年代后期和 70 年代早期，进行切除分析成为可能，其中切除体内照射的肿瘤进行了酶解，并铺以单细胞以用于体外克隆形成存活。这样可以对存活进行更定量的测量，避免了体内检测的一些陷阱（如 Rockwell 和 Kallman[90]）。

5. 体内非克隆性检测　一些正常组织和肿瘤不适合克隆形成试验。因此，需要具有临床相关性但又不依赖

生殖完整性作为终点的新测定法。使用这种检测方法需要一个信念的飞跃，即所评估的终点必须是杀死克隆细胞的结果，尽管不一定是直接一对一的方式。由于非克隆形成分析不能直接测量细胞存活率作为终点，因此从它们衍生并绘制为辐射剂量函数的数据被适当地称为剂量 – 反应曲线，而不是细胞存活率曲线，尽管经常对这些数据进行类似的分析和解释。

历史上，第一个非克隆性测定是平均致死剂量或 LD_{50} 测定，在该测定中，通常在照射后的固定时间，例如 30 天（$LD_{50/30}$）或 60 天（$LD_{50/60}$）进行测定。显然，LD_{50} 测定不是很特异性，因为死亡原因可能是破坏了许多不同的组织所致。

另一种广泛使用的非克隆形成性方法来评估正常组织的放射反应是皮肤反应测定法，最初是由 Fowler[91] 等开发的。经常使用猪是因为它们的皮肤在几个方面与人的皮肤相似。纵坐标评分系统用于比较和对比不同的辐射时间表，这些辐射时间表是根据辐照后的特定时间段内（特定于该物种以及终点是早还是晚）特定皮肤反应的平均严重程度得出的。例如，对于早期皮肤反应，皮肤得分为 1 可能对应于轻度的红斑，而得分为 4 则可能对应于超过一半的受辐照区域的融合湿润脱屑。

此外用于肿瘤反应的两种常见的非克隆性测定是生长延迟 / 再生延迟测定[92] 和肿瘤控制剂量测定[93]。这两种测定都简单直接，适用于大多数实体瘤，并且在临床上具有相关性。生长延迟测定法涉及辐射后随时间变化的肿瘤尺寸或体积的测量。对于在放射治疗期间和之后迅速消退的肿瘤，评分的终点通常是肿瘤在放射开始时恢复到其原始体积所花费的时间（以天为单位）。对于消退较慢的肿瘤，更合适的终点可能是肿瘤生长或再生长至特定大小（如其原始体积的 3 倍）所需的时间。剂量 – 反应曲线是通过绘制生长延迟量与放射剂量的函数关系而生成的。

肿瘤控制测定法是生长延迟测定法的逻辑延伸。该测定的终点是在照射后的指定时间内达到指定的局部肿瘤控制概率，通常为 50%（TCD_{50}）所需的总放射剂量。TCD_{50} 值是从局部控制的肿瘤百分数作为总剂量的函数图获得的，所得剂量 – 反应曲线的斜率可用于比较目的，以衡量肿瘤固有的"放射敏感性"和（或）其异质性程度。与异质肿瘤相比，更多异质性肿瘤倾向于具有更浅的剂量 – 反应曲线，自发性肿瘤相对于自交系小鼠中维持的实验性肿瘤也是如此。

（六）蜂窝"修复"：亚致死和潜在致命伤害的恢复

根据目标理论的提示，放射存活曲线的肩部区域指示"命中"必须在杀死细胞之前累积，Elkind 和 Sutton[94, 95] 试图更好地表征这些命中所造成的损伤的性质以及细胞如何处理此损坏。即使当时没有有关 DNA 损伤和修复的任何详细信息，一些事情似乎也是显而易见的。第一，从定义上说，那些在累积过程中被记录但并未产生并本身杀死细胞的命中或损伤是亚致死性的。第二，亚致死性损伤（sublethal damage，SLD）仅在与其他亚致死性损伤相互作用时才致死，也就是说，当损伤总量累积到足以导致细胞死亡的水平时。不过，故意干扰损伤积累过程，例如传递部分预期的辐射剂量，插入无辐射间隔然后再传递其余剂量，会产生什么结果呢？事实证明，这种"分割剂量"实验的结果对于理解分段放射疗法为何以及如何起作用至关重要。亚致死性损伤的发现和表征，以低技术和可操作性的概念，按今天的标准来看，可能仍然是放射生物学对放射肿瘤学实践所做的最重要的贡献。

通过改变 2 次约 5.0Gy 的剂量之间的时间间隔，并绘制 2 次剂量（即总剂量为 10Gy）后的细胞存活分数的对数作为 2 次剂量之间时间的函数，得出了分割剂量恢复曲线大约 2h 后，观测到的最大波幅上升，然后趋于平稳。换句话说，如果将剂量分成两部分，其间具有一定的时间间隔，则 10Gy 之后的细胞的总存活分数要比单剂量递送的要高。Elkind 将这些结果解释为，在初始剂量部分存活的细胞在无放射间隔中已经"修复"了无放射间隔中的某些损伤，因此，这种损伤可不再与第二剂量造成的损伤相互作用。当时，Elkind 将此现象称为亚致死损伤修复（sublethal damage repair，SLDR）。回想起来，也许最好将其称为亚致死损伤修复，因为生化 DNA 修复过程实际上并未测量，仅能改变细胞存活率。

另外值得关注的是，在无放射间隔期间，分割剂量恢复曲线的形状随温度而变化（图 1-9）。当将细胞在分次剂量之间保持在室温下时，亚致死损伤修复曲线在约 2h 后上升到最大值，然后趋于平稳。当将细胞放回 37℃培养箱中达到无放射间隔时，出现了不同的模式。最初，分割剂量恢复曲线在 2h 后上升到最大值。然后，曲线表现出一系列振荡，在 4～5h 的间隔内下降到第二个最小值，然后在 10h 或更长时间的间隔剂量内再次上升到更高的最大值。这种亚致死损伤修复模式的解释是其他放射生物学现象与细胞恢复同时起作用。在这种情况下，分割剂量恢复曲线的精细结构不是由振荡的修复过程引起的，而是由叠加的细胞周期效应引起的，所谓的辐射"衰老反应"贯穿整个细胞周期。稍后将在"电离辐射和细胞周期"部分中对此进行讨论（另请参见图 1-14）。

自 Elkind 和 Sutton 最初的工作以来，亚致死损伤修复动力学已被描述用于培养物中许多不同类型的哺乳动物细胞[60]，以及体内大多数正常组织和肿瘤组织（例如 Belli[96] 等和 Emery 等[97]）。相关发现包括以下内容。

① 对于给定类型的细胞，能够修复的亚致死损伤量随放射质量（对于线性能量传递增加的放射较少）和细胞的充氧状态（在极低的氧张力下恢复减少或不存在）变化[28]。

② 在培养的哺乳动物细胞中，亚致死损伤修复的半衰期平均约为 1h，尽管有证据表明，对于体内反应较晚的正常组织而言，半衰期可能会更长一些[28]。

③ 分割剂量之间的存活增加是放射存活曲线的肩部"再生"的体现。在初始辐射剂量和适当的亚致死损伤修复时间间隔后，存活细胞对分级附加剂量的反应几

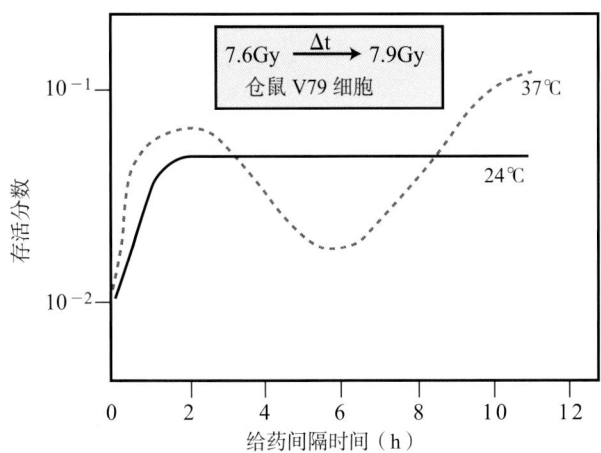

▲ 图 1-9　在培养的仓鼠 V79 细胞中证明的"分割剂量"或亚致死损伤恢复

在时间 =0 时接受第一次 X 线剂量，然后在可变的无辐射间隔后接受第二次剂量。在"分裂"期间，细胞保持在室温（24℃）或 37℃（改编自 Elkind M, Sutton-Gilbert H, Moses W, et al. Radiation response of mammalian cells grown in culture. V.Temperature dependence of the repair of x-ray damage in surviving cells（aerobic and hypoxic）. *Radiat Res*. 1965;25:359. ）

乎与从未暴露于辐射下的细胞所获得的反应相同。因此，存活曲线的肩宽与细胞从亚致死性损伤中恢复的能力有关。图 1-10 说明了这一概念。

④ 细胞能够经受重复的破坏并恢复循环而不会改变恢复能力。这样就可以预测在分割放疗过程中每剂剂量的效果相同。从更实际的意义上讲，这意味着可以使用公式 $SF_n=(SF_1)^n$ 生成多级存活曲线，其中 SF_1 是单次给药分割后的存活分数（由单次剂量存活曲线确定），SF_n 是 n 个剂量分割后的存活细胞分数。因此，多次分割存活曲线是无肩的和指数的（图 1-11）。

⑤ 亚致死损伤的恢复是低线性能量传递放射剂量率效应的主要原因，这将在本章稍后详细讨论。随着每分割剂量（间歇照射）或剂量率（连续照射）的减少以及总体治疗时间的增加，给定总剂量的生物有效性会降低。（请注意，亚致死损伤修复还会在连续照射过程中发生，即本身不需要无辐射间隔。）

放射后细胞恢复的第二种类型被称为潜在的致命损伤修复或恢复（potentially lethal damage repair or recovery, PLDR），最初由 Phillips 和 Tolmach[98] 在 1966 年针对哺乳动物细胞进行了描述。从定义上讲，潜在的致命损伤是可能或可能不存在的辐射损伤谱，取决于细胞的照射后环境导致细胞杀伤。有利于 PLDR 的环境条件包括将细胞维持在过度拥挤的条件下（高原期或接触抑制状态[99, 100]）以及在某些代谢抑制剂存和降低的温度下[101] 照射后孵育[98]，或在平衡盐溶液中而不是在完全培养基中进行孵育[101]。这些治疗条件的共同之处在于它们对于细胞的持续生长而言不是最理想的。与在放射后立即继续遍历细胞周期的细胞相比，这为静止细胞提供了更多的机会在细胞分裂之前修复 DNA 损伤。Phillips 和 Tolmach[98] 率先提出这种修复固定或竞争模

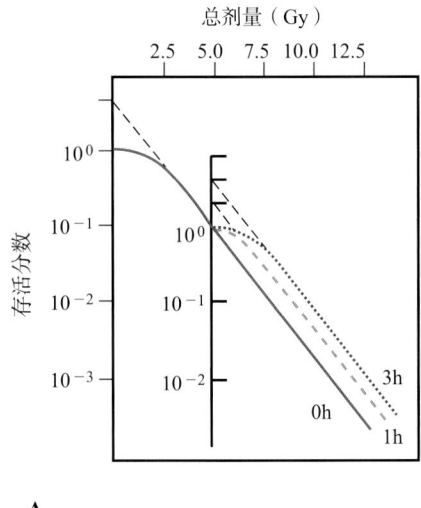

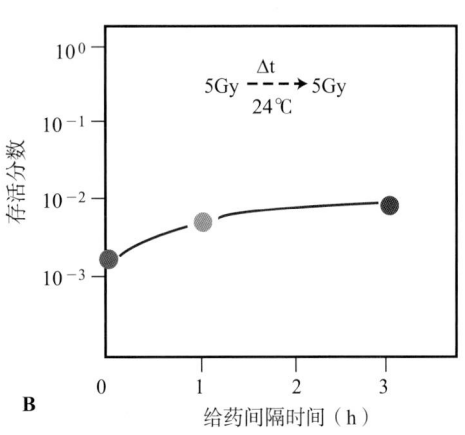

◀ 图 1-10　当总剂量作为由时间间隔（A）分隔的两个部分递送时，亚致死损伤恢复也表现为放射存活曲线上的肩部返回。如果分次间隔比发生这种恢复所需的时间短，则肩部将仅部分再生（例如，比较 1h 与 3h 间隔的存活曲线的肩部区域）。肩部的再生是在相应的分割剂量试验中观察到的存活率增加的原因（B 和图 1-9）

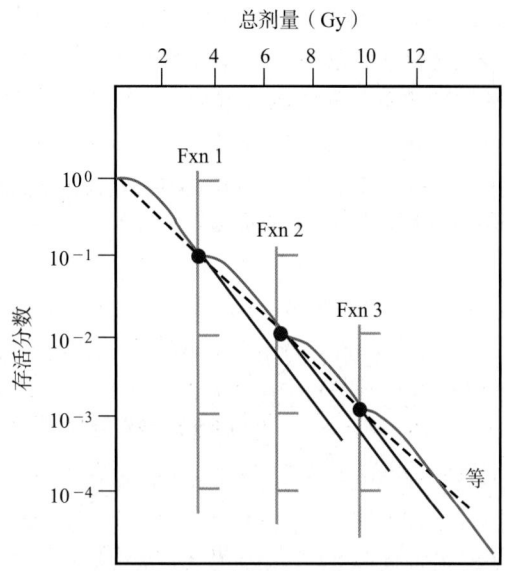

▲ 图 1-11　在允许完全亚致死损伤恢复且细胞周期和增殖效应可以忽略不计的条件下，重复 3.0Gy 的假设多次分割存活曲线（虚线）。多次分割存活曲线比其相应的单剂量曲线（实线）浅，并且没有肩部，即存活分数是总剂量的指数函数

型来解释 PLDR。

　　然而，虽然在体内不太可能遇到这些辐照后条件中的某些条件，但通常来说，细胞缓慢生长，有或没有大量静止细胞是许多组织的共同特征。可以预测，肿瘤（以及随后选择的适合克隆形成分析的正常组织）修复了潜在的致命损伤[100]。使用啮齿类动物肿瘤的实验是在培养中使用高原期细胞进行了可比研究后建模的，即延迟铺板实验被使用了。对于这样的实验，辐照的细胞培养物或动物肿瘤在融合状态下（无论是在拥挤的细胞培养物中还是在动物的完整肿瘤中）都要经过不同的时间长度，然后再将其去除，将其分解为单细胞悬液并以低密度铺板细胞模式进行克隆形成试验。辐射和克隆形成测定之间的延迟时间越长，即使辐射剂量相同，单个细胞的存活分数也越高。通常，存活期在 4～6h 达到最大值，然后稳定下来（图 1-12）。

　　从亚致死性损伤和潜在的致命损伤中恢复的动力学和程度与 DNA 的分子修复和染色体断裂的重新结合有关[102, 103]。然而，就放射治疗而言，最重要的是考虑这两个过程都有可能增加细胞凋亡率、后续剂量分割之间的细胞存活分数。这样的存活增加可以在临床上表现为正常组织耐受性增加或肿瘤控制降低。同样重要的是要认识到，单次给药后，正常细胞与肿瘤细胞之间恢复能力的细微差别在 30 次或更多次给药后，放大为较大的差异。

　　1. 组织修复　当考虑完整组织中的修复现象时，重要的是要记住，修复的程度（与相应剂量 – 反应曲线

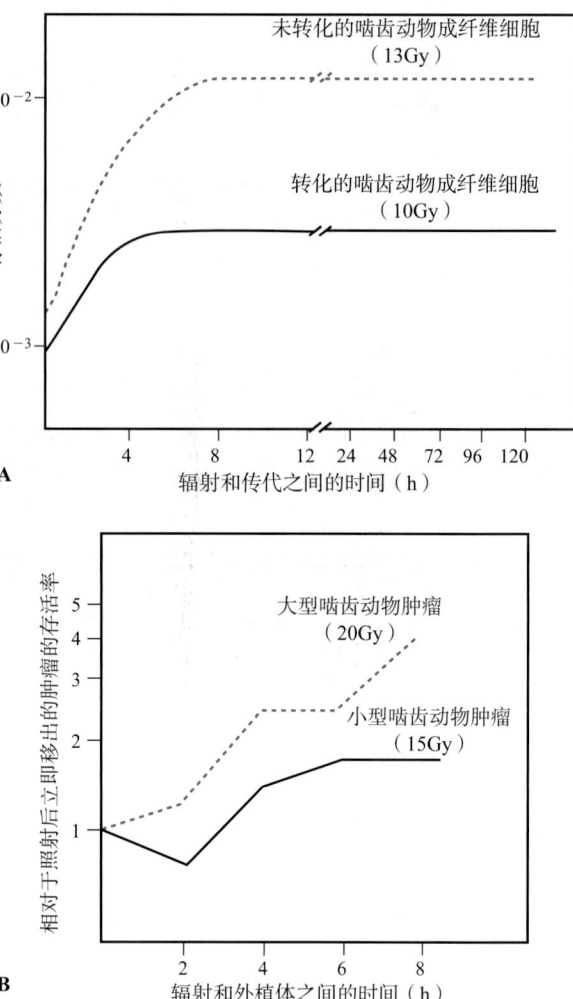

▲ 图 1-12　可以使用 "延迟电镀" 试验证明潜在的致命损伤恢复
在暴露于单次大剂量放射与收获细胞进行克隆形成试验之间插入可变延迟时间。如果在延迟期间将细胞维持在过度拥挤和（或）营养缺乏的条件下，则存活分数相对于没有延迟时获得分数增加。A. 在非致瘤啮齿动物成纤维细胞系及其转化的致瘤对应物中体外潜在的致命损伤恢复；B. 小型和大型小鼠纤维肉瘤体内潜在的致命损伤恢复（A 改编自 Zeman E, Bedford J. Dose-rate effects in mammalian cells. V. Dose fractionation effects in noncycling C3H 10T1/2 cells. *Int J Radiat Oncol Biol Phys*. 1984;10:2089；B 改编自 Little J, Hahn G, Frindel E, et al. Repair of potentially lethal radiation damage in vitro and in vivo. *Radiology*. 1973;106:689.）

的肩部区域的形状和所输送的剂量有关）和修复率都可能影响组织在放射治疗过程中的行为。例如，特定组织（正常组织或肿瘤组织）可能完全能够修复每个剂量分割所产生的大多数损伤，但是如果间隔时间太短，以至于不能在下一个剂量之前修复所有损伤，那么该组织的耐受性将小于其他预期。另外，尽管对于正常组织和肿瘤组织而言，剂量分割的保留效应很大程度上可以通过各级分之间的亚致死性损伤恢复来解释，但每分割剂量足够小时，保留的程度将达到最大值，在此以下不会进一步保留，所有其他放射生物学因素相等。这反映了以下事实，即某些辐射损伤必定是致命的，并且不能通过

进一步分割或改变辐照条件来改变。

2. 电离辐射和细胞周期 细胞对电离辐射的响应的另一个基本特征是细胞周期的扰动。根据存在于组织中的循环细胞的比例、它们的增殖速率以及组织或肿瘤的动力学组织，这样的作用可以直接或间接地改变组织的放射反应性。在 20 世纪 50 年代和 60 年代研究细胞周期动力学的技术的进步为基于细胞 "年龄" 的存活曲线的生成铺平了道路。使用称为放射自显影的技术，Howard 和 Pelc[104] 能够识别细胞周期的 S 期或 DNA 合成期。当与其他明显的细胞周期标志物（有丝分裂）结合时，他们能够辨别活跃生长的细胞的四个周期，即 G_1 期、S 期、G_2 期和 M 期。

3. 方法 随后几种用于体外收集同步细胞的技术被开发，最广泛使用的方法之一是 Terasima 和 Tolmach[105, 106] 最初描述的有丝分裂收获或 "甩掉" 技术。通过搅动培养物，趋于圆润并松散附着在培养皿表面的有丝分裂细胞可以被清除，并与上面的生长培养基一起收集，接种到新的培养瓶中。通过将这些烧瓶在 3℃ 下孵育，细胞开始同步进入 G_1 期（此后半同步）。因此，通过知道所研究的细胞类型的各个阶段持续时间的长度，然后在初始同步之后的感兴趣的时间递送辐射剂量，可以确定细胞在细胞周期的不同阶段的存活反应。

第二种同步方法涉及使用 DNA 合成抑制剂，例如氟脱氧尿苷[107] 和随后的羟基脲[108]，以选择性杀死 S 期细胞，但允许处于其他阶段的细胞继续细胞周期进程，直到它们在 G_1 和 S 期的边界处被阻断为止。在存在这些抑制剂的情况下孵育细胞，足以收集几乎所有在阻断点的细胞，可以同步大量细胞。抑制剂技术还有两个优点：在体内和体外都可能实现一定程度的同步，并且通过在 G_1 期结束时诱导同步，与 G_1 初期的同步相比，可以在更长的时间内保持较高的同步度。另外，有丝分裂选择方法不依赖于可能干扰人群正常细胞周期动力学的药物的使用。

20 世纪 70 年代初期的发展提供了现在被认为是研究细胞动力学效应的最有价值的工具，即流式细胞仪及其分支、荧光激活的细胞分选仪[110]。这些已在很大程度上取代了上述更长、更费力的细胞周期同步方法。使用这种强大的技术，在细胞周期分布分析的情况下，单个细胞可以用荧光探针染色，该荧光探针可以以化学计量的方式结合到特定的细胞成分（DNA）上。然后将染色的细胞引入加压流动池中，并使其以高速度流过激发荧光染料的聚焦激光束。来自每个细胞的最终光发射由光电倍增管收集、记录，并作为细胞数量的频率直方图输出，作为相对荧光的函数，荧光量与 DNA 含量成正

比。因此，具有 "1×" DNA 含量的细胞将对应于 G_1 期的细胞，具有 "2×" DNA 含量的细胞对应于 G_2 或 M 期的细胞，以及具有 "1×" 至 "2×" 之间 DNA 含量的细胞对应于 S 期的细胞。通过对 DNA 直方图进行数学拟合，可以确定细胞周期每个阶段的细胞比例，得出阶段持续时间，并且可以识别 DNA 倍性差异。DNA 流式细胞仪的功能非常强大，可以针对感兴趣的细胞群体获得细胞周期分布的静态测量值，并且可以动态监测例如研究通过各种细胞周期阶段的动态研究或随时间推移监测治疗引起的动力学扰动（图 1-13）。流式细胞仪通常配备有细胞分选功能。在这种情况下，分析出感兴趣属性的细胞可以通过激光束收集在单独的 "箱" 中，并在可能的情况下用于其他实验。

4. 细胞周期的年龄反应 图 1-14B 显示了 Terasima 和 Tolmach[106] 使用同步化的 HeLa 细胞进行的年龄响应实验的结果。单次用 5Gy 的 X 线后，发现细胞在 S 期晚期最耐辐射。G_1 细胞在该阶段开始时具有抗性，但在该阶段结束时变得敏感，而 G_2 细胞在向最敏感的 M 期移动时变得越来越敏感。在 Sinclair[111, 112] 的后续实验中，对于同步化的中国仓鼠 V79 细胞的年龄响应曲线显示，在 G_1 期 HeLa 细胞中观察到的抗性峰值在 V79 细胞中基本不存在。图 1-14A 也对此进行了说明。否则，两种细胞系的年龄响应曲线的形状是相似的。G_1 期的总长度决定了早期 G_1 中是否会出现抗药性峰。通常，仅在具有长 G_1 期的细胞中观察到该相对抗辐射性峰。对于具有短 G_1 期的细胞，整个相通常具有中等放射敏感性。对同步化细胞完整存活曲线的分析[111, 113] 证实，最敏感的细胞是处于 M 期和晚期 G_2 期的细胞，其中存活曲线陡峭且基本上无肩部，而最具抵抗力的细胞是处于 S 期晚期的细胞。这些细胞的耐药性是由宽的存活曲线肩而不是存活曲线斜率的显著变化赋予的（图 1-15）。当使用高线性能量传递辐射时，由于减少了或完全消除了存活曲线的肩部，因此显著减少或消除了整个细胞周期的年龄响应变化（另请参见 "相对生物有效性" 部分）。对于体内同步的细胞，已经鉴定出相似的年龄响应模式[109]。

电离辐射的细胞周期年龄响应的存在为在恢复间隔期间维持在 37℃ 的细胞观察到的亚致死损伤修复异常模式提供了解释（图 1-9）。在 Elkind 和 Sutton 的实验中，使用了指数增长的细胞，即分布在细胞周期不同阶段的细胞。在辐射下存活的细胞倾向于是最耐辐射的细胞。因此，剩余的细胞群变得富含更多的抗药性更高细胞。对于低线性能量传递辐射，最强抵抗力的那些细胞在第一次辐射剂量时处于 S 期。然而，在 37℃ 下，细胞在整个细胞周期中继续前进。在第一剂时处于 S 期的

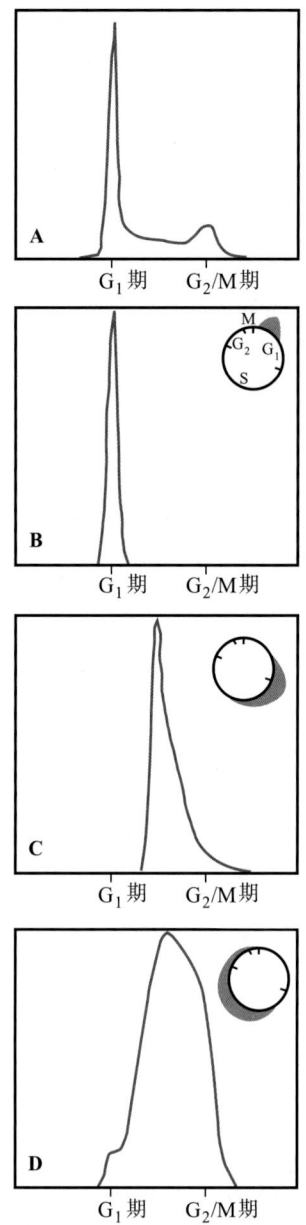

▲ 图 1-13　流式细胞术的分析技术

通过快速测定用化学计量结合细胞 DNA 的荧光染料染色的细胞中的 DNA 含量，彻底改变了细胞周期动力学的研究。A. 指数增长细胞群的频率分布。大峰和小峰分别对应于具有 G₁ 期（"1×"）和 G₂/M 期（"2×"）DNA 含量的细胞，那些处于 S 期的细胞具有中等 DNA 含量；B 至 D. 细胞群的 DNA 直方图最初在有丝分裂中同步，然后进入 G₁ 期（B）、S 期和 G₂/M 期（C 和 D）。详情见正文

存活细胞可能在第二剂给药时已进入 G₂ 期。因此，在亚致死损伤修复曲线中观察到的存活最低点不是由于修复的丢失或逆转，而是因为细胞群现在富含了 G₂ 期细胞，而 G₂ 期细胞本来就对放射敏感。对于更长的无辐射间隔，存活下来的第一剂量细胞可能会从 G₂ 过渡到 M，然后回到 G₁ 期，分裂并成倍增加。在这种情况下，亚致死损伤修复曲线再次显示出存活分数的增加，因为细胞数量增加了。当细胞在无辐射间隔期间保持在室温

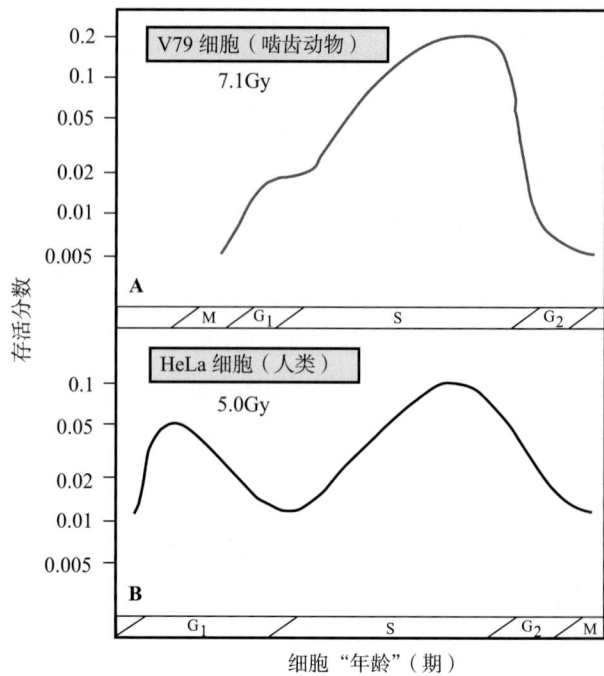

▲ 图 1-14　对放射敏感的细胞周期年龄响应

具有较短 G₁ 期持续时间的代表性啮齿动物细胞系（V79，A）和具有较长 G₁ 期持续时间的代表性人类细胞系（HeLa，B）中，对放射诱导的细胞杀伤的敏感性的细胞周期老化反应。两种细胞系都在 S 期晚期表现出放射抗性峰值，在 G₂/M 期晚期表现出最大放射敏感性。对于具有长 G₁ 期持续时间的细胞，可以在 G₁/S 边界附近辨别出放射敏感性的第二个"低谷"（改编自 Sinclair W. Dependence of radiosensitivity upon cell age. In: *Proceedings of the Carmel Conference on Time and Dose Relationships in Radiation Biology as Applied to Radiotherapy*. BNL Report 50203. Upton, NY: Brookhaven National Laboratory; 1969.）

下时，这些细胞周期相关的现象都不会发生，因为在这种条件下，整个细胞周期内的继续运动受到抑制。在这种情况下，所要注意的是由亚致死损伤修复导致的初始存活期增加。

5. 辐射诱导的细胞周期阻滞和延迟　辐射还能够破坏细胞群体的正常增殖动力学。Canti 和 Spear 在 1927 年[114] 认识到了这一点，并结合辐射的诱导细胞杀伤力的能力进行了研究。随着哺乳动物细胞培养和同步技术以及延时摄影技术的出现，研究人员有可能更详细地研究有丝分裂和分裂延迟现象。

有丝分裂延迟，定义为细胞进入有丝分裂的延迟，是"上游"阻滞或细胞从一个细胞周期阶段进入下一个细胞周期阶段的延迟的结果。分裂延迟是有丝分裂完成时新细胞出现时间的延迟，是由于有丝分裂延迟和有丝分裂过程本身的任何进一步延长的综合作用引起的。分裂延迟随剂量增加而增加，根据细胞系的不同，平均每戈瑞[106] 为 1～2h。

主要负责有丝分裂和分裂延迟的细胞周期阻滞和延迟分别是 G₂ 期到 M 期转变中的阻滞和 G₁ 期到 S 期

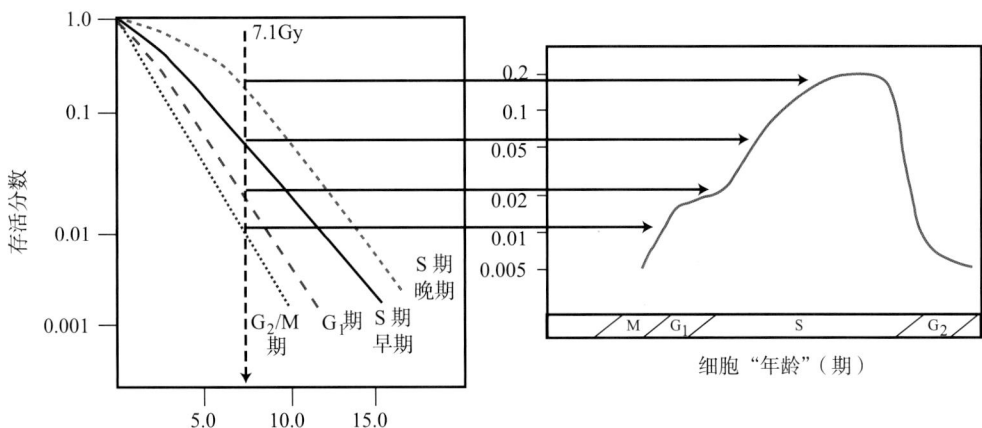

◀ 图 1-15　在细胞周期的不同阶段同步的中国仓鼠细胞群的细胞存活曲线（左），说明这些放射敏感性差异如何转化为右图所示的年龄反应模式（参见图 1-14）

转变中的阻滞。G_2 期延迟的持续时间（如总分裂延迟）随细胞类型而变化，但是对于给定的细胞类型，剂量和细胞周期均取决于年龄。通常 G_2 期延迟的长度随剂量线性增加。对于给定的剂量，S_2 期或早期 G_2 期照射的细胞的 G_2 期延迟时间最长，G_1 期照射的细胞的 G_2 期延迟时间最短[115]。导致有丝分裂和分裂延迟的另一个因素是细胞从 G_1 期进入 S 期的阻滞阶段。对于至少 6Gy 的 X 线剂量，在小鼠 L 细胞指数生长的培养物中，氚标记胸腺嘧啶核苷的摄取速率（指示进入 S 期）降低了 50%。Little[116] 从 G_1 期延迟研究得出了类似的结论，该研究使用作为融合培养物的人肝 LICH 细胞。

研究发现某些细胞类型要么未表现出与辐射暴露相关的正常细胞周期延迟（如 AT 细胞），要么相反，使用化学物质改善辐射引起的延迟[117] 往往会包含更多的残留 DNA 损伤，并显示出更高的放射敏感性，这支持了 DNA 损伤及其修复在分裂延迟的病因学中的作用。

现已知道，细胞周期转运中由辐射引起的扰动受细胞周期检查点基因的控制，该基因的产物通常控制着细胞从一个相到下一个相的有序（单向）流动。检查点基因对细胞的一般状况和准备过渡到下一个细胞周期阶段的反馈做出响应。DNA 完整性是这些基因用来帮助决定是继续穿越细胞周期还是暂停（暂时或在某些情况下永久）的标准之一。细胞周期检查点基因在第 2 章中讨论。

6. 组织中的重新分布　由于整个细胞周期的年龄响应，在一定剂量辐射下存活的最初异步细胞群变得富含 S 期细胞。然而，由于进一步细胞周期进程的速率的变化，这种部分同步性迅速衰减。据说这类细胞已经"重新分布"[118]，其净效应是使整个细胞群对随后的剂量敏感（相对于细胞保持其抗性期所预期的剂量）。第二种重新分配也具有净增敏作用，其中由于辐射诱导的细胞周期阻滞和延迟的积累，在多次分裂或连续照射过程

中，细胞以 G_2 期（在没有细胞分裂的情况下）积累。几位研究人员在连续照射过程中观察到了这一点[119]。在某些情况下，在某些剂量率下放射敏感性净增加。Mitchell、Bedford 及其同事广泛研究了这种所谓的"逆剂量率效应"，其中某些剂量率比其他较高的剂量率更有效地杀死细胞（有关综述请参见 Bedford 等[120]）。重新分配的增敏效果的大小随细胞类型的不同而变化，具体取决于停止细胞分裂所需的剂量率。对于低于导致重新分配的临界范围的剂量率，某些细胞可以逃脱 G_2 期阻滞并继续进行细胞分裂。

（七）密集电离辐射

1. 传能线密度　通过电离辐射沉积在生物材料中的能量总量（通常以每克或千克的千电子伏特、尔格或焦耳为单位表示），本身不足以描述这些能量沉积事件的净生物学后果。例如，1Gy 的 X 线虽然在单位质量上赋予 1Gy 的中子或 α 粒子的总能量形式在物理上是等效的，但不会产生等效的生物学效应。能量沉积的微剂量模式，即电离事件的间隔或密度，决定了生物有效性。该数量（电离粒子轨道的每单位长度在本地沉积的平均能量）称为传能线密度。

传能线密度是电离粒子的电荷和质量的函数。光子使运动中具有净负电荷但质量可忽略不计的快速电子运动。另外，中子会产生反冲质子或 α 粒子，它们分别具有 1 个或 2 个正电荷，其质量比电子大几个数量级。因此，中子具有比光子高的传能线密度，被认为是密集电离的，而 X 线或 γ 射线被认为是稀疏电离的。传能线密度概念如图 1-16 所示，用于密集和稀疏电离辐射。对于给定的电离粒子，随着粒子的速度变慢，吸收介质中能量的沉积速率会增加。因此，辐射束只能描述为具有传能线密度的平均值。

已经用于放射治疗的放射类型的代表性传能线

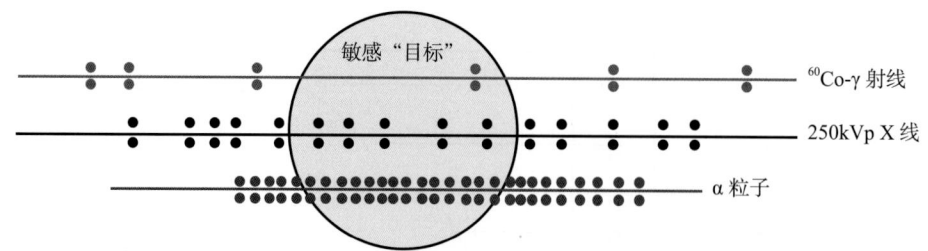

▲ 图 1-16　对于不同传能线密度的辐射，沿入射粒子轨迹的电离事件密度的变化

电离事件间隔越近，在目标体积中沉积的能量就越多，并且在某种程度上，该辐射的单位剂量的生物效应越大

密度值包括 ^{60}Co-γ 射线的 0.2keV/μm；250kVp X 线的 2.0keV/μm；对于不同能量的质子，为 0.5～5.0keV/μm；中子为 50～150keV/μm；α 粒子为 100～150keV/μm；对于"重离子"，范围为 100～2500keV/μm。

2. 相对生物有效性　就辐射类型的"质量"（传能线密度）影响其生物学有效性而言，立即想到两个问题。首先，为什么微剂量能量沉积模式中看似细微的差异会导致巨大的生物学后果？其次，在基础放射生物学的常用分析方法和模型系统方面，这种不同的生物学功效如何表现出来？如何以定量的方式表达这种差异？

由于高传能线密度辐射比低传能线密度辐射更密集地电离，因此可以得出结论，在特定的"微型"目标体积中的能量沉积会更大，因此对生物分子的破坏将更为严重。在这种情况下，归因于不可挽回和不可改变的 DNA 损伤的细胞杀伤率相对于亚致死性损伤的累积引起的杀伤率增加。因此，当使用高传能线密度辐射时，通常与低传能线密度辐射有关的许多放射生物学现象被减少或消除。例如，几乎没有（如果有的话）亚致死性[60]或潜在的致死性损伤恢复[115]。这表现为急性剂量存活曲线的肩部减少或丢失，剂量分割或剂量率作用很小或没有，并且对高传能线密度辐射[109]和氧气增强比（oxygen enhancement ratio，OER）的测量，还可以减少或消除整个细胞周期中年龄响应的变化，从而减少正常组织并发症，特别是对较晚反应组织的耐受剂量[121]。弱电对富氧细胞的差异放射敏感性（见后面的讨论）随传能线密度的增加而降低[122]。OER 对传能线密度的依赖性如图 1-17 所示。在大约 100keV/μm 的传能线密度下，消除了低氧细胞的相对抗射性。

鉴于高传能线密度辐射和低传能线密度辐射之间的这些差异，创造了术语"相对生物有效性"（relative biological effectiveness，RBE）来比较和对比不同传能线密度的 2 个辐射束。RBE 被定义为已知类型的低传能线密度辐射剂量（历史上以 250kVp X 线为标准剂量）与较高传能线密度辐射的剂量之比，以产生相同的生物学

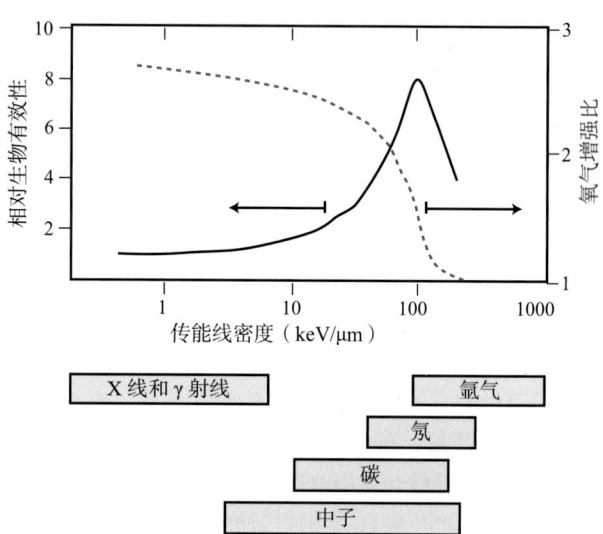

▲ 图 1-17　相对生物有效性（左 Y 轴）作为许多生物终点的传能线密度的函数，包括染色体畸变的产生、细胞杀伤和组织反应

相对生物有效性上升到对应于大约 100keV/μm 的传能线密度的最大值，然后随着传能线密度继续上升而下降。X 轴下方显示的是光子的传能线密度范围以及临床上使用的几种不同类型的颗粒辐射，还显示了氧气增强比（右 Y 轴）对传能线密度的依赖性

终点。然而，RBE 并不会随着传能线密度的增加而无限期地增加，而是在大约 100keV/μm 时达到最大值，然后再次降低，从而产生近似钟形的曲线。

关于为什么 RBE 在传能线密度约为 100keV/μm 时达到最大值的一种解释是，在此电离密度下，电离事件之间的平均间隔大致对应于 DNA 双螺旋的直径（约 2nm）。这样，通过单个带电粒子的传递，这种传能线密度的辐射在 DNA 中产生双链断裂的可能性最高，这是假定的致死性病变。较低的传能线密度辐射从单个粒子轨道产生此类"两次打击"损伤的可能性较小，因此生物有效性较差。传能线密度值比最佳值高的辐射束效率较低，因为一些能量被浪费，在相同的局部区域中沉积的电离事件比杀死细胞所需的最少电离事件更多。这种现象被称为过度杀伤效应。

3. 影响相对生物有效性的因素　RBE 是高度可变的，并且取决于几个参数，包括放射线的类型、总剂

量、剂量率、剂量分级模式以及要测定的生物学效应。因此，在引用 RBE 值时，必须说明用于测量它的确切实验条件。由于与其指数或接近指数的高剂量区域相比，增加传能线密度会不同程度地减少辐射存活曲线的肩部区域，因此单剂量 RBE 随着剂量的减少而增加（图 1-18）。通过比较 2 个等效有效急性剂量确定的RBE，小于根据多个等效剂量或低剂量率给出的两个等效（总）剂量计算得出的 RBE。发生这种情况的原因是，分割的保留作用会放大细胞存活率或组织剂量 – 反应曲线的初始斜率或肩部区域的差异（图 1-19）。

（八）氧气效应

也许最著名的辐射作用化学修饰剂是分子氧。早在 1909 年，Schwarz 就认识到向皮肤施加压力从而减少血液流量（和氧气供应）导致了辐射诱发的皮肤反应的减少[123]。此后的几十年中，放射肿瘤学家和生物学家继续怀疑存在或不存在氧气能够改变放射敏感性。然而，在 1955 年，Thomlinson 和 Gray[124] 通过提出肿瘤中含有一部分仍呈克隆性的低氧细胞，如果在整个治疗过程中持续存在，将对临床结局产生不利影响，从而将这一思想带到了放射生物学和放射治疗的最前沿。尽管低氧通常被认为是放疗的负面预后指标，但低氧仍然具有一个特别吸引人的特征：对肿瘤的固有特异性，即正常组织中几乎没有缺氧细胞（如果有的话）。

通过研究人类支气管癌的组织学切片，Thom-linson 和 Gray 指出，坏死总是出现在半径超过约 200μm 的圆柱状肿瘤索中心[124]。此外，无论中心坏死区域有多大，围绕该中心区域外围明显存活细胞鞘的半径从未超过 180μm。作者继续计算了预期的氧气从血管的最大扩散距离，发现 150～200μm 的值与组织学观察到的活肿瘤细胞的鞘半径非常吻合。随着测量组织中氧气利用率更先进、更定量方法的出现，氧气的平均扩散距离已被向下修正为大约 70μm[28]。因此，可以推断出肿瘤细胞的氧化状态从完全氧化到完全缺氧，具体取决于细胞相对于最近血管的位置。因此，距血液供应中间距离的肿瘤细胞将是低氧和耐辐射的，但仍保持克隆形成性。

1963 年，Powers 和 Tolmach[125] 首次明确证实了啮齿动物实体瘤中确实含有可克隆、耐辐射的低氧细胞。这些作者使用稀释测定法生成了小鼠淋巴肉瘤细胞的体内存活曲线。该实体瘤的存活曲线是双相的，初始 D_0 约为 1.1Gy，最终 D_0 为 2.6Gy（图 1-20）。由于淋巴样细胞的存活曲线是无肩部的，因此很容易将曲线的较浅部分反推至存活分数轴，并确定细胞的抗性分数约占总细胞群的 1.5%。这被认为是令人信服的证据

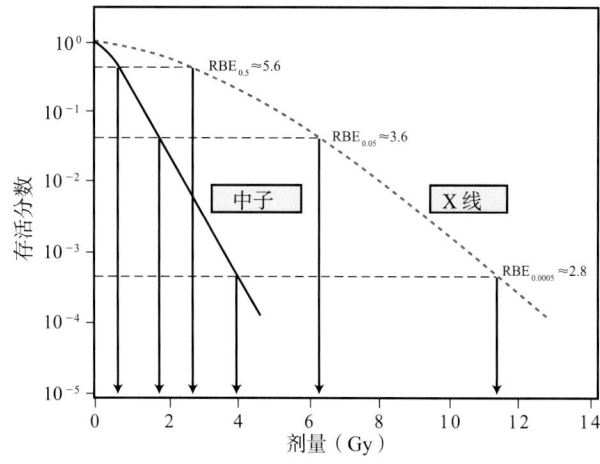

▲ 图 1-18　X 线和中子的理论细胞存活曲线

本图说明相对生物有效性随剂量降低而增加。这是因为较高的传能线密度辐射优先减少或消除细胞存活曲线上的肩部（改编自 Nias A. *Clinical Radiobiology*. 2nd ed. New York: Churchill Livingstone; 1988.）

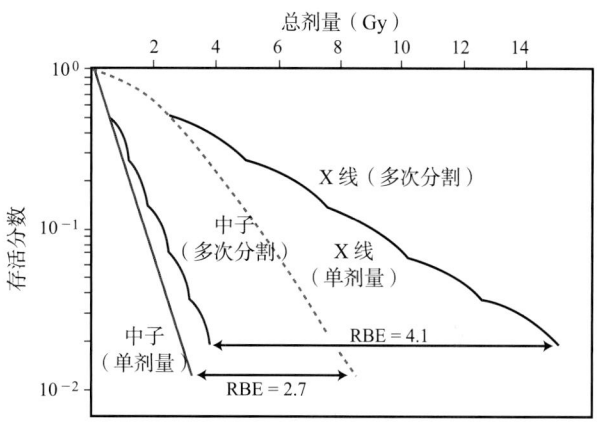

▲ 图 1-19　比较单剂量和分次分割治疗时，中子相对于 X 线的相对生物有效性的增加

对于给定的细胞杀伤水平（或其他近似等效的终点），治疗的分割次数越多，相对生物有效性就越高

（但尚未明确证明），该细胞亚群既是低氧的又是克隆形成的。

然后，问题就变成了如何证明这一小部分肿瘤细胞是由于缺氧而不是由于其他原因而具有抗放射性的。为了解决这个难题，人们开发了一种温和的方法，即所谓的成对存活曲线技术[125, 126]。在该分析中，将携带肿瘤的实验动物分为 3 个治疗组，一组在呼吸空气时进行辐照；另一组在呼吸 100% 的氧气时进行辐照；第三组首先被颈脱位致死，然后接受辐照。在每组中，动物接受分级辐射剂量，以便针对每种治疗条件生成完整的存活曲线。完成后，成对存活曲线法得出了 3 种不同的肿瘤细胞存活曲线，即全氧曲线（对放射线最敏感）、全氧不足曲线（对放射线最强）和呼吸动物的存活曲线。

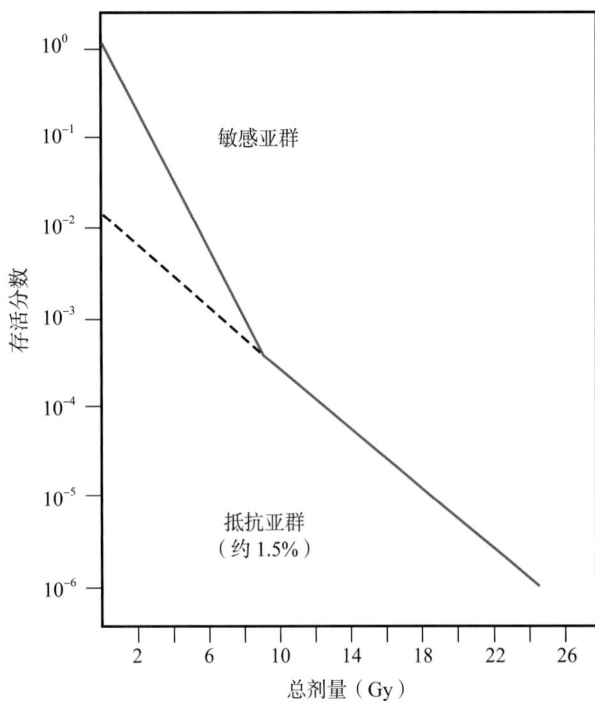

▲ 图 1-20　皮下生长并在体内照射的鼠淋巴肉瘤的细胞存活曲线

双相曲线表明存在一个小但相对抗辐射的细胞亚群，在伴随的实验中确定以代表肿瘤的克隆性缺氧部分（改编自 Powers WE, Tolmach LJ. multicomponent x-ray survival curve for mouse lymphosarcoma cells irradiated. *Nature.* 1963;197:710.）

如果肿瘤中含有存活的低氧细胞，则是双相的，位于其他两条曲线之间。然后可以在数学上从呼吸动物的曲线中去除完全有氧和低氧曲线，并确定放射生物学上的低氧分数。

迄今为止，在使用成对存活曲线法评估的各种啮齿动物肿瘤中，低氧细胞的百分比在 0%～50% 变化，平均约为 15%[126]。

1. **氧气效应的机械方面**　对于体外生长的细胞或细菌，可以对氧气作用的性质进行更严格的分析。从历史上看，氧气一直被称为剂量调节剂，也就是说，在缺氧和有氧条件下达到给定存活水平的剂量之比是恒定的，而与所选择的存活水平无关。产生相同生物学终点的剂量比被称为 OER，用于比较目的（图 1-21）。对于较大的单剂量 X 线或 γ 射线，OER 值通常为 2.5～3.0；对于中等线性能量传递的辐射，OER 值为 1.5～2.0；对于高线性能量传递的辐射，OER 值是 1.0（即没有氧气作用）。

越来越多的证据表明氧气并没有严格地改变剂量。几项研究表明，稀疏电离辐射的 OER 在较低剂量下低于在较高剂量下。从临床和实验肿瘤数据间接推断出放射治疗常用剂量范围内每分割的 OER 较低，而在培养细胞的实验中更为直接[127, 128]。有人认为，较低的 OER

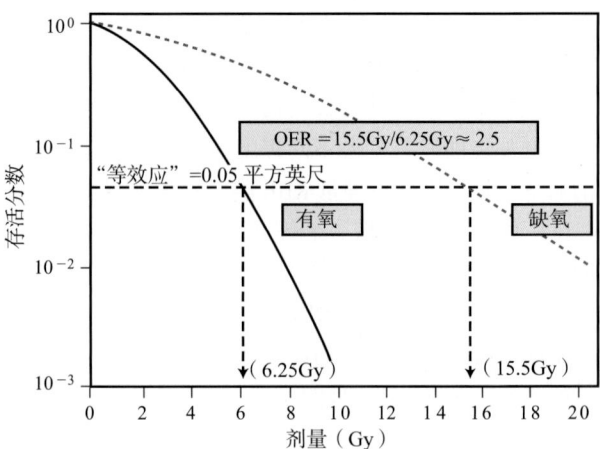

▲ 图 1-21　在存在（有氧）或几乎不存在（缺氧）氧气的情况下用 X 线照射细胞的代表性存活曲线

氧增强比（ORE）被定义为在缺氧与有氧条件下产生相同生物效应的剂量比，在这种情况下，细胞存活率为 0.05

是由氧气的年龄响应引起的[28]。假定细胞周期的 G₁ 期细胞的 OER 低于 S 期的 OER，并且由于 G₁ 细胞还具有更高的放射敏感性，因此它们将倾向于主导细胞存活曲线的低剂量区域。

尽管氧气作用的确切机制显然很复杂，但可以使用一个相当简单的模型来说明目前对该现象的理解（图 1-22）。自由基竞争模型认为，氧气通过在已经受到辐射暴露破坏的重要生物分子（包括但不一定限于 DNA）中形成过氧化物来充当放射增敏剂，从而"修复"辐射损伤。在没有氧气的情况下，DNA 可以通过细胞内源性还原物（例如自由基清除剂谷胱甘肽，一种硫醇化合物）的氢捐赠而恢复到其辐射前的状态。本质上，这可以被认为是一种非常快速的化学恢复或修复。固定和复原这两个过程被认为处于动态平衡中，因此放射增敏剂、氧气或放射防护剂谷胱甘肽的相对量的变化会使天平倾斜，从而有利于任一固定（更多的损伤、更多的细胞杀伤、更高的放射敏感性）或恢复原状（更少的损害、更少的细胞杀伤、更大的放射抗性）。

与基于氧自由基的解释一致的发现是，就所有目的而言，氧仅需要在辐照过程中存在（或辐照后不超过几毫秒）即可产生需氧放射响应[129, 130]。实现最大增感所需的氧气浓度非常小，这证明氧气作为放射增敏剂的效率很高。在大约 3mmHg 的氧气张力（相当于大约 0.5% 的氧气）下，在完全缺氧和完全有氧的放射反应之间达到了中等灵敏度，这远低于正常组织中通常遇到的氧气分压。这个 0.5% 的值被称为氧气的 k 值，它是根据相对放射敏感性的氧气 k 曲线绘制的，该曲线是氧气张力的函数[131]（图 1-23）。

2. **肿瘤中的再氧合**　在小鼠肿瘤中令人信服的低氧

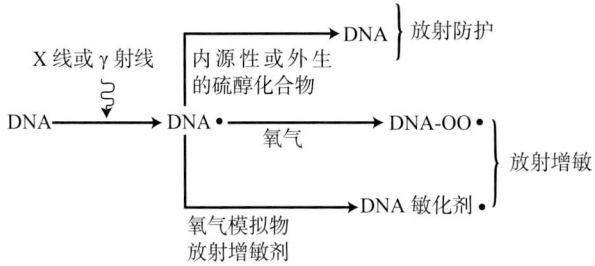

▲ 图 1-22 氧效应作用机制示意图

激进竞争模型认为，氧气通过在已经被放射损坏的 DNA 中形成过氧化物来充当放射增敏剂，从而"修复"损伤。在没有氧气的情况下，DNA 可以通过细胞内内源性还原物质（如自由基清除剂谷胱甘肽）的供氢恢复到其被照射前的状态。在这些快速自由基反应中，可以使用模拟氧的低氧细胞放射增敏剂来替代氧气，或者可以使用外源提供的硫醇化合物作为放射保护剂

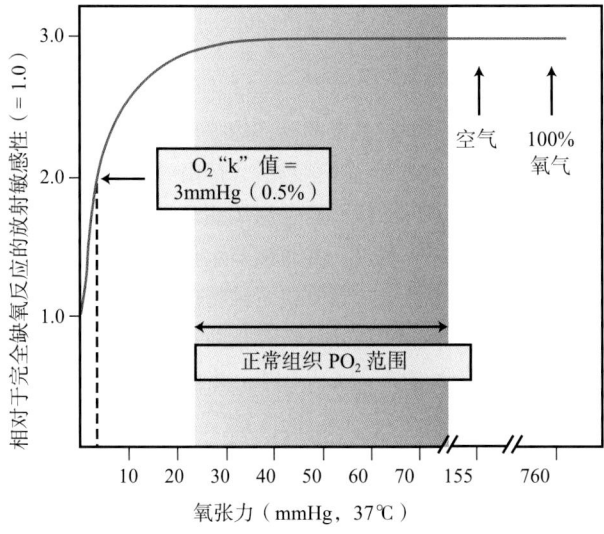

▲ 图 1-23 氧气"k 曲线"用于说明放射敏感性对氧浓度的依赖性

如果完全缺氧的细胞培养物的相对放射敏感性为 1.0，则即使向系统中引入 0.5%（3mmHg）的氧气，细胞的放射敏感性也会增加到 2.0；当氧浓度达到约 2.0% 时，细胞的反应就好像它们完全充气一样（即放射敏感性 ≈ 3.0）。阴影区域代表人体正常组织中氧浓度的大致范围

细胞被证明[125]之后，人们认为人类肿瘤也含有存活的低氧部分。然而，如果人类肿瘤中含有一小部分的克隆性低氧细胞，简单的计算就表明放射治疗几乎不可能控制肿瘤[132]。由于明显地取得了治疗成功，因此在多次分割放疗过程中必须进行某种形式的复氧。这不是一个不合理的想法，因为随着无菌细胞从肿瘤细胞中去除后，其对氧气的需求会逐渐减少，并且肿瘤尺寸的减小、肿瘤脉管系统的重构或血流的间歇性变化可以使以前缺氧的细胞获得氧气。

van Putten 和 Kallman[133] 广泛研究了复氧过程，他们在临床相关的多次照射过程中连续测定了小鼠肉瘤中缺氧细胞的比例。在治疗结束时与治疗开始时低氧分数

大致相同的事实是复氧过程的有力证据，否则随着抗性细胞的反复富集，低氧分数将随着时间的推移而增加。假设正常组织保持良好的氧合作用，那么在延长的多重分割治疗过程中对低氧、克隆性肿瘤细胞进行再氧化将增加治疗率。这被认为是在分割放射治疗期间相对于肿瘤保留正常组织的另一个主要因素。

在放射治疗过程中，哪些生理特征会导致肿瘤再复氧，并且预计将以什么速率发生？Thomlinson 和 Gray 的开创性工作提出了可能导致肿瘤缺氧的一个可能原因，并进而提出了一种可能的复氧机制[124]。他们所描述的缺氧类型现在被称为慢性或扩散受限的缺氧。这是由于肿瘤既有高耗氧率又超过了其血液供应的趋势。随之而来的是，应根据与血管的距离来确定氧张力的自然梯度。超出氧气扩散距离的细胞预计会因缺氧而死亡。然而，在长期处于低氧张力的区域，克隆形成和耐辐射的低氧细胞可能会持续存在。如果肿瘤由于放射疗法而缩小，或者被放射杀死的细胞导致对氧气的需求减少，则很可能使某些慢性低氧细胞重新复氧。然而，取决于治疗期间肿瘤消退的速度，这种复氧过程可能会非常缓慢（最少几天）。在一些实验性啮齿动物肿瘤中，复氧的模式与这种复氧机制是一致的，但是其他的则不是。

其他啮齿类动物的肿瘤会在几分钟到几小时内迅速复氧[134]。这是在没有任何可测量的肿瘤缩小或肿瘤细胞氧利用没有变化的情况下发生的。在这种情况下，慢性、扩散受限的缺氧和缓慢的复氧模型不适合实验数据。在 20 世纪 70 年代后期，Brown[135] 提出肿瘤中必然存在第二种类型的缺氧，即一种急性、灌注受限的缺氧。基于对肿瘤的血管生理学的日益增长的认识，很明显，肿瘤血管系统在结构和功能上通常都是异常的，其继发于异常的血管生成。如果肿瘤血管因周围组织的暂时性阻塞、血管痉挛或高组织液压力而暂时关闭，则那些血管附近的肿瘤细胞将几乎立即变为急性低氧状态。然后，假设血流在数分钟至数小时内恢复，这些细胞将重新复氧。然而，这种缺氧也可能发生在没有闭合或肿瘤血管阻塞的情况下（现在认为这是急性缺氧的一种较不常见的原因），例如由于血管分流、纵向氧气梯度降低、红细胞流量或总血流量降低[136]。因此，"灌注受限的缺氧"这个名字可能会产生误导；更好的名称可能是"波动性或间歇性缺氧"。间歇性缺氧可以解释某些肿瘤中观察到的快速复氧现象，但并不排除同时存在扩散限制的慢性缺氧。

此后，Chaplin 等[137] 证实了啮齿类动物的间歇性缺氧，Lin 等[138] 证实了人类肿瘤的间歇性缺氧。目前尚不清楚有多少人类肿瘤包含缺氧区域（尽管大多数都具有缺氧区域，请参见下文），哪种类型存在缺氧，这

是否随肿瘤类型或部位而异，以及是否以及如何迅速发生复氧。然而，了解到肿瘤缺氧是一个多样而动态的过程，这为开发旨在应对甚至利用缺氧的新型干预措施提供了许多可能性。

3. 人体肿瘤乏氧的测量　尽管付出了巨大的努力来理解肿瘤的缺氧并制订了解决该问题的策略，但是直到 20 世纪 80 年代后期，才能针对人类肿瘤解决这些问题，因为没有办法直接测量缺氧。在此之前，推断人类肿瘤中含有限制缺氧细胞治疗的唯一方法是使用间接非定量方法。一些间接证据支持以下观点：人的肿瘤中含有克隆性、耐辐射的低氧细胞，这些观点包括如下。

(1) 贫血与局部控制率差之间的联系，在某些情况下，可以通过辐射前输血来缓解[139]。

(2) 使用高压氧气呼吸更好地为肿瘤复氧的一些临床试验取得成功[140, 141]。

(3) 模拟氧缺氧细胞敏化剂联合放射治疗的一些临床试验成功[139, 142]。

1988 年，Gatenby 等发表了第一批研究，该研究显示了直接测量的肿瘤中的氧化状态与临床结果之间有很强的联系[143]。研究者在患者的肿瘤中插入了一个氧气感应电极，并在不同深度沿着探测器的轨迹进行了多次读数。电极也被重新放置在肿瘤的不同区域，以评估氧张力的轨道间变异性。特定肿瘤的算术平均 PO_2 值和肿瘤体积加权 PO_2 值均与局部控制率直接相关。较高的肿瘤氧张力与较高的完全缓解率相关，反之亦然。在类似的前瞻性研究中，Höckel 等[4, 144] 得出结论，在中晚期宫颈癌患者中，治疗前的肿瘤氧合作用是预测结局的重要指标（图 1-24）。

氧电极的使用有其局限性。一个缺点是，相对于单个肿瘤细胞的大小，电极很大，平均外径为 300μm，尖端凹部为 120μm，并且采样体积的直径为约 12μm[145]。因此，不仅是氧张力测量区域，而且探头的插入和去除无疑会扰乱氧合状态。另一个问题是无法确定肿瘤细胞是否具有克隆性。如果这些细胞是低氧的而不是克隆形成的，则不会期望它们影响放射治疗的结果。

用于测量氧合状态的第二种直接技术利用了关于低氧细胞放射增敏剂如何代谢的偶然发现。某些类别的放射增敏剂，包括硝基咪唑，在没有氧气的情况下会经历生物还原代谢，从而导致它们与细胞大分子共价结合[146, 147]。假设可以通过放射性标记[148] 定量生物还原结合的药物或用适合于使用正电子发射断层扫描法（positron emission tomography，PET）[149] 或磁共振波谱法[150] 进行检测的同位素标记，则可以直接测量低氧分数。Raleigh 小组开发了另一种检测含有结合药物的细胞的方法（如 Cline 等[151] 和 Kennedy 等[152]）。该免疫

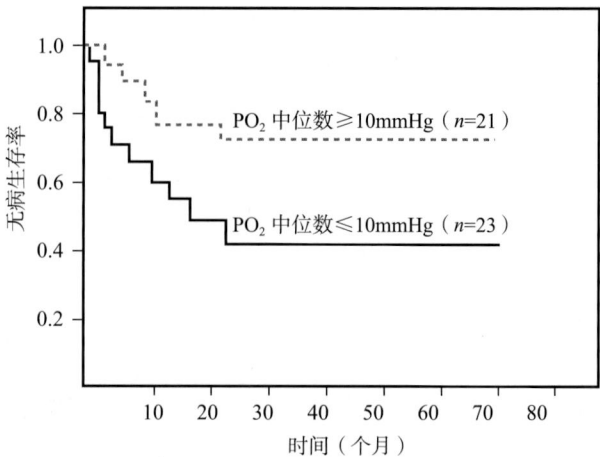

▲ 图 1-24　使用氧电极测量的根据治疗前肿瘤氧合分层的一小群宫颈癌患者的无病生存率

改编自 Höckel M, Knoop C, Schlenger K, et al. Intratumoral pO_2 predicts survival in advanced cancer of the uterine cervix. *Radiother Oncol.* 1993;26:45.

组织化学方法涉及对结合的硝基咪唑代谢物具有特异性的抗体的开发。注射前体药物后，留出时间进行还原性代谢，对肿瘤进行活检并准备组织病理学玻片，然后将特异性抗体应用于玻片，并直接显示包含结合药物的区域。这种免疫染色方法具有以下独特优势：可以在单个肿瘤细胞的水平上研究缺氧，评估缺氧区域与其他肿瘤生理参数之间的空间关系[153, 154]，并且该药物不会干扰肿瘤的微环境。然而，该方法仍然是一种侵入性方法，劳动强度大，没有解决染色细胞的克隆形成性的问题（尽管这种细胞必须具有代谢活性），并且由于肿瘤的异质性而需要采集多个样品。

一种基于免疫组织学方法的低氧标志物可检测还原结合的盐酸吡莫尼唑，并已在世界各地的实验和临床研究中使用（如 Bussink 等[155]、Nordsmark 等[156]）。用标志物染色的人类肿瘤标本具有广泛的低氧部分（类似实验性啮齿动物肿瘤的低氧部分），平均值约为 15%[152, 157]。该标志物还可用于探查癌症以外，可能会导致组织缺氧作为其病因的一部分的疾病状态，如肝硬化[158, 159] 和肾脏缺血再灌注损伤[160]。

人们对组织缺氧的内源性标志物[161, 162] 也有相当大的兴趣，这些内源性标志物可以在一定程度上减少使用外源性试剂检测缺氧所涉及的程序步骤以及侵入性方面。这方面正在研究的内源性细胞蛋白有缺氧诱导因子 1α（hypoxia-inducible factor 1-alpha，HIF-1α；作为缺氧调节基因的转录因子[163]）、碳酸酐酶Ⅸ（carbonic anhydrase Ⅸ，CA-9 或 CA Ⅸ；参与呼吸和维持组织中适当的酸碱平衡方面[164, 165]）、葡萄糖转运蛋白 1（glucose transporter-1，GLUT-1；促进葡萄糖向细胞内转运和糖

酵解[166-168]）、赖氨酰氧化酶（lysyl oxidase，LOX；可氧化细胞外基质中的赖氨酸残基，增强肿瘤侵袭和转移过程的蛋白质[169, 170]）和骨桥蛋白（osteopontin，OPN；一种促进肿瘤侵袭和转移的糖蛋白[171-173]）。

显然，尽管某些个别缺氧标志物的异常表达与不良的临床预后相关，但没有一种标志物可能具有足够的稳定性或可重现性，以诊断出恶性肿瘤的存在（或至少在已经诊断出的肿瘤存在低氧标志物）或判断治疗结果的预后。因此，人们越来越感兴趣的是同时研究多个标志物的缺氧相关基因或蛋白质表达模式，例如，Le 等[5]、Erpolat 等[173] 和 Toustrup 等[174]。

（九）放射增敏药、放射防护药和生物还原性药物

肿瘤缺氧带来的威胁催生了许多研究方法，以克服缺氧问题。最早提出的解决方案之一是使用高线性能量传递辐射[175]，该辐射的生物有效性较少依赖于氧气。应对缺氧问题的其他方法包括高压氧呼吸[140]；具有更高携氧能力的人造血液替代品[176]；模拟氧的低氧细胞放射增敏药，如米索尼唑或乙胺唑[139, 177]；正常组织的放射防护药，如氨磷汀[178]；改变肿瘤血流的血管活性剂，如烟酰胺[179]；改变氧合血红蛋白解离曲线的制剂，如己酮可可碱[180]；以及设计为对低氧细胞有选择性毒性的生物还原药物，如替拉帕明[181, 182]。

1. 放射增敏药　放射增敏药被广义地定义为增加电离辐射的细胞毒性的化学或药理学剂。"真正的"放射增敏药符合更严格的标准，即它们本身相对无毒，仅充当放射毒性的增效剂。"表观"放射增敏药仍可产生使肿瘤更具放射反应性的净效果，但单独使用该机制不一定具有协同作用，也不一定是无毒的。理想的放射增敏药仅对肿瘤具有选择性。在肿瘤与正常组织之间显示出微小效果或没有差异的药物并不能提高治疗比例，因此可能没有太大的临床应用价值。表 1-2 总结了临床上已使用的某些放射增敏药（和放射防护药，参见后面的讨论）。

(1) 缺氧细胞放射增敏药：人们认为，在氧气存在下细胞放射敏感性的提高是由于氧气对生物分子电离产生的电子的亲和力所致。除氧以外的分子也具有这种化学性质，称为电子亲和力[183]，其中包括一些原本不会被细胞消耗的物质。假定细胞不使用这种电子亲和性化合物，它应从毛细血管进一步扩散并到达肿瘤的低氧区域，并以模拟氧的方式使低氧细胞对辐射敏感。

代表敏化剂效率和扩散效果之间的现实权衡的一类化合物是硝基咪唑，其中包括甲硝唑、米索硝唑、依他硝唑、吡莫尼唑和尼莫拉唑等药物。硝基咪唑由硝基芳族咪唑环、决定药物的亲脂性的烃侧链和决定药物的电子亲和力的硝基组成。在细胞和动物模型系统中，广泛

表 1-2　放射治疗的精选化学改性剂

化学结构	名称（化合物类型）	作用机制	临床状态
	5- 溴脱氧尿苷（卤代嘧啶）	通过在 S 期掺入 DNA 使快速增殖细胞放射增敏。吸收后导致放射存活曲线肩部的减少或去除	迄今为止，还没有明确的临床疗效证据。该药物继续用于研究中
	咪唑硝唑（2- 硝基咪唑）	缺氧细胞的放射增敏剂。主要作用机制是模拟氧气"修复"因暴露于放射和一些有毒化学物质而造成的自由基损伤	除了选定的部位，最显著的是头颈癌，临床试验结果总体上令人失望。该药物的失败在很大程度上归因于剂量限制性毒性、周围神经病变
	替拉扎明（有机氮氧化物）	生物还原性药物，对缺氧细胞具有选择性毒性。该药物被还原为一种有毒的中间体，只有在相对缺氧的情况下才能产生 DNA 链断裂	迄今为止，II 期和 III 期临床试验总体上令人失望，除了头颈癌或肺癌患者的特定亚组。该药物联合放疗和顺铂的一些试验仍在进行中
	氨磷汀（不含硫醇自由基清除剂）	放射防护剂能够"恢复"因暴露于放射和一些有毒化学物质而造成的自由基损伤	美国食品药品管理局批准的氨磷汀适应证包括防止铂类药物的肾毒性和耳毒性，以及降低接受放射治疗的头颈癌患者口干症的发生率和严重程度

使用了咪唑，并最终将其应用于临床试验。第 3 章讨论了米诺咪唑及其一些后续化合物的临床经验。

特定缺氧细胞放射增敏剂的相对功效通常是由增敏剂增强比（sensitizer enhancement ratio，SER）来描述的，该参数在概念上与 OER 相似。OER 是在低氧条件下与有氧条件下产生相同生物学终点的剂量比，SER 是在仅缺氧条件下产生的等效应与在相对于低氧条件下存在缺氧细胞敏化剂时的等效应的剂量比。如果一剂增敏剂对于大剂量的低线性能量传递辐射单剂量产生的 SER 为 2.5～3.0，则可以认为其近似为"与氧气一样有效"。不过，这种说法可能会产生误导，因为产生 3.0 的 SER 所需的增敏剂剂量会高于可比的氧气"剂量"，在某些情况下足够高，无法在临床上使用。由于硝基咪唑的主要作用机制是在辐射诱导的自由基反应中代替氧，因此这些药物仅需在辐射时存在于肿瘤的低氧区域。

硝基咪唑还具有降低其临床实用性的特征，分子的烃侧链决定了它的亲脂性。这种化学性质会影响药物的药物代谢动力学，而药物代谢动力学是决定药物不良反应的主要决定因素[184]。亲脂性药物米索硝唑的剂量限制毒性是周围神经病变，这是一种无法预料的严重不良反应[139, 185]。依他尼唑减少了亲脂性[186]，以期减少神经毒性。尽管这一目标只是作为概念上的证明而实现，但依他尼唑的临床效果还是令人失望的[187]（另见第 3 章）。

考虑到过去 50 年来对缺氧细胞放射增敏剂进行的大量研究和临床努力，临床试验的阴性结果很难不让人气馁。然而，这些负面结果促使人们重新思考缺氧问题和处理该问题的新方法，以及考虑可能导致硝基咪唑放射增敏剂未能成功的其他因素[185]。下面提出的更明显的问题。

① 参加各种临床试验的患者是否确实患有包含克隆性低氧细胞的肿瘤？在大多数研究中，尚无缺氧标志物。因此，不可能在治疗之前将患者分为亚组。

② 缺氧细胞对放疗的结果真的重要吗？如果放疗期间复氧相当迅速且完全，则治疗开始前缺氧细胞的存在可能影响不大。

③ 鉴于小剂量的 OER 低于大剂量的 OER，因此，SER 也将减少。如果是这样，则可能无法轻易观察到亚组患者的获益，至少没有统计学意义上的获益。

(2) 生物还原药物：在大多数缺氧细胞放射增敏剂未能发挥其临床潜力之后，出现了一种抗缺氧的新方法，即使用对缺氧细胞有选择性毒性的生物还原药物。尽管这些药剂杀死细胞而不是致敏缺氧细胞，但将它们与放射疗法结合的最终效果是由于消除了原本具有放射线抵抗力的亚群，从而使肿瘤明显致敏。在具有临床相关分级放疗的实验研究中，此类药物已被证明优于硝基咪唑放射增敏剂[188]。由于肿瘤微环境在药物递送、pH 或细胞增殖状态方面的差异，低氧细胞也对化学疗法具有抗性，因此，生物还原剂和抗癌药物的组合也有望杀死肿瘤细胞[189]。

大多数缺氧特异性细胞毒性药物可分为三类，即硝基杂环化合物、醌抗生素和有机一氧化氮[190]。这些药物全部都需要通过硝基还原酶（如细胞色素 P_{450}、DT-黄递酶和一氧化氮合酶）进行生物还原激活，以将母体化合物还原为其细胞毒性中间体，从而破坏 DNA 和其他细胞大分子的氧化性自由基。活性物质在氧气存在下没有形成或者立即被氧化成母体化合物，这说明了其在低氧条件下的优先毒性。具有生物还原活性的硝基杂环药物的实例包括米索尼唑和依他硝唑[191, 192]及双重功能药物，如 RSU 1069[193]。后一种药物被认为具有"双重功能"，因为其生物还原作用还激活了能够将交联引入 DNA 的双功能烷基化部分。丝裂霉素 C 及其几种类似物（包括卟啉霉素和 EO9）是具有生物还原活性的醌，已在头颈部肿瘤的随机临床试验中进行了测试（如 Haffty 等[194]）。

第三类生物还原药物的主要化合物有机氮氧化物是替拉扎明（SR 4233，表 1-2）[181, 182, 188]。单剂量替拉扎明的剂量限制毒性是可逆的听力损失，观察到的其他影响包括恶心、呕吐和肌肉抽搐[195]。

替拉扎明尤其具有吸引力，因为它在比醌和硝基杂环化合物[196]更宽的（低）氧浓度范围内都保留了其低氧选择性毒性，并且它的"低氧细胞毒性比"（低氧与良好氧条件下产生相同数量细胞杀伤的药物剂量之比），平均值比其他种类的生物还原药高一个数量级[189]。实验室和临床数据也支持替拉扎明联合顺铂的肿瘤敏感性作用[195]。

迄今为止，替拉扎明与放疗和（或）化学疗法相结合的临床试验取得了喜忧参半的结果[195, 197, 198]，尽管在某些标准治疗中其结果有所改善。令人失望的是，替拉扎明尚未对临床实践产生更大的影响，仍在继续寻找来自相同或相似化学类别的更有效药物[199]。

(3) 增殖细胞放射增敏剂：明显的抗辐射性的另一个来源是快速增殖的细胞的存在。这样的细胞可能不是天生有抗辐射性，而是具有使肿瘤看起来难以治疗的作用，因为新细胞的产生超过了治疗的细胞毒性作用。

可以将 DNA 前体胸苷的类似物，如溴脱氧尿苷（BrdUdR）或碘脱氧尿苷（IdUdR）代替胸苷掺入活跃增殖细胞的 DNA 中，因为它们之间的结构相似。含有被这些卤代嘧啶取代的 DNA 的细胞比正常细胞更具放射敏感性，其敏化量与被替换的胸苷分数成正比[200]。通常，放射敏化表现为减少或消除了辐射存活曲线的肩部区域。为了最大限度地发挥作用，该药物必须在辐照前至少存在几轮 DNA 复制。尽管溴脱氧尿苷和碘脱氧尿苷发挥其放射增敏作用的机制尚不清楚，但很可能涉及卤代嘧啶分子附近更复杂的辐射诱导损伤的形成以及对 DNA 损伤感测或修复的干扰[201]。

硝基嘧啶的临床使用始于 20 世纪 60 年代末期，当时已在头颈癌中进行了一项重要的临床试验[202]。回想起来，这项研究对头颈肿瘤的选择远非理想，因为口腔黏膜也是一种快速增殖的组织，同样被放射致敏，导致严重的黏膜炎和整体不良的治疗率。近年来，选择了用卤代嘧啶治疗肿瘤，以期更好地利用肿瘤与正常组织之间的差异放射敏感性[203]。侵袭性生长的肿瘤被缓慢生长或不增殖的正常组织包围，例如高级脑肿瘤或一些肉瘤，已成为目标[204, 205]。后来进一步通过溴脱氧尿苷和碘脱氧尿苷改善放射增敏作用的策略，包括改变药物的给药时间表：在放疗之前和期间给予药物长时间连续输注[206, 207]。然而，总的来说，在临床上卤代嘧啶的使用仍处于试验阶段，尚未成为主流。

(4) 化学疗法药物作为放射增敏剂：长期以来，人们已经知道有几种化学疗法药物（如硝基咪唑）可以提高放射疗法的有效性，尽管它们不是"真正的"放射增敏剂。与以往相比，这推动了如今同时使用化学疗法和放射疗法治疗更多患者的临床实践，特别是用于化学放疗的两种药物氟尿嘧啶（对胃肠道恶性肿瘤有效[208]）和顺铂（对头颈癌[209]和宫颈癌有效[210]）。

基于将放射疗法与同步化疗相结合的临床成功经验，以及当今可用的分子靶向药物和生物制剂的数量不断增长，这些新型化合物中的任何一种是否可以用作放射增敏剂自然引起了人们的兴趣。这类药物中有两类已作为增敏剂进入临床主流，即抗表皮生长因子受体（epidermal growth factor receptor，EGFR）抑制药和抗血管内皮生长因子（antivascular endothelial growth factor，VEGF）抑制药。西妥昔单抗是针对 EGFR 的单克隆抗体，已显示与放射疗法结合可改善晚期头颈癌的治疗效果[211]，贝伐单抗是针对 VEGF 的人源化单克隆抗体，可延长晚期大肠癌患者的总体生存期和无进展生存期[212]。希望这些和其他靶向药物在未来的癌症治疗中发挥更大的作用。

2. 正常组织放射防护药　氨磷汀（WR 2721，表 1-2）是美国陆军开发的用作辐射防护药的硫代磷酸酯化合物。以天然存在的辐射防护巯基化合物（如半胱氨酸、巯乙胺和谷胱甘肽）为模型[213]，氨磷汀的作用机制包括清除电离辐射产生的自由基，这些自由基本原本可以与氧气反应并"修复"化学损伤。氨磷汀还可以通过形成硫醚结合物来解毒其他反应性物质。部分原因是该药也可以用作化学保护剂[214]。氨磷汀是一种前药，它被质膜碱性磷酸酶去磷酸化为游离硫醇 WR 1065（活性

代谢物）。与缺氧细胞放射增敏剂的情况一样，氨磷汀只需要在照射时存在即可发挥其放射防护作用。

从理论上讲，如果可以通过使用放射防护药使正常组织耐受更高的总放射剂量，那么低氧肿瘤细胞的相对放射抵抗力将不太可能限制放射治疗。然而，尽管有令人鼓舞的临床前研究表明各种细胞和组织都具有放射防护能力，但除非将其选择性地引入正常组织而不是肿瘤中，否则预计不会提高[215, 216]放射防护药（如氨磷汀）治疗率。Yuhas 等[178, 217, 218]的开创性研究通过显示该药物的活性代谢产物在大多数正常组织中的浓度高于肿瘤中的浓度，解决了这个问题，这反映了放射或化学保护的程度。正常组织的选择性保护是由于肿瘤对药物的吸收较慢，肿瘤细胞既不能将氨磷汀转化为 WR 1065（由于所需磷酸酶的浓度较低），又不能在整个细胞内转运这种活性代谢物。

对于正常组织，剂量减少因子（dose-reduction factors，DRF；在存在和不存在放射防护药的情况下产生同效效应的放射剂量之比）在 1.5～3.5，而对于肿瘤，相应的 DRF 很少超过 1.2。那些表现出最高 DRF 的正常组织包括骨髓、胃肠道、肝脏、睾丸和唾液腺。脑和脊髓不受氨磷汀的保护，而口腔黏膜仅受到微弱的保护[178]。对于某些化学疗法，可以获得相当的保护因子[219, 220]。与使用氨磷汀相关的剂量限制性毒性包括低血压、呕吐和全身性虚弱或疲劳[221]。

目前，氨磷汀已被证明可降低晚期卵巢癌和非小细胞肺癌患者与顺铂化疗重复周期相关的肾脏毒性。它也被批准用于接受头颈癌放疗的患者，以减少因腮腺暴露而引起的口腔干燥症。

此外，正如存在明显的放射增敏药一样，也存在明显的放射防护药，其净作用是允许正常组织更好地耐受较高剂量的放射和化学疗法，但其作用机制与清除自由基并不直接相关。各种生物反应调节药，包括细胞因子、前列腺素（如米索前列醇[222, 223]）、抗凝血药（如己酮可可碱[224, 225]）和蛋白酶抑制药都是明显的放射防护药，因为它们可以干扰通常在组织细胞被杀后发生的一系列事件。例如，通过刺激代偿性补充或防止纤维化的发展。人们对抑制凋亡的生物制剂作为正常组织的放射防护剂的兴趣也越来越高[226, 227]。这种药物对肿瘤细胞的影响应该很小或没有影响，其中大多数已经具有凋亡抗性。

五、临床放射生物学

正常组织和肿瘤的生长动力学

从最简单的意义上说，正常组织是正常的，因为新细胞的净生产（如果完全发生的话）恰好平衡了旧细胞从组织中的流失。在肿瘤中，即使只有少量，新细

胞的产生也会超过细胞的损失。尽管基本的细胞体外放射生物学同样适用于组织的放射生物学，但这种较高水平的组织行为通过生长动力学强加于后者，使后者更为复杂。

1. 描述性分类系统　目前正在使用两种基于正常组织增殖动力学的定性分类系统。大量借鉴了 Bergonié 和 Tribondeau[13] 的开创性工作，Rubin 和 Casarett[228] 的组织"放射敏感性"分类系统包括四个主要类别。

Ⅰ型或植物性间质细胞（vegetative intermitotic cell, VIM）被认为对放射线最敏感，包括规则分裂的未分化干细胞，例如在骨髓、肠隐窝和皮肤表皮基底层中发现的干细胞。

Ⅱ型或分化性间质细胞（differentiating inter-mitotic cell, DIM）的放射敏感性稍差一些，由处于分化特征发展过程中但仍能进行有限数量细胞分裂的祖细胞组成。骨髓的骨髓细胞和睾丸的精母细胞是Ⅱ型细胞的例子。

Ⅲ型或可逆性分裂后细胞（reverting postmit-otic cell, RPM）相对抗辐射，由少数几种类型的细胞组成，这些细胞完全分化且不规则分裂，但在某些条件下可以成为干细胞样状态并根据需要分裂。Ⅲ型细胞的例子包括肝细胞和淋巴细胞，尽管后者是独特的，因为它们是 Rubin 和 Casarett 分类系统（一种对放射线非常敏感的 RPM 细胞类型）的一个显著例外。

Ⅳ型或稳定性分裂后细胞（fixed postmitotic cell, FPM）具有最高的抗放射性，由大多数正常组织实质的特征性终末分化、不可逆的有丝分裂后细胞组成，如神经元和肌肉细胞。如果此类细胞被辐射杀死，则通常无法更换。

Michalowski[229] 提出了基于解剖学和组织学考虑的第二种更简单的分类系统。使用该系统，可以根据组织干细胞（如果有）和功能性细胞是否被分隔（因此被称为 H 型或等级组织，如皮肤、肠上皮、睾丸等）还是混合在一起（F 型或柔性组织，如肺、肝、肾和脊髓）来对组织进行分类。

2. 生长动力学参数和方法　为了以更定量的方式预测完整组织对放射疗法的反应，已描述了许多动力学参数，以更好地了解肿瘤和正常组织的增生组织（表 1-3）。

(1) 生长分数：所述的第一动力学特征是生长分数（growth fraction, GF）。Mendelsohn 等[230, 231] 首先注意到实验动物肿瘤中存在一部分缓慢循环或非循环的细胞，随后其他研究者发现其存在于人肿瘤中。虽然正常组织不生长，因此本身不具有生长分数，但许多组织是由已分化的非循环细胞组成的，以执行组织特有的功能。一些正常组织确实包含一小部分活跃增殖的干细胞。其他一些则包含明显处于休眠或"静止"状态的细胞，这些细胞暂时脱离了传统的四阶段细胞周期，但能够响应适当的刺激而重新增殖。Lajtha 将这些静止但可募集的正常组织细胞命名为 G_0[232]，尽管可能存在或可能不存在 G_0 细胞的肿瘤对应物，但大多数慢循环或非循环的肿瘤细胞被认为处于这种状态是因为营养缺乏，而不是因为细胞周期调控机制正常。因此，Dethlefsen[233] 建议将术语"Q 细胞"保留给肿瘤中的静止细胞，以将其与正常组织的 G_0 细胞区分开。

肿瘤的生长分数的测量是有问题的[234, 235]，但是可

表 1-3　人类肿瘤的估计细胞周期动力学参数

参　数	定　义	如何测量	人类实体瘤的代表值	注　意
T_c	（平均）细胞周期时间	百分比标记有丝分裂技术；流式细胞术	0.5～6.5 天（中位数 ≈ 2.5）	体内 T_c 通常比体外培养的类似细胞更长
GF	生长分数	连续标记技术估计	0.05～0.90 天（中位数 ≈ 0.40?）	难以直接测量；可用数据不多
T_{pot}	潜在倍增时间	流式细胞术（相对运动法：$T_{pot}=\lambda T_s/LI$）	2～19 天（中位数 ≈5）	随着 GF 接近 1.0，$T_{pot} \approx T_c$
ϕ	细胞损失因子	$1-T_{pot}/T_d$	0.30～0.95 天（中位数 ≈ 0.90?）	被认为是人类肿瘤长 T_ds 的主要原因；在癌中尤其高
T_d	体积倍增时间	随着时间的推移直接测量肿瘤大小	5～650 天（中位数 ≈ 90）	随着肿瘤大小的增加而增加，通常是因为 T_c 和 f 增加以及 GF 减少
T_{eff}/T_p	有效克隆原倍增时间	根据临床数据估计，随着总治疗时间的增加，局部控制丧失	4～8 天	T_p 在分次放疗程结束时接近 T_{pot}

引自 Steel GG. *Growth Kinetics of Tumours*. Oxford: Clarendon Press; 1977, and Joiner M, van der Kogel A. *Basic Clinical Radiobiology*. 4th ed. London: Hodder Arnold; 2009.

以使用称为连续胸苷标记的技术来获得估计值。使用这种方法，肿瘤会连续输注放射性标记的胸腺嘧啶核苷，持续时间足够长，以使所有增殖细胞都经过至少一轮DNA 合成并掺入放射性标记物。然后，获得肿瘤的活组织检查并准备组织切片以进行放射自显影。一旦对载玻片进行处理和评分，就计算出连续标记指数，即氚标记胸腺嘧啶的肿瘤细胞总数的那部分。这个值是对肿瘤生长分数的粗略估计。

(2) 细胞周期和体积加倍时间：Quastler 和 Sherman[236]的标记有丝分裂百分比（percent labeled mitosis，PLM）技术是体内细胞周期研究的一项重要进展，因为它为活跃增殖的组织内细胞的行为提供了一个独特的窗口。通过关注有丝分裂中的细胞，该测定法既可以确定总体细胞周期时间（cycle time，T_c），又可以确定单个细胞周期阶段的持续时间，而不会因细胞群中非循环细胞的存在而带来不确定性。如今，流式细胞术已大大取代了费时费力的 PLM 分析方法。

简而言之，PLM 技术涉及随着时间的推移跟踪一群最初处于 S 期（然后短暂暴露于氚标记胸苷）并随后进行后续有丝分裂的增殖细胞。标记后以固定的间隔从感兴趣的组织中获取系列活检样本，并确定有丝分裂(通过细胞学鉴定）和带有放射性标记的细胞比例。标记后24h 内观察到标记的有丝分裂的第一个峰，并且当细胞通过其第二次分裂时，注意到标记的有丝分裂的第二个波。增殖细胞群的平均 T_c 对应于所得 PLM 曲线的峰峰间隔，PLM 曲线是标记的有丝分裂百分比随放射性脉冲随时间变化的图。利用足够可靠的数据，也可以获得单个细胞周期阶段的持续时间。图 1-25 说明了 PLM 技术。

从历史上看，PLM 曲线的解释有时会受到技术伪像和增殖细胞群分布的细胞周期时间的影响[234, 235, 237]。尽管有这些限制，但很明显，大多数体内细胞的增殖速度都比体外细胞慢。尽管间隔时间差异很大，但 T_c 的中位数为 2～3 天是合理的估计值[234]。

按照细胞培养标准，体内增殖细胞的周期时间较长，但与人肿瘤的相应体积倍增时间（doubling time，T_d）相比，它们却非常短。尽管每个肿瘤类型之间的差异很大且难以测量，但人类实体瘤的 T_d 平均为 3～4 个月[234]。在许多情况下，样本计算进一步表明，增殖肿瘤细胞的 T_c 与肿瘤整体的 T_d 之间的差异不能仅由具有低生长分数的肿瘤来解释。

(3) 细胞损失因子：细胞动力学家最初坚持这样的观念，即随着时间的推移，肿瘤的持续生长反映了细胞增殖的异常。同时，病理学家和肿瘤生物学家有充分的证据表明，肿瘤通常会丢失大量细胞，这是细胞死亡、成熟和（或）移出的结果[234, 238, 239]。很明显，从肿瘤的T_d 值可以看出肿瘤的总体生长速率，由细胞增殖和细胞丢失的竞争过程决定。事实上，实验性肿瘤和人类肿瘤的细胞损失因子 φ，即细胞损失率（表示为细胞增殖率的一部分），都高得惊人，癌症高达 0.9 或更高，而肉瘤平均水平较低[234]。细胞丢失通常是控制实体瘤总体

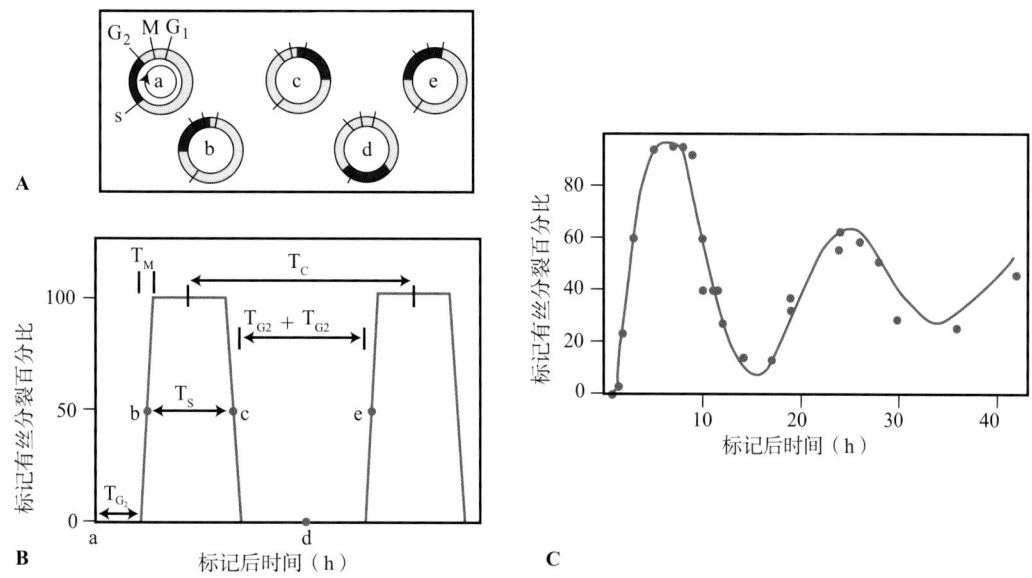

▲ 图 1-25　标记有丝分裂百分比（PLM）技术用于具有相同细胞周期时间的理想化细胞群（A 和 B）和具有细胞周期时间差异的代表性正常组织或肿瘤（C）

A. 在时间 ="a" 短暂接触氚标记胸苷或等效物后，标记的 S 期细胞群在细胞周期周围继续（深色阴影），并分别在时间 ="b""c""d" 和 "e" 采样。B. 对于每个样品，有丝分裂和含有胸苷标记的细胞百分比被确定并绘制为时间的函数；从这样的图表中，可以推导出单个细胞周期阶段的持续时间。C. 在这个更现实的例子中，需要对PLM 数据进行数学拟合来计算（平均）细胞周期阶段持续时间

积 T_d 的最重要因素。

具有高细胞损失率的肿瘤的临床意义是显而易见的。首先，基于治疗过程中肿瘤的短期消退率对治疗结果进行长期预测的任何尝试都具有误导性。其次，尽管消退率可能与最终结果之间没有很好的相关性，但它可能是合理的指标，这表明在较小的肿瘤对放射线和化学敏感性更高，并且更容易通过手术切除的前提下，最好何时安排后续治疗。

(4) 潜在的倍增时间和"有效"倍增时间：人们认识到细胞丢失在肿瘤的总体生长速率中起着主要作用，并且可以掩盖高细胞增殖速率，因此需要更好地衡量正常组织和肿瘤的潜在再增殖速率[240]。再生能力的一项指标是潜在倍增时间（potential doubling time，T_{pot}）[234, 241]。根据定义，T_{pot} 是在没有细胞丢失的情况下使肿瘤中的克隆细胞数量翻倍所需的估计时间。因此，由于细胞丢失，T_d 通常比 T_{pot} 长得多，由于存在不增殖细胞，T_c 通常比 T_{pot} 短[237]。

T_{pot} 可以通过比较 S 相脉冲标记指数（labeling index，LI）和通过使用以下方程式，得出 S 相（T_S）的持续时间。

$$T_{pot} = \lambda T_S/LI \qquad （公式 1-5）$$

其中，λ 是与不断增长的细胞群中细胞"年龄"的不均匀分布有关的校正因子（通常为 $\lambda \approx 0.8$）。T_S 和 LI 可以通过相对运动法确定[241, 242]。该技术涉及注入胸腺嘧啶类似物（通常为溴脱氧尿苷），将其立即掺入新合成的 DNA 中，并可以使用流式细胞仪检测其存在。然后使标记的细胞群在整个细胞周期中继续运动，并在数小时后进行肿瘤活检，这时大多数含溴脱氧尿苷的细胞已发展到 G_2 期或更高。LI 由包含溴脱氧尿苷的细胞总数的分数确定，T_S 由示踪剂注射和活检之间的过渡期间标记的队列的运动速率计算得出。

已测量了人类肿瘤的 T_{pot} 值，尽管变化很大，但通常在 2~20 天[234, 240, 243]。这些发现为重要的观点提供了支持，即缓慢生长的肿瘤可能包含快速增殖的细胞亚群。在一定程度上，这些细胞保留着无限的繁殖潜能，它们可以被认为是能够在治疗后引起复发的肿瘤干细胞（至少在一般意义上而言）。这些细胞对通过常规疗法，特别是长期治疗（为它们提供了更多的增殖时间），来进行肿瘤局部控制构成了严重威胁。

已尝试使用细胞动力学参数（如 T_{pot}）作为肿瘤对治疗反应的预测因子，或作为识别特别有复发风险的患者亚组的手段，虽取得了一些积极的结果，但大多是消极的结果[6, 141, 244]。这些消极结果表明，肿瘤的增殖并不重要，请记住，一旦治疗开始以及肿瘤的生长动力学受到干扰，T_{pot} 的治疗前估计值或任何其他有关

该事件的单细胞动力学参数（如 LI）都不太可能是相关的。

解决该问题的一种方法是测量治疗过程中的增殖活性。尽管并非没有其他限制，但提倡使用"有效的克隆发生时间加倍时间"（T_{eff} 或 T_p）[245-247]。T_p 的估计值可以从两种类型的实验中获得。在实验环境中，随着总治疗时间的增加，可以从保持一定水平的组织反应恒定所需的额外剂量推断出 T_p。（当用剂量而不是时间来表示时，适当的术语是 D_{eff}，尽管基本概念是相同的。）例如，急性皮肤反应通常在放射治疗过程中发展并开始消退，这表明在损伤后产生的新细胞逐渐超过每个后续剂量分割对现有细胞的杀死。一旦这种再生开始，通过加强治疗，理论上应该可以达到组织反应保持恒定的稳定状态。在临床环境中，T_p 可以通过比较治疗方案的肿瘤控制率来估算，其中分割剂量和所用总剂量大致保持恒定，但总治疗时间有所不同。在某些情况下，随着总治疗时间的增加，局部控制的丧失不仅提供了 T_p 的估计值，还提供了重新增殖之前的延迟时间（有时称为 T_k），即重新增殖的"启动时间"[248-250]。

(5) 肿瘤和正常组织中的再种群：如前所述，正常组织和肿瘤均能够响应于辐射诱导的细胞杀伤（称为再生或再繁殖）而提高其细胞增殖速率。再生反应的开始时间随组织或肿瘤的周转率而变化，因为辐射后的细胞死亡（和细胞群减少）通常与细胞分裂有关。通常，自然翻转的组织比缓慢翻转的组织更早、更有力地繁殖。但是，研究表明，放射开始后正常组织和肿瘤的再生模式倾向于以快速增殖反应之前的延迟为特征（在许多情况下至少要数周；参见前面讨论的 T_k）[248-250]。一旦这种增生反应开始，它可能会非常活跃。虽然这对于试图从放射损伤中恢复的早期反应正常组织显然是合乎需要的，但肿瘤中的快速增殖显然是不可取的[251]。例如，对头颈部肿瘤局部控制的临床研究表明[245]，平均每天约 0.6Gy。在治疗过程的后期试图通过剂量增加来抵消这种加速的增殖可能是有问题的，因为晚期反应的正常组织不能从治疗期间的加速繁殖中受益，并且有引发并发症的风险。

六、正常组织的早期和晚期效应

（一）"较早"与"较晚"

放射治疗后观察到的正常组织并发症是直接或间接杀死组织内关键靶细胞的结果，这些靶细胞对组织的持续功能和（或）结构完整性至关重要。这些细胞的损失可能是辐射的细胞毒性作用的直接结果，也可能是由辐射损伤或其他细胞的杀伤而间接造成的。在某些情况下，组织对组成细胞耗竭的反应会加剧损伤，例如，当

成纤维细胞过度增殖和由此产生的胶原蛋白沉积代替组织的实质细胞，导致了纤维化。

重要的是要认识到，特定的组织或器官可能包含不止一种类型的靶细胞，每种靶细胞都有自己的放射敏感性。放射治疗后，一个组织可能表现出一种以上的并发症，每种并发症的严重程度均取决于特定靶细胞的放射敏感性和所采用的时间剂量分割方案。由此得出结论，即使在同一组织内，一种并发症的严重程度也不一定能预测另一种并发症的严重程度（尽管在某些情况下，严重早期反应可能会导致"间接的"晚期效应[252]）。例如，皮肤的干燥或湿润脱皮是由表皮的基底细胞枯竭引起的，纤维化是由真皮成纤维细胞的损伤引起的，而毛细血管扩张是由真皮中的小血管的损伤引起的。然而，对于许多组织，尚不清楚造成特定正常组织损伤的细胞凋亡。

假定靶细胞的放射敏感性决定了正常组织中早期或晚期效应的严重性，但该损伤临床表现的"早期"或"晚期"与组织的增生组织有关（如上所述）。组织细胞的放射敏感性与整个组织的放射敏感性之间的区别可能是造成混淆的原因。例如，Bergonié 和 Tribondeau 的[13]"法则"在一定程度上混淆了放射敏感性和放射响应性的概念，将对损伤做出早期反应的组织称为"放射敏感性"，但不一定确实如此。

1. 全身辐射综合征　许多人类受到了全身辐射，包括广岛和长崎的幸存者、波利尼西亚岛民和 20 世纪 50 年代在地上核试验期间在场的军事人员，以及工作场所意外暴露的受害者（如切尔诺贝利）。自 20 世纪 40 年代中期以来，已经记录了后者中约 100 起由于辐射事故造成的死亡[253-255]。

此处描述的全身辐射综合征仅在对人体的大部分或全部进行照射时才会发生。同样，尽管全身辐射（total body irradiation，TBI）是这些综合征表现的先决条件，但所接受的剂量及其生物学后果均不一定一致。各个靶细胞的放射敏感性确定有效阈值剂量，低于该阈值剂量则不会发生综合征，而各个症状的发作时间更多地由组织的增殖性部分决定。

平均致死剂量（mean lethal dose，LD_{50}）定义为导致 50% 受照射人群死亡的（全身）剂量。LD_{50} 值通常用死亡发生的时间范围表示，如照射后 30 天或 60 天。对于人类而言，在没有医疗干预的情况下，用于 X 线或 γ 射线的单剂量 $LD_{50/60}$ 约为 3.5Gy，为在认真医疗管理下的 2 倍[28, 255]。LD_{50} 随着低线性能量传递辐射剂量率的降低而增加。

(1) 前驱综合征：前驱综合征由一种或多种短暂神经肌肉和胃肠道症状组成，这些症状在照射后不久开始并持续长达数小时。症状可能包括厌食、恶心、呕吐、腹泻、疲劳、定向障碍和低血压，其严重程度和持续时间会随着剂量的增加而增加。因为在大多数辐射事故情况下，受害者最初接受的剂量是未知的，所以仔细注意前驱综合征可以用作粗略的剂量计。

(2) 脑血管综合征：当总剂量超过 50Gy 时，就会发生脑血管综合征。暴露后几乎立即出现体征和症状，包括严重的胃肠道和神经肌肉疾病、恶心和呕吐、神志不清、共济失调和惊厥[28, 255]。脑血管综合征总是致命的，生存时间很少会超过 48h。医学文献中仅记录了少数几次意外暴露于如此高剂量的情况，其中 2 次（1958 年在洛斯阿拉莫斯国家实验室发生的核临界事故和 1964 年在罗德岛发生的 ^{235}U 后处理厂事故）得到了广泛的记录[256, 257]。

脑血管综合征的直接死亡原因可能是血管损伤，导致进行性脑水肿、出血和（或）心血管休克[255]。如此高剂量的急性给药后，即使是传统上被认为具有放射抵抗力的细胞，如神经元及其他组织和器官的实质细胞，将与放射敏感性更高的血管内皮细胞和中枢神经系统的各种神经胶质细胞一起被杀死。

(3) 胃肠道综合征：对于大约 8Gy 以上的剂量，胃肠道综合征占主导地位，其特点是嗜睡、呕吐和腹泻、脱水、电解质紊乱、吸收不良、体重减轻，并最终导致败血症。这些症状开始出现在辐射的几天之内，本质上是进行性的，最终在 5～10 天后死亡。胃肠综合征的靶细胞主要是肠道上皮的隐窝干细胞。由于绒毛的成熟细胞会在几天内丢失，因此没有新的细胞可以替代它们，绒毛开始变短，最终被完全剥夺。这极大地增加了出血和败血症的风险，这两种情况都会因血细胞计数的下降而加剧。

在切尔诺贝利事故之前，大约有 12 名消防员接受了足以死于胃肠道综合征的剂量，在此之前，只有另一例人类死亡的胃肠道损伤案例被记录下来[28, 255]。迄今为止，没有人在全身辐射剂量为 10Gy 的底线性能量传递中幸存。

(4) 造血综合征：大约 2.5Gy 或更大剂量的急性剂量足以引起造血综合征，这是骨髓干细胞和淋巴细胞被杀死的结果。该综合征的特征是外周血淋巴细胞计数急剧减少（1～2 天之内），然后循环白细胞、血小板和红细胞数量逐渐减少（2～3 周）。暴露后 30 天内即可出现粒细胞减少症和血小板减少症；死亡（如果要发生）通常是感染和（或）出血的结果[28, 255]。从理论上讲，使用抗生素、输血和骨髓移植可以挽救受到 LD_{50} 或接近 LD_{50} 的人的生命。然而，在实践中，确切的剂量鲜为人知，如果剂量足够高，达到导致胃肠道综合征的阈值，这种挽救措施将徒劳无功。在接受骨髓移植的 13 名切尔诺贝利事故受害者中，只有 2 名是这种情况 [28]。在这2 名幸存者中，只有 1 名幸存者通过移植手术挽救了生命。另一个幸存者显示出自体骨髓的增殖。

2. 致畸　在公众眼中，最令人发指的辐射风险之一是发育中的胚胎或胎儿的产前暴露 [254, 255]。在某种程度上，这种担忧是有必要的，因为致畸作用对电离辐射的诱导非常敏感，而且很容易测量。在产前暴露于低至约 0.06Gy 的个体中发现了神经系统异常 [28]。在最敏感的妊娠期，辐射诱发的畸胎发生的相对危险性约为40%/Gy [28]。相比之下，先天性异常发生的自发发生率在其他正常妊娠期间为 5%~10% [255]。

有关辐射对人的致畸作用的信息来自两个主要来源，即日本原子弹幸存者和在建立现代辐射防护标准之前或在临床紧急情况下接受诊断或治疗性辐射的患者。虽然已在子宫内照射的个体中发现了一系列异常（包括流产和死产、白内障和其他眼部缺陷、严重畸形、不育等的报道），但最常见的报道 [28, 254, 255] 是小头畸形、智力 / 认知障碍，这些致畸作用中的每一种都与辐射时妊娠的阶段以及辐射剂量和剂量率依赖性具有时间关系。致命性是在植入前阶段（受孕 10 天之内）进行辐射的最常见结果，已经注意到在植入阶段（受孕后 10~14天）的辐射生长迟缓，以及器官发育期间（15~50天）[255] 胚胎对致死、致畸和生长迟缓作用均敏感 [255]。胎儿期（受孕后超过 50 天）不会发生辐射诱发的主要器官系统的总体异常，对于超过 1Gy 的辐射剂量，会出现全身发育迟缓和一些神经系统缺陷。

3. 辐射诱发的白内障　在发现 X 线 [228, 255] 的几年之内，就注意到了由于眼睛受照射而产生的后期影响，其中白内障是最常见的病理学发现。从临床的角度来看，放疗后诱发白内障是正常的组织并发症，可以通过外科手术进行矫正，因此，它不像其他后期效应那样可怕。然而，从放射生物学的角度来看，白内障在辐射的体细胞效应中有几个方面是独特的。首先，尽管眼的晶状体是一个自我更新的组织，具有上皮细胞的干细胞室，其分裂并逐渐分化为成熟的晶状体纤维，但并没有明确的细胞丢失机制 [28]。因此，被辐射破坏的干细胞（表现为异常、不透明的晶状体纤维）持续存在，最终导致白内障。其次，白内障是少数可在病理上与自发性病变区分开来的辐射诱发性病变。放射性白内障首先出现在晶状体的前极，而自发性白内障通常始于晶状体的前极 [258, 259]。再次，放射性白内障随着辐射剂量增加表现出可变的潜伏期（从一年到几十年不等，平均 5~8 年）。最后，白内障的形成是一个非随机的（确定性）过程。也就是说，有一个阈值剂量，低于此阈值

则不会发生白内障，但超过该阈值，则白内障的频率和严重程度会随着剂量的增加而增加 [258, 259]。对于低线性能量传递辐射，人的白内障单剂量阈值约为 2Gy，对于分次照射增加到大约 4Gy。这些剂量阈值适用于任何可检测到的白内障，尽管不一定是有症状的白内障，通常需要至少 10Gy 的分次剂量。中子在诱发白内障方面也非常有效，在实验室啮齿动物中通常观察到 5~10 的 RBE [255]。

4. 放射致癌作用　辐射暴露引起的未修复或未重新结合的 DNA 损伤通常对细胞具有致死性，尽管并非总是如此，特别是当遗传物质只是简单地重新排列而不是缺失时。这些变化是否会对携带它们的细胞产生进一步的影响，取决于基因组中损伤的位置、突变事件的性质和程度、相关基因能否产生蛋白质的工作拷贝、这些蛋白质的功能和细胞类型。有令人信服的证据表明，这些辐射诱发的某些基因重排，尤其是激活癌基因或灭活肿瘤抑制基因的重排，无论是单独发生还是与其他此类变化结合都可能使细胞向肿瘤转化，这是肿瘤诱导过程中必不可少的早期步骤 [254, 260]。

(1) 实验室研究：尽管电离辐射是研究和了解最多的致癌物质之一，但它并不是一种特别有效的致癌物质。这一事实妨碍了对人类放射致癌作用的研究，因为研究人员必须针对高本底自发癌率和多种混杂因素，确定具有适度放射源的过度风险，且潜伏期较长。然而，从公共卫生的角度来看，在 1.5Gy 或更小的剂量下，致癌作用是辐射的最重要的体细胞效应 [28]。

使用细胞培养物和实验室啮齿动物研究致癌作用避免了人类流行病学研究的某些弊端，但有其固有的局限性。细胞培养系统采用肿瘤转化为终点，这是体内致癌作用的前提，但绝不等同于体内致癌作用。肿瘤转化定义为在非致瘤细胞中获得一种或多种通常与恶性肿瘤相关的表型性状，例如永生化、减少对生长的接触抑制、增加锚定非依赖性生长、减少对外源营养和生长因子的需求、各种形态和生化变化，以及在几乎所有情况下，在组织相容性动物中形成肿瘤的能力 [237]。此类系统可用于研究致癌过程中相对较早的事件，其敏感性和统计分辨率远高于体内实验，以及可用于测量剂量 – 反应关系。然而，实验动物研究被认为更相关，因为肿瘤形成是终点，潜伏期缩短，统计变异性降低，并且可以小心地控制致癌物暴露条件。

放射致癌作用实验室研究的相关结果包括以下内容。

① 致癌作用是一种随机效应，即所接收剂量的概率函数，没有剂量阈值的证据。增加辐射剂量会增加这种效应的可能性，但不会增加其严重性 [254, 260]。

② 肿瘤转化频率至少在低剂量范围（约 1.5Gy 或更小）内随剂量线性增加。

③ 对转化和致癌作用有剂量率效应（用于低线性能量传递辐射）；长期暴露相对于急性暴露具有较低的风险。

④ 肿瘤转化和致癌过程必定与电离辐射的细胞杀伤作用竞争[28]。因此，体内肿瘤形成的剂量 – 反应曲线往往呈剂量变化的正态分布（如 Upton[261]）。在体外，可以独立于转化和进行适当的校正来评估细胞毒性，剂量 – 反应曲线趋向于线性。

(2) 人类的流行病学研究：在人类中，大多数可用于风险评估的信息均来自流行病学研究，其剂量几乎总是超过 0.1Gy，经常超过 1.0Gy。然而，大多数争议涉及的是小于 0.1Gy 的剂量，该剂量是在长期而非急性时间内递送的。因此，为了从高剂量数据中推断出低剂量效应，流行病学家对可能在所有情况下均有效或无效的剂量 – 反应关系进行了推断和假设。

许多错误来源也可能困扰流行病学数据，包括选择偏倚、样本量小、种群异质性和剂量不确定性[255]。已经并且正在继续评估其辐射诱发的过量癌症的人群包括日本原子弹爆炸幸存者；遭受核试验或事故影响的人员；接受职业照射的辐射工作人员；生活在自然背景辐射高于平均水平或接近人为辐射源的地区的人口；以及暴露于反复诊断或治疗性辐射的患者。这些研究的相关发现包括以下内容。

① 在统计分辨率的范围内，剂量 – 反应曲线的形状与线性、无阈值模型一致[254, 260]。

② 不同的组织对放射线致癌的敏感性不同，其中骨髓（慢性淋巴细胞以外的白血病）、乳腺（女性）、唾液腺和甲状腺特别易感[255]。

③ 放射线照射到实体瘤临床表现之间的潜伏期平均为 20 年或以上，而血液系统恶性肿瘤的潜伏期大约为其一半。然而，潜伏期随个体年龄而变化，通常随着暴露年龄的降低而增加。放射线诱发的第二次恶性肿瘤的潜伏期往往更短，在这种情况下，患者接受的剂量要高得多。

④ 已经使用了两种风险预测模型来预测人群中放射致癌的风险，即绝对风险模型和相对风险模型。使用绝对风险模型，在潜伏期过去之后，受照射人群中的过量风险就开始了，并加到了经过年龄调整的自发性癌症风险中。一段时间后，癌症风险恢复到自发水平。相对风险模型预测，癌症过高风险是自发发病率的倍数。目前，流行病学数据倾向于支持大多数实体瘤的相对风险模型和白血病的绝对风险模型。

⑤ 国际放射防护委员会（International Commission on Radiological Protection，ICRP）的现行建议指出，在长期频繁、低剂量暴露的条件下，在职成人的辐射诱导的癌症死亡的理论概率约为 4%/Sv，对于整个人群而言约为 5%/Sv[262]。这些风险估计值是急性、高剂量暴露的 2 倍。

希沃特（Sv）是用于辐射防护的剂量当量单位，等于辐射剂量（单位为 Gy）乘以特定于辐射类型的辐射权重（W_R）因子（W_R 大致等于辐射的 RBE）。如所保证的，可以对等效剂量进行第二次校正，以说明所暴露的不同组织的不同放射敏感性，称为组织加权因子（W_T）。一旦应用此校正，等效剂量即为有效剂量，也以希沃特为单位表示。

(3) 产前照射有致癌危险：由于流行病学研究结果相互矛盾，使产前放射线暴露致癌的风险更具争议性。一项主要的研究队列包括在 20 世纪 50 年代和 60 年代通过诊断程序接受产前暴露的几千名儿童（加上人口统计学上相似的未照射儿童）。牛津儿童癌症调查[263]报道，接受产前照射的儿童中白血病的发病率几乎是未接受者的 2 倍。尽管其他流行病学研究证明了牛津调查的发现[254, 260]，但 X 线暴露以外的因素仍然有可能导致或至少导致了癌症的过高发病风险。另外，轰炸时日本原子弹幸存者妊娠的孩子并不支持牛津调查关于儿童期恶性风险增加的调查结果。然而，他们的确支持在以后的生活中增加患恶性肿瘤的风险[28]。

考虑到高估而不是低估风险是可取的，因此，谨慎地假设胚胎或胎儿暴露于辐射的致癌风险大约是产后暴露的致癌风险的 2 倍。

(4) 医学影像程序的致癌风险：从日本原子弹幸存者那里收集的最新数据表明，即使剂量低至 35～150mSv[264, 265]，其癌症风险也很小，但在统计上却很显著。这在计算机断层扫描（computed tomography，CT）过程中的剂量范围内，尤其是儿科 CT 扫描[266, 267]，已成为头条新闻，并引发争议[268]，这也提高了人们对放射风险的意识[269]。估计儿科患儿的腹部螺旋 CT 扫描会在以后的生命中导致致命癌症的风险约为 1‰[265]。

CT 扫描显示出极低的放射致癌危险似乎是微不足道的，尤其是对于放射肿瘤学家而言，他们通常每天向患者提供 10 倍以上的剂量（尽管不是全身）。然而，在过去 35 年中，随着医学成像操作的使用激增，发现放射线诱发的癌症风险增加[265]，这已成为公共卫生问题。目前，美国每年进行的 CT 扫描超过 7000 万[265]。不成比例的是，这种 CT 扫描的增长主要是对电离辐射更敏感的儿科人群，并且具有最长的寿命来表达这些辐射诱发的恶性肿瘤这更加令人担忧。

因此，作为放射电离辐射的健康和医学影响的事实上的专家，放射肿瘤学家应该愿意作为公众的教育者，宣传他们采用的通用操作所带来的好处和风险。

5. 放疗后的早期和晚期效应 本节的目的不是详尽地回顾在放射治疗患者的受照射正常组织中观察到的各种组织病理学变化。读者可以参考有关该主题的几本教科书和相关评论文章（如 Rubin 和 Casarett [228]，Mettler 和 Upton [255]，以及 Fajardo [270]）。相反，本节将重点关注有望使我们对正常组织损伤的病因学有所了解的最新进展，并希望提供有关如何减少甚至预防其发生的线索。

(1) 细胞因子、活性氧和炎症：如前所述，在被照射的正常组织中发生的早期和晚期效应直接或间接源自杀死关键靶细胞。尽管从一般意义上讲这种说法是正确的，但显然这是对目前已知的高度复杂和动态的信号级联过程、辐射诱导的基因表达、细胞死亡（通过几种可能的机制之一）和代偿性增生反应过程的严重过度简化。细胞因子、趋化因子和生长因子是受照射的细胞释放的可诱导蛋白，它们刺激其他细胞产生生物反应，并参与其中的许多过程。尽管局部产生于照射体积内，并且主要是为了影响局部微环境中细胞的行为，但某些细胞因子确实进入循环并可以动员远离照射部位的细胞。除细胞因子外，受照射组织的微环境中的另一个重要因素也是造成并发症的原因，是持续的，有时是周期性的氧化应激和炎症，在受到最初的放射损伤后，它们可以自我延续 [271]。

举例来说，肺部照射引起细胞因子转化生长因子 β（transforming growth factor β，TGF-β）、碱性成纤维细胞生长因子（basic fibroblast growth factor，bFGF）和白介素 6（interleukin-6，IL-6）的释放，所有这些都涉及放射性肺炎和纤维化的病因。其中，TGF-β 在促进肺纤维化中的作用可能是人们最了解的，因为它有潜力作为辐射诱发的肺损伤的早期生物标志物 [272]。它通过影响存活、增殖、分化和产生细胞外基质来驱动纤维化的发展。成纤维细胞产生的基质，同时产生活性氧，进一步促进组织微环境中的氧化应激和炎症反应 [271, 273]。

(2) 功能亚基和体积效应：传统上，当辐射场涉及大量正常组织时，放射肿瘤学家会减少总剂量。尽管这种做法在经验有所发展，但是随着照射量的增加，降低正常组织耐受性的生物学基础仍然不清楚。Withers [240, 274] 根据具有并发症风险的组织的结构和功能组成，提出了一种描述性模型，用于描述正常组织中放射损伤的发病机制。从概念上讲，组织被认为由功能性亚基（functional subunit，FSU）组成，这些亚基可在杀死其组成的靶细胞后通过辐射暴露使其失活。这些功能性亚基可在解剖学上定义，如肺的肺泡囊、肾脏的肾单位或肝脏的小叶，或者在解剖学上未定义（皮肤、肠、神经系统）[28]。两者之间的主要区别是，来自周围功能性亚基的细胞可以迁移并帮助重新填充解剖学上未定义的功能性亚基，但解剖学上定义的功能性亚基可能缺乏任何结构分界。这可能具有使解剖学上未定义的功能性亚基能够耐受更高辐射剂量。

一个或多个功能性亚基的失活是否会影响整个组织的功能（以辐射诱发的并发症形式），取决于辐射场中组织的功能性亚基有多少及其空间布置。脊髓对照射量的变化做出反应，就好像其相应的功能性亚基是"串联"排列的一样。大鼠脊髓白质坏死的耐受剂量随着小辐射场（暴露的脊髓长度最大约 2cm）治疗量的增加而急剧降低，但对于较大的治疗场则几乎没有或没有体积依赖性，这可能是因为 [141] 一个功能性亚基的失活会使整个脊髓失活。另外，肺似乎具有很大的功能储备，只有当辐射量大得多且相应地使大量功能性亚基失活时，才会出现功能缺陷。这更与组织的功能亚基相对独立地运行并"并行"排列的组织保持一致。据信，某些其他器官的行为好像它们同时具有串行和并行成分一样。

对于具有并行排列与串行排列的功能性亚基组织，一个直接的临床意义是，小的剂量学热点对于并行组织而言是相对无害的，而对于串行组织则可能是灾难性的。

(3) 再照射宽容：放射肿瘤学家面临的一个普遍问题是，是否要冒险对先前治疗过的部位进行再照射。如果做出了退让的决定，即使是在最理想的情况下，以前的治疗过程已经被很好地记录下来，治疗领域仍然是可识别的，但是临床医生仍然不确定使用什么时间、剂量和分割模式。

这一领域的放射生物学研究进展缓慢（考虑到涉及后期效应的研究的性质），但已经取得了一些进展，并确定了一些被认为对正常组织再治疗的耐受性有重要影响的因素，包括初始治疗疗程是否"完全耐受"，第一个疗程残留损伤的可能性，第一个疗程和第二个疗程之间间隔的时间，与原始目标体积相比重新照射的目标体积，以及危及组织的结构和功能组成。

一些一般的概念开始从实验啮齿动物的研究中浮现出来（有关综述见 Thames 和 Hendry [275]，Travis 和 Terry [276]，Joiner 和 van der Kogel [141]）。

① 如皮肤、骨髓或睾丸等迅速增殖的组织，在第一个疗程后恢复迅速，可在 2～3 个月内将组织重新照射到接近完全耐受剂量。然而，必须记住，这些组织不是孤立存在的，因此，对它们所依赖的附近组织的损伤可能会影响它们的耐受性。

② 部分增殖缓慢的组织，如脊髓、肺等，在第一个疗程后可长期恢复，可退至部分（25%～70%）耐受剂量，一般两次治疗间隔时间越长（最少 3～6 个月）剂量越高。

③ 其他缓慢分裂的组织，如膀胱，似乎显示第一个疗程造成的永久性残余损伤，因此无论两次治疗间隔多长时间，第二个疗程的总剂量必须减少至少一半。此外，有证据表明，再治疗引起的并发症（相对于第二次治疗）往往比单一治疗出现的时间早得多。

④ 这种分类系统的一个例外是肾脏，它的再治疗耐受性随着第一个和第二个治疗疗程之间的时间而下降。

一个与这些观察结果一致的模型表明，在初始治疗过程中存活的靶细胞有三种可能的命运。随着时间的推移，一些细胞可能会再生，使组织作为一个整体更好地耐受第二次治疗，再生速率决定了两次治疗之间的间隔时间和第二次治疗的安全总剂量。其他靶细胞在第一次治疗后可能保持稳定的存活数，因此，组织会出现"残余损伤"，并无法忍受完整的第二个疗程放射治疗。最后，一些靶细胞在第一次治疗后可能会持续衰竭，因此对第二次治疗的耐受性实际上会随着治疗间隔时间的延长而减少。这可能与初始治疗后亚临床残留损伤的逐步表现有关。

(4) 辐射诱导第二种恶性肿瘤：随着癌症长期存活人数的增加，先前治疗导致的二次恶性肿瘤的风险变得显著。白血病被认为约占第二种恶性肿瘤的 20%，其余的通常表现为实体瘤，位于前照射部位及其周围[277, 278]。曾接受治疗的患者的某些亚群体的风险甚至高于大多数患者，值得特别关注，包括儿童和年轻人、已知有癌症遗传易感性的人、免疫功能低下的人，以及已知接触过其他致癌物（包括化疗）的人。例如，大型流行病学研究评估了霍奇金淋巴瘤幸存者中乳腺癌和肺癌的风险，宫颈癌幸存者中[279, 280]的白血病和肉瘤的风险，儿童视网膜母细胞瘤长期幸存者中的肉瘤的风险[282]。

（二）剂量率和剂量分割效应

虽然分割外束放疗和近距离放疗的保留效果被认为是亚致死性损伤修复的结果，但其他因素也可能涉及，最显著的是细胞再增殖。然而，在 Strandqvist[24]得出的等效应关系中，"时间因素"包括剂量分割的影响（可能是亚致死损伤修复的结果）和总体治疗时间（可能是细胞再增殖）。直到 1963 年，Fowler 及其同事[91.132.283]才试图通过对猪皮进行分离实验来区分这两个因素的影响。在他们的实验中，在 4 天或 28 天的总治疗时间中给予 5 个等量的分割剂量。从 4 天到 28 天的总时间，

需要额外的 6Gy 才能达到相同的皮肤反应水平。这被认为反映了总时间（即细胞再增殖）对等效应总剂量的贡献，因为分割剂量的大小和分割次数保持不变。在保持总时间不变（28 天），但分割次数从 5 次增加到 21 次的平行系列实验中，发现需要额外 13Gy 才能达到表皮等效应水平。这一增加几乎与在 4 天内从单剂量治疗改变为 5 次分割治疗方案所需的 16Gy 额外剂量一样大，这意味着分割次数的变化比整体治疗时间的变化更重要。

在 20 世纪 60 年代和 70 年代，对剂量率效应进行了广泛研究。临床社区也越来越适应放射治疗的生物学基础，特别是放射治疗的"四个 r"，即修复、复氧、再分配和再增殖[284]。这些被认为是影响多重分割放射治疗结果的关键放射生物学现象。（在后来的几年里，又增加了第 5 个 r，即放射敏感性[285]。）

Bedford 和 Hall[286, 287]得到了 HeLa 细胞在 0.1Gy/h～7.3Gy/min 的不同剂量率照射下的体外存活曲线。单位剂量杀灭效果随剂量率的降低而降低。然而，在使用低温[288]或在照射[289-291]之前将细胞生长到平台期消除细胞周期和增殖效应的条件下，这种剂量率或剂量分割效应达到了极限（图 1-26）。

关于剂量率的性质和剂量分割效应的临床研究也得出类似的结论。Dutreix 等[292]研究了细胞周期和增殖效应最小化（即短间隔和总治疗时间）条件下人体皮肤的

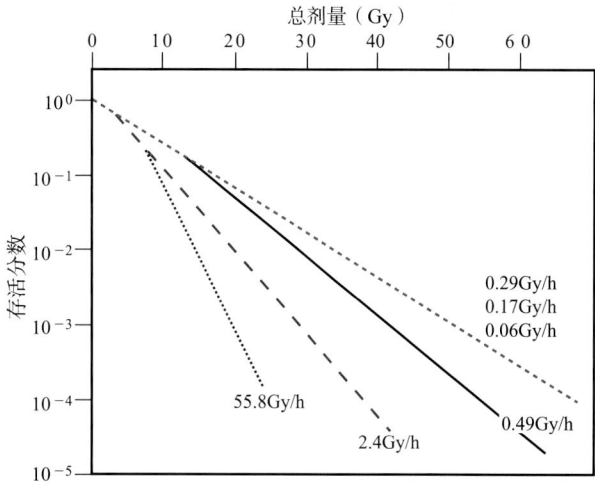

▲ 图 1-26 **体外维持的非增殖 C3H 10T1/2 小鼠细胞的剂量率效应**

随着剂量率从约 56Gy/h 降低到 0.3Gy/h，存活曲线逐渐变浅，反映了连续照射间隔期间辐射损伤的修复。然而，对于小于约 0.3Gy/h 的剂量率，没有观察到剂量延长的进一步保留效应，这表明修复依赖性剂量率效应存在有效限制。这被认为是细胞存活曲线具有非零初始斜率的有力证据（改编自 Wells R, Bedford J. Dose-rate effects in mammalian cells. IV. Repairable and nonrepairable damage in non-cycling C3H 10T1/2 cells. *Radiat Res.* 1983;94: 105.）

剂量分割效应。他们的数据表明，当用两个相等的分割次数代替单次剂量时，由于亚致死损伤修复而恢复的增量剂量在每分割剂量的大小降至约 2Gy（表 1-4）以下时就变得非常小。这一发现与下述假设是一致的，即存活曲线的初始斜率为负（而不是 0），因此，对于越来越小的剂量分割或剂量率，应达到依赖修复的剂量分割效应的极限。这些作者警告说，当时临床常用的等效应方程（NSD 模型，见后面的讨论）在预测剂量百分比相当小的耐受时是不准确的。此外，不同细胞类型的存活曲线初始斜率的微小差异可以放大为连续或多重存活曲线极限斜率的巨大差异。

表 1-4　人类放射治疗患者皮肤反应的"恢复剂量"与分割剂量的关系（Gy）

单剂量（D_s, Gy）	分割剂量（$2D_i$）[a]	恢复剂量（$D_r = 2D_i - D_s$）
15	2×8.5	2
13	2×7.5	2
8	2×5.5	3
6	2×4	2
3.5	2×2	≤0.5

a. 分次间隔时间为 6h（引自 Dutreix J, Wambersie A, Bounik C. Cellular recovery in human skin reactions: application to dose fraction number overall time relationship in radiotherapy. *Eur J Cancer*. 1973;9:159-167.）

（三）时间 - 剂量 - 分割的关系

1. NSD 模型　根据 Strandqvist 等[24] 效应曲线、Fowler 和 Stern 的[91, 283] 猪皮实验、其他实验室和临床发现[23]，Ellis[293, 294] 在 1969 年提出了 NSD 概念。NSD 方程如下。

$$D = (NSD) \, N^{0.24} T^{0.11} \qquad （公式 1-6）$$

D 为输送的总剂量，N 为分割次数，T 为总治疗时间，NSD 为名义标准剂量（一个比例常数，被认为是有关组织被照射的公差），成为广泛用于生物等效治疗计划的设计，特别是当有更多的数学的导数时，如 TDF[295] 或 CRE[296]，方程变得可用。

NSD 方程的引入从理论上允许世界范围内的放疗处方与"生物等效性"进行比较和对比。它还允许计算分疗程治疗和近距离治疗的当量剂量，并提供了在发生意外治疗中断时修改治疗处方的手段。由于 NSD 公式是建立在对早期辐射效应的观察基础上的，只要它不用于涉及极端分数或总时间的治疗，它作为一些组织耐受性的预测因子是非常有用的。

然而，NSD 公式无法处理一些临床问题，特别是预测正常组织的后期效应（特别是以每分数非标准剂量）及正常组织和肿瘤的再增殖模式[243]。对整个时间组成部分使用固定指数 T，给人一种错误的印象，会认为从治疗开始就需要额外的剂量来抵消扩散，而不是在实际观察到的几周之后（如 Denekamp[297]）。

当时 NSD 模型和研究关注肩部的细胞存活曲线和剂量率及剂量分割效应的本质，新基于放射生物学的等效应建模方法是在 20 世纪 70 年代末和 80 年代初被提出的。

2. 线性 - 二次等效应模型　在规模宏大的多分割实验中，Douglas 和 Fowler[298] 开发了一种新的数据分析方法，他们假设产生的小鼠足皮肤损伤的等效应曲线反映了该效应的潜在组织剂量 - 反应曲线的形状。假定该剂量 - 反应曲线的形状为线性二次方，可有效"重现"体内使用的细胞存活曲线表达。由于总的治疗时间保持很短，因此认为增殖作用微不足道，固有的放射敏感性和修复是决定组织反应的主要因素。

通过绘制 1/D，推导出潜在的剂量 - 反应曲线，其中 D 是输送的总剂量（D=n×d），d 为每分割剂量。这被称为剂量倒数图，用于获得 α/β 比率的值，是表示组织的分离灵敏度的新指标。图 1-27 显示了一个代表性的剂量倒数图。

这种关注修复参数和剂量 - 反应曲线形状的等效应分析新方法强调放射治疗的关键参数是每分割剂量的大小，而不是整体治疗时间。在实验和临床分级研究过程中，很明显，早期和晚期反应正常组织和肿瘤对不同分割模式的反应存在系统性差异。慢增殖或不增殖的正常组织（如肾脏和脊髓）的等效曲线一般比增殖更快、反应更早的组织（如皮肤和肠道上皮）更陡峭，特别是大多数肿瘤（图 1-28）[299, 300]。一个陡峭的等效应曲线意味着晚期效应对每分割剂量大小的变化更为敏感，与早期效应相比，随着分割大小的减小，影响更大（图 1-29）。这种差异也反映在这些组织的 α/β 比率上，这通常是低迟反应组织（1~6Gy，平均约 3Gy）和高早反应组织及肿瘤（通常 7~20Gy，平均约 10Gy；表 1-5 和表 1-6）。然而，也有例外。

3. 线性 - 二次等效应模型的临床应用　组织和肿瘤等效曲线的形状及其计算的 α/β 比率具有许多临床应用。假设两种方案的总体治疗时间相似，或者存在并发症风险的组织对治疗持续时间相对不敏感，则可以使用 α/β 比率来等同使用不同剂量 / 分割的治疗方案，以匹配导致组织损伤的概率[249]。

$$D_2/D_1 = (\alpha/\beta + d_1)/(\alpha/\beta + d_2) \qquad （公式 1-7）$$

上述公式可用于这个目的，D_1 和 d_1 分别是一个放疗

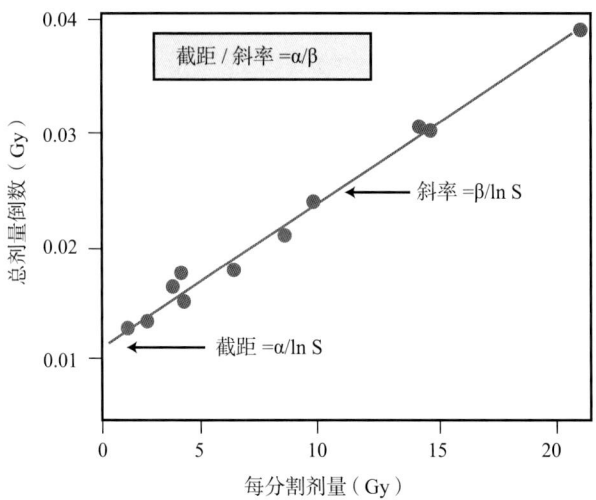

▲ 图 1-27 **Douglas 和 Fowler 的剂量倒数图或 "Fe" 绘图技术[298]，用于确定正常组织或肿瘤的 α/β 比率**

使用这种方法，将达到给定同效作用所需的总剂量的倒数绘制为分割剂量的函数。假设可以使用线性二次表达式对负责组织效应的靶细胞的杀伤进行建模，$S=e^{-(\alpha D+\beta D^2)}$，则可以从等效曲线的截距：斜率的比值中获得 α/β 比值。详情见正文（改编自 Douglas B, Fowler J. The effect of multiple small doses of x rays on skin reactions in the mouse and a basic interpretation. *Radiat Res*. 1976;66:401. ）

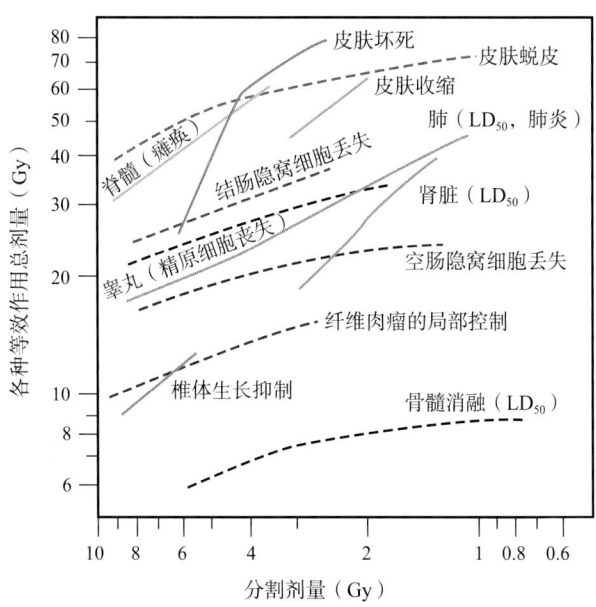

▲ 图 1-28 **等效曲线，其中在细胞增殖可忽略不计的条件下，将产生特定正常组织或肿瘤终点（如所示）所需的总剂量绘制为分割剂量的函数**

晚期反应正常组织的等效曲线（实线）往往比早期反应正常组织和肿瘤（虚线）的等效曲线更陡峭。这表明，对于相同的总剂量，可以通过减少所使用的分割剂量来避免晚期反应。此外，通过使用较低的分割剂量，对相同概率的晚期反应可以给予稍高的总剂量，但希望具有更高的肿瘤控制概率（改编自 Withers H, Thames H, Peters L, et al. Normal tissue radioresistance in clinical radiotherapy. In: Withers H, Thames H, Peters L, eds. *Biological Basis and Clinical Implications of Tumor Radioresistance*. New York: Masson; 1983:139. ）

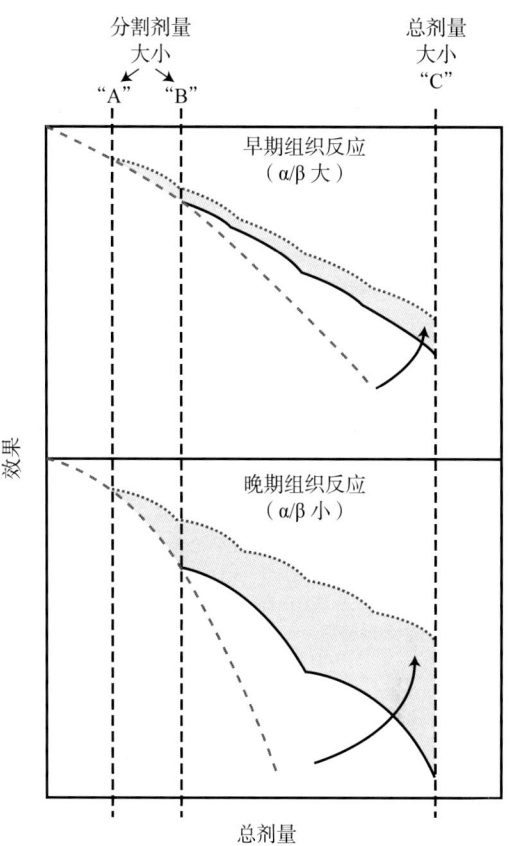

▲ 图 1-29 **受照射的正常组织中早期（顶部）或晚期（底部）反应的假设剂量反应曲线，取决于总剂量 "C" 是使用 "A" 还是 "B" 的剂量分割递送**

由于这些细胞类型的相应单剂量存活曲线的初始斜率不同，将分割剂量从 "B" 减少到 "A" 优先避免晚期反应（阴影区域）（改编自 Withers H, Thames H, Peters L. Differences in the fractionation response of acutely responding and late-responding tissues. In: Karcher K, Kogelnik H, Reinartz G, eds. *Progress in Radio-Oncology II*, New York: Raven Press; 1982:287. ）

计划的总剂量和分割剂量（Gy）；D_2 和 d_2 是替代治疗方案的总剂量和分割剂量，该方案在生物学上具有特定组织效果的等效，该组织的分离敏感性由其独特的 α/β 比率定义。当然，避免正常组织并发症并不是制订治疗计划的唯一标准；在考虑特定的时间、剂量和分割大小组合时，肿瘤和所有偶然照射的正常组织的反应应同时被考虑。

与肿瘤组织相比，晚期反应组织的等效曲线更陡的一个重要含义是，通过使用更多的小分割剂量，使总剂量比传统使用的稍高，可能会增加治疗率[248, 249, 301]。虽然这类治疗可能会加重正常组织的急性效应，但会优先保留晚期效应，改善肿瘤控制，从而提高治疗率。每天使用比常规剂量小（小于约 1.6Gy）但总剂量稍高的多个分割剂量，而对总治疗时间很少或没有改变的称为超分割。对于增殖迅速的侵袭性肿瘤，每天多次治疗可能也有助于减少总治疗时间，从而减少克隆性

表 1–5　人类正常组织和肿瘤的代表性 α/β 比值

组织类型（和终点）	α/β 比率（±95%CI）
正常组织的早期反应	
皮肤：红斑	10.6（1.8, 22.8）Gy
脱屑	11.2（8.5, 17.6）Gy
肺：≤放疗后 90 天肺炎	＞8.8Gy
口腔黏膜：黏膜炎	8～15Gy
正常组织的晚期反应	
皮肤：毛细血管扩张	约 2.7（−0.1, 8.1）Gy
纤维化	1.7（0.6, 3.0）Gy
乳腺：美容	3.4（2.3, 4.5）Gy
纤维化	3.1（1.8, 4.4）Gy
肺：＞放疗 90 天后肺炎	4.0（2.2, 5.8）Gy
纤维化	3.1（−0.2, 8.5）Gy
肠：穿孔/狭窄	3.9（2.5, 5.3）Gy
各种其他表现	4.3（2.2, 9.6）Gy
脊髓：脊髓病	＜3.3Gy
肌肉、脉管系统或软骨：运动障碍	3.5（0.7, 6.2）Gy
神经：臂丛神经病变	2.0～3.5Gy
视神经病变	1.6（−7, 10）Gy
头颈部：各种表现	3.5～4Gy
肿瘤	
头颈部：鼻咽	16（−11, 43）Gy
声带	约 13Gy
颊黏膜	约 6.6（2.9, ∞）Gy
扁桃体	7.2（3.6, ∞）Gy
喉	14.5（4.9, 24）Gy
肺：鳞状细胞癌	50～90Gy
子宫颈：鳞状细胞癌	＞13.9Gy
皮肤：鳞状细胞癌	8.5（4.5, 11.3）Gy
黑色素瘤	0.6（−1.1, 2.5）Gy
前列腺	1.1（−3.3, 5.6）Gy
乳腺（早期侵及导管、小叶状和混合型）	4.6（1.1, 8.1）Gy
食管	4.9（1.5, 17）Gy
脂肪肉瘤	0.4（−1.4, 5.4）Gy

引自 Joiner M，van der Kogel A. *Basic Clinical Radiobiology.* 4th ed. London: Hodder Arnold; 2009.

肿瘤细胞再生的时间[302, 303]。每天使用多个近似标准大小和数目的分割（和大约相同的总剂量），但总时间较短，称为加速分割。然而，在实践中，由于单纯的加速治疗往往难以耐受，经常使用加速治疗和超分割治疗的结合[275]。最后，低分割，即在短时间内使用一个或几个大剂量的分割，如立体定向放射手术（stereotactic radiosurgery，SRS）、立体定向体部放射治疗（stereotactic body radiation therapy，SBRT）或术中放射治疗（intraoperative radiation therapy，IORT），也是一种选择。其适应证包括明确消融小原发肿瘤或转移的目标，或在相对不寻常的情况下，怀疑肿瘤 α/β 比率低而不是 α/β 比率高。前列腺癌和黑色素瘤是符合这些标准的肿瘤类型，乳腺癌在一定程度上也是如此。很明显，低分割在治疗多种类型（小）肿瘤方面已经相当成功，同时不会引起更严重的正常组织并发症。然而，与它的使用有关的生物学基础仍然没有很好地被定义，而且这个话题也存在相当大的争议[307-310]。无论如何，如果没有物理学和成像技术的创新，今天低分割的使用是不可能的，因为现在几乎所有正常组织都被排除在辐射场之外，否则，后期反应正常组织的并发症将受到剂量限制。这在早期的放射治疗中得到了充分的证明。

选择这些分离方案的决定不仅取决于被照射组织的 α/β 比率，而且还取决于它们的相对修复率和暴露前、暴露期间和暴露后的增殖反应。目前，虽然对人体正常组织和肿瘤的 α/β 比率已经有了很好的表征，但关于增殖行为和修复率的数据，尤其是肿瘤的数据，还不够可靠[243, 303]。

随着"非标准"分割成为标准，放射肿瘤学家发现他们自己面临着与 20 世纪 30 年代同行同样的问题，那就是如何比较和对比不同的治疗方案，以获得推定的等效性。"生物有效剂量"或 BED[250, 311]（LQ 模型的另一种衍生方法）试图解决这个问题。知道细胞存活和剂量 – 反应曲线有负的初始斜率，并且对于足够低的分割剂量或剂量率，限制恢复依赖剂量分割效应发生"痕迹"这个初始斜率，这个问题可能会是："在极限情况下，对于无限个无穷小的剂量分割，什么总辐射剂量会对应于正常组织耐受、肿瘤控制，或任何其他终点的兴趣？"很明显，对于初始斜率较浅的剂量 – 反应曲线的组织（例如晚期反应正常组织），该理论剂量将相当大，而对于初始斜率陡峭的剂量 – 反应曲线的组织（例如大多数肿瘤和早期反应正常组织），该理论剂量将明显较小。同样重要的是要记住，BED 并不是真正的剂量，而是基于危险组织 α/β 比率的剂量。因此，用于描述这些外推剂量的单位是，例如 Gy₃ 和 Gy₁₀ 而不是 Gy，其中下标 3 和 10 指的是假定的处于危险中的组织的 α/β 比率。

表 1-6　线性二次等效模型参数和概念总结

组织类型	α/β 比值 [a]	剂量反应曲线形状 [b]	等效曲线形状 [c]
正常组织和大多数肿瘤的早期反应	高（6～30Gy）	初始斜率陡峭（α 大）	浅
正常组织的晚期反应	低（1～6Gy）	初始斜率小（α 小）	陡

a. 由 Douglas 和 Fowler[298] 开发的倒数剂量图技术得出
b. 假设计算出的 α/β 比值的差异通常是由 α 的差异引起
c. 采用 Thames 等[299] 的等效曲线图（图 1-28）

另外需要注意的是，虽然两种不同的放疗方案可以根据各自的 Gy_3 或 Gy_{10} 剂量进行定性比较，但 Gy_3 和 Gy_{10} 不能进行比较。

线性 - 二次表达式 $S=e^{-(\alpha D/\beta D^2)}$ 的数学重排如下。

$$BED=E/\alpha=nd(1+d/\alpha/\beta)\qquad（公式 1-8）$$

其中 E 是被测量的（等）效应（E 除以 α 以获得剂量单位的 BED 值），n 是分割的次数，d 是每个分割的剂量，α/β 比率是特定于被照射组织的。因子（1+d/α/β）被称为相对有效性的术语，因为从本质上讲，这是对这样一个事实的修正，即治疗不是无限数量的无限小剂量分割，而是有限数量的有限大小的分割。

也许最好的方法来说明 BED 方程的使用是举例。假设放射肿瘤学家正在制订头颈癌的临床方案，将标准分割（在约 6 周的总治疗时间内，2Gy 的 30 个部割与 60Gy 的总剂量）与大致相同的总治疗时间内，1.4Gy 的 50 个分割和 70Gy 的总剂量进行比较。放射损伤中最受关注的组织是肿瘤、口腔黏膜和脊髓，即两个早反应组织和一个晚反应组织。最后，假设肿瘤和口腔黏膜的 α/β 比率为 10Gy，脊髓的 α/β 比率为 3Gy。为了计算的目的，10Gy 的 α/β 比率可用于大多数早期反应的正常组织和肿瘤，3Gy 可用于大多数晚期反应的正常组织，除非有更可靠、更好的评估值可用。例如，4Gy 的 α/β 比率可能更适合乳腺癌；非小细胞肺癌为 20Gy；中枢神经系统、肾脏和前列腺癌约 2Gy；黑色素瘤约 0.6Gy[247]。标准分割方案如下。

对于肿瘤和黏膜：

$$E/\alpha=60Gy（1+2Gy/10Gy）=72Gy_{10}$$
$$（公式 1-9）$$

对于脊髓：

$$E/\alpha=60Gy（1+2Gy/3Gy）=100Gy_3$$
$$（公式 1-10）$$

分割程度较高的时间表（四舍五入到最接近的整数）如下。

对于肿瘤和黏膜：

$$E/\alpha=70Gy（1+1.4Gy/10Gy）=80Gy_{10}$$
$$（公式 1-11）$$

对于脊髓：

$$E/\alpha=70Gy（1+1.4Gy/3Gy）=103Gy_3$$
$$（公式 1-12）$$

虽然从这项工作中可以收集到很少的定量资料，但可以做出一些定性的说明。首先，比较两种治疗方案的 Gy_{10} 值表明，分割越高，肿瘤控制效果越好，但代价是黏膜反应越强烈（即 $72Gy_{10}$ 比 $80Gy_{10}$ "生物剂量" 增加了 11%）。然而，比较两个时间表的 Gy_3 值表明脊髓耐受性基本没有变化（即 $100Gy_3$ 比 $103Gy_3$ 增加了 3%）。

即使临床上充其量只能是半定量概念，但在过去 30 年，其用于治疗计划目的并提供了大量的临床数据，允许更好定义正常组织在 Gy_3 或 Gy_{10} 方面的耐受性或不耐受性。以头颈癌为例，Fowler 等[247, 312, 313] 提出急性黏膜反应的耐受剂量范围为 59～$63Gy_{10}$，晚期反应的耐受剂量范围为 110～$117Gy_3$。

在没有几句警告的情况下，就总结对 LQ 等效模型或任何具有潜在临床应用潜力的基于生物学模型的讨论，都是不应该的。尽管这个模型肯定比 NSD 模型更稳健，而且在生物学原理上有更好的基础，但它仍然是一个理论模型。基本模型的一些局限性是显而易见的：一个过于简单的假设，一个组织中的等效对应于一个特定类型的细胞的等存活；没有规定细胞周期、增殖或微环境效应在整体剂量 - 反应关系中的影响；无法解释不同组织之间修复率的差异；不考虑体积效应；围绕模型对极端分割适用性的不确定性；以及对如何将该模型应用于接受多种治疗的患者的了解有限。

各种附加的 LQ 模型已经被提出[314-316]，特别是关于补偿肿瘤细胞再生和校正不同的组织修复率时，每天多个分割或近距离放射疗法。然而，目前在这种计算中引入的参数（例如，潜在的翻倍次数、重新细胞群 "启动" 时间和修复的一半时间）缺乏可靠值，这限制了它们的有用性。表 1-7 总结了一些现有的和提出的用于人类肿瘤和正常组织的 LQ 模型参数的现状。

七、21 世纪的辐射生物学

自 20 世纪 80 年代中期以来，大多数肿瘤学研究生

表 1-7 人类正常组织和肿瘤的线性 - 二次等效应模型的现有参数和提议参数的现状

范 围	管 理	关于数据的可用性		
		早期效应	晚期效应	肿瘤
α/β 比值	分割灵敏度	可以假设大多数情况下为 10Gy	可以假设大多数情况下为 3Gy	可以假设大多数情况下为 10Gy
$T_{1/2}$（半修复时间）	修复动力学	差 / 一般	差	无 / 差
T_p（有效克隆原倍增时间）和（或）T_k（"启动"时间——相对于治疗开始，时间开始增加）	放疗期间因加速增殖而损失的剂量	一般	差 / 不适用	差 / 一般
体积效应	增加目标量时组织耐受性的变化	差	差	无 / 差
γ（归一化剂量反应梯度）	效应的剂量 - 反应曲线的陡峭度；可用于估计正常组织并发症的概率	一般	一般	一般

改编自 Bentzen SM. Estimation of radiobiological parameters from clinical data. In: Hagen U, Jung H, Streffer C, eds. *Radiation Research 1895-1995*. Volume 2, Congress Lectures. Wurzburg: Universitatsdruckerei H. Sturtz AG; 1995:833–838.

必须接受分子、细胞或肿瘤生物学家的培训，而不是放射生物学家本身的培训，虽然有些可能与电离辐射作为探索基本细胞过程或转化研究的一部分，旨在发展新的癌症疗法。参加过放射生物学正式课程的人就更少了，更不用说其临床方面的课程了。这种注意力和训练上的转变实际上模糊了"放射生物学家"和"癌症生物学家"之间的界限，这是多年来肿瘤科学自然进化的一部分，肯定不是意料之外或毫无根据的。然而，事实是，放射生物学领域作为一种独特的实体，以其丰富的 120 年历史，在致癌作用、流行病学、毒理学、DNA 损伤和修复、遗传学和细胞遗传学、细胞周期生物学和放射肿瘤学等多个领域做出了重大贡献。在许多方面，这次消失只是名义上的，因为与放射有关的研究企业继续进行，而不考虑其研究人员的背景和他们如何自我认同。正在以越来越快的速度流失的是称职的放射生物教育者。这尤其令人不安，因为所有放射科学专业人员至少都需要相当精通放射生物学的基本原理。尤其是放射肿瘤学家，需要熟悉该领域的基础和现代方面，自 2001 年 9 月 11 日的事件以来，出现了一种新的使命：在发生放射性或核恐怖袭击的情况，需要提供专业的放射生物学的基本知识和放射防护急救人员、公民领袖和公众。

从研究的角度来看，基因组不稳定性[317, 318]、表观遗传学[319, 320]、细胞信号转导等基础研究仍然是研究的活跃领域。我们对细胞因子在辐射暴露后的正常组织并发症的病因学中所扮演的复杂角色了解得越来越多了，承诺有一天会提供新颖的、基于分子的放射保护剂[323, 324]，可能有利于放射事故受害者，放射紧急情况中的第一个反应者和在深太空任务的宇航员。放射科学家也在基因组学和蛋白质组学、功能和分子成像、分子靶向癌症治疗等领域做出了重要贡献，并在寻找肿瘤特异性生物标志物方面做出了贡献，这些标志物可以帮助癌症诊断、分期和监测治疗进展。

2018 年年初，一项新议程被提出，为未来 10～20 年的放射生物学研究提供了宏大的路线图。新的优先研究领域包括放射治疗（特别是低分割）与免疫治疗相结合，靶向 DNA 修复、肿瘤代谢、肿瘤干细胞和肿瘤微环境，开发新的高通量体外筛选系统和动物模型。

第2章　分子与细胞生物学
Molecular and Cellular Biology

Stephanie Markovina　Dennis E.Hallahan　著

于　洋　译

Hanahan 和 Weinberg 在 2000 年描述了"癌症特征",并详细描述了肿瘤发展为侵袭性恶性肿瘤所需的特征。"下一代"标志于 2011 年被发表,包括维持增殖信号、逃避生长抑制因子、抵抗细胞死亡、实现复制性永生、诱导血管生成、激活入侵和转移、重新编程能量代谢和逃避免疫破坏 [1]。Boss 等将这些特征与放射生物学的历史背景联系起来。肿瘤需要克服许多自然障碍才能存活 [2]。理解每个特征背后的分子事件不仅是癌症预防的关键,而且可实现癌症控制。本章概述癌症生物学基础,以及帮助理解如何使用本章知识来改进癌症治疗的新兴领域,重点为放射生物学。

一、癌症发展和进展的分子基础

(一)癌基因激活、肿瘤抑制因子丢失和多阶段癌变

癌症的发展是一个多步骤的过程,其特征是多种遗传和分子变化的积累,导致许多正常的细胞和生物过程的失调。肿瘤形成的常见起始事件是原癌基因的功能突变或扩增,或肿瘤抑制基因的功能突变或缺失。癌基因激活只需要改变一个等位基因,通常会导致增殖增加和(或)防止细胞死亡。通常受影响的基因包括 *myc* 家族、*ras* 家族和 *bcl-2* 基因。肿瘤抑制活性的丧失需要 2 个等位基因的功能丧失。通常改变的肿瘤抑制因子包括 p53 和 Rb,它们都是 DNA 损伤反应的关键调控因子,并能在 DNA 损伤化疗和电离辐射(ionizing radiation,IR)后指导细胞命运。*p53* 是最常见的体细胞肿瘤突变,它被认为是一个"看门人"基因,因为它的功能对于维持基因组的保真度很重要,在基因组保真度受到威胁的情况下诱导细胞死亡。"看门人"基因的上游失活允许额外的遗传异常积累和繁殖,最终导致肿瘤形成。家族性结肠癌的自然史可最好地说明了多阶段癌变的概念。DNA 错配修复基因的早期缺失,包括 *MSH2* 或 *MLH1*,导致"突变表现型"和持续的 DNA 错配。在数年的过程中,癌前腺瘤发生了其他突变,导致侵袭性癌症的发展。

癌症基因组图谱(The Cancer Genome Atlas,TCGA)是一个广泛的多平台研究项目,可以从分子上描述 32 种不同类型的癌症,不仅揭示了人类肿瘤的遗传景观和异质性,而且还揭示了与不同突变背景相关的 mRNA 和蛋白表达谱的重要信息(https://cancergenome.nih.gov/)。在某些情况下,TCGA 还可以获得全面的临床数据,可以分析治疗背景下的组学数据,包括放疗、疾病和治疗后的生存结果。

(二)生长促进

原癌基因的改变通过激活基因突变、易位或基因扩增可导致增殖增强。类似地,正常情况下抑制细胞增殖的肿瘤抑制因子的基因缺失会导致细胞周期的异常进展。细胞的增殖是由可溶性生长因子刺激的。癌细胞过度表达生长因子或通过激活生长因子受体或下游因子的突变来绕过对配体的需求。例如,*BRAF* 突变在黑色素瘤和分化型甲状腺癌中很常见,并被认为导致了丝裂原激活蛋白(mitogen-activated protein,MAP)激酶通路的组成性激活 [3]。磷脂酰肌醇 3- 激酶(phosphoinositide 3-kinase,PI3K)家族蛋白突变在一些癌症亚型中很常见,其导致下游 Akt/ 蛋白激酶 B(protein kinase B,PKB)[4] 的激活。在宫颈癌中,PI3K/Akt 通路突变与嗜糖性和癌症复发有关,提示这些促进生长的基因改变也可以影响肿瘤对标准治疗的反应 [5]。

(三)细胞死亡抑制

调节性细胞死亡(regulated cell death,RCD)是细胞为了维持生理稳态而死亡的过程,部分受主控调节蛋白(如 p53)控制。促凋亡因子的缺失和抗凋亡因子(最常见的是 Bcl-2 家族)活性的上调或增强,允许肿瘤细胞逃避这些受调控的细胞死亡信号 [6]。在过度增殖的背景下,累积的 DNA 损伤是已知的正常细胞中调节性细胞死亡的触发因素之一,但这一过程在许多肿瘤细胞中是不正常的,使得具有越来越异常基因组的细胞增殖。肿瘤细胞通过肿瘤抑制因子 p53 的缺失、基因突变或表观

遗传沉默来逃避这种反应，而表观遗传沉默是 DNA 损伤的关键传感器[7]。自噬的失调在癌症中也很常见；然而，这一过程可以允许肿瘤细胞存活或促进细胞死亡。

（四）血管生成

随着肿瘤的快速增殖和新陈代谢的普遍增加，肿瘤的发展速度可以很快超过其血液供应。为了避免营养和氧气的缺乏并消除有毒的代谢副产物，肿瘤诱导了一个"血管生成开关"，诱导静止的成熟血管形成新血管。促血管生成因子［如 VEGF-A 和成纤维细胞生长因子（fibroblast growth factor, FGF）家族成员］和抗血管生成因子［包括血小板反应素 -1（thrombospondin-1, TSP-1）和内皮抑素］之间的平衡，被认为有利于许多扩张性癌症和特征性肿瘤新生血管生成[8]。这些新血管明显异常，具有毛细血管过早、血管弯曲分叉、血管渗漏[9]。一些治疗策略利用了肿瘤血管系统和正常血管之间的差异，包括一种称为贝伐珠单抗的抗 VEGF 受体的单克隆抗体，被美国食品药品管理局（Food and Drug Administration, FDA）批准用于多种癌症适应证。然而，越来越清楚的是，仅仅抑制 VEGF 信号并不足以破坏肿瘤的血液供应，血管生成开关的概念和调节它的因子可能是肿瘤类型和个体特异性的[10]。

（五）端粒功能障碍和永生复制

端粒是一组由 6 个核酸序列重复序列组成的阵列（人类 TTAGGG），与庇护素复合体结合，防止染色体末端被识别为损坏的 DNA[11]。端粒的缩短与每次细胞分裂构成体细胞衰老的主要机制。关于癌症的发展，端粒缩短有两个主要且相反的结果：① ATM/ATR 激酶级联激活的肿瘤抑制作用，从而停止增殖；②端粒危机，其特征是广泛的基因组不稳定和癌症进展。这种相互作用是复杂的，而且尚未完全了解，但可能部分解释了与衰老相关的癌症发展风险的增加。端粒酶逆转录酶（telomerase reverse transcriptase, TERT）通过在染色体 3' DNA 末端添加 GGTTAG 重复序列来逆转端粒缩短的过程[11]。在发育过程中，TERT 在大多数体细胞中是沉默的，导致端粒程序化缩短，并在未受保护的染色体末端激活 DNA 损伤反应后导致衰老或凋亡。

现有证据表明，在某些癌细胞中，端粒危机的激活导致 TERT 的重新激活，延长了细胞的增殖能力，具有广泛的突变和染色体不稳定及恶性进展。利用先前端粒危机的标志物作为决定因素，TERT 再激活被认为有助于慢性淋巴细胞白血病（chronic lymphocytic leukemia, CLL）、乳腺癌、结直肠腺瘤和其他实体肿瘤的发展[12, 13]。TERT 启动子的突变是癌症中最常见的 TERT 激活机制。然而，在许多情况下，其激活机制尚不清楚。尽管在高达 90% 的人类癌症中，TERT 被重新激活，但有证据表明，端粒功能障碍依然存在，而由此产生的永久染色体不稳定和不受限制的增殖的结合支持了恶性表型[11]。

（六）入侵和转移

侵袭转移的多步骤过程是一系列必需的步骤，被称为侵袭转移级联反应[14, 15]。癌细胞首先局部侵入基底膜，内渗到附近的血液和淋巴管，并通过淋巴和循环系统。肿瘤细胞在循环中的存活需要细胞外基质（extracellular matrix, ECM）的促存活信号、血流动力学剪切力和免疫系统的攻击[16]。这些细胞随后从血管或淋巴管外渗到远处器官的组织中，与内皮细胞黏附、破坏和侵入内皮屏障。这种情况可以发生在大血管中的单个细胞，也可以发生在末端毛细血管中增殖的细胞群[16]。一旦进入组织实质，这些细胞就必须增殖形成小的微转移[1]。

细胞极性的破坏、基底膜完整性的丧失以及细胞运动都与此过程有关。在许多癌症类型中都发现了细胞表面黏附分子的表达降低，如 E-cadherin，其介导细胞到细胞和细胞到细胞外基质的连接[1]，并由许多指导胚胎发生和伤口愈合的相同转录因子介导，包括 Snail、Slug、T wist 和 Zeb1/2。TGF-β 在正常细胞中是一种强大的抗增殖信号，相反，当存在于转化的上皮细胞时，似乎参与了这一过程，被称为上皮 - 间充质转化（epithelial-tomesenchymal transition, EMT）[17]。除了与相邻细胞和外胚层细胞失去黏附外，EMT 激活的细胞呈现间质样形态；分泌酶包括分解基底膜的基质金属蛋白酶，并表现出增强的运动能力[1]。虽然肿瘤细胞与周围微环境的关系是异质性的，但肿瘤相关的成纤维细胞可促进这一侵袭过程[1, 18]。

一旦进入转移性生态位，肿瘤细胞就会适应一些机制，使通常不受欢迎的环境变得更受欢迎。在一项精妙的研究中，Valiente 及其同事证明了纤溶酶可以作为一种天然的防御机制来对抗脑转移。他们进一步证明肺肿瘤细胞通过血液血管系统转移到大脑，进而分泌纤溶酶原激活抑制剂丝素，包括神经丝素和 serpinB2，以抵消这种作用，并允许大脑的定植[19]。类似的反向作用力的例子为某些类型的肿瘤细胞倾向于在特定的遥远部位定植提供了一些解释。

（七）代谢重新布线 / 可塑性

大多数癌症通过糖酵解来适应糖代谢的偏好，即使在有氧的情况下，至少有一部分肿瘤细胞是如此。这种有氧糖酵解过程，又称"Warburg 现象"，是一种肿瘤表型，其特征是癌细胞对葡萄糖的摄取和代谢增加，即使在氧气存在的情况下也会导致乳酸酸中毒。肿瘤细胞主要通过增加 GLUT1 葡萄糖转运体的表面表达，来补偿有氧糖酵解导致的 ATP 产量降低 18 倍[1, 20]。氟脱氧葡萄糖正电子发射断层扫描（fluorodeoxyglucose positron emission tomography，FDG PET）利用了葡萄糖摄取的显著增加，因为 ^{18}F- 脱氧葡萄糖在进入细胞后被磷酸化并在癌细胞中积累，允许 PET 成像检测[21, 22]。

在某些癌症中，向低效糖酵解通路的"代谢转换"可能是癌基因激活的副产品。Ras 致癌基因的激活和缺氧增加 HIF-1α 和 HIF-1β 转录因子的活性，导致糖酵解通路的增强。然而，有证据表明，即使没有这些直接联系，有氧糖酵解在癌症中也有作用，这一生理优势似乎是肯定的[23]。在过去的几年里，人们越来越清楚地认识到，肿瘤中的代谢重编程是主要癌症的一种动态、全面的优势特征。一个重新审视的假设是，越来越多的证据证明，通过糖酵解产生的副产品，如丙酮酸，可以被重新引导以增强氨基酸和其他关键的细胞成分。在一篇全面的综述中，Pavlova 和 Thompson 提出了癌症的 6 种代谢特征，并指出并非所有癌症都具有这 6 种特征，但大多数癌症都具有其中的许多特征[24]。人类癌症中许多代谢改变的特征是参与细胞能量代谢的一种或多种酶的突变或表达改变的结果。IDH1 就是 1 例，它在许多低级别胶质瘤中发生突变，并在胶质母细胞瘤中过表达。通过改变脂质代谢和氧化还原应激，IDH1 促进肿瘤体外和体内的细胞生长及治疗耐药，并可靶向抗肿瘤作用的分子[25]。与公认的肿瘤微环境的重要性和宿主的贡献相一致，这些特征之一是与微环境的代谢相互作用。尽管机制尚不清楚，肥胖是癌症患者中日益增加的并发症，特别是发达国家，被认为不仅影响癌症风险，而且影响对主要治疗的反应，包括电离辐射[26-28]。能量利用与氧化还原平衡之间的密切关系可以解释治疗的反应。

（八）免疫逃避

虽然抗癌免疫疗法最近才出现在前沿，如本章后面所讨论的，但认识到免疫系统在预防癌症和与标准细胞毒疗法协同中的作用已经有一个多世纪的历史了。免疫监测似乎在清除转化细胞和预防肿瘤发展方面起着重要作用。尽管有这种监测，但癌症还是会发展各种机制来逃避抗癌免疫反应。这些机制的细节和程度正在被揭示，包括肿瘤细胞表达负免疫调节细胞表面受体、可溶性因子和非免疫原性细胞死亡。

大多数癌细胞已经获得了大量的基因突变，提供了大量潜在的肿瘤特异性抗原而被免疫系统识别为外来抗原。与此同时，潜在的结果是，肿瘤也进化出了一些逃避或积极抑制免疫系统的机制，即所谓的免疫检查点，通常调节免疫耐受性[29]。细胞毒性 T 淋巴细胞相关抗原 4（cytotoxic T-lymphocyte-associated antigen 4，CTLA4）是抗肿瘤免疫应答的关键介质，因为它被肿瘤细胞上调并抑制 T 细胞激活。程序性细胞死亡蛋白 1（programmed cell death protein 1，PD1）及其配体（programmed cell death protein ligand 1，PDL1）在多种肿瘤类型中增加，当它们相互结合时，会抑制周围肿瘤微环境中的 T 细胞效应。针对这两种检查点通路的治疗最近在多种癌症中取得了成功，在具有显著突变负担的肿瘤中似乎有更高的应答率[30]。尽管在转移性复合化疗耐药的患者中也有显著的疗效记录，但这些疗法作为单一药物的总有效率仅在 10%～15%，在某些癌症中，如胰腺癌和转移性前列腺癌的有效率非常低[31]。因此，除了了解这些不同的反应之外，研究重点转向了联合治疗，不仅结合针对肿瘤免疫逃避网络的不同方面的免疫疗法，而且还结合增强一般免疫反应的抗癌疗法，包括电离辐射。

电离辐射对免疫系统成分和免疫应答的影响是复杂的。图 2-1 给出了这种复杂效应的简化示意图，描述了暴露在电离辐射下的肿瘤细胞中诱导的无数信号事件，这些信号事件影响了肿瘤新抗原、细胞因子和趋化因子的表达。随后的肿瘤细胞死亡本身作为一个信号，通常增强免疫反应。放射也是一种有效的淋巴细胞凋亡诱导剂，在提供治疗时，照射范围内的细胞可能因极低剂量而死亡，对免疫反应有潜在的负面影响[32, 33]。考虑到免疫疗法与放射疗法结合的复杂性和其背后的有效性，许多癌症的护理治疗标准已经包括放射疗法，人们正在努力确定最佳剂量、分割和时间，以产生最大的抗肿瘤反应。Vanpouille-Box 等最近在小鼠癌症免疫治疗模型中发现，放射剂量高于 12～18Gy 时，DNA 外切酶 Trex1 是抗肿瘤免疫反应诱导的负调控因子[34]。Trex1 的表达可降解放射细胞内的胞质 DNA，从而下调 cGas-sting 介导的免疫激活，仅由特定的放射方案诱导，可能是一种分子生物标志物，可用于决定联合免疫治疗的最佳临床方案。放射疗法和免疫疗法的联合治疗对于改善许多不同类型的癌症的反应是一种诱人的可能性。

二、放射损伤的细胞和分子基础

高剂量的放射对消融包括癌症以外疾病的病理组织有效，如室性心动过速、动静脉畸形、三叉神经痛和良性肿瘤。放射消融的分子基础涉及多种生理反应。例如，超过 10Gy 的剂量会激活神经磷脂酶的裂解，产生细胞毒性浓度的神经酰胺[35]。神经酰胺反过来又激活受调节的细胞死亡。立体定向放射手术疗效的分子基础部分是由于一次高剂量放射后产生的神经酰胺。

放射剂量依赖性的细胞表面蛋白诱导发生在癌症中，这种分子反应的一般原理包括损伤相关分子模式

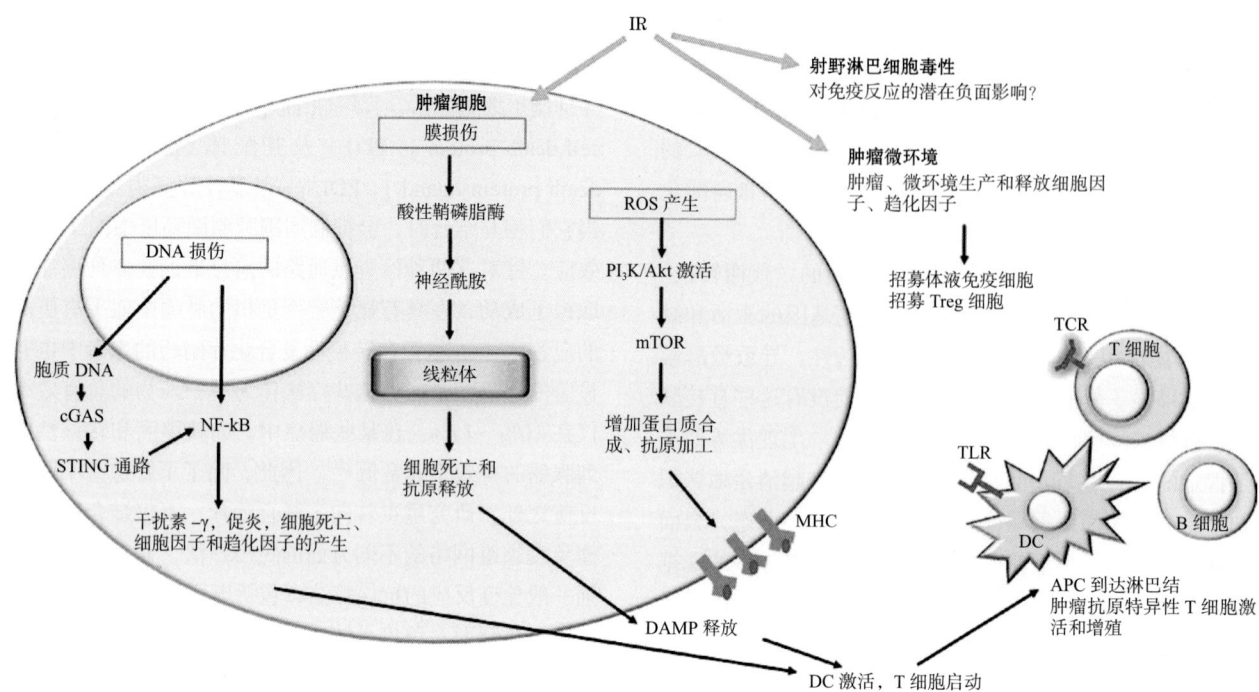

▲ 图 2-1　辐射诱导的免疫效应

电离辐射（IR）会诱导许多信号事件，从而产生可影响免疫反应的多个信号。这些作用可以促进和抑制抗肿瘤免疫反应。当前放射治疗 - 免疫治疗组合的目标是创造条件，在这种条件下，这种整体反应在很大程度上促进了抗肿瘤免疫反应。在肿瘤细胞内，电离辐射诱导 DNA 损伤，它可以诱导干扰素基因（STING）通路的刺激物，并直接诱导核因子 -κB（NF-κB）活性，NF-κB 是一种主要的转录调节因子，控制参与免疫应答的无数基因的表达，即干扰素 -γ（IFN-γ）。肿瘤细胞膜损伤启动依赖于线粒体的细胞死亡通路，从而促进肿瘤特异性抗原和损伤相关分子模式（DAMP）的释放。这些分子可导致树突状细胞（DC）成熟和激活以及 T 细胞启动。然后这些成熟的抗原呈递细胞（APC）迁移到附近的淋巴结，在那里它们诱导肿瘤抗原特异性 T 细胞反应。ROS 产生通过磷酸肌醇 3 激酶 / 蛋白激酶 B/ 哺乳动物雷帕霉素靶点（PI3K/Akt/mTOR）依赖性通路导致蛋白合成增加，并增加新抗原加工和呈递。在肿瘤微环境中，电离辐射导致负责募集体液免疫细胞的细胞因子和趋化因子的产生和释放增加。一些因素会募集抑制细胞毒性 T 细胞功能的调节性 T 细胞（Treg）。电离辐射对免疫反应的平衡作用的一个潜在重要部分是，电离辐射在治疗递送时对放射野内淋巴细胞的直接淋巴细胞毒性作用。cGas. 环 GMP-AMP 合酶；MHC. 主要组织相容性复合体；TLR. toll 样受体；TCR. T 细胞受体

（damage-associated molecular pattern, DAMP），如标记受照射细胞的表面蛋白。一个例子是钙网蛋白可以激活巨噬细胞介导的吞噬作用。此外，辐射诱导的细胞因子包括肿瘤坏死因子（tumor necrosis factor, TNF）和白细胞介素（interleukin, IL）。细胞黏附分子如细胞间黏附分子（intercellular cell adhesion molecule, ICAM）-1、p- 选择素、E- 选择素等是辐射诱导的蛋白，在癌症内皮细胞表面表达[36]。

DAMP 是组织损伤时发生的生理过程，如热、机械、放射和其他原因造成的损伤。DAMP 包括向邻近胞和远处的细胞和隔间发出信号的分子，如免疫效应细胞和造血干细胞。

（一）DNA 损伤反应

正如在第 1 章所讨论的，直接电离事件和氧自由基的发展都导致几乎瞬间的细胞反应。各种类型的物理 DNA 损伤可能发生，包括 DNA 交联、核苷酸丢失、碱基修饰、单链和双链断裂。不同的损伤事件启动不同的信号级联，最终目的是停止细胞周期进程，允许 DNA

修复。这些路径以简化的示意图形式呈现在图 2-2 中。一系列的蛋白质——分为传感器、效应器和转导器——参与编配的 DNA 损伤修复机制。如第 1 章所述，DNA 修复缺陷可导致对放射过敏和（或）错误修复突变的传播。

单链断裂对于细胞来说修复是相对简单的，因为备用的感觉链作为修复模板是完整的。同样，碱基丢失或损伤可以通过碱基切除修复（base excision repair, BER）通路进行修复。另外，双链断裂需要更多的机械和复杂的信号通路，通过 NHEJ 和同源重组这两种主要通路之一进行保真修复。在 DNA 损伤的几秒钟内，传感器蛋白 Mre11/Rad50/Nbs1（MRN）复合物被招募到双链断裂病灶，共济失调毛细血管扩张突变（ataxia telangiectasia mutated, ATM）激酶被激活，磷酸化 MRN 复合物。修复过程是通过同源重组还是通过 NHEJ 进行，至少部分取决于细胞周期的阶段，在 S 期和 G₂ 期后期同源姐妹染色单体可用于重组时，同源重组优先发生[37]。在 G₁ 期可以看到 NHEJ 修复的偏误姐妹染色单体是不可用的，它通过 53BP1 定位到双链断裂处，抑

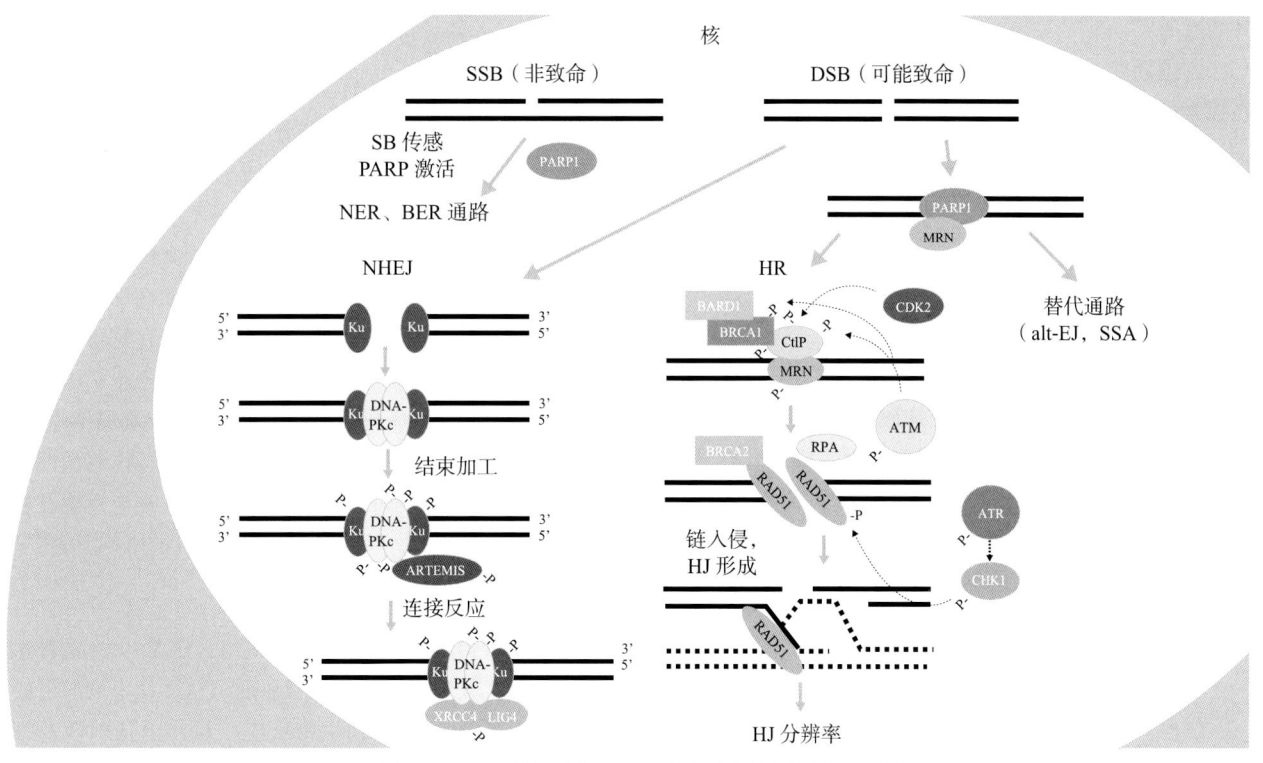

▲ 图 2-2　DNA 损伤反应：DNA 损伤反应通路的简化示意图

单链断裂（SSB）在很大程度上是非致命的，可以通过核苷酸切除修复（NER）或碱基切除修复（BER）通路修复。双链断裂（DSB）可能是致命的，并诱导许多修复通路，包括非同源末端连接（NHEJ）、同源重组（HR）和不太常见的替代通路，例如替代末端连接（alt-EJ）和单链退火（SSA）。修复通路的选择不仅依赖于细胞周期，而且这些通路是高度交互的并且可以相互调节。DSB 修复通路中的缺陷导致对电离辐射敏感。ARTEMIS. 阿尔忒弥斯复合体；ATM. 共济失调毛细血管扩张突变激酶；ATR. 共济失调毛细血管扩张症和 Rad3 相关蛋白；BRCA1.BRCA1 DNA 修复相关；BARD1.BRCA1 相关环域 1；BRCA2.BRCA2 DNA 修复相关；CDK2. 细胞周期蛋白依赖性激酶 2；CHK1. 检查点激酶 1；CtIP.RB 结合蛋白 8；DNA-PKc. DNA 依赖性蛋白激酶，催化亚基；Ku.Ku70/Ku80；LIG4.DNA 连接酶 4；MRN.MRN 复合物（Mre11、Rad50、Nbs1=nibrin）；PARP1. 聚（ADP- 核糖）聚合酶 1；RAD51.Rad51 重组酶；RPA. 复制蛋白 A；XRCC4. X 线修复交叉互补 4

制 ATM 依赖的 MRN 复合体的激活。在 53BP1 缺失的情况下，RPA 覆盖在单链加工的末端，随后招募介体蛋白 Rad52、BRCA1/2 和 Rad51，从而促进姐妹染色单体同源链的侵入。在 G$_1$ 期，53BP1 抑制 ATM 介导的钝化双链断裂端处理。相反，DNA 末端被 Ku70/Ku80 异质二聚体覆盖，从而招募并激活 DNAPK 的催化亚基（DNA-pkcs）。在接近 KU 蛋白的帽端后，连接酶复合物被招募来完成链修复过程[38]。第 5 章回顾了抑制 DNA 修复的药物。

DNA 损伤时处于有丝分裂中的细胞容易发生突变，有丝分裂特异性磷酸化事件积极抑制同源重组和 NHEJ。经典修复通路的抑制意味着在第一次有丝分裂中存活的细胞可能允许 DNA 缺陷向随后的后代繁殖[39]。这些修复通路组件的缺陷表现为放射敏感性；药理 ATM、ATR 和双链断裂修复通路的其他成员的抑制剂正在作为治疗性放射增敏剂进行研究[40]。此外，最近有证据表明，非编码 RNA 也可以参与调节 DNA 损伤反应[41]，ATM/ATR 激酶可以磷酸化关键的细胞周期检查点蛋白，促进

细胞周期阻滞，并阻止细胞带未修复的 DNA 进入有丝分裂，这将在本章后面进一步讨论。

（二）细胞周期检查点

作为电离辐射引起的 DNA 损伤的直接后果，并可能是对其他细胞损伤的反应，具有完整的细胞周期检查点的细胞将在损伤时和进入有丝分裂前的某阶段（主要在 G$_1$、S 和 G$_2$ 检查点）停滞，这取决于它们在细胞周期的位置。在电离辐射暴露时，处于 G$_1$ 期的细胞在进入 S 期之前被 ATM 介导的 p53 激活抑制，诱导 p21 转录上调，抑制细胞周期蛋白 D/E 和细胞周期依赖激酶（cyclin-dependent kinase，CDK）4/6 和 2，从而导致 G$_1$ 期阻滞[38]。对于处于 S 期的细胞，RPA 似乎也将 MRN 复合体招募到复制位点，从而减缓 DNA 复制。CHK2 也被 ATM 激活，阻止 CDC45 加载到复制起点上，共同导致细胞周期在 S 期停止。最后，G$_2$ 阻滞被认为是 ATM 介导的 CHK1 和 CHK2 激活的结果，CHK1 和 CHK2 磷酸化和灭活磷酸酶 CDC25c，并将其隔离在细胞质中。CDC25c 靶向 CDK1 保持磷酸化和无活性，阻止 G$_2$ 期之

外的进展[38]。

细胞周期检查点抑制剂，特别是 CHK1 抑制剂，正在探索其作为治疗癌症的潜在放射敏化剂，尽管目前尚不清楚这些药物的疗效机制是否通过抑制细胞周期阻滞或依赖于 CHK1 的其他作用[40]。最终，在细胞周期检查点缺陷或如果这些共同努力失败，进展到有丝分裂的细胞并残留未修复的 DNA 损伤的细胞可能经历有丝分裂的灾难。

（三）放射引起的细胞死亡和非致命的损伤

克隆性细胞死亡是指单个细胞无法进行 5～6 次细胞分裂，从而形成 50 个细胞。多种模式细胞死亡和其他非致死的终末过程都可能导致克隆性细胞死亡。了解这些在暴露于电离辐射后诱导或抵抗癌细胞的特定机制的重要性，是为了确定肿瘤细胞死亡的敏感性，以便开发新的治疗方法使肿瘤对电离辐射敏感。

（四）细胞死亡机制

细胞死亡的机制可分为意外细胞死亡和调节性细胞死亡，其他非致死过程，如有丝分裂的灾难和衰老，构成克隆性细胞死亡的第三类。根据 2018 年细胞死亡命名委员会的建议，在特定情况下，至少有 12 种不同形式的受调控细胞死亡发生[42]。根据定义，调节性细胞死亡可以在药理学和（或）遗传学上被调节，而意外的细胞死亡是不可逆转的。许多细胞死亡机制，包括非自主细胞死亡，如免疫原性细胞死亡和粒细胞增多，被认为发生在人类恶性细胞中。

程序性细胞死亡，也称为细胞凋亡，描述了细胞内酶降解蛋白质和 DNA 而没有激活免疫反应的一组过程。调节细胞凋亡的几种通路已经被描述。激活免疫反应的调节性细胞死亡过程包括坏死和凋亡。这些形式的调节性细胞死亡释放信号，激活免疫效应细胞和炎症[43]。因此，通过坏死和凋亡通路引导细胞死亡可用于增强免疫治疗。

众所周知，放射可以诱导淋巴细胞和恶性血液病（包括淋巴瘤和多发性骨髓瘤）细胞的凋亡，但人们认为只有小部分来自实体组织的肿瘤细胞可以被诱导凋亡。这在很大程度上可能是由于 p53 基因突变或致癌病毒［如人乳头瘤病毒（human papillomavirus, HPV）］的翻译后调节导致许多实体肿瘤中的 p53 失活。在实体肿瘤中，由于多种可能同时诱导的死亡通路和相对较长的时间过程（电离辐射后数天），在不同剂量电离辐射后观察到的细胞死亡机制的比例难以辨别。有丝分裂的灾难被认为导致大部分实体肿瘤细胞的死亡或衰老，但放射也被证明可以诱导肿瘤细胞坏死[42, 44]。此外，凋亡是一种受调节的细胞死亡机制，据信至少与某些正常组织放射毒性有关[45]。

（五）非致命损伤——衰老，有丝分裂危象

有丝分裂后细胞死亡（postmitotic cell death, PMCD）和有丝分裂灾难发生在癌细胞有丝分裂时，尽管 DNA 损伤未修复。有丝分裂灾难是用来描述试图进行有丝分裂而失败的细胞。有丝分裂危象本身不被认为是一种调控细胞死亡的形式，但通常通过凋亡或其他调控的细胞死亡机制进入 PMCD。细胞有丝分裂危象在许多实体肿瘤中是放射诱导细胞死亡的重要组成部分，其特点是多核巨细胞的存在并新陈代谢活跃，但要么死于二次调节细胞死亡机制，如坏死或凋亡，要么保持终端增殖停滞，被称为衰老。细胞衰老的特征是当细胞保持代谢活性时无法复制，细胞显示 β- 半乳糖苷酶阳性。衰老发生在癌症和正常组织细胞，并有助于对放射治疗的生物反应[46]。

（六）放射诱导淋巴细胞减少

第 1 章对异位效应进行了综述。这是一种放射生物学原理，其中组织或癌症被放射，在远处未被放射的肿瘤或组织中可观察到生物反应。其分子基础涉及细胞因子和微囊泡（microvesicle, MV）的释放等多种机制。例如，TNF、TGF-β 和其他细胞因子从被照射细胞释放。微囊泡是含有蛋白质和 microRNA 的膜性细胞外囊泡。微囊泡从被照射细胞中释放出来，并与远处的目标细胞融合以传递信号。例如，被照射的外周血白细胞（peripheral blood leukocyte, PBL）释放微囊泡进入循环。微囊泡运输到造血干细胞（hematopoietic stem cell, HSC），在那里它们激活未被照射的造血干细胞的生物反应。因此，医源性免疫抑制是由淋巴细胞的慢性耗竭引起的，这种耗竭在放射治疗结束后仍持续数月[47-49]。放射诱导的淋巴细胞减少的机制涉及骨髓腔内 CD11a 干细胞的耗尽。CD11a 干细胞是淋巴细胞的前体。微囊泡和被照射的白细胞运输到造血干细胞，并在骨髓中耗尽 CD11a 干细胞[50, 51]。放射诱导的细胞凋亡是淋巴细胞的特征[37]。事实上，医源性免疫抑制可以通过照射周围血白细胞（体外），然后注射进入未经照射野生型小鼠体内。照射后，细胞外微囊泡和照射的白细胞运输到骨髓并与造血干细胞融合，从而将 microRNA 和细胞因子传递到造血干细胞。微囊泡信号参与 CD11a 干细胞的耗竭。

（七）放射诱导的正常组织干细胞消耗

胚胎干细胞（embryonic stem cell, ESC）在低剂量照射后发生凋亡反应[52, 53]，细胞活力显著下降[54]。胚胎干细胞对照射后细胞凋亡的保护作用已有许多研究，许多生物学通路都有助于放射诱导的细胞死亡[55-59]。胚胎干细胞与其分化的等基因子代相比，表现出更高的凋亡反应[60, 61]，同时表达高水平的促凋亡蛋白 Bax 和低水平

的抗凋亡蛋白 Bcl-2[62]。

通过 Bcl-2、p53 和 ASPP1 的参与[64]，造血干细胞对高水平凋亡的放射做出反应[63]，放射也驱动造血干细胞进入静止状态，而没有凋亡反应[65]。神经干细胞（Neural stem cell，NSC）在照射后以剂量依赖的方式[67]发生调节性细胞死亡[53, 61, 66, 67]、存活的细胞衰老[68]。被照射神经元干细胞的凋亡易感特性与 Trail-R2 介导的 caspase-3[69] 激活的信号级联以及磷酸化 p53 的长时间上调有关[70]。Wang 等[71]研究发现，照射后的肠干细胞也发生 p53 依赖性凋亡。小鼠体内实验表明，尽管细胞死亡对组织结构没有明显影响，但低剂量照射后 10% 的肠干细胞开始凋亡[72, 73]。离体器官培养的肠干细胞在 6Gy 照射后发生大量凋亡，而相同器官培养物中的非干细胞表现出更高的放射抗性[62]。

磷蛋白磷酸酶 2A（phosphoprotein phosphatase 2A，PP2A）是一种潜在的与正常干细胞放射敏感性相关的 DNA 损伤反应信号抑制剂[62]。PP2A 通过 pATM 和 γH2AX 去磷酸化使 DNA 损伤反应失活，并使 Akt 去磷酸化，从而激活凋亡通路。干细胞组成性地表达高水平的 PP2A，这导致 DNA 损伤反应激活受损，并增加了在一些体内生态位和干细胞培养的凋亡反应[62]。干细胞对 DNA 损伤反应过敏的表观遗传机制包括组蛋白修饰（乙酰化和甲基化）和调控性非编码 RNA（见综述 Li[74]）。表观遗传改变已经被发现通过致癌基因的重新激活和肿瘤抑制基因的沉默来促进放射诱导的致癌发病机制[75, 76]。在许多模型中，这些事件可导致基因组不稳定并随之发生癌变[79-82]。

（八）分子靶向放射防护

放射诱导的组织损伤有几种机制，包括细胞死亡、干细胞耗竭、炎症、水肿和纤维化，每一种都会损害受照射器官的功能。分子靶向放射防护是一种类似分子靶向癌症治疗的策略，通过抑制特定分子来防止正常组织损伤。分子靶向放射防护的挑战在于，药物必须保护正常组织，而不减少放射对癌症的细胞毒性作用。"可药物化"的分子靶标，专门防止正常组织放射损伤，利用了正常组织干细胞的不同反应，并不减少癌症中的细胞死亡。正常干细胞在照射后对调节细胞性死亡敏感，而癌症和癌症干细胞对调节性细胞死亡有抗性。

减少正常干细胞中调节性细胞死亡的策略包括抑制调节细胞凋亡的酶。例如，GSK3β 抑制改变了调控凋亡、Bax 和 Bcl-2 蛋白的表达水平。因此，GSK3β 抑制药可以减弱放射诱导的正常干细胞凋亡，而不会改变癌细胞对放射的反应。同样，PP2A 在正常干细胞中是一种过表达的酶，参与被照射的正常干细胞的信号转导，导致

调节性细胞死亡。抑制 PP2A 可减少细胞凋亡，防止正常组织干细胞的消耗。例如，肠道干细胞的减少会导致肠绒毛的缩短和随后的肠道吸收不良[83]。肠道干细胞的易感性与表观遗传学有关，表观遗传学负责维持"干细胞表型"。干细胞显示 PP2A 增加，PP2A 的基因沉默显著降低了干细胞的易感性。通过表观遗传下调 Bax 和上调 Bcl-2，可保护干细胞免受放射诱导的凋亡。抑制糖原合成酶激酶 3b（glycogen synthase kinase 3b，GSK3b）可以防止体外及脑、肠和皮肤细胞的凋亡[84]。

放射引起的炎症会损害器官功能。最显著的是放射性肺炎，它会损害肺部的氧交换。放射通过诱导炎症介质如 ICAM-1、细胞因子（如 TNF、IL）和 DAMP 诱发肺炎。肺炎延迟发病的机制尚不完全清楚。肺炎可在放疗完成后数周发生，这意味着免疫效应细胞扩张所需的延迟。糖皮质激素（glucocorticoid，GC）可减轻放射引起的水肿，它与内皮细胞和白细胞上的糖皮质激素受体结合，以减少炎症和降低血管通透性。糖皮质激素还能降低被照射肿瘤和正常组织中微血管的渗透压梯度。因此，糖皮质激素是治疗压迫大脑、脊柱和气道癌症的重要组成部分。糖皮质激素会引起不良反应，如高血糖、高血压、失眠、烦躁不安和胃炎。有可能减轻放射诱导水肿的替代药物包括介导水肿的受体抑制剂和酶。放射诱导水肿的分子生物学信号很复杂，包括血管通透性因子、VEGF 和 LPA。这些放射诱导的分子与内皮细胞上的受体结合以增加通透性。可以开发这些信号通路的抑制剂，以减少对糖皮质激素不耐受的患者的放射诱导水肿。

放射诱导纤维化的分子基础是多因素的，涉及如 TGF-β 等细胞因子的慢性产生。炎症在放射诱导纤维化的发病机制中的作用可以通过缺乏 ICAM-1 的受照射小鼠的肺弹性得到改善来证明。ICAM-1 是一种细胞黏附分子，可调节受照射组织内白细胞外渗。阻断 ICAM-1 的功能是减轻放射诱导的炎症和纤维化的一种潜在手段。

三、放射反应预测和个体化肿瘤生物标志物

肿瘤学的个性化患者治疗是指使用生物标志物和基因组测试来确定对每个患者的最佳管理。对肿瘤进行基因分析以确定"可操作"或"可药物"突变，是一种识别对标准治疗有耐药性但对分子靶向治疗有反应的肿瘤的方法。

检测或预测癌症的生物标志物的重要性，可以通过前列腺特异性抗原（prostate specific antigen，PSA）得到最好的证明，PSA 仅由前列腺上皮细胞表达，因此，它既是前列腺癌的敏感的生物标志物，也对监测治疗反应和检测复发非常有用[85]。很少有生物标志物是真正的癌症特异性的，而是与其他肿瘤和患者特征一起用于

对患者的治疗结果和反应进行分层。这些例子包括血清 CA 125 作为卵巢癌的标志物，可以帮助评估细胞减灭术和对全身化疗的反应[86]，以及血清 CA 19-9，其在胰胆癌患者中是可测量的。胰腺癌术后 CA 19-9 升高超过 90U/ml 与总体生存率显著降低相关[87]。

例如，在宫颈癌中，血清鳞状细胞癌抗原（squamous cell carcinoma antigen，SCCA）升高是除国际妇产科联合会（International Federation of Gynecology and Obstetrics，FIGO）分期和淋巴结状态外，为数不多的具有独立预后价值的生物标志物之一，无论是在早期疾病的外科治疗中还是在局部晚期宫颈癌的明确化疗（CRT）中[88, 89]。在血液 / 血清或其他生物液体中可以检测到的 SCCA 等因素作为生物标志物很有吸引力，因为它们是无创的，并且可以重复取样，对患者来说成本和负担相对较小。新兴的循环生物标志物包括检测循环肿瘤细胞（circulating tumor cell，CTC）或细胞片段、循环肿瘤 DNA（circulating tumor DNA，ctDNA）、代谢产物和病毒滴度或病毒特异性蛋白。

TCGA 研究成果为肿瘤异质性提供了丰富的信息，对于某些类型的肿瘤，如子宫内膜癌和中枢神经系统肿瘤，可以通过肿瘤突变模式、基因表达谱和（或）蛋白质组学特征来识别预后组，具有重要意义。对于主要采用放射治疗的癌症类型，如宫颈癌和头颈部癌，这样的组学方法可能提供预测的生物标志物，并开始解锁放射敏感性和放射抗性的潜在机制。然而，对于某些肿瘤类型，TCGA 在这方面是有限的，这强调了从队列中生成数据集的重要性，这些队列在确定性照射后也有良好的临床结果。

前列腺癌患者血液样本中的 PSA 水平可与其他病理特征一起用于预测转移到淋巴结或远处部位的风险。PSA 水平也可用于监测前列腺切除术后的复发情况。然而，能够预测治疗反应的肿瘤特异性分子标志最近才得到验证。最近，24 个基因表达标志的术后放射治疗结果评分（Post-Operative Radiation Therapy Outcomes Score，PORTOS）被证实是一种分子工具，可以独立于先前已知的预后因素，如 Gleason 评分和 PSA，预测男性前列腺切除术后放疗的反应。

类似的对非编码 RNA 种类的综合分析已经从现在已知的功能性核酸种类中确定了预后特征[90]。Wong 等从 TCGA 头颈部鳞状细胞癌队列中发现了一种预后性 microRNA 特征，表明其对 HPV 阳性或 HPV 阴性肿瘤患者具有重要意义[91]。肿瘤及其宿主的表观基因组学和代谢组学分析也促进了对可测量的生物标志物的理解，这些生物标志物可以提供预后信息，包括复发和转移性疾病发展的风险和（或）关于对特定治疗反应的预测信息[91a]。

对于病毒相关肿瘤，病毒蛋白表达、病毒滴度和病毒亚型均可作为预后和治疗反应的生物标志物。最好的例子可能是 HPV，它是宫颈癌、头颈癌、肛门癌、外阴癌、阴道癌和阴茎癌的重要生物标志物。在癌症中检测出 HPV 的不吸烟患者 p16 水平升高，与未检测出 HPV 的患者相比，预后较好[92]。此外，最近的证据表明，与感染 HPVα-7 株（HPV 18、39、45、59 和 68）相比，感染 HPVα-9 株（包括 HPV 16、31、33、52 和 58）宫颈癌患者最终放疗后无病生存率和无转移生存率提高[93]。宫颈癌放化疗过程中清除病毒与显著改善预后相关，Mahantshetty 等[94]的前瞻性分析表明，持续的病毒感染可能在放射抗性中发挥作用。

（一）成像生物标志物

治疗前成像评估也可以提供有用的生物标志物，不仅用于肿瘤的解剖位置和治疗计划，还用于潜在的生物学结果指示。FDG PET 可能是这种成像生物标志物的最好例子。原发肿瘤的 SUVmax 等指标已被证明与宫颈癌、肺癌和外阴癌等的预后相关[95-99]。非 FDG PET 放射性示踪剂也在开发中，特别是那些可以检测肿瘤内缺氧的示踪剂（如 FAZA 和 Cu-ATSM）。这些示踪剂可能被证明对预测电离辐射反应特别有用。功能性磁共振成像（magnetic resonance imaging，MRI）也可用于确定肿瘤的异质性、扩散和非侵入性治疗反应，有证据表明，其对前列腺癌、宫颈癌、胰腺癌和子宫内膜癌具有预后价值[100-104]。其他成像方式——包括超极化 MRI、肿瘤特异性示踪剂光学成像、聚焦超声、放射学和放射基因组分析正在涌现，并有望为促进个性化医疗提供丰富的信息。

（二）癌症特异性新抗原

有效治疗性抗体的开发正在迅速扩大，包括抗体药物偶联物、放射免疫偶联物、免疫毒素和双特异性抗体（图 2-3）。这些抗原在癌细胞表面表达。肿瘤特异性的新抗原包括表面蛋白的突变，如 EGFR。其他作为肿瘤治疗抗体开发分子靶点的表面蛋白包括过表达蛋白，如 HER2/neu。肿瘤特异性新抗原的临床重要性是治疗性抗体（如 EGFR，西妥昔单抗）。

抗体 - 药物偶联物（antibody-drug conjugates，ADC）靶向肿瘤抗原的细胞毒性药物。ADC 发生内吞作用，连接子被切割在癌细胞中释放药物。细胞外裂解抗体的细胞毒性药物的研究正在进行中。

（三）放射诱导的癌症抗原

放射诱导抗原的表面表达，从而增加可用于治疗性抗体开发的抗原的数量。能够将诸如钙网蛋白等 DAMP

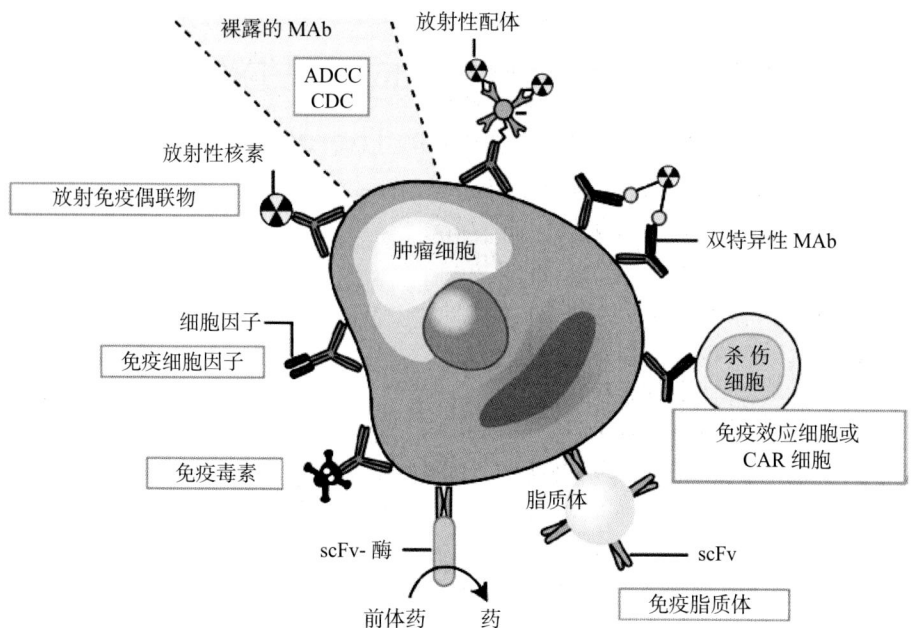

◀ 图 2-3　治疗性抗体的分类
VH/VL 是抗原结合域；CH 是 Fc
或补体与 Fc 受体结合域。ADCC.
抗体依赖性细胞介导的细胞毒性；
CAR. 嵌合抗原受体；CDC. 补体依
赖性细胞毒性；MAb. 单克隆抗体；
scFv. 单链可变片段

信号连接到细胞的支架蛋白包括 tax 相互作用蛋白（tax-interacting protein，TIP-1）。TIP-1 在放疗过程中被运送到癌细胞表面。细胞黏附分子如 p- 选择素、E- 选择素等是放射诱导的蛋白，在癌细胞内皮表面表达。针对这些炎症调节因子的抗体选择性地结合在放射肿瘤中以实现靶向药物传递。GRP78 是放射诱导的多种癌症亚型抗原，GRP78 的抗体可增强癌症放射治疗的疗效[105]。

（四）免疫治疗

抗体激活的免疫效应细胞包括抗体依赖性细胞介导的细胞毒性（antibody-dependent cell-mediated cytotoxicity，ADCC）中的巨噬细胞和抗体依赖性细胞介导的吞噬（antibody-dependent cell-mediated phagocytosis，ADCP）中的 NK 细胞。ADCC 和 ADCP 在癌症免疫治疗中只发挥了很小的作用。相比之下，T 细胞激活已经通过几种策略被利用，即抗 PD1、抗 CTLA4、CAR-T 细胞、BITE 和癌症疫苗。癌症疫苗有望激活针对癌症特有抗原的免疫反应。PD1 和 CTLA4 是免疫检查点，是癌症逃避免疫监视的手段。这些蛋白质向免疫系统发出信号，表明癌症是"自我"的，并灭活免疫效应细胞以阻止自身免疫。抗 PD1 抗体阻断免疫检查点，显著改善癌症治疗的效果。同样，抗 CTLA4 抗体阻断另一个识别癌症为"自我"的免疫检查点，并改善癌症预后。

可以预先确定肿瘤对 PD1 阻断抗体反应的预测生物标志物包括肿瘤突变负荷（tumor mutational burden，TMB），这是一种衡量癌症中基因突变数量的方法[106]。这一发现表明，肿瘤特异性突变可能是 PD1 封锁免疫生物学反应的靶点。目前还不清楚放射诱导的癌症突变是否能增强对检查点封锁的生物反应。

CAR-T 细胞是一种带有抗体的基因工程 T 细胞，可以结合癌症抗原并随后激活这些免疫效应细胞。类似地，BITE 是一种抗体，它能同时与癌症表面抗原和 T 细胞受体结合，从而激活 T 细胞对癌症的反应。IgG、CAR-T 和与放射诱导抗原结合的 BITE 的开发正在进行中。这些放射靶向治疗策略的目标是增强目前的免疫治疗（见第 5 章）。

（五）细胞活力信号通路

分子靶向药物的开发被定义为对酶的化学抑制，这些酶是针对癌症的，对正常组织没有"脱靶"作用。分子靶向放射敏化的目的是在不加重正常组织放射损伤的情况下，特异性地提高肿瘤放疗的疗效。这种方法的一个优点是 DNA 双链断裂修复速度快。因此，抑制剂的药代动力学不需要超过几小时。分子靶标包括 DNA-PK 和 ATM 以及其他酶。

PI3K 和 AKT 是一种能被放射激活并增强细胞活力的酶。这些酶的抑制剂增强了放疗在癌症临床前模型中的疗效。放射还能诱导存活前信号转导。例如，放射诱导 PLA2 的激活，PLA2 裂解膜脂，形成促存活的第二信使，如 LPC 和 LPA。LPA 与癌细胞和内皮细胞上的 LPA 受体结合。LPAR 激活受照射细胞内的细胞存活信号。GRP78 是一种放射诱导的跨膜蛋白，可增强癌细胞活力。抗 GRP78 抗体特异性与肿瘤结合并增强放疗的疗效。

综上所述，癌症分子生物学的研究导致了新的放射增敏药物的出现。生物标志物的研究已经为每个患者提供了个性化癌症治疗的新方法。分子靶向放射保护药物可以减轻正常组织的放射损伤。本书其他章节将更深入地描述每一种策略。

第 3 章 放射治疗中的剂量效应调节剂
Dose-Response Modifiers in Radiation Therapy

Michael R. Horsman Jacob C. Lindegaard Cai Grau Marianne Nordsmark Jan Alsner Jens Overgaard 著

赵亚兰 译

当癌症患者接受放射治疗时，剂量和肿瘤对放射的反应之间存在明显的剂量 – 反应关系（图 3–1）。随着放射剂量的增加，正常组织损伤也会增加；正是这种并发症限制了可以安全给予的总放射剂量。为了增加肿瘤和正常组织剂量 – 反应曲线之间的距离，已经做出了大量的努力来修改剂量 – 反应关系。这种方法要么是选择性地增加肿瘤的放射损伤而不影响正常组织，要么是通过保护正常组织而不对肿瘤起到类似的保护作用。

能够增强放射反应的药物包括某些传统的化疗药物、卤代嘧啶，以及特别克服由于大多数实体肿瘤内环境条件导致的缺氧细胞的存在而产生的放射抵抗的治疗方法。应用于缺氧问题研究最广泛的方法是用电子亲和增敏药物或热疗对缺氧细胞进行放射增敏。另一种经常用于减少缺氧（尤其是在实验系统中）的方法包括：①通过让患者呼吸高含氧量的气体来提高氧的可获得性；②在血管系统中引入全氟化学乳剂，以增加血液的携氧能力；③通过使用影响血红蛋白的药物来改变氧的运输或输送；④使用增加肿瘤血液灌注量的药物；⑤采用更新的方法来降低"非缺氧"细胞群体的耗氧率，从而增加氧扩散距离。许多实验研究也表明，缺氧细胞可以优先在低氧条件下被有效的生物还原药物破坏，或者再次使用热疗破坏。这些缺氧细胞毒素中的每一种都可以改善肿瘤的放射反应。另一类可能增强放射损伤的药物是血管靶向药物。这些药物包括抑制血管生成的药物，抑制肿瘤形成自身血管供应的过程，或者优先破坏已经建立的肿瘤血管的药物。最近的研究表明，将放射疗法与免疫疗法相结合是有潜力的。

放射防护药根据其与放射治疗有关的给药时间可分为几类。真正的"放射防护药"，特别是巯基化合物，它们被用作预防策略，并在放射治疗前使用。它们似乎主要与放射暴露所形成的自由基相互作用。另一组由"放射增强剂"组成，如果在放射治疗期间或之后不久使用，可以在症状出现之前减少对正常组织的影响。最后，还有"治疗剂"，在放射治疗后用来治疗已经出现的症状，特别是纤维化。

本书其他部分详细讨论了常规化疗药物（如顺铂、氟尿嘧啶和丝裂霉素）、卤代嘧啶（如 5– 溴脱氧尿嘧啶核苷和 5– 碘脱氧尿嘧啶核苷）和热疗的放射增敏作用。在这一章中，重点将放在低氧细胞修饰剂、免疫治疗、血管靶向药物和放射防护剂上。

一、缺氧问题

（一）氧气的重要性

1909 年，Gottwald Schwarz[1] 在一个简洁的实验中证明，如果受照射区域的血流量通过压缩而减少，皮肤的放射反应就会显著降低。虽然他没有说明这一现象是缺氧的结果，但他的研究可能是第一个以放射生物学为导向的临床研究，表明环境参数在放射治疗结果中的重要性。这一发现被用来引入"压缩血流"的概念，通过它可以使皮肤血流减少，从而允许对位于深处的肿瘤给予更高的剂量。在 Schwarz 的工作之后，在 1910 年，Müller[2] 报道，用透热疗法刺激血流的组织对放射有更

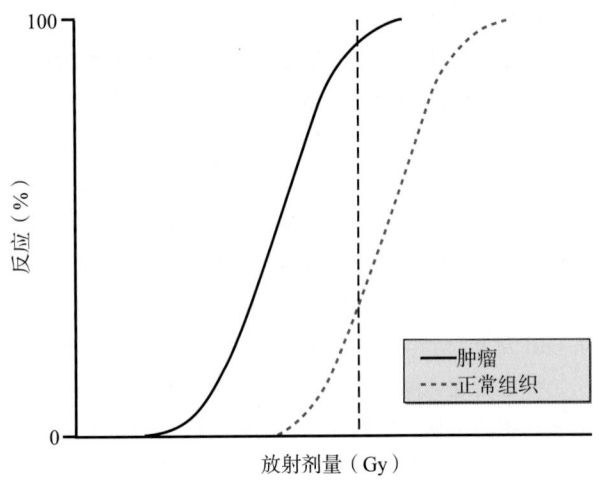

▲ 图 3–1　治愈患者和正常组织并发症患者与接受总放射剂量的关系的比例示意图

显著的反应。这项早期的研究不仅证明了氧气供应在放射治疗中的重要性，而且也是第一个临床方法，显示了如何通过热疗来克服耐药性。随后，零星的临床和实验观察表明，充足的血液供应对于确保充分的放射反应非常重要。这些观察结果导致 Gray 等[3] 在 20 世纪 50 年代早期提出氧气减少（缺氧）是放射抵抗的主要来源的假设。

大约在同一时间，Thomlinson 和 Gray[4] 提出了肿瘤中存在缺氧的第一个临床迹象，当时他们报告，从支气管癌的组织学观察中，他们看到了被血管基质包围的有活力的肿瘤区域，肿瘤细胞从血管基质中获得营养和氧气。随着肿瘤的生长，存活区域扩大，中心出现坏死区。结果发现，活组织的外壳厚度在 $100\sim180\mu m$，这与计算的氧气在呼吸组织中的扩散距离相同。这表明，当氧气从基质扩散时，它被细胞消耗了，尽管那些超过扩散距离的细胞无法存活，但紧邻坏死区的细胞可能是存活的，但处于缺氧状态。1968 年，Tannock[5] 描述了 Thomlinson 和 Gray 描绘的一个相反版本，功能性血管被存活的肿瘤细胞索包围，其外面是坏死的区域。图 3-2 所示的这种"索状"结构是在大多数实体肿瘤中发现的更典型的图像[6]。它的出现是因为肿瘤血管是通过血管生成过程从正常组织血管衍生而来的，不足以满足快速生长的肿瘤细胞的需要。这种缺氧通常被称为慢性缺氧。

有研究也表明肿瘤中的缺氧可能是急性的[7]。然而，直到 Chaplin 等[8] 才证实肿瘤中存在急性缺氧细胞，并证明这些细胞是肿瘤血流短暂中断的结果（图 3-2）。到目前为止，在小鼠和大鼠肿瘤以及人肿瘤移植瘤中都观察到这些血流的暂时性中断，有 4%～8% 的功能血管参与其中[9]，尽管这些中断的确切原因尚不清楚。目前用慢性或急性来解释肿瘤缺氧可能过于简单化了。慢性缺氧一般是指影响放射反应的氧气浓度延长和降低，但有证据表明，经常发现氧气浓度高于正常生理水平[10]。此外，灌注减少可能是部分和全部的[11]。前一种情况下的细胞会缺氧，后一种情况下细胞会缺氧和营养匮乏。因此，他们的存活率和对治疗的反应应该是不同的。

（二）肿瘤缺氧的证据

在实验性肿瘤中，不仅可以相对容易地识别缺氧，而且还可以定量估计缺氧细胞的百分比。常规使用三种主要技术：成对存活曲线、夹持式肿瘤生长延迟法和夹持式肿瘤对照分析[12]。所有这些都涉及对肿瘤在正常呼吸空气条件下照射或通过夹闭使肿瘤人工缺氧时的反应进行比较。使用这些程序，已经在大多数动物实体肿瘤中直接发现缺氧，数值从不到活细胞总数的 1% 到远远

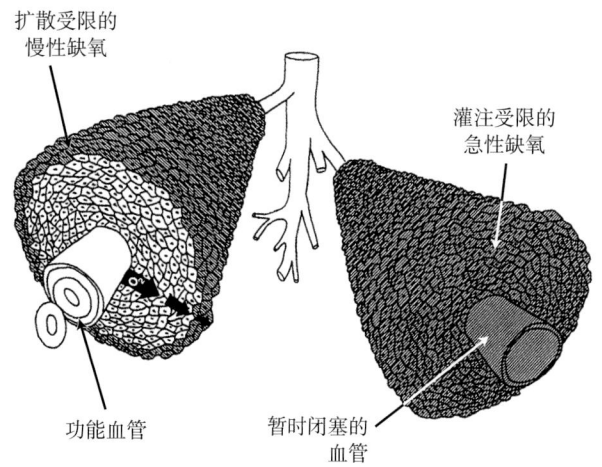

▲ 图 3-2　肿瘤细胞与血管供应相互关系的示意图

左边可以看到细胞生长成一个"绳状"结构，围绕着一根功能血管，细胞从这个血管获得氧气供应。当氧气从血管中扩散出来时，它就用完了。因此，最外层的活细胞（用阴影表示）处于缺氧或慢性缺氧状态。右边可以看到类似的排列；然而，在这里，血管的流动被暂时停止，从而使所有的细胞缺氧（引自 Horsman MR. Measurement of tumor oxygenation. *Int J Radiat Oncol Biol Phys*.1998；42：701-714.）

超过总活细胞数量的 50%[12]。然而，这些程序都不能应用于临床情况。因此，必须依靠间接技术。

估计人类肿瘤中的缺氧通常涉及使用间接方法[13]。最早的一些尝试侧重于血管供应，因为只有通过肿瘤血管才能输送氧气。终点包括免疫组织化学检测毛细血管间距离、血管密度和肿瘤细胞到最近血管的距离[14-16]；氧合血红蛋白饱和度用低温光度法或近红外光谱或 MRI 无创性测定[17-19]；或使用 MRI、CT 或 PET 测量肿瘤灌注[20-22]。发现缺氧可上调基因 / 蛋白表达，建议内源性标志物可用于识别缺氧[23]。主要标志物包括 HIF-1、CA IX、葡萄糖转运体 GLUT-1 和 GLUT-3 以及骨桥蛋白[24-27]。尝试将它们联系起来。这并不完全出乎意料，因为许多内源性标志物的表达可以受到低氧以外的其他因素的调节[28]。更可靠的缺氧指标涉及在基因信号中结合内源性标志物[29-34]。尽管这样的标志物通常来自暴露于低氧而不是常氧的细胞系，但通过与更直接的缺氧或结果指标相关联，它们在临床材料中得到了进一步的发展[29-34]，用于识别缺氧更流行的技术涉及测量外源性标志物的结合[13]。这可以在使用比莫硝唑或 EF5 对活检切片进行免疫组织学分析后实现[35, 36]。也可以通过非侵入性操作完成，例如单光子发射计算机断层扫描（single-photon emission computed tomography，SPECT），或放射性元素标记的硝基咪唑的 MRI 分析（即 ^{18}F 标记的咪唑或 FAZA；^{123}I 标记的阿霉素阿拉伯糖苷）或 $^{60-64}Cu$-ATSM 的 PET 成像[37-40]。

最直接的方法包括用极谱电极测定氧分压（oxygen

partial pressure，PO_2）分布[41-46]。图 3-3 说明了如何使用这种方法检测缺氧并将测量结果与放射治疗结果相关联。在这项针对头颈部癌症患者的国际多中心研究中，他们在放疗前测量了肿瘤的氧分压，发现其与总生存率相关，因为那些肿瘤氧合状态较低的患者病情明显恶化[47]。

人类肿瘤中存在缺氧的最好证据可能来自大量临床试验，在这些临床试验中，缺氧修改显示出一些好处[48]。后一种情况构成了一个循环论点：如果缺氧修改显示出改善，那么肿瘤中一定存在缺氧克隆细胞。然而，即使是具有相同组织结构和相同类型的肿瘤，在缺氧程度方面也有很大的异质性。必须承认，在第一次临床描述一个世纪后的今天，缺氧的重要性及其对放射治疗结果的影响仍然是实质性辩论的主题。现在将详细讨论如何使用不同的低氧调节剂来改变肿瘤的放射剂量反应。

二、克服肿瘤缺氧

（一）高含氧量气体呼吸

因为肿瘤的氧气供应不足以满足所有肿瘤细胞的需要，所以会产生耐放射的缺氧。因此，改善肿瘤放射反应的一个明显的解决方案是增加氧气供应。这一方法已经在实验和临床上得以尝试，方法是简单地允许荷瘤宿主在照射前和照射期间呼吸高含氧量的混合气体。

早期的实验研究报道，呼吸氧气或二氧化碳（$95\%O_2 + 5\%CO_2$）都可以显著增强小鼠肿瘤对放射的反应，通常在高压（通常是 3 个大气压）而不是常压条件下吸入气体时效果最好[49, 50]。这并不令人惊讶，因为与常压条件相比，高压条件预计会使血液中更多的氧气饱和。然而，后来的研究表明，常压氧或碳氧产生的放射增敏作用相当强[51-53]。因为常压条件下呼吸气体更快、更容易，所以可能没有必要使用笨重、昂贵和复杂的高压舱。

在临床上，高氧气体呼吸的使用，特别是在高压条件下，是由 Churchill-Davidson 相对较早地引入的[54]。大多数试验都相当小，并受到非常规分割方案的影响，但似乎高压氧的效果优于在空气中给予的放射治疗，特别是当应用少量和大部分时[54-56]。在由英国医学研究理事会进行的大型多中心临床试验中（表 3-1），来自子宫颈和晚期头颈部肿瘤的研究结果显示，在局部肿瘤控制和随后的存活率方面有显著的益处[55, 57-60]。在膀胱癌中没有观察到同样的发现，在一些较小的研究中也没有发现[60]。现在回想起来，高压氧的使用在某种程度上是过早地停止了。这部分是由于引入了低氧放射增敏剂，部分原因是患者的依从性有问题。有人声称高压氧治疗造成了巨大的痛苦，但与化疗相关的通常危及生命的并发症相比，这种治疗带来的不适必须被认为是轻微的，化疗的适应证限制较少。

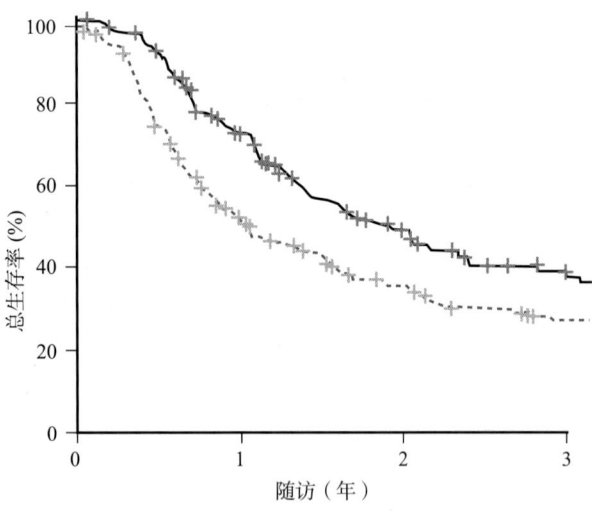

▲ 图 3-3 在 397 例头颈部鳞状细胞癌患者放疗前用 Eppendorf 电极测量氧含量

根据 PO_2 值 ≤ 2.5mmHg（HP2.5）是否高于或低于整个组的中位数（即 19%）对肿瘤进行分层。这些线条显示了缺氧较轻肿瘤患者（HP2.5 ≤ 19%；黑线）与缺氧严重肿瘤患者（HP 2.5 > 19%；灰线）的总体生存率的 Kaplan-Meier 精确估计，$P=0.006$（引自 Nordsmark M，Bentzen SM，Rudat V，et al. Prognostic value of tumor oxygenation in 397 head and neck tumors after primary radiation therapy. An international multi-center study. *Radiother Oncol*. 2005；77：18-24.）

表 3-1 高压氧多中心随机试验

部位和研究	患者数	终点 [a]	高压氧	空 气
头颈癌				
MRC Ⅰ期试验（1977）	294	控制（5 年）	53%	30%（$P<0.01$）
MRC Ⅱ期试验（1986）	106	控制（5 年）	60%	41%（$P<0.05$）
宫颈癌				
MRC（1978）	320	控制（5 年）	67%	47%（$P<0.001$）
肺癌				
MRC；60Gy/40fx（1978）	51	生存（2 年）	15%	8%（NS）
MRC；36Gy/6fx（1978）	123	生存（2 年）	25%	12%（$P<0.05$）
膀胱癌				
MRC（1978）	241	生存（5 年）	28%	30%（NS）

a. 终点是控制（局部区域控制）或生存。更多信息见 Overgaard[60]
fx. 分割数；MRC. 英国医学研究理事会；NS. 不显著

在常压条件下使用高含氧量气体呼吸使人类肿瘤放射增敏也曾在临床上尝试过，但没有显示出任何显著的改善[61-63]。在最近的研究中，这可能是尺寸限制的结果[63]。在以前的研究中，这可能是由于未能达到最佳的放射前气体呼吸时间[61, 62]。实验研究表明，时间的长短对于增强放射损伤至关重要，并且它可能因肿瘤而异[50-52, 64]。

（二）低氧细胞放射增敏剂

解决缺氧问题的另一种方法是使用模拟氧气的化学制剂，优先使耐受放射的人群变得敏感。与氧气相比，这些药物的优点是它们不会被扩散通过的肿瘤细胞迅速代谢；因此，药物可以比氧气渗透得更远，到达所有的肿瘤细胞。20 世纪 60 年代初，研究人员发现放射增敏的效率与电子亲和力直接相关[65]，这最终导致了体外研究表明，高度电子亲和性的硝基芳烃化合物对缺氧细胞具有优先的放射增敏作用[66, 67]。后来证明其中几种化合物在活体肿瘤中能有效地增强放射损伤[68]。因此，他们进行了临床测试。

达到临床评价的药物包括甲硝唑、咪唑、苯硝唑、去甲基咪唑、依坦硝唑、匹莫硝唑、尼莫拉唑、奥硝唑、桑唑和多拉硝唑。甲硝唑在脑肿瘤中的初步临床研究，随后在 20 世纪 70 年代后期探索咪唑作为放射增敏剂的潜力的临床试验蓬勃发展[60, 68, 69]。多中心随机试验的结果总结在表 3-2 中。虽然在一些试验中，特别是第二项丹麦头颈部癌症研究（DAHANCA 2）发现，咽部肿瘤的分层亚组有非常显著的改善，但在预后较好的声门癌方面，使用米索硝唑的大多数试验都不能产生任何显著地改善[70]。"米索硝唑时代"的总体印象是延长了高压氧试验的不确定经验，即与缺氧有关的问题没有得到明显改善[68]。因此，寻找更有效或毒性的缺氧增敏剂仍在继续。此外，米索硝唑试验的经验已经被考虑，以选择更均匀的肿瘤群体，其中更有可能存在缺氧。

随后与其他硝基芳烃化合物进行的随机试验的结果是相互矛盾的。欧洲治疗宫颈癌的匹莫硝唑试验令人失望[71]，而另外两个使用依坦硝唑治疗头颈癌的多中心试验没有显示任何益处[68, 72]。另外，对声门上喉癌和咽癌患者使用低毒药物尼莫拉唑的研究（DAHANCA 5）显示，在改善局部肿瘤控制和无病存活率方面有非常显著的益处（图 3-4）[73]，从而证实了 DAHANCA 2 研究的结果。最近用 3- 硝基三唑化合物三氮唑（AK-2123）治疗宫颈癌[74]和多拉硝唑治疗胰腺癌[75]的试验表明，局部肿瘤控制和总体存活率都有显著改善。

使用低氧放射增敏剂改善放射治疗的潜在益处，可能从最近对头颈部鳞状细胞癌随机临床研究的 Meta 分析中得到最好的说明[76]。这些结果清楚地表明放疗增敏剂对肿瘤缺氧的修饰显著改善了局部肿瘤控制和总体存活率，比值比分别为 0.71 和 0.87（图 3-5）。虽然总体观察到的收益很小（局部控制为 5%～10%，存活率为 0%～6%），但它们实际上是相关的。可以得出结论，大多数临床试验的不显著结果（表 3-2）并不是生物缺乏缺氧重要性的结果，但在大多数情况下，被认为是糟糕的临床试验方法学的结果，研究设计过于乐观，预期的治疗收益远远超出合理水平。总体而言，对硝基咪唑的研究结果增加了一个普遍共识，即如果可以应用无毒的低氧修饰，那么这种治疗肯定可以作为癌症（如晚期头颈癌）的基线治疗和放射治疗。丹麦已经采用了这样的策略，在丹麦，尼莫拉唑已经成为头颈部癌症标准放射治疗的一部分。

（三）基于血红蛋白的剂量修饰

影响向肿瘤输送氧气的主要因素之一是血红蛋白的浓度。因此，一般情况下，低血红蛋白浓度对肿瘤放射反应有负面影响也就不足为奇了。在对涉及 17 272 名患者的 51 项研究的回顾中，分析了血红蛋白浓度和局部肿瘤控制之间的预后关系。在这些研究中，39 项研究（14 482 名患者）显示了相关性，而只有 12 项（2790 名患者）没有相关性[77]。然而，血红蛋白浓度和肿瘤氧合状态之间的关系尚不清楚，因为一项大型（397 名患者）的国际多中心头颈癌研究未能显示这些参数之间的相关性[47]。

尽管血红蛋白浓度、肿瘤氧合和放疗反应之间的因果关系尚未得到很好的证明，但这种关系很可能确实存在。因此，对于接受根治性放射治疗的低血红蛋白浓度患者，研究改善相关肿瘤部位放射治疗结果的可能性是有道理的。这在两个随机试验中进行了调查，使用输血来提高血红蛋白水平[73, 78]。尽管加拿大宫颈癌试验最初有阳性报告，但这两项研究都得出结论，使用这种输血并不能显著改善治疗结果。在 DAHANCA 研究中，输血是在放疗和适应可能发生的前几天进行的。根据临床前数据，假设贫血引起的肿瘤缺氧分数的任何增加都是暂时的，肿瘤对较低的供氧能力有适应[79]；输注贫血动物可以减少肿瘤缺氧，但这种作用也是暂时的，肿瘤能够适应增加的氧气水平。这表明，在纠正贫血时，重要的不一定是最终的血红蛋白浓度本身。相反，当肿瘤在放射治疗期间消退时，血红蛋白浓度的增加更有可能导致肿瘤氧气供应的增加，以及随后对放射治疗的反应改善。

促红细胞生成素（erythropoietin，EPO）是一种通常由肾脏分泌的激素，通常在组织缺氧和低血清水平时分泌，通过刺激 EPO 来增加血红蛋白浓度也被研究过。一些临床前研究表明，连续注射 EPO 可以纠正动物贫血的诱导，这种 EPO 治疗还克服了贫血诱导的放

表 3-2　硝基咪唑类的多中心随机试验

部位和研究		患者例数	增敏剂	终点[a]	放疗 + 增敏剂	单纯放疗
头颈癌	DAHANCA 2（1989）	626	MISO	控制（5 年）	41%	34%（P<0.05）
	MRC（1984）	267	MISO	控制（>2 年）	40%	36%（NS）
	EORTC（1986）	163	MISO	控制（3 年）	52%	44%（NS）
	RTOG（1987）	306	MISO	控制（3 年）	19%	24%（NS）
	RTOG 79-04（1987）	42	MISO	控制（2 年）	17%	10%（NS）
	DAHANCA 5（1992）	414	NIM	控制（5 年）	49%	34%（P<0.002）
	RTOG 85-27（1995）	500	ETA	控制（2 年）	39%	38%（NS）
	欧洲多中心（1991）	374	ETA	控制（2 年）	57%	58%（NS）
宫颈癌	斯堪的纳维亚研究（1989）	331	MISO	控制（5 年）	50%	54%（NS）
	MRC（1984）	153	MISO	控制（>2 年）	59%	58%（NS）
	RTOG（1987）	119	MISO	控制（3 年）	53%	54%（NS）
	MRC（1993）	183	PIM	控制（4 年）	64%	80%（P<0.01）
胶质母细胞瘤	斯堪的纳维亚研究（1985）	244	MISO	生存	10	10（NS）
	MRC（1983）	384	MISO	生存	8	9（NS）
	EORTC（1983）	163	MISO	生存	11	12（NS）
	RTOG（1986）	318	MISO	生存	11	13（NS）
肺癌	RTOG（1987）	117	MISO	生存	7	7（NS）
	RTOG（1989）	268	MISO	生存	7	8（NS）

a. 终点是控制（局部区域控制）、生存（以月为单位的中位生存期）。更多信息见 Overgaard[68]
DAHANCA. 丹麦头颈部癌症研究；EORTC. 欧洲癌症研究和治疗组织；ETA. 依他硝唑；MISO. 米索硝唑；MRC. 英国医学研究理事会；NIM. 尼莫拉唑；NS. 无统计学差异；PIM. 匹莫硝唑；RTOG. 放射治疗肿瘤学小组

射抵抗[80, 81]。使用 EPO 纠正贫血的概念也在几个临床试验中得到了测试。然而，尽管 EPO 可以有效和安全地改善低血红蛋白[82, 83]，但接受放射治疗和 EPO 治疗的患者的结果比没有接受 EPO 治疗的对照组更差[84]。尽管这显然引起了人们对使用这种制剂通过操纵血红蛋白水平来改善放射治疗的担忧，但这并不使放射治疗期间血红蛋白浓度高的概念成为一个无关紧要的问题。

还研究了其他与血红蛋白相关的改善肿瘤氧合的方法[85]。这些方法包括使用人造血液物质，如全氟碳化合物[86]，这是一种能够携带比血红蛋白更多氧气的小颗粒，或者通过修改氧合血红蛋白解离曲线来控制血液的氧气卸载能力。这可以通过增加红细胞 2, 3-DPG 含量来实现[87]，2, 3-DPG 是控制血红蛋白 - 氧解离曲线的最重要的变构因素之一[88]。虽然这些方法都被证明可以改善实验肿瘤的氧合状态或增强放射损伤，但没有一种

方法达到受控的临床试验。因此，它们在临床上的潜在用途是不确定的。

（四）不断变化的耗氧量

目前正受到关注的一种新方法是通过减少靠近血管的细胞的氧耗，增加氧扩散距离来减少肿瘤缺氧，从而使缺氧细胞获得更多的氧气。这可能是通过使用药物二甲双胍来实现的，该药物在治疗糖尿病方面经过了广泛的临床评估，并与某些类型癌症的发病率降低有关[89]。一项临床前研究清楚地表明，高剂量的二甲双胍可以降低体外细胞的氧耗[90]。该研究的更多体内数据表明，二甲双胍可以改善肿瘤的放射反应，但这是否是氧耗减少的直接结果尚不完全清楚。这方面的进一步研究显然是有必要的。

（五）应对波动（急性）缺氧问题

虽然用来对抗低氧细胞引起的放射抵抗的几种方法

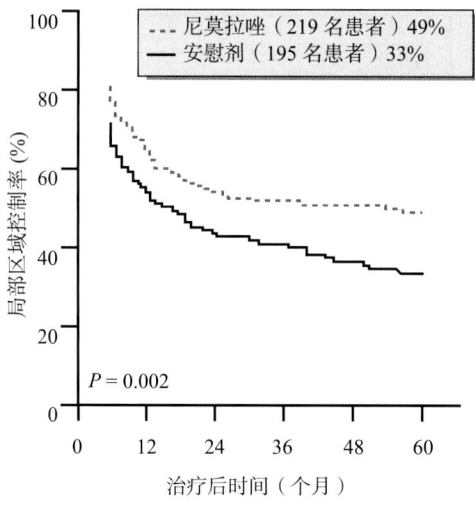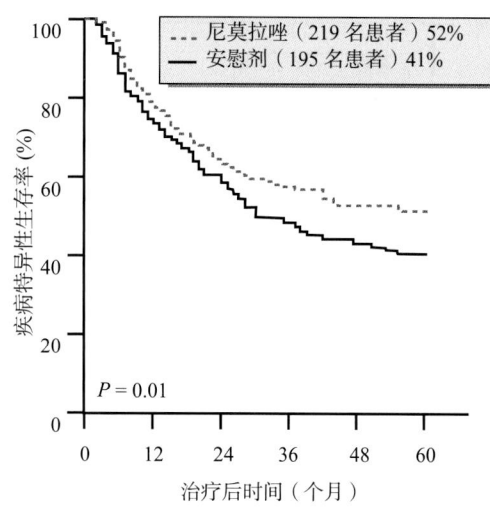

▲ 图 3-4　随机接受尼莫拉唑或安慰剂联合常规放疗治疗咽癌和声门上型喉癌患者的局部区域控制率和疾病特异性生存率的精确估计

引自 Overgaard J，Sand Hansen H，Overgaard M，et al. A randomised double-blind phase Ⅲ study of nimorazole as a hypoxic radiosensitizer of primary radiotherapy in supraglottic larynx and pharynx carcinoma. Results of the Danish Head and Neck Cancer study ［DAHANCA］protocol 5-85. *Radiother Oncol*. 1998；46：135–146.

终点	事件 / 总数		比值比和 95% CI	比值比	降低风险	NNT**
	低氧修饰	对照				
局部区域控制	1203/2406	1383/2399		0.71 (0.63～0.80)*	8% (5%～10%)*	13
疾病特异性生存	1175/2335	1347/2329		0.73 (0.64～0.82)	7% (5%～10%)	14
总生存	1450/2312	1519/2305		0.87 (0.77～0.98)	3% (0%～6%)	31
远处转移	159/1427	179/1391		0.87 (0.69～1.09)	2% (−1%～4%)	57
放疗并发症	307/1864	297/1822		1.00 (0.82～1.23)	0% (−3%～2%)	>>

0.5　　　1　　　2
低氧　　　　　　对照
修饰　　　　　　更好
更好

* 95%CI
** 1 名患者治疗获益所需的患者数量

▲ 图 3-5　头颈部鳞状细胞癌放疗低氧修饰的 Meta 分析

结果显示了 32 个随机试验（包括 4805 名患者）的汇总数据。患者只接受放疗或接受包括常压或高压条件下呼吸高含氧量气体在内的低氧调节剂或低氧放射增敏剂的放疗。HNSCC. 头颈部鳞状细胞癌（改编自 Overgaard J. Hypoxic modification of radiotherapy in squamous cell carcinoma of the head and neck—a systemic review and meta-analysis. *Radiother Oncol*. 2011；100：22–32.）

已经取得了一定的成功，但效果还远远不能令人满意。一种可能的解释是，临床上使用的大多数手术似乎主要针对扩散受限的慢性缺氧，对波动的缺氧几乎没有影响，而波动的缺氧是由肿瘤血流的瞬时变化引起的[9]。

实验研究已经清楚地证明，维生素 B_3 的类似物烟酰胺，可以在使用单一和分次治疗的各种小鼠肿瘤模型中增强放射损伤（图 3-6）[9]。放射损伤的增强似乎取决于给药后的肿瘤类型、药物剂量和照射时间[9]。该药物还可以增强某些正常组织的放射损伤[9]。烟酰胺似乎主要预防或减少肿瘤血流的短暂波动，这些波动通常会导致急性缺氧的发生[9]。这一发现表明，最佳方法是将烟酰胺与专门克服慢性缺氧的治疗方法结合起来。随后，热疗[91]、全氟化学乳剂[92]和碳氧根[64, 93–95]呼吸证明了这一点。将烟酰胺和碳氧根结合在一起已经在许多欧洲临床研究中进行了测试。头颈部[96]和膀胱癌[97]的结果显示对放射治疗的反应有所改善。

（六）生物还原药物

早期对电子亲和放射增敏剂的临床前研究表明，这些药物在正常氧合条件下对细胞相对无毒，在低氧条件下会还原为更毒的形式[98]。这导致了各种生物还原药物的开发，这些药物优先杀死耐放射的低氧肿瘤细胞群。

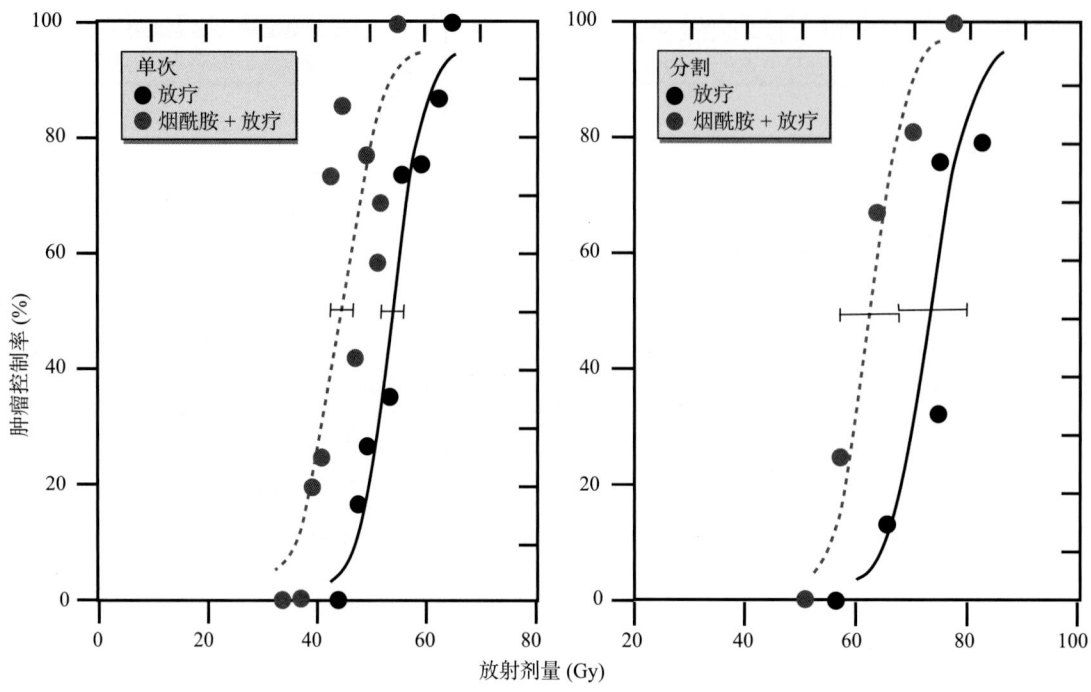

▲ 图 3-6　C3H 乳腺癌单次治疗或 NT 乳腺癌分割治疗中烟酰胺（500～1000mg/kg）对局部肿瘤的控制率与总放射剂量的关系

药物采用腹腔注射，照射前 30～60min 注射（引自 Horsman MR，Chaplin DJ，Overgaard J. Combination of nicotinamide and hyperthermia to eliminate radioresistant chronically and acutely hypoxic tumor cells. *Cancer Res*. 1990；50：7430–7436；Kjellen E，Joiner MC，Collier JM，et al. A therapeutic benefit from combining normobaric carbogen or oxygen with nicotinamide in fractionated x-ray treatments. *Radiother Oncol*. 1991；22：81–91.）

这些药物可以分为三大类（图 3-7），分别是醌、硝基芳烃和 N- 氧化物[99]。

奎宁衍生物，丝裂霉素 C（mitomycin C，MMC），可能是生物还原药物的原型[100]。早在人们意识到它对缺氧细胞有优先作用之前，它已经作为化学放射增敏剂在临床上使用了多年。它被生物还原激活，形成交联 DNA 的产物，从而产生细胞杀伤力。在头颈部鳞状细胞癌患者中进行了几项随机临床试验，特别是使用丝裂霉素 C 来抵消缺氧的影响，但并不是所有的试验都显示出好处[101-105]。考虑到丝裂霉素 C 实际上在有氧和缺氧细胞之间有很小的差别杀伤作用（图 3-7），并且在整个放射治疗过程中只给药 1～2 次，这可能并不令人惊讶。已经尝试寻找更有效的醌类药物；为此，开发了波非罗霉素、RH1 和 EO9[99]。其中，EO9 目前正在膀胱癌的 II 期试验中进行评估。

米索硝唑对缺氧细胞有优先毒性，这一发现促使许多人努力寻找其他更好的硝基咪唑类药物。第一个研发的药物是 RSU-1069（图 3-7）。这种化合物具有经典的 2- 硝基咪唑放射增敏特性，但链末端还有一个氮杂环，这使得该分子在体外和体内都具有作为缺氧细胞毒素的强大效力[106]。在大型动物研究中，发现它会引起胃肠道毒性。因此，开发了一种毒性较低的前药（RB-6145），它在体内被还原为 RSU-1069。虽然这种药物在

实验系统中被发现有很强的抗肿瘤活性，但进一步的动物研究表明，这种药物会导致失明。当人们意识到视网膜缺氧时，这也许并不令人惊讶；因此，这种药物的进一步开发被阻止了。然而，已经开发了其他含硝基化合物，包括 NLCQ-1、CB1954、SN 23862、PR-104 和 TH-302[99]，后者目前正在进行 II 期 / III 期临床评估，尽管与化疗相结合。

也许最有希望的生物还原剂是有机氮氧化物，其中苯并三氮烯二氮氧化物，替拉帕胺是先导化合物（图 3-7）。亲本部分对有氧细胞的毒性有限，但在低氧条件下还原后，形成了一种已被证明具有高度毒性的产品，并可大幅增强对活体肿瘤的放射损伤[107]。大多数临床研究都涉及替拉扎明与化疗的联合应用，尽管也有一些试验是在接受或不接受化疗的情况下进行放射治疗的[99]。第二阶段试验的结果总体上是有希望的；但是，在已完成的少数随机试验中，结果有些令人失望。现在有人建议，如果能在治疗前选择患有缺氧性肿瘤的患者，替帕扎明可能会有好处。目前正在开发的其他氮氧化物包括氯苯丁腈氮氧化物、SN30000 和 AQ4N（班诺蒽醌），后者在一些临床试验中与放射联合使用[99]。

三、放射治疗和免疫治疗

虽然放射治疗通常用于实体恶性肿瘤的局部区域控

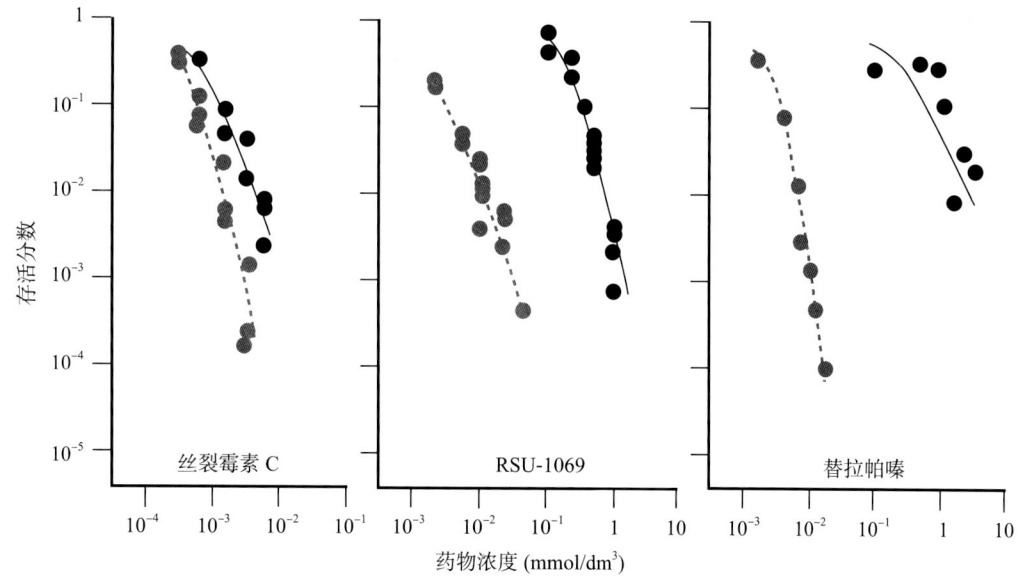

▲ 图 3-7 哺乳动物细胞在有氧（黑色）、缺氧（灰色）条件下暴露于丝裂霉素 C、RSU-1069 或替拉帕嗪的存活情况

引自 Stratford IJ，Stephens MA. The differential hypoxic cytotoxicity of bioreductive agents determined in vitro by the MTT assay. *Int J Radiat Oncol Biol Phys.* 1989；16：973–976；and Hall EJ. *Radiobiology for the Radiobiologist.* 4th ed. Philadelphia：J.B. Lippincott；1994.

制，但放射产生的细胞损伤会导致肿瘤抗原的释放，从而刺激宿主免疫系统攻击受照射的肿瘤和远处转移[108]。后一种机制通常被称为异常效应[109]。不幸的是，仅与放射相关的异常效应被认为是一种罕见的临床事件[110]。然而，大量的临床前研究表明，如果放射与各种癌症免疫治疗策略相结合，可以观察到异常效应[108, 111, 112]。对于靶向免疫抑制检查点受体 CTLA-4 或 PD1 及其配体 PDL1 的免疫疗法尤其如此。CTLA-4 是一种存在于 T 细胞上的抑制分子，主要作用于 T 细胞的发育和增殖水平，从而抑制主动免疫反应的发展[113]。阻断 CTLA-4（即使用伊匹单抗）释放抑制效应，导致不受限制的 T 细胞激活[114]。PD1 是一种表达在激活的 T 细胞中的受体；PD1 与其配体 PDL1 之间的相互作用是降低自身免疫和促进耐受性的天然机制[115]。阻断 PD-1/PD-L1 相互作用（即使用纳武单抗和帕博利珠单抗）可以恢复抗肿瘤免疫[116]。这些方法已经改善了恶性黑色素瘤的 CTLA-4 阻断[117, 118] 以及非小细胞肺癌和肾癌的 PD1/PDL1 阻断的结果[115]。其他类型的癌症包括膀胱癌、头颈癌和卵巢癌正在接受临床评估[115]。

放射和免疫调节剂的临床评估正在进行中[119-121]。然而，尚不清楚放射和免疫调节剂的时间和顺序，或诱导最佳效果所需的放射剂量或分级时间表。一项临床前研究表明，尽管 20Gy 的大剂量单次放射抑制了受照射的肿瘤的生长，但它并没有引起异常效应[122]。这可能归因于大的单次剂量（约 15Gy 及以上）[123] 增加了具有免疫抑制作用的脾脏 T 细胞[124]。然而，以 5×3Gy 的剂量给予 15Gy 可产生相同的 T 细胞增加[123]，类似的

8×3Gy 治疗联合抗 CTLA-4 抗体产生了显著的远期效果[122]。肿瘤缺氧的存在可能会使这个问题进一步复杂化，因为有证据表明，肿瘤中的缺氧可以通过改变免疫细胞的功能和（或）增加肿瘤细胞对免疫效应细胞杀伤活性的抵抗力而对免疫原性产生负面影响[125, 126]。这可能表明，当放射和免疫治疗的最佳组合确立时，在肿瘤中加入某种形式的低氧修饰可能会进一步使免疫原性受益。

四、血管靶向药

（一）血管生成抑制剂

肿瘤的血管供应在决定影响放射治疗的肿瘤微环境因素中起着关键作用[127]。这种血管是通过血管生成过程从正常组织血管发展而来的[128]，这是一个由肿瘤细胞释放的特定生长因子触发的高度复杂的过程[129]。这些生长因子启动了一系列物理步骤，包括毛细血管周围基底膜的局部降解，内皮细胞沿着血管生成刺激方向侵入周围间质，内皮细胞的增殖，最后将内皮细胞组织成三维结构。这些三维结构与其他相似的结构相连，形成新的血管网络[129]。这一过程的重要性使其成为一个有吸引力的治疗靶点；许多抑制血管生成过程中不同步骤的方法已经在临床前模型中进行了测试[130, 131]。其中大量疗法现在已经进入临床评估[132]。在这些疗法中，抗血管内皮生长因子（抗 VEGF）抗体、贝伐珠单抗（阿瓦斯汀）在一些以化疗为基础的试验中被证明改善了结果[133]。使用啮齿动物和人类肿瘤异种移植进行的临床前研究表明，某些血管生成抑制药可以有效地与放射相

结合以改善肿瘤反应（表 3-3）[131]。因此，已开始将某些血管生成抑制剂与放射疗法相结合的有限数量的临床研究[132]。

表 3-3　已与放射联合使用的血管靶向药物清单

血管生成抑制药	血管干扰剂
• 苏拉明	• 热疗
• TNP-470	• 光动力疗法
• 血管抑素	• 秋水仙碱
• 内皮抑素	• 肿瘤坏死因子
• 精氨酸脱氨酶	• 三氧化二砷
• 凝血酶反应蛋白	• 黄酮乙酸
• 沙利度胺	• 5, 6- 二甲基黄原酮乙酸
• 抗血管生成肽	• 康铂 A-4 磷酸
• 抗 -VEGF（R）抗体	• AVE 8062
• SU 5416	• ZD 6126
• SU 6668	• OXi4503
• SU 11248	• MN-029
• SU 11657	• NPI-2358
• PTK787/ZK 222584	
• ZD 6474	
• 美他司他	

有关更多信息，请参见 Horsman 和 Siemann[131]

普遍的观点是，临床前研究中发现的放射反应的改善是肿瘤血管正常化的结果，导致肿瘤低氧的减少[134]。尽管确实有临床前研究表明，通过这种治疗改善了肿瘤的氧合状况，但也有同样多的研究表明，肿瘤的氧合没有改变，甚至降低[131]。这些发现不仅使血管正常化在影响血管生成抑制剂与放射的结合中的作用变得不清楚，而且还表明，这两种治疗方式的时机和顺序可能是至关重要的。

（二）血管干扰剂

另一种靶向肿瘤血管的方法包括使用可以破坏已经建立的肿瘤血管的药物[130, 131]。这不是一个新概念。早在 20 世纪 40 年代，微管蛋白结合剂秋水仙碱首次被证实[135]。自此，许多血管干扰剂（vascular disrupting agent，VDA）已被证明能够优先损伤肿瘤血管，导致肿瘤灌注减少，从而导致肿瘤缺血和坏死增加，随后对肿瘤生长产生抑制作用[131]。血管干扰剂包括物理治疗（如热疗、光动力治疗，甚至放射治疗）、化疗药物（如肿瘤坏死因子、长春碱和三氧化二砷）和小分子药物［如黄酮衍生物，如 5, 6- 二甲基黄原酮 -4- 乙酸；微管结合药物，如 Combretastatin A-4 phosphate（CA4P）］。

与血管生成抑制剂一样，几种血管干扰剂已经与放射结合（表 3-3），在临床前模型中已经看到了显著的反应改善[131]。这一点在图 3-8 中以 CDF1 小鼠生长的 C3H 乳腺癌为例进行了说明。单剂量放射治疗后控制 50% 的受试动物所需的放射剂量［±95% 置信区间（confidence interval，CI）］被发现为 53Gy（95%CI）。当肿瘤接受局部照射时，这一数值显著降低（卡方检验，$P < 0.05$）至 46Gy（95%CI）。然而，30min 后小鼠被单次腹腔注射大剂量但无毒的 CA4P，这是临床评估中的主要血管干扰剂[131, 133]。就其本身而言，在这个肿瘤模型中，这样的药物剂量只会减缓肿瘤的生长大约 2 天。众所周知，肿瘤放射损伤的增强依赖于时间和时间表，当药物在照射后几个小时内给药时，效果最好[131]。它也是肿瘤特异性的，在正常组织中看不到放射反应的增强。CA4P 在急性反应的正常皮肤（图 3-8）或迟发性反应的膀胱和肺中已显示出这一点[131]。这些肿瘤和正常组织之间的差异结果与药物诱导肿瘤血管损伤的能力完全一致，而不是正常组织的血管损伤[131]。

五、放射防护器

（一）含巯基化合物

50 多年前，人们意识到某些氨基酸、谷胱甘肽和抗坏血酸能够调节放射诱导的生物材料失活。基于这些观察，Patt 等研究了含硫醇氨基酸半胱氨酸治疗小鼠的效果[136]。他们发现，在全身照射前给小鼠注射这种化合物可以显著提高动物存活率（图 3-9）。反之，照射后给予半胱氨酸则无明显影响。在美苏冷战期间，这一发现导致 Walter Reed 陆军研究所开展了一项大型研究计划，旨在开发一种可以保护士兵免受核武器伤害的药物[137]。人们检测到了大量具有良好放射防护性能的巯基物质，但只有 WR-2771（氨磷汀）表现出可接受的毒性。在肿瘤学中使用氨磷汀的想法产生于主要在 20 世纪 70 年代和 80 年代进行的临床前研究，表明选择性地保护正常组织不仅不受放射的损害，而且不受化疗的损害[138, 139]。尽管有这些发现，多年来人们对氨磷汀的兴趣时好时坏，就算这种兴趣是由于药物的商业化、美国 FDA 的批准以及权威指南的建立而提振的[140]。缺乏兴趣可能与传统放射疗法没有故障安全修改的事实有关[141]。许多正常组织都有剂量限制；因此，评估放射保护剂的治疗效益需要保护剂具有绝对的正常组织选择性（因此，在给定的放射剂量下，在肿瘤控制率不变的情况下，并发症较少），或者，如果选择性不确定，可能需要增加放射剂量以维持相同的肿瘤控制率。然而，这种情况要求对肿瘤组织的保护作用是可以预测的，并且超过了对所有相关正常组织的保护。此外，"完美的"放射防护器必须具有可接受的毒性分布，并且如果希望常规分次放射治疗能够广泛临床应用，则必须易于操作[142-144]。

目前还不完全清楚氨磷汀是如何诱导放射防护的。该药物必须首先对其活性代谢物 WR-33278 进行脱磷酸化，然后再将其代谢为二硫化物 WR-1065。后一种代谢物也可能提供一些保护，尽管程度较小[145]。放射防护涉及几种机制，具体取决于放射的质量。对稀疏电离放射（如 X 线）的防护主要是通过清除自由基获得的[146, 147]；谷胱甘肽、超氧化物歧化酶及其模拟物和异黄酮（如染料木素）也观察到了这种清除作用。由于 WR-1065 和 WR-33278 在与氧的竞争中与自由基发生反应，通过清除获得的保护很大程度上受到氧气压力的影响（图 3-10）。在这里，中等浓度的氧气（吸入空气中 20%～50% 的氧气）保护效果最好。在较高的氧压下，WR-1065 会被过量的氧气抵消，保护作用逐渐丧失。在

氧气缺乏的情况下，保护的程度也会降低，对这种情况来说，清除自由基不再重要，因为缺氧本身就提供了放射防护。毫无疑问，这涉及额外和复杂的机制。其中一些可能涉及通过硫醇与氧气直接相互作用造成的局部缺氧，通过硫醇供氢进行化学修复，或者通过诱导 DNA 包装减少放射攻击部位的可及性[142]。

临床前研究表明，氨磷汀可以保护许多组织免受放射损伤（表 3-4）。然而，在不同正常组织中观察到的保护是不同的。一些正常组织如中枢神经系统，在放射治疗中通常是剂量限制的，没有受到保护，因为氨磷汀可能不会通过血脑屏障[148]。在其他正常组织中，如唾液腺和造血系统，氨磷汀具有显著的放射防护作用。这些变化可能是由于组织中氧浓度、去磷酸化活性以及氨磷汀及其代谢物分布的变化[145, 147, 149]。为了使事情变得更加复杂，临床前实验不可能排除肿瘤保护的可

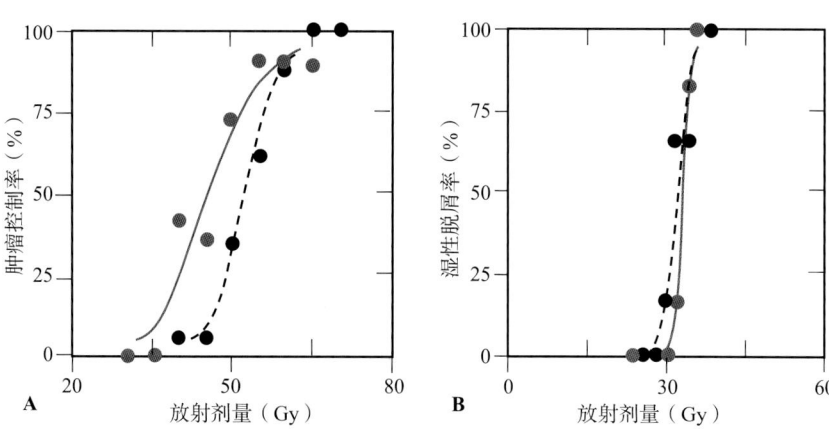

◀ 图 3-8　血管干扰剂 CA4P 的作用

A. 康铂 A-4 磷酸二钠（CA4P）（250mg/kg）对 C3H 乳腺癌的局部控制；B. CDF1 小鼠放射治疗后足部皮肤湿性脱屑。单纯放射（黑色）、腹腔注射药物前 30min 进行放射（灰色）（改编自 Murata R，Siemann DW，Overgaard J，et al. Interaction between Combretastatin A-4 disodium phosphate and radiation in murine tumors. *Radiother Oncol*. 2001；60：155-161.）

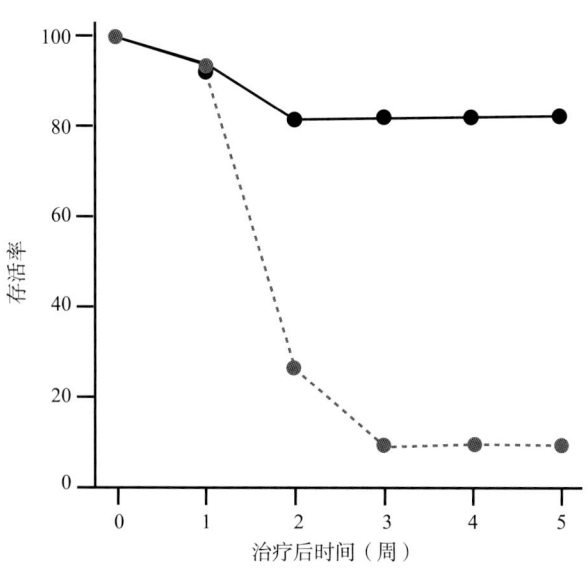

▲ 图 3-9　8Gy 全身照射后的啮齿动物存活率

实验动物只接受放射（灰色），以及在注射 575mg 半胱氨酸后接受放射（黑色）（引自 Patt HM，Tyree EB，Straub RL，et al. Cysteine protection against X irradiation. *Science*. 1949；110：213-214.）

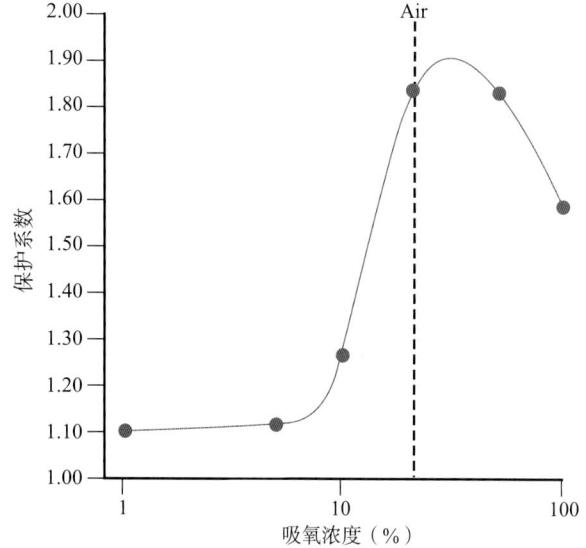

▲ 图 3-10　在放射前 30 ～ 45min 给予 WR-2721（400mg/kg），观察呼吸不同氧气浓度的小鼠的正常皮肤保护的变化

引自 Denekamp J，Michael BD，Rojas A，et al. Radioprotection of mouse skin by WR-2721：the critical influence of oxygen tension. *Int J Radiat Oncol Biol Phys*. 1982；8：531-534.

能性[141]。此外，经常使用大剂量的单次照射，与肿瘤效应的相关比较一直没有或很难转化为有意义的临床背景[142]。

表 3-4 氨磷汀对不同的正常组织和肿瘤的保护系数

组 织	保护系数
唾液腺	2.3～3.3
骨髓	1.8～3.0
空肠	1.5～2.1
皮肤	1.4～2.1
睾丸	1.5～1.6
肾脏	1.3～1.5
膀胱	1.3～1.5
肺	1.2～1.4
心脏	>1.0
肿瘤	1.0～2.8

数据来源于参考文献 [141] [147] [149-153]

在临床方面，已经有太多的 I 期和 II 期研究的出版物，患者数量有限，少数随机研究力度不足。此外，化疗经常与放疗一起使用，这使得评估结果变得困难（表 3-5）。尽管有一长串临床前正常组织研究证实了氨磷汀的效果，但令人失望的是，很少有临床应用得到证实。在经常采用各种类型的强化治疗的研究中已经观察到急性放射毒性的改善，例如伴随化疗或加速放射治疗。然而，关于晚期发病率，如纤维化，还没有得到明确的确认。Brizel 等[154] 进行的一项关键试验表明，在头颈部癌症中，氨磷汀对放射引起的口干症有显著的保护作用，并且没有明显的肿瘤控制丧失。随后，FDA 批准氨磷汀用于接受头颈部术后分割放射治疗的患者，以降低急性和慢性口干症的发生率。许多 Meta 分析得出结论，氨磷汀可以显著减少与放射治疗相关的急性和晚期不良反应，而不会改变放射诱导的总存活率或无进展存活率[156, 159]。然而，几项研究质疑与其高昂的成本和不良反应相比，氨磷汀干预的益处[157, 158]。

（二）供氧改进剂

减少正常组织的氧气供应可能是实现放射防护的另一种方法。这可能是通过改变血红蛋白与氧的亲和力来实现的。取代的苯甲醛、BW12C 和衍生物[178, 179] 优先与氧合血红蛋白结合，增加了血红蛋白对氧的亲和力[180, 181]，从而减少了组织中可获得的氧气量。

一氧化碳气体还可以通过与血红蛋白结合来减少

表 3-5　研究氨磷汀对单纯放疗或联合化疗的放疗结果影响的随机临床试验

作 者	年 份	参考文献	部 位	治 疗	患者数量
Buntzel 等	1998	[160]	头颈	放化疗	39
Bourhis 等	1999	[161]	头颈	放疗	26
Brizel 等	2000	[154]	头颈	放疗	315
Momm 等	2001	[162]	头颈	放疗	73
Wasserman 等	2005	[163]	头颈	放疗	303
Buentzel 等	2006	[164]	头颈	放化疗	132
Anné 等	2007	[165]	头颈	放化疗	54
Haddad 等	2009	[166]	头颈	放化疗	58
Antonadou 等	2001	[167]	肺	放疗	146
Antonadou 等	2003	[168]	肺	放化疗	73
Leong 等	2003	[169]	肺	放化疗	60
Komaki 等	2004	[170]	肺	放化疗	62
Movsas 等	2005	[171]	肺	放化疗	242
Lawrence 等	2013	[172]	肺	放化疗	243
Bohuslavizki 等	1999	[173]	甲状腺	放疗(^{131}I)	50
Liu 等	1992	[174]	直肠	放疗	100
Athanassiou 等	2003	[175]	骨盆	放疗	205
Kouloulias 等	2004	[176]	前列腺	放疗	67
Koukourakis 等	2000	[177]	各种部位	放疗	140

氧气向组织的运输，从而减少可用于氧气运输的量，并导致血红蛋白 - 氧气解离曲线左移。因此，任何与血红蛋白结合的氧都会更强烈地结合血红蛋白[182]，这已被证明会增加缺氧和降低放射反应[183, 184]。然而，无论是通过药物还是通过呼吸气体来改变氧气供应，都将对肿瘤和正常组织起到放射保护作用[178-185]。这方面的临床证据如图 3-11 所示，吸烟（因此，碳氧血红蛋白水平较高）的头颈癌患者对放射治疗的反应比不吸烟者更差。

己酮可可碱可能不是这样，这是一种改变红细胞变形性并抑制血小板聚集和纤溶活性的药物[186]。因此，红细胞能够更好地横穿狭窄的小动脉和毛细血管。如果在照射前给予己酮可可碱[187]，可能是因为改善了氧输送[188, 189]，但它对正常组织的反应没有影响[187]。然而，

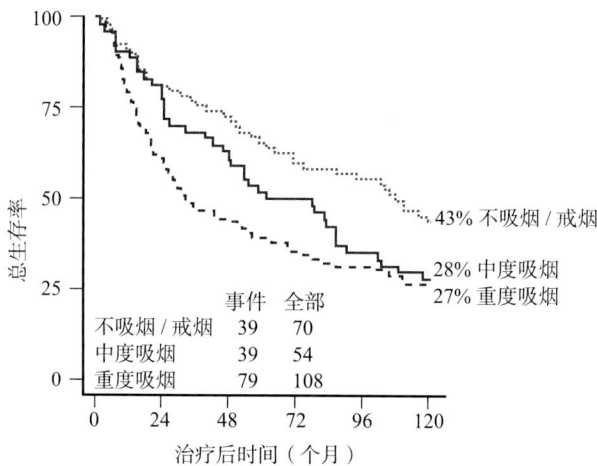

▲ 图 3-11　232 例晚期头颈癌患者治疗期间吸烟对放疗结果的影响

结果显示，不吸烟者和戒烟者与中度或重度吸烟者（＞20 支或每天一包）相比，10 年生存率更高（引自 Hoff CM. Importance of hemoglobin concentration and its modification for the outcome of head and neck cancer patients treated with radiotherapy. *Acta Oncol*. 2012；51：419-432.）

当在照射后每天给药时，己酮可可碱对小鼠早期皮肤反应没有影响，但显著降低了晚期反应的发生率[190]。

（三）其他放射防护剂

许多其他的药物被报道能够放射保护某些正常组织[191-193]。这些药物包括细胞因子，如粒细胞巨噬细胞集落刺激因子、IL-1、TNF-α、TGF-β 和碱性成纤维细胞生长因子[194-198]。许多肿瘤已经获得突变，阻止它们经历放射诱导的凋亡。然而，增殖的正常细胞经常被放射诱导的凋亡所杀死，一些凋亡抑制剂已经在动物模型中显示出放射防护的潜力。这些药物包括 p53 抑制剂（哌氟菊酯 -α 和哌氟菊酯 -μ）、生长因子 [KGF-1（帕利夫明）、KGF-2（雷匹夫明）、FGF-20

（Velafermin）]、NRF2 激活剂（三萜类）和 NF-κB 抑制剂（CBLB502）[191-193]。另一种利用肿瘤细胞中典型获得性缺陷的方法是诱导正常细胞的 G_1 细胞周期停滞，从而暂时将其阻滞在相对抗辐射的 G_1 期，从而改善 DNA 修复（如 PD0332991 和 2BrIC）[191-193]。还在开发针对放射诱导效应的分子途径的药物，包括 TGF-β1/Smad、CTGF/RHO/ROCK、TNF-α 和 PDGF/PDGFR 途径。最后，还有一组各种各样的抑制剂，包括血管紧张素转换酶抑制剂卡托普利、皮质类固醇、前列腺素和必需脂肪酸[199-203]。然而，还不完全清楚作用机制，也没有证据表明这些药物没有放射防护作用。

六、总结

利用放射治疗某些类型的癌症具有治疗意图，这是一种行之有效的治疗方法，但仍有改进的空间。显然，可以在不影响正常组织的情况下增加肿瘤的放射损伤，或者保护正常组织但对肿瘤没有类似保护作用的治疗方法的额外使用是有必要的。由于肿瘤的血管系统和微环境与正常组织不同，以这些参数为靶点应该会导致肿瘤的特异性。许多临床前研究已经证明这是一种可行的方法。然而，尽管许多临床研究证实这种方法有可能显著改善放射治疗的结果，但只有一种药物在标准的放射治疗方案中得到了证实。这种药物就是放射增敏剂尼莫拉唑，它只在丹麦使用，只用于头颈部癌症。放射防护器的使用更具争议性。实验上，有几种药剂已被证明对某些正常组织具有放射防护作用，但数据也表明，其中一些药剂对肿瘤具有放射防护作用。研究放射防护剂潜力的临床研究结果也没有定论。在良好的人体数据显示正常组织而不是肿瘤具有放射防护作用之前，使用放射防护剂必须被认为是实验性的。

第 4 章 化学疗法和放射线的相互作用
Interaction of Chemotherapy and Radiation

Christopher D. Willey Eddy S. Yang James A. Bonner 著
赵亚兰 译

肿瘤学已逐渐成为一个多学科领域：①手术仍然是确定的局部治疗方式；②化疗仍是确定的全身治疗方式；③放射治疗是局部区域治疗的最终方式。尽管从历史上看，这些方法主要相互独用，但在过去的 30 年中，临床前和临床工作都在爆炸式增长，将这些疗法结合起来以改善结局，包括改善局部和区域控制、总体生存、美容和治疗、器官保存。我们已经从临床试验中学到了很多有关化学疗法与放射线之间相互作用的信息，这些临床试验将这些治疗方式组合在序贯和伴随的方案中。此外，实验室研究已经证明了关键分子靶标和途径，可以潜在地利用这些靶标和途径来改善结果。化学疗法和放射疗法的结合改变了几个疾病部位的治疗方法，此处对此进行了广泛的综述。

一、历史的角度

放射增敏和化疗增敏是复杂的概念，有许多不同的解释，并已被用来描述许多不同的相互作用[1, 2]。使用放射和化疗相互或甚至同时增敏，增加了这些相互作用的复杂性。100 多年前，放射治疗和苯系统疗法被用于白血病的联合治疗[3]。然而，历史上最好的化疗和放射治疗交互作用的模型可能是氟尿嘧啶。

氟尿嘧啶

在 20 世纪 50 年代，卤代嘧啶和氟尿嘧啶在这类药物被确定具有抗癌特性后，与外照射（external beam irradiation，EBRT）相结合[4]。在过去的 50 年里，氟尿嘧啶已经成功地与放射联合治疗各种胃肠癌以及宫颈癌和头颈癌[5]。为了降低毒性和最大限度地控制肿瘤，氟尿嘧啶的给药和时间安排已经被多次操纵。最初是在分次放疗疗程（Moertel 方案）开始和结束时给药，发展到长时间静脉输液（protracted venous infusion，PVI），现在发展到每天两次的口服氟尿嘧啶类似制剂。这些方法增加了药物的累积剂量，降低了化疗毒性，并改善了放射增敏作用。氟尿嘧啶已被证明是内科肿瘤学家的主

要药物，也是放射肿瘤学家的关键放射增敏剂。

二、基本原理

（一）当前治疗方法的局限性

在过去的几十年里，我们看到了外科和放射领域的巨大技术进步，同时新的系统性药物正在以前所未有的速度发展。然而，癌症发病率和死亡率仍然是主要问题。联合治疗的出现试图改善手术、化疗和放射治疗独立进行的局限性。几十年来，放射通过改善局部控制来补充外科手术。然而，肿瘤特异性和患者特异性因素限制了手术和放射治疗的成功。在这一章中，我们将重点介绍系统治疗的多种方法，试图克服放射治疗的缺点。微转移疾病的存在，我们治疗范围之外的疾病，以及由于正常组织毒性风险而无法将足够剂量的药物输送到靶区，这些都是最常被引用的原因。此外，肿瘤可能包含相对缺氧的区域或对辐射损伤具有内在或获得性抵抗力的细胞亚群。我们将简要回顾一下目前对这些主题的理解。

1. **肿瘤检测** 如果电离放射没有正常的组织毒性，则肿瘤的检测将变得无关紧要，并且放射疗法可以像化学疗法一样传递到整个身体。显然，事实并非如此。就像外科医生一样，我们必须能够识别肿瘤，以便我们能够准确地将其靶向放射，类似用手术刀"切出"肿瘤。放射学的进步极大地提高了检测肿瘤位置和范围的能力。尽管 CT 和 MRI 提供了出色的解剖学信息，但与诸如 PET 和 SPECT 的生物学或功能性成像结合使用时，放射肿瘤学家可以更加自信地确定肿瘤与非肿瘤新兴的 MRI 序列，包括动态对比增强和采用稳态采集超快脉冲序列方法的快速成像（fast imaging employing steady-state acquisition，FIESTA）、MR 光谱学和 MR/PET，正在为外科医生和放射肿瘤学家提供改进的解剖学和生物学成像。尽管如此，我们现有技术的分辨率（PET 分辨率约为 5mm[6]）以及假瘤率高、假阴性率仍然限制了我们识别微观肿瘤范围和微转移性疾病的能力。新型放

射性药物可能会在将来提供其他改进。

2. 固有和后天抵抗　从经验上我们知道，某些肿瘤具有固有的放射抗性途径，在放射后表现出很高的局部失败率。在某些情况下，例如在胰腺癌中，由于周围肠、肾和肝的剂量耐受性有限，难以向靶标输送足够剂量的放射线。然而，尽管剂量增加，但仍有其他肿瘤具有极高的局部失败率。一个典型的例子是多形性胶质母细胞瘤，其局部复发率接近 100%。肿瘤或肿瘤微环境中的生物因素也会产生耐药性（在其他章节中讨论）。在本章的后面，我们将描述化学疗法如何潜在地缓解其中的一些耐药途径。

3. 毒性增加　在 Steel 和 Peckham 最初关于化学疗法和放射疗法结合的论文中[7]，假定每种方式在获益和毒性方面均独立发挥作用。但是，非常清楚的是，同时放化疗会增加毒性，表明一定程度的重叠毒性，放疗引起的化学增敏作用或放化疗引起的放射增敏作用。由于当肿瘤具有广泛的解剖学扩展时通常使用化学放射疗法（因此，不包括手术），因此，被放照的正常组织体积较大，因此有毒性的危险。在某些情况下，患者的并发症也会阻止积极治疗。

（二）治疗指数

前面描述的功能引起对确定相对于毒性的功效的度量标准的需求，以便可以比较较新的方法。该度量标准称为治疗指数（或治疗比率），是指肿瘤控制的概率与正常组织毒性的概率之比，并且已在前面的章节中进行了介绍。通常，基于 50% 的肿瘤控制率与 50% 的正常组织毒性来计算该比率。这些 S 形曲线确定了估计的疗效与治疗毒性之间的关系。治疗指数一直是并将继续成为癌症治疗的"目标"。出于这个原因，毫不奇怪的是，需要精心的治疗计划来尝试实现最大程度的肿瘤细胞杀伤，同时还保留正常组织以保持功能。有许多技术因素会影响该治疗率。当然，正确识别肿瘤与正常组织的能力将影响治疗率。如前所述，PET、MRI 和 SPECT 成像技术的广泛使用使放射肿瘤学家能够更好地将目标与非目标区分开。显然，通过调强放射疗法（intensity-modulated radiation therapy，IMRT）、立体定向手术和粒子疗法等技术精确递送放射线的能力，使我们能够在靶向肿瘤的同时避开正常组织。此外，通过图像引导放射疗法（image-guided radiation therapy，IGRT）准确递送放射线的能力得到了突飞猛进的发展。这使得边缘扩展较小，也限制对正常组织的剂量。然而，基于肿瘤的解剖位置，利用其自身的放射可以完成的工作存在技术上的限制。因此，进一步的改善将可能依赖于全身性药物与技术先进的放射传递方法之间的相互作用。

1. 改善治疗指数的策略　通过联合疗法改善疗效的基本方法以 Steel 和 Peckham 在 1979 年提出的理论策略为基础[7]，他们的开创性论文定义了联合疗法可以改善治疗指数的 4 种潜在手段：①独立毒性；②正常组织保护；③空间合作；④增强肿瘤反应。正如后面讨论的那样，第一个理论概念实际上可能并不像最初那样起作用。然而，后 3 个概念与现代药物与辐射相结合的战略相关。近年来，人们发现了更多的机械因素，这些因素扩展到了 Steel 和 Peckham 在 40 年前描述的"联合放射治疗和化疗中可利用的机制"[7]。这些生物合作和时间调节的较新概念正在影响当前提高治疗指数的研究战略。

2. 独立毒性　Steel 和 Peckham 提出的改善治疗指数的主要概念之一是，选择一种毒性与放射治疗方案不同的化疗方案。这种非重叠毒性的理想选择可以增加肿瘤细胞的杀伤力，而对组织毒性的影响最小。尽管在治疗选择中一直在追求这一点，但在发现独立毒性方面的实际成功一直难以捉摸。然而，这种反向关系在很大程度上得到了实现。避免毒性重叠的药物是护理实践的标准，例如，避免甲氨蝶呤与头颅照射、阿霉素与乳腺照射，或博来霉素与肺部照射。

3. 正常组织保护　临床上相关的促进正常组织保护而不保护肿瘤的药物的鉴定在治疗方面提供的帮助很少。自由基清除剂氨磷汀（WR-2721）可被正常组织选择性摄取，转化为活性硫醇代谢物 WR-1065[8]。虽然氨磷汀已被证明在头颈部癌症治疗中可预防口干症（表4-1），并可限制顺铂的肾毒性，但几项临床试验均未显示出使用氨磷汀的优势。对新型放射防护剂的研究将继续进行，可能会影响治疗比率。

4. 空间协作　空间协作的概念意味着化疗和放射治疗是独立的参与者，系统治疗是系统的，即针对微转移疾病，放疗是局部作用的。因为这些疗法各自独立发挥作用，所以可以假设每种疗法都需要全量使用才能达到预期的效果。如果药物和放射确实完全独立起作用，那么同时给药应该是可能的，毒性不会重叠。然而，目前还不清楚用于放疗的化疗是否真的可以实现完全独立的作用，因为现场毒性确实会发生，这表明存在一定程度的局部放射敏化。因此，序贯疗法可能是开发空间协作的最好手段。这种方法有许多临床例子，例如乳腺癌辅助性化疗后放射治疗、淋巴瘤大病的巩固放疗、小细胞肺癌的预防性颅骨放疗（表4-1）。

5. 增强肿瘤反应（细胞毒增强）　目前，大量的研究工作集中在通过联合治疗实现细胞毒增强。换句话说，联合治疗在某种程度上导致了相互作用，相对于单独治疗，产生了更好的抗肿瘤效果。目前，大量的研究

表 4-1　可能的药物 - 放射相互作用

机　制	举　例	说　明
正常组织保护	• 氨磷汀在头颈部癌症中的应用	• 降低单纯放疗的口干症发生率
空间协作	• 早期乳腺癌的辅助化疗 • 预防性颅脑放疗在小细胞肺癌中的应用	• 放疗为乳腺癌提供局部区域控制，但对远处转移没有影响 • 小细胞肺癌化疗不能有效穿越血脑屏障→放疗可有效治疗脑部疾病
生物协作	• 靶向治疗抑制肿瘤内的生存 / 增殖通路	• 激酶靶向药物，包括酪氨酸激酶抑制药（如达沙替尼和舒尼替尼）、单克隆抗体（如西妥昔单抗和贝伐单抗）及 mTOR 抑制药
时间调制	• 在各次放疗之间影响肿瘤反应的药物，即靶向修复、再增殖、再氧合和再分配	• 这本质上是几种其他机制的组合，但需要同时给药，而不是顺序给药
DNA 损伤增加	• 整合到 DNA 中的药物	• 氟尿嘧啶（5-FU）和铂是经典的例子
抑制 DNA 修复	• DNA 嵌入物和核苷类似物可以破坏修复并增强放射细胞毒性	• 烷化剂、抗代谢药、铂和拓扑异构酶抑制药就是几个例子
细胞周期效应	• 大多数化疗药物是细胞周期特异性的（烷化剂除外） • 放射敏感期细胞周期阻滞（M 期微管靶向药物） • 抗放射细胞的消除（S 期）	• 紫杉烷、环磷酰胺、氟尿嘧啶、吉西他滨、拓扑异构酶抑制药都是很好的例子
靶向再增殖	• 可想而知，任何至少具有细胞抑制特性的全身性制剂都可以防止再增殖	• 分子靶向药物和化疗药物（特别是抗新陈代谢药物）可以通过这种方式发挥作用
低氧靶向	• 丝裂霉素 C 和替拉帕嗪选择性靶向缺氧细胞 • 化疗导致的肿瘤缩小降低了间质压力，改善了氧合	• 紫杉烷和其他可导致肿瘤缩小的化疗是间接手段（作为诱导疗法），而丝裂霉素 C 和替拉帕嗪则直接影响缺氧细胞
肿瘤微环境靶向	• 抗血管生成促进血管重整化	• 贝伐单抗在胶质瘤中的应用

工作集中在通过联合治疗实现细胞毒性增强。换句话说，联合治疗在某种程度上导致了相互作用，相对于单独治疗，产生了更好的抗肿瘤效果。有趣的是，有一些临床例子表明，亚治疗剂量或放射增敏剂量的化疗可以影响远程疾病的控制，这表明，要么增加局部控制可以降低远程转移疾病的潜力，要么低剂量的化疗可以治疗微转移疾病（即空间协作）。

6. **生物合作**　生物协作这一术语是一个较新的概念[9]，它涉及肿瘤本身内细胞亚群的独立靶向（表 4-1）。虽然类似空间协作的概念，生物合作意味着实际放射目标的某一部分（即场内）对放射具有抵抗力，而放射是伴随给药的目标。生物合作最突出的例子是低氧细胞毒素，如替拉扎明。由于低氧是一种已知的抗放射条件，替帕扎明将针对这些亚群的细胞，因为它在缺氧条件下最有效。

7. **时间调制**　经典放射生物学的 4 个 "R" ——复氧（reoxygen-ation）、修复（repair）、再分配（redistribution）和再填充（repopulation）[10]，指的是对分次放射治疗特别重要的因素。例如，抗增殖治疗可以防止组分之间加速再聚集，这在体外使用单一组分检测可能无法检测到。相反，尽管阻断 DNA 损伤修复可能会增强肿瘤的放射敏感性，但如果正常组织中的 DNA 修复也受到抑制，分次治疗的结果可能会更差[9]。根据在正常细胞和肿瘤细胞中最突出的因素，治疗指数可以朝着有益或有害的方向转变。因此，时间调制意味着在分次放射治疗之间优化这 4 个放射生物学因素的治疗（表 4-1）[9, 11]。

三、药物放射相互作用的潜在生物学机制

一种药物可能影响放射效能的潜在机制有很多种，表 4-1 总结了这一点。放射增敏剂的经典定义表明，DNA 损伤的增强是关键因素。然而，随着人们对癌细胞生物学认识的加深，很明显，DNA 损伤以外的靶点可以增强放射效果。因此，一个更广泛定义的 "放射增强剂" 可以影响几种潜在的增加放射效应的机制。

（一）不断增加的放射损伤

放射增敏剂的经典放射生物学定义暗示该药物会增强 DNA 损伤。当药物自身结合到 DNA 中，或者通过形成加合物对 DNA 本身造成损害，从而增加 DNA 对放射损伤的敏感性时，这一点就实现了。这种相互作用的例子包括氟尿嘧啶和顺铂。

（二）抑制 DNA 修复

能够有效修复 DNA 损伤的癌细胞将对放射产生抵抗力。因此，可能干扰 DNA 损伤修复的化合物可能会增加放射损伤。有几种化疗药物针对这一过程，特别是那些扰乱核苷酸生物合成和利用的药物。修饰的核苷酸如氟尿嘧啶、溴脱氧尿嘧啶核苷、吉西他滨、氟达拉滨、甲氨蝶呤、依托泊苷、羟基脲和顺铂，都属于这一类。此外，如稍后所述，改变细胞周期的化合物可能间接抑制 DNA 修复。

（三）细胞周期效应

大量临床前研究发现，G_2/M 期是细胞周期中对放射最敏感的，S 期是最耐放射的[12, 13]。此外，许多细胞毒化疗药物是细胞周期特异性的。因此，能够将细胞维持在放射敏感期或消除那些处于抗放射期的细胞的试剂将与放射合作，以提高疗效。虽然这在临床前环境中很明显，但在临床数据中对这一现象的直接证据要少得多。然而，紫杉烷和核苷类似物以及修饰的嘧啶似乎是以这种方式起作用的[14-17]。

（四）再增殖

在正常成人组织中，细胞损失率与细胞增殖率相平衡。当损伤（包括放射治疗）导致的细胞丢失增加时，就会产生增殖信号，导致细胞重新繁殖。然而，癌症本质上是细胞过度增殖，而不是细胞丢失。因此，当分割放射过程中出现细胞近全丢失时，癌症也可以促进增殖。这就是所谓的加速再增殖。具有细胞毒性甚至细胞抑制作用的化疗药物，当与放射治疗同时使用时，可以抵消这种再增殖并提高疗效。

（五）缺氧 / 肿瘤微环境

正如在其他章节中讨论的，肿瘤微环境被认为是由于低氧分压、营养物质减少和酸性 pH 等恶劣条件而调节治疗反应，从而为耐药干细胞甚至促进癌症的免疫细胞创造了一个有利环境。对于已经生长到任何显著大小的实体肿瘤来说尤其如此，因为由于肿瘤内血管流动和氧气扩散的限制，它们将包含这些区域。虽然许多肿瘤会触发肿瘤内的血管生成因子，但这些刺激物表现为异常的血管结构，通常具有紊乱的结构。此外，较大的肿瘤可能会增加间质压力，导致血管进一步塌陷，有时会造成缺氧区和明显的坏死。

低氧是已知的最有效的放射防护因素之一，因为放射依赖于氧自由基的产生（低氧产生的放射敏感度降低 2～3 倍）[18]。因此，缓解这种低氧的药物疗法可以提高放射效果。有 4 种一般的化疗方法可以做到这一点。①化疗可通过细胞毒作用使肿瘤缩小，从而降低间质压力。此外，由于化疗的目标通常是增殖最快的细胞，这些位于血管旁的细胞会被移除，从而使缺氧区域更接近氧合区域。这一过程的一个很好的例子是紫杉醇[19]。②抗血管生成疗法，如贝伐单抗（一种针对 VEGF 的抗体），可以通过消除肿瘤异常的新生血管来潜在地使血管流量正常化。Batchelor 等[20]、Jain[21] 和其他人[22, 23] 的研究为这一现象提供了早期证据。③低氧细胞靶向剂，如替拉帕胺，可以通过消除最具放射抗性的细胞来提供生物协同作用。④低氧细胞放射增敏剂可逆转低氧细胞固有的放射抗性。药物，如硝基咪唑类化合物，可以模拟缺氧区域内氧气的作用[24, 25]。

（六）细胞死亡途径效应

前面讨论的所有药物 – 放射相互作用的潜在机制都是通过细胞毒性来显示其疗效的。然而，近几年来，细胞毒性有几种明显的表现方式，这一点已经很清楚。2018 年，细胞死亡命名委员会（Nomenclature Committee on Cell Death，NCCD）更新了他们的分类系统，以定义和扩展细胞死亡子例程，这些子例程被广泛归类为具有调控细胞死亡模式的凋亡和坏死形态。因此，12 个相互关联的细胞死亡过程被定义为内源性和外源性凋亡、线粒体通透性转变导致的坏死、坏死性凋亡、细胞铁死亡、细胞死亡、parthanatos 通路细胞死亡、内在性细胞死亡、NETotic 细胞死亡、溶酶体依赖性细胞死亡、自噬依赖性细胞死亡和免疫原性细胞死亡[26]。虽然这些是不同形式的细胞死亡，但所涉及的刺激和过程是相互关联的。此外，有证据表明电离辐射可以通过几种类型的细胞死亡来表现其细胞毒性。因此，随着对这些细胞死亡途径的理解的提高，针对这些形式的细胞死亡的新疗法可以提高放射疗效。这里简要描述了几种与放射有关的关键细胞死亡机制。

1. 细胞凋亡　细胞凋亡是定义最清楚、被研究最多的细胞死亡机制。这种"程序性细胞死亡"包括特征性的形态学变化，包括染色质凝聚（核固缩）和核碎裂（核分裂）。凋亡小体最终形成，细胞通过吞噬作用被清除，但不会产生炎症反应。细胞凋亡可以在 caspase 激活的情况下发生，也可以在没有 caspase 激活的情况下发生[27, 28]，不需要 DNA 片段化[29]，尽管这是一个典型的标志。细胞凋亡被认为是化疗诱导细胞死亡的主要机制。作为放射诱导细胞毒性的一种机制，细胞凋亡很容易发生在"液体肿瘤"中，而不是大多数实体肿瘤。在实体肿瘤中，凋亡是细胞死亡的一个次要组成部分。因此，针对凋亡途径的药物可能会增强实体肿瘤的放射细胞毒性。

2. 自噬　虽然细胞凋亡是一种明确的细胞自毁机制，

但自噬在细胞死亡中的作用更具争议性。自噬，字面意思是"自我吞噬"，可以在压力（如营养缺乏）时为细胞提供一种保护机制，因为它允许通过细胞质成分的受控分解来回收细胞构建块。然而，由于缺乏染色质浓缩，自噬细胞死亡确实会发生，这主要不同于凋亡[29]。

3. 坏死　3 型死亡或坏死是一种细胞死亡机制，细胞肿胀（浮生）、质膜破裂，释放其内容物，导致局部炎症反应[29]。这种类型的细胞死亡最好的例子是缺血性损伤。在脑损伤的立体定向放射外科手术中可以看到，大剂量的单次放射或放射消融剂量会导致这种类型的细胞死亡。

4. 有丝分裂灾难　有丝分裂灾难是一种独特的细胞死亡形式，涉及失败的有丝分裂事件[29]。通常情况下，这表现为微核和多核，这表明在没有胞质分裂的情况下发生了一系列有丝分裂，最终导致细胞死亡。

四、分析药物与放射的相互作用

文献中详细介绍了几种确定药物与放射相互作用的方法。此外，还描述了可能相互作用的几种定义。放射增敏的概念起源于许多年前；经典的放射增敏被定义为在对第二种药物的细胞毒性进行校正后，由于暴露于第二种药物而导致的放射诱导的细胞死亡增加。克隆存活试验测量所有形式的细胞死亡以及延长或不可逆的细胞周期停滞，是在体外测量放射细胞毒性的最全面的方法（图 4-1）。存活曲线是通过将已知数量的细胞电镀在平板上，并用不同剂量的放射和（或）化疗处理它们，并以半对数的方式绘制出集落的存活率来生成的。归一化是通过将处理组的存活率除以培养效率来实现的，培养效率与形成集落的未处理细胞的百分比有关。克隆存活曲线数据中显示了放射增敏的修饰，其中归一化存活分数向下或向左移动意味着放射增敏相互作用，而向上或向右移动意味着放射防护移动。虽然存活曲线可以显示化疗和放射之间的相互作用，但更好地描述放射调节是必要的，因为化疗和放射细胞毒性通常不遵循线性关系。

提供更具描述性的系统的早期尝试之一是由 Tyrrell 提供的[30]，这可能是描述疗法之间各种相互作用的更好起点。

抑制作用：用于两种治疗方法的作用比单独给予的两种治疗方法加起来的效果要差的所有情况。

正交互作用：用于两个治疗的作用大于两个单独给药后的预期作用的所有情况。

协同效应：正交互作用的特例；严格用于有动力学数据时。

这些术语似乎已经被"可加性"描述符所取代，包括超可加性、可加性和次可加性。Steel 和 Peckham[7] 的经典论文再一次描述了一个"可加性包络"的构造，用于使用等线分析来评估两个处理之间的相互作用。通过计算假设两种药物具有完全独立作用机制的模式 1 曲线和假设两种药物具有完全相同的作用机制的模式 2 曲线，根据细胞毒性数据构建可加性包络（有关等谱图结构的更多信息可在网上找到）。当在等值线图上绘制联合治疗数据点时，它们可以落在模式 1 和模式 2 之间（相加交互作用 – 在包络内），在模式 1 之上（基础添加剂），或者在模式 2 之下（相加以上或协同作用）。图 4-2 显示了一个理想化的等高线图。

中位剂量效应原理

对于细胞毒剂的相互作用，一个已得到相当广泛应用的数学模型系统是 Chou 和 Talalay 的中效原理[31-33]。这个系统是从 Michaelis-Menten 方程和基本的质量作用定律考虑导出的。该系统可用于描述竞争性酶相互作用和细胞毒剂之间的相互作用。中效原理的基本关系式为：$f_a/f_u = (D/D_m)^m$，其中 D 是剂量，f_a 是受影响的部分，f_u 是未受影响的部分，D_m 是产生中效所需的剂量（50%），m 是用来描述曲线的 S 型性质的希尔型系数。对于一级 Michaelis-Menten 动力学，m=1。

可以使用存活分数（surviving fraction，SF）替换最后一步中不受影响的分数来执行该方程的以下操作。

$$\log(f_a/f_u) = \log[(D/D_m)^m]$$

$$\log(f_a/f_u) = m\log(D) - m\log(D_m)$$

$$\log[(1/SF) - 1] = m\log(D) - m\log(D_m)$$

一般方程如下。

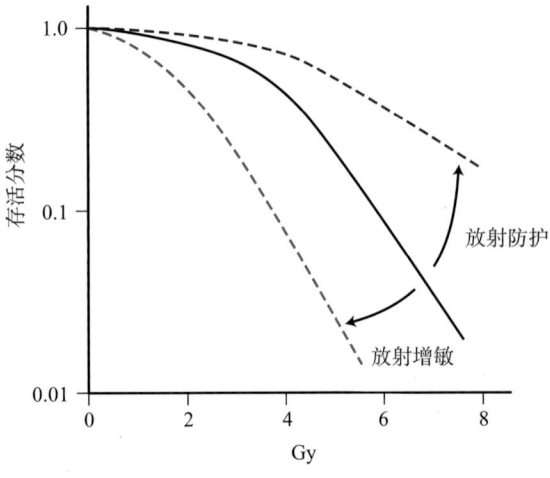

▲ 图 4-1　放射调制概念图
实线表示对照克隆性存活试验，绘制为相对于剂量的存活分数。联合治疗导致曲线向右移动表示放射防护效应；曲线向左移动表示放射增敏效应

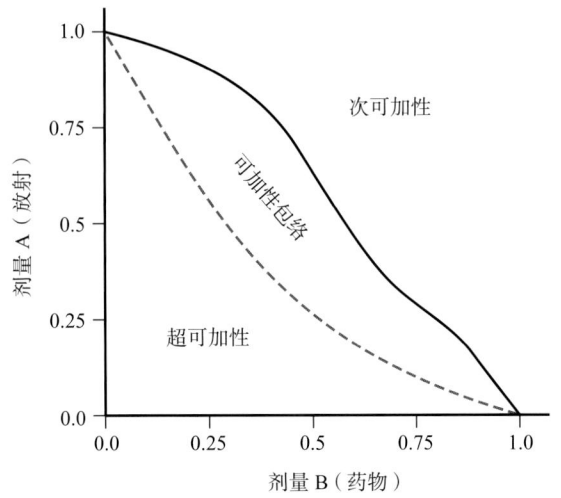

▲ 图 4-2　用于检验放射（RT）与药物相互作用的等高线图

A（放射）和 B（药物）的等效剂量显示在轴线上。图示次可加性和超可加性的区域，以及可加性包络

$$y = mx + b$$

y 轴上的 log［（1/SF）–1］和 x 轴上的 log（D）的曲线图产生一条斜率为 m、y 截距为 mlog（Dm）的直线。单独给药和联合用药（单独给药以某种方式一起给药）的存活曲线可以通过线性回归拟合成直线方程。如果评估两种制剂的相互作用，则会产生三条线（即中位效应图）：每种制剂一条线，联合治疗一条线。图 4-3 显示模拟单独制剂 A 和 B 以及 A 和 B 组合的中效曲线图。对于联合治疗，D 是两种药物同时给予的剂量之和；以固定的剂量比例（如 1 : 2）一起给予两种药物进行实验是有帮助的。通过使用不同的总剂量（即总和），在给出相同比例的药剂的情况下，可以在以后的计算中确定单独药剂对联合治疗的贡献。

这个概念可以在图 4-3 中可视化。例如，在 log［（1/SF）–1］= 0 的情况下，其中 SF 是存活分数，可以从联合治疗的中效曲线图计算相应的 log（D），D 表示两种药物的剂量之和。以这种方式评估的实际组合治疗的一个例子是放射后 24h 暴露于依托泊苷。在该示例中，在剂量比固定为 32Gy 至 1μg/ml 依托泊苷的情况下进行了一组实验。在本例中，导致 log［（1/SF）–1］等于给定值的剂量 D 是以 32 : 1 的比例给出的放射和依托泊苷的组合。通过根据两种制剂的递送比率将所产生的剂量划分为适当的组分，可以从联合治疗的中位效应图中辨别放射和依托泊苷的成分。

中间效应原则中使用的定义包括以下内容。

互斥：兴趣药物有相似的作用模式，并不独立作用。

非互斥：兴趣药物有不同的作用模式或独立行动。

联合指数（combination index，CI）：此指数的推导

超出了本章的范围。联合指数的计算允许将交互描述为协同（CI<1）、抑制（CI>1）或求和（CI=1）。Chou 和 Talalay[33] 提供了完整的描述。

可以计算任何存活分数以及互斥或非互斥相互作用的组合指数。对于相互排斥的交互，如下。

$$CI = [D_1/(Dx)_1] + [D_2/(Dx)_2]$$

对于相互非排他的交互，如下。

$$CI = [D_1/(Dx)_1] + [D_2/(Dx)_2] + [D_1 D_2/(Dx)_1 (Dx)_2]$$

求解药物 1 在剂量 x 中单独给出的一般方程：$(Dx)_1 = D_m [(1/SF) - 1]^{1/m}$；求解药物 2 在剂量 x 中单独给出的一般方程：$(Dx)_2 = D_m [(1/SF) - 1]^{1/m}$ 中单独给出的一般方程；求解联合给药的剂量 x 的一般方程，它表示以固定联合给药的剂量之和：$(Dx)_{1,2} = D_m [(1/SF) - 1]^{1/m1, 2}$。

$D_1 = (Dx)_{1,2} \times$（作为药物 1 的混合物的分数）

$D_2 = (Dx)_{1,2} \times$（作为药物 2 的混合物的分数）

联合指数代表给定效果所需的药物剂量（当它们一起给药时）除以单独给药时所需的药物剂量；这样，CI<1 表示协同作用。不同水平存活分数的 CI 曲线图如图 4-3。

尽管这些强大的统计工具用于确定治疗之间的相加关系，但基于完成药物和放射的剂量 – 反应实验所需的时间和费用，体外模型的适用性受到限制。因此，临床前的活体实验通常涉及在临床上可以达到的浓度下使用单一剂量的药物。尽管如此，仍然有人呼吁改进药物 – 放射联合研究的实验设计策略[34]。

五、化疗、放疗及联合应用细胞毒药物
（一）一般概念

1. 从理论到临床　有时，量化化疗和放射相互作用的过程会让试图解释体外和体内实验室信息的临床医生感到沮丧，如 Charles Moertel（由 Tannock 引用）[35] 在 1978 年第一届联合模式治疗国际会议上的主旨演讲中所体现的那样：“根据各种单项研究的结果，我可以得出结论：亚硝脲在照射前 15h、照射前 2h、照射同时或照射后 6h 给药是最理想的。虽然我们将继续在场边为我们的放射生物学同事欢呼，但恐怕我们还没有到可以轻松地将他们的结果纳入我们的临床实践的阶段。”

这并不是对放射生物学团体的不尊重，而是要指出，当时的实验室模型与临床环境有很大的不同。由于很难从实验室结果推断到临床结果，许多临床医生在反复试验的基础上使用了联合治疗。然而，相反的研究顺序有时是有成效的，临床研究中展示的有效治疗组合激发了实验室研究，揭示了有趣的相互作用的分子基础[31, 32]。转换研究理想的发生在一个从实验室结果中产

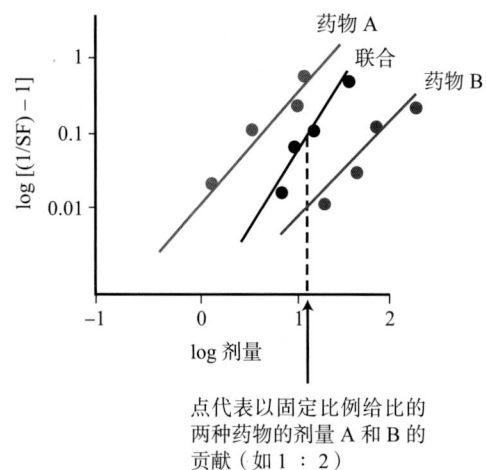 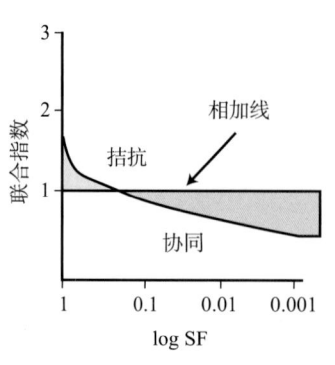

◀ 图 4-3 假设图（左）展示了单独或联合给予药物 A 和药物 B 的中效原理分析。联合治疗是以固定的比例进行的，这样就可以计算出每个药物对联合效果的单独贡献。然后通过存活分数（SF）计算不同细胞毒性水平下的联合指数（右），指出了拮抗、相加和协同的领域

生的概念，随后被证明具有临床疗效。然而，临床前模型系统并不总是允许研究人员将研究结果从实验室带到临床，正如 Moertel 的引文和许多早期缺氧细胞增敏剂研究所表明的那样。

2. 治疗益处 Tannock[35] 提到了将实验室结果转化为临床环境的另一个问题，强调研究人员不仅必须探索治疗药物的组合以找到协同作用，还必须找到将产生治疗益处的相互作用（例如，在肿瘤细胞中提供比正常细胞更大的细胞毒性）。为了分类潜在的可利用的差异，Tannock[35] 描述了肿瘤细胞和正常细胞之间的三大类生物多样性：与正常组织相比，肿瘤细胞可能表现出遗传不稳定性；肿瘤细胞和正常细胞在细胞增殖或治疗后发生的增殖方面可能不同；氧合和 pH 等环境因素可能会对肿瘤细胞和正常细胞产生不同的影响。随着研究结果从实验室转化到临床环境，重要的是要考虑宿主机制对这 3 个领域的影响。

（二）化疗分类

在下一节中，我们将介绍几类全身性药物，随后简要回顾描述这些药物与放射联合治疗的临床数据。将接受放射治疗的患者可以使用多种化疗类药物。虽然不是所有这些制剂都与放射同时使用，但了解它们的主要作用机制是很有帮助的。以下是几种主要化疗药物的简要描述，以及与放射相互作用的可能方式的一些信息。图 4-4 总结了这些药物的细胞周期时相特异性。

1. 抗代谢药物 抗代谢化疗的起源可以追溯到 20世纪 40 年代，当时氨基蝶呤被用于治疗儿童白血病[36]。从那时起，大量的抗代谢化疗药物被开发出来，并取得了巨大的成功。这些药物的靶点包括叶酸代谢和核苷类似物。接下来介绍与放射相关的主要抗代谢药物。

（1）氟嘧啶类：氟尿嘧啶、脱氧尿嘧啶核苷、卡培他滨、S-1：顾名思义，氟嘧啶类化合物是卤代尿嘧啶类化合物，通过抑制胸苷酸的合成起到抗叶酸的作用。正

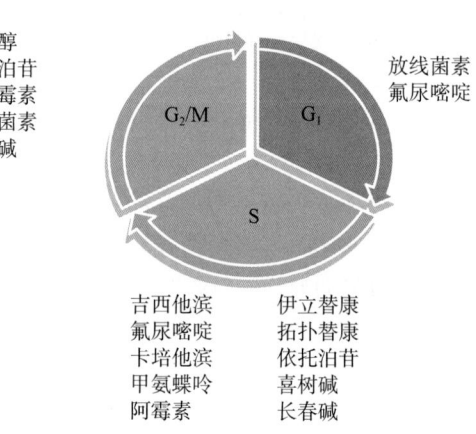

▲ 图 4-4 细胞周期与各种化疗药物的细胞周期时相依赖关系图

如前面从历史的角度所提到的，氟尿嘧啶是与放射联合使用的最成熟的药物之一。它既被用于团注输液，也被用于持续静脉输注。当与放射相结合时，它似乎针对 S 期的放射抵抗细胞[17]。这两种给药方法在不良反应方面有一些不同，但似乎都有很好的疗效。在直肠癌术后Ⅲ期辅助化疗试验中，外照射期间同时持续输注氟尿嘧啶比推注氟尿嘧啶更有效[37]。此外，数据显示氟尿嘧啶的血浆水平和细胞内代谢物水平相当短暂，也表明需要持续给药才能在放射治疗时有效[38]。正因为如此，口服制剂已经被开发出来，最著名的是卡培他滨，一种氟尿嘧啶的氟嘧啶氨基甲酸酯前药，必须通过胸苷磷酸化酶的作用才能转化为卡培他滨。除了口服药物而不是输液泵改善患者的舒适性之外，卡培他滨与放射联合使用的另一个潜在优势是，放射似乎增加了肿瘤中胸苷磷酸化酶的水平，允许活性代谢物在照射的肿瘤内潜在的生物积累[39, 40]。S-1 是最近推出的一种口服制剂，它将不同的氟尿嘧啶前体药物（替加氟）与氟尿嘧啶的代谢调节剂（吉美拉平和奥特拉西）结合在一起。S-1 在亚洲和欧洲

通常用于治疗许多类型的实体肿瘤，并已与放射治疗相结合，但尚未获得美国 FDA 的批准 [41]。

（2）脱氧胞苷核苷类似物：吉西他滨，阿糖胞苷：吉西他滨是脱氧胞苷的类似物，通过阻止脱氧核糖核苷酸三磷酸（deoxyribonucleotide triphosphate，dNTP）的产生，在 S 期发挥特殊作用。临床前和临床证据都表明吉西他滨和放射联合具有显著的放射增敏特性 [42-45]。事实上，在胰腺癌的临床试验中已经证实了大量的毒性 [46]，需要减少吉西他滨的剂量或限制放射治疗端口的野大小。阿糖胞苷，也被称为阿糖胞苷 C，是一种脱氧胞苷核苷类似物，可以渗透到中枢神经系统（central nervous system，CNS），用于治疗血液系统恶性肿瘤。阿糖胞苷已用于中枢神经系统淋巴瘤的全脑照射，同时用于软脑膜疾病。

（3）抗叶酸：甲氨蝶呤、曲美曲塞、培美曲塞：抗叶酸甲氨蝶呤与二氢叶酸还原酶（dihydrofolate reductase，DHFR）紧密结合，从而抑制叶酸代谢。通过这种抑制，胸苷酸的合成被阻止，从而阻止嘌呤的生物合成。此外，一些氨基酸的合成通过阻断该酶而受损，导致细胞毒性 [49]。培美曲塞是一种吡咯嘧啶，其功能是一种抗叶酸，以细胞周期不依赖的方式抑制多种酶，包括胸苷酸合成酶、DHFR、甘氨酰胺核苷酸甲酰转移酶和氨基咪唑甲酰胺甲酰转移酶。培美曲塞对许多实体肿瘤有效，并在临床前系统中显示出放射增敏特性 [50-52]。

2. 烷化剂　烷化剂由几类亲电化合物组成，它们具有与 DNA 碱基（"烷基化"）形成共价键的抗肿瘤特性。一些烷化剂与单链 DNA 相互作用，而另一些则可以使两条链交联。诱导的 DNA 损伤导致了这些药物的细胞毒性。这里简要介绍了可能与放射一起使用的各种烷化剂。

（1）氮芥：百菌清、美法仑：芥子气是开发用于临床的一系列烷化剂中的第一种，它是基于第一次世界大战期间暴露于芥子气的人和动物的临床观察，特别是对骨髓的影响而发现的 [36, 53]。后来，氮芥被开发出来用于淋巴瘤的治疗，如二氯甲基二乙胺或氮芥，最终用于氮芥、长春新碱、丙卡巴嗪和泼尼松（MOPP）方案治疗霍奇金淋巴瘤。最常用的氮芥是氯苯丁腈和美法仑（L- 苯丙氨酸芥末），分别主要用于治疗慢性淋巴细胞白血病和多发性骨髓瘤。由于这些药物的骨髓效应，在大量照射骨髓时应谨慎使用。

（2）唑磷菌素类：环磷酰胺、异环磷酰胺：唑磷是氮芥类化合物，包括环磷酰胺及其结构异构体异环磷酰胺。这些药物在儿童和成人癌症治疗中都与放射联合使用。

（3）丝裂霉素 C：丝裂霉素 C 是由链霉菌（Streptomyces）产生的一种具有烷基化特性的抗生素。该试剂是一种氮杂环化合物，也类似氮芥。该药物会阻断 DNA 的合成，但也会在 G2/M 相变期间导致细胞周期阻滞 [54, 55]。丝裂霉素 C 也被证明是一种缺氧细胞放射增敏剂 [56]，这可能有助于解释为什么基于丝裂霉素 C 的放化疗在肛门癌治疗中如此有效 [57, 58]，如本章后面所讨论的。

（4）三嗪类：丙卡巴嗪、达卡巴嗪、替莫唑胺：替莫唑胺与放射治疗相结合，使高级别胶质瘤的治疗发生了革命性的变化。它可以有效地穿过血脑屏障（脑脊液可以达到血浆水平的 30%）[59]。替莫唑胺通过鸟嘌呤 O-6 位 DNA 甲基化造成 DNA 损伤。有趣的是，O-6 甲基鸟嘌呤 DNA- 甲基转移酶（methylguanine DNA-methyltransferase，MGMT）是一种 p53 DNA 修复酶，它可以在表观遗传上被调控，并被启动子甲基化沉默，这似乎可以预测对基于替莫唑胺的化疗的反应，因为癌细胞无法去除引起细胞毒的 O-6 甲基鸟嘌呤 [60]。实际上，这种 DNA 烷基化 / 甲基化触发了错配修复途径，使 G2/M 期停滞，从而导致细胞凋亡 [61]。确实，来自替莫唑胺的 DNA 烷基化 / 甲基化触发了错配修复途径，导致 G2/M 期阻滞，导致细胞凋亡 [60, 62]。

（5）亚硝脲：双氯乙基亚硝基脲（Bischloroethylnitrosourea，BCNU）、甲基 1-（2- 氯乙基）-3- 环己基 -1- 亚硝基脲［1-（2-Chloroethyl）-3-cyclohexyl-1-nitrosourea，CCNU］、CCNU、链脲佐菌素：亚硝酸酯基团中的几个成员能够跨越血脑屏障，使 DNA 交联。BCNU 或卡莫司汀，已用于治疗脑肿瘤，主要是胶质瘤，但也用于多发性骨髓瘤和大剂量移植方案。Gariadel（BCNU 浸渍晶片）可放置在胶质瘤切除腔内，该腔可缓慢生物降解以释放化疗药物。CCNU 或称洛莫司汀，是一种脂溶性增加的相关化合物，也用于脑瘤 [63]。CCNU、原卡巴嗪和长春新碱与放射联合使用时，已被证明可以提高低级别胶质瘤的总体存活率 [64]。

3. 铂类：顺铂、卡铂、奥沙利铂、赛特铂　顺铂［顺二胺二氯铂（Ⅱ）］是铂家族中最典型和研究最广泛的成员，几十年来一直被用于抗癌治疗。由 Soloway 等在 20 世纪 70 年代末进行的临床前应用表明顺铂在小鼠移行细胞癌模型中显示放射致敏性 [65]。从那时起，大量的临床和临床前数据显示顺铂和放射之间的相互作用有几种机制。这两种模式之间的潜在合作可以发生在 DNA 水平上，因为放射通常会导致 DNA 中可修复的单链断裂，当它们发生在顺铂 -DNA 加合物（链内和链间交联）附近时，可以转化为致命的双链断裂。这也可能是由于顺铂作为自由电子清除剂的功能，损害了 DNA 修复机制，从而"修复"了放射引起的 DNA 损伤 [66]。类似地，越来越多的证据表明，顺铂修饰的 DNA 容易受到水中电离辐射产生的水合电子损伤（e-aq）的影响[67]。此外，放射可能会增强顺铂进入细胞的吸收，并帮助产生活性的铂代谢物[1]。其他家族成员——卡铂、奥沙利铂和口服活性沙铂（Satraplatin）——似乎也有类似的作用机制，虽然成员之间的差异可能是由于每个铂产生的 DNA 加合物的三维结构，这会影响与各种聚合酶和 DNA 修复酶的结合[68]。由于这些原因，铂的功能独立于细胞周期阶段。

4. 微管靶向药 由于微管聚合和解聚是有丝分裂过程中纺锤体形成和染色体分离的关键，微管靶向剂能够通过在 M 期（细胞周期的放射敏感期）产生细胞周期阻滞来增强放射效应。此外，这些药物还能促进细胞凋亡。本文讨论了四类主要的微管靶向药。

(1) 雌莫司汀：雌莫司汀是一种有趣的杂化分子，来源于氮芥和 17β- 雌二醇。雌激素通过结合 β- 微管蛋白和微管相关蛋白有效地阻断微管，导致微管失稳。它以有丝分裂纺锤体为靶点，导致细胞周期停滞于 M 期，导致放射增敏[69]。该药已被批准用于激素治疗前列腺癌，已有 30 多年的历史。

(2) 长春碱类：长春新碱、长春碱、长春瑞滨：长春碱作为抗癌剂已经有 40 多年的历史了，它通过靶向微管发挥作用。它们能够迫使微管解聚，从而破坏有丝分裂纺锤体，导致 M 期阻滞[70]。这些药物已被广泛用于各种恶性肿瘤，包括儿童和成人。在放射增敏方面，长春新碱、长春花碱和长春瑞滨影响细胞周期效应和 DNA 损伤修复。

(3) 紫杉类：紫杉醇、多西紫杉醇、卡巴他赛（Cabazitaxel）、白蛋白结合紫杉醇。与长春碱相反，紫杉类药物稳定微管并促进进一步的微管蛋白聚合，从而抑制有丝分裂期间的中心体机制。在增强放射效应方面，紫杉类药物似乎操纵了表 4-1 中列出的几个因素。首先，紫杉类药物将阻止中后期细胞周期检查点，这可能允许细胞积累在对放射敏感的 G_2/M 期[70, 71]。此外，紫杉类药物可导致肿瘤缩小[72, 73]，从而降低间质压力并改善氧合[19]。而且紫杉类药物可操纵放射反应中涉及的信号转导级联反应[74]。使用紫杉类药物的主要挑战之一是载体的毒性（如紫杉类药物的乳油），从而降低间质压力并改善氧合。使用不含乳油的制剂，如白蛋白纳米粒（NaB- 紫杉醇），通过减少过敏反应大大提高耐受性，甚至可能促进放射敏感性的提高[75]。

(4) 埃博霉素：埃博霉素 B，氮杂埃博霉素 B（Ixabepilone）。埃博霉素被认为是下一代微管靶向剂，其功能类似于紫杉类药物，但源自粘细菌。它们能够以高效力稳定微管，并阻止有丝分裂，与紫杉类药物类似[70]。这些药物的开发不依赖于针对紫杉烷和长春碱的 p- 糖蛋

白外排抵抗机制[70, 76]。尽管有一些报道称伊克沙比隆有放射召回作用[77]，仍有一些人对将埃博西酮与放射相结合感兴趣[78]。

5. 拓扑异构酶抑制剂 拓扑异构酶是所有细胞 DNA 复制中的关键酶，因为它们具有解离 DNA 的能力。哺乳动物细胞中有两大类拓扑异构酶与肿瘤治疗相关：拓扑异构酶（topoisomerases，TOP）Ⅰ 和 TOP Ⅱ。TOP Ⅰ 参与 DNA 转录过程中 DNA 复制分叉运动和解开超级螺旋；Top Ⅱ 在转录过程中对解开 DNA 缠结和重塑染色质起重要作用[38, 49]。这两类拓扑异构酶是根据在酶作用过程中产生多少 DNA 链断裂来命名的，这是 TOP Ⅰ 为单链断裂，TOP Ⅱ 为双链断裂[49]。这些断裂是 Top Ⅰ 和 Top Ⅱ 解开和脱出 DNA 所必需的，但它们是暂时的，因为酶将重新连接断裂的链（重新连接）。TOP Ⅰ/Ⅱ 抑制剂通过稳定 / 捕获酶复合物发挥作用，并通过破坏这一过程和产生 DNA 双链断裂而具有细胞毒性。

(1) TOP Ⅰ 抑制剂：喜树碱——伊立替康、拓扑替康。喜树碱是一种天然生物碱，来源于喜树属植物，于 20 世纪 60 年代在抗癌药物筛选中被鉴定[79]。喜树碱被认为能形成稳定的三元复合物，阻止正常的 DNA 重新连接和复合体复制分叉的碰撞，导致 DNA 双链断裂和细胞毒性[80]。这类药物的 S 期特异性为放射增敏提供了一些理论基础。尽管喜树碱仍被用作细胞毒性和细胞凋亡的阳性对照和研究工具，但由于严重的泌尿系统并发症，该药物在临床上未获成功。然而，喜树碱的衍生物，特别是伊立替康和拓扑替康，被用作化疗药物。伊立替康被 FDA 批准用于治疗结直肠癌，并且已经产生了直肠癌[81, 82]、食管癌[83]、小细胞癌[84-86]、非小细胞肺癌患者[87, 88]与放射治疗相关的数据。拓扑替康已被批准用于卵巢癌、小细胞癌和宫颈癌，且已在胶质母细胞瘤临床试验中与放疗相结合[89, 90]。脂质体的 Top Ⅰ 抑制剂单独使用或与放射联合使用可以进一步增强这类药物的效用[91, 92]。

(2) TOP Ⅱ 抑制剂：①鬼臼毒素——依托泊苷、依托泊苷磷酸、替尼泊苷。植物提取物鬼臼毒素具有微管结合活性；然而，临床上使用的衍生物并不是通过微管作用发挥作用，而实际上是 Top Ⅱ 毒物，尽管它们不嵌入 DNA[93]。这些鬼臼毒素，最著名的是依托泊苷和替尼泊苷，是用于儿童和成人肿瘤的糖苷衍生物[38]。这些药物也曾以序贯和伴随方案与放射联合使用[94-97]；②蒽环类药物——伊达霉素、阿霉素、表柔比星、柔红霉素、伊达霉素。蒽环类药物是一种天然存在的物质，当它们以 Top Ⅱ 为靶点时，会嵌入 DNA 中，导致 DNA 双链断裂[38, 98]。这些药物有广泛的临床适应证，包括血

液肿瘤和实体肿瘤。在放射增敏方面，阿霉素和放射的相互作用是众所周知的，因此通常避免同时给药。事实上，当阿霉素在放射后给予时，一种被称为"放射召回"的炎症反应可能会发生[99, 100]。与其他化疗药物一样，人们对替代配方很感兴趣。阿霉素的聚乙二醇（polyethyleneglycol，PEG）脂质体形式在 20 多年前被批准，其毒性特征得到了改善[101]；③其他：米托蒽醌、放线菌素。米托蒽醌是一种蒽二酮，其功能类似蒽环类药物，但心脏毒性较小[102]，因为它不太可能形成自由基[38]，并可能以不同的方式影响钙的释放[103]。与蒽环类药物一样，米托蒽醌可以嵌入 DNA 并毒化 Top Ⅱ 形成 DNA 双链断裂。该药已被批准用于激素抵抗型前列腺癌和急性髓系白血病。放线菌素是一种链霉菌衍生的抗生素，可以嵌入 DNA，阻断 Top Ⅱ，引起 DNA 双链断裂[38]。放线菌素用于几种儿科恶性肿瘤，包括横纹肌肉瘤和尤文肉瘤。

六、化学放射的临床实例

对使用放化疗的临床实例的全面回顾超出了本章的范围。关于疾病地点特定试验的更全面的信息包括在专门介绍每个地点的各个章节中。以下是一些具有里程碑意义的试验的简要介绍，这些试验表明，在现代，器官保存、局部控制和总体存活率都得到了改善。具体地说，呼吸、消化、泌尿、生殖、妇科和中枢神经系统癌症的例子被提出。

（一）胃肠道癌

1. 肛门癌　化疗和放疗有效交互作用演变的一个经

典例子是肛门癌的联合治疗。在 20 世纪 70 年代早期，人们发现氟尿嘧啶、丝裂霉素 C 和放疗的组合可以成功地治疗肛门癌[58]。在 1974 年，Ngro 等[58]报告了 3 名接受这 3 种治疗方案的患者，他们对术前治疗都有很好的反应。这篇文章成为肿瘤学文献中的经典之作，该方案在肛门癌的治疗中变得突出。由于这一方案，许多患者免去了腹会阴切除术。

在 Ngro 等[58]的初步报道之后，其他几个小组确认了化疗和放疗（非手术）作为原发性肛门癌的标准治疗的有效性（表 4-2）[58, 104-106]。随后，放射治疗肿瘤学小组（Radiation Therapy Oncology Group，RTOG）和东方合作肿瘤学小组（Eastern Cooperative Oncology Group，ECOG）进行了一项组间比较，以确定是否可以将丝裂霉素 C 从该方案中移除，因为与氟尿嘧啶和不含丝裂霉素 C 的放疗相比，丝裂霉素 C 的纳入导致了更高的毒性。然而，单独使用氟尿嘧啶，能够避免结肠造口的患者较少（表 4-2）。

用毒性较低的同步化疗取代丝裂霉素 C 的更多尝试已经进行，最引人注目的是由 RTOG（RTOG 98-11）协调的美国胃肠病组间研究（表 4-2）。这项试验比较了诱导化疗（氟尿嘧啶和顺铂）方案、标准同步化疗（氟尿嘧啶和丝裂霉素 C）与标准同步化疗（氟尿嘧啶和丝裂霉素 C）和放疗同时进行相同化疗方案的疗效。假设诱导化疗将减少肿瘤体积，使放射治疗更有效，从而改善局部控制，而额外的诱导化疗周期可能通过减少远处转移而提高总生存（overall survival，OS）率。然而，这些假设被证明是错误的，因为顺铂

表 4-2　肛门癌同期放疗和化疗

研 究	治疗方案	结 局
Nigro 等[58]（1974），韦恩州立大学	放疗（30Gy/15 次）；连续输注氟尿嘧啶（1000mg/m²），4 天 ×2 周期；第 1 天输注丝裂霉素 C（15mg/m²）	104 例患者中，31 例需要腹会阴切除
Sischy 等[106]（1989），RTOG/ECOG	放疗（40Gy/20 次）；连续输注氟尿嘧啶（1000mg/m²），4 天 ×2 周期；第 2 天输注丝裂霉素 C（10mg/m²）	79 例患者中，8 例需要腹会阴切除
Flam 等[105]（1996），RTOG/ECOG	放疗（45Gy/25 次）；连续输注氟尿嘧啶，第 1 周和第 4 周；第 1 天和第 29 天随机给予丝裂霉素 C（10mg/m²），与不用丝裂霉素 C 相比	使用丝裂霉素 C 的患者的无结肠造口生存率提高了 71%，而不用丝裂霉素 C 的患者则提高了 59%（P=0.014）
Bartelink 等[104]（1997），EORTC	单用放疗（60～65Gyª）与放疗加氟尿嘧啶（750mg/m²，第 1～5 天，第 29～33 天）和丝裂霉素 C（15mg/m²，第 1 天）比较	与单纯放疗相比，放疗和化疗联合提高了无事件生存率（P=0.03）
Ajani 等[57]（2008），Gunderson 等[107]（2012）	放疗（55～59Gy）；连续输注氟尿嘧啶（1000mg/m²）+ 丝裂霉素 C（10mg/m²），第 1 天和第 29 天；与连续输注氟尿嘧啶（1000mg/m²）+ 顺铂（75mg/m²），第 1 天、第 29 天）诱导化疗比较	（n=682）；丝裂霉素 C 组在 5 年时改善了无病生存率和总生存率（分别为 67.8% vs. 57.8%，P=0.006；78.3% vs. 70.7%，P=0.026）

a. 如无反应，首次 45Gy 后 6 周手术。ECOG. 东方合作肿瘤学小组；EORTC. 欧洲癌症研究和治疗组织；RTOG. 放射治疗肿瘤学小组

组不仅没有显示出在局部控制、无病生存（disease-free survival，DFS）和总生存方面的好处，而且在无结肠造口生存（colostomy-free survival，CFS）方面明显低于丝裂霉素 C [57]。长期随访不仅证实了初步结果，更重要的是，与诱导化疗方案和同时使用氟尿嘧啶和顺铂 C 相比，氟尿嘧啶和丝裂霉素 C 的联合应用的无病生存和总生存显示出显著的统计学优势 [107]。因此，氟尿嘧啶、丝裂霉素 C 和联合放疗仍然是肛门癌的标准方案。IMRT 策略结合氟尿嘧啶 / 丝裂霉素 C 为基础的化疗已经被多个小组研究，显示出正常组织毒性的降低 [108-110]。

2. **食管 / 食管胃交界处**　食管 / 食管 – 胃交界癌仍然是一种极具挑战性的癌症，主要是由于诊断时通常发现的局部晚期癌症。对于非手术治疗方法，单靠放射治疗在控制疾病方面已被证明是相当有限的。在几项里程碑式的试验比较了放化疗和单纯放射线之后，放化疗已被清楚地证明是首选的治疗方法。这项由 RTOG（85-01）协调的组间试验最初由 Herskovic 等 [114] 发表，后来由 Cooper 等 [115] 更新。115 名患者被随机分为两组，分别接受 64Gy 照射（2Gy/ 次）或 50Gy/ 次（2Gy/ 次），同时联合氟尿嘧啶［1000mg/（m²•d），第 1～4 天］和顺铂（75mg/m²，第 1 天）。在同期组中，放疗期间每 28 天进行一次化疗，之后每 21 天进行一次化疗，共进行两个周期。这项试验证实，单纯放疗不如联合放化疗（5 年总生存率为 0% vs. 26%，$P=0.0001$）[115]。由 Wong 和 Malthan [116] 进行的 Meta 分析证实，同步放化疗在存活率方面是有益的［危险比（hazard ratio，HR）0.73；95%CI 0.64～0.84；$P<0.0001$］。然而，序贯化放疗在统计学上并没有显示出显著的益处 [116]。

新辅助放化疗后再手术的三联疗法的作用也已被研究。Tepper 等 [117] 发表了美国胃肠病组间研究（CALGB 9781）的结果，该研究将食管切除前患者随机接受新辅助顺铂 / 氟尿嘧啶 / 外照射（50.4Gy）与单纯食管切除比较。虽然这项试验由于收益不佳而提前结束，但对 56 名入选的患者进行了意向治疗分析。这表明，与单纯手术相比，三联疗法治疗的中位数和 5 年总生存率有显著差异（分别为 54 个月 vs. 21.6 个月；39% vs. 16%；$P=0.002$）[117]。最近，CROSS 组完成了一项大型的随机第三阶段研究，对 366 名分组患者在食管切除前接受新辅助卡铂 / 紫杉醇 / 放疗（41.4Gy）与单独手术进行比较 [118]。研究的结果显示，术前放化疗改善了总生存情况（中位数：48.6 个月 vs. 24 个月，5 年总生存率：47% vs. 33%，$P=0.003$；HR 0.68，95%CI 0.53～0.88），急性不良反应及术后并发症无明显增加。29% 接受新辅助治疗的患者病理完全缓解。在接受新辅助治疗的患者中，92% 的患者完成了肿瘤的完全切除（R_0 切除），而在仅接受手术的患者中，这一比例为 69% [119]。

3. **胃**　McDonald 等报道的美国 GI 组间 0116 第三阶段试验，对切除的高危胃癌或胃 – 食管癌患者的术后辅助放化疗和单纯手术进行了比较。氟尿嘧啶 / 亚叶酸钙在外照射（1 个 5 天周期）和外照射（2 个周期：1 周 4 天，5 周 3 天）之前和外照射之后（另外 2 个 5 天周期）。同时放化疗的生存优势被显示出来（3 年总生存率：50% vs. 41%，$P=0.005$；3 年无复发生存率：48% vs. 31%，$P=0.001$）[120]，这种治疗已经成为美国胃癌治疗的标准。在英国，MAGIC 试验建立了一种非放射方案，包括围术期（新辅助和辅助）表柔比星、顺铂和氟尿嘧啶（ECF）化疗，作为可切除胃癌的适当护理标准 [121]。合理的随访研究是一项术后辅助 US GI 组间第三阶段试验（CALGB 80101），该试验基本上结合了 INT-0116 和 MAGIC 试验，调查了化疗在更现代的 ECF 化疗中的作用。虽然实验组没有提高存活率，但 ECF 方案的不良反应更显著 [122]。最近，Scandinavian 的一项研究发表了在辅助环境下化疗和放化疗的比较。Critics 试验是一项Ⅲ期试验，将接受术前 ECF 型化疗的患者随机分为两组，一组接受 3 个周期的辅助性 ECF 治疗，另一组在接受表柔比星、顺铂治疗的同时接受 45Gy 治疗。中位总存活率相同（HR 1.01；95%CI 0.84～1.22），毒性特征非常相似 [123]。因此，目前的焦点已转移到术前方案。Critics- Ⅱ试验是一项正在进行的随机第二阶段研究，观察可切除胃癌的术前环境中的 3 个试验组：①多西紫杉醇、奥沙利铂、卡培他滨（DOC）×4 周期；② DOC×2 周期，然后用紫杉醇和卡铂进行 45Gy 的放化疗；或③用紫杉醇和卡铂进行 45Gy 的放化疗 [124]。

4. **直肠**　虽然直肠癌是一种手术治疗的疾病，但辅助治疗的增加被公认为是治疗的重要组成部分。表 4-3 中总结了 4 项研究 [125-128] 中Ⅱ期和Ⅲ期直肠癌新辅助外照射加化疗的随机试验（Bujko 试验没有使用相同剂量 / 持续时间的外照射；因此，这不是外照射 ± 同期化疗的真实比较）。此外对这 4 个试验进行了 Meta 分析 [129]。虽然这项分析显示，在术前放疗的基础上加用化疗可以提高完全病理应答率和局部控制率，但在保留括约肌、无病生存或总生存方面没有发现任何益处。值得注意的是，与术前单纯外照射相比，术前放化疗产生的 3 级和 4 级毒性增加。

然而，目前的护理标准是在德国第三阶段直肠试验中定义的 [130]。术前放化疗在局部控制率、括约肌保留率和毒性方面均优于术后放化疗。

表 4-3　直肠癌新辅助放化疗的随机试验

研　究	治疗方案	结　局
Boulis-Wassif 等[126]（1984）	术前放疗（34.5Gy，每次 2.3Gy）± 氟尿嘧啶 10mg/（kg·d），术后第 1~4 天	改善 5 年总生存率的趋势（59% vs. 46%，P=0.06）
Bosset 等[125]（2006）	4 组研究：术前放疗（45Gy）+ 手术 vs. 术前同步放化疗：氟尿嘧啶［325mg/（m^2·d）］/ 亚叶酸钙［20mg/（m^2·d）］，第 1~5 天，第 28~32 天 + 手术 vs. 术前放疗 + 手术 + 辅以氟尿嘧啶 / 亚叶酸钙 vs. 术前同步放化疗 + 手术 + 辅以氟尿嘧啶 / 亚叶酸钙	仅放疗组的 5 年局部复发率更差（17.1% vs. 含化疗组的 8.7%、9.6% 和 7.6%；P=0.002）
Bujko 等[127]（2006）[a]	术前放疗（25Gy，每次 5Gy）+ 手术 vs. 术前同期放化疗（50.4Gy，每次 1.8Gy），氟尿嘧啶［325mg/（m^2·d）］/ 亚叶酸钙［（20mg/（m^2·d）］，第 1~5 天，第 28~32 天 + 手术	在局部控制、总生存率或晚期毒性方面没有差别，但同步放化疗的早期毒性更大（8.2% vs. 3.2%；P<0.001）
Gerard 等[128]（2006）	术前放疗（45Gy，每次 1.8Gy）± 氟尿嘧啶［350mg/（m^2·d）］，第 1~5 天 + 亚叶酸钙］，随后手术 + 辅以氟尿嘧啶［350mg/（m^2·d），第 1~5 天 + 亚叶酸钙］	病理完全缓解率提高（11.4% vs. 3.6%；P<0.05）；同步放化疗局部复发率降低（8.1% vs. 16.5%；P<0.05）

a. 不能真实地比较辅助外照射 ± 同期化疗，因为使用了明显不同的辅助外照射方案

（二）头颈部癌症

对于局部晚期肿瘤，头颈部肿瘤的治疗传统上是通过手术和术后放疗来进行的。然而，在过去的 20 年里，放化疗试验的爆炸性增长将管理转向了器官保存方法（总结见表 4-4）。头颈部癌症随机试验最令人印象深刻的结果之一是最初由 Al-Sarraf 等在 1998 年发表的 Intergroup 0099（RTOG 8817）[131]。在鼻咽癌患者的试验中，单纯放疗（70Gy，2Gy/ 次）与同时放疗顺铂和辅助顺铂 / 氟尿嘧啶相比，5 年总生存率优势显著，分别为 67% 和 37%。

已经进行了 100 多项随机临床试验来评价头颈部癌症的放化疗[132]。几项 Meta 分析已经发表，显示放化疗对患者的生存有绝对好处。2009 年发表的最新 MACH-NC 分析了 93 项随机试验中的 17000 多名患者，显示 5 年总生存率的绝对益处为 6.5%[133]。虽然两项大型新辅助化疗加放疗的随机试验显示在保存喉器官方面有好处[134, 135]，但后续研究包括 RTOG 9111[136, 137] 和 MACH-NC[133] 表明，同期放化疗比序贯给药更有效。MACH-NC Meta 分析增加了另外 15 项试验，这些试验继续支持同步给药的优越性，尽管这只是以抽象的形式报道[132]。最近的 Meta 分析更多地集中在每周 1 次的铂放射，而不是每 3 周 1 次的铂放射，尽管随机数据有限[138-141]。

如前所述，RTOG 9111 是一项具有里程碑意义的组间试验，适用于目前将被分期为 T_2 和 T_3 声门型和声门上型鳞状细胞癌的患者[136]。这项试验将患者随机分为诱导期、同步放化疗组和单纯放疗组。两组之间的总生存在统计学上没有差异；无病生存和局部区域对照有利于同步放化疗组[136, 137]。这一益处并不局限于器官保存研究。发表在同一期《新英格兰医学杂志》上的两项试验详细介绍

了 RTOG[142] 和 EORTC[143] 试验，这些试验随机安排患者接受术后放疗，同时接受或不接受化疗。虽然这两个试验在纳入标准上略有不同，但它们都确立了辅助放化疗在高危术后患者设置中的重要性。一项来自两个试验的汇集数据分析确定，阳性切缘和包膜外延伸是辅助环境中化疗和放疗相结合的两个重要风险因素[144]。

关于局部晚期头颈癌诱导化疗后同步放化疗是否优于单纯同步放化疗的问题在示例试验中得到了解决[145]。在这项研究中，患者随机接受多西紫杉醇、顺铂和氟尿嘧啶的诱导化疗，然后再接受多西紫杉醇或卡铂的同步放化疗，与使用顺铂进行同步放化疗的患者进行比较。虽然试验由于患者受益较少而提前终止，但结果显示两组患者的总体存活率没有差异。然而，与单纯同步放化疗相比，接受诱导后同步化疗的患者中性粒细胞减少症的发生率更高。许多 Meta 分析着眼于化疗和放疗的排序，总体上，倾向于同步治疗而不是诱导方法[146-149]。

2006 年，Bonner 等发表了一项包含分子靶向治疗和放射治疗的随机第三阶段试验结果，用于治疗局部晚期头颈癌[150]。该试验使用的是西妥昔单抗，这是一种抗 EGFR 的单克隆嵌合（鼠和人）抗体。这项试验不仅显示了西妥昔单抗对局部控制的益处，而且还显示了西妥昔单抗与放射联合使用时的总体生存益处，包括改变了分级时间表。此外，两组间严重毒性（皮疹和输血反应除外）的发生率相似；这与放化疗形成鲜明对比，放化疗总是增加毒性。这些结果在最近发表的最新一期中得到了支持[151]，表明西妥昔单抗组的中位生存期为 49 个月，而单纯放疗组的中位生存期为 29.3 个月。西妥昔单抗组 5 年生存率为 45.6%，单纯放疗组为 36.4%（HR 0.73；95%CI 0.56~0.95；P=0.018）。

表 4-4　头颈部癌选择性同期放疗和化疗

研 究	治疗方案	结 局
Al-Sarraf 等[131]（1998）	放疗（70Gy）vs. 放疗（70Gy）+ 顺铂（100 mg/m², 3 周 1 次 × 3），辅以顺铂（80mg/m²）/ 氟尿嘧啶 [1g/（m²·d）, 共 96h, 4 周 1 次 ×3]	在第 5 年更新时，PFS（58% vs. 29%）、DFS（74% vs. 46%）和 OS（67% vs. 37%）更倾向于放化疗组（P<0.001）
Brizel 等[225]（1998）	放疗（75Gy, 1.25Gy, 2 次 / 天）vs. 放疗（70Gy, 1.25Gy, 2 次 / 天），治疗第 1 周和第 6 周联合顺铂 [12mg/（m²·d）] 和氟尿嘧啶（600mg/m², 第 1~5 天）	3 年 LRC 倾向于放化疗组（70% vs. 44%, P=0.01）。3 年 OS 倾向于放化疗组（55% vs. 34%, P=0.07）
Forastiere 等[136]（2003）	声门型和声门上型喉癌患者的三臂试验：放疗（70Gy）vs. 序贯化疗 [顺铂 100mg/m²+ 氟尿嘧啶 1g/（m²·d）, 120h, 3 周 1 次 ×3]，然后放疗（70Gy）与同步化疗（顺铂 100mg/m², 3 周 1 次 ×3）	OS 没有差别，但同步放化疗组有更好的局部控制 [2 年：78% vs. 61%（序贯化疗）vs. 56%（放疗）；P≤0.003] 和最高的器官保存率（88% vs. 75% vs. 70%; P≤0.005）
Adelstein 等[226]（2003）	3 臂试验：放疗（70Gy）vs. 同步放疗（70Gy）+ 顺铂（100mg/m², 3 周 1 次 ×3）vs. 分割放疗（第 1 周期 30Gy, 第 3 周期 30~40Gy）+ 同步氟尿嘧啶 [1g/（m²·d）, 共 96h] 和顺铂（75mg/m²）, 4 周 1 次	同时接受非分疗程顺铂 / 放疗组有更好的 3 年 OS [37% vs. 27%（分疗程放化疗组）vs. 23%（单纯放疗组）；P=0.014]。同时进行顺铂 / 放疗治疗的 3 级以上不良反应最高（89% vs. 77% vs. 52%; P<0.0001）
Bernier 等[143]（2004）	潜在高危头颈癌患者（Ⅲ/Ⅳ期，T₃N₀ 或 T₁~₂N₀~₁ 除外，切缘阳性，神经周围侵犯，囊外扩展，血管间隙侵入，口腔或口咽原发灶，淋巴结 4~5 级）：术后放疗（最高 66Gy）vs. 术后放化疗（最高 66Gy, 顺铂 100mg/m², 3 周 1 次 ×3）	放化疗组 5 年 OS（53% vs. 40%; P = 0.02）、5 年 PFS（47% vs. 36%; P = 0.04）和 5 年 LRC（82% vs. 69%; P=0.007）改善；3/4 级黏膜炎在放化疗组更高（41% vs. 21%; P=0.001）
Cooper 等[142]（2004）	潜在高危头颈癌患者（2 个或更多淋巴结，囊外扩展，切缘阳性）：术后放疗（最高 66Gy）vs. 术后放化疗（最高 66Gy, 顺铂 100mg/m², 3 周 1 次 ×3）	2 年 的 DFS（54% vs. 44%; P=0.04）和 LRC（82% vs. 72%; P=0.01）改善，OS 有改善的趋势（63% vs. 57%, P=0.19）。化疗组 3 级以上急性不良反应发生率较高（77% vs. 34%; P<0.001）
Bonner 等[150,151]（2006 和 2010）	每天 1 次放疗（70Gy, 2Gy/d），同时增强（72Gy, 42 次）或超分割（72~76.8Gy, 1.2Gy, 2 次 / 天）± 西妥昔单抗（400mg/m² 放疗前 1 周给药，然后每周 250mg/m²×7 周给药）	西妥昔单抗组的 MS（49 个月 vs. 29.3 个月）和 5 年 OS（45.6% vs. 36.4%）改善（HR 0.73; 95%CI 0.56~0.95; P=0.018）。3 级和 4 级不良反应无差异，包括黏膜炎（除痤疮样皮疹和输液反应外）
Pignon 等[133]（2009）	对 93 项头颈癌化疗随机试验的 Meta 分析，共 17 346 名患者	同步放化疗提供了 6.5% 的绝对 5 年 OS 益处，而诱导化疗只有 2.4%（HR 0.81; 95%CI 0.78~0.86; P<0.0001）

DFS. 无病生存期；HR. 风险比；LRC. 局部区域控制；MS. 中位生存期；OS. 总生存率；PFS. 无进展生存期

西妥昔单抗与化疗相结合已经在第三阶段 RTOG 0522 试验中被报道，该试验将口咽、下咽和喉部的Ⅲ期和Ⅳ期鳞状细胞癌患者随机接受顺铂（每 3 周 100mg/m²）治疗，接受或不接受 1 周预处理（400mg/m²）和同时接受西妥昔单抗 [250mg/（m²·w）] 的加速分割治疗。虽然西妥昔单抗似乎没有增加毒性，但它的加入并没有改善临床结果[152,153]。最近报道的在 849 例 HPV 阳性口咽癌患者中比较西妥昔单抗和顺铂的 RTOG 1016 试验，将牢固地确立顺铂和放疗作为治疗标准，因为根据 NRG 肿瘤学新闻稿，西妥昔单抗的总体存活率较低[153a]。

（三）非小细胞肺癌

在美国，非小细胞肺癌（non-small cell lung carcinoma, NSCLC）是癌症死亡的头号原因，至少部分是因为这种疾病通常出现的时间较晚。因此，大多数患者会出现Ⅲ期或Ⅳ期疾病。

Ⅲ期非小细胞肺癌的治疗在过去 20 年中不断发展。对于不能切除的Ⅲ期患者，仅外照射 2 年总生存率较差，约为 20%。适度改善（高达 29%）是通过更强的放射治疗计划，如持续超分割加速放射治疗（continuous hyper-fractionated accelerated radiotherapy, CHART）方案[154]。

为了改善这些结果，测试最多的方法是在外照射中添加系统性药物，表 4-5 进行了总结。20 世纪 90 年代发表了三项序贯化疗后放射治疗的主要试验，显示增加以铂为基础的化疗后情况有所改善[155-157]。大约在同一时间，一项 Meta 分析显示，增加化疗后进行序贯化疗有轻微但显著的改善[158]。但是，由于各种试验包括许多不同的化疗和放疗顺序，尚不清楚哪种方案将是最佳方案。因此，几个随机的Ⅲ期试验比较了序贯放化疗和同步放化疗[159-163]。除一项试验外[161]，在所有试验中，患者同时接受化疗和放疗，与序贯化疗和放疗相比均有

表 4-5　非小细胞肺癌同期放化疗

研　究	治疗方案	结　局
Dillman 等[155]（1990） （CALGB 8433 更新[227]）	顺铂（100mg/m²，第 1 天和第 29 天）和长春碱（每周 5mg/m²×5）序贯治疗，随后放疗（60Gy）vs. 单纯放疗（60Gy）	放化疗改善 MS（13.7 个月 vs. 9.6 个月；P = 0.012）
Sause 等[156]（1995） （RTOG 8808 更新[228]）	3 臂试验：顺铂（100mg/m²，第 1 天和第 29 天）和长春碱（每周 5mg/m²×5）序贯治疗，随后放疗（60Gy）vs. 超分割放疗（69.6Gy，1.2Gy，每天 2 次）vs. 单纯放疗（60Gy）	放化疗改善 MS（13.2 个月 vs. 12 个月 vs. 11.4 个月；P = 0.04）
Furuse 等[159]（1999）	顺铂（80mg/m²，第 1 天和第 29 天）、长春新碱 3mg/m²，第 1 天、第 8 天、第 29 天、第 36 天，丝裂霉素 C（8mg/m²，第 1 天和第 29 天）化疗，或者同步分割放疗（28Gy×2，相隔 10 天）或序贯放疗（56Gy）	通过同步放化疗改善 MS（16.5 个月 vs. 13.3 个月；P=0.03998）
Curran 等[162]（2011） （RTOG 9410）	3 臂试验：顺铂（100mg/m²）和长春碱（5mg/m²）（组 1）；与此同时每天放疗 1 次（组 2；60Gy）；同时用顺铂（50mg/m²）和口服依托泊苷（50mg/m²）配合超分割放疗（组 3；69.6Gy，1.2Gy，2 次 / 天）	组 2 的 MS 改善，为 17 个月 vs. 15.6 个月（组 3）vs. 14.6 个月（组 1）（P = 0.038）
Albain 等[169]（2009） （INT 0139）	Ⅲ A 期患者接受 2 个周期的化疗：顺铂（50mg/m²，第 1 天、第 8 天、第 29 天、第 36 天）和依托泊苷 50mg/m²，第 1~5 天、第 29~33 天）+ 45Gy。如果没有进展，他们被随机分为手术组或 16Gy 组。所有患者均接受顺铂 / 依托泊苷 2 个辅助周期治疗	在 MS 或 5 年 OS 方面没有差别；三联疗法组的中位 PFS 改善（12.8 个月 vs. 10.5 个月；P = 0.017）；在亚组分析中，接受肺叶切除术的患者的 OS 比放化疗组改善，但如果患者接受全肺切除术，放化疗组的效果更好
Thomas 等[170]（2008） （GLCCG）	患者接受 3 个周期的顺铂和依托泊苷治疗，随机接受同时应用卡铂和长春碱的放化疗，然后是手术或手术后单纯放疗	术前放化疗导致病理反应增加，但对 PFS 无改善。对于需要全肺切除的患者，术前放化疗有增加治疗相关死亡率的趋势（14% vs. 6%；P = 0.14）

CALGB. 癌症和白血病 B 组；GLCCG. 德国肺癌合作组；MS. 中位生存期；OS. 总生存期；PFS. 无进展生存期；RTOG. 放射治疗肿瘤学小组

显著改善。这使得同步放化疗成为治疗的首选。然而，尚不清楚的是，辅助化疗是否可以添加到同步放化疗方案中，如果可以，那么是新辅助化疗还是辅助化疗更好。

一项名为"局部高级多模态方案"（Locally Advanced Multimodality Protocol，LAMP）试验的 Ⅱ 期试验试图确定最佳方案。本试验中的三组试验包括：①新辅助化疗后放疗；②新辅助化疗后同步放化疗；③同时放化疗后辅助化疗。虽然同时进行辅助组有最好的结果，但该试验也有局限性，包括确定最佳方案的力量不足[164]。其他试验[165-167]评估了辅助性化疗和放化疗（化疗前和放化疗后），但没有显示出比单独放化疗有好处。

随着免疫疗法的出现及其对转移性疾病的益处，第三阶段 PACIFIC 试验测试了 PDL1 抑制药 Durvalumab 佐剂在局部晚期非小细胞肺癌患者接受放化疗后的潜在益处[168]。这项里程碑式的研究结果显示，与单纯放化疗相比，服用 Durvalumab 佐剂的总体存活率提高了 2 倍，无进展存活率增加了 2 倍（2 年总生存率：66.3% vs. 55.6%；中位无进展生存期：17.2 个月 vs. 5.6 个月）。在这项具有里程碑意义的研究结果中，Durvalumab 的总体存活率提高了 3 倍（2 年总生存率：66.3% vs. 55.6%；中位数无进展生存期：17.2 个月 vs. 5.6 个月）。

虽然同步放化疗是 Ⅲ 期非小细胞肺癌的标准方法，

但在某些情况下，手术和放化疗可以以 3 种方式结合起来。已经发表了关于这种三联法的两项主要的随机试验，这两项试验也被纳入表 4-5（美国肺间组 0139[169] 和德国肺癌合作组[170] 试验）。两项试验似乎都表明三联疗法是可行的，但如果因治疗相关死亡率过高而行全肺切除术，则应避免术前放化疗。

（四）宫颈癌

证明联合放化疗改善预后最明显的临床例子之一是局部晚期宫颈癌。以顺铂为基础的方案在一系列随机的第三阶段试验中取得了明显的成功，不仅显示了局部区域控制的改善，而且显示了总生存的改善。这一系列临床试验（表 4-6）有不同的纳入标准和不同的治疗方法，然而，这些试验提供了令人信服的证据，表明顺铂联合放射治疗可以改善局部晚期宫颈癌的预后。对这些审判的历史背景和剩余争议进行了极好的回顾[171]。因此，这里将只作简要讨论。

妇科肿瘤组（The Gynecological Oncology Group，GOG）有 3 项放化疗作为治疗组成部分的阳性试验。GOG 85 试验研究了两种不同的同步化疗方案（羟基脲与顺铂 / 氟尿嘧啶）联合放射治疗局部晚期宫颈癌的疗效[172]。这项试验表明，同步顺铂 / 氟尿嘧啶优于羟

表 4-6 宫颈癌同步放疗和化疗

研 究	治疗方案	结 局
Whitney 等[172]（1999）	ⅡB～ⅣA 患者：放疗 + 羟基脲（3g/m², 每周 2 次）vs. 放疗 + 顺铂（50mg/m²)/氟尿嘧啶 4g/m², 每 96 小时）	在含顺铂的组中，PFS（RR 0.79; 90%CI 0.62～0.99; P=0.033）和 5 年 OS（62% vs. 50%, RR 0.74; 90%CI 0.58～0.95; P=0.018）得到改善
Rose 等[173]（1999）	3 臂ⅡB～ⅣA 患者；顺铂（每周 40mg/m²）vs. 顺铂（每周 50mg/m²）/氟尿嘧啶（4g/m², 每 96 小时）+ 羟基脲（2g/m², 每周 2 次）vs. 羟基脲（3g/m², 每周 2 次）	在含顺铂的组中，PFS（RR 0.57; 95%CI 0.42～0.78; RR 0.55, 95%CI 0.40～0.75;P<0.001）和 3 年 OS（65% vs. 47%;RR 0.61; 95%CI 0.44～0.85; RR 0.58, 95%CI 0.41～0.81; P<0.005）得到改善
Keys 等[174]（1999）	ⅠB（肿瘤直径≥4cm）；放疗 ± 顺铂（每周 40mg/m²）	在含顺铂的组中，PFS（RR 0.51; 95%CI 0.34～0.75; P<0.001）和 3 年 OS（83% vs. 74%; RR 0.54; 95%CI 0.34～0.86; P<0.008）得到改善
Peters 等[176]（2000）	具有高危特征Ⅰ～ⅡA 患者子宫切除术后（阳性结节、阳性切缘或宫旁受累）：放疗 ± 顺铂（70mg/m²）/氟尿嘧啶（4g/m², 每 96 小时）	在含顺铂的组中，PFS（HR 2.01; P=0.003）和 4 年 OS（81% vs. 71%; HR 1.96; P=0.007）得到改善
Morris 等[175]（1999）	ⅠB～ⅡA（≥5cm）、ⅡB～ⅣA（或盆腔淋巴结阳性）；放疗 ± 顺铂（75mg/m²）/氟尿嘧啶（4g/m², 每 96 小时）	在含顺铂的组中，5 年 DFS（67% vs. 40%, P<0.001）和 5 年 OS（73% vs. 58%, P=0.004）得到改善
Pearcey 等[177]（2002）	ⅠB～ⅡA（≥5cm）、ⅡB～ⅣA（或盆腔淋巴结阳性）；放疗 ± 顺铂（每周 40mg/m²）	在 PFS 或 OS 方面没有区别

DFS. 无病生存期；HR. 风险比率；OS. 总体生存率；PFS. 无进展生存期；RR. 相对风险

基脲（5 年总生存率：62% vs. 50%，P=0.018）。GOG 120 是一项三臂试验，比较了单独放疗和两种不同的含顺铂方案（一种是单独使用顺铂，另一种是顺铂加氟尿嘧啶和羟基脲）[173]。两个含顺铂的组优于对照组（两个基于顺铂的组 3 年总生存率分别为 65% 和 47%，P<0.005）。由于单用顺铂组的毒性比氟尿嘧啶 / 羟基脲联合用药的毒性小，因此同时采用顺铂 / 放疗的方法是首选的。GOG 还调查了 GOG 123 中接受子宫切除术的大块型 IB 期患者化疗加放疗的重要性。在这项试验中，患者在接受子宫切除术前被随机分为单纯放疗和放疗加每周顺铂两组[174]。再一次，含顺铂的组疗效更好（3 年总生存率：83% vs. 74%，P=0.008）。

在 20 世纪 90 年代，RTOG 还研究了顺铂联合放疗对局部晚期宫颈癌患者的重要性。RTOG 9001 比较了单纯扩大野放疗与盆腔放疗加顺铂和氟尿嘧啶[175]。放化疗组优于扩大野照射组（5 年总生存率：73% vs. 58%，P=0.004）。

第五项支持顺铂 / 放疗同步进行的试验是 Intergroup 0107/SWOG 8797，该试验对手术时有高危特征（包括盆腔淋巴结阳性、切缘阳性和宫旁受累）的接受子宫切除术的患者进行辅助放化疗[176]。患者被随机分配到单独接受放疗或接受顺铂 / 氟尿嘧啶放疗。放化疗组再次取得优势（4 年总生存率：81% vs. 71%，P=0.007）。

只有一项主要试验来自加拿大国家癌症研究所（National Cancer Institute of Canada，NCIC），未能证明这种方法对总生存有好处。然而，该试验受到批评，因为该试验规模小，置信区间宽，可能无法检测到差异。

下一代放化疗试验正在寻求将分子靶向药物添加到基于顺铂的标准方案中，包括抗血管生成和免疫肿瘤学治疗。

（五）泌尿生殖道癌

放化疗被确定为肌肉浸润性膀胱癌保留膀胱的标准治疗策略。Shipley 等[178]发表了一项使用新辅助放化疗方法的单一机构经验，该方法类似前面讨论的保留喉部的试验，在试验中给出了含有顺铂的放化疗方案 [在最大限度的经尿道膀胱肿瘤电切术（transurethral resection of bladder tumor，TURBT）之后]。然后进行肿瘤反应的评估，随后进行手术（任何不完全反应）或巩固放化疗。采用这种方法，5 年总生存率可与外科系列手术相媲美，为 54%。无侵袭性局部复发的膀胱保留率约为 50%。英国膀胱癌 2001 年的试验随机将患者分为放疗和放化疗，分别使用氟尿嘧啶和丝裂霉素 C 进行不手术的明确治疗，结果显示，放化疗在局部无复发存活率方面优于单纯放射线治疗，总体存活率有提高的趋势。英国膀胱癌临床试验表明，放化疗在局部无复发存活率方面优于单纯放疗组，总体存活率也有提高的趋势[179]。

（六）胶质母细胞瘤

近年来，基于 EORTC 和 NCIC 的第三阶段试验令人鼓舞的发现，胶质母细胞瘤的治疗方法发生了巨大的变化。这项试验首先由 Stupp 等[180] 在 2005 年发表，并用 5 年数据进行了更新[181]，显示 5 年期患者的中位生存期（14.6 个月 vs. 12.1 个月）和总生存率（9.8% vs. 1.9%；HR 0.63；95%CI 0.5~0.7；$P < 0.0001$）有显著改善。通过评估 MGMT 启动子甲基化状态，可以获得预后[182-184] 和可能预测的信息[185]，因为已有研究表明，由于启动子超甲基化而导致 MGMT 表观遗传沉默的肿瘤患者效果更好。重要的是，同时使用替莫唑胺和放疗即使在接受较短疗程（15 次，40Gy）照射的老年患者中也是有益的，特别是那些有 MGMT 启动子甲基化的患者[186]。

七、未来方向

分子预测

目前医疗领域的理想之一是为患者开发个性化或"精准"的药物。对于肿瘤学领域，识别预后和治疗反应的生物标志物对于实现这一理想至关重要。也许在肿瘤学中走向个性化医学的最有前途的策略是研究用于治疗的两条不同路径之间的合成致死性相互作用[187]。这种合成致命性（synthetic lethality）的概念是，两条路径中的任何一条单独突变或丢失都不会对存活率产生影响；然而，这两条路径的突变或丢失都会导致细胞死亡。为此，多聚（ADP）核糖聚合酶（PARP）的抑制剂已经成为 BRCA 相关肿瘤患者的首选药物[188, 189]。PARP 参与单链 DNA 损伤的碱基切除修复，如果不修复，它会转化为双链 DNA 断裂，可以通过 BRCA 介导的同源重组修复途径修复。在具有同源重组修复缺陷的 BRCA 相关肿瘤患者中，抑制 PARP 对肿瘤有明显的细胞毒作用，而对擅长同源重组修复的正常组织则没有影响。这一令人兴奋的治疗策略已经在多个临床试验中显示出希望，并体现了个性化治疗的最终目标，即最大限度地提高治疗率。

生物标志物发现的主要研究工具分别与基因组学和蛋白质组学有关，它们是对全球基因表达和蛋白质表达的研究。Kinomics 是一门新兴的科学，决定了全球激酶的活性。单个肿瘤的这些表达和（或）激活模式可能与结果相关，包括治疗反应和生存终点。其他可能产生红利的研究领域包括 microRNA 和长非编码 RNA（lncRNA）、循环肿瘤 DNA（ctDNA）、病毒载量监测和放射组学。人们希望能够开发出能够指导临床医生选择治疗方法的诊断测试。下面是对每个发现工具的简要描述。

1. 基因组学 / 转录组学　分子预测研究最活跃的部分是基因组技术。基因组学是指单个基因表达的全基因组评估。药物基因组学是指研究遗传信息以预测治疗反应。有许多平台可用于分析生物样本中的遗传信息。一种方法是通过评估多态性，多态性是指基因内的一种变异，使得至少两个等位基因出现在总人口的 1% 或以上。当变异发生在单个核苷酸上时，这被称为单核苷酸多态性（single-nucleotide polymorphism，SNP）。几组研究人员已经鉴定出 DNA 合成 /DNA 修复基因中的 SNP，它们有可能充当对放疗[190]、化疗[191] 或放化疗[192] 反应的标志物。目前，全基因组范围的 SNP 阵列已广泛使用，并已应用于遗传研究。但是，从历史上看，使用最广泛的方法是基于微阵列的，例如 Affymetrix（加利福尼亚州圣克拉拉）的 GeneChip。这些阵列可以在单个芯片上分析超过 38000 个基因的相对表达。但是，随着下一代测序（next-generation sequencing，NGS；或"深度测序"）的出现，其带来了更低的成本和更高的通量，NGS 方法在很大程度上取代了基于微阵列的方法。例如，RNASeq 方法既可以提供基因表达信息（转录组），也可以提供有关基因组改变的信息（至少对于表达的基因组而言）。NGS 方法是 TCGA 项目的首选方法，该项目对分子数据进行了分类各种癌症类型的研究，揭示了几种癌症类型中的许多分子亚型[193]。

无论使用哪种平台，识别良好和不良反应者之间的基因组 / 转录组差异最终都可以指导治疗决策。在预测乳腺癌对体内化学疗法的反应方面已经进行了大量工作[194]。在放射学和化学放射反应方面的类似研究正处于不同的发展阶段。

2. "液体活检"　现在已经清楚地确定了癌症与传染病之间的关系，尤其是对于具有已知病毒致病性联系的肿瘤，例如 HPV 和子宫颈癌 / 口咽癌。就 Epstein-Barr 病毒（EB 病毒）和鼻咽癌而言，病毒载量监测已被接受为监测疾病负担[195] 的一种手段，有可能影响临床决策，特别是与辅助治疗有关。正在进行的 NRG HN001 临床试验检查了放化疗后的 EB 病毒 DNA，作为确定辅助化疗作用和选择辅助化疗的一种手段。相似的方法可能很快将应用于与 HPV 相关的恶性肿瘤[196]。与病毒载量监测的概念非常相似，ctDNA 的评估可能有助于随访患者的非侵入性手段。在胃肠道恶性肿瘤（例如食管癌和直肠癌）中，使用 ctDNA 监测化学放射治疗反应并鉴定肿瘤复发已引起了极大的兴趣。所有这些所谓的"液体活检"都受到青睐，并且很可能会集成到监视算法中。

3. miRNA/lncRNA　在化放疗反应评价方面显示出希望的另一个新兴领域是对非编码 RNA 种类的研究。最常研究的两个包括 microRNA（miRNA）和长非编码 RNA（lncRNA），它们证明了可以充当表观基因组的主要调控因子。几种候选的 miRNA 和 lncRNA 已被鉴定为与放射和化学放射反应性相关的预后标志物。尽管 miRNA 发现技术已经存在了好几年，但 lncRNA 技术却变得更加难以研究。然而，随着 NGS 平台和更长的 RNA 探针阵列系统的读取越来越长，与 lncRNA 的临床相关性在未来几年中可能会继续增长。

4. 蛋白质组学　蛋白质组学正在成为生物标志物发现的成熟平台。主要方法涉及质谱法，该方法基于酶切消化生物样本（例如活检组织，组织样本，血液和尿液中）中所有蛋白质而产生的肽片段，从而鉴定蛋白质水平。该方法已用于非小细胞肺癌[197]的预后目的，并用于预测子宫颈癌患者对化学放射的敏感性[198]。小型化纳米流体测定法[199]和新颖的动态蛋白质组学方法[200]正在提供有关细胞对药物反应的更多信息和了解。

5. 激酶组学　尽管基因组和蛋白质组学策略已在 RTOG 和其他合作组的几项临床试验的翻译组件中使用，但这些技术在检测瞬时信号传递事件（如激酶激活）方面存在重大困难。这是由于以下事实：激酶主要在翻译后受到调控，也就是说，它们会发生磷酸化事件、构象变化、亚细胞移位、结合伙伴关系等。因此，动力学是指对细胞或组织内激酶信号转导事件的整体检测。有大量的临床前数据表明，电离辐射和化学疗法下游的基于激酶的耐药性途径可以稳定但短暂地激活[201-205]。由于激酶本身具有"可吸收性"，因此激酶活性评估可以为基因组和临床研究提供补充的临床工具。蛋白质组学策略正在进入肿瘤学实践。TCGA 选择了反相蛋白质阵列（reverse-phase protein array, RPPA）作为其对肿瘤进行蛋白质组学评估的平台技术[206]。其他转化研究实例包括小儿脑肿瘤[207]的动力学分析，非典型脑膜瘤[208]、软骨肉瘤[209]、肾细胞癌[210]、乳腺癌亚型[211]临床前异种移植治疗反应预测[212]，局部晚期直肠癌患者的化学放射反应预测[213]，甚至用于新型放射调节剂的鉴定[214]。

6. 患者来源的异种移植瘤　改善分子预测的一种潜在策略是使用更好的临床前模型系统进行组合测试。患者来源的异种移植物（patient-derived xenograft, PDX；异种素或肿瘤的化身）已越来越多地用作临床前模型系统。PDX 似乎更忠实地代表了临床现实，因为它们是在免疫功能低下的小鼠体内传代的，而不是在具有高水平血清的模型中培养的。"组学"表征和治疗反应数据已显示出可观的前景，导致许多制药公司和一些学术机构将 PDX 纳入其临床前测试计划。近年来出现了几家专门从事 PDX 生产和疗法测试的公司。将 PDX 整合到治疗开发中的一种潜在策略是"平行小鼠"临床试验的概念，该试验可以与实际的人类临床试验结合进行。平行小鼠试验的纳入允许更大数量的肿瘤标本可用于分子表征和生物标志物开发。通过这种方法，有可能在 PDX 指导下做出临床决策[215]。

7. 放射组学　很明显，大分子"组学"数据集正在改变临床肿瘤学方法，也可以这么说，对于构成电子健康记录和放射肿瘤学临床系统的大量数字成像数据集。"放射组学"已经成为一种使用无创且易于获得的定量成像数据来诊断、预测和追踪癌症患者的手段。基于 MRI 和 CT 的成像以及机器学习和其他人工智能算法，在非小细胞肺癌、食管癌、直肠癌和胶质母细胞瘤等实体瘤中显示出巨大的希望[216-224]。随着计算能力的迅速提高和更大的发展输入用于算法开发的数据集，放射解决方案将很快进入主流肿瘤医学实践。

八、总结

多模式疗法已成为绝大多数实体恶性肿瘤的主要手段。因此，了解化学疗法和放射线之间的相互作用对于改善患者护理至关重要。在抗癌治疗的武器库中添加生物靶向药物后，将化学疗法和生物药物简单地称为全身性药物可能会更好。预期临床研究将有助于在实验室中验证并产生新的策略。此外，建立有用的生物标记有望迎来个性化肿瘤医学的新时代。这样，将为每个患者优化肿瘤组织与正常组织之间的可利用差异。

第 5 章　生物制剂及其与放射的相互作用
Biologics and Their Interactions With Radiation

Ye Yuan　Percy Lee　David Raben　著
赵亚兰　译

一、概述

自本开创性教科书的上一版以来，"靶向"放射疗法的技术进步不断提高我们提供更精确的分次甚至有时消融放射剂量的能力。尽管这些技术进步提高了放射治疗率，从而降低了毒性，同时增加了剂量并减少了总体治疗时间，但将放射线与针对癌症中特定分子畸变的疗法整合的能力仍在研究中。在此期间，对恶性过程潜在分子机制理解的不断发展，导致针对靶向癌症相关的细胞途径失调的治疗药物管道的不断增加。放射与这些途径之间的"阴阳"相互作用是复杂且动态的，某些途径的失调会改变放射敏感性（DNA 损伤修复缺陷），而放射暴露反过来又会改变这些途径的活性。放射线会影响肿瘤的微环境，影响或提高免疫系统识别和攻击癌细胞的能力，这增加了这种复杂性。因此，我们广泛地组织了关于靶向癌细胞内在途径而不是影响肿瘤微环境的途径的生物靶向药物的讨论（图 5-1）。

上一版提出了一个重要的问题，即为什么在临床前和早期临床研究中，如此多的放射线与靶向药物的组合看起来很有希望，但未能转化为成功的Ⅲ期临床试验。这个问题比以往任何时候都更重要。使用抗 EGFR 抗体、西妥昔单抗的生物放射疗法，最初在Ⅲ期临床试验中似乎改变了实践，但现在看来这不太可能取代传统的化学疗法联合放射疗法治疗 HPV 阳性的患者癌症[1-3]。此前，作者提出了这样的可能性，即在验证性临床试验中缺乏成功可能是由于多种因素造成的，包括缺乏评估化学放疗靶向药物的最佳序列的临床前研究，需要双重靶向特定途径以实现临床疗效，需要更好的生物标志物以选择最有可能从靶向药物和放疗的组合中受益的患者，以及将靶向疗法与放疗或化学放疗相结合时

的不同剂量策略。我们还提出了针对性疗法可能仅使部分患者受益的可能性，并且未来的临床试验可能需要以某种方式设计，以测试生物制剂在受益患者体内的功效。下一代测序就是这样一种工具，可以帮助个性化癌症护理，从而优化未来临床试验的设计。最后，作为放射肿瘤学家，我们可能需要改变我们的思维定式，将放射视为点火剂，而不是火，以提高免疫激活药物的有效性和适用性。最近的 PACIFIC 研究结果可能为我们指明了方向[4,5]。

本章的前一版重点介绍了针对 EGFR、血管生成、DNA 修复、免疫检查点和 PI3K/Akt/mTOR 通路药物的临床翻译过程实例。这一版本将更新一些先前提到的靶向药物的临床证据，并将推出一些正在筹备中的新药物。这些药物包括新一代酪氨酸激酶抑制药（tyrosine kinase inhibitor，TKI）、主要代谢失调途径的调节剂和 TGF-β。也许自上一版以来最重要的进展是免疫治疗药物的快速应用。越来越多的免疫疗法的临床前证据及其与放射的潜在结合，将在本教科书的单独一章中深入回顾。本章将转而关注支持放射治疗与免疫治疗相结合的早期临床证据，以及在放射免疫治疗骨干上整合潜在的互补分子靶向治疗的一些新策略。当然，许多更多的药物正在临床前环境中进行研究，新的靶向途径将继续被发现，特别是随着我们走向癌症的分子分类，以及基因组学在护理过程中的改进整合。事实上，美国 FDA 批准的生物靶向制剂的数量在继续扩大（表 5-1）。然而，本章将重点介绍在不久的将来，可能在临床放射肿瘤学中发挥越来越大作用的新兴靶向制剂。我们的目标是让执业放射肿瘤学家了解最新情况，并了解新型靶向药物与放射联合的临床疗效和潜在毒性。

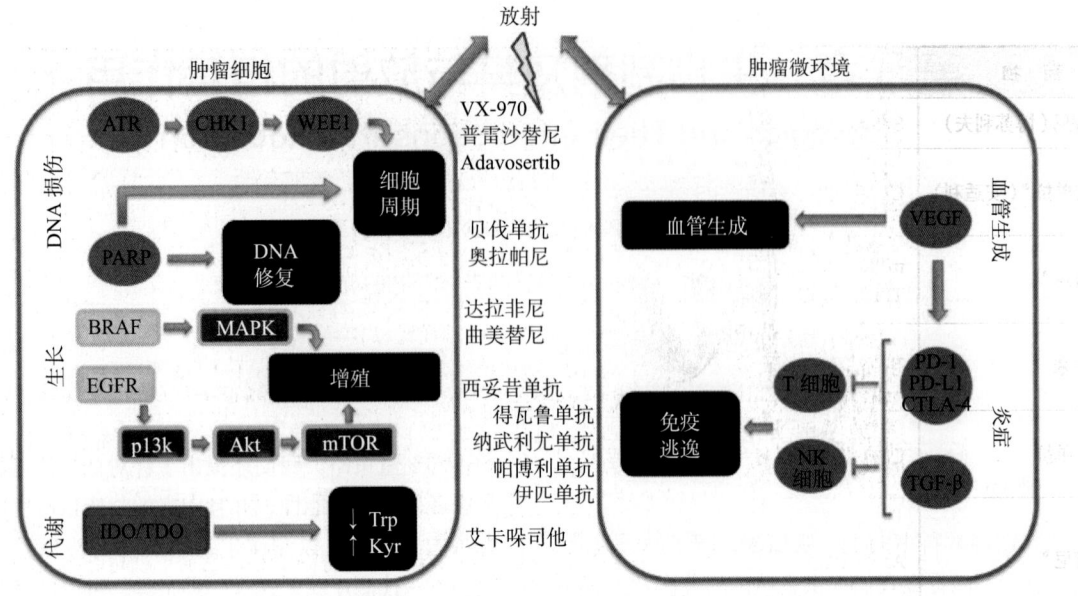

▲ 图 5–1　放射与肿瘤细胞固有的、肿瘤微环境中靶向的、失调的通路之间相互作用的示意图

肿瘤细胞内失调的 DNA 损伤、代谢和生长因子通路会影响放射敏感性，并可能因放射暴露而改变。肿瘤微环境中炎症和血管生成通路的异常也会影响肿瘤内的放射敏感性和放射反应。目前设计了多种小分子抑制药或生物制剂来调节这些失调的通路。EGFR. 表皮生长因子受体；IDO. 吲哚乙胺 2, 3- 双加氧酶；TGF-β. 转化生长因子 β

表 5–1　美国食品药品管理局批准的生物改良药物[187, 188]

药　　物	分　类	批准的适应证	主要毒性
阿法替巴 [a]（吉泰瑞）	mTKI: HER2, EGFR	• 转移性非小细胞肺癌	• 皮肤反应
阿柏西普 [a]（Zaltrap）	VEGFR 融合蛋白抗体	• 转移性结直肠癌	• 出血 • 胃肠道穿孔 • 创面愈合差
阿来替尼 [b]	ALK 抑制药	• 克里佐替尼难治的非小细胞肺癌	• 疲劳、胃肠道反应
阿仑单抗 [a]（坎帕斯）	CD52 抗体	• B 细胞慢性淋巴细胞白血病	• 红细胞减少 • 输注反应
阿昔替尼 [a]（英立达）	mTKI: VEGFR, PDGFR, CKIT	• 转移性肾细胞癌	• 高血压 • 胃肠道反应 • 疲劳
贝利司他	HDAC 抑制药	• 外周 T 细胞淋巴瘤	• 疲劳 • 胃肠道反应 • 贫血 • 发热
贝伐珠单抗 [a]（阿瓦斯汀）	抗 VEGFR 抗体	• 大肠癌 • 晚期非小细胞肺癌 • 转移性肾细胞癌 • 复发性多形性胶质母细胞瘤 • 转移性 HER2 阴性乳腺癌	• 出血
硼替佐米 [a]（万珂）	蛋白酶体抑制药	• 多发性骨髓瘤 • 套细胞淋巴瘤	• 细胞减少 • 胃肠道反应 • 神经病

（续表）

药 物	分 类	批准的适应证	主要毒性
博苏替尼（博苏利夫）	Src-Abl TKI	• Ph（+）慢性粒细胞白血病	• 胃肠道反应
本妥昔单抗[a]（安适利）	CD30 抗体 – 药物结合物	• 难治性霍奇金淋巴瘤 • 间变性大细胞淋巴瘤	• 细胞减少 • 胃肠道反应
卡博替尼[a]	mTKI：RET，VEGFR，TIE2，MET，TRKB	• 转移性甲状腺髓样癌	• 出血 • 胃肠穿孔或瘘管
卡非佐米	蛋白酶体抑制药	• 难治性多发性骨髓瘤	• 细胞减少 • 胃肠道反应
卡妥索单抗	CD3、EpCAM 抗体	• 恶性腹水	• 发热 • 胃肠道反应
色瑞替尼[b]	ALK 抑制药	• ALK（+）转移性非小细胞肺癌克里佐替尼治疗后	• 疲劳 • 胃肠道反应 • 高血糖
西妥昔单抗[a]（爱必妥）	抗 EGFR 抗体	• 伊立替康治疗的伴 *KRAS* 野生型头颈部鳞状细胞癌的难治性转移性大肠癌	• 过敏反应 • 皮疹
克唑替尼[a]（赛可瑞）	ALK 抑制药	• ALK（+）局部进展期或转移性非小细胞肺癌	• 胃肠道反应
达拉菲尼	BRAF 抑制药	• 伴有 *BRAF* 突变的晚期黑色素瘤	• 皮肤反应
达雷木单抗[b]	CD38 抗体	• 难治性多发性骨髓瘤	• 细胞减少
达沙替尼[a]	mTKI：Src，BCR-ABL，CKIT，PDGFR，TKI	• 难治性慢性粒细胞白血病或 Ph（+）急性淋巴细胞白血病	• 骨髓抑制
地尼白介素	CD25 介导的白喉细胞毒素	• CD25（+）皮肤 T 细胞淋巴瘤	• 输液反应 • 毛细血管渗漏综合征 • 视力丧失
地舒单抗（安加维）	RANK 配体抑制药	• 骨转移预防 • 骨巨细胞瘤	• 肌肉骨骼效应
德瓦鲁单抗[a]（英飞凡）	PD-L1 抗体	• 局部晚期不能切除的非小细胞肺癌 • 晚期尿路上皮癌	• 自身免疫反应
厄洛替尼[RT]（特罗凯）	EGFR TKI	• 化疗难治性非小细胞肺癌 • 吉西他滨治疗的晚期胰腺癌	• 皮疹 • 腹泻
依维莫司[a]（飞尼妥）	mTOR 抑制药	• 晚期肾细胞癌 • 胰腺起源的进行性神经内分泌肿瘤 • 结节性硬化室管膜下巨细胞星形细胞瘤 • 依西美坦治疗的晚期乳腺癌	• 胃肠道反应
吉非替尼[a]（易瑞沙）	EGFR TKI	• 晚期和（或）化疗难治性非小细胞肺癌	• 皮疹 • 腹泻
依鲁替尼[b]	Bruton TKI	• 套细胞淋巴瘤 • Waldenstrom 巨球蛋白血症 • 慢性淋巴细胞白血病	• 胃肠道反应
替伊莫单抗（泽瓦林）	CD20 放射免疫疗法	• 复发或难治性低度或滤泡性 B 细胞非霍奇金淋巴瘤 • 滤泡性非霍奇金淋巴瘤伴一线化疗反应	• 输液反应 • 细胞减少 • 黏膜皮肤反应

（续表）

药　物	分　类	批准的适应证	主要毒性
艾代拉里斯	PI3K 抑制药	• 复发性慢性淋巴细胞白血病 • 滤泡性淋巴瘤	• 肝毒性 • 腹泻 • 肺病 • 皮疹 • 黏膜炎 • 胃肠道穿孔 • 感染
伊马替尼 [a]（格列卫）	BCR-ABL, TKI	• Ph（+）慢性粒细胞白血病或急性淋巴细胞白血病 • 胃肠道间质瘤 • 隆起性皮肤纤维肉瘤 • 骨髓增生异常 / 骨髓增生性疾病 • 全身性肥大细胞增多症	• 骨髓抑制
伊匹单抗 [a]	抗 CTLA-4 抗体	• 晚期黑色素瘤 • 晚期肾癌 • 转移性结直肠癌	• 自身免疫反应
拉帕替尼 [a]（泰克泊）	mTKI：EGFR, HER2	• 卡培他滨治疗难治性 HER2 过表达晚期乳腺癌	• 皮疹 • 腹泻
阿特珠单抗 [a]（特善奇）	PD-L1	• 转移性膀胱癌	• 自身免疫反应
尼洛替尼 [a]（达希纳）	BCR-ABL TKI	• Ph（+）慢性粒细胞白血病	• QT 间期延长
纳武单抗 [a]（欧狄沃）	抗 PD-1 抗体	• 晚期黑色素瘤 • 晚期非小细胞肺癌 • 晚期小细胞肺癌 • 晚期肾细胞癌 • 复发 / 转移性头颈部鳞状细胞癌 • 晚期尿路上皮 • 转移性结直肠癌 • 肝细胞癌 • 难治性 / 复发淋巴瘤	• 自身免疫反应
奥滨尤妥珠单抗 [b]	抗 CD20 抗体	• 慢性淋巴细胞白血病	• 输液反应 • 细胞减少 • 粒细胞增多症
奥法木单抗 [b]（亚舍拉）	抗 CD20 抗体	• 难治性慢性淋巴细胞白血病	• 细胞减少 • 胃肠道反应
奥希替尼 [a]（泰瑞沙）	TKI	• EGFR 突变的非小细胞肺癌	• 腹泻 • 皮疹 • 干性皮肤 • QT 间期延长
帕博西尼 [b]	CDK4, CDK6	• ER（+），HER2（−）晚期乳腺癌	• 细胞减少
帕尼单抗 [a]（维克替比）	抗 EGFR 抗体	• 伊立替康治疗的无 KRAS 突变的难治性转移性大肠癌	• 过敏反应 • 皮疹
帕唑帕尼 [a]（维全特）	mTKI：VEGFR, PDGFR, CKIT	• 转移性肾细胞癌 • 晚期软组织瘤	• 血液毒性

（续表）

药　物	分　类	批准的适应证	主要毒性
派姆单抗 [a]（可瑞达）	抗 PD-1 抗体	• 晚期黑色素瘤 • 转移性非小细胞肺癌 • 转移 / 复发性头颈部鳞状细胞癌 • 晚期尿路上皮癌 • 晚期结直肠癌 • 晚期胃癌 • 晚期宫颈癌 • 复发 / 难治性淋巴瘤	• 自身免疫反应
帕妥珠单抗 [a]（帕捷特）	抗 HER2 抗体	• 曲妥珠单抗和（或）多西紫杉醇治疗的 HER2 过表达乳腺癌	• 心肌病 • 胚胎 - 胎儿毒性
镭 223	模拟钙离子	• 抗去势前列腺癌伴骨转移	• 胃肠道反应
雷莫芦单抗	VEGFR	• 进展期或转移性胃腺癌或胃食管腺癌	• 胃肠道反应 • 高血压 • 头痛
瑞戈非尼（拜万戈）	mTKI：VEGFR，PDGFR，KIT，RET，TIE2，FGFR，RAF，MAPK	• 不能切除或难治性胃肠道间质瘤 • 既往治疗的大肠癌	• 血液毒性
利妥昔单抗 [a]（美罗华）	抗 CD20 抗体	• 非霍奇金淋巴瘤 • 慢性淋巴细胞白血病	• 输液反应 • 肿瘤溶解综合征 • 黏膜皮肤反应 • 进行性多灶性白质脑病
罗米地辛 [a]	HDAC 抑制药	• 皮肤 T 细胞淋巴瘤	• 胃肠道反应
替西罗莫司 [a]（驮瑞塞尔）	mTOR 抑制药	• 晚期肾细胞癌	• 皮疹 • 乏力 • 胃肠道反应
托西莫单抗碘 131（百克沙）	CD20 放射免疫疗法	• 复发或难治性滤泡性非霍奇金淋巴瘤	• 过敏 • 细胞减少
曲美替尼 [a]	MEK 抑制药	• 晚期黑色素瘤	• 心肌病 • 皮肤反应 • 胃肠道反应
曲妥珠单抗 [a]（赫赛汀）	抗 HER2 抗体	• HER2-neu 过表达乳腺癌	• 心肌病
索拉非尼 [a]（多吉美）	mTKI：VEGFR，PDGFR，Raf，c-KIT	• 不能切除的肝细胞癌 • 晚期肾细胞癌	• 皮疹 • 腹泻 • 高血压
舒尼替尼 [a]（索坦）	mTKI：VEGFR，PDGFR，c-KIT，Flt3	• 晚期肾细胞癌 • 胃肠道间质瘤 • 胰腺神经内分泌肿瘤	• 皮疹 • 腹泻 • 高血压
凡德他尼 [a]（卡普利沙）	mTKI：RET，VEGFR，EGFR	• 不能切除或转移的甲状腺髓样癌	• QT 间期延长
伏拉塞替 [b]	Polo 样激酶抑制药	• 急性髓系白血病	• 细胞减少
伏立诺他 [a]	HDAC 抑制药	• 皮肤 T 细胞淋巴瘤	• 胃肠道反应

（续表）

药　物	分　类	批准的适应证	主要毒性
维莫非尼[a]（佐博伏）	BRAF 激酶	• 伴有 *BRAF* 突变的不可切除或转移性黑色素瘤	• 光敏和其他皮肤反应

a. 与放射同时进行的试验正在进行中或已经完成
b. 根据 2012 年 FDA 安全和创新法案，FDA 突破疗法计划初步批准加快药物开发
ALK. 间变性淋巴瘤激酶；EGFR. 表皮生长因子受体；FGFR. 成纤维细胞生长因子受体；HDAC. 组蛋白脱乙酰酶；MTKI. 多种酪氨酸激酶抑制剂；PDGFR. 血小板衍生生长因子受体；Ph（+）. 费城染色体阳性突变；TKI. 酪氨酸激酶抑制药；VEGFR. 血管内皮生长因子受体

二、癌细胞的内在途径

（一）表皮生长因子受体

EGFR 家族信号传递过程仍然是靶向性最强的途径之一，有许多药物可以与放射联合使用。EGFR 信号调节生长发育过程中间充质—上皮的相互作用，将细胞外信号传递给细胞内信号级联[6-8]。该家族有 4 个已知成员，即 EGFR、HER2（erbB2）、HER3（erbB3）和 HER4（erBB4）。这些跨膜酪氨酸激酶受体包含一个细胞外配体结合域、一个跨膜域和一个细胞内酪氨酸激酶结构域。配体结合引起有利于与该家族的相同成员（同源二聚体）或不同成员（异源二聚体）发生二聚化的结构变化。二聚化激活细胞内的酪氨酸激酶结构域导致受体交叉磷酸化，并通过招募次级效应蛋白激活许多下游信号级联反应。

受体激活、增殖、分化、迁移或存活信号的最终结果取决于许多因素，包括形成哪些受体对以及它们被激活的时间[9]。这反过来又取决于细胞中主要存在哪些受体和参与激活的配体。有两个配体家族激活表皮生长因子受体家族，即表皮生长因子样家族和表皮生长因子家族[10, 11]。表皮生长因子样家族包括表皮生长因子（epidermal growth factor，EGF）、TGF-α、双调节蛋白、β 细胞蛋白和血红蛋白 –EGF。调节蛋白（neuregin）家族包括许多蛋白质，它们是由两个不同基因的剪接变异产生的，都被命名为具有不同亚型的调节蛋白。配体表现出对特定受体的偏好，并诱导不同的受体组合。HER2 没有已知的配体。相反，当配体与 EGFR、HER3 或 HER4 结合时，HER2 是其他受体的有利配体[12]。这种复杂的受体相互作用对于理解和解释 EGF 家族单个成员的抑制剂的作用非常重要。

受体激活的效果还取决于哪些下游信号被激活，包括 DNA 合成和修复、细胞凋亡逃避、生长因子信号和增殖。EGFR 家族成员通过不同的信号转导网络传递信号，包括 PKC、Ras-Raf-ERK、PI3K-Akt 和 STAT 通路[13]（图 5-2）。此外，不同的受体对招募不同的下游效应器。例如，HER3 含有多个 PI3K 结合基序，通过 PI3K 产生强大的信号转导，在细胞存活、侵袭和增殖中发挥作用。有趣的是，受体中只有 HER3 有一个低效的激酶结构域，需要与其他家族成员异源二聚才能磷酸化。异源二聚的作用需要将从 HER3 发出的 PI3K 信号与从 EGFR、HER2 或 HER4 发出的 RAS-Raf-ERK 或 STAT 信号并列在一起。

（二）表皮生长因子受体家族与肿瘤发病机制

1986 年，Stanley Cohen 因发现生长因子而获得诺贝尔奖[14]。EGFR 由于与禽类红细胞母细胞增生症（v-erb）癌基因同源，首次被鉴定为原癌基因[15]。EGFR 或 HER2 的功能异常经常出现在人类肿瘤中；基因放大导致部分胶质瘤和乳腺癌大量过度表达[16-18]。或者，当受体处于较低水平时，表达失调。这种类型的失调经常发生在头颈部癌、胃肠系统癌和前列腺癌中[19-22]。调节失调的另一种机制是激酶结构域的突变，使激酶活性更强，在肺癌中表现得最为明显[23]。同样，配体结合域的突变可导致受体即使在没有配体的情况下也具有固有的活性，如在相当一部分胶质瘤中发生的那样[24]。通过扩增以外的机制进行的调节失调，可能并不总是导致标准免疫组织化学技术检测到的那样过表达，这带来了如何最好地识别所有 EGFR 异常调控促进肿瘤增殖和对治疗产生抗药性肿瘤的问题。

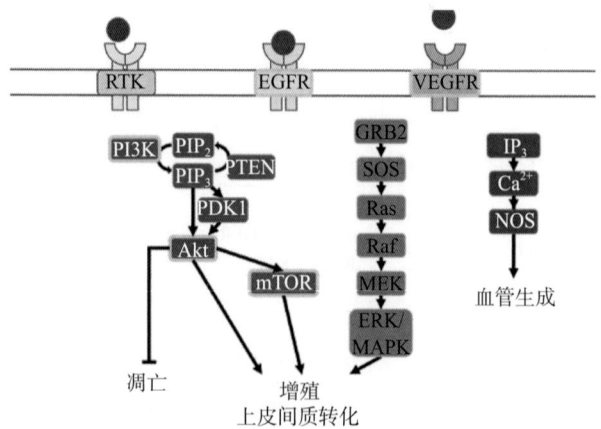

▲ 图 5-2　肿瘤发生过程中主要信号通路概述

细胞表面受体（如 EGFR、VEGFR、cMET）通常与启动细胞信号通路的各种生长因子和小分子结合，从而维持细胞的各种过程。涉及癌基因上调或抑癌活性下调的突变，可导致细胞凋亡、细胞增殖、上皮间质转化、血管生成、迁移 / 侵袭以及其他多种致癌过程的抑制

（三）表皮生长因子受体家族抑制剂

EGFR 家族在肿瘤中的频繁失调使该家族成为一个有吸引力的开发目标[25]。许多针对 EGFR 和 HER2 胞外区的抗体和小分子酪氨酸激酶抑制药已被 FDA 批准用于临床，新一代的抑制药正处于不同的开发阶段[26]。

第一个被批准用于放射治疗的 EGFR 家族靶向药物是西妥昔单抗（爱必妥），这是一种抗 EGFR 单克隆抗体，可与 EGFR 的胞外区域结合，干扰配体结合，从而干扰二聚化和活化[27]。西妥昔单抗作为单一药物活性不高，但与细胞毒疗法联合使用时可产生更令人鼓舞的结果。西妥昔单抗通常按周计划静脉给药。当与放射治疗相结合时，在放射治疗开始前 1 周给予负荷量。西妥昔单抗获得 FDA 批准，用于治疗野生型 KRAS 转移性结直肠癌（metastatic colorectal cancer，mCRC）和局部晚期头颈部癌症的患者。在西妥昔单抗用于转移性结直肠癌的初步批准后[28]，进一步的分子分析表明，密码子12 或 13 上有 KRAS 突变的患者是无应答的，只有野生型 KRAS 患者才能获得生存益处；这可能是由于 EGFR信号通路的组成性下游激活和 KRAS 突变的激活[29, 30]。在头颈部癌症中，我们尚未确定预测抗 EGFR 治疗应答的生物标志物，并试图阐明 ADCC 反应在决定应答中发挥了什么作用。这一发现强调了癌症生物遗传学的复杂性，标志着走向个性化癌症治疗时代的一个重要转折点。

关于 EGFR 抑制药单独使用或与化疗联合使用的进一步讨论超出了本章的范围；然而，我们提供与这些途径相关的参考资料[31-37]。我们的重点是回顾这些药物在临床前放射治疗中的使用以及在临床领域的成功和失败。这种结合最令人沮丧的方面之一是，我们仍然在为缺乏与 EGFR 抑制药反应相关的预测性生物标志物而苦苦挣扎。是配体的存在预测了反应吗？EGFR 突变的存在是否总是预测肺癌等疾病对 EGFR 抑制药的反应，或者我们是否需要更深入地挖掘[38]。在 EGFR 野生型癌症中，它是基于基因扩增还是基于高拷贝数[39]。

几种针对 EGFR 的小分子 TKI 已获得 FDA 批准，包括吉非替尼（易瑞沙）、厄洛替尼（特罗凯）、阿法替尼（吉泰瑞）、拉帕替尼（泰克泊）和奥希替尼（泰瑞沙）。这些化合物特异性地抑制 EGFR 家族受体的酪氨酸激酶活性，而相对保留其他 EGFR 家族成员和相关的酪氨酸激酶。吉非替尼和厄洛替尼作用于 EGFR；拉帕替尼作用于 HER2；法替尼作用于 EGFR 和 HER2。这些小分子药物在晚期恶性肿瘤患者（主要是 EGFR 突变患者）中显示出不大的益处；然而，它们还没有在放射治疗的 Ⅱ / Ⅲ 期临床试验中显示出任何显著的益处。过去的试验，如厄洛替尼与替莫唑胺联合治疗新诊断的多形性胶质母细胞瘤（glioblastoma multiforme，GBM）患者，显示出不可接受的毒性，多例与治疗相关的死亡，且没有证据表明疗效增加[40]。吉非替尼和厄洛替尼的主要毒性作用均发生在皮肤上，与西妥昔单抗相似，并表现为腹泻。然而，在使用西妥昔单抗治疗的患者中，有大约 3% 的患者出现严重危及生命的间质性肺病的罕见病例，这两种药物都有报道，并有过敏反应的报道。在接受西妥昔单抗治疗的患者中，约有 3% 的患者出现过敏反应。由于过度肺炎的报道，特别推荐联合使用抗 EGFR 药物和抗 PDL1 检查点抑制药时要注意[41]。由于这些反应可能危及生命，因此需要仔细监测这些药物。

奥希替尼是第三代 EGFR TKI，与 EGFR TKI——厄洛替尼和吉非替尼相比，奥希替尼改善了中枢神经系统的渗透，显著提高了获得性 EGFR 突变患者的无进展生存期（progression-free survival，PFS）和总生存期（overall survival，OS)[42]。美国的一项 Ⅰ 期试验（NCT035363）和一项 Ⅱ 期 TROG 试验（NCT03497767）正在测试将奥希替尼与立体定向放射治疗相结合的安全性和有效性。随着越来越多的证据表明局部放射可以提高低容量或低转移性疾病患者的存活率[43-45]，患者可能会有更多的机会将放射治疗，特别是 SBRT 与新一代 EGFR TKI 结合起来。目前在休斯敦的得克萨斯大学安德森癌症中心进行的招募试验——NORTHSTAR（NCT03410043），正在积极测试在奥希替尼基础上增加局部巩固疗法是否可能使晚期非小细胞肺癌患者受益。这项试验纳入带有 EGFR 外显子 19 del/L858R 突变的初治期ⅢB 期或Ⅳ期非小细胞肺癌患者，或对上一代 EGFR TKI 无效的获得性 EGFR T790M 突变患者。所有登记的患者都将接受奥希替尼的诱导治疗，病情稳定的患者将被随机分为两组，一组只维持奥希替尼，另一组由研究人员选择以无进展生存期为主要终点的局部治疗（放射、手术或放射联合手术）。

（四）表皮生长因子受体家族与辐射反应

EGFR 家族成员在放射反应中起着重要作用。临床前研究表明，表达 v-erb 的细胞具有放射抗性[46]。类似地，乳腺癌细胞株在过度表达 HER2 时变得更具放射抗性，头颈部癌细胞的放射抗性与 EGFR 的表达水平相关[47-50]。

临床研究还表明，EGFR 家族调节失调影响放射反应。一项对 170 例接受初次放射治疗的胶质瘤的研究显示，在 EGFR 过度表达的肿瘤中，有效率较低；EGFR阴性肿瘤的有效率为 33%，EGFR 中度肿瘤的有效率为 18%，EGFR 阳性肿瘤的有效率为 9%[51]。在较小范围的头颈部癌症患者中，放疗后局部复发与 EGFR 过度表达有关[52, 53]。在乳腺癌中，对保乳手术和放疗后乳房内肿瘤复发的一系列病例对照研究发现，复发组中 HER2 过表达的患者比例高于对照组[54]。

1. 表皮生长因子受体家族抑制剂作为放射增敏剂的临床前研究　使用新开发的 EGFR 家族抑制剂的研究进一步阐明了 EGFR 家族成员在放射反应中的作用。在几乎每一项研究中，EGFR 或 HER2 抑制药都表现出适度的放射增敏作用[55-57]。在体内的放射增敏作用比体外更明显，分次剂量的放射增敏作用比单剂量照射更明显。对增强放射增敏的机制的了解正在发展[58-60]。在每个病例中，EGFR 或 HER2 抑制药与放射的结合导致细胞周期阻滞增加，主要是在 G_1 期，但同时 S 期显著减少，这在体内转化为增殖减少。EGFR 家族抑制药的放射增敏也会导致血管生成减少。目前尚不清楚这是放射和 EGFR 抑制药联合抗血管生成作用的叠加结果，还是 EGFR 抑制药进一步增加了肿瘤血管成分对放射的敏感性。EGFR 抑制药和放射联合应用可增加某些（但不是全部）模型中的细胞凋亡。最后，EGFR 抑制药似乎直接干扰 EGFR 诱导的 DNAPK 依赖的非同源末端连接修复放射诱导的 DNA 损伤[61, 62]。过去研究中缺乏的是实实在在临摹在临床中所做的设计，例如，在需要临床研究的疾病背景下，比较放化疗和放化疗加 EGFR 抑制药，而不是从另一种肿瘤类型推断。这些类型的研究，尽管在一定程度上是在人工系统中进行的，但可能已经提供了关于临床试验进展的最佳方式的有价值的信息。

2. 表皮生长因子受体家族抑制药作为放射增敏剂的临床研究　在随机对照试验中，使用 EGFR 家族抑制药的临床前研究主要用于局部晚期头颈部鳞状细胞癌（locally advanced head and neck squamous cell carcinoma, LA-HNSCC）患者，EGFR 家族抑制药的临床前研究已转化为改善患者的预后。众所周知并经常被引用的是第三阶段试验，该试验比较了标准放疗和标准放疗加抗 EGFR 抗体西妥昔单抗的疗效。在这项研究中，424 例口咽、下咽或喉部局部晚期头颈部鳞状细胞癌患者根据 T 分期、淋巴结状态和功能状态进行分层，然后被随机分配到单纯放疗或放疗加每周同期西妥昔单抗治疗。放疗采用以下 3 种分割方案之一（分层）：每日 1 次（2Gy×35 次，共 7 周）、每日 2 次［1.2Gy×（60～64）次，共 6～6.5 周］或同期增强方案（1.8Gy×30 次，第二次每日 1.5Gy，共 12 个疗程，共 6 周），同时化疗是不允许的。主要终点是放疗加西妥昔单抗治疗组的 2 年局部控制率为 56%，而单纯放射治疗组的局部控制率为 48%，局部控制期的中位数分别为 36 个月和 19 个月（P=0.02）[63]。综合治疗还显著提高了总生存期。5 年的最新结果显示，放疗加西妥昔单抗治疗组的 5 年生存率

为 45.6%，而单纯放疗组的 5 年生存率为 36.4%，中位生存期分别为 49 个月和 29 个月（P=0.018）[64]。

尽管在联合靶向药物对抗 EGFR 和单纯放射治疗时担心不必要的正常组织效应是合理的，但根据迄今为止的临床经验，这种方法的额外发病率似乎很小。在 Bonner 等[63]的研究中，结果的改善与急性皮肤毒性的增加有关，但与黏膜毒性无关。此外，在标准化生活质量评估得分上，两组之间没有差异。就预后的潜在预测因素而言，2 级或更高的痤疮样皮疹与更好的生存率相关（HR 0.49；95%CI 0.34～0.72；P=0.002）[64]。这种相关性在其他多个疾病部位的研究中发现，被假设为反映了抗癌免疫反应[65, 66]。在另一项单独的试验中，早期乳腺癌患者同时接受辅助放疗和曲妥珠单抗治疗并没有增加急性放射的发生率[67]。

在联合化疗和放疗中添加 EGFR 抑制药的试验结果好坏参半。RTOG 0234（放射治疗肿瘤学小组）是一项 II 期随机试验，比较了放射加西妥昔单抗、每周顺铂或每周多西紫杉醇对局部晚期头颈部鳞状细胞癌患者的疗效，结果表明，这两种方案都是可行的，结果优于 RTOG 9501 的结果，后者在第 1、22 和 43 天使用大剂量顺铂[68]。在 28%（顺铂）和 14%（多西紫杉醇）患者中观察到 3～4 级骨髓抑制。每组均有 39% 的患者出现皮炎。顺铂组和多西紫杉醇组 3 级以上黏膜炎发生率分别为 37% 和 33%。这些比率看起来很低，但与历史上的控制相比是令人鼓舞的。接受多西紫杉醇和西妥昔单抗治疗的患者的 2 年远处转移率为 13%，而接受顺铂和西妥昔单抗治疗的患者为 26%。这项试验的结论之一是，在适当的情况下，干扰生长因子信号可能会使我们减少大剂量标准化疗的实施，并降低患者的发病率。一项后续的 II～III 期试验（RTOG1216）正在评估西妥昔单抗和多西紫杉醇在术后放疗和顺铂（每周 40mg/m²）或放疗和每周多西紫杉醇的使用。这项试验的读数预计将在 2019 年公布。在不能切除的情况下，在第三阶段 RTOG 0522 中对西妥昔单抗加入顺铂和放射治疗局部晚期头颈部鳞状细胞癌的现行标准进行了评估，结果显示无进展生存期或总生存期没有改善，更严重的 3～4 级急性毒性，包括接受西妥昔单抗化疗的患者的黏膜炎和皮肤反应比单独接受化疗的患者更差[1]。由于西妥昔单抗被认为比顺铂耐受性更好，因此进行了几项试验（RTOG 1016、DeESCALaTe、TROG 12.01），以确定 hpv 阳性患者的西妥昔单抗生物放疗是否是基于顺铂的放化疗的可行替代方案。最近发表的其中两项研究的结果表明，西妥昔单抗联合放射治疗的临床结果逊于顺铂联合放射治疗，同时也有同等的不良反应[2, 3]。

在 ACOSOG Z4051 的 II 期试验中，局部晚期食管

腺癌患者术前接受 EGFR 单克隆抗体帕尼妥单抗治疗，同时接受多西紫杉醇、顺铂和放疗的联合治疗[69]。尽管 54% 的患者表现出至少 54% 的病理完全缓解，但近一半的患者出现了 4 级或更高的不良反应，使得该方案不适合进一步研究。据我们所知，在进入临床试验之前，没有对这种类型的联合进行临床前研究，以评估其有效性和安全性。

另一种策略是在联合使用 EGFR 抑制药和放疗之前评估诱导化疗的使用情况。对这种方法进行了探索，这是一项第二阶段的随机试验，直接比较了 116 名喉部 / 下咽局部晚期头颈部鳞状细胞癌患者在接受传统诱导化疗 3 个周期后，加入顺铂和西妥昔单抗与放射治疗的反应超过 50%[70]。喉在 3 个月时保留，喉功能在 18 个月时保留，总生存率在 3 年时显示出相同的结果。西妥昔单抗的局部失败率略高（8 vs. 5），但只有西妥昔单抗的患者最终接受了抢救手术（7 vs. 0）。3 级或更高的黏膜炎发生率在两组之间是相似的，西妥昔单抗的皮肤毒性大约增加了 1 倍。然而，在顺铂加放疗组中，急性肾毒性是实质性的。这表明，假设临床前研究支持这一方法，通过使用诱导化疗，可能能够在不增加传统化疗药物毒性的情况下研究生物靶向药物的组合。另一项试验是 GSTTC 试验，对 421 名局部晚期头颈部鳞状细胞癌患者采用 2×2 析因设计，随机接受诱导化疗和不接受诱导化疗，并随机接受西妥昔单抗或顺铂同步放射治疗。亚组分析显示，诱导化疗、西妥昔单抗和放疗可能有更好的效果，但没有发现明显的交互作用。这项试验没有直接比较顺铂和西妥昔单抗与放疗之间的生存结果。两组之间的 T 毒性发生率也相似，接受西妥昔单抗的患者实际上需要更多的治疗中断，中位放射治疗（RT）持续时间为 8 周，而顺铂组为 7 周[71]。检查西妥昔单抗和顺铂的额外试验表明，西妥昔单抗最多只能提供相同的局部控制和总生存率结果，而毒性没有改善[2, 3, 72, 73]。

西妥昔单抗等 EGFR 抑制药在大型验证性临床试验中表现不佳，说明了靶向药物与放疗和化疗相结合的复杂性。可能有几个问题在起作用。首先，生物制剂、放射和化疗的排序需要在临床前和模型系统中更仔细地研究和测试，因为某些排序方法实际上可能是对抗性的。其次，到目前为止进行的临床试验可能没有招募到最佳的患者群体，需要纳入更好的生物标志物来指导临床试验的招募，从而最大限度地招募从实验治疗中受益的机会最高的患者。尽管 EGFR 在头颈部鳞状细胞癌中经常过度表达，但 EGFR 表达水平并不能预测疗效[29]。此外，在结直肠癌中，携带 KRAS 突变的患者对西妥昔单抗没有反应。在这个阶段，不太可能推进任何进一步的放射或化疗抗 EGFR 试验，除了可能具有独特生物学

特征的高度挑选的患者之外。最近在对 RTOG 0522 的二次分析中确定了这样一组患者，该分析显示，KRAS（KRAS 变种）3′ UTR 中含有胚系突变的患者似乎不成比例地从纳入西妥昔单抗中受益[74]。未来的试验也可能受益于评估放射或化学放射，然后结合免疫疗法和针对 EGFR 的靶向药物。

（五）PI3K/Akt/mTOR 通路

PI3K/Akt/mTOR 激酶通路（图 5-2）是与癌细胞存活相关的最重要的通路之一，是防止细胞凋亡和细胞新陈代谢、增殖和存活的中心调节器。此外，PI3K/Akt/mTOR 在许多肿瘤中表达上调，放射也可上调 PI3K/Akt/mTOR[75]。选择性和泛 PI3K 抑制药、PI3K 和 mTOR 双重抑制药、Akt 抑制药和 mTOR 抑制药都在开发中。考虑到这些药物的靶点和特异性的多样性，目前的研究集中在它们在广泛的肿瘤中的有效性、耐药性和毒性特征，特别是那些具有途径改变的肿瘤（例如，PTEN、KRAS 突变和 TSC1/2 改变的丢失）[76]。

到目前为止，研发最深入的药物是 mTOR 抑制药，主要是雷帕霉素类似物。这些药物包括替西罗莫司和伊维洛莫斯，它们阻断 mTOR 下游的信号转导，促进细胞凋亡，提示它们作为放射增敏剂是有效的。目前，这两种药物被批准用于晚期肾癌的临床治疗，依西美坦还被批准用于胰腺神经内分泌肿瘤、室管膜下巨细胞星形细胞瘤和晚期乳腺癌[77-79]。它们作为放射增敏剂的临床作用尚不明确，但是一个活跃的研究领域。

到目前为止，临床前癌细胞模型已经证实了 mTOR 抑制剂的放射增敏作用[80, 81]。替西罗莫司与顺铂在放射增敏头颈部鳞状细胞癌细胞中的效果相同，三联疗法没有提供比替西罗莫斯与放疗更多的协同作用[81]。体内效应更显著，部分原因是 mTOR 抑制药抗血管生成的副产物。

mTOR 抑制药的放射增敏作用仍在通过临床研究进行研究，结果喜忧参半。在非小细胞肺癌患者接受替西罗莫司联合姑息性胸部放射治疗的 I 期试验中，剂量限制毒性包括猝死、肺炎和肺出血[82]。三个独立的 I 期试验研究了放射、替莫唑胺和 mTOR 抑制药（即替西罗莫司或依维莫司）对多形性胶质母细胞瘤患者的联合作用；感染并发症和口腔炎是主要不良反应[83-85]。这些试验包括 I / II RTOG0913 期试验（对于多形性胶质母细胞瘤患者，比较预先使用替莫唑胺和以替莫唑胺作为佐剂联合依维莫司和化疗）和 II 期 EORTC 26082 [对于神经胶质瘤中缺乏 O-6- 甲基鸟嘌呤 -DNA- 甲基转移酶（O-6-methylguanine-DNA-methyltransferase，MGMT）启动子甲基化的患者，在进行放疗的同时比较替西罗莫司与替莫唑胺] 奠定了基础。

在局部晚期头颈部鳞状细胞癌中，mTOR 通路被证明介导了真核蛋白质合成起始因子 4E（initiation factor 4E，eIF4E）的表达，eIF4E 在组织学上无癌切缘的高表达与复发风险增加相关。基于这一证据，Fury 等[86]对 13 例局部晚期头颈部鳞状细胞癌患者进行了一项 I 期试验，在常规护理的同时加用依维莫司，同时进行顺铂和放射治疗。3 名患者出现了剂量限制性毒性（2 名患者患有黏膜炎，1 名患者无法生长），淋巴细胞减少是 12 名患者中最常见的≥3 级不良事件（92%）。总体而言，每天依维莫司的耐受量为 5mg，在 19.4 个月的随访中，只有 2 名患者（15%）经历了复发。目前还不清楚这一策略是否会进入随机的Ⅱ～Ⅲ阶段研究。

其余类别的 PI3K/Akt/mTOR 通路抑制药仍处于初级阶段，许多额外的 I / Ⅱ 期试验正在进行中。有几项研究正在专门检测它们作为放射增敏剂在根治性和姑息性环境中的潜力，包括局部晚期头颈部鳞状细胞癌、非小细胞肺癌和恶性胶质瘤。HPV 阳性头颈癌的新数据表明，PI3K 途径突变和拷贝数改变的患病率增加[87]。在携带 PI3K 突变的 HPV 阳性肿瘤中，mTOR 似乎是被激活的，而不是 AKT 下游，因此，对于这一亚组患者来说，mTOR 可能是一个合理的靶点[88]。BKM120 或 Buparlisib（一种口服 PI3K 抑制药配合顺铂放射）的 I 期试验对 HPV 阳性的局部晚期头颈癌患者是活跃的，结果预计在 2020 年年初。随着下一代测序技术的快速发展，我们对头颈癌和其他癌症的分子理解更加细致入微，针对这一重要途径的其他策略可能会被发现[89]。

（六）转化生长因子 β

TGF-β 途径是参与肿瘤发生、炎症和癌细胞免疫逃逸的关键生物学通路[90-92]。TGF-β 通路在实体瘤中广泛存在，并通过与肿瘤细胞和周围微环境的多种相互作用与恶性进展相关。TGF-SMAD1 信号转导主要通过Ⅱ型和Ⅰ型 TGF-β 受体的异构体复合物，通过 TGF-β RI 介导的 SMAD2 和 SMAD3 的磷酸化激活 SMAD2 和 SMAD3 通路。与 SMAD4 结合的受体相关的磷酸化 SMAD 随后的核重新定位导致激活的 TGF-β 驱动的转录反应[93]。TGF-β 受体复合体也可以通过非 SMAD 通路发出信号，影响细胞存活和上皮间质转化。

（七）转化生长因子 -β 与肿瘤发病机制

矛盾的是，TGF-β 实际上在肿瘤形成的早期就显示出肿瘤抑制作用。在肿瘤进展的后期，一旦其抑制活性被阻断，TGF-β 就会促进癌细胞的增殖和侵袭（图 5-3）。有证据表明，放射可以激活 TGF-β 信号通路，并通过 COX-2.94 的串扰激活[94]。这种现象已经在接受放射治疗的患者的正常组织损伤中观察到[95]。关于 TGF-β 信号及其与癌症进展的关系的精彩概述，以及利用这一通路改善抗癌效果的机会，建议参考 Dancea 等[96]的一篇广泛综述。

（八）转化生长因子 -β 与放射反应

1. 转化生长因子 -β 抑制药与放射治疗的临床前研究　放射可诱导正常细胞和癌细胞中 TGF-β 的表达，表明 TGF-β 可能在 DNA 损伤反应中起关键作用[90, 97, 98]。

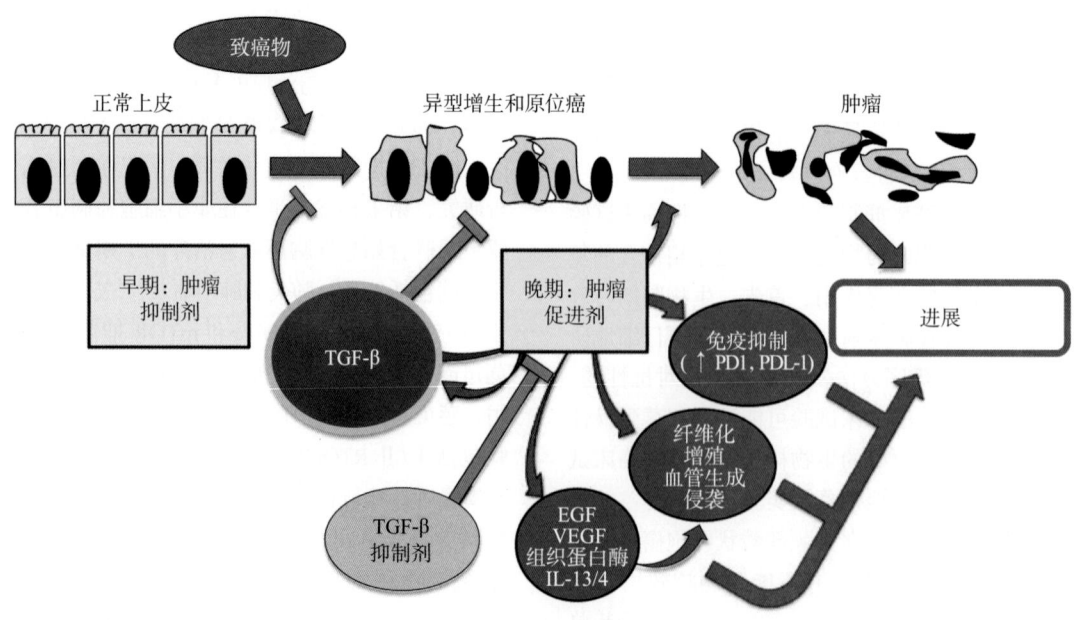

▲ 图 5-3　TGF-β 信号通路的作用

TGF-β 信号通路在癌变早期通过细胞周期调节和细胞凋亡表现出肿瘤抑制作用。最终，癌细胞绕过抑制信号，TGF-β 通过多种标志性致癌通路促进肿瘤生长，同时上调 TGF-β 的产生。EGF. 表皮生长因子；IL. 白介素；VEGF. 血管内皮生长因子

确实，TGF-DNA 通过其下游的细胞内效应蛋白 SMAD2、SMAD3、SMAD4 和 SMAD7 被证明是 ATM 活性的关键调节因子。用小分子 TGF-β1 型受体激酶抑制药或抗 TGF-β 抗体预处理人乳腺癌或胶质母细胞瘤细胞系，可增加放射敏感性并削弱 DNA 损伤反应[97, 98]。事实上，TGF-β 信号似乎在维持规范的 DNA 双链断裂修复通路（NHEJ 和 HR）中起着核心作用，它通过调节 BRCA1 和 ATM 激活子 FOXO3 的转录后调控而发挥作用[99]。因此，通过小分子抑制药甚至是 HPV 驱动的致癌信号，抑制 TGF-β 似乎能使癌细胞对遗传毒性压力或治疗敏感。

除了在脱氧核糖核酸修复中的关键作用外，放射后释放 TGF-β 也被证明可以钝化放射后的抗肿瘤免疫反应。在一项临床前研究中，只有放射联合 TGF-β 封闭抗体，而不是单独治疗，才能增加 CD8+T 细胞和肿瘤免疫排斥细胞因子的表达。作者进一步测试了放射和（或）TGF-β 阻断对移植了 4T1 乳腺癌小鼠的影响，这些小鼠被允许发生肺转移[91]。另一项最近的研究表明，口服小分子 TGF-β 抑制药 SM-16 预处理，不仅能"改善"小鼠结直肠癌（CT26）或胰腺癌（Panc02）移植瘤的局部肿瘤免疫微环境，而且还能提高后续放疗的疗效。在接受 SM-16 治疗的小鼠中，CD8+T 细胞肿瘤浸润增加，同时调节性 T 细胞和免疫抑制髓系细胞减少。SM-16 联合放射治疗可提高携带 CT-26 小鼠大肠腺癌小鼠的存活率和长期肿瘤免疫力[100]。

2. 转化生长因子 –β 抑制药与放射治疗的临床研究　几种 TGF-β 药物目前正在开发中或正在积极进行临床试验。最近的一项临床试验在 23 名转移性乳腺癌患者中探索了低剂量或高剂量抗 TGF-β 抗体的联合应用（7.5Gy×3 次）[101]。这项研究的主要终点是 15 周时的远隔效应[102]；虽然总体上临床远隔事件很少，但接受较高剂量（10mg/kg）的患者的中位生存期显著增加。值得注意的是，这是一项针对特定患者群体的小型研究。然而，对试验患者的免疫分析揭示了潜在的有意义的免疫细胞模式以及与吲哚胺 2，3- 双加氧酶（indoleamine 2，3–dioxygenase，IDO）/ 肾氨酸通道的交叉（在后面的章节中回顾）。这些研究人员目前还在转移性乳腺癌患者的 II 期试验（NCT02538471）中测试 TGF-β I 型激酶活性的小分子抑制药 Galunisertib（LY2157299）。对照组的患者将接受 SBRT 至一个转移部位（7.5Gy×3 次），而研究组的患者将接受 SBRT，同时辅以 Galunisertib（300mg，口服，每日 1 次）。主要终点是有不良事件的患者的百分比和对未照射部位的治疗反应（伴随远隔效应）。同样的 TGF-β 抑制药正在不能切除的肝细胞癌（NCT02906397）的 I 期研

究中使用，该研究旨在测试 Galunisertib 联合 SBRT（18Gy/1 次）对原发性肿瘤的安全性[103]。SABR-ATAC（NCT02581787）是一项针对早期非小细胞肺癌患者的单臂 I / II 期研究，旨在将原发肿瘤的 SBRT/ 立体定向消融放射治疗（stereotactic ablative radiotherapy，SABR）与抗 TGF-β 抗体——Fresolimumab 结合起来，主要目标是确定 Fresolimumab 与放射的最大耐受剂量（I 期）以及放射引起的肺纤维化的比率（II 期）。

（九）基因修复途径

聚（ADP- 核糖）聚合酶与基因修复　癌症内上调的 DNA 修复有助于放射抵抗，这是所有组织学中的一个概念。放射或化疗造成的 DNA 损伤导致了各种机制，这些机制试图快速修复单链和双链断裂，以便癌细胞能够继续复制和生长。为了抵消这种修复，一种有希望的策略是使用 PARP 抑制药。PARP 家族由 17 种蛋白质组成，其中 PARP-1、PARP-2、PARP-3 和 PARP-4 以及 Tankerase 1 和 2 在参与多种途径的蛋白质的翻译后修饰中起关键作用[104, 105]。PARP-1 是这些酶中研究最深入的，它被碱基损伤、单链 DNA 断裂和双链 DNA 断裂激活，这些断裂是由损伤（包括化疗和电离放射）引起的。激活导致 PARP-1 的多聚（ADP- 核糖）、烟酰胺腺嘌呤二核苷酸（NAD+）的消耗、局部负电荷，以及与随后涉及 DNA 修复（特别是 XRCC1）、染色质重组和细胞周期检查点的多条通路的直接酶相互作用（图 5-4）[107]。

肿瘤学中对 PARP 抑制的最初兴趣源于合成致死性的概念，在合成致死性的概念中，具有同源重组途径缺陷（例如 *BRCA* 突变）的癌细胞对单药 PARP 抑制药表现出选择性的细胞毒性。尽管与 PARP 抑制药发生了许多复杂的相互作用，但这些癌细胞的易感性部分归因于它们对依赖 PARP 的 DNA 修复途径的依赖，如碱基

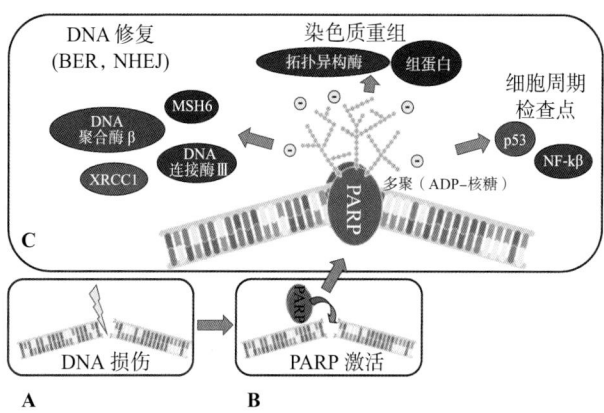

▲ 图 5-4　多聚（ADP- 核糖）聚合酶（PARP）激活在化疗或放疗对 DNA 损伤反应中的作用

PARP 的激活触发了各种 DNA 修复通路、细胞周期调控和染色质重组促进的基因表达调控

切除修复 [108]。在使用口服生物可用 PARP 抑制药奥拉帕尼（AZD2281）的Ⅰ期研究中，观察到 *BRCA1/2* 突变患者具有显著的活性 [109]。重要的是，每天 2 次剂量不超过 600mg 的毒性最小。基于事实的抗肿瘤活性仅在突变携带者中有报道（进入研究的 60 例患者中有 22 例患有难治性卵巢癌、乳腺癌或前列腺癌）。随后在转移性 *BRCA1/2* 突变乳腺癌患者（n=57）和卵巢癌患者（n=54）中进行的两个国际Ⅱ期试验分别以口服 PARP 抑制药奥拉帕尼每天 2 次 400mg（即最大耐受量）和每天 2 次 100mg 进行治疗 [110, 111]。试验的客观有效率在高剂量组为 30%～40%，在低剂量组为 10%～20%。这两个试验都报告了大多数低级别的毒性，3～4 级的毒性仅限于疲倦、恶心、呕吐和贫血。

除了合成杀伤力之外，PARP 抑制药通过直接阻止癌细胞修复诱导的 DNA 损伤，显示出作为放射增敏剂的前景。在临床前研究中，许多研究已经证明 PARP 抑制药能够在体内和体外使多种组织学（p53 型和空型）对放射敏感 [112-118]。这些结果正在迅速转化为临床开放性Ⅰ期和Ⅱ期试验，在包括中枢神经系统（CNS）、头颈部、乳腺、肺、食管、胰腺和直肠在内的部位使用各种 PARP 抑制药联合放疗及其他全身性药物（表 5-2）。一些试验集中在 PARP 抑制药与 DNA 损伤化疗，尤其是替莫唑胺。RTOG 0929 探讨口服 PARP 抑制药维利帕尼与替莫唑胺联合治疗复发的替莫唑胺耐药的多形性胶质母细胞瘤的效果，发现总生存期或无进展生存期无差异 [119]。同样的 PARP 抑制药也已经与全脑放射治疗（whole-brain radiation therapy，WBRT）一起在几项针对非小细胞肺癌脑转移患者的Ⅰ/Ⅱ期研究中进行了测试 [120, 121]。尽管维利帕尼耐受性良好 [120]，但将 PARP 抑制药添加到 10 次分割的 30GyWBRT，总生存期或其他临床终点没有差异 [121]。

至少有一项临床试验正在测试 PARP 抑制药与化疗的组合。这项名为 NRG GI002（NCT02921256）的研究是一项多组、多阶段的随机Ⅱ期研究，将局部晚期直肠腺癌患者纳入 6 个周期的新辅助 FOLFOX 和卡培他滨化疗的对照组。在这项试验中的第一个实验臂将包括维拉帕尼，作为一种附加的放射增敏剂，与卡培他滨联合化疗 [122]。之前在美国和澳大利亚进行的ⅠB 期试验表明，在卡培他滨的基础上增加每天 2 次 400mg 的维利帕利和放射治疗，耐受性良好，71% 的患者肿瘤分期下降，29% 的患者病理完全缓解 [123]。

几项正在进行的试验（NCT02229656、NCT02308072、NCT01758731）正在测试在对当前放化疗反应差的高危头颈部鳞状细胞癌患者中，在标准放化疗或生物放化疗的基础上加用奥拉帕尼。最近报道了其中一项Ⅰ期试验

表 5-2　目前正在进行临床试验的选择性多聚（ADP- 核糖）聚合酶抑制药 [187, 188]

药 物	制造商	部 位
他拉唑帕尼	拜玛林	*BRCA*（+）乳腺癌、实体瘤、血液系统恶性肿瘤、三阴性乳腺癌、小细胞肺癌、非小细胞肺癌、去势抵抗性前列腺癌、小儿肿瘤、胰腺癌
CEP-9722	塞法隆	非小细胞肺癌
E7449	卫材	晚期实体瘤或 B 细胞恶性肿瘤
Iniparib	赛诺菲	乳腺癌、非小细胞肺癌、胶质母细胞瘤
尼拉帕利	纳斯达克	卵巢癌、*BRCA*（+）乳腺癌、胰腺癌、宫颈癌
奥拉帕尼	阿斯利康	*BRCA*（+）卵巢癌、胃癌、非小细胞肺癌、胶质母细胞瘤、食管癌、头颈部鳞状细胞癌、大肠癌、三阴性乳腺癌、M1b 前列腺癌
瑞卡帕布	克洛维斯肿瘤	卵巢癌、输卵管癌、腹膜癌、前列腺癌、子宫内膜癌、非小细胞肺癌、膀胱癌、间皮瘤
维利帕尼	雅培	胰腺癌、卵巢癌、宫颈癌、乳腺癌、非小细胞肺癌、弥漫性脑桥胶质瘤、小细胞肺癌、肝癌、前列腺癌、黑色素瘤、转移性实体肿瘤、白血病、骨髓瘤、局部晚期直肠癌

（NCT01758731）[124]。研究人员在高危的局部晚期 HPV 阳性和 HPV 阴性头颈部鳞状细胞癌患者中测试了奥拉帕尼与西妥昔单抗和放疗的联合应用。虽然这是一项单臂Ⅰ期试验，但 2 年总生存率和无进展生存率（分别为 72% 和 63%）与这一特别高风险亚组的历史存活率相比是有利的。在这项研究中，对患者的计划相关基因组分析也揭示，互补的分子通路可能是共同抑制的潜在靶点。KMT2A 的 MYC 扩增和突变被发现在治疗后复发的患者中富集。KMT2A 是一种转录辅助激活因子，与 DNA 修复有关。这些结果令人鼓舞，可能代表了在高危患者群体中升级治疗的可行策略。进一步的验证性随机试验测试是有必要的。

（十）ATR 激酶、CHK1、WEE1 抑制药

DNA 损伤修复通过几条平行但相互关联的通路进行。虽然 PARP 主要与单链断裂修复通路有关，但 ATM/ATR 通路控制细胞周期进程，以响应 DNA 损伤。ATR 被多种类型的遗传毒性应激激活，包括单链和双链 DNA 损伤。一旦激活，ATR 磷酸化 CHK1，随后磷酸化 CDC25 和 WEE1，进而使 CDK1/Cdc2 结合的细胞周期蛋白 B 失活。这一级联反应的最终结果是抑制 G_2/S

检查点的细胞周期进程[125]。在许多癌症中，由于 *p53* 失活，G_1 检查点经常是有缺陷的[126]，一个功能正常的 ATR/CHK1/WEE1 轴是允许 DNA 修复发生在 S 期和有丝分裂之前的必要条件。事实上，CHK1 和 WEE1 在 *p53* 突变的癌症中经常上调；因此，抑制 ATR、CHK1 或 WEE1 将使 *p53* 突变的癌细胞对 DNA 损伤治疗（如关键检查点故障引起的放射）变得敏感，同时允许具有完整 G_1 检查点的正常组织保持相对不受影响。

ATR、CHK1 和 WEE1 的抑制药目前正在几个临床试验中进行测试，包括一些与放射或化疗联合使用的试验。ATR 激酶抑制药 VX-970 目前与 WBRT 同时用于治疗原发性肺癌脑转移患者的 I 期试验（NCT02589522）。另一种 ATR 激酶抑制药 M6620 正在 I 期试验（NCT02567422）中加入顺铂和放疗，用于局部晚期 HPV 阴性头颈部鳞状细胞癌患者的最终治疗。Prexasertib 是一种 CHK1 抑制药，目前正在进行 I B 期试验（NCT02555644），与顺铂和放疗或西妥昔单抗与放疗联合用于局部晚期头颈部鳞状细胞癌患者。最后，有 2 个开放的 I 期试验研究 WEE1 抑制药 AZD1775 与放射和替莫唑胺联合治疗复发的多形性胶质母细胞瘤[127]，以及联合放射和吉西他滨治疗晚期胰腺癌[128]。虽然放射和遗传毒性化疗的协同作用在机制上是有希望的，但现在在判断小分子 DNA 损伤修复抑制药在临床实践中将是有效的还为时过早。

三、肿瘤微环境

（一）血管生成与肿瘤发病机制

所有肿瘤都需要血管的发育（或扩张），以促进直径超过 2mm 的肿瘤进一步生长和营养支持[129]。VEGF 等分子刺激血管生成信号和新血管形成。VEGF 特定亚型和其他间接标志物水平的升高预示着许多类型癌症的预后较差，包括胃肠道癌症，如胰腺癌和食管癌[130, 131]。VEGF 的表达受特定癌症的遗传变异和包括缺氧在内的微环境变化的影响。

VEGF 受体信号促进血管形成（图 5-2），并通过发育不成熟的肿瘤脉管系统支持肿瘤生长。这种不规则的血管网络导致不同区域的灌注，从而导致自分泌和旁分泌信号模式，进一步促进肿瘤的生长和侵袭。

（二）血管生成抑制药

在临床环境中抑制血管生成可以通过：①靶向 VEGF 受体信号的小分子 TKI 或②抑制 VEGF 本身的试剂来实现。

多种 VEGFR TKI 已获 FDA 批准，包括索拉菲尼（Nexavar）、舒尼替尼（Sunte）、axitinib（Inlyta）、帕唑帕尼（Votrient）、雷科拉非尼（Stivarga）、万德他尼（Caprelsa）和卡波扎尼（Cometriq）。除了 VEGF 受体信号之外，这些生物制品中的许多还针对多种 TKI。例如，万德他尼和卡波扎替尼对 VEGF、EGFR，更具体地说，对 RET 激酶有活性。根据三期试验结果，这些药物现已被美国 FDA 批准用于晚期或转移性甲状腺髓样癌，每种药物均可显著延长无进展生存期[131-135]。

另一种方法是使用抗 VEGF 单克隆抗体抑制 VEGF，这类似于拿起钥匙而不是锁上锁。针对 VEGF 的抗体在多种临床前模型中显示出抗癌活性[136]。贝伐单抗（Avastin），一种人源化鼠抗人 VEGF 单克隆抗体，与氟尿嘧啶联合使用时，经 FDA 批准用于转移性结直肠癌患者。两项独立的临床试验表明，在一线或二线治疗中，与单独使用氟尿嘧啶疗法的患者相比，使用贝伐单抗联合氟尿嘧啶疗法的患者具有更高的应答率、总生存率和无进展生存率[137, 138]。在卡铂和紫杉醇中加入贝伐单抗也提高了化疗初发的转移性或复发性非小细胞肺癌患者的总体生存率，并已被批准用于复发性多形性胶质母细胞瘤患者，其试验表明放射治疗有良好的反应率，且稳定对减少的皮质类固醇需求[139, 140]。在接受传统全身治疗和贝伐单抗联合治疗的肾细胞癌和乳腺癌患者中，无进展生存的改善也得到了证实[141]。在晚期环境中，这些有希望的临床结果促使在局部晚期放射环境中进行进一步的研究。

（三）血管生成抑制药作为放射增敏剂的临床前研究

如何最好地融合血管生成抑制和放射？早期工作[142-145]在各种抗血管生成模型中证明了增强的放射细胞毒性效应。抗血管生成剂可以通过稳定肿瘤血管系统来增强放射效果，从而增强肿瘤氧合[146]。通过抑制促血管生成信号，可以改善抗凋亡蛋白如扩增的核因子 κB 的调节。这些分子中的许多，包括 VEGF，都是被放射激活的；因此，逆转这一过程似乎是合乎逻辑的。

过去的临床前研究检查了抗 VEGF 受体的小分子 TKI。ZD6474，一种双重 VEGFR/EGFR 抑制剂，在一个带有 EGFR-TKI 不敏感的非小细胞肺癌 Calu-6 肿瘤的异种移植模型中与放射结合[147]。检查了两个治疗方案：①在第一次放射治疗前 2h 使用 ZD6474（50mg/kg）的同时给药方案；②在最后一次放射治疗后 30min 使用 ZD6474 给药的顺序方案。序贯方案在治疗肿瘤体积增大的时间方面是优越的（$P < 0.0001$）。重要的是，同时治疗中减少的 RTV 4（30 天 ±1 天）也明显优于 ZD6474 或单纯放射治疗（$P < 0.02$）。然而，临床试验倾向于简单地将这些药物与放化疗同时进行，而忽略临床前结果。

与显示 VEGF 受体信号干扰增强放射效应的研究类似，将抗 VEGF 抗体与放射相结合的研究证实，虽然人类肿瘤异种移植物暴露于放射促进了 VEGF 表达的诱导，但用抗 VEGF 抗体抑制 VEGF 取代了这种效应，并在小鼠肿瘤模型系统中导致内皮细胞杀伤增加和协同抗肿瘤效应[148]。

（四）血管生成抑制药作为放射增敏剂的临床研究

尽管有合理的临床前证据，但这种策略在临床环境中的结果不太成功。在局部晚期直肠腺癌中，Willett 等[149] 的早期 I 期研究揭示了血管正常化假说的临床证据，其中肿瘤脉管系统的调节可能会损害转移性细胞进入循环，同时改善药物递送和肿瘤氧合以实现放射增敏。随后的多项试验检验了在直肠癌标准术前放化疗方案中添加抗 VEGF 或抗 EGFR 疗法的疗效，其适度的病理完全缓解（pathologic complete response，pCR）率在 10%~20%[150, 151]。为了整合抗 EGFR 和抗 VEGF 药物的组合，一项 I / II 期试验将贝伐单抗和埃罗替尼与氟尿嘧啶和直肠癌放疗联合使用，令人鼓舞的病理完全答率为 33%（9/27），尽管约 47% 的患者至少经历了一次 3~4 级不良反应[152]。

在多形性胶质母细胞瘤患者中，两项主要的随机三期试验检查了贝伐单抗与安慰剂在新诊断患者的标准替莫唑胺和放疗中的添加情况[153, 154]。RTOG 0825（n=637）和 AVAglio（n=921）均显示贝伐单抗治疗后无进展生存期显著改善约 4 个月，但两组之间的总生存期相似，中位生存期为 16~17 个月。在这两项试验中，MGMT 状态并不影响两组间的缓解率。在 RTOG 试验中，接受贝伐单抗治疗的患者在神经认知功能和生活质量方面的下降率更高；在 AVAglio 试验中，接受贝伐单抗的患者的生活质量结果得到了改善。在这两项试验中，贝伐单抗组的不良事件略有增加。在这些结果的背景下，贝伐单抗在多形性胶质母细胞瘤前期治疗中的作用尚不清楚。

将贝伐单抗与 EGFR 靶向和放射治疗结合用于肺癌的结果更值得警惕。部分基于贝伐单抗和厄洛替尼在转移性非小细胞肺癌患者中的有希望结果，对局部晚期肺癌进行了几项 I / II 期试验。29 例小细胞肺癌和非小细胞肺癌患者中有 3 例的气管食管瘘和呼吸性出血的发生率与贝伐单抗和放化疗相关[155]。在一项对 45 例第三期非小细胞肺癌患者进行的 I / II 期试验中，采用了贝伐单抗和厄洛替尼联合放疗和化疗的诱导、同步和巩固方案[156]。无进展生存和总生存结果与目前公布的标准放化疗加强的食管炎结果无显著差异（29% 为 3~4 级食管炎）。值得注意的是，该试验中的放射治疗了选择性纵隔淋巴结，并使用了总剂量为 74Gy 的三维适形放射

治疗（与 RTOG 0617 的标准 60Gy 相比，该剂量最近显示出较低的总生存率）。这些综合因素可能导致食管炎发病率增加[157]。SWOG 试验 S0533 还试图在顺铂—依托泊苷和放疗后的巩固期，采用多西他赛给药的三步设计将贝伐单抗与放化疗结合起来[158]。由于不良反应和癌症治疗评估计划（Cancer Therapy Evaluation Program，CTEP）关于毒性的警告，该试验提前停止。高危队列中 7 名患者中有 2 名出现 5 级咯血。

贝伐单抗作为放射增敏剂，也在宫颈癌中进行了研究。RTOG 0417 试验在顺铂和放疗同时进行的 3 个周期内，每 2 周对 49 名 IB～III 期患者给予贝伐单抗[159]。由于主要终点集中在不良事件上，该试验注意到最低方案定义的毒性，13 名患者（26.5%）具有 3 级毒性；5 名患者（10.2%）出现 4 级毒性；没有 5 级毒性。大多数毒性是血液学的。就疗效而言，3 年生存率为 81%，无病生存率为 69%，局部失败率为 23%[160]。这些结果与发表的采用标准放化疗治疗宫颈癌的主要试验相当，据我们所知，这种方法尚未进一步应用于三期试验[161]。

因此，在撰写本文时，我们仍在许多疾病部位寻找成功的抗血管生成药与放射的临床组合，但没有阳性的三期试验来证明这一策略是有效的。最近的数据显示，贝伐单抗联合阿替唑单抗治疗晚期肺癌可能会刺激联合放疗或放疗后给药的试验[156]。

（五）癌症与免疫系统

免疫调节剂的临床开发取得了很大进展。几项标志性的三期试验表明，针对 PDL1/PD1 轴或 CTLA-4 的免疫检查点抑制药可以为多种癌症类型的患者子集提供持久的肿瘤控制。鉴于放射会改变免疫变阻器，许多临床前和早期临床工作正在测试免疫调节剂与放射的不同组合。临床前证据和免疫调节剂的机制将在本版的一个专门章节中进行审查。然而，随着免疫调节剂越来越多地用于与放疗或化疗结合的确定性环境，将不可避免地推动整合互补的靶向生物制剂。因此，本节的重点是回顾支持放射和免疫治疗的临床证据，以及在免疫治疗中可能成为有希望的靶点的一些潜在分子通路。

与大量证据表明放射和免疫调节剂在临床前环境和动物模型中具有协同作用相比，支持这种结合的临床证据仍然有限。虽然目前正在进行许多前瞻性的临床试验，测试放射和免疫疗法的组合，但目前的临床证据大多是对随机试验的大型回顾性或二次分析。对 KEYNOTE-001 的二次分析发现，在局部晚期或转移性非小细胞肺癌患者中使用帕博利珠单抗的 I 期试验中，接受过放射治疗的患者的无进展生存和总生存有显著改善[162]。支持放射和免疫疗法相结合的最有力的前瞻性

证据可能来自 PACIFIC 试验[4, 5]，该试验探索了巩固的免疫检查点抑制药德瓦鲁单抗的疗效，该试验是在对无法切除的局部晚期非小细胞肺癌进行确定的放化疗之后进行的。与安慰剂相比，在放化疗后没有进展的患者中，添加德瓦鲁单抗显著增加了无进展生存率和总生存率[4, 5]。有趣的是，探索辅助剂德瓦鲁单抗时机影响的专案分析还发现，在完成放化疗后 14 天内接受免疫治疗的患者显著改善了无进展生存期和总生存期。然而，由于分析的每"臂"之间患者和肿瘤因素之间的潜在不平衡，必须谨慎地解释这些特殊的和计划外的分析。然而，这些结果是有希望的，并为指导未来的临床试验以测试放射和免疫治疗的最佳顺序提供了初步证据。

除了顺序外，结合免疫治疗的最佳放射剂量也是未知的。最具"免疫性"的放射分割方案正在临床前研究和模型系统中进行积极的测试，并将在后面的章节中进行全面的回顾。然而，有一些共识认为，低分割放射剂量可能与免疫疗法有最好的协同作用[163]。这一假设目前正在多个Ⅰ期和Ⅱ期临床试验中进行验证，这些临床试验将 SBRT 与多种疾病的不同免疫疗法相结合[164]。

其中一项名为 PEMBRO-RT（NCT02492568）的试验的初步结果最近以摘要形式报道，显示在转移性非小细胞肺癌患者中，在开始使用帕博利珠单抗的 7 天内，在一个转移部位接受 SBRT（8Gy×3 次）的客观缓解率翻了一番[165]。还有一些试验试图在疾病的早期阶段测试放射治疗和免疫治疗的结合，询问在不能手术的早期非小细胞肺癌中，增加巩固检查点抑制和 SBRT 是否会提高治愈率。例如，最近在加州大学洛杉矶分校开展的一项多中心国际随机Ⅰ/Ⅱ期试验（NCT03148327）将临床上不能手术的Ⅰ期或Ⅱ期非小细胞肺癌患者随机分成 SBRT 组和 SBRT 联合德瓦鲁单抗组，Ⅱ期试验的主要终点为 PFS。

并不是所有的患者都对免疫检查点抑制剂有反应。一些肿瘤可能不是"免疫原性"的，因为缺乏与癌症相关的新抗原或免疫逃避途径的高基线活性。PDL1/PD1 轴是肿瘤免疫逃逸途径之一，也是目前免疫治疗的主要靶点，但也存在许多其他的次要或平行的免疫逃逸途径。犬尿氨酸途径是免疫逃避和新陈代谢交叉的一个例子。该途径的主要功能是将必需氨基酸色氨酸分解为犬尿氨酸。有趣的是，肿瘤微环境中的色氨酸和犬尿氨酸水平可以影响肿瘤相关免疫细胞的类型。高水平的犬尿氨酸和低水平的色氨酸导致 CD4$^+$T 细胞转化为调节性 T 细胞，髓系来源的抑制细胞（myeloid-derived suppressor cell，MDSC）被募集，NK 细胞受到抑制。

IDO1 是催化该途径的第一个限速步骤的酶，已有几种针对 IDO1 的小分子抑制药被开发出来。基于

IDO1 抑制药可加强检查点抑制药治疗的一些临床前证据[166]，启动了多项临床试验，其中包括 IDO1 抑制药 Epacadostat 联合 Avelumab 和放疗治疗复发性胶质瘤的尚未开放的Ⅱ期试验（NCT03532295）。然而，联合 IDO1 抑制药和检查点抑制药的最初兴奋已经被最近的一项Ⅲ期试验（ECHO-301）的失败所抑制[167]。对这一途径的进一步研究发现，IDO1 阻断可能被相关酶 IDO2 和 TDO 的补偿作用所绕过——再次说明双重阻断疗法的潜在作用[168]。

越来越多的证据表明，血管生成途径与肿瘤微环境中的免疫抑制机制相互作用。例如，VEGF 被证明通过下调 NFκB 信号[169]，抑制细胞毒性 T 细胞增殖，上调检查点分子的 T 细胞表达，从而抑制树突状细胞的成熟，发挥直接的免疫抑制作用。临床前研究发现，联合使用抗 VEGF 和抗 PD1 抗体可以显著抑制小鼠模型中肿瘤的生长[170, 171]。目前，至少一项Ⅰ期试验正在测试低分割立体定向放射与免疫检查点抑制剂（帕博利珠单抗）和 VEGF 抑制剂（贝伐单抗）在复发性高级别胶质瘤患者中的联合作用（NCT02313272）。

四、放射和生物制剂联合使用时的毒性

随着生物制剂数量的不断增加，重要的是要记住，将放射与靶向制剂结合起来并不是没有风险的。毕竟，放射增敏是一把双刃剑。在这里，我们将简要回顾目前的临床经验，关于生物制剂与放射治疗或化学放射治疗相结合时可能出现的不良反应。

多项大型随机试验已经探索了在头颈部鳞状细胞癌和非小细胞肺癌的最终放疗或化疗中加入西妥昔单抗（一种抗 EGFR 单克隆抗体）的选择。尽管与顺铂的传统化疗相比，西妥昔单抗的毒性较好，但最近在头颈部鳞状细胞癌进行的试验未能确定西妥昔单抗和放射是一种毒性较低的顺铂和放射替代品。事实上，对于有明显冠状动脉粥样硬化性心脏病、充血性心力衰竭或心律失常病史的患者，应避免将西妥昔单抗与放疗或化疗联合使用[63]。

MAP 激酶途径的抑制药，如 Dabrafenib、VemuraPenib 和 Trametinib，常用于转移性 BRAF V600E 黑色素瘤患者。这些患者中的许多人可能还会接受放射治疗，以缓解症状或局部控制。与这些制剂同时进行的放射与显著的场内皮肤反应以及严重的放射召回反应有关[172, 173]。这些附加不良反应背后的机制尚不完全清楚，但它被认为是由于 MAP- 激酶通路抑制的固有放射增敏效应以及周围表皮角质形成细胞的正常组织反应[174]。这些对正常上皮细胞的继发作用也可能导致增殖性皮肤病变的发展，如角化棘皮瘤[175]。有趣的是，在接受 TGF-β 阻断

和放射联合治疗的患者中也发现角化棘皮瘤[101]。考虑到与治疗相关的皮肤毒性的严重急性和晚期影响，放射治疗与 BRAF 和（或）MEK 抑制药的联合使用需要仔细测试。目前在澳大利亚和新西兰有 2 项早期试验，探索 Dabrafenib 和 Trametinib 与姑息放疗（NCT02392871）和 SRS（NCT02974803）联合治疗转移性黑色素瘤患者的安全性。

在临床前模型中，DNA 损伤反应通路抑制药与放射联合使用已被证明导致正常组织毒性增加。Lourenco 等最近的一项研究结果显示，在小鼠模型中，PARP 抑制药与胸部放射联合使用会导致更多的皮肤毒性和体重减轻，这与更严重的食管黏膜损伤相关[176]。当放射与 PARP 抑制药联合使用时，临床研究中也发现急性皮肤毒性增加。一项胸壁加区域淋巴结放射治疗炎性或复发性乳腺癌患者的 I 期试验（TBCR024）显示，4/5 的剂量限制毒性是由急性湿性脱屑引起的[177]。有趣的是，这项试验还表明，晚期毒性可能是一个更重要的指标，因为在治疗后的第 1 年、第 2 年和第 3 年，任何 3 级或更高级别毒性的发生率分别为 10%、16.7% 和 46.7%[177]。最近报道的另一项针对高危局部晚期头颈部鳞状细胞癌患者进行的奥拉帕尼联合西妥昔单抗和放射治疗的 I 期试验发现，3～4 级放射性皮炎和黏膜炎是最常见的与治疗相关的急性毒性反应，与另一种靶向药物联合使用时，推荐的 II 期剂量比单独使用奥拉帕尼（25mg vs. 50mg）更低[177]。在未来的验证性临床试验的设计中，应认真考虑这些早期试验的深刻见解。

另外，生物通路的靶向可以与放射相结合，以抵消或改善放射的正常组织效应。多效性细胞因子 TGF-β 似乎再次在放射后正常组织反应中发挥核心作用。特别是，放射暴露后的 TGF-β 信号已被证明可以诱导促炎细胞因子的释放和随后的纤维化。这些效应似乎是组织依赖性的，因为小鼠模型已经表明，放射后 TGF-β 信号在口腔黏膜中导致炎症信号和角质形成细胞增殖的抑制，从而加剧口腔黏膜炎。通过局部应用重组 SMAD7（一种 NF-κB 的抑制剂）和 TGF-β 信号，抑制口腔癌小鼠模型中的 TGF-β 信号，导致放射后口腔黏膜炎的减少[179]。有趣的是，外源性 SMAD7 似乎没有减少放射对邻近植入的癌细胞的影响，可能是由于 TGF-β 依赖于 SMAD7 的肿瘤抑制作用的缺陷[179, 180]。这些令人鼓舞的临床前结果是如何利用正常细胞和癌细胞中差异激活的生物通路作为放射防护策略的一个例子。

五、未来方向

设计临床试验

在前一版和当前版本之间的几年里，新的靶向分子

途径的数量继续飙升，但靶向生物制剂和放射之间成功结合的数量仍然不多。将前景看好的临床前组合转化到临床将继续需要创新但设计良好的临床试验。美国国家癌症研究所（National Cancer Institute，NCI）和 RTOG 关于放射增敏剂早期开发指南的建议仍然具有针对性[181]。这些指南强调了放射增敏剂开发中的许多障碍，包括翻译临床前研究的困难；较差的终点，例如预计仅使用放射就会出现的肿瘤应答率；以及在单臂 I 期试验中将毒性归因于一种试剂而不是放射。此外，它们还提供了优化放射增敏剂试验的建议，包括对临床前和单剂临床数据的严格评估，避免多余的药物代谢动力学研究，有效的剂量递增方法，以及对预期毒性的准确评估。

也许最大的收获可能来自开发更好的预测反应的生物标志物，这些生物标志物可以用来选择那些肿瘤最有可能对特定干预措施产生反应的患者。一个令人兴奋的血液生物标志物可以用来监测治疗前、治疗中和治疗后的分子变化，那就是测量 ctDNA。例如，CAPP-Seq[182]，一种 ctDNA 深度测序技术，可以检测非小细胞肺癌的突变 ctDNA 特征。此外，CAPP-Seq 定量 ctDNA 水平与肿瘤体积相关，可以区分放疗后的残留病和治疗相关的影像改变，在确定治疗反应方面优于标准成像技术[183]。将这项成熟的技术整合到临床实践中，可以为临床医生和临床试验研究人员提供一个方便的生物标志物，用于评估治疗反应和获得靶向药物的耐药性。

临床试验设计也需要跟上步伐。在未经选择的患者身上进行大规模的第三阶段试验是该领域科学进步的一种低效和极其昂贵的手段。传统试验的可能替代方案是伞形、篮形和适应性临床试验设计。在一篮子试验中，可以在具有特定突变的患者身上测试不同的靶向治疗，而不考虑原发癌症部位或组织学，或者在特定的疾病部位，如肺癌或直肠癌，根据每个患者的突变状态进行治疗。这种设计的一个例子是 NCI-Match，这是一项 II 期试验，目前有 40 个治疗臂，对标准治疗无效的晚期实体瘤、淋巴瘤或骨髓瘤患者开放。所有患者都被筛选出可操作的突变，然后被随机分配到安慰剂组或使用匹配的靶向药物的治疗组。最后，适应性试验设计允许在试验期间的过渡时间点进行预先计划的修改。基于生物标志物的人群浓缩适应性试验，如 I-SPY2[184] 或 BATTLE 试验[185]，允许研究人员根据预测的分子特征改变患者分配到治疗臂中的方式。随着 NGS 技术的不断进步，并越来越多地融入医疗过程中，这类试验可能会变得更加普遍。最近 FDA 批准肿瘤突变负荷（tumor mutational burden，TMB）作为免疫治疗的预测生物标志物，这只是基于 NGS 的分子检测在肿瘤学中迅速采用的一个例子。

第6章 放射肿瘤物理学
Radiation Oncology Physics

J. Daniel Bourland 著

陶 城 译

放射肿瘤学是一种通过电离辐射形式将辐射能量传递到靶区，从而达到缓解或治疗效果的物理医疗模式。了解辐射能量传递给物质的粒子和过程对于电离辐射的临床应用至关重要。

在生物系统的辐射中，物理和生物效应事件按以下顺序发生。

- 物理事件：物理相互作用（如光电效应、Compton效应、碰撞等）导致电离和辐射剂量。
- 化学事件：电离导致原子和分子键的断裂或化学变化。
- 生物事件：分子的化学变化导致生物功能的改变（即细胞发生功能的非正常或者改变）。
- 临床事件：生物学改变可能导致临床改变，如肿瘤消退、癌症诱导或组织纤维化。

一、物质和物理定义

（一）原子和核结构、粒子以及术语

物质由原子和核粒子组成，它们具有 $1 \sim 10^6$ 电子伏特（electron volt，eV）的相互作用和结合能。保留元素特征的最小结构亚基——原子，具有一个由一个或多个质子和零个或多个中子组成的核，以及环绕的绕行电子。在净电荷为 0 的原子中，轨道电子的数量等于质子的数量。简单地表示，原子被原子核中的中子和质子与均匀轨道的电子整齐地排列（图 6-1）。实际上，原子是一种动态结构，具有为电子轨道和原子核定义的能量状态。详细的原子和核模型已经形式化，描述了原子与核的特征和相互作用[1, 2]。

中子和质子是原子核的基础。因此，它们被称为核子。这两个粒子具有相似的静止质量（动能为零时静止粒子的质量），但电荷不同。用 n 表示的中子不带电

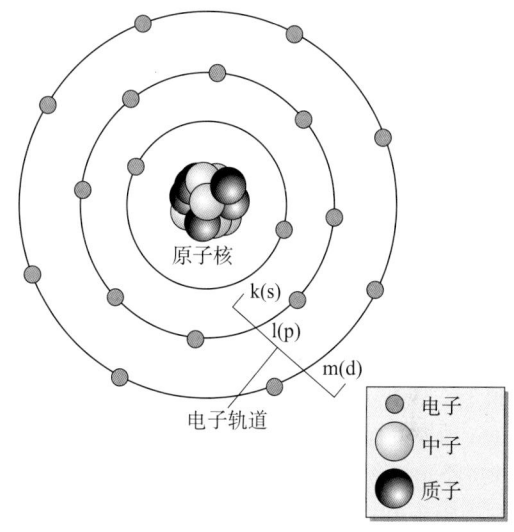

▲ 图 6-1 原子

原子包含一个由质子和中子组成的原子核。不同能级的电子云围绕原子核运动，化学家称之为 s、p、d 轨道，物理学家称之为 k、l、m 壳层

荷（中性为中性），质子 p 的电荷为 +1。电子 e 的原子质量约为质子或中子的原子质量的 1/2000，电荷为 -1。电子被认为是基本粒子，无法进一步分为更小的成分，因此具有"点状"行为。除了中子、质子和电子外，还存在其他具有独特质量和特性（例如自旋）的粒子。这些包括中微子、介子、μ 子和其他等。中微子首先被提出为以 β 衰变发射的中性伴生粒子。确定中微子的质量引起了极大的兴趣，因为累积的中微子质量可以解释宇宙中的"缺失质量"，并具有宇宙学意义。最近，已经确定，通过观察到的中微子状态从一种类型向另一种类型[3, 4] 的振荡推断出的中微子质量是有限的且很小（接近于 0）。但是，即使质量不为 0，估计中微子的总量也不足以弥补"缺失"的质量。现在说宇宙是由物质（5%

的"材料"是我们熟悉的物质）、暗物质（27%）和暗能量（约占物质总质量能的 68%）组成的[5]。这些"黑暗"成分是未知的实体。

根据粒子的性质，为它们指定了两个通用名称。我们知道，费米子是构成物质的粒子。玻色子是介导相互作用力的粒子。费米子按其质量分为轻子或强子。轻子包括电子和中微子，是"轻量"粒子，质量与电子相当，自旋为 1/2。强子是重粒子，具有两个子类，称为介子（中等重量，旋转 0 或 1）和重子（重量级，旋转 1/2 或 3/2）。基本粒子是没有子部分且无法划分的粒子。所有的轻子都是基本粒子。但是，中子和质子不是，而是由 3 个基本粒子组成，分别称为夸克，这是通过高能物理实验观察到的。夸克具有正电荷或负电荷，其整数增量为 1/3，自旋为 1/2，以及具有异想天开的夸克名称的其他属性[1]。夸克的组合产生中子、质子和所有其他强子。例如，质子由 2 个上夸克和 1 个下夸克组成，而中子由 1 个上夸克和 2 个下夸克组成，这解释了它们的质量相似但电荷不同。反物质是真实的，反粒子定义为质量相同但电荷相反的粒子。与粒子相比，中性粒子的反粒子具有相反的自旋或内部电荷（即夸克）。

物质通过在一定范围内和某些粒子上起作用的 4 个基本力保持在一起。它们是强、电磁［库仑（C）］、弱（有 2 个）和引力，各自的相对强度分别为 10^1、10^{-2}、10^{-13} 和 10^{-42}[1]。每个力都通过交换作用其各自的介体粒子：胶子（强）、光子（电磁）、W 和 Z 粒子（弱）和引力子（尚未发现）。传播子、轻子、强子及其反粒子，约有 170 个组成物质的基本粒子和复合粒子[1]。如前所述，其中物质由基本粒子组成的模型称为标准模型[1]。表 6-1 总结了基本粒子在标准模型中，有 6 个夸克，6 个轻子，每个夸克和轻子的反粒子以及 4 个中介力（重力除外）。最重要的是 2012 年 Higgs 于 1964 年预测到的"Higgs 玻色子"的发现，这是一个重粒子（能量约

为 125GeV），与我们称为"质量"的物质有关。Higgs 玻色子本身与标准模型的其他条目并列放置，作为构成物质的基本粒子的描述（表 6-1）。目前仍在研究基本粒子如何组合在一起以构成其他粒子。相对较新的理论为弦论，它描述了夸克和其他基本粒子是如何通过振动（能量）状态组装成线状实体的，这些线状实体赋予每个基本粒子其独特的性格[6]。但是，它们可能"灵活"的，弦仍然需要额外的尺寸，称为"缔膜"（在"膜"之后），以描述其完整特性[7, 8]。显然，宇宙的基本性质仍在基础物理学研究中继续研究。

表 6-1 物质的标准模型：基本粒子和传播子

	代			传播子（力）
	I	II	III	
夸克	上 下	粲 奇	顶 底	光子（电磁） 胶子（强）
轻子	ν_e e	ν_μ μ	ν_ν τ	Z（弱） W+，W-（弱）
Higgs 玻色子				形成粒子质量

粒子质量可以表示为原子质量单位（碳核质量的 1/12）或能量单位，可以通过爱因斯坦公式 $E=mc^2$ 进行转换。表 6-2 给出了所关注的电子、质子、中子和其他粒子的符号、电荷、质量和稳定性。

核子的组合形成各种核，并确定原子的物理特性。原子核中的质子数 Z 称为原子序数，它决定原子的化学性质以及原子作为元素的身份。原子序数也等于中性原子中的电子数，每个质子 1 个电子。原子核中的中子数 N 称为中子数。整个质子和中子构成原子核，Z 和 N 具有整数值。原子的质量数 A 是其中子与质子的总和。质量数（整数）的值接近但不等于实际核质量。它们的值

表 6-2 原子和核粒子的物理性质

名　称	符　号	原子质量单位	MeV	电子的静止质量（m_e）	电荷	寿　命
电子	e^-	0.000 549	0.511	1	−1	稳定
正电子	e^+	0.000 549	0.511	1	+1	10^{-6}s
质子	p	1.007 276	938.256	1836.1	+1	稳定
中子	n	1.008 665	939.550	1838.6	0	12min
中微子	$\nu, \bar{\nu}$	$<2.4 \times 10^{-9}$	$<2.2 \times 10^{-6}$	$<4.3 \times 10^{-6}$	0	可认为稳定
μ 子	μ	0.113 20	105.659	206.4	−1	不稳定
介子	±Π	0.149 90	139.578	273.2	+1	不稳定

是相似的，但不要混淆。核质量是各个粒子质量减去其结合能的非整数总和。表 6-3 总结了 Z、N 和 A 的定义。

（二）核素和放射性核素

核素是由不同核子组合组成的原子种类。可以根据质子、中子或核子的数量（Z、N 或 A）以及它们的能态对其进行分类。Z 相同但 N 不同的原子核称为同位素（质子为 p），它们具有相同的化学特征（它们是相同的元素）。N 相同但 Z 不同的核称为同中子素（中子为 n）。A 相同但 Z 和 N 不同的核称为等质量素。在最后一类中，具有相同的 Z 和 N（因此也具有 A）但具有不同核能态（即激发态与基态）的核称为同质异能素。表 6-3 显示了这些分类和示例核素。核素或核素 X 表示如下。

$$_Z^A X_N$$

其中 X 是原子序数为 Z 的元素的化学符号，N 是中子数，A 是质量数。因为 $A=Z+N$，所以 N 值通常会降低以给出以下形式。

$$_Z^A X$$

因为原子序数决定了元素的名称（由化学符号 X 表示），所以 Z 也被丢弃以给出 $^A X$ 形式，例如 ^3H 和 ^{192}Ir。另一种命名法是使用核素的名称，后跟质量数，例如氢 3 和铱 192。

并非 Z 和 N 的所有组合都自然存在或可以制造。相反，某些组合是可能的，而其他组合则不会发生。图 6-2 显示了稳定的天然放射性核素的分布与中子和质子数的关系。在图 6-2 中，同位素沿垂直轴分布，同中子素沿水平轴分布，等压线与任一轴成 45°，垂直于 $N=Z$ 线。请注意，在低 Z 处，中子与质子（$N:Z$）约为 1.0。$Z=20$ 以上时，稳定的核素比质子具有更多的中子（$N:Z>1.0$）。在较高的 Z 下，原子核的稳定性趋向于丰中子核素。已

经观察到具有 2 个、8 个、20 个、28 个、50 个、82 个或 126 个核子（质子和中子的总和）的核是稳定的。这些稳定性"魔数"与核能级的填充有关，类似电子壳的完全填充。相似核子的配对也导致增加的核稳定性。质子和中子均为偶数的 165 个稳定核，质子和中子为偶数的 57 个稳定核，质子和中子为奇数的 53 个稳定核，但只有 6 个稳定核。质子和中子的数量都是奇数。

一些核素是不稳定的，最终会通过发射粒子或能量而转变为稳定态。这些核素被称为放射性核素或放射性物质，因为在核过渡期间会散发出粒子或能量。不稳定的核素不在稳定性范围之内，相对于稳定的核素，中子或质子会过量。放射性衰变的模式取决于核子过量的类型（中子还是质子），稍后将进行更详细的讨论。

稳定的核素包括 ^1H、^{12}C、^{33}P、^{34}S 和 ^{59}Co。这些元素的放射性核素如 ^3H、^{14}C、^{32}P、^{35}S 和 ^{60}Co，一些是天然存在的，其他是人工合成的。

（三）光子和其他定义

电离辐射的相互作用发生在原子和核能级，其结合能范围从 10s eV 到 10MeV，与宏观领域相比相对较小。电磁辐射或光子是具有质量为零的波状质量的粒子，它们通过以光速 c（$c=3\times10^8$m/s）传播电磁波将能量从一个位置转移到另一个位置。光子也是带电粒子键的介体。光子具有波长 λ，频率 v，速度 $c=\lambda v$，能量 $E=hv$；c 是光速，h 为普朗克常数 [$h=6.626\times10^{-34}$m²/（kg·s）]。电磁频谱由波长、频率和能量范围超过 10 个数量级的光子组成（这个范围实际上是无限的）。从低能到高能，有雷达波、微波、红外线、光（可见光光子）、紫外线、X 线和伽马射线。光子以其波长（如雷达波、微波）、特性（如"紫色"）和来源（如来自原子的 X 线、来自原子核的伽马射线，表 6-4）。

表 6-3　原子命名法

符　号	项　目	定　义
Z	原子序数	原子核中的质子数目和核电荷（+Z）；也与中性原子的电子数目相同
N	中子数	原子核中的中子数目
A	质量数	核子总数

分　类	Z	N	A	例　子
同位素	相同	不同	不同	^1H, ^2H, ^3H; ^{125}I, ^{131}I
同中子素	不同	相同	不同	$^8He_6$, $^9Li_6$; $^{137}Cs_{82}$, $^{138}Ba_{82}$
同量异位素	不同	不同	相同	^{60}Ni, ^{60}Co; ^{137}La, ^{137}Ba, ^{137}Cs
异构体	相同	相同	相同	^{99}Tc, ^{99m}Tc（Δ 能量状态）

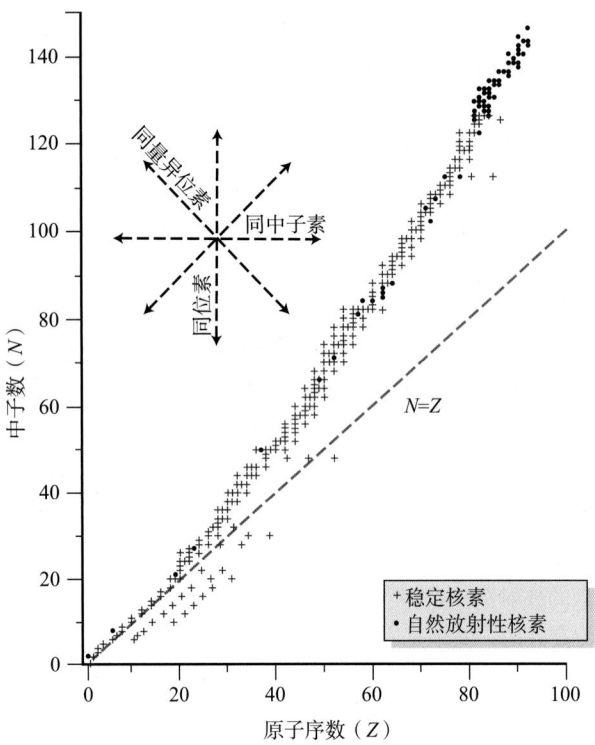

▲ 图 6-2　稳定、自然放射性核素分布图

引自 Bureau of Radiological Health. *Radiological Health Handbook.* Bethesda, MD: US Department of Health, Education, and Welfare; 1970.

二、辐射产生与治疗机

外照射治疗机器通过核素的放射性衰变或通过电子或其他带电粒子（如质子）的加速产生电子，从而产生电离辐射。基本目的是创建具有已知和可预测特征的强电离辐射束，该束可以从一定距离（最常见为 100cm）处对准患者。患者体外的辐射束就是"外部束"。外照射治疗最常用的放射性核素是 ^{60}Co。尽管曾经作为第一批广泛使用的外照射治疗设备而广泛使用，但在过去 20~30 年中，美国和其他发达国家的 ^{60}Co 处理机已被直线加速器（linear accelerators，LINAC）所取代，该设备通过电子手段产生高能 X 线和电子。所有外部光束治疗机的基本组件包括辐射源，形成和引导辐射束的准直系统，用于辐射防护的固有或附加屏蔽，用于打开和关闭光束并监控正在辐射的量的控制系统。所述装置包括：用于治疗的装置，用于在视觉上描绘待治疗的辐射场的光场，用于旋转光束或改变光束方向的装置，以及用于患者的支撑组件。这些组件以等中心的几何形状组装到现代常规治疗机中（图 6-3）。等中心点是治疗机旋转轴全部相交的空间点。任何机械旋转均围绕穿过等中心点的轴。^{60}Co 远程治疗单元和 LINAC 具有许多常见的组件，主要区别在于光子产生的方法：放射出伽马射线的放射源与放射出 X 线的电子源。在当前配置中，LINAC 还提供了一系列复杂的控制系统，用于控制和

表 6-4　物理定义

项 目	符 号	定 义
原子	a	一种元素保持其元素特性的最小亚单元；由质子和中子组成的原子核和轨道电子构成
电子	e$^-$	电荷为 –1 和质量为 0.511MeV 的粒子；在加速至可致电离的能量下，可用于放射治疗
光子	hν, γ, X	电荷和质量均为 0 的具有电磁辐射的粒子；在可致电离的能量下，可用于影像和放射治疗
伽马射线	γ	源自原子核内核转变的光子（具有电磁辐射）
X 线	X	源自原子内原子转变的光子（具有电磁辐射）
电离		从原子壳层中移出一个或多个电子，使得原子带正电荷
离子	X$^-$, X$^+$	带有电子亏损的 X 元素的原子，形成于电离或电子过剩
电离辐射		足够能量引起电离相互作用的辐射
非电离辐射		能量不足以引起电离相互作用的辐射
电子伏特	eV	1 个电子在 1 伏特电场下加速所获的能量
千电子伏特	keV	1000 电子伏特；用于表示单能粒子或光子的能量，如"100keV 光子"或者"10keV 电子"
兆电子伏特	MeV	1 兆电子伏特；用于表示单能粒子或光子的能量，如"1.17MeV 伽马射线"或者"7MeV 电子"（图 6-7）
兆伏特	MV	兆伏特；用于表示具有最大能量的多能粒子或光子的能谱；如"18MV X 线"。此例中，X 线具有 18MeV 的最大能量，且光子为 0~18MeV 的连续能量分布（图 6-7）

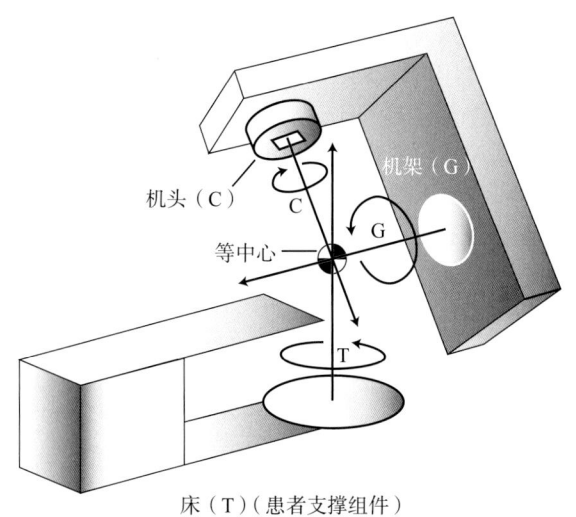

机头（C）

机架（G）

等中心

床（T）（患者支撑组件）

▲ 图 6-3 基于机架的直线加速器的治疗机器的几何结构

三个旋转轴的焦点称为等中心。床表面可以在 3 个方向进行运动，总共有 6 个自由度

调制辐射束的形状、强度和轨迹（稍后讨论）。

（一）放射性衰变产生的辐射

远距疗法是使用放射性物质（例如 ^{60}Co）来产生外在的伽马射线束，以便在距放射源一定距离（远距离，指 "一定距离"）处进行治疗。该术语是组织学的，与近距离放射疗法相反，近距离放射疗法是将放射源放置在治疗体积内或上方（近距离放射，意为 "封闭"）。伽马射线从不稳定的母核的放射性衰变后形成的子核发出。每条伽马射线都有一个独特的能量，与前一个核转化有关。这种独特的能量可以用来识别子代（因此也可以识别祖代）。^{226}Ra、^{137}Cs 和最常见的 ^{60}Co 已用于远程治疗。在化学上从天然矿石中分离出 ^{226}Ra 时，制造了 ^{137}Cs 和 ^{60}Co，并通过中子活化以及作为核反应堆发明后裂变的副产物来获得 ^{137}Cs 和 ^{60}Co。H.E.Johns[9] 率先使用 ^{60}Co 作为伽马射线治疗源，这是获得 1MeV 以上高能光子（称为 "兆电压" 光子）的重要一步。当时，由于在较高的加速电位下产生电弧，因此将高能 X 线管产生光子的电子手段限制在最大 300keV。需要专门的粒子加速器来产生 300keV 以上的电势（例如 Betatrons[10] 和 van de Graaff 加速器[11]）。

尽管大多数读者都对历史感兴趣，但与 LINAC 相比，^{60}Co 远程治疗仪成本更低，设计相对简单，对操作环境的要求也更低。由于这些原因，^{60}Co 远程治疗设备继续在全球资金和运营基础设施资源有限的地区使用。一家制造商（Best Theratronics, Ltd., Ottawa, Ontario, Canada）表示，截至 2010 年，使用这种传统的 ^{60}Co 远程治疗设备在全球每天进行 45000 次放射治疗。

在常规的 ^{60}Co 远程治疗装置中（图 6-4），直径约

3cm、高 5cm 的圆柱形密封源胶囊包含 ^{60}Co 的药丸。在每个转换中，一个 ^{60}Co 核衰变到 ^{60}Ni，并迅速发射出 2 个分别位于 1.17 和 1.33MeV（平均 1.25MeV）的伽马射线。在距源 80～100cm 处 2～3Gy/min 的剂量率下，典型活性为 6000～9000Ci［（2.22～3.33）×1014Bq］。缺点是由于 ^{60}Co 光源的衰减和最终更换光源的要求，剂量率不断降低。辐射源衰变后的半衰期为 5.27 年，当剂量率变得 "太低" 时，则每 5～7 年更换一次。低于 1Gy/min 的治疗时间可能会过长，并且放射线对治疗功效可能会受到影响。

在最常用的远程治疗设备配置之一中（Theratron Phoenix, Best Theratronics Ltd, Ottawa, Ontario, Canada），放射源存储在机器的屏蔽头中，安装在水平气缸中可移动活塞的末端（图 6-4）。在开始治疗时，将源气动移动到护罩上开口上方的某个位置，该位置允许治疗束射出。当光束离开屏蔽端口时，使用由高 Z 材料的交错条组成的准直器来定义场的大小。微调杆，更靠近患者表面的附加准直器杆，可用于减少半影束，由于大约 3cm 的相对较大的源直径，该半影束较大。在距放射源 80cm 或 100cm 处，最大视野尺寸为 35cm×35cm。辐射时间由两个独立的计时器测量和控制。由源的机械运动引起的最终效应是固有的，可以测量到该最终效应，有效辐射时间小于计时器设置。十字准线和场光用来描绘中心射线和场的尺寸，有一个从源到地的指示器。设计放射源移动，以便在治疗终止或设备故障的情况下，放射源自动返回到屏蔽状态。如有必要，可以使用紧急推杆（T 型杆）手动将信号源返回到屏蔽位置。

该机器有一个可旋转的机架允许 360° 旋转的源和一个标称等中心位置 80cm 从源。后来的模型有一个 100cm 等中心和处理距离。一个额外的自由度是由一个头部旋转机构提供的，如果需要的话，它允许梁的方向从等中心旋转。束阻器可用于挡截束，以对出口束进行额外屏蔽，潜在地减少设备墙壁所需的屏蔽量。梁制动器还可作为机器头部的平衡物。有一个患者支持组件（治疗台），具有垂直、纵向、横向和旋转运动。光束修正器包括定制或标准源块、多叶片准直和用于产生角度等剂量分布或组织补偿的机械楔。来自放射性 ^{60}Co 的伽马射线束目前的其他重要用途（稍后将讨论）包括伽马放射外科和伽马 MRI 图像引导放射治疗。

（二）直线加速器产生的辐射

在 LINAC 中，电子被加速至高能量，并被允许以电子束的形式离开机器，或者通过轫致辐射相互作用被定向到高 Z 靶中产生 X 线。LINAC 可以在相对较小的

设备中方便地产生兆伏 X 线。它的存在与二战微波雷达发展过程中磁控管和速调管的发明直接相关。LINAC 具有多种功能，具有 X 线和电子模式，多种能量以及计算机控制功能。这些功能导致用 LINAC 取代了美国大多数 ^{60}Co 远程治疗仪。

LINAC 的工作原理是利用交变的微波场使电子加速通过波导 [12]。存在两种基本的波导设计：驻波和行波。波导长度是最大加速能量（越长能量越高）和微波场频率的函数。基于机架的 LINAC（图 6-5B）最常见的频率是 2.998GHz（S 波段微波）。但是，可以在 9.3GHz（X 波段微波）下使用更短的专用较短的波导来产生 6MeV 以上的兆伏电压能量，并且可以接受可接受的剂量率进行治疗。表 6-5 中描述了主要的电子组件，图 6-5 中显示了最常见的 C 形臂机架式 LINAC。

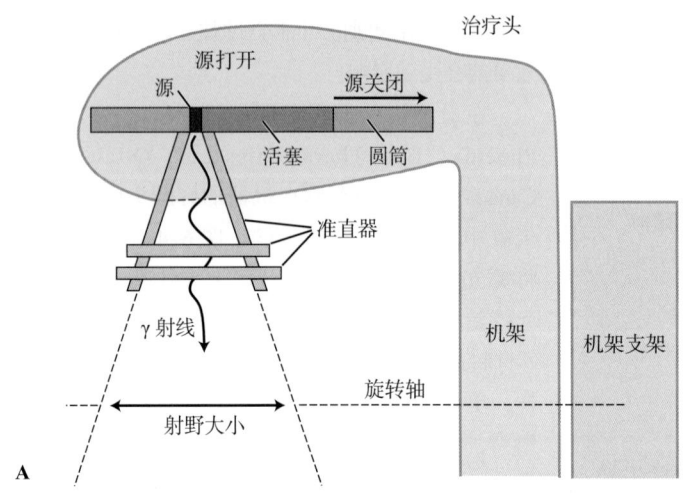
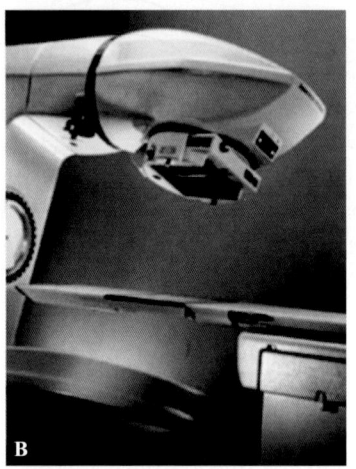

▲ 图 6-4　典型的 ^{60}Co 治疗单元，源从屏蔽位置移动到非屏蔽位置生成治疗射束
B 图片由 Best Theratronics，Ltd.，Ottawa，Ontario，Canada 提供

表 6-5　直线加速器的主要电子和射束线部分

部　分 [a]	目　的
电子枪	用于加速的电子源
微波源	提供加速电压和幅度（能量）。一般而言，10MV 以下使用磁控管；>10MV 的多数双能机器使用速调管
脉冲形成网络	同步电子束与微波相位
传输波导管	从微波源向加速波导管传输微波功率
注入器	向电子枪注入电流脉冲（驱动电子枪）
加速波导管	通过多个线性几何耦合腔实现电子加速的位置（即线性加速器）
偏转磁铁	用于水平方向的加速波导中，使电子束重新定向，用于电子能量选择和射束聚焦
靶（用于 X 线）	置于电子束中用于电子碰撞产生的 X 线
散射箔（用于电子束）	散射电子来产生用于治疗的均匀电子束
均整器（用于 X 线）	使均整离开靶的高峰 X 线束变平来产生用于治疗的均匀 X 线束
监测室	监测电离室，用于监测光束中辐射量的电离室；计数剂量，达到设定剂量后关闭机器；监测光束平直度和对称性
准直器（次级）	提供矩形形状的 X 线，为电子束设置野大小
附件和射束修整器 [b]，连锁装置 [b]	定义或修整射束形状或强度。与其他控制系统一起，确保直线加速器正常工作，以保证剂量和安全

a. 此部分展示于图 6-5
b. 此部分未在图 6-5 中展示

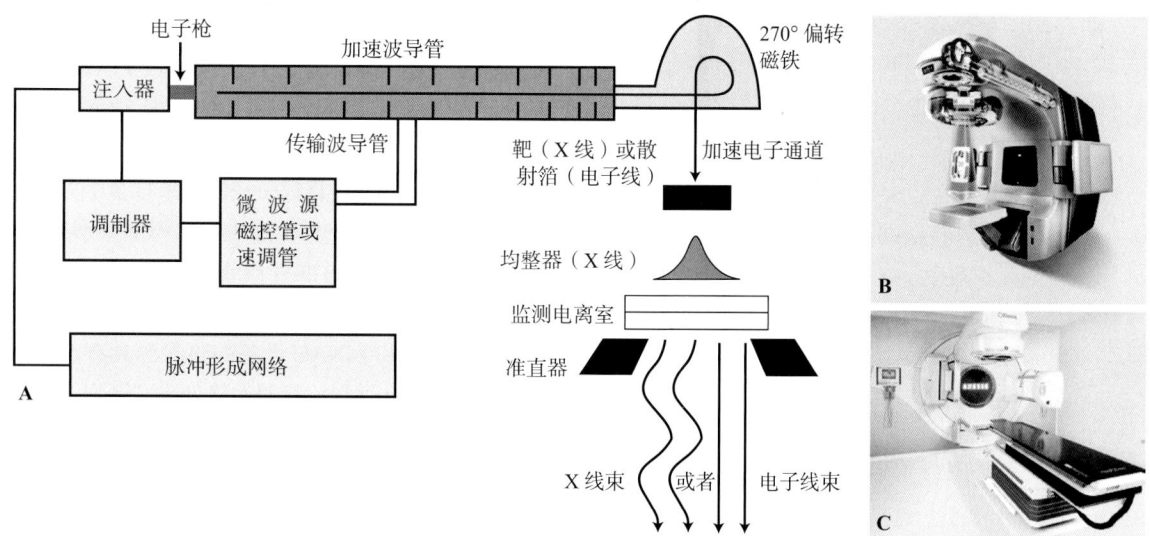

▲ 图 6-5　现代电子直线加速器的设计

A. 电子直线加速器示意图，图示使电子束被加速到兆伏能量，以产生治疗用电子线束或 X 线束的关键部件；B.C 形臂直线加速器，带有旋转机架，在机架后面的刚性落地支架上旋转；C. C 形臂直线加速器，带有由位于机架后面的大直径圆柱形结构支撑的旋转机架，这两种类型的直线加速器都有 kV 锥形束 CT 成像设备，其方向与 MV 治疗束正交，以实现图像引导放射治疗（B 图片由 Varian Medical Systems 提供；C 图片由 Elekta AB and Wake Forest Baptist Medical Center. 提供）

主要的机械部件与远程治疗的相似。机械支撑结构采用了两种主要设计，以实现辐射束的 C 形臂几何形状。在第一种设计中，刚性的落地式支架可容纳高压微波传输导轨，冷却和控制组件，并支撑可旋转的机架，该机架可固定波导，以使光源在 100cm 的等角点处可 360° 旋转，从而实现多个光束方向（图 6-5B）。在第二种设计中，整个加速器（包括波导、高压微波传输导管和其他组件）都包含在一个大型刚性圆柱体内。圆柱结构及其所有内容围绕等中心点在水平轴上旋转（图 6-5C）。根据制造商的设计，一组一对或两对高 Z 准直器（"钳口"）可提供至少 99.9% 的主光束衰减（0.1% 的透射率），并定义矩形 X 的长度或宽度。射线辐射场。在 100cm（等中心点）处的最大视射野尺寸通常为 40cm×40cm，整个准直器组件围绕等中心点旋转 180°～360°（图 6-3）。准直器的设置是连续可变的，钳口对可以耦合或独立模式操作，以产生围绕中心轴的对称和非对称场。十字线和场光用于描绘中心光线和场的尺寸，并且有一个源到面指示器。

尽管很少用于 LINAC，但是在设施屏蔽受到限制时，可以使用光束阻挡器拦截光束，以对出口光束进行额外的屏蔽。否则，内部配重将为机架提供平衡，以抵消加速器波导的重量和 X 线目标周围所需的高密度屏蔽。有一个具有垂直、纵向、横向和旋转运动的等中心患者支撑组件（治疗床）。机架、准直器和治疗床的旋转轴和等中心线的精密误差对于患者治疗的准确性至关重要。三个轴的旋转和重合的组合变化通常保持在直径为 1mm 的球体内。患者支撑组件通常是最难设定的等轴旋转轴，

因为治疗床组件是旋转机架结构中单独添加的组件。

常规几何 LINAC 的附件和光束调节器对于为个别患者定制外部光束场很重要，并包括定制或标准的屏蔽块以塑造患者的治疗场，以最大限度地减少正常组织的治疗量或保护关键结构。电子施加器，用于在患者表面定义电场；物理（由钢制成）和"虚拟"或"动态"楔形物，用于产生成角度的等剂量分布；补偿器，用于调整患者体内的剂量分布，以实现所需的剂量均匀性。使用高 Z 合金材料提供至少 97% 的主要 X 线束衰减（5 个半阀层），用于定制患者特定领域的定制块制造曾经很普遍。定制模块的使用几乎被称为多叶准直器（multileaf collimator，MLC）的通用准直器设计完全取代，现在所有 LINAC 制造商都可以使用它（图 6-6）。MLC 提供了板载自动场成形功能，通过使用大量可调节的高 Z 叶片来代替标准的手动或自定义块。通过将每个叶片定位为近似连续的田野边缘，可以将所需的光束轮廓塑造为一系列的步骤（图 6-6B）。不同制造商的多叶准直器设计包括单焦点和双焦点叶端，其中叶端在叶行进方向（单行）或在叶行进方向（双行）和双行之间都与光束发散相匹配，并且在 3mm、4mm、5mm 或 10mm 的等中心点[13]。MLC 还具有动态治疗的能力，这在 IMRT 的要求和稍后讨论中。

LINAC 及其支持技术已由计算机控制，可通过遥感和图像引导方法更好地优化剂量分配，快速治疗设置以及对目标位置进行室内验证。特别是大多数现代 LINAC 是混合成像处理设备，配备了与治疗等角点重合的机架式 kV 或 MV X 线成像设备。该成像设备提供"室内"

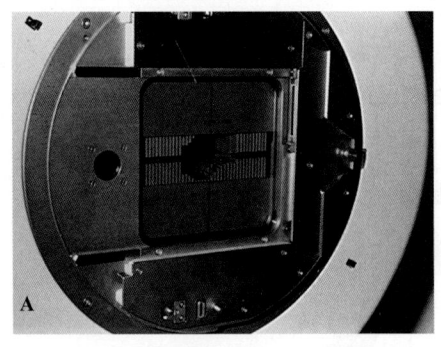

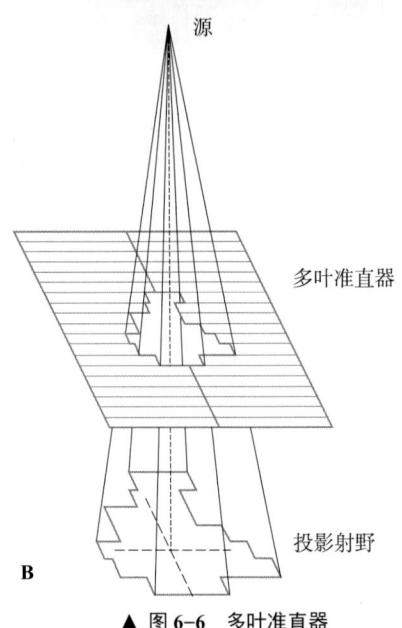

源

多叶准直器

投影射野

▲ 图 6-6　多叶准直器

A. 瓦里安 2100c 直线加速器配备了 80 叶片；B. 光束定义示意图

成像，以在 IGRT 的过程中立即在治疗之前确认患者和目标位置。稍后将讨论各种各样的 IGRT 设计。

尽管 LINAC 通常具有等中心旋转的 C 形臂机架，但还有其他商业化的兆伏加速器设计，它们使用高度稳定的 CT 式环形机架以及集成的图像引导进行治疗。一种被称为"断层疗法"的先例设置设计使用一个环形机架，X 波段 LINAC 围绕该机架旋转，并始终指向旋转中心（等中心）[14]。二元（"开"或"关"）多叶准直器强度可调制 6MV X 线扇形光束随着加速器波导的旋转而旋转。治疗台以步进或连续运动的方式前进，以进行逐片或螺旋扇形光束治疗。其他环形机架设计使用具有全层或双层多叶准直器的锥束 6MV X 线束以及 kV 锥束 CT（cone-beam CT，CBCT）成像进行图像引导。在一种设计中，将整个环形机架装置进行万向调节，以实现相对于患者支架（桌子）横向平面的非共面光束几何形状。通常，与锥形束或笔形束设计相比，使用锥形束 X 线的环形和 C 形臂机架设计可以提高治疗效率，这取决于视射野尺寸和强度调制，因为可以增加立体角每单位时间被辐射，从而得到治疗量。

另一独特的 LINAC 几何结构使用非等心格式，并在高精度机器人的末端安装了 X 波段 LINAC，该机器人由计算机控制以实现多个自由度的运动范围[15]。该设备可产生尺寸相对较小的 6MV X 线束，可以从空间中的各个"节点"指向目标——使用来自多个方向的大量辐射节点集合，会在目标处生成累积的共形剂量分布。X 线束可以通过圆形准直器或动态多叶准直器进行整形，以实现 6～10cm 宽度的视射野尺寸。

远程治疗和 LINAC 设备的辐射源具有 3 个基本区别。首先，60Co 远程治疗源始终处于"开启"状态，并发出辐射。放射性衰变总是发生并且不能被中断；要启动辐射，必须将光源从屏蔽状态移到非屏蔽状态（图 6-4）。对于 LINAC，在设备通电之前不存在任何电源。通过操作员使用治疗控制台上的按键或按钮启动电子开关的翻转，即可开启或关闭辐射。其次，它们的光子光谱是不同的（图 6-7）。在 60Co 单位中，每次衰减都会发射 2 条单能伽马射线，从而产生一个峰值为 1.17 和 1.33MeV 的离散光谱。相反，LINAC 通过轫致辐射相互作用产生连续的 X 线光谱。光谱具有最大能量 Emax（即加速电势），所有其他光子能量均降至 0。可以确定大约 1/3 的 Emax 的平均 X 线能量，这与连续轫致辐射谱的理论预测一致（图 6-7）。最后，LINAC 可以产生电子以及光子的治疗束。允许加速的电子束在受控的散射条件下离开机器。尽管 60Co 伽马射线是由于 β 衰减即将发生而产生的，但是 β 粒子（电子）被辐射源外壳（包含放射性物质的金属胶囊）阻止了，因此无法用于治疗。

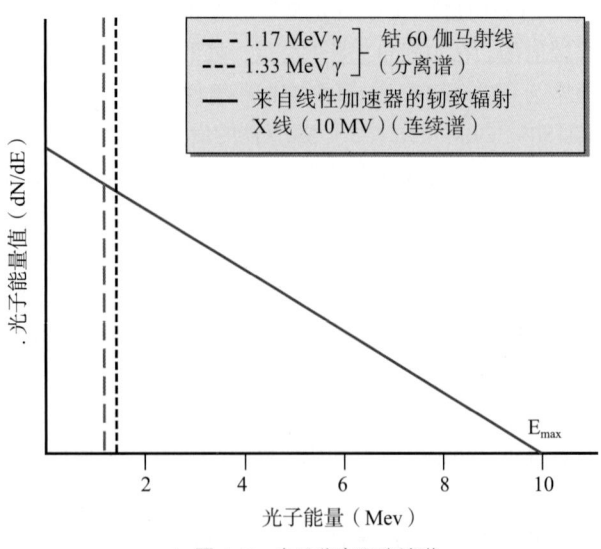

▲ 图 6-7　光子分离和连续谱

分离谱为放射性物质发射的光子的特征谱。连续谱为直线加速器的 X 线的多能轫致辐射谱

（三）其他加速器产生的辐射

其他加速器技术已用于产生各种高能粒子，例如电子、质子、中子和更高的 Z 离子。这些技术包括与高能物理实验类似的 Betatron[10]，van de Graaff 加速器[11]，回旋加速器[16]，跑道微加速器[17] 以及同步加速器和同步回旋加速器[18]。

在高能带电粒子中，质子已成为治疗用途最吸引人的物质，其中 220~250MeV 的质子能产生高达 30~40cm 的治疗深度。尽管目前建造和维护昂贵的技术（40 至 2 亿美元或更高），但随着大约 80 个运行中的质子设施（美国 28 个，其他国家 52 个，其中 11 个含碳离子）的使用，45 个在建站点，以及全球计划阶段的 25 个站点，高能质子的使用正在增加[19]。通常，大型质子设施只有一个加速器（例如回旋加速器或同步加速器），其束线被分开以服务 2~4 个治疗室，每个室都有固定的治疗束或可移动的机架以对准质子束。另一种设计包括使用较小的（尽管仍然很大）回旋加速器和短的束线段，这些回旋加速器全部包含在一个治疗室中（每个治疗室一个回旋加速器）。室内回旋加速器安装在大型机架系统上，该系统可实现围绕患者的单平面旋转，并带有可旋转的患者治疗床，以提供额外的立体角覆盖范围，可提供质子治疗的设施设计和技术方面的信息[20]。

三、电离辐射与物质的相互作用

（一）光子相互作用

1. 衰减与传输　当入射到物质上时，电离的光子辐射会与原子电子或原子核发生相互作用。相互作用的光子从主光束中去除，这种效应被称为衰减。不相互作用而是离开材料的光子称为透射光子。衰减和传输如图 6-8 所示。数量为 N_0 的单能 X 线或伽马射线入射到一块材料上，而数量较小的 N 为被透射。数值等于 N_0-N 的衰减光子在材料中吸收或在其他方向上散射。在窄束几何中，只有 N 透射光子会到达检测器。在宽光束几何结构中，散射光子也到达检测器。

兆伏光子相互作用的概率通常小于 1，在组织中每厘米 2%~4%，具体取决于入射光子能量、相互作用材料的原子序数和相互作用类型。根据物理定律，材料的每单位厚度相互作用的未衰减光子的分数是恒定的，因此见下式。

$$\frac{\Delta N/N}{\Delta x} = -\mu \quad 或 \quad \frac{\Delta N}{N} = -\mu \Delta x. \qquad （公式 6-1）$$

在公式中，ΔN 是在光子作为的数量的变化衰减的结果，N 是入射光子数，μ 是常数代表单位厚度的恒定分数衰减，称为线性衰减系数，以长度 $^{-1}$ 为单位

（cm^{-1}），Δx 是厚度由光子衰减 ΔN，和负符号表示效果为负，导致光子更少——衰减过程会减少光束中的光子数量。

每单位厚度化合物的恒定分数衰减超过连续的厚度，如图 6-9 所示。这个"分数 – 分数"效应是非线性的，并且是公式 6-1 产生重要的关系：连续材料中的衰减是一个指数的过程。

$$N(x) = N_0 e^{-\mu x} \quad 或 \quad \frac{N(x)}{N_0} = e^{-\mu x} \qquad （公式 6-2）$$

在公式 6-2 中，N_0 是入射光子的原始数量，$N(x)$ 是透射（未衰减）的光子数量，e 是欧拉常数（$e \approx 2.7$），μ 是线性衰减系数，x 是光子穿过的厚度。

指数衰减适用于单能光子和窄束几何中的所有均匀材料，并适用于其他辐射量，如强度（I）和曝光（X）。

$$I = I_0 e^{-\mu x} \quad 或 \quad \frac{I}{I_0} = e^{-\mu x} \quad 和 \quad X = X_0 e^{-\mu x} \quad 或 \quad \frac{X}{X_0} = e^{-\mu x} \qquad （公式 6-3）$$

对于每个光子能量和元素或材料，线性衰减系数是唯一的，但随吸收体密度而变化。衰减系数与辐射相互作用进行了更全面的讨论。

公式 6-2 可以线性或半对数形式绘制（图 6-10）。在半对数形式中，衰减曲线是一条斜率为 $-\mu$ 的直线（图 6-10B）。衰减系数越小，衰减越小，衰减曲线越浅。

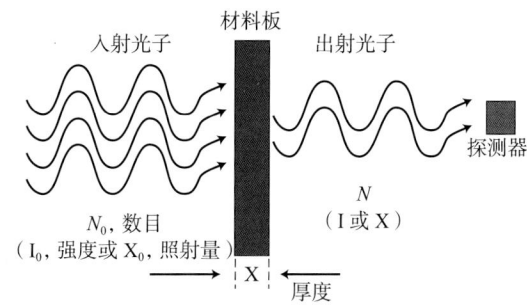

▲ 图 6-8　衰减和发射

一束数目为 N_0 的单能 X 线或伽马射线入射到材料板上，出射数目减少为 N。衰减的光子被材料板吸收或者在其他方向上散射

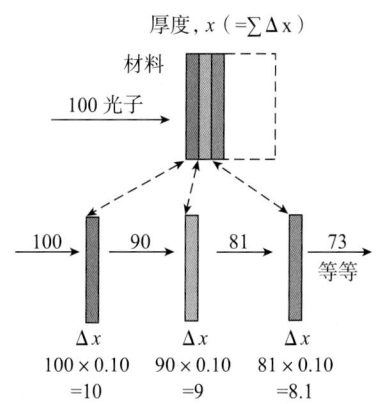

▲ 图 6-9　连续材料板中的衰减

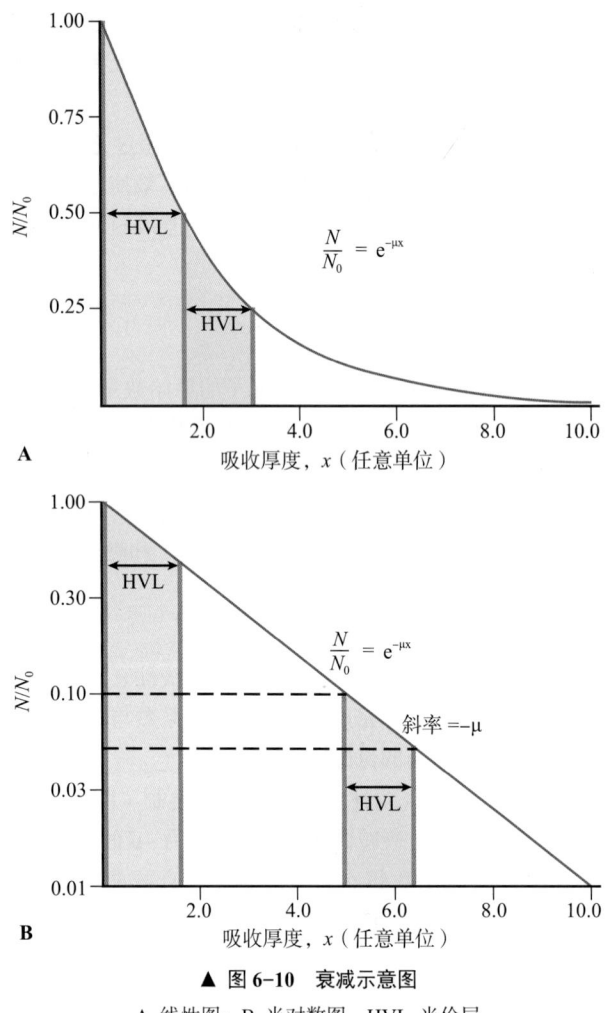

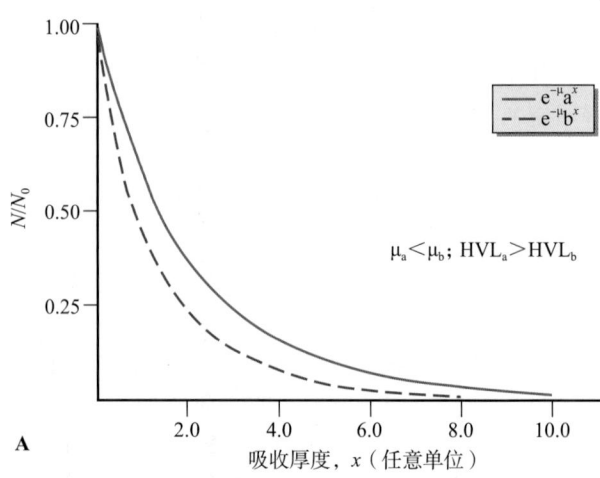

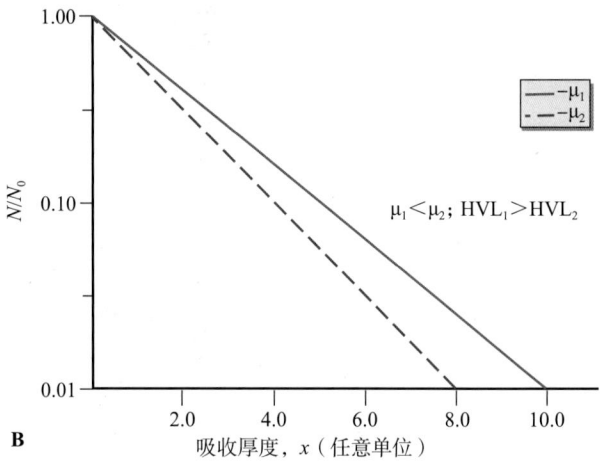

▲ 图 6-10 衰减示意图

A. 线性图；B. 半对数图。HVL. 半价层

▲ 图 6-11 2 个不同材料中的衰减（用下标 a、b 标注）

A. 线性图；B. 半对数图。HVL. 半价层

不同材料的不同衰减系数或不同光子能量导致相同厚度的衰减量不同，衰减曲线的斜率也不同（图 6-11）。

2. 射线质 射线质是一个用来描述光子辐射光束穿透量的术语。质量的一个指标是束流能量，由加速势能、有效能量或伽马射线能量定义。另一个指标是半价层（half-value layer，HVL）。半价层是将透射强度降低到原始强度一半的材料厚度。当 $I/I_0=1/2$ 时，厚度 x 为半价层，衰减方程如下。

$$\frac{I}{I_0} = \frac{1}{2} = e^{-\mu HVL} \qquad （公式 6-4）$$

通过取每边的自然对数（ln），ln（1/2）≈0.693，这个公式得出两个重要的关系式，如下。

$$\mu = 0.693/HVL \ 和 \ HVL = 0.693/\mu$$

因此，给定线性衰减系数，可以计算半价层，反之亦然。例如，如果 $\mu=0.10cm^{-1}$，$HVL=0.693/0.10cm^{-1}=6.93cm$，如果 $HVL=10cm$，$\mu=0.693/10cm=0.0693cm^{-1}$。注意，半价层的单位是 μ 单位的倒数。

由于 $e^{-\mu HVL}=12$，且给定材料厚度单位为 HVL（$x=n$

HVL，n 为 HVL 值），因此衰减量可通过以下公式计算。

$$\frac{I}{I_0} = \left(\frac{1}{2}\right)^n \qquad （公式 6-5）$$

在公式 6-5 中，I/I_0 是部分透射、强度或曝光，n 是材料的厚度，表示为 HVL 的数量。此公式适用于正整数和非整数值 n（例如，$n=1$、2、5.9、100.1）。

与半价层类似，第十价层（tenth-value layer，TVL）是将数量、强度或曝光减少 10 倍所需的厚度，如下。

$$\frac{I}{I_0} = \frac{1}{10} = e^{-\mu TVL} \ 和 \ \frac{I}{I_0} = \left(\frac{1}{10}\right)^m \qquad （公式 6-6）$$

在公式 6-6 中，m 是以第十价层给出的材料厚度。

HVL 可以从衰减曲线图上找到，无论是线性图还是对数图（图 6-10），对于单能光子，可以沿着曲线的任何地方确定，因为 μ 是常数；两种强度的比值必须为 1/2。对于多能光子，μ 不是常数，而是随着深度的增加而减小（图 6-12A）。与高能光子相比，光束光谱的低能部分由于在低能时衰减增加而优先衰减。随着深度的增加，高能光子与低能光子的比率增加，导致光束穿透增加，或"光束硬化"。大量低能光子在深度衰减后，额外的光束硬化最小，μ基本上是恒定的。对数衰减曲线开始陡峭，具有曲率，然后在深度处变为线性（图 6-12B）。由于μ随深度变化，半价层也发生变化，产生不同的第一和第二值层，如图 6-12B 所示。给出单能情况以用于比较。对于多能光束，HVL_1 总是小于 HVL_2，因为入射到 HVL_2 上的光子具有较高的平均能量，因此 HVL_1 小于 HVL_2。最大 HVL 出现在最大深度处，在衰减曲线的线性部分，其中波束硬化最大。对于多能光子束，有效衰减系数（μ_{eff}）可通过确定感兴趣区域上的有效 HVL，然后计算 μ_{eff}，如下。

$$\mu_{eff} = 0.693 / HVL_{eff}$$

单能和多能的衰减曲线特征见表 6-6。

3. 衰减系数 线性衰减系数是光子相互作用概率的一种表示。另一种形式是质量衰减系数 μ/ρ，是线性衰减系数除以材料密度 ρ，单位为 cm^2/g。它与材料密度无关，是物理数据表中常见的衰减系数形式，根据入射光子能量和衰减元素（Z，原子序数）或材料（有效原子序数）呈现。在衰减计算中使用它需要根据以下公式。

$$\frac{I}{I_0} = e^{-\frac{\mu}{\rho}\rho x} \qquad （公式 6-7）$$

衰减系数也可以用其他形式表示，并且可以从一种形式转换为另一种形式[21]。

4. 光子相互作用：X 线和伽马射线 光子束的衰减是拦截物质相互作用的结果。有 5 种最常见的光子相互

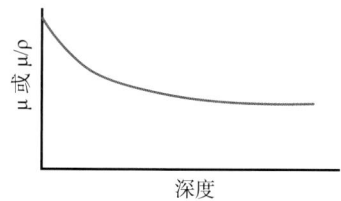

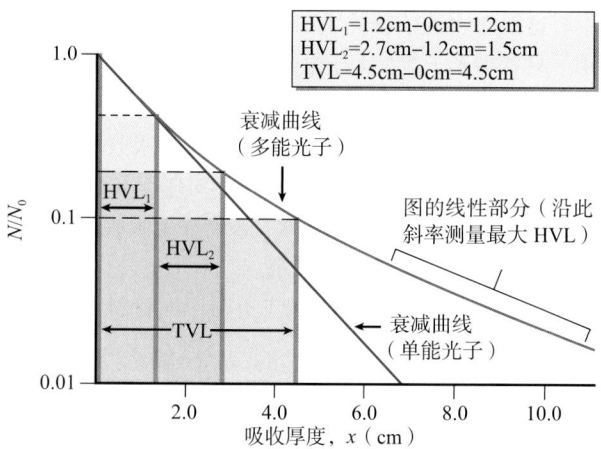

▲ **图 6-12 多能光子的衰减**

A. 多能光子的吸收系数随深度变化的函数；B. 多能光子的吸收曲线。HVL. 半价层；TVL. 第十价层

表格中的标注：
HVL$_1$=1.2cm-0cm=1.2cm
HVL$_2$=2.7cm-1.2cm=1.5cm
TVL=4.5cm-0cm=4.5cm

图中标注：衰减曲线（多能光子）；图的线性部分（沿此斜率测量最大 HVL）；衰减曲线（单能光子）

表 6-6 衰减曲线特性

单 能	多 能
线性标度下为指数曲线	线性标度下为复指数曲线
半对数标度下为线性曲线	半对数标度下为曲线
常数 μ	可测定 μ/μ_{eff} 不同的值
常数 HVL	可测定 HVL/HVL_1、HVL_2、TVL 不同的值和最大 HVL 值

HVL. 半价层；TVL. 第十价层。有关其他术语，请参见正文

作用：相干散射、光电效应、Compton 效应、对产生和光分解。每种相互作用类型都有一个独立的相互作用概率，并对衰减的累积量做出贡献。总线性和质量衰减系数由其分量之和给出，如下。

$$\mu_{TOT} = \mu_{COH} + \mu_{PE} + \mu_{CE} + \mu_{PP} + \mu_{PD}$$

$$\mu/\rho|_{TOT} = \mu/\rho_{COH} + \mu/\rho_{PE} + \mu/\rho_{CE} + \mu/\rho_{PP} + \mu/\rho_{PD}$$

在这些方程中，TOT 表示总系数，COH、PE、CE、PP、PD 是指各自的 5 个相互作用。光电效应和 Compton 效应是成像与千伏光子最重要的相互作用。光电效应、Compton 效应和对产生是用于放射治疗的巨电压光子最重要的相互作用。这五种相互作用的详细介绍已经发表[2,21,22]。

(1) 相干散射：在相干散射中，光子从外轨道电子上散射，其方向变化且能量不变（图 6-13）。在非常低的能量（<10keV）下，相干散射量大，衰减也可能很高，尽管光子能量没有变化。与其他主要相互作用相比，常规 X 线成像（约 100kV）和治疗（MeV）能量范围内，质量衰减系数随（$1/E\gamma$）[2] 和 Z 变化，相干散射量为 3%~8% 或更小。基于软组织表面和界面相干散射的变化，正在利用低能量 X 线（约 30kV）发展诊断和安全成像技术。

(2) 光电效应：光电效应发生起到以下作用（图 6-14）。

① 能量为 $E\gamma=h\nu$ 的入射光子与结合能为 EB（结合最紧密）的内轨道电子相互作用。这种相互作用可以与其他轨道电子发生，但最可能的相互作用是与最里面的电子。

② 光子被完全吸收，不再存在。

③ 轨道电子，现在被称为光电子，以动能 Epe 喷射出来，等于光子能量减去束缚能量，如下。

$$E_{pe} = E\gamma - E_B$$

如果 $E\gamma$ 小于 E_B，则不能发生相互作用，但可能与另一个结合能小于 $E\gamma$ 的轨道电子发生相互作用。根据相互作用时入射光子的能量和轨道电子的动量，光电子可以朝着入射光子的原点向后移动；然而，大多数射出的光电子朝着向前的方向移动，特别是当光子能量增加

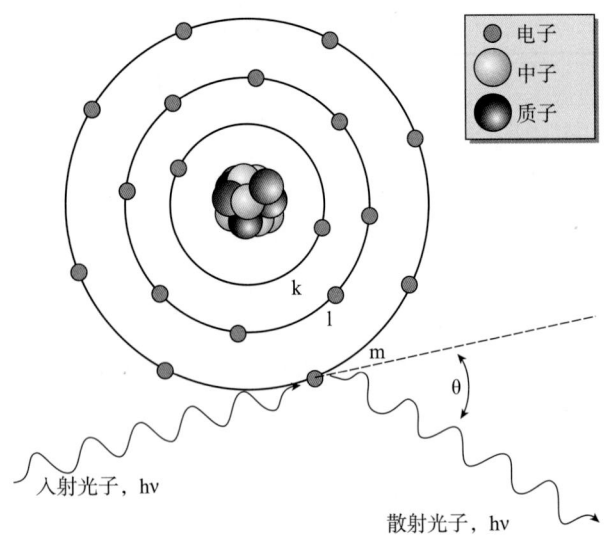

▲ 图 6-13 相干散射

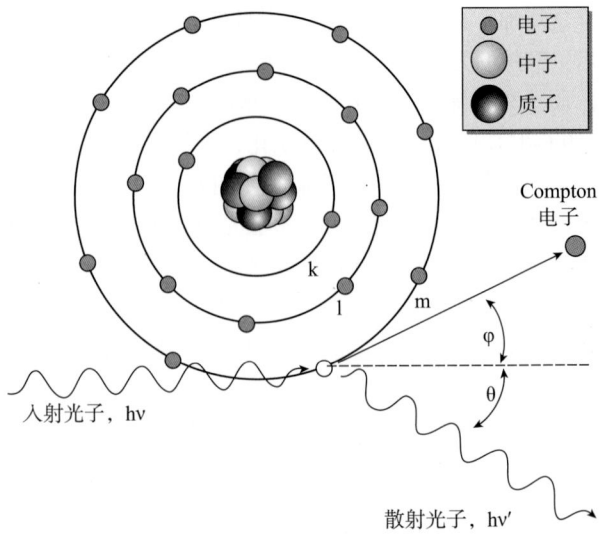

▲ 图 6-15 Compton 效应

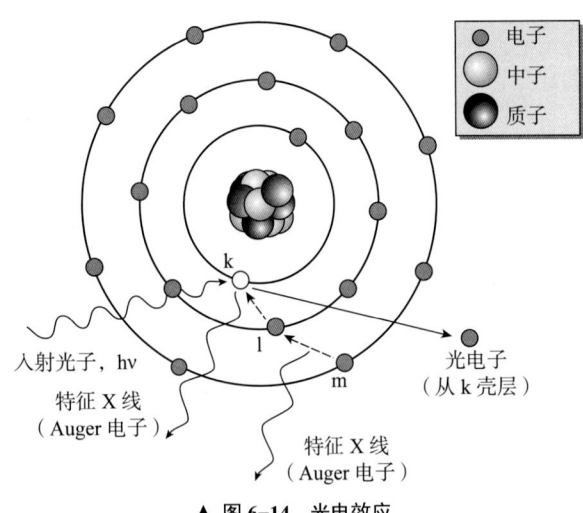

▲ 图 6-14 光电效应

到兆伏范围时。

④ 轨道电子的弹射与发射管外壳相距甚远。该空位由一个外轨道的电子填充，同时发射特征 X 线，其能量等于 2 个电子结合能之差（图 6-15）。

$$E_{CX} = E_{B1} - E_{B2}$$

⑤ 这个过程在外轨道壳中留下了一个新的空位，外层的轨道壳由一个来自轨道以外的电子所填满，发射的第二个特征 X 线比第一个低。这种空位产生、填充和特征性 X 线发射的级联持续，直到最外层的轨道电子壳层有一个由"自由"或未束缚电子填充的空位。

⑥ 一个竞争的特征 X 线发射过程是生产 Auger（发音为"oh jhay"）电子。在这个过程中，特征 X 线能量 ECX 被转移到附近的轨道电子中，而不需要 X 线发射，电子被称为 Auger 电子，被能量喷射。

$$E_{AU} = E_{CX} - E_{B2} = E_{B1} - 2E_{B2}$$

特征 X 线之所以被命名，是因为它们的能量与元素电子轨道的独特能级直接有关。通过检测材料的特征 X 线，可以确定材料的元素组成。特征 X 线是以发生的轨道电子跃迁命名的。例如，K_α X 线导致 L 壳层电子填充 K 壳层空位，M → K 跃迁产生 K_β X 线，M → L 跃迁产生 L_α X 线。

对于一个具有 5 个电子轨道的原子，光电相互作用后可能发生的电子跃迁及其特征 X 线为 L → K，M → L，N → M，O → N，M → K，N → K，O → K，N → L，O → L，O → L，O → M，O → M，最可能的跃迁为相邻轨道之间的跃迁：L → K，M → L，N → M 等。同时，Auger 电子发射与特征 X 线发射量竞争，以 w 给出比值，也就是荧光系数。

光电效应对光子能量和材料原子数有很强的依赖性。质量衰减系数分别为（1/Eγ)[3] 和 Z^3。在数学上，如下所示，其中 C_{PE} 是一个比例常数。

$$\mu/\rho_{PE} = C_{PE} Z^3 / (E\gamma)^3 \qquad (公式 6-8)$$

这些对水的依赖关系如图 6-16 所示。在光电效应中，只有当光子能量大于电子结合能时，才可能发生相互作用。当结合能几乎没有超过时，相互作用的概率大大增加，导致 μ/ρ_{PE} 急剧增加，图示为吸收边。在图 6-16 中，可以看到铅的 K 和 L 边，对应于 K 和 L 壳层电子的光电相互作用。对于水，没有显示吸收边；结合能小于 1keV，在图上没有显示。

对 Z 和 E_γ 的依赖性可用于近似不同材料中的光电贡献，使用以下公式。

$$\mu/\rho_{PE,2} = \mu/\rho_{PE,1}(E_{\gamma 1}/E_{\gamma 2})^3 (Z_2/Z_1)^3 \qquad (公式 6-9)$$

如果材料（Z）不变，但能量发生变化，则近似通过实验发现了新的光电质量衰减系数。

$$\mu/\rho_{PE,2} = \mu/\rho_{PE,1}(E_{\gamma 1}/E_{\gamma 2})^3 \qquad (公式 6-10)$$

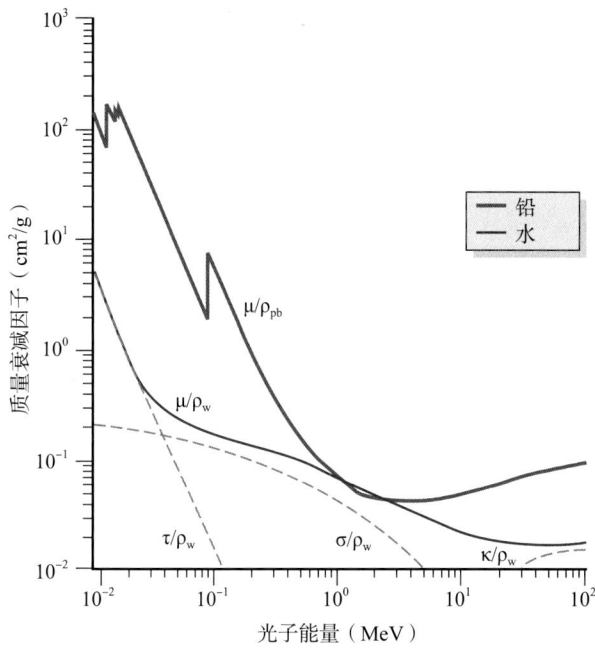

▲ 图6-16 水和铅的总质量衰减因子

此图同时显示了水的单独相互作用因子（引自 Bureau of Radiological Health. Radiological Health Handbook. Bethesda, MD：US Department of Health, Education, and Welfare；1970；and Evans RD. The Atomic Nucleus. Malabar, FL：Robert E. Krieger Publishing；1955.）

当光子能量（E_γ）为常数，但衰减材料发生变化时，可通过下列公式求得近似的新的光电质量衰减系数。

$$\mu/\rho_{PE,2} = \mu/\rho_{PE,1}(Z_2/Z_1)^3 \qquad （公式6-11）$$

（3）Compton 效应：在 Compton 效应中（图6-15），发生了几个事件。

① 能量为 $E_\gamma=h\nu$ 的入射光子与松散束缚的外轨道电子相互作用。

② 光子以一定的角度散射，能量为 $E'_\gamma=h\nu'$。

③ 道电子，现在称为反冲电子或 Compton 电子，以动能 E_{ce} 喷射，等于入射光子能量和散射光子能量之差。

$$E_{ce} = E_\gamma - E'_\gamma$$

④ 由于这种相互作用是与外层电子，外层电子的结合能可以忽略不计，因此没有产生特征性的 X 线或 Auger 电子。

Compton 的能量分布和散射角由于动量守恒和能量守恒，光子和电子是耦合的，可以用数学来描述。散射光子的能量 $E'_\gamma=h\nu'$，如下。

$$h\nu' = \frac{h\nu}{1+\alpha(1-\cos\theta)} = \frac{m_0c^2}{1+\left(\frac{1}{\alpha}-\cos\theta\right)} \qquad （公式6-12）$$

公式6-12 中，$\alpha=h\nu/m_0c^2$，m_0 表示入射光子能量与电子静止质量之比，θ 为光子散射角，如图6-15所示。

Compton 电子的能量 E_{ce} 公式如下。

$$E_{ce} = h\nu\frac{\alpha(1-\cos\theta)}{1+\alpha(1-\cos\theta)} \qquad （公式6-13）$$

散射角 φ，取决于入射光子的能量及其散射角 θ，如下。

$$\cos\phi=(1+\alpha)\tan\frac{\theta}{2} \qquad （公式6-14）$$

可以考虑选定的散射情况如下。

① 零度光子散射的能量传递最小；没有相互作用，"散射"光子与入射光子具有相同的能量。电子以零能量在90°（φ=90°）处散射。

② 当直接撞击背散射光子（θ=180°）时，会发生最大能量传递，并产生（最小）散射光子能量，如下。

$$h\nu' = \frac{h\nu}{1+2\alpha} \qquad （公式6-15）$$

即使入射光子能量变得非常大，180° 后向散射的 Compton 光子能量也将始终小于并接近 0.25MeV（等于 $1/2m_0c^2$）的最大值。电子的最大能量为 $E_{ce}=h\nu-h\nu'=h\nu$（$2\alpha/^{[1+2\alpha]}$），并向前运动。

③ 90° Compton 散射光子具有能量，如下。

$$h\nu' = \frac{h\nu}{1+\alpha} \qquad （公式6-16）$$

90° 散射的 Compton 光子能量将始终小于并接近 0.511MeV（等于 m_0c^2），即使入射光子能量变得非常大。电子能量为 $E_{ce}=h\nu-h\nu'=h\nu$（$\alpha/[1+\alpha]$），它的运动方向取决于入射光子的能量。

对于较低能量的入射光子，Compton 电子最多可以从正向散射到90°，不可能有大于 90° 的反向散射，并且随着入射光子能量的增加，Compton 电子越来越多地沿正向传播。它们的平均能量也从约 10keV 增加到 7MeV，因为入射光子能量从约 100keV 增加到 10MeV[11]。正向峰值分布也由正向光电子贡献，负责形成兆伏光子束的聚集区，如下文所述。

Compton 效应对入射光子能量有轻微的依赖性，随着能量在兆伏范围内的增加而减小，但在大多数兆伏能量范围内，相互作用概率基本上是恒定的（图6-16）。Compton 散射与原子序数无关，并取决于可用电子数或电子密度（每克电子数）。几乎所有材料的电子密度都是恒定的，大约为每克 3×10^{23} 个电子，因为大多数元素和材料的 N/Z 比几乎是恒定的。氢是个例外，它的原子核只有一个质子，没有中子，电子密度约为每克 6×10^{23} 个电子。对于含氢材料，除了能量依赖性小和相互作用概率增加外，Compton 质量衰减系数在能量和原子序数上是非常恒定的，特别是对于组织等低 Z 生物材料。从数学上讲，这种关系如下。

$$\mu / \rho_{CE} = C_{CE} \quad \text{（公式 6-17）}$$

在公式 6-17 中，C_{CE} 几乎是常数。

由于其相对恒定的质量衰减系数，Compton 效应的衰减减小到以下表达式。

$$\left.\frac{I}{I_0}\right|_{CE} = e^{-C_{CE}px} \quad \text{（公式 6-18）}$$

对于材料的单位厚度，透射量主要取决于材料密度，而不像光电效应那样取决于原子序数和光子能量。

（4）电子对效应：在电子对生成中（图 6-17），发生以下步骤。

① 能量 $E_\gamma = h\nu$ 且 $E\gamma$ 大于 1.022MeV 的入射光子经过重核附近并自发消失，在其位置产生一个电子 e^- 和一个正电子 e^+。这两个粒子称为电子—正电子对。电子—正电子对的总动能 E_{ep} 等于光子能量减去产生两个电子所需的能量，即 1.022MeV（电子的剩余能量为 0.511MeV）。

$$E_{ep} = E_\gamma - 1.022\,\text{MeV}$$

虽然电子和正电子的平均（共享）能量很容易计算，但它们的动能并不相等。

② 电子逐渐减慢，在物质中停止。

③ 正电子是一个电子的反粒子，它的速度很快减慢，并与一个自由电子湮灭，发出 2 个 0.511MeV 的光子（称为湮灭辐射），它们以相反的方向传播（即 180°）。

成对产生的质量衰减系数随原子序数和入射光子能量线性变化（当光子能量高于阈值 1.022MeV 时）。

$$\mu / \rho_{pp} = C_{pp} Z (E_\gamma - 1.022\,\text{MeV}) \quad \text{（公式 6-19）}$$

（5）光致蜕变：光致蜕变中发生了几个步骤（图 6-18）。

① 大于 8～10MeV 的 $E\gamma$ 能光子与原子核相互作用。

② 光子穿透核并被吸收。能量沉积导致核子——中子或质子的发射。所用的命名方法是（γ,p）或（γ,n）

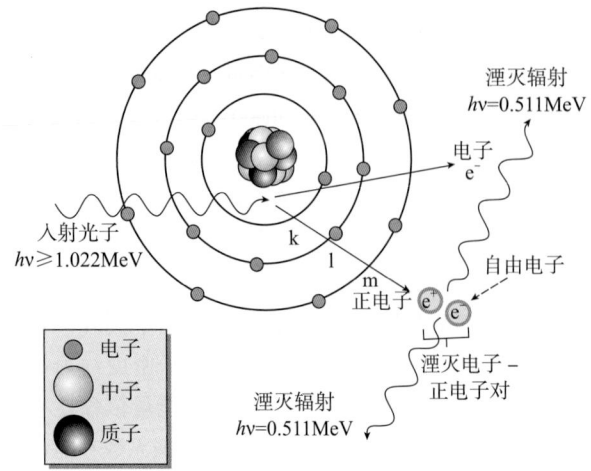

▲ 图 6-17　电子对生成示意图

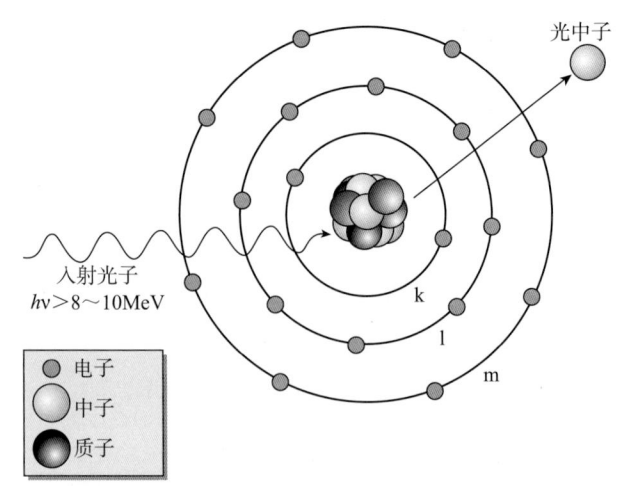

▲ 图 6-18　光致蜕变

分别用于从核发射的质子或中子。

③ 核子发射留下一个碎片状的核，这促使了光致蜕变这个名字，它也可能是不稳定的（即放射性）。

光子能量大于 8～10MeV 是必需的，因为大多数材料的核子的核结合能为 8～10MeV。光散射是在 10MeV 及以上的光子能量产生中子的相互作用。对于处理光束中的中子污染和 15MeV 及以上光子束的设施屏蔽，这都可能是一个重要的辐射安全考虑因素。

5. 次级电子分布　电离光子相互作用释放的电子可以从相互作用点向多个方向移动，一般来说，根据入射光子能量和发生的相互作用，具有复杂的角扩散概率。正向的概率随着光子能量的增加而增加，这可能是兆伏光子相互作用的一个方向[2]。如后所述，电子的角散射对兆伏光子束的许多特性负责，包括表面剂量、累积区、最大剂量深度和半影区。

6. 总衰减系数　每种辐射相互作用对总衰减系数都有贡献。在能量上可能的情况下，具有相同能量的光子可以经历 5 种相互作用中的任何一种。然而，每个相互作用的概率是不同的，在特定的能量范围内，特定的相互作用将占主导地位。

在图 6-16 中，单个相互作用和总质量衰减系数显示为铅和水能量的函数。请注意曲线中的 K 边。可以看出，不同的能量区域被特定的相互作用所控制。对于水，光电效应在光子能量高达 60keV 时占主导地位，Compton 效应在 60keV 到 10MeV 之间占主导地位，电子对生成在 10MeV 以上占主导地位。对于铅，光电效应在 700keV 以下占主导地位，Compton 效应在 700keV 到 3MeV 之间占主导地位，电子对生成在 3MeV 以上。相互作用的优势区域可以用图形表示，以显示作为能量函数的相对重要性（图 6-19）。

相互作用依赖性的比较说明了为什么 30～100kV

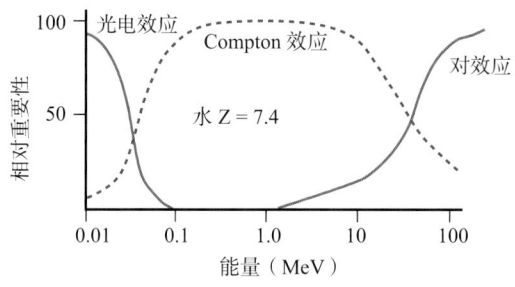

▲ 图 6-19　相对于光子能量, 光子相互作用的相对重要性

能量的光子为诊断成像提供了良好的对比度: 光电效应占主导地位, 并且对被成像材料的原子序数相当敏感。因为衰减取决于原子序数的立方, 所以即使是 Zs 稍有不同的材料也有很好的主题和图像对比度。然而, 6MV 光子的放射治疗门图像对比度较差, 因为主要的相互作用是 Compton 效应。不依赖于原子序数, 对大多数生物材料 (含氢材料除外) 的影响是恒定的。Compton 效应不是成像原子序数, 而是成像材料的密度, 而被摄物对比度和图像对比度本质上是材料密度差异的表示。模拟器和端口图像的比较将在后面给出 (图 6-49)。

7. 总吸收系数　辐射剂量与一点吸收的能量直接相关, 而不是衰减的能量, 尽管两者密切相关。这种能量转移是由次级电子 (光电子、Compton 电子和电子 – 正电子对) 完成的, 这些次级电子沿着它们的路径产生大量的电离, 直到它们的能量被消耗。在次级电子的辐射能量损失之后, 衰减的光子能量的一部分可以作为相干或 Compton 散射光子、湮灭光子 (0.511MeV) 或轫致辐射光子逃逸到其他区域。从次级电子吸收的能量小于作为光子衰减的能量, 因为并非所有入射光子能量都转化为次级电子, 如 Johns 和 Cunningham 所述[21]。以与总质量衰减系数、总质量能量吸收系数 μ_{en}/ρ 类似的方式, 或者简单地说是质量吸收系数, 它描述了每个相互作用所吸收的能量, 并用于计算剂量。μ_{en}/ρ 的值几乎等于光电区的 μ_{TOT}/ρ (因为除了克服电子结合能 E_B 所需的少量光子能量外, 所有光子能量都转移到光电子), 在 Compton 效应占主导地位的区域, $\mu_{en}/\rho < \mu_{TOT}/\rho$ (因为 Compton 散射光子带走的能量不会对局部区域产生剂量)。在成对产生占主导地位的非常高的能量下, μ_{en}/ρ 比 μ_{TOT}/ρ 小大约一个常量, 基于产生正电子对所需的 1.022MeV。两个 0.511MeV 的湮灭光子逃逸了系统; 因此, 剂量本质上是电子 – 正电子对携带的动能。在用于放射治疗的能量范围内, 水 (组织) 中某一点的吸收能量约为该点衰减能量的一半。下一节将详细讨论质量吸收系数和剂量。

8. 光子相互作用小结
(1) 相干散射发生在非常低的光子能量 (<10keV)。

(2) 在水中光电效应占主导地位, 高达 60keV, 具有很强的稳定性 Z^3 和 $1/E_\gamma^3$ 对其他材料的依赖性。

(3) Compton 效应在水中从 60keV 到 10MeV 范围内占主导地位, 在某种程度上依赖于能量或原子序数。Compton 散射只取决于每克的电子数, 对于所有材料 ($N_g \approx 3.0 \times 10^{23}$; 氢除外, $N_g \approx 6.0 \times 10^{23}$) 几乎都是常数。

(4) 光子能量仅在 1.022MeV 以上时电子对生成, 在 10MeV 以上时电子对生成, 与 Z 和光子能量呈线性关系。

(5) 光分解发生在光子能量超过 10MeV 时, 是在直线加速器装置中产生中子的主要原因。

(6) 在诊断光子能量, 图像对比度主要是确定由于光电效应强烈地依赖于 Z, 所以被成像材料的原子序数不同。材料厚度和密度是次要的决定因素。

(7) 在治疗光子能量下, 图像对比度由被成像材料的密度提供, 因为 Compton 效应取决于每克材料的电子数, 而不是原子数。

(8) 总质量衰减系数描述了所有过程的衰减量。从光束中衰减的一部分能量被次级电子作为剂量沉积下来。作为剂量吸收的能量由总质量吸收系数来描述, 该系数跟踪总质量衰减系数, 且数值较小。

(二) 带电粒子相互作用

入射到物质上的带电粒子与原子电子和原子核, 即其他带电体发生非弹性和弹性相互作用[2, 12, 13]。非弹性相互作用包括碰撞和辐射过程, 导致粒子的能量损失。在弹性相互作用中, 粒子被原子电子或原子核散射, 导致粒子的方向改变, 但没有能量损失。带电粒子的相互作用概率实际上是 1; 入射带电粒子在任何时机都相互作用。商 dE/dx (单位为 MeV/cm) 称为阻止力; 对于带电粒子, 它描述了非弹性碰撞时, 能量损失率 dE, 它发生在移动距离 dx 上。阻止功率通常表示为质量阻止功率 $dE/\rho dx$ [单位: MeV/ (g·cm²)], 与吸收体密度无关。因为能量损失几乎是连续的, 粒子有一个特定的动能 E_{KE}, 粒子损失了这个能量然后停止。移动的距离是有限的, 称为粒子范围; 粒子不能走得更远, 其动能为 0。对于密度为 ρ 的吸收体, 粒子范围 r 可进行如下计算。

$$r = E_{kE} \frac{1}{\dfrac{dE}{\rho dx}} \frac{1}{\rho}$$

（公式 6-20）

通过非弹性碰撞损失的能量取决于粒子的质量、电荷和动能, 以及目标原子的质量和电荷。

$$\frac{dE}{dx} = \frac{2\pi z^2 e^4}{m_o V^2} NZF_Q$$

（公式 6-21）

在公式 6-21 中, z 是质量为 M 的入射粒子的原子序数，V 是其速度，e 是电子电荷，m_o 是电子质量，NZ 是吸收体中每立方厘米的电子数，F_Q 是描述每次相互作用能量转移的复函数。

碰撞能量损失随着粒子原子序数的平方和入射粒子速度（和能量）的减小而增加。原子序数的增加导致库仑力增大，速度的降低增加了相互作用时间，两者都导致 dE/dx 的增加。能量传递函数 F_Q 是复杂的，并且随相互作用类型的不同而变化[2]。当 v 接近光速时，它考虑了吸收体的原子质量、电离势和相对论效应。

1. **轻带电粒子的相互作用：电子** 与任何原子质量相比，电子质量很小，入射电子经历了 4 种粒子相互作用和大量散射[8]。碰撞相互作用导致 dE_{COL}/dx 的能量损失，导致电离或激发态（更高的电子轨道）（图 6-20）。如前所述，碰撞损失随着电子速度的减小而增大，随着吸收体原子序数的增大而减小。吸收原子序数的减少是由于每克电子数（NZ/ρ）随 Z 的增加而减少。对于等效质量厚度（质量厚度是厚度除以密度，单位为 cm^2/g），电子在低 Z 材料中比在高 Z 材料中停止得更快。图 6-21 显示了水和铅的这些关系。

电子的辐射相互作用导致 X 线发射。入射电子穿透电子云并与原子核的正电场相互作用，发生突然减速，dE_{RAD}/dx 能量损失降低和方向改变（图 6-20D）。能量变化，dE_{RAD}/dx，以 X 线的形式释放，称为韧致辐射（或制动辐射）。当入射单能电子注量时，会发射出连续的 X 线光谱，因为每个相互作用中能量损失的概率，无论大小，都是相等的。当电子失去能量时，可能会发生连续的韧致辐射相互作用；韧致辐射 X 线光谱的最大能量等于初始电子能量，而低于该最大能量的所有其他 X 线能量则为 0（图 6-7）。辐射相互作用很重要；它们是诊断 X 线管和 LINAC 中产生韧致辐射 X 线的机制。韧致辐射的产生随入射电子能量和吸收体的 Z 增加而增加（图 6-21）。

碰撞和辐射相互作用的概率取决于电子能量和入射物质的原子序数（图 6-21）。当电子能量为 100keV 时，对于高 Z 吸收体（如 X 线靶），99% 的相互作用是碰撞作用，1% 是辐射作用（X 线产生），最终导致热沉积。当电子能量为 10MeV 时，韧致辐射是一个更有效的过程；大约 50% 的相互作用是碰撞的，大约 50% 是辐射的。在 100keV 时，X 线产生效率很低，而在 10MeV 时，X 线产生效率很高。在 10MeV 以上，韧致辐射的 X 线额超过了碰撞损失。已经观察到，dE_{COL}/dx 随着电子动能降低到 1MeV 以下而增加（图 6-21）。当电子速度减慢时，它会更快地失去能量。在 1MeV 以上，电子在水中运动损失约 2MeV/cm（$dE_{COL}/dx \approx 2MeV/cm$）。10MeV 电子在水中的射程约为 5cm（$10MeV \div 2MeV/cm$）。密度缩放可应用于不同于单位密度的材料。例如，10MeV 电子在密度为 $1.5g/cm^3$ [$10MeV \div (2MeV/cm \times 1.5)$] 的骨中传播约 3.3cm。这些关系使用公式 6-20 作为基础。

2. **重带电粒子相互作用** 重荷电粒子，如质子和 α 粒子，主要经历非弹性碰撞。能量损失率很高，导致射程很短。在水中或组织中的轨迹是向前的，散射很小；粒子质量与相互作用的物质相似，与电子经历的大量散射相比，很少发生大角度方向变化。由于依赖于前面讨论的 Z^2 和 $1/v^2$（公式 6-21），重荷电粒子在接近其

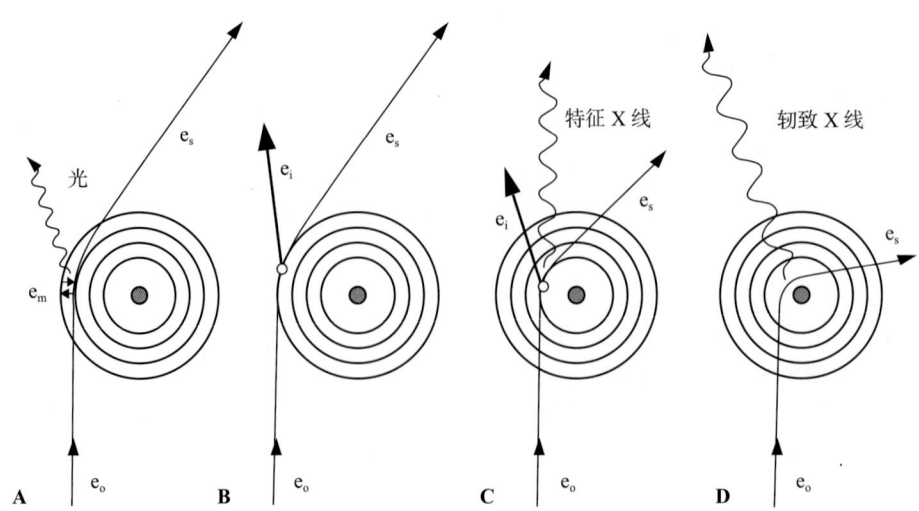

▲ 图 6-20 电子相互作用

A. 激发；B. 外壳层电离；C. 内壳层电离；D. 韧致辐射产生（引自 Johns HE, Cunningham JR. The physics of radiology. 3rd ed. Springfield, IL：Charles C Thomas；1978.）

量程末端时表现出快速增加和巨大的能量损失。这种能量损失的增加导致在相对恒定的损失长度之后，粒子轨道长度尾部的电离急剧增加，这种现象称为布拉格峰[2, 12, 13]。质子（图 6-22）和 α 粒子可观察到布拉格峰。所有带电粒子（包括电子）都会出现布拉格峰；然而，电子足够轻，以至于会出现多次散射，电离路径是随机定向的，模糊了任何可观察到的效果。

质子的有限射程可以通过物理衰减器或其他方法进行调制，使射程从最大值减小。这个过程实质上是调制入射质子束的能量。如果在光束开启时连续进行距离调制，布拉格峰将扫过称为扩展布拉格峰的范围，并将产生高剂量平台（图 6-22）。扩展布拉格峰剂量平台的宽

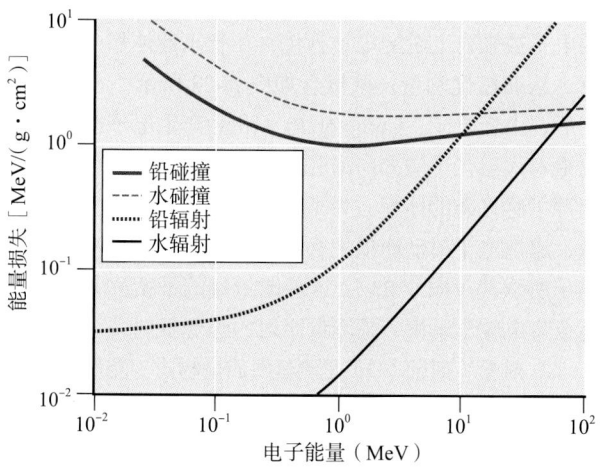

▲ 图 6-21　相对于入射电子能量，碰撞和辐射引起的电子能量损失

引自 Johns HE，Cunningham JR. The physics of radiology. 3rd ed. Springfield，IL：Charles C Thomas；1978.

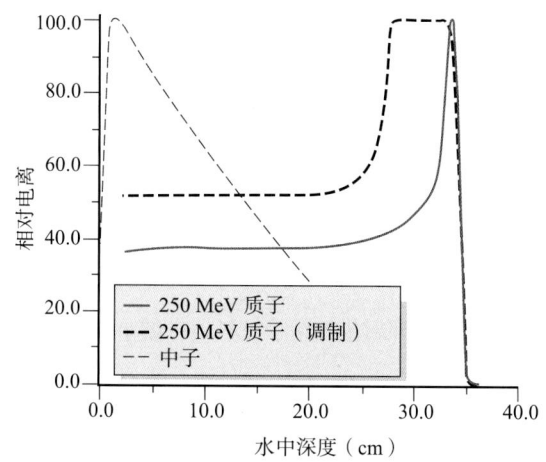

▲ 图 6-22　重粒子电离曲线

带电的质子在射程末端出现布拉格峰，而不带电的中子呈现指数性衰减（质子数据引自 Miller DW.Update on proton radiotherapy. In：Mackie TR，Palta JR，eds. Teletherapy：Present and Future. Madison，WI：Advanced Medical Publishing；1996.）

度可以设计成在一定深度上与肿瘤大小相匹配，并显示质子对放射治疗的吸引力。

3. 重不带电粒子相互作用：中子　中子没有电荷，也不像带电粒子那样经历库仑相互作用。相反，中子通过强作用力与原子核发生非弹性和弹性碰撞而相互作用。通常对于低 Z 和中 Z 材料，中子穿透原子核并被吸收，接着是质子的喷射［(n，p) 反应］。新的核可能具有放射性，这一过程称为中子活化。中子也可能引起核分裂，类似于光分解。对于非常重的核，中子可能导致裂变，核反应堆中的一种用于发电的反应。中子的弹性散射也很常见。中子所经历的非弹性或弹性碰撞类型取决于中子能量和吸收原子序数以及复杂的反应概率[18, 21]。中子缺乏电荷；因此，对于高能（非热）中子，它们与原子核的相互作用本质上是指数的，如光子（图 6-22）。它们的范围可以表示为平均路径长度等于中子衰减系数的倒数。

4. 粒子相互作用小结

(1) 具有动能的粒子与吸收材料有非弹性和弹性相互作用。非弹性碰撞会导致能量损失，而弹性碰撞则不会。

(2) 电子通过与原子电子或原子核的库仑相互作用经历非弹性碰撞。与原子电子的碰撞作用导致激发或电离，从而产生辐射剂量。与原子核的相互作用产生轫致辐射 X 线。

(3) 对于电子来说，碰撞能量损失在较低能量时占主导地位，而辐射损失在较高能量时占主导地位。有趣的是，每克低 Z 材料的碰撞能量损失要比高 Z 材料大。电子屏蔽材料的选择是低 Z 材料，因为每克的阻止功率更高，轫致辐射产生最小化。

(4) 在水或组织中，兆伏电子损失约 2MeV/cm。电子的射程是有限的，它的长度（cm）是用能量（MeV）除以 2 得到的。

(5) 电子相互作用导致大量散射，这是由电子的轻质量相对于任何吸收体的核质量引起的。

(6) 荷电重粒子间的弹性碰撞主要是通过与原子电子的库仑相互作用，导致激发或电离，从而产生辐射剂量。核相互作用只发生在非常高的能量，不包括轫致辐射的产生。

(7) 带电重粒子的射程有限，在轨道末端附近能量损失迅速增加，大量剩余能量迅速释放，并产生带有布拉格峰的电离曲线。这对于使用质子进行治疗来说是最有意义的，利用距离调制来产生覆盖深度目标的扩展布拉格峰。

(8) 中子与原子核发生非弹性和弹性碰撞，导致原子核重排，随后发生电离事件。中子的射程不是有限的。

四、辐射量和测量

（一）电离及寿命

电离辐射通过测量产生的电离量来量化。离子的数量与传递给物质的能量成正比。在空气中产生一个离子对（ion pair, ip）平均需要 33.97eV[23]。这个数字称为 W 值（空气的 W=33.97eV/ip），它几乎与辐射能量无关。其他气体的 W 值与空气的 W 值相似，不同材料的 W 值均匀性与原子能级和激发能转移能力有关[2]。注意，随着时间的推移，W 值的几个值已经确定；这些变化很小，是所用系数略有差异的原因如后文所述，将照射量转换为剂量[22, 23]。

在 5 个光子相互作用中的 4 个，能量从入射光子转移到产生电离或次级过程。这种能量转移导致辐射剂量。对于每一种相互作用，其起源如下。

(1) 在相干散射中，没有电离。然而，散射的光子被从主光束中移除，并且可能经历电离相互作用。

(2) 在光电效应中，内壳层电子被电离。光电子被激发和电离而射出并失去能量。特征 X 线和 Auger 电子的能量足以引起电离。

(3) 在 Compton 效应中，外层电子被电离。散射光子和 Compton（反冲）电子的能量可能足以引起电离。

(4) 在成对产生中，原子没有直接电离。然而，电子和正电子都有足够的能量引起电离，而湮灭辐射的能量足以引起电离。

(5) 在光分解中，原子没有直接电离。然而，剩下的原子（少了一个中子或质子）可能是不稳定的，并且由于电离粒子的发射而衰变。射出的中子可能引起其他原子的活化，导致核衰变和电离，而射出的质子将直接传递剂量。

如果收集并测量所有产生的离子，就可以确定沉积的能量。电离度的测量是确定辐射剂量的基础。

（二）辐射量和单位

电离辐射用两个重要的量来量化，即照射量和剂量。第三个量，比释动能，是一个与照射和剂量有关的重要概念。

1. 照射量 照射量 X 是测量光子相互作用产生的电离量（空气质量电荷）。作为电离辐射量的第一个定量定义，照射量具有历史意义。照射量的 SI 单位为每质量 1 千克（kg）1 库仑（C）电荷：X=C/kg。最初的照射量单位 X，基本上是辐射剂量的第一个定量定义（大约 1933 年），是伦琴（R），以 X 线发现者 Wilhelm Conrad Roentgen 命名。

$$1R = 2.58 \times 10^{-4} C/kg \text{ 空气 } (= 1esu/cm^3 \text{ 空气})$$

在前面的表达式中，C（库仑）是一个电荷（或电离）单位，因此 $1ip=1.6 \times 10^{-19}C$。每体积电荷的原始定义，$1R=1esu/cm^3$，基于静电单位，并负责现在定义的伦琴奇数单位。使用伦琴作为辐射量仍然相当普遍，特别是在辐射防护领域。

照射 X 的几个重要概念如下。

(1) 它被定义为所有电离，初级和次级，当产生在空气中测量。

(2) 它仅定义为电离光子（X 线和伽马射线），不是电子或其他粒子。

(3) 只有在电子平衡条件下才能正确测量——当光子能量高于 3MeV 时，很难测量。在这个能量之上，空气中的电子范围变得太大，以至于电子平衡实际上无法实现。

电子平衡：由于电子平衡，感兴趣体积的下游损失的电子被来自上游的等量替代，在感兴趣体积内产生平衡，从而精确测量。该概念如图 6-23 所示。在相互作用后，由光电子、Compton 电子和对产生电子组成的电离沿着入射光子的方向离开相互作用点，一部分实际上离开了感兴趣的体积。为了精确测量体积中产生的电离量，逃逸电子的动能损失必须被从上游进入体积的等量电子所取代（图 6-23）。这种能量流的平衡称为电子平衡或带电粒子平衡，是测量照射的必要条件。

2. 剂量 剂量（D）是测量每质量物质（能量／质量）所传递的能量[11]。剂量单位为戈瑞（Gy）：1Gy= 1J/kg。早期剂量单位为 rad：1rad=100erg/g=0.01Gy；1Gy=100rad。虽然不是官方单位，但 cGy 通常使用，因为它与 rad 可以换算：1cGy=1/100Gy=1rad。因此，100cGy=1Gy。

剂量不受接触限制。因此，以下两个声明适用。

(1) 剂量对于任何能量（如 X 线）的任何电离辐射有效（例如 γ 射线、e⁻、e⁺、n、p、α、π）。

(2) 剂量对任何材料和相有效：固体、液体或气体。

在实践中，通过测量照射量并使用 W 值和质量能量吸收系数 μ_{en}/ρ 将其转换为剂量来确定介质的剂量。质量能量吸收系数与质量衰减系数相似，但它描述的是能量吸收，而不是衰减。图 6-24 利用照射的原始定义伦琴，并假设电子平衡，对以下步骤进行了说明。

(1) 将 1R 的照射量 X 给予材料 m 中的小的充气空腔。

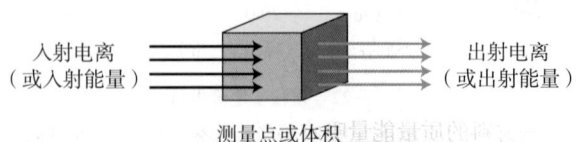

▲ 图 6-23 感兴趣区域的出射电离损失被相等的入射部分所补偿，从而产生电离平衡，可以对电离量进行准确测量

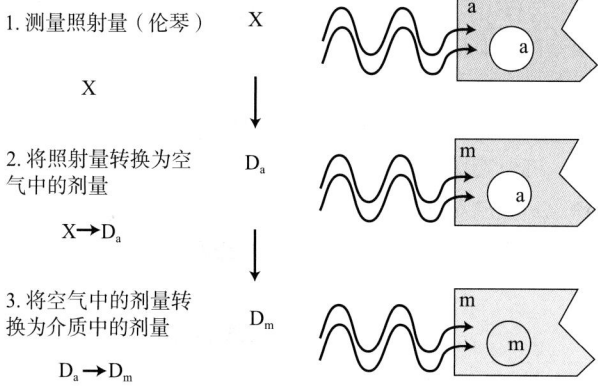

1. 测量照射量（伦琴）　X

2. 将照射量转换为空气中的剂量

$$X \rightarrow D_a$$

3. 将空气中的剂量转换为介质中的剂量

$$D_a \rightarrow D_m$$

▲ 图 6-24　剂量测量过程

将少量空气的照射量转换为介质中的剂量

$$X = 1R$$

（2）空腔中的空气剂量是使用 W 值和伦琴的定义，根据需要转换能量单位，如下。

$$D_a = WX = 33.97\,eV/ip \times 1R$$

（转换单位）$= (33.97\,eV/ip)(1\,ip/1.6 \times 10^{-19}\,coul)$

$\times (2.58 \times 10^{-4}\,C/kg/1R)$

$\times (1.6 \times 10^{-12}\,erg/eV)$

$\times (1\,kg/1000\,g)$

（转换为 Gy）$= (87.6\,erg/g/R)(0\,01\,Gy/100\,erg/g)$

因此

$$D_a = 0.00876\,Gy/R \text{ 暴露于 1R} \qquad （公式 6-22）$$

0.00876Gy/R 称为伦琴 – 戈瑞转换系数，通常表示为伦琴 – 厘米戈瑞系数 0.876cGy/R。重要的概念是，根据定义，1R 的照射导致 0.00876Gy 在空气中的能量释放：1R → 0.00876Gy（在空气中）。这种照射的表示被称为"空气比释动能"；它是释放在空气中的带电粒子的动能。比释动能和作为剂量单位的戈瑞将在后面更详细地讨论。

对于 X 伦琴数，对空气的剂量计算如下。

$$D_a = 0.00876\,Gy/R\,X(R) \qquad （公式 6-23）$$

（3）材料的剂量是通过将空气中的剂量 D_a 转换为 D_m 来计算的。从概念上讲，这一步用相同体积的材料代替空气腔。可以通过下列公式表示[21, 24]。

$$D_m = D_a \left.\frac{\mu_{en}}{\rho}\right|_a^m, \qquad （公式 6-24）$$

其中

$$\left.\frac{\mu_{en}}{\rho}\right|_a^m$$

是材料的质量能量吸收系数，m

$$\left.\frac{\mu_{en}}{\rho}\right|_m$$

除以

$$\left.\frac{\mu_{en}}{\rho}\right|_a$$

空气的质量能量吸收系数为 a。结合公式 6-23 和 6-24 产生以下表达式。

$$D_m = \left.\frac{\mu_{en}}{\rho}\right|_a^m 0.876\,cGy/R\,X(R) \qquad （公式 6-25）$$

和

$$D_m = f\,X(R), \qquad （公式 6-26）$$

其中 f 因子计算如下。

$$f = \left.\frac{\mu_{en}}{\rho}\right|_a^m 0.876\,cGy/R. \qquad （公式 6-27）$$

对于任何在空气中测量的 $X(R)$，可通过将 f 因子乘以曝光来找到在该点替代的材料的剂量。实际上，充气腔是一个插入辐射束中的电离室，在规定的程序中，利用照射于剂量校准因子将室内收集的电离转换为剂量，该程序考虑电离室的特性和特定的辐射束能量和辐射几何。

f 因子是一个重要参数，它随材料和光子能量的函数而变化，如图 6-25 所示的水、肌肉和骨骼。根据定义，空气的 f 因子总是 0.876cGy/R。水、肌肉和空气具有相似的 f 因子，因为它们的有效原子数相似。骨骼的原子数较高（2 倍），并且接收到的剂量是软组织在光电区所接收的剂量的 4 倍。这一效应是由于在正压治疗

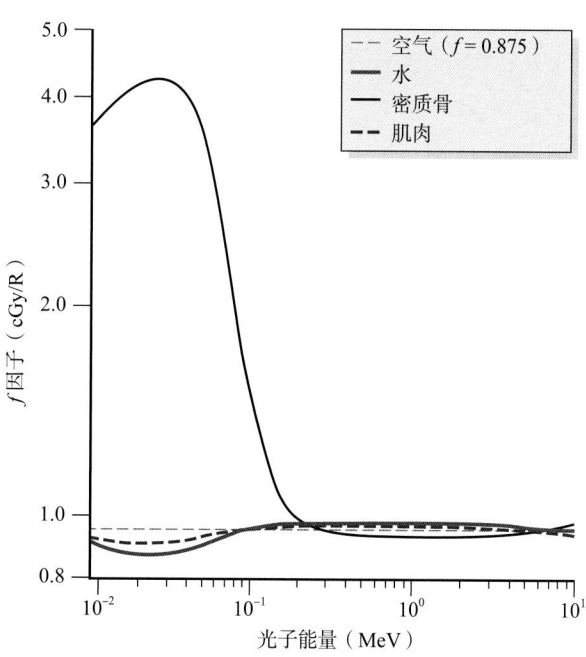

▲ 图 6-25　f 因子与材料和光子能量的函数关系

引自 Bureau of Radiological Health. Radiological Health Handbook. Bethesda, MD: US Department of Health, Education, and Welfare; 1970.

期间接受的高剂量骨剂量以及诊断 X 线图像中的对比度。注意光电区脂肪 f 因子的降低，因为其高氢含量的 Z 值较低。

对于电离辐射处理，每剂量的能量沉积量相当小。将 $1cm^3$ 水的温度提高 1℃需要大约 100 万 cGy。相反，对于每天处理剂量为 2Gy（200cGy），每克温度的升高仅为 0.0002℃。对于分馏和放射外科辐射处理，热效应不存在。

3. 比释动能　当光子辐射与物质相互作用时，能量被转移到次级电子（光电子、Compton 电子、产生对电子）并产生它们的动能。这种转移的能量称为比释动能（介质中释放的动能）。比释动能（K）表示为每质量辐射材料释放的能量，单位与剂量相同，即 Gy（J/kg）。例如，如前所述，1r 照射在空气中产生（释放）的电离量也是"空气比释动能"，转换比为 1R=0.00876Gy（空气比释动能）和 1Gy（空气比释动能）=114.3R。比释动能与剂量不同，比释动能是每质量释放的能量，剂量是每质量吸收的能量。这两个量在数字上可能非常相似，但它们之间的关系有 3 个重要方面。

(1) 对于兆伏光子，某一点的比释动能（主要）向前移动。在该点释放的次级粒子将其剂量从该点传递到下游，而不是在该点。相互作用点处的比释动能可能导致下游关注点处的剂量在数值上相等。

(2) 即使在同一个关注点，比释动能也将大于剂量，因为次级电子可能会因轫致辐射过程而损失一些能量。轫致辐射 X 线将能量带离感兴趣的点。$D=K(1-g)$，其中 g 是轫致辐射损失的能量分数。

(3) 如果满足电子平衡，轫致辐射可以忽略不计（$g<1$），则相互作用点的剂量等于比释动能。因此，只要存在电子平衡，剂量等于比释动能；这一概念是辐射剂量测量的关键。

可对照射、剂量、比释动能及其关系进行全面解释[12-14]。已对这些和其他剂量学概念进行了大量研究和写作，以建立有意义和一致的定义。摘要见表 6-7。

（三）辐射探测与测量

有不同类型的辐射检测和测量仪器，具有特定的特性，能够执行某种类型的测量。一般的仪器类别包括气体探测器、闪烁探测器、其他固态探测器、绝对剂量计和人员剂量计。

1. 充气探测器　充气探测器的工作原理是测量曝光，即在空气中收集电离或替代气体。充气体积是指包含两个相反带电的板或电线来收集气体中电离产生的电荷的一个体积。读数以电荷单位（C）、曝光率或曝光率为单位。图 6-26A 表示一种简单的平行板充气检测器及其组件。随着施加到电极的电压从零增加，收集的电荷量增加（图 6-26B）。表 6-8 中扩展了不同的电压区域。通常，充气探测器在进行辐射测量之前需要进行校准。

电离室：电离室在第二区工作（图 6-26B），是辐射剂量计的重要类型，是用于放射治疗光束校准的主要装置。这个光子束最常用的设计是顶针室，它有一个圆柱形的几何结构中心线性和外圆柱形电极（图 6-27A）。常规的有效容积为 0.6ml，尽管腔室较小或较小更大的体积可用于特殊用途，如小剂量测量或低剂量率测量。

表 6-7　放射单位

量	测量项目	单位（符号）	值
照射量	空气中的电离	伦琴（R）	$2.58×10^4 C/kgl_{air}$
剂量	物质中吸收的能量	拉德（rad）	100erg/g
剂量（国际标准）	物质中吸收的能量	戈瑞（Gy）	1J/kg
比释动能	物质中释放的动能	戈瑞（Gy）	1J/kg
等效剂量	吸收能量的生物效应	雷姆（rem）	QF×100erg/g
等效剂量（国际标准）	吸收能量的生物效应	希沃特（Sv）	QF×1J/kg
活度	单位时间的衰变数	居里（Ci）	$3.7×10^{10} d/s$
活度（国际标准）	单位时间的衰变数	贝可（Bq）	1d/s
照射率常数	单位活度的照射率	γ（Γ）	$R·m^2/(h·Ci)$
照射率常数（国际标准）	单位活度的照射率	γ（Γ）	$Gy·m^2/(s·Bq)$
空气比释动能强度	自由空间的空气比释动能	S_k	$μGy·m^2/h$

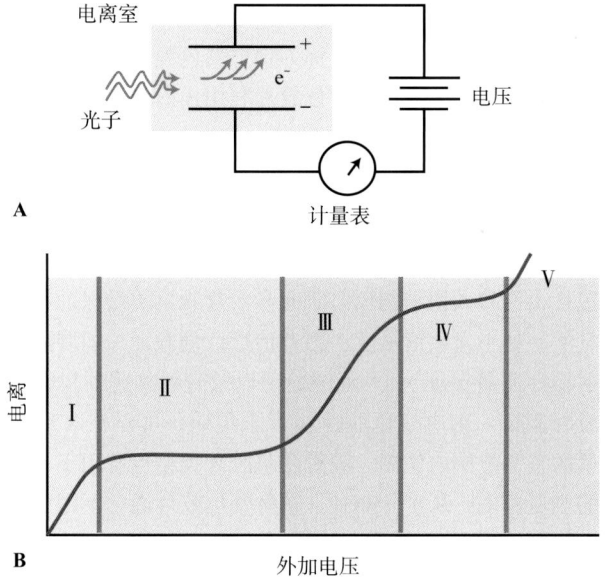

A

B

▲ 图 6-26　充气探测器的响应

A. 充气探测器从照射区中收集电离；B. 电压增加时，不同的电离
收集。所示区域在表 6-8 中解释

平行板室普遍使用，是推荐的电子室几何结构束剂量测定（图 6-27B）。一般来说，电离室在使用前需要校准。辐射束产生的电离电流它们非常小，约为 10^{-9}A，需要一种称为静电计的高精度装置进行精确测量。电离室和静电计在使用前需要校准与三轴连接电缆是必要的辐射工具光束校准。辐射束校准的条件由国家机构进行制定，如美国医学物理学家协会（American Association of Physicians in Medicine[15]）的任务组（Task Group，TG）-51 以及国家或州监管机构。所有电离器的操作要求是指电离室在电子平衡的条件下工作。在不平衡条件下，数量电离度的测量是不正确的，曝光或剂量计算也是如此。

2. 固态探测器　热释光剂量计：在微模式中，晶体固体有两个电子能级，称为价带和导带。价带包含束缚电子，而导带包含自由电子。这两个带之间的能态是被禁止的。电离后，束缚电子可以获得足够的能量跃迁到导带，在价带中留下一个正的"空穴"。导带电子和空穴可以在晶格中移动并最终复合，复合时会发射光。由于晶格中的杂质，一些晶体材料具有长寿命的"陷阱"的特性，可以将电子 - 空穴对保持在激发（或未填充）状态。电子 - 空穴对是通过吸收电离辐射产生并激发到陷阱中的，电离辐射提供了将电子 - 空穴对推入陷阱的能量（图 6-28）。加热晶体使电子 - 空穴对离开陷阱并返回去激发状态。在这种转变中，发射的光量与辐射剂量成正比。剂量是通过发出的光的量来测量的。热释光剂量计（thermoluminescent dosimeter，TLD）最常见的两种类型是氟化锂（LiF，几乎相当于组织）和氟化钙（CaF，不相当于组织），其形状为棒状或片状，空间尺寸为 1～3mm。在用作剂量计之前，必须获得校准系数。TLD 用于治疗期间的体内患者剂量监测和辐射安全目的的人员监测。

（1）光释光剂量计：作为热释光剂量计的替代品，一种光学受激发光剂量计（optically stimulated luminescent dosimeter，OSLD）已经被开发出来，它使用了掺碳氧化铝（Al_2O_3：C）晶体材料。这种晶体剂量计具有与 TLD 类似的行为，具有能级（导带和价带）和长寿命陷阱，在照射于电离辐射后可以存储电子 - 空穴对。然而，与 TLD 不同的是，OSLD 使用光而不是热来刺激俘获的电子 - 空穴对返回到去激发状态，发射比用于去激发的刺激光能量更低（更高波长）的光。与 TLD 一样，由于大量陷阱是由电离辐射引起的，因此接收（测量）的辐射剂量与发射的光量成正比。OSLD 的单个圆盘是复合塑料和 Al_2O_3：C 制成的小圆盘（约 5mm 直径）。Al_2O_3：C 材料不是组织等效物，每个 OSLD 需要针对所使用的电离辐射类型进行校准。OSLD 广泛用于人员监测和体内患者剂量测定，稍后将详细讨论。

（2）胶片：胶片是一种固态探测器，历史上指对光和电离辐射都敏感的卤化银胶片。光密度的大小与剂

表 6-8　充气探测器的电压区间

区　间	定　义
I	复合区。电压不足以分离离子对，发生复合
II	饱和区。电压高到足以收集几乎 100% 的电离（因此称为"饱和"）。也称为电离区
III	正比区或气体放大区。电压高到足以使电离电子加速到产生额外电离的能量，从而以因子 M 放大初始电离的实际量
IV	Geiger-Muller 区或 GM 区。电压足够高，加速离子的放大作用继续进行，因此每次光子击中探测器时，探测器中的全部气体都会电离。无论是低能还是高能，发生的电离量都是相同的。因此，GM 计数器对看到的每一个光子都会发出一次"点击"，它实际上是一个光子计数器
V	连续放电区。电压高到足以使探测器气体自发电离。一旦开始，电离就不间断地进行，与电离辐射的存在或不存在无关。探测器在这种外加电压下不起作用

量成正比。由于薄膜的 Z（银含量）相对较高，因此响应是能量敏感的。响应曲线如图 6-29 所示。胶片用于获得治疗机质量保证试验的相对剂量分布（即等剂量分布），以进行平整度、对称性、辐射 / 光场一致性和成像 [16, 25]。必须仔细测量剂量响应曲线，包括恒定的处理器控制，以使胶片能够用于测量实际（非相对）剂量。由于用于数字摄影和具有千伏和毫伏光子的医学成像的电子图像接收器（例如诊断和治疗验证），相对较高的成本，以及照射后所需的化学显影过程，卤化银射线照相胶片的医学用途几乎不存在，除了特殊的成像应用，

如乳房 X 线摄影。为了保证物理质量和剂量学的目的，一种新型的组织等效膜，称为辐射变色膜，已经成为一种强有力的工具。辐射变色胶片利用辐射诱导聚合引起的不透明度变化来指示剂量 [26]。这种胶片不需要显影，但有一个最佳的读取光波长。一个数字平板三通道（彩色）扫描仪可以用来读取放射性彩色胶片的不透明度，并通过校准程序，可以获得一维和二维剂量分布。用途包括小型和大型动物辐射研究和治疗光束质量保证和剂量学，如小光束剂量学、患者治疗计划验证（即调强放射治疗质量保证）、大范围验证以及直线加速器机械和放射验证。射电变色胶片相当于组织，可以在 X 线能量的整个范围内使用。辐射变色胶片类型也可用于不同的剂量范围，从 1～50Gy。辐射变色胶片通常不用于医学成像，因为它的成本和缺乏成像对比度。

（3）金属氧化物硅半导体场效应晶体管探测器：无半导体器件称为甲氧基硅半导体场效应晶体管（metal oxide-silicon semiconductor field effect transistor，MOSFET），可用作体内剂量测定和物理质量保证的辐射探测器。p 型器件在辐射过程中产生与剂量成比例的电子 - 空穴对，并且与剂量相对应的空穴数可以稍后使用适当的计量装置来读取。优点包括体积非常小，它能够进行小范围或"点"剂量测量，并能够将其纳入植入式剂量计和表面放置剂量计中，用于体内患者剂量学 [27]。MOSFET 剂量计主要用于带光子的外照射，需要对使用中的光子能量进行校准。表面应用要求了解累积效应，以便正确评估表面剂量。近距离放射治疗剂量传递的实时监测也是可能的。

（4）闪烁体探测器：闪烁（光）体探测器通过测量电离辐射在特殊晶体材料中产生的光量来探测辐射。最常用的材料是碘化钠（NaI）。NaI 晶体与光电倍增管耦合，光电倍增管放大来自晶体的检测信号（图 6-30A）。NaI

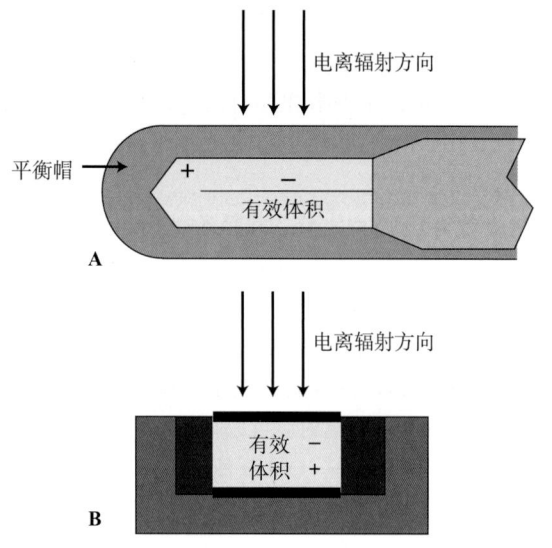

▲ 图 6-27 电离室设计

A. 指形电离室；B. 平行板电离室。平衡帽放置于每个电离室上以保证电子平衡

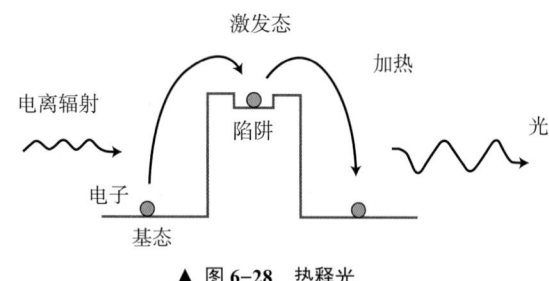

▲ 图 6-28 热释光

电离辐射导致电子 - 空穴对激发但处于陷阱状态。额外的加热可以退激，并伴随光的发射

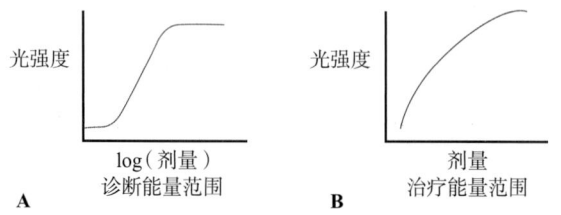

▲ 图 6-29 不同胶片类型、光子能量和剂量的胶片辐射响应

A. 诊断光子能量响应；B. 治疗光子能量响应

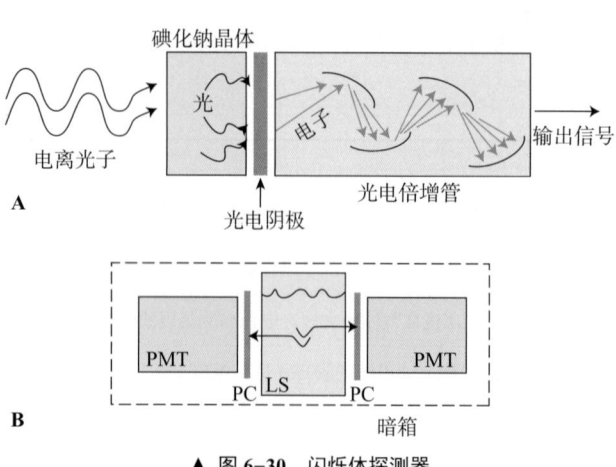

▲ 图 6-30 闪烁体探测器

电离辐射产生光子，然后转换为电子并放大。A. 碘化钠晶体和光电倍增管；B. 液体闪烁探测

探测器非常灵敏，很容易探测到背景辐射。例如，在放射治疗诊所的同位素实验室或使用液体放射性示踪剂的研究实验室中，它们被用来探测低能或低放射性（剂量率）源。这些探测器是以未校准的形式使用的；一个脉冲表示已经检测到光子。

(5) 闪烁材料也可以制成液态：采用这种技术，辐射源（即放射性物质样品）通过浸没方式与液体闪烁体直接接触（图 6-30B）。这种亲密的接触能使极小的活动被发现。检测限在微居里和微微居里范围内。该方法主要用于检测极低能 β 粒子，用于放射性同位素示踪研究、环境取样和废物或其他材料的同位素分析。液体闪烁体被称为鸡尾酒，它包括溶剂和闪烁材料。液体闪烁探测器在使用前需要校准，包括测定背景计数率。

(6) 半导体探测器：锗和硅。锗（GeLi）和硅（SiLi）探测器是半导体材料，可以用来探测光子的能量。这些探测器仅在非常低的剂量率（即小样本活动或低注量率）下有用，用于测量光子能谱，而不是剂量。

3. 绝对剂量计　大多数剂量计需要以每次读数的剂量或照射量的形式进行校准。绝对剂量计不需要校准，而是直接测量剂量。

(1) 量热法：所有辐射剂量，即每一质量所传递的能量，最终都会变成热。如果测量温度的变化，就知道剂量的多少。如前所述，每灰度的温度变化非常小；因此，使用了一种称为量热计的灵敏装置。标准制定机构如美国国家科学技术研究所，有量热仪来设置辐射束和仪器的精确校准系数，量热仪不属于放射治疗临床中使用的常规剂量学仪器。

(2) 化学或 Fricke 剂量计：Fricke 剂量计测量电离辐射催化的化学变化。新产品的化学产率与辐射剂量成正比。最常见的反应是铁生成硫化亚铁，因此产生的 Fe^{3+} 的量与输送的剂量成正比。每灰色的产量很小，Fricke 剂量计通常用于独特的几何形状和高剂量率。

4. 个人剂量学　出于辐射安全目的，需要对职业性接触电离辐射的工人进行剂量监测。虽然 TLD 和薄膜以前已经被使用，但 OSLD 现在是主要的剂量计材料。氧化铝剂量计晶片与其他组件组装成辐射"徽章"，工作时佩戴在腰部或衣领上。覆盖在剂量计上的滤光片能够区分电子或低能光子和高能光子。剂量读出是在一个不透光的读卡器中完成的，该读卡器提供光学刺激并将光发射转换为辐射剂量。除了人员剂量计必须用专门的读取器进行审问外，对于高剂量率环境，还有可用于即时读出的直读剂量计。这种剂量计在紧急情况下非常重要。个人剂量计安装在支架中，可根据用户进行的工作活动进行全身和四肢监测。

关于辐射仪器和测量的参考文献提供了详细的理论、设计参数和不同类型探测器的操作特性[21, 22, 28]。

五、建成现象

用于放射治疗的兆伏光子束表现出这样一种现象：吸收体表面的剂量相对较低，但在接下来的几毫米或几十毫米内迅速增加到最大值。这个剂量迅速增加的区域称为建成区域，解释如下。由兆伏光子相互作用产生的次级电子（光电子、Compton 电子和成对产生电子）主要从相互作用点向前移动。方向和范围由图 6-31 中的箭头组表示。表面是第一个相互作用点；这些相互作用产生的剂量是正向传递的（A 点）。因为表面上游没有产生次级电子的相互作用点，所以表面剂量很低。忽略衰减和光子注量随深度的其他微小变化，相互作用发生在地表下的下一层物质中，具有类似的正向剂量分布。这些电子轨迹与来自表面的电子轨迹重叠。在深度上的附加层具有相似的相互作用和由此产生的二元电子分布，与先前的二元电子分布相加。当连续的电子轨迹重叠时，剂量迅速非线性增加（B 点）。给定一个平均的、有限的次级电子范围，最终到达一个点，在那里电子完全重叠（点 D）。在这一点上，总电子轨迹的数目是恒定的，因为产生的电子与丢失的电子相匹配。在称为 dm 的深度处达到最大剂量 Dm（图 6-31）；Dm 表

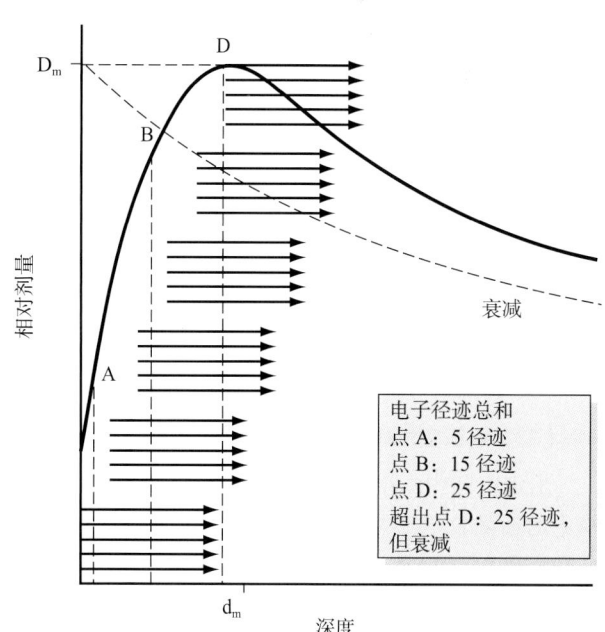

▲ 图 6-31　辐射剂量建成

由于次级电子主要在下游方向，连续的电子束径迹重叠产生一个剂量迅速增加的区域，称为建成。在称为 d_m 的深度处达到的最大剂量 D_m，此深度表示平均次级电子射程，亦是获得电子平衡的点。由于光子发生衰减，相互作用的数量（虚线）和产生的次级电子随着距表面的深度增加而减少。衰减与建成过程相互竞争，但由于建成比衰减发生得更快，因此会产生剂量净增益

示平均次级电子范围，是获得电子平衡的点。由于光子衰减发生，相互作用和产生的次级电子的数量随着离表面的深度而减少。衰减与累积过程相竞争；然而，累积比衰减更快，导致剂量的净增益。建成区的存在和陡度取决于入射光子能量，而入射光子能量控制着相互作用的类型以及次级电子的范围和分布。光子能量越高，次级电子的平均射程越大，dm 越大。在 dm 之外，光子衰减导致瞬态电子平衡（即能量输入略大于能量输出）和剂量随深度的减少（如图 6-31 中虚线所示；差异被夸大）。

六、外照射剂量关系

3 个在概念上和实践中仍然重要的数学函数用于描述外部辐射束的剂量特性：百分深度剂量（percent depth dose，PDD）、组织空气比（tissue-air ratio，TAR）和组织模体比（tissue-phantom ratio，TPR）[12, 13]。这些剂量函数将任何点的剂量与参考点的剂量相关联。图 6-32 所示的辐射几何形状说明了以下讨论的测量条件[29]。

（一）百分深度剂量

PDD 是深度处剂量 D_d 与最大剂量 D_m 的比值，沿光束中心轴测量，以百分比表示。点 X 和 Y 分别是图 6-32B 中深度 D_d 和 D_m 处的位置。PDD 取决于深度 d、参考深度 d_m（最大剂量点）、光束质量（或能量）E、源 – 皮距（source-to-surface distance，SSD）、表面的射野尺寸（w）。公式如下。

$$\mathrm{PDD}(d, d_m, E, \mathrm{SSD}, w) = \frac{D_d}{D_m} \times 100\% = \frac{D_X}{D_Y} \times 100\% \quad \text{（公式 6-28）}$$

PDD 通常表示为分数而不是百分比。由于测量简单，PDD 是诊断和治疗辐射束首次测量的剂量函数；它仍然是束表征的基本剂量测量。在 PDD 测量中固有的是材料的衰减效应和与源的距离改变时的平方反比效应。PDD 用于光子和电子束，通常以表格形式用于监视器单元的计算。

（二）组织空气比

给定空间中一个固定的照射点，在同一点上，体模中的剂量 D_x 与空气中的剂量 D_x' 之比称为 TAR（图 6-32A 和 B）。TAR 表示当空气被组织替代时，空气中的剂量是如何受到影响的。点和源到点距离处的射野尺寸是恒定的；唯一的变量是模体中的深度。

$$\mathrm{TAR}(d, w_d, E) = \frac{D_X(d, w_d, E)}{D'_X(w_d, E)} \quad \text{（公式 6-29）}$$

TAR 基本上独立于 SSD，因为无论 SSD 如何，对于固定的射野尺寸，散射贡献几乎是恒定的。这种独立性使 TAR 能够在临床上广泛使用的 SSD 上使用，而无

需校正。TAR 仅用于光子束，对电子束无效。

当关注点是最大剂量的深度（当 d=d_m 时），存在一种称为后向散射因子（backscatter factor，BSF）的特殊情况。在这种情况下，TAR 有一个最大值，且有以下公式。

$$\mathrm{BSF}(w_{d_m}, E) = \mathrm{TAR}(d_m, w_{d_m}, E) = \frac{D_Y}{D_{Y'}} \quad \text{（公式 6-30）}$$

BSF 之所以得名是历史原因，因为当时使用的是低能光子，最大剂量点在表面。任何从模型或患者散射到表面的剂量都是真正的后向散射剂量。

为了确定 TAR 和 BSF，在穿过和沿着辐射束中心轴的体模和空气中的采样点处获取剂量数据，以确定与临床相关的射野尺寸、深度和 SSD 或源 – 轴距（source-to-axis distance，SAD）的范围。

（三）组织体模比

当在空气中测量焦油所需的光子能量不可行时，TPR 必须用于大于 4MV 的光子能量。与 PDD 和 TAR 一样，TPR 是两个剂量的比值；然而，两个剂量都是在体模中产生的。TPR 是在深度 d 处测得的剂量 D_x 与在参考深度 d″ 处测得的剂量 $D_{x''}$ 的比值（图 6-32B 和 C）。

$$\mathrm{TPR}(d, w_d, E, d'') = \frac{D_X(d, w_d, E)}{D_{X''}(d'', w_{d''}, E)} \quad \text{（公式 6-31）}$$

两个测量点在空间上都是固定的，因此每个点的源到点距离和射野尺寸是相同的。改变点 X 的深度以在特定射野尺寸的深度范围内生成 TPR。TPR 基本上独立于 SSD，因为无论 SSD 如何，对于固定的射野尺寸，散射

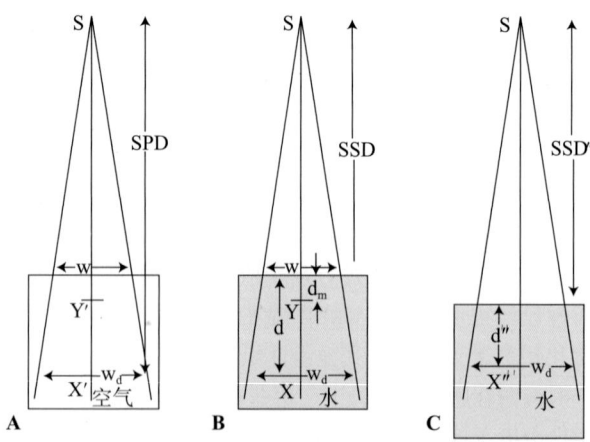

▲ 图 6-32　用于百分深度剂量、组织空气比和组织模体比测量的参考辐射几何

A. 组织空气比的空气几何；B. 百分深度剂量、组织空气比和组织模体比的模体几何；C. 组织模体比的模体几何（改编自 ICRU Report 24: Determination of absorbed dose in a patient irradiated by beams of x and gamma rays in radiotherapy procedures, Washington, DC: International Commission on Radiation Units and Measurements; 1976.）

贡献几乎是恒定的。这种独立性使 TPR 能够在临床上广泛使用的 SSD 上使用而无须校正。TPR 仅用于光子束，对电子束无效。

当 d″ 为最大剂量深度时，TPR 称为组织最大比值（tissue-maximum ratio，TMR）。TPR 和 TMR 的使用方式与剂量计算中的 TAR 相同。TMR 是次级检查计算机程序中用于光子监测单元计算的最常用数据格式，用于确认三维放射治疗计划系统和手动（手动）计算的监测单元结果。

（四）初级和散射剂量：散射空气比

Maynord 首先提出 PDD 可以分为初级和次级（或散射）成分[12]，后来 Clarkson[30] 建议在不规则场内或外部的任何点计算 PDD 时，将散射分量的扇区积分。这一概念后来被 Gupta 和 Cunningham 应用到焦油中[31]。这个概念指出，一点的剂量是主要成分和散射成分的总和。主要剂量是由光子产生的，光子在感兴趣的地方具有相互作用。次级剂量是由光子和电子散射到其他相互作用点感兴趣的点上的结果。使用此概念，TAR 由以下表达式给出。

$$TAR = TAR_0 + SAR \qquad （公式 6-32）$$

在方程中，TAR_0 是零射野尺寸的 TAR，代表初级剂量，SAR 是散射空气比，代表次级剂量。TAR_0 是通过将圆场 TAR 外推到零射野尺寸而得到的。SAR 的计算方法是 TAR 和 TAR_0 之间的差值。对于不规则场，有效 TAR 为不规则场的 TAR_0 和有效 SAR 之和，如下。

$$TAR_{irreg}(d, W_d, E) = TAR_0(d, E) + SAR_{irreg}(d, W_d, E) \qquad （公式 6-33）$$

通过扇区积分发现不规则场 SAR，如下。

$$SAR_{irreg}(d, W_d, E) = \frac{1}{2\pi} \sum SAR_i(d, W_d, E) \times \Delta\theta \qquad （公式 6-34）$$

其中 $\Delta\theta$ 是每个扇区的角增量（弧度）。初级剂量和次级剂量的分离可以以类似的方式应用于任何剂量函数。例如，TMR 可以表示为 $TMR = TMR_0 + SMR$。

在宽束剂量计算算法中，TAR/SAR 和 TMR/SMR 函数比 PDD 函数更常用，因为它们需要较少的平方反比修正。对于等中心处理几何形状，很容易找到 TAR 和 TMR，其中等中心处的处理射野尺寸等于目标体积中心处的处理射野尺寸，这简化了手动（非计算机）计算。

虽然 PDD 可以用超过 dm 的电离室在临床上广泛使用的光子能量范围内测量，但是当光子能量超过约 3MV 时，TAR 不能测量，因为次级电子的范围超过电离室电子平衡的累积盖的厚度是很难获得的。在这些能量下，PDD 被测量并通过众所周知的关系转换为 TPR 和 TMR[21, 22]。PDD 仍然是几乎所有外部束治疗设备的

物理质量保证程序中最重要和最基本的剂量函数和性能规范。

七、放射治疗光子束的特性

（一）剂量特性

用于放射治疗的光子束具有剂量特性，其主要随束能量和治疗机设计的变化而变化。在标准辐射几何结构（图 6-32B 和 C）中，沿中心轴在水中获得 PDD 测量值，从表面开始，一直到深度。图 6-33 中所示的兆电压光束的典型 PDD 曲线，具有表 6-9 中所列的特性。

其他重要的描述包括超过最大深度（dmax）和半值层深度的有效衰减系数。水中 10cm PDD 最常用来代替半值层作为束流质量的指标，因为 10cm PDD 具有临床相关性，半值层是屏蔽目的的更好指标。

可使用剂量分布图（图 6-34）测量射束边缘的射野尺寸、平坦度、对称性和锐度，该剂量分布图是垂直于中心轴、穿过射束（在固定深度处，沿着图 6-32B 和

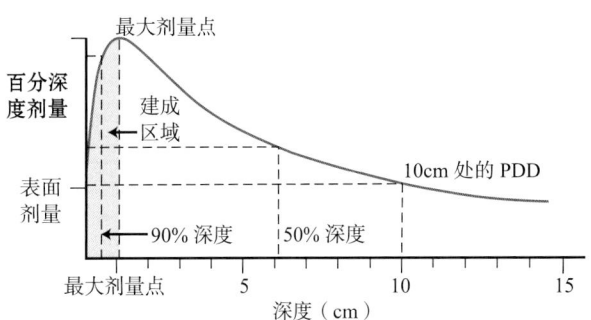

▲ 图 6-33 典型的光子百分深度剂量（PDD）曲线

曲线由表面剂量、建成区域、最大剂量点和指数衰减区域表征。沿轴向从表面向更深方向测得得到标准 PDD

表 6-9 典型的兆伏射束百分深度剂量曲线的特征

特 征	定 义
表面剂量	入射表面的非零剂量
建成区域	入射表面和 dmax 之间剂量快速增加的区域
Dmax	沿中心轴向的最大剂量；通常用作参考剂量
dmax	最大剂量点；通常用做参考点
百分深度剂量	射束中心轴向的剂量相对最大剂量点剂量的百分数
90% 剂量深度	建成区域中达到 90% 最大剂量的始于表面的深度
50% 剂量深度	始于表面且于 dmax 后，剂量跌落至最大剂量 50% 的深度
10cm 处百分剂量	距离表面 10cm 处的百分深度剂量，通常引用该值作为光束穿透的表征

C 中的水平线 *wd* 发生）的扫描剂量测量。这些和 PDD 测量通常是使用带有三轴扫描系统的大型水模型来移动浸入水中的电离室或二极管探测器来获得的（图 6-35）。剂量分布图通常在几个感兴趣的深度（例如 d_m、5cm、10cm 和 25cm）进行。表 6-10 列出了剂量分布的束流特征。

平坦滤波器和光束控制决定了直线加速器的平坦度和对称性。平整度定义在参考深度处，例如，在等中心处的 10cm 深度处（SSD=90cm）。典型的规格是在 80% 的有效场宽范围内，剂量变化不超过 3%（图 6-34）。辐射光束在规定的光束边缘上没有完全锐利的边缘，而是具有从高剂量到低剂量的梯度，具有圆形的"肩部"和"脚趾"。该半影区域（"半影"表示"部分阴影"）是有限源大小、"几何半影"，以及散射的光子和次级电子从场内穿过光束边缘，即"辐射半影"。由于一个非常大（2cm）的物理源尺寸，一个几何半影可以很大，因为部分源的阴影，就像 ^{60}Co 远程治疗光束的情况一样。然而，由于场内和准直器的次级散射，直线加速器光束的半影区主要是辐射半影区。这种散射辐射使光束边缘退化；来自肩部区域的剂量在光束边缘外散射形成脚趾。辐射场的半影定义为在相同深度或在 10%～90% 剂量梯度宽度处，剂量从中心轴剂量的 20%～80% 的距离（图 6-34）。

有多种方法可以沿等剂量线测量辐射束，称为等剂量线。在三轴水模扫描仪中，在确定沿中心轴的 PDD 后，在标准几何结构中确定某一等剂量水平，然后跟踪以获得光束剂量学形状的数字表示。图 6-35 显示了包含光束中心射线的平面和垂直于中心射线的平面的样品等剂量曲线。现代水模扫描设备由计算机控制，具有强大的软件工具，用于二维和三维渲染，并分析采集的剂量分布数据。

（二）能量效应

光子光束特性随光束能量的变化而变化。代表性束流数据如表 6-11 所示，PDD 如图 6-36 所示，等剂量曲线如图 6-37 所示。应考虑以下几个关键意见。

• PDD 随能量增加而增加。这种效应可以用 50% 剂量的深度或 10cm 处的 PDD 来表示，并与有效衰减系数的变化相一致。

• 表面剂量随能量增加而减少。随着能量的增加，散射辐射更向前，远离表面，减少了表面的剂量贡献。在获得兆伏能量方面的突破是表面剂量从 100% 减少，d_m 从表面转移，提供皮肤和浅表组织的"保护"。

• 建成区 PDD 到 D_m 的爬升非常陡峭。大多数治疗光束在离表面 1cm 的范围内至少达到其 D_m 的 90%。

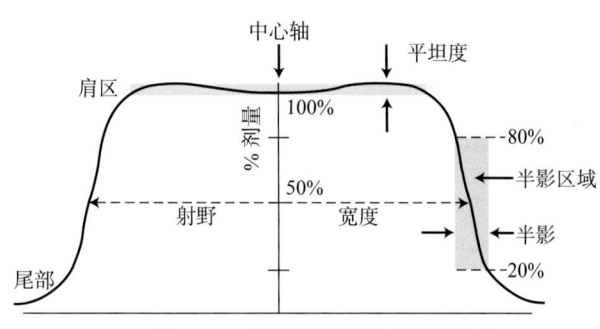

▲ 图 6-34 典型光子射束的剂量剖面图
图示肩区和尾部、射野宽度的定义、平坦度和半影

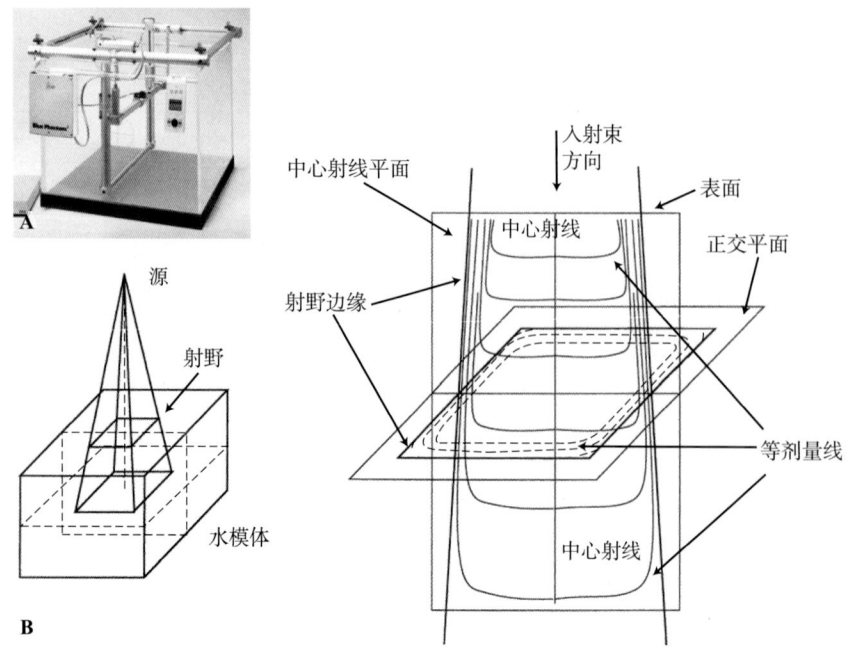

◀ 图 6-35 等剂量测量的辐射几何
A. 相对模体的射束方向；B. 正交于中心轴和等剂量曲线的平面（A 图片由 IBA Dosimetry，Schwartzenbruck，Germany. 提供）

表 6-10　剂量剖面的射束特征

特　征	定　义
射野大小	在 50% 剂量水平，从射野一边到另一边的距离，沿中心轴向 100% 归一——基本上，宽为最大值的一半
平坦度	整个射野宽度下的剂量水平偏离
对称性	相对中心轴的对称点之间的剂量水平偏离
半影	射束边缘从高剂量到低剂量的剂量梯度区

- 对于低能光束，d_m 位于表面或附近，深度随能量增加而增加。随着入射光子能量的增加，有效电子射程（光电子和 Compton 电子）增加，散射分量（次级电子和 Compton 散射光子）更向前。d_m 值与光电和 Compton 相互作用产生的次级电子的平均能量直接相关，d_m 随能量的增加而增加。

- D_m 被定义为一个点，但随着能量的增加，由于散射电子的光谱更宽，PDD 曲线变得非常宽。严格地说，D_m 是电子平衡发生的一个点。

- 可以找到一个有效衰减系数，它描述了剂量随深度的指数衰减。

- HVL，在兆电压能量下以铅为单位测量，随着峰值能量的增加而增加，直到约 6MV，然后略有下降（表 6-11）。HVL 降低是因为增加的电子对生成量，增加了光子能量超过 6MV 时的衰减系数（图 6-16）。在组织或水中，衰减系数单调减小，在非常高的能量下达到最小值，如图 6-16 的最右边。

- 直线加速器光子束的有效光子能量约为加速势的 1/3。例如，18MV 光子束（多能轫致辐射谱）的有效能量约等于 6MeV 单能光子的有效能量。

- 在带有压扁滤波器的传统直线加速器中，来自直线加速器的兆伏光束的中心轴部分比离轴区域"更硬"（穿透性更强），因为压扁滤波器在中心光线中比离轴区域更厚（图 6-5）。由于平坦滤波器设计用于在 10cm 深度处产生平坦场，而不是 d_m，并且离轴光束比中心轴柔和，因此在 d_m 深度处允许更大的离轴光束强度，以补偿离轴光束分量的增加衰减。在 d_m 附近离轴区域的等剂量分布中，这种更大的强度表现为"角"（图 6-37A）。这种光束剖面效应对低能兆伏光子的影响大于对高能光子的影响。

（三）射野尺寸的影响

"射野尺寸"通过以下观察结果确定光束中存在的散射量。

- PDD 随着射野大小的增加而增加。效果来自散射差的增加，使得深度处的点接收到的散射相对量大于 d_m，从而导致 PDD 的增加。深度散射的增加来自于辐射体积增加时发生的相互作用。

- 由于准直器表面的散射辐射量增加，因此表面剂量随着射野尺寸的增加而增加。这种散射辐射包括次级电子和能量较低的散射光子。

- 绝对剂量率或束流输出随射野尺寸增加而增加（图 6-38）。输出增加是因为在 d_m 处，准直器面以及辐射材料体积增加时发生的相互作用的散射增加。图 6-38 还说明了将剂量分为主要成分和次要成分的情况。

- 更微妙的效果是，由于存在更多的低能光子和电子散射，d_m 随着射野尺寸的增加而减小。

（四）半影

光束边缘锐度或半影宽度通常为 7～12mm，并随次级电子和散射光子的数量和能量而变化。随着散射量

表 6-11　光子束水中特征

射束能量	表面剂量（%）	90% 建成深度（cm）	d_{max}（cm）	50% 剂量深度（cm）	10cm PDD	HVL 和材料
60kVp	100	—	0.0	2	10	1.9mm Al
120kVp	100	—	0.0	4	21	5.0mm Al
300kVp	100	—	0.0	7	35	3.17mm Cu
⁶⁰Co	40～90	0.4	0.5	12	55	11.9mm Pb
4MV X 线	20～40	0.3～0.6	1.2	15	63	14.8mm Pb
6MV X 线	10～30	0.4～0.7	1.5	15	67	15.4mm Pb
10MV X 线	6～30	0.7～1.0	2.5	19	74	16.9mm Pb
18MV X 线	6～30	1.0～1.5	3.2	22	80	16.2mm Pb

d_{max}. 最大剂量点深度；HVL. 半价层；PDD. 百分深度剂量

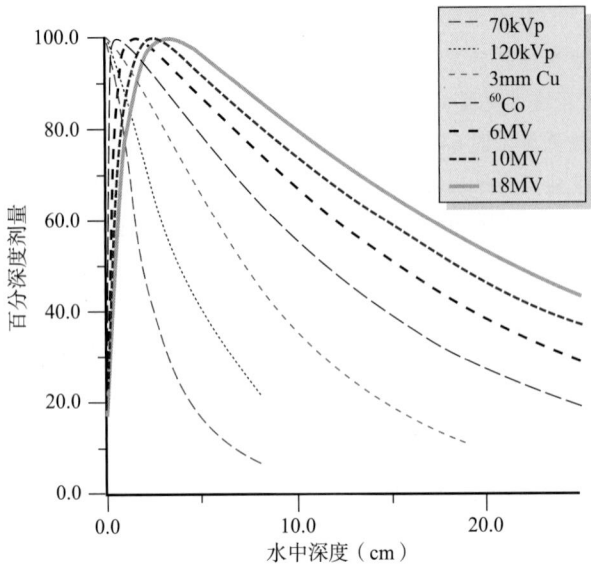

▲ 图 6-36　光子百分深度剂量曲线

引自 Wake Forest Baptist Medical Center, Winston-Salem, NC; and the Bureau of Radiological Health. Radiological Health Handbook. Bethesda, MD: US Department of Health, Education, and Welfare; 1970.

的增加，半影也会发生同样的情况。

• 半影随着深度的增加而增加。在深度上，上游较大的辐射体积会产生更多的散射；因此，本影更宽。

• 半影随着射野尺寸的增加而增加，这是因为辐射材料体积的增加导致散射增加，并且因为光束发散度略有增加（几何效应）。

• 半暗带随着 SSD 的增加而增加。

• ⁶⁰Co 具有较宽的半影，因为源尺寸较大且几何半影很大。然而，有些单位有"修剪"酒吧，大大减少了几何半影成分，产生半影可与那些线性加速度。

• 半影随能量增加而增加。具有较高有效能量的散射电子和光子在光束边缘外具有相应较高的横向散射范围。这种效应被视为轮廓的退化（更明显的肩部和脚趾）。这种比较如图 6-37A 和 B 所示。

（五）射野修整器

在光子束中加入各种器件可以改变光子束的形状和剂量分布。如前所述，多叶准直器或定制块用于塑造场。它们的剂量学效应是改变辐射体积，从而改变散射量。

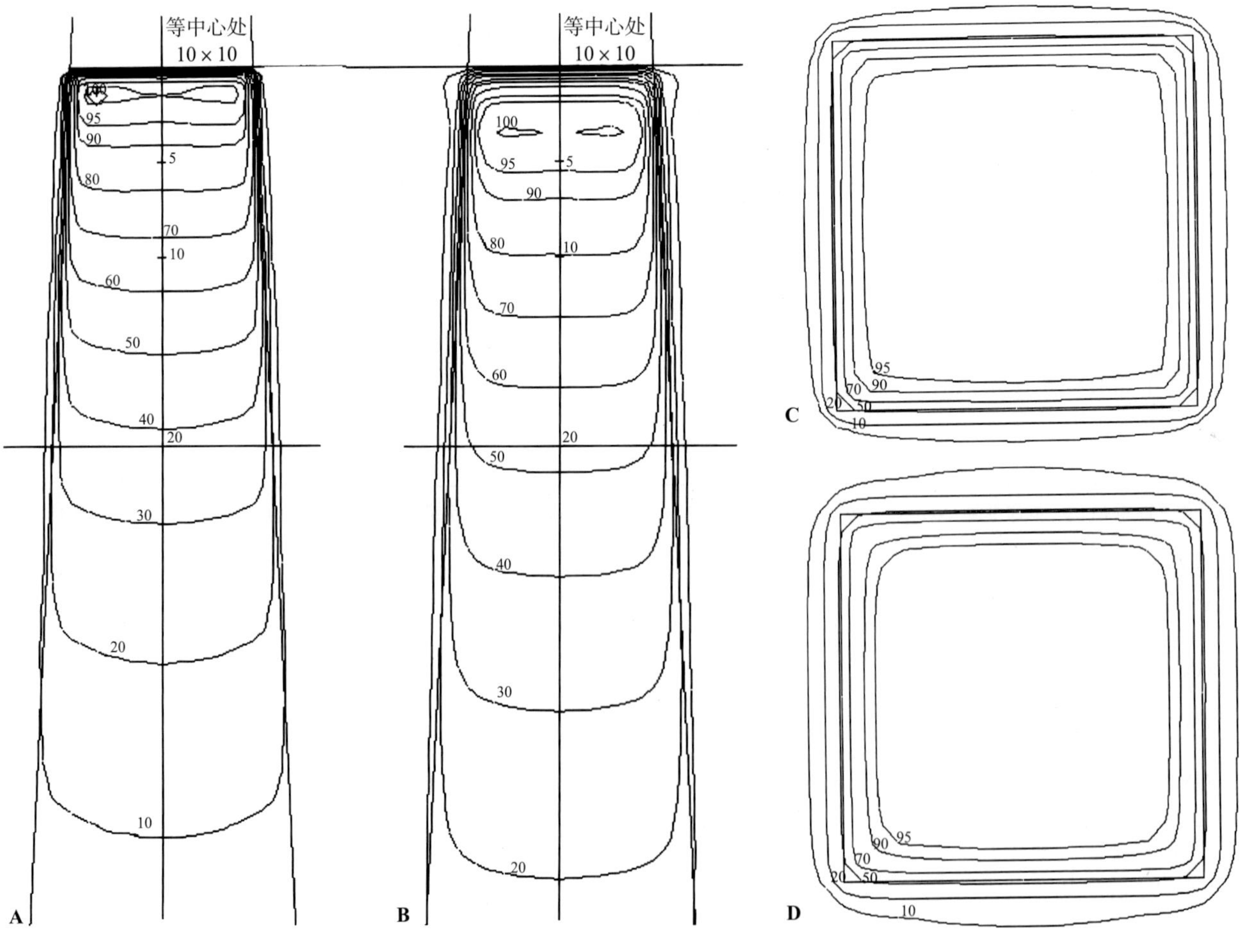

▲ 图 6-37　光子等剂量曲线（10cm×10cm 射野）

A. 6MV 横切面；B. 18MV 横切面；C. 6MV 正交平面（数据由 Wake Forest Baptist Medical Center, Winston-Salem, NC. 提供）

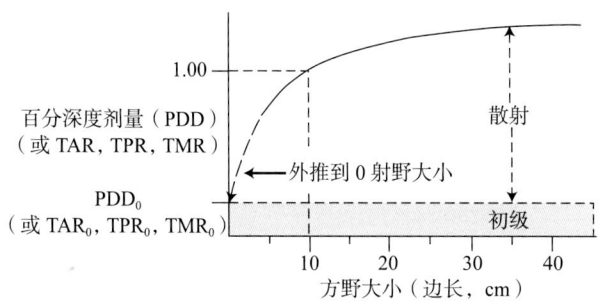

▲ 图6-38　相对剂量相对于光子射野大小的函数
TAR. 组织空气比；TPR. 组织模体比；TMR. 组织最大比

物理楔形板以固定角度产生穿过中心射线的倾斜等剂量线（图6-39），以补偿光束入射角、组织形状或其他治疗光束的轨迹。历史上，15°、30°、45°和60°的楔形角都可以使用钢或铅制成的物理楔形板。等剂量显示，楔形角是从垂直于中心射线的角度测量的，通常深度为10cm。物理楔形板产生衰减光束，其绝对剂量率降低，穿透性稍强，这是由于光束中金属楔形板厚度的衰减和光束硬化造成的。一种常用的替代楔形系统不使用物理楔形板，而是在光束打开时，通过扫描一个独立的准直器钳口来产生倾斜的等剂量线。这种动态方法不会导致梁的硬化或衰减，称为动态、虚拟或软楔。另一种产生倾斜光束强度的方法是使用一个最大楔形角为60°的物理楔形，该楔形角在光束中保留不同的时间段，以产生从0°（光束中无时间）到60°（光束中全

时间）的楔形角。单个60°物理楔形板，其在光束中的停留时间变化以产生所需的楔形角，以及动态楔形，使用穿过光束的移动准直器，是两个主要供应商用于产生平面光子束的倾斜等剂量的主要自动化技术。这两种方法基本上已经取代了手动放置的单独物理楔形板。

补偿器在所需位置衰减光束以提供剂量学整形。存在多种方法，包括简单和复杂的方法[13]。补偿器在剂量优化方案中具有重要作用，包括静态应用作为动态技术的替代方案，包括IMRT[32]和大场辐射的均匀性，骨髓移植的全身照射等几何特征。

八、放射治疗电子束的特性

（一）剂量特性

电子与光子的不同之处在于电子的射程是有限的；电子经过一定距离后停止运动，其动能为0。在光子的标准辐射几何结构中，沿中心轴获得PDD测量值（图6-32）。几何结构上的一个区别是，使用的电子锥需要在长度和宽度上固定准直器位置。兆伏电子的典型PDD曲线（图6-40）具有许多与do光子相同的特性，包括表面剂量、"建成区"、D_m 和 d_m。电子PDD曲线也具有表6-12中列出的特性。

表6-13给出了作为能量函数的兆伏电子束的几个特性。虽然电子束与光子束有一些相同的特性，但它们的有限射程和韧致辐射污染的存在是独一无二的。

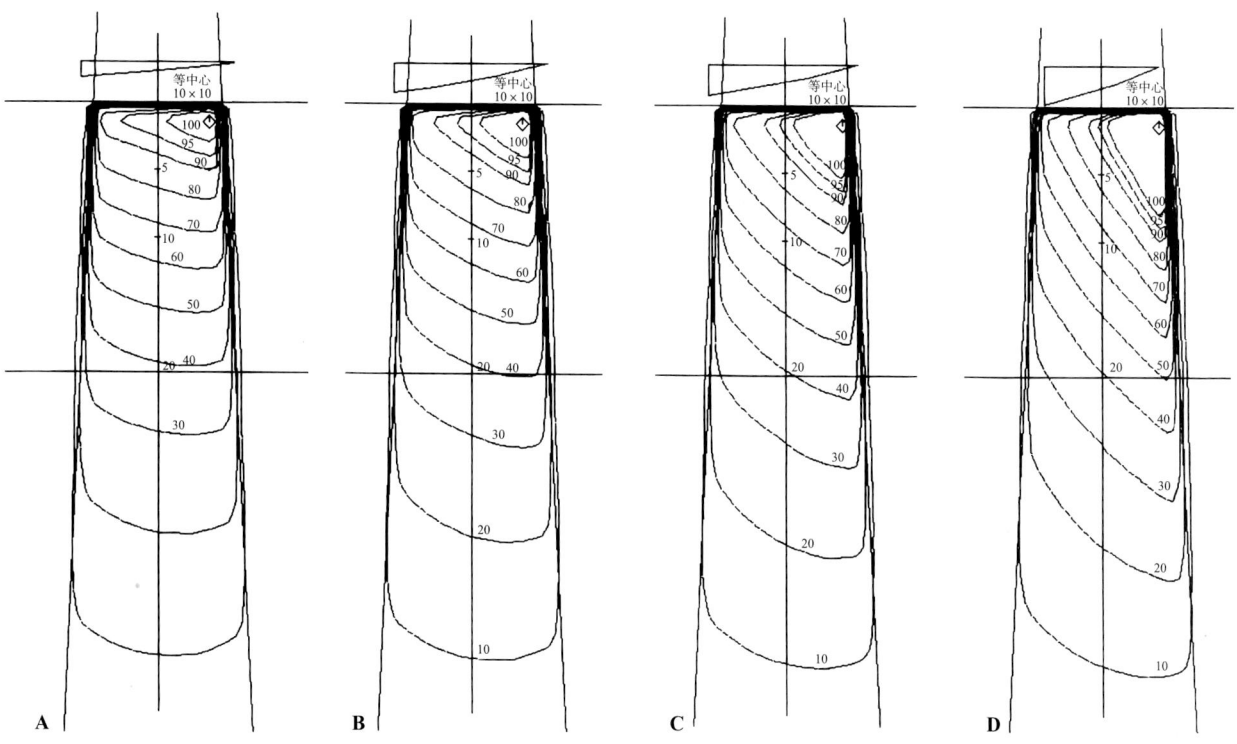

▲ 图6-39　有物理楔形板时的等剂量曲线（6MV光子，10cm×10cm射野）
A. 15°楔形板；B. 30°楔形板；C. 45°楔形板；D. 60°楔形板（数据由Wake Forest Baptist Medical Center，Winston-Salem，NC. 提供）

电子的射野尺寸、平坦度和对称性以及束边锐度的测量方法与光子束的测量方法类似（图 6-34）。然而，测量深度通常为 d_m 或 d_m 以外 95% 剂量水平。束流控制、散射箔、监控室、准直器长度和宽度以及电子治疗头的设计都决定了电子束的平坦度和对称性[33]。这些设计参数对于控制电子散射的分布和数量非常重要。半影主要是电子在规定的光束内散射的结果，其定义与光子类似。

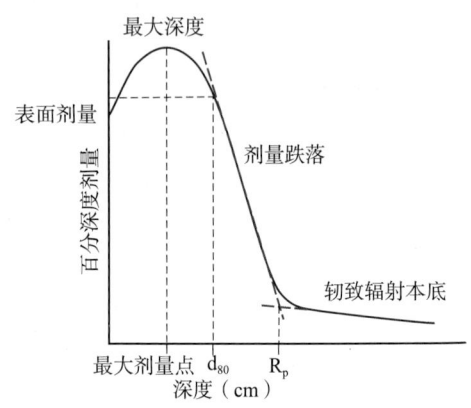

▲ 图 6-40 典型的电子线百分深度剂量，由表面剂量、建成区域、最大剂量点、快速剂量跌落区域和轫致辐射本底表征

表 6-12 电子线 PDD 曲线的特征

特 征	定 义
剂量跌落	剂量急剧跌落且几乎呈线性的区域
d_{90}	最大剂量点后 90% 剂量的深度——临床相关点，超过该点的剂量不是治疗性的
d_{80}	最大剂量点后 80% 剂量的深度
d_{50}	最大剂量点后 50% 剂量的深度
R_p	实际射程：电子穿透的最大深度；由剂量衰减曲线的线性部分和轫致辐射本底的交点确定
轫致辐射本底	与机器零件和患者碰撞产生的轫致辐射 X 线的电子束污染；阻止了剂量在某一深度变为 0

PDD. 百分深度剂量

（二）能量效应

电子束特性随电子束能量的变化而变化。代表性束流数据如表 6-13 所示，中心轴 PDD 如图 6-41 所示，等剂量曲线如图 6-42 所示。几个关键的观察结果适用。

• PDD 随能量增加而增加，因为电子射程随能量增加而增加。d_{90}、d_{80} 和 R_p 的值（表 6-12）均随能量增加而增加。

• 表面剂量很高，通常在 70%～90%（表 6-13），由于横向电子散射量及其剂量贡献的变化，表面剂量随着能量的增加而增加（光子束的相反效应）在 d_m。

• 一般来说，d_m 从浅层开始，随着能量的增加而增加，因为电子的射程随着能量的增加而增加。

• 随着能量的增加，D_m 周围的区域变得相当广阔。在这种情况下，d_m 是在选定的点上定义的。

• 剂量下降区域的陡度随剂量增加而减小能量。散射增加，电子范围的分布产生了更宽的能谱。将原来的单能电子束退化为具有不同适用范围的宽光谱电子束。

• 轫致辐射污染量随能量增加而增加，因为辐射相互作用的概率随电子能量增加而增加。轫致辐射污染可以最小化，但不能完全消除。位于电子范围之外的结构仍然受到轫致辐射 X 线的剂量。

• 通过将标称电子能量（单位：MeV）除以 4，可以找到 d_m 以外组织中的近似 d_{90}（深度到 90% 等剂量线，单位：cm）。9MeV 电子束的 d_{90} 为 9/4（cm），约为 2.3cm。该数字可用于指示靶深侧的最大治疗深度。

• 通过将标称电子能量（单位：MeV）除以 3，可以找到 d_m 以外组织中的近似 d_{80}（深度到 80% 等剂量线，单位：cm）。9mev 电子束的 d_{80} 为 9/3（cm），约为 3cm。尽管许多临床医生认为 d_{90} 是电子束的最大有效深度，但这个数字对于指示最大治疗深度是有用的。

（三）射野尺寸的影响

通过使用固定尺寸的施加器改变电子场的大小，产生从约 6cm×6cm 到 35cm×35cm 的正方形场。可以使用插入治疗探头的定制切口，以提供与目标轮廓匹配的

表 6-13 电子射束水中特征

射束能量（MeV）	表面剂量（%）	d_{max}（cm）	d_{90}（cm）	d_{80}（cm）	R_p（cm）
6	78～79	1.2	1.55～1.59	1.74～1.78	2.8
9	83～86	1.5	2.25～2.58	2.59～2.87	4.4
12	84～88	2.0	3.05～3.44	3.50～3.82	5.7
16	89～91	2.0	3.84～4.89	4.53～5.49	8.0
20	91～95	2.0	4.28～5.86	5.15～6.68	9.9

成形区域。

● 随着射野大小的增加，PDD 仅略微增加。散射电子的射程有限，远小于 R_p；因此，对于 ≥10cm×10cm 的场，对中心轴的贡献很小。这种效应不同于光子束，在光子束中，散射光子仍然具有相对较大的平均路径长度。

● 表面剂量随着射野尺寸的增加而略有增加，因为来自束流路径的散射电子量增加。

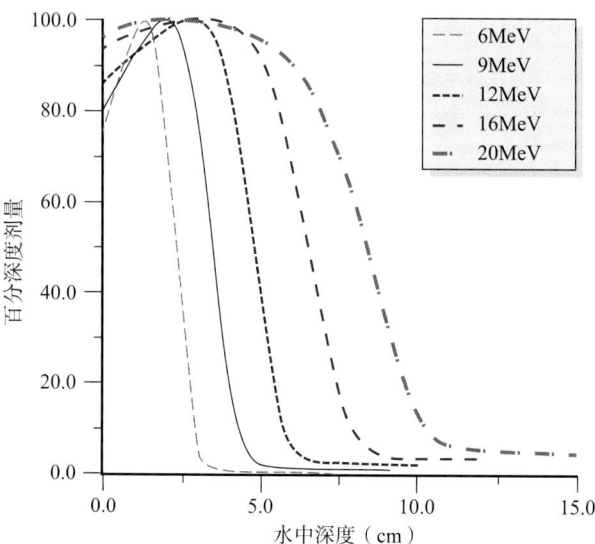

▲ 图 6-41　电子射束百分深度剂量曲线：6MeV、9MeV、12MeV、16MeV 和 20MeV

数据由 Wake Forest Baptist Medical Center，Winston-Salem，NC. 提供

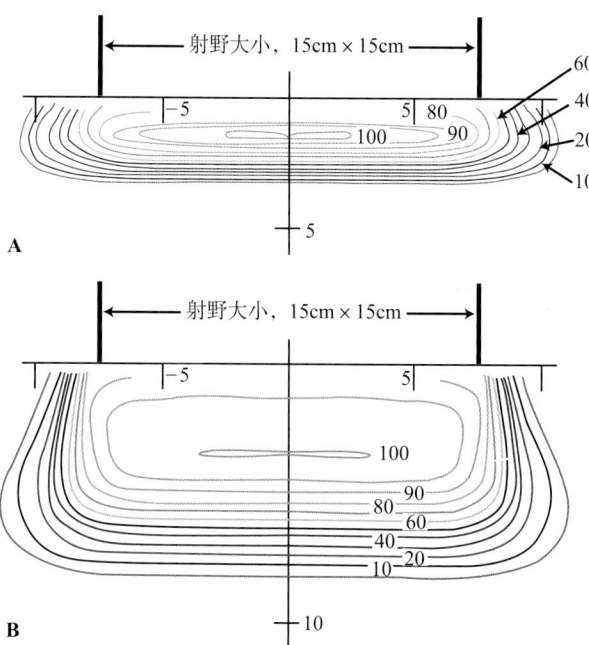

▲ 图 6-42　15cm×15cm 射野下的电子射束等剂量曲线

A. 6MeV；B. 20MeV（引自 Hogstrom KR，Steadham RE. Electron beam dose computation. In：Mackie TR，Palta JR，eds. Teletherapy：Present and Future. Madison，WI：Advanced Medical Publishing；1996：137-174.）

● d_m 随着射野尺寸的增加而减少，因为侧向表面附近电子散射增加。

● 在 d_m 处测量的绝对剂量率或束流输出通常随射野尺寸增加而增加，但根据准直器的设计可能会减少。

（四）半影

由于电子散射的性质，电子束的束边锐度随测量深度而变化[22]。在一个点上的相互作用中，电子的基本线产生一个散射包络线，该包络线在电子束的前进方向上呈泪滴状（图 6-43）。电子散射角，最初主要是在前进方向，变得更加随机取向的深度。

● 半影随能量增加而增加，因为散射电子具有更高的有效能量和相应的增加范围。这种效果被视为轮廓的退化（肩部和足趾的增强）。

● 由于电子散射的泪滴形状，数值随着深度的增加而增加（图 6-43）。

● 视野宽度对应于 d_m 时 50% 的剂量宽度，但等剂量曲线的形状随深度的增加而变化。在治疗计划中应考虑这种影响。

● 由于辐射材料体积增加导致散射增加，因此半影随场强增大而增大。

● 半影随着治疗探头末端到表面距离的增加而增加。间隙的增加使得电子在到达表面之前横向散射，降低了场边缘。

（五）其他效应

电子很容易散射，骨骼和空气的区域会极大地改变剂量分布。

密度标度可用于近似非单位密度材料中的电子范围（公式 6-20），因为对于低 Z 材料，质量阻止能力多少是恒定的。密度为 ρ_m 的材料的近似电子范围 Rm，由下式给出，其中 R_w 是水中的范围，ρ_w 是水的密度（1g/cm²）。例如，密度为 2g/cm³ 的材料的电子射程是水中射程的 0.5 倍。

$$R_m = R_w \times \frac{\rho_w}{\rho_m} \qquad （公式 6-35）$$

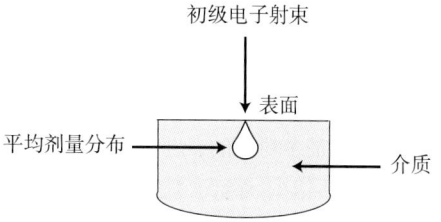

▲ 图 6-43　初级电子散射核

引自 Khan F. The Physics of Radiation Therapy. 2nd ed. Baltimore，MD：Williams & Wilkins；1994.

• 电子束遵循平方反比定律，但参考距离不是实际的源位置（即散射箔），而是位于束流路径上的虚拟源点。这个距离被称为有效源到皮肤距离（effective SSD），通常小于 SAD，例如，对于 100cm SAD 直线加速器，这个距离为 85cm。有效 SSD 是为每个能量和治疗探头测量的，它是由于沿束流路径的多个电子散射而产生的。

• 使用电子断路器进行场整形会影响散射条件，并改变输出、半影、d_{max} 位置和场均匀性。当切口尺寸小于治疗探头尺寸的 1/4 或在电子范围内时，这些影响最为明显 [22]。当存在这些不良几何条件时，需要对切口或其他程序进行单独校准，以确定切口的剂量学特征。

九、放射治疗模拟

（一）目的

在放射治疗的早期，根据临床医生的解剖学知识和患者的疾病，将患者带到治疗机上，选择治疗野。放射诊断片有助于定位。这个过程被称为临床设置，因为治疗机与各种辅助设备一起使用，以确定光束的几何形状。可以使用简单字段和手动阻塞。目前，临床设置单独是不常见的做法，并通常保留作为一种理想的方法，为某些电子束和紧急或单一部分姑息治疗。代替使用治疗机，放射治疗模拟是在一个专用的 X 线装置上进行的，这个装置被称为模拟器，既可以是传统的模拟器，也可以是 CT 模拟器。放射治疗模拟器，无论是传统的（放射学 / 荧光透视装置）还是基于 CT 的（CT 装置加软件工具），都已经开发出来，能够在放射治疗前对处于治疗位置的患者进行成像并确定放射治疗参数。

使用放射治疗模拟器有以下优点。

1. 专用模拟机上的治疗模拟无法与放射治疗机上宝贵的治疗时间竞争。

2. 模拟器专门用于模拟过程。患者可以固定在治疗位置，并且可以探索不同的治疗几何图形，而无须转动房间回去接受治疗。

3. 模拟器是诊断性 X 线装置，具有射线照相、透视功能或 CT。图像具有较高的对比度和空间分辨率，而兆伏门脉图像的图像质量较差。

4. 无论是通过设备几何或软件工具，专用模拟器单元可以模拟不同的治疗机几何有关 SSD、SAD、场形状和射野尺寸。

5. 模拟器可以是多功能的，并且可以用于在放射肿瘤科的范围内（不照射于外部个体）和受控条件下定位和验证近距离放射治疗植入物。

（二）治疗摆位

患者摆位有 2 种基本方法：SSD 和 SAD（图 6-44）。

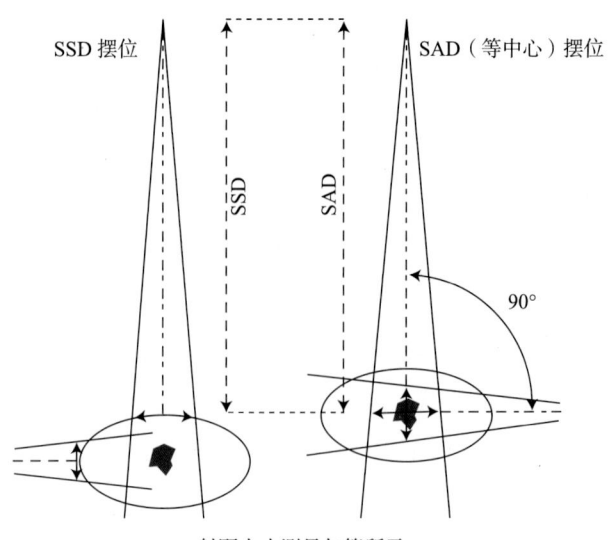

射野大小测量如箭所示

▲ 图 6-44　治疗几何：源 – 皮距（SSD）和源 – 轴距（SAD）方法

虽然 SAD 技术是当今最常用的等中心治疗设备，SSD 技术仍然是非常有用的远距离和大领域的治疗。

1. **源到表面距离治疗**　如果将治疗技术设置为 SSD 治疗，则在图表中记录到患者皮肤的距离，并将其用作每次治疗的参考距离。每次治疗时，测量 SSD 并将其设置在患者表面的同一点上。当治疗不同的区域时，在治疗患者之前，会根据需要设置新的 SSD。每个字段都是独立设置和处理的。标准化的 SSD 等于等中心设备的 SAD；因此，正常的 SSD 治疗是在 100cm（在旧的治疗设备上是 80cm）。标准 SSD 也是用于机器校准的距离。有时，也会使用替代 SSD 来允许使用更大的字段大小。

与 SAD 处理相比，SSD 处理使靶区离源区较远。因为平方反比效应更小，PDD 更大，并且可能有更大的射野尺寸，例如当需要使用单个场来覆盖更大的区域时，例如肢体、整个脊髓或半身或全身。如果要使用多个治疗野，那么缺点是每个治疗野必须单独设置，需要在连续的治疗野之间移动治疗床和患者。

2. **源 – 轴距离治疗**　替代 SSD 治疗的另一种方法是将靶区设置在 SAD（机器旋转的等中心）处。该等中心是治疗室空间中的一个点，机架、准直器和手术台都围绕该点旋转（图 6-3）。在这种情况下，SSD 总是小于 SAD（SSD＜100cm）。在 SAD 治疗中，无论机架、治疗床或准直器角度如何，靶区体积始终截获光束。

一个优点是，在一个射束设置正确后，目标位于等中心，可以快速设置后续处理射束，而无须设置多个 SSD。因此，由于设置时间较短，多场计划的处理速度更快，并且目标不能错过。缺点是场的大小有时会受到限制，并且会有更多的平方反比效应。

在大多数情况下，SAD 治疗的快速设置和靶向性的优势超过了 SSD 治疗的更大视野和更高的 PDD；因此，SAD 治疗适用于大多数患者。这一点尤其正确，因为等中心从 80cm 变为 100cm，提供了更大的视场尺寸和更少的 PDD 效应，还因为图像引导治疗装置，无论是正交于治疗光束的中心轴还是与治疗光束的中心轴重合，都是为围绕等中心旋转而设计的，这与 SAD 治疗技术最为一致。此外，使用机架弧的旋转治疗，如旋转 IMRT 或 arc 放射外科，基本上需要使用 SAD，因为机架旋转点确实是等中心。

（三）常规射线照相 / 透视模拟器说明和组件

传统的放射 / 透视（R/F）C 形臂模拟装置最初设计用于复制放射治疗装置的所有机械和患者定位方面，并具有图 6-3 所示几何结构中的以下组件。

1. 固定的槽体和底座支撑着机架结构一端是 X 线管和准直器，另一端是图像接收器，如平板成像设备。机架是等中心安装的，X 线管可以定位到各种 SAD 或 SSD 上。

2. X 线管是一种诊断能量 X 线管，位于机架顶部。千伏范围从 60～120kV（p），管电流高达 1000mA。

3. 在给定的 SAD（通常为 100cm）下定义辐射（图像）射野尺寸的集合程序集。准直器是等中心的，具有与治疗机相当的视野大小和旋转能力。

4. 两对现场定义线或数字指示器，一个位于 x 方向，一个位于 y 方向，指示治疗区域的大小，由治疗机上的准直器钳口定义。模拟射线照片显示了 2 个辐射场。较大的视场是 X 线装置准直器定义的实际成像视场，以提供解剖学背景。较小的区域是治疗区域，由轮廓线的图像指示。因此，模拟器图像显示治疗场和附近的上下文区域。

5. 治疗床为等中心，具有垂直、横向、纵向和旋转运动。它可以从控制台远程操作，以在透视过程中移动患者。

6. 手动和控制台控制装置允许从房间内的手动控制装置或台座操作所有机器运动；其中一些在控制台上复制。所有射线照相技术设置都在控制台上完成。

（四）传统模拟程序和固定

虽然不太常用，但常规模拟在 CT 模拟不可用的情况下以及近距离放射治疗程序或其他独特几何结构的模拟中有价值。这些传统的模拟程序仍然是相关的，可以在治疗机上执行姑息或临床设置。

将要模拟的患者放在治疗位置的常规模拟台上。仰卧位是最常见的，但俯卧位和其他卧位也可使用。可使用具有各种功能和刚性的固定装置来保持患者的姿势，

包括头托、热塑性面罩、泡沫模具、垫子和枕头、咬块、反光立体标记和真空袋。将患者移动到治疗位置，使目标区域或其他参考解剖结构与模拟器的等中心对齐。该位置的选择基于目标体积和附近结构的可用信息（来自平面图像、CT、MRI、PET、临床检查、手术报告）或预期用于治疗计划的成像研究。透视成像或静态图像用于确定患者坐标系中等中心或其他参考点的位置。选择 SSD 或 SAD 设置，并且通常拍摄正交平面图像来记录患者的位置。为每个图像记录所有几何信息（机架角度、准直器角度、治疗床位置、射野大小、SSD、SAD）。标记放置在患者皮肤或固定装置上，以指示参考场轴。

在传统模拟中，可在模拟时确定单个处理场的几何形状。记录所有现场数据，并为每个现场拍摄模拟图像，作为预期治疗的记录，并用于设计现场形状。目标和其他数据通常被绘制或标注在每个采集的图像上。添加对比剂的图像显示某些结构（膀胱、直肠）。其他数据包括临床检查、手术报告、手术夹、模拟过程中放置的标记以及从 CT 或 MRI 图像手动转移的轮廓。在图像上标注所需数据之后，绘制治疗场，该治疗场随后将被转换为多叶准直器（或定制块）的形状，以便在治疗机上定义治疗场孔径。

如果要执行治疗计划，则需要患者的其他几何信息，例如外部轮廓和重要内部解剖结构的位置，包括目标、标志和关键结构。对于简单的二维规划，至少获得一个横向轮廓；但是，也可以获得矢状面和冠状面切片（或斜角）。患者轮廓的来源包括机械方法（例如，焊丝、示踪装置）、光学方法（如激光栅格、光栅格、立体移位相机）和 CT 或超声采集[22]。如前所述，传统的模拟被用于许多需要姑息性治疗的患者，因为治疗的复杂性很低（如一对平行的相对场），患者的设置和数据采集可以快速完成，然后进行简单的剂量计算，而不需要患者解剖的全三维表示用于更高级别的剂量计算。因此，具有 CT 模拟能力的机构通常会保留用于简单病例或近距离放射治疗病例成像的"旧"传统模拟器。然而，由于 CT 仿真的快速可用性和成熟性，传统的仿真设备数量正在减少，这使得能够快速识别结构和合并其他三维数字图像数据集。

（五）计算机断层模拟

CT 仿真又称虚拟模拟[34]或计算机辅助模拟，是最先进的技术，它使用治疗位置患者的 CT 体积图像和计算机软件，在没有传统模拟器的情况下执行患者模拟。CT 模拟是对患者的 CT 图像集（而不是患者）进行的，因此称为虚拟仿真。工作流可能会因患者流量的临床偏

好而有所不同。然而，一般的原则是将患者固定在治疗位置，获取 CT 侦察视图以验证定位，划定 CT 扫描范围，然后获得所需的 CT 图像集，包括非扫描图像和后对比度图像。当患者仍处于 CT 扫描仪的治疗位置时，CT 模拟过程随后在计算机内进行，在计算机中设计和查看所建议的治疗几何图形并在屏幕上查看。软件工具用于识别和分割图像集中的解剖信息（外部轮廓和体积，如肺、肾、脐带和肿瘤），并确定治疗等中心或其他识别参考点。将显示此信息，并查看处理光束几何图形。一旦选择并标记了 CT 图像集中的等中心，则等中心位置（或其他参考点）将传输到实际患者或患者的固定装置（仍在 CT 扫描仪上），用于在患者或固定装置上进行永久标记。机械或激光技术存在于三点标记上，可在处理机上复制。重要的是，在大多数软件实现中，CT 模拟程序仅包括所提议的治疗几何体的虚拟模拟，不包括剂量计算。

由 CT 扫描仪和模拟软件工具组成的专用 CT 模拟器可在市场上买到，并在临床上经常使用 [35, 36]。大孔径 CT 模拟器的孔径尺寸大大改进，从标准的 70cm 到 85cm 或 90cm，具体取决于供应商。这种增大的尺寸极大地改善了图像视野（field of view，FOV），允许对肥胖患者和非中心患者进行 CT 模拟，并允许使用相对较宽或较高的固定装置 [37]。其他现成的 CT 模拟器改进包括多层和锥束 CT 扫描，以实现快速采集，以及四维 CT 荧光透视技术，用于评估由呼吸等生理过程引起的目标运动 [38, 39]。

将模拟移动到数字 CT 模拟方法允许将各种图像处理工具应用到该过程中，例如自动分段算法和三维渲染，并且允许合并来自 MRI、PET 和其他模式的注册多模态图像。正如后面简要回顾的，辐射模拟技术不断发展，专用 PET/CT，特别是 MRI，模拟器正在积极开发中。基于 MRI 的模拟与基于 X 线的模拟相比，具有对患者无辐射剂量的优点。使用四维成像模拟和治疗，这是重要的运动目标在胸部，稍后简要回顾与图像引导治疗。下一节将讨论治疗计划技术，这是继模拟之后的下一个重要过程。

十、外照射治疗计划与剂量学

（一）目的和程序

在常规或 CT 模拟之后，模拟器图像（如果有的话）、CT、MRI 和其他数字图像、光束几何结构以及其他患者数据被传输到剂量学，以进行进一步的治疗计划。在治疗计划中，研究了可能的射束几何形状和组合。可以微调或删除模拟光束，也可以创建新的光束；可以调整光束权重、添加楔块、更改光束能量、调整射野尺寸、

使用不同的规格化以及检查补偿。其目的是以三维等剂量分布的形式生成一个治疗计划，该等剂量分布覆盖在参考 CT 治疗计划图像上，可由医生评估并批准或修改。治疗计划描述了有关患者治疗的以下特征，如图 6-45 所示的静态四场计划的二维图所示。

1. 处方等剂量（即 97% 线，或处方剂量百分比到目标体积百分比）或深度（等中心或 3cm 深）给出了要给予处方剂量的位置。

2. 根据国际放射单位和测量委员会报告 50 和 62（ICRU 50 和 ICRU 62）中有关体积的建议，规定的各种肿瘤、靶组织和正常组织体积。这些信息必须以某种方式表示，以便进行计划评估（见后面的讨论）。这些体积可以是三维轮廓或等剂量线或表面。

3. 光束权重表示每束光束传送到处方或标准化点的相对剂量。

4. 规定了光束修改器（即楔块、自定义块、补偿滤波器、动态场整形或强度调制）的存在。

5. 指定每个场的大小和形状（即准直器设置）。如果多叶准直器用于成形场或强度调制，则每个多叶准直器叶都有一个特定的位置，作为机器跳数的函数及作为机架角度函数的旋转场的单位和。

6. 为每个射野指定 SSD。

7. 确定了"不均匀性"。这些不是水或软组织等效

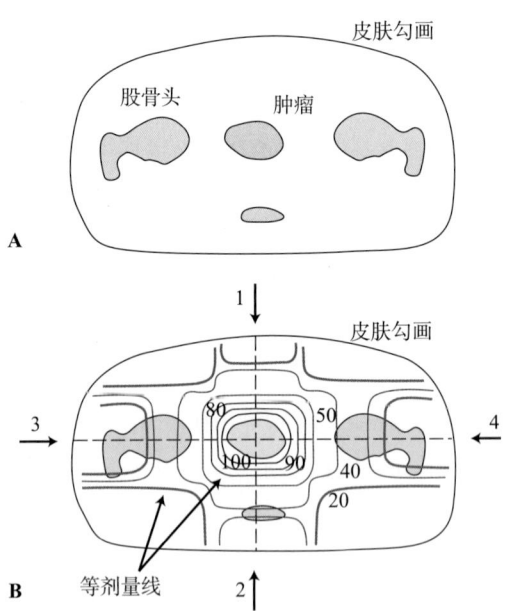

▲ 图 6-45 典型的治疗计划信息

射野数据
1. AP: 18MV X 线，SSD = 92.5cm，权重 = 1.0，射野大小 = 8 × 10，G:0 C:0 T:0
2. PA: 18MV X 线，SSD = 90.5cm，权重 = 1.0，射野大小 = 8 × 10，G:180 C:0 T:0
3. RLAT: 18MV X 线，SSD = 87.5cm，权重 = 1.2，射野大小 = 8 × 8，G:270 C:0 T:0
4. LLAT: 18MV X 线，SSD = 87.5cm，权重 = 1.2，射野大小 = 8 × 8，G:90 C:0 T:0

A. 患者勾画和感兴趣区域分割；B. 等剂量线叠加的治疗计划。射野数据如上所示。AP. 前后方向；LLAT. 左侧；PA. 后前方向；RLAT. 右侧；SSD. 源 - 皮距

物（如肺、骨、金属假体），剂量可能需要校正。在 CT 图像集中，每个体素强度与该体素的平均电子密度相关，并且大多数现代治疗规划系统被配置成基于 CT 图像中所携带的体素电子密度信息的体素来计算剂量分布。

8. 必须在机器上为每个光束设置机器跳数或光束接通时间。

（二）剂量规范

用于患者治疗过程的剂量处方的组成部分包括患者姓名、临床识别号、治疗部位、辐射能量和模式（光子或电子）、处方点位置、每分割剂量、部分数量和总剂量。这些成分是公认的标准[40]，是大多数监管机构所要求的[41]。处方点定义了患者体内剂量传递的位置，因此定义了剂量计算的几何点。ICRU 50 和 ICRU 62[42, 43] 规定了光子束治疗的处方点选择和处方、记录和报告量以及剂量学参数的附加建议。

1. 感兴趣区域　ICRU 50 定义了与治疗相关的 5 个区域。以下定义如图 6-46 所示。

(1) 肿瘤总体积（gross tumor volume，GTV）：肿瘤总体积是包含肿瘤的体积肉眼可见的恶性生长的范围和位置。可以在简单的轮廓、射线照片或截面图像上识别。

(2) 临床靶体积（clinical target volume，CTV）：临床靶体积是包含肿瘤总体积和任何可疑显微镜疾病的体积。临床靶体积是必须接受规定剂量才能达到治愈或缓解效果的体积。

(3) 计划靶体积（planning target volume，PTV）：PTV 是一个包含肿瘤总体积和临床靶体积的体积，其定义是为了说明照射几何结构和治疗中的所有不确定性，例如器官和患者运动以及摆位错误。计划靶体积是一个体积，当处方剂量涵盖时，将确保将处方剂量输送至临床靶体积。计划靶体积包括运动和设置错误的裕度，但不包括显微镜下的疾病。计划靶体积是治疗几何形状的函数，因为光束的数量及其方向可能会限制计划靶体积的形状或范围。

(4) 计划体积（treated volume，TV）：计划体积是由选定（规定）等剂量表面封闭的体积，是规划计划靶体积所需的处理几何图形的函数。对于可接受的计划，大于计划靶体积，尽管理想的计划体积 / 计划靶体积比率为 1.0，表明了完美的构象（假设体积的位置相同）。

(5) 照射体积（irradiated volume，IV）：照射体积是一个接受显著剂量的体积；重要性由发病率或其他措施决定。

ICRU 50 仅考虑辐射目标体积，未具体说明正常组织体积可能与发病率和避免有关。ICRU 62 通过明确危及器官（organs at risk，OAR）和危及器官的计划体积

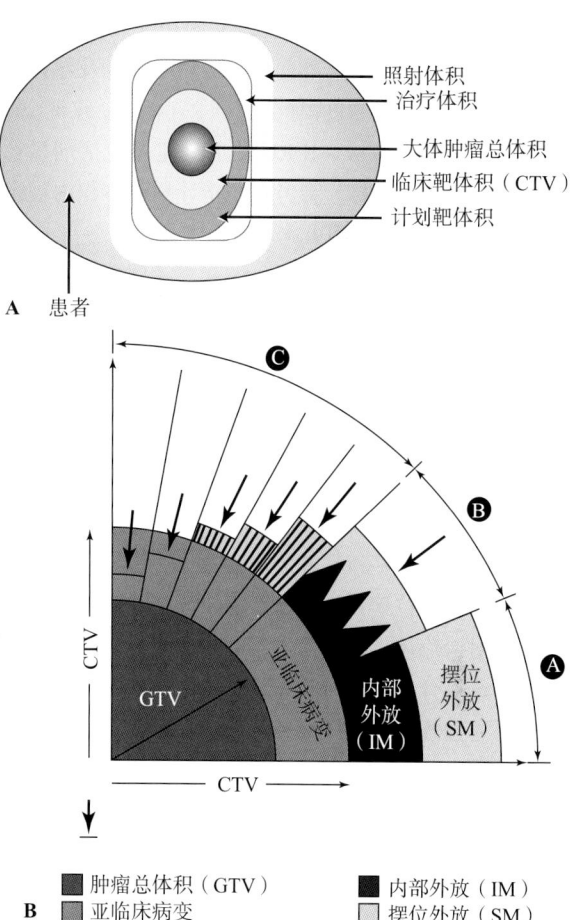

▲ 图 6-46　治疗相关的 5 个区域

A.ICRU 50 规定了与治疗有关的 5 种感兴趣体积；B. 不同临床场景下不同体积（肿瘤总体积、临床靶体积、计划靶体积和危及器官的计划值）之间关系的示意图（A 引自 ICRU Report 50—Prescribing，recording，and reporting photon beam therapy. Washington，DC：International Commission on Radiation Units and Measurements；1993。B 引自 ICRU Report 62，Supplement to ICRU Report 50，Washington，DC：International Commission on Radiation Units and Measurements；1999.）

（planning organs-at-risk volume，PRV）来解决这一缺陷[43]。在 ICRU 62 中，肿瘤总体积、临床靶体积和计划靶体积保留，新定义的体积如下。

(6) 内部靶区（internal target volume，ITV）：ITV 是临床靶体积的扩展，以考虑临床靶体积的运动，如呼吸或消化运动。运动可以是在优先方向，使得临床靶体积通过内部边缘（internal margin，IM）的扩展可能不是各向同性的，并且可以是非均匀的。

(7) 危及器官：根据对正常组织反应是辐射治疗限制的认识，危及器官是一种邻近的正常组织或危险的危险结构，有辐射诱发发病的危险。因此，为了评估发病率和分配剂量限制，应确定相关的剂量限制。危及器官的组织生理组织作为串联或平行单元，或两者的组合，被认为有助于风险评估。

(8) 危及器官的计划体积：PRV 是由于可能的运动而导致危及器官的扩展。然而，将运动融入危及器官可能是一个具有挑战性的过程。

2. 剂量记录和报告 ICRU 的剂量建议包括剂量计算点和剂量均匀性指标。参考点是指计划靶体积内规定剂量的点。选择参考点有几个标准。

- 该点的剂量与临床相关，并代表计划靶体积中的剂量。
- 该点很容易通过解剖学或几何学来定义。
- 该点是可以准确确定剂量的位置。
- 该点的剂量梯度并不陡峭。

根据这些标准，合适的点位包括计划靶体积中心、靠近中心轴或肿瘤细胞密度最大的位置。在许多情况下，等中心具有这些特征并用作参考点，因为对于静态场，等中心通常位于目标内。然而，等中心可能不能作为调强放射治疗计划的参考点，因为非靶体积的剂量限制决定了剂量分布，并可能导致靶体内的剂量分布不均匀，包括通过等中心的剂量梯度[44]。

还应报告剂量均匀性，并用计划靶体积中的最大和最小剂量表示。参考点、最大点和最小点剂量一起表示计划靶体积的剂量以及该剂量的变化。

3. 不同技术的剂量报告 ICRU 50 展示了它对 3 个层次的复杂度的建议：单平面规划、多平面和三维体积研究。在每种情况下，计算参考点剂量，并估计或计算最大和最小点剂量。如果获得一个或多个等高线平面，则计算等剂量分布。在最复杂的情况下，建议使用剂量体积直方图等剂量评估工具。

ICRU 50/62 建议共同为靶组织和正常组织体积创建了一套标准化、一致的定义，以便跨机构和国际边界对治疗计划进行比较。机构采用 ICRU 50/62 建议，该建议已被美国国家议定书小组采纳。

（三）光束命名法

当使用复杂的场排列时，很难描述精确的光束方向。已经开发了一个系统，可以简单地进行描述[45, 46]。建议的术语定义了一个与患者解剖位置相对应的坐标系（图 6-47）。轴标记为 A、L 和 S（表示前、左和上）以及 P、R 和 I（表示后、右和下）。光束名称以最近的主轴开始，然后给出从该轴到光束中心轴的旋转角度。没有离轴旋转的简单梁以其解剖位置命名。示例包括分别用于通常称为 AP、PA、右侧和左侧的波束方向的 A、P、R 和 L。具有离轴旋转的光束包括旋转角度。例如，A30S 表示前光束向上倾斜成 30° 角，A60L30S 表示前光束向左倾斜 60°，然后向上倾斜 30°（图 6-47）。这一术语在多个机构的临床应用中，它的使用消除了束流识别中的歧义。与基于机器坐标的命名约定（例如，用于机架、工作台和准直器的 GTC 系统）相比的一个优点是，光束名称在患者坐标系中报告，并且可以很容易地根据患者位置进行解释。

（四）放射治疗计划

1. 二维治疗计划 如图 6-45 所示的治疗计划是二维治疗计划的结果。无论是在模拟时手动获得的还是从特定 CT 切片获得的患者轮廓，都必须包含中心射线和光束的一个准直器轴；光束必须与轮廓平面共面。不允许中心光线位于轮廓平面外的光束方向。二维治疗计划的用途和局限性已被彻底讨论[47, 48]，目前只有极少数二维治疗系统在使用。

2. 三维治疗计划 在三维治疗计划中，辐射束的几何结构不受约束，不受图像平面的限制。相反，光束轨迹在所有立体角上都是可能的，大大增加了潜在光束路径的数量（图 6-47）。软件工具支持目标和感兴趣体积的定位/分割、图像重建、自动和光束的视野设计、三维剂量计算以及用于计划评估的可视化技术和度量。三维治疗的优点包括：基于图像的规划能更好地定位靶点，更精确地描绘包括靶点和排除关键和正常结构的视野，以及考虑患者三维形状和成分的改进剂量计算模型[49-52]。

3. 剂量计算算法 光子剂量计算方法可分为四类：①经验或半经验模型（例如，基于 TMR 和 SMR 的宽束方法）；②基于第一性原理的分析模型；③使用剂量核和铅笔束的卷积模型；④直接计算剂量的随机抽样或蒙特卡罗模型。对宽束方法进行了回顾[48]，并在更高保真的模型上继续工作[49, 50, 53-55]。已出版并进一步发展了一个具有可接受精度的临床实施的电子计算模型[56]。研究进展包括卷积铅笔束和全蒙特卡罗方法，这两种方法解释了三维电子密度分布研究了大电压光子束和电子束的辐射体积、辐射传输和光谱成分[57]。光子束的卷积模型在每个商业治疗计划系统中都得到了很好的研究和实现。他们根据穿过的单个 CT 体素的电子密度计算剂量，使用非单位密度体素的"密度标度"。因此，组织不均匀性或其他"校正"是不需要的，因为它们是宽波束模型，以弥补计算模型中的不足。剂量计算系统的物理要求包括校准 CT 扫描仪强度值（CT 编号）和使用测量的束流数据对治疗计划系统进行适当调试，以确认临床上遇到的辐射几何形状和电子密度范围内的剂量计算精度。光子和电子剂量分布，包括调强放射治疗计划的优化和稳健的三维图像显示技术，可以使用图形处理单元（graphics processing unit，GPU）或其他快速硬件快速计算和显示。尽可能精确地使用蒙特卡罗算法，该算法解释了患者数据集的所有独特方面；这些算法可用于光

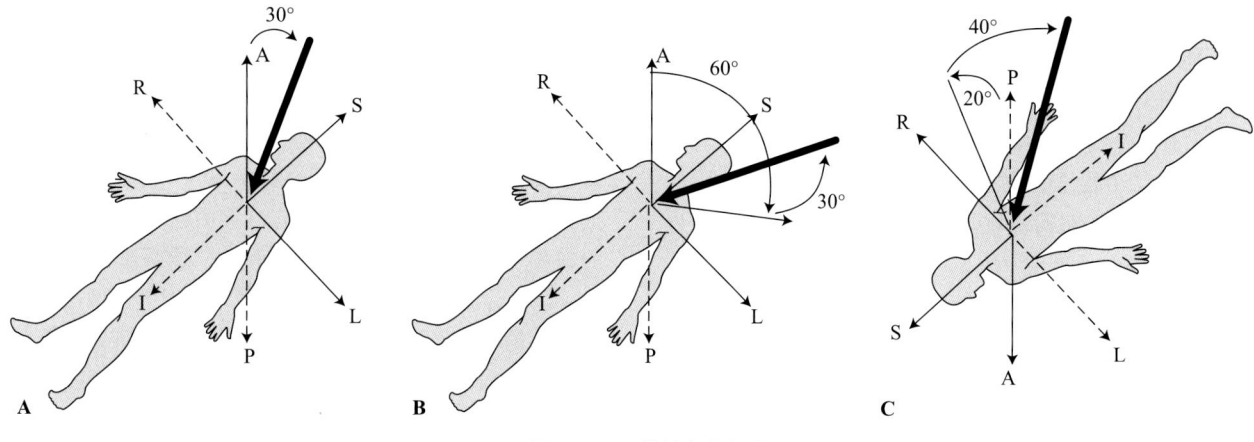

▲ 图 6-47　三维射束命名法

射束的命名参照患者坐标系。A. A30S 射束沿前轴向上旋转 30°；B. A60L30S 射束沿前轴向左旋转 60°，向上旋转 30°；C. P20R40I 射束沿后轴向右旋转 20°，向下旋转 40°

子和电子计算[58, 59]。

4. 治疗方案评价与优化　评估治疗方案以确定临床可接受性是一个取决于患者几何结构、靶剂量覆盖率、正常结构保护和其他临床标准的过程。一个治疗计划（剂量）可以提供几个"合理的"医生指导下的计划，但可接受性是由放射肿瘤学家做出的临床决定。有助于定量计划评估的一个工具是剂量 – 体积直方图（dose-volume histogram，DVH）[60]。DVH 通过图形化代表接收指定剂量（或更多）的感兴趣体积的分数来代表治疗计划。两种直方图是可能的：微分 DVH（differential DVH，dDVH）表示接受指定剂量的部分容积，而积分 DVH（cumulative DVH，cDVH）是积分形式，表示接收指定剂量或更多剂量的部分容积。图 6-48 显示了两种形式的假想靶组织和正常组织体积。cDVH 是最常用的形式。虽然 DVH 显示了一个体积的剂量覆盖率，但缺点是剂量分布的空间信息丢失。例如，DVH 的形状可能表明目标体积覆盖不足，但未表明覆盖不良区域的位置；必须查看治疗计划以确定位置。

治疗计划的优化取决于优化标准的量化，可能包括剂量学（点或区域的剂量限制）、允许和禁止的束几何结构、DVH 指数以及生物响应函数的近似值，如肿瘤控制概率（tumor control probability，TCP）和正常组织并发症概率（normal tissue complication probability，NTCP）或其他指标[53, 54]。数学优化不一定等同于临床可接受性；优化标准可能选择不当或受到其他限制。类似地，排名排序、数学优化计划可能会产生许多临床等效计划。在治疗计划、研究和开发方面的持续工作需要临床试验来证明这种技术的有效性。

（五）机器跳数计算

治疗计划数据包括束参数和权重，表明每个束对处

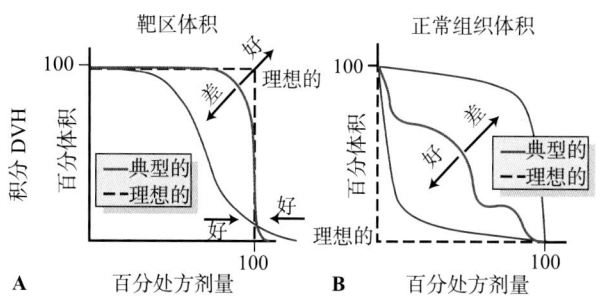

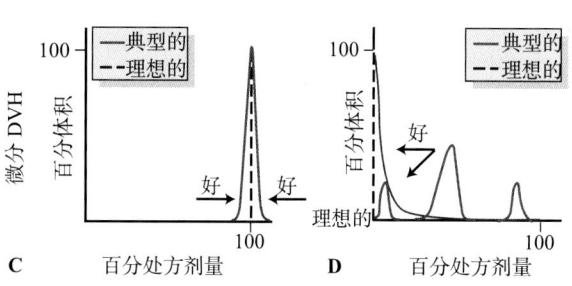

▲ 图 6-48　剂量 – 体积直方图（DVH）

A. 靶区积分 DVH；B. 正常组织积分 DVH；C. 靶区微分 DVH；D. 正常组织微分 DVH。理想的 DVH 如虚线所示。好或差的 DVH 如图中所示

方点的剂量贡献。必须计算治疗机上控制剂量传递的设置［机器跳数（monitor unit，MU）或定时器设置］，以便为每束射线提供适当的剂量。通常，机器跳数或定时器设置由治疗计划系统计算，特别是对于三维治疗计划系统和 IMRT 计划。作为计划系统和简单辐射几何形状的独立检查，通过使用 PDD、TMR 和其他参数的治疗机数据表执行二次检查计算，对机器跳数或计时器设置进行验证——使用每个光束的测量数据的基于 TMR 的算法几乎是一种普遍的做法。通常，该计算基于均匀介质的宽束模型（水，基于在三维水模型中获取束流数据）或非均匀介质的水当量路径长度；因此，对于具有非均匀

介质、强表面或非均匀介质的复杂辐射几何体，计算结果可能不太一致（超出 ±5%）界面扰动或小光束。这种简单的模型不适合于对调强放射治疗场进行独立检查，因为没有一个模型来解释每个小束对处方点的贡献。

在第二个检查机器跳数计算系统中，对于适用的辐射几何结构，机器跳数或定时器设置可使用基本方程计算。

$$跳数 = \frac{剂量}{剂量率} = \frac{D}{\dot{D}} \qquad （公式 6-36）$$

其中，剂量 D 是指射束到处方点的期望剂量（单位为厘戈瑞）（目标剂量），剂量率 $\dot{D}$ 是射束传递到处方点的每 μ 剂量（每 μ 厘戈瑞）或每时间剂量（每分钟厘戈瑞）。剂量率与 $\dot{D}_0$ 有关，即治疗装置的校准剂量率，该剂量率是使用美国国家共识协议（美国，TG-51，美国医学物理学家协会）为参考几何体（深度 =dmax，100cm SAD 下的 10cm×10cm 射野尺寸）和材料（水）获得的。

公式 6-37 用于计算机器跳数（对于直线加速器）。

$$MU = \frac{D(cGy)}{\dot{D}(cGy/MU)} \qquad （公式 6-37）$$

公式 6-38 用于计时器计算（远程治疗装置）。

$$T(min) = \frac{D(cGy)}{\dot{D}(cGy/min)} \qquad （公式 6-38）$$

真正的工作是确定处方点的剂量率 $\dot{D}$，用于正在计算的特定治疗几何体。$\dot{D}$（Gy/MU 或 Gy/min）可通过以下等式从参考剂量率 $\dot{D}_0$ 中找到。

$$\dot{D} = \dot{D}_0 \times PDD(或TMR或TAR) \times OF \qquad （公式 6-39）$$

OF 项表示其他因素，包括光束修改器的衰减系数，例如场形状（使用多叶准直器或自定义块）、楔块和补偿器，射野尺寸的输出系数，离轴剂量率系数，平方反比项（如果需要），固定装置（模制海绵、热塑面罩、臂板或胸板、立体定向框架），以及必须考虑的任何其他装置或参数。如前所述，在大多数情况下，光束重量和 $\dot{D}$ 由治疗计划系统计算，从而得出完整的治疗机器跳数计算。如这里所解释的，简单机器跳数计算作为确认治疗计划剂量计算的独立第二检查来执行。任何机器跳数计算系统必须被彻底理解和定义，以确保其适当应用于计算患者的正确剂量。机器跳数计算已在美国的共识文件[61] 中正式化，其他国家的格式类似。

十一、外照射计划验证

（一）治疗射野影像

通过验证设置数据，如光束几何，包括 SSD 测量，并通过比较模拟和治疗射野影像。射野影像的使用（最

初用胶卷进行）被证明对治疗有积极的影响[62]。通常的做法是在治疗开始后以及之后的每周获取射野影像。由于 Compton 效应的优势，受试者对比度较差[63]，兆电压射野影像的图像质量差于伴 X 线图像或 kV 等效数字重建 X 线图像的质量（图 6-49）。然而，改进要提高射野影像的图像质量，有许多方法可以解决胶片的缺陷（例如，设计更敏感的胶片、增强胶片图像采集，综合诊断和治疗成像，以及数字化射野成像增强），特别是简单的数字图像增强获取具有高空间分辨率和对比度的门图像是目前最先进的图像接收器。成像系统，称为电子射野影像设备（electronic portal imaging device，EPID），最初设计有至少 5 种类型的 EPID[63]，如图 6-50 所示，基于镜像的视频系统、光纤视频系统、液体电离室系统、扫描电离室系统和静态固态系统的平板图像接收器。最后一种设计，主要使用非晶硅（aSi）作为探测器元件，已经成为行业标准，并被所有 LINAC 制造商使用（图 6-5）。EPID 在临床实践中的应用包括简单的胶片更换、通过手动比较数字参考胶片进行治疗验证、通过数字技术进行图像增强，如自适应直方图均衡化以改进结构识别、自动确定患者位置以允许或禁止治疗、常规治疗的动态监测、动态治疗（如 IMRT）的动态监测和治疗剂量传递的实时验证[64]。这些应用取决于设备的设计和操作特性，如图像采样和刷新率（实时评估所需）、信噪比、探测器分辨率、探测器辐射灵敏度、有效成像区域大小、图像处理软件、物理尺寸和易用性。

（二）体内剂量学

治疗的剂量学验证可能需要独特的患者几何形状，保护正常解剖结构或危急情况，如全身照射。体内剂量测量技术包括以下内容。

1. OSLD 或 TLD 可以包装在胶囊或保护袋中，并放置在空腔中，直接在皮肤表面、四肢或药丸。对于未完成堆积的几何形状，结果评估可能具有挑战性。尽

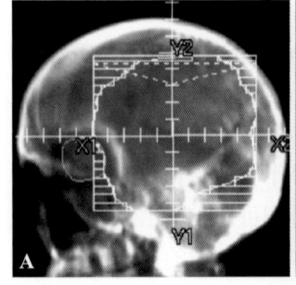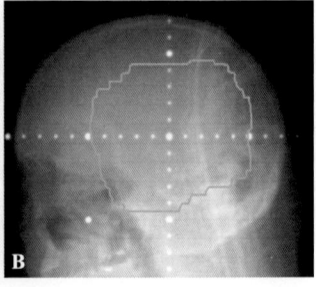

▲ 图 6-49 诊断和高能光子获得的图像

A. 脑肿瘤患者的模拟影像，轮廓线显示了挡块形状；B. A 中患者的射野影像，显示治疗区域和挡块区域。A 中对比度比较高是由于光电效应的增加。B 中对比度差是由于 Compton 效应占主导

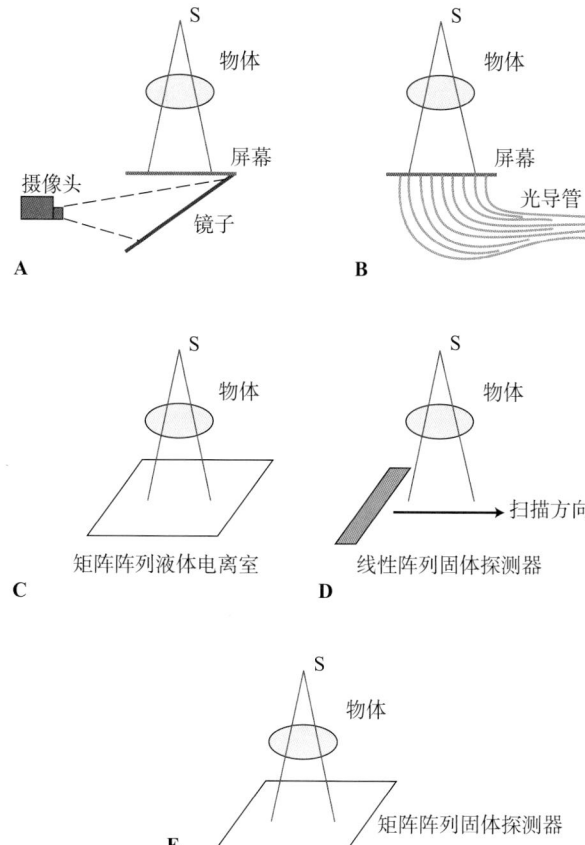

▲ 图 6-50　电子射野影像的 5 种方式

A. 屏幕、镜子和摄像头；B. 屏幕和光导管；C. 矩阵阵列液体电离室的直接辐射；D. 线性阵列固体探测器的扫描式直接辐射；E. 矩阵阵列固体探测器的直接辐射

管 TLD 仍然是一种非常有效的方法，但 OSLD 已取代 TLD 成为体内剂量测定的常用方法。

2. 具有整体堆积的二极管或 MOSFET 探测器可放置在表面或腔内。二极管和 MOSFET 系统可以快速建立，结果立即可用。与 TLD 相比，它们的易用性使其广受欢迎。存在直接电子连接到室内读出装置或单独探测器的设计，这些探测器在辐射后被插入读出装置。

3. 远程报告大多数胎儿检测仪不可用，主要用于乳腺或前列腺。这些固态探测器可以被植入间质中，并进行远程询问，以原位测量剂量。这种设备是生物相容性，相对较小，可以可视化与千伏成像。

4. 辐射变色胶片可用于复制患者治疗几何体中的患者等效体模。用校准的数字扫描仪读取胶片密度，并通过胶片剂量响应曲线，使等剂量线的读出和评估能够产生交付的相对剂量分布的质量指标。

5. 电离室很少用于体内剂量测定，但可在体内表面或空腔内放置保护套，例如用于监测高剂量率短程治疗程序。

6. 患者等效体模是组织等效体模，包括骨、肺和气道等内部结构。一些模型被分割成横向板，可以在特定的解剖水平上接受辐射变色胶片、OSLD、TLD 甚至电离室。解剖模型在形状或解剖结构上与真实患者不同，但对于研究治疗几何结构非常有用。

7. 在已知患者几何结构的情况下，EPID 可用于传输剂量学，以便对剂量进行集成或实时测量。发展中的应用包括静态场的实时剂量测定和调强放射治疗。

十二、外照射治疗：一般技术

靶点的深度、大小、解剖部位和关键结构的接近程度都会影响治疗方式（光子或电子）的选择和使用的技术。技术包括束数、束能量、束重（束所传递的相对剂量）、场形状、辐射几何结构以及丸、楔、补偿器或其他特殊装置的使用。治疗计划技术已经得到了很好的研究和介绍[66, 67]。一般的做法是光子几乎总是在两个或多个场的组合中使用（即平行相对、楔形对、三场、四场、多场或弧），而电子被用作单个面场（可能与其他电子场连接以覆盖更大的区域）。示例光子平面图展示了平行对穿野、楔形板野、三野、四野和旋转弧形技术的这些原理（图 6-51 至图 6-56）。随着磁场数量的增加，有两个观察结果：高剂量区域变得更符合目标，外周剂量减少，但被外周剂量覆盖的组织体积增加[21]。当今的放射治疗使用从一个区域（如简单的单向治疗）到有效的几百或几千，如 IMRT 或动态弧治疗。即使是现在，电子治疗计划还不如光子计划成熟，三维计划可能根本无法执行，尽管铅笔束甚至蒙特卡罗计算算法的精确度在临床上是可以接受的，电子治疗计划是基于图形或表格测量数据，如前所示（图 6-42 和图 6-43）。

十三、三维适形放疗

由于体积图像（CT、MRI）、波束成形 / 调制技术

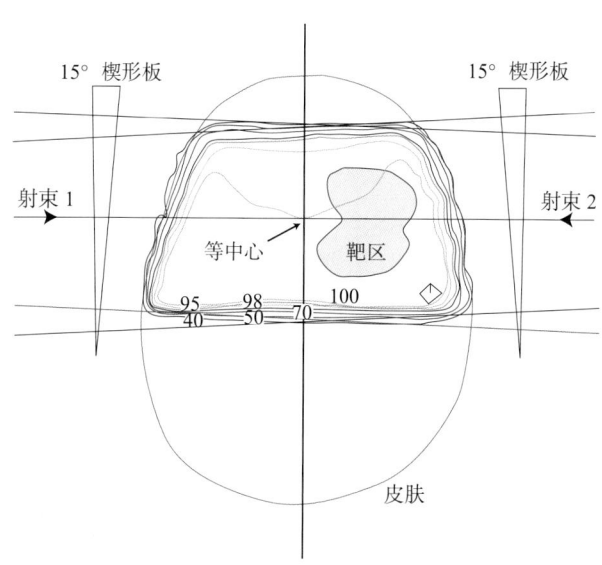

▲ 图 6-51　头颈部靶区的平行对穿野计划

和计算机化治疗计划不可用或是原始，因此，由于早期治疗技术的局限性，无法轻易地实现向目标体积和其他地方提供最小剂量的目标。三维问题已被理解，但不存在允许解决方案的工具。三维治疗规划工具的开发和成熟使临床医师能够迅速考虑寻找"最佳"治疗计划，合理地认为是一个剂量分布"符合"目标体积的计划（图6-57）。对于许多临床部位，适形放疗是通过使用多个

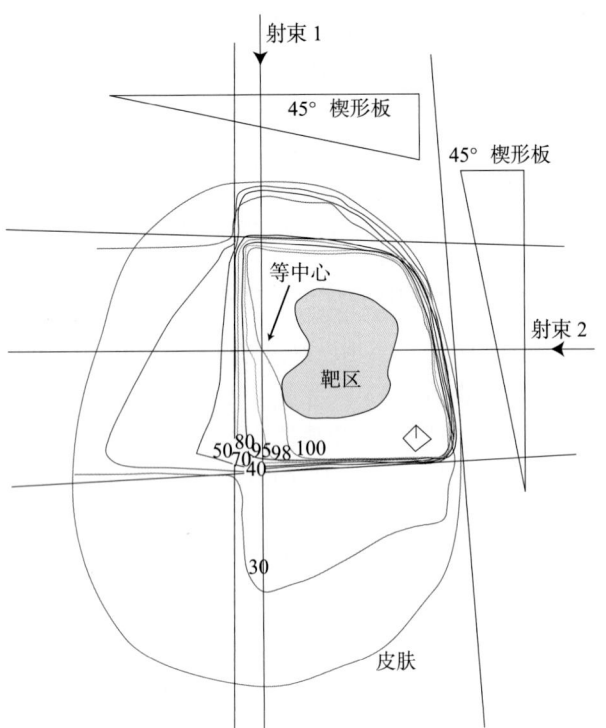

▲ 图 6-52　头颈部靶区的楔形板野计划

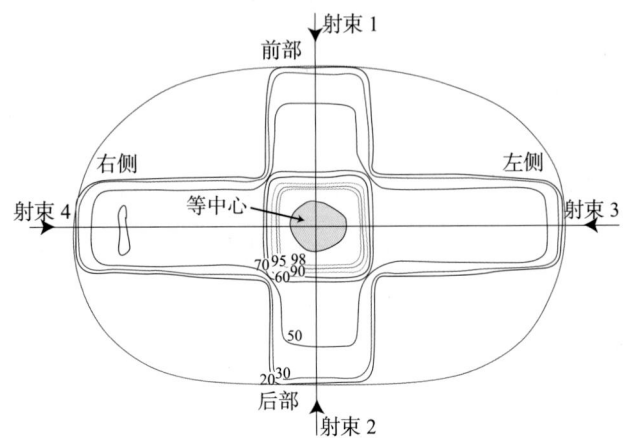

▲ 图 6-55　盆腔靶区的四野计划

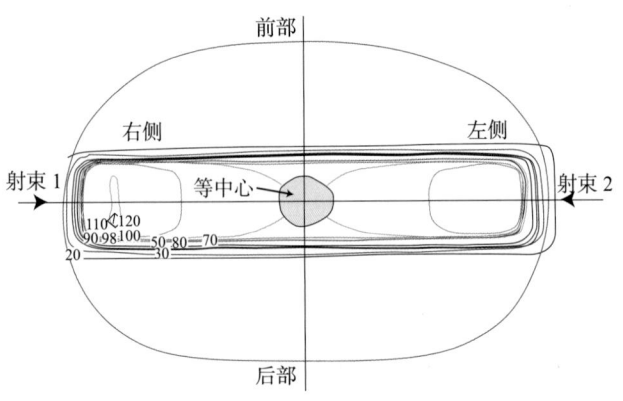

▲ 图 6-53　盆腔靶区的平行对穿野计划

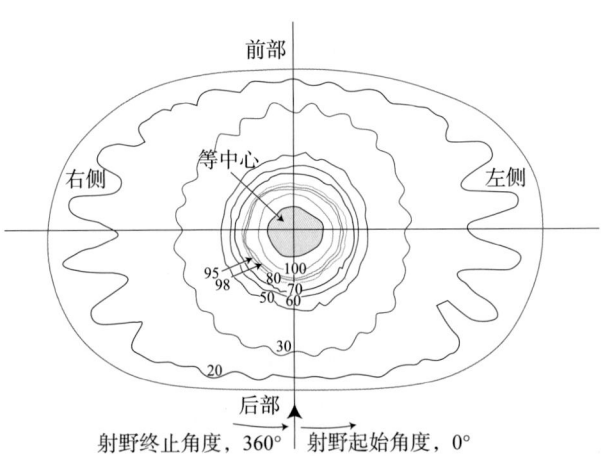

▲ 图 6-56　盆腔靶区的旋转弧形计划

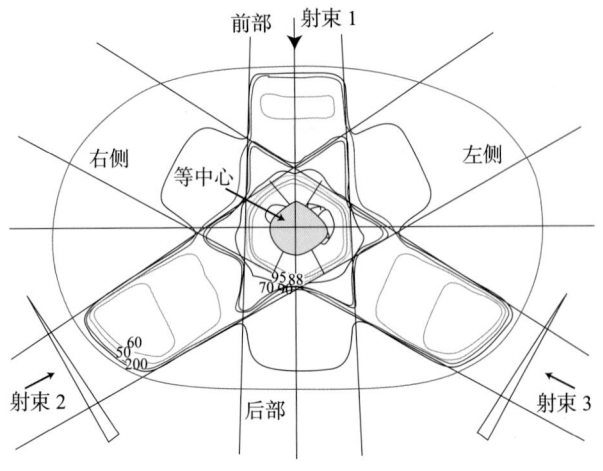

▲ 图 6-54　盆腔靶区的三野计划

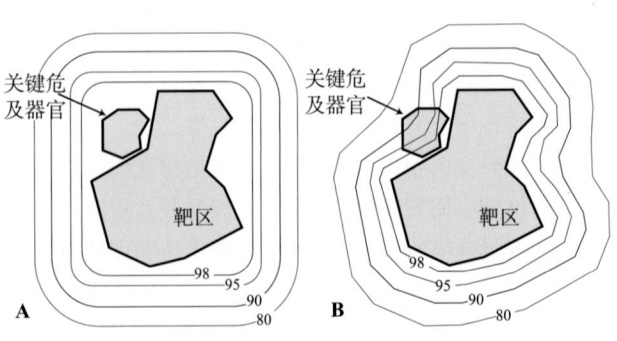

▲ 图 6-57　适形问题

A. 常规计划能够对靶区进行非常好的治疗，但同时也照射到了附近的关键结构；B. 适形计划能够对靶区进行好的治疗并保护了一部分关键结构。适形计划是否优于常规计划呢

静态、形状场、静态或动态 IMRT 或其他计算机控制方法来达到的最新状态。共形辐射治疗在第 21 章中进行了综述。

适形放疗方案是通过使用大量不同重量、大小或形状的光束，以及向靶方向来实现的。如果使用足够的适当光束，可以创建符合目标体积的形状的剂量分布。这项技术在 21 世纪早期就被人们所认识，这也是使用多个射野的原因。在这方面，所有放疗治疗方案都是一致的，但根据照射技术，其构象程度却有很大的差异。

共面传递技术包括多种方法。三维适形放疗的多个静态场可以由自定义块、多叶准直器、微型 MLC[68]、和自定义立体定向准直器[69]。使用机架运动圆弧的动态场可使用固定场形状[70]或每个弧的可变场形状[71]来传递。IMRT 有几种传送方法，可以使用带有三维补偿器[32]的静态场或使用二元准直器[13, 72]或多叶准直器的动态技术来传送[73, 74]。其中一些方法用于单组分放射外科技术，其他方法用于分馏治疗。

近 15 年来，IMRT 已成为治疗和挑战辐射几何的重要治疗方法[75-77]。在 IMRT 中，特定门架角度的辐射束的外形轮廓被细分为大量束流，在优化过程中，每个波束集的强度都会给出特定剂量。波束宽度由单个多叶准直器叶片的投影宽度设置。对于非二进制多叶准直器，每个波束的长度是可变的，取决于所需的剂量、剂量梯度以及多叶准直器装置的技术规格。IMRT 适形剂量分布的重建与 CT 图像从传输剖面重建的过程相同[75]。如果优化方案是一个保角的，则求解逆变换将提供一个最优解。但是，可以证明，由于需要负光束重量（使用负能量），不可能找到一个能给出精确一致分布的解。因此，该方法是通过迭代技术找到反变换的近似解。此外，重要的是，目标（点或体积的最小剂量）和正常或关键结构（点或体积的最大剂量）都设置剂量限制；这些限制驱动了自动剂量优化过程。对共形问题及其解决方案进行了全面的回顾[54]，并且该领域继续采用新的方法、更快的优化算法和集成的计划评估工具来发展。在一种新技术中，旋转 IMRT 采用传统的 C 形臂直线加速器设计，同时进行多叶准直器叶片和机架（圆弧运动）的运动。这种技术被称为调强电弧治疗（intensity-modulated arc therapy，IMAT）或容积旋转放射治疗（volumetric-modulated arc therapy，VMAT）[78]。图 6-58 示出了调强适形方案，第 21 章给出了更多信息。

十四、放射治疗中的影像学

放射治疗过程是基于影像进行的。影像引导介入治疗无论是手术、病灶消融、血管缺损栓塞、放射治疗或其他治疗都在增加[56-58, 77, 78]，放射治疗的先进成像技

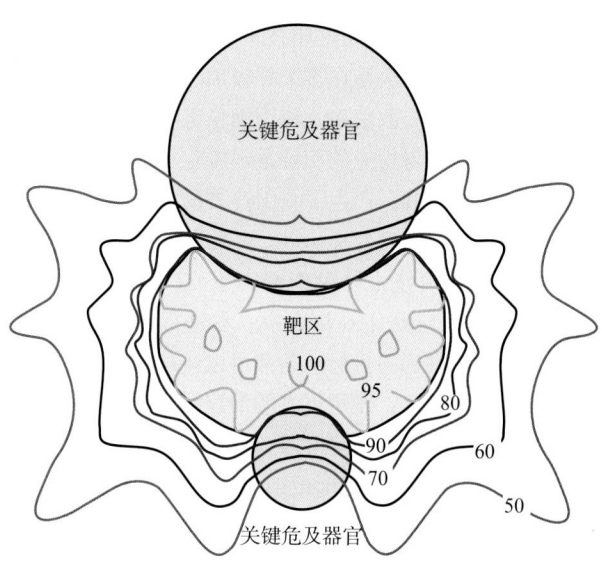

▲ 图 6-58 适形计划示例

2 个关键结构间靶区的调强计划（改编自 Oldham M，Webb S. A 9-field static tomotherapy planning and delivery study. In：Leavitt DD，Starkschall G. Proceedings of the XII th International Conference on the Use of Computers in Radiation Therapy，Salt Lake City，Utah. Madison，WI，Medical Physics Publishing；1997.）

术的贡献包括两个主要领域：用于验证治疗效果的成像技术和用于更好地理解癌症和正常组织生物学的成像技术。

（一）图像引导放射治疗

图像引导介入治疗已经被开发用于包括放射治疗在内的多种医疗程序[79, 80]。主要的理由是开发和使用高度适形放射治疗计划，这会给它们的实施带来风险。一般来说，三维适形放疗和 IMRT 计划使用的领域很小，如果交付时几何遗漏到错误的位置，增加适形放疗剂量不足的可能性。因此，高度适形放射治疗技术的使用增加了对基于图像的治疗交付验证的需要，这种验证比仅仅每周门图像更为频繁。这种需要导致了 IGRT，即在每次放射治疗前立即进行每日室内成像。使用室内成像的 IGRT 方法包括等中心超声成像、轨道 CT、射线照相和荧光投影成像、kV 锥束 CT、MV 锥束 CT 和 MV 扇束 CT[81, 82]。这些设备与 MV 治疗设备集成，形成混合成像治疗单元。实施问题包括图像质量、成像剂量、图像解释、每日图像和参考图像的手动与自动比较、基于观察到的每日位置和解剖变化（与参考治疗计划相比）对治疗计划的修订，以及图像存档和检索[81-83]。

治疗模拟成像和 IGRT 技术使研究目标运动成为可能，以评估目标是否在辐射场外移动，从而可能发生几何脱靶[84]。目标运动主要是因为呼吸循环；然而，膀胱和肠道充盈或排空或其他非循环运动也可能引起靶运动。主要方法是使用（典型的）CT 和可能的 PET，使

用各种四维图像采集和重建技术，对目标进行运动研究。一种常用的方法是在多个呼吸周期的时间段内跟踪呼吸周期的同时获取图像。每个图像都与采集时的呼吸相位相关，然后与相应的相位重新绑定。随着时间的推移，图像的"回放"产生了一组连贯的动态图像，在这些图像上可以观察到目标运动，并将其作为时间的函数进行测量。这项技术是可能的四维 CT 和 PET 成像模式[84]，与四维 MRI 正在调查中。在进行治疗计划和治疗时，任何观察到的目标运动都可以通过以下几种技术中的一种进行调节：使用更大的治疗场，对治疗进行选通以匹配呼吸周期的特定阶段，使用光学方法或快速放射成像检测的替代基准标记或光学患者表面跟踪对目标进行实时跟踪[82, 84]。运动评估和补偿技术仍在不断发展。使用光学和远程监控的技术显示了快速检测患者体位的运动和变化的前景。

尽管光学方法往往局限于可见表面的检测，但在一种技术中，在治疗前和治疗期间，使用间隙植入的玻璃封装转发器和室内远程读出装置对目标位置进行实时远程监测[85]。至少有 3 个转发器植入目标并且它们的相对位置由治疗计划 CT 扫描和远程读出装置确定、几何参考等中心位置。每天，根据计划的 CT 扫描设置患者位置，然后实时监控，以确保治疗到达正确的位置[85, 86]。精确度高，转发器迁移通常很小，虽然可能。成像方式应考虑以最小的图像伪影获得最佳的信息流。

（二）生物成像

生物成像是对生理、代谢和功能过程的成像，无创测量肿瘤或正常组织的生物学特性。需要成像的肿瘤的重要生物学方面包括代谢物含量、缺氧的存在和细胞增殖。具有生物成像潜力的方法包括 PET 和 PET/CT，新的放射性核素和配体用于特异性受体靶向、磁共振波谱、功能磁共振成像（functional MRI，fMRI）、磁共振扩散和灌注成像、超声检查[80]。生物和分子成像技术在过去 10 年中有了巨大的发展，其应用包括临床前基础科学研究、成像作为生物标志物的应用以及放射治疗的临床反应研究。放射肿瘤学中的分子成像应用正在积极发展中[88]。

作为一个生物分子成像的例子，利用磁共振波谱（magnetic resonance spectroscopy，MRS）对脑肿瘤进行了研究，以测量与肿瘤分级相关的代谢物的空间分布[59, 60, 84, 85]。胆碱、肌酸、N-乙酰天冬氨酸（N-acetyl-aspartate，NAA）、乳酸和其他与肿瘤类型相关的代谢物（在本例中，脑肿瘤）由 MRS 确定。胆碱与 NAA 的比值由光谱峰高分析确定，并绘制在对比增强 MR 图像上（图 6-59B）。一个观察结果是，脑肿瘤的代谢物值和比率的空间分布在大小和形状上与（常规）对比增强 MRI 有所不同[89, 90]。图 6-59 显示了放射靶向的问题：来自生物成像模式的代谢物比率或其他肿瘤特异性信息将重新定义如何确定肿瘤靶点。成像内源性对比或对比增强区域的解剖学方法将与先进的生物成像技术互补。这些多模态图像将用于目标定位。这种信息比 CT 和 MRI 等两种不同的成像方式更重要；它是确定肿瘤特征和环境的患者特异性成像的补充。这些新成像技术的验证对于

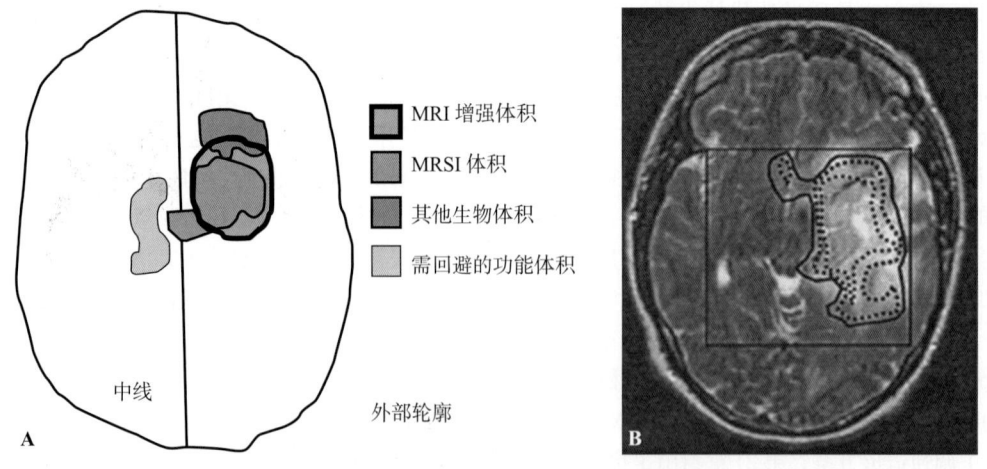

▲ 图 6-59 生物靶体积（此图彩色版本见书末）

A. 示意图显示脑肿瘤 3 种表现的可能排列：对比增强磁共振成像（MRI，绿色）、磁共振光谱图像（MRSI，紫色）和其他生物体积（紫色），如增殖和受体密度。回避区（蓝色）表示为可通过功能性 MRI 获得；B. 从内层到外层，胆碱 -N-乙酰天冬氨酸（NAA）代谢物比率（cho/NAA）的连续等值线为 6（虚线）、4（虚线）和 2（实线）。代谢物分布图穿过中线，大小和形状与（常规）对比增强区不同（A 引自 Bourland JD，Shaw EG. The evolving role of biological imaging in stereotactic radiosurgery. *Tech Cancer Treat Res*. 2003；2：135-140；B 引自 Pirzkall A，McKnight TR，Graves EE，et al. MR-spectroscopy guided target delineation for high-grade gliomas. *Int J Radiat Oncol Biol*. Phys. 2001；50：915-928.）

确保理解图像信息内容非常重要，即体素强度值的含义以及如何将图像用作辐射规划过程的一部分[89, 91]。

IGRT 的生物成像和方法将在未来 10 年继续成熟。生物成像将特别有助于了解癌症和正常组织生物学。对于生物成像及其在放射治疗计划和患者治疗反应评估中的应用，实施多模态成像的成本、技术方面和临床效益仍有待解决，已经实施了专用的 PET/CT 和 MR 模拟器，以促进这些先进成像模式在放射肿瘤患者中的应用[93]。此外，IGRT 混合成像治疗设备的开发仍在继续，MR-LINAC 和 MR-γ 远程治疗设计现已投入临床使用[94, 95]。

十五、立体定向放射外科和放射治疗

采用立体定向图像引导、刚性固定或远程监测定位系统，可实现高精度的放射治疗。这些技术的立体定向部分是指用刚性或其他稳定系统固定或固定患者，并结合当天成像，为整个治疗过程建立一个特定于患者、基于图像的坐标系统。SRS 是指利用单节段、小野、高剂量（12~24Gy 边缘剂量）、局灶性放射治疗相对较小的颅内或颅外肿瘤[96]。通过两种可用的 SRS 技术，一种是伽马射线外科单元[97-102]或专门设计的 LINAC 系统[68-70, 103-107]，一种是圆形或形状的辐射场从多个方向精确瞄准，与目标所在的公共点相交。相反，立体定向放射治疗（stereotactic radiotherapy，SRT）指使用一个以上的组分，通常是 2~5 个组分，使用类似技术，其场强、每分数剂量高于常规剂量分级方案，这种方法称为低分馏。SRT 技术包括无创和可替换的患者固定[108]、颅外治疗[109, 110]、静态或形状场[69, 111]、个大或小宽准直器调强治疗、机器人控制 X 线单元治疗[14, 112]、基于形状的规划[113]和其他优化算法。特别是 SBRT，它使用相对较多（例如 7、9、11）的形状、静态场或电弧 IMRT（IMAT/VMAT）和低分数剂量方案，对于小肺靶点已经变得相当常见，以及肝、骨和其他部位的转移，可能包括四维运动调节[109, 110, 114, 115]。伽马放射外科、LINAC 放射外科和 SBRT 在第 7 章、第 27 章和第 28 章有详细介绍。

十六、全身照射

全身照射是作为骨髓移植的一部分进行的一种照射程序，需要特殊的物理测量来实施治疗[116]。患者在距离治疗机较远的地方，使用大型放射治疗仪进行前 - 后 / 后 - 前或横向相反方向的照射光子场包围整个身体（图 6-60）。目标是在患者中线提供处方剂量 ±10% 范围内的剂量均匀性。根据使用的技术，需要对身体狭窄区域进行剂量补偿，并用屏蔽块保护肺部。辐射束数据，如束剖面、深度剂量或组织最大比率，和参考剂量

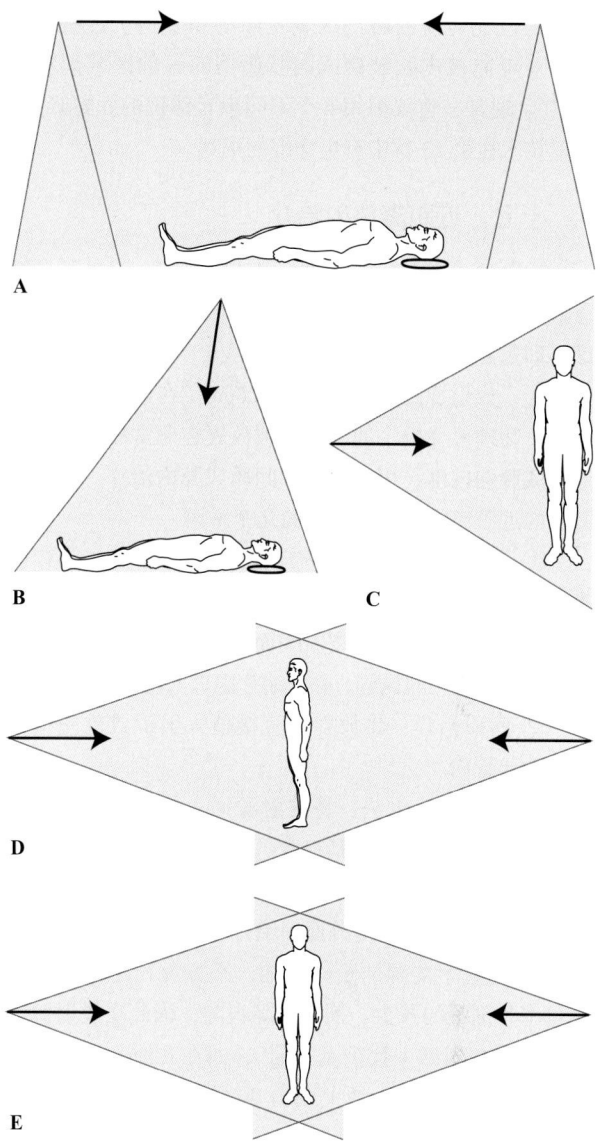

▲ 图 6-60　全身照射的照射几何

A. 源移动技术，患者仰卧于地面；B. 大野照射，患者仰卧于地面；C. 大的侧向单野，患者立于地面；D. 大的前后反向野，患者立于地面；E. 大的侧向反向野，患者立于地面（A 至 C 引自 AAPM RTC Task Group 29，Report 17：The physical aspects of total and half body photon irradiation. College Park，MD：American Association of Physicists in Medicine；1986.）

率必须获得在延长距离使用。由于散射条件的变化，在等中心进行常规处理获得的数据可能不适用于远距离的大场。更高的光束能量用于侧向技术，与前后几何结构相比，匹配患者厚度的增加。

全皮肤电子治疗（total-skin electron treatment，TSET）与全身照射相似，只是用电子代替光子。这项技术用于皮肤癌，如蕈样肉芽肿，其考虑因素已被描述，包括测量束流数据（例如束流剖面、深度剂量和参考剂量率）、测量和任何所需的韧致辐射污染的减少，以及确保相对均匀的束流照射的方法患者表面。特别是，照射几何结

构必须避免对薄的解剖区域（如手和手指）过量，并防止对可能被皮肤皱褶或四肢遮挡的解剖区域剂量不足[117]。通常，建议采用 6 个不同患者体位的六野入路。设置技术在第 23 章中有更详细的描述。

十七、近距离放射治疗

近距离治疗是一个术语，来自近距离（"短"），结合治疗，意味着短距离治疗。与之形成对比的是远程治疗，即远距离治疗，如使用 ^{60}Co 或 LINAC 设备的外照射治疗，放射源距离患者 80～100cm。在近距离放射治疗中，物理尺寸较小的放射源被放置在非常靠近肿瘤的地方或肿瘤内部，用于表面、间质或腔内治疗。这里定义了与近距离放射治疗相关的几个术语。

① 表面模具：放射源固定在符合患者表面的治疗探头或模具上。所述表面敷贴器将所述源定位在所需几何结构中，并放置在所述皮肤表面上以照射表面目标。这项技术是不常见的执行，除了治疗眼部黑色素瘤的目的。

② 间质治疗：将放射源直接植入组织或首先植入靶区的导管内。

③ 腔内治疗方法：将放射源插入体内通过涂抹器装置形成空腔。部位包括口腔、直肠、阴道和子宫腔以及气管和支气管腔。

近距离放射治疗与外照射治疗相比有几个优点。

① 随着距离源的距离增加，平方反比定律支配着剂量率和剂量的减少。剂量下降很陡，因此在放射源附近的剂量相当高（数千厘戈瑞），而在几厘米以外的地方，剂量很低（几十厘戈瑞）。陡峭的剂量梯度将高剂量区域限制在一个小体积内。

② 与用于外照射的光子相比，近距离放射源发射的光子在组织中具有相对较低的能量和较大的衰减。这种增加的剂量集中在放射源附近，并使远处的剂量最小化。

③ 常规近距离放射治疗，剂量率相对较低，为 0.40～0.80Gy/h，达到规定剂量需要几天时间。这种方法可以使所有细胞在每个阶段的细胞周期的放射生物学优势治疗。

④ 在使用远程后装置的高剂量率（high-dose-rate, HDR）近距离放射中，剂量率非常高，在处方点约为 2Gy/min，与外照射剂量率相当。规定剂量在 5～10min 内送达。高剂量率方法在各种治疗部位都很常见，是腔内和间质内近距离放射治疗的首选技术。

（一）放射性衰变

如前所述，原子核中含有质子和中子，这些质子和中子更喜欢某些构型的稳定性。那些不稳定的构型会自发地转变成另一种可能稳定也可能不稳定的核物种。这种自发的转变称为放射性衰变。放射性衰变的模式，也就是转化和发射粒子的类型，取决于母种的核组成。对于特定母体核素，允许或禁止衰变模式，衰变模式为以下类型之一[2, 12, 13]（术语如前所述，颗粒定义见表 6-2）。

1. 在 α 衰变中（图 6-61A），原子核释放出一个 α 粒子，$^4\alpha^{2+}$（2 个质子和 2 个中子——氦原子核），产生一个质量为 $A-4$、原子序数为 $Z-2$ 的子核。α 粒子是单能的，动能一般为 4～8MeV。

$$^A_Z X \rightarrow {}^{A-4}_{Z-2} Y + {}^4\alpha^{2+} + Q; \qquad 2n + 2p \rightarrow {}^4\alpha^{2+} + Q$$

α 衰变后的次级过程包括 γ 射线发射（或内部转换，产生特征性的 X 线或 Auger 电子），这可能发生在 α 衰变后，因为子体去激发到基态。经历 α 衰变的放射性核素往往具有高 Zs，包括 ^{216}Ra、^{222}Rn、^{218}Po、^{235}U、^{239}Pu 和 ^{241}Am。

2. 对于 β 衰变，单个核子（中子或质子）在原子核中从一种类型转变为另一种类型。原子核发出一个电子，称为 β 粒子，因为它的核起源，和一个中微子。有两种类型的 β 粒子，一种是带负电荷的 β$^-$，它是一个"规则"电子，也称为负电子；另一种是带正电荷的 β$^+$，它是电子的反粒子，也称为正电子。有可能出现发射 aβ$^-$ 或 β$^+$ 的放射性衰变模式。

(1) 对于 β$^-$ 衰变（即负电子衰变，图 6-61B），中子在原子核中转化为质子。原子核发出一个 β 粒子和一个反中微子。由此产生的子核具有相同的质量 A 和增加的原子序数 Z+1。β$^-$ 粒子的能量分布小于或等于 Q（反中微子带走剩余的能量）。平均 β$^-$ 能约为 Q 的 1/3。

$$^A_Z X \rightarrow {}^A_{Z+1} Y + \beta^- + \bar{v} + Q; \qquad n \rightarrow p + \beta^- + \bar{v} + Q$$

β$^-$ 衰变后的次级过程包括 γ 射线发射（或内部转换，产生特征 X 线或 Auger 电子），当子体失激发到基态时，可能在 β$^-$ 衰变后发生。β$^-$ 衰变发生在所有 Zs 的富中子核素中。示例核素包括 ^{3}H、^{14}C、^{32}P、^{60}Co、^{89}Sr、^{99}Mo、^{131}I、^{137}Cs 和 ^{198}Au。

(2) 对于 β$^+$ 衰变（即正电子衰变，图 6-61C），质子在原子核中转化为中子。原子核发出一个 β$^+$ 粒子和一个中微子。由此产生的子核具有相同的质量 A 和减少的原子序数 Z-1。β$^+$ 衰变要求在母能态和初始子能态之间有 $2m_0c^2$ 或 1.022MeV。如果这个能量差不可用，β$^+$ 衰变被禁止，电子俘获可能发生。β$^+$ 粒子的能量分布小于或等于 Q（中微子带走其余的）。平均 β$^+$ 能量约为 Q 的 1/3，但由于原子核的排斥作用，高于相同 Q 的平均 β$^-$ 能量。

$$^A_Z X \rightarrow {}^A_{Z-1} Y + \beta^+ + v + Q; \qquad p \rightarrow n + \beta^+ + v + Q$$

次级过程发生在 β$^+$ 衰变之后。正电子 β$^+$ 在湮灭前

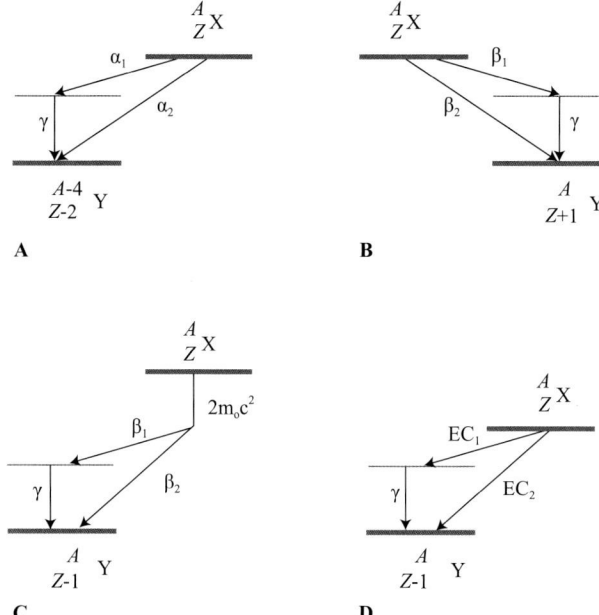

▲ 图6-61　放射性衰变模型

A. α衰变；B. β⁻衰变；C. β⁺衰变；D. 电子俘获

的寿命很短。β⁺击中电子并在飞行中湮灭的可能性很小。更大的可能性是β⁺减慢（通过库仑相互作用）并与自由电子结合。结合的β⁺/e⁻物种（或e⁺/e⁻物种）称为正电子素。正电子素在湮灭和产生两个0.511MeV光子（即每个电子质量有一个光子）之前存在约10^{-10}s。更长寿命的正电子素状态（10^{-7}s）产生三个同时湮灭光子。γ射线发射（或内部转换，产生特征X线或俄歇电子）也可能在β⁺衰变后发生，因为子体失激发到基态。富质子核素在低Zs和中Zs上发生β⁺衰变。示例核素包括^{11}C、^{15}O（用于PET）和^{22}Na。

3. 在电子俘获中（图6-61D），原子核俘获了一个绕轨道运行的电子，使原子核的质量增加了0.511MeV，并将质子转化为中子。电子俘获类似于β⁺衰变，因为子体质量为Z-1，并发射出中微子。通常，K壳层电子被捕获。当没有足够的能量（$2m_oc^2$或1.022MeV）使β⁺衰变发生时，富质子核素在低Zs和中Zs上发生电子俘获。

$$_Z^AX + e^- \rightarrow\ _{Z-1}^AY + v + Q; \qquad p + e^- \rightarrow n + v + Q.$$

次级过程发生在电子俘获之后。由于轨道电子被俘获，电子壳层的随后填充导致在电子俘获事件之后特征X线的发射。当子体失激发到基态时，电子俘获后可能会发生γ射线发射（或内部转换，产生特征X线或Auger电子）。电子俘获衰变的核素包括^{22}Na、^{40}K、^{51}Cr、^{57}Co和^{192}Ir（也有β⁻）。

每个衰变方程中的Q项表示作为抛射粒子（α、β⁻、β⁺、v̄、v）或剩余原子核的动能释放的总能量。质量几乎为0的中微子首先被假定存在，因为在β衰变中观察到β⁻和β⁺能量的连续能量分布。如果没有第三个反应产物，β⁻或β⁺能量将是单能的，几乎等于Q，反映了原子核中离散的能级。

4. 次级衰变过程：每个初级衰变模式都可以使子核或原子处于基态或激发态。如果存在激发态，额外的能量会以各种方式释放出来，产生基态子体。

(1) 快伽马辐射引起的同分异构跃迁：在子核被激发的情况下，激发能可能由称为伽马射线的光子发出。伽马射线能量等于原子核的初始和下一个能量状态。因为能量状态对于特定的原子核是固定的，伽马射线是固定的和唯一的对于一个特定的核。γ射线确定了它们的起源核就像特征X线识别原子一样。伽马初级伽马射线的发射可能产生基态核发射或通过几个能量状态的连续伽马发射。由于激发态存在的时间很短，不超过10s，甚至更短，因此，γ发射在α、β⁻、β⁺或电子俘获衰变之后立即发生。虽然使用了"^{60}Co γ射线"和"^{137}Cs γ射线"，但这些γ射线实际上来自子核。来自^{60}Co的γ射线实际上是^{60}Ni γ射线，而来自^{137}Cs的γ射线实际上是^{137}Ba γ射线。然而，术语是基于母体核素的名称。

(2) 亚稳态的转化能态：激发核状态在伽马发射之前存在超过10^{-6}s，状态称为亚稳态。某些同位素的亚稳态存在时间足够长，可以使亚稳物种与母材进行化学分离，^{99m}Tc的情况是如此，半衰期为6h。"m"指亚稳态。^{99m}Tc在主路径上连续两种γ射线的发射，逐渐衰减为^{99}Tc（一个异构转变）。

(3) 内转换：激发态原子核不通过γ发射退激而通过内部转换的过程。激发能不是γ射线，而是用来喷射轨道电子，通常是从K壳层中发射出来的。被喷射的电子称为转换电子，其能量等于γ能减去电子结合能。通常的特征X线和俄歇电子级联如下。随着Z的增加，内部转换与γ发射竞争更大。γ发射和内对流的路径与特征X线和Auger电子发射的竞争过程平行；光子传递激发能量，或者能量被转移到随后被喷射的电子。放射性衰变的特征如下。

• Z=82以上的所有核都具有放射性。

• 对于Z=82以下的核，有些核具有天然放射性（例如^{14}C和^{40}K）。

• 极高的Z核倾向于经历α衰变；其核有大量质子和中子，它们可能被耦合地发射出来对（即α粒子）。

• α粒子的动能一般为4～8MeV。

• 中程Z核倾向于经历β⁻（即负电子）衰变。

• 低Z核倾向于β⁺（即正电子）衰变。

• 一般而言，如果衰减率高（即短半衰期），则衰减粒子是能量的。

● 一般而言，如果衰减率低（即长半衰期），则衰减粒子能量低。

（二）放射性衰变

放射性衰变是自发发生的，但对每种放射性核素也有不同的可能性。每单位时间内发生的转换次数 $A(t)$ 称为活动，由下列等式给出。

$$A(t) = \lambda N(t), \qquad （公式 6-40）$$

式中，$N(t)$ 是时间 t 时放射性物质的原子数，λ 是称为衰变常数的比例常数。活动的国际单位制是 Bq，等于每秒一次变换。最初的活性单位是居里，即每秒 3.7×10^{10} 次转变（3.7×10^{10}/s），相当于 $1g$ ^{226}Ra 中发生的崩解次数。λ 被称为衰变常数，它对于一种核素是唯一的，等于 $\ln(2)$ 除以半衰期 $t_{1/2}$。

$$\lambda = \frac{\ln(2)}{t_{1/2}} = \frac{0.693}{t_{1/2}}, \qquad （公式 6-41）$$

放射性或原子核数衰变到原值一半所需的时间。λ 和 t 之间的关系类似 HVL 和 λ 之间的关系。

因此，半期期和衰变常数是恒定的，对于一个特定的放射性核素是唯一的，它的测量可以作为鉴定一个物种的手段。根据物种的不同，半衰期可以大也可以小，并决定衰变发生的寿命。放射性衰变遵循的方程如下。

$$N(t) = N_0 e^{-\lambda t} \text{ 或 } A(t) = A_0 e^{-\lambda t}, \qquad （公式 6-42）$$

式中，$N(t)$ 和 N_0 分别为 t 和 $t=0$ 时的原子核数，$A(t)$ 和 A_0 分别为 t 和 $t=0$ 时的活度（Bq 或 Curies）。衰减是指数的，可以用线性或半对数形式表示（图 6-62）。

（三）同位素的性质及应用

表 6-14 列出了同位素及其性质、物理形态和治疗应用。如前所述，近距离放射源可以构造为针头、管子或种子形式的密封源。以金属、稳定的无机或有机化学形式存在的固体放射性物质，吸附在材料上，或可能以液体或气体的形式通过焊接或其他防止材料泄漏的方法密封在金属源容器中。大多数放射源是 β 辐射源，治疗的有用辐射是 β 衰变后发出的伽马射线或特征 X 线。除了源材料的封闭外，金属封装阻止了所有的 β（或 α）辐射，只允许 γ 或 X 线被传输。当将源封装在薄壁外壳（即 ^{90}Sr）中或以非密封（液体）形式用于 β 和 α 发射器时，源也可用于 β 发射。

由于平方反比定律、源能量、源内活度分布和量以及源封装，密封源的剂量分布形状反映了随剂量的快速衰减。通过源胶囊壁和端部的衰减，源胶囊尤其影响表观活性、有效长度和剂量分布的形状。密封源剂量分布是各向异性的，不均匀的，因为沿着源的长度增加了包层厚度和自吸收（图 6-63）。研究人员进行了测量，并应用蒙特卡罗技术及其他模型来确定近距离放射源剂量特性[118, 119]。

放射性衰变及其能量学由衰变原理图表示（图 6-61）。水平线表示父子体的相对核能水平。从父到子体的分支代表衰变的类型，而每个物种的水平间距表示原子数 Z。向左的分支表示 Z 减小的过渡（α、$β^+$ 或电子捕获；图 6-61A 至 D）。右侧的分支表示 Z 增加的过渡（$β^-$ 衰变；图 6-61B）。地面状态上方的水平线升高表明激发核水平。从一个激发水平到较低的激发水平或地态的垂直箭头表示 γ 发射。过渡发生的时间的分数或百分比数量，能级、粒子和光子的绝对能量也被指示出

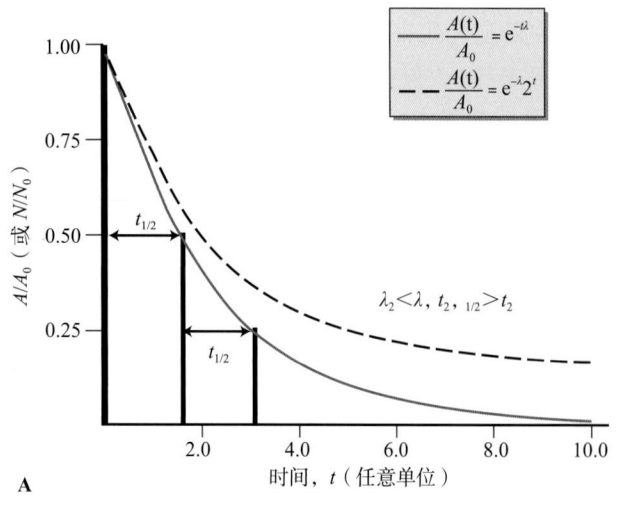

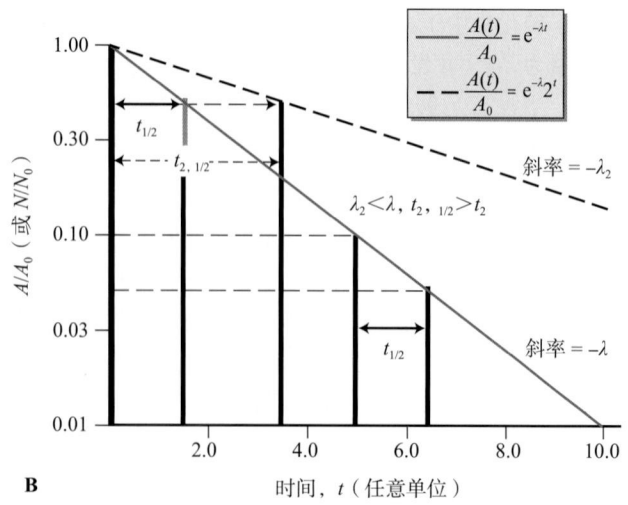

▲ 图 6-62　放射性衰变示意图
A. 线性；B. 半对数

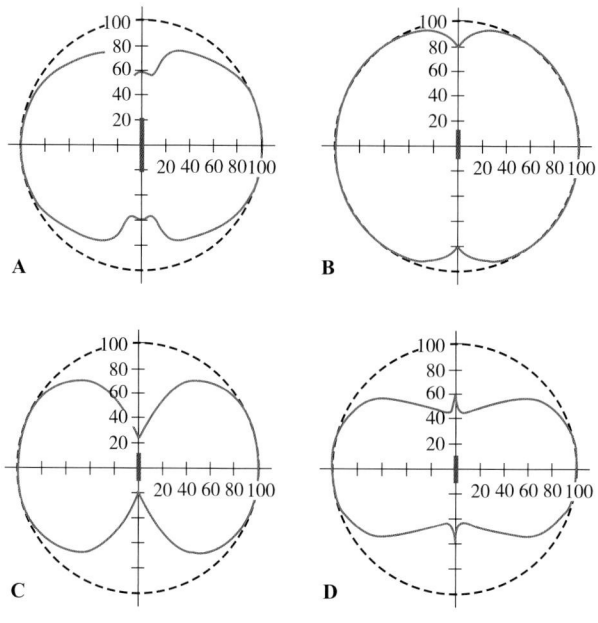

▲ 图 6-63 近距离治疗源各向异性

A. 使用 2cm 半径、管状 ^{226}Ra 和 1.35 有效长度的相对剂量率；B. 点状 ^{192}Ir 的相对空气注量；C. 6711 型点状 ^{125}I 的相对空气注量；D. ^{103}Pd 的相对空气注量（A 引自 Johns HE, Cunningham JR. *The Physics of Radiology*. 3rd ed. Springfield, IL: Charles C Thomas; 1978. B 至 D 引自 Interstitial Collaborative Working Group. *Interstitial Brachytherapy: Physical, Biological, and Clinical Considerations*. New York, NY: Raven Press; 1990.）

来。表 6-14 所列医用同位素的衰变方案如图 6-64 至图 6-71 所示可在专家咨询网站上查阅。研究发现，这些同位素的核构型和跃迁对某些同位素来说是简单的，而其他同位素则是复杂的。例如，^{60}Co 会因 β$^-$ 衰变为 ^{60}Ni 而衰变，这两种 γ 射线的发射使其失磁，一种在 1.17MeV 下，一种在 1.33MeV 处（图 6-64）。^{125}I 通过电子捕获衰变为 ^{125}Te，发射一个伽马射线（35keV）和两个特征 X 线（27.3keV，31.4keV；图 6-67）。衰变后，产生的子核本身可能具有放射性，从而导致额外的衰变或衰变。^{226}Ra 的衰变链有九个衰变（和子体），直到达到稳定的 ^{206}Pb。

（四）源强度

放射源强度，即单位时间内发出的辐射量或剂量，是一个重要的物理和临床参数，因为必须知道剂量率才能提供规定的剂量。源强度已规定为 ^{226}Ra 的毫克量（mg Ra）、^{226}Ra 的等效毫克量（mg Ra 当量，用于 ^{226}Ra 替代品，如 ^{137}Cs 或 ^{192}Ir）、封装的实际活度、表观活度和远处的照射率。这些活动的历史表示已被当前推荐的空气比释动能强度 120（SK）源强规范所取代，单位为 μGy/(m^2·h)。SK 基于自由空间中的空气比释动能率 K$_1$，它给出了在距源固定距离处的空气比释动能率，单位为 μg/h，径向测量从点源或沿垂直平分线的线性源。比释动能等于近距离放射治疗光子能量差小于 1% 的剂

表 6-14 核素的应用和特征

核 素	半衰期	衰变模式	衰变产物 [a]	实物形态	Γ[R·cm^2/(mCi·h)]	HVL (mm Pb)	临床应用
^{60}Co	5.263 年	β	β, γ	固体密封源管	13.07	11.9	远程后装，妇科，头颈
^{90}Y	64h	β, IT	β, γ	液体微球	—	—	放射性栓塞，转移
^{103}Pd	17d	EC	γ, 0.021$\overline{X}$	固体密封源点状	1.48	0.008	组织间隙，前列腺
^{137}Cs	30.2 年	β	β, 0.662γ	固体密封源管	3.26	5.5	内腔，远程后装，妇科，头颈
^{125}I	60.2d	EC	0.027$\overline{X}$	固体密封源点状	1.46	0.025	组织间隙，前列腺，头颈，胰腺，肉瘤
^{192}Ir	74.2d	EC, β	β, γ, 0.38$\overline{γ}$	固体密封源点状、线状	4.69	2.5	内腔，组织间隙，远程后装，妇科，头颈，乳腺，肉瘤
^{226}Ra	1602 年	α	α, β, γ, 0.83$\overline{γ}$	固体密封源管、针状	8.25	8.0	内腔，组织间隙，妇科，头颈，乳腺
^{32}P	14.28d	β	β	液体			腹膜腔
^{131}I	8.05d	β	β, γ	液体	2.2	2.5	口服给药，甲状腺和前列腺
^{198}Au	2.7d	β	β, γ	液体、点状	2.38	2.5	腹膜腔，组织间隙
^{222}Ra	3.83d	α	α, β, γ	玻璃密封源、点状	10.15	8.0	组织间隙，乳腺

a. 给定数值的单位为兆电子伏。$\overline{X}$ 和 $\overline{γ}$ 表示给定的能量为平均能量

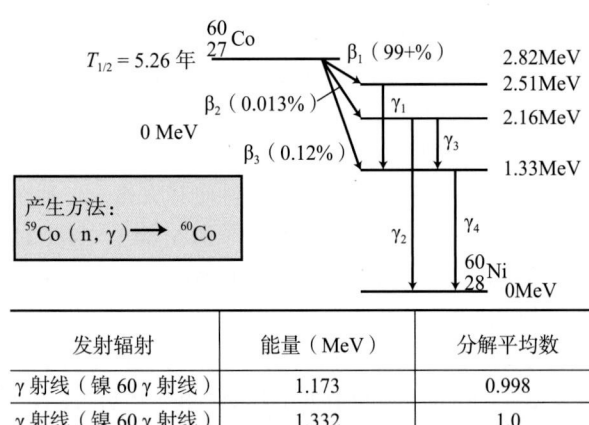

发射辐射	能量（MeV）	分解平均数
γ 射线（镍 60 γ 射线）	1.173	0.998
γ 射线（镍 60 γ 射线）	1.332	1.0

▲ 图 6-64 ⁶⁰Co 衰变图纲

引自 Lederer CM, Hollander JM, Perlman I. *Table of Isotopes*. 6th ed. New York, NY：Wiley & Sons；1967.

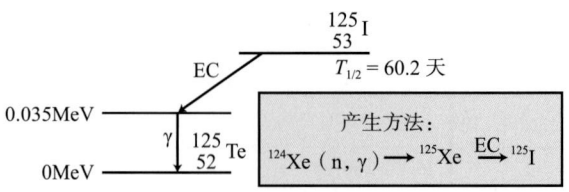

发射辐射	能量（MeV）	分解平均数
X 线，K_α（EC 和 IC）	0.0273	1.126（0.576 + 0.540）
X 线，K_β（EC 和 IC）	0.0314	0.240（0.124 + 0.116）
γ 射线（碘 125 γ 射线）	0.0355	0.068
γ 射线（碘 125 γ 射线）	平均约 0.0285（28.5 keV）	平均约 1.47

▲ 图 6-67 ¹²⁵I 衰变图纲

引自 Lederer CM, Hollander JM, Perlman I. *Table of Isotopes*. 6th ed. New York, NY：Wiley & Sons；1967.

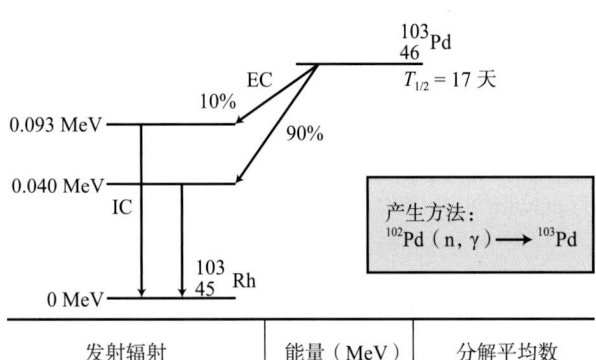

发射辐射	能量（MeV）	分解平均数
γ 射线（铼 103 γ 射线）	0.0397	0.001
γ 射线（铼 103 γ 射线）	0.357	0.001
X 线，K_α（EC 和 IC）	0.201	0.656
X 线，K_β（EC 和 IC）	0.230	0.125

▲ 图 6-65 ¹⁰³Pd 衰变图纲

引自 Lederer CM, Hollander JM, Perlman I. *Table of Isotopes*. 6th ed. New York, NY：Wiley & Sons；1967.

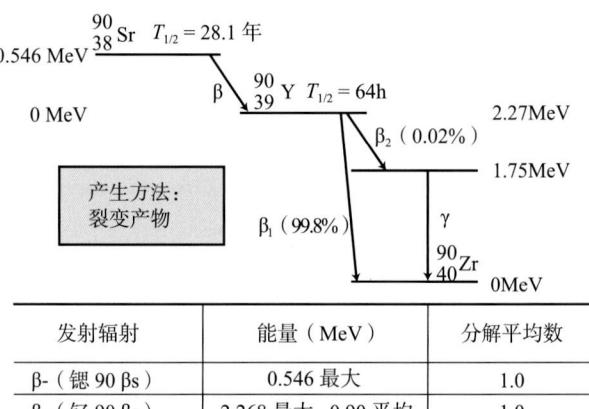

发射辐射	能量（MeV）	分解平均数
β-（锶 90 βs）	0.546 最大	1.0
β-（钇 90 βs）	2.268 最大，0.90 平均	1.0

▲ 图 6-68 ⁹⁰Sr 衰变图纲

引自 Lederer CM, Hollander JM, Perlman I. *Table of Isotopes*. 6th ed. New York, NY：Wiley & Sons；1967.

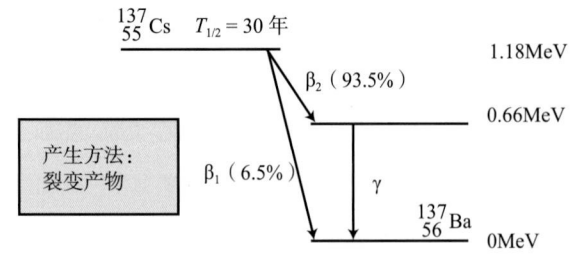

发射辐射	能量（MeV）	分解平均数
γ 射线（钡 137 γ 射线）	0.662	0.85

▲ 图 6-66 ¹³⁷Cs 衰变图纲

引自 Lederer CM, Hollander JM, Perlman I. *Table of Isotopes*. 6th ed. New York, NY：Wiley & Sons；1967.

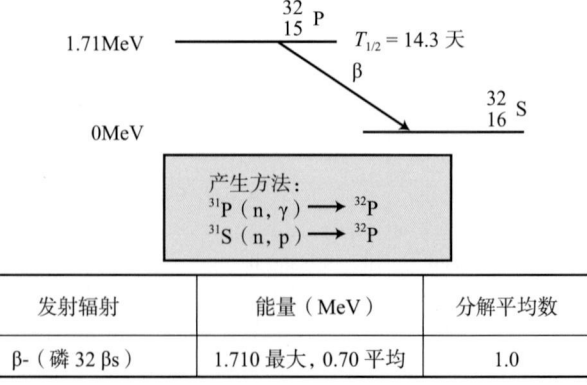

发射辐射	能量（MeV）	分解平均数
β-（磷 32 βs）	1.710 最大，0.70 平均	1.0

▲ 图 6-69 ³²P 衰变图纲

引自 Lederer CM, Hollander JM, Perlman I. *Table of Isotopes*. 6th ed. New York, NY：Wiley & Sons；1967.

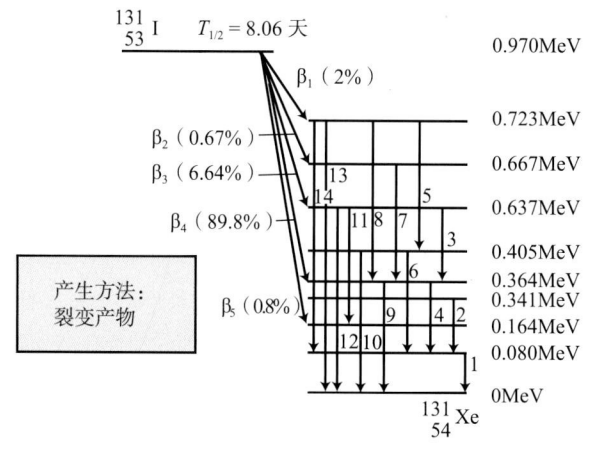

发射辐射	能量（MeV）	分解平均数
γ 射线（氙 -131 γ 射线）	0.080	0.026
γ 射线（氙 -131 γ 射线）	0.284	0.054
γ 射线（氙 -131 γ 射线）	0.364	0.820
γ 射线（氙 -131 γ 射线）	0.637	0.068
γ 射线（氙 -131 γ 射线）	0.732	0.016

▲ 图 6-70　^{131}I 衰变图纲

引自 Lederer CM, Hollander JM, Perlman I. *Table of Isotopes*. 6th ed. New York, NY: Wiley & Sons; 1967.

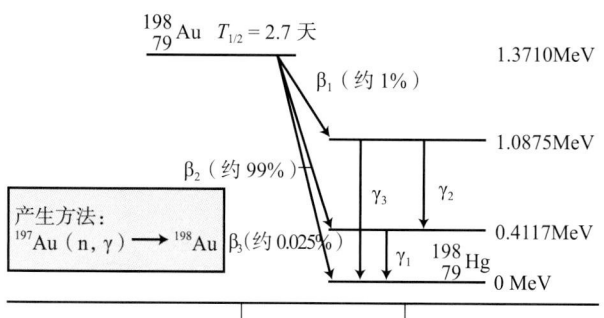

发射辐射	能量（MeV）	分解平均数
β-（金 198 βs）	0.962 最大，0.30 平均	1.0
γ 射线（汞 -198 γ 射线）	0.4117	0.95

▲ 图 6-71　^{198}Au 衰变图纲

引自 Lederer CM, Hollander JM, Perlman I. *Table of Isotopes*. 6th ed. New York, NY: Wiley & Sons; 1967.

量；因此，采用空气比释动能强度作为标准，光源制造商和治疗计划系统仍在使用多种光源强度规范。辐射源和计划系统必须使用相同的源强度惯例，以确保剂量率和剂量的正确计算。关于放射源强度规范和其他近距离放射治疗计划问题，可提供其他指南[120-122]。

（五）近距离放射治疗和后装

当第一次使用在 20 世纪初，近距离放射源被直接植入患者体内进行间质或腔内治疗。为了减少人员剂量，并允许在不必处理"热"源的情况下更灵活地确定源配置，20 世纪 50 年代开发了一种称为后装的技术，首先用于腔内治疗，后来用于间质应用。随着后装，源配置是确定使用非放射性"虚拟"源和实际源有效加载在稍后的时间。后装技术要求使用专门的放射源治疗探头来定位假放射源，并允许准确（重新）放置实际放射源。为了促进表 6-14 所示同位素的注入，已经开发了多种治疗探头和技术。这些将在后面的章节和其他地方进行回顾[123, 124]。

预规划可用于近距离放射治疗，以优化放射源的位置和活动。对于植入，物理模板可能有助于维持预期的源几何结构，并在可能的情况下推荐。一旦治疗探头就位，对植入物几何结构的调整仅限于每个治疗探头的放射源数量、间距和活动。加载虚拟源，通过获得正交图像来确定每个源的位置。这些图像最好由与成像设备匹配的治疗探头获得。存在与传统的射线照相 / 透视模拟器、CT 模拟器或（最近的）MR 模拟器兼容的治疗探头。根据成像方法，可能需要放大指示器。在这些图像上，每个源位置以及解剖和剂量学关注点都被识别和数字化。计划根据选择的处方点确定每个来源的位置、活动和插入时间。计划由显示剂量率（通常为 Gy/h）的等剂量分布表示。

（六）近距离放射治疗计划

计划近距离放射治疗最初是不存在的。从 20 世纪 20 年代开始，各种系统被开发出来，为植入几何形状和处方规格提供规则和指南。最初，^{226}Ra 是用于短程治疗的唯一放射性核素，因为它的天然丰度；开发的系统针对针和管的 ^{226}Ra 源配置。用于近距离放射治疗的其他放射性核素在 20 世纪 50 年代通过核反应堆中的中子活化或作为副产品材料而变得可用。根据这些核时代放射性核素的物理特性，对镭系统进行了修改。

1. 妇科植入物　使用不同的治疗探头、放射源强度和治疗时间开发了 3 种用于宫颈和子宫腔内植入的系统[123]。前两种，巴黎和瑞典系统，经过改进，被称为曼彻斯特系统，是应用最广泛的近距离放射治疗系统。曼彻斯特系统的 4 个关注点在这里进行了解剖学定义（图 6-72）。

（1）A 点位于子宫颈口上方 2cm，中线外侧 2cm。A 点位于左右两侧，表示子宫血管和输尿管名义上的交叉位置。

（2）B 点位于子宫颈口上方 2cm，中线外侧 5cm。B 点位于右侧和左侧，表示闭孔淋巴结的假定位置。

（3）放射定义的点表示与膀胱相关的剂量。

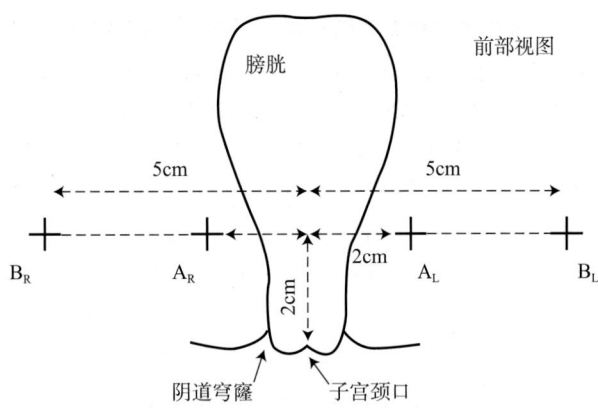

▲ 图 6-72　点 A 和点 B 的妇科解剖和定义

(4) 放射定义的点表示直肠的相关剂量。

曼彻斯特系统使用剂量率来规定 A 点的剂量 55.5r/h，在 2 周内的两个 3 天疗程中，在 144h 内交付 8000r。B 点表示闭孔结处的外周剂量，膀胱和直肠点表示这些剂量限制结构处的剂量。传统的妇科植入物在子宫内使用三个 2cm 的放射源，在子宫颈两侧各一个，如图 6-73 所示。15mg、10mg 和 10mg（^{226}Ra 或 ^{137}Cs 的 mg Ra 当量）的活性和 15 mg（阴道侧穹窿）的活性，总共 65mg Ra 当量，一个众所周知的梨形剂量分布结果（图 6-73）。曼彻斯特体系的变化显而易见。植入持续时间和剂量、放射源数量、放射源活性（剂量率）、放射源几何形状、治疗探头设计、植入物数量以及初级治疗和强化治疗都可以变化。妇科植入方法已经过回顾，A 点和 B 点仍然是妇科植入物的相关解剖位置，即使现在几乎完用高剂量率进行（见后面的讨论）[123-125]。

2. 间质植入物　经典的间质植入方法根据靶区的形状和大小，发展了特殊的几何结构来放置放射性针头，这将导致临床上可接受的剂量分布。曼彻斯特系统的植入规则和剂量处方，也被称为帕特森帕克系统后，其作者 [126, 127] 形成了基础间质植入方法，最初是为 ^{226}Ra 针。该系统为平面和体积植入指定源分布规则。该系统基于使用具有不同线性活动的源的相对均匀分布的概念，以提供具有 ±10% 处方均匀性的剂量分布。规则包括活动的分布，即植入物中心与周围的活动负荷百分比；平面靶；圆柱形、球形和立方体植入物体积。规定固定源间距为 1cm。Quimby 系统是在美国开发的，其概念是在整个植入体积内使用相同线性活动的均匀分布源（美国有具有恒定线性活动的 ^{226}RA 针）。震源间距均匀，震源间距为 1～2cm。现代巴黎系统是基于 ^{192}Ir 电线的使用。放射源以平行方式排列在平面上，所有放射源的线性活动是恒定的，放射源间距是均匀的 [128]。靶覆盖被指定为一个等剂量表面，该等剂量表面围绕着相对于植入物中心参考点的靶体积。单平面植入物示例如图 6-74

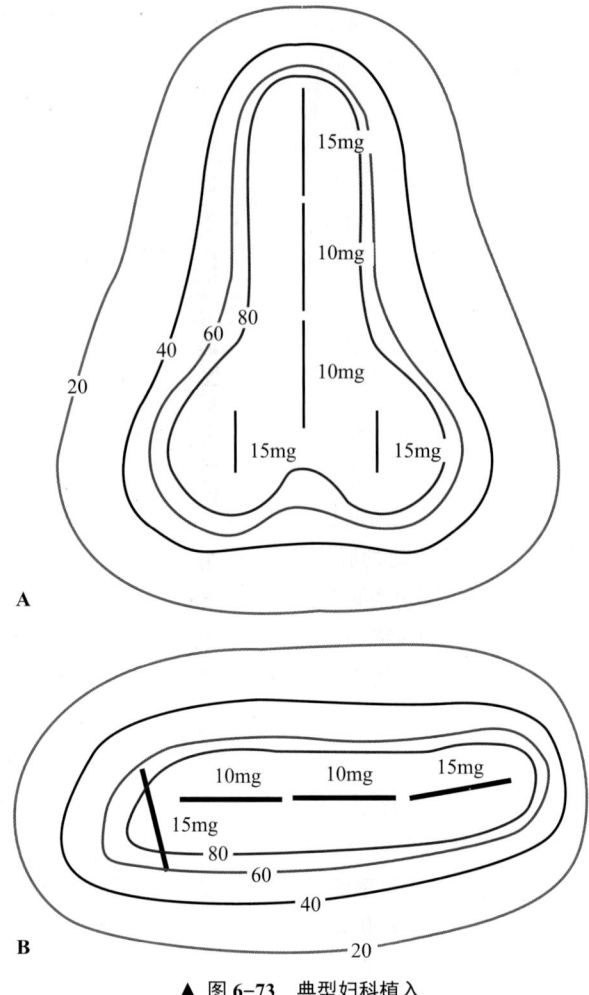

▲ 图 6-73　典型妇科植入

A. 冠状面；B. 矢状面。源排列与图 6-72 所示的解剖结构一致。等剂量值以 cGy/h 为单位

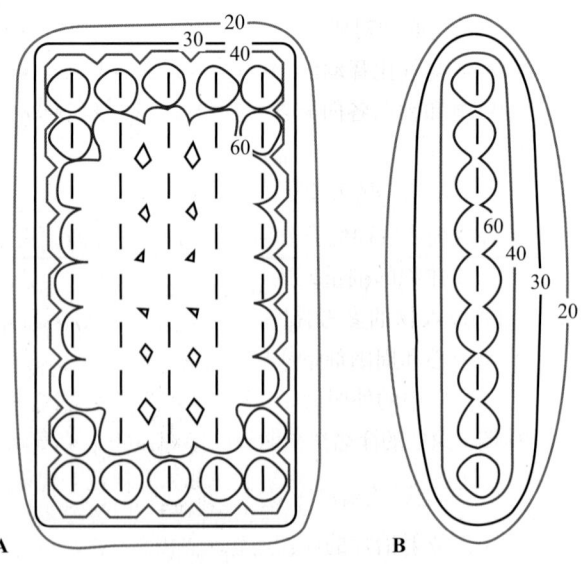

▲ 图 6-74　单平面组织间植入

A. 源平面；B. 与源平面正交的平面。等剂量值以 cGy/h 为单位（引自 Interstitial Collaborative Working Group. *Interstitial Brachytherapy: Physical, Biological, and Clinical Considerations*. New York, NY: Raven Press；1990.）

所示。植入平面的组合使得整个靶体积能够被处理到特定剂量表面。表 6-15 总结了曼彻斯特、昆比和巴黎系统的一些规则。对于每个系统的完整细节，需要提供更完整的审查[128, 129]。

3. 高剂量率远程后装　高剂量率远程后装装置使用单个大活度（10 Ci，^{192}Ir）源，该源存储在装置底座内的屏蔽容器中，然后在治疗室外部远程控制下插入植入治疗探头或导管（图 6-75）[130-132]。源位置是连续已知的，并且可以移动到植入治疗探头内的不同位置以建立期望的剂量分布。在一个位置停留的时间决定了剂量的多少。多个导管或治疗探头连接可以使整个植入物体积以一步一步的方式用单一来源治疗。几乎所有的腔内和间质植入物都是用高剂量率技术复制的。主要植入部位为乳腺、妇科和前列腺[130-132]（图 6-76）。在一种新技术中，局部、部分乳腺照射通过球囊导管传送到乳腺，球囊导管将高剂量率放射源定位在肿瘤切除术后手术腔内的一个或多个驻留位置（图 6-76A）。

高剂量率的优势包括缩短整体治疗时间、分次治疗的机会、改进治疗计划的先进成像技术、通过定制 ^{192}Ir 源停留时间改进治疗计划以及减少植入团队的辐射照射。由于放射源的高剂量率，辐射安全考虑对高剂量率治疗很重要。必须进行高剂量率前和后辐射室调查，以确保适当的放射源储存以及患者和人员的辐射安全条件[130-132]。

计算机化系统现在为所有近距离放射治疗提供定制计划，包括基于图像的计划、自动放射源定位工具和剂量分布的快速优化。高剂量率规划系统尤其提供优化方案，以确定源驻留时间，从而提供所需的三维剂量分布。计划系统必须对所应用的源使用源强度约定（即表观放射性或空气比释动能强度），并且必须考虑剂量分布中的径向和轴向各向异性[133]，如前面所示的各向异性（图 6-63）。

4. 剂量规范　植入物系统指定一个或多个点（例如，A 点）处的剂量或剂量率，或者可能指定包含植入物的相关平面或体积的剂量或剂量率。ICRU 建议将剂量报告到妇科植入物的参考体积和关注点，以及间质植入物的平均中心和周围剂量[134, 135]。建议类似 ICRU 50 和 ICRU 62 [42, 43] 中的外照射治疗体积规范，建议在临床实践中使用 ICRU 的命名法[136]。

（七）其他近距离放射治疗技术

近距离放射治疗的应用还包括使用 ^{125}I 粒子治疗眼部黑色素瘤的巩膜上斑块、使用 ^{192}Ir 的胆道支架植入、使用 ^{103}Pd 或 ^{125}I 的超声引导前列腺近距离放射治疗以及曾经流行的程序，例如血管内近距离放射治疗（^{90}Sr、^{192}Ir 和其他核素）和翼状胬肉治疗（^{90}Sr）新的放射性

表 6-15　经典的近距离放射治疗方法：曼彻斯特、昆比和巴黎系统

		系 统		
		曼彻斯特	昆 比	巴 黎
参数	剂量	6000～8000R	5000～6000R	6000～7000R
	剂量率	40～60R/h	60～70R/h	25～90cGy/h
	处方点	高于绝对最小值10%	在平分线上（面）或外缘（体）	最小中心剂量的85%
	线性活度	变化	常数	常数
活度分布	单平面	随面积变化	均匀	均匀
	容积植入	随面积变化	均匀	多个，面内均匀
	源间距	1cm，常数	1～2cm，常数	0.5～2.0cm，常数
	交叉针	是	是	否

引自 Glasgow GP, Perez CA: Physics of brachytherapy. In: Perez CA, Brady LW, eds. *Principles and Practice of Radiation Oncology.* 2nd ed. Philadelphia, PA: J. B. Lippincott; 1987: 213–251.

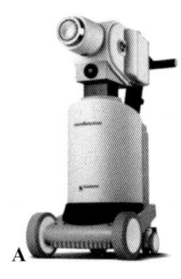
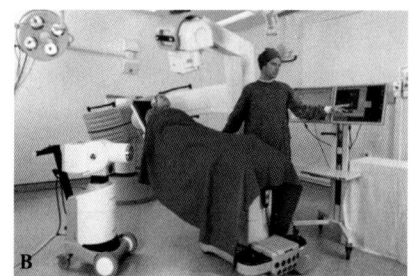

▲ 图 6-75　高剂量率（HDR）远程后装

A. 多端口 ^{192}Ir 远程后装装置，带集成源屏蔽和源路径选择头；B. 集成 HDR 近距离放射治疗程序套件（图片由 Nucletron, an Elekta Company, Elekta AB, Stockholm, Sweden. 提供）

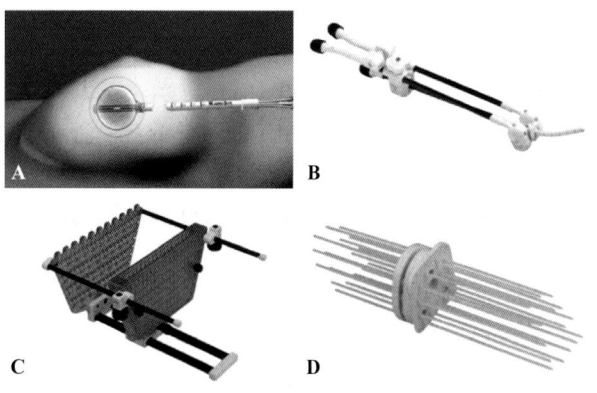

▲ 图 6-76　近距离放射治疗探头

A. 乳腺高剂量率（HDR）球囊导管，肿瘤切除术后；B. 串联和卵巢 HDR；C. Kuske 间质乳房模板；D. 前列腺 HDR（经 Nucletron, an Elekta Company, Elekta AB, Stockholm, Sweden. 许可）

核素的具体应用继续进行，特别是液体形式的放射性核素，如胶体 ^{90}Y 在玻璃或树脂微球治疗肝转移通过放射性栓塞。另一个新的同位素发展的例子是使用 α 发射体和独特的配体携带到特定的细胞位置的目标分子，如单克隆抗体（–mabs）或小分子抑制剂（–ibs）。

十八、辐射防护

放射防护措施在放射肿瘤学门诊中非常重要，以保护患者、放射肿瘤学人员、辅助人员和公众。国际机构的建议被颁布为法律，并作为职业照射个人和公众的剂量限值[138]。出于辐射防护目的的剂量相关量称为剂量当量（H），如下。

$$H = D \times QF \qquad （公式 6-43）$$

式中，H 为剂量当量（单位为 Sv，单位为 J/kg），D 为接收剂量（单位为 Gy，单位为 J/kg），QF 为照射辐射的质量因子（无单位）。

质量因子表示辐射类型相对于 X 线的生物效应，并随传能线密度而变化。高线性能量传输辐射，如粒子辐射，具有高质量因子（表 6-16）。西弗特的单位仍然是 J/kg，至于 Gy，然而，西弗特的含义不同于 Gy。假设光子和快中子的照射量各为 1Gy，则每种照射的剂量当量（即生物效应）是不同的：光子提供 1Sv；快中子提供 20Sv。

表 6-16　辐射防护的质量因子

辐　射	质量因子
X 线、γ 射线和电子线	1
热中子	5
中子和重粒子	20

职业接触和公众接触限值见表 6-17。与全身照射的职业限值相比，一般公共限值采用的安全系数为 10。然而，对于年度全身接触，如果接触频繁，一般公众仅限于职业限值的 1/20。该下限（0.1 rem 或 0.001 Sv）是美国公众照射的监管限制。职业辐射防护的接触限值基于实验室研究和对受辐射人群的观察效果，并被认为与其他安全职业具有同等的风险。

辐射防护原则基于 3 个因素：时间、距离和屏蔽。为了减少任何剂量，应尽量缩短照射时间，尽量远离辐射源，并尽量扩大辐射源与照射点之间的屏蔽。在特定的照射场景中，这些原则的应用程度取决于辐射源的类型；辐射源的物理特性，如能量、强度、准直和光束方向，屏障的存在，到感兴趣点的距离，潜在照射时间，

表 6-17　放射防护的照射限值

照射区域或部位	职业（mSv）	一般公众（mSv）
年照射限值		
全身、头部和躯干、活跃的造血器官、晶状体、生殖腺	50	1（频繁照射） 5（非频繁照射）
手和前臂；足和足踝	750	75
全身皮肤	300	30
额外照射限值		
非职业区域：<0.02mSv/h（0.02mSv/h≈50mSv/y，如果全年照射），每周<1mSv（≈0.006mSv/h，连续照射）		
胎儿剂量：妊娠期<5mSv		
死亡风险		
人群照射风险：风险约为 2.5×10^{-2} 死亡数/（人·希沃特）或 2.5×10^{-4} 死亡数/（人·厘希沃特）。如果 10 000 人每人接受 0.01Sv（1cSv），大约有 2.5 人死亡		

以及照射的个人类别（职业或一般公众）。放射肿瘤学中常见的防护措施包括使用重屏蔽的拱顶来保护直线加速器操作人员和公众，限制接触放射源的行政控制，照射期间进入房间的物理屏障，在不安全条件下防止辐射的连锁装置，在照射时使用长柄工具处理近距离放射源、后装设备，如放射源治疗探头和虚拟放射源，以消除"热"放射源的需要，在远程控制下操作的远程后装设备，在射线照相或荧光透视程序中使用铅围裙和屏蔽控制台，以及对患者或职业接触人员的胎儿剂量的评估。大量文献论述了可能遇到的具体情况[138-140]。

尽管辐射防护照射限值存在，但总体而言，辐射防护理念也包含了 ALARA 原则：尽可能低地容易实现。这种哲学认为，尽管剂量率可能在先前规定的法律（可接受）限制范围内，但鉴于资金、时间和人力和物质资源的实际限制，所有照射应尽可能减少。实际中的 ALARA 的例子可能是将文书人员从辐射源储存区转移，在繁忙的近距离放射治疗实践中开发出更有效的处理源的方法，或者在装修期间，在直线加速器房间天花板上添加另一个半值层屏蔽，以进一步减少楼上儿科游戏室的剂量。

美国辐射源的所有权、使用、接收和转让受国家或国家法律管辖，并在机构委员会、国家和国家监管机构的监督下获得授权或许可。核监管委员会（Nuclear Regulatory Commission，NRC）仅对放射性材料（例如 ^{60}Co、^{137}Cs）进行管理，其法律在《联邦登记册法典》和监管指导文件中公布[141, 142]。本规则适用于所有州和美国领土。然而，NRC 不调节电子产生的辐射源（X 线管和直线加速器）。一些州同意执行 NRC 规则，作

为国家辐射控制计划的一部分；这些州称为协定州。协议状态下的辐射用户由国家而不是 NRC 进行检查。非接触状态的辐射使用者直接由 NRC 检查其放射性物质。非原子态可能有自己的国家辐射控制程序，用于电子生产的辐射源。约 75% 的美国州是协议州；其余 25% 是非协议州。其他有辐射相关规定的监管机构包括美国交通部、美国环境保护局，以及可能的其他州或地方机构。

辐射源的一般规定在适当的规章机构授予个人或机构的许可证中规定。辐射源许可证涵盖各种类型的源，通常需要用户进行适当的管理控制。例如，具有放射源医疗和研究用途的学术机构必须有一个辐射安全计划，其中规定了对用户的教育和经验要求、辐射控制程序和管理链等项目。机构性辐射安全方案包括一个辐射安全监督委员会和一名辐射安全干事，以执行政策。

美国最近发生的因放射成像和治疗程序过量而受伤或死亡的事件[143] 突出表明，需要继续警惕患者的辐射安全。这些问题涉及计算机控制的成像和治疗程序自动化，以及操作员和放射专业人员对所使用设备的辐射剂量和其他性能方面的理解。在不幸的事件中，成像或治疗装置的操作参数未知且不正确，或部分故障仍能提供辐射。在美国，为所需的质量保证程序、操作员培训和其他方面制定了更多的州和美国国家法律或建议。重要的是，除了放射程序方面的错误外，美国国家辐射保护和测量委员会（NCRP 报告 160）[144] 对美国的平均集体有效剂量表示极大关注。由于放射性医学成像（主要是 CT）和随后的核医学成像剂量的大量增加，1982—2006 年大约 15 年期间，平均总有效剂量从 3.6 增加到 6.2Msv，增长了大约 2 倍。显然，放射界必须认识到成

像和治疗程序所提供的电离辐射剂量，以确保没有预期的好处，不给予任何剂量。

十九、质量保证

必须定期验证放射机器和放射源、束流改进器、测量仪器和治疗计划计算机的正确操作和特性，以确保剂量的质量和一致性。剂量相关项目的基本质量保证计划包括每日、每周、每月和每年的测试，在规定的公差范围内获得令人满意的结果。机器、放射源、仪器和治疗计划计算机都有质量保证的建议和标准[40, 145-147]。关于一般质量保证过程的参考文献也可获得[148-150]。美国医学物理学家协会最近发表了一份重要的共识报告，内容涉及确保放射治疗质量保证的风险分析方法。该报告就评估辐射治疗可能出现的误差的大小和概率提出了建议[151]。由一个独立、经认可的放射物理中心进行的停止剂量验证是一项理想的服务，是许多合作方案小组参与的必要条件。

计算机化和自动化的放射治疗计划、输送和验证的时代对治疗的质量保证提出了新的挑战。治疗过程现在可以完全包含在商业上提供的计算机软件和自动匹配的混合图像引导治疗机的"黑匣子"中，因此必须适当地设计和执行重要的质量保证测试，以提供易于解释的有意义的结果。前面提到的辐射成像和治疗错误是"黑匣子"综合征和质量保证程序失败的例子，大多数是人为错误，而不是设备或软件故障。这意味着还需要高技术的质量保证方法和冗余的方法来确保和证明治疗的正确实施。高技术放射治疗的质量保证和安全性仍然是那些为患者开处方、提供和确保质量的个人的高度优先事项放射治疗患者。

第7章 放射物理学：立体定向放射治疗
Radiation Physics: Stereotactic

Timothy D.Solberg　Paul M.Medin　Brian A.Hrycushko　著

陈进琥　译

SRS 开展已经有 60 多年的历史了。在这几十年里出现了巨大的技术上的进步，同时在临床治疗脑部和躯体疾病上取得了成功。但基本原则基本不变。

- 达到消融作用的剂量在生物学上与常规分割剂量差异巨大。
- 使用许多不重叠的光束从多个方向汇聚到靶区上，形成高度适形和陡峭的剂量分布，有效地减少正常组织的损伤。
- 通过使用立体定向框架或近年来出现的图像引导来实现高精度的定位。
- 独特的放射外科射野特性——小野、陡峭的剂量跌落梯度、侧向散射失衡——对射线的测量、调试以及质量控制与保证提出了严格的要求。

本章涵盖了立体定向治疗的模拟定位、小野相关的物理特性，选择适当的探测器，以及调试 SRS 系统的过程。

一、立体定向治疗的原理

SRS 具有几个关键的原则不同于常规分割放射治疗。首先是达到消融效果的超高剂量，这个剂量超过了被辐射细胞的生存能力。与常规的 2Gy 分割不同，超高剂量产生的生物学效应明显不同。越来越多的研究人员提到了这些阈值效应[37]。消融的目的意味着该方法是专门治疗宏观可见靶区，而不是微观的亚临床浸润。更加紧凑的靶区外放边界对物理和剂量学测定的准确性都提出了要求。MR 能够提供优越的对比分辨率，这使 MR 成为大多数颅脑疾病诊治的必要检查手段，尽管需要仔细考虑潜在的空间扭曲[38-41]。

其次，空间定位和剂量定位的准确性和精度都是必不可少的。在 CT 出现之前，使用正交投影 X 线片进行立体定位。定位装置的入口和出口表面上的基准有助于计算目标位置和放大率（图 7-1）。研究表明，在较大的源 - 靶距和源 - 图像距离范围内，靶区中心点的误差可以控制在 0.3mm 内[42, 43]。这种方法的缺点是不能充分地重构靶区的空间体积。

基于螺旋断层成像的定位原理如图 7-2 所示。上下维数（z）的定义是通过测量发散基准（y）之间的平面内距离，并应用简单的几何方法。

$$z_i = y_i / \tan \theta \qquad （公式 7-1）$$

使用现代成像方法和头部框架，定位精度可以达到 1~2mm[44-47]。几何不确定性的来源有很多，包括机械和辐射设备同心度、成像分辨率、目标轮廓和立体定向框架本身。美国医学物理学家协会（American Association of Physicists in Medicine，AAPM）发布的 TG 42 号报告规定了总体定位不确定度为 2.4mm（1σ），前提是图像使用足够薄的层厚度[48]。

剂量学定位需要从多个方向发射许多光束，叠加在感兴趣的目标上。理想情况下，任何单光束的强度都足够低，以至于射束路径上的组织几乎不会发生损伤。高剂量区域与靶区范围的重合度至关重要，整个剂量分布的紧凑性也是如此。由于中等剂量体积随靶尺寸的变化而迅速增加，寡分割照射只用于颅内直径<4cm 的病变[49]。

二、放射外科放射束剂量学

剂量学完整性，即准确地将预期剂量分布传递到靶区的能力，是放射手术的关键要素。剂量学的完整性始于对光子束特性的精确测量[50]。一般来说，SRS 计划系统需要测量深度剂量特性（百分深度剂量或组织最大比）、离轴曲线和输出因子。对于装有微型多叶准直器的系统，还需要测量叶片透射和动态叶片缝隙。为了调试蒙特卡罗算法，还需要额外的光束测量项目，包括空气中的离轴曲线和输出因子[51, 52]。测量空气数据时，为了一定的剂量建成，需要配合铜制的平衡帽。

（一）小野剂量学特点

小野因其固有的陡峭剂量跌落特性使其测量具有极大挑战性。错误使用探测器或不正确处理测量的数据可能会导致有害的甚至危及生命的后果[53, 54]。没有公认的标准来定义"小野"，但是一般来说，可以使用介质中电子射程、探测器的尺寸和（或）对靶源遮挡的情况来界定小野[55]。当射束半径与最大电子射程相当时，横向电子平衡就会受到影响。最大电子射程取决于光子束能量和被照射介质材料（即密度和原子序数）。这种情况下，离开射野范围的散射电子没有被周围介质散射过来的电子充分地取代。此时组织本领比和修正因子会造成射束的能谱发生不确定性变化，从而导致小野的输出因子很难被准确测量。AAPM TG 65 推荐的一般经验是，横向电子射程约为前向电子射程的 1/3，并且在 6MV X 线中，电子不平衡已被证明在射束半径＜1.0cm 时发生[56, 57]。在一定的射野大小时，准直装置可以部分阻挡靶源，从而导致一部分射线无法被探测器测量到。这种情况下，也会造成射野面积的减少（射野面积通常以介

质中 50% 的等剂量曲线范围表示）[55]。

小野剂量学特性的测量需要一个小型探测器。对于输出因子、深度剂量和离轴曲线的测量，选择适当尺寸的探测器与使用过大尺寸的探测器获得的数据是不同的。输出因子通常定义为在介质中特定深度下，射束中心轴上一定大小的射野与参考射野的剂量比。探测器必须放置在射束中心轴上，并且与射束方向相交。这在大野且剂量平坦时容易实现，但在剂量陡峭的小野情况时需要谨慎处理。探测器的截面尺寸不能大于围绕中心轴的光束剖面的平面部分（左右方向和头脚方向）。图 7-3A 是 5cm×5cm 射野相对于 10cm×10cm 时探测器位置的示意图。对于这两个尺寸射野，通气电离室都处于中心轴上剂量平坦部分。图 7-3B 是一个 0.5cm 直径射野相对于 10cm×10cm 时探测器位置的示意图。这个探测器尺寸显然不合适。通气电离室比剂量平坦部分长得多，除射束的中轴外还与射束剖面曲线的肩部和尾部相交。这导致测量得到的输出因子不能反映真实情况，如果用于临床将导致患者剂量偏差。表 7-1 中给出了 6～80mm 大小射野下用 farmer 型通气电离室和二极

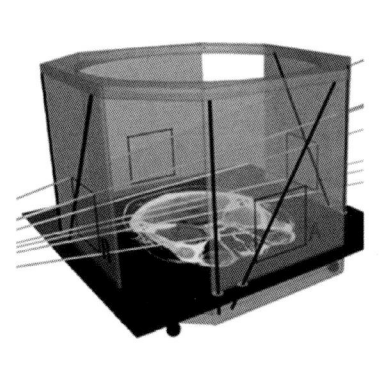
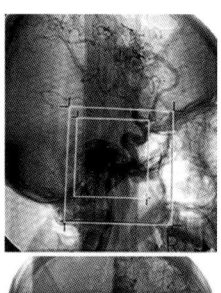
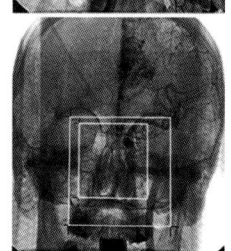

▲ 图 7-1　立体定向双平面成像定位原理

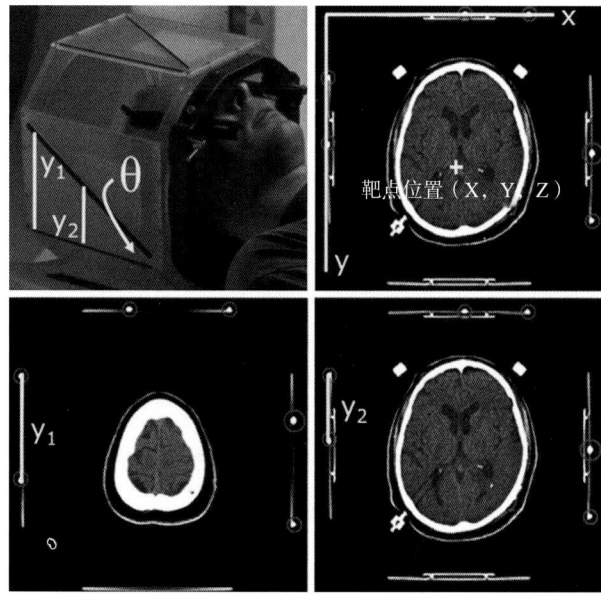

▲ 图 7-2　立体定向 CT 扫描定位原理

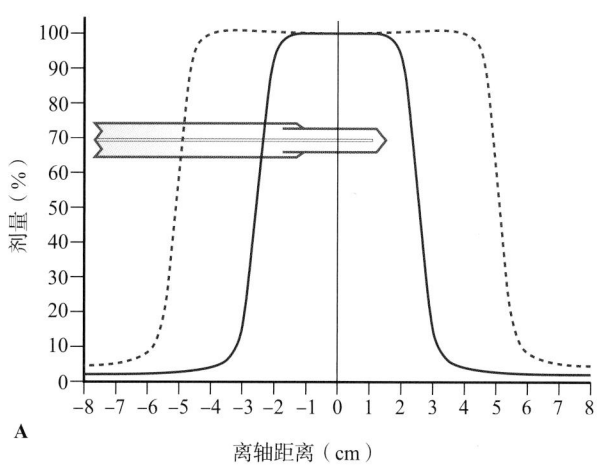

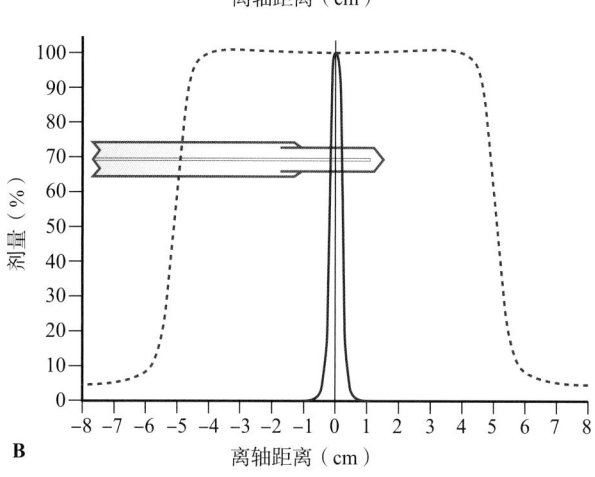

▲ 图 7-3　5cm×5cm 方形野与直径 0.5cm 的圆形野的标准空气电离室（以 10cm×10cm 方形野为参考）

A. 5cm×5cm 方形野；B. 直径 0.5cm 的圆形野

管探测器测量的输出因子。每个测量系统的输出因子必须独立测量，表 7-1 中的值不应作为标准使用。当选择一个探测器来测量输出因子时，应该确认探测器的尺寸至少与剂量平坦部分尺寸相当。对于 SRS 和 SBRT，AAPM TG 101 建议使用最大尺寸为 1mm 的探测器[58]。

表 7-1 光子束小射野相对输出因子表（示例）*

方形野尺寸（mm）	输出因子	
	立体定向半导体探头	Farmer 型电离室
6	0.599	0.126
12	0.775	0.420
18	0.824	0.647
42	0.907	0.900
60	0.945	0.940
80	0.988	0.975
100	1.000	1.000

*.Farmer 型电离室的有效测量尺寸显著超出小射野的尺寸，会使离轴曲线的肩部和尾部响应信号因平均效应发生变化，从而导致获得的相对输出因子产生较大误差

小野的 PDD 测量需要小探测器，因为根据定义，PDD 用来描述射束中心轴上相对剂量随中心轴深度的变化的情况。同样的，如果使用过大的探测器（图 7-3B）测量输出因子，会因为 PDD 的不确定性得到不准确的数据。图 7-4 显示了用 0.6ml Farmer 电离室（30013，PTW）、0.015ml 针状电离室（31014，PTW）和二极管探测器（SFD，DEB050，IBA）扫描的直径为 6mm 射野的 PDD。由于侧向剂量不足的原因，较大的室腔会高估 PDD 数值。

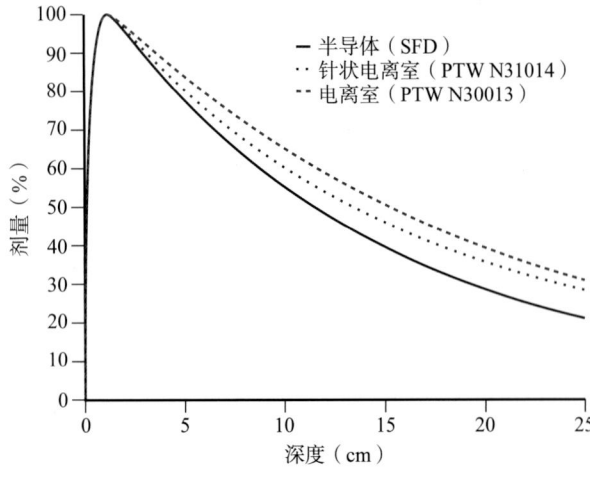

▲ 图 7-4 分别使用 0.6ml Farmer 电离室、0.015ml 针状电离室和立体定向半导体探头在直径 6mm 的圆形野中扫描获得的百分深度剂量曲线

需要小型探测器来精确测量小野的剂量学特性，以获得正确的半影区陡峭的剂量梯度。图 7-5A（左右方向）和图 7-5B（头脚方向）显示了用 Farmer 电离室（虚线）和二极管（实线）测量的直径为 6.0mm 射野的离轴曲线。因为具有过大的室腔（直径 6mm，长 24mm），使扫描得到的曲线上半影区变宽，而二极管的横截面只有 0.6mm。离轴曲线最终会影响靶区剂量覆盖，从而导致过度校正肩峰区，这将增加对周围组织的剂量。

（二）用于小野测量的探测器

辐射感光胶片是小野测量的常用工具。胶片具有良好的空间分辨率，是相对剂量测量的理想材料工具。被推荐用于伽马放射外科系统的剂量曲线测量[48]。其空间分辨率受到卤化银颗粒尺寸的限制，通常在 0.1～5μm 之间；但日常应用中分辨率的限制取决于胶片扫描后像素值的尺寸。使用胶片进行小野相对剂量测定是合理的，因为高空间分辨率可以精确反映半影区陡峭的剂量梯度。尽管已经观察到辐照条件的依赖性，在保证胶片后处理条件不变的情况下，胶片可以用来做小野输出因

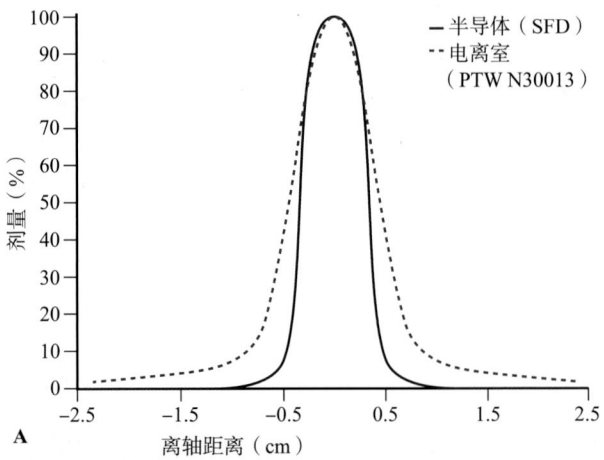

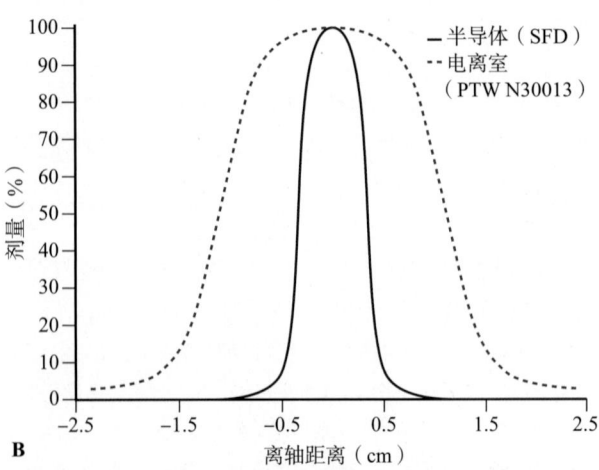

▲ 图 7-5 分别使用 Farmer 电离室和立体定向半导体探头在直径 6mm 的圆形野中扫描获得的离轴曲线
A. Crossline 离轴曲线；B. Inline 离轴曲线

子的修正测量[59]。慢感光免冲洗胶片同样适用于小野的测量，并且能量依赖性较小，量程更大，不需要对胶片进行后处理[60]。

半导体宝石探测器由于体积小，已被用于 SRS 的测量[61]。宝石探测器具有优良的软组织等效性、优异的机械稳定性和高信噪比等引人注目的特性，非常适合进行小野测量。在临床治疗用 X 线能量范围内，宝石探测器的水 - 金刚石质量衰减系数和阻止本领比相对恒定，使其非常适合于相对剂量测定。对 PDD 的测量结果近似于二极管测量结果，但观察到具有明显的剂量率依赖性[62]。

固体硅二极管探测器是小野剂量测量中最常用的探测器。几种商用探测器都能近乎满足 AAPM TG 101 报告推荐的最大 1mm 的空间分辨率。在商用的二极管探测器中 P 型硅二极管探测器具有最小的横截面。二极管产生的电流约为等体积通气电离室的 1.8 万倍，这使得它们在测量小野（直径在 0.6～1.2mm 时）依然能都产生足够的信号[63]。Dieterich 和 Sherouse 总结了几种商用二极管探测器的物理学特性和响应性，发现各种产品间存在一个微小的差异，这种差异似乎由封装引起[64]。二极管探测器的响应性会随入射方向、温度、辐射损伤、射线能量和剂量率的变化而变化[63, 65-67]。二极管探测器的杆与射线入射方向平行或垂直时，探测器的响应性有所区别。虽然二极管探测器的杆垂直于入射方向时可能会增加测量的分辨率，但会导致探测器中电子射程缩短进而低估半影的宽度，并且可能会将倾斜角误差引入到离轴曲线的测量数据中。因此推荐探测器杆平行于入射方向进行测量[65, 66]。温度会改变二极管的响应，但对于在水箱中相对恒定的热环境中进行数据测量，这种影响不是很显著[63]。随着使用时间的延长电离辐射会逐渐损伤二极管，导致二极管的响应随着总剂量的增加而降低。在日常测量前对二极管进行预照射是一种常见方法，以尽量减少辐射损伤的影响[63]。当用二极管测量输出因子时，频繁重新测量参考野的输出是非常重要的，这样可以发现探测器灵敏度在测量过程中是否发生了变化。由于硅（Z=14）以及探测器组成材料的原子序数比组织或空气的原子数大得多，使得二极管探测器的响应具有能量依赖性。因此二极管在非均匀光子谱的场中可能不具有均匀响应。为了减小输出因子测量中能量依赖的影响，采用了一种称为"菊链"的方法。这种方法是在一个参考射野中将二极管结果与通气电离室的结果进行归一处理。Dieterich 和 Sherouse 对这种技术进行了深入的描述[64]。能量依赖也会影响 PDD 和离轴曲线的测量，这是由于辐射场中低能量散射光子的数量随深度和位置的不同而不同。能量对 PDD 和离轴测量的影响取决于射野大小和探测器设计，这需要在给定的情况下进行验证。Heydarian 等使用二极管测量了半径从 7～23mm 的圆形射野的离轴因子，结果与蒙特卡罗模拟值很一致[66]。该小组还测量了 $10.0cm^2$、$3.0cm^2$ 和 $0.5cm^2$ 方形射野的 PDD，并观察到二极管值小于蒙特卡罗模拟值，且随着深度增加差值会变大。这种现象很可能是由于剂量率效应。

（三）小野射束剂量学特性

图 7-6 所示 6MV 光子束在不同尺寸圆形野及多叶准直器形成的方野时的 PDD、离轴曲线和输出因子。随着射野面积增大，其 PDD 远端相应抬高。通过将不同大小射野的 PDD 曲线叠加在一个图上，小野数据中由探测器造成的误差变得明显。此外可以观察到最小野的最大剂量（D_{max}）深度位置向浅表发生了轻微偏移。这是由于在 <3.0cm×3.0cm 的射野内缺乏侧向电子平衡引起的[68]。对于 6MV 光子线，参考条件下 D_{max} 位于水模下 1.5cm 处。而当射野为直径 4mm 的圆形野时，其 D_{max} 移动到水模下 1.2cm。

小野模体中离轴曲线的特点是侧向急剧衰减。对于锥形筒，6MV 光子的 80% 到 20% 的半影范围为（1.5～2.0）mm 到（4.0～20.0）mm[69]。单束伽马射线的半影也有相似的值，在 1～2mm[70]。虽然短 SSD 时伽马射束能够获得比直线加速器更小的半影区，但其较低的能量和较大的源尺寸又会使半影区相应增加。对于微型多叶准直器，6MV 光子线的 80% 到 20% 的半影范围是从（2.5～5.0）mm 到（6.0～30.0）mm[69, 71]。

输出因子定义为给定深度、射野大小、源皮距与参考深度、射野大小、源皮距的剂量之比。输出因子随射野的减小而减小，在非常小的射野时衰减明显（图 7-6C 和 F）。高能射线由侧向电子失衡造成的损失更大，所有相对输出随能量的增加而减小[68]。由于同样的原因，前面描述的 D_{max} 的移动幅度也随着能量的增加而增加。这些效应在高能量时会加剧，因此不推荐小野使用能量高于 10MV 的射线[48, 58, 72]。

（四）立体定向放射外科的剂量算法

虽然许多 SRS 和 SBRT 文献关注空间分辨精度，但考虑到超高的靶区覆盖度和与危及器官的紧密性，剂量计算的不准确性也可能会影响治疗的预估效果。一般而言，提升照射剂量是为了在限制正常组织毒性的前提下最大限度地提高对肿瘤组织的杀灭效果；因此，剂量计算的准确性也会影响治疗效果。目前有多种剂量计算算法应用于 SRS 治疗计划。

商用治疗计划系统根据其处理组织异质性的能力分为若干类。历史上，放射外科计划系统使用高度简单的剂量算法，忽略表面不规则性和组织异质性[70, 73]。这

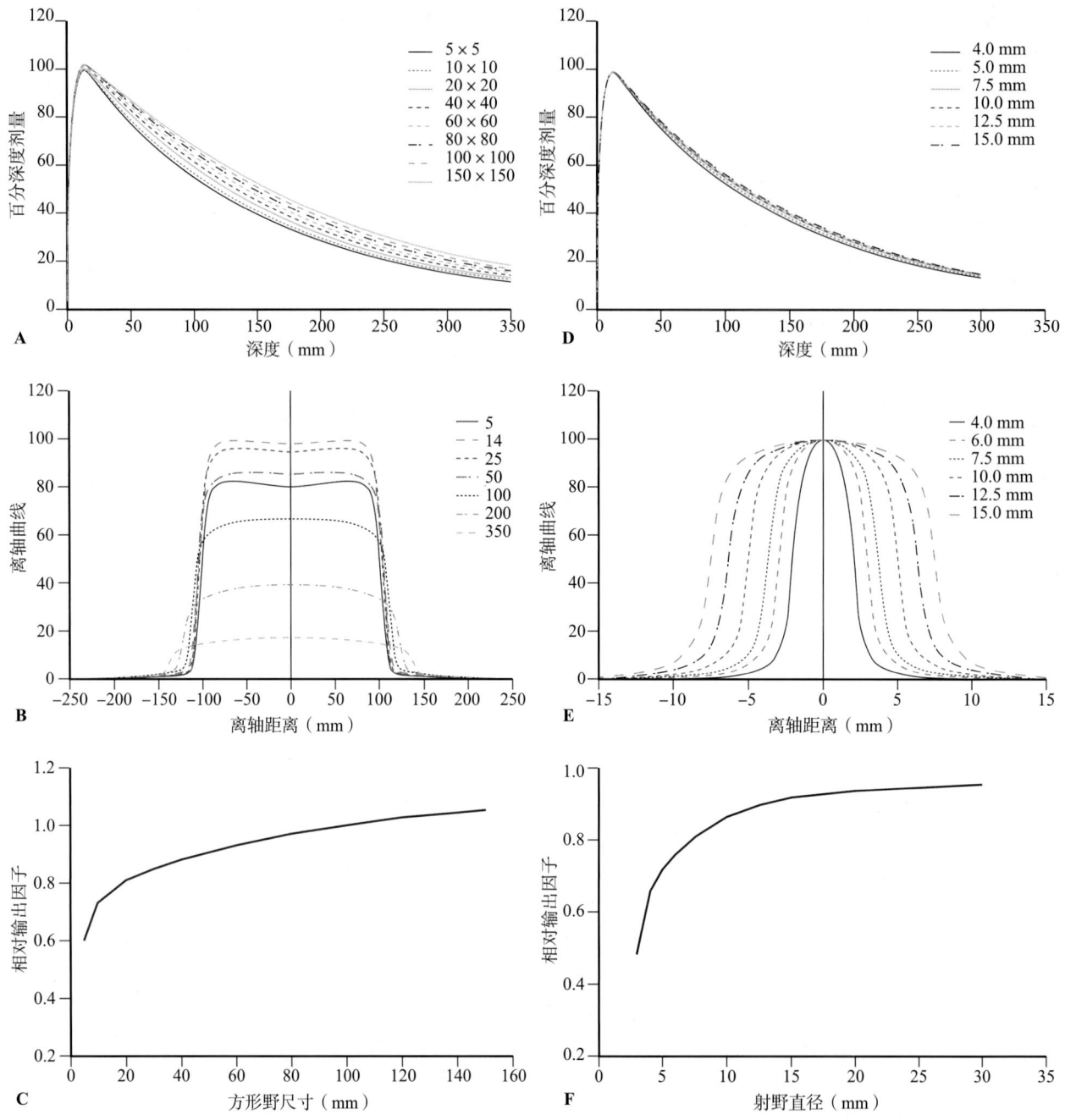

▲ 图 7-6　6MV 光子线下多叶准直器形成的方形野与圆形野的百分深度剂量曲线、离轴曲线和相对输出因子

A 至 C. 方形野；D 至 F. 圆形野

种 A 型算法被称为基于修正因子的算法，是建立在参考条件下对水模吸收剂量的测量之上的。深度剂量、射野大小、野内位置和源轴距各项参数形成一个函数来获得剂量分布。校正因子用于修正与参考条件的偏差，以及当计算点前入射路径上出现异质组织时可能产生的衰减差异。颅内 SRS 治疗计划系统传统上使用简单的基于修正因子的算法，使用 TMR/ 离轴因子 / 输出因子进行修正。此种情况时普遍认为患者的照射条件与上述因子测量条件没有显著不同。也就是说将头部看作水等效模体，而颅骨或空腔引起的扰动都不需要进行处理。对

于颅内较深的靶区，当射束不经过空腔入射时，A 型算法被认为可以适用于剂量计算 [74, 75]。在不考虑组织异质性的情况下，基于直线加速器和伽马的立体定向照射的绝对剂量可能分别被高估 1%～3% 和 1%～6% [76]。Leksell 伽马计划（Leksell gamma plan，LGP）系统的早期版本根据患者头骨上预定义点，将头部模拟为半球形的三维水模，然后将各入射束在某一点的剂量进行卷积计算。单个辐射源的剂量贡献由简单的 TMR 算法确定，并考虑诸如 60Co 源强度、源坐标和计算点、颅骨形状和准直器离轴曲线等参数。当射束穿过颅骨时不需要考

虑组织异质性的修正。对于深部脑肿瘤，这种方法比较精确可靠。但对于靠近皮质层或肿瘤周围存在组织异质性时则不太适用。Xu 等[77] 的研究发现，当肿瘤处于前额近颅顶时，最新的卷积算法与经典的 TMR 算法计算的剂量最大差别高达 11.5%。即便 TMR 10 算法考虑了离轴曲线和深度剂量参数，但和 TMR 经典算法之间没有临床显著差异。

基于直线加速器和锥形筒的 SRS 计划系统，使用了 Milan Bentley 修正方法、射线追踪或等效路径长度修正算法[78]。剂量计算基于射束中心轴剂量分布（例如 TMR）和基于锥形筒的离轴曲线，并对表面不规则性或组织密度进行校正。弧形照射被近似视为一系列的固定射束，剂量分布则由每个固定按照平均 TMR 计算叠加得到。对于射线追踪算法，在参考条件下测量的离轴比、组织体模比和输出因子会根据患者实际体表轮廓进行校正，而组织异质性则通过射束中心轴的等效深度进行修正。射波刀的剂量计算包含了射线追踪算法。其使用基于水等效的简易路径长度电子密度校正方法[79]。

$$剂量/MU = OAF(coll, R_{800}, d_{eff.}) \times \left(\frac{800}{SAD}\right)^2 \times TPR(FS, d_{eff})$$
$$\times OF(coll, SAD)$$

（公式 7-2）

存在组织异质性（主要是骨骼和空气）的情况下，若不进行侧向散射失衡校正，会使剂量计算存在一定不确定性。由组织异质性所带来的误差大小随着射野尺寸的减小而增加。

笔形束算法由于未能考虑侧向电子输运的问题，被认为是介于 A 型和 B 型算法之间的一种算法模型。但是笔形束算法促进了基于 CT 影像剂量计算的鲁棒性发展[80-82]。Brainlab 的笔形束算法是在 Mohan 等[83] 的研究基础上发展而来的。这种算法将一个光子束分割成许多射束元。对于每个射束元都进行了单独的路径长度校正，以纠正整个射束路径上的组织密度不均一性。并采用快速傅立叶变换进行卷积，以减少计算时间[84]。在考虑了次级光子散射及电子临界能（cutoff energy）的情况下，采用蒙特卡罗模拟方法对射束进行分割。

B 型算法考虑了射线的侧向输运、能量、几何形状、限束器、患者轮廓和电子密度等影响因素。商用算法首先对射束建模，并模拟一个进入患者身体之前的注量分布。然后基于 CT 图像计算患者体内每一个注量形成的剂量。参考点校准方法则将注量与监测单元联系起来。卷积／叠加剂量计算依据如下[85]。

$$D(\vec{r}) = \iiint T(\vec{r}')K(\vec{r} - \vec{r}')d^3\vec{r}'$$

（公式 7-3）

电子密度影响剂量计算，因为单位能量释放（total energy released per unit mass）取决于原射线通过患者体表到作用点的路径长度。作用点周围的能量分布也受到电子密度变化的影响。单位能量释放是通过追踪光子到其相互作用点的路径来计算的。路径上光子的吸收速率，是由介质中相对电子密度比例决定的。在叠加计算中卷积核根据局部电子密度变化进行调整。B 型算法包括基于 Perfexion 和 Icon 模型的 LGP 系统的卷积算法、Eclipse 系统的解析各向异性算法（analytical anisotropic algorithm，AAA）、Pinnacle 系统的塌陷锥卷积算法（collapsed cone convolution，CCC）、Oncentra 系统的 CCC、CMS Xio 系统的叠加算法，以及 TomoTherapy HI-ART Ⅱ计划系统中使用的卷积／叠加算法。在电子不平衡区域，B 型算法被认为优于 A 型算法。国际辐射单位和测量委员会（International Commission on Radiation Units and Measurement，ICRU）的 91 报告指出：对于密度约为 0.3g/cm³ 的肺组织，当射野为（4×4）cm² 或更大时，推荐使用 B 型算法进行剂量计算[86]。

蒙特卡罗算法至今已经较为成熟，可被用于临床治疗计划系统[87]。蒙特卡罗算法通过模拟多个粒子对线性玻尔兹曼输运方程进行数值积分，随机确定所有粒子在输运介质中的平均作用。线性玻尔兹曼输运方程是描述电离粒子通过与物质相互作用时的宏观行为的控制方程。掌握控制材料中电子和光子相互作用的概率分布的知识是模拟单个粒子随机轨迹的必要条件。对感兴趣的物理量进行大量跟踪，以提供关于平均量的所需信息，如吸收剂量或注量。

蒙特卡罗算法的一个不足之处是剂量分布统计的不确定性。对于一定量的粒子，当减小体素尺寸时相对不确定性将会增加。这是因为在更小的体积中有更少的粒子沉积剂量。根据 AAPM TG 105 号报告的建议，蒙特卡罗算法用于 3cm×3cm 或更大面积的射野时体素值适宜在 2～5mm；当射野面积 <3cm×3cm 时体素值适宜在 1～2mm[88]。方差衰减技术和平滑算法的应用减少统计不确定性的影响。具备蒙特卡罗算法的治疗计划系统包括 Brainlab iPlan 和射波刀的 Multiplan 治疗计划系统。iPlan 基于 X 线体素 MC 算法[84, 89, 90]。虚拟能量通量模型描述治疗机头内部辐射相互作用的特征，而与患者本身无关，然后又对进入患者身体的射线经准直系统（二级准直器多叶准直器）和多叶准直器透射相互作用进行全尺寸蒙特卡罗模拟。Multiplan 采用双源模型重建二级准直器以上的粒子相空间。入射和方向分布是径向对称的，能量分布是空间不变的。该算法由源模型参数拟合得到。需要测量直径 60mm 锥筒的 PDD、所有锥筒的水中／空气的相对输出因子以及水中的离轴曲线。对

于患者剂量计算，患者模型是由相关的计划 CT 构建，它由低或高分辨率体素组成。对于每个体素，光子相互作用的概率根据质量密度和材料类型进行调整。预先产生的电子轨迹从资料库中选择并叠加在光子相互作用位点上。每个轨迹被分为一系列的步骤，步骤的长度和能量沉积根据每个体素的密度进行缩放。为了提高计算效率，采用了方差衰减技术，包括光子相互作用和粒子分裂、电子轨迹重复和距离抑制。

确定性方法，广义上指基于网格的玻尔兹曼解码器（grid-based Boltzmann solver，GBBS），属于蒙特卡罗算法的一种替代算法，称为 C 型算法。这种算法通过对空间、角度和能量变量进行离散来得到一个线性的函数关系，从而整合了线性玻尔兹曼输运方程[91]。与蒙特卡罗算法相比，确定性方法不具有非随机。这两种算法都收敛到同一个解，并得到充分的细化。然而，商业化产品不能得到足够精确的结果，可能需要在速度和精度之间进行权衡。Eclipse Acuros XB 算法是商用 GBBS 实现的一个例子。

（五）低密度区域的电子失衡效应

虽然当代的放射外科计划系统既提供笔形束算法又可提供蒙特卡罗算法[51, 89, 90, 92-94]，但在诸如肺 SBRT 计划中使用笔形束算法会明显造成剂量欠量[95]。这是因为肺部的侧向电子失衡比较明显，从而导致靶内剂量减少[96, 97]。这种效应对于在低密度组织中的孤立性病灶更为明显，依据病灶大小和位置可能会导致欠量 10%～20%，乃至更多[98-101]。至少有两组试验观察到这种剂量不足会导致肿瘤控制率降低[102-104]。AAPM TG 101 和 ICRU 91 两个报告都推荐先进的 C 型蒙特卡罗算法用于异质性组织的小野剂量计算和立体定向放射治疗剂量计算。同样，AAPM TG 85 明确禁止在肺 SBRT 中使用笔形束算法[105]。

三、立体定向放射手术系统的运行调试和质量保证

（一）等中心精度：Winston-Lutz 测试

Winston-Lutz 测试常用来评估基于直线加速器的 SRS 系统的等中心精度[30, 106]。在等中心处有一个辐射显影的小球，通过获取一系列不同机架角度、准直器角度和治疗床角度组合情况的二维图像（图 7-7）。然后测量相对于射野的球中心偏移量。对于同时使用圆形准直器（"锥"）和多叶准直器的 SRS 系统，Winston-Lutz 测试应该分别对这两种准直系统进行评估。现代直线加速器系统的测试结果应该能将偏移量控制在 0.75mm 以内[76]。对于 SRS 技术，每天治疗前或在加速器 / 激光灯系统保养

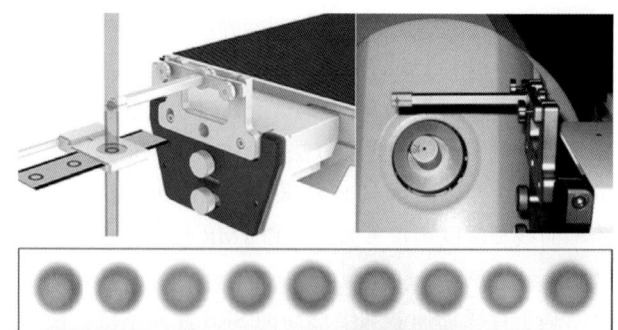

▲ 图 7-7　使用圆形准直器和多叶准直器时直线加速器等中心精度的 Winston-Lutz 测试结果

维修后进行 Winston-Lutz 测试是非常有必要的[78]。

（二）端到端的靶区定位

虽然使用 Winston-Lutz 方法测量等中心精度至关重要，但治疗过程还包括其他许多方面——成像、计划和定位，必须以综合的方式进行评估。治疗计划系统（treatment planning system，TPS）将机械性参数（例如空间坐标系统、机架、治疗床和准直器角度）正确传输转换到治疗机是任何放射外科系统的关键测试。图 7-8 显示使用 Radionics QMP 模体进行相关测试。在治疗计划系统中将等中心坐标位置设在锥体的顶端。借助预先打印的摆位模板，将模体置于指定坐标处。如果摆位操作正确，激光系统应该与锥尖处相交。

隐藏靶区侦测测试法也是端到端测试的一项必不可少的内容。这项测试同样在一系列空间坐标、机架角、床角和准直器角组合的复杂情况下进行（图 7-9）。将内置有辐射显影球的头部模体用立体定位框架固定并获取 CT 图像，将等中心坐标设在小球的中心。然后在治疗机下根据计划设计进行摆位并使用 10mm 锥筒获取正侧位二维图像，使用图像评估和测量等中心实际的偏移量。这项测试同样可以用来评估在线影像引导系统的实施精度。现代加速器技术可以将此项测试的偏移量结果控制在（1.0±0.5）mm[46, 107-113]。

（三）剂量学调试

当以上 3 项测试结果满足要求并完成射束数据测量后，就可以对 SRS 计划系统进行剂量学调试，以确保机器输出及其他计划参数在临床要求误差范围内。治疗计划系统调试过程是一个标准的放射治疗流程，相关的 AAPM 报告也都进行了详细描述[114-116]。由于 SRS 相对于经典放射治疗有几个独特之处，例如分割剂量大、非均匀剂量分布、陡峭的剂量跌落梯度以及多等中心照射，因此对各种照射技术和不同剂量范围的测试是很重要的。这可能包括使用锥筒的弧形照射、规则和不规则

形状的适形照射、动态适形弧形照射、调强放射治疗，以及多等中心计划中组合应用。使用经过校准或交叉校准的微电离室来测量 20Gy 或更高的绝对剂量。使用胶片或二维探头阵列测量剂量分布。两家开展放射外科的治疗中心对这一过程进行了详细的描述[52, 117]。图 7-10 为

配合固体水使用胶片进行测量的结果。剂量学调试过程也应采用端到端的测试方法进行。图 7-11 所示可以使用固定在立体定向框架中的球形模体或使用类人模体并结合图像引导来实现这一过程。强烈推荐使用美国放射物理中心（Radiological Physics Center, RPC）SRS 模体、胸－肺模体、脊柱模体、头颈部调强模体[54]。最后，治疗计划系统调试应该始终通过记录—验证系统来实施，以检测潜在的由电子数据传输产生的系统错误。

四、结论

SRS 已成为颅内疾病治疗的标准手段，同时也激励了用于颅外病灶治疗的研究兴趣。SRS 和 SBRT 的临床成功在很大程度上得益于技术的发展，并依赖于物理学和剂量学的理论基础，以及调试和质量保证工作的执行。

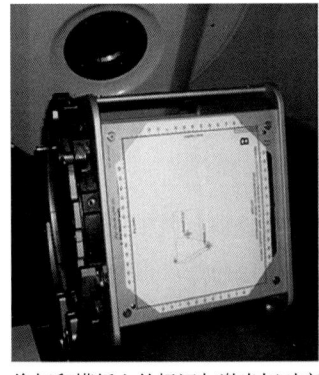
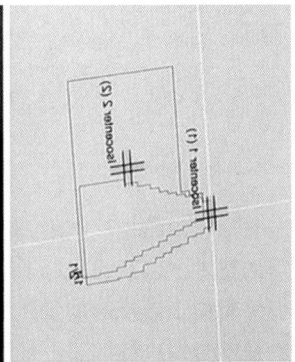

将打印模板上的标记与激光灯对齐

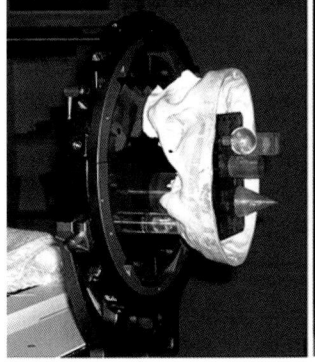
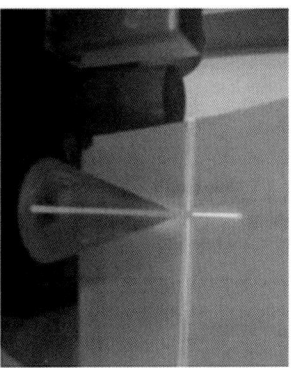

观察激光在预定等中心处的投影

▲ 图 7-8　靶区定位精度的端到端测试

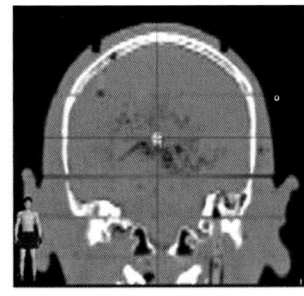
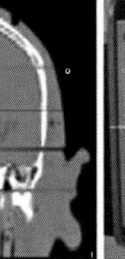
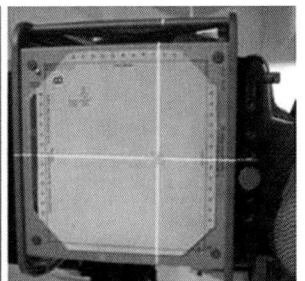

扫描并明确靶区位置　　　在治疗机上摆位

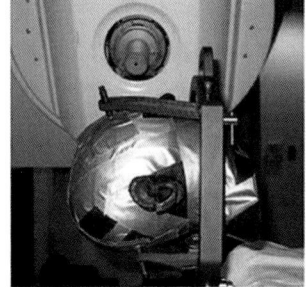
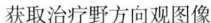
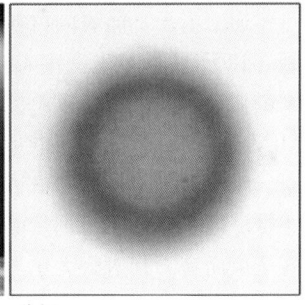

获取治疗野方向观图像　　　分析

▲ 图 7-9　隐藏靶区侦测测试

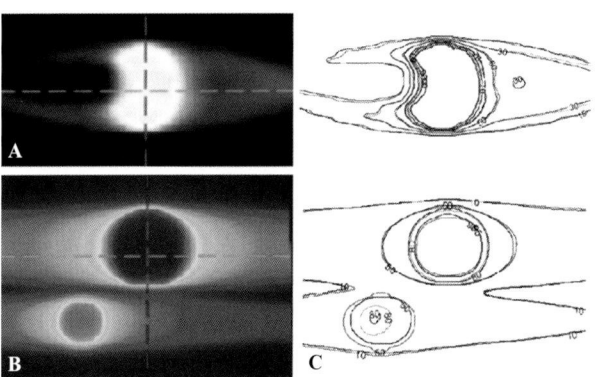

▲ 图 7-10　调强的胶片测试结果及与治疗计划系统模拟的剂量分布的叠加分析（此图彩色版本见书末）

A. 小野调强；B. 多等中心调强；C. 为与治疗计划系统模拟的剂量分布的叠加分析

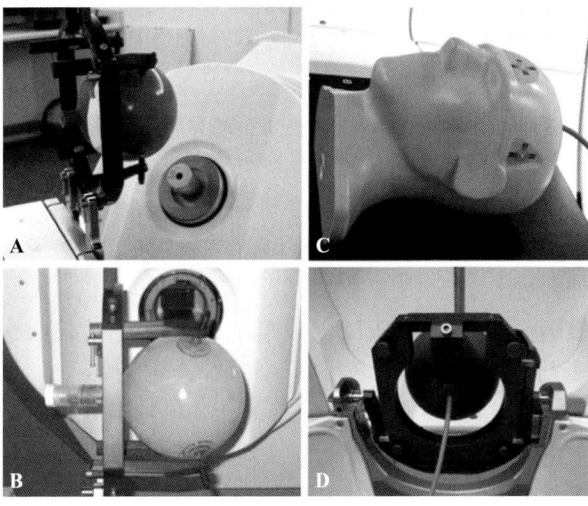

▲ 图 7-11　不同模体的端到端剂量学验证

A. 使用固体水的 LINAC 系统；B. 使用 BANG-gel 模体的 LINAC 系统；C. 使用拟人头部模型的 LINAC 系统；D. 使用固体水模型的 Perfexion 系统

第 8 章　放射物理学：带电粒子放射治疗
Radiation Physics: Charged Particle Therapy

Amanda J. Deisher　Jedediah E. Johnson　Michael G. Herman　著

戴天缘　译

一、概述

截至 2017 年，近 20 万患者接受了带电粒子束放射治疗。其中超过 17 万接受了质子治疗，占到总数的绝大多数，其余患者则主要采用碳离子束进行治疗。尽管在规划、建设、运营维护方面需要大量资本的投入和高额的基建成本，粒子束治疗在世界范围内的市场份额仍然在持续增加。这得益于粒子束独特的物理学特性，从而使得其能够对肿瘤靶区实现更精准的剂量沉积，并且能够在提高肿瘤靶区剂量的同时保持附近危及器官受到较低的剂量。与标准的 IMRT 计划相比，粒子束能够在肿瘤靶区周围实现陡峭的剂量梯度，以及周围正常组织很低的积分剂量。另外，粒子束的上述优势也带来了与不确定性、运动管理、有效放射生物学方面的新挑战。其中，不确定性包括类似于 X 线放疗中的空间位置不确定性，同时也包括因粒子束的剂量沉积会在患者体内特定的深度处突然停止而导致的射程不确定性。精确的射程计算需要粒子束和组织间相互作用损失能量的准确参数。患者每日治疗时的解剖结构变化会对粒子入射人体后的路径产生影响，进而改变离子的入射深度，并最终导致剂量的改变。因此，任何粒子束入射路径上的固定装置及其他设备必须精准地放置并保证每日的重复性。

粒子治疗的运动管理也类似于 X 线治疗，即采取必要的措施降低解剖结构变化对剂量分布的影响。然而，如上文所述，解剖结构深度和轮廓的变化对粒子束的影响比 X 线更为显著。解剖结构的四维运动信息需要准确的定量分析，从而适当调整靶区和危及器官的外放边界，并采用运动管理措施，如门控、跟踪和屏气。最后，相对生物学效应（radiobiologic effect，RBE）也是一个挑战。即使对于质子束，RBE 在整个物理剂量分布上也不是一个常数。对于重离子而言，如碳离子，平均RBE 甚至可以超过 3.0。

这一章主要讲述质子治疗相关的物理内容，同时也将介绍碳离子及其他质量更重离子的应用。针对带电粒子与物质间的相互作用，粒子加速器原理和束流配送所需的技术，以及临床粒子束的关键特性进行综述。本文还针对粒子治疗的剂量计算、计划设计和计划优化过程的基础知识进行综述。最后，讨论了粒子治疗临床中的日常质量保证以及具体临床问题。

二、带电粒子与物质的相互作用

放疗用粒子束所包含的，由不同数目带正电的质子以及带负电的电子构成的带电粒子、原子或分子，通过与物质间特定的相互作用方式沉积剂量。其中最常见的是入射带电粒子和周围物质分子之间的电磁相互作用。具体来说，这些库仑相互作用一般发生在物质原子核周围的电子云或原子核本身。由于有机材料（如组织）中电子的弥散特性，带电粒子穿过材料时会与这些电子之间准连续地发生相互作用，导致电子激发到更高能级或被完全电离。这些电离电子的平均动能非常低；因此，它们的能量沉积（及其导致的生物损伤）十分接近原初带电粒子与电子发生相互作用的位置。当入射带电粒子穿透材料时，它们的能量准连续地转移到材料中的电子上，直到入射带电粒子能量完全耗尽。这种相互作用就是所谓带电粒子在材料中具有特定"射程"的原因。研究表明，入射带电粒子与材料中电子间的能量传递效率取决于入射带电粒子的能量。经典的解释是，在较低的能量（对应较低的速度）下，粒子在给定电子附近停留的时间会增加。这样，粒子就有更多的时间把能量传递给电子。能量向材料传递的效率可以用"阻止本领"以及"传能线密度（linear energy transfer，LET）"来量化。这两个量均以单位长度的能量沉积为单位（即 MeV/cm），且均随粒子能量的降低而单调增加。如此一来，带电粒子与材料中电子间的能量传递几乎完全依赖于带电粒子束的深度剂量曲线。对于一个临床中典型的粒子束而言，其射野大小与单个笔形束的宽度相比是足够大的，并且在粒子束射程末端之前的坪区处剂量相对平坦。在接近射程末端时，产生一个剂量增加的效应，称为"布拉格峰"（图8-1中的"单能峰"），然后随着最终粒子的停止而迅速衰减（图8-1）。这种较低的坪区剂量，较高的布拉格峰区剂量以及布拉格峰后端几乎没有剂量的组合，使带电粒子成为一种极具吸引力的定向放射治疗用射线。

粒子束与原子核间的电磁相互作用相比与电子间的相互作用则少见得多。然而，它们仍然对入射粒子束有一定的影响。由于原子核的质量远大于电子，粒子束与原子核间的电磁相互作用使得入射粒子轨迹发生偏转。这种单次的偏转通常很小，但如果连续发生多次偏转，就会导致离子径迹发生较大程度的变化。对于笔形束而言，这种"多重库仑散射"导致粒子束横向尺寸变宽的速率增加，当粒子束穿过组织材料（即患者体内）时，束斑大小随着深度的增加而增大。

入射粒子与原子核发生核反应的可能性更低。在"弹性"碰撞过程中，有可能发生大角散射，在这种碰撞过程中，入射粒子与原子核发生相互作用后直接反弹，且几乎没有能量损失。反之，如果入射粒子能够贯穿原子核，发生非弹性碰撞，则其能量将被转移到原子核中。此过程会释放衰变产物，如γ射线、质子、中子以及更重的碎片。虽然带电的次级粒子（质子、碎片）能量很低，在患者体内的射程很小，但中性的次级粒子（光子、中子）可以在患者体内造成较大范围的剂量沉积。由于中子比光子具有更高的相对生物学效应，因此，通过尽量减少束流配送系统中的束流调制设备来减少次级中子的产生是极佳的方法。对质子束来讲，更重的核反应产物对临床治疗中高剂量区的影响几乎可以忽略不计，但对重离子束来说，影响将会更大。

发生核反应产生的衰变产物并不总是立即释放出来。当被照射物体发生"活化"时，被照射物体将持续发射放射性物质。这种感生放射性的强度呈指数衰减，并取决于入射粒子以及被活化材料的特性。临床中任何由于受粒子束照射而被活化的材料，其活度都应当采用恰当的辐射探测器进行测量，以确保满足法规要求并最大限度减少辐射暴露。

三、治疗装置

（一）带电粒子的加速/控制

治疗装置的质子源是一个氢气罐或从水中产生氢气的氢气发生装置。在离子源的电离过程中，轨道电子被从原子壳层中电离，形成的质子则被电场加速。因为质子是带电粒子，所以它可以被一个垂直于其轨迹方向的磁场所控制，偏转的曲率半径是质子能量和磁场强度的函数。然后，质子束被四极磁铁进一步聚焦。由于与空气分子的碰撞会使得束流的横向尺寸和能散增大，因此用于粒子传输的束流线需保持高真空状态。

用于临床的质子束射程需要达到32cm的水等效深度，相当于被加速到59%的光速（动能228MeV）。这种能量很难用单一的直线加速器来实现。环形加速装置，即回旋加速器和同步加速器，采用磁铁使质子运动轨迹偏转，如此一来，相同的较小尺寸的加速器可以在"每一圈"重复加速质子以达到更高的能量。

如图8-2所示，是一个回旋加速器，在其原型设计中包含两个D形盘，在其间隙中加有交变电场，并在垂直于D形盘方向上加有磁场。现代回旋加速器设计由2~4个D形盘螺旋排布，以便束流聚焦。质子从回旋加速器的中心开始，随着质子能量的增加，它们以更大的半径做圆周运动。回旋加速器产生的是近似连续的固定能量束流。

如图8-3所示，同步加速器使质子在一个固定半径的环形轨道内循环加速。其以一个向环内注入质子的直线加速器作注入器，同步加速器本身则至少包含一个加速腔。质子每加速1圈，偏转磁铁场强随之增加以保证质子始终在真空管中。同步加速器可以将质子加速到一

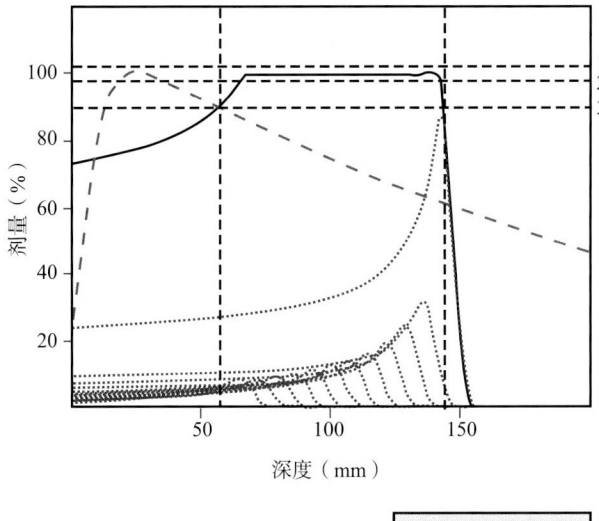

▲ 图8-1 展宽布拉格峰、构成布拉格峰的单能峰和10MV光子束的深度剂量分布

展宽布拉格峰（SOBP）剂量分布是通过调制单能峰的权重使之相互叠加生成的。SOBP剂量分布的贯穿深度或射程（以远端剂量跌落90%对应的深度表征）由最大射程的单能峰决定。虚线（1和2）代表峰区剂量波动±2%的临床可接受范围。虚线（3）表示90%峰区剂量对应的空间、射程调制宽度。与单个光子射野剂量分布形成鲜明对比，单个射野的SOBP剂量分布即可在纵向和横向上实现靶区的完整覆盖；而对于光子束来讲，只有采用一组复合的光子射野才能产生一个合适的临床靶剂量分布。需要注意到的是，在SOBP远端下降边缘后是没有剂量的（引自Levin WP, Kooy H, Loeffler JS, et al. Proton beam therapy. *Br J Cancer*. 2005；93：849–854.）

定范围内的预设能量。

由一个回旋加速器或同步加速器产生的质子束可以被多个治疗室共用。治疗室可以有固定的出束角度、360°旋转机架，或部分角度旋转机架。尽管旋转机架允许更多的束流角度选择，但在等中心旋转偏转磁铁和聚焦磁铁时，保持亚毫米的精度在技术上十分具有挑战性，并且需要两层楼高以上的垂直空间。紧凑型回旋加速器系统则可以直接安装在旋转机架上。

（二）散射束

被动散射方式是通过一系列分布在治疗头中的调制

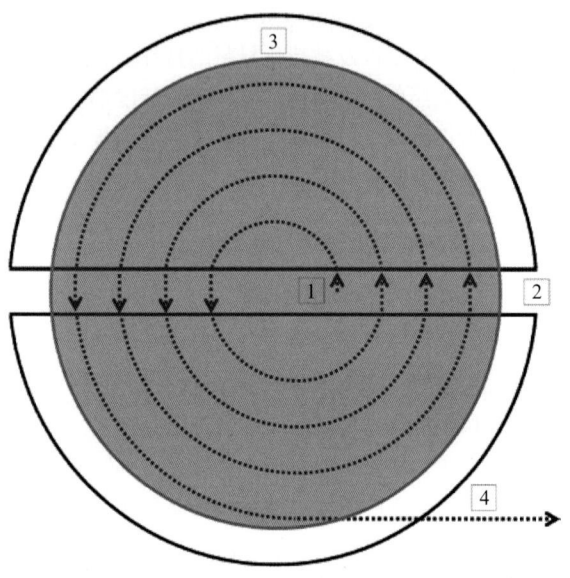

▲ 图 8-2 回旋加速器

回旋加速器中的带电粒子从中心 1 开始，并在穿过间隙 2 时被交变电场加速。粒子的轨迹在磁场作用下发生偏转，随着粒子能量增加，曲率半径增大。当粒子处于最大半径处的轨道时即被加速至最大能量，此时束流将被从真空窗 4 引出

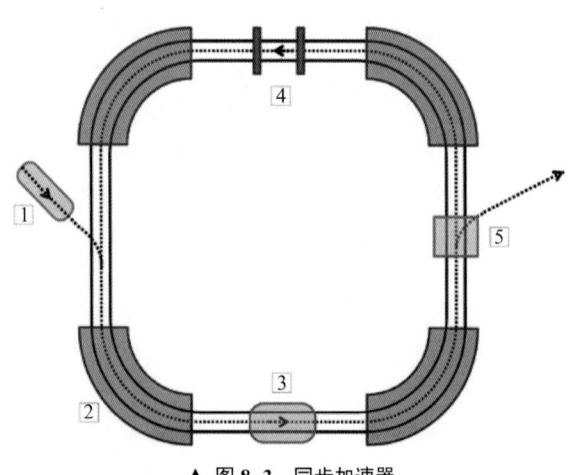

▲ 图 8-3 同步加速器

带电粒子在注入同步加速器之前被直线加速管 1 加速。二极偏转磁铁 2 将粒子维持在真空束流管内。粒子每通过加速元件 3 一次，二极偏转磁铁即增加相应的磁场强度。多极磁铁则用于聚焦光束。当粒子束被加速到所需能量时，它就会发生偏转并被引出 5

单元对主质子束进行散射和降能，从而实现剂量的空间均匀分布。被动系统使用单散射体或双散射体。散射体由高 Z 材料制成，比如铅，可以使束流易于发生散射，同时将能量损失保持在最低限度。一般来说，首选双散射系统，因为双散射装置可以产生更大、更均匀的束流（图 8-4）。

束流构形是通过采用一系列患者专用、射野专用或通用的设备来实现的。射程调制的概念是指需要将单能峰进行扩展从而形成具有一定宽度的展宽峰才能用于临床。被动散射系统采用旋转盘式射程调制装置（图 8-5）或脊形过滤器等非患者专用但仅对特定射程专用的调制装置来实现。临床中常需要一整套可供选择的针对不同射程范围的射程调制装置，从而满足临床需求。通过将这些厚度可变的器件放置在束流路径上从而使得布拉格峰得以扩展。调制器越厚，粒子束在射程内的调制范围就越大。

此外，使用患者专用设备可实现更多维度的适形（图 8-6）。铜制挡块被设计制作用于特定患者的特定射野。挡块与传统放射治疗中使用的挡块类似。射程补偿器是另一种患者专用束流调节装置。这一装置是针对特定射野由数控机床制造的塑料挡块。该挡块使得束流远端边缘与靶区适形。因为每个质子的射程及其路径上的组织密度不同，因此这一举措是必要的。由于历史原因，射程补偿器有时被称为"bolus"，但不应与传统放射治疗中直接贴在患者皮肤表面的"bolus"相混淆。该装置位于加速器喷嘴的铜制挡块附近，置于患者上方。在人工和成本方面，为特定射野角度制作的患者专用设

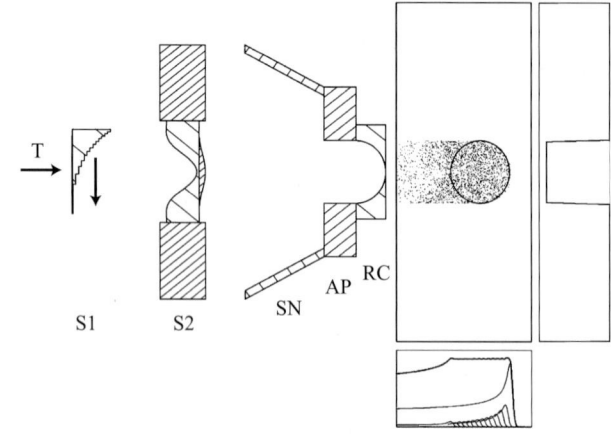

▲ 图 8-4 双散射系统

双散射系统采用第一散射体（S1）和第二散射体（S2）以及束流线喷嘴（SN），束流线喷嘴用来屏蔽散射质子，便于安装患者专用束孔（AP）和射程补偿器（RC）。图示射程补偿器在水中的作用，并说明了限束孔所产生的明显横向剂量跌落（引自 Gottshalk B. Passive beam scattering. In：DeLaney TF, Kooy H, eds. *Proton and Charged Particle Radiotherapy*. Philadelphia：Lippincott Williams and Wilkins；2007.）

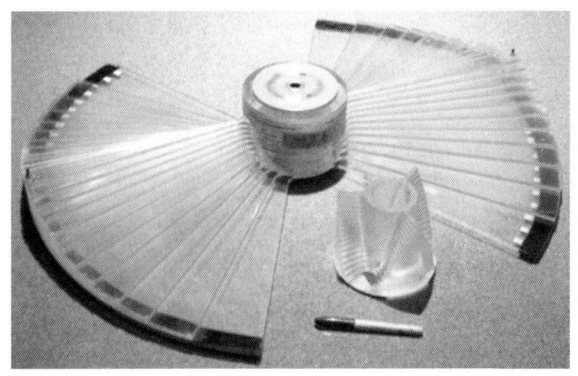

▲ 图 8-5　2 个射程调制装置的示例，分别对应束流线上游（小）和下游

两者的特点是采用"阶梯"结构来实现单能质子束射程的调制移动，以及可变的"阶梯"宽度来实现相应单能峰对展宽布拉格峰的剂量贡献权重。下游射程调制器通常较大，以覆盖下游位置散射质子束较大的临床可用区域（引自 Gottshalk B. Passive beam scattering. In：DeLaney TF，Kooy H，eds. *Proton and Charged Particle Radiotherapy*. Philadelphia：Lippincott Williams and Wilkins；2007.）

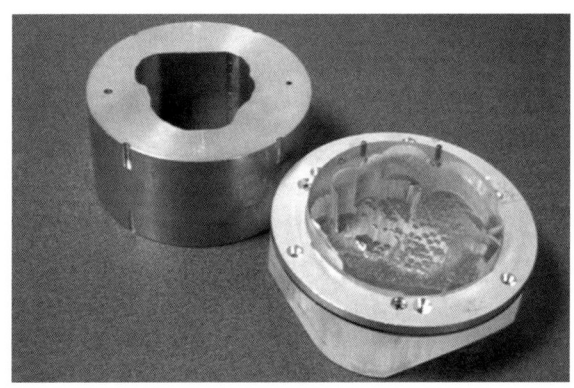

▲ 图 8-6　患者专用的黄铜挡块可以实现对靶区的横向适形；聚甲基丙烯酸甲酯（PMMA）射程补偿器可以实现远端靶区适形

引自 Gottshalk B. Passive beam scattering. In：DeLaney TF，Kooy H，eds. *Proton and Charged Particle Radiotherapy*. Philadelphia：Lippincott Williams and Wilkins；2007.）

备并不十分方便。此外，嵌入和移除每个射野的较重挡块较为耗时，并且对治疗师和技术员来说有潜在的危险。这一过程大幅增加了每个患者治疗所用的时间，并限制了医院治疗患者的总数。

虽然由得益于布拉格峰的物理学特性，质子治疗相比 X 线治疗具有更好保护健康组织的潜力，但中子产额的增加仍令人担忧。当高能质子因核相互作用而减速时，该过程将会产生中子。这些相互作用事件可能发生在患者体内，也可能发生在患者体外。患者体内的质子相互作用产生一定数量的中子，这是不可避免的，并且是相对温和的。但在被动散射系统中，中子主要产生于质子与患者专用散射材料和加速器系统准直器之间的相互作用。

（三）点扫描

几乎所有正在建设或最近建成的质子装置都采用主动（点或笔形束）扫描技术。使用这种技术，粒子束不会发生歧离或散射；相反，一个窄的（2～10mm 宽）笔形束被束流线喷嘴中的磁铁精确地引导到达肿瘤靶区。该系统的好处之一是，可以不需要任何特定射野或患者专用的硬件设备；因此，避免了制造和日常嵌入的时间和成本。最重要的是，中子产额和质子束散射在没有这些硬件的情况下会大幅减少。对于需要十分陡峭横向半影的靶区情形，挡块仍然可以在点扫描笔形束治疗中发挥作用。由于能量最低的质子具有最大的束斑尺寸，对于浅层肿瘤靶区，如眼部黑色素瘤，可以从挡块系统中获益最多。

这些笔形束逐层地沉积剂量，首先处理远端边缘层面，然后处理较浅的层面（图 8-7）。笔形束扫描还能够让肿瘤靶区的前缘得到良好的适形度，这对于散射束通常是不可能做到的。这种逐点沉积剂量的能力使笔形束扫描成为治疗形状不规则肿瘤和被关键结构紧紧包绕肿瘤的最佳技术。

因为质子加速器有最小和最大的输出能量，治疗浅表肿瘤靶区则需要采用射程移位器。该装置是一种放置在束流的路径上（一般在束流喷嘴中）具有均匀厚度的低 Z 材料。束流产生的布拉格峰将向患者皮肤表面移动

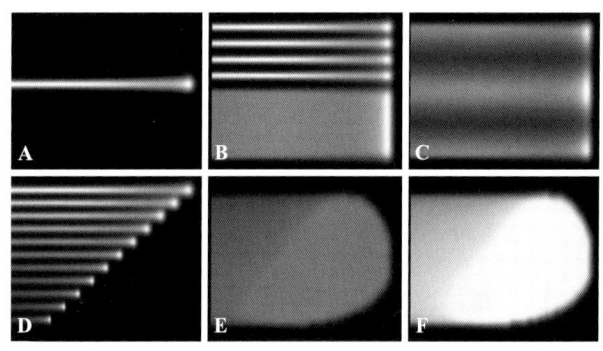

▲ 图 8-7　笔形束扫描

质子笔形束（A）进入患者体内，（高斯）展宽约 3mm。多库仑散射（MCS）在患者体内引起的笔形束横向展宽虽小，但却不可忽视。这种笔形束的剂量分布在接近射程末端的位置显示出一个明显的最大值，并且在所有三维布拉格峰中都很好地定格在一个约 1cm³ 体积的"点"内。尽管有不可避免的坪区剂量，但这些点相互叠加，在三维网格上按约 5mm 的步进扫描，可以产生在所有三维方向上都对靶区适形（F）的三维剂量分布。A. 单个笔形束；B. 横向扫描；C. 剂量分布是通过改变每个点的剂量、扫描速度或束流强度而实现的；D. 通过改变束流能量产生均匀剂量；E. 每次扫描对肿瘤靶区的剂量沉积较低，需要多次重复扫描以达到总的靶区剂量；F. 在横向和深度方向上的许多笔形束相互叠加形成了适形且均匀的剂量分布（引自 Pedroni E. Pencil beam scanning. In：DeLaney TF，Kooy H，eds. *Proton and Charged Particle Radiotherapy*. Philadelphia：Lippincott Williams and Wilkins；2007；42，figure 5B-1.）

一段固定距离。射程移位器也会使束流发生散射。为了减少散射对束斑大小的影响，需要将射程移位器移动到离患者更近的地方，或者将设备放置在治疗床上，甚至将其合并为一个具有更大厚度的治疗床。

（四）装置设计

质子治疗装置的设计需要包括治疗室、控制区以及与 X 线治疗不同的基建等方面。中子的产生需要采用更厚的混凝土屏蔽墙以及更长的迷宫。质子旋转机架也要比现代螺旋断层放射治疗装置或 X 线直线加速器大得多，通常需要至少两层楼的屏蔽结构。供应商还将要求提供现场控制室和存放空间用于存储维护设备和质控设备。考虑到束流配送的旋转机架，一些装置利用一个摆位室来进行初始摆位，并利用一个轮床将床板和患者运送到治疗室。患者支撑装置通常采用自动控制，当前先进设备能够实现 3 个平移自由度和 3 个旋转自由度的调节。通用或专用的床板及其适配插件可以安装在患者支撑装置上，但必须充分了解床板对质子束的影响（不均匀性等）。在患者完全固定的情况下，摆位室和治疗室中的机械臂能够实现在两者之间转移床板和患者。

质子治疗的图像引导技术与光子治疗所采用的方法十分相似。室内成像包括用于二维 / 二维、二维 / 三维、三维 / 三维配准和光学体表成像等二维和三维模态影像。成像设备可以随机架或床板移动，也可以置于房间内的固定位置。移动式 CT 或锥形束 CT 可以提供基于软组织的定位信息，以及束流路径上任何变化的相关信息，这些变化可能会对剂量准确性产生较大影响，从而允许临床团队对患者治疗做出最佳的决定。图像采集、靶区勾画和计划设计工具将变得更加自动化和高效。更进一步展望，当患者在治疗室内，容积影像将能够被用于快速自适应重新计划。

四、束流特性

（一）展宽布拉格峰和水等效厚度

理解形成布拉格峰的基本原理及其相互作用后，现在可以把注意力转向治疗用带电粒子束更宏观的属性。图 8-1 显示了一系列单能临床用质子束在水中剂量沉积随深度的变化。除布拉格峰深度随着束流能量的增加而增加外，峰的宽度也因"射程歧离"的效应而增加。即使是一束单能粒子，单个粒子的停止深度也不完全相同。粒子运动轨迹的差异是由能量损失和散射动力学的随机变化引起的。当粒子穿透更深，这些路径长度的差异就会变得更明显，因而会导致束流贯穿深度越深布拉格峰就会越宽。

由于单个布拉格峰的宽度通常比临床靶区的尺寸小，因此需要多个布拉格峰（即多个能量）的叠加才能在靶区产生均匀剂量。对于临床用粒子束，赋予一系列单能入射束流适当的相对权重，即可形成"展宽布拉格峰"（spread out Bragg peak，SOBP）（图 8-1）。展宽布拉格峰可以通过相应标准进行参数化。"d_{80}"指的是在展宽布拉格峰远端剂量下降到最大剂量 80% 时的深度。事实证明，对于一个具有单个布拉格峰的单能质子束，这个深度近似于束流的平均射程。与 d_{80} 类似，"d_{20}"是剂量达到展宽布拉格峰最大值 20% 的深度，"$d_{20} \sim d_{80}$"表明剂量在 SOBP 远端下降的速度。调制宽度一般是指在展宽布拉格峰中均匀剂量区域的长度。随着调制宽度的增加，坪区剂量相对于展宽布拉格峰也随之增加。

虽然质子深度剂量曲线通常以水作为参考介质，但了解其通过非均匀介质（如人体）时的输运规律十分重要。带电粒子束的贯穿深度取决于它所经过的各个解剖区域的阻止本领。更高的阻止本领意味着更多的能量从带电粒子束转移到材料，从而导致更短的粒子射程。尽管阻止本领也会受物质本身的分子组成影响，但一般情况下可认为阻止本领随物质密度的增加而增加。在非均匀介质中，给定两个距离为 d 的点，就可以定义相应的"水等效厚度"（water equivalent thickness，WET）。这代表了其对应的水的等效厚度，即带电粒子束穿过这一厚度的水时所损失的能量与穿过距离为 d 的非均匀介质所损失的能量相等。

（二）束流半影和靶区适形度

散射质子束利用患者特制挡块实现束流的准直并构造相应的射野。相比由直线加速器产生的传统治疗用 X 线（6~18MV）束，采用这类挡块通常会使得横向半影在浅层变得更加陡峭。在更深的深度（受 X 线能量和喷嘴设备影响），这些差别变得不十分明显，直至它们对临床治疗不产生影响。点扫描射野是由多个束斑的相互叠加构成的，其横向半影主要由单个束斑的大小决定。因为这些束斑是高斯形的，更小的束斑会形成更加陡峭的横向半影。横向半影永远不会比单个束斑的衰减更陡峭，由于很多射野内部点的低剂量尾区，半影会变得更宽。点扫描中如若不采用准直器，则在较浅深度处会形成相比于被动散射射野更宽的横向半影。随深度的增加，这种差异会被多重库仑散射所抵消，对于散射束，由于喷嘴中分立的散射组件所引入的束流散射，其对应的情况可能会变得更糟。静态挡块和动态多叶准直器已被应用于点扫描射野横向半影的锐化。然而，在撰写本文时，这些技术还不是很常见。

除了决定射野边缘的半影外，扫描系统中的光斑大小也对靶区的适形度和关键器官结构的保护程度有很大影响。更小的束斑允许在靶区边界和接近关键结构的地方实现更精细的剂量沉积，产生更陡峭的剂量跌落，从而实现更高的靶区适形度。小束斑的好处在患者的浅层最显著。当一个束斑贯穿到更深的深处，它的尺寸就会增加。对于最小的现代质子束斑尺寸［对应一个标准偏差（Σ）2～6mm］，这些散射过程决定了较深且与临床相关位置处的束斑尺寸。换言之，不论患者体表的束斑有多小，随着深度的增加，剂量学上的优势都在减少。为了保持一个小的束斑大小从而最大限度地适形浅层靶区，任何必要的射程移位器都应尽可能地靠近患者表面，同时注意几何限制和潜在的碰撞。这是因为在射程移位器中发生的多重库仑散射增加了有效散度。这意味着由于上游射程移位器的引入，束斑穿过空气后的尺寸随贯穿深度的增加而增大的速率增加了。通过使相应的空气间隙最小化，可以使束斑在这个较高增大速率下变化最小。

（三）质子辐射生物效应

在放射肿瘤学中，"剂量"是一个描述在有限体积的质量上所沉积的平均能量的宏观量。然而，对于不同的辐射类型和品质，即使具有相同的剂量沉积，在微观水平上射束的能量沉积方式也是不同的。构成质子束的单个质子在其运动轨迹上产生的电离相比电离事件较为分散的光子束在微观水平上的密度要大很多。用更专业的术语表示就是质子束比光子束具有更高的LET。这将导致包括无法通过细胞修复过程逆转的DNA双链断裂在内的更多的毁灭性核损伤。这些效应是导致质子束相对于光子束的相对生物学效应增加的原因。

准确量化质子束相对生物学效应是困难的，因为它具有包括组织类型（及其相应的α/β值）、分次剂量及质子束本身特性在内的众多影响因素。由于单能临床用质子束的LET随束流能量的减少而单调增加，因而RBE也按类似的趋势增加。因为临床靶区需要采用一组具有不同能量的单能质子束叠加来产生均匀剂量（即展宽布拉格峰），所以评估点对应位置处的RBE确定起来十分复杂。每一入射能量在评估点以相应的LET值贡献相应的剂量，因此RBE值是所有这些单能质子束贡献的加权组合。在传统的展宽布拉格峰中，RBE随着深度的增加而增大；它的最大值在展宽布拉格峰的远端边缘，在此位置处，射程最深的粒子束所剩余的全部剂量都被沉积下来。

由于展宽布拉格峰具有已知的形状，并且历史上普遍采用散射束的标准治疗方式，大量工作致力于展宽布拉格峰的RBE值测量。尽管RBE与组织类型、分次剂量和展宽布拉格峰射程/调制宽度相关，但质子治疗领域普遍接受的RBE准则已被采纳。这一准则基于将细胞克隆置于质子展宽布拉格峰的不同位置进行照射的体外细胞克隆存活实验的结果，然而该实验数据具有较大的统计误差并且不同研究报道的结果是不一致的。实验表明，在展宽布拉格峰中间1.1的数值是质子RBE的保守估计值（即确保靶区覆盖）。质子治疗领域普遍采用1.1倍的物理剂量从而将RBE的影响考虑在内。数据表明，在展宽布拉格峰远端边缘，RBE会增加到约1.35，在剂量衰减区剂量较低的位置，可能高达约2.0。SOBP远端边缘RBE的增加是导致"生物推力"（biological push）的原因，这解释了为何生物效应会发生在物理剂量展宽布拉格峰远端外扩2～3mm的位置。与之相反，在靠近坪区的位置上RBE一般减小至1.0～1.1。

现代的点扫描质子配送系统采用质子调强治疗（intensity modulated proton therapy，IMPT）技术，其对多个射野中单能笔形束的权重进行同时优化，以实现优于展宽布拉格峰射野的剂量分布。因此，RBE的空间分布与传统的展宽布拉格峰情形差别较大。若无其他限制，并且有助于实现靶区覆盖最大化/危及器官风险最低的权衡，优化算法可以自由地在关键结构附近配置一个权重较高的笔形束（其对应射程末端具有较高的LET/RBE）。评估这些区域是很困难的，因为这并不会被从治疗计划系统的物理剂量分布中察觉出来。最近，将高LET/RBE区域可视化纳入治疗计划系统的尝试已经取得了相应的进展。

（四）重带电离子

质子与重带电离子（氦及其以上）的剂量沉积特性是不同的。较重的离子在介质中输运时，不容易因散射而偏离轨迹。如此一来，较重离子束的横向半影比质子更陡峭。此外，散射幅度减小也会导致射程歧离的减小。这意味着，对于单能离子束，较重的粒子会停留在一个更狭窄的区域，形成更尖锐、更窄的布拉格峰。最大剂量沉积布拉格峰区域处的剂量增加意味着坪区剂量的相对降低（图8-8）。重带电离子深度剂量曲线的另一个标志性特征是延伸到布拉格峰远端边缘的"核碎片拖尾"。这一特征是由入射离子或材料原子碎裂所产生的碎裂产物引起的。因为这些碎片通常比入射离子轻，所以它们会传播到布拉格峰之后。当离子束较重时，碎片拖尾效应显著增强。

理解重离子的RBE特性对于离子束治疗应用至关重要。由于带电重粒子束的LET随着离子质量和电荷的增加而增大，因此RBE也比质子束大。这导致其RBE值明显大于质子束的RBE值（50%～300%），它

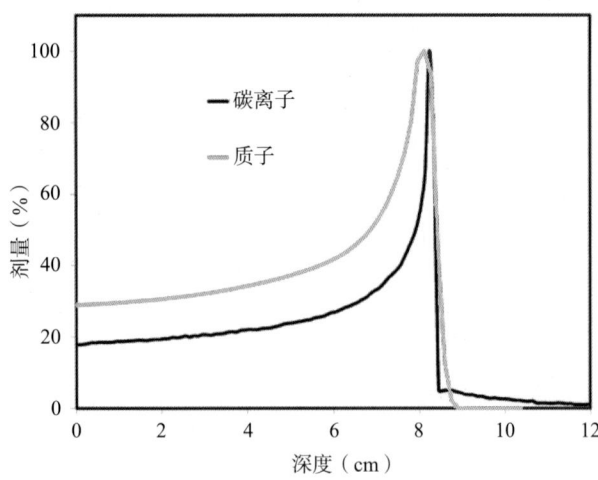

▲ 图 8-8　单能碳离子束和质子束的积分深度剂量分布

归一化到相同的最大剂量，碳离子束在坪区产生更少的剂量。碳离子束具有更窄的峰和更陡峭的远端跌落，但有来自碎片的剂量拖尾延伸到布拉格峰几厘米以外的位置

们随离子束能量和粒子种类的变化而变化。由于重带电粒子的展宽布拉格峰区域 RBE 变化十分显著，需要对临床靶区范围实施非均匀物理剂量照射才能实现更均匀的生物有效剂量分布。对不同离子种类、剂量分割方案和细胞类型的 RBE 和 LET 参数化是一个正在进行的研究领域。许多用于治疗计划设计和优化的重离子束放射生物学模型正在开发中。

五、剂量计算

（一）计算机断层扫描的 HU 值与相对阻止本领间的刻度

质子束在水中的剂量沉积解析模型十分简单，通常采用束流在空气和水中的测试数据配置装置的治疗计划系统。为了将解析的笔形束模型应用到非均匀患者上，治疗计划系统首先将 CT 体素信息［HU（hounsfield unit）值］转换为水等效量，即质子的相对阻止本领（relative stopping power，RSP）。材料的 RSP 是质子阻止本领［阻止本领（材料）/（阻止本领（水）］的比值，近似为对应射程的倒数［量程（水）/ 量程（材料）］。需要注意的是，一个 HU 值并不对应单一的 RSP 值，并且在刻度过程中存在不确定性。有机组织的 HU-RSP 刻度可以从组织替代材料的扫描信息中处理得到。一台治疗装置可以采用一条或多条刻度曲线。由于材料的 HU 值依赖于扫描设备的具体型号技术，因此需要采用适当的方式确保扫描设备与刻度曲线之间一一对应。图像伪影（如牙科填充物中的金属伪影）和无机材料（如硅胶乳房植入物）则需要 HU 值的重载，从而治疗计划系统可以获得正确的 RSP 值。利用双能 CT 确定电子密度和有效电荷从而直接计算 RSP 的研究正在开展。一般假

定 RSP 的不确定性为 3%。

由于需要化学成分和物质密度来模拟质子与物质的相互作用，因此仅考虑每个体素的 RSP 对于蒙特卡罗算法来说是不够的。类似于 HU-RSP 校准，蒙特卡罗算法一般需要建立 HU- 材料间的转换表。

（二）解析与蒙特卡罗剂量计算比较

传统的解析算法常被用于点扫描质子束治疗的剂量计算。尽管具体的实施方式上存在差异，但这仍是笔形束剂量计算的通用方法，在这种方法中，依次在患者 CT 图像上对每个束斑（或光子束）的剂量进行计算，然后叠加。当束流进入需要进行剂量计算的体积内时，每个束斑的尺寸和形状与束流能量、机架角度、SSD 和射程移位器的插入等影响因素有关，因而需要按照前期加载到治疗计划系统中的测试数据进行确定。质子剂量计算中最具挑战性的环节是精确地模拟非均匀的人体解剖结构对射束的影响。大多数算法假设整个患者的剂量计算体积中的材料是水，并将其相应体素的密度按比例进行缩放，以使得相应体素具有准确的相对阻止本领。解析算法试图通过考虑束流所经过体素的相对阻止本领来缩放单个笔形束的尺寸和形状。因此，解析算法很难正确地模拟质子散射，特别是对于 HU 值变化较大的交界面情形。

只要进行了恰当的测试，蒙特卡罗算法即可被认为是粒子剂量计算的金标准。相互作用以及之后进行的剂量沉积是按照随机概率模型逐个粒子进行模拟的。拥有足够多的粒子总数，考虑了复杂多样的散射相互作用以及非均匀解剖结构因素的宏观剂量分布会随之生成。蒙特卡罗算法需要处理大量的运算，需要大量的粒子模拟来生成一个不受统计波动影响的平滑剂量分布。这种耗时的计算限制了蒙特卡罗算法的临床应用，但最近在高度并行计算领域的进展已将计算时间减少到可控水平（约 10min）。因为对于胸部靶区解析和蒙特卡罗算法之间存在超过 10% 的剂量差异，因此应用蒙特卡罗剂量计算系统对解析剂量计算进行二次检查并分析临床显著差异的区域是至关重要的。

六、优化 / 治疗计划设计

（一）单野均匀剂量、多野均匀剂量、单野优化、多野优化

首先，需要对关于质子束剂量靶区覆盖和计划优化的四个专业术语进行定义。

1. 单野均匀剂量（single field uniform dose，SFUD）尽管不同射野的权重可能不同，但每个射野以均匀的剂量覆盖靶区。

2. **多野均匀剂量**（multifield uniform dose, MFUD）采用 2 个或多个非均匀剂量射野，实现靶区均匀剂量覆盖。

3. **单野优化**（single field optimization, SFO）对每个射野都采用相同的约束条件进行优化以实现相同的靶区覆盖。该方法可以通过非均匀剂量分布实现对部分靶区的同步推量或计划危及器官的保护。

4. **多野优化**（multifield optimization, MFO）对 2 个或多个射野同时进行优化以实现靶区的覆盖，但优化系统可以改变不同射野对靶区中的不同区域剂量贡献的相对权重。

散射束计划可以直接进行单野均匀剂量或多野均匀剂量的设计。挡块形状由射束方向的靶区轮廓所决定。射程移位器和补偿器取决于水等效厚度与靶区前后沿间的距离。

因为可以对射束的能量和 MU（每个笔形束包含的质子数目）进行调节，因此所有的点扫描质子治疗都属于 IMPT。治疗计划是优化得到的结果，计划设计人员需要决定使用单野优化还是多野优化。我们可以用单野优化和多野优化分别产生单野均匀剂量和多野均匀剂量分布，但点扫描可以实现的非均匀剂量分布可能是其治疗计划较令人期待特性。

（二）靶区及鲁棒性

质子治疗计划的目标与 X 线治疗计划相同，即在存在不确定性的情况下，将处方剂量投送到临床靶区，同时保证对正常组织的影响最小。在 X 线治疗中，如第 6 章所述，临床靶区被外扩从而将摆位误差的不确定性和运动考虑在内进而生成计划靶区。对于质子治疗，仅引入一个计划靶区并不适合离子束治疗计划。为在考虑等中心偏移和射程不确定的情况下保证靶区的完整覆盖，需要针对每个束流进行不同程度的非均匀外扩，这取决于离子束路径上的水等效厚度（图 8-9）。与对多个束流外扩形成的计划靶区或单一外扩形成的计划靶区进行靶区覆盖不同，质子治疗计划通常是针对临床靶区进行鲁棒覆盖的。具体来说，这意味着要考虑位置的偏差（例如，X、Y 和 Z 的 ±3 毫米）和 HU 与相对阻止本领间的刻度偏差（例如 ±3%），以明确计划是否能够抵抗这些变化。这些鲁棒性指标可以输入到优化程序中，并作用到指定的靶区和（或）危及器官上。在确定合适的鲁棒性参数时，应该考虑分割方案、IGRT 能力、机械容差、系统误差和统计误差。

（三）鲁棒评估

质子治疗计划完成后，需要对其质量进行评估。评估的过程并不是对计划靶区剂量覆盖（质子治疗计划不

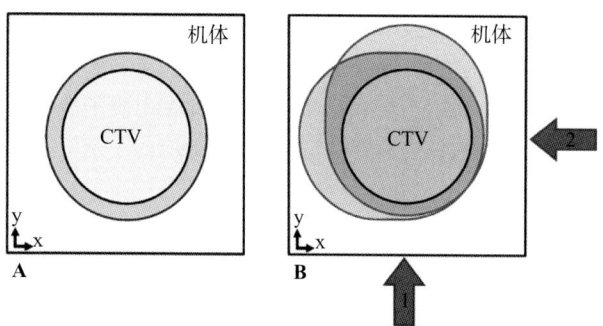

▲ 图 8-9　束流外扩

A. 显示基于位置不确定性对临床靶区（CTV）进行的均匀外扩，这通常是 X 线治疗中所涉及的计划靶区（PTV）。B. 显示了在质子治疗中对 X 和 Y 设置相同的位置不确定性以及射程不确定性情况下所采用的射束依赖临床靶区外扩。请注意，沿束流方向的外扩对应的是所需外扩的百分比，外扩边界的绝对大小（以 mm 为单位）随深度的增加而增加

涉及计划靶区）来进行检查，而是评估考虑鲁棒性的情况下剂量对临床靶区的覆盖。可采用的一种方法是通过施加 6 次等中心位置偏移（分别对应 ±x、±y 和 ±z）和 2 次质子射程变化，如正负 3mm 平移变化和 ±3% 的射程（深度）不确定性，从而产生 8 个新的剂量分布。这些剂量可以按三维形式单独评估覆盖率或以 DVH 表征（图 8-10）。注意，鲁棒性评价参数需要参照 IGRT 的容差和固定装置及其他相关因素。

（四）优化算法应用于射程变化组织的局限性

治疗计划程序允许用户通过输入一个百分比的方式来量化射程不确定性，进而评估其在 CT 的 HU 值与质子阻止本领转换时引入的误差。注意，对于 WET 为 1cm 和 20cm 的靶区来说，标准 3% 的不确定性分别对应的射程变化为 0.3mm 和 6.0mm。这种不确定性与脂肪组织因重量变化或转移而产生的几毫米甚至几厘米的水等效厚度变化相比是很小的。目前没有优化算法的设置或输入有能力使得计划对外部轮廓的预期变化具有鲁棒性。患者固定装置和机架角度的选择会影响鲁棒性。对于水等效厚度稳定性较差的患者，医生可以要求每日进行三维成像，或要求每周进行 CT 扫描，以验证计划可行性。在质子治疗中复位和重新计划比调强放射治疗更为常见。

（五）Interplay 效应

动态笔形束扫描与肿瘤动态运动（呼吸或心脏运动）的耦合称为 Interplay 效应。笔形束扫描过程中靶区的运动会导致靶区剂量的不均匀覆盖，不均匀程度取决于扫描速度、靶区动力学和两系统之间的相位差。通过用更小 MU 数目的束斑、更大直径的束斑或通过减少靶区运动的方法，可以部分减轻 Interplay 效应的影响。呼

吸门控，浅呼吸技术和屏气都是减少运动的技术。由于 Interplay 效应的严重程度与质子设备、患者和肿瘤运动（分次内和分次间的变化）有关，因此在用质子治疗运动靶区之前应该充分评估。Interplay 效应的一个例子如图 8-11。

七、质量保证

粒子治疗中的质量保证程序对于确保预期剂量分布准确地传递到患者靶区是至关重要的。由于兆伏级 X 线治疗和粒子治疗的共性，它们在质量保证过程中存在一定程度的相似性。每天、每月和每年进行机器质量保证测试，以及针对患者的质量保证测试，均是综合粒子治疗质量保证的组成部分。虽然没有正式的 AAPM 小组报告（截至本书写作时）专门用于粒子治疗质量保证，但传统基于光子的报告（例如 AAPM TG-142）指南在一定条件下仍然适用。尽管 X 线和粒子质量保证之间有这些相似之处，但仍有一些重要的针对粒子治疗的特定测试需要执行。以下内容，在无特殊说明情况下，假定采用点扫描质子束流配送系统。

验证机器的输出剂量刻度（cGy/MU）是一项关键的测试。这种输出剂量刻度最初是在机器调试阶段建立的，并（至少）每年校验一次。国际原子能机构（International Atomic Energy Agency，IAEA）的 TRS-398 包含了对于应用散射束模式向水箱输送均匀剂量（即展宽布拉格峰），从而进行剂量刻度的经典方案。通常，用于刻度的电离室被放置在展宽布拉格峰的中心，每

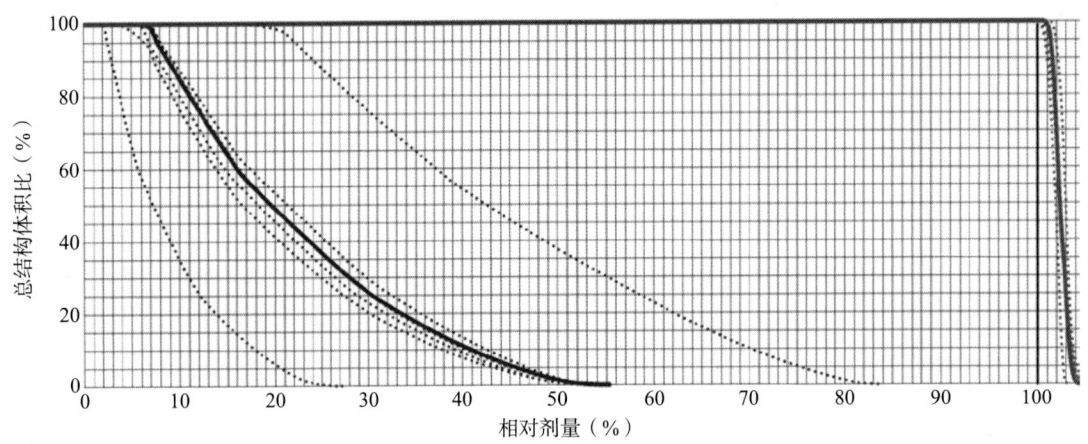

▲ 图 8-10 临床靶区（灰色）和危及器官（黑色）的剂量 - 体积直方图

实线显示的是临床靶区（灰色）和危及器官（黑色）的剂量 - 体积直方图。虚线对应考虑 ±3mm X、±3mm Y、±3mm Z、±3% 射程 8 个不确定性时重新计算的治疗计划。注意临床靶区在所有不确定因素下都被 100% 的处方剂量所覆盖。在接受该治疗计划之前，医生会判断不确定性来自于统计误差（位置不确定性）还是系统误差（射程不确定性，即从 HU 值到相对阻止本领的刻度），并考虑所采用的固定方式和图像引导放射治疗功能，从而评估危及器官接受更高剂量的剂量 - 体积直方图照射的可能性

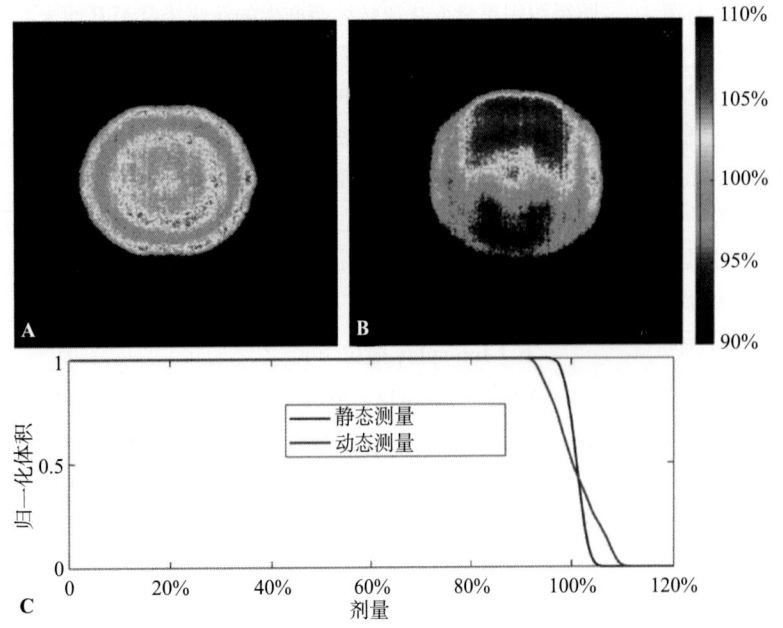

◀ 图 8-11 用胶片测定相互作用效应对剂量学的影响（此图彩色版本见书末）

A. 在静态条件下对直径 5cm 的临床靶区（CTV）实施 300cGy 的均匀剂量照射。B. 在垂直方向上施加振幅为 1.6cm 的周期性运动（此时靶区为考虑肿瘤靶区运动影响的内部目标量）。可以看到运动靶区和动态束流配送（点扫描）之间的相互作用导致了 ±10% 量级的剂量变化。A 和 B. 这些胶片经过处理和量化，从而显示 CTV 的剂量情况。C. 静态靶区和运动靶区的剂量 - 体积直方图之间的比较

MU 对应 1cGy 剂量刻度。因为对每个离散能量的输出刻度是能量相关的，因此尽管该方案也用于扫描束剂量刻度，但它并不是理想的选择。事实上，可能有一些临床能量的束流没有被用于形成展宽布拉格峰。因此，在机器调试过程中，应仔细建立每个能量质子束的 MU-cGy 关系。通常，机器的输出稳定性也需在每日和每月使用独立的电离室探测器进行验证。

由于质子束的剂量分布易受到质子在患者体内的射程影响，因此对标称质子束能量与水等效射程之间关系保持稳定的验证是很重要的。根据测试的频率和涵盖程度，既可以对所有可选能量进行直接验证，也可以对全部能量进行抽查。能量验证最复杂的工具是多层电离室探测器，它由一系列在束流方向上堆叠的阵列平行板电离室组成。该探测器能够利用每个单独的电离室截面读数重建单个束流的整体深度剂量曲线。通过分析这些曲线能够确定远端剂量跌落区域对应的有效深度，并且随着时间的推移，需要对每个能量的射程一致性进行验证。一直以来，独立的电离室也可以用于射程验证，但由于需要多次测量来确定质子深度剂量分布与射程间的关系，因此检测效率大大降低。检查单个或几个能量的射程一致性是日质量保证的经典做法。

除了输出剂量和能量准确性外，确保每个束斑准确地投递到预定位置也是至关重要的。此外，剂量分布也会受到每个束斑的形状和尺寸的影响，需要进行额外的日质量保证检查。更复杂的是，从束流喷嘴发射的每个束斑的大小和形状通常是光束能量和机架角度的函数。理想情况下，这些函数关系是建立在治疗计划系统剂量计算模型中的。在现代治疗系统中，束斑的形状和大小在传输过程中通过集成在喷嘴中的内置探测器进行动态验证。然而，这些探测器的保真度必须再采用独立探测器进行的定期质量保证中进行验证。辐射胶片和闪烁探测器是两种可供选择的具有足够空间分辨率的探测器，其可以精确地参数化束斑的形状和大小。要检测所有的束斑位置、能量和机架角度的组合是不可行的，因此通常要选取一个代表性子集进行评估，以确保与机器调试时所建立的基线一致。

确定机架和治疗床机械精度的检测是粒子治疗质量保证的必要步骤。能够智能自动摆位的六维治疗床逐渐成为治疗中心的标配，随着采用半弧机架的粒子束流配送系统的普及，在治疗过程治疗床大幅度的运动和旋转是很常见的。这些智能摆位的准确性和可重复性（即 IGRT 或不同射野切换时床角的旋转）是至关重要的，因此需要不断验证。与传统的兆伏级 X 线加速器类似，也必须确定治疗床、机架、成像系统和输运线的等中心一致性。由于机架用于支撑束流线，因而往往非常重，

如偏转磁铁、机械松弛和相关的校正措施必须在检测中予以考虑。

粒子治疗成像系统的质量保证与已建立的直线加速器质量保证流程相似。由于患者可能每天都会发生水等效厚度变化变化，光学表面成像可以确保患者表面的重复性，因而在粒子治疗领域或可展现出更为出色的表现。这些光学表面成像系统还需要定期的质量保证，以保证其成像等中心与主成像系统一致，此外要保证其表面绘制能力的准确性。

患者个性化质量保证是粒子治疗质量保证测试的另一个主要类别。与 IMRT 质量保证类似，粒子治疗的患者个性化质量保证涉及治疗前验证，即验证由治疗计划系统创建并经计划设计团队审核通过的剂量分布可通过粒子输运系统准确投递。然而，由于粒子治疗特有的射程不确定性，一个对射程敏感的粒子治疗专用流程是较为理想的。在粒子治疗中，进行患者个性化质量保证的经典方法是在水等效测量模型上重新计算患者计划。探测器（通常是一个或多个电离室）嵌入模体中，用于测量剂量点 / 平面，并与计算结果进行比较。伽马分析常被用于面剂量的比较。因为投递的剂量分布对模体几何的敏感性，以及质子计划能够灵活使用不同床角的可能性，真正的复合剂量测量是极具挑战性的。反之，经典的方法是在坪区和靶区区域的多个深度逐个射程测量面剂量。最近，出现了一种更有效的点扫描患者个性化质量保证模式，这种模式也特意针对粒子治疗的特定弱点进行了考虑。这些新模式包括利用二次蒙特卡罗剂量计算引擎检查患者剂量计算的准确性（采用水模体评估是不可行的），同时利用对计划的测试日志文件进行分析，以验证预期计划的剂量投递是准确的。除了增加这些测试的相关性之外，减少测量还可以节省时间和结果分析的工作负担使得宝贵的临床资源发挥更大的作用。

八、针对粒子治疗的考虑

（一）固定装置

所有质子束路径上的固定装置都必须在计划系统中有精确的水等效厚度，并且最小限度地或至少可重复地影响患者组织。如果计划系统中设备的水等效厚度与测量值不符，则需要在治疗计划期间覆盖 CT 扫描数据。因为患者分次间摆位的变化会导致较大的水等效厚度变化，理想情况下，设备边缘不会出现在束流路径中。在 X 线治疗中使用的固定装置可能不适用于相同部位的质子治疗。应用从后方入射的束流治疗脊柱部位时采用的负压袋可能有峰，在治疗时可能导致不同数量的组织填充在束流路径中。这可能会导致水等效厚度产生毫米甚至厘米的差异，并导致一束或多束粒子束在近端和远端

产生相应的偏移。在患者或膝盖下垫一个泡沫垫，通过平滑皮肤和平直背部，可以提高水等效厚度重复性。这需要具体的实践，以确定什么措施是可取的，并且必须对结果加以量化。

（二）影像引导放射治疗

质子治疗计划剂量的配送需要患者的摆位和质子路径长度与定位时一致。由于粒子剂量分布依赖于精确的射程，因此需要特别注意影响射程的患者特异性和硬件位置的变化（深度、密度、大小）。治疗室中的容积成像（轨道 CT、锥形束 CT）应当允许靶区定位和质子路径相对于其他结构和外部轮廓的可视化比较。表面光学引导工具可以量化束流路径上的皮肤表面和 CT 扫描上的皮肤轮廓之间的差异。表面成像系统也可以用于监测患者在质子束输运过程中的运动情况，允许治疗师增加有关治疗输送质量的信息。

（三）中子与电子设备

质子治疗过程中产生的中子对植入的电子设备（心脏起搏器、除颤器、疼痛泵、可编程分流器）会产生潜在的隐患，即使有时并不会被现场察觉。尽管出现轻微故障的可能性很低，但考虑到患者对设备的依赖，仍需采取一些措施，如治疗前和治疗后的功能验证，治疗中出现故障的紧急处置及替换计划。

九、结论

粒子束放射治疗，特别是质子束放射治疗，已成为癌症患者的标准治疗方式。虽然粒子束治疗的目标与其他任何放射治疗方式是一致的，一些关键的差异仍需仔细考虑。

- 粒子束有精确的与能量相关的射程，从而能够在提供适形的靶区覆盖的同时，相比调强放射治疗更好地保护周围正常组织。

- 计划靶区不再是治疗计划的有效靶区。在位置和射程不确定的情况下，临床靶区的鲁棒覆盖更合适。

- 与 IMRT 相比，患者轮廓、解剖变化和摆位差异对 IMPT 治疗质量有更显著的影响。

- CT 值不能直接或唯一地转化为质子阻止本领，因此质子治疗计划系统的材料表征非常重要。

- 由于对射程不确定性的影响，CT 扫描中的伪影在粒子束治疗中比在调强放射治疗中会造成更显著的剂量学误差。

- 对粒子束来说，RBE 不是 1.1，并随粒子能量 / 射程的变化而变化。对于更重的粒子束来说，它在射程的远端是最重要的。

- 质子和光子治疗的 IGRT 是类似的，但在质子摆位中，深度 / 射程的任何改变必须予以避免。

- 对于粒子束治疗，器官运动可能更成问题，特别是扫描束的 Interplay 效应会严重降低计划的质量。

在改进治疗束特性、改进治疗计划能力（包括放射生物学模型）、改进质子和更重粒子束的治疗过程等方面仍有大量工作在继续进行，这些努力将助力提供最先进的放射治疗。

致谢

我们要感谢 William P. Levin 和 Thomas F. DeLaney 博士。在这本书的第四版中出色地撰写了带电粒子放疗法的章节。在第五版中，物理已经从临床中分离出来。我们摘录了他们最初定义散射和扫描粒子束的段落，并做了一些小的修改。我们也要感谢医学物理部门的同事在写作过程中的讨论和精力投入。

第 9 章　手术原则
Surgical Principles

Ryan W. Day　Y. Nancy You　著

孔玲玲　译

外科手术仍然是大多数实体恶性肿瘤治疗的核心组成部分。患者的生存仍然主要取决于疾病的阶段，这与手术切除使患者免于所有已知疾病的程度有很大关系。总体而言，外科肿瘤学家在诊断、分期、治疗和（或）姑息治疗以及恶性肿瘤和患者的随访方面发挥着作用。重要的是，外科肿瘤学家不是孤立行动的；相反，与其他专业的同事交流是例行公事。因为许多常见的实体瘤都是用综合疗法治疗的，所以外科医生通常与医学和放射肿瘤学家合作提供治疗。专家之间的这种相互作用为治愈和最适当的缓解提供了最佳机会，同时最大限度地减少了每种治疗方式的毒性，并保持了整体生活质量。本章将强调外科肿瘤学家在癌症患者多学科治疗中的作用。外科医生在恶性疾病综合治疗中的作用将通过乳腺癌、胰腺癌、直肠癌和腹膜后癌的治疗来说明。

一、术前临床评估

在手术前，获得准确的病史，进行体检和常规实验室检查，并在需要时进行更专业的评估。该评估的目标包括：①确定外科肿瘤学家在特定患者护理中的角色；②确定恶性肿瘤的临床分期；③测量患者的生理和心理承受所建议的外科手术的能力；④了解患者和家属的优先事项和偏好。

外科肿瘤学家参与的具体目标应予以确定，并可包括以下内容：提供组织学诊断、疾病分期和疾病治疗，或潜在治愈或症状缓解。特别是，具有恶性肿瘤症状的患者，如内脏梗阻、出血、恶性瘘和肿瘤块引起的疼痛，可以特别受益于立即的姑息性手术干预。

（一）组织学诊断

在大多数患者实施明确的外科手术前，应确保病理

诊断。关键适应证包括不同组织结构的病变需要不同的一线治疗，特别是手术和非手术，病变组织学评估将决定手术过程的范围以及新辅助治疗正在计划中。诊断性活检的目的是获得足够的组织进行完整分析，并将并发症的风险降至最低。虽然细胞学检查可能足够，但组织学诊断通常更可取。10%～20% 的癌症病例出现假阴性细胞学结果，而假阳性细胞学诊断很少。由于肿瘤的异质性和相关的抽样误差，活组织检查可能低估病变（例如，非典型性或原位癌而不是浸润性癌）的侵袭性。

诊断组织取样的方法包括细胞学抽吸 / 刷检、芯针 / 穿孔活检、切开活检或切除活检。后两种方法可以通过内镜、胸腔镜或腹腔镜进行，腹腔镜探查提供了评估腹内器官和腹膜表面的额外好处。

如果肿块容易触及且操作人员易于触及和稳定，则适合经皮细针穿刺（fine-needle aspiration，FNA）或穿刺活检，而经皮放射导向 FNA 或活检可获得图像可识别的较深或不可触及的病变[1]。超声引导用于较浅的病变，提供实时成像和持续监测针位的优势，且成本较低，且无辐射暴露。对于需要更高空间分辨率的深层肿瘤，CT 引导更有利。它不受空气或骨骼的干扰，静脉注射对比剂可以提供肿瘤血管的估计。下面提供了常见的临床实例。

在超声引导下或不在超声引导下经皮 FNA 被广泛用于评估孤立性甲状腺结节。用 21 号针头和注射器抽吸细胞物质或液体，以区分实性和囊性肿块。如果囊肿不能通过抽吸完全消失，则有必要对任何残留的固体成分进行 FNA 检查。FNA 的成功与否取决于表演者和口译员的经验。病变可以用 Bethesda 系统来报告甲状腺细胞病理学[2]。乳头状癌、髓样癌和间变性癌有典型的细胞学表现。细胞学不能区分滤泡性和 Hürthle 细胞肿瘤

的良、恶性。这些甲状腺肿瘤的确诊取决于整个切除肿瘤的组织学检查。常规的 FNA 极大地减少了良性甲状腺肿块的诊断性手术次数。

乳腺实质性肿块的核心活检通常是为了获得足够的组织以进行组织学分析。这可以通过立体定向成像或超声检查不可触及的乳房病变来完成。使用局部麻醉，在皮肤上做一个小的（3mm）切口，通过这个切口，取心活检针被引导到病变的中心。通常，可获得 1×（10～20mm）的组织样本。

腹部、胸部和腹膜后肿瘤最好在放射学指导下进入。芯针活检提供了组织学诊断的优势和比 FNA 更高的准确性，但也有出血的风险。超声检查或 CT 引导适用于肝、肾、胰腺、腹腔内和腹膜后病变。如果嗜铬细胞瘤没有被生化排除，应该避免肾上腺 FNA。如果在腹部探查时发现不能切除的癌症，应该进行确认性活检。

与针吸活检相比，切开活检可以取出更大的肿块样本。在病变最厚的部位对较大的皮肤肿瘤进行全层活检可以提供准确的皮肤肿瘤分期。肉瘤的切开活检有时在进行明确治疗（例如截肢、术前化疗或放疗）之前进行诊断。四肢肿瘤的切口活检最好是通过纵向切口而不是横向切口，因为纵向切口可以更容易地与未来的治疗程序结合在一起，而且对浅表淋巴的干扰较小[3]。开胸和开腹手术中的切口活组织检查很少有指征，因为肿瘤溢出的可能性比 FNA 或芯针组织检查更有可能。

诊断性切除活检现在很少进行。然而，关键的原则可以通过切除乳腺肿块的活检来说明，这种活检通常用于可以完全切除的小的局部性病变。皮肤切口应位于乳晕周围或位于用于乳房切除术的椭圆形切口内（图 9-1）。如果怀疑为恶性肿瘤，应切除 1cm 的正常组织（图 9-2A）。标本应该定向，通常有两条缝线和多种颜色的染色（图 9-2B），以允许病理学家指定哪个边缘（如果有的话）是组织恶性的。如果有切缘的冰冻切片评估，必要时可以立即进行再次切除。当冰冻切片评估不可用时，可以发送单独、分开标记的边缘，并且可以在以后

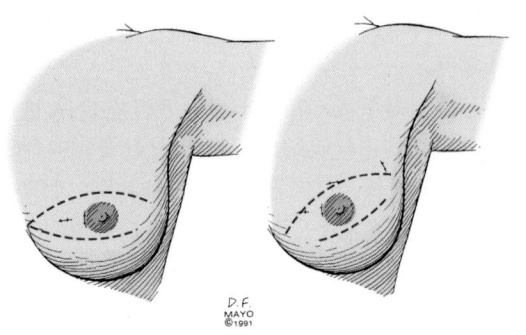

▲ 图 9-1 在乳房切除切口范围内进行的乳房切除活检（图片由 **Mayo Foundation** 提供）

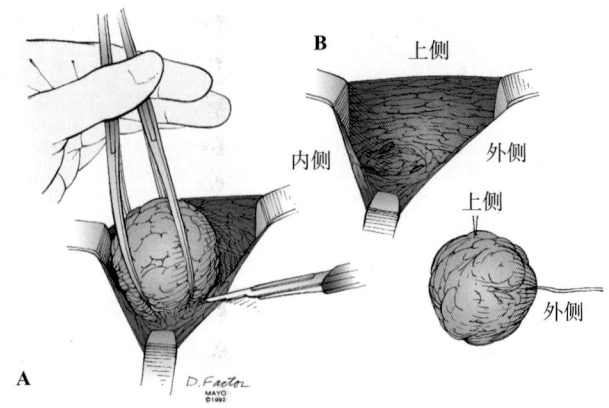

▲ 图 9-2 标本切除与定向
A. 乳房切除活检；B. 样品取向（图片由 Mayo Foundation 提供）

进行选择性的再切除，只要主标本已经被适当地定位。留在活检腔底部的手术夹子有助于保乳手术后准确的部分乳房或增强野放射治疗。小钛夹为放射肿瘤学家提供准确的定位，对未来图像包括 MRI 的干扰最小。术前应咨询考虑质子束治疗的放射肿瘤学家，因为一些不透射线的夹子会干扰质子束的辐射剂量测定。

（二）分期

准确的术前分期有助于最佳的治疗计划和预后。临床分期是综合使用来自体检、各种放射学检查（包括平片、超声、CT 和 MRI）和内镜检查的数据来确定的。高质量的对比增强放射成像研究，如超声 / 内镜超声（ultrasound/endoscopic ultrasonography，US/EUS）、CT 和 MRI，有助于确定局部和远处疾病的范围，并有助于计划手术过程。PET/CT 在诊断未被怀疑的转移性疾病（如食管癌、黑色素瘤）和评估可能复发的癌症（如局部复发直肠癌）方面特别有帮助。68Ga-DOTATATE PET/CT 扫描可准确诊断和分期多种神经内分泌肿瘤[4]。对有症状的患者，放射性核素骨扫描或相关平片也可诊断骨转移。美国癌症联合委员会（American Joint Committee for Cancer，AJCC）的 TNM 系统对大多数癌症的临床和病理分期进行了标准化[5]。

纵隔镜检查、胸腔镜检查和腹腔镜检查是临床分期的附加工具。它们可以显示胸内或腹膜表面；腹膜、网膜或肝脏肿块的组织学评估；淋巴结取样；收集腹水或腹膜冲洗液进行细胞学检查。它们通常用于肺癌、胃癌[6]、胰腺癌[7]和肝胆管癌[8-10]，因为发现转移性疾病将使患者避免肿瘤切除术后的并发症。同时进行腹腔镜超声检查可以进一步对胰腺和肝胆恶性肿瘤进行分期[11-13]，而在其他情况下，可以同时进行腹腔镜姑息性干预[14]。

一个说明性的临床例子是分期腹腔镜在胰腺癌和壶腹周围癌中的应用。在术前被认为可以切除的肿瘤患

者中，高达 30% 的患者会出现放射学手段无法发现的肝或腹膜转移[7, 10, 15-17]。可以对腹腔进行全面的腹腔镜检查（图 9-3）。检查上腹部，寻找小的肝转移或壁层、内脏腹膜或大网膜上的点状转移，是很容易完成的。任何可疑的病变都应该取样；依赖的区域应该检查肿瘤种植和腹水。应评估直接局部侵犯邻近器官的证据。从反向 Trendelenburg 位，可用胃上入路（图 9-4A）或胃下入路（图 9-4A），通过胃结肠大网膜进入小囊，获得有限的胰腺前部显影（图 9-4B）。腹腔镜超声检查可以评估内脏血管受累和肝深部转移，尽管 EUS 在这些部位提供了高度准确的分期[13]。

（三）外科干预的作用

对于治疗意图的外科干预，外科医生必须了解癌症生物学，包括扩散方式（即血源性、淋巴源性、腔内、脑脊液或直接扩散）。对于局部区域疾病，最高的治愈概率通常是完整的肿瘤整块切除和 R_0（镜检阴性）切缘，再加上充分的区域淋巴结清扫或淋巴结评估。对于结肠

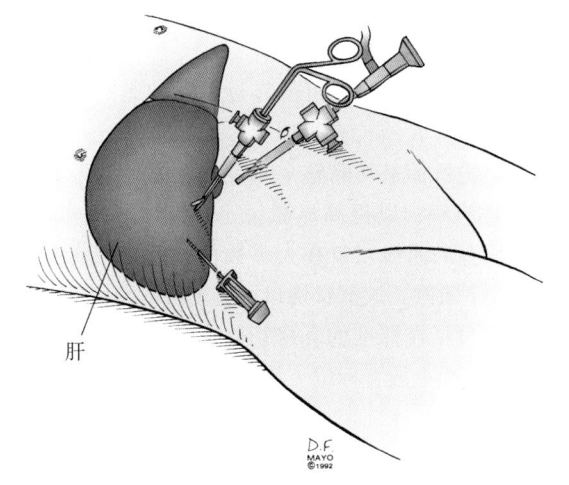

▲ 图 9-3　上腹腔的腹腔镜检查（图片由 Mayo Foundation 提供）

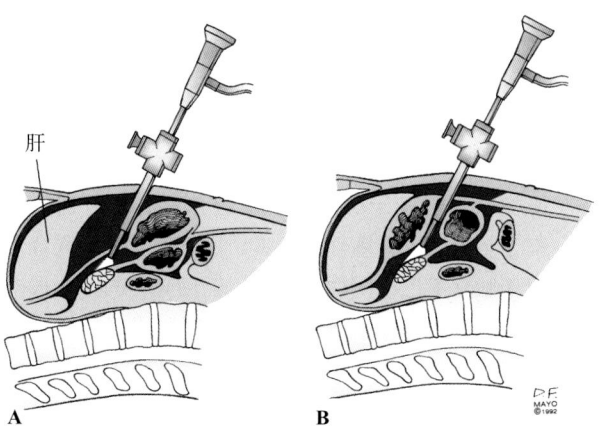

▲ 图 9-4　胰腺的腹腔镜检查

A. 胃上入路；B. 胃下入路（图片由 Mayo Foundation 提供）

癌或腹膜后肉瘤等直接侵犯邻近结构的肿瘤，应进行整块切除，因为将肿瘤与受累结构分开可能会导致肿瘤外溢和残留病变。当 R_0 切除不可能并且术后需要放射治疗时，将钛夹留在残留的显微病变部位（R_1 切除 = 显微残留癌）可能会有帮助。如果考虑术后质子治疗，外科医生应该意识到放射剂量夹或标志物可能会引起不可接受的辐射剂量扰动。

对于卵巢癌和低度阑尾黏液性肿瘤，手术除瘤（R_2 切除 = 大体残留病）加围术期治疗可能是合适的。手术治疗的目标是尽可能多地切除腹部肉眼可见的疾病，以提高存活率[18, 19]。

姑息手术可以使有症状的患者受益，这些患者有可能出现已知的转移性疾病或局部晚期疾病的并发症。在表现状态可接受及具有预期寿命的患者中，最大的益处来自于符合手术干预的明确定义的问题。肠梗阻可以通过切除、搭桥或近端分流（即造口）来纠正，但与弥漫性腹膜植入相关的恶性梗阻通常阻止了成功的姑息治疗，并增加了感染和肠瘘形成的风险。在可行的情况下，微创手术比开腹手术更可取。内镜支架置入术、姑息性放射治疗和经皮神经阻滞可以有效地减轻梗阻、出血和疼痛，而不会使患者出现明显的手术并发症。

二、肿瘤患者的围术期护理

有计划的手术治疗的范围和类型必须考虑到患者先前存在的和恶性肿瘤诱发的并存情况。由厌食症引起的癌症恶病质很常见，会导致明显的瘦组织丢失和免疫缺陷。胃肠道恶性肿瘤患者体重减轻和营养不良的风险特别大，应该评估其营养状况。虽然回顾性研究评估术前营养支持可以减少严重营养不良患者的术后并发症[20]，Meta 分析并不支持肿瘤患者的常规术前营养[21]。全肠外营养应该保留给不能耐受肠内营养的患者，在治疗期间不能通过口服或肠道途径摄入足够卡路里的患者，以及在营养状况改善之前不适合手术或联合治疗的患者。

将术后发病率降至最低可以及时恢复到预期的肿瘤学治疗。癌症患者面临更高的并发症风险，因为肿瘤疾病、巧合的并存条件、手术的规模，以及围术期治疗引起的免疫抑制。术后应始终考虑营养支持，尤其是食管癌、胃癌等上消化道恶性肿瘤患者。术中放置喂食性空肠造口导管有助于术后营养的输送。

术后感染的风险更高。癌症患者的免疫功能受损是由于高龄、手术压力、营养不良和宿主防御机制受损所致。与化疗相关的血液、胃肠道、肺和心脏毒性可能会带来额外的风险。中性粒细胞减少和细胞介导的免疫反应缺陷使患者特别容易发生术后并发症，并损害患者对脓毒症的反应。围术期合理的抗生素使用和术后感染的

严密观察是降低术后感染发生率的关键。

高龄、恶性肿瘤的存在以及接受手术都会增加血栓栓塞并发症的发生率。高凝状态在胰腺癌、前列腺癌、肺癌、乳腺癌和胃癌患者中尤其常见。因子、Ⅴ、Ⅷ、Ⅸ和Ⅺ的增加、蛋白 C 和 S 的减少以及抗凝血酶Ⅲ水平的降低都与癌症患者较高的血栓栓塞率有关。围术期预防血栓栓塞事件包括使用机械和药物。出院后应考虑延长术后化学预防措施[22, 23]。

恶性肿瘤患者经常贫血。输血导致免疫调节，包括抑制特异性细胞免疫，以及非特异性免疫反应，包括自然杀伤细胞活性和巨噬细胞吞噬功能。一些回顾性研究表明，接受输血的癌症患者的癌症复发率较高，但对照试验并未显示与围术期输血有关的较低的疾病特异性生存率[24, 25]。

对于许多疾病部位，坚持明确的术后强化恢复路径可以降低发病率，更早地恢复到预期的肿瘤学治疗，降低阿片类药物的使用和成本[26]。这些路径通常有共同的要素，包括早期动员、早期正常化饮食、多种麻醉药物保留麻醉和术前教育[27]。

三、放射治疗与伤口愈合

暴露在放射治疗下的组织会发生急性炎症变化，与总剂量成正比。急性辐射损伤表现为血管扩张（红斑）和组织水肿。在接受中等剂量的术前放疗（45～50Gy，1.8～2.0Gy）后，一般允许 3～6 周的术前恢复期，以部分缓解急性放射改变。[28] 晚期放射改变包括萎缩和纤维化，这是由于组织血管减少所致。

受辐射组织的伤口愈合受到几个因素的影响，包括血液供应减少、胶原形成受损、感染风险增加，部分原因是白细胞功能下降。在高剂量辐射后，缓慢和无法愈合的伤口很常见。在这种情况下，未受照射的组织，如带血管的肌皮瓣，可以转移到放射野中，以实现适当的伤口愈合[29]。这最好在肿瘤切除时进行，而不是在术后伤口未愈合之后进行。如果需要部分切除受照射的中空器官（如肠、胆管、气管），只要有可能，吻合口的至少一侧应该是未受照射的组织。这种预防措施为吻合口的愈合提供了更好的血液供应。这项政策将降低吻合口并发症的风险，如渗漏、瘘管或狭窄。先前的放疗可能会限制重建的选择，例如膀胱癌保留性膀胱切除术后的新膀胱。切除和重建选择的简便性可能取决于先前放射治疗的时间、剂量和体积。

四、乳腺癌的外科治疗

乳腺癌患者的治疗应该在多学科的环境下进行，由外科医生、放射肿瘤学家、内科肿瘤学家、护士和医学遗传学家会诊。重点应该放在关于手术和辅助治疗可供选择的患者教育上。

多项试验的数据显示，选择放射保乳治疗的患者和选择乳房切除术的患者在疾病控制或存活率方面没有显著差异[30-32]。乳房切除术适用于患有大型或多中心疾病的患者（新辅助化疗可能会使有足够反应的患者保乳），以及无法接受放射治疗的患者。如果需要，大多数接受乳房切除术的患者可以立即进行乳房重建。应及早咨询整形外科医生，以便患者评估重建方案和重建时机。胸壁照射会影响即刻重建的美容效果。

（一）保乳手术

大多数早期乳腺癌（即 0 期、Ⅰ 期或 Ⅱ 期乳腺癌）的女性适合做保乳手术（breast-conservation surgery，BCS）。保乳手术的目标是优化局部控制和保护乳房的自然外观。必须在保乳手术之后进行放射治疗，以降低局部复发的风险，因为即使切缘病理清晰，残留的微观病的发生率也很高。保乳手术的禁忌证包括胶原血管疾病（如硬皮病、多发性肌炎）、乳腺 X 线片上弥漫性不确定或可疑的钙化、先前的乳房放疗、炎性乳腺癌以及尽管广泛切除但切缘持续阳性。

保乳手术是通过尽可能靠近原发肿瘤的切口进行的，通过乳房 X 线检查可以触摸到病变或进行线状定位。我们的目标是切除整个病变，切除边缘为 1cm 的大体正常组织，以提高显微镜下边缘清晰的可能性。Langer 线上的曲线切口在大多数位置都能优化整容效果，而在下象限，放射状切口可能更可取。切口的位置应尽可能包括在标准的乳房切除术切口中。标本切除后，应在组织上放置标记（如缝线、夹子、染料）以提供方向。如果有冰冻切片病理分析，可以在术中获得切缘的评估。如果以后进行边缘评估，当原始标本有一个或多个边缘的肿瘤时，正确的标本定位将导致较少的组织再切除。钛夹被放置在活检腔的底部，以帮助瞄准术后的放射。带皮瓣移位的肿瘤闭合术可以提供更好的美容效果，特别是在较大范围的肿瘤切除的情况下。

（二）腋窝的管理

腋窝分期有助于患者管理决定预后和全身辅助治疗。对于腋窝淋巴结阳性的患者，通常推荐辅助联合化疗；对于腋窝淋巴结阴性的患者，辅助化疗的益处根据激素受体和肿瘤的体细胞突变检测进行分层[33]。术后治疗通常应在伤口充分愈合后约 4 周内开始。

区域转移是影响非转移性乳腺癌患者预后的关键因素。腋窝淋巴结检查是必要的，但前哨淋巴结活检已经在很大程度上取代了常规的腋窝淋巴结清扫（axillary lymph node dissection，ALND）用于腋窝分期。根据肿瘤细胞在淋巴管中的非随机但有序扩散，对初始引流淋巴结或哨兵淋巴结的有限采样被认为是预测和提供区域转移的准确评估。Giuliano 等将这项技术用于治疗黑色素瘤和乳腺癌 [34]。同时使用 ^{99m}Tc 放射性示踪剂和蓝色染料识别淋巴结的假阴性率较低 [35]。腋下小切口（2～3cm）应位于腋窝皱褶之间，不要越过胸大肌的外侧边界（图 9-5）。可以对放射性淋巴结进行定位，同时可以看到蓝色的淋巴管。所有用染料染色的结节，放射性计数高的结节，以及既染色又计数高的结节都被切除，并进行组织学评估。任何明显坚固的结节也应取出并检查。

对于临床腋窝淋巴结阴性的患者，当前哨淋巴结阴性时，不需要 ALND。然而，当 1 个或 2 个前哨淋巴结呈阳性时，ACOSOG Z0011 检查了进一步的 ALND 或没有进一步的腋窝特异性治疗的肿瘤学结果。观察到总体存活率或乳房复发率并不低，这表明 ALND 对有限结节病变的患者没有临床益处的趋势 [36]。尽管 SNB 术后并发症发生率较低，但 ALND 后可能会发生血清瘤、伤口感染和感觉神经切断。ALND 的长期发病率可能包括上肢淋巴水肿，偶尔还会出现运动神经病变。

五、胰腺癌的综合治疗

胰腺导管腺癌是一种高度致命的疾病，在美国每年的新增病例和死亡人数大致相同。该领域的重大进展包括通过改善围术期护理降低术后死亡率，通过改进成像和 EUS 改善临床分期，以及发病率最低的姑息外科手术。胰腺癌的早期诊断仍然具有挑战性，因为当疾病是转移性或局部侵袭性且不可切除时，症状出现得较晚。胰头腺癌可以表现为梗阻性黄疸，而持续的中背部疼痛可以提示局部晚期癌症累及内脏神经丛和中央后腹膜。十二指肠梗阻可导致恶心和呕吐，伴随着癌症的局部进展。

胰腺癌的术前分期应决定可切除性。高质量的薄层螺旋 CT 扫描结合口服和静脉对比剂可显示大多数患者的原发性胰腺肿块、局部血管侵犯和肝转移。超声内镜和腹腔镜结合或不结合超声可以提供更敏感的评估 [10-13]。在靠近胰腺的胃和十二指肠腔内使用高频探头，EUS 可以发现胰腺小肿块（＜1cm），识别或抽吸肿大的区域淋巴结，并显示内脏血管受累。分期腹腔镜检查可以排除术前影像学未发现的腹膜或肝转移。

因为只有一小部分患者可能可以修正为治疗性切除，所以缓解症状是大多数患者的主要治疗目标。对于梗阻性黄疸，几项前瞻性随机研究显示，非手术胆道支架植入术在缓解黄疸方面与外科胆道旁路手术同样有效 [37]。口服止痛剂和腹腔神经丛阻滞相结合可有效治疗肿瘤侵犯后部的疼痛。手术胃空肠吻合术或腔内支架均是治疗十二指肠恶性梗阻的合理选择。支架植入术通常不如外科搭桥术持久，通常需要多次手术。

在高容量中心，胰十二指肠切除术后的手术结果改善最为显著。手术管理包括腹部探查，检查肝脏、腹膜和网膜是否有远处转移。区域淋巴结也会被触诊，以评估肿瘤是否受累。腹主动脉周围、肝门部、小肠系膜或腹腔淋巴结转移提示肿瘤扩散超出了标准切除的范围。扩大淋巴结清扫的随机试验并未导致患者生存率的提高 [38, 39]。通常阻止根治性切除的局部肿瘤因素包括腹膜后延伸至下腔静脉、主动脉，或直接累及或包裹肠系膜上动脉或腹腔轴线。几个中心已经证明，整块切除受累的肠系膜上静脉或门静脉可使患者的存活率与标准的胰十二指肠切除术相当 [40, 41]。排除不可切除的肿瘤后，外科医生可以继续行胰十二指肠切除术。经典的切除胃窦的惠普尔手术或保留幽门的改良手术也提供了类似的结果。最近，腹腔镜和机器人微创胰十二指肠切除术已经成为拥有熟练外科医生的精选中心的合理选择。

完全切除（R_0）、无淋巴结转移、肿瘤体积小（＜2cm）、无神经或十二指肠侵犯是最佳的长期存活率。[42] 在胃肠道肿瘤研究组的初步试验中 [43]，43 名患者被随机分为辅助放疗和氟尿嘧啶或不辅助治疗。接受辅助治疗和不接受辅助治疗的中位生存期分别为 20 个月和 11 个月。约翰霍普金斯医院（Johns Hopkins Hospital）和梅奥医学中心（Mayo Clinic）的一项合作研究也得出了类似的结果 [44]。欧洲胰腺癌研究小组（ESPAC-1）[45] 的一项试验显示，与单纯手术相比，辅助术后放化疗更有利，同时化疗和放疗也有有害影响。本文第 55 章讨论了 ESPAC-1 试验中的主要缺陷。另一方面，如梅奥医学中心和马萨诸塞州总医院的医生所显示的那样，在使用或不使用氟尿嘧啶的体外放射治疗的基础上增加 IORT 可以改善局部控制 [46, 47]。由于肝脏和腹膜转移的进展，这一益处并未转化为患者存活率的提高。

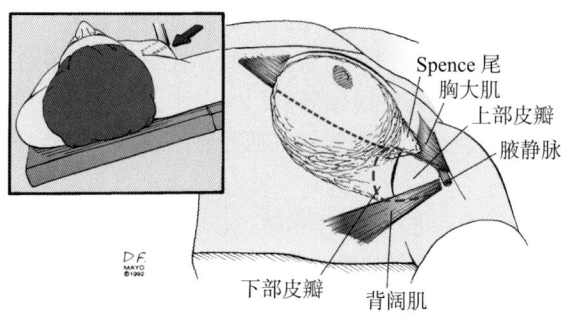

▲ 图 9-5　腋窝清扫切口（图片由 Mayo Foundation 提供）

对于局部晚期和不可切除的胰腺癌，外照射加化疗与单纯姑息性手术相比可以使中位生存期增加 1 倍。姑息性放化疗可使 2 年生存率从 0～5% 提高到 10%～20%。存活 5 年的情况很少见，原发肿瘤不进展的情况也很少见。

尽管最初的局部控制最佳，但大多数患者死于远处转移。因此，近年来，新辅助治疗的作用已经扩大，并正在积极地进行临床试验研究。术前化疗还可以通过检测肿瘤生物学来改善患者选择。手术前表现为转移性疾病的患者可以避免手术并发症。此外，一些最初被认为是局部不能切除的肿瘤可能会转变为可切除的[48]。最后，术前接受放化疗的患者更有可能完成多模式治疗[49]。

六、直肠腺癌的综合治疗

手术切除仍然是这些患者的主要治疗方式，同时直肠腺癌的综合治疗方式也在发生重大变化。手术的目的是切除所有已知的骨盆恶性组织，从而优化存活率并将局部衰竭降至最低，同时尽可能保留正常的肠道、膀胱和性功能。几个与患者和肿瘤相关的因素不仅影响手术的选择，而且影响手术和非手术治疗方式的协调。术前临床肿瘤分期应评估肿瘤的肛缘平面、周缘受累程度、肿瘤浸润深度（T 级）、局部腺病（N 级）和转移性病变（M 级）。重要的患者相关因素可能包括身体习惯、术前肠道和括约肌功能，以及由于手术风险高而可能禁止手术切除的医疗条件。在进行可能导致造口的手术前，还应考虑其他因素，如表现状态、失明、严重关节炎或精神残疾。

准确的直肠癌术前分期对于手术策略的选择和术前治疗的必要性是至关重要的。直肠癌的局部临床分期可以通过经直肠 EUS 或高分辨率盆腔 MRI 来完成。鉴于 EUS 可以直接检查直肠壁和直肠周围结构的每一层，对于早期 T 类型的肿瘤，EUS 可能比盆腔 MRI 更受欢迎。可以对可疑的直肠周围结节或壁外病变进行 FNA。EUS 分期特异性敏感性和特异性分别为 T_1（88% 和 98%）、T_2（81% 和 96%）、T_3（96% 和 91%）和 T_4（95% 和 98%）；结节分期的相应敏感性和特异性分别为 73%（95%CI 71%～76%）和 76%（95%CI 74%～78%）[50, 51]。EUS 取决于操作者，当存在严重的管腔狭窄或在放射后环境下进行 EUS 时，其价值有限，因为软组织的炎性变化降低了 EUS 的准确性[52]。高分辨率 MRI 已成为临床分期的首选方法；它提供了对周围切除边缘（circumferential resection margin，CRM）更好的评估。周围切除边缘指的是肿瘤对直肠系膜筋膜的浸润程度[53]。术前识别受到威胁的周围切除边缘，即在直肠系膜 1～2mm 范围内存在恶性浸润，可以为切除平面做手术规划，从而导致

周围切除边缘阴性[54]。在多中心 MRI 和直肠癌欧洲等效研究（Magnetic Resonance Imaging and Rectal Cancer European Equivalence Study，MHSCRY）中[55]，高分辨率 MRI 准确地预测了直肠系膜受侵到 1mm 以内和肿瘤向瘤外扩散的程度，特异性为 92%。以手术切除标本为金标准，94% 的患者周围切除边缘阴性[56, 57]。随访 62 个月后的长期数据显示，术前高分辨率 MRI 对周围切除边缘状态的评估是评估局部复发风险和无病生存的极佳方法[58]。对于局部晚期原发癌或局部复发的直肠癌患者，盆腔 MRI 准确地评估肿瘤累及或固定到邻近盆腔器官，帮助外科医生为显微镜阴性的边缘制订整体切除计划[54, 57]。对于泌尿外科、整形外科和整形外科辅助的需求可以通过盆腔 MRI 分期在术前预见。

治疗性手术应整块切除原发肿瘤、引流淋巴组织和任何累及的盆腔结构。近端、远端和放射状 / 环状切缘都是标准直肠切除术后预后的关键决定因素。是否需要足够的远端切除范围是决定患者是否需要保留括约肌的关键因素。保留括约肌的手术包括低位前切除和直肠切除加结肠肛管吻合术，而腹会阴切除（abdominoperineal resection，APR）会导致永久性结肠造口。手术方式的选择主要取决于肿瘤与肛缘之间是否留有足够的距离。肿瘤的确切位置是参照肛门边缘或肛门括约肌复合体（即肛门直肠环）的顶部，通过直肠指诊和内镜检查来测量的。理想情况下，手术医生应该在患者接受术前辅助治疗之前进行这项评估。以前的研究表明，肿瘤组织中的肿瘤沉积很少出现在肿瘤远端超过 2～4cm 的地方。因此，对于直肠上部和中部的肿瘤，理想的合适远端切缘是 5cm。对于位于直肠远端的肿瘤，直肠系膜组织非常薄并且已经明显变细，2cm 的远端切缘被认为是足够的，因为与远端切缘较大的肿瘤相比，它在总体存活率或局部失败率方面没有差异[59, 60]。在肿瘤对新辅助治疗表现出良好反应的特定病例中，较短的远端切缘可能是可以接受的。在所有直肠手术中，近端结扎肠系膜下血管和痔上血管，并将直肠完全松动到远低于肉眼肿瘤的水平或肛门提肌的水平。如果有可能保留括约肌，直肠横断，通常用切开的线性吻合器。然后使用手工缝合或装订技术创建端到端的结直肠吻合术。当直肠传输线位于肛门括约肌水平时，直肠切开可经肛门完成。然后进行手缝结肛门吻合术，使用经肛门放置的间断缝线。当不能保留括约肌时，进行腹会阴切除术。

当建议患者进行保肛手术时，必须讨论吻合口漏和长期肠道功能改变的风险。在 5 个随机对照试验中，对 5187 例接受低位前切除术的患者进行了分析，症状性吻合口漏发生率为 9.7%[61]。吻合口漏与总存活率降低

有关。分流的吻合口减少了渗漏并发症。对于低位直肠吻合术或接受新辅助放化疗的患者或将接受辅助放化疗的患者，或两者兼而有之的患者，应慎重进行吻合口改道[62, 63]。保肛手术还伴有肠功能改变，最常见的是大便频率、紧迫感和大小便失禁。重建技术，包括结肠 J 袋、横结肠成形术或端侧吻合术，已经被开发出来。Cochrane 的一项综述显示，在短期内（18 个月），使用结肠 J 袋比直肠—直肠吻合术的功能结果更好，但没有足够的证据证明任何长期益处[64]。对于肠系膜肥大和（或）骨盆狭窄的患者，这些重建方案可能不可行。因此，必须从足够的肿瘤切缘、吻合口漏的风险和肠功能改变的角度来考虑括约肌的保留。

全直肠系膜切除术（Total mesorectal excision，TME）是将直肠系膜内直肠癌发生周围切除边缘的风险降至最低的最佳技术[65]。Heald 推广了[66] TME，它涉及尖锐地剥离直肠系膜内脏覆盖和骨盆顶筋膜之间的无血管平面。后肠内脏系膜与周围组织之间的这一平面定义了手术可达的"肿瘤包"，它对应于直肠癌局部卫星扩散的边界或直肠系膜[67, 68]。切除的标本包括直肠系膜至腹下神经丛平面的整个后部、远端和外侧系膜，只要有可能，都会仔细保存。标本前面包括完整的 Denonvilliers 筋膜和腹膜反射。特征性的光滑、双叶、包膜的外观在后方和远侧反映了盆底和中线肛尾缝的轮廓。与传统切除术报告的 20%～45% 的局部复发率相反，TME[67, 68] 报告的复发率在 4%～7%。

对于那些位于肛缘 8cm 以内、直径小于 3cm、占管腔周长不到 30% 且无可疑直肠周围腺病的高分化 T_1 肿瘤患者，经肛门局部切除（常规或经肛门内镜显微手术）可能是一种选择。切除的标本应该是全层的，而不是零碎的，并有足够的切除边缘用于病理检查。以这种方式治疗的患者发病率最低，但面临局部失败的风险增加，可能还会降低总体存活率[70, 71]。

腹腔镜辅助和机器人辅助直肠癌手术在技术上是可行的。目前，关于这些微创技术的长期肿瘤学结果存在相互矛盾的数据。一些短期的好处已经被证明，包括减少术后疼痛、减少失血、更快的肠功能恢复，以及更短的住院时间。第一个随机试验 UK MRC-CLASICC，显示腹腔镜手术的 3 年存活率不低于开腹手术（68.4% vs. 66.7%，$P=0.55$），但该试验确实有较高的开腹转换率（29%）[72]。此外，腹腔镜手术的周围边缘切除受累率高于开腹手术。COLOR II 试验显示腹腔镜手术和开腹手术的无瘤生存率和局部复发率相似[73]。在最近的两个随机对照试验中，ACOSOG Z6051 和 ALaCaRT 试验未能证实腹腔镜直肠癌手术与开腹手术相比具有非劣性[74, 75]。这两个试验都显示腹腔镜手术的周围边缘切除

受累率更高。几项回顾性研究显示，腹腔镜手术和机器人手术的手术和肿瘤学结果相似。一项随机对照试验 ROLARR 试验显示，开放试验和周围边缘切除阳性试验的转换率相似[76]。

尽管手术切除直肠癌是有治疗目的的，但大约 20% 的患者病情复发，通常在术后头 3 年内。盆腔局部复发可能是高度病态的，导致疼痛、肠梗阻、出血和恶性瘘管形成。复发的风险与肿瘤的 T 和 N 分类以及手术切除的完备性有关[77]。局部失败也更常见，周围边缘切除[53, 78] 呈阳性。因此，辅助治疗的目标是防止局部肿瘤复发，消除远处转移，提高无病生存率和总生存率[79]。术前和术后都制订了放疗或化疗方案。虽然早期的试验主要涉及术后放疗，但肿瘤分期降低、组织缺氧和小肠暴露在放疗领域的可能性已经将重点转移到了术前治疗上。两项 Meta 分析显示，与单纯手术相比，术前放疗加手术降低了局部失败率（OR 0.49；95%CI 0.38～0.62；$P<0.001$）[80, 81]。在全直肠系膜切除术时代，德国直肠癌研究小组的试验证明了术前联合放化疗的额外益处：尽管总体存活率没有差异，但术前联合放化疗的局部复发率为 6%，术后治疗为 13%（$P=0.006$）[82, 83]。尽管类似设计的第二个试验 NSABP R-03 没有达到其应计目标，但据报道，5 年局部复发率为 10.7%，与术后相比，术前和术后的 5 年无瘤生存率更高（65% 比 53%；$P=0.011$）[84]。尽管术前联合放化疗在美国被广泛采用，用于几乎所有 T_3～T_4 和淋巴结阳性的直肠癌患者，但在欧洲使用它的选择性更高。医学研究理事会（MRC CR07）最近的一项试验将短程放疗与 TME 手术和选择性术后化疗进行了比较，结果表明，尽管总体存活率没有差异，但术前治疗仍可降低 6% 的 3 年局部复发率[85]。最后，根据北美 5 短Ⅲ期直肠辅助试验的汇集数据，选定的中危直肠癌（$T_{1\sim2}N_1$ 和 T_3N_0）患者可能不需要放射治疗作为辅助治疗的组成部分。正在进行的一项名为 PROCESS 的试验 N1048 联盟正在调查在选定的中等风险高位直肠癌患者中不使用盆腔放疗的可行性（术前化疗与术前放化疗相比）[86]。正在进行的研究继续集中于寻找提供肿瘤益处且避免潜在不良反应的最佳治疗方案。

七、腹膜后软组织肉瘤的治疗

软组织肉瘤在美国所有恶性肿瘤中所占比例不到 1%。大约 15% 的肉瘤发生在腹膜后[87]。局部侵袭性生长模式、腹膜后缺乏解剖边界以及大多数肉瘤出现时的巨大体积使外科肿瘤学家难以治疗。大体肿瘤完全切除率（R_0 和 R_1）从主要中心的约 50%[87]，上升到 67%～75%[88, 89]。完全手术切除后 5 年的局部复发率从

40%～50%[88-90]。在 5 年无病的患者中，40% 的患者在手术后 10 年会复发[91]。无法控制的局部复发是腹膜后肉瘤最常见的死亡原因。对 1000 多名腹膜后肉瘤患者的回顾性分析发现原发肿瘤大小，肿瘤固定在神经、血管或骨上，区域淋巴结受累（罕见），转移性疾病；以及肿瘤分级对生存的预测[92]。

最常见的症状是腹部肿块或疼痛，或两者兼而有之。CT 扫描可以确定肿瘤的范围，它与正常器官的关系，肿瘤坏死的存在与否，以及肝转移的存在。应排除肺转移。如果术前治疗有计划，可以通过有限的活检来建立组织学，以便在诊断有疑问时排除转移性睾丸癌或淋巴瘤。

手术治疗包括整块切除肿瘤以及被肉瘤侵袭或附着的邻近器官，因为它们被认为是恶性的。最近的报告建议切除任何相邻的器官，不管是否有明显的肿瘤累及[93, 94]。这对于一些肉瘤是可行的，但对于其他肉瘤是不可行的，这将取决于肿瘤的解剖学和组织学行为[95]。整块切除通常需要同侧肾切除和结肠切除，部分小肠切除，远端胰腺切除和脾切除。少数情况下，可能需要行胃部分切除术、胰十二指肠切除术、肝大部切除术或血管切除术。只要可行，这些结构就应该被整体切除。如果下腔静脉闭塞时存在广泛的静脉侧支，则可切除下腔静脉，并可行人工血管重建术。当肉瘤可以完全切除时，应该考虑对包裹主动脉的肉瘤进行主动脉切除和假体重建。当腹膜后肉瘤有大量坏死组织时，在活动时必须小心，以避免肿瘤破裂。

大块腹膜后肉瘤切除如图 9-6 和图 9-7 所示。这位

病人报告疼痛并有腹部肿块。术前影像如图 9-6 所示。肉瘤充满左上腹部，使脾脏和远端胰腺前移。通过正中切口进行腹部探查，发现肿瘤局限于左侧腹膜后。胃部未受肿瘤侵犯。打开小囊后，胃部反射头颅。结肠的脾曲也没有受累。它是向后缩的，对胰腺远端、脾脏、左肾和肉瘤前表面有很好的显露作用（图 9-7A）。胰腺颈部被分割，可以结扎脾动静脉（图 9-7B）。为减少术中出血，在动员肉瘤并进行整块切除之前，先结扎肉瘤内侧的血管供应。然后显露左肾动静脉并结扎（图 9-7C）。切除的腹膜后肉瘤有远端胰腺、脾和左肾，如图 9-7D 所示。

由于局部肿瘤复发是最常见的治疗失败模式，放射治疗理论上应该改善疗效。一些回顾性研究表明，围

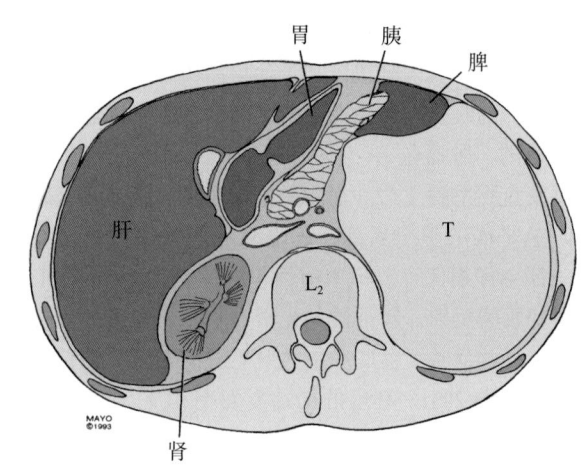

▲ 图 9-6　左上象限肿块的 CT 图像
T. 肿瘤（图片由 Mayo Foundation 提供）

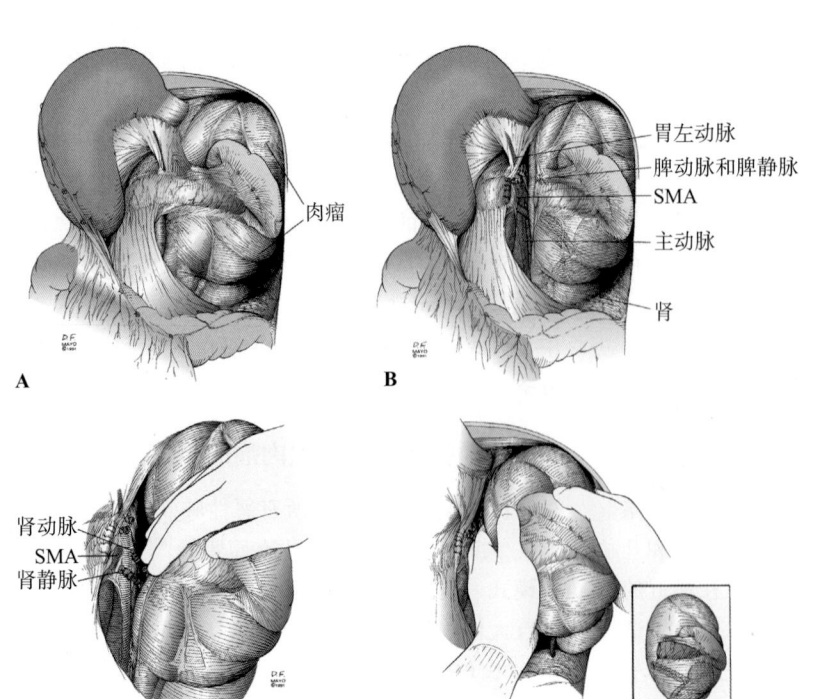

◀ 图 9-7　腹膜后肉瘤切除
A. 打开横结肠和胃，显露腹膜后结构；B. 分割胰腺颈部，结扎脾动脉和脾静脉；C. 结扎左肾动、静脉；D. 整块切除，插图中标本包括肉瘤、脾脏、胰腺远端和左肾。SMA. 肠系膜上动脉（图片由 Mayo Foundation 提供）

术期放疗可提高腹膜后肉瘤患者的局部控制率和生存率[96, 97]。治疗腹膜后肉瘤所需的大范围放疗可导致严重并发症。由于对正常组织毒性较小，IORT 加 EBRT 被认为是全量 EBRT 的一种更好的替代方案。一项前瞻性随机临床试验比较了 IORT 加术后低剂量 EBRT 和单纯术后高剂量 EBRT。这项研究显示，两组患者的存活率没有差异，但疾病失败的模式有所不同。接受放射治疗加放疗的患者现场局部疾病控制效果明显好，小肠毒性发生率显著降低[98]。第三阶段随机试验（EORTC 62092-22092）旨在研究单独接受手术或术前放疗后再手术的患者的无复发生存率，结果有待公布。

八、总结

手术是实体肿瘤学治疗的重要组成部分。外科肿瘤学家必须了解疾病的生物学，将干预的目标定义为潜在的治愈或缓解，并将患者作为一个整体进行评估，以帮助计划将发病率或死亡风险降至最低的治疗方案。应尽可能遵循外科肿瘤学的原则，包括完整的肿瘤整块切除。通过准确的肿瘤分期，术前配合多种方式的治疗是容易的，只要循证数据支持肿瘤学的益处，就应该在术后给予治疗。通过明智地配合非手术肿瘤治疗而不是更彻底的外科手术，手术治疗的癌症患者的存活率将会提高。

第 10 章　癌症系统治疗原则
Principles of Systemic Cancer Therapy

Bruce A.Chabner　David P. Ryan　著

孔玲玲　译

一、化疗简史

在医学史上，癌症最初被认为是一种局部性疾病，引起了外科医生和放射肿瘤学家的主要关注。转移性疾病被认为是无法治疗的。随着第二次世界大战后以烷化剂形式出现的癌症化疗的到来，第一次有可能使用药物来改善癌症的局部控制，防止手术后的远程复发，甚至治疗全身疾病，就像儿童急性白血病和绒毛膜癌一样[1]。随着 20 世纪 60 年代末乳腺癌辅助治疗的引入，即使是明显局限于局部的癌症也是一种潜在的系统性疾病，需要系统治疗的概念在最早的阶段就被纳入了癌症管理的思想中。然而，药物发现的进展缓慢。1971 年，当美法仑用于乳腺癌辅助治疗的第一次试验发表时，只有为数不多的几种药物可用于治疗癌症，主要是用于治疗白血病的药物。从那时起，蒽系、紫杉烷和铂类似物的加入，以及最近的靶向药物和有效的免疫疗法，极大地扩大了全身治疗的选择范围。

癌症化疗的历史始于由耶鲁大学药理学系的 Goodman 和 Gilman 开发的烷化剂，最早是在 1946 年[1]报道的。耶鲁大学的实验证明，系统给药的制剂可以导致小鼠白血病的消退，并最终导致人类肿瘤——在这种情况下，霍奇金病患者的纵隔肿块。氮芥临床研究的概念基础是观察到军事战役中使用的芥子气会导致淋巴结枯竭和骨髓再生障碍性疾病。虽然当时人们知道这些化合物与蛋白质、核酸和其他富含电子的分子具有高度的反应性，但直到 10 多年后才确定核酸上的特定细胞内靶点。我们现在才开始了解 DNA 损伤剂对肿瘤细胞有一定选择性作用的原因。

这种烷基化试剂的早期经验导致研究人员采取了另一种方法，寻找化合物（抗代谢物），这些化合物将作为已知的刺激癌细胞生长的天然代谢物的欺骗性对应物。在这些代谢靶点中，叶酸和核酸碱基的类似物，都是 DNA 合成所必需的，被证明在抑制肿瘤生长方面最有效（图 10-1）。20 世纪 40 年代末，来自美国氰胺的

科学家合成了叶酸的类似物，叶酸是合成嘌呤和嘧啶时碳的重要供体。已知叶酸可以刺激培养中的癌细胞和白血病患者体内癌细胞的增殖。病理学家 Sidney Farber 发现，在急性淋巴细胞白血病（acute lymphoblastic leukemia，ALL）儿童中，对第一种抗叶酸氨基蝶呤及其类似物甲氨蝶呤的反应显著但短暂。随着新的抗代谢药物的发现，用药物治疗白血病的前景在接下来的 10 年里不断升级。Hitchings 和 Elion 在 Burroughs Wellcome 成功开发了嘌呤类似物——6- 硫代鸟嘌呤和 6- 巯基嘌呤。不久之后，首次用作消炎剂的皮质类固醇被发现可以杀死 ALL 儿童以及成人和儿童淋巴瘤患者的恶性淋巴细胞。抗癌药物的组合，每种都有独特的作用机制，在儿童 ALL 中产生更长的缓解时间，为淋巴瘤和后来的实体肿瘤的联合治疗奠定了基础。1955 年，由于需要更多新颖有效的药物，美国国家癌症研究所建立了大规模的抗癌药物筛选系统。这些药物发现的最初尝试测试了随机的化学库和天然产品提取物对可移植的小鼠白血病，以及后来的小鼠实体瘤的作用。这导致了新的细胞毒性化合物的分离。新发现的化合物主要分为四类：与 DNA 形成加合物的药物（烷化剂），阻断有丝分裂的药物（长春碱和紫杉烷），阻断拓扑异构酶功能的药物（DNA 解离药物，如蒽环类和喜树碱），以及抗代谢药物（嘌呤和嘧啶类似物)[1]。

这些药物的组合成功地克服了对单一药物的耐药性，并能够治愈儿童 ALL 和淋巴瘤。实体肿瘤化疗进展较慢。通过发现氟尿嘧啶，一种胸腺嘧啶类似物和一种高度有效的胸苷酸合成酶抑制剂，乳腺癌和结肠癌被证明是适度反应的。20 世纪 70 年代初，具有强大 DNA 破坏性活性的铂类似物被发现具有抗肿瘤活性，并与长春碱和博来霉素相结合，导致了睾丸癌的治愈。以铂为基础的联合疗法为卵巢癌和结肠癌提供了实质性的益处。此外，氟尿嘧啶和铂类药物对头颈癌、直肠和肛门肿瘤具有放射增敏作用和改善局部控制作用。

在天然产物化学领域同样有益的努力产生了具有

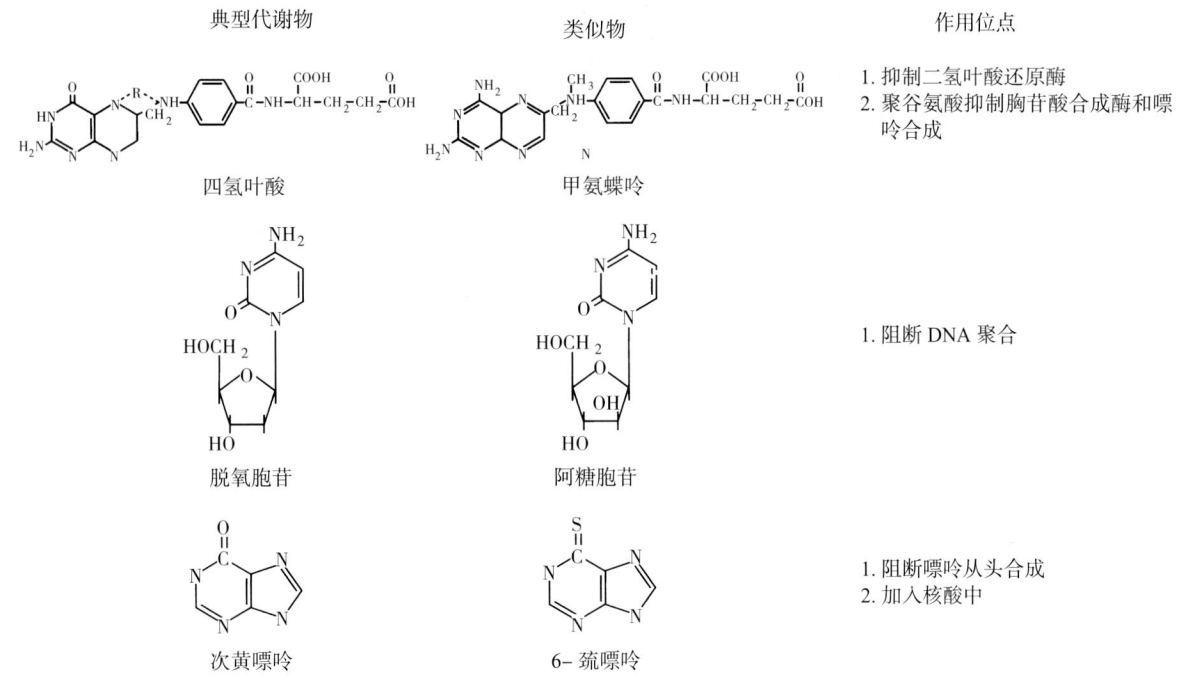

典型代谢物	类似物	作用位点

四氢叶酸　　　　甲氨蝶呤　　　　1. 抑制二氢叶酸还原酶
2. 聚谷氨酸抑制胸苷酸合成酶和嘌呤合成

脱氧胞苷　　　　阿糖胞苷　　　　1. 阻断 DNA 聚合

次黄嘌呤　　　　6- 巯嘌呤　　　　1. 阻断嘌呤从头合成
2. 加入核酸中

▲ 图 10-1　作为天然代谢物类似物的化疗药物示例

独特作用机制的有价值的新抗癌药物。在 20 世纪 50 年代，礼来公司的科学家发现了长春碱的抗有丝分裂和抗肿瘤特性。对发酵液的分析导致发现了破坏 DNA 的药物，如新型烷化剂丝裂霉素 C；DNA 裂解肽博来霉素；拓扑异构酶抑制剂（蒽环类和喜树碱）；从天然产品筛选中，甚至发现了更有效的抗有丝分裂药物（紫杉醇和艾日布林）。药物组合已经成为大多数转移性肿瘤的标准治疗方法，当与放射治疗和手术作为新辅助或辅助治疗相结合时，癌症患者的 5 年存活率从 20 世纪 50 年代的 30% 提高到目前的 65% 以上。

21 世纪见证了癌症治疗的重大突破，靶向治疗的到来（表 10-1）[2] 高效基因测序技术的发展导致了恶性肿瘤的分子改变（基因组突变、扩增或易位）的识别，并将药物开发的重点从细胞毒性转移到选择性靶向致癌驱动因素改变的治疗上。这些驱动突变产生基因产物，转化正常细胞，并产生依赖于特定激活途径生存的肿瘤，这种情况被称为癌基因成瘾。关闭靶点及其途径的抑制剂会导致癌细胞死亡。

靶向治疗的目标不是诱导 DNA 损伤，而是抑制控制增殖、细胞存活、侵袭、转移或血管生成的特定信号通路。越来越多的这些药物被批准用于临床，显著改善了人类癌症亚类的治疗。这些靶向药物是高度有效的小分子，能抑制具有纳摩尔效力的特定靶点。它们的靶点可能是肺癌中的受体酪氨酸激酶（receptor tyrosine kinase，RTK）或细胞内信号通路，如慢性粒细胞白血病中的 bcr-abl 激酶，甚至是凋亡的关键调节因子，如

BCL-2。第二类抗癌靶向药物，单克隆抗体，通过阻断细胞表面受体、启动针对肿瘤抗原的免疫反应、携带细胞毒性有效载荷（布伦妥昔单抗）或阻断肿瘤血管形成（Bezacizumab）来产生反应。曲妥珠单抗、西妥昔单抗和贝伐单抗等单克隆抗体也能增强化疗效果；EGFR 抑制剂西妥昔单抗也能协同放射治疗（有关放射治疗的生物和药物相互作用，请参阅第 4 章）。靶向药物在癌症整体管理中的作用正在不断演变。靶向药物在放疗和化疗的同时或与放疗和化疗联合使用，以改善实体瘤、淋巴瘤和白血病的治疗。

二、化疗的基础：癌细胞生物学

化疗研究的每一个阶段，从发现到临床应用，都是建立在对癌细胞生物学更深入的理解基础上的（见第 2 章）[2]。癌细胞具有独特的特性，这些特性使它们有别于正常的同类细胞，并构成治疗的基础。这些特性包括：持续过度增殖；DNA 修复缺陷，导致高突变率和巨大的种群多样性；降低凋亡率（即细胞程序性死亡）；改变新陈代谢以增强脂质和核酸合成；诱导营养血管；逃避免疫监视；以及侵袭邻近组织和转移的能力 [2]。其中许多特性已成为成功药物发现工作的起点。

大多数癌细胞在 DNA 修复方面存在缺陷，使其能够迅速产生各种亚克隆，从而增强其对不利环境（低 pH、低氧、营养不良）的适应能力，增加其侵袭和转移的潜力，并增加耐药的可能性。除了少数几个值得注

表 10-1　美国食品药品管理局批准的肿瘤靶向治疗

疾　病	靶　点	药　物
基底细胞癌	• Smoothed	• 维莫德吉
乳腺癌	• HER-2 • CDK4/6	• 曲妥珠单抗、TDM-1、帕妥珠单抗、来那替尼、拉帕替尼 • Palbociclib、Ribociclib、Abemaciclib
大肠癌	• VEGF • VEGFR	• 贝伐单抗、Ziv-afibercept、雷莫芦单抗 • 瑞戈非尼
胃肠道间质瘤	• C-KIT	• 伊马替尼、舒尼替尼
胃癌	• HER-2 • VEGF	• 曲妥珠单抗 • 雷莫芦单抗
多形性胶质母细胞瘤	• VEGF	• 贝伐单抗
肝细胞癌	• VEGFR	• 索拉菲尼、舒尼替尼
头颈鳞状癌	• EGFR • PD-1	• 西妥昔单抗 • 纳武利尤单抗、帕博利珠单抗
霍奇金病	• PD-1 • CD30	• 纳武利尤单抗 • Brentuximab vendotin
急性淋巴细胞白血病	• BCR-ABL	• Binatumumab • 帕纳替尼、达沙替尼
急性髓系白血病	• FLT-3 • CD-33	• Midasturin • 吉姆单抗
慢性髓系白血病	• BCR-ABL	• 伊马替尼、达杀替尼、尼罗替尼、博舒替尼、帕纳替尼
急性早幼粒细胞白血病	• RARα-PML	• 全反式维 A 酸
慢性淋巴细胞白血病	• CD-20 • BTK • BCL-2 • PI3K 酶 δ • CD-52	• 利妥昔单抗、Obitumumab、Ofatumumab • 依鲁替尼、阿卡替尼 • Venetoclax • Idelalisib、Copanlisib • 阿仑单抗
B 细胞淋巴瘤	• BTK • CD-20	• 依鲁替尼 • 利妥昔单抗
T 细胞淋巴瘤	• HDAC	• 罗米地辛、伏立诺他、Belinostat
骨髓瘤	• 26 S 蛋白体 • CD-38 • Cereblon • HDAC	• 硼替佐米、卡非佐米、伊莎佐米 • 达雷木单抗、艾洛珠单抗 • 萨力度胺、来那度胺、Pomalidomide • 帕比司他
非小细胞肺癌	• VEGF • EGFR • EML4–ALK • ROS-1 • PD-1	• 贝伐单抗 • 吉非替尼、厄洛替尼、阿法替尼、奥西替尼 • 克佐替尼、塞利替尼、阿莱替尼 • 克唑替尼 • 尼伏洛单抗、培漠利珠单抗、阿西唑单抗
黑色素瘤	• B-RAF • MEK • CTLA-4 • PD-1	• 维罗非尼、达帕菲尼 • 曲美替尼、考比美替尼 • 伊匹单抗 • 纳武利尤单抗、派姆单抗

（续表）

疾　病	靶　点	药　物
默克尔细胞癌	• PDL-1	• 阿维单抗
神经内分泌瘤	• mTOR	• 依维莫司
成神经细胞瘤	• GD2 • ALK	• 地努图昔单抗 • 克里唑替尼
卵巢癌	• VEGF • PARP	• 贝伐单抗 • 奥帕里布、纳帕里布、鲁卡帕里布
肾细胞癌	• VEGF • VEGFR • mTOR • PD-1 • CTLA-4	• 贝伐单抗 • 舒尼替尼、帕佐帕尼、库奥赞替尼、索拉非尼、阿西替尼、来那替尼 • 伊维洛莫斯、特西罗莫斯 • 纳武利尤单抗 • 伊匹单抗
甲状腺癌	• RET、C-MET、VEGFR	• 卡波赞替尼、索拉非尼、兰地替尼 • Vandetinib
尿路上皮癌	• PDL-1	• 阿维单抗、德瓦鲁单抗
真性红细胞增多症	• JAK-2	• Ruxolitinib
脊髓发育不良	• Cereblon	• 来那度胺

意的例外，成功的细胞毒性药物只攻击了这些特性中的第一个特性，即增殖。新一代靶向药物通过解决人类肿瘤生物变化的整个周期，正在扩大癌症治疗的视野。例如，BCL-2 抑制药 Ventoclax 消除了淋巴肿瘤细胞凋亡的显著障碍，并与其他淋巴增殖抑制剂，如布鲁顿酪氨酸激酶（BTK）抑制药 Ibrutinib 有显著的协同作用[3]。Olaparib 是碱基切除修复 PARP1 的抑制剂，可促进 BRCA1 和 BRCA2 缺陷的卵巢癌的单链和双链断裂，并诱导细胞凋亡，而 BRCA1 和 BRCA2 缺陷的卵巢癌在双链断裂修复方面存在潜在缺陷[4]。

三、化疗模式

在 1946 年至 1970 年发现新药的同时，南方研究所和美国国家癌症研究所的 Skipper 和 Perry[5] 开发并鉴定了可移植的小鼠白血病，特别是 L1210 和 P388- 以及小鼠实体瘤，如肉瘤 180 和 B16 黑色素瘤。他们的模型系统允许在小鼠身上进行可重复、定量的化疗和放射治疗实验。他们为理解细胞杀伤动力学、评估药物组合的疗效和研究耐药机制奠定了合理的基础。从他们的实验中得出了联合化疗的理论基础。

1. **细胞杀伤率**　每一剂化疗都会杀死一定比例的肿瘤细胞。药动学参数与细胞杀伤相关。例如，烷化剂对细胞的杀伤率随剂量和峰值药物浓度呈线性增加，而对于大多数其他药物，杀伤率取决于描述药物浓度随时间

变化的曲线下面积（或 C × T；图 10-2）。对于其他药物，如紫杉醇，以及大多数靶向治疗，超过阈值浓度的暴露时间决定了对肿瘤和正常靶组织的细胞毒性。对于依赖于靶点持续抑制的药物，如 RTK 抑制剂，全天保持血浆药物浓度高于受体抑制浓度是很重要的。因此，口服药物的血浆半衰期理想范围应在 6～8h。

2. **剂量强度**（单位时间剂量或每单位时间 mg/m²）**的重要性**　在治疗周期之间，肿瘤细胞恢复增殖。治疗周期之间的休息期越短，药物剂量（药物强度测量的组成部分）越高，效果越好。治疗后应用粒细胞集落刺激因子（granulocyte-colony stimulating factor，G-CSF）可使中性粒细胞计数提前恢复，缩短治疗间隔时间。

3. **耐药性**　肿瘤暴露于单一药物化疗或靶向治疗后，很快就会产生耐药细胞。对这些耐药细胞的生化研究揭示了一系列变化，包括药物摄取减少（甲氨蝶呤）、药物出口增加（蒽环类和紫杉烷）、DNA 修复增强（烷化剂和铂类似物）、药物靶点突变或扩增（甲氨蝶呤和氟尿嘧啶）或失去药物激活所需的细胞内途径（许多核苷和碱基类似物，如氟尿嘧啶和氟达拉滨需要磷酸化）。由于 BCLXL 或 MCL 表达增加而导致的凋亡能力丧失，以及核因子 κB（nuclear factor kappa B，NFκB）等应激反应的激活，也是导致抗性的原因之一。对于靶向药物，靶点的突变或扩增是耐药肿瘤中常见的现象，同时也会激活可变的驱动通路[6]。为了克服耐药性，不同作

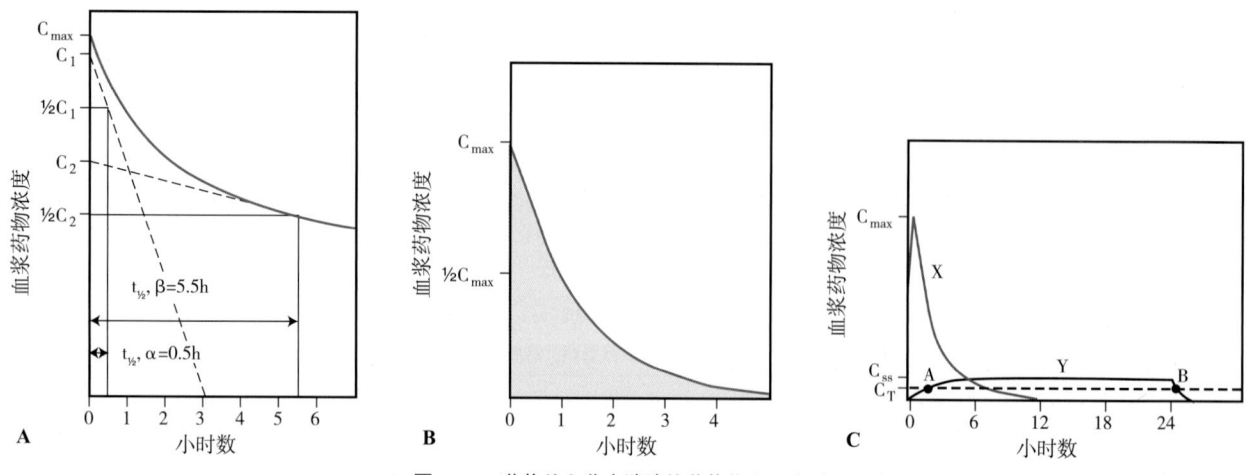

▲ 图 10-2 药物从血浆中消除的药物代谢动力学图解

A. 实心曲线显示快速静脉注射后药物浓度与时间的半对数曲线图。在 C_2 处截取 y 轴的虚线表示对数线性终端相位的外推，由此计算出终端半衰期（$T_{1/2}$）。在 C_1 处与 y 轴相交的虚线是通过从观察到的药物浓度中减去对数线性末端相的外推值而得到的。最大血药浓度（C_{max}）= $C_1 + C_2$。初始（α）相半衰期（$T_{1/2}$, α）是 C_1 衰减到半衰期 C_1 的时间。终端（β）阶段的半衰期（$T_{1/2}$, β）是 C_2 衰减到 C_2 的一半的时间。这种双相行为是药物在体内快速和缓慢灌流区域的分布和消除的结果。B. 血浆药物浓度与时间的关系是以直线表示的。阴影区域是曲线下的面积（AUC）；它代表一段时间内药物浓度的积分，并代表药物暴露的度量。C. 快速静脉注射（X）和 24h 连续输注（Y）的药物浓度与时间的线性曲线图显示了相同总剂量的药物（AUC 是相等的）。快速静脉注射（X）和 24h 连续输注（Y）的药物浓度与时间呈线性关系（AUC 相等）。值得注意的是，从 A 点到 B 点，药物浓度超过细胞毒性阈值（C_T）的持续时间，持续输注的时间要比团注给药的时间长得多。相反，团注给药（C_{max}）达到的最大血药浓度（C_{max}）远大于持续输注（CSS）

用机制和不同耐药机制的药物组合治愈了淋巴瘤和白血病，这些肿瘤很容易对单一药物产生耐药性。

4. 细胞杀伤的细胞周期依赖性 大多数抗癌药物，特别是抗代谢药物，对活跃的细胞增殖作用最大。作用于 DNA 合成的药物在 DNA 合成期间损伤细胞（S 期），而有丝分裂抑制剂通过在有丝分裂期间暴露于细胞而产生细胞死亡（M 期；图 10-3）。随着肿块的扩大，细胞增殖速度减慢，非增殖细胞数量增加。随着肿瘤的生长，血液供应不足，灌注不良和肿瘤性压力增加阻碍了营养物质、氧气和药物的输送。肿瘤对缺氧的反应是分泌血管生成因子；由此产生的血管缺乏适当的组织和通透性（见第 2 章）。当肿瘤负担最低，细胞增殖最活跃，药物输送最佳时，就像在佐剂环境中一样，化疗（和放射治疗）最有效。

这些原则源于对小鼠模型的研究，深刻影响了临床化疗的方方面面，包括方案设计、特定药物的联合使用、辅助和新辅助化疗以及大剂量化疗。依靠这些原则，ALL 的治愈是通过发展有效的联合疗法来实现的。然而，为了防止复发，还需要采取其他措施：鞘内注射甲氨蝶呤和轴突放疗以消除中枢神经系统等的肿瘤，改进药物剂量和时间表以最大化疗效，实施强化巩固治疗和使用甲氨蝶呤和 6- 巯基嘌呤的维持治疗，以及使用血小板和抗生素的支持性护理。通过使用新的抗创伤药物和 G-CSF，这些见解中的每一个都得到了进一步的提炼，已经成为现代化疗的基本组成部分[7]。

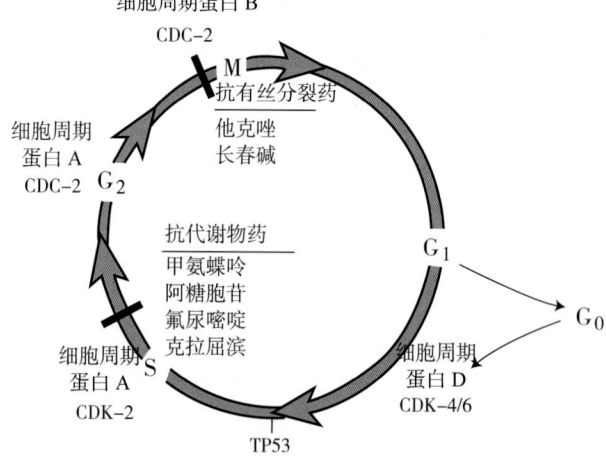

▲ 图 10-3 细胞周期、细胞周期控制点和检查点，以及细胞周期特定时相的药物作用部位

细胞周期为 G_0（未分裂细胞）、G_1（静止期）、S（DNA 合成）、G_2（S-M 间歇）和 M（有丝分裂）。时相之间的转换是由特定的细胞周期蛋白的出现控制的，这些蛋白与细胞周期蛋白依赖的激酶形成复合物并激活它们。在检查点，G_1/S 转变也受蛋白质控制，如 TP53，它监测 DNA 的完整性，并阻止 DNA 损伤的进展。调节细胞周期转变和对 DNA 损伤的反应的蛋白质在第 2 章和图 2-2 中有更详细的介绍

四、实体瘤化疗

这些原则在治疗侵袭性和快速增殖的肿瘤（如白血病和淋巴瘤）方面取得了最大的成功。对于更常见的实体肿瘤，药物治疗的发展经历了一个缓慢而曲折的过程。在小鼠白血病筛查系统中发现的药物对大多数实体肿瘤效果不佳，值得注意的例外是绒毛膜癌和睾丸癌，

它们可以通过反复的强化化疗周期治愈。然而，新药的稳步发展提高了转移性癌症的应答率，延长了患者的生存期：20 世纪 70 年代初，氟尿嘧啶、长春碱和甲氨蝶呤之后是阿霉素和顺铂；80 年代末是依托泊苷和紫杉醇；90 年代是抗代谢药物培美曲塞和吉西他滨；自 2000 年以来，又出现了一种新的抗有丝分裂药物艾日布林[8]，一种独特的烷化剂苯达莫司汀[9]，还有白蛋白包裹的紫杉烷 Abraxane[10]。

实体肿瘤化疗的一个重要突破是提议在高危复发患者切除原发肿瘤后在辅助环境中使用药物。在晚期疾病中只产生部分反应的药物可以防止相当一部分 Ⅱ 期（淋巴结阳性）局部乳腺癌妇女的疾病复发。这一策略的概念基础来自实验化疗模型，该模型显示，当肿瘤负担较小且细胞活跃增殖时，肿瘤最容易受到化疗的影响。细胞毒性药物现在于肺癌、乳腺癌、结直肠癌以及许多其他实体肿瘤的辅助治疗中具有稳固的作用，无论是在手术前还是手术后（见第 4 章）。

旨在改善对原本无法手术的肿瘤的局部控制的较新概念导致了所谓的新辅助或诱导治疗[11]。在这一策略中，药物在手术前单独或联合放射治疗用于局部晚期乳腺、头颈、膀胱、直肠和肺部肿瘤的初步治疗。术前化疗和放射治疗越来越多地应用于空气消化系统肿瘤。与术后治疗相比，它们的优势是治疗的宿主不会因大手术而衰弱，因此更能耐受不良反应[12]。这种术前治疗将原本不能切除的肿瘤缩小到可以全手术切除的程度，减少病态，并保留器官，或者在某些情况下，如肛门癌，甚至没有必要。基于手术时病理完全缓解率的改善，美国 FDA 加速批准了单克隆抗体 Pertuzumab 与 Traztuzumab 和多西紫杉醇联用于 HER2+ 乳腺癌的新辅助治疗，从而建立了一种新的药物批准范例[13]。

造血干细胞从外周血中采集、储存和大剂量化疗后回输的进展使得药物剂量不断增加。在这种情况下，大剂量化疗和骨髓干细胞输注是非常安全和可靠的，可以治愈相当一部分复发的淋巴瘤和复发或高风险的白血病，以及一小部分复发的睾丸癌患者。这种方法对大多数实体肿瘤的价值尚未得到证实。

五、药物与辐射的相互作用

由于大多数癌症患者现在需要多模式治疗，即使是早期肿瘤，了解药物与辐射相互作用的潜在益处和风险是很重要的（见第 4 章和第 5 章）[14]。为了有效，辐射需要氧气的存在，以产生有毒的氧自由基，导致 DNA 链断裂，而细胞试图清除自由基和修复 DNA 损伤来抵消这一作用。放射增敏剂可以通过增加氧气，增加 DNA 交联和断裂，耗尽氧自由基的清除剂，或阻止

DNA 断裂的修复来发挥作用。这些特性中的每一个都是深入临床研究的对象。在迄今发现的这些相互作用中，最有利的是利用了三种药物的放射增敏性能，它们通常与辐射联合使用：氟尿嘧啶，抑制胸苷酸合成酶，从而阻止 DNA 合成和修复；铂的类似物，可以与 DNA 形成加合物，造成 DNA 断裂，以及消耗自由基清除剂，如巯基和谷胱甘肽；以及丝裂霉素 C，可以在缺氧环境中形成自由基和 DNA 加合物。其他药物，特别是吉西他滨、阿霉素和博来霉素，都是极强的辐射增敏剂，一般不能与辐射同时使用，因为担心对心脏、肺和其他正常组织有严重毒性。放射治疗与抗 VEGF 治疗相结合的潜在价值，可以使肿瘤血管正常化，改善氧合和药物输送，在第 3 章中进行了综述，并再次引起人们的兴趣，但尚未得到证实。西妥昔单抗是一种抗 EGFR 抗体，可增强头颈部癌症患者对辐射的反应（见第 5 章）。

最近，DNA 修复抑制剂已经进入临床试验。例如，在乳腺癌或浆液性卵巢癌患者中，由 BRCA1 或 BRCA2 突变导致双链断裂的同源修复缺陷，奥拉帕利阻断了 PARP 的功能，PARP 是碱基切除修复的核心组成部分。PARP 特别有用[4]。DNA 损伤，特别是有 DNA 修复缺陷的肿瘤，如 BRCA1 或 BRCA2 突变（见第 4 章）。

药物和放疗可能具有共同的肿瘤细胞耐药机制。修复双链断裂的熟练程度的提高或对 DNA 断裂识别的缺陷，可能会削弱对辐射和几类抗肿瘤药物（包括烷化剂、铂类似物和拓扑异构酶抑制剂）的抗肿瘤反应。具有凋亡和检查点功能缺陷（TP53 突变、MDM2 扩增）的细胞在 DNA 损伤时不能停止 DNA 合成，也不能启动凋亡。上皮肿瘤向间充质（和干细胞）表型的逆转可能会导致耐药性，因为正常组织和肿瘤中的干细胞天生对活性氧损伤具有抵抗力，并过度表达多药耐药（multidrug resistance，MDR）转运体[15]。肿瘤干细胞在细胞周期进展方面处于静止状态，可能存在于肿瘤内缺氧的利基环境中，只有在治疗数月至数年后才能重新激活[16]。设计用于重新激活凋亡通路的新药（BH3 抑制剂，如 Ventoclax）、3 种细胞检查点功能激活剂（HMD2 抑制剂）以及 Notch 和 PI3 激酶通路的抑制剂，在逆转上皮向间充质转变（epithelialto-mesenchymal transition，EMT）变化方面尤其有意义。

虽然修复缺陷一般会使肿瘤对 DNA 损伤疗法敏感，但它们可能会产生新的抗原，从而对免疫疗法产生敏感作用。以微卫星不稳定性为特征的错配修复（mismatch repair，MMR）途径是遗传性结直肠癌 Lynch 综合征的基础，但与子宫内膜癌、胰腺癌、肺癌和其他癌症相关，并造成更多的突变负担。这些肿瘤对检查点抑制剂免疫治疗非常敏感。同时，错配修复缺陷对铂类似物等

化疗药物产生抗药性，因为它们抑制了对 DNA 损伤的凋亡反应[17]。

六、细胞毒药物：靶向 DNA 合成、DNA 完整性和有丝分裂

由于药物已成为许多癌症患者最初多模式治疗中不可或缺的一部分，因此内科肿瘤学家、外科医生和放射肿瘤学家必须了解化疗的原理和常用药物的具体特性。目前临床上使用的大多数细胞毒药物都直接作用于 DNA 的合成或完整性。这些药物可能会抑制 DNA 或其前体的合成，阻止细胞分裂，抑制 DNA 拓扑结构的必要变化，或者与 DNA 共价结合，导致链断裂或编码错误。所有这些药物都会影响 DNA 的完整性，在正常的监测 DNA 完整性的机器（TP53）存在的情况下，它们会诱导细胞凋亡。不幸的是，它们对正常细胞也有细胞毒作用。它们对恶性细胞和正常细胞的选择性毒性的原因，在淋巴瘤和白血病的治疗中是显而易见的，但人们对此知之甚少。恶性转化过程可能通过 DNA 修复缺陷提高对 DNA 损伤的敏感性，但与此同时，这些缺陷也扩大了肿瘤细胞的多样性并增加了耐药性。许多导致遗传性癌症综合征的缺陷基因，如 BRCA1 和 BRCA2 基因、MMR 基因和核苷酸切除修复缺陷，都会对辐射和进一步抑制 DNA 修复的药物产生敏感性。

在设计临床方案时，药物作用与细胞周期的关系是重要的，因为这一知识是临床实践中结合药物和序列的基础，并影响它们与放射治疗的结合使用。细胞周期及其主要控制如图 10-3 所示。抗代谢药物如甲氨蝶呤、氟尿嘧啶、阿糖胞苷、吉西他滨和嘌呤抑制药会杀死活跃合成 DNA 的细胞，因此它们是细胞周期依赖性的。核苷类似物包括胞嘧啶阿拉伯糖苷、氟达拉滨磷酸和克拉里滨，必须与新合成的 DNA 结合才具有细胞毒性。或者，其他药物如喜树碱、依托泊苷和阿霉素，在细胞周期的任何阶段都会产生 DNA 链断裂。它们对细胞周期事件的细胞毒性依赖性较低，尽管 DNA 断裂只有在细胞通过 TP53 检查点并进入 DNA 合成时才会变得致命。抗有丝分裂药物（长春碱、紫杉烷和淫羊藿素）阻止有丝分裂纺锤体的形成，从而阻止染色体向子代细胞的分离。因此，这类药物在细胞周期的有丝分裂阶段对细胞最有效。还有一些，如烷化剂和铂化合物，与 DNA 共价结合，产生链交联和链断裂。它们的毒性似乎不太依赖于细胞周期阶段。

一旦癌细胞因遭遇细胞毒性药物而受损，它就有几种选择；它最终的生存能力取决于它走的是哪条路。如果正常的基因组完整性监控器（尤其是 TP53 基因的产物）完好无损，当 DNA 修复时，细胞可能会停止细胞

周期的进一步发展。如果损伤足够广泛，TP53 会启动细胞凋亡。然而，如果 TP53 功能缺失，尽管药物导致 DNA 损伤，细胞周期进程可能会继续超过 G_1-S 检查点，而且尽管有损伤，细胞仍可能被证明是可行的。在大多数实验环境中，缺乏野生型 TP53 与药物和辐射抗性有关[18]。

从理论上讲，可以理解，快速分裂的肿瘤细胞，如急性白血病、高度恶性淋巴瘤和绒毛膜癌中发现的肿瘤细胞，可能对抗代谢药物和细胞周期特异性药物非常敏感。这些药物如何杀死分裂较慢的实体肿瘤？其中许多肿瘤的细胞周期较长（4~5 天）。许多细胞处于 G_0 期（未分裂状态），任何时候都只有 1%~3% 的细胞处于 S 期。细胞运动因素降低了化疗的有效性，肿瘤血管的紊乱也可能通过限制药物进入血流缓慢的区域而起作用。尽管有这些缺点，实体肿瘤化疗仍能产生有意义的反应。几个因素，包括药理学、药物代谢动力学和肿瘤细胞特异性因素，可能导致周期特异性或周期敏感型药物对实体瘤的杀伤力。

(1) 紫杉醇、阿霉素等药物从血流和细胞外间隙缓慢清除。与团注给药相比，延长药物输注等替代方案可提高氟尿嘧啶的活性。

(2) 其他药物，如形成细胞内多谷氨酸的甲氨蝶呤和形成长寿的细胞内三磷酸的吉西他滨（Gemcitabine），在从血浆中消失后很长一段时间内仍在细胞内。

(3) 上述结果表明，肿瘤细胞修复 DNA 的能力可能比正常细胞低，更容易受到 DNA 损伤所致的细胞死亡的影响。

(4) 肿瘤增殖率的背后是一个重要的死亡率，它是由于缺氧、营养缺乏、DNA 合成紊乱和有丝分裂，以及通常影响细胞完整性和生存所必需的基因的高背景突变率。药物或放射引起的细胞增殖和细胞死亡之间的平衡发生微小变化，可能会导致肿瘤的消退，尽管肿瘤的生长率很低。

七、诱导分化的药物

虽然分化诱导剂长期以来一直吸引着人们对抗癌药物开发的兴趣，但只有一小部分化合物达到了临床评价。5- 氮杂胞苷及其相近的同系物 5- 氮杂 -2′- 脱氧胞苷均被批准用于治疗骨髓增生异常综合征（myedysplastic syndrome，MDS）。它们通过不可逆转地抑制 DNA 甲基转移酶诱导分化。它们对骨髓有一定的抑制作用，但能诱导髓系和红系的产生，减少 MDS 患者对输血的依赖[19]。

全反式维 A 酸（all-trans retinoic acid，ATRA）提供了一个更具说服力的诱导分化的例子，它与急性早幼

粒细胞白血病（acute promyelocytic leukemia，APL）中维 A 酸受体 / 早幼粒细胞白血病（retinoic acid receptor/promyelocytic leukemia，RAR-PML）易位所产生的维 A 酸受体突变结合，从而诱导分化和缓解。其主要毒性是由成熟的白血病粒细胞堵塞小血管引起的肺衰竭综合征。三氧化二砷是诱导急性早幼粒细胞白血病分化的第二个诱导剂。它能促进转位融合蛋白的降解，产生自由基，还具有抗血管生成的特性。其不良反应包括全反式维 A 酸所见的肺衰竭综合征、PR 间期延长、钾（K^+）和镁（Mg^+）耗竭加重的心律失常以及高血糖。

八、免疫治疗

免疫疗法一直是许多研究关注的对象，但只有在过去的 20 年里，这种药物才被证明是有效的。单克隆抗体已在标准方案中获得一席之地，用于治疗淋巴瘤（用于霍奇金病的 Brentuximab 和用于 B 细胞淋巴瘤的 Rituximab 和其他抗 CD20 抗体），用于乳腺癌的（Traztuzumab、Pertuzumab 和 TDM1 用于 HER2 阳性肿瘤），用于结直肠癌的西妥昔单抗和 Panitumab，以及用于多发性骨髓瘤的抗 CD38 抗体。它们的作用机制可能仅仅是结合和抑制生存所必需的受体，但辅助作用，如抗体依赖的细胞毒性，也可能起作用。免疫治疗的最新成员包括抗 CTLA-4 和抗 PD1 和抗 PDL1 抗体，它们可以释放自身免疫性抗肿瘤反应。这些药物在治疗黑色素瘤、肾癌、膀胱癌、默克尔细胞癌和肺腺癌（无论是单独使用还是联合培美曲塞）都显示出显著的长期疗效，似乎对具有高突变负担的肿瘤最有效[20-23]。在黑色素瘤治疗中，联合抗 CTLA-4 和 PD-1 抗体在 50% 的传统疗法无效的患者中产生长期缓解作用。它们的毒性与诱导自身免疫有关，几乎可以影响任何器官系统，有时会因心肌炎、结肠炎或肺炎而致命。加强检查点抑制剂有效性的尝试主要集中在开发肿瘤疫苗或免疫反应的代谢增强剂，以及了解导致耐药性的抗原提呈缺陷（HLA 和 β_2 微球蛋白丢失）。

同样令人印象深刻的是耐药淋巴白血病和由嵌合抗原受体 T 细胞（chimeric antigen receptor T cell，CAR-T 细胞）产生的淋巴瘤的完全缓解，在嵌合抗原受体 T 细胞中，T 细胞受体被改造为识别 CD-19 自身抗原。CAR-T 细胞破坏所有的 B 淋巴细胞，无论是生理的还是恶性的，并产生大量的细胞因子释放，伴随着肺部和神经毒性[24]。正在进行的研究旨在将这些技术应用于实体肿瘤中独特的肿瘤抗原。

九、靶向治疗：信号转导抑制剂

对癌细胞生长和分化生物学以及调控这些过程的

信号网络的了解不断扩大，为癌症治疗提供了一套新的靶点（有关肿瘤生物学和基因组学的更广泛讨论，请参见第 2 章）。肿瘤细胞的过度增殖有许多原因；在模型系统和经过充分研究的人类癌症中对肿瘤生物学的观察表明，增殖驱动因素可能源于刺激细胞分裂的关键细胞表面受体的突变，例如非小细胞肺癌中刺激细胞分裂的 EGFR、ALK 和 ROS-1 的突变；而其他突变通过丧失抑制因子功能使癌细胞摆脱正常的细胞周期控制，例如细胞周期检查点 TP53 的突变或细胞分裂调节因子 RB 的突变。还有一些突变可以促进细胞存活，比如 PI3 激酶通路的激活突变和 BCL-2、BCLXL 和 MCL-1 等抗凋亡蛋白的激活。

药物发现工作针对的是这些特定的激活途径和突变（驱动突变，表 10-1）[25]。抑制转化基因产物的功能是癌症药物发现中的一个典型问题。在 20 世纪 80 年代末，第一次靶向抑制的努力导致了 K-Ras 蛋白抑制剂的开发，K-Ras 蛋白是一种信号转导因子，将生长因子受体与 MAP- 激酶信号级联联系起来。K-RAS 在 80%～90% 的胰腺癌中发生突变，并在非小细胞肺癌、急性髓系白血病和结直肠癌患者中提供增殖动力。K-RAS 蛋白是通过将脂尾（法尼基）连接到其近端的半胱氨酸上的酶步骤来激活的。虽然法尼化抑制剂导致实验性 H-RAS 驱动的肿瘤消退，但 K-RAS 脂基化的不同途径会导致耐药性。另一种抑制 K-RAS 的策略是使用一种化合物，在激活 G12C 突变的过程中与半胱氨酸共价结合，G12C 突变在一小部分 K-RAS 突变的人类肿瘤中发现，但尚未进入临床试验。抑制 RAS 下游的 MEK-ERK 通路在一些 K-RAS 突变的肿瘤中产生抗肿瘤反应，但伴随着抗凋亡的 MCL-1 的上调，这导致了对 MEK 和抗凋亡通路的联合抑制的研究[26]。

第一个成功的靶向小分子出现在对 BCR-ABL 激酶的研究中，BCR-ABL 激酶是慢性粒细胞白血病（chronic myeloid leukemia，CML）驱动突变的产物。1998 年，德鲁克推出了伊马替尼，这是一种三磷酸腺苷（adenosine triphosphate，ATP）竞争性抑制剂，在标准化疗进展的高比例患者中产生了分子缓解。伊马替尼可长期控制疾病，使 90% 以上的慢性期以前未接受治疗的患者的血细胞计数和细胞遗传学恢复正常。较新的抑制剂尼洛替尼、波苏替尼和达沙替尼，杀死具有进一步突变的慢性粒细胞白血病细胞，使其对伊马替尼产生耐药性。最新和最有效的 BCR-ABL 抑制剂 Ponatinib 对几乎所有的耐药细胞株都有持续的活性，包括 T315I，并被批准用于治疗耐药的慢性粒细胞白血病和 Ph 阳性的 ALL，但作为不良反应导致血管闭塞毒性[25]。

伊马替尼的成功催生了越来越多的成功靶向药物（表 10-1）。慢性淋巴细胞白血病的平行发展导致了伊布鲁替尼（Ibrutinib）的发现，它是 BTK 的抑制剂，是 B 细胞受体信号转导和早期 B 细胞增殖的关键介质。该药已被批准用于慢性淋巴细胞性白血病、Waldenstrom 巨球蛋白血症和套细胞淋巴瘤[27]。其不良反应仅限于腹泻、皮疹和轻度肝酶升高。它确实会产生免疫缺陷，就像抗 CD20 抗体利妥昔单抗一样。伊布鲁替尼与 BCL-2 抑制剂联合使用，在近 50% 的慢性淋巴细胞性白血病患者中有完全反应[3]。

伊马替尼还抑制 KIT（CD117）受体，并被证明是第一个有效治疗实体肿瘤的靶向小分子，在这种情况下是转移性胃肠道间质瘤（gastrointestinal stromal tumor, GIST）。KIT 基因中特异性激活突变的存在预示了 GIST 患者的反应。多靶点酪氨酸激酶抑制剂苏尼替尼，已经证明对伊马替尼耐药的 GIST 患者有好处，即使是那些 KIT 突变通常对伊马替尼耐药的患者也是如此[25]。

RTK 下游的其他磷酸化步骤，当被突变组成性激活时，可能会导致恶性肿瘤，并可能成功地被小分子靶向。一个引人注目的例子是 BRAF 抑制剂治疗黑色素瘤。超过 50% 的晚期黑色素瘤携带 BRAF 突变，BRAF 是一种编码 MAP-激酶途径中重要中间激酶的基因。最常见的突变是 V600E 或 V600K，它产生下游 MEK 和 ERK 激酶的结构性激活。Vemurafenib 是突变的 BRAF 蛋白的选择性抑制剂，对野生型酶有有限的抑制作用，在晚期黑色素瘤患者中产生了 80% 的抗肿瘤反应率。抗性通常是由 RAS 激活（通过 MEK 促进信号转导）、MEK 突变或通过另一条途径激活 MEK 引起的。BRAF 抑制剂 Drapfenib 和 MEK 抑制剂 Trametinib 的联合使用优于 Dradfenib 的单一治疗，产生 76% 的应答率和 9.8 个月的无进展生存期，而单一治疗组为 5.8 个月。这导致 FDA 在 2013 年度批准了这两种新药[28]。值得注意的是，在黑色素瘤中发现的 BRAF V600E 的相同突变也出现在结直肠癌、甲状腺癌和非小细胞肺癌的亚类中。尽管带有 B-RAF 突变的肺癌和甲状腺癌确实对 BRAF 抑制表现出敏感性，但这种类型的结直肠癌在很大程度上是无反应的，这表明突变的组织背景在决定反应方面可能很重要[25]。

十、受体酪氨酸激酶为靶点

RTK 编码基因的突变或易位会导致肺癌、结肠癌、甲状腺、胆管癌和乳腺肿瘤患者亚群中出现上皮癌。RTK 突变在非小细胞肺癌中激活 EGFR、EML4-ALK 和 ROS-1 的激酶功能，在黑色素瘤和 GIST 中激活 C-KIT，在多种肿瘤类型中激活 NTRK，在甲状腺髓样癌中激活 RET。这些个体突变的净效果是在持续的增殖刺激下产生一个细胞。具有这些突变的细胞会对异常信号上瘾，并在信号中断时死亡。大多数临床有效的激酶抑制剂以 RTK 的 ATP 结合口袋为靶点。

EGFR 抑制剂已被证明对非小细胞肺癌有效。EGFR 在许多实体肿瘤中过表达，并在激活控制细胞周期进程、增殖、血管生成和生存的下游分子中发挥关键作用。它在 10% 的非小细胞肺癌患者中发生突变并被组成性激活。突变的 EGFR 的第一代抑制剂在该突变的大多数患者中产生了反应，但在非突变的非小细胞肺癌患者中没有任何益处。埃洛替尼和吉非替尼的益处被重要的不良反应所抵消，包括痤疮样皮疹和腹泻。通过受体 ATP 结合口袋的进一步突变或 c-MET 途径的激活而产生抗药性。第二代 EGFR 抑制剂阿法替尼具有更强的结合效力，可改善应答率和无进展生存期，但具有相同的毒性，对埃洛替尼和吉非替尼耐药中常见的 T790M 突变无效。Osimertinib 不可逆地与 T790M 突变 EGFR ATP 结合口袋中的蛋氨酸结合，作为一线和二线治疗非常有效，由于其与野生型 EGFR 的亲和力较低，对肠道和皮肤的毒性大大降低[29]。C-MET 抑制剂正在测试中，以治疗其他 EGFR 突变肿瘤，这些肿瘤由于 C-MET 扩增而对埃洛替尼产生耐药性。

被批准用于治疗化疗耐药的结直肠癌。与单独使用伊立替康相比，西妥昔单抗与伊立替康联用的应答率几乎翻了一番[19]。Panitumumab 是另一种针对 EGFR 的单克隆抗体，与安慰剂相比，在化疗耐药的结直肠癌患者中，Panitumumab 改善了无进展生存率。与这些药物相关的典型痤疮样皮疹患者的反应更为频繁。更重要的是，具有 K-RAS 或 BRAF 激活突变的患者不会从这些 EGFR 抗体中受益。西妥昔单抗通过放疗加强头颈部鳞癌的局部疾病控制[30]。

非小细胞肺癌的其他亚群包含已成功靶向的其他类型的 RTK 易位。在 4% 的非小细胞肺癌患者中，EML4-ALK 易位激活了间变性大细胞激酶（anaplastic large-cell kinase, ALK）。在 Crizotinib 的 I / II 期试验中，拥有 ALK 融合蛋白的肿瘤患者表现出 53% 的临床反应率。另有 20% 的患者长期处于稳定状态，这一发现在 II 期试验中得到了证实。这种药物对 ALK 驱动的其他肿瘤有活性，包括间变性大细胞淋巴瘤和炎性骨髓成纤维细胞肉瘤[25]。然而，融合激酶 ATP 结合位点的守门人突变通常会导致耐药性。第二代和第三代抑制剂克服了这些 Crizotinib 耐药突变；Alectinib 在 EML4-ALK 突变肿瘤中的应答率高达惊人的 60%～70%；具有更好的中枢神经系统渗透性，从而降低了中枢神经系统复发率；并已取代 Crizotinib 成为首选一线药物[31]。

Crizotinib 仍然是治疗更罕见的 *RTK* 突变非小细胞肺癌的首选药物，该突变是由激活 *ROS-1* 易位（在 1% 的非小细胞肺癌中发现）以及在 4% 的非小细胞肺癌中发现的激活 c-MET 的外显子 14 缺失所驱动的。*NTRK-1* 突变发生在非小细胞肺癌、结肠癌、甲状腺癌和其他癌症中，它们对拉洛替尼的反应非常强烈[32]。

十一、HER2 导向治疗

HER2（EGFR 2 或 ERB B-2）是一种被 HER 激活的 RTK。它缺乏向下游传递信号的能力，但通过与其他 EGFR 家族成员之一（优先是 HER3）的二聚化来促进增殖和存活。作为一种二聚体，它通过 MAP 激酶和 PI3K/AKT 通路发出信号。大约 25% 的乳腺癌表现出 *HER2* 基因的扩增，导致非配体依赖的癌细胞增殖和存活。*HER2* 扩增与更具侵袭性的表型和更差的临床结果相关。Trastuzumab 是一种抗 HER2 的单克隆抗体，被批准用于治疗转移性 HER2 阳性乳腺癌。虽然曲妥珠单抗治疗 HER+ 乳腺癌的疗效不明显，但与单独化疗相比，它与紫杉烷或其他化疗药物联合治疗 HER+ 乳腺癌，可提高应答率、无病存活率和总存活率，并减少辅助治疗中的复发[33]。Trastuzumab 对 HER2 扩增的胃腺癌的化疗也有疗效[34]。扩增或突变的 HER2 在肺癌、食管癌、膀胱癌和胆管癌的亚型中也很少见。

Trastuzumab 也被用作剧毒美坦辛衍生物 Emtansine 的载体。曲妥珠单抗–DM-1（TDM-1）于 2013 年被批准用于曲妥珠单抗进展后 HER2 阳性乳腺癌的治疗，与拉帕替尼加卡培他滨[13] 相比，在曲妥珠单抗难治性乳腺癌中产生了更好的无进展生存期（9.6 个月 vs. 6.4 个月）和总生存期（30.9 个月 vs.25.1 个月）。

一种新的抗体 Pertuzumab 阻断了 HER2 与 HER3 的二聚化，并阻止了通过 HER3 的信号转导。与曲妥珠单抗和多西紫杉醇联合使用时，Pertuzumab 改善了转移性疾病[35]的无进展生存期（18.5 个月 vs. 12.4 个月）和总生存期，并在乳腺癌的术前治疗（新辅助治疗）中产生了更高的病理完全应答率。针对目标的疗法正在测试中，目的是通过证明早期乳腺癌新辅助试验中病理完全应答率的改善来获得加速批准，这一策略可能会在其他癌症中采用。

与 ATP 竞争的小分子也能有效地阻断 HER2 信号。拉帕替尼是一种选择性的 HER2 和 EGFR 抑制剂，与卡培他滨联合治疗曲祖单抗进展后 HER2 阳性乳腺癌被证明是有效的[25]。

Neratinib 还抑制 HER2，并被批准用于 HER2 扩增的乳腺癌的体后维持治疗[36]。

十二、磷脂酰肌醇 3- 激酶作为肿瘤治疗的靶点

细胞内调控途径引起了药物发现项目的兴趣（图 5–1 和图 5–2）。PI3K 途径（图 5–2）接收来自多个 RTK 的信号。这些信号通过下调细胞凋亡的内在途径，激活细胞增殖，发挥生存效应。该途径的多个组成部分，特别是 PI3Kα（乳腺癌、子宫内膜癌、肺癌和结肠癌）和 δ（淋巴瘤）同工酶，在人类癌症中经历扩增或突变。针对 PIK3CA（PI3Kα 的催化亚单位）的抑制剂在激活 *PIK3CA* 突变的乳腺癌和子宫内膜癌中显示出一致的活性，并且正在进行晚期试验[37]。该途径的抑制子 PTEN 磷酸化酶在乳腺癌和其他肿瘤中经常是无效或缺失的；这种突变产生对 β 特异性抑制剂的潜在靶点 PIK3CB 的依赖。PI3Kδ 抑制剂 Idelalisib 和 Copanlisib 与利妥昔单抗联合用于慢性淋巴细胞性白血病[38]，对化疗无效的患者有很高的活性。

mTOR 在 PI3K 下游信号通路中占有中心地位。它形成多蛋白复合体，为增殖、存活和血管生成提供信号，并调节中间代谢。针对 TORC1 复合体的 mTOR 抑制剂已被批准用于癌症适应证，包括免疫抑制剂 Rapalogs、用于高危肾癌患者的替西罗莫司，以及用于对一线治疗无效的同一疾病的伊维洛莫斯。埃博利莫还被批准用于套细胞淋巴瘤、类癌和外周神经外胚层肿瘤，并与西美坦联合治疗激素不敏感的乳腺癌。mTOR 抑制剂会导致间质性肺部疾病，并伴有皮疹、腹泻和肝毒性，当与化疗联合使用时，可能会加剧骨髓抑制[25]。抑制 TORC1 复合体导致 TORC2 反馈激活 PI3K 和 AKT。较新的 mTOR 抑制剂可阻断 TORC-1 和 TORC-2 复合物以及上游激酶，并可能显示出更好的治疗效果。

十三、蛋白酶体抑制

2003 年，FDA 批准了蛋白酶体抑制剂 Bortezomib，用于在接受多发性骨髓瘤治疗的同时进展的患者。它阻断了关键蛋白的蛋白酶体降解的糜蛋白酶活性，从而阻断了癌细胞强大的生存因子 NF-κB 的激活。目前它被批准用于多发性骨髓瘤的一线治疗，联合地塞米松治疗，以及套细胞淋巴瘤的二线治疗，并通常与 Lenalinamide 一起用于一线治疗。一种更有效、更特异的后续分子 Carfilzomib，也是一种蛋白酶体抑制剂，在二线治疗中具有令人印象深刻的抗骨髓瘤活性和较低的神经毒性[25]。口服蛋白酶体抑制药 Ixazomib 也被批准联合 Lenalinamide 和地塞米松用于二线治疗用来那利胺和地塞米松。蛋白酶体抑制剂的不良反应有骨髓抑制、腹泻和神经病变。

185

十四、血管生成抑制药

虽然大多数药物发现的目标是控制细胞增殖和细胞死亡平衡的途径和靶点，但癌症生物学的其他独特方面也引起了人们的注意，特别是肿瘤血管的形成。血管生成与肿瘤细胞分泌 bFGF、血管生成素和 VEGF 有关。这一过程的特异性抑制剂，如抗 VEGF 抗体（贝伐单抗；参见表 10-1）和抗血管内皮生长因子受体（vascular endothelial growth factor receptor，VEGFR）小分子（Sunitinib、Pazotinib、Axitinib、Lenvatinib、Regorafinib、Cabozantinib 和 Sorafenib），现在有多种临床适应证，包括肾癌、肉瘤和肝细胞癌的一线治疗 [25, 39]。卡波赞替尼在多种肿瘤中的特殊活性可能归功于对多个靶点（AXL、C-MET、RET、C-KIT 和 FLT-3）的抑制。

2004 年，人源化单克隆抗体贝伐单抗被批准用于转移性结直肠癌的一线治疗、联合化疗，随后用于卵巢癌和肺癌的一线治疗，以及一线治疗后复发的多形性胶质母细胞瘤。与单纯化疗相比，在转移性结直肠癌和转移性宫颈癌的化疗中加入贝伐单抗可提高有效率、无进展生存率和总生存率 [40, 41]。Bevacizumab 还将无进展生存延长为肾癌的单药，并对多形性胶质母细胞瘤、卵巢癌和化疗的非小细胞肺癌具有二线活性。贝伐单抗对肿瘤灌注和药物通路有多种影响。一项新辅助氟尿嘧啶联合放射治疗 T_3 直肠癌的研究显示，给予贝伐单抗后，肿瘤的灌注、血管容积、微血管密度和间质液体压均降低 [42]。作为一种类别效应，抗血管生成药物可以降低间质压力，改善氧合，以增强放疗效果，改善细胞毒化疗对肿瘤的转运，从而增强该药物的放、化疗增敏特性。

小分子通过与 ATP 竞争受体分子上的细胞内激酶位点而有效地抑制 VEGFR。其中许多化合物抑制其他酪氨酸激酶。舒尼替尼抑制 VEGFR2、c-KIT 和血小板衍生生长因子受体（platelet-derived growth factor receptor，PDGFR）。在对转移性肾癌患者使用舒尼替尼和干扰素 -α 进行比较的第三阶段试验中，舒尼替尼的有效率较高。舒尼替尼延长了对伊马替尼治疗耐药的 GIST 患者的肿瘤进展时间，并延长了无法切除或转移性周围神经外胚层肿瘤患者的生存期。它获得了对这三项指标的批准 [25]。

其他抗血管生成化合物已被批准用于临床 [25, 29, 43]。索拉非尼最初是作为一种适度的 BRAF 激酶抑制剂开发的，很可能是由于抑制 VEGFR2 而对肝和肾肿瘤有效，并在总生存改善的基础上被批准用于不能切除的肝细胞癌。值得注意的是，抗血管生成药物会产生显著的不良反应：高血压伴偶尔充血性心力衰竭、蛋白尿、罕见的肠穿孔（通常发生在腹部手术患者中）、血

栓形成和出血，以及口服复方制剂、腹泻、疲乏和肝酶升高 [25]。

Cereblon 抑制剂——IMiD

沙利度胺及其类似物 Lenalidomide 和泊马度胺，也被称为免疫调节衍生物（immunomodulatory derivative，IMid），其抗肿瘤活性的机制尚未分类。沙利度胺及其 IMiD 类似物最初用作镇静剂，然后用于治疗结节性麻风红斑，具有抗血管生成和抗细胞因子特性，可抑制 TNF-α、IL-12、IL-6 和 NFκB。众所周知，类似物可以破坏细胞周期素 D 复合物的稳定，促进关键淋巴细胞转录因子 IKZF1 和 IKZF 的泛素化 [44]。这些分子与泛素连接酶 Cereblon 结合，并重新定位 Cereblon 以标记关键的细胞内激酶以进行破坏 [44, 45]。Lenalidomide 和泊马度胺是效力更强、镇静作用较差的衍生物，在一线和二线治疗的多发性骨髓瘤成分以及耐化疗的套细胞淋巴瘤中非常活跃，对其他淋巴瘤和慢性白血病有显著的活性。Lenalidomide 在 5q- 形式的骨髓发育不良中产生血液学缓解。IMiD 的不良反应包括周围神经病变、腹泻或便秘，以及静脉血栓形成，特别是与地塞米松联合使用时。

十五、表观遗传修饰因子

表观遗传学是一个迅速发展的研究领域，它研究组蛋白和 DNA 甲基化对基因表达的控制。组蛋白与 DNA 偶联，在未经修饰的状态下，阻断聚合酶和转录因子的访问。组蛋白的甲基化、乙酰化或磷酸化会分解染色质，增加基因表达，并能诱导肿瘤细胞分化和凋亡。组蛋白去乙酰化酶（Histone deacetylase，HDAC）抑制剂是一类能诱导细胞周期阻滞和分化的新型抗肿瘤药物。它们也可能引起非组蛋白蛋白质的高乙酰化，包括 TP53、HSP90、RAF、AKT、HER2 和 BCR-ABL。通过影响组蛋白和关键癌蛋白的乙酰化，它们在皮肤和外周 T 细胞淋巴瘤中发挥有价值的抗肿瘤活性 [46]。这两种药物，Vorinostat 和罗米地辛，是 FDA 批准用于皮肤 T 细胞淋巴瘤患者的药物，Panobinostat 与 IMiD 和地塞米松一起用于二线骨髓瘤的治疗。它们最常见的不良反应是腹泻、疲劳、恶心和食欲不振，但罗米地辛也可能延长心脏 QT 间期，并可能导致心律失常。

最近对急性髓系白血病的研究发现，TET2、IDH1 和 IDH2 是控制 DNA 和组蛋白去甲基化途径的酶中间产物，它们经常发生突变。突变酶 IDH1 和 IDH2 产生一种新的肿瘤代谢物，2- 羟基戊二酸，它抑制 DNA 中胞嘧啶的去甲基化，从而中断分化。IDH 同工酶抑制剂在 *IDH2* 突变白血病中产生一致的反应，已被批准为二线治疗 [47]。IDH 抑制剂也在测试 *IDH* 突变实体肿瘤，如胆管癌和胶质瘤，但迄今成功有限。EZH2 的一种抑

制剂，是组蛋白甲基化的多梳抑制复合体的成员，已经显示出对 *EZH2* 突变淋巴瘤的早期活性[48]。

十六、优化临床化疗：药物代谢动力学和药效学

在癌症患者的治疗中，药物治疗的最终效果取决于 3 个因素：肿瘤的内在敏感性，在治疗浓度下将药物输送到作用部位的能力，以及宿主毒性的局限性。虽然 PET 和 MRI 等新的成像技术可以在实验环境中非侵入性地跟踪某些药物在人体内的分布和转化，但通常不可能测量肿瘤中的药物浓度。一种药物在血浆中的药物代谢动力学曲线或药物浓度随时间的变化代表了通常临床环境中可测量的肿瘤暴露的最密切相关。在新药的初步临床试验中，药物代谢动力学研究对于确定药物清除率和机制（表 10-2），监测目标细胞毒药物浓度的实现，以及调整给药途径和给药程序以达到临床前模型所建议的最佳给药方案至关重要。在第二阶段和第三阶段试验中，药物代谢动力学可以提供关于年龄、性别、药物相互作用和器官功能障碍对药物清除的影响的重要补充信息。

抗癌药物通过一种机制或多种机制的组合从体内清除，包括肾脏排泄、肝脏代谢、化学分解或肝外部位的代谢改变（表 10-2）。在清除抗癌药物的能力方面，个体之间经常存在相当大的差异，这可能需要对肾功能或肝功能不全的患者进行剂量调整。其他因素如性别、年龄、血清白蛋白浓度、瘦体重、种族和营养状况，可以影响药物的药物代谢动力学行为和药理作用，但它们对药物处置的定量影响在个别患者中很难预测。遗传性代谢能力缺陷（多态性）可能会导致药物的严重意外毒性，如氟尿嘧啶（即二氢嘧啶脱氢酶缺乏）和 6- 巯基嘌呤（即硫嘌呤甲基转移酶缺乏）[49]。与吉尔伯特综合征有关的 UDP*- 葡萄糖醛酸基转移酶 1A1 基因（*UGT1A1* 基因）的遗传变异与吉尔伯特综合征有关，由于不能结合和清除活性化合物 SN-38，导致接受伊立替康治疗的患者出现严重的骨髓不良反应。

几乎所有靶向小分子和天然产物（紫杉烷、长春碱和蒽环类）都会被肝微粒体代谢清除，在肝功能异常的情况下需要减少剂量。少量的细胞毒性药物包括甲氨蝶呤、培美曲塞、氟达拉滨、羟基脲和博来霉素，在尿液中的排泄没有变化，主要依赖于肾功能。当出现肾功能或肝功能不全时，需要调整这些药物的剂量。高活性分子如烷化剂或顺铂的活性代谢物，具有较短的血浆半衰期，其清除率不依赖于肾或肝功能。抗体和抗体药物结合物在网状内皮系统中被蛋白酶消化清除，具有更长的血浆半衰期（2～3 周），通常不需要调整剂量来治疗肾

或肝功能障碍。

表 10-3 中提供了药效学终点与毒性的重要相关性。在表 10-4 中发现了诱导或抑制肝微粒体清除的药物常见的药物相互作用，可能导致毒性或治疗无效。这些相互作用对靶向制剂尤其重要，这些物质主要通过 CYP 清除。

表 10-2　抗癌药物的清除机制

主要清除机制	药　物	器官功能障碍的剂量调整
CYP 介导的肝代谢	• 白素凡、紫杉烷、长春碱、伊立替康、蒽环类、依托泊苷	Y
	• 大多数 ATP 靶向激酶抑制药	
	• 苯丁酸氮芥、环磷酰胺[a]、异环磷酰胺[a]、塞替派	N
存在于肝脏和许多正常组织中的可溶性酶	阿糖胞苷、吉西他滨、氟尿嘧啶[b]、卡培他滨[b]、6- 巯基嘌呤[c]	N
非酶水解或谷胱甘肽结合	BCNU[a]、甲氧苄啶、顺铂、美法仑、苯达莫司汀	N（肾功能不全患者不能使用顺铂）
肾排泄	博来霉素、卡铂、脱氧考福霉素、依托泊苷、氟达拉滨、羟基脲、甲氨蝶呤、培美曲塞、拓扑替康	Y

a. 药物激活所需的酶和自发化学反应，乙醛脱氢酶失活；b. 二氢嘧啶脱氢酶缺乏需要停药；c. 硫嘌呤甲基转移酶缺乏需要停药。Y. 调整；N. 不调整

表 10-3　癌症患者化疗药物的药效学关系

药　物	药物毒性	药物代谢动力学相关	参考文献
白消安	肝毒性	AUC	[50]
卡铂	血小板减少	AUC	[51]
顺铂	肾毒性	C_{max}（原药）	[52]
阿霉素	心脏毒性	C_{max}	[53]
磷酸依托泊苷	骨髓抑制	AUC（依托泊苷）	[54]
磷酸氟达拉滨	白细胞减少	AUC	[55]
氟尿嘧啶	毒性风险	AUC	[56]
甲氨蝶呤	骨髓毒性、肿瘤	C_{max}，$C \times T$（C 超过 10μmol/L）	[57, 58]
紫杉醇	中性粒细胞减少	超过阈值 C_p 时间	[59, 61]
拓扑替康	中性粒细胞减少	AUC（总药）	[60]

AUC. 血浆浓度 - 时间曲线下的面积；C_{max}. 最大血浆浓度；C_p. 血浆浓度

表 10-4　抗癌药物联合用药的药物代谢动力学改变

化疗药物	联合药物	对抗癌药物清除率的影响	可能机制	参考文献
环磷酰胺	苯巴比妥	↑	CYP450 酶诱导	[62, 63]
阿霉素	环孢素	↓	抑制 P- 糖蛋白介导的胆汁排泄	[64, 65]
甲氨蝶呤	阿司匹林、青霉素	↓	抑制肾小管分泌	[66-68]
	头孢菌素	↑	抑制肾小管再吸收	
紫杉醇	维拉帕米	↓	抑制 CYP450 代谢或胆汁排泄，阻断 MDR 泵	[69]
长春碱	红霉素、咪唑类抗真菌药物	↓	抑制 CYP450 新陈代谢	[70]

十七、临床用药一览表

抗癌药物以重复的给药周期给药，中间有休息时间，以促进正常组织的恢复，特别是骨髓和胃肠道黏膜。随着 G-CSF 等骨髓刺激因子的出现，周期间隔从传统的 4 周缩短到 2 周是可能的。借助 G-CSF 提供这种剂量密集治疗的能力可能会在不增加毒性的情况下改善结果[71]。循环化疗的理论基础是通过动物模型建立的，动物模型表明，对于任何给定的药物方案和剂量，特定比例的肿瘤细胞都会被杀死。因此，根治性治疗需要反复的治疗周期。是否有必要消灭最后一个肿瘤细胞来治愈这种疾病仍是个未知数。急性白血病患儿缓解诱导后，残留疾病的分子标志物可能会存在数年。

尽管峰值血药浓度、曲线下面积（area under the curve，AUC）和超过阈值的时间与选定化疗药物的反应和毒性相关（表 10-3），但临床研究人员缺乏药物代谢动力学数据，而且大多数联合治疗方案的药物代谢动力学与药效学效果缺乏相关性。为了建立靶向药物的这种相关性，已经做出了更大的努力，但信息通常是不准确的。联合临床研究的实际目标通常是最大化单个药物的剂量强度（每单位时间给药）。对于细胞毒性药物，临床数据支持淋巴瘤以及乳腺、卵巢和结肠肿瘤治疗中剂量强度和反应之间的密切关系。[72] 在极端的情况下，大剂量化疗结合骨髓干细胞替代在患有难治性肿瘤的患者中产生了最高的剂量强度和最高的应答率，但成本很高，而且有致命毒性的风险。在临床实践中，大多数肿瘤学家都使用全剂量的药物，以达到可逆和易耐受的毒性为临床终点。

在设计联合化疗方案时，临床研究人员必须从有关给药路线、时间安排和给药顺序的一系列选项中进行选择。决定最终选择管理时间表的因素包括如下内容。

1. 各药物在人体内的药物代谢动力学　特定因素例如峰值药物浓度和血浆清除率、所需的 AUC 以及药物浓度超过阈值的时间，是单个药物的中心考虑因素（图 10-2、

表 10-3）。一般来说，临床研究人员试图在实验系统中再现药物浓度和暴露时间的轮廓，以模拟最佳条件。

2. 该制剂的细胞周期动力学和细胞周期时相特异性　如果所讨论的药物只对处于细胞周期特定阶段的细胞起作用，则必须计划时间表以确保药物浓度超过阈值的最大持续时间。在实践中，最好的例子是长期输注抗代谢药物（即持续输注氟尿嘧啶或阿糖胞苷）。在生长相对较快的肿瘤（如急性髓细胞白血病）中，如果阿糖胞苷的输注持续 7 天，大多数分裂细胞在 DNA 合成阶段都会暴露在药物中。

3. 药物—药物相互作用（表 10-4）　改变药物代谢动力学行为或增强或抑制细胞毒性的相互作用可能决定使用特定的给药程序或顺序。

4. 药物与辐射的相互作用　人们对实体肿瘤联合治疗的兴趣与日俱增，这源于人们对许多抗癌药物作为放射增敏剂的期望。在大多数情况下，如果在肿瘤照射期间存在药物，则实现最大的放射增敏。持续的药物输注或每日给药是受欢迎的，尽管往往缺乏严格的证据证明一个时间表比另一个时间表更好。

5. 毒性　大多数化疗方案的发展是为了在 2 个治疗周期之间允许正常组织的快速和完全恢复。最终，毒性会限制所用药物的剂量和服药时间。如果药物与其他治疗方式联合使用，可能会对时间表和剂量施加进一步的限制。例如，氟尿嘧啶或以顺铂为基础的化疗对黏膜或骨髓的放射增敏效应可能会限制放疗和化疗的剂量，如果这两种方式同时给予，特别是当照射范围包括骨髓、肠道或其他上皮表面时。对于某些药物，已经建立了毒性的药效学相关性的例子，例如药物浓度 × 时间 AUC，或血浆中的阈值药物浓度，例如表 10-3 所示。

6. 便利性和成本　口服给药是最简单、最便宜的给药方式。然而，由于抗癌药物的口服生物利用度多变且往往有限，因此很少有细胞毒性药物通过这种途径给药。静脉给药保证了全部剂量进入血液。间歇性给药方

案通常被看好，尽管药物代谢动力学或细胞周期动力学的考虑可以为延长输液方案提供强有力的论据。这种细胞周期特定时相药物的一个例子是抗代谢药物氟尿嘧啶。当氟尿嘧啶连续输注48h而不是每天5次时，有效率更高，毒性更小[73]。口服疗法在便利性和成本方面都有进一步的进步，前提是它们都是同样有效的。卡培他滨是氟尿嘧啶的口服前体药物，在与奥沙利铂联合治疗转移性结直肠癌患者时，似乎与输注氟尿嘧啶具有同等的活性[74]。

7. 有针对性的药物通常按照一定的时间表给药，以确保长期、持续地暴露于该制剂中　由于单克隆抗体的血浆半衰期很长（1～3周），所以每隔2～4周给药一次可延长暴露时间，而每天口服靶向药物则需要在血浆中产生超过最低抑制浓度的低谷药物水平。

毒品庇护所的特殊问题

虽然药物从血流到大多数组织隔室的分布相对容易，但某些"避难所"对渗透构成了特殊的障碍。一般说来，肿瘤血管会根据组织快速增殖的需要而增殖，但由此产生的血管往往具有异常的通透性，允许蛋白质渗透到细胞外空间，导致间质压力增加、血流迟缓、药物渗透性差。这些改变可以通过贝伐单抗和小分子VEGFR抑制药等抗血管生成治疗来纠正（参见后面的讨论），并且可能允许更好地渗透氧气和小分子。其他组织部位往往会排除许多药物。当全身给药时，大多数化疗药物在睾丸、眼睛的玻璃体和大脑中的浓度都很低。大脑受到血脑屏障的保护，血脑屏障是微血管内皮细胞的紧密排列，限制了大分子和亲水性药物的通过。此外，脑血管内皮细胞中有活跃的多药耐药输出泵[75]。与转移或原发性脑肿瘤相关的肿瘤血管破坏屏障可以使药物更多地渗透到中枢神经系统，但屏障似乎维持在肿瘤的浸润边缘。虽然放射治疗是治疗多种类型脑转移瘤的最有效手段，但全身化疗或免疫治疗可能使中枢神经系统肿瘤患者受益。替莫唑胺是一种高度亲脂性的烷基化药物，当它与放射联合使用时，可以延长恶性胶质瘤患者的生存时间。

其他药物显然可以到达颅内肿瘤[76]。第二种和第三种EGFR抑制剂和EML-4/ALK抑制剂已显示出抗非小细胞肺癌脑转移的活性[25]。大剂量甲氨蝶呤是治疗原发性中枢神经系统淋巴瘤的首选方案，尽管脑脊液与血药浓度的比值小于0.1[77, 78]。即使是PD-1抑制剂和CAR-T细胞疗法等抗体也可能对颅内肿瘤有效。VEGF抑制药贝伐单抗耗尽系统循环生长因子血管内皮生长因子，被批准用于替莫唑胺和放射治疗后肿瘤进展的多形性胶质母细胞瘤患者的二线治疗。

十八、利用基因组学和药物遗传学预测肿瘤反应和药物毒性

抗癌新药的临床试验越来越依赖于为特定的药物选择合适的患者；所谓的"精确医学"的基本工具是肿瘤基因组学。将基因组特征（驱动程序突变、扩增或途径过度表达）与药物相匹配，可以快速且通常成功地评估一种新化合物，而缺乏选择策略可能导致阴性试验。有许多由生物标志物驱动的试验识别具有高反应率的小亚群的例子。随着反应和耐药性生物标志物的发现，基因组监测很有可能成为癌症治疗的常规部分，不仅是靶向药物，也包括免疫治疗和常规化疗和放射治疗。新的基因组技术，如循环肿瘤DNA的分析，甚至是完整的循环肿瘤细胞或外切体的分析，将成为在治疗前和治疗期间评估肿瘤基因组学的一个有价值的来源。

药物基因组学已经成为一种有趣但很少使用的工具，用于预测药物对宿主的影响。它使临床医生能够确定个人对哪些药物的耐受性较差，并可能允许在个别患者中更合理地选择特定的抗肿瘤药物。例如，在一些肿瘤中，高水平的胸苷酸合成酶是基因启动子区域串联重复序列多态性的结果，预示着大肠癌患者对氟尿嘧啶的耐药性[80]。DNA修复基因 *ERCC1*（以前指定为 XPD）和 *XRCC1* 的基因组多态性以及 *ERCC2* 的表达水平可能是接受顺铂治疗的非小细胞肺癌患者的预后因素[81]。

转录沉默可能改变基因表达，影响化疗结果。MGMT是一种负责烷化剂化疗后DNA修复的酶。在肿瘤中，该基因可能通过其启动子的甲基化而被沉默，从而造成肿瘤细胞对DNA损伤的脆弱性。*MGMT* 基因沉默发生在大约20%的胶质母细胞瘤中，并与胶质母细胞瘤和神经内分泌肿瘤患者对烷化剂替莫唑胺的高反应率有关[82]。

十九、抗药性

分数细胞杀伤假说必须加以修改，以纳入耐药的概念。在实践中，对最初化疗周期的反应可能比对随后剂量的反应大得多，在许多实体肿瘤中，如乳腺癌和肺癌，肿瘤在最初反应后可能会再次快速生长。这一发现的原因在于抗药性问题和抗癌药物对耐药细胞的选择能力。耐药机制可能会影响药物作用的任何必要步骤：药物通过活性转运蛋白进入肿瘤细胞，酶激活药物，在细胞内分子靶点的催化作用，药物的输出，甚至触发细胞死亡的过程。虽然许多耐药的例子已经在模型系统中得到了表征，但对临床实践中的耐药性的理解仍然不完整。然而，现在可以通过反复肿瘤活检或监测 ctDNA

来获取有关靶向抗药性的信息[83-89]。在表 10-5 中给出了模型系统中一些更常见的机制以及治疗人类肿瘤的相同机制的证据。在常规临床实践中，通过侵袭活检取样肿瘤部位来监测肿瘤的突变状态是不切实际的，但通过研究 ctDNA、外切体或循环肿瘤细胞是可能的。这种"液体采样"需要先进的技术，但有望提供有关全身抗药性的重要时间点信息[89]。早期证据表明，抗药性突变可以在疾病进展的临床表现在成像上出现之前被检测到，并可能指导靶向药物治疗的变化。

除了极少数例外，癌症的单一药物治疗只能产生暂时的反应。这一规则也适用于靶向药物，在这些药物中，对 EGFR 抑制剂等药物的抗药性是通过目标蛋白结合位点的突变或通过激活另一种增殖途径（C-MET）而产生的[83-87]。抗药性可能早于接触药物，但却是肿瘤潜在遗传不稳定性的自发产物[25, 88]。虽然每一剂量的药物都会杀死敏感部分的细胞，但在药物的选择压力下，耐药突变株会增殖并取代敏感的同种细胞。根据抗生素治疗细菌感染的经验，将具有不同耐药机制的药物联合使用是合乎逻辑的。如果耐药突变的频率是 10^{-6} 个细胞中的 1 个，那么任何细胞同时对两种药物产生耐药性的概率就是这些概率的乘积，也就是 10^{-12}。Goldie 等令人信服地辩称，化疗的最佳策略是在治疗方案中尽早使用尽可能多的非交叉耐药药物[83]。此外，使用放射增敏化疗和放射治疗对于肿瘤的局部控制和减少与手术相关的空气消化道肿瘤的局部发病率有很大的好处，并且增加了协同 DNA 损伤的潜力。

在使用药物组合时，必须牢记某些限定注意事项。

(1) 耐药机制，如多药耐药转运系统的过度表达，可能导致对多种药物的耐药性，也可能是细胞死亡途径缺陷、DNA 修复增强、肿瘤血流不畅或其他生物因素。

表 10-5 抗癌治疗中耐药机制举例

分子机制	举 例	药物影响
细胞摄取减少	• 叶酸转运蛋白减少 • 核苷转运体的缺失	• 甲氨蝶呤、培美曲塞 • Ara-C、吉西他滨
细胞外排增加	• 多药耐药基因表达增加或扩增	长春碱、蒽环类、紫杉类、依托泊苷、拓扑替康
目标蛋白改变	• 二氢叶酸还原酶的突变体或扩增 • 拓扑异构酶I突变体 • 微管蛋白突变体 • BCR-ABL 突变或扩增 • EGFR 突变 • EML4-ALK 突变 • BRAF 变异或 BRAF 扩增 • KIT 突变、KIT 扩增或 PDGFR 改变	• 甲氨蝶呤 • 拓扑替康 • 长春碱、紫杉醇 • 伊马替尼、达沙替尼、尼洛替尼 • 吉非替尼、厄洛替尼、西妥昔单抗、克唑替尼 • 克唑替尼、阿来替尼 • 威罗菲尼 • 伊马替尼
替代通路激活	• 多种机制（详见参考文献[19]）	• 吉非替尼、厄洛替尼、克唑替尼、西妥昔单抗、帕尼单抗、伊马替尼（GIST）、维穆非尼、曲妥珠单抗
目标蛋白缺失	• 拓扑异构酶I缺失 • 拓扑异构酶II缺失	• 拓扑替康、伊立替康 • 蒽环霉素、依托泊苷
肿瘤药物活性降低	• 脱氧胞苷激酶缺乏症 • Folylpolyglutamate 合成酶减少	• Ara-C、氟达拉滨、克拉屈滨 • 甲氨蝶呤、培美曲塞
解毒增加	• 谷胱甘肽或谷胱甘肽转移酶增加	• 烷基化剂、铂类似物
增强 DNA 修复	• 核苷酸切除修复增加 • 增加的 O-6- 烷基鸟嘌呤烷基转移酶	• 铂化合物，烷基化剂 • 丙卡巴肼，替莫唑胺
DNA 加合物识别缺陷	错配修复缺陷	铂化合物、6- 巯基嘌呤、亚硝基脲
凋亡途径的改变	TP53、BCL2 突变	烷基化剂、抗代谢物、EGFR 抑制药、RAS/RAF/MEK 通路抑制药
突变修复基因的重新激活	BRCA1 通过进一步突变重新激活	奥拉帕尼

EGFR. 表皮生长因子受体；GIST. 胃肠道间质瘤；PDGFR. 血小板源性生长因子受体

(2) 同时使用多种药物可能导致压倒性毒性、不利的分子靶点药物相互作用或不必要的药代动力学相互作用。由于负面的相互作用，多个药物可能会顺序给药，而不是同时给药，结果更有利。

二十、综合治疗

在大多数人类癌症的治疗中，除极少数例外，多药疗法已被证明比单药疗法更有效。一般来说，联合治疗药物的选择是基于机械学、药物代谢动力学和毒理学的考虑。将药物纳入联合疗法的最重要标准如下。

(1) 待治疗疾病中的单药活性。

(2) 无重叠毒性，允许每种药物全量使用。

(3) 不同的作用机制。

(4) 无耐药的重叠机制。

这些规则并不是一成不变的。有许多使用多种烷化剂、多种天然产物（尽管它们具有共同的潜在交叉耐药性）或骨髓毒性药物组合的临床方案的例子。通常，这些选择是由正在治疗的肿瘤中令人印象深刻的单药活性和对临床耐药机制的不确定性决定的。

虽然联合靶向治疗或免疫治疗的研究还处于较早的发展阶段，但很明显，单一药物不太可能治愈癌症，需要不同类别的药物（化疗、免疫治疗和靶向治疗）内部和之间的组合才能充分发挥其潜力。

靶向药物的开发极大地扩大了解决细胞毒化疗耐药性的机会。贝伐单抗和曲妥珠单抗等药物分别显著提高了结肠癌和乳腺癌的细胞毒化疗效果。曲妥珠单抗阻断了一种促进增殖和存活的受体，而贝伐单抗则使肿瘤血管正常化，并改善了细胞毒素对灌注不足的肿瘤细胞的通透性。联合使用靶向药物的进一步开发可能会成功地灭活多条耐药途径，例如联合使用 BRAF 和 MEK 抑制剂治疗黑色素瘤，这一策略对癌症治疗具有很大的希望。为了实施这一策略，有必要在常规的基础上对肿瘤样本进行分子图谱分析，这一能力在当前的实践中并不广泛使用，而且必须能够在不经历过度毒性的情况下结合药物。

二十一、总结

事实证明，化疗只能治愈数量有限的转移性癌症。它最大的好处是在手术和放疗的辅助和新辅助设置中看到了它的最大好处。显然，我们需要的是开发新的模式：靶向治疗和免疫治疗。免疫治疗的进展延长了肺癌和难治性淋巴系统恶性肿瘤的生存期，并在许多其他实体肿瘤中显示了无进展生存的益处。针对肺、乳腺、结肠和甲状腺肿瘤亚群的针对性治疗为具有这些常见肿瘤特定基因组亚群的患者提供了正确的药物。

显然，进一步的进展将取决于交错使用这些不同的模式。实体瘤化疗的益处只有通过在辅助和新辅助环境下与放疗和手术相结合才能实现。我们从这一经历中学到了重要的教训。最佳放化疗方案的开发必然考虑到一系列因素：①序贯和并行联合治疗方法的优缺点；②不同治疗方法的优缺点；③接受治疗的患者群体（通常是患有心脏病或高血压等相关疾病的老年患者以及其他有器官功能障碍迹象的患者）及其耐受特定治疗及其不良反应的能力。同样的因素也会影响综合治疗的结果。

未来是充满希望的。癌症生物学的进步，特别是在免疫治疗和靶向治疗领域的进展，将导致更具肿瘤特异性、毒性更低的癌症控制方法，并可能允许使用毒性更低、选择性更强的化疗和放疗方案。在个体肿瘤的分子图谱和通过 ctDNA 监测反应和耐药性方面的最新进展将导致对患者治疗的更合理、量身定做的设计，并最终产生更有益的结果，同时避免用错误的药物治疗错误的患者所带来的不必要的毒性和费用。

第 11 章　肿瘤学成像
Imaging in Oncology

Anup S. Shetty　Demetrios Raptis　Hilary L. P. Orlowski　著
栾　婷　译

一、肿瘤影像学

影像学在全身原发性恶性肿瘤和转移性疾病的诊断和治疗评估中起着关键的作用。CT 和 MRI 是主要的成像方式，超声、放射成像和传统的血管造影术有更具体的用途。核医学，包括 PET/CT 和 PET/MRI，将被列在单独的章节中讨论。

二、计算机断层扫描

CT 是多种恶性肿瘤的主要成像方式。现代 CT 扫描仪能够生成高度详细的薄层体积数据集可重建为多个平面或用于三维渲染。CT 图像采集的速度足够快，在不到 1min 的时间内即可获取数据集，故 CT 尤其适用于难以保持静止、不能遵循屏气指示或具有幽闭恐惧症的患者[1]。静脉注射碘对比剂可对血管组织、纵隔、实质器官及肠管进行最佳评估，并且在大多数肿瘤 CT 检查中优先使用。在检查过程中，对比剂的注射剂量通常为 75～125ml。对比剂注射的风险包括变应性反应，从荨麻疹到过敏反应，对比剂引起的肾病以及辐射暴露[2]。如果过敏反应或对比剂引起的肾病较严重，则需要预先使用糖皮质激素和抗组胺药物或静脉水化疗法。

三、磁共振成像

长期以来，MRI 一直用于中枢神经系统、脊柱和骨骼肌肉系统的评估。最近，MRI 因其优越的软组织对比度和解剖学特性，在头颈部及腹部盆腔恶性肿瘤的成像中得到了更广泛的应用。MRI 无电离辐射，适合一些儿科恶性肿瘤的成像和高危人群的恶性肿瘤的筛查。几乎所有的肿瘤学 MR 检查都需要静脉注射钆对比剂，剂量通常为 20～30ml。钆注射引起的相关不良反应不如碘化 CT 对比剂常见[3]，但需要注意肾源性系统纤维化和中枢神经系统内对比剂沉积[4]，且妊娠期间使用钆对比剂并不安全[5]。此外，MRI 检查通常需要至少15～30min，根据扫描的复杂性和解剖区域的不同，可

能会延长至 1h，在此期间，患者必须能够在相对较小的磁铁孔径内仰卧并保持静止。强大的磁场还会造成金属和电子植入物如心脏起搏器、脊柱刺激器设备、动脉瘤夹或关节假体等潜在并发症。因此，在进行 MRI 检查之前，医生需要对患者进行详细检查[6]。

四、超声

与 MRI 或 CT 相比，超声在肿瘤成像中的作用更有针对性。虽然超声具有较好的空间分辨率和几近于无的禁忌证，但是受限于患者的体位、组织结构重叠和穿透深度。此外，超声比 CT 和 MRI 更依赖于操作者。在肿瘤学成像中，超声主要用于评价较小的器官，如甲状腺、睾丸、胆囊、卵巢和淋巴结。超声与 CT 一样，也是影像引导活检进行恶性肿瘤诊断和分期的首选工具。

五、成像策略

我们将以 CT、MRI 和超声为例介绍胸部、腹部、盆腔、中枢神经系统、头颈部和脊柱常见的原发性和转移性恶性肿瘤的影像表现。PET/CT 和 PET/MR 作简要描述，并在后面单独一章中进行更深入的讨论。不同机构的成像协议可能有所不同；咨询当地放射科医生对优化肿瘤影像诊断和分期非常有帮助。

六、胸部成像

（一）肺原发性肿瘤

肺癌是美国癌症相关死亡的主要原因[7]。早期诊断和完全手术切除是提高生存的关键；然而，事实证明这很困难，因为许多患者在诊断时没有症状，而且 2/3 以上的肺癌是在晚期才被发现。

1. 成像策略　胸部放射是临床上评估胸部病变时最常用的影像方式。因此，大多数肺癌最初是在胸片上发现的。

CT 和 PET/CT 是目前应用最广泛的肺癌分期和疗效评估方法。MRI 可为疑难病例提供更多细节，通常用于评估胸壁、纵隔、大血管受累或臂丛侵犯情况。

2. **肺癌筛查** 美国国家肺部筛查试验的结果显示，美国预防服务工作组（US Preventive Services Task Force）对肺癌筛查（lung cancer screening，LCS）提出了 B 级建议，使用低剂量 CT 扫描目前和以前的高危吸烟者[8, 9]。为了指导适当的管理，美国放射学会（American College of Radiology，ACR）建立了肺 – 报告和数据系统（reporting and data system，RADS）分类方案，以标准化所检测结节的筛查术语、解释和推荐[10]。随着在适当的患者群体中对肺癌的报销增加，被发现的肺癌数量预计在全国范围内上升。

3. **肺肿瘤** 肺原发性恶性肿瘤可分为两大类：非小细胞肺癌和小细胞肺癌[11]。非小细胞肺癌占肺癌的绝大多数。非小细胞肺癌亚型包括腺癌、鳞癌和大细胞癌。

腺癌包括黏液性和非黏液性肿瘤，包括原位腺癌、微浸润性腺癌、鳞状上皮性腺癌和浸润性腺癌。黏液性腺癌在 CT 上典型表现为实性结节或空气支气管征。非黏液性肿瘤表现为实性或亚实性病变，非实性（磨玻璃）或部分实性（磨玻璃和实性成分）病变。总体积增加、实性成分增加、磨玻璃成分增加、空气支气管征、邻近血管扭曲和凹陷提示疾病进展。

鳞状细胞癌通常为中央型肺癌，常呈现单个边界不规则的孤立性结节或肿块。在某些情况下，这些肿瘤可能导致支气管腔内阻塞，肺段或肺叶塌陷。空洞常见于鳞癌，可作为特征性影像[12]（图 11-1）。

大细胞癌，又称巨细胞癌，是一种低分化的非小细胞肺癌，表现为生长速度快，体积大，早期易转移至纵隔和脑（图 11-2）。

小细胞肺癌占肺癌的 13%～15%，是最常见的神经内分泌肿瘤，并且与吸烟息息相关[13, 14]。小细胞肺癌通常起源于肺叶或主支气管，典型表现为肺实质内大中央型肿块，常累及肺门和纵隔。CT 显示融合性软组织肿块包绕纵隔（图 11-3）。有时，小细胞肺癌也表现为单个周围性孤立性肿瘤，不伴有明显的淋巴结肿大[15]。

4. **肺癌分期** 肺肿瘤的分期提供了一致的命名法，可对疾病的解剖范围进行分类，从而使医生可以对肺癌患者应用适当的治疗策略。国际癌症控制联合会（Union Internationale Contre le Cancer，UICC）和 AJCC 是定义、审查和完善分类系统的官方机构。最新的版本是第 8 版。

肿瘤的解剖范围包括 3 个部分：原发性肿瘤（T）、受累淋巴结（N）和远处转移（M）。每个部分分为几个

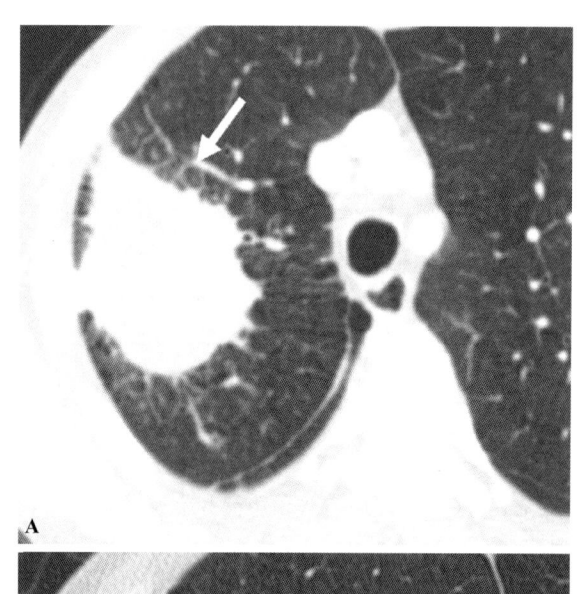
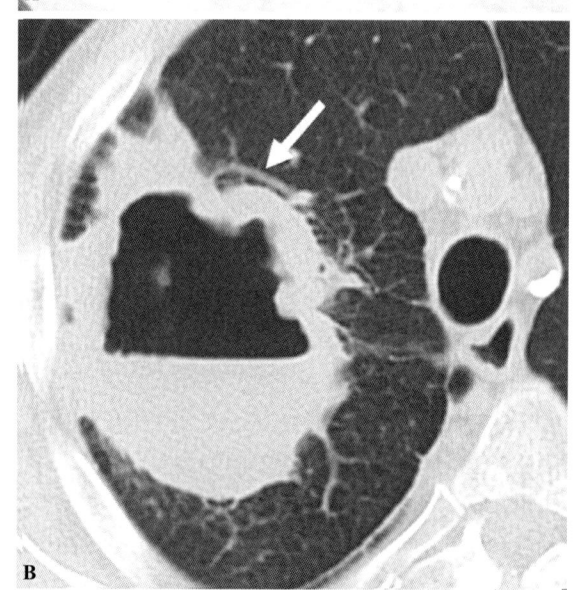

▲ 图 11-2 1 名 62 岁女性肺右上叶肿块患者的影像
A. 轴位增强 CT 显示肺右上叶可见一个大的毛刺状肿块（箭）。肿块被活检证实为大细胞肺癌。B. 1 个月后复查 CT 显示肿块明显增大并出现新的空洞（箭）。生长迅速为大细胞肺癌的特征

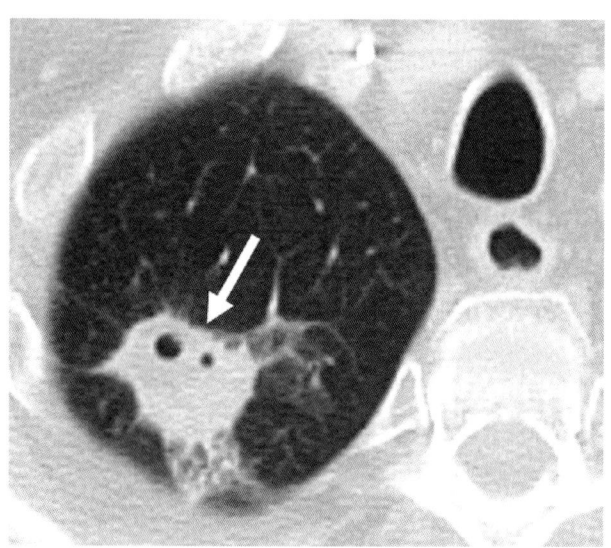

▲ 图 11-1 1 名 63 岁男性肺部空洞性结节患者的影像
轴位增强 CT 显示疑似原发性肺部恶性肿瘤的右上叶毛刺状空洞（白箭）。该结节随后被活检，病理显示为鳞状细胞癌

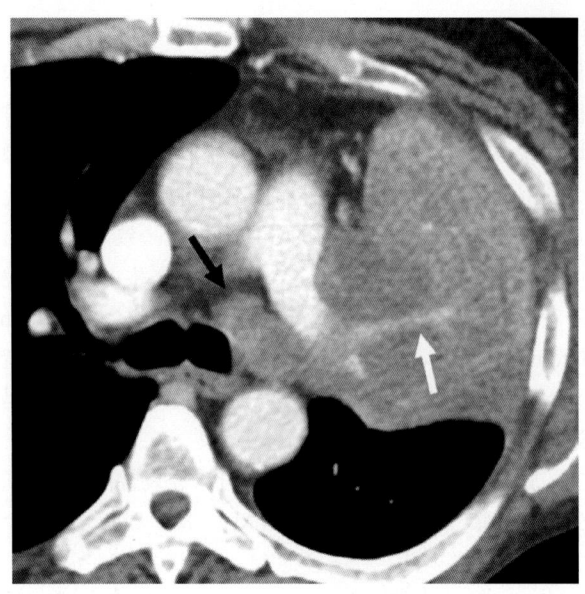

▲ 图 11-3　1 名 55 岁小细胞肺癌患者的影像

轴位增强 CT 显示左上叶融合性软组织肿块。该肿块活检后病理显示小细胞肺癌。可见肺动脉变窄（白箭）和软组织浸润（黑箭）

类别，T、N 和 M 组合对应着不同的分期。

　　肺癌肿瘤描述指原发灶的大小、局部结构的侵犯程度，以及同侧是否存在其他结节及其位置[16]。肿瘤大小为原发灶的最大长径测量值，通常在增强 CT 上进行测量，以便区分肿瘤和邻近肺不张，并进行多平面重建。此外，横断面成像可用于评估壁胸膜、脏层胸膜、肺尖、膈神经、心包、肋骨、横膈、纵隔、心脏和大血管、气管、食管、椎体和喉返神经的局部浸润程度。MRI 对比分辨率较高，在评价胸壁和胸膜侵犯方面常优于 CT。此外，值得注意的是，胸壁侵犯可能缺乏影像学表现。CT 通常能对与原发灶不同的肺结节进行很好的评估。其他肺结节通常可归类于以下类型：原发肿块伴有一个或多个相同组织类型转移灶（肺内转移）、孤立性肺癌、多发结节或表现为弥漫或多结节实变的肺炎型肺癌。

　　淋巴结描述指癌症是否扩散至区域淋巴结及淋巴结的位置[10]。非区域淋巴结扩散被认为是远处转移，并使用 M 描述其分类。淋巴结描述包括淋巴结的解剖位置，而不是实际淋巴结的数量或大小。多模态方法用于描述由 CT、PET/CT、食道超声成像、支气管镜超声成像和纵隔镜检查等多种方法描述 N（图 11-4A）。图像上淋巴结短径大于 1cm 被认为是可疑的。然而，由于多种病理过程均会引起淋巴结肿大，所以淋巴结大小标准不是十分敏感或具有特异性。以 >1cm 为标准时，CT 诊断淋巴结转移的灵敏度为 55%，特异度为 81%[17]。FDG PET/CT 在诊断纵隔淋巴结转移方面优于 CT，灵敏度为 77%，特异度为 86%[17]。对于小于 1cm 的淋巴结，FDG PET/

CT 的灵敏度仅为 32.4%[18]。区域淋巴结图用来描述淋巴结的位置，每个解剖位置都有标示数字水平[19]。目前的 TNM 分期手册使用的是国际肺癌研究协会（International Association for the Study of Lung Cancer，IASLC）的区域淋巴结图谱[20, 21]。同侧支气管旁和（或）肺门及肺内淋巴结被归类为 N_1。同侧纵隔和（或）隆突下受累淋巴结为 N_2。最后，对侧纵隔或肺门、同侧 / 对侧斜角区或锁骨上受累淋巴结为 N_3。

　　M 描述符指存在转移，被用来描述转移的位置和多样性。M_1 描述为存在远处转移。在目前的分期系统中，区域转移性疾病（M_{1a}）、单发（M_{1b}）或多发（M_{1c}）远处转移性疾病是有区别的。区域转移（M_{1a}）定义为胸膜、心包或对侧肺结节受累。M_{1b} 指的是单发的胸外转移，而 M_{1c} 指的是多发胸外转移，无论是位于单个器官还是多个器官[21]。常见的胸外转移部位包括肾上腺、肝脏、脑和骨骼（图 11-4B）。肺癌的 PET/CT 成像可以用来检测隐匿性转移疾病，这对于治疗计划是必不可少的，因为它可能改变治疗方法[22]。PET/CT 在检测脑转移方面是有限的；因此，颅脑 MRI 是评估颅内转移性疾病的主要手段。

　　5. 肺癌随访图像　CT 和 PET/CT 在评估治疗反应和可能的治疗并发症方面起着至关重要的作用。肺癌患者通过 CT、PET/CT 或联合两种成像方式评估治疗效果。PET/CT 可能有助于评估代谢活动的变化。MRI 的作用是有限的，但在肺上沟瘤的定位或评估肿瘤侵犯胸壁、纵隔或脊髓等方面可以作为 CT 补充。

（二）淋巴瘤

　　淋巴瘤是血液系统骨髓造血细胞的恶性肿瘤，包括 T 淋巴细胞、B 淋巴细胞和上皮样细胞，分为霍奇金淋巴瘤（Hodgkin lymphoma，HL）和非霍奇金淋巴瘤（non-Hodgkin lymphoma，NHL）。非霍奇金淋巴瘤占淋巴瘤 90%，其余 10% 为霍奇金淋巴瘤[23]。典型的霍奇金淋巴瘤和低级别的非霍奇金淋巴瘤均累及胸腔内淋巴结。CT 表现为淋巴结肿大（＞1cm），数目增多，密度均匀。典型的病变表现为气管旁及前纵隔淋巴结受累（图 11-5）。淋巴瘤也可表现为前纵隔内与周围结构一致的软组织肿块。肿块内可见低密度或囊性区域（图 11-6A）。影像学可显示胸腔或心包积液及胸壁浸润（图 11-6B）。淋巴瘤的肺部受累很少见，表现为肺结节或肿块，伴或不伴有空洞、磨玻璃密度灶或支气管内肿块。

　　非霍奇金淋巴瘤和霍奇金淋巴瘤也常见于移植后淋巴增生性疾病（posttransplant lymphoproliferative disorder，PTLD）患者中。PTLD 可根据 Epstein-Barr 病毒存在与否进行分组。PTLD 的影像表现包括实性肺结节或肿块、实变、磨玻璃病变或间质性病变。

CT 和 PET/CT 在淋巴瘤的影像诊断中起着关键作用。CT 可用于初步诊断和随访成像，以评估肿大的淋巴结或软组织肿块的位置和大小。PET/CT 还可以根据结节软组织内 FDG 摄取的变化来评估治疗的代谢反应[24]。此外，PET/CT 也有助于评估结外组织（如隐匿性骨转移病

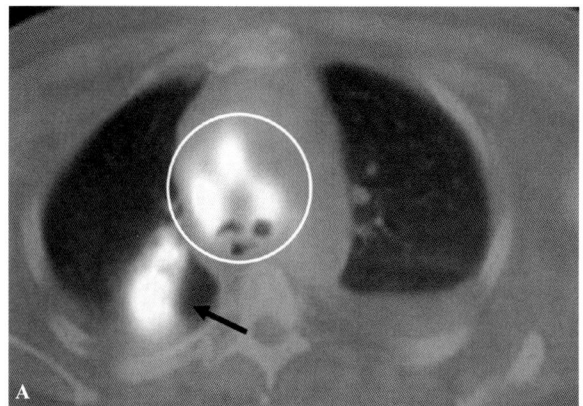

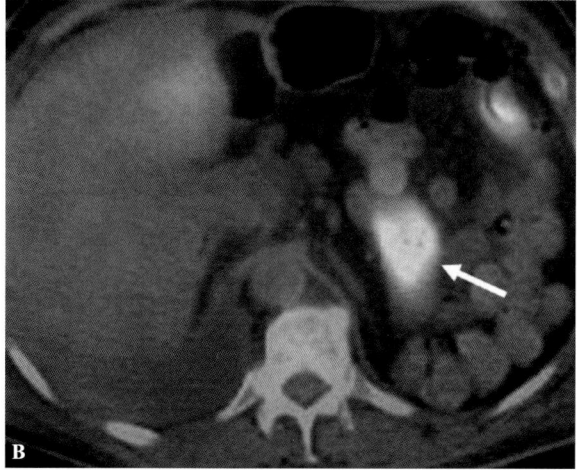

▲ 图 11-4 1 名 66 岁女性肺腺癌患者的影像（此图彩色版本见书末）

A. PET/CT 显示右上叶肿块（黑箭）氟脱氧葡萄糖（FDG）阳性，与患者活检证实的肺腺癌一致。纵隔内的 FDG 阳性淋巴结（白圈）提示转移，被支气管镜活检证实。B. 左侧肾上腺肿块（箭）呈 FDG 阳性，符合远处转移表现

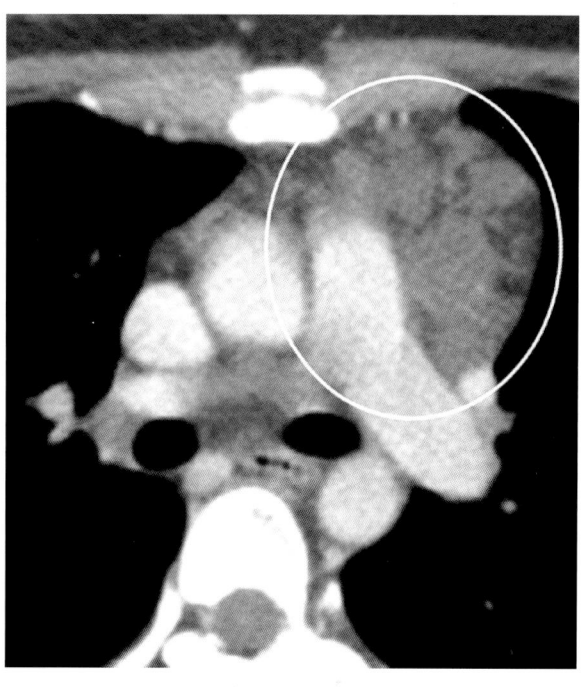

▲ 图 11-5 1 名 22 岁纵隔肿块患者的影像

轴位增强 CT 显示纵隔（白圈）内广泛的淋巴结肿大，病理组织学证实为霍奇金淋巴瘤

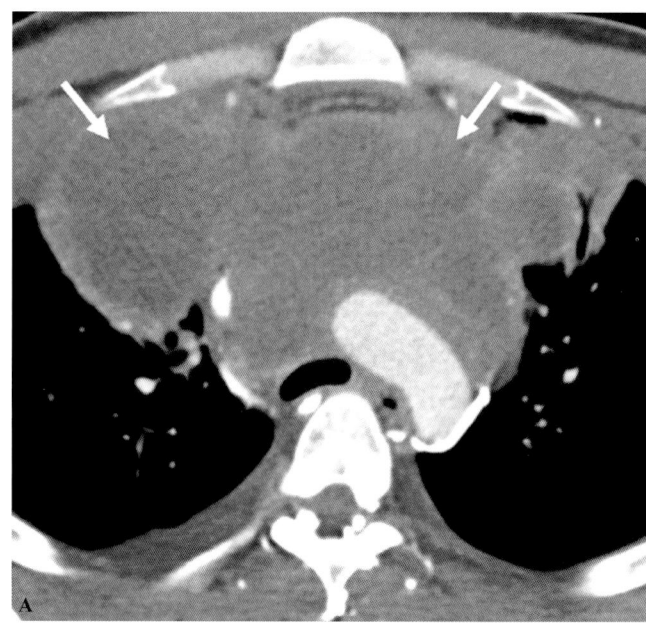

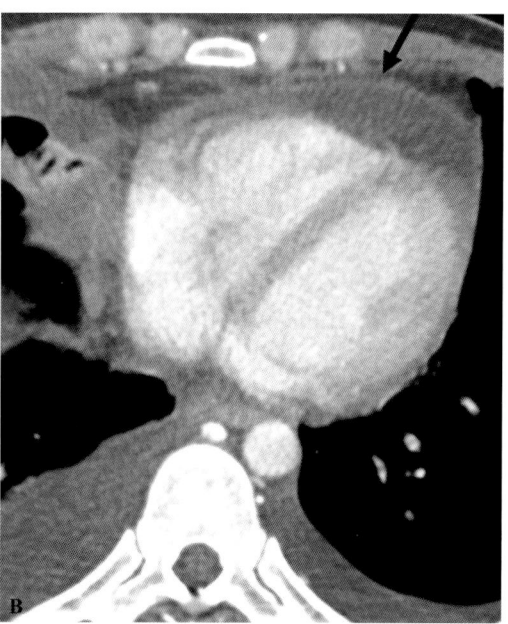

▲ 图 11-6 1 名 25 岁男性前纵隔肿块患者的影像

A. 胸部增强 CT 显示前纵隔肿块伴低密度囊性灶（箭）。肿块被病理证实为经典型霍奇金淋巴瘤。B. 心包积液（黑箭）

变）。PET/CT 已完全纳入 FDG 摄取阳性淋巴瘤的分期和反应评估[25]。在 FDG 摄取低的情况下，CT 仍然是淋巴瘤随访评估的主要手段。

（三）胸部转移性疾病

增强 CT 是胸部转移性疾病的初步分期和后续治疗反应评估的主要方法。许多恶性肿瘤继发于肺部，表现多样，包括但不局限于肺结节、恶性胸腔或心包积液、淋巴结肿大和骨性病变。一般通过病灶大小和数量的减少对治疗反应进行评估。最常见的转移至肺部的原发肿瘤有乳腺癌、结直肠癌、肾细胞癌、子宫平滑肌肉瘤和头颈部鳞状细胞癌。出现胸部转移的患者通常需要接受常规的胸部 CT 扫描。

七、胃肠道成像

（一）食管

食管恶性肿瘤是胃肠道的第三大常见肿瘤，主要为食管近 2/3 的鳞状细胞癌和位于食管远端 1/3 的腺癌[26]。虽然 CT 上肿块样增厚可以怀疑食管癌，但通常通过内镜活检诊断食管癌。食管没有浆膜层，使得肿瘤可以直接扩散到颈部或纵隔。肿瘤还可以通过淋巴管扩散至纵隔、胃、肝、腹腔淋巴结和（或）通过血液传播到肺、肝及骨骼。

CT 的主要作用是进行初步分期。内镜超声区分早期 T 期更可靠，但 T_3 期在 CT 上的表现为明显的食管壁增厚或肿块[27]。浸润性 T_4 通常通过脂肪层消失和肿瘤直接侵犯胸膜、心包、气管支气管树或脊柱来区分。CT 和 PET/CT 均可用于评估淋巴结浸润和远处转移。两者还将用于指导初始和随后的治疗策略。

（二）胃

胃腺癌是第二常见的胃肠道恶性肿瘤。胃腺癌诊断通常通过内镜，超声内镜检查以评估 T 分期的浸润深度。患者可能最初表现为腹痛并首先 CT 检查进行评估，肿瘤表现为肿块样溃疡或胃壁增不伴有黏膜下水肿[28]。CT 有助于 T_4 分期，表现为肿瘤通过浆膜向胃壁外浸润或侵犯邻近结构，CT 与 PET/CT 联合用于淋巴结或远处转移的分期（图 11-7）。近端贲门或胃底的肿瘤会引流至胃肝和腹主动脉周围淋巴结，而远端胃体或胃窦部的肿瘤引流至胃小弯[29]。远端转移最常累及腹膜和肝脏。少有远处转移累及卵巢（库肯勃格瘤）。

胃的其他恶性肿瘤包括胃淋巴瘤或转移性肿瘤，尤其是来自乳腺癌或肺癌的转移性肿瘤，常表现为胃壁弥漫性浸润或增厚。GIST 最常发生于胃内，通常表现为圆形、黏膜下肿块，呈腔内或外生型生长，也可能是良性或恶性的。

（三）小肠

小肠肿瘤在胃肠道较少见，十二指肠比空肠或回肠常见。[31] 神经内分泌肿瘤如类癌，是小肠最常见的原发性肿瘤，通常发生在回肠末端，动脉期 CT 或 MRI 呈高强化，可能伴有促结缔组织增生性肠系膜淋巴结转移和（或）肝转移。腺癌是小肠第二常见的原发性肿瘤，最常发生在十二指肠壶腹附近，CT 或 MRI 上表现为溃疡、偏心性或同心性肿块，压迫肠腔，并有可能浸润邻近的肠系膜[32]（图 11-8）。小肠淋巴瘤通常表现为小肠肠壁显著增厚的肿块，伴有肠腔动脉瘤样扩张而不是梗阻[33]。小肠 GIST 表现与胃相似。小肠的 CT 和 MRI 评估通常采用小肠造影，包括口服对比剂以扩张小肠肠腔，以及在 MR 小肠造影的情况下使用抗蠕动剂以最大限度地减少检查期间的肠道运动。分期在同一检查中进行，以仔细评估肠系膜淋巴结、肝脏和腹膜。

转移性癌症很少累及小肠，通常是由于妇科或胃肠道恶性肿瘤播散至腹膜引起，导致浆膜沉积，引起恶性肠梗阻。在这种情况下，CT 常被用来确定肠梗阻的存在和评估原因。

（四）结肠、空肠和阑尾

原发性结肠腺癌最常在结肠镜检查中被诊断出来，但常规 CT 上也并不少见，无论是偶然地被诊断为局部肠壁增厚或梗阻性肿块[34]。CT 结肠造影术也越来越多地被用于结肠癌初步筛查或光学结肠镜检查失败的患者。CT 主要用于疾病分期，包括腹膜局部浸润、区域淋巴结转移或血行播散至肝或肺[35]（图 11-9）。直肠肿瘤最好采用高分辨率盆腔 MRI 进行评估，它与超声内镜结合用于局部分期。肿瘤浸润直肠系膜脂肪层和累及环形切缘或直接延伸到邻近器官将影响治疗计划，可通过直肠 MRI 进行准确评估[36]（图 11-10）。肿瘤在肠系膜下的淋巴结扩散可以同时被评估。结直肠癌的肝转移最好采用钆塞酸二钠增强对比剂的肝脏 MRI 进行评估，肝胆期信号低于正常肝脏[37]。仔细注意执行和优化正确的 MRI 方案是评估这些患者成像的关键。

阑尾肿瘤在 CT 或 MRI 上表现为阑尾增厚或扩张，与阑尾炎或存在阻塞的预期程度不成比例[38]。阑尾的神经内分泌肿瘤与小肠的肿瘤表现相似。黏液性阑尾肿瘤发生于腺瘤到腺癌且破裂，可导致腹膜假性黏液瘤或腹膜内胶状黏液沉积。

八、腹部成像

（一）原发性肝肿瘤

肝细胞癌（hepatocellular carcinoma，HCC）是最常见的原发性肝脏恶性肿瘤。肝癌最常发生在有危险因素

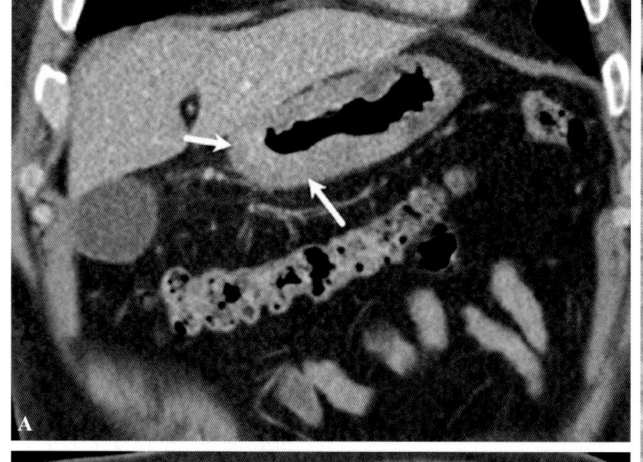

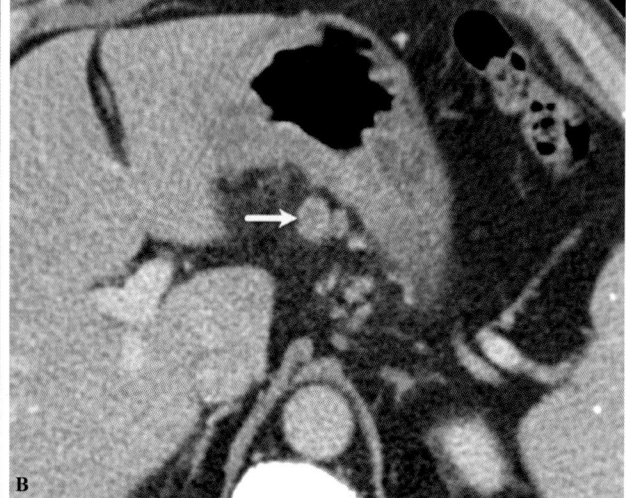

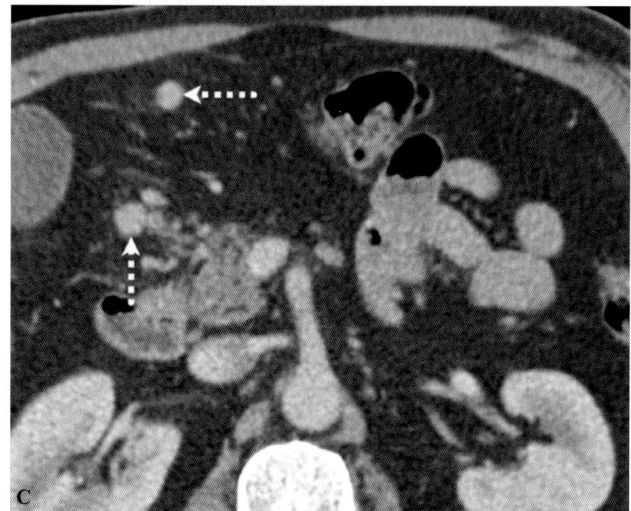

▲ 图 11-7　1 名 60 岁男性胃癌患者的影像
A. 冠状位增强 CT 显示胃窦周围环形增厚和软组织衰减（箭）；B 和 C. 增强 CT 显示胃肝韧带淋巴结病变（实箭）和腹膜转移（虚箭）

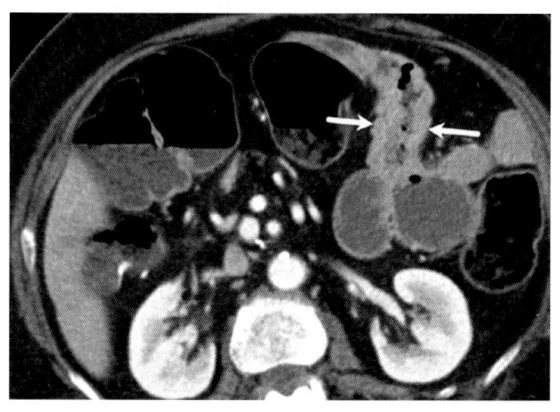

▲ 图 11-8　1 名 66 岁女性林奇综合征并消化道出血患者的影像
轴位增强 CT 显示环状缩窄的空肠肿块（箭），与小肠腺癌一致

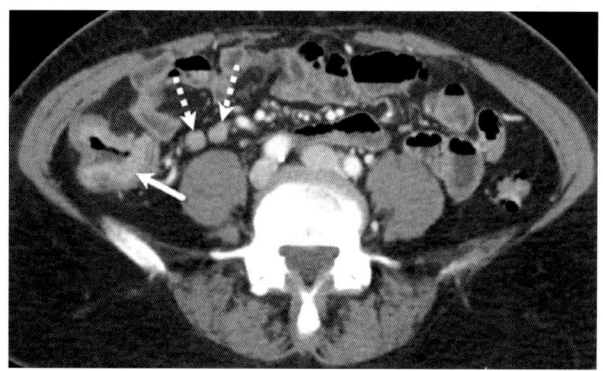

▲ 图 11-9　1 名 63 岁女性伴黑粪患者的影像
轴位增强 CT 显示盲肠壁增厚（实箭），盲肠系膜区域淋巴结病变（虚箭），与结肠癌一致

的患者，如肝硬化或慢性肝病。许多高危患者接受超声连续筛查，可能显示为低回声或高回声的肝脏结节。根据肝脏成像报告和数据系统（liver imaging reporting and data system，LI-RADS）2017 指南，可以使用多相 CT 或 MRI 通过成像来明确诊断肝细胞癌，而不需要组织采样。该指南指定了动脉期增强、延迟期消退、强化结节是必备的特点[39]（图 11-11）。其他影像特征包括

病变内是否存在脂肪或出血，最好在 MRI 上进行评估。肝癌可表现为局灶性或是弥漫性的；门静脉、肝静脉和下腔静脉内癌栓，以及门静脉淋巴结转移是主要影像学评估的一部分。肺和骨骼是肝癌转移的其他常见部位。

　　肝内胆管癌（intrahepatic cholangiocarcinoma，ICC）的发病率低于肝细胞癌，但具有相似的高危人群。LI-RADS 指南也可在肝脏 CT 或 MRI 上用于评估肝内胆

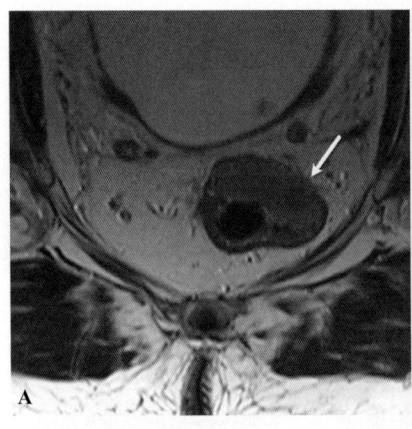
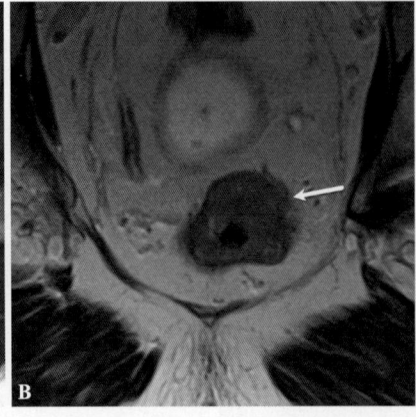
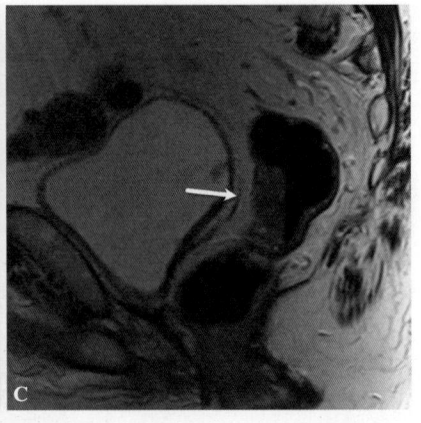

▲ 图 11-10　1 名 76 岁男性新近诊断为直肠癌患者的影像

轴位（A）和冠状位（B）高分辨率小视野磁共振 T_2 加权成像显示直肠中段肿块向直肠浆膜外延伸（箭），与 T_{3a} 肿瘤一致。矢状位高分辨率小视野 MRI T_2 加权（C）显示肿块不涉及腹膜反折（箭）

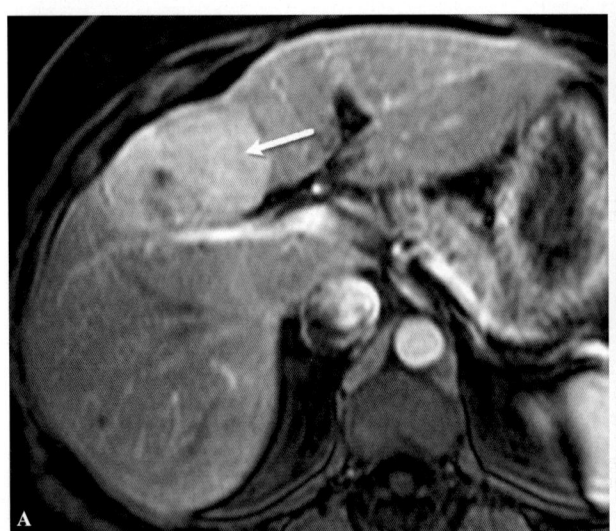
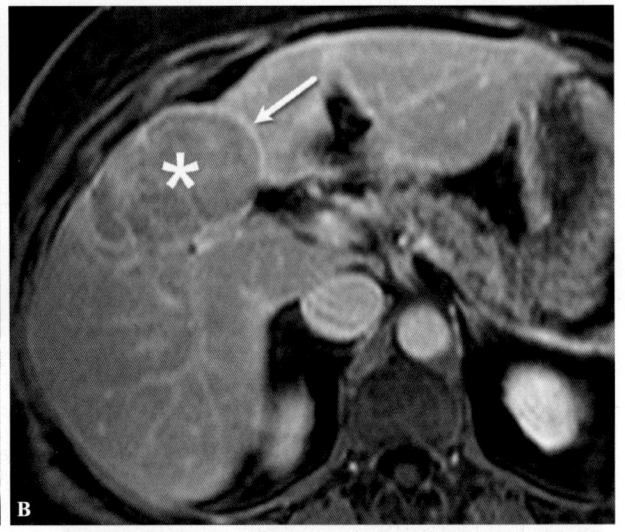

▲ 图 11-11　1 名 71 岁女性肝肿瘤患者的影像

A. 轴位磁共振 T_1 加权、脂肪抑制、动脉期成像显示肝脏肿块弥漫性强化（箭）；B. 轴位磁共振 T_1 加权、脂肪抑制、延迟期成像显示强化的肝脏包膜（箭）和肿块消退（星号），与肝细胞癌一致

管癌，与肝细胞癌相比，其成像特征往往不同，具有增强、消退或扩散限制的靶状模式[40]（图 11-12）。使用 LI-RADS 对非肝细胞癌的肝脏病变进行评估通常会提示组织取样以确定诊断，因为这些患者的处理方式与肝细胞癌患者有很大不同。

（二）转移性肝疾病

CT 最常用于检测其他原发性恶性肿瘤的肝转移。转移瘤的表现因原发肿瘤而异。[41] 高血管病变，如神经内分泌肿瘤、肾细胞癌、黑色素瘤或乳腺癌，在动脉期对比剂会急切增强。血管下转移更常见，尤其是腺癌，通常表现为周边强化。转移可能表现为囊性，尤其是卵巢或结肠的黏液性原发肿瘤。MRI 对鉴别转移更敏感，尤其是结直肠癌（图 11-13），可用于鉴别出血性转移瘤，如黑色素瘤，其信号呈固有的 T_1 高信号。MRI

有助于在单期 CT 上评估不确定的病变，因为良性病变在 MRI 上通常可以更有把握地被诊断出来。

（三）胆囊

原发性胆囊癌是最常见的胆囊恶性肿瘤。它可以表现为息肉样肿块、胆囊壁增厚或腔外肿块。[42] 黏膜肌层或黏膜下层的缺乏导致频繁直接延伸至邻近肝脏。诊断时经常出现转移性淋巴结病变和腹膜疾病。超声通常被用作识别异常的初始成像方式，CT 和 MRI 检查以确认肿块的存在和局部浸润的分期，以及肝、肺、淋巴结或腹膜周围转移的存在。

（四）胆管

胆道肿瘤可以发生在胆管的任何地方，从肝门到壶腹。由于胆道梗阻和由此引起的黄疸常引起临床注意。导

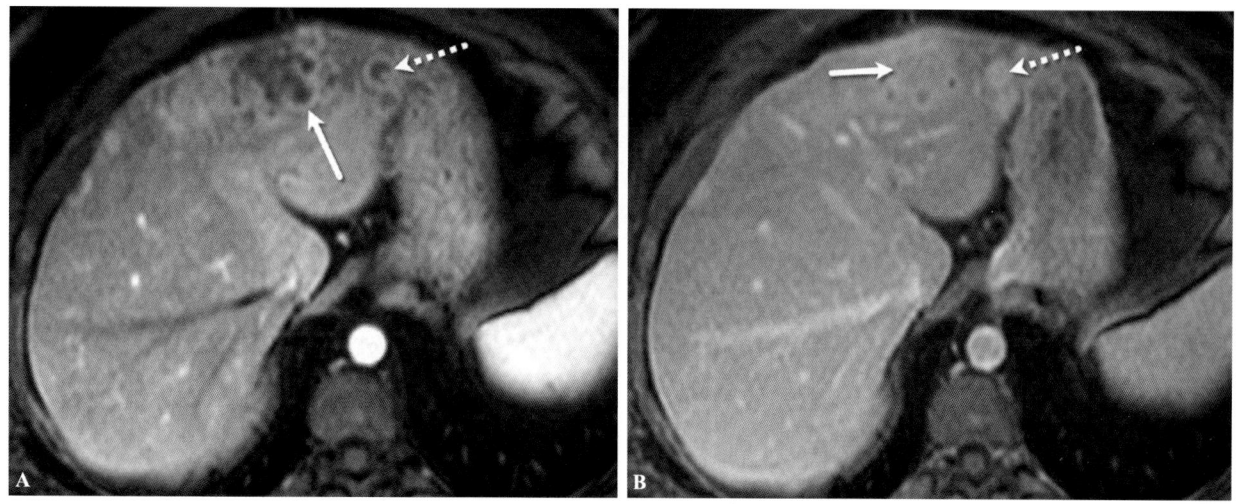

▲ 图 11-12　1 名 62 岁女性肝内胆管癌患者的影像

A. 轴位磁共振 T_1 加权、脂肪抑制、动脉期成像显示肝肿块周边强化（实箭）和卫星转移（虚箭）；B. 轴位磁共振 T_1 加权、脂肪抑制、延迟期成像显示优势（实箭）和卫星（虚箭）病灶中心强化

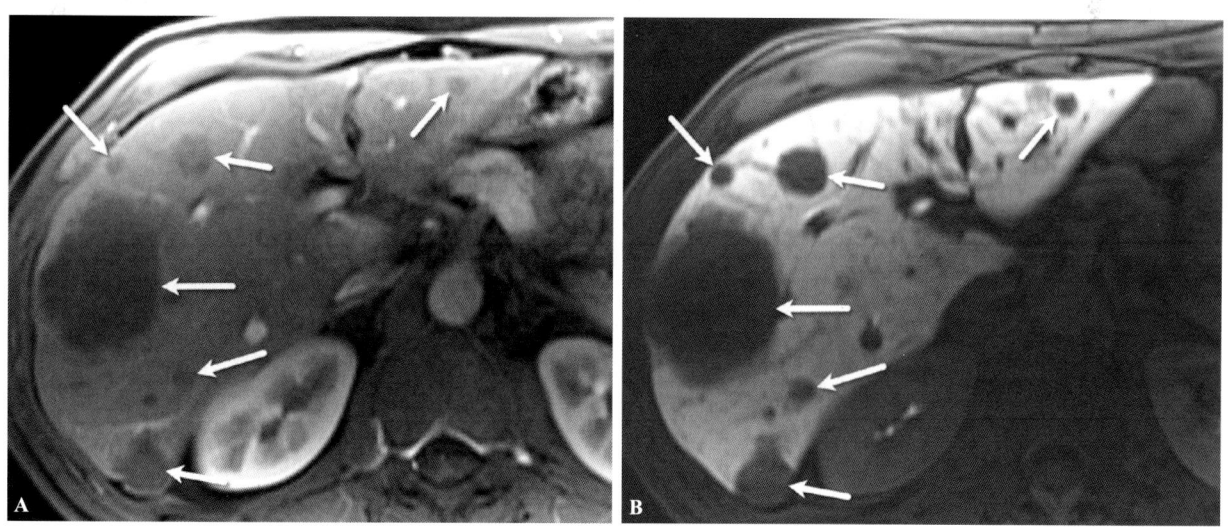

▲ 图 11-13　1 名 37 岁男性转移性直肠癌患者的影像

A. 磁共振 T_1 加权、脂肪抑制、动脉期成像显示许多肝转移瘤（箭）呈低强化；B. 肝胆期成像为检测小的或可疑的病变提供了更高的对比度和灵敏度

管增厚和增强是关键的诊断影像特征[42]（图 11-14）。多期 CT、磁共振胰胆管成像（MR cholangiopancratography，MRCP）和内镜逆行胰胆管造影（endoscopic retrograde cholangiopancreatography，ERCP）联合使用，评估邻近血管（如肝动脉和门静脉）的受累程度和胆管内病变的程度，这两种检查都会影响可切除性和预后。诊断通常是通过内镜活检获得的，但对于导管胆管癌来说，获得明确的组织诊断是出了名的困难。

（五）胰腺

胰腺导管腺癌（pancreatic ductal adenocarcinoma，PDAC）是最常见的胰腺恶性肿瘤。胰腺导管腺癌最常发生在胰头，可能阻塞胰管、胆总管或两者。多期 CT

或 MRCP 可用于早期诊断和局部分期。胰腺导管腺癌是一种浸润性肿瘤，最好在动脉期发现为相对于正常胰腺的低信号肿块[43]（图 11-15）。CT 对门静脉和肝动脉、肠系膜上静脉和动脉、脾静脉和脾动脉的微小血管侵犯具有较好的空间分辨率。MRCP 可以发现较小或细微的病变，对肝转移瘤的检测更为准确。PET/CT 有助于胰腺癌的分期，特别是对淋巴结转移的检测。

神经内分泌肿瘤是第二种最常见的胰腺实体恶性肿瘤，表现为多血管肿块，与胰腺导管腺癌不同，它不太可能导致胰管阻塞[44]。多相 CT 和 MR 是标准的诊断成像方法，但镓 -68 PET/CT 作为诊断和分期的一种有价值的工具正在被人们接受[45]。

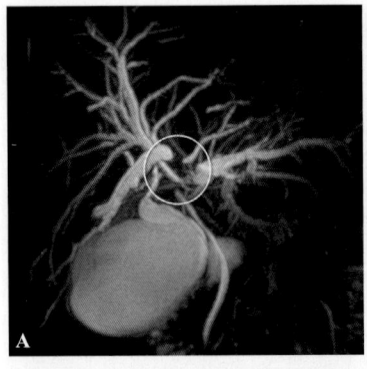
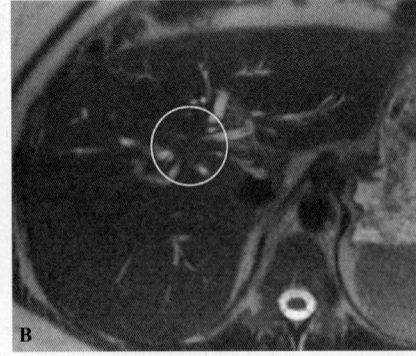
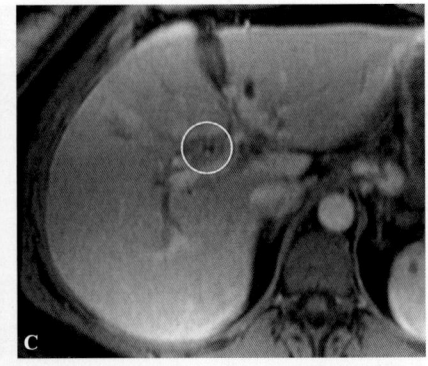

▲ 图 11-14　1 名 67 岁男性无痛性黄疸患者的影像

A. 冠状位磁共振（MRI）胆胰管造影显示肝门（圆圈）处扩张的肝内导管被局灶性截断；B. 轴位 MRI T_2 加权显示肝门（圆形）狭窄的部位；C. 轴位 MRI T_1 加权、脂肪抑制、增强后成像显示与导管肝门部胆管癌相对应的低强化的导管肿块（圆圈）

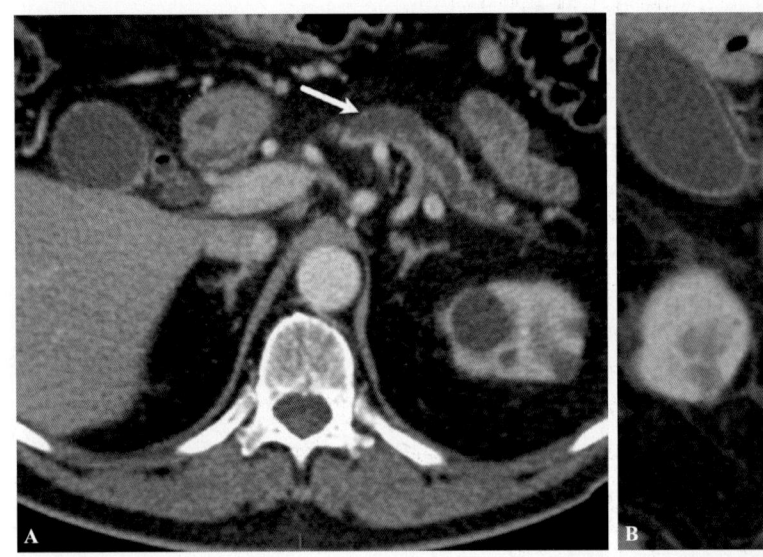
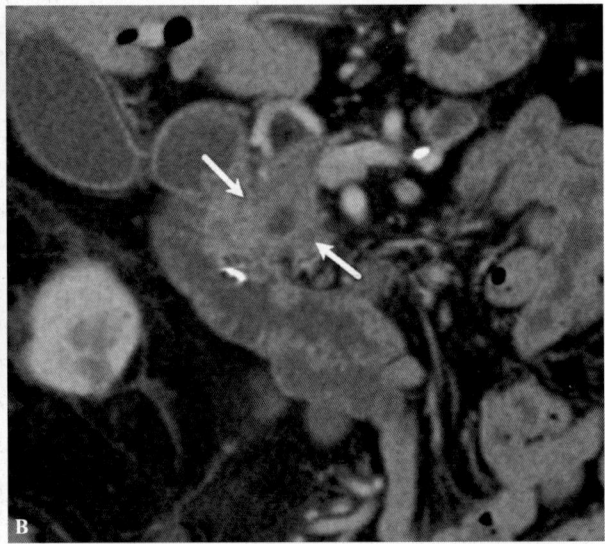

▲ 图 11-15　1 名 73 岁男性体重减轻患者的影像

A. 轴位增强计算机断层扫描（CT）显示胰管远端扩张（箭）和萎缩；B. 冠状位增强 CT 显示胰头低强化肿块，与胰腺导管腺癌一致

（六）肾上腺

肾上腺转移瘤是最常见的肾上腺恶性肿瘤。肾上腺无功能腺瘤是最常见的肾上腺病变，区分转移瘤和无功能腺瘤对于许多恶性肿瘤，特别是肺癌的准确分期至关重要[46]。当测量小于 10 个 Hounsfield 单位时，平扫 CT 可以很有把握地诊断出肾上腺腺瘤。在增强 CT 上偶然发现的肾上腺结节（图 11-16）可以用肾上腺冲刷 CT 或 MRI 进一步评估。与 MRI 相比，肾上腺冲刷 CT 总体上更准确，特别是当平扫 CT 上肾上腺病变超过 20～30Hounsfield 时。化学位移 MRI 可以用来检测肾上腺腺瘤内的细微脂肪，而不需要静脉注射对比剂。

肾上腺原发性肿瘤包括肾上腺皮质癌（adrenocortical carcinoma，ACC）和嗜铬细胞瘤（图 11-17），两者都是罕见的[47]。肾上腺皮质癌在诊断时通常较大（>5cm），并经常侵犯下腔静脉。临床上常怀疑嗜铬细胞瘤为发作

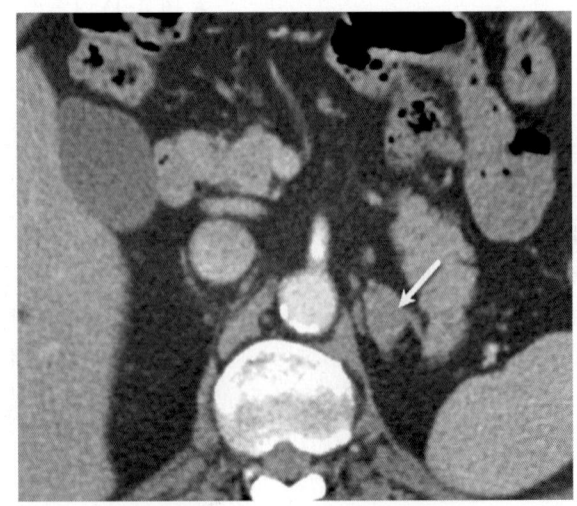

▲ 图 11-16　1 名 64 岁男性因左肾上腺结节增大而行左肾癌根治性切除术后患者的影像

轴位增强 CT 显示左侧肾上腺结节（箭）。随后被活检证实为转移性肾细胞癌

性高血压，MRI 可定位于嗜铬细胞瘤，其 T_2 高信号和多血管使其有别于腺瘤。

（七）肾脏

肾细胞癌（renal cell carcinoma，RCC）更多地被诊断为 CT 成像中的偶然发现，用于其他适应证。肾癌通常是一种实质、强化的肿块，可通过多期 CT 或 MRI 证实[48]。亚型的肾癌，如透明细胞肾癌和乳头状肾癌，可以通过特殊的 MR 特征提出建议，包括 T_2 加权信号强度和动态增强模式[49]。虽然强化的肾肿块通常被视为外科病变，但现在更多的是对较小的病变进行活检，特别是在有交界性或肾功能受损的患者，以避免不必要地切除潜在的良性病变，如肾嗜酸细胞瘤或脂质贫乏的血管平滑肌脂肪，以及远处器官转移的评估（图 11-18）。

（八）腹膜后腔

腹膜后的原发性恶性肿块通常是肉瘤[51]。起源的组织包括下腔静脉、肾囊、脂肪或肌肉。CT 最常用于诊断和分期（图 11-19），但 MRI 有助于评估血管、器官或体壁侵犯。CT 对评估肠道受累可能更有帮助。当 CT 上没有明显的粗大脂肪时，MRI 可以检测到细微的脂肪以提示脂肪肉瘤。肺和肝转移很常见。

（九）尿路

尿路上皮癌最常发生在膀胱，但也可能发生在肾盂和输尿管内的任何地方。原发性或同步尿路上皮癌通常最初通过 CT 尿路造影进行评估，使用延迟时相排泄成像获得上尿路和膀胱的高分辨率图像[52]。磁共振尿路造影是年轻患者或轻度肾损伤患者的一种选择。当收集系统有足够的对比剂混浊时，尿路上皮癌可以被检测为充盈缺损，通过肾造影时相图像来确认有强化的存在。

九、盆腔成像

（一）膀胱

虽然大多数膀胱癌起源于尿路上皮，但也可能发生鳞状细胞癌（特别是慢性血吸虫病或反复尿路感染)[53]。腺

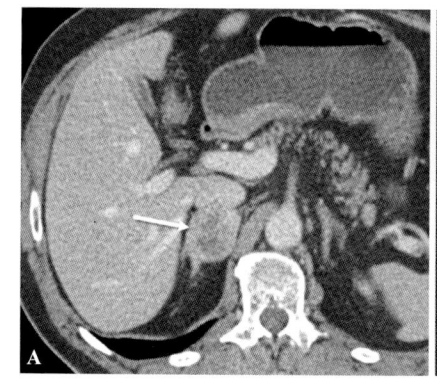
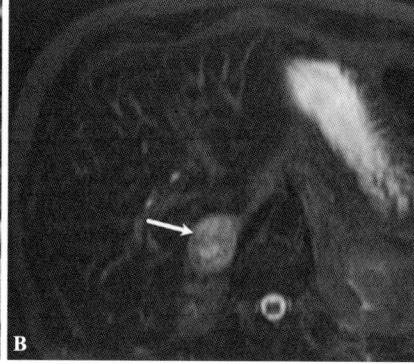
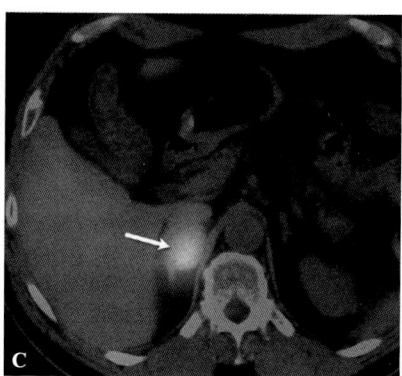

▲ 图 11-17　1 名 59 岁男性右侧肾上腺肿块患者，儿茶酚胺水平升高（此图彩色版本见书末）

轴位增强 CT（A）显示右侧肾上腺肿块不确定（箭）。轴位磁共振脂肪抑制的 T_2 加权成像（B）显示肿块内 T_2 高信号。轴位 [123]I- 间碘苄基胍显像（C）显示右侧肾上腺肿块内活动性增强，与嗜铬细胞瘤一致

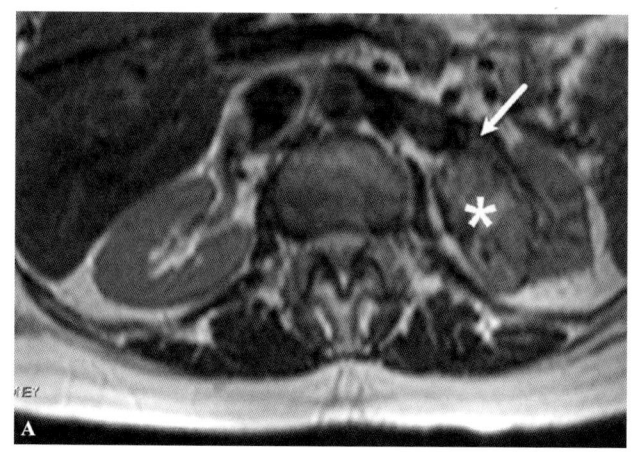
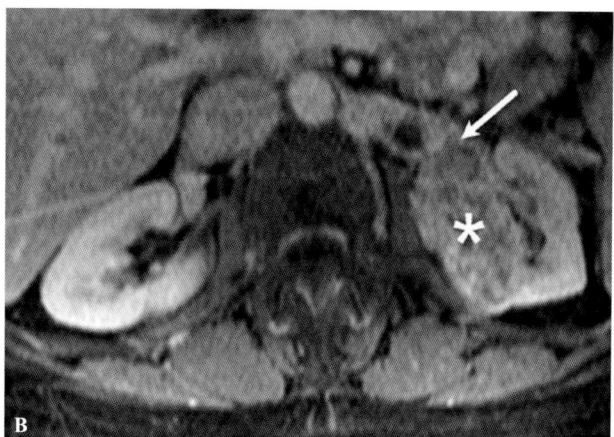

▲ 图 11-18　1 名 77 岁女性左肾病变患者的影像

轴位磁共振 T_2 加权成像（A）和 T_1 加权、脂肪抑制、增强成像（B）显示 T_2 高信号，强化的左肾肿块（星号）侵犯左肾静脉（箭），与肾癌一致

癌最常发生在脐尿管残端。膀胱镜检查是诊断膀胱癌的主要方法。与 CT 尿路造影相比，MRI 可以更准确地评估肿瘤向膀胱壁内或通过膀胱壁的扩散情况（图 11-20）[54]。CT 尿路造影可以检查上尿路同步肿瘤的存在。

（二）前列腺

近年来，随着多参数前列腺 MRI 的出现，前列腺癌的诊断范式迅速发展[55]。无论是否使用直肠内线圈，前列腺癌 MRI 都优先在 3.0T 磁共振扫描仪上进行，前列腺 MRI 提供高分辨率的 T_2 和扩散加权图像，并结合动态对比增强，以发现前列腺癌为 T_2 低信号病变，并有相应的扩散限制和早期增强（图 11-21）。越来越多

的疑似前列腺癌患者在初次活检前或活检阴性后根据前列腺特异性抗原水平升高进行 MRI 检查。MRI 检测到的病灶可用于使用软件融合技术指导经直肠超声引导前列腺活检[56]。MRI 可以在术前分期前列腺外肿瘤向前列腺周围脂肪、精囊或膀胱的扩散，并评估高危患者的神经血管束受累情况。MRI 在前列腺切除术、激素治疗或放射治疗后疑似复发的检测中起着重要作用。多种前列腺癌 PET 显像剂正在开发或推出[57]，承诺将继续快速改变前列腺癌的成像格局。

（三）睾丸

超声是睾丸癌的主要成像手段[58]。MRI 虽然精确

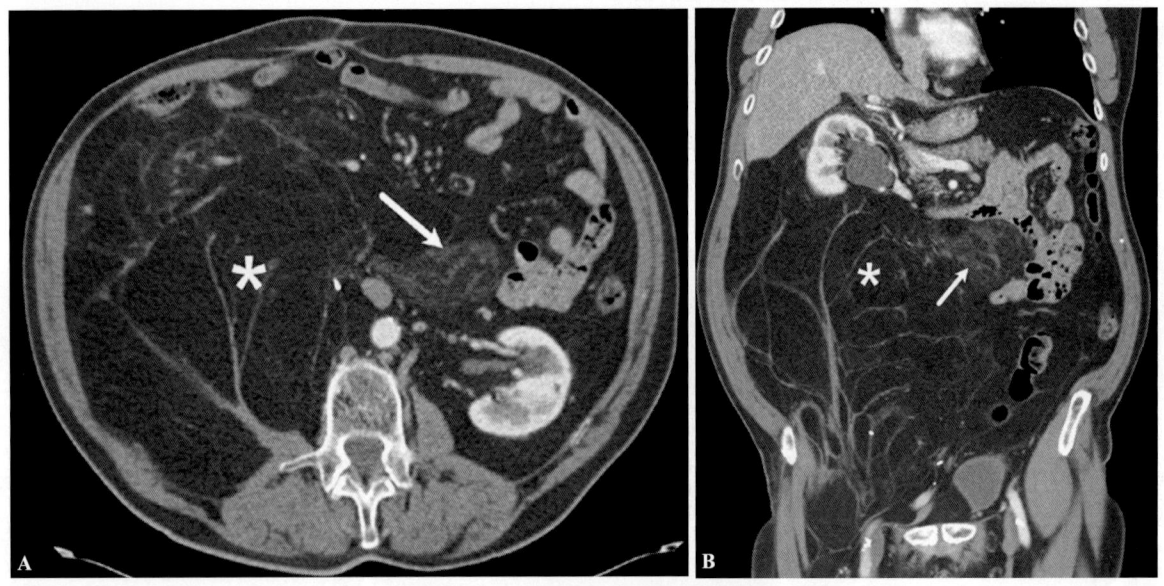

▲ 图 11-19　1 名 76 岁男性腹胀患者的影像

轴位（A）和冠状位（B）增强 CT 显示右侧腹膜后巨大脂肪肿块（星号），伴有散布的软组织衰减成分（箭），与腹膜后脂肪肉瘤一致

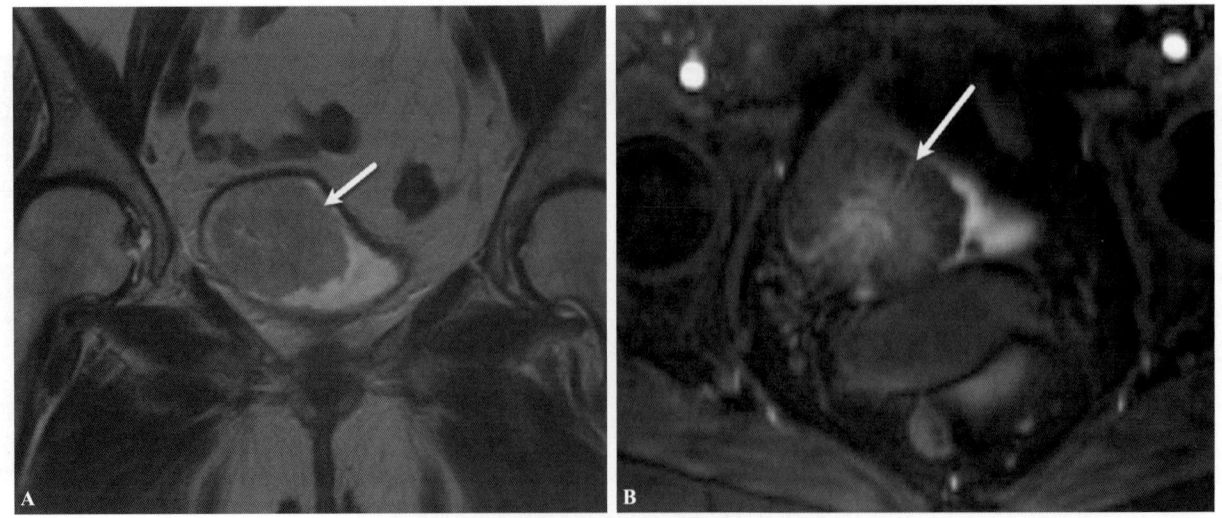

▲ 图 11-20　1 名 64 岁女性肌肉浸润性膀胱癌患者的影像

冠状位磁共振 T_2 加权成像（A）和轴位 T_1 加权、脂肪抑制、对比度增强成像（B）显示内生性 T_2 中等强度增强的膀胱肿块（箭）

度很高，但仅用于不典型或有挑战性的病例，并用于区分睾丸肿瘤和睾丸外肿瘤。肿块通常是低回声的，不同的肿瘤亚型有不同程度的血管。腹部和盆腔的 CT 成像被用来评估沿着性腺静脉淋巴引流途径的腹膜后淋巴结病变。如果有腹膜后或盆腔淋巴结病变，推荐胸部 CT 检查。如果淋巴结没有缩小，确定化疗后增大的淋巴结的治疗反应可能是具有挑战性的。在这种情况下，PET/CT 可用于评估残留代谢活性。

（四）宫颈

宫颈癌是世界上最常见的妇科恶性肿瘤，根据修订

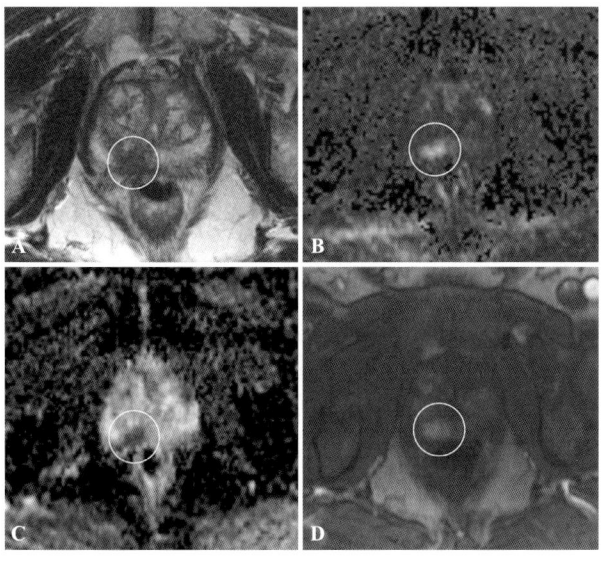

▲ 图 11-21 1 名 63 岁男性前列腺特异性抗原水平升高患者，2 次活检阴性

A. 轴位磁共振 T_2 加权成像显示右侧内侧周边区（圆圈）呈 T_2 低信号。B 和 C. 轴位 MRI 弥散加权（B）和表观扩散系数（ADC）图（C）显示病灶（圆圈）相应的弥散高信号和 ADC 低信号。D. 轴位 MRI 动态增强（D）显示病变早期强化（圆圈），活检证实为 Gleason 分级 4+5 前列腺癌

后的 FIGO 系统进行分期，该系统建议使用 CT 或 MRI 都行[59]。CT 更容易获得，但在评估肿瘤大小、宫旁侵犯、膀胱、直肠或盆腔侧壁侵犯方面不如 MRI 准确。CT 和 MRI 均是诊断输尿管受累和输尿管积水的有效方法。宫颈癌 MRI 表现为 T_2 中等强度肿块，强化程度低于正常宫颈组织，限制扩散。高分辨率多平面 T_2 加权成像最有助于寻找低强度宫颈间质环的保存，以排除宫旁侵犯（图 11-22）。盆腔淋巴结的 CT 和 MRI 分期受到大小、标准和形态学的限制。PET/CT 在评估淋巴结和远处转移方面特别有帮助[60]。混合 PET/MR 系统允许同时获取代谢成像和解剖成像，以便在一次检查中对宫颈癌进行全面分期。

（五）子宫

子宫内膜癌经常出现在有阴道出血的绝经后妇女的临床上。盆腔超声被用作评估子宫内膜厚度的一线成像手段，通常不超过 4～5mm[62]。在诊断和分期方面，MRI 比 CT 更准确，结合使用多平面 T_2 加权、弥散加权和动态对比增强成像可以评估子宫肌层或浆膜浸润的深度，邻近器官和结构的浸润以及盆腔淋巴结病变[63]（图 11-23）。PET/CT 对淋巴结和远处转移性疾病的诊断有重要价值。

（六）卵巢

卵巢肿块可以是囊性的、实性的或成分混合的，最常在超声上初步评估或偶然发现[64]。MRI 有助于进一步定性卵巢肿块可能是良性的、不确定的或可能是恶性的。它对于检测大囊性肿瘤内的小固体成分特别有用。评估脂肪、出血或纤维化以及确定盆腔淋巴结病变[65]。CT 有助于卵巢癌的分期和治疗后随访，特别是对腹膜或网膜肿瘤的评估[66]。

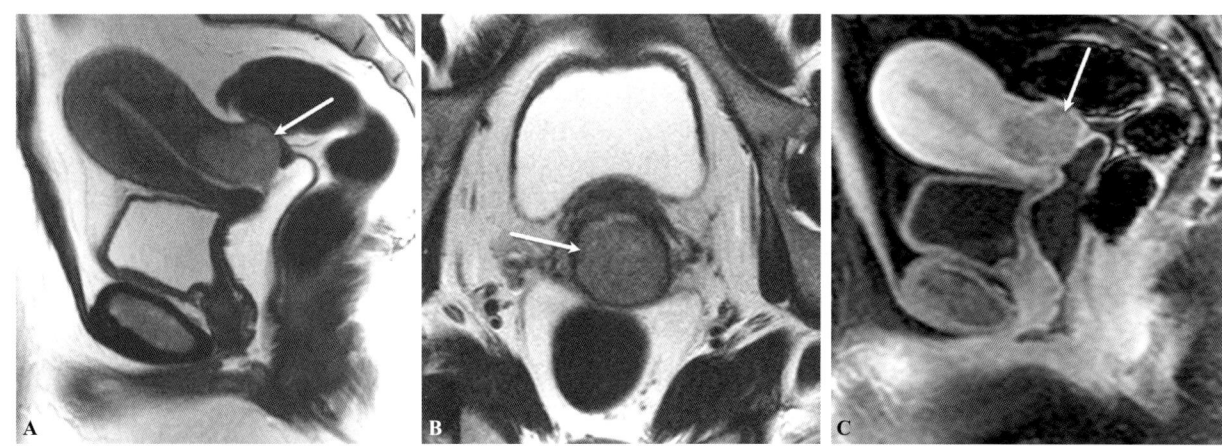

▲ 图 11-22 1 名 36 岁妇女因宫颈癌而出现经间阴道出血的影像

矢状位（A）和轴位（B）磁共振 T_2 加权成像显示 T_2 中等强度肿块局限于子宫颈（箭），没有宫旁延伸。矢状位 MRI T_1 加权、脂肪抑制、增强成像（C）显示肿块类似地局限于子宫颈（箭），未延伸到上阴道

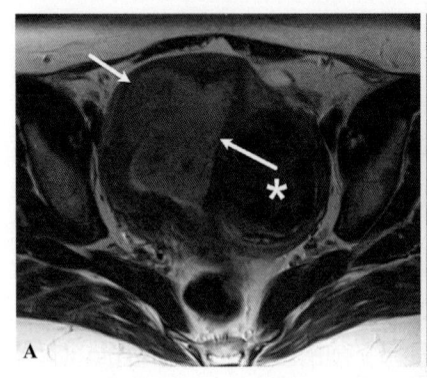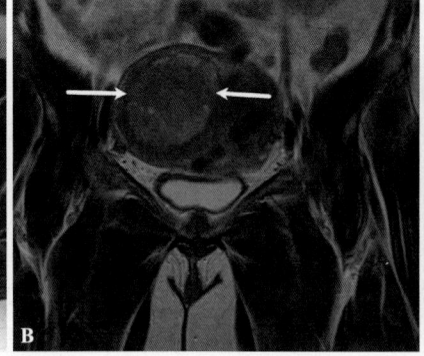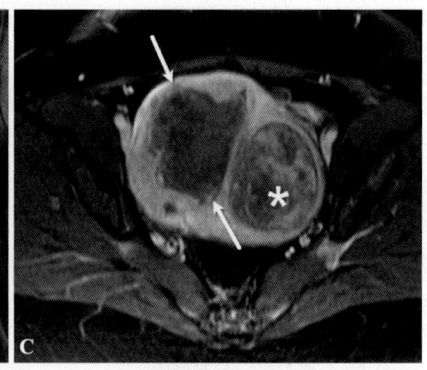

▲ 图 11-23　1 名 60 岁女性盆腔疼痛患者的影像

轴位（A）和冠状位（B）磁共振 T_2 加权成像和轴位 MRI T_1 加权、脂肪抑制的增强成像（C）显示 T_2 中等强度的子宫内膜癌（箭）在子宫浆膜 5mm 范围内穿过子宫肌层超过 50%。子宫肌瘤（星号）也可见

十、脑部成像

神经影像学在脑肿瘤患者的诊断、分期、治疗计划和治疗后监测中起着至关重要的作用。CT 可以作为局灶性神经缺陷患者的初步检查，也可以在紧急情况下进行，以评估危及生命的情况。CT 也有助于检测少突胶质瘤或脑膜瘤等肿瘤中的肿瘤钙化[67-69]。然而，MRI 由于其优越的软组织对比度和结构特征，是脑肿瘤成像的首选方法[70,71]。MRI 可以准确地定位肿瘤，评估肿瘤范围，评估肿瘤与邻近结构的关系，并进行鉴别诊断。

标准的结构 MRI 序列包括 T_2 加权液体衰减反转恢复（fluidattenuated inversion recovery，FLAIR）和增强前后的 T_1 加权图像[67]。FLAIR 图像很好地显示瘤周水肿为肿瘤周围的 T_2/FLAIR 高信号。这种增强的信号可能代表纯粹的血管源性水肿，如脑转移瘤，或含有浸润性肿瘤细胞（浸润性水肿）的水肿，如胶质瘤（图 11-24A）[67,72-74]。对比增强是许多脑肿瘤的重要发现，反映血脑屏障的破坏。神经胶质瘤通常提示为较高级别的肿瘤（图 11-24B）。然而，较低级别的胶质瘤，如毛细胞性星形细胞瘤和多形性黄色星形细胞瘤，通常会增强[67,75,76]。T_2 加权序列，如磁化率加权成像，也常规用于检测肿瘤出血和钙化[77]。先进的 MRI 技术包括扩散加权成像（diffusion weighted imaging，DWI）、灌注成像（perfusion imaging，PI；图 11-24C）、扩散张量成像（diffusion tensor imaging，DTI）、功能 MRI 和 MRS，被用于更好地评估肿瘤级别、肿瘤成分和生成生理信息[78]。

脑肿瘤在部位上可分为轴内和轴外。根据位置和大小的不同，轴外肿瘤如脑膜瘤、神经鞘瘤和硬脑膜转移瘤，通常很容易通过结构成像与轴内肿瘤区分开（图 11-25）。提示肿瘤位于轴外的影像特征包括肿瘤与邻近脑之间的脑脊液裂开，蛛网膜下腔扩张，肿瘤与白质之间的皮质夹层，伴发的硬脑膜增厚，以及邻近颅骨的侵蚀、侵袭或骨质增生[79]。轴外肿瘤起源于脑膜，可能累及硬脑膜和软脑膜。以脑膜为基础的非肿瘤性疾病过程，如结节病、免疫球蛋白 G4（IgG4）相关疾病和脑膜炎，可能与轴外肿瘤相似。

轴内肿瘤的鉴别诊断在很大程度上是基于患者的年龄、潜在的恶性肿瘤病史和肿瘤的影像表现[67,80,81]。病灶的多发性提示有转移性疾病[82]。然而，转移瘤可以是单发的，而原发性脑肿瘤可以是多灶性的。此外，许多非肿瘤性疾病，如脑脓肿和脱髓鞘疾病，可以是多灶性的和类似肿瘤的。灰质 – 白质交界处和小脑内的位置以及周围明显的血管源性水肿等特征支持转移性疾病的诊断。其他有助于区分轴内肿瘤的影像学发现（图 11-26A）包括肿瘤坏死和出血（常见于较高级别的肿瘤）、钙化的存在（见于少突胶质瘤和松果体肿瘤），以及囊肿和壁结节的存在（见于毛细胞性星形细胞瘤和多形性黄色星形细胞瘤）[67,68,83,84]。

DWI 评估水分子在组织中的扩散性，这是评估脑肿瘤的一个有价值的工具。表观扩散系数（apparent diffusion coefficient，ADC）图由扩散加权图像得到。因此，ADC 值与细胞密度成反比[78]。ADC 值可用于评估肿瘤细胞密度，低值提示高细胞性肿瘤，如淋巴瘤和髓母细胞瘤（图 11-26B）[70]。ADC 值还可指导活检采样，预测治疗反应，并评估围术期损伤[70,85]。DWI 对鉴别肿瘤与类似肿瘤，如脱髓鞘病变和脑脓肿非常有帮助。

DTI 与 DWI 相似，但提供了水沿白质束三维扩散系数的信息。使用 DTI 数据，可以进行描绘白质束如皮质脊髓束、弓形束（图 11-26C）和光辐射的纤维束造影。术前，可以评估肿瘤与这些束的关系，确定是否有肿瘤浸润或移位[86,87]。肿瘤与邻近白质束的位置在计划手术入路时也可能很重要。

与 DTI 类似，功能 MRI 用于预处理计划。功能

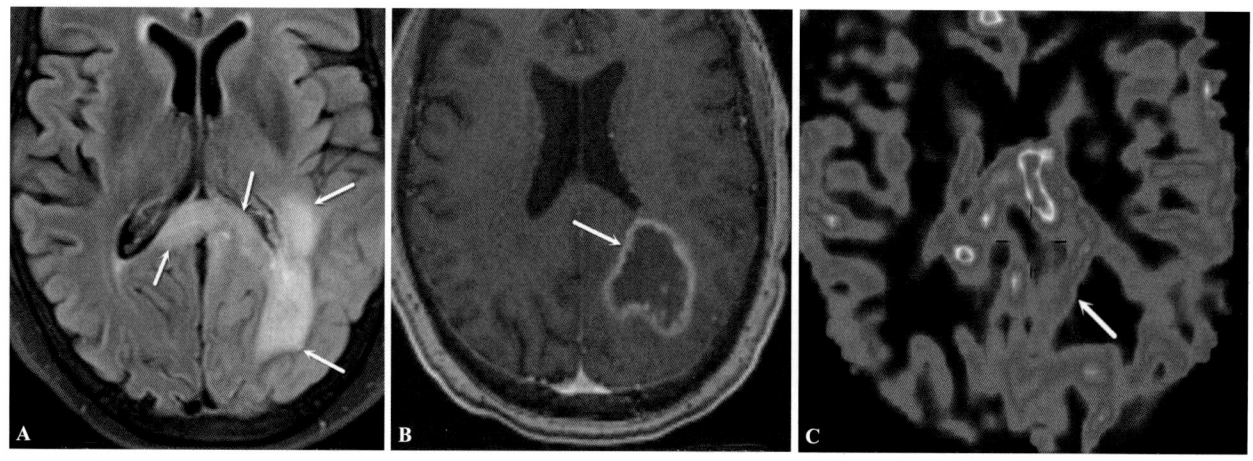

▲ 图 11-24 左顶叶胶质母细胞瘤患者的影像（此图彩色版本见书末）

A. 轴位磁共振 T_2 加权液体衰减反转恢复（FLAIR）成像显示左侧枕叶、膝周白质和胼胝体压部（箭）有异常的 FLAIR 信号，与浸润性水肿一致；B. 轴位增强 MRI T_1 加权成像显示左顶叶胶质母细胞瘤环状强化（箭）；C. 轴位相对脑血容量（RCBV）灌注 MRI 显示 rCBV 增加，与肿瘤强化区域相对应（箭）

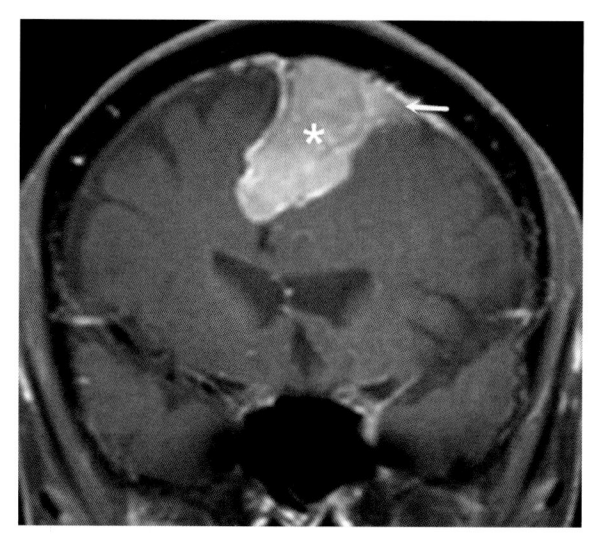

▲ 图 11-25 轴外肿块患者的影像

冠状位增强磁共振 T_1 加权成像显示左侧大脑旁轴外肿瘤（星号），对邻近硬脑膜尾的下层大脑施加肿块效应（箭）。肿瘤切除后发现为 2 级脑膜瘤

MRI 通过检测血流的变化来识别神经元的活动区域，前提是血流和神经元的激活是耦合的。使用脱氧血红蛋白与氧合血红蛋白的比率，通过血氧水平依赖（blood oxygen level-dependent，BOLD）信号检测血流的变化。功能 MRI 可以在术前用来绘制与感觉运动活动、语言和视觉相对应的激活区（图 11-26D）[88]。功能磁共振成像可以使用基于任务的方法进行，这种方法需要患者参与，使患者在被动静息状态和任务相关活动之间交替。或者，可以在没有患者参与的情况下进行静息状态功能磁共振成像（rs-fMRI）。rs-fMRI 检测 BOLD 信号中的自发波动，以检测静息状态网络[89]。

MRS 有助于脑肿瘤的定性。MRS 提供有关组织生化特征的信息。脑肿瘤成像中最相关的峰值包括胆碱（choline，Cho），它是细胞周转的标志；肌酸（creatine，Cr），反映正常代谢；N- 乙酰天冬氨酸（N-acetylaspartate，NAA），它是神经元存活率的标志[70]。脑瘤的光谱反映了神经元活力的丧失和细胞的快速周转。因此，级别较高的胶质瘤与 Cho/NAA 比值升高有关[90]。类似地，Cho/NAA 和 Cho/Cr 比值升高可能有助于区分浸润性水肿和血管源性水肿[91]。

通过评估肿瘤血管，灌注成像也有助于确定肿瘤的特征。目前，几种磁共振灌注技术被用来得出一些参数，如相对脑血容量（relative cerebral blood volume，rCBV），这是一个由于血管生成而在肿瘤中升高的参数。rCBV 升高与高级别胶质瘤之间的联系已被描述；然而，rCBV 在低级别肿瘤中也可能升高，例如少突胶质瘤[92, 93]。灌注成像也有助于区分复发或残留的存活肿瘤与治疗后的相关现象，如假性进展和放射性坏死，rCBV 在肿瘤中升高，但在假性进展或放射性坏死中不存在[94, 95]。

十一、头颈部成像

影像学在头颈部癌症的诊断、分期和随访中起着至关重要的作用[96]。初始成像的目标是检测原发性头颈部肿瘤，并确定肿瘤的大小和解剖位置。影像学还可以确定肿瘤与邻近结构的关系，揭示局部扩散，包括神经周围扩散，并识别淋巴结转移疾病。CT 和 MRI 是头颈部影像的主要检查手段。这两种方式各有优缺点，在选择合适的方式进行初始成像和随访时都应加以考虑[97]。

颈部 CT 检查速度快，使用范围广。因此，当患者出现头颈癌的体征或症状时，它通常是最初使用的成像方式。应该进行静脉对比剂检查，因为它极大地改善了

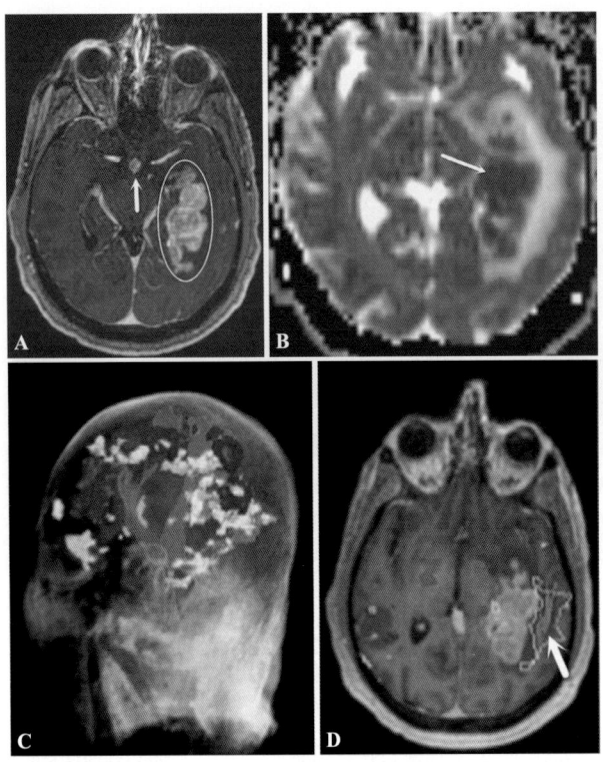

▲ 图 11-26　原发性中枢神经系统淋巴瘤患者的影像（此图彩色版本见书末）

A. 轴位增强磁共振 T_1 加权成像显示左侧颞叶内有一个巨大、强烈强化的轴内肿瘤（OVAL），它延伸到左侧脑室的颞角。值得一提的是，患者在鞍上池的垂体漏斗内也有一个位于轴外的淋巴瘤病灶（箭）。B. 表观弥散系数图显示信号减弱（箭），这是淋巴瘤由于细胞密度高而常见的特征。C. 三维图像显示正常的皮质脊髓束（红色和绿色）、弓形束（橙色和蓝色）以及感觉运动区（紫色）和语言激活区（黄色）。D. 轴位增强 MRI T_1 加权叠加扩散张量成像、纤维束成像和静息功能 MRI 显示，左侧弓状束的下肢（箭）以及语言激活区（代表假定的 Wernicke 区）位于强化肿瘤的正侧面

病变的显著性[98]。CT 提供优越的骨骼细节，是口腔、咽部和喉部肿瘤成像的首选方法，因为快速图像采集可以减少吞咽和呼吸产生的伪影（图 11-27）[99]。CT 的缺点包括暴露在电离辐射下，需要碘化对比剂，以及检测浅表黏膜病变的能力有限。软组织对比度差，易受牙科修复体伪影的影响，检测神经周围扩散和硬脑膜侵犯的能力有限。

与 CT 相比，MRI 提供了极好的软组织对比度，由于其出色的显示肿瘤范围的能力，是鼻窦、鼻咽和唾液腺肿瘤的首选检查方法（图 11-28A）[99]。MRI 也是评估神经周围扩散（图 11-28B）、颅底侵犯和骨髓置换的首选方法。T_1WI 图像显示解剖关系，有助于发现脂肪嵌入的病变，例如含脂肪的腮腺或骨髓替代物内的病变[97]。脂肪抑制的 T_2WI 图像在肿瘤定性方面很有用，许多头颈部肿瘤显示 T_2 高信号[97]。然而，高细胞肿瘤如小而圆的蓝色细胞肿瘤，通常显示相对 T_2 低信号。淋巴结、囊性

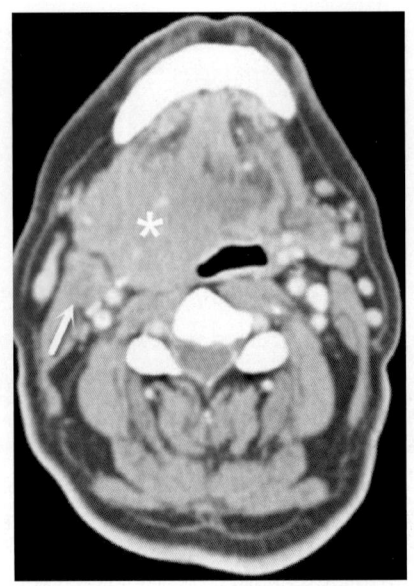

▲ 图 11-27　头颈癌患者的影像

轴位增强 CT 显示以右侧腭扁桃体（星号）为中心的大而强化的肿块，侵犯舌和口底，并伴有右侧颈静脉二腹淋巴结转移（箭）

病变和某些 T_2 高信号肿块（如多形性腺瘤）在 T_2 加权像上也可清晰显示。脂肪抑制的钆增强 T_1 加权像可提高病变的显著性并确定肿瘤范围[97, 98]。与 CT 类似，空气消化黏膜的正常强化使浅表黏膜病变难以被发现[99]。

PET/CT 在检测隐匿性的头颈部原发肿瘤方面特别有用，与单独使用 CT 相比，在检测小淋巴结转移方面具有更高的灵敏度，并能识别远处转移[100]。PET/MRI 还可用于肿瘤复发的检测[96]。PET/MRI 最近已被引入，作为 PET/CT 成像头颈部癌症的替代方法。PET/CT 和 PET/MRI 的直接比较显示，PET/MRI 增强了肿瘤的显著性和特征性[101]。

十二、脊柱成像

脊椎转移可累及骨性椎体、脊髓、软脑膜（图 11-29）和硬膜外间隙。总体而言，脊柱是第三个最常见的转移疾病部位，也是最常见的骨转移部位[102-104]。核骨扫描最常发现脊柱转移。MRI 是评估脊柱骨转移疾病细节的首选方法，可以早期发现骨髓替代病变。标准序列包括增强前 T_1 加权图像、增强后脂肪抑制 T_1 加权图像、短 τ 反转恢复（short tau inversion recovery，STIR）图像和快速自旋回波 T_2 加权图像。MRI 不仅可以早期发现骨性病变，而且由于其卓越的软组织对比度，它可以检测硬膜外肿瘤扩散、椎管狭窄和脊髓受压（图 11-30）。MRI 是评估软脑膜和髓内转移的首选检查方法。

除了 MRI，CT 也是检测骨转移疾病的重要手段，因为它能够描绘骨细节和检测皮质破坏。局限于骨髓而无皮质破坏的病变在 CT 上可能很难辨认。CT 诊断脊

柱骨转移的敏感性约为 66%，远低于 MRI（98.5%）[105]。CT 对硬膜外、软脑膜或髓内转移的诊断较差。

虽然比转移性疾病更罕见，但原发性肿瘤也会影响脊柱和脊髓。虽然 CT 是评估原发椎体肿瘤（包括其内部基质）骨质细节的首选方法，但 MRI 很容易将脊柱原发肿瘤分为硬膜外或硬膜内、髓外或髓内[106]。硬膜内肿瘤很少见，大多数位于髓外。最常见的硬膜外原发性肿瘤包括脑膜瘤和神经鞘瘤[106]。最常见的髓内肿瘤包括星形细胞瘤和室管膜瘤。

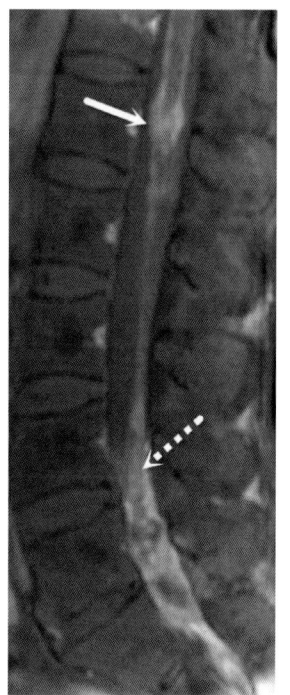

▲ 图 11-29 广泛转移性肺癌患者的腰椎影像

脂肪饱和增强磁共振 T_1 加权成像显示沿圆锥表面的强化（实箭），以及沿马尾和下鞘囊内的多个结节强化灶（虚箭），与软脑膜癌相一致

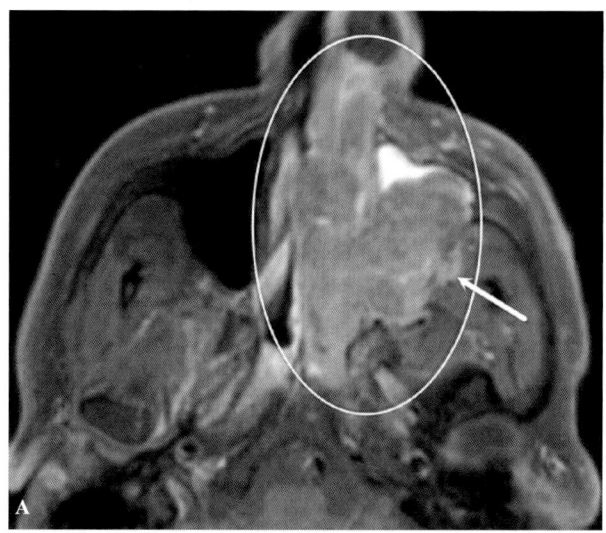

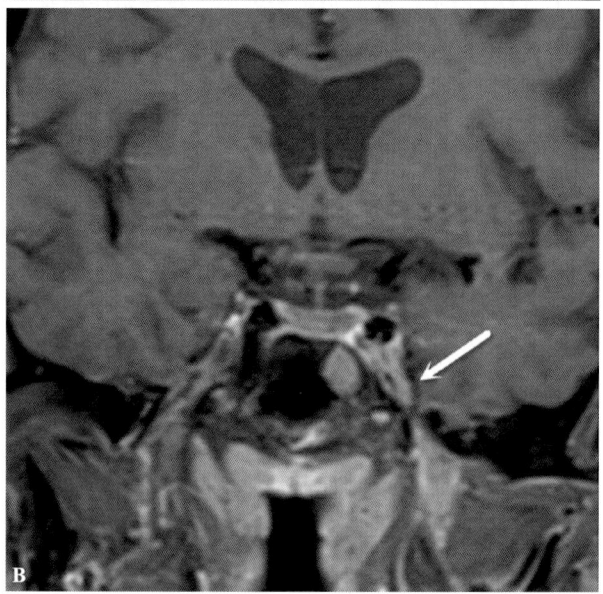

▲ 图 11-28 头部癌症患者的影像

A. 面部轴位增强磁共振 T_1 加权成像显示左侧鼻腔内有一大团块（椭圆形）强化，并延伸至左侧上颌窦。它穿过左侧上颌窦后壁，进入左侧翼腭窝和左侧咀嚼肌间隙（箭）。B. 冠状位增强磁共振 T_1 加权成像显示肿瘤从左侧咀嚼肌间隙向左三叉神经 V_3 段通过卵圆孔向上扩散（箭）

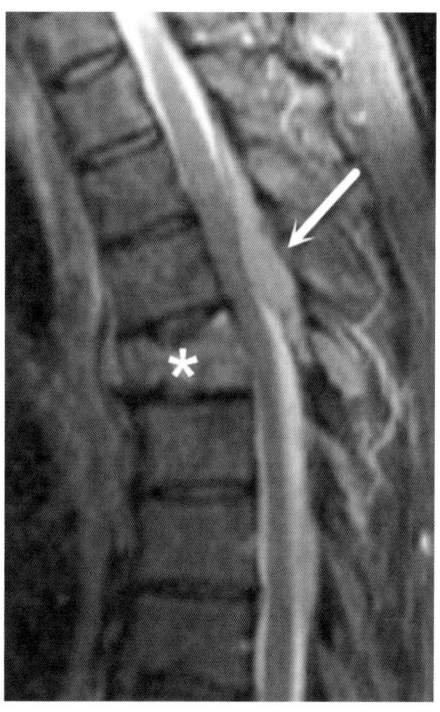

▲ 图 11-30 女性转移性乳腺癌患者的影像

脂肪饱和增强后磁共振 T_1 加权成像显示胸椎椎体内的强化病变导致病理性压迫（星号），以及后硬膜外间隙内一个大的病变（箭），导致了严重的椎管狭窄和脊髓受压

第 12 章　核医学
Nuclear Medicine

Terence Z. Wong　Amir H. Khandani　Arif Sheikh　著

张　薇　译

核医学和功能 MRI 等分子成像技术在肿瘤学中发挥着越来越重要的作用。PET/CT 和 SPECT/CT 等混合功能 / 解剖成像方式可以为肿瘤患者提供更准确的初始分期和随访。最近，联合 PET/MRI 也出现了。由于治疗的代谢改变几乎总是先于解剖学改变，功能成像对评估治疗的早期反应是有用的。

在过去的半个世纪里，各种核医学探针被用来在细胞水平上评估疾病过程。核医学是唯一使用细胞内对比剂进行成像的临床学科，因此，它在检测疾病过程中比解剖学形式更敏感。PET 成像所需的示踪剂浓度（皮摩尔水平）比使用 MR 或 CT 对比剂（毫摩尔水平）测量增强所需的示踪剂浓度低许多个数量级。另外，核医学成像技术普遍存在特异性低和空间分辨率低的问题，后者与单光子发射放射性示踪剂的物理特性有关。混合成像（SPECT/CT、PET/CT 和 PET/MRI）提供了将解剖成像和功能成像的优点结合起来的机会。

由于 CT 通常用于放射治疗计划，加上 PET 或 SPECT 示踪剂提供的代谢信息，为选择性地针对肿瘤亚群提供了一个自然的机会。目前正在研究基于 PET 成像的适应性治疗方案。

一、单光子发射断层扫描

SPECT 图像是通过旋转患者周围的伽马相机来产生的，以获得和重建三维数据。通过使用合适的准直器和能量窗，SPECT 相机可以用来拍摄各种低能量和高能量放射性核素的图像。SPECT 扫描仪可以配备 CT 成像功能。CT 技术可以有很大的不同，一些 SPECT/CT 扫描仪在旋转伽马相机中内置了 CT 探测器，因此采集速度很慢，而且 CT 图像容易出现呼吸运动伪影。较新的 SPECT/CT 扫描仪融合了完整的多层 CT 技术（类似于 PET/CT），能够作为 SPECT/CT 成像的一部分获得更快、更高质量的 CT 扫描。从 CT 图像获得的数据可以用于 SPECT 图像的衰减校正，这使得能够量化示踪剂的活性。最新的 SPECT 技术包括取代以前的光电倍增管的固态探测器。

二、正电子发射断层扫描

PET 是一种使用 ^{18}F、^{15}O、^{13}N、^{11}C 和 ^{68}Ga 等正电子发射体的核医学设备。这些核素是常见生物分子的组成部分，这使得 PET 特别适合于探测广泛的生物途径。除 ^{18}F 外，大多数发射正电子的放射性核素的半衰期相对较短，通常需要现场回旋加速器或发电机才能使用。^{18}F 的半衰期较长（110min），使 ^{18}F PET 示踪剂能够在中央回旋加速器设施中商业化生产，并广泛分布于 PET 成像。

目前，应用最广泛的 PET 示踪剂是葡萄糖类似物 FDG。FDG PET 已被证明是一种用于多种恶性肿瘤分期和再分期的通用示踪剂。FDG PET 可用于评估治疗的早期反应，并常规用于指导某些恶性肿瘤的治疗，尤其是淋巴瘤。虽然 FDG 在可预见的未来仍将是一种"主力"肿瘤示踪剂，但目前有更多的 PET 示踪剂可用，并且最近已被美国 FDA 批准用于前列腺癌和神经内分泌肿瘤的成像。其他用于缺氧和受体成像的 PET 生物标志物也在研究中。

使用 FDG 和其他示踪剂的 PET 成像也可以提供有关肿瘤异质性的信息，这种异质性可以是肿瘤内的，也可以是肿瘤外的。例如，在表现为腺病的患者中，PET 可能有助于确定最有可能具有诊断性的活检目标。将来，带有特定靶点探针的 PET 成像可以作为靶向治疗前的预测生物标志物。

三、正电子发射断层成像的基础物理

PET 成像中使用的分子的放射性同位素部分会发射正电子（即带正电荷的电子），在与带负电荷的电子相撞之前，它会在组织中传播几毫米的距离。这种碰撞湮灭了正电子和电子的全部质量，产生了两个能量分别为 511keV 的光子。这两个光子以光速沿完全相反的方向传播（即相距 180°）。PET 扫描仪中两个相对位置的探测器同时检测到这两个光子，与传统的单光子核医学研究相比，图像的分辨率要高得多。最近，利用飞行时间 PET 成像，探测器具有快速的时间分辨率，能够沿着符合探测器之间的每条响应线进行定位，从而进一步提高 PET 图像的质量。

PET/CT 可以将 PET 的代谢信息与 CT 的解剖信息结合起来。PET/CT 与单机 PET 相比，提高了诊断准确率。在 PET/CT 中，患者先接受 CT 扫描，然后进行 PET 扫描，而不改变患者的体位。大多数肿瘤学适应证的 PET 是从颅底通过大腿上部获得的。在某些情况下，例如黑色素瘤患者，PET 是通过足趾从颅顶获得的。PET/CT 的 CT 部分在几秒钟内采集，而每个床位（约15cm）的 PET 采集时间为几分钟；在较新的机器中，PET 采集的总时间为 15～25min。

除了提供解剖学信息，PET/CT 的 CT 部分还用于测量通过患者的 X 线光子的衰减，以产生所谓的衰减图，并校正 PET 数据中的组织衰减。在 PET 采集过程中，来自腹部或骨盆深层结构的光子比来自浅层结构和胸部的光子受到更强的衰减。在非衰减校正的 PET 图像上，深层结构的摄取强度被低估；在衰减校正的 PET 图像上，深层结构的摄取强度被归一化为表层结构的摄取强度（图 12-1）。PET 数据的衰减校正也是量化 PET/CT 扫描中放射性示踪剂摄取的先决条件。

PET 和 CT 扫描之间的空间对齐对于正确的解剖定位和准确的量化都是至关重要的。在 CT 扫描和 PET 扫描之间，身体部位（例如，颈部、腿部）的位置改变或器官位置的生理改变（例如，呼吸运动、膀胱充盈、肠蠕动）可能导致不对准。最常见的问题发生在肺底，因为 CT 是在很短的时间间隔内获得的，而 PET 图像是在患者安静呼吸的情况下获得的。通过在呼吸暂停的情况下进行 CT 扫描，可以最大限度地减少这种呼吸配准错误。由于错位程度和由此导致的错位可能非常严重，因此放射科医生在解释或量化经衰减校正的 PET/CT 图像或使用 PET/CT 图像进行放射治疗计划时必须谨慎。这种错位的大小可以通过使用非衰减校正的 PET 图像与 CT 的融合显示来评估。在严重错位的情况下，非衰减校正的 PET 图像应在不与 CT 融合的情况下进行检查，PET 上的代谢结果应与 CT 上的解剖结果并排相关（图 12-2）。

目前的 PET/CT 扫描仪配备了多层螺旋 CT（multidetector CT，MDCT），并且具有完全的诊断 CT 能力，相当于独立的 CT 扫描仪。这使得可以执行全面的 PET/CT 检查，将 PET 与完全诊断对比增强的 CT[1]。MDCT 相结合，允许使用各向同性体素进行重建，从而能够以全空间分辨率多平面显示 CT 图像。这提供了目标病变的最佳清晰度和形态学特征，因此，可以最大限度地发挥 PET/CT 联合成像的诊断能力。

PET/MR 的临床应用相对较晚，它提供了通过 MRI 获得 PET 图像并融合这些信息的能力。与 CT 相比，MRI 提供了优越的软组织对比度。此外，先进的成像序列，如 DWI 和动态对比度增强（dynamic contrast

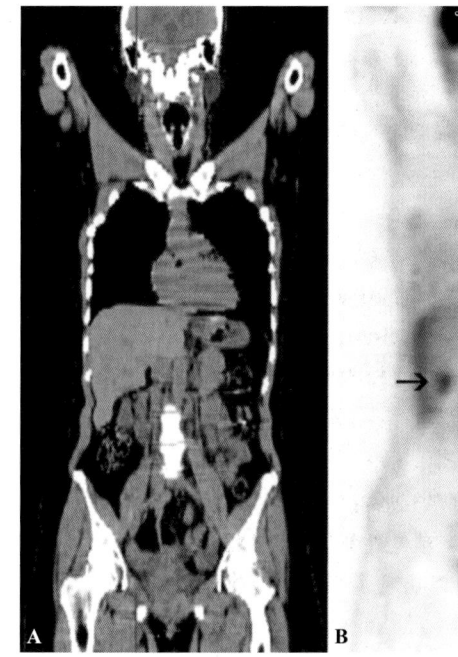
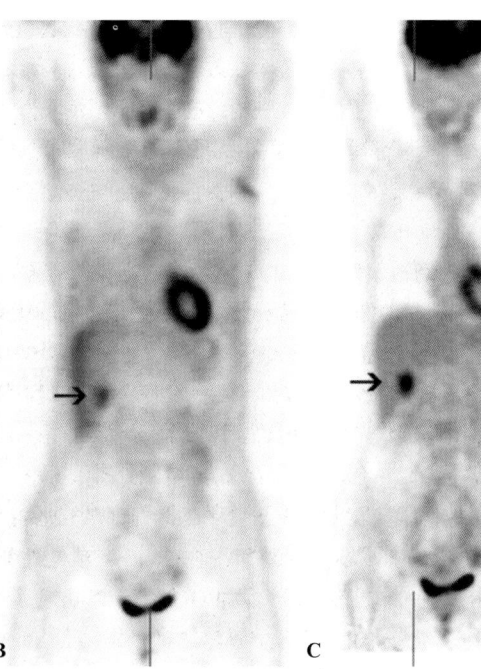
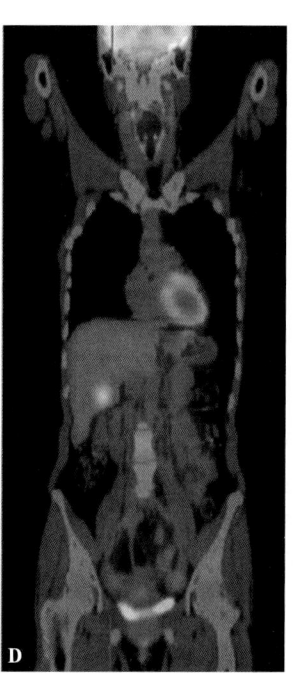

▲ 图 12-1 衰减校正的 PET 图像（此图彩色版本见书末）

计算机断层扫描（A）提供诊断信息（形态学）、解剖定位（D）和光子衰减数据，以均衡正电子发射断层扫描（PET）上深层和浅层结构之间的吸收强度。在本例中，在经衰减校正的 PET 图像（C）上比在非衰减校正的 PET 图像（B）上更能识别转移性肝病变（箭）

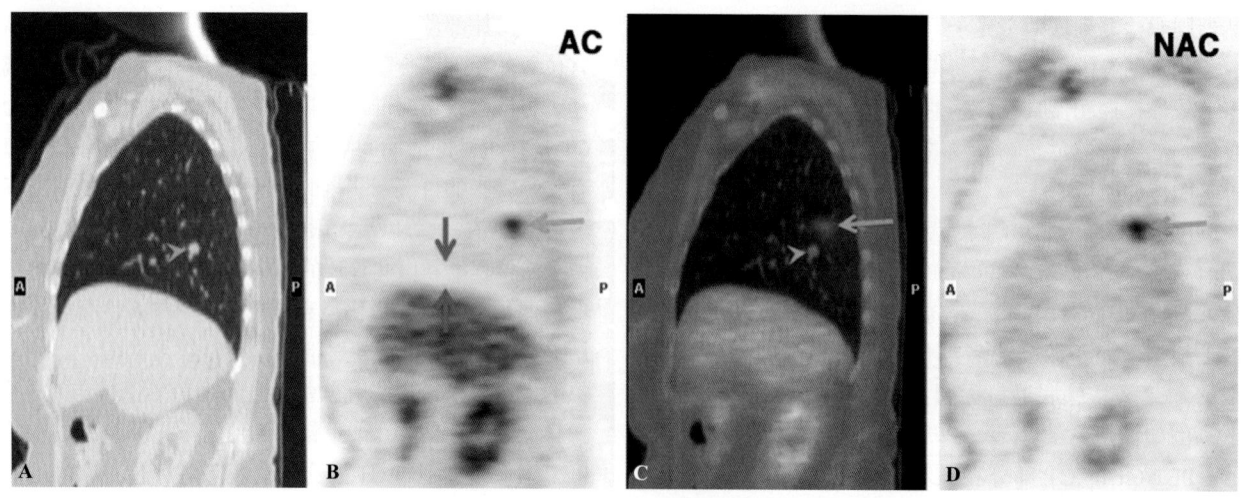

▲ 图 12-2　呼吸道配准错误（此图彩色版本见书末）

患者在 CT 扫描（A）时进行充分吸气，同时在患者安静呼吸（D）时进行荧光脱氧葡萄糖正电子发射断层扫描（FDG PET）成像（NAC：无衰减校正）。因此，CT 上的肺结节（蓝箭头）与 PET 上的高代谢病灶（蓝箭）不相关，如融合的 PET/CT 图像（C）所示。在衰减校正（AC）PET 图像（B）上，肺底可见一个光环，反映横膈配准错误（红箭）。因为 CT 扫描用于 PET 图像的衰减校正，所以对错误配准的病变进行的标准化摄取值（SUV）测量可能不准确

enhancement，DCE）MRI，允许定量的生理信息来补充 PET 放射性示踪剂信息。MRI 还用于计算 PET 图像的衰减校正。由于 MRI 显示骨骼的能力有限，而且不使用光子，所以 PET 图像上摄取的定量可能不如 PET/CT 准确。然而，MRI 在评估大脑、头颈部和骨盆方面比 CT 具有诊断优势；PET/MRI 的临床应用目前正在开发中。MRI 的另一个优点是没有相关的电离辐射，因此 PET/MRI 可能在儿科人群中有更多的应用。

四、肿瘤在氟脱氧葡萄糖正电子发射断层扫描上显示的一般情况

FDG 是目前临床 PET 显像中应用最广泛的放射性示踪剂。FDG 肿瘤成像是基于癌细胞葡萄糖代谢增加的原理，而癌细胞更依赖于无氧糖酵解（Warburg 效应）。和葡萄糖一样，FDG 也是通过促进性 GLUT 被癌细胞摄取的。一旦进入细胞，葡萄糖或 FDG 分别被己糖激酶磷酸化为葡萄糖 -6- 磷酸或 FDG-6- 磷酸。癌细胞中谷氨酸激酶和己糖激酶的表达以及己糖激酶对葡萄糖或 FDG 磷酸化的亲和力通常高于正常细胞。与不能代谢的 FDG-6- 磷酸相反，葡萄糖 -6- 磷酸沿着糖酵解或氧化途径更远地被代谢。在正常细胞中，葡萄糖 -6- 磷酸或 FDG-6- 磷酸可以被去磷酸化而退出细胞。然而，在癌细胞中，葡萄糖 -6- 磷酸酶的表达通常会显著降低，因此葡萄糖 -6- 磷酸或 FDG-6- 磷酸只能轻微去磷酸化，并在细胞内保留很大一部分。由于 FDG-6- 磷酸不能代谢，它以极性代谢物的形式被困在癌细胞中，因此，它构成了 FDG PET 扫描肿瘤可视化的基础。

PET 上恶性肿瘤的强度取决于肿瘤的组织学和肿瘤内恶性细胞的数量。霍奇金淋巴瘤和黑色素瘤在 FDG PET 上明显强化。其他肿瘤，如细支气管肺泡癌、黏液腺癌或黏膜相关淋巴组织（mucosal-associated lymphoid tissue，MALT）淋巴瘤，可能只有适度的 FDG 活性。此外，FDG 还被用于良性过程，如感染和炎症，因为白细胞和成纤维细胞高度渴望 FDG。框 12-1 总结了假阳性和假阴性 FDG PET 活性的主要原因。

放射治疗可以引起代谢活跃的巨噬细胞的慢性堆积，而这些巨噬细胞对 FDG PET 扫描非常热衷。时间进程是可变的，取决于肿瘤部位，但 FDG 活性可能会在放射治疗领域持续数月。图 12-3 显示了肺癌放射后治疗变化的一个例子。有趣的是，在评估非小细胞肺癌患者的早期疗效时，可能会获得 FDG PET，这表明这种炎症活动可能会推迟到治疗后的一段时间[2,3]。相反，在评估食管癌新辅助治疗的早期疗效时，FDG PET 可能会导致假阳性结果；FDG PET 通常用于在加放疗之前评估单独化疗的早期疗效。

五、氟脱氧葡萄糖正电子发射断层扫描患者的准备工作

为了最大限度地减少肌肉中 FDG 的摄取，同时最大限度地提高其在肿瘤中的摄取，患者被指导禁食至少 4h，并在 PET 预约之前避免 24h 的过度体力活动。注射 FDG 前至少 4h 应避免含葡萄糖饮料和静脉注射葡萄糖。禁食状态降低了血清葡萄糖水平，使 FDG 较少竞争肿瘤的摄取；肌肉摄取通过禁食（通过降低血清胰岛素水平）和避免过度的体力活动来最小化。肌肉摄取低 FDG 可改善肿瘤与背景的比率和图像质量。

框 12-1 FDG PET 在肿瘤学成像中的潜在缺陷

假阳性摄取	假阴性摄取

• 不同的生理活动
  – 心脏
  – 甲状腺
  – 胃肠道
  – 泌尿生殖道
  – 棕色脂肪、肌肉
• 非恶性情况
  – 炎症，特别是慢性炎症
  – 非典型感染，包括真菌感染
  – 肉芽肿性疾病、结节病
  – 尘肺病
  – 良性肿瘤（腺瘤）
  – 反应性淋巴结
• 治疗后改变
  – 放疗前
  – 滑石粉胸膜固定术
  – 手术后
	• FDG 代谢变化
	  – 前列腺癌
	  – 肾细胞癌
	  – 神经内分泌肿瘤、类癌
	  – 支气管肺泡癌（原位腺癌、微侵袭性腺癌）
	  – 小叶乳腺癌
	  – 黏液性肿瘤
	  – 低级别恶性淋巴瘤、黏膜相关淋巴组织淋巴瘤
	  – 肝细胞癌
	  – 硬化性骨转移
	  – 坏死或囊性肿瘤及淋巴结
	  – 小或浅部病变
	  – 前哨淋巴结
	• 高邻近 FDG 本底活度
	  – 大脑皮质
	  – 胃肠道
	  – 泌尿生殖道
	  – 心脏
	  – 活化骨髓

FDG. 氟脱氧葡萄糖；PET. 正电子发射断层扫描

放射治疗之前 放射治疗 2 个月后

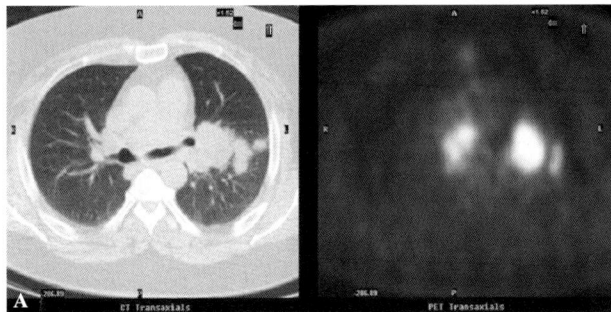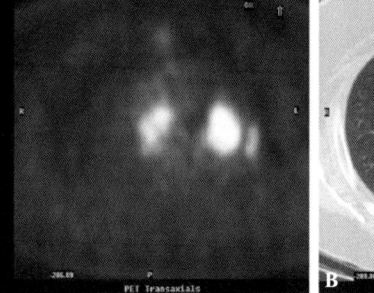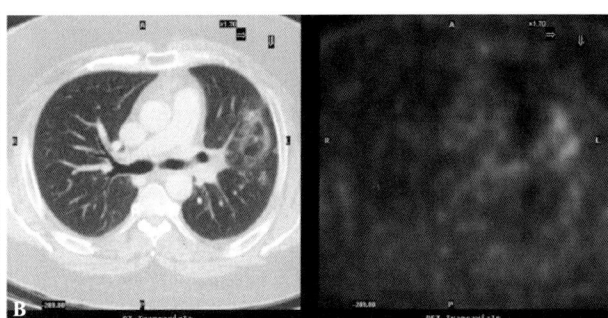

放射治疗 5 个月后 放射治疗 10 个月后

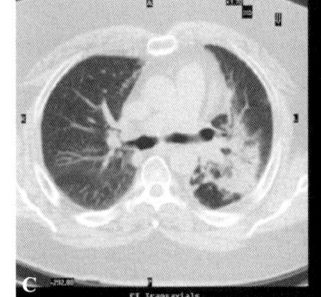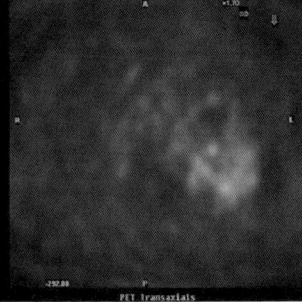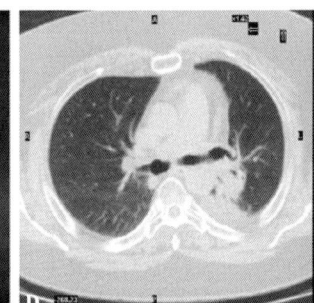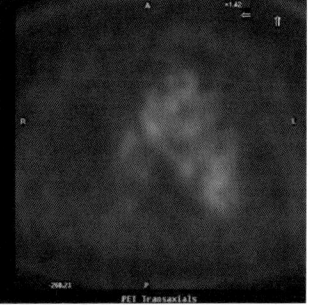

▲ 图 12-3 放射治疗后肺部变化的演变

治疗前正电子发射断层扫描 / 计算机断层扫描（A）显示双侧肺门肿块，主要位于左侧。放射治疗（B 至 D）后 2 个月、5 个月和 10 个月的 PET/CT 包括 CT 上进行性肺不张和支气管扩张，并伴有轻度均质氟脱氧葡萄糖积聚。氟脱氧葡萄糖的分布和缺乏局灶性氟脱氧葡萄糖积累是放射后预期变化的特征

由于患者的高血糖水平会降低图像质量，许多机构在注射 FDG 之前都会常规测量血糖。虽然糖尿病患者血糖水平正常是可取的，但往往无法实现。大多数机构在一次或两次尝试将血糖水平降低到经验设定的 200~250mg/dl 以下后，就会为糖尿病患者进行 PET 检查。虽然这种扫描结果的阳性预测值仍然很高，但阴性预测值可能会降低，而且肿瘤活动性的定量测量也不可靠。

颈部和锁骨上区棕色脂肪中的 FDG 摄取是一种常见的伪影，可能会掩盖病理结果；需要仔细地与 CT 图像进行解剖学对照，以排除重叠的病理。在儿科患者中，棕色脂肪中的 FDG 摄取更为普遍和广泛，可见于纵隔、椎旁区域和上腹部。研究表明，安定[4] 或暖毯[5] 可以用来减少棕色脂肪中 FDG 的摄取。

六、正电子发射断层扫描定量

具有衰减校正功能的 PET 成像的优势之一是能够测量靶区内的活动性。标准摄取值（standardized uptake value，SUV）是对感兴趣区域的示踪剂摄取的半定量测量，它将病变活动归一化为衰减校正的注射活动，并测量分布体积（通常为总体重或瘦体质量）。对于 FDG PET，人们普遍认为仅凭标准摄取值不能可靠地区分良恶性病变，而其他因素包括病变位置、大小、CT 形态、对比增强模式和对称性，有助于这一评估。此外，有许多技术和生物因素可能会影响观察到的标准摄取值，例如患者的血清葡萄糖、示踪剂注射到图像采集之间的时间、PET 扫描仪的探测技术、衰减校正图（CT 和 PET 光子的能量差）、成像视场以及图像重建参数[6, 7]。尽管如此，标准摄取值可能会被用作一种测量手段，用于跟踪肿瘤在同一患者体内的一段时间内的代谢活动，并在指定条件下比较研究中的不同受试者。对于 FDG PET，治疗的早期反应程度因肿瘤组织学不同而不同。大多数对治疗有反应的恶性肿瘤在治疗早期表现出 20%～35% 的标准摄取值减少；这些变化具有预后意义[8]。另一方面，霍奇金淋巴瘤、弥漫性大 B 细胞淋巴瘤和 GIST 等肿瘤在治疗开始后不久在 FDG PET 上有明显的反应，这可以从视觉上进行评估（见下文淋巴瘤部分）。几项临床试验正在调查 PET 在治疗过程早期根据代谢反应在不同器官部位指导治疗的能力。目前，PET/CT 扫描仪之间的标准摄取值测量还不够标准化；因此，基线和随访扫描应该在同一台 PET/CT 扫描仪上进行，以可靠地评估治疗的早期反应。PET 治疗反应定量评估的一般标准已经概述［实体肿瘤 PET 反应标准（PET response criteria in solid tumors，PERCIST）][9]，尽管这些标准主要适用于细胞毒治疗和 FDG PET 扫描。然而，用于非 FDG 示踪剂以及靶向治疗和免疫治疗的 PET 反应标准需要进一步发展。描述整体代谢活跃的肿瘤负荷的全球参数对于决定治疗反应可能变得更加重要。

七、氟脱氧葡萄糖正电子发射断层扫描／计算机断层扫描在肿瘤科的常见适应证

（一）肺癌

FDG PET/CT 诊断肺原发灶和转移性病变的敏感性高于 90%，特异性在 85% 左右；FDG PET 对小细胞肺癌的敏感性和特异性相似。FDG PET 对细支气管肺泡癌和肺类癌的敏感性约为 60%，而在肺肉芽肿性疾病高发地区，PET 对肺癌的特异性较低。根据对症状、危险因素和放射学外观的评估，FDG PET 对肺癌风险为低（5%～20%）或中等（20%～70%）的患者特别有用。在这些情况下，FDG PET 有助于将患者转移到极低风险（<5%）或高风险（>70%）类别[10]。预计 FDG PET 用于诊断不明肺结节的恶性程度将继续增加，因为更多的患者在 CT 上被诊断为结节，用于其他适应证或作为筛查试验。

在非小细胞肺癌的纵隔分期中，根据定义，临床 I 期和 II 期疾病的患者具有放射学阴性的纵隔。然而，在中心性肿瘤、腺癌或 N_1 淋巴结肿大的患者中，纵隔受累的 CT 假阴性率为 20%～25%。目前还不清楚 FDG PET 是否应该用来代替纵隔镜检查来对这些患者的疾病进行分期。在临床 III 期肿瘤的纵隔分期中，FDG PET 的阳性结果需要经组织诊断证实，因为假阳性率较高（15%～20%）。FDG PET 和纵隔镜检查评估纵隔淋巴结肿大的假阴性率为 5%～10%。因此，在纵隔疾病的 FDG PET 结果为阴性的情况下，一些权威机构不进行活检[11]。实际上，在较大的中心，III 期肿瘤患者既接受 FDG PET 检查以检查远处转移，也接受纵隔镜检查，但在没有经验的纵隔镜检查服务的社区，可以提出使用 FDG PET 对纵隔进行分期的有力论据。无论如何，应该注意的是，显微一词没有明确的定义，常规的病理组织处理可能是检测显微疾病的限制因素。

对于临床 I 期周围型肿瘤患者，大多数权威机构在手术前不要求纵隔镜检查，因为纵隔或全身受累的比率非常低（约 5%）。在临床 II 期肿瘤患者中，转移率较高，关于 FDG PET 是否有必要对这些患者进行全身疾病评估还存在争议。对于 III 期肿瘤，全身疾病的临床评估假阴性率约为 15%～30%，因此 FDG PET 可取代一系列其他检查（如骨扫描、CT 和 MRI）来评估远处转移[11]。根据美国胸科医师学会的最新建议，对于临床评估正常、胸部 CT 检查无可疑胸外异常且正在考虑进行疗效治疗的患者，FDG PET 建议用于评估转移灶[12]。FDG PET 检测非小细胞肺癌骨转移的敏感性（90% vs. 80%）和特异性（90% vs. 70%）均高于骨扫描；FDG PET 检测非小细胞肺癌肾上腺转移的敏感性和特异性均大于 90%。仍然需要脑 CT 或 MRI，因为 FDG PET 不能可靠地发现脑转移瘤，这是由于生理上强烈的脑摄取 FDG 所致。对于 IV 期肿瘤患者，FDG PET 有可能指出最佳的活检部位。

PET 对非小细胞肺癌的再治疗也很有用。特别是，

FDG PET 在区分放疗后改变和局部复发方面似乎比 CT 更敏感，尽管区分这两个实体仍然是一个挑战。在 FDG PET 检查中，胸部放疗后的变化可持续数年之久。在区分局部复发和放疗后改变时，应考虑摄取强度和病灶（图 12-3 和图 12-4）。

（二）头颈癌

大多数头颈部癌症患者都接受了 FDG PET 检查。然而，原发不明的颈部淋巴结转移约占新诊断的头颈部肿瘤的 5%；在没有体检结果的患者中，CT 和 MRI 可以识别高达 50% 的原发肿瘤。在体检 CT 或 MRI 和内镜检查结果为阴性的患者中，FDG PET 的总检出率约为 25%。然而，如果在内镜检查前进行 PET 检查，这个数字可能会更高。在一项前瞻性研究中，患者在内镜检查前接受了 FDG PET 检查，但在麻醉下进行手术前没有向外科医生透露结果。外科医生在 20 名患者中只有 5 名能够找到疾病的主要部位。在手术过程中，当 FDG PET 信息被透露给外科医生时，他们能够找到另外 6 名患者的原发部位，这使得检出率提高到总共 20 名患者中的 11 名[13]。应该注意的是，了解 FDG 在头颈部的不同良性和生理性摄取模式对于最大限度地减少假阳性解释是至关重要的。

在头颈部肿瘤的初始分期中，FDG PET 对淋巴结分期的敏感度和特异度约为 90%。因此，FDG PET 比 CT 或 MRI 更敏感、更特异。FDG PET 的一个缺点是对临床 N$_0$ 颈部患者的淋巴结病变的敏感性较低（30%）。鉴于 FDG PET 在淋巴结分期中的高度特异性，在 PET 结果阳性的患者中进行颈清扫似乎是合理的，而那些 FDG PET 结果阴性的患者可能能够接受前哨淋巴结定位和活检[14]。除了局部分期，FDG PET 还可以检测同步的恶性肿瘤和远处转移。在头颈部恶性肿瘤的初始分期中，FDG PET 扫描总体上对患有局部晚期疾病的患者最有帮助，因为这些患者发生远处疾病的风险为 10% 或更高。此外，FDG PET 在头颈部癌症患者的放射治疗计划中发挥着越来越重要的作用，因为它有助于更好地区分原发肿瘤和周围组织，并区分转移淋巴结和良性淋巴结。

对于头颈部肿瘤放疗后的再分期，FDG PET 对检测残留病变高度敏感，但应在放疗后至少 3 个月进行，以避免假阳性结果。照射后 3 个月扫描呈阴性的患者可以在没有干预的情况下进行随访（即具有很高的阴性预测价值），但扫描呈阳性的患者需要进行进一步的评估，可能还需要进行活检[14]。对于 FDG PET 呈阴性的患者在放疗结束后 3 个月进行随访，目前还没有确切的数据（尤其是对于 HPV 阳性的人群）来说明随访的时间间隔和总的持续时间，这应取决于患者的个体风险因素。

（三）淋巴瘤

霍奇金病和高度恶性非霍奇金淋巴瘤大多明显地热衷于 FDG，并且几乎总是在 FDG PET 上可见。低度恶性非霍奇金淋巴瘤可能只有轻微的信号，在极少数情况下，在 FDG PET 上完全看不见。FDG PET 在淋巴瘤分期方面优于 CT，因其一致的 FDG 亲和力和潜在的可治愈性，被国际协调计划（International Harmonization Project，IHP）推荐用于霍奇金淋巴瘤和侵袭性非霍奇金淋巴瘤的分期。除慢性淋巴细胞性白血病 / 小淋巴细胞性淋巴瘤（small lymphocytic lymphoma，SLL）、边缘区淋巴瘤（marginal zone lymphoma，MZL）和一些外周 T 细胞淋巴瘤（peripheral T-cell lymphoma，PTCL）外，所有淋巴瘤都可以合理使用 FDG PET [15]。然而，没有确切的证据表明 FDG PET 改变了相当数量的这些类型淋巴瘤患者的初始治疗。在表现为腺病但非诊断性活检的患者中，FDG PET 可能有助于引导组织采样至代谢最活跃的靶点。对于淋巴瘤的分期，CT 结合静脉和口服对比剂有助于更好地显示腹腔内病变和可靠地测量淋巴结大小[15]。

化疗前脾脏的强烈摄取（即比肝脏强）是淋巴瘤受累的可靠指标，但正常摄取不能排除淋巴瘤的脾脏受累。FDG PET 上的生理骨髓活性可以是可变的，在化疗或造血刺激药物后可能会增加，从而降低了 FDG

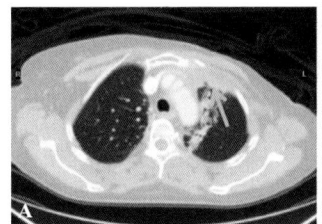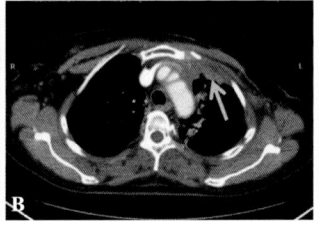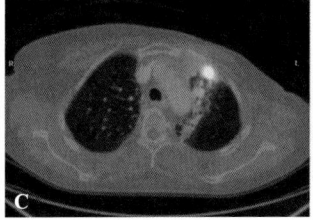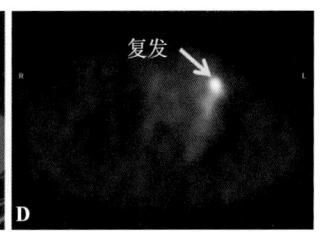

▲ 图 12-4　放射治疗后复发（此图彩色版本见书末）

肺（A）和软组织（B）窗的对比增强计算机断层扫描（CT）显示左上肺有混浊，其位置分布与放射治疗后的变化一致。融合的 PET（正电子发射断层扫描）/CT（C）和 PET（D）图像显示放射治疗区域内预期的轻度活动，但 FDG PET 上叠加的焦点活动（箭）对应于 CT 上结节状胸膜增厚的焦点区域（淡蓝箭），随后被显示为肿瘤复发

PET 检测骨髓受累的敏感性。然而，骨髓或骨结构内的局灶性 FDG 活性应引起转移受累的怀疑。

FDG PET 在淋巴瘤治疗中最重要的作用之一是早期评估化疗反应（即中期 PET）和评估化疗结束时活动性淋巴瘤的残余肿块（即治疗结束 PET）。临时 FDG PET 显示的与有效化疗相关的摄取减少先于 CT 所见的解剖改变；在化疗结束时，CT 显示多达 50% 的患者在最初的病变部位有残留肿块。在这两种情况下，通过比较残留肿块内的 FDG 活性与肝脏和纵隔血池内的活性（Deauville 标准）来直观地评估对治疗的反应 [16, 17]。低于肝脏的残留 FDG 活性通常被认为反映了霍奇金和弥漫性大 B 细胞淋巴瘤的完全代谢反应。化疗结束时残留摄取的阳性预测值在 90% 以上。阴性预测值可能较低，且与显微残留病有关。

在淋巴瘤缓解期患者的随访中，FDG PET 在发现复发方面比 CT 更敏感。然而，对于应该多久进行一次后续 FDG PET 扫描没有指导原则。

（四）结直肠癌

FDG PET 对原发性结直肠癌的诊断或初始分期没有作用，因为 FDG PET 既不能有效地评估肿瘤的深度，也不能有效地评估局部淋巴结状况。然而，FDG PET 在检测远处肝转移和肝外转移方面具有很高的敏感性。对超声、CT、MRI 和 FDG PET 检测结直肠癌、胃癌和食管癌肝转移的文献进行 Meta 分析发现，在特异性高于 85% 的研究中，超声、CT、MRI 和 FDG PET 的平均加权敏感度分别为 55%、72%、76% 和 90%。两种成像方式的对比结果显示，FDG PET 比超声（P=0.001）、CT（P=0.017）和磁共振（P=0.055）具有更高的敏感性。结论：在同等特异性下，FDG PET 是诊断结直肠癌、胃癌和食管癌肝转移最敏感的无创性影像检查方法 [18]。考虑到 FDG PET 在检测远处转移方面的较高敏感性，可以设想在结直肠癌的术前分期中，增强 FDG PET/CT 可以替代传统的 CT 或 MRI 来评估肝转移的解剖可切除性。FDG PET 在结直肠癌再分期中可以发挥重要作用。FDG PET 可以根据临床表现、其他影像学检查结果或癌胚抗原水平升高，在怀疑复发时显示局部和远处病变的位置，灵敏度和特异度高于 90%（图 12-5）。

（五）乳腺癌

FDG PET 可以提高小的原发性乳腺癌的检出率，特别是在评估乳房致密的患者时可能会很有用。FDG PET 虽然特异性（80%）相对较高；但敏感性较低（60%），在评估腋窝淋巴结方面没有任何作用 [19]。相比之下，FDG PET 相对敏感（85%）和特异性（90%），在评估内乳淋巴结转移方面优于 CT（敏感性为 54%，特异性

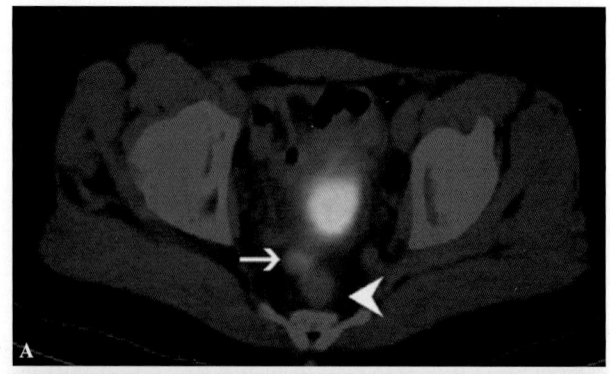

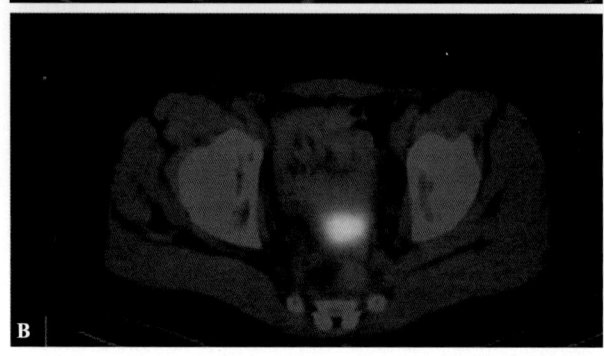

▲ 图 12-5　正电子发射断层扫描 / 计算机断层扫描（PET/CT）鉴别结肠癌患者经前方低位切除术后局部复发和瘢痕的价值（此图彩色版本见书末）

因癌胚抗原（CEA）水平升高而怀疑复发。CT 不能区分瘢痕和局部复发。A. FDG PET 显示疑似恶性肿瘤的密集病灶（箭）。第二个轻度病灶被解释为瘢痕（箭头）。B. 经手术证实诊断，切除复发肿瘤

为 85%）。FDG PET 在乳腺癌中的主要作用在于调查高危患者的远处转移和监测反应。与 CT 相比，FDG PET 在检测转移性疾病方面具有更高的敏感性（90% vs. 40%），但特异性更低（80% vs. 95%）。总体而言，FDG PET 在检测骨转移瘤方面与骨扫描具有相同的敏感性（均约 90%），但总体上对溶骨性病变的敏感性高于骨扫描，对成骨细胞病变的敏感性略低于骨扫描。然而，FDG PET 在检测骨转移方面比骨扫描有更高的特异性（95% vs. 80%）。这可能是因为 FDG PET 可以独立于骨骼的变化捕捉肿瘤细胞的新陈代谢活动，而骨骼扫描反映的是重塑，这可能是转移性疾病和其他良性原因造成的。

在接受新辅助化疗的晚期乳腺癌患者中，FDG PET 最早可以在第一个周期结束后区分有效和无效的患者。这可能有助于改善患者的管理，避免无效的化疗，并支持在有反应的患者中继续进行剂量密集的术前化疗的决定，尽管评估疗效的通用标准尚未建立。

尽管仍在研究中，[18]F- 氟雌二醇 PET（FES-PET）成像已经被证明可以确定雌激素受体阳性乳腺癌的部位。受体阳性疾病的体内鉴定作为激素治疗反应的预测生物标志物可能很重要，特别是考虑到同一患者的不同

肿瘤部位可能有不同的受体密度[20]。

乳腺特异性伽马成像（breast-specific gamma imaging，BSGI）正引起人们对乳腺成像的兴趣。围绕乳房 X 线检查的局限性和争议是众所周知的。单光子伽马设备现在已经被开发专门用于乳房成像。他们使用 99mTc-Hexakis（2- 甲氧基 -2- 甲基丙基异腈），也被称为 Sestamibi，这是一种示踪剂，在 FDG PET 兴起之前已经用于恶性肿瘤的成像，或者 PET 不容易获得的地方。对于密度较高的乳房，该设备可能特别有用，因为传统的乳房 X 线检查对此的评估较为有限。最近的出版物显示了良好的评估病变的能力，总体准确率约为 91%[21]。

正电子发射乳房 X 线检查（positron emission mammography，PEM）同样使用 FDG 的乳房专用 PET 成像技术。再一次，这在乳房 X 线检查中是有希望的，显示出诊断准确率的显著提高。研究表明，与乳腺 MRI 相比，乳腺 MRI 的表现类似，在乳腺癌的评估中提供了补充信息。尽管如此，即使将这些模式结合起来，在疾病的初始外科治疗中也显示出一些局限性[22]。

八、氟脱氧葡萄糖正电子发射断层扫描 / 计算机断层扫描在其他恶性肿瘤中的应用

在食管癌和胃癌中，FDG PET 可用于初步分期，并有可能用于确定新辅助治疗的早期反应。在卵巢癌、子宫癌和宫颈癌中，FDG PET 可用于评估复发疾病。妇科肿瘤中盆腔淋巴结受累的评估尤其具有挑战性，因为早期受累的盆腔淋巴结可能很小，很难在盆腔器官和血管结构之间解决。FDG PET/CT 结合静脉和口服对比剂对盆腔淋巴结的评估特别有价值。恶性黑色素瘤有非常高的 FDG 代谢，但 FDG PET 仍然缺乏检测哨兵淋巴结内的微观疾病所需的灵敏度，因此不能取代淋巴显像。FDG PET 对于有阳性前哨淋巴结或其他高危特征的患者的分期最有价值，对治疗后的患者再分期也是有用的，尽管 FDG PET 在评估免疫治疗反应中的作用仍在确定中。在肉瘤中，FDG PET 上信号最强的区域通常级别最高，应该考虑进行活检。

（一）前列腺癌的 PET 显像（非 FDG）

前列腺癌是男性最常见的恶性肿瘤，但通常葡萄糖代谢较低，在 FDG PET 上代谢不活跃。美国 FDA 已批准 2 种 PET 示踪剂用于评估前列腺癌：11C- 胆碱和 18F-FACBC（氟西洛韦）。使用 11C- 胆碱的前列腺成像只能在有现场回旋加速器的设施中使用（由于 11C 的半衰期很短），而 18F-FACBC 可以通过商业分销获得。18F-胆碱也被研究过，但目前还没有被批准在美国使用。

11C- 胆碱是美国第一个被批准用于前列腺癌成像的

PET 示踪剂。肿瘤细胞产生大量的胆碱，因为它是磷脂酰胆碱的前体，磷脂酰胆碱是膜脂的主要成分，在细胞增殖过程中与蛋白质一起合成。胆碱激酶在恶性肿瘤中表达上调，导致胆碱被掺入和捕获到卵磷脂中。最近的一项研究显示，当 11C- 胆碱 PET 用于 PET/MRI 混合扫描仪时，准确率为 99%[23]。18F- 氟胆碱（FCH）[24]和 18F-FACBC1- 氨基 -3- 氟 -18- 氟环丁烷 -1- 羧酸）[25]也正在分析中，用于评估前列腺癌，也可能从 PET/MRI 的结合中受益。

18F-FACBC 于 2016 年 5 月被 FDA 批准用于评估前列腺切除术或初次放射治疗后出现生化复发的患者，现在可以通过商业分销获得。图 12-6 显示了放射治疗后前列腺特异性抗原（prostate-specific antigen，PSA）水平升高的患者进行 FACBC-PET/CT 扫描的一个例子。

针对前列腺特异性膜抗原（prostate-specific membrane antigen，PSMA）水平的其他新的有希望的 PET 示踪剂目前正在被积极的研究[26]，包括 68Ga 和 18F 标记的化合物。这些显像剂的敏感性与血清 PSA 水平有关。Dietlein 等比较两种 PSMAPET 示踪剂（18F-DCFPyL 和 68Ga-PSMA-HBEDCC）在前列腺切除术或放疗后生化复发患者中的诊断价值[27]。在本研究中，两种示踪剂在 PSA 0.5μg/L 以上时都有相对较好的灵敏度，但在这一阈值以下缺乏灵敏度。有必要进行更多的研究，以确定这些示踪剂对中 / 高风险前列腺癌的初始分期、指导放射治疗计划和管理少转移疾病患者可能起到的作用。

（二）骨成像

骨扫描仍然是核医学中最常见的程序之一。使用解剖学成像对骨转移瘤进行随访尤其困难；骨扫描为整个骨骼成像提供了一种直接的技术。传统上，这项研究使用 99mTc 标记的双膦酸盐［最常见的是亚甲基二膦酸盐（methylene diphosphonate，MDP）或羟乙二膦酸盐（hydroxyethylene diphosphonate，HDP）］进行平面全身检查，以便对整个骨骼进行测量。如果需要更详细地评估选定的场地，还可以获得额外的专用平面或 SPECT 视图。

MDP 和 HDP 的积聚与骨重建的成骨细胞阶段有关；因此，平面骨显像对溶骨性病变的检测相对不敏感。此外，骨重建发生在许多情况下，包括关节炎、炎症、创伤、良性肿瘤和恶性肿瘤以及转移性疾病，降低了研究的特异性。SPECT 和 SPECT/CT 成像可以提高研究的准确性；然而，一次 SPECT 采集可能需要 15～30min，并且只覆盖身体的选定区域。经常接受骨扫描以进行分期或随访的肿瘤科患者也要接受 CT；CT 和骨扫描结果的相关性通常是互补的，并提高了骨骼核素扫描的特异性。99mTc 骨扫描不是定量的，因此，基于视觉摄取来

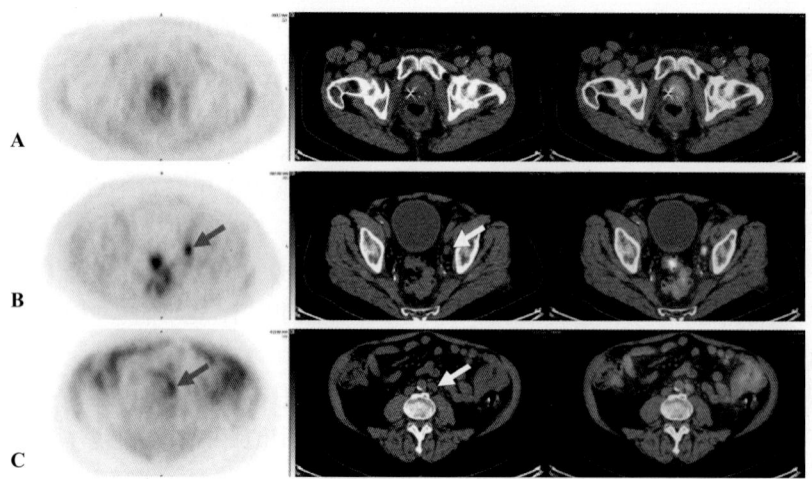

◀ 图 12-6　68 岁男性前列腺癌患者接受放射治疗和雄激素剥夺治疗，前列腺特异抗原水平迅速升高（此图彩色版本见书末）

^{18}F-FACBC（1- 氨基 -3- 氟 -18- 氟环丁烷 -1- 羧酸）-PET/CT 扫描显示前列腺内的基准标志物和异质性增强的活动性，无特异性，但与残留 / 复发肿瘤（A）有关。此外，放射性示踪剂的左侧盆腔（B）和主动脉旁（C）淋巴结可能存在转移性疾病（红箭）

评估疾病的改善或进展是有局限性的。此外，由于扫描反映了骨重建，当转移瘤对化疗有反应时，摄取率可以一过性增加（"耀斑"效应）。由于这个原因，进行性疾病通常需要在骨骼扫描上出现两个或更多的病变。

[18]F- 氟化钠是最早用于骨显像的放射性药物之一，但被 [99]mTc 示踪剂的发展和改进的伽马相机技术所取代[28]。与 [99m]Tc 骨扫描相比，NaF-PET/CT 的其他优势包括更短的摄取时间（1h vs. 2～4h），能够与 NaF-PET 图像一起获得诊断性对比增强 CT 扫描，以及更准确的摄取定量。虽然 NAF 是 FDA 批准的，但在撰写本文时，NAF-PET 扫描还没有广泛的保险覆盖范围，作为一种常规的临床程序进行报销。然而，NaF 可能是评估骨转移疾病最敏感的临床手段，在评估治疗反应方面有潜在的应用价值。

（三）神经内分泌肿瘤显像：单光子发射计算机断层扫描和正电子发射断层扫描

分化良好的神经内分泌肿瘤在 FDG PET 上代谢不活跃，使用碘化去甲肾上腺素类似物间苯基胍（[123]I-MIBG 或 ^{131}I-MIBG）或生长抑素受体（somatostatin receptor，SSR）类似物成像效果更好。生长抑素受体显像可以通过 SPECT 或使用 ^{111}In-octrebon 的 SPECT/CT 显像进行。

[111]In-octretic 是一种传统上用于评估神经内分泌肿瘤（neuroendocrine tumor，NET）的肽，包括类癌、与多发性内分泌肿瘤相关的肿瘤、脑膜瘤和淋巴瘤（即霍奇金病和非霍奇金淋巴瘤）。良性疾病（如结节病和其他炎症过程）也可见活跃性增强。[111]In-octretic 对生长抑素受体亚型 2 和 5 的亲和力最高，与其他亚型亲和力较弱。这种制剂在 FDG PET 时代仍然适用，因为分化良好的病变通常不会摄取 FDG。

注射 ^{111}In-octretic 后，通常在 4h 和 24h 后获得全身成像（有时也会在 48h 获得更多延迟成像）。24h 图像具有更好的目标背景比，但可能会受到生理胃肠道活动的干扰；4h 图像允许在此活动出现之前进行评估。SPECT 或 SPECT/CT 图像通常也在 24h 内采集。

放射性标记间苯并基胍（metaiodobenzylguanidine，MIBG）是一种由受体摄取的去甲肾上腺素类似物，也可用于神经内分泌肿瘤的评估。MIBG 成像对鉴别嗜铬细胞瘤、副神经节瘤和神经母细胞瘤特别有效。

MIBG 可以用 [131]I 或 [123]I 标记，用于平面和 SPECT 或 SPECT/CT 成像。在注射 ^{123}I-MIBG 后 24h 或注射 ^{131}I-MIBG 后 48h 进行显像。神经母细胞瘤病变检测的敏感性可超过 90%，而 SPECT 成像的特异性接近 100%[29]。然而，随着肿瘤的去分化或转移到其他部位，MIBG 在检测活动性疾病，特别是骨转移疾病方面的敏感性降低。在这些情况下，骨扫描可能是互补的。

用 [68]Ga 标记的生长抑素受体类似物（DOTANOC、DOTATOC 和 DOTATATE）进行 PET 显像，在评估神经内分泌肿瘤方面比用 ^{111}In-octreotide 的 SPECT 显像更敏感和准确。此外，这些研究的 PET 扫描是在注射后 1h 进行的，使整个研究能够在 2h 内完成。[68]Ga 是一种半衰期为 68min 的 PET 放射性核素，可以方便地从商品化的 [68]Ge/[68]Ga 发生器中洗脱出来。因此，[68]Ga PET 示踪剂可以在没有回旋加速器的地方获得。图 12-7 显示了 1 例神经内分泌肿瘤肝转移患者的 ^{68}Ga-DOTATATE-PET/CT 扫描。该示踪剂具有很高的靶背景比，因此对生长抑素受体阳性肿瘤非常敏感。在这个病例中，原发性十二指肠肿瘤不能通过解剖成像识别，但是通过 DOTATATE-PET 可以很好地显示。几项研究已经证明了生长抑素受体 PET 明显优于 ^{111}In-octrebon 成像，以及在治疗各种神经内分泌肿瘤患者方面的临床价值[30, 31]。在一项对神经内分泌肿瘤患者进行的 76 次连

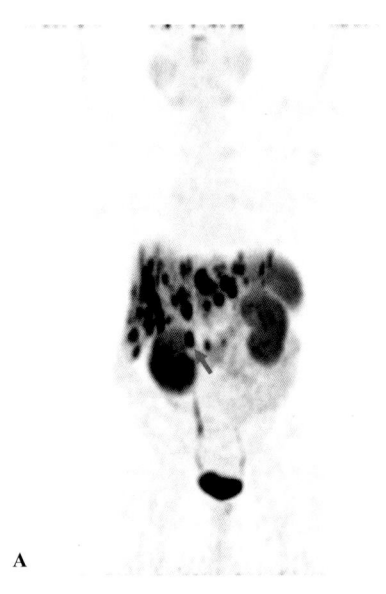

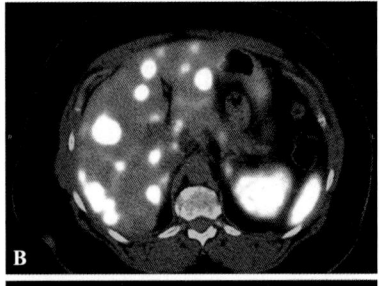

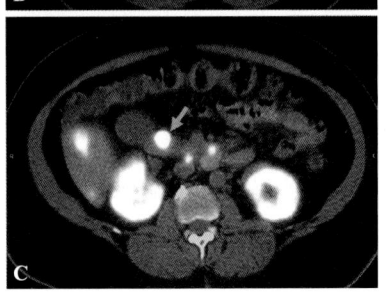

◀ 图 12-7　患者，女，56 岁，患有转移性类癌，常规影像学检查未见原发肿瘤（此图彩色版本见书末）

^{68}Ga-DOTATE-PET/CT 扫描在最大密度投影（MIP）PET 图像（A）和轴位融合 PET/CT 图像（B）上显示肝脏弥漫性受体阳性转移。十二指肠第二部分局灶性强活动 [（A）红箭和（C）绿箭]，与原发性神经内分泌肿瘤一致

续扫描的研究中，Hofman 等称[31] 去分化或低分化神经内分泌肿瘤往往在 DOTATATE-PET 上失去受体亲和力，而在 FDG PET 上变得更加活跃，这使得这些研究具有潜在的互补性。

除了成像，MIBG 和 DOTATATE 还可以用于治疗神经内分泌肿瘤，方法是分别用 [131]I 和 [177]Lu 替代成像放射性核素。[131]I 和 [177]Lu 都是 β 发射体，向诊断扫描中发现的目标病变提供高局部辐射剂量。通常，[131]I-MIBG 单次注射 300～500mCi（11.1～18.5GBq），[177]Lu-DOTATE 分 4 次注射（200mCi，7.4GBq），间隔 8 周。

（四）细胞成像

正在开发的各种药物建立在对细胞生理学的最新理解之上，包括血管生成、细胞凋亡和其他想法。有些是临床常规使用，但另一些显示出未来发展的潜力，并可能彻底改变癌症的方式。

[18]F- 氟胸苷（[18]F-fluorothymidine，[18]F-FLT）是一种胸腺嘧啶核苷类似物和 PET 示踪剂，它被胸苷激酶 -1（thymidine kinase-1，TK1）磷酸化为 FLT 单磷酸酯。FLT 摄取与 TK1 活性和细胞增殖相关。FLT 可能比 FDG 更适合于监测化疗和放疗的效果。目前 PET 示踪剂研究的另一个重要领域是细胞—细胞和细胞—基质相互作用。[18]F- 半乳糖 –GRd（糖基化精氨酸 - 甘氨酸 - 天冬氨酸）等示踪剂能够非侵入性地测定整合素 $\alpha_v\beta_3$ 的

表达，并正在被评估用于肿瘤的血管生成和转移潜力。

Annexin- V 在评估细胞凋亡方面显示出巨大的前景；它可以作为单光子和 PET 试剂使用。肿瘤中高度凋亡的区域可能对放疗或化疗更敏感，有可能用这些药物评估治疗反应或总体疾病预后。同样，肿瘤缺氧对于理解肿瘤对辐射的反应也很重要。[18]F- 氟异硝唑（[18]F-fluoromisonidazole，[18]F-MISO）和铜标记的双乙酰 – 双（N[4]– 甲基氨基硫脲）（Cu-ATSM）等 PET 试剂可用于检测肿瘤内缺氧。虽然仍处于评估阶段，但这些制剂有可能用于评估靶向辐射传输的缺氧区[32]。

九、总结

核医学技术通过提供额外的生理和分子信息来补充解剖成像。分子成像的作用随着肿瘤学的实践而迅速演变。目前，FDG PET 成像被用于改善恶性肿瘤的分期和再分期，并用于确定治疗的早期反应。对于靶向治疗和免疫治疗，受体和其他靶向分子成像将作为治疗前的预测生物标志物。了解肿瘤的异质性对于靶向治疗将变得越来越重要，需要分子成像技术来指导活检靶点和评估反应。PET/CT 结合 FDG 和其他 PET 示踪剂是基于 CT 的放射治疗计划的自然延伸，可用于提高治疗目标的清晰度。最后，将继续开发使用相匹配的诊断和治疗放射性药物的新的治疗方法。

第 13 章 介入放射学中的肿瘤消融
Tumor Ablation in Interventional Radiology

A. Nicholas Kurup Matthew R. Callstrom 著
高 敏 译

介入放射科医生和一些外科医生已经使用图像引导消融技术治疗多个器官系统的原发性和转移性肿瘤，包括肝、肾、肺和肌肉骨骼系统。大多数治疗使用经皮针器械向肿瘤及其周围组织输送热或其他能量，形成一个消融区域。这些治疗可用于治愈或姑息目的，具体取决于肿瘤组织学、疾病程度和患者症状。尽管也使用了其他成像技术，包括透视、MRI 和超声，放射科医生仍使用医学成像，最常见的是 CT，引导消融器械置入靶肿瘤和监测消融区域。消融术可在清醒镇静或全身麻醉下进行，这取决于患者的耐受性和计划的手术复杂性。本文描述了这些消融技术及其最常见的应用。

一、消融技术

（一）射频、微波和激光消融

射频消融（radiofrequency ablation，RFA）是最古老的，可能仍然是最常用的经皮热消融技术。可获得单针或多针器械，包括直针和伞形针。这些针中的一些在内部循环冷却液，以维持足够高的温度，而不会炭化周围的组织，这可能阻碍关于针尖的电传导和热传导，从而妨碍具有足够边缘的靶肿瘤的完全治疗。大多数市售器械能够创建直径约 3cm 的消融区域，几个重叠消融或多个同步激活的针头可能能够创建更大的治疗区域。能量沉积可能受到电导率较差的组织类型的限制，包括充气肺、密质骨或炭化软组织。此外，射频消融可能受到"散热"效应的限制，也称为灌注介导的组织冷却，在足够大的瘤周血管内流动的血液防止邻近靶组织达到致死性高温，导致治疗不足和残留存活肿瘤[1]。最近开发的射频消融系统是双极而不是单极。对于双极系统，从激活装置传递的电流以闭合回路返回电极，避免需要将接地垫放置在皮肤上。这些双极系统比单极系统的刺激小得多，允许在最低程度的清醒镇静下对患者进行治疗[2]。

微波消融（microwave ablative，MWA）器械也使用电磁能（虽然频率更高）在针尖或尖周围产生一个场。在这个领域内，水分子的连续振荡导致快速加热至比射频消融更一致甚至更高的温度。微波消融器械的针头被称为天线，形状为线性。微波消融的理论优势包括将较大体积的组织更快地加热至更一致的温度[3]。这些设备可以创建能够治疗直径在 4～5cm 的肿瘤的消融区域。与射频消融不同，微波消融不受散热效应的限制，并且不依赖于电传导或热传导[4]。这些器械有可能改善肿瘤学结局，尤其是在肝肿瘤治疗中[5-8]。

激光消融使用小口径柔性激光纤维，使用红外光子而不是射频或微波能量创建热消融区。这些器械的每次灼伤都相当小，并且需要许多重叠消融来产生大的治疗区域，如其他基于热量的治疗方式。激光系统的优点之一是兼容 MRI 引导和监测[9]。

基于热量的技术产生的消融区最快，但如果没有先进的测温 MRI 技术，无法对其进行准确监测[10]。它们在消融区内产生气体，在 CT 和超声上分别可见为低密度、高回声区，但这种即刻可见的变化与坏死组织的体积不可靠相关。这些器械也可烧灼组织，因此这些手术的显著出血风险较低。

（二）冷冻消融

使用液氮冷冻治疗已有几十年的历史，但使用 Joule-Thomson 效应的更小口径分段绝缘探针允许经皮应用这些装置，使得肿瘤冷冻的应用大大增加。现代冷冻消融技术使用了高度加压的氩气，在每个针形探针的密封腔内膨胀，通过显著的快速吸热反应（Joule-Thomson 效应）引起周围组织的局灶性冷冻。由于冰晶造成的细胞膜机械破坏、细胞脱水以及延迟性血管血栓形成和缺血，消融区发生细胞死亡。随后使用针内的氦气流或电热器解冻组织，取出针。多个针头可同时用于产生大的消融区域并可放置，以创建与肿瘤形态匹配的区域。最重要的是，冷冻探针产生的冰块在常规 CT、超声和 MRI 中很容易在软组织内可见[11]。冷冻消融的另一个优势是组织冷冻的疼痛程度通常低于热消融。这种技术需要在相关的气体调节器中使用氩气和氦气罐。

与基于热量的治疗相比，组织冷冻可导致血小板功能障碍，显著出血并发症的风险略微增加。

（三）不可逆电穿孔

不可逆电穿孔（irreversible electroporation，IRE）是一种较新的非热消融技术，使用多个线性针头探针向靶组织输送高压脉冲[12]。这些脉冲在细胞膜上产生了不可逆的小孔，通过保留非细胞基质的凋亡导致细胞稳态和细胞死亡。该机制可用于治疗紧邻关键结构的肿瘤，如肠、中央胆管、主要神经或脊髓[13]。作为最新的市售经皮消融技术，关于经皮不可逆电穿孔的临床文献包括主要位于肝脏和胰腺的小到中等大小的单中心系列研究[14-18]。

（四）聚焦超声

聚焦超声（focused ultrasound，FUS）治疗是一种无创的肿瘤消融方法，它利用专业的超声设备，通常嵌入在 MRI 扫描仪床内，通过集中的焦点加热产生凝固性坏死区域。大多数已发表的文献涉及聚焦超声治疗子宫肌瘤，尽管在一些中心也常用于浅表骨肿瘤[19, 20]。由于充气肺中缺乏超声能量，因此该技术不适用于肺肿瘤，并且由于运动，该技术不常治疗肝肿瘤。

二、临床应用

（一）肝脏

1. 肝细胞癌　热消融是小肝细胞癌公认的治疗选择。在巴塞罗那临床肝癌分期系统和治疗算法中，热消融是极早期肝细胞癌（单个肿瘤最大 2cm）和不进行肝移植的早期肝细胞癌（≤3 个肿瘤最大 5cm）的首选治疗方法[21]。热消融也可以作为居住在等待名单较长的地区的患者移植的桥梁。同样，在美国国家综合癌症网络和欧洲肿瘤内科学会指南中，热消融被列为小肝细胞癌的首选治疗[22]。

一项前瞻性试验和 Meta 分析显示，对于极早期肝细胞癌，与部分肝切除术相比，射频消融的总体和无复发生存率相同，并发症发生率降低，但当纳入较大肝细胞癌时，5 年生存率略微更差，局部复发更高[23, 24]。一项多中心随机对照试验表明，冷冻消融治疗肝细胞癌优于射频消融[25]，但肝脏冷冻消融的很小但显著的死亡率限制了肝脏冷冻消融的广泛采用，特别是在患有基础慢性实质性疾病的患者中[26]。肝细胞癌的射频消融的主要并发症发生率仍然很低，为 2.2%，其中最显著的并发症——罕见的肿瘤播散见于 0.8% 的病例[27]。

2. 肝转移　肝转移灶消融最常用于根除有限的转移性疾病，但其他适应证包括在全身治疗情况下局部控制无缓解的转移灶、希望化疗停止伴持续性肝转移灶和治疗症状性转移灶（图 13-1）。大多数已发表文献支持消

融用于局部控制有限的结直肠癌肝转移，支持消融用于其他原发性肿瘤转移或其他适应证的早期经验较少[28]。

许多单中心和回顾性审查结直肠癌肝转移的消融治疗已发表，大多数采用早期生成器械和一些器械，包括术中联合或不联合经皮治疗的肿瘤。这些研究通常显示，对于化疗时不可切除的病变，加用热消融可提高生存率，但在病变更局限的患者中，结果劣于手术切除，尽管不存在前瞻性随机试验数据[29-34]。其中一些研究证实了射频消融后患者亚组的长期生存。最近，对这些转移灶进行热消融的系统评价再次表明，与手术相比，消融的肿瘤学结局较差，有低质量证据支持，但证据水平较高的患者中，消融的结果优于单独化疗[35]。欧洲癌症研究与治疗组织（European Organisation for Research and Treatment of Cancer，EORTC）（40004）化疗 + 局部消融与化疗（Chemotherapy + Local Ablation Versus Chemotherapy，CLOCC）Ⅱ 期试验将不可切除的结直肠癌肝转移患者随机分配至现代化疗联合射频消融（联合或不联合部分肝切除术）治疗组与单独化疗组[36, 37]。结果表明，化疗联合射频消融的中位总生存期（45.60 个月）显著长于单独化疗（40.54 个月）。同样，8 年总生存率 35.9% 优于 8.9%。本试验是确定结直肠癌肝转移的射频消融的生存获益的首项前瞻性、随机化试验。

3. 与放疗相比：肝脏　很少有数据比较肝脏热消融和放射治疗。单中心比较了射频消融和 SBRT 治疗原发性肝细胞癌和肝转移瘤的结局[38, 39]。这些研究均显示，采用无局部进展作为成像终点，SBRT 可改善尺寸大于 2cm 肿瘤的局部控制。但是，这些研究有几个局限性，包括接受两种治疗的患者人群之间的差异，接受 SBRT 的患者随访时间较短，以及射频消融和 SBRT 后诊断肿瘤复发的标准不同，这给 SBRT 后缓解评估带来了挑战[40, 41]。

使用美国国家癌症数据库，对使用射频消融与 SBRT 治疗肝细胞癌的结局进行比较分析，发现使用射频消融治疗的患者的总生存期更长[42]。该分析也有几个缺点，包括肝功能的不完整描述以及数据库中无局部复发和癌症特异性生存数据。最后，一项比较 SBRT 和射频消融治疗肝细胞癌的成本效果的 Markov 建模研究得出结论，SBRT 作为局部、不可手术肝细胞癌的初始治疗并不具有成本效益，但 SBRT 是射频消融后局部进展的首选挽救治疗[43]。总之，热消融和 SBRT 之间局部肝细胞癌或有限肝转移患者的最佳分类仍不明确，需要多学科会诊来考虑每种模式对特定患者和肿瘤的适当性。

（二）肺

热消融已被用于治疗早期非小细胞肺癌和局限性肺转移性疾病。过去 20 年中的几项研究证实了射频消融

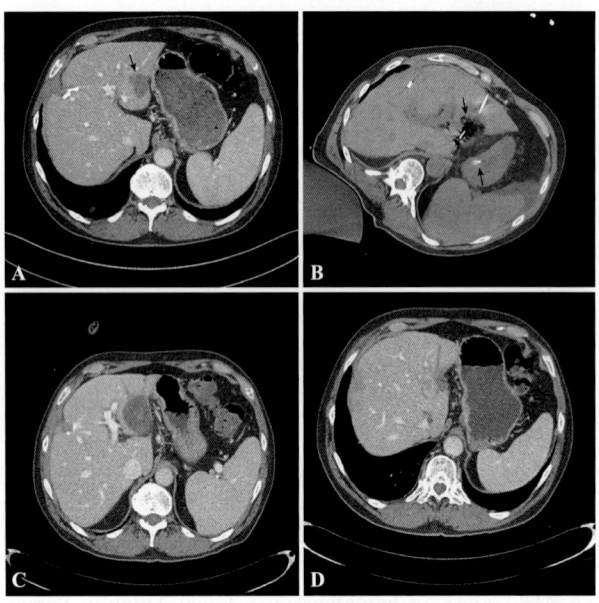

▲ 图 13-1 孤立性肝转移的微波消融

A. 1 例有转移性结肠癌至肝脏病史的 71 岁男性在肝楔形切除术和原发性肿瘤切除术后 1 年在左肝叶新发 3cm 转移灶（箭）。注意胃邻近包膜下转移灶。B. 微波消融过程中的术中计算机断层成像（CT）显示消融区域内有气体（箭），胃被钝头针（箭头）侧向移位；C. 消融区域覆盖 3 个月随访时 CT 扫描的整个肿瘤；D. 6 个月随访时 CT 扫描显示，消融区域大小正常减少

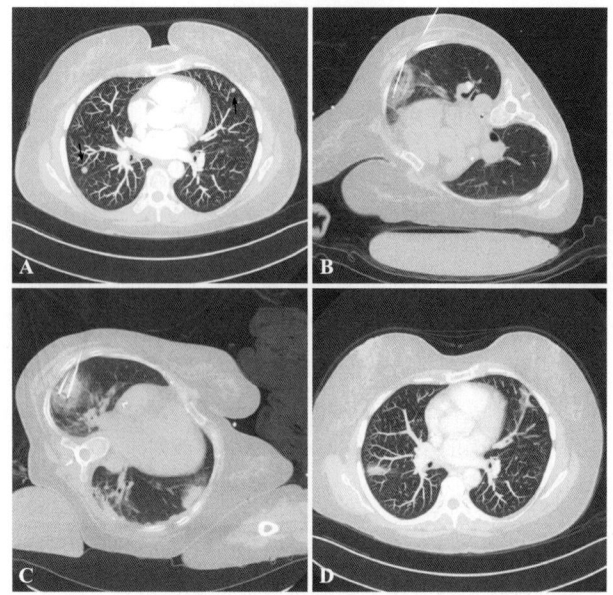

▲ 图 13-2 肺转移瘤的冷冻消融

1 例 53 岁的直肠癌 5 处肺转移女性患者接受了热消融治疗。患者既往接受过右部分肝切除术和左肺楔形切除术治疗转移瘤。A. 最大密度投影（MIP）计算机断层扫描（CT）图像显示她的 2 个转移灶（箭），一个 1cm 肿瘤位于右中叶后侧，另一个 0.5cm 肿瘤位于舌叶；B. 术中 CT 影像显示在左肺病灶冷冻消融过程中，舌叶转移周围出现毛玻璃衰减消融带；C. 2 周后对右侧病灶进行冷冻消融时，与右肺中叶转移灶周围的消融区外观相似；D. 3 个月随访时 CT 扫描的 MIP 图像显示这些消融区域有线性瘢痕，没有肿瘤复发

对这两种适应证的有效性，最近的数据显示冷冻消融和微波消融治疗肺肿瘤具有潜在优势 [44]。这些模式均提供了一种微创肿瘤根除方法，同时保留了正常实质，这对肺气肿背景下的原发性肺肿瘤患者尤为重要。然而，在早期出现支气管血管或淋巴播散的原发性肺癌病例中，与手术肺段切除术、肺叶切除术或肺切除术相比，局部热消融方法的复发率更高。无法对纵隔和肺门淋巴结疾病以及原发肿瘤进行分期和（或）治疗与手术和放疗相比，热消融的应用有限（图 13-2）。

射频消融治疗肺肿瘤的 RAPTURE 前瞻性、多中心临床试验是肺热消融潜在作用的重要初步证明。试验包括肺癌和多原发肿瘤转移，最常见的是结直肠癌 [45]。该试验入组了 106 例患者，其中 183 例不可切除肿瘤最大 3.5cm。局部控制率为 88%，非小细胞肺癌和转移瘤之间无显著差异。并发症包括气胸（25%），需要放置胸管；胸腔积液（4%），需要引流。几项研究显示，对于小于 2cm 的肺肿瘤，射频消融的完全消融率较高 [46]。邻近大血管也被证明是局部进展的风险因素。

1. 原发性肺癌 Palussière 等发现 46 例 5 年总生存率为 58.1%，无病生存率为 27.9%。美国外科医师学会肿瘤协作组对 51 例肿瘤小于 3cm 的 ⅠA 期非小细胞肺癌患者进行的一项试验中，报告 1 年和 2 年生存率为 86.3% 和 69.8%，肿瘤小于 2cm 测量微波消融或冷冻消融更受限制。在一项 183 名肺肿瘤患者（138 名原

发性肺癌患者）和中位持续时间的研究中，Zheng 等对微波消融术后 34.5 个月的随访 48 例报告局部进展率为 19.1%，中位无进展生存为 16.5 个月，中位癌症特异性生存期 29.0 个月。在这些研究中，体积越大（大于 2cm 或 3cm），无病存活率越低或进展的风险越高。

2. 肺转移 在 RAPTURE（肺部肿瘤射频消融缓解评价）研究中，61 例患者在 15 个月随访时，以及 566 例患者的较大队列（1037 处转移瘤）和 35.5 个月随访时报告了使用射频消融的 4 年局部控制率为 89% [45, 49]。在这项大型研究中，中位总生存期为 62 个月；1 年和 5 年的生存率分别为 92.4% 和 51.5%。49 例原发性肿瘤、无病间期、体积大于 2cm 和 3 个或以上转移与生存期相关。前瞻性、多中心、Ⅱ 期 ECLIPSE（评估患者转移性肺肿瘤的冷冻消融——安全性和疗效）试验在 40 例患者的 60 处肺转移灶（平均大小 1.4cm）中评估了冷冻消融的使用，6 个月时的局部控制率为 96.6%，12 个月时为 94.2%，1 年总生存率为 97.5% [50]。

3. 与放射治疗的比较：肺 一项系统评价比较了射频消融和 SBRT 对无法手术的 Ⅰ 期非小细胞肺癌的有效性，显示 SBRT 的局部肿瘤控制率较高，而总生存率无显著差异 [51]。对美国国家癌症数据库进行的早期非小细胞肺癌分析也显示，射频消融和 SBRT 之间的总生存期

没有差异，尽管射频消融治疗患者的并发症更多[52]。尽管如此，热消融仍具有一些潜在的优势，包括能够治疗彼此靠近的多个转移灶，并在局部肿瘤进展后在相同的位置再治疗肿瘤，由于剂量限制，这两种临床情况均证明放疗有困难。

（三）骨

肌肉骨骼的转移可能引起癌症相关的骨痛、病理性骨折以及邻近关键结构的损害。经皮热消融的目标包括缓解疼痛、预防骨骼相关事件的发病和局部肿瘤控制。在疾病总体稳定或全身治疗有效的情况下，消融也可用于治疗寡转移性疾病或肿瘤进展的孤立部位。此外，在邻近重要结构的位置，尤其是邻近脊髓的椎体肿瘤和邻近主要运动神经或神经丛的脊柱外转移瘤，消融可能适用于预防肿瘤进展。可能对放疗难治性肿瘤患者，当周围组织已达到最大放疗剂量限制时在放射野附近复发或新发肿瘤的患者，在将来需要时应推迟放疗的患者或拒绝放疗的患者进行。

大多数已发表的骨转移瘤消融经验使用射频消融或冷冻消融器械。已发表了一些关于微波消融治疗骨转移瘤的临床系列研究[53, 54]，而不可逆电穿孔仍处于骨骼应用的早期研究阶段[55]。一种新型的双极射频消融器械已经过优化，可以使用关节探头或双足探头治疗脊柱病变，可以创建符合椎体的消融区域[2]。MWA 和冷冻消融在通过完整骨骼传导能量方面具有一些优势，可产生

比 RFA 更大的消融区域。与单极 RFA 相比[56, 57]，冷冻消融的即刻消融后疼痛和镇痛需求较少，完全疼痛反应可能更频繁[58, 59]。

1. 缓解疼痛转移　缓解疼痛性转移性疾病是最常见和健康的确定了骨转移灶消融的适应证（图 13-3）。许多接受消融治疗的患者存在放疗难治性疼痛或放疗后复发疼痛。选择进行消融的患者应该有数量有限的疼痛肿瘤，通常最多 3 个，中等或以上疼痛强度（即在 10 分量表上疼痛评分至少为 4）[60]，弥漫性骨转移性疾病和全身疼痛患者非常适合局部治疗；对于轻度疼痛患者，增加口服镇痛药的非侵入性治疗可能更合适。使用消融治疗继发于包绕邻近神经结构的肌肉骨骼转移的神经性疼痛，可能需要牺牲神经，这可以改善、恶化或不改变神经性疼痛；在这些患者中，放射治疗通常更合适。

已经进行了多项前瞻性多中心临床试验，以评价消融在疼痛性骨转移中的应用。在第一项多中心、前瞻性、单组试验中，Goetz 等在 43 例患者中，63 例报告了 95% 的缓解率，最差疼痛平均评分从射频消融前的 7.9（使用 10 分量表）下降至消融后 24 周的 1.4。其他试验也显示，3～6 个月随访期间，平均疼痛评分出现了 4～6 分（10 分）的临床显著下降。几项试验还显示，受试者所需的镇痛药用量减少。最近发表的对姑息性射频消融治疗脊柱疼痛转移瘤的系统综述支持该患者亚组的疼痛减轻相似[66, 67]。在已发表的前瞻性试验中，罕见

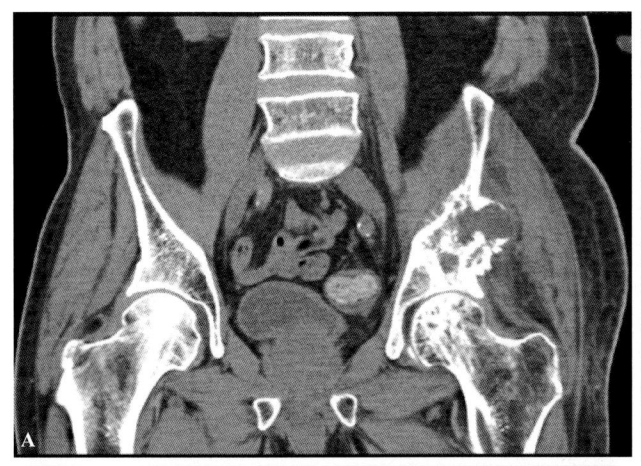
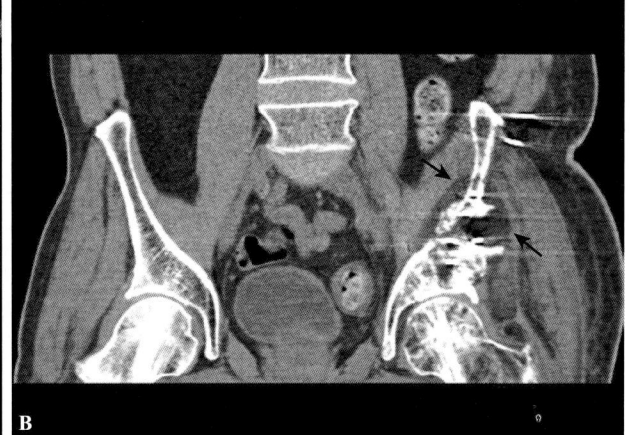
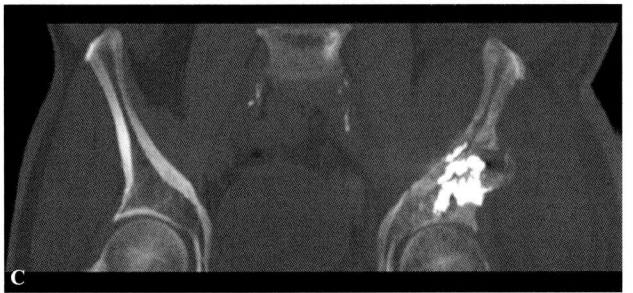

▲ 图 13-3　姑息性冷冻消融和骨水泥成形术治疗疼痛性骨转移
A. 1 例 68 岁男性转移性肺腺癌患者，尽管接受了 2 个疗程的姑息性放疗，但仍出现了混合性溶骨性和硬化性左髂骨转移，引起中度髋关节和腹股沟疼痛，主观分级为 6/10 分；B. 冷冻消融期间冠状位重组计算机断层扫描图像显示，一个低密度冰球（箭）包裹转移灶，避开髋关节和股骨头；C. 冠状位最大密度投影图像显示，骨水泥填充转移瘤的溶骨部分，并形成垂直支柱，以改善骨水泥成形术后的轴向负荷强度。1 个月随访时患者报告左髋关节无疼痛

不良事件的发生率为 0%～8%，在脊柱消融系列中的发生率高达 16%。最常见的重要并发症包括疼痛、骨折和神经损伤。

2. 寡转移性疾病的局部控制　在选择性寡转移患者中，图像引导热消融可产生持久的局部肿瘤控制。一些已发表的系列报告了在多个部位（包括骨和软组织转移灶）出现局部肾、乳腺、肺和前列腺癌转移的患者中消融的结局，以及专门评价任何肿瘤组织学类型的肌肉骨骼转移消融的其他研究。这些单中心、回顾性报告显示，中良好的局部肿瘤控制率为 67%～97%，变异性可能与不同的患者和肿瘤选择标准有关，在较小程度上，与技术有关 [68-77]。局灶性转移靶向治疗可以推迟或避免开始全身治疗及其潜在的不良反应。在报告的系列中 70 例重大并发症发生率为 0%～11%，这取决于接受治疗的患者人群和肿瘤部位。

3. 与放射治疗的比较：骨骼　没有发表的数据比较骨肿瘤热消融与放疗后的疼痛缓解或肿瘤结局。放射治疗是缓解癌症相关骨痛的标准治疗方法，具有长期的安全性和有效性记录。然而，患者放疗后可能出现难治性或复发性疼痛，或当达到放射剂量限值时，患者可能不适合放疗 [78]。已发表的骨肿瘤消融前瞻性试验中纳入了许多尽管接受放疗仍持续疼痛的患者，一个小型非比较系列专门评价了放疗和消融联合治疗脊柱转移瘤，发现疼痛显著缓解 [79]。相反地，Di Staso 等的一项单一回顾性匹配队列研究 80 例患者显示，对于孤立性疼痛性溶骨性骨转移瘤，射频消融联合放疗（15 例患者）产生的疼痛缓解大于单独放疗（30 例患者）。具体而言，第 12 周时联合治疗的总缓解率周数为 93.3%，与之相比，仅接受放疗组为 59.9%（P=0.048）。这些结果提示热消融和放射治疗之间存在协同效应。

三、辅助移位、监控和加固技术

许多辅助技术允许对各种肿瘤应用经皮消融，并有助于将间接损伤或其他并发症的风险降至最低。可通过术中插入液体、气体或球囊导管 [81, 82] 或通过手动收缩或操纵消融探针将肿瘤从重要结构中移除 [83, 84]。此外，可采用成像、温度探头和神经生理技术监测消融区 [81]。超声可在热消融过程中提供连续的成像反馈，或在冷冻消融过程中每隔几分钟获取一次 CT/MR 图像，分别将消融冰可视化为靶肿瘤周围的低密度或低信号区域。放置在计划消融区域和重要结构之间的温度监测探头可以提醒放射科医生在损伤之前停止消融。清醒镇静状态下的患者可对处于危险的神经分布提供与疼痛相关的反馈，使消融终止。采用体感或运动诱发电位或直接神经刺激进行神经生理监测也非常有用 [85, 86]。

由于许多骨转移是溶骨性的，位于中轴骨内，结构稳定性和负重能力经常受到损害。这些病变可能与病理性骨折相关或存在病理性骨折风险，热消融可联合骨水泥成形术以加强轴向负重。在这些情况下，在骨水泥灌注之前，消融可以对髓腔进行灭菌，目的是尽可能降低骨水泥将存活肿瘤移入骨外位置的潜在风险。受到扭转力或剪切力的部位发生骨转移时，可联合其他经皮稳定技术 [87-89]。

四、结论

经皮图像引导消融技术为肝、肺、骨肿瘤患者提供了重要的治疗选择。消融可显著缓解疼痛或其他肿瘤相关症状，预防敏感部位局部肿瘤进展引起的发病，并在特定患者中实现持久的局部控制或治愈。这种微创方法具有独特的优势，可与全身治疗、手术治疗和放射治疗相辅相成，是治疗团队传统医疗设备的补充。治疗决策复杂，应根据患者的健康状况和并发症、肿瘤大小、部位和组织学以及既往治疗情况，为个体患者量身定制治疗方案。多学科方法，包括医学肿瘤学、放射肿瘤学、外科和介入放射学，最适合合作治疗癌症患者，并确保考虑所有可用的技术。

第 14 章　肿瘤学临床试验设计总论
Overview of Oncology Clinical Trial Design

Chen Hu　James J. Dignam　Peixin Zhang　著
高　敏　译

临床试验在 20 世纪初才开始以现代形式出现，最早的随机对照试验是在 20 世纪 40 年代进行的，但现在已经牢固确立为现代循证医学的根本基础。基于临床试验的循证方法在癌症研究中起步较早，得到了美国 NCI 的承诺和赞助，从 20 世纪 50 年代中期开始，与学术研究者合作治疗急性白血病患者[1]。从这些计划中成长为多中心癌症协作组（目前为美国国家临床试验网络计划[2]）和其他以学术为基础的癌症中心和研究所，这些中心和研究所现在是美国临床癌症研究和相关转化科学的支柱，在世界各地都有类似的实体。这些项目和临床试验在发现和推进有效疗法的同时大大增进对癌症了解方面是非常宝贵的。尽管临床试验处于首要地位，但随着新知识的获得以及患者和护理人员寻求许多措施（包括有效性、安全性、经济学和长期福利）更好的治疗，临床试验仍在不断创新和适应。例如，随着以"组学"为基础的技术的发展，不同的癌症类型不再狭义地、纯粹地基于临床和病理分类学系统来定义。相反，在某些癌症类型中，使用生物学相关和分子水平信息的所谓精准医学模式正在成为现实。此外，癌症治疗更常具有多学科性质，需要外科医生、肿瘤内科医生和放射肿瘤科医生的合作研究，以推动新的治疗方法。此外，肿瘤内科医生经常面临多种选择，包括传统的细胞毒性药物、细胞抑制剂、分子靶向药物，以及最近的免疫治疗药物，而放射肿瘤学家和外科医生可获得一系列不断发展的技术。结合这些发展，随着计算机的进步和几乎所有医学和科学信息的电子存储的出现，人们开始关注"大数据"来源，作为证据生成的临床试验的替代方法。所有这些发展都对肿瘤临床试验所有阶段的设计和分析提出了新的挑战。

在本章中，我们向读者简要介绍了临床试验的基本原理，这些基本原理在很大程度上保持不变。通过该试验，旨在了解当前临床试验设计和实施中的关键问题，以确保试验继续提供最先进的治疗评价。这里的重点主要是研究设计，因为分析自然遵循一个良好规定和有目的的试验设计。材料是概念性介绍；我们向读者介绍了几个更全面的文本，介绍了肿瘤学临床试验设计和实施[3-6]，并推荐与精通癌症临床试验的生物统计学家密切合作。

一、肿瘤临床试验中的一些基本概念

在基于临床试验的开发范例中，有一系列序贯步骤将一种新的癌症治疗方法从首次用于人体推进至确立为临床有效治疗。这些步骤被称为阶段，旨在回答某些问题。如果候选治疗在一个阶段成功，则将在下一阶段中继续进行进一步测试。更广泛地说，可将试验阶段视为可能存在目标和获得信息重叠的开发阶段。在早期开发期间（Ⅰ期和Ⅱ期），研究人员确定一种新的治疗是否安全，什么可能是最佳剂量，以及可能会遇到哪些预期和非预期的特定不良反应。在早期开发的后一部分，进入Ⅱ期研究，正式评估治疗是否显示出一些获益，如延缓肿瘤生长或影响其他中间疾病终点。在后期（Ⅲ期），研究人员明确评估了该治疗是否比目前的标准疗法效果更好，并进一步评估了安全性。除了以客观的方式比较新治疗方案与现行标准方案的安全性外，还获得了更多的不良事件信息，这些信息可能会随着新方案在更多的随访时间更长的患者中使用而出现。Ⅲ期试验通常包括随机治疗分配（其优点稍后讨论）和足够数量的受试者，以确保结果有效和可靠。每个阶段的具体统计考虑因素将在本章后面部分详细阐述。

从统计学设计的角度来看，任何癌症临床试验中都有 5 个关键部分，不考虑其分期：①明确的书面目的；②明确定义的终点；③适合该问题的严格的研究设计；④理由充分的样本量；⑤适当和详细的统计分析计划。粗略地关注这 5 个组成部分中的任何一个都可能导致试验结果有缺陷或无法解释。

（一）目的

确定主要目的需要仔细考虑在试验结束时得出什么

关键结论。在 Ⅰ 期试验中，主要目的通常是确定适当的剂量（某些指标可能是最佳的）并总结观察到的毒性。在 Ⅱ 期试验中，目的类型可能因具体情况而异。历史上，主要目的是在确立的剂量下评价初步疗效，以帮助确定是否有充分的原因需要更明确的定义（分期 Ⅲ）试验和获得初步临床疗效估计，以帮助计划 Ⅲ 期试验。Ⅱ 期试验也为进一步探索试验方案的安全性和毒性提供了依据。Ⅲ 期试验的目的是提供替代治疗方案的明确头对头比较，通常为试验方案与标准治疗对照药物。

所有临床试验最适合有一个主要目的。虽然可能有许多次要目的，但应明确区别。通常不适合假设或计划正在实现的其他开发目标，例如，计划一项早期试验，希望获得非同寻常的益处，从而迅速采纳为既定治疗。应重点关注试验的开发目的。

（二）终点

临床试验终点的选择是确定试验适当设计和分析的下一个关键步骤。终点通常是指构成试验目标结局之一的疾病状态、症状或实验室值的测量指标。它需要以下特征：应明确定义，以无偏倚的方式定量测量，并与试验主要目的直接相关。选择将取决于试验的分期和其他因素，例如评估的成本和可行性。在早期安全性开发中，终点可能是不良事件的简单频率，但即使是这些也必须在关注的类型、发生时间范围、可能的干预归因性和其他限制方面仔细定义。先导性疗效（Ⅱ 期）试验中的早期疗效终点实例包括肿瘤缓解（即减少、稳定），通常基于放射学肿瘤测量结果，通过缓解比例或缓解率和无进一步疾病进展证据的时间表达。在后期确定性试验中，总生存期（任何原因导致死亡的存活时间）在历史上被认为是最有意义的疗效终点。根据背景，疾病特异性终点可能被视为确定性终点。通常在时间 – 事件数据中，复合终点（其中合并了多种不同的事件类型，如疾病进展或任何原因的死亡）定义为无进展生存期（或无病生存期），其可能包括作为事件的第二原发性癌症，在确定性试验中为选择终点，也可在 Ⅱ 期试验中使用。大量的健康相关生活质量（health-related quality of life，HRQoL）终点可能包括各种护理人员评估，以及越来越多的患者报告结局（patient-reported outcome，PRO）终点也被用于所有阶段的试验。根据试验问题，它们也可作为主要终点。

（三）研究队列和比较设计

一般研究设计是推理程序阐述试验目的的结构。对照目标质量标准（例如，允许的最大不良事件发生率）、基于类似临床情境中的历史经验的预期临床结局或研究中纳入的同期对照组评估试验治疗的优点。根据试验目的、类型和其他因素，其中一项可能构成有效推论的基础，但均需要谨慎的设计考虑，以最终提供可靠的结论。

1. 单个或序贯患者队列 在剂量确定和安全性评价中，存在故意进行的关键问题，以便在避免向许多患者给予亚治疗剂量的同时不会产生过量风险（尽管治疗获益不是研究的明确目标）。因此，Ⅰ 期试验单独入组患者或在小队列中入组患者，并按顺序进行剂量确定。在某些情况下，可能有多个子研究同时入组。然后，可对各组进行随机分组或确定性分配，但需要采用相同的故意入组方案。

对于初探性疗效评估，从资源角度来看，最经济的设计是单个队列，均接受试验方案。这种方法提供了有关研究中新干预的最大信息，并且可能易于入组，因为所有患者均有机会接受通常认为（正确或其他）有希望的治疗。在一项传统的单组初探性疗效（Ⅱ 期）试验中，所有患者均接受相同的治疗；通常，将结果与既往历史经验（历史对照）进行比较评估。历史对照患者人群应具有相似的患者特征、相似的标准治疗，并使用与预期进入新研究的患者相同的诊断和筛选程序。此外，主要结局应是客观和一致的，以便与历史估计值相比时结果具有可比性和可解读性。不幸的是，（例如）当前研究的患者人群由新发现的生物标志物定义时，历史估计值可能并不总是可用的。此外，明显相同的治疗和相同的患者人群的历史估计值可能存在显著差异，并且由于辅助治疗、诊断定义和其他未知因素的影响，预后可能会发生时间变化。这些问题使得难以选择适当的值来评估新的治疗方法，引入了单组试验结果的不确定性和缺乏可靠性的可能性（缓解这些不确定性的考虑因素将在下文详细讨论）。尽管如此，单队列设计仍然是肿瘤学临床试验的重要部分。

2. 平行队列和随机化 试验可交替纳入一个接受不同干预的平行队列，采用随机分配的方法将患者分配至治疗组。随机化确保患者被分配至治疗组，可能影响结局的任何和所有特征无系统差异。随机化是临床试验方法的基础，因为它与证据生成相关，解决了混淆治疗效应的基本问题。混杂因素是与治疗分配（选择或接受）和结局相关的因素。这些可以是任何已知的人口统计学或疾病预后因素或其他未知因素。混杂因素还包括可能影响某人参加或退出试验的特征，或治疗医生在选择患者时潜在的有意识或无意识的偏倚，或患者自己的自我选择偏倚。随机化并未完全改善这些问题（尽管一致，明确定义的试验入选标准确实如此），但仍促进了外部效度，因为每个治疗组中的患者均具有与从人群中获得的样本相似的特征。也就是说，随机分组本身并不能保证研究将包括所有该疾病患者的代表性样本。然而，由于组间患者相似，且已知和未知因素对治疗效应的混淆作用最小化，因此确保了内部效度。在大型研究中，简单随机化足以保证治疗组患者特征平衡，而在小型或中等规模的研究中，重要患者特征的不平衡可能是偶然发生的。在所有随机研究中，额外的设计特征（即分层随机分组和分析，稍后讨论）可以纠正这种影响。

3. 样本量开发和推断相关参数　在仍然占主导地位的经典（频率论）假设检验范式下，关于治疗评估的推断（即检验）程序和随后的实质性决定严重依赖于少量必须作为试验设计一部分指定的数量。其他框架，如贝叶斯推理范式（此处未详细说明），同样需要确定研究范围并确保信息性结论的一些条件和假设。

Ⅰ型和Ⅱ型错误。在经典的统计决策框架中，假设无效假设（例如无治疗效果）和备择假设（存在治疗效果），并从样本中收集数据，以提供人群中真实自然状态的估计。下面是支持无效假设或备择假设的决定。Ⅰ类错误概率或 α，或显著性水平，是我们得出存在治疗效果（基于数据）的结论的概率，而实际上并不是（假阳性结论）。这是使用人群抽样和概率推理的必然结果，因此不是"错误"。可接受的Ⅰ类错误率在试验的计划阶段确定；常规 0.05 水平可能适合或不适合特定问题。与检验的显著性水平 α 密切相关的概念是 P 值，即结果等于或比我们观察到的结果更极端的无效假设下的概率。当其小于给定的预先设定的 α 水平时，宣布结果具有统计学显著性，因为在无效假设（无治疗效应）下不太可能产生观察到的效应。但是，根据定义，P 值越小，在无效假设下观察到的结果的可能性就越小，必须认识到，在使用这种决策范式时，当没有任何影响时，错误地宣布某一效应是真实的自然现象。为了减少某些情况下试验中的假阳性结果（稍后讨论），改变显著性概率，使其更严格。即使在这些情况之外，从历史上和最近的经验来看，通常也需要重新定义显著性标准，以解决多个问题，过于强调统计学显著性作为有意义结果的标志[7, 8]。

特定备择假设检验的统计把握度定义为 1-β，其中数量 β（或Ⅱ类错误）代表在人群中治疗效应实际上明显时不拒绝零假设的概率（即备择假设为真实状态）。因此，把握度等于检测到实际存在差异的概率。理想情况下，试验的设计应该为具有现实和临床意义的差异提供高把握度。这主要是由于样本量充足，与结局指标的变异性相关。在设计试验时，研究人员和统计学家必须讨论有意义检测的临床改善程度，以便设计一项Ⅱ类错误足够小的研究，从而在不考虑结论的情况下得出可信的结论。如果真正的治疗效果非常大，即使样本量较小也相对容易检测。然而，当治疗效果较为适度，但在

临床上有意义的不同，则需要足够多的患者以高概率检测到这种效果。因此，未能检测到效应但基于较小样本量的试验不能提供无效应的可靠证据，应谨慎解释（因为可能存在Ⅱ类错误或假阴性结果）。一般而言，我们将 β 设定为 0.1～0.2，例如，我们的目标是有至少 80%～90% 的把握度来检测真正有效的治疗。

效应量。如前所述，结合略微抽象的Ⅰ型和Ⅱ型错误参数，研究设计最关键的方面是预期效应量，或目标检测的效应幅度，因为由此产生了样本量。该制剂的内在特征也是旨在改善的标准或对照治疗的预期结局，用备择假设结局表示。早期研究的历史信息有助于详细说明样本量所需的假设。在单组非比较研究（否则，结局的"改善"将被错误地归因于治疗）和随机化比较研究（因为尽管比较仍然内部有效，但研究的范围和规模受这些数量的影响）中计算必须准确。对于固定时间终点，例如在给定时间标志处有反应或无失败的比例，基于绝对差异或相对差异（通常用率比表示）隐含总样本量。对于至事件时间终点（例如总生存期），检测到的效应通常以失败率（事件/时间）比表示，称为 HR。然后，所需的样本量取决于所需的失败事件数量，而不是累积的患者数量。假设所有患者均随访至失败事件，则累积的数量将与预期的事件数量相同。尽管事件数由 α、β 和 HR 确定，但累计的患者总数将受到几个额外因素的影响：标准治疗失败率、任何研究损耗或由于其他因素导致的事件观察损失、累计率和计划的研究报告前允许的随访时间量。在伴有快速致死性疾病的患者中实施的一项相对较小的研究可能具有与在死亡率较低的患者中实施的一项非常大型的研究相同的把握度，只要死亡例数相同，则随访时间较长。此外，试验的应计比率和试验计划完成的总日程时间是必须综合考虑的两个因素，因为这两者之间需要权衡，才能得出所需的患者。此外，如果入组患者的预期失败率明显不准确，试验的时间线也会受到影响。最后，应该注意的是，当以 HR 表示效应量时，可能值得考虑，是否有证据表明该标准假设适用于所研究的特定疾病，因为假设不正确可能降低把握度。

在效应量方面，理想情况下，试验的设计应具有足够的把握度来检测具有临床意义的最小差异。如果研究的设计有足够的把握度仅检测不切实际的较大差异，则研究注定会失败。在实践中，试验通常设计为仅有足够的把握度检测可行的最小差异，其中可行性由资金资源、可用的患者人群和试验开展的时间框架以及其他实际限制条件决定。应该考虑可行的差异是否合理，是否有必要开展研究，因为认为开展试验是一种资源浪费，有些甚至违背伦理，几乎不可能得出确定性结论[9]。

二、开发阶段的设计特征

试验的每个设计阶段都有特定的关键设计特征，尽管有些是各阶段共有的。此外，越来越多的趋势是将各阶段结合起来，以更无缝和更有效的方式促进各开发步骤之间的过渡。本节回顾了Ⅰ～Ⅲ期试验的一些一般设计考虑以及与试验设计相关的近期创新。表 14–1 提供了此处讨论的许多试验设计的代表性示例。读者可能希望使用这些作为试验实施中讨论的概念的参考点。

（一）Ⅰ期试验

Ⅰ期试验可能是临床试验开发范式中最具专业性和背景特异性的肿瘤学试验；很难简单地充分涵盖设计问题。这些试验的关键设计特征不是针对检验假设，而是剂量确定方案。尽管方法学文献在实际操作中非常广泛——花了很多精力同时开发出符合伦理学、有效和准确的设计来确定最佳剂量——但是，尽管存在已知的局限性，但是仍有大量相对简单的经验性方法。简单的分阶段设计包括入组给定剂量的小型队列，并且根据结局（通常是特定类型的不良事件），相邻的较低剂量或较高剂量水平开始入组患者或在当前剂量水平添加其他患者。所谓的"3+3"设计最熟悉，但该方法有许多不同[10]，其特点是在一开始就指定了升级 / 降级方案。尽管存在许多缺点，但这些方法仍广泛使用。

基于积累信息和剂量 – 反应数学模型选择剂量的设计提供了一种具有更好性能特征的替代方法，以实现更复杂的成本为代价。最初的连续重新评估方法（Continual Reassessment Method，CRM）提议[11]的修改为肿瘤学提供了许多实际的实施[12]。尤其与放射肿瘤学和其他环境相关，其中评价剂量的长期或晚期毒性可能是至事件发生时间 CRM（time-to-event CRM，TITE-CRM）[13, 14]，该方法已在多中心环境中成功实施，尽管存在额外的物流开销[15]。一般而言，继续推动使用优于最初逐步方法的设计[16, 17]。最近，Ⅰ期设计提供了前期剂量规格网格的优势（即未按照数据积累的算法确定），但性能优于 3+3，正在得到更广泛的应用[18, 19]。如前所述，Ⅰ期试验是一个特殊领域，需要密切关注与经验丰富的研究者合作。

（二）Ⅱ期试验

Ⅱ期试验为通过筛选抗肿瘤活性新药和试行新的治疗组合和方案开发确定性Ⅲ期试验提供了试验基础。Ⅱ期设计的基本要素是：①早期工作中定义明确的方案，将作为进一步扩大样本量至确定性检验的模型；②尽可能限制样本量和缩短研究期；③侧重于初步疗效而不是确定性临床效用确定。近年来，Ⅱ期试验设计的重点发生了实质性变化，部分是为了响应靶向药物的开发和纳入生物标志物的需要，部分是由于随机Ⅱ期设计的使用增加。我们将在后面的章节中讨论这些新的进展。

1. 单臂Ⅱ期试验　Ⅱ期试验通常采用单组设计，所有患者均接受试验治疗。疗效指标通常基于短期终点，并与之进行比较在相似的患者（即历史对照组）中实现的标准治疗。Ⅱ期癌症临床试验最常见的主要终点是肿瘤缓解，它是根据治疗后肿瘤大小的变化（并归入不同的类别[20]）来衡量，前提是有效的试验方案很可能发生肿瘤大小缩小。然而，由于许多较新的靶向治疗可能对肿瘤缩小几乎没有影响，反而可能阻止肿瘤生长，导致无进展生存期或总生存期延长，以及其他肿瘤缓解作为通用终点的缺点，因此替代终点如 6 个月无失败生存比例可能更合适。

考虑到伦理和疗效，Ⅱ期试验的一个重要方面是将患者暴露于无效方案的可能性降至最低。这些考虑已反映在回溯多年的试验设计中，其基本思路是，如果在足够数量的序贯患者后未出现获益证据，则无须继续扩大样本量[21, 22]。对于单组试验，目前通常使用所谓的两阶段设计来解决这些考虑。在第 1 阶段，我们评估了该方案是否不太可能有效，并且当在治疗的前 n_1 患者中观察到少于 1 次反应时应该停止（$a_1 < n_1$）。如果至少观察到 1 例缓解，则进入第 2 阶段治疗另外的 n_2 患者，如果在 $n_1 + n_2$ 患者中观察到足够数量的缓解，则认为试验方案前景良好[23, 24]。虽然相同的想法也适用于多阶段设计，但由于无效性（阴性结果）和优效性（阳性结果）而提前停止，因此使用频率较低。具有两个以上入组阶段的设计通常不太现实。此外，当早期结果出现阳性时，不存在积累更多患者的伦理问题；在这种情况下，允许提前停止将妨碍我们尽可能多地收集数据，以更好地设计后续Ⅲ期试验。其他差异包括根据两个以上类别定义结局[25]。

值得注意的是，在Ⅱ期试验中，最好将未能确定潜在有效治疗方案的概率降至最低。因此，允许相对较大的Ⅰ类错误（例如 0.10 或 0.15）作为折中方案，以维持较高的把握度和样本量的可行性是合理的。最后，仅当历史估计值被充分表征、一致，且随时间推移保持稳定时，单组试验才是最合适的。如果不符合这些条件中的任何一项，应考虑随机化Ⅱ期设计。

2. 随机Ⅱ期试验　随机Ⅱ期"筛选"设计。近年来，对于无同期对照组试验的可靠性越来越受到关注。例如，引入靶向治疗，寻求根据分子学重新定义患者人群信息通常使历史控制信息完全不可用。此外，标准治疗的快速临床开发变化使得预期结果更难表征。此外，由于基础治疗机制（例如细胞生长抑制）或上述问题，更

表 14-1　已完成或正在进行的肿瘤试验中的设计类型示例

研究题目	试验类型	主要试验问题 [a]
NRG-DT001：一项新辅助 AMG 232 联合术前放疗治疗野生型 P53 软组织肉瘤的 I b 期试验	I 期"3 + 3"剂量范围探索，以及扩展队列	评估 AMG 232 联合标准剂量放射治疗的最大耐受剂量
NRG-BN002：在新诊断的胶质母细胞瘤患者中进行的 Ipilimumab、Nivolumab 和联合用药的 I 期研究	I 期滚动 6 次给药结果，调整剂量以缓慢增加	评价 Ipilimumab 单药治疗、Nivolumab 治疗和 Ipilimumab 与 Nivolumab 联合治疗，均联合替莫唑胺维持治疗的安全性
NRG/RTOG 0813：在无法手术的内科患者中开展的早期、中央位置、非小细胞肺癌立体定向肺放疗的无缝 I / II 期研究	I 期至事件持续再评估时间，随后 II 期单组缓解评价	在增加的剂量水平范围内检测立体定向放射治疗的安全性
NRG/RTOG 0933：一项脑转移灶全脑放疗期间海马回避的 II 期试验	II 期初步疗效：非随机化设计	在全脑放疗（HA-WBRT）期间海马回避 4 个月后，通过 Hopkins 语言学习测试修订版（HVLT-R）评估延迟回忆
NRG/RTOG 0712：一项在肌层浸润性膀胱癌患者中的研究，1 天 2 次放射治疗联合氟尿嘧啶和顺铂或 1 天 1 次放射治疗联合吉西他滨，之后进行选择性膀胱保留和吉西他滨 / 顺铂辅助化疗	II 期初探性疗效：具有临床疗效终点的随机化、非比较性设计	估计 2 种诱导放化疗方案 3 年时的远处转移率，包括氟尿嘧啶、顺铂和 1 天 2 次照射（FCI）或吉西他滨和 1 天 1 次照射（GI），如果肿瘤缓解不完全，随后进行根治性膀胱切除术，或如果肿瘤已清除，则进行巩固放化疗，两者均随后进行辅助化疗
NRG/RTOG 0915：一项在 I 期外周非小细胞肺癌的医学上无法手术的患者中比较 2 种立体定向放射治疗（SBRT）方案的随机化、II 期研究	II 期初探性疗效：含不良事件终点的随机化、非比较性设计	评价 1 年时确定、很可能或可能与 SBRT 治疗相关的 ≥3 级不良事件的发生率
NRG-BN001：一项在新诊断的胶质母细胞瘤患者中比较大分割剂量递增的光子调强放射治疗或质子束治疗与同步和辅助替莫唑胺的常规光子放射治疗的随机化、II 期试验	II 期初探性疗效：两组随机化设计	确定与标准剂量光子照射联合替莫唑胺和辅助治疗相比，剂量递增光子调强放射治疗或质子束治疗联合替莫唑胺和辅助治疗是否改善总生存期
NRG-GY003：一项比较 Olaparib 单药或西地尼布和 Olaparib 联合治疗与标准铂类药物治疗的 III 期研究，在复发性铂类药物敏感性卵巢、输卵管或原发性腹膜癌中	III 期：具有临床疗效终点的优效性设计	通过测量无进展生存期，评估与标准铂类药物化疗相比，Olaparib 单药或西地尼布与 Olaparib 联合治疗的疗效
NRG-CC001：一项在脑转移患者中评价美金刚和全脑放射治疗联合或不联合海马细胞回避的随机化、III 期试验	III 期：具有神经认知毒性终点的优效性设计	通过一系列测试确定 HA-WBRT 是否会增加神经认知衰退的时间：Hopkins 语言学习测试——总体回忆、延迟回忆和延迟识别的修订版（HVLT-R）、受控的口语协会（COWA）以及连线测试（TMT）A 和 B 部分
NRG/RTOG 0415：一项在高危前列腺癌患者中比较大分割 3DCRT/IMRT 与传统分割 3DCRT/IMRT 的 III 期随机研究	III 期：采用临床终点的非劣效性设计	确定大分割 3D-CRT/IMRT 是否会导致无病生存期不劣于传统分割 3D-CRT/IMRT 后的无病生存期
NRG-GU003：一项前列腺切除术后低分割放射治疗（HYPORT）对比前列腺癌术后常规分割放射治疗（COPORT）的随机化 III 期试验	III 期：采用不良事件终点的非劣效性设计	证明前列腺切除术后低分割放射治疗与前列腺切除术后常规分割放射治疗相比是否不会增加 2 年患者报告的胃肠道和泌尿生殖系统症状
NRG/RTOG 1216：一项在头颈部高危鳞状细胞癌患者中比较顺铂联合多西他赛与多西他赛联合西妥昔单抗治疗术后放射治疗的随机 II / III 期试验	II / III 期综合设计	II 期：选择两个试验组中较好的组，与放射治疗和顺铂相比，潜在地改善无病生存期 III 期：确定所选试验组的总生存期改善是否优于放射治疗和顺铂对照组

a. 试验概要和当前状态见 https://www.nrgoncology.org/Clinical-Trials/Protocol-Table
3D-CRT. 三维适形放射治疗；IMRT. 调强放射治疗

常考虑肿瘤缓解以外的终点。因此，一直以来都非常有兴趣使用随机 II 期试验和标准治疗对照，以提供更大程度的保证，即任何观察到的初步治疗疗效信号都是真实的[26-28]。但是，在早期开发阶段采用随机设计时，对于如何适应增加的样本量和所需的研究持续时间以及一些其他问题（稍后描述）存在实质性问题。

作为先导性疗效评价的更严格方法，Rubinstein 等与标准治疗对照组相比，提倡更广泛地使用非确定性、随机化 II 期设计[29]。他们认为，只要谨慎选择 I 型和 II 型错误和靶向治疗获益（效应量），随机化设计是比传统单组设计更好的"筛选"工具。为了维持相对较小的样本量，我们需要考虑比单组试验通常使用更大的 I 型（例如高达 20%）和 II 型（20%）错误，同时防止过大的 I 型错误基本上导致筛选效果无效，或过大的 II 型错误，忽略一个可能有用的治疗方案的风险更高。同样，效应量可能是乐观的，但不会大到有风险拒绝获益更有限但仍有临床意义的治疗方案。如何在这些相互矛盾的需求之间取得平衡，需要研究者、统计学家和申办方之间进行周到而全面的审查。基于模拟研究和近期经验，这些试验应以更大样本量[30]为代价提供更可靠的结果，但不会排除阳性 II 期试验后 III 期仍缺乏获益的可能性[31]。

"积极"随机 II 期筛选试验的一个潜在缺陷是，研究人员和从业者可能倾向于将结果视为结论性结果，特别是如果试验使用更明确的终点，如总生存期，或在某些情况下的无进展生存（vs. 肿瘤缓解终点）。应该强调的是，即使在标称显著性水平为 0.05 时，"阳性"结果也往往不够确定，这些试验的设计具有较大的 I 型误差，把握度通常不超过 80%。为了在随机 II 期筛选试验中得出广泛的有效性结论，采用与 III 期试验（稍后讨论）中期分析类似的方式更适合观察试验结果，III 期试验采用更加严格的标准宣布试验结果为阳性。仅在最极端的情况下，无须进行 III 期随访试验。

随机 II 期"选择"设计。早于前文所述的比较性初步疗效筛选试验，20 世纪 80 年代首次在肿瘤学中提出了随机 II 期"选择"设计。[32]而不是对照标准治疗进行评价，随机 II 期"选择"研究的目的是决定几个新方案中的哪个，例如具有共同核心方案（X+a、X+B、X+C 等）或同一药物的不同剂量或时间表的多个联合方案，应进入下一阶段检验。值得注意的是，选择设计的目的不是直接比较这些候选方案，而是选择至少一种试验治疗用于进一步研究，总体目标是有相对信心，即选择一种治疗可能优于其他治疗，并且由于随机分配，任何优势并非由于混杂。因此，选择设计适合在没有优先考虑一种治疗优于另一种治疗的先验原因（例如毒性或成本的显著差异）时优先考虑试验方案。要求任何选定的方案也是常见和合理的，或"胜出组"在考虑进一步试验之前必须满足一些最低要求（例如，与一些历史对照经验相比的最小改善）[33]。尽管进行了随机分组，但选择设计不应解释为表明选择的方案一定优于非选择组。由于选择设计本身保证无论其是否真正优于其他候选药物或标准治疗，总是选择一个治疗臂，因此不适合进行和解释试验药物或治疗方案与标准治疗对照组的直接比较，因为 I 类错误不受控制，根据设计，这些比较的把握度不足[34]。

3. 基于生物标志物的 II 期设计 通常在早期阶段，肿瘤的分子特征（这里广泛称为生物标志物）正逐渐被纳入研究设计。从历史上看，随着知识的增长，生物标志物可能作为重要的辅助信息被纳入试验中，以告知应答情况。之后，这些因素可能用于选择性入组更有可能获益的患者。在现代，生物标志物通常是治疗药物不可或缺的一部分；因此在 II 期试验中，会以各种方式引入这些标志物。完全统一的命名法仍在演变，但在 II 期试验设计中可能会遇到以下术语。

II 期试验可根据呈现与靶向机制相称的生物标志物值选择性入组最有可能应答的患者（图 14-1A）。与所有生物标志物试验一样，这些"富集"设计依赖于准确、快速的生物标志物价值确定。此外，必须有信心，潜在利益是限制标志阳性的情况下，并确定了标记阳性的定义。如果标志物筛选缺乏这些特征，则会产生诸如稀释反应率或意外忽略可能获益的患者等后果。或者，对生物标志物进行标志物分层设计筛选，并随机分配至根据状态定义的分层内的治疗，允许根据生物标志物状态正式检验治疗的获益差异（图 14-1B）。这些研究在样本量方面要求更高，但可以发现可能获益的患者和正确的生物标志物分类临界点。生物标志物可以通过策略设计进一步纳入在这种策略设计中，确定后，患者被分层到治疗部门，这些部门要么使用治疗选择信息，要么使用标准治疗（图 14-1C）。所有这些设计、变更和扩展都在几篇综述[35-37]中进行了描述，研究文章描述了越来越多使用的新设计（也适用于 III 期评价）[38-40]。

（三）III 期试验

III 期代表了新治疗选择开发的高潮，为新型干预提供了确定性检验，确立了各种已确立治疗之间的最佳疗程，在某些情况下，试图证明治疗可以安全"递减"，同时在其他领域（如便利性、健康相关生活质量或成本）提供令人满意的临床疗效和获益。III 期试验包含一些晚期研发阶段特有的设计和实施特征，尽管一些也与早期试验有关。

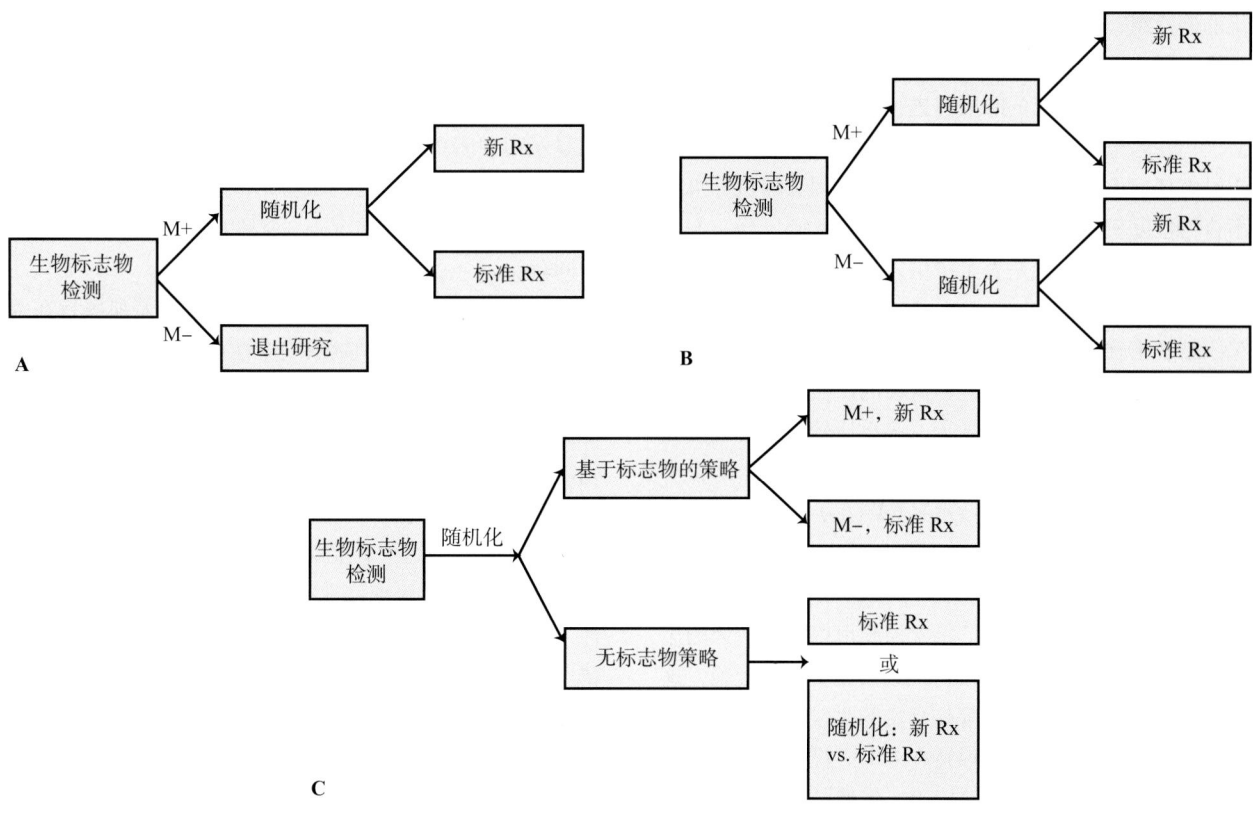

▲ 图 14-1　A. 富集随机 Ⅱ 期试验；B. 生物标志物分层的随机 Ⅱ 期试验；C. 生物标志物 – 策略随机 Ⅱ 期试验的两种类型

1. 研究入组特征——分层和区组随机化　分层因素是影响预后和可能的治疗缓解的关键患者和（或）疾病特征。为了确保这些因素在治疗组间具有相同的代表性，Ⅲ 期试验（和许多 Ⅱ 期随机试验）经常使用分层随机化。这种方法避免了随机发生的关键预后因素的不平衡，并降低了治疗组间差异的估计值变异性，使得研究更有效。如果参与机构的数量为较小，最好也对该因素进行分层，因为结局和治疗效应可能存在机构间的异质性。但是，如果包含的因素太多，任何随机化方案都将无法产生平衡。因此，对于一个典型的肿瘤临床试验，为避免过度分层，应尽量考虑不超过 3 个分层因素。

置换区组随机化是另一种常用的方法，以在分配至各治疗组的患者中实现数值平衡。随机化方案由区组序列组成，每个区组随机包含预先设定的治疗分配数量。这确保随机化方案在每个区组完成时平衡。

2. 分析队列：意向治疗分析和符合方案分析　纳入分析队列似乎是临床试验的一个简单方面，如果没有适当解决，会出奇地复杂和有问题[41]。意向性治疗（intention-to-treat，ITT）分析保持试验参与者随机分配后获得的原始治疗组组成，这样所有随机病例将被纳入其随机分配的治疗组中，无论患者实际接受何种治疗。因此，在研究结束时，治疗组间的任何差异将完全是分配治疗的差异的结果，而不是由在随机化后通过选择性

省略患者而引入的治疗组间混杂因素破坏的。通过这种方式，意向性治疗以可能减弱治疗效应为代价促进内部有效性。意向性治疗分析也促进了外部效度，因为它在可能存在的不依从的常规实践中实用性地评价了实验干预的有效性，而不是在一个完全依从的假设世界中。

相反，符合方案分析排除了一些随机化患者，这取决于正在应用的符合方案定义。最常见的排除标准包括入组研究但"不合格"，但可扩展至未接受（或充分接受）方案干预或接受非方案治疗的患者，通常标记为不依从者。由于符合方案分析（排除不依从者）仅限于依从试验治疗给药方案的患者，反映了试验方案可能达到的最大潜在获益，通常在探索性试验中提倡，目的是在理想或试验条件下测量干预的效应。然而，该分析存在偏倚，因为排除不依从者后，治疗组在随机化后达到的特征方面不能保持原始可比性。此外，依从性本身可能与预后、治疗耐受性和治疗反应相关。实践中也存在对传统 NCTN 原则的修改。例如，由 NCI 的美国国家临床试验网络（National Clinical Trial Network，NCTN）项目申办的随机 Ⅲ 期试验，常考虑有时被称为改良意向治疗（modified intent-to-treat，mITT）原则。改良意向治疗分析通过排除一小部分由于随机化前状况在随机化后被认为不合格的患者（也有时可能排除从未开始治疗且无随访信息的患者），并将所有合格病例纳入其随机

化的治疗组，改良了常规意向治疗人群。这一实际的修改结合了患者可以登记的现实，同时一些资格标准（例如，确认是否在指定的阶段内进行了病理学或影像学评估）仍在验证中。我们的经验是，应用改良意向治疗分析没有任何偏离治疗效应估计的风险，因为随机分组前不合格性随机发生，且发生频率较低。此外，当它们确实发生时，可能无论是否希望纳入这些患者，都很难确保收集随访数据。

3. 多重性和亚组　当同时考虑一组统计推断时，就会出现多重性问题。检验统计假设的次数越多，整体上发生错误推论的可能性就越大。多重比较问题的经典方法是控制总体错误率（familywise error rate，FWER），而不是将个体比较的显著性水平控制在一个预先规定的水平，例如 0.05，如果所有无效假设都是正确的，那么由于概率，测试总体包括一个或多个假阳性的概率是 0.05。为了实现这一点，每次检验可以使用较低的显著性水平，使每项个体比较的无效假设更难被拒绝，这样当所有检验的无效假设都是真实的时候，家族中所有检验的显著性结果的概率保持在 0.05。控制总体错误率最常用的方法是 Bonferroni 校正，虽然已知当同时进行大量检验时，特别是当这些检验呈正相关时，过度保守（拒绝零假设的频率低于合理的）。已对该方法和其他不太保守的方法进行了改进，以克服这些问题[42, 43]。

另一种方法是控制假发现率（false discovery rate，FDR），定义为实际为假阳性的"发现"（统计学显著结果）的比例。可设计限定假发现率的多重检验程序。因此，对于给定值的假发现率集（例如 10%），从导致拒绝无效假设的一组统计检验中，预计高达 10% 是错误的结论（例如，如果 10 次检验导致拒绝无效假设，则 1/10）。假发现率方法提供了更高的统计效力，代价是比总体错误率程序更不严格的 I 类错误控制。控制假发现率最常用的方法由 Benjamini 和 Hochberg[44] 正式开发，并在临床试验中找到了应用。总体而言，继续开发创新的错误控制方法，现在有更好的选择来满足现代试验的需要[45, 46]。

亚组分析通常是指在根据基线特征定义的患者亚组中对特定终点的治疗效果进行的任何评价。这些分析可能揭示令人鼓舞的结果，可能最重要的是根据一些被称为相互作用效应的特征，存在明显的获益差异，这些特征被确定为预测因素[47]。然而，应该注意的是，许多试验即使存在，也缺乏正式检测治疗效应异质性（例如，治疗和亚组之间的相互作用）的把握度。因此，无法发现显著的相互作用并不一定表明观察到的总体治疗效应适用于所有亚群中的所有受试者。或者，根据每个基线变量水平内治疗效应的单独检验宣称异质性同样存在问题，因为不能保证相互作用检验也具有显著性。开展亚组分析的另一个潜在缺陷是，多个亚组分析会夸大假阳性结果的风险。尽管如此，Ⅲ期试验的主要分析报告经常显示由患者的多个基线特征定义的亚组的主要结果，目的是研究不同亚群之间试验结论的一致性。在缺乏深入的相互作用证据的情况下，读者应谨慎考虑所提出的不同获益。

4. 中期监察和分析　中期分析的定义是那些旨在评估实验性治疗方案的功效或安全性在计划的最终分析之前的任何时间。这些分析受一般伦理必要性的约束，在试验中，如果出现显著疗效或显著安全性问题的证据，则需要采取干预措施（停止治疗、改变治疗等）或其他措施（报告试验结果）。然而，频繁分析积累数据可能严重影响试验中的可靠推断，这主要是由于前面讨论的多重比较导致错误率膨胀所致。此外，由于随机变异性，真实治疗效果的估计可能不稳定，缺乏计划的估计精度。尽管如此，可能会出现提示不寻常获益的数据，但任何试验早期阶段做出的任何早期报告决定，无论设计如何，都必须谨慎处理，并进行批判性解释。因此，必须建立完善的中期分析计划，以保持试验设计的完整性。

对中期监测固有的多重性问题的统计解决办法是，在设计中预期地纳入潜在的早期停止，以便尽管进行了多次分析，假阳性结论的概率仍保持在理想水平（例如 0.05）。有效性的成组序贯分析（即成批或成组分析积累数据）已被广泛使用，并且可以说已成为严格监测几乎所有随机Ⅲ期临床试验（和随机Ⅱ期）的默认方法。一种在概念上类似于控制总体错误率的方法是使用限制数据测试次数的设计。也就是说，当 P 值为 0.05 时，我们不会停止试验，而是计划只在 P 值在多个预设时刻大大低于 0.05 时停止试验。有许多方法，最常见的是 O'Brien 和 Fleming 提出的方法[48]，其中大多数更流行的规则适合所谓的 α "消耗函数"方法[49, 50]，这提供了一种方法来确定中期检验水平应该是什么，而不预先规定检验时间。感兴趣的读者可以参考综合文献[3-6]，对中期监测进行更深入的讨论。当有令人信服的早期证据表明，实验方案要么比对照组表现差，要么最多不会优于任何有意义的程度时，我们也可以及早停止试验。这种判断假定新疗法的毒性更大或成本更高（也就是说，它没有其他优点，正如我们在后面的非劣效性试验部分中讨论的）。

也就是说，我们可能希望监测研究中缺乏价值的早期证据，称为无效监测。该方法和目标与早期审查的两阶段、单组Ⅱ期设计相似。应该注意的是，停止正在进行的试验所需的证据水平和相关过程是不同的，有效性和无效性之间是不对称的。对于疗效监测，我们可能需要（并且很可能应该）制订一个极早期的标准，宣布新治疗优于标准对照药物。但是，对于无效性监测，我们不需要相同程度的证据，即反映了新治疗的强劣效性的结果。事实上，所需的全部是令人信服的证据，显示缺乏获益（即新治疗等于或更差于名义上的程度），以便因无效而提前停止治疗。如适用，在试验计划和实施过程中，应明确承认优效性和无效监测之间的不对称关系。更普遍地，正式的无效性监测指南被认为是肿瘤临床试验的关键设计特征[51]，最近开发的方法为此提供了有用和有效的工具[52]。

5. 非劣效性试验　非劣效性（noninferiority，NI）试验旨在确定给定的试验干预相对于当前确定的干预具有令人满意但不一定更优的获益。通常，非劣效性试验是在试验治疗实际上并非预期的情况下进行的在主要疗效终点上优于比较治疗，但在其他方面具有优势，例如不良反应减少、成本降低或易于给药。值得注意的是，研究的统计假设是疗效差异不劣于对照组，超过少量（称为非劣效性界值）。换言之，通过评价是否可以在足够的置信度下排除不大于预先规定的可接受的较小幅度的有效性缺陷来评估非劣效性。

非劣效性界值选择是非劣效性试验设计中最有争议和最重要的方面。根据非劣效性检验的统计框架，其中零假设和备择假设的质量标准生效"颠倒"，必须选择足够小的非劣效性边界值 Δ，以使其在"治疗差异小于边界值 Δ"的备择假设结论下不代表不可接受的劣效性程度。同时，该边界不能太小，因为这会导致样本量过大。非劣效性试验是评价癌症干预的关键工具，尤其是在新的放射肿瘤学技术创新中，关键示例是在许多疾病部位使用替代递送系统和改变放射治疗剂量和时间表[53-55]。

可通过设计和执行中的细微选择降低"试验灵敏度"来稀释（有意或无意）治疗差异，随后得出非劣效性结论。稀释的潜在原因包括依从性差和治疗交叉、不依从、失访和数据缺失、使用伴随用药、终点定义不明确、分类错误和测量误差。所有这些问题均可能引入"零偏倚"，即当存在这些缺陷时，可能无法检测到超过规定非劣效性界值的治疗间真实差异。因此，非劣效性试验的高质量试验开展比优效性试验更加关键。在临床试验设计阶段，建议前瞻性计划如何处理这些潜在缺陷，尤其是缺失数据。否则，开展不佳的研究可得出治疗非劣效于对照的结论，而事实上，治疗可能比对照更差。换言之，缺失数据和不合规等缺陷也会导致 I 类错误率升高。

应该强调的是，未能拒绝无效假设并不等同于证明无效假设。在非劣效性试验中，从概念上反转空和备择假设的规格，因为备择假设提供了无材料差异的证据。因此，合理的设计（包括足够的样本量）至关重要。非劣效性试验在解释方面存在一定的复杂性，即使在实施之后，也可能会出现一系列的观点，甚至对结果的实用性产生误解[56, 57]。这些试验也可能需要特殊的条件确保受试者福利的监察程序[58]。

三、Ⅱ/Ⅲ期、主方案和其他总体设计

（一）综合随机Ⅱ/Ⅲ期设计

综合Ⅱ/Ⅲ期临床试验设计是在一项试验中将Ⅱ期和Ⅲ期部分合并，使用基于Ⅱ期部分的数据临时检验Ⅲ期部分的研究假设。关键优势在于允许将Ⅱ期患者数据纳入主要Ⅲ期试验分析，最大限度地减少了Ⅱ期研究完成与Ⅲ期研究启动之间的延迟，以及开发和实施序贯研究的需要。

在原始Ⅱ/Ⅲ期设计背景中，如 Inoue 等[59]建议以及随后的一些工作，该试验的Ⅱ期和 v 期部分使用了相同的终点。这些设计可以有效地视为具有相当积极的Ⅲ期研究（即可能停止）中期无效分析。无效界值对应于研究者希望在继续Ⅲ期部分之前观察到的新方案的边际或最小改善。使用Ⅲ期研究的 I 类错误、把握度和效应量（考虑Ⅱ期分析决定）确定样本量、临界值和进行Ⅲ期研究的决策规则，在方案中预先规定。总体而言，持续至研究结束的标准与观察到的主要终点的极轻微获益相对应，这是维持研究整体把握度的必要条件。但是，当中位总生存期相对较长且自然增长迅速时，使用这些设计的终点（如总生存期）可能存在问题。为了维持整个试验的把握度，Ⅱ期分析必须在能够提供足够信息时进行，即观察到足够数量的事件，并且通常在入组完成后发生，因此否定了设计和中期分析的主要潜在获益（在无有前景的Ⅱ期结果的情况下减少入组）。

为了解决使用时间范围更长的终点（如试验Ⅱ期和Ⅲ期部分的总生存期）时间和患者数量节约最少的问题，Ⅱ期部分使用了可以更早实现的终点，并推论反映（但不一定是真正的替代终点）明确的临床获益，从而提供了使用更明确终点进行Ⅲ期评价的信心[60-64]。此类早期终点的实例包括缓解率、无进展生存期或可能预示在更稳健终点（如总生存期）上获益的任何其他终点。图 14-2 提供了Ⅱ/Ⅲ期设计的概念性说明。

Ⅱ/Ⅲ期试验的一些缺点是在许多情况下总样本量必须大于单独的试验，试验可能需要扩展基础设施，从Ⅱ期开始就临时承诺Ⅲ期部分。关于是否以及如何最好在肿瘤学中实施Ⅱ/Ⅲ期试验，有许多考虑，Korn 等提供了一个很好的概述。

（二）平台试验 / 主方案

在以分子为基础的治疗时代，疾病可能被划分为多个亚型，每个亚型具有不同的预期预后和推定的靶标，试验的开发和实施的需求令人望而生畏。如果可以使用前期分子筛选实施试验研究项目，并根据"主方案"入组子试验，可以提高后勤效率，而不是单独开展试验增强。这种方案还可以在中止无希望的研究、Ⅱ / Ⅲ期框架中将有利的早期结果进行确定性检验以及引入新的子试验作为确定的靶标和药物方面提供灵活性。这些试验也称为平台试验或主方案。对它们而言，最近的一个术语是伞式方案，其概念是，对于某种特定的疾病，在一个伞式下包含一系列靶向研究（类似于前面描述的富集试验），这些研究可能共享或不共享类似的对照药物对照治疗（图 14-3A）。一个突出的例子是 LUNG-MAP 研究[66, 67]。

与早期发展更相关的一种相关方法将重点放在各疾病部位的特定肿瘤特征上，因此，进一步扩大了包含许多肿瘤类型的共同方案的概念，已应用标记"篮子试验"（图 14-3B），这里，突出的示例是 NCI-MATCH 匹配试验[68]。

虽然从概念上讲，这些设计提供了效率和灵活性在有几个申办方参加的情况下，开展起来可能会很复杂涉及可能存在相互矛盾的专有利益和监管问题的人员。这是一个快速发展的肿瘤临床试验领域，近期的综述和评论提供了非常好的熟悉度资源[69, 70]。

（三）多臂 – 多级设计

在一些重要差异的相似方法中，一个或多个试验组也可在综合Ⅱ / Ⅲ期设计中与标准治疗进行比较。这些试验类似于随机"选择"设计[32]和相关方法[33]，但评价标准稍微严格一些，包括直接组间比较。这样的试验可能从多个候选治疗组开始，所有治疗组都与普通对照组进行比较。随着结果信息的积累，只有在Ⅱ期阶段穿过预先设定的疗效筛选边界的组才会结转至Ⅲ期阶段[71]。从患者和系统的角度来看，相对于单独的试验[72]，这种多组设计可能加速开发，并有助于从许多可行的选择中确定最佳候选者。但是，与平台试验的情况一样，此类设计在后勤方面可能很复杂。与在前列腺癌中实施本试验的主要情况一样（STAMPEDE 试验），如果所讨论的干预措施已在使用中，这些问题会减少[73]。图 14-4 显示了本试验设计的概念性说明。

（四）应答适应性随机化

现代临床试验设计中经常会遇到形容词自适应，指的是根据开展过程中积累的信息而演变的设计。这里已经讨论过的许多试验设计和要素都是自适应的。除其他示例外，Ⅰ期试验根据观察到的不良事件顺序调整剂

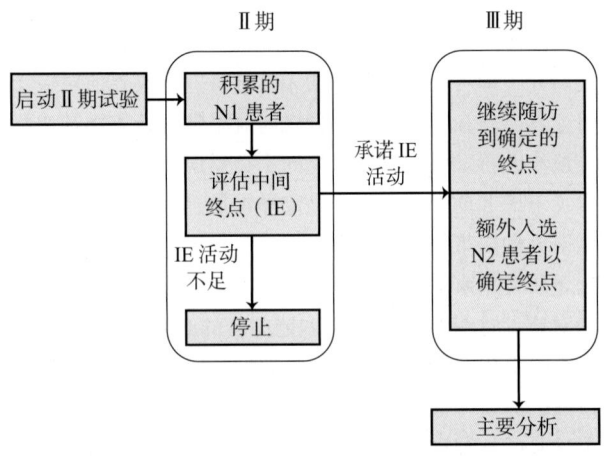

▲ 图 14-2　Ⅱ / Ⅲ期随机试验

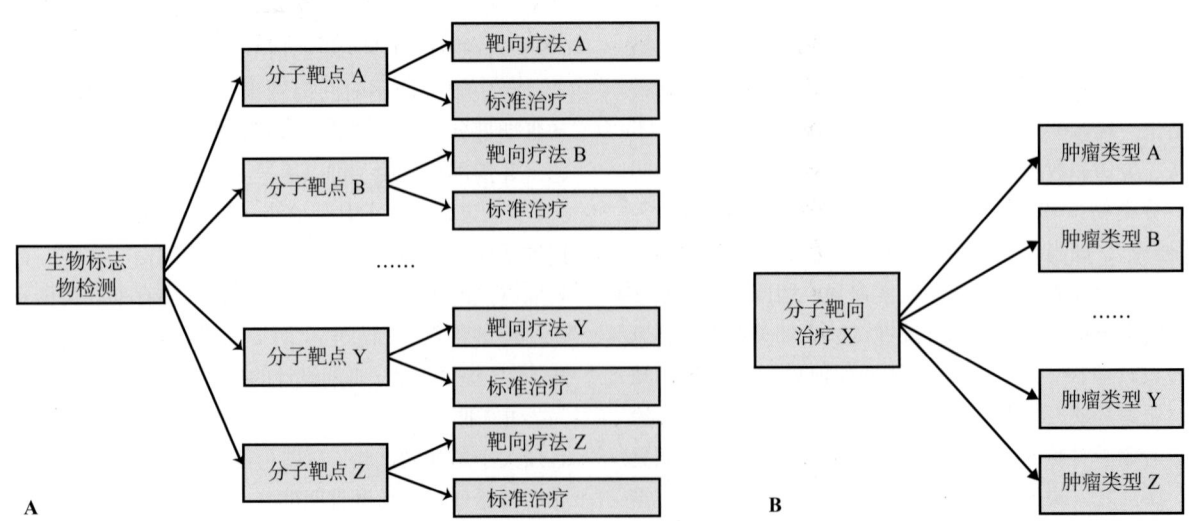

▲ 图 14-3　A. 一种伞式主方案，每项子试验都是一项标志物 / 靶向药物的随机Ⅱ期试验或Ⅱ / Ⅲ期试验。标准治疗组可能具有亚组特异性。B. 一种篮式主方案，通常个体试验为早期阶段，寻求反应的初步证据

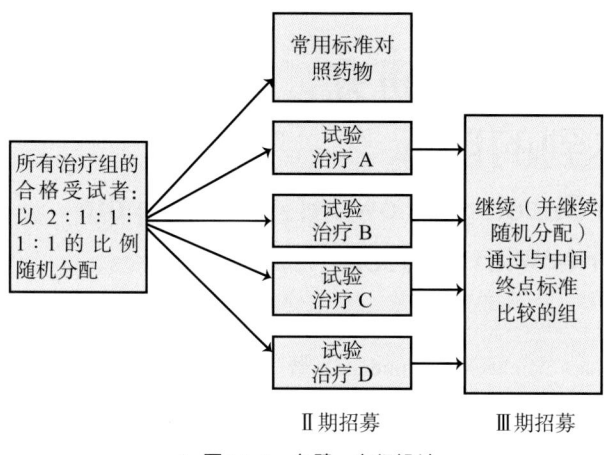

▲ 图 14-4　多臂、多级设计

治疗组与普通对照组比较，仅在中间终点获得充分获益证据时，才进入Ⅲ期试验

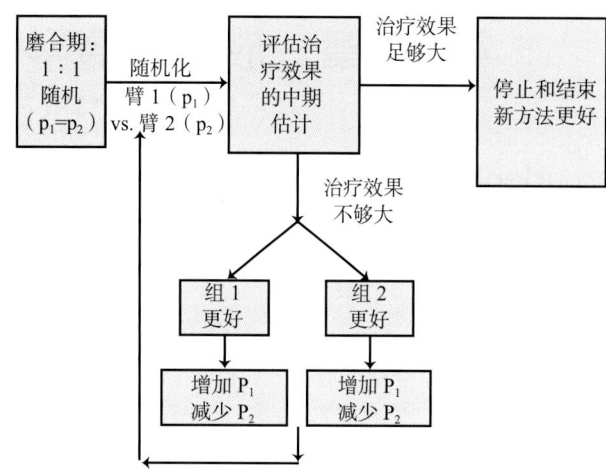

▲ 图 14-5　应答适应性随机化概念图

量，两阶段Ⅱ期试验根据初步应答信息继续或停止，Ⅱ期和Ⅲ期试验使用中期监测规则早期确定结果。但是，适应性试验最常指的是结局—适应性随机化，其中患者的治疗分配取决于迄今为止观察到的暂时性或确定性结局。这个想法在 40 多年前被引入，作为"玩赢家"的设计[74-76]。在其现代实施中，自适应设计使用贝叶斯方法，尽管贝叶斯概念并不是响应自适应随机化的一部分。简单术语的自适应设计从等随机分组开始，假设组间的应答概率或多或少相等。基于中间应答终点，这些应答概率更新，结局更有利的组分配患者的概率更高。最终，一些组可能中止，其他组将继续进行更明确的检验（图 14-5）。适应性随机化的支持者倾向于采用适应性方案，导致最终接受下组治疗的患者较少，这可能是对参与者具有吸引力的特征，并且便于采用灵活的平台型设计，可整合纳入的整个子试验套件中的信息[77, 78]。这些更仔细的方法指出了改变随机概率的伦理问题和效率考虑，因为这些试验必须比传统设计更大[79-81]。不考虑这些因素，一个关键问题是必须有可靠的中间终点，以便有效调整随机化，因为在随机化方法完成之前未达到的确定性终点几乎没有优势。已对此类终点的充分性提出了关注[82]。这些试验的主要实例分别包括乳腺癌和肺癌中的 I-SPY2 和 BATTLE[83, 84]。此类试验将继续为现代肿瘤学试验的挑战提供创新方法。

四、总结

临床研究者和统计学家的密切合作是一个强大的临床试验设计的标志，无论具体结果如何，都将证明在推进癌症治疗方面的信息性。

声明

美国国立卫生研究院（National Institutes of Health）的美国 NCI 的 U10CA180822（NRG Oncology SDMC）为这项工作提供了支持。

第15章 放射肿瘤学的卫生服务研究：为癌症患者实现可达到的目标

Health Services Research in Radiation Oncology: Toward Achieving the Achievable for Patients With Cancer

William J. Mackillop   Timothy P. Hanna   Michael D. Brundage   著

高 敏 译

一、什么是健康服务研究

医学研究可被视为 4 个重叠领域的连续体：基础或生物医学研究、临床研究、卫生服务研究（health services research，HSR）和人群健康研究。卫生服务研究旨在通过改善医疗服务的提供，创造改善人群健康所需的知识。虽然临床研究领域和卫生服务研究之间存在一些重叠，但它们的目的是不同的。临床研究描述疾病的自然史，调查其病理生理学，并寻求发现更有效的治疗方法。卫生服务研究描述了卫生系统如何工作，调查它们如何出错，并寻求发现提供医疗服务的更好方法。临床研究的结果主要用于指导医生对个体患者的治疗决策，而卫生服务研究的结果用于指导管理者和政策制定者对医疗保健项目的设计和实施的决策。

（一）放射肿瘤学卫生服务研究的需求

临床放射肿瘤学是一门成熟的科学。在生物学和物理学方面均有较好的理论基础。我们有一个通用语言来描述我们治疗的疾病、我们使用的治疗方法和我们达到的结果。目前对影响个体病例结局的因素知之甚少。我们有一个完善的过程来评估治疗的疗效，现在大量的经验信息允许在大多数情况下对放疗的使用做出循证决策。

相比之下，卫生服务研究在放射肿瘤学中的应用尚处于非常早期的开发阶段。没有类似的通用语言来描述放疗程序的性能。关于影响 RT 程序在总体人群中性能的因素的可用信息有限。在群体水平上，没有充分确定的程序来测量 RT 程序的有效性。在缺乏实证证据的情况下，有关放疗服务的设计和管理的大多数决策仅以理论和专家意见为指导，其后果是不可预测的。考虑到我们将不再容忍这种不科学的方法来进行个体患者的治疗决策，在做出可能影响数万患者的卫生系统决策时，仍

然应该使用这种方法是反常的。

放射肿瘤学中的卫生服务研究社区面临的挑战是创建放疗项目循证管理所需的知识，并在其设计和管理中促进证据的使用。

（二）卫生服务研究如何帮助改善癌症的结局

在任何时候，科学知识和技术开发的状态都会为癌症患者的可实现目标设定上限。在任何特定社会中可实现的目标也受到社会能够和愿意在癌症治疗上花费的程度限制。然而，实际实现的目标不仅取决于我们如何最佳地利用现有的知识、技术和资源，还取决于我们接近于实现可实现的目标的程度，我们称之为实现因素：

实现因素 = 已实现的成果 / 可实现的成果

所实现和可实现的成果是以相应的结果单位来衡量的。成果可以是 0~1 的任何值，或者可以乘以 100，并用百分比表示。公式可以重写如下。

已实现的成果 = 可实现的成果 × 实现因素

可通过增加可实现的或通过增加达到因素改善癌症结局。生物医学和临床研究旨在通过增加可实现的目标来改善结局。卫生服务研究旨在通过提高在现有知识、技术和资源的范围内已经可能实现的目标来改善结局。

（三）卫生服务研究的范围是什么

卫生系统表现有 3 个维度：可及性、质量和效率。总之，这些决定了我们在卫生保健方面所能达到的程度。可及性描述了患者在需要时能够获得所需治疗的程度。质量描述了正确的医疗服务以正确的方式提供的程度。效率描述了可及性和有效性在多大程度上相对于所消耗的资源得到了最优化。卫生服务研究关注的是测量这些数量，了解影响这些数量的因素，并发现和评估提高这些数量的方法。

肿瘤医疗服务研究的范围涵盖了癌症治疗的整个连续过程。在 2009 年 1113 篇卫生服务研究出版物的系统性横断面研究中，大多数卫生服务研究集中于活性治疗（32%），较少研究讨论生存率（19%）或筛选（16%），更少研究关注诊断 / 评估（10%）、姑息治疗（8%）或预防（4%）[1]。在此连续统一体中，卫生服务研究的重点最常见的是服务质量（56%），较少研究关注受试者的可及性（25%）、有效性（5%）或一般健康状况（14%）[1]。

图 15-1 显示了旨在改善卫生系统性能特定方面的卫生服务研究项目的一般框架。第一步是选择、定义和验证目标为研究的性能方面的适当指标。接下来的两个步骤是：①根据所选指标开发衡量系统性能的方法；②根据所选指标规定系统性能的标准或指标。这两个步骤通常涉及使用非常不同的方法，有时可以同时进行。一旦设定了标准，并且建立并验证了性能测量方法，就可以根据标准评价系统的性能。这反过来又允许进一步的探索性研究，以确定与更好或更差性能相关的因素。此信息可用于设计旨在改善性能的干预措施。然后实施干预措施并进行系统评价。在适合传播和整合到常规实践之前，可通过进一步的改善周期改进干预。

二、放射治疗可及性的研究

（一）卫生保健准入的概念

术语可及性最初狭义用于描述患者进入卫生系统的能力[2]。它现在更广泛地用于表示总体"客户和系统之间的适合程度"[2, 3]。可访问性可视为有许多尺寸决定整体拟合程度（框 15-1）。可用性描述了与从中获益的客户总数相关的可用服务总量。可用性取决于医疗保健人员的供应是否充足以及设施和设备是否充足。对于任何给定的资源水平，可用性还取决于服务生产的效率程度

度。空间可及性描述了提供服务的地方与潜在客户居住的地方之间的地理关系。术语适应描述系统设计的程度为方便患者获得服务而进行的操作，例如，在方便的时间进行操作，或者为需要的患者提供交通工具。适宜性描述了卫生服务成本与客户支付能力和意愿之间的关系。其不仅取决于服务的直接成本，还取决于间接成本，例如，长期治疗过程中的收益损失。意识描述了需要该服务的人了解该服务是否可用以及他们可能从中获益的程度。在诸如放疗这样的专业服务背景下，患者对放疗潜在获益的认识在很大程度上取决于他们的主治医生对放疗适应证的认识。

框 15-1　卫生保健可及性的维度

可用性
- 总系统容量与总需求的关系
- 总资源、效率、灵活性

空间可及性
- 距离、旅行时间、交通费

住宿
- 工作时间
- 交通服务
- 旅社

负担能力
- 与患者支付间接费用的能力和意愿相关的价格

意识
- 医生对患者需求和潜在有用服务的意识
- 患者对需求和服务的意识

（二）获得放疗研究的需求

开展旨在优化放疗可及性的研究有其令人信服的理由，为了在人群水平达到最佳的癌症结局，有必要为每一位需要的患者提供有效的治疗。已知放疗在许多临床情况下有效；世界卫生组织（World Health Organization，WHO）认为放疗是任何癌症控制总体方案的关键组成部分。WHO 在 2005 年发表的癌症控制宣言中指出"……认识到癌症治疗的技术已经成熟，许多癌症病例可以治愈……所有国家都应改善适当技术的使用"[4]。许多国家都希望为其全体公民提供充分和公平的医疗保健，但关于他们在实现放疗这一值得称道的目标方面的成功程度的信息明显很少。事实上，在医学文献和新闻媒体中广泛报道的放疗等待名单以及许多发达国家和发展中国家有限的放疗设备和人员供应表明，在世界许多地区放疗的获得性仍不理想。

（三）放疗等待列表

30 年前挪威的一份报告首次在医学文献中发现，放

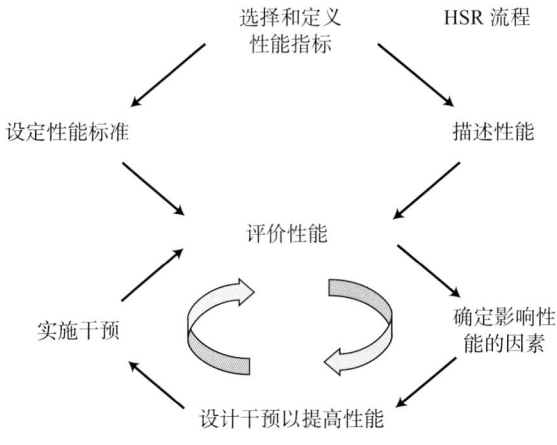

▲ 图 15-1　卫生系统性能研究的总体方案
HSR. 卫生服务研究

疗等待时间长引起关注[5]。许多其他国家已经报告了放疗等待名单，包括澳大利亚[6]、英国[7]、加拿大[8]、新西兰[9]、丹麦[10]、德国[11]、西班牙[12]和意大利[13]。在受放疗候诊名单影响的国家，这些问题一直是患者和医务人员的主要问题。放疗等待名单问题一直是放射肿瘤学健康服务研究人员面临的挑战，但是解决该问题的第一步是学习如何测量放疗的等待时间。

　　1. 测量放射治疗的等待时间　有不同的方法可用于量化放疗的等待时间和等待放疗的名单，包括邮件调查、对既存管理数据的回顾性审查，以及在患者通过系统时前瞻性收集关于延迟的信息。

　　邮件调查和电子邮件调查可以提供来自多个机构的大量等待时间信息，也可以用于比较一个国家内不同中心之间的等待时间或比较不同国家之间的等待时间。20 世纪 90 年代，美国和加拿大综合癌症中心的放射肿瘤学负责人调查显示，放疗等待名单在整个加拿大普遍存在，但在美国任何地方均未发现类似问题的证据。在加拿大，一系列放疗适应证的中位等待时间延长 2～3 倍高于美国。例如，图 15-2 显示了在每个加拿大中心，喉癌患者等待放疗的时间比几乎任何美国中心都长。但是，这种调查的有效性可能受到质疑，因为他们依赖于自我报告的准确性，并且每份报告所依据的主要信息可能在不同的研究中心有所不同。

　　对出于其他目的而收集的数据进行回顾性分析，可以提供更客观的放疗等待时间信息，这可能是解决这类问题的重要第一步。20 世纪 90 年代初，加拿大新闻媒

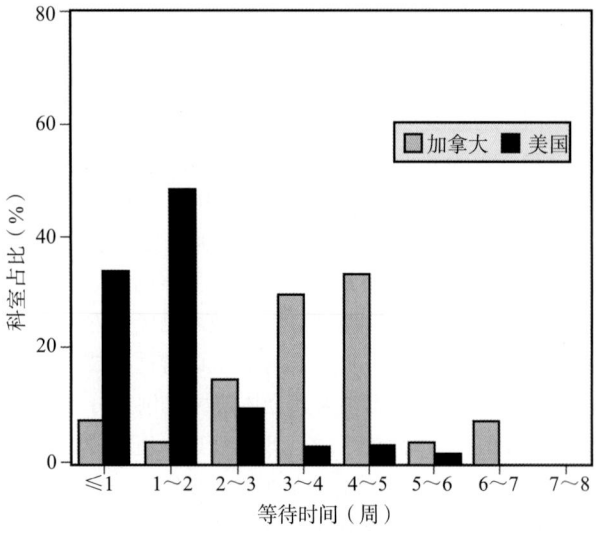

▲ 图 15-2　加拿大和美国的喉癌放疗（RT）等待时间

根据邮件调查结果，频率分布显示了加拿大和美国 $T_2N_0M_0$ 喉癌患者从转诊至 RT 开始的时间（改编自 Mackillop WJ, Zhou Y, Quirt CF. A comparison of delays in the treatment of cancer with radiation in Canada and the United States. *Int J Radiat Oncol Biol Phys*. 1995; 32:531-539.）

体频繁报道安大略省放疗的长期等待名单。卫生系统管理人员认为这些报告是过度危言相告的，起初否认有任何系统性问题[8]。为了阐明这一情况，我们基于以下研究的电子记录对放疗的等待时间进行了分析：过去 10 年来，所有到访该省放疗中心的患者。一旦这些管理记录与该省的癌症登记相关联，我们就可以描述各种特定条件下放疗的等待时间[8]。例如，图 15-3A 显示，在 20 世纪 80 年代后期和 90 年代初期，喉癌从诊断到开始根治性放疗的等待时间急剧增加。在许多患者中观察到相似的等待时间大幅延长其他临床情况。此外，如图 15-3A 所示，观察到的诊断与治疗之间的总等待时间增加完全是由于放射肿瘤学家首次访视与放疗开始之间的等待时间增加，诊断与转诊至放射肿瘤学或转诊与会诊之间的时间间隔没有延长。这些结果指出了访问计划和（或）治疗机器的限速问题。只要有可能，报告根据标准或指南观察到的等待时间是有用的。在首次报告时，加拿大放射肿瘤学协会（Canadian Association of Radiation Oncology，CARO）已经为放疗的可接受等待时间设定了标准：放射肿瘤学家转诊与会诊之间的最大可接受延迟被视为 2 周，会诊与放疗开始之间的最大可接受延迟被视为 2 周[8]。尽管这些标准仅基于专家意见，但为比较提供了有用的框架。图 15-3B 显示了符合这些标准的随时间推移的趋势。整个研究期间，大多数患者符合 CARO 标准，可以立即开始放疗，但是符合 CARO 标准的患者比例从 90% 下降至 10%。这项简单的研究仅仅量化了我们社区中问题的严重程度，它是有用的，因为它使公众认识到了问题的严重性[8]。这证明是推动省级放疗系统基础设施投资的重要第一步。

　　等待时间的回顾性分析存在局限性。首先，这种方法对于那些在接受治疗之前从等待名单上消失的患者是盲目的，因为它首先识别接受放疗治疗的患者，然后向后跟踪，测量从诊断日期或其他一些里程碑开始的等待时间。其次，为其他目的创建的任何数据库都不太可能提供识别放疗流程中限速步骤所需的全部信息。例如，决定处理放疗的日期，是一个重要的里程碑，标志着从预处理评估到计划的转变，这只是在专门设计的系统中收集，用于监测放疗过程中的流程。管理数据库也可能缺乏解释放疗等待时间所需的患者治疗其他要素的信息，例如，由于伤口愈合延迟而计划推迟开始术后放疗与计划外延迟难以区分，除非前瞻性记录了患者准备接受治疗的日期。最后，回顾性方法未提供微调 RT 程序性能所需的实时信息。前瞻性收集相关信息是通过系统追踪患者的首选方法。安大略省放疗系统现在采用了这种方法（见"加拿大病例研究"一节）。

　　2. 放射治疗等待名单的原因　等待名单的历程。当

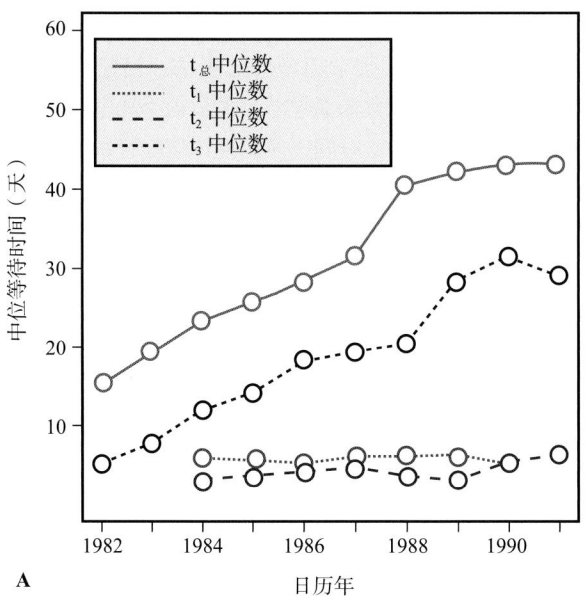

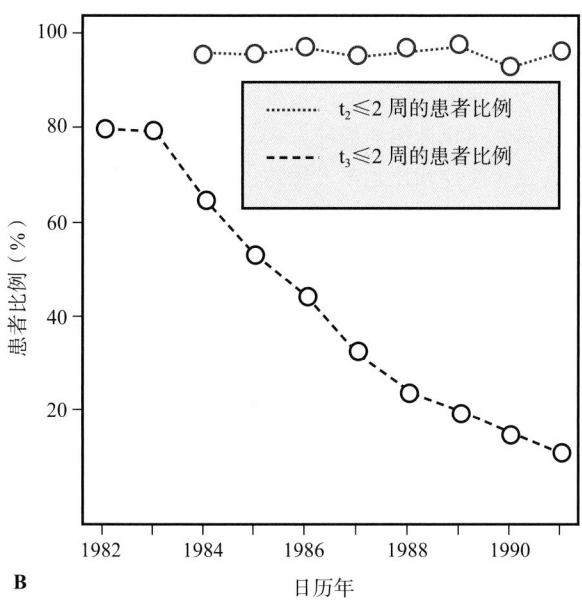

▲ 图 15-3　安大略省喉癌放疗（RT）等待时间

A. 安大略省 RT 中位等待时间的时间趋势，其中 $t_{总}$ 为诊断与 RT 开始之间的时间间隔，t_1 是诊断到转诊至 RT 的时间间隔，t_2 是转诊和会诊之间的时间间隔，t_3 是咨询到开始 RT 的时间间隔。测量 t 值所需的数据和时间仅从 1984 年开始可用。B. 符合加拿大放射肿瘤学会标准的患者比例，该标准规定患者应在转诊后 2 周内（即 $t_2 < 2$ 周）接受会诊，并在会诊后 2 周内（即 $t_3 < 2$ 周）开始 RT 治疗（改编自 Mackillop WJ, Fu H, Quirt CF, et al. Waiting for radiotherapy in Ontario. *Int J Radiat Oncol Biol Phys*. 1994; 30:221-228.）

放疗的需求超过供应时，等待时间不可避免地增加，放疗的等待名单开始增加。从理论上讲，只要需求继续超过供给，等待的名单就会继续增加。实际上，放疗的等待名单并不会无限期地增长。当放疗等待时间长于转诊医生认为可接受的时间时，他们可以在通常放疗为首选的情况下开始为患者提供替代治疗。例如，在 20 世纪 90 年代早期，当安大略省制订了放疗的长期等待名单

时，在头颈部癌的管理中初次放疗的使用显著下降，随后，在对设施进行重大再投资后，等待名单减少，放疗的使用出现反弹[15, 16]。研究还表明，在治疗乳腺癌的部分乳房切除术后，普遍的放疗等待时间与接受术后放疗的患者比例之间存在显著负相关[17]。此外，肿瘤进展或延迟期间患者的一般状况恶化可能使他们最初不适合接受放疗；这些病例从列表中脱落。减少转诊次数和增加候诊时间减少了对 RT 的需求。随着需求下降，最终恢复了供需平衡；候诊时间停止增长，等待时间稳定在较高水平，放疗利用率稳定在较低水平。这种现象被称为隐性配给，因为它限制了使用，而没有明确限制获得医疗服务的机会[18]。

即使平均供应等于放疗的平均需求，转诊率的随机波动可能产生超过供应的短暂需求高峰，这可能足以引起大量的等待列表[19]。可通过向前规划提供储备能力的缓冲或通过在系统中灵活建立能力来降低这种风险。功能单位越小，随机波动的影响越大，需要更多的备用容量以避免等待列表[19]。

即使在没有任何供应短缺的情况下，也可能因为涉及许多连续步骤，在诸如放疗计划的复杂过程中产生相当长的延迟。流程图绘制和重新设计可用于简化卫生系统，并可减少某些情况下的延迟。例如，法国一个质子治疗中心采用这种方法，将平均等待时间缩短 4 周或 4 周以上，并将每年的治疗次数从 2007 年的 4000 次增加到 2009 年的 4500 次[20]。密歇根大学的研究者检查了对需要姑息性放疗治疗骨转移和脑转移患者的推荐治疗流程的精简。他们标准化了流程，并将开始治疗的单个步骤从 27 个减少至 16 个。同一天内接受会诊、模拟和治疗的患者比例从 43% 增加至接近 95%[21]。然而，如果总需求大大超过总供应，任何微调量都不会影响放疗的等待时间。

3. 放射治疗等待列表的后果　延迟开始治疗是患者和参与治疗的人都非常关心的问题。框 15-2 总结了放疗等候名单的潜在不良反应。延迟对患者的健康有直接和间接影响，等候名单也有更广泛的经济和社会后果。将延迟对个体患者健康的直接影响分类为非随机或随机是有用的[22]。我们使用这些术语，因为它们已被用于辐射防护领域，其中，它们提供了依赖机会的辐射影响与不依赖机会的辐射影响之间的有用区别。延迟的非随机效应包括由于延迟导致的心理压力和由于未治疗的癌症导致的身体症状。大多数情况下会发生，强度常随时间推移而增加，但在超过某些初始阈值期之前可能根本不会发生。治疗延迟的随机效应包括发生转移和未能实现放疗的局部控制。这些都是全或无的现象。它们的概率随时间而增加，但其严重程度与时间无关，并且没有等

待时间的下限，低于该下限它们不会发生。在医疗实践的变化介导下，等待名单也可能对患者服务产生间接不良影响。除了对健康结果的影响外，等待名单还具有重要的经济和社会影响[22]。

框 15-2 放疗等待名单的影响

放疗延迟对患者健康的直接影响

- 非随机效应
  - 等待治疗期间症状持续或恶化
  - 心理困扰
- 随机效应
  - 局部控制率降低
  - 扩散超出照射野的概率增加
  - 由于以上 2 条，治愈率降低
  - 剂量和（或）体积补偿性增加导致并发症的概率增加

放疗等待名单对患者幸福感的间接影响

- 适当时，降低放疗的概率
  - 遗漏必要的放疗
  - 暴露于放疗效果较差和（或）毒性较大的替代品
- 转诊至远程中心进行放疗，失去连续性护理
- 降低放射肿瘤学实践质量
  - 为治疗更多患者而偷工减料的风险
  - 由于必须最大限度地提高技术生产力，个人护理质量下降
  - 缩小创新范围

豁免清单的经济效应

- 放疗程序效率降低
  - 放疗的净获益降低（见非随机效应和随机效应）
  - 延迟期间患者护理相关费用增加
- 癌症治疗项目的总体效率下降
  - 由于治疗延迟或拒绝，放疗的好处减少了
  - 由于延迟期间需要额外护理和（或）使用更昂贵的放疗替代品，导致成本增加

等待名单的其他社会影响

- 未提供充分护理的提供者的法律责任
- 公众对医疗保健系统的信心下降

测量放疗延迟的直接影响。放疗延迟的一些直接影响显而易见。癌症治疗的延迟会造成心理困扰，有症状的患者会等待更长时间以缓解症状。也有很好的理由相信延迟会对放疗的长期结果产生不利影响，延迟为肿瘤进展提供了机会。有充分的证据表明，局部控制的概率随着肿瘤体积的增大而降低，转移的风险随时间的推移而增加[23]。这些论点可能足以说服大多数放射肿瘤学家，应避免不必要的放疗延迟。然而，在一个公共资助的卫生系统中，等待名单是流行的和广泛的，许多不同的专业可能各自使用自己的等待名单问题，试图从有限的整体池中获取额外的资金。在这种情况下，有直接证据表明，放疗延迟会对以下方面产生不利影响临床结局是必要的，以确保放疗部门的需求得到适当优先。

鉴于最初获得的延迟对结局影响的直接证据非常有限，我们使用了数学模型方法来估计治疗延迟的风险[22]。该模型基于经验系统验证的放射生物学原理。它整合了关于肿瘤倍增时间以及扁桃体癌症背景下肿瘤体积与局部控制之间关系的现有最佳临床信息[22]。该模型预测放疗开始时，局部控制率每月延迟约 10%，此后其他模型做出了相似的预测。然而，虽然这种方法对放射肿瘤学家是可信的，但对于我们这个领域以外的人不容易理解，对公共政策也没有影响。因此，为了增加资源，我们需要提供延迟不良反应的直接临床证据。

测量治疗延迟的随机效应幅度并不简单。测量延迟导致的治疗失败风险本身就很困难，因为延迟导致的局部失败与其他原因导致的治疗失败绝对无法区分。这个问题与定义低剂量辐射相关致癌风险的问题类似。不能简单地对辐射引起的癌症进行计数，因为它们通常与辐射以外原因引起的许多其他癌症无法区分。因此，必须在接受较长和较短延迟的患者组中比较失败率；挑战是确保这些组在所有其他相关预后因素方面相当。随机试验是创建真正具有可比性组的最佳方式，但随机分配患者及时放疗与延迟放疗相比是不道德的，因为延迟放疗中没有想象到的获益。对等待时间较长或较短的非随机患者组的放疗结果进行比较，存在可能影响任何回顾性观察性研究的所有偏倚。但是，在这种情况下，这些研究非常重要，因为它们代表了可获得的最佳直接信息来源[25, 26]。

近期的系统综述发现，越来越多的观察性研究对某些临床情况下治疗延迟与放疗结局之间的相关性进行了研究[27]。图 15-4 汇总了最近发表的 Meta 分析中纳入的 20 项高质量研究结果[27]。这些研究大部分是在头颈癌和乳腺癌的背景下进行的。在这两个疾病组中，Meta 分析显示，等待更长时间的放疗患者的局部复发风险显著增加[27]。本 Meta 分析未纳入的一项非常大型的基于人群的结局研究最近证实，延迟与乳腺癌乳房肿块切除术放疗后局部失败的风险升高相关[28]。我们未发现阈值低于该阈值时延迟无风险的证据。此外，尽管在乳腺和头颈部以外的部位延迟和局部控制之间相关性的证据较少，但无充分的数据可得出在任何情况下延迟放疗均无该风险的结论。我们发现放疗延迟与远处转移的风险之间无显著相关性，尽管关于该结局的可用信息较少[27]。头颈癌患者中，随着治疗延迟的增加，生存率出现小幅但显著地下降[27]。

乳腺癌术后放疗开始延迟的每月 1.1 的局部复发相对风险转化为人群中每月大约 1% 的复发率绝对增加，基线局部复发率为 10%[27]。尽管这对任何个体来说都是一个小风险，但它有可能导致人群水平的复发次数显著增加。每延迟 1 个月，复发的相对风险增加 1.15 接

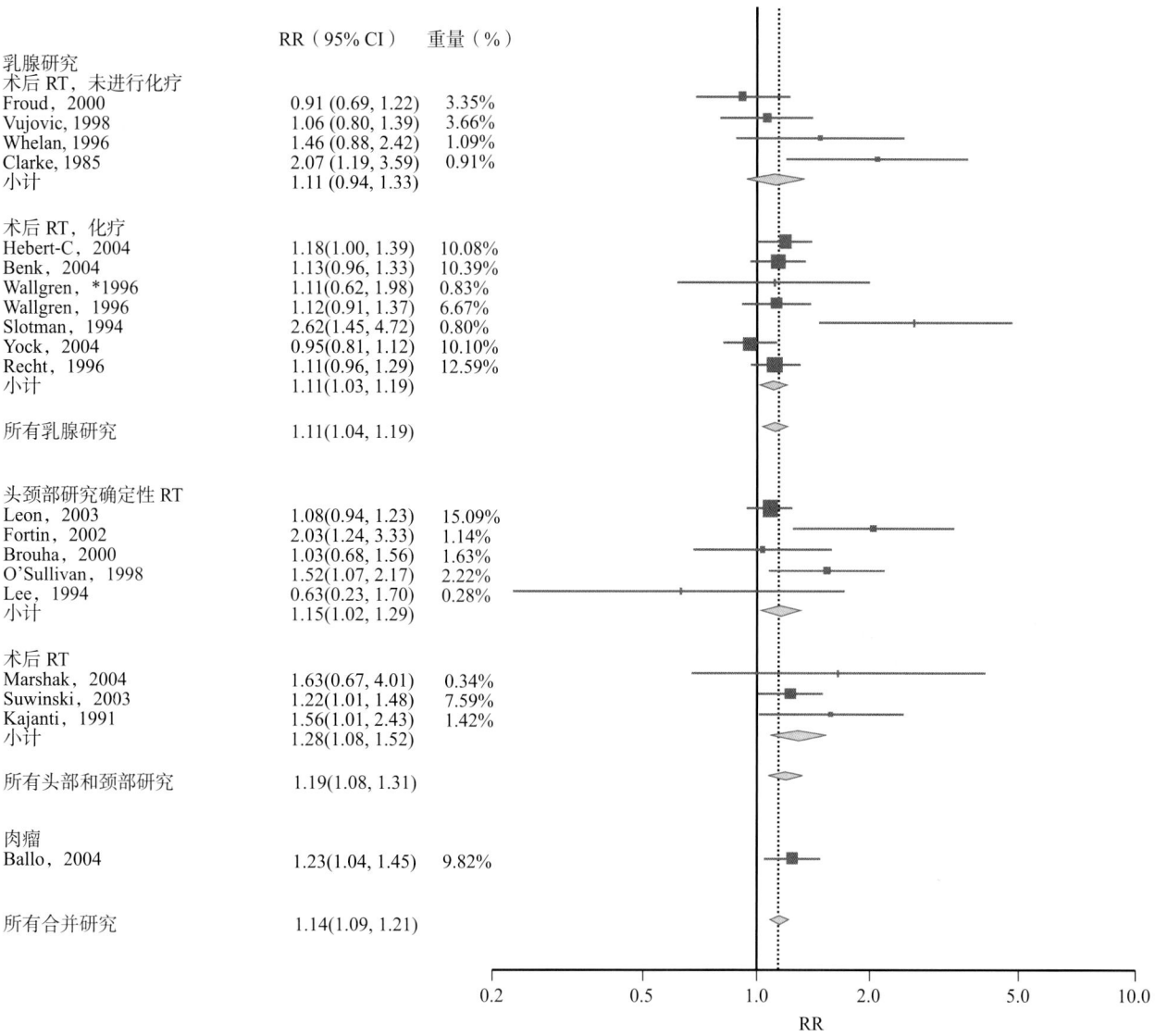

▲ 图 15-4　放疗（RT）延迟与局部复发风险之间的关系

图中显示了包含 20 项比较 RT 后局部复发率的高质量研究的 Meta 分析结果。*. Wallgren 研究被分为两组，因为对两个独立人群进行了检验。CI. 置信区间；RR. 相对风险（引自 Chen Z，King W，Pearcey R，et al.The relationship between waiting time for radiotherapy and clinical outcomes: A systematic review of the literature. *Radiother Oncol*. 2008；87:3-16.）

受头颈癌根治性放疗的患者中，转化为基线失败风险为 20% 的人群中复发风险绝对增加 3%，或基线失败风险为 40% 的人群中复发风险绝对增加 6%。有趣的是，这些结果与之前描述的数学模型预测的结果一致[22, 24]。因此，放疗延迟数周可能对结局产生不良影响，足以抵消过去 20 年中放疗实践取得的进展所带来的结局的所有改善[24, 25]。鉴于没有理论上的理由相信存在一个延迟安全的阈值，我们建议采用以下原则：放疗延迟应遵循可合理实现的最短期限（as short as reasonably achievable, ASARA），该原则基于 ALARA 原则，指导辐射防护领域的风险管理[25]。

（1）放疗等待名单对患者服务的间接影响：框 15-2 总结了等待名单对患者服务和人群健康的间接影响。等

待清单减少放疗使用的隐性配给现象已经描述过，化疗使用不足的后果将在后面讨论。候诊名单还可能增加替代疗法的使用，这些疗法可能比化疗更不有效、更病态、更昂贵。有证据表明，长时间的候诊名单可能导致放射肿瘤学家放疗医嘱的方式，主要是由于随着等待时间的延长，姑息性分割减少[29]。在安大略省，我们发现主要等待时间与骨转移灶分割选择之间存在相似的相关性[30]。偏离放射肿瘤学的公认实践的唯一目的是使更多患者接受治疗方面，存在明显的严重风险。然而，在随机试验证明较短放疗疗程相当于较长疗程的情况下，采用更简约的方法有可能减少总体工作量，并大大增加放疗的可用性，而不会对结局产生不利影响[31]。目前的挑战是确保仅在经证明适合医学的情况下采用短于标准的

放疗为了维持可及性，需要明确的服务标准，以防止质量下降。

(2) 等待名单的社会影响：等待 RT 的清单可能昂贵（框 15-2）。患者在延迟治疗期间需要服务和咨询，替代治疗的费用可能远高于放疗。候诊名单有时会导致患者转诊至远程中心进行放疗，这些患者的服务和支持失去连续性，加上卫生系统的额外费用。无法及时提供放疗也可能给放疗项目的工作人员带来挫败和痛苦。等待名单还将使放疗提供商暴露于法律责任。在魁北克，针对负责提供放疗的医院发起了一项集体诉讼，代表约 10000 名女性，这些女性在乳腺癌手术后需长时间等待辅助放疗。在审判时，法官接受了延迟与局部失败风险增加有关的证据，最终乳房肿瘤切除术后等待超过 12 周开始术后放疗的妇女获得了经济赔偿[32]。放疗和其他重要医疗服务的长期等待名单最终成为一个重要的政治问题。候补名单通常被卫生系统民营化的倡导者和在公共系统中偏爱前瞻性的人用作需要改变的证据。到 21 世纪初，公共舆论调查显示，医疗"等待时间"已经成为大多数加拿大投票人最关心的问题，越来越多的人要求政府制定等待时间标准。

加拿大病例研究。为什么放疗等待名单在 20 世纪 90 年代成为全球范围内广泛存在的问题？是需求增加还是供应减少，或两者兼而有之？安大略省的经验是一项有用的病例研究。历史数据的分析表明，在关键时期，3 种不同因素共同导致 RT 需求的大幅增加[16]。首先，癌症的发病率每年以大约 3% 的速度不可避免地增加，这主要是由于安大略省人口老龄化[16]。其次，乳腺癌放疗转诊患者数量急剧增加（与乳房保留手术的循证趋势一致），直肠癌 16 例（与术后放疗和化疗的循证采用一致）[31]，和前列腺癌（由于广泛采用前列腺特异性抗原筛查后发现的早期病例数量大量增加）[16]。最后，每个放疗疗程的平均处方次数显著增加，这是由于每个治疗或辅助疗程的治疗次数增加，超过了伴随但每个放疗姑息治疗疗程的治疗次数小幅减少[16]。治疗能力没有下降。事实上，该省的治疗机器数量增幅快于癌症发病率[16]。

造成癌症发病率升高的人口统计学趋势以及安大略省实践模式的变化等候名单危机是一种国际现象，这解释了为什么许多其他国家的等候名单或多或少同时出现。放疗系统大部分或全部由政府资助的国家受到的打击最大。美国没有出现类似的问题，这可能反映出其大型私人部门的储备能力大得多，并且能够根据需求的增加迅速增加储备能力。在私人部门，需求增加代表着增加收入的机会。当需求开始增长时，供应商会调整额外的资源进入系统，直到需求再次饱和。相比之下，在一个以全球固定预算运行的公共资助系统中，很少有任何储备能力，可能不能迅速扩大能力。能力的增加往往需要扩大设施和购置新设备。公共资助系统中的新资本项目的批准流程可能需要数年才能完成。这些内置的延迟可能使其一旦建立就不可能迎头赶上日益严重的问题。只有准确预测未来对与设施、设备和人员的前瞻性规划流程相关联的放疗的需求，才能提供一种在反应缓慢的公共系统中避免未来类似问题的方法。

在安大略省，采用其他步骤前瞻性监测放疗的等待时间，作为服务质量的指标。需要进行前瞻性数据收集以克服等待时间回顾性分析的局限性，因为此类分析对治疗前退出等待名单的患者"设盲"。此外，回顾性分析中使用的数据可能缺乏定义放疗过程中的限速步骤所需的信息，或可能缺乏关于以下其他要素的信息解释放疗等待时间或微调放疗程序性能所需的患者服务。首选前瞻性收集相关信息方法代表跟踪患者至系统。图 15-5 显示了安大略省如何采用这种方法。放疗系统使用的框架介绍早期（图 15-1）。为总等待时间（和等待期）作为性能指标；CARO 定义用于设定如前所述的性能标准。建立方法前瞻性收集每个治疗中心的等待时间数据，常规监测并公开报告符合性能标准的患者比例。为了改善等待时间，对基础设施进行了投资。此外，每家癌症中心都评估了与等待时间相关的治疗过程，并实施了流程改进（例如，通过平行而不是序贯运行适当的流程）。前瞻性确定有医学指征（如伤口愈合延迟）或有个人情况需要延迟的患者，并在分析中说明。因此，现在的分析显示，绝大多数患者一旦准备好治疗就满足等待时间标准；然而，省的方案重点是总体从诊断日期至开始明确治疗的等待时间，因为这些时间仍然超过了一些复杂病例组的指南，如口咽癌[33]。

（四）测量放射治疗的可能性

等候时间的限制作为接受放射治疗的指标 放疗的长等待清单的存在是无法充分获得放疗的一种症状。放疗的等待时间可能与不良结局的概率直接相关；因此，等待时间可作为服务质量的定量测量。但是，等待名单的长度没有提供供需缺口大小的信息。因此，等待时间不能作为可及性的定量测量。没有候选名单并不意味着访问权限是最佳的。等待名单的制订仅是针对服务可用性方面的供应问题。在空间可达性、住宿条件、可负担性或意识方面，等候时间对需求方面的问题完全不敏感（框 15-1）。事实上，可及性方面的问题减少了需求，并可能有助于减少或避免等待名单。因此，没有候选名单并不意味着访问权限是最佳的。为了确保适当的放疗，还必须监测放疗利用率。

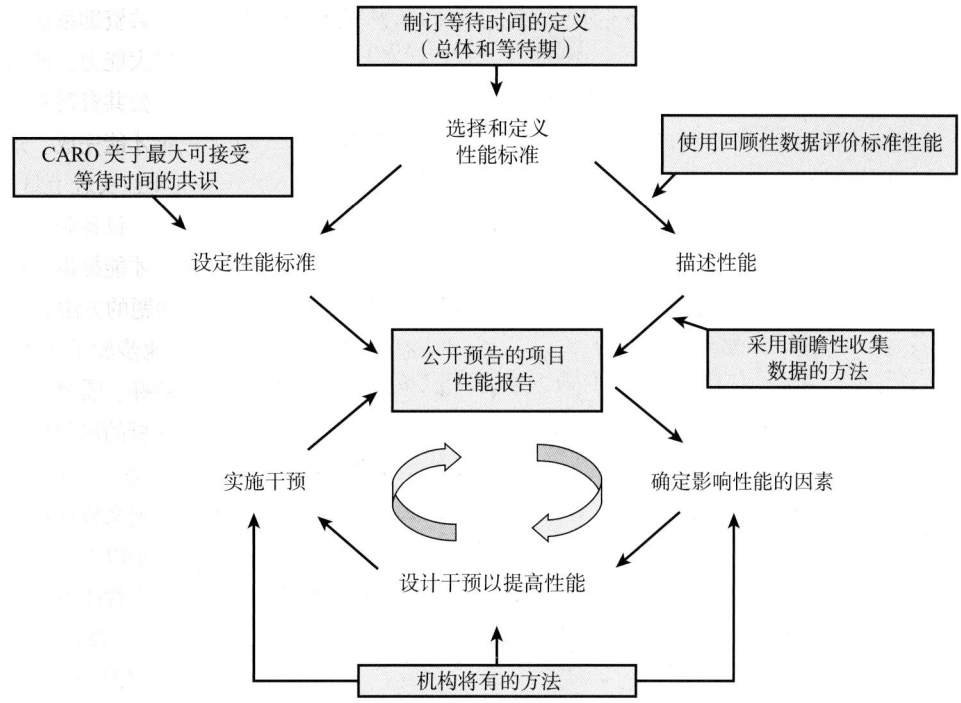

▲ 图 15-5　利用卫生服务研究改善放疗等待时间相关医疗质量的图示

CARO. 加拿大放射肿瘤学协会

（五）定义放射治疗的可及性

任何一项服务可及性的最佳定量指标是其适当利用率；即实际接受某项服务的患者比例。此处使用的是术语"需要"，如 Cuyler[34] 所定义，他指出"当个体患有有效和可接受治疗的疾病时，存在医疗服务的需要"。

$$可及性 = \frac{需要和接受治疗的患者人数}{需要治疗的总人数}$$

可及性可在 0~1 之间设定任意值，其中 1 表示最佳访问。这些值也可以乘以 100，表示为百分比。因此，为了直接确定放疗的可及性，我们必须测量癌症人群中放疗的利用和需求。在实践中，在一个人群中接受放疗的患者数量相对容易确定，但需要放疗的患者数量通常未知。因此，必须选择需要的替代指标。

1. **测量放疗的可及性**　癌症的发生率（即关注人群在关注阶段内诊断的新病例数）可用作描述放疗在初始管理中使用率的分母疾病。确定接受放疗治疗的病例比例的最佳方法是从诊断日期开始及时随访所有病例，并查明患者是否接受放疗以及何时接受放疗，该方法最初在荷兰使用[35]。我们随后使用它来描述安大略省放疗的使用[15]。癌症初始管理中放疗的估计使用率取决于用于定义初始放疗的时间截止点。如果选择较短的截止点来定义初始放疗（例如，诊断后 3 个月内的放疗），该指标将会错过一些在手术后接受辅助放疗的患者。如果选择较长的截止点（例如，1 年内放疗），指标将纳入

几乎所有接受放疗作为初始治疗一部分的患者，但也将错误纳入一些在初次手术后早期复发而实际接受放疗的患者。最佳临界点取决于考虑的具体疾病。出于实际目的，我们选择使用诊断后 1 年内治疗的新发病例比例来描述放疗在一般癌症人群中的初步应用[15]。图 15-6A 描述了在安大略省，癌症初始治疗中放疗在该指标方面的应用变化（放疗 1 年）。

癌症的发生率是描述姑息性放疗应用的一个不太合适的分母，这是因为很高比例的事件病例不会出现姑息性放疗的指征，许多最终需要姑息性放疗的患者直到诊断后数年才需要姑息性放疗。最好在死于癌症的患者中描述姑息放疗的使用。这可以通过在以人群为基础的癌症登记研究中确定死于其疾病的患者，并及时对其进行随访以确定在死亡前指定时间间隔内接受放疗的患者来实现[36]。图 15-6B 描述了在安大略省死于其疾病的患者中，过去 2 年中姑息放疗的使用差异。相同方法很好地描述了疾病终末期其他类型治疗的使用率。

哪些因素影响了一般癌症人群的放疗率？图 15-6 显示了安大略省放疗使用率的地理差异，在放疗设施所在的国家观察到的使用率最高[15]。通常发现，城市的放疗使用率高于农村[37]，接近放疗设施与较高的使用率相关[15]。综上所述，这些观察结果表明空间可及性是放疗可及性的重要决定因素。

在实践中研究地理变异时，能够区分系统变异和仅由偶然导致的变异显然很重要。已开发出建模技术，可

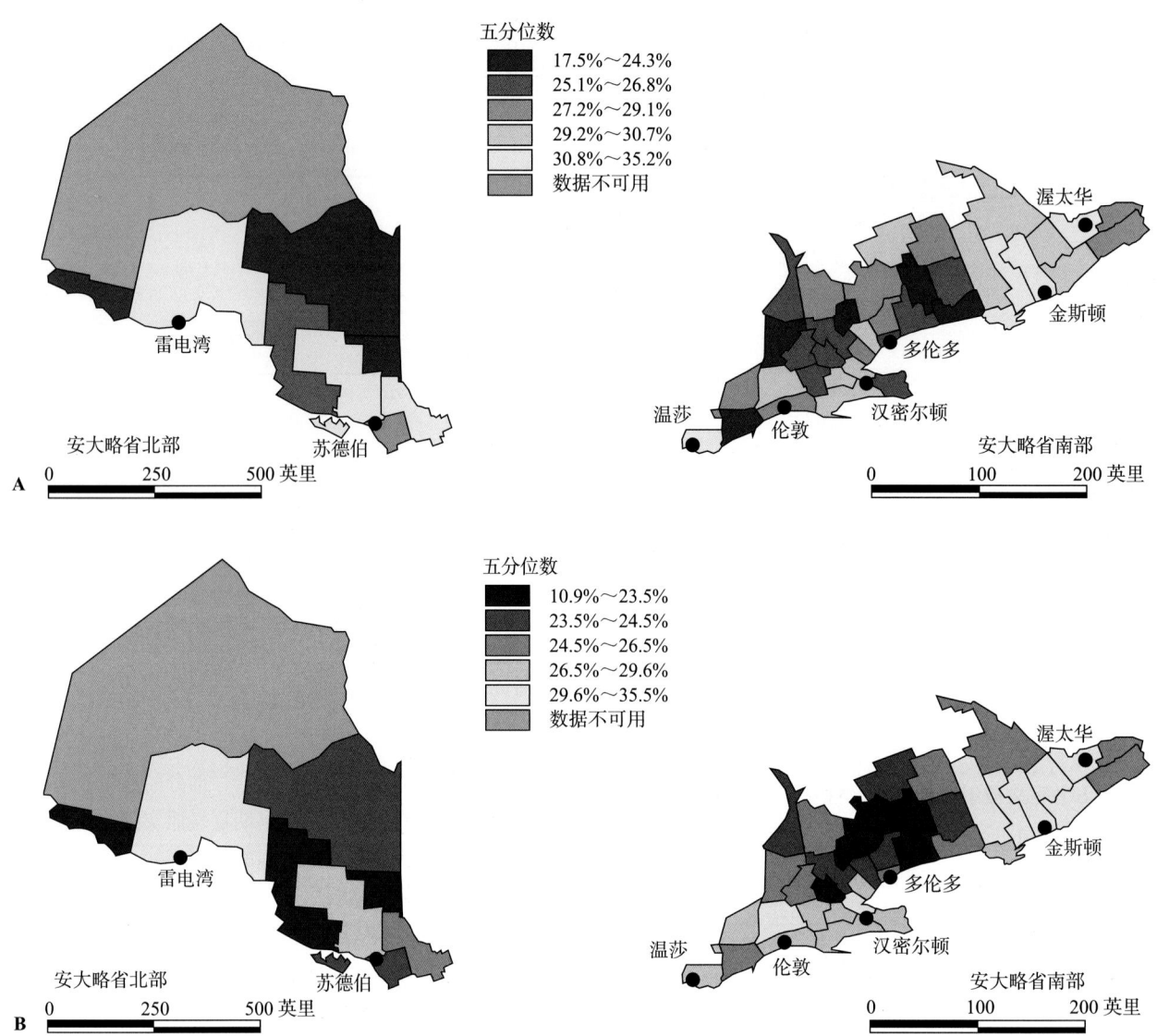

五分位数
- 17.5%～24.3%
- 25.1%～26.8%
- 27.2%～29.1%
- 29.2%～30.7%
- 30.8%～35.2%
- 数据不可用

五分位数
- 10.9%～23.5%
- 23.5%～24.5%
- 24.5%～26.5%
- 26.5%～29.6%
- 29.6%～35.5%
- 数据不可用

▲ 图 15-6 安大略省放疗（RT）使用的地理变化（此图彩色版本见书末）

A. 诊断后 1 年内癌症初始治疗中 RT 使用率的区县间差异；B. 在死于癌症的患者中，过去 2 年中姑息性 RT 使用的区县间差异。位置显示省级 RT 中心的比较（A 改编自 Mackillop WJ, Groome PA, Zhou Y, et al. Does a centralized radiotherapy system provide adequate access to care? *J Clin Oncol*. 1997;15:1261-1271; B 改编自 Huang J, Zhou S, Groome P, et al. Factors affecting the use of palliative radiotherapy in Ontario. *J Clin Oncol*. 2001;19:137-144.）

用于隔离变异的系统组分[15]。多变量分析有助于区分卫生系统相关因素的影响与合法参与确定患者是否适合放疗的其他因素，包括癌症发病率、分期分布、支持使用放疗的证据的演变、患者功能状态和患者偏好的差异。患者功能状态和偏好是重要因素，但通常在管理健康数据中不可用。在有多种治疗选择的情况下（例如，低危前列腺癌男性），患者偏好在观察到的放疗率中发挥重要作用。

放疗使用的测量显示在获得治疗方面存在非预期的不利影响。例如，一项研究调查了安大略省癌症死亡患者中与姑息放疗使用相关的因素（表 15-1）。在多变量分析中，在没有放疗设施的医院确诊的患者中，姑息性放疗的使用率证明显著较低[36]，这证实了其他人的顾虑，即在其他医疗保健专业人员中对放疗的适应证缺乏了解也可能是确定可及性的一个重要因素[39]。此外，即使是在公开受资助的卫生系统，患者的社会经济状况影响接受姑息性放疗的可能性。图 15-7 显示，姑息性和辅助放疗的使用率随年龄增长而降低，这种降低远远大于由于体力状态下降所能解释的[38]。

2. 测量放射治疗的需求 鉴于放疗的应用差异很大，有必要询问有多少比例的癌症患者需要放疗，在过去，人们常说大约 50% 的癌症患者应该在病程的某个时间点接受放疗，但该建议几乎完全是基于专家的意见[39]。此后又开发了两种客观方法来估计放疗的需求。

循证需求分析。循证需求分析（evidence-based requirements analysis，EBRA）是一种客观方法，已用

表 15-1　安大略省影响姑息性放疗使用的因素

	比值比	95%CI
家庭收入中位数		
低，<20 000 加元	1.00	—
中等，20 000～50 000 加元	1.09	1.04～1.15
高，>50 000 加元	1.17	1.11～1.24
本院放疗科		
无	1.00	—
有	1.35	1.30～1.40
患者家靠近最近的放疗中心		
居住地所在县没有放疗中心	1.00	—
居住地所在县有放疗中心	1.24	1.21～1.27
区域		
安大略省东北部	0.84	0.79～0.90
多伦多	0.88	0.84～0.92
温莎	0.90	0.84～0.97
渥太华	1.00	—
伦敦	1.02	0.97～1.07
安大略省西北部	1.04	0.96～1.13
金斯顿	1.17	1.11～1.26
汉密尔顿	1.20	1.14～1.26

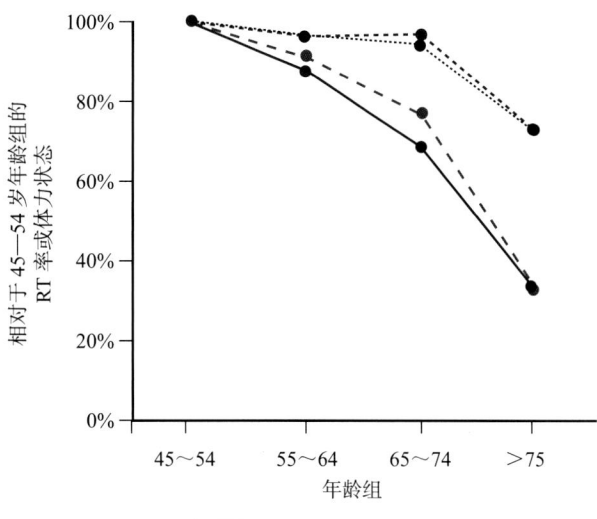

▲ 图 15-7　年龄对放射治疗（RT）使用的影响

显示了在较大年龄组中接受 RT 治疗特定适应证的患者比例，并与在 45—54 岁患者中观察到的比率进行了比较。为进行比较，显示了预期的体力状态随年龄增加而下降。（改编自 Tyldesley S, Zhang-Salomons J, Groome P, et al. Association between age and the utilization of radiotherapy in Ontario. *Int J Radiat Oncol Biol Phys.* 2000;47:469-480. ）

于估计放疗的需求。放疗的适应证首先通过系统评价确定。接下来，使用流行病学方法估计放疗的每个适应证在关注人群中发生的频率。最后，将系统评价和流行病学分析的结果结合起来估计放疗的总体需求，在这种情况下，术语"需求"可等同于放疗[36]的适当使用率，并且两个术语可互换使用。Tyldesley 等发现了这种方法，并首先用于估计肺癌放疗的需求[40]。我们随后对该方法进行了改进，并将其用于其他几个主要的癌症部位[41]。该方法的优势为：①该方法具有透明度，所有相关假设均明确；②该方法灵活，模型可调整，以反映任何关注群体的病例组合或探讨 RT 适应证变化的影响。该方法的主要缺点是：①该方法复杂且耗时；②与其他方法建模一样，它的结果只和它所基于的信息一样好。当循证需求分析应用于明确定义放疗适应证的主要癌症时，并且有足够的流行病学信息可估计每种适应证的发生频率，预期循证需求分析可产生有效的结果。Delaney 等试图使用这种方法来测量整个恶性疾病谱对放疗的需求，它现在被广泛用于预测放疗设备的需求[42]。

基于标准的基准。估计放疗适当使用率的另一种方法是使用一系列观察结果得出"基准"。在商界，基准测试被定义为"针对最强大的竞争对手或被公认为行业领导者的竞争对手来衡量产品"[43]。在卫生保健领域，等效的方法是衡量在任何地方取得的最佳结果或在公认的卓越中心取得的最佳结果。在设定任何给定治疗的适当使用率的基准时可应用相同的概念。在某些非常特殊的条件下观察到的比率可能等于适当的利用率，换言之，即需要治疗。在可无障碍进入放疗的社区和专家对放疗的使用做出决策时，应设定放疗使用的基准，为确保无障碍进入，不应存在资金障碍，转诊医生应了解放疗的适应证，患者应方便接近附近有足够能力及时提供治疗的放疗中心。确保最佳决策时，应由在多学科背景下执业的专家做出放疗使用的决策，理想情况下，治疗决策不应影响其报酬。如果满足这些标准，可以合理预期观察到的放疗利用率将接近适当的比率。我们称之为基于标准的基准（criterion-based benchmarking，CBB）方法[44]。

我们能够在安大略省选择几个符合大多数列出标准的社区，并使用它们来设定肺癌放疗适当利用率的基准[44]。图 15-8 显示，在这种情况下，这种方法产生的适当放疗率估计值与从循证方法中得出的估计值非常相似。CBB 方法有几个优点：①它是一种基于现实世界观测的归纳方法；②它同时适用于罕见和常见的癌症，因为它不需要准确、全面的治疗适应证目录或病例组合的详细信息；③相对便宜，如果治疗适应证发生变化，则易于重复；④可通过在不同社区复制进行验证。它也有几个缺点：①它假定最佳结构和过程与最佳实践相关，这一点尚未得到证实；②支持最佳准入和最佳决策的结构和过程没有很好的定义；③它需要对作为基准的候选者所在社区的结构、可能不容易获得的信息有详细的了解。这种 CBB 方法已经被安大略省癌症机构采用，现在用于放疗系统规划。它还用于正在进行的放疗性能评价，安大略省癌症质量委员会的系统，常规报告放疗使用率与为主要恶性疾病确定的基准之间的关系。

一旦衡量了利用率和需求，就可以直接计算未满足需求的水平。考虑图 15-8 中显示的肺癌数据。据估计，约 41.5% 的肺癌病例需要放疗作为其初始治疗的一部分，但观察到的放疗使用率仅为 32.5%。因此，仅 32.5/41.5 × 100%=78.3% 需要放疗的病例实际接受了放疗。观察到的发生率与适当发生率之间约有 22% 的差异代表了改善肺癌结局的重要机会。

3. 放疗应用不足的后果　充分的放疗治疗是任何综合癌症控制计划的必要组成部分。目前，许多可能从放疗中获益的患者无法获得他们需要的治疗。这是一个影响发达国家和发展中国家的全球性问题，但在不存在放疗服务或几乎不存在放疗服务的低资源环境中最为普遍和严重（见后文讨论）[45]。

无法获得放疗的后果对于患有无法获得其他标准治愈性治疗的放射可耐受疾病患者而言是最具破坏性的，例如，局部晚期宫颈癌患者。在这种情况下，无法获得

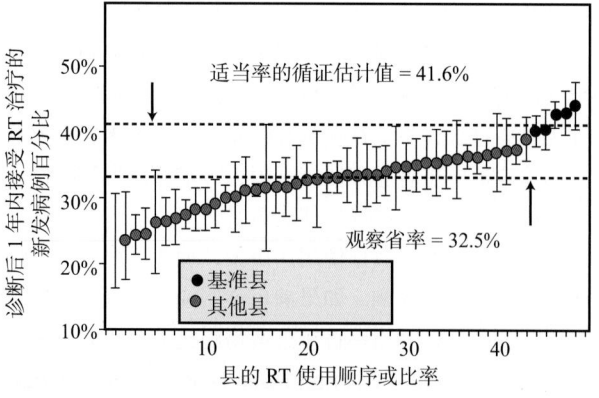

▲ 图 15-8　肺癌初始放疗（RT）适当率的循证估计值和基准
显示了安大略省每个县的肺癌初始治疗的 RT 率。误差线代表这些观察结果的 95%CI。基准县是等待名单相对较短的癌症中心所在地。适当率和整体省率的循证估计显示为水平线；线之间的距离代表未满足的 RT 需求（改编自 Barbera L, ZhangSalomons J, Huang J, et al. Defining the need for radiotherapy for lung cancer in the general population: a criterion-based, benchmarking approach. *Med Care.* 2003;41:1074-1085.)

放疗不可避免地转化为可避免、通常非常令人不快的死亡。相反，在有指征时未能提供辅助放疗不会不可避免地导致死亡，但确实增加了局部复发的风险，也可能影响长期结局。许多在需要姑息性放疗缓解疼痛或其他症状时未接受姑息性放疗的患者将继续痛苦，而其他更幸运的患者必须接受替代治疗的较小获益和可能更大的毒性。

除了对患者本身的影响外，无法获得放疗可能对其家庭及其共同财产造成严重后果。年轻人不必要的死亡可能会对其幸存的家庭造成毁灭性的经济和社会后果。未能使用放疗的更广泛的经济后果取决于患者的状况和社区的社会经济地位。在更容易获得一系列其他服务的发达国家，在有指征时未能使用放疗可能导致更多地使用其他成本效益较低的治疗，从而导致服务成本的总体增加。即使在没有替代疗法可用的穷国，治疗 1 名可治愈的年轻患者最终花费的成本也可能高于提供必要的放疗所花费的成本，因为治疗患者失败会导致失去一个有生产力的社会成员。

三、放射治疗质量研究

本节介绍了医疗保健质量的概念，描述了卫生服务研究到目前为止向我们提供的关于放疗质量的知识，并确定了我们还需要了解的内容。

（一）医疗保健质量和有效性的概念

在卫生服务研究领域，术语"疗效"用于描述治疗在临床试验的对照背景中达到其目的的程度。术语"有效性"保留用于描述健康项目在现实世界中达到其既定目标的程度。术语"质量"用于描述相对于最佳可能服务的有效性所提供的服务的有效性。因此，在这种情况下，术语质量与前面定义的术语达到因素同义。

Donabedian [46, 47] 将质量定义为"某种可定义的医疗保健单位的属性和判断，这种医疗保健至少可以分为两部分——技术和人际关系"。技术治疗的质量以"医学科技的应用使其健康获益最大化，而其风险未相应增加"的程度来衡量。通过"医生—患者互动符合社交定义的关系规范的程度"来衡量人际关系服务的质量[46]。尽管今天其他人对其的定义可能有所不同，但普遍认为质量是包含服务技术和个人因素的多维度概念。

Donabedian [47] 还提供了一种评价和提高质量的方法，Kramer 和 Herring 很快敏锐地认为该方法适用于肿瘤学[48]。Donabedian 的方法是分析程序在结构、过程和结果方面的质量。此处使用术语"过程"来描述服务的实施方式。在放射肿瘤学的背景下，它包括治疗前评估、医疗决策、计划、放疗输送、放疗期间的支持治疗

等。术语结构广泛用于包括设施、设备、人力资源和组织结构。此处使用的术语结局与临床实践相同，用于描述所提供治疗的后果。理由是：①最优过程是最优结果的必要条件；②对于最佳工艺而言，适当的结构是必要的，但并不充分；③可以通过识别和纠正结构缺陷和（或）工艺缺陷来提高结果。这成为 Kramer 于 1970 年建立的美国服务模式研究的理念。它的运行前提是存在实践变化，可测量工艺和结局的差异，并可纠正不足[48]。服务模式研究（Patterns of Care Study, PCS）目前在放射肿瘤学质量研究（Quality Research in Radiation Oncology, QRRO）的新标题下继续这一重要工作。

（二）放射治疗项目结构研究

目前正在这一领域开展两种不同类型的研究。首先，对世界各地放疗项目中普遍存在的物理和组织结构进行了描述性研究。在某些情况下，将观察到的结构与预定标准品进行比较。在其他研究中，结构描述与过程和结果研究相关联，目的是确定哪种类型的结构与最佳结果相关联。这些研究可能依赖于邮件调查或涉及现场访问，但在设计上均为横断面或回顾性研究。其次，是技术评价领域，本质上是说明性的，而不是描述性的。旨在前瞻性确立新技术在患者治疗中的有用性，从而提供对放疗项目中设备标准的设定很重要的信息。

（三）放射治疗项目结构的描述性研究

在高技术性专业如放射肿瘤学中，只有当必要的技术基础设施到位时，才能提供最佳治疗，包括正确的设备混合和数量以及正确的人员混合和数量。现已在许多不同国家对放疗设施进行了全国范围的调查。在美国，QRRO 研究率先描述了整个国家放射肿瘤学设施的基本结构特点。其对美国设施结构的全面调查是国家治疗过程和结局调查的起点，并允许对不同类型的设施进行分层取样[49]。除了评估设备和人员外，QRRO 还用以下术语描述了放疗设施的结构：①是否有住院医师培训计划；②每次治疗的新病例数量；③是否由一名全职或兼职放射肿瘤学家领导；④是否参加临床试验。

在欧洲，许多政府[50]、机构[51]、个人研究者[52]对放疗项目基础设施进行了全国调查，主要作为计划的基础。大多数国家调查显示，不同放疗中心可用的技术和专业知识水平存在相当大的差异，尤其是近距离放射治疗。欧洲放射治疗和肿瘤学协会（European Society for Radiotherapy and Oncology, ESTRO）最近在一个由欧盟委员会资助的名为"放射治疗基础设施和人员配备量化（Quantification of Radiation Therapy Infrastructure and Staffing, QUARTS）"的项目中率先描述并比较了整个欧洲放疗项目的基础设施[53]。QUARTS 涉及设备和

人员的国际调查，人员配备和设备水平的指南的制订，以及基于预测发病率和放疗需求的估计对未来需求的估计。

国际原子能机构（International Atomic Energy Agency, IAEA）对放疗结构进行了国际比较。这些研究覆盖了欧洲、亚洲、非洲和拉丁美洲[54-57]。一个共同的主题是放疗资源的供应差异很大，供应不足是一个常见的国际问题，特别是在低收入国家（人均国民总收入 995 美元或以下）和中等收入国家（人均国民总收入 996～12055 美元）[54-56, 58]。较低的国家经济状况与放疗设备供应严重不足的程度之间存在很强的关系[59]。最极端的情况是，52 个非洲国家中有 29 个国家（总人口 1.98 亿）没有已知的外放射治疗设施[54]。

方案结构的概念不仅包括实体基础设施，还包括组织结构，包括供资、管理和治理系统。放射肿瘤学中的这些结构元素也可能对过程产生重要影响，但它们通常受到的关注程度低于结构物理元素。作为姑息性放疗国际研究的一部分，对 ESTRO 目录中列出的欧洲放疗中心的资助安排进行了调查[60]。描述了放疗部门的广泛资助机制，包括全球预算、每例支付、服务费和所有可能的组合。西班牙的放疗中心、英国和荷兰主要通过全球预算加或减每例病例的支付来获得资金，而德国和瑞士的大多数中心通过按服务收费安排获得大部分资金[60]。

（四）处方技术评估

新技术正在快速发展；我们的专业需要开发更好的方法来评价它们，并确定它们在常规临床实践中的适当位置[61, 62]。在可能的情况下，新的治疗技术应在随机临床试验中进行评估，但很明显，这种方法只适用于研究相对常见疾病的相对常见表现。然而，放射肿瘤学实践的很大一部分是针对患有许多不常见癌症中的一种或常见癌症罕见表现的无限范围之一的患者。在这两种情况下，都不会有"1 级证据"来指导我们的实践，如果我们要求在所有情况下都使用 1 级证据，那么就不可能有一种新的治疗方法来充分发挥其潜力。另一方面，如果我们选择仅根据生产商关于提高精确度的声明来决定新技术的获取和使用，我们可能会使患者暴露于增加的风险和增加的成本，而没有实际获益[61]。

（五）放射治疗过程研究

术语质量保证用于描述旨在避免医疗错误的过程，即确保每名患者以正确的方式接受正确的治疗。有关放射肿瘤学中质量保证的很多内容都涉及避免输送放疗的误差，但是在放疗的病例选择中避免误差值得同等的关注。此处使用术语"错误"描述适当治疗的偏离。操作上，只有在确定了适当治疗的界限后，才能确定偏离适

当治疗。因此，任何质量保证程序分为两部分：①设定标准，即决定什么是合适的；②确保符合标准，即确保每例患者都得到适当的治疗。放疗项目中的一些过程可能影响每名患者，而其他过程涉及特定的患者群体。在考虑特定癌症患者群体的治疗过程之前，我们首先处理一般质量保证领域的研究。

1. 放射治疗质量保证流程研究 放疗界早已认识到常规质量保证的重要性，因为故障或错误校准机器可能导致大量患者治疗的系统误差。已经制订了治疗机器调试、维护和校准的详细指南和方案[62]。然而，这些指南的存在和遵守这些指南的组织承诺均不足以保证患者的安全。Horiot 等数年前进行了一项有意义的研究，并代表 EORTC 透露，一些中心的放射剂量测定出现了系统误差[63]。研究表明，当后来重复研究时，对初步调查结果的反馈降低了此类错误的频率[64]。

虽然设备上的质量保证降低了系统误差的机会，但治疗计划个体化的要求产生了额外的随机误差风险，例如由于人为判断失误或错误沟通等。研究表明，尽管明确定义的治疗路径或干预特定指南可以最大限度地降低这种类型错误的频率，但不能消除它们。实时稽查是必要的，以避免在常规实践[65]背景下，甚至在临床试验的对照背景下发生罕见但可能严重的错误[66]。从这些分析中得出的一般规则是，不能完全避免人为错误，但绝大多数可以在对患者产生任何不利影响之前检出。目前，理解发生错误的原因被认为是开发更好流程的关键，以便将来避免发生错误。因此，医疗错误的流行病学是一个日益增长的研究领域[67]。由于实际错误罕见，调查未遂事件也很重要[68]。这是目前在放疗领域广泛使用的方法[69, 70]。尽管最近发生的几起事故提高了对放疗危险的认识，但是与其他医学领域的错误率相比，导致患者损害的[71]严重错误非常罕见[72]。放疗中的低错误率并非偶然实现的；它们反映了对放疗危险的长期认识和对质量保证承诺的传统，早于过去 10 年媒体对医疗错误的强烈关注。尽管如此，新技术带来了新的错误风险；因此，有必要继续在放疗的质量保证领域进行研究。

2. 放射治疗实践模式研究 在过去 30 年中，使用主要由 PCS 开发的方法对放射肿瘤学的治疗模式进行了大量研究[73]。对不同的临床情况进行了研究。大多数工作是放疗在治愈性治疗中发挥重要作用的主要部位进行的，但也有许多姑息性放疗实践的研究，特别是在骨转移的情况下。在实践中，在已详细研究的每种情况下均发现了显著差异。实践表明，在治疗途径的许多不同点存在差异：治疗前评估；放疗处方的基础方面，包括靶区、治疗技术以及剂量和分割；辅助系统治疗的决

策；计划过程；治疗输送；治疗细节的记录方式；治疗期间和治疗后的支持治疗；以及长期随访安排。

为什么放疗存在研究实践差异？在每个医学领域都发现了实践的差异，因为每个人都在寻找实践的困难。如前所述，放射肿瘤学也不例外。在循证医学时代，实践变量是对任何医学专业可信度的威胁；除了反映个体患者需求的差异或资源可用性不可避免的变化外，很难对患者治疗的差异进行辩护。放射肿瘤学的实践变化不仅是一种威胁，也是改善实践和结果的机会。改善治疗质量的机会取决于所研究的特定临床情况的知识状态。如果已确立最佳实践或可出于研究目的确立最佳实践，则偏离最佳实践代表改善治疗质量的机会。因此，了解实践偏离最佳实践的原因以设计将改善实践的干预变得很重要。另外，如果尚未确立最佳实践，则实践变化代表学习的机会。实践模式研究可能发现临床试验中应该解决的争议。在某些非常特殊的情况下，可能探索治疗与结局之间的关系，以确定哪种方法更优。在下一节"结构和过程与结局的关系"中讨论了此类研究的范围和局限性。

为什么放射肿瘤学实践会有所不同？在理想的世界中，只有在考虑到患者个人价值观和偏好的情况下，对病例进行精确分类并应用关于该类病例最佳治疗的科学知识，才能指导癌症治疗。然而，在现实世界中，其他环境因素可能影响患者的治疗。治疗选择通常是受到现有资源的限制。科学知识的传播各不相同，根据其培训、经验和工作环境，个体医生的解释可能不同。此外，只要有多个合理的治疗选择，财务因素就有可能影响医疗决策。我们现在回顾关于这些因素对 RT 实践的影响。

程序结构对放射治疗实践的影响。与 Donabedian 的概念一致，有大量的证据表明物理和组织结构决定放疗中的过程（图 15-12）。如果现有的人员和设备不足以让患者及时获得治疗，转诊医生可以选择其他形式的治疗。许多研究表明，放射肿瘤学家选择的调查、治疗技术、分割方案受到可用资源的影响。个人计算机系统一致地发现设施的结构特征和患者治疗过程的质量之间有显著的联系。例如，在头颈部癌的检查和治疗程序的当前经典研究中[74]，PCS 发现，与培训机构相比，在由兼职放射肿瘤学家（图 15-9A）领导的机构和非培训机构治疗的患者（图 15-9B）中，其评估、治疗和其他治疗方面适当性标准的依从性显著较差。

科学证据对放射治疗实践的影响。实践差异最大的是现有证据最少的地方。在辅助放疗的背景下，关于放疗使用的决策已显示出高度变异性，这在随机试验中尚未证实放疗的价值时最为明显。尽管随机试验的结果支

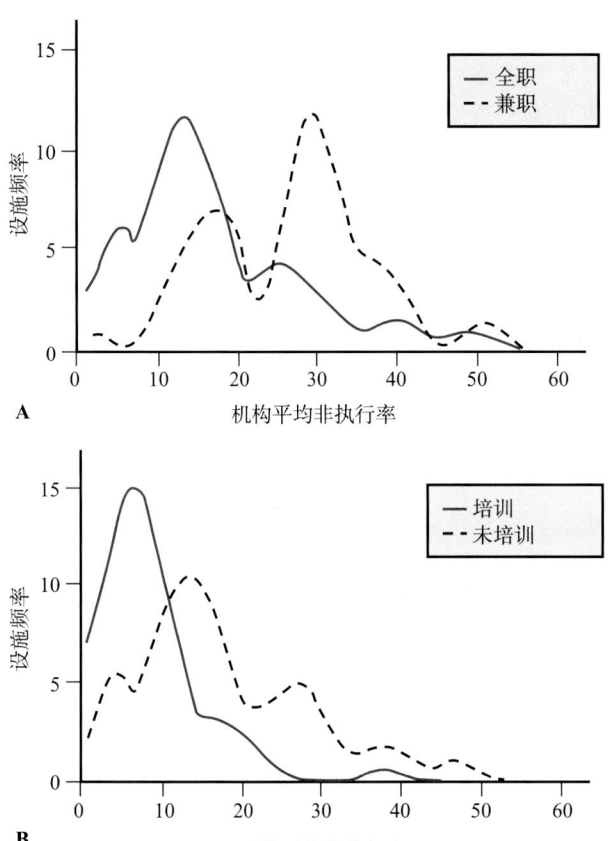

▲ 图 15-9　放疗（RT）项目的结构特点与实践质量之间的关系

A. 兼职和全职设施的非执行率；B. 培训和非培训设施的非执行能力评分的频率多边形（改编自 MacLean CJ, Davis LW, Herring DF, et al. Variation in work-up and treatment procedures among types of radiation therapy facilities: the Patterns of Care Process Survey for three head and neck sites. *Cancer*. 1981;48:1346-1352.）

持放疗的许多适应证，但关于放疗处方和技术细节的正式比较研究很少。不足为奇，放疗的技术实践甚至比放射肿瘤学的临床决策更多变。即使在已有几份一致的已发表报告表明一种方法优于另一种的情况下，已显示医生可能对这些数据的解释差异很大，因此，其治疗建议仍可能存在很大差异[75]。

人们对通过以治疗指南形式综合和传播科学知识来加强医学实践有很大兴趣。指南显然对参考目的有价值，但尚不清楚在普通人群中，它们在多大程度上确实成功地进行了改良实践。例如，我们没有观察到促进乳房肿瘤切除术后放疗较短分割的省级指南在上述变化上产生的影响，这些变化可归因于支持该实践的早期随机试验证据报告。在引入治疗指南后，有时报告了[76]实践变化，但通常无法得出以下结论指南本身负责这些变更[77]。

治疗指南的存在不能保证适当的临床决策。患者分类错误可能导致选择不适当的服务路径或治疗计划。这可能是由于治疗前评估不充分或不准确，或充分评估结果的错误解读所致。如果质量保证仅针对避免放疗输送错误，即使输送是无故障的，患者仍有接受错误治疗的风险。要求明确说明放疗合格标准，并实时审核对这些标准的依从性，以避免此类错误。

根据实践环境和患者的人口统计学特征，科学证据的影响似乎有所不同。2001 年，美国癌症委员会报告在美国 Ⅰ 期和 Ⅱ 期乳腺癌患者中，保乳手术的使用率仍低于 50%，其使用的差异与现有实践指南不一致[78]。乳房保留在城市比在农村地区更迅速和完全地被采用，在美国各地的采用有很大的地理差异，在东北部的采用率比其他地方高得多。年龄较大的患者和社会经济地位较低的患者比其他人更不可能接受部分乳房切除术，而那些接受术后放疗的患者更不可能接受术后放疗。还有证据表明，医生的特征和他们的执业类型影响他们在做出治疗决策时依靠指南或其他已发表信息的程度。在学术中心，决策过程中对已发表信息的依赖程度更高，医生实践时间越长，对已发表信息的依赖程度越低[79]。当地政策对实践的影响可能超过国家指南。例如，英国的一项研究表明，乳腺癌术后放疗使用的大部分变化归因于手术单位的局部管理方案变化[80]。

医生信仰对放射治疗实践的影响。有充分的证据表明，医生对适当服务的信念是由普遍认知以外的因素形成的。医生对放疗适应证的看法受到其培训和经验的强烈影响。由于有关转诊的关键决策通常由外科医生做出，因此外科群体的观点是在人群水平放疗在癌症治疗中所起作用的主要决定因素。已经反复表明外科医生不太可能推荐放疗而不是放射肿瘤学家，特别是在必须在初次放疗和初次手术之间做出选择时。例如，与放射肿瘤学家相比，泌尿科医生不太可能推荐前列腺癌的主要放疗[81]，耳鼻喉科医生不太可能推荐喉癌的放疗[82]。如今，肿瘤内科医生在启动放射肿瘤学转诊方面发挥了重要作用，但他们对放疗适应证的看法也与我们有显著不同[75]。

经济激励和抑制对放射服务实践的影响。有证据表明资助机制可能影响放疗的病例选择。例如，一项基于宾夕法尼亚州行政索赔数据的研究表明，患者的医疗保险状态与部分乳房切除术后接受 RT 的机会相关。与大于 75% 的私人保险和医疗保险患者相比，仅 45% 的医疗补助患者接受了术后放疗；其他地方也进行了类似的观察[83]。在一些研究中，资金安排也被证明会影响分组的选择。Lievens 等探索了资金对比利时姑息放疗模式的影响[84]。她发现，对于骨转移，分次放疗处方比单次治疗更频繁，至少部分是因为当时的资助机制限制了使用单次治疗。2001 年，比利时引入了姑息放疗的新资金机制，消除了对单一治疗的抑制。从那时起，除了

23 个中心中的 3 个中心对其最近的调查进行了回复外，所有中心均有减少处方分数数量的趋势。其中许多中心报告，收费时间表的变化是他们决定变更实践的一个重要因素[84]。Lievens 等在对欧洲放疗中心进行的一项国际调查中，也显示出资金模式与姑息放疗实践之间存在显著相关性[84]。他们发现，与按服务费供资相比，按全球预算或按病例付费供资与每一疗程较低的分次数量和较少使用屏蔽材料之间存在关系[60]。越来越多的证据表明，资金可能影响放疗的实施方式，表明通过适当操作报销系统可能改善实践。但是，设计不佳的收费时间表也有可能降低服务质量的高风险[85]。还有人指出，在每个病例的资金安排下，利润可能与质量呈负相关，因此制订明确的基线质量标准非常重要[86]。

3. 质量指标在放射治疗实践中的作用　对服务质量进行评估可以使医务人员对照既定的服务标准检查其临床表现，使支付方可以评估其正在购买的服务质量，并且是卫生服务研究越来越重要的领域[87]。如前所述，卫生服务研究项目的总体框架（图 15-1）描述了如何使用质量指标评估服务质量和改善卫生系统的性能。可选择、定义、验证和应用质量指标，通过根据目标性能评价实际实践，并进行探索性研究，以确定与更好或更差性能相关的因素，从而针对实践中观察到的变化。

针对放射肿瘤学的质量指标已在治疗质量的结构、过程和结局领域框架以及临床背景中开发[87-89]。Albert 和 Das 近期的一篇综述总结了目前放射肿瘤学质量指标开发和应用的范围[90]。

用于前列腺癌根治性治疗的放射环境可说明这些质量测量的一般原则。前列腺癌发病率高，通常采用外放射治疗或近距离放射治疗作为确定性治疗放疗具有

高度技术性，在这种情况下，质量指标的定义和应用需要考虑技术的持续进步[89]。在加拿大，放射治疗仅在全国 37 个公共资助的癌症中心进行，由大约 400 名放射肿瘤学家组成。加拿大卫生服务研究团队进行了一项改良的 Delphi 程序，以确定用于测量医疗技术质量的现有候选质量指标，并基于现有最佳证据就一套质量指标达成共识[89]。这一过程确定了一组 25 个质量指标，涵盖前列腺癌根治性放疗管理的所有方面：治疗前评估、外放射治疗、近距离放射治疗、雄激素剥夺治疗（androgen deprivation therapy，ADT）和随访。

然后将这些选定的质量指标用作实践模式稽查的标准，并在表现最好的中心制定绩效标准[91]。37 家放疗中心，32 家（84%）参与，共提供 810 例病例。对这些病例的分析表明，不同指标对 12 项治疗前评估指标的依从性差异相当大：从 56%（记录性功能）至 96%（高风险患者获得的分期骨扫描）。对于接受外线束放疗的病例，100% 采用三维适形放疗（three-dimensional conformal radiotherapy，3DCRT）或 IMRT 技术联合 CT 或 MRI 计划进行治疗，而 81% 的计划病例记录了计划靶区、直肠和膀胱体积的剂量 – 体积直方图。对于接受常规分割治疗的患者，100% 的低危患者前列腺的剂量大于 70Gy，92% 的高危病例大于 70Gy，但在未接受雄激素剥夺治疗治疗的中危患者中仅有 78% 大于 74Gy。92% 的高风险病例使用了雄激素剥夺治疗。图 15-10 显示，不同中心获得的全部指标数量不同依从；所有中心完全依从 4/16 个指标，尽管没有中心完全依从所有指标[91]。鉴于选择每个质量指标代表最低服务标准[89]，这些数据表明服务质量还有改善空间，尤其是剂量等指标，其中变化可影响癌症结局。

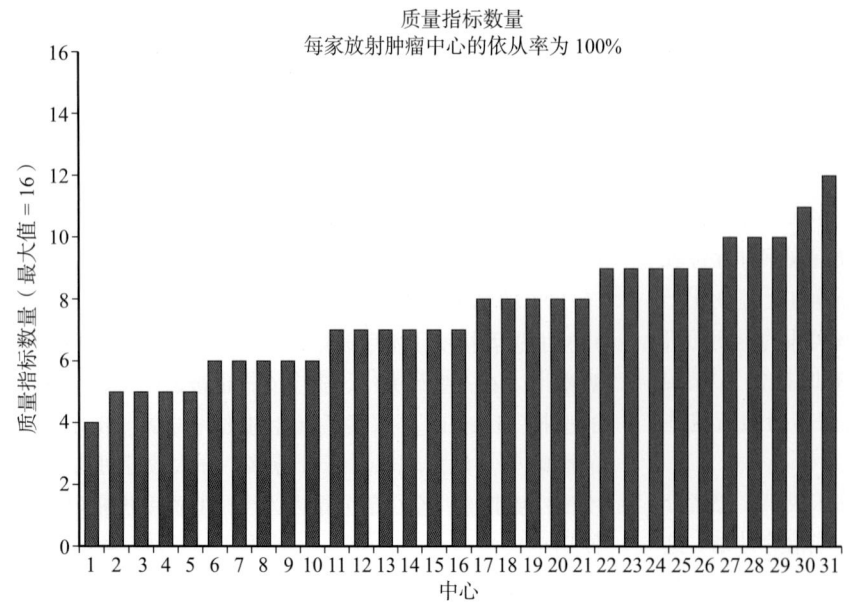

质量指标数量
每家放射肿瘤中心的依从率为 100%

◀ 图 15-10　加拿大放疗中心 16 项质量指标的中心表现
该图显示了从该中心采样的所有病例均符合特定质量指标（证明该指标 100% 符合）的指标数量（引自 Brundage M, Danielson B, Pearcey R, et al. A criterion-based audit of the technical quality of external beam radiotherapy for prostate cancer. *Radiother Oncol.* 2013;107:339-345.）

4. 放射治疗项目结局研究　重要的是要认识到，尽管结局似乎是质量的最终衡量指标，但我们无法通过测量长期结局来微调癌症项目的运行，通常通过长期结局来判断癌症治疗的成功。测量与特定实践模式相关的 5 年无复发率可能需要 10 年时间。结局稽查的任何反馈都来得太慢，无法优化程序性能。肿瘤学的质量改进项目在很大程度上必须遵循这样的原则：如果结构和流程正确，结局将取决于自身。尽管如此，衡量结局有一定的价值，不应忽视这样做的机会。

令人惊讶的是，在一般人群中，测量结局可能比测量过程更容易。癌症登记中通常可获得关于生命状态的准确信息，在人群水平测量生存率可能相当直接。医院记录和账单文件可能提供后续外科手术的信息，有时可以提供放疗局部控制的替代测量。例如，在测量喉癌根治性放疗成功的局部控制时，使用无后续喉切除术的生存率作为替代，和使用无后续膀胱切除术的生存率作为膀胱癌根治性放疗后局部控制的替代（图 15-11）。基于人群的高统计学把握度研究还可以根据任何单个机构的经验分析，检测和定量可能无法检测到的罕见但严重晚期效应[92]。

观察到不同国家之间以及同一国家内不同地区、人口统计学组和机构之间的结局存在很大差异。挑战在于区分可归因于质量差异的结局变化的组分与病例组合差异导致的结局不可避免地变化。

癌症结局的国际差异不可避免的是多方面起源，很

难将其归因于卫生系统表现的任何个体方面。然而，这种比较已证明是有用的[93, 94]。图 15-12 显示了作为医疗保健花费国内生产总值比例函数的癌症存活率的国际差异。它证明了医疗保健投资和癌症生存期之间明显的关系。尚无法确定在花费较少的国家观察到的较差结局是否是由于诊断时疾病分期较晚期、并发症水平较高、获得的治疗较差或服务质量较差。然而，尽管存在这些不确定性，但信息明确表明，您获得了您所支付的费用。这些结果对英国的公共政策具有直接影响，并被用于证明将国家医疗服务体系的癌症项目预算扩大近 10 亿美元的合理性，从而使其放射肿瘤学项目的设备和人员配备得到大规模扩展。

研究还显示，较穷社区的居民癌症结局比同一国家较富有社区的居民差[93]。图 15-13 显示了加拿大和美国较富有和较差社区患者的 5 年生存率差异。在这两个国家，不同社会经济层的生存率存在明显的梯度。观察到的部分（并非全部）差异是由于较差组诊断时分期较晚所致，可能反映了获得治疗的差异[93]。服务质量的差异可能是观察到的一些生存差异的原因，而不能用阶段混合的差异解释。这些结局差异代表了在人群水平改善总体结局的潜在机会。

在我们制订减少这些差异的策略之前，还需要进一步研究以探索其原因。尽管美国的社会经济地位—生存梯度更陡，但加拿大较富有和较穷社区的居民结局仍存在显著差异。这似乎有些令人惊讶，因为安大略省有一个单一的支付者，全民医疗保健系统，没有平行的私人医疗保健部门；在这些情况下，从理论上讲，富人们没

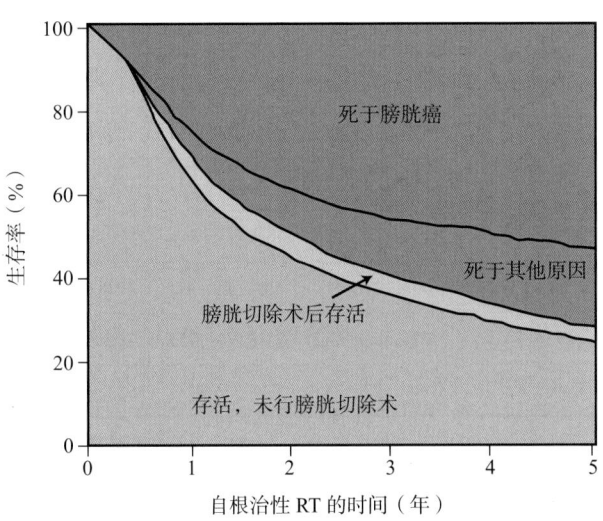

▲ 图 15-11　安大略省膀胱癌根治性放疗（RT）的结局

该图显示了一项基于人群的研究结果，安大略省膀胱癌根治性RT 的结局。曲线显示了 1982—1984 年接受膀胱癌根治性 RT 治疗的 1370 例患者的生存率和无膀胱切除生存期。癌症死亡与其他原因死亡不同（改编自 Hayter CRR, Paszat LF, Groome PA, et al. A population-based study of the use and outcome of radical radiotherapy for invasive bladder cancer. *Int J Radiat Oncol Biol Phys.* 1999;45:1239-1245.）

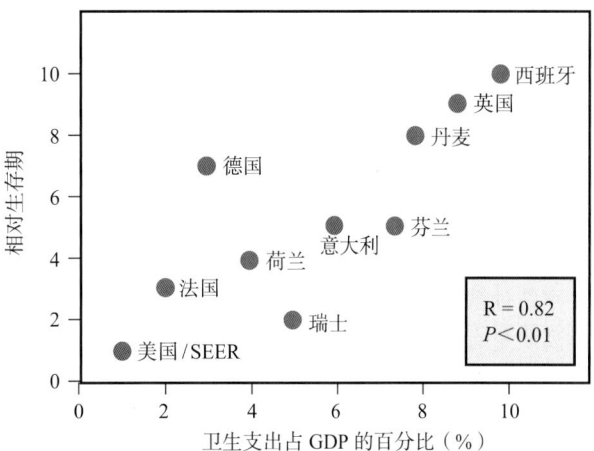

▲ 图 15-12　相对生存期与医疗保健支出之间的相关性

散点图显示了 10 个发达国家女性患者所有癌症的相对生存率与医疗保健支出占国内生产总值（GDP）百分比之间的关系（改编自 Evans BT, Pritchard C. Cancer survival rates and GDP expenditure on health: a comparison of England and Wales and the USA, Denmark, Netherlands, Finland, France, Germany, Italy, Spain, and Switzerland in the 1990s. *Public Health.* 2000;114:336-339.）

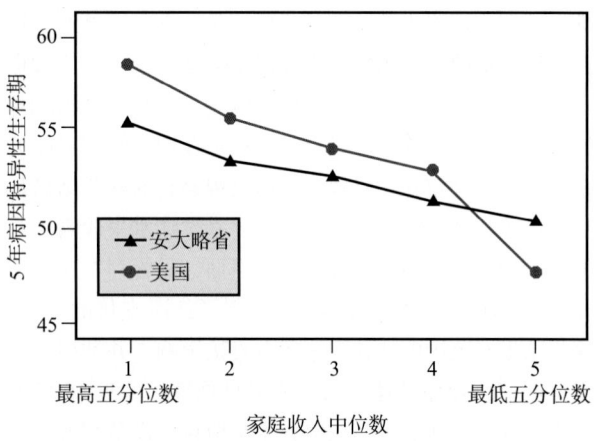

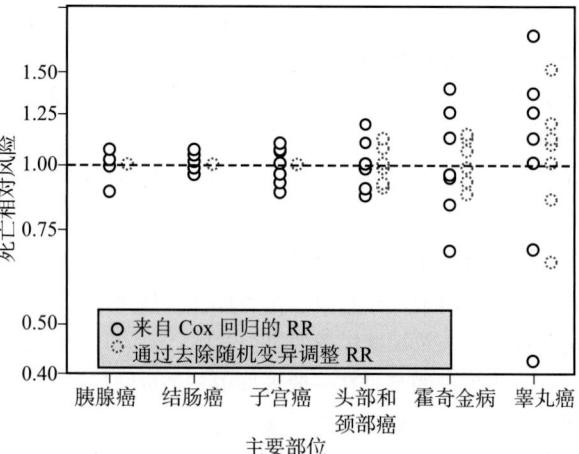

▲ 图 15-13　美国和加拿大社会经济地位（SES）与癌症生存率之间的相关性

该图显示，在加拿大安大略省及监测、流行病学和最终结果（SEER）癌症登记研究所覆盖的美国地区，所有癌症患者（不包括前列腺癌）的 5 年病因特异性癌症生存期与 SES 的关系（引自Boyd CJ, ZhangSalomons J, Groome PA, et al. Associations between community income and cancer survival in Ontario and the United States. *J Clin Oncol.* 1999;17:2244-2255.）

有比穷人们更好的机会获得服务或服务质量。很明显，消除获得保健的资金障碍本身并不能消除贫富之间的结果差异[93]。

　　同一国家内的区域间比较也可能提供信息。当比较不同人群时，有必要控制病例组合的差异，但在社会经济地位没有任何重大区域间差异的情况下，病例组合不太可能发生系统性变化。在这些情况下，结局的变化超出了仅由于偶然因素导致的预期，可合理地归因于准入或质量的变化。图 15-14 显示了安大略省 7 个不同地区几个主要癌症部位观察到的 5 年生存率。一旦观察到的变化减少至仅考虑偶然导致的预期变化，则最佳观察结果可用作可实现结果的基准。图 15-14 显示，在仅根据偶然因素调整变化后，胰腺癌、结肠癌或宫颈癌的结局无残余地理变异，但头颈部癌、霍奇金病和睾丸癌的生存期仍有重要的地理变异。表 15-2 显示了观察到的整个省份的 5 年生存率，并与结局的地理差异超过仅由偶然性导致的预期数值的几种疾病的可获得生存率估计值进行了比较。虽然此类研究可以证明通过提高质量有可能改善结局，但并未揭示质量缺陷的原因。需要进一步的研究来确定基础工艺和结构中的特定缺陷。

　　5. 结构和过程与结局的关系　无论您是以结局的变化开始，还是努力寻找原因，还是以过程和进展的变化开始，尝试确定其后果，在确定过程和结局之间的因果关系之前，都必须解决一些重大问题。我们将讨论这些问题，并描述如何在结局研究的背景下解决这些问题。

　　结局研究的局限性。在常规服务背景下检查治疗和

▲ 图 15-14　安大略省癌症生存期的区域间差异

散点图显示了安大略省 7 个地理区域癌症死亡的相对风险（RR），是根据控制了年龄、性别和社会经济地位的 Cox 回归得到的。黑色圆圈代表观察到的生存率变化。灰色圆圈代表减去预期随机变异分量后的剩余变异［改编自 ZhangSalomons J, Groome PA, Mackillop WJ. Estimating the best achievable cancer survival by eliminating regional variations in Ontario. *Clin Invest Med.* 1999;22(Suppl 4):S48.］

表 15-2　安大略省选定的癌症部位的观察生存率与可达到的 5 年生存率

主要研究部位	达到的5 年生存率（95%CI）	观察到的 5 年生存率（95%CI）	
		安大略省	最差区域
头颈部	64% (63～65)	60% (59～61)	54% (49～59)
霍奇金病	88% (86～90)	86% (84～87)	81% (73～89)
睾丸	97% (97～98)	95% (94～96)	92% (89～95)
中枢神经系统	32% (31～34)	28% (27～29)	27% (24～30)
直肠	52% (51～54)	50% (49～51)	48% (45～51)
胃	21% (20～22)	20% (19～21)	15% (12～17)
肺	18% (18～19)	15% (15～16)	12% (11～13)
卵巢	49% (47～51)	46% (44～47)	40% (33～48)
前列腺	77% (76～77)	75% (74～75)	71% (69～72)
膀胱	74% (72～75)	73% (72～74)	68% (65～71)

a. 通过从安大略省 7 个地区中任何一个地区观察到的最高生存率中减去预期由随机变异导致的省级平均值的偏差，估计可达到的最佳生存率。Cox 回归用于控制年龄、性别和社会经济地位。该模型假定地区之间的病例组合无系统性差异

结局的研究如今通常称为结局研究。通常不应使用这种类型的研究来尝试评估治疗的疗效。众所周知，在机构经验的回顾性审查中难以控制偏倚[95]。对在同一研究中心接受不同类型治疗的同期患者组中获得的结局进行比较是不可避免混杂按治疗"选择偏差"。在不同机构或

多或少同时接受不同治疗的患者组之间的结局比较不容易受到治疗选择偏倚的影响，但由于病例组合中的机构间差异，容易受到"转诊偏倚"的影响[95, 96]。使用"历史对照"（即在不同时间点接受不同治疗的患者组之间的结局比较）也充满风险[97]。病例组合可能随时间发生系统性变化；研究可能发生变化，导致"阶段转移"；治疗的伴随方面也可能发生变化。通过控制已知的预后因素，可能降低这些类型偏倚的影响，但这些因素通常导致结局的大部分差异未计数。由于这些原因，这些类型的回顾性、观察性研究均不能替代前瞻性、实验性研究（即随机对照试验）来评价治疗的疗效。我们学科的可信度被削弱，以至于在可能进行随机试验的情况下，我们依赖这些不太有效的方法。

结局研究在评价有效性方面的重要作用。重要的是要认识到，有些方面的医疗实践不能在随机试验中进行评价，必须使用观察性方法进行探索。

有些重要的治疗方面不能也不应该在随机试验中进行研究。例如，了解偏离标准实践对结局的影响程度可能很重要，例如延迟开始放疗、延长总治疗时间、使用低于标准的剂量或依赖过时的设备。但是，当运动的唯一真正目的是测量不良后果时，不能从伦理角度随机分配患者接受非标准与标准治疗的非标准方法。因此，只有在之前讨论的类型的回顾性、观察性研究中调查无意或不可避免的偏离标准实践的影响，我们才能了解这种类型的问题[25, 26]。

在尝试探索偏离标准实践的后果的研究中，对"阴性结果"的解释非常谨慎很重要。在非标准治疗和标准治疗之间未显示统计学显著性差异的研究通常缺乏必要的统计学把握度来排除微小但有临床意义的不良反应。当患者安全性处于试验之上时，不应将不存在不良反应证据误解为不存在不良反应证据。

随机化试验不可行时。理想情况下，有些问题应该在随机化试验中解决，但是不能或不可以通过这种方式解决。罕见的临床问题通常不可能在随机试验中进行研究，因为难以在缓慢招募的极长时间内维持对任何试验的热情或维持支持试验所需的基础设施。在这种情况下，大型、组织良好、多中心临床试验组的成功机会大于任何单个机构，但任何组的能力都有局限性。我们对罕见情况下治疗与结局之间关系的了解几乎全部来自观察性研究。在其他情况下，临床试验在理论上是可行的，但是在有效排除任何试验招募的治疗方面，如果坚持反对意见，则是不可能的。一个这样的例子是关于晚期喉癌初级治疗的争议。数十年来，该问题一直存在激烈的争论，并且观点高度分化。在 20 世纪 90 年代早期完成的一项喉癌服务模式的国际邮件调查的结果中明确

显示了争议的深度[82]。这表明加拿大、英国和斯堪的纳维亚的大多数耳鼻喉科医生将主要放疗视为 T_3 声门癌的标准方法，保留手术作为挽救治疗，而美国和澳大利亚的大多数反对意见倾向于主要全喉切除术或保守手术。

在这些情况下，可以通过比较其在人群水平上达到的结果来了解竞争方法的相对有效性。其原理是，实践的差异是由以下方面的差异驱动的医生的信仰，或与患者特征无关的任何其他因素，均可视为自然实验[98, 99]。例如，Groome 等进行了一项比较安大略省、加拿大和美国局部晚期喉癌治疗结局的研究[100]。他们发现，在美国，原发性喉切除术的使用频率远高于安大略省，这与既往邮件调查的结果一致。两个人群中第 5 年[82]的生存率相同，而安大略省的无喉切除术生存率显著高于美国。这些观察结果支持以下观点，即初次放疗，保留手术作为挽救治疗，允许保留自然的声音而不影响生存。

评价临床试验结果的采纳性和普遍性。随机临床试验无疑是比较一种新的治疗与先前的标准治疗疗效的最佳方式。但是，临床试验很少涉及一小部分可能合格病例。因此，当在一般人群中采用该治疗时，在本试验中观察到的获益将会重现，这是不能理所应当的。因此，有人认为，应在常规实践中引入新的治疗方法时开展基于人群的IV期研究，以评价其在现实世界中的有效性[101, 102]。框 15-3 描述了IV期研究的一些独特优势。

框 15-3　IV期、基于人群的结局研究的拟定作用

- 描述采用的新疗法
  - 合格病例的患病率或发病率是多少
  - 合格患者中接受治疗的比例是多少
  - 准合格患者是否正在接受治疗
  - 适当输送治疗的程度（即完全采用与部分采用）
- 评价实践或政策变化与结局之间的相关性
  - 是否存在人群水平的获益
  - 获益的大小是否与临床试验中观察到的相当
  - 是否存在之前未识别（或识别不充分）的不良事件
- 探索新医学疗法对现实世界经济的影响
- 提供一个经验性过程来确定随机对照试验设计的哪些方面与最小的疗法 – 有效性差距相关
- 提供医学研究的社会获益指标

引自 Booth CW, Mackillop WJ. Translating New medical therapies into society benefit: the role of population–based outcome studies. *JAMA*. 2008;300:2177–2179.

许多IV期研究在实践中使用时间变化来评估放疗的有效性。例如，Pearcey 等研究了 1999 年快速采用同期顺铂放化疗（cisplatin-based chemoradiotherapy, C-CRT）对安大略省基于人群的宫颈癌结局的影响[102]。

使用 C-CRT 的患者从 1992—1998 年诊断的放疗病例的不到 10%，增加至 1999—2001 年的超过 60%。单独接受手术治疗的患者亚组中，未观察到生存期变化。在接受初始放疗 ± 化疗的患者中，生存率从 1995—1998 年的 58.6% 显著增加至 1999—2001 年的 69.8%（$P<0.01$）。生存期变化幅度与随机试验一致。这些结果支持 C-CRT 治疗宫颈癌的基于人群的有效性。

Ⅳ 期研究的一个重要假设是治疗组的可比性。这通常可以通过生态比较确保，如 Pearcey 等治疗宫颈癌的 C-CRT 的研究[102]。在适度的时间段内，人群中的病例谱通常不会发生足以威胁研究有效性的变化。然而，Gupta 等关于 C-CRT 对安大略省头颈癌人群结局的影响的研究表明，这种稳定性并不总是如此[103]。在本研究中，观察到存活率从采用前队列的 43.6% 增加至采用后队列的 51.8%。但是，根据 C-CRT 的随机试验，口咽癌的生存率增加大于预期（采用前 38.8%，采用后 57%）。观察到的结果与研究期间已知的预后良好的人乳头瘤病毒相关口咽癌发生率增加一致。值得注意的是，所有其他头颈部部位联合的生存期增加与随机试验一致（采用前 45.6%，采用后 48.3%）。

Ⅳ 期研究提供了无法通过任何其他方式获得的关于治疗采用及其后果的信息。例如，在采用 C-CRT 治疗头颈部肿瘤的研究中，有可能在普通人群中研究 C-CRT 对住院率的影响。采用 C-CRT 治疗头颈部癌后住院率显著增加（23.4% vs. 43.3%），但治疗相关死亡未增加。此外，对于头颈部癌，采用 C-CRT 比宫颈癌更为平缓。然而，在这两种情况下，当随机化试验中证实一种治疗优于另一种时，实践发生了变化。

在具有相同有效性选择的情况下，情况可能并不总是如此。Ashworth 等在安大略省临床肿瘤组（Ontario Clinical Oncology Group，OCOG）试验发表之前和之后，研究了在安大略省浸润性乳腺癌中，肿瘤切除后放疗的分割，证明了 16 分次和 25 分次计划的等效性[76]。他们发现，完成 OCOG 试验后，较短的治疗分次计划从 48% 增加至 71%，尽管存在较大的中心间差异，包括治疗大多数患者的 9 家中心中的 2 家较长的时间表。

在有效性观察性研究中，有许多可用的统计技术可将治疗选择偏倚和混杂最小化。这些包括多变量模型风险调整、倾向评分方法、分层、时间序列分析、匹配、限制和工具变量分析。对这些技术的相对优点的充分讨论超出了本章的范围。作为一般规则，当多种技术产生相当的结果时，有效性得到加强。

四、研究放射疗法的有效性

卫生经济学是经济学领域内关注健康和医疗保健所有经济方面的专业领域。许多卫生经济学在比卫生服务研究更高的层面上处理健康相关问题。在国家和国际水平对健康和医疗保健的社会影响进行的宏观经济学分析远远超出卫生服务研究的范围。另一方面，特定医疗保健项目成本和获益的微观经济分析通常完全属于 HSR 的范畴。我们简要描述了卫生经济学分析如何适合卫生服务研究，介绍了联合使用的方法，并说明了其与放射肿瘤学的相关性。

任何社会中可用于医疗保健的资源都是有限的。癌症患者可实现的目标取决于医疗保健总预算的规模，总预算中有多少用于癌症治疗，以及现有资源用于提供癌症治疗的效率。卫生经济学旨在提供合理选择如何部署卫生保健资金以及如何尽可能最好地利用现有资金所需的信息。经济分析在卫生系统的许多层面都很有用。关于不同医疗保健项目资源分配的高级别决策，越来越多地基于其对健康的影响与其成本的比较。这些决定在公共资助的系统中最为明显；但是，在私人部门，承保人做出的关于哪些服务将获得报销的决定是基于类似的惯例，具有类似的效果。因此，需要提供有关放疗成本效益的信息，以确保将适当比例的癌症预算分配给放射肿瘤学。还需要进行经济分析，以优化放疗程序的内部效率。为了确保我们在放疗中获得每美元投资的最大值，我们应该了解提供放疗的替代方法的相对成本，这很重要。

卫生经济学涉及的范围远远超过医疗保健费用的计量，大多数经济学家将其视为不超过核算。但是，经济分析确实需要对成本进行测量；在比较测量放疗[104]成本的替代方法和确定可分配成本的工作量单位方面，进行了许多有用的研究[105]。在评估放疗总费用时，不仅要考虑提供治疗的直接费用，还要考虑放疗并发症支持治疗的间接费用，明确从哪个角度进行经济分析很重要。如果从放疗提供商的角度进行分析，可能适合主要关注直接费用，而如果从整个卫生系统的角度来看，还必须考虑其他部门产生的间接费用。如果从社会角度进行分析，需要纳入治疗导致的生产力损失，并与未治疗疾病导致的生产力损失进行平衡。

经济分析通常考虑医疗保健的获益及其成本。通常区分四种不同类型的研究：成本最小化研究、成本 - 效益研究、成本 - 效果研究和成本 - 效用研究。

成本最小化研究通常简单地称为成本研究，在明确或隐含假设每一种都产生相似的健康结果的情况下，比较替代治疗或流程的成本。在放疗中，这种类型的研究提供了有关新设备购置决定的信息[106]，关于购买或租用设备的决定[107]，关于服务合同[108]等。在某些情况下，在略有不同的治疗方法之间进行了简单的成本比较，例如高剂量率与低剂量率近距离放疗[109]。

在成本 – 效益分析中，治疗的健康获益仅以美元价值来描述；健康结局仅被认为是对成本产生影响或影响患者的生产率。在某些情况下，这种类型的分析可能有助于向政策制定者证明，显然昂贵的治疗或预防方案实际上可能是成本中立的，甚至在提供方案的总体财务后果与未提供方案相比时省钱。然而，大多数临床医生认为医疗保健的获益可以用他们节省的钱充分描述是违反直觉的，这种类型的分析尚未在放射肿瘤学领域广泛应用。

成本 – 效果研究比较了替代治疗或过程的有效性以及成本。有效性通常用单一的客观结局指标来描述，如生存期。这是有用的，因为它使我们能够在放疗所实现的结果上加上美元价值，并且经常揭示放疗相对于其所提供的益处而言相对便宜[110, 111]。

由于成本 – 效用研究描述了治疗在结局单一测量指标方面的获益，因此不能提供一种令人满意的方式来描述和比较与不同类型健康获益相关的治疗价值，如宫颈癌根治性放疗和骨转移姑息性放疗。单独生存是姑息性放疗的不充分指标，生活质量是根治性治疗有效性的不充分指标。效用的概念是衡量不同生命状态的相对价值的一种方法，它有助于将治疗的益处降低为一种通用货币。如果可以测量效用，可以根据相对值调整生存年数，结果用质量调整生命年（quality-adjusted life year，QALY）表示。该指标对生存期和生活质量均敏感。每 QALY 的成本可用于比较治愈性和姑息治疗背景中的治疗价值。其他形式的医疗服务的价值是以每 QALY 的成本来衡量的，这允许将放疗的价值与其他治疗方法的价值在肿瘤学和其他医学领域进行比较[112, 113]。

在资源不足以为每个需要放疗的人提供放疗的情况下，有关不同临床背景中放疗相对获益的信息可用作将一种类型病例的优先级分配至另一种类型病例的基础。据我们所知，在任何供应不足限制放疗准入的国家，这种类型的明确配给均未被用于控制 RT 准入。尽管这种方法有助于减轻放疗不充分的不利影响，并最大限度地增加可用资源的社会利益，但对政策制定者几乎没有吸引力。但是，有人提出，成本—效果或成本—效用分析被用作选择最有效的治疗组分以纳入医疗保健项目的基础。未来，随着发达国家对卫生服务的需求和服务成本的持续增加，我们预计，将基于这些类型的经济分析，决定在公共资助的系统或管理式服务项目中提供哪些服务。放射肿瘤学经济学研究在未来优化放疗程序有效性方面可能具有越来越重要的现实意义。

五、总结

过去，放射肿瘤学家及其在物理学和放射生物学方面的传统合作伙伴已尽最大努力研究个体患者优化放疗结果所需的知识。有大量证据表明，我们目前还不能使所有可能获益的患者都能从研究中获益。已经证明，在世界许多地区，放疗的使用是不充分和不公平的，并且放疗的质量是可变的，通常是次优的。这些相对于最佳实践的偏差导致我们远未达到在现有科学知识和技术的限度内，目前癌症患者理论上可实现的目标。偏离最佳实践代表了增强放疗结果的真正机会，而不依赖于基础研究缓慢过程的不确定结果，其经常承诺很多，但提供很少。虽然基础和临床研究必须继续进行，但我们应付出更大比例的努力来加强我们对影响放疗访问的因素的理解，并确定放疗程序的有效性和效率。放疗为很大比例的癌症患者提供了主要的健康获益；即使是卫生系统性能的小幅增量，也有望转化为较大的社会获益。

放射肿瘤学中的卫生服务研究仍然是一个相对较新的领域，这为新研究者提供了真正改变的绝佳机会。卫生服务和政策研究方面有许多良好的培训机会，近年来，卫生服务研究的资金大幅增加。目前确实需要放射肿瘤学家在卫生服务研究的中发挥领导作用，因为临床医生的观点对于选择正确的研究问题至关重要。然而，获得正确的答案可能需要在大多数放射肿瘤学家不熟悉的领域具有高水平的方法学专业知识。卫生服务研究的成功通常取决于与其他领域的科学家建立有效的合作，如流行病学、卫生经济学和社会科学。进入该领域的人也应该意识到，最大限度地利用卫生服务研究的需要一定程度的外交学和学术能力。参与卫生服务研究的临床医生需要记住，为了追求医疗保健项目循证管理的目标，他们需要影响卫生系统管理人员以及同行。研究者需要学习与卫生系统管理者和政策制定者合作的技能，这些管理者和政策制定者拥有实施某些必要变更的权力，以优化结局，同时保持对研究议程的一定控制。

第 16 章　老年人的放射治疗
Radiation Therapy in the Elderly

Noam VanderWalde　Grant Williams　著
蒋力扬　译

在讨论老年对癌症治疗的影响之前，似乎需要给老年或老年病下一个定义。不幸的是，很难提供老年人的时间顺序定义。"老"是一个相对的术语。社会对老年的定义对他们的健康、劳动力、经济、法律和家庭角色有多方面的影响。1965 年，当《社会保障法案》通过时，美国男性的平均预期寿命为 66.8 岁。因此，将老年定义为 65 岁及以上似乎是合理的。2014 年，美国男性的平均预期寿命为 76.5 岁 [1]。随着美国人口寿命的延长，我们还应该认为 65 岁的男性是老年人吗？如果美国现在的平均退休年龄是 70 岁，那么在一个平均退休年龄为 55 岁的欠发达国家，是否应该使用同样的时间顺序定义呢？因此，按时间顺序对老年的定义将永远是一个不断变化的目标。此外，即使人们试图以时间为分界点来定义老年，人们也很可能会发现，在老年人群中，生物和功能状态存在着大量的异质性。即使在同一个社会里，人类在生理上的衰老速度也不尽相同。也许，包括导致身体或功能衰退的生物学变化的老年定义，更适合试图照顾这一群体的医生的需求。

正如本章后面详述的那样，衰老过程与多个器官系统随着时间的推移而衰退有关 [2]。这种衰退还会导致功能储备的丧失和从这些器官可能受到的伤害中恢复的能力的丧失。与衰老相关的功能下降的患者可能对标准癌症治疗的耐受性较差，因此从标准癌症治疗中获益较少，包括化疗、免疫治疗、手术和放射治疗。因此，"老年"患者不一定要以更健康、功能完整的年轻患者的方式对待或治疗。目前，这些患者应该如何治疗仍不清楚。老年患者在标准制订试验中的代表性很低 [3]，这使得医生几乎没有数据来支持他们的治疗决定。此外，在大型临床试验或大多数肿瘤学诊所中，重要的功能评估信息通常没有收集或报告。因此，标准制订研究结果对我们临床上特定的老年患者的概括性往往是模糊的。

随着美国老年人数量的增加，肿瘤学家了解老年人面临的共同问题至关重要。预计到 2030 年，美国 65 岁及以上的成年人将超过 18 岁或 18 岁以下的儿童 [4]。由于癌症通常是一种老年性疾病，肿瘤学家预计会看到越来越多的老年患者，这些患者往往患有多种并发症和（或）老年综合征，可能影响治疗决定和治疗耐受性。特别是，放射肿瘤学家可能会看到更大比例的老年患者，他们被认为不符合手术或大剂量全身化疗的条件，因为与细胞毒性药物或全身麻醉相比，放射治疗的全身毒副作用可能更低。因此，对于放射肿瘤学家来说，了解年龄和衰老过程如何影响我们对最佳治疗的选择是至关重要的。由于放疗的局部性质，并发症对放疗耐受性的影响可能与对手术或系统治疗的影响截然不同。在局部治疗中，根据照射部位的不同，并发症与治疗的相互作用可能会有很大的不同。此外，由于许多放射治疗的日常性质，身体功能或社会功能的下降，如无法驾驶或找到交通工具，对这些治疗的影响可能比其他方式更大。然而，放疗经常需要的日常就诊也为干预提供了多种机会，以帮助改善与衰老相关的可能症状。

尽管老年人的数量不断增加，但许多放射肿瘤学家在老年学原理和老龄化过程方面感到教育不足 [5]。通过本章，我们希望提高读者对老年学原理以及老龄化过程可能如何影响抗肿瘤治疗及其结果的理解。本章将详细介绍老年人的癌症发病率和美国老年肿瘤学的背景，讨论衰老过程的生物学，介绍老年评估的概念及其临床应用，总结与放射治疗相关的主要老年人研究，并提供未来方向，以改进循证方法，缩小日益增长的老年癌症人口的关键知识差距。如果国际老年肿瘤学协会（International Society of Geriatric Oncology，SIOG）前主席所说的"所有肿瘤学家都是老年肿瘤学家"的说法是正确的，那么我们有责任提高对老年原则的理解，以便更好地治疗遇到的越来越多的老年患者。

一、老年人癌症的发病率和患病率

根据监测、流行病学和最终结果（Surveillance Epidemiology End Results，SEER）数据库的数据，截至 2012 年，美国被诊断为癌症的中位年龄为 65 岁 [6]。几乎一半（47%）的癌症幸存者年龄在 70 岁或以上[7]。此外，未来 20~30 年，老年癌症患者的数量预计将继续大幅上升[8, 9]。使用 SEER 的发病率数据和 2008 年美国人口普查数据，Smith 等认为预计 2010—2030 年，65 岁以上成年人的癌症发病率将增加 67%，而 65 岁以下的人只增加 11%[8]。在另一项关于患病率增加的较新研究中，Bluethmann 等使用流行发病率方法统计模型，结合 SEER、SEER Medicare 和 2014 年美国国家预测（从 2010 年美国人口普查估计）的数据发现，到 2040 年，大约 73% 的癌症幸存者将在 65 岁或以上[9]。美国老年人的这种上升通常被称为"银色海啸"[9]，因为预计老年患者的数量将淹没肿瘤科。2018 年，许多放射肿瘤学家已经在经历这波浪潮的开始。癌症患者的"老龄化"不仅影响临床医生最初的治疗选择，而且还可能影响整个治疗期的支持性治疗和治疗后的存活率。

尽管老年癌症患者有所增加，但参加临床研究的老年患者比例仍然很低[10, 11]。对 1993—1996 年连续 160 多项无年龄限制的 SWOG 合作小组研究的二级分析表明，尽管 SEER 中 63% 的美国癌症人口≥65 岁，但 SWOG 研究中只有 25% 的患者年龄在 65 岁及以上[12]。老年患者相对收益较低的潜在原因之一被认为与医生对实验性患者中较高的不良反应的担忧有关。一项通过 NCI 进行的外科肿瘤学研究分析显示，老年人参与外科研究的比率也明显较低（OR 0.20；95%CI 0.18~0.21，$P < 0.001$）[15]。此外，最近对合作小组研究的几个特定部位（乳房和肺部）的分析也表明，尽管老年患者在普通人群中的发病率较高，但这些癌症的发生率较低[16, 17]。因此，对于大多数癌症类型（可能泌尿生殖道癌除外[12]），临床医生被迫推断年轻、健康的患者的治疗结果数据，以便为老年人和可能较少的患者做出治疗决策。

在临床上将年轻患者的临床试验结果外推到老年人身上往往是不合适的，原因有很多[18]。第一，在某些疾病类型中，老年人的癌症生物学行为可能比年轻人更迟钝（如乳腺癌和前列腺癌）或明显更具侵袭性（胶质母细胞瘤和子宫内膜癌）。第二，与年轻人相比，并发症和其他相互竞争的死亡风险的增加可以极大地改变老年人治疗的风险—收益比（图 16-1）[9]。第三，导致身体、社会和认知功能障碍的常见衰老相关综合征可能会影响老年人耐受或遵守标准癌症治疗的能力。例如，通常会导致 2 级腹泻的骨盆放疗剂量在年轻人中通常是可以耐受的，但可能会导致一些功能储备较差的老年人经历严重脱水、住院和治疗延误[19]。最后，抗肿瘤治疗的目标可能不同，老年人在某些情况下更看重生活质量。当然，老年人和年轻人癌症之间的这四个潜在差异是概括性的，可能不适用于个别患者。因此，在老年人中采用个性化的癌症治疗方法是至关重要的。

自 20 世纪 80 年代初老年肿瘤学领域成立以来，个性化的癌症治疗方法一直是老年肿瘤学领域的主要焦点之一。1981 年，Rosemary Yancik 博士组织了一次题为"老年癌症防治展望"的研讨会，由 NCI 和美国国家老龄研究所（National Institute on Aging，NIA）共同主办[20]。这次会议为老年肿瘤学领域的研究议程和教育 / 培训定下了基调，被认为是建立和发展该领域的第一步[21]。从那时起，其他几个组织和个人继续通过研究和教育推动该领域向前发展。美国临床肿瘤学学会（American Society of Clinical Oncology，ASCO）[22] 在其年会上继续有单独的老年肿瘤学专题，并偶尔出版侧重于老年人癌症的临床肿瘤学杂志的特刊[23, 24]。SIOG（www.siog.org）已经建立了教育、研究和国际合作的年度会议，并赞助了老年肿瘤学杂志。临床试验联盟合作小组的老年癌症委员会［前身为癌症和白血病 B 组老年癌症委员会（Cancer in the Elderly Committee for the

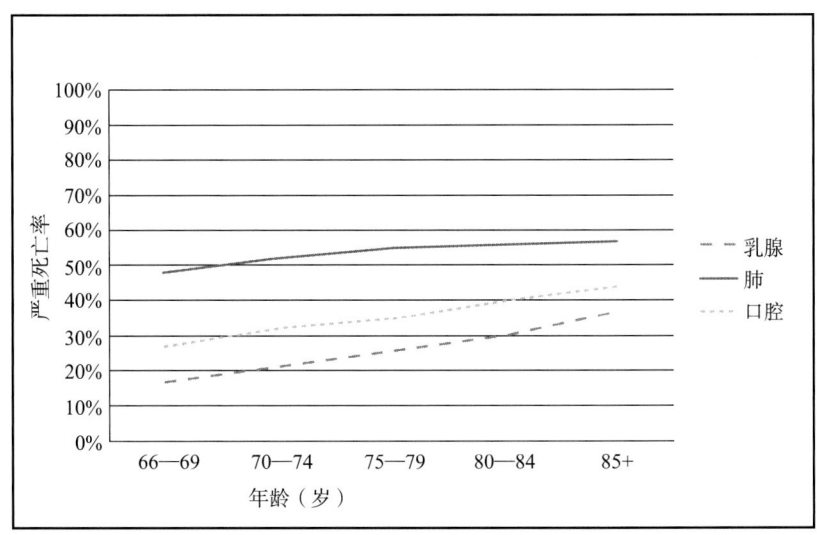

◀ 图 16-1　按年龄和癌症部位划分的严重死亡率负担
引自 Bluethmann SM, Mariotto AB, Rowland JH. Anticipating the "silver tsunami": prevalence trajectories and comorbidity burden among older cancer survivors in the United States. *Cancer Epidemiol Biomarkers Prev.* 2016; 25: 1029–1036.

Cancer and Leukemia Group B，CALGB）] 帮助建立以老年人为重点的研究方案和二级分析。癌症和老龄化研究小组（CARG：www.mycarg.org）在协调研究方面取得了长足进步，以开发筛查老年评估和毒性评分计算器 [19, 25]。这些组织和小组帮助确立了优先考虑癌症老年人个性化治疗的重要性。放射肿瘤学领域在识别和优先考虑老年人方面有点慢，但在过去几年里一直在迎头赶上。2012 年 10 月，放射肿瘤学研讨会发表了一篇关于老龄化和并发症对癌症治疗影响的问题 [26]。2014 年，NRG 临床试验合作小组成立了一个老年工作组（合并了妇科肿瘤组的老年工作组）。2016 年，美国国家综合癌症网络（National Comprehensive Cancer Network，NCCN）更新了老年人肿瘤学委员会内与放射治疗相关的建议 [27]。2017 年，美国放射肿瘤学会（American Society for Radiation Oncology，ASTRO）的期刊《国际放射肿瘤学、生物学、物理学杂志》发表了一期关于老年人治疗的特刊 [28]。所有这些倡议都植根于这样一种理解，即不一定以与年轻人相同的方式评估和治疗老年人，为了改善状况，需要建立一种个性化的方法。

二、老年人的生物学

老年癌症患者的治疗与年轻患者的治疗没有本质上的不同，因此治疗决定是基于患者的肿瘤特征、器官功能、表现状况和并发症的治疗的预期收益和风险。然而，与年轻人相比，老年人出现临床上重要的并存疾病和器官功能的概率要高得多，这两种疾病都可能改变治疗的潜在益处，因为相互竞争的死亡风险，并可能对癌症治疗的耐受性产生不利影响 [29, 30]。尽管一些与年龄有关的变化可能很容易从临床上的"眼球测试"中显现出来（例如使用助行器或轮椅），但外表印象往往是具有欺骗性的。老年人的许多缺陷和脆弱性，如日常生活工具活动（instrumental activities of daily living，IADL；例如，自我运输、管理药物、电话使用、购物、家务、支付账单和准备饭菜）中存在跌倒或损害，被传统的肿瘤学评估忽视，但可能对治疗耐受性和结果产生巨大影响 [31-33]。此外，老年人对治疗结果的偏好可能有所不同；许多老年人与年轻患者相比，他们愿意用提高的存活率来换取更低的生活质量的意愿有所不同。

衰老过程中伴随着大量的生物学变化，这些变化对癌症治疗计划和决策具有潜在的影响。整体生理和（或）功能储备的逐渐丧失是衰老的标志。肾功能、肝功能、肌肉质量和力量、心脏功能储备和肺储备的丧失通常伴随着衰老过程 [36]。这些与衰老相关的丧失最终导致适应压力环境的能力降低（如手术、化疗或放射治疗）并增加潜在并发症的发生率 [29]。例如，骨骼肌的年龄相

关性丧失最早发生在生命的第 4 个 10 年，并随着年龄的增长呈线性增长 [37]。随着越来越多地使用常规 CT 来评估身体成分，许多肿瘤学研究已反复证明低肌肉质量与化疗毒性增加、手术并发症、住院和生存率降低有关。类似地，心肺功能随着年龄的增加而下降，并且可以通过评估最大耗氧量（称为最大摄氧量 [41, 42]）来测量。低摄氧量最大摄氧量是乳腺癌和肺癌患者生存的独立预测因子 [43, 44]。此外，癌症和癌症治疗还可能导致心肺功能和肌肉质量的加速下降，这可能会对老年人的癌症生存治疗产生影响 [42, 45]。熟悉这些与年龄相关的生理变化及其可能如何影响癌症治疗，是向越来越多的老年癌症患者提供适当量身定制治疗和生存治疗的重要组成部分。

随着老年人年龄的增长，他们越来越有可能出现身体或认知障碍，从而限制他们独立运作和（或）生活的能力 [46]。许多有这种限制的老年人需要家人和（或）朋友的帮助和支持才能完成日常任务，例如往返预约的交通工具或协助每日服药。超过一半（58.5%）的 85 岁至 90 岁的老年人接受照顾者援助，而在 90 岁以上的成年人中，只有一小部分人（24%）不需要帮助 [47]。老年人也面临着社会关系中断的更大风险，60% 的女性和 22% 的男性在 70 多岁时丧偶，85 岁以上的老年人中约有一半报告在过去 1 年中失去了一位亲密朋友 [48]。评估老年患者的社会支持系统和确定照顾者的角色是老年人癌症治疗计划的重要组成部分，可能对治疗（特别是需要频繁就诊的人）具有重大影响。没有足够的社会支持的患者可能面临与健康相关的风险增加、生活质量下降和死亡率上升。这些人通常可以从与社会工作者的会面中受益，以确定可用的社区资源 [49, 50]。

三、老年综合评估

鉴于老年癌症患者治疗过程中固有的复杂性，综合评估是必要的，以补充癌症分期和实验室信息，供治疗决策和计划之用。老年评估是一种多维评估和诊断过程，用于确定老年患者的功能、医疗和心理社会能力 [33]。老年评估提供对许多重要健康领域的广泛评估，包括功能状态、身体功能、并存疾病、营养、认知、心理健康和社会支持。尽管传统的老年评估是由老年医生与多学科团队联合进行的，可能需要几个小时，但已专门为患有癌症的老年人开发了简短且主要由患者报告的版本 [25, 51, 52]。已证明老年评估在学术和社区站点以及合作小组环境中都是可行的 [25, 53, 54]。

在老年癌症患者的管理中加入老年评估有几个好处 [33]。老年评估经常被证明可以识别脆弱性，例如日常生活活动（穿衣、进食、行走、如厕和卫生）或跌

倒，这些通常被传统的肿瘤学评估忽视，但与增加死亡率和化疗毒性有关[31, 55]。老年评估已被证明具有卓越的识别虚弱患者的能力，特别是那些可能保持表现状态的患者[32]。实施老年评估可能会改善对不良结果风险的预测，包括化疗毒性[19, 51] 手术发病率[52] 和放疗后的生活质量恢复[56]，在权衡治疗方案的风险和益处时，这一切都可能为治疗决策提供信息[33, 57]。类似肿瘤学家如何使用成像和临床检查来分期癌症，老年评估可用于"分期"患者。许多老年评估工具可以在网上找到，并在临床上与患者一起使用这些网站：www.mycarg.org/SelectQuestionnaire 或 www.moffitt.org/eForms/crashcoreg。此外，http://eprognosis.ucsf.edu 上提供了计算老年人预期寿命的工具，可以用来帮助制订患者对某些治疗的益处的期望。最后，许多已识别的问题都有有效的干预措施。老年评估指导的治疗流程已被开发用于解决许多已识别的损伤和脆弱性[58-60]。表 16-1 列出了老年评估识别的常见损伤以及相关的潜在干预措施。尽管还没有随机试验证明老年评估指导的治疗干预确实能改善老年癌症患者的预后，但这些干预措施已被证明能改善老年非癌症人群的预后。已经有几项正在进行的研究专门针对这一差距进行了设计[33, 61]。

虽然老年评估被推荐作为所有 65 岁以上患有癌症的老年人治疗的一部分[61]，但许多诊所和中心可能没有可用的基础设施或资源来为所有患者进行老年评估。G8 或脆弱老年人调查 -13（Vulnerable Elders Survey-13，VES-13）等筛查工具是可用的，它们既快速又容易执行，可能有助于确定哪些老年患者最需要进行全面老年评估检查[62]。这些筛查工具也与癌症老年人的许多不良后果独立相关，即使不执行全面老年评估也可能是有益的[63]。G8 由 8 个项目组成，可以在短短 5~10min 内完成，并与死亡率独立相关[64, 65]。

四、老年人特定肿瘤类型的放射治疗改变实例

与细胞毒性化疗不同，放射治疗的不良反应高度依赖于正在治疗的癌症的位置和附近器官接受的剂量。出于这个原因，许多患有癌症的老年人的治疗决定将根据他们所患的癌症类型而有很大的不同。因此，对于那些治疗特定癌症部位的人来说，了解老年人的可用数据以及哪里存在知识差距是很重要的。在接下来的部分中，我们将讨论 3 个例子，说明老年人如何存在独立的数据和治疗范例，以及这些结果如何帮助临床医生咨询和治疗他们的老年患者。

（一）早期乳腺癌

辅助放射治疗在早期乳腺癌保乳手术中起着重要作

表 16-1　老年评估组成部分和干预触发因素 [58-60]

GA 元素	检测	总分数范围	二分法分数	触发干预
机体功能	定时测试	较高分数 = 较低功能（s）	≥14s= 功能障碍	转诊至物理治疗
	I-ADL	0~14，14 无限制	<14（即任何限制）	转诊至专业治疗
	ADL	不适用	对以下任何一项都回答"有限" • 抬起 / 搬运货物 • 步行 1 个街区 • 攀爬 1 层楼梯 • 穿衣 / 洗澡	转诊至物理治疗
	Falls		≥1	转诊至物理治疗
				居家安全评估
认知能力	BOMC	0~28	≥11= 功能障碍	转诊至老年病医生
伴随疾病	并发症数量、视力 / 听力问题		≥4，或如果视力 / 听力 = 一般 / 较差 / 完全失明 / 失聪	转诊至老年病医生
	用药多		处方药≥5	转诊至老年病医生
心理健康	5 项心理健康指数	0~100	<76= 功能障碍	转诊至心理学家及社会工作者
社会因素	MOS 社会支持调查（情感和有形分量表）	0~100	≤75= 功能障碍	转诊至社会工作者
营养状况	最近 6 个月的非故意减肥	0%~99%	>10%= 功能障碍	转诊至营养师

ADL. 日常生活能力，BOMC. Blessed 定向记忆集中；I-ADL. 日常生活工具活动；MOS. 医疗结果研究

用。早期乳腺癌试验小组（Early Breast Cancer Trialists Group，EBCTG）的 Meta 分析显示，在保乳手术中加入放疗可以使所有患者 10 年后的复发率降低 15.7%（35.0% vs. 19.3%），15 年后乳腺癌相关死亡率降低 3.8%（25.2% vs. 21.4%）[66]。然而，研究人员长期以来一直怀疑，在激素辅助治疗的基础上增加放疗对低风险、激素阳性癌症的老年人几乎没有好处。这导致了至少四项针对患有早期乳腺癌的老年妇女的大型随机研究，比较了激素辅助治疗加或不加放疗（表 16-2）[67-70]。到目前为止，这些研究中影响最大的是 CALGB 9343，它将 70 岁及以上患有激素阳性的早期乳腺癌患者随机分为两组，分别接受他莫昔芬 ± 化疗辅助治疗。10 年后，未接受放疗的局部复发率为 10%，而接受放疗的局部复发率为 2%（P<0.001）。没有发现疾病特异性生存率或总体生存率的差异，绝大多数死亡是由于与乳腺癌无关的原因[69]。由于即使不进行化疗，局部区域复发的风险也相对较低，这项研究和其他研究已被用来证明 70 岁及以上 T_1N_0 激素阳性乳腺癌患者不施行化疗是合理的[27, 71]。对于 70 岁以下的女性，由于担心其他几项研究显示低水平的 10 年数据缺失，标准治疗仍然是为她们提供放射治疗。对于许多 65—70 岁的女性来说，老年评估可以帮助医生做出辅助放射治疗的决定。举例来说，如果估计一名 67 岁患有多种并发症的妇女根据 GA（http://eprognosis.ucsf.edu）的预期寿命为 3~5 年，那么为该患者提供在其预期寿命内只有 3% 的绝对局部控制收益而没有生存收益的治疗是毫无意义的[70]。然而，如果患者被发现情况良好，预期寿命为 10~20 年，那么放射治疗可能仍然是有意义的。必须注意，不要将这些研究的结果推断到不符合严格的研究资格标准的患者，因为在肿瘤较大、分级较高和（或）激素阴性的老年患者中，发现局部复发的风险更高[72]。

表 16-2 老年早期乳腺癌放射治疗的前瞻性试验

研　究	关键纳入标准	研究分组	局部复发结果	总生存结果
Fyles 等[67]（Princess Margaret）	• 年龄 50 岁及以上 • 保乳手术 • 切缘阴性 • T_1 或 T_2（≤5cm） • 淋巴结阴性 • 不允许辅助化疗	单独他莫昔芬（383 例）vs. 放疗 + 他莫昔芬（386 例）	5 年比率：7.7% vs. 0.6%（P<0.001）	5 年比率：93.2% vs. 92.8%（P=0.83）
Pötter 等[68]（ABCSG 8A）	• 绝经后妇女 • 保乳手术 • 切缘阴性 • T_1 或 T_2（<3cm） • 激素阳性 • 淋巴结阴性 • 1 级或 2 级	他莫昔芬或阿那曲唑（417 例）vs. 放疗 + 他莫昔芬或阿那曲唑（414 例）	5 年比率：5.1% vs. 0.4%（P<0.001）	5 年比率：94.5% vs. 97.9%（P=0.18）
Hughes 等[69]（CALGB 9343）	• 年龄 70 岁及以上 • 保乳手术 • 切缘阴性 • T_1（≤2cm） • 激素阳性或未知 • 淋巴结阴性	单独使用他莫昔芬（319 例）vs. 放疗 + 他莫昔芬（317 例）	5 年比率：4% vs. 1%（P<0.001） 10 年比率：10% vs. 2%（P<0.001）	5 年比率：86% vs. 87%（P=0.94） 10 年比率：66% vs. 67%（P=0.64）
Kunkler 等[70]（PRIME Ⅱ）	• 年龄 65 岁及以上 • 保乳手术 • 切缘阴性 • T_1 或 T_2（<3cm） • 阴性淋巴结 • 激素阳性 • 3 级或淋巴血管间隙侵犯，但不是两者都有	内分泌治疗 + 放疗（658 例）vs. 内分泌治疗无放疗（668 例）	5 年比率：4% vs. < 1%（P<0.001）	5 年比率：94% vs. 95%（P=0.34）

（二）多形性胶质母细胞瘤

多形性胶质母细胞瘤是一种侵袭性、通常是致命的脑瘤，在老年患者中预后更差[73]。自从 Stupp 等在 2009 年的一项研究中发表至今，针对健康的年轻患者的标准治疗一直是采用同步辅助替莫唑胺进行的为期 6 周的标准分次放疗[74]。然而，由于从历史上看老年患者的预后较差，被怀疑无法耐受侵略性治疗，以及在制订标准的多形性胶质母细胞瘤试验中缺乏老年 / 表现不佳的患者（Stupp 等为了将其排除在仅限于 70 岁以下的成年人），一些研究调查了为老年人设定不同治疗标准的效用（表 16-3）[75-78]。解释这些研究可能略有困难，因为纳入的年龄界限不同，允许和纳入的表现状态也不同。然而，从这些研究中可以得到一些可以用于临床的要点。①与最佳支持治疗相比，放疗可在不影响生活质量的情况下改善生存[75]；②对于不能耐受联合治疗的老年人，单独使用低分割放射治疗或替莫唑胺是合理的方法（尽管 06- 甲基鸟嘌呤 –DNA 甲基转移酶状态可能有助于这一决定）[77]；③在 70 岁及以上可以耐受综合治疗的成年人中，与低分割放射治疗相比，低分割放射治疗加替莫唑胺可提高生存率[78]。然而，临床上仍有几个基于年龄的问题尚未得到回答。在老年人或年轻人中，使用替莫唑胺的低分割放疗疗程比使用替莫唑胺的标准分割疗程更好吗？我们应该如何对待既有资格参加 Stupp 试验又有资格参加 Perry 试验的 65—70 岁的人？如前所述，Stupp 等试验排除了那些年龄在 70 岁以上但确实对 60—70 岁的患者（n=170）进行了分析，发现联合治疗在该人群中有显著的益处（HR0.7；95%CI 0.5～0.97）[74]。此外，Perry 等研究要求医生认为 65—70 岁的患者不适合进行长疗程的放射治疗（虽然没有严格的标准来确定医生如何决定这一点）[78]。根据我们目前掌握的数据，一种合理的方法是使用老年评估来确定患者的功能、神经和社会表现，以帮助他们确定哪种治疗对他们来说是理想的。在 60—70 岁无功能障碍的患者中，根据 Stupp 试验为他们提供标准疗程的替莫唑胺分次放疗是合理的。对于不能耐受综合治疗的多项功能缺陷伴虚弱的患者，给予短程放疗或单用替莫唑胺是一种合理的方法。对于那些 60—70 岁有某些功能障碍或易感性的患者（他们可能能耐受联合治疗，但可能无法耐受 6 周的放疗疗程）或 70 岁以上的患者（即不符合 Stupp 试验条件），使用替莫唑胺进行短程放疗是一种合理的方法。希望未来正在进行的和计划中的研究将进一步阐明适用于这一患者群体的最佳临床方法。

（三）头颈部鳞状细胞癌

与刚才讨论的两种癌症类型相反，在这两种类型的癌症中，老年患者的结果不同（乳房更良性，多形性胶质母细胞瘤更具侵袭性），而对于头颈癌，这种疾病本身的生物学特性并不一定与年轻患者不同。与其他癌症类型相似，在过去的 30 年里，治疗的趋势是使用治疗强化策略，这些策略已被证明可以通过降低局部复发的

表 16-3　老年人多形性胶质母细胞瘤放射治疗的前瞻性试验

研　究	关键纳入标准	研究分组	生存结果
Keime-Guibert 等[75]（French）	• 年龄 70 岁及以上 • 经活检证实的 GBM 或 AA • KPS 70 分或以上	最佳支持性治疗（n=42）vs. 最佳支持性治疗 + 放疗（50Gy/28 次）（n=39 试验提前停止）	中位生存期：支持治疗 12.2 周（3.1 个月），放疗 29.1 周（7.3 个月） HR 0.47（95%CI 0.29～0.76；P=0.002）
Wick 等[76]（NOA-08）	• 年龄 65 岁及以上 • 经活检证实的 GBM 或 AA • KPS 60 分或以上	TMZ 单独治疗（n=195）vs. RT 单独治疗（60Gy/30 次）（n=178）	中位生存期：TMZ 单独治疗 8.6 个月，RT 单独治疗 9.6 个月（非劣效性 P=0.03）
Malmström 等[77]（Nordic）	• 年龄 60 岁及以上 • 经活检证实的 GBM • ECOG 0～2（3，如果由于神经功能缺损）	单独 TMZ（在一个单独的随机分组中 n=93+26）vs. RT（n=100，60Gy/30 次）与大分割放疗（在单独的随机分组中 n=98+25；34Gy/10 次）	中位生存期：仅 TMZ 8.3 个月，标准放疗 6.0 个月，大分割放疗 7.5 个月 TMZ vs. 标准放疗 P=0.01 TMZ vs. 大分割放疗 P=0.24 >70 岁的患者中：标准放疗 vs. 大分割放疗 HR 为 0.59（95%CI 0.37～0.93；P=0.02）
Perry 等[70]（Intergroup：CCTG，EORTC，TTROG）	• 年龄 65 岁及以上 • 活检证实 GBM • ECOG 0～2 • 被认为不适合标准分级	短程 RT（n=281；40Gy/15 次）vs. TMZ+ 短程放疗（n=281）	中位生存期：单纯放疗 7.6 个月，放疗 +TMZ 9.3 个月（P≤0.001）

AA. 间变性星形细胞瘤；CCTG. 加拿大癌症试验小组；EORTC. 欧洲癌症研究和治疗组织；GBM. 多形性胶质母细胞瘤；KPS. 卡氏性能评分；RT. 放疗；TMZ. 替莫唑胺；TTROG. Trans-Tasman 放射肿瘤学组

风险来提高生存率，包括同时化疗、同时使用西妥昔单抗和改变放疗剂量的分段[79-83]。所有这些策略都被发现为更年轻和更健康的患者提供了生存益处。然而，当分析 65 岁及以上或 70 岁及 70 岁以上患者的小亚组时，尚未发现这些方法对老年人群有益[79, 81, 84]。对老年人强化治疗无效的最有可能的解释是，这些强化治疗的有益肿瘤控制效果被治疗相关的毒性和相互竞争的非癌症致死原因所抵消[85, 86]。老年人已被证明强烈预测晚期治疗相关毒性的增加[87]，包括吞咽困难，没有前瞻性的高水平证据来指导临床医生对这一患者群体的护理标准。鉴于头颈部鳞状细胞癌的生物学变化（与人类乳头瘤病毒相关的口咽部肿瘤发病率上升，预后良好）[90]，以及随着更现代的治疗技术毒性的改善[91]，完全功能正常的老年患者有可能从强化治疗中受益[92, 93]。但是，这种方法还没有得到前瞻性的验证，尽管目前至少有一项全国性试验正在进行（NCT03258554）。目前，一种合理和推荐的方法是用老年评估患者的功能。对于虚弱、易感或有 3～5 级化疗毒性的高危患者[19]，单独使用放射治疗可能是一种更好的方法。然而，对于身体健康的患者，应该尝试强化治疗过程。

五、未来方向

老年人很快就会成为肿瘤科诊所的大多数患者。肿瘤学家经常不得不通过推断不包括老年人的研究信息来做出老年人的治疗决定。值得庆幸的是，我们的领域未来有几个方向可以帮助改善对老年人的治疗。首先，需要产生更多的证据。在为老年人设计临床试验时，需要仔细考虑纳入 / 排除标准，以免无意中排除可能受益的老年人。收集除表现状态和并发症数量（即功能状态、社会状态、神经认知状态、虚弱程度等）之外的其他重要基线信息，将有助于临床医生了解他们的患者是否与参与研究的患者相似。为了帮助患者做出关键决定，应该考虑生存以外的结果，包括生活质量、照顾者负担和独立生活。领先的专业协会和期刊应该继续促进对老年人的研究和治疗[23, 24, 26, 28]。在放射肿瘤诊所实施老年评估，以帮助做出治疗决定并指导支持性治疗，可能有助于改善老年人的不良反应概况和风险效益比。最后，在老年人特有的问题、试验和使用老年评估方面培训未来的放射肿瘤学家，将有助于确保我们的领域继续在照顾这一不断增长的人口方面发挥重要作用。

第 17 章　姑息放射医学
Palliative Radiation Medicine

Benjamin W. Corn　Ezra Hahn　Nathan I. Cherny　著

蒋力扬　译

据估计，40%～60% 的放射治疗转诊属于姑息咨询的范畴[1, 2]。此外，随着系统治疗的改进，转移性疾病患者的生存时间更长，这有效地增加了转诊至姑息放射治疗咨询的患者数目。因此，放射肿瘤学的专业知识必然包括姑息治疗的专业知识。因此，将姑息放疗理解为一个离散的信息体是非常重要的。

本章不打算系统地全面回顾经典姑息疗法（疼痛、出血、呼吸困难、吞咽困难、泌尿系梗阻、便秘、瘙痒、美容等）的治疗。相反，这一章反映了肿瘤学正在进行的革命，不能再忽视或给予次要地位。

姑息治疗的重点是提高生活质量和减少痛苦，可以在疾病的任何阶段提供。因此，将癌症治疗分成包括初步抗肿瘤治疗和姑息治疗的阶段的顺序分类是人为的和不合时宜的。因此，本章将努力传授姑息放射医学的哲学观点，它将补充和增强传统上由教育者传达给年轻放射肿瘤学家的知识基础。具体的临床管理问题将被用来说明姑息原则或解决正在进行的争议。通过这样做，我们希望刺激姑息性概念与放射治疗的经典原则相结合。我们相信，这种方法代表着放射肿瘤学不断发展的领域迈出了有机的一步。

一、定义术语：姑息治疗、支持性治疗、放射医学

支持性治疗和姑息性治疗这两个术语之间的区别令人困惑不已。世界卫生组织制定了被广泛接受的姑息治疗的正式定义[3]，该定义是"一种通过及早识别和无懈可击的评估以及治疗疼痛和其他问题，无论是身体、心理和精神问题，通过预防和减轻痛苦，改善面临危及生命的疾病相关问题的患者和家庭的生活质量的一种方法"。

与此同时，欧洲医学肿瘤学会（European Society of Medical Oncology，ESMO）明确指出，姑息治疗意味着不治之症[4]。根据 ESMO 的说法，支持性治疗（强调舒适和功能以及社会支持）在疾病的所有阶段都是密切相关的。姑息治疗寻求在治愈不再可能的情况下优化舒适度、功能和社会支持。姑息治疗提供者在认识到死亡迫在眉睫的同时，也将死亡视为人类生命连续体的一个正常部分，并在这样做的同时，有机会肯定生命。此外，姑息治疗提供者不一定打算加速或推迟死亡，而是致力于建立一个系统，帮助患者尽可能充分地生活到死亡到来。

最后，在我们这个领域的命名中，一个新的趋势是使用放射医学这个术语，而不是治疗放射学，甚至是放射肿瘤学。这个术语强调放射肿瘤学家作为综合医疗保健专业人员的作用，而不是技术的保管人。Potter 强调，这种范式转变反映了放射肿瘤学家作为以患者为中心的治疗者的角色，致力于长期的医患关系，而不是作为肿瘤治疗的有限组成部分的技术指导者的作用[5]。这在一定程度上是显而易见的，因为认识到癌症患者和他们周围的人有独特的需求，为了减轻压力、增强应对能力和改善生活质量，有必要进行量身定制的干预。

二、早期姑息治疗：开创性研究

在过去的 10 年中，累积的 1 级证据使人们能够对综合癌症治疗和姑息治疗有一个细微差别的看法（表 17-1）。既然现在已经有了科学的理由将姑息治疗早期整合到癌症患者的管理中，所以精通与这一新现实相关的原始数据是很重要的（值得注意的是，采取姑息措施的另一个动力是报销从数量指标转向基于价值的指标）[6]。例如，美国联邦医疗保险计划 Medicare 于 2016 年开始将"高级医疗规划"作为一项单独的收费服务涵盖在内。三项重要的研究增加了在病程早期引入姑息治疗。在这样做的过程中，几位研究人员提出，姑息治疗不仅可以提高生活质量，还可以对病程产生积极影响。

（一）麻省总医院的经验

在麻省总医院胸部肿瘤科发表的一篇里程碑式的论文中，Temel 等发表了这篇论文。将 151 名转移性非小

表 17-1　早期姑息干预的前瞻性试验

来　源	人　群	例　数	设　计	结　果
麻省总医院	转移性非小细胞肺癌	151	SOC vs. SOC+ 姑息治疗	早期姑息治疗与更好的生活质量和情绪相关
玛格丽特公主医院	肿瘤：肺部、胃肠、泌尿生殖、妇科	461	集群随机化	在 4 个月内显著受益于 Facit-Sp、QUAL-E、FAMCARE-P16、ESAS
ENABLE Ⅲ	"晚期癌症"	207	早期 vs. 延迟（3 个月）姑息治疗	提高了 1 年生存率，但与 PROM 相似

ENABLE. 教育、培养、建议，在生命结束前；ESAS. 埃德蒙顿症状评估量表；Facit-Sp. 慢性病治疗的功能评估——精神健康；PROM. 患者报告结果测量；SOC. 标准肿瘤学治疗

细胞肺癌患者随机分为单独接受标准肿瘤治疗或与标准肿瘤治疗相结合的早期姑息治疗[7]。试验组患者每月与姑息治疗团队的一名成员（包括一名委员会认证的姑息治疗医生和一名高级执业护士）会面，直到死亡。每月的姑息治疗访问包括对心理社会症状的严格评估，建立治疗目标，协助有关治疗的决策，以及根据患者的个人需求协调治疗。

与分配给标准治疗的患者相比，早期姑息治疗的患者的生活质量有了显著的提高，癌症治疗—肺功能评估（Functional Assessment of Cancer Therapy-Lung，FACT-L）量表的平均得分分别为 98.0 和 91.5（P=0.03），这一点从 FACT-L 量表的平均得分中可见一斑。此外，姑息治疗组出现抑郁症状的患者比标准治疗组少（16% vs. 38%；P=0.01）。令人惊讶的是，临终关怀组中接受积极临终关怀的患者较少（33% vs. 54%，P=0.05），然而，接受早期姑息护理的患者的中位生存期更长（11.6 个月 vs. 8.9 个月，P=0.02）。

作者推测，延长寿命的部分原因是这些患者的生活质量较高，抑郁症的发生率较低，但承认解释这一终点的益处的机制需要进一步阐明。他们还推测，早期姑息治疗的实际治疗影响可能比报道的更大，因为对照组的患者被允许交叉并接受姑息治疗团队的咨询。

（二）玛格丽特公主医院经历

Zimmerman 等研究在加拿大安大略省多伦多的玛格丽特公主医院附属的 24 家肿瘤专科诊所（8 家胃肠癌、6 家乳腺癌、4 家肺癌、4 家泌尿生殖道癌、2 家妇科癌症）进行[8]。早期姑息治疗干预和标准癌症治疗之间的随机化采用了整群随机对照试验（即对诊所进行随机化，而不是对单个患者进行随机化）。这一方法是基于证据证明招募患者进行个体随机（或不随机）干预（如姑息治疗）是困难的。

核心干预是由姑息治疗医生和护士进行门诊咨询和随访，包括每月对症状、心理困扰、社会支持和家庭服务的评估。对照组没有接受正式干预；然而，姑息治疗转诊从未被拒绝。

虽然在主要结果［3 个月后慢性病治疗功能评估—精神健康（Functional Assessment of Chronic Illness Therapy—Spiritual Well-Being，FACIT-Sp）工具的得分变化］中没有明显的益处，但在 4 个月时早期姑息干预与生活质量、症状严重程度和护理满意度的测量相比有显著的益处。作者得出结论，早期姑息治疗可能对范围广泛的晚期实体肿瘤患者有益。

（三）ENABLE 项目（教育、培养、建议，在生命结束前）研究 Ⅰ～Ⅲ

20 世纪 90 年代后期，Robert Wood Johnson 基金会决定利用慈善基金发展国家项目和研究，以加强临终关怀。这被称为 ENABLE 项目（教育、培养、建议，在生命结束前）[9-12]。

这些研究在几个重要方面有所不同。与上述经验不同的是，这些研究并不局限于一家机构，因此结果具有更大的概括性。ENABLE 研究是由护士而不是医生管理的，不仅关注患者，也关注照顾者。最后，由于许多患者/照顾者两人组位于偏远的农村社区，ENABLE 试图确定电信技术是否会对所研究的结果产生影响。

最初的 ENABLE 试验于 1998 年启动，是一项"示范研究"，确定了将姑息治疗纳入常规癌症治疗的可行性[9]。肿瘤科护士接受了作为"姑息治疗协调员"的培训，因此学会了如何定期使用埃德蒙顿症状评估量表（Edmonton Symptom Assessment Scale，ESAS）和癌症治疗功能评估（Functional Assessment of Cancer Therapy，FACT）工具等多种工具可靠地收集数据。此外，还为患者和家庭照顾者开发了心理教育工作坊，并将其作为目标。在其核心部分，这项示范研究试图使患者的价值观和治疗偏好保持一致。在研究期间（1998—2001 年）早期临终关怀使用率的显著上升证明了后一目标的成功。虽然患者和家属对工作坊模式的接受度很高，但只有 1/3 的患者能够经常出席这些研讨会，因为他们病得太重或住得离会议地址太远。因此，研究人员开发了电话辅导课程，以便在 ENABLE 项目范围内进行后续几轮研究。

ENABLE Ⅱ 是一项随机对照试验，针对新罕布什尔州和维尔蒙市农村地区的 322 名晚期癌症（胃肠道、肺癌、泌尿生殖系统和乳腺肿瘤）患者进行[10]。主要干预措施包括每周 4 次的教育会议（针对身体痛苦、心理社会需求和护理协调），护士可以通过电话实施，并每月进行随访，直到死亡，而不是"常规护理"。这项干预使用了"忧伤温度计"来确定 5 个方面的焦虑源，包括工作或学校、家庭问题、情感问题、身体问题以及精神或宗教问题。

接受这种护士领导的姑息治疗干预的患者的生活质量有了显著改善，抑郁情绪（研究的主要终点）的病例较少，但在症状强度评分和重症病房住院天数减少方面并未受益。两组的生存结果没有差别，尽管有倾向于接受干预的组（中位生存期为 14 个月，而不是 8.5 个月）。尽管缺乏对存活率的统计影响，但将以研讨会为中心的直接接触干预转变为以电话为基础的手工形式，表明了一种独特的能力，可以向农村人口提供姑息治疗，到目前为止，农村人口一直无法获得城市学术医疗中心提供的复杂项目。因此，面对面的咨询被认为是不可行的，也可能是不必要的。可以肯定的是，干预成功地教育了参与者，并为患者提供了持续的支持，直到死亡。

到 ENABLE Ⅲ 启动时，剥夺任何参与者的姑息干预被认为是不道德的[11]。相反，这项研究检查了姑息干预的时机。这项研究在美国国家癌症研究所癌症中心、退伍军人事务医疗中心和社区外展诊所进行，包括面对面的姑息治疗咨询和结构化的远程医疗护理指导课程。患者在开始时或 3 个月后随机接受姑息干预。令人惊讶的是，患者报告的结果和资源利用率（例如，延长的临终关怀停留时间）在实验组和对照组之间没有统计学上的差异。有趣的是，在接受早期姑息干预的患者中，1 年存活率（63% vs. 48%；$P=0.038$）显著提高。

如上所述，ENABLE Ⅲ 还解决了照顾者问题[12]。据推测，这一目标人群将受益于姑息干预；因此，照顾者同样被随机分为早期姑息护理和延迟姑息护理。共有 122 名照顾者参加了这项研究。大多数是女性（79%）和白人（93%），年龄中值为 60 岁。干预主要是每周 3 次有组织的电话辅导，来源与上述 ENABLE Ⅲ 的患者部分相同。被随机分配到早期组的照顾者在 3 个月时的抑郁评分和"压力负担"比被随机分配到延迟干预组的低。

虽然这项研究设计可以受到批评，因为它回避了照顾者是否需要姑息治疗干预的问题（即，在没有预先存在的数据的情况下，ENABLE Ⅲ 只问了一个"何时"的问题），但调查人员慷慨激昂地恳求假设，考虑到有充分记录的心理困扰以及辅助人群死亡风险的增加，照顾者会得到帮助[13, 14]。调查人员得出结论，应该尽快对这一人群实施姑息治疗，以最大限度地增加利益。

三、放射肿瘤学家在姑息治疗中的作用

ASCO 和 ESMO 都有政策声明，概述了肿瘤学家在治疗不治之癌患者以及肿瘤学和姑息治疗相结合方面的责任[15-19]。这两个组织都强调肿瘤学家有责任在诊断时开始并贯穿整个病程的连续系统中治疗患者。除了适当的抗癌治疗外，这还包括在治疗的所有阶段，包括生命的最后阶段、控制症状和心理社会支持。

（一）对患者信息需求的评估

作为起点，重要的是评估患者对疾病的理解以及患者对正在实施的治疗目标的理解。开放式问题可以用来评估患者在身体和情绪上的应对方式。患者的信息需求千差万别，必须在提供理解和决策所需的信息和"攻击真相"之间取得平衡，即给患者提供比他们想要的更多的信息[20, 21]。

几项研究表明，一小部分人不想要太多信息[20, 22-24]。一项对 126 名转移性癌症患者的调查发现，33% 的人在第一次被告知癌症已经扩散时想讨论"死亡和姑息治疗服务"；19% 的人说在接下来的几次会诊中会讨论；33% 的人说后来应他们的要求再讨论；11% 的人说从来没有；10% 的人不确定[23]。几乎一半的人希望肿瘤学家发起讨论，20% 的人希望肿瘤学家首先检查患者是否想知道，24% 的人希望肿瘤学家只有在患者提出要求的情况下才解决这个问题。对于一些患者来说，会有一种"必要的勾结"（或者称为"相互掩饰"），在这种情况下，这些问题不会被直截了当地解决，而是随着时间的推移和疾病的发展而得到解决。

（二）谈论预后

在这些对话中，患者询问有关预后的问题是很常见的[28]。关于预后的问题背后的动机并不总是很清楚。虽然许多患者想要关于他们预期的未来的信息，以便他们可以做出相应的计划，但其他人正在寻求事情不是那么严重或没有希望的保证。重要的是要设法了解患者寻求这些信息的动机。

在讨论预后时，临床医生经常描述中位生存期数据或 5 年生存期数据。中位生存期信息可能特别具有误导性，因为它是一个不能反映个体间变异性的点描述符，这可能是很好的。同样，5 年生存数据可能不能提供关于真实生存可能性的足够信息。如果需要预见性信息，以下原则是有用的[24, 29]。

(1) 要诚实。如果你不知道，就说出来。描述最坏情况和最好情况可能很有用。

(2) 使用平均值。"从现在开始，1/2 的人 1 年后仍能

活得很好，一半的人能活到 6 个月左右。然而，你是独一无二的，我不知道这种疾病会发生什么"。

(3) 强调预测的限度。"没有人能真正确定这对你个人意味着什么。我们无法预测意外，明智的做法是制订最好的计划，但也要在事情进展不顺利的情况下涵盖各种选择"。

(4) 承诺不放弃。让患者放心，无论发生什么，你都会继续照顾他们。

(5) 提醒患者和他们的家人，意外事件可能会发生。建议把他们的事情安排得井井有条是值得的，这样他们就不会在发生意想不到的事情时完全措手不及。

(6) 避免虚无主义。永远不要对患者说"已经无能为力了"或"你想把一切都做完吗？"总有一些事情要做，以帮助那些还活着的患者。讨论可以做些什么来让它变得更好（以及什么可能会让它变得更糟）。

(7) 启动生命周期结束计划。敏感地提出了高级治疗规划的重要课题。

最近的研究表明，晚期癌症患者的预后意识可能与生活质量降低和焦虑增加有关。这强调了对焦虑、抑郁或士气低落提供实质性的心理支持（有时甚至是治疗）的必要性。

（三）晚期癌症的肿瘤学治疗

明智地使用疾病修饰疗法可能会延长生存期，改善舒适度和功能。随着治疗方案变得更加多样、复杂和昂贵，在考虑这些主要治疗方案时，利益和负担的平衡正变得越来越具有挑战性，特别是随着新的靶向疗法、免疫疗法的出现，以及人们往往寄希望于生物个性化疗法[30,31]。

关于姑息疗法的决策必须考虑一系列相关问题，包括治疗目标，受益的可能性，伤害的可能性，以及患者和家属的愿望、信念和理解[32]。要解决疾病修改方法的相对作用，需要熟悉患者受益、生活质量和风险—受益分析等关键概念。当抗肿瘤治疗的治疗指数降低，并且治疗的风险或负担超过了获益的可能性时，放射肿瘤学家必须帮助引导患者和家属参加一个治疗计划，该计划侧重于症状管理和其他努力，以减少痛苦，帮助应对，维持生活质量，并为临终做好准备（参见后面的讨论）。

（四）与患者及家属的沟通

考虑到治疗目标的复杂性、患者和家属的期望以及治疗选择的范围，与患者及其家人的沟通是放射肿瘤学家在护理不治之癌患者方面发挥作用的关键因素。沟通是具有挑战性的；它需要耐心和精湛的人际交往和咨询技能，以促进有效、知情的决策。

各种通信任务通常由放射肿瘤学家承担。必须解释诊断、预后和治疗方案，这可能涉及关于治疗方案的潜

在风险和益处、姑息治疗的作用以及在适当的时候停止抗肿瘤治疗的必要性的讨论。这些任务需要处理强烈情绪、高度痛苦的患者，以及有恐惧、愤怒和预期悲痛的家庭成员的技能。

针对肿瘤学家的沟通培训、患者提示列表和患者教育资源等策略可以用作工具，以促进围绕这些重要问题进行更有效的沟通[33-36]。

（五）肿瘤并发症的处理与放射治疗

放射肿瘤学家必须是评估和管理癌症并发症的专家，特别是放射治疗的急性和延迟不良反应。这方面的专门知识应包括最小化不良反应的方法、放射治疗急性不良反应的评估和管理，以及延迟不良反应的管理方法。

（六）身体、心理社会和精神障碍的评估和管理

晚期癌症患者通常有多种症状和其他痛苦来源。为了满足他们的需求，放射肿瘤学家必须是评估和处理常见身体症状的专家，包括疼痛、呼吸困难和咳嗽、疲劳、恶心和呕吐、便秘、腹泻、失眠和瘙痒。此外，心理和生存苦恼是常见的；肿瘤学家必须准备好评估和帮助管理这些担忧的各种来源。

癌症患者的信息和情感需求通常被低估。尤其是抑郁症，往往未被发现或治疗不足[37,38]。因此，放射肿瘤学家应熟悉对常见心理问题的评估，如焦虑、抑郁、精神错乱、自杀和死亡欲望、死亡焦虑和预期悲伤[19,37,39]。在可能的情况下，他们应熟悉抗焦虑和抗抑郁药物疗法，并应与心理健康临床医生密切合作，以帮助解决这些问题。

（七）维持希望

被告知癌症是无法治愈的，这对大多数人来说是毁灭性的。在这种情况下，患者认为，至关重要的是，医生要帮助他们找到保持希望的方法，并向他们提供有关疾病的诚实信息[40]。许多患者及其家人避免讨论预后或治愈问题，因为担心讨论可能会破坏或摧毁希望。

希望被定义为对未来会有积极结果的期望[41]。然而，它通常与不切实际的期望联系在一起。"神奇思维"和对奇迹的希望是一种跨文化现象：在预后不佳的背景下，患者希望治愈并不一定是不合适的，即使这种希望的可能性微乎其微。然而，来自卫生专业人员的希望信息应该集中在更现实的事件上，例如较长的缓解期、对治疗的反应和出色的症状控制。成功促进适当希望的策略可能会对讨论从治疗性治疗向姑息治疗的过渡做出关键贡献。

在不可能治愈的情况下，故意抱有治愈的虚假希望，可能会阻碍患者及其家人做出适当的治疗和生活方

式决定，以便最大限度地利用他们剩下的时间。因此，提供给患者的希望信息是适当的，这一点至关重要。

在对 156 名晚期不治之症患者的调查中，医生的行为增加了希望，包括提供最新的治疗（90%），似乎知道所有关于患者癌症的知识（87%），并表示疼痛将得到控制（87%）[42]。大多数患者表示，医生看起来紧张或不舒服（91%），把预后告诉家人（87%），或使用委婉的话（82%）不会带来希望。

从对患者和他们的照顾者的访谈中获得的定性数据揭示了几个增强希望的主题[40, 43]：①强调可以做的事情（特别是控制身体症状、情感支持、护理、尊严和实际支持）；②探索现实的目标；③讨论与日常生活相关的问题；④关注重要关系中的意义。一项对晚期癌症患者的希望的系统回顾也强调，一些患者可能同时希望"治愈"，同时承认他们的疾病是晚期的。

Joanne Lynne 医生建议对患者做出七项承诺[44]。

(1) 你将得到最好的治疗，旨在防止病情恶化，改善功能和生存，并确保舒适。

(2) 你永远不需要忍受无法抗拒的疼痛、呼吸急促或其他症状。尽可能预见和预防症状，及时评估和解决症状，并有效控制症状。严重症状（如呼吸急促）将作为紧急情况处理。必要时会使用镇静剂来缓解生命末期的顽固症状。

(3) 我们的关爱将是持续的、全面的、协调的。您和您的家人可以一直依赖某些专业人员，并对您的需求做出适当和及时的响应。服务、设置和人员之间的转换将在数量上减至最少，并使其顺利运行。

(4) 你和你的家人会为你生病过程中可能发生的一切做好准备。如有必要，您将获得处理可预测事件所需的补给和培训。

(5) 我们将寻求并尊重您的意愿，并在任何可能的情况下遵循您的意愿。你将获得有关可供选择的信息，并鼓励你成为决策的积极参与者。你将有权拒绝治疗。

(6) 我们将帮助您和您的家人考虑您的个人和财务资源，我们将尊重您使用您的资源的选择。

(7) 我们将尽我们所能确保您和您的家人有机会充分利用每一天。我们致力于把你当作一个人，而不是一种疾病。作为治疗团队的一部分，对您来说重要的东西对我们来说也很重要。我们将努力满足您的生理、心理、社会和精神需求，以及您家庭的需求。事实上，我们会在这里支持你的家人，无论是在这段时间里，还是在你死后。

（八）跨学科癌症治疗

晚期癌症患者的需求是复杂的。放射肿瘤学家必须与跨学科团队合作，围绕患者和家庭的个人需求制订护理计划[18, 19]。除了其他肿瘤学和内科专科医生外，跨学科癌症护理通常还涉及与社会工作者、精神卫生专业人员、牧师、物理治疗师、职业治疗师、语言治疗师、姑息治疗临床医生等的合作。

（九）姑息治疗研究

生活质量研究对肿瘤干预措施的评估产生了重要影响。生活质量是目前被广泛接受的值得评估的临床结果[45]。肿瘤学家应该熟悉一些测量疼痛和其他生理和心理症状的方法，如呼吸困难、疲劳、恶心和呕吐、抑郁和焦虑。

（十）确保良好的伦理实践

晚期不治之症患者处于弱势地位，在他们的护理过程中出现了多个伦理问题[46]。放射肿瘤学家必须熟悉出现的常见伦理问题以及帮助解决这些问题的伦理原则。

四、放射肿瘤科医师的姑息关怀教育

正式的驻院教育项目直到最近才强调姑息教学。在 2017 年发表的一项调查中，Wei 等询问了美国的 87 名项目主管[47]。他们获得了 63% 的可敬的应答率，并确定大多数项目主任同意或强烈同意姑息放射是放射肿瘤学住院医师和研究员的核心能力。事实上，85% 的项目主管能够断言，他们已经建立了一个带有正式课程的姑息放射治疗计划。大多数项目都有至少 1h 关于疼痛管理（67%）和恶心呕吐治疗（63%）的正式授课。然而，只有不到 1/3 的项目提供了评估灵性作用或讨论高级治疗指令的讲座。可以想象的是，项目主管对后两个问题的主题畏缩不前，或者他们认为讲课是传达这些原则的劣质媒介。事实上，针对所提出的定性陈述，81% 的受访者认为有必要将更多的教育机会（例如，网络研讨会、移动应用程序、临终管理研讨会）纳入派驻培训的教学课程中。令人惊讶的是，只有不到 25% 的受访者认为在认证考试（例如口试）中专门用问题来缓解问题是合适的。鉴于认证考试被用作激励学习的工具，如果下一代医生想要变得容易接受姑息治疗，后一项统计数据将需要改进。

ASTRO 最近进行的一项关于姑息治疗的调查结果令人失望，4000 多名会员中只有 649 人回答[48]。绝大多数受访者支持姑息治疗是一项重要的能力。大多数人报告，他们对自己评估和管理疼痛和胃肠道症状的能力有一定的信心，但对自己处理其他症状问题（如厌食、焦虑和抑郁）的能力则信心大大降低。他们还报告，在估计预后和讨论高级护理计划方面，信心水平很低。尽管许多重要领域的职业信心水平较低，但相当大一部分

（42%）的人报告，除了住院医师培训之外，他们没有接受过任何进一步的姑息治疗教育。

人们普遍认为有必要为包括放射肿瘤学家在内的所有肿瘤学家提供姑息治疗方面的培训。这已被纳入由 ASCO 和 ESMO 开发并于 2016 年更新的全球医学肿瘤学核心课程。它还被纳入 ESMO 文件，描述了姑息性和支持性护理中肿瘤学培训的核心要素[49-51]。

基于这些文件，我们确定了放射肿瘤学的受训人员必须具备的 3 个水平的姑息治疗专业知识。

(1) 专家：指具有较高学术水平和实践水平的专家。培训结束时，放射肿瘤学毕业生应是晚期癌症放射治疗管理方面的专家，包括缓解常见症状的方法，包括骨转移、出血、神经结构压迫、放射治疗的急性和延迟并发症，以及癌症身体症状的评估和处理。

(2) 熟练：指有效的临床能力。培训结束后，放射肿瘤学毕业生应具备良好的预测能力和与患者及家属沟通的能力。

(3) 熟悉：这是要求的最低级别的能力。它指的是对核心概念的熟悉程度，达到能够充分评估患者、启动基础治疗并与临床专家沟通的程度。在培训结束时，肿瘤学毕业生应该熟悉癌症心理和生存症状的评估和管理，晚期癌症患者的跨学科护理，姑息治疗研究原则，癌症患者管理中的伦理问题，以及识别和预防倦怠的策略。

五、专为放射肿瘤学家提供的姑息治疗计划

在过去的 10 年里，几个放射肿瘤学的学术部门已经启动了专门的快速反应计划，以促进为有姑息治疗需求的患者提供更好的放射治疗。

（一）多伦多桑尼布鲁克地区癌症中心的快速反应放射治疗计划

第一个专门的快速反应放射治疗计划（rapid response radiotherapy program，RRRP）始于 1996 年，由桑尼布鲁克的 Chow 等报道[1]。该计划旨在"为晚期癌症患者提供快速有效的放射治疗，以提高他们的生活质量"。他们承诺在同一天提供咨询、定位和必要时的治疗。事实上，在首批转入的 200 名患者中，80% 在首次就诊当天接受了首次治疗，并承诺在 24h 内与转入来源沟通，81% 的医生（n=64）中产生了很高的满意度。

（二）交叉癌症研究所的快速存取姑息性放射治疗计划

这种快速接入服务的根源在于治疗痛苦的骨转移[52]。它随后扩大到包括其他适应证，参与企业的工作人员（例如，放射肿瘤学家、注册护士、执业护士、药剂师、放射技术师、职业治疗师、社会工作者和注册营养师）按比例扩大。随着时间的推移，增加了一系列不同的支持服务，包括确定适应性设备需求（拐杖、拐杖和肢体吊索）、开出舒适辅助处方（例如，预防褥疮的小便池和泡沫垫）、为克服疲劳的常见抱怨而提供的节能咨询、临终规划（高级指令、委托书等）。使用 ESAS 评估他们的综合干预，研究人员发现疼痛、疲劳和焦虑在统计上显著减少，伴随而来的是整体幸福感的改善。

（三）哈佛教学医院的支持和姑息放射肿瘤学服务

该计划于 2011 年启动，其团队包括一名主治医生（每周轮换一次）、住院医生、护士、执业护士和一名管理人员。在 1 天内看了 53 次住院会诊，并进行了日常教学查房。值得注意的是，在第一年内，超过 700 个咨询请求被提交给支持和姑息放射肿瘤学（supportive and palliative radiation oncology，SPRO）服务。在对该计划进行间歇性评估的调查中发现，98% 的医生和 92% 的护士认为 SPRO 服务有力地影响了姑息治疗的整体质量，有助于改善员工与患者之间的沟通，并改善了与照顾者的沟通[54]。医生也是该计划的受益者，因为倦怠率似乎有所下降。作者总结说，建立一个单独的姑息放射肿瘤学服务是可行的，而且这些专门的项目可以很容易地符合 ASCO 的指导方针。

（四）范德比尔特大学姑息放射肿瘤学项目

该计划配置了一个模型来假设放射肿瘤学可能如何适应全面姑息治疗的临床流程（图 17-1）[2]。作者强调，姑息治疗中放射肿瘤学家的建议必须与普遍的治疗目标一致，而且这些目标可能会随着疾病的进展而改变。因此，如果治疗的目标包括疾病控制，并且患者有足够的表现状态和有限的疾病程度，姑息治疗有时可能包括复杂的放射治疗技术。然而，当患者出现非常严重的疾病，症状需要简单但快速的缓解时，方法可能会截然不同——使用简单的二维设置。这些作者（他们的报告有一个巧妙的副标题"从床边到 B.E.D."）设计了一个转换表（表 17-2），允许在历史悠久的姑息方案（如 3Gy×10 次）和更低分割的处方之间进行方便和安全的导航。作者告诫，尽管较低的分割方案可能有较低的持久效果，但各自的方案有可能达到类似的治疗应答率。作为一个经验法则，作者还提出了建议：当靶区小于 20cm×20cm 时，才使用 2 个或更少的分次模式，而为 30cm×30cm 时，则使用 3~5 个分割。

在其开始的第一年，姑息性放射咨询增加了 35%，65% 的图表记录了治疗和预后目标，短程放射治疗（例如，每个病例少于 5 次）从 30% 增加到 70%。在质量上，作者透露，在姑息放疗不太可能改变疾病轨迹的情

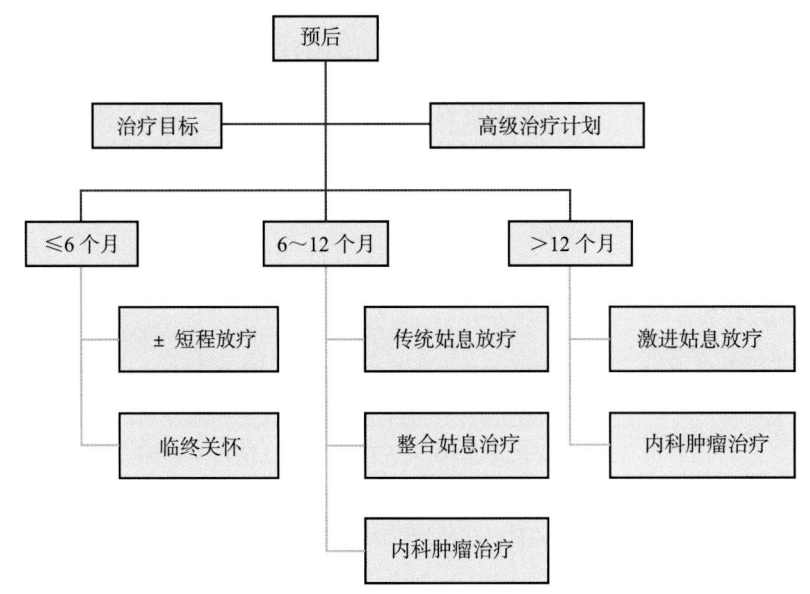

◀ 图 17-1　姑息治疗决策树作为综合姑息服务临床流程的一部分

引自 Stavas MJ，Pagan JD，Varma S，et al. Building a palliative radiation oncology program：from bedside to B.E.D. *Pract Radiat Oncol.* 2017；7（3）：203-208.

况下，他们选择放弃治疗。后一种克制的表现往往反映了在繁忙的设施中可以培养的价值观。

表 17-2　常见姑息剂量方案 [a]

分割次数	分割剂量（Gy）	总剂量（Gy）	急性 BED（α/β=10）	晚期 BED（α/β=2）	2Gy 当量剂量
1	8	8	14.4	40	20
2	7.5	15	26.2	71.2	35.6
3	6	18	28.8	72	36
4	3.5，每天 2 次	14	18.9	38.5	19.25
5	4	20	28	60	30
7	3.5	24.5	33.1	67.4	38.6
10	3	30	39	75	37.5
12	2.5	30	37.5	67.5	33.8

a. 在这篇标题巧妙的文章建立姑息放射肿瘤学计划：从床旁到 B.E.D. 中，Stavas 等发表了这篇文章，提供了 Vanderbilt 大学使用的常用姑息剂量（具有生物等效剂量）的表。BED. 生物有效剂量［引自 Stavas MJ, Pagan JD, Varma S, Li B, Kachnic LA. Building a palliative radiation oncology program：from bedside to B.E.D. *Pract Radiat Oncol.* 2017；7（3）：203-208.］

（五）Prado：一种适用于所有放射肿瘤学实践的姑息治疗模式

在描述一种新的姑息放射肿瘤学诊所时，Mitin 等于 2017 年提出了一种可以应用于"每一项放射肿瘤学实践"的治疗模式[55]。该模型强调需要对接受姑息治疗的患者，特别是那些患有转移性疾病的患者进行细致的随访。作者推测，对接受姑息治疗的患者进行频繁监测

不仅会优化生活质量，还可能导致总体存活率的改善。Mitin 等预测，放射肿瘤学家积极参与连续性护理既能使患者受益，又能提升放射肿瘤学家作为治疗团队成员的形象。作者主张在学术机构之外发展姑息放射肿瘤学诊所，包括基于社区的实践和独立的中心。

六、临终前和临终关怀环境下的姑息放射治疗

医学研究所的报告《在美国垂死》强调了优化临终患者护理质量的迫切需要[56]。在过去几十年中，几位作者主张通过使用预后模型结合治疗情况来澄清临终时姑息放射治疗的有效性[57-59]。具体地说，通过了解生存概率和根据姑息放射治疗开始起反应的统计可能性，医生的咨询可以通过常识加以缓和。缺乏数据在某种程度上阻碍了这一进程，因为大多数为了解骨病治疗情况而进行的前瞻性试验都排除了预后非常差（例如，预期寿命小于 30 天）的患者。

在这种情况下，其中一个主要的担忧是，患者可能活不到足够长的时间，无法从干预中受益。这一现实突显了识别这类人的重要性，这是一项具有挑战性的工作。Gripp 等的研究成果回顾 33 例姑息性放射治疗转诊后 1 个月内死亡的患者的资料[58]。仅有 16% 的患者正确估计生存时间最多为 1 个月。这一点很重要，因为过高估计生存时间可能会影响剂量分级计划，这可能会不适当地延长治疗时间。Chow 等能够验证他们的预后模型，该模型基于 6 个因素（原发癌部位、转移部位、Karnofsky 表现状态、疲劳、食欲和呼吸急促）[61]。根据风险因素的数量，3 个月、6 个月和 12 个月的相应生存概率如下：3 个或更少的风险因素：80%、64% 和 41%；4 个风险因素：51%、25% 和 10%；5 个或更多的风险

因素：29%、13% 和 3%。Krishnan 等还开发了一个模型，该模型考虑了预测谱的极端情况（即预期寿命小于 3 个月或大于 1 年）[62]。

Puckett 等设法找出与停止姑息放射治疗有关的因素 [63]。在他们的病例对照设计中，在规定疗程结束前停止治疗的患者构成病例，而对照对象是从完成姑息放疗的随机选择的一组人中抽取的。与停药相关的因素是低性能状态、高剂量处方以及骨转移以外的治疗位置。

由于临床医生倾向于高估存活率，医生最好遵循已发表的模型之一 [64]。不言而喻，一个好的预测模型将提高医生的决策能力。到目前为止，还没有研究严格检验准确的生存预测是否会转化为改善的临床决策。

临终关怀中心患者的治疗

严格地说，临终关怀是一种治疗结构（住院或居家），旨在照顾那些患有慢性疾病和绝症的人。临终关怀侧重于一系列患者和家庭的需求：身体、精神和情感上的需求。

使用姑息性放射治疗来处理令人困扰的症状与这一世界观是一致的，然而文献表明在这种环境下不愿使用姑息性放射治疗。在一项对 480 个临终关怀项目的调查中，Lutz 等发现，只有 3% 的住院临终关怀机构为他们的居民提供姑息放射治疗 [57]。在一个较小的有执照的临终关怀机构样本中（$n=16$），Schuster 等发现只有 1% 的居民被转介接受姑息放射治疗 [65]。只有 Jarosek 等的研究（检查医疗保险数据库）显示，多达 24% 的独立临终关怀机构向临终关怀居民提供放射治疗 [66]。

鉴于临终关怀和姑息放疗之间的价值表面上的一致性，可以推定已经制造了障碍，将这一资源的使用降至最低。阻碍临终关怀患者使用姑息放疗方法的潜在障碍包括后勤障碍（例如，费用、旅行），临终关怀临床医生对姑息放射治疗缓解患者痛苦的效用缺乏了解，以及一些放射肿瘤学家不愿缩短传统的长时间分割方案，这根本不适合临终关怀患者。在 Jarosek 等的研究中，作者推测报销做法在临终关怀专业人员未充分利用放射治疗服务方面起着重要作用 [66]。

在后续的一篇文章中，Schuster 等描述了一种创新模式，以临终关怀工作人员的持续教育活动、患者资格的电话筛查和强制性单次放射治疗课程为基础，该模式的推出是为了使临终关怀住院医生能够负担得起接受辐射的费用 [67]。该模式以效率为前提，使患者在接受预约或在候诊室长时间停留之前不必经历延误。因此，所谓的"时间毒性"被减至最低 [68]。估计，这一经历将催生其他新的想法，将善意的临终关怀和姑息放射治疗机构结合在一起。

七、姑息性放射治疗的概念

姑息性放射治疗的范围和目标一直在扩大，从而模糊了以前与根治性治疗之间的明显界限。Van Oorscht 等的研究成果区分"症状导向"和"体征导向"姑息放射治疗 [69]。

（一）以症状为导向的治疗

以症状为导向的治疗旨在通过减轻疼痛、出血和肺梗阻等症状来改善生活质量。信号导向治疗虽然仍然以改善生活质量为目标，但重点是局部控制，预防未来的症状，在某些情况下，还可以延长生存期。在后一种情况下，患者可能不容易认识到这样的结果，因为在某些情况下，开始治疗时的症状负担可能很低，甚至没有。

（二）以体征为导向的治疗

以体征为导向的治疗是指以解剖学疾病控制为重点的治疗范式。以体征为导向的姑息性放射治疗的极端概念是"根治性姑息疗法"，指的是在无法治愈的情况下进行治疗，但目标是在患者的余生中进行持久的控制。治疗可以包括 SBRT 或同时或不同时进行化疗的长疗程放射治疗，因此，可能会导致更多的毒性。在少数转移性疾病的治疗模式中（包括手术在内的局部消融治疗）根治性姑息性放疗有时会模糊治疗的界限，因为治疗的目的是延长生存期，因为潜在的假设是，有一部分患者可以通过这种方法获得长期生存。虽然这是几个正在进行的随机试验的主题，但在撰写本文时，支持这一治疗范例的数据有限。

这一区别对决策有重大影响，因为根据预期的治疗目标，所需剂量不同。虽然单次 8Gy 或更少的剂量可以缓解疼痛或胃出血，但局部控制或肿瘤消融需要更高的剂量。因此，放射肿瘤学家理应与患者就治疗目标、受益的可能性、可接受的毒性以及治疗所花费的时间进行深思熟虑的讨论。

为了说明这些问题，我们将讨论几个与放射肿瘤学家治疗骨转移和脊髓压迫密切相关的话题。姑息性放射治疗中其他以部位为导向的主题的细节，如脑转移和姑息性胸腔放射，在本书其他地方的专门章节中有论述。

八、骨转移瘤的常规放射治疗

减轻骨转移疾病的患者构成了许多放射肿瘤学家的重要临床责任，因此，被选为重点领域。骨转移是晚期癌症的常见表现。在死于乳腺癌或前列腺癌的患者中，尸检结果显示超过 70% 的患者有骨转移的证据 [70]。其他常见恶性肿瘤（如肺癌、甲状腺和肾癌）的骨转移发生率也很高。近几十年来，癌症治疗和全身药物的进步延长了转移性疾病患者亚群的生存时间[71-73]。虽然疼痛是骨转移最常见的症状，但患者也抱怨活动减少、病理性骨折、神经根病和脊髓受压。

骨转移瘤姑息性放疗的剂量和分割一直是许多前瞻性随机试验和 Meta 分析的主题。荷兰骨转移研究随机选择了 1171 名骨转移疼痛患者，接受单次 8Gy 或 6次 ×4Gy 的治疗[74]。30% 的转移位于脊柱，36% 位于骨盆，10% 位于股骨。总体而言，71% 的患者在第一年内至少经历了两点疼痛减轻，单次和多次方案之间没有统计学差异，完全缓解率为 35%。两组疼痛反应的中位时间均为 3 周。此外，最初有反应的患者的进展率（以恢复到治疗前水平的疼痛评分衡量）在六组分和单组分治疗中分别为 46% 和 52%，在统计学上没有差异。初始应答者的进展时间在治疗组之间没有统计学差异（多部分组和单部分组的中位数分别为 24 周和 20 周）。然而，再治疗率有显著差异：单次组为 25%，6 次组为 7%。此外，单次组的再治疗比多次组发生得更早（中位数 14 周 vs. 23 周），平均痛阈更低（6.8 vs. 7.5）。这种差异的确切性质尚不完全清楚，可能代表单一部分组治疗失败率的增加。然而，两组在疼痛缓解、有效率和进展时间方面的相似性挑战了这一断言；作者假设，可能更愿意在 8Gy 的单次照射后肿瘤退缩。

RTOG 9714 试验将 898 例乳腺癌或前列腺癌骨转移疼痛患者随机分为 8Gy/1 次和 30Gy/10 次[75]。完全缓解率和部分缓解率分别为 15% 和 50%、18% 和 48%（无统计学意义）。总体而言，应答率为 66%。与单次方案相比，多次数的急性 2～4 级毒性明显更严重（17% vs. 10%），其中一半以上是胃肠道反应。这项研究还发现，与多次相比，单次放疗的再治疗率明显更高，分别为 9% 和 18%。

Chow 等 2007 年对随机姑息性放射治疗试验进行了 Meta 分析，比较了无并发症疼痛骨转移的单次和多次治疗方案，并在 2012 年更新了这项分析[77]。该分析结合了 25 个随机试验，涉及 5617 名患者。单次放疗组和多次放疗组的总有效率相似，分别为 60% 和 61%。单次和多次化疗的完全应答率也相似，分别为 23% 和 24%。骨折风险（约 3%）和急性毒性也没有差别。然而，再治疗在单次放疗组比多次放疗组更常见（20% vs. 8%，$P<0.00001$）。

为了探索哪一种单次剂量是最理想的，Dennis 等对常规单次姑息性放疗治疗骨转移瘤的随机对照试验进行了系统综述[78]。共评估了 24 项试验，包括 3233 名患者。单次剂量为 4～15Gy，其中 84% 的人接受 8Gy 的照射。总体而言，更高的剂量产生了更高的应答率，但在 8Gy 和 4Gy 之间的试验中直接比较显示 8Gy 更好。

作者总结说，缓解疼痛的最佳剂量仍然是一个悬而未决的问题，但根据当时的证据，8Gy 的单次剂量应该是标准剂量。

根据这些数据，ASTRO 的"明智选择"运动建议，"不要常规地使用延长分割方案（＞10 次）来姑息骨转移"，并主张强烈考虑对预后有限且住院次数较少的患者使用 8Gy 的单次分割[79]。加拿大的"明智选择"运动更直接，"对于不复杂的疼痛性骨转移，不要推荐超过一次的姑息性放射治疗"[80]。

在脊柱转移的背景下评估单次与多次姑息性放射治疗的问题，Howell 等对 RTOG 9714 进行了一项脊椎转移疼痛的亚组分析[81]。由于担心疗效差和毒性增加，对脊柱而不是外周骨质疾病采用单一部分治疗持保留态度。将近 250 名患者有脊椎转移；接受 8Gy 1 次和 30Gy 10 次治疗的患者，除了 10 次组有更多的男性（55% vs. 47%，$P=0.03$）和接受多部位治疗的患者比例更高（65% vs. 49%，$P=0.02$）外，其他方面都很平衡。多次治疗和单次治疗的疼痛反应无统计学差异，分别为 62% 和 70%（$P=0.59$）。急性 2～4 级毒性在多组分组中更严重（20% vs. 10%，$P=0.01$）。两种治疗方法都是安全的，没有脊髓病的报道。3 年后的再治疗率，单次组显著高于对照组（15% vs. 5%，$P=0.01$）。

（一）疼痛反应的速度

除了应答率，对骨转移患者来说，反应时间是一个重要的考虑因素，尤其是那些预期生存期较短的患者。在荷兰骨转移研究中，单次和多次放疗的中位起效时间均为 3 周[74]。在 1992—1997 年，骨痛试验工作组进行了一项随机试验，比较了单次和多次姑息放射治疗骨转移的疗效，结果相似[82]。

McDonald 等对 NCIC-CTGSC.23 随机对照试验（加拿大国家癌症研究所）进行了二次分析，评估地塞米松预防疼痛发作的效果，以评估放疗后疼痛改善的时间和生活质量[83]。所有患者均一次性接受 8Gy 治疗。疼痛反应使用国际骨转移共识终点定义进行评估，生活质量使用经过验证的工具进行测量，包括欧洲癌症研究与治疗组织生活质量调查问卷骨转移模块（European Organisation for Research and Treatment of Cancer Quality of Life Questionnaire Bone Metastases Module，QLQ-BM22）和欧洲癌症研究与治疗组织生活质量核心 15 缓解（European Organisation for Research and Treatment of Cancer Quality of Life Core 15 Palliative，QLQ-C15-PAL）。放疗后第 10 天，41% 的患者对放疗有反应，与无反应者相比，疼痛和疼痛特征显著减少，功能干预和心理社会方面也有所改善。到第 10 天，相当大比例的患者疼痛和生活质量的改善突显了单次放射治疗可能实现的快速缓解。因此，在合适的临床环境下，对于预期生存期较短的患者，应该给予 8Gy 的单次剂量。

（二）疼痛爆发

疼痛爆发是照射部位疼痛的暂时加重，是放射治疗骨转移的一个重要毒性反应。出于操作目的，许多研究将疼痛爆发定义为疼痛评分增加 2 分或在没有疼痛增加的情况下，在 10 天内测量到止痛剂摄入量增加了 25%。多项研究前瞻性地评估了常规姑息性放疗的疼痛发生率，发现发生率为 34%～40% [84-86]。大约 88% 的疼痛发作发生在放疗后的前 5 天，中位数持续 3 天。接受脊柱 SBRT 的患者的发病率可能更高，一些人估计接近 70% [87]。考虑到在疼痛得到缓解的情况下疼痛增加的发生率相对较高，已经尝试预防性地降低这种毒性的风险。

Yousef 等随机将 120 名因脊椎转移疼痛而接受 30Gy 治疗的患者随机分为两组，一组在放疗前一天的几个小时内静脉注射 5mg/kg 的甲泼尼龙，另一组注射生理盐水作为安慰剂 [88]。注射类固醇后，疼痛症状明显减轻（7% vs. 20%，$P<0.05$）。此外，疼痛发作的持续时间也显著缩短（平均 1.25 天 vs. 3.75 天，$P<0.05$）。然而，由于多种因素，这些结果的推广和采纳仍然存在疑问：疼痛发作的发生率低于安慰剂组的大多数报告，类固醇剂量高（70kg 的人服用 5mg/kg 的甲泼尼龙相当于>60mg 的地塞米松），以及需要几个小时的静脉输液。

Chow 等在一项随机、安慰剂对照、双盲试验中，298 名患者在放疗前至少 1h 接受 8mg 地塞米松口服治疗，然后按同样的计划服用安慰剂 [89]。地塞米松将疼痛的发生率降低了 9%（26% vs. 35%，$P=0.05$）。3 名患者生化指标为≥3 级高血糖，但尚无已知的临床后果。地塞米松在第 10 天也减少了恶心和功能干扰，改善了食欲，尽管这项研究并不是为了观察这些比较。需要治疗的人数为 11 人。

几个悬而未决的问题依然存在。虽然地塞米松在减少疼痛发作方面有效果，但目前还不清楚什么剂量的类固醇是最佳的，因为也许更高的剂量会进一步降低发病率。此外，类固醇治疗的持续时间还没有被研究，也不知道更长疗程的分割放疗是否需要更长疗程的地塞米松。虽然已经对类固醇进行了研究，但可能还有其他有效的药物，如非类固醇抗炎药，最佳药物也是一个有待进一步研究的领域。最后，考虑到脊柱 SBRT 中潜在的更高的疼痛发作发生率，也应该研究预防措施在这方面的作用。

（三）疼痛再处理

为了评估骨转移疼痛再照射后的疼痛反应，2012 年进行了一项 Meta 分析，包括 10 项研究，2694 名患者 [90]。这项研究质量不佳，只有两项研究是随机的。不同的研究使用了不同的止痛定义，也使用了不同的剂量和分级时间表。承认这些局限性，汇总的总应答率为 58%（95%CI 0.49～0.67）。完全缓解率为 16%～28%，部分缓解率为 28%～45%。研究人员无法评估剂量和分级计划对结果的影响。

加拿大 NCIC SC.20 试验旨在确定再次治疗转移性骨转移疼痛的最佳剂量和分割方法 [91]。这项多中心随机对照非劣势试验随机选择了 850 名先前接受过放射治疗的转移性骨转移疼痛患者，每次剂量为 8Gy 或 20Gy，每次 5 次。在两组中，66% 的初始辐射是单一部分。重新治疗的原因在两组之间很好地平衡：17% 的人对放疗没有反应，10% 的人有部分反应，但需要进一步的反应，72% 的人在最初的反应后复发疼痛，1% 的原因不明。在按方案进行的分析中，8Gy 组和 20Gy 组 2 个月后疼痛缓解率分别为 45% 和 51%（$P=0.17$）。然而，95% 可信区间的上限为 13.2，未能达到预先定义的 10 的非劣势区间。相反，意向处理分析确实达到了非劣势的度量标准，有效率差异为 4%，95%CI 上限为 9.2。在摆脱疼痛进展或患者如何评价疼痛干扰他们的生活方面没有区别。20Gy 组第 14 天的毒性明显加重，食欲不振（66% vs. 56%，$P=0.001$）、呕吐（23% vs. 13%，$P=0.001$）、腹泻（31% vs. 23%，$P=0.018$）和皮肤发红（24% vs. 14%，$P=0.002$）。两组间病理性骨折发生率相似，单骨折组和多骨折组的病理性骨折发生率分别为 7% 和 5%（$P=0.15$）。此外，根据对初始放射或初始放射剂量和分割的反应，再次照射时的疼痛反应没有不同。

有关脊柱再治疗的数据主要基于前面提到的研究的子集分析。在 2012 年的 Meta 分析中，36% 的患者患有脊柱疾病；总体缓解率为 58%，没有脊髓疾病的报告 [90]。在 NCIC SC.20 试验中，28% 的单次分割患者和 29% 的多次分割患者患有胸椎或腰骶椎疾病 [91]。值得一提的是，如果患者以前接受过 24Gy/6 次、27Gy/8 次或 30Gy/10 次的放射治疗，则被排除在试验之外。总体应答率也适用于这部分患者。脊髓或马尾受压在单次和多次放疗之间分别为 2% 和<1%，差异无统计学意义（$P=0.094$），且无放射性脊髓病病例。

总体而言，这些数据表明，再次放射治疗疼痛的骨转移瘤是有效和安全的。在这种情况下，常规放射治疗的最佳剂量和分割选择尚不清楚。根据意向性治疗分析，8Gy 不低于 20Gy，分 5 次进行，且毒性较小。然而，结果还不够稳健，不足以显示在每种方案分析（一种更保守的估计）中的非劣性。因此，20Gy 分 5 次可能更适合某些患者，尽管毒性更大。

九、脊髓压迫

脊柱转移和脊髓受压或受损患者的治疗可能很复杂，需要在可能的情况下进行多学科的投入，包括放射肿瘤学、脊柱外科（通常是神经外科或矫形外科）、诊断成像、内科肿瘤学和联合医疗服务。患者对不同治疗方法的评估和选择涉及患者因素，如预后、并发症、表现状态和偏好；肿瘤因素，如全身治疗方案、组织学、转移灶质量和总体疾病负担；以及治疗因素，如既往放射治疗、脊柱不稳定和脊柱水平。因此，有一种共同语言来讨论这类患者是很重要的。

硬膜外脊髓受压量表（图 17-2）也被称为 Bilsky 系统，是描述受压程度的一个有效和可靠的评分工具[92]。6 分量表对受压程度进行了如下分级：0. 疾病局限于骨骼；1a. 硬膜外撞击，但无硬膜囊凹陷；1b. 硬膜囊凹陷，但不接触脊髓；1c. 毗邻脊髓，但无压迫；2. 脊髓受压，但脑脊液可见；3. 脊髓受压，未见脑脊液。

脊柱不稳定肿瘤评分（Spine Instability Neoplastic Score，SINS）是另一个共享语言的元素，对放射肿瘤学家的词汇很重要[93]。这个有效和可靠的评分基于 6 个类别来评估脊柱不稳定：疾病位置（关节性脊柱、活动脊柱、半刚性脊柱或僵硬脊柱）、疼痛（机械性、偶发性和非机械性，无疼痛）、病变类型（溶解性、混合性

或成骨性）、脊柱对齐（半脱位 / 平移、脊柱后凸 / 脊柱侧凸或正常）、疼痛（机械性、偶发性和非机械性）、脊柱排列（半脱位 / 平移、脊柱后凸 / 脊柱侧凸或正常）、程度。包括小关节、椎弓根或肋椎关节（双侧、单侧或无）。总分最低 0 分，最高 18 分，其中稳定性假设为 0～6 分，不稳定假设为 13～18 分，中度不稳定假设为 7～12 分（表 17-3）。

Patchell 等的一项随机试验证明了在常规放射治疗的基础上进行外科减压的价值[94]。大约 100 名经 MRI 证实的脊髓受压患者（允许多个椎体水平），截瘫时间不到 48h，预期寿命超过 3 个月的患者被随机分成两组，分别接受单纯放射治疗（30Gy/10 次）、手术（主要是椎体切除术）和术后放射治疗（30Gy/10 次）。手术组的主要终点步行速度（在没有或没有拐杖 / 助行器的情况下，步行四步的能力）显著提高（84% vs. 57%，P=0.001）。行走停留时间也明显改善（122 天 vs. 13 天，P=0.003）。中位生存期延长（126 天 vs. 100 天，P=0.03）。

Rades 等在没有接受手术的患者中发现，转移性硬膜外脊髓压迫患者的预期寿命较低或中等。进行了一项随机非劣势试验，比较了 5 次 20Gy 和 10 次 30Gy 的标准剂量[95]。大约 200 名患者被随机分为两组。作为主要终点的 1 个月的总体运动反应率在两组间没有统计学差异（87% vs. 90%，P=0.73）。比较 5 次和 10 次两组，1 个月的活动率（72% vs. 74%）、6 个月的局部无进展存活率（75% vs. 82%）和 6 个月的总存活率（42% vs. 38%）之间没有统计学差异。

对预期生存时间较短和转移性硬膜外脊髓压迫的患者进行配对分析，比较单次 8Gy 和 5 次 20Gy 的疗效[96]。76% 的患者功能状态为 3～4，中位总生存期为 3 个月。单组分和五组分的再治疗率在 6 个月时分别为 18% 和 9%，在 12 个月时分别为 30% 和 22%（P=0.11）。两组间的存活率在统计学上没有显著影响。同样，运动功能的改善也不会因治疗而发生实质性变化。这些数据虽然不是随机的，但支持在预期预后在几个月或更短的患者中，对转移性硬膜外脊髓压迫采用 8Gy 的单一剂量。

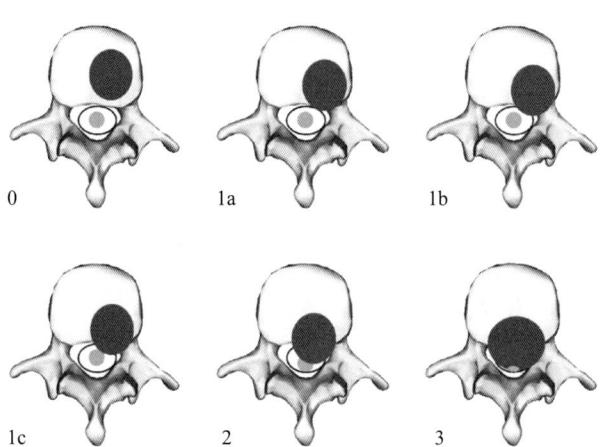

▲ 图 17-2　硬膜外脊髓受压量表

0 级 . 疾病局限于骨；1a. 硬膜外撞击，但无硬膜囊凹陷；1b. 硬膜囊凹陷，但不接触脊髓；1c. 毗邻脊髓，但无压迫；2. 脊髓受压，但脑脊液可见；3. 脊髓受压，未见脑脊液［改编自 Bilsky MH, Laufer I, Fourney DR, et al. Reliability analysis of the epidural spinal cord compression scale. *J Neurosurg Spine*. 2010；13（3）：324-328.］

十、骨转移瘤的立体定向全身放射治疗

SBRT 在骨和脊柱转移瘤中的作用正在迅速演变。影像引导的进步和安全提供消融剂量的能力已使其在许多中心被用于初次治疗、再照射和术后设置（图 17-3）。可获得的数据几乎完全是回顾性或前瞻性的，但不是随机的。本章的范围不允许对现有证据和即将公布的数据进行深入讨论和评估；但是，我们将就这一主题提供重点和要点。

表 17-3 脊柱不稳定肿瘤评分

成　分	分　数
部位	
关节性（枕部至 C_2、$C_7 \sim T_2$、$T_{11} \sim L_1$、$L_5 \sim S_1$）	3
活动性（$C_3 \sim C_6$、$L_2 \sim L_4$）	2
半刚性（$T_3 \sim T_{10}$）	1
僵硬性（$S_2 \sim S_5$）	0
疼痛	
机械性（脊柱负荷增加时疼痛或负荷减少时缓解）	3
偶尔，但不是机械的	1
无疼痛	0
骨转移性质	
溶解性	2
混合性（溶解性和成骨性）	1
成骨性	0
X 线片脊柱对齐	
半脱位 / 平移	4
脊柱后凸 / 脊柱侧凸	2
正常	0
椎体塌陷和受累	
>50% 塌陷	3
<50% 塌陷	2
无塌陷但 >50% 椎体受累	1
以上均无	0
脊柱后外侧受累（小关节、椎弓根或肋骨关节）	
双侧	3
单侧	1
无	0

总分：0~6 分稳定；7~12 分不稳定；13~18 分不稳定 [引自 Fisher CG, DiPaola CP, Ryken TC, et al. A novel classification system for spinal instability in neoplastic disease: an evidence-based approach and expert consensus from the Spine Oncology Study Group. *Spine (Phila Pa 1976)*. 2010; 35(22): E1221–E1229.]

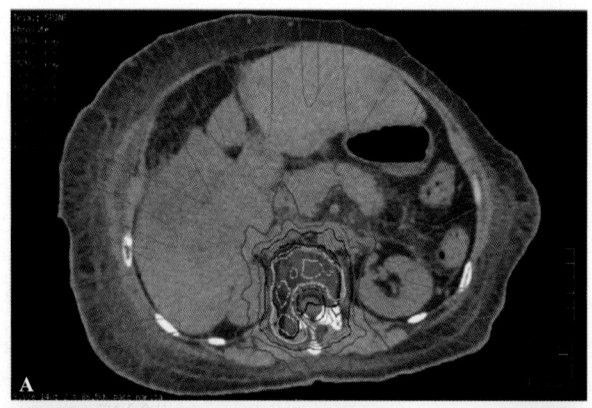
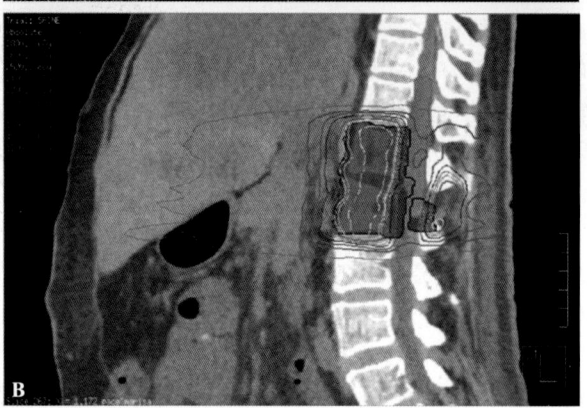

▲ 图 17-3　脊柱转移瘤立体定向全身放射治疗（SBRT）计划的代表性轴位和矢状位图像（此图彩色版本见书末）

A. 代表性轴位图像；B. 矢状位图像。2 个椎体平面共 1 个计划，24Gy，分 2 次治疗。计划目标体积（PTV）用蓝色表示，脊髓规划器官危险体积（PRV）用绿色表示。临床靶区体积（CTV）扩大 2mm 产生 PTV，脊髓扩大 1.5mm 产生脊髓 PRV。在这种情况下，脊髓 PRV 的最大剂量被限制在 17Gy。注意椎体和椎管周围的等剂量线的一致性，具有陡峭的坡度，表示剂量迅速下降，以保护正常组织并满足脊髓约束

救环境，结果很有希望[100-102]。由于报道术后设置中的高失败率（在某些系列中超过 60%），即使使用常规放疗，也使用了 SBRT，报道表明局部控制率超过 80%[103-105]。虽然所有这些数据都是有希望的，但缺乏高质量的随机数据。

最近发表了第一项比较 SBRT 和常规放射治疗未经治疗的疼痛脊椎转移瘤的随机研究[106]。55 名患者随机接受 SBRT（24Gy/1 次）或多次常规放疗（30Gy/10 次）。主要终点是 3 个月时的疼痛反应。作者报告，SBRT 和常规放疗 3 个月后的疼痛反应无统计学差异（P=0.13）。然而，在 6 个月时，SBRT 组报告的疼痛较少（P=0.002）。有趣的是，作者报告，SBRT 手臂的疼痛减轻得更快（P=0.01）。这项试验很重要，因为它在这方面提出了第一个随机证据，将 SBRT 与常规放疗进行了比较；然而，许多不确定性仍然存在。试验规模很小，主要终点为阴性。它确实提供了快速反应的证据，可能在使用 SBRT 时更好，并且在 6 个月时显著改善了疼痛反应。

脊柱 SBRT 治疗新发转移瘤一直是许多回顾性和前瞻性研究的主题，结果令人振奋。1 年的局部控制率在 80%~96%，完全缓解率在 46%~92%，这取决于不同的系列[97-99]。脊柱 SBRT 也被用于再照射和挽

然而，对反应数据的快速性的报道，除了说它在这次试验中是优越的之外，很难量化。如前所述，接受单次8Gy治疗的患者中，多达 40% 的患者在第 10 天可能会经历疼痛反应和生活质量改善。与传统放射治疗相比，使用 SBRT 的疼痛反应更快的临床益处是一个有待进一步研究的领域。

RTOG 0631 是一项随机的 Ⅱ～Ⅲ 期研究，比较了单次 SBRT（16～18Gy）和 8Gy 单次常规放射治疗（以疼痛为主要结果）的疗效[107]。在撰写本文时，累积和数据收集已经完成，期待着发表。关于 SBRT 的剂量与其他方案的比较，以及如果有脊柱旁或硬膜外软组织疾病的患者，在比较组中使用单一的 8Gy 分割是否最合适，这些问题仍然存在。Sahgal 等目前正在接受 SC24 的患者，这是一项随机的 Ⅱ～Ⅲ 期试验，比较了 SBRT（2 次 24Gy）和常规放射治疗（20Gy，5 次），也将疼痛作为主要结果指标[108]。这些数据令人热切期待，因为它们还将提供关键的生活质量数据。

这些随机研究将影响 SBRT 用于缓解疼痛，但无论这些试验的结果如何，SBRT 在脊柱转移瘤的未来可能会发挥重要作用，特别是当预期的治疗结果是局部控制或肿瘤消融时。许多患者，特别是少数转移性疾病的患者，正在接受包括手术在内的局部积极治疗的治疗范例。此方法的数据正在快速发展，但有限，SBRT 将继续是此方法的重要组成部分。时间会告诉我们，这些方法最终是否会对唯一重要的肿瘤治疗结果带来好处："活得更长"或"活得更好"，但早期数据令人鼓舞。

从另一个角度评价 SBRT 对脊柱转移瘤的姑息治疗，Kim 等比较了单一部分脊柱 SBRT 与单一部分常规放疗的成本—效果分析[109]。他们发现，只有当预期中位生存期≥11 个月时，SBRT 才具有成本效益，因为这样的话，每个获得 QALY 的成本≤100000 美元，并以此作为获得的每个 QALY 的支付意愿阈值。如果存活率较低，则增量成本—效果比为每 QALY 获得 124552 美元。这项研究是从第三方付款人的角度进行的，因此省略了生产力损失和差旅成本等机会成本，从社会角度来看，这些成本是相关的。在这一领域需要更多的工作，特别是如果产生了支持其在标准设置中使用的 1 级证据，但表明可能存在脊柱 SBRT 对其具有成本效益的患者群体。

鉴于目前的证据状况，ASTRO 骨转移指南推荐在临床试验或注册中心收集的数据中使用 SBRT，作者同意这一建议[110]。放射肿瘤学领域正在迅速发展，未来的研究将需要评估脊柱 SBRT 的最佳剂量和分次以及患者的选择，同时平衡疗效和毒性，例如脊柱骨折。SBRT 与微创手术技术和"分离手术"的结合是令人兴奋的前景。最后，关于如何将放射治疗与系统治疗（特别是免疫治疗）相结合的严格决定是一个很有前途的研究领域，人们热切期待报告。

十一、寡转移性疾病

"寡转移"一词是由在芝加哥大学工作的两位放射肿瘤学家 Samuel Hellman 和 Ralph Weichselbaum 在 1995 年创造的，用来描述一种转移状态，即来自原发肿瘤的癌细胞在体内传播，并在身体的一个或两个其他区域形成少量转移[111]。Hellman 和 Weichselbaum 正式提出了转移状态中存在光谱的概念。随着立体定向消融手术的出现，临床医生急于将这种新的治疗方法应用于这种新疾病实体。事实上，我们从对 43 个县的 1000 多名放射肿瘤学家的调查中了解到，在使用 SABR 的人中，100% 的同事在一级证据存在之前就已经使用 SABR 治疗寡转移瘤，8% 的从业者在 20 世纪 90 年代中期就已经在应用立体定向原则（即伴随着寡转移这一术语的出现!）[112]。这里将简要介绍三种经验，因为它们是基于前瞻性随机调查。

Gomez 及其同事设计了一项多中心、随机的 Ⅱ 期研究，对象是最多出现 3 个寡转移瘤的非小细胞肺癌患者[113]。所有患者在随机分为局部巩固治疗（使用或不使用维持治疗）或单独维持治疗之前都接受了一线系统治疗。这项研究在收集到 49 名患者后提前终止，当时很明显，在试验组接受治疗的患者中，无进展生存期有可维持、在统计学上显著的好处。虽然这项研究值得注意的是提供了第一批前瞻性随机数据，但由于选择无进展生存作为终点，它受到了批评。接受局部治疗的患者在无进展生存中受益并不令人惊讶，不幸的是，总体存活率和生活质量终点没有被优先考虑。作者报告的更具挑衅性的结果是，在那些接受局部治疗的人中，"新的无病变存活率"是有好处的。通过增加出现新病位的时间，有迹象表明局部治疗可能改变疾病的自然历史（例如，转移扩散）[113, 114]。最后一个重要的警告与干预本身有关，它不一定是立体定向放射治疗，而是"局部"治疗（有时仅限于手术）。

1 年之内，Iyengar 等发表了另一项针对表现为非小细胞肺癌寡转移患者的二期临床试验结果[115]。随机试验在单纯维持化疗和 SABR 后维持化疗之间进行。与以往不同的是，所有患者都是按照统一的放射治疗处方在一个医疗中心接受治疗。在这一点上，PFS 在统计学上也有显著的好处。虽然 Iyengar 等的工作也可能因为选择次优终点而受到批评，考虑到治疗的标准化，数据更加稳健。

最后，Ost 等在前列腺癌寡转移瘤患者中报道的可

比结果 [116]。在他们的 II 期试验中，从未接受过雄激素剥夺治疗的患者被随机分为两组：接受监测的患者和接受"转移导向治疗"的患者（后者包括手术或 SBRT）。SBRT 组 30Gy，分 3 次照射。主要的结果衡量标准是无雄激素剥夺治疗生存期。开始雄激素剥夺治疗的指征是症状进展，进展到 3 个以上转移，或在基线检测到的转移的局部进展。作者招募了 62 名患者参加试验。监测组和转移导向治疗组的中位无雄激素剥夺治疗生存期分别为 13 个月和 21 个月。转移导向治疗组没有患者出现症状进展，而监测组有 3 例患者出现症状进展。两组患者的生活质量终点没有变化。换句话说，雄激素剥夺治疗可以推迟，因为局部治疗（主要是 SBRT）可以安全地提供。

十二、未来方向

现代医学词汇对范式转变的概念赞不绝口。事实上，放射肿瘤学领域对各种新方法（例如，低分割、立体定向、影像引导等）的好奇心已经表现出了面对和融合不断变化的范式的意愿。姑息治疗（特别是早期姑息治疗）与临床实践的结合已经被改变范式的研究所预示，这些研究为证明和追求姑息治疗的原则提供了证据基础。

2014 年，SPRO 成立，作为一种机制，旨在就教育提出问题并产生数据驱动的对话（例如，将有意义的教学模块纳入住院医师计划），开展研究（临床和基础调查），并倡导姑息医学的当代问题。SPRO 来自多个组织，包括 ASTRO、CARO 和 ESTRO。大约在同一时间，ASTRO、ASCO、美国临终关怀与姑息医学学会（American Academy of Hospice and Palliative Medicine，AAHPM）和多国癌症支持治疗协会（Multinational Associationof Supportive Care in Cancer，MASCC）发起了一次专门的研讨会，每年召开一次会议，就迅速发展的姑息医学学科交流意见。通过这些论坛，姑息放射治疗将系统地融入更广泛的姑息医学领域。

与此同时，已经制订了专门的姑息治疗计划和在临终关怀环境中提供姑息治疗的专科计划 [1, 2, 52, 53, 55, 67]。这种创新的计划一度被认为是姑息治疗方面的矛盾，但时代的活力要求放射肿瘤学社区进行适应。

我们有幸在激动人心的时刻行医。今天，毫无疑问，姑息性放射治疗可以改善肿瘤学中遇到的一些最虚弱和最脆弱的患者的整体治疗水平。

第18章　放疗后的晚期反应
Late Effects After Radiation

Michael T. Milano　Lawrence B. Marks　Louis S. Constine　**著**

蒋力扬　**译**

一、概述和一般注意事项

（一）问题陈述

放射治疗期间不可避免地会偶然照射正常组织。损伤的主要决定因素是放射剂量（总剂量和单次剂量）和被照射的正常组织的体积。影响风险的其他治疗因素包括剂量率、总体治疗时间、治疗能量、同步化疗、放射防护剂或其他生物调节剂的使用，以及接受二次放疗的患者放射疗程之间的间隔。宿主相关因素包括并发症（例如糖尿病和胶原血管疾病）、固有放疗敏感性（例如基础遗传学）和患者年龄。与器官相关的变量包括放疗前器官损害或丧失、严重急性毒性的发展（导致随后的后期影响）、器官内放射敏感性的区域变化以及器官的层次结构（即器官的一部分损伤是否影响仅此部分或具有更广泛的影响）。此外，器官可能具有不止一种或多种不具有不同耐受剂量的晚期毒性。肿瘤可在就诊时或治疗后（即局部衰竭）渗入正常组织，损害器官功能并导致晚期后遗症。

（二）放射相关的正常组织损伤的靶细胞 / 组织是什么？

对于放射相关损伤的发展，不同的器官具有不同的剂量 / 体积阈值。该观察结果引起的关键问题如下：导致晚期毒性的正常组织中的剂量敏感性靶标是什么？牵连到器官的功能性（实质）或基质细胞或细小血管系统的损害。因此，不同器官的放疗敏感性差异可能是由于这些功能性细胞的敏感性不同，基质或微环境导致的小血管敏感性差异，新血管形成能力的不同和（或）血管冗余度的差异所致。血流（即那些依赖较少血管的组织可能更容易受到放射损伤）或功能储备。

（三）剂量直方图的实用性和局限性

本章的重点将放在将放射剂量 / 体积参数与正常组织损伤风险相关联的可靠数据的回顾上。三维计划已成为标准做法，允许放射肿瘤学家对感兴趣区域中正常组织的剂量进行量化。由于分布是二维的，因此三维剂量 / 体积数据可能使临床医生难以理解。可视化等剂量分布具有挑战性，比较竞争性分布在很大程度上是主观的。因此，DVH（本质上是三维数据的二维表示）已被接受为总结剂量分布的快速方法。通过计算传递到组织的每个（或代表性的）体素的剂量并将该信息表示为剂量（x 轴）和体积（y 轴）的累积直方图，可以生成 DVH。直方图上的每个点代表接受大于或等于该剂量的器官的体积（例如，V_{20} 是接受至少 20Gy 的器官的体积）。DVH 可以很容易地可视化，并提供了一种快速简便的方法来描述三维剂量分布的剂量 / 体积特征。但是，DVH 通过丢弃所有空间信息来实现这一点，并且 DVH 无法解决分数大小的变化。因此，DVH 中未考虑功能和结构的复杂性以及功能 / 灵敏度的空间变化。该构造也未考虑器官之间可能的相互作用。

除了从 3D 计划到 DVH 的显著数据减少之外，由于先前提到的与功能异质性有关的问题以及对组织放射敏感性的不完全了解，DVH 对于临床医生来说仍然难以考虑和比较。因此，进一步减少数据并从 DVH 中提取"有价值的数据"变得更有吸引力。在这章节中将考虑的关键指标是 DVH 的平均器官剂量和离散点。其中包括（图 18-1）以下内容。

(1) V_x 反映接受 $\geqslant x$ Gy 照射的组织体积（通常是一个百分比）。对于肺和肾等并联器官，这可能是最常用的度量标准，但对于心脏等其他器官，这也可能是最常用的度量标准。如前所述，这些器官暴露在"局部损伤"放射剂量下的部分将会变得功能失调。因此，器官暴露在该剂量下的百分比是一个有用的参数。

(2) D_x 反映 x%（通常占总体积的百分比）组织的最小剂量。该参数在临床上应用不广泛。它可能对并联器官最有用，在这种器官中，器官功能可能丧失的百分比是已知的（例如，30%）。然后，如果 D_{30} 小于局部损伤剂量，整体器官功能应该保持不变。类似地，如果存

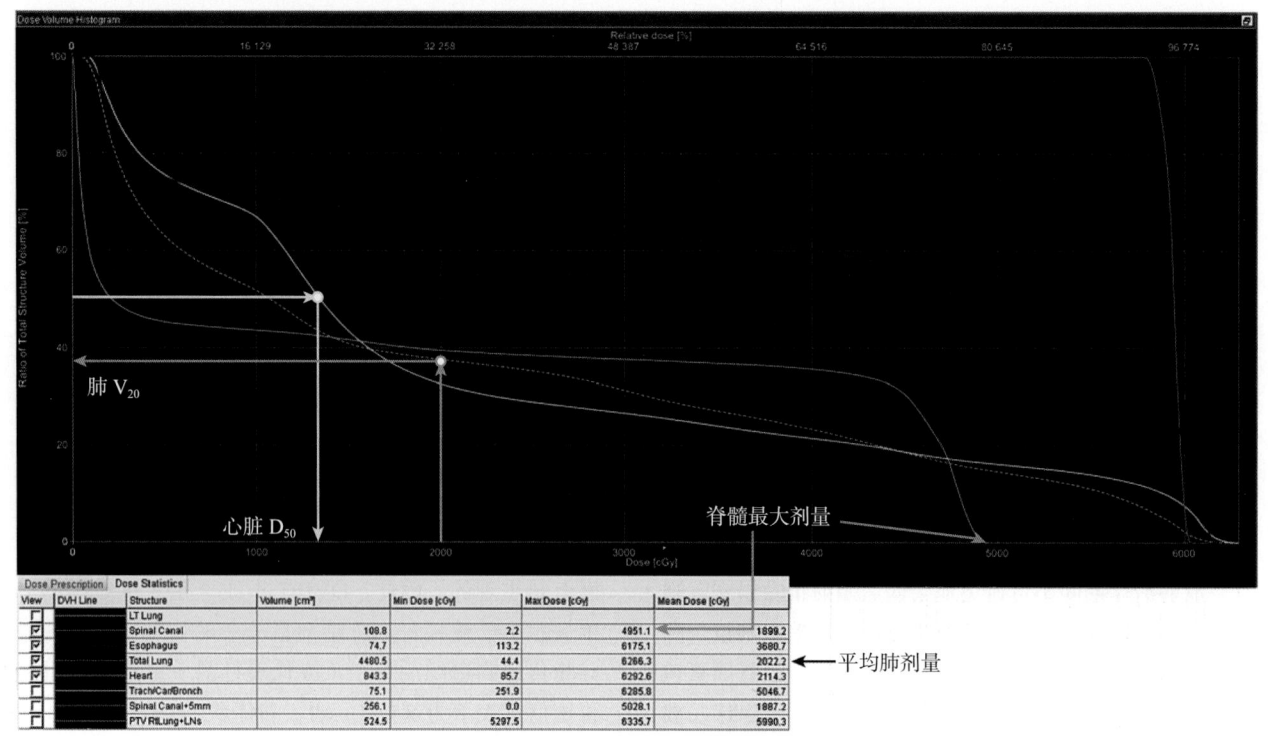

▲ 图 18-1　V_x、D_x 和 D_{max} 的图示

平均器官剂量是通过平均组织的每个体素的剂量来计算的，并且通常由治疗计划软件来计算。肺接受体积 > 20Gy（V_{20}）、平均肺剂量分别为 37% 和 20.2Gy。图示心脏 50% 的剂量（D_{50}）（13.3Gy），这不是常用的剂量 - 体积度量，仅用于说明目的。同时也描述了脊髓内的最大剂量（49.5Gy）

在特定大小的热点，那么对于可能在临床上表现出损伤的器官，D_x（其中 x 等于该临界大小）可能是预测结果的有用参数。

（3）D_{max} 是器官接受的最大剂量，对于串联器官最有用。D_{max} 与 D_x 类似，因为体积 x 朝 0 减小。

（4）平均剂量是一个器官所受剂量的简单算术平均值。对于放射诱导的局部损伤具有渐进性剂量 - 反应函数的平行器官，平均剂量可能合理地与结果相关。

更复杂的建模也被广泛用于提取更好地反映整个 DVH 而不是单个点的因子（例如，D_{max}、D_x、V_x）。这些模型将"总结"与 DVH 的每个组成部分相关的风险，并根据器官的类型（或架构 / 结构）应用不同的求和方法。例如，对于串联结构的器官，DVH 的高剂量区域在"总和"中的权重可能最大，而在并联结构的器官中，这一点就不那么强烈了。这一领域的早期工作导致了 Lyman Kutcher Burman（LKB）模型和最近的等效均匀剂量（equivalent uniform dose，EUD）模型，这两个模型都将 DVH 降低到单个 NTCP。这些模型及其关系在其他地方进行了总结[1]。

（四）现代放疗技术的机遇与挑战

更多适形放射计划和交付工具（如 IMRT、IGRT、SBRT 和带电粒子照射），使医生在确定如何交付所需

的目标剂量时具有更大的灵活性，同时最大限度地减少和（或）重新分配对正常组织的剂量暴露。这些新技术的临床应用要求医生和剂量师 / 物理学家对关键正常组织的剂量 / 体积 / 结果关系有深入的了解。然而，这些新技术改变了目标剂量和周围正常组织剂量之间的关系，这可能会影响历史数据在我们现代的适用性。用传统的光束（通常是相对的光束对顺序治疗），正常组织暴露于与肿瘤相似的部分大小。使用这些较新的方法，发射到目标附近正常组织的部分放射剂量通常低于目标接收的放射剂量。此外，有一种倾向于使用较短的低分割方案。具有讽刺意味的是，随着射束数量的增加，增加分割大小的使用使得周围的正常组织（至少部分）每天接收的分割大小接近于常规分割。然而，随着现代技术的发展，正常组织内剂量的不均匀性增加。尽管有这些警告，许多已发表的关于放射相关的正常组织损伤的数据在现代仍然适用。显然需要继续研究这一重要课题。

（五）定义器官结构

正常组织在功能上可以定义为"串联""并联"或两者的组合，类似于电路中使用的术语（图 18-2）。在并联功能器官中，功能亚基独立发挥作用（即存在功能冗余）。因此，当并联器官的某些功能亚基受损时，周

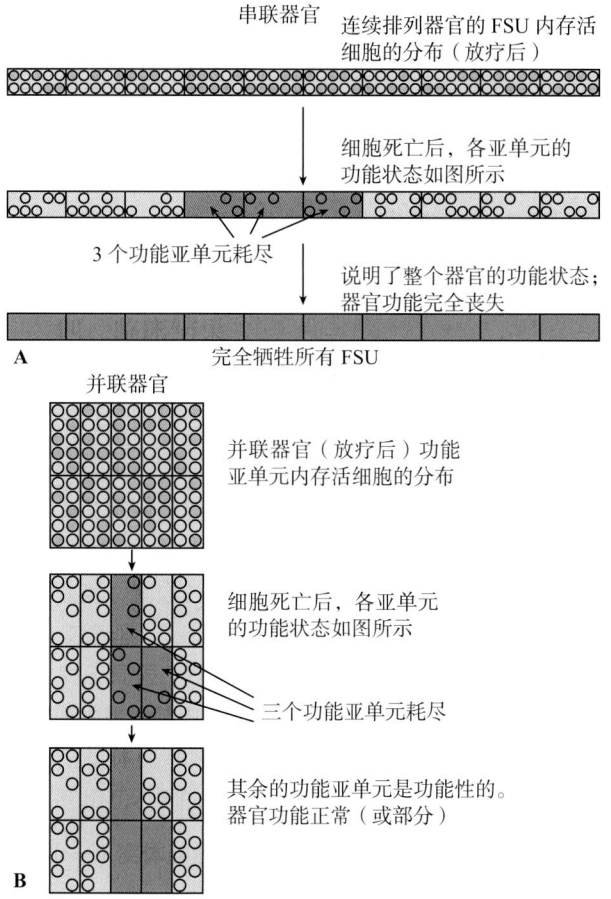

串联器官　连续排列器官的 FSU 内存活
　　　　　细胞的分布（放疗后）

↓ 细胞死亡后，各亚单元的
　功能状态如图所示

3 个功能亚单元耗尽

说明了整个器官的功能状态；
器官功能完全丧失

A　完全牺牲所有 FSU

并联器官

并联器官（放疗后）功能
亚单元内存活细胞的分布

↓ 细胞死亡后，各亚单元
　的功能状态如图所示

三个功能亚单元耗尽

其余的功能亚单元是功能性的。
器官功能正常（或部分）

B

▲ 图 18-2　串联和并联器官的图解比较

在该图中，显示了放疗后每个功能单元（正方形）10 个细胞（圆圈）的假设示例，其中 50% 的细胞被杀死（黑圆圈），并且具有 5 个或更多个细胞的功能亚单元（FSU）在放疗后保持功能。A 显示 FSU 在其中串联排列的器官；该器官的功能取决于与其相邻 FSU 的连通性。对于 FSU 串联排列的器官（A），一个或多个 FSU 受损（图中有 3 个受损）会导致该部件（即肠环或脊髓区域）完全受损。对于 FSU 并联排列的器官（B），部分 FSU（图中所示的 3 个）受损会导致部分器官损害或没有明显的器官损害。未显示 FSU 内的重新填充

围的功能亚基继续发挥作用。并联功能器官的例子包括肺、肝和肾。由于器官未受损部分有足够的储备和（或）有再生能力（例如肝脏），小体积到中体积、甚至是大体积的并联器官可以在不引起整体功能障碍的情况下受损。在"串联"器官中，功能亚单位以线性或分支的方式排列；因此，存在相互依赖关系。一系列器官的亚单位受损可能导致整个器官受损或丧失功能。系列器官的例子包括脊髓、部分中枢神经系统、周围神经和脑神经、胃肠道和气管—支气管树。虽然串联和并联功能器官的概念在评估组织风险方面是有用的，但应该认识到，这只是一个模型。许多器官的功能都需要串联和并联组件的完整性（例如，肺需要"并联"的肺泡和"串联"的传导气道）。

使这一问题进一步复杂化的事实是，在串联和并联的器官中，经常存在功能上的区域性异质性（例如，"并

联"脊髓的灰质和白质束）。这些解剖亚区可能具有不同的功能，对治疗相关损伤的易感性也不同。

（六）临床正常组织效应定量分析

本章将对发表在《国际放射肿瘤学生物学物理学杂志》（第 76 卷，第 3 期，增刊）上作为特刊发表的几篇综述进行总结和扩展，所有这些综述都是作为临床正常组织效应定量分析（Quantitative Analysis of Normal Tissue Effects in the Clinic，QUANTEC）计划的一部分撰写的。由于 QUANTEC 文章发表于 2010 年，本章还总结了 QUANTEC 之后发表的相关研究。

QUANTEC 源于美国医学物理学家协会科学理事会（AAPM）的一项提案，该提案旨在修订和更新 Emani 在 1991 年发表的指南[2]。QUANTEC 的目标是：①对目前有关临床相关正常组织终点的定量剂量 - 反应和剂量 - 体积关系的文献进行批判性回顾；②制订实用指南，以允许基于剂量 - 体积参数的合理毒性风险；③确定未来的研究计划。本章将以 QUANTEC 综述为基础，重点介绍最近发表的与放疗晚期毒性相关的数据，重点是相关的剂量 - 体积度量。QUANTEC 评审的关键摘要在每一节的末尾进行了简要总结，并在每个副标题之后引用了 QUANTEC 评审。表 18-1 总结了文献支持的剂量 - 体积度量；此表在 QUANTEC 期刊上发表的基础上进行了修改[1]。

虽然 QUANTEC 倡议和相关综述涉及与正常组织损伤相关的广泛问题，但本章将重点讨论常规分割（即不包括低分割方案）首次放疗（即不包括再照射）后的晚期毒性。许多 QUANTEC 的个别综述讨论了近距离治疗、再照射和（或）低分割放射治疗，特别是在低分割立体定向身体放射和立体定向放射外科的背景下。AAPM 临床低分割肿瘤和组织效应倡议（hypofractionated tumor and tissue effects in the clinic，HYTEC）将集中于低分割立体定向放射，这一主题也在其他地方进行综述[3,4]。另一项单独的倡议正在进行中，旨在解决儿童癌症幸存者的剂量 - 体积定量关系（PENTEC）。本章将主要集中于将三维剂量 - 体积度量与接受常规分割放射治疗的成人的临床结果相关联的研究。

二、神经系统：大脑

（一）器官功能及其临床意义

大脑的结构和功能的复杂性使这个器官面临与放射相关的一系列毒性的风险。大脑的一些特定功能可以与大脑中的离散位置相关，而另一些功能则分布在整个大脑中。主要毒性终点包括明显的脑坏死及相关症状或体征和神经认知功能下降。

表 18-1　已公布数据支持的剂量 – 体积度量

组　织	体积分段：照射方式	终　点	剂量体积参数	率	评　论
脑	整个器官：3DRT	症状性坏死	$D_{max}<60Gy$	<3%	72Gy 和 90Gy 的 数 据，从 BED 模型推断
	整个器官：3DRT	症状性坏死	$D_{max}<72Gy$	5%	
	整个器官：3DRT	症状性坏死	$D_{max}<90Gy$	10%	
脑干	整个器官：整个脑干	永久性脑神经病变或坏死	$D_{max}<54Gy$	<5%	点剂量<1ml
	整个器官：3DRT	永久性脑神经病变或坏死	$D_{1\sim10ml}\leqslant59$ Gy	<5%	
	整个器官：3DRT	永久性脑神经病变或坏死	$D_{max}<64Gy$	<5%	
视 神 经 / 视交叉	整个器官：3DRT	视神经病变	$D_{max}<55Gy$	<3%	由于体积较小，3DCRT 通常是整个器官
	整个器官：3DRT	视神经病变	D_{max} 55~60Gy	3%~7%	
	整个器官：3DRT	视神经病变	D_{max} 60Gy	7%~20%	
脊髓	部分器官：3DRT	脊髓病变	D_{max} 50Gy	0.2%	包括全脊髓横截面
	部分器官：3DRT	脊髓病变	D_{max} 60Gy	6%	
	部分器官：3DRT	脊髓病变	D_{max} 69Gy	50%	
耳蜗	整个器官：3DRT	感觉神经性听力损失	平均剂量≤45Gy	<30%	耳蜗平均剂量，听力为 4kHz
腮腺	双侧腮腺：3DRT	长期腮腺唾液功能降至放疗前水平的 25% 以下	平均剂量<25Gy	<20%	双侧腮腺
	单侧腮腺：3DRT	长期腮腺唾液功能降至放疗前水平的 25% 以下	平均剂量<20Gy	<20%	至少有一侧腮腺保护<20Gy
	双侧腮腺：3DRT	长期腮腺唾液功能降至放疗前水平的 25% 以下	平均剂量<39Gy	<50%	双侧腮腺
咽	咽缩肌：3DRT	症状性吞咽困难和误吸	平均剂量<50Gy	<20%	
喉	整个器官：3DRT	发声功能障碍	$D_{max}<66Gy$	<20%	联合化疗
	整个器官：3DRT	吸气	平均剂量<50 Gy	<30%	
	整个器官：3DRT	水肿	平均剂量<44Gy $V_{50}<27\%$	<20%	不联合化疗
肺	整个器官：3DRT	症状性肺炎	平均剂量 7Gy	5%	不包括有目的的整肺照射
	整个器官：3DRT	症状性肺炎	平均剂量 13Gy	10%	
	整个器官：3DRT	症状性肺炎	平均剂量 20Gy	20%	
	整个器官：3DRT	症状性肺炎	平均剂量 24Gy	30%	
	整个器官：3DRT	症状性肺炎	平均剂量 27Gy	40%	
食管	整个器官：3DRT	≥3 级急性食管炎	平均剂量<34Gy		涉及各种交替的阈值剂量
	整个器官：3DRT	≥2 级急性食管炎	$V_{35}<50\%$		
	整个器官：3DRT	≥2 级急性食管炎	$V_{50}<40\%$		似乎是剂量 / 体积反映
	整个器官：3DRT	≥2 级急性食管炎	$V_{70}<20\%$		类似的限制适用于晚期毒性
心脏	心包：3DRT	心包炎	平均剂量<26Gy		基于模型预测的过安全风险估计
	心包：3DRT	心包炎	$V_{30}<46\%$		
	整个器官：3DRT	长期心脏死亡率	$V_{35}<10\%$		

（续表）

组 织	体积分段：照射方式	终 点	剂量体积参数	率	评 论
肝脏	全肝 –GTV： 全肝或 3DRT	经典的 RILD	平均剂量<30～32Gy	<5%	排除原有肝病或肝细胞癌患者
	全肝 –GTV：3DRT	经典的 RILD	平均剂量<42Gy	<50%	
	全肝 –GTV： 全肝或 3DRT	经典的 RILD	平均剂量<28Gy	<5%	Child-Pugh A 级既往肝病或肝细胞癌患者，不包括乙肝病毒再激活
	全肝 –GTV：3DRT	经典的 RILD	平均剂量<36 Gy	<50%	
肾	双侧肾（不是 TBI）：双侧肾或 3DRT	临床相关肾功能不全	平均剂量<15～18Gy	<5%	
	双侧肾（不是 TBI）：双侧肾	临床相关肾功能不全	平均剂量<15～18Gy	<50%	
	双侧肾（不是 TBI）：3DRT（联合肾）	临床相关肾功能不全	V_{12}<55% V_{20}<32% V_{23}<30% V_{28}<20%	<5%	
胃	整个器官：全胃	溃疡	D_{100}<45Gy	<7%	
小肠	单个小肠环：3DRT	≥3 级毒性（急性）	V_{15}<120ml	<10%	缺乏晚期毒性的剂量 – 体积数据；急性毒性的数据可能是一个相当好的替代物
	腹腔：3DRT	≥3 级毒性（急性）	V_{45}<195ml	<10%	
直肠	整个器官：3DRT	≥2 级毒性	V_{50}<50%	<15%	数据主要来自前列腺癌的治疗
		≥3 级毒性		<10%	
	整个器官：3DRT	≥2 级毒性	V_{60}<35%	<15%	
		≥3 级毒性		<10%	
	整个器官：3DRT	≥2 级毒性	V_{65}<25%	<15%	
		≥3 级毒性		<10%	
	整个器官：3DRT	≥2 级毒性	V_{70}<20%	<15%	
		≥3 级毒性		<10%	
	整个器官：3DRT	≥2 级毒性	V_{75}<15%	<15%	
		≥3 级毒性		<10%	
膀胱	整个器官：3DRT	RTOG≥3 级晚期毒性	D_{max}<65Gy	<6%	基于膀胱癌治疗
	整个器官：3DRT	RTOG ≥3 级晚期毒性	V_{65}<50% V_{70}<35% V_{75}<25% V_{80}<15%	<6%	RT 过程中膀胱大小 / 形状 / 位置的变化阻碍了生成准确数据的能力
阴茎球	整个器官：3DRT	严重勃起功能障碍	95% 的腺体平均剂量<50Gy	<35%	
	整个器官：3DRT	严重勃起功能障碍	D_{90}<50Gy	<35%	
	整个器官：3DRT	严重勃起功能障碍	$D_{60\sim70}$<70Gy	<35%	

全部为标准分割［每次 1.8～2.0Gy/d］。所有数据均根据在 QUANTEC 综述和本章中汇总的文献中。临床上，这些数据应谨慎应用。强烈建议临床医生使用各个 QUANTEC 综述来检查这些限制对临床情况的适用性。他们在很大程度上不反映现代的 IMRT

3DCRT. 三维适形放射治疗；3DRT. 三维适形放射治疗；BED. 生物学有效剂量；Dmax. 最大放射剂量；Dx. 由器官的"最热" x% 接收的最小剂量；IMRT. 调强放射治疗；RILD. 放疗诱导的肝病；RT. 放疗；TBI. 全体放疗；Vx. 接收≥X Gy 的器官体积

（二）剂量 – 体积数据

对成年人的前瞻性研究表明，在 50～60Gy 的剂量范围内进行部分（和有限的）脑照射对记忆和认知的影响很小，甚至没有明显的影响[5-10]。然而，另一项研究表明，接受局部脑照射的低级别胶质瘤患者比没有接受放射的患者，更容易出现神经认知缺陷，特别是注意力、执行功能和信息处理方面的缺陷[11]。还需要更详细的研究，将神经认知与大脑内的敏感区域联系起来。受照射的大脑体积似乎影响与放射相关神经认知功能下降的程度（全脑放疗情况更差）[12]。脑放疗（相对于其他因素，如手术、脑积水、其他慢性病和并发症、化疗暴露和肿瘤进展）对神经认知功能的影响程度尚不清楚[10, 13, 14]。化疗引起的认知障碍（俗称"化疗脑"）的特征正在好转[15, 16]。

人们越来越感兴趣的假设是，最大限度地减少对参与神经发生的海马和（或）脑室下区干细胞区的照射剂量，可以降低神经认知缺陷的风险[17]。然而，目前尚不清楚是否存在特别关键的需要避开的结构（或区域）或避开一些结构组合，也不知道是否存在明确的剂量 – 体积阈值，以及这些剂量 – 体积限制可能是什么[18]。在 RTOG 0933 第二阶段海马保护研究（100% 剂量和最大剂量分别不超过 10Gy 和 17Gy）中，113 名脑转移患者在 4 个月和 6 个月时的记忆保护（由霍普金斯语言学习测验延迟回忆测量）明显好于历史对照组[19]。在一项对 75 名垂体腺瘤患者的研究中，4 个月和 6 个月的记忆保护（由霍普金斯语言学习测验延迟回忆测量）明显好于历史对照组[19]。海马区剂量和前额叶皮质剂量与认知结果均无相关性[20]。NRG 研究随机将接受海马保护或标准脑放疗的患者分为两组，分别为接受预防性脑照射的小细胞肺癌患者（NCT02635009）和接受脑转移瘤的全脑放射治疗的患者（NCT02360215）。

放射性坏死可能发生在大脑的任何部位。虽然大脑内易感性的区域差异可能与血管、胶质细胞数量等的差异有关，但这些数据是稀少的。因此，人们普遍认为，位置通常不会影响坏死的易感性。然而，某些区域，如脑干，更有可能引起症状。与常规分割相比，剂量 – 体积参数与放疗坏死风险相关的数据很少，尽管许多研究已经记录了分割大小与坏死风险之间的关联。

在中国伊丽莎白女王医院的一项研究中，1008 例 1985 年以前治疗的鼻咽癌患者接受了 45.6～53.2Gy，3.8Gy/ 次；50.4Gy，4.2Gy/ 次；或 60Gy，2.5Gy/ 次的治疗[21]。接受 4.2Gy 治疗的患者 10 年内颞叶坏死的风险为 18.6%，而其他剂量方案的 10 年风险小于 5%（P＜0.001）。一项多机构的中国研究检查了 1032 例

1990 年后用几种分割方案之一治疗的鼻咽癌患者（大部分是 2.0～3.5Gy 的分割，但有一个方案使用了 1.6Gy 的分割，每天 2 次）[22]。5 年的精算坏死率从 0（66Gy，2Gy/ 次）到 14%（2.5Gy×8，然后是 1.6Gy，每天 2 次，总量到 71.2Gy）。在前面提到的两项研究中，总剂量和每部分剂量的乘积显著影响风险；较短的总体治疗时间和每天两次的模式也增加了风险。中国的一项研究比较了 71.2Gy，1.6Gy/ 次，每天 2 次，以及 60Gy，2.5Gy/ 次，由于两组的过度神经毒性（包括颞叶毒性）而提前终止[23]。在另一项中国研究中，27% 的患者接受加速超分割治疗（64Gy，1.6Gy/ 次，每天 2 次），而接受超分割放射治疗（70.8Gy，1.2Gy/ 次，每天 2 次）的患者中，有 27% 出现症状性放射坏死[24]。

放射性坏死在原发性脑肿瘤患者中也有研究。这种风险是剂量依赖性的，低于 50Gy 的剂量很少会导致坏死[25-27]。接受脑转移治疗的患者中，全脑每天 2 次 1.6Gy（32Gy）然后加量到 54.4～74.4Gy 发生坏死的风险很低（＜2%），加量到 48Gy 后没有发现坏死[28, 29]。

（三）临床正常组织效应定量分析综述的总结和其他要点[30]

缺乏高水平的证据来量化放射引起的脑损伤的风险。对于脑坏死，大脑似乎对超过 2Gy 的分割和每天两次的分割治疗特别敏感。常规分割（1.8～2Gy）剂量低于 60Gy 的症状性坏死并不常见，但风险随着剂量的增加而增加（表 18-1）。还需要更详细的研究，将神经认知与大脑中的敏感区域联系起来。长期（＞5 年）随访对于最佳评估神经 / 认知功能衰退是必要的。对于儿童来说，较小的年龄和较高的全脑剂量与认知能力下降密切相关。未来的研究应该提供一个明确的毒性定义，并报告可以与详细的正常脑剂量 – 体积指标相关的精算（而不是粗略的）比率。

三、神经系统：脑干

（一）器官功能及其临床意义

脑干起着从大脑到脑神经和脊髓的管道作用。因此，脑干涉及运动、感觉和特殊的感觉功能，以及对温度、心脏功能、呼吸功能和意识的调节。人们普遍认为，整个脑干可以接受 54Gy 的常规分割治疗，晚期脑干中毒的风险最小。少量的脑干可能会耐受较高的剂量。与大脑相似，脑干是一个非常不同的器官，目前还不清楚哪些区域最容易受到放射损伤。使问题复杂化的是关于光子和质子之间的放射生物学差异（相对生物有效性）的不确定性，其中 LET 在展宽布拉格峰的远端段内不同。

（二）剂量－体积数据

几个机构已经公布了他们对脑干的剂量－体积限制，其中大多数还没有报告任何脑干毒性。对于接受头颈部肿瘤外照射治疗的患者，这些限制条件包括：$V_{60}<5ml$，$V_{65}<3ml$ [33]，$V_{55}<0.1ml$ [34]，$D_1<54Gy$[35] 和最大值 $<50Gy$ [36]；对于接受质子或质子／光子联合治疗颅底病变的患者，限制条件包括脑干表面 $<63\sim64Gy$ CGE 和脑干中心 $<53\sim54Gy$ CGE [37-40]。

这些研究中的一些患者接受了 $66\sim68$ CGE 的最大脑干剂量（大于推荐的限制），以便充分治疗肿瘤 [37, 39, 40]。在一项研究中，分别有 38% 和 17% 的患者"放宽"至脑干表面 63CGE 和脑干中心 54CGE 的剂量限制，没有神经毒性的报道。在这些患者中，脑干表面和中心接受超过阈值剂量的体积分别为 0.2ml 和 1.2ml [39]。在另一项研究中，4 名出现神经毒性的患者中有 2 名接受了超过 64Gy CGE 的脑干表面剂量和 53Gy CGE 到中心的最大剂量 [40]。

在对麻省总医院 367 名患者的分析中，单因素分析显示，最大剂量（>64CGE）、V_{50}（>5.9ml）、V_{55}（>2.7ml）、V_{60}（>0.9ml）、糖尿病、高血压病史和颅底 ≥2 级手术方式与晚期毒性增加有关 [41, 42]。在多变量分析中，只有 V_{60}、糖尿病病史和 ≥2 级手术方式仍然显著。$V_{60}<0.9ml$ 与 $>0.9ml$ 的患者无毒性生存率分别为 96% 和 79%（$P=0.0001$），多因素分析结果为 HR 11.4（$P=0.001$）。在最近对 216 例接受质子治疗的儿童后颅窝肿瘤患者的研究中，有 5 例发生脑干损伤，作者预测 Dmax $<55.8Gy$ RBE 和 $V_{55}<6.0\%$ 将导致 <2% 的风险 [31]。

在一项对 40 名接受 IMRT 治疗脑膜瘤的患者的研究中，一名患者在接受 55.6Gy 的脑干最大剂量（4.74ml 超过 54Gy）后出现致命性脑干坏死 [43]。这表明其他鲜为人知的因素可能会增加脑干毒性的风险，因为这个剂量限制在前面提到的大多数研究中都被认为是可以接受的。

（三）临床正常组织效应定量分析综述的总结和其他要点 [44]

由于常规剂量的毒性发生率低，患者生存期短，以及区分肿瘤进展和毒性的挑战，研究放疗诱发的脑干损伤是具有挑战性的。全脑干剂量 $<54Gy$ 似乎是安全的。小体积的脑干似乎能耐受超过 $55\sim60Gy$ 的剂量。如果接受 $>60Gy$ 的体积 $<0.9ml$，发生脑干坏死的风险较低。一项质子治疗研究预测，5 年内放射性脑干损伤的发生率 $<2\%$，D_{max} 和 V_{55} 分别 $<55.8Gy$ RBE 和 $\leq6.0\%$。

四、神经系统：脊髓

（一）器官功能及其临床意义

脊髓由运动束和感觉束组成，负责外周神经和大脑之间的信息交流。放射性脊髓损伤可导致疼痛、感觉异常、感觉障碍、瘫痪、Brown-Séquard 综合征和大便／膀胱失禁。

（二）剂量－体积数据

虽然 TD_5 很可能要高得多，但人们普遍认为，脊髓可以很好地耐受 $45\sim50Gy$ 的常规分割。脊髓一般被限制在 $45\sim50Gy$，因为脊髓损伤的预期风险必须非常低才能在临床上被接受。在对几项研究的分析中，Schultheiss 计算出在 45Gy、50Gy 和 59.3Gy 后，全横切照射后发生颈髓脊髓病的概率分别为 0.03%、0.2% 和 5% [45]。胸髓的敏感度低于颈髓（尽管由于数据分散，无法获得良好的拟合）。该模型不包含脊髓体积，考虑到脊髓的"联系性"，这可能是可以接受的。然而，Schultheiss 警告，较长的脊髓受照区域、同步化疗和其他因素可能会增加风险 [45]。

很少有数据探讨脊髓的剂量－体积耐受性。$V_{50}<0.1ml$[34] 的研究和 $D_1<45Gy$[35] 的研究均未见脊髓毒性的报道。麻省总医院对 85 例接受颈髓治疗的患者进行研究，治疗范围为 $45\sim59.4Gy$（1.5Gy 当量分割）EUD，脊髓中心最大剂量 $42\sim57.5Gy$，脊髓表面最大剂量 $57\sim74Gy$ [46]。在这些患者中，15% 经历了 Lhermitte 综合征（电击样感觉的自限性症状，最显著的是颈部屈曲，归因于局灶性脱髓鞘），5% 的患者在治疗的脊髓水平或以下出现了客观的神经学发现。毒性与脊髓长度、脊髓体积、脊髓中心最大剂量、脊髓表面最大剂量和有效均匀剂量均无显著相关性。作者得出结论，对颈髓进行 60Gy，1.5Gy 分割，或 52.5Gy，2Gy/次的 EUD 是安全的。在对 437 名喉癌或口咽癌患者（最大脊髓剂量为 $22\sim69Gy$）的研究中，无一例出现脊髓病变（平均随访 27 个月），17 例出现了 Lhermitte 征；这 17 例患者的平均脊髓 V_{45} 为 14ml，而没有 Lhermitte 征的患者为 8ml [47]。据推测，脊髓丘脑束的剂量对 Lhermitte 征的发生最有临床意义 [48]。

（三）临床正常组织效应定量分析综述的总结和其他要点 [49]

目前还没有达成共识的最佳方法来勾画脊髓，选项包括描绘整个鞘囊、椎管、脊髓（如 MRI 所见），或者脊髓加上几毫米的外扩。虽然罕见，但放疗引起的脊髓损伤在临床上可能是毁灭性的。常规分割 $1.8\sim2.0Gy$ 时，54Gy、61Gy 和 69Gy 时脊髓病变的危险度分别小于 1%、<10% 和 50%。虽然使用常规放射技术的单次高剂量分割的数据有限，但估计的 α/β 比值为 0.87 表明脊髓毒性与剂量 / 部分有很强的相关性。小体积的脊髓可能接受超过 55～60Gy 的剂量（高剂量仅限于表面），毒性风险较低，尽管缺乏长期数据来得出脊髓病风险的剂量 – 体积关系。因此，缺乏 55～60Gy 以上的安全剂量 – 体积度量的建议。

五、神经系统：视神经和交叉

（一）器官功能及其临床意义

视神经和交叉是连接视网膜纤维和视束的神经管道，视束通过外侧膝状体终止于视皮层。人们普遍认为，使用常规分割治疗整个视神经和视交叉，晚期视觉毒性的风险最小，但较低的剂量可能导致其他眼科毒性 [50]。一项经典研究表明，在接受相同剂量治疗的垂体腺瘤或颅咽管瘤患者中，那些发展为视神经病变的患者（放疗后 5～34 个月）每次接受 ≥2.5Gy 的治疗 [51]。在安德森癌症中心的一项研究中，219 名患者在三维前放射时代接受了治疗，43～49Gy，1.9Gy/ 次；50～60Gy，2.1Gy/ 次；61～67Gy，2.2Gy/ 次的视神经病变的 10 年精算率分别为 0、3% 和 34%。交叉损伤相似，15～49Gy，1.5Gy/ 次；50～60Gy，2.0Gy/ 次；61～76Gy，2.1Gy/ 次的损伤率分别为 0、8%、24% [52]。总剂量越大，单次剂量越大，反应越重 [53-56]。在三维计划下，小体积视神经和视交叉可耐受较高剂量。

（二）剂量 – 体积数据

几家机构已经公布了他们对视神经和交叉的剂量 – 体积限制，其中大多数还没有报告任何神经视觉毒性。这些限制条件包括视神经 / 交叉 V_{55}<0.1ml [34]，视神经 D_1<54Gy，视交叉 D_1<45Gy [35]，视神经最大值<54Gy，交叉最大值<52Gy。与已报道的质子治疗颅底肿瘤相比，这些剂量限制更为保守；颅底肿瘤可能离视器很近，脊索瘤和软骨肉瘤等肿瘤的剂量相对较高。对于接受质子或质子 / 光子联合治疗颅底病变的患者，已公布的剂量限制包括视神经<55～56CGE [38-40] 或视交叉<60Gy CGE [37]。

有几项研究报道了放疗后的眼科毒性。在佛罗里达大学的一项研究中，视神经病变患者的视神经剂量（定义为视神经 1/3 的最小剂量）为 50.4～79Gy（中位数 68Gy）[56]。在密歇根大学的一项研究中，7 名患者出现了眼科毒性：1 名患者视交叉最大剂量 59.5Gy；6 名患者接受了视神经最大剂量 47.5～75.5Gy（平均 63Gy）的治疗 [57]。中重度视神经并发症（4 例）与剂量>64Gy 有关。在一项研究中，4 名患者出现眼科毒性，其中 3 名患者

视交叉 / 神经的最大剂量为 56～62CGE，1 名患者的最大剂量>62CGE。在两项研究中，常规放疗后约 8 个月出现双眼视力丧失，没有肿瘤进展的迹象。在一项研究中，规定的目标剂量为 49.3Gy（最大剂量，56.1Gy；交叉最大值未报道，但<1ml 接收到>45Gy）[58]；在另一项研究中，交叉最大值<58CGE [38]。

一些患者似乎能耐受最大视神经或交叉剂量>60Gy 或>63～69CGE [36, 37, 39, 40, 57]。这表明，其他知之甚少的因素可能会增加视神经和交叉毒性的风险。在前面讨论的密歇根大学的研究中，一些患者对视神经最大值>80Gy 和交叉最大值>70Gy 是耐受的 [57]。在另一项研究中，分别有 28% 和 48% 的患者"放松"了对视神经和交叉的剂量限制到 56CGE，没有发现视觉毒性。在这些患者中，视神经和视交叉接受阈值剂量以上的体积分别为 0.11ml 和 0.12ml，接受阈值剂量>105% 的体积分别为 0.05ml 和 0.01ml [39]。

（三）临床正常组织效应定量分析综述的总结和其他要点 [59]

数据清楚地表明，总剂量和分割大小是视神经 / 交叉损伤最重要的治疗相关危险因素。很少有数据表明对视神经和交叉有剂量 – 体积效应。<55Gy 者视力问题的风险<3%，55～60Gy 者为 3%～7%，>60Gy 者>7%。在 55～60Gy 的经验中，几乎所有报道的视神经损伤病例的剂量都在 59～60Gy 范围内（即该剂量范围的极高边缘）。

六、神经系统：听觉

（一）器官功能及其临床意义

耳蜗和听神经是重要的听觉结构，易受放疗损伤和继发性感觉神经性听力损失的影响。这些都是小结构；因此，剂量 – 体积测量的可测性和临床相关性较低。听觉系统的其他与剂量相关的易感部位包括外耳和耳道、鼓膜、听骨和咽鼓管 [60]。以铂为基础的化疗也是感觉神经性听力损失的公认原因。其他因素，如基线功能和患者年龄也是相关的。

（二）剂量 – 体积数据

几项研究表明，耳蜗的剂量与感觉神经性听力损失的比率有关。佛罗里达大学的一项研究表明，感觉神经性听力损失的发生率随着耳蜗剂量的增加而持续增加；当剂量<60.5Gy 时，10 年感觉性神经性听力损失的精算风险为 3%，而当剂量>60.5Gy 时，10 年内感觉性神经性听力损失的精算风险为 37% [60]。

其他几项研究表明听力损失与内耳剂量直接相关 [61-66]，感觉神经性听力损失在剂量>45～50Gy 时变得更加明显 [62, 64, 65, 67]。德国的一项研究检测了头颈

部癌症患者在放疗期间和放疗后的听力损失；对于放射后的骨和气导，在一定频率范围内，50%的患者在20~30Gy的内耳剂量范围内（1.7~64.3Gy）减少了15dB[66]。顺铂的剂量也与听力损害的阈值有关。在对头颈癌患者的一项研究中，在那些单独接受放疗的患者中，耳蜗剂量>40Gy时发生听力损失；然而，在接受顺铂（100mg/m²或40mg/m²）和放疗的患者中，听力损失发生时耳蜗剂量>10Gy[68]，尽管低于30Gy剂量风险可能较低。放化疗的顺序似乎也会影响风险。当顺铂在颅脑放疗后使用时，耳毒性的风险和严重程度更大。

在一项对颅底肿瘤患者进行放射治疗（中位数为50.4Gy）的研究中，61例患者中有40例（中位随访21个月）出现了与亚急性/慢性中耳炎并分泌性中耳炎相关的中耳和（或）乳突的X线混浊。40例患者中有17例在放疗后2~45个月（平均17个月）得到缓解[69]。剂量-体积分析用于咽鼓管、中耳、乳突气细胞、前庭装置、耳蜗、内耳道、鼻咽外侧和后部以及颞叶。多因素分析显示，乳突区剂量>30Gy（OR 28.0，95%CI 5.6~140.8，$P<0.001$）和鼻咽后区剂量>30Gy（OR 4.9，95%CI 1.5~16.3，$P=0.009$）与2~3级中耳积液有关。

（三）临床正常组织效应定量分析综述的总结和其他要点[70]

由于耳蜗的体积较小，量化耳蜗的平均剂量比剂量/体积测量更可行。根据现有的数据，耳蜗的平均剂量应限制在≤45Gy（或更保守地说，≤30Gy），并且在使用顺铂化疗时应更严格地限制。

七、唾液腺

（一）器官功能及其临床意义

唾液腺产生唾液，帮助吞咽、润滑口腔、滋味和食物消化。腮腺产生约60%的唾液和大部分浆液性唾液，其余唾液由颌下腺、舌下腺和小涎腺分泌。放疗引起的唾液腺功能障碍，口干症，会导致吞咽困难，味道改变，并增加患龋齿和口腔感染的风险。由于腮腺靠近二级淋巴管，调强放疗常用于头颈部患者的治疗，以减少腮腺的剂量，以防止口干症。

（二）剂量-体积数据

密歇根大学发表了几项研究，调查放疗剂量-体积对连续测量的刺激和非刺激唾液流量（直接来自给定腮腺）的影响。放疗后12个月测量唾液流量，腮腺平均剂量低于24Gy（非刺激血流）至26Gy（刺激血流）[71-73]，平均剂量与$V_{15}≤67\%$、$V_{30}≤45\%$、$V_{45}≤24\%$相关。50%耐受剂量（TD_{50}）为28.4Gy。

华盛顿大学还研究了整个唾液流。他们的技术与密歇根大学的不同之处在于，他们测量了所有腺体的流量，尽管他们只包括颌下腺接受>50Gy的患者，试图将这种混淆变量降至最低[74, 75]。在最新的研究中，唾液流量被指数级地减少了约0.054/Gy的平均腮腺剂量，即e（−0.054×平均剂量），相当于治疗前平均剂量为25.8Gy的唾液流量的25%，与密歇根大学的数据基本相同[76]。平均剂量模型比V_5~V_{70}的阈值剂量水平以及其他研究的模型更能预测晚期效应的风险。

其他小组已经证实了平均剂量是影响唾液功能的一个重要变量[77-82]，比利时的一项研究建议较低的阈值平均剂量为22.5Gy[83]。一个荷兰小组展示了刺激唾液功能的TD_{50}（风险小于治疗前比率的25%）随着时间的推移而改善，6周的TD_{50}为34Gy，6个月为40Gy，12个月为42Gy，5年为46Gy[84, 85]。在密歇根大学的一项研究中，142名患者在放疗24个月内测量了流率，唾液流率被建模为时间的函数[86]。当腮腺平均剂量<25Gy时，该模型预测唾液功能在12个月后恢复到治疗前的水平。对于平均腮腺剂量>30Gy，刺激唾液在2年后没有恢复到治疗前的功能。

在头颈部癌保留腮腺调强放疗与常规放疗（PARSPORT）试验中，94名$T_{1~4}N_{0~3}M_0$咽鳞状细胞癌患者被随机（其中73例可评估为口干症）[87]。与常规放疗相比，调强放疗可显著降低同侧（平均25.4Gy vs. 61.0Gy）和对侧（平均47.6Gy vs. 61.0Gy）的腮腺剂量，并在治疗后1年和2年内显著降低口干症的发生率和更快地恢复唾液功能。对鼻咽癌患者进行调强放射治疗的随机研究也显示了类似的结果[88, 89]。在一项来自德国的126名患者的研究中，限制两个腮腺的平均剂量<26Gy（而不是只有一个）显著减少了口干和吞咽困难[90]。

颌下腺的放疗剂量也会影响唾液功能[91]。在赫尔辛基大学的一项研究中，保留一个颌下腺的患者的平均非刺激性唾液流量是治疗前的60%（平均剂量为26Gy，范围为21~34Gy），而没有保留一个颌下腺的患者的平均非刺激性唾液流量为治疗前的25%（$P=0.006$）[92]。然而，保留颌下腺并不影响刺激的唾液流率。另一项研究显示，有意识地保留颌下腺（平均剂量20.4Gy，V_{30}为14.7%）与不保留颌下腺（平均剂量57.4Gy，V_{30}为99.8%）相比，唾液流量恢复的趋势不明显[93]。弗吉尼亚大学已经证明，平均下颌下剂量是影响唾液黏性感觉的一个重要变量[94]。除了下颌下剂量和腮腺剂量外，密歇根大学的研究小组发现口腔剂量（包括小涎腺）也具有预测性；虽然没有观察到明确的阈值，但口腔平均剂量<40Gy与较低的口干症发生率相关[95]。RTOG0244研究证实了手术将下颌下唾液腺转移到颏下间隙，并在放疗期间保护该腺体

（＞70%）以减轻口干症的可行性和有效性[96]。

178 例调强放疗患者的 NTCP 模型显示，基线唾液功能和对侧腮腺的平均剂量是口干症的预测因素，对侧颌下腺的平均剂量、平均舌下剂量和软腭小涎腺的平均剂量是黏性唾液的预测因素[97, 98]。

（三）临床正常组织效应定量分析综述的总结和其他要点[99]

一些研究已经有效地证明了唾液流量和平均腮腺剂量之间存在剂量–反应关系。从现有的数据来看，如果一个腮腺的剂量不超过 20Gy 或两个腮腺的平均剂量都低于 25Gy，似乎可以避免严重的长期唾液功能障碍（通常定义为唾液流量减少到基线的 25% 以下）。一项临床研究证实，遵循这些指南可以有效地避免口干症[100]。关于颌下腺和小唾液腺剂量效应的大部分数据都是在 QUANTEC 审核后最近发表的。

八、咽喉

（一）器官功能及其临床意义

喉部和咽部分别与发声和吞咽有关。晚期并发症包括喉水肿和纤维化、喉功能障碍、吞咽困难和坏死。密歇根大学的一项研究表明，咽缩肌以及声门和声门上喉的损伤可能会导致放化疗后吞咽困难和吞咽困难[101]。

（二）剂量–体积数据：喉

对于喉水肿，在加尔维斯顿得克萨斯大学的一项研究中（大多数患者只接受放射治疗），单变量分析显示，平均喉部剂量和喉部 $V_{30} \sim V_{70}$ 与 2 级或更高级别的水肿显著相关，而多变量分析显示，平均喉部剂量和 N 分期显著相关[102]。V_{50} 与平均喉部剂量高度相关，在用 V_{50} 取代平均喉部剂量的多变量分析中具有显著性意义。喉部平均剂量 43.5Gy（或 $V_{50} < 27\%$）的 1 年 2 级以上水肿发生率为 20%，平均剂量 44 ～ 57Gy 为 45%（或 94%＜V_{50}、$V_{50} > 27\%$），平均剂量＞57Gy（或 $V_{50} > 94\%$）为＞80%。

将剂量–体积指标与发声功能障碍联系起来的数据很少。一般来说，早期声门癌在接受 60 ～ 66Gy 的治疗剂量后，发生发声功能障碍的风险较低。在爱荷华大学的一项研究中，会厌褶、会厌前间隙、假声带和咽侧壁的点剂量超过 66Gy 会导致发声功能障碍的风险急剧增加。

（三）临床正常组织效应定量分析综述的总结和其他要点[104]

放射性喉部水肿是一种常见的预期不良反应。进行性水肿和相关的纤维化[105] 可能导致发声和吞咽的长期问题。肿瘤浸润，特别是局部晚期癌症，会导致发

声和吞咽症状，并可能加剧放疗毒性。为了降低喉部水肿的风险，建议采用喉部 $V_{50} \leqslant 27\%$，平均喉部剂量为 $\leqslant 44$Gy。

（四）剂量–体积数据：吞咽

有几项研究调查了预测吞咽功能障碍的剂量–体积指标，其中许多研究发表在 QUANTEC 报告之后。在密歇根大学的一项研究中，咽缩肌的平均剂量与抽吸的风险相关[106]。咽缩肌平均剂量＞60Gy，喉 $V_{40} > 90\%$、$V_{50} > 80\%$、$V_{60} > 70\%$、$V_{65} > 50\%$，误吸风险增加。3 例出现狭窄的患者咽缩肌 $V_{70} > 50\%$。

在奥尔胡斯大学的一项研究中，主客观吞咽问题与舌根、咽缩肌、声门上喉、食管括约肌和声门喉部的 DVH 参数有几个显著的相关性[107]。声门上区、喉和上食管括约肌的剂量＜60Gy 导致吞咽困难和误吸的风险较低。

在爱荷华大学的一项研究中，假声带、咽侧壁和上食管括约肌的点状剂量与饮食限制相关[103]。例如，治疗 1 年后没有口服的患者左下咽壁的剂量为 79.7Gy，而不限制饮食的患者为 65.1Gy。会厌褶的放疗剂量越大，体重减轻的程度越大。假声带的放疗剂量越大，胃造瘘管的使用越多。

在鹿特丹的一项研究中，咽中上缩肌的剂量＞50Gy 导致吞咽困难的概率为 20%，每增加 10Gy 的风险增加 19%[108]。另一项研究（39 名患者）表明，咽下缩肌的剂量（$V_{60} \sim V_{65}$ 和平均剂量）最能预测胃造口管依赖[109]，而在另外两项研究（50 名和 53 名患者）中[110, 111]，咽中缩肌的 V_{50}（一项研究）和平均剂量（两项研究），以及声门上喉部的平均剂量（一项研究）最能预测吞咽困难[111]。在 Dana-Farber 癌症研究所对 96 名患者的分析中，咽下缩肌 V_{50} 和喉部 V_{50} 与吸入和狭窄风险显著相关[112]。安德森癌症中心建议前腔 $V_{30} < 65\%$ 和 $V_{35} < 35\%$，咽上缩肌 $V_{55} < 80\%$ 和 $V_{65} < 30\%$，这可以预测 31 名患者的吞咽功能障碍[113]。UAB 建议喉部 $V_{60} < 24\%$，咽下缩肌 $V_{60} < 12\%$，以降低误吸和胃造口管依赖的风险，对咽中缩窄者建议 $V_{65} < 75\%$，对咽上缩窄者 $V_{65} < 33\%$，以降低需要扩张的狭窄风险[114]。在一项对 354 名患者的北欧研究中[115]，咽上缩肌和声门上喉的平均剂量最能预测放射性引起的吞咽功能障碍；不同的模型（导致不同的显著剂量学变量）是专门针对液体、软食物或固体的吞咽困难而开发的。

一项基于≥3 级吞咽困难患者中 53 名患者的分析，通过分析临床病理、治疗、剂量学参数（咽缩肌和食管结构的剂量）以及基因多态性，设计了一个预测模型。最好的模型结合了同步化疗、2% 咽缩肌的剂量和 *XRCC1* 基因多态性[116]。

（五）临床正常组织效应定量分析综述的总结和其他要点[104]

由于吞咽是复杂的，涉及通过几个脑神经和肌肉协调的自愿和非自愿阶段，定义最重要的解剖结构（其剂量 – 体积参数对吞咽困难有重大影响）一直是具有挑战性的。新的数据显示咽缩肌的剂量和吞咽困难之间存在显著的相关性。由于现有数据有限，建议限制咽缩肌和喉部接受≥60Gy 的体积（在不影响靶区覆盖的可能范围内），并在可能的情况下减少接受≥50Gy 的体积。从 QUANTEC 综述后公布的数据可以很明显地看出，喉和咽缩肌的平均剂量和剂量超过 50~60Gy 预示着吞咽困难，尽管尚不清楚咽缩肌中的哪些和喉部的哪些组件最关键。

九、肺

（一）器官功能及其临床意义

肺的主要功能是气体交换，氧气和二氧化碳的交换。对肺部的放疗损伤会导致症状性肺炎和纤维化。症状性放射性肺炎的特征是呼吸困难、咳嗽，有时还会出现低热，通常发生在放疗后几周到几个月。更长期的肺纤维化会导致呼吸功能不全。区分与放疗相关的肺部症状和并存疾病（如慢性阻塞性肺疾病加重、感染、心脏事件）往往具有挑战性[117]。肺移动和气体交换能力的客观降低可以通过正规肺功能检查（pulmonary function test，PFT）来衡量。

最近的系统回顾、汇集分析和 Meta 分析表明，非小细胞肺癌和乳腺癌患者中放射性肺炎的患者相关不良危险因素[118]包括年龄较大[118-120]、慢性肺部疾病或糖尿病病史[121]和放疗前肺功能低下[121]。在一项 Meta 分析中吸烟是不良危险因素[121]，而其他分析中不是经常吸烟或既往吸烟者是不良危险因素[118, 119]，这种差异归因于吸烟、慢性肺部疾病和肺炎之间关系的复杂性[121]。同步放化疗[121]，尤其是卡铂 / 紫杉醇化疗[120]，会增加患肺炎的风险。一项对 369 名非小细胞肺癌患者的研究也表明，与顺铂 / 长春瑞滨相比，顺铂 / 多西紫杉醇增加了肺炎的风险[122]。

细胞因子似乎在临床放射性肺炎的发生发展中起着一定的作用（至少可能是一种标志物，也可能是一种介体）。开创性工作涉及 TGF-β[123, 124]。罗彻斯特大学已报道自然循环 IL-1 和 IL-6 水平与放射性肺炎有很强的相关性[125]。法国的一项研究也表明循环 IL-10 和 IL-6 水平与放射性肺炎的发生有关[126]。然而，这方面的文献报道并不完全一致。细胞因子在肺纤维化中可能并不重要[127]。最近的数据也显示肺炎风险与 DNA 修复[128-130]和与肺炎风险相关的 TGF-β 基因[131]的多态性有关。放疗后肺组织的 PET 代谢活性也与肺炎风险相关[132]。

（二）剂量 – 体积数据：肺炎和纤维化

几个剂量学参数已被证明与放射性肺炎的风险相关，包括 V_5~V_{70}、平均肺剂量（mean lung dose，mlD）和基于模型的参数[133-137]。这些变量相互关联，这是因为在大多数检查 V_x 变量范围的研究中，许多 / 大多数是有意义的[138-152]。预测肺炎的剂量学参数也可以用来预测纤维化风险[127]。如何定义正常肺［即肺减去肿瘤总体积（gross target volume，GTV）或计划靶体积］将影响计算的剂量 – 体积度量的大小[153]。

表 18-2 总结了后面讨论的研究。大多数已发表的剂量 – 体积数据描述了肺癌患者的肺炎风险，但也有乳腺癌[141, 154, 155]和霍奇金淋巴瘤[156, 157]患者的数据。在霍奇金淋巴瘤患者中，给定的剂量 – 体积指标似乎较低，这可能与该患者群体的较年轻年龄有关。根据 2015 年对 150 名霍奇金和非霍奇金淋巴瘤患者的研究，平均肺剂量＞13.5Gy，V_{20}＞30%，V_{15}＞35%，V_{10}＞40%，V_5＞55% 与 1~3 级肺炎的风险显著相关[155]。

荷兰与密歇根大学合作的一项 NTCP 分析表明，使用平均肺剂量线性函数）比使用 VX（阶跃函数）更具预测性[141]。然而，在平均肺剂量超过 20Gy 或 V_{13} 超过 50% 的情况下，V_{13} 往往更具预测性。本研究的 TD_{50} 值为平均肺剂量 30.8Gy，V_{13}＞77%，V_{20}＞65%，与早期多机构研究中报道的 31.8Gy 的平均肺剂量相似[159]。来自纪念斯隆 – 凯特琳癌症中心（Memorial Sloan Kettering Cancer Center，MSKCC）的 NTCP 分析[139]，平均肺剂量约 26Gy，对同侧肺的 V_{13}＞80%，对下肺的 V_{40}＞32%，导致 50% 的晚期并发症发生。平均肺剂量为约 12Gy 或同侧肺 V_{13}＞40% 时，晚期并发症风险为 5%。36% 的下肺、42% 的全肺或 62% 的同侧肺的 V_{13} 导致发生晚期≥3 并发症的风险为 20%。

在 1997 年 MSKCC 的一项研究中，在单独接受放射治疗的患者中，他们显示出≥3 级肺毒性的风险显著增加，V_{25}＞30% 的患者为 38%，而 V_{25}＜30% 的患者为 4%（$P=0.04$）[160]。在同一组的后续研究中，预测≥3 级肺毒性的重要变量包括平均肺剂量、全肺的 V_5~V_{40} 的范围、同侧肺的 V_5~V_{40} 以及下肺的 V_5~V_{50}[139, 144]。同侧肺的 V_5~V_{20} 范围最具预测性。

华盛顿大学的研究人员还显示，肺炎的风险与 V_{20} 显著相关；V_{20}＞40%、32%~40%、22%~31% 和＜22%（$P=0.0013$）时，≥2 级放疗的两年发病率分别为 36%、13%、7% 和 0%（$P=0.0013$）[133]。在华盛顿大学的另一项研究中，放射性肺炎与 V_5~V_{80} 显著相关，在 V_5~V_{15} 和 V_{70}~V_{75} 范围内的显著性最高。放射性肺炎

表 18-2　预测肺毒性的剂量 – 体积参数的选择研究综述

作者，年份（中心）	患者肿瘤种类	终 点	亚 组	毒性率
Seppenwoolde 等，2003（凡·列文虎克医院）[141]	乳腺癌、淋巴瘤、非小细胞肺癌	放射性肺炎	MLD = 31.8Gy V_{13} = 77% V_{20} = 65%	50%（NTCP） 50%（NTCP） 50%（NTCP）
Yorke 等，2002（MSKCC）[139]	非小细胞肺癌	≥3 级急性放射性肺炎	MLD = 25Gy MLD = 12Gy V_{13} = 42% V_{13}（单侧肺）= 80% V_{13}（单侧肺）= 62% V_{13}（单侧肺）= 40% V_{40}（受量更低的肺）= 32% V_{13}（受量更低的肺）= 36%	50%（NTCP） 5%（NTCP） 20%（NTCP） 50%（NTCP） 20%（NTCP） 5%（NTCP） 50%（NTCP） 20%（NTCP）
Armstrong 等，1997（MSKCC）[160]	非小细胞肺癌	≥3 级急性肺毒性	V_{25}>30% V_{25}<30%	38% 4%
Graham 等，1999（华盛顿大学）[133]	非小细胞肺癌	≥3 级放射性肺炎	V_{20}>40% V_{20} = 32%～40% V_{20} = 22%～31% V_{20}<22%	36% 13% 7% 0%
Hernando 等，2001（杜克大学）[138]	非小细胞肺癌、小细胞肺癌	≥1 级放射性肺炎	V_{30}>18% V_{30}<18% MLD<10 Gy MLD 10～20 Gy MLD 21～30 Gy MLD>30 Gy	24% 6% 10% 16% 27% 44%
Tsujino 等，2003（兵库医疗中心）[161]	非小细胞肺癌	≥2 级放射性肺炎	V_{20}≤20% V_{20} = 21%～25% V_{20} = 26%～30% V_{20}≥31%	9% 18% 51% 85%
Kong 等，2006（密歇根大学）[162]	非小细胞肺癌	2 级放射性肺炎	V_{20}>30% MLD>20Gy	10% 10%
Wang 等，2006（MDACC）[146]	非小细胞肺癌	≥3 级放射性肺炎	V_5≤42% V_5>42%	3% 38%
Koh 等，2006（玛格丽特公主医院）[156]	霍奇金淋巴瘤	≥2 级放射性肺炎	V_{20}>40% V_{20}≤40%	25% 0%
Schallenkamp 等，2007（梅奥医学中心）[151]	非小细胞肺癌、小细胞肺癌	≥2 级放射性肺炎	V_{10} = 32%～43% V_{13} = 29%～39% V_{15} = 27%～34% V_{20} = 21%～31%	10%～20% 10%～20% 10%～20% 10%～20%
Mazeron 等，2010[a]（里昂大学）[127]	非小细胞肺癌	放射性纤维化	V_{10}<33% V_{20}<18% V_{30}<13% V_{40}<10% V_{50}<5% V_{10}>33% V_{20}>18% V_{30}>13% V_{40}>10% V_{50}>5%	11% 13% 14% 14% 13% 26% 24% 23% 23% 24%

（续表）

作者，年份（中心）	患者肿瘤种类	终　点	亚　组	毒性率
Ramella 等，2010[a]（意大利罗马）[152]	非小细胞肺癌	≥2 级放射性肺炎	同侧 V_{20}≤52% 同侧 V_{30}≤39% 同侧 MLD≤22Gy 同侧 V_{20}>52% 同侧 V_{30}>39% 同侧 MLD>22Gy	9% 8% 7% 46% 38% 23%
Fox 等，2012[a]（布列根和妇女医院）[157]	霍奇金淋巴瘤	≥2 级放射性肺炎	V_{20}≥33.5% V_{20}<33.5% MLD>13.5Gy MLD<13.5Gy	21% 2% 19% 4%
Palma 等，2013[a]（Meta 分析）[120]	非小细胞肺癌	≥2 级放射性肺炎	V_{20}<20% V_{20}=20%～<30% V_{20}=30%～<40% V_{20}>40%	18.4% 30.3% 32.6% 35.9%
		严重（5 级）放射性肺炎	V_{20}<20% V_{20}=20%～<30% V_{20}=30%～<40% V_{20}>40%	0% 1.0% 2.9% 3.5%
Pinnix 等，2015[a]（MDACC）[158]	霍奇金淋巴瘤、非霍奇金淋巴瘤	≥1 级放射性肺炎	V_5<55% V_{10}<40% V_{15}<35% V_{20}<30% V_{25}<23% MLD<13.5Gy V_5>55% V_{10}>40% V_{15}>35% V_{20}>30% V_{25}>23% MLD>13.5Gy	20% 26% 18% 12% 22% 7% 67% 62% 52% 38% 57% 43%

a. 在 QUANTEC 综述后刊登。MDACC.MD 安德森癌症中心；MLD.平均肺剂量；MSKCC.纪念斯隆 – 凯瑟琳癌症中心；NTCP.正常组织并发症概率建模

与 5%～100% 的肺（D_5～D_{100}）的剂量也有显著相关性，在 D_{30}～D_{40} 和 V_{90}～V_{95} 范围内的显著性最高[147]。

在 2001 年杜克大学的一项研究中（其中 18% 的患者同时接受放化疗），V_{30}>18% 和<18% 与≥1 级放射性肺炎的风险分别为 24% 和 6%（P=0.0003）[138]。平均肺剂量<10Gy、10～20Gy、21～30Gy 和>30Gy 分别与 10%、16%、27% 和 44% 的风险相关。一项对接受铂类放化疗的患者进行的日本研究发现，V_{20}≥31%、26%～30%、21%～25% 和≤20% 的≥2 级放射性肺炎的 6 个月风险分别为 85%、51%、18.3% 和 8.7%（P<0.0001）[161]。在密歇根大学的一项研究中，≥2 级肺炎和纤维化的 10% 的风险与 V_{20}>30% 和平均肺剂量>20Gy 相关。阳性预测值为 50%～71%，阴性预测值为 85%～89%[162]。在 MDACC 的一项研究中，平均肺剂量和 V_5～V_{65} 与肺炎的风险高度相关，在多变量分析

中，V_5 是最重要的因素[146]。对于 V_5≤为 42% 和>42% 的患者，1 年后患≥3 级肺炎的风险分别为 3% 和 38%（P=0.001）。在梅奥医学中心的一项研究中，V_{10}～V_{13} 最能预测放射性肺炎。V_{10}=32%～43%、V_{13}=29%～39%、V_{15}=27%～34%、V_{20}=21%～31%，导致 10%～20% 的肺炎风险[151]。从 836 例患者的 Meta 分析中，肺 V_{20}<20%、20%～<30%、30%～<40% 和>40% 的症状性肺炎风险分别为 18.4%、30.3%、32.6% 和 35.9%，致命性肺炎风险分别为 0%、1.0%、2.9% 和 3.5%[120]。

几项剂量递增研究已经使用 V_{20}、V_{eff} 和（或）NTCP 将患者分配到给定的剂量水平[163-166]。在 RTOG93-11 剂量递增研究中，V_{20}<25% 的患者在处方剂量为 70.9～90.3Gy 的 18 个月内≥3 级晚期肺毒性发生率为 7%～16%，≥2 级晚期肺毒性的绝对风险为 30%～45%，在 90.3Gy 的剂量水平上有 1 例致命的肺部并发症。V_{20}

为 25%～36%，剂量为 70.9～77.4Gy 的患者在 18 个月时经历了 15% 的 ≥3 级晚期毒性和 40%～60% 的 ≥2 级晚期肺毒性的绝对风险[163]。D_{15} 是放射性肺炎的最具预测性的变量[150]。

在荷兰的一项研究中，研究了局部剂量对肺的影响，将肺分为中央和外周、同侧和对侧、尾部和颅部以及前部和后部亚体积[167]。后部、尾部、同侧、中央和周围亚体积的平均区域剂量与需要类固醇的放射性肺炎的发生率显著相关；尾部位置与更大的肺炎风险相关，而前后或中心和外围位置之间的风险没有统计学差异。在 MSKCC 的一项类似研究中，放射性肺炎的风险与肺下侧而不是上侧的放疗剂量有更好的相关性[139]。

下肺肿瘤位置似乎也是影响肺癌患者肺炎风险的不利因素[119-121]。在华盛顿大学早先讨论的这项研究中，肿瘤位于下肺是放射性肺炎最显著的预测因素[147]。在 RTOG 93-11 试验中治疗的患者的一项研究中，肿瘤的位置与放射性肺炎没有很强的相关性，部分原因可能是治疗的不同（RTOG 93-11 的设计目的是将体积较小的肿瘤治疗为高剂量），以及肿瘤大小和位置的差异（RTOG 93-11 的肿瘤往往更小，位置更优越）[150]。使用 RTOG 93-11 和华盛顿大学的联合患者数据集，除了平均肺剂量外，肿瘤的位置也很重要。在华盛顿大学对 209 名患者的研究中，心脏剂量，特别是 V_{65} 和 D_{10}，比肺剂量 - 体积指标更能预测放射性肺炎；原因尚不清楚，作者证明心脏变量不是简单的肺变量的替代[168]。

对于一些晚期非小细胞肺癌患者，调强放疗产生了独特的剂量分布，靶区一致性得到改善，靶区异质性增加（尽管不是很严重）[169]。基于调强放疗的剂量分布似乎降低了非小细胞肺癌患者正常组织损伤的风险。MDACC 的研究人员比较了调强放疗和三维计划治疗患者的肺毒性发生率，并注意到采用调强放疗方法的毒性降低[170]。MSKCC 的研究人员指出，在接受调强放疗的非小细胞肺癌患者中，临床肺损伤的发生率也同样低[171]。在 MDACC 的研究中，V_5>70% 的患者患 ≥3 级肺炎的风险为 21%，而 V_5≤ 为 70% 的患者的风险为 2%（P=0.017）。质子疗法还可以减少接受给定剂量的肺体积，有关其效用的数据正在涌现。

调强放射治疗也被用于治疗间皮瘤患者。在 Dana-Farber 癌症研究所的一项研究中，间皮瘤患者在全肺切除后接受了胸部调强放疗，13 名患者中有 6 名患者发生了致命性肺炎[172]。发生肺炎的患者的中位 V_{20}、V_5 和平均肺剂量分别为 17.6%、98.6% 和 15.2Gy，而未发生肺炎的患者的中位 V_{20}、V_5 和平均肺剂量分别为 10.9%、90% 和 12.9Gy。虽然这些差异并不显著，但在治疗全肺切除术后大量患者时，毒性的严重性值得谨慎对待。在杜克的一项研究中，13 例间皮瘤患者中有 1 例死于肺炎，另外 2 例发展为症状性肺炎[173]。发生肺炎的患者的 V_{20}、V_5 和平均肺剂量的中位数分别为 2.3%、92% 和 7.9Gy，而未发生肺炎的患者的 V_{20}、V_5 和平均肺剂量的中位数分别为 0.2%、66% 和 7.5Gy，而发生致命性肺炎的患者的 V_{20}、V_5 和平均肺剂量的中位数分别为 6.9%、92% 和 11.4Gy。在 MDACC 间皮瘤患者的研究中，63 例患者中有 6 例死于肺部相关原因（包括 2 例致死性肺炎）[174]。V_{20} 在单变量和多变量分析中有显著性意义（P=0.017），V_{20}>7% 对应的肺死亡风险增加 42 倍。

（三）临床正常组织效应定量分析综述的总结和其他要点[175]

多项研究指出，预测放射性肺炎的各种指标存在剂量 - 反应关系。QUANTEC 综述汇集了来自多个中心的数据。这表明肺炎没有特定的阈值，风险随着剂量的增加而逐渐增加。由于肺的许多剂量 / 体积参数（即 V_5～V_{30}、平均肺剂量）彼此相关，因此可能不存在一个"最佳"参数。对于非小细胞肺癌患者，将 V_{20} 控制在 <30%～35%，平均肺剂量控制在 <20～23Gy，这样才能将肺炎的风险控制在 <20%。间皮瘤全肺切除术后放疗，V_5<60%，V_{20}<4%～10%，平均肺剂量 <8Gy 为宜。放射性肺炎更多见于下叶肿瘤患者而不是上叶肿瘤患者，可能与下肺的放疗剂量比上肺剂量有更好的相关性。这种相关性的原因目前尚不清楚，需要进一步研究。这可能与不同肺叶的通气和灌注不同有关。

（四）剂量 - 体积数据：肺功能

大多数研究都认为呼吸急促是相关的终点。这是通常在患者记录中的内容，从患者的角度来看，这可能是最有意义的终点。然而，症状可能是非特异性的，很难量化。因此，研究人员还考虑了更具体、更客观的终点，如 PFT 和影像学的变化。

胸部放疗后 PFT 的变化反映了由于肿瘤缩小（通常是剧烈的）和放疗诱导的损伤（急性和慢性）导致的下降的综合作用[176]。几项研究已经注意到胸部放疗后 PFT 的长期下降[177-179]，尽管变化可以是短暂的[180]。放疗后呼吸短促和 PFT 下降之间的联系是复杂的[181]。杜克大学已经证明 V_{30} 和 NTCP 与 FEV_1（用力呼气量）和 DLCO（肺对一氧化碳的扩散能力）的变化有关[182]。然而，密歇根大学没有发现 V_{20}、mlD 或 V_{eff} 与 FEV_1 或 DLCO 的变化有任何相关性[183]。已经尝试对 PFT 变化的风险进行建模[184,185]，尽管这肯定是一个复杂的研究领域。来自 MDACC 的数据表明，肺炎的严重程度与

DLCO 的减少有关[186]。

同样，成像测试提供了清晰的客观指标。几项研究已经注意到区域放射剂量与区域成像测试（CT 定义的密度或 SPECT 定义的灌注 / 通气）的变化之间的关联[187-190]。这些成像变化的程度 / 严重程度与整体肺功能的变化（评估为症状或肺功能的变化）有关，但相关性相对较弱[176, 184, 185, 190]。

（五）临床正常组织效应定量分析综述的总结和其他要点[175]

对于肺功能，V_{30} 最小似乎将 PFT 参数下降的风险降至最低。然而，就像肺炎的情况一样，其他剂量 - 体积测量也可能是可预测的。放射性肺损伤的研究因使用含糊的终点以及毒性暴露（如吸烟）和化疗（如博来霉素和顺铂）而混乱。许多毒性评分系统在其评分系统中结合了放射学、功能性和症状性标准。然而，每个肺毒性终点可能具有不同的剂量 / 体积依赖性，未来的研究应该明确界定终点。

十、心

（一）器官功能及其临床意义

心脏是位于左半胸的肌肉器官（右位心除外），它通过持续的有节奏的收缩，将血液输送到整个血管。心脏的功能和结构的复杂性使其面临一系列放射和化疗损伤的风险，这些损伤可能在治疗后几个月到几年表现出来。心脏的所有组成部分和周围的心包都容易受到辐射损伤。放射性心脏损伤包括心包炎、充血性心力衰竭、限制性心肌病、瓣膜关闭不全和狭窄、冠状动脉粥样硬化性心脏病、缺血和梗死。蒽环类药物化疗史会加重与放疗相关的心脏毒性。

（二）剂量 - 体积数据

大量研究表明，在接受乳腺癌放疗的患者中，左侧胸腔放疗与右侧胸腔放疗相比，心脏并发症的风险增加。众所周知，减少纵隔的剂量和减少心脏在放疗中的体积可以降低晚期毒性的风险[191-193]。杜克大学的研究表明，左心室受到照射的百分比增加与心脏灌注缺损的风险更大相关[194-196]。据报道，即使在低剂量（8～20Gy）的范围内，心脏顶端的小体积照射也会增加心脏病的风险[197]。

斯德哥尔摩的一项研究使用 NTCP 模型来预测接受乳腺癌治疗的女性晚期心脏毒性的风险[198]。在他们的模型中，TD_{50} 对心肌的最佳值为 52Gy。心肌剂量为约 30Gy、$V_{33}>60\%$、$V_{38}>33\%$ 或 $V_{42}>20\%$ 与 15 年后心脏超额死亡的 5% 风险相关。使用整个心脏体积（而不是心肌）的计算得出了类似的值。

来自斯德哥尔摩的同一组人使用类似的分析评估霍奇金患者的心脏风险[199]。患者被分成 2 个风险组：$V_{38}>35\%$ 组和 $V_{38}<35\%$ 组。15 年的超额死亡风险分别为 7.9% 和 4.7%。TD_{50} 为 70Gy。心脏剂量 42Gy 导致正常组织并发症的概率为 5%，而心脏剂量 53Gy 导致 NTCP 为 10%。乳腺癌患者的对应值分别为 37Gy 和 44Gy（较低的阈值剂量和较陡的梯度）。乳腺癌和霍奇金病队列之间并发症概率和 TD_{50} 的差异表明，暴露于心脏不同部位的放疗会导致心脏风险的差异[199]，尽管可能存在其他难以识别的混杂变量（例如，患者治疗时的年龄、乳腺癌和心脏病之间的相似风险因素等）。

在一项对 328 名非小细胞肺癌幸存者的研究中，左心室、双心室或全心的平均心脏剂量不能预测心脏毒性[200]。韦恩州立对 102 名食管癌存活者的研究表明，心脏 V_{20}、V_{30} 和 V_{40} 的症状性心脏毒性阈值分别高于 70%、65% 和 60%[201]。

瑞典 / 丹麦的一项里程碑式的研究分析了 1958—2001 年接受治疗的 960 名经历重大冠状动脉事件的乳腺癌存活者和 1205 名对照者[202]。作者发现，乳腺癌幸存者的平均心脏剂量和冠状动脉事件呈线性关系，每 1Gy 增加风险 7.4%，没有明显的阈值，并在治疗数十年后持续存在。在一项对 2617 名霍奇金淋巴瘤存活者的研究中也报告了类似的线性关系（4.2%/Gy）[203]。无阈值剂量的概念与我们的历史理解（"低剂量"可能是无关紧要的）以及密歇根大学的一项研究相冲突，该研究着眼于乳腺癌患者低剂量暴露（心脏平均剂量<5Gy）后的心肌灌注扫描；作者发现心脏剂量和评估的心功能之间没有相关性[204]。缺乏剂量阈值可能部分与所使用的技术以及计划和提供剂量之间的潜在差异（受日常设置和呼吸运动引起的分数间和分数内差异的影响）有关[205]。瑞典 / 丹麦研究的一个潜在批评是，因为大多数患者都是在三维计划前时代接受治疗，放疗野是通过对一名"典型女性"的 CT 扫描来重建获取的 DVH 信息。

Darby 等的研究结论可能不一定适用于接受现代放射计划和放疗模式的女性，因为心脏剂量要低得多，设置技术也更强大。事实上，主要作者之前显示，在美国 1992 年后接受放射治疗的女性中，心脏死亡率没有增加[206]。

在 RTOG 0617 的研究中发现心脏 V_5 与总存活率有关，该研究对Ⅲ期非小细胞肺癌根治性放疗的放疗剂量增加（60Gy vs. 74Gy）进行了研究，尽管这一剂量度量没有根据心脏毒性进行分析，并且可能代表疾病负担的替代性指标。在一项欧洲研究中，未发现心脏 V_5 与存活率相关，该研究随机将 161 名患者随机分为Ⅲ期非小细胞肺癌明确化疗和新辅助化疗两组[207]。

在 416 例接受放射治疗的局部晚期非小细胞肺癌患者的回顾性研究中，不良事件通用术语标准（Common Terminology Criteria for Adverse Event，CTCAE）≥ 1 级心脏毒性的患者的心脏 V_{50} 的中位数显著升高（20.8% vs. 13.9%，$P<0.0001$）[208]。在另一单机构回顾性分析中 [209]，对 112 例Ⅲ期非小细胞肺癌患者的全心、左心室、右心房和左心房的剂量照射进行了分析。心脏毒性按心包（症状性积液和心包炎）、缺血和心律失常事件分组，与不同的心脏亚体积相关，提示不同类型放射相关心脏毒性的不同病因。密歇根大学的一项研究调查了 125 名Ⅱ～Ⅲ期 NSCLC 患者的平均心脏剂量以及心脏 V_5、V_{30} 和 V_{50}，这些患者参加了 4 项前瞻性研究中的 1 项 [210]。平均心脏剂量（HR 1.07/Gy，95%CI 1.02～1.13，$P=0.01$）以及心脏 V_5（HR 1.03/Gy，95%CI 1.01～1.05，$P<0.01$）和心脏 V_{30}（HR 1.03/Gy，95%CI 1.01～1.06，$P<0.01$）。与心脏毒性风险相关（HR 2.96，95%CI 1.07～8.21，$P=0.04$）。这些剂量指标与生存无关。

平均心脏剂量或其他心脏剂量指标是否可作为特定心脏亚结构，如左心室肌和冠状动脉的剂量 – 体积暴露的替代指标仍存在争议 [205]。几项研究描述了与冠状动脉位置不对应的受照射心脏区域的灌注减少 [194]，因此暗示微血管损伤可能是放射相关心脏损伤的一个潜在机制，也是与平均剂量更可信的相关终点。在 Darby 的研究中，平均心脏剂量与冠状动脉的剂量一样（或更好）预测风险。然而，这一观察结果可能是由于他们对冠状动脉剂量估计的不确定性所致。Groningen 大学对 910 名乳腺癌患者进行的特定于患者的剂量学分析证实，平均心脏剂量是心脏毒性的风险因素，尽管接受 5Gy 照射的左心室体积是最能预测预后的剂量 – 体积参数 [211]。2017 年对霍奇金淋巴瘤存活者（其治疗范围通常包括大量心脏）的一项研究显示，平均心脏剂量<25Gy 时，晚期心力衰竭的风险微乎其微，而>25Gy 后风险显著增加；对于左心室，平均剂量>15Gy 后，风险明显增加 [212]。

瑞典的另一项研究将冠状动脉造影术结果，与从放射治疗领域推断的冠状动脉剂量暴露相关联，发现接受高危放疗的女性（即特定冠状动脉在乳腺癌放疗期间暴露于最高剂量的放疗），高度冠状动脉狭窄的风险增加约 2 倍 213。此外，这些高危患者更有可能发生在照射区域，特别是右冠状动脉（瑞典 / 丹麦研究中不包括 [214]）和左前降支远端。与心脏亚结构（即右、左心室和冠状动脉）剂量 – 体积暴露相关的风险，将在患者中心结果研究机构资助的放射治疗疗效比较（RADCOMP）联盟联合随机试验中进行调查，该试验是质子疗法与光子疗法对接受综合淋巴结放疗（包括内乳房淋巴结）的非转移性乳腺癌患者的比较（NCT02603341）；计划的应计对象为 1716 名患者 [215]。

很少有数据将心脏剂量 – 体积指标与随后的射血分数相关联。在 Roswell Park 癌症研究所对接受化疗的食管癌患者进行的一项研究中，心脏、左心室和左前降支（量化为 $V_{20}\sim V_{40}$）的放疗剂量与射血分数的变化在临床上或统计上没有相关性（尽管是在一项小型研究中，随访有限）[216]。上述密歇根大学的研究同样没有显示出剂量与射血分数的相关性 [200]。

MDACC 的一项研究描述了食管癌患者心包积液的风险 [217]。平均剂量>26Gy 和治疗剂量>3～50Gy 的心包相对体积（$rV_{3\sim50}$）与心包积液有关，其中 rV_{30} 相关性最强。放疗后 18 个月，rV_{30}>46% 和<46% 时，心包积液发生率分别为 73% 和 13%（$P=0.001$），平均心包剂量>26Gy 和<26Gy 时，心包积液发生率分别为 73% 和 13%（$P=0.001$）。密歇根大学的一项研究也表明，平均剂量>27Gy 和最大剂量 47Gy 与心包积液的风险相关；然而，只有接受 3.5Gy 部分治疗的患者才会出现心包积液 [218]。

放射治疗与心脏瓣膜病有关 [219]。这种发病率与纵隔放射剂量>30Gy 和接受放射治疗时年龄较小有关。亚临床瓣膜病在放疗后 2～>20 年被发现 [219]，但临床症状表现出来似乎需要更长的时间（从放疗到症状的中位间隔时间为 22 年）。对于接受放射治疗的霍奇金淋巴瘤患者，在放射后 10 年的中位数，主动脉瓣疾病通常由混合狭窄和反流组成，比二尖瓣和右侧瓣膜疾病更常见 [219, 220]。从 NTCP 对辐射诱导的无症状性心脏瓣膜缺损的建模中，在 56 名霍奇金淋巴瘤存活者的 20 人中，心腔（左心室和左心房）V_{30}，心腔容积和肺容积可以预测 [221]。2015 年，一项针对 89 名霍奇金淋巴瘤存活者的研究估计了"受影响的瓣膜"剂量，并证明了剂量大于 30Gy 时，瓣膜疾病的风险随剂量的增加呈剂量依赖性增加（低于 30Gy 的剂量增加幅度最小），精算风险随着时间的推移而增加，特别是超过 20 年后 [222]。

（三）蒽环类药物和其他危险因素

在霍奇金病患者中，放射暴露联合蒽环类药物可能会损害射血分数，并增加心肌梗死、充血性心力衰竭和瓣膜疾病的风险。有关蒽环类药物和放疗联合作用的数据仍然很少。一份对 1474 名接受治疗的 41 岁以下霍奇金淋巴瘤存活者的报告提供了一些启示 [223]。霍奇金淋巴瘤存活者的心肌梗死和充血性心力衰竭的风险显著增加，与普通荷兰人相比，霍奇金淋巴瘤存活者的标准发病率分别为 3.6 和 4.9。仅纵隔放疗增加了心肌梗死、心绞痛、充血性心力衰竭和瓣膜疾病的风险（2～7 倍）。蒽环类药物的加入进一步增加了纵隔放疗所致充血性心力衰竭和瓣膜病变的风险，HR 分别为 2.81（95%CI 1.44～5.49）和 2.10（95%CI 1.27～3.48）。放疗和蒽环类药物联合化疗后 25 年充血性心力衰竭的累积发生率为 7.9%。

必须考虑心脏病的其他危险因素，特别是冠状动脉疾病。例如，来自罗切斯特大学的数据评估了霍奇金淋巴瘤存活者的冠状动脉疾病风险以及心脏危险因素的患病率。男性心脏性死亡的相对风险为 3.1，女性为 1.8。其他危险因素比普通人群更为常见；在经历病态心脏事件的霍奇金淋巴瘤患者中，72% 吸烟，72% 男性，78% 高胆固醇血症，61% 肥胖，28% 有阳性家族史，33% 有高血压，6% 有糖尿病[224]。

（四）临床正常组织效应定量分析综述的总结和其他要点[225]

心脏的亚结构以及心脏和大血管的交叉点，在轴位 CT 成像中可能很难区分，心脏边缘通常很难与邻近的肝脏和膈肌区分开来。心脏随着呼吸和心脏循环而运动，不同区域的运动程度不同。几个临床因素（如年龄增加、并发症和蒽环类药物暴露）似乎增加了放疗损伤的风险。虽然基于有限的数据，心包疾病、心脏死亡率和血流灌注异常似乎与剂量和（或）容量有关。心脏 $V_{30} > 45\%$ 和平均心脏剂量 $> 26Gy$ 与心包炎的风险较高相关。心脏 $V_{30} \sim V_{40}$ 在 30%～35% 与约 15 年心源性死亡的超额风险约 5% 相关。这些剂量 – 体积指标可能过度简化了与冠状动脉疾病相关的风险估计，这可能与小体积冠状动脉的大剂量（$> 50Gy$）最相关[214]。对于乳腺癌和肺癌患者，建议在不影响靶区覆盖的情况下尽可能减少照射的心脏体积。在淋巴瘤患者中，如果患者只接受放射治疗，整个心脏应该被限制在 $< 30Gy$，对于那些同时接受蒽环类药物化疗的患者，整个心脏应该被限制在 15Gy。

十一、胃肠系统：食管

（一）器官功能及其临床意义

食管是由肌肉构成的器官，它允许并促进固体和液体从口腔到胃的运输。食管是一个可移动（轻微）、中空、可膨胀的器官。在 CT 图像上，食管横截面面积 / 体积变化很大。这可能不能准确反映器官的真实解剖结构。在大体食管标本中，食管横截面积在所有轴位上都相当均匀[226]。

急性食管炎非常常见，在接受胸部恶性肿瘤（即食管癌和原发性肺癌）放射治疗的患者中往往很严重。由于急性食管炎，一些患者可能需要下营养管和（或）治疗中断。由于大多数胸部肿瘤患者预后较差，急性毒性可能比晚期损伤更具有临床意义。晚期食管并发症包括吞咽困难、狭窄、运动障碍、吞咽疼痛，极少出现坏死或瘘。

（二）剂量 – 体积数据

在华盛顿大学的一系列研究中，同时接受化疗，3～5 级食管毒性（急性和晚期）与最大剂量（D_{max}）$> 58Gy$，平均剂量 $> 34Gy$ 相关[227]。V_{55} 没有显著性。一项中国研究报道称，$D_{max} > 60Gy$ 和同时使用化疗是食管毒性（急性和晚期）的重要因素[228]。在杜克大学的一系列研究中，V_{50}、接受 $> 50Gy$ 的表面剂量（S_{50}），接受 $> 50 \sim 60Gy$ 的食管长度以及环形 $D_{max} > 80Gy$ 是晚期食管毒性的显著预测因素[229]。$V_{50} > 32\%$ 或 $S_{50} > 32\%$ 导致晚期食管毒性的粗率为 30%，而不是 7%（P 值分别为 0.02、0.04）。食管壁 $> 3.2cm$、接受剂量 $> 50Gy$ 者，晚期毒性发生率约为 30%，而食管壁 $< 3.2cm$、接受剂量 $> 50Gy$ 者仅为 4%（$P = 0.008$）。在杜克大学的另一个试验中，晚期 ≥ 1 毒性与几个剂量参数相关：整周接受 $\geq 50Gy$ 和 $\geq 55Gy$、75% 周接受 $\geq 70Gy$、整周接受 $\geq 60 \sim 80Gy$ 的最大百分比[230]。在 $V_{50} \sim V_{70}$ 为 0%～30% 的患者中，≥ 1 级晚期毒性的发生率约为 5%，在 V_{70} 为 31%～64% 的患者中约为 25%，在 $V_{50} > 60\%$ 的患者中约为 10%（无显著差异）。急性食管毒性是晚期毒性的最大预测因子。在两项研究中，大多数出现 ≥ 3 晚期毒性的患者出现了急性 ≥ 3 级反应，尽管 25%～40% 出现 ≥ 3 晚期毒性的患者只有 0～2 级的急性食管毒性。

从 QUANTEC 分析的数据中，几项研究指出，随着剂量 / 体积参数的增加，风险增加。然而，由于不同的研究考虑了不同的变量，最佳剂量 / 体积预测被认为是难以捉摸的。此外，由于不同的剂量 / 体积参数彼此相关，因此可能不存在真正的"最佳"参数，可选的预测模型将同样有用。根据 2013 年对 1082 名接受非小细胞肺癌化疗的患者进行的 Meta 分析，食管 $V_5 \sim V_{70}$ 参数（以 5Gy 为增量）都是 ≥ 2 级食管炎的显著预测因子。在多变量分析中，V_{60} 被证明是 $\geq 2 \sim 3$ 级食管炎的最显著的预测因子[231]。递归分区分为 3 组：低风险组（≥ 2 级和 ≥ 3 级食管炎的风险分别为 29% 和 4%，$V_{60} < 0.07\%$），中风险组（≥ 2 级和 ≥ 3 级食管炎的风险分别为 41% 和 10%，V_{60} 为 0.07%～17%），高风险组（≥ 2 级和 ≥ 3 级食管炎的风险分别为 59% 和 22%，$V_{60} \geq$ 为 17%）。这些作者没有考虑剂量表面积指标或食管长度或环周。

（三）临床正常组织效应定量分析综述的总结和其他要点[232]

食管可能很难与周围的软组织区分开来。急性食管损伤更为常见，因此大多数研究都明确分析了急性毒性（之前没有明确回顾）。对于急性和晚期损伤，不同阈值体积（$V_{20} \sim V_{70}$）存在剂量 – 反应关系。$D_{max} > 55 \sim 60Gy$ 以及食管表面、体积、长度和周长接受 $>50 \sim 60Gy$ 似乎与毒性相关。急性食管毒性可导致晚期毒性。由于大范围的剂量 – 体积参数与毒性相关，因此不可能确定单一的最佳食管照射阈值体积参数。根据非小细胞肺癌 RTOG0617 剂量递增研究，建议食管的平均剂量应保持在 $<34Gy$；在该研究中，还提出食管 V_{60}。一项 Meta 分析表明，V_{60} 对食管炎的预测性最强。

十二、胃肠系统：胃和小肠

（一）器官功能及其临床意义

胃和小肠有助于消化和吸收食物和营养。放射相关晚期毒性的症状包括消化不良、胃溃疡、腹泻、肠梗阻和肠溃疡、瘘管或穿孔。小肠的主要长期不良反应是狭窄和腹泻。胃通常会考虑穿孔和溃疡。几个与患者相关的变量（如糖尿病病史、年龄、种族、身体习惯和既往手术）也可能影响晚期毒性的风险[233]。由于胃和小肠是可移动和可膨胀的，确定准确的剂量 – 体积（或剂量 – 表面）限制是具有挑战性的。影响晚期毒性风险的因素包括总剂量（剂量超过 $40 \sim 50Gy$ 会增加晚期并发症的风险）、分次剂量、以前的腹部手术（这会增加肠梗阻的风险）以及同时使用化疗。

（二）剂量 – 体积数据

1. 剂量 据报道，晚期放射性胃损伤的发生频率随着剂量的增加而增加。在 Walter Reed 国家军事医学中心的这项研究中，$<50Gy$ 和 $>50Gy$ 治疗后胃溃疡的发生率分别为 4% 和 16%，同样剂量的队列中穿孔的发生率分别为 2% 和 14%。总体而言，约 50Gy 的胃剂量与严重晚期损伤的发生率为 $2\% \sim 6\%$ 相关。晚期胃损伤的容积效应尚不清楚。对于晚期小肠毒性，约 50Gy 剂量与梗阻 / 穿孔率相关，为 $2\% \sim 9\%$。先前的腹部手术似乎增加了放射后晚期小肠损伤的风险。在 EORTC 研究中，未做过腹部手术的并发症发生率为 3%，而接受过腹部手术的并发症发生率为 12%[234]。

2. 剂量体积 在预测胃或肠道晚期毒性的剂量 – 体积度量方面，缺乏良好的量化数据。尽管如此，还是有数据显示了体积效应。在直肠癌患者中，视野延伸到 L_1 或 L_2 的患者发生肠梗阻的风险为 30%，而仅接受盆腔区域治疗的患者发生肠梗阻的风险为 9%[235]。密歇根大学调查了肝癌患者放疗后胃和十二指肠出血[236]。NTCP 建模与出血的剂量阈值（约 60Gy）一致，而出血没有大的体积效应。

QUANTEC 之后发表的一些研究将小肠毒性风险与剂量 – 体积指标相关联。在一项对 46 名同时接受吉西他滨和放射治疗的局部晚期胰腺癌患者的研究中，十二指肠 $V_{35} > 20\%$ 与 ≥ 3 级小肠毒性（急性或晚期）的风险 41% 相关，而 $V_{35} < 20\%$ 的风险为 0[237]。在另一项分析了十二指肠 $V_{40} \sim V_{60}$ 的局部晚期胰腺癌患者的研究中，$V_{55} \geq 1ml$ 与 $<1ml$ 与 ≥ 2 级毒性显著相关（47% vs. 9%，$P=0.0003$）[238]。仅 3 例出现急性 ≥ 3 级胃肠道毒性，3 例出现晚期 ≥ 3 级胃肠道毒性（无十二指肠毒性）；$V_5 \sim V_{65}$ 与毒性风险无关[239]。一项对接受扩大野照射的女性系统回顾显示，小肠最大剂量 55Gy 在 5 年内估计会产生 10% 的毒性风险[240]。在 84 名接受子宫切除后调强放疗的女性研究中，V_{40}/小肠体积比（最佳阈值为 28%）和最大剂量（最佳阈值为 55.9Gy）是慢性 $1 \sim 2$ 级毒性的重要预后因素[241]。在一项对 45 名直肠癌患者的研究中，$2 \sim 3$ 级腹泻与小肠 $V_5 > 292ml$ 显著相关（$P < 0.0001$）（82% vs. 29%，如果低于这一阈值）[242]。

（三）临床正常组织效应定量分析综述的总结和其他要点[243]

胃肠是运动的结构，有一定的节间和节内运动。这使得一些剂量 / 体积 / 结果数据不太确定。在定义小肠容积时，考虑了两种不同的方法。包含小肠体积的整个潜在空间（即包括可以放置肠道的所有区域）[244] 或计划 CT[245] 上的实际可见肠环都可以被认为是危及器官。使用整个潜在的小肠空间，建议暴露于 $V_{45} \sim V_{50}$ 的小肠应 $<195ml$，以减少急性毒性（前面未讨论）[244]；在使用可见肠环时，建议 V_{15} 应 $<120ml$[245]。QUANTEC 之后发表的一项直肠癌的新辅助放射治疗研究预测，勾画肠环 $V_{15} < 275ml$、腹膜间隙 $V_{15} < 830ml$ 的 ≥ 3 级小肠毒性的风险为 10%[246]。虽然这些剂量限制来自急性毒性数据，但它们也提供了指导原则，有助于将晚期毒性的风险降至最低。对于胃，建议将整个胃的剂量维持在 $<45Gy$；最大点剂量可能是毒性的一个重要预测因素，但需要更多的数据来证实这一假设。

十三、胃肠系统：直肠

（一）器官功能及其临床意义

直肠是大肠的末端，其功能是临时储存粪便，并提供排便的冲动。最常见的晚期放射相关直肠并发症是出血。直肠溃疡和瘘管要少得多。其他晚期损伤包括狭窄和直肠顺应性降低，这可能导致频繁的大便。肛门也有晚期并发症的风险，包括狭窄和松弛，导致大便失禁。直肠最大剂量和平均剂量越高，患者晚期直肠后遗症的风险较高，包括消化道出血、直肠炎、腹泻和内翻。几个与患者相关的变量〔如糖尿病和（或）血管疾病史、炎症疾病和年龄〕可能影响晚期毒性的风险[233, 247-249]。急性毒性似乎与晚期直肠炎和大便频率增加有关[249]。以前做过腹部手术也是相关的[250]。*XRCC1* 基因多态性也被认为是晚期直肠毒性的危险因素[251]。

（二）剂量 – 体积数据

大量的剂量学数据表明风险与直肠体积和表面积 / 直肠壁剂量有关[252-267]。表 18-3 总结了许多这些研究，后面将会讨论。

MSKCC 显示前列腺癌适形放疗后发生直肠出血的患者和没有发生直肠出血的患者之间的 DVH 有显著差异[252]。62% 和 102% 处方剂量（70.2Gy 或 75.6Gy）的直肠受照百分比显著增加；直肠壁被 50% 等剂量线包围、直肠最大剂量较高和直肠体积较小也是显著的不良危险因素[252, 253]。在一项对 1571 名接受 MSKCC 治疗的患者的研究中，调强放疗的使用和没有急性直肠毒性预示着晚期直肠毒性的风险较低[254]。

奥地利的一项研究发现，$V_{59} \geq 57\%$ 会导致 2 级直肠毒性增加（31% vs. 11%，$P=0.003$）[255]。两项意大利多中心研究发现，$V_{50} \sim V_{70}$ 有显著的剂量 – 体积效应，建议 $V_{50} \leq 60\% \sim 65\%$，$V_{60} \leq 45\% \sim 50\%$，$V_{70} \leq 25\% \sim 30\%$；$\geq 2$ 级直肠并发症的风险为 4% $\sim$ 8%，而 $\geq$ 临界值的风险为 20% $\sim$ 30%。在前列腺切除术后的设置中，这个意大利组显示平均直肠剂量 ≥ 54Gy，$V_{50} \geq 63\%$，$V_{55} \geq 57\%$，$V_{60} \geq 50\%$，以及直肠容量 <60ml 是晚期出血的预测指标[258]。

在一项随机试验中，MDACC 治疗早、中风险早期前列腺癌的剂量分别为 70Gy 和 78Gy，直肠 $V_{70} \geq 25\%$ 和 $V_{70} < 25\%$（46% 和 16%，$P=0.001$）[259] 的晚期 ≥ 2 级直肠并发症的风险显著增加。MDACC 的一项回顾性分析表明，风险是剂量和体积的连续函数，建议降低并发症风险的具体值：$V_{60} \leq 41\%$、$V_{70} \leq 26\%$、$V_{76} \leq 16\%$ 或 3.8ml、$V_{78} \leq 5\%$ 或 1.4ml[260]。6 年后，直肠 $V_{70} \geq 26\%$ 的患者发生晚期 ≥ 2 级直肠并发症的风险为 54%，而直肠 $V_{70} < 26\%$ 的患者为 13%。

在接受 68Gy 和 78Gy 治疗的荷兰随机试验中[248]，平均肛门剂量（以及 $V_5 \sim V_{60}$）显著预测了 ≥ 2 级胃肠道毒性的发生率（4 年时，平均剂量 <19Gy vs. >52Gy 为 16% vs. 31%）[261]。平均剂量（以及 $V_5 \sim V_{70}$）也预测了使用尿失禁垫的风险（5 年时，平均剂量 <28Gy vs. >46Gy 的风险 <5% vs. >20%）。肛门直肠 V_{65}（以及 $V_{55} \sim V_{60}$）对直肠出血有显著的预测作用（$V_{65} < 23\%$ vs. >29% 的 4 年风险分别为 <1% 和 10%）[261]。在 748 例随机分为 79.2Gy 组的 RTOG0126 方案的分析中，直肠 $V_{70} \geq 15\%$ 与 ≥ 2 级直肠毒性相关（多变量分析 $P=0.034$）。

在 3 年时，$V_{70} \geq 15\%$ 与晚期胃肠道毒性的风险约为 24%，而 $V_{70} < 15\%$ 的风险为 12%。直肠 $V_{75} \geq 10\%$ 与 <10% 相比也有类似的风险[268]。

接受给定剂量的直肠或直肠壁的百分比可能有些主观（基于直肠的多少部分被分割）；使用直肠[265] 或直肠壁的绝对体积不那么主观，尽管定义直肠壁并不是标准化的。直肠从直肠乙状结肠交界处延伸至肛门，其下方范围一般定义为肛缘水平、肛门上方、坐骨结节上方或坐骨结节下方 2cm 处。直肠壁或直肠表面的剂量学参数可以更好地预测某些晚期毒性[269]。William Beaumont 医院证实，直肠体积和直肠壁 $V_{50} \sim V_{70}$ 值预测晚期毒性，直肠壁更能预测 2 $\sim$ 3 级的晚期毒性；急性毒性也可以预测晚期毒性[262]。MDACC 还显示直肠壁对晚期直肠出血有更好的预测作用[263]。1998 年荷兰的一项研究建议直肠壁体积超过 65Gy、70Gy 和 75Gy 分别 <40%、<30% 和 <5%[264]。来自克利夫兰诊所[265] 和 William Beaumont 医院[262] 的数据显示，直肠或直肠壁 $V_{70} \sim V_{78} \geq 15$ml vs. <15ml，发生 ≥ 2 级直肠毒性的风险显著增加（20% $\sim$ >30% vs. 5% $\sim$ 10%）。在对 1285 例接受质子治疗的前列腺癌患者的研究中，多因素分析显示直肠（$P=0.010$）和直肠壁（$P=0.0017$）V_{75} 对直肠出血的风险有显著意义[270]。

（三）临床正常组织效应定量分析综述的总结和其他要点[271]

直肠是可移动和可膨胀的；因此，它的位置和体积在不同的放射治疗阶段之间和期间可能会有所不同。直肠的上下缘在 CT 成像上并不总是很容易界定。大多数已发表的直肠毒性研究都针对晚期直肠出血。然而，大多数毒性评分系统是非特异性的，因为患者可以根据腹泻、大便频率、直肠黏液或出血被认为有 2 级或 3 级事件。对于接受前列腺癌放射治疗的患者，建议将 V_{50}、V_{60}、V_{65}、V_{70} 和 V_{75} 分别限制在 50%、35%、25%、20% 和 15% 以下。从 QUANTEC 综述后发表的一项 Ⅰ / Ⅱ 期 RTOG 研究中，272 名 1009 名男性接受 1.8 $\sim$ 2.0Gy/ 次，总量 68.4 $\sim$ 79.2Gy 的放疗，直肠剂量 <60Gy 对 NTCP 模型的拟合没有可检测到的影响，多变量建模显示只有 V_{75} 与晚期直肠毒性显著相关[273]。

十四、胃肠系统：肝脏

（一）器官功能及其临床意义

肝脏是一个重要的器官，具有广泛的代谢功能，包括摄取营养的新陈代谢、解毒、蛋白质合成、胆汁生成、糖原储存和红细胞分解。放射性肝损伤的后遗症包括肝酶升高、腹水、黄疸、扑翼样震颤（震颤）、肝性

表 18-3　分析直肠毒性的剂量参数的选择研究概述

作者，年份（中心）	患者肿瘤类型	终　点	亚　组	毒性率
Wachter 等，2001（University Hospital Vienna）[255]	前列腺癌	2 级直肠毒性	$V_{59} \geq 57\%$ $V_{59} < 57\%$	31% 11%
Fiorino 等，2002，2003（L' Ospedale San Raffaele）[256, 257]	前列腺癌	2 级直肠毒性	$V_{50} \leq 60\% \sim 65\%$ $V_{60} \leq 45\% \sim 50\%$ $V_{70} \leq 25\% \sim 30\%$ $V_{50} > 65\%$ $V_{60} > 50\%$ $V_{70} > 30\%$	4%~8% 4%~8% 4%~8% 20%~30% 20%~30% 20%~30%
Cozzarini 等，2003（Hosp. San Raffaele）[258]	前列腺癌 s/p 前列腺切除术	晚期直肠出血	平均直肠剂量≥54Gy $V_{50} > 63\%$ $V_{55} > 57\%$ $V_{60} > 50\%$ 平均直肠剂量<54Gy $V_{50} > 63\%$ $V_{55} > 57\%$ $V_{60} > 50\%$	7% 7% 7% 7% 22% 21% 21% 19%
Huang 等，2002（MDACC）[260]	前列腺癌	≥2 级直肠毒性	$V_{70} \geq 26\%$ $V_{70} < 26\%$	54% 13%
Peeters 等，2006（van Leeuwenhoek Hospital）[261]	前列腺癌	直肠出血需要激光治疗或红细胞聚集	$V_{65} = 7\% \sim 23\%$ $V_{65} = 23\% \sim 29\%$ $V_{65} = 29\% \sim 36\%$ $V_{65} > 36\%$	<1% 4% 11% 10%
		尿失禁垫的使用	肛管平均<28Gy 肛管平均 28~38Gy 肛管平均 38~46Gy 肛管平均>46Gy	<5% 7% 9% >20%
Boersma 等，1998（Netherlands Cancer Institute）[264]	前列腺癌	直肠出血	直肠壁 $V_{65} < 40\%$ 直肠壁 $V_{70} < 30\%$ 直肠壁 $V_{75} < 5\%$ 直肠壁 $V_{65} > 40\%$ 直肠壁 $V_{70} > 30\%$ 直肠壁 $V_{75} > 5\%$	0% 0% 0% 10% 9% 9%
Kupelian 等，2002（Cleveland Clinic）[265]	前列腺癌	直肠出血	直肠壁 $V_{70} \sim V_{78} < 15ml$ 直肠壁 $V_{70} \sim V_{78} > 15ml$	5% 22%
Vargas 等，2005（William Beaumont Hospital）[262]	前列腺癌	≥2 级直肠毒性	$V_{70} < 25\%$ $V_{70} = 25\% \sim 40\%$ $V_{70} > 40\%$ 直肠壁 $V_{70} < 5ml$ 直肠壁 V_{70} 5~15ml 直肠壁 $V_{70} > 15ml$ 直肠壁 $V_{70} < 25\%$ 直肠壁 $V_{70} = 25\% \sim 40\%$ 直肠壁 $V_{70} > 40\%$	9% 19% 24% 8% 13% 32% 9% 18% 25%
Pederson 等，2012[a]（University of Chicago）[266]	前列腺癌	4 年 ≥2 级胃肠道毒性	$V_{70} \leq 10\%$ $V_{65} \leq 20\%$ $V_{40} \leq 40\%$ $V_{70} \leq 20\%$ $V_{65} \leq 40\%$ $V_{40} \leq 80\%$ $V_{70} > 20\%$ $V_{65} > 40\%$ $V_{40} > 80\%$	0% 0% 0% 8% 8% 8% 15% 15% 15%

a. QUANTEC 综述后刊登；MDACC.MD 安德森癌症中心

脑病或昏迷。与患者相关的最重要的肝损伤易感性预测指标之一是基线肝功能，以 Child-Pugh 评分系统为特征，它考虑了血清胆红素、白蛋白、凝血时间、腹水和脑病的存在。在原发性肝脏恶性肿瘤患者群体中，放疗毒性的风险似乎也比肝转移患者大。

（二）剂量 – 体积数据

RTOG 84–05 Ⅰ 期的研究中，在肝转移患者接受 1.5Gy 每天 2 次肝放疗，122 名患者接受 27～30Gy 未发生生化指标肝毒性，而接受 33Gy 的 51 名患者有 5 名出现肝毒性[274]。密歇根大学的一项针对 79 名肝脏放疗的研究中，只有那些接受全肝放疗（1.5～1.65Gy，1 天 2 次，加或不加局部加量）发生了晚期放疗毒性（粗风险为 9/33 vs. 肝局部放疗 0/46）。接受平均剂量 >37Gy（每日输注 2 次氟脱氧尿苷）和保留正常肝脏较少的患者出现晚期放疗毒性的风险更高（粗风险为 9/34 vs. 0/45）[275]。

有几项研究已经更详细地探讨了部分肝脏放疗，其中许多研究使用平均肝脏剂量作为剂量 – 体积度量。在密歇根大学后来的一项研究中，在平均肝脏剂量 <31Gy 的情况下没有观察到晚期肝脏毒性，NTCP 模型得到了优化，全肝放射的 TD_{50} 为 43Gy，TD_5 为 31Gy。并发症的风险强烈依赖于肝脏照射的体积[276]。晚期毒性的其他危险因素包括原发性肝胆管癌（与转移性疾病相反），使用溴脱氧尿嘧啶核苷化疗（与氟脱氧尿苷相反），正常组织并发症概率模型预测，如果 <1/3 的肝脏受到照射，TD_5 将超过 80Gy。2/3 肝脏照射后，TD_5 约为 50Gy，TD_{50} 约为 60Gy。

在中国台北的一系列研究中，晚期发生肝毒性的受照肝细胞癌患者接受的平均肝脏剂量为 25Gy（无毒性反应的患者为 20Gy，$P=0.02$）[277]。全肝、2/3 肝和 1/3 肝的 TD_{50} 分别约为 43Gy、50Gy 和 67Gy。全肝、2/3 肝和 1/3 肝的 TD_5 分别约为 25Gy、28Gy 和 38Gy。本组受试者肝脏放疗的体积效应较小。在同一组的另一项研究中，平均肝脏剂量和乙肝病毒阳性是放疗毒性的重要预测因子；通过 NTCP 模拟，TD_{50} 约为 50Gy[278]。

一项对 105 例肝细胞癌患者进行的韩国试验统计了全肝和正常肝的平均剂量和 V_{20}～V_{40} 参数（全肝减去 GTV）[279]。全肝 V_{30} 是唯一有意义的参数（$P<0.001$）。全肝 V_{30}≤60% 和 >60% 的患者中，仅有 2.4% 和 55% 的患者出现 2 级肝毒性（$P<0.001$）。另一项韩国研究表明，V_{15} 与 Child-Pugh 评分的降低有关，并建议 V_{15} 的分界值 <43.2%[280]。

亚洲的数据与西方的数据不同，可能反映了治疗的恶性肿瘤（主要是西方的转移性肝癌，亚洲为原发性肝癌，后者通常发生在肝硬化背景下）、放射分割和（或）与放射同时进行的治疗方面的差异。

（三）临床正常组织效应定量分析综述的总结和其他要点[281]

要了解放疗所致的肝脏毒性，就必须了解肝脏的运动情况。广泛的研究已经描述了呼吸引起的肝脏运动，这种运动可以使肝脏移位超过 2cm。先前存在的继发于乙肝或丙型肝炎感染和肝硬化等并存条件的肝功能障碍，似乎增加了对放射性肝损伤的易感性。对于接受部分体积肝脏放射治疗的肝转移患者，放射所致肝毒性的风险似乎更多地依赖于受照射的肝脏体积。部分体积的肝脏可以耐受相对较高的剂量。然而，原发性肝癌患者的耐受性较低（他们更容易患有潜在的肝病）。对于全肝放疗，推荐 ≤28～30Gy，2Gy/ 次（肝转移瘤 28Gy/ 次，原发性肝癌 30Gy/ 次），≤21Gy，3Gy/ 次。对于标准分割治疗的部分肝照射，建议对正常肝脏的平均剂量（全肝减去总靶体积）：转移性肝癌 <30Gy，原发性肝癌 <28Gy。

十五、泌尿生殖系统：肾脏

（一）器官功能及其临床意义

肾脏的功能是清除废物、调节电解质，产生促红细胞生成素、刺激红细胞生成，通过肾素—血管紧张素途径以及液体 / 电解质平衡来调节血压。也许晚期肾毒性由于潜伏期长以及毒性被归因于更常见的原因而被低估。晚期肾脏并发症包括肾功能下降、氮质血症、高血压和肾脏萎缩。最轻微的慢性放射性肾病可能要在治疗数年后才能确诊。临床上无症状的异常可能仅包括蛋白尿和氮质血症，并伴有尿管型和轻度或无高血压。当然，只有一个肾功能正常或基线肾功能较差的患者，在任何给定的肾照射剂量下都更容易受到损害（无论有没有症状）。以铂和异环磷酰胺为基础的化疗药物也会影响肾功能。异环磷酰胺可引起肾小球和肾小管毒性，并伴有肾小管性酸中毒或 Fanconi 综合征。一项研究检测了成人和儿童患者中异环磷酰胺引起的 3～4 级肾毒性，发现两者的患病率都为 17%，年龄和累积异环磷酰胺剂量都不是危险因素[282]。

（二）剂量 – 体积数据

有几项研究已经调查了全肾剂量耐受性，无论是全腹照射还是全身照射（通常以较低的分次剂量给予）。双侧肾剂量 ≥10Gy 后可出现肾毒性，20Gy 后风险较高（50%～80%），肾脏损伤阈值相对较低。早在计划 CT 时代之前，人们就已经认识到肾脏的剂量 – 体积效应，因为肾脏在普通的模拟胶片上可以很好地可视化。根据这些研究，当超过一半的肾脏接受＞20～30Gy 的剂量，或超过 1/3 的肾脏接受＞30～40Gy 的剂量时，患者发生肾萎缩、肾功能下降和高血压的风险增加[2, 283-285]。

关于剂量 – 体积参数预测晚期肾毒性的文献很少，部分原因是临床医生努力将超过可接受的耐受剂量的肾脏体积降至最低。低剂量、对于肾大靶区体积予以 10～15Gy 会增加肾毒性的风险[286-288]，而小体积的肾脏超过 20～25Gy 可能导致晚期肾毒性[286, 288-290]。在海德堡的一系列研究中，正常组织并发症建模被用来估计晚期并发症的风险[289]。17.5～21.5Gy 和 22～26Gy 的中位剂量对应 5% 和 50% 的晚期并发症风险（贫血、氮质血症、高血压和水肿）。在德国的另一项研究中，肾功能减退（通过核素显像的变化来衡量）被分析为剂量和体积的函数[286]。在肾体积的 10%～30%、30%～60% 和 60%～100% 照射到 20Gy 后，肾功能减退的发生率分别＜10%、约 40% 和＞70%。肾体积 10%～30%、30%～60%、60%～100% 在约 30Gy 照射后，肾功能减退的发生率分别为约 35%、＞90%、＞98%。在一项针对胃癌患者（同时接受放疗和顺铂或卡培他滨治疗）的荷兰研究中，左肾 V_{20}≥64% 和左肾≥30Gy 的平均剂量与左肾功能显著降低有关[290]。在一项对 125 名上消化道恶性肿瘤患者的研究中，肾脏 V_5～V_{20} 和平均肾脏剂量与肌酐清除率的降低显著相关[291]。肌酐清除率下降 15%～20% 与 V_5＞50%、V_{10}＞30%、V_{20}＞30%（或＞100ml）、平均肾剂量＞10Gy 相关。

（三）临床正常组织效应定量分析综述的总结和其他要点[292]

放疗相关性肾损伤的病理生理学知之甚少，由于其潜伏期较长，报道相对较少。对于全（双侧）肾照射（前面未讨论），建议对于剂量＜10Gy，分 5～6 次（剂量率＜6cGy/min）；＜15～18Gy，≥5 周以上。对于部分肾放射，接受＞20Gy 的肾脏体积预示着肾毒性的风险。部分肾脏放疗的建议是最大限度地保留肾脏，并维持双侧肾脏的平均剂量＜18Gy，或者如果一个肾脏不能充分保留，则维持 V_6＜30%。

十六、泌尿生殖系统：膀胱

（一）器官功能及其临床意义

膀胱是一个高度膨胀的收集尿液的器官。晚期放射相关毒性的症状包括尿频增加、血尿和排尿困难。坏死、膀胱挛缩和出血是少见的严重后果。也许迟发性膀胱毒性由于潜伏期长以及毒性被归因于更常见的原因而被低估。由于膀胱是可移动和可膨胀的，精确的剂量 – 体积（或剂量 – 表面）约束条件是具有挑战性的。膀胱损伤的终点可以反映局灶性损伤（如出血）或更多的全局性损伤（膀胱容量减少，继发尿频）。最近的数据表明，急性毒性预示着晚期毒性（特别是尿频和血尿）风险，而治疗前膀胱功能障碍预示着晚期泌尿症状（特别是尿频、大小便失禁和排尿流速减慢）[249]。

（二）剂量 – 体积数据

剂量 – 体积（或剂量 – 表面）分析受到将剂量 – 体积度量分配给可移动、可膨胀的结构复杂性的影响。对于全膀胱照射，剂量超过 60Gy，特别是分割大小＞2Gy 和（或）加速放疗方案，导致晚期≥3 级毒性的风险显著增加。当整个膀胱接受 45～55Gy 的照射，然后部分膀胱的剂量增加到＞60Gy 时风险较低，尽管毒性风险与剂量 – 体积指标没有相关性。Fox Chase 癌症中心对 503 名前列腺癌患者进行了一项研究，检查了膀胱 V_{60}～V_{70} 和 DVH 下的区域，将膀胱定义为仅仅是膀胱壁（"空心"结构）或整个膀胱及其内容物（"实心"结构）。通过多因素分析，平均膀胱剂量和 DVH 下面积是≥2 级泌尿生殖系统毒性的重要预测因子[293]。在芝加哥大学对 296 名前列腺癌患者（在引流和注入 120ml 生理盐水后，膀胱呈整体轮廓）的研究中，膀胱剂量关系与≥2 级泌尿生殖系统毒性的风险没有相关性[266]。接受高剂量（≥72Gy）治疗的前列腺癌患者，膀胱下部（如三角区）也接受≥70Gy 治疗。就膀胱毒性而言，这往往是耐受性很好的。可以说，放疗后出现的泌尿毒性在一定程度上是由于前列腺尿道接受了超过阈值的剂量。在一项对 345 名局部晚期直肠癌患者进行放化疗的研究中，对使用膀胱（整个结构）平均剂量、等效均匀剂量和最佳 V_x 的模型进行了分析。V_{35} 模型在预测急性膀胱炎方面优于其他模型[294]。

（三）临床正常组织效应定量分析综述的总结和其他要点[295]

为膀胱制订严格的剂量 – 体积指南的主要局限性包括缺乏可靠的三维剂量 / 体积数据，以及膀胱是可变体积 / 位置的移动结构这一复杂因素。对于全膀胱放疗，报告的 50～60Gy 剂量的≥3 级毒性的风险在≤5%～40%。这种差异可能归因于将毒性与传递给移动结构的剂量相关联的挑战，当将部分体积暴露与毒性相关联时，这一挑战甚至更成问题。有了这些问题的警告，建议按照 RTOG 0415 前列腺癌研究的建议，膀胱限制分别为 V_{80}≤15%、V_{75}≤25%、V_{70}≤35% 和 V_{65}≤50%。该方案建议在模拟和治疗时排空膀胱；膀胱从底部到穹顶分段。

十七、泌尿生殖系统：阴茎球部

（一）器官功能及其临床意义

阴茎球部位于阴茎底部，在前列腺的尾部[296, 297]。对阴茎球部的辐射剂量可能会影响勃起功能，要么是由于对这个结构的直接损害（可能性较小），要么是对周围结构的损害，其放疗诱导的损害与阴茎球部的剂量暴露有关。最常见的情况是在前列腺癌的治疗中对阴茎球部进行照射。调强放射治疗通常用于减小阴茎球部的剂量[298, 299]。对勃起功能障碍的解释和阴茎球部剂量的影响，因既有功能、并存条件和其他可能阻碍（即激素治疗）或帮助（即用于治疗勃起功能障碍的药物）的治疗方法而变得复杂。此外，确定哪些患者经历了勃起功能障碍，这是一种具有不同严重程度的毒性，也使数据解释变得复杂。

（二）剂量–体积数据

一些研究已经调查了剂量–体积参数来预测勃起功能障碍的风险。在几项研究中，没有发现阴茎球部剂量和勃起功能之间的相关性[299-301]。在一项研究中，试图减少阴茎球部的剂量（平均剂量为 25Gy），因此很少有患者阴茎球部接受高剂量的照射[299]。在另一项包含 70 名患者的研究中，没有发现阴茎球部、阴茎脚或阴茎脚最上面 1cm 的平均剂量或最大剂量之间的相关性，比较了 DVH 发现也是相似的[300]。

在加州大学旧金山分校的一项小规模（21 名患者）早期研究中，阴茎球部 D_{70}＜40%、40%～70% 和＞70% 的患者分别有 0%、80% 和 100% 的风险出现放疗诱导的勃起功能障碍[302]。在 Thomas Jefferson 大学的一项研究（29 名患者）中，分析了几种剂量–体积指标；阴茎近端的 D_{30}＞67Gy、D_{45}＞63Gy、D_{60}＞42Gy 和 D_{75}＞20Gy 与勃起功能障碍和射精功能障碍的增加相关[303]。在皇家马斯登医院的一项研究中，阴茎球部的 D_{90}＞50Gy 与勃起功能显著恶化有关，而 D_{15}、D_{30} 和 D_{50} 显示出类似的趋势（尽管不显著），即勃起功能障碍患者与中等勃起功能障碍患者和有效患者相比，随着剂量增加而加重[304]。另一项小型（19 名患者）研究发现，平均剂量＜50Gy 可以预测勃起能力[305]。

迄今为止调查阴茎球部剂量的最大研究（158 名患者）是对 RTOG9406 剂量–递增研究的分析[306]。≥52.5Gy 的中位数剂量与更大的勃起功能障碍风险相关（5 年时

为 50% vs. 25%）。

（三）临床正常组织效应定量分析综述的总结和其他要点[307]

放射性勃起功能障碍的关键解剖结构存在一定的不确定性。来自不同学术中心的几项研究已经将暴露于阴茎球部的剂量–体积与勃起功能障碍联系起来，并得出了相类似的结果。根据已发表的数据，建议将阴茎球部的平均剂量控制在 95%＜50Gy，D_{70} 和 D_{90} 分别限制在 70Gy 和 50Gy。

十八、总结

几十年来，与放疗相关的正常组织损伤的研究引起了研究者的兴趣。过去的 20 年里已经取得了很大的进步。其他技术（例如门控、图像引导）将在这些物理进步中提供一些改进。SBRT/SABR、IGRT、调强放射治疗、带电粒子治疗和四维计划等新技术的出现，使得大分割治疗应用增加，更加适形的剂量分布，提高不均匀剂量的分布（即剂量雕刻）。因此，未来的研究应该考虑剂量大小和小剂量、高剂量暴露。最终，预测剂量/体积损伤的模型可能会更一致地考虑器官的潜在生理和亚结构，器官之间的潜在相互作用，以及局部生理重要性的差异（例如，肾脏的不同区域如皮质与髓质更重要，心脏的不同区域，如冠状动脉或左心室更重要）。有必要进一步了解与放疗相关的正常组织损伤的生物学基础。希望这将提高我们预测、预防和治疗与放疗相关的正常组织损伤的能力。当使用更先进的技术来进一步限制正常组织暴露，以降低放射相关损伤的风险时，需要谨慎不要损害目标靶区覆盖。为了避免 2 级（甚至 3 级）损伤而错过肿瘤可能不是一个合理的权衡，因为局部肿瘤复发可能由露靶导致。有几个已公布的数据集表明，这不是一个理论上的问题。在眼眶肿瘤和前列腺癌患者中，更多的适形技术（用于降低正常组织风险）与较差的临床控制结果相关[308, 309]。放射肿瘤学是一个不断涌现技术进步的动态领域。与这些进展同步的是，放射肿瘤学家迫切需要建立他们对放射治疗的正常组织后果的理解。我们不仅需要探索正常组织损伤与体积、剂量、分割大小和粒子类型的关系，而且需要将这一点与新的系统疗法的快速发展和对正常组织损伤的病理生理学（包括分子遗传学）基础的追求相结合。

第二部分
技术和模式

Techniques and Modalities

第 19 章 放射治疗过程中的品质和安全
Quality and Safety in Radiation Oncology

Louis Potters　Suzanne B. Evans　Todd Pawlicki　**著**

李振江　**译**

一、概述

（一）品质和安全之间的联系

医疗保健中充满了错误的例子，最终导致损害品质和价值的不良事件，这毫不奇怪。最佳的肿瘤疗效取决于出色的放射治疗计划的设计和执行[1]。在临床试验环境中，有大量报告表明治疗方案变化与较差的存活率[2, 3]或更大的毒性有关[4]。通常情况下，我们常将违反方案与不适当的剂量投送或靶区勾画相关联。不难理解，错误会对结果产生深远的影响，而最佳品质取决于最佳的安全实践。令人惊讶的是，这种联系并不会在对方案变化的每一次事后分析中都能看到的。如果你愿意，可以想象一下，在任何诊所看到的不同范围的患者中，安全在品质护理中的重要性之间的复杂关系。任何癌症都有一个理想的存活率。然后，我们必须根据各种因素进行调整，包括当前的医学认知下的安全和执行准确率、患者的发病率，以及患者耐受和坚持推荐治疗的能力和愿望。任何疾病的存活率都不能高于最限制因素所允许的水平（图 19-1）。这种相互作用很可能解释了为什么放射治疗中的方案变异和错误并不总是表现出可测量结果的减少。

尽管如此，我们认识到一个不幸的事实，即犯错是人类的本能。无论人类在哪里存在，犯错的本能都会存在。从历史上看，总有一种倾向是寻找替罪羊，并将问题中的事件归咎于一个人或一群"坏苹果"。除了个人的鲁莽（这里定义为故意冒险）行为外，大多数不良事件都归因于系统级别普遍存在的任何数量的易出错情况。从错误的源头到患者护理的"尖端"[5]，可能有个别因素阻止错误的发生，但通常情况下，发生这些错误的系统因素的数量要多得多。这导致"系统思维"方法的流行，它指的是需要解决错误背后的系统弱点的解决方案。事实上，有效性[6]等级的最底层（图 19-2）是个人警觉，这正是为什么劝诫应该是一种不同寻常的纠正错误行动的根本原因[7]。

（二）论错误的本质

重要的是要认识到有几种类型的错误，这些错误主要围绕失败发生在计划阶段还是执行阶段[8]。执行失败即执行了适当的干预，但执行效果不佳常被称为失误。失误通常涉及注意力不集中：感知混乱、事件顺序混乱或事件颠倒。失误往往与记忆障碍有关：步骤疏忽，执行任务时没有适当的注意。相比之下，计划失败涉及基于规则和基于知识的错误。在基于规则的错误中，用户错误地应用了好的和适当的规则，或者应用了不合适的或制订的不好规则。基于知识的错误，其原因是多种多样的：可能存在确认偏差，可能会陷入困境（也称为情境无意识，关注小细节，忽略更广泛的情况），可能会体验到令人满意的搜索结果，或者我们稍后将讨论的任何其他偏见。这类行为也被归类为广义的"不安全行为"[9]，可以是错误或违规行为。错误可以是基于技能

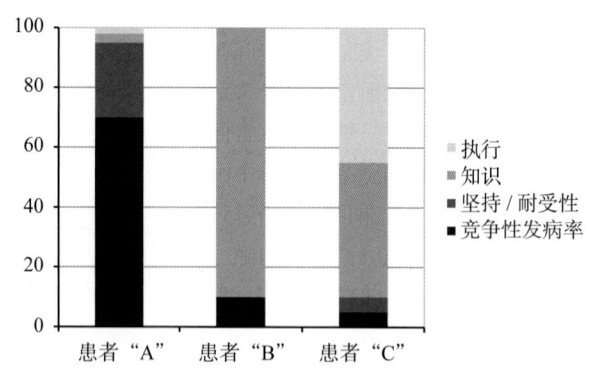

▲ 图 19-1 最大可达存活率的限制

图中给出了 3 个患者的最大可达存活率的限制。对于"A"患者，存在巨大的竞争性发病率；因此，影响生存潜力的主要因素是其他原因的死亡和对治疗的耐受性。基于我们的医学知识和安全准确的执行，治疗的有效性起到了次要的作用。对于患者"B"来说，对这种疾病的知识和可用的治疗方法极其贫乏，因此，坚持这种治疗方法并进行这种治疗基本上没有什么重要意义。影响生存的主要因素是疾病本身和相互竞争的发病率。最后，对于患者"C"来说，几乎没有相互竞争的发病率，对治疗的耐受性是肯定的。对于这位患者来说，通过治疗、恰当地应用医学知识并适当地实施这种治疗是至关重要的

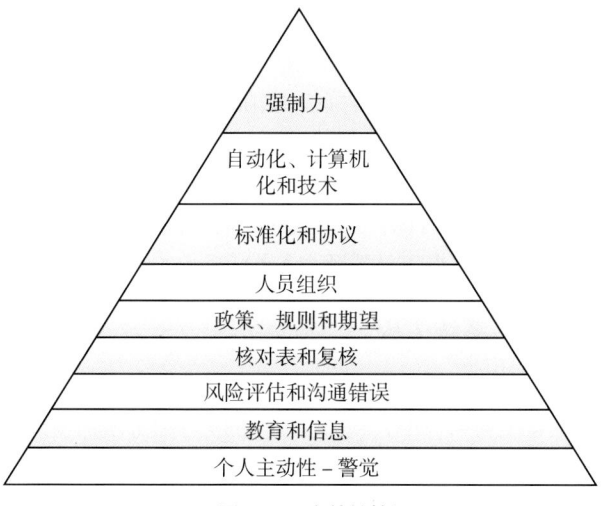

▲ 图 19-2　有效性等级

金字塔的顶部拥有最有效的策略，而底部的错误预防策略最不有效（改编自 Woods DM, Holl JL, Angst D, et al. Improving clinical communication and patient safety: clinicianrecommended solutions. In: Henriksen K, Battles BJ, Keyes MA, et al., eds. Advances in Patient Safety: New Directions and Alternative Approaches Vol. 3: Performance and Tools. Rockville, MD: Agency for Healthcare Research and Quality; 2008.）

表 19-1　认知偏差率较高的相关因素

人为因素	患者因素	系统因素
疲乏	复杂的患者陈述	工作流设计（任务复杂性、对记忆的依赖、多次移交）
认知负荷	并发症数量增加	没有足够的时间来获取、集成和理解信息
情感偏差	缺乏完整的病史	获取信息的过程不充分（如传输）
		设计不佳或无法访问的健康信息技术
		设计不佳的环境（如干扰、噪声、光线差）
		团队合作、协作和沟通能力差
		无文化支持决策（如缺乏资源、时间、僵化的等级结构）

改编自 Ford EC, Evans SB. Incident learning in radiation oncology: a review. *Med Phys.* 2018; 45(5): e100-e119.

的、决策的或感性的；而违规可以是未能遵循政策的常态化行为或异常（例如工作中的醉酒）。此外，人们还可以认为是"潜伏性"或"主动性"障碍[10]。主动性错误发生在医疗保健提供者与更大系统的某些方面之间的交互点。潜在错误是导致错误的组织或工作流设计的更微妙的失败。例如，主动错误将是不适当地手动覆盖不正确移位的患者的误差。这背后的潜在故障可能是一个复杂的模拟过程，它在不经意间鼓励了移位计算中的错误。应该提醒读者，有很多方法可以对错误进行分类。这个讨论的重要部分是理解导致错误的许多途径，其中大多数都不同于疏忽或鲁莽的行为。在前面提到的大多数通向错误的途径中，都没有恶意或偏离专业精神。

认知偏差在未能认识到错误和犯错方面的作用是深远的。联合委员会已经认识到认知偏差是患者安全方面的一个主要问题。医疗保健领域是一个复杂的交互系统，充满了人为因素、系统因素和患者因素，这些因素使认知偏差的可能性更大（表 19-1）[11]。人们可以很容易地想象这样一种场景：通常一个非常熟练的医疗服务人员，满载着患者，在生病和睡眠很少的情况下工作，在繁忙的诊所一天中，在几个不同的电子病历系统上，在巨大的时间压力下治疗 1 名复杂的脊髓受压患者，而这种汇聚的因素导致了错误。

认知偏见领域有 150 多种不同的公认的行为偏见，这些偏见会影响判断，最终导致糟糕的决定或行动。读者可参考 Croskerry 的著作[12-16]，以全面了解这些偏见。任何参加过图表轮换的人都明白沉没成本谬论，即在已

经花费了大量时间和精力的情况下，不愿改变自己的行动路线。同样，后验概率错误在诊断错误中也很常见，因为人们认为，由于头痛的先前原因是过去 3 次偏头痛，所以尽管出现了新的相关特征，但这种头痛肯定是偏头痛，而不是脑转移。"赌徒谬论"是指不愿相信某一事件不能连续多次重复发生，例如同一门诊一天有 3 名腿部肿胀的患者都有深静脉血栓形成，而事实是患者之间没有关系，每种可能性都必须相互孤立地加以考虑。在对熟练的剂量学家的计划进行图表检查时，如果错误地判断计划是完美的，因为这是潜意识中对通常优秀的团队成员的期望，就会出现确认偏差。可用性偏差更多的是基于脑海中浮现的东西来分配原因，而不是严格考虑所有合理的可能性。锚定是指在随后的证据不确定的情况下，坚持自己对某一情况的最初想法的倾向。在调查 Lisa Norris Glasgow 事件中，1 名正在接受中枢神经系统恶性肿瘤治疗的年轻女子接受了最终致命剂量的脑部辐射，在她的脊柱计划中发现了一个错误。研究人员推测，满足搜索需求的偏见导致了致使其死亡的全脑计划中第二个错误的遗漏[17]，这样，那些执行计划检查的人一旦发现一个错误就下意识地停止寻找，尽管存在 2 个错误。值得注意的是，认知偏差也被称为失败的试探法（失败的经验法则），因为这些思维捷径在日常生活中非常有用。例如，听到蹄声，人们可以利用后验概率误差来正确地推断有马接近；然而，有时会出现斑马。

关于 NASA 任务负荷指数，辐射医学方面已经做了额外的工作，这有助于理解错误发生的环境。在这个方案中，每个任务都根据精神和身体需求被赋予一定

的"负荷"[18]。在此数据中，很明显，错误发生在任务负载指数非常低和非常高的时候。有人可能会假设，在低负荷期间，一个人会"自动驾驶"，注意力不集中的情况会占上风，这会让一个人容易滑倒[19]。在高工作量的情况下，会出现认知超载，使人容易依赖认知偏差和随后的错误。这项工作还表明，交叉覆盖与更高的工作量相关，这是另一个容易出错的临床情况[20]。许多其他因素可能会影响我们的决策品质和任务绩效，包括粗鲁（来自患者、家人或团队成员）[21, 22]、临床医生态度[23, 24]、群体性别构成和集体智力[25, 26]，以及群体动态[27]。清楚地认识到所有临床医生都容易出错，并认识到增加出错可能性的情景，对于建立安全文化和富有同情心的部门至关重要。

（三）浅谈安全文化的作用

在具有复杂相互作用的系统中[5, 10, 28-34]，系统弱点也往往很明显，预计会有正常的事故率[35]。因此，提高肿瘤放射治疗的品质和安全必须从系统层面开始。这创造了一种高可靠性的文化，以最大限度地减少不良事件，尽管与高能电离辐射的交付相关的工作本质上是复杂和危险的。ASTRO[36] 发布的"安全不是意外"一书的基础是，从一线工作人员到领导者和后勤人员，部门和系统的所有级别都致力于安全的承诺，从而建立了一种安全文化。该文化基础承认与患者治疗相关的风险。它需要一种公正的文化[37]，在这种文化中，报告错误是不怕相互指责的，并鼓励各职位之间的协作。目标是寻求安全问题的解决方案；因此，领导层致力于投入资源来解决安全问题。

在预防或减少差错和提高整体卫生保健品质方面，改善安全文化是每个在医疗保健，特别是放射肿瘤学方面的基础。创建这种文化的重要性与本书涵盖的任何特定疾病相关治疗一样重要，甚至更重要，因为结果直接关系到患者接受的护理品质。参与安全文化对我们每天做的每一件事都至关重要，以确保患者得到尽可能好的护理。

（四）错误的影响

显然，医疗差错的发生对受其影响的患者和家属来说确实是毁灭性的[38]。医疗差错对涉及差错的临床医生也是毁灭性的，进而我们可以使用"第二受害者"进行描述[39]。应该注意的是，这个术语在某些圈子里是有争议的：它可以被视为贬低患者的体验，或者也可以根据它所传达的紧急程度来评估[40]。出于本章的目的，术语第二受害者将用于医疗保健提供者，并无意贬低患者的差错体验。参与医疗差错与医生职业倦怠[41-46]、自杀意念[47]和医生流失有关。在出错后为临床医生提供支持的运动越来越多，包括在可能[48]的情况下将他们从

临床护理中除名以处理事件，提供同行的支持[49, 50]，或者仅仅是一件小礼物的简单干预，以表示对个人的关心[51]。在发生不良事件时，医院范围内为临床医生提供同行支持的计划被发现是非常有价值和高成本效益的[52]。读者被引导了解更多关于在出错时帮助临床医生的方法；建立道德背景，教导其他人关于错误[53]的知识，成为一名专家是帮助个人茁壮成长的策略。

二、系统工程

医学研究所（Institute of Medicine，IOM）将医疗品质定义为"为个人和人群提供的医疗服务增加预期健康结果的可能性并与当前专业知识保持一致的程度"[54]。定义高质量医疗的 6 个目标已被确定：安全、有效、及时、高效、公平和以患者为中心[55]。虽然以患者为中心的护理有些模棱两可，但读者应该认为它是及时的、促进尊严的、尊重隐私的、关注生活品质的、尊重文化的、包括共同决策的[56]。

Donabedian 的概念性工作构成了 IOM 框架的基础[57-60]，该框架建立了品质的七大支柱：疗效、效率、最佳性、可接受性、合法性、公平性和效率（表 19-2）。这个框架还要求在评估品质之前，必须了解结构、过程和结果的维度之间的联系。

放射医学标准已经受到 Donabedian 工作的深刻影响。该框架是放射医学中的护理模式研究和结构的空间三位一体的基础[61]，过程和结果与 400 多个放射医学全球标准中的 10% 相关[62]。过程的上游结构方面最容易

表 19–2 **The Seven Pillars of Quality Defined**

Quality Pillar	Definition
Efficacy	The ability of care, at its best, to improve health
Effectiveness	The degree to which attainable health improvements are realized
Efficiency	The ability to obtain the greatest health improvement at the lowest cost
Optimality	The most advantageous balancing of costs and benefits
Acceptability	Conformity to patient preferences regarding accessibility, the patient-practitioner relation, the amenities, the effects of care, and the cost of care
Legitimacy	Conformity to social preferences concerning all of the above
Equity	Fairness in the distribution of care and its effects on health

Adapted from Donabedian A. The seven pillars of quality. *Arch Pathol Lab Med*. 1990;114(11):1115–1118.

衡量，特别是通过认证组织[57]。这些结构方面包括医生或物理学家委员会认证、治疗师认证、医院联合委员会地位或治疗的病人数量。过程指标包括给定疾病阶段的适当使用化疗和（或）放射、外科结节评估的边缘状态或完整性、疼痛控制或剂量处方的充分性[57]。过程指标对卫生保健提供者来说更容易与错误相关，可以使用政策和医疗记录相对容易地确定基准，需要较少的随访，并提供直接反馈，但必须与结果相联系，过程指标包括特定疾病阶段的适当使用化疗和（或）放射、手术结节评估的边缘状态或完整性、疼痛控制或剂量处方的充分性。多个过程措施被认为反映了肿瘤治疗的多学科性质，以及在给定患者的治疗过程中可能发生的跨学科的品质差异。虽然有些人可能会为这样的差异辩护，比如"医学艺术"，但建立在坚实的结构和过程基础上的放射治疗方案的偏差与较差的患者结果有关[2]。所有方面都应该与理解偏差和差异的原因一起被集体考虑，以评估在"值得关注的环境"中的品质[63]。

国际系统工程理事会（International Council on Systems Engineering，INCOSE）将系统工程定义为"一种跨学科的方法和手段，以实现成功的系统"，旨在允许在系统的整个生命周期内实现出色的功能[64]。虽然这门科学始于 20 世纪 30 年代[65]，但系统工程的重点是系统，特别强调通信的维护和组件交互（包括人机界面）中的不确定性和复杂性的管理。它通过发现、学习、诊断和迭代对话，将定性的客户需求转化为具体的定量产品 / 流程设计特征。

6Σ 方法（Motorola 在 20 世纪 80 年代引入）是统计驱动的方法，致力于实现比客户预期更好的高质量流程绩效。从数量上讲，目标是将缺陷（或错误）率降低到低于每百万发生 3.4 个的概率水平。Σ 水平是衡量过程达到所需平均值的能力，以公差范围为中心。理想情况下，过程本身的可变性（标准偏差）远小于平均值和容差范围极限之间的差值。有缺陷的工艺是指不在公差范围内的工艺。因此，6Σ 过程的标准偏差是该差值的 1/6（在平均值和公差范围的极限之间），并且对应于 99.99966% 的长期无缺陷比率（图 19-3）。尽管经过反复测试，这种工艺对变异的抵抗力更强，而且非常可靠。要达到这种近乎无缺陷的性能水平，需要一个专门的系统，该系统对影响过程的因素及其变化有很好的了解，并且需要有效的策略来促进过程控制。

三、过程工程与放射医学

品质功能发展（quality function deployment，QFD）是一种层次化、迭代式的品质系统工程方法，也可以称为客户驱动工程。品质功能发展的成功或品质被认为是

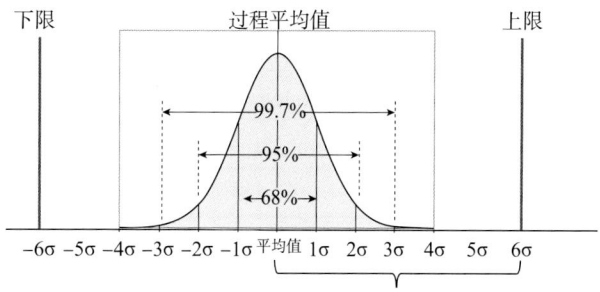

▲ 图 19-3　系统关于 6Σ 的定义

引自 Lean Manufacturing and Six Sigma Definitions 2018：http://leansixsigmadefinition.com/glossary/six-sigma/.

基于客户对服务或产品的满意度。品质功能发展包含了客户的需求，以及公司利益相关者的需求。这两个来源的输入是沿着产品设计阶段的连续体寻求的，包括部件要求、制造过程和品质控制[66]。综合考虑管理、技术和业务要素，使关键使能因素之间的关联变得透明，并建立工作优先级，以确保品质工作针对关键控制参数（key control parameter，KCP）和关键噪声参数（key noise parameter，KNP）。

该过程从获取关键客户需求开始，也称为关键品质（critical-to-quality，CTQ）特性或"Y"。这就是俗称的顾客的"惊奇、渴望和必需"，以反映每件商品的可取性以及它在顾客期望中的位置。客户对每个关键品质特征的相对重要性进行排名，团队寻求行业基准。接下来，确定每个关键品质特性所需的技术产品特性，也称为"X"。每个 X 和所有 Y 之间的相关性大小（高、中、低或数字等级）以及方向（增加、减少）决定了它们的整体关系。帕累托原理认为，在一个给定的系统中，80% 的产出是由 20% 的投入产生的。使用加权秩和将 X 按其对所有 Y 的总体影响的顺序进行帕累托排序。有关这种图表如何有用的示例，请参见图 19-4。

在放射医学中，品质功能发展有助于精益 6Σ 项目的选择和优先排序[67]或风险缓解[68]。或者，这种方法可以帮助我们的部门与患者的需求保持一致，提高患者满意度，从而帮助我们实现更多以患者为中心的实践。

四、回溯性和前瞻性误差分析

国际移民组织框架的安全支柱是引导我们在放射医学领域寻求降低风险的当务之急的一部分[69, 70]。可预测的错误和先前的错误都是分析的中心；合并这两种分析对于监控是最佳的。根本原因分析（root cause analysis，RCA；一种追溯工具）以及故障模式和影响分析（failure mode and effects analysis，FMEA；一种预期工具）是有用的系统工程和安全工程工具，在 6Σ 项目中也是有价值的[71]。这些工具的一个关键点是，单个人不能成功地

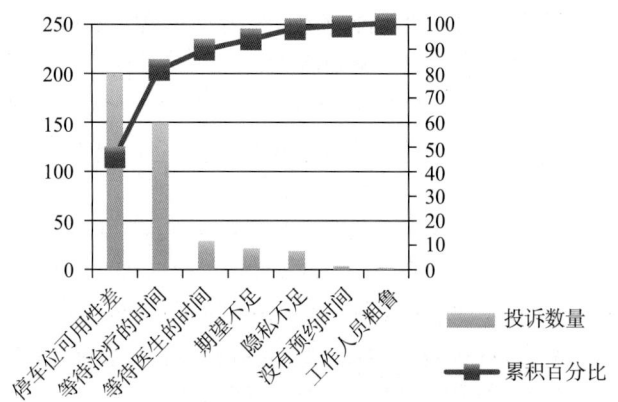

▲ 图 19-4　放射治疗患者投诉的帕累托图示例

通过这张帕累托图，可以看到这个部门 80% 的投诉与停车和等待治疗的时间有关。因此，品质管理工作最好集中在这两个问题上

执行，必须由多学科团队执行，理想情况下可以代表给定工作流程中涉及的所有专业。

根本原因分析通常在多学科团队发生重大错误时进行。其目标是确定并最终改善或消除导致不安全条件、险些发生的事故或到达患者的事件的促成因素。放射医学放射肿瘤学事件学习系统（Radiation Oncology Incident Learning System，RO-ILS）中的致病因素分类是基于根本原因分析的原则[71]。

故障模式和影响分析在考虑流程改变或在临床上实施新技术时最有用。团队成员确定流程步骤中可能发生错误的潜在薄弱环节，它们可能出现的方式，导致它们的原因，以及哪些现有的控制措施可能会限制它们[70-72]。根据潜在的错误严重程度、发生的可能性和检测到的可能性（如果确实发生），按顺序分配 3 个风险评估。把可检测性理解为一种"不可检测性"的等级可能会有所帮助，因为这个等级对任何现有的控制组都看不到的东西进行排名，最高分是 10 分。另外两个等级是根据它们的名字进行逻辑排序的（非常严重 =10，经常发生 =10）。这 3 个风险因素的乘积代表综合风险，即风险优先级数（risk priority number，RPN），稍后将用于帮助确定解决这些流程弱点的顺序。在对严重程度进行排名时，许多人建议应该在该级别上考虑故障可能出现的最坏结果。一个完整的故障模式和影响分析过程将意味着在设计新的控制措施之后重新执行过程分析，以便为控制程序识别和评估任何新的疏忽错误路径。

（一）6Σ 设计—测量—分析—改进—控制的品质改进

设计—测量—分析—改进—控制（design-measure-analyze-improve-control，DMAIC）是一种数据驱动的 6Σ 方法，广泛应用于品质管理中。该方法将流程概念化为 5 个连续阶段，前 3 个阶段集中于识别和理解问

题，后 2 个阶段专注于开发解决方案[73]。DMAIC 要求确定可测量的性能指标。为了有效地使用 DMAIC 工艺，问题的范围必须得到合理控制和充分理解。要实现 DMAIC 工艺的好处，必须完全完成该周期。IOM 框架的 6 个品质领域都可以通过 DMAIC 方法进行改进。它已被有效地用于许多医疗保健设施[73]，以及用于改善放射医学中的安全处理过程[68]。

（二）精益 6Σ

6Σ 方法侧重于减少缺陷和促进流程标准化，而精益方法则通过减少非增值步骤来提高绩效。增值步骤将流程推向完成，而不是返工步骤，并且受到"客户"的重视。非增值步骤效率低下，可能会导致更高的错误率（例如，重新计划由于碰撞而被发现无法交付的 IMRT 计划）。同样，高的缺陷（错误）率可能会增加浪费的步骤。考虑一下医生批准有问题的计划的例子：有问题的计划通过一些控制来识别，例如物理检查，然后导致一系列不增值的步骤（例如重复分割、重新计划、重复品质保证检查和患者延迟）。精益 6Σ 结合两种方法来实现这两个目标，使用类似的 DMAIC 方法，但增加了精益工具。这些工具包括价值流图、改善（品质改进）、广告牌（调节货物流动的拉动系统）、Muda(浪费) 和 5S(分类、按顺序设置、闪耀、标准化、持续)[73, 74]。

在精益方法中，一个多学科团队从源头勾勒出过程。通过价值流图将流程图分为增值步骤和非增值步骤。Muda 工具（Muda 的意思是浪费）鼓励使用首字母缩写"停机时间"来概念化这些没有价值的步骤。这些字母表示：缺陷、生产过剩、等待、无附加值的额外加工、运输、库存、运动或回避人才。然后，这些浪费的活动被铸造成一个 2×2 的矩阵，以隔离那些几乎不需要费力气就能修复但会产生高效益的步骤（图 19–5）。实施并评估改进策略。成功的战略将会持续下去。这些方法可以快速产生结果，并保持统计的严谨性，它们已经在放射医学中得到实施[67, 75, 76]。

（三）工程总结

系统工程和 6Σ 方法对提高放射医学的护理品质和改善结果大有可为。这些原则是通用的；通过这些方法实现的流程改进可以被其他人采用，从而提高了它们在现场的价值。

五、事件学习系统

事件学习系统（incident learning system，ILS）可以被描述为一种捕获和分析安全相关信息以及解决部门中安全相关问题的方法。成功的 ILS 决不能孤立地用作独

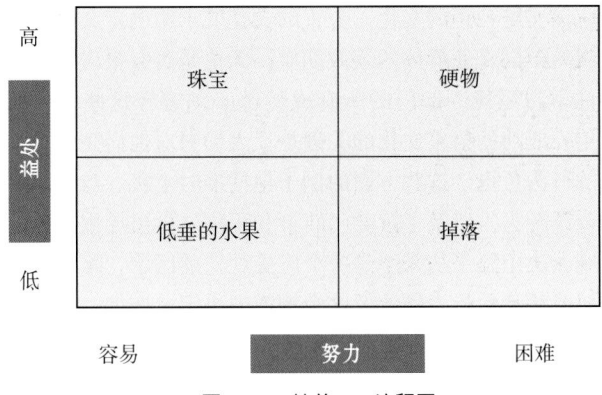

▲ 图 19-5　精益 6Σ 流程图

引自 Kim CS，Hayman JA，Billi JE，Lash K，Lawrence TS. The application of lean thinking to the care of patients with bone and brain metastasis with radiation therapy. *J Oncol Pract.* 2007；3（4）：189-193.

立的安全改进工具，而应该是安全管理计划的一部分。到达患者的真实事件（无论是否造成伤害）会与其他因素（如未遂事故、不安全条件和一线员工的操作建议）一起输入事件学习系统。所有这些统称为"事件"。作为安全管理计划的一部分，所有进入事件学习系统的条目都必须由一个称职的多学科团队进行审查和处理。有惩戒权的部门领导不应成为多学科审查小组的成员，因为这可能会阻碍报告或因害怕受到报复将信息输入报告。

事件学习系统有两种实施方式：强制性报告和自愿报告。当实际发生的事故到达患者并具有一定程度时，通常需要在政府层面强制报告。虽然震级的定义因地点不同而不同，但通常被认为是错误的身体部位被治疗或实施剂量超过 20% 的事件。自愿报告是指没有报告要求或门槛，并鼓励报告所有事件。自愿报告系统也倾向于匿名，这样报告的人就不需要在报告中提供自己的姓名或工作职能。本章的这一部分集中于匿名自愿事件学习系统，并提供了一个重点阐述基于美国事件学习系统的高水平概述。对放射肿瘤学中的事件学习进行了全面的回顾[77, 78]。

（一）报告简介

报告是收集与部门事件相关信息的系统方法。第一层信息是一件事的发生。第二层信息提供与事件相关的所有可用详细信息。收集信息的实际方法（例如，基于调研、基于计算机等）不是报告的关键方面。任何信息收集方法都可以实现有效的报告。基于计算机系统的主要优点是便于数据汇总和分析。这在分析报告趋势时变得尤为重要。如前所述，重要的是应报告所有与安全相关的事故，尤其是未遂事故。虽然对事故和未遂事故没有统一的定义，通常来说事故指的是出了问题并到达一个或多个患者手中的事情，而未遂事故指的是出了问题但在到达患者之前就被发现并解决了的事情。这两个术

语之间的明确区别对于有效的报告并不重要，可能除了达到监管级别且需要报告的事件。举一个未遂事故的例子，一名物理师在开始治疗前检查患者的计划并发现了错误的档设置信息，但这些信息在患者接受治疗之前得到了纠正。灰色区域中的其他事件则更为明显，例如，如果在患者身上完成了 CT 模拟，但是剂量师发现 CT 扫描没有包括整个治疗区域，因此，患者被重新扫描。在这种情况下，患者从未得到过错误的治疗，但患者确实需要额外的诊断成像剂量，遭受不便，并可能延误治疗。还应报告的其他问题包括流程偏差以及不安全或意外情况。这些问题的例子包括治疗过程中的延误或设备的不正常运行。一些安全管理程序要求只报告"不必要的"过程偏差，例如，不必要的治疗延迟。然而，从恰当的角度来看，知道患者因任何原因而延误是有价值的信息。与报告人相比，多学科审查小组在决定所有报告中哪些是不必要的内容处于更有利的地位。

审查小组了解系统性事件和突发事件之间的区别也是有帮助的。系统性事件是指在相同的情况下，很可能再次发生的事件。当政策或操作程序过期，以及设备升级了新功能但旧程序仍在使用时，可能会出现这种情况。突发事件是指明显随机发生的事件。一个例子是，当处方和治疗计划需要时，忘记给患者给药。对于治疗师来说，不时忘记使用丸剂并不常见。对相似报告事件的数量进行分析和分类将有助于突出显示重复发生的随机事件，他们发生的频率高于历史数据显示正常的事件，而且需要加以解决。

人为因素导致的事件很可能不是随机事件。正如本章前面所讨论的，在适当的情况下，有一些众所周知的人类偏见会导致事件的发生。即使考虑到人的偏见，也很难真正理解事件发生时到底是哪些人的偏见在起作用。因此，设计缓解策略是可以接受的，就好像人为因素是随机发生的一样。

目前还没有关于放射肿瘤学报告和事件学习系统有效性的假设驱动性研究。然而，报告和事件学习系统带来了例如鼓励和维持部门的安全文化的品质改进[79, 81]。一些研究表明，事件学习系统中报告的数量越多，患者安全指标的比率越低，部门的安全文化越牢固[82]。适当使用事件学习系统可以是将一个部门作为高可靠性组织运作的一个重要组成部分[83]。在放射肿瘤学方面，事件学习系统已被证明能够捕获大多数在前瞻性风险评估工作中发现的与安全相关的问题，以及一些未被识别的问题[84]。

事件学习系统要求在发现事件后立即收集数据。输入的信息通常是理解事件本质所需的最低限度，不鼓励对不清楚的细节进行猜测。稍后，评审团队可以了解围

绕事件的所有细节，并提出纠正措施（即，执行因果分析）。在一些事件学习系统中，只需要叙述即可捕捉事件在其他事件学习系统中，需要一些关键信息来帮助对事件进行分类，例如，识别事件过程中的步骤[85]。需要及时分析收集到的事件，并向部门提供反馈。对报告事件的后续行动将需要与监测未来类似事件所需的立即行动不同的反应。前者通常在实际事件发生时需要，而后者用于看似良性的流程偏差，这些偏差可以通过改进操作来解决。

部门领导层对事件学习系统的使用提供明确支持对于成功的事件学习是必要的，但还不够。一个多学科审查小组应该在更广泛的部门安全管理程序内管理事件学习系统。评审小组应定期开会。例如，如果一个部门的事件学习系统每周收到 10 份报告，那么很可能需要每周召开 1 次委员会会议来适当地处理工作量。评审团队还应该有权进行或建议流程更改。建立和维护成功的事件学习系统的其他有用策略是围绕事件报告创建内部研讨会，以解释事件学习系统的目标、方法和好处。让员工以一种积极的方式认同他们的同事也是有帮助的，例如，一名员工可以给另一名员工颁发"金星"或其他荣誉，以表彰他们出色的工作。为了保持报告，员工需要看到他们的报告被用来影响积极的部门变革；否则，他们就会因为报告的麻烦而放弃。

安全文化是有效的患者安全管理计划的一个重要方面，由报告文化和公正文化组成。报告文化鼓励在事件学习系统中捕获与任何事件相关的信息。工作人员应明白，向事件学习系统提交报告不会受到任何惩罚。部门领导应该鼓励来自所有专业团体的报告，并且应该清楚，事件学习系统不会被惩罚性地使用。然而，在适当的情况下，将报告输入事件学习系统不能作为员工避免惩罚行动的一种方式。为了实现这一看似矛盾的功能，应该实施公正的文化。公正的文化要求明确定义一个部门内不同专业群体的绩效期望。无论是否有报告进入事件学习系统，部门的所有成员都必须遵守这些绩效期望。成功的公正文化的关键是让人们只对他们完全控制的行为负责。这些方面的例子包括准时上班、与同事的合议行为，以及了解部门政策和程序。做出导致事故的错误决定几乎从来不是一个应受惩罚的问题，除非是疏忽或鲁莽的行为导致了这个糟糕的决定（例如，故意无缘由地省略了暂停程序或在工作中醉酒）。

（二）美国放射肿瘤学会的放射肿瘤事件学习系统

RO-ILS 是美国的一个基于网络的国家放射肿瘤学特定事件学习系统。RO-ILS 的发展始于 2011 年，当时应科院董事会批准了该计划。ASTRO 与 AAPM 合作开发了 RO-ILS，并于 2013 年 9 月开始进行 β 测试。

2005 年，美国国会通过了患者安全和品质改进法案（Patient Safety and Quality Improvement Act，PSQIA），该法案定义并授权创建患者安全组织（patient safety organization，PSO）。患者安全组织是一个实体，美国的医疗保健提供者可以与其签订合同，在保密和特权的环境中报告、调查和分析患者安全事件，该环境还包含一些免受诉讼的保护措施。RO-ILS 于 2014 年 6 月 19 日发布，并迅速获得了用户基础。它可免费用于所有 ASTRO 和 AAPM 成员，但需要在放射肿瘤科和 ASTRO 患者安全组织之间签订合同[86]。

"辐射肿瘤学事件学习数据库结构的共识建议"指导了 RO-ILS 内数据元素的开发框架。该结构提供了一个因果表，可用于帮助确定与事件相关的因素，这也提供了共享事件信息的通用方法。图 19-6 示意性地显示了 RO-ILS 的运行基础设施和流程[87]。RO-ILS 的用户可以访问和输入数据，就好像它是他们自己的部门事件学习系统一样。此外，入境处亦可使用该系统进行事件

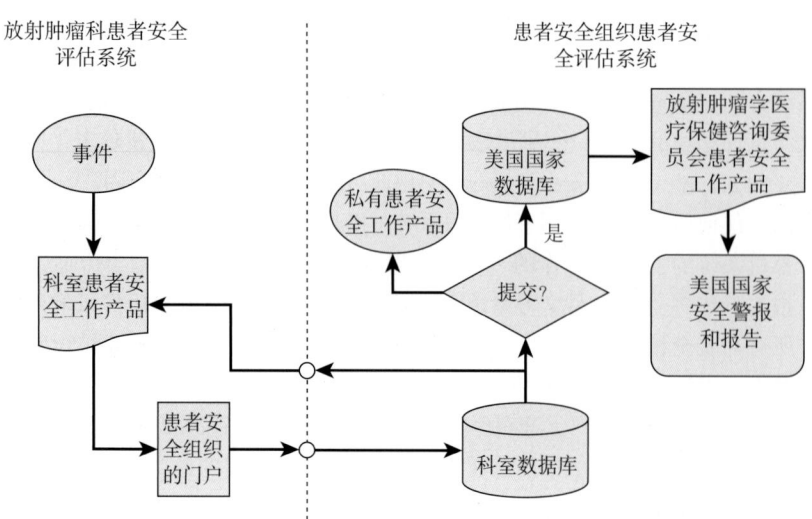

▶ 图 19-6 放射肿瘤科与患者安全组织之间的放射肿瘤学事件学习系统（RO-ILS）设置示意图

该部门决定是否将事件从该部门的数据库提交给美国国家数据库

调查和跟进。任何事件提交都需要一些关键数据元素，例如事件分类（例如辐射过量或剂量不足、非辐射事故、险些错过等），首次发现事件的工作流程步骤，发生事件的工作流程步骤、计划总处方和提供剂量之间的治疗过程的剂量偏差以及促成因素。这在一定程度上与医疗品质研究机构（Agency for Healthcare Research on Quality，AHRQ）的公共数据元素一致。只有当卫生部决定将信息发送到美国国家数据库时，患者安全组织和放射肿瘤学健康咨询委员会（Radiation Oncology Healthcare Advisory Council，RO-HAC）才能访问这些信息，这将在下一节描述。患者安全工作产品（patient safety work product，PSWP）由向患者安全组织报告的部门创建的所有信息（数据、报告、记录、备忘录和分析）组成。RO-ILS 被认为是一个患者安全评估系统（patient safety evaluation system，PSES），它包括信息的收集、管理和分析，以便向患者安全组织报告。最重要的是，PSQIA 为提供者提供的保护只有在事件提交到美国国家患者安全组织数据库时才适用。构成数据元素的原始信息源（如医疗记录）不受 PSQIA 保护。在 RO-ILS 中，鼓励所有报告，包括重大罕见事件、次要频繁事件、险些未命中以及不安全或意外情况。

（三）美国放射肿瘤学会放射肿瘤学保健咨询委员会实例

ASTRO RO-HAC 是一个由放射肿瘤学专业人员组成的多学科审查小组，在评估提交给美国国家 RO-ILS 数据库的事件时提供临床专业知识。RO-HAC 包括但不限于放射肿瘤学家、医学物理师、放射治疗师、剂量师、护士和管理人员。每个成员都被要求对质量和安全工具和技术有资质，也就是说，他们必须不仅仅是对这个主题感兴趣。RO-HAC 的成员由应科院临床事务及品质委员会和 AAPM 防止差错工作小组的领导层委任。RO-HAC 是患者安全组织的患者安全评估系统的一部分，但其运作、结果和结论在其他方面完全独立于应科处和 AAPM 的领导地位。

自 2014 年 RO-ILS 成立以来，RO-HAC 和患者安全组织已经就提交的活动发布了多份报告，其中包括三份年度报告。以下是对迄今年度报告收集的信息和分析总结[88-90]，涵盖三类：高风险流程、需要改进的领域和有效的缓解策略。

（四）高风险流程

对计划或预定疗程的任何改变都会增加出错的可能性。改变的例子有重新计划、放射处方的改变或分次数量的改变，比如提前结束疗程。改变预期的疗程经常会导致匆忙的过程，这是另一种危险的行为，也是有记录

的导致事故的因素。匆忙处理危险的一个例子是非专业媒体报道的众所周知的 2005 年事件，其中一个病例被紧急重新计划，剂量投送出现问题，导致患者辐射过量并随后死亡。辐射处方的执行，特别是从放射肿瘤师到剂量师，也是一个有风险的过程[91]。尽管这在所有科室每天都会发生，但在放射治疗过程中，这是一个容易出错的步骤。有一种称为关键谈话的非程序性暂停程序，允许在传达此类关键信息时保持特别的信念[92]，尽管这一做法尚未被放射医学领域广泛采用。

（五）需要改进的地方

可持续发展咨询委员会根据提交的报告，确定了数个需要改善的地方。虽然无法获得每起事故的具体情况，但一般区域的记录部分是基于可分配原因的频率。需要改进的领域集中在沟通、培训和教育，遵循政策和程序，治疗处方和轮廓勾画。沟通是一个普遍的问题，包括交接和口头请求。手动输入数据也是属于沟通领域的一个问题。培训和教育领域与学生和受训人员有关，他们可能犯了工作人员不容易发现和纠正的错误。工作人员不能遵循政策和程序是一个反复出现的问题，导致进入 RO-ILS 的事件。在选择和应用适当的缓解策略之前，了解未遵循政策或程序的原因非常重要。在某些情况下，培训是必要的，但在其他情况下，必须修改政策或程序。不准确、不正确或不完整的治疗处方导致了一系列事件。为了纠正这一点，ASTRO 制订并公布了一份全行业范围内标准化剂量处方的建议（图 19-7），以帮助解决治疗处方错误[93]。

最后，轮廓勾画已被确定为一个有待改进的领域。轮廓绘制的准确性（特别是目标）和明确的轮廓名称都是需要改进的问题。AAPM TG 263 发表的题为"美国医学物理学家协会任务组 263：标准化放射肿瘤学中的命名"，将有助于实现标准化的结构命名[94]。

（六）有效的缓解策略

从 RO-ILS 数据中确定了一些特别有效的缓解策略。并非所有的错误缓解策略都适用于所有情况，但以下列表可以视为安全改进的良好起点：核对表、无中断区域、紧急情况处理程序和同行评审。

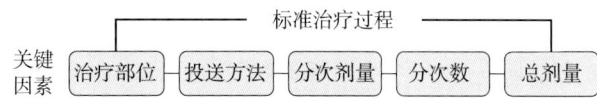

▲ 图 19-7　美国放射肿瘤学会建议的标准化剂量处方
治疗部位命名应规范。至少，投放方法应指定近距离照射和外照射。分次剂量和总剂量应以 cGy 为单位说明。分次数是分割次数的总数［引自 Evans SB, Fraass BA, Berner P, et al. Standardizing dose prescriptions: An ASTRO white paper. *Pract Radiat Oncol.* 2016; 6（6）: e369-e381.］

使用核对表可以捕获多个险些未命中的事件。最佳核对表可以有不同的形式，并且可以在放射治疗过程的不同步骤中应用。AAPM 医学物理实践指南中题为"医学物理实践指南 4.A：安全检查表的开发、实施、使用和维护"，对建立检查表以及如何有效地使用检查表进行了很好的讨论[95]。干扰和分心经常导致险些发生失误和事故。这是一项有成效的部门安全改善工作，为部门内不同的专业组别找出干扰的来源。减少中断的有效缓解策略是创建非中断区。非中断区只是一个受保护的空间或时间，当某人正在执行一项关键的工作职能时，任何人都不应该打扰它。例如，治疗控制台的治疗师或描绘肿瘤体积轮廓的放射肿瘤学家就属于这一类。紧急情况下的协议对于协调和周到地应对潜在的压力情况是很重要的。虽然并非所有紧急情况都是可以预见的，但各部门应考虑界定什么构成紧急情况，然后概述如何最好地处理紧急情况，包括确定适当的人员配备水平和经验。最后，同行评审是一项重要的减少错误的策略，应该成为部门的常规职能。同行评审应由真正的同行进行；例如，如果没有专门的培训和教育，就不能指望受训人员对经验丰富的员工进行有效的同行评审。虽然同行评议通常被认为是医生的一种练习，但它对该部门的所有专业群体都同样有效。在考虑同行评审时，一个极好的参考是 ASTRO 白皮书，题为"加强以病例为导向的同行评审的作用，以提高放射肿瘤学的品质和安全性"[96]。

六、品质管理

正如我们在本章其他小节中所讨论的，持续学习、评估和轮换计划（plan-do-study-act）的过程对于组织改进是必不可少的。对于要改变什么的问题，同样重要的是如何在组织内实现和实施改变。变革管理是组织的主要奋斗目标。幸运的是，关于实现变革的适当步骤和考虑因素，我们知道得很多。虽然关于变化的理论很多，但我们将只考虑几种。人们认为，一个组织对变革的适应性取决于领导层应对和认识内部紧张局势的能力；如果不能做到这一点，变革倡议的失败率将达到 70%[97]。被认为是变革的"沉默杀手"的组织特征是：存在等级森严的高级管理风格；战略愿景不清晰，特别是当伴随着相互冲突的优先事项时；高层管理效率低下；垂直沟通不畅；团队和团队之间的努力协调不力；在不断上升的管理职位上，领导力发展不足[98, 99]。

变革的管理理论可以基于财务激励和提高盈利能力，也可以基于提高人的能力，最大化内部动力，并利用个人和组织的学习进行改进[99, 100]。通常情况下，组织首先关注变革的"是什么"，而不是变革的"为什么"。Davidson[101] 描述了变革管理的基础，包括对未来状态

的清晰愿景、利益相关者优先事项以及成功的衡量标准（表 19-3）。

表 19-3 变革管理的基本基础[101]

变革的关键因素	描 述
理由	为什么维持现状不是一种选择？为什么我们需要这样的改变？有什么证据支持这一点
未来状态	为什么以及如何使未来状态变得更好？具体化
利益相关者的意见	以一种有意义的方式寻求利益相关者的参与，而不是仅仅说你这样做了。您可能会了解到，您提议的更改实际上是鲁莽的
负责人的早期参与	让涉众在早期参与，以便他们能够发展对变革的所有权
目标日期	为变革的实施设置现实的日期。根据需要进行调整，明确说明为什么需要调整时间进程
具体的变革措施	衡量标准和结果，以跟踪变革的成功情况，并为这些要素分配责任方
变革疲劳容忍度	我们通常一次变革不止一件事。注意你所在部门领域正在发生的变化，并在必要时临时改变顺序
谦虚地从失败中学习	你不会有 100% 的变革倡议成功率。接受这一点，并从你的失败中吸取教训，进行批判性的检查

引自 Davidson J. What's all the buzz about change management? *Healthc Manage Forum*. 2015；28（3）：118-120.

七、未来方向

改善患者护理的品质和安全需要额外的努力，而不仅仅是实施成熟的工具和技术。新技术正在不断开发，该领域也在不断学习如何最好地使成熟的工具适应放射治疗环境。在这一部分中，我们讨论了提高品质和安全性的未来可能性。

（一）人工智能、机器学习、深度学习

深度学习可以被认为是人工智能（artificial intelligence，AI）的子集[102]。这些方法是计算机算法，它们使用非常大的数据集："大数据"，来决定其他数据（例如，一组图像上的肿瘤轮廓）或提供临床问题的答案（例如，这个患者的预期寿命是多少？）。虽然不同的方法有不同的优点和缺点，但本节的目的是简单地讨论 AI 及其衍生物提供的可能性，而不涉及任何一种方法或方法的细节。

以前已经提出了一种在放射肿瘤学中使用大数据的系统方法，其中包含几个想法，包括基于证据的放射治疗的品质和安全方法、数据聚合、品质和安全领域的自动化、过程和设备使用的标准化，以及定义放射肿瘤学

的安全和品质的价值[103]。

大数据和 AI 可以通过促进放射治疗的品质来提高。这可以应用于随着新数据的获取而不断学习的医疗保健系统。这样的医疗系统将加速发现和假设推导疾病进展，提供决策支持，并利用基因组学和放射组学创造完全个性化的放射治疗[104, 105]。此外，AI 已被证明在头颈部病例的放射肿瘤学轮廓中具有价值。AI 还可能在彻底改变传统设备品质保证方面发挥重要作用。在这种情况下[106]，可以对世界各地的类似机器进行功能缺陷或降级的比较和评估，从而减轻医学物理学家的传统品质保证负担。一旦收集到数据，就可以开发和部署预测性监控算法来预测机器停机事件。这与安全性的提高直接相关，因为可以最大限度地减少工作流程中断。

用于跟踪患者、员工和设备的实时定位系统（Real-time localization system，RTL）可以提高安全性。这些数据可以用来理解工作流程，以达到安全监控和预测何时可能发生事故的目的[107, 108]。回顾过去，RO-ILS 数据可以结合实时定位系统数据来指导更好地理解事件。

最后，重要的是要记住，AI 只与收集的数据一样好。因此，已经提出了一些原则，以最佳方式学习和使用所收集的数据[109]。要达到最佳效果，数据必须是可查找、可访问、可互操作和可重复使用（公平）的。将 AI 算法发送到世界各地的公平数据存储中的学习技术将是理想的，这样就不需要集中收集所有数据。

（二）自动化示例

自动化有可能影响以下方面：成本降低、生产率、可用性、可靠性和性能。通过自动化手动任务来提高生产率将随后降低劳动力成本，因为需要更少的人来做这项工作[110]。信息的无处不在将通过改善决策来提高品质和安全。自动执行手动任务还将提高可靠性，因为人为错误将成为一种大大减少的故障模式[106]。总体而言，放射肿瘤学设施的性能将得到提高。以下是在不久的将来可能会受到影响的一些领域。

（三）治疗计划

历史上，得出一个可接受的治疗计划来满足处方是一个反复试验的过程，这取决于剂量学家的知识和经验[111, 112]。已有文献表明，即使是同一科室的剂量师，治疗计划的品质也存在很大的差异[113, 114]。基于知识的治疗计划是一种自动化的优化过程，使计划品质在很大程度上得到保证，并且与剂量学无关。治疗计划的过程加快，并使其与基于知识的治疗计划自动化更加一致。

（四）勾画和图像匹配

治疗计划是根据靶区和正常组织的轮廓设计的。这需要大量的专业知识和培训；逐个病例的轮廓绘制可能是一个耗时的过程，导致内科医生（放射肿瘤学家）轮廓变化[115, 116]。因此，自动绘制轮廓的过程（自动分割）在放射肿瘤学中将是一个显著的好处。有许多方法可以实现自动分割，例如基于地图集的方法和包括深度学习在内的 AI 方法。虽然这项技术还需要进一步发展，但它正在向临床应用迈进[117, 118]。

图像匹配（配准或融合）是放射治疗中另一项经常执行的任务。例如，当将 CT 模拟扫描与来自磁共振、PET 或诊断性 CT 扫描的二次成像相结合时，以及当将 CT 模拟扫描与当天的锥束 CT 或 DR 图像与来自治疗计划系统的数字重建的射线相匹配。临床上有现有的软件工具来完成这些任务，但是可靠的自动化仍然是重要的研究领域，特别是对于可变形图像融合，其中自动化评估软件也在逐步开发[121, 122]。

（五）设备调试和品质保证

放射治疗设备复杂，价格昂贵。例如，将直线加速器投入临床服务可能需要供应商和医学物理师之间数周的协调工作。必须对设备性能进行评估和表征，并且必须对相关治疗计划系统中的辐射束进行精确建模。与治疗计划类似，准备用于临床的设备取决于医学物理师的专业知识。有一些例子表明，这种做法出了很大的问题，对患者产生了负面影响[123]。自动化验收和委托流程可以显著减少将这些机器投入临床服务的时间，并确保以最小的风险完成[124-126]。同样，合并大数据集以及使用 AI 技术了解和预测质量保证结果[127]，将影响特定于患者的品质保证[128]。这些方法将更有力地捕获真正的错误，同时腾出时间做更重要的工作，这些工作非常适合人工干预。

（六）可能的工作流更改

关于 AI 和自动化可能性的讨论可能会促进未来放射肿瘤科的一些工作流程变化。实时自适应放射治疗是一种工作流程的改变，已经在一定程度上用于 MR-LINAC[129, 130]。实时自适应治疗的普及将使正常组织能够最大限度地避免不必要的治疗。这一进步将伴随着工作流程的重大变化。例如，有人需要审查和批准轮廓，审查和批准当天的治疗计划，在传送之前需要确保品质。

有了自动验收、调试和品质保证工具，医学物理师将有可以分配到其他领域的时间[131]。例如，物理师可能会更直接地参与患者护理。物理师可以在护理之前和期间安排对患者的会诊。医学物理师可以熟悉患者（或护理者）对放射或放射治疗的任何潜在担忧，成为与患者治疗相关的所有技术方面的主要资源，以及提供有关他们的治疗计划和治疗交付的信息[132]。事实证明，这种方法可以减少患者的焦虑，增加患者对治疗技术方面的舒适度。

此外，放射肿瘤学家可能会有额外的时间进行其他患者护理活动。放射肿瘤学家也将能够花更多的时间与患者在一起，因为轮廓和治疗计划将自动进行。他们将有时间更全面地管理患者的护理，甚至可能成为指导患者癌症护理的主任医师。此外，这可能会抵消电子病历带来的低效：电子病历的使用估计需要医生每周花费 4h [133]。未来的放射肿瘤学家将成为聚合和使用多种数据类型和来源的专家，这些功能已经成为放射肿瘤学的核心技能。同样，放射治疗师和剂量计量师可能会在这个专注于合成数据（例如，剂量、连续锥形束 CT 等）或以自适应方式做出治疗决策的范例中扮演新的角色 [129, 130]。

（七）呼吁研究

正如本章通篇所述，定义品质和安全研究的度量标准不足以确定我们是否真的在进行改进。有必要对质量和安全研究施加额外的科学审查，使其与任何其他医学研究保持相同的标准。我们支持这一概念，并进一步相信临床试验的类似方法可以作为品质和安全研究的框架 [134]。提出了一个类似临床试验的拟议阶段体系，并概述如下 [135]。

第一阶段：研究人员提出品质和安全干预措施，在当地机构实施（或在回顾性数据中测试），以评估其价值，并确定广泛实施和持续使用的潜在障碍。在这个阶段，干预将是概念的证明，不需要假设驱动的研究。

第二阶段：品质和安全干预措施在进行第一阶段研究的机构随着时间的推移进行测试，以确定它是否纵向有效，并进一步评估其价值和在其他机构实施和持续使用的障碍。在这一阶段，需要对干预前后的数据进行假设驱动的方法和适当的统计分析。

第三阶段：对进行第一阶段研究的机构以外的一组机构进行品质和安全干预，以确认其有效性，监督干预的进行方式，并收集信息，使其他机构能够实施和维持干预。

第四阶段：在品质和安全干预被广泛实施之后进行研究，以收集关于干预在不同环境（例如，大机构与小机构、发达国家与发展中国家等）中的效果以及与长期使用干预相关的任何不良影响的信息。我们的集体观点是，品质和安全对患者的结局至关重要，但与安全相关的研究仍然被低估，单纯地进行更多基于过程或共识驱动的研究不会产生更安全和更一致的品质护理。提高放射肿瘤学的安全性和品质取决于可能的最佳研究的可用性，以及我们将研究结果送到提供者、政策制定者和消费者手中的能力。最终，我们相信，建立研究层次的结果将改善医疗保健、安全实践和患者结果，这将继续推动放射肿瘤学的价值。

第 20 章　近距离放射治疗
Brachytherapy

Sophie J. Otter　Caroline L. Holloway　Desmond A. O'Farrell　Phillip M. Devlin　Alexandra J. Stewart　著

张学良　译

一、概述

近距离放射治疗大概是所有放射治疗模式中最适形的一种。直接将放射源准确地放置在靶区，为靶区输送精确剂量，并精准地避开正常的邻近组织。虽然近距离放射治疗是一种适形治疗，但从本质上看，它的剂量分布是不均匀的，其优点是大部分靶区中心区域获得的剂量大于覆盖靶区最低处剂量。

近距离放射治疗的物理学和放射生物学研究覆盖范围广泛，在其他地方已有相关介绍。本章的目标不仅是为读者提供一套最新的参考资料，更重要的是基于经验，为近距离放射治疗方案的启动和开发提供指南。

近距离放射治疗利用放射性衰变的物理过程；是一种由公式 $A=A_0e^{-\lambda t}$ 通项表示的指数现象，该公式中，A_0 表示初始活度，t 表示衰变时间，λ 为衰变常数（ln2/ 半衰期）。衰变释放出的能量，作为剂量沉积到靶结构。

请参阅表 20-1，查阅目前使用的主要临床同位素。近距离放射治疗通常使用光子放射的 β、γ 和 X 线。临床近距离放射治疗中很少遇到像中子源和 α 源这类高 LET 源。临床治疗过程中采用的剂量率各不相同，详情请参阅表 20-2。选择同位素时，需要依据射线类型、能量和半衰期。实际考虑时，也需要考虑同位素的成本和可用性。

乍一看，开发这个近距离放射物理治疗方案可能令人畏难。然而，任何方案的基本原理都可以简化如下。

- 确定合适的患者人群和需求。
- 重复计算和验证剂量分布的能力。
- 开发强大的质量保证系统。
- 致力于员工培训和专业化。

医疗从业人员可参考 AAPM TG 43[1] 及其对剂量计算标准化的补充。

（一）时间、距离和屏蔽

经验丰富的从业人员可以使用上述 3 个参数，最大

表 20-1　临床常用放射性同位素及其相关物理性质与镭 226 的比较

同位素	半衰期	发射类型	平均能量	铅的半值层（mm）
镭 226	1626 年	α、β、γ	830keV	16
碘 125	59.6 天	γ	28keV	0.025
钯 103	17 天	γ	21keV	0.013
铯 131	9.6 天	γ	29keV	0.030
铯 137	30 年	γ	662keV	3.28
铱 192	74.2 天	γ	380kev	6
锶 90/钇 90	28.8 年 /2.7 天	β	2.27MeV	<1
钌 106	373 天	β	3.54MeV	<1

表 20-2　近距离治疗剂量率和常见的临床治疗部位

定　义	剂量率	常见的临床治疗部位
高剂量率	>12Gy/h	子宫颈、子宫内膜、阴道、前列腺、皮肤
低剂量率	0.4~2.0Gy/h	妇科、肉瘤、皮肤
极低剂量率	<0.4Gy/h	前列腺、肺
脉冲剂量率	>12Gy/h，通过每天多脉冲输送	妇科、头颈部、皮肤

程度地提高效率和安全性。在这 3 个参数中，距离与剂量成平方反比关系，操作人员可以使用距离参数来降低辐射剂量。在进行放射源处理时，推荐使用长柄工具。合理安排演练放射源的装卸以及放射源和设备的布局，可以减少接触时间以及工作人员或患者接触剂量。最后，使用适宜的后装技术和合适的屏障可以最大程度上为人员提供保护，降低辐射源的影响。美国核管理委员会有一个合规指导文件（10CFR35）[2]，其中规定了放射性副产物授权使用者的相关条例、许可要求、设备规

格和医疗事件报告程序。而美国有些州（协议州）的地方性法规达到，甚至超过了这些联邦要求。

近距离放射治疗方案的关键是在治疗前单独核实所接受的任何放射性同位素的活度。物理部门应配备各种按照规定校准且可跟踪的井型电离室以及配备专用放射粒子夹的静电计。

（二）计划

一个良好的近距离放射治疗计划实践的核心是恰当地植入几何形状。合理安排固定阵列和模式中放射源或导管的间距，就能减少后期对放射源停留时间或位置的过度调整。建议一开始使用 Paterson-Parker [3]、Quimby [4] 和 Paris [5] 系统这类已有的计划技术作为基础，然后再略加改动[6]。

近距离放射治疗医师可以使用三大计划方法。在这里，我们以单一疾病部位前列腺癌的碘 125（125I）粒子植入为例进行说明。

1. 预计划　使用超声、MRI 或 CT 这类三维成像技术来评估前列腺体积。初步计划是评估耻骨弓干扰、靶区和数量，以及所需放射源的活度。各家医院可以凭借经验，根据靶区准确地确定拟序粒子的数量和活度。手术前应确认并备好手术针、粒子和垫片的配置，带入手术室（图 20-1）。

2. 实时 / 动态计划　实时 / 动态计划是指在手术过程中制订的计划。为了应对任何不测，需要做好准备确保可以提供足够物品。这样做的好处包括可以动态弥补在插入过程中发生的任何手术针或粒子方向错误。以及后续调整手术针或粒子植入。其次，医生可以弥补近距离放射治疗过程中因针头插入所引起的水肿。

3. 后计划（术后剂量学）　后计划用于粒子植入后的治疗质量评估。最好由经验丰富的医生来进行后计划。他们会预先放置粒子或导管，并对可能产生的剂量结果胸有成竹。通常使用 CT 影像进行人工或自动粒子探寻。每隔一段时间进行跟踪术后水肿和水肿消退；可将第 0 天、第 1 天和第 30 天以分别作为初始状态、接近最大水肿期和粒子植入后的稳定状态。

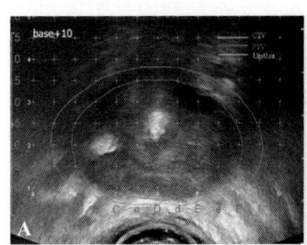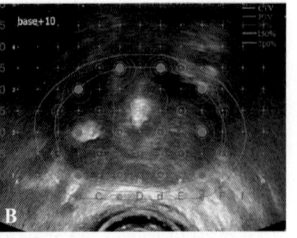

▲ 图 20-1　前列腺癌的粒子植入（此图彩色版本见书末）
A. 经直肠前列腺超声勾画的预计划靶区；B. 采用极低剂量率永久粒子治疗前列腺癌的预计划剂量分布和粒子位置

4. 计划系统　近距离放射治疗计划系统通常是外照射系统的附加许可组件，需要医学数字成像和通信（digital imaging and communications in medicine，DICOM）导入 / 导出模块、轮廓勾画模块和三维显示的剂量分析模块。AAPM TG 53 [7] 采用了质量保证策略来确保系统的轮廓勾画质量、位置准确性和剂量计算的精确性。TG 43 [1] 协议可以评估商业同位素，质控系统可以预先加载标准粒子配置并可以手动输入新的粒子数据。

二、临床应用

（一）妇科肿瘤

1. 宫颈癌　宫颈癌是最早采用近距离放射治疗的肿瘤之一，1903 年，多篇论文初步提出了使用镭进行宫颈低剂量率（low-dose-rate，LDR）近距离放射治疗。原来的治疗原则是将串联的中心管和卵形器放置在子宫颈上，这一原则保留至今。但幸运的是，我们已经不再使用葡萄酒软木塞作为施源器。多年来，人们一直使用一种基于曼彻斯特原理的固定剂量系统向 A 点输送规定剂量：A 点指宫颈外口外侧 2cm，并上方 2cm 的位置。随后，人们开始使用 ICRU 规定的直肠点和膀胱点来预测危及器官的毒性，这是一种进步。然而，随着三维成像技术的出现，宫颈癌近距离放射治疗从点剂量和估计剂量转变为体积剂量和精确确定接受的最大剂量。这一进步降低了毒性，提高了靶区受照剂量，改善了治愈率 [8, 9]。这也让治疗从低剂量率转变成为高剂量率（high-dose-rate，HDR）或脉冲剂量率（pulsed-dose-rate，PDR）近距离放射治疗，并能够优化剂量并危及器官周围的适形。随机研究表明，低剂量率与高剂量率疗效等价，高剂量率的毒性可能更低 [10]。目前还没有关于脉冲剂量率与低剂量率或高剂量率的随机研究，但回顾性数据表明它们可能是相似的。

通常在手术中放置近距离放射治疗的施源器。近距离放射治疗的术前 MRI 检查有助于选择施源器和界定靶区 [11]。患者可接受全身麻醉或局部麻醉。可在低剂量率插入或高剂量率分次插入的整个过程中保持麻醉 [12]。脊髓麻醉不会在高剂量率插入过程中引起肿瘤缺氧 [13]。麻醉状态下检查可以确认术前影像检查结果。建议在超声引导下进行宫颈扩张和置入宫腔管（图 20-2）[14]。腔内近距离放射治疗中使用的施源器多种多样。在肿瘤大于 5cm 的病例中，人们越来越多地采用在专用施源器中加入组织间插植针的技术 [15, 16]，因为这样可以接受组织间近距离放射治疗的人群更为广泛（图 20-3）。虽然对于保持治疗宫颈所需的剂量而言，保持一定的中心剂量异质性（对比人体其他区域的间质植入物的首选异质性）很重要，但在治疗明显侧向或阴道延伸的病灶时，应使

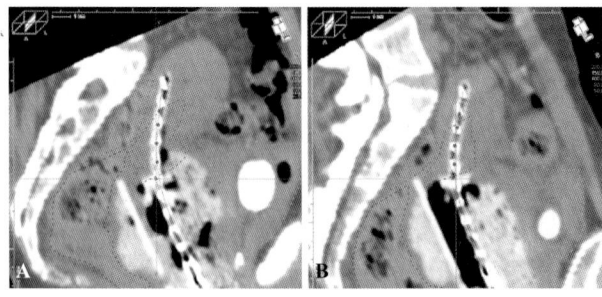

▲ 图 20-2　矢状位 CT 图像显示无超声引导下放置宫腔管（A），导致子宫后部肌穿孔（未穿透浆膜），以及通过超声引导显示子宫腔内的宫腔管（B）

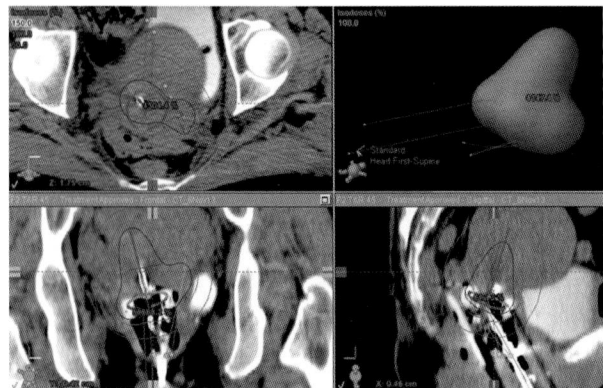

▲ 图 20-3　环形腔内施源器联合组织间插植针扩大肿瘤剂量的覆盖（此图彩色版本见书末）

用像 MUPIT [17] 或 Syed-Neblett [18] 这类组织间模板施源器 [19]。IMRT 和近距离放射治疗的对比研究表明，外照射放射治疗技术不能提供根除肿瘤所需的高剂量。因此，近距离放射治疗仍然是治疗的必要组成部分 [20]。

由于盆腔的解剖结构，膀胱和直肠需要接受一定比例的辐射剂量。膀胱和直肠接受的辐射剂量因生理结构的不同而变化（例如，膀胱剂量可能根据膀胱充盈程度而变化，这也可能影响射野内小肠的体积大小）[21]。妇科近距离放射治疗一开始就广泛使用 ICRU 规定的传统参考点 [22]。然而，宫颈癌近距离放射治疗的研究表明，目前妇科近距离放射治疗计划以 CT 和 MRI 为基础，使用 ICRU 参考点评估盆腔内正常组织剂量已经不再合适 [23]。使用欧洲放射肿瘤学会（Groupe Européen de Curiethérapie，GEC/ESTRO）和美国近距离放疗协会（American Brachytherapy Society，ABS）对基于 CT 或 MRI 的宫颈癌放射治疗计划中正常组织剂量的评估建议，可以更准确地确定宫腔管和环形施源器近距离放射治疗期间膀胱和直肠接受的辐射剂量 [24]。这不仅可以更好地预测晚期不良反应，还可以利用高剂量率优化剂量的适形性，确保临床靶区的覆盖，同时最大限度降低对正常组织的照射。虽然这些是针对宫颈近距离放射治疗设计的建议，但是它们也适用于评估所有妇科肿瘤近距

离放射治疗计划。

2. 子宫内膜癌　1935 年，Heyman 首次提出使用近距离放射治疗来治疗子宫内膜癌。在此之前，人们通常使用子宫切除术作为子宫内膜癌的常规治疗法 [25]。子宫内膜癌是美国最常见的妇科恶性肿瘤。随着肥胖率的增加，子宫内膜癌发病率预计还将随之上升。幸运的是，由于阴道分泌物和出血，大多数子宫内膜癌患者在发现病情时处于早期阶段。目前已经逐渐形成了单纯使用放射治疗的治疗方案；子宫内膜癌的主要治疗方法是手术、经腹全子宫切除术（total abdominal hysterectomy，TAH）和双侧输卵管卵巢切除术（bilateral salpingo-oophorectomy，BSO）。

某些妇科恶性肿瘤的治疗时，可以使用阴道圆柱形施源器近距离放射治疗方案 [26-28]。这种方案也可作为某些患者子宫切除术后或妇科肿瘤阴道复发的辅助治疗。大多数接受辅助放射治疗的患者都将接受全盆腔外照射，然后进行分次近距离放射治疗。多个随机试验 [29-31] 以及一项 Cochrane Meta 分析 [32] 研究了接受盆腔放射治疗的 I 期患者。包括 PORTEC 和 GOG99 在内的 3 个主要研究表明 [33]，在手术后增加盆腔放射治疗可显著降低局部复发率，但总体生存率无差异。总生存率没有差异的原因可能是这些患者的复发风险较低以及试验的样本量不足，特别是其并发疾病的发生率还很高，无法准确评估总生存率，此外，在复发的情况下对阴道的挽救性放射治疗通常非常有效。CochraneMeta 分析显示，为防止单个局部复发而需要放射治疗的患者人数为 16.7 人 [32]。对有多种高危因素的患者进行盆腔放射治疗，可改善总生存率。

仅采用手术治疗早期子宫内膜癌的患者中，其术后最常见的复发部位是阴道穹窿 [34]。研究已经证明，对原发性阴道穹窿采用辅助放射治疗可降低子宫内膜癌阴道顶端复发发生率，将发生率从原来的 12%～15%，可最低降为 0，尽管它对总体生存率没有影响 [26, 35]。一些患者可以接受辅助阴道圆柱形施源器近距离放射治疗（例如，子宫肌层浸润大于 50% 的高分化子宫内膜腺癌患者，其局部控制率与盆腔外照射相似，但毒性显著降低）[26, 35]。高剂量率阴道圆柱形施源器近距离放射治疗的应用已经得到广泛认可 [36-38]。但这一技术在盆腔淋巴结切除术和术后放射治疗中的作用却尚不明确，人们对此也存在着争议 [39, 40]。

阴道穹窿近距离放射治疗可以使用多种不同的施源器。其中最常用的一种是单通道圆柱形施源器，这种施源器有各种直径，可根据患者的生理结构和舒适度进行选择（图 20-4）。目前在阴道圆柱形施源器近距离放射治疗中，后装高剂量率越来越常见，而回顾性分析中也

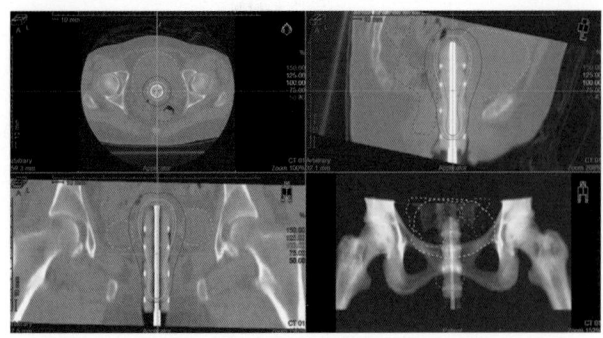

▲ 图 20-4 用于阴道近距离放射治疗的单通道圆柱形施源器（此图彩色版本见书末）

轴位和矢状位显示直肠和膀胱的关系

没有提出过并发症发病率或局部控制率增加[38]。阴道穹窿近距离放射治疗的靶点是阴道黏膜和手术瘢痕。90%的复发病例发生在阴道穹窿，10% 发生在阴道远端；因此，在大多数病例需要治疗阴道的上 1/3～1/2 的部位。这降低了与治疗整个阴道相关的发病率，如阴道干燥或狭窄[41]。近距离放射治疗的处方剂量参考点在柱体表面或组织内 5mm 处，这一深度接近阴道淋巴管。

在计算低剂量率剂量转换到分次高剂量率剂量时，不同的研究人员会表现出较大差异。在选择分次方案时既要考虑当地资源的可用性，也要考虑放射生物学参数。要使高剂量率在放射生物学上与低剂量率等效，通常需要将总剂量进行分次，且分次剂量应尽可能低。2014 年，美国最常见的子宫内膜癌术后高剂量率阴道穹窿近距离放射治疗方案是，在外照射后采用 15Gy/3 次或者单独使用近距离放射治疗时采用 21Gy/3 次的剂量设定，这两种方案的处方剂量参考点均在距柱体表面 0.5cm 处[37]。在妇科近距离放射治疗中，高剂量率的剂量和分次与局部控制和晚期并发症密切相关[42, 43]。Sorbe 等对仅采用高剂量率近距离放射治疗阴道穹窿并随机安排在距离圆柱体表面 0.5cm 处进行 15Gy/6 次或 30Gy/6 次的治疗方案进行了研究，疗程为期 8 天。研究显示，这两种剂量的局部复发率相同[44]。然而，低剂量组的阴道晚期发病率要低得多。随着分次剂量的增加，与早期反应组相比，晚期反应组的生物效应增加速度更快[44, 45]。因此，在不过度延长总治疗时间的情况下，采用单次小剂量高剂量率方案可以降低晚期并发症的风险，改善治疗比。阴道穹窿的近距离放射治疗也可用于治疗其他妇科恶性肿瘤，例如，早期宫颈癌术后[28]或早期阴道癌。

如果患者在接受近距离放射治疗时，阴道穹窿残留病变大于 1cm，则应使用组织间插植施源器进行局部加量治疗。商用插植施源器中有内置的阴道圆柱体与插植针；也可以使用一个完整的组织间模板。在这种情况

下，由于子宫缺失，并不容易实现与子宫肿瘤组织间插植相关的中心剂量异质性（图 20-5）。

由于子宫内膜癌与肥胖和高血压相关，一些患者会因为出现并发症而无法进行手术；而放射治疗可能是这些患者的最终选择。针对这一人群的放射治疗，是通过子宫腔内近距离放射治疗实施，一般是单独或结合外照射放射治疗。各种文献资料中提到过针对伴有严重并发疾病的患者的各种近距离放射治疗技术（包括海曼胶囊和双腔宫内导管在内），总体生存率令人满意。一开始采用低剂量率近距离放射治疗时[46, 47]，患者在几天的治疗过程中需要被固定，接受麻醉，插入施源器。固定减少了施源器移动或子宫穿孔这类并发症风险，但却会增加深静脉血栓形成和褥疮发病率等的风险。回顾性分析显示，对于无法采用手术治疗的疾病，低剂量率和高剂量率近距离放射治疗也可以实现与手术相似的疾病控制效果[28]。对于患有严重并发症的患者，高剂量率比低剂量率更具优势，而且它可将治疗时间从几天缩短为多次的分次治疗，每次仅需几分钟，大大缩短了治疗时间。研究人员针对各种施源器的使用进行不同系列的研究，研究结果表明，一般情况下，多通道优于单一串联通道；三维计划可以更好地实现靶区覆盖，同时保护周围正常组织（特别是直肠）维持在可耐受剂量范围内[48, 49]。

（二）泌尿生殖系统肿瘤

1. 前列腺癌 现在，接受近距离放射治疗技术治疗前列腺癌的患者正在逐渐增多。过去，人们常使用近距离放射疗法治疗低危前列腺癌。但近年来，近距离放射治疗在前列腺癌中的应用已经扩大。目前，前列腺癌中使用的近距离放射治疗技术包括极低剂量率永久性粒子植入和高剂量率源的临时植入。目前，这两种技术被用

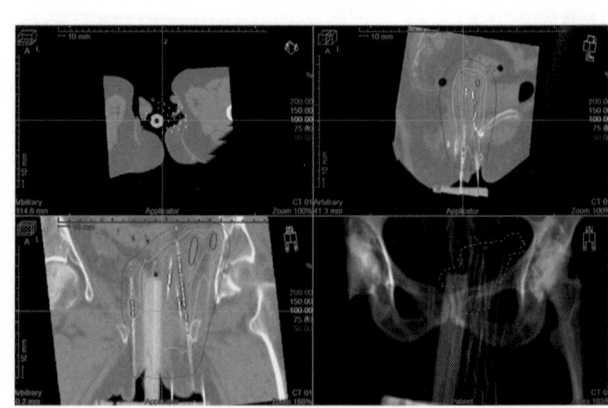

▲ 图 20-5 组织间插植针治疗子宫内膜癌阴道穹窿复发（此图彩色版本见书末）

将中央闭孔器放置在阴道内，放射源通过中央闭孔给予阴道剂量。在闭孔上放置一个模板以放置组织间插植针，以便于更好地实现病灶覆盖

作中低风险疾病患者的单一疗法，或作为高风险疾病患者的增量治疗。前列腺近距离放射治疗也被作为既往外照射后的一种挽救性治疗选择。

图像引导是指导极低剂量率和高剂量率前列腺近距离放射治疗的基本要素。极低剂量率近距离放射治疗最常用的技术是使用术前或术中计划系统，经直肠超声（transrectal ultrasound，TRUS）引导（图 20-1）。高剂量率近距离放射治疗前列腺癌还包括使用超声或 CT 图像引导，将导管插入前列腺（图 20-6）。

极低剂量率近距离放射治疗的相关禁忌证包括国际前列腺症状评分（International Prostate Symptom Score，IPSS）较高、既往盆腔放疗、经尿道切除缺陷、中叶较大、腺体体积大于 60ml 和炎症性肠病[50]。可以采用不同的加载技术实现对临床靶区的剂量覆盖和对危及器官保护[51]。术前和术后剂量评估应包括报告接受 90% 临床靶区剂量（D_{90}）、接受 100% 剂量的体积（V_{100}）、接受 150% 处方剂量的体积（V_{150}）、直肠 D2ml 和接受 150% 剂量的尿道体积（UV_{150}）[52]。

前列腺极低剂量率近距离放射治疗中使用 3 种放射性同位素：碘 125（^{125}I）、钯 103（^{103}Pd）和铯 131（^{131}Cs）。^{125}I 或 ^{103}Pd 粒子的临床结果并没有差异[53, 54]。据报道，在使用 ^{103}Pd 治疗后的第 1 个月，放射性直肠炎更加严重，但这是意料之中的结果，因为 ^{103}Pd 的半衰期较短[55]。两种同位素治疗的患者 1 年期生活质量类似。^{131}Cs 作为一种替代同位素[56]，其剂量特性和半衰期请参阅表 20-1。

而高剂量率近距离放射治疗使用高活度的铱 192（^{192}Ir）。高剂量率有两大优点：放射源的远程后装技术和可针对植入体进行灵活的剂量优化。从理论上来看，高剂量率近距离放射治疗的高分次剂量可以利用前列腺癌细胞潜在的 α/β 率低[57]。高剂量率近距离放射治疗的优势包括能在大体积前列腺（>60ml）、囊外扩张和既往经尿道前列腺切除术（transurethral resection of the prostate，TURP）的患者中实现植入[58, 59]。高剂量率前列腺近距离放射治疗中可以选择不同的剂量方案，因

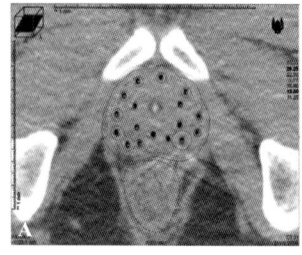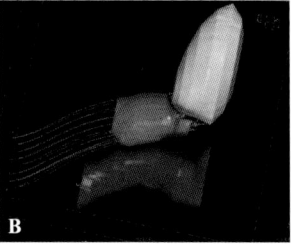

▲ 图 20-6　高剂量率近距离放射治疗前列腺癌（此图彩色版本见书末）

A. 高剂量率前列腺轴位图像，显示高剂量率导管的放置和前列腺周围的剂量分布；B. 三维图显示了前列腺与导管以及膀胱与直肠的关系

此也没有确定的正常组织剂量限制。有研究指出，根据剂量和分次，尿道剂量范围可以从低于处方剂量的 110%～125%。直肠剂量范围从 D2ml 低于处方剂量 70% 或接受 80% 的处方剂量小于 0.5ml 容积[60]。

单一疗法的适应证。低风险前列腺癌患者适合使用极低剂量率单一疗法，且文献资料中显示该疗法可以取得良好的疗效[61, 62]。在无论是否使用雄激素剥夺治疗，使用极低剂量率单一疗法治疗中危前列腺癌患者也能得到较好的效果[63]。RTOG 0232 试验的初步结果显示，使用外照射和低剂量率近距离放射治疗与单独使用近距离放射治疗相比，中危症患者的无进展生存期并没有显著变化[64]。两组的急性不良反应相似，但是与单独近距离放射治疗相比，外照射和近距离放射治疗组晚期不良反应更高（特别是尿路不良反应）。参与本试验的患者的临床分级为 T_{1c}～T_{2b}，Gleason 评分为 6 分，PSA 10～20 分，或 Gleason 评分为 7 分，PSA 低于 10 分。最近还提出了一种有利和不利中危风险分类法[65]。外照射可能对被分级为不利中危风险的患者有疗效，但在 RTOG 0232 试验中有利中危风险可能更为普遍。

从大型单中心队列研究的结果来看，最近使用高剂量率单一疗法有效治疗中危前列腺癌证据显著增加。采用高剂量率前列腺近距离放射治疗（43.5Gy/6 次）的低危或中危前列腺癌患者，其 10 年生化无复发生存率（biochemical relapse-free survival，bRFS）为 97.8%，总体生存率为 76.7%[66]。高剂量率近距离放射治疗也被用作高危疾病的单一疗法（45.5～54Gy，7～9 次，4～5 天）[67]。大部分高危患者也接受新辅助激素治疗或辅助激素治疗，其 8 年肿瘤特异性生存率为 93%，无转移生存率为 74%，无生化失败生存率为 77%。然而，不接受外照射对这些高危患者而言是否安全可行，还需要进一步的研究。最好采用随机对照试验法进行进一步研究。

高剂量率单一疗法的缺点是，可能需要多次植入手术才能达到有效剂量。然而，在一项单中心研究中，从急性和晚期毒性一级临床结果来看，38Gy/4 次、24Gy/2 次、27Gy/2 次，这三种治疗方案等效[68]。两个分次治疗进度可以在同一天完成；因此，只需要一个手术程序来放置导管。最近，研究人员正在研究 19Gy 或 20Gy 单次分次的治疗方案。单次分次的晚期发病率和生化无复发生存率与 2～3 次分次相似，尽管随访非常有限[69]。其他几个小组也在研究单次 19Gy 分次治疗，但这种做法不宜用在临床试验之外[70-72]。

2012 年发表的 ACR 适宜性论文不支持采用较多低分量单一治疗方案（超过 9.5Gy/4 次），并认为较多的分次方案需要更长的随访时间和使用支持[57]。

增量适应证。越来越多的证据表明，增加高危患者

的照射剂量可改善局部控制（local control，LC），并提高前列腺癌无转移生存期[60, 73-77]。单独使用外照射或近距离治疗作为增量均可以实现剂量递增。考虑到加入外照射，必须调整低剂量率和高剂量率的剂量（表 20-3）。近距离放射治疗的治疗顺序可以在外照射之前或之后，如果使用高剂量率，也可以在两者之间进行。

表 20-3　高剂量率和极低剂量率前列腺近距离放射治疗的剂量范围

剂量范围		单一治疗	增量
高剂量率 a		12～13.5Gy×2	15Gy×1
		10.5Gy×3	10.5Gy×2
		9.5Gy×4	7Gy×3
		6.5Gy×6	6Gy×4
		7.25Gy×6	
极低剂量率	碘 125	140～160Gy	108～110Gy
	钯 103	110～125Gy	90～100Gy
	铯 131	115Gy	80～85Gy

a. 由于文献资料中存在剂量异质性，无法建议具体的剂量分割模式（改编自 ABS consensus guidelines.）

ASCENDE-RT 试验提供了结合外照射和低剂量率近距离放射治疗增量治疗中危和高危症疾病的证据，该试验对多名男性患者进行了为期 12 个月的雄激素剥夺治疗和 46Gy 的盆腔放射治疗[78]。患者随机接受外照射增量（78Gy）或低剂量率近距离放射治疗增量。接受外照射增量治疗的男性经历生化复发的概率是接受近距离放射治疗的 2 倍。中危和高危症疾病均可以观察到外照射这一优势。总体生存率、前列腺癌特异性生存率和无转移生存率没有差异。然而，三联疗法在生化控制方面的改善与后期发病风险的增加相关。近距离放射治疗增量组 3 级泌尿生殖系统事件的累积发生率为 18%，而外照射增量组为 5%（P＜0.01）[79]。3 级泌尿生殖系统毒性发生率分别降低到 9% 和 2%（P=0.058）。3 级胃肠道毒性也有恶化趋势，但并不显著。

一项使用美国国家癌症数据库的大型回顾性研究，其中包括了超过 2.5 万名在 2004—2012 年接受低剂量率近距离放射治疗增量或外照射放射治疗增量的中危或高危疾病男性患者[80]。该研究表明，在此期间，低剂量率近距离放射治疗的使用率从 29% 下降到 14%。然而，接受近距离放射治疗的患者的总体生存率得以改善，其 HR 为 0.74（95%CI 0.66～0.89）。同样，针对 Gleason 评分为 9～10 分的患者所进行的一项多中心回顾性研究显示，前列腺癌的 5 年特异性死亡率得到了改善，根治

性前列腺切除术为 12%，外照射为 13%，外照射加近距离放射治疗增量为 3%[81]。接受近距离放射治疗的患者中，62% 采用低剂量率，38% 采用高剂量率。患者接受低剂量率和高剂量率治疗的效果没有差异。

单中心研究的经验为结合高剂量率近距离放射治疗与外照射提供了支持[82, 83]。Martinez 等进行了一次前瞻性研究，评估各种剂量和分次高剂量率增量方案结合 46Gy/23 次的外照射对于中危和高危患者的应用。该研究表明，累积 BED 超过 268Gy 的患者 10 年生化失败率为 19%，低于这一水平的患者则为 43%[84]。Hoskin 等研究了结合高剂量率近距离放射治疗与大分割外照射方案的应用。总共 220 名患者随机接受 55Gy/20 次的外照射单一治疗，或者 35.75Gy/13 次的外照射治疗后给予 17Gy/2 次的高剂量率增量治疗。高剂量率增量组的生化无复发生存率出现改善[76]。两组患者晚期尿路和胃肠道毒性相似。

近距离放射治疗也被视为针对之前接受过放射治疗后复发患者的挽救性治疗。研究低剂量率、高剂量率和脉冲剂量率文献资料中均提到过挽救性近距离放射治疗[85-87]。一项 II 期临床试验（RTOG 0526）的初步研究结果显示，低剂量率挽救性近距离放射治疗晚期 3 级胃肠道 / 泌尿生殖系统不良事件的可接受率为 14%[88]。临床疗效结果有待观察。在 Yamada 等的一项 II 期研究中，对 42 例患者采用了高剂量率近距离挽救性放射治疗（一次插入超过 30h，32Gy/4 次）[86]。这 42 例患者的 5 年生化无复发生存率为 68.5%，特异性生存率（cause-specific survival，CSS）为 90%。仅有 7% 出现 2 级晚期尿路毒性，1 例 3 级尿失禁；直肠毒性最小。这些发现与 Burri 等对 37 名接受近距离放射治疗作为挽救性治疗的男性患者的长期随访结果一致，10 年生化无复发生存率为 54%，特异性生存率为 96%[85]。在这个临床方案中，低剂量率和高剂量率在疗效或毒性方面均没有显著统计学差异[89]。

2. 阴茎癌　阴茎鳞状细胞癌在男性恶性肿瘤中的比例仅为 1%，是一种罕见的肿瘤。对于小于 4cm 的 T_1 和 T_2 期龟头肿瘤而言，近距离放射治疗是除阴茎切除术之外的另一种选择[90]。模板或徒手组织间插植是最常用的技术。文献资料中描述过低剂量率、脉冲剂量率和高剂量率相关治疗[91, 92]。靶区包括大体病变和宽缘（1cm）。大多数手术建议使用多平面插植，来确保剂量覆盖深度。相关文献中详细描述了插植技术[93]。建议将低剂量率和脉冲剂量率的针间距设置在 1.4～1.6cm，但建议高剂量率技术采用更小间距（1.0～1.2cm）。低剂量率和脉冲剂量率的典型剂量为 5 天内 0.5～0.6Gy/h（假设脉冲剂量率按小时分割），总量 60Gy。ABS 指南建议，高

剂量率的剂量为 38.4Gy，每天 2 次，每次 3.2Gy，为期 6 天[92]。

70%～88% 的病例保留阴茎，5 年局部控制率为 70%～87%[92, 94-98]。软组织坏死率为 0%～26%，在剂量超过 60Gy 和大体积疾病的情况下，软组织坏死率更高。尿道狭窄的发生率在 9%～45%，这与插植针针头接近尿道的程度相关[92]。

3. 尿道癌　近距离放射治疗单一疗法或近距离放射治疗与外照射联合疗法均可作为男性或女性尿道癌治疗的一部分。一旦肿瘤大于 5mm，就需要采用组织间插植技术（图 20-7）；而晚期尿道癌，则建议采用综合治疗[99]。尿道癌使用的近距离放射治疗剂量与阴茎癌的剂量相似。治疗女性尿道癌时，可在整个尿道进行插植。低剂量率单一治疗方案的剂量是在 3～5 天内 60～65Gy，或者 20～25Gy 作为增量。[100] 在 Milosevic 等的一篇回顾对 34 例接受近距离放射治疗女性尿道癌的患者进行了评估[101]，其中 14 例接受外照射单一疗法，15 例接受近距离放射治疗和外照射联合疗法，还有 5 例接受近距离放射治疗单一疗法。他们的评估结果显示，近距离放射治疗组的局部控制率提高了 77%，非近距离放射治疗组的局部控制率提高了 32%。7 年的总体生存率为 41%，这与其他文献资料的结果相似。15% 的患者出现瘘管形成。

（三）乳腺癌

对于许多早期乳腺癌患者而言，保乳手术后全乳照射（whole-breast irradiation，WBI）是一种标准治疗方法。部分乳房照射的基本原理来自部分乳房切除术后对比部分乳房切除术和全乳照射后的内乳失败模式的报道。失败部位通常位于原发病灶区域或手术床[102, 103]。与全乳房调强放射治疗相比，部分乳房加速放射治疗

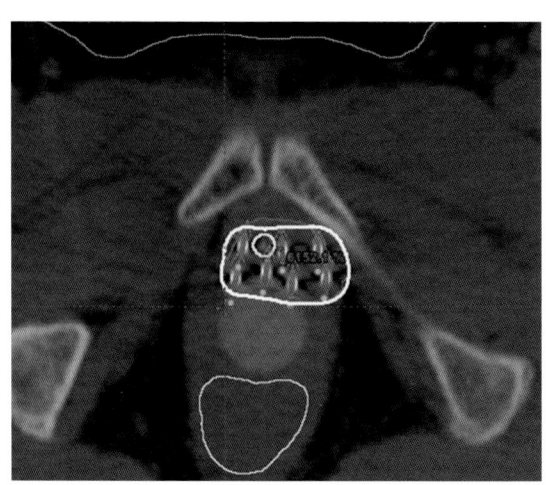

▲ 图 20-7　1 例女性尿道癌组织间插植近距离放射治疗
（此图彩色版本见书末）

（accelerated partial breast irradiation，APBI）的同侧乳房复发率和生存率相似，但急性和晚期毒性更低，而美容效果更好[104]。

由于不同组织机构的共识声明不同，患者的选择仍然具有不确定性[105-107]。考虑采用 APBI 进行治疗时，需要考虑包括患者年龄、肿瘤大小、边缘状态、组织学、淋巴血管间隙侵犯和淋巴结状态多个因素（表 20-4）。

APBI 可用的技术多种多样。首先提出的是使用低剂量率的多管组织间插植技术（图 20-8）；目前，高剂量率和脉冲剂量率的治疗均采用这种技术。高剂量率具有剂量优化和门诊治疗的优点，因此，是一种更常用的治疗方法。通常术后图像引导下使用模板，通过乳房肿瘤切除术空腔经由皮肤放置多条导管。典型的临床靶区是乳房肿瘤切除术后的空腔加上 1～2cm 的边缘。为覆盖临床靶区，需要多平面插值且导管间距为 1～1.5cm[108]。

GEC-ESTRO Ⅲ 期试验随机选择了 1000 多名接受部分乳房加速放射治疗结合多导管组织间插植的近距离放射治疗，或者全乳照射结合外照射并使用外照射增量治疗的女性患者。高剂量率近距离放射治疗使用的剂量为 32Gy/8 次或 30.1Gy/7 次，或脉冲剂量率剂量为 0.6～0.8Gy/ 脉冲，共计 50Gy。全乳外照射治疗的剂量为 50～50.4Gy，25～28 次，增量为 10Gy/5 次。该试验证明，采用部分乳房加速放射治疗的患者，其 5 年局部控制、无病生存期和总生存与全乳照射类似[109]。而早期毒性数据显示，全乳照射组急性 3 级皮肤毒性（放射性皮炎）显著更高（7% vs. 0.2%，$P<0.0001$）。但 APBI 组的血肿率更高（20% vs. 2%，$P<0.001$）[110]。APBI 组 2～3 级晚期皮肤毒性的累积发生率更低（6.9% vs. 10.7%，$P=0.02$）[111]。

Polgar 等使用高剂量率多导管组织间插植近距离放射治疗或电子线治疗（25 组 50Gy/25 次）和 APBI（36.4 Gy/7 次）联合疗法与全乳照射进行对比，并发表了 10 年的单中心随机试验结果。APBI 和全乳照射的 10 年局部复发（local recurrence，LR）结果相似（5.9% vs. 5.1%），APBI 组的美容效果更好[112]。

RTOG 95-17 是 APBI 多导管近距离放射治疗的 Ⅱ 期临床试验。共有 100 例 Ⅰ 期或 Ⅱ 期乳腺癌患者参与了该试验，患者的选择标准是肿瘤体积<3cm，≤3 个淋巴结受累（无淋巴结外浸润）。近距离放射治疗包括低剂量率 45Gy（33 例），为期 3.5～5 天或高剂量率 34Gy/10 次，每天 2 次，为期 5 天（66 例）。该试验并非为了比较低剂量率和高剂量率这两个近距离放射治疗组，但是却发现，采用这两种近距离放射治疗技术治疗的患者，其 6 年乳腺失败率（3%～6%）相似[113]。66% 的患者认为这两种近距离放射治疗技术美容效果优秀 /

表 20-4　加速部分乳腺照射的患者选择建议

	GEC/ESTRO[106]			ASTRO[107]			ABS[105]
	适宜患者（低危）	可能适宜患者（中危）	不适合 APBI（高危）	合适患者	谨慎使用患者	不合适患者	可接受患者
年龄（岁）	>50	>40—50	≤40	≥50	40—49	<40	≥45
组织学	IDCᵃ	IDCᵃ	—	IDCᵃ	IDCᵃ	—	IDCᵃ
ILC	无	允许	—	无	允许	—	允许
LCIS	允许	—	—	允许	—	—	—
DCIS	无	允许	—	无	≤3cm	>3cm	允许
分级	任何	—	—	任何	—	—	任何
肿瘤大小	pT$_{1\sim2}$（≤3cm）	pT$_{1\sim2}$（≤3cm）	pT$_2$（≥3cm），pT$_{3\sim4}$	pT$_1$≤2cm	pT$_{0\sim2}$（2.1～3.0cm）	>3cm	≤3cm
切缘	≥0.2cm	<0.2cm	阳性	≥0.2cm	<0.2cm	阳性	阴性
是否多中心	单中心	单中心	多中心	单中心	单中心	多中心	—
是否多发病灶	单发	病变 2cm 内多灶性	多灶性>2cm 的病变	临床单发≤2cm	临床单发（2.1～3.0cm）	临床多灶性或显微镜下>3cm	—
EIC	无	无	存在	无	≤3cm	>3cm	—
LVI	无	无	存在	无	有限/局部	广泛	无
ER/PR	任何	—	—	阳性	任何	—	任何
淋巴结状态	pN$_0$	pN$_{1mi}$，pN$_{1a}$	pNx；≥pN$_{2a}$	pN$_0$（I，i⁺）	pN$_0$（I，i⁺）	pN$_1$，pN$_2$，pN$_3$ 或 pNx	阴性
BRCA1/2 突变	—	—	—	无	无	存在	—

a. 亚型包括黏液癌、小管癌和胶样癌
ABS. 美国近距离放射治疗学会；APBI. 加速部分乳腺照射；ASTRO. 美国放射肿瘤学学会；DCIS. 导管原位癌；EIC. 广泛的导管内成分；ER/PR. 雌激素受体/孕激素受体；GEC/ESTRO. 欧洲放射肿瘤学治疗学会；IDC. 浸润性导管癌；ILC. 浸润性小叶癌；LCIS. 小叶原位癌；LVI. 淋巴管脉管侵犯

良好。但有 45% 出现纤维化，54% 出现皮肤导管标记，15% 出现症状性脂肪坏死[114]。Wazer 等发表了汇总分析，并预测美容效果和毒性并不理想。与毒性增加相关的因素是放射源驻留位置 V$_{150}$ 的数量，接受 200% 剂量的体积 V$_{200}$ 和剂量均匀性指数（dose homogeneity index，DHI）。V$_{150}$ 热点过大与症状性脂肪坏死相关[115]。

基于气囊的腔内技术　单管单球囊（MammoSite）施源器（Hologic Inc，Bedford，MA）开发问世，并作为一种实施 APBI 的便捷方案进入市场。它是一种可以在术中或术后经超声引导置入手术腔内的单腔导管，导管被置入手术床后，导管周围的球囊膨胀以填充空腔并压迫邻近的乳腺组织。这种技术的局限性是它只有一个驻留位置；因此，导管周围的剂量分布是均匀的，但不能优化不规则体积和避开胸壁或皮肤（图 20-9）。导管到胸壁或皮肤的距离与毒性相关，因此建议皮肤间距≥7mm[116, 117]。美国乳腺外科医生协会发表了乳腺近距离放射治疗注册试验的最终分析。共有 1449 名女性参与了这项试验，其

中大多数（87%）患有浸润性乳腺癌。这 1449 名女性的治疗方案是单次 3.4Gy，总量 34Gy。中位随访时间为 63.1 个月。乳腺癌 5 年精算复发率为 3.8%（浸润性乳腺癌 3.7%，导管原位癌 4.1%）。乳腺癌复发仅与肿瘤大小和雌激素受体（estrogen receptor，ER）阴性状态相关。在切缘阳性的情况下以及 ASTRO 设定的"不适合"患者中，也有乳腺癌复发率提高的趋势（P=0.06 和 P=0.07），但这并没有统计学意义[118]。在本试验中，血清肿率始终为 13.4%，有症状的脂肪坏死率 2.5%，感染率 9.6%，血管扩张率 13%。在 84 个月时，90.6% 的患者美容效果评级为优秀/良好。

随着腔内技术不断进步，出现了多通道气囊导管和多通道支架调整容积插植施源器（strut-adjusted volume implant，SAVI）。多通道导管可以有多个驻留位置，改善了靶区覆盖，降低了胸壁和皮肤的剂量分布（即使皮肤和胸壁≤7mm 的情况下），从剂量学上看，这一技术比单腔/单驻留孔气囊导管更好[119-122]。Contura 导管

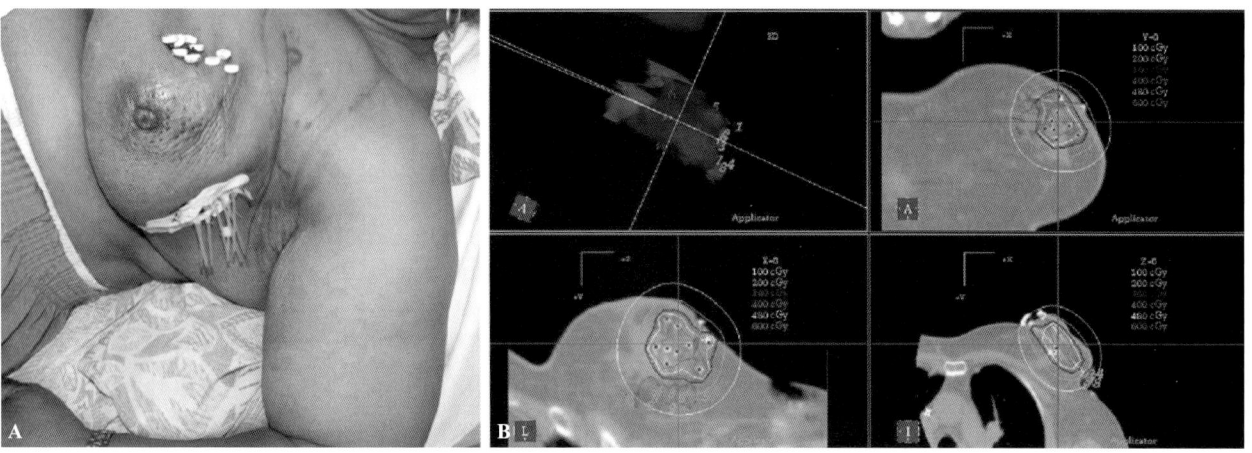

▲ 图 20-8　低剂量率的多管组织间插植技术（此图彩色版本见书末）
A. 1 名放置高剂量率组织间导管覆盖瘤床和肿瘤边缘的患者临床照片；B. 乳腺组织间插植治疗方案的剂量学图像

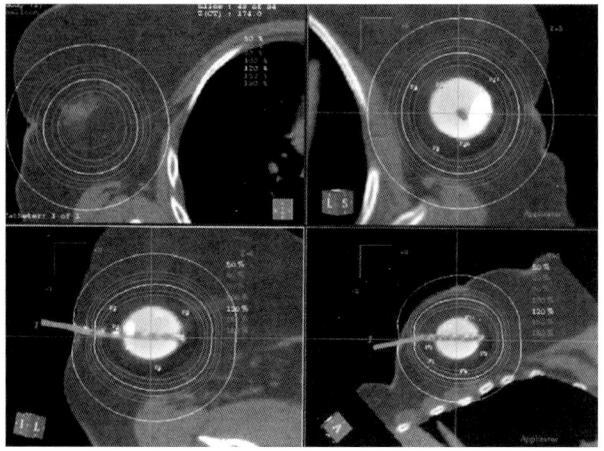

▲ 图 20-9　乳腺血清肿内的单腔导管（此图彩色版本见书末）
治疗计划图像中显示剂量均匀照射

（加州亚里索维耶荷市 SenoRx 公司）是一种由 1 个中心导管和 4 个距中心 5mm 的外围导管构成的多通道球囊导管。多腔孔气囊导管包括 1 个中心导管和 3 个外围导管。SAVI 施源器有一个中心导管，周围有 6 个、8 个或 10 个外围导管。将施源器放置在手术腔内后，周围导管会扩张填充手术腔。与多通道组织间插植类似，SAVI 施源器也有多驻留部位的剂量不均匀的问题。研究人员已经证明，SAVI 施源器适用于皮肤间距近或乳房尺寸小的情况下[123]。

电子线球囊近距离放射治疗（Xoft Axxent，San Jose，CA）不同于其他基于球囊的治疗，它的辐射源是一种电子 X 线管，可以产生 50KVp 光子范围，而铱 192 的平均光子范围为 380KeV。这种技术不需要一个专用屏蔽的治疗室，因此更为方便使用，而且它通过快速剂量下降降低了正常组织的照射剂量。电子束近距离放射治疗计划靶区的剂量与高剂量率插植类似，但电子束近距离放射治疗球囊表面剂量更高，而心脏和同侧

肺的剂量更低[124, 125]。后续需要继续评估这一技术的疗效和毒性，特别是低能量光子的放射生物有效剂量可能与标准高剂量率治疗有所不同。

研究人员正在评估对低风险人群进行部分乳房照射（partial breast irradiation，PBI）极低剂量率 ^{103}Pb 粒子组织间永久植入。这一技术采用低能量的同位素，其潜在优势是可以减少治疗时间，减少对关键正常结构的剂量[126, 127]。该技术的患者选择受到部分乳房照射的一般标准、术后空腔大小（≤2.5cm），以及预期的植入体体积（≤120ml）的限制。使用超声或 CT 获取瘤床影像，然后像永久性前列腺近距离放射治疗一样，制订一个插植针放置和粒子的预计划（图 20-10）。瘤床加切缘的计划极低剂量率剂量为 90Gy，并应保证皮肤的剂量小于或等于处方剂量的 90%[128]。在图像引导下使用局部麻醉和清醒镇静术进行植入。一项针对 134 例患者接受永久乳房粒子植入的疗效研究显示，局部复发率为 1.2%，与全乳照射相似[129]。一项针对 ^{131}Cs 与 ^{103}Pd 的剂量学研究表明，^{131}Cs 的一个潜在优势是降低 V_{200}，但这可能没有临床意义[130]。

同样，研究人员也正在评估乳房近距离放射治疗作为常规高剂量率的增量技术，或非侵入性乳房近距离放射治疗（noninvasive breast brachytherapy，NIBB）技术和阿库布斯特技术（马萨诸塞州比勒里卡）的联合疗法。NIBB 使用图像引导和固定技术靶向肿瘤腔。乳房固定后，基于乳房 X 线摄影的可视化系统让施源器集中在靶区[124]。这使得光子直接定向照射腔，而不需要标准外照射增量所需的通用计划靶区切缘。因此，这种技术涉及的靶区相对较小，有可能降低毒性。一项 NIBB 与外照射增量的 2：1 的对照研究显示，使用 NIBB 治疗的患者皮肤和皮下联合毒性更低（NIBB 2% vs. 外照射增量 9.5%，P=0.046）[131]。

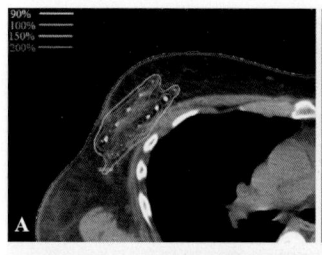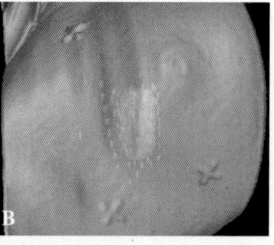

▲ 图 20-10　插植针放置和粒子的预计划（此图彩色版本见书末）
A. 带有永久粒子的乳腺间质植入物轴位图像，显示剂量分布；B. 显示临床靶区和粒子的乳腺三维图像

　　APBI 已被用作乳腺肿瘤复发（in-breast tumor recurrence，IBTR）的挽救性治疗。GEC-ESTRO 乳腺癌工作组报道，多导管插植近距离放射治疗是一种预防第二次局部复发的可行有效技术，其总生存情况与挽救性乳房切除术相同[132]。Kauer-Dorner 等报道了一项前瞻性试验，该试验对比了 29 例接受组织间脉冲剂量率近距离放射治疗局部肿瘤控制的患者与接受乳房切除术的患者，其中 16% 的患者晚期不良反应≥3 级[133]。

　　IORT 是另一种采用电子束或 50kV X 线进行部分乳房放射治疗的技术。最近两项 IORT APBI 与全乳照射对比的大型随机对照试验的更新报告显示，APBI 组乳腺肿瘤复发增加[134, 135]。乳腺肿瘤复发升高可能与患者选择不当有关[136]。ASTRO 指南指出，应告知患者有关乳腺肿瘤复发风险有可能增加，应将 APBI 归于"适宜"类别，并应就电子 IORT 进行 10 年的随访[107]。患者应该登记或参加低能量 X 线放射治疗临床试验。

（四）肺 – 支气管内近距离治疗

　　1922 年，Yankauer 描述了将镭放置在支气管内治疗肺癌的方法[137]。近距离放射治疗一直被用于根治性或姑息性支气管腔内治疗。局部治疗对于提高肺癌患者的生活质量非常重要。在支气管镜引导下放置一根狭窄的近距离放射治疗管，将其牢固地固定在鼻孔处。该治疗管的长度应至少经过肿瘤 2cm。通常使用高剂量率进行一次或多次照射。2016 年 ABS 指南推荐的剂量处方位置为 1cm[138]。然而，在使用 CT 规划的时代，导管在支气管内的定位变成一个值得关注的问题（图 20-11）。如果导管位置偏移到腔壁，周围血管的照射剂量就会非常高[138]。放置时使用将导管固定在中心位置的方法[139, 140]或通过个性化剂量处方[138]，均可以克服这一问题。这一点很重要，因为在随机试验中，致命咯血率达到 7%～22%[141-143]。

　　ABS 指南建议，针对不适合激光或支架置入的支气管内病变，使用支气管内近距离放射治疗进行姑息治疗。建议使用剂量范围：单一疗法 10～24Gy，1～4 次，或外照射后 10～15Gy，2～3 次[138]。2012 年 CochraneMeta 分析[144]研究了 14 项单独或结合外照射、化疗或激光联合治疗的支气管近距离放射治疗随机试验。即使使用的剂量和分次方案不同，但总生存期似乎类似，但 14.8Gy/2 次治疗方案的优点是改善了局部控制，而 15.2Gy/4 次的方案降低了咯血率。无论在外照射治疗过程中加入支气管内近距离放射治疗进行姑息性还是根治性治疗，似乎并没有任何改善。支气管内近距离放射治疗作为缓解性单一治疗时，50% 仅接受近距离放射治疗的病例继续接受外照射治疗，中位治疗时间为 4 个月；相比之下，不到 1/3 的病例在外照射后需要近距离放射治疗，中位治疗时间为 10 个月[141]。随后的二次分析显示，外照射相对风险降低了 61%，具有生存优势。Cochrane 分析总结，对于之前接受外照射缓解治疗的中枢性梗阻患者，可以考虑采用支气管内近距离放射治疗。2013 年的 ACR 指南建议，可将支气管内近距离放射治疗用于有症状的支气管内肿瘤患者的姑息治疗[145]。

（五）胸部粒子近距离治疗

　　单面网状的组织间插植粒子可术中放置在高复发风险区域（图 20-12）。这类粒子通常用于胸部，但也可用于其他部位，特别是用于肉瘤切除术。大多数机构使用 ^{125}I，也有的机构使用 ^{103}Pd 和 ^{131}Cs[146-148]。与单一亚肺叶切除术相比，在亚肺叶切除术后沿着缝合线放置平面 ^{125}I 插植，可降低预期复发率[149]。然而，Ⅲ期前瞻性试验美国外科医生学会肿瘤小组（American College of Surgeons Oncology Group，ACOSOG）的 Z4032 结果显示，增加近距离放射治疗后，5 年局部复发率无差异（近距离放射治疗 17% vs. 无近距离放射治疗 14%，P=0.59）。无病生存和总生存无显著差异。切缘阴性率较预期有所改善；该试验对检测细微差异表现不足[150, 151]。因此，ABS 指南不推荐在临床试验范围外肺叶下切除术后植入粒子。[137] 在手术切缘接近或阳性的情况下植入网状插植片，复发率低于胸段和椎旁肿瘤切除术的预期复发率[149, 152]。

（六）胃肠

　　1. 食管癌　食管近距离放射治疗可用于根治性和姑息性治疗。在内镜引导下，将近距离放射治疗导管放置在穿过肿瘤的导丝上，然后牢固地固定在鼻子上。靶区应覆盖所有肉眼可见病灶的上下 2cm 范围，以便包围任何微观肿瘤病灶。处方剂量参考点通常在距离源轴 1cm 处，但复杂的病例可使用三维计划，并确定危及器官接受的剂量。新技术能让导管使用一系列可充气的外围气囊来自行调整中心。在有支架的情况下，剂量可能因支架周围较高的局部剂量，而被支架衰减，在 0.5mm 时高 5%，在支架附近高达 245%[153]。

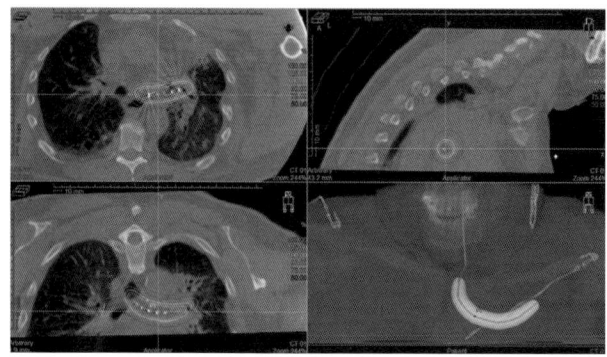

▲ 图 20-11　支气管内导管（此图彩色版本见书末）
可使用 CT 规划评估导管的放置以及与临床靶区和危及器官的关系，包括靠近植入物的肺静脉

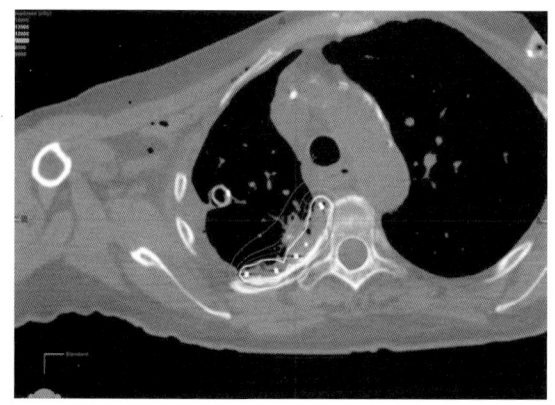

▲ 图 20-12　永久性粒子置入单面网格（此图彩色版本见书末）

近距离放射治疗可作为食管癌根治性治疗的一部分，用于根治性外照射后的局部高剂量增量。ABS 建议，在 45～50Gy 放化疗或单独放射治疗 60Gy 后，进行近距离放射治疗，在距离源 1cm 的位置，剂量为 10Gy，1 周 2 次[154]（图 20-13）。该剂量 / 分级依据 RTOG 92-07 试验的研究成果。在该试验中，按照 10Gy/2 次的方案，外照射和近距离放射治疗后完全缓解率为 74%，1 年总生存率为 49%；但 15Gy/3 次的方案毒性却过高[155]。较厚的施源器可以最大程度上缩小热点，而热点被认为是瘘形成的原因。

使用近距离放射姑息治疗，大多数病例的吞咽状况得以改善，而在其余的大多数病例则可维持吞咽功能。高剂量率食管近距离放射治疗的剂量范围被认为是可以接受。ABS 建议，姑息性剂量为 30Gy/10 次；则外照射后的剂量为 14Gy/1～2 次，单一疗法的剂量 15～20Gy/1～2 次[154]。IAEA 对比了 18Gy/3 次与 16Gy/2 次的剂量，其研究结果显示[156]，这两种剂量在疗效和毒性上没有差异，总狭窄率为 11%，瘘率为 10%。目前尚不清楚近距离放射治疗对瘘管形成的影响程度，但人们发现，所有瘘管在疾病进展的过程中形成。

一项欧洲随机试验显示，近距离放射治疗（12Gy/1

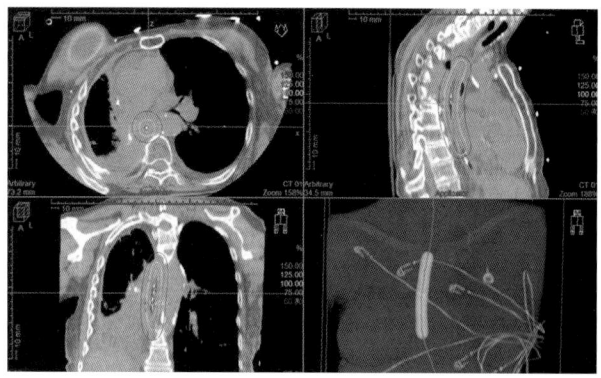

▲ 图 20-13　距离源轴 1cm 的食管近距离放射治疗，呈现简单的线源剂量分布（此图彩色版本见书末）

次）的疗效比支架植入更好[157]。与支架植入相比，近距离放射治疗的生活质量更高，缓解期更长，而总体医疗费用相等[158]。采用近距离放射治疗时，症状缓解会出现轻微的延迟，因此，建议预测生存期超过 2 个月的患者使用近距离放射治疗而不是支架植入。如果预测生存期不到 2 个月，则应使用支架植入术。一项实验对比了 21Gy/3 次近距离放射治疗和支架植入术，放射治疗的效果并没有明显比支架植入术更好，但该试验的患者人数可能太少，无法得出明确的结论[159]。2009 年 Cochrane 的 Meta 分析显示，与支架植入相比，近距离放射治疗的生活质量显著提高，缓解期更长，并发症更少（33% vs. 47%）[160]。放射治疗甚至会带来生存优势。近距离放射治疗用作姑息治疗，其疗效与激光相当。而结合外照射与激光和近距离放射治疗，可以改善无吞咽困难的间隔时间。IAEA 的一项随机研究显示，与近距离放射治疗单一疗法相比，外照射 30Gy/10 次加近距离放射治疗 16Gy/2 次可以显著缓解症状[161]。两组间总生存期无差异。因此，预测生存期较高（如 6 个月以上）的患者，在近距离放射治疗中加入外照射，可以提高治疗效果。一项植入碘粒子支架的随机试验表明，与传统支架相比，支架植入后的总生存期（177 天 vs. 144 天）有显著改善，两者不良反应相似[162]。

2. 直肠　在两种情况下考虑对直肠癌进行近距离放射治疗：早期直肠癌为避免结肠造口，保存器官或是对不适合手术的患者进行姑息治疗，近距离放射治疗可作为外照射后增量治疗或作为单一疗法。两种治疗方法如下所示：接触放射治疗或高剂量率近距离放射治疗。一项直肠癌治疗共识声明将直肠癌近距离放射治疗描述为一种肿瘤降期的可选治疗方案，并提出近距离放射治疗有利于实施切除术，但这种说法还需要进一步的评估[163]。

接触 X 线近距离放射治疗（contact x-ray brachytherapy，CXB）通常也被称为蝶耳放射治疗（papillon radiotherapy）。这种技术使用 50kV 光子直接对肿瘤局部进行高剂量照射，且剂量快速衰减。随着现代化专用设备的出现，人们越来越多地使用接触近距离放射治疗治疗直肠癌。采用这种技术治疗直肠癌时，首先进行乙状结肠镜检查，将固定直径的施源器放置在直肠内，对直接可见的肿瘤进行放射治疗。一般来说，T_1 肿瘤单一近距离放射治疗剂量方案为 110Gy/4 次，为期 2 周；T_2 及以上的肿瘤，可采用外照射 45～50Gy/25 次，加上 85～90Gy/3 次作为增量。在一项对不愿接受手术切除患者的随机试验中，接受 39Gy/13 次外照射单一疗法的患者 10 年结肠造口率为 63%；而相比之下，接受 85Gy/3 次接触近距离放射治疗加外照射的患者造口率为 29%[164]。因为接触 X 线近距离放射治疗的复发率高于手术，因此，应将这一点告知符合手术条件的患者，并要求患者在头 2 年接受增加乙状结肠镜和 MRI 随访评估。然而，大多数患者将坚持无结肠造口且总生存保持不变[165]。研究人员还正在进行一项更大的随机试验，该试验将对比适合手术的患者接受 45Gy/25 次外照射口服卡培他滨的放化疗，增加外照射增量疗法和增加 CXB 增量疗法的效果（NCT02505750）。

现代高剂量率近距离放射治疗使用多通道的柔性硅胶施源器来提供适形剂量，与接触放射治疗相比，这种技术的治疗范围更大、穿透更深（图 20-14）。在放置施源器前，用标记卡或夹子标记肿瘤的上下范围。然后插入施源器并确定靶区，最好使用 CT 或 MRI 来设计计划。通常在盆腔外照射之后，根治性治疗采用每天 26Gy/4 次的治疗方案，而姑息性治疗采用 30Gy/3 次的方案。一项针对新辅助高剂量率近距离放射治疗的 II 期研究显示，复发率仅为 5%，且不良反应率较低。配对分析显示，与短疗程放射治疗或无术前治疗（瑞典）相比，术前高剂量率近距离放射治疗（加拿大）30 天内的再手术率更低，当然，也有可能是两个国家不同的手术技术导致了这一差异[166]。

盆腔放射治疗可能适用于年龄较大、不适合手术的患者。近距离放射治疗则是肿瘤体积较小患者的选择。无法使用接触近距离放射治疗的机构或肿瘤体积较大的患者也可以选择高剂量率直肠内近距离放射治疗。高剂量率直肠内近距离放射治疗常用于外照射之后，无论是有无放化疗的长疗程，还是 25Gy/5 次或 39Gy/13 次的短疗程。研究人员已经对各种剂量 / 分次方案进行了研究，其中，外照射后的 36Gy/6 次的剂量 / 分次模式[167, 168]能够更好地控制肿瘤，降低晚期毒性。HERBERT 研究是一项剂量递增研究。该研究确定不适合手术的患者使用盆腔外照射 39Gy/13 次后加上高剂量率 21Gy/3 次的增量照射（规定靶区外部），可以改善疗效并降低毒性[169]。

3. 肛门癌 肛门鳞状细胞癌是一种罕见的肿瘤，通

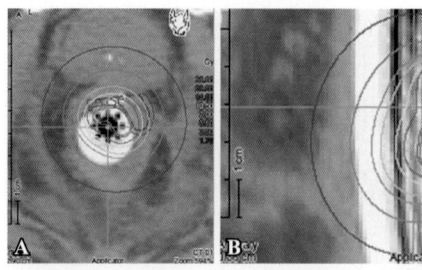

▲ 图 20-14 柔性硅胶直肠施源器的轴位和矢状位图像（此图彩色版本见书末）

A. 轴位；B. 矢状位。已经生成覆盖大致靶区（蓝色）和 2mm 外扩的计划靶区（红色）高剂量率规划。请注意，对侧肠壁接受低剂量照射

常采用同步放化疗进行治疗。治疗后可实现良好的括约肌保存率、无病生存率和总生存率。肛门癌通常会局部复发，必须采用根治性手术才能治愈。因此，本文仅探讨了提高局部剂量对原发性肛门癌的疗效。采用外照射加同步化疗治疗肿瘤和更宽的淋巴结平面，可以使用外照射、电子束或近距离放射治疗进行肿瘤增量照射[170]。组织间插植通常使用绕肛门弯曲的马蹄形会阴部模板来定位靶区。像三维腔内超声这类先进的成像技术可以用于指导导管的放置[171, 172]。Papillon 等描述了一种在完成外照射 2 个月后使用 [192]Ir 增量进行 20～30Gy 的低剂量率技术，该试验参与的患者人数为 221 例。局部控制率与手术相同[173]。不建议采用分道技术治疗肛管癌。如果在外照射的第一阶段和增量阶段之间因为毒性或疾病而出现治疗延迟，近距离放射治疗的增量可以实现比外照射更好的局部控制率[174]。脉冲剂量率技术与低剂量率技术的疾病控制率和毒性相似[175-177]。虽然人们描述过高剂量率近距离放射治疗技术，但使用这一技术的人却不多。在一项回顾性研究中，采用 14Gy/7 次，3 天的高剂量率剂量方案可以达到与外照射一样的控制效果，且高剂量率的皮肤毒性更低[178]。

（七）头颈部肿瘤

据报道，头颈部近距离放射治疗是最早使用的放射治疗方法之一。早期技术仅简单地将镭源放置在肿瘤内部或肿瘤上方，通过照射不同的时间来寻找治疗肿瘤的解决方法。随着欧美后装技术的发展，出现了多种类似方法，启发了现代放射治疗实践。脉冲剂量率和高剂量率现代后装近距离放射治疗的增量，以及通过计算机剂量优化改良了近距离放射治疗这种外科手术的适形性和实用性，使其更具吸引力。研究人员描述了各种方法，其中包括沟槽引导 Pierquin 技术、Henschke 塑料管技术、直通技术、环路技术、密封端技术、皮下注射技术、螺纹技术和直接植入术。然而，随着调强放射治疗和放射治疗化学增敏联

合创新，这类植入技术的使用已经逐渐减少。

已经有多篇文章描述过近距离放射治疗在唇、颊黏膜、口腔舌、口腔底、舌底、咽壁、腮腺和鼻咽原发性局限肿瘤的治疗中，作为单一疗法或外照射的增量疗法。GEC-ESTRO 发布了头颈部近距离放射治疗的共识性建议[179, 180]，并在其中特别强调了剂量、治疗选择和质量保证 3 个方面。ABS 最近还更新了头颈部近距离放射治疗指南，其中侧重于先进外照射技术时代的治疗选择[181]。此外，IORT 作为高剂量率表面施源器近距离放射治疗，可用于治疗复发性颈部淋巴结疾病[182]。

舌底植入是一种复杂的头颈部近距离放射治疗。HPV 相关的口咽肿瘤的患者人群通常比较年轻，并且需要一种确切的治疗方法。这种情况的最大挑战是保证下颌骨角之间和咽收缩肌和咀嚼肌附近的靶向剂量足够高。植入提供了一个高度适形的增量，可以提高治愈机会和最大程度上降低放射治疗的后期影响。这项技术对于以往放射治疗后复发疾病的治疗具有重要意义。Harrison 等报道了 MSKCC 的相关系列研究，其中大部分淋巴结阳性疾病的局部和远处疾病控制率较高[183]。

karakoyin-celik 等报道了麻省总医院使用高剂量率盲头置管技术的系列研究，并得出结论，该技术的局部和远处疾病控制率良好[184]。Cano 等也报道了同期放化疗和外照射后降低剂量的相关研究，该研究同样显示，该技术对大部分局部晚期和淋巴结阳性队列疗效良好[185]。在调强放射治疗中也可以考虑采用舌基植入，因为它对吞咽功能的负面影响较小。Teguh 等[186] 和 Al-mamgani 等[187] 提出，与组织间插植治疗相比，调强治疗后吞咽困难、牙关紧闭和口干症状显著增加。

本章全面概述了头颈部近距离放射治疗的应用和技术，但并没有包含对每种技术的全面回顾[188]。

（八）皮肤 / 表面

近距离放射治疗用于良性和恶性皮肤肿瘤浅表治疗已有报道。最常见的皮肤恶性肿瘤是非黑素瘤皮肤癌（鳞状细胞癌和基底细胞癌）。可以选择多种放射治疗技术来治疗这类病变，包括外照射、电子、正电压和近距离放射治疗。近距离放射治疗技术包括低剂量率、脉冲剂量率、高剂量率和最新的电子近距离放射治疗[189]。与其他放射治疗相比，近距离放射治疗更适合用于身体部位的复杂浅表靶点（图 20-15），而且疗程更短。研究论文中描述过相关各种插植和表皮技术。单平面组织间插植通常可以在局部麻醉状态下进行；而厚度更大的病变，则可能需要多个平面来实现充分的深度覆盖。Ducassou 等报道了他们采用低剂量率插植治疗 132 例鳞状细胞癌和基底细胞癌患者的经验。5 年局部无复发生

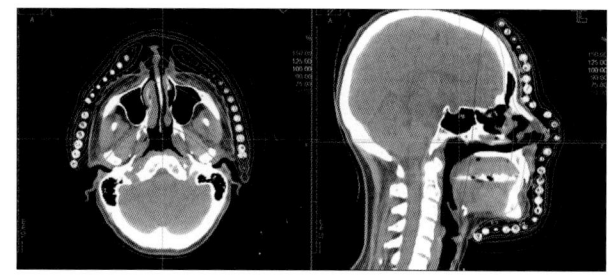

▲ 图 20-15　近距离放射治疗（此图彩色版本见书末）
高剂量率施源器的自定义面罩和优化复杂表面靶区的治疗规划，即使面部的轮廓复杂，仍能实现较好的剂量分布

存率（local relapse-free survival，LRFS）为 87.3%。与复发时接受近距离放射治疗的患者相比，原发性癌症患者接受近距离放射治疗的 5 年局部无复发生存率更高（HR 2.91，95%CI 1.06～8.03；$P=0.039$），基底细胞癌患者的 5 年局部无复发生存率优于鳞状细胞癌患者（90.4% vs. 70.8%，$P=0.03$）[190]。

表皮技术可以通过定制的模具、表面施源器或接触施源器来实现，如 Leipzig 施源器（Nucletron，an Elekta company，Veenendaal，the Netherlands）。表面施源器仅用于表面肿瘤。电子近距离放射治疗和 Leipzig 施源器的表皮剂量为 100%，3mm 后剂量迅速下降[191]。其他高剂量率表面技术使用能治疗更大靶区和深度更深的肿瘤的模板或片状施源器，但必须考虑提高表皮剂量。Gauden 等使用 Leipzig 施源器在 3～4mm 位置采用每日 3Gy，总剂量为 36Gy（36Gy/12 次）的剂量方案治疗了 236 个病灶。他们指出，局部控制率为 98%，实现优秀 / 良好美容效果的病例人数占 88%[192]。同样地，Guix 等也提出，使用定制表皮模具和 192Ir 高剂量率近距离放射治疗，剂量方案为 60～65Gy/30～33 次，局部控制率为 98%。>4cm 的肿瘤在治疗中断后增量到 75～80Gy[193]。Bhatnagar 和 Loper 报道了他们使用电子近距离放射治疗治疗例患者的经验，剂量方案为 40Gy/8 次，每周 2 次[191]。1 年期局部控制率是 100%；未发现 3 级或以上的不良事件。

研究也提到过近距离放射治疗用于卡波西肉瘤、皮肤转移性黑色素瘤、血管肉瘤、默克尔细胞转移、T 细胞和 B 细胞淋巴瘤姑息治疗的多个成功案例[194-197]。这些治疗的剂量和分次差别很大。研究人员也提出，术后使用近距离放射治疗进行表皮治疗可以防止瘢痕，剂量范围在 15～20Gy、3～10 次[198-200]。

（九）肉瘤

软组织肉瘤（soft-tissue sarcoma，STS）是一种可见于全身的罕见肿瘤。大部分与软组织肉瘤近距离放射治疗相关的文献资料集中在躯干或四肢的原发性肿瘤。

软组织肉瘤近距离放射治疗可作为术后单一疗法以改善局部控制率，也可以作为与外照射的联合疗法。虽然一开始许多与软组织肉瘤近距离放射治疗相关的文献资料中采用的低剂量率近距离放射治疗，但现在有足够的证据支持在治疗软组织肉瘤中同时使用高剂量率和脉冲剂量率近距离放射治疗，正如 ABS 指南所述[201]。

MSKCC Ⅲ期研究评估了使用低剂量率近距离放射治疗治疗软组织肉瘤；该研究随机选择了 164 例浅表躯干或肢体软组织肉瘤患者，对比仅接受 R_0/R_1（无残留 / 无显微镜残留）切除术单一疗法和手术与近距离放射治疗联合疗法。据观察，近距离放射治疗患者观察到 5 年局部控制率为 82%，而接受手术单一疗法的患者 5 年局部控制率为 69%（$P=0.04$）。局部控制的差异仅限于高级别病变的患者（5 年局部控制率 89% vs. 66%，$P=0.0025$），而近距离放射治疗对低级别病变患者的局部控制没有影响[202]。总生存没有改善。在本研究中，肿瘤大小、切缘和深度对局部控制无影响。

对于切缘阳性的肿瘤，近距离单一治疗是否足够还不确定。在早期 MSKCC 分析中，与单纯近距离放射治疗相比，高级别软组织肉瘤和切缘阳性的患者接受外照射联合近距离放射治疗有改善局部控制的趋势［90%（9/10）vs. 59%（10/17），$P=0.08$］[203]。然而，在随后的出版物中，这种差异并没有持续（近距离放射治疗的局部控制率为 75% vs. 外照射结合近距离放射治疗的局部控制率为 74%，$P=0.9$）。[204] 可能影响外照射结合近距离放射治疗考虑的因素包括阳性切缘、低级别肿瘤、肿瘤大小和既往手术[205]。近距离放射治疗单一治疗和增量的处方剂量见表 20-5。

表 20-5　推荐治疗软组织肉瘤的近距离处方剂量

模　式	剂　量		分次剂量或剂量率
	单一治疗	增　量 a	
低剂量率	45～50Gy	15～25Gy	0.45～0.5Gy/h
脉冲剂量率	45～50Gy	15～25Gy	0.45～0.5Gy/h
高剂量率	30～50Gy	12～20Gy	2～4Gy/ 次

a. 近距离放射治疗是在 45～50Gy 外照射的基础上进行增量［改编自 Naghavi A, Fernandez N, Mosko A, et al. American Brachytherapy Society（ABS）consensus statement for soft tissue sarcoma brachytherapy. *Brachytherapy*. 2017; 16: 466–489.］

低剂量率、脉冲剂量率和高剂量率组织间插植软组织肉瘤近距离放射治疗采用相同的植入技术。在手术切除时，放射肿瘤学家和外科医生确定临床靶区，并布置一系列近距离放射治疗导管覆盖临床靶区和 1～2cm 的切边。导管可以垂直于瘢痕放置，也可以平行放置，导

管之间的距离相等。通常，临床靶区不包括瘢痕和引流部位。单平面插植是最为常见，但多平面插植也有报道。导管可以固定在瘤床内部，并缝合到皮肤上。使用基于 CT 的计划可以对临床靶区和正常组织（包括皮肤）进行三维评估（图 20-16）。放射源的植入通常发生在术后至少 5 天，因为发现这样可以减少伤口并发症[206]。近距离放射治疗单一疗法的局部控制率范围为 55%～100%，而外照射与近距离放射治疗联合疗法的范围为 71%～100%[207]。

一项前瞻性队列对比研究比较了近距离单一疗法与调强放射治疗的疗效。IMRT 组有不良特征更多，包括阳性切缘和肿瘤大小，但局部控制率优于近距离放射治疗组（91% vs. 81%）。然而，IMRT 组的局部控制率与前述其他近距离放射治疗单独疗法或近距离放射治疗作为增量疗法的局部控制率相当。因此，ABS 建议，复发风险低的肉瘤可以使用近距离放射治疗作为单一疗法，而复发风险高的肉瘤则使用近距离放射治疗作为外照射的增量疗法[201]。

近距离放射治疗治疗软组织肉瘤最常见的急性毒性是延迟伤口愈合，在文献资料中提到再次手术率为 2.3%～13.8%[208]。其他提到的不良反应还有骨折和神经病变，但近距离放射治疗并没有增加其发生率[207]。目前还没有根据剂量率来评估毒性结果的试验。

文献资料中也有提到近距离放射治疗作为腹膜后肉瘤的增量治疗，但疗效好坏参半。在玛格丽特公主医院的一项研究中，研究人员最初报告，除了上腹外，接受外照射和近距离放射治疗联合疗法的患者急性耐受良好。但随后的长期随访分析中，与外照射单一疗法相比，外照射结合近距离放射治疗的联合疗法与毒性增加相关，但疾病控制率无差异[209]。

（十）中枢神经系统

中枢神经系统原发性肿瘤仍然是所有人类肿瘤中最

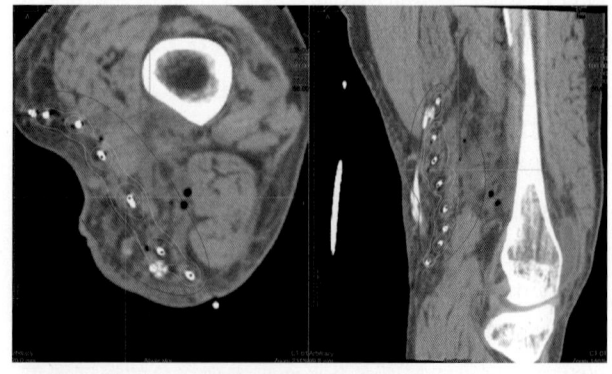

▲ 图 20–16　肉瘤近距离放射治疗中使用的单平面植入物（此图彩色版本见书末）
导管在手术时放置

具侵袭性和耐药性的肿瘤之一。尽管医生通过增加剂量来提高肿瘤控制率，但并没有取得令人满意的结果。在一开始的手术中对中枢神经系统原发性肿瘤进行近距离放射治疗并不实用，但用完所有外照射治疗选择后，可以合理考虑对年轻和高表现状态的复发患者采用近距离放射治疗。

中枢神经系统近距离放射治疗最常见的形式是术中沿切除腔壁放置 ^{125}I 粒子，并采用各种方法将其固定。个别病例系列显示，放射治疗实现了令人满意的局部控制率，放射性坏死率一般。另一种方法是将腔内球囊与皮下储液器相连接，然后进行填充 ^{125}I 胶体，为期 1 周，以实现治疗剂量。脑转移研究组报道了一项 II 期研究，腔内球囊被用作围术期 60Gy 的增量，与切除手术后再进行外照射治疗进行的其他系列研究论文相比，其生存率和复发率类似[210]。

两项前瞻性试验显示，从统计学上来看，采用中枢神经系统近距离放射治疗，总生存率无差异。脑肿瘤协作组 87-01 试验将新诊断为多形性胶质母细胞瘤患者随机接受临时 ^{125}I 近距离放射治疗，作为外照射＋卡莫司汀（BCNU）化疗方案外的补充；他们评估了 270 例患者，其中 137 例接受外照射单一疗法，133 例接受外照射结合近距离放射治疗。增加近距离放射治疗实现了 10 周的生存优势，但这没有达到统计学意义[211]。多伦多大学在外照射后对患者随机临时采用 ^{125}I 插植治疗，也没有表现出生存优势[212]。年龄、体力状况和化疗的使用与生存率的相对改善相关。

人们也探索了近距离放射治疗在其他中枢神经系统疾病中的应用，特别是非典型脑膜瘤。小型病例系列显示，近距离放射治疗有可能用于治疗复发性脑膜瘤[213]。有研究指出，在部分或全椎骨切除术以及针对各种病灶重建时，采用永久性放射性 ^{125}I 粒子植入肿瘤区域和硬脑膜近缘的脊柱中枢神经系统近距离放射治疗[210]。还有一种创新的方法是在术中临时使用涂有发射箔，如钇 90（^{90}Y）的硬膜片[214]。

（十一）儿科

很少有人认为近距离放射治疗是一种儿童癌症一线治疗方法。然而，近距离放射治疗技术在成人人群中广泛应用，加上其固有的组织保留能力，这让儿童放射肿瘤学家一直在开发将近距离放射治疗作为现代儿科多模式治疗的创新应用。

包括肾母细胞瘤、神经母细胞瘤、肝母细胞瘤、尤文氏肉瘤、骨肉瘤、软组织肉瘤、横纹肌肉瘤、视网膜母细胞瘤和颅咽管瘤在内的许多实体肿瘤病例证明了近距离放射治疗的合理性。这些病例涉及分布在世界不同地区许多医疗中心的多种罕见肿瘤，基于不同的设备和培训。这些案例系列展示了合理使用 ^{192}Ir 高剂量率后装近距离放射治疗系统加上计算机图形优化，IORT 加上高剂量率近距离放射治疗、基于 ^{125}I 的临时肢体治疗以及 ^{125}I 眼斑或放射性胶体的复杂应用。如果患者考虑接受近距离放射治疗，应转诊至配备必要设备，具备必要经验和专业知识的儿科肿瘤中心。需要特别注意的事项包括房间屏蔽、镇静以及对工作人员和家属进行辐射防护培训。现代儿科近距离放射治疗的应用和技术的全面综述可参阅本文其他章节[215]。

（十二）眼科

眼内斑块可用于对结膜或巩膜进行近距离放射治疗。近距离放射治疗可用于治疗翼状胬肉和黄斑变性这类良性眼部疾病，也可用于治疗黑色素瘤、鳞状细胞癌和淋巴瘤这类原发性恶性结膜肿瘤，或用于转移性疾病的姑息治疗[216]。同位素的选择决定了施源器的类型。弯曲固体同位素施源器使用一种固定直径的施源器（一般为 12mm；图 20-17）锶 90（^{90}Sr）或在一定直径范围内的钌 106（^{106}Ru）。施源器可以在固定位置短时间使用，也可以直接缝合到巩膜上长时间使用。另外，定制的有机硅或金质施源器可以同粒子一起使用，通常使用的粒子是 ^{125}I，但人们也研究过 ^{103}Pd 和 ^{131}Cs 粒子这两种具有剂量学前景的例子[217, 218]。

在前部病变的植入前，使用局部麻醉药滴眼液对眼部实施麻醉。直接将施源器用在裸露的巩膜、邻近角膜缘和受影响的角膜区域。操作人员可以用手将施源器固定在适当的位置进行短时间治疗，也可以将施源器缝合在巩膜上进行长时间治疗。患者在后续的近距离放射治疗中必须戴上眼罩，以防止对被麻醉的眼部造成额外的损伤。使用羊膜这类天然阻隔物，可以帮助减轻手术过程中的疼痛并降低后期毒性[219]。

接受近距离放射治疗后，常出现轻度结膜炎，但长期后遗症则不常见，但风险会随着分次剂量大小和总剂

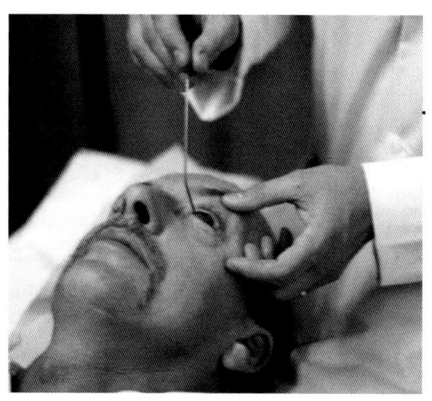

▲ 图 20-17　将锶施源器固定在适当位置，对巩膜进行照射

量的增加而加大。最常见的并发症是巩膜溃疡。可能发生黄斑病变，并与肿瘤体积较大密切相关[220]。视网膜脱离是一种罕见的晚期并发症，据报道，眼黑色素瘤患者接受 ^{106}Ru 治疗后，10 年复发率为 1.48%[221]，手术治疗反应良好。辐射诱导白内障并不多见，它发生在高剂量治疗之后且手术反应良好。外科医生的双手和手指在植入过程中辐射照射较低[222]。

翼状胬肉是一种角膜结膜的良性增生。局部照射 ^{90}Sr 可将术后复发率降低至 0.5%[223]，剂量方案为 20～60Gy/1～6 次。分次治疗可减少晚期巩膜并发症（4.5% vs. 1%）。然而，像局部化疗和结膜自体移植这类其他围术期治疗方法正在取代眼内斑块近距离放射治疗[224, 225]。

^{90}Sr 还被用于治疗由视网膜色素下新生血管引起的老年性黄斑变性（age-related macular degeneration，AMD）。然而，一项 Ⅲ 期临床试验比较了已经服用 VEGF 抑制药的活性老年性黄斑变性患者，与玻璃体切割术后 24Gy 近距离放射治疗（以及继续使用 prn- 抗 VEGF 治疗）或单独使用"按需"抗 VEGF 治疗患者。该研究的结果显示，在不使用近距离放射治疗的"按需"抗 VEGF 治疗组中，患者视力和疾病活动度更好[226]。

协作性眼部黑色素瘤研究（Collaborative Ocular Melanoma Study，COMS）小组在北美进行了两项随机试验，研究使用 ^{125}I 治疗脉络膜黑色素瘤。处方剂量方案为 85Gy，剂量率为 0.42～1.05Gy/h。与肿瘤摘除术相比，使用 ^{125}I 对 3～8mm 深度的肿瘤进行近距离放射治疗，存活率无差异，毒性发生率相似[227, 228]。Van Ginder- deuren 等证实，使用 ^{90}Sr 施源器在巩膜处注入 450～800Gy 的剂量治疗巩膜黑素瘤，巩膜肿瘤 15 年控制率达到 90%[229]。可能因为施源器尺寸较小，靶区边缘存在一定比例的复发。视力的保留率为 45%，这通常取决于肿瘤的位置而不是剂量。

（十三）血管

随着有效替代疗法的出现，血管内近距离放射治疗治疗血管成形术后的外周血管狭窄的频率降低。Cochrane Meta 分析了经皮腔内血管成形术（percutaneous transluminal angioplasty，PTA）单一疗法与 PTA 和股动脉近距离放射治疗联合疗法的随机对照试验。该试验没有发现足够的证据支持血管内近距离放射治疗的广泛应用[230]。多个试验比较了药物涂层支架和近距离放射治疗冠状动脉裸金属支架内再狭窄（in-stent restenosis，ISR）、这些试验结果表明近距离放射治疗与目标血管衰竭发生率的增加相关[231, 232]。TAXUS V-ISR 试验将 396 名裸金属支架内再狭窄患者随机分配进行紫杉醇涂层支架治疗或 β 源近距离放射治疗。在 24 个月时，近距离放射治疗组患者的临床再狭窄自由度更差，但是死亡率、心肌梗死和靶血管血栓形成率相似[233]。评估冠状动脉内近距离放射治疗新生病变的随机 BetAce 试验，也未能显示该技术对 6 个月以上延迟性和进行性再狭窄的疗效[234]。尽管如此，对于多次药物涂层支架内再狭窄失败且无法选择手术搭桥的患者而言，可以尝试冠状动脉近距离放射治疗来抑制难治性内膜增生。BRAVO- Ⅱ 试验评估了对血栓形成的移植血管成形术后接受透析的患者动静脉移植物流出道狭窄的 β- 辐射放射治疗。该试验提前结束，但未显示近距离放射治疗对血管内治疗有好处[235]。

三、总结和未来的可能性

近距离放射治疗是放射肿瘤学的基础之一。现在，使用近距离放射治疗的独特物理学和放射生物学的技术和资源比以往任何时候都多。临床研究必须继续评估近距离放射治疗技术，以便更精确地靶向目标靶区，同时将对正常组织的剂量降至最低。这些进一步的研究也将有助于指导剂量和分次，确定剂量限制和参数。

未来的近距离放射治疗将使用图像引导来选择适合临床场景的最佳施源器和剂量率，努力提供更个性化的治疗。近距离放射治疗特别适合于小体积剂量递增，因为它能够在周围组织中提供较高的局部剂量，实现剂量迅速下降。如 MRS 或 PET 这类新型生物和功能成像模式，可以识别出侵略性的细胞再生区域，能在使用近距离放射治疗时增加剂量。

未来，近距离放射治疗的输送系统也可能发展和改进。从多导管组织间插植照射部分乳腺到单导管的变化，就是这种创新的一个实际例子。输送系统可以具备更多功能，变得更为通用，它可以通过相同的施源器提供不同的治疗方式（例如，近距离放射治疗、热疗或化疗）。近距离放射治疗输送系统并不仅限于施源器。随着未来抗体技术的发展，可注射放射性同位素的应用可能会越来越多。

未来近距离放射治疗的适应证将越来越多，但必须记住，使用资源密集型治疗和计划方式的建议，如 CT 引导植入物放置或 MRI 近距离放射治疗计划，可能对于在世界各地的许多卫生保健系统来说是一种不可持续的治疗范式。在制订国际准则时，应强调使用现有可用的技术。

致谢

感谢 F. Bachand、F. Hussain、H. Kader、A-G Martin、T. Neal，和 Melanie Cunningham 夫人提供本章所用影像图。

第 21 章　强度调制和图像引导放射治疗
Intensity-Modulated and Image-Guided Radiotherapy

Mary Feng　Martha M. Matuszak　Ezequiel Ramirez　Benedick A. Fraass　**著**

陶　城　**译**

在本章中，我们将从理论和实践两部分对现代 IGRT 的模拟、计划和治疗等方面进行描述。大多数概念可以应用于所有形式的高适形度治疗，包括三维适形放射治疗、逆向 IMRT 和容积旋转放射治疗 VMAT。我们还将介绍可应用于特定治疗计划技术的实际步骤和工作流程。

一、适形和图像引导治疗的定义

适形治疗可产生高剂量体积，其形状可紧密"适形"的靶区体积和处方剂量，同时将（尽可能）减少对关键正常组织的剂量。随着效能的提高，适形治疗的定义已扩展到包含以下情形：高质量的适形治疗旨在满足所有目标剂量要求（包括靶区体积形状和每个靶区内部所需的潜在的复杂剂量分布），同时将正常组织的受量降至最低。尽管这些特征是所有放射治疗的总体目标，但通常将"适形"一词用于以下治疗计划：①使用从 CT 或其他成像技术获取的多层图像上勾画的三维轮廓来定义靶区体积；②使用多个射野方向对靶区进行照射；③对每个射野进行形状或强度进行调制，以生成与靶区体积形状和所需剂量水平相适形的（形状和剂量）剂量分布；④适当使用图像引导，准确的患者摆位和固定，以及运动管理和其他，以确保将计划的剂量分布准确地输送至患者，从而最大限度地减少与患者的计划治疗之间的偏差。图 21-1 说明了标准治疗与适形治疗之间的概念差异：图 21-1A 显示了针对给定靶区体积的标准 4 个盒子式射野的照射治疗，每个人都认可这是一种非适形的方法，而图 21-1B 显示了一个最基本的适形方法，通过使用适形形状的射野来达到适形的目的。

通常，许多不同的治疗计划技术和各种治疗输送技术被用来实现临床的适形治疗。三维适形放疗技术是首个发展的适形治疗技术，它基于使用三维治疗计划和多个交叉的仔细适形的固定射野进行照射。逆向计划是一种较新的计划方法，它涉及使用数学优化技术来创建放射治疗计划。通常，这种逆向计划技术使用了强度调制

的射束，此类射束是具有复杂强度分布的辐射射束，而不是通常用于三维适形放疗的"平坦"的均匀强度射野。结合逆向计划技术和强度调制射束的方法的称为逆向 IMRT。近年来，将 IMRT 输送方式及优化方法与旋转治疗相结合的 VMAT，已成为适形治疗的一种重要方法。所有这些适形治疗的输送方法都通过（通常要求）使用 IGRT 技术进行了大大改善，该技术使用集成的兆伏或千伏诊断成像、锥形束 CT、射频信标或 X 线摄影标记，以及其他图像引导方法来对患者进行精确定位和摆位。患者的呼吸运动通过四维影像和四维计划方法在计划过程中进行描述，并且在治疗过程中使用了主动运动管理策略来解决运动问题。

通常，可以联合许多不同的技术来用于开发和实施复杂的适形治疗。适形治疗的定义是由计划和输送至患者的剂量分布的形式来定义的，而不是所使用的某种特定技术。例如，经常使用 IMRT 技术来实现适形治疗，但是使用 IMRT 技术并不一定意味着该治疗是适形的。

二、适形和图像引导治疗的简短历史

几十年来，针对肿瘤的高剂量输送对于控制肿瘤至关重要已达成共识，然而随着正常器官接受辐射剂量和辐射体积的增加，其发生并发症的可能性也会增加。适形治疗的基本概念很早就得到了阐明："高剂量治疗肿瘤，同时尽量减少对正常组织的剂量。"但是，直到 20 世纪 50 年代和 60 年代，现代适形治疗才逐步发展起来。适形治疗的先驱包括 Shinji Takahashi，他开发了早期的多叶准直器、自动化（机械化）的适形射束成形、动态适形治疗、用于识别机器等中心的正交射束，以及基于早期断层成像的三维肿瘤模型[1]；底特律的 Harold Perry 等[2]；以及麻省理工学院（Lahey Clinic）的 Proimos、Trump 和 Wright 等[3-7]。另一种早期的适形治疗方法，即追踪钴项目[8, 9]，由 Green、Jennings 领导，其他人来自英格兰的皇家北方和皇家自由医院[10]。这是一系列机械、电子、最后是计算机控制的治疗机器，用于追

327

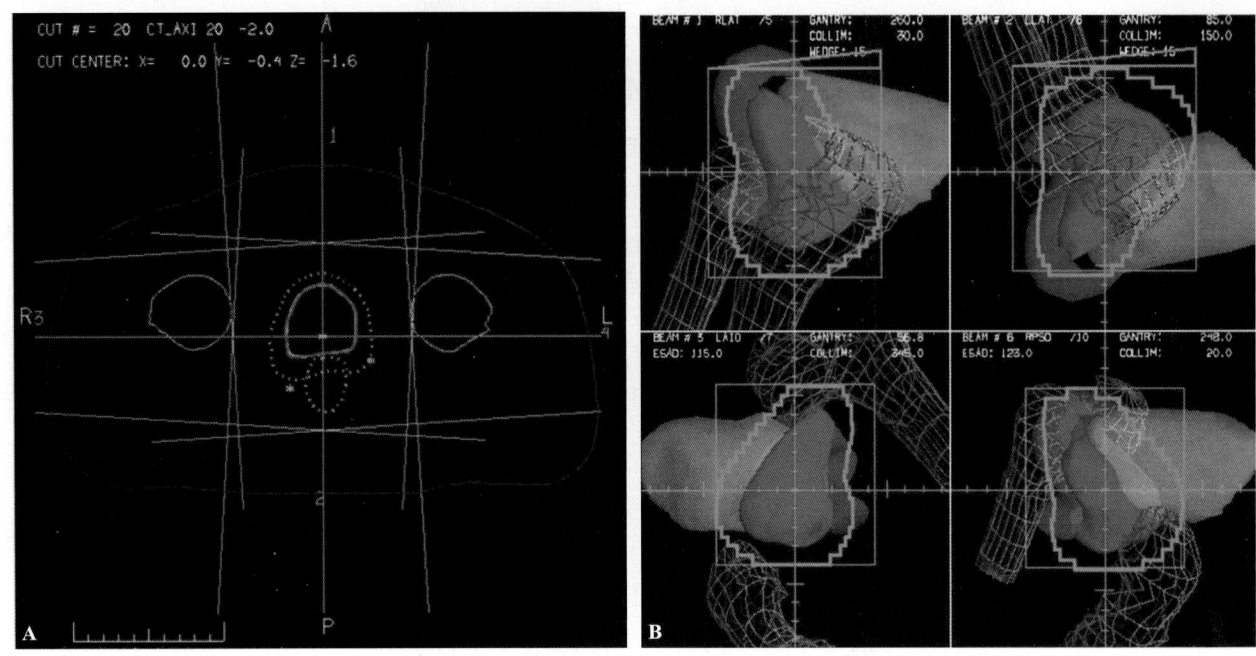

▲ 图 21-1　标准治疗与适形治疗（此图彩色版本见书末）

A. 前列腺的 4 个盒子式射野治疗。所示轮廓包括蓝色外轮廓、红色前列腺、点计划靶区体积、黄色(点)直肠和绿色股骨头。B. 前列腺治疗的非共轴四野适形计划的射野方向观。绿色轮廓显示了每个射野的多叶准直器的适形形状。红色是前列腺，蓝色是股骨头，黄色是膀胱，棕色是直肠

踪肿瘤的发展，特别是沿着淋巴结链的发展。到 1980 年，追踪系统的计算机控制版本已投入临床使用[11]，尽管人们认识到常规使用适形疗法的最大障碍是治疗计划。最后，位于波士顿的放射治疗联合中心（Joint Center for Radiation Therapy，JCRT）向现代的直线加速器中添加了计算机控制功能，以便在使用射束时可以动态地控制治疗床、机架、准直器、准直器口、剂量率和其他参数。JCRT 实现了现在所谓的"动态适形治疗"的输送，这是计算机控制的适形治疗的现代基础。

20 世纪 70 年代初期 CT 的引入是发展现代三维计划的关键，因为对每位患者的解剖结构进行完整的三维描述至关重要。基于 CT 的治疗计划迅速得到普及[16-19]，并且由于 CT 提供了患者必要的电子密度图，因此还可以进行不均匀校正的剂量计算[20]。其他成像数据，包括 MRI 和 PET，也在 20 世纪 80 年代中期用于计划中[21]。

随着基于 CT 的计划的广泛实施，使得利用不断改进的计算机技术和开发的新软件，完全创建结合了三维图像和"射野方向观（beam's-eye view，BEV）"的三维治疗计划系统成为可能。使用射束的 X 线可以将患者解剖结构的三维图形重建投影到不同的几何中[22-26]（图 21-2）。在整个三维计划范式中，使用 BEV 显示来选择射束角度，设计射野形状[27]，并评估肿瘤的覆盖范围和正常组织的保护可能是最有效的概念之一。三维放射治疗计划（radiation treatment planning，RTP）的常规临床使用始于 1986 年[28]。随后，许多学术中心开始发

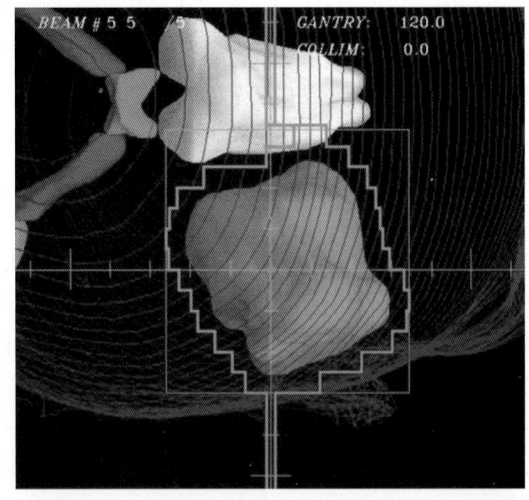

▲ 图 21-2　脑肿瘤的射野方向观（此图彩色版本见书末）
图示多叶准直器适形了紫色靶区体积。正常组织包括脑干（白色）、视交叉（绿色）和视神经（红色）

展并在其单位使用三维计划系统[29-32]。

三维治疗计划系统的开发，有助于推动发展用于实现高效治疗输送的更复杂的设备。在同一时期，开发了第一台专门设计用于实现计算机控制的适形放射治疗（computer-controlled conformal radiotherapy，CCRT）的治疗机，即 Scanditronix MM50 Racetrack Microtron（Scanditronix AV，Uppsala，Sweden）[33-35]。除其他独特功能外，该机器还包括一个完整的计算机控制系统和一个计算机控制的多叶准直器[36]，其由两组薄钨叶片组成，

这些叶片用于形成辐射野。从那以后，几乎所有其他放疗机也都采用了计算机控制系统和多叶准直器系统[37-39]。

计算机控制和多叶准直器系统的功能使得输送复杂的计划成为可能，包括使用强度调制（在不同射野部分的强度不同的射束）。使用多个子野[40-45]或动态多叶准直器运动[33, 46, 47]和计算机计划优化（逆向计划）[48-52]创建的强度调制，已被整合，称为 IMRT[53]。1987 年 Brahme[33, 48, 54] 提出了一种切实可行的实现方法，描述了 IMRT 的基本概念 Bortfeld 等（1987 年）描述了一种实际的实现方法[55]。之后，计算机控制的 IMRT 输送的灵活性与先进的计划优化技术相结合，使 IMRT 成为可用于进行适形治疗的极其强大的工具。

由 NOMOS 在 1992 年[56]进行的首次商业 IMRT 实施是 IMRT 的一种形式，现在称为串行断层放疗，其中通过使用特殊的多叶准直器（MIMIC）在患者周围旋转的机器对患者进行断层治疗（与早期 CT 扫描仪一样）执行强度调制。在短短几年内，所有主要供应商都实施了多叶准直器系统，其叶片宽度从 1cm 到几毫米不等，可以使用多叶准直器叶片的动态运动（"DMLC"）或多个静态部分（称为 "SMLC"）[53]。基于 IMRT 螺旋输送的一种更先进的断层疗法，即螺旋断层疗法[57]也得到了广泛传播。在过去的几年中，最初由 Yu[58]描述的基于旋转多叶准直器的 IMRT 技术已经实施并得到广泛传播[59, 60]。这种技术是容积旋转调强技术，允许在机架动态变化的情况下进行治疗，多叶准直器位置、剂量率，以及在某些解决方案中准直器旋转。

在此期间，逆向计划也得到了实质性发展。尽管这种优化中的大部分都使用了二次加权和成本函数和基于梯度的简单搜索算法，但也出现了复杂的成本函数[61]的发展，以及利用 NTCP 模型和 EUD 的更多与生物学相关的成本的发展。尽管大多数逆向计划系统都使用加权和成本函数，但已经开发出先进的多目标方法[62, 63]，这些方法更直接地考虑了典型临床放射治疗计划中涉及的众多优化目标，并优先权衡了临床取舍。最近，人们对基于知识的计划（knowledge-based planning，KBP）预测模型产生了兴趣，该模型使用从相似的高质量计划中提取几何和剂量特征进行训练的模型，来估计给定患者的剂量分布或 DVH，并将这些知识应用于新患者。使用 KBP 和其他方法来自动化治疗计划已变得越来越普遍[64, 65]。

除了现代化的计划系统外，使适形治疗革命成为可能的一项进步是非晶硅平板成像设备的开发[66]，该成像设备允许对这些新适形领域的准确性进行有效的电子门成像验证。然后进一步扩展了该技术，首先用于千伏（诊断质量）成像，然后使用直接安装在治疗机上的千伏成像系统提供锥形束 CT 功能[67]。这些高质量锥形束 CT 或千伏成像模式的可用性直接在治疗机上导致了 IGRT 的发展，其中诊断成像用于每天校正患者的摆位和治疗位置。IGRT 流程极大地提高了常规可以实现的输送精度，并导致摆位错误的余量变小。对靶向准确性的提高的信心使 SBRT 的开发成为可能，该疗法现在已常规用于通过高度适形的治疗方法，以非常高的剂量向肝脏、肺部和其他部位的良好定位靶区提供剂量使用 IGRT 执行。IMRT 的使用以及对患者运动、呼吸和其他四维问题的正确处理已经进行了很多年，并且仍然是许多当前研究和开发的主要思路。最近，增加了使用集成 MRI 和 LINAC 或钴单元进行治疗的 MR 引导，从而改善了腹部和骨盆等部位的软组织分辨率。对于困难的 IGRT 情况（例如胰腺和肝脏），该策略很有希望，并将在未来几年继续发展。

三、临床使用问题

许多重要的临床特征对于计划和提供高质量的适形治疗至关重要。在整个适形治疗的计划和输送过程中应仔细考虑这些问题。

● 适形治疗试图使剂量与靶区相符；因此，准确划定靶区和仔细指定所需剂量分布至关重要。

● 患者的固定、定位和运动评估至关重要。在整个过程中必须考虑摆位精度和运动管理。由于位置变化而需要增加目标余量将大大降低适形治疗所提供的优势。

● 与标准技术相比，通过适形治疗获得的临床结果的改善取决于在靶区覆盖率和正常组织保护之间选择正确的折中方案。必须谨慎、适当地做出这些选择，并且医师与计划者之间的沟通必须明确，最好记录在电子医师的意向书中。

● 最终最重要的是输送给患者的剂量分布的质量和精度。用于计划和输送的技术（例如 DMLC IMRT、VMAT 和三维）只是实现所需计划剂量分配并依靠适当的摆位 /IGRT/ 运动管理正确输送的手段。

● 治疗过程中的呼吸，摆位错误或非自主运动可能会破坏所提供剂量分布的质量；因此，对于某些临床部位，使用运动管理技术来消除或补偿运动（例如，主动呼吸控制、呼吸门控和肿瘤追踪）是必不可少的。使用四维 CT 进行计划，使用 IGRT 进行摆位和运动分析，都是促成治疗质量的重要因素。

● 在制订计划时考虑治疗的持续时间也很重要，因为这会影响诊所的负荷量以及患者的耐受性。例如，如果患者将在呼气时进行自主屏气治疗，则可以减少部分弧和束的数量以提高耐受性，并接受可接受的小计划降级。在复杂性的另一端，旨在解决疼痛的姑息治疗应尽可能简单，迅速地建立并输送临床可接受的治疗。

四、适形治疗的计划

治疗计划是适形治疗过程中最关键的部分之一。在此描述中，我们包括计划过程的所有准备工作，包括在治疗计划系统之外发生的许多活动。这里简要介绍了许多治疗提供问题（例如，摆位准确性、患者运动、门和定位成像），稍后将对其进行更全面的描述。图 21-3 给出了正向（交互式）和逆向（即 IMRT 优化）计划的计划过程基本组成的示意图，其中特定于医生的步骤以粗体显示。

（一）定位和固定

适形治疗的基本思想之一是在使剂量与靶区一致的同时，尽量减少对正常组织的剂量。因此，对于计划和输送过程中的每个过程，准确地定位和固定患者至关重要。针对每位患者做出的第一个临床决策之一包括用于患者治疗的位置以及是否将使用任何定位和固定装置或辅助设备。

患者的基本定位［包括手臂和腿部以及患者整个身体的位置（仰卧、俯卧或其他不寻常的位置）］主要取决于两个问题：①患者的舒适度和稳定性；②射线束将要使用的指示。在大多数情况下，适形治疗计划利用 3 个或更多个射束，这些射束从患者周围排列的多个不同角度向目标交叉发射。因此，通常将患者的双臂抬起（如果目标位于躯干中的某个位置）或手臂朝下（头部、颈部和大脑的目标）。表面目标通常朝上放置，以使其易于观察。但是，对于大多数深部肿瘤，可以将患者置于标准仰卧或俯卧位来实现交叉发射射束方向，以最稳定和准确的位置为准。已经进行了各种定位决策（例如俯卧 vs. 仰卧）对前列腺肿瘤患者的益处的研究[68]。关于俯卧位与仰卧位可能发生的解剖变化相对于计划、日常摆位以及与呼吸运动相关的稳定性的其他优缺点存在一些争论。

从使用立体定向头架和其他物理固定在患者头骨上的装置，使用各种类型的所谓固定装置来帮助患者进行定位和固定以进行共形治疗，已经实现了全部可能性。不使用任何固定装置的技术。早期的适形治疗（20 世纪 80—90 年代）通常采用泡沫支架装置来帮助患者定位[69]。目前，人们认为在许多情况下无须使用支架装置就可以实现更高的精度。最后，每个诊所都应记录其为每个临床部位选择的方法所达到的摆位精度，以便计划和输送过程可以适当考虑预期的系统和随机摆位不确定性。室内成像系统（例如诊断和兆伏锥形束 CT）的使用提供了有关摆位精度的更详细的信息，从而可以使用 IGRT 摆位提高摆位精度并最小化裕量。

除了考虑患者的位置和固定外，决定和交流使用哪种类型的模拟前准备也很重要（例如，膀胱满、直肠空，2h 或 4h 不吃东西，等等）。以及与所治疗的身体部位相关的哪种运动管理方法更可取。应该决定的其他考虑因素包括推注和（或）静脉内或口服对比剂的使用（以及在什么时间进行）。如果医师在咨询时评估案例时考虑这些考虑因素并下达这些详细的订单，则可以提高订单的首次质量，并最终提高模拟图像的质量。

（二）计划成像：计算机断层扫描仿真、磁共振成像和其他横断面成像

20 世纪 70 年代 X 线 CT 的发展及其在放射治疗计划中的应用[18]是适形治疗技术发展的绝对关键里程碑。

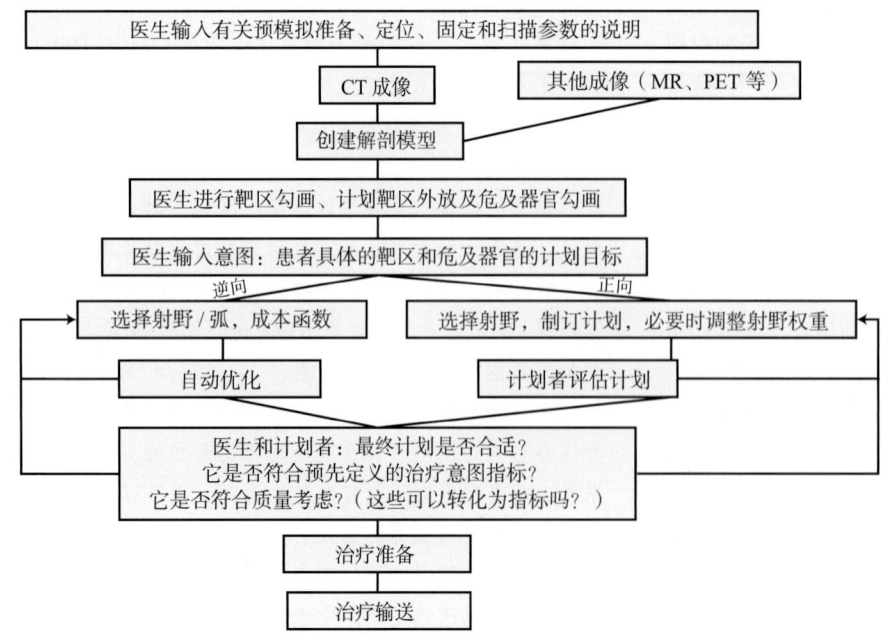

◀ 图 21-3 计划过程基本部分的示意流程图

图示了正向和逆向计划。CT. 计算机断层成像；MR. 磁共振；PET. 正电子发射断层成像

没有 CT（或 MRI）提供的横截面解剖成像，就没有足够的有关肿瘤或正常解剖的解剖学知识来考虑使用高度共形的剂量分布。一旦获得了 CT 提供的详细解剖信息，就很明显，放射治疗的计划和治疗应利用对患者的这一新的详细描述，来更好地保留正常组织并更准确地将剂量输送给肿瘤。适形治疗是对 CT 提供的详细信息的逻辑响应。

现代的适形治疗始终基于患者的三维解剖模型，该模型通常是从受累区域的 CT 扫描中构建的。通常，获得特定类型的 CT 扫描，即治疗计划扫描或 CT 模拟，以用作治疗计划的基础。框 21-1 列出了基本治疗计划 CT 扫描的功能。经常使用的一种特定的治疗计划 CT 扫描程序称为 CT 模拟。CT 模拟通常包括治疗计划 CT 扫描加上 CT 数据集中参考点的描绘（用于以后的计划或摆位程序），然后在患者的皮肤上标记该参考点。有时，CT 扫描仪工作站上的 CT 模拟软件用于定义治疗计划的射束，尽管此活动只是在 CT 工作站上执行的简单治疗计划。

各种技术，以便显示与呼吸（或其他运动）相关的变化。对于某些临床部位（例如，肺、乳房和上腹部），很明显，考虑呼吸运动是患者初始成像的重要方面。因此，使用四维 CT 创建合适的患者运动模型以进行进一步的计划和分析。四维 CT [68]、呼吸门控 [70]、主动呼吸控制（active breathing control，ABC）[71, 72]，或其他用于运动管理的方法通常用于许多治疗部位，尽管哪种技术和方法的组合最有效，最合适尚不清楚。

CT 提供对大多数治疗计划至关重要的解剖和电子密度信息；它还为计划提供了几何上准确的基础。但是，它仅提供解剖学信息，而没有提供有助于计划的生理和功能信息，并且仅具有有限的软组织对比度。MRI 可提供补充数据，包括出色的软组织对比度和各种生理信息。此外，功能 MRI 研究可以提供一些迄今为止尚不可用的功能信息。其他种类的成像也包含补充信息或新信息。PET 和 SPECT 提供了功能和生理信息，对于帮助定义应该包含在辐射场中或排除在辐射场之外的靶区体积和区域而言，这非常重要。对于特定功能应使用哪种方式、扫描、示踪剂和分析方法，已超出本章的范围。然而，如框 21-2 所示，要在治疗计划中定量使用任何其他成像方式，应将许多重要程序纳入成像过程。

框 21-1　治疗计划计算机断层成像扫描

- 使用平板床面模拟治疗机床。如果可能，利用床坐标或其他精确定位的文件
- 使用与治疗时相同方式的患者固定装置来定位患者，如果有，包括床上的配准装置（如果可用）
- 扫描范围应包括任何被视为危及器官的器官。因为计划通常需要描绘整个器官以利用生物效应数据。例如，在胸部的任何地方进行治疗通常需要从肺尖到横膈下方进行扫描，这样就可以描绘出整个肺
- 现代 CT 扫描足以在整个扫描区域内获得 1～3mm 厚的切片，尽管在靶区外使用更厚的切片是可能的。每次研究的 CT 切片数可达几百张
- 必须仔细考虑使用增强扫描的优缺点。增强可以帮助识别器官，但也会使精确的剂量计算变得困难，因为它扭曲了组织电子密度，影响了剂量计算
- 治疗计划 CT 扫描用于：①靶区定义和勾画；②正常组织勾画；③患者的整体解剖模型；④计划；⑤基于 CT 值获得电子密度的剂量计算；⑥创建用于摆位和验证患者位置的数字重建射线图像。其中每一种用途都可能需要个体化的 CT 扫描协议或用途
- 应为每个临床部位定义 CT 扫描协议，包括切片厚度、扫描范围（顶部和底部）、重建窗口大小、对比剂的使用、患者定位和固定、患者呼吸控制或指示等
- 运动管理（考虑如何在 CT 扫描和治疗中进行运动管理）是计划准备的重要部分。对靶区有明显运动的患者，适合于控制呼吸运动或进行四维 CT 扫描。在决定最终计划扫描协议和方法之前，有必要执行一次快速扫描以评估运动

框 21-2　治疗计划中其他影像的特征（四维 CT、MRI、PET）

- 使用平板床面来模拟放射治疗直线加速器机床
- 使用固定装置来定位患者，如同即将被治疗
- 确保成像协议提供足够的解剖信息，允许利用基础 CT 信息与新的扫描进行几何配准
- 影像协议参数应进行优化，以提供所需的解剖学、生理或功能数据
- 扫描协议应针对每个临床部位和方案进行定义，包括层厚、扫描范围（顶部和底部）、扫描方向（在大多数非 CT 方法中，非轴位切片是可能的）、重建窗口大小、对比剂的使用、患者定位和固定、患者呼吸控制或指令等。对于 MRI，必须定义许多附加的扫描技术参数
- CT 扫描应与其他扫描信息（如 MRI 和 PET）准确配准

CT 和治疗输送技术的发展已使在 CT 扫描（和放射治疗治疗）过程中考虑运动成为重要课题。四维 CT 描述了用于获取与患者呼吸相位信息相关的 CT 数据的

要使用多个成像数据集进行计划，必须将其他数据集以几何方式配准到原始（基本）CT 数据集（如下所述）。在成像过程中，重要的是：①对于每个成像研究都应类似地定位和对齐患者，因为这会使配准过程更直接；②获得所有必要的信息，以便可以进行数据集的配准和融合过程快速准确地被执行。如果两次扫描之间的患者几何形状不同，则可变形配准对于"对齐"数据集可能很有用，但仍针对每种配准方法和情况都在确定对齐的准确性。最后，在图像配准后，如 AAPM TG 132 的报告所述，评

估配准的质量和所产生的残留不确定性至关重要[73]。

最近，随着图像采集和处理技术的进步，仅限于 MRI 的治疗计划也取得了进展，使肿瘤学家能够利用 MRI 中优越的软组织对比度，而无须将图像与 CT 进行配准，从而为剂量计算提供密度信息，从而避免潜在的错误和低效。已经开发了几种基于 MR 的伪 CT 生成方法，包括基于地图集和基于分类的方法，这些方法基于多个 MR 图像集的组合分配电子密度，以及这两种方法的混合[74-76]。需要进一步的工作来改进这些方法并将其用于特定情况的常规临床应用，尽管特别是在治疗脑肿瘤方面取得了许多进展[77, 78]。

在模拟时获取治疗计划图像之前，重要的考虑因素包括需要进行对比增强、运动管理以及用于治疗计划和 IGRT 的扫描参数。筛选对比剂安全性，管理静脉对比剂的工作流程是必要的。如其他地方所述，应考虑运动管理，以进行适当的患者训练和模拟持续时间的安排。最后，应指定扫描参数以包括针对高度活动性肿瘤的完整运动范围的足够解剖结构，有意义的 DVH（例如，包括用于评估 V_{20} 的全肺）以及为 IGRT 提供足够的相关解剖结构（例如，包括诸如 C_2、最后一根肋骨或髂骨用于脊柱治疗），以确保正确的上下对准。

（三）治疗计划剖析

治疗计划是放射治疗过程的计算机模拟。它基于在计划软件内创建患者模型，模拟射束以及这些射束输送给患者的剂量。基于 CT、MRI 和其他类型的成像数据的患者虚拟模型的定义以及该解剖模型的使用方法，是放射治疗计划过程的关键部分。

1. 三维解剖模型 对于适形治疗计划，用于治疗计划的患者代表必须真实且具有三维效果。通常，用于定义解剖结构的基本数据来自 CT 研究，尽管仅在某些情况下对仅 MR 的治疗计划进行了研究。患者的解剖模型基于此 CT 数据，由许多以三维（或四维）形式描绘器官或其他对象（如靶区体积）的对象（结构）组成；请参见本节"运动、摆位和四维解剖"部分。这些结构可以通过一系列轮廓、三维表面描述、基于体素的描述或随机或在网格上分布的一组点来定义。用于描绘这些结构的方法在"结构描绘和轮廓绘制"部分中进行了描述。

三维解剖结构对于计划过程至关重要。各种靶区组织和正常组织结构分别描述了要照射或要保护的区域，以便可以对射束进行定向和成形。三维结构的图形显示还可以用于治疗计划解剖结构的几何配准，以定位在模拟或治疗过程中获得的图像。外表面和任何不均匀性都用于剂量计算过程。大多数计划评估工具（例如 DVH）都将这些三维结构用于剂量分布的计划评估。

2. 结构定义和勾画 用于计划和计划评估的三维解剖对象（结构）的轮廓是整个适形治疗过程中最重要、最耗时的方面之一。理论上，自动细分算法可以提高效率，但是到目前为止，它们的帮助有限。准确定义这些轮廓至关重要，因为在整个适形治疗过程中，错误或不准确都会成为系统性错误。该过程中的错误可能来误差率，不知道图像上正在可视化的内容，扫描信息的准确性（例如，扫描获取期间的运动），轮廓插值以及许多其他问题。重要的是要正确地处理轮廓物体的三维特征。例如，仅在一个切片上轮廓的尖角或尖峰通常是不正确的，因为这样的结构通常会在许多图像上显示相关特征。为了避免这种类型的绘图问题，重要的是顺序检查所有轮廓或使用冠状和矢状平面可视化对象的三维形状，以便可以识别和编辑任何不切实际的"尖峰"。应根据 AAPM TG 263：放射肿瘤学的标准化术语的报告，对所有结构使用标准命名法，该报告提供了由所有主要利益相关者组成的工作组的非常具体的建议，包括 AAPM、ASTRO、ESTRO、NRG 肿瘤学会、儿童肿瘤学小组，将放射病学与医疗企业整合在一起以及医学数字影像和通信工作组[79]。标准结构名称有助于改善交流并允许跨机构的数据进行汇总和分析，以推动大数据分析和后续的决策支持工具。

3. 靶区体积定义和外放 为了计划和实施适形治疗，准确定义必须接受高辐射剂量的体积（"靶区体积"）至关重要。如 ICRU 报告 ICRU-50[80] 中详细描述的，通常定义了 3 种靶区体积，如表 21-1 所示。

表 21-1　ICRU-50 靶区体积定义

简　写	名　称	描　述
GTV	总肿瘤体积	影像学显示的肉眼可见肿瘤体积
CTV	临床靶区体积	应接受高剂量治疗的体积，通常包括 GTV 和假定由于疾病的显微扩散而有风险的体积
PTV	计划靶区体积	应治疗的确保 CTV 始终被治疗的体积，包括需考虑的系统和随机每日摆位误差以及治疗间和治疗内运动

ICRU. 国际放射单位和测量委员会

通常通过在每个可用的影像学研究上绘制成像的肿瘤来描绘总肿瘤体积。经常使用 CT，但在许多场所，MR 和 PET 可能会有用。如果有多个影像学检查可用，则可以在每个检查中绘制总肿瘤体积。然后，使用数据集配准将不同的数据集进行几何对齐（请参见"多种成像方式：数据集配准和融合"部分），可以将不同的总肿瘤体积轮廓合并或转移到单个数据集上。如何结合定义的各种总肿瘤体积是正在进行的研究主题；但是，通常情况下，将合并或合并所有已定义的总肿瘤体积，以确保在最终的总肿瘤体积中不会遗漏任何肉眼可见的肿瘤。根据配准的质量，有时会因配准误差而需要额外的外放。如果合适，还应纳入补充信息，包括直接喉镜检查或结肠镜检查。

临床靶区体积的定义可能是医师在适形治疗过程中要做的最重要的事情，因为临床靶区体积定义了应以处方剂量治疗的区域。临床靶区体积通常将总肿瘤体积加上可能包含无法成像的微观疾病的任何体积结合起来。临床靶区体积取决于对疾病传播方式的了解，并结合该疾病的任何其他临床知识或适用于各个患者的特定传播风险。临床靶区体积通常是通过结合两种信息来创建的：①通常，总肿瘤体积会在一定程度上扩展（通常在各个方向上扩展 0.5～1cm，并沿食管、直肠或肌肉等纵向结构进行额外扩展）用于说明微观入侵；②根据特定肿瘤类型（例如，头颈癌的淋巴结）的标准扩散模式，可以在临床靶区体积中包括其他解剖区域。最后，目标是概述应接受预期剂量的所有区域。在某些情况下，例如明确的前列腺治疗和大多数 SBRT，总肿瘤体积 = 临床靶区体积。

总肿瘤体积和临床靶区体积的定义是医师的工作，而计划靶区体积的定义主要是物理师和治疗计划者的职责，因为计划靶区体积的目标是确保在治疗过程中对临床靶区体积进行适当的治疗。面对摆位误差、分次内和分次间部分数运动、轮廓 / 配准误差以及计划和输送过程中的其他误差，计划靶区体积的定义应使用尽可能多的信息来完成，因为临床靶区体积和计划靶区体积轮廓之间的区域都是"正常组织"，增加计划靶区体积余量将导致更多正常组织被照射。医师还通过充分选择合适的患者或肿瘤固定装置进行模拟和治疗，从而参与了计划靶区体积的定义。如果大型计划靶区体积不会产生明显的毒性，并且规定的剂量较低，则固定是基本的。但是，如果临床上每增加 1mm 的计划靶区体积余量会差异较大，则必须使用严格的固定装置。

通常，通过简单地定义各向同性的边界（例如 0.5cm）来设计计划靶区体积，然后通过此边界扩展临床靶区体积来创建计划靶区体积（图 21-4）。此扩展应在 3 个维度上执行，因为仅在轴向平面中展开轮廓会导致计划靶区体积在第三个维度上不正确。如果不确定性不是各向同性的，而是在一个方向上大于其他方向的不确定性（例如，由于呼吸作用），则要应用的余量应该是各向异性的。

研究患者位置，运动和靶区体积描绘误差的工作量很大。对这些问题的分析已为临床靶区体积和计划靶区

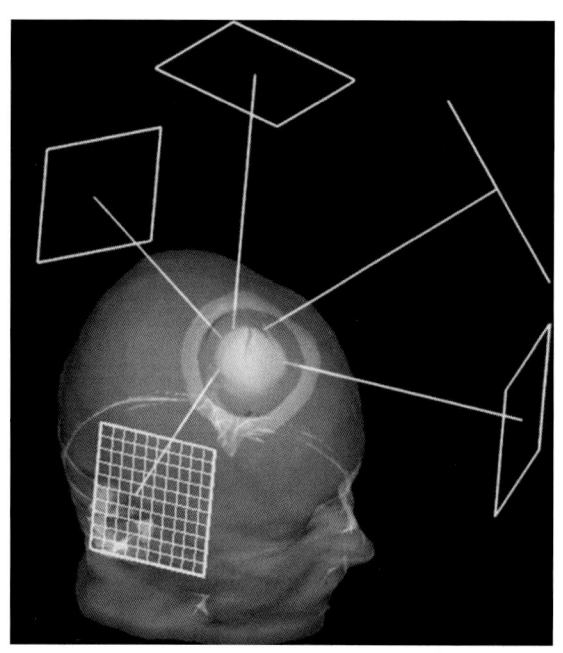

▲ 图 21-4　脑肿瘤治疗的非共面调强放疗计划（此图彩色版本见书末）

图示 ICRU-50 靶体积：总肿瘤体积（白色）、临床靶区体积（粉色）和计划靶区体积（黄色）

体积之间的边距大小提出了具体建议。如"摆位误差和患者运动的考虑"部分所述，一种确定计划靶区体积 – 临床靶区体积裕度的合理方法已确定为（2.5 × Σ）+（0.7 × σ），其中 Σ 是系统误差，σ 是该特定部位接受治疗的患者群体的随机误差的标准偏差。[81] 要应用此公式，对于您的机构和每个临床部位，测量两个不同的标准偏差非常重要。从公式中可以看出，过程中的系统误差（例如轮廓不正确或使用非代表性的 CT 扫描进行靶区描绘）比随机的日常摆位误差重要得多。

其他类型的靶区体积（包括内部靶区体积）的进一步讨论将在后面的"运动、摆位和四维解剖"部分中进行。

对于单个患者，可以存在多组总肿瘤体积、临床靶区体积和计划靶区体积，因为通常会有分别对应于每个总肿瘤体积的临床靶区体积和计划靶区体积。在经常需要治疗许多不同节点临床靶区体积的头部和颈部，为各种临床靶区体积和计划靶区体积开发有组织且清晰的命名约定可能很重要。AAPM TG 263 的命名报告可以帮助解决此问题。

4. 正常组织　定义正常组织也是适形治疗的关键任务，因为识别关键组织将使治疗计划者避免或至少最小化向这些正常组织的剂量输送。用于避免这些结构的计划工具可以是简单的图形工具，例如 BEV 显示，它使计划者可以选择射束角度和对辐射场进行适形以避免重要的结构，或者它可能涉及详细的剂量学和 DVH 分析，通常 IMRT 计划的情况。

要执行 DVH 或其他剂量分析，重要的是要完整地勾勒出每个要分析的器官的轮廓，因为大多数当前 DVH 数据都是相对于整个器官的体积（绝对体积或占整个器官的百分比）进行特征化的。这有几个含义。

(1) 给定部位的 CT 扫描或其他检查必须对所有相关的正常组织以及肿瘤。例如，肺部肿瘤 CT 扫描应始终包括从颈部一直到膜底部以下的图像，以便可以识别出相关正常组织的完整体积（例如，肺、心脏、食管），尤其是在用于计划和计划评估的剂量 – 体积限制基于总器官的百分比。

(2) 如果要使用 DVH 信息，则必须一致地进行正常结构的轮廓描绘。整个器官应始终保持轮廓。对于通常可以延伸到肿瘤区域之外的管状结构（例如，脊髓、直肠和食管），重要的是要有一个确定的方案来定义该结构，以使该结构的上下程度确定了结构的轮廓（例如，前列腺计划期间的直肠和肺计划期间的食管）。如果将这些正常结构的相对体积（例如，<50% 接收>50Gy）或平均剂量用于计划构建和评估，这一点尤其重要。

5. 多种成像方式：数据集配准和融合　尽管通常 CT 扫描是用于放射治疗计划的主要成像方式，但来自其他类型的成像（尤其是 MRI 和 PET）的信息，可用于识别疾病或更好地识别应保留的功能或解剖区域。可以在这些其他成像数据集上确定靶区体积和正常结构，并且可以将信息以及轮廓和来自 CT 扫描的数据合并到治疗计划中。如前所述，通常将 CT 扫描集作为治疗计划的几何基础，因为 CT 数据具有较高的分辨率、几何上准确，描述了不均匀性校正所需的电子密度信息并可以快速获得。

为了定量使用附加成像信息，需要解决几个问题。

- 对于每个成像过程，理想情况下将患者定位在成像设备中使用与治疗相同的位置（包括呼吸状态）以及固定和定位设备。但是，通常必须考虑位置差异。

- 即使患者定位完美，新成像设备中使用的坐标系通常也会与原始 CT 扫描所使用的坐标系不同。因此，必须执行新成像信息的几何配准，以使新图像与基本成像信息对齐。否则，使用不同的坐标，将不知道如何将新图像数据集中的像素映射到原始图像集的坐标。

- 对于许多成像方式（例如 MRI），各种畸变都是可能的。如果新图像数据集具有几何变形，则必须先校正（或至少考虑）几何变形，然后才能将成像信息传输到基本坐标系中以进行计划。

- 不同成像方式的分辨率，切片厚度和切片方向通常可能与原始 CT 数据集的分辨率，切片厚度和切片方向不同；因此，任何对新成像数据的定量使用也必须处理这些差异。

为了解决这些问题，使用数据集（或图像）配准的过程来转换各种成像数据集的坐标，以便可以将信息从一个图像集中传递到一个坐标系中，以用于治疗计划。配准过程会找到新数据集的坐标系和基本坐标系之间的几何变换（通常是 CT 扫描）。如果仅考虑刚体配准，则该变换可以包含 x、y 和 z 平移，或者包含平移和旋转，并且还可以包含缩放（尽管通常，每个数据集的比例都是准确知道的，不应被修改）。

形变图像配准的处理是当前的重要研究课题。研究人员正在开发用于将形变从一个系统映射到另一个系统的方法，以便可以考虑由成像或患者运动（如呼吸）引起的形变。已经采用了许多不同的数学方法，包括薄板样条、B 样条、Demons 等[82]。但是，当前的主要问题是，对于成像良好的组织，形变处理得很好，但是无法评估成像质量差的组织的形变映射的质量。另外，大多数当前算法没有考虑解剖学约束（特定器官和子部分的弹性）和滑动器官（例如呼吸期间的横膈膜和肺）。这里还有很多工作要做。

为了确定最佳配准变换，将优化算法应用于该问题。优化过程包括选择要优化的度量（某种描述注册质量的度量）和选择一种优化搜索算法，该算法将对可能的变换执行搜索，以便可以找到最佳变换。如果可以在两个影像学研究中都定义基于点的界标，则度量标准可以与预测点和实际点位置之间的距离的平方之和一样简单。也可以是基于图像的指标，例如两次 CT 扫描的灰度值之间的相关性；或可用于配准不同图像研究的共同信息（例如 CT 和 MRI 或 PET）。这是一个快速发展的研究领域。无论使用哪种配准算法，都必须先验证配准，然后再使用来自各种成像研究的数据。验证通常包括两个数据集之间基于图像或基于结构的比较，目的是确认来自两个成像研究的已知结构是否准确地对齐（图 21-5）。配准的质量取决于图像的哪些部分在临床上最重要，并且必须由计划者和医师进行审查，因为在这一点上，没有量化措施可以准确地考虑到病例的所有临床知识。验证配准后，即可将一个数据集中的轮廓或三维结构定义转移到基础坐标系中进行计划。来自多个成像源的数据的这种组合有时称为图像融合。

6. 运动、摆位和四维解剖　直到 20 世纪末期，几乎没有考虑过这样的事实，即实际的患者的呼吸、运动、每天都在变化，并且会随着时间变化。而且，除了为肿瘤定义适当的计划靶区体积余量外，很难在治疗计划中考虑到这种运动和定位差异。现在，使用治疗仪进行的快速螺旋 CT 扫描、快速 MRI、四维 CT 和四维锥形束 CT 成像可提供随时间变化的详细解剖数据。这些数据清楚地表明，对患者的静态解剖描述并不总是合适

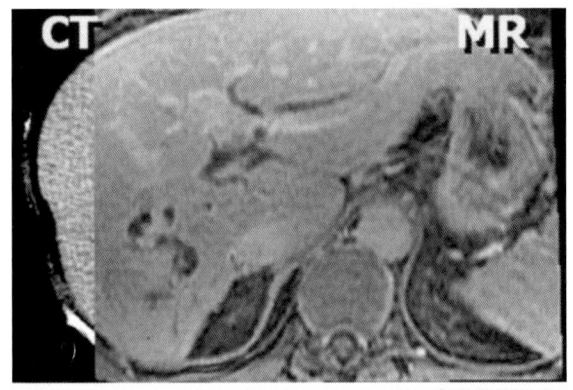

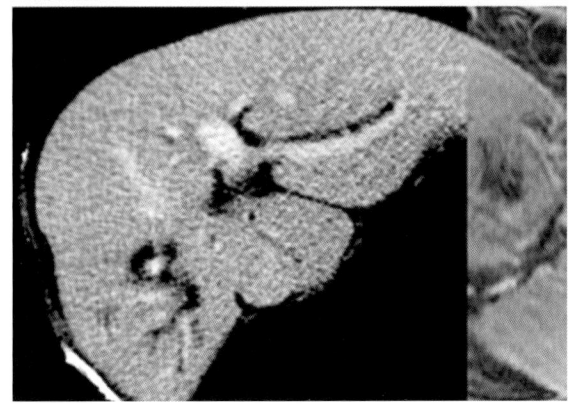

▲ 图 21-5　分屏比较 CT 和 MR 图像数据，以确认肝脏 CT 和 MR 扫描几何配准的准确性

的，并且如果我们要实现向患者的最佳剂量输送，则治疗输送方案还必须考虑摆位和运动效果。

处理或摆位效果的几种方法正在使用或正在研究中。

• 如 "靶区体积定义和外放" 部分所述，处理运动和摆位误差的标准方法是确定适当的裕度，然后将临床靶区体积扩大该裕度，以使计划靶区体积成为计划的目标。如果操作正确，计划靶区体积可以确保大剂量区域始终包围临床靶区体积，即使临床靶区体积由于运动或摆位误差而四处移动。但是，代价是边缘越大，照射的正常组织越多。因此，如果控制了运动和摆位误差，则可以减小该裕度，从而减少了正常组织的照射量。

• 处理运动问题的一种流行的中间策略是在呼吸周期的两端定义靶区体积范围。通过合并这些体积，将创建一个内部靶区体积，该内部靶区体积显示靶区体积在呼吸过程中将移动到的所有位置。因此，如果主要目标是靶区覆盖率，它将显示要处理的体积的包络。与计划靶区体积边缘一样，该内部靶区体积可以确保覆盖靶区，但会增加被照射的正常组织的数量。根据 ICRU 的定义，内部靶区体积也包括临床靶区体积，但是在四维 CT 时代，"内部靶区体积" 通常与总肿瘤体积的运动包络（技术上为 iGTV）的概念互换使用，并且有时会增加临床靶区体积裕度创建后的结构。最近，各种临床试验小组和物理学协会引入了术语 iGTV 和 iCTV，以避免对更通用

的术语内部靶区体积产生任何混淆。[79] 仅使用呼吸周期的吸气末期和呼气末期的一个问题这是因为它没有捕获呼吸运动的滞后现象，通常是周期中间的前向运动。

• 立体定向疗法和使用每日摆位校正（IGRT）的疗法，试图通过每天仔细地再现患者的位置来显著减少每日摆位变化。

• 使用四维 CT，呼吸相关的锥形束 CT 和其他此类四维方法进行成像，现在可以利用 CT 数据可视化肿瘤（和正常组织）的运动，并创建更好地接近临床靶区和应避免的结构的轮廓。该技术确实可以捕获呼吸滞后。

• 通过使用主动呼吸控制或患者控制的呼吸方法，包括使用或不使用外部设备的自主屏气[83]，可以控制患者的呼吸，目的是仅在患者使用时打开治疗束处于正确的呼吸状态。这种方法可以帮助最大限度地减少呼吸运动，并允许较小的计划靶区体积边缘以及潜在地将危及器官推离目标［例如，用于乳房治疗的深呼吸屏气（deep-inspiration breath hold，DIBH）］。同样，腹部压缩设备可用于抑制呼吸运动并减小治疗所需的 iGTV 和 iCTV 尺寸。

• 也可以门控辐射束，仅在靶区结构位于正确位置时才根据外部或内部标记或基准打开辐射束，尽管由于以下原因必须谨慎选择合适的肿瘤位置替代物：呼吸周期不同阶段的内部和外部解剖结构之间的相关性较差，且肿瘤与代替位置（包括植入的基准点）之间的距离随着它们之间距离的增加而降低。

• 还使用了各种射线照相和射频应答器标记来帮助识别目标位置。每秒识别 10 次其位置的应答器可以实时跟踪目标[84]，并可以帮助大大减少治疗所需的计划靶区体积余量。该系统目前被批准用于前列腺、肺和腹部。该系统还用于表面摆位，例如用于乳腺放射治疗摆位指南和治疗位置监视。

• 这是一个快速变化的领域，预计技术会不断进步。

7. 功能成像模式的使用　尽管可以从 MR 获得一些简单的生理信息，但是标准的 CT 和 MRI 技术基本上可以提供解剖学信息。但是，PET、SPECT 和各种功能 MRI 成像序列都可以对各种组织或器官的生理和功能状态更加详细地了解。这些许多不同类型的研究的详细信息已经超出了本章的范围。但是，任何此类使用的几个特征都相似：必须将患者放置在尽可能靠近治疗位置的位置，必须将成像检查与其他治疗计划成像信息以及成像的实际含义仔细地进行几何配准。信息应该是已知的。尽管许多不同的成像扫描在图像中都显示出一定的响应，但是需要详细的临床知识和试验来明确定义任何成像结果的临床意义，这是在临床上使用成像信息之前

的关键步骤。这些功能和生理成像标志物（成像生物标志物）的开发和研究是一个关键且快速发展的领域。

（四）计划和射束定义

在建立了患者的解剖模型之后，计划过程中的下一个主要步骤是使用计划系统创建一组用于计划的射束。可以使用标准协议（"用六野适形计划治疗所有前列腺"）创建此射线集合（通常称为"计划"），也可以根据情况的特定解剖结构进行设计。射束技术的基本决策通常是在计划过程的早期就使用经验或针对特定地点的协议来制订。通常，这些决策包括选择射束的能量和数量、射束的基本方向，以及要使用的射束整形或强度调制的类型。不同类型的计划的射束布置在站点之间以及机构之间会有所不同。某些设施将具有一套标准的射束和射束角度，用于每种类型的计划，就像它们标准化了用于命名目标的术语一样。这可能是有益的，并可以提高工作流程的效率。但是，还应给予治疗计划制订者自由地使用射束安排的帮助，以针对每种情况实现最佳计划。

1. 射束技术（能量、方向和类型） 生成治疗计划时要确定的首要元素是要使用的射束数量、其能量（和模态）及其方向。这些选择都是相互关联的。通常，此决定基于标准经验或协议以及可用的处理功能。尽管很难总结做出此决策的所有有用方法，但仍有一些适用于大多数适形计划的标准规则。

- 简单的非适形计划通常使用相对的射束[前后—后前（anterioposterior-posteroanterior，AP-PA）和相对的侧面或斜角]来创建相对均匀的高剂量区域，并贯穿患者。对于适形计划，通常应避免使用成对的相对射束，以使剂量符合目标。对于 IMRT 计划，这甚至更为重要，对于 IMRT 计划，这一点更为重要，因为对置射束可能会导致优化搜索的退化解，导致优化在对置射束的两个相当等效的解之间跳跃。

- 实际上，所有适形平面图都至少具有 3 个射束方向，并且有时使用 7 个、9 个或更多射束方向（例如，适形 SRS）。使用前向共形计划时，具有 7 个以上射束方向的计划相对不常见，主要是因为要考虑的射束太多时，交互设计和确定正确的射束方向、形状和权重会很复杂。

- 通常，较低的能量用于相对浅的目标，或用于在到达目标的路径上穿越较少的正常组织的射束，而必须穿透较大体积的组织射束通常具有较高的能量。例如，全脑病例最常使用 6MV 进行计划，而骨盆计划最常用 10MV 或更高的计划，尽管即使对于骨盆也可使用 6MV 来创建良好的多视野适形计划。改变单个射束的能量通常会使在适形计划中获得的剂量分布产生较小的差异。如果使用多个光子能量，则应在计划的额外复杂

性与这种可能的改进之间取得平衡。

- 对于试图确保建成区域的剂量相对较高的部位，通常会使用较低的能量，因为这些射束对皮肤的伤害较小。射野大小对于保护皮肤也很重要：较大的射野比较小的射野具有较少的皮肤保护。

- 通过确保在所有 3 个维度上在靶区周围都布置射束，可以实现最适形的计划，以便该计划包括一些非共面射束。如果使用非共面射束，则应特别注意避免与患者或治疗机发生碰撞：必须密切注意患者的解剖结构和物理机械特性。

- 对于涉及较大不均匀性的计划（如肺），最好的最佳能量束仍存在很多争论，尽管通常较低能量束通常是首选，尤其是由于对非均匀性校正剂量计算的高能量小野很困难。当前许多临床试验表明，对于穿过实体组织行进不超过 10cm 的射束，应使用低能量（如 6MV）。

- 在创建具有许多自由度可进行优化的更复杂的射束布置（例如静态 IMRT）时，可以实现高度适形的计划。实际上，所有 IMRT 计划都至少具有 3 个不同的射束，有时会使用许多射束方向。在许多 IMRT 早期文献中，通常会找到具有 7 个或 9 个轴向射束且射束方向均匀分布在患者周围的计划。即使没有相对于解剖结构调整射束方向，该数量的射束也为优化提供了足够的灵活性以实现适当的计划。但是，随着 IMRT 计划的进行，使用非共面和几何优化的射束方向已变得越来越流行。与一些 IMRT 早期文献相反，使用非共面的射束仍然有用，因为它们有助于改善适形性。但是，对于 IMRT，通常很明显，仅当考虑低优先级正常组织时，非共面射束才有用，因为 IMRT 优化通常可以在不使用非共面射束的情况下实现所有更高优先级的目标。大多数 IMRT 计划的一个特征仍然保持不变.通常，避免使用相对射束，因为相对射束会导致退化的解，这可能会给某些优化搜索算法造成困难，从而阻止它们达到最佳解。另外，当靶区很好地侧向倾斜时，通常最好使用侧向倾斜的射束或受限制的局部弧，以避免进入身体的对侧部分。

- 另一种 IMRT——VMAT，在电弧输送过程中使用一个或多个电弧束以及强度调制。VMAT 计划通常由 2 个或 3 个弧组成，以使优化过程具有足够的自由度以实现所需的计划。最标准的 VMAT 传递方法由轴向弧组成，但是现在有时使用轴向平面之外的弧来改善适形性。通常，对于每个弧，准直器会从默认位置不同地旋转，以确保优化过程具有独立的自由度，并确保与多叶准直器方向相关的舌槽问题不会始终一致。

- 通常，特别是对于中心目标，完整的弧用于 VMAT（尽管技术上通常限制为 358° 或 359°，以避免相同的起始/停止机架角度），而侧向目标可能最好使

用部分弧线进行处理。使用的弧数取决于计划者、协议和案例的复杂性。两个弧是最常见的，而具有强制异质性和挑战性几何形状的最复杂的情况可能需要 3 个弧，而一个单弧的小圆形肿瘤可以得到很好的治疗。步进式 IMRT 计划比 VMAT 计划更容易控制低剂量的溢出（向靶区周围的正常组织），这主要是因为 VMAT 计划随着机架旋转而从各个角度输送剂量在患者周围。另一方面，VMAT 减少了 IMRT 计划中经常出现的锯齿状边缘。

• 有很多讨论表明，所有 IMRT 计划都可以用 6MV 光子完成，并且不需要更高的能量，但是几乎没有确凿的证据证明这一结论是正确的。另外，通常说 IMRT 计划只能用轴向射束来实现，但是使用非共面射束安排仍将至少产生更好的计划（对于相同的靶标适形性，通常会减少正常组织的剂量）。

• 即使在使用 IMRT、VMAT 或适形弧疗法时，射束选择也很重要，因为它会限制正常组织保护的程度或可以达到的靶区覆盖范围。例如，如果设置射束以使其穿过肾脏，则无论使用哪种 IMRT 成本函数，肾脏的剂量都将高于将射束对准肾脏之外的剂量。对于弧疗法或 VMAT，如果定义了弧以避免特别重要的器官，则备用部位将得到改善。

2. 挡块和多叶准直器的射束成形　尽管射束方向很重要，但使辐射场成形以符合靶区体积的形状是三维适形放疗至关重要的定义概念之一。如图 21-6 所示，通过聚焦块或使用多叶准直器可以很好地完成整形。实际上，聚焦块的适形形状比多叶准直器形成的锯齿形"更适形"，尽管多叶准直器具有许多其他优点，也使其广受欢迎。

在治疗计划期间设计的适形野的常规使用，在很大程度上取决于计划系统中 BEV 显示器的可用性，因为从靶区的视图可以从靶区的角度显示靶区形状的投影。辐射束，这是设计野适形所需要的。如图 21-7 所示，用来对野进行适形（使用挡块或多叶准直器）的最简单方法是在 BEV 中的靶区投影周围创建均匀的几何边界，并将形状置于该边界。这种方法是最简单的适形治疗的基础，有时被称为几何构象或 BEV 靶向。将块成形为给定

轮廓很容易，但是使用多叶准直器则更加复杂。多叶准直器最常用的方法是所谓的等面积法（图 21-7）。

对野适形使用统一的几何余量不会导致最适形的剂量分布。为了使剂量分布真正符合目标，必须优化每个射束的形状，以使剂量分布是适形的。图 21-8 展示了当射束形状设计成具有均匀的余量且优化形状，以使剂量与靶区相符时发生的差异类型。射束方向、半影以及射束在靶区上的交汇方式会影响单个射束形状所需的边距。

使用多叶准直器时，准直器角度是另一个可以直接影响计划的适形性的因素。来自多叶准直器的叶子仅在一个方向上移动。因此，为了最大限度地减少多叶准直器叶片在成形为倾斜轮廓时引起的"阶梯"或锯齿状边缘，可以使用准直器旋转，以使多叶准直器叶片最适合靶区或正常组织的形状。使锯齿状的多叶准直器边缘最小化可减少靶区组织与正常组织之间的半影。例如，为了在前列腺和直肠之间形成陡峭的剂量梯度，旋转准直

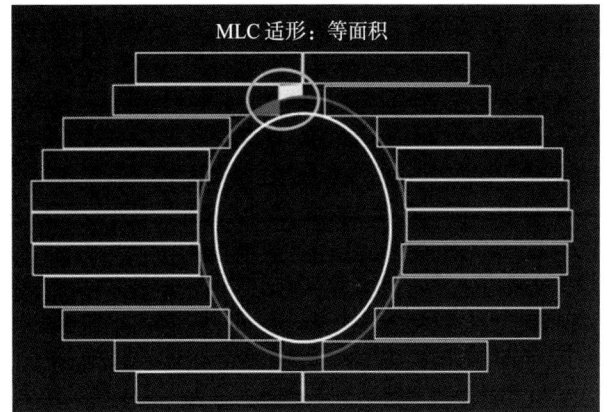

▲ 图 21-7　多叶准直器最常用的方法

当对多叶准直器（MLC）进行几何适形时，最常用的方法是在所需的边界（最大的椭圆轮廓）处创建一个轮廓，然后将多叶准直器叶片推到该轮廓上，以使每个叶片与待重叠的区域相等

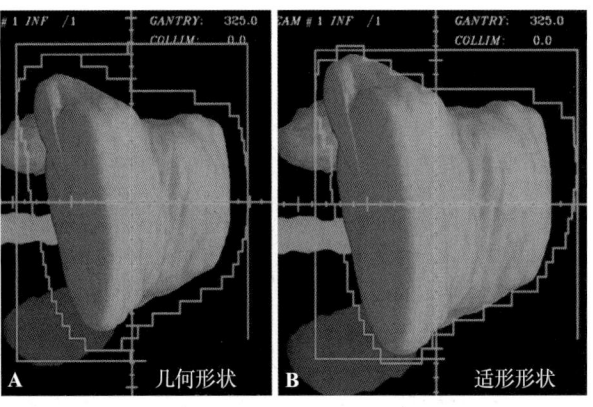

▲ 图 21-8　适形野的射野方向观（此图彩色版本见书末）

A. 均匀几何边界；B. 适形剂量分布。使用均匀几何边界通常无法实现尽可能适形的剂量分布。对于这种三野胰腺治疗计划，右侧的射野形状进行了优化，以使剂量分布更适形于靶区

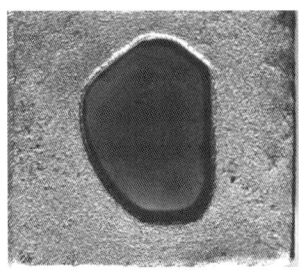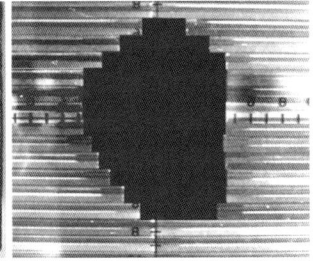

▲ 图 21-6　成形挡块和多叶准直器可用于对光束进行适形成形

器以平行于直肠边缘可以帮助使边缘更锐利。通常，旋转准直器使其平行于靶标的长轴也将有助于创建更均匀的剂量分布。

可以使用全部来自同一机架角度的有限数量的多叶准直器形"子野"来创建强度调制射束。可以使用常规交互式计划范式（"前向计划"）[85]来创建此"子野"（或"野中野"）IMRT，也可以通过逆向计划范式来创建有限数量的子野（例如，参见 Shepard 等关于直接子野优化的工作[86]）。当三维计划可用时，使用一些子野来提高靶区同质性（例如，在使用切线场治疗乳腺癌中）是楔形切线概念的逻辑扩展。

作为野外计划的一个示例，请考虑一对乳腺切线野。使用简单的切线场，将在乳房的薄处形成热点。传统上，使用楔形物可以降低热点，但是由于多叶准直器孔的形状可以适形乳房的轮廓和剂量分布，因此正向计划或"野中野"计划可以创建更均匀的剂量分布。为了解决切向乳房计划中的热点问题，可以复制该射野并创建"子野"，以使用多叶准直器阻止该热点。如图21-9 所示，例如，可以使用低权重子野来遮盖 110% 和105% 的等剂量面（isodose surface，IDS），以生成合理均匀的剂量分布。尽管该技术最常用于乳腺病例，但可以在任何临床部位使用。

3. 其他射束技术　创建计划时，还需要做出许多其他决定。

• 必须选择每个射束的强度，通常称为射束权重。如何做出此决定取决于计划系统中使用的特定射束归一化方法。由于射束权重或强度直接与每个射束要传输的监视单元的数量有关，因此必须理解并谨慎处理射束权重到监视单元的转换，因为此步骤中的错误会导致错误剂量到整个领域。

• 对于某些射束组合，在野外使用楔形会有所帮助在靶区体积中获得更均匀的剂量。标准的二维计划通常使用成对的野，称为"楔形对"，其中楔形物有助于补偿彼此成 90°（或其他角度）进入患者的野。对于三维

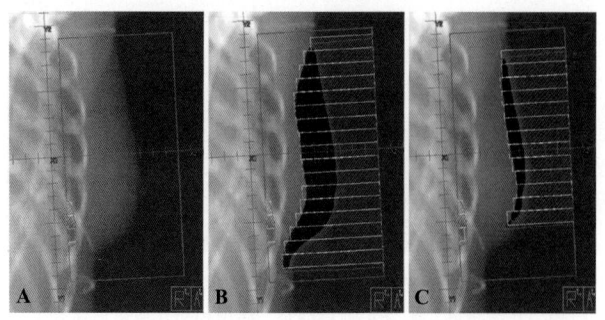

▲ 图 21-9　乳腺切线野中的野中野部分（此图彩色版本见书末）
A. 切线开放野；B. 遮挡 105% 热点部分；C. 遮挡 110% 热点部分

适形计划，楔形适用于多个领域的组合。例如，一个三维圆锥体在圆锥体周围放置了一些场，并且每个场通常需要一个楔形物以保持靶区剂量的均匀性。该射束分布是楔形对的三维模拟。可以使用多野（野中野）计划来替代或改进楔形物的使用，以实现靶区均匀性。

• 当靶区靠近患者表面时，由于在兆伏光子束入射区域的剂量低，通常难以达到靶区的所需剂量范围。在这种情况下，对于一个或多个射束，可以向患者的皮肤添加一定量的填充物，以使光子束可以穿过更多的材料，从而增加实际皮肤表面的剂量。只要在创建物理填充物时要格外小心，就可以使用计划系统设计此填充物说明，以使其实际匹配计划系统中的描述。

• 大多数适形治疗计划都是等中心的，机器的等角点位于靶区的中心，射束围绕靶区的等角点旋转。取决于正常解剖结构和靶区的几何形状，其他布置也是可能的。在某些情况下，也可以创建伪等中心光束，该光束使用 3D 治疗床运动，沿着光束中心轴将患者从机器头部移开，这样平面看起来是等中心的，但其源到中心的距离大于物理机器的等中心距离。这项技术可用于创建更大范围的治疗床角度和机架角度，这些角度可用于治疗，而机器的头部不会太靠近患者[87]。

4. 调强放射治疗　适形治疗在 20 世纪 80 年代后期开始临床使用后不久，Brahme[54]、Bortfeld 等[55] 等引入了调制每个辐射束强度的想法，并借助基于计算机的优化算法来帮助确定射束的不同部分所需的强度。具有调制强度的射束和优化（逆向计划）的这种组合通常称为逆向 IMRT，现在已成为创建高度适形治疗的常用方法。

强度调制场可以通过多种不同方式来实现。从平面场到多个形状的子野，再到子束类型的描述（指将束的横截面划分为多个"子束"，每个子束具有独立的强度或通量），存在一系列连续的情况。强度调制是通过一系列 SMLC 子野或动态 DMLC 序列创建的。在过去的 10 年中，VMAT 已经成为越来越多地使用的方法，其中在具有可变剂量率的 DMLC 序列中，机架处于运动状态。VMAT 通常可以以类似静态 IMRT 的计划质量来提高输送效率。但是，这两种方法对于不同的患者情况都有优点或缺点。

对于计划优化策略，从简单（正向）迭代计划到完全由数学成本函数驱动的优化（反向）计划，范围相似。通常，最复杂的强度分布（IMRT 通量和 VMAT）是通过逆向计划生成的，但也可以对适形治疗的静态子野进行优化[88, 89]。

（五）剂量计算

一旦设计了初始治疗计划，下一步通常是执行剂量

计算，以便计划者和医生可以评估计划中预期的剂量分布。当前，由于生物学效应尚未得到充分记录和理解，因此物理剂量分布是主要特征：①在计划之间进行选择；②选择向患者提供的剂量；③评估计划者提出的各种计划的质量。

1. 三维剂量计算　自 20 世纪 40 年代以来，已经对患者的一个（或多个）二维切片（或轮廓）进行了治疗计划剂量计算。通常，这些计算是通过在表格或图表查找中手工进行的，使用在治疗区域中心的患者的单个轴向切片上的患者外形的单个追踪轮廓。即使在多个切片上进行，这些剂量分布原则上也是二维的，并没有完整描述要输送给患者的剂量。

计算机功能的不断提高以及改进的治疗计划和剂量计算算法的发展，导致三维计划系统中剂量计算的可用性从 20 世纪 80 年代后期开始可用。从那时起，大多数计划系统都实施了三维计算算法，该算法：①在整个三维体积的点中计算剂量；②通过考虑三维散射的算法来计算剂量；③使用三维散射的算法不均匀性的影响；④使用三维解剖描述；⑤充分考虑三维射束发散，等等。由于使用精确和现实的剂量计算算法以高分辨率进行剂量计算仍然需要大量时间，因此每种剂量计算算法和实施方案都需要在精度、速度、所需的计算机资源、分辨率、功能和效果之间进行权衡选择正确建模的模型以及其他因素。确定特定种类的临床计划剂量计算所需的近似值、折中率和耐用性的适当组合是放射肿瘤学家的重要职责。

为了准确执行适形治疗的计划，必须执行准确的三维剂量计算。需要准确的三维解剖模型；必须在涵盖靶区和关键正常组织的整个体积中确定剂量；计算应以高分辨率进行，以确定计划的实际适形性。这对于其中毒性由最大剂量决定的小器官（如视交叉池和视神经）尤其重要。至关重要的是要了解计算中的所有限制，并且在基于计算结果的任何临床决策中都应考虑这些限制的影响。

2. 算法　已经为光子和电子束开发了许多不同类型的计算算法，并且不断有新的改进或实现。详细描述任何算法都超出了本文的范围。从基于测量数据的简单表格查找到 Monte Carlo 模拟和 Boltzmann 传输，这些算法在快速计算服务器上都需要花费数小时的计算时间，因此它们都有自己的用途，并且针对不同的特定情况，不同的算法可能是合适的选择。表 21-2 总结了每种光子算法的优点和缺点。如果在用于适形计划的不同算法之间进行选择，则应仔细考虑所选算法的潜在限制进行选择。放射肿瘤物理学家应通过与本地机器的适当测量数据进行比较，仔细地调试临床使用该算法，以证明该算法在临床上的适当性和局限性[90]。

3. 其他剂量计算问题：网格、分辨率、不均匀性和其他问题　除了所使用的剂量计算算法的固有功能和局限性外，许多其他用户控制因素以及算法开发人员的实施决策，都会影响针对计划执行计算所预测的剂量的最终准确性。不幸的是，用一些简单的准则不可能解决所有这些问题。

表 21-2　各类光子治疗剂量计算算法的优缺点

算法类别	描　述	局　限	参考文献
矩阵，基于数据	基于实测数据；通常用于具有特定射野大小的情况（如立体定向治疗探头系统、非常小的射野技术）。非常快	仅适用于特定的测量情况，主要是放射外科治疗探头	[82]
解析射束模型	代数公式模型化剂量分布的不同层面。非常适用于快速二维计算模型；对于三维剂量分布的所有特征，建模能力有限。非常快	无法精确模拟成形射束散射、患者勾画变化、不均匀性	[83-85]
散射积分	从 20 世纪 70 年代到最近几年使用最多的一类模型。包括由 Cunningham 开发的众所周知的 TAR-SAR（组织空气比 – 散射空气比）积分方法[70]。射野周边散射的二维积分可以很好地处理大多数射野相关散射，但不能处理三维不均匀性。通常用于调强放射治疗计划的笔形束模型属于这一类。快速	适用射野形状、三维适形放疗，除了不均匀性	[86, 87]
三维积分	卷积/叠加算法是三维积分模型中最为流行的算法。对于三维计算网格中的每一点，这些算法计算每个体素的散射贡献。要完全完成这一点，涉及对所有体素、所有主要剂量沉积点和能量的七重积分，尽管许多实现都会妥协于计算加速。基于一个剂量扩散核，通常用蒙特卡罗计算一次，然后用于所有计算	原则上，应该得到大多数光子相关效应的修正，如果能谱和其他问题妥协，不均匀性仍然是一个问题	[88, 89]
蒙特卡罗	这种方法跟踪数百万个粒子历史的剂量沉积，使用基本的物理相互作用来确定每个历史中发生了什么。该算法具有获得精确结果的最佳潜力，但计算时间成本高，并且需要精确模拟机器头部的行为和散射。速度较慢，但易于并行化	如果能很好地模拟机器头部的粒子行为，将会更加可靠	[90, 91]

治疗计划、剂量计算和计划评估过程的每个步骤都涉及以下决定：花费多少时间，精力和精确度来定义或审查计划的各个方面；最终产品的准确性取决于所有这些单独的决定。如果选择在间距为 0.5cm × 0.5cm × 0.5cm 的剂量计算网格上计算剂量，那么鉴于剂量梯度位于靶区边缘，显然很难确定距目标 2mm 的剂量。射束约为每毫米 10%。高度适形治疗将要求使用高分辨率网格（可能是 2～3mm）进行剂量计算，导致需要计算大量点，从而导致更长的计算时间和计算机资源需求。同样，如果要在不均匀性显著的肺肿瘤中进行真正的适形治疗，则应使用能够准确预测不均匀性剂量的高级计算算法来了解患者的实际剂量情况。对于 IMRT 计划，还有与剂量计算有关的其他问题（稍后讨论）。

（六）计划评估工具

计算出计划中的剂量分布后，下一步就是评估计划和预测的剂量分布。通常，通过查看整个计划中各个 CT（或 MR）切片上的等剂量曲线，查看等剂量表面（等剂量信息的三维显示）以及使用 DVH 分析传递到各个器官的剂量来评估剂量分布。如果能力和适当的数据可用，则还可以使用生物学建模结果，例如 NTCP、TCP 和 EUD 来帮助计划评估。如果使用同时进行的同步推量治疗或大分割治疗，则必须牢记必须进行生物修正以确保对关键结构的安全剂量。例如，脊髓中可接受 2Gy/ 次的 50Gy 分割，但 5Gy/ 次的 50Gy 分割可能不被接受。

1. 剂量显示　计划中剂量分布的最常用显示类型是在计划所使用的解剖信息之上显示恒定剂量的轮廓线或"等剂量线"。这些类型的显示已经使用了很多年，首先仅显示患者的轮廓（使用画线或其他技术通过手动测量获得），然后在 CT 扫描的顶部显示等剂量线。对于适形计划，不仅应该对等剂量线使用轴向切割，而且应该对冠状和矢状 CT 图像进行成像，因为在多个正交切割上显示等剂量线，可以使计划者对靶区体积的覆盖面更具三维感。可以使用三维图形技术将图像和剂量线置于三维透视图中，如图 21-10 所示。等剂量线显示器的一种变体是彩色显示器，其中为图像的每个像素计算的剂量水平用于分配颜色值（图 21-10C）。

原则上，任何属于患者解剖模型的图像都应可用于剂量计算和剂量显示（尽管某些治疗计划系统并不总是允许这样做）。如果 MRI、PET 或其他图像数据集已在基本解剖结构中配准，则 PET 或 MR 图像也可以作为剂量显示的背景。通过将等剂量线的位置与靶区和关键正常组织的轮廓进行比较，计划者和医师可以评估针对

该特定射束布置所获得的剂量分布的质量，并确定计划是否足够或是否需要进一步修改有必要的。

适形治疗的目标通常是在三个维度上使高剂量区域的形状与靶标相符。因此，在评估计划的一致性时，显示三维剂量分布形状可能会有所帮助。等剂量线的三维类似物（称为等剂量表面或有时称为"剂量云"）通常显示在三维透视图形图像中（图 21-10D）。

在等剂量曲线或曲面中显示的剂量，或任何其他剂量显示，可以以多种方式显示。适形治疗中最常用的模式是相对剂量分布，其中整个剂量显示均被标准化为靶区等中心点或中心的剂量值。通过这种相对剂量归一化，典型的适形治疗计划将使 95% 的等剂量表面围绕靶区，并且 95% 的表面（或等剂量线）的形状与靶区一致。但是，一个剂量云也可以绝对很好地显示剂量，从而高剂量区域显示出计划所需的总剂量（例如 60Gy）或每分次所需的剂量（例如 2Gy/ 次）。至关重要的是，应认真理解和记录用于治疗准备的计划的输出，以使显示剂量的不同方式之间不会混淆。

2. 剂量 – 体积直方图　在 3 个维度上对整个患者的剂量进行检查和评估可能是一个复杂且耗时的过程，并且就该复杂数据而言，很难为正常组织或肿瘤反应提供具体的指导原则。使用 DVH 评估靶区体积和正常组织所接受的剂量已成为标准方法。要为任何三维对象形成 DVH，请查看对象中每个体素的剂量值并形成直方图，对接收到每个不同剂量水平的体素的数量进行计数。因

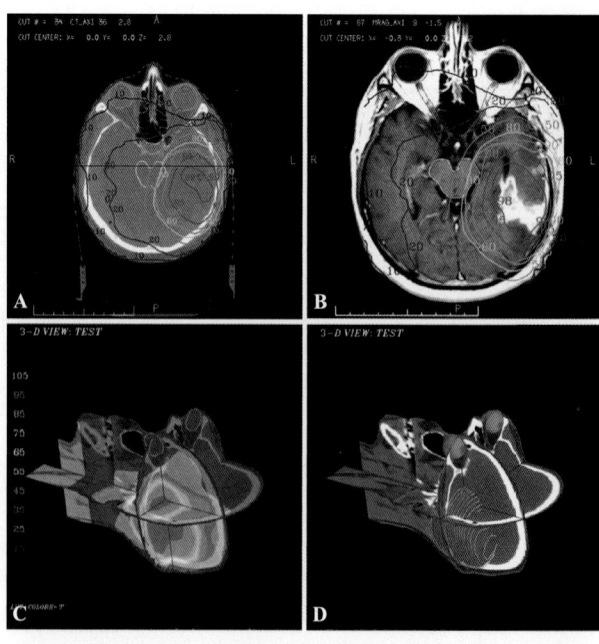

▲ 图 21-10　脑部适形计划的剂量显示（此图彩色版本见书末）
A. 带等剂量线的轴位 CT 扫描；B. 带等剂量线的轴位磁共振成像；C. 彩色剂量云图的三维轴测图；D. 靶区体积（红色轮廓）和等剂量面（黄色轮廓）

为每个体素的体积是已知的，所以接收每个剂量水平的器官的体积是已知的。有关更多详细信息，请参见 Kessler 等的评论[91]。

体积（垂直）轴和剂量（水平）轴都可以以绝对值显示为 cm³ 或 Gy，也可以相对显示为体积百分比或剂量百分比，具体取决于计划者如何分析结果。DVH 以 3 种不同形式显示：直接、积分和微分。

• 直接直方图是任何直方图的通用形式，显示每个剂量步中接收剂量的器官的体积（1% 或 0.5～1Gy 是典型的剂量步宽度）。直接 DVH 对显示剂量到靶区体积最有用，因为可以轻松地看到最小剂量、最大剂量以及最能代表整个靶区体积剂量的剂量（图 21-11B）。

• 放疗中最常用的 DVH 是积分 DVH，该图显示至少接收给定剂量值的体积。积分 DVH 是直接直方图的积分；因此，它总是始于 100%（100% 的器官至少接受 0 剂）并终止于最大剂量（图 21-11A）。图 21-11A 示出了靶区（计划靶区体积，其具有均匀的靶区剂量，没有靶区的剂量不足或过量）的理想积分 DVH。图 21-11A 还显示了两个正常组织的 DVH：正常的大脑，有一些体积的器官接受高剂量，以及视交叉，有较小体积的器官接受高剂量，即使两个 DVH 的平均剂量大致相同。只有在获得这两种情况的可靠临床数据后，才能知道形状类似于示例正常大脑 DVH 的正常组织 DVH 是否优于形状类似于示例交叉 DVH 的正常组织 DVH。

• 用于放射治疗分析的第三类 DVH 是微分 DVH。这种类型对于适当地比较具有不同剂量步大小的 DVH 是必要的，因为任何剂量步中包含的体积都会随着剂量步大小的变化而变化。因此微分 DVH 图（$1/D_{bin}$）* DV/DD，即使剂量步大小不同，也可以比较不同的微分 DVH。

DVH 分析是适形治疗计划的重要组成部分，但是靶区结构和正常结构的 DVH 并不能说明全部情况。器官的 DVH 汇总了该器官的剂量，但未提供有关器官内不同剂量的几何分布的任何信息。如果用于计划靶区体积的 DVH 显示冷点和热点，则无法分辨出热点是位于计划靶区体积的中心还是位于边缘。只要某些剂量特性的位置可能有所不同，使用剂量显示工具检查剂量分布就很重要。

3. 最小、最大和其他定量指标 DVH 只是可用于适形计划的一种剂量分析。许多其他类型的分析也是可能的。例如，简单的剂量度量通常用于帮助制订计划决策。通常在适形治疗方案中指定靶区体积内或关键器官内部允许的最大剂量。特别是对于 IMRT 适形计划，最大剂量可能是临床上很难使用的指标，因为它可能在很大程度上取决于所使用的剂量计算网格间距以及剂量计算算法实现的细节。基于体积的最大剂量标准（例如，

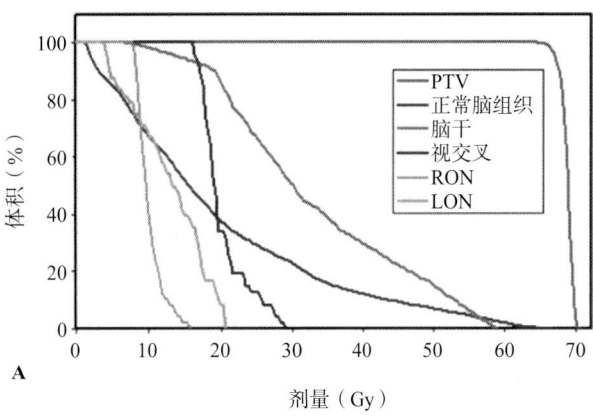

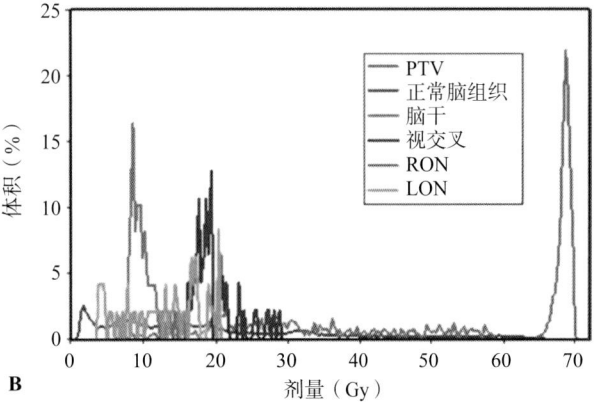

▲ 图 21-11 脑部治疗计划的剂量 – 体积直方图（DVH）（此图彩色版本见书末）

A. 积分 DVH；B. 微分 DVH。LON. 左侧视神经；PTV. 计划靶区体积；RON. 右侧视神经

达到对象 1ml 的最大剂量）通常对算法细节不太敏感。同样，靶区体积的最小剂量也受到与算法有关的相同限制，并且可能具有有限的价值，尤其是对于 IMRT 计划而言。另一个常见的剂量指标是结构的平均剂量，通常用于描述靶区剂量以及某些体积效应器官（例如肺和肝）的剂量，其中 NTCP 通常随正常组织的平均剂量而变化[92]。

4. 使用等效剂量和"生物学模型" 至此，治疗计划分析已直接基于剂量分布。实际上，重要的是生物学效应，尤其是控制肿瘤以及在正常组织中引起急性或晚期并发症的可能性。在许多方面，分析剂量分布是实际需要的分析（生物学效应分析）的替代方法。预计在未来几年中，生物学效应知识和建模将取得重大而持续的改进；当这些改进发生时，应将它们整合到治疗计划中。但是，目前，治疗计划中唯一常用的生物学相关参数是 NTCP、TCP 和 EUD。本节简要讨论。

治疗计划中最常用的"生物学相关"参数是 NTCP。术语 NTCP 实际上具有以下含义：① NTCP 是可以从临床上确定器官的概率；②有 NTCP 模型试图模拟特定并发症发生的概率如何随剂量，所照射器官的体积以及潜

在的其他因素而变化；③将 NTCP 用作由 NTCP 模型针对特定情况确定的并发症概率的值。重要的是要确保清楚如何区分实际的临床 NTCP，NTCP 模型或特定情况下 NTCP 的特定期望值。

已为 NTCP 开发了多种模型，这些模型已应用于许多不同器官的特定并发症。对这些不同模型的讨论超出了本文的范围。因此，在这里仅简要介绍最著名的 Lyman NTCP 模型。John Lyman 在 20 世纪 80 年代初期开发了三参数 "Lyman" 模型[93, 94]。该幂律模型是一种唯象模型，使用 3 个参数来表征并发症：TD_{50} 用于均匀照射、剂量敏感性斜率（n）和体积参数（m）。

$$NTCP = (1/(2\pi)^{1/2}) \times \int_{-\infty}^{t} exp(\ t^2/2)dt \quad （公式 21-1）$$

其中

$$t =[D - TD_{50}(\upsilon)]/[m \ \times TD_{50}(\upsilon)] \quad （公式 21-2）$$

$$\upsilon =V/V_{ref} \quad （公式 21-3）$$

$$TD_{50}(\upsilon) = TD_{50}(1) \times \upsilon^{-n} \quad （公式 21-4）$$

为了将此模型用于实际的临床 DVH，通常使用 Kutcher-Burman DVH 降低方法[95]，将临床 DVH 曲线转换为具有单一剂量和体积的 DVH，然后在公式 21-1 中使用。这些技术一起被称为 LKB（Lyman-Kutcher-Burman）模型。

在开发此模型时，Lyman 并没有声称它是真正的生物学模型。他只是简单地开发了最简单的模型，该模型与 NTCP 的某些最基本行为相吻合，至少在当时如此。该模型已被广泛使用，既可以用作表征并发症数据的方式，也可以用于计划评估和比较。Emami 等[96]发表了研究各种器官的 NTCP 的重要起点，他们总结了使用 Lyman NTCP 模型参数对当时临床并发症期望值（基于医师工作组）的列表。最近，QUANTEC 项目评估了许多临床部位的并发症数据和参数设置，使用特定于现场的专家小组对发布的数据进行了审查，目的是提供最新的并发症建模信息[97]。Lyman 模型已被证明是一种有用的方法可以对临床 NTCP 数据进行参数化，并且已被用作剂量递增研究的一部分，该研究基于治疗具有特定同等并发症水平的患者（针对肝[98]和肺[99]）。

改善适形治疗计划可以做的最重要的事情之一就是进行临床研究：①为每个正常器官记录被辐照的各个器官的剂量和体积分布；②包括仔细的患者随访；③被分析以找到每个器官的剂量 - 体积 - 并发症关系。每个器官（和每个并发症）的剂量 - 体积 - 并发症关系是唯一的，必须在临床上确定。一旦所有正常组织都知道了这些结果，我们将更好地了解如何优化治疗计划。

正如了解正常组织的剂量 - 体积 - 效应关系一样

重要，了解肿瘤也很重要。TCP 是临床研究和建模的主题，并且是一种将预期的肿瘤反应与计划的剂量分布进行比较的方法。存在许多不同的模型，包括 Niemierko 和 Goitein[100]以及 Webb 和 Nahum[101]TCP 模型。这些模型大多数使用关于肿瘤细胞密度和分布、剂量与肿瘤细胞存活之间的统计相互作用，以及纳入基于群体的肿瘤异质性统计数据的各种基本假设。他们还可能考虑取决于肿瘤分期、缺氧和其他问题的影响。肿瘤细胞生物学和预测局部肿瘤控制是复杂的课题，远远超出了当前模型的能力。由于已知预测的准确性有限，因此以合理有限的方式使用 TCP 建模。

EUD（至少部分地）被视为生物学相关参数，通常用于治疗计划评估和优化。Niederko[102]最初通过使用生物学和统计学影响的方法来描述 EUD，以得出剂量参数，该剂量参数与人们预期对肿瘤的作用有关。EUD 已被进一步推广[103]，可用于正常组织和靶区。因为 EUD 原则上是根据特定加权方法的剂量分布的广义均值，所以可以使用这些参数来表示肿瘤对小剂量区域内剂量不足的敏感性或肿瘤热点的影响。由于 EUD 的概念相对较新，因此许多出版物和分析继续使用各种 EUD 表示来探索和扩展肿瘤和正常组织反应的特征。

（七）正向计划

自从 20 世纪 50 年代后期开始一直持续到最后 10 年的计算机化治疗计划以来，几乎所有计划都通过以下过程利用了当前称为 "正向" 计划的基本范式。

(1) 定义解剖结构。在贯穿患者的多个轴向切片上使用轮廓（例如 CT 扫描或手动轮廓）来定义外表面、目标和重要的法线结构，还包括计划靶区体积边距。

(2) 创建计划。创建一个射野，选择射野的能量、位置、方向和形状、权重以及必要时的附加修改器（例如楔形物、补偿器）。如果有特殊的考虑，例如由于患者不适而需要减少治疗时间的话，那么医生就可以提前提供此信息，这样就可以生成前后 / 后前计划，而不是 3~4 个射野。

(3) 计算剂量。计算由在二维切片上或整个三维体积中的射束排列产生的剂量分布。

(4) 评估。通常通过查看相对于解剖结构的等剂量线显示并通过计算 DVH 来评估正常组织和靶区的剂量分布。

(5) 反复优化计划。如果计划不充分，或者计划者希望尝试改进计划，然后计划者将反复修改技术以尝试改善结果。每次迭代都涉及修改计划、执行新的剂量计算以及重新评估计划。与主治医师的协商有助于获得可接受的临床折中意见。如果医师将这些信息作为医师意图的一部分提供，则可以在达成可接受的计划之前最大限度地减少往返时间。

(6) 完成计划。一旦计划者和医生认为计划可以接受或完成，迭代优化就会停止，计划就可以使用了。这涉及计算治疗用的机器跳数，计算用于患者定位的数字重建射线片（digital reconstructed radiograph，DRR）或准备用于 IGRT 的解剖学信息，以及将计划转移到治疗提供系统。

迭代正向计划由治疗计划者驱动，通常在很大程度上依赖于计划者或医生执行的可视剂量学评估。

1. 制订正向计划的计划目标　使用正向计划创建高质量的适形计划至关重要，取决于医师设定的针对患者的"书面"（现在通常是电子的）计划目标。通常，这被称为医师的意图或计划指令。这应该包括靶区和危及器官的列表，以及所需的剂量标准（例如，最小、最大、平均值、最大体积百分比等）。对于一个简单的三维骨转移计划，这可能非常简短（例如，计划靶区体积应该接受 8Gy×1 分割 = 8Gy；95% 的计划靶区体积被 95% 的 Rx 覆盖，最大 110% 的 Rx，无剂量＞100% 的轮廓危及器官）。但是，对于直肠癌患者，这可能包含 5～10 条标准，其中包括每个列出的目标的优先级，以指导计划人员在无法同时满足所有标准时进行权衡。

一整套典型的三维适形治疗计划目标可能包括以下内容。

(1) PTV 覆盖度。

• 该计划通常将使等剂量线达到 95%，例如，符合计划靶区体积（靶区体积）形状；因此，计划靶区体积的最小剂量将是计划归一化点剂量的 95%。请注意，对于 IMRT 计划，尽管覆盖范围目标可能更具限制性（例如，99% 的计划靶区体积接收了计划归一化点剂量的 99%），但应谨慎行事，并应在医师和计划人员讨论之后进行，因为它也会逐步升级热点随着最小覆盖范围的增加而增加。

• 应该规定计划靶区体积内部的剂量均匀性（例如，±5%），这将决定计划靶区体积允许的最大剂量（在本例中为 105%）。

(2) 危及器官限制。

• 使脊髓的最大剂量小于某个限制（通常为 45～50Gy）。

• 最小化对所有正常组织的剂量。

• 如果已知正常组织反应，请指定合理的正常计划者的组织限制。例如，可以指定对正常肺的平均剂量保持在某个给定值以下，因为已知可以使用平均剂量来预测发生肺炎的机会或对肠的最大剂量保持在一定限度以下。

医生还应指定将用于最终计划评估的任何其他目标、限制或评估期望。导致其他计划迭代和计划者感到沮丧的主要原因之一是选择使用计划评估标准或规则（未向计划者描述为目标或期望）的医师。因此，医生和计划人员之间的密切合作非常重要，无论是在计划阶段之前以确保明确期望，还是在计划完成之后以讨论挑战或需要改进的地方。理想情况下，此信息将成为治疗计划指令增强版本的一部分，以继续提高安全性和效率。

2. 迭代计划　适形射束是迭代计划过程的重要组成部分。通常，6～7mm 的 BEV 余量是适形射束成形的良好起点，但是如前所述，每个场的形状将需要修改以提高计算出的剂量分布的适形性。这是迭代前向计划过程的一部分，这可能是最耗时的，因为原则上，需要针对每个射束优化多叶准直器的每个叶片的位置，并且每个子野中有 50～100 个涉及的多叶准直器叶片。但是，所需的形状变化在某种程度上是可以预测的，因为在没有其他射束的区域（例如，对于仅具有轴向场的平面图，计划靶区体积的上下面）需要更大的多叶准直器余量，而余量如果还有其他射束从正交方向传播，则可以小得多。最后，可能需要多次重复形状才能合理接近最佳形状。这是正向计划的一部分，通常受到临床需求的时间限制，并且可能会通过应用计算机优化方法来自动执行此整形来显著改善 [89]。射束权重、楔形物的使用和准直器角度旋转，然后修改射束整形也可以是迭代计划过程的一部分。

3. 正向计划的计划评估　由正向计划得出的计划评估，通常基于等剂量线显示和针对靶区（计划靶区体积）和正常组织的 DVH。医生使用这些工具评估计划，并决定该计划是否适合临床使用，以及该计划是否有可能通过改变计划技术（例如，增加束流和改变能量）或通过改变剂量计划目标来改善最初为计划指定的。在正向计划中，大多数临床折中决策都是通过检查显示的剂量分布和 DVH 来定性地做出的，与之相反的是，在逆向计划中可能会进行更多的定量折中。

在医生同意计划符合靶区剂量和危及器官剂量的意图后，如果在计划之前起草了处方，则必须书面或批准处方。尽管理想的处方策略在整个领域都是统一的，但目前各个诊所之间甚至在医师之间存在很大的差异。最近的白皮书已经开始了领域标准化的过程。到目前为止，至少应该有一个临床一级的处方标准。一些常见的方法是规定剂量到计划归一化点并接受整个目标的 ±5% 均匀性，或者规定最小剂量给靶区体积，并接受目标中的剂量可能与例如，比计划靶区体积高 10% 或开出处方。

（八）逆向计划

逆向计划的基本概念不是尝试计划并看到可以实现哪种剂量分布，而是在正向计划中，其基本概念是预先确定剂量分布的外观，然后"反转"问题以解决问题。射束（和射束强度）将给出所需的剂量。除了两个小问题外，这个反问题是 CT 反投影过程的反问题，这是可以接受的：①因为没有负辐射强度，所以不可能将问题反过来；②计划人员可能不知道最佳"可实现"剂量分配将用作目标。计划者确实知道不可能达到对靶区全剂量和对正常组织零剂量的目标。

为了解决这些问题，逆向计划利用计算机优化技术在所有可能的候选计划中搜索最佳计划，并使用目标或成本函数将优化推向"最佳"计划。原则上，对于任何类型的放射治疗计划都可以执行这种逆向计划或计划优化过程。但是，实际上，计划需要具有许多可调（可优化）参数，以便计划中具有足够的灵活性，以允许优化搜索找到计划问题的良好解决方案。这就是为什么到目前为止，大多数逆向计划和优化工作已应用到使用许多单独的子束或每个射束的强度"像素"创建的 IMRT 计划中，因为该计划中存在许多自由度，优化过程可能有效地工作。

典型的逆向计划过程可以总结如下。

(1) 定义解剖结构。计划者和医师必须定义（轮廓化）所有感兴趣的靶区和正常组织结构。尽管采用前向计划，并不是"强制"描绘所有重要结构，而采用逆向计划，则必须定义优化要考虑的所有解剖对象，以防止计划外剂量沉积在意料之外的区域。还必须定义如何在整个过程中分配计算点。

(2) 传达治疗意图。如前所述，临床医生必须确定靶区和危及器官的剂量目标，并为协助权衡计划。

(3) 创建计划。计划者通常会定义射束能量和方向，然后选择强度调制技术，例如作为静态射束 IMRT 或 VMAT。

(4) 准备优化算法参数。根据计划在指令中，必须定义要用于逆向计划的成本函数（如果有多个函数，则可能要定义优化搜索算法）。成本（或目标）功能定义至关重要，因为它将用于指导优化搜索并将解决方案推向所需的剂量分布。成本函数可以使用根据身体部位和情况而定的模板作为起点，然后针对每个患者分别定义，并且可能是确定优化过程将产生哪种计划的最关键决定。

(5) 迭代计划优化。逆向计划使用优化搜索算法，该算法由所选成本函数的评估来驱动，以执行迭代计划优化，其中搜索算法确定如何修改计划，成本函数充当

计划质量的判断者。在当前的大多数逆向计划中，仅子束强度是变化的。因此，要重新计算计划剂量分布和成本函数的变化，只需从变化后的子束中恢复剂量贡献即可快速进行计算。优化搜索将继续进行，直到达到预定义的停止标准为止。

(6) 计划评估和重新优化。一旦优化过程完成，医生和计划者必须评估计划、剂量分布、成本函数结果和指标以及任何其他相关信息，以决定计划是否可以接受。如果不是，则必须重新运行计划优化过程。但是，必须更改成本函数以将计划推向不同的结果，因为使用相同的成本函数再次运行优化应该会产生与第一次大致相同的计划结果。对于子野 IMRT 和 VMAT 计划，优化变量是孔径形状和强度。

(7) 计划完成。一旦计划者和医师认为计划可以接受或完成，就可以使用该计划。对于优化了子束的 IMRT 计划，此完成步骤包括叶排序，即准备将创建所需子束分布的多叶准直器叶轨迹（DMLC 传递）或多叶准直器子野形状（SMLC 传递）。叶片排序问题将在后面详细介绍。其他准备步骤包括计算用于治疗的 MU（通常包括在 IMRT 的叶片测序中），计算 DRR 或准备用于患者定位和 IGRT 的解剖学信息，以及将计划转移至治疗提供系统。

此逆向计划过程与以前的比较所描述的正向计划过程（请参阅"正向计划"部分）表明，只有两个步骤确实不同；大多数计划过程大致相同。但是，对于逆向计划，大多数旨在改善计划的交互作用必须通过修改用于优化的成本函数来进行，这是对计划参数的间接控制类型，比在进行前向计划时修改射束形状时要多得多。

1. 为逆向计划设定计划目标 与正向计划一样，对于医生和计划者来说，决定逆向计划的总体目标并确定各种临床问题的优先级至关重要。逆向计划 IMRT 的目标可能包括以下内容。

- 应指定靶区体积的剂量和可接受的异质性。通常，这是最小剂量、平均剂量或至目标内部特定点的剂量。
- 应根据已公布的剂量 – 体积 – 毒性数据或模型，以相对或绝对剂量指定危及器官的剂量目标。
- 可以通过使用环或其他方法根据与计划靶区体积的距离强制减少剂量来增强所需的适形性。
- 最小化对所有正常组织的剂量。

医生还应该定义并指定其他任何约束条件或将用于成本函数的评估期望，因为没有其他方法可以向优化方法指定应执行或不应执行的操作。

2. 优化方法 影响最终 IMRT 计划质量的最重要问题通常是所使用的成本函数的类型，尤其是如何为每个

相关器官或其他解剖对象定义成本函数的不同部分。在某些系统中，可用的成本函数类型的灵活性有限，因为成本函数限于一种简单的方法（通常是剂量的二次函数），以允许基于梯度下降的优化搜索方法轻松计算出每个变量的成本函数。但是，其他成本函数方法可能非常通用，允许使用剂量、剂量 – 体积、生物学模型或其他类型的可合并为总成本函数的成本类型[61]。无论如何，这是成本关系的关系。确定计划评估各个部分的重要性的不同成本（成本函数的各个部分）。因此，通过改变一个或多个成本中的一个或多个参数，可以将计划的解决方案推向另一种类型的解决方案。学习如何修改成本函数以增强计划获得的解决方案的种类是逆向计划最重要的方面之一，可能需要花费大量的精力才能掌握。

不管逆向计划系统的类型或逆向计划使用的成本函数是什么，为计划选择适当的成本函数参数的最简单方法之一就是首先确定计划的临床目标是优先的。然后，使用针对高优先级问题的最高权重（或权重或重要性）和针对低优先级问题的权重减小来构建成本函数。对于每种类型的逆向计划系统，搜索方法和临床部位、具体的工作方式是特定的，但是一般概念对于大多数逆向计划方法都适用。

多种不同类型的搜索算法可用于 IMRT 优化。这些不同的方法可以具有有用的特定特征。但是，当前许多逆向计划系统仅使用一种搜索方法。因此，许多计划者将无法为特定患者或计划选择不同的方法。许多逆计划系统使用基于梯度下降的搜索方法，因为它们的速度很快，但这迫使其成本函数仅限于易于区分的函数，通常采用 $wi\,(D–Di)^{[2]}$ 形式的二次剂量罚分，其中 wi 是权重 Di 是第 i 个对象的剂量目标。这种类型的成本函数往往会导致 DVH 拖尾，因为一小部分物体可能会超过所需剂量，而不会造成太大的损失。

梯度下降算法的另一个共同关注点是成本函数中局部极小值的可能性。对于简单的成本函数，这不是问题，但是使用许多成本函数或复杂函数可能会导致局部最小值，该局部最小值可能会使优化搜索陷入并非"全局"最小值（最优解）的解决方案。为了避免陷入这种局部最小值的可能性，可以使用随机搜索算法，例如模拟退火算法[51]等。这些算法可以执行确定要实现成本函数的全局最小值的全局搜索，但是它们通常很慢，并且对使用的搜索参数也很敏感（实际上所有搜索算法都如此）。

3. 逆向计划的计划评估　在评估复杂的放射治疗计划时，重要的是要有一个标准的程序来确保对所有项目进行检查，尤其是在当今日益复杂的环境中，这需要医生、计划人员和物理学家进行多任务处理并交接。射束布置 / 弧度、剂量分布、DVH 和其他可用度量都应进行检查。

华盛顿大学普及的一种常见系统是"好、坏和丑"。

• 好。计划靶区体积覆盖范围：最低覆盖范围是否足够？它是否与要求的一样同质（如果你要求一个热点，那么它是异质的）？

• 坏。危及器官剂量：它们是否符合计划中列出的目标指示？

• 丑。热点：在哪里？还要看看相对的热点。

在评估过程中缩小以查看每个射束的入射剂量。在意外和不可接受的位置（例如，肺 SBRT 病例的对侧胸壁或双侧髋关节置换性前列腺病例的腹股沟）是否存在任何临床上明显的相对热点？芝加哥大学的 Stanley Liauw 博士首先提出的另一个系统是："热巧克力、甜甜圈和饼干。"

肿瘤。

• 计划靶区体积中剂量的异质性 / 均质性。

• 100% 等剂量表面覆盖计划靶区体积。

正常组织。

• 剂量梯度。（重要的地方陡峭吗？）

• DVH 目标。（您能做得更好吗？）

• 覆盖范围的一致性。（辐射量与目标量）

此手动评估的最新补充内容（而非替代内容）是自动的，将预期剂量与已达到的剂量进行比较。几个商业计划系统可以创建带有颜色代码（例如，绿色为已实现，黄色或橙色为未实现）的仪表板模板。对于具有多个优先剂量目标级别的复杂计划，优先级较低的项目为黄色是完全可以接受的，因为在无法同时实现竞争目标的情况下（例如，脊椎旁的计划靶区体积剂量不足），这是可以预期的以达到不可协商的极限。通常，对仪表板的审查是计划审查的第一步，用于对预期剂量和已达到的剂量进行总体评估。然后，如前所述，随后进行详细的 DVH 和剂量分布检查。

如果计划人员确切地知道如何定义成本函数，以便正确地总结所有医师的目标和对治疗计划的期望，那么如果优化方法正确运行并达到了全局最小值（而不是局部最小值），他们将知道已找到最佳计划，这将完成计划评估。但是，目前情况并非如此。大多数临床逆向计划仍然受到许多因素的限制。因此，许多 IMRT 计划仍涉及一些"前向"迭代计划优化。通常，当执行逆向计划并由医师或计划者评估计划时，会修改成本函数。然后，当计划者或医师尝试将计划推向某个目标时，该计划将被重新优化，该目标被认为比逆向计划在首次尝试时产生的效果更好。随着成本函数和搜索方法变得越来越复杂，可以预测，这种逆向计划技术的迭代式正向计划将变得不再必要。如果医师提供计划师关于临床折中的信息（例如，将达到最大剂量的 0.1ml 脊髓＜50Gy 优先于通过 95% 等剂量面实现计划靶区体积覆盖），则可以将该优先级并入成本函数中，而且通常会在首次尝试时得出"理想"的计划。

该问题表明计划评估存在一些重要问题。要解决的最大问题是，成本函数确定搜索方法将选择哪种方法作为最佳计划，但是医师对该计划的评估可能与成本函数告诉优化操作的行为不一致。因此，医师和计划者之间的密切合作非常重要，特别是在以成本函数模板为起点时，以便医师的意图可以准确地转化为整个方程式的成本和权重。IMRT 计划评估的第二个问题是，大多数计划者和医师仍然很难了解给定计划、射线排列和解剖情况下实际可以实现的目标。因此，即使达成了可接受的计划，他们也不确定是否可以通过改变某些东西来实现"更好"的计划，以及他们可能需要放弃什么才能在另一个领域获得收益。自动化和基于知识的计划方法正变得可用，以帮助给计划者和医师工具建议可能的计划，以便他们可以更好地了解何时达到最佳计划，以及如果"按剂量"指向另一个方向将需要进行哪些具体的取舍。定义几个级别的优先级可以帮助最大限度地减少计划的迭代次数，尤其是在目标与正常组织之间进行多次权衡的情况下。例如，如果对竞争结构有利，则可以设置不可协商的限制和可以超过的可协商限制。

一个最终计划评估问题涉及当前逆向计划和 IMRT 流程中涉及的许多折中和近似。由于优化方法的单次迭代涉及大量计算，而对于某些搜索方法而言，优化给定计划所需的大量迭代也是如此，因此必须在剂量计算方法、评估方法中做出妥协。成本函数以及过程的其他部分，并限制了计算中使用的剂量计算点的分辨率。另外，如在下一节中更详细描述的那样，在将子束的理想强度转换为可输送的多叶准直器子野（SMLC）或轨迹（DMLC）集合时，必须在计划中做出各种折中。这些妥协通常会降低输送给患者的计划的质量。在评估任何计划时，还必须牢记将要发生的进一步降级。如果使用新的剂量计算（具有不同的分辨率或计算网格位置），则用于剂量计算的有限分辨率通常会导致表观适形性或目标覆盖率发生变化。关于适形治疗的提供中对由多叶准直器序列引起的计划退化的更多讨论。

4. 计划准备 经医生批准可用于临床的计划后，必须准备好进行治疗的准备，并将其转移到输送系统中。这些准备工作包括以下内容。

- 计划批准文件。医生的批准必须明确记录治疗计划（即治疗计划输出上的签名或电子图上的电子签名）。可能还需要其他批准（例如 IMRT 治疗的质量保证批准）。

- IGRT 说明文件。这些应该已经由医生指定了，因为计划准备还可能涉及特定等剂量面的提取和下载，以及一小段危及器官或其他对准结构到治疗机的信息。重要的是要仔细选择发送到处理单元的结构，以免混淆基于单个结构的对齐优先级。如果在没有具体说明的情况下发送了 20 个结构，治疗师将不知道如何偏向排列，因此可能会选择全局最佳解决方案，这可能与临床上最重要的意图不符。

- 准备治疗说明。为患者制订治疗计划通常涉及确定要使用的治疗束，但通常不考虑治疗输送过程的其他部分，包括患者摆位和定位成像，要使用的治疗输送方法（例如，自动输送）所有束或手动输送。对于复杂或自动化的治疗，可能需要创建完整的治疗提供脚本。图形化治疗输送模拟器可能非常有用[105]。

- 机器跳数的计算和对治疗所需机器跳数的独立检查应始终是过程的一部分。

- 针对 IMRT 和其他复杂计划的质量保证检查。在向患者提供复杂计划之前，宜对治疗计划进行各种质量检查，以确保治疗能够正确地进行。这些类型的质量保证检查对于 IMRT 治疗是常规的，以确认 IMRT 使用的复杂射束强度模式的正确剂量学递送，而对于立体定向放射外科治疗，则是为了验证治疗递送的几何精度是否适当，因为通常要为单个患者提供大剂量这些治疗。

- 硬拷贝计划输出。计划最终确定之后，重要的是创建描述患者图表治疗计划的纸质（或电子）输出。在具有集成治疗计划系统和肿瘤学信息系统的机构中，这是无缝的。如果涉及不同供应商的系统，则可能涉及 PDF 格式的输出。

- 如果医生预选了 IGRT，则计算 DRR。这些对于骨靶区或具有可靠的骨替代物（例如骨盆结治疗）的目标特别有用。如果改为预选锥形束 CT，请考虑锥形束 CT 的有限扫描范围是否足以确保定位，特别是对于管状结构（如肢体或脊柱），因为否则很难评估摆位是否正确。

- 计划转移。将计划信息转移到纸质或电子治疗图以及治疗提供系统中是该过程的重要部分。对于手动转移方法，最大的潜在问题之一是转录错误的可能性很高，因为每个子野的各种参数都从计划系统转移到输送系统或图表中。对于将计划信息电子传输到基于计算机的输送系统，错误通常不是随机转录错误，而是更有可能的系统错误。手动和电子方法之间的差异及其最可能的错误意味着，应仔细定义这两种方法的质量保证程序，以适合所使用的方法。

- 如果使用 IMRT 射束而不是机器跳数的计算，则对每个射束执行"叶片排序"，以将计划的 IMRT 强度模式转换为用过的多个固定多叶准直器子野（SMLC）或每个叶对的动态轨迹（如果 DMLC 方法是）。

5. 多叶准直器叶片序列　要将 IMRT 强度模式转换为将创建所需强度模式的输送处方，使用叶片排序算法。存在许多不同的叶片排序算法都有优点和缺点。任何叶片排序算法实际上都是一种优化过程，它试图找到创建所需强度模式的最佳方法，同时仍然遵守要传递 IMRT 强度模式的多叶准直器和机器的所有约束或限制。这些算法中的任何一种在最终结果中总是存在妥协的。因此，人们总是知道，这些妥协已经改变了计划（通常是降级了）。因此，重要的是要验证最终的"输送"计划仍然可以接受。许多 IMRT 系统根据实际的输送顺序使用第二次剂量计算，即使在折中之后也要检查计划是否仍在可接受的范围内。

IMRT 传递的几种不同方法使用多叶准直器系统（图 21-12）。分段多叶准直器（SMLC）使用一组固定的多叶准直器分段形状，以在多叶准直器从一种形状移动到另一种形状时在射束关闭的情况下传递强度模式。针对此类多叶准直器序列已开发了许多算法[45, 106]。动态多叶准直器（DMLC）使用多叶准直器叶片在定义的轨迹上移动，从而创建所需的强度模式。通常，使用"滑动窗口"算法来得出所需的轨迹[47]。

6. 容积旋转调强　VMAT 是一种结合了旋转（或弧形）输送和基于多叶准直器的 IMRT 方法[59, 60]，其使用的基本方法（强度调制和逆向计划）与 IMRT 相同，但在旋转 IMRT 输送所受到的限制方面有所不同根据计划使用的优化策略。通常，对于 VMAT 计划，会使用不同的优化策略，因为必须对策略进行不同的调整，以使优化有可能达到目标。考虑到机架在弧旋转过程中对多叶准直器运动的限制，这是高质量的计划。在给定使用

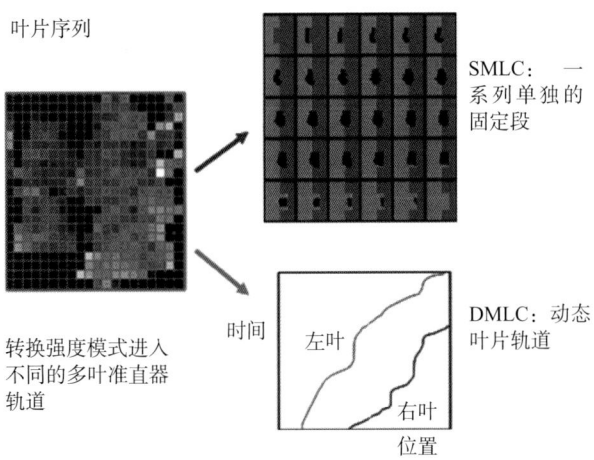

叶片序列

SMLC：一系列单独的固定段

转换强度模式进入不同的多叶准直器轨道

时间

左叶

右叶位置

DMLC：动态叶片轨道

▲ 图 21-12　分段多叶准直器（SMLC）和动态多叶准直器（DMLC）叶片序列（此图彩色版本见书末）

的旋转输送类型的情况下，VMAT 所获得的剂量分布与固定场 IMRT 的剂量分布不同，通常在患者体内散布更多的低剂量。IMRT 和 VMAT 计划之间的权衡和差异一直是许多研究的主题，并且仍在继续进行研究。当前 VMAT 传递技术的一个重要优点是，通常单弧甚至多弧计划的 VMAT 传递比固定场 IMRT 传递要快得多。输送时间的减少有时可能是一个显著的优势，可能使 VMAT 计划优化的某些剂量学限制黯然失色，并且在使用不舒适的固定装置（如头颈癌），靶区分布大的情况下尤其有用多靶区（如肛门癌）或临床通量是特别令人关注的问题。

五、适形治疗输送

如果患者要获得通常归因于适形治疗的好处，那么仔细、有效和准确的治疗方案输送与完善的治疗计划同样重要。因此，下一节将讨论图像引导放射治疗的理论和实践方面。

（一）患者摆位和定位：过渡到影像引导放射治疗

患者治疗的最关键方面之一涉及每个治疗部分的患者摆位和定位。多年来，该过程通常涉及使用皮肤标记将患者对准激光线，这些皮肤标记定义了平面等角点的横向和前后投影。为了验证患者的正确定位，获取了侧面和前后定位膜（通常每周 1 次），以确认等中心线在患者体内的正确放置。肉眼比较"正交对"胶片与预期位置（由治疗计划中的模拟器胶片，DRR 或 BEV 显示），以记录摆位的准确性。制作兆伏电压图像[107]时，在加速器头中使用校准的刻度线有助于使比较定量。

在过去的 10 年中，许多新进展极大地改变了许多患者的摆位和定位过程，引入了一套称为 IGRT 的更加定量和自动化的摆位程序。使用基于加速器的系统用于兆电压成像，诊断 X 线成像仪[105]和兆电压或诊断锥形束 CT 扫描[67]的电子门成像设备（electronic portal imaging device，EPID）的开发和实施已彻底改变了摆位和定位过程。如果将新的数字成像功能与治疗加速器的计算机控制系统集成在一起，则可以以相对于旧的手动方法大大提高执行相对自动化的患者摆位的准确性，因为旧的手动方法会受到各种固有错误的影响[108]，包括错误的方向。随着这项技术的普及，很明显，每天使用 IGRT 方法进行患者摆位会大大提高常规患者摆位的准确性。了解新成像和摆位方法的利弊至关重要，尤其是在可能发生系统错误或确认性成像会有所帮助的情况下。

1. 图像引导工具　有许多工具可用于患者定位和定位，这里将其称为图像引导工具。具体方式的选择取决于可用的设备，还取决于临床情况。例如，如果目标是

骨骼或相邻的骨骼是可靠的替代物，则平面成像通常就足够了。但是，如果处于危险中的靶区或器官是相对于骨骼没有可靠位置的软组织，则锥形束 CT 对于靶向和避免都是至关重要的。

(1) 兆伏成像：兆电压成像是使 IGRT 成为可能的最初发展，因为它使日常使用成像成为现实。在基于离子室的门成像器（或 EPID）的早期开发之后[109]，非晶硅（a-Si）EPID 被开发出来[110]，并迅速成为大多数加速器系统的标准 EPID。

(2) 千伏成像：为兆电压 EPID 开发的 a-Si 技术还针对千伏成像进行了优化[111]，并在许多新型治疗机上广泛使用。大型高分辨率 a-Si 平板成像仪允许在许多加速器上安装高质量的诊断成像系统，从而使千伏成像和锥形束 CT 成像成为可能。高质量千伏成像的可用性也使许多 X 线基准标记器[112]更易于使用。

(3) 锥束计算机断层扫描：锥形束 CT 彻底改变了可用于图像指导的预处理定位信息的数量[67]。大多数锥形束 CT 都是由千伏 X 线管和 a-Si 平板成像仪创建的，该成像仪安装在与高压辐射束正交的加速器系统上。该成像系统通常在加速器时间约 1min 内创建一个体积 CT 图像（如果进行屏气治疗，则更多）。通常的过程包括获取锥形束 CT 图像集，将这些图像与在治疗开始时在 CT 模拟过程中执行的治疗计划 CT 进行配准，然后确定将患者置于与原计划位置完全相同的位置和配置所需的位移。锥形束 CT 可用于对齐软组织靶区并避免向邻近的危及器官照射过量，尤其是在靶区和危及器官的相对位置每天都可能变化的情况下。例如，对于肝脏或胰腺 SBRT，通常使用锥形束 CT 来确保胃或肠不会进入高剂量区域，以最大限度地降低并发症的风险。当使用锥形束 CT 时，由于锥形束 CT 的视野有限，尤其是对于管状结构，必须不遗忘全局。例如，对于脊柱 SBRT 治疗，具有大视野的前后或侧面图像（包括骶髂关节或最低肋骨等地标）可能对确保将正确的椎体定位为 SBRT 非常有帮助，因为所有椎体都可以看起来很相似，软组织解剖结构可能会根据呼吸模式而改变与骨骼的相对位置。

(4) 射频信标：代替 X 线基准，可以将小型射频应答器（"信标"）[84]植入患者体内（就像基准一样）。这些信标的位置可以由系统以电子方式实时确定（通常每秒发生约 10 次）。这种类型的系统允许在治疗过程中连续监控目标的位置，如果目标信标移动到预定误差之外，则有机会停止照射。这提供了有关分次内运动的信息，包括系统位移和随机变化，从而可以放心地减少计划靶区体积裕度。

(5) 磁共振设备：还开发了许多使用 MRI 的新设备

进行 IGRT 治疗。许多中心已经在治疗室的轨道上安装了 MR 或 CT 系统，以便可以在治疗位置对患者进行扫描，然后直接将其移动到加速器下方进行治疗[113, 114]。ViewRay 开发了一种更加集成的解决方案（Oakwood Ridge, OH），最初合并了一个旋转机架系统，该系统安装了 3 个 ^{60}Co 源（均匀分布在环上），每个源都有自己的多叶准直器系统，都安装了 0.3T 永磁系统以进行 MRI 成像[115]。新版本已经用 LINAC 代替了钴源。该集成系统允许同时进行 MR 成像治疗，以改善软组织分辨率，对某些身体部位（包括腹部）有所帮助。几种其他类型的 MR-LINAC 系统也正在开发和测试中，每种系统的目标是在使用 6MV 光子同时，执行 1.5T MR 成像的同时提供复杂的光子治疗[116-118]。

(6) 视频表面成像：当前用于 IGRT 患者摆位和监视的另一种成像方法是使用摄像机和各种方法将信息投射到患者的皮肤上，以便可以实时确定患者表面的三维形状。然后，将测得的皮肤表面与患者表面的预期模型进行比较，以识别当前患者表面与模型之间的位置或运动差异[119]。这些类型的系统最常用于乳腺癌治疗。

2. 图像引导放射疗法流程 尽管 IGRT 可以描述使用任何图像引导技术来帮助摆位或定位患者进行治疗，或者在治疗过程中监控位置，运动或视野定位，但真正的 IGRT 已集成到总体辐射计划和输送的许多部分中处理。此处简要概述了此集成过程的主要部分。

• CT 模拟成像。获取将用于计划和与治疗成像比较的成像数据。重要的是要为管状目标包括足够的解剖结构以确保正确的位置（例如，扫描关节以寻找肢体目标，扫描第一或最后一个肋骨以寻找脊柱目标）。

• 划定靶区和正常结构。用于计划，还用于与治疗日成像结果进行比较。如果肿瘤本身难以可视化，则勾勒出附近可用于对齐的替代结构的轮廓也很有帮助。

• 确定适当的边距。确定用于计划靶区体积或其他正常结构限制的适当余量，包括计划危及体积（PRV）。每个体积都必须记录所达到的摆位精度，以便可以适当地设计这些裕度。

• 摆位和图像指导说明。必须将摆位和图像指导说明与治疗计划信息一起传输到治疗机上，以供日常使用。应该仔细考虑要发送到处理机的信息。既然很容易批量转移所有结构，我们必须谨慎对待处理单元的"信息过载"。如果治疗师看到 20 种不同的结构，有时很难知道什么是最重要的。因此，他们可能会尽最大的努力来达成最佳全局对准的折中，而不知道只有一种结构（例如，椎管或肠管）最重要。与对齐和避免结构一起，用于对齐的书面说明也很重要，尤其是在对齐偏向特定结构或偏离特定结构的情况下。

●每日摆位和成像。每天对患者进行摆位，然后进行成像。然后将成像信息与模型（计划）图像集进行比较，并记录（或"匹配"）两组图像。如果患者的位置（或姿势）不完全匹配，则需要从配准过程中确定移动患者以使位置与计划的位置一致所需的位移（或旋转）。然后可以将患者移动到正确的位置。匹配的感兴趣区域可以是实际的可见肿瘤，替代肿瘤的软组织或骨解剖结构，或者是避免结构，如果特定结构（如脊髓或肠）。应当执行证明患者移位正确的文件。然后治疗患者。

IGRT 信息还可以在治疗期间用于监视患者的位置、姿势、呼吸状态以及任何其他可能指示应该停止治疗并纠正位置的因素。一些实时成像系统配备了触发器，可以在必要时自动停止照射。

每日 IGRT 结果的审查和分析对于指导程序的准确性至关重要。这包括对成像配准程序的同行评审以及对每日结果的更多技术评审，以便可以将趋势（例如漂移或系统偏差）与更典型的随机变化区分开。正是这种分析将为每个诊所中给定类型的患者确定适合于目标量的特定余量。由于摆位可变性可能会受到系统级别更改（例如新的固定装置或人员）的影响，因此强烈建议对趋势进行例行检查，以确保计划中使用的计划靶区体积余量能够反映实际摆位可变性。

（二）手动和计算机控制的治疗

用于现代适形治疗的治疗提供过程也已改变。多年来，标准的治疗过程涉及 2 名或 2 名以上的治疗师将纸质治疗图携带到治疗室，对患者进行摆位（使用激光和皮肤标记），然后使用加速器手动挂件手动定位每个治疗区域的加速器控制。治疗师将离开房间，对每个部位进行治疗，这由控制室中的治疗机控制台进行控制。尽管某些机器配备了基于计算机的"记录和验证"系统[120, 121]，这些系统将确认要用于每个领域的参数，但其中许多系统的复杂性有限。用于患者治疗的大多数参数是手动摆位的，容易受到各种随机误差的影响。

自 20 世纪 90 年代以来，集成的计算机控制系统已广泛用于控制治疗过程，通常与包含所有治疗计划信息的治疗计划或信息系统数据库相关联。在不同程度上，摆位过程和治疗提供过程通常是自动化的，可通过机器系统进行控制。但是，要优化计算机控制的治疗执行过程的效率、安全性和准确性，还有许多工作要做。关于治疗提供过程的一些工作已经发表[24, 105, 122-124]，但是很多时候，直接从旧的手工技术中提取的治疗过程是由计算机控制的系统来实现的，而没有进行会提高计算机控制的治疗准确性、安全性或效率的修改。越来越多的图像引导递送方法的最新引入还导致需要进一步改进过程

的工作流程。

IMRT 治疗输送的使用也引起了输送过程各个方面的巨大变化。对于简单的非适形场，通常在患者皮肤上勾勒出每个治疗场的形状，并在治疗时确认每个辐射场的形状和位置与在皮肤上绘制的形状一致。这样可以限制较大的错误，但肯定不是高精度的定位检查。对于现代 IMRT 治疗领域，了解将要提供的注量模式需要计算机生成的图像，并且没有直观的方法可以直接在患者身上检查视野形状、位置或强度模式。因此，需要更复杂的质量检查或程序。使用现代的 EPID 系统，可以将所谓的门剂量测量值（用 EPID 测量的强度或"剂量"）与预期的值进行比较，并将其用作质量保证检查，从而可以潜在地识别所需剂量和输送剂量之间的几何差异和剂量差异分布[125, 126]，也可以通过分析多叶准直器轨迹信息来重建所传递的强度分布[127]。定量在线传递质量检查的进一步发展以及将其集成到治疗传递过程中是一个持续不断的重要经验领域，有望导致更加复杂的输送系统。

目前，将第三方屏气和连续肿瘤追踪系统与治疗机的集成还远远不够。理想情况下，虽然治疗射束在目标处于范围内时会打开，而在范围以外时会关闭，但是此过程通常还是手动进行的。这需要治疗师的高度集中，并且每天增加治疗错误的可能性。此外，在由治疗师的手指控制而不是由计算机控制射束的情况下，启动和停止射束时会有较长的延迟。供应商需要做更多工作来进一步集成这些系统，从而可以使各种系统更加无缝和安全地互操作。

（三）电子病历、患者治疗图和治疗管理系统

随着计算机系统增加了计划、治疗实施、治疗验证和质量保证的复杂性，对更复杂的治疗文档的需求也在增加。计算机控制的治疗计划和 IMRT 需要使用电子患者治疗图，因为技术信息太多，只允许使用纸质治疗图。在整个医疗保健系统中，使用电子病历（electronic medical record，EMR）代替纸质病历的趋势正在不断发展，因为所有主要的医疗系统，甚至更小的独立机构都将其纸质病历系统转换为电子病历。

电子病历系统的所有用户都有责任认真实施和定期使用新技术。仅将所有旧的基于纸质的文档做法转换为电子形式是不合适的，因为某些标准的基于纸质的方法在电子世界中效果不佳。例如，用铅笔在图表中写笔记以表明将来的治疗应该发生什么，在电子系统中不能轻易复制。

关于电子治疗图需求的一些分析已经发表[124]，但是从纸质图表到电子图的持续过渡应谨慎评估和执行。基于 IMRT 的复杂处方和计划需要纸质图表中无法支持

的新方法。高度复杂的适形治疗的用户将必须制订有意义的电子处方，以反映复杂的治疗计划，有时具有计划的异质性和多个靶区。

在放射肿瘤学中，向电子病历使用的过渡涉及更多的迁移，而不是简单地用电子纸本代替纸质海图。20世纪 70 年代开发的基于计算机的早期记录验证系统[120, 121]，已演变为可以满足独立放射治疗中心所有电子病历需求的完整治疗管理系统（treatment management system，TMS）或肿瘤学信息系统（Oncology Information System，OIS）。同时还需要与更大的医院范围内的电子病历系统配合使用。治疗管理系统 / 肿瘤学信息系统是运行放射肿瘤科所需的硬件 / 软件的主要组成部分，并且非常复杂，从一般的患者护理一直延伸到治疗提供领域。尽管已经发布了开发此类集成系统的早期工作[24, 39, 105, 122, 124]，但相对而言，目前很少有文献可以帮助系统的用户了解调试，使用的优化以及通过更多方式改善计划 / 输送过程中工作流程的方法。有效使用治疗管理系统 / 肿瘤学信息系统。除了使每个患者的治疗更安全 / 更有效之外，可以从系统中收集的信息还可以通过操作仪表板和各个指标（包括处理时间和滞后时间）提供有用的数据，以指导整个系统的改进。肿瘤学信息系统与基于医院的电子病历系统的互操作性现在受到了当之无愧的关注，以便与其他医疗服务提供者进行有效的通信，以确保医疗的连续性和日程安排。在这一领域需要做更多的工作。

（四）考虑摆位误差和患者运动管理

由于放射治疗盒子野已经从 4 盒子野和前后—后前盒子野，过渡到基于三维治疗计划和 IMRT 的复杂的适形治疗，因此越来越明显的是，日常摆位的不确定性和错误以及治疗过程中的患者和器官运动应该影响治疗计划和输送方式的重要考虑因素。在多次分割治疗期间，应考虑以下所有影响。

- 每日摆位变化。
- 随时间变化的患者解剖结构和靶区形状。
- 治疗期间患者的运动和器官运动，包括不同器官相对位置的变化。

多年来，计划靶区体积[80]的 ICRU-50 概念一直是对这些问题的回应。然而，执行精确的适形治疗的愿望已导致许多机构更详细地研究这些问题并测量相关的不确定性。

如果可能的话，校正系统摆位不确定性的重要性也导致许多机构将其定位验证程序从使用每周一次的胶片（如果看到足够大的误差进行位置校正）转换为复杂的摆位、本地化和 IGRT 的成像策略（如前所述）。尽管

以前的 IGRT 技术需要更多的精力，但每天使用 IGRT 摆位校正比每天使用的方法要准确得多，这比以前使用的方法更为准确。甚至使用 EPID 成像和治疗台自动重新定位的相对简单的日常成像技术也显示出摆位精度的巨大提高［例如，对于肝病患者，Σ（系统摆位不确定性）从＞8mm 改善到 2.3mm][128]。

每日 IGRT 还提供有关患者稳定性及其位置的详细信息，从而使适应性治疗改变成为可能，从而可以个性化每个患者的切缘和摆位技术。这是一个发展迅速的领域，有望提高患者的治疗精度，并改善成像能力，并在治疗过程中对患者、肿瘤或正常组织行为的变化做出反应。

在过去的 10 年中，在整个患者成像、计划和输送过程中，在考虑运动和患者呼吸方面取得了重大进展。现在，大多数诊所都可以定期使用四维 CT[130, 131]，从而使医生和计划人员能够在有限的范围内，可视化由于呼吸或其他此类内部运动而发生的运动。已经描述了考虑呼吸运动的计划策略[132]，包括内部靶区体积或 iGTV 的定义，该定义描述了将临床靶区体积或总肿瘤体积保持在剂量分布的高剂量区域所需的额外余量。通常使用呼吸管理系统[71, 72]来最大限度地减少呼吸运动，从而导致由于呼吸而使目标保持面对运动时高剂量所需要的额外余量的显著减少。对于左侧乳腺癌患者，使用深吸气屏气（deep inspiration breath hold，DIBH）方法有助于显著降低用于这些患者的常规切线区域的心脏剂量[133, 134]。最后，可以完成对目标运动的实时监控借助射频信标、视频表面成像和其他实时方法，这些方法可以提供有关治疗期间运动的直接信息。

六、临床注意事项

至此，已经描述了适形治疗计划和输送的技术过程。最后一部分介绍了适形治疗技术应用中涉及的临床考虑。

（一）固定和摆位不确定性

无论是 5min 还是 50min，患者的定位和固定都应具有足够的可重复性和舒适度，以在治疗期间保持不变。由于位置再现性和计划靶区体积（或 PRV）裕度必不可少，因此必须仔细考虑两者。例如，如果打算用于高剂量的靶区靠近诸如脊髓之类的关键结构，则希望有较小的计划靶区体积余量；因此，即使不舒服，也需要仔细固定。如果没有附近的关键结构，固定的限制可能会更少。

根据特定的固定设备或技术，计划靶区体积的外放每个部位也会有所不同。应当知道每个临床部位的临床测量运动范围和摆位不确定性，因为这些不确定性将决定治疗计划期间计划靶区体积和 PRV（如果使用）所需

的裕度。可以从文献中获得更多的外放信息，因为已经确定并发布了使用商业的，广泛可用的固定系统的患者人群样本的外放；例如，如果获得了患者特定的信息并且制订了使用门成像的每日患者重新定位协议，则使用商用热塑性热塑料面罩进行头颈部固定时的摆位误差标准偏差已确定为 3～4mm[72]。尽管每周进行验证被认为是常规放射治疗和三维放射治疗的标准方法，使用 EPID 对骨骼解剖结构或植入的基准标记进行每日成像可减少系统性和随机性差异。

可以在前 3～5 次治疗期间通过成像确定系统摆位误差，然后可以对其进行校正[80]，仅留下足够的计划靶区体积余量来解决随机偏差。每日患者成像和摆位偏差校正可以进一步减小它，最大限度地减小计划靶区体积裕度，从而增加相邻未累及组织的保留空间。

患者摆位和固定方法的考虑很复杂。例如，在前列腺癌中，俯卧的患者位置与仰卧位置相比可以改善前列腺和直肠之间的分离，从而可能改善直肠的备用。但是，俯卧位也可能增加前列腺的呼吸相关运动[72, 135]，这可能会增加上下尺寸的所需余量，实际上会增加计划靶区体积内或附近的直肠长度。在乳腺癌中，俯卧姿势越来越受到乳房大或下垂的患者的欢迎。然而，通过俯卧位，心脏可能会更靠近胸壁，并可能进入左侧乳腺癌的切线区域[136]。因此，仔细评估固定位置如何不仅影响靶点，关键还影响正常组织的几何形状是很重要的。

（二）患者和器官运动

运动和摆位不确定性的单独测量及其纠正在呼吸或内部运动很重要的部位（例如胸腔和腹部）尤为重要。处理此运动的技术可以分为 2 个基本类别：消除运动或在计划和输送中包括运动。消除运动的方法包括强制或自愿屏气。使用这些方法，可以使用锥形束 CT 或在胸壁上植入基准点进行正交成像来评估肿瘤位置，并且可以将摆位差异减小到几毫米[128, 137]。确认外部替代物位置的方法是流行且用户友好的[138]，但依赖前提是外部替代物与特定的内部解剖结构之间存在一致的关系，但并非总是如此[139]。并非所有患者都可以忍受屏气治疗。另外，它们增加了治疗机上的时间和患者的不适感。因此，将运动包括在计划和输送中的方法，对于避免治疗过小的计划靶区体积以及冒边缘性肿瘤衰竭的风险或治疗过大的计划靶区体积并增加毒性的风险非常重要。大多数自由呼吸运动管理策略都是从四维 CT 入手，以了解肿瘤运动的轨迹，该过程可能非常复杂且多变[72]。在所有阶段都将轮廓明显的肿瘤（如果可以识别，而没有最佳的静脉对比增强）包括总肿瘤体积。带有运动包络，也称为 iGTV。然后，增加临床靶区体积裕度以包括微

观扩散区域。最后，在到达最终计划靶区体积之前，仍必须为摆位不确定性添加余量。此工作流程最常用于肺部肿瘤，其中在定义了 iGTV 之后添加了临床靶区体积。如果仅在屏气对比剂增强的 CT 或 MRI 上可见肿瘤，则总肿瘤体积仍会保持轮廓，并且可以通过研究紧邻肿瘤的内部替代物的运动来创建不对称扩张的运动包络，理想情况下，植入基准点。随后还会增加微观传播的余量（如果适用）和摆位不确定性。这对于肝肿瘤最有用。

尽管大多数焦点都放在目标的运动上，但要记住，正常组织也通常以不同的方式运动，这一点很重要。这可以在治疗期间以及治疗之间发生。在呼吸过程中，甚至不同的腹部器官的运动幅度也不同[140]。此外，器官的形状和关系也可能发生变化，最明显的是胃，但结肠、十二指肠、胆囊和膀胱等其他器官也可能发生变化[141]。因此，PRV 裕度和患者对空腹和满腹的膀胱和膀胱的说明，可能有助于避免意外向附近器官大剂量给量，也可以为 IGRT 指南提供回避指示。

屏气和自由呼吸技术均可用于治疗选通或跟踪。进行门控时，射束将通过使用的内部靶区体积和计划靶区体积余量内的预定位置范围开启[142]。通过跟踪，辐射束会跟随肿瘤运动[143]。选择门控与跟踪是一个复杂的选择，需要考虑的因素包括实用（在特定中心可以使用哪些技术）和理论（对占空比、裕度等的考虑）[144]。

（三）确定靶区和正常组织

对于每种肿瘤类型和临床情况，将在随后的章节中定义并详细描述可见肿瘤和预测的微观范围的组合。对于三维适形和 IMRT 治疗，还必须定义未受累的正常组织或危及器官。对于三维计划，这些危及器官轮廓可以帮助选择射束角度，因为通常会优先选择目标和危及器官间隔最大的角度。对于这两种方法，均会计算 DVH，并将达到的剂量反映为绝对或相对体积，并与旨在评估计划质量的治疗方法进行比较。特别是对于 IMRT，当务之急是在目标附近绘制所有正常组织的轮廓，因为优化系统否则会将剂量倾斜到不确定的区域，从而可能无意中使关键器官的剂量超标。

最近已经出版了许多正常组织图谱，以标准化划分，从而有助于减少关键器官的剂量[145-149]。此外，逆向计划通常需要定义 "未指定组织"。通常通过从 CT 数据集中患者的外部轮廓中减去所有处于危险中的靶区和特定器官来获得此信息。它允许限制靶区和危及器官外部的最大剂量，这对于减少对软组织、神经、血管等的意外损害是必要的。在实施新技术时，这一点尤其重要。例如，在 IMRT 的早期，后低头皮的脱发和皮炎是在未指定的头皮正常组织上使用多束剂量不受限制的意外结果。随

着拉弧疗法的兴起和新技术的发展，仔细摆位正常组织的剂量极限就显得尤为重要，这通常需要对传统上已避免通过射束进入这些区域的结构进行轮廓处理。

（四）高度适形放疗的治疗目标和理由

来自许多疾病地点的数据表明，靶区剂量的增加可改善局部控制。同时，我们正在了解有关危及器官照射后毒性的剂量反应曲线的更多信息。另外，随着具有可避免毒性的正常组织的数量增加，治疗计划常常变得与避开战场上的地雷相似。在许多情况下，如果没有 IMRT，较新的拉弧治疗模式以及可能的质子治疗，这绝对是无法实现的[81]。但是，这必须与每种情况所需的增加的时间和成本相平衡。特定章节的临床注意事项在后续章节中介绍。

（五）不同靶区剂量

在许多临床情况下，使用不同的总剂量可以治疗多个靶区。从历史上看，这是通过"推量"完成的，"推量"连续处理越来越小的区域，以便"最终推量"产生相对较高的剂量，而最初的射野通常覆盖大面积至中等剂量。实例包括整个乳房每天 2～50Gy，然后每天增加 2Gy 到乳房切除腔，再增加 10Gy，或盆腔淋巴结每天 1.8～45Gy，然后每天增加 1.8Gy，骨盆和直肠下部再增加 5.4Gy。使用 IMRT，只要每天的剂量分布合理（一般为 1.6～2.6Gy），通常就可以进行综合强化治疗。实际上，由于总剂量的巨大差异，当包括淋巴结治疗在内时，仍使用顺序加强疗法的最常见情况是前列腺癌。

在同步推量（simultaneous integrated boost，SIB）技术中，与较低风险的靶区相比，高风险的靶区既接受较高的总剂量，又接受较高的每日剂量，并与关键的正常结构进行比较，这些关键正常结构的总最大剂量受限于低于规定的靶区剂量。较小的每日剂量会降低输送至关键器官的剂量的生物学效应［以标准化总剂量（normalized total dose，NTD）描述］；因此，SIB 技术会产生这样的情况：如果将 SIB IMRT 技术与每部分使用较低剂量一起治疗，通常在标准放射治疗中允许的最大关键器官剂量将变得更加保守。相反，应谨慎使用高于每份 2Gy 的剂量，因为这将为邻近这些靶区的正常组织（例如下颌骨）提供更高的生物剂量。此外，与常规放射治疗相比，IMRT 或三维适形放疗中指定的最大剂量可输送到更小（或更小）的器官体积。即使标称最大关键器官剂量相似，IMRT 或高度适形的三维适形放疗治疗也可能比相应的标准放射治疗更安全。另一方面，由于许多 IMRT 计划中典型的剂量分布不均匀或故意增加总肿瘤体积剂量以增加肿瘤控制率，而无意中提供的高于目标的总靶区剂量与每日靶区增加有关，导致肿瘤

的标准化总剂量进一步增加。这有可能增加与包埋在靶区内的组织有关的毒性。此类毒性可能仅在治疗后很长时间才显现出来，其流行程度尚不清楚。仅在认真的临床试验中，才应依靠 IMRT 限制总肿瘤体积的高剂量 - 体积的剂量升级。

（六）什么时候应该考虑使用高度适形放射治疗 / 调强放射治疗

与先前技术的这些因素相比，三维适形放疗 /IMRT 的计划、输送和质量保证更加复杂，成本更高且工作量更大。如果三维适形放疗 /IMRT 具有明显的临床优势，则是合理的。与三维放射治疗相比，IMRT 所获得的剂量分布的优势在于，它具有更大的灵活性，可以实现更复杂、适形的剂量分布，包括凹形、马蹄形的高剂量分布（当靶区部分包围耐受性较小的关键参与结构时，这是理想的超过所需的靶区剂量）。其中包括以下内容，以及许多其他未列出的内容。

- 头颈癌，其靶区排列在脊髓的前侧和外侧，并在横向上被主要的唾液腺包围。
- 前列腺癌，其中前列腺毗邻直肠前壁，有时也略微横向延伸，特别是在术后环境中。
- 肺癌，其中靶区（通常是纵隔淋巴结）可能靠近食管，或者原发肿瘤可能靠近脊髓、臂丛或心脏。
- 妇科癌症，其中淋巴结靶点排列在小肠的侧面和后面。
- 胰腺癌，其中十二指肠和胃可在三个侧面围绕肿瘤。
- 肝癌，其中的肿瘤毗邻放射敏感性的正常组织，例如十二指肠、胃和结肠。
- 左侧乳腺癌，其靶区是凹入的并且位于肺和心脏的一部分之前。
- 视神经通路附近的脑瘤。
- 髓母细胞瘤，其中颅后窝部分包围内耳。

在最小化接受高剂量的组织范围（以接受小剂量的较大体积为代价）的组织范围的缩小（例如对复发性癌症的再治疗）可能是有益的情况下，也可能需要 IMRT。另一方面，与较简单的适形技术相比，在肿瘤远离敏感组织或邻近敏感组织但不（部分）包围肿瘤的情况下，IMRT 不太可能获得剂量学益处。即使三维适形放疗和 IMRT 之间的剂量学差异很小（例如在前列腺癌中，直肠的前壁可在一定程度上突出到前列腺后靶中），与三维适形放疗相比，这些差异仍然可以转化为 IMRT 在减少直肠并发症具有临床意义的益处。

与患者相关的问题包括忍受比复杂程度较低的治疗所需的治疗时间更长的能力，尽管更快速的方法（例如

VMAT）正在减少该问题。固定不良和与呼吸有关的运动增加了靶区和邻近正常组织在胸部和腹部，以及在较小程度上骨盆中的准确位置的不确定性。诸如直肠和膀胱等器官形状的每日变化可能会影响它们与前列腺靶区的空间关系。由于三维适形放疗和 IMRT 产生的剂量分布很紧凑，因此这些不确定性要求使用一些技术，这些技术可以使除大脑、头颈之外的大多数部位的靶区和危及器官内部运动减至最少，或将其考虑在内。另外一个问题是治疗过程中的肿瘤缩小，这也可能改变相邻器官的形状和相对位置。在治疗过程中这些变化是否需要大多数患者修改治疗方案是当前研究的主题[150-152]。

通过 IMRT 或其他高度适形的技术在创建所需剂量分布时可能具有的高灵活性，使得能够将高剂量的肿瘤部位传递给被认为比功能成像所确定的其他部位风险更高的部位。这种概念的临床实现称为剂量雕刻或剂量涂装，取决于对肿瘤生理学创新成像和早期肿瘤反应预测的再现性和可靠性的验证。

IMRT 治疗计划的特征通常是靶区中产生"热点"的剂量分布不均匀，所接收的剂量远远超过规定剂量。至关重要的是，这些热点仅限于总肿瘤体积，但与 SBRT 一样，这些高剂量区域可能与更高的肿瘤控制率相关。但是，由于热点导致的局部毒性增加的可能性尚不清楚，并且可能取决于所照射的部位。高剂量的鼻咽给量可能被很好地耐受，如通过鼻腔癌放射活性的腔内推量疗法的普遍使用所证明的那样，但是在头颈部其他部位的黏膜可能不能很好地耐受。在任何情况下，IMRT 的剂量分布都不是必需的。通过严格限制最大剂量，可以产生均匀的剂量分布，如用于乳腺癌。关于是否提供均匀剂量的决定属于医师和计划者，他们可以通过限制优化成本函数所允许的最大剂量来实现更高的同质性。

（七）强度的潜在负面影响——逆向调强放射治疗

存在 IMRT 的几个潜在负面方面，但尚未对其进行临床验证。尽管 IMRT 减少了接受高剂量的组织体积，但与标准放射治疗或三维适形放疗相比，较大的组织体积接受了低剂量。使用 VMAT 和断层扫描等旋转技术，这种所谓的"低剂量浴"可能会更加明显。这主要是由于使用了许多射束，许多机器跳数以及通过多叶准直器叶片漏射的结果。此特征可能会增加与放射治疗相关的第二种恶性肿瘤的风险，因为与放射治疗相关的突变和致癌作用的风险在中剂量而不是高剂量时会增加，并且还与受照组织的体积有关。这种风险对年轻患者尤其重要。由于放射治疗相关癌症的风险会随时间增加，通常会在治疗后超过 5～10 年，因此目前尚无临床数据。

另一个理论上的关注是延长治疗时间会导致放射治疗失去生物学效应。延长治疗的输送时间是某些 IMRT 输送技术的特征。IMRT 输送模式在这方面有所不同。例如，Tomo-therapy 在整个靶区体积内进行顺序治疗，因此每个肿瘤细胞每日辐射的暴露时间很短。相反，其他系统在相对延长的每日治疗时间内同时照射所有目标。延长的分数递送时间是否转化为临床差异尚不清楚。由于传送时间通常比静态射束 IMRT 快得多，因此最近使用 VMAT 的增加已部分消除了这些担忧。

对于实施 IMRT 和其他高度适形技术的诊所的最后警告：需要定义所有感兴趣的正常组织，因为在逆向计划中，单独的射束选择不能像三维计划中那样将剂量限制在危及器官中。例如，如果未针对腹部或骨盆病例专门设计小肠，并在优化中指定了剂量限制，则 IMRT 的剂量可能与三维相同甚至更高，从而浪费了降低剂量的潜力。另外，IMRT 倾向于在危及器官的侧面上产生较高剂量的"角状物"，因此，如果危及器官几何形状发生细微变化，它就可以进入高剂量区域。因此，使用 PRV 进行优化通常会有所帮助。

（八）未来的努力

为了进一步改善 IMRT 对癌症治疗的技术临床贡献，还需要采取其他步骤。它们包括更好地了解肿瘤和器官的运动以及在每个治疗阶段以及整个治疗过程中的变化，以及提高对肿瘤的解剖范围和代谢活性成像的能力。通过仔细的临床研究和分析，可以获得有关辐射所涉及的所有组织的临床剂量 - 体积 - 反应关系的详细知识，这将有助于使用适形治疗以及 IMRT 计划和输送所提供的工具来改善治疗。自适应计划工作流程将允许进行更多定制的辐射计划输送，然后需要对其进行评估，以平衡所需的额外工作量带来的利益。

七、结论

适形治疗描述了一种通用策略，用于使剂量分布符合所需的靶区体积，同时将对所有正常组织的剂量降至最低。可以使用许多不同的技术来完成此任务，从多个平坦的适形野（三维形）到复杂的强度调制静态 IMRT 或 VMAT 计划。高质量适形治疗的关键是确定靶区和正常组织的准确性和精确度，优化治疗计划以及使用图像引导方法（IGRT）进行治疗。增强任何这些功能的任何技术改进都可能会改善治疗效果。尽管现在已经研究了适形治疗并使用了长达 25 年的时间，但最重要的工作仍然是正常组织并发症和肿瘤控制的临床研究，该研究取决于剂量、体积、分级和其他因素的影响，以便放射肿瘤学家拥有进一步改善适形治疗优化所必需的基本临床数据。

第22章 术中放射治疗
Intraoperative Irradiation

Brian G. Czito　Felipe A. Calvo　Michael G. Haddock　Rachel Blitzblau　Christopher G. Willett　著
李成强　李 阔　译

IORT 是指在手术过程中进行放射治疗。基本原理很简单，增加辐射剂量可能会加强局部肿瘤的控制。在许多临床情况下，外照射技术所提供的剂量受到周围正常组织耐受性的限制。为了克服这一问题，IORT 被用作促进肿瘤剂量递增的一种技术。在精确医学时代，IORT 是放射剂量传递技术的组成部分，它优化了局部癌症治疗中的风险适应策略，提供了一种高度个性化的方法来提高治疗指数[1]。最近的第三阶段试验探索了IORT，测试早期乳腺癌患者的非劣性或等效性[2,3]。

本章综述了术中电子放射治疗（intraoperative electron radiotherapy，IOERT）、术中高剂量率近距离放射治疗（intraoperative high-dose-rate brachytherapy，HDR-IORT）和手术正电压技术的基本原理和治疗策略。这些策略经常结合外照射和化疗使用。

一、历史

IORT 的使用最早是在 100 年前[4]，现在的 IORT 方法是由日本的 Abe 等在 20 世纪 60 年代首创的。这些研究人员主张（在可能的情况下）采用单次大剂量放射治疗（使用钴 60 25~40Gy）[5]。在 20 世纪 70 年代中后期，美国的许多机构采用 IORT 作为治疗方法，主要是作为辐射增强部分，在手术室使用基于 LINAC 的电子治疗，包括霍华德大学（Howard University）、马萨诸塞州总医院（MGH）、梅奥医学中心（Mayo Clinic）和美国 NCI。近年来，美国国家综合癌症网络指南已经将 IORT 作为软组织肉瘤、胰腺癌切除术后、低复发腹内疾病、T4 直肠癌和加速部分乳腺放疗乳腺癌的候选患者的治疗选项[6]。目前，全球至少有 16 个国家的大约 90 个中心正在实施 IORT 计划[7]。

二、原理

IORT 通过直接肿瘤 / 肿瘤床可视化和适形治疗缩小照射"增强"野的体积，通过手术移位、直接屏蔽或改变电子束能量来排除部分或全部剂量受限的正常结构，并允许通过上述方法提供高剂量照射，从而有可能改善许多肿瘤部位的局部控制和治疗率。

虽然早期的研究人员分别研究了这种方式在治疗切除和不能切除的恶性肿瘤中的作用，但目前的方法经常将这种技术与分次外照射（有无化疗）和肿瘤切除联合使用。其基本原理是，外照射野包括原发肿瘤和周围组织，这些组织隐藏着潜在的显微疾病。与较大比例的单次照射相比，分次照射在提高肿瘤控制的同时最大限度地减少晚期正常组织损伤方面具有放射生物学优势。

缩野技术允许剂量递增。这种方法用于许多恶性肿瘤，包括头颈癌、乳腺癌和宫颈癌，具有良好的局部控制率和对正常组织剂量限制可接受的发病率。这些"提量"射野可以通过多种方式传递，包括间隙和腔内技术以及表面电子。对于选定的腹内、盆腔、胸部和其他恶性肿瘤，IORT 是一种在优化正常组织保护的同时提高局部剂量的技术。

三、术中放射治疗生物学

当外照射被分割时，按照经典放射生物学（正常组织修复、肿瘤再氧合、细胞周期再分配和正常组织再增殖）的"4R"定义，正常组织相对于肿瘤有优先的治疗优势。如果只接受单次剂量的放疗，这些优势就会消失。此外，单次大剂量照射可能会导致晚期效应的风险增加。有证据表明，每分次大剂量放疗引起的小血管损伤可能导致晚期效应，缺血性并发症是剂量依赖性的[8]。此外，肿瘤对单次和分次放疗的反应取决于肿瘤内乏氧细胞的百分比。低氧和高氧细胞之间的这种区分敏感性随着剂量的增加而增加。

使用 α/β 计算，对不同的放射治疗剂量使用 2Gy/ 次的分次放疗疗程的生物等效剂量进行了估计（表 22-1）。如图所示，从晚反应的角度来看，IORT 是有缺点的。然而，通过直接可视、移动和屏蔽将非照射靶区组织排除在照射野之外，许多这些缺点都得到了缓解[9]。当外照射和手术相结合时，10~20Gy 的 IORT 剂量可以为大多数实体瘤提供局部控制，特别是在显微镜下有残留病变的情况下。当结合外照射和手术时，几乎没有理由需要超过 10～20Gy 的 IORT 剂量。晚期正常组织并发症通常是 IORT 治疗的限制性后遗症；细致的计划和使用旨在减少非靶区组织剂量的技术是至关重要的。动物实验数据和临床研究已经记录了正常组织对 IOERT、外照射或两者结合的耐受性，并详细描述了临床实践场景中报告的观察和毒性事件的发生率和特征[10]。

表 22-1　不同术中放疗剂量对应的外照射预估等效生物剂量（2Gy/d）

IORT 剂量	10Gy	15Gy	20Gy
正常组织（早反应，α/β=7）	20Gy	37Gy	60Gy
肿瘤（α/β=10）	17Gy	31Gy	50Gy
正常组织（晚反应，α/β=2）	30Gy	65Gy	120Gy

IORT. 术中放射治疗

四、局部控制：一个重要的结点

对于任何治疗，如果肿瘤得不到局部控制，患者是无法治愈的。如果外照射、化疗和手术的常规治疗方法提供了高的局部控制率，那么 IORT 作为治疗的一个组成部分就没有必要了。采用精确放疗技术的单次剂量放疗也已成为转移性疾病患者的一种有效选择[11]，或作为一种潜在的高性价比的技术，用于早期和预后良好的肿瘤患者[12]。尽管在许多肿瘤部位使用常规技术的局部控制率令人满意，在其他部位，比如腹部和盆腔恶性肿瘤，局部失败是比较困难的。使用标准的外照射技术治疗这些区域肿瘤受到正常组织耐受性的限制。在此讨论这些部位的示例。

（一）胰腺癌

外照射联合氟尿嘧啶化疗治疗不能切除的胰腺癌，与单纯手术搭桥 / 支架治疗相比，中位生存期（3～6 个月）增加 1 倍（9～13 个月），2 年生存率从 0%～5% 提高到 10%～20%[13]。不幸的是，这些技术导致了较差的局部控制率（20%～30%）。IORT 在可切除和不能切除的胰腺癌患者中的应用进行了评估。

（二）腹膜后肉瘤

当手术被用作腹膜后肉瘤的主要治疗方式时，据报道局部失败率为 40%～90%。尽管在手术中增加了外照射，但局部失败率为 40%～80%。这与四肢肉瘤形成鲜明对比，后者的局部控制率接近 90%。由于周围正常组织（小肠、胃、肝、肾和脊髓）的耐受性有限，外照

射的剂量也是有限的。一项评估 IORT 治疗腹膜后肉瘤的随机 NCI 试验显示，与单纯接受外照射治疗的患者（80% 的野内复发，稍后讨论）相比，接受 IORT 加外照射治疗的患者的局部控制率显著提高，小肠毒性降低（80% 的野内复发；稍后讨论）[14]。

（三）结肠癌和直肠癌

在局部晚期（T₄）或局部复发的结肠癌和直肠癌患者中，尽管进行了多种治疗，但局部控制很难实现。Princess Margaret 医院和梅奥医学中心的研究报告称，在接受 EBRT 治疗的可评估患者中，局部失败率高达 90% 或更高，无论是否进行系统治疗[15, 16]。对于单纯放射治疗的患者，局部晚期肿瘤的一般治疗方法是术前外照射联合以氟尿嘧啶为基础的化疗，可能会进一步进行系统治疗，然后切除。尽管如此，30%～70% 的患者会出现局部复发[17]。

（四）宫颈癌

对于宫颈癌患者，腹主动脉旁淋巴结转移是常见的。尽管存在这些"远距离"转移，15%～20% 的患者是通过根治性放疗技术治愈的，采用 55～60Gy 的外照射剂量。然而，据报道，这些剂量和技术的并发症发生率很高[18, 19]。与直肠癌一样，盆腔或主动脉旁复发宫颈癌患者的长期预后较差，5 年总生存率在 5%～30%。这些患者以前经常接受过放射治疗，考虑到正常的组织耐受性，用有意义剂量的外照射再治疗通常是不可行的。当患者有主动脉旁病变或局部复发时，IORT 是一种提高剂量、加强局部控制的可行方法。

（五）少见复发：腹部内的各种部位

对最初为治愈而治疗的癌症患者的积极随访发现了新的实体，包括仍然可以通过手术和放射治疗相结合的方式挽救治疗的少转移或少复发疾病。对患者队列的分析，包括不同的肿瘤原发部位和组织亚型，报告了盆腔外少发疾病患者的局部控制率超过 80%，5 年存活率为 35%[20]。在盆腔内少发妇科复发的病例中，扩大手术和 IOERT 的挽救治疗显示了 58% 的 10 年局部区域控制率，如果将外照射结合到这种方法中，结果会有所改善[21]。

五、局部控制：辐射剂量、并发症、缩野技术和远处转移

（一）剂量的影响

在动物和人体模型中，肿瘤局部控制概率一般与总剂量成正比，局部控制肿瘤的辐射剂量取决于多种因素，包括肿瘤类型、克隆数和肿瘤微环境。因此，一个给定的辐射剂量可能能够以很高的概率且可接受的发病

率控制一个小肿瘤，然而，同样的剂量可能不足以治疗较大体积的疾病。临床经验已经产生了一系列与肿瘤类型和辐射剂量的局部控制相关的数据。图 22-1 总结了各种不同大小和类型的受照人类肿瘤的活体数据[22]。

Fletcher 检查了接受乳腺癌和上呼吸道鳞状细胞癌治疗的患者的局部控制率与辐射剂量的关系。对于乳腺癌患者，30~35Gy 的亚临床疾病控制率约为 60%~70%，40Gy 的亚临床疾病控制率为 85%，45~50Gy 的亚临床疾病控制率为 95%。对于较大 / 可触及的肿瘤，外照射剂量分别为 46Gy、59Gy 和 76~90Gy，局部控制率分别为 20%、35%~50% 和 70%~80%[23-26]。有研究总结了上呼吸道鳞状细胞癌患者的剂量反应数据。这些数据表明，通过增加辐射剂量可以显著改善当地的控制。

（二）剂量与并发症

外照射控制腹部和盆腔疾病的主要限制是正常的组织耐受性。胃、小肠和肾脏等正常器官的耐受量远低于大多数腹部和盆腔恶性肿瘤根除所需的辐射剂量。超过这些剂量，外照射剂量会导致令人望而却步的晚期正常组织损伤风险。正因为如此，"常规"耐受剂量为 45~55Gy，每次 1.8~2Gy 的外照射对大多数腹部和盆腔恶性肿瘤是不能治愈的，从而导致疾病的局部持续性 / 局部复发，这在单纯接受放射治疗的患者中很常见。这通常会导致肿瘤相关的发病率和死亡率，如肠梗阻和穿孔、输尿管梗阻和神经病变。

虽然局部控制随着放疗剂量的增加而增强，但外照射的肿瘤剂量 – 反应曲线与正常组织并发症曲线非常

相似。因此，通过增加外照射剂量来改善局部控制的努力，也可能导致与治疗相关的并发症（图 22-2）。在 R_1（显微残留）切除术中，使用常规分割方案的外照射剂量为 60Gy 或更高是实现局部控制的高概率所必需的。在 R_2（大体残留）切除术中，通常需要更高的剂量。这样的剂量通常超过正常组织耐受性。

由于剂量增加到超过正常组织耐受性的风险，对于局部晚期恶性肿瘤患者来说，一个有吸引力的替代方案是提供中等剂量的外照射（即达到或低于周围正常组织可接受的耐受性）。一个典型的疗程为 45~50Gy，1.8~2Gy/ 次，然后手术。手术切除后，执行 IORT，通过屏蔽或移位，避免或尽量减少对周围器官的照射。通过这种方法，可以在增加局部控制的同时降低正常组织并发症的风险（相对于仅采用外照射的方法）（参见图 22-2：随着 IORT 的增加，局部控制曲线左移；随着外照射剂量的增加，并发症曲线右移）。

（三）缩野（Boost）技术

放射肿瘤学家几十年来一直在使用缩小照射野的概念，也就是实施"增量"治疗。这一策略需要治疗更大的区域，包括原发 / 复发肿瘤以及局部区域淋巴结盆地和其他有亚临床疾病风险的组织。这些较大的照射野剂量足以控制显微疾病，同时又满足正常的器官耐受性（通常是 45~50Gy，1.8~2Gy/ 次）。然后，照射野缩小，以更小的射野外放边界涵盖肉眼可见病灶，不包括剂量限制的正常组织。然后，可以使用外照射或近距离放射治疗技术对这些野进行额外的 20~35Gy 的照射，使累积剂量达到 65~80Gy。这些方法被用于许多肿瘤部位，包括妇科和头颈部癌症，具有良好的长期结果和局部控制，复发率相对较低且可接受。将 IORT 与外照射结合使用的概念是该方法的合理应用。

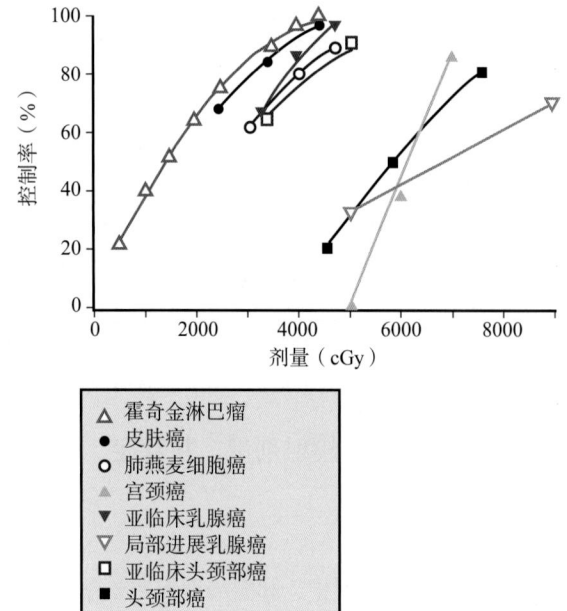

▲ 图 22-1　局部控制率与辐射剂量的关系

引自 Gunderson LL，Tepper JE，Biggs PJ，et al. Intraoperative ± external beam irradiation. *Curr Probl Cancer*. 1983；7（11）：1–69.

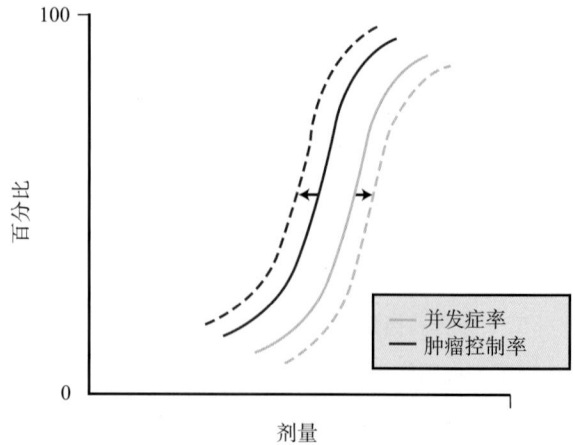

▲ 图 22-2　肿瘤控制率或并发症率与剂量的关系

引自 Gunderson LL，Tepper JE，Biggs PJ，et al. Intraoperative ± external beam irradiation. *Curr Probl Cancer*. 1983；7（11）：1–69.

（四）局部控制与远处转移瘤的进展

临床前数据表明，在多个自发肿瘤系统中，远处转移的发生率与肿瘤大小和局部复发疾病的发展有关[27-29]。在啮齿动物模型中的纤维肉瘤和鳞状细胞癌细胞系中，Ramsay 等的研究表明，远距离转移的发生率与肿瘤的大小和局部复发疾病的发展有关。直径为 12mm 的肿瘤与 6mm 的肿瘤相比，远处转移率增加，复发肿瘤与原发肿瘤相比，其远处转移率也有所增加[27]。Suit 等的结果显示，在接受单次剂量照射治疗的小鼠乳腺肿瘤中，局部失败率的增加与远处转移率的增加有关[29]。具体地说，局部控制组小鼠的转移率为 31%（16/52），被切除挽救局部复发的小鼠 50%（9/18），没有尝试挽救小鼠的局部复发 80%（12/15）。包括宫颈癌[30]、前列腺癌[31]、头颈部[32]和乳腺癌[33]在内的人类恶性肿瘤中，也观察到了与局部失败相关的类似的高转移率。这些和其他数据表明，转移可能是由局部复发的疾病引起的。

六、患者选择和评估

（一）患者选择标准

IORT 的候选者应该由治疗外科医生和放射肿瘤学家在多学科环境下进行评估。这样就可以共同决定 IORT 的适当性，以及可能影响 IORT 和外照射计划的进一步研究是否合适。此外，还可以共同决定手术/IORT 和外照射的最佳顺序。应获得专业的患者知情同意，特别是关于拟议治疗的潜在风险、益处和不良反应。选择合适的患者进行 IORT 的标准一般包括以下几点。

(1) 单纯手术会导致不完全切除（显微或肉眼残留病）的可能性很高，从而导致肿瘤床内失败的可能性很高。潜在的候选人必须适合大体全切除的手术尝试。IORT 管理应在计划手术时进行。

(2) 没有证据表明有远处转移。罕见的例外包括可切除的单器官转移、全身疾病进展缓慢、极佳的化疗选择，以及全身进展缓慢且出现症状性局部衰竭的可能性很高的少见转移性疾病患者。

(3) 次全切除或不切除后获得高概率的局部控制所需的外照射剂量超过正常组织耐受性（在这种情况下根除所需的总剂量：显微疾病为 60～70Gy，肉眼疾病为 70～90Gy，每部分 1.8～2Gy）。

(4) 剂量限制结构或器官的外科移位或屏蔽可以在 IORT 期间完成，允许可接受的近期和远期效应风险。从理论上讲，外照射与 IORT 相结合应该可以提高疾病根除和正常组织并发症之间的治疗率。

（二）患者评估

有资格接受 IORT 的患者的术前评估应包括彻底的病史和体格检查，注意可触及的疾病及其与解剖上不可移动的正常结构的关系。例如骨盆疾病及其与骨盆侧壁、骶前间隙、前列腺或阴道的关系。CT、MRI 和内镜超声可能有助于识别粘连的结构（例如骨盆和大血管），这些结构可能无法通过手术切除来治愈。麻醉下的检查在某些情况下可能会有帮助，包括局部晚期妇科肿瘤和直肠癌。应在适当的时候进行常规血液检查，包括全血细胞计数、肝功能检查、肾功能检查和肿瘤特异性血清检查（如癌胚抗原、CA19-9）。应对患者进行临床和放射学评估，以寻找远处扩散的证据。PET 最好与 CT 结合，可以帮助确定局部病变范围以及未被怀疑的远处转移。对远处转移的评估在复发的情况下尤其重要，在这种情况下并发的远处转移是常见的。疾病的活检确认通常应该在进行切除之前获得。

七、外照射与术中放疗的先后顺序和剂量

（一）外照射、术中放疗和手术的先后顺序

对于局部恶性肿瘤患者，根治性肿瘤手术的目标是 R_0（切缘阴性）切除。由于许多原发肿瘤（包括结直肠、妇科、上消化道恶性肿瘤、肉瘤等）和局部复发恶性肿瘤的局部进展性和浸润性，手术可能会因切缘狭窄或显微镜/大体残留肿瘤而受到影响。对于局部晚期肿瘤患者，术前外照射剂量为 45～50Gy，分次（含或不含化疗）1.8～2Gy，然后进行剖腹、切除和 IORT，在理论和临床上都优于切除和 IORT，然后再进行外照射，如下所列。

(1) 通过将手术切除推迟到术前治疗完成之后，病情进展迅速的患者可以避免不必要的外科手术，并伴随着相关的发病率。

(2) 术前治疗可以降低肿瘤的分期，便于有治疗目的的切除。

(3) 术前治疗可降低切除时肿瘤种植/扩散的风险。

(4) 术前治疗可以在血管完整的情况下为疾病提供治疗，潜在地改善了化疗的交付，并改善了外照射的氧气供应。

(5) 与广泛的外科手术相关的发病率和恢复时间的延迟可能会阻碍很高比例的患者及时提供术后治疗[34, 35]。

手术前和术后治疗在直肠癌中的作用已经被评估。德国的一项大型随机试验表明，与接受术后放疗和化疗的患者相比，接受新辅助放疗和化疗的患者的局部控制率显著提高，毒性更小[36]。

（二）辐射剂量与技术

外照射和 IORT 相结合的技术在美国和欧洲是相当统一的。在以前未接受治疗的患者中，外照射剂量为 45～54Gy，每周 5 天，每次 1.8～2Gy，为期 5～6 周。

由于盆腔和腹部恶性肿瘤的解剖位置，使用多照射野适形技术通过 LINAC 传输高能（>10MV）光子通常是合适的。基于 CT、PET 或 MRI 的治疗计划允许精确定义靶体积。对于盆腔外未切除或切除后残留的病变，有时会使用 40～45Gy 的放疗剂量，每次 1.8～2Gy，边缘3～5cm，考虑到显微延伸和靶区移动性。治疗通常通过多照射野技术进行，辅以三维或 IMRT 为基础的治疗计划。根据周围正常组织的耐受性，减野或"剂量增量"技术通常被用来将总剂量提高到 45～54Gy（见前面的讨论）。外照射期间同步化疗因肿瘤部位不同而不同。对于胃肠道恶性肿瘤患者，经常实施基于氟尿嘧啶的同步方案（鳞状细胞组织学检查加顺铂或丝裂霉素 C），对于妇科癌症患者，经常同时使用顺铂。在仔细挑选的接受过放射治疗的患者中，如果所有以前接受过放射治疗的小肠能排除在外，则可以安全地采用 30～36Gy 的适当的术前外照射剂量，每次 1.8～2.0Gy（通常同时进行化疗）。

（三）术中放射治疗的剂量

IORT 的剂量应基于切除时残留病变的程度、先前提供的外照射的量，以及受照射的正常组织的类型和体积。对于术前接受 45～54Gy（1.8～2Gy/ 次，每周 5天）的患者，IORT 剂量通常在 10～20Gy。对于显微残留或切缘狭窄的患者，通常需要 10～12.5Gy 的剂量，而肉眼残留患者需要更高的剂量，通常是 15～20Gy。在以前接受过放射治疗的患者中，额外的外照射是可行的（30～36Gy），IORT 的剂量一般在 15～20Gy。对于没有计划或非常有限的外照射患者，IORT 的剂量在25～30Gy；然而，考虑到正常组织损伤，特别是周围神经损伤的风险，应该明智地使用这个范围内的剂量。

在早期反应组织（肿瘤）中，单剂量 IORT 生物学有效性相对于等量的分次外照射总剂量已被估计为提供的 IORT 剂量的 1.5～2.5 倍（表 22-1）[9, 37, 38]。因此，IORT 治疗加上外照射给予的 45～50Gy 的有效肿瘤剂量（当与分次外照射剂量"归一化"时）如下：10Gy IORT 剂量，60～80Gy；15Gy IORT 剂量，75～87.5Gy；20Gy IORT 剂量，85～100Gy。这些数字并不是为了准确，而是经过深思熟虑的估计。

野中野技术允许使用大野的剂量增递（对于电子的情况下，建议剂量为 10～12.5Gy）来包围有风险的瘤床，并使用第二个野来进一步增加剂量（额外的建议剂量为 7.5～10Gy），以使靶区内的剂量增加到已知涉及残癌或切缘较近的更有限的区域（图 22-3）。

（四）技术方面

IORT 管理的技术方面超出了本章的范围，在其他出

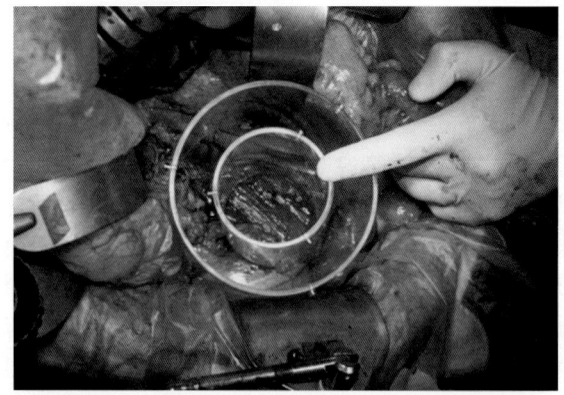

▲ 图 22-3 腹膜后软组织肉瘤术中电子放射治疗技术

版物中进行了讨论（见参考列表）。简而言之，实施基于 IORT 的治疗是一项多学科的工作，包括 1 名或多名外科医生、放射肿瘤学家、麻醉师、手术室护士、放射物理学家 / 剂量师和治疗师。在最广泛的意义上，IORT 可以使用 IOERT 或 HDR-IORT。值得注意的是，术中电子线照射占非乳腺癌临床结果的 90% 以上[39]。电子束可以在 R1 或 R2 状态下在解剖靶区产生均匀的剂量分布[40]。每种方法都有潜在的优点和缺点，稍后总结。

八、术中放射治疗的限制性结构与耐受性

正常组织晚反应效应的发展随着辐射剂量的增加，以及每分次剂量的增加而增加。因此，接受 IORT 加外照射的患者的晚期正常组织效应的发生率比单纯接受 EBRT 的患者要高[41]。但在这种情况下，与局部复发肿瘤相关的严重发病率和死亡率往往被忽视。例如，当外照射单独用作局部晚期直肠癌的主要治疗方式时，超过90% 的患者经历了局部持续性或局部复发，并有相关的症状。这些症状包括严重的骨盆疼痛和神经病变，这在临床上很难处理，绝大多数患者在 2～3 年内经历了与疾病相关的死亡。可以认为，这些患者的肿瘤相关发病率 / 死亡率接近 100%[42]。

动物（主要是犬类）完整或手术操作的器官或结构的 IORT 耐受性见表 22-2。这些信息大部分来自 NCI[43-48] 和科罗拉多州立大学（Colorado State University, CSU）[49-51]的研究。

在接受 IORT 的人类中，已经研究了几种剂量敏感结构，包括输尿管和周围神经。下面将讨论这些问题。

（一）输尿管

梅奥医学中心已经进行了 IOERT 对癌症患者输尿管影响的临床研究。术中 10Gy 剂量输尿管梗阻发生率为 50%，15～25Gy 剂量组输尿管梗阻发生率为 70%。相对于犬模型而言，这种高并发症发生率可能是年龄相关因素、手术操作、外照射或瘤床效应的结果[52]。

表 22-2 动物组织的术中电子放射耐受剂量

组 织		最大耐受剂量（Gy）	组织反应	剂量（Gy）
完整结构				
主动脉、下腔静脉		50	壁纤维化（50Gy最明显）	≥30
周围神经		15	神经病变，运动感觉	≥20
膀胱		30	收缩和输尿管腔狭窄	≥25
输尿管		30	纤维化和狭窄	≥30
肾脏		<15	萎缩和纤维化	≥20
胆管		20	纤维化和狭窄	≥30
小肠		<20	溃疡、纤维化、狭窄	≥20
大肠		15	溃疡、纤维化、狭窄	≥17.5
			穿孔	50
食管	全厚度	≤20	溃疡、狭窄	≥30
	部分厚度	40	在此剂量时无后遗症	≥40
肌肉（腰肌）		23	肌肉纤维减少50%	38
心脏（右心房）		20	纤维化	≥30
肺		20	纤维化	≥20
气管		30	黏膜下纤维化	≥30
手术操作				
主动脉吻合术（端-端）		20	纤维化和狭窄	≥20
			无吻合口中断	≤45
主动脉支架		25	支架堵塞	25
门静脉吻合术		40	狭窄	>40
胆-肠吻合术		<20	吻合口破裂	≥20
小肠（失效）		45	纤维化和狭窄	≤20
			无缝合线断裂	≤45
膀胱		30	可愈合但收缩	≥30
支气管残余部分		>40	无漏气	>40

在这一经验的更新中，梅奥医学中心的研究人员报告了146名局部晚期恶性肿瘤患者，接受了剂量在7.5～30Gy之间的一侧或双侧输尿管的IORT。他们报告说IOERT后发生梗阻的风险是显著的，并且随着时间和IORT剂量的增加而增加。IOERT术后2年、5年和10年临床明显的Ⅰ型梗阻（任何原因引起的梗阻）的发生率分别为47%、63%和79%。术后2年、5年、10年临床表现明显的Ⅱ型梗阻（发生在IOERT术后1个月以

上的梗阻，不包括肿瘤或脓肿引起的梗阻和支架置入者）的发生率分别为27%、47%和70%。多变量分析显示，介入治疗前梗阻的存在与临床上明显的Ⅰ型梗阻风险增加相关（P<0.001）。增加IOERT剂量与临床明显的Ⅱ型梗阻风险增加相关（P<0.04）。2年、5年和10年未接受IOERT治疗的输尿管梗阻率分别为19%、19%和51%，提示存在其他原因（外照射、输尿管外科操作导致断流）造成输尿管损伤的潜在风险[53]。

（二）周围神经

周围神经是盆腔和腹膜后IORT的主要剂量限制正常组织。有关周围神经耐受和神经病的数据来源于犬模型以及手术中患者的临床分析[44, 47, 49, 52, 54-64]。周围神经通常位于腹部和骨盆的肿瘤附近或直接受累。正因为如此，外周神经相对外科手术的"静止"和不能保护神经免受IORT射野照射，神经组织通常会接受全量外照射和IORT。

IORT神经病变的机制尚不清楚。周围神经耐受性取决于受照射神经的体积和总量。在动物模型中，IORT后的组织形态学发现显示中枢神经纤维密度降低，特别是在接受超过20Gy照射的大神经纤维中。电子显微镜分析显示轴突内微管密度增加和神经丝聚集，但没有相关的髓鞘改变，提示可能与血管改变有关的缺氧性损伤[64]。

西班牙的一项研究评估了45名接受IOERT(10～20Gy)切除的原发性或局部复发的四肢软组织肉瘤患者。9名患者因未接受外照射或患者拒绝而单独接受IOERT。5例患者在中位时间13个月出现神经毒性，其中4例表现为客观虚弱或感觉丧失。大多数出现神经病变的患者接受了大于15Gy的IOERT剂量[65]。

梅奥医学中心的一项分析评估了51名接受IOERT治疗的原发性或复发性盆腔恶性肿瘤患者的周围神经耐受性。患者接受外照射（中位剂量50.4Gy），尽可能最大限度地切除，并用9～18MeV的电子将IOERT从10Gy提高到25Gy。16名患者（32%）经历了1～3级周围神经病变，表现为盆腔/四肢疼痛、腿部无力、麻木或刺痛。51名患者中有3名（6%）疼痛严重（3级）[52]。

梅奥医学中心的一项随访研究评估了178名接受IOERT治疗的局部晚期结直肠癌患者。这项研究表明，增加IOERT剂量与临床上有意义的神经疾病的发生率之间存在关系（表22-3）。在原发和局部复发的结直肠癌患者中，严重（3级）神经疾病的发生率约为5%，任何神经疾病的发生率约为1/3。这与犬类研究一致，表明增加IOERT剂量与临床和电生理神经病变的发生率有关[55, 56]。

表 22-3 梅奥医学中心结直肠术中 IOERT 剂量与神经病变的关系

疾病表现	IOERT 剂量与 2 ~ 3 级神经病变		
	≤ 12.5Gy	≥ 15Gy	P
原发[56]a	1/29（3%）	6/28（21%）	0.03
复发无初始外照射[55]b	2/29（7%）	19/101（19%）	0.12
原发 + 复发	3/58（5%）	25/129（19%）	0.01

a. 55 例可评估患者中包含 57 个 IOERT 射野。3 级神经病变的发生率按剂量划分：≤12.5Gy, 0/9; 15Gy 或 17.5Gy, 1/19（5%）；≥20Gy, 2/9（22%）
b. 123 例患者中包含 130 个 IOERT 射野
IOERT. 术中电子放射治疗

梅奥医学中心最近对 607 例接受 IORT 的局部复发结直肠癌患者进行的分析报告称，1~3 级神经病变的发生率为 15%（1 级，5%；2 级，7%；3 级，3%）。与 ≤12.5Gy 的患者相比，接受 ≥15Gy 的患者 2 级和 3 级神经病变的剂量相关增加[57]。

九、结论

所有考虑接受 IORT 的患者都应该接受彻底的事先知情同意，包括讨论与神经病变相关的不良反应。还应该记住，不受控制的肿瘤经常引起与神经损伤相关的症状，事实上，许多潜在的 IORT 候选患者出现由原发性或复发性疾病引起的神经病性症状。根据评估 IORT 所致神经病变的人类和动物数据，全程外照射的 IORT 剂量一般限制在 10~20Gy（45~54Gy，1.8~2Gy/ 次）。术中设置超过 20Gy 的剂量应谨慎使用，建议仅在设置有限的外照射选项（即在外照射治疗之前）时才考虑使用较高剂量。

十、选定病变部位的术中放疗结果

现对所选疾病部位（胰腺、乳腺癌、结直肠、妇科癌症和腹膜后 / 盆腔肉瘤）的 IORT 结果和未来的可能性进行总结。关于更详细的讨论，读者可以参考 IORT 中的专门章节[66]。

（一）胰腺癌

1. 外照射与术中放疗 考虑到局部失败率为 50%~80%，IORT 在胰腺癌治疗中的应用是合理的。在不能切除甚至转移的胰腺癌患者中，尸检分析表明局部肿瘤进展导致显著的发病率和死亡率。可获得的数据显示，胰十二指肠切除术后接受 IORT 的患者的局部控制有所改善；然而，并未显示出明显的生存益处。一系列局部晚期胰腺癌患者建议局部控制和缓解疼痛，部分研究证

明了总生存益处。

术中放疗在切除病变术中的应用。在美国，NCI 初步证实了 IORT 结合手术的可行性。此后，NCI 的一系列报告，评估了 24 名随机接受 IORT（20Gy）与外照射的患者。排除 7 例围术期死亡后，接受 IORT 的患者在局部控制（67% vs. 0%）和中位生存期（18 个月 vs. 12 个月，P=0.01）方面都有改善[68]。

关于手术时进行 IORT 的进一步数据仅限于单机构和多机构回顾性系列（表 22-4）。单一机构系列中最大的一项研究评估了 127 名接受手术和 IORT 治疗的患者，与 26 名单独接受手术的患者进行了对比。与单纯手术相比，IORT 没有增加手术发病率或死亡率；然而，对于 I / II 期疾病的患者，与单纯手术相比，IORT 降低了局部失败率，延长了失效期，延长了总生存期。这些数据表明，在特定患者切除后使用 IORT 可能会使局部控制受益[69]。

这些数据得到了两个多机构系列研究的证实。日本的一个系列研究评估了 210 名接受手术和 IORT 的患者，其中包括接受和不接受外照射的患者。中位 IORT 和外照射剂量分别为 25Gy 和 45Gy。在这些患者中，71% 的患者经历了疾病复发，15% 的患者出现了局部失败。中位总生存期为 19.1 个月，2 年生存期为 42%。与单纯 IORT 相比，IORT 联合化疗可提高生存率。作者的结论是，IORT 对胰腺癌具有良好的局部控制率，且不良反应发生率低，与单纯 IORT 相比，IORT 联合化疗提供了生存益处[70]。

一项欧洲多机构系列研究评估了 1985—2006 年在 5 个机构接受治疗的 270 名患者[71]。24% 的患者接受了新辅助放疗或同步放化疗，放射治疗剂量的中位数为 15Gy（范围为 7.5~25Gy）。与术后 22 个月、单纯放射治疗 13 个月相比，术前放疗未达到局部复发的中位时间、中位生存期为 30 个月的患者的局部控制率，明显高于术后 22 个月或单纯放射线治疗的患者（P<0.05），且中位复发时间为 30 个月（P<0.05）。作者总结，术前外照射提高了 IORT 在局部控制和生存方面的效果，具有良好的长期局部控制率[71]。最近更新的 7 项研究分析了 942 名胰腺癌术后患者，报告的局部复发率为 16%~41%，中位生存期为 14~19 个月，优于未接受 IOERT 的队列[72]。与先前对照组相比，这些低的局部失败率和合理的中位生存期反映了 IORT 在胰腺癌切除患者中可能的获益。

术中放疗在局部不能切除疾病中的应用。在局部不能切除的胰腺癌患者的治疗中，IORT 的作用已经更加明确。许多研究都记录了 IORT 的安全性和疼痛控制，在 75%~90% 的病例中完全缓解了疼痛[73]。表 22-5 显

表 22-4 胰腺癌切除术患者的术中放疗的部分研究结果

系列 / 治疗	年份 / 患者例数	IORT 剂量 (Gy)	EBRT (%)	手术死亡率(%)	术后并发症(%)	局部复发(%)	生存 中位数	生存 2 年
Sindelar 和 Kinsella[68]	(1999)	—	100	27	71	—	—	
手术 / 外照射	12	—		全部	全部	100	12 个月	
手术 /IORT/ 外照射	12	20				33	18 个月(P=0.01)	
Zerbi 等 [165]	(1994)	—	36	—	—	—	—	16%
仅手术	47	—	—	2.1	23.4	56.3	12 个月	
手术和 IORT	43	12.5～20	—	2.3	23.2	27ᵃ	19 个月	24%
Alfieri 等 [166]	(2001)	—	67	—	—	(5 年)		
手术 ± 外照射	20	—		8	43	71.2	10.8 个月	
手术 /IORT± 外照射	26	10		9	57	41.6	14.3 个月	
Reni 等 [69]	(2001)	—	28	—	—	(中位数)		
手术 ± 外照射	76	—		4	45	11 个月	12 个月	
手术 /IORT± 外照射	127	10～25		3	39	14 个月	15.5 个月	
Ogawa 等 [70]	(2010)	—	—	—	—		—	
手术 /IORT± 外照射	210	20～30	30	—		16.3	19 个月	42%
Valentini 等 [71]	(2009)	—	—	—	—	(中位数)	—	
手术 /IORT± 外照射	270	7.5～25	64	2	24			
术前外照射 / 放化疗	63					未达到	30 个月	
术后外照射 / 放化疗	106					28 个月	22 个月	
IORT/ 无外照射	95					8 个月	13 个月	
Bachireddy 等 [167]	(2010)	(Ortho)	—	—	—	—	—	
手术 /IORT± 外照射	23	6～15	78	—	6	39	—	27%
Calvo 等 [168]	(2013)	—	100	—	—	(5 年)	20%(5 年)	
手术 + 外照射 / 放化疗	41	—		0	39	72		
手术 /IORT± 外照射	29	10～15		7	48	8		

a. P<0.01；IORT. 术中放疗

示了局部不能切除的胰腺癌患者使用 IORT 的部分系列结果。

梅奥医学中心（Mayo Clinic）的一项研究评估了 159 名局部不能切除的胰腺癌患者，他们接受了腹腔探查；122 名患者术后仅接受外照射或外照射 + 氟尿嘧啶，37 名患者接受 IOERT 增强治疗，然后再接受外照射或外照射 + 氟尿嘧啶。外照射联合 IORT 的 1 年局部控制率为 82%，单纯放疗为 48%（2 年局部控制率为 66% vs. 20%，P=0.0005）。尽管局部控制有好处，但考虑到两组肝脏或腹膜复发的高发生率（＞50%），两组之间的中位或长期存活率没有差异[74]。

日本的一项研究评估了 115 例局部不能切除的胰腺癌患者的 IORT 治疗效果。患者接受外照射和 IORT 的联合治疗，单独接受外照射，或者单独接受 IORT。在 CA19-9＜1000 的患者亚组中，外照射和 IORT 的联合治疗比单独外照射的生存率更高[75]。

麻省总医院（Massachusetts General Hospital，MGH）

的研究人员最初发表了对局部不能切除的胰腺癌患者进行 IORT（15～20Gy）治疗的早期结果[76]。194 例 MGH 连续局部不可切除癌症患者的更新数据显示，中位数生存率为 12 个月和长期生存期为 6 例。使用小直径适配器（肿瘤体积较小的替代物）治疗的患者存活率更高，仅有的长期幸存者在小直径适配器中。在多变量分析中，小的适配器尺寸、低的并发症指数和接受化疗预示着总生存的改善[77, 78]。MGH 研究人员的进一步报道分析了 68 例局部晚期或边缘可切除的胰腺癌患者，他们接受了新辅助化疗和放疗，然后进行了探查腹腔手术。在 68 例患者中，41 例（60%）接受了切除，18 例（27%）有不能切除的疾病，9 例（13%）有远处转移。41 例可切除患者中有 22 例接受了 IORT，以获得接近或阳性的切缘。中位生存期：切除组为 26.6 个月，切除加 IORT 组为 35.1 个月，单纯切除组为 24.5 个月。18 例不能切除的患者中有 17 例接受了 IORT，中位生存期为 24.8 个月。作者得出结论，切缘接近 / 阳性且不

表 22-5　局部未切除胰腺癌患者术中放疗的部分研究结果

作者 / 文献，机构或组	年　份	患者例数 / 治疗类型		IORT 剂量（Gy）	局部复发	生　存	
						中位数	2 年
Roldan 等[74]，Mayo Clinic	1988	159 例		—	（2 年）	—	—
		122 例外照射 ± 氟尿嘧啶		—	80%	12.6 个月	16.5%
		37 例 IORT/ 外照射 ± 氟尿嘧啶		20	34%	13.4 个月	12.0%
Shibamoto 等[75]	1996	115 例		30～33	—	无差异	
		44 例外照射, 16 例 IORT					
		55 例外照射和 IORT					
Tepper 等[169]，RTOG	1991	51 例可被分析		20	未评估	9 个月	—
		外照射和 IORT					
Willett 等[77, 78]，MGH	2005，2013	194 例		15～25	（2 年）59%	12 个月	16%
		外照射和 IORT					
Mohiuddin 等[80]，TJUH	1995	49 例		—	—	—	—
		外照射和 IORT		10～20	29%	16 个月	22%
Schuricht 等[81]，TJUH	1998	105 例		15～20	（2 年）30%	—	—
		33 例外照射和 IOERT				18 个月	17%
		43 例外照射和 125I				15 个月	19%
		29 例仅外照射				9 个月	不显著

IORT. 术中放疗

能切除疾病的患者的存活率是令人鼓舞的[79]。

来自 Thomas Jefferson 大学医院（Thomas Jefferson University Hospital，TJUH）的两项回顾性研究，评估了 IORT 在局部不能切除的原发疾病患者中的应用。在最初的 TJUH 系列中，49 名患者接受了 IORT 和围术期化疗，随后同时接受了放化疗。中位生存期为 16 个月，4 年总生存率为 7%[80]。在 TJUH 的随访系列中，105 名患者接受了多种治疗，包括手术、化疗和放疗。患者被分成 3 组：IOERT 组、植入碘 125 的 IORT 组和无 IORT 组。接受 IOERT 治疗的患者的中位总生存期为 18 个月，2 年局部控制率为 70%[81]。这些 IORT 系列的中位和长期生存结果，明显长于其他评估采用传统综合治疗方法治疗的局部晚期胰腺癌患者的研究结果。

2. 未来的可能性　虽然改善局部控制可使胰腺癌患者的存活率略有提高，但高远处转移率限制了 IORT 方法对长期存活率的显著改善。鉴于腹腔和肝脏的高失败率，积极的局部区域治疗应与有效的多药化疗相结合。正在进行的研究继续评估治疗这种疾病的全身性药物的新组合，包括"靶向"和基于免疫治疗的药物，以及更

传统的化疗药物的新组合。

（二）乳腺癌

1. 单纯术中放疗　随机试验已经证明，在选择的乳腺癌患者中，接受乳房切除术或保乳手术后进行外照射的患者具有同等的无病生存率和总生存率[82]。保乳术后，局部复发经常发生在原始肿瘤床或其附近，在这种情况下使用 Boost 治疗已被证明显著降低了局部复发率。在欧洲和美国的一些病例中，人们对使用 IORT 作为外照射的补充或替代越来越感兴趣[83-93]。

第三阶段试验。对 1305 名患者进行的意大利 ELIOT 试验是一项随机的第三阶段试验，比较了 21Gy IOERT 和标准外照射全乳房 / 加量治疗[84]。IOERT 使用移动式直线加速器——NOVAC 7（Sit Sentia Vicenza VI，意大利），同时用铅板遮挡胸壁。年龄在 48—75 岁之间的早期乳腺癌患者，肿瘤最大直径可达 2.5cm，适合进行保乳手术，被随机分配到两个治疗组。这是一项以同侧乳腺肿瘤复发为主要终点的等效性试验。中位随访 5.8 年后，介入治疗组有 35 名患者和放疗组有 4 名

患者经历了乳腺肿瘤复发（$P<0.0001$）。与外照射组相比，IOERT 的 5 年结果包括乳腺肿瘤复发率为 4.4%（HR 9.3，95%CI 3.3～26.3）和 5 年总生存率为 96.8%（HR9.3；95%CI 3.3～26.3）。根据肿瘤大小、受体状态、结节阳性和分级认为低风险的 ELIOT 患者在 5 年时的乳腺肿瘤复发率为 1.5%。与 EBRT 组相比，IOERT 组女性的皮肤不良反应明显减少（$P=0.0002$）。作者的结论是，IOERT 组的乳腺肿瘤复发发生率明显高于外照射组，总生存在不同组之间没有差异，而改进患者选择可以降低 IOERT 组乳腺肿瘤复发的发生率[94]。

使用 INTRABEAM 系统的定向 IORT 方法（TARGIT；Carl Zeiss Meditec，德国耶拿）实施了一台安装在柔性落地支架上的 50kV X 线发生器，以及一套直径 1.5～5cm 的球形适配器。放射治疗是通过将敷贴器放置在肿瘤腔内，并在治疗前将敷贴器周围的邻近乳腺组织整合在一起，从而将放射治疗剂量送到瘤床上。这种方法的一个潜在缺点是，低能 X 线可能会导致从肿瘤腔中移除的残留肿瘤细胞剂量不足。

在一项国际Ⅲ期 TARGIT-A 试验中[95, 96]，患者被随机分为单纯 IORT 组（$n=1721$）或典型组（$n=1730$）。如果切除的患者有其他象限局部复发的高风险（广泛的导管内成分、广泛的淋巴血管侵犯、淋巴结转移等），则可以在术后实施外照射。在接受 TARGIT 治疗的患者中，15.2% 的患者在 TARGIT 后需要补充外照射。3451 例患者的中位随访时间为近 2.5 年，1222 例患者的中位随访时间为 5 年。保留乳房局部复发的 5 年风险 TARGIT 组为 3.3%，外照射组为 1.3%（$P=0.042$）。总体而言，两组间的乳腺癌死亡率相似（TARGIT 组为 2.6%，外照射组为 1.9%；$P=0.56$），但服用 TARGIT 组的非乳腺癌死亡人数明显减少（1.4% vs. 3.5%；$P=0.0086$），这归因于心血管原因和其他癌症的死亡人数较少。总死亡率 TARGIT 为 3.9%，外照射为 5.3%（$P=0.099$）。与伤口相关的并发症相似，但使用 TARGIT 的 3 级或 4 级皮肤并发症显著减少（1720 例中有 4 例，1731 例中有 13 例；$P=0.029$）。作者的结论是，TARGIT 与肿瘤切除术同时进行的风险适应方法应该被认为是精挑细选的符合条件的乳腺癌患者的一种选择，作为术后外照射的替代方案[95]。在 305 名 IORT 组毛细血管扩张明显减少的患者中，可以获得后期毒性数据[96]。

Silverstein 等对这两个大型随机临床试验进行了分析[97, 98]。综上所述，迄今为止的随机试验表明，与辅助性外照射技术相比，单纯 IORT 可能会导致同侧乳腺癌复发率略高，因此需要谨慎选择患者。

第二阶段试验。此外，还提供了单机构或多机构 IORT 系列的广泛的第二阶段数据[83,86,89,99-101]。

2. 术中放射治疗加外照射　在俄亥俄州医学院和法国癌症防治中心的联合系列研究中，72 例早期乳腺癌患者接受了肿块切除加腋窝淋巴结清扫，然后用 6～20MeV 电子进行 10～15Gy 的 IOERT，患者随后接受外照射剂量 45～50Gy，1.8～2Gy/ 次。没有观察到明显的并发症，得到了极好的美容效果。72 名患者中有 8 名在肿瘤切除部位出现了轻微的可触及的纤维化。所有患者中，在至少 2 年随访中没有患者经历局部复发[91]。

萨尔茨堡大学的研究人员从 1998 年 10 月到 2002 年 4 月连续对 351 名患者进行了 IOERT 和 EBRT 的联合治疗，并报告了他们在 2000 年 12 月 170 名最初接受局部控制治疗的患者中的结果[92]，并将结果与单纯接受外照射的患者进行了比较。在发表时，IOERT 与 EBRT Boost 相比，3 年局部控制率的结果是 100% 到 97%。

海德堡大学报道了 155 名乳腺癌患者的初步经验，他们在 T_1～T_2 乳腺癌患者中使用 20Gy IORT 加量，然后进行外照射。中位随访时间 34 个月，5 年局部无复发存活率为 98.5%，3 年后发现 5% 的患者肿瘤床有 3 级纤维化[93]。

Sedlmayer 等的欧洲综合分析，对 1200 例有限乳腺癌切除加 IOERT（中位剂量 9.7Gy，范围 5～17Gy）的患者进行了评估，然后采用标准分割进行全乳腺外照射，排除了因广泛侵犯边缘而立即接受二次乳房切除术的患者。中位随访 59.6 个月，肿瘤局部控制率为 99.3%。作者的结论是，保乳治疗期间 IOERT 加速治疗可获得最佳剂量投递和出色的局部控制率[102, 103]。最近更新的长期随访（中位随访 72.4 个月）结果显示，局部肿瘤控制率为 99.2%，在 40 岁以下、40—49 岁、50—59 岁和 60 岁以上的患者中，乳房内复发率分别为 0.64%、0.34%、0.21% 和 0.16%[104]。

TARGIT 试验以 IORT 作为加量治疗的早期结果，报告了 183 例患者接受 5Gy 或 7.5Gy 的 INTRABEAM 系统治疗，然后进行外照射。平均随访 16 个月，确定的 2 年局部控制率为 99%，有 11% 的患者出现严重并发症（包括瘘管、伤口裂开和溃疡）[88]。综上所述，现有数据表明，IORT 与外照射联合使用可降低同侧乳腺肿瘤的复发率。

电子隆胸在三阴性患者[105] 和新辅助化疗后[106] 患者中的有效性已有报道。在长期随访中，与历史对照相比，结果似乎等同于传统的放射治疗方法。对 770 名所有风险类型的乳腺癌患者的未选定队列的最新结果，进行了局部控制和 10 年后生存结果的分析，中位随访 121 个月（4～200 个月），观察到 21 例（2.7%）乳房内复发，107 例（14%）死亡，106 例（14%）发生转移。10 年局部控制率、局部区域控制率、无转移生存率、总生存率和乳腺癌特异性生存率分别为 97.2%、96.5%、86%、85.7% 和 93.2%。在多因素分析中，HER2 阳性和三阴性乳腺癌亚型（TN）对乳腺内复发有显著的负向预测作用（HR 15.02，95%CI 2.9～77.78；HR 12.87，95%CI 3.37～49；$P<0.05$）。按亚型分类，10 年局部控制率 98.7%（范围 96.7%～99.5%；luminal A），98%（范围 94%～99.3%；$P<0.05$；luminal B）、87.9%（范围 66.2%～96%；HER2 阳性）和 89%（范围 76.9%～94.9%；TN）[107]。

3. 未来的可能性　2016 年 ASTRO 关于部分乳房加速照射的共识声明纳入了单剂量术中电子（21Gy）作为技术替代方案，专家们对该建议 100% 达成一致[108]。评估辅助性 IORT 的 II 期或 III 期试验继续在美国、欧洲、英国和澳大利亚积极招募患者。这些试验使用不同的 IORT 技术，包括 50kV 光子和低能电子。确定适合乳房 IORT 的患者仍然是一个研究领域，这些试验和其他试验的长期结果将是必要的，以证明这些方法的最终局部复发、晚期效应和生存数据。

（三）腹膜后和盆腔软组织肉瘤

1. 美国国立癌症研究所随机第三期试验　NCI 在接受手术切除原发性腹膜后肉瘤的患者中进行了一项随机的 III 期试验。所有患者都接受了大体肿瘤全切除，尽管大多数都有显微镜下的切缘受累。患者随机接受 20Gy 的 IOERT，术后再接受 35～40Gy 的外照射，与单纯的术后剂量为 50～55Gy 外照射进行比较。接受 IOERT 的患者同时给予米索硝唑 15～30min 的预处理，外照射治疗持续 4～5 周，每次 1.5～1.8Gy/ 次。然而，接受外照射的患者只接受了额外的 15Gy，采用分次方案通过减少照射野。接受 IOERT 的患者与仅接受 EBRT 的患者相比，其野内局部区域复发的发生率显著降低（3/15 vs. 16/20，$P<0.001$）。接受 IOERT 治疗的患者比只接受外照射的患者发生放射性肠炎的次数更少（2/15 vs. 10/20，$P<0.05$）。然而，放射相关的周围神经病变在接受 IOERT 的患者中更为常见（9/15 vs. 1/20，$P<0.01$）。值得注意的是，与其他系列相比，使用 IORT 技术可能导致重叠的区域相对较高的神经病变发生率[14]。

2. 梅奥医学中心经验　梅奥医学中心（Mayo Clinic Roche-ster）的研究人员报告了 87 名初发或复发的腹膜后或盆腔内肉瘤患者接受 IOERT 作为治疗的一部分的结果[109]。77 名患者接受了外照射（术前 53 例，术后 12 例，两者兼而有之），中位剂量为 48Gy，通常是通过缩小照射野技术进行的。15 例（17%）切除后有大体残留病变，56 例（64%）显微残留病变，16 例（18%）切缘阴性或无残留病变。中位 IOERT 剂量为 15Gy（范围 9～30Gy），5 年总生存率为 47%。肿瘤大于 10cm 的患者的存活率明显低于较小的肿瘤患者（5 年总生存率：28% vs. 60%，$P=0.01$），切除后大体残留病变的患者的 5 年存活率比大体全切除患者差（37% vs. 52%，$P=0.08$）。大体、显微镜和无残留肿瘤患者的 5 年局部控制率分别为 37%、57% 和 100%。表 22-6 显示了影响原发病患者 5 年局部控制和生存期的因素。接受 R_0 或 R_1 切除的患者局部控制显著改善，肿瘤大于 10cm 的患者长期存活的可能性较小[109]。

表 22-6　梅奥医学中心 IOERT 分析：影响原发性腹膜后肉瘤 5 年局部控制和生存的因素

	例数	总生存率(%)	P	局部控制率(%)	P
术中电子放射治疗（IOERT）残余					
无	11	62		100	
显微可见	25	54		92	
肉眼可见	7	29	0.15	60	<0.01
等级					
1～2	9	42		100	
3～4	34	54	0.70	84	0.32
肿瘤大小（cm）[a]					
≤10	23	66		83	
>10	19	33	0.15	92	0.80

a. 引自参考文献 [109—110]

梅奥医学中心经验的进一步更新报告了 1981—2008 年接受放射治疗的 226 名患者（52% 为原发）[110]，大多数（63%）为高级别肿瘤，36 名（16%）以前接受过放射治疗。在以前未接受过放射治疗的患者中，70% 的患者在术前实施外照射，10% 的患者在术后实施外照射，10% 的患者同时实施外照射。R_0 和 R_1 的切除率分别为 39% 和 50%，中位 IORT 剂量为 12.5Gy。5 年总生存率为 50%（R_0 切除：52%；R_1：55%；R_2：28%）。在整个人群中，5 年局部失败率为 29%（R_0：18%；R_1：31%；R_2：61%），42% 的患者发生了远处转移。只有 10% 的患者发生 IORT 领域的中枢性失败。作者得出的结论是：①接受大部全切除的腹膜后肉瘤患者在接受包括 IORT 在内的综合治疗时，局部控制率的改善程度比次全切除要好；②原发和复发患者的结果有所改善；③远处复发率高表明，对于病情较重的患者，需要更有效的系统治疗。

3. Massachusetts 综合医院经验　MGH 的研究人员

描述了 37 例原发性或复发的腹膜后肉瘤患者，他们接受了外照射（中位剂量 45Gy）和切除。20 例患者接受 IOERT（10～20Gy）治疗。在 29 例（78%）接受大体肿瘤全切除和 IOERT 的患者中，5 年生存率和局部控制率分别为 74% 和 83%。相比之下，13 例未行 IOERT 的大体肿瘤全切除患者的 5 年生存率和局部控制率分别为 30% 和 61%。4 名接受 IOERT 的患者出现了严重的并发症，包括神经病变、肾积水和瘘管形成[111]。

随后 MGH 报道了 103 名原发性腹膜后肉瘤患者，其中 62 人接受了大体肿瘤全切除。在这组患者中，有高级别疾病或受累边缘的患者接受了外照射加或不加 IOERT，特别是当确定了残留肿瘤边缘的局部区域时。这项研究再次证明，与单纯的外照射相比，IORT 有提高存活率的趋势，无论是局部复发还是远处复发的时间都有显著增加。在完全切除的患者中，与单纯外照射相比，接受 IOERT 治疗的患者存活率有提高的趋势（5 年总生存率分别为 77% 和 45%，$P=0.13$）[112]。

4. 欧洲汇总分析 一项欧洲的综合分析描述了 122 名接受最大切除加 IOERT（中位剂量 15Gy）的腹膜后肉瘤患者（81 例复发）。大多数患者接受了辅助外照射。5 年总生存率、无病生存率、局部控制率和无转移率分别为 64%、28%、40% 和 50%。IOERT 野内的 5 年局部控制率为 72%。在接受 IOERT、外照射和 R_0 切除的患者中，5 年和 10 年的总生存率为 80%，而 5 年和 10 年的局部控制率为 100%。只有 5% 的患者在 R_0 切除后 IOERT 野内复发，23% 在 R_1 切除后复发，75% 在 R_2 切除后复发。21% 的患者出现≥2 级的晚期并发症。作者的结论是，在选定的患者中，IOERT 带来了良好的局部控制率和存活率，并具有可接受的发病率[113]。

5. 其他 / 前瞻性研究 最近报道了德国对 156 例腹膜后肉瘤患者（87 例复发）的回顾。92% 的患者完成了大体肿瘤全切除，65% 的患者在显微镜下显示切缘呈阳性。在这些患者中，114 例（73%）在手术前或手术后接受了额外的外照射，中位剂量为 45Gy。中位 IORT 剂量为 15Gy。3 年和 5 年局部控制率分别为 57% 和 50%。在原发肿瘤中，R_0 切除后的 5 年局部控制率分别为 71% 和 79%。在多变量分析中，复发疾病、分级、切缘和外照射是重要的预后因素。复发疾病、分级和切缘是影响生存的预后因素[114]。

海德堡大学（University Of Heidelberg）一项前瞻性单臂中期分析报告了一项评估术前 IMRT 的试验，该试验采用 SIB 50～56Gy 剂量方案，然后手术和 IORT 至 10～12Gy。在这些患者中，74% 的患者在显微镜下切缘呈阳性。大多数患者接受中位剂量为 12Gy 的 IORT，估计 5 年局部控制率为 72%，5 年总生存率也是如

此[115]。最新的海德堡大学经验报告 5 年局部控制率和生存率分别为 50% 和 56%（156 例患者，62% 复发，65% 显微镜下切缘阳性）。不完全切除和复发是不利的危险因素，而术前放疗是有利的预后因素[116]。

意大利的一项Ⅰ～Ⅱ期研究评估了异环磷酰胺与放射治疗的结合，在手术前的设置中，放射治疗在第二个药物周期开始，剂量为 50.4Gy。在 83 名入选的患者中，60 人完成了治疗。大多数患者接受了 IORT。在 79 例手术患者中，3 年和 5 年无复发和总生存率分别为 56（44%）和 74（59%）。5 年局部复发和远处转移的粗发生率分别为 37% 和 26%[117]。此外，对 1988—2013 年接受 IOERT 和外照射治疗的 908 名美国患者的分析表明，IOERT 联合外照射在脂肪肉瘤组织学患者亚组中具有生存优势[118]。

6. 结论和未来的可能性 IORT 联合外照射和切除术为原发性和复发腹膜后肉瘤患者提供了一种有效改善局部控制的方法，NCI 的一项随机试验以及多项美国和欧洲的单机构研究证实了这一点[109-113, 119-121]。一项随机的 NCI 试验显示，单独使用外照射辅助治疗的瘤床复发率为 80%，这可能是因为在正常组织约束下无法提供有效的外照射剂量。因为这些结果与单独切除的报道相似，边缘切除后使用无 IORT 的辅助性外照射可能会受到质疑。一种更实用的方法是在细针活检确诊后进行术前外照射。这之后将在具有 IORT 能力的机构进行切除。除了腹膜后疾病外，肢体软组织肉瘤还可以采用几种方法进行 IORT，既可以作为预先切除时的增量，也可以在术前外照射（即延迟增量）后使用电子或高剂量率的近距离放射治疗。2017 年的临床结果回顾分析了 1999—2015 年肢体肉瘤的主要 IORT 系列，包括复发患者和 R 阳性切除患者。5 年局部控制率为 82%～97%[122]。

即使局部控制率有所提高，局部和远处的失败仍然是常见的失败模式，强调了改进治疗的必要性。Pilot 研究正在评估采用调强放疗技术结合 IORT 技术进行剂量递增的外照射，以及同时进行放化疗和术前外照射、IORT 和维持化疗对可切除的中、高度级别腹膜后和盆腔肉瘤的作用[123]。

（四）妇科癌症

局部晚期或局部复发的妇科癌症患者通常累及盆腔侧壁、盆腔淋巴结或主动脉旁淋巴结。与单纯外照射相比，根治性切除和 IORT 加或不加外照射或化疗可能使患者受益。

一项 Mayo 临床分析描述了 148 例原发性（23 例）或复发（125 例）妇科恶性肿瘤患者接受含 IOERT 方

案治疗[124-126]。113 例患者在术前或术后接受了外照射，85 例（57%）之前接受过外照射。所有患者的 5 年总生存率为 27%，5 年局部失败率为 40%（表 22-7）[125, 126]。在亚组分析中，R_0 或 R_1 切除（n=115）的患者与 R_2 切除的患者（31%）相比，5 年总生存率有所改善（31%）。R_0 或 R_1 切除的患者（n=115）比 R_2 切除的患者（31%）改善了 5 年总生存率。子宫或卵巢原发灶患者的 5 年生存率高于宫颈或阴道原发灶患者（41% vs. 18%，P=0.002）；无放疗前患者的 5 年生存率比原发灶患者好（35% vs. 15%，P=0.01）。5 年远处转移率为 49%（R_0 切除率为 41%；R_1/R_2 为 63%；P=0.04）。在先前的分析中，接受 MVAC（甲氨蝶呤、长春碱、阿霉素、顺铂）化疗的患者转移较少[124]。

1. 宫颈癌：原发性局部晚期疾病　几位研究人员已经报道了含有 IOERT 方案的局部晚期原发性宫颈癌。梅奥临床分析 13 例局部晚期宫颈癌患者术前接受外照射治疗，然后切除、IOERT（中位数 12.5Gy）和辅助化疗（77%），其中 127 例报告了 29% 的 3 年生存率和 69% 的盆腔控制率。西班牙研究人员对 31 例原发性局部晚期宫颈癌患者进行了总量 45Gy、单次剂量 1.8Gy 的外照射，然后进行切除和 12Gy IOERT。10 年存活率为 58%，局部控制率为 93%[128]。

中国西安交通大学的一项研究报告了 78 例 Ⅱ b 期宫颈鳞癌患者在子宫切除术和选择性淋巴结清扫术中接受 IOERT 的情况，并与 89 例同期接受标准治疗的非手术患者进行对照。接受 IOERT 治疗的患者先接受 20Gy 的外照射，每次 2Gy，然后用 Ir-192 进行 1～2 次腔内近距离高剂量率治疗，每次照射 7Gy 至 A 点，然后用进行手术和 12MeV 电子束 18～20Gy 的 IOERT。接受标准治疗的患者接受了全盆 30Gy 和分裂骨盆 20Gy 的外照射，均为 2Gy，然后用 Ir-192 进行 5～6 次高剂量率植入，A 点的剂量为 35～40Gy。IOERT 患者的 5 年总生存率、无病生存率和局部控制率分别为 89%、87% 和 96%，而标准治疗组分别为 73%、67% 和 73%（P<0.05）。在接受 IOERT 治疗的患者中，10 年总生存率和局部控制率分别为 85% 和 94%，而在接受标准治疗的患者中，这一比例分别为 55% 和 65%。接受 IOERT 的患者直肠和膀胱并发症较少[129]。

意大利研究者报道了一项包含 IOERT 的 Ⅱ 期试验的结果，该试验将 IOERT 作为多模式方案的一部分，用于治疗 Ⅱ A 期块状 Ⅳ A 宫颈癌[130]。42 名患者接受了 50.4Gy、单次 1.8Gy 的外照射，与顺铂和氟尿嘧啶联合治疗，然后进行根治性子宫切除术和 IOERT（中位数 11Gy，范围 10～15Gy）。7 名患者因拒绝（1 例）、进展（3 例）、不能切除（2 例）、出血（1 例）而未切除。35 例行根治性子宫切除术和 IOERT 的患者，5 年总生存率和无病生存率分别为 49% 和 46%。骨盆控制率为 63%，IOERT 射野内控制率为 89%[130]。

2. 宫颈癌：复发性疾病　宫颈癌复发患者的治疗是具有挑战性的，特别是对那些接受大剂量放射治疗的原发疾病患者。在治疗尝试方案的文献中有几个报告，包括手术和 IOERT 加或不加外照射。斯坦福大学的研究人员评估了 17 名接受 IORT 治疗的复发宫颈癌患者（中位数为 11.5Gy）。5 年局部控制率、无远处转移

表 22-7　梅奥医学中心分析：影响妇科恶性肿瘤患者 IOERT 局部控制和生存的因素

治疗组	患者例数	生存率			复发: 5 年		
		中位数（个月）	2 年	5 年	局 部	远 处	中 心
所有患者	148	19	41	27	40	51	28
残留							
≤显微镜下	115	21	44	31[a]	26	58	19
大体	33	15	31	13	42	49[a]	29
主要部位							
子宫、卵巢	58	30	53	41[b]	30	未获得	17[c]
子宫颈、阴道	86	17	34	18	47	未获得	34
术前外照射							
无	63	22	47	35[a]	37	46	26
有	85	15	33	15	45	58	32

a. P=0.01；b. P=0.002；c. P=0.007；IOERT. 术中电子放射治疗

生存率和疾病特异性生存率（disease-specific survival，DSS）分别为 45%、60% 和 46%[131]。华盛顿大学的一系列研究包括了 22 名复发宫颈癌患者。IOERT 剂量为 14～27.8Gy，12 例接受 R_2 切除，10 例接受 R_1 或接近 R_0。5 年局部控制率为 48%，疾病特异性生存率为 48%，32% 的患者出现周围神经病变[132]。

西班牙研究结果报告了 36 例复发性宫颈癌患者接受 IOERT 治疗（中位数为 15Gy）[128]。以往未放疗的患者术前一般接受外照射至 45Gy，1.8Gy/ 次，同时联合顺铂和氟尿嘧啶。以前接受过放射治疗的患者如果不能切除，则立即切除或接受新辅助化疗。10 年局部控制率（在 IOERT 范围内）为 47%，盆腔及主动脉旁对照组为 42%，10 年生存率为 14%。影响局部控制的不利因素包括累及宫旁边缘、大体肿瘤残留病变和盆腔淋巴结受累。有 2 个或 2 个以上危险因素的患者 10 年局部控制率为 0，没有接受 R_2 切除的 10 年幸存者。36 名患者中有 6 名（17%）经历了神经疼痛，几个月后疼痛消失。IOERT 野内的所有问题都伴随着骨盆复发或远处转移[128]。

与大多数系列报道的相对有利的结果相反，法国的一项多机构分析发现，IORT 的存活率相对较低，局部控制的存活率相对较低。除手术外，7 个机构的 70 名患者接受了单纯 IORT（40 名患者）或 IORT 加外照射（30 名患者）的治疗。80% 的病例累及盆腔侧壁，仅 47% 的患者大体肿瘤完整切除。IORT 剂量分别为 10～30Gy，R_0～R_1 组和 R_2 组的中位剂量分别为 18Gy 和 19Gy。局部控制的发生率仅为 21%，5 年生存率为 8%[133]。

梅奥医学中心一个包括 73 名复发宫颈癌患者的研究，接受中位剂量 17.5Gy 的 IOERT 治疗。66% 的患者包括外照射（中位数 45Gy）作为治疗的一部分，48% 的患者接受了围术期化疗。中位总生存期为 17 个月，3 年存活率为 25%。3 年内中心复发率为 23%，局部复发率为 39%，远处复发率为 44%。在多变量分析中，中心控制和局部控制与盆腔清扫和外照射的使用有关。R_2 切除与较高的远处转移风险和较差的特异性生存率相关。肿瘤分级高，初诊后 6 个月内复发与特异性生存率差有关，初诊后 6 个月内接受治疗的患者无一例存活 3 年。19% 的患者有不同程度的周围神经病变[127]。

3. 子宫内膜癌：复发性疾病 梅奥临床研究人员报告了 25 例因子宫内膜样癌复发而行 IOERT 治疗的患者，[134] 大多数患者（21/25，84%）累及盆腔侧壁，其余 4 例患者合并或不合并上腹部受累。放疗 21 例（84%），中位剂量 45Gy（9～50.7Gy）。81% 的病例术前进行了外照射。IOERT 中位剂量为 15Gy（10～25Gy）。手术切除 R_0 级 7 例（28%），R_1 级 11 例（44%），R_2 级 7 例（28%）。5 年总生存率为 47%，中位生存期为 57 个月。生存率与手术

切缘相关，R_0、R_1 和 R_2 患者的 5 年总生存率分别为 71%、40% 和 0。中心复发 4 例（16%），局部复发 2 例（8%），远处复发 6 例（24%）。周围神经病变 8 例（32%）[134]。

文献综述报告了 15 项研究（564 名患者），证实局部晚期宫颈癌或子宫内膜癌患者的存活率超过 40%，而复发率为 9%～25%[135]。

4. 子宫肉瘤 梅奥医学中心的研究人员报告了 16 名原发性（3 例）或复发性子宫肉瘤患者使用 IOERT 治疗的情况，其中包括 9 名平滑肌肉瘤患者、4 名间质肉瘤患者和 3 名癌肉瘤患者。所有患者均接受围术期外照射治疗（中位剂量 50.4Gy，范围 20～62.5Gy），围术期化疗 6 例（38%），手术切除 R_0 级 8 例（50%），R_1 级 2 例（12.5%），R_2 级 6 例（37.5%）。IOERT 剂量 10～20Gy，中位剂量 12.5Gy。5 年总生存率为 43%，特异性生存率为 47%。IOERT 范围内无中心性复发，仅 1 例局部复发（6%）。9 名患者（56%）在远处复发。周围神经病变 3 例（19%）[136]。

5. 卵巢癌 虽然卵巢癌复发的主要方式是腹膜，但卵巢癌患者的小部分经历了孤立的局部区域复发。有几个关于 IOERT 在选定的卵巢癌患者中使用的报道。来自中国包括 25 例原发性卵巢癌患者和 20 例孤立局部复发患者的研究结果，腹腔化疗 33 例（73%），静脉化疗 7 例（16%），未使用外照射。IOERT 剂量 18～20Gy 者 43 例，10Gy 者 2 例。初发组和复发组的 5 年生存率分别为 64% 和 60%。原发组局部复发 8 例（32%），远处复发 3 例（12%）。复发组局部复发 6 例（30%），远处复发 2 例（10%）。在整个组中，IOERT 视野内的中心复发率为 9%。5 名患者（11%）经历了周围神经病变[137]。

斯坦福大学研究人员报道了 22 例复发性卵巢癌患者[138]，他们接受了正压放射治疗，中位剂量为 12Gy（范围 9～14Gy），治疗部位包括骨盆、腹主动脉旁淋巴结、腹股沟淋巴结和肝门。9 例接受全腹外照射，5 例接受局部外照射，6 例接受化疗。中位生存期为 26 个月，5 年总生存率为 22%，无病生存率为 18%。局部控制率在 22 个月时为 68%，55% 的患者经历了远程复发。没有长期的周围神经病变[138]。

梅奥医学中心分析报告了 20 例复发性卵巢癌患者接受 IOERT 治疗，[139] 其中 13 例（70%）为上皮性卵巢癌，其余为颗粒细胞瘤、恶性畸胎瘤、腺肉瘤、间质瘤和鳞癌。复发部位为骨盆 14 例，腹主动脉旁淋巴结 6 例，腹股沟淋巴结 1 例。16 例患者接受中位 EBRT 剂量为 50Gy（范围 20～54.3Gy）。手术切除 R_0 级 9 例，R_1 级 11 例，R_2 级 1 例，中位 IOERT 剂量 12.5Gy（10～22.5Gy），中位生存期 30 个月，5 年生存率 49%。76% 的人观察到 IOERT 野内的中心控制，所有中心复发都发生在 R_1

切除的患者中。远处复发 9 例（45%）。3 例患者出现 1～2 级周围神经病变[139]。

6. 未来的可能性　由于妇科肿瘤切除后有显微镜和肉眼残留病灶的患者远处转移的发生率很高，因此有必要对新的全身和维持方案进行评估。新的化疗药物和靶向生物制剂的研究有望改善这些恶性肿瘤的远处转移率和最终存活率。

（五）结直肠癌：原发病和复发性疾病

1. 原发性局部晚期癌症　局部进展期结直肠癌是指由于肿瘤与邻近结构的粘连不能切除而没有显微或肉眼残留物的肿瘤。在选定的患者中，最好的方法是进行术前放化疗，以努力"降低"疾病的影响，并促进手术切除。在切除时，如果临床怀疑受累边缘较高，使用 IORT 可能是合适的。

在 MGH 研究中，64 例局部进展期原发性直肠癌患者行术前放疗（联合或不联合氟尿嘧啶），然后切除和 IORT。接受 R_0 切除术的患者的 5 年局部控制率和疾病特异性生存率分别为 91% 和 63%。行 R_1 切除的患者 5 年局部控制率和疾病特异性生存率分别为 65% 和 47%，行 R_2 切除的患者分别为 57% 和 14%（表 22-8）[140]。

梅奥医学中心的一份报告描述了 56 例原发性局部晚期结直肠癌患者接受 EBRT（45～55Gy，通常同时给予氟尿嘧啶），然后切除和 IORT（10～20Gy）。所有患者的 5 年总生存率为 46%。与接受 R_2 切除的患者相比，接受 R_0 或 R_1 切除的患者有更好的总生存率（5 年总生存率为 59% vs. 21%，$P=0.0005$）。接受 R_2 切除的 16 名患者中有 4 名（25%）在 IORT 野内失败，而接

受 R_0 或 R_1 切除的 39 名患者中有 2 名（5%）（$P=0.01$）[56]（表 22-8）。

梅奥医学中心的一项最新研究分析了 146 例局部不能切除的原发性结直肠癌患者，除术前或术后综合治疗外，还接受了 IOERT 治疗。中位生存期为 44 个月，5 年生存率为 52%。3 年局部复发率为 10%，远期复发率为 43%。接受术前综合治疗的患者似乎比接受术后治疗的患者有生存优势（中位生存期 76 个月 vs. 26 个月，5 年总生存率为 55% vs. 38%，$P=0.02$）[57]。

梅奥医学中心和凯瑟琳娜医院的研究人员对 T_4 直肠癌患者的 IOERT 方案进行了汇总分析，分析了 417 名接受包括 IOERT 在内的综合治疗的患者，其中首选的治疗方法是术前放化疗、根治性手术和 IORT。在这些患者中，306 例（73%）接受了 R_0 切除术。R_1～R_2 切除术后局部复发和转移更频繁。术前放化疗与较高的 R_0 切除概率相关。术前治疗后等待时间的延长与局部复发的机会增加有关，特别是在 R 阳性切除后，所有病例中有 16% 发生局部复发。5 年无病存活率和总存活率分别为 55% 和 56%[141]。

马德里大学医院的研究人员描述了 558 名 T_3～T_4 直肠癌患者，其中 281 名接受了术前综合治疗加 IOERT，277 名接受了术后放化疗而不接受 IOERT。接受术前治疗加放射治疗的患者在盆腔控制率（92% vs. 84%，$P=0.03$）、无症状率（65% vs. 56%，$P=0.016$）和总生存率（68% vs. 58%，$P=0.016$）方面有显著改善。[59] 在一项更新、有选择的化疗后放疗加 IORT 骶前增量治疗经验中，1995—2011 年（中位随访 52.2 个月）接受治

表 22-8　原发性直肠（MGH）或结直肠（梅奥医学中心）IOERT 系列：按切除程度和残病数量进行的疾病控制和生存分析

切除程度	MGH 5 年精确结果（%）[ab]			梅奥医学中心 5 年精确结果（%）			总生存率（%）
	例　数	LF	DSS	例　数	LF	DF	
无肿瘤	—	—	—	2	0	0	100
完全切除	40	9	63	18	7	54[b]	69
部分切除	24	37	35	—	—	—	—
显微镜下残留	17	35	47	19	14	50[b]	55
大体残留	7	43	14	16	27	83[b]	21
未切除							0
总系列	64			56	16	59	46

a. 数据引自 Gunderson LL，Nelson H，Martenson JA，et al. Locally advanced primary colorectal cancer：intraoperative electron and external beam irradiation ±5-FU. *Int J Radiat Oncol Biol Phys.* 1997；37（3）：601-614；and Willett CG，Shellito PC，Tepper JE，et al. Intraoperative electron beam radiation therapy for primary locally advanced rectal and rectosigmoid carcinoma. *J Clin Oncol.* 1991；9（5）：843-849.
b. 完全切除、微残余和大体残余的 3 年远处失败率分别为 43%、38% 和 66%
DF. 远处失败；LF. 局部失败；DSS. 疾病特异性生存率；IOERT. 术中电子放射治疗

疗的 335 名患者显示 5 年的局部控制率分别为 93.4% 和 93.4%。在多因素分析中，非保留括约肌手术和 3 级组织学与骶前复发风险增加相关。在中位随访时间为 72.6 个月的随访分析中，远端切缘距离小于 1cm，R_1 切除，肿瘤退行性 1~2 级和 3 级与局部区域复发风险增加相关[60]。在随访分析中，中位随访时间为 72.6 个月，远端切缘距离小于 1cm、R_1 切除、肿瘤退化 1~2 级、肿瘤 3 级与局部区域复发风险增加相关[142]。

一项对来自四个主要中心的 651 名接受 IOERT 治疗的患者进行的欧洲综合分析显示，局部进展期直肠癌患者的 5 年总生存率为 67%，5 年局部控制率为 88%[61]。阳性周缘是总生存率和局部复发的有力预测因子，术前放化疗的加入似乎改善了 5 年总生存率（70% vs. 64%，$P<0.05$）。对 605 名患者进行的欧洲综合分析的最新结果显示，与单纯放疗相比，放化疗导致了更多的分期下降和完全缓解[62]。局部复发、远处转移和总生存率分别为 12%、29% 和 67%。局部复发的危险因素包括缺乏术前治疗的降期、淋巴结转移、切缘转移和术后缺乏化疗。作者总结，包括 IORT 在内的多模式治疗后的肿瘤学结果显示加上辅助化疗可能会潜在地提高局部复发率。

马德里大学医院的研究小组已经报道，在术前放化疗后，在腹腔镜下切除局部进展期直肠癌时进行 IOERT 的可行性。在 125 例患者中，腹腔镜切除加 IOERT 的出血量和住院时间明显减少。肿瘤学和毒性结果相似[63]。

2. 局部复发的结直肠癌 原发性结肠癌或直肠癌根治性切除后局部复发的患者在许多机构接受姑息治疗。直肠乙状结肠癌的局部复发通常会因为骶前间隙或盆腔侧壁的神经受累而引起盆腔疼痛。因直肠癌盆腔复发而单独接受手术的患者，据报道 5 年存活率为 0[143]。

当 IOERT 联合外照射加或不加化疗或不进行手术挽救时，5 年总生存率均达到 20%~30%[55, 143-147]。在 41 例接受 IOERT 的局部复发直肠癌患者的 MGH 分析中，肉眼残留病灶患者的 5 年局部控制率和无病生存率分别为 21% 和 7%，而切缘清晰或显微镜下呈阳性的患者分别为 47% 和 21%[144]。Eindhoven 调查人员描述了一系列接受 IOERT 的局部复发结直肠癌患者，5 年局部控制率和无病生存率分别为 21% 和 7%，而边缘清晰或显微镜下呈阳性的患者分别为 47% 和 21%。中位 OS 为 28 个月，5 年总生存率、无病生存率、无转移生存率和局部控制率分别为 32%、34%、50% 和 54%。R_0 切除与改善疾病预后有关。单纯接受 IOERT 治疗的患者比术前接受再次放疗或全量外照射治疗的患者预后更差[145]。

马德里大学医院对 IOERT 和外照射联合扩大切除的可能性进行了分析。在 16 年的经验中，系统地将基于复发范围的适应性手术方法与 IOERT 相结合：60 例患者接受了扩大手术（43% 的患者接受多器官手术，28% 的患者接受了骨组织切除，38% 的患者接受了软组织切除），22 例患者接受了非扩大切除。中位随访时间为 36 个月，5 年局部控制率为 44%，总生存率为 43%。在多因素分析中，切缘阳性、抢救时的外照射、肿瘤碎片的缺乏和淋巴结转移的缺乏是局部复发的重要因素[148]。

梅奥医学中心的一份报道描述了 106 名接受局部复发、非转移性直肠癌姑息性切除的患者的结果。42 例患者接受 IOERT 治疗（多数为 15~20Gy），41 例患者接受放疗（多数为 ≥45Gy）。接受 R_2 切除的患者与接受 R_1 切除的患者相比，其结果明显更差（5 年总生存率分别为 9% 和 33%，$P=0.03$）。接受 IOERT 治疗的患者与未接受 IOERT 治疗的患者相比，5 年总生存率分别为 19% 和 7%（$P=0.0006$）[143]。

梅奥医学中心一份最新的分析报告描述了 175 名接受 IOERT 治疗的局部复发结直肠癌患者（123 例未行外照射治疗，52 例接受外照射治疗）。未接受过放射治疗的患者的 5 年总生存率为 20%，而接受过放射治疗的患者为 12%。未接受过放射治疗的患者的 3 年局部控制率为 75%，而接受过放射治疗的患者为 51%。3 年远处转移率分别为 64% 和 71%[149]。

梅奥医学中心一项更新的分析描述了 607 名接受 IOERT 治疗的复发性结直肠癌患者。5 年总生存率为 30%。在接受 R_0 切除术的患者中，5 年总生存率为 46%。既往的野内放疗与局部复发风险增加有关（3 年局部复发 39% vs. 20%，$P<0.0001$），但与存活率无关。多变量分析显示，完全切除、以前没有化疗、1996 年以后接受治疗与生存率的提高有关。3 年局部复发率为 27%，远处复发率为 55%[58]。

一项来自梅奥医学中心和凯瑟琳娜医院的含 IOERT 治疗的综合分析评估了 565 名患者（44% R_0，45% 以前接受过放射治疗），报告 R_0 和 R 阳性样本的复发率分别为 22% 和 42%~61%。报告的 5 年总生存率在整个队列中为 33%，在 R_0 患者中为 48%，在 R 阳性患者中为 17%~25%。建议缩短术前治疗和 IOERT 之间的等待时间以降低复发风险[150]。

系统评价和 Meta 分析可用于评价大肠癌 IORT 的疗效。1965—2011 年，有 14 项前瞻性研究和 15 项回顾性研究符合方法学质量和设计（3003 例患者：1792 例初治局部进展型）。当评估比较性研究时，在改善局部控制（$P=0.003$）、无病生存（$P=0.009$）和总生存（$P=0.001$）方面有显著效果，总体泌尿系或吻合口并发症没有增加，尽管 IORT 后伤口并发症增加（$P=0.049$）。在解释这些结果时，方法和报告实践的异质性需谨慎[151]。

3. 未来的可能性 基于上述和其他数据，似乎 IORT 联合术前放化疗治疗局部晚期或局部复发的结直肠癌可以提高局部控制率和生存率。许多患者会发生远处转移；如果不能进行大体肿瘤全切除，IORT 和外照射领域内的复发是常见的。基于氟尿嘧啶联合外照射在大肠癌和其他胃肠道恶性肿瘤中已证实的生存益处，氟尿嘧啶为主的化疗应与外照射同时进行。尽管氟尿嘧啶与亚叶酸钙联合应用之前已被证明可以提高晚期结直肠癌患者的存活率，但新疗法（奥沙利铂、卡培他滨、伊立替康、贝伐单抗、西妥昔单抗和帕尼单抗）的加入对Ⅳ期癌症患者的存活率有进一步的好处。这些药物已经被评估为Ⅱ期和Ⅲ期癌症患者的辅助治疗（参见结肠癌和直肠癌章节）。鉴于局部进展期和复发性结直肠癌患者随后的高远处转移率，通过进一步改善全身用药，可能会显著提高长期存活率。

十一、讨论

IORT 是指手术时进行放疗剂量的投照。这可以使用不同的技术来实现，包括 IOERT、HDR-IORT 和深部 X 线。IORT 通常与外照射相结合，可加或不加化疗和手术切除。IORT 可以排除部分或全部剂量限制的敏感结构，从而增加肿瘤瘤床的有效剂量（从而改善局部控制率），而不会显著增加正常组织的并发症。

尽管非 IORT 方法是最佳的治疗方法，但腹膜后肉瘤、胰腺癌、结直肠癌、妇科癌症和其他恶性肿瘤患者的局部复发率很高。IORT 电子治疗已被报道用于其他几种癌症模型，如头颈部癌[152]、肾癌[153]、儿科[154] 和前列腺癌[135]。在常规治疗方法的基础上增加 IORT，改善了局部控制率以及原发和复发疾病环境中许多病部位的存活率。鉴于更新、更低成本的治疗设备，随着 IORT 越来越多地融入"非常规"恶性肿瘤的治疗中，IORT 在临床实践中的使用可能会继续增长。如前所述，IORT 已被探索并被发现可行的癌症部位，包括肾癌[155, 156]、前列腺癌[157]、四肢肉瘤[158] 和儿科癌症[159]。

IORT 未来探索的其他潜在途径包括将其与免疫疗法或其他新型全身制剂（包括辐射增敏纳米颗粒）结合使用，甚至开发实现质子或重离子的 IORT 设备[160]。

（一）术中放射治疗的技术考虑

在过去的几十年里，IORT 的许多局限性和明显的缺陷是与非专用设施相关的低效结果。患者经常被从手术室运送到放射肿瘤科，在那里他们接受非专用加速器治疗。使用专用 IOERT、HDR-IORT 或深部 X 线设备可以克服这些不便。目前，美国、欧洲和远东的许多机构都设有手术室内或手术室附近的专用 IORT 套房。这些设施避免了运输和无菌问题，从而简化了治疗。

一个主要的限制因素是配备专用房间的相关费用（例如，为手术室改装适当的屏蔽物，购买专供手术室使用的直线加速器，在手术室旁边建造单独的 IORT 套房，等等）。然而，较新的技术降低了这些成本。目前的选择包括移动 IOERT 单元，如 Mobetron 以及移动 HDR-IORT[161]。Mobetron 是一种移动式、自我屏蔽的紧凑型直线加速器，具有 C 形臂设计，可产生 4～12MeV 的电子能量（图 22-4）。HDR-IORT 单元是使用铱 192 源的远程后装设备（图 22-5 和图 22-6）。与 Mobetron 不同的是，HDR-IORT 需要房间屏蔽，这可以通过改造现有房间或在手术室附近建造一个更小的屏蔽房间来实现。在任何一种情况下，患者在接受放射治疗期间都会受到摄像机的远程监控。完成后，HDR-IORT 单元可以被运送到放射肿瘤科，治疗适合高剂量率的门诊恶性肿瘤，包括妇科和前列腺恶性肿

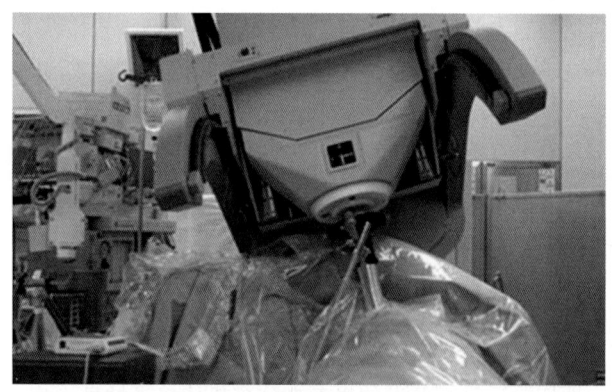

▲ 图 22-4 移动电子束放射装置（莫塞顿，手术室）
允许在现有的手术室使用，很少或不需要额外的屏蔽（图片由 IntraOp Medical，Inc.，Sunnyvale，CA. 提供）

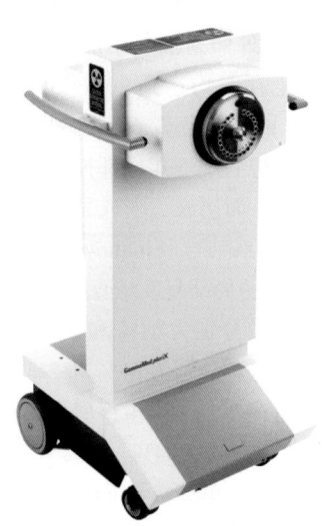

▲ 图 22-5 铱 192 源外壳
该装置允许在术中放射过程中进行计算机辅助治疗（图片由 Varian Medical Systems，Palo Alto，CA. 提供）

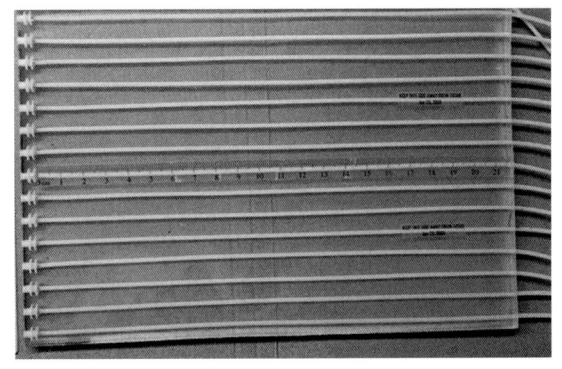

▲ 图 22-6　HAM 适配器
用于引导高剂量率的术中放射治疗中的铱 192 源

瘤。欧洲使用的移动式 IOERT 设备包括直线加速器和 NOVAC 7。用于乳腺癌 IORT 的 INTRABEAM 系统包括一个安装在柔性地板支架上的 50kV X 线发生器和一套直径从 1.5～5cm 的球形敷贴器。使用可切换的 30/50kV X 线发生器的 Papillon 系统（阿丽亚娜医疗系统有限公司，英国德比）也可以采用类似的技术进行部分乳房 IORT。

专门为 IOERT 设计的治疗计划系统现已上市。初步临床测试证明了模拟不同癌症部位和解剖部位的可行性和多专家共识，包括乳腺癌、局部进展期直肠癌、腹膜后肉瘤和直肠癌和卵巢癌的孤立复发[162]。IORT 的研究机会是一个多学科的努力，涉及从放射束自适应发展到高级分子生物学以实现结果的生物可预测性。技术创新要求在质量保证和临床实践方面进一步改进。IORT 使用的治疗计划系统的纳入将有助于决策过程，其注册将促进 IORT 计划中医疗和外科实践的正常化。在辐射束调制、传输、剂量测定和规划、基础设施和治疗因素方面的机会已被认识到，并有望在未来 10 年中得到发展[163]。

关于 IOERT 和 HDR-IORT 的相对优势和劣势的详细描述已在其他地方讨论过，这超出了本章的范围[38]。总之，与 HDR-IORT 相比，IOERT 的治疗或程序时间通常更短。此外，IOERT 允许改变电子能量，因此可以处理浅层和深层靶区，而 HDR-IORT 只适用于厚度≤0.5cm 的靶区（图 22-7）。HDR-IORT 中使用的灵活 Harrison-Anderson-Mick（HAM）敷贴器可能允许沿着弯曲的身体表面（例如，大的盆腔侧壁场、侧腹壁和胸腔）进行更适形的治疗，而硬质 IOERT 敷贴器可能难以实现这一点（图 22-6）。使用基于 IOERT 的涂抹器治疗较大的目标区域可能需要单独的匹配区域。一个全面的 IORT 计划最好有 IOERT、HDR-IORT 和围术期的近距离放射治疗，以治疗所有的疾病部位和情况。这些模式应该被视为互补性的，而不是竞争性的。

（二）未来的可能性

尽管有大量数据支持 IORT 在各种恶性肿瘤中的应用，但尚缺乏Ⅲ期随机试验。这至少部分是因为任何特定国家的 IORT 设施数量有限，以及通常采用 IORT 治疗的疾病相对罕见。完成Ⅱ / Ⅲ期试验可能需要多个机构和国家的合作。未来的治疗方法应该包括 EBRT 的"标准"疗程，无论是否同时进行化疗和手术切除，都应将新型放射增敏剂、保护剂和靶向生物制剂与 IORT 相结合[164]。

致谢

本章作者要感谢 Karen Rhodes 在这项工作准备中的帮助。

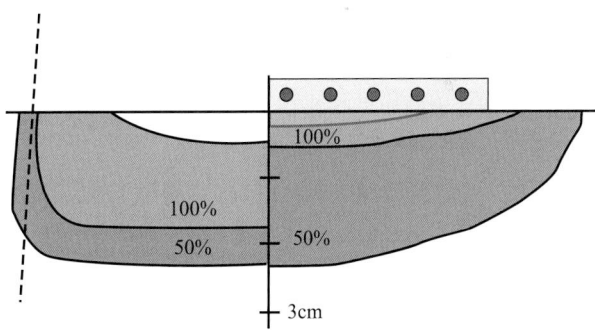

▲ 图 22-7　术中电子放射治疗（IOERT，左）和高剂量率术中放射治疗（HDR-IORT，右）的剂量分布特征
注意，IOERT 使用的是 6MeV 电子线；HDR-IORT 使用 1cm 的表面适配器，处方剂量为 0.5cm 深度

第23章 全身放射治疗
Total Body Irradiation

Christopher Andrew Barker　Jeffrey Y. C. Wong　Joachim Yahalom　著
马长升　译

全身放射治疗技术是一种近一个世纪以来一直应用于治疗各种良恶性疾病的放射治疗技术。该技术随着对电离辐射生物反应知识的增加以及辐射剂量测量和治疗传递的改进而发展。全身放射治疗仍然是造血干细胞移植（hematopoietic stem cell transplant，HSCT）的一个重要组成部分，其目的是根除残余的恶性细胞或调节移植受体的免疫系统。在造血干细胞移植的背景下，全身放射治疗是有利的，因为生物效应可以均匀地作用，而不保留"保护区"部位，如神经系统或测试或代谢或抵抗过程的干扰。

一、全身放射治疗的历史

在 Roentgen 描述"X 线"10 年后，德国生物物理工程师 Friedrich J·Dessauer[1, 2] 首次描述了一种"新的放射治疗技术"，涉及对整个身体的均匀照射。在 1905年描述这项技术的初步报道中，他建议使用 3 个同时活动的低压伦琴射线源照射仰卧患者（图 23-1）。1907 年，匈牙利的一位医学教授 Aladar Elfer[3]，报道了他使用全身放射治疗技术的经验，该技术使 3 名白血病患者免于照射头部。虽然关于该技术的早期使用的数据很少，但一些人推测，不良血液学毒性可能限制了其应用[4]。

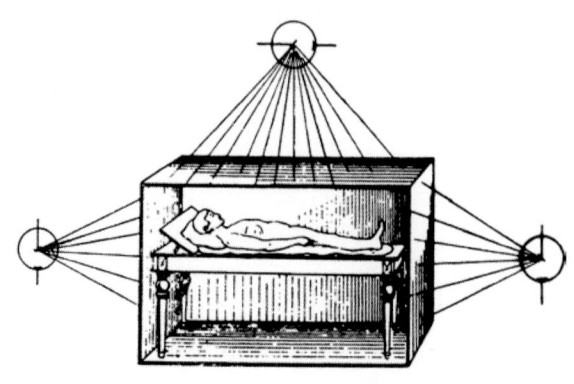

▲ 图 23-1　Dessauer 在 1905 年提出的全身照射技术

引自 Wetterer J，ed. Handbuch der Röntgentherapie nebst Anhang. In：*Die Radium Therapie*，Leipzig：Otto Nemnich；1908.

欧洲早期成功使用全身放射治疗造血和淋巴恶性肿瘤（那里被称为 Teschendorf 方法），促使该技术在美国的发展[5-7]。Arthur C·Heublein 与 Gioacchino Failla 合作开发了位于纽约市纪念医院的北美第一个全身放射治疗单位。在美国，这种技术被称为 Heublein 疗法[8]。一个专门建造的治疗病房旨在同时治疗 4 名患者，其暴露率为 0.7 伦琴（R）/时，每天约 20h，通常超过1～2 周，使用 185kV X 线管，在 3mA、2mm 铜过滤器。目的是提供 25% 的红斑剂量（750R）。

在 Heublein 的初步报道中，该治疗计划中未发现造血毒性。12 例中的 7 例（58%）晚期淋巴瘤和白血病，8 例中的 2 例转移性乳腺癌、黑色素瘤和肾癌患者（25%）在治疗后有所改善[9, 10]。后来报道的 270 名癌症患者从纪念医院全身放射治疗在 1931 年和 1940 年被证实该技术更成功的造血和淋巴癌相比癌症或肉瘤，这是无效的。作者强调，如果要谨慎地规定其剂量，那么该技术是安全的。他们不建议暴露于高于 300R，并注意到暴露于低于 50～100R[8] 的造血和胃肠道毒性。

20 世纪 40 年代初，第二次世界大战促成了一项发展核武器的倡议，称为曼哈顿计划。这项工作的一部分推动了对包括全身放射治疗在内的电离辐射的人类生物反应的研究。军方对全身放射治疗的兴趣主要是帮助了解人类在职业职责和战争期间对辐射暴露的耐受性，并开发辐射生物测量分析。通过曼哈顿项目协调的几项研究是在晚期癌症患者[11-13]，以及良性疾病患者中开始的[13]。例如，在 M.D. 安德森癌症研究医院研究剂量上升、辐射生物剂量学、认知和精神运动功能[14]。在最初的研究中，30 名患者在最大暴露水平（200R）治疗的详细报告得出结论，不良反应主要包括恶心、呕吐和骨髓抑制，10% 的全身放射治疗患者需要干预[15]。在贝勒大学医学院，研究使用 25～250R 的全身放射治疗与250kV～2MV 光子，以寻找生物剂量计，以及研究放射治疗的急性效果[16]。军方在马里兰州贝塞斯达的海军医院进行了类似的研究，并报告了用全身放射治疗的放射

敏感疾病患者的姑息治疗^[17]。最近由美国国防部赞助的
全身放射治疗研究是在辛辛那提大学进行的。它的重点
是确定尿液中预测全身放射治疗反应的生化标志物。随
后，对全身放射治疗的神经精神作用进行了研究。最
后，只报告了晚期癌症的缓解结果^[18]。患者患有晚期转
移性放射放射性恶性肿瘤，无法接受化疗，通常在没有
任何明显预期益处的情况下使用全身放射治疗。以这种
方式接受全身放射治疗的患者被纳入研究中，通常不同
意参与。美国能源部人类辐射实验咨询委员会于 1995
年撰写的一份报告对这种做法的伦理学提出了质疑^[19]，
该报告可能导致了公众对辐射的普遍不安^[20]。

不仅用于恶性疾病，全身放射治疗也被认为是第
一次成功的实体器官移植的关键免疫调节剂。1959 年，
一个肾脏成功移植到双卵双胞胎之间的全身放射治疗
暴露高达 450R（给接受者）。^[21] 在法国，全身放射治
疗手术后成功的肾脏移植被报道^[22, 23]。在 1959—1962
年，在世界范围内接受全身放射治疗或药物免疫调节后
肾移植的前 7 名患者中，2 名没有经历肾衰竭的患者在
移植前单独使用全身放射（没有化学免疫抑制）治疗，
每个患者在移植后存活 20 多年^[21-23]。然而，成功的临
床前药物治疗研究促使化学免疫抑制剂（皮质类固醇、
6-巯基嘌呤和硫唑嘌呤）在 1963 年后被用于固体器官
移植^[24]。

随着人们对全身放射治疗反应的理解的增加，以及
全身放射治疗的临床前体内研究的迅速增长，治疗方案
被开发出来，以最大限度地提高恶性疾病患者的获益。
1957 年，诺贝尔奖获得者 E.Donnall Thomas^[25, 26] 首次
报告了在全身照射或化疗后在人体内使用骨髓输注的情
况；不到 1 年后，他发表了使用全身放射治疗的经验，
接触高达 600R，然后进行骨髓移植。Thomas 等在前 5
名接受全身放射治疗的白血病患者中，随后接受了治疗
静脉输注正常供体骨髓^[26]。他们注意到急性骨髓抑制的

困难以及在植入前的时期内导致的出血和感染。报告还
评论，由于代谢和免疫原因，低剂量率（照射超过 2～3
天）似乎比高剂量率更好。此外，接受 200～300R 的
患者比接受 400～600R 的患者表现更好。同时提出了
提供足够均匀剂量的问题，并提出了使用高能光子的建
议。Thomas 等^[27] 后来报告了 2 名儿童在使用 ⁶⁰Co 来源
的 22～25h 内以单组分交付 850～1140R 后的同基因骨
髓移植。作者的结论是，全身放射治疗的 1000R 不会产
生"麻烦"的急性放射病；它确实会产生白血病的缓解，
但不能治愈这种疾病。白血病患者的异基因移植成功治
愈的第一个报告发生于 1969 年。这项技术与 ⁶⁰Co 源，
其操作时间为 5.8R/min，总曝光量为 1620R，计算为
954rad 在中线。在适当的支持护理下，没有发现重大急
性放射病，但患者死于压倒性的巨细胞病毒感染，没有
白血病的证据^[28]。

在接下来的几年里，化疗和全身放射治疗结合的技
术得到了发展和完善，并取得了很好的效果。治疗晚期
白血病和严重再生障碍性贫血取得了成功。脱离单独使
用全身放射治疗主要是由于开发了更有效的细胞毒性化
疗药物和免疫疗法，当与全身放射治疗结合时，白血病
复发较少^[29]。虽然没有造血干细胞移植的全身放射治
疗的使用在很大程度上已经被放弃，主要是因为害怕诱
发继发性恶性肿瘤和限制以后的治疗选择，但一些人质
疑这种恐惧的有效性，并仍然认为低剂量全身放射治疗
（在几周内 10～20 次分割中的 1.5～2Gy）是晚期吲哚性
淋巴瘤初始治疗的可行选择^[31]。图 23-2 说明在最近 15
年期间，在造血干细胞移植期间使用全身放射治疗的情
况发生的变化^[32]。

二、造血干细胞移植

造血干细胞移植已经发展成为一门高度复杂的临
床学科，牢牢植根于免疫系统和癌症生物学，其细节超

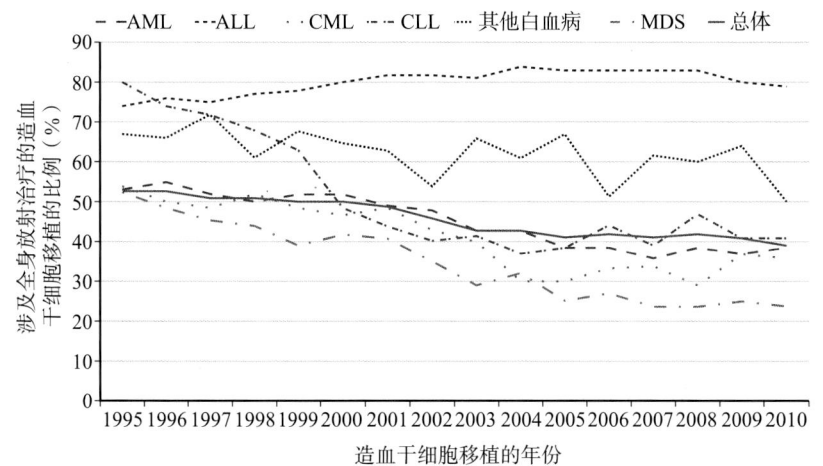

◀ 图 23-2　作为异体造血干细胞移植的
一部分，最常涉及全身放射治疗的 5 种疾
病的流行趋势和总体趋势

ALL. 急性淋巴细胞白血病；AML. 急性髓
细胞性白血病；CLL. 慢性淋巴细胞白血病；
CML. 慢性髓细胞性白血病；MDS. 骨髓
增生异常综合征［数据引自 Hong S, Barker
CA, Klein JP, et al. Trends in utilization
of total body irradiation (TBI) prior to
hematopoietic cell transplantation (HCT),
worldwide. *Biol Blood Marrow Transplant.*
2012; 18(2 suppl 2): S336–S337. ］

出了本章的范围。当造血干细胞移植最初进行时，骨髓从供体中提取并静脉注射到受体中。后来，外周血干细胞，而不是骨髓，被收集从供体作为替代骨髓移植。由于这个原因，骨髓移植现在被更恰当地称为造血干细胞移植，因为移植的关键成分是造血干细胞（hematopoietic stem cell，HSC）独立于来源。外周血干细胞通常被"动员"从供体使用造血生长刺激因子，并被移除从供体。此外，最近成功地使用来自人类脐带血的造血干细胞已经被描述。根据造血干细胞的来源，可以采取各种收集后处理措施（例如细胞选择和耗竭），以优化结果。

当移植发生在不同个体之间时，造血移植物被认为是异基因移植物。这是与在自体移植中将自体造血干细胞重新融合到供体中的区别，更恰当地称为自体移植，因为没有任何东西在不同的个体之间被转移[33]。一种罕见但可供选择的情况是，从一个基因相同的双胞胎的器官被移植（同基因移植）。在这 3 种造血干细胞移植方法中，自体和同基因移植通常与较少的风险有关，因为与免疫相容性有关的问题被最小化。异体移植需要供体和受体的"匹配"，通常是通过鉴定人类白细胞抗原（human leukocyte antigen，HLA）的相容性来进行的。捐助方可能与受援方有关，也可能通过志愿人员登记册（如美国国家 Marrow 捐助方案）确定。

在接受造血干细胞移植之前，大多数患者需要密集的抗肿瘤或免疫调节治疗，通常被称为预处理，以准备造血干细胞移植。预处理可包括细胞毒性化疗、免疫调节剂、抗体治疗或放射治疗。预处理的性质可称为高强度或降低强度，或称为清髓性、亚清髓性或非清髓性，以进行常规或微型（无）移植[33]。虽然这些方案的正式定义尚不存在[34]，高强度 / 清髓 / 常规移植的目标是完全消除受体的天然造血干细胞室，这就需要造血干细胞移植（自体或异基因）来生存。高强度、清髓和常规移植可能或不可能涉及全身放射治疗到高剂量（>5Gy/ 次，>8Gy 多次）。低强度、非清髓性、小移植预处理通常用于老年患者或有医疗问题的患者，对于这些患者，高强度、清髓性和常规移植会导致过度的发病率或死亡率，并且可能或不会涉及全身放射治疗以降低剂量。在条件治疗期间和治疗后立即移植受者都有发生感染和其他血液学并发症的显著风险。因此，对造血干细胞移植接受者的支持性护理很复杂，只能在专门的设施中进行。尽管如此，一些小组已经开发了降低强度和烧髓的造血干细胞移植方案，包括全身放射治疗，已经在门诊安全进行[35, 36]。

在接受条件治疗和造血干细胞移植治疗后，主要的挑战与移植、受体造血系统的永久重建、预防移植物

排斥反应和相关的移植后并发症有关。前者可以通过使用造血生长刺激因子来促进，后者可以通过化学和生物免疫调节剂来缓解。一旦移植物成功服用，受者就有发展成移植物抗宿主疾病（graft-versus-host disease，GVHD）的风险，其中移植后的造血干细胞可以识别宿主的原生组织、非造血干细胞组织为外来组织并攻击它们。有危险的特定器官是皮肤、胃肠道和肝脏。GVHD的风险只存在于接受异体造血干细胞移植治疗的患者中。此外，人们已经认识到，移植的部分有益效果是移植物抗肿瘤（graft-versus-tumor，GVT）效应，这是造血干细胞移植治疗效果的一个基本组成部分，它可能发生在自体或异体移植中。

根据 2006 年世界血液和骨髓移植网络总结的数据，最常使用造血干细胞移植治疗的疾病是淋巴增殖性疾病［54.5%，最常见的是多发性骨髓瘤（multiple myeloma，MM）、非霍奇金淋巴瘤和霍奇金淋巴瘤］、白血病［33.8%，最常见的是急性髓系白血病（acute myelogenous leukemia，AML）、急性淋巴细胞白血病（acute lymphocytic leukemia，ALL）、骨髓增生异常综合征（myelodysplastic syndrome，MDS）、慢性髓系白血病（chronic myeloid leukemia，CML）和慢性淋巴细胞白血病（chronic lymphocytic leukemia，CLL）］、实体肿瘤（5.8%）、非恶性疾病（5.1%）[37]。根据临床情况，2014 年 NCCN 治疗指南表明，异基因或自体造血干细胞移植可能是睾丸癌、AML、多发性骨髓瘤、MDS、CML、霍奇金淋巴瘤和非霍奇金淋巴瘤的治疗方案。有或没有基于全身放射治疗调理的造血干细胞移植也被描述在实体肿瘤的治疗中，包括乳腺癌、生殖细胞肿瘤、肾细胞癌、黑色素瘤、神经母细胞瘤和其他儿童癌症。对这些疾病及其管理的详细讨论超出了本章的范围，读者可以参考本文的其他章节和其他评论[38-41]。全身放射治疗在非恶性疾病中的作用将在本章的后续章节中讨论。

三、放射生物学

实验放射生物学家已经描述了许多关于全身放射治疗的基本生物学影响的已知内容，临床医生已经应用这些原则来优化患者的治疗效益。在造血干细胞移植的背景下，全身放射治疗的基本原理是根除恶性或功能失调的细胞或调节免疫系统功能。因此，与治疗疗效相关的关键的体外放射生物学数据可以处理正常和恶性造血细胞。

临床前的研究已经帮助定义了正常淋巴细胞的一些基本的放射性生物学特性。据报道，正常淋巴细胞的 D_0［将生存率降低至 e-1（0.37）］（见第 1 章）为

0.5～1.4Gy，[42-45] 具体取决于计算该参数的体外或体内模型。此 D_0 提示正常淋巴细胞对电离辐射敏感。辐射细胞存活曲线上的一个小肩膀已经被注意到[46,47]，表明辐射各部分之间的修复很少。根据一项研究，临床数据显示，在接受高分割全身放射治疗的患者中也有类似的发现，淋巴细胞存活显示有效 D_0 为 3.8Gy[48]。

其他放射生物学现象在其他正常造血细胞中已被定义不良。与放射生物学相关的缺氧水平在造血室是不可能的。再接种不太可能影响造血细胞的存活，因为大多数全身放射治疗方案的持续时间很短（1～5 天），尽管考虑到白细胞的寿命（天至年）不同，它可能有一定的相关性。鉴于全身放射治疗的时间尺度，重新分配似乎具有重要意义；然而，这一点很难评估[49]。

目前已经描述了恶性造血细胞的放射生物学情况。白血病细胞的 D_0 范围一般从 0.8～1.5Gy；然而，与正常的造血细胞相比，更广泛的辐射敏感性已经被描述[50,51]。许多人引用了这一伟大的检测技术的细微差别和变化范围[49,52]。与正常的造血细胞相似，它们的恶性细胞被认为几乎没有亚致死性损伤修复[53-57]，尽管分裂剂量率和低剂量率的实验已经证明白血病细胞有能力修复辐射引起的损伤[58-64]。一般来说，白血病细胞被认为有一个细胞生存曲线，只有承担很少或没有承担，尽管这在细胞类型和细胞系中有所不同[47,61-63,65]。例如，Cosset 等[52,66] 总结了临床前和临床发现，结论是 AML 很少修复，而 CML 确实显示修复；所以骨髓瘤和淋巴瘤没有得到很好的研究，但似乎显示了广泛的修复能力。

与正常造血细胞相似，复氧在全身放射治疗期间不太可能与恶性造血细胞相关。然而，再分配和再种群可能是相关的，但尚未得到系统的研究。最近的分子研究表明全身放射治疗对患者外周血单个核细胞免疫相关基因表达有显著影响[67]。

体内临床前研究为人类首次成功的造血干细胞移植奠定了基础。对大鼠[68]、犬[69] 和非人类灵长类动物[70] 的研究表明，在使用超种族剂量的辐射进行全身放射治疗后，造血系统的重建是可能的。后来对动物的研究表明，与单个分数的生物等效剂量相比，提供几个分割的全身放射治疗需要更高的总剂量。[71,72] 另一个模型表明，在低剂量率（0.04Gy/min）的效果上，单倍的全身放射治疗没有显著差异[73]。

虽然造血系统是全身放射治疗的靶点，但正常组织有效地限制了可以安全传递的剂量。Peters 等提出了保留正常组织分次全身放射治疗的方法[53,54]。随后得到了小鼠[74,75] 和犬[76] 的临床前数据的支持，这些数据表明，部分全身放射治疗方案发生的肺损伤减少。

四、全身放射治疗的急性毒性和管理

虽然已经了解到的关于全身放射治疗的急性期内生物效应的大量知识是从实验室动物研究中获得的，但在意外或战时核事件中暴露的人中，全身照射也被研究过[77,78]。这些大规模研究是有价值的，因为它们涉及显然正常的受试者；然而，回顾性限制了数据的质量。读者可以参考几个优秀的评论急性和致命的辐射综合征（胃肠道、造血和脑血管综合征），可以由全身放射治疗在不受控制的环境中引起[79-81]。

治疗性全身放射治疗的急性不良反应很难与其他与造血干细胞移植相关的疾病区分开来。然而，Chaillet 等[82] 在开始任何其他与造血干细胞移植相关的治疗之前，对全身放射治疗后患者出现的症状和体征进行了信息性前瞻性临床研究。31 名患者，45—55 岁，使用直线加速器的平行反后 18MV 光子治疗。使用屏蔽限制肺剂量为 8Gy。总剂量为 10Gy，每个剂量为"单一剂量"，6 次分割为 1.6Gy，分割之间间隔 30min，平均剂量率为 0.04Gy/min，瞬时剂量率为 0.11～0.12Gy/min。在 4h 的全身放射治疗期间和完成后的 20h 内，定期评估症状和体征。在全身放射治疗开始前，他们已经服用过止吐药，但没有化疗或类固醇。表 23-1 显示了患者在全身放射治疗 4h 内和在开始全身放射治疗 24h 内所经历的症状和体征。发热是一个常见的不良反应，在一个患者中，最多 40.8℃。心动过缓常与发热同时发生；最大频率为 130 次／分钟。只有服用镇静剂的患者才会出现嗜睡。腮腺疼痛常见，双侧腮腺有 29% 的患者都出现了肿胀。6% 的患者出现标记撕裂，而 16% 的患者出现眼部干燥。2 例患者出现轻度结膜水肿。只有在脑外伤发生时才会发现高血压。由 Buchali 等[83] 进行的类似研究的结果见表 23-1，该研究纳入接受全身放射治疗的患者，总剂量为 12Gy，2Gy/ 次，每日 2 次，间隔 8h，肺剂量限制为 10Gy，肺剂量为 12Gy。

一项前瞻性临床研究表明，全身放射治疗的分次可以减少急性恶心、呕吐、黏膜炎、腹泻和腮腺炎，尽管差异无统计学意义。晚期皮肤疹常见于分期全身放射治疗患者，尽管这些数字没有统计学意义。同一项研究将患者随机分为高剂量或低剂量全身放射治疗，在比较剂量率时发现急性毒性没有差异[84]。另一项随机对照试验报告，分次与单分次全身放射治疗相比"在急性毒性方面没有明显差异"，这两种方案都是"耐受性"的[85]。

较早的研究认为恶心和呕吐是全身放射治疗的常见不良反应。随着更有效的止吐剂的出现，如 5- 羟色胺受体 -3（5-hydroxytryptamine eceptor-3，5-HT3）抑制剂的出现，这些症状已经大大减轻。几项小型但高质

表 23-1　剂量或分次全身放射治疗后患者的体征和症状

症状 / 表现	单次全身放射治疗		分次全身放射治疗 在 3 天全身放射治疗期间 经历的患者百分比
	全身放射治疗期间经历的患者百分比	全身放射治疗后经历的患者百分比	
恶心	90	45	43
呕吐	80	23	23
腮腺疼痛	26	74	6
口腔干燥	61	58	30
头痛	42	33	15
疲劳	N/R	N/R	36
眼睛干涩	无	16	N/R
食管炎	N/R	N/R	4
食欲丧失	N/R	N/R	16
身体不适	N/R	N/R	25
红斑	无	无	41
瘙痒症	无	无	4
腹泻	无	无	4
无任何症状	N/R	N/R	17
发热（>38℃）	42	97	N/R
高血压	42	无	N/R

N/R. 数据未报告［引自 Chaillet MP, Cosset JM, Socie G, et al. Prospective study of the clinical symptoms of therapeutic whole-body irradiation. *Health Phys* 1993；64（4）：370–374, Buchali A, Feyer P, Groll J, et al. Immediate toxicity during fractionated total body irradiation as conditioning for bone marrow transplantation. *Radiother Oncol.* 2000；54（2）：157–162.］

量的对照临床研究支持预防性使用 5-HT3 抑制剂，以减少全身放射治疗 [86-90] 期间的恶心和呕吐。皮质类固醇与 5-HT3 抑制剂联合使用得到系列试验的支持 [91-93]。然而，考虑到与这种方法相关的毒性，在与全身放射治疗一起进行常规管理方面缺乏共识。值得注意的是，与单纯使用化疗的患者相比，即使在现代止吐药物治疗中，使用含全身放射治疗的清髓调理方案的恶心和呕吐也较少 [94]。

口腔黏膜炎是对多达 75% 的患者进行清髓性全身放射治疗的不良反应，导致口腔疼痛和食管炎，并需要密集的支持性护理，如全肠外营养和阿片类镇痛药 [95]。在一项研究中，密集的牙科卫生降低了中重度黏膜炎的发生率，尽管作者认为这一比率在临床上是微不足道的 [96]。局部口服药物，如二氯己定和中性磷酸钙结合局部氟化物治疗，可减少疼痛持续时间和严重程度的口腔黏膜炎，以及疼痛和需要阿片类镇痛药的概率 [97-99]。同样，预防性口服硫糖铝和克拉霉素也降低了中度和重度

口腔黏膜炎的发生率 [100, 101]。一项研究表明，当预防性服用阿米福汀时，限制了黏膜炎的持续时间，并降低了中度和重度感染率，对造血干细胞移植结果没有影响 [102]。低水平激光（650N m）治疗以减少口腔黏膜炎的发生率的随机对照试验已被报道 [103]。

在一项研究中，研究人员指出，短期静脉注射重组粒细胞—巨噬细胞集落刺激因子降低了中重度黏膜炎的发生率 [104]，但在另一项研究中，在局部交付时没有发现效果 [105]。最近，Spielberger 等 [106] 报告了重组人角质形成细胞生长因子帕利夫明在 12Gy 分级全身放射治疗预处理前后的试验结果。帕利夫明分别减少中度和严重黏液炎的发生率和持续时间为 35% 和 3 天，减少口腔和喉部疼痛，吗啡使用减少和肠外营养需求减少（24%）。本研究仅针对接受自体造血干细胞移植的患者；然而，在全身放射治疗对异基因造血干细胞移植的设置中，帕利夫明也可能对黏膜产生保护作用，尽管研究表明这一点很小且设计不当 [107]。

在一个疗程结束的 TBI 也可以观察到皮肤红斑；脱屑是罕见的。色素沉着可能在长期内被注意到。脱发通常发生在全身放射治疗后 7～14 天，头发通常在治疗后 3～6 个月恢复[108]。已注意到再生头发颜色或纹理的变化。值得注意的是，单独使用化疗的清髓调理方案产生了更高的永久性脱发发生率[109]。

五、全身放射治疗后的毒性及其处理

（一）造血毒性

如前所述（见放射生物学部分），造血系统对全身放射治疗特别敏感；淋巴细胞减少常以 0.5Gy 的剂量可见，以 0.3Gy 的剂量可见。淋巴细胞减少通常伴随着中性粒细胞减少，血小板减少，最后是贫血。在全身放射治疗剂量为 4～6Gy 后不久，可以看到淋巴细胞增多，但通常在 1 周内随后出现中性粒细胞减少。在全身放射治疗后 3～4 周，中性粒细胞降至最低[110]（图 23-3）。造血干细胞室的再生取决于使用的总剂量，因为较高的剂量会导致更快的骨髓抑制，持续时间更长。在全身放射治疗后给予造血生长因子具有改变造血系统重建的理论潜力，尽管在异基因造血干细胞移植的设置中的报道已经证明了 GVHD 的风险增加和生存受损[111]，因此，常规使用是有争议的[112, 113]。值得注意的是，造血生长因子仅在全身放射治疗之后的时期使用，因为肺癌的一项试验引起了人们的关注，即生长因子在与化学放射疗同时使用时会增加肺毒性和血小板减少[114]。

（二）口腔毒性

如前所述，唾液腺经常受到全身放射治疗的影响。虽然急性腮腺炎通常是自我限制的，可以用抗炎药物来治疗，但长期的唾液腺功能障碍会导致口干，这可能导致龋齿。在一项对接受异基因造血干细胞移植的儿童研

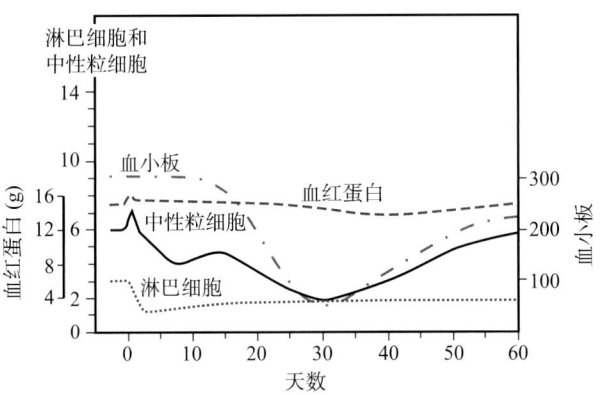

▲ 图 23-3 全身放射治疗的代表性血液学反应：第 0 天给予单剂量 200cGy

经 Radiation Research Society 许可转载，引自 Andrews GA. Radiation accidents and their management. *Radiat Res Suppl*. 1967；7：390–397，fig. 1.

究中，接受全身放射治疗作为条件反射的儿童发生唾液功能受损的风险为 22%，而不接受全身放射治疗的儿童为 1%[115]。在全身放射治疗完成后 1 年，唾液流量可以改善[116]。研究表明，分次全身放射治疗可减少唾液功能障碍 54%[117]。

有和没有全身放射治疗的清髓调理方案与儿童牙齿发育异常有关[117-119]。在一个系列中，单独使用化疗的清髓调理方案与牙齿发育异常的发生率明显高于涉及全身放射治疗的患者，尽管在单组分全身放射治疗的患者中，唾液腺功能障碍的发生率最高[120]。由于与全身放射治疗相关的口腔病理风险增加，建议由牙科专家进行仔细的移植前评估，以尽量减少严重发病率的风险[121]。毛果芸香碱已被注意到，以帮助缓解全身放射治疗患者口腔干燥的症状[122]。

（三）肺毒性

全身放射治疗的主要限制剂量毒性是肺炎病（限制性或阻塞性肺疾病），它可以早期表现为肺炎或晚期表现为肺纤维化。在造血干细胞移植的设置中，放射性肺炎病很难与其他肺病理原因相区分；此外，肺损伤可能是多因素的，急性肺并发症的风险估计为 30%～60%，这取决于感染、调理方案、GVHD、年龄和诊断等因素[123]。同样，10%～26% 的患者发生晚期肺炎，并与潜在的肺功能障碍、调理方案类型、急性和慢性 GVHD 和预防、供体和受体年龄和免疫相容性、疾病分期和遗传倾向有关[124]。全身放射治疗是特发性肺炎综合征[125]、弥漫性肺泡出血的危险因素[126]。虽然接受全身放射治疗的患者的肺炎病发生率差异很大（10%～84%）[127]，一些系列报告了高达 20%、从未接受全身放射治疗的造血干细胞移植患者的肺炎[128]。在现代，使用适当的全身放射治疗技术，全身放射治疗患者的肺炎病风险可能根本不会增加[129]。然而，这一问题的意义是明确的，因为全身放射治疗的患者与间质性肺炎相关的死亡率可达 60%～80%[128, 130, 131]。

一些全身放射治疗特异性因素（如总剂量、分次率、剂量率和肺屏蔽的使用）已被证明对肺部并发症的发展有重要影响。在全身放射治疗期间使用的总剂量经常被认为是影响肺部并发症的一个主要因素[127, 132, 133]。在两个使用 12Gy 和 15.75Gy 的前瞻性随机对照试验中，发现使用 15.75Gy 治疗的患者在前 6 个月内死亡率较高，尽管肺并发症没有被具体引用为过度死亡的原因[134-137]。在一项回顾性剂量学研究中，在 0.055Gy/min 的对穿野中，平均剂量超过 9.4Gy 是接受全身放射治疗患者的致命肺并发症的独立预测因素。1382 个随机对照试验已经表明，与单剂量的全身放射治疗相比，分次的全身放

射治疗可以减少肺炎，尽管只有一项研究显示了统计学上显著的差异[85, 139, 140]。一项回顾性研究发现，当比较 6Gy 和 3.33Gy 时，肺炎发生率没有差异，这表明小于 10Gy 的总剂量可能不需要分次来防止毒性，尽管没有随机数据支持这一点[141]。高分次以防止肺毒性的必要性尚不清楚：对比同一机构的两个前瞻性单臂试验表明，常规分割每日 3Gy 分次的总剂量为 12Gy，使用对穿野和超分割的高分次全身放射治疗没有区别[142]。一项随机对照试验提示血管紧张素转换酶抑制剂卡托普利可以减轻与全身放射治疗相关的肺毒性[143]。

Sampath 等[144] 回顾了 26 项涉及 1096 名患者的研究，以创建了一个剂量反应模型来预测全身放射治疗患肺炎的风险同时也要考虑到了其他因素。虽然无法估计高分次方案的肺炎风险，但他们能够在剂量反应模型中，确定分次、环磷酰胺和丁磺胺对患肺炎风险的影响（图 23-4）。

在一个随机分配患者接受高剂量或低剂量率全身放射治疗的试验中，肺炎的发生率并无显著差异[84]。然而大量的回顾性临床数据表明，降低剂量率（<0.025～0.09Gy/min）可以降低肺部并发症的可能性[127, 133, 137, 145, 146]，尤其是当全身放射治疗作为单一分数传递的时候[147]。如果对全身放射治疗进行分次，有些人报告不需要使用低剂量率（<0.069Gy/min），[131] 而其他人则发现了有益的效果[148, 149]。对接受肺屏蔽分次全身放射治疗患者的研究表明，肺病减少了[150, 151]；然而一项随机对照试验发现，如果屏蔽允许肺剂量为 6Gy 或 8Gy，那么肺病发生率没有差异[152]。

PFT 如肺活量测定和扩散能力，通常有助于评估有

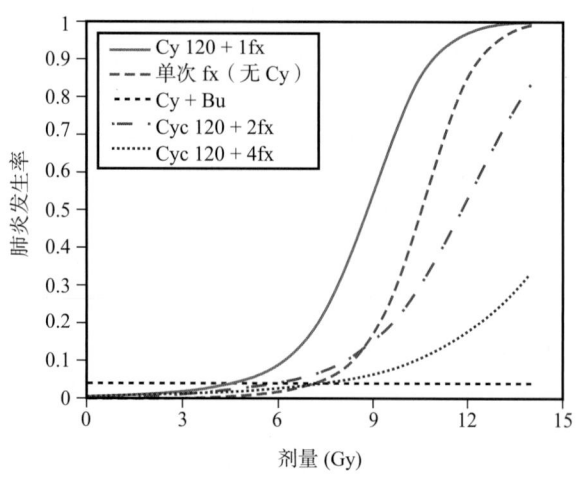

▲ 图 23-4 基于剂量反应模型计算全身分次放射治疗的肺炎发生率及化疗效果

Bu. 白消安；Cy/Cyc. 环磷酰胺；fx. 分次（引自 Sampath S, Schultheiss TE, Wong J. Dose response and factors related to intersti-tial pneumonitis after bone marrow transplant. *Int J Radiat Oncol Biol Phys* 2005；63（3）：876-884, fig. 2, © 2005, Elsevier.）

肺症状或放射学异常的患者。对造血干细胞移植患者进行 PFT 的研究表明，PFT 对肺活量和扩散能力有有害的影响，这往往在没有其他复杂因素的情况下解决[153-155]，并与全身放射治疗的剂量有关[156]。一项回顾性研究发现，肺屏蔽对造血干细胞移植后 1 年的 PFT 有较小但显著的有益作用，特别是在造血干细胞移植前肺功能异常的患者[157]。在一项研究中，白消安而不是 TBI，与 PFT 的负面影响有关[158]。没有证据表明，获得 PFT 可以改善成年期造血干细胞移植后的肺动脉结局，因此，不建议使用[159]。然而，一些小组建议将基线 PFT 作为对接受全身放射治疗的儿童的长期随访护理的一部分[160]。关于戒烟咨询对所有患者都至关重要，特别是那些患肺损伤风险增加的患者。对于急性肺炎，高剂量的类固醇（30～60mg/d 的泼尼松）通常会在 24～48h 内缓解症状。

（四）心血管毒性

鉴于采用这种积极治疗方式治疗的患者的严格选择标准，造血干细胞移植对成人的心血管毒性相对较少。然而，在自体或异体造血干细胞移植存活下来的成年患者中，心脏事件分别占死亡人数的 2.4% 和 3%；这高于预期。最近的大多数文献已经发现创伤性脑损伤与成人心血管疾病的发展之间没有任何联系。[163, 164] 在使用血浆心肌钙蛋白和脑利钠肽水平的几项详细的前瞻性分析中，心电图和超声心动图显示，在全身放射治疗的先前健康的个体中没有心脏功能障碍的证据[165, 166]。然而，一项对接受异基因造血干细胞移植的儿童的前瞻性研究发现，在造血干细胞移植之前和 5 年后，射血分数异常的累积发生率分别为 12% 和 26%（<30%）。本研究揭示，在单因素分析中，全身放射治疗与心功能异常有关，但不与多因素分析有关；在接受全身放射治疗的儿童中，5 年心脏异常的累积发生率分别为 26% 或 2%，同时使用或不使用先前的蒽环类药物治疗[167]。最近对儿童癌症幸存者的大量研究的数据表明，接受心脏剂量为 5Gy 的儿童的心力死亡率的风险显著增加，尽管应该注意的是，剂量超过 360mg/m² 的蒽环类药物也同样增加了风险[168]。重要的是，癌症复发或癌症进展后的死亡率比心脏病发生后的死亡率高出约 7 倍[169]。儿童全身放射治疗晚期心血管毒性过大的原因可能是全身放射治疗与心血管疾病危险因素（如高血压、血脂异常、糖尿病）的过早发展有关，这些因素导致有害后果，而不是直接辐射心脏毒性[170-172]。因此，对接受造血干细胞移植的患者进行心血管疾病危险因素筛查是谨慎的，无论治疗是否涉及全身放射治疗，以尽量减少晚期发病率和死亡率。

（五）肝毒性

肝毒性主要表现为肝静脉闭塞性疾病（venoocclusive disease，VOD），又称肝窦梗阻综合征（sinusoidal obstructive syndrome，SOS）。这种临床病理现象最早是由 Shulman 等在 1977 年描述的[173]，他注意到造血干细胞移植后 1~4 周腹水、疼痛性肝肿大和小叶中心肝腺泡坏死引起的黄疸。高达 70% 的造血干细胞移植患者可能受到 VOD 的影响。全身放射治疗与许多其他危险因素一起参与了 VOD 的发展[174]。随机对照试验和 Meta 分析发现，用白消安而非全身放射治疗的患者出现 VOD 的可能性明显更大[175, 176]。2 个随机对照试验得出结论，与单剂量的全身放射治疗相比，分次的全身放射治疗可以降低 VOD 的发生率[139, 140]。另一个随机对照试验发现，当剂量率为 0.06Gy/min 或 0.15Gy/min 时，VOD 发生率没有差异[84]，尽管单剂量全身放射治疗的回顾性研究发现，0.07Gy/min 的剂量率与 VOD 的相关性低于 0.1~1.2Gy/min 的剂量率[177]。据报道，>13.2Gy 的全身放射治疗剂量与单因素分析的 VOD 率较高有关[178]，尽管在另一项回顾性研究中，大于 12Gy 的剂量与 VOD 无关[179]。Lawton 等[180] 报告显示当使用 10% 的衰减肝阻滞时，作为造血干细胞移植一部分的全身放射治疗患者的致死性 VOD 率下降了 10%，差异无统计学意义。熊去氧胆酸在全身放射治疗患者的随机对照试验中有效地预防了 VOD，然后是造血干细胞移植[181]，尽管另一个随机对照试验不支持这一发现[182]。降低强度的调理方案也可以预防 VOD。治疗 VOD 包括纤溶抗血栓药物除颤剂；通过经颈静脉肝内门体分流和肝移植来减压窦是另一种更具侵袭性的治疗严重疾病的选择[183]。

（六）视觉毒性

白内障是创伤性脑损伤最常见的并发症之一。患者可能出现无痛性视力丧失，并在检查时可能发现晶状体失明。在一系列接受全身放射治疗的患者中，大约有一半的患者都有严重的视力损伤[184]。这个问题出现在大部分患者中，具体取决于总剂量、使用分数和剂量率。当考虑与造血干细胞移植相关的危险因素时，类固醇的使用[185-187]、先前的颅骨辐照[188, 189]、GVHD[187] 的发展已经被证明容易导致白内障发生，而肝素的使用似乎是有保护性的[190]。

单剂量的全身放射治疗是发生造血干细胞移植后白内障的最大危险因素[190-195]。高剂量率（>0.035~0.048Gy/min）全身放射治疗似乎也增加了白内障形成的风险[188, 190, 193, 196]。一项前瞻性研究将患者随机分为高剂量或低剂量全身放射治疗，发现治疗后 5 年的白内障发生率分别为 12% 和 34%，分别为 13% 和 39% 的白内障发生在接受分次或单剂量全身放射治疗的患者中[197]。Kal 和 VanKempen-Harteveld[198]，以及 vanKempen-Harteveld 等[199] 最近回顾了全身放射治疗诱导白内障的主题，并得出结论，生物等效剂量 40Gy 可导致 10% 的白内障概率，使用线性二次建模，包括剂量率的校正，α/β 为 0.65，用于对晶状体的后期影响。在此基础上，他们建议考虑单剂量全身放射治疗方案的晶状体屏蔽，虽然这在恶性疾病的背景下是有争议的[199]。鉴于脑外伤后发生白内障的频率，应监测患者该并发症的发展[200]。损害视力或降低生活质量的白内障治疗可能涉及超声乳化和拔出；最近的数据表明，这些手术是安全的，对经验丰富的外科医生的不良事件发生率为 0.1%，且术后有效视力 90% 的概率为 20%~40%[202]。

（七）肾毒性

肾功能不全发生在约 17% 的造血干细胞移植幸存者中[203]，可以以多种方式表现，最常见的综合征依次是特发性慢性肾病、肾病综合征、血栓性微血管病变（血栓性血小板减少性紫癜和溶血性尿毒症综合征）和急性肾衰竭[204]。与全身放射治疗最相关的综合征是血栓性微血管病变，在造血干细胞移植后 6~12 个月可表现为肾炎、高血压、蛋白尿或贫血。与造血干细胞移植相关的肾病危险因素可包括 GVHD、巨细胞病毒或 BK 病毒感染、肾毒性药物，如细胞毒性化疗药物（阿糖胞苷、环磷酰胺、异环磷酰胺、顺铂、维 A 酸、卡穆斯汀、放线菌素 D、美法仑）、抗病毒药与抗生素（阿昔洛韦、更昔洛韦、膦甲酸、万古霉素、两性霉素、氨基糖苷类）和免疫抑制剂（环孢素、他克莫司、甲氨蝶呤）。对造血干细胞移植后慢性肾脏疾病的更大和更现代的研究还没有证明与全身放射治疗有关联[205-209]。

总剂量已被认为是预测全身放射治疗肾脏发病率的最重要因素；一项回顾性研究发现 GVHD 和高剂量全身放射治疗（13.5Gy）与血清肌酐水平升高有关[210]。使用放射性同位素对肾功能的前瞻性评估发现，早期肾病与年龄小于 40 岁、使用肾阻滞（可能与模拟期间提供的肾毒性对比剂有关）和肾毒性药物的使用有关，而晚期肾病与肾毒性药物的使用有关，但与全身放射治疗剂量无关[211]。肾屏蔽的好处已在两项回顾性研究中被评估，这两项研究都证明了长期肾功能显著改善，当高分割剂量限制在 9.8~10Gy 时，没有功能障碍的证据[212, 213]。最近的两项剂量效应模型研究表明，在生物等效的总剂量为 16Gy（使用线性二次模型计算，剂量率和 α/β 的校正为 2.5Gy）之后，肾病不太可能发生，分次全身放射治疗和低剂量率（<0.10Gy/min）可以预防

肾功能障碍[198, 214]。鉴于造血干细胞移植后肾脏疾病的流行，建议监测血液化学和计数以及血压和尿液检查。

虽然没有任何疗法被证明可以治疗造血干细胞移植相关肾病，但药物治疗（抗高血压药物、皮质类固醇）、血浆交换、血液透析和肾移植是可能的治疗选择[204]。血管紧张素转换酶抑制剂卡托普利可预防糖尿病患者慢性肾病[215]，并可能降低全身放射治疗在临床前研究中的辐射肾病风险[216, 217]。在造血干细胞移植前接受 12Gy 分次全身放射治疗（肾剂量为 9.8Gy）的患者中，给予卡托普利以减轻慢性肾衰竭的小型随机对照研究显示肾病较少；然而，结果在统计学上没有显著性[218]。

（八）内分泌毒性

甲状腺功能减退是造血干细胞移植后最常见的内分泌病[219]。大多数病例在性质上是显性和原发性的，但亚临床和自身免疫性甲状腺功能障碍也被注意到。在全身放射治疗单次给药 10Gy 后[220]，多达 90% 的患者出现了甲状腺功能减退症，在全身放射治疗过度分次至 15Gy 的患者中，多达 15% 的患者出现了甲状腺功能减退症。[221] 这些发现证明了分次在避免这种并发症方面的好处。最大的研究之一是对在造血干细胞移植之前接受或不接受全身放射治疗的儿童进行长时间的随访，结果表明，与白消安相当的调理相比，全身放射治疗不是发生甲状腺功能减退的危险因素。在这项研究中，在 10 岁前接受造血干细胞移植的儿童中，甲状腺功能减退的风险更高，并且这种风险持续到造血干细胞移植后 28 年[222]。最近的一项研究表明，在全身放射治疗期间，低剂量辐射的低强度调理与低甲状腺功能减退率无关[223]，表明没有剂量阈值效应。然而，这种并发症应该通过甲状腺激素的评估来监测，并且可以很容易地通过甲状腺激素替代和监测来治疗。

Chemaitilly 和 Sklar 认为造血干细胞移植和 TBI 可改变性腺和生殖内分泌功能[219]。在男性中，考虑到全剂量全身放射治疗期间传递的辐射剂量，间质细胞的功能通常会保持不变[224]。然而，在先前接受过睾丸辐射或在调理期间睾丸升高的患者中，间质细胞的功能可能会受到威胁。生殖细胞通常被认为对辐射非常敏感。最近的一项研究表明，对性腺的辐射剂量超过 7.5Gy 的男孩的生育能力会显著降低，尽管应该记住，其他抗肿瘤剂，如烷基化剂，也会显著降低生育能力[225]。尽管已经有男性接受全身放射治疗并随后生下孩子的病例报告，但大多数男性通过造血干细胞移植和全剂量全身放射治疗使其不育；大多数人会在全身放射治疗剂量减少的情况下出现无精子症，但有些人也可能会不育。考虑到这一点，男性患者应该在开始治疗前就配子冷冻保存

进行咨询。同样，青春期后的妇女可能会经历卵巢衰竭，因为密集的调理，包括全身放射治疗，并应在治疗前对此进行咨询。然而，大约一半的青春期前女孩接受分次的全身放射治疗将经历正常的生殖发育[226]。正如 Schmidt 等所回顾的[227]，那些在造血干细胞移植后希望生育孩子的妇女可以有几种保护卵子的选择。在一项纵向前瞻性研究中，全身放射治疗被报道与接受造血干细胞移植的男性（而不是女性）的性功能恶化有关[228]。

下丘脑 – 垂体的功能似乎不受成人全身放射治疗剂量的影响[229]。然而，如果再进行额外的脑部放疗，就可能会遇到这种并发症。生长功能障碍可能是由全身放射治疗通过各种机制引起的，包括生长激素缺乏和骨骼发育不良；其他因素包括 GVHD、肝功能障碍和基于磺胺的调节，也可能起作用。较年轻的患者更容易受到生长障碍的影响。此外，接受单剂量全身放射治疗（与分次的全身放射治疗不同）的儿童更有可能出现生长障碍[230]。生长激素替代疗法已经被建议纠正这一缺陷[231]，尽管随机对照试验还没有显示出被证明的好处[232]和治疗与显著的毒性有关。

（九）骨毒性

骨骼健康是造血干细胞移植治疗后的另一个问题。尽管全身放射治疗已被证明是骨骼无血管性坏死的危险因素[233]，但一项前瞻性研究发现骨骼代谢与全身放射治疗的调节之间没有联系；使用皮质类固醇可能是造血干细胞移植导致骨骼健康问题的主要因素[234]。通过生长评估、生化激素评估和双能量 X 线吸收测量（dual-energy X-ray absorptiometry，DEXA）扫描来监测骨骼健康是适当的，并且对有异常证据的患者应考虑咨询、负重运动以及补充钙和维生素 D 或抗再吸收药物（双膦酸盐）。

（十）神经系统毒性

在接受全身放射治疗造血干细胞移植的成人中，高达 60% 的人注意到轻度到中度的神经认知障碍[235]。然而，这些发现并不一致，一些研究表明根本没有损害[236, 237]。正如最近在一项前瞻性多中心研究中所证实[238]，在接受全剂量[239]或低强度调理的成年人中，基于全身放射治疗的影响（与非全身放射治疗的影响相比）与神经认知障碍无关[240]。使用全身放射治疗的儿童可能会经历轻微的神经心理影响[241]。影响在幼儿中更为突出[242]，特别是 3 岁以下的儿童[243]。与成人相似，在较大儿童中，神经认知功能的差异与全身放射治疗和非全身放射治疗调节方案无关[244]。然而，在幼儿中，基于全身放射治疗的方案似乎比基于非全身放射治疗的方

案产生更多的负面影响[245]。在最近的调查中，缺陷的程度被描述为统计上的，但在临床上并不显著（即智商缺陷 3 分）[246]。

除了全身放射治疗对神经系统的一般轻度认知作用外，其他类型的毒性也很少见。肌病是罕见的，但据报道，它与全身放射治疗一起发生与涉及的放射治疗领域，即使累积剂量被认为是"可容忍的"（例如，45Gy）[247]。同样，在一系列接受全身放射治疗的儿童中，也报告了严重和致命的神经毒性，通常与先前的全脑放射治疗 18Gy 有关；因此，必须仔细考虑这种方法中的累积辐射剂量[248]。成人或[249]儿童的其他神经毒性与全身放射治疗无关[250]。

（十一）发生继发性恶性肿瘤的风险

除了器官特异性毒性外，患有造血干细胞移植的患者发生继发性恶性肿瘤的风险增加。通常，三组继发性恶性肿瘤在造血干细胞移植后被描述，它们遵循一个不同的发展模式[251]（图 23-5）：MDS 和 AML、PTLD 和实体肿瘤[252]。多种危险因素可能会使患者在造血干细胞移植后发生继发性恶性肿瘤，包括但不限于遗传畸变、造血干细胞移植前的治疗、调节方案、移植物来源和处理、移植后免疫抑制和 GVHD[38]；这里仅讨论全身放射治疗与继发性恶性肿瘤的关系。

据报道，造血干细胞移植后的继发性 MDS 或 AML 在 20 个月时以 1.1% 的速度发生，在 43 个月时以 24.3% 的速度发生。WHO 将继发性 MDS 和 AML 归类为烷化剂或辐射相关疾病，通常发生在治疗后 4～7 年，或拓扑异构酶 Ⅱ 抑制剂相关疾病，通常发生在治疗后 6 个月至 5 年[253]。一些研究试图量化在接受全身放射治疗后发生继发性 MDS 或 AML 的风险，结果相互矛

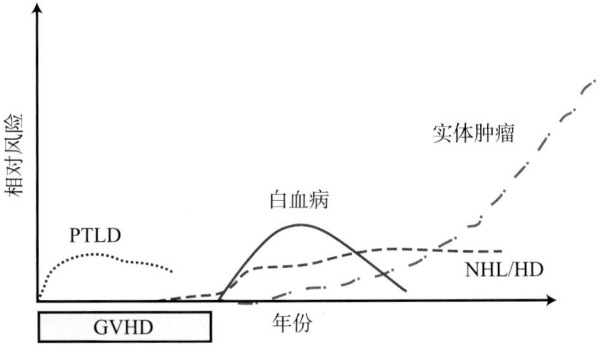

▲ 图 23-5　在异基因造血干细胞移植（HSCT）后发生第二个恶性肿瘤的相对风险和年表

GVHD. 移植物抗宿主病；HD. 霍奇金病；NHL. 非霍奇金淋巴瘤；PTLD. 移植后淋巴增生性病（引自 Ades L, Guardiola P, Socie G. Second malignancies after allogeneic hematopoietic stem cell transplantation. New insight and current problems. *Blood Rev.* 2002; 16（2）：135-146, fig. 1, © 2005, Elsevier.）

盾。来自明尼苏达州[254]、纽卡斯尔[255]、希望城[256]和法国[257]的研究小组的研究表明，在使用全身放射治疗进行清髓性造血干细胞移植后，MDS 或 AML 的发生率没有增加。其他来自内布拉斯加州[258]、欧洲骨髓移植集团（European Group for Bone Marrow Transplantation, EBMT）[259]、巴黎[260]、巴塞罗那[261]和法国[262]的研究发现，边缘或无统计学意义的关联很弱。一项研究发现，当全身放射治疗与依托泊苷和环磷酰胺一起使用时，继发性 MDS 或 AML 与全身放射治疗的多因素分析有关[263]。最近对这一主题的一项详细研究发现，在 4000 例自体造血干细胞移植治疗淋巴瘤的患者中，在造血干细胞移植后 7 年 57 例发生 MDS 或 AML，累积发病率为 3.7%。病例对照分析显示，全身放射治疗与 MDS 或 AML 的后续发展之间的联系很弱，没有统计学意义。在一个小的亚组分析中，全身放射治疗剂量为 13.2Gy 与 MDS 或 AML 有关，但作者警告，这组患者可能有其他非全身放射治疗相关因素，有助于白血病发生。老年似乎也增加了风险[264]。剂量—阈值效应没有得到最近的一项研究的支持，该研究发现全身放射治疗后 MDS 或 AML 的发生率没有差异，无论是 12Gy 还是 14Gy[265]。

在几项研究中已经描述了全身放射治疗与 PTLD 的后续发展的关系。由于 PTLD 被认为是由免疫系统功能障碍引起的，因此 PTLD 主要发生在异基因患者，而不是自体造血干细胞移植患者。在 12 岁时 PTLD 的累积发病率随患者的危险因素数量而变化，为 0.2%～8.1%[266]。来自西雅图[252]和国际血液和骨髓移植研究中心（Center for International Blood and Marrow Transplant Research, CIBMTR）的早期小型研究[267]建议，在造血干细胞移植期间使用全身放射治疗与随后开发 PTLD 之间的关联。然而，后来来自明尼苏达州[254]、温哥华[268]和内布拉斯加[269]的研究表明全身放射治疗和 PTLD 之间没有关联。一项来自 CIBMTR 的后续研究，这是最大和最全面的研究，涉及 26000 名在 30 年期间接受异基因造血干细胞移植的患者，与他们以前的发现相比，PTLD 和全身放射治疗之间显然没有关联[266]。

在接受造血干细胞移植治疗后发生实体肿瘤的风险已经得到了广泛的研究[270-280]。CIMBTR 最大、最新的分析表明，在接受异种造血干细胞移植治疗的患者中，在移植后 10 年、15 年和 20 年，发生实体恶性肿瘤（包括非皮肤原位癌）的累积发生率分别为 1%、2.2% 和 3.3%[281]。继发性实体瘤的数量是该人群中预期的 2 倍；口腔和咽部、肝脏、中枢神经系统、甲状腺、骨骼、软组织癌和黑色素瘤的发生率明显更高。全身放射治疗被发现是发展继发性实体肿瘤的危险因素，在造血干细胞

移植后存活 5 年以上的人和在造血干细胞移植时 30 岁以下的人的风险增加。虽然先前的一项研究发现，全身放射治疗剂量小于 10Gy 与较少的继发性实体肿瘤有关[270]，这种剂量关联在随后的分析中没有保持[281]。用分次或单剂量全身放射治疗的患者继发性实体肿瘤的发生率无差异。在接受全身放射治疗的患者中没有发现鳞状细胞癌的风险增加，在 30 岁后接受全身放射治疗的患者中没有发现继发性实体肿瘤的风险增加。慢性 GVHD 和男性分别与继发性实体肿瘤和鳞状细胞癌的发展有关[281]。

鉴于全身放射治疗后继发性恶性肿瘤的风险增加，对长期幸存者的仔细监测是一种理想的（但尚未证明有效）策略，以降低继发性发病率和死亡率。由美国癌症协会[282]、NCCN（www.nccn.org）和儿童肿瘤学小组发布的指南[160]，为评估患继发性固体肿瘤风险较高的患者提供了重要的参考。

六、全身放射治疗的物理原理

虽然放射治疗整个身体似乎是一种简单的运动，但全身放射治疗是一种高度专业化的技术，充满了独特的挑战。然而，全身放射治疗的物理方面在过去 30 年中没有发生重大变化。AAPM 报告 17、TG 29，"全身和半体光子辐照的物理方面"，仍然被认为是关于全身放射治疗物理方面的方法和建议的权威参考。[283] 最近，美国放射学学院为全身放射治疗提供了一个实践指南。[284] 读者请参阅这些资源和其他[285]，以获得关于这一主题的详细信息。

与所有放射治疗技术一样，全身放射治疗需要仔细关注患者测量、设置、剂量测量和质量保证的细节。在执行全身放射治疗的机构中，大多数机构都有一支由医生、剂量计师、物理学家和治疗师组成的专门和受过专门培训的团队，他们参与了成功的实施，因为该技术与典型的外束辐射治疗有很大的不同。考虑到造血干细胞移植的关键时间和情况依赖性，备份系统是必不可少的。鼓励打算开发全身放射治疗程序的读者与有该技术经验的中心联系和学习。

七、全身放射治疗技术的比较

1980 年的一份报告强调了在临时履行机构中已经探讨过的几种方法[286]。不同全身放射治疗传递方式的共同因素是，目标是以统一的方式将规定剂量的电离辐射传递到全身（± 处方剂量的 10%）。多年前，在 MSKCC 开发了一个反向平行的前后水平场装置[287]。在这种技术中，患者被放置在一个定制设计的支架的支持下，直立在离源头几米的地方。在这项技术中，高能光

子被用来增加剂量的均匀性，尽管高能光子会减少表面结构（皮肤和皮下组织）的剂量，因此使用光束扰流板来增加表面的剂量。光束扰流板固定在支架上，还可容纳屏蔽块、现场和成像设备的患者位置验证以及剂量计的放置（图 23-6）。当使用屏蔽时，补偿性电子增强可以传递到表面组织，如胸壁的表面组织（图 23-7）。

前后 / 后前场布置的一个替代方案是由 Khan 等开创的横向场布置[288]。在这种方法中，患者在治疗过程中能够倾斜在一个舒适的位置，通常膝盖朝向胸部，手臂在旁边。与前后 / 后前技术一样，患者通常位于距离辐射源几米的地方，并且手臂可以提供对肺部免受侧光束的保护。然而，由于身体外侧的厚度与患者头部到脚的长度相当不同，通常需要使用补偿器（通常固定在龙门头部）来减少对头部、颈部和腿的剂量。用这种技术

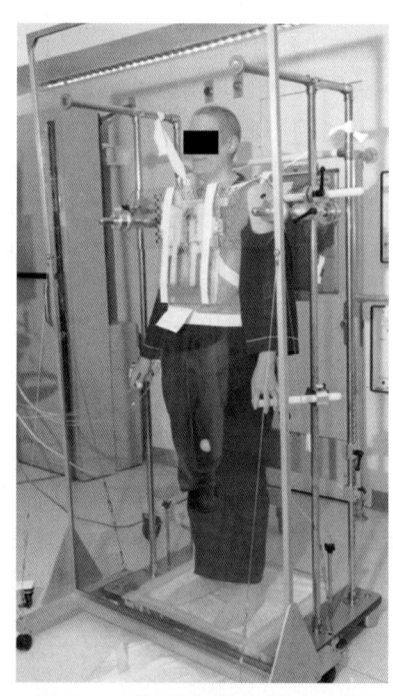

▲ 图 23-6　患者采用后光束照射、肺屏蔽

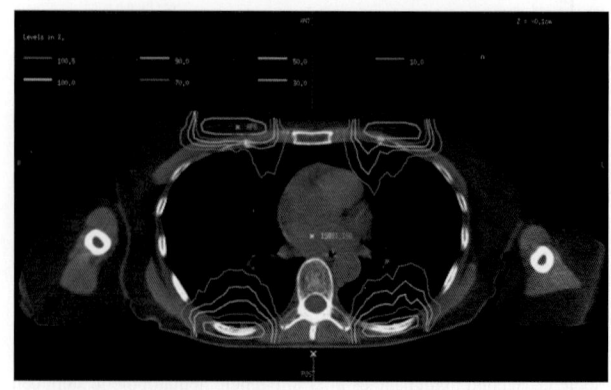

▲ 图 23-7　计算机断层扫描轴位显示电荷增压剂量分布（此图彩色版本见书末）

进行定位是至关重要的；因此，使用室内光场和激光来确定一些测量结果和确定对称性是必不可少的。

虽然前后 / 后前和横向场布置是最常用的全身放射治疗技术，但也存在其他方法。接受全身放射治疗的儿童在放射治疗期间可能需要有意识的镇静，这使得先前描述的技术是不可能的。在这种情况下，全身放射治疗可以交付与儿童躺在地板上或附近的机头指向。儿童较小的身体大小往往会促进这种安排；然而，在较大的儿童中，可能需要匹配两个领域。另一种选择是在治疗期间转化患者或辐射源[287]。统计推断在很大程度上禁止这种做法。

近几年来，人们描述了几种向全身提供放射治疗的新方法。其中一种方法涉及旋转强度调节放射治疗（由 Tomo 治疗单位提供）。这种方法似乎在剂量学上是有利的，因为它可以允许靶向和辐射剂量在骨髓中增加，因此，它通常被称为全骨髓放射治疗（total marrow irradiation，TMI）[289]。早期临床试验表明该技术是可容忍的[290, 291]。然而，要使循环的造血细胞不受放射治疗，可能会破坏将辐射传递到全身的目的。提供全身放射治疗的另一种方法是使用与单克隆抗体偶联的放射性核素，通常被称为放射免疫治疗，而不是外光束放射治疗。这一概念的可行性已经被几个小组证明，并在异基因[292, 293]和自体造血干细胞移植方面取得了令人鼓舞的结果[286, 287]。这种形式的放射治疗在生物分布和清除率方面的不确定性是主要的缺点。

由于没有临床数据表明一种技术优于其他技术，因此剂量学的好处在很大程度上主导了选择要使用哪种全身放射治疗方法。由于前后 / 后前全身放射治疗技术使用最频繁，在大多数情况下是首选，剩下的讨论将集中于其应用。

（一）全身放射治疗前后 / 后前的模拟定位与计划

接受全身放射治疗的患者应在治疗位置进行模拟，这通常是最容易在治疗室复制的。对于前后 / 后前全身放射治疗，必须测量高度，以确保现场将充分涵盖整个患者；异常高的患者可能需要坐在治疗站的座位上。其他前后的测量在鼻上切口、胸腔、腹部和骨盆处的厚度可进行剂量测量计算。

当患者处于治疗位置时，可以获得胸腔的射线照片，以产生肺屏蔽或其他阻块。应仔细注意砌块的大小，使它们与处理场的大小和距离源的距离成比例；这通常需要一个放大校正系数。例如，肺屏蔽通常设计为嵌块边缘距离骨胸外周、隔膜和椎体 1～2cm。当使用屏蔽时，一些机构选择执行与块匹配的补偿电子增强。在这种情况下，CT 可以帮助规划的目的（图 23-7），虽然明显的

限制是当患者处于治疗位置时不能进行 CT。在治疗位置进行的替代成像方式（例如超声）可能有助于在特定情况下（例如，乳房大而下垂患者）的胸壁增强。

（二）光束能量、角度和产生

广泛的光束能量被用于全身放射治疗。大多数放射肿瘤学部门现在使用线性加速器来产生电离辐射，尽管应该指出的是，[60]Co 发生器通常比线性加速器产生低能光子，是许多早期临床研究的来源。如前所述，较高的光束能量将实现更均匀的剂量分布，但可能提供低于表面结构所需的剂量，因此可能需要光束破坏器。患者沿光束轴的厚度是决定光束能量选择的主要因素；通常，横向场布置比前后 / 后前场布置需要更高的光束能量；然而，这最终取决于患者的大小、光束破坏器和源轴距离。源轴距离可达 5m；这通常取决于治疗室相对于辐射场的大小（主要由患者的大小决定），并可能限制一些特定的几何方法的应用。

横梁的中心轴应放置在脐带处；这通常需要大约 5° 的机头倾斜。准直器通常被打开到其最大尺寸（40cm×40cm），并旋转到 45°，最大化场的高度。总剂量可以被规定到任何解剖点，但它通常被规定在骨盆的中平面或脐部。

（三）补偿器

由于较高的光束能量将减少传递到表面结构的剂量，因此经常使用光束扰流板。通常，使用 1～2cm 厚的丙烯酸筛来产生电子，这些电子应将表面剂量增加到规定剂量的至少 90%。如有需要，将屏蔽罩固定在扰流板上的塑料支架上，并使用参考标记放置在患者身上。例如，在 MSKCC 中，一个半值层块被用于肺屏蔽。电子门户成像可以用来确认护罩的准确放置。与肺护罩匹配的电子增强场也可以使用患者上的参考标记来设置。

（四）校准和质量保证

几个工作组建议在治疗台内使用远处的大水箱内的剂量计校准全身放射治疗的治疗输送装置。考虑到该技术中使用的扩展距离、大场大小和补偿器，将产生大量的散射辐射，并且在校准期间必须加以考虑。由于这个原因，美国政府认为用于外光束辐射治疗的典型深度剂量百分比或组织最大比测量不应用于全身放射治疗；这些测量必须专门针对全身放射治疗设置进行。此外，在校准过程中，应预期和验证全身剂量基于患者大小和剂量异质性的变化。应在多个位置（即沿中心光束轴、屏蔽块下和远端）进行体内剂量测量，以验证剂量的准确输送。应按照 AAPM 的指南，定期进行质量保证检查。

八、全身放射治疗在造血干细胞移植中的作用

在过去几十年中，全身放射治疗在造血干细胞移植中的作用得到了完善。高水平的证据指导了使用全身放射治疗的一些理由；在某些情况下，机构和从业人员的偏好决定了该技术的使用。已经回答的主要问题涉及在造血干细胞移植期间使用全身放射治疗的必要性，以及关于剂量、分次、屏蔽和增强的问题。

（一）在造血干细胞移植条件下使用全身放射治疗的必要性

虽然最早的 HSCT 治疗恶性造血系统疾病的研究涉及化疗和放疗（见"全身放射治疗的历史"），但在 20 世纪 70 年代，一些仅使用化疗的方案（没有全身放射治疗）被开发出来，主要是出于分系统计原因，因为没有足够的设施来进行全身放射治疗[294]。此后不久，在没有全身放射治疗的情况下，造血干细胞移植的调理方案的可用性（主要涉及白消安和环磷酰胺）[295]引起了一些重要的临床研究，这些研究调查了全身放射治疗在各种造血疾病中的必要性。

（二）急性髓系白血病

两个随机对照试验比较了基于全身放射治疗的调理方案和非全身放射治疗的调理方案。1987 年，Grouped' Etude des Greffes de Moelle Osseuse 启动了一项未来的多中心随机对照试验，以评估是否可以用硫丹取代全身放射治疗，以努力限制异基因造血干细胞移植的毒性[296]。明尼苏达大学为接受自体造血干细胞移植的患者启动了一项类似的单一机构研究，但权责发生制差，研究提前终止[297]。在两个试验中，全身放射治疗调理方案的总生存率、无病生存率和复发较少，只有法国试验显示出统计学上的显著差异[296, 298]。一项对三项异基因造血干细胞移植治疗 AML 的试验的最新分析表明，随机患者接受全身放射治疗或不接受全身放射治疗后，总体生存率和无病生存率略有显著改善。在接受全身放射治疗的患者中，估计 10 年生存率为 63%：在未接受全身放射治疗的患者中，生存率为 51%（P=0.068）；接受全身放射治疗的患者 10 年无病生存率为 57%，未治疗的患者生存率为 47%（P=0.051）。在多因素分析中，全身放射治疗与脱发明显减少有关，GVHD、白内障、缺血性坏死或肺部并发症的发生率无差异[299]。CIBMTR 的回顾性分析表明，基于全身放射治疗的产生的复发较少（特别是在髓外和中枢神经系统部位），肝 VOD 比基于白消安的少[300]。这一主题继续引起争议，最近对登记册数据的回顾性分析表明，在全身放射治疗和非全身放射治疗、静脉注射硫丹[301]和其他类似设计的观察研究中，全身放射治疗和非全身放射治疗方案的结果没有差别[302, 303]。

（三）慢性髓系白血病

两个随机对照试验比较了异体造血干细胞移植对 CML 患者的疗效和毒性，然后用环磷酰胺调节全身放射治疗或用环磷酰胺[305-307]调节。两项研究均显示在总体生存率、无事件生存率或移植相关死亡率方面无显著差异。法国的研究发现，接受全身放射治疗（尤其是分次全身放射治疗）的患者复发更多，但这在西雅图的研究中没有看到，该研究只使用分次全身放射治疗。西雅图的试验确实显示了更长的发热发作，更多的血液培养显示细菌或真菌，移植后最多 100 天住院治疗，全身放射治疗患者 2~4 级 GVHD 发生率更高。对异基因造血干细胞移植患者的更新联合分析证实，分别使用丁磺凡和环磷酰胺和全身放射治疗患者的生存率（65% 和 63%）和无病生存率（52% 和 42%）无显著差异。5 年慢性 GVHD 的累积发生率无差异（37% 和 39%）。然而，在接受全身放射治疗的患者中白内障更为常见[299]。回顾性数据还表明[308]，由于 CML 的丁磺凡 – 环磷酰胺调节治疗可能较低，尽管单独化疗就显示 GVHD、肝毒性和出血性膀胱炎的发生率较高[309]。

（四）急性淋巴细胞白血病

儿科血液和骨髓移植联盟进行了唯一的随机对照试验，比较前异基因造血干细胞移植调节使用白消安或全身放射治疗对 ALL 儿童的影响。对有中枢神经系统疾病史的患者给予 6Gy 的中枢神经系统升压，但如果随机分为全身放射治疗，则没有先前的中枢神经系统照射；如果随机分为白消安，则有中枢神经系统疾病史的患者在接受白消安之前接受 18Gy 的中枢神经系统放射治疗。研究表明，总生存率没有差异；然而，全身放射治疗患者的无事件生存期较长。6 岁或 6 岁以下患者，以及他们的第一次完全缓解，似乎经历了最有益的全身放射治疗方案[310]。Davies 用 CIBMTR 数据对 627 名患有 ALL 的儿童进行回顾性研究[311]，他们在使用环磷酰胺和全身放射治疗（CY/TBI）或白消安和环磷酰胺（Bu/CY）调理后接受了造血干细胞移植，发现两个队列的复发风险没有显著差异。然而，在 Bu/CY 组中，与治疗相关的死亡率风险显著增加。使用 CY/TBI 与较高的总生存率和无白血病生存率有关。基于这些数据，作者得出结论，CY/TBI 组治疗相关死亡率较低，导致整体生存率和无白血病生存率提高。对所有接受造血干细胞移植的成人进行多因素分析后，将全身放射治疗分割为 12Gy（肺剂量为 9Gy）或白消安进行调理，发现在没有接受全身放射治疗的患者中，较短的无事件生存

时间和疾病复发的可能性更大。移植相关死亡率、肝 VOD 或 GVHD 没有差异[312]。

（五）多发性骨髓瘤

Intergroup Francophone du Myelome 进行了一项试验（9502），将 399 名新诊断的多发性骨髓瘤患者随机分为 3 个周期的长春新碱—阿霉素—地塞米松化疗后进行大剂量治疗，为自体造血干细胞移植做准备。高剂量治疗包括美法仑 $200mg/m^2$（HDM200）或美法仑 $140mg/m^2$ 和 8Gy 的全身放射治疗，每日 4 次，无须肺保护（HDM140）。HDM200 组总生存率较长（$P=0.05$），但两组无事件生存率无差异。作者推测，总生存率的提高归因于 HDM200 初始治疗后可用的更好的抢救方案，并建议自体造血干细胞移植治疗多发性骨髓瘤的标准调理方案应不含全身放射治疗[313]。

（六）混合病

在白血病和淋巴瘤患者组中进行了两次条件调节的前瞻性试验。由于这些试验包括一组异质性疾病，因此对结果应谨慎解释。然而，在 1988 年，北欧骨髓移植组启动了包含 167 名患者（27 名儿童和 140 名成年人）的多中心随机对照试验；68 例患者发生 AML，38 例发生 ALL，57 例发生 CML，4 例在异基因造血干细胞移植前发生淋巴瘤[175]。经过 7 年的随访，作者发现全身放射治疗组患者有生存率，毒性小；所治疗的不同疾病的亚集分析无差异[109]。西南肿瘤组的随机对照试验（SWOG8612）还研究了全身放射治疗在异基因造血干细胞移植治疗 ALL（$n=48$）、AML（$n=40$）和 CML（$n=34$）中的作用。本方案仅用依托泊苷代替环磷酰胺，难以进行有意义的比较。虽然总生存率和无病生存率似乎优于全身放射治疗组的"好风险"患者，但差异无统计学意义[314]。

在异基因造血干细胞移植的设置中，Hartman 等对随机对照试验的 Meta 分析[176] 总结了全身放射治疗如何影响异基因造血干细胞移植前调理方案的结果。如图 23-8 所示，总生存率和无病生存率略好于基于全身放射治疗的方案，尽管结果没有统计学意义。如图 23-9 和图 23-10 所示，GVHD 的发生率大致相当，而肝 VOD 显然更常见于以硫丹为基础的方案。在两组中，间质性肺炎的发生率也很相似。另一个最近的元分析方法 18 项前瞻性和回顾性研究，比较了基于全身放射治疗的调理方案和那些不涉及全身放射治疗（基于白消安的方案）的方案，发现全身放射治疗提高了 AML 和 ALL 的无病生存率，但没有提高 CML 的生存率。生长发育问题、间质性肺炎和白内障在基于全身放射治疗的方案中更常见，但移植相关死亡率、VOD 和出血性

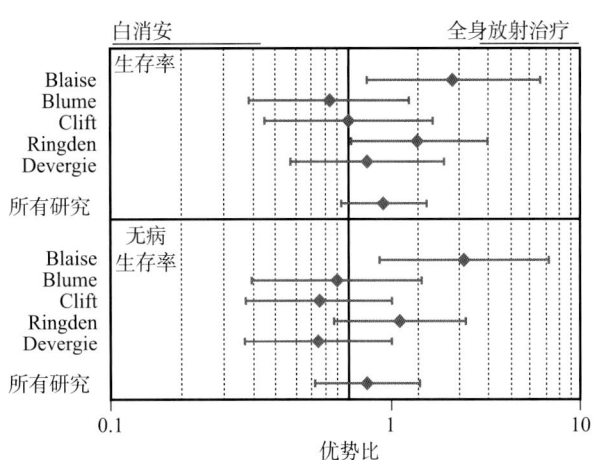

▲ 图 23-8　生存率和无病生存率的优势比和 95% 置信区间，在五项随机对照试验中进行基于全身放射治疗（TBI）与基于非全身放射治疗的 Meta 分析

经 Nature Publishing Group 许可转载，引自 Hartman AR, Williams S, Dillon JJ. Survival, disease-free survival and adverse effects of conditioning for allogeneic bone marrow transplantation with busulfan/cyclophosphamide vs total body irradiation. A meta-analysis. *Bone Marrow Transplant.* 1998；22（5）：439–443, fig. 1, © 1998 Nature Publishing Group.

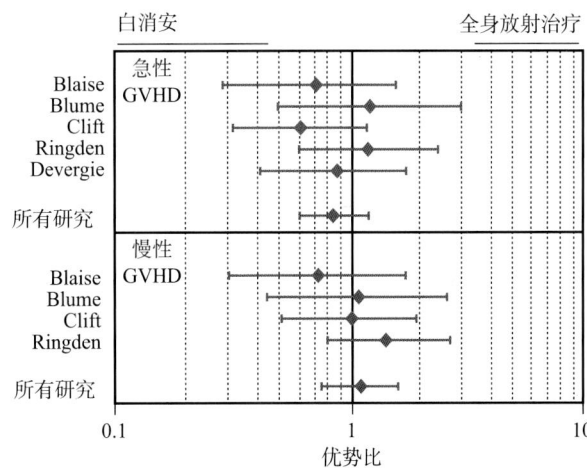

▲ 图 23-9　急性和慢性移植物抗宿主病（GVHD）的优势比和 95% 置信区间，分别在 5 个和 4 个随机对照试验中进行了基于全身放射治疗（TBI）与基于非全身放射治疗的 Meta 分析

经 Nature Publishing Group 许可转载，引自 Hartman AR, Williams S, Dillon JJ. Survival, disease-free survival and adverse effects of conditioning for allogeneic bone marrow transplantation with busulfan/cyclophosphamide vs total body irradiation. A meta-analysis. *Bone Marrow Transplant.* 1998；22（5）：439–443, Fig. 2, © 1998 Nature Publishing Group.

膀胱炎在基于白消安的方案中更常见[315]。

关于自体造血干细胞移植前全身放射治疗作用的数据要少得多。多发性骨髓瘤首选非全身放射治疗的调节方案；然而，在自体造血干细胞移植之前，没有其他试验将患者随机纳入全身放射治疗或非全身放射治疗的调节方案；因此，机构偏好主要决定了在这些情况下技术的选择。

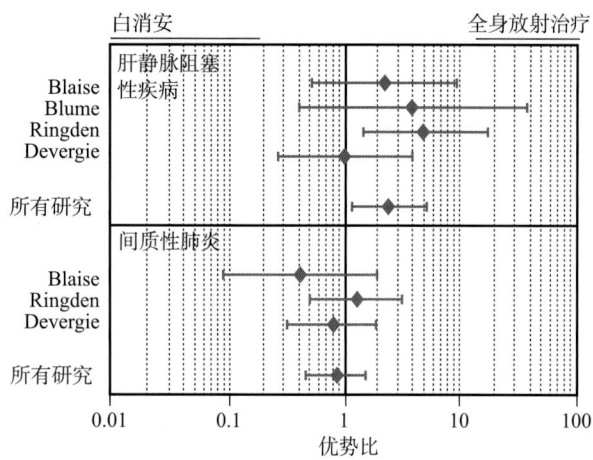

▲ 图 23-10　在四项随机对照试验中，全身放射治疗与非全身放射治疗的肝静脉阻塞性疾病和间质性肺炎的优势比和 95% 置信区间

经 Nature Publishing Group 许可转载，引自 Hartman AR, Williams S, Dillon JJ. Survival, disease-free survival and adverse effects of conditioning for allogeneic bone marrow transplantation with busulfan/cyclophosphamide vs total body irradiation. A meta-analysis. *Bone Marrow Transplant*. 1998；22（5）：439-443, Fig. 3, © 1998 Nature Publishing Group.

九、全身放射治疗剂量

几组研究了全身放射治疗调理期间使用的适当辐射剂量。1985 年，西雅图的研究人员进行了两种全身放射治疗方案的随机对照试验，作为造血干细胞移植治疗 AML 的一部分，将 71 例患者随机分为 12Gy（6 个分割，每天 2Gy/ 次）或 15.75Gy（7 个分割，每天 2.25Gy/ 次）。全身放射治疗是使用相反的 ^{60}Co 来源交付的，以 0.06~0.07Gy/min 进行。没有说明是否使用屏蔽。高剂量全身放射治疗（15.75Gy）与未复发患者的死亡率较高有关，尽管作者指出，这只限于移植后的头 6 个月，以及 2~4 级急性 GVHD 的较高死亡率（*P*=0.02）。接受高剂量全身放射治疗的患者不太可能接受足够的免疫抑制。尽管如此，接受低剂量全身放射治疗（12Gy）的患者似乎更有可能复发，尽管这一发现只有轻微的显著性（*P*<0.06）[134]。一份关于试验的长期结果（最低随访时间为 7.5 年）的报告显示，两个全身放射治疗组的总生存率没有差异[136]。

在一项同样来自西雅图的类似试验中，如前所述，116 名 CML 患者被随机分组接受 12Gy 或 15.75Gy。高剂量全身放射治疗（15.75Gy）与高无复发生存率和 2~4 级急性 GVHD 相关，尽管这没有统计学意义（*P*=0.15）。最初，接受低剂量全身放射治疗（12Gy）的患者的生存率似乎较高。然而，进一步的随访结果显示，其生存率并无显著差异。与 AML 的经验相似，作者得出结论，高剂量全身放射治疗与更大的无复发生存率相关，但代价是急性 GVHD，这可能导致移植相关的死亡率，从而

抵消了生存效益[135]。

回顾性数据表明，在某些临床情况下，对高剂量（>12Gy）全身放射治疗也会有好处。文献中报道的全身放射治疗最高剂量是自体造血干细胞移植前 20Gy[316]，但至少有一项研究报告，所有接受全身放射治疗剂量超过 13Gy 的患者的复发率较低，移植相关死亡率较低[317]。尽管建模研究表明，较高的生物有效剂量与较低的复发率和总体生存时间较长有关[318]，在临床剂量增加研究中发现较高剂量的过量毒性确实值得谨慎[319-322]。由于这些原因，清髓性造血干细胞移植前使用的分次全身放射治疗剂量通常在 12~15Gy。

在过去的 10 年里，对于那些可能无法忍受清髓性造血干细胞移植（由于高龄或共患病），但可能受益于异基因造血干细胞移植的移植物抗肿瘤作用的患者，降低强度的调理方案被更多地使用。最近的一项随机对照试验表明，降低强度的调理方案（四个组分的全身放射治疗至 8Gy 和氟达拉滨）比标准调理（六个组分的全身放射治疗至 12Gy 和环磷酰胺）的不良反应少，但在疾病控制或生存方面没有差异[323]。全身放射治疗作为降低强度方案的作用尚不明确；然而，最近的随机对照试验比较了丁磺凡或全身放射治疗（其中 2Gy），发现疾病控制较差，但全身放射治疗的非复发死亡率较低，总体或无进展生存率无差异[324]。同样，全身放射治疗作为降低强度自体造血干细胞移植的最佳剂量，已经采用了几项著名的关于异基因造血干细胞移植的研究全身放射治疗的剂量为 2~8Gy，通常与化疗相结合[325-340]。有数据列出了一些使用低剂量全身放射治疗的具有代表性的异体造血干细胞移植方案。

十、分次和全身放射治疗剂量率

基于实验室的放射生物学数据（见放射生物学部分）和临床观察促使研究全身放射治疗中的分次和剂量率传递的试验。Thomas 等在 AML 患者中[85]，首次进行单剂量或分次全身放射治疗的随机对照试验。在本研究中，53 例 AML 患者在接受环磷酰胺后，随机接受 10Gy 剂量或 12Gy 剂量的全身放射治疗。全身放射治疗是用相反的 ^{60}Co 源提供的，在中点（0.06Gy/min）空气中的速率为 80R/min。经分次全身放射治疗的患者无病生存时间明显延长。两个治疗组急性毒性无明显差异[85]。来自同一机构的后续报告描述了类似的结果，使用了较低剂量的单剂量全身放射治疗（9.2Gy 使用反对的 ^{60}Co 源，0.04Gy/min）。在随机分组的患者中，接受分次全身放射治疗的患者比接受单剂量全身放射治疗的患者活得更长。与接受分次全身放射治疗的患者相比，接受单剂量全身放射治疗的患者白血病复发

率为其 2 倍，尽管这没有统计学意义（ P=0.09 ）。肝 VOD 在接受单剂量全身放射治疗的患者中明显更常见（ P=002 ）[139]。

Ozsahin 等[84] 进行了一项研究，比较单剂量或分次全身放射治疗作为自体或异基因造血干细胞移植的一部分，治疗各种血液和淋巴癌的剂量率的影响。157 例接受单剂量或多组分全身放射治疗的患者，被随机分为低剂量率（分别为 0.06Gy/min 或 0.03Gy/min）或高剂量率（分别为 0.15Gy/min 或 0.06Gy/min ）。放射治疗是用 60Co 或 6MV 光子进行的。单剂量全身放射治疗的总剂量为 10Gy，肺剂量限制为 8Gy。分次全身放射治疗在 3 天内以 6 个组分的方式输送到 12Gy 的总剂量，肺剂量限制在 9Gy，采用多种化疗。作者发现，两种方案在总体生存率或无复发生存率、肺炎、VOD 或 GVHD 方面没有显著差异。白内障在接受单剂量全身放射治疗的患者中更为常见。在一份随访报告中，中位随访时间为 50 个月，一小部分或高剂量率的全身放射治疗与白内障的发展有关[197]。

Girinsky 等[140] 接受 160 名 15 岁以上的自体或异种造血干细胞移植。患者接受 4h 以上 10Gy（平均剂量率为 0.045Gy/min，瞬时剂量率为 0.125Gy/min ）或 11% 以上 14.85Gy 的全身放射治疗，剂量率为 0.25Gy/min。使用直线加速器输送 18MV 肺屏蔽光子；接受 STBI 的患者肺剂量为 8Gy，接受 HTBI 的患者肺剂量为 9Gy。在 TBI 后，给予环磷酰胺或美尔法兰，然后是造血干细胞移植。147 名可评估患者中位数随访为 8 年，HTBI 组总体生存率和因特异性生存率较高，但差异无统计学意义。控制预后变量的多变量分析显示，HTBI 治疗患者的原因特异性生存率较高，但总生存率不高（ P=0.04 ）。对致命性肺炎、肝 VOD、GVHD、移植物衰竭、感染或器官衰竭的发生率无显著差异。然而，STBI 组的肝 VOD 的发生率明显较高。

超分次与常规每日分次的必要性从未在前瞻性试验中得到过检验。安德森癌症中心的研究人员比较了不同前瞻性造血干细胞移植治疗方案的患者的结果，发现常规分割组的患者较少复发疾病。这些结果应该谨慎解释，因为这项研究不是随机的，其他与全身放射治疗无关的因素可能影响了结果。西雅图[142] 的研究人员对每天 2 次和 3 次的超分次方案进行了第一阶段 / 第二阶段的研究，这些方案与历史结果相比，与超分次相比，没有明显的好处[315, 321]。

十一、全身放射治疗时的器官屏蔽

在几项研究中，研究了屏蔽以防止正常组织毒性的必要性；由于肺炎被认为是全身放射治疗的剂量限制毒

性，研究主要涉及肺屏蔽。Labar 等对 64 例接受全身放射治疗和环磷酰胺治疗的 AML、ALL 和 CML 患者进行了试验。患者每天给予一次 3 个分割，用 12Gy 的全身放射治疗，并按年龄组（<20 岁、21—30 岁、31—40 岁、>40 岁）、性别、潜在疾病、GVHD 预防和供体—受体性别组合随机分为有或无肺屏蔽全身放射治疗。全身放射治疗使用 60Co 源交付，在使用肺防护罩治疗的患者中将估计的肺剂量限制在 9Gy。对无白血病的生存率或复发率均无差异。虽然在无肺屏蔽的患者（4%）中，肺屏蔽的患者出现间质性肺炎更常见（12%），但这种差异无统计学意义。

Girinsky 等[152] 对 85 例淋巴或造血癌患者进行了类似的研究。每个患者接受全身放射治疗，剂量为 10Gy，单次剂量超过 4h（平均剂量率为 0.04Gy/min；瞬时剂量率为 0.125Gy/min ）。患者被随机分配接受 6Gy 或 8Gy 肺剂量。作者观察到整体生存率或肺部并发症的发生率没有差异。然而，慢性 GVHD 和感染在低肺剂量组明显较少。有趣的是，在低肺剂量组中发生更多的白血病复发。作者推测，额外的肺屏蔽可能促进了白血病细胞的存活，从而导致更高的复发率。

回顾性数据支持屏蔽的好处。Weshler 等[151] 报道了连续 44 例接受 12Gy 全身放射治疗的患者；前 23 例患者接受了相反的侧场治疗，没有肺屏蔽到位，而随后的 21 例患者在 6Gy 后出现半值层传输阻塞。肺炎发生在 26% 的患者没有肺屏蔽，而没有肺炎在那些有肺屏蔽者。来自威斯康星州的调查人员已经证明，用屏蔽来保护肾功能和肝功能不全[180, 212]。

十二、加大剂量全身放射治疗

没有足够高水平的证据可以将加大剂量作用纳入涉及全身放射治疗的放射治疗计划中。EBMT 进行了随机对照试验来评估 CML 患者异体造血干细胞移植首次完全缓解前脾脏增强的益处。我们招募了 229 名参与者，并根据年龄（25 岁）和 T 细胞消耗情况进行分层。患者在造血干细胞移植术后 14 天内随机提升脾脏 10Gy（1%、2% 或 3%）。总的来说，各组无差异。然而，在亚组分析中，确定未经历 T 细胞耗竭和移植前循环嗜碱性粒细胞超过 3% 的患者在总体生存率上有统计学意义的改善[341]。在 MSKCC 中，接受清髓性造血干细胞移植的白血病男性睾丸以 4Gy 的分次增加，这是基于一个回顾性系列的结果，该系列的结果显示，采用这种治疗策略，睾丸复发的发生率明显降低[342]。这些发现从未在一项前瞻性研究中得到验证，但其他机构已经将这些发现纳入了他们的放射治疗策略，正如 Quaranta 等所讨论的那样[343]。在其他情况下，研究人员报告成功地

向中枢神经系统(白血病)[344] 或大结节疾病(淋巴瘤)[345]
提供了相关的现场促进，尽管这些方法的有效性从未在
前瞻性试验中得到验证。

十三、非恶性疾病的全身放射治疗

由于放射治疗是在本书的其他章节中恶性疾病最
常用的治疗方法，因此这里特别关注全身放射治疗作为
造血干细胞移植的一部分在非恶性疾病中的作用。虽
然有报道称在造血干细胞移植前使用全身放射治疗作为
治疗非恶性获得性疾病的一部分，如严重再生障碍性贫
血、阵发性夜间血红蛋白尿、全身性淀粉样变和由人体
免疫缺陷病毒引起的获得性免疫缺陷综合征，但在这些
情况下，一般都避免使用全身放射治疗。

虽然没有随机对照试验数据来支持全身放射治疗在
自体造血干细胞移植患者自身免疫条件下的调理方案中
的应用，但几项试点研究已经推动了纳入全身放射治疗
的第三阶段研究的执行。全身放射治疗作用的基础在于
对假自体造血干细胞移植治疗的自身免疫性关节炎大鼠
模型的临床前研究。当给予最高可耐受剂量的全身放射
治疗、环磷酰胺或白消安时，全身放射治疗是最有效的
单一调理剂[346]。Saccardi 等[347] 总结了外照射对多发性
硬化症进行的 I 期和 II 期试验的结果，显示 63% 的患
者神经症状稳定或改善，他们通常患有严重或进行性疾
病。总之，全身放射治疗是 178 例患者中 16 例的调理
方案的一部分。统计分析显示，白消安而不是全身放射
治疗与移植相关的死亡率有关。有趣的是，Nash 等[348]
患者在自体造血干细胞移植前使用高剂量清髓调理进行
了一项试点研究，其中包括 8Gy 的全身放射治疗，发现
3 年无进展生存率为 73%，总生存率为 91%，毒性最小。
关于在造血干细胞移植中使用全身放射治疗多发性硬化
症的担忧是由 Samijn[349] 以及 Burt 等提出的[350]，推测
放射治疗可能导致轴突损伤或神经前体细胞功能障碍，
但缺乏这方面的直接证据。基于这些原因，正在进行的
随机对照试验比较自体造血干细胞移植（ASCT）和米
托蒽醌药物治疗严重多发性硬化症将不涉及全身放射治
疗（www.astims.org/）。对炎症性肠病患者放疗毒性的
类似关切促使研究人员从克罗恩病自体造血干细胞移植
的持续随机对照试验中省略多发性硬化症[351]。

与多发性硬化症和克罗恩病的研究一样，Binks 等
最近在一些初步研究中对系统性硬化症、硬化皮症患者
进行了自体造血干细胞移植研究[352]。报告了自体造血
干细胞移植治疗预后不良系统性硬化的 I / II 期试验的
结果，使用了各种调节方案，其中一些包括全身放射
治疗。在他们的初步报告中，接受 8Gy 全身放射治疗
的 2/9 患者在 1 个月和 3 个月后死于间质性肺炎。这促

使研究人员在进一步的造血干细胞移植调查中尽量减少
全身放射治疗的剂量[353]。在 Nash 等的一项研究中[354]，
前 8 名患者中有 2 名死于肺炎，这些研究人员在患者接
受前 2Gy 分割后，用 5 个半值层保护肺部。随着屏蔽
的到位，没有进一步的全身放射治疗相关的肺死亡率
发生；然而，两名患者出现骨髓增生异常综合征，一
名前吸烟者被诊断为 I 期肺癌[355]。自体造血干细胞
移植治疗系统性硬化症目前正在两个随机对照试验中
进行研究；在美国，硬皮病环磷酰胺或移植试验[356]
NCT00114530 将纳入 8Gy 的全身放射治疗，而在欧洲
的自体干细胞移植国际硬皮病试验（www.astistrial.com）
中，全身放射治疗将不被使用。

几种遗传性疾病已经成功地用造血干细胞移植治
疗，使用全身放射治疗进行调理；然而，这种方法对于
儿童来说是不可取的，因为他们在年轻时经常需要造血
干细胞移植。地中海贫血的造血干细胞移植已在几个意
大利中心进行，一般不涉及全身放射治疗。然而，在
少数接受造血干细胞移植治疗地中海贫血和镰状细胞
病的患者中，使用了低剂量全身放射治疗的低强度方
案，取得了良好的效果[357, 358]。免疫缺陷综合征通常用
造血干细胞移植治疗，但全身放射治疗在调理期间不常
用，可能是因为这些综合征通常是由非同源末端连接的
DNA 损伤修复受损引起的。使用清髓剂量的全身放射
治疗吞噬细胞障碍[359]。造血干细胞移植被认为是治疗
骨坏死的唯一方法，第一个成功的病例涉及全身放射
疗[360]。同样，数百名患者已成功地通过造血干细胞移
植治疗溶酶体或过氧化物酶体储存疾病（即黏多糖、黏
脂糖、白质营养不良、糖蛋白和其他疾病），通常使用
全身放射治疗，尽管这种方法对年幼的儿童是不可取
的[361-363]。最近的研究集中在这些疾病的非全身放射治
疗方法上[364]。范科尼贫血是一种常用于同种造血干细
胞移植治疗的疾病。在患有 HLA 匹配的兄弟姐妹供体
的有利患者中，全身放射治疗通常可以避免的。然而，
对于有 MDS 或 AML 证据的患者，应考虑使用全身放
射治疗。考虑到范科尼贫血患者在 DNA 修复和细胞周
期检查点调节方面的潜在缺陷，全身放射治疗通常以单
个部分传递。前瞻性的剂量增加研究发现，超过 4.5Gy
的剂量并没有任何好处[365]。

十四、全骨髓放射治疗：采用图像引导的调强放射治疗进行全身靶向放疗

放射治疗系统的最新技术进展现在允许将图像引
导的 IMRT 传送到身体的大区域，从而允许更有针对性
的全身放射治疗形式。这些新形式的图像引导靶向全
身放射治疗通常被称为全骨髓照射。Tomotherapy HiArt

System® 是第一个用于交付全骨髓放射治疗[366] 的系统，在 2005 年第一次治疗。最近，具有基于体积电弧的图像引导 IMRT 能力的线性加速器被用来交付全骨髓放射治疗[368-372]。

这种方法为辐射肿瘤学家和移植团队提供了前所未有的对向目标区域和器官的辐射剂量传递的控制。医生可以同时减少到关键器官或任何其他用户定义的回避结构的剂量，同时根据肿瘤负担和临床情况增加到特定目标区域的剂量。请参考图 23-11，显示了已在临床中使用的保形剂量分布模式。如果目标结构是骨骼，就使用了全骨髓放射治疗一词，尽管也在额外的疾病部位时使用。髓系外的白血病已经成为有攻击性的目标。术语全骨髓和淋巴细胞放疗（total marrow and lymphoid irradiation，TMLI）已经被用来反映主要淋巴结链作为目标区域的增加。有数据比较了通过标准全骨髓放疗传递的各种正常危险器官的中位数（D_{50}）剂量，以及 50% 的传导阻滞肺屏蔽和对底层胸壁的电子增强从全骨髓放疗到 12Gy[367]。规划比较研究表明，全骨髓放疗可能导致器官中位数剂量约为目标结构规定剂量的 15%～65%，这预测与全身放射治疗相比，急性和晚期毒性会降低。在全骨髓放疗剂量至 20Gy 时，所有器官的中位数剂量仍然低于全身放射治疗至 12Gy。比较肺剂量体积直方图表明，在 20Gy 全骨髓放疗时，D_{80}（最小剂量至少为肺体积的 80%）与带肺屏蔽的全身放射治疗 12Gy 相当，预测了类似的肺炎风险[367]。

（一）治疗计划和传输

已经使用不同的技术平台发布了关于交付全骨髓放射治疗的许多方法的报告[369, 372-374]。所有患者都进行 CT 模拟，通常用侧臂仰卧位进行扫描。一种典型的固定方法至少需要从颈部底部到足底的全身 vac-lok™ 袋（CIVCO Medical Systems，Kalona，IA）和一个热塑性头肩罩。

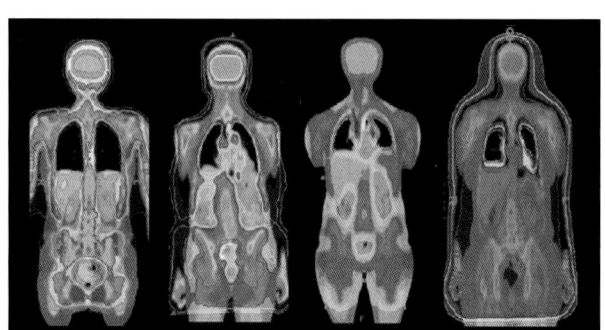

▲ 图 23-11 全骨髓放疗（TMI）及全骨髓和淋巴放疗（TMLI）剂量分布的彩色剂量云图（此图彩色版本见书末）

TMI 12Gy 至骨；TMLI 12Gy 至骨、主要淋巴结链、脾脏；TMLI 19Gy，肝、脑为 12Gy；而全身放射治疗采用螺旋断层摄影调强放射疗法（IMRT）至 12Gy

对于在断层治疗单元接受治疗的患者，沙发高度约在门架的等中心以下 10cm，患者被放置在沙发上，以便头部顶部距离沙发末端约 5cm。这些设置被用于最大化 CT 扫描和治疗交付的可用长度。身体 CT 扫描完成后，浅层呼吸正常。可获取了胸部和腹部的四维 CT 扫描数据。正常的浅层呼吸 CT 数据集可用于对剂量的计算和规划。四维 CT 数据集被登记到规划 CT 中，以解释呼吸过程中的任何器官运动。口腔对比剂被用来帮助观察食管。回避结构的定义，根据临床情况、临床试验和治疗小组，可以包括肺、心脏、肾脏、肝脏、食管、口腔、腮腺、甲状腺、眼睛、晶状体、镜片、视裂和神经、大脑、胃、小肠和大肠、乳房、直肠、睾丸、卵巢和膀胱。靶点结构可以包括骨骼骨、脾脏、睾丸和主要的淋巴结链。在一些临床试验中，大脑和肝脏都是靶点结构[375]。在某些中心，下颌骨和上颌骨被排除在目标之外，以尽量减少口腔剂量和黏膜炎，这是许多造血细胞移植调理方案中最常见的急性毒性[375, 376]。螺旋治疗系统的典型方案是设计成至少 80%～85% 的目标接受规定的剂量。典型的治疗设置是颌骨大小为 2.5～5cm，螺距为 0.287，调制因子为 2.5。在目标剂量均匀性之前优化关键器官剂量保留优化。腿和足是计划在 Tomo-Direct 模式或与传统的前后 / 后前字段。

全骨髓放疗也可以计划和治疗使用常规直线加速器与 VMAT 能力。多个动态 IMRT 弧通常有 3～4 个等中心被用来覆盖目标区域。准直器角度通常设置在 90° 左右，以便多叶准直器叶片在纵向移动以促进光束调制，而纵向场大小被设置为不超过多叶准直器叶片在给定运输位置的最大行程长度。在身体计划最后确定后，由于该地区缺乏敏感器官，下肢计划增加 2～3 个前后 / 后前字段。在 40cm×40cm 处打开前后 / 后前字段，并在中平面 50% 等离线处间隙。

规划和交付全骨髓放疗所需的时间和资源与全身放射治疗相当。积极参与造血细胞移植和已经进行全身放射治疗患者的中心也应该能够采用全骨髓放疗作为其造血细胞移植计划的一部分。

（二）全骨髓放疗临床试验

未来对全骨髓放疗的采用将主要取决于开发基于全骨髓放疗的调理方案，它们能够比目前的护理选择标准提供更好的效果。因此，目前的临床试验集中于改善晚期预后较差或不是当前造血细胞移植方案的患者结局的方法。到目前为止，大多数全骨髓放疗临床试验都是试点试验或一期试验。根据最初令人鼓舞的结果，最近在一些中心开始了对较不太晚期疾病患者的后续二期试验和试验。目前正在积极地对各种不同的策略进行评估，并在以下几节中进行了总结。

1. **多发性骨髓瘤的全骨髓放疗临床试验** 全骨髓放疗的首次临床应用是 2005 年在多发性骨髓瘤患者中 [367]。以清髓性造血细胞移植为基础的治疗 [377]，包括单一或串联自体美法兰为基础的造血细胞移植方案 [378]，一直被沿用。在高剂量的美法兰中加入全身放射治疗，以改善疾病控制，被证明是具有挑战性的，因为剂量的不良反应限制，如黏膜炎 [313]。

一些小组已经在第一阶段和第二阶段的试验中研究了在高剂量的美法兰中添加全骨髓放疗的情况。Somlo 等 [379] 报道了全骨髓放疗第一阶段试验结果。最初的试验评估了全骨髓放疗作为多发性骨髓瘤患者接受自体串联造血细胞移植的调理方案的一部分。由于这是人类的第一次试验，它的设计部分是为了解决最初对全骨髓放疗可能增加毒性的担忧，因为与全身放射治疗相比，全骨髓放疗的剂量率更高。在没有同时化疗的情况下，使用分次时间表和与标准全身放射治疗相当的分割对全骨髓放疗进行评估。Salmon-Durie Ⅰ～Ⅲ期多发性骨髓瘤患者，在一线治疗后出现稳定或反应性疾病的患者联合自体造血细胞移植，首先用美法兰 200mg/m² 治疗，然后在 6～10 周后用全骨髓放疗作为调理方案进行第二次自体造血细胞移植治疗。全骨髓放疗的剂量从 10Gy 上升到 18Gy，每天 2 次，最小间隔为 6h。全骨髓放疗的目标是骨。直到 18Gy（1 例可逆性 3 级肺炎患者归因于全骨髓放疗，1 例低血压患者归因于植入综合征），才观察到剂量限制毒性，最大耐受剂量（maximum tolerated dose，MTD）建为 16Gy。随着剂量增加到 18Gy，中位器官剂量仍低于标准全身放射治疗至 12Gy [379]，为规定骨剂量的 11%～81%。随后，对 54 例患者进行了美法兰 Ⅱ 期联合自体造血细胞移植试验，随后进行了 16Gy 全骨髓放疗试验 [380]。中位随访时间为 73 个月（范围为 27～117 个月），5 年无进展和总生存率分别为 43% 和 66%。在 18Gy 全骨髓放疗的 3 名患者中的 1 例的放射性肺炎的观察结果，与最初的临床前规划研究所作的预测是一致的 [367]。对于 18Gy 剂量队列，平均 D_{80} 为 6.9Gy，与标准全身放射治疗观察到的约 7Gy 的 D_{80} 相似，为 12Gy，有 50% 的透射肺块。

Giebel 等目前正在 Marie Sklodowska-Curie 癌症中心进行类似的联合自体试验，不同点为全骨髓放疗剂量为 12Gy，且剂量没有增加，每日 4Gy/ 次，以及在使用美法兰之前的采用全骨髓放疗。

其他组在自体造血细胞移植前已与美法兰同时使用全骨髓放疗。Patel 等 [381] 最近报道了一项结合基于线性加速器的全骨髓放疗和美法兰（200mg/m²）治疗复发或难治性疾病患者的一期试验的结果。所有患者均及时进行移植。无 4 级非造血细胞毒性，且未达到最大耐受剂量。作者得出的结论是，9Gy 全骨髓放疗可以与美法兰安全结合，他们计划进行二期试验。Shueng 等 [382] 报道 3 名患者以每天 2Gy 的剂量进行 8Gy 全骨髓放疗，并与美法兰（140mg/m²）联用，观察到一次 3 级毒性事件（黏膜炎）。一项法国多中心 Ⅰ 期全骨髓放疗剂量递增试验评估首次复发患者使用美法兰（140mg/m²）进行全骨髓放疗的研究已接近完成。

渥太华的 Samant 等 [383] 最近展示了 9 例复发性疾病患者在自体造血细胞移植前接受全骨髓放疗的结果。全骨髓放疗剂量为 14Gy、16Gy 和 18Gy，每天 2 次，每次 2Gy。所有患者均被移植后，且未观察到有剂量限制的毒性。计划将升级到 20Gy。

最后，骨髓瘤患者在异源造血细胞移植之前也接受了全骨髓放疗，通常与既定的降低强度调理方案相结合。一项第一阶段的试验正在评估 9Gy 全骨髓放疗与硼替佐米、氟达拉滨和美法兰的组合。其他进入晚期血液恶性肿瘤患者的异基因造血细胞移植试验，包括多发性骨髓瘤，将在下面更详细地描述。

2. **全骨髓放疗的白血病临床试验** 在降低强度调理方案中加入全骨髓放疗。老年患者（年龄 >55—60 岁）或存在并发症患者通常不能耐受标准清髓性含全身放射治疗的方案。对于这个人群，已经开发出了减少降低强度调理的方案，它使用了较低的化疗或全身放射治疗剂量 [384]。这些方案耐受性更好，细胞毒性降低，并且更依赖于 GVT 效应来根除疾病。降低强度调理方案是较少的清髓性可能与复发率的增加有关。在最近首次缓解或 MDS 患者的多中心 Ⅲ 期随机试验中，复发率明显较高（48.3% vs. 13.5%，$P<0.01$），无复发生存率明显较低（47.3% vs. 67.7%，$P<0.01$），18 个月总生存期差异较小（67.7% vs. 77.4%，$P=0.07$）[385]。在降低强度调理方案中加入标准的 9Gy 全身放射治疗，以进一步降低复发率，导致成人不可接受的毒性 [386]。

在降低强度调理方案中加入全骨髓放疗有可能改善具有可接受毒性的结果。Rosenthal 等 [376] 评估了因年龄超过 50 岁或存在并发症的患者合并 TMLI（1.5Gy，每天 2 次，第 –7～–4 天）与既定的降低强度调理方案 [25mg/（m²·d）；第 –7～–4 天] 和美法兰（140mg/m²；第 –2 天）的可行性 [376, 387]。研究进入标准要求诱导化疗后骨髓母细胞少于 10% 或减少 50% 以上。TMLI 的靶结构包括骨、主要淋巴结区域和脾脏，以优化同种异体造血细胞移植所需的免疫抑制，因为这些区域可能存在疾病。Jensen 等 [387] 最近报道了 61 名患者的最新情况。患者中位年龄为 55 岁（范围为 9—70 岁），中位随访时间为 7.4 年。其中 72% 的患者患有急性白血病，

49% 的患者患有高危疾病。最常见的毒性是黏膜炎。所有的患者都没有延误。2 年总生存率、无事件生存率（event free survival，EFS）和治疗相关死亡率（treatment related mortality，TRM）分别为 54%、49% 和 30%。5 年总生存率和无事件生存率分别为 42% 和 41%。在氟达拉滨 / 美法兰条件下加入 TMLI 是可行的，结果良好，治疗相关死亡率与以前报道的氟达拉滨和美法兰相当。

全骨髓放疗的剂量上升。现有的临床数据表明急性白血病的剂量 - 反应关系。Chak 等[388] 显示，在剂量小于 10Gy 时，每天 2Gy 的局部控制率约为 20%，在剂量小于 10Gy 时为 40%，在剂量大于 20Gy 时为 80% 以上。从全身放射治疗的经验中也提出了剂量 - 反应关系。回顾性研究发现，随着全身放射治疗剂量增加，复发率降低[317, 318, 389]。两个随机第二阶段，单一机构试验比较了环磷酰胺联合 12Gy，2Gy/d 或 15.75Gy，2.25Gy/d。在 116 例慢性 CML 患者的试验中，较高的剂量导致复发率显著降低（0% vs. 25%，P=0.008），但移植相关死亡率较高（12Gy：24% vs. 15.75Gy：34%，P=0.13），因此总体生存率没有显著变化[135]。在一份单独的报告中，71 例 AML 患者在第一次缓解时，复发率也随着剂量的增加而降低（14% vs. 39%，P=0.06），但移植相关死亡率增加（38% vs. 19%，P=0.05），导致两组的总体生存率没有差异[136]。总之，增加全身放射治疗的剂量是很困难的。疾病控制方面的收益被与方案相关的毒性的增加所抵消，因此不会改善总体生存率。全骨髓放疗提供了增加剂量的可能性，以降低复发率，而由于严重的器官保留而导致的急性或晚期毒性没有显著增加。

目前已经完成了一些第一阶段的试验，证明了将剂量增加的全骨髓放疗与已建立的清髓或降低强度调理方案相结合的可行性。作为清髓方案的一部分，评估 TMLI 剂量上升的第一阶段试验首次由希望城的小组报告。早期的研究表明，12Gy 全身放射治疗联合白消安和依托泊苷[390] 或环磷酰胺 / 依托泊苷[391]，对患有异基因造血细胞移植的急性白血病患者具有可行性和令人鼓舞的结果。这导致了两个 I 期试验，即在这些被视为低风险的急性白血病患者中，使用白消安 / 依托泊苷或环磷酰胺 / 依托泊苷进行剂量递增的 TMLI，这些患者不是标准护理 HCT 的候选者。在这两个试验中，目标结构（骨、主要淋巴结链和脾脏）的剂量在标准的第一阶段试验设计中被升级，而肝脏和大脑的剂量在所有剂量水平上都保持在 12Gy。

联合 TMLI（1.5Gy 每日 2 次；第 –8～–4 天）、白消安［800μmol/L × min，第 –12～–8 天］和依托泊苷（30mg/kg，第 –3 天），治疗 28 例晚期急性白血病和高肿瘤负荷的一期试验；在 HCT 预处理前 1 周，19 例患

者检测到骨髓母细胞，13 例患者检测到循环母细胞。在 13.5Gy 处发现了 4 级口炎和鼻窦性阻塞性综合征的剂量限制性毒性[290]。作者得出结论，用该方案将增加剂量超过 12Gy 是不可行的。

同一组还联合环磷酰胺和依托泊苷[375] 对 TMLI 剂量升高进行了评价。在 51 例复发或难治性 AML 患者和 ALL 患者中进行了一项第一阶段试验，接受了不断增加剂量的 TMLI（范围为 12～20Gy，第 –10～–6 天）与环磷酰胺（100mg/kg；第 3 天）和依托泊苷（60mg/kg；第 –5 天）的调理方案。在患者中，有 50 例患者在 HCT 预处理前 1 周的骨髓中有可检测到的母细胞（中位数 52%，范围 5%～98%）和 27 名患者有循环母细胞。图 23–11 显示了剂量颜色洗涤的示例。中位器官剂量约为骨髓剂量的 16%～60%，肺剂量为 44%，食管剂量为 33%，口腔剂量为 28%。在 15Gy 剂量水平（3 级黏膜炎 Bearman 量表[392]）下，只有 1 例患者观察到剂量限制毒性，没有观察到更多的剂量限制毒性高达 20Gy。所有的患者都没有延误。治疗相关死亡率在第 100 天为 3.9%，1 年为 8.1%。存活患者平均随访 24.6 个月，总一年生存率为 55.5%，无疾病进展生存率为 40.0%。剂量上升在 20Gy 时停止，因为肺 D_{80} 剂量接近标准 12Gy 全身放射治疗，这预测进一步剂量上升将导致肺炎风险大于标准全身放射治疗。作者的结论是，TMLI/ 环磷酰胺 / 依托泊苷调理方案是可行的，在 TMLI 剂量可接受的毒性高达 20Gy，并在这一非常贫困的风险人群中取得了令人鼓舞的结果。目前正在进行 20Gy 剂量水平的第二阶段试验，其主要终点是 2 年无进展生存。最近报道的结果与第一阶段的研究结果相似[393]。

其他组已经评估了含有调理方案的全骨髓放疗和 TMLI。Patel 等[371] 首次使用 VMAT 方法（1.5Gy 每天 2 次，第 –8～–5 天）与氟达拉滨（40mg/m²，第 –8～–5 天）和白消安（4800μmol/L × min，第 –4～–1 天）提供全骨髓放疗。他们报告了 14 名患者（11 名晚期急性白血病患者），并采用 9Gy 的最大耐受剂量。对那些有危险的器官的剂量在规定剂量的 31%～85%。所有患者移植无延迟，免疫重建无损害。没有定义特定的剂量限制毒性，但两个最高剂量水平（12Gy）的患者在造血细胞移植（肺炎、消化道出血）后第 85～86 天死亡。中位随访 1126 天，治疗相关死亡率为 29%，无复发生存率为 43%，总生存率为 50%。目前正在进行一项第二阶段的试验，以评价 9Gy 全骨髓放疗与氟达拉滨和白消安。

Hui 等[394] 报道的结果使用较大的分割为 3Gy。本第一阶段试验联合全骨髓放疗（每天 3Gy；第 –5～–1 天）与氟达拉滨（25mg/m²；第 –9～–7 天）和环磷酰胺（60mg/m²；第 –8～–7 天）。12 例急性白血病患者的

全骨髓放疗剂量分别为 12Gy、15Gy 和 18Gy。所有患者都移植了。虽然没有确定特定的剂量限制毒性，但在 18Gy 剂量水平的 6 名患者中，有 3 名患者经历了治疗相关死亡，将 15Gy 剂量水平确定为最大耐受剂量。一个促成因素可能是口腔、食管、胃、腹膜和肝脏的剂量在 18Gy 剂量水平上等于或高于标准全身放射治疗剂量。其他组也在评估更大的分割，每天多达 4Gy 在进行中的试验。

总之，迄今为止的临床经验表明，基于全骨髓放疗的调理治疗是可行的，毒性可接受，并且对高风险晚期疾病、高肿瘤负担的患者和那些不适合采用标准造血细胞移植方法的患者有令人鼓舞的结果。试点和阶段试验已经完成，第二阶段试验目前正在一些中心进行。临床试验也开始评估预后较好的患者中基于全骨髓放疗的方案，如第一和第二次缓解的 AML 患者，这可能最终导致基于全骨髓放疗的方案成为目前已建立的条件治疗方案的首选方案。欧洲、北美洲和亚洲越来越多的中心已经启动了类似的试验，但迄今为止的早期经验尚未公布。

迄今为止的临床经验也表明，全骨髓放疗的剂量的增加是可行的。所获得的总剂量因方案而不同，并可能取决于分割等因素，分割时间表，减少关键器官剂量的大小，以及所使用的特定化疗药物。化疗的测序和全骨髓放疗的传递也可能是一个重要的因素。在环磷酰胺和依托泊苷之前完成全骨髓放疗时，剂量上升至最高计划剂量水平 20Gy 是可行的[375]。当化疗在全骨髓放疗之前或同日进行时，剂量增加似乎局限于较低的剂量水平[371, 394]。在希望之城，已经开始了一期试验，以确定如果在氟达拉滨和美法兰之前交付 TMLI，与之前在同日服用氟达拉滨和全骨髓放疗相比，剂量升级是否可行。

基于 IMRT 的全身放射治疗。传统的提供全身放射治疗的方法，在过去的 40 年里基本上没有变化，涉及在长距离的相对场，使用块来减少对关键器官的剂量，如肺。这可能导致全身剂量的巨大变化和肺剂量的增加[395]。一些中心已经专注于使用 IMRT 来提供全身放射治疗。静态调强方式 IMRT[396]、螺旋断层成像 IMRT 和基于 VMAT 的 IMRT 已经被用来提供标准的全身放射治疗剂量分布。与传统的全身放射治疗方法相比[289, 397-399]，潜在的优势包括改善全身剂量均匀性和改善肺和肾等关键器官的保留。这种方法也可能对需要全身放射治疗的患者有用，但在以前照射过的部位需要避免的地方。

其他中心已经将全剂量或部分剂量的全身放射治疗与全骨髓放疗结合起来，以选择目标区域作为一种局部增强的形式。Corvo 等[400]证明了在 15 例 AML 和 ALL 患者中使用标准全身放射治疗 12Gy（2Gy，每日 2 次）向骨髓和脾脏添加 2Gy 全骨髓放疗促进剂的可行性。中位数随访为 310 天，他们报告的累积治疗相关死亡率为 20%，复发率为 13%，无病生存率为 67%。Jiang 等[401]最近报道了在 14 名高危或复发 / 难治性 ALL 患者中，结合环磷酰胺和螺旋断层摄影 IMRT 技术提供标准全身放射治疗至 10Gy，同时将骨髓和中枢神经系统高风险或髓外白血病的剂量增至 12Gy。

全骨髓放疗的长期毒性。与全身放射治疗相比，全骨髓照射方案具有降低长期毒性的潜力。最近，在 142 例多发性骨髓瘤（n=59）或急性白血病（n=83）患者中报告了长期毒性数据，他们从 2005—2016 年接受了全骨髓放疗作为调理方案的一部分，他们进入了一项前瞻性的长期随访试验[402]。按方案进行随访，甲状腺检查、眼睛检查、肺功能检查、血清肌酐、血清尿素氮、肾小球滤过率和尿液分析在 100 天、6 个月、1 年和每年 1 次，最多 8 年进行。全骨髓放疗剂量分别为 10Gy（n=3）、12Gy（n=64）、13.5Gy（n=3）、14Gy（n=2）、15Gy（n=17）、16Gy（n=30）、17Gy（i=7）、18Gy（n=10）和 19Gy（n=6）。 分次时间表为 1.5～2.0Gy，每天 4～5 天 2 次。移植时的中位年龄为 52 岁（范围为 9—70 岁）。所有患者的中位随访（范围）为 2 年（0～8 年），存活患者（n=50）中位随访时间为 5.5 年（0～8 年）。在全骨髓放疗前甲状腺功能正常的 134 例患者中，8 例（6.0%）出现需要补充甲状腺素的甲状腺功能减退。白内障 11 例（7.7%）。未观察到放射性肾病。1 名患者发生放射性肺炎，并用类固醇药物逆转。该患者全骨髓放疗剂量为 18Gy，肺 D_{80}、D_{50} 和 V_6 分别为 6.7Gy、7.5Gy 和 95%。虽然观察到的事件数量较少，但毒性与器官剂量或调理方案没有相关性。在全骨髓放疗后观察到的甲状腺功能减退、白内障形成、肾病和放射性肺炎的发生率较低，剂量相当于或高于标准全身放射治疗，与以往报道的全身放射治疗相比是有利的。

与传统全身放射治疗的低剂量率（≥200cGy/min）相比，高剂量率（≥200cGy/min）可能对毒性的影响。迄今为止，现有的临床经验似乎并没有表明，与既定的治疗方案相比，早期或晚期的毒性水平有所增加。非移植率并没有随着全骨髓放疗的使用而增加。临床前研究表明，在剂量率高于约 25cGy/min 时，剂量率效应并不那么显著，并通过分次进一步缓解[403, 404]。减少器官剂量也可以抵消较高剂量率的任何潜在有害影响。这可能解释了迄今为止在临床试验中所看到的缺乏任何剂量率效应。全骨髓放疗的临床经验还很早，剂量率的影响仍然需要监测，特别是在分割增加、总剂量增加、器官保存较少的临床情况下。

髓外复发与全骨髓放疗方案。器官保留与全骨髓放疗已经引起保留癌细胞和增加复发率的关注。Kim 等[405] 报告了 101 例接受全骨髓放疗治疗的异基因造血细胞移植患者的髓外复发情况。中位随访 12.8 个月,13 例患者在 19 个部位出现髓外复发。复发部位无剂量依赖性,目标区域发生 9 次复发(≥12Gy),接受 10.1~11.4Gy 的区域发生 5 次复发,接受 3.6~9.1Gy 的区域发生 5 次复发[405]。髓外复发的风险与标准全身放射治疗相当。在多因素分析中,造血细胞移植前髓外疾病是唯一预测髓外复发的指标。作者得出结论,与全身放射治疗相比,使用全骨髓放疗似乎不会增加非目标区域复发的风险。

十五、全身放射治疗目标的未来方向

综上所述,我们将继续积极研究交付全骨髓放疗、TMLI 和其他形式的目标全身放射治疗的策略。最初的结果是令人鼓舞的,证明了可行性,可接受的毒性,治疗相关死亡率可以与标准的调节方案相比,并提高晚期疾病的反应和生存率。剂量的增加在某些方案中也是可行的。全球试验中心和试验中心的数量继续增加。这个新兴领域将很快定位进行多中心试验,以回答剩下的重要临床问题。需要定义最佳的分割时间表、分割大小、化疗药物和化疗 / 全骨髓放疗测序。还需要确定针对给定患者人群的最合适的目标区域和目标剂量。最后,需要确定最适合全骨髓放疗方法的患者群体。是否应该为选择有限的风险较差的患者或预后较好的患者保留全骨髓放疗策略,作为目前调理方案的替代。最终,精心设计的临床试验需要证明,基于全骨髓放疗的调理方案比已经建立的方案具有优势。基于 IMRT 的全骨髓放疗、TMLI 和全身放射治疗的传递代表了一种范式的转变,迫切需要重新定义和扩大放疗在造血细胞移植和血液恶性肿瘤中的作用。

国际淋巴瘤放射性肿瘤学小组最近发布了关于全身放射治疗和全骨髓放疗的指导方针[406]。读者会发现这篇手稿是对这个主题的简要评论。

致谢

感谢 Nikki Barker、Elle Barker、Charles Barker、Addison Barker、Kathleen Brennan、Lawrence Herman、Andreas Rimner、Robert Tokarz、Suzanne Wolden、Karen Chau 和 MSKCC 的图书馆工作人员协助编写本章。

第 24 章　带电粒子放射治疗
Charged Particle Radiotherapy

Jacob E. Shabason　William P. Levin　Thomas F. DeLaney　著
朱　健　译

近年来，由于人们对带电粒子治疗的关注和相关技术的进步，全球各地建设了许多带电粒子放射肿瘤治疗中心。对带电粒子放射治疗的关注是因为，与常规光子治疗技术相比，粒子束可以实现更理想的剂量分布，以及重带电粒子在肿瘤中产生更高生物效应的潜力。尽管小部分能量通过与原子核的碰撞转移到组织中，绝大部分带电粒子通过与细胞原子中的电子发生多次相互作用而在组织中沉积能量。最初单位路径长度上的能量损失相对较小且恒定，直到接近射程末端时将剩余能量在一段短距离内损失，以至于吸收剂量（每单位质量吸收的能量）急剧上升。能量在短距离内迅速损失的这一部分粒子径迹，称为布拉格峰（图 24-1）。

布拉格峰前是深度—剂量曲线的低剂量区，即剂量分布的坪区，该位置处的剂量为布拉格峰最大剂量的 30%。布拉格峰对于实际的临床应用来说相对较窄。对于大多数肿瘤的照射，需要调制束流能量从而在较大体积上实现均匀剂量照射，经典方法是通过几个能量（射程）逐渐递减的布拉格峰相叠加，并调节相应权重从而在靶区深度上构造一个剂量均匀的区域来实现的。这种展宽的均匀剂量区域称为展宽布拉格峰（图 24-1）。虽然 SOBP 束流调制增加了坪区剂量，但质子剂量分布在靠近肿瘤近端的正常组织处仍处于较低剂量区，肿瘤内部则为均匀的高剂量区，肿瘤远端则为接近零剂量的区域。质子束采用被动式散射体进行横向展宽从而将剂量分布于靶区，用黄铜制成的准直挡块，以及患者特制的远端射程补偿器进行轮廓勾画，从而补偿因质子在不同电子密度的组织中能量沉积不同而造成的质子射程差异。

然而，越来越多的带电粒子治疗是通过对射程能够达到肿瘤靶区最深处的带电粒子笔形束进行栅扫描，然后减少粒子束的能量，并在肿瘤靶区反复重复这个过程。笔形束扫描技术相比传统的被动散射 SOBP 调制，能够提供更低的坪区剂量；它可以不必加工定制准直挡块和射程补偿器，并且在剂量传递方面更加灵活，其中

包括剂量雕刻和调强技术。

带电粒子通常被分为高 LET 或低 LET 两类，LET 是粒子在组织中的能量损失率。LET 影响组织中能量沉积的生物效应。X 线和 γ 射线等光子、质子，还有氦离子被认为是几种低 LET 射线。较重的带电粒子（如氖离子、碳离子）被认为是高 LET 射线。相对生物学效应随 LET 的增加而增大[1]。碳离子的 RBE 约为 3，而质子的推荐 RBE 值为 1.1[2]。高 LET 射线能够受组织

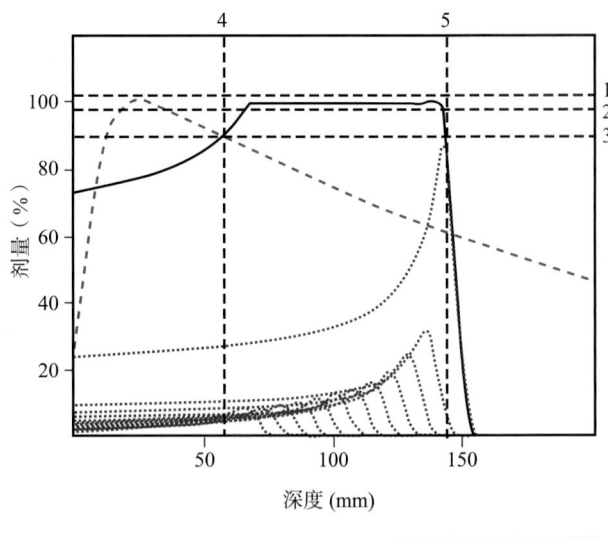

▲ 图 24-1　展宽布拉格峰（SOBP，黑实线）、构成 SOBP 的单能峰（灰虚线）和 10MV 光子束（灰点线）的深度剂量分布

SOBP 剂量分布是通过调制单能峰的权重使之相互叠加生成的。SOBP 剂量分布的贯穿深度或射程（以远端剂量跌落 90% 对应的深度表征）由最大射程的单能峰决定。虚线 1 和 2 代表坪区剂量波动 ±2% 的临床可接受范围。虚线 3 及 4 和 5 表示 90% 峰区剂量对应的空间、射程调制宽度。与单个光子射野剂量分布形成鲜明对比，单个射野的 SOBP 剂量分布即可在纵向和横向上实现靶区的完整覆盖；而对于光子束来讲，只有采用一组复合的光子射野才能产生一个合适的临床靶剂量分布。需要注意到的是，在 SOBP 远端下降边缘以外剂量缺乏（经许可转载，引自 Levin WP, Kooy H, Loeffler JS, et al. Proton beam therapy. *Br J Cancer*. 2005；93：849–854.）

氧含量及其敏感、细胞周期和 DNA 修复等因素的影响较小。对于粒子辐射，Gy 当量剂量是由 RBE 与该粒子的物理剂量相乘计算得到的。一般建议用 Gy（RBE）= 物理剂量 Gy × RBE 来表示[3]。

一、质子束放疗

质子放疗良好的剂量分布可降低患者的放疗不良反应，并为剂量递增的研究提供了机遇。鉴于质子放射治疗的临床获益和技术进步，质子治疗中心的发展十分迅速。具体来说，目前全球共有 79 个带电粒子治疗中心（68 个质子中心和 11 个碳离子中心）（表 24-1），并且另有 46 个正在建设中，22 个在规划中[4]。此外，近年来，质子等带电粒子治疗在基础、转化、临床和技术研究方面均取得了重大进展。大量比较随机临床试验的开展特别强调了相关研究，这将有助于阐明质子治疗对不同癌症的临床获益情况（表 24-2）。本章中，我们主要按照疾病部位对一部分质子治疗的临床优势进行阐述。此外，我们也提供了其他带电粒子疗法的简要概述。

表 24-1 **Charged Particle Therapy Centers in Operation**

Country/Region	Institution	Particle Type	Opened
Austria	MedAustron, Wiener Neustadt	Proton	2017
Austria	MedAustron, Wiener Neustadt	Carbon	2017
Canada	TRIUMF, Vancouver	Proton	1995
Czech Republic	PTC Czech r.s.o., Prague	Proton	2012
China	WPTC, Wanjie, Zi-Bo	Proton	2004
China	IMP-CAS, Lanzhou	Carbon	2006
China	SPHIC, Shanghai	Proton	2014
China	SPHIC, Shanghai	Carbon	2014
England	Clatterbridge	Proton	1989
France	CAL/IMPT, Nice	Proton	1991, 2016
France	CPO, Orsay	Proton	1991, 2014
Germany	HZB, Berlin	Proton	1998
Germany	RPTC, Munich	Proton	2009
Germany	HIT, Heidelberg	Proton	2009, 2012
Germany	HIT, Heidelberg	Carbon	2009, 2012
Germany	WPE, Essen	Proton	2013

Country/Region	Institution	Particle Type	Opened
Germany	UPTD, Dresden	Proton	2014
Germany	MIT, Marburg	Proton	2015
Germany	MIT, Marburg	Carbon	2015
Italy	INFN-LNS, Catania	Proton	2002
Italy	CNAO, Pavia	Proton	2011
Italy	CNAO, Pavia	Carbon	2012
Italy	APSS, Trento	Proton	2014
Japan	HIMAC, Chiba	Carbon	1994, 2017
Japan	NCC, Kashiwa	Proton	1998
Japan	HIBMC, Hyogo	Proton	2001
Japan	HIBMC, Hyogo	Carbon	2002
Japan	PMRC 2, Tsukuba	Proton	2001
Japan	Shizuoka Cancer Center	Proton	2003
Japan	STPTC, Koriyama-City	Proton	2008
Japan	GHMC, Gunma	Carbon	2010
Japan	MPTRC, Ibusuki	Proton	2011
Japan	Fukui Prefectural Hospital PTC, Fukui City	Proton	2011
Japan	Nagoya PTC, Nagoya City, Aichi	Proton	2013
Japan	SAGA-HIMAT, Tosu	Carbon	2013
Japan	Hokkaido Univ. Hospital PBTC, Hokkaido	Proton	2014
Japan	Aizawa Hospital PTC, Nagano	Proton	2014
Japan	i-Rock Kanagawa Cancer Center, Yokohama	Carbon	2015
Japan	Tsuyama Chuo Hospital, Okayama	Proton	2016
Japan	Hakuhokai Group Osaka PT Clinic, Osaka	Proton	2017
Japan	Kobe Proton Centre, Kobe	Proton	2017

（续表）

Country/ Region	Institution	Particle Type	Opened
Poland	IFJ PAN, Krakow	Proton	2011, 2016
Russia	ITEP, Moscow	Proton	1969
Russia	JINR 2, Dubna	Proton	1999
Russia	MIBS, Saint-Petersburg	Proton	2018
South Africa	NRF – iThemba Labs	Proton	1993
South Korea	KNCC, IIsan	Proton	2007
South Korea	Samsung PTC, Seoul	Proton	2015
Sweden	The Skandion Clinic, Uppsala	Proton	2015
Switzerland	CPT, PSI, Villigen	Proton	1984, 1996, 2013
Chinese Taiwan	Chang Gung Memorial Hospital, Taipei, China	Proton	2015
The Netherlands	UMC PTC, Groningen	Proton	2018
USA	J. Slater PTC, Loma Linda	Proton	1990
USA	UCSF-CNL, San Francisco	Proton	1994
USA	MGH Francis H. Burr PTC, Boston	Proton	2001
USA	MD Anderson Cancer Center, Houston	Proton	2006
USA	UFHPTI, Jacksonville	Proton	2006
USA	ProCure PTC, Oklahoma City	Proton	2009
USA	Roberts PTC, U Penn, Philadelphia	Proton	2010
USA	Chicago Proton Center, Warrenville	Proton	2010
USA	HUPTI, Hampton	Proton	2010
USA	ProCure Proton Therapy Center, Somerset	Proton	2012
USA	SCCA ProCure Proton Therapy Center, Seattle	Proton	2013
USA	S. Lee Kling PTC, Barnes Jewish Hospital, St. Louis	Proton	2013

（续表）

Country/ Region	Institution	Particle Type	Opened
USA	ProVision Cancer Cares Proton Therapy Center, Knoxville	Proton	2014
USA	California Protons Cancer Therapy Center, San Diego	Proton	2014
USA	Willis Knighton Proton Therapy Cancer Center, Shreveport	Proton	2014
USA	Ackerman Cancer Center, Jacksonville	Proton	2015
USA	Mayo Clinic Proton Beam Therapy Center, Rochester	Proton	2015
USA	Laurie Proton Center of Robert Wood Johnson University Hospital, New Brunswick	Proton	2015
USA	Texas Center for Proton Therapy, Irving	Proton	2015
USA	St. Jude Red Frog Events Proton Therapy Center, Memphis	Proton	2015
USA	Mayo Clinic Proton Therapy Center, Phoenix	Proton	2016
USA	Maryland Proton Treatment Center, Baltimore	Proton	2016
USA	Orlando Health PTC, Orlando	Proton	2016
USA	UH Sideman CC, Cleveland	Proton	2016
USA	Cincinnati Children's Proton Therapy Center, Cincinnati	Proton	2016
USA	Beaumont Health Proton Therapy Center, Detroit	Proton	2017
USA	Baptist Hospital's Cancer Institute PTC, Miami	Proton	2017

Adapted with minor modifications from the Particle Therapy Co-Operative Group (PTCOG) website (www.ptcog.ch) Accessed April 2018.

表 24-2　比较质子和光子治疗的随机临床试验

恶性肿瘤	主要观测终点	阶　段	临床试验编号
头颈部恶性肿瘤（单侧颈部放疗）	≥2 级黏膜炎	II	NCT02923570
口咽癌	3～5 级晚期不良反应	II / III	NCT01893307
非小细胞肺癌（局部晚期）	复发时间	II	NCT00915005
非小细胞肺癌（局部晚期）	总生存率	III	NCT01993810
II / III 级神经胶质瘤	认知变化	II	NCT03180502
恶性胶质瘤 a	总生存率	II	NCT02179086
恶性胶质瘤	复发时间	II	NCT01854554
食管癌	无进展生存	II / III	NCT01512589
肝细胞癌	总生存率	III	NCT03186898
乳腺癌（部分乳房）	不良美容率	II	NCT02453737
乳腺癌	心脏毒性	III	NCT02603341
前列腺癌	2 年肠道 EPIC 评分	III	NCT01617161

a. 该试验的主要观测终点是剂量递增以及标准剂量对应的总生存率。在剂量递增组中，患者将接受质子或调强放射治疗，这些组之间的总生存率是次要观测终点

二、中枢神经系统及颅底恶性肿瘤

（一）神经胶质瘤

越来越多的证据表明部分低级别胶质瘤患者能够从辅助放射治疗中获益[5]。然而，患者可能会遭受慢性的不良反应，包括神经认知毒性和内分泌失调等。质子治疗通过减少对关键正常组织和未受累脑组织的剂量，可以显著改善这类患者的长期预后。因此，对低级别胶质瘤患者的光子和质子治疗方案进行剂量学比较，在评估各种神经亚区域和结构以及对整个大脑的剂量时，质子治疗优势明显[6]。这些剂量学优势或可转化为一种更加易于耐受的治疗方法。一项多机构采用质子治疗低级别胶质瘤患者的前瞻性数据集在急性副反应方面表现较为可喜，没有患者发生 3 级不良反应[7]。此外，Shih 等[8]发表了一项对 20 名低级别胶质瘤患者进行质子放射治疗的前瞻性研究。随访 5.1 年，无明显神经认知功能下降或整体生活质量下降的情况发生。30% 的患者检查结果提示内分泌异常；然而，除了 1 例患者外，其余所有患者都对下丘脑—垂体轴进行了照射[8]。IMRT 和质子对 IDH 突变 2 级或 3 级胶质瘤患者的脑功能保护情况正在一项 II 期临床随机（NRG Oncology Clinical Trial

BN0005，Clinical T rials.gov IdentifierNCT03180502）对照研究中进行评估。

高级别胶质瘤患者主要在高剂量区域复发[9]。然而，越来越多的证据表明剂量增加或可改善局部控制，利用质子治疗或可安全地在这个解剖敏感的部位实现剂量递增[10]。对于上述情况进行剂量递增的相关问题以及质子的应用正在 NRG Oncology Clinical Trial BN0001 这一临床试验中进行评估。在此研究中，胶质母细胞瘤患者，将被随机分配采用 60Gy 的标准剂量光子照射（IMRT 或三维适形）或 75Gy 的质子或光子照射（ClinicalTrials.gov Identifier NCT02179086）。

（二）脑膜瘤

脑膜瘤是颅内最常见的原发性脑瘤。虽然按照 WHO 分类大多数脑膜瘤为 1 级，且被认为是良性的，但 WHO 2 级和 WHO 3 级肿瘤表现更具侵袭性因而局部复发率更高[11]。质子治疗可能有利于治疗体积较大且难以手术切除的，或因体积较大而无法采用放射外科方法降低积分剂量从而保护剩余脑组织的 WHO 1 级脑膜瘤[12]，这可以减轻远期神经认知不良反应并降低继发性恶性肿瘤的风险[13]。并且，根据脑膜瘤的位置，质子可以保护某些特定的关键危及器官。此外，高剂量的照射（≥60Gy）对于高级别脑膜瘤的治疗是有必要，这能够实现最大限度的局部控制[14, 15]。质子治疗能够实现更安全的剂量递增和有效的关键危及器官保护。Paul Scherrer 研究所最近发表了他们对 96 例脑膜瘤患者采用根治性或辅助性笔形束扫描质子治疗的系列研究。即便该研究的背景是，这些患者经常是因为转诊医生担心光子治疗的风险而被特意推荐采用质子进行治疗，他们的结果仍表明质子治疗是安全有效的[16]。

三、头颈部恶性肿瘤

头颈部恶性肿瘤患者可能会遭受大量与放射治疗相关的急性和慢性不良作用。在各种临床情况下（术后、根治、单侧颈部放疗）对 IMRT 和质子放疗计划的剂量学比较显示，质子能够避免许多关键的正常结构的受照，这或可转化为更轻的不良作用[17-19]（图 24-2）。对接受 IMPT 和普通 IMRT 的口咽癌患者队列进行的分析显示，接受质子治疗的患者有较低的 3 级体重减轻和放置胃造口管的风险[20]。此外，患者反馈的结果表明，IMPT 可以降低亚急性期治疗的不良反应发生率[21]。对于质子治疗，一个常见的担忧是，考虑到陡峭的剂量梯度，患者靶区边缘失败的风险将增加。重要的是，两组患者的总生存率或无进展生存率均无差异[20]，边缘失败率也无增加[22]。一项多机构随机 II / III 期试验正在评估

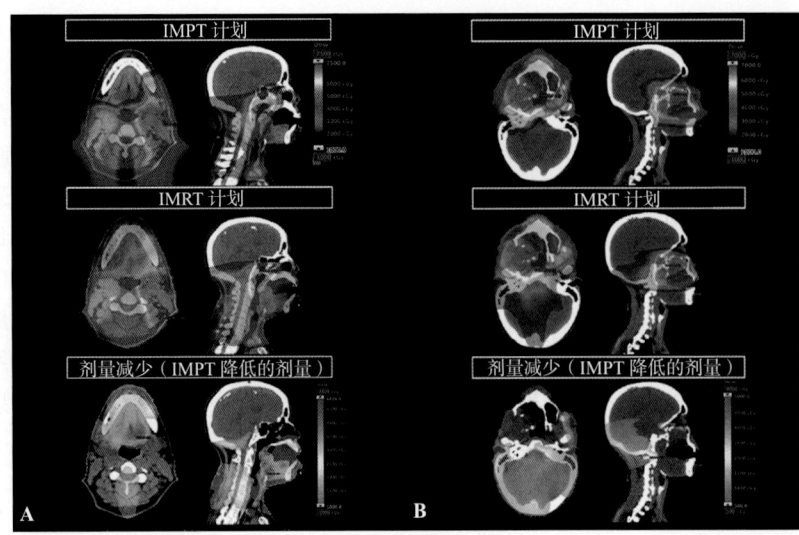

◀ 图 24-2 使用调强放射治疗与调强质子治疗患者的治疗计划比较（此图彩色版本见书末）

A. 鼻咽癌；B. 硬腭腺样囊性癌（经许可转载，引自 Blanchard P, Gunn GB, Lin A, et al. Proton therapy for head and neck cancers. *Semin Radiat Oncol*. 2018；28：53-63.）

质子对口咽鳞状细胞癌根治性治疗的益处，该试验比较了 IMPT 和 IMRT，主要结果是晚期毒性（ClinicalTrials.gov Identifier NCT01893307）。

在各种头颈部恶性肿瘤中，将照射区域限制在只包括颈部单侧引流淋巴结，进而避免对侧颈部的受照是较为理想的。在这些情形下，剂量学比较显示质子治疗有显著的优势，既避免了对侧结构的受照，也避免了中线结构的受照[17]，这或可显著改善患者的不良反应。因此，对接受质子治疗和调强放射治疗的患者同侧颈部的回顾性比较表明，这些剂量学优势可转化为接受质子治疗的患者更轻的不良反应，更低的感觉障碍、黏膜炎和恶心的发生率[23]。一项随机试验正在进一步评估质子在单侧颈部辐射中的获益（ClinicalTrials.gov Identifier NCT02923570）。

质子治疗在头颈部肿瘤的再程放射治疗中也进行了评价。头部和颈部的再照射具有潜在的剧毒，而质子照射可以实现周围已经被辐射的组织受到的辐射剂量最小化，从而显著降低治疗的不良反应。最全的关于质子的前瞻性系列研究表明，尽管这种方式仍然有毒性，且与显著治疗相关不良反应（包括死亡）的风险相关，但与使用光子的历史再程放疗数据相比，这似乎是有利的[24]。

四、胸部恶性肿瘤

（一）肺癌

局部晚期非小细胞肺癌通常采用根治性放化疗，这可导致严重的急性和慢性不良反应。特别是，对肺和心脏的过高剂量会导致严重的不良反应和死亡率。例如，众所周知，肺 V_{20} 和平均剂量可以预测可能致命的放射性肺炎。此外，最新的数据证明了心脏剂量对放化疗后生存的重要性[25]。考虑到质子的剂量优势，可能会提高局部晚期非小细胞肺癌的治疗收益。为了证明质子

治疗的优势，一项收集患者疗效回馈的纵向研究表明，与 IMRT 或三维适形放疗相比，接受质子治疗的患者不良反应症状较轻[26]。此外，最近一项开放标签的 Ⅱ 期临床试验，采用剂量递增的质子被动散射技术（74Gy）进行同步放化疗，显示了良好的生存和不良反应结果[27]。同样，质子治疗在小细胞肺癌[28]以及在术后应用时[29]的前瞻性研究中显示出了很有前景的结果。然而，最近一项比较被动散射质子治疗和 IMRT 治疗局部晚期非小细胞肺癌的随机 Ⅱ 期试验并没有显示质子治疗有任何显著优势。特别的是，在局部控制或放射性肺炎中没有发现差异。质子治疗确实改善了心脏的剂量，但也导致了肺 V_{20} 的增加[30]。当然，本试验是利用被动散射质子进行治疗的，因此应该使用更先进的 IMPT 技术来改善剂量分布。这种比较 IMPT 和 IMRT 并同时整合剂量递增治疗局部晚期非小细胞肺癌的试验正在进行中（NCT01629498）。该试验将靶区整体剂量设置为 60Gy，并同时对总肿瘤体积进行加量。最近报道了该试验的 Ⅰ 期部分，在 IMPT 组中，剂量递增至 78Gy 导致了 3 级或更严重肺炎的严重毒性。因此，最终随机部分升级至 72Gy[31]。NRG Oncology 也正在进行一项随机 Ⅲ 期研究，研究光子相比质子在局部晚期非小细胞肺癌放化疗中的作用；研究终点是总生存率（NCT01993810）。

非小细胞肺癌患者的局部治疗失败仍然是一个重要的问题，但经过精心挑选的患者可以通过再程放疗挽救。质子可以通过减少与此前辐射场的重叠来减轻这种治疗的不良反应。一项针对非小细胞肺癌的多机构前瞻性再程放疗试验表明，即使使用双散射质子，再程放疗也可能有 6/57 的 5 级不良反应，这一不良反应非常严重。重要的是，不良反应与中央气管重叠程度、食管和心脏的平均剂量以及同步化疗具有相关性[32]。然而，与双散射质子治疗相比，IMPT 再程放疗往往能改善剂量

分布，不良反应方面表现更为安全[33]。

（二）胸腺瘤

胸腺瘤是前纵隔最常见的恶性肿瘤[34]。对于不可手术切除或手术切除后提示病理特征不佳的患者，放射治疗是其治疗的重要组成部分。鉴于胸腺瘤的位置，质子治疗可以大幅降低心脏、肺、食管和乳腺的剂量，从而预防急性和慢性不良作用。前瞻性数据证实质子具有较令人满意的不良反应和良好的肿瘤控制效果[35]。此外，考虑到整体上胸腺瘤的肿瘤控制效果较好，降低辐射诱发恶性肿瘤风险是一个极为重要的因素[36]。采用第二恶性肿瘤风险模型预测的研究显示，在这种情况下，质子治疗与光子调强放疗相比能够使得每 100 名患者中 5 例免遭第二恶性肿瘤的发生[37]。

（三）间皮瘤

恶性胸膜间皮瘤是一种侵袭性的胸膜腔恶性肿瘤。因为肿瘤靶区的圆周构型并且需要保护纵隔结构、肝脏以及对侧肺，经过胸膜切除术和去皮剥开术治疗后，难以对这些肿瘤行放射治疗。虽然资料有限，但胸膜切除术和去皮剥脱术后 IMPT 是可行的[38]。与 IMRT 相比，它能够降低对侧肺、心脏、食管、肾脏和肝脏的剂量[39]。

五、乳腺癌

放疗在局部乳腺癌患者保乳术后的治疗以及在某些情况下乳房切除术后的治疗中起着不可或缺的作用。由于许多患者表现出良好的癌肿瘤控制，减轻放疗的长期不良反应变得越来越重要。特别是，在治疗左侧乳腺癌时，慢性心脏不良反应是一个重要的考虑因素。Darby等[40]将心脏平均剂量作为心脏毒性的预测因子，心脏平均剂量每增加 1Gy，心脏风险增加 7.4%。不但心脏平均剂量是一个关键参数，而且越来越明确的是，包含在左侧肿瘤切线野内的左前降支剂量的增加，可导致其狭窄和冠状动脉疾病[41]。对于许多患者来说，当只针对乳房进行照射时，对心脏的剂量可以通过简单的方式予以降低，如深吸气屏气治疗[42]。然而，在治疗局部引流淋巴结，特别是包含内乳时，心脏保护变得越来越具有挑战性。对局部淋巴结照射的剂量学比较已经证明，质子相比光子能够显著减少心脏和肺的剂量[43, 44]。多中心前瞻性 RADCOMP（Radiotherapy Comparative Effectiveness）临床试验中，对乳腺癌行质子或光子局部淋巴结照射（NCT02603341）时对心脏影响的研究正在进行比较，该研究能够揭示质子治疗对心脏保护的临床意义。

质子治疗也被研究作为加速局部乳房照射的一种方式。在某些方面，质子似乎是乳房部分辐射的理想方式。与近距离放射疗法不同的是，它是无创的，可以比光子更好地保护心脏、肺和未受累的乳房[45-47]。然而，Ⅰ/Ⅱ期试验结果表明，与接受光子治疗的患者相比，采用被动散射质子技术进行乳房照射的患者急性和长期皮肤毒性更为严重。尽管患者报告的整容效果相似，但这导致医生评估的整容效果更差[48]。根据这一初步经验，对于使用质子加速局部乳房照射的情况，该研究的作者建议在每次治疗过程中使用多个射野并在每分次中执行全部射野，或者使用扫描质子调强技术从而尽量降低皮肤毒性。

六、胃肠道恶性肿瘤

（一）食管癌和胃癌

在许多情况下，可切除的局部晚期食管癌的标准治疗是辅助放化疗后再进行手术切除[49]。几份报告指出，关键器官的剂量，即肺剂量，是围术期并发症（有时是致命的）的强有力预测指标[50, 51]。质子治疗可以显著降低肺和心脏的剂量（图 24-3），这可以转化为围术期并发症的降低[50, 52]。一项关于术后并发症的多机构回顾性分析表明，质子治疗或调强放射治疗与三维适形放射治疗相比，心脏和肺部并发症显著减少。与 IMRT 相比，质子治疗并发症少，术后住院时间短[53]。此外，当放化疗作为食管癌的根治方法时，质子治疗可以安全地实施，临床结果令人鼓舞[53, 54]。有趣的是，在一项大型回顾性分析中，尽管肺和心脏的剂量有明显的剂量优势，但质子治疗并不能减少治疗的不良反应，但确实提高了生存率[53]。类似局部晚期非小细胞肺癌[25]，这项生存优势需要前瞻性试验证实，但可能与心肺剂量降低有关。

放射治疗在胃癌的处置中是有争议的，但在美国，这是常用的辅助方式。虽然揭示质子治疗胃癌效用的数据最少，但剂量学的研究证明，相比双散射与 IMRT 其能够减少小肠、心脏、肝脏、肾脏和总积分剂量[55]。质子治疗胃癌时一个重要的影响因素是肠道气体的变化可能会对剂量分布产生严重的影响。然而，在治疗期间的验证扫描显示质子计划是非常稳健的，剂量变化不超过 2%。

（二）肝细胞癌

不适合肝移植或等待肝移植的肝细胞癌患者通常需要接受局部治疗，包括经动脉化疗栓塞（transarterial chemoembolization，TACE）、射频消融或放疗。剂量学和大量的临床试验已经证明，质子可以安全的达到消融剂量，这是最佳局部控制所必需的。Gandhi 等[56] 基于剂量分析的结果说明，当肿瘤位于肝中心或肝顶时，质

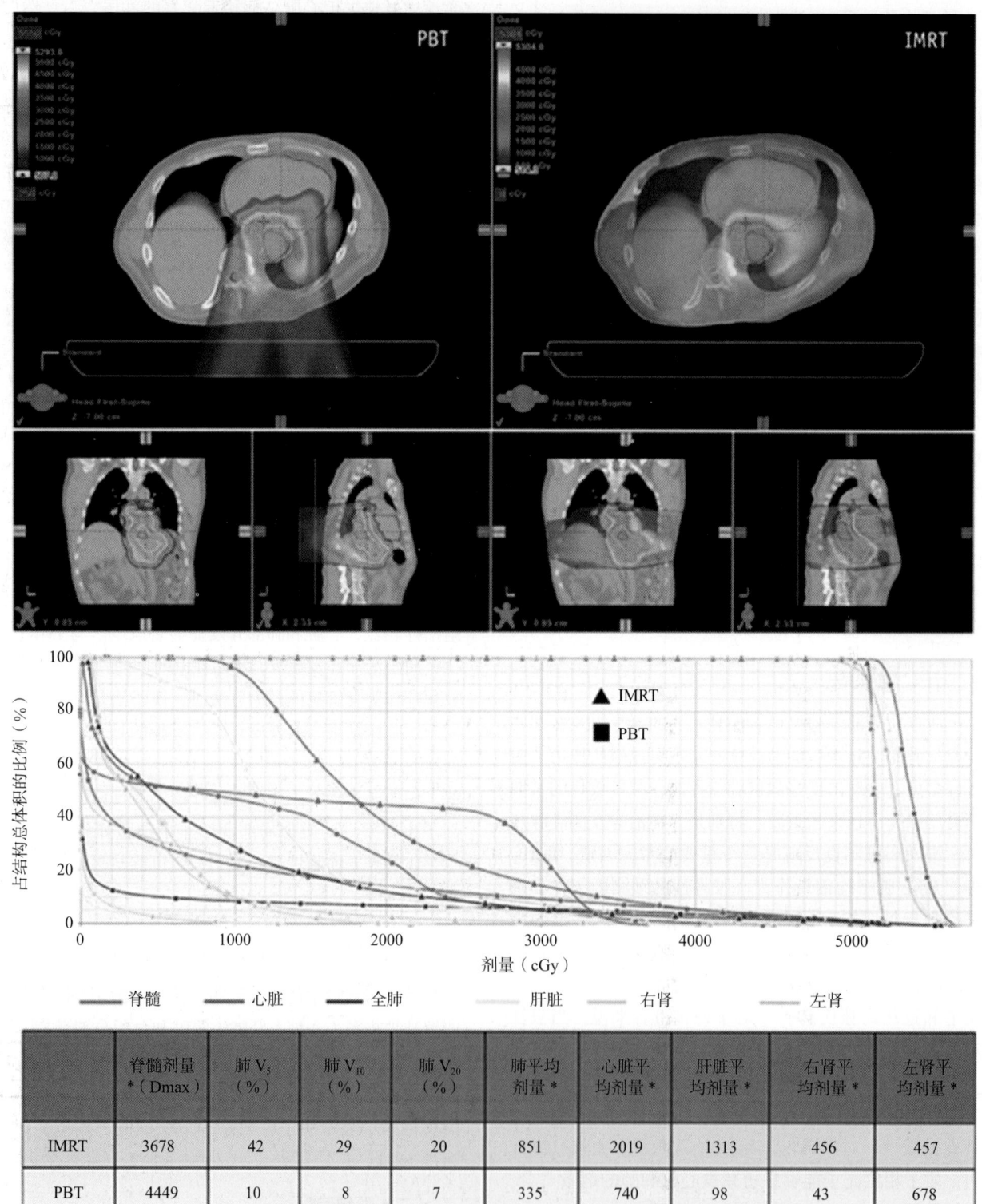

	脊髓剂量 *（Dmax）	肺 V₅（%）	肺 V₁₀（%）	肺 V₂₀（%）	肺平均剂量 *	心脏平均剂量 *	肝脏平均剂量 *	右肾平均剂量 *	左肾平均剂量 *
IMRT	3678	42	29	20	851	2019	1313	456	457
PBT	4449	10	8	7	335	740	98	43	678

▲ 图 24-3　质子治疗与调强放疗（IMRT）治疗远端食管癌的剂量学比较（此图彩色版本见书末）

*. 剂量单位 cGy；图中表明质子治疗能够显著保护正常组织，特别是肺、心脏和肝脏（经许可转载，引自 Chuong MD, Hallemeier CL, Jabbour SK, et al. Improving outcomes for esophageal cancer using proton beam therapy. *Int J Radiat Oncol Biol Phys*. 2016；95：488–497.）

子对最大限度地保护未受损伤的肝脏特别有效。许多前瞻性试验已经证明了高剂量质子放射治疗肝细胞癌的安全性和有效性[57-61]。事实上，Bush 等[61] 最近报道了一项比较质子放射治疗肝细胞癌（15 组 70.2Gy）与 TACE 治疗肝细胞癌的随机试验的中期分析。总的来说，接受质子治疗的患者住院天数更少，并且有改善局部控制和无进展生存的趋势。因此，与 TACE 相比，质子似乎具有更好的耐受性，同时可能改善肿瘤控制。最近启动的 NRG-Oncology 赞助的 III 期随机试验将对大分割质子与光子放疗治疗肝细胞癌（NCT03186898）进行比较。该试验的主要目标是总生存率。

（三）胰腺癌

放疗在胰腺癌治疗中的作用以及治疗时机是有争议的；然而，由于放射治疗对附近危及器官的不良反应，局部复发仍然是一个重要问题。对于不能切除的胰腺癌，剂量学分析表明，与调强放射治疗相比，质子治疗降低低剂量区对小肠、胃和十二指肠的影响，尽管这种低剂量区的保护是以十二指肠暴露于高剂量区为代价的。笔形束扫描降低了对十二指肠的高剂量照射，但仍比 IMRT 差[62]。因此，理想的方案可能需要质子和 IMRT 的结合。事实上，在最近的一项关于放疗联合 nab- 紫杉醇治疗边缘可切除或边缘不可切除的胰脏癌，大多数患者主要采用质子和 IMRT 联合治疗[63]。结果显示没有出现三级胃肠道不良反应，安全性非常令人鼓舞。因此，得到了一些临床支持利用的质子联合 IMRT 治疗胰腺癌的证据。此外，对局部晚期胰腺癌采用质子治疗剂量递增联合吉西他滨的研究在局部控制和不良反应方面也得到了令人鼓舞的结果[64]。最后，短疗程的辅助质子治疗（5 分次 25Gy）与卡培他滨联合是安全的，且展现出良好的局部控制[65]。

（四）直肠癌

局部进展期直肠癌患者的标准治疗方式是辅助放化疗或短疗程放化疗后行全肠系膜切除。虽然缺乏临床数据支持质子治疗，但正如预期所料，剂量学分析表明，质子能够更好地避免小肠受到低剂量的辐射[66, 67]。减少小肠暴露于低剂量辐射具有重要意义，因为接受至少 15Gy（V_{15}）的小肠体积与直肠癌放化疗期间更严重的胃肠道不良反应有关[68]。

（五）肛管癌

肛管癌的标准治疗是根治性放化疗。尽管 IMRT 的出现显著降低了这种治疗的不良反应[69]，但患者可能会遭受严重的急性不良反应和治疗的长期后遗症。剂量学分析显示质子的优势显著，它能够减少小肠、外生殖

器、股骨头、骨盆骨和膀胱的剂量[70]。尽管研究人员推荐使用后方入射束流来避免正面的皮肤组织，并提高计划的稳健性，但本研究并未研究腹股沟皮肤剂量，这与脱皮的直接相关。虽然没有发表过关于质子治疗肛门癌的临床报告，但最近一项可行性试验已经完成，主要结果是确定三维适形光子照射三级皮炎的发生率是否低于预期的 48%（NCT01858025）。

七、妇科恶性肿瘤

根治性或辅助放疗以及同步放化疗在妇科恶性肿瘤，包括宫颈癌、子宫内膜癌、外阴癌和阴道癌的治疗中发挥着重要作用。然而，放疗可导致严重的急性和慢性妇科、胃肠和泌尿生殖系统并发症。此外，对骨盆的过度放疗会导致骨髓抑制，从而影响化疗的最佳疗效。最近一项子宫内膜癌和宫颈癌辅助放疗的随机试验表明，与三维适形放疗相比，IMRT 治疗可降低急性和慢性肠道不良反应[71]。考虑到剂量学优势，质子可以进一步降低这些不良反应。Lin 等[72] 描述了在胆囊切除术后使用笔形束扫描治疗盆腔部位肿瘤的首次临床经验。与调强放射治疗相比，质子可以更好地减少肠道、膀胱和盆腔骨髓低剂量区和中剂量区。然而，调强放射治疗在保护那些高剂量区域内的危及器官方面更有优势[72]。低、中、高剂量辐射对保护肠道[73, 74]和骨髓[75, 76]的重要性尚存争议。因此，需要进一步的研究来了解质子对盆腔恶性肿瘤是否有利。尽管如此，该研究报告仍报道了较低的急性不良反应发生率，但样本量较小（n=11）。一项前瞻性 II 期试验（NCT03184350）[77] 正在进一步研究辅助质子治疗宫颈癌和子宫内膜癌的获益。

在某些临床情况下，主动脉旁淋巴结是治疗子宫内膜癌或宫颈癌患者的靶区。即使是用调强放射治疗，也要波及大量的小肠，导致潜在的不良反应。采用后入射质子治疗的患者可以保护靶区前方大部分肠道，因此理论上可以减轻不良反应。因此，采用光子调强放射治疗治疗盆腔部分并采用质子治疗主动脉旁淋巴结部分的剂量学研究显示，该方法能够显著降低小肠、大肠、肝脏和肾的剂量[78]。许多患子宫颈癌的女性在年轻时就被诊断出患有子宫颈癌，因此有可能因治疗而患上第二恶性肿瘤。虽然没有直接对于子宫颈癌的评估，但模型研究方面，比较质子辐射和光子辐射对精原细胞瘤旁辐射影响的研究，证明了理论上使用质子时辐射诱发恶性肿瘤的概率会降低[79, 80]。

八、生殖泌尿系统恶性肿瘤
（一）前列腺癌

前列腺癌是男性最常见的癌症。对前列腺定向照

射的主要不良反应是勃起、泌尿和肠道功能障碍。大量剂量学研究表明，与调强放射治疗相比，质子减少了膀胱和直肠暴露于低剂量区的情况，但一般来说，也会出现暴露于高剂量区的情形[81-84]。几项大型回顾性研究也表明，调强放疗和质子治疗在泌尿生殖和肠道不良反应水平方面大致相似[85, 86]。例如，使用病例匹配分析方法，Fang 等[87] 比较了 2010—2012 年在宾夕法尼亚大学接受质子辐射和调强放射治疗患者的泌尿生殖和肠道的不良反应。作者发现，尽管质子治疗具有明显的剂量学优势，但两个治疗组在早期或晚期泌尿生殖或肠道不良反应方面没有差异[87]。此外，许多研究人员查询了各种基于声明的数据集，以研究质子辐射治疗前列腺癌的优点和缺点[88-91]。总的来说，这些研究并没有证明质子治疗有好处，并提示质子治疗可能增加肠道毒性。最近，Pan 等[88] 对 MarketScan Commercial Claims and Encounters 数据库进行了研究，该数据库记录了 2008—2015 年接受治疗的患者。在本研究中，对 693 例接受质子治疗的患者与 3465 例接受调强放射治疗的患者进行比较。总的来说，在放疗后 2 年，接受质子治疗的患者出现复合尿症状（33% vs. 42%）和勃起功能障碍（21% vs.

28%）的风险较低，但这些患者出现肠毒性的风险较高（20% vs. 15%）。重要的是，质子治疗的平均费用几乎是调强放射治疗的 2 倍（115 501 美元 vs. 59 012 美元）[88]。根据目前的临床证据，质子和调强放射治疗在临床方面难分伯仲。质子治疗对前列腺癌的可能益处将在目前开展的 Prostate Advanced Technologies Investigating Quality of Life（PARTIQOL）试验（NCT01617161）中得到更好的结论。该试验是一项多机构随机试验，主要终点为前列腺癌治疗后 2 年的肠道扩展前列腺癌指数综合指数（EPIC）。

（二）睾丸癌

对于睾丸精原细胞瘤的治疗，照射靶区往往包括主动脉旁淋巴结，这会导致大量的肠道暴露于辐射。即使采用低剂量照射，大量的肠道被辐照也会导致严重的急性和慢性肠道疾病[92, 93]。剂量学研究表明，质子治疗与 IMRT 或三维适形放疗相比，肠道剂量明显减少[79, 80, 94]（图 24-4），这将显著减轻肠道毒性。此外，精原细胞瘤主要发生在年轻男性，因此对于这种高度可治愈的癌症，降低第二原发恶性肿瘤的风险是非常必要的。通过

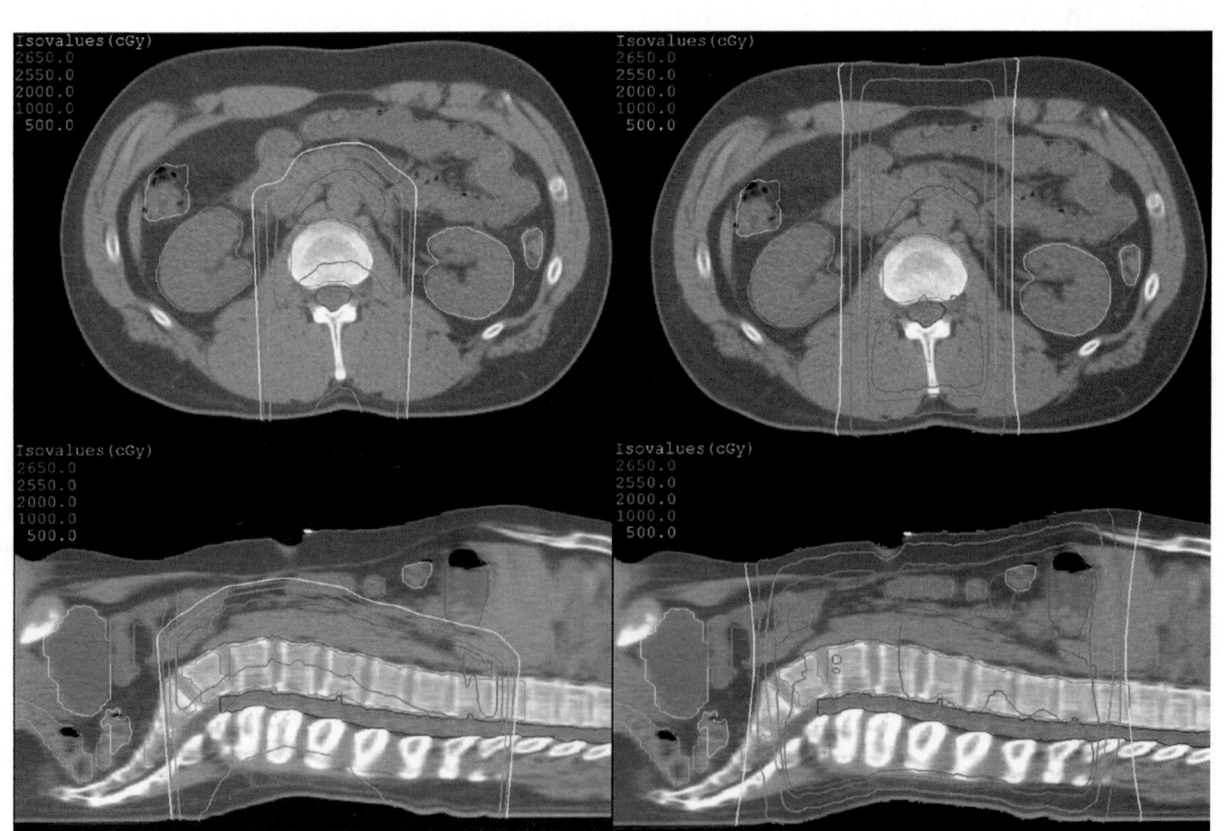

▲ 图 24-4 质子治疗（左）与三维适形光子治疗（右）的计划比较（此图彩色版本见书末）

质子治疗能够显著保护精原细胞瘤患者的正常组织（经许可转载，引自 Efstathiou JA, Paly JJ, Lu HM, et al. Adjuvant radiation therapy for early stage seminoma: proton versus photon planning comparison and modeling of second cancer risk. *Radiother Oncol*. 2012; 103: 12–17.）

建模，几项研究已经预测，质子将显著降低第二恶性肿瘤的发生风险[79, 80]。

（三）膀胱癌

对某些肌肉浸润性膀胱癌患者来说，采用根治性放化疗从而保留膀胱是一种合适的方法。虽然很少有文献报道在这种情况下使用质子，但 Takaoka 等[95]最近报道了他们在用光子照射整个膀胱后将质子用作膀胱推量的部分经验。这项回顾性研究在不良反应方面表现良好，没有 3 级及以上的急性肠道或泌尿生殖系统不良反应的报道，只出现 3% 的晚期泌尿生殖系统不良反应。疗效方面表现也很好，局部复发率较低（6%）。这种低局部复发率可能与逐步增加的剂量（77.7Gy）有关，这个剂量很难用光子实现。

九、淋巴瘤

霍奇金淋巴瘤主要影响青少年和年轻人。肿瘤控制结果非常好，10 年存活率约为 90%。虽然主要的治疗方法通常是化疗，但放射治疗在霍奇金淋巴瘤的治疗中起着不可或缺的作用，特别是对于 I 期或 II 期的患者。考虑到发病的年龄低且治愈可能性极大，这些患者通常有较高的晚期不良反应的发生风险，最重要的是继发恶性肿瘤、长期心血管不良反应、肺毒性和内分泌疾病[96]。非霍奇金淋巴瘤往往发生于老年人群，但患者仍会发生许多与霍奇金淋巴瘤患者相同的长期不良反应。近年来，通过降低处方剂量以及仅针对受累淋巴结或受累组织进行照射，将有助于减轻短期和长期不良反应。然而，在某些情况下，质子治疗可以取得进一步的进展，许多剂量学研究评价了质子在不同解剖部位的优势[97-101]。关于使用质子的一个问题是，在靶区已经显著减少的情况下，陡峭的剂量梯度可能导致由于微小漏照而造成复发率的增加。为了解决这个问题，Hoppe 等[102]回顾了注册研究中接受强化质子治疗的 138 例霍奇金淋巴瘤患者预后（主要是纵隔部位）。结果显示，3 年无复发生存率为 92%，这与使用光子辐射的研究相似。虽然随访时间短，但没有患者出现晚期 3 级不良反应。质子治疗非霍奇金淋巴瘤与之前的光子研究展现出相似的局部控制效果[103]。

十、肉瘤

（一）软组织肉瘤

新辅助疗法或辅助放疗是软组织肉瘤治疗模式的重要组成部分。关于肢体肉瘤的数据有限，但正如所预期的那样，剂量学研究表明，质子可以减少靶区附近骨骼的低剂量区以及对受累肢体的积分剂量[104]。减少低

剂量区可以减轻一些长期的肢体不良反应，包括第二恶性肿瘤的发生风险。然而，特别是在新辅助治疗中，放射性皮炎的严重程度是创口不良反应的一个有效预测指标[105]。历史上，对于高剂量的照射，质子治疗不能像调强放射治疗那样保护皮肤；但是，现在可以使用 IMPT 来缓解这种情况。此外，肿瘤肿胀是一个众所周知的现象，经常发生在软组织肉瘤放疗期间[106]。由于质子对解剖结构的变化非常敏感，密切监测肿瘤变化并根据需要重新制订计划是很有必要的。

腹膜后肉瘤围术期放疗的作用是有争议的，关于这一争议已有随机试验（NCT01344018）正在对其进行评估。然而，如果采用放疗，则患者需在新辅助下进行放疗，以保护大部分肠道和其他关键器官。在这种情况下，质子是一种理想的方式，因为肿瘤往往非常大，因此质子可以减少周围正常组织的辐射暴露[107]。此外，由于局部复发率高，对于腹膜后肉瘤需要关注的是有选择性地对肿瘤高危边缘进行推量。DeLaney 等[108]最近报道了一项 I 期试验的结果，该试验利用 IMPT 将整个肿瘤剂量照射至 50.4Gy，同时将高风险边缘推量至 63Gy，共分 28 次进行照射。该方案是安全的，尽管随访时间还比较短，但没有出现局部复发。这项研究目前正处于第二阶段[108]。有一项平行的 I / II 期研究则采用调强放射治疗技术，可以用于提供比较结果数据。

（二）骨肉瘤

颅底脊索瘤和软骨肉瘤的最佳治疗方法是保证最大安全性的手术切除和辅助高剂量放射治疗。质子在这种情况下特别有优势，因为需要高剂量照射（＞70Gy）并保护附近的关键器官，其中最重要的是脑干。来自各种试验的长期数据表明，高剂量质子放射治疗是安全的，并具有良好的局部控制，对于脊索瘤[109-112]局控率为 70%～80%，软骨肉瘤[109, 112, 113]为 90% 以上。因此，许多人认为质子治疗是治疗颅底软骨肉瘤和脊索瘤的标准方法。

与颅底脊索瘤类似，脊柱肉瘤是一种具有挑战性的疾病，因为手术困难且需要高剂量的照射。一项包含 24 例不能切除或医学上不能手术的脊柱肉瘤患者的回顾性研究，采用联合质子 / 光子技术，中位剂量为 77.4Gy，5 年局部控制率为 79.8%，脊柱肉瘤特异性生存期为 81.5%[114]。对这一结果的更新则包括现阶段的 40 例患者，报告的 5 年局部控制率为 85.4%[115]。重要的是，尽管剂量很大，但治疗的耐受性很好，所有患者都能够行走。最常见的不良反应是骶骨功能不全和骨折（n=8）。此外，一项前瞻性的脊柱肉瘤（主要是脊索瘤和软骨肉瘤）的 II 期临床试验显示，采用光子 / 质子联

合技术（手术切除或不切除）治疗的肿瘤控制率高。具体来说，原发肿瘤 5 年和 8 年的局部控制率分别为 94% 和 85%。重要的是，未观察到脊髓病变，晚期 3～4 级放疗不良反应发生率为 13%[116]。

骨肉瘤的经典治疗方法是联合化疗和手术切除。这些肿瘤被认为具有辐射抗性，因此放射治疗通常只适用于不能切除的肿瘤或术后有残留的肿瘤。然而，质子治疗可以更安全地传送高剂量的辐射，可以提供长期的局部控制。在麻省总医院的一系列研究中，55 例未切除或部分切除的骨肉瘤患者接受高剂量质子照射（平均剂量为 68.4Gy）后，3 年和 5 年局部控制率分别为 82% 和 72%[117]。因此，不能切除或不完全切除的骨肉瘤患者将受益于大剂量照射，根据部位的不同，质子治疗可能是最安全的大剂量照射方式。

十一、儿童恶性肿瘤

一般来说，质子治疗的优势在治疗儿童恶性肿瘤时最为明显。通过保护众多关键器官，尤其是发育中的组织，这些组织对辐射损伤更为敏感，质子可以减轻儿童肿瘤幸存者的一些晚期不良反应。此外，儿童放射治疗最令人担心的晚期并发症之一是继发恶性肿瘤的出现，而质子通过减少对身体的剂量沉积能够整体降低这种风险。

（一）中枢神经系统恶性肿瘤

质子治疗的优势在治疗恶性肿瘤如髓母细胞瘤等整个脑脊液轴时表现得最为显著。用光子技术进行的对颅脑脊髓周照射，会导致胸部、腹部和盆腔中超出预料的剂量沉积，导致严重的急性胃肠道不良反应。更重要的是会导致长期心肺、胃肠道不良反应、不孕症的风险，以及第二恶性肿瘤发生的风险增加。质子可以完全消除

颅脑脊髓轴前的剂量，从而减轻甚至消除许多早期和晚期不良反应（图 24-5）[118]。因此，对接受质子或光子颅脑脊髓轴照射的患者进行回顾性比较的研究，发现质子在减少急性恶心、食管炎、体重减轻和血液毒性方面具有明显的优势[119]。此外，在麻省总医院对 59 名接受质子颅脊照射治疗的髓母细胞瘤患儿进行的一项 II 期前瞻性试验中，没有晚期心脏、肺或胃肠道不良反应的报告[120]。

此外，对于治疗的加量部分，质子可以显著地保护许多关键的神经结构，包括对大脑的积分剂量。临床上，质子的使用改善了神经认知、听力和内分泌相关功能。具体来说，接受上述质子颅脊照射治疗的髓母细胞瘤患儿平均智商每年下降 1.5 分[120]。尽管该研究中质子治疗的患者年龄中位数更小，接受高剂量颅脊照射的高危比例更高，这一智商降低程度与历史上采用光子治疗的研究中智商每年下降在 1.9～5.8 分的范围相比是有显著改善的[121-124]。此外，本试验中 3 级或 4 级听力损失的发生率低于历史对照，这可能是由于对耳蜗的剂量较低所致[120]。此外，一项对接受质子或光子颅脊照射患者的匹配分析表明，质子治疗组内分泌异常情况较少，例如甲状腺功能减退、性激素缺乏、需要内分泌替代治疗以及较高的身高标准偏差等情况[125]。质子治疗的优势在其他小儿中枢神经系统恶性肿瘤中表现得也较为明显，如室管膜瘤、胶质瘤和生殖细胞瘤[126]。

（二）非中枢神经系统恶性肿瘤

大量研究表明质子放射治疗对患有中枢神经系统以外的儿童肿瘤患者有急性和长期方面的益处。例如，Vogel 等[127]最近报道了 69 例儿童头颈部恶性肿瘤患者的预后。尽管研究中包含了不同辐射剂量和不同的肿瘤类型，但患者急性毒性的发生率非常低，只有 4% 的患

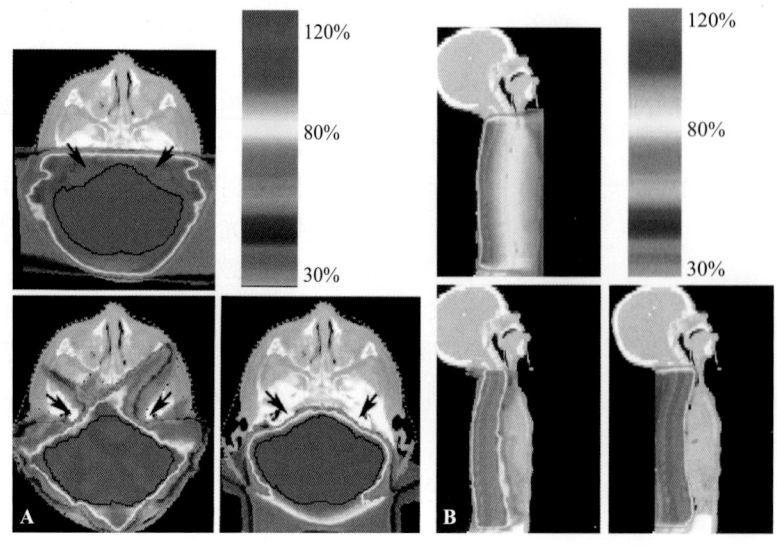

◀ 图 24-5　儿童中枢神经系统恶性肿瘤的调强放疗和质子治疗（此图彩色版本见书末）

A. X 线调强放疗和质子治疗在耳蜗水平轴位的等剂量分布。两侧较暗圆形结构为耳蜗。B. X 线调强放疗和质子治疗在脊柱矢状位的等剂量分布［引自 St. Clair WH, et al. Advantage of protons compared to conventional X-ray or IMRT in the treatment of a pediatric patient with medulloblastoma. *Int J Radiat Oncol Biol Phys*. 2004；58（3）：727.］

者发展为 3 级口腔黏膜炎。需要更长的随访来确定质子治疗对晚期头颈部相关毒性的影响。同样，对于小儿横纹肌肉瘤的治疗，与 IMRT 相比，质子照射在一项前瞻性的 2 期试验中有更出色的治疗计划[128]，随访结果是质子照射的急性和晚期毒性较低，同时能够与之前试验保持相似的肿瘤控制结果[129]。再者，一般来说，用质子治疗尤文氏肉瘤的患者耐受性好，晚期不良反应发生率低，对肿瘤的控制没有影响[130, 131]。质子治疗在其他儿童恶性肿瘤如神经母细胞瘤[132, 133]和肾母细胞瘤[134]中显示出明显的剂量学优势。重要的是，由于许多这样的肿瘤可以发生在不同的解剖部位，质子治疗的好处很大程度上取决于解剖结构。然而，质子总会会从整体上降低额外的剂量，从而降低第二恶性肿瘤的发生风险。

十二、转移性疾病

当转移性疾病患者需要放射治疗时，最常见的是姑息治疗，而质子治疗的有利剂量分布是不必要的。然而，在某些情况下，质子的剂量优势可能是有益的，特别是对于当 SBRT 被用于消除寡转移性疾病或立体定向放射手术治疗脑转移的情形。Hong 等[135]最近报道了质子 SBRT 治疗肝转移的单臂 Ⅱ 期试验结果。该治疗耐受性良好，无放射性肝病或其他 3 级或更严重的不良反应，与先前研究相比局部控制相似。重要的是，本研究包含了一部分较大的肿瘤（≥6cm），这部分肿瘤在其他研究中经常被忽略，使得结果更加令人印象深刻。此外，Atkins 等最近回顾了马萨诸塞州总医院用质子 SBRT 治疗 815 例脑转移瘤的经验，证明该疗法耐受性好，局部控制良好[136]。

十三、质子的成本效益

由于创办和运行质子放射治疗装置的成本很高，与标准的光子放射治疗技术相比，研究质子放射治疗的成本效益是很重要的。事实上，如果不考虑成本上的巨大差异，人们可以争辩说，仅凭剂量学的优势，几乎所有癌症患者都应该接受质子治疗。简明的医疗价值可以定义为特定的医疗结果（如生存或不良反应）除以成本。定义医学的成本效益是非常困难的，并且总是需要将社会作为一个整体进行考虑从而确定什么是有价值的。此外，建造质子治疗中心和提供治疗的成本逐渐变得更为便宜和高效，从而能够不断降低医疗价值定义公式的分母。当然，质子治疗降低儿童肿瘤患者（其中一些人需要终身医疗护理）的长期不良反应发生率的潜力被认为是具有成本效益的[137]。然而，在其他患者和恶性肿瘤中，成本效益并不那么明显。就像经常用质子治疗儿童或年轻患者那样，让质子治疗更具成本效益的不仅是防

止晚期辐射不良反应。例如，有证据表明质子治疗用于头颈部恶性肿瘤可以减少许多急性和亚急性不良反应[20]，这些不良反应往往导致住院、药物使用和胃造口管放置等程序的增加。许多质子与光子随机试验都将毒性结果作为主要终点（表 24-2）。直接比较不同肿瘤的急性和晚期不良反应能够更好地确定质子治疗的价值。

关于质子免疫治疗的思考　虽然放射治疗一直被认为是一种局部治疗，但越来越多的证据表明放射治疗可以增强抗肿瘤免疫反应[138]。因此，将放射治疗与多种免疫调节剂相结合具有巨大的临床前和临床价值。虽然放射治疗可引起免疫反应，但也有可能抑制免疫。特别是放疗可以通过杀死循环淋巴细胞损害宿主的免疫系统，而循环淋巴细胞对辐射非常敏感。通过将总剂量最小化，从而保护更多的循环淋巴细胞，质子可能有利于优化强辐射诱导的抗肿瘤免疫反应。事实上，在局部晚期非小细胞肺癌患者中，较大的治疗剂量与放化疗期间较低的淋巴细胞最低点和较差的生存期相关[139]。在基础水平上，质子照射与光子照射表现出类似的免疫原性反应[140]。有趣的是，初步的实验室证据表明，与光子相比，碳离子放射治疗可以诱导更强大的免疫反应，这表现为更广阔的 T 细胞浸润[141]。

十四、碳离子放射治疗

与质子相比，碳离子半影比质子更窄因而在物理上有一些优势，尤其是对深部肿瘤而言[142]。另外，碳离子也会在布拉格峰深度处产生一些碎片产物。此外，与质子相比，碳离子具有更高的 RBE 值和更低的增氧比，这使其对乏氧和辐射抗性肿瘤更有意义。然而，更高的 RBE 值和碳离子对缺氧细胞的差异效应是否会转化为临床优势仍有待确定，特别是由于碳离子的临床应用通常都采用较低的分割次数，这种情况下碳离子和质子之间的 RBE 值差异将变小。碳离子具有较密集的电离和双链断裂，因此在肿瘤区域有潜在价值，并能够减少晚反应正常组织的损伤。虽然碳离子放射治疗比质子放射治疗具有更多的局限性，但越来越多的临床证据支持碳离子放射治疗的安全性和有效性。

碳离子治疗在多种肉瘤的临床应用已被广为研究。首先，Kamada 等[143]报道了一项 Ⅰ / Ⅱ 期研究的结果，该研究评估了碳离子放疗对不可切除的骨与软组织肉瘤患者的耐受性和有效性。在这些患者中，57 例包含 64 个不适合切除的肉瘤部位接受了碳离子治疗。肿瘤累及脊柱或椎旁软组织的为 19 例，累及骨盆的为 32 例，累及四肢的为 6 例。总剂量范围为 52.8～73.6GyE，分 16 次（每次 3.3～4.6GyE）治疗。出现 RTOG 的 3 级急性皮肤反应 17 例，最高总剂量 73.6G。未见其他严重急

性反应（≥3 级）。1 年和 3 年随访时，局部控制率分别为 88% 和 73%。1 年和 3 年的总生存率分别为 82% 和 46%。在另一项关于不可切除腹膜后肉瘤的回顾性研究中，碳离子辐射剂量为 52.8～73.6GyE，分 16 个分次照射后肿瘤控制效果良好。具体来说，2 年和 5 年的局部控制率分别为 77% 和 69%。2 年和 5 年的总生存率分别为 75% 和 50%。尽管对于较大肿瘤进行了高剂量照射，但没有患者出现任何 3 级或更严重的毒副反应[144]。进一步的临床研究证实了碳离子放射治疗对不可切除的头颈部肉瘤[145]、脊柱肉瘤[146]、骨盆肉瘤[147]的有效性和安全性。

鉴于其良好的剂量分布和较高的生物学效应，碳离子治疗对于颅底或脊索瘤来说是一种很有前景的治疗方式。Schulz-Ertner 等[148]的研究证实使用栅扫描碳离子放射治疗颅底脊索瘤是安全有效的。本研究中所有 96 例患者均有肉眼可见的残余肿瘤。中位总照射剂量为 60Gy（RBE）（剂量范围从 60Gy[RBE]到 70Gy[RBE]），分 20 个分次照射。3 年和 5 年的准确局部控制率分别为 80.6% 和 70%。靶区剂量超过 60Gy（RBE）和原发肿瘤状态与较高的局部控制率相关。3 年和 5 年的总生存率分别为 91.8% 和 88.5%。4% 的患者出现 3 级不良反应，包括脂肪坏死和视神经病变。同样，碳离子疗法是治疗不可切除的骶骨脊索瘤安全有效的方法[149]。具体来说，在 188 名接受 64～73.6GyE 的总剂量分 16 个分次治疗的患者中，该疗法分别获得了 77.2%、81.1% 和 50.3% 的 5 年局部控制率、总生存率和无病生存率。此外，该治疗总体耐受性良好，6 例 3 级周围神经毒性，3 例 3/4 级皮肤毒性。几乎所有接受治疗的患者（97%）都能行走。

与质子治疗类似，碳离子是肝癌治疗的有力工具。碳离子和光子 SBRT 的剂量学比较表明，碳离子治疗可以保护更多的正常肝脏[150]。Kato 等[151]报道了一项针对 24 例肝细胞癌患者的碳离子剂量递增研究的结果。总剂量从 49.5～79.5Gy，5 周 15 分次照射。总的有效率为 71%。1 年、3 年和 5 年的局部对照生存率和总生存率分别为 92% 和 92%、81% 和 50%、81% 和 25%。此外，一项关于碳离子治疗肝细胞癌的两个前瞻性 II 期临床试验的综合分析同样证明了这种治疗是安全有效的[152]。其中一项研究的第一阶段确定了第二阶段的建议剂量为 52.8GyE，分 4 个分次。这一剂量随后被用于两个试验的 II 期阶段。两项试验共治疗 124 例患者，1 年、3 年和 5 年局部控制率分别为 94.7%、91.4% 和 90%。此外，Combs 等[153]用栅扫描技术治疗了 6 名肝细胞癌患者，采用 40GyE 的剂量分 4 次照射。局部控制率为 100%，没有 3 级及以上的不良反应。因此，对

于肝细胞癌患者来说，碳离子放射治疗似乎是一种极具前景且安全的治疗方式。

碳离子也被用于胰腺癌的治疗，并且效果良好。Shinoto 等[154]报道了可切除胰腺癌患者术前采用短期碳离子剂量递增照射的结果。剂量递增至 36.8GyE，8 分次。总的来说，该疗法耐受性良好，只有 1 例患者出现急性 3 级肝毒性（脓肿），1 例患者因门静脉狭窄出现晚期 4 级肝脏不良反应。未观察到其他 3 级及以上的不良反应。这种治疗的疗效极具潜力，没有出现局部复发，5 年生存率为 42%。

迄今为止，唯一报道的涉及碳离子治疗前列腺癌的随机试验是一项比较质子和碳离子治疗的 II 期临床试验[155]。在这项试验中，共有 92 名患者接受了 66Gy，20 分次的治疗。两者在肠道和泌尿生殖系统急性不良反应发生率以及生活质量指标方面是相似的。值得注意的是，2 例质子治疗患者发生了 3 级直肠瘘，但这被认为是由于填充凝胶放置不当造成的。对于评估长期毒性和肿瘤控制结果，进一步的随访是必要的。尽管总体上该疗法耐受性良好，但其不良反应与现代调强放射治疗试验中观察到的相似，因此，带电粒子在该疾病部位的益处仍有待确定。

除了前面提到的低 LET 质子与高 LET 碳离子治疗前列腺癌的随机试验外，其他的随机试验也在进行中（表 24-3）。值得注意的是，没有随机试验来比较碳离子和光子治疗的差异。

表 24-3　质子治疗和碳离子治疗的随机临床试验比较

恶性肿瘤	主要观测终点	阶　段	临床试验编号
前列腺癌	直肠炎和膀胱炎（3 年）	II	NCT01641185
恶性胶质瘤	总生存率	II	NCT01165671
骶尾脊索瘤	安全性	II	NCT01811394
颅底脊索瘤	局部无进展生存率	III	NCT01182779
颅底软骨肉瘤	局部无进展生存率	III	NCT01182753

十五、氖离子放射治疗

由于氖离子在杀灭辐射抗性肿瘤方面具有更大的生物学潜力，因此有学者研究了用氖离子治疗恶性胶质母细胞瘤的高 LET 带电粒子治疗。在加州大学旧金山分校（University of California, San Francisco, UCSF）和劳伦斯伯克利实验室（Lawrence Berkeley Laboratories, LBL），15 名患者被纳入随机方案，比较两种剂量水平的氖离子照射，治疗方案为在 4 周内完成 20Gy 或 25Gy

的照射[156]。然而，其结果在总生存时间（13～14 个月）上没有发现显著差异。此外，没有确定最佳的剂量水平。氖离子目前还没有投入临床应用。

十六、π 介子放射治疗

被称为 π 介子的亚原子粒子能够提供原子核之间的原子核结合力。这些粒子是质子（600＋MeV）与靶物质发生相互作用时产生的。产生了三种介子：中性的介子、正性介子和负性介子。它是负性的，π⁻，可用于放射治疗。当 π⁻ 减速时，它能够被原子核所 "俘获"，导致它在 "star" 事件中 "激增"，产生中子和具有高 LET 特性的带电核碎片[157]（图 24-6）。

1974—1981 年，洛斯阿拉莫斯介子物理装置（Los Alamos Meson Physics Facility）对 228 名患者采用负 π 介子进行治疗。在这些患者中，129 名只接受介子治疗。所有患者都是局部晚期疾病，并且包含许多不同的部位。86% 的前列腺癌患者实现了局部控制，26% 的头颈部肿瘤患者实现了局部控制，而胰腺癌患者则没有实现局部控制。当剂量超过 3750cGy 时，并发症发生率急剧上升。在一项治疗前列腺癌的随机试验中[158]，对 π 介子或光子治疗结果进行了比较。有趣的是，π 介子治疗增加了急性泌尿生殖系统不良反应，但减少了晚期不良反应[159]。两组局部控制方面无明显差异。另一项比较介子和光子治疗高级别星形细胞瘤的随机试验没有显示肿瘤控制或毒副反应方面的差异[160]。π 介子目前不再用于临床。

十七、氦离子放射治疗

UCSF 和 LBL 进行了一项回顾性研究，评估了氦离子在治疗葡萄膜黑色素瘤中的应用[161]。氦离子照射

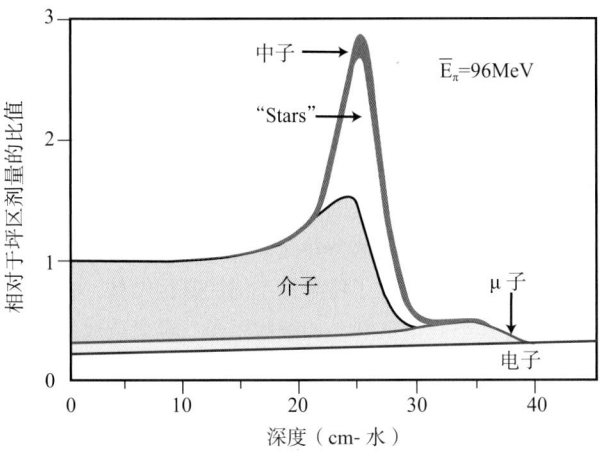

▲ 图 24-6　负 π 介子俘获图解
当 π 减速时，它会被原子核 "俘获"，导致它在 "star" 事件中 "激增"，产生中子和具有高传能线密度的带电核碎片

后 10 年，218 例眼部肿瘤中有 208 例得到了局部控制（95.4%）。46 例眼部（22%）被摘除，其中大多数原因是眼前段并发症。51 名（23%）患者死于转移性黑色素瘤。93 例中有 21 例（23%）存活并在治疗后保持最佳矫正视力大于 20/40 达 10 年及以上。视力与肿瘤的高度及靠近视神经或中凹位置密切相关。此外，在氦离子治疗与碘 125 近距离治疗用于葡萄膜黑色素瘤治疗的比较研究中[162]，长期随访显示氦离子治疗具有显著的局部控制效果，具体数据结果为 5 年为 100% vs. 84%，12 年为 98% vs. 86%。在接受氦离子治疗的患者中，眼球摘除率也显著降低，5 年为 11% vs. 22%，12 年为 17% vs. 37%。

Schoenthaler 等[163]报道了使用更重的带电粒子照射治疗骶骨脊索瘤。在 LBL，14 例骶骨脊索瘤患者用低 LET 氦离子或高 LET 氖离子予以治疗。所有患者均在术后接受治疗，10 例病情严重。中位剂量 7565cGy，5 年生存率为 85%，5 年局部控制率为 55%。对于全部切除和部分切除的患者（75% vs. 40%），以及疗程少于 73 天（61% vs. 21%）的患者，氖离子与氦离子局部控制的差异于治疗后 5 年开始显现（62% vs. 34%）。没有患者出现神经系统后遗症或疼痛综合征。1 例曾接受过放射治疗的患者，需要结肠造口；1 例患者在术后活检阴性后伤口愈合延迟；还有 1 例患者又患上了恶性肿瘤。无泌尿生殖系统并发症。

十八、结论

如前所述，质子放射治疗相比常规光子放射治疗的主要优点是整体上降低了剂量。在调强模式下，质子和光子的剂量一致性方面是相当的（假设质子束直径足够小）。积分剂量的减少对患者的临床益是否显著仍有待确定。治疗计划研究表明，最大的益处展现在靶区体积较大的年轻患者情形（或靶区紧靠重要器官的眼部肿瘤或颅底肿瘤），这些研究主要针对第二恶性肿瘤发生概率的降低[164]、其他后遗症，以及质子治疗的成本效益[137]。通过尽量降低正常组织剂量，质子可能允许靶区剂量的进一步增加，以及更好制订化疗和放疗方案。正在进行的比较质子与光子技术的随机试验将会进一步阐明质子治疗的临床益处。

在治疗深层靶区时，较重的带电粒子相比质子具有更锐利的半影，并且由于具有较高的 RBE 值以及对乏氧肿瘤的有效性，重离子也可能在肿瘤治疗方面具有生物优势。当然，考虑到碳离子或其他更重的带电粒子治疗技术的高度复杂性以及更高成本，建议对碳离子治疗和质子、光子治疗进行比较，以确定使用碳离子是否确实比使用质子或光子有临床优势。

第 25 章　靶向放射性核素治疗
Targeted Radionuclide Therapy

Joseph G. Jurcic　Jeffrey Y. C. Wong　Susan J. Knox　Daniel R. Wahl　Todd L. Rosenblat　Lucia Baratto

Andrei Iagaru　Ruby F. Meredith　Chul S. Ha　著

郭延溁　马长升　译

关于使用抗体或其他结合物选择性地将放射性核素输送到癌细胞的研究已经开展了 30 多年。2002 年，美国 FDA 首次批准了放射性标记抗体。最初，这种形式的放射性核素治疗主要涉及使用抗体或抗体衍生的结构物作为放射性核素的载体，因此，它被称为放射免疫治疗（radioimmunotherapy，RIT）。然而，由于这个概念还包括与非抗原受体的结合，靶向放射性核素治疗（targeted radionuclide therapy，TaRT）是一个更全面的术语，Paul Wallner 杜撰了首字母缩写为 TaRT 的更加系统的靶向概念。TaRT 的发展需要辐射生物学、化学、物理学和免疫学领域的基础科学家与多名临床专家合作。除了一些基因治疗方法外，TaRT 与外照射放射治疗的不同之处在于，选择性靶向可以是在细胞水平，而不是仅仅是靶体积水平。在其潜在的应用中，TaRT 提供了一种在相对保留正常组织避免接受放射性照射的情况下而照射全身肿瘤多个部位的方法。目前已经克服了许多阻碍 TaRT 使用的困难，而其他挑战则是正在积极研究的领域。其中许多内容在其他评论中有更详细的介绍[1-15]。

一、肿瘤的靶向治疗

（一）抗体

肿瘤靶向抗体 TaRT 的疗效取决于许多因素，包括靶向抗原或受体的性质、肿瘤和靶向剂。抗原 / 受体变量包括亲和力、酸性、密度、可用性、脱水性和表达的异质性[16]。肿瘤因子包括血管、血流和通透性。需要考虑的抗体特征是结合位点的特异性，它影响肿瘤的选择性摄取；免疫反应，它可以影响定位、在体内的稳定性、嗜酸性和亲和力[16-18]。亲和力可以用固有的结合常数 K 来描述，它表明了单价配体的结合（形成稳定的抗体—抗原复合物），并可以根据结合和解离的速率常数的比率来计算。因为完整的抗体和大多数抗原都是多价的，所以结合的倾向取决于亲和力、结合位点的数量和其他参与聚集的非特异性因素。亲和力一词囊括了

所有这些因素，因此被用来描述抗体与抗原结合的总体趋势。

针对肿瘤特异性和肿瘤相关抗原的抗体种类繁多，虽然存在于一些正常细胞上，但表达水平通常低于目标肿瘤细胞。大多数放射免疫治疗试验使用了单克隆抗体（monoclonal antibody，Mab），许多使用了完整的小鼠免疫球蛋白 G（IgG）抗体。早期，非人类抗体的免疫原性被认为是 TaRT 的一个严重限制[29]。除了淋巴瘤患者外，他们不太容易对鼠类抗体产生免疫反应[人抗鼠抗体（human antimouse antibody，HAMA）反应]，超过 80% 的患者通常在单次注射抗体后对治疗性给药的鼠类或其他物种的抗体产生免疫反应[29]。这样的患者通常在单次注射抗体后对治疗用的鼠类或其他物种的抗体产生免疫反应[29]。即使在用于成像研究的小剂量或在注射抗体片段或较小结构之后（但频率低于在注射完整 IgG 后发现的频率），这种免疫反应仍可发生。

在具有 HAMA 反应的患者中注射抗体，可导致严重的免疫反应和快速的血液清除，限制肿瘤对放射性标记抗体的摄取[30]。已经采用了几种方法来努力改善抗体免疫原性问题，例如：①开发免疫原性较低的（嵌合体和人）抗体；②采用环孢素或脱氧辜酮来预防免疫反应的免疫抑制法；③通过在注射放射免疫结合物之前注射过量的未标记抗体来去除针对治疗性抗体的 HAMA；或④在治疗后通过让患者的血液通过体外免疫吸附柱去除免疫复合物[31-34]。基因工程已经成功地提供了许多免疫原性降低的靶向制剂，并允许优化治疗的其他方面的治疗[35-37]。已经产生了特异性不同的基因结构，并且可以通过将其与其他试剂（如细胞因子、毒素或放射性增敏剂）来形成融合蛋白[38, 39]。

技术进步提供了各种各样的抗体和构建体，它们在特异性、抗原结合位点的大小和数量、分布的快速性、免疫原性和免疫功能上各有不同[40]。使用诸如单链抗原结合蛋白的小抗体构建体可能是诊断研究或多步靶向

策略最有用的[41]。由于片段 / 构建体以及人和人源化抗体的免疫原性降低，现在允许重复疗程或分次 TaRT 给药[42]。随着抗体的免疫原性的改善，一些研究者对其他治疗成分的潜在免疫原性感到担忧。例如，随着更多的大环螯合剂被开发来提高结合物的稳定性，一些数据表明这些分子可能是免疫原性的，就像在一些预靶向方案中使用的链霉亲和素一样[43-45]。因此，TaRT 的各种成分的免疫原性仍然需要进一步具有挑战性地创新。

（二）受体介导的肿瘤靶向

受体介导的肿瘤靶向受体介导的肿瘤靶向始于一个关键事件：信号分子（配体）与细胞表面的靶分子（受体或肿瘤抗原）的结合。这种结合可以激活细胞内的信号级联，从而导致不同的最终结果，这取决于所选的受体类型。

受体是跨越膜的蛋白质，包括细胞表面内外的成分。胞外区代表信号的结合部位，胞内区的作用是激活信号结合后的胞内信号通路[46]。配体可以是抗体或多肽，如激素或单一元素。它们既可以作为受体的激动剂（与受体结合并在细胞内产生作用），也可以作为受体的抑制剂（阻断受体对其天然激动剂的作用）。

肽占据了小分子和大生物制品之间的空间，利用了这两类化合物的优点：它们像小分子一样清除得很快，像大生物一样对受体有很高的选择性[47]。与抗体相比，多肽的分子量较低（一般在 1500Da 左右），它们不具有免疫原性，而且通常具有良好的肿瘤穿透性，骨髓剂量很低。此外，当肽是受体的激动剂时，复杂的配体—受体被内化，导致放射性核素在靶细胞中的停留时间更长[48]。

（三）肽受体放射性核素治疗

在过去的 25 年里，放射性标记的肽一直被用于向癌细胞传递辐射。肽受体放射性核素疗法（peptide receptor radionuclide therapy，PRRT）的起源可以追溯到 1992 年，当时，第一次用大剂量的 [111]In- 戊三氮治疗胰高血糖素瘤患者，利用 [111]In 的特殊物理特性和 [111]In 的转换电子[49]。目前，PRRT 主要用于治疗以生长抑素受体（somatostatin receptor，SSTR）为靶点的神经内分泌肿瘤和前列腺癌靶向 PSMA 的患者。

通常，用于 PRRT 的分子靶标也用一种诊断性的放射性核素，用于患者术前、术中和术后成像治疗。创建这种诊断试剂的目的是将诊断成像与靶向治疗结合起来，使用 PET/CT 或 PET/MRI 来量化靶向表达，并选择最有可能从治疗中受益的患者。

治疗中使用最多的放射性核素是 β 发射体钇 90（[90]Y）和镥 177（[177]Lu）。然而，最近也对 α 发射体进行了研究，如钌 -225（[225]At）和铋 -213（[213]Bi）。β 和阿尔法发射体的不同之处在于，前者具有更长的组织穿透范围和更短的传能线密度。β 发射体的电子射程越长，不仅会增加对肿瘤的平均剂量，也会增加对周围健康组织的平均剂量。相比之下，α 发射器释放的是致命的剂量的肿瘤细胞（高 LET），没有损害周围的健康组织（短距离穿刺）[50]。因此，α 发射器似乎是更适合治疗微小或小体积疾病。

1. *神经内分泌肿瘤的肽受体放射性核素治疗*　神经内分泌肿瘤是第二种最常见的胃肠道癌症，在美国流行约 12 万例，在欧洲流行 29.6 万例，在世界范围内流行 240 万例[51]。神经内分泌肿瘤的特点是生长抑素受体的高表达。已经描述了生长抑素受体的 5 个子类型（sst1、sst2、sst3、sst4、sst5），其中 sst2 受体是神经内分泌肿瘤表达最频繁的子类型[52]。尽管神经内分泌肿瘤可以来自多个地区，在人体中，60%～70% 来自胃肠胰脏系统（gastro-entero-pancreatic system，GEP-NET）[53]。由于其相对惰性，确诊时通常是在疾病已经发生了转移，肝脏是最常受累的器官。

首选的治疗方法是手术切除原发灶肿瘤。医学治疗包括生物活性药物（生长抑素类似物或干扰素）和化疗，都有不同程度的成功，但不是出于治疗目的。神经内分泌肿瘤中的 PRRT 已经被认为是一种有效的方法不能手术或转移性肿瘤的治疗性治疗 GEP-NET。

PRRT 始于 20 世纪 90 年代初的 Rotterdam，Krenning 等使用 ^{111}In-pentetreotide 来扫描患有神经内分泌肿瘤的患者[54]。下一步是要有一种治疗剂。而 ^{111}In-pentetreotide 在 1992 年首次用于神经内分泌肿瘤的 PRRT [49]，很快就清楚，这不是 PRRT 最合适的选择，因为 Auger 电子的短小组织范围导致肿瘤适度缩小。

在同一时期，DOTA 螯合肽开始可用[55, 56]，更容易贴上 [90]Y 等 β 发射器的标签，更适合用于治疗。最早的使用体验之一 ^{90}Y-DOTA-d-Ph[1]–Tyr[3] 奥曲肽（DOTATOC）于 1999 年 [57] 在巴塞尔展出。29 名患者接受 4 种或 4 种以上的单剂治疗。[90]Y-DOTATOC 的活性以大约 6 周［累积剂量：（6120 ± 1347）MBq/m[2]］。治疗方法是 CT 和 ^{111}In-DOTATOC 显像监测。在 [111]IndoTATOC 上，患者 29 例中有 20 例病情稳定，有 2 例表现为部分病变缓解（CT 扫描肿瘤体积缩小≥50%），4 例显示肿瘤体积缩小 <50%，3 例疾病进展。29 例患者中有 5 例出现肾毒性；在每个治疗周期中，对于服用氨基酸（Hartmann-Hepa 8% 溶液）的患者，无一例发生肾毒性。

2011 年，Imhof Etal 发表了一项第二期 Single center, Open Label 临床试验的结果，研究招募了 1109 名神经内分泌肿瘤患者，患者接受 [90Y-_DOTA]–TOC 重复周期的治疗，单次静脉注射 3.7GBqm² 体表面积[58]。在 1109 名患者中，378 名（34.1%）经历了形态反应，172 例（15.5%）生化反应，329 例（29.7%）有临床反应。多变量回归分析揭示，肿瘤在最初的影像研究中对放射性多肽的高摄取与 90Y-DOTATOC 后较长的生存期显著相关治疗，而最初的肾脏摄取预示着严重的肾毒性。

近年来，90Y 被广泛用作放射性核素的选择[3, 59–61]。总的来说，90Y-PRRT 导致客观反应的概率为 4%～33%，然而，一些研究报告，肾脏毒性，即使在循环期间给予氨基酸也是如此。减少肾小管对放射性核素的摄取的目的是将肾脏损害降至最低[62–63]。177Lu 于 2000 年面市，附加通过螯合剂 DOTA 到 Tyr³-奥曲罗特（Octreotate）。由于较低的组织穿透范围（导致肾脏和其他正常组织）和除 β 外还发射的 γ 射线，衰变方案（光子允许在剂量测定中使用成像估计），177Lu 成为继 90Y 之后 PRRT 的首选放射金属。

177Lu-DOTATATE 的首个临床前瞻性研究于 2000 年开始于 Rotterdam。总共有 504 名患者，其中 310 名患有 GEPNet，采用 750～800mCi 的累积剂量范围治疗（27.8～29.6GBq），通常为 4 个 PRRT 周期，治疗间隔 6～10 周。据报道，在 310 例 GEP-NET 患者中，完全缓解和部分缓解的比例分别为 2% 和 28%。最小响应（体积缩小＞25% 和＜50%）发生在 16% 且病情稳定出现在 35% 的病例中。总体目标肿瘤应答率为 46%，中位总生存期为 46 个月，中位进展时间（time to progression，TTP）为 40 个月。严重不良事件可能归因于这种治疗的是骨髓增生异常综合征和分别有 3 名和 2 名患者出现暂时性肝毒性[64]。

在 2003 年，同一研究小组发表了使用 177Lu-DOTATE 治疗 35 例 GEPNET 患者的其他结果。患者接受了治疗剂量为 100mCi、150mCi 或 200mCi 177Lu-Octreotate，最终累积剂量 600～800mCi，周期间隔 6～9 周。34 例患者经治疗后的肿瘤大小是可评估的。3 个月用药后完全缓解 1 例（3%），部分缓解 12 例（35%），稳定 14 例（41%），进展疾病 7 例（21%）。肿瘤反应与 111In-Pentetraotide 评估的高摄取量、局限性肝肿瘤质量和高 Karnofsky 表现评分呈正相关[65]。

177Lu-DOTATATE 治疗的神经内分泌肿瘤患者的数量在欧洲和澳大利亚显著增加[66–68]，从 2013 年开始在美国使用[68]。2017 年 1 月，第三阶段的结果 NETTER-1 试验结果公布[70]。这项国际多中心、随机对照试验评估了 177Lu-DOTATATE 与大剂量奥曲肽在生长抑素受体阳性晚期神经内分泌肿瘤患者中的疗效和安全性。与高剂量奥曲肽长效重复相比，177Lu-DOTATATE 导致显著更长的无进展生存期和显著更高的应答率。基于这项研

究，177Lu-DOTATATE 被欧盟监管机构（2017 年 9 月）和美国（2018 年 1 月）监管机构批准用于"不能切除的治疗"或转移性、进展性、高分化（G₁ 和 G₂）、生长抑素成人的受体阳性 GEPNET[70a, 70b]。

PRRT 的 α 发射体已被用于对 β 发射体 PRRT 难治的转移性患者的补救治疗。2014 年的一项研究共包括 8 名对 90Y/177Lu-DOTATOC 治疗无效的 NETs 患者，他们接受了 213Bi-DOTATOC 治疗[71]。7 例接受肝转移瘤动脉内注射 213Bi-DOTATOC；其中一例因神经内分泌前列腺癌的弥漫性骨浸润而接受系统治疗。213Bi-DOTATOC 的特异性肿瘤结合通过注射后 60min 内进行的治疗前 68Ga-DOTATOC PET/CT 和单光子发射计算机断层扫描（SPECT）图像评估，使用 213Bi 的伽马共发射。总的来说，213Bi-DOTATOC 治疗可产生大量持久的肿瘤反应，具有中度血液学和肾脏毒性。

应用 225Ac-DOTATOC 治疗进展性神经内分泌肿瘤在对 34 名患者的随访调查中进行了临床测试[72]。主要终点是找出最大耐受量（MTD）。225Ac-DOTATOC 的单周期。进行经验性剂量递增，单个周期的 MTD 被认为是 40MBq，自每 4 个月 25MBq 起可容忍多个分数或每 2 个月 18.5MBq。75MBq 的累计活性被发现是可耐受的延迟毒性。观察到的放射治疗的反应没有明显的偏好独特的分馏概念。

2. 前列腺癌的肽受体放射性核素治疗 PRRT 已用于以 PSMA 为靶点的前列腺癌患者。PSMA 是一种在前列腺癌中过度表达的跨膜蛋白[73]，因此，广泛用作前列腺靶向向受体和生物标志物的癌症治疗。前列腺癌是最常见的非皮肤癌，是导致成年男性癌症死亡的第二大原因[74]，具有治疗意图的治疗方法是根治性前列腺切除术、EBRT 和近距离放射治疗，但 20%～40% 的男性经历过前列腺特异性抗原（PSA）升高引起的生化衰竭第一次前列腺癌治疗后 10 年[75]。在这种情况下治疗方案包括雄激素剥夺疗法以及在疾病进展的情况下进行化疗[76]。

用 177Lu 标记的 PSMA 进行 PRRT 是一种治疗转移性去势抵抗性前列腺癌的新方法。转移性去势抵抗性前列腺癌被定义为"尽管在睾酮水平上被阉割，但疾病仍在进展，这可能表现为血清 PSA 水平持续升高、已有疾病进展和（或）新转移出现"[77]。已经报道了 177Lu-PSMA 的几项回顾性研究。良好的生化和影像反应以及明显的疼痛缓解[78–84]。2015 年的一项研究评估了 177 例 LuPSMA 治疗 10 年来的疗效激素和（或）化疗耐药的远处转移患者和进展性疾病[78]。治疗 8 周后，相关的 PSA 下降在 7 名患者中检测到；对于 6 名患者，下降幅度超过 30%。超过 50% 的有 5 个。3 名患者表现为进展

性疾病。基于 PSA 的增加。

一项德国回顾性多中心研究评估了 145 名患者使用 mCRPC 的情况[79]，他们在 12 个中心接受 177Lu-PSMA-617 治疗，治疗周期为 1～4 个周期，活性范围为 2～8GBq/周期。在 16 周的中位数观察期内，他们登记了在所有治疗周期后，总的生化应答率为 45%，而 40% 的患者在 1 个周期后已经有反应。

2018 年 5 月，OpenLabel、Singlearm，非随机化的结果 177Lu-PSMA-617 的初步研究发表。8530 例男性 mCRPC 和进展性疾病在标准治疗后 177Lu-PSMA-617 主要终点包括安全性和有效性，如由 PSA 反应、生活质量和成像反应来定义。这个平均给药放射性为每周期 7.5 GBq，最多 4 次治疗周期为每周 6 个周期。在中位数为 25 人的随访中 3 个月后，结果显示 PSA 应答率为 57%（软组织病变减少＞50%）和中期应答率 71%［按 RECIST（实体肿瘤反应评估标准）衡量］。总体而言，30 名患者中有 29 名（97%）PSA 下降，患者当 PSA 下降 50% 或更高时，PSA PFS 明显更长和操作系统相比，降幅小于 50%（PFS 9.9 个月与 4.1 个月；总生存期 17.0 个月与 9.9 个月，）。不良事件的发生率很低，口干是最常见的治疗相关毒性反应。值得注意的是记录了生活质量评分的提高和疼痛评分的降低。分别为 37% 和 43% 的患者。

177Lu-PSMA 靶向治疗似乎是有希望和有效的。计划进行前瞻性随机试验，以确定 177Lu-PSMA 对生存率、毒性和剂量测定的影响，并严格评估与其他前列腺癌治疗方法（包括化疗、EBRT 和雄激素阻断）相比的临床益处。

使用标有 PSMA 的 α 发射体的报道已经发表[86, 87]。在 40 名晚期 mCRPC 患者中评估了 225Ac-PSMA-617 的治疗[88]。他们接受了 3 个周期的 100kBq/kg 的 225Ac-PSMA-617，间隔 2 个月。在存活至少 8 周的患者（n=38）中，有 24 例（63%）观察到 PSA 下降＞50%，33 例（87%）有 PSA 反应。肿瘤控制的中位持续时间为 9 个月，5 例患者出现持久应答时间＞2 年。然而，口干燥症是停止治疗的主要原因，表明需要更好的治疗管理和剂量测定以扩大治疗范围。

胃泌素释放肽受体也被评估为细胞靶标，用于前列腺癌的诊断和治疗。神经肽铃蟾肽（BBN）是哺乳动物胃泌素释放肽的类似物，它广泛分布于周围神经系统和周围组织，特别是胃肠道组织[89]。不同已经描述了合成的 BBN 类似物，主要是用放射性标记的 68Ga 用于诊断。总体而言，这项研究具有很高的敏感性和特异性。已经报告了原发性和复发性前列腺癌的检测。使用 BBN 类似物的 PRRT 仍处于评估的早期阶段；然而，有趣的结果已经被报道[96-100]，使其成为有希望的患者候选。

二、放射性核素的选择

一种给定的放射性核素在起泡过程中的效用受一个数字的影响放射性核素特异性因子，如半衰期、发射剖面、路径长度、能量传递效率以及与其目标的共轭性 ING 配体，以及疾病相关因素，如疾病的肿大和抗原表达的异质性。

在一步 RIT 中，重要的是匹配物理半衰期肿瘤抗体起始峰的放射性核素浓度，以确保肿瘤与抗体结合而不是在肿瘤中衰减[101]。前定向策略讨论在本章后面的部分中将更详细地说明，允许在以下情况下使用放射性核素半衰期更短，为未标记的肿瘤靶向方法先于放射性核素的管理。

放射性核素的发射谱也会影响它们的适宜性。用于治疗和成像。已经使用了多种放射性核素的，包括字母发射器；低、中、高能量 β 发射器；以及那些通过电子捕获或内部工作的发射器转换（俄歇电子）。另一方面，伽马发射器更适合于成像[12]。一些放射性核素，如 131I、β 和 γ 辐射，既可用于治疗，也可用于成像。这些放射性核素的治疗效果主要是 β 辐射，而伽马分量允许成像和相关剂量测定，但可能对正常组织有贡献毒性[595]。这些放射性核素的一些特性在表 25-1。

肿瘤特征，如大小（例如，微转移与肿块转移）和抗原表达的水平及异质性有助于规定一种特定放射性核素对 TaRT 的疗效。β 发射器（如 131I 和 90Y）已成为临床上 TaRT 试验中最受欢迎的放射性核素。这些放射性核素的优点是不需要以每一个肿瘤细胞为靶点是因为平均辐射范围分别约为 0.4mm 和 2.5mm。这么长的路径长度允许"交叉火力"（例如，杀死不表达抗原性的肿瘤细胞）；然而，它也可能与正常组织毒性增加有关。因此，β 发射器对较大的肿瘤和其他肿瘤可能更有效。具有异质性抗原表达，但在微转移疾病的情况下作用不大。俄歇电子发射器，如 125I，可能适用于治疗在每个细胞上表达内化抗原，因为靶向细胞核是用这种非常短的距离有效杀死细胞所必需的发射器（平均路径长度，10nm）。

与 β 发射器相比，α 发射器通常更短的路径长度（40～80μm）、更高的 LET 和更高的动能[112]。这些特征结合在一起，使字母发射器能够有效地杀死肿瘤。直接诱导双链 DNA 在半径范围内断裂的细胞即使抗原表达是异质性的。因此，α 发射器可能对微转移瘤的治疗最有用。疾病，如骨髓白血病，微量腹腔注射疾病和瘤内分娩[113]。直接诱导双重搁浅的 DNA 断裂使字母发射体独立于氧气水平，这表明它们可能是缺氧肿瘤的首选药

表 25-1　在靶向放射性核素治疗中选择性使用的 β 射线放射性核素的比较

同位素	半衰期（天）	γ 能量（keV）	百分 γ 强度	β 在组织中的范围（mm）		优　点	缺　点
				最　大	平　均		
^{90}Y	2.7			11.9	2.5	β 范围长	螯合剂，骨赘
^{131}I	8.0	364	81	2.4	0.3	不需要螯合剂	脱卤，γ 毒性
^{186}Re	3.7	137	9	5.0	0.9	比 ^{131}I 的 γ 射线少	螯合剂，罕见
^{67}Cu	2.5	184	48	2.2	0.4	比 ^{131}I 的 γ 射线少	螯合剂，罕见
^{177}Lu	6.7	208/113	11 和 7	2.2	0.3	比 ^{131}I 的 γ 射线少	螯合剂，罕见
^{125}I	60.4	35	7	0.02	—	正常组织毒性低	成像效果不好
^{188}Re	0.8	155	15	11.0	2.4	β 范围长	螯合剂，罕见

物 [113a]。α 发射器的这些有利特性导致了它们在临床试验中的应用进展以及提高了它们的可用性 [106, 114-117]。美国国家实验室已建立合作以增加 ^{225}Ac 的供应，Orano Med（前身为 Areva Med，Plano，TX）已经开发出将 ^{212}Pb 发电机运往世界各地的能力。

^{213}Bi 和 ^{225}Ac 借助抗 CD33 抗体，已经显示出令人振奋的结果在急性髓系白血病（AML）的早期临床试验中，^{225}Ac 目前正在进行一项大型的第二阶段、多机构试验 [120-122]。字母发射器也越来越多地被用于治疗转移性前列腺癌。^{223}Ra 是一个未共轭的在高骨区积聚的类 α- 钙生理导向的周转，而不是配体导向的目标。^{223}Ra 发射的 α 粒子能量很高，具有相对最短路径长度为 10μM，可实现高效的肿瘤细胞杀伤率最小的骨髓抑制 [124]。在 Ⅲ 期临床试验中，治疗与安慰剂相比，^{223}Ra 可提高慢性阻塞性肺疾病患者的生存率转移性前列腺癌。类似的结果在以下情况下是无法实现的，像锶 89 这样的有利可图的 β 发射器，它们受到骨髓抑制的限制，可能是因为它们的路径较长 [123-125]。这些结果，加上在欧洲的丰富经验，促成了 FDA 在 2013 年批准 ^{223}Ra，使其成为第一个获得此类批准的 α 辐射源。目前正在努力确定前列腺癌患者 ^{223}Ra 的最佳时机，并评估下一代抗雄激素药物和细胞毒性化疗的潜在联合疗法 [125a]。

三、放射生物学

TART 的生物学效应可能与这两种放射性核素有关。以及它们的载体，单独或组合 [126-128]。这是特别重要的标记与螯合化学在该产品中的研究进展。用于几项动物研究对于某些可能具有抗肿瘤功效的抗体携带者来说是正确的。单独使用（例如，抗 CD20 抗体）。另一个重要的决定因素是疗效可能是抗体是否被内化 [129]。抗体诱导反应可包括凋亡、互补依赖细胞毒性和抗体依赖性

细胞介导的细胞毒性辐射效应可导致细胞在有丝分裂或凋亡过程中死亡，坏死或新陈代谢细胞死亡。它们的相对重要性细胞死亡的类型取决于诸如先天遗传等因素细胞的组成。对于淋巴瘤来说，细胞凋亡是一种重要的机制。细胞死亡的 NISM，而凋亡通常在杀死实体瘤细胞。淋巴瘤对细胞凋亡特别敏感。不仅由辐射诱导，而且由多种细胞毒剂诱导，包括单独的抗体治疗 [131-134]。一些信号转导通路已被发现与辐射诱导的细胞凋亡相关。赫尔南德斯和诺克斯已经对这些内容进行了审查。抗体诱导的细胞内信号也可能增强酸度效应、剂量率效应及相关生物学效应相关辐射的有效性（例如，α 粒子发射体标记单克隆抗体治疗显微镜下红斑狼疮、残留 / 小体积疾病和根除癌症干细胞），可能对 TaRT 的功效也是重要的。

很重要多项研究表明，细胞连续暴露于两种环境中的任何一种或指数递减的低剂量率（LDR）辐射抑制辐射敏感的细胞周期的 G_2/M 期，并经历凋亡 [137-140]。通过 ART 传送的来自 LDR 辐射的 G_2/M 块还可以通过 EBRT.141 数据等其他疗法使肿瘤细胞对杀戮变得敏感一些，显示这种效果的实验表明，治疗可能会在 EBRT 之前使用 START 进行优化 [141, 142]。EBRT 也已在开始治疗前给予，以增加肿瘤对放射性核素结合物的摄取。此外，调节细胞周期分布或改变潜在的药物或生物反应调节剂在肿瘤中的凋亡潜能细胞可以影响这类细胞对辐射诱导的细胞凋亡敏感性 [143]。最近的研究包括探索基因的使用高效膜诱导表达的转移技术受体以提高放射性配基定位的特异性或使用基因工程抗体分子（例如，免疫缺陷：非共价单链 FV 二聚体）作为 TaRT 的载体能够提高这种疗法的疗效。

尽管通常情况下，两种物质的水平之间存正相关关系辐射诱导的细胞杀伤和剂量率，剂量率反比效应据报

道，LDR 辐射的范围约为 0.3Gy/h，某些类型的细胞对这种逆剂量率效应更敏感比其他人更多[148]。Knox 等的研究显示与高剂量外照射直接比较，淋巴瘤细胞对 ^{131}I 标记抗体 LDR 辐射敏感[149]。为此至少有一种机制观察到细胞在 G_2/M 期的停滞程度似乎更高。淋巴瘤辐射敏感性的另一个机制可能是与其他细胞类型相比，淋巴瘤的 DNA 修复效率较低[126, 127]。

四、临床结果

许多人类恶性肿瘤已经用 RIT 治疗。临床试验的设置。携带放射性核素的抗体靶向肿瘤相关抗原、生长因子受体等细胞表面标志物，通常在恶性细胞上高水平表达对正常细胞亚群的影响较小。非抗体靶向主要针对神经内分泌受体。有几条路线已经使用了包括静脉注射、动脉注射、鞘内，腹膜内，瘤内，极少数情况下，胸膜内行政管理。最流行的给药途径是静脉注射进行系统治疗。对于局限于腹膜腔的小体积疾病的治疗，腹膜内 RIT 通常比静脉内 RIT 更有效，但对于其他部位的放射性标记抗体的动脉给药途径和静脉给药途径的相对优点，有相互矛盾的报道[150-154]。

（一）实体肿瘤的放射免疫治疗

RIT 治疗实体肿瘤是一种全身性靶向放射治疗继续在各种肿瘤中进行评估。表 25-2 提供了已在临床试验中评估的单克隆抗体的概述。RIT 有在大多数主要疾病地点进行了评估，包括胃肠道，乳房，脑，卵巢，头颈部，髓质甲状腺，黑色素瘤，肾癌、肺癌和前列腺癌。

评估系统给予 RIT 非清髓性剂量作为单一模式的选定实体肿瘤试验的结果如表 25-1。早期的努力使用了 ^{131}I 标记的单克隆抗体由于标签的可用性和易用性，后续试验使用放射性金属，如 ^{90}Y、^{186}Re、^{177}Lu 和 α 发射器。限制毒性的主要是血小板减少症。还有白细胞减少症。

来自 RIT 的肿瘤剂量不仅取决于放射性不仅定位于肿瘤，而且还取决于肿瘤的滞留时间、肿瘤部位的活动。剂量为 10～20Gy，选择偶尔达到 20～70Gy 或更高剂量的肿瘤，大多数临床经验涉及 I 期试验，评估 RIT 作为单一疗法在进展为晚期、体积大、化疗难治性疾病患者中的作用[157, 159, 167-175]。正如在该患者群体中所预期的那样，无论疾病类型如何，部分和完全缓解（CR）并不常见，大多数抗肿瘤效应被报道为稳定疾病和血清学、混合或轻微反应。这与 RIT 在更具放射敏感性的淋巴瘤中观察到的临床结果形成对比，客观反应范围为 30%～85%。

表 25-2　用于非血液性恶性肿瘤放射免疫治疗的单克隆抗体

恶性肿瘤	抗原	抗体
结直肠癌	CEA	cT84.66、hMN-14、A5B7、F6
	TAG-72	B72.3、CC49
	A33	anti-A33
	EpCAM	NR-LU-10、NR-LU-13、17-1A
	DNA 组蛋白 H1	chTNT-1/B
乳腺癌	MUC1	huBrE-3、m170
	L6	chL6
	TAG-72	CC49
	CEA	cT84.66
卵巢癌	MUC1	HMFG1
	叶酸受体	cMov18
	TAG-72	B72.3、CC49
前列腺癌	PSMA	huJ591、CYT-356
	TAG-72	CC49
肺癌	DNA 组蛋白 H1	chTNT-1/B
	TAG72	CC49
头颈部癌	CD44v6	U36、BIWA4
胶质瘤	EGFR	425
	Tenascin	816C、BC4
黑色素瘤	p97	96.5
	硫酸软骨蛋白多糖	9.2.27
	黑色素	6D2
肾癌	碳酸酐酶Ⅸ	cG250
胰腺癌	PAM4 反应性黏蛋白	hPAM4
	CEA	KAb201
甲状腺髓样癌	CEA	cT84.66、hMN-14、NP-4
神经母细胞瘤	神经节苷脂 GD2	3F8
	NCAM	UJ13A, ERIC-1

目前可达到的 RIT 剂量水平可能在实体瘤中产生临床上重要的抗肿瘤作用，尤其是对亚临床或微观疾病的患者。为了进一步提高应答率，已经采取了一些战略评价内容包括：①改进抗体传递系统要么增加针对肿瘤的抗体靶向，要么减少对肿瘤的摄取关键器官；②减少剂量限制毒性（通常是骨髓毒性），这将允许管理活动的升级；③改变肿瘤环境，强化放射性标记宏观分子靶向；④增强药物的杀瘤作用。有针对性的辐射剂量。已在以下项目中进行过调查的研究包括：①自体干细胞支持和 Escala 剂量 TION [107, 171, 202–206]；②给药活度分级 [207, 208]；③添加增加肿瘤抗原表达 [209–212] 或增加的药物肿瘤血管通透性将增加对肿瘤的剂量 [213, 214]；④添加通过 EBRT 增加剂量 [215–223]；⑤增加过热 [224]。继续研究的方法包括地区行政管理，微肿瘤的综合手术入路和治疗负担或辅助设置。改造免疫结构和基于抗体的预靶向递送策略寻求放大肿瘤与正常器官摄取及延续的差异有待探索。也有越来越多的人对使用实体瘤患者的高 LETα 发射。关于工程免疫结构见图 25-1。

（二）最小肿瘤负荷设定

目前正在努力确定前列腺癌患者 ^{223}Ra 的最佳时机，并评估下一代抗雄激素药物和细胞毒性化疗的潜在联合疗法。肿瘤大小在影响抗体摄取方面起主导作用，如果在亚临床或微观疾病环境中应用系统性 RIT，则可预测具有重要临床意义的结果。Jain 等 [23, 249] 已确定了限制大分子摄取的关键生理因素。这些因素包括肿瘤血管的空间异质性、血管化不良区域的间质压力增加，以及大分子的扩散距离有限，这些因素显著限制了抗体到达肿瘤内所有部位的能力。这些因子随着肿瘤的生长而放大，导致肿瘤抗体摄取呈指数下降，这已在 vivo [250–253] 和临床试验中得到证实 [254, 255]。鉴于这种逆指数关系，肿瘤大小的适度减小将导致抗体摄取量的显著增加。因此，RIT 在辅助治疗和微小或微小疾病的治疗中应具有最大的影响。

许多试验主要在结直肠癌患者中评估了这一策略。在宏观疾病患者的初始 I 期和 II 期试验后，进行了结直肠癌肝转移切除术后 ^{131}I-hMN14 抗 CEA 的 II 期辅助 RIT 试验。23 名接受结直肠癌肝转移 R_0 切除术的患者单次服用了 40～60mCi/m^2 的 ^{131}I-hMN14 抗 CEA [256]。结果与同期对照组（来自同一机构的 19 名患者）进行了比较，这些患者在术后接受了基于氟尿嘧啶（5–FU）的化疗方案。据报道，RIT 组的中位总生存期（58 个月 vs. 31 个月）在统计学上有显著改善。RIT 组的中位无病生存期更高（18 个月 vs. 12 个月）。最近有报道称，在 R_0 肝转移切除术后的结直肠癌患者中，对多达 2 个周期的 ^{131}I-hMN14 进行了 II 期辅助 RIT 研究 [257]。CEA 正常的 39 例患者的中位进展时间为 165 个月，中位总生存期为 55 个月和 75.6 个月；术后影像学检查未发现可疑病变。

Ychou 等 [193] 在结直肠癌中进行了一项辅助 RIT 试验，他们在计划手术前对 22 例 1～4 个肝转移灶患者给予术前剂量的 ^{131}I-F6 F（ab'）2 抗 CEA（8～10mCi）。在完全切除（R_0）后，13 名患者，包括 10 名肿瘤与肝脏摄取率>5 的患者，接受了 180～200mCi/m^2 的 ^{131}I-F6 F（ab'）2 抗 CEA RIT。中位随访 127 个月，中位无病生存期为 12 个月，中位 OS 为 50 个月。一名患者在 93 个月时仍无疾病。

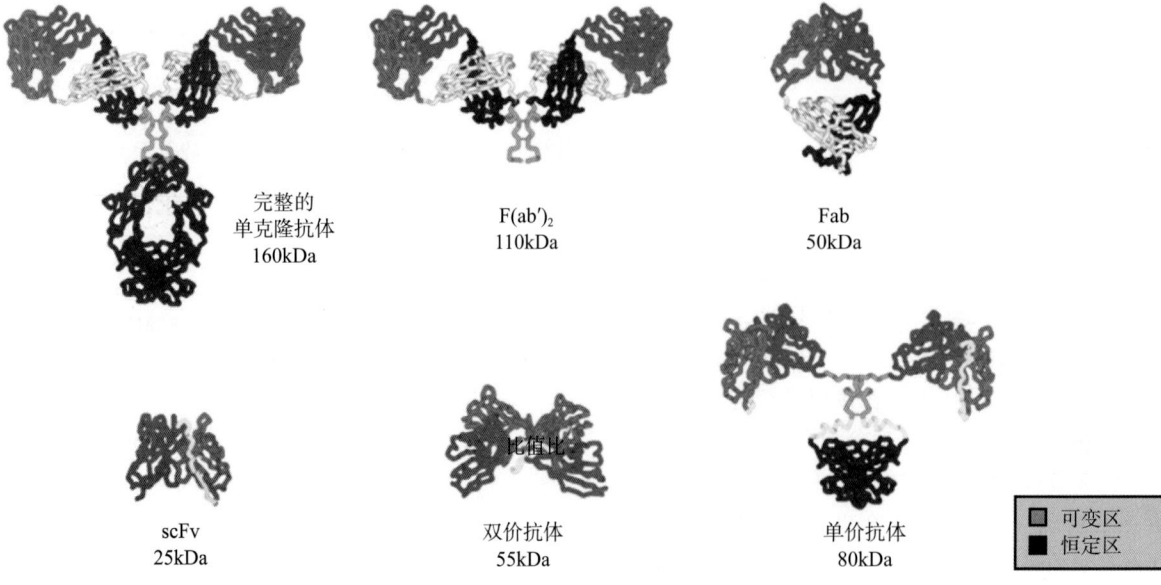

完整的单克隆抗体 160kDa

F(ab')₂ 110kDa

Fab 50kDa

scFv 25kDa

双价抗体 55kDa

单价抗体 80kDa

比值比：

■ 可变区
■ 恒定区

▲ 图 25-1　6 种基因工程抗体可变区与恒定区的比较（此图彩色版本见书末）

最近，在一项 I 期研究中，评估了在最小肿瘤负担环境下联合治疗方法的可行性和毒性。抗 CEA ^{90}Y-cT84 [66]。RIT 联合肝动脉氟脱氧尿苷（FUdR）和全身吉西他滨用于结直肠癌切除或肝转移射频消融后的患者 [258]。虽然切除后的肿瘤负担没有降低到辅助治疗水平，但患者被切除到最小疾病不超过 3.0cm。在 16 例 FUdR 为 $0.1\sim0.2\mu g/(kg\cdot d)\times14d$、吉西他滨为 105mg/kg、RIT 为 $16.6mCi/m^2$ 的患者中未观察到剂量限制性毒性。中位进展时间为 9.6 个月，2 名患者在 45 个月和 113 个月时仍无进展。RIT 的区域管理在最小肿瘤负担设置方面也取得了令人鼓舞的结果，具体将在后述中介绍。

（三）放射免疫治疗和化疗

多项临床前研究记录了添加剂或超添加剂 RIT 与放射增强剂联合应用的抗肿瘤作用化疗或其他全身用药，包括吉西他滨 [259-261]、紫杉烷 [262, 263]、顺铂 [264]、5-FU [265-267]、阿霉素 [268]、卤代嘧啶类 [269]、拓扑异构酶抑制药 [267, 270, 271]、替拉帕扎明 [272, 273]、表皮生长因子受体（EGFR）酪氨酸激酶抑制药 [274] 和抗 EGFR Mabs [275]。越来越多的临床试验论证了 CON 的可行性和潜在的改进效果几种不同实体瘤的同期化疗和放射治疗类型，包括卵巢、乳腺、前列腺、髓质甲状腺和结直肠癌。

在结直肠癌中，放射性标记的抗 CEA 单抗已经被评估。联合单药化疗的 I 期试验。抗 CEA ^{90}Y-cT84.66 已与连续 5-FU [205] 输液加标准放化疗（60Gy+ 顺铂 / 次）依托泊苷或卡铂 / 紫杉醇治疗非小细胞肺癌（未发布数据）。最近，^{131}I-huA33 在第一阶段进行了评估，同时应用卡培他滨进行研究 [276]。

在胰腺癌中，^{90}Y-hPAM4 已被评估为低剂量吉西他滨（每周 200mg/m²）[277]。在最近的 1b 期多中心试验中，Ⅳ 期胰腺癌患者被随机分配到仅接收 ^{90}Y-hPAM4 RIT（每周 6.5mCi/m²×3）单独或联合吉西他滨（每周 200mg/m²×3）278。中位数联合用药的生存期为 7.9 个月，而联合用药的生存期为 3.4 个月单用 RIT（P=0.004）。在髓样甲状腺癌中，不断增加的剂量（20～50mCi/m²），^{90}Y-hMN14 抗 CEA 联合单抗阿霉素 60mg/m² 周期。

紫杉烷与全身和腹腔（IP）RIT 联合应用已显示出良好的前景。在前列腺癌和乳腺癌患者中评估了 5～20mCi/m² 的 ^{90}Y-m170 与 75mg/m² 的紫杉醇。对 34 名 ⅡB 期和 Ⅳ 期非小细胞肺癌患者施用 [280, 281, 90]Y-CC49、紫杉醇 60～80mg/m² 和干扰素以增加肿瘤抗原表达。对于复发或难治性微观疾病或宏观疾病<5cm 的卵巢癌患者，评估联合治疗，包括 IP ^{177}Lu-CC49 RIT、IP 紫杉醇和皮下 α 干扰素的单周期治疗 [282]。IP ^{90}Y-cT4 的初步研究 [66]。抗 CEA RIT 和 IP 吉西他滨治疗 CEA 表达的癌

症患者，其疾病主要局限于腹膜腔，证明该组合具有良好的耐受性，未观察到剂量限制性毒性（未发表数据）。对于高级别胶质瘤患者，区域性 RIT 也正在与化疗联合进行积极评估。

（四）利用抗体进行放射免疫治疗免疫调节或生物活性

尽管大多数被评估的单抗都没有显著的生物活性，也有一些例外。HuJ591，它识别外部 PSMA 的区域，在几个试验中进行了评估激素难治性转移性前列腺癌。PSMA 是一种跨膜糖蛋白在几乎所有前列腺癌和在叶酸摄取、细胞迁移和细胞增殖中起作用。它是肿瘤新生血管内皮细胞也有表达。这个初步 I 期试验治疗 14 例患者，每周服用 4 剂 HuJ591 剂量水平为 25mg/m²、50mg/m²、100mg/m² 或 200mg/m²。283PSA 稳定观察 3 例。随后对 14 名患者进行了试点试验，每名患者接受 4 次递增剂量的未标记单克隆抗体 10mg、25mg、50mg 和 100mg [284]。发现 ADCC 活性增加抗体剂量。一名患者表现出超过 50% 的减少在 PSA 中。

HuJ591 已经用 ^{90}Y 和 ^{177}Lu 进行了放射性标记，并在第一阶段 RIT 试验中进行了评估，结果令人鼓舞 [191, 192]。在一项 Ⅱ 期试验中，47 名激素难治性前列腺癌患者单次服用 ^{177}Lu-HuJ591，剂量为 65～70mCi/m² [285]。共有 10.6% 的患者经历过≥PSA 下降 50%，36.2% 的人经历过≥PSA 下降 30%。PSA 下降组的中位总生存期为 22.2 个月，而无下降组的中位总生存期为 11.4 个月。评估 ^{177}Lu-HuJ591 单独或与多西紫杉醇联合的分级方案的 I 期试验最近已经完成 [286]。

其中几个已经在临床上进行了评估，并进行了放射性标记 ^{131}I 或 ^{177}Lu [79, 287]，大多数研究报告 PSA 降低>在 40%～60% 的患者中有 50% [288]。在最近的一次德国 145 例 mCRPC 患者多中心回顾性分析使用 ^{177}LuPSMA617 1～4 个周期后，PSA 下降 50% 以上放射配基治疗 [79]。最近的一项 Meta 分析报告 PSA 下降在接受 ^{177}LuPSMA 放射配体治疗的 669 名患者中，44% 的患者超过 50% 接受其他三线治疗的 1338 名患者中有 22% 接受治疗（P=0.0002）[289]。

抗体现已成为非血液病标准治疗方案的一部分也被评估为潜在的放射免疫治疗药物。这个概念很吸引人，因为这些抗体已知的抗肿瘤作用可以增加 RIT 的细胞毒作用。曲妥珠单抗（Herceptin）是首批获准用于非血液系统恶性肿瘤治疗中的单克隆抗体识别 EGFR2（HER2/neu），后者在乳腺癌中有 20%～30% 的过度表达。曲妥珠单抗标记有 β 发射体 ^{90}Y、^{177}Lu 和 ^{188}Re，俄歇电子发射器 ^{111}In、α 粒子发射器 ^{212}Pb、^{211}At，而 ^{225}Ac

已经在体外和体内进行了临床前治疗的评估[113, 290-296]，成绩令人鼓舞[297]。最近，他的同事们展示了腹腔注射 ^{212}Pb-Trastuzumab 治疗 18 例卵巢癌和结直肠癌的腹膜疾病患者，接受的剂量为 0.2～0.74mCi/m^2 [298]。在这项首次 IP-RIT 人体研究中，在治疗后 1 年内未观察到晚期心脏、肾脏、肝脏或造血毒性。18 名患者中有 10 名在 6 周时病情稳定，随着给药活动的增加，TAG-72 肿瘤抗原水平下降。

西妥昔单抗是一种针对表皮生长因子受体的单克隆抗体。在头颈癌放射治疗中的应用结直肠癌联合标准化疗方案。该抗体的抗肿瘤作用也可能增强抗肿瘤药物的疗效。放射治疗[299-301]，尽管确切的机制尚不清楚。临床前活体研究也报告了联合应用可提高 RIT 疗效，使用 EGFR 抑制剂[274, 302]。放射性标记的抗 EGFR 单克隆抗体已经在动物模型和有限数量的临床试验中进行了评估评估其生物分布、肿瘤靶向及作为 RIT 试剂的潜力。

贝伐单抗，一种抗血管内皮细胞生长因子（抗 VEGF）单抗，已经作为标准的系统治疗方案的一部分被引入，适用于转移性结直肠癌、肺癌和乳腺癌[303, 304]。临床前模型另有报道称贝伐单抗联合 RIT 相较于单用 RIT 抗肿瘤效果可能更强[214]。贝伐单抗的评价作为一种可能用于成像和治疗的放射免疫结合物临床前阶段。

（五）预定位输送系统

预重定向或多步骤方法可以克服以下限制直接标记抗体治疗方法。预重定位分离快速给药引起抗体的缓慢药代动力学治疗性放射性核素效应分子。最终结果是增加主要通过减少辐射剂量来提高治疗比率骨髓和正常组织，允许增加给药活动。这一策略在本文的其他地方有更详细的描述[305]。这些方法介绍了需要优化的其他变量，包括吸收率和预靶向单克隆抗体和放射性标记分子在肿瘤部位，放射性标记分子的剂量，时间点管理放射性标记剂，并可能清除这些小的放射性标记的效应分子通过辐射敏感器官，如肾脏。

开创性的工作使用了高结合亲和力的链霉亲和素或亲和素系统，其中抗体链霉亲和素结合物或生物素标记的抗体偶联到带有治疗性放射性核素。使用预靶向方法的[306-308]结果在动物模型[309, 310]中很有前途，并且已经在临床[45, 311-318]，然而，对细菌来源的免疫原性链霉亲和素等试剂限制了多次给药能力。

双特异性抗体为前靶向治疗提供了一种有吸引力的选择。通过融合抗肿瘤靶向来捕获小分子重量半抗原[319]。双特异性抗体有一条抗体臂一个识别肿瘤抗原，另一个识别放射性标记的配体。虽然最初的研究使用了化学偶联的[320]或四次融合[321]，重组 DNA 技术使生产

人类或人化分子以降低潜能为了免疫原性。抗半抗原抗体可以是高度特异性的。对于放射性金属螯合物，表现出极大减少的结合如果使用不同的金属来配位络合物，则会产生亲和力。绕过这种金属特异性，抗半抗原肽的抗体，组胺琥珀酰甘氨酸（HSG），它是与放射性核素或螯合物无关[323]。这提供了一个平台，能够实现多价性和多功能性的技术，例如，两个抗肿瘤纤维可以与抗 HSG 自组装[324]。最近开发的其他预定位策略，包括基于合成互补寡核苷酸的体内杂交和使用双正交化学形成共价键的系统[325]。在结直肠、卵巢、肺、髓样甲状腺癌和脑癌已进行了手术，大多数报告了客观反应。试点阶段 I / II 试验的结果使用预先确定目标的方法是令人鼓舞的，而这种方法需要进一步调查。

（六）区域管理

区域给药（腹腔内、腔内、病灶内和动脉内）来优化肿瘤部位的摄取对正常器官的剂量限制已经进行了广泛的探索，最令人鼓舞的结果是最小的肿瘤负担。临床前研究[326]和临床研究[327]表明，对于局限于腹膜腔的癌症，腹腔给药比静脉给药更具药理学优势，这是因为循环活性降低，以及肿瘤抗体摄取增加引起的血液毒性降低，尤其是对于小体积疾病[328, 329]。

研究最广泛的药物是 ^{90}Y-HMFG1。一项 II 期试验评估了初始 III c IV 期患者在手术、一线化疗和二次腹腔镜检查阴性后，以 18mci/m^2 的速度进行辅助性 IP ^{90}Y-HMFG1 治疗[330]。中位随访 59 个月，报告的 5 年精算生存率为 80%，明显优于配对历史对照组的 55%（P=0.0035）。这导致了一项多国 III 期试验，对 447 名 I c IV 期卵巢癌患者进行了研究，这些患者在手术和铂类化疗后接受了二次腹腔镜检查，结果为阴性。患者被随机分为标准治疗组和标准治疗并单次 IP 灌注 RIT（18mCi/m^2）组。331 中位随访时间为 3.5 年，两组患者的复发时间、无复发生存率或总生存率无显著差异。5 年时的总生存率为 55%～60%，低于 II 期研究的报告。随后的一项分析显示，IP 复发时间和 IP 复发率显著减少，但腹膜外复发时间和复发率显著增加抵消了这一点[332]。

改善该人群 IP RIT 的策略可能包括与 IP RIT 同时进行的更有效的全身治疗、IP RIT 的多次给药，或目前由多个组评估的联合 IP RIT 化疗方法。Meredith 等报道了他们在卵巢癌患者中 IP RIT 的长期结果[333]。92 例去瘤手术和化疗后持续性疾病患者接受 IP ^{90}Y 标记或 ^{177}Lu 标记的 CC49 治疗，或单独联合干扰素增加肿瘤 TAG-72 抗原表达，或联合干扰素和紫杉醇治疗。在年龄＜60 岁或肿瘤结节大小＜2cm 的患者中，PFS 的改善具有统计学意义。

RIT 的局部给药也在中枢神经系统（CNS）恶性肿瘤中进行了评估，主要是高级别胶质瘤。

最后，对肝细胞癌中 RIT 的肝动脉输送进行了研究。Zeng 等报道了他们的单一机构经验，并观察到接受肝动脉 131I-Hepama-1RIT 治疗组的可切除性转化率显著高于接受肝动脉 5-FU、顺铂和阿霉素[358] 或化疗栓塞和 46 Gy EBRT 治疗的患者[359]。据报道，RIT 组的 5 年生存率为 28.1%，而化疗组的 5 年生存率为 9.1%。在最近的一项多中心 I / II 期试验中，134 名无法切除的肝癌患者通过肝动脉接受了 1～2 个周期的 131I- 美替昔单抗（靶抗原 Had18G/CD147），报告的部分缓解率（PR）为 8.2%，中位生存期为 19 个月[360]。最近，一项对 8 项临床试验的 Meta 分析得出结论，肝动脉 131I- 美替昔单抗和经动脉化疗栓塞术（TACE）联合治疗肝细胞癌患者与单纯 TACE 相比，1 年和 2 年的 OS 更高[361]。

（七）高线性度能量转移 α 粒子发射器

在非血液系统恶性肿瘤患者中使用 α 粒子发射器评估 RIT 的兴趣越来越大。Zalutsky 等对 18 例手术切除后复发的 2/4 级胶质瘤患者进行了抗蛋白酶嵌合抗体 211At-ch81C6 腔内给药的可行性和安全性评估[116]。未观察到剂量限制性毒性。多形性胶质母细胞瘤患者的中位生存期为 54 周。Andersson 等对 9 例复发性卵巢癌患者进行 211At-MX35 F（ab′）2 治疗，这些患者在二线化疗和二次腹腔镜检查阴性后临床完全缓解。362 MX35 识别的抗原是卵巢癌过度表达的钠依赖性磷酸转运蛋白（NaPi2b）。未观察到剂量限制性毒性。腹膜吸收剂量为 15.6mg/（kg·L），红骨髓吸收剂量为 0.14mg/（kg·L）。作者得出结论，显微镜下 IP 疾病的治疗剂量是可以实现的，没有明显的毒性。Meredith 等最近证明，在 18 名卵巢癌和结直肠癌患者中，IP 给药 212Pb 曲妥珠单抗是安全的，这些患者接受了 0.2～0.74mCi/m² 的治疗[298]。最后，Allen 等使用 213Bi-cDTPA-9.2.27 对 IV 期转移性黑色素瘤或转移性黑色素瘤患者的全身 α 粒子 RIT 进行了评估（表 25–1）[115]。在这项 I 研究中，38 名患者接受了 1.25～25 mCi 治疗。10% 的患者出现部分缓解，40% 的患者出现至少 8 周的稳定病情。同一组 16 名患者报告了 213Bi-cDTPA-9.2.27 病灶内给药[363]。

（八）实体瘤综述

作为最早的靶向治疗形式之一，引入放射性标记抗体进入临床是可以理解的，带着很高的期望值。通过临床前和临床试验中学到的东西临床研究是对局限性和挑战的更好理解与 RIT 相关，其中许多都适用于非血液病以及血液系统恶性肿瘤。与其他新兴疗法一样，RIT 可

能会发现它的作用不是作为单一疗法，而是作为一种使用的疗法合理地与其他方式相结合。虽然一个数字增加肿瘤摄取和这些化合物的抗肿瘤作用的策略代理人已经证明令人鼓舞，很可能没有单一的策略将是足够的，需要多个战略才能实现在实体肿瘤环境中具有重要临床意义的结果。作为临床试验建议，RIT 最好的定义是最小的肿瘤负担或辅助剂设置。

（九）淋巴瘤和白血病的放射免疫治疗

RIT 在治疗淋巴瘤和白血病方面最为成功。清髓研究包括骨髓或外周干细胞收集和再融合。这些试验在合格标准、使用的抗体和放射性核素、剂量、治疗次数、预注入或混合的未标记抗体剂量，以及给药治疗剂量的放射性标记抗体所需的生物分布或剂量学估计方面有所不同。据报道，单剂量高剂量放射性标记抗体与自体骨髓移植（BMT）或干细胞移植（SCT）联合治疗的患者的总体应答率和 CR 率最高，缓解持续时间最长[28, 370, 375, 394, 395]。尽管较高剂量的 RIT 往往更为有效的是，在大多数报道的研究中，剂量和反应之间没有直接的相关性。这些结果尤其令人鼓舞，因为在这些试验中接受治疗的所有患者在至少一种常规治疗后都有复发性疾病。许多患者多次治疗失败，一些患者由于各种原因无法耐受额外的化疗。

FDA 已批准两种与 131I（131I-Tositumomab 或 Bexxar）或 90Y（90Y-Ibritumomab-tiuxetan 或 Zevalin）结合的抗 CD20 单克隆抗体用于复发或难治性低度或转化的 B 细胞 NHL 患者[381, 383, 385]，并已证明即使在使用利妥昔单抗后对患者也有效，2009 年还批准对之前未经治疗的低度 B 细胞非霍奇金淋巴瘤患者进行前期治疗。Bexxar（Tositumomab 和 131I-Tositumomab）方案包括序贯给药一剂未标记的小鼠单抗 Tositumomab，以优化生物分布并增加此后给药的 131I-Tositumomab 的肿瘤定位[196, 396]。初始生物分布研究使用剂量学剂量来计算特定于患者的治疗剂量，以向血小板计数为 100% 的患者提供 75cGy 的全身吸收剂量≤150 000/μl。FDA 的批准是基于对 40 名利妥昔单抗治疗后复发 / 难治性疾病患者的研究，并进一步得到了其他四项研究的持久性反应证明的支持，这些研究纳入了 190 名化疗后复发 / 难治性疾病患者。目的约 60% 的患者出现肿瘤反应，约 30% 的患者出现 CR。中位反应持续时间超过 12 个月，偶尔出现持续数年的持续反应[381, 383, 397, 398]。尽管取得了这些令人鼓舞的结果，但由于临床应用有限，131I-Toxitumomab 的生产于 2014 年停止。

90Y 伊布单抗 – 妥昔坦（或 Zevalin）方案使用嵌合抗 CD20 抗体利妥昔单抗进行预给药。支持 FDA 批准

Zevalin 的关键研究将 143 名患者随机分为单独服用利妥昔单抗（4 周剂量为 375mg/m²，因为它被用作治疗剂）或低剂量（250mg/m²）利妥昔单抗的 RIT，以优化 ¹¹¹In 标记的伊布单抗妥昔坦的生物分布成像 / 剂量学研究。7 天后，患者接受 250mg/m² 的利妥昔单抗，然后接受 0.4mCi/kg 的 ⁹⁰Y 记标的伊布单抗妥昔坦。根据国际研讨会 NHL 反应标准，⁹⁰Y- 伊布单抗妥昔坦组的总反应率为 80%，而利妥昔单抗组为 56%（P=0.002）。30% 的 ⁹⁰Y- 伊布单抗妥昔坦组患者实现了 CR，而利妥昔单抗组为 16%（P=0.04）[385]。进展期患者中，下一次治疗的时间分别为 ⁹⁰Y- 伊布单抗妥昔坦组的 11.5 个月和利妥昔单抗组的 7.8 个月。

两项关于 ⁹⁰Y- 抗 CD20 单抗 [385] 或 ¹³¹I- 抗 CD20 单抗 [387] 与未标记抗 CD20 单抗的随机研究表明，与 RIT 相关的辐射作为 RIT 治疗的疗效和毒性的决定因素具有重要意义。以 CD20 抗原为靶点的 RIT 的放射生物学对与该疗法相关的肿瘤和正常组织效应至关重要，并已被综述 [126]。据报道，使用放射性标记的抗 CD20 单克隆抗体进行再治疗在一部分患者中也具有良好的耐受性和有效性 [26, 372, 399]。

在 NHL 过程中使用 RIT 的最佳时间尚未确定 [11, 403]。在 76 名之前未经治疗的滤泡性淋巴瘤患者中，使用 ¹³¹I-tositumomab 作为低度疾病的主要治疗方法的试验显示了令人印象深刻的结果，在 80% 的 CR 患者中，通过聚合酶链反应（PCR）检测 Bcl-2 重排，有 95% 的应答率和转为分子阴性的证据。精算 5 年生存率为 59%，中位 PFS 为 6.1 年 [404]。类似地，在 74 例滤泡性淋巴瘤患者中，分次使用 ⁹⁰Y- 伊布单抗作为初始治疗，总有效率为 95.8%，CR/CRu（未确认完全缓解）69.4%，估计 3 年 PFS 为 58%，OS 为 95% [405]。BMT 失败的患者对 RIT 也有良好的肿瘤反应 [372, 389]。此外，RIT 还在其他组织学中进行研究，如弥漫性大细胞淋巴瘤（DLCL）、套细胞淋巴瘤 [406]、早期结外惰性眼附属器淋巴瘤 [407]、结外边缘区淋巴瘤 [408]、多发性骨髓瘤 [409]，结果令人鼓舞 [410-412]。例如，在一项对 104 名单纯化疗或化疗加利妥昔单抗治疗后复发性 B 细胞 DLCL 患者的研究中，总有效率为 44%，之前接受过化疗的患者的中位 OS 约为 22 个月，化疗失败加利妥昔单抗的患者的中位 OS 约为 4.6 个月 [410]。

化疗加利妥昔单抗作为移植计划的准备方案，RIT 也很有用。Tation [28, 370, 375, 394, 395] 在一项临床试验中比较高剂量 RIT 与常规大剂量化疗配合造血干细胞移植组的 OS 和 PFS 高于接受治疗的患者组传统的移植准备方案 [413]。其他试验 ¹³¹I-Tositumomab 联合依托泊苷、环磷酰胺和自体干细胞移植（ASCT）与全身的比较放射治疗（TBI）联合依托泊苷、环磷酰胺和 ASCT 还显示，在接受治疗的那组人中，操作系统和 PFS 都有所改善 RIT [414]。在该方案的 II 期试验中用于复发 / 难治性弥漫性大 B 细胞淋巴瘤（DLBCL），基于 RITs 的 ASCT 显著改善了患者的生存结果高危疾病（难治性化疗后 12 个月内复发疾病至最后抢救方案）与基于标准 TBI 的相比同样的疗法在 [415] 取得了令人鼓舞的效果。套细胞淋巴瘤患者，3 年无瘤生存率为 61% [416]。162 例套细胞淋巴瘤患者接受手术治疗的最新进展 ASCT 进一步证明，这种基于 RIT 的条件反射方案与降低治疗失败和死亡的风险有关调整重要风险因素的失衡 [417]。¹³¹I-Tositumomab 与双氯乙基亚硝脲联合使用也进行了研究。（BCNU）、依托泊苷、阿糖胞苷（AraC）和马法兰（BEAM）后接 ASCT。毒性与单纯 BEAM 相似。这个 CR 率 57%，3 年总有效率 65%，然而，当条件调节时，无事件存活率为 39%，OS 为 55% [418]。ASCT 前 BEAM 中加入 ¹³¹I-Tositumomab 标准剂量在 224 例复发患者中与利妥昔单抗和 BEAM 进行比较 DLBCL，在 PFS 或 OS 方面没有差别 [419]。缺乏益处可能是服用 ¹³¹I 后活度降低的结果。以及其他清髓性移植方法。在另一项研究中，¹³¹I- 利妥昔单抗联合 BEAM 预处理和 ASCT 治疗复发 / 难治性侵袭性非霍奇金淋巴瘤导致非常高的 CR 率（15/16），16 名患者中有 12 名存活，移植后平均 44 个月无病 [420]。

使用 ⁹⁰Y- 伊布单抗和 BEAM 的类似方法也取得了令人满意的结果 [421]。在一项配对队列分析中，⁹⁰Y- 伊布单抗联合 BEAM 与 12Gy 分次 TBI 联合依托泊苷和环磷酰胺作为 DLCL ASCT 的预处理方案，4 年复发 / 进展的累积发生率相似，但 RIT 组 4 年的 OS 为 81%，而 TBI 组为 52.7%，这可能是一个结果，部分原因是 TBI 组心脏毒性发生率较低 [422]。另一项 ⁹⁰Y- 伊布单抗、氟达拉宾和 2Gy TBI 作为异基因移植治疗持续性高危 B 细胞淋巴瘤患者的预处理方案的研究，估计 30 个月生存率、PFS 和无复发死亡率分别为 54.1%、31.1% 和 15.9%，毒性可接受 [423]。⁹⁰Y- 伊布单抗加干细胞支持疗法也正在研究中，作为异基因干细胞移植低强度预处理方案的一部分，RIT 研究的早期结果令人鼓舞 [424, 425]。M.D. 安德森癌症中心的研究人员发现，化疗敏感的复发性滤泡性淋巴瘤患者在接受 ⁹⁰Y- 伊布单抗妥昔坦、氟达拉宾和环磷酰胺治疗后的 3 年 PFS 为 87%，化疗难治性疾病患者的 3 年 PFS 为 80% [426]。各种使用 RIT 结合大剂量化疗的扩展 II 期试验正在进行中，以更好地确定这种治疗方法的安全性和有效性，这可能会通过干细胞移植 RIT 的放射生物学优化得到进一步改善 [427]。

提高 RIT 治疗 B 细胞 NHL 疗效的其他方法包括使

用抗 CD20 融合肽的预靶向方案，本章稍后将讨论这一点[317]。这种方法基于抗体的释放与放射性核素的释放分离，中间使用一种清除剂来消除未结合的循环抗体，如果进行放射性标记，该抗体将成为非特异性辐射源，从而产生毒性。该平台技术的原理证明已在一项临床试验中得到证实，与直接标记的单克隆抗体相比，肿瘤与全身、肿瘤与血液以及肿瘤与正常器官的比例显著增加[317]。

另一个积极调查的领域是将 RIT 作为研究的一部分一种非清髓性 CHE 的联合治疗方法运动疗法或常规放射疗法[428, 429]。例如，低剂量受累野放射治疗与活动性放射治疗相结合复发 / 难治性 B 细胞患者 RIT 前的病变部位淋巴瘤的耐受性很好，不会单独增加 RIT 的毒性，并产生了出色的 PFS，具有更长的中位数自由度进展比单独接受 RIT 治疗的患者要高[430]。此外，18Gy 全脑照射联合 RIT 随访的初步研究中枢神经系统化疗完全缓解率为 100%，术后无复发 12～20 个月，没有相关的神经认知功能下降[431]。许多试验已经探索了 RIT 与各种化疗药物的组合。据报道，RIT、环磷酰胺 / 盐酸阿霉素 / 硫酸长春新碱 / 泼尼松（CHOP），以及在侵袭性 DLCL 中的累及野放疗（SWOG0313）产生了比以往经验更好的结果[432]。此外，在 II 期试验中，氟达拉滨或 CHOP 化疗联合 RIT 作为前期治疗产生了较高的总体反应和良好的 PFS[433]。在一项 II 期试验（SWOG 9911）中，CHOP 化疗联合 131I- 托西莫单抗巩固治疗 90 例新诊断为滤泡性 NHL 的患者，单独使用 CHOP 的 CR 率为 39%，同时接受 CHOP 和 RIT 的患者的 CR 率为 69%。接受联合治疗的患者的 5 年 PFS 和 OS 分别为 67% 和 87%[291]。这些结果为比较 CHOP+ 利妥昔单抗与 CHOP+131I- 托西莫单抗的 III 期试验（SWOG 0016）提供了理论基础。在该试验中，中位随访时间为 4.9 年，CHOP-R 组和 CHOP-RIT 组的 2 年预计 PFS 分别为 76% 和 80%（P=0.11），CHOP-R 组和 CHOP-RIT 组的 2 年 OS 分别为 97% 和 93%（P=0.08）[434]。在 20 例之前未经治疗的老年 DLBCL 患者中，使用 CHOP 和 90Y- 替伊莫单抗对联合 RIT 化疗进行了研究[435]。在这个 II 期试验中，总有效率为 100%，CR 为 95%。重要的是，在巩固 RIT 后，在初始为 PR 单独 CHOP 治疗的患者中，有 4/5 转变为 CR。中位随访 15 个月，2 年 PFS 为 75%，2 年 OS 为 95%。在 SWOG S0433 试验中，84 例新诊断的晚期或大体积 II 期 DLBCL 患者接受了 R-CHOP 联合 131I- 托西莫单抗巩固治疗，在中位数为 3.9 年的随访中，估计 2 年 PFS 为 69%，2 年 OS 为 77%[436]。一项在 409 例晚期滤泡性 NHL 患者中进行的诱导化疗后观察或 90Y- 伊布单抗的随机 III 期研究 (中位随访时间为 7.3 年) 表明，诱导后 PR 或 CR/CRu 后 90Y- 伊布单抗巩固治疗可使中位 PFS 获益 3 年，8 年 PFS 优势持续 19%，下一次治疗的中位时间延长 5.1 年[437]。

其他研究调查了在 CHOP 和 CHOP/ 利妥昔单抗治疗后，90Y- 伊布单抗作为巩固治疗在早期疾病中的作用。在之前未经治疗的 I 期和 II 期弥漫性大细胞非霍奇金淋巴瘤（ECOG E3402）患者的 R-CHOP II 期试验中，78% 同时接受 R-CHOP 和 RIT 治疗的患者在持续 CRs 中无进展，94% 在 5 年后存活[438]。其他数据表明，用 90Y- 伊布单抗妥昔坦巩固 RIT 可能延长化疗敏感的套细胞淋巴瘤患者的生存期，这些患者在化疗后获得临床疗效[439]。事实上，来自多个试验的数据表明，巩固性 RIT 可增加完全缓解率和反应持续时间[440]。未经治疗的套细胞淋巴瘤患者在接受 4 个周期的利妥昔单抗 /CHOP 治疗后，使用 90Y- 伊布单抗治疗，18 个月时有 75% 的应答率（43%CR）和 93% 的 OS，也报告了令人鼓舞的结果[406]。值得注意的是，接受 RIT 治疗的非霍奇金淋巴瘤患者能够很好地耐受后续化疗方案或 ASCT，后续治疗的毒性与之前未接受 RIT 治疗的患者相似[441]。最近，RIT 正与生物反应调节剂（如硼替佐米）联合研究，以进一步提高 RIT 的治疗指数[442]。RIT 与免疫刺激性 CpG 7909 寡核苷酸联合应用于复发性 B 细胞淋巴瘤的研究也取得了良好的结果[443]。

RIT 治疗复发性霍奇金淋巴瘤的临床研究结果令人鼓舞。这些研究使用了 131I 标记的[444]或 90Y 标记的抗铁蛋白抗体[194, 445-447]。总的来说，134 名复发性霍奇金病患者在五项不同的研究中接受了放射性标记的抗铁蛋白抗体治疗。用 90Y 抗铁蛋白抗体获得的[448]结果优于用 131I 抗铁蛋白抗体获得的结果。90Y 抗铁蛋白抗体治疗的应答率为 60%，CR 率为 30%。缓解程度与生存率相关，50% 的 CR、PR 和进展性疾病患者分别在 2 年、1 年和 4 个月时存活。在这些研究中[448]，应答更常见于病史超过 3 年、肿瘤体积小于 30cm^3 的患者，以及接受至少 0.4mCi/kg 90Y 标记的抗铁蛋白抗体的患者[448]。131I-tositumomab 也被研究用于复发性淋巴细胞为主的霍奇金淋巴瘤[449]。最近，90Y-ntiCD25 单抗治疗难治性和复发性霍奇金淋巴瘤患者取得了令人鼓舞的结果，46 例患者中有 9 例 PR 和 14 例 CR[450]。

多种放射性标记的单克隆抗体在白血病中显示出显著的抗肿瘤活性，有可能增强造血细胞移植（HCT）预处理方案的抗白血病效果（例如，β- 发射 131I- 抗 CD33、90Y- 抗 CD33、131I- 抗 CD45、188Re- 抗 CD66c、90Y- 抗 CD66 和 α- 发射 211At）[451]。

在一项针对 55—65 岁的急性髓系白血病或 MDS 患

者的 I / II 期研究中，将含有抗 CD66 单抗的 RIT 添加到剂量减少的预处理方案后进行去 T 细胞的干细胞移植 [464]。8 例患者接受了 [188]Re 标记的抗 CD66，12 例患者接受了 [90]Y 标记的抗 CD66。输送到骨髓的平均辐射剂量是 21.9Gy，当使用 90Gy 时，剂量明显更高。累计复发率为 55%，2 年生存率为 52%。[90]Y 结构的剂量测定明显优于 [188]Re，骨髓与肾脏的剂量比分别为 5.4 和 2.3 [464]。接受 [188]Re 治疗的 93 例患者中有 6 例 (6.4%) 出现肾病迹象，但接受 [90]Y 治疗的 21 例患者中没有出现肾病迹象 [465]。研究人员已经开发了基于生理学的药物代谢动力学模型，允许预测接受 90Y– 抗 CD66 RIT 的患者的治疗时间积分系数。红骨髓时间积分活性系数的相当大的可变性支持了对这种方式的基于患者的剂量测定的需要 [466]。

为了克服 β 发射放射性核素的局限性用于治疗白血病的 α- 放射免疫结合物已经进行了研究，并取得了令人振奋的结果。因为短距离的缘故（5090μm）和高 LET（约 8 MeV）的 α 粒子，这些同位素的使用有可能提高 RIT 的疗效。没有 β 放射性核素的非特异性影响。所以呢，靶向 α 粒子疗法理论上可以杀死癌细胞一到两个字母发射，旁观者效应最小 [468]。

全面讨论使用 [213]Bi 的字母发射结构，[225]Ac 和 [211]At 标记的单克隆抗体可用于治疗白血病。

五、与核素毒性有关的改善这些影响的方法

核素毒性，其中包括基因构成、免疫因素、生理条件、年龄、性别、放射性核素特征、剂量率、非均匀剂量分布、其他优先和伴随因素治疗，从先前治疗中恢复，以及辐射防护剂 / 增敏剂使用。其中许多已经在前面更详细地讨论过了 [475, 479, 480]。

骨髓抑制是大多数常规的全身和腹腔注射 TaRT 的主要剂量限制性毒性。这一点正在改变，然而，随着小分子放射性核素使用的增加，非常好。在可能影响程度和持续时间的多个因素中骨髓抑制，骨髓储备，从先前治疗中恢复，以及放射性结合稳定性似乎是这一现象的主要决定因素。通过输血和生长因子提供 [481, 482] 血液支持一直是有帮助的，骨髓或外周干细胞回输使放射性结合物的剂量增加到至少三倍超过导致剂量限制造血毒性的剂量。据报道，白细胞介素 1 和巨噬细胞集落刺激因子具有辐射防护作用。对造血系统的影响 [483, 484]。这些药物的辅助使用含有酸味的细胞因子产生了适度的保护作用。此外，放射防护剂氨磷汀对临床前放射性核素有帮助 [131]I 治疗 [485, 486] 甲状腺疾病及其减量的研究小分子结合物的肾毒性 [487]。与其他放射性偶联物也在预料之中，但这一潜在效应尚未实现。但是已经被很好地研究

过了。螯合剂组合的辅助使用不稳定的金属放射性结合物可以帮助将毒性降至最低，但是有些对骨髓抑制只有很小的保护作用。Sion 与稳定的螯合剂一起使用时。除从血液中清除游离放射性的螯合剂外，据报道，用针对放射性标记抗体的第二种未标记抗体"追逐"。放射性标记抗体，可适度降低毒性 [491]。预定位的方法，它解离和延迟 e2 切除 II 技术和方式从靶向剂中传递放射性核素，可以降低毒性。尽管骨髓消融性 TaRT 的第二种剂量限制器官毒性可能随放射性核素而异，但分别报道了 [131]I 的心肺毒性和肝毒性，预计为 [90]Y 免疫结合物 [107, 370, 492]。

稳定螯合剂的重要性也会影响其他潜在的毒性，正如用阿尔法发射剂所证明的那样。从具有不稳定螯合物的 [212]Bi 结合物中注意到导致肾毒性的肾积累，可能是剂量限制。麦克利斯等人报道了这一点。在 IP 注射后，[212] 双抗 Thy1.2IgM 与带有 EL-4 肿瘤细胞的小鼠共轭 [111]。在麦克利斯研究中，8% 的注射放射性在心血池中停留了 2h，对肾脏的积累与游离 [206]Bi 相似，表明 [212]Bi 与 DTPA 螯合物共轭不稳定。随后，稳定的螯合物降低了肾毒性，包括接受高达 1mCi/kg [213]Bi 的 AML 患者的临床经验 [106]。此外，游离 [213]Bi 引起的肾毒性可以通过使用辅助剂来减轻，包括二硫醇螯合剂和肾血管紧张素 – 醛固酮系统抑制药，如在临床前模型中所示 [493, 494]。

全身 RIT 的急性症状通常与使用抗体产品有关，而不是使用放射性有关。症状通常较温和，包括皮疹、发烧、发冷、肌痛、排尿、瘙痒、恶心、呕吐、腹泻、鼻塞和低血压 [495]。这些不良反应是短暂的，通常对抗组胺药、对乙酰氨基酚和非甾体抗炎药有反应。很少有人注意到更严重的症状，包括肌肉僵硬、支气管痉挛或喉部水肿。这些药物通常对类固醇、抗组胺药、氧和哌啶有快速反应。在使用中枢神经系统时，已经描述了各种短暂的症状，通常较轻微，但可能包括脑水肿、颈骨僵硬、无菌性脑膜炎、颅内压升高和癫痫发作。类固醇通常可以改善这些症状。IP 结合物的小鼠抗体结合物通常观察到血清病型现象（影响约 1/3 的患者），但在静脉注射 RIT 的患者中很罕见，即使使用相同的放射免疫结合物也如此。血清病样症状在治疗后约 2 周出现，可能持续 1 周以上。症状表现的变化可能部分取决于所用的特定的放射免疫偶联物，因为 Hammersmith 小组注意到皮疹，而在阿拉巴马大学伯明翰分校使用不同的放射性标记单克隆抗体治疗的患者中，伴有关节或肌肉疼痛但无皮疹的发热很常见 [496,497]。

其他急性影响可能包括放射性核素靶向骨转移的骨疼痛暂时增加和胃肠道紊乱，通常表现为恶心。与常规

RIT 相比，恶心更常与 PRRT 有关。然而，来自 PRRT 的恶心可能更与用来减少肾毒性的氨基酸输液有关，而不是与放射性核素治疗本身有关。胃肠道受体的靶向也可能导致 PRRT 的恶心。用于甲状腺消融或治疗转移性疾病部位的口服 [131]I 后可发生恶心和呕吐。[131]I 治疗还可导致唾液腺炎、味觉变化、转移部位的短暂肿胀和疼痛、眼部干燥、鼻泪管阻塞和骨髓抑制[498]。辐射病已被报告，剂量超过 300mCi[499]。关于 [131]I 型甲状腺治疗如何对生育能力产生影响，有各种报道。短期性腺功能可能受到受损，流产的发生率可能增加，但畸形的后代似乎没有增加[500, 501]。还有，发展的风险 [131]I 型甲状腺治疗后，恶性肿瘤发生变化，一些过度暴露的器官增加，如胃腺和唾液腺，但肺癌和宫颈癌减少[498, 502]。

在使用小分子中，如肽或放射性核素结合物，肾脏和膀胱通常比其他正常器官获得更高的剂量。对于这些疗法，肾脏毒性而不是骨髓毒性可能是有剂量限制的[94, 563, 503]。分馏放射性核素传递可降低毒性并提高疗效[9, 13, 504]。已在其他地方回顾了有限的临床研究和放射生物学考虑[505]。剂量分割有助于降低与肽 - 放射性核素治疗相关的毒性，并在其他 TaRT 应用中进行了研究[505]。PRRT 的急性症状通常与用于降低肾毒性的辅助剂（含胺的氨基酸）有关，而不是大型免疫球蛋白产品可能发生的"异物反应"。通常与使用辅助剂相关的恶心和呕吐可以通过止吐剂和其他措施得到改善。

早期 PRRT 和接受钬 166（[166]Ho）骨髓瘤患者提示尿路（[166]Ho）毒性的剂量率的重要性。虽然当 40Gy 送到骨髓时，高剂量 166Ho-DOTMP 计算的肾剂量仅为 710cGy，但 30% 的患者有 2～4 级肾毒性，伴有严重的血栓性微血管病。在 [166]Ho 输液期间，持续的膀胱灌注降低了出血性膀胱炎的风险[506]。

在早期使用 PRRT 时也注意到意外的肾毒性发生率。虽然平均肾剂量远低于分离 EBRT 的耐受极限，但肾皮质的放射性快速积累导致该区域的高剂量，以相对较高的剂量率输送。进一步的研究表明，PRRT 的肾毒性与既往肾功能不全和糖尿病等危险因素有关，而辅助注射氨基酸和氨磷汀则有助于预防毒性[63, 507]。在 PRRT 方案中加入"保护"措施允许分次放射性增加高达 50%[487]。一项使用赖氨酸的影响显示在一起的动物研究中，直接比较了放射性核素同体注射和不注射氨基酸的赖氨酸的影响，与对照组相比，与静脉或口服赖氨酸治疗的动物相比[508]，大鼠肾 111 内奥曲肽积累减少了 40%。Valkema 等在患者的检查图像中展示了赖氨酸给药的类似的影响[487, 508]。通过更准确地预测剂量参数来理解和改善肾毒性问题的其他努力包括出版 6 个年龄依赖性医学内部辐射剂量（MIRD）委员会模型，以允许

亚区域放射性核素剂量计算[509]，2003 年核医学学会会议的继续教育会议上发表了贡献，以及 MIRD 亚器官模型[510, 511]。MIRD#20 通过模拟①剂量率（BED）、随时间活性分布的②异质性、吸收辐射剂量和 BED 的③与观察到的临床毒性的影响，来检查放射性核素治疗的肾毒性。Barone 等说明了应用患者特异性剂量测定法对肾毒性的影响[512]。

非全身性施用放射性核素与其他类型的毒性有关，这取决于给药的部位和其他因素。与非特异性放射性核素治疗后的晚期肠毒性很少见（例如，[32]P 磷酸铬溶液）相比，这是一个优势。然而，[32]P 治疗中最严重的毒性包括肠纤维化或体壁坏死，这是治疗剂误置入肠道的结果管腔、定位囊或体壁，而不是 IP 空间[512a]。即使使用适当的用药，与化疗相比，肠道并发症的风险也会增加，特别是在同样接受骨盆 EBRT 的患者中。尽管在一项早期的 GOG 试验中，近 75% 的患有卵巢癌的术后患者在接受 15μCi [32]PIP 时没有报告没有副作用，但其余的一些患者有轻度到中度的胃肠道症状。1 例出现细菌性腹膜炎，4 例出现肠梗阻[513]。后来的 GOG 研究比较了手术水肿后的环磷酰胺 / 顺铂和 IP32P。与化疗相比，接受 [32]P 治疗的患者更多地患有肠道问题。有些人在腹腔内的放射性核素分布不理想，目前可能不会被认为是 IP 治疗的候选者[514]。使用靶向抗体携带者治疗放射性核素和预前扫描排除定位，严重的肠道毒性很少见[282, 515, 516]。90 名患者在阿拉巴马大学伯明翰分校接受 IP [90]Y- 或 ^{177}Lu-CC4 的治疗，尽管部分接受了复发性疾病手术的患者被发现有明显的纤维化的区域[517]。静脉发射体用药后的样本分析并未显示组织变化，早期使用静脉发射体结合物的临床经验也未报告腹膜毒性[362, 518, 519]。

[32]P 也被注射到恶性病变和其他空腔中，如治疗恶性积液的胸腔空间，以及关节血肿的关节内空腔[499]。直接注入恶性病变中的相对较高浓度的 [32]P 在局部耐受性良好，偶尔会导致分流对其他器官，如胃和肺的剂量限制性毒性。为了克服这一潜在的危险，已经进行了预处理扫描，以在使用治疗剂量之前评估微量放射性核素的分布[520]。[32]P 直接注射到皮下结节，并预先给予 [90]Y- 放射性核素，具有良好的耐受性[521]。相反，从静脉浸润中意外输送放射性核素到皮下组织已导致局部坏死[522]。[32]P 作为治疗基底细胞癌具有良好的耐受性和有效性[523]。

在胶质瘤腔中注射的浓度高于全身耐受浓度的 β 和 α 发射体。很少有严重毒性报告[116, 522]。水肿和癫痫发作是所报告的最常见的不良事件。鞘内放射性核素治疗已导致无菌性脑膜炎和偶尔的癫痫发作活动[524]。

还有许多其他器官有毒性的风险，尚未得到广泛

解决。例如，根据外部光束数据，白内障预计是高剂量全身辐射后的风险，但在长期随访研究中没有报告[525]。肺纤维化是 [131]I 治疗肺转移的重要问题，目前对吸入钚后的动物正在研究中[526, 527]。一项吸入镭的动物模型研究表明，吸烟导致肺癌风险增加[528]。

到目前为止，除了甲状腺功能异常外，RIT 与 [131]I-标记抗体出现后的晚期器官功能障碍并不常见[375]。尽管采取了一些阻止甲状腺吸收的措施，但在治疗后 6 个月接受清髓剂量 [131]I-抗 CD20 抗体治疗的患者中，59%的甲状腺刺激激素水平升高[375]。一些接受非烧髓剂量的患者后来促甲状腺激素水平升高。唾液腺的炎症和损伤可能是一种急性或晚期的毒性。腮腺炎可能导致口干，在甲状腺癌治疗中比高剂量更常见放射性结合疗法。然而，这仍然是 [131]I-抗体治疗的潜在毒性[529]。

即使没有任何特定的放射性核素治疗，也没有注意到发生第二次恶性肿瘤的风险。少数接受高剂量 RIT 治疗淋巴瘤的患者出现了第二种恶性肿瘤。骨髓增生异常是血液恶性肿瘤治疗中最重要的潜在的 TaRT 相关毒性。一些在 TaRT 后被诊断为骨髓增生异常的淋巴瘤患者在放射性核素治疗前有发育异常的证据[383, 530, 531]。这些患者也被认为有骨髓增生异常的风险增加，因为之前有没有常规 EBRT。与接受 [131]I-甲泰苯苄胍（MIBG）的 NET 患者相比，淋巴瘤患者的风险为每年 0.5%[437, 532]。[32]P 治疗多细胞增多症的白血病风险似乎与剂量相关，而儿童关节内 32P 低剂量（0.6~1.5mCi）后出现白血病[533]。第二种恶性肿瘤尤其值得关注，因为越来越多的放射性核素疗法（例如 MIBG、90Y 伊伐单抗）被用于儿童，因为 [131]I 暴露后甲状腺癌和其他恶性肿瘤的恶性诱导存在年龄效应，并且在 MIBG 后观察到 MDS[534]。

六、放射量测定

剂量测定是将给予的放射性量与肿瘤、器官或剩余组织中吸收的辐射剂量联系起来的过程。剂量测定对剂量与临床结果的相关性很重要，在某些情况下，对于治疗计划以避免过度毒性。EBRT 和 TaRT 结合的细节显示，在需要杀死肿瘤的辐射传递的关键情况下进行精确计算的重要性[535]。一般来说，由于各种原因，为 TaRT 计算的剂量不如 EBRT 计算的剂量准确。这些数据包括有限的辐射剂量输入数据（例如，使用连续指数递减辐射治疗的样本点很少）、非均匀剂量分布，以及用于估计 TaRT 吸收剂量的假设/计算方法[536]。对于内部分布的放射性核素，剂量计算也比 EBRT 更复杂。阿尔法粒子剂量测定增加了衰变方案级联和子产物的复杂性，这些产物可能与母体放射性核素的分布不同[537-539]。

来自没有伽马发射的放射性核素的韧致辐射图像通常质量不理想，这使得精确的量化变得困难。然而，复杂方法的进展提供了对剂量估计有用的图像[545]。作为一种适合许多情况的替代方法，通常使用示踪剂研究来估计较差的伽马发射器，该发射器具有与治疗性放射性核素类似的化学物质。由于动物研究表明，[111]In 和 [90]Y 的生物分布相似，尽管通常不相同，因此使用 [111]In 标记抗体的示踪剂/剂量测定研究经常与 [90]Y 标记抗体治疗一起进行，以估计随后 [90]Y 免疫偶联物的生物分布/剂量测定[107, 546, 547]。[89]Zr 标记抗体的定量免疫宠物与 [111]In 标记有良好的相关性抗体生物分布，并可作为 [90]Y 标记抗体治疗的正电子发射替代物[548]。[124]I 标记的共轭物的 PET 扫描对放射性核素的剂量测定很有用。来自 [89]Zr-cG250 抗体[549, 550] 的 PET 图像优于动物模型中的 ^{111}In-cG250 抗体，与 [124]I 相比[551, 552]，其他示例包括使用 [99m]Tc 抗体用于成像/剂量测定研究[186]，结合再抗体治疗和 FDA 批准的 ^{177}Lu-DOTATATE 的 [68]Ga[553]。使用初步生物分布/剂量测定法估计治疗开始的预期剂量的另一个变量是，即使使用了少量的治疗剂，同一患者两种治疗的估计吸收剂量的预测剂量与后来实施的剂量之间的相关性也高达约 30%。随着方法在改进方面的持续进展，预计相关性将会有所改善。例如，定量检查报告了放射性核素的诊断或治疗水平的准确率在 5%~15%。

MIRD 委员会是为计算全身和器官辐射吸收剂量估计方法提供指导的实体[560]。该委员会和其他方法已继续努力，以进一步改进现有的模式和方法[509, 541, 544, 556, 560-571]。与 MIRD 委员会合作创建了一个 Java 小程序，以提供全球访问（http：//mirdcell.njms. rutgers.edu/），促进多细胞剂量测量和生物响应建模。除了通过核医学和分子成像协会的网站（www.SNMMI.org），其他信息出版物、网站和计算机程序已经被开发出来，以协助剂量测量计算[571-574]。在可用的网站中，www.doseinfo-radar.com 被开发用来提供许多领域的信息，包括标准化的剂量估计、衰减数据和吸收分数。通过解剖和生理图像的融合，可以计算出体素水平上的三维剂量估计数，并考虑到器官内放射性分布的异质性。

结果和辐射剂量相关因素之间的关系是可变的，一些研究显示有很强的相关性，而另一些则没有相关性[587-589]。与 EBRT 相比，一些难以建立剂量–反应关系的因素可能包括与 TaRT 剂量计算相关的相对不确定性、TaRT 发生的剂量沉积异质性、剂量率效应和药剂/患者排泄/清除的变化。虽然大多数正常的 EBRT 器官耐受水平是使用高剂量率辐射建立的，并随着分数大小的函数而变化，但剂量率通常很低，并且随 TaRT 可变，限制了从高剂量率耐受水平外推到 TaRT 预期水平的有效性。与外束一样，TaRT 的分次可以增加耐受的放射性核素总剂量[503, 505]。一些研究表明，生物因素如何影响耐受性，但没有在标准剂量 / 毒性报告中考虑在内。其中许多内容已在一次审查中进行了总结[474]。对骨髓抑制的提高剂量 / 毒性相关性包括估计剂量与肿瘤控制之间有更好的相关性[593, 594]。尽管提高了剂量测量的准确性和个性化剂量管理的需要[549, 557, 595-599]，大多数研究仍在非移植环境中不需要器官或肿瘤剂量测量的情况下进行。活动通常是按每公斤或每平方米进行的。对于 FDA 批准的药物之一（[131]I-Tositumomab），全身有效半场用于个性化给药的活动，但不需要器官或肿瘤剂量测定[595]。由于剂量测量结果和临床结果之间取得了更好的相关性，可能需要额外的肿瘤剂量测量，这通常是高剂量治疗和干细胞救援所需要的[600-602]。个体化肾剂量测定对预测 PRRT 的毒性具有重要作用[603]。与骨髓剂量与毒性研究一样，调整疾病、条件和影响肾功能的因素，如高血压，以使肽 TaRT 治疗中计算的肾剂量和肾毒性的相关性更好[596]。关于这个主题有更多的讨论。

七、未来的考虑事项

TaRT 是一种很有前途的治疗方法，作为实体和血液恶性肿瘤的单疗法。预计，对于许多疾病，TaRT 将作为多模式疗法最有用[121, 162, 403, 428]，未来的研究应继续定义如何最优地将 TaRT 与其他治疗疗法，包括免疫疗法相结合。需要更多的研究来确定导致协同抗肿瘤活性而没有显著更大毒性的药物 / 方案。活跃的研究领域包括使用阿尔法粒子的 TaRT 研究、小的非抗体靶向剂、免疫治疗和其他增加肿瘤对放射性核素的吸收和增强有效性的方法[604]。

致谢

这项工作得到了美国国家卫生研究院通过资助 NIHP50CA83591、NIH1R01CA82617 和 NIHP50-CA89019 的支持。

第 26 章　免疫治疗联合放射治疗
Immunotherapy With Radiotherapy

Andrew G. Brandmaier　Silvia C. Formenti　著

李成强　译

一、免疫治疗的出现

免疫疗法包括一类生物底物，如肽、重组抗体和细胞，用于靶向免疫系统和疾病的治疗。在肿瘤学领域，免疫疗法由来已久［如在膀胱癌中使用卡介苗（Calmette-Guérin，BCG）］，最近又重新成为一种有希望的治疗范例，将治疗方案的范围扩大到手术、放射治疗和化疗等传统方法之外。几十年来发现的基本免疫学过程的分子靶点正在转化为成功的临床试验中的治疗。治疗全谱实体和血液恶性肿瘤的多种免疫治疗策略正在积极研究中。到目前为止，免疫治疗的进展主要表现在使用单克隆抗体来阻断检查点抑制物，检查点抑制物是 T 细胞上的调节受体。检查点阻断可促进宿主 T 细胞的普遍激活，并使肿瘤微环境中耗尽的 T 细胞恢复活力，从而促进其抗肿瘤活性。动员活化的抗肿瘤 T 细胞一直是大多数现代免疫治疗的中心策略。本章将概述肿瘤免疫学中 T 细胞的免疫学特性，回顾肿瘤免疫微环境，并探讨放射治疗作为免疫治疗辅助手段的新作用。

二、肿瘤的 T 细胞识别

（一）自我 – 非我与危险

免疫系统由造血系统中的不同细胞群组成。通过它们的特殊功能，它们共同执行以下过程：感知危险刺激，分泌旁分泌分子以招募和激活伙伴细胞，呈递肽段，识别抗原表位，介导靶标的吞噬和溶解。后来获得诺贝尔奖的免疫学家 Burnet 和 Medawar 提出了免疫识别的一个基本原理，即自我—非我模型（self-nonself model，SNS）：免疫细胞能够用来识别和攻击"非我"的抗原[1]。这个模型简明扼要地解释了微生物和被感染或变异的细胞如何拥有被识别为"非我"并被清除的蛋白质表位，而宿主"自我"的正常组织则免受免疫系统的攻击。自我—非我模型提供了对免疫功能基本模式的洞察，包括抗原识别的特异性和宿主 T 细胞和 B 细胞储备的发展[2]。新的 T 细胞克隆系统地在淋巴室分化，

识别自我抗原的克隆从淋巴细胞池中删除。然而，自我—非我模型在解释肿瘤免疫等重要现象方面是不完整的。随后，"危险模型"作为解释免疫激活的范例而出现，该免疫激活是由组织微环境中先天免疫信号的合成所驱动的。该理论为解释肿瘤免疫学领域的基本概念提供了有用的框架[3]。它解释了共刺激作为 T 细胞活化的必要信号的作用以及检查点分子的调节作用。在肿瘤免疫学中，这些因素解释了免疫系统在预防癌症发生和发展中的局限性。抗肿瘤 T 细胞反应受到肿瘤微环境内稳态调节过程和抑制机制的限制。

（二）免疫中的 T 细胞

$\alpha\beta$T 细胞是适应性免疫反应的中心介质，在抗肿瘤免疫中起着至关重要的作用。每个 T 细胞克隆表达一个独特的细胞膜结合的 T 细胞受体（T-cell receptor，TCR），它是 α 和 β 免疫球蛋白样亚基的二聚体。TCR 与主要组织相容性复合物（major histocompatibility complex，MHC）相互作用：在相邻抗原提呈细胞（antigen-presenting cell，APC）上显示的肽复合物。所有组织类型的大多数细胞都存在 MHC Ⅰ 类肽复合物，CD8$^+$T 细胞可以识别。MHC Ⅱ 类复合物主要由专职抗原提呈细胞表达，如树突状细胞和巨噬细胞，并被 CD4$^+$T 细胞所识别。当 T 细胞的 TCR 与 MHC 结合（肽络合物具有足够亲和力）时，TCR 被激活，并启动下游信号级联，引导细胞的效应功能。CD8$^+$T 细胞分泌细胞因子，如 TNF-α 和干扰素 γ（interferon gamma，IFN-γ），还释放含有穿孔素和颗粒酶的细胞毒性颗粒，溶解抗原靶细胞。[4]激活的 CD4$^+$T 细胞具有辅助功能，包括根据其特殊的辅助亚型释放细胞因子和表达 CD40 配体，通过在相邻抗原提呈细胞上结合 CD40 传递激活信号。特别是 Ⅰ 型 CD4$^+$辅助 T 细胞（T_h1）通过释放 IFN-γ 来促进抗肿瘤免疫，它能有效地激活 Ⅰ 类和 Ⅱ 类抗原提呈，并进一步使肿瘤细胞受到 CD8$^+$细胞毒性 T 细胞的免疫识别[5]。T_h1 细胞也分泌 IL-2，其支持邻近 T 细胞的增殖。

总之，这些机制放大了组织微环境中的免疫活性，并介导了含有抗原细胞的破坏。

（三）T 细胞库

T 细胞库由宿主免疫系统中的 T 细胞克隆总数以及它们识别的相应抗原组成。每个 T 细胞克隆都通过其 TCR 具有特定的抗原识别能力，并且单个受体的新颖性很大程度上归因于可变区中的互补决定区 3（complementarity determining region 3，CDR3）。CDR3 的多样性是通过 TCR α 和 β 链基因的随机重排产生的[6]。重组激活基因酶切割并剪接可变区片段，从而产生在受体界面翻译独特蛋白质确认的序列。此过程发生在胸腺中，在那里发育中的祖 T 细胞（称为胸腺细胞）生成定制的 TCR，该 TCR 经受正向和负向选择过程[7]。胸腺皮质的上皮细胞表达胸腺蛋白酶体，该胸腺蛋白酶体产生独特的肽表位以供 MHC 呈递[8]。能够识别这些 MHC 复合物之一的具有 TCR 的克隆经过积极筛选，可以生存，并且已证明具有功能。随后，否定选择的关键步骤发生在延髓中。髓样胸腺上皮细胞混杂表达组织限制蛋白，并与树突状细胞一起呈现一系列代表宿主自身（自身）蛋白环境的表位（图 26-1A）[9]。诱导表达与这些自身抗原 MHC 肽复合物之一高亲和力的 TCR 的胸腺细胞发生凋亡，从而从功能库中删除潜在的自身反应性克隆。幸存的负选择的胸腺细胞最终从胸腺释放到周围循环中。根据自我 - 非我模型范式，阳性和阴性选择可将 T 细胞库淘汰成原始池中胸腺细胞的 1%～5%，这些胸腺细胞能够识别宿主 MHC 肽复合物，并且不易引发针对宿主的自身免疫。

（四）T 细胞活化与调节

从胸腺释放后，在它们第一次抗原接触之前，T 细胞克隆保持"原始"表型。它们最初的 TCR 刺激周围的环境对于它们的功能和命运至关重要。没有共刺激的 TCR 参与具有耐受作用并诱导 T 细胞无反应，从而抑制增殖和 IL-2 分泌（图 26-1B）[10]。根据危险模型，免疫反应是由来自受损或受伤细胞的可诱导警报信号触发的。Toll 样受体（toll-like receptor，TLR）包含抗原提呈细胞的先天危险传感器的主要家族，而 TLR 结合可刺激它们成熟。受环境危险刺激而成熟的专职抗原提呈细胞，例如树突状细胞，可上调 B7-1 和 B7-2 的表达，并通过将 CD28 接合到天然 T 细胞上来提供共刺激作用[11]。来自 TCR 刺激的信号 1 和来自共刺激的信号 2 的组合诱导了天然 T 细胞的变化。重组了 TCR 信号转导机制，以对未来的抗原反应进行更敏感的反应，并表达 CD25 来促进对 IL-2 的大规模增殖。因此，活化的 T 细胞可以离开引流淋巴结，增殖为效应子代和记忆子

代，并有效攻击周围组织中的抗原靶标（图 26-1C）。

树突状细胞的成熟开启了 T 细胞启动的基本过程，例如凋亡细胞的吞噬作用、抗原呈递和刺激性细胞因子的分泌[12]。在肿瘤微环境中，危险相关分子模式（danger-associated molecular pattern，DAMP）（将在后面进行详细讨论）可以激活树突状细胞上的 TLR，从而诱导其成熟。基本亮氨酸拉链 ATF 样转录因子 3（basic leucine zipper ATF-like transcription factor 3，BAFT-3）依赖的 CD103⁺ 树突状细胞的子集已显示出高效吞噬肿瘤细胞碎片和亚细胞囊泡（如外泌体），并将这些货物从肿瘤转运到引流淋巴结的效率[13]。然后，树突状细胞处理肿瘤抗原以交叉呈递在 I 类 MHC 分子和有效的原发性抗肿瘤 T 细胞上。为了将树突状细胞有效地动员到抗肿瘤 T 细胞上，至关重要的是在肿瘤微环境中必须存在足够的 DAMP 信号。

免疫系统依赖于多个程序化的调节信号来防止过度活跃的 T 细胞反应，以维持组织稳态。检查点分子是调节 T 细胞活化持续时间和强度的一类受体和配体。在体模型已表征了 2 个重要的免疫治疗靶标：CTLA-4 和 PD1。在 TCR 的 MHC：肽刺激后，CTLA-4 在 T 细胞质膜上表达升高。尽管抗原提呈细胞上的 CD80 和 CD86 通过结合 CD28 对 T 细胞进行共刺激，但它们也可以结合 CTLA-4 来传递调节信号。该信号减小了 T 细胞活化早期的反应幅度。同样，免疫调节性 CD4⁺ 细胞群体 T 调节细胞（T regulatory cell，T_{reg}）利用 CTLA-4 从树突状细胞表面去除功能性分子。具有基因敲除 CTLA-4 基因的小鼠会产生由广泛的 T 细胞活化介导的普遍性自身免疫致命综合征，这说明该信号在免疫稳态中的有效调节作用。活化后，T 细胞上的 PD1 表达增加，并在调节其参与组织炎症和自身免疫中发挥作用。

（五）肿瘤免疫监视和肿瘤相关抗原

肿瘤免疫监视模型假定免疫系统在大多数肿瘤细胞形成肿瘤之前就可以检测并消除它们。在这种范例中，当抗原肽被呈递给循环中的 T 细胞时，就会识别并攻击发生在恶性细胞中的遗传和细胞改变。对于逃避此类监视的肿瘤，活抗原的鉴定代表了潜在的治疗靶标。Gubin 等[14]将肿瘤抗原分为三大类：肿瘤相关抗原、癌症 / 生殖系睾丸抗原和肿瘤特异性抗原。肿瘤相关抗原包括可能以异常水平表达的功能或分化分子，例如黑色素瘤中的色素相关蛋白（MART-1 和 GP100）和乳腺癌中的 HER2/neu。胚系抗原，例如 MAGE-A 和 NY-ESO-1，通常仅限于性腺组织，它们在外周肿瘤细胞中的呈递可以检测为抗原性。最后，肿瘤特异性抗原是非同义词基因突变，其产生完全不同于自身环境的新型蛋

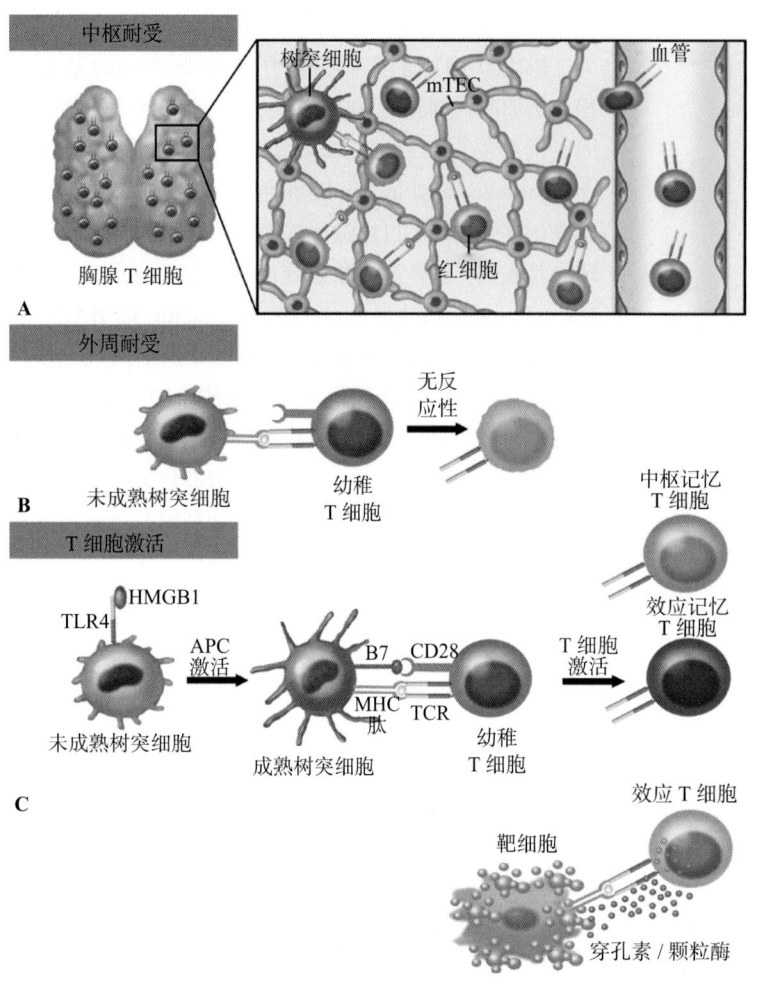

◀ 图 26-1　T 细胞的发育和激活（此图彩色版本见书末）

A. 胸腺包含一个皮质和髓质上皮细胞网络，引导发育中的胸腺细胞的成熟。皮质的阳性选择促进了 T 细胞受体（TCR）克隆的生存，以识别新的主要组织相容性复合物（MHC）-肽复合物。阴性选择是由髓质上皮细胞和树突细胞介导的，它们呈现宿主抗原并触发识别自身肽的 TCR 克隆细胞凋亡。B. 在外周，未成熟的抗原呈递细胞（APC）呈递来自周围环境的肽，而无须共同刺激。以这种方式参与幼稚 T 细胞可以促进无效应，并通过限制自发免疫力，在没有危险信号的情况下帮助维持外周耐受性。C. 来自死亡细胞的危险信号，如高迁移率族盒蛋白 1（HMGB1），激活树突细胞以表达共刺激分子和促炎细胞因子。这些信号与 TCR 刺激的结合可以有效地激活幼稚 T 细胞。激活后，幼稚 T 细胞分化为效应型和记忆型。CD8⁺T 细胞可以识别和裂解显示抗原 MHC-肽复合物的靶细胞

白质表位。随着全基因组测序和质谱数据整合到信息学算法中，出现了新的方法来预测其中哪些"新抗原"将被 T 细胞识别。这些方法已通过在肿瘤浸润淋巴细胞中鉴定表位特异性克隆的研究得到验证[15]。此外，将预测的新抗原掺入用于癌症治疗的肽和 RNA 疫苗已证明可测量的抗肿瘤反应[16]。在临床环境中，具有高突变负荷的肿瘤（例如错配修复缺陷）对免疫疗法的反应更大，大概是由于它们倾向于产生新抗原。解释个别患者肿瘤的抗原谱的进一步进展将为将来的免疫治疗应用提供信息。

三、肿瘤免疫逃逸

（一）癌症免疫编辑

尽管正在进行针对肿瘤细胞的免疫监视，但肿瘤显然能够避免排斥。免疫逃逸被公认为是 Hanahan 和 Weinberg 对癌症认知的重要标志之一[17]。Mittal 等[18]建立了一个能够最终解释肿瘤如何绕过宿主的免疫系统的一个框架，该框架包括三个阶段：清除、平衡和逃逸。恶性细胞被 T 细胞识别并由于特定抗原蛋白的异常表达水平或突变的新抗原的产生而被消除。然而，通过遗传不稳定和克隆选择，免疫原性差的恶性克隆得以存

活，形成小肿瘤，并与免疫系统保持平衡。随着细胞继续突变并进行克隆选择，更多的免疫原性克隆被消除，非免疫原性后代持续存在。持续的增殖和选择使肿瘤最终能够适应避免免疫攻击的有利基因型/表型。通过这种逐步的"癌症免疫编辑"，肿瘤改变了其抗原性变得无法被 αβ T 细胞识别。免疫编辑是通过遗传改变发生的，包括缺失和启动子甲基化，这些改变可最大限度地减少抗原蛋白的表达或减少肿瘤细胞对 MHC 分子的呈递。最终，一定数量的进化的抗性癌细胞逃脱了免疫监视，并表现为可临床检测的癌症。

免疫编辑领域的一项基本发现来自化学诱导癌症的小鼠模型。与缺乏免疫能力的宿主相比，缺乏 T 细胞的宿主产生的肿瘤细胞在分离并注入野生型小鼠时更容易被排斥[19]。这一重要发现支持了以下结论：适应性免疫系统最终选择了具有抗性的癌细胞克隆。临床上也已经观察到了癌症免疫编辑的实际意义。一个特征表达明确的 NY-ESO-1、MAGE-C1 和 Melan-a 抗原的黑色素瘤患者的案例研究报告表明，用 NY-ESO-1 疫苗接种治疗会导致表达 MAGE-C1 和 Melan-a 的肿瘤消长，而非 NY-ESO-1。此外，研究表明，多种类型的肿瘤具有沉

默 MHC Ⅰ类表达的能力，这与不良的临床结果相关。MHC 分子表达的丧失与头颈部鳞状细胞癌、乳腺癌、小细胞肺癌、膀胱癌、宫颈癌和皮肤黑色素瘤的无病间隔时间和生存期缩短有关[20]。这说明了正在发展的肿瘤与宿主免疫系统之间的动态相互作用。尽管许多癌细胞在临床出现之前就已被消除，但肿瘤细胞仍可进化以抵抗监视。

（二）免疫抑制肿瘤微环境

除了通过免疫编辑使肿瘤逃逸之外，癌症还积极抑制宿主免疫力并阻止抗肿瘤反应。免疫治疗试验失败的累积历史（包括多次疫苗接种研究）表明，即使用肿瘤抗原外源刺激宿主免疫系统也常无法达到治疗效果的阈值[21]。组织学证据表明，肿瘤微环境中通常存在着大量的多种类型细胞，包括基质成纤维细胞、髓系细胞和肿瘤相关血管内皮（图 26-2）。作为上述选择过程的结果，肿瘤细胞和成纤维细胞进化以产生免疫抑制谱，该谱与未愈合的伤口有许多相似之处。它们通过分泌细胞因子来维持这种环境，例如 VEGF、趋化因子配体（chemokine ligand 2，CCL2）、GM-CSF、G-CSF 和 M-CSF。这些因素促进未成熟的髓样细胞的募集，这些细胞分化为肿瘤内的 MDSC 和巨噬细胞，在那里它们抑制抗原提呈细胞和 T 细胞。

癌症患者中多形核 MDSC 的高频率已被证明与放射学进展和不良预后相关，这突显了其有效抑制抗肿瘤免疫力。MDSC 产生活性氧，通过下调 TCRζ 链和破坏 IL-2 受体信号传导来抑制抗原特异性 CD8+ T 细胞。它们还会消耗精氨酸等营养物质，从而削弱 TCR 复合物的功能并限制抗原激活 T 细胞的增殖。MDSC，肿瘤相关巨噬细胞和 Treg 分泌 IL-10 和 TGF-β。IL-10 通过巨噬细胞抑制树突状细胞激活并下调 Ⅱ类 MHC 和 CD86 的表达。TGF-β 激活并扩大肿瘤内 T 调节细胞群体，促进原始 CD4+ T 细胞分化为诱导型 T 调节细胞，并抑制 CD8+ T 细胞的细胞毒活性。它还抑制树突状细胞活化并使巨噬细胞偏向抑制表型。肿瘤微环境中的树突状细胞可以上调吲哚胺 2，3- 二加氧酶，该酶将可用的色氨酸分解为犬尿氨酸产品。低色氨酸水平可使活化的 T 细胞对凋亡敏感，而犬尿氨酸可促进 T 调节细胞分化。肿瘤缺氧促进 HIF-1α 的表达，从而促进 PDL1 和 VEGF 的肿瘤表达。

周围的肿瘤基质和脉管系统也可以积极抑制 T 细胞活性。癌症相关的成纤维细胞能够在肿瘤周围形成一层物理层。通过产生胶原蛋白基质，它们可以物理阻断

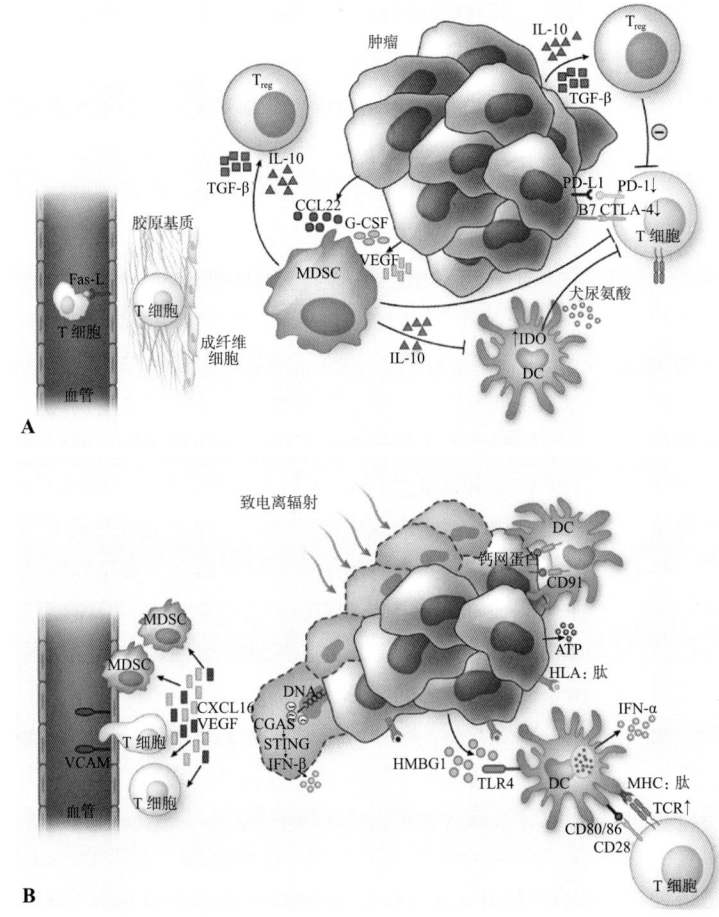

◀ **图 26-2　肿瘤微环境**（此图彩色版本见书末）

A. 肿瘤可以通过分泌抗炎细胞因子，如 IL-10 和肿瘤生长因子 -β（TGF-β），并用趋化因子（如 CCL22）招募调节细胞，从而形成免疫抑制微环境。髓源性抑制细胞（MDSC）和 T 调节细胞（Treg）抑制 T 效应细胞。树突细胞（DC）可以分泌代谢副产物，也可以抑制 T 效应细胞。肿瘤相关的成纤维细胞产生胶原基质，阻止 T 细胞进入肿瘤。此外，肿瘤内皮细胞可以表达 Fas-L，从而诱导 T 细胞凋亡。B. 肿瘤辐射诱导免疫原性细胞死亡，从而增强局部微环境中的免疫激活。内质网应激导致受损细胞暴露于外部钙网蛋白。抗原呈递细胞（APC）通过 CD91 识别钙网蛋白，并将死亡细胞内化。死亡细胞也会释放高迁移率族盒蛋白 B1（HMBG1），它能结合 TLR4 并使 APC 有效成熟，从而交叉呈递抗原并协同刺激效应 T 细胞。分泌型三磷酸腺苷（ATP）招募 APC 并激活炎症体，从而促进抗原交叉呈递。Ⅰ型干扰素是在 cGas-STING 信号后产生的，它促进 DC 激活和交叉呈递。辐射肿瘤分泌的趋化因子可以招募效应 T 细胞和髓源性抑制细胞（MDSC）。肿瘤血管系统上调血管细胞黏附分子（VCAM）促进 T 细胞进入。MHC. 主要组织相容性复合体；VEGF. 血管内皮生长因子

淋巴细胞进入肿瘤微环境。HIF-1α 水平升高和相关的 VEGF 表达增加肿瘤血管生成并促进 Fas 配体的内皮细胞表达。结果，试图越过内皮壁的接近的 T 细胞被诱导经历凋亡，这使它们无法进入肿瘤。总之，广泛的细胞和信号网络支持肿瘤生长，并为适应性抗肿瘤 T 细胞反应创造了重要的障碍。

四、辐射辅助免疫

经典的放射生物学认为放射治疗功效归因于直接赋予肿瘤细胞的 DNA 损伤。累积了致命损伤的细胞通常会发生有丝分裂死亡，这是因为它们试图分裂进入细胞周期的有丝分裂期。如果没有适当的修复和检查点过程来确保染色体完整以进行纺锤体对齐，则该过程将中止，并且经常发生细胞死亡。辐射还可以通过其他机制（例如凋亡和衰老）抵消肿瘤细胞[22]。存活测量，例如克隆形成测定，可模拟不同剂量和分次组合的治疗效果。设计临床放射治疗剂量和分次方案的目的在于实现肿瘤的高杀伤率，同时充分保护周围正常组织。但是，最近的数据阐明了放射线还如何对肿瘤免疫微环境产生转化性影响。基于小鼠的在体实验模型证明，当与免疫调节药物一起使用时，电离辐射以协同的方式刺激抗肿瘤免疫排斥反应。DNA 链断裂的形成和通过辐射诱导的肿瘤细胞死亡，也产生激活先天免疫受体并促进 T 细胞活化的信号。这些现象（后续描述）解释了放射线如何刺激肿瘤免疫力，以及为什么放射线可以与免疫疗法联合治疗。

（一）免疫原性细胞死亡

对于放射线增强肿瘤的免疫监视而言，靶细胞如何死亡与多少细胞死亡一样重要。Kroemer 等发现某些细胞死亡过程会导致 DAMP 释放，这表明免疫系统认识到危险并针对来自垂死细胞的抗原发起了适应性 T 细胞反应。以此方式将细胞死亡归类为"免疫原性细胞死亡（immunogenic cell death, ICD）"[23]。ICD 对于选择旨在促进抗肿瘤免疫力的治疗方式具有重要意义。评估治疗剂在肿瘤中诱导 ICD 的倾向性的基本方法是进行疫苗接种和再攻击：将肿瘤细胞用测试方法进行体外处理，然后注射到小鼠中。经过足够的时间进行免疫引发后，宿主会受到同一株系的活肿瘤细胞的攻击。

复查后肿瘤植入失败是抗肿瘤免疫力的证据。可以推断，最初注射的细胞所用的测试处理诱导了 ICD，而死亡的肿瘤细胞引发了小鼠的适应性免疫反应。尽管进行疫苗接种 / 再攻击对于评估善意的 ICD 很有用，生物标志物提供了一种更简单的方法。通常，3 种重要的 DAMP 与经历 ICD 的细胞有关[24]：①钙网蛋白是一种

内质网蛋白，暴露在细胞表面。钙网蛋白易位与内质网应激有关，它向树突状细胞和巨噬细胞发出 CD91 信号吞噬濒死细胞[25]；② HGMB1，一种非组蛋白染色质结合因子，为被动释放并与树突状细胞上的 TLR4 结合，从而促进共刺激分子表达，内吞活性和外源抗原的交叉呈递[26]；③分泌三磷酸腺苷（adenosine triphosphate, ATP），其募集抗原提呈细胞并促进树突状细胞释放 IL-1β，从而刺激抗原交叉呈递。总之，ICD DAMP 触发抗原提呈细胞的募集和激活、死亡肿瘤细胞的吞噬作用，以及有效处理抗原和交叉呈递抗原抗肿瘤 T 细胞。

对 ICD 的阐明引起了人们对根据其引发免疫反应的能力对抗肿瘤疗法进行分类的兴趣。几种化学疗法的体外和体内研究发现，蒽环类、草酸铂和环磷酰胺可导致肿瘤细胞的 ICD[27]。重要的是，放射疗法还被证明可以推广 ICD。这方面的早期证据来自疫苗接种 / 再攻击试验，在该实验中，向具有免疫能力的小鼠注射了致死性照射的肿瘤细胞。小鼠能够拒绝随后的肿瘤攻击，从而说明了初次照射后的疫苗接种作用。值得注意的是，在免疫缺陷小鼠中未观察到该现象，进一步证实了宿主免疫在对放射肿瘤细胞的应答中的因果作用。Golden 等[28] 证明，肿瘤细胞的辐射会产生 ICD 相关的 DAMP，并释放 ATP 和高迁移率族盒蛋白以及钙网蛋白的表面易位，呈剂量依赖性[28]。因此，辐射能够引发促进免疫引发的关键危险信号。

（二）主要组织相容性复合物呈递和 I 型干扰素表达

肿瘤的辐照还增强了它们对 MHC：肽分子的呈递。Reits 等[29] 证明了人黑素瘤细胞系体外放射治疗上调了 MHC I 类分子的表面表达且存在剂量依赖性方式。对于正常组织的体内辐射也观察到类似的效果[29]。Newcomb 等[30] 通过证明全脑放射疗法上调了肿瘤细胞上 MHC-I 的表达，增强了外周疫苗接种的有效性，在 GL261 同基因鼠神经胶质瘤模型中证实了这些发现。

辐照还激活了雷帕霉素的哺乳动物靶标，从而增加了蛋白质降解成肽的能力，并增加了新蛋白质的合成，从而导致了细胞内肽库的扩大。一项相关研究表明，辐照不同类型的人类肿瘤细胞可增强已知为免疫原性的癌症—睾丸抗原（如 MAGE-A1 和 NY-ESO-1）的表达，并相应激活特定的 T 细胞。因此，辐照通过增强抗原展示来促进对肿瘤的 T 细胞识别。

重要的是，放疗还可以刺激 I 型干扰素反应。当肿瘤细胞的 DNA 双链断裂，然后继续进行有丝分裂时，它们会生成含有染色体片段的微核。这些微核激活了干扰素基因的内在循环 GMP-AMP 合酶 – 刺激物（cyclic GMP-AMP synthase-stimulator of interferon gene, cGAS-

STING）通路，导致炎症基因表达[31]。由此过程产生的IFN-β 的表达在激活树突状细胞穿过初免 CD8+ T 细胞并促进适应性抗肿瘤反应中起关键作用[32]。免疫疗法与肿瘤放疗的联合治疗依赖于 IFN-β 的募集和 BATF-3 依赖的树突状细胞激活来成功地实现全身性肿瘤消退。在结合有 CTLA-4 阻断剂和辐照的小鼠乳腺癌模型中的研究表明，每分次剂量高于 12～15Gy 的肿瘤剂量会降低抗肿瘤免疫力。较高剂量的辐照会上调 Trex1，一种核酸酶，可消化细胞质 DNA 并减弱 IFN-β 的诱导作用[33]。这些发现表明，对于结合免疫疗法的方案，可能需要对放射剂量进行校准调整，以优化 I 型干扰素的产生。

（三）辐射诱导可定向的调节信号

尽管放射治疗会在肿瘤微环境中产生免疫原性信号，其下游径促进了肿瘤利用的某些先前描述的免疫调节过程。肿瘤接受辐射后增强了 HIF-1α 的上调，TGF-β 的分泌以及 T 调节细胞、MDSC 和巨噬细胞的募集和激活。研究工作已经探索了通过放射疗法和免疫调节药物的联合疗法来达到治疗平衡的策略。利用这种方法的早期临床前模型引入了 Flt-3 配体，该配体刺激树突状细胞增殖，以产生更多能够交叉呈递肿瘤抗原的抗原提呈细胞。通过脚垫给小鼠注射 Lewis 肺癌细胞然后进行腿部放疗，单独的 Flt-3 配体或两种疗法的组合进行治疗[34]。单一疗法由于肺转移而导致生存期有限，而放疗联合 Flt-3 配体注射后证明肺转移减少，总生存期增加。这提供了具有临床益处的协同免疫反应的早期证据。更进一步，Demaria 等[35]证明了这种方法的真正抽象反应。他们使用具有 67NR 乳癌的双侧胁腹肿瘤的小鼠，他们发现，单一肿瘤的放射治疗以及 Flt-3 配体疗法限制了远处肿瘤的生长速度[35]。此外，在裸鼠（缺乏成熟的 αβT 细胞）中，其治疗作用被取消，进一步证实了免疫在这种现象中的核心作用。

事实证明，阻断免疫调节信号是辐射的有用辅助手段。潜在的策略是利用免疫原性放射线产生同时"释放刹车"抑制信号的产生。TGF-β 是有效的免疫抑制细胞因子，该分子的活性形式通过辐射增加。它抑制抗原提呈细胞的交叉启动，减少 CD8+ T 细胞的活化，并增加 T 调节细胞。在 4T1 乳腺癌模型中，放疗和 TGF-β 阻断剂的结合可增强抗肿瘤 CD8+ T 细胞的启动能力，抑制肿瘤生长和转移并提高肿瘤激发小鼠的生存率[36]。相应的随机前瞻性试验研究了该方法用于转移性乳腺癌。单次 7.5Gy 共 3 次照射肿瘤患者单个病灶，然后随机分组到低剂量或高剂量抗 Anti-TGF-β 抗体治疗。高剂量组的患者显示其记忆 CD8+ T 细胞池有所增强且生存率有所提高[37]。辐射诱导的抑制信号的靶向也显示了

趋化因子受体 2（chemokine receptor 2，CCR2）通道的功效。cGas-STING 的辐射激活增加了 CCR2 趋化因子配体的产生，从而促进了 MDSC 的肿瘤募集。与单独辐照相比，放疗联合 CCR2 阻断治疗对于小鼠肿瘤显示出 CD8+T 细胞介导肿瘤排斥率的提高[38]。总之，辐射具有诱导免疫刺激和抑制过程的双重作用。调节分子与放射线的合理靶向可有效促进抗肿瘤免疫反应。

五、辐射与免疫检查点抑制剂

（一）免疫检查点抑制

检查点抑制剂在治疗多种癌症方面成功建立了免疫疗法，并将其作为肿瘤学的主流手段。临床试验继续扩大这些分子的应用范围，目前的重点是转移性和局部晚期恶性肿瘤。Leach 等[39]最初研究了靶向 CTLA-4 实现 T 细胞抑制和引发抗肿瘤免疫的想法。他们发现，受到免疫原性肿瘤攻击的小鼠表现出在给予 CTLA-4 阻断后显著的肿瘤排斥反应的增强[40]。随后的体内黑素瘤模型显示，CTLA-4 阻断剂通过增强效应 T 细胞功能和抑制 T 调节细胞活性相结合而提高了肿瘤免疫力。尽管在免疫原性小鼠肿瘤模型中使用 anti-CTLA4 疗法进行的首批研究显示出了惊人的治疗成功，但对免疫原性差的肿瘤（例如黑素瘤 B16–BL6）的其他研究显示出对肿瘤生长的影响却最小[41]。但是，用抗 CTLA4 和遗传表达细胞因子 GM-CSF 的辐射 B16–BL6 细胞的免疫原性疫苗联合治疗能够有效根除已建立的肿瘤。这些发现表明，将检查点抑制剂与其他免疫调节剂结合使用，可能是提高针对免疫原性差的肿瘤的反应的可行策略。

随着抗 CTLA-4 治疗的成功，PD1/PDL1 检查点通路成为肿瘤免疫治疗的另一个可行目标。尽管 CTLA-4 主要参与调节 T 细胞启动和共刺激的初始阶段，但 PDL1 的表达可在多种人类肿瘤类型（包括肺癌、卵巢癌和结肠癌以及黑色素瘤）中被上调以抑制活化的 T 细胞[42]。此外，肿瘤微环境中的 MDSC 经常表达 PDL1[43]。当 PDL1 在效应 T 细胞上结合 PD1 时，它会诱导精疲力竭的表型并中和细胞活性。检查点抑制剂恢复效应 T 细胞和促进抗肿瘤反应的能力代表了肿瘤学的突破。目前对患有晚期黑色素瘤、非小细胞肺癌以及头颈部和尿路上皮癌的患者有适应证。然而，尽管取得了这些成功，但仍有很大一部分患者在通过检查点封锁后仍未达到明显的疾病反应。必须采取提高响应者比例的策略：辐射已显示出希望。

（二）免疫检查点抑制剂与辐照的协同作用

自 20 世纪 50 年代以来，在有限的病例报告中，放射疗法已与非靶向肿瘤反应（绝对效应）相关。经放射疗

法治疗的黑色素瘤、肾细胞癌和淋巴瘤患者已证实存在远处肿瘤的消退，但尚无明确的潜在机制[44-46]。现在可以在辐照对肿瘤免疫力的影响范围内考虑辐射在这些情况下产生的明显全身反应。如前所述，放射线调节肿瘤的微环境，并能够引起原位（in situ）疫苗接种作用，这使其成为用于免疫治疗的有效佐剂。一些临床前模型报告了放疗结合抑制检查点的成功[47]。Demaria 等[48] 表明，免疫原性较弱的乳腺癌 4T1 攻击的小鼠从放疗或抗 CTLA-4 单一疗法获得的益处微不足道。但是，皮下肿瘤放疗与抗 CTLA-4 疗法的联合治疗可显著提高生存率并减少肺转移[48]。CTLA-4 和 PD-1 在多种其他肿瘤模型以及不同的解剖部位均证实了放疗与检查点抑制的协同作用。例如，在小鼠颅内神经胶质瘤治疗中，PD1 抑制剂和 10Gy 单次剂量放疗的组合治疗下的存活率，与单独使用任何一种疗法相比都得到显著提高[49]。在一项具有里程碑意义的研究中，Twyman-Saint 等[50] 评估了双重检查点抑制（抗 PD1 和抗 CTLA4）与放疗联合治疗鼠类 B16 黑色素瘤的效果，证明这三种疗法的联合使用均具有优越的疗效，因为它们共同贡献了冗余和互补的免疫刺激。放射疗法增加了抗肿瘤 TCR 库的多样性。阻断 CTLA-4 可降低 T 调节细胞，而阻断 PDL1 可恢复疲惫的 CD8$^+$ T 细胞。因此，联合检查点抑制可提高 CD8/T 调节细胞比率[50]。此外，Rudqvist 等[51] 报告，用放射线和抗 CTLA-4 联合治疗肿瘤攻击的小鼠可以起到协同作用，从而扩大 TCR 范围。对肿瘤浸润淋巴细胞的分析表明，CDR3 基序的数量和多样性有所增加。总之，这些临床前发现为放疗和检查点抑制剂的组合治疗肿瘤奠定了基础（图 26-3）。

临床前研究有希望的结果推动了新的研究，探讨了放射疗法和免疫疗法联合治疗方案的有效性。目前大多数发现包括轶事病例报告和小型队列研究。一份重要的病例报告描述了一名对接受 Ipilimumab 治疗的最初反应后全身疾病进展的黑色素瘤患者。1 例椎旁转移患者接受 3 个治疗分次的 28.5Gy 姑息性放射治疗。结果是病灶缓解，在 3 个月内，远处的肺门淋巴结肿大和多发性脾脏病变消退，患者的病情减至最小[52]。在其他黑色素瘤病例以及使用 Ipilimumab 治疗的非小细胞肺癌中，也发现了类似的意外效果实例[53]。从一项 II 期研究中报告了 2 名患者使用 Pembrolizumab 治疗晚期默克尔细胞癌。随着疾病的进展，他们接受了姑息性放射治疗，随后在治疗范围之外表现出明显的肿瘤消退[54]。此外，Twyman-Saint 等[50] 进行了一项 I 期临床试验，该试验治疗了 22 例黑色素瘤伴多处转移的低分次放疗（2~3 个分次）到单个病变，随后进行了 4 个周期的 Ipilimumab。根据 RECIST 标准评估的非照射性病变显示，18% 的患

者出现部分反应，18% 的患者疾病稳定，并且 64% 患有进行性疾病。由于只有 1/3 以上的患者表现出显著的临床反应，该研究强调了这种方法的巨大改进空间，包括增加双重检查点封锁或更改放射治疗的剂量和分级的可能性。随着新的试验的成熟，仍然存在关于如何最有效地开具放射疗法和免疫疗法的基本问题[50]。

（三）剂量、分次和顺序

临床前研究表明放疗和免疫疗法相结合具有抗肿瘤协同作用，但几个治疗参数尚不确定。其中最佳剂量和分次是一个中心问题。先前描述的许多病例报告均采用了低分次治疗，但尚未形成标准处方。尽管消融剂量的效用尚不清楚，但临床前研究的数据支持低分次放疗。对于 B16 黑色素瘤，单次消融剂量 20Gy 诱导了 CD8$^+$ T 细胞介导的抗肿瘤反应，而 4 分次每次 5Gy 治疗的比较人群中这种反应消失[55]。但是，Vanpouille-Box 的 TSA 乳腺癌模型将放疗与抗 CTLA4 结合使用，显示一个疗程为 8Gy 乘以 3 分次，与单剂量 20Gy 相比，可产生更好的全身抗肿瘤排斥和生存结果。超过 12Gy 的分次剂量会减弱 I 型干扰素反应，从而限制树突状细胞的交叉表现。为此，早期临床试验在组合方案中采用了不同的辐射剂量水平。Luke 等[56] 进行的一项 I 期试验，招募了接受 Pembrolizumab 联合 30~50Gy SBRT 剂量放疗的进展期转移性实体瘤患者。该试验证明了该方法具有良好的毒性特征的可行性。然而，在一个类似的未选择的转移性患者队列中，客观缓解率低于 13.2%，与单独的 Pembrolizumab 相当，中位无进展生存期为 3.1 个月。另外，荷兰癌症研究所的 II 期初步报告对已经接受了一线治疗失败的转移性非小细胞肺癌患者使用了亚消融放射线剂量。患者被随机分配接受单独 Pembrolizumab 或 Pembrolizumab 联合单一转移病灶的前期放疗，分次剂量 8Gy 共 3 个分次。在对照组中，有 19% 的患者达到了客观反应，而在联合治疗组中，这一比例为 41%。中位无进展生存期分别为 1.8 个月和 6.4 个月[57]。这些初步临床结果表明，当将 Pembrolizumab 与亚消融性剂量放疗联合使用时，疗效更高，这可能是由于分次剂量未诱导三种主要修复核酸外切酶 1。正在检查的其他参数包括如何最好地安排免疫和放疗顺序。临床前数据显示，将抗 CTLA-4 与放射线结合使用时，预先检查点封锁可获得最大的肿瘤治疗功效。这种方法会耗尽 T 调节细胞，从而在剂量投递时最大限度地激发 CD8$^+$ T 细胞[58]。临床研究通常支持放疗和检查点封锁的重叠或紧密排序。如果在免疫治疗的 4 周内进行放射治疗，则抗 PDL1 和抗 CTLA4 后进行立体定向放射外科手术治疗的黑色素瘤脑转移患者的病灶体积中位数减少幅度

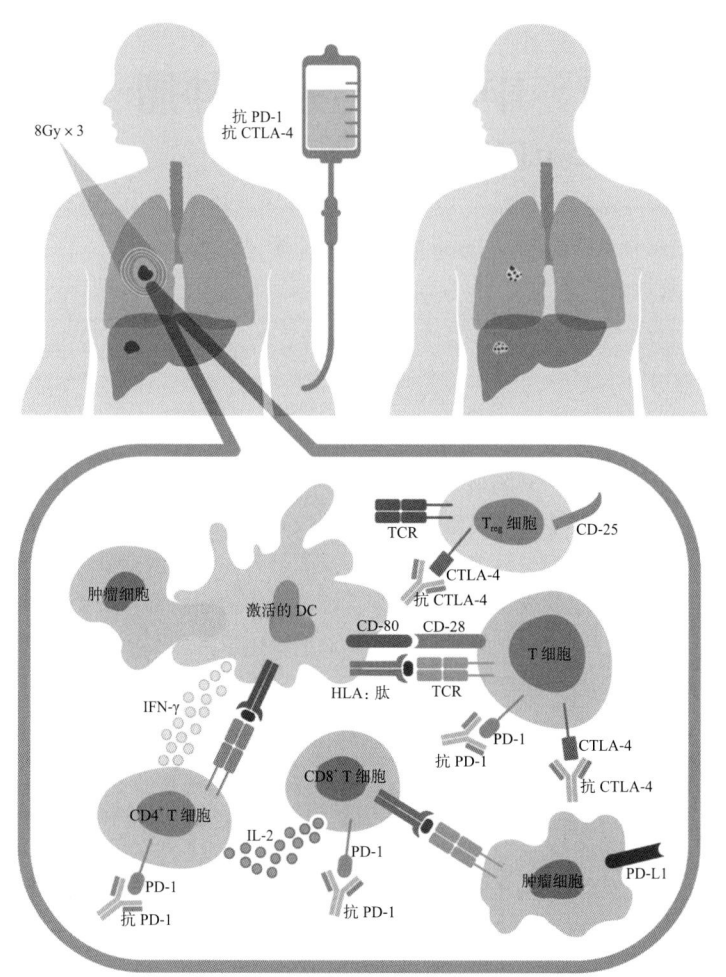

◀ 图 26-3　抗 CTLA-4 和抗 PD-1 免疫疗法激活
非冗余机制，促进 T 细胞的克隆扩张，并使耗尽
的效应细胞恢复活力（此图彩色版本见书末）

肿瘤放射增强主要组织相容性复合体（MHC）抗
原呈递，增加抗肿瘤 T 细胞库的多样性。临床试
验正在探索免疫治疗与肿瘤放疗相结合的最佳模
式，以协同激活和扩增介导全身肿瘤排斥反应的
抗肿瘤 T 细胞。DC. 树突细胞；TCR.T 细胞受体

更大[59]。同样，一项Ⅲ期临床试验的分析表明，如果
在 2 周内给予 Durvalumab，则间隔较长的患者接受放
化疗并随后进行免疫治疗的患者的无进展生存期得以
改善[60]。随着更多试验的报道，各种剂量和分次方案
的相对成功以及检查点抑制剂的最佳时机将变得更加
清晰。

（四）作为危及器官的循环淋巴细胞

当将辐射作为免疫治疗的协同治疗时，其对宿主
T 细胞池的影响与治疗反应高度相关。临床前研究已经
评估了将肿瘤引流淋巴结纳入靶区的影响。Marciscano
等[61] 对患有侧翼肿瘤的小鼠进行了攻击，并用 12Gy 辐
射剂量联合 CTLA-4 或 PD-1 检查点抑制对它们进行治
疗。这些小鼠被分成两个辐照靶点组：单独肿瘤或肿瘤
和淋巴结引流区。结果表明，增加淋巴结照射可减少肿
瘤的免疫浸润，并对生存率产生不利影响[61]。通过肿
瘤靶点循环的外周血也受到辐射的影响，淋巴细胞很敏
感，D_{50} 约为 2Gy。持续几周的分离辐照通常会导致一
定程度的淋巴减少，例如在胶质母细胞瘤患者接受 6 周

治疗，通常达到相当大的脑容量。Yovino 等[62] 开发了
一个研究循环淋巴细胞辐射剂量的模型。计算出单次照
射 0.5Gy 对 5% 的循环细胞，而 30 个分次照射输送 0.5Gy
或以上到 99% 的循环血液。这些发现支持淋巴结保留
和低估（与长期相比）放射过程，作为在试图刺激抗肿
瘤免疫反应时保护宿主淋巴细胞库的关键目标。

六、总结

免疫疗法正在改变肿瘤学的实践，并创造了新的
治疗范例。基于放射治疗对肿瘤微环境的调节作用，正
在评估其作为免疫治疗的辅助效用。临床前模型已经证
明了肿瘤辐射如何释放危险信号，以促进原位抗体的产
生。通过添加免疫调节剂，如检查点抑制剂来平衡，可
以产生协同效应，促进治疗抗肿瘤 T 细胞反应。正在进
行的临床试验的结果将衡量这种方法在患者中能否转化
成功。需要关于剂量、时间和靶向的新数据，来建立联
合治疗协议的最佳参数，以标准化临床试验设计，并在
临床中成功地利用这些疗法。

第 27 章　立体定向放射：中枢神经系统肿瘤

Stereotactic Irradiation: CNS Tumors

Christopher D. Abraham　Brian D. Kavanagh　Jason P. Sheehan　著
段敬豪　译

放射外科手术一词首次出现在 90 多年前的医学术语中，在 Francis Hernaman-Johnson 博士在皇家医学会的演讲中，描述了 X 线治疗可能与良性和良性手术相结合的良性和恶性的各种适应证。从现代的角度看，Hernaman-Johnson 博士的演说古怪，但极富抒情性，有时是在援引圣经中的隐喻和希腊寓言[1]。然而，根据预言，他得出结论传达的信息是："没有人的思维可以指引整个领域医学。因此，未来的希望在于专业化通过合作。"

快到 20 世纪中叶时，随着一个连字符的丢失，放射外科这个术语被重新使用，以描述现在广泛用于治疗各种良性和恶性颅内肿瘤以及少数功能性疾病的过程。瑞典神经外科医生 Lars Leksell 应用立体定向手术的原理，利用电离辐射的肿瘤组织消融技术，设计了第一台 SRS 的原型设备，开辟了新的临床机会，并启动了神经外科医生和放射肿瘤医生之间的 Hernaman-Johnsonian 跨专业合作，继续为患者提供有价值的临床服务，并对肿瘤和正常组织生物学有了新的认识。

在本章中，我们回顾了 SRS 独特的技术，对 SRS 放射生物学的理解，以及常见适应证 SRS 后的临床结果。

一、立体定向放射手术的定义和技术原则

在 Leksell 开创性 SRS 方面的工作之后的半个世纪里，世界上许多其他研究者对 SRS 技术的发展做出了重要贡献。虽然 Leksell 最终确定了一种设计，包括一个由多个钴 60 源组成的半球形屏蔽和排列模式，使其输出的伽马射线会聚在目标上，但在 20 世纪 80 年代和 90 年代，各种基于直线加速器的 SRS 平台也被开发出来[2, 3]。许多新的商业系统也能提供其他形式的放射治疗，有一段时间，描述 SRS 和非 SRS 形式的放射治疗的常用术语有点不尽相同。最终，美国神经外科医师协会、神经外科医师大会和 ASTRO 一致认为，需要对 SRS 进行统一的描述以避免混淆，共识定义如下[4]。

SRS 是一门独特的学科，它在某些情况下使用外部产生的电离辐射，使头部或脊柱中的一个或多个确定的目标失活或消除，而不需要开刀。靶点由高分辨率立体定向成像确定。为了保证患者的治疗质量，该手术涉及一个由神经外科医生、放射肿瘤学家和医学物理学家组成的多学科小组。

SRS 通常在一个疗程中进行，使用刚性连接的立体定向引导装置、其他固定技术和（或）立体定向图像引导系统，但可以在有限的疗程中进行，最多不超过 5 次。

用于执行 SRS 的技术包括直线加速器、粒子束加速器和多源钴 60 装置。为了提高精度，各种设备可能会结合机器人技术和实时成像。

本定义中包含了对 SRS 的几个基本成分的引用。治疗是非侵入性的，涉及外部放射源或光束。正如在其他 ASTRO 关于 SRS 的声明中也有阐述[5]，形容词"立体定向"意味着目标病变相对于一个固定的三维空间坐标系进行定位，使用一个刚性的头架或可靠的内部基点标记（骨性标志或植入标记）。而且，最重要的是，SRS 是一项多学科的工作，其中患者护理的质量是最重要的。适当的患者选择、治疗和后续护理，包括并发症管理，最好由多学科团队完成。

关于患者安全问题，2011 年，ASTRO 发布了一份关于 SRS 和颅外高剂量照射、SBRT 的质量和安全考虑的白皮书[6]。本报告强调了结构和流程要素，这些要素对于建立和操作临床项目至关重要，正确认识到其中的风险，并关注细节，在最大限度地提高成功治疗的机会的同时，将错误的机会降到最低。

正如任何涉及放射治疗的临床活动一样，发展安全文化是至关重要的[7]。同心协力和非评判性的气氛有助于营造一种环境，促进主动认识到如何避免可能产生潜在有害错误的系统性问题。在 SRS 的情况下，错误可能会被放大，而不是传统的分次放疗治疗中可能看到的。整个治疗过程只用一个或几个分量来进行，这意味

着靶向不准确会大大增加肿瘤通过位置失误而进展的概率。此外，每次治疗都涉及大量的电离辐射剂量沉积，这意味着如果所传递的剂量热点漂移到邻近的正常脑实质中，而不是停留在目标体积内，那么对正常组织的损伤风险可能会升级到一个可接受的范围之外。对 SRS 中质量保证方法的深入讨论不在本章范围内。其中高度优先的任务包括治疗输送技术的准确初始调试和定期校准、适当的人员培训，以及各种针对患者的准备程序[6]。

SRS 的共同点是使用多束非对抗性辐射束，这些辐射束汇聚在脑内的靶点上，从而避免了在辐射束的入口和出口路径上对正常组织的高剂量，同时在靶体积内沉积消融剂量。理想的治疗给药方案实现了高度的适形性，意味着接受处方剂量的体积与目标体积非常接近，从而使暴露在高剂量下的正常组织体积最小化（图 27-1）。与传统分次放射治疗的某些应用的情况不同，在这些应用中，目标体积内的剂量均匀性对临床收益具有价值[8]，对于 SRS，通常有利的是在目标体积内允许存在剂量热点，这既是为了增加治疗效果的强度，也是为了使进入大脑中周围正常组织的剂量衰减梯度变陡。特别是后一个目标往往是在以下条件下最好实现的，即肿瘤的光束几乎包围了目标本身的轮廓，甚至可能有一个"负余量"，即光束的横截面略小于目标，有

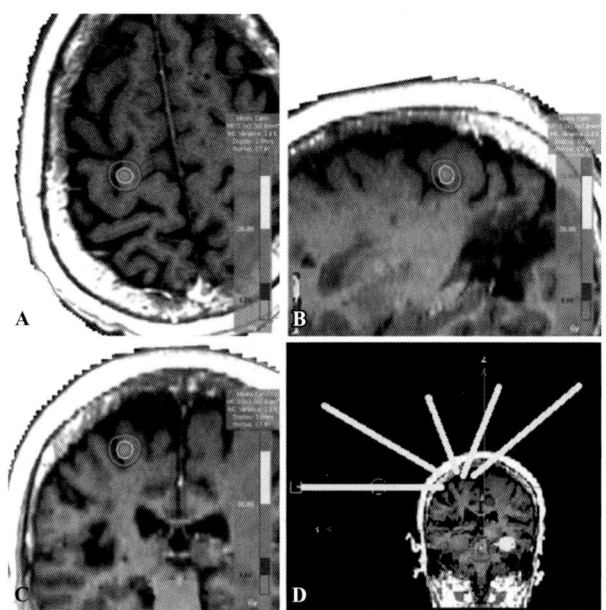

▲ 图 27-1　立体定向放射外科治疗右侧顶叶病变（此图彩色版本见书末）

处方剂量为 20Gy，说明了良好的一致性。靶点用红色勾画，粉红色阴影。20Gy 处方等剂量体积用黄色勾画，并在轴位（A）、矢状位（B）和冠状位（C）上显示出通过病变中心紧紧围绕目标。冠状位（D）显示弧线通过的角度（黄线）。光束角度是通过表旋转实现的。一个单独治疗的左侧病变也可以在该面板中看到红色，几个正常的组织结构也被概述

效地利用了光束外剂量散射的最大斜率一般在侧半影的中点，这种考虑也适用于 SBRT[9]。

二、立体定向放射手术的放射生物学原理

回顾放射生物学的经典"4R"，不难发现，SRS 所涉及的考虑因素与传统分次放疗的传统观点不同。对于单次治疗过程，修复、再填充、再分布和再氧等分次间过程并不是相关的现实问题。此外，对于单次或极低分馏疗程，鉴于与一些临床前观察结果缺乏一致，以及对通过血管相关事件影响肿瘤和正常组织反应的剂量阈值效应的新认识，流行的放射生物学效价线性二次方程模型的效用受到挑战。

到了 20 世纪 80 年代，SRS 已被认为是一种安全有效的治疗动静脉畸形（arteriovenous malformation，AVM）的方法[10, 11]，并开始努力了解治疗组织学效应的性质，特别是对血管。有趣的是，各种各样的动物模型（如羊、狒狒、猫）的 SRS 已被用于研究正常组织的影响[12-14]。这些早期的报告中，有一些包括 150～200Gy 的实验性单次分量剂量，因此它们与现代临床实践的相关性是不确定的，因为现代临床实践经常使用更小数量级的剂量。然而，杜克大学的 Acker 等使用更符合当前人类临床实践的剂量，使用一个窗口室模型研究了大鼠的髓部血管，该模型允许反复直接视觉检查体内微循环[15]。

杜克大学的实验装置包括一个装有直径 2.2mm 准直器的 4MV 的 LINAC。单次照射的剂量在 15～30Gy 之间，并进行连续观察，以确定对血流、血管密度和白细胞—内皮细胞相互作用的影响。在照射后 24h 观察到血管长度密度和血流的急性减少，并在照射后 30 天继续变得更加明显，而没有超过 15Gy 剂量水平的剂量依赖性的迹象。值得注意的是，预示着其他人未来将重点关注的领域，在辐照后数周内还观察到包括大面积的内皮细胞损失的形态学变化。作者认为这种明显的凋亡效应有些奇怪，推测其与观察到的白细胞与血管壁相互作用的变化有关，并推测血小板活化因子可能起重要作用。

肿瘤血管是放疗的重要靶点，这种可能性并不是一个特别现代的概念，至少早在 1930 年就有人提出，当时 James Ewing 评论，对于某些肿瘤，其细胞被认为是相对耐放射的，"在我看来，这种影响极有可能主要是在血管上，血管最终会萎缩并切断血液供应"[16]。在这句话和 20 世纪末 21 世纪初受 SRS 启发的工作之间，对这一课题的具体调查相当有限。Park 等的综述中对这些研究中的许多研究进行了编目，他们的结论是，似乎有一种建议，即在 10Gy 左右的分数大小时发生阈值效应，超过这个阈值，似乎就会出现大量的血管损伤，间

接地促成杀伤肿瘤的效应[17]。

也许最能体现这些研究，同时也增加了基本的机理见解，是 MSKCC 癌症中心的 Garcia-Barros 等的工作[18]。在 2003 年报道的实验中，这些研究者将 MCA/129 纤维肉瘤和 B16F1 黑色素瘤植入小鼠体内，这些小鼠要么是基因野生型，要么是缺乏酸性鞘氨醇酶（ASMase），这是一种内皮细胞凋亡所需的酶。对于这两种肿瘤细胞类型，宿主 ASM 酶的缺失都与放射抗性有关，表现为单次剂量 15Gy 后肿瘤生长延迟显著增强。同一篇论文中报道的内皮细胞凋亡的确证试验表明，该效应急性发生，在暴露后 3～6h 内达到峰值。此外，在 7Gy 和 11Gy 之间存在一个明显的诱导内皮细胞凋亡的阈值剂量，在 7Gy 时，内皮细胞凋亡基本为 0，而在 11Gy 时，ASMase 野生型细胞的凋亡百分比跃升至约 20%。在 25Gy 的剂量下，内皮细胞凋亡的百分比持续增加，达到约 60%，这是本研究中评估的剂量上限。正如将要讨论的那样，SRS 对血管的深远影响在临床上也得到了很好的说明，当使用单次剂量在这里的临床前测试的上限范围内时，经常成功地抹去复杂的颅内动静脉畸形。

对于分次放疗，最常用的数学模型是线性二次方程（linear-quadratic，LQ）模型，该模型基于 Lea 和 Catcheside 使用动物模型描述辐射剂量和染色体易位发生率之间关系的公式[19]。虽然这个模型是近几十年来最流行的，并在第 1 章中进行了讨论，但在 Lea 和 Catcheside 最初的公开声明中，有时会忽略对高剂量照射的认识，原则上需要对 LQ 模型进行修正，以考虑剂量在较长的时间间隔内传递时的衰减效应，可能与相当于碎片内修复有关，因为一些辐射诱导的单链断裂重新组合而不发生易位。在哺乳动物细胞中支持这种可能性的实验数据可以在 Eley 等的工作中找到，他们使用了胶质瘤细胞系，并模拟了 SRS 剂量效应，比较了 12Gy 剂量在单次短暂照射或在 1h 内一系列较小照射中的辐射敏感性[20]。模拟 SRS 治疗可能会在临床上使用多个光束角度和表位置的变化，有效地延长了剂量交付的时间。结果显示，在间歇性照射条件下，细胞在 G_2/M 期后的第一个子分数发生了可检测到的细胞周期停滞，而且这种效应与相对的放射抗性有关，这与 Lea-Catcheside 的预测一致。

鉴于血管阈值剂量效应和可能的分馏修复效应，以及与分馏放疗的其他差异，可以认为需要 LQ 模型的替代方案[21]。事实上，许多小组已经提出了替代模型，以表征 SRS 或 SBRT 使用的领域剂量时，辐射剂量和肿瘤细胞杀伤之间的关系。例如，Guerrero 和 Li 提出了一个修改后的 LQ 模型，主要基于 Curtis 的致死—潜在

致死模型[22]，但他们提出了一个新的术语 δ，以说明与剂量率有关的修复动力学。在一个结合了 LQ 形式主义和多靶点模型元素的模型中，得克萨斯大学西南医学中心的 Park 等描述了一个涉及阶梯函数的"通用生存曲线"。LQ 模型估计适用于低于一定剂量的每部分，但高于过渡剂量 D_T，有一个修正，有效地拉直曲线，以保持剂量和对数细胞杀伤力之间的线性关系，高于 D_T[23]。这个结构的目的是匹配高剂量暴露和对数细胞杀伤力之间的真实关系，这往往是由 LQ 模型高估导致的。通用存活曲线模型可用于推导出一个方便的放射生物学效力指标，即单部分等效剂量（single fraction equivalent dose，SFED），不同的 SRS 或 SBRT 方案可通过该指标进行比较。当每部分的剂量 d 超过 D_T 时，SFED 的计算方法如下。

$$SFED = D - (n-1)D_q \qquad （公式 27-1）$$

其中，D 为总剂量，D_0 为将细胞存活分数降低到 37% 所需的剂量，n 为总分数，D_q 为多靶点模型的准阈剂量。SFED 指标已经被证明可以描述 SBRT 治疗的各种肿瘤类型的剂量 – 控制关系[24, 25]。

为了衡量临床环境中与真实剂量相关的正常组织毒性风险，即使是最好的预测性模型也不能替代对实际临床数据的分析。QUANTEC 项目由美国医学物理学家协会和 ASTRO 联合赞助。来自北美洲、欧洲和亚洲的医学物理学家、放射生物学家和放射肿瘤学家参加了该项目。该小组的任务是对所有已发表的关于电离辐射剂量与正常组织损伤之间的定量关系的文献进行编目、审查、分析和总结，目的是确定正常组织剂量限制的实用指南，而不是基于模型，而是基于实际的患者观察。与 SRS 直接相关的是关于脑、脑干、视神经和脊膜中辐射影响的 QUANTEC 报告[26-28]。

在每一种情况下，可供分析的定量数据都有公认的局限性；然而，QUANTEC 论文确实提供了在设计和评估针对个别患者的 SRS 治疗计划时具有临床意义的剂量 – 体积参数。QUANTEC 脑部论文的作者主要受涉及动静脉畸形治疗和随后的放射性坏死风险的众多报告的综合影响，得出结论，一旦暴露于 >12Gy 的脑部体积 >5～10cm³，毒性就会迅速增加[26]。一个额外的警告是，脑部的重要功能区域，如脑干或胼胝体需要额外的谨慎。

QUANTEC 脑干主要关注的是对分次放疗的耐受性，考虑到相对于脑干 SRS 的设置，该设置有更多的研究，特别是 SRS 后脑干转移的长期报告很少[27]。SRS 的一个临床适应证，其中长期随访通常是可用的，是用于治疗声门分裂瘤，这是一种良性条件，对患者的死亡

风险可以忽略不计。在这里，脑干的剂量主要只是远离实际靶区的散射剂量的掠射焦点；在这种情况下，小于12.5Gy 的最大点剂量与新的脑神经病变的低风险有关。关于对视神经或视锥的损伤，QUANTEC 审查人员发现，在更现代的 MRI 辅助规划背景下，辐射引起视神经病变的风险很低，视器的最大点剂量≤12Gy [28]。图 27-2 提供了一个用 SRS 治疗的患者的例子，该患者的肿瘤接近视锥体，因此需要谨慎使用视锥体剂量。

三、临床结果

在 Leksell 的报告中，描述了卡罗林斯卡研究所用 SRS 治疗的第一批 762 个病例，3 个最常见的诊断是动静脉畸形、库欣病和声神经瘤[29]。没有治疗脑转移，很大一部分病例是功能性疾病，如三叉神经痛、身体其他部位的顽固性疼痛或垂体肿瘤。现在，SRS 最常见的适应证是脑转移。尽管 Leksell 早年治疗的许多诊断至今仍由 SRS 管理，但其他的诊断如帕金森病、焦虑症或强迫症，则更多地由其他干预措施管理。

（一）垂体瘤

很难对 SRS 的全部文献进行总结，主要是因为有这么多的论文涉及太多的患者。在近期系列的百科全书式回顾中，Sheehan 等确定了 2002—2013 年发表的 25 篇单独的报道，这些报道仅涉及无功能垂体瘤的 SRS[30]。

具有代表性的系列，也是已发表的最大经验，应该是北美伽马刀联盟的多中心回顾性研究[31]。在 512 例非功能性垂体腺瘤患者中，94% 的患者之前做过切除术，7% 的患者之前做过分次放疗，SRS 时的中位年龄为 53 岁。大多数患者在 SRS 前有一定程度的基线垂体功能减退。肿瘤边缘的中位 SRS 剂量为 16Gy。SRS 后5 年和 10 年时，经放射学评估，肿瘤控制的精确率分别为 95% 和 85%。21% 的患者在 SRS 后出现新的或恶化的垂体功能减退，最常见的表现为甲状腺或皮质醇缺乏。之前的分次放疗和较高的肿瘤剂量与较高的内分泌病变风险有关。<10% 的患者发生新的或进行性脑神经缺损。在多变量分析中，年龄下降、体积增大、先前的分次放疗和先前的垂体轴缺失可预测新的或恶化的脑神经功能障碍。没有患者因肿瘤进展而死亡。作者认为，SRS 对复发或残留的无功能垂体腺瘤有效且耐受性好。边缘剂量为 16~18Gy，如果需要将视觉通道结构的最大点剂量限制在 10~12Gy 以下，则剂量更低，在这种情况下似乎是一个合理的考虑。

功能性垂体腺瘤也常用 SRS 治疗，同样自 2000 年以来也有几十项研究发表[30]。临床目标和随访评价的一个关键区别是，目的是实现内分泌正常化，可通过血清

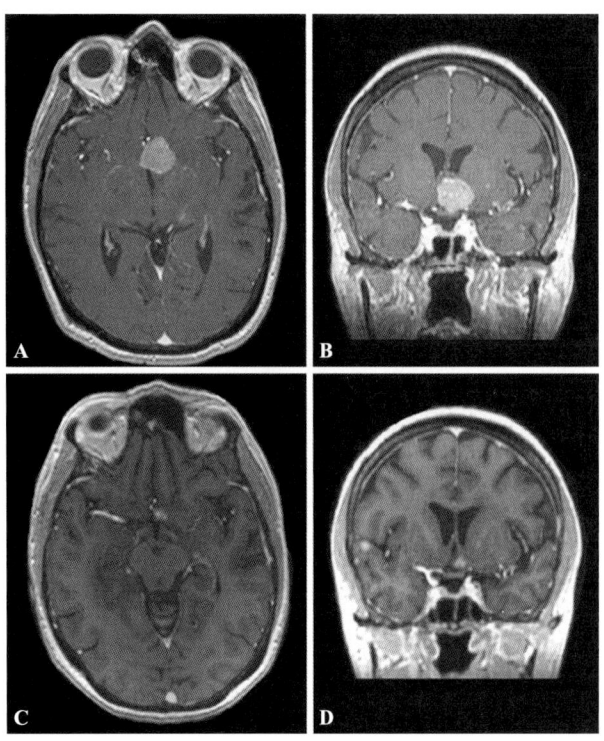

▲ 图 27-2　1 例有转移性非小细胞肺癌病史的 54 岁女性患者

患者接受了立体定向放射手术（SRS）治疗左眼周围脑转移。肿瘤一次治疗的边缘剂量为 16Gy，视路最大点剂量为 12Gy。转移病灶显示在 SRS 前对比后轴位（A）和冠状位（B）磁共振成像上。6 个月后，患者的视野和敏锐度都很稳定。她的肿瘤已明显消退，由后续的对比轴位（C）和冠状位（D）磁共振成像扫描证实。值得注意的是，D 显示了右侧 Sylvian 裂隙区域的新转移病灶，后来用 SRS 治疗

或其他测定进行评估。表 27-1 包括 2007 年以来发表的5 个最大系列的库欣病或尖锐湿疣 SRS 的摘要。请注意，使用的剂量通常高于非功能瘤；处方剂量在 20~25Gy 被认为是合理的。另外，SRS 后通常要延迟 1~2 年才能达到内分泌缓解。有限的数据表明，在 SRS 时停止药物抑制垂体激素分泌可能是有利的，这可能是因为奥曲肽降低了肿瘤细胞内的代谢活动和增殖活动，使辐射损伤有机会修复[32]。

（二）动静脉畸形

卡罗林斯卡研究所的 Steiner 等被认为是首次使用 SRS 治疗动静脉畸形[33]。开出了 25Gy 的剂量，以努力消除一个大的动静脉畸形瘘点。成功后，从那时起，SRS 已成为治疗动静脉畸形的重要方式。众多中心已经报告了大型系列的临床结果，其中不乏包括 500 名或更多患者[30]。来自匹兹堡大学和弗吉尼亚大学的代表系列记录了 70% 或更高的闭塞率，严重毒性风险低，小病灶（＜4ml）的剂量在 20~25Gy，大病灶的剂量稍低[34, 35]。在后一项分析中，与有利结果相关的因素包括之前没有出血、动静脉畸形在非痛觉位置，以及

表 27-1 近期立体定向放射手术（SRS）治疗库欣病或肢端肥大症的系列综述

作者和参考文献	患者例数	随访中位数（个月）	平均或中位数边缘剂量（Gy）	内分泌缓解率（%）
SRS 治疗库欣病				
Castinetti[60]	40	54.7	29.5	42.5
Jagannathan[61]	90	45	23	54
Petit[62]	33	62	20	52
Wan[63]	68	67.3	23	27.9
Sheehan[64]	82	31	24	54
SRS 治疗肢端肥大症				
Jagannathan[61]	95	57	22	53
Losa[65]	83	69	21.5	60.2
Wan[63]	103	67.3	21.4	36.9
Sheehan[64]	130	31	24	53
Franzin[66]	103	71	22.5	60.7

引自 Sheehan JP, Yen C-Y, Lee C-C, Loeffler JS. Cranial stereotactic radiosurgery: current status of the initial paradigm shifter. *J Clin Oncol.* 2014; 32（26）: 2836–2846.

动静脉畸形体积小于 4ml。当目标体积超过 10～12ml 时，可考虑采用分期治疗方案，即病灶的一部分接受 16～18Gy 的剂量治疗，然后休息 4～6 个月，再对另一部分进行 SRS 治疗[36]。

（三）脑膜瘤和其他中枢神经系统肿瘤

SRS 在颅内和颅底脑膜瘤的治疗中可发挥重要作用。虽然大多数是良性的低级别肿瘤，但这些肿瘤发展的位置可能会通过对脑干或运动皮层等区域的肿块效应间接引起症状，或者如果位于颅底，则可直接引起疼痛并威胁脑神经功能损害。关于 SRS 的这一适应证，已经有许多单机构的经验发表。一个代表性的例子是梅奥医学中心经验的最新更新，其中 Pollock 等报道了 1990—2008 年治疗的 251 名患者[37]。患者平均年龄为 59 岁，大多数肿瘤位于颅底或颞部。平均治疗量约为 8ml，平均肿瘤边缘剂量为 16Gy。经过平均 5 年以上的随访，只有 3 名患者表现出颅内肿瘤进展。70% 以上的患者有肿瘤缩小的放射学证据，没有患者死于放射相关并发症。没有观察到辐射诱导的肿瘤。

Santacroce 等在 2012 年报道了 SRS 治疗脑膜瘤的大型欧洲多中心经验[38]。共有 15 个中心为该回顾性分析提供了数据。中位肿瘤体积为 4.8cm³，肿瘤边缘的中位剂量为 14Gy。影像学随访的中位数为 63 个月。与梅奥医学中心的经验相似，治疗后的病灶体积在 58% 的病例中减少，另外 34.5% 的病例保持不变，粗略的局部控制率为 92.5%。影像学定义的肿瘤、女性性别、颅底与凸面肿瘤相比，肿瘤控制率更高。

处方剂量的选择常受肿瘤位置的影响。对于小脑齿角附近的病灶，一般建议采用 13～14Gy 的边缘剂量[39]，特别是考虑到需要尊重邻近正常组织的剂量限制。QUANTEC 推荐的脑干最大点剂量限制是 12.5Gy[27]。对于关键结构不受剂量限制的位置，15～16Gy 的边缘剂量是合理的。

SRS 还可以在各种不常见的适应证中发挥作用。这包括复发性血管瘤[40-42]和复发性高等级胶质瘤[43, 44]等。声神经瘤（也称为前庭肉芽肿）也常用 SRS 治疗[45]；图 27-3 所示为 1 例。

（四）脑转移

到目前为止，SRS 目前最常见的适应证是在脑转移的治疗中。在这方面，有丰富的回顾性研究，也有大量的前瞻性临床研究。

在选择脑导向放射治疗时，有一个临床问题是辅助性 WBRT 是否能通过根除隐性微转移提供临床获益。表 27-2 包含了过去 10 年进行的 6 项随机研究的摘要，这些研究比较了最初进行 SRS 或手术切除，然后观察或 WBRT 的患者的结果[46-51]。除了表中所示的标准外，在每项研究中，资格要求通常是良好的表现状态和稳定的系统性疾病。使用的 SRS 剂量在 18～25Gy 范围内。这些研究报告了几个值得注意的发现。首先，加入 WBRT 与局部控制的增加和远处复发率的降低有关。然而，添加 WBRT 与明显的生存获益无关，并且相对于单独的 SRS，导致认知能力下降增加。这些结果支持对局限性脑转移患者采取初始 SRS 的策略，之后根据需要进行密切监测和挽救性治疗。

关于 SRS 治疗脑转移的另一个常见问题是，是否存在一个病灶的上限，超过这个上限就不适合使用 SRS，而应该使用 WBRT。虽然诊断特异性分级预后评估指数包括病灶数量作为某些组织学的一个组成部分，但它并没有解决这些患者如何进行理想的管理[52]。最近的大量报道表明，当患者接受 SRS 治疗时，其预后主要由表现状态和其他因素驱动，而不是病灶数量。例如，在 Likhacheva 等报道的 MD Anderson 经验中，共有 251 名患者接受了 SRS 进行脑转移的初始治疗[53]。SRS 作为大多数患者的唯一治疗方法，但约有 1/3 的病例结合 SRS、WBRT 或切除术进行抢救性治疗。脑转移的中位数为 2 个（范围为 1～9 个）。中位总生存期为 11.1 个月。在多变量分析中，统计学上显著的总生存期预测因

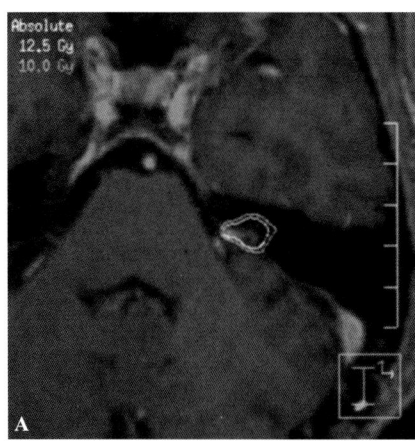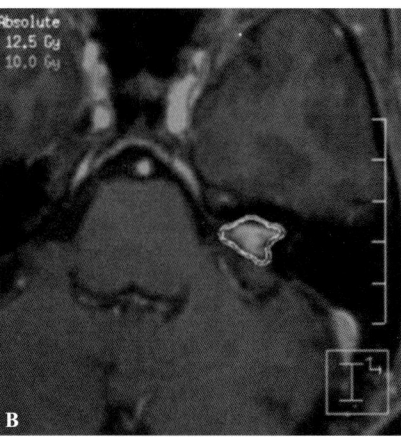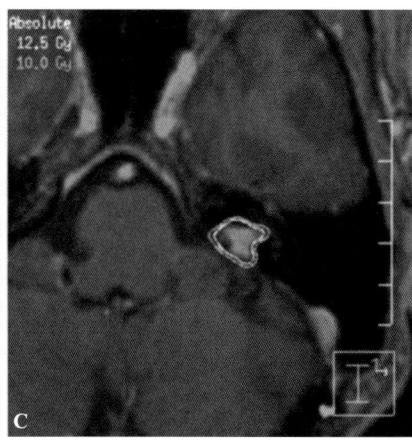

▲ 图 27-3　通过前庭神经鞘瘤的 3 个选定的轴向切口显示了使用 4 个不同等中心所产生的最终适形治疗计划（此图彩色版本见书末）

钆对比度增强薄片 T_{1-3} D 变质梯度回波磁共振成像数据集已被融合到基础立体定向计算机断层扫描中，以可视化前庭神经鞘瘤。可见 12.5Gy 治疗等剂量线和 10Gy 等剂量线

表 27-2　SRS 与 SRS 或 S+WBRT 治疗脑转移患者的随机研究

作者和参考文献	标　准	患者例数	总生存期中位数（个月）		评　论
			无 WBRT	+WBRT	
Aoyama[46]	1～4 个病灶，直径<3cm	132	8.0	7.5	
Muacevic[47]	1 个可切除病灶，直径<3cm	70	10.3	9.5	SRS vs. S + WBRT
Chang,[50] MDACC	1～3 个病灶，直径<3cm	58	15.2	5.7	因神经认知毒性而停用
Kocher,[51] EORTC	1～3 个病灶；如果<3.5cm，则 1 个病灶；如果<2.5 cm，则>1 个病灶	359	10.9	10.7	SRS 或仅 S 或加 WBRT
Brown[48]	1～3 个病灶，直径<3cm	213	10.4	7.4	
Brown[49]	1 个可切除病灶，直径<5cm	194	12.2	11.6	

EORTC. 欧洲癌症研究和治疗组织；MDACC. MD 安德森癌症中心；S. 手术；SRS. 立体定向放射手术；WBRT. 全脑放射手术治疗

素是存在颅外疾病、肿瘤总体积大于 2ml、年龄≥60 岁和诊断特异性分级预后评估。脑转移的数量不能预测总生存期或远期脑衰竭。

其他数据表明，似乎并没有超过 SRS 禁忌的脑转移数量，这是最近报道的日本经验。日本 Leksell 伽马刀（Japanese Leksell Gamma Knife，JLGK）协会进行了一项无 WBRT 的 SRS 的前瞻性研究（JLGK 0901），以确定这种治疗策略对 5～10 个脑转移瘤是可行的证据。结果表明，5～10 个脑转移患者的总体生存率与 2～4 个脑病灶的患者没有区别[54]。此外，JLGK 0901 的长期更新表明，这些队列中认知功能和并发症的发生率相当[55]。

鉴于这些研究，在治疗脑转移的过程中已经发生了重大转变，将 SRS 进一步推向前沿；然而，SRS 在脑转移中的作用无疑将继续发展。全身疗法的进展已经导致总生存的改善和更大的中枢神经系统渗透，特别是对

于非小细胞肺癌[56] 和黑色素瘤脑转移[57]。然而，SRS 可能会继续以其良好的疗效和毒性特征成为脑转移治疗的基石。

（五）功能障碍

虽然多年来用 SRS 治疗了多种功能性疾病，但目前 SRS 最常见和被广泛接受的功能性适应证是三叉神经痛引起的医学上难治性疼痛[58]。给予的典型剂量是 70～90Gy，开到位于第五脑神经退出脑干附近的点（图 27-4）。在马里兰大学的一项代表性研究中，112 名患者接受了 SRS 治疗，中位处方剂量为 75Gy（范围为 70～80Gy）[59]。在 95 名符合随访调查的患者中，中位随访时间为 5.6 年（范围为 1～10 年）。在 SRS 之前，88% 的患者药物控制不足或严重疼痛，而其余患者描述了一些疼痛，但药物控制。SRS 后，64% 的患者表示没

有疼痛，不需要药物治疗，5% 的患者没有疼痛但仍在药物治疗，12% 的患者表示有些疼痛但在药物治疗下得到控制，其余的患者仍有疼痛控制不足的情况。中位反应时间为 2 周（范围 0～12 周），中位反应持续时间近 3 年。1 年、3 年、5 年和 7 年的治疗失败自由度精算率分别为 60%、41%、34% 和 22%。之前没有接受过侵入性治疗的患者与之前手术干预失败的患者的反应持续时间明显更好（32 个月 vs. 21 个月，$P < 0.02$）。

四、结论

SRS 是一种成熟的方法，可以消融脑转移瘤，抹去动静脉畸形，以及治疗某些良性颅内肿瘤和三叉神经痛。慎重选择患者是很重要的，最好是在多学科团队合作的情况下进行，包括放射肿瘤学家、神经外科医生和其他参与患者治疗的护理人员。只要适当地注意技术和特别地尊重正常组织的剂量耐受性，SRS 在大多数患者中都能取得有价值的临床结果，而且严重毒性的风险很低。

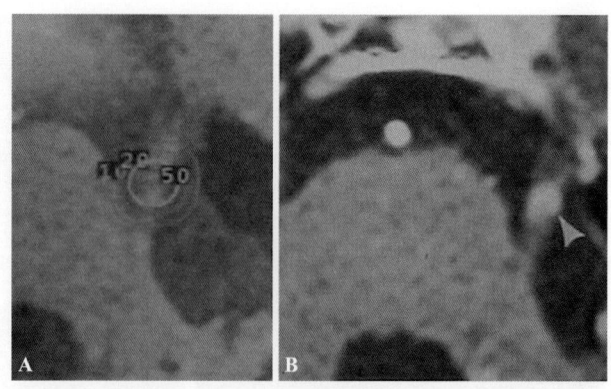

▲ 图 27-4 立体定向放射手术治疗三叉神经痛

A. 典型的伽马刀放射手术剂量分布，针对第 V 脑神经的根部进入区的三叉神经痛，处方剂量通常是 70 ～ 90Gy，按 100% 等剂量线处方；B. 放射手术后 6 个月的磁共振成像扫描显示第 V 脑神经的放射学变化

第28章　立体定向体部放射：颅外肿瘤
Stereotactic Body Irradiation: Extracranial Tumors

Brian D. Kavanagh　Robert D. Timmerman　著

刘　潇　译

SRS 治疗颅内病变的成功引起了人们对窄聚焦高剂量单次照射治疗颅外肿瘤的兴趣。这一转变包括为设计和实施外科固定的刚性框架以固定脊柱所做的初步努力[1]，但此后不久，开发出了针对肺、肝和其他非脑病变的无创方法[2, 3]。

立体定向体部放射治疗（stereotactic body radiation therapy，SBRT）是目前美国医学会通用程序术语（Common Procedural Terminology，CPT）名称，用于描述在不超过 5 个分次的治疗疗程内，以颅外肿瘤消融为目的的图像引导高剂量放射治疗的管理和实施。过去使用过的其他标签包括颅外立体定向放射消融术[4]和供应商创造的各种昵称。近年来使用的一个绰号是立体定向消融放射治疗，它强调治疗的消融潜力，并有一个诱人的拟声词缩写"SABR"[5]。为简单起见，缩写为 SBRT 并沿用至今。

在本章中，我们回顾了 SBRT 实现的技术顾虑、放射生物学意义和正常组织剂量限制。将会介绍 SBRT 后常见适应证的临床结果。SBRT 的放射物理在教科书的单独一章中讨论（第 7 章）。

一、立体定向体部放射治疗的安全注意事项和技术要求方面

相对于颅脑 SRS，SBRT 准确定位颅外肿瘤必须克服的主要额外实际障碍包括考虑呼吸相关运动，在某种程度上，除了大部分不可移动的脊柱和棘旁肿瘤外，几乎所有病例都存在呼吸相关运动。周期性呼吸运动位移已被量化，如有必要，通过用于模拟 / 计划的设备和程序进行控制，并持续应用于治疗。治疗过程中或治疗之间的定位误差（如错位）也需要扩大靶区。LINAC 制造商现在提供 SBRT 治疗传输系统，该系统将高性能 LINAC 与一种或多种形式的图像引导技术相结合，从而确保适当的靶区重新定位和射束校准。总的来说，与传统的放射治疗相比，这些 SBRT 方法和步骤允许使用相当小的射野而不会造成靶区丢失。

ASTRO 发布了 SBRT 指南[6, 7]。AAPMTG 101 的报告详述了 ASTRO 指南[8]。ASTRO 还制作了一份关于 SRS 和 SBRT 质量和安全的白皮书[9]。除了说明人员和培训要求外，报告还强调了确保程序安全所需的质量保证测量的关键特征。

接受 SBRT 的患者的整个护理过程包括多个步骤：患者固定、运动评估（必要时进行运动管理）、CT 图像采集、四维图像集的分析和处理、计划图像与相关诊断图像集的融合、靶区勾画、剂量学计划制订、患者特定质量保证测试、患者在治疗床上的摆位、获取引导图像以允许靶区重新定位、采取任一运动管理技术或设备、正确初始化和启动患者独特的射束和（或）弧序列，实时监控治疗传递过程的完整性，以及患者的稳定性和耐受性。在这一过程中的每一步都有可能出现系统误差、校准误差、计算误差以及操作员造成的误差。

关于可能的纯技术性误差来源，如机架运动性能受损或图像引导软件中预处理锥形束 CT 扫描图像与计划图像不匹配，必须对系统的各个部件进行仔细的初始调试和随后的定期维护检查。另外，强烈建议进行端到端测试，包括所有连接的部件，以确保许多小误差不会累加为临床相关的系统靶向误差带来附加影响，即计划靶区由于各种原因不能正确照射。人为误差的可能性永远无法完全消除。然而，如中枢神经系统肿瘤立体定向照射一章（第 27 章）所述，减少误差发生的步骤包括使用检查表和建立一种普遍的安全文化，在这种文化中，同事之间的交流可以自由和不加判断地进行，以优质的患者护理为共同目标[10]。

SBRT 需要正确的患者重新定位、靶区确立和呼吸相关运动的管理。商用固定装置包括几种带有外部基准标记的身体框架，但这些或任何无框架系统必须始终与附带的图像引导一起使用，包括超声波、千伏射线照片、CT 扫描或 MRI，以验证内部靶区相对于所用射野的位置（图 28-1）。由于 SBRT 治疗疗程比传统的外照射治疗需要更多的时间，因此患者的舒适度是一个重要

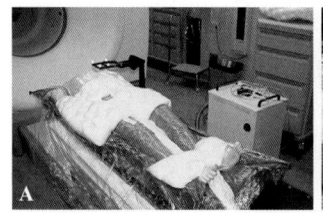
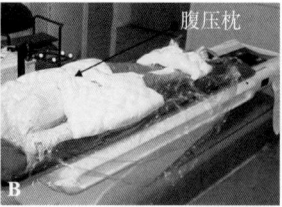

腹压枕

▲ 图 28-1　用于立体定向体部放射治疗的患者固定装置

的问题，以减少患者在图像引导和治疗传输之间可能改变位置的机会。

　　呼吸运动管理可以通过以下几种方式之一实现。运动抑制技术包括轻到中度的腹部加压，通过训练患者呼吸，旨在将主要的呼吸力度从主要的腹部（膈肌收缩）转移到主要的胸壁（外部肋间、斜角肌和胸锁乳突肌收缩）。通过这种方式，原本使肿瘤以较大位移运动的呼吸力度会减少，同时仍能促进足够的潮气量。在这一类中，还指导屏气动作，通过吸入并保持恒定的潮气量（如深吸气），并在射束照射时保持潮气量，从而"冻结"空间中的肿瘤。门控系统可用于 SBRT，其方式与常规分次放射治疗相同：外表面的标记位移与呼吸周期的相位相关，并且仅当标记物位于呼吸周期的预选段内时才触发束流输出，暗示肿瘤的位置在预期的活动范围内。跟踪或"追踪"系统移动射束以跟随肿瘤的运动。屏气法和门控法都有一个占空比，通过这个占空比可以打开和关闭射野一段时间，从而延长治疗时间。在某种程度上，这些运动管理技术可以结合使用（例如腹部加压和门控），以减少整体靶区位移或占空比。

　　到目前为止，大多数 SBRT 的临床应用都涉及高能光子作为治疗放射源。但是，也可以使用带电粒子。对于最适合任何给定临床情况的射野或弧度组合，没有绝对的标准或一致的解决方案，而且每个病例都可能带来特殊的挑战。不过，一般来说，为了在计划靶区内实现紧密聚焦的高剂量分布和计划靶区外的快速剂量跌落，通常需要多个（通常为 7~10 个）非共面射野或多个弧的组合（图 28-2）。单个射野或弧段之间的强度调制可并入 SBRT 中，但重要的是要记住，对于颅骨 SRS 而言，允许剂量热点在计划靶区内累积以使剂量从靶区外急剧跌落通常是有利的，在这方面，在一定程度上利用了横向射野半影的自然梯度。前列腺 SBRT 是这种做法的一个明显例外，在这种情况下，重要的是避免在尿道区域出现热点。

二、临床放射生物学和正常组织剂量限值

　　在中枢神经系统肿瘤的立体定向放疗一章（第 27 章）中，对高剂量每分次照射的新知识进行了更详细的综述。简而言之，建立用于描述肿瘤和正常组织中放射

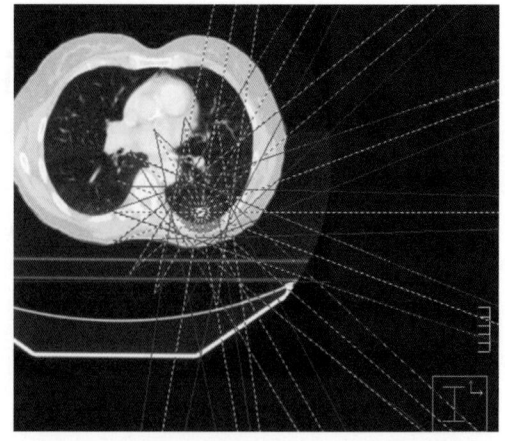

▲ 图 28-2　周围型 I 期肺癌立体定向体部放射治疗的典型射束排列和剂量分布（此图彩色版本见书末）

剂量与生物学效应之间关系的数学模型对于常规分次放疗通常是可靠的，在高剂量每分次照射的情况下，这种数学模型尚不确定。此外，肿瘤微环境的复杂性包括毛细血管、基质和免疫系统的组成部分，每一部分对电离辐射都有独立的反应，并对肿瘤控制和毒性产生相互关联的影响。鉴于这些关于传统放射生物学模型的警告，为了预测 SBRT 对肿瘤和正常组织的影响，尽可能依赖于将剂量或剂量体积参数与直接观察到的肿瘤控制率或正常组织毒性相关的经验观察是最安全的。

（一）剂量与肿瘤控制

　　有许多报道支持在肺和肝 SBRT 的剂量范围内剂量—肿瘤控制关系的概念。例如，McCammon 等从 246 例接受 3 分次 SBRT 方案[11]治疗肺部或肝脏病变患者记录中抽取了 141 例患者做了回顾性分析。处方剂量为 54Gy 或更高剂量治疗的病灶，其 3 年精算局部控制率为 89.3%，而治疗剂量为 36~53.9Gy 和小于 36Gy 的病灶的 3 年精算局部控制率分别为 59.0% 和 8.1%。

　　类似地，Olsen 等回顾了 130 例接受确定性肺癌单一病灶的 SBRT 治疗的患者记录，这些患者有 111 例周围型肺癌，接受了 18Gy×3 次的治疗，8 例中心型肺癌患者接受了 9Gy×5 次的治疗，11 例临近危及器官的肺癌患者接受了 10Gy×5 次的治疗[12]。1 年和 2 年后观察到的局部控制率分别为：9Gy×5 次为 75% 和 50%，10Gy×5 次为 100% 和 100%，18Gy×3 次为 99% 和 91%。10Gy×5 次和 18Gy×3 次的局部控制率和总生存率无差异，但多变量分析显示 9Gy×5 次是局部控制率降低的唯一独立预后因素。

　　在另一项前瞻性试验中，Rule 等在 3 个连续剂量递增队列中治疗肝转移患者：30Gy/3 次、50Gy/5 次、60Gy/5 次，这一研究因其结构化剂量递增而特别有说服力[13]。入选和治疗 27 例患者，每组 9 例，共 37 个

病灶：16 名男性和 11 名女性；中位年龄 62 岁（范围 48—86 岁）。最常见的原发疾病是大肠癌。30Gy、50Gy 和 60Gy 组的 2 年精算局部控制率分别为 56%、89% 和 100%。60Gy 组和 30Gy 组的局部控制差异有统计学意义（P=0.009），但 60Gy 组和 50Gy 组的局部控制差异无统计学意义（P=0.56）。因此，综上所述，这些研究的结果支持 SBRT 剂量在 50～54Gy 或更高剂量在 3～5 分次时，与针对肝和肺病变的侵袭性较低的方案相比，可提供更高的局部控制率。

（二）正常组织剂量限制

现代成像和图像引导所提供的高度精确的解剖轮廓，以及小野剂量传输的稳健应用，创造了过去常规放射治疗所不具备的自由度。SBRT 治疗的特点是精确的高剂量雕刻，同时具有非常陡峭的梯度跌落。从历史上看，危及器官的限值是在大体积器官和正常组织被均匀且经常高剂量照射的时代下发展起来的。使用这些更新的工具，不受累及的器官和组织可能会看到大范围的剂量。从较低的亚阈值水平起，不太可能造成任何损伤；到中等剂量，其损伤非常依赖于体积；最后，达到预期损伤的烧蚀范围。该范围可仅在亚厘米跨度上空间分布。这种新的投照模式的耐受性与历史分次照射时间表不匹配，需要进行新的评估。

越来越多的文献报道了 SBRT 在正常组织中的剂量—效应关系，尤其是肝脏、肺和肠组织。为了对这些数据进行综合分析，以寻找整个系列的一致趋势，AAPM 支持了一个低分次放射治疗/SBRT 生物效应工作组（Working Group on Biological Effects of Hypofrac-tionated Radiotherapy/SBRT，WGSBRT），该工作组负责对所有已发表的 SBRT 研究进行汇编，包括临床信息、治疗细节和毒性率。这一举措也将被称为临床低分次组织效应（Hypofractionated Tissue Effects in the Clinic，HyTEC）项目，将作为在未来几年产生剂量和分次方案的指导方针。

在 SBRT 后的最初几个月内，肝脏 SBRT 的正常组织效应的一个特征是，在后续 CT 扫描中观察到一个低密度区，相当于在 3～5 个分次接受 30Gy 的体积。这种现象，首先由 Herfarth 等提出，单次剂量肝脏 SBRT 后[14]，与局部静脉栓塞效应有关[15]。这一发现本身并没有临床后果，而且随着时间的推移，这一结果逐渐消失，但 Herfarth 效应可能会掩盖肝脏 SBRT 后最初几个月内对肿瘤反应的评估。PET 可能更有用，但应注意的是，要达到完全治疗效果并降低靶区病变的标准摄取值，将需要数月的时间[16]。

对于常规分次放射治疗，以腹水、无黄疸性肝肿大和肝酶升高为特征的严重放射性肝病（radiation-induced liver disease，RILD）的风险与平均肝脏剂量密切相关[17]。幸运的是，RILD 是肝脏 SBRT 术后极为罕见的并发症，因为对未受累肝实质的平均剂量通常远低于传统技术的剂量。为常规分割建立的 NTCP 模型不能可靠地预测肝脏 SBRT 后的毒性，通常过高估计了风险[18]。

QUANTEC 总结性建议：对于原发性肝癌，将平均正常肝脏剂量（肝脏减去肿瘤总体积）限制在 13Gy 以下；对于转移性肝癌，将其限制在 15Gy 以下；并确保至少 700ml 的正常肝脏受到小于 15Gy 剂量照射[17]。后一种建议基于临界体积模型。与并行结构的器官相关，这种结构需要认识到有多少体积的器官是必需的，必须防止功能性消融[19]。对肝脏的评估，即在 3 分次 SBRT 过程中至少 700ml 体积应接受少于 15Gy 的照射，最初是根据先前关于肝部分切除术后结果的报道，记录了所需的近似最小体积，以及从以往的常规分次治疗报告中推断出的对该剂量照射影响的真实预估[20]。

与肝 SBRT 后的 Herfarth 反应类似，在肺 SBRT 后高剂量照射区及其附近观察到肺部炎症和纤维化。Diot 等研究了 62 例接受肺 SBRT 治疗的患者的 SBRT 术后随访 CT 扫描，这些患者的中位剂量为 54Gy（范围 30～60Gy），分为 3～5 次。实质性损伤的替代标志是 Hounsfield 单位（HU）的增加，这里假定它代表了损伤后瘢痕组织。在一系列的随访时间间隔内，HU 值随剂量线性增加，直到 35Gy，此后保持不变。在 3 个月、18 个月、24 个月和 30 个月内，HU 随剂量增加的速率是一致的；然而，在 6 个月时，HU 的速率在 20Gy 以下相似，但在该阈值上增加了 1 倍，这表明 SBRT 后出现一个阶段性的峰值炎症，在随后的时间点消退[21]。这些观察结果在很大程度上验证了 Palma 等在定量上相似的同期工作，他们还指出了使用较大的计划靶区可以促进肺纤维化[22]。

放射性肺炎（临床上表现为咳嗽、发热、呼吸急促和胸痛，并且伴有与照射量相对应的几何性肺泡浸润）在肺部 SBRT 后并不常见。在 RTOG 0236 研究中，对患有医学上无法手术的早期肺癌患者进行了 SBRT 治疗，标称剂量为 60Gy/3 次（在适当考虑组织异质性时，重新计算为 54Gy/3 次），3 级放射性肺炎的发生率为 4%，没有 4 级或 5 级放射性肺炎[23]。对该研究的后续分析表明，治疗后肺功能无明显临床变化[24]。

在安德森癌症中心接受治疗的一大群患者中，Chang 等通过多变量分析发现，只有同侧肺的平均剂量（肺减去肿瘤总体积）是肺 SBRT 后 2～3 级放射性肺炎的显著预测因子，当这个指标超过大约 9Gy 时，发病率急剧增加[25]。在一项包含近 8000 名患者的 88 项研究的汇总分析中，年龄较大的患者和较大的肿瘤与 2 级或更高的肺毒性发生率显著相关。对于包含详细剂量学数据的研究，2 级或更高肺毒性的患者的平均肺剂量高于 0～1 级毒性的患者[26]。也有人注意到，肿瘤的位置可能对毒性风险有实质性的影响，在印第安纳大学的最初实践中观察到中心位置的肿瘤有较高的严重毒性发生率[27]。RTOG0813 试验评估了 5 个剂量水平，40～60Gy，在 1.5～2 周的时间内，每分次剂量在 10～12Gy。初步结果没有确定任何剂量水平下的剂量限制毒性[28]。

肠道是一种薄壁结构，易受到大剂量每分次照射的损伤。对于迄今为止研究的胃肠道的主要部分（食管、十二指肠和直肠），SBRT 后晚期毒性的最重要预测因子是剂量 - 体积指标，即当接受特定剂量的组织数量超过阈值体积时，会触发毒性[29-31]。例如，在食管中，单次暴露后，如果接受 12Gy 的剂量超过约 4ml，则有 3 级或更高毒性的风险[29]。类似地，如果单分次接受 15Gy 的体积超过约 9ml，则十二指肠毒性（2 级或更高）的风险急剧上升[30]。在一项前列腺 SBRT 同步推量的研究分析中，当接受 50Gy 的直肠壁体积超过 3ml 或超过 1/3 直肠周长接受 39Gy 或更高剂量时，3 级或更高级别的晚期直肠毒性风险显著升高[31]。在常规放疗中，整个器官或大体积的限制被设计成完全避免损伤。与此相反，SBRT 很可能造成小的组织损伤（消融）。然而，高剂量 / 小体积限制提供了一种策略，可以避免无法治愈的具有临床意义的损伤，而不是完全避免损伤。

三、临床适应证和结果

（一）肺癌

未满足的医疗需求为 SBRT 的早期发展提供了动力。在 SBRT 出现之前，医学上不能手术的 I 期非小细胞肺癌患者（见第 51 章）将从常规分割放射治疗（conventionally fractionated radiotherapy，CFRT）中获得有限的临床益处。SEER 登记表明，在没有任何放射治疗的情况下，中位生存期略多于一年是典型的，CFRT 可延长至约 21 个月，预期 3 年生存率约为 30%[32]。这些患者面临的挑战是，CFRT 未能达到较高的局部控制率，并且在特别易受肺毒性影响的患者群体中耐受性较差。来自权威中心的典型单机构分析显示，3 年的局部控制率约为 50%，持续令人失望的中位生存期不到 2 年[33, 34]。

独立地，两个同时进行的多机构研究对这些历史上较差的结果取得了显著的改善。在来自欧洲的北欧组研究和来自北美的 RTOG 研究中，医学上不能手术的早期肺癌患者接受了 SBRT 治疗，剂量为 45～54Gy，3 分次，局部控制率超过 90%，3 年总生存率约为 60%[23, 35]。这些结果大约是以往通过 CFRT 获得的结果的 2 倍，从而建立了新的护理标准。在这种情况下，SBRT 与 CFRT

的随机研究显示，SBRT 的生存率相同或提高，生活质量相同或更好[36-38]。

除了对医学上无法手术的早期肺癌有作用外，SBRT 作为一种可接受的治疗多种其他适应证的方法也得到了广泛的应用。原发性前列腺癌、胰腺癌和肝细胞癌可以用 SBRT 治疗。此外，SBRT 可以作为一种非侵入性的方法来清除肺部和肝脏的少转移性肿瘤沉积，并且可以控制具有挑战性的椎旁肿瘤沉积。

（二）前列腺癌

一个由 11 家机构组成的联盟报道了 1100 名前列腺癌患者的肿瘤控制结果和生活质量影响[39, 40]（见第 61 章）。中位随访时间为 3 年，194 名患者在 5 年时仍能进行评估。中位剂量为 36.25Gy，4～5 个分次，Gleason 评分为 6、7 和 8 的患者的 5 年生存无复发率分别为 95%、83% 和 78%，低、中、高危患者的 5 年生存无复发率分别为 95%、84% 和 81%。在 SBRT 后的前 3 个月内，观察到患者自行汇报的排尿和排便功能暂时下降，6 个月内恢复到基线状态或更好，5 年后仍然如此。性生活质量的下降主要发生在前 9 个月，雄激素缺乏或患者年龄没有显著影响。如果发现 SBRT 和 CFRT 一样有效和耐受，那么 SBRT 治疗前列腺癌的成本可能比其他形式的放疗要低[41, 42]。

在多中心、前瞻性 I 期和 II 期试验中，对大多数中等风险患者使用了 45～50Gy/5 次的高剂量照射，5 年生存率为 98%[43, 44]。在接受最高剂量治疗的患者中，有 7% 的患者出现了无法接受的直肠毒性，包括瘘管和结肠造口[31]。在直肠和前列腺之间放置可生物降解的间隔凝胶可避免直肠问题[45]。一项随机试验比较了 7 组 42.7Gy 的 SBRT 超低分割方案与 39 组 78Gy 的 SBRT 超低分割方案中高危前列腺癌组分的生化控制和毒性相当。对于中高危前列腺癌患者，一项随机试验比较了 SBRT（42.7Gy/7 次）和常规分割（78Gy/39 次），产生了相同的生存控制率和毒性[46]。

（三）胃肠道癌：胰腺癌和肝细胞癌

在丹麦早期的一项研究中，当大量肠道接受高剂量（30Gy 或更高剂量，3 分次）时，SBRT 治疗局部不能切除的胰腺癌会导致严重的毒性[47]。根据这一经验，来自许多机构的研究人员已经报道了将 SBRT 安全地应用于原发性胰腺肿瘤周围的密集区域，通常将化疗周期夹在 SBRT 治疗过程中，化疗中断最少，获得了比 CFRT 更高的生存率和毒性率[48-51]（见第 55 章）。

原发性肝癌的初级治疗是 SBRT 正在探索的另一个领域（见第 56 章）。SBRT 既可作为最终治疗，也可作为肝移植的桥梁[52]。根据印第安纳大学的经验，60 例原发性肝癌患者接受 SBRT 治疗，剂量根据预处理肝功能进行调整[53]。对于肝功能为 A 级患者，接受的处方剂量为 48Gy/3 次；对于肝功能为 B 级患者，剂量降至 40Gy/5 次。60 例接受治疗的患者中位随访时间为 27 个月（36 例肝功能为 A 级，24 例肝功能为 B 级），2 年局部控制率、无进展生存率和总生存率分别为 90%、48% 和 67%。23 例患者在 SBRT 术后平均 7 个月进行了移植。没有 3 级或更高级别的非血液学毒性，尽管 20% 的患者在治疗的 3 个月内经历了肝功能级别的进展。玛格丽特公主医院小组在他们的前瞻性研究中注意到了类似的毒性水平[54]。

在一项大型日本回顾性研究中，接受 SBRT 治疗的患者具有肝功能 A 级或 B 级状态，单个原发性或复发性肝癌病灶最大直径≤5cm[55]。肝功能为 A 级的处方剂量为 40Gy，肝功能为 B 级的处方剂量为 35Gy，均给予 5 分次，如果超过 20% 的肝脏接受的剂量超过 20Gy，则剂量会减少。如果肝脏接受≥20Gy 的比例超过 20%，则需要减少 5Gy 剂量。对于整个队列中的 185 例患者（35Gy 组有 48 例，40Gy 组有 137 例），3 年局部控制率和总生存率分别为 91% 和 70%。在 Lahey 诊所进行的 SBRT 与 TACE 作为移植桥梁的随机试验表明，在中期分析时，SBRT 在降低毒性和更好地维持生活质量方面具有优势[56]。

（四）肾癌

当采用 CFRT 时，肾细胞癌是一种相对辐射不敏感的肿瘤。SRS 成功控制肾细胞癌脑转移引起了人们对 SBRT 治疗不能手术的原发性肾肿瘤的兴趣。在 Svedman 的一项 II 期试验中，30 名不能手术的患者进行 SBRT 治疗，剂量为 30～45Gy，3～5 分次，其局部控制率为 98%[57]。在国际肾脏放射外科肿瘤联合会（IROCK）对 223 名原发性 RCC 患者进行的汇总分析中，118 名患者接受单分次的 SBRT，105 名患者接受多分次的 SBRT。4 年的局部控制率和肿瘤特异性生存率分别为 97.8% 和 91.9%[58]。这些早期报告支持在原发性肾细胞癌中探索 SBRT（见第 64 章）。

（五）转移病灶

自从 Hellman 和 Weichselbaum 创造了 oligometastases 这个术语并提出适形放疗在这方面的作用以来[59]，通过放射治疗或其他局部干预来切除转移性疾病的有限病灶的兴趣一直在稳步增加。对这一主题的全面讨论超出了本章的范围，但有许多文献综述总结了手术、放疗、放疗后持久无病生存，或其他局部根治方式治疗局部转移疾病的患者[60, 61]。这种方法发挥作用的一个不断发展的范例是，在使用新型靶向药物治疗的患者中出现进展性疾病，其中的策略是根据耐药克隆原，同时让患者获得仍能提供全身益处的药物[62]。

三项随机研究表明，局部根治治疗对局部转移疾病的患者有较好的疗效。首先，一项随机的 II 期研究，符合条件的患者在首次系统治疗后组织学证实为 IV 期非小细胞肺癌，转移病灶为 3 个或更少。患者被随机分为局部巩固治疗［（化疗）放疗或切除所有病灶］加或不加后续维持治疗，或单独维持治疗，只能观察。由于观察到的结果差异，数据安全监测委员会提前终止了该研究，结果显示巩固治疗组的中位无进展生存期显著改善（11.9 个月 vs. 3.9 个月，P=0.0054）[63]。随后的分析显示巩固治疗组的总生存期改善[64]。大多数患者接受放疗作为局部巩固治疗或大分割或同步化疗。

另一个类似的试验也在转移性肺癌中进行，在维持化疗前，用 SBRT 或不用 SBRT 治疗 5 个转移部位。所有患者在登记前均对诱导化疗有反应或病情稳定。在中期分析中，29 名患者（14 名接受 SBRT 治疗，15 名单独维持化疗）的无进展生存期显著改善，与单独化疗的 3.5 个月相比，SBRT 治疗的患者中位有 9.7 个月的无进展生存期，有显著改善，因此提前终止登记[65]。

在第三个随机 II 期试验中，有 1～5 个转移病灶的原发性恶性肿瘤患者（所有转移病灶均接受 SBRT 治疗），被随机分为姑息治疗标准（standard of care, SOC）治疗组（组 1）和姑息治疗标准加 SBRT 治疗组（组 2），比例为 1：2。共有 99 名患者被随机分组（第 1 组 33 名，第 2 组 66 名）。最常见的原发肿瘤类型为乳腺（n=18）、肺（n=18）、结直肠（n=18）和前列腺（n=16）。大多数患者（n=92）有 1～3 个转移灶。第 1 组的中位总生存期为 28 个月，第 2 组为 41 个月（分层对数秩，P=0.09）。值得注意的是，在第 2 组中，有 3 例治疗相关的 5 级事件是由于放射性肺损伤（n=2）和放射性胃穿孔导致的死亡。因此，虽然试验结果显示 SBRT 对少转移性疾病的患者有益处，但也强调需要勤于善用此项技术，以尽量减少不良反应[66]。

四、结论

SBRT 技术已经成为一种有可能从多方面造福癌症患者的技术。SBRT 是治疗医学上不能手术的早期肺癌的一种标准疗法，是许多其他恶性肿瘤手术和其他形式放射治疗的一种可行的替代方法。仍需完善治疗投照技术，同时增加我们对理想患者治疗的理解。

第29章 转移性疾病：骨、脊髓、脑、肝脏和肺转移瘤
Metastatic Disease: Bone, Spinal Cord, Brain, Liver, and Lung

Kenneth Y. Usuki　Michael T. Milano　Marc David　Paul Okunieff　著

巩贯忠　译

众所周知，通过现代联合治疗方式可以实现良好的肿瘤控制。因此，转移性疾病成为决定癌症患者生存结局的主要因素。骨骼、肺、肝脏和脑的转移瘤会导致器官功能障碍及疼痛，严重影响患者的生活质量。在这些器官出现转移的肿瘤患者生存时间将大大缩短。尽管姑息治疗是肿瘤治疗临床实践中的重要组成部分，但研究表明，癌症导致的疼痛常常得不到充分治疗[1, 2]。

在转移性癌痛中，骨转移是癌症患者顽固性疼痛最常见的原因[3]。骨骼是仅次于肺和肝的第三大常见转移部位[4]。通常情况下，在原发肿瘤获得明确诊断后，是否有转移就变得非常重要了。但多达23%的患者，就诊时往往以转移瘤为首发症状。骨转移性癌痛会导致患者行动不便、焦虑和沮丧，严重影响生活质量。因此，骨转移性癌痛的治疗不容忽视。

脑转移是导致癌症患者死亡的主要原因。大多数脑转移患者在几个月内死于转移灶未控制[5, 6]。相比而言，适合手术治疗的脑转移瘤患者较少，其次手术也会带来严重并发症。放射外科治疗、IMRT和高质量脑部MRI的出现，改善了部分脑转移患者的预后，改善了患者认知能力持续时间，延长了患者生存时间[6]。肺癌患者脑转移发生率高达70%[7, 8]。其他癌症脑转移发病率也很高，如乳腺癌患者有19%的转移率。脑转移瘤的治疗一般采用外科手术、放射外科为代表的局部治疗方法，以及全脑放疗为代表的整体治疗方法[9]。

肝转移与脑转移一样，在癌症患者中十分常见，且与患者中位生存期密切相关。进展期结直肠癌患者约有40%～70%发生肝转移，乳腺癌或进展期肺癌患者也有相近的发生率[10, 11]。肝脏转移瘤引起的相关疾病，例如疼痛等治疗非常困难。肝转移瘤局部治疗已经取得非常好的效果。除手术切除外，还包括SBRT、射频消融、热疗和经动脉栓塞治疗（包括单纯栓塞、化学性栓塞和放射性栓塞）等，这些治疗方法均已取得令人满意的效果，具有改善患者预后的潜力。越来越多的国际共识倾向于根据肝转移患者具体情况选择合适的局部治疗方法[12, 13]。几种常见转移性疾病的分述如下。

一、骨转移

表29-1列举了尸检证实的骨转移发生情况[14]。骨转移发生率的差异主要归于骨骼病理检查的彻底性。骨扫描显像检查报告的转移率一般较高。Tofe等[15]的研究表明，在1143例非原发性骨肿瘤的骨扫描显像中，61%的患者有异常，其中33%患有乳腺癌、肺癌或前列腺癌。

在因骨转移而住院的患者中，骨转移发生率最高的肿瘤分别是前列腺癌（32.4%）、乳腺癌（21.9%）、肾（16.4%）、甲状腺癌（11.7%）、肺癌（10.9%）和睾丸肿瘤（10.2%）。表29-2列举了不同原发肿瘤患者发生骨转移概率[15]。

乳腺癌骨转移的分布如表29-3所示，而类似分布情况也发现于前列腺癌、肺癌[16-19]。

表 29-1　原发部位的骨转移患病率

肿瘤原发部位	患病率（%）
乳腺	47～85
前列腺	54～85
甲状腺	28～60
肾	33～40
支气管	32～40
食管	5～7
其他胃肠道	3～11
直肠	8～13
膀胱	42
子宫颈	0
卵巢	9
肝	16

引自 Galasko CSB. Incidence and distribution of skeletal metastases. *Clin Orthop.* 1986；210：14–22.

表 29-2　按原发部位的骨转移发生率

主要原发部位	患者例数（例）	骨转移比例（%）
乳腺	6423	17
前列腺	144	16
食管	451	6
肺	589	5
膀胱	172	5
直肠	274	4
甲状腺	107	4
子宫颈	1981	3
子宫体	509	3
头颈	2860	2
卵巢	586	1
结肠	153	1
胃	118	1

引自 Tubiana-Hulin M. Incidence, prevalence and distribution of bone metastases. *Bone*. 1991；12：S9–S10.

表 29-3　212 例乳腺癌患者的骨转移分布概率

解剖部位	就诊时（%）[a]	诊疗中（%）[a]
腰椎	52	59
胸椎	35	57
骨盆	31	49
肋骨	18	30
股骨	15	24
颅骨	12	20
颈椎	11	17
肱骨	8	13
其他	3	3
分散性	1	12

a. 代表所有患者（引自 Tubiana-Hulin M. Incidence, prevalence and distribution of bone metastases. *Bone*. 1991；12：S9–S10.）

（一）病理生理学

肿瘤细胞通过毛细血管进入血液循环，有些通过淋巴管进入血液循环，这些细胞中只有少数可以形成转移灶[20]。虽然循环肿瘤细胞很常见，但它们并非一定能形成转移灶。在基于 AJCC 分期、治疗方法选择时一般被判定为 M_0[21, 22]。从肿瘤原发灶发展为血性转移的过程包括许多步骤，而任何单个循环肿瘤细胞很少能完成生长、转移的所有步骤[23]。肿瘤细胞从原发肿块分离进入循环系统，在免疫系统和血液循环剪切力作用下生存，识别宿主器官，并形成通往该器官的通路。一旦进入器官，肿瘤必须要保持生殖、增殖潜能，生成并促进脉管系统生长。最新研究表明，肿瘤细胞的分子表达谱决定了哪些细胞在哪些器官以何种概率发生转移，这引起了科学家极大的研究兴趣[24]。

肿瘤细胞通过血行播散转移到骨骼。骨骼血流占心脏血流输出量 4%～10%，一些研究者认为骨转移发生率高于仅基于血流灌注的预测数据[25]。Weiss 等阐述了骨转移高发的机制[26]。造血骨髓的微结构决定了其容易引发肿瘤细胞沉积及侵袭。当骨骼营养动脉靠近骨内膜边缘时，会细分为毛细血管。这些毛细血管通过丰富的静脉窦系统连接，其容量是骨骼动脉系统的 6～8 倍，此处的血液循环近乎停止，肿瘤细胞获得了更长时间和更多机会侵入骨髓基质。

为了维持生长，肿瘤细胞集落一旦形成，就必须要拥有自身的血管供应系统。一个假说是血管生成因子将内皮细胞吸引到小肿瘤上，促进肿瘤集落生长，这种生长仅靠局部正常组织的血液循环完全不够[27]。这种肿瘤血管生成因子的产生会被淋巴细胞介导的免疫反应所阻止。这种微转移循环系统的建立往往需要数年的时间，该理论解释了为什么原发性肿瘤完成治疗后很长一段时间后才出现晚期转移。

有些肿瘤，如乳腺癌、前列腺癌、肺癌、肾癌和甲状腺癌，会产生并分泌可激活破骨细胞活性的破骨介质，包括 TGF、血小板衍生生长因子、TNF、前列腺素、组织蛋白酶 D、间质白蛋白、甲状旁腺激素相关蛋白和粒细胞、巨噬细胞集落刺激因子[28, 29]。

骨骼系统的转移瘤往往分布不均。与附属骨相比，中轴骨的转移更加常见。骨髓在中轴骨和附属骨骼的分布差异，取决于骨髓中具有促进骨转移瘤生长能力的生长因子[25]。

（二）诊断

1. **实验室检查**　骨转移检查的生化指标包括碱性磷酸酶、尿羟脯氨酸和尿羟脯氨酸—肌酐比值等。但是这些指标缺乏特异性，在骨转移诊断中的临床指导意义有限[30, 31]。

2. **影像学检查**　骨骼闪烁扫描是检测骨转移的一线成像技术。骨扫描比普通 X 线片更敏感，且具有可以检查全身骨骼的优势。大多数病变可引起成骨细胞反应，表现为示踪剂摄取增加[32]。有时转移可显示为摄取减少。当病变发展迅速，骨骼破坏超过新生骨形成或继发梗死时可能会观察到这种情况。在骨扫描的血管期成像中可以观察到诸如来自原发性肾脏癌的富血管肿瘤转移。不引起成骨反应的肿瘤，例如骨髓瘤、淋巴瘤及非常小的沉积物，往往会被骨扫描检测到[33]。

广泛性骨转移瘤因具有对称性吸收，有时会被误认为骨扫描正常。在这种情况下，尿液中同位素排泄减少、肾脏活动微弱、肾脏缺乏摄取、膀胱活动减少等都是发现扫描异常的重要线索[34]。

大多数骨转移发生在髓质内，并逐渐向皮质浸润。因此，普通 X 线影像通常不敏感[34]。部分患者在发现椎弓根破坏的影像学表现时，脊柱椎体早已经被浸润[35]。

CT 扫描可区分转移灶和退行性关节疾病。在两者并存情况下，退行性关节疾病有时是骨扫描摄取增加的主要原因。Muindi 等[36]发现有 50% 的乳腺癌患者骨扫描阳性而 X 线片检查正常，CT 扫描则显示有明显转移灶，25% 的异常为良性病变，CT 阴性率为 25%，CT 扫描阴性的患者均未发生转移。CT 扫描在评估软组织受累方面也有较高的应用价值，CT 椎管造影可用于不能用 MRI 检测的硬膜外肿瘤扩散患者的检查。

MRI 比骨扫描更灵敏，是检查脊柱的首选方法，可检测出骨髓内早期转移，但需要同时有 T_1 和 T_2 加权图像[37]。当怀疑有神经压迫时，MR 应作为首选[31]。相对于 CT 椎管造影，其具有无创、异常情况发现率高的特点[38]。当怀疑有脊髓压迫时，应考虑整个脊柱的影像学检查，因为约有 10% 的患者有多个平面的脊髓压迫[39]。MR 可用于区分椎体良性和恶性压缩。未来，全身 MRI 可用于骨转移筛查[40]。MRI 也存在一些缺点，比如成本高、有金属植入物或患有严重幽闭恐惧症的患者，不适合做 MR 扫描，与 CT 扫描相比，骨皮层的显示较差等，但使用 MRI 和 CT 进行治疗反应评估的差异目前鲜有报道。

FDG PET 常用于恶性肿瘤初始分期，同时有助于骨转移诊断。18- 氟化物可作为成骨细胞形成氟磷灰石的骨显像剂。18- 氟化物摄取常高于用于骨闪烁显像的 99Tc[41]。这种敏感性可能会导致对骨转移的过度诊断，但可用于定性诊断、肿瘤定位和治疗反应评估。^{18}F-FDG 是依赖细胞糖酵解活性的肿瘤显像剂[42]。与骨闪烁显像相比，FDG PET 扫描具有相似的灵敏度（范围 74%~95%），但特异性更高（范围 90%~97%）[43-47]。局限性疾病，如创伤、感染和炎症过程也会造成葡萄糖积累。FDG 浓集要求肿瘤具有足够高的代谢率。PET 扫描一般无法显示诸如前列腺癌的肿瘤[48,49]。PET 图像显示的解剖信息一般较差，但与 CT 或 MRI 图像结合后形成 PET/CT 或者 PET/MR 大大提高了应用效能[41,50,51]。

3. 活检 骨活检一般不作为骨转移的常规检查。对

无恶性肿瘤病史，需采取积极治疗的单发病变、疑似有多个原发灶的患者，活检优势非常大。

（三）治疗

骨转移治疗的目标是改善生活质量。为实现这一目标，需要选择可以减轻或消除疼痛，改善或维持骨骼功能，治疗复杂性低、持续时间短、费用低、并发症少的治疗方法。

骨转移的治疗必须是个体化，而决定个体化的一个关键因素是对患者总体预后的判断。该判断是基于对特定疾病自然过程的理解。尽管骨转移患者的生存通常较差，但必须筛选潜在的可长期存活的患者，其需要更持久的疼痛缓解，但同时发生与治疗相关晚期并发症的风险更高。RTOG 试验研究了骨转移患者生存期表明，单发和多发骨转移患者中位生存期分别为 36 周和 24 周[52]。乳腺癌和前列腺癌患者存活时间更长（30~73 周），而肺癌患者则在中位 12~14 周内死亡。肾细胞癌患者有单发转移时可长期存活。Kjaer 等[53]追踪了 25 位此类肿瘤患者，追踪时间为 10~14 年，中位生存期 4.3 年，5 年总生存率 36%，10 年生存率为 16%。

1. 药物治疗 全身化疗和免疫治疗仍然是包括骨转移在内的转移性疾病的主要治疗手段。对于无立即骨折风险的无症状骨转移，需要进行适当的全身治疗，包括药物治疗、激素治疗和生物靶向治疗，患者可以从双膦酸盐类药物的治疗中受益。

双膦酸盐和地诺单抗可抑制血浆和尿液中磷酸钙沉积的现象，启发人们使用双膦酸盐作为骨转移治疗剂。无机焦磷酸盐具有抑制破骨细胞活性的作用，因为它在肠胃外给药时会迅速水解，该试剂的使用受到限制。后来科学家进一步研制了对内源性磷酸酶具有抑制作用的焦磷酸盐类似物，现在称之为双膦酸盐。

双膦酸盐可以抑制破骨细胞介导的骨吸收。确切的作用机制可能有很多种，主要包括对破骨细胞的直接生化作用，阻止破骨细胞附着于骨基质，以及抑制破骨细胞前体分化及募集等。

作为乳腺癌溶骨性骨转移唯一治疗方法，每 2~4 周静脉注射一次帕米膦酸，连续 4 次的 II 期临床试验证实了良好的疗效，50% 的患者疼痛得到缓解，25% 有骨愈合的影像学证据[54-57]。在前列腺癌患者中也有相似结果报道。

第 II、III 期临床试验表明，唑来膦酸和帕米膦酸等效。Rosen 等[58,59]对乳腺癌或多发骨髓瘤的溶骨性或混合性骨转移患者进行了分组（三组）研究，总共 1648 例患者入组，患者每 3 周接受 4mg 或 8mg 帕米膦酸、90mg 唑来膦酸盐静脉滴注，持续 13 个月[59]，主要

观察终点为骨骼事件发生率，次要终点为疼痛缓解和运动状态（ECOG 标准）。所有治疗组在 12 个月时骨骼事件发生率相同，疼痛评分在 5 分基础上平均降低了 0.5 分。该随机试验推动了 2003 年 ASCO 和 Cochrane 乳腺癌审查小组更新了乳腺癌治疗中使用双膦酸盐的建议[60, 61]。当前对于骨扫描异常和 CT/MRI 检查异常的患者，两个学会都建议在 2h 内静脉注射 90mg 帕米膦酸或在 15min 内静脉注射唑来膦酸 4mg，双膦酸盐对早期无症状骨转移患者的治疗效能正在测试中。

唑来膦酸还用于治疗前列腺癌成骨性转移。Saad 等[62]随机抽取 643 名患者接受每 3 周安慰剂或唑来膦酸 4mg 或 8mg 静脉输注，连续 15 个月，结果表明，骨转移相关事件从 44% 降低到 33%（P=0.021）；病理性骨折从 22% 降低到 13%（P=0.015）。唑来膦酸组骨转移发生中位时间 >420 天，安慰剂组为 321 天。两组患者疾病进展或生存时间及对局部放疗的需求基本相当。

唑来膦酸用于治疗其他部位肿瘤骨转移的效果也得到了证实。773 名患有肺、肾、头颈、甲状腺和未知原发性肿瘤的患者，接受了安慰剂或唑来膦酸 4mg 或 8mg 静脉注射治疗；唑来膦酸组骨骼事件（包括高钙血症）从 47% 降低到 38%（P=0.039），且骨骼事件首次发生的中位时间更长（225 天 vs. 155 天，P=0.023）[63]。

尽管唑来膦酸耐受性良好，但建议医师每次给药前监测血清肌酐。由于其增加了低钙血症发生风险，建议同时服用氨基糖苷或利尿剂的患者慎用。Ruggiero 等[63, 64]回顾性综述了接受双膦酸盐类药物治疗后出现颌骨坏死患者；57% 接受了帕米膦酸和 21% 接受了唑来膦酸治疗。这种情况下需手术治疗。口服药物（如氯膦酸盐）生物利用度较低（仅为 2%），胃肠道不良反应明显。

Denosumab 是针对核因子 κ- 配体（receptor activator of NF-kB ligand，RANKL）受体激活剂的单克隆抗体，其耐受性良好，可降低破骨细胞活性。在比较乳腺癌或前列腺癌骨转移患者实施 Denosumab 和唑来膦酸治疗的随机试验表明，Denosumab 显著减少了骨骼事件发生概率[65]。

镇痛药治疗：最佳的疼痛策略必须认真评估疼痛程度、部位、功能局限性及并发神经症状的信息[66]。WHO 镇痛阶梯为癌症疼痛管理提供了阶梯用药的指南[67]。

第一阶梯：非阿片类镇痛药，有或没有辅助治疗。

第二阶梯：阿片类药物用于轻度至中度疼痛，可加非阿片类药物，有或没有辅助治疗。

第三阶梯：阿片类药物，无论是否使用非阿片类药物，无论有无辅助治疗，均适用于中度至重度疼痛。

第一阶梯的非阿片类镇痛药包括对乙酰氨基酚、阿司匹林和其他非甾体类消炎药（nonsteroidal anti-inflammatory drug，NSAID）。对乙酰氨基酚剂量不应超过 4g/d。第二阶梯的阿片样物质包括可待因、二氢可待因、氢可酮、羟考酮和丙氧芬。第三阶梯的阿片类药物包括吗啡、羟考酮、氢吗啡酮和芬太尼。

在进行癌痛治疗时，必须注意选择合适的止痛药物、剂量、给药方式和时间表安排。持续的缓释给药通常比短效药物更有效，但短效药可以用于治疗突发性疼痛。在两次给药之间允许疼痛发作，会造成患者不必要的痛苦，同时可能产生药物耐受性。开具口服阿片类药物处方时，剂量约为皮下剂量的 2 倍，是静脉用药剂量的 3 倍。对于无法口服药物的患者，栓剂和透皮贴剂也是不错的选择。合并用药时，要使用作用于不同疼痛通路的药物（图 29-1），因为效果会有合并累加及作用协同。

通常仅部分骨转移疼痛患者对阿片类药物有反应[68]。前列腺素会引起许多骨转移产生溶骨反应。NSAID 通过抑制前列腺素的合成来减轻疼痛。皮质类固醇可防止细胞膜磷脂形成花生四烯酸（前列腺素前体）。NSAID 或皮质类固醇与吗啡联合使用通常有效。

当因神经压迫引起疼痛时，可用皮质类固醇，通过减少水肿及神经压力，疼痛可在 48h 内缓解。皮质类固醇可作为放疗或手术表现出明显减压效果前的临时措施。

阿片类药物不良反应包括恶心、呕吐、便秘、尿潴留、烦躁不安、精神错乱和成瘾。恶心和呕吐通常自限，一般在第一周内消失。即便如此，也应当准确预测、识别、预防和控制不良反应。

2. 手术治疗　发生或即将发生病理性骨折的患者应考虑手术（图 29-2）。手术固定可以减轻病理性骨折的疼痛、加快愈合。预防性手术固定可以预防骨折，降低功能丧失及骨折不愈合的风险。

为了更好地了解手术作用，首先简述一下病理性骨折的生物力学。骨皮质缺陷会削弱骨骼应力，特别是在扭转应力情况下。皮质缺损的两大类是：①应力升高，一种尺寸小于骨骼直径的缺损；②断面缺损，其中断面

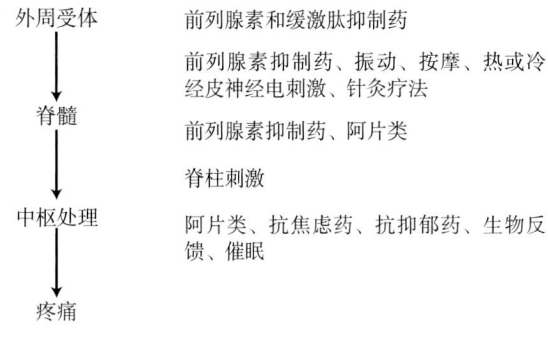

▲ 图 29-1　疼痛通路与镇痛干预示意图

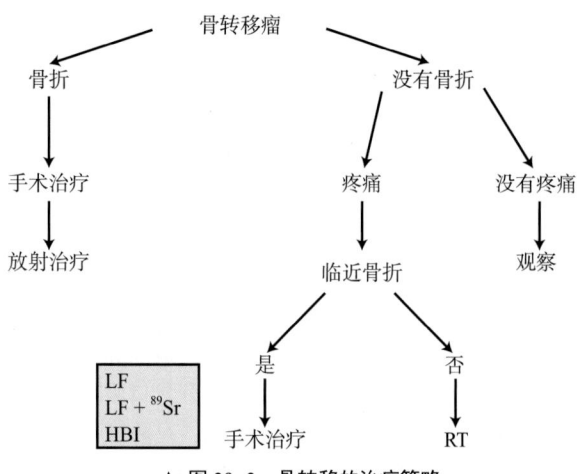

▲ 图 29-2 骨转移的治疗策略

HBI. 半身放疗；LF. 局部放疗；LF+⁸⁹Sr. 局部放疗加锶 89；RT. 放疗

尺寸大于骨骼的直径[69]。通过骨骼应力的分布不均，应力上升会使骨骼强度降低 60%～70%，断面塌陷对减轻抗剪切力及扭矩负荷阻力具有更大影响[70]，与完整的骨骼相比，能够对抗力负荷的骨骼体积显著减少。在具有开放截面的成人胫骨扭转测试中，骨骼负荷能力减少了 90%，在各种日常运动中骨骼的扭力或旋转力都在发生变化，如从椅子上站起来[71]，骨骼在做扭转运动时最为脆弱。用于骨活检的单个 1/4 英寸钻孔可将骨骼抗扭转强度降低 50%[72]。

转移性病变的性质影响了骨骼整体强度。溶骨性病变和破损性病变会影响骨骼弹性，溶解性病变比弹性病变对降低骨骼强度的作用更加明显。不规则的病变不一定比规则病变对骨骼的危害更大，但细长病变会大大降低骨骼强度[73]。

病理性骨折的分布情况如图表 29-4 所示。几个系列研究制订了各种预测病理性骨折风险的标准。Keene 等[74] 评估了 2673 例乳腺癌患者，以期获得可以预测股骨病理性骨折情况的临床和放射学标准，在 203 例可疑股骨近端转移患者中，26 例（13%）患有病理性骨折。因此无法将病变大小与病理性骨折的发生风险相关联，并且没有发现其他危险因素。作者由此得出结论，普通 X 线影像不能成为识别高危病变的有力工具。这项研究的主要局限性在于仅限于 X 线前后正位片。

Mirels 等[75] 设计了预测病理性骨折发生风险的评分系统（表 29-5 和表 29-6），在 78 例患者中，51 例有骨折，27 例没有骨折；非骨折组的评分平均为 7，而骨折组为 10；该系统为评估患者病情及采取预防性固定提供了依据。评分为 10～12 的患者应接受手术治疗，得分为 7 或更低的患者不太可能从手术治疗中获益。对于处于评分交界区的患者，应综合考虑其周围骨骼状态和生活方式（老年、骨质疏松症患者、年轻运动员等因素）。

表 29-4 病理性骨折的分布情况[221]

部 位	患者例数（例）	患病率（%）
股骨	258	65.0
股骨颈	69	17.0
转子周围	50	13.0
转子下	84	21.0
股骨干	38	10.0
髁上	17	4.0
髋臼	34	8.5
胫骨	31	7.5
肱骨	68	17.0
前臂	8	2.0
总数	399	100.00

引自 Mirels H. Metastatic disease in long bones: A proposed scoring system. *Clin Orthop.* 1989; 249: 256–264.

表 29-5 Mirels 评分系统

变 量	分 数		
	1	2	3
部位	上肢	下肢	转子周围
疼痛指数	轻度	中度	重度
影像学表现	成骨型	混合型	溶骨型
尺寸（轴的 %）	0～3	34～67	68～100

引自 Mirels H. Metastatic disease in long bones: A proposed scoring system. *Clin Orthop.* 1989; 249: 256–264.

表 29-6 病理性骨折率

得 分	患者例数（例）	骨折率（%）
0～6	11	0
7	19	5
8	12	33
9	7	57
10～12	18	100

引自 Mirels H. Metastatic disease in long bones: A proposed scoring system. *Clin Orthop.* 1989; 249: 256–264.

以下指南有助于进行预防性固定方面的决策。由于每位患者的情况各异，这些指南无法代替主治医生的临床综合判断。

① 预期生存时间超过 3 个月。

②患者可以忍受医学上的大手术。

③具有加速患者康复的程序。

④病变近端和远端骨骼足以支撑任何固定装置重量。

⑤皮质骨破坏范围超过 50% 或更多。

⑥位于股骨近端的病变范围达 2.5cm 或更大。

⑦股骨小转子有撕脱性病理骨折。

⑧放疗后应力性疼痛持续存在。

以下原则可以指导即将发生的病理性骨折手术。

①尽最大限度避免破坏周围软组织，保证骨膜血液供应。这对骨转移患者尤为重要，因为骨膜内循环通常已被转移性沉积物破坏。

②在开放性刮除术之前，应充分考虑血管内是否存在栓塞（例如，来自肾细胞癌的转移）。

③固定时，应使用丙烯酸胶黏剂堵塞整个皮质缺损区域，以减少与应力升高或手术开孔导致缺损的相关生物力学风险。

④当存在较大薄壁病变时，通过使用髓内钉技术直接加固病变部位来增强甲基丙烯酸甲酯的作用。这可增强远端长骨的稳定，特别是在扭转时，并可防止骨缩短。

肱骨病理性骨折通常发生在骨干，其次是肱骨近端。可以使用髓内互锁装置（例如 Brooker-Wills 锁甲）固定骨干骨折，该装置可提供良好的强度并有效抵抗内翻、扭矩和牵引力[76]。肱骨近端骨折通常需假体，这些患者可屈曲和外展 90°～100°，有良好的保护整体功能、稳定关节和缓解疼痛的作用[69]。

也可以使用加压螺钉和侧板来固定股骨颈 - 粗隆间区域。股骨颈骨折不适合内固定，可通过人工修复获得更好地治疗[77]。股骨粗隆下、股骨干和股骨髁上的病变可以进行内固定，较大的皮质病变则可使用髓内丙烯酸胶黏剂。

髋臼转移性病变最大的问题在于无法通过 X 线摄影了解骨溶解的程度。广泛的骨破坏通过骨移植物来强化的作用往往无效。髋臼病理性骨折需要进行全髋关节置换术。

脊柱是最常见的骨转移部位。尽管当影像学上发现椎弓根的破坏时，椎体已经有问题了。在无明显病灶情况下，椎体只有破坏 30%～50%，才能在 X 线影像上显像。椎体转移瘤通常无症状。症状出现通常是由于以下原因：①椎体内肿块肿大，穿透皮层并侵入椎旁软组织。②压迫或侵犯局部神经根。③病理性骨折。④继发于病理性骨折的脊柱不稳，尤其是在涉及脊柱后方时。⑤脊髓压迫。

一般不建议对脊柱转移进行手术治疗[78]。脊柱稳定术是一项涉及多方面风险的重大手术，并需要较长的恢复时间。大多数脊柱转移患者在没有进行性脊柱不稳或神经系统受累时，可以接受放疗、激素治疗、化疗或临时性支架治疗，甚至有椎体压缩性骨折的患者也可通过临时卧床休息和软支撑来治疗。手术治疗干预的指征包括：①有放疗抵抗的肿瘤引起的渐进性脊髓管狭窄和脊髓压迫，或在临床正常器官已经接受最大耐受剂量放疗后的局部复发。②由于进行性脊柱畸形（伴有或不伴有脊柱不稳），骨或软组织碎屑进入椎管内；③进行性脊柱畸形；④与脊柱后部破坏和剪切畸形相关的进行性后凸畸形；⑤孤立转移灶，不可能通过放疗获得长期控制。

骨转移椎体成形术最早开始于 1987 年，包括骨水泥直接注入患病椎体。聚甲基丙烯酸甲酯（Polymethylmethacrylate，PMMA）通过多种机制发挥作用，可减轻患者 80% 的疼痛[79]。注入过程需在静脉镇静或全身麻醉下进行。通过多聚体的发热效应和对小神经的压缩作用来破坏疼痛受体。外照射放疗不会改变椎体成形术的效果，尽管有辐射，但仍能保持 PMMA 特性[79]。椎体成形术和放疗相辅相成，两者均能缓解疼痛，前者可强化脆弱骨结构，而后者可对肿瘤提供更持久的控制。

3. 放射治疗　局部放疗。外照射可以治疗绝大多数患者。虽然最佳剂量和分次方案仍未解决，但是该方法的有效性已被大量临床实践证实[80]。脊柱转移瘤局部放疗的前瞻性临床试验总结见表 29-7。应慎重看待这些研究的结果，因为即使在存在差异的情况下，随机分组的固有异质性无法检测出这些差异。医师和患者使用不同的疼痛评分系统、对镇痛药、化疗或激素治疗同时使用的不同处理等，都是对这些研究结果无法进行有意义的比较和解释的原因。

1974—1980 年，RTOG 进行了一项大规模研究，以确定 5 种不同剂量分割方案的疗效[52]。总共入组 1016 例患者，其中 266 例为孤立性转移，750 例为多发转移。前者被随机分组接受 40.5Gy/15 次或 20Gy/5 次的治疗，后者处方剂量为 30Gy/10 次，15Gy/5 次，20Gy/5 次或 25Gy/5 次；为评估疗效，研究组根据疼痛严重程度、发生频率及所用镇痛药物的类型和频率，设计了一种定量的疼痛评估方法。总体而言，有 89% 的患者获得了最低限度缓解，83% 获得了部分缓解，54% 获得了完全缓解，各治疗组之间无显著差异。初始的疼痛评分系统被认为是有用的预测指标。评分高的患者治疗反应较差，一般无完全反应。乳腺癌或前列腺癌患者比肺或其他原发肿瘤患者更有可能做出反应。按计划完成治疗的患者比没有接受治疗的患者完全缓解率更高。尽管

表 29-7　骨转移瘤疼痛放射治疗的前瞻性临床试验总结

研究者	患者例数（例）	总剂量（Gy）	放射治疗次数	总治疗反应率（%）	完全反应率（%）
Tong 等[52]	1016	40.5	15	85	61
		20.0	5	82	53
		30.0	10	87	57
		15.0	5	85	49
		20.0	5	83	56
		25.0	5	78	49
Price 等[83]	288	8.0	1	82	45
		30.0	10	71	28
Hoskin 等[84]	270	4.0	1	44	36
		8.0	1	69	39
Okawa 等[222]	92	30.0	15	76	—
		22.5	5	75	—
		20.0	10（每天 2 次）	78	—
Madsen[223]	57	24.0	6	47	—
		20.0	2	48	—
Steenland 等[224]	1157	8.0	1	71	—
		24.0	6	—	—
Sze 等[225]（综述）	3621	变化	1	60	34
			>1	90	32

在最初 4 周内都可以缓解疼痛，但约 50% 患者在治疗开始后 4 周完全缓解。疼痛最低程度缓解和完全缓解的中位持续时间分别为 20 周和 12 周。疼痛缓解持续时间无显著差异。不同分组的结果表明，所有剂量方案均有效。

Blitzer 等[81] 对 RTOG 的研究进行了再次分析。通过逐步逻辑回归分析了分次数、分次剂量及孤立性转移灶、多发转移灶等因素，对疼痛完全缓解及再次治疗可能性的影响。这项多变量分析研究将单发和多发转移患者一起分析。分次数是唯一与结果显著相关的变量，而时间 – 剂量因子（time-dose factor，TDF）与结果无相关性[82]。由此得出结论，更长的治疗时间可改善疼痛缓解。

时间 – 剂量因子的概念早已被线性二次模型取代。用该模型时假设肿瘤 α/β 值为 10，通过对 RTOG 测试的各种剂量分割的生物效应剂量（biologically effective dose，BED）进行汇总。图 29-3 和图 29-4 分别描述了

疼痛反应、再次治疗等与生物效应剂量的关系。实线是回归函数，虚线为 95%CI。结果表明，高生物效应剂量的方案可更好地缓解疼痛，减少再次治疗的需求。

Price 等[83] 对 288 例患者进行了随机分组，分别施以 8Gy/1 次或 30Gy/10 次的剂量方案。患者在家中填写疼痛评估的每日问卷。两组之间疼痛缓解、缓解速度或缓解持续时间无显著差异。

Hoskin 等[84] 随机将 270 位患者分成单次 4Gy 或 8Gy 两组治疗。在治疗前及第 2 周、第 4 周、第 8 周和第 12 周对患者进行疼痛评估，分析镇痛药的使用记录。在第 4 周，8Gy 组缓解率为 69%，4Gy 组缓解率为 44%（P<0.001），疼痛缓解持续时间与剂量无关。

也有其他研究评估单分次和多分次的放疗方案。丹麦一项 241 名患者的随机试验表明，8Gy/1 次与 20Gy/5 次放疗后，疼痛缓解及生活质量无明显差异[85]。Wu 等[86] 对 16 个临床试验 5455 名患者进行了 Meta 分析，结果证实了单次和多次放疗的等效性。Van Der Linden

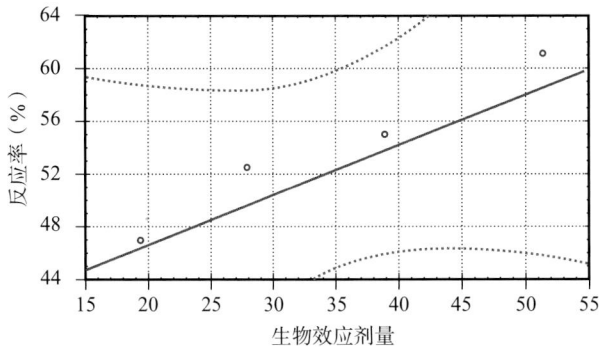

▲ 图 29-3　通过线性回归来分析疼痛反应与生物效应剂量（BED）的关系

治疗反应 =39.1+0.38×BED；r=0.74；P=0.15。实线表示回归函数，虚线表示 95% 置信区间

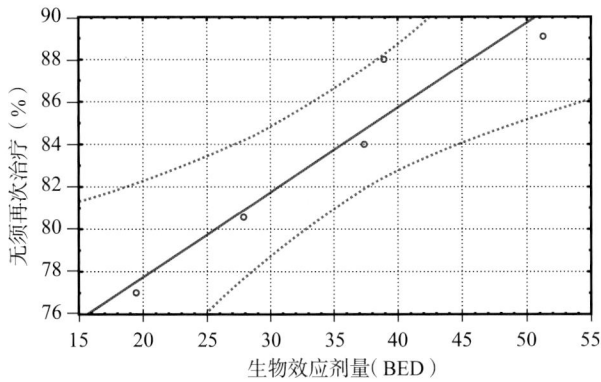

▲ 图 29-4　用线性回归分析方法研究无须再次治疗与 BED 的功能关系

治疗反应 =69.7+0.4×BED；r=0.95；P=0.05。实线表示回归函数，虚线表示 95% 置信区间

等[87] 发表了荷兰一项对 1171 名骨转移患者的研究，该研究将患者随机分为单次 8Gy 或 24Gy/6 次两组。单次治疗患者再次治疗时间较短（13 周 vs. 21 周），单次治疗后 24% 的患者需再次放疗，6 次放疗的仅为 6%（P=0.001），其次，最初疼痛高评分患者也是影响再次治疗需求的重要因素。Chow 等[88] 的 Meta 分析表明，在 25 项随机试验中，每项试验均比较了单次和多次姑息治疗对骨转移的影响，两者均表现出了相同的控制率，采用分次放疗脊髓压迫风险具有降低趋势且单次治疗再次治疗的需求增加了 2.6 倍。2017 年更新的 ASTRO 循证指南指出，根据现有数据，单次和多次姑息放疗对初始疼痛控制等效，但对生存期较长的患者，单次治疗需要进行抢救治疗的概率更大。

放疗技术：在明确骨转移诊断后，首先应确定外照射的目标、治疗及临床症状，有关的骨转移软组织肿块，最好用 CT 或 MRI 进行确定。治疗中应根据部位、体积以及脊髓最大耐受量对肿瘤靶区进行适当的边界外放。如果进行同步化疗时，必须考虑脊髓功能储备，进

而控制脊髓受量。由于许多患者有过放疗史，因此必须核对以前所有的放疗范围和记录。为了最大程度减少晚期放射性损伤，应避免放射野重叠。根据临床情况，对于预期寿命较短的患者，必要时可以采用与前期放疗有重叠区的再次放疗。

半身照射放疗：大多数骨转移患者都有多部位受累。76% 的接受局部治疗的患者在 1 年之内需要针对其他部位的疼痛进行相应治疗[89]。过去大范围放疗曾被用来解决这个问题。尽管大剂量全身放疗不常用，但它仍是一种治疗选择。这种治疗形式的结果总结见表 29-8。该技术的缓解率类似于局部放疗，但疼痛缓解起效更快，在治疗后 24h 内出现。出于全身状态考虑，此处提出的半身照射（hemibody irradiation，HBI），很少使用。因为这种方法需要住院治疗，以便完成水合作用、类固醇、止吐药等治疗。大多数患者半身放疗后会出现急性胃肠道不良反应，如恶心、呕吐和腹泻，持续 24～48h。有时会观察到骨髓抑制，但很少有临床意义，其次低于 7Gy 放射性肺炎很少见。

表 29-8　骨转移瘤疼痛的大范围放射治疗

研究者	放疗射野数量	剂量（Gy）		治疗反应率（%）
		高	低	
Fitzpatrick[226]	570	3～6	10	55～72
Rowland 等[227]	96	7.5	10	80
Qasim[228]	129	7～8[a]	7～8[a]	76
Salazar 等[229]	168	6	8	73
Wilkins 和 Keen[230]	141	6	8	82
Poulter 等[89]	229	8	8	93

a. 多发性骨髓瘤患者中剂量为 3～4Gy

RTOG 完成评估半身照射与局部放疗的功效的Ⅲ期临床研究[89]。499 名患者在完成局部对症放疗后，被随机分为接受半身照射或不接受进一步治疗两组。根据转移性疾病的范围（单发或多发）和目标半身区（上、中或下）。局部放疗一般采用 30Gy/10 次。半身照射在局部放疗完成后 7 天内给予 8Gy/ 次，使用部分遮挡技术将肺剂量减少至 7Gy 以下。半身照射组的疾病进展、新病灶出现、再次治疗的时间间隔明显更长。上半身和中半身受累（与下半身相比），多发转移（与孤立性肿瘤相比）的患者进展更快。正如预期，半身照射组的毒性明显更高，但无死亡，也无放射性肺炎发生。尽管已证明了半身照射对临床隐匿性转移灶的作用，但长期获益相对较小。两组之间的最终进展率无显著差异，

且在 1 年后，必须对半身照射组 60% 的患者进行再次治疗。

脊柱立体定向放射外科：脊柱是最常见的骨转移部位之一，骨转移进展会威胁到脊髓。尽管传统姑息性分次放疗已被证明在缓解疼痛和短期局部控制方面有效，但放疗剂量受到脊髓受量的限制。随着疗效改善、患者生存期延长，分次放疗后的脊柱疾病进展成了一个严重的问题。SRS 可以使用高度适形技术来实现精确放疗。通常，使用相同技术完成 2～5 分次的放疗被称为 SBRT。SBRT 和 SRS 与传统的分次放疗相比具有优势，包括对寿命短、疼痛严重的患者，1～5 次的治疗相对于更长时间的传统放疗更加便利，改善了对组织学依赖性较小的长期局部控制，是一种安全有效放疗方式。

对转移灶消融剂量的准确传输取决于模拟定位和体位固定装置的选择。使用 MRI 成像、模拟定位 CT 扫描、脊髓造影和 PET 扫描，可以实现梯度剂量的解剖定位及识别。在治疗期间，可以采用椎体作为依据的转移灶和脊髓高精度的图像引导放疗。仰卧位重力作用可结合其他固定技术来实现椎体骨结构的刚性固定。现代治疗计划系统可以实现陡峭的剂量梯度，使该技术可使计划靶区体积达到消融剂量，而减少了关键组织结构（最重要的是脊髓，包括食管、肺、肾），以及椎体邻近的肠和骨髓接受高的放疗剂量。

SBRT 或 SRS 技术可用作脊柱转移性瘤唯一初始治疗方法，尤其是对传统需要姑息放疗（黑色素瘤、肾细胞和肉瘤）、少转移、预期寿命长的患者。SRS 也可用作术后辅助治疗[90]。对先前接受过放疗的脊柱转移患者（前期姑息性分次放疗开始后 3～6 个月）进行挽救性治疗。

脊柱 SRS 最理想的状态是针对椎体病变而对周围组织没有影响，因此计划靶区与脊髓之间必须保持一定距离。全身性疾病如严重硬膜外疾病（Bilsky 3 级）或任何硬膜外疾病，最近姑息放疗＜3～6 个月的患者应在行脊柱 SBRT 之前进行减瘤或分离手术。

使用 SRS/SBRT 技术，疼痛控制和肿瘤局部控制约为 85% 或更高[91-96]。Garg 等[97]研究结果表明，前期未接受放疗的肿瘤在 SRS 的 18 个月时局部控制率为 88%。似乎有一个剂量效应，单次等中心点剂量≥14Gy 缓解作用更大[98]。尽管传统姑息性脊柱放疗范围包括受累椎体及上下椎体，但 SRS 和 SBRT 通常仅治疗受累椎体或受累椎体的一部分，特别注意那些患者皮质后的硬膜外腔病变。虽然传统的姑息性脊柱放疗区域包括受累椎体和上下椎体，但对于后部皮质受损的患者，SBRT 一般只治疗受累椎体或部分受累椎体，并十分小心硬膜外间隙。这就等同于不管有或无后方结构

和椎弓根受侵犯，只能对椎体进行 SBRT。Henry Ford 医院（密歇根州底特律）的一项研究中，SRS 后继发相邻椎体的转移很少（约 5%），并与其他部位的疾病进展有关[92]。在 MD Anderson 癌症中心（得克萨斯州休斯顿）的一项研究表明，照射野内复发约占 25%，一半的复发在硬膜外腔，这归因于为保证脊髓剂量不超量，该区域剂量不足。在治疗量的任何区域（任何给定患者）也会发生放疗失败，包括椎弓根、后部区域、椎体前及椎旁区域[90]。Koyfman 等[99] 的研究表明，椎旁疾病存在和 SRS 剂量＜16Gy 增加了边缘复发风险。最新的临床数据表明，尽管患者随访时间有限，但结果表明脊柱 SRS 和 SBRT 均可以耐受[100]，因为脊柱转移患者，即使单发转移，其生存率通常也较差[101]，很少能存活到脊髓病和神经根病发生[63, 100]。对于单次 SRS，大多数机构都将脊髓最大剂量控制在 10Gy 以内[57]。匹兹堡大学对 393 名有 500 个转移灶脊柱 SRS 的结果表明，脊髓最大剂量控制在 8Gy 以下，未发现急性或晚期神经毒性，且随访 3～53 个月未报告晚期毒性（中位为 21 个月）[92]。Garg 等[97] 认为脊髓接受大于 10Gy 的体积不得超过 0.01cm³，接受 2Gy 的体积不得超过 2mm，这些限制基本控制了毒性发生，即使在某些患者处方剂量高达 24Gy 时，只有 3% 患者发生了 3 级神经毒性。Sahgal 等[102] 观察了多家机构报道的接受脊柱 SBRT 且发生放射性脊髓病的 9 例患者剂量 - 体积直方图，并将其与 66 例无放射性脊髓病脊柱 SBRT 患者进行了比较，结果表明，将脊髓最大剂量控制在单次 12.4Gy、17.0Gy/2 次、20.3Gy/3 次、23Gy/4 次、25.3Gy/5 次时，发生放射性脊髓病的风险不超过 5%。几个机构证明，部分患者可以耐受脊髓接受最大剂量为 12～20Gy，尽管从多中心汇总分析来看，放射性脊髓病仅发生在脊髓最大剂量超过 10Gy 之后[94, 100, 103]。根据这项研究，剂量 - 体积参数（例如最大剂量以及 0.1～5ml 脊髓体积的平均剂量和中位剂量）与放射性脊髓病的发生风险显著相关[104]。根据 RTOG0631 的研究（随机分组为单次 16Gy 与传统的 8Gy 放疗），脊髓最大剂量限制为 10%，脊髓 0.35ml 体积接受剂量＜10Gy，0.035ml 体积接受＜14Gy，基于 T₂ 和 T₁ 加权 MRI 进行脊髓体积定义范围为肿瘤靶区上方和下方 5～6mm。

当脊柱转移完成常规分次放疗后，有进展的情况下可以应用 SRS。因为担心剩余脊髓的耐受性，标准分次治疗会实现较 SRS 更差的长期控制率。Ang 等[105] 用恒河猴模型研究脊髓放疗耐受性时，发现当治疗 1～3 年后，脊髓具有明显从先前放疗中恢复的能力[105]。Mahadevan 等[106] 的研究表明，正常分次姑息放疗后，

SBRT 挽救治疗更加有效。当肿瘤不靠近脊髓时，剂量 3Gy/ 次 ×8 次 =24Gy，当肿瘤紧贴脊髓时，剂量为（5～6）Gy/ 次 ×5 次 =25～30Gy。在脊髓表面接受处方剂量最多的这一组中，93% 的患者病情稳定或好转，而 7% 出现了进展。65% 疼痛获得了明显缓解，除疲劳外无其他明显的不良反应。Sahgal 等[102] 对脊柱 SRS/SBRT 二次放疗的研究表明，多个机构在常规姑息性放疗后接受 1～5 次 SRS/SBRT 挽救性治疗患者，观察至少 5 个月；通过将发生放射性脊髓病患者的剂量 – 体积直方图与未发生放射性脊髓病患者进行了比较，结果表明，只要鞘囊 Pmax nBED 不超过 70Gy 2/2，鞘囊 Pmax nBED 为 20～25Gy 2/2 是安全的，并且 SBRT 鞘囊 Pmax nBED 不超过总 nBED 的 50%。

标准的姑息性放疗已成为治疗脊柱转移性病变的常规手段，其中转移灶放疗剂量受到脊髓和周围关键组织敏感性限制。对于预后差、全身性疾病进展未得到有效控制、组织学放射敏感的初始脊柱转移瘤患者，标准野的姑息治疗仍为治疗常规。SRS/SBRT 在脊柱转移瘤治疗中的应用正在不断增加。现代放疗技术通过改进定位、固定装置保证了脊柱 SRS 陡峭剂量梯度分布。国际脊柱放射外科协会已发布了用于脊柱及术后 SRS 肿瘤靶区的共识[107, 108]。这种新的放疗方式为转移性脊椎病变患者提供了安全、有效和方便的治疗方法。

全身性放射性核素治疗：Pecher 等[109] 于 75 年前发表了使用全身放射性核素治疗骨转移瘤的第一个报道。该方式可同时治疗所有问题的骨骼。骨转移选择性吸收大大限制了正常组织接受放疗，增加了治疗率。对于许多患者来说，可在门诊以单次静脉注射方式给药是其另一个优势。

有以下情况时应考虑全身性放射性核素治疗。

① 存在广泛骨转移的患者，可作为外照射辅助治疗。

② 对于有疼痛但无法明确疼痛部位的患者，可作为一线治疗。

③ 没有证据证实即将出现硬膜外脊髓受压、病理性骨折、机械不稳定。

④ 骨髓功能储备良好的患者，白细胞计数＞2400，血小板计数＞100000。

⑤ 对于因骨髓毒性未来无法应用全身化疗的患者。

磷 32 是第一个被广泛用于治疗骨转移的放射性核素[110]。尽管这种同位素现在很少用于治疗骨骼疾病，主要原因在于可引起全血细胞减少症的骨髓抑制和增加了急性白血病的发病率[89]。磷 32 逐渐被新的毒性小的放射性核素所代替（表 29-9 和表 29-10）。

表 29–9　各种放射性核素的物理特性

放射性核素	半衰期	β 能量（MeV）	Gamma 能量(keV)	螯合物
磷 32	14.3 d	1.71	—	正磷酸盐
锶 89	50.6 d	1.46	—	氯化物
铼 186	90.6 h	1.07	137	HEDP
钐 153	46.3 h	0.84	103	EDTMP

EDTMP. 乙二胺四亚甲基膦酸酯；HEDP. 羟基亚乙基二膦酸

表 29–10　全身放射性核素临床试验总结

放射性核素	治疗反应率（%）	完全反应率（%）	反应持续时间
磷 32[231]	60～80	—	约 5 个月
锶 89			
Laing 等[116]	75	22	6 个月
Robinson 等[117]	80	11	NA
Quilty 等[232]	65～70	30[a]	NA
铼 186			
Maxon 等[126–128]	77	21	5 周
钐 153			
Collins 等[125]	76	NA	2.6
Ahonen 等[233]	80	54	2～17 周

a. 根据图表估算的实质性或急剧性响应。NA. 不适用

锶 89 治疗。锶 89 通过 β 发射衰变为钇 89，半衰期为 50.6 天。β 射线平均能量为 1.46MeV。锶 89 在化学上与钙相似，可以被快速吸收到骨骼矿物质基质中，锶 89 的吸收保留比例与转移性肿瘤负荷成正比，在给药剂量的 20%～80%[111]。在成骨活性显著的转移瘤及其周围可优选聚积，该沉积可能与恶性肿瘤部位相邻[111-113]。一旦渗入转移灶中，锶 89 很难被代谢清除，沉积时间可长达 100 天[111]。但是，对示踪剂积累的位置进行肿瘤剂量的精确测定非常困难，转移灶内吸收总剂量估计在 0.9～231cGy/MBq，一般平均总剂量为 23cGy/MBq，高剂量通常对应病灶部位的超级辐射[112-115]。典型剂量为 1.5MBq/kg，可致标称肿瘤剂量 20～25Gy。锶 89 主要通过肾脏消除，给药后 7～10 天内处理尿液需十分小心。尿失禁患者需更多加注意。由于锶 89 发出的 γ 射线极少，对家庭成员或医务人员无辐射危害。

锶 89 的功效在剂量学研究中已得到充分证实[111, 115-121]。Laing 等[116] 进行剂量提升的研究表明，最佳剂量为

1.5MBq/kg，超过此剂量后疗效无显著增加。在 83 例接受大于 1.5MBq/kg 治疗的患者中，75% 的患者疼痛得到了部分缓解，22% 疼痛消失。在治疗 10～20 天时，疼痛开始缓解，6 周达到高峰，治疗反应维持的中位时间为 6 个月（范围 4～15 个月）。RTOG 完成的剂量递增研究认为锶 89 的最大耐受剂量为 6.5mCi（约 3.4MBq/kg）。

锶 89 毒性主要在于血液系统。血小板抑制具有剂量依赖性，并长期存在。服用 3～4mCi（1.5～2.0MBq/kg）剂量后，大多数患者血小板计数下降 20%～50%，3 级毒性很罕见。其他不利影响包括 10% 的患者会出现短暂的骨痛增加、面部潮红，这种短暂的疼痛增加一般在治疗后 1～2 周发作，可持续几天，是治疗反应良好的主要预测指标。

Poter 等[122] 报道了加拿大的研究结果，该试验评估了对激素难治性前列腺癌患者局部外照射后进行锶 89 辅助治疗的疗效。共 126 例患者被随机分为局部放疗（20Gy/5 次或 30Gy/10 次），后接受安慰剂或锶 89（10.8mCi）治疗。两组的总体反应和完全反应（疼痛减轻至目标值）均较高，但差异无统计学意义。治疗 3 个月后，治疗组和对照组患者无发生新的转移性疼痛概率分别为 58.7% 和 34%。在治疗组和对照组中，再次放疗的中位间隔时间分别为 35.3 周和 20.3 周。正如预期，用锶 89 治疗的患者血液学毒性更高。

钐 153 治疗。钐 153 是一种人造放射性核素，它可以发射出 0.81MeV(20%)、0.71MeV(30%) 和 0.64MeV(50%) 的 β 粒子以及 103keV（28%）的 γ 光子。它半衰期较短，为 46.3h，因此剂量率较高。钐 153 与膦酸酯乙二胺四亚甲基（phosphonate, ethylenedia-minetetramethylene, EDTMP）螯合产生寻求骨骼的复合物。静脉给药后约 50% 的剂量保留在骨骼中[123, 124]。骨骼和红骨髓的吸收剂量分别为 2.5cGy/MBq 和 0.57cGy/MBq[124]。在 Ⅰ/Ⅱ 期临床试验中，[125] 测定的最大耐受剂量为 2.5mCi/kg。钐 153 主要毒性也是血液系统。最强骨髓抑制发生在治疗后 3～4 周。12% 的患者骨痛发作。总体疼痛缓解率为 74%，中位缓解时间为 2.6 个月。在反应良好的患者中，在治疗后 7～14 天内迅速缓解，且 2.5mCi/kg 的反应率明显高于 1.0mCi/kg。

铼 186 治疗。铼 186 可以发射 1.07MeVβ 粒子和 137keV 的 γ 射线，半衰期 3.8 天。像钐 153 一样，它已与亲骨骼的膦酸酯羟乙二膦酸（phosphonate, Hydroxyethylenediphosphonic acid，HEDP）络合。剂量在骨骼中的保留量为注射剂量的 50%；其余则通过肾脏排泄到尿液中[126]。铼 186 已在前列腺癌、乳腺癌、结肠癌和肺癌的骨转移患者中进行了研究[127]。给予 33～35mCi 治疗后，有 75%～80% 的患者在 2 周内疼痛缓解[126-128]。

铼 186 的疗效已在与安慰剂的双盲交叉实验中得到证实，骨髓抑制在治疗后 2 周开始，4～6 周达到峰值，并于 8 周后恢复[128]。在治疗后 2～3 天，约有 10% 的患者会出现疼痛发作，并在 1 周内消退[127]。

放疗技术的选择：在美国，疼痛性骨转移的常用放疗方法包括分次外照射来治疗疼痛部位。无症状部位很少接受放疗。具有多个部位病变的患者通常会接受除外照射以外放射性核素治疗，以减少隐匿性转移及未来对局部放射的需求。尽管仅在欧洲和加拿大经常使用放射性核素和半身辐射，在美国却很少。改进的 SBRT 的出现，对转移受限患者的早期发现催生了局部靶向骨转移治疗的新方向。这些高剂量治疗在主张减少肿瘤和其他毒性的同时改善肿瘤控制的效果正在研究中[129]。

二、脊髓压迫

5% 恶性肿瘤骨转移患者和大约 20% 椎体转移的患者发生脊髓压迫[130]。超过 95% 的脊髓压迫是髓外恶性肿瘤造成的，最常见的是继发于脊髓前椎体受累，较少发生于脊髓后部肿瘤，偶尔由于硬膜外腔肿瘤的侵犯引起。随着高质量 MRI 技术的出现及应用，脊髓严重压迫导致的麻痹和失禁的发生频率不断降低[131]。

任何可以转移到椎体的肿瘤都最终能导致脊髓压迫，如肺、乳腺、前列腺、肾脏、淋巴瘤、骨髓瘤、肉瘤及原发灶未知的恶性肿瘤。

（一）临床表现和患者评估

大多数脊髓压迫的患者出现疼痛、运动功能减退、自主神经功能障碍和感觉丧失[132]。在神经系统症状出现之前，疼痛通常会持续数周或数月，从而为早期诊断提供了足够的时间。自主神经功能障碍可能发生较早，主要表现为犹豫和紧迫感。虚弱通常先于感觉丧失、尿失禁，截瘫和瘫痪是晚期表现。疼痛是 96% 患者的首发症状，但不足以反映脊髓硬膜外受累[133]。相比之下，主要神经系统受累患者中有 75% 累及硬膜外腔。

（二）诊断

脊髓压迫的早期诊断至关重要，因为这与神经功能丧失程度与恢复密切相关。对恶性肿瘤患者进行详细的病史和身体检查，重点关注神经系统检查，特别是高度怀疑有脊髓压迫的患者，这是早期诊断的关键所在。MRI 应作为首选检查手段。硬膜外病变和软组织异常导致的脊髓变形很容易判断[133, 134]。在有压缩性骨折情况下，可以清楚地看到椎体边缘或肿瘤突入椎管，以及对神经根和神经孔的压迫。大约 10% 的患者会有多个脊髓部位受压，这些可通过脊髓整体成像予以确诊[135]。

（三）治疗

建议采用多学科综合治疗脊髓压迫。临床确诊后应给予大剂量类固醇。初始剂量 20mg 地塞米松，然后每天 4 次，每天 4mg，可改善大多数患者的疼痛和神经症状。放疗完成后，类固醇用量逐渐减少。接受地塞米松治疗的患者必须关注 H_2 阻滞剂的作用，并监测高血糖、高血压、电解质紊乱等并发症。

一项比较椎板切除术后放疗与单纯放疗治疗硬膜外转移瘤的随机试验表明，在缓解疼痛、改善活动力及括约肌功能方面，治疗效果无显著差异[136]。尽管大多数脊髓压迫可以通过类固醇及放疗治疗，但是对于没有组织学结果的转移瘤、抗辐射肿瘤、先前受过放疗的部位、机械不稳的患者应由神经外科医生在进行手术治疗前予以综合考虑（图 29-5）。在因椎骨转移引起症状性脊髓压迫的多中心随机研究中，有 50 例被随机分为接受减压术后接受放射治疗，有 51 例单独接受放射治疗（两组均采用 30Gy/10 次）[137]。由于手术加放疗比单纯放疗的优势明显，该研究提前结束。与仅接受放疗的患者相比，手术后放疗，能够行走的患者比例明显增多，患者行走能力显著增强，并减少了对皮质类固醇和止痛药的依赖。接受手术治疗的患者生存时间也更长。表 29-11 总结了这项具有里程碑意义的研究结果。

治疗结果取决于治疗前预处理。在一项对恶性脊髓压迫患者的研究中，治疗前卧床的患者治疗后有 81% 仍需要卧床，而在治疗前不卧床的患者中只有 16.5% 在治疗后变为卧床[137]。无论卧床状态如何，73% 的患者在治疗后疼痛得到明显改善。Zelefsky 等[130] 回顾性分析 42 例患者证实了这一观点。他们还报道了在脊髓压迫水平上出现 >50% 压缩性骨折的情况与对氟荧光造影（efluoromyelography，RFM）的不良反应有关。在严重压缩性骨折患者中，有 67% 对氟荧光造影无反应，而无压迫性骨折的患者仅有 11%（ P=0.01 ）[138]。

表 29-11　脊髓压迫的治疗效果

变　量	单独放疗	放疗 + 手术	P 值
所有患者			
治疗后可以行走	29/51（57%）	42/50（84%）	0.001
保持行走能力（天）	中位数 13	中位数 122	0.003
维持自控力（天）	中位数 17	中位数 156	0.016
维持肌肉力量（天）	中位数 72	中位数 566	0.001
地塞米松剂量（mg）	中位数 4.2	中位数 1.6	0.0093
吗啡剂量（mg）	中位数 4.8	中位数 0.4	0.002
生存时间（天）	中位数 100	中位数 126	0.033
初期门诊患者			
维持行走能力	26/35（74%）	32/34（94%）	0.024
保持行走能力（天）	中位数 54	中位数 153	0.024
最初的非卧床患者			
重获行走能力	3/16（19%）	10/16（62%）	0.010
保持行走能力（天）	中位数 0	中位数 59	0.024

照射技术和剂量　肿瘤压迫脊髓深度可以通过 MRI 确定。如果在模拟定位时无法使用 MRI，则在模拟定位拍摄的 X 线侧面片可以帮助确定。照射野的宽度取决于 MRI 确定的软组织块范围。

治疗野的设置取决于脊髓受累的部位。颈椎通常使用侧面对穿野进行治疗，以免产生口腔反应。对于胸椎病变，可以单独使用后野照射。当治疗腰椎或肿瘤靶区接近中线时，应该用平行对穿的前后 / 后前野放疗。对于胸椎或腰椎，可接受的替代技术包括成对的后斜野、后野及成对制订侧野。对于非紧急病例有足够放疗计划的制订时间，IMRT 或弧形放疗技术可以减少正常组织受量，尤其是可能对食管有辐射的颈部和胸部区域。

用于治疗脊髓压迫的放疗剂量取决于组织病理学和临床情况（卧床与非卧床、单发与多发转移、全身治疗与局部治疗选择和疗效等）。典型的姑息治疗剂量是 2 周内用 30Gy/10 次或 20Gy/5 次或 8Gy×1 次。

三、脑转移

脑转移瘤是最常见的颅内恶性肿瘤，也是全身癌症的常见并发症。在癌症患者中，脑转移发病率在 20%～40%[139]。可引起全身性转移的癌症有肺癌、乳腺癌、结肠癌和黑色素瘤。目前全身治疗的改进显著提高了这几种癌症的

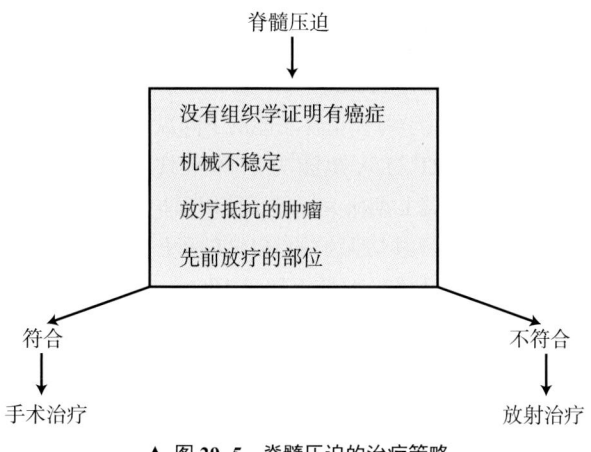

▲ 图 29-5　脊髓压迫的治疗策略

存活率，同时可使未经治疗的肿瘤细胞跨越血脑屏障，增加实体瘤脑转移发生的概率。例如 MRI 等精确的诊断工具也提高了脑转移的发现率。

脑转移瘤一般预后较差，并且由于神经系统功能障碍，严重影响了患者生活质量。大多数脑转移的患者对症治疗非常成功，目前主要焦点在于改善患者预后上[139]。

通过动脉血行扩散的肿瘤栓子在灰白质交界处生长[140]。因最常见的部位是大脑半球（80%）、小脑（15%）和脑干（5%）[141]，这种分布与转移脑组织血流量分布基本一致。但是，仅基于动脉栓塞和血容量模型的颅内转移灶分布，不可能解释出脑转移灶空间分布的完整生物学行为。目前已发现，非小细胞肺癌患者脑转移更倾向于顶枕叶和小脑，乳腺癌多位于小脑[142]。多发性转移较单发更为普遍，MRI 对这一统计结果的贡献已达 80%～90%[139]。

脑转移的症状多种多样，当癌症患者出现神经系统症状如颅内压增高和局灶性神经功能缺损如：头痛、恶心、侧身无力、癫痫发作和神经功能丧失等。在大多数患者出现脑转移时，癌症已经被确诊，但是有多达 20% 的患者，脑转移为首发症状，需要进行组织学确认。

对比增强 MRI 是首选诊断方式。放射学鉴别诊断包括原发性脑肿瘤、炎性病变、脓肿和脑梗死及出血。当然也可以使用 CT，但其特异性较差，在单发转移时需要 MRI 确认。Patchell 等[143]通过组织细胞学证实，MRI 假阳性率为 11%。

治疗

脑转移瘤姑息治疗需要快速控制可降低患者生活质量的症状。药物治疗包括皮质类固醇和抗癫痫药，无癫痫发作的患者不建议预防性使用抗癫痫药[144]。第一步快速消退脑水肿是通过静脉注射皮质类固醇激素来实现用药。虽然最佳剂量尚不清楚，但常规做法是先给予地塞米松负荷剂量（8～32mg），然后口服（每天 4 次，每次 4mg）[145]。皮质类固醇激素不良反应很多，随症状改善，应逐渐减量。仅以皮质类固醇作为单一治疗方式时，患者在 1～3 个月内生存率较低。

脑转移病疗效取决于几个预后因素。Gaspar 等[146]对 RTOG 试验进行递归划分分析，分析了预处理和与治疗相关的变量。1 级 [Karnofsky 评分（Karnofsky Performance Status，KPS）>70，年龄<65 岁，且原发肿瘤受控] 患者中位预后良好，为 7 个月。2 级（KPS<70，年龄>65 岁，或原发性肿瘤未控制）患者中位预后为 4 个月。3 级（KPS<70，年龄>65 岁，原发肿瘤不受控制）的患者中位预后为 2 个月。其他因素，如肿瘤组织学、转移数量、大小等在首次评估中的作用也很重要。

脑转移治疗方式包括 WBRT、手术切除、SRS（直线加速器或伽马刀）等。

在 1 型递归分区分析（recursive partitioning analysis，RPA）中具有单发脑转移的患者，先行手术切除再行 SRS 或 WBRT 或单独使用 SRS 进行治疗。来自任何 RPA 类的多个转移可单独接受标准 WBRT 或 SRS。通常考虑在 1 级或 2 级发生多达 3 个转移的患者进行局部手术或 SRS。有些单位对 10 个或更多转移灶的患者也进行了 SRS 或分次 SRT 治疗。

1. 全脑放疗 由于多发脑转移瘤高发，WBRT 成为许多患者首选治疗方法[139, 145, 146]。WBRT 的目的是控制肿瘤进展，消灭脑转移微浸润灶，防止未来发生脑转移；降低对皮质类固醇药物的依赖。一般而言，约 50% 的患者对 WBRT 有反应，但是依赖于组织类型如小细胞肺癌和乳腺癌最为敏感，肾细胞和黑色素瘤往往放疗抵抗[147]。Nieder 等[148]的研究表明，WBRT 后小细胞癌脑转移有 37% 的完全缓解，乳腺癌有 35%、鳞状细胞癌有 25%、非乳腺腺癌有 14% 达到完全缓解，对于<0.5cm³ 的转移反应率为 52%，对于>10cm³ 反应率为 0。Sneed 等[149]的研究表明，与历史对照组相比，未切除的脑转移患者 WBRT 导致约 50% 的患者出现症状减轻，中位生存期从 3 个月提高到 6 个月。目前最佳放疗剂量及分割模式尚不清楚，但在临床实践中，一般采用 1 周内 20Gy/5 次至 4 周内 40Gy/20 次[139]。

WBRT 治疗的并发症包括脱发、神经系统症状暂时恶化、中耳炎等。在 WBRT 治疗期间继续使用皮质类固醇类药物可降低大多数不良反应发生。WBRT 治疗后患者可能会出现长期不良反应，如记忆力减退、痴呆、注意力不集中，当然对大多数预后较差的患者，因生存期比较短一般不会出现。

在作者的机构，WBRT 在有 1～3 个转移病灶的患者中变得越来越少使用。Aoyam 等[147]和 Chang 等[150]的研究表明，WBRT 不会增加这部分患者存活率，甚至与单独 SRS 相比不良反应更大，作者将这一发现归因于接受 WBRT 的患者较少应用挽救治疗和全身治疗[150]。Chang 等[150]的研究表明，与单独 SRS 相比，WBRT 组在治疗 4 个月后学习和记忆功能的下降风险更大。

由于 WBRT 与认知能力下降密切相关。因此，RTOG 0933 单臂 II 期研究比较了使用保护海马 IMRT 的 WBRT 与未进行海马保护的 WBRT 历史数据对照，研究要求整个海马接受剂量不超过 10Gy，最大剂量不超过 17Gy，结果表明，在 WBRT 中保护海马与 4 个月和 6 个月的记忆保留相关，只有 4.5% 的患者在海马保护区有进展[151]。初步结果显示，神经认知功能障碍出现时间明显早于海马保护的 IMRT+WBRT。RTOG 正在对小细胞肺癌患者进行保护海马的预防性 WBRT 的研究，进一步确定保护海马 WBRT 现代放疗中的作用和优势[151]。

WBRT 技术。患者接受姑息放疗模拟定位时，应保持清醒与合作。躁动或一般情绪较差的患者应在模拟定位前需要稳定下来，以减少受伤害的风险。应用头枕确保仰卧位，并使用定制的面罩或在额头和定位床上用胶带来固定，但 CT 模拟时必须使用面罩。

模拟定位机机架处于 90° 和 270° 通过准直器旋转，产生平行对穿野，以使射野下边框平行于头颅的底部。射野边界应超出颅骨的前、上、后骨外 2cm，以保证剂量学均匀性及覆盖度。下边界可以从枕骨大孔到 $C_1 \sim C_2$ 椎间隙设置，并且边缘的超越颅骨的底部至少 1cm。现在，CT 模拟参数通常与普通模拟定位基本一致，但允许进行挡块的自定义设计，以避免面部照射敏感和重要结构。所有射野每天可以使用 4～6MV X 线进行照射。

2. 手术切除　在过去 10 年中，外科手术作用不断发展。已经发表的三项随机对照试验，比较了单发脑转移患者用放疗及手术加放疗的疗效。两个试验证明了组合方式比单独 WBRT 生存优势明显（表 29–12）[143, 152, 153]，这三项试验均解决了单一转移瘤治疗的问题，但结果不能外推至多个病变的放疗。Mintz 等[153] 获得的阴性结果与其他结果相矛盾，可能与疗效交叉率高、患者 KPS 差、手术完全切除率低、WBRT 剂量较低等因素有关，但是这些试验确定了 WBRT 与手术切除结合的治疗方法更佳。Patchell 等[154] 研究了单发脑转移患者完全切除后辅以 WBRT 的有效性。他们发现，尽管 WBRT 并不能改善患者的存活率，但可以改善切除部位的局部控制，降低全脑复发风险，降低因神经系统原因而死亡的风险。

单发脑转移瘤进行手术切除的患者在术后 6 个月内手术部位的局部复发风险约为 50%，大体积转移灶治疗复发风险较高[154, 155]。术后 SRS、SRT 和 WBRT 均表明可有效降低切除后局部失败的风险。除了提高局部控制外，WBRT 还可以将远距离脑复发风险降低约 40%[155]。术后 SRS 和 SRT 优于标准 WBRT，临床应用越来越多，这是因为其在不损害生存情况下，局部放疗可降低神经认知功能障碍发生风险[156]。立体定向技术取决于对术腔和具有高复发风险软脑膜的准确识别，而 WBRT 局部控制对操作者的依赖性较小，并且很容易覆盖术后有微转移的软脑膜。立体定向放射剂量和技术水平是平衡放射性坏死和局部控制失败风险等因素而权衡设计的。这些因素包括术腔大小、位置、原发肿瘤病理学。

表 29–12　单独全脑放射治疗或联合手术切除治疗脑转移

试　验	治疗方式	放疗时间表	患者例数	中位生存时间(个月)	P 值
Patchell 等[143]	活检 +WBRT	36Gy/12 次	23	4.2	<0.01
	S+WBRT	36Gy/12 次	25	10	
Vecht 等[152]	WBRT	40Gy/10 次，每天 2 次	31	6.5	NA
	S+WBRT	40Gy/10 次，每天 2 次	32	10.8	
Mintz 等[153]	WBRT	30Gy/10 次	43	6.3	0.24
	S+WBRT	30Gy/10 次	41	5.9	

NA. 不适用；S. 手术；WBRT. 全脑放射治疗

3. 放射外科治疗　大量研究表明 SRS 对具有 1～3 个脑转移的患者可获得良好的生存率和局部控制。SRS 在转移部位可以实现良好的局部控制，而无须像 WBRT 那样的剂量半影消灭转移灶周围的微浸润灶[154]。在我们单位，单发脑转移瘤手术切除多用于对类固醇治疗抵抗的症状性肿瘤，或转移灶大于 4cm 使用立体定向技术进行消融不良反应明显的患者。

立体定向放射治疗是一种可接受的替代切除，SRS 转移瘤数量有限且大小符合标准的患者进行治疗，可用于有 1～3 个脑转移灶且尺寸不超过 4cm 的患者[157-172]。

RTOG9508 研究将 333 例脑转移患者随机分为 WBRT（37.5Gy/15 次）和 SRS[161]。所有转移均≤4cm，只有一个转移可能>3cm。剂量采用 RTOG 9005 Ⅰ 期研究两组的病变大小≤2cm 为 24Gy；对于>2～≤3cm 的病变为 18Gy，对于>3～≤4cm 的病变为 15Gy。在 RTOG 9005 和 RTOG 9508 中，覆盖肿瘤的处方剂量归于 50%～90% 的等剂量线，等于中位剂量为处方剂量的 1.1～2 倍。RTOG 9508 试验证明，在单发不可切除脑转移患者中，SRS 具有明显的生存优势，中位生存期为 4.9 个月 vs. 6.5 个月（P=0.0393），增加 SRS 可以显著改善运动状态，减少类固醇的使用量。作者得出结论，SRS 可用于无法切除孤立性转移的患者，并应考虑用到有 1～3 个转移的患者。

有 1～3 个无法切除的脑转移患者，仅用 SRS（无 WBRT）的疗效也正在积极研究证实[173, 174]。在回顾性研究中，相比单独使用 SRS 的 1 年局部控制率 80%～90%，使用 SRS 联合 WBRT 为 80%～95%，2 年局部控制率分别为 50%～70%[165, 170-172] 和 80%～85%[158, 163, 165, 167, 168, 170]。因此，WBRT 确实降低了脑转移治疗失败的风险。存活率的等效性反映了仅接受 SRS 的患者可能需要更多治疗。在阿拉巴马大学发表的一项研究中表明，仅接受 SRS 治疗的 100 例患者新转移的风险与脑转移数量显著相关：≥3 个转移灶（HR 3.3，P=0.004），颅外疾病控制不佳（HR 2.16，P=0.04）和黑色素瘤（HR 2.14，P=0.02）[175]。回顾性数据表明，单用 SRS 与手术切除加 WBRT 相比，局部控制率、总体生存率、神经系统损伤发生率相似[176, 177]。有趣的是，在某些研究中，SRS 局部控制大于手术切除加 WBRT 的局部控制[178, 179]，这可能反映出 SRS 剂量半影可以治疗肿瘤周围的微浸润灶[180]。

多中心 Meta 分析 569 例仅接受 SRS 治疗的患者与 WBRT 后进行 SRS 的患者相比[160]。仅接受 SRS 治疗患者，有 37% 在 SRS 后的中位时间 5.7 个月接受了挽救性治疗，而在接受 WBRT+SRS 在中位时间为 8 个月后进行了挽救治疗。这项研究没有区分挽救局部失败和中枢神经系统失败，生存期无显著差异（两组平均中位生存期均为 8 个月）。在 MD Anderson 癌症中心的一项随机研究中，58 位患者被随机分为单独接受 SRS 与 SRS+WBRT，单独接受 SRS 的患者 1 年肿瘤控制（67% vs. 100%，P=0.012）和远处脑转移控制（45% vs. 73%，P=0.020）明显较差，但 1- 年生存率较好（63% vs. 21%，P=0.003），神经系统疾病和全身性疾病导致的死亡的 HR＞2；SRS 组存活率提高的原因是较早实施了全身治疗和较高的脑转移治疗率（87%）[150]。

避免使用 WBRT 虽可以预防潜在的急性和晚期毒性，但在需要时允许 WBRT 用作挽救治疗。在 WBRT 期间，患者有急性脱发、皮肤红斑、轻度脱皮。有时会有不太常见的中耳炎。最令人担忧的是在 WBRT 后数月至数年发生晚期不良反应，这与具有治愈潜力的孤立性转移病灶患者人群有关。晚期不良反应包括白内障、干眼症和神经认知障碍，例如记忆力减退和痴呆[181-183]。WBRT 引起神经认知障碍的程度尚无充分报道，神经认知功能下降可能归因于许多出现脑转移的患者身体功能低下及癌症整体进展恶化[184]。在日本完成的关于 SRS 与 WBRT+SRS 的随机研究中，SRS 组患者神经认知功能下降较快，但治疗后两组之间神经认知功能变化无明显差异，大概是由于脑损伤（局部损伤或远距离脑损伤）相关的结果[185, 186]。接受 WBRT 治疗的患者神经认知功能持续下降，主要是由于肿瘤复发或 WBRT 对脑组织的影响[187]。在 Chang 等完成的 MD Anderson 临床试验采用了迄今为止最复杂的认知测试，由于接受 SRS 联合 WBRT 与单纯接受 SRS 的患者相比，学习和记忆功能下降更加明显，因此该试验提前结束。

四、肝转移

肝转移是许多癌症患者的常见死亡原因，有治疗困难、生存期短的特点。由于肝脏具有天然的排毒功能和相对低氧状态，容易受到某些细胞毒素的侵害。与正常肝脏 80% 的血液来自门静脉系统相反，大多数肝脏肿瘤只通过肝动脉系统供血。这种现象启示可以用介入放射学技术进行肝脏肿瘤的治疗。影像技术的进步可以更加明确肝脏转移的解剖学定位，对这些肿瘤实施新的微创或无创治疗。

（一）临床表现和患者状态评估

肝转移的常见症状包括恶心、呕吐、排便习惯改变、腹水、与黄疸相关的腹胀、因肿瘤生长而引起的疼痛。一些患者会出现瘀斑、盗汗和体重减轻等。

（二）诊断

大多数肝转移可以通过常规检查确诊。双相和三相螺旋 CT 强化扫描是检测肝转移最好的方法。在门静脉期 CT 扫描时，由于肿瘤依赖于肝动脉供血，因此肿瘤为低密度，而在动脉期 CT 图像上为显著强化病灶。门脉期图像仅可检测到约 90% 大于 1cm 的病灶，当和动脉期组合使用时，可以多发现大约 10% 的病变[188]。这些影像学特征还可用于肝脏转移瘤与其他良性病变（包括囊肿和血管瘤）的区分[189]。MRI 可为肝转移检测提供较高的软组织分辨能力，以及判断胆道和脉管系统的解剖学累及情况。但是，MRI 昂贵，且易产生运动伪影。通常在患者有 CT 强化扫描禁忌证或 CT 无法下定论时使用。MRI 可将肝转移中的肝实质转移与脂肪改变、囊肿、血管瘤区分开。在 T_1 加权图像上，肝转移为低信号，而在 T_2 加权图像上，肿瘤为不均匀的高信号。肿瘤检测的其他方法包括进行良性疾病诊断的超声和体检等。

（三）治疗

结直肠癌是肝转移患者最常见的原发肿瘤。一小部分少于 10% 的肝转移患者可以被治愈。肿瘤负荷、肝脏受累程度和肝外疾病是结直肠肝转移患者治疗方式选择的主要依据。大部分肝转移是全身性治疗。肝转移对化疗和激素治疗有良好的治疗反应，但大多数缓解非常短暂。对这些疗法的反应有时差别显著，有些肿瘤在进展，而另一些则在消退。肝转移局部治疗也可以取得较好的效果。尽管不建议进行肝移植，但病灶切除可以让患者长期存活[190, 191]。对于最初由于结节数量、位置、病变大小而无法切除的患者，化疗对反应良好的患者也会有良好效果[191]。通常，手术切除仅限于在门静脉系统外围单个肝叶转移的患者。这个标准对于许多其他局部治疗手段（包括射频消融和冷冻疗法）也适用。

化学消融是一种有效的治疗方法。通过介入放射技术，在注射对比剂后确定肿瘤脉管系统，通过化疗消融肿瘤供血的动脉，然而堵塞血管截断肿瘤营养供应[192-196]。化学消融术适用于肿瘤数量有限且有明显供血血管的患者。

放射治疗技术和剂量　肝转移瘤放疗技术包括全肝放疗、立体定向放疗和选择性内部照射。放疗通常用于缓解肝转移瘤引起的疼痛并治疗具有化疗耐药性的患者，也可用于预期生存期超过 3 个月的肝功能不佳患者。

全肝放疗。对整个肝脏进行放疗，正常肝脏耐受性较差，临床肝脏衰竭可能由低剂量到中等剂量的全肝放射（1.8～2Gy/次，总剂量 20～30Gy）引起，但是没有证据证明高剂量优于低剂量，同时要注意避免肾脏暴露。在大多数医疗机构，放疗在肝转移治疗中并未发挥重要作用。如果将整个肝脏剂量限制在 30Gy 及以下（以 2Gy 或更少的分次治疗时），放射性肝病（radiationinduced liver disease，RILD）的发生风险较低。

在 100 例患者的 RTOG II 期临床试验中发现，对于姑息性放疗有效的患者，约 55% 感到疼痛减轻[197]，存活超过 6 个月的患者与原发于大肠、初始状态良好和缺少肝外转移等因素显著相关。但是即使满足了上述条件，患者中位生存期也只有 4～4.5 个月[198]。补充化疗并没有额外获得收益[199]。Bydder 等对肝转移进行 5Gy/次 ×2 次的放疗，腹痛（63%）、胀气（30%）、盗汗（63%）和恶心（44%）在 6 周时有所改善[200]。这种短疗程治疗方法获得与长疗程相似的结果，推荐用于身体状态较差的患者。

选择性内部照射（selective internal radiotherapy，SIRT）。SIRT 是用于治疗肝转移多种栓塞技术之一，其通过在肝脏的供应动脉来释放微球。与 TACE 的微球内嵌化疗药物显著不同，内部照射技术微球是不嵌入细胞毒性药物，而是嵌入了放射性 Yttrium-90（90Y）。至于什么样的患者适合什么样的栓塞技术仍存在争议，但是 90Y 标记的微球已用于肝细胞癌的治疗[201]。

具体而言，放射性栓塞就是使用嵌入玻璃或树脂微球中的可以发射 β 射线的同位素 90Y 来实现高度适形的放射治疗。介入放射科医生可以通过肝动脉输送这些微球。微球大小以其可以嵌入转移性肝肿瘤的曲折血管中为准。β 粒子的阻止能力较高（最大能量 2.28MeV，平均能量 0.94MeV），在软组织中的平均穿透范围为 2.5mm。SIR-Spheres（SIRTeX，澳大利亚悉尼），90Y 标记的生物相容性树脂微球（直径 20～40μm）是美国唯一批准用于治疗无法切除的原发大肠癌肝转移的 90Y 放射性栓塞产品。

Northwestern 大学完成了一项 137 例患者接受 227 次 90Y 标记微球的给药用于治疗化疗难治性肝转移的研究[202]。在这些患者中，有 59% 的患者肿瘤 >4 个。大多数患者（>80%）肝脏受累范围 <25%。对所有患者来说，有 87% 产生了生物反应，但是毒性可以接受。51 例大肠癌患者中位生存期为 15 个月。Northwestern 大学的另一项研究证明了 90Y 标记的微球肝转移治疗的安全性和有效性[203]。

澳大利亚一项针对大肠癌肝转移患者的早期研究中，单次注射 90Y 标记的微球与肝动脉区域栓塞化疗结合，较单行肝动脉化疗显著提高了治疗疗效，通过引入 90Y 标记的微球治疗，肝转移的临床肿瘤治疗反应、癌胚抗原水平、存活率得到了显著改善[204]。同一小组的另一项研究中，将 90Y 标记的微球体联合全身治疗在可接受的毒性前提下，提高了缓解率[205]。2010 年发表的一项 III 期临床试验，比较了长期静脉注射氟尿嘧啶不含及含 90Y 树脂微球放射性栓塞治疗难治性结直肠癌肝转移疗效及标准化疗的不良反应，结果表明 90Y 微球联合氟尿嘧啶治疗的耐受性良好，肝病进展中位时间分别为 2.1 个月和 5.5 个月（P=0.003）[206]。19 项研究的 Meta 分析表明，接受 90Y 标记微球治疗的大肠癌肝转移患者，中位生存期为 10.8～29.4 个月[201]。

神经内分泌肿瘤肝转移也可用 Y-90 标记的微球进行治疗。在 Northwestern 大学的研究中，19 名神经内分泌癌患者用 90Y 标记的微球进行肝转移治疗的中位生存期为 26 个月，2 年生存率为 69%[202]。在一项多中心的报告中，有 148 例神经内分泌肿瘤肝转移患者接受了 185 次 90Y 微球治疗。研究治疗后，有 23% 疾病稳定，61% 部分缓解，3% 完全缓解，5% 发生进展，2 年生存率为 75%，中位生存期 70 个月。在另一项多中心研究中，42 例因神经内分泌肿瘤肝转移接受 90Y 微球治疗的患者，超过 90% 的患者病情稳定或部分缓解，中位生存期为 2 年[207]。在一项澳大利亚的研究中，用 90Y 微球治疗 34 名神经内分泌肿瘤肝转移患者，50% 中出现了治疗反应，包括 6 例（18%）完全缓解和 11 例（32%）部分缓解，平均总生存期 29 个月，肿瘤症状改善了 50%。这些研究之间的生存差异表明，患者群体异质性比较强。此外，有些患者的病情通常进展缓慢，无法确定未经 90Y 标记微球治疗的存活率。这些研究中只有一项证实了 90Y 微球治疗具有减轻类癌肿瘤症状的潜能。

越来越多的证据支持 90Y 用于多种肿瘤肝转移性治疗，包括乳腺癌、胰腺癌、肺癌、肾癌、食管癌、卵巢癌和肝内胆管癌[208, 209]。由于扩展证据和数据有限，90Y 通常仅用于预计寿命至少 3 个月且不可切除的肝脏转移瘤。该治疗的预处理相对密集，包括血管造影、肝脏微球血管造影及 99mTc 标记白蛋白宏观聚集扫描（可显示示踪剂向肺或胃肠道分流情况）。关于患者是否有指征

使用 ^{90}Y 标记微球治疗，共识声明指出，考虑施以放射性栓塞治疗的患者应满足如下条件：①有不可切除的肝脏原发性或转移性肿瘤；②肝肿瘤负荷占主导；③预期生命多于 3 个月。放射性栓塞治疗的禁忌证包括：①预处理 ^{99m}Tc 白蛋白（macro-aggregated albumin，MAA）宏观聚集扫描中显示出≥30Gy 示踪剂分流入肺或胃肠道的潜力，导致 ^{99m}Tc MAA 在肝外沉积，且无法通过导管栓塞技术纠正；②肿瘤负荷重，肝储备有限；③在没有可逆原因情况下，总胆红素水平升高（≥2mg/dl）；④门静脉受损，除非可以进行选择性或超选择性放射性栓塞治疗。先前接受肝脏放疗的患者应仔细检查。目前尚不清楚卡培他滨化疗的禁忌证是否代表 ^{90}Y 疗法标准[210]。

SBRT 治疗。由于肝脏再生能力较强，局部高剂量放疗能够实现最小的毒性反应，因此 SBRT 可在转移数量有限且肝外肿瘤较少的患者中应用。与大多数 SBRT 方法一样，首选呼吸屏气或门控，但二维 CT 取得了良好的效果[12, 13, 211, 212]。SBRT 对大体积和门静脉病变可以安全治疗，大多数研究表明局部控制率可超过 70%[213, 214]。虽然没有明确的剂量-效应关系，但所有放疗剂量及分割方案都获得了相似的疗效。

肝耐受性。在标准分次治疗中肝脏中位剂量超过 37Gy 时，会发生致命性放射性肝病，但当在 50%～70% 的肝脏剂量维持在 30Gy 以下时，几乎没有不良反应[213, 214]。患者不良反应主要表现为食欲减少、胃炎；此外，肝硬化患者可能会加重肝炎、部分患者会出现无症状的右胸腔积液。放疗后，肿瘤在 CT 扫描中通常变为低密度，周围损害的肝脏可能对应于 37Gy 等剂量范围。这些影像学改变可与肿瘤进展混淆，因为肿瘤在放射后 6 周至 3 个月时最大，并在 6～9 个月后恢复。未接受放疗的肝叶通常肥大，以代偿肝脏萎缩的损失，肝脏总体积基本保持正常水平。

五、肺转移

转移性疾病可发生在薄壁肺组织及纵隔或肺门淋巴结中。肺基底部转移比上部更为普遍[11]。周围型转移病灶通常无症状，中央型肿瘤可引起气道阻塞，其症状如咳嗽、呼吸不适、呼吸急促、上腔静脉压迫综合征，严重者会有咯血、吞咽困难。高速螺旋 CT 对直径小于 1cm 的肺部小肿瘤可以完成高精筛查，也可以使用 PET/CT 确认是否存在葡萄糖敏感的恶性肿瘤类型，如结直肠癌、肺癌和乳腺癌。

治疗

肺转移的标准治疗是全身化疗。肿瘤对化疗有实质性的反应时，疗效持续时间通常很短暂，最终会导致复发。微创外科手术与先进的肺部成像技术相结合，使其消除小病灶成为可能。采用射频消融和放射外科技术等开放式或微创切除术通常用于儿童期恶性肿瘤，与肝转移一样，也可用于成人患者[215, 216]。

SBRT 治疗 随着能够识别微小转移瘤成像技术的出现，SBRT 在肺转移瘤治疗中的应用越来越多。PET/CT 的广泛应用提高了区分这些小肿瘤与良性结节的能力。与转移切除术一样，很难证实患者额外获益。与外科手术疗效相似，SBRT 的局部控制率始终高于 80% 或 90%。肺部的新发转移灶通常很低，但是可以通过维持肺功能来改善生活质量。此外，大多数研究表明 SBRT 可以改善长期无病生存期，这表明其具有治愈肺转移瘤的潜力。

给予单次大剂量的消融治疗方法，取决于肿瘤计划靶区大小、减少正常组织损伤的半影剂量。在肺部，严重限制计划靶区覆盖度的因素是呼吸运动。提高计划靶区体积放疗精度的方法包括：用呼吸门控技术对病变进行实时成像及放疗，或者采用减少运动影响严重程度的方法（如屏气、平静呼吸、实时呼吸反馈及腹部加压固定技术），放疗剂量范围是 30～66Gy（3～10 分次）或 48～60Gy（10～12 分次）[217-220]。尽管剂量和分割方案存在很大争议，但疗效都非常好，控制率很高。更高分次剂量不一定能产生更好的控制率，但分次剂量大小选择和肿瘤位置有关，其中 3～5 级毒性最为常见[218]。Rusthoven 等[220] 报道了直径在 7cm 以下的 1～3 个转移灶的患者，分 3 次给予 48～60Gy 放疗剂量：38 位患者治疗了 63 个病变，2 年局部控制率为 96%，3 级不良反应发生率为 8%，无 4 级毒性。Okunieff 等[217] 报道了治疗的 125 个病变中，肿瘤长达 7.7cm，剂量为 50Gy/10 次，随访 1 年以上，有 8 例局部治疗失败（局部控制率为 94%），2 年无进展生存率为 16%，仅 2% 的患者出现 3 级毒性；没有 4 级毒性。

大多数患者在接受 SBRT 治疗之前接受了标准化疗，但是治疗失败。然而，良好的肿瘤控制和最小的毒性以及出乎意料的较高无进展生存率提示，SBRT 可以降低恶性肿瘤肺转移的发病率和死亡率。

第三部分
疾病的定位
Disease Sites

第30章　中枢神经系统肿瘤总论
Overview

Minesh P. Mehta　Rupesh R. Kotecha　著

张亚琨　译

中枢神经系统肿瘤占所有肿瘤的不到3%。对于许多非常具体的解剖学、生理学、药理学、免疫学和功能考虑，它们提出了在所有肿瘤学中独特的挑战。

与大多数器官系统不同，中枢神经系统通过身体的大部分延伸其范围。因此，临床表现是广泛多样的，高度依赖于解剖位置。例如，患有骶尾部肿瘤的患者可能会出现长期的神经或骨痛，而患有皮质肿瘤的患者可能会出现癫痫发作。同样，延髓肿瘤可能导致脑神经麻痹，下丘脑肿瘤可能产生内分泌疾病，枕骨肿瘤可能导致视力问题。肿瘤生长速度的巨大差异增加了临床表现的复杂性，尤其是考虑到患者年龄时。例如，囟门膨出可能代表婴儿的肿瘤，而较大儿童的相同肿瘤可能表现为步态障碍或甚至颅内压升高的非特异性症状。恶性肿瘤预计会快速生长，并具有相应程度的治疗耐药性。事实上，一些增殖最快的中枢神经系统肿瘤，如生殖细胞肿瘤、髓母细胞瘤和原发性中枢神经系统淋巴瘤，对治疗高度敏感，在特定情况下，可高度治愈。将这些与缓慢增殖的低级星形细胞瘤进行对比，低级星形细胞瘤最终会无情地发展、复发和恶性转化。这些恶性肿瘤与更长的生存期有关，但发病率和最终死亡率很高。人们期望有丝分裂活跃的肿瘤对抗肿瘤治疗有显著的反应；然而，一个低级别的少突胶质细胞瘤，一个有丝分裂几乎静止的肿瘤，表现出显著的化学和放射敏感性，强调了由特定基因改变驱动的生物敏感性。因此，医生在管理中枢神经系统恶性肿瘤患者时，需要在解剖学和生物学上非常精明，在临床上也非常老练。

中枢神经系统中广泛多样的细胞类型产生了大量的肿瘤组织学和等级，有令人眼花缭乱的名称——有些是古老的，有些是历史的，有些是现代的，直到最近才被制定为WHO颁布的国际公认的组织病理学分类。随着时间的推移，术语发生了相当大的演变，这导致了一代文学作品受制于时间的变幻莫测，因为新的术语和分类迅速使旧的术语和分类变得多余。

更复杂的是，在得出组织病理学诊断时，观察者之间和观察者内部的可变性问题，以及病理学家之间在术语和分子诊断评估方面的实质性可变性。神经肿瘤病理学作为一个重要的分支学科的出现导致了诊断的日益统一，但由于大多数患者仍在较小的初级机构接受初步评估，通常没有神经病理学专家，因此需要由经验丰富的神经病理学专家进行集中审查，这对许多中枢神经系统肿瘤患者的诊断和后续管理至关重要。

也许目前最相关的发展是在中枢神经系统肿瘤分类中常规纳入分子标志。我们早就知道这些标志物中的几个的预后意义，但是直到最近它们才在WHO新的分类模式中变得根深蒂固。肿瘤种类繁多，临床表现多样，分类存在相当大的诊断不确定性，可用于全面评估的组织有限，这在很大程度上限制了这些肿瘤的基因组、蛋白质组和代谢组学评估。在过去10年左右的时间里，几种肿瘤类型发生了明显的根本性转变，现在已经确定了重要的分子标志。这些包括胶质母细胞瘤和其他胶质瘤的 MGMT 启动子区甲基化，少突胶质细胞谱系肿瘤的 1p19q 缺失或易位，星形胶质细胞肿瘤的 IDH1 突变，胶质母细胞瘤的促血管生成基因标记，复发性恶性胶质瘤的突变 EGFR 和野生型 PTEN 的共表达，中线胶质瘤的 H3K27M 突变，如弥漫性固有脑桥胶质瘤、毛细胞星形细胞瘤的 BRAF 突变，以及罕见胶质母细胞瘤病例中的超突变标记，仅举几个例子。这是一个快速发展的领域，有望为选定的患者子集确定靶向治疗，这一领域在提高诊断清晰度的同时，也带来了许多临床试验挑战。WHO目前的分类是未来许多分类的第一步，为分子诊断的重要性提供了一个关键焦点。

中枢神经系统的外科挑战是巨大的。与其他解剖部位不同，"冗余"组织的概念在大脑或脊髓中根本不存在。因此，每一个外科手术在技术上都是有风险的，而且大范围的肿瘤全切除几乎是不可能的。在具有三维导航能力的术前和术中神经导航出现之前，术中显微镜、明亮照明的可用性、化学荧光肿瘤边缘可视化得到了改善。止血的器械和技术、神经麻醉的进步，为清除所有可见的疾病而进行的积极切除并不常见。其后果是多方面的。首先，许多肿瘤仍然是"影像学和临床诊断的"，例如颅底脑膜瘤、前庭神经鞘瘤、脑干胶质瘤和推测的松果体生殖细胞肿瘤。将这些诊断不确定的肿瘤以及不确定的临床行为包括在内，使得对一般治疗结果的解释不准确。其次，"小"活检的趋势非常普遍，增加了诊断的不确定性。最后，也是最重要的，虽然 1 级证据很少，但越来越多的文献表明，更完整的切除对几乎所有中枢神经系统肿瘤都很重要，这一趋势在实践中明显增加。然而，我们没有一个国家注册计划来确保在经验丰富的多学科团队的帮助下，以尽可能安全的方式为所有中枢神经系统肿瘤患者提供最大切除的方法，一些欧洲国家正在考虑这种方法，并有争议地建议将其与服务付费联系起来。

技术的快速进步已经使 MRI 成为诊断大多数中枢神经系统肿瘤的事实标准。虽然这在很大程度上取代了 CT，但后者在特定情况下仍然发挥着重要作用，是放射治疗计划中剂量计算的主力。尽管今天的高分辨率、高磁场磁体提供了极好的细节，但成像的一个主要限制，特别是对于浸润性肿瘤，是确定疾病传播的真实程度和范围，这是任何已建立的成像技术都无法精确估计的。局部治疗的成功，如手术和放疗，高度依赖于对肿瘤范围的准确估计。中枢神经系统肿瘤可通过表现出"跳跃性"和"多样性"沿极其复杂的途径扩散，如沿纤维束、室管膜下平面、通过脑脊液，以及在抗血管生成治疗压力的背景下使用"共同选择"的假设现象。几项研究现已证明，目前可用的成像根本不足以检测这些复杂的微观浸润途径。此外，在中枢神经系统外很少见到的异常假进展、假反应和治疗诱导的炎症变化现象，是常见的诊断难题。迫切需要更复杂的基于生物学的成像平台来评估诊断时疾病的真实程度，检测疾病的生物学侵袭性区域，阐明对治疗的"真实"反应，并提供反应或失败的早期信号。放射组学是一个新兴的领域，可能会为未来的切除和放射治疗领域设计提供指导，但目前仍处于起步阶段，没有令人信服的证据支持它作为一种超越常规成像的高级工具。代谢成像，至少对脑膜瘤来说，似乎更加成熟，一些国家批准了新的正电子发射断层扫描同位素，用于在常规成像研究中检测肿瘤之前识别肿瘤，对具有生物侵袭性的肿瘤进行分类，以及描绘肿瘤边缘。

过去 10 年放射治疗技术的进步对神经肿瘤学产生了重大影响。因为中枢神经系统内的大多数细胞群有丝分裂指数低、增殖慢，所以它们是常规放射生物学文献中典型的"迟发性反应组织"。因此，氯化萘辐射的影响有时几年都不明显；即便如此，历史的方法已经假定"所有的大脑都是同等敏感的"，并对隔室和细胞类型的放射敏感性有了初步的认识。这也在迅速变化；三维适形、立体定向、IMRT、影像引导 IGRT 的出现质子解决方案现在为改变中枢神经系统肿瘤的治疗指数提供了独特的机会。一些实用的例子包括在 SRS 中避免使用光学仪器以防止失明，在患有后颅窝肿瘤的儿童中使用 IMRT 保留耳蜗以保留听力，最小化下丘脑—垂体轴的剂量以避免内分泌疾病，以及正在出现的保留房室干细胞以保留神经发生并因此保留记忆的假设。QUANTEC 为正常组织耐受性提供了新的数据集。尽管范围仍然有限，但与几年前的治疗医生相比，它代表了一个实质性的改进，这将有助于标准化剂量选择实践。在放射治疗中，技术进步是新发展的标志，这提出了具有挑战性的临床和社会问题。这方面一些最令人兴奋的进展来自最近的随机试验。一份来自印度的报告令人信服地证明，将正常脑组织排除在不必要的低剂量照射之外，可以提供明确的神经、神经功能和神经内分泌益处，这是执业放射肿瘤学家长期以来一直认为正确的。然而现在，我们有第一级证据支持这个前提；然而，我们经常不得不与保险公司争夺对这类患者的 IMRT 和 IMPT 授权。我们要伤害多少患者才能让大家都认同不必要的辐射对正常大脑不是好事？不幸的是，这些保险公司经常依赖我们的专业同事，他们可以对先进技术的使用做出判断。我们能想象这样一个场景吗？在这个场景中，按病例收费的利用率审查放射科医生将确定谁可以进行 MRI 而不是 CT，并要求提供证明生存优势的随机数据来支持 MRI 请求。当然不是……不幸的是，我们主要是在放射肿瘤学领域面临这一灾难！最近来自 NRG 试验的随机数据表明，海马回避减少了脑转移患者的认知下降。我们现在应该在 100 种其他脑瘤类型中进行海马回避试验，还是可以接受基于一种肿瘤类型的剂量学和生物学优势的技术进步？

在过去 10 年中，神经肿瘤学最令人兴奋的焦点是来自大型重要临床试验的稳健长期数据的出现，这些试验开始改变基于 1 级证据的护理标准，特别是基于对转化生物学的多模式关注。例子包括在低级别胶质瘤中联合放化疗显著提高生存率，特别是在 IDH 突变和 1p19q

共缺失肿瘤中。不幸的是，抗血管生成疗法和受体激酶抑制剂单一药物不可知使用的时代已经到来，但却没有多少实质性的进展。在原发性神经胶质瘤中使用免疫检查点抑制剂的初步数据迄今已被证明是阴性的，高度选择的突变性极度活跃的病例除外。至少到目前为止，基于疫苗的方法在很大程度上是失败的，用于中枢神经系统肿瘤的 CAR-T 细胞方法仍处于起步阶段，过去 10 年标志着第一代基于肿瘤内导管的治疗方法的死亡。这是一大堆负面试验——我们显然必须反思失败，以提高未来成功的可能性。

在接下来的一系列章节中，一组国际知名的作者，注入了神经肿瘤学的新热情，相当详细地回顾了这里强调的问题，为治疗医生提供了实用、全面和全面参考的最新资源，我们希望最终能满足患者的需求。

第31章 低级别胶质瘤
Low-Grade Gliomas

Hugues Duffau　Charles Eberhart　Matthew D. Hall　Yazmin Odia　**著**

张亚琨　**译**

要　点

1. **流行病学**　低级别胶质瘤（low-grade gliomas，LGG）的估计发病率约为每年 2000 例，占新诊断的原发性脑肿瘤的 5%～10%。

2. **生物学特性**　分子特征已经成为低级别胶质瘤的诊断、预后和治疗的关键因素。WHO Ⅱ级肿瘤分为三类：①少突胶质细胞瘤［1p/19q 共缺失型、异柠檬酸脱氢酶（isocitrate dehydrogenase，IDH）突变的肿瘤］；② *IDH* 突变的非 1p/19q 共缺失型星形细胞瘤；③ *IDH* 野生型星形细胞瘤。WHO Ⅰ级肿瘤的诊断仍然主要基于组织学，但存在感兴趣的突变（特别是 *BRAF* 突变和融合）可能指导治疗并预测生存期。

3. **分期评估**　低级别胶质瘤多见于 20—50 岁的患者。与多形性胶质母细胞瘤相比，低级别星形细胞瘤的发病率随着年龄的增长而降低。症状的直接原因是肿瘤的解剖位置，并可能缓慢进展数月至数年。在影像学上，选定的低级别胶质瘤如毛细胞星形细胞瘤、神经节胶质瘤和胚胎发育不良性神经上皮瘤（dysembryoplastic neuroepithelial tumor，DNET），通常边界很好，而其余的，包括大多数Ⅱ级肿瘤，是浸润性的。弥漫性星形细胞瘤通常是不增强、T_1 低信号的肿瘤，最好在 T_2 或 FLAIR 加权 MRI 序列上看到。

4. **主要治疗和结果**　最大程度的手术切除与总生存期改善相关。手术是确定诊断、区分肿瘤亚型、确定肿瘤分级和分子结构的必要手段。活组织检查（即使是在代谢成像指导下）有很高的可能性低估肿瘤分级，并且应该仅针对不能安全切除或禁忌手术切除的弥漫性肿瘤。WHO Ⅰ级肿瘤一般在全切除（gross total resection，GTR）后观察。选择低风险的 WHO Ⅱ级肿瘤（年龄＜40 岁，全切除）患者进行观察可能是合理的。根据 RTOG 9802 的结果，高危低级别胶质瘤患者（年龄≥40 岁或任何次全切除后的患者）应在临床试验之外接受辅助放疗和化疗。单独的辅助放疗通常不被支持作为单一治疗。多项试验表明，替莫唑胺以及丙卡巴肼、CCNU 和长春新碱（procarbazine，CCNU, and vincristine，PCV）对新诊断和复发性低级别胶质瘤患者均有效。*IDH* 突变的 1p/19q 共缺失型少突胶质细胞瘤和 IDH 突变的非共缺失型星形细胞瘤通常在最初或复发时用 PCV 治疗，而 IDH 野生型星形细胞瘤通常用替莫唑胺治疗。迄今为止，没有直接随机比较 PCV 和替莫唑胺的报道。低级别胶质瘤的治疗采用有限的放射野，包括 0.5～1.0cm 解剖受限的总肿瘤体积，定义为术后肿瘤床和所有 FLAIR 异常。有或没有对比的 MRI 对于描绘靶区体积和危及放疗计划的关键器官至关重要。推荐剂量在美国一般为 54Gy，分 30 次，在欧洲为 45Gy，分 25 次。由于 WHO Ⅰ级患者和 IDH 突变型Ⅱ级患者预后良好，应考虑采用包括质子治疗在内的晚期放疗方式来减少晚期不良反应并延长生存期。

5. **补救性治疗和放疗后的复发**　在接受高剂量放射治疗的区域，由于假进展、放射性坏死和肿瘤进展，影像学改变可能发生，通常 MRI 表现相似。先进的成像方式，如扩散张量成像、MR 灌注成像、MR 光谱学和 PET 可能有助于区分复发性肿瘤和放射性坏死。大多数 WHO Ⅱ级肿瘤患者会复发，高达 72% 的患者可能发生恶性转化。治疗应根据病例情况，考虑肿瘤的范围、位置、先前的治疗以及治疗后的时间间隔。

一、概述

（一）胶质瘤是一种不同类型的原发性脑肿瘤

在美国，每年诊断的 23 800 例原发性中枢神经系统瘤中，低级别胶质瘤占 5%～10% [1, 2]。历史上，2/3 的星形细胞瘤被组织学分类为纯的或混合的；其余为少突胶质细胞瘤 [3]。在过去的几年中，传统的组织学分化越来越多地从分子角度来定义。在 2016 年 WHO 分类系统中，肿瘤的分子定义分为星形细胞瘤和少突胶质细胞瘤。此外，现在强烈反对诊断"混合型"少星形胞瘤。

在过去的 10 年中，对这类肿瘤分子生物学和遗传学的研究进一步加深了对肿瘤行为的理解，并有助于更好地定义复发风险增加的亚群。更广泛的切除与更好的预后相关，而且这种方法现在已经很清楚地建立起来。然而，少突胶质细胞瘤和星形细胞瘤通常具有浸润性生长模式，因此不能完全切除所有患者而没有不可接受的发病率。辅助治疗的作用和给药的最佳时机仍有一些争议。然而，在成人中，随着大量开创性随机试验的长期成熟结果的可用性，它们的作用变得明显更明确。在这一章中，以成人为重点提供了 LGG 的概述，并讨论了临床表现、病理、分子生物学、影像学特征、治疗策略和毒性。

（二）分子特征作为预测和管理的指南

分子特征可以显著改善组织学相似的原发性脑肿瘤的分层，现在是其诊断和治疗的关键因素。此外，这种检测可以更准确地评估化疗和放疗的预后和治疗反应。它还在确认含有混合组织学特征的肿瘤的少突胶质细胞和星形细胞的性质中起着核心作用 [4, 5]。

在 2016 年 WHO 分类中，胶质瘤的组织学分类为星形细胞瘤或少突胶质细胞瘤，IDH1 和 IDH2 突变检测被强烈推荐用于胶质瘤的检查。IDH1 和 IDH2 是细胞代谢酶，但这些靶点的特定突变可导致一种新的肿瘤代谢物（R）–2– 羟基戊二酸（2–HG）的产生，从而导致肿瘤细胞的表观遗传修饰 [6]。免疫组化可检测 IDH1 最常见的突变 R132H，如为阴性，可采用聚合酶链反应（polymerase chain reaction，PCR）等方法检测较少见的 IDH1/2 突变 [6]。IDH1 和 IDH2 突变越来越被认为是神经胶质瘤的病因驱动因素，并具有更良好的预后。

IDH 突变常出现在 WHO 2 级和 3 级少突胶质细胞瘤和星形细胞瘤中。1 级胶质瘤，如神经节胶质瘤和毛细胞星形细胞瘤，不表达 IDH 突变。此外，在多形性胶质母细胞瘤中存在 IDH 突变定义了从低级肿瘤进化而来的继发性多形性胶质母细胞瘤，而不是原发性多

形性胶质母细胞瘤，即 IDH 野生型 [7]。在 WHO 2 级和 3 级星形细胞和少突胶质细胞肿瘤中，IDH1 中 132 密码子的体细胞突变高达 50%～80%。此外，IDH 突变通常与 MGMT 启动子甲基化有关 [8]。MGMT 是一种 DNA 修复酶，用于修复烷基化试剂（如替莫唑胺）造成的损伤。MGMT 启动子甲基化导致表观遗传沉默和 MGMT 表达降低，这增加了肿瘤对烷基化剂的敏感性，并与在多形性胶质母细胞瘤和低级别胶质瘤中更长的生存期相关 [9]。IDH 突变与接受烷基化细胞毒药物治疗的患者的良好预后和生存益处相关 [10]，在临床试验中是一种重要的分层工具 [11]。

如果 IDH 突变的 2 级肿瘤具有少突胶质细胞瘤的形态学或分子特征，则进一步评估其是否存在 1p/19q 共缺失 [12, 13]。这种分子特征既可诊断少突胶质细胞瘤，又可提供较好的预后。事实上，基于 1p/19q 共缺失的存在，IDH 突变的组织学星形细胞瘤或少突胶质细胞瘤将被重新分类为少突胶质细胞瘤。应涉及两者的整个组与非共缺失肿瘤相比，它与更惰性的病程和更强的化疗反应性有关 [14]。从分子角度来看，如果在存在 IDH 突变的情况下鉴定出 1p/19q 共缺失，则应始终诊断少突胶质细胞瘤 [15]。从实际角度来看，这产生了三类 2 级胶质细胞瘤：①具有 1p/19 共缺失的 IDH 突变肿瘤，其始终被归类为少突胶质细胞瘤；②无 1p/19q 共缺失的 IDH 突变肿瘤，一般归类为 IDH 突变星形细胞瘤；③ IDH 野生型 2 级胶质细胞瘤，其主要是星形细胞瘤。

WHO Ⅰ级胶质瘤（即毛细胞性星形细胞瘤、多形性星形细胞瘤、神经节细胞胶质瘤或 DNET）的分子特征不是诊断所必需的，但可作为复发或残留（不可手术）疾病的治疗和预后指南。感兴趣的突变主要由 BRAF 突变或融合组成。

根据 2016 年 WHO 的分类，通过分子特征对低级别神经胶质肿瘤进行表征现在代表了当代的新规范，并为这类可能具有非常不同自然史的中枢神经系统肿瘤的预后和管理提供了新的见解。

二、临床系列

（一）流行病学

1. 年龄、性别、发病率、患病率　2017 年，估计有 23 800 名患者被诊断为中枢神经系统肿瘤，其中 5%～10% 为神经节细胞瘤 [1]。

神经节细胞瘤通常出现在 20—50 岁的患者中，平均诊断年龄为 37 岁，男女比例为 1.4 [16]，发病高峰出现在生命的第四和第五个 10 年 [17]。与多形性胶质母细胞瘤相比，低级别星形细胞瘤的发病率随着年龄的增加而降低。低级别胶质瘤发展的风险因素在很大程度上仍

然未知。神经纤维瘤病（1 型和 2 型）与低度恶性星形细胞瘤的发展有关，结节性硬化症与室管膜下巨细胞星形细胞瘤（subependymal giant cell astrocytoma，SEGA）的发展有关[18]。

2. 浸润性星形细胞瘤的恶性转化率　恶性转化可以发生在低级别胶质瘤的最初诊断和治疗之后，并且在放射治疗之后仍然是一种常见的恐惧，尽管没有证明辐射暴露和随后的恶性转化之间存在联系。在 EORTC 22845 试验中，约 70% 的患者在随访期间出现恶性转化，但随机接受早期放疗的患者与观察组的患者之间没有观察到差异[19]。恶性转化的风险因素包括术前对比增强（通常预示着高级别肿瘤的存在）、较大的肿瘤大小和次全切除术[20, 21]。出现恶性转化的患者可以理解地缩短了总生存期，这表明选择适当的初始治疗以最小化毒性和最大化生存期的重要性[22]。

（二）成像

1. 标准计算机断层扫描和磁共振成像发现　局限型星形细胞瘤主要由毛细胞型星形细胞瘤、神经节细胞型胶质瘤和 DNET 组成。

毛细胞型星形细胞瘤（WHO 1 级星形细胞瘤）是儿童和年轻人中最常见的神经胶质瘤类型，通常表现为边界清楚、增强对比度的病变，在 MRI 上常伴有囊性成分[23]。

神经节胶质瘤通常表现为大的囊性病变，T_1 加权图像为低信号，T_2 加权图像为高信号，位于较深的位置，并伴有钆增强的浅表实性部分。大约 50% 的病例在 CT 上可见钙化。水肿通常无或中度[24]。

在 DNET 中，MRI 显示典型的基于皮层的病变，没有瘤周水肿和肿块效应。这些病变在 T_2 或 FLAIR 上呈高信号，而在 T_1 上呈低信号或等信号（较少出现）。DNET 可表现为假性囊状或多囊状，钙化常出现在 CT 上。约 1/3 的 DNET 在 CT 或 MRI 上增强；更多情况下，增强表现为多个环，而不是均匀的[25]。

由于弥漫性低级别胶质瘤的浸润性，其 CT 表现为无增强、低衰减、轮廓模糊。MRI 比 CT 提供更好的可视化；因此，它是低级别胶质瘤成像的金标准。MRI 有助于诊断，确定神经胶质瘤的解剖位置和范围，计划手术切除（或当肿瘤不能切除时指导活检），计划放射治疗和监测治疗反应[26]。弥漫性低级别胶质瘤通常表现为轮廓较差的肿瘤，T_1 加权图像为低信号，T_2 和 FLAIR 加权图像为高信号。通常，注射对比剂后没有增强。虽然结节性强化的存在或发展通常与存活率降低有关，可能是由于高级别成分或恶性转化，但暗淡、斑片状强化可以保持稳定，并不一定预示预后恶化[27]。

直径膨胀速度（velocity of diametric expansion，VDE）提供了有价值的信息，因为它与独立于分子模式的生存相关[28]。一种方法是通过比较两次 MRI 的容量评估计算出的平均直径来计算生长速度[29]。例如，在任何治疗前每隔 3 个月进行一次根据 UCSF 的分类，当第一次 MRI 检查发现 2 个不利因素时，第二次检查通常提前进行，即在第 6 周。特别是，快速的生长速率（＞8mm/y）可以诊断为"假低级别胶质瘤"，表现为高级别胶质瘤。在术后阶段，VDE 是一个有用的监测工具，用于评估肿瘤对辅助治疗的反应 / 稳定性[30]。

而少突胶质细胞瘤在 70%～90% 的病例中有钙化现象[31]，也倾向于皮层受累者，仅靠结构 MRI 无法可靠地区分低级别少突胶质细胞瘤和星形细胞瘤。然而，影像学的进步，如对 IDH 相关代谢物的 MR 光谱评估，可能有助于改进诊断[32]。

2. 高级成像 / 代谢成像光谱　光谱学—磁共振成像（spectroscopy-MRI，SRM）测量肿瘤中的主要代谢物。低级别胶质瘤的典型光谱显示胆碱峰增加，这反映了膜周转率的增加；乙酰天门冬氨酸峰值降低，反映神经元丢失，肌醇峰值升高，表明神经胶质增生。然而，这些代谢异常也见于一些非肿瘤性病变。虽然乳酸盐和脂质的存在（提示坏死）与更高的增殖活性和更具侵袭性的行为有关[33]，但不能仅根据 SRM 来确定肿瘤分级。尽管有这些限制，MRI 仍有助于指导不能手术的低级别胶质瘤的外科活检和监测肿瘤对治疗的反应[30, 34]。

动态磁敏感对比成像灌注 MRI 有助于计算与微血管化相关的相对脑血流量。在低级别胶质瘤，相对脑血流量的增加是恶性转化的标志，然后才发展为增强[35]。注意，这仅适用于星形细胞瘤，少突胶质细胞瘤的相对脑血流量明显高于低级别星形细胞瘤[36]。

动态对比增强 MRI 通过计算转移系数（K trans）来测量血脑屏障的通透性，该系数与肿瘤分级相关，尽管与弥散 MRI 相比，这种相关性较弱[37]。

与低级别星形细胞瘤相比，低级别少突胶质细胞瘤的 ADC 值较低，且变化较大。ADC 与胆碱峰之间无明显相关性[38]。

最后，与非共缺失肿瘤相比，少突胶质细胞瘤 MRI 定量显示更多异质性 T_1 和 T_2 信号异常，边缘轮廓较差，相对脑血流量增加[31]。

FDG PET 的价值有限，因为低级别胶质瘤与正常大脑皮层相比摄取能力较弱。它的兴趣仅在于检测低级别星形细胞瘤的恶性转化和鉴别放射性坏死和治疗后肿瘤复发[39]。

^{11}C- 蛋氨酸（methionine，MET）PET 的优势在于 MET 的摄取与肿瘤细胞的增殖活性相关。正常脑组织

对 MET 的摄取低于 FDG 的摄取，这使得胶质瘤的对比度和轮廓更佳。少突胶质细胞瘤表现为 MET 摄取增加。MET-PET 可用于区分低级别胶质瘤与非肿瘤性病变，指导不能切除肿瘤的立体定向活检，以及监测治疗反应 [40]。然而，回旋加速器是必要的，限制了 MET-PET 在许多部门的使用。

最近，[18]F- 氟 – 乙基 –L- 酪氨酸（[18]F-fluoro-ethyl-L-tyrosine，FET）–PET 已被用于指导神经胶质瘤的活检以制订治疗计划 [41]。与 MET 相比，更长的半衰期使 FET 在有回旋加速器的机构制备和输送到其他部门。即使 FET 和 MET 在脑肿瘤的吸收和分布相似，FET 的实际经验仍然有限。

（三）临床表现

1. 解剖分布　低级别胶质瘤（WHO 1 级或 2 级）的解剖分布依赖于形态学和分子分类以及年龄。

毛细胞星形细胞瘤主要发生在小脑内或附近的幕下脑。其他常见部位包括视神经，尤其是神经纤维瘤病患者，以及其他中央幕上区域，如下丘脑、基底神经节、丘脑和顶盖，可以延伸到脑室 [42]。毛细胞星形细胞瘤较少出现在脊髓内毛细胞星形细胞瘤的分子结构也与解剖分布有关（图 31–1）[43]。

多形性黄色星形细胞瘤（pleomorphic xanthoastrocytoma，PXA）通常发生在大脑的浅表区域，高达 98% 的病例，可发生在软脑膜表面。颞叶是最常见的部位，但在小脑、脊髓和视网膜也有罕见的报道 [42]。

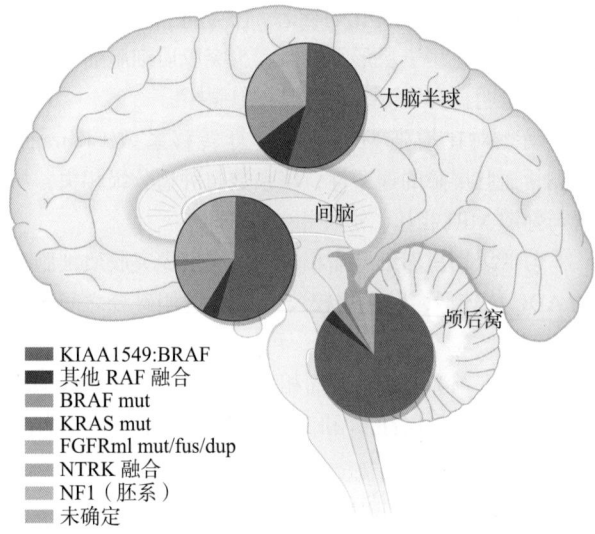

▲ 图 31–1　饼状图总结了不同解剖部位（颅后窝、间脑和大脑半球）特定丝裂原激活蛋白激酶通路改变的估计频率，从 188 例毛细胞星形细胞瘤中计算得出（此图彩色版本见书末）

改编自 Collins VP, Jones DT, Giannini C. Pilocytic astrocytoma: pathology, molecular mechanisms and markers. *Acta Neuropathol.* 2015; 129 (6): 775–788.

从定义上讲，SEGA 是一种罕见的肿瘤，起源于室间孔附近的侧脑室壁。第三脑室脉络膜胶质瘤是只起源于第三脑室的成人肿瘤，大部分位于脑室前部，但很少延伸到下丘脑。血管中心性胶质瘤通常发生在大脑皮层内，通常通过实质血管延伸至软脑膜下区。星形胶质母细胞瘤，目前未按 WHO 分级分类，主要发生于大脑，但 19% 累及幕下脑，很少发生于脊髓 [42]。

神经节胶质瘤、DNET、促纤维增生性婴儿星形细胞瘤（desmoplastic infantile astrocytoma，DIA）和促纤维增生性婴儿神经节胶质瘤（desmoplastic infantile ganglioglioma，DIG）乳头状胶质神经元肿瘤（papillary glioneuronal tumor，PGNT）和玫瑰状胶质神经元肿瘤（rosette-forming glioneuronal tumor，RFGNT）是罕见的混合病例。神经胶质肿瘤具有典型的（如果不是病理的话）解剖分布。脱氧核糖核酸主要来自大脑皮层，主要发生在内侧颞叶（67.3%）和额叶（16.3%），16.4% 发生在其他间脑或脑干部位。神经节细胞胶质瘤在 70% 的病例中出现在颞叶，但可能发生在从大脑到脊髓以及垂体和松果体的整个中枢神经系统。DIA 和 DIG 只发生在多个脑叶，通常是额叶和顶叶，其次是颞叶和枕叶。前核细胞也经常出现在大脑半球，通常位于脑室周围，甚至可以延伸到脑室内。射频神经生长因子以中线为特征，通常位于第四脑室和（或）延伸至附近脑干、小脑蚓部、松果体或丘脑的导水管内 [42]。

浸润性低级星形细胞瘤和少突胶质细胞瘤（WHO 2 级）出现在整个神经轴，但其解剖分布因分子特征而有很大差异。1p/19q 共缺失的少突胶质细胞瘤和 IDH 突变型星形细胞瘤在 50% 的病例中出现在额叶脑皮质下白质或皮质中，但在颞叶、顶叶和枕叶中出现的频率逐渐降低。罕见的部位包括脑干、小脑、基底神经节，以及在罕见情况下的脊髓。已有软脑膜扩散的报告 [42]。

IDH 野生型星形细胞瘤也主要发生在幕上区域，通常涉及多个半球或深部灰质结构（脑胶质瘤病）。BRAF 和 H3K27M 突变状态进一步细分了 IDH 野生型胶质瘤。在 H3F3A 或 HIST1H3B/C 中含有 K27M 突变的星形细胞瘤主要来自中线结构。虽然严格分类为 WHO 4 级，但这些肿瘤可能表现出 WHO 2 级的组织学特征，但表现具有攻击性，与其 4 级分层一致。在儿童中，脑干是主要位置，而丘脑和脊髓在成人中更常见。H3K27M 突变肿瘤也报道在第三脑室、下丘脑、松果体区和小脑 [42]。

2. 临床表现　呈现症状直接源于肿瘤的解剖位置，脑室内或脑室周围肿瘤。脑室内或脑室周围肿瘤，如毛细胞瘤星形细胞瘤、PGNT、RFGNT、SEGA 或第三脑室脉络膜胶质瘤，常伴有梗阻性脑积水和颅内压升高的体征和症状，如头痛、恶心和呕吐，以及进行性嗜睡。癫痫发作远不常见，但是颞叶和皮质主要组织学的特征，如 DNET、神经节胶质瘤、DIA/DIG 和 PXA。浸润性胶质瘤的临床表现最为多样，其分布于整个中枢神经系统，而癫痫、虚弱、步态不稳、认知功能障碍和头痛则取决于其解剖部位。

三、病理学

（一）组织病理学和世界卫生组织 2016 年分类

神经胶质瘤的一种广泛分类方法是根据其脑弥散性浸润的倾向。浸润性胶质瘤在成人中最常见，包括级别不断增加的星形细胞病变（弥散性星形细胞瘤，WHO 2 级；间变性星形细胞瘤，WHO 3 级；多形性胶质母细胞瘤，WHO 4 级）以及类似的少突胶质细胞瘤（少突胶质细胞瘤，WHO 2 级；间变性少突胶质细胞瘤，WHO 3 级），而坏死和（或）微血管增生定义了多形性胶质母细胞瘤（WHO 3 级），诊断间变性星形细胞瘤需要活跃的有丝分裂活动。在少突胶质细胞瘤中，间变是以活跃的有丝分裂活动或微血管增生为特征的。带有显微镜下少突胶质细胞和星形细胞成分的"混合"胶质瘤现在通常可以从分子上区分为其中一种或另一种，2016 年 WHO 分类方案强烈反对少突胶质细胞瘤的诊断[42]。当分子检测不可能或不确定时，可以使用"非特别指定（not otherwise specified，NOS）"标记。

大部分致密非浸润性胶质瘤包括 PXA、毛细胞星形细胞瘤和其他罕见的病变。毛细胞性星形细胞瘤的特征通常是松散、微囊性和密集的毛细胞生长模式的结合，后者经常发现 Rosenthal 纤维和嗜酸性颗粒体。然而，也可以出现具有少突胶质外观的重要区域。顾名思义，PXA 中的肿瘤星形胶质细胞可包含大的多形性核，细胞质呈泡沫状或黄色瘤样。许多同时具有神经胶质和神经元成分的肿瘤，如神经节胶质瘤和 DIG，也有相对紧凑的生长模式。

（二）分子分析

在 2016 年 WHO 分类中，分子改变定义了许多中枢神经系统胶质肿瘤。浸润性星形细胞瘤 2 级、3 级和 4 级分为 IDH 突变型和 IDH 野生型两组，这两组有不同的年龄分布和临床结果。现在，真正的少突胶质细胞瘤需要同时具有 IDH 突变和染色体臂 1p 和 19q 的丢失。以前被归类为弥散性固有脑桥胶质瘤的病变，现在被命名为"弥散性中线胶质瘤，H3K27M 突变体，WHO 4 级"，并且该组扩大到包括其他具有这种特征分子改变的浸润中线胶质瘤[42]。虽然这些 H3 突变的胶质瘤最常见于儿童，但它们也越来越多地在成人中被发现，而且不清楚在老年人群中对生存率的影响是否同样消极[44]。胶质

瘤中发现的一些标志性分子变化，包括 BRAF V600E 突变，是治疗干预的有吸引力的靶点。

IDH 野生型浸润性星形细胞瘤的组织病理学分级为 2 级和 3 级，但其分子变化具有多形性胶质母细胞瘤的特征，也可定为 4 级[45]。EGFR 扩增、染色体增加 10 号染色体的缺失或叔丁基启动子的突变是限定的变化。建议命名为"弥散星形细胞胶质瘤，IDH 野生型，具有多形性胶质母细胞瘤的分子特征，WHO 4 级"。这目前不是 WHO 的官方实体，但它进一步突出了分子概况定义新的诊断组的潜力。

四、外科治疗

（一）局限性星形细胞瘤

在毛细胞性星形细胞瘤中，大体全切除是儿童无复发生存的最大预测因子[46]。类似地，在成人中，一项 SEER 项目数据库的分析回顾了 865 例患者（年龄＞19 岁）的结果，报告称与次全切除或活检相比，全切除是显著的生存预测因子（HR 0.3，95%CI 0.1～0.4）[47] 术后肿瘤复发率高达 42%，尤其是次全切除后。因此，在可行的情况下，手术的目的应始终是全切除[48]。

对于神经节神经胶质瘤，手术也是首选的治疗方法。因为这些肿瘤本质上是非浸润性的，并且与正常组织界限分明，全切除通常是可行的。在 SEER 系列中，92% 的患者接受了手术，68% 达到了全切除[49]。全切除是延长总生存期和无进展生存的最佳预测指标[50]。

手术切除 DNET 的效果很好[25]。尽管一些系列报道有侵犯性行为，需要再次手术[51]，长期临床随访通常没有复发的证据，特别是在完全切除后。此外，肿瘤全切除可长期控制癫痫，70%～90% 的患者无癫痫发作[52]。

（二）浸润性低级别胶质瘤

1. **最大化预后** 弥漫性低级别胶质瘤的早期和最大限度的安全性手术切除有 3 个主要目标。

(1) 提供肿瘤组织进行组织学和分子分析。

(2) 通过最小化恶性转化的风险来增加总生存期。

(3) 为了保持甚至提高生活质量，尤其需要控制癫痫[53]。

第一，所有病例都需要手术来确认胶质瘤的诊断，鉴别肿瘤亚型（星形细胞瘤与少突胶质细胞瘤），并确定分级和分子特征。值得注意的是，由于胶质瘤的异质性非常强，活检（即使是在代谢成像指导下的立体定向条件下进行）低估肿瘤分级的风险很高，这可能导致不恰当的治疗[54, 55]。因此，只有在弥散性低级别胶质瘤不能切除的情况下（如类似胶质瘤病）或由于其他医学问题而禁止手术切除的情况下，才应建议活检[56]。

第二，虽然几十年来对低级别胶质瘤手术的肿瘤学益处争论不休，但由于缺乏术后 MRI 对切除范围（extent of resection，EOR）的客观计算，疗效分析受到限制。即使在最近的随机试验中，提高采收率也只是基于外科医生的主观评价[57]。由于弥散性低级别胶质瘤没有很好地描绘，如果没有在 T_2/磁共振加权成像上进行体积计算，术后残留肿瘤通常会被低估。最近一系列对提高采收率的严格评估表明，与单纯的去体积或活检相比，更广泛的切除与总生存期的显著改善相关[58]。

在两项近随机调查中，研究了基于人群的、来自不同外科态度的低级别胶质瘤平行队列的总生存期，早期手术切除，特别是残余肿瘤体积<15ml 的低级别胶质瘤，与活检和等待观察策略相比，总生存期更好[59, 60]。在一个超过 1000 例低级别胶质瘤的大型手术系列中，切除范围和术后残余体积都是独立的预后因素，与较长的总生存期显著相关[61]。这些结果已在 1509 例低级别胶质瘤的手术经验中得到证实，导致自首次手术后约 13 年的总生存期和自首次症状后约 15 年的总生存期[62]，即与未尝试切除[19, 63]或简单活检[59, 60]的生存率相比，约为 2 倍。一些研究显示，手术切除也是一个与恶性无进展生存期增加相关的独立预后因素[64, 65]，提示手术对总生存期的影响可能可以解释为手术延迟了组织学升级。

第三，更广泛的切除也与更好的癫痫控制有关，特别是对于术前患有顽固性癫痫和岛状神经胶质瘤的患者[62, 66]。在这种情况下，手术可以显著提高生活质量。术中使用直接电刺激脑电图可提高全切除率，同时显著降低术后出现严重永久性缺损的风险[67, 68]。为此，清醒手术是一种耐受性良好的手术方法，它可以：①提高对位于所谓"有效"区域的胶质瘤进行最大切除的可行性；②绘制和保存与大脑功能有关的皮层和皮层下结构，如运动、语言、认知和情感；③优化切除范围[68, 69]；④增加总生存率[70]。在功能允许的情况下，可使用清醒手术根据关键的神经网络进行切除，以获得超出术前 FLAIR 加权 MRI 可见信号异常的边缘，实现全切除。在最近一系列边缘上切除低级别胶质瘤的手术中，经过 11 年的长期随访，没有观察到间变转化（除了 1 例没有辅助化疗）[71]。

值得注意的是，通过使用影像学引导的切除技术，如术中 MRI，完全切除率仅为 36%，新持续性缺损率约为 13%[73]。

由于低级别胶质瘤复发频繁，反复手术的价值已经被研究。在两个系列中，再次手术是一个独立的预后因素，与延长生存期显著相关[61, 74]。有趣的是，当第一次手术中由于功能原因切除不完整时，在后续手术中切

除范围可增加，同时由于神经可塑性机制而保留生活质量[75]，允许多阶段治疗方法[76]。

总之，根据目前的建议，早期最大限度地安全切除是治疗低级别胶质瘤的首选方法[77, 78]。对于偶然发现的低级别胶质瘤，应尽早提出手术治疗[79]。

2. 分子亚型的影响 在分子生物学时代，一些人认为提高采收率的价值可能取决于分子亚型[80, 81]。然而，其他研究表明，更大的切除范围和总生存与低级别胶质瘤的分子模式无关。事实上，尽管有人可能认为手术后较长的总生存期可能是由于易于根治的弥散性低级别胶质瘤具有更有利的遗传标记，例如，IDH 突变或 1p19q 编码缺失，一系列连续 200 例弥散性低级别胶质瘤显示，更好的手术切除的效果与分子谱无关[82]。最近一项手术切除 IDH 野生型低级别星形细胞瘤的队列研究也表明，放射诊断为 3.5 年（范围为 2.6～4.5 年）时，只有 16% 的患者死亡，而 5 年诊断生存率为 77.3%[83]。值得注意的是，存活 5 年以上的患者无一例死亡。Jakola 等证明，在调整了遗传预后标记后，手术对总生存的有益影响持续存在[60]。此外，当由于肿瘤细胞侵袭关键结构而只能实现部分切除时，可以考虑进行新辅助化疗，以允许胶质瘤收缩并在更大的切除范围条件下进行后续手术[84]。肿瘤收缩不仅仅依赖于分子结构[85]。

因此，弥散性低级别胶质瘤的个体化治疗不能仅仅依靠常规的遗传标记，还必须考虑到患者特异性的临床和放射学标准[86]。

五、放疗

（一）适应证

1. 单纯辅助放疗 3 个Ⅲ期试验为 WHO 2 级胶质瘤放疗适应证和放疗剂量提供了最好的"证据"。在 EORTC 22845 中，314 名患者随机接受术后立即放疗至 54Gy 或进展时延迟放疗。无进展生存的显著改善与早期放疗相关（5.3 年 vs. 3.4 年，$P<0.0001$），但中位生存期（7.4 年 vs. 7.2 年）没有观察到差异[87]。在 EORTC 22 844 中，379 名患者被随机分为 45Gy 和 59.4Gy。中位随访时间为 74 个月，总生存率（58% vs. 59%）和无进展生存率（47% vs. 50%）相似[88]。在一项组间研究中，203 例患者被随机分配到 50.4Gy 和 64.8Gy。再次，在无进展生存和总生存上没有显著差异[89]。

为了评估早期辅助放疗对总生存和特异性生存的影响，对 SEER 数据库中 1988—2007 年 2021 名接受治疗的成年患者（年龄 16—65 岁）进行了评估。在 2021 例患者中，871 例（43%）接受了早期辅助放疗，1150 例（57%）未接受。在分析中，多因素分析表明早期辅助放疗与总生存和特异性生存的恶化相关；然而，倾向评

分和工具变量分析表明，预后因素和混杂变量的不平衡可能解释这种不一致性[90]。

基于这些数据，在已完成的随机试验中，辅助放疗的益处仍然存在很大争议，通常不支持单独治疗。绝大多数试验包括星形细胞瘤、少星形细胞瘤和无分子分层的少突胶质细胞瘤。因此，将结论外推到分子定义的亚群仍然具有挑战性。大的有症状的或未完全切除的 2 级胶质瘤患者可能受益于辅助治疗，而对于完全切除肿瘤的极低风险患者观察可能是合理的。在 EORTC 22845 中，接受即时放疗的患者在 1 年内癫痫发作明显少于观察组（25% vs. 41%）[91]。虽然正在进行的试验可能更好地根据分子亚型定义治疗策略，但目前存在的 1 级证据支持辅助放疗和化疗用于 2 级胶质瘤。

2. 辅助放疗和化疗　RTOG 9802 评价了单独放疗与放疗后辅助长春新碱化疗［普鲁卡因、洛莫司汀和长春新碱（PCV）］的对比。在这项试验中，所有复发风险高的患者（年龄≥40 岁或任何接受过 STR 治疗的患者）随机接受辅助放疗，伴或不伴 6 个周期的 PCV 治疗。星形细胞瘤、少星形细胞瘤和少突胶质细胞瘤患者符合条件。中位随访 11.9 年，单纯放疗组的 10 年无进展生存率为 21%，而单纯放疗 +PCV 组为 51%。单纯放疗组的中位生存期为 7.5 年，而放疗 +PCV 组未达到。单纯放疗组的年生存率为 40%，而单纯放疗 +PCV 组的年生存率为 60%（HR 0.59；95%CI 0.42～0.83；P=0.003）[57]。

因为 RTOG 9802 是在这些肿瘤的常规分子评估之前进行的，所以对于放疗 +PCV 化疗是否应该成为所有患者事实上的标准仍然存在疑问。Bell 及其同事对采用 RTOG 9802 方案的 114 名患者（251 名入组患者）进行了全面的基因组和临床预后因素组合分析，这些患者的组织可用于分子分型。在这些肿瘤中，75% 有 IDH1/2 突变，40% 在 TERT 中启动子，TP53 有 28%，TRX 中有 24%，CIC 有 22%，FUBP1 有 7%，还有 37% 表达了 1p/19q 缺失。多因素分析显示，IDH1/2 突变（HR 0.42；95%CI 0.23～0.77；P=0.005），CIC 突变（HR 0.24；95%CI 0.08～0.76；P= 001）、1p/19q 编码（HR 0.21；95%CI 0.09～0.46；P<0.001）与总生存期延长显著相关。IDH1/2 突变和 1p/19q 缺失也与无进展生存期改善显著相关。在亚组分析中，添加 PCV（IDH 突变体和 1p/19q 共缺失，IDH 突变体和 1p/19q 非共缺失，IDH 野生型）后，所有 3 个关键分子亚组的无进展生存期和总生存期均显著改善[92]。数据表明，虽然所有亚组都可能受益于辅助 PCV，但在少突胶质细胞瘤患者中观察到的无进展生存期和总生存期优势最大。

多项试验表明替莫唑胺和 PCV 对新诊断和复发性低级别胶质瘤患者均有效。到目前为止，文献中还没有直接随机对照的报道。RTOG 0424 报道，高危低级别胶质瘤患者接受放疗并辅助替莫唑胺治疗的 3 年总生存率为 73.1%（95%CI 65.3%～80.8%），高于历史对照[93]。

在 RTOG 9802 中，所有高风险患者在 STR 后都接受了辅助治疗，如果患者非常年轻，肿瘤生物学上侵袭性较低，并且可以常规进行 MRI 随访，则可以选择在 STR 后症状最小或无症状的患者延迟放疗直到病情进展。延迟放射治疗的一个常见原因是担心肿瘤的放射后恶性转化。在 EORTC 22845 试验中，早期接受放疗的患者恶性转化无显著差异（观察组 66% vs. 放疗组 72%）；然而，恶性转化的高比率突出了两个问题。首先，恶性转化的高观察率表明恶性进展在本病的自然史中是常见的。其次，假设这种高比率是由星形细胞型和 IDH 野生型肿瘤驱动的，尽管 IDH 状态对治疗后恶性转化的影响尚不清楚。

在进一步的证据出现之前，目前的 1 级证据支持所有分子亚型的高危低级别胶质瘤患者使用辅助放疗和化疗，在这一人群中不应常规推荐使用 STR 观察。

3. 剂量 / 分级　低级别胶质瘤用有限的放疗野处理。总肿瘤体积包括术后的肿瘤床，并应包括 MRI 上所有的 FLAIR 异常。临床肿瘤体积通常包括 0.5～1.0cm 解剖受限的扩展。在放射治疗计划中使用有或没有对比的 MRI，对于描绘目标体积和危及器官都是至关重要的。剂量在很大程度上仍然是一个偏好问题。在美国，总剂量通常为 30d/54Gy，每日 1.8Gy。在欧洲，基于使用较高剂量没有益处，经常使用 25 个部分中的 45Gy。高剂量导致大脑放射性坏死的风险稍大，但没有显著的临床益处。

4. 再照射救助　许多低级别胶质瘤患者，特别是弥漫性浸润亚型的低级别胶质瘤患者，会出现复发。这可能导致影像学进展和（或）神经症状恶化，高达 72% 的患者可能发展为恶性转化[94]。治疗方案包括手术、化疗、外放射线再照射、近距离放射治疗或 SRS。没有一种治疗是治愈的，尽管对于一些有利的亚群，延长生存仍然是可行的。管理应根据具体情况进行考虑肿瘤的范围和位置、之前的治疗，以及时间间隔。

（二）毒性

1. 放射性坏死和假性进展　在接受高剂量放射治疗后，MRI 上的放射学改变可能由于假性进展、放射性坏死和肿瘤进展而出现在接受高剂量放射治疗的区域。假性进展通常出现在中位 12 个月，但在接受放疗后 5 年以上也可以观察到。这种情况的发病机制是由少突胶质细胞损伤继发的髓鞘合成中断，通常是短暂的，无须干预即可自行恢复。在一系列大型回顾展，低级别胶质瘤放疗后假性进展的发生率为 20%，所有例子发生在体积内接收大于 45Gy [95]。脑部放射性坏死也可能发生在头部放疗 [96] 后的几个月到几年内，由于血管损伤，这是一种罕见但具有潜在伤害性的毒性 [97]。放射性坏死病例的组织学标本分析显示，病变白质内钙化、血管透明化、内皮增厚，与坏死相一致 [98, 99]。假性进展和放射性坏死均可导致 MR 信号改变、占位性占位性病变伴肿块效应和神经系统症状恶化，这通常要求临床医生识别和处理这些表现的根本原因。

这些实体在常规 MRI 上的发现通常是相似的。值得进一步注意的是，即使在组织病理学检查中，放射性坏死与活动性肿瘤混合也很常见。DTI、MR 灌注、MR 波谱和 PET 有助于区分复发性肿瘤和放射性坏死。复发性肿瘤与放射性坏死相比，弥散受限和相对脑血容量升高更为常见在常规实践中，常规 MRI 应包括 DTI 和灌注成像，以帮助常规随访评估，并根据影像学表现和临床情况进行额外的研究。

2. 延迟性神经认知和神经内分泌缺陷　神经认知迟发和神经内分泌缺陷神经认知仍然是所有脑肿瘤患者的重要考虑因素，显著影响生活质量和功能。Brown 和他的同事回顾了 203 名接受放射治疗的低级别胶质瘤成年患者的简易精神状态检查（Mini-Mental Status Examination, MMSE）结果，报告大多数在放射治疗后维持稳定的神经认知状态。基线结果异常的患者在接受放疗后更有可能经历认知改善而不是恶化 [101]。正式的神经认知测试进一步表明，肿瘤本身可能对认知有更有害的影响，而接受放疗是最令人担忧的 [102]。在 EORTC 22033-26033 中，高危低级别胶质瘤患者被随机分配到放疗组和剂量密集的替莫唑胺组 [103]。在 3 年的随访中，两组治疗组在主要终点无进展生存方面没有发现差异，在健康相关的生活质量和整体认知功能方面也没有发现差异。作者得出结论，至少 3 年，放疗后的认知能力并不比替莫唑胺差。此外，与替莫唑胺相比，IDH1/2 突变、1p/19q 非共缺失肿瘤患者放疗后 5 年无进展生存改善，而其他分子亚群无差异。3～4 级血液毒性在化疗组也显著增加（9% vs. <1%）。在放疗组中，中度至重度疲劳率也有所降低。值得注意的是，考虑到 RTOG 9802 报告的显著生存优势，单纯放疗不能被认为是高危低级别胶质瘤患者的标准治疗。

良性或低度成人脑肿瘤放疗后的长期神经认知障碍可能与海马有关剂量。双侧海马（D_{40}）的 40% 剂量 >7.3Gy 与列表学习延迟记忆的长期损害相关。在一项评估有限切缘放疗的随机试验中，Jalali 及其同事报道，低级别胶质瘤患者用较小的射野治疗（因此，对关键器官的剂量）在不影响生存率的情况下，放疗后 5 年的平均全量表和表现智商得分显著较高，新神经内分泌功能障碍发生率较低 [106]。减少正常组织的剂量，特别是用于神经认知的海马和颞叶，以及用于神经内分泌功能的下丘脑—垂体轴，与后期效应的减少有关。先进的放射治疗技术，包括质子治疗，可以减少认知缺陷和其他治疗相关的不良反应。

（三）高级放射疗法

与传统的光子技术相比，质子治疗可以避免未受影响的脑组织暴露在低剂量辐射中。质子疗法已安全用于治疗脑肿瘤，包括 WHO 2 级胶质瘤，具有低毒性和良好的疾病控制。虽然最初的临床研究已经为其疗效建立了初步证据，但目前还不清楚通过质子治疗减少正常脑组织的剂量，是否与改善低级别胶质瘤患者的认知功能或总体症状负担相关。

Shih 等报道了一项前瞻性试验的结果，该试验纳入了 2 级胶质瘤患者。除了报告优异的疾病控制率，他们评估了质子治疗后的认知功能和生活质量。20 例均为幕上肿瘤。在中位随访 5.1 年的患者中，认知功能保持稳定到改善，没有患者出现认知障碍 [107]。海德堡大学对 19 例低级别胶质瘤患者用铅笔束扫描质子治疗的早期结果显示肿瘤控制率高，毒性低 [108]。

Badiyan 及其同事在 1997—2014 年报道了 28 例接受铅笔束扫描质子治疗的低级别胶质瘤患者，其中 71% 的患者年龄小于 18 岁。中位年龄为 12.3 岁（2.2—53.0 岁）。对 16 例患者的 8 个生活质量域进行了前瞻性评估。在这个系列中，没有观察到 3 级或更高的急性毒性，也没有注意到在任何时间点的 8 个方面的生活质量评分有明显的变化 [109]。为了进一步评估质子治疗在这一人群中的价值，NRG 肿瘤组启动了一项随机试验，比较了质子和光子治疗 IDH 突变的 2 级和 3 级胶质瘤（NRG BN005）。

除了神经认知，相比光子治疗，质子治疗也可以减少其他后遗症。在波士顿的一份报告中，从 1995—2007 年，32 名患有低级别胶质瘤的儿童患者接受质子治疗，中位剂量为 52.2Gy RBE（范围 48.6～54）。16 例患者在最终放疗前接受了至少 1 种化疗方案。中位随访时间为 7.6 年，8 年无进展生存率和总生存率分别为 82.8% 和 100%。在接受一系列神经认知测试的患者中，在中位神经认知测试间隔为 4.5 年的整个队列中，未观察到全面智商的显著下降（$P=0.80$）。亚组分析显示，特别是年幼儿童（<7 岁）和接受高剂量左颞叶和海马的儿童，神经认知能力明显下降。内分泌病的发生率与下丘脑或垂体的平均剂量 ≥40Gy 相关 [110]。

质子治疗的主要质疑是缺乏前瞻性证据表明剂量

保留与患者的临床益处相关，尽管晚期效应需要多年的协调随访观察。这一空白将继续被正在进行的临床治疗所填补调查。Pulsifer 等在 2002—2017 年对 155 名接受质子治疗的儿童脑瘤患者基线和随访期间的认知和适应功能进行了前瞻性测量。平均年龄 8.9 岁；61% 的患者接受局灶性质子治疗，39% 接受颅脊照射（craniospinal irradiation，CSI）。在平均 3.6 年的随访中，总样本的平均全面智商分数显示了一个小但有统计学意义的下降，从 105.4 下降到 102.5（P<0.01）。然而，这种下降仅在小于 6 岁接受颅脊照射的患者中观察到，而在接受颅脊照射的老年患者或接受局灶场治疗的所有年龄的患者中没有观察到明显的变化。无论年龄大小，接受颅脊照射治疗的患者的处理速度和工作记忆得分均显著较低，但在接受局灶治疗的患者中没有差异。在表现、推理和语言理解方面的适应性功能得分在所有年龄和治疗领域组中也是稳定的[111]。

这些关于低级别胶质瘤患者质子治疗后的晚期效应的报道是令人鼓舞的。随着数据的不断成熟，我们鼓励放射肿瘤学家考虑对低级别胶质瘤患者采用先进的放射治疗方法，以获得良好的临床结果，特别是当肿瘤位置允许左侧颞叶、海马和下丘脑 – 垂体轴增加保留时。

图 31–2 显示了 1 名患有少突胶质细胞瘤的年轻成年患者 STR 后的调强放疗和质子治疗之间的剂量学比较。由于肿瘤位于左侧颞叶内，两种方案中同侧颞叶和海马均接受接近处方剂量的放疗。质子治疗可显著降低对侧颞叶、海马、下丘脑、垂体及对正常大脑的总剂量。

六、系统性疗法

目前，对于 WHO 2 级浸润性胶质瘤的初始治疗，尚无确定的护理标准。手术后观察，放疗、化疗或放化疗均为公认的治疗方法。IDH 突变和 1p/19q 共缺失的少突胶质细胞瘤，以及在较小程度上 IDH 突变的星形细胞瘤，通常在最初或复发时用丙卡巴肼、CCNU 和长春新碱（PCV）治疗[57, 112, 113]，而 IDH 野生型星形细胞瘤在最初和（或）复发时用替莫唑胺和亚硝脲（BCNU 或 CCNU）治疗[114]。贝伐单抗虽然被批准用于 WHO 4 级多形性胶质母细胞瘤的复发，但在低级别胶质瘤作用很小，且没有明确证明的益处。复发时，治疗选择有限，没有公认的护理标准，对 IDH 突变型和野生型肿瘤的益处都减少[115]。

WHO 所有 1 级胶质瘤的标准护理包括最大限度地安全切除，因为全切除通常是治愈性的。对于残留或不可切除的肿瘤、恶性转化或复发的肿瘤，介入放射治疗是治疗的标准。系统治疗保留给复发性肿瘤或恶性转化，基于对浸润性胶质瘤的批准治疗。挽救性全身治疗尚无公认的护理标准，但可选方案包括替莫唑胺、亚硝脲、铂类、长春新碱和依托泊苷[116]。各种分子靶向治疗，例如，针对 PXA BRAF 突变、H3K27M 中线胶质瘤突变、弥散性星形细胞瘤或少突胶质细胞瘤的 IDH 突变，处于早期试验阶段，尚未获得批准或证明有益[117]。

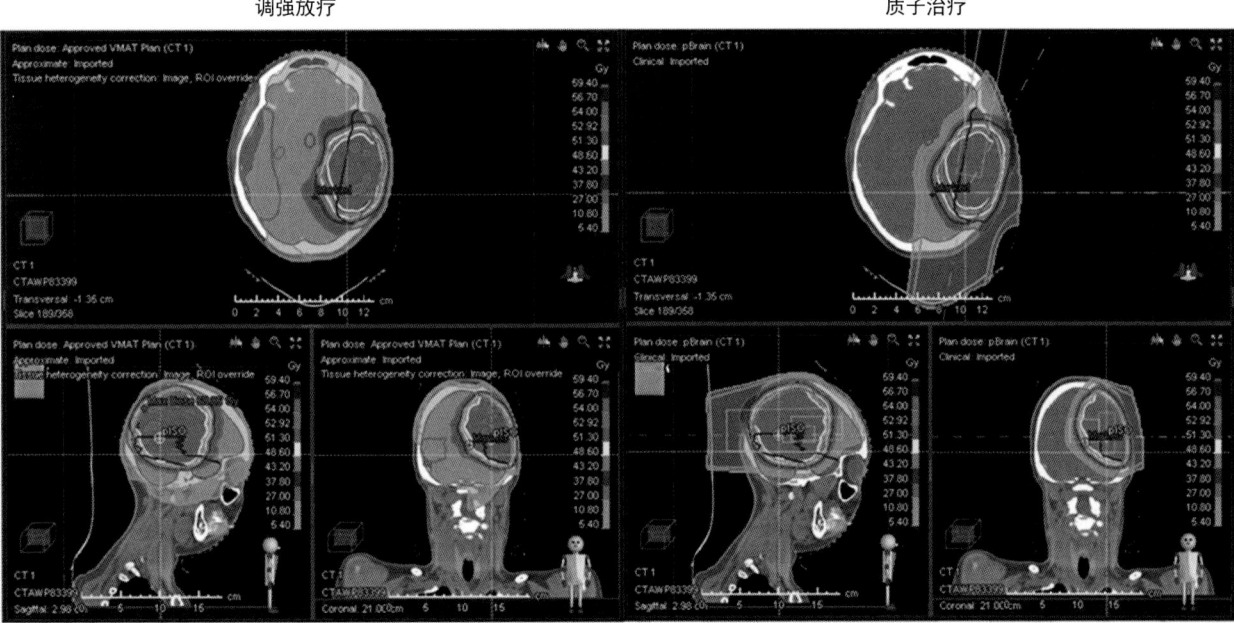

调强放疗　　　　　质子治疗

▲ 图 31–2　1 例年轻成人 WHO 2 级少突胶质细胞瘤患者次全切除术后治疗方案的比较（此图彩色版本见书末）
与调强放疗相比，质子治疗计划提供了相当的目标体积覆盖，显著减少了大脑和更远的危险器官（包括对侧海马和颞叶）的低剂量和中剂量

七、预测和未来方向

低级别胶质瘤是一种异质性的原发中枢神经系统肿瘤，具有不同的自然病史、预后和首选的治疗模式。当可行时，最大安全切除仍然是护理标准，并且 WHO 1 级胶质瘤通常可治愈。然而，许多神经胶质瘤存在弥散性、浸润性生长模式，不能完全手术切除。2 级少突胶质细胞瘤在低级别胶质瘤患者中预后最好。虽然选择性的低危患者（年龄＜40 岁和全切除）可以考虑观察，但这一人群并不多见。对于大多数患者，根据 RTOG 9802 的结果，在最大安全切除后应考虑辅助放疗和化疗。此外，这一人群的良好预后提示包括质子治疗在内的晚期放疗方式应该被考虑，以减少放疗对长期生存率的后期不良影响 [118]。RTOG 9802 的结果表明，无论分子亚型如何，所有 2 级低级别胶质瘤患者都受益，IDH1/2 突变型、1p/19q 非共缺失型肿瘤和 IDH 野生型肿瘤患者的生存期显著缩短，后者的生存期类似多形性胶质母细胞瘤。临床试验正在进行中，以确定在这些分子性较差的肿瘤中更好的和新的治疗策略。

在未来，详细的低级别胶质瘤分子特征可能有助于更好地预测哪些患者可能受益于早期治疗，并确定哪些患者在诊断时可以"安全地"观察，直到病情进展。到目前为止，这些策略的前瞻性验证是缺乏的，分子研究结果不常用于临床决策。未来的试验可能有助于更好地个性化治疗低级别胶质瘤患者。正在进行的随机试验可能会明确最佳的化疗方案。

第 32 章　高级别胶质瘤
High-Grade Gliomas

Dror Limon　Michal Raz　Andrew B. Lassman　Benjamin W. Corn　**著**
张亚琨　**译**

要　点

1. **发病率**　在美国每年大约有 75 000 例新诊断的脑肿瘤病例。现在胶质瘤接近占恶性脑肿瘤的 75%。多形性胶质母细胞瘤是最常见的原发性恶性脑肿瘤[1]。

2. **生物学特征**　WHO 脑瘤分类于 2016 年修订并公布，引入了一个新的分类，纳入了 IDH 突变状态和 1p/19q 共缺失等分子参数。尽管如此，与 4 级肿瘤（即多形性胶质母细胞瘤）相比，3 级肿瘤的预后更好。IDH1/2 突变型胶质瘤，包括没有 1p/19q 共缺失的星形细胞瘤和 1p/19q 共缺失的少突胶质瘤，比 IDH 野生型胶质瘤存活时间更长，其中少突胶质瘤被认为生存期最长。MGMT 基因启动子甲基化可预测对 DNA 烷基化剂如替莫唑胺的敏感性增加，并可预测多形性胶质母细胞瘤患者，尤其是老年患者（几乎所有患者均为 IDH 野生型）的总生存率。

3. **分期评估**　最佳成像采用对比增强 MRI。在与 MRI 图像融合之前，CT 主要用作放射治疗计划的基础设施（组织电子密度的函数、CT 技术的特征、精确剂量计算所需的参数）。在术后早期，最好在 48h 内，MRI 用以评估切除范围，并作为放射治疗计划的基础。颅外分期不是常规的，因为胶质瘤几乎从不转移到中枢神经系统以外。

4. **初步治疗和结果**　18—70 岁新诊断多形性胶质母细胞瘤患者的最终治疗标准是，在最大安全的手术去瘤后进行约 60Gy 的切割部分脑放射治疗。放疗（最常用的适形策略）应同时伴有替莫唑胺化疗。辅助替莫唑胺也应在放疗结束后服用至少 6 个月，除非出现疾病进展。辅助交变电场疗法（Optune；Novocure，Portsmouth，NH）也能延长生存期。特别注意事项适用于老年患者和表现不佳的患者。一项前瞻性试验的初步结果评估了替莫唑胺在新诊断的 WHO 3 级胶质瘤中的作用，没有 1p/19q 共缺失，也证实了替莫唑胺在这组患者中的作用。

5. **局部晚期疾病和复发**　贝伐单抗已被批准用于多形性胶质母细胞瘤最终治疗失败后的抢救治疗。如果在复发的情况下没有化疗选择，可以考虑创造性的放射治疗策略（如再照射、放射外科、近距离放射治疗）。

高级别胶质瘤（high-grade glioma，HGG）几乎是致命的。尽管最近的联合治疗方法延长了患者的生存期，但许多患者很快就会死亡，大多数患者的治愈仍然很难。脑肿瘤的治疗进展缓慢。10 多年来，由替莫唑胺和放疗治疗组成的标准治疗方案没有发生重大变化。在随机研究中，贝伐单抗可延长复发患者的无进展生存期，但不能延长新诊断或复发疾病的生存期。最近，一种新的交变电场治疗方法出现了，并显示出作为多形性胶质母细胞瘤一线治疗的生存率提高。脑胶质瘤的分子分析也取得了进展，这可能会使将来诊断为高级别胶质瘤患者的治疗更具针对性。

一、病因和流行病学

大多数恶性脑肿瘤是高级别胶质瘤，其中大多数是多形性胶质母细胞瘤，WHO 4 级肿瘤[2]。其余的高级别胶质瘤为 WHO 3 级肿瘤，如间变性星形细胞瘤和间变性少突胶质细胞瘤。其他较少见的原发性恶性脑肿瘤包括间变性室管膜瘤（也是一种胶质瘤）、一些脑膜瘤和原发性中枢神经系统淋巴瘤。男性比女性更容易受到高级别胶质瘤的影响。发病高峰出现在 65—75 岁，中位生存时间与年龄成反比。这些发现促使老年亚组研究投入更多努力[1]。

暴露于电磁场后癌症的发展一直受到关注，但仍缺乏确切的证据。在欧洲，手机的使用已被广泛研究，但其作为导致脑肿瘤的危险因素的重要性尚未确定[3]。尽管最近的一项 Meta 分析表明，长期使用手机会增加脑胶质瘤的风险[4]，手机对胶质瘤发病率的真正影响仍需进一步阐明。就化学暴露而言，亚硝胺一直被认为是罪魁祸首，但因果关系远未得到证实。唯一公认的脑肿瘤发生的环境危险因素以前接触过电离辐射[5]；但是，绝对风险很低。

大多数胶质瘤是散发性的，但基于 TP53 抑制基因种系突变的家族、1 型神经纤维瘤病患者以及诊断为 Turcot 综合征的罕见患者中多发性脑肿瘤的发生，怀疑存在遗传易感性。遗传综合征占多形性胶质母细胞瘤的比例不到 5%[6]。

二、预防和早期发现

目前还没有一种可行的策略来筛查或早期发现胶质肿瘤。也没有令人信服的证据表明早期发现高级别胶质瘤可提高生存率，也没有明确的预防策略来降低这些侵袭性肿瘤的发病率[5]。

三、病理学和传播途径

WHO 脑肿瘤分类系统的部分来源于 Bailey 和 Cushing 观察到的组织学和病理学和生存率之间的相关性，并

于 20 世纪初发表。用目前的说法，"低级别"是指 WHO 1~2 级肿瘤，"高级别"是指 WHO 3~4 级肿瘤（图 32-1）。胶质瘤中的间变性是指 WHO 的 3 级肿瘤，如间变性星形细胞瘤和间变性少突胶质细胞瘤。WHO 4 级是指多形性胶质母细胞瘤。2016 年 WHO 对中枢神经系统肿瘤的分类，促进了病理学向基于表型和基因型的分类转变（图 32-2）[2]。通常，浸润性胶质瘤首先根据其 IDH 状态（野生型或突变型）进行分类，其次根据 1p/19q 共缺失的存在（少突胶质细胞瘤）或不存在（星形细胞瘤）进行分类，发生在 IDH 突变的人群中。由于所有的胶质瘤在分子上可分为星形细胞瘤或少突胶质细胞瘤，不鼓励混合性肿瘤的分法，因此从 2016 年的分类中删除。形态学特征如有丝分裂活性仍然指导分级，而浸润性星形细胞瘤中微血管增生或坏死的存在可导致多形性胶质母细胞瘤的诊断。多形性胶质母细胞瘤又分为 IDH 突变型和 IDH 野生型。2016 年的分类方案确实解释了另一种不太常见的 4 级浸润性胶质瘤，H3K27M 突变型弥漫性中线胶质瘤。"大脑胶质瘤病"不再是一个诊断实体，现在被认为是广泛的中枢神经系统受累的临床模式。

WHO 2~4 级胶质瘤的特点是有直接浸润邻近脑组织的倾向。直接进入胼胝体的病变可延伸至中线，并呈典型的蝴蝶型（图 32-3）。MRI 低估了侵袭性疾病的程度，而这些肿瘤的弥散性、浸润性使得完全切除所有肿瘤细胞成为不可能。这种"令人误解的眼球摘除现象"在 90 多年前就被描述过[7]。软脑膜扩散偶尔发生

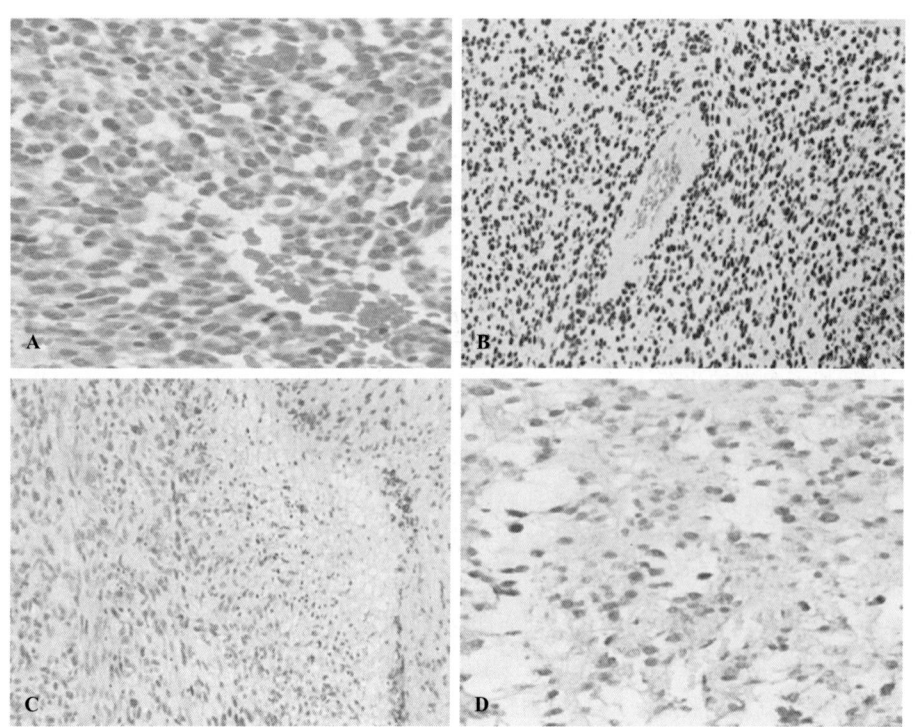

◀ 图 32-1 不同类别脑肿瘤的病理图（此图彩色版本见书末）

A. 有丝分裂活跃的间变性少突胶质细胞瘤；B. 胶质母细胞瘤，多形性肿瘤细胞伴坏死；C. 弥散性中线胶质瘤 H3K27M 免疫组织化学；D. IDH 突变胶质瘤 IDH1R132H 免疫组织化学

（图 32-4）。血源性和淋巴道扩散是非常罕见的，这解释了罕见的额外的中枢神经系统转移。在接受神经胶质瘤患者器官捐献并继续发展为转移性神经胶质瘤的患者中，这一规则有一个例外，这表明循环肿瘤细胞确实存在，但通常受到抑制，不能明显发展为转移性疾病[8]。

四、生物学特性与分子生物学

全世界的研究人员都在寻找胶质瘤的分子生物学

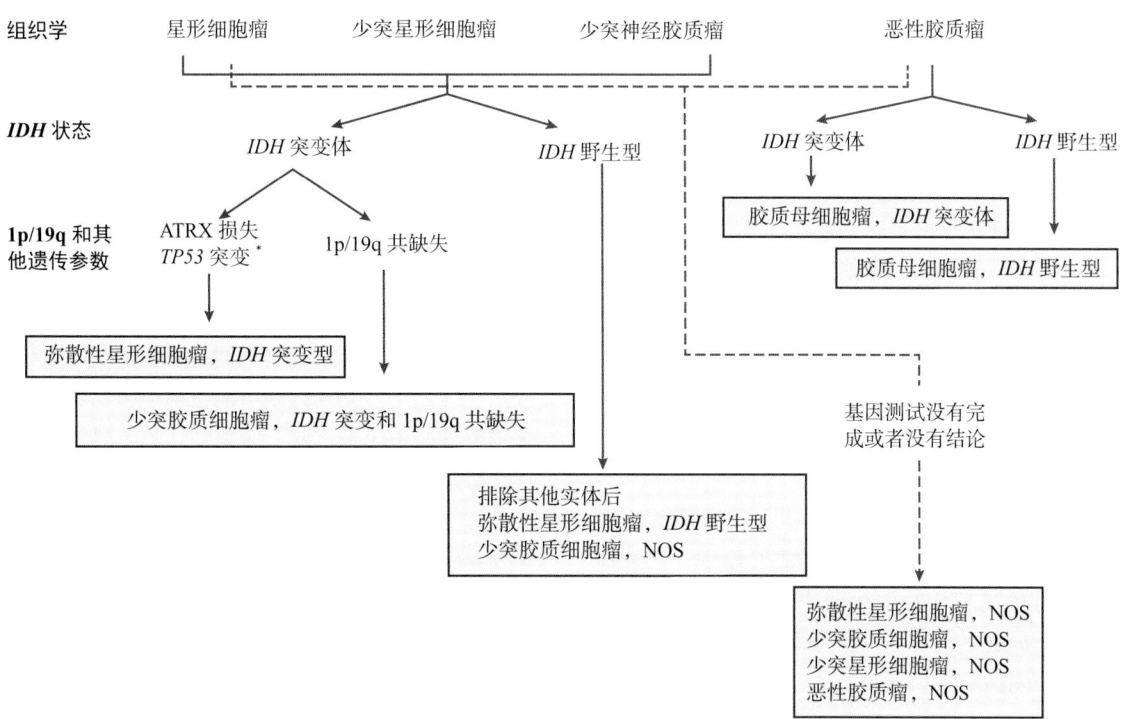

▲ 图 32-2　根据组织学和遗传特征对弥散性胶质瘤进行分类的简化流程

*. 特征性的，对于诊断来说不是必需的。值得注意的是，诊断流程不一定从组织学发展到分子遗传学特征，因为在实现综合诊断时，分子特征可能超过组织学特征。NOS. 没有另外说明［改编自 Louis DN，Perry A，Reifenberger G，et al. The 2016 World Health Organization Classification of Tumors of the Central Nervous System：a summary. *Acta Neuropathol*. 2016；131（6）：803-820.］

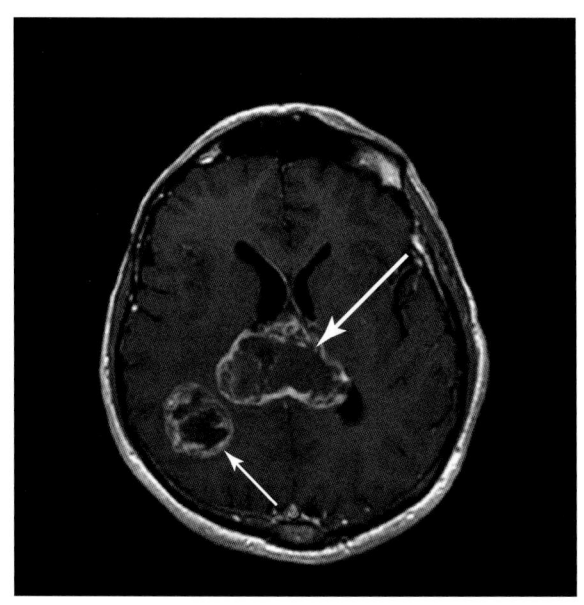

▲ 图 32-3　蝴蝶型胶质母细胞瘤（长箭）
右侧顶叶的一个单独的卫星病变（短箭）也很明显。中央坏死的对比增强是典型的胶质母细胞瘤，活检证实了这一点

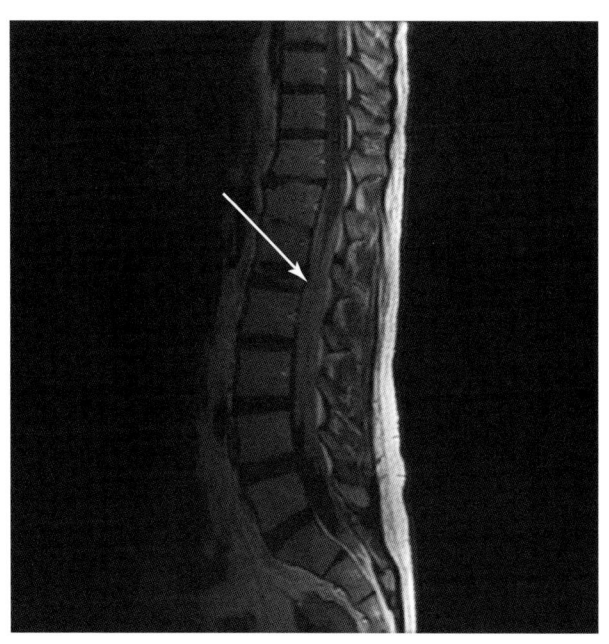

▲ 图 32-4　矢状位磁共振成像 T_1 对比增强
图示脊髓周围胶质母细胞瘤罕见软脑膜扩散

特征，以期提高治疗效果。例如，癌症基因组图谱研究网络[9] 和其他[10, 11] 的工作表明，多形性胶质母细胞瘤至少存在 3 个分子亚类，具有潜在的治疗和预后意义。小鼠模型也证明了肿瘤异常的致癌重要性受体信号传导（如 EGFR 和 PDGFR）、信号转导级联（如 RAS 和 AKT）和细胞周期调节[12]。

在 20 世纪 90 年代早期，人们认识到，在大多数情况下，1 号染色体短臂（1p）和 19 号染色体长臂（19q）缺失组织学上以少突胶质细胞瘤为特征的肿瘤[13]。从那时起，1p/19q 共缺失已成为少突胶质细胞瘤的诊断标志物[2]，现在也被认为是延长生存期的预后因素[14-16]。然而，直到最近，关于这一发现是否应改变治疗方法存在争议[17]。现在已经认识到，1p/19q 共缺失的基础是染色体易位不平衡[18, 19]，但所涉及的特定基因及其作用机制仍然不清楚。因此，共缺失仍然是"一种标记而不是一种机制"（J.Gregory Cairncross，医学博士，个人交流）。

IDH1 和 IDH2 基因突变最常发生在低级别胶质瘤中，但也发生在少数 WHO 3 级和 4 级肿瘤中，已被描述[20, 21]，也可预测较长的生存期[16, 20, 22, 23]。染色质调节基因突变，α 地中海贫血 / 智力低下综合征 X 连锁（alpha-thalassemia/mental retardation syndrome X-linked, ATRX）基因在 IDH 突变体星形细胞瘤[24] 中，通常与 IDH1/2 突变和 TP53 突变一起存在，并且在 IDH 突变体肿瘤中与 1p/19q 共缺失相互排斥。ATRX 的改变与端粒表型的选择性延长有关，并被认为代表了预后较好的一个亚组[25]。在弥散性中线胶质瘤的亚组中，以年轻患者的丘脑和脑干肿瘤为特征，组蛋白的突变发现 H3K27M，这定义了一种预后较差的 4 级胶质瘤[26]。MGMT 启动子甲基化（见化疗"系统治疗"一节）是治疗新诊断多形性胶质母细胞瘤的潜在但不完善的预测和预后因素。

对于 1p/19q 共缺失的新诊断间变性胶质瘤患者，除了放疗前或放疗后的烷化剂化疗外，如何最好地将分子数据纳入个体患者的治疗尚不清楚。关于胶质瘤生物学特性及其临床相关性的详细讨论超出了本章的范围，可以在别处找到[27]。

总之，有一种新的中枢神经系统肿瘤分类模式，可帮助精确诊断。更新的分类法使我们能够更精确地定义肿瘤类型。据推测，新系统也更具可重复性，因此，可以影响患者护理以及临床研究。病理学家有了一个新的角色，临床决策的努力变得更加复杂。病理学家现在负责提供诊断和可操作的靶点。神经肿瘤学肿瘤委员会的性质已经改变，因为不仅神经外科医生、神经肿瘤学家和（或）医学肿瘤学家和放射肿瘤学家占据桌子周围的座位，而且必须为诊断和信息学专家留出空间。因此，可以达成共识，以改善诊断、预后和治疗。对原发性脑肿瘤的新的基因组学理解，将有助于我们今天的患者护理，也将有助于精确定义下一代临床试验。

五、临床表现、患者评估和分期

无特异性症状群是高级别胶质瘤的病理特征。通常情况下，根据肿瘤的大小和位置，患者会出现头痛、神经功能缺损、恶心和呕吐。患者出现或随后出现癫痫发作并不罕见。病理诊断的组织可以通过立体定向活检、开放式活检或开颅手术中的大体切除获得。更完整的切除可以提高诊断的准确性，为分子分析提供更多的组织，并且越来越多地被认为可以改善总生存期。

多形性胶质母细胞瘤典型的影像学表现为环状强化或不均匀强化。鉴别诊断可能包括卒中、脑转移、原发性中枢神经系统淋巴瘤、脱髓鞘，甚至感染性或其他炎症性疾病。如果怀疑脑转移，谨慎的做法是进行适当的颅外评估，以确定原发性恶性肿瘤。如果对原发性中枢神经系统淋巴瘤有很高的怀疑指数，如多灶性、室周性或同质强化病变[28]，术前应保留皮质类固醇，除非即将出现疝，因为它们的使用可能会混淆组织学诊断。

几乎所有多形性胶质母细胞瘤都显示出对比度增强。然而，高达 17% 的间变性胶质瘤在影像学上不会表现出这种模式[29]。局灶性增强是比弥散性增强模式更好的生存预测因子[29]。大脑（一个对葡萄糖具有固有亲和力的器官）的背景摄取显著影响了以葡萄糖为基础的 PET 的高级别胶质瘤的诊断工具。其他放射性示踪剂有时用于脑部 PET，如 F-DOPA、蛋氨酸等。

然而，这些替代品仍然没有在临床上广泛使用。多形性胶质母细胞瘤患者诊断和治疗的流程如图 32-5 所示。

六、主要治疗

（一）预后和预测因素

历史上，所有高级别胶质瘤在临床试验中被集中在一起，由于预后不同的患者分布不均而导致结果混淆。1993 年，Curran 等[30] 发表了一篇里程碑式的论文，描述了基于临床变量的预后分类方案。数据来自 3 个 RTOG 的试验，这些试验从 1974—1989 年登记了近 1600 名高级别胶质瘤患者。这种 RPA 方法通过检查模型中所有变量的所有可能切点来建立决策树，从而对预测值进行建模。患者被分为 6 组，每组有不同的生存结果。主要变量包括患者年龄、工作状态、组织学肿瘤类型（即间变性星形细胞瘤与多形性胶质母细胞瘤）、精神状态、诊断前症状持续时间、切除范围、神经功能和

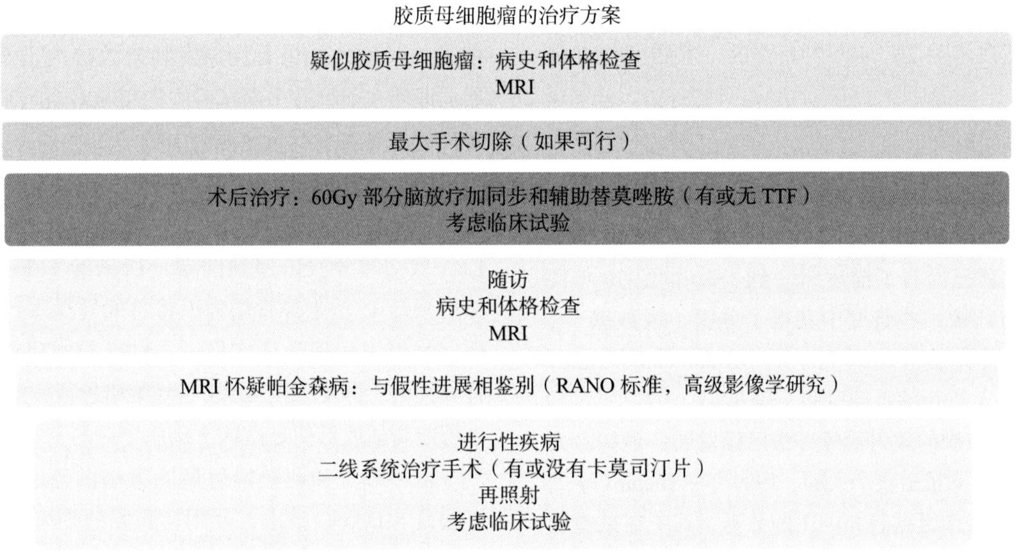

High-Grade Gliomas

胶质母细胞瘤的治疗方案

疑似胶质母细胞瘤：病史和体格检查
MRI

最大手术切除（如果可行）

术后治疗：60Gy 部分脑放疗加同步和辅助替莫唑胺（有或无 TTF）
考虑临床试验

随访
病史和体格检查
MRI

MRI 怀疑帕金森病：与假性进展相鉴别（RANO 标准，高级影像学研究）

进行性疾病
二线系统治疗手术（有或没有卡莫司汀片）
再照射
考虑临床试验

▲ 图 32-5　胶质母细胞瘤的诊断和治疗流程（详情见正文）
MRI. 磁共振成像；RANO. 神经肿瘤学反应评估；TTF. 肿瘤电场疗法

放疗剂量。该数据早于替莫唑胺时代，但 EORTC 证明，先前的 RTOG RPA 分类在接受放疗和替莫唑胺治疗的患者中仍然有效[31]。随后，模型的简化也与当前的治疗一致策略[32]。最初的 RPA 分类也缺乏分子标记，但最近的列线图将 MGMT 蛋白水平和 c-Met 表达引入分类中[33]。1 级患者的中位生存期为 21.9 个月，2 级患者的中位生存期为 16.6 个月，3 级患者的中位生存期为 9.4 个月。

高级别胶质瘤设置中一个比较有争议的因素是手术切除的范围。Bailey 和 Cushing 在其 1926 年的出版物中观察到切除术后存活时间更长[7]，与 20 世纪 60 年代的其他文献一样[34]。此后的许多系列研究也支持更完整的切除术作为预后因素[35-39]。其中一个最大的研究涉及 MDACC 的 400 多名患者，并证明中位生存率有所提高，术后 MRI 检查显示至少 98% 的切除术后存活率（13 个月 vs. 8.8 个月；$P<0.0001$）[40]，尽管特定阈值的重要性仍不清楚。对 37 项评估该问题的试验进行系统回顾和 Meta 分析发现，与仅活检相比，肿瘤大部切除和大部切除的死亡率降低[41]。术中使用 5- 氨基乙酰丙酸荧光可提高肿瘤大部切除的可能性，[39] 但是对生存期人们一直在争论。回顾性分析因潜在的选择偏倚而受到批评；也就是说，接受更积极手术治疗的患者术前可能有其他有利的预后因素。尽管如此，最大限度的安全手术切除目前被广泛认为是治疗的标准，与肿瘤切除的不广泛尝试相比，它能提高生存率。

（二）手术

患者经常接受开颅手术，手术的目的是安全地切除尽可能大的肿瘤体积，以确定诊断和减轻肿块的影响。由于高级别胶质瘤广泛渗入大脑，因此无法通过手术治愈。

如果进行活检而不是切除，选择包括立体定向选择与 CT 或 MRI 引导或开颅手术和活检。有些人利用代谢成像，如 MRS，更好地选择活检部位最有可能包含肿瘤最具侵袭性的部分，但这并没有得到广泛的应用。通常，立体定向活检可以使用基于框架或无框架神经导航系统。病理学家可以复查冰冻切片，立即做出初步诊断，并确认组织的充分性。

当考虑开颅手术时，在头皮切口和皮瓣的设计上进行了细致的规划。必须特别注意保护头皮的血管供应。骨性开口设计得足够大，以便于切除，而不会不必要地使邻近的大脑暴露在损伤的风险中。打开头皮后，放置毛刺孔并与开颅术连接。取出骨瓣，打开硬脑膜。作为一项规则，骨瓣是在切除结束时重新连接，虽然有些外科医生不喜欢重新连接骨瓣。

尽管暴露后可以立即看到脑表面的肿瘤，但皮质下病变更难辨别。无框图像引导神经导航系统与术中超声和 MRI 一起用于定位皮质下肿瘤。位于大脑皮层"雄辩"区域附近的肿瘤，例如那些具有运动和语言功能的肿瘤，术中通过电刺激大脑皮层来获得最大的肿瘤去瘤率而无手术并发症。这种"清醒开颅术"的技术被证明可以进行积极的切除，保留语言，甚至改善语言[42]。

偶尔，肿瘤可以通过环切整块切除，但更常见的是，切除是以分段方式进行的。空化超声外科吸引器（cavitational ultrasonic surgical aspirator，CUSA）有助于移除坚硬、粘连或钙化的肿瘤。

开颅手术后，患者在重症监护室接受常规监护。第一次 MRI 是在术后 24～48h 内获得的，术后变化确定切除范围。

（三）外照射

外照射放射治疗在过去的半个世纪中一直是高级别胶质瘤治疗方法的基石，其在脑肿瘤中的应用在 20 世纪 20 年代就已经有了描述[43]。到了 20 世纪 70 年代和 80 年代初，从一些研究中获得了分类 1 级数据[44]，包括前瞻性研究脑肿瘤研究小组（Brain Tumor Study Group，BTSG）进行的Ⅲ期试验（表 32-1）[45, 46]。

高级别胶质瘤的放射治疗方法已经发展。最初，大的对侧视野被用来覆盖整个大脑。1989 年，Shapiro 等[47]发表了脑肿瘤合作组试验 80-01 的数据，其中在试验期间改变了随机分组，以比较部分脑放疗和 WBRT。没有发现操作系统上的差异或故障模式上的变化。因此，WBRT 通常不被提倡，除非在广泛的颅内病变如脑胶质瘤病的情况下。

一些证据已经影响了治疗肿瘤总体积的趋势，边缘约为 2cm。在 1980 年发表的一篇经典论文中，Hochberg 和 Pruitt[48]使用 CT 确定近 90% 的多形性胶质母细胞瘤复发发生在原发肿瘤部位 2cm 以内（尽管这可能随着贝伐单抗的使用而改变）。Wallner 等[49]评估了 32 例

接受一期手术和术后放疗的单灶恶性胶质瘤患者的复发模式。近 80% 的患者在原发肿瘤 2cm 内出现复发或进展。即使在前瞻性Ⅰ期试验中使用 80Gy 的部分脑照射，90% 的患者在高剂量区域内失败[50]。

活检和尸检研究表明，T_2 或 FLAIR 图像上检测到的异常存在微观肿瘤扩展。因此，45～50Gy 通常以 1.8～2Gy 的分次传递到图像上所见的 T_2/FLAIR 异常，然后根据 T_1 增强异常增强以将总剂量提高到 60Gy。然而，就组织病理学证实而言，MRI 异常仍然是相当非特异性的，即使采用 MRS 等新策略进行放射治疗计划，也可能高估或低估显微镜下疾病传播的真实程度[51]。

各种减少和调整辐射量的策略已经过测试。一种方法是 MDACC 技术，使用切除腔的临床靶体积 +2cm 边缘（不包括水肿扩张）+5mm 计划靶体积至 50Gy，切除腔的临床靶体积至 60Gy[52]。这种方法与经典的 RTOG 方案（仅以摘要形式发表）相比，在较小的区域显示出相似的复发模式，总生存率和生活质量更好[53]。其他策略使用功能性或高级成像来确定复发风险更高的区域。一种方法研究了脑室下区（subventricular zone，SVZ）神经元细胞的剂量。同侧脑室下区的高剂量（>40Gy）与无进展生存和总生存的显著改善相关[54, 55]。一项正在进行的试验正在比较标准辐射场是否有脑室下

表 32-1 评估放疗、化疗或放化疗在恶性胶质瘤治疗中的作用的阳性Ⅲ期试验

研 究	患者例数	治疗组	中位数（个月）	18 个月	24 个月	5 年
BTSG 69-01a[45]		有效研究组	—			
	31	观察	3.2	0	0	0
	51	卡莫司汀	4.3	4	0	0
	68	放疗	8.3	4	1	NA
	72	放疗 + 卡莫司汀	7.9	19	5	NA
BTSG 72-01b[46]		有效研究组	—			
	81	司莫司汀	4.8	10	8	NA
	94	放疗	8.3	15	10	NA
	92	放疗 + 卡莫司汀	11.8	27	15	NA
	91	放疗 + 司莫司汀	9.7	23	12	NA
EORTC/NCI-Cc[80, 81, 87]	286	放疗	12.1	21	11	2
	287	放疗 + 替莫唑胺	14.6	39	27	10

a. 放疗与观察 / 支持性治疗和放疗加卡莫司汀与观察 / 支持性治疗相比，$P=0.001$
b. 放疗、放疗加卡莫司汀、放疗加司莫司汀与单用司莫司汀比较，$P \leq 0.003$
c. 大多数随机接受单独放疗的患者在复发或进展时转用替莫唑胺，$P<0.0001$
BTSG. 脑瘤研究小组；EORTC. 欧洲癌症研究和治疗组织；NA. 不可用；NCI-C. 加拿大国家癌症研究所

区剂量（NCT02177578）。

1. 当前总照射剂量的基本原理　BTSG（66-01、69-01和 72-01）进行的 3 个连续随机试验的汇总分析存在支持剂量超过 50Gy 的数据[56]。观察到剂量小于45～60Gy 时，存活率逐步提高，与剂量反应一致。70Gy 与 60Gy 的比较表明，70Gy 剂量没有存活或局部控制优势[57, 58]。这些结果确定 60Gy 为护理标准。

剂量递增仍然是一个重要的研究选择，因为仍然存在以局部进展或复发为特征的失败模式。目前有多种剂量递增技术，包括三维适形照射、放射外科和近距离放射治疗，但这些技术并没有产生更高的疾病控制率或生存率。NRG 肿瘤学正在进行的一项随机 II 期试验正在评估替莫唑胺的剂量递增，但该试验的预期结果尚待确定（NCT02179086）。

2. 蚀变分馏　RTOG 对高级别胶质瘤的超分馏进行了系统而严谨的研究。在 RTOG 83-02 中，患者被随机分为 4 个剂量组（64.8Gy、72Gy、76.8Gy 和 81.6Gy），每天 2 次，每次 1.2Gy。初步结果表明 72Gy 的优越性[59]，但随后的 III 期试验并未证实这一发现[60]。Prados 等[61] 采用了一种优雅的随机化方法，不仅评估了超分割方案，而且还确定了二氟甲基鸟氨酸（difluoromethylornithine，DFMO）的活性，抑制亚致死和潜在致命损伤修复的化合物。不幸的是，这两种干预措施都没有提高生存率。

3. 立体定向照射　SRS 在恶性胶质瘤治疗中的作用尚不明确。两次小规模的刺激性试验促使设计 III 期试验，以正式评估高级别胶质瘤的 SRS[62, 63]。Loeffler 等报告了 37 例接受 59.4Gy 分次放射治疗的患者，随后SRS 增强至中位剂量为 12Gy。中位随访期为 19 个月后，报告的生存率为 76%[62]。Sarkaria 等描述了 115 名接受适形放射治疗和 SRS 增强的高级别胶质瘤患者；中位生存时间为 96 周[63]。这些结果使人怀疑 SRS 是否有益处或只是选择偏倚。

RTOG 93-05 比较了适形照射加卡莫司汀加或不加SRS 增强对新诊断多形性胶质母细胞瘤的疗效。在总生存期（中位数，单组大约 13 个月）或生活质量方面没有观察到差异[64]。值得注意的是，前瞻性试验中的患者有相对较大的肿瘤，这可能超过了 SRS 的潜在疗效。面对阴性前瞻性试验，人们对放射外科治疗的兴趣转移到了复发性疾病的治疗上。

4. 近距离放射治疗　近距离放射治疗，即在肿瘤部位植入放射性物质，提供了局部剂量增加的机制。永久性和临时性放射性植入物都被使用过。Gutin 等[65] 的早期阳性结果表明在 II 期试验中有潜在的生存益处。这些发现没有在随后的随机试验中重现[66, 67]。

当 2001 年 GliaSite 放射治疗系统（Proxima Therapeutics,

Alpharetta，GA）获得美国 FDA 的批准时，人们重新燃起了对这种方式的兴趣。这种腔内装置是在肿瘤清除时植入的，碘 125（^{125}I）溶液被注入可膨胀的封闭导管球囊中。一项回顾性研究表明合理的安全性和有希望的疗效[68]；随后进行了一项 I 期研究[69]。然而，植入物引起影像学改变，使疾病进展的确定复杂化[70]。

（四）全身治疗

早期化疗的随机试验个别为阴性，但这些试验的Meta 分析结果显示，15%～20% 接受外照射和亚硝脲治疗的患者至少存活了 18 个月，而单独接受放疗的患者存活率为 5%～15%（表 32-1）[45, 46, 71, 72]。亚硝脲，尤其是卡莫司汀，是最常用的药物，尽管丙卡巴肼也被广泛使用[73]。丙卡巴肼、CCNU 和长春新碱（PCV）[74]与卡莫司汀相比，对间变性星形细胞瘤没有明显的益处（但毒性更大）[75]。对于非少突胶质细胞瘤，该方案已基本被放弃。

术后残余疾病的肿瘤内化疗最常见的形式是卡莫司汀洗脱（Gliadel，Chemocare，Cleveland，OH）晶片。在一项研究中，在复发性多形性胶质母细胞瘤手术中接受晶片植入的患者，比没有晶片的患者存活时间长约 2个月（$P=0.02$）[76]。新诊断疾病的治疗也使平均存活时间延长了 2 个月[77, 78]。然而，当分析仅限于多形性胶质母细胞瘤组织学患者时，这在统计学上并不显著。值得注意的是，卡莫司汀晶片给药与全身给药的安全性和有效性还没有比较。然而，在切除复发性多形性胶质母细胞瘤和新诊断的恶性胶质瘤的过程中，Gliadel 确实带有FDA 标签。通过植入导管和使用对流增强药物迁移的其他局部化学疗法治疗残余可见或显微镜下疾病的尝试通常都失败了[79]。

目前，最广泛使用的化学治疗剂是替莫唑胺。它是否比亚硝基脲更有效还没有被研究，但毫无疑问它的耐受性更好，不到 20% 的患者有明显的骨髓抑制[80, 81]，替莫唑胺在美国第一次被批准用于 II 期研究后复发的间变性星形细胞瘤[82]。一项随机研究也证明在复发性多形性胶质母细胞瘤中优于丙卡巴肼[83]。

对于新诊断的多形性胶质母细胞瘤，在放射治疗前给予替莫唑胺[84] 以及在不同剂量方案中与放疗联合应用时，都进行了研究[85, 86]。Stupp 等[80, 81] 在 EORTC26981/22981 和 NCIC CE.3 试验的基础上确定了替莫唑胺对新诊断多形性胶质母细胞瘤的作用（图 32-5）。在这项 III 期多中心研究中，573 名新诊断的多形性胶质母细胞瘤患者接受外照射治疗或外照射联合替莫唑胺治疗，然后接受替莫唑胺 6 个辅助周期。接受联合治疗方案的患者的总生存期和无进展生存期明显延长，但毒性无明显增加（表 32–1）。在接受替莫唑胺治疗的患者中，5 年生存率为 10%，而在单独接受放射治疗的患者中，5 年生存率为 2%（P<0.0001）。在联合治疗后，81 名 RPA 最有利的患者的 5 年生存为 28%[81]。Hegi 等[87] 在一篇论文中报告了 MGMT 基因的启动子甲基化，它编码 DNA 修复酶 O6 烷基鸟嘌呤 DNA 烷基转移酶（AGT 或 AGAT，但现在通常也称为 MGMT），与延长生存期相关，MGMT 甲基化肿瘤患者从替莫唑胺中获益最大。

MGMT 修复替莫唑胺诱导的 DNA 损伤，MGMT 启动子甲基化使蛋白表达沉默，从而增强替莫唑胺的抗肿瘤作用。然而，MGMT 启动子甲基化导致改善预后的机制更为复杂。例如，一些没有表现出 MGMT 甲基化的肿瘤患者也受益于替莫唑胺，尽管人们越来越认识到最初的检测可能将一些甲基化肿瘤评分为非甲基化或未知[80, 81, 87]。因此，目前尚不清楚是否管理分析应明确改变治疗，虽然这种情况仍然有些流动。此外，单独使用放射治疗后，携带甲基化 MGMT 的肿瘤患者比未携带甲基化 MGMT 的肿瘤患者存活时间更长[80, 81]。其他人在多形性胶质母细胞瘤[88] 和其他恶性胶质瘤中报告了类似的发现[89]。此外，通过免疫染色检测 MGMT 蛋白表达不能预测结果[90]。

有几个研究小组探讨了强化替莫唑胺给药方案，试图克服 MGMT 介导的耐药性[91, 92]。强化方案的设计旨在耗尽 MGMT 活性，如先前研究所建议的[93]。RTOG 0525 是一个Ⅲ期随机试验，安慰剂对照研究，比较放疗结束后的标准替莫唑胺剂量（150～200mg/m² 体表面积，第 1～5 天，共 28 天）与强化方案（75～100mg/m² 体表面积，第 1～21 天，共 28 天）。这一前瞻性验证了 MGMT 启动子甲基化是一个有利的预后因素，无论治疗如何[94]。然而，剂量密集的替莫唑胺比标准剂量更具毒性，并且无论 MGMT 状态如何，都不会显著改变无进展生存期或总生存期[94]。

因此，MGMT 启动子甲基化是预后因素，但其机制仍不清楚。此外，有几种不同的方法来检测 MGMT 启动子甲基化，这可能会导致不一致的结果[95]。MGMT 可能是一个更全面的高甲基化标记，并且只是多个基因中的一个，这些基因在机制上参与了对烷化剂化疗的耐药性和最近描述的胶质瘤 CpG 岛甲基化表型（CpG island methylator phenotype，G-CIMP）的肿瘤的预后[96, 97]。因此，应实施一种确定 MGMT 启动子甲基化检测结果的实用方法，因为它可能决定检测结果的解释，并对临床决策产生影响[98]。

替莫唑胺的治疗持续时间也是一个有争议的话题。最初的 EORTC 方案使用了 6 个月的辅助治疗[80]。然而，

常规实践表明，长期使用替莫唑胺具有可接受的安全性，尽管缺乏有效性的证据[99, 100]。尽管如此，6 个月的替莫唑胺与更长治疗时间的回顾性比较并未显示总生存优势[101, 102]，尽管更大的研究确实显示长期使用无进展生存的优势，尤其是在 MGMT 甲基化组[101]。

另一个主要研究领域是 VEGFR 信号抑制剂的应用。贝伐单抗是一种抗血管内皮生长因子的单克隆抗体，竞争性地抑制配体与血管内皮生长因子受体的结合，并靶向肿瘤血管。它是这些抗血管生成策略中研究最广泛的。

基于复发多形性胶质母细胞瘤患者令人鼓舞的应答率和无进展生存期的延长，由 F.Hoffmann-La Roche 赞助的[103, 104] 两个主要的Ⅲ期研究 RTOG0825 和胶质母细胞瘤中的阿瓦斯丁（AVAglio）几乎同时启动。在最大限度地安全手术切除后，两项研究均随机对患者进行放疗和替莫唑胺联合贝伐单抗或安慰剂治疗。尽管试验设计在切除范围方面存在细微差异（例如，RTOG 0825 不允许但 AVAglio 允许的仅活检者、治疗时间等），但均显示无进展生存期延长（RTOG 0825 中位数：10.7 个月 vs. 7.3 个月，P=0.007；AVAglio 中位数：8.4 个月 vs. 4.3 个月，P<0.001）。然而，两组的总生存期均无差异（RTOG0825 的中位数为 15.7 个月 vs. 16.1 个月，P=0.21；AVAglio 的中位数为 16.8 个月 vs. 16.7 个月，P=0.10）。两者都允许从安慰剂到贝伐单抗的交叉，作为研究设计的一部分提供给 RTOG0825 的参与者，并且允许但不常规提供给 AVAglio。

这些结果并没有明确解决贝伐单抗是否应用于新诊断的多形性胶质母细胞瘤的问题。在 RTOG 0825 中，无进展生存期的延长不符合预先规定的统计水平（危险性降低 30%，显著性要求 P=0.004），而 AVAglio 的延长则符合（无进展生存期显著性差异要求 P=0.01，改善 23%）。此外，RTOG 0825 中的生活质量指标并未显示临床净效益。事实上，接受贝伐单抗治疗的患者情况更糟，而在无进展生存期间观察到的生活质量在 AVAglio 中稳定[105-107]。在这些结果的背景下，一些从业者考虑对周围水肿、不能切除的大而深的肿瘤患者使用贝伐单抗，尤其是 KPS 评分差的患者，但这类患者将被排除在Ⅲ期试验之外。

其他抗血管生成疗法也没有提高生存率。例如，在一项Ⅲ期试验中，对整合素抑制剂西仑吉特与替莫唑胺和放疗联合进行了试验，但未能改善结果。[108] 两项评估抗血管生成药物对高级别胶质瘤疗效的系统评价，也未能确定生存率的改善情况[109, 110]。

两项研究评估了抗血管生成治疗，尤其是 MGMT 非甲基化肿瘤患者。CORE（新诊断的多形性胶质母细

胞瘤和非甲基化 MGMT 基因启动子患者中的西仑吉特）试验将这些患者随机分为外照射和替莫唑胺加或不加西仑吉特，但未能提高生存率[111]。德国 GLARIUS Ⅱ期试验将 MGMT 的病例随机分为 2∶1 采用外照射和同时加用贝伐单抗、贝伐单抗维持治疗、伊立替康，以及外照射联合替莫唑胺辅助治疗 6 个周期[112]。主要终点为 6 个月的无进展生存期。与其他贝伐单抗试验一样，无进展生存期得到改善，但总生存期没有改善。这些结果表明，有一组患者可能受益于抗血管生成治疗。然而，到目前为止，这一群体还没有得到明确的确认。

（五）免疫治疗

长期以来，免疫治疗多形性胶质母细胞瘤被认为具有免疫抑制的特点[113]。一些机制被认为在肿瘤小胶质细胞分泌的局部免疫抑制 TGF-β 中起作用[114]，多形性胶质母细胞瘤患者巨噬细胞 PDL1 过度表达[115]，1- 磷酸鞘氨醇受体 1（sphingosine 1-phosphate receptor 1，S1P1）下调[116]，GBM 细胞表达 IDO 等[117]。招募免疫系统治疗多形性胶质母细胞瘤的尝试已经进行了几十年，使用了各种策略，但仅取得了零星的成功[118]。在过去 10 年中，取得了令人鼓舞的结果，尽管有益的暗示仍未纳入日常实践。

近年来已经开发和测试了一些模式：树突状细胞介导的疫苗接种、免疫检查点抑制剂、溶瘤病毒疗法和嵌合抗原受体 T 细胞（chimeric antigen receptor T-cell，CART）疗法。全面论述这一问题超出了本章的范围。因此，我们选择简单地集中在几个重要的例子。

首次发表的Ⅲ期试验[119]使用了一种名为 rindopepimut 的肽疫苗，该疫苗针对表皮生长因子受体变体Ⅲ（epidermal growth factor receptor variant Ⅲ，EGFRvⅢ），一种由外显子 2～7 缺失形成的突变受体，在大约 20% 的多形性胶质母细胞瘤患者中表达[120]。在本试验中，EGFRvⅢ阳性患者接受替莫唑胺和外照射的标准一线治疗，并随机加入疫苗或对照注射液（仅为疫苗结合物）。由于事先计划的分析没有显示任何存活差异（两组约 20 个月），该研究因无效而终止[119]。

免疫检查点抑制剂在过去 10 年中一直是广泛研究的主题。虽然 PD1 抑制剂 pembrolizumab 在中枢神经系统肿瘤中应用的初步结果令人沮丧[121]，但目前有项试验正在研究检查点抑制剂在新诊断和复发性多形性胶质母细胞瘤中的作用。CheckMate 143 试验的一份初步报告将贝伐单抗与 PDL1 抑制剂 nivolumab 用于复发性疾病的疗效进行了比较，结果表明，两组患者在 10 个月内均未达到总生存期差异的主要终点[122]。检查点抑制剂与放射治疗的疗效仍不确定，目前正在对新诊断的合并外照射的患者进行试验（NCT02617589 和 NCT02667587）。

另一种使用转基因 T 细胞的治疗策略也取得了令人鼓舞的结果，通过操纵 T 细胞向肿瘤特异性抗原表达 T 细胞激活受体。这些细胞被称为 CART 细胞。最突出的报告涉及将 IL13Rα2 靶向性 CART[123]输注到复发性多灶性多形性胶质母细胞瘤患者体内并诱导所有肿瘤部位消退。目前正在进行 IL13Rα2 靶向 CART 试验（NCT02208362）。

最近报道了一项对新诊断的胶质母细胞瘤进行自体肿瘤裂解物脉冲树突状细胞疫苗（DCVax-L，Northwest Biotherapeutics，Bothell，WA）试验的Ⅲ期试验的第一个结果[124]。在手术和外照射 + 替莫唑胺同时进行后，患者被随机（2∶1）接受替莫唑胺佐剂和疫苗或安慰剂。这项研究允许所有患者在疾病进展时接种疫苗，最终有近 90% 的患者接种了疫苗。研究组仍然是盲法的；然而，将两组患者汇集在一起时，所有意向治疗人群的中位生存期为 23.1 个月，MGMT 甲基化人群的中位生存期为 34.7 个月[124]。这些结果优于历史对照。疫苗本身是否能延长生存期仍有待确定。

早期临床试验中也报告了溶瘤病毒的使用[125]。杜克大学最近的一期研究结果描述了用重组脊髓灰质炎病毒治疗复发性多形性胶质母细胞瘤的方法[126]。患者通过对流增强给药导管接受了操纵病毒的输注，并随剂量的增加进行评估毒性和存活率。19% 的患者出现 3 级及以上毒性。中位生存期为 12.5 个月，并不明显优于对照组的 11.3 个月制度性的历史控制。24 个月和 36 个月后总生存率为 21%，优于历史对照，但也可能是选择偏差的结果[126]。一项随机研究尚未完成。

肿瘤治疗领域　最新的抗高级别胶质瘤药物是交变电场疗法（Optune；Novocure，Portsmouth，NH）。这项技术是一种可穿戴设备，它包含附着在头皮上的传感器阵列。连接到电场发生器；患者携带一个轻便的电池组，每天至少佩戴 18h（图 32-6）。传感器阵列提供交变电场，被称为肿瘤治疗场（tumor-treating field，TTF），理论上有可能破坏有丝分裂。

一项三期随机试验（研究 EF-14）对 695 名新诊断多形性胶质母细胞瘤患者进行了治疗，与标准治疗（手术、放化疗、化疗）相比，肿瘤治疗场替莫唑胺维持治疗在总生存方面有统计学意义（中位生存时间分别为 21 个月和 16 个月；P＜0.001）[127]。两组不良事件的总发生率无显著差异（48% vs. 44%）；然而，在随机接受肿瘤治疗场治疗的患者中，52% 的患者发生了换能器阵列下的轻中度头皮炎。患者完成的健康相关生活质量量表的详细次要终点评估[128]显示，在曲线下分析的区域

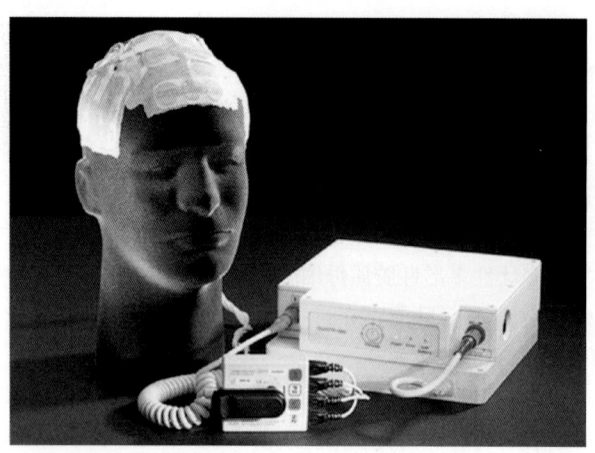

▲ 图 32-6 Optune 系统的组件图（如正文所述）（图片由 Novocure, Portsmouth, NH 提供）

内，研究 EF-14 的治疗组之间没有显著差异。

这项试验被批评为有缺陷的随机分组（例如，没有使用假装置）以及干预组和接受标准（Stupp）方案组之间的随访差异。此外，肿瘤治疗场构成了对护理标准的根本背离，有文献证明医生不愿意采用新技术[129]。一项研究旨在通过将肿瘤治疗场技术与手术切除后的放化疗相结合来评估肿瘤治疗场的早期使用，近期报告了早期安全性结果[130]。

（六）间变性胶质瘤

间变性星形细胞瘤和间变性少突胶质细胞瘤是最常见的 WHO 3 级肿瘤[1, 2]。在间变性胶质瘤中，切除似乎比活检更能提高生存率，多形性胶质母细胞瘤也是如此。

1. **间变性星形细胞肿瘤** 一般认为星形细胞瘤术后应行外照射治疗。在德国的一项研究（NOA-04）中，间变性星形细胞瘤、少突胶质细胞瘤和混合瘤患者是否首先使用化疗或外照射存活率相当[16]。然而，放疗后的进展时间比化疗后长，首次放疗比首次化疗获得更完全和部分的疗效，这提示 EBRT 的优越性[131]。长期结果证实了最初的报告；通过组织学和各种分子亚群的进一步分析少突胶质细胞瘤、星形细胞瘤、CpG 岛甲基化表型（CIMP）、1p/19q 缺失，而 IDH 对其中任何一个治疗组都没有优势[132]。

关于化疗，Combs 等[133] 回顾了海德堡大学用外照射单独或外照射联合替莫唑胺治疗的 191 例 3 级星形细胞肿瘤患者在 20 年期间（1988—2007 年）的结果。在这项回顾性研究中，联合用药在总生存率或无进展生存率方面没有显著优势。RTOG 9813 试验将间变性星形细胞瘤（或少发性星形细胞瘤）患者随机分为外照射合并亚硝基脲（卡莫司汀或洛莫司汀）或替莫唑胺组[134]。由于未达到目标累积率，该研究提前终止。未发现总生存期或无进展生存期差异，两组的中位生存期均在 4 年左右。然而，与亚硝基脲联合使用比替莫唑胺更具毒性。另一个发现是 IDH 突变的患者比 IDH-wt 患者有更好的生存率（7.9 年 vs. 2.8 年，P=0.004）[134]。

EORTC 26053-22054 试验，也被称为非 1p/19q 共缺失间变性胶质瘤的非同时性与辅助性替莫唑胺，随机将患者单独接受术后外照射（59.4Gy, 33 分次），同时使用替莫唑胺和外照射（不使用辅助剂替莫唑胺）、外照射（不使用辅助剂替莫唑胺）和 12 个周期的辅助剂替莫唑胺，或外照射同时使用辅助剂替莫唑胺（图 32-7）[135]。该研究招募了 WHO 3 级胶质瘤，没有 1p/19q 共缺失。对 748 例患者的中期分析显示，与单纯外照射相比，替莫唑胺辅助治疗组的生存率有所提高（中位生存期未达到 vs. 41.1 个月）。同时使用替莫唑胺的影响尚未见报道[135]。因此，NOA-04 证明单独初始化疗后的存活率充其量相当于初始外照射[132]，CATNON 证明联合放化疗（与替莫唑胺）优于单独外照射，通过推断，联合模式治疗是可行的，可能优于单独使用替莫唑胺[135]。

2. **间变性少突胶质瘤** RTOG 94-02 [14, 136] 和 EORTC 26951 [15, 137] 试验的患者现在可以进行长期随访。在这些研究中，外照射与外照射联合 PCV 化疗进行了比较。RTOG 试验要求在外照射前进行化疗（联合治疗组中增强 PCV [138] 最多 4 个周期），而在 EORTC 试验中使用相反的顺序（即外照射单独与外照射后最多 6 个周期的标准剂量 PCV）。在这两项研究中位随访中，在 10 年以上的时间里，间变性少突胶质瘤或间变性混合少星形胶质细胞瘤患者的总生存期与单纯外照射相比有显著改善（不论顺序）。例如，RTOG 9402 中位生存期为 14.7 年，vs. 7.3 年（P=0.03; HR 0.59, 95% CI 0.37~0.95; P=0.03），EORTC 26951 中位生存率未达到 9.3 年（P=0.0594, 化疗 HR 0.56; 95%CI 0.31~1.03）。此外，IDH 突变但不包括 1p/19q 共缺失肿瘤的患者也受益于 RTOG9402 的化疗，虽然该数量低于同时存在共缺失和 IDH 突变的肿瘤[139]。那些 MGMT 启动子甲基化[95] 或 TRX 保

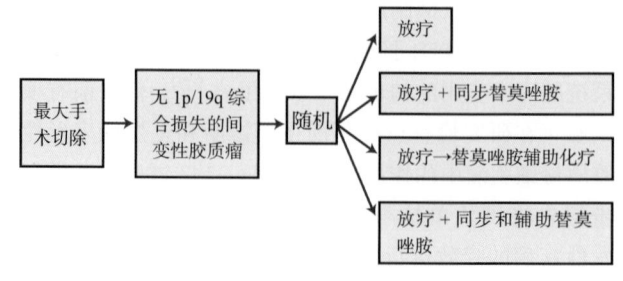

▲ 图 32-7 CATNON 研究的模式（组间三期，EORTC 26-53, RTOG 0834）[135]

留[139] 的肿瘤也可能受益，而不管 1p/19q 缺失状态如何。

在 PCV 不再流行的时代，这些发现的适用性仍然值得商榷，特别是因为尽管缺乏明确的疗效等效性，但替莫唑胺几乎完全取代了常规实践[140] 中的 PCV。相反，NOA-04 显示，在 CIMP 共缺失人群中，与替莫唑胺相比，NOA-04 对 PCV 有无进展生存好处[132]。然而，我们清楚的是，无论缺失状态如何，单用外照射都不足以治疗共缺失肿瘤患者和 IDH1 或 IDH2 突变肿瘤患者。

此外，由于肿瘤报告对化疗敏感，放疗对新诊断的间变性少突胶质瘤的作用也成为争议的话题[138]，尤其是具有 1p/19q 共缺失肿瘤[141]。RTOG 9402 和 EORTC 26951 均未单独使用化疗，42% 的临床医师建议使用该药物（通常替莫唑胺）[17]，并在 2005—2007 年 55% 的患者中使用回顾性的一系列共缺失肿瘤，在没有支持这种使用的前瞻性数据的情况下[140]。目前正在进行的 CODEL（1p/19q 共缺失肿瘤）试验现在将低分级或间变性 1p/19q 共缺失肿瘤的患者随机分为放疗，随后 PCV 对比外照射联合辅助替莫唑胺（NCT00887146），希望能提供答案。如果我们考虑到脑放疗的长期认知效应，那么对于化疗敏感肿瘤（如 1p/19q 共缺失的少突胶质瘤）延迟外照射的方法尤其吸引人[142]。目前的试验有望为这些值得讨论的问题提供一些答案，例如法国 PCV 与外照射的研究，以及 PCV 对 1p/19q 间变性少突胶质瘤的影响，以生存期无神经认知恶化为主要终点（NCT02444000）。然而，正如前面所讨论的，NOA-04 结果表明，相对于外照射和 PCV，延迟外照射将缩短总生存期[132]。

（七）特殊主题

1. 老年多形性胶质母细胞瘤患者　多形性胶质母细胞瘤的最高发病率发生在 65 岁以上的患者中[1]。Stupp 等于 2005 年在 EORTC 和加拿大癌症研究组（Canadian Cancer Trials Group，CCTG）发表的里程碑式试验的一个缺点是，研究者决定排除 70 岁以上的患者[80]。因此，研究发表后，自从 4 级胶质瘤的新标准出现后，出现了一个两难的问题，但是临床医生不确定这个结果是否适用于老年人。当对上述研究的事后分析表明，在放疗中添加替莫唑胺对 65—70 岁的亚组患者的生存益处较小时，问题就复杂了[143]。

一些小型研究试图解决这些问题。法语神经肿瘤学家协会进行了一项随机试验，比较了 70 岁以上患者单独使用外照射（常规分割 50Gy）与支持治疗的疗效[144]。在 85 名患者登记后，当放疗明显与统计学上有利的结果相关时（中位生存时间，29 周 vs. 17 周；P=0.002）试验中止，还努力缩短外照射的期限。例如，一项针对 60 岁以上患者的随机研究表明，15 个组分中的 40Gy 并不低于 30 个组分中的 60Gy[145]。一项针对老年人（年龄≥65 岁）和（或）体弱（KPS 50%～70%）的新诊断多形性胶质母细胞瘤患者的晚期Ⅲ期试验，与 40% 的缩短疗程进行了比较，在 5 个组分中，25Gy 的疗程较短[146]。该试验显示 25Gy 疗程的非劣效性，具有可比的总生存期、无进展生存期和生活质量。对 32 例年龄＞70 岁的新诊断多形性胶质母细胞瘤患者单独使用替莫唑胺进行的Ⅱ期研究显示，有效率为 31%，中位无进展生存期为 5 个月，中位生存时间为 6.4 个月，与单独使用外照射的患者相当[147, 148]。对年龄＞70 岁且 KPS 评分低（KPS＜70）的患者进行的单组 77 例Ⅱ期研究，中位生存期约为 6 个月，26% 功能独立（KPS 至少 70）[149]。

一如既往，比较不同试验的结果是危险的，医生往往有责任根据每个病例做出临床决定，或者在某个特定机构制订某种程度上武断的政策。在 NOA-08 试验中，年龄＞65 岁的患者（KPS 至少为 60）与 60Gy 的标准放疗（替莫唑胺的中位总生存期为 8.6 个月，外照射的中位总生存期为 9.6 个月）相比，显示剂量密集的替莫唑胺非劣效性（非劣效性 P=0.033），但与放疗相比，替莫唑胺治疗 MGMT 甲基化患者的优越性[150]。北欧试验随机分配患者（最初年龄超过 60 岁），随后结果显示，在 70 岁以上的患者中，单独使用替莫唑胺和低分割放疗与标准放疗相比，存活时间更长（替莫唑胺组 9 个月，低分割组为 7 个月，标准 RT 组为 5.2 个月，替莫唑胺组为 P＜0.0001，低分割组为 P=0.02，两组均与标准外照射组相比）。再次，替莫唑胺对 MGMT 启动子甲基化的肿瘤患者有明显的益处。

CCTG 领导的另一项试验也受到了相当大的关注，其中低分次放疗（40Gy，15 分次）使用或不使用替莫唑胺进行试验，试验方案类似 Stupp 方案，用于"健康"老年患者（例如年龄≥65 岁，ECOG 评分为 0～2 分）[152]。该试验显示替莫唑胺组具有良好的耐受性和生存优势（中位总生存期为 9.3 个月 vs. 7.6 个月，P＜0.001）。这是第一个显示替莫唑胺对外照射患者的实际益处的随机证据。合理的临床立场可能是为表现良好的老年患者提供后一种 CCTG 方案，并向 MGMT 甲基化肿瘤的老年患者单独推荐替莫唑胺，同时向 MGMT 非甲基化肿瘤的老年患者单独推荐低分割放疗。

文献中的另一个空白涉及功能状态不佳的非老年患者。这些人群之间有重叠，我们想知道是否有足够的相似性来做出一些临床推断。虽然许多人认为，将从老年患者身上学到的原则应用于功能状态不佳的年轻患者在临床上是合理的，但必须记住，这种表面上合乎逻辑的推理没有证据基础。

2. 伪进展 伪进展混淆了外照射完成后最初几个月进行的影像学解释。伪进展的描述早在 1979 年就出现了，当时 Hoffman 等 [153] 描述了用外照射和卡莫司汀治疗患者。在被认为在照射后立即经历疾病进展的患者中，近一半在随后的脑部成像中显示出改善或至少稳定。

2004 年的一份报告表明，约 1/3 的胶质瘤患者在治疗方法没有改变的情况下稳定或改善 [154]。Chamberlain 等 [155] 报告，在外照射和替莫唑胺同时治疗后，约 50% 有症状可切除病变的患者被认为是疾病恶化，但组织学证明治疗损伤而不是疾病进展。尽管支持证据尚不明确，但有人担心外照射和替莫唑胺联合治疗后的伪进展发生率高于外照射单独治疗后的伪进展发生率 [156]。据报道，在多形性胶质母细胞瘤患者的选定亚群中，伪进展发生率高达 75% [92, 157, 158]。伪进展而非"真正"进展也可能与 MGMT 启动子甲基化 [157]、IDH 突变 [159] 以及生存率的提高有关，尽管这尚未得到前瞻性验证。

已经探索了多种成像技术来描述射线照相伪进展与真实进展 [157, 160-162]。然而，此时，组织学分析是区分这两种诊断的唯一有效方法，并且由于取样问题和解释治疗后肿瘤细胞生存力的困难，这种方法也有其局限性 [163]。组织学验证的一种有趣的技术使用基于磁共振造影累积的高分辨率治疗反应评估图（treatment response assessment map, TRAM）来区分真实进展与伪进展。阳性预测值为 96% [164]。神经肿瘤学反应评估（Response Assessment in Neuro-Oncology, RANO）工作组提出了一种解决这一问题的方法，并做了进一步的修改，包括使用外照射之后进行的 MRI 研究作为新的基线，除非有外照射区以外复发疾病或明显恶化的手术记录（80% 等剂量线）。这仍然是一个积极研究的领域 [165, 166]。随着免疫疗法引入临床试验，这一问题变得更加复杂，并由 RANO 工作组解决，使得进展的诊断也基于临床状态和免疫疗法开始的时间 [167]。伪进展的问题需要进一步研究和完善。

七、复发性疾病

几乎所有多形性胶质母细胞瘤患者在治疗后都会出现复发，这是不言自明的。假设有真正的进展，而不是伪进展，并且患者具有相对良好的功能状态，有几种治疗选择。另一方面，如果患者的功能状态不佳，那么最好的支持性护理可能比积极的干预更合适。临床医生可用的一系列选项证明了这样一个事实，即复发性多形性胶质母细胞瘤问题没有单独的解决方案。因此，神经肿瘤学家对这个预后不良的群体进行临床试验是公平的。

（一）手术

根据病变的大小和位置，重复切除可以减少细胞，证实诊断为真进展而不是伪进展。鉴于目前的分析能力，外科手术不仅是一种验证是否存在活动肿瘤的工具，而且能够识别可靶向突变。后者是许多临床试验累积的先决条件。

神经肿瘤卓越中心的几个小型回顾性系列 [168, 169] 表明，与次全切除相比，全切除可能有生存优势，但是，当然可切除性可以简单地替代有利的特征，例如小肿瘤体积。一项有争议的研究表明，手术治疗复发性多形性胶质母细胞瘤与生存期较短而非较长有关 [170]。

（二）再照射

1. 近距离放射疗法 局部放疗方法通常用于有限的复发。在一项对 95 例复发性胶质瘤患者的回顾性分析中，采用胶质细胞瘤近距离放射治疗装置（Proxima Therapeutics, Inc., Alpharetta, GA）进行治疗，中位生存期为 36 周 [171, 172]。然而，这是真正的益处还是患者选择的函数尚未确定。总的来说，近距离放射治疗在复发性疾病中还没有被广泛使用或研究。

2. 放射外科 另一种形式的局灶性外照射，单剂量 SRS，可能在治疗复发疾病中发挥作用，特别是如果可以很好地确定复发的病灶区域。然而，这还没有在前瞻性试验中得到验证。以前的一份报告显示，复发性多形性胶质母细胞瘤在 SRS 后 4.6 个月的无进展生存期和比历史对照更好的生存率 [173]。主要并发症是放射性坏死，有 24% 的患者报告了这种情况。Bokstein 等 [174] 最近在 47 名高级别胶质瘤患者中检查了 55 个选择性再狭窄手术（70% 为多形性胶质母细胞瘤，30% 的 3 级神经胶质瘤）的一份报告是局部进行性的。处方剂量中位数为 18Gy（范围 14～24Gy），目标体积中位数为 2.5ml（范围 0.2～9.5ml）。在 22 例病例中，增加了化疗（通常为替莫唑胺）或生物治疗（通常为贝伐单抗）。将一个匹配的队列（通过组织学、年龄和 KPS）与单独使用贝伐单抗治疗的复发性高级别胶质瘤进行比较。接受 SRS 治疗的患者的中位生存期明显长于仅接受贝伐单抗治疗的患者（12.6 个月 vs. 7.3 个月；P=0.0102）。作者推测，在最小体积复发的设置中明智地应用 SRS 是有价值的。需要进一步的前瞻性数据，以更好地确定目标患者群体和这种疗法作为单一或联合治疗的实际影响。

3. 分级外照射 分割和低分割也被用来治疗较大体积的复发疾病。尽管动物研究推测，一旦过去一段时间（例如 1～3 年），神经组织将在很大程度上从先前的照射中恢复 [175]，但没有确切的数据来量化人们可以假设存在"剂量折扣"的程度。最有可能的是，重新照射造成的损害被低估了，因为大多数患者都活不到足够长的时间，无法表现出这种损害的临床后遗症。一项Ⅰ期剂量递增试验[176]在前一次 60Gy 的剂量后再次照射，发现在 10 次中使用 30～35Gy 的剂量时，有剂量相关反应（应答率约 80%），没有重大毒性。一项小型研究显示，对 IMRT 有良好的短期耐受性，每天 6 次，每次 5Gy[177]。MSKCC 的一项单臂试验显示，贝伐单抗联合再照射（5Gy × 6 次）治疗复发性小恶性胶质瘤具有合理的安全性和有效性[178]。一项随访研究还显示，这种方法可能有用[179]，没有观察到放射性坏死，而且与历史对照组相比，生存期似乎延长了，这表明贝伐珠单抗不仅可以治疗放射性坏死[180]，而且还可以预防它。就疗效而言，目前还没有前瞻性随机数据。最近的一项系统综述（仅作为摘要介绍）[181]研究发现，1 年存活率为 39%，如果同时使用系统治疗，这一数字可能会更高。预期数据将来自 RTOG 12-05 试验，一项Ⅱ期研究比较同期贝伐单抗加再照射（使用低分割放疗 35Gy，分 10 次）与单独贝伐单抗（NCT01730950）。

如上所述，对于再照射的剂量和方案以及系统治疗的组合，都没有标准的方案。大多数试验使用低分割方案，范围从 30～35Gy，分 5～10 次[182]。靶区体积的定义也有一定的变异性[182]。大体靶区体积通常被定义为 T_1 强化病变。大多数试验没有增加临床靶体积，但也有一些包括瘤周水肿。RTOG 1205 方案允许小于 3.5cm 的病灶或新病灶的临床靶体积扩张最大可达 5mm；否则，也不能使用扩张。计划目标体积的扩展一如既往地依赖于本地化，范围为 1～5mm。

（三）系统疗法

使用单一药物（无论是细胞毒性药物还是分子靶向药物）治疗复发性疾病的努力通常都不成功，至少部分原因是这种疾病的先天耐药性、药物渗透性差和分子复杂性[183]。如果维持化疗结束到复发之间的免治疗间隔相对较长，并且以前在替莫唑胺期间没有发生疾病进展，可以用替莫唑胺再次挑战患者。在这方面，关于替莫唑胺的最佳无病间隔或剂量尚无共识。例如，Weller 等主持了 DIRECTOR 试验（用替莫唑胺进行剂量强化再挑战）[184]，但在比较 21 天开始和 7 天停止的时间表与 1 周开始和 1 周停止的时间表时，无法确定对生存率的影响。

对于服用替莫唑胺后短暂的免治疗间隔后复发的患者，或者在服用替莫唑胺期间病情恶化的患者，亚硝脲类药物已经卷土重来。虽然这一类药物与较高的不良事件发生率（如间质性肺病以及肝、血液和肾毒性）有关，但临床上复发的可怕性质意味着相对较高的风险水平。

各种单一药物，如鲁莫司汀、卡莫司汀和福替莫斯汀，已经证明 6 个月的有效率在 13%～20%。在首次进展的患者中，6 个月的无进展生存可高达 60%，中位总生存期可接近 1 年[185]。

2009 年 FDA 加速批准贝伐单抗用于复发性胶质母细胞瘤后，引起了相当大的兴奋。从那时起，人们开始怀疑，研究人员已经意识到，反复发作的疾病的绝望性质允许支持这种生物制剂的门槛相对较低。这项脑部试验是针对复发性基底膜的非比较性Ⅱ期研究，将 167 名患者随机分为贝伐单抗或贝伐单抗联合伊立替康治疗[104]。在 6 个月的无进展生存期中，贝伐单抗治疗 43%，贝伐单抗联合伊立替康治疗 50%。在美国 NCI 进行的一项单臂Ⅱ期研究中也看到了类似的结果[103]。然而，这些试验都没有提供总生存期改善的确凿证据。后续试验也未能证明贝伐单抗对生存结果有显著影响，中位生存时间一般在 6～9 个月[186]。

研究人员还试图联合使用亚硝脲和贝伐单抗。例如，在第二阶段的 BELOB 试验中，洛莫司汀与贝伐单抗联合使用（在胶质母细胞瘤中，贝伐单抗与洛莫司汀相比）[187]。与单独给药的任何一种药物相比，该方案提供了联合用药的生存益处的提示。然而，这种生存益处无法在随后的第三阶段试验中得到证实，洛莫斯汀 + 贝伐单抗或单独使用洛莫司汀的中位数约为 9 个月[188]。

在评估贝伐单抗单独或联合的治疗比例时，还必须考虑其与伤口愈合受损、血凝块风险和高血压的关系。相反，贝伐单抗的一个可取之处是该药物对瘤周水肿的改善作用。

在缺乏经证实的标准疗法的情况下，一种有益于其他实体肿瘤患者的有吸引力的方法是使用由个体肿瘤谱驱动的靶向疗法，使用基因组测序。例如，一份早期报告表明，在共表达 EGFRvⅢ和 PTEN 的患者中，肿瘤对 EGFR 酪氨酸激酶抑制剂的反应增加[189]。然而，最近根据基因组测序治疗患者的经验显示出非常令人失望的结果，尽管在 95% 的患者中发现了可靶向突变[190]。这种缩小的结果可能是主要肿瘤异质性的结果，可能需要在多形性胶质母细胞瘤中使用靶向治疗的不同方法。

一种可能克服肿瘤异质性的潜在方法是在这种情况下使用免疫疗法，如本章前面所述，这在复发性疾病中显示出令人鼓舞的结果[123, 126]。

（四）肿瘤治疗场

最后，肿瘤治疗场也在复发环境中被探索。一项针对复发性疾病的Ⅲ期试验表明，与几种可能的医生选择的化疗方案中的任何一种相比，它都不是劣效性的[191]。这对于无进展生存和总生存情况也是如此（中位生存期分别为 6.6 个月和 6.0 个月，P=0.27；6 个月无进展生存率为 21.4% vs. 15.1%，P=0.13），毒性低于化疗 [191]。

八、辐射技术和毒性

WBRT 已经被几乎所有胶质瘤的部分脑技术所取代。虽然治疗计划的剂量计算部分需要 CT，但 MRI 的有效图像配准使其成为轮廓选择的方式。专用磁共振成像模拟器的概念也已被提出，作为肝细胞癌放射治疗管理中的一种有价值的辅助手段 [192]。然而，仅基于 MRI 的治疗计划不能考虑组织电子密度的变化，这可能导致稍微不准确的剂量计算。这一领域的进步，加上更精确的电子密度分配算法，同时使用 MRI，导致 MRI-CT 的一致性在 80% 以上 [193]。

患者通常在手术伤口固定相当稳定且无感染（通常在手术后 10～14 天）后进行模拟。一个固定的面具是为了减少运动期间和之间的分数。计划的 CT 扫描扩展到包括头部和颈部区域，以允许足够的解剖区域用于适当的图像融合和产生高质量的数字重建射线照片，并允许引入非共面光束。理想情况下，切片厚度应用于融合的 MRI 相匹配。

对于高级别胶质瘤，特别是多形性胶质母细胞瘤，T_1 增强序列用于定义肿瘤总体积，T_2 或 FLAIR 序列加上一个边缘来定义微观疾病程度或临床靶体积，这反映了大量的微观浸润。临床靶体积可能会进一步修改，以排除神经胶质瘤不太可能浸润的区域的正常组织。解剖屏障如颞骨可作为阻止肿瘤扩散的边界；即使常规的 2cm 的边缘没有加到 MRI 所见的异常上，也可能在不到 5% 的病例中发现失败（图 32-8）[194]。要到达计划靶区体积，必须考虑器官运动和设置误差。在治疗期间，大脑中的器官运动非常小（例如，<1mm）。

总的来说，有两个主要的思想流派（在此基础上有许多制度上的变化）提供了指导放射疗法的处方。RTOG 方法是一种双相技术，包括一个初始计划靶区体积（PTV1），然后是第二个计划靶区体积（PTV2），代表圆锥下降。在 RTOG 的词典中，使用术后 MRI，PTV1 包括描绘 T_2 或 FLAIR 变化的 GTV1，然后使用 2cm 的边缘来定义 CTV1。这个体积（CTV1）应该被裁剪，以排除解剖边界之外的扩展，例如骨骼、亚麻、脑室、脑池等。PTV1 产生的边缘进一步为 3～5mm，并在 2Gy 的部分用 46Gy 处理。PTV2 包括 T_1 增强 GTV2，其边缘为 2cm，以产生 CTV2，并额外接受 14Gy 的治疗。当接近有风险的器官（危及器官）阻止治疗传递，同时保持危及器官约束时，可以改变计划靶区体积。相比之下，EORTC 建议在整个治疗过程中使用一个治疗量的单相技术。然后将肿瘤总体积定义为术

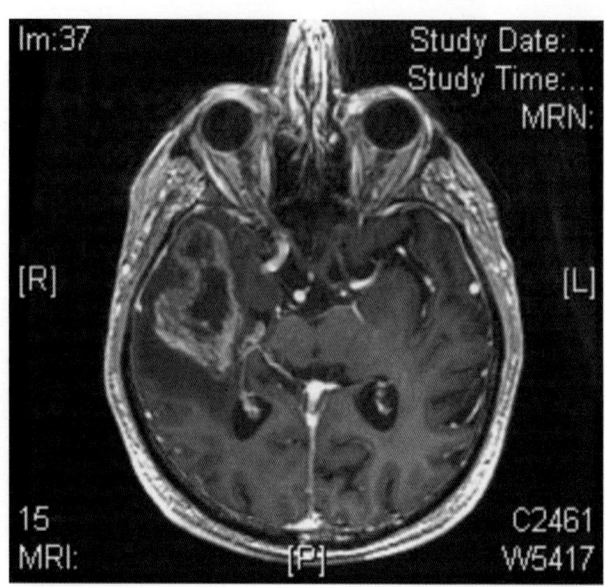

▲ 图 32-8 由于颞骨的解剖屏障，可以在没有完整边缘的情况下治疗的病变

后 T_1 增强病变，增加 2～3cm 的边缘以形成临床靶体积，计划靶区体积为 3～5mm，用 60Gy 治疗。表 32-2 显示了 EORTC 和 RTOG 合作小组为部分脑照射的连续阶段所主张的部分脑体积。图 32-9 显示了根据两种方法制订的治疗计划的比较。

表 32-2 近期临床试验中使用的放射治疗量

放射剂量	剂量学边界	放疗剂量来源
46Gy	T_2+2cm	RTOG/NRG
14Gy	T_1+2cm	
60Gy	T_1+2～3cm	EORTC

EORTC. 欧洲癌症研究和治疗组织；RTOG. 放射治疗肿瘤小组

随着功能成像工具（如功能 MRI）的出现，有可能对功能性大脑区域的辐射剂量进行专门调整。图 32-10 显示了一个治疗计划，其中描述了控制电机控制（例如，手指敲击）的区域，以考虑剂量沉积。在这种情况下，右半球的这一区域（即通过左上肢控制叩击）被包括在高剂量区域中，但对侧被很好地保留；这里的一个主要警告是，大脑中各种功能亚体积的剂量 - 反应关系在很大程度上是未知的。因此，在这个时间点上，这一信息几乎没有实际的剂量学用途。

在 RTOG 08-25，值得注意的是，大约 80% 的患者无论治疗组，接受了 IMRT。Lorentini 等 [195] 对接受多形性胶质母细胞瘤治疗的患者进行了细致的 IMRT 和三维适形照射比较。IMRT 计划始终比他们的三维适形计划提供更好的目标覆盖范围，并在统计上显著减少健康

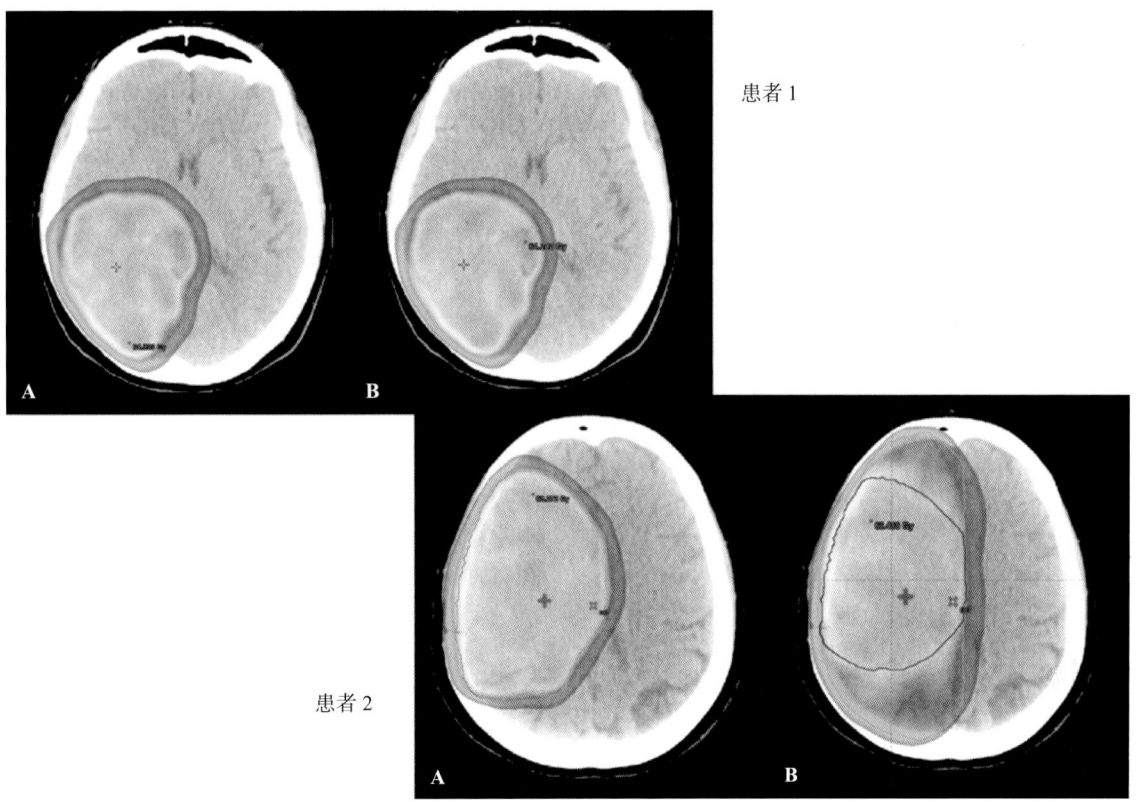

患者 1

患者 2

▲ 图 32-9　EORTC（方案 A）与 RTOG/NRG（方案 B）指南之间的治疗方案比较（此图彩色版本见书末）

值得注意的是，当存在大的 T_2 分量时，差异是显著的（例如，如患者 2 所示，而患者 1 的 T_2 变化为 0，因此，各个计划实际上是可叠加的）。EORTC. 欧洲癌症研究和治疗组织；RTOG. 放射治疗肿瘤小组

大脑的剂量。作者认为，当危及器官和计划靶区体积之间有两个以上的重叠区域时，IMRT 代表了优越的技术。然而，支持 IMRT 改善高级别胶质瘤疗效的临床数据基本上是不存在的。

表 32-3 根据 QUANTEC 指南总结了各种危及器官的耐受性。Lawrence 等 [196] 假设 Emami 等 [197] 的最初估计过于保守，该估计表明，当 1/3 的大脑受到 60Gy 的辐射时，5 年后慢性脑损伤的风险为 5%。相反，他们假设（图 32-11）在常规的 72Gy 局部脑分割照射后 5 年，剂量与 5% 的损伤风险相关，但 QUANTEC 评估中不包括关于亚体积和亚结构敏感性（即运动皮层、基底神经节等）的数据。他们还建议，当使用超过 2Gy 的部分剂量时，应考虑更高的脑敏感度 [196]，这是使用低剂量治疗时应考虑的一个因素（例如，老年患者），尽管这种考虑的实际意义尚不清楚。

有时可能有忽视结构的倾向，如果结构受损，会导致非创伤性后遗症。例如，虽然辐射诱发的白内障很容易修复 [198]，避免进入和离开眼睛的剂量可能是一种相对简单的方法，不仅可以预防白内障，还可以通过保留泪腺来预防结膜炎和干眼症。类似地，当一个人勾画耳道轮廓时，现在对发展为外耳炎和中耳炎的风险有了更

大的认识。在治疗颞部病变时，也应考虑避开腮腺，以降低口干症的风险。

总的来说，目标是实现最接近定义体积的治疗计划，从而产生最适形的计划。

（一）放射治疗的毒性

急性辐射发病率包括疲劳、红斑、脱发、头痛，以及很少出现的恶心（伴有或不伴有呕吐）；这些通常不严重，通常是自我限制的。一些人警告，颅外照射和苯妥英以及其他抗惊厥药的组合可能会导致 Stevens-Johnson 综合征 [199, 200]，但这种皮肤急症是一种极其罕见的事件，两者之间的因果关系尚未确定。

疲劳是原发性脑肿瘤患者的常见症状，据报道，40%～70% 的患者在患病期间出现疲劳 [201]，并在外照射期间加剧 [202]。虽然提出了各种理论，但其潜在机制尚不清楚，例如，在头颈部癌症患者中报告的对脑干和后颅窝的剂量依赖性影响 [203]。改善这一现象的药物干预通常令人失望 [204]，其中阿莫达非尼是研究最多的药物 [205]。数据的缺乏阻碍了对剂量限制的具体建议和进一步研究的呼吁。

辐射的晚期效应（如嗜睡，尤其是认知障碍）更令人担忧，可能在许多年后变得明显 [142]。局部脑照射对

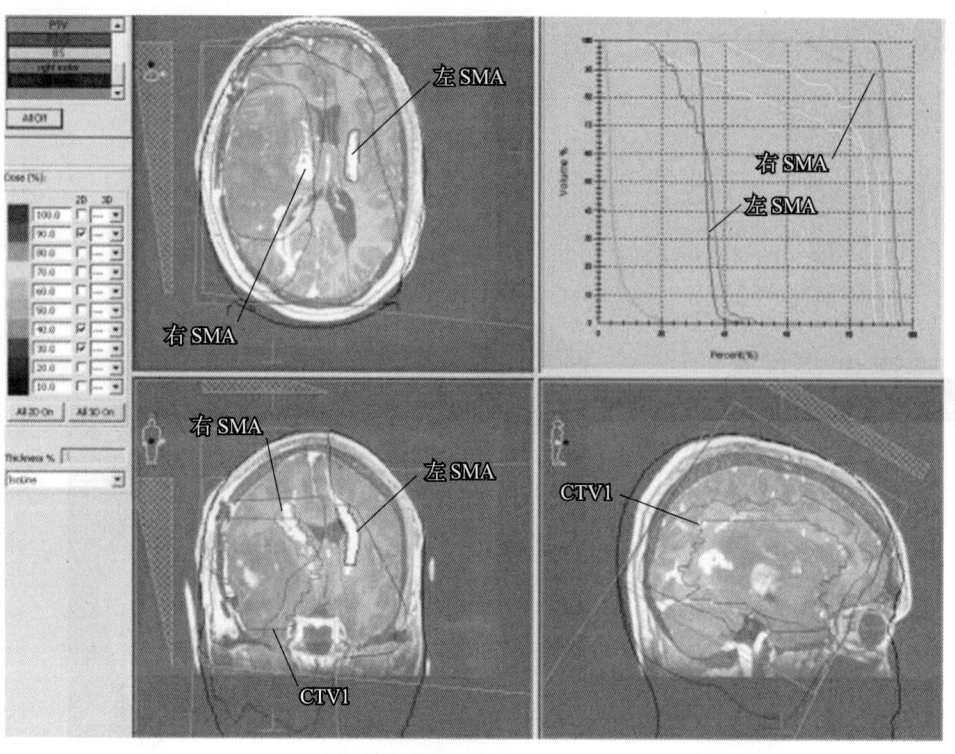

◀ 图 32-10　基于功能磁共振成像的治疗计划（此图彩色版本见书末）
注意临床靶体积（CTV）及左、右躯体运动区（SMA）的描绘，分别控制左、右上肢的手运动

表 32-3　恶性神经胶质瘤治疗计划的特定高危器官

器　官	剂量限制——Dmax	备　注
脑实质 [196]	72Gy	大脑似乎对大于 2Gy 的剂量和每天 2 次的放射治疗更敏感
视觉通路 [216]	55～60Gy	视神经病变的风险在 55Gy 以下时很小，在 55～60Gy 增加到 3%～7%
脑干 [217]	54Gy	如果体积较小（即 1～10ml），则为 59Gy
视网膜 [218]	45～50Gy	
耳蜗 [219]	平均剂量，45Gy	

神经认知能力下降的影响仍然是一个激烈辩论的话题。混杂因素总是基线认知障碍或继发于肿瘤的精神状态下降的程度。海马保留可能会成为一种降低神经认知损伤风险的方法，就像它在 WBRT 治疗脑转移瘤中所做的那样 [206]。可行性试验表明，这种策略至少可以在对侧海马中实施 [207, 208]。

脑坏死是一种严重且不常见的晚期毒性，贝伐单抗可作为一种治疗选择，在多形性胶质母细胞瘤和脑转移瘤中有报道 [178, 180]。

我们目前根据人群中最敏感的 5% 估计正常组织损伤的风险。因此，我们以一种与大多数人无关的方式偏向我们的建议；基于个体风险预测毒性可能性的初步工作正在进行中 [209, 210]。

（二）3 级胶质瘤放射治疗

WHO 3 级胶质瘤肿瘤描述和剂量选择指南还不完善。一般来说，这里实现了与多形性胶质母细胞瘤相同的考虑。FLAIR 和 T_2 隔间被视为包含微观疾病，因此，构成了临床靶体积。典型剂量为 59.4Gy 或 60Gy，分 1.8～2Gy。

九、治疗流程、争议、挑战和未来的可能性

（一）治疗流程图

图 32-5 说明了诊断为多形性胶质母细胞瘤的小于 70 岁的成年人的当前护理标准，而关于成像变化和疾病进展的治疗决策的进一步细节可以在本章的前面找到。对于新诊断的间变性胶质瘤，选择外照射和（或）化疗的时机是一个更大的挑战，如前所述，这需要考虑肿瘤组织学和分子参数。

（二）争议

老年患者　老年患者的治疗（根据研究的不同，老年患者的定义为 60 岁、65 岁或 70 岁以上）仍然是一个有争议的话题。由于并非所有的老年患者都是相似的，我们提出了一种基于对这些患者进行老年评估的实用方法。这可以通过更广泛的老年病学综合评估 [211] 或使用一种简化的工具来完成，例如 G8 调查表 [212]。根据这种评估，患者可以分为 3 类：好的、中等的和差的，并且可以为每一组提供不同的治疗策略。此外，基

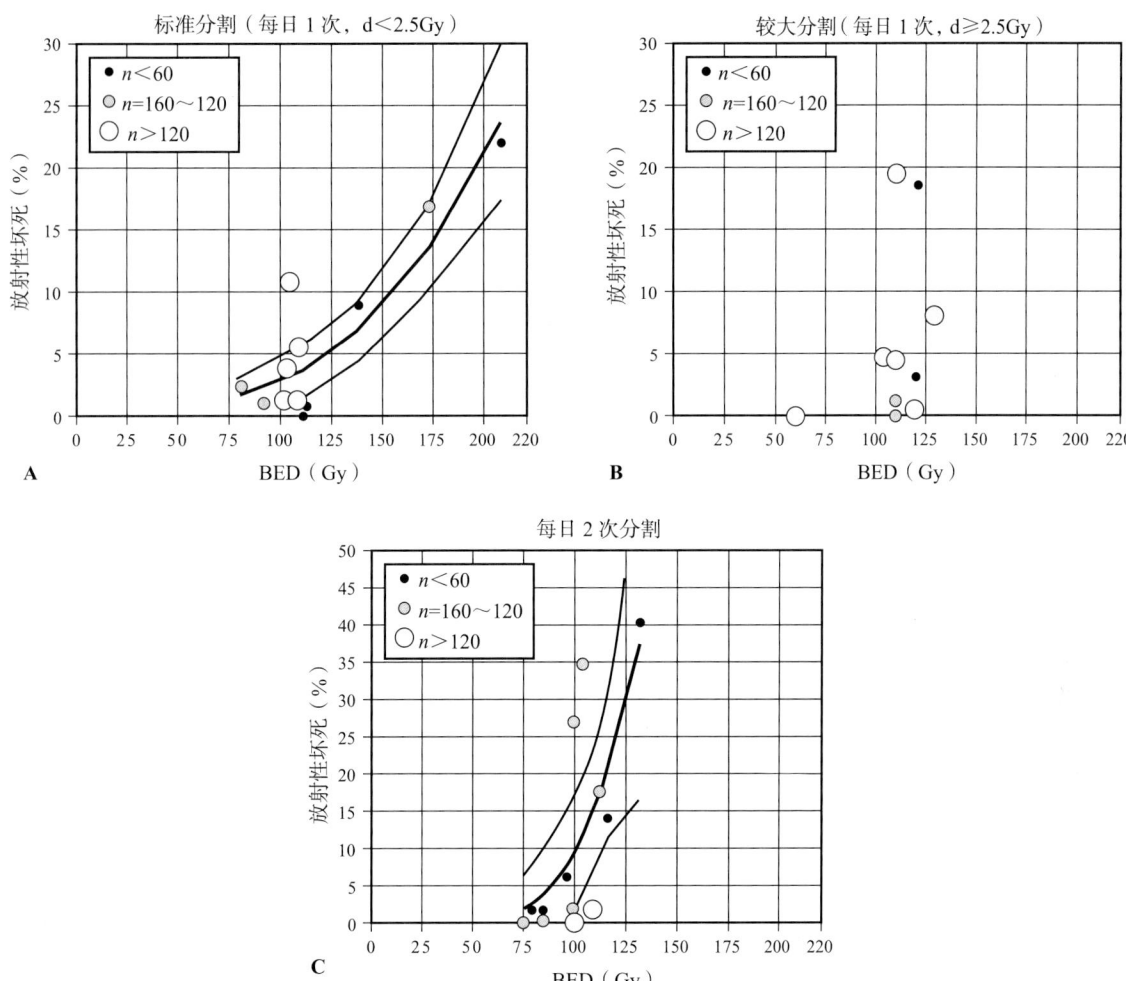

▲ 图 32-11　QUANTEC 基于 Lawrence 等研究的中枢神经系统耐受性数据——生物有效剂量（BED）与分割放疗后放射性坏死的关系

Lawrence 图是由非线性最小二乘法用 MATLAB 软件（MathWorks，Natick，MA）完成的。选择的非线性函数是概率单位模型（类似 Lyman 模型的函数形式）。虚线代表 95%CI；每个点代表特定研究的数据（Lawrence 表 2）；n= 如图所示的患者人数。A. 分割大小小于 2.5Gy；B. 分割大小为 2.5Gy 或更大（数据过于分散，无法绘制"最佳拟合"线）；C. 每日 2 次放疗（改编自 Lawrence YR, Li XA, Naqa I, et al. Radiation dose-volume effects in the brain. *Int J Radiat Oncol Biol Phys*. 2010；76：S20–S27.）

于先前讨论的试验[145, 150-152] 和图 32-12 所示，可以根据 MGMT 甲基化状态进一步划分患者。

（三）挑战

人类基因组的本地控制仍然是一个棘手的问题。对放化疗和免疫治疗后伪进展的认识的提高[213]，以及对抗血管生成治疗如贝伐单抗[214] 的假反应的可能性，使问题进一步复杂化。修订后的共识标准在一定程度上解决了其中的一些问题[165, 167]。当然，为患者健康状况提供正确视角的相关临床随访永远不会被放弃，因为成像总是代表着不完美的生存替代。尽管诊断成像的新发展继续为解决神经肿瘤学团队面临的诊断难题带来希望，但迄今为止，即使是最复杂的成像研究（如 PET、MRI 和 MRS）也没有为这些和其他问题提供一致可靠的解决方案。

（四）未来的可能性

多形性胶质母细胞瘤的早期剂量递增试验，都是在替莫唑胺时代进行的，超过 60Gy 后均为阴性。然而，可以想象的是，剂量增加的概念现在需要在通过替莫唑胺控制微观疾病的背景下重新审视，以增强局部剂量增加的效果以及贝伐单抗提供的潜在辐射防护[178]。

应进一步探索纳入新的治疗策略，例如在治疗算法中包括分子和基因组数据。免疫疗法的使用也是如此，经过多年的研究，已经开始产生持续改善的结果。

外照射和替莫唑胺治疗的多形性胶质母细胞瘤患者的 EORTC-NCIC 研究的 5 年操作系统约为 10%；对于具有良好预后因素的患者，接近 30%[81]。此外，描述了一名在多形性胶质母细胞瘤诊断后活了 20 年以上的患者，可能是记录时间最长的幸存者[215]。他接受了

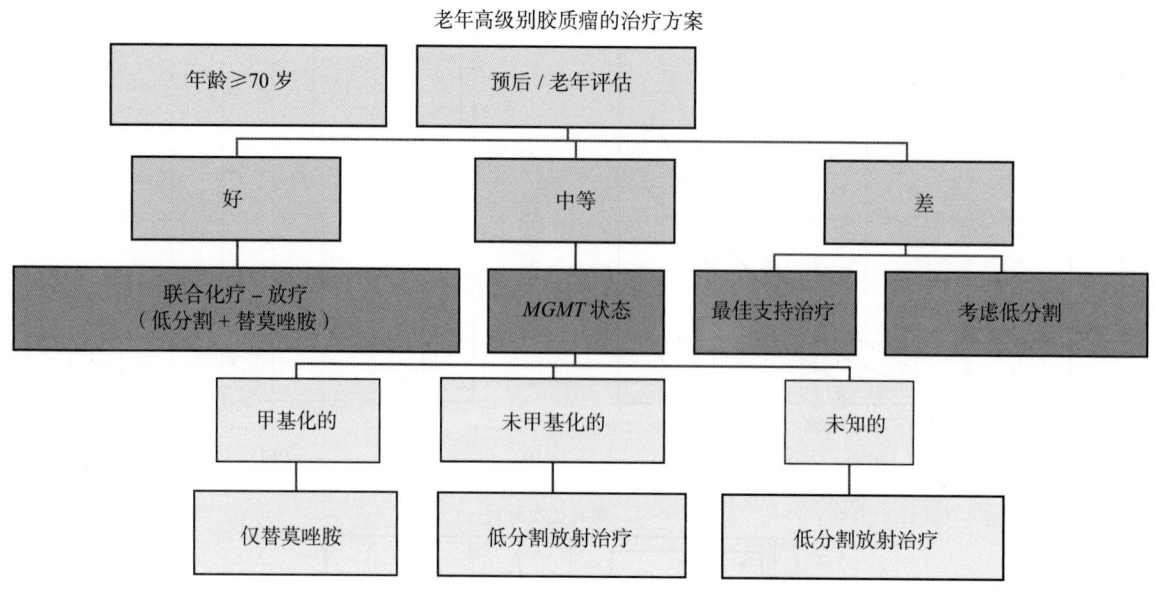

▲ 图 32-12　根据正文描述的指南提出的老年患者管理流程

手术和部分脑照射治疗，没有同时进行或维持化疗（通过收缩场技术进行的常规分割中为 59Gy）。作者推测，结果可能源于他具有良好的分子特征（例如，甲基化 MGMT 启动子、PTEN 野生型和 p53 阳性，作者将其称为"三阳性"，类似乳腺癌的命名）。这是否解释了存活时间延长尚不清楚。作者关注了相似的相对较长的幸存者，但没有有利的生物标志物。也许更重要的是，这些观察证明，人们可以努力为被诊断为高级别胶质瘤的患者创造和维持希望。

第33章　良性脑肿瘤：脑膜瘤和前庭神经鞘瘤
Benign Brain Tumors: Meningiomas and Vestibular Schwannomas

Michael D. Chan　C. Leland Rogers　Aadel A. Chaudhuri　John C. Flickinger　Deepak Khuntia　著

王长宾　译

脑膜瘤要点

1. 发病率　脑膜瘤约占所有原发性颅内肿瘤的 35%，为最常见的原发性颅内肿瘤。由于与这一诊断与寿命显著相关，估计 97.5/10 万人的流行率明显高于每年大约 7.6/10 万人的发病率[1]。

2. 级别　大多数脑膜瘤是良性的（WHO 1 级），进展缓慢，尽管如此，但仍可从局部的生长、水肿或进展成为高级别组织学类型，导致生长更快。根据目前的 WHO 组织学标准，20%～30% 的脑膜瘤为非典型（WHO 2 级），长期管理困难，1%～3% 为间变性脑膜瘤（WHO 3 级），为侵袭性恶性肿瘤[2-4]。

3. 分期与影像　脑膜瘤尚未采用肿瘤分期系统。MRI 为脑膜瘤的最佳成像方式，可根据需要补充 CT 成像，以评估骨受累、高渗或瘤内钙化。

4. 主要治疗　脑膜瘤的最佳主要治疗是手术切除，观察通常用于体积小、非进展性肿瘤。当肿瘤可以安全地完全切除时，手术往往会带来良好的疗效。SRS 用于特定的患者，这部分患者诊断通常基于影像学，无法取得活检证实，SRS 可以得到非常高的局部控制率。当手术不可切除，肿瘤太大不可行 SRS，或肿瘤接近关键结构，或者患者选择，分次外照射放疗时可作为初级治疗的选择。分次外照射放疗对肿瘤太大、不可切除或复杂的脑膜瘤产生良好的长期局部控制。

5. 辅助治疗　SRS 或外照射放疗通常用于复发良性脑膜瘤、新发及复发非典型脑膜瘤次全切除术后，或间变性脑膜瘤术后。随着级别的提高，立 SRS 的局部控制率显著下降。对新发的良性病变的次全切除后、非典型脑膜瘤完全切除术后，辅助放疗鲜有报道。在这些情况下，立即治疗或密切观察均可采用。目前，脑膜瘤的全身治疗收效甚微，许多正在进行的试验正在尝试测试几种新的细胞毒性药物、抗血管生成药物和免疫检查点抑制剂。

6. 姑息治疗　有时，姑息治疗可能是某些患者的治疗选择，包括晚期脑膜瘤、难治性高级别或多发的复发性低级别肿瘤，这些肿瘤已经失去了标准治疗的机会。此类患者显然需要姑息治疗。

前庭神经鞘瘤要点

1. 发病率　前庭神经鞘瘤的年发病率估计为 1.2/10 万人，好发于成年人，约占脑肿瘤的 8%，占桥小脑角肿瘤的绝大多数。但 2 型神经纤维瘤好发于儿童。双侧前庭神经鞘瘤是 2 型神经纤维瘤的特征性病理表现。

2. 生物学特征　散发性和 2 型神经纤维瘤相关肿瘤通常具有抑癌基因 *NF2*（染色体 22q12）的双等位基因失活突变，其功能为编码细胞骨架蛋白 Merlin。

3. 分期评估　建议的检测包括仔细的脑神经功能的神经系统检查、增强 MRI、正规的听力测试和其他临床指示的测试。

4. 主要治疗和结果　肿瘤可采用显微手术切除，12～13Gy 的立体定向放疗，或标准剂量的分次外照射放疗（即 45Gy，1.8Gy/25 次）或大分割法（即 20Gy，4Gy/5 次）。采用以上治疗的局部控制率均超过 90%。已报道的治疗相关毒性反应，如听力丧失、面神经病变、三叉神经病变或神经痛，在适当选择的患者中，无论是分割外照射放疗，还是专业开展的立体定向放疗均很少发生。治疗后几年内进行的监测 MRI 可能不能准确地描述肿瘤对治疗的最终反应，因为在这段时间内，神经鞘瘤的大小和外观可能会发生变化。没有前瞻性随机试验来指导治疗决定，而每个患者的多学科评估是肿瘤管理的一个重要组成部分。

一、脑膜瘤

良性脑瘤对大脑的影响与原发性恶性脑瘤一样频繁。在中枢神经系统内可以发现非常大范围的良性肿瘤。在这一章中，我们将重点介绍两种最常见的肿瘤：脑膜瘤和前庭神经鞘瘤。

Harvey Cushing 首次用"脑膜瘤"一词来描述主要源自大脑和脊髓的脑膜覆盖物的肿瘤[5]。"脑膜瘤"很好地描述了一系列临床相似组织学类型的肿瘤，因此，这个名称一直沿用至今。虽然脑膜瘤常被诊断为良性肿瘤，但长期随访研究显示它们易局部生长并复发[4, 6]。本章以简洁的方式参考颅内脑膜瘤的现有资料。

（一）病因和流行病学

根据外科学统计，美国每年诊断出约 8000 例脑膜瘤。放射学和尸体解剖研究表明，更多的患者有临床隐匿的肿瘤[7-9]。最近的流行病学研究显示脑膜瘤是最常见的颅内原发性肿瘤，约占所有脑原发性肿瘤的 35%[1, 10, 11]。

脑膜瘤的发生可能与年龄成正比。小儿脑膜瘤较为罕见，但一旦发生，更可能表现出一个恶性侵袭的临床过程[12-16]。脑膜瘤的好发年龄在 6—7 岁[17, 18]。然而，按年龄划分的发病率此后继续上升，甚至超过 85 岁[10]。

虽然已知与某些遗传、环境和激素危险因素有关，但大多数脑膜瘤的发生缺乏明显的病因。遗传因素将在的"生物特征 / 分子生物学"一节中讨论。辐射暴露主要来自原子弹沉降物的研究，但也来自头颅和头皮的辐射（头癣）的研究，是脑膜瘤的一个公认的病因[19-23]。最近的数据表明，较低剂量的暴露，如牙科 X 线片，也可能增加脑膜瘤发展的风险[24]。事实上，辐射诱发脑膜瘤是最常见的继发性肿瘤[20]。

性激素在脑膜瘤诱导中的作用得到了多项研究的支持。脑膜瘤更常发生在女性，其比例为 2 ∶ 1 或 3 ∶ 1.7[25-27]。激素替代疗法、长效口服避孕药和肥胖的脑膜瘤发生率似乎增加。此外，在月经期或妊娠的黄体期，肿瘤的大小或症状可能会恶化。尽管有这些研究，激素的确切作用尚不清晰。在两性人群中，超过 70% 的脑膜瘤表达孕激素受体，高达 40% 的表达雌激素受体，也有近 40% 的表达雄激素受体[7, 28]。尽管在一项随机试验中，米非司酮（一种抗孕药）对脑膜瘤的临床反应被证明是阴性[28a]。

（二）预防和早期检测

目前，还没有已知的预防干预措施，也没有证据支持筛查。对于偶然发现的无症状脑膜瘤患者，以排除恶性临床行为为目的的 MRI 监测（例如每年 1 次），仍然是一种明智的做法。

（三）分子生物学特征

脑膜瘤在某些罕见的遗传条件下更常见，如 2 型神经纤维瘤[12, 29]。在染色体 22q12 上的 NF2 基因突变是最常见的细胞遗传学改变。几乎所有的 2 型神经纤维瘤脑膜瘤都有 NF2 基因突变，而且大多数易感家族有 NF2 位点的改变[30, 31]。染色体 1p、10 和 14q 的遗传丢失与恶性进展或复发有关，但尚未被证实为独立的预后标志物[7, 30, 31]。肿瘤侵袭性标志物已经被研究[32-43]。在一些研究中，MIB-1 的表达与复发时间相关[35]，但在其他研究中不相关[36]。在大约 80% 的散发性脑膜瘤中发现了带有 NF2、AKT1、SMO、PIK3CA 和 TRAF7 突变的肿瘤，但没有一种突变与更具侵略性的生物学行为相关[37-39]。CDKN2A 的缺失（通常通过 9p 位点的缺失）已被确定为与 I ~ II 级肿瘤进展相关的标记[40]。TERTp 突变与进展性和高级别脑膜瘤患者更短的总生存期一致，有 TERTp 突变的患者中位总生存期为 2.7 年，无 TERTp 突变的患者中位总生存期为 10.8 年（P=0.003）[41]。

最近，6 种不同的基于 DNA 甲基化的肿瘤类型已被鉴定并证实具有更高的复发可能性[42]。Sahm 等[42] 的研究表明，与传统的 WHO 分级系统相比，这些甲基化类别更准确地识别了 1I 级肿瘤的进展风险较高，2 级肿瘤的复发风险较低。

（四）病理学和传播途径

2016 年，WHO 发布了更新的评分标准[43]。本系统描述了脑膜瘤的 3 个分级和 13 个组织学亚型（表 33-1）。分级、无复发生存率和总生存率之间的紧密联系已经被证实[43]，但即使有改进的标准，差异仍然存在，特别是 2 级（非典型）组织学的患者。最近的一项大型分析报告显示，5% 的脑膜瘤是非典型组织学[10]。然而，Perry 等[28] 发现超过 20% 为 WHO 2 级。Willis 等[44] 使用 WHO 2007 指南对患者重新分级，报告 20.4% 为非典型。另一项分析发现，1994—1999 年，脑膜瘤被归类为非典型脑膜瘤的比例为 4.4%，而自 2004 年以来，这一比例稳步上升至 32.7%～35.5%（图 33-1）[3]。

WHO 分级是一个主要的预后因素[28, 45, 46]。与 1 级脑膜瘤相比，2 级脑膜瘤在 3～5 年的复发风险增加 7～8 倍[47]。3 级脑膜瘤的侵袭性更强，5 年总生存率为 32%～64%[7, 13, 27, 48-52]。

除了分级外，脑膜瘤结果的显著差异可由起源部位决定。尽管颅底肿瘤因部位原因不易切除，但其预后较好。这些差异也反映在分子结构[53]、进展风险[54]、肿瘤分级，甚至转化为更高分级的可能性[55]。

脑膜瘤倾向于沿硬脑膜扩散，如果位于颅底，则可

表 33-1 2016 年世界卫生组织脑膜瘤分级标准

1 级（良性）	2 级（非典型）	3 级（间变性 / 恶性）
• 除了透明细胞型、脊索瘤样型、乳头状瘤样型或横纹肌样型以外的任何主要变种 • 不符合 2 级或 3 级的标准	• 频繁的有丝分裂（≥4/10hpf） 或 • 下列 3 项或以上 　– 薄膜结构 　– 细胞增多（病灶或弥漫性） 　– 显著核仁 　– 小细胞，高核质比 　– 自发性坏死灶 或 • 其他的子类型 / 功能 　– 脊索瘤样型脑膜瘤 　– 透明细胞型脑膜瘤 　– 大脑侵犯	• 有丝分裂指数过高（>20/10hpf） 或 • Frank 间变性定义为脑膜上皮分化的局灶性或弥漫性丧失，类似 　– 肉瘤 　– 癌 　– 黑色素瘤 或 • 其他的子类型 / 功能 　– 乳头状瘤样型脑膜瘤 　– 横纹肌样型脑膜瘤

hpf. 高倍镜视野（改编自 Perry A, Louis DN, Scheithauer BW, et al. Meningeal tumours. In Louis DN, Ohgaki H, Wiestler OD, et al., eds. *WHO Classification of Tumours of the Central Nervous System*. Lyon: IARC; 2007. 在 Arie Perry 的帮助下改编）

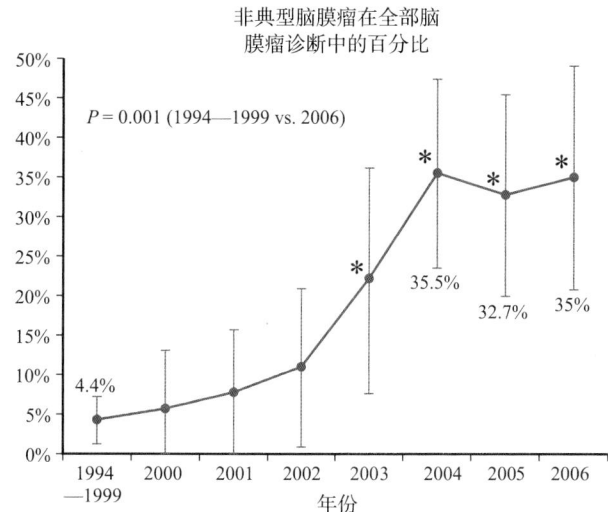

▲ 图 33-1 线状图显示随着时间推移非典型脑膜瘤占总脑膜瘤的百分比

数据点代表每个历年诊断的 WHO 2 级脑膜瘤的总百分比（条形图代表 95%CI [3]）

通过颅骨孔扩散。瘤周血管源性水肿可能是肿瘤侵袭周围大脑的结果，但更常见的不是脑侵袭的表现，而是血管损伤或血管活性底物的结果。

（五）临床表现、患者评估 / 分期

大多数关于脑膜瘤的诊断和治疗的资料是基于手术系列研究。因此，对有症状的肿瘤存在固有的偏倚。症状在很大程度上取决于病变的位置，但也可能受到水肿的影响。颅底脑膜瘤可表现为脑神经麻痹或神经病变 [56]。蝶骨翼脑膜瘤可表现为癫痫 [57]。

随着增强 CT 和 MRI 在头部创伤、头痛等方面的应用越来越多，偶然发现的脑膜瘤的数量也在增加。偶然发现的脑膜瘤通常较小，并且随着时间的推移可能没有增长 [58-60]。虽然偶发脑膜瘤的临床表现并不是完全可以预测的，但发现时，年轻的年龄和较大的体积预示着肿瘤进展的风险增加 [58]。

增强 MRI 是脑膜瘤的首选成像方式。颅底肿瘤也可以用 CT 成像来评估骨质增生、骨侵犯或颅底孔受累。此外，CT 还可以识别钙化，这是一种更缓慢生长的预测值 [7, 11]。MRI 通常对造影增强病变的显示具有优势 [61-64]，MRI T_2 信号的改变可能预示着肿瘤更具侵袭性 [60, 65]。

生物成像已成为脑膜瘤的一种成像评估方式，尽管仍处于实验阶段，但最终证明在确定肿瘤分级 [66, 67]、制订放射治疗计划时确定肿瘤轮廓 [68, 69] 以及区分复发与治疗相关方面是有意义的 [70]。目前生物成像的局限性包括缺乏化合物的特异性（特别是奥曲肽标记化合物，当肿瘤位于蝶鞍周围时）及缺乏前瞻性数据。尽管有这些限制，根据最近的数据，特别是在颅底位置，在欧洲四辛坦八酸镓（Ga-DOTATATE）PET 成像已经成为标准检查，特别是辅助制订放射治疗计划。

（六）主要治疗

1. 良性组织学（WHO 1 级）

（1）手术：手术是脑膜瘤的主要治疗手段，可以为组织学分型和分级提供组织；在大多数系列研究中，切除范围与肿瘤复发率相关 [6, 71, 72]。1957 年 Simpson [6] 报道了一项 265 例接受手术治疗患者的研究，从而得出了用于分级切除范围的标准。表 33-2 总结了 Simpson 切除分级及相关的粗复发率。运用外科和影像技术的现代研究已经证实了这种关联 [18, 27, 73, 74]。

手术仍然是许多脑膜瘤患者的合适治疗方法。凸

表 33-2　Simpson 对"5 种不同级别手术"及其复发风险 ª 的定义

级　别	切除范围的定义	复发率
I	肉眼完全切除肿瘤，切除附着的硬脑膜和任何异常颅骨	9%
II	肉眼完全切除肿瘤，电凝附着的硬脑膜	19%
III	肉眼完全切除肿瘤，不切除或电凝附着的硬脑膜或硬膜外浸润不做处理（如侵犯静脉窦或骨质增生）	29%
IV	部分切除，留下原位肿瘤	44%
V	单纯减压或活检	N/A

a. 复发定义为"从纯粹的临床意义上，以暗示症状的再次出现"。Simpson 医生粗略地计算了复发风险，通常排除了 5 年内做过手术的患者。N/A. 不适用（改编自 Simpson D. The recurrence of intracranial meningiomas after surgical treatment. *J Neurol Neurosurg Psychiat*. 1957; 20: 22–39.）

性脑膜瘤通常采用切除术治疗，因为这些瘤通常可以完全切除而无明显的发病率。然而，即使是凸性肿瘤，围绕或侵犯主要引流静脉或静脉窦的肿瘤，也会给手术带来相当大的困难。涉及颅底的肿瘤更具挑战性，但也可以通过手术治疗。海绵窦脑膜瘤和其他特定的颅底部位，靠近关键的神经血管结构使得根治性切除具有潜在的危险性。视神经鞘脑膜瘤通常累及神经的血管系统，而切除视神经鞘脑膜瘤往往导致视力丧失，很少被建议。然而，主要治疗选择放射治疗，可带来良好的效果。

手术后复发的主要危险因素包括肿瘤分级 [48]、切除范围 [6]、既往的复发 [75] 和存在瘤周水肿 [76]。

(2) 术后放疗：对于新诊断的 1 级脑膜瘤，不建议在完全切除术后进行辅助放射治疗。放疗常用于次全切除术后，尽管考虑到缺乏随机试验，临床实践的差异是可以预期的。许多患者在次全切除后选择观察 [77-79]。许多回顾性的报道显示放疗可以改善次全切除术后的局部控制。图 33-2 显示了 70 项研究的无进展生存结果，包括单纯全切除、次全切除、次全切除联合外照射、原发性放疗和 SRS [7, 80]。

Goldsmith 等 [48] 报道了 140 例次全切除后接受放疗的患者，并确定了剂量反应。当放疗剂量大于 52Gy 时，良性、不完全切除肿瘤的无进展生存显著改善（10 年93% vs. 65%）。此外，他们发现以 CT 或 MRI 为基础的治疗计划显著改善了结果（图 33-3）。其他研究显示，在次全切除后进行放射治疗具有更高的病因特异性，甚至可能有更高的总生存率 [74, 75, 81]。

2. 复发性脑膜瘤　任何 WHO 分级的复发性脑膜瘤的复发率都比新诊断的肿瘤高得多 [27, 74, 75, 82]。在这种情

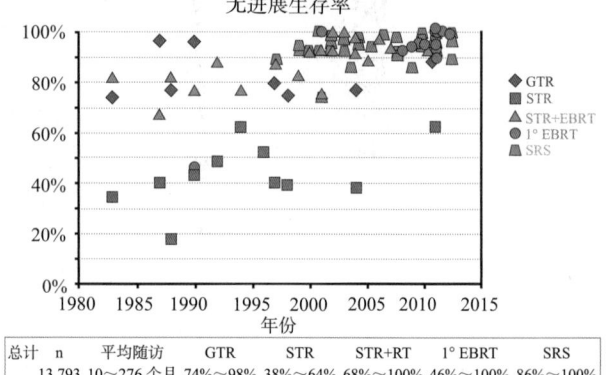

▲ 图 33-2　脑膜瘤患者在单纯完全切除（GTR）、次全切除（STR）、STR+ 外照射治疗（STR+EBRT）、初始 EBRT 和立体定向放射治疗（SRS）后 5 年无进展生存率比较的散点图（*x* 轴是发表年份）

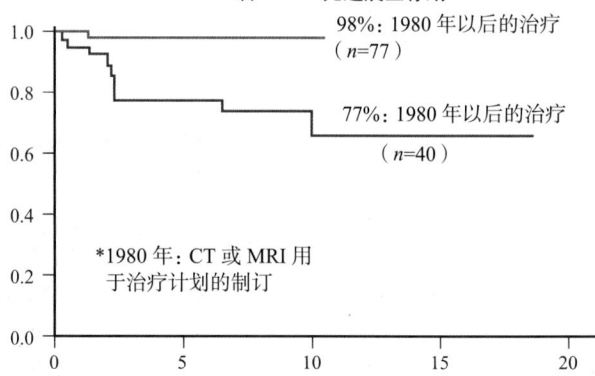

▲ 图 33-3　基于治疗年代的外照射（EBRT）治疗脑膜瘤患者的无进展生存期

1980 年后，随着计算机断层扫描（CT）和磁共振成像（MRI）的出现，治疗计划技术发生了变化。局部控制很可能改善了肿瘤放疗的靶向性 [48]

况下，术后放疗可以降低肿瘤进展率 [75, 82]。在 Taylor 等 [75] 的一项研究中发现，首次复发时术后放疗的局部控制获益（5 年为 88% vs. 30%）转化为总生存获益（5 年为 90% vs. 45%）。Miralbel 等 [82] 报道，复发肿瘤在首次复发后接受手术和术后放疗治疗的患者 8 年无进展生存率为 78%，而仅接受手术治疗的患者 8 年无进展生存率为 11%。在 RTOG 0539 方案中，复发性脑膜瘤被划分为中级风险队列。值得注意的是，在 RTOG 0539 首次报告中，2 级肿瘤和复发的 1 级肿瘤的预后没有统计学差异，甚至 1 级复发肿瘤的预后更差 [83]。

最终，任何级别的多次复发脑膜瘤的表现为很强的侵袭性，而且不论级别如何，其进展率都非常相似。在 RANO 对 555 例手术和放疗难治性患者的反应评估中，报道了脑膜瘤治疗的结果。WHO 1 级组加权平均 6 个

月无进展生存率为 29%，类似 WHO 2 级和 3 级组的 6 个月无进展生存率为 26%，进一步证实了复发肿瘤的生物侵袭性[84]。

根治性外照射放疗：早期的报告显示，与切除相比，放疗的局部控制率为 47%[85]。然而，这些报告包括了 20 世纪 60 年代和 70 年代治疗的患者，在现代影像和治疗计划范式出现之前，可能导致显著的位置缺失。许多实验表明，根治性放射治疗，5～10 年的局部控制超过 90%，证实了放疗卓越的疗效[80, 86-92]。总剂量为 45[80]～57.6Gy[93]，通常单次剂量为 1.8～2.0Gy。较高的累积剂量主要用于更高级别、较大或复发性脑膜瘤。对于大多数患者来说，剂量范围在 50～54Gy 并进行标准分割的放疗，在目前基于影像的计划和治疗中产生了良好的效果。图 33-4 显示了 2 例采取合适外照射放射治疗的肿瘤患者。最近，分次立体定向放疗（fractionated stereotactic, FSRT）报道已展示在海绵窦等区域具有良好的局部控制和优越的功能结果，然而，这些结果没有直接可比性，因为大量的肿瘤通常不采用 FSRT 治疗（图 33-5）[80]。

3. 视神经鞘脑膜瘤　视神经鞘脑膜瘤仅占肿瘤总数的 1%～2%[94-98]，但由于其与视神经及其血管系统关系密切，临床上面临相当大的挑战。既往治疗方法包括切除或观察，都使患者的视力结果较差。因此，分次外照射得到了越来越多的应用。

Turbin 等[99] 报道了 64 例患者分别接受单纯手术、手术加放疗、单纯放疗或观察，发现单纯的放射治疗可以很好地控制肿瘤，并且是唯一不会导致视力恶化的方法。其他实验也证实了相同的结果，视力稳定或改善达 90%，局部控制超过 90%[97, 100-105]。标准剂量为 40～54Gy/1.6～1.8Gy 的单纯放疗，疗效均优于观察、手术或手术联合放疗[7, 99, 100, 106]。

（1）立体定向放射治疗：在过去的 20 年里，SRS 已经成为一个可接受的常用治疗模式。通常认为 SRS 适用于边界清晰（一个至关重要的选择因素，因为 SRS 不同于 EBRT 或 FSRT，不采用没有临床靶区 / 计划靶区外放）、很少或没有周围水肿、远离正常组织 / 直径小于 3cm 的脑膜瘤[73, 107]。在大多数研究中，长期局部对照超过 85%[17, 108-117]。表 33-3 比较了 SRS 和确定性外照射的结果，这不是直接比较，而是文献报道的回顾性研究的汇编，因此在患者选择方面存在固有偏倚。对于较小的脑膜瘤，放射外科似乎也有相同的局部控制效果。Pollock 等[73] 发现放疗后无进展生存与 Simpson Ⅰ

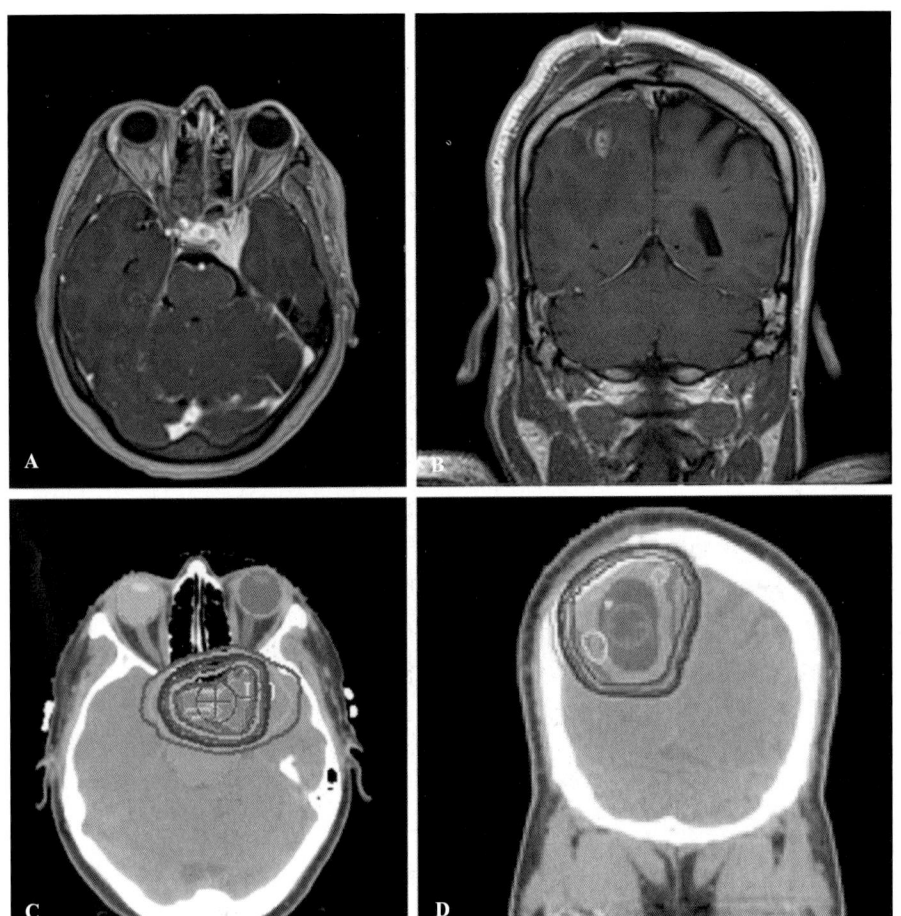

◀ 图 33-4　分次外照射（EBRT）的脑膜瘤病例（此图彩色版本见书末）

A. 一个包裹视神经交叉的视神经鞘脑膜瘤患者的轴位磁共振 T_1 加权成像。该患者接受分次外照射治疗，在治疗后 3 年的最后一次随访中显示稳定有效的视力。B. 2 型神经母细胞瘤病患者的轴位 MRI 扰相梯度回波序列。该患者发展为多发性脑膜瘤，包括 1 个顶叶脑膜瘤被切除，2 个右蝶翼脑膜瘤接受放射手术治疗，以及 1 个左蝶翼脑膜瘤在进展时需要分段放疗治疗。C 和 D. 显示这些病例的外照射等剂量。视神经鞘脑膜瘤的剂量为 52.2Gy/1.8Gy。蝶翼脑膜瘤在影像上表现出更快的进展，治疗剂量为 54Gy/1.8Gy。病变分别在 3 年和 2 年得到控制

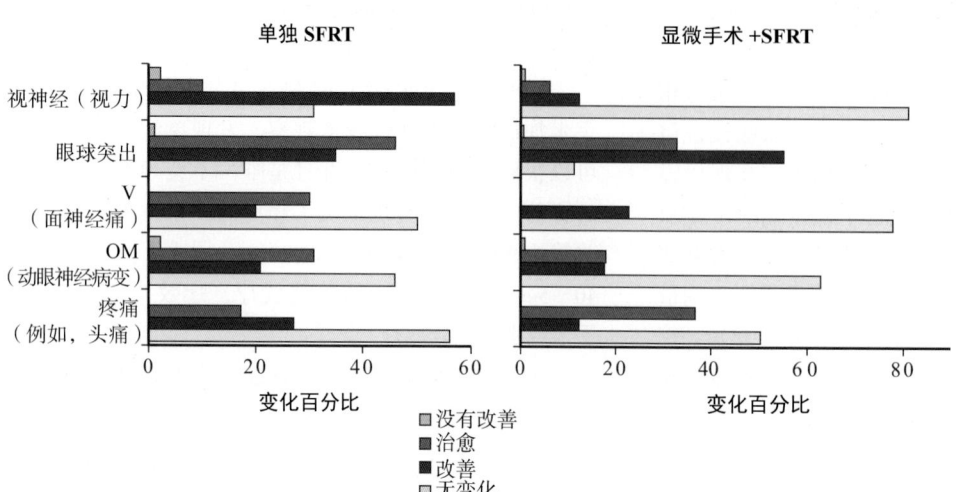

海绵窦脑膜瘤：单独外照射 vs. 手术 + 外照射

◀ 图 33-5 单独分次立体定向放疗（SFRT）与显微手术联合 SFRT 的毒性比较

级手术治疗相当，优于 Simpson Ⅱ级或Ⅲ～Ⅳ级切除。Kano 等 [118] 最近的一项研究表明，先前的显微手术对海绵窦脑膜瘤患者没有益处。

匹兹堡大学出版物中描述，中位边缘剂量为 16G 的 SRS 治疗后，长期结果显示新发神经毒性率为 5% [107]。自本报告以来，很明显，较低的单次剂量可能是足够的。匹兹堡大学最近更新了 972 名患者中位边缘剂量为 14Gy。其他报告显示，边缘剂量为 12Gy 局部控制很好 [112, 119]。图 33-6 说明了低边缘剂量的潜在剂量学优势。

肿瘤体积也与 SRS 的疗效有关。DiBiase 等 [120] 报道肿瘤体积小于 10ml 的患者 5 年无病生存率为 91.9%，大于 10ml 的患者 5 年无病生存率为 68%。Kondziolka 等 [107] 同样发现较大肿瘤的控制率降低。

(2) 大分割立体定向放疗：大 FSRT 在脑膜瘤中的应用随着立体定向放射治疗技术的增加而增加。最近的数据表明，对于体积较大的肿瘤（> 4.9ml），与单次放射手术相比，大分次放射治疗可以减少治疗后水肿的可能 [121]。因此，较大的肿瘤采用大分次放射治疗可能更安全。相反，Conti 等 [122] 报道了 229 例患者 245 枚脑膜瘤接受单次或多次放射治疗的结果，他们发现肿瘤体积、肿瘤分级、脑 / 肿瘤界面和病灶位置影响治疗后水肿（posttreatment edema，PTE），而大分次并不能充分地预防治疗后水肿。此外，没有颅底脑膜瘤患者出现有症状的治疗后水肿 [122]。

大分次放疗的其他潜在指征包括肿瘤更接近视神经以及再照射 [123]。目前已经有多项报道显示 FSRT 与 SRS、常规分次的外照射具有相同的局部控制 [121, 124-129]。最常用的治疗良性脑膜瘤的分割方案是 25Gy/5 次 [126]。

在临床实践中，某些治疗模式正在出现。SRS 用于

表 33-3　多组回顾性分析中脑膜瘤分级 SRS 和外照射结果的比较 a

分级 / 治疗	例　数	平均或中位随访时间（个月）	5 年 PFS（%）	5 年 OS（%）
Ⅰ级—SRS	2281	19～103	75～100	82～100
—外照射	3588	21～108	79～100	74～97
Ⅱ级—SRS	119	27～48	26～72	40～83
—外照射	345	32～66	20～68	28～91
Ⅲ级—SRS	39	32～48	0～72	0～59
—外照射	123	34～59	9～52	28～47

a. 所有系列研究比较的 5 年无进展生存率（PFS）和总生存率（OS）。
SRS. 立体定向放射治疗

体积小（一般直径≤3cm 或体积＜4ml）且边界清晰的肿瘤，无论是确定的还是术后的。FSRT 用于略大的肿瘤（一般直径为 3～5cm，或体积＜12～15ml）。而外照射用于更大的肿瘤、边界不清的肿瘤、肿瘤实质侵犯、多病灶复发、高级别肿瘤以及明显水肿的肿瘤。

4. 偶然发现脑膜瘤　随着磁共振在一般医疗决策中应用越来越多，偶然发现的脑膜瘤数量也在增加。大多数偶然发现的脑膜瘤患者可以进行一段时间的影像随访，可推迟确定的治疗，直到肿瘤进展确定。部分文献记录了偶然发生的脑膜瘤的自然史 [65]。这些肿瘤大多表现为 1 级脑膜瘤，因为它们更常见，更有可能是无症状的。肿瘤进展的危险因素包括年轻患者、发现时肿瘤较大、非颅底位置和非钙化肿瘤 [11, 65]。

（七）高危患者（WHO 2/3 级）

非典型组织学（WHO 2 级）2 级脑膜瘤的合适

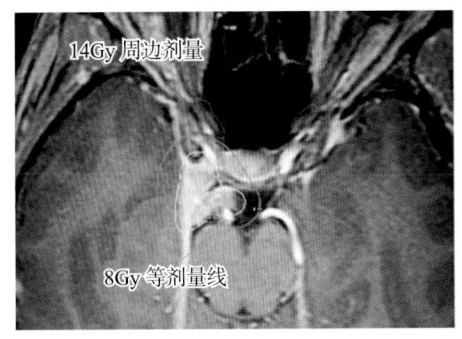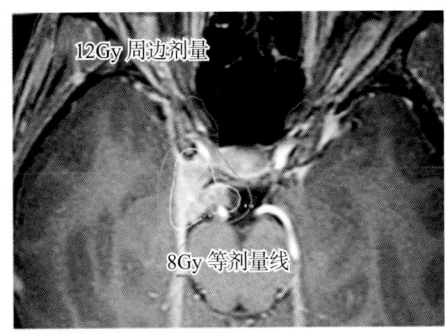

◀ 图 33-6 海绵窦脑膜瘤标准 14Gy（左）周边剂量与 12Gy（右）的剂量曲线比较（此图彩色版本见书末）

注意每个处方剂量的 8Gy 等剂量线（绿色）均接近光学结构（红色区域），否则给出相同的计划

治疗模式存在巨大的争议[3, 130]。该肿瘤的复发风险高[7, 17, 52, 74, 131-133]。虽然 I2 级肿瘤通常采用手术联合术后放射治疗，但这并没有被普遍采用，特别是在完全切除之后[49, 134-139]。一些治疗中心报道了全切除后辅助放射治疗的比率，为 7%～30%[136, 139-143]。

次全手术切除后通常推荐术后放疗。几个研究也报道了次全切除后的术后放疗率[136, 139, 141-143]，范围从 13%[143]～74%[141]。放射治疗可以是 SRS 或外照射。与 1 级肿瘤相比，相对较高的剂量可能是可取的。一项研究表明，剂量超过 53Gy 可以改善局部控制[48]。最近对非典型间变性脑膜瘤的光子和质子联合治疗的分析发现，总剂量超过 60CGE 可以改善致因特异性和总生存率[144]。

最近一项回顾性队列研究描述了早期辅助外照射在非典型脑膜瘤患者中的作用，其中 51 例为早期辅助外照射组，30 例为挽救性外照射组，早期辅助外照射组 51 例患者中有 6 例（12%）复发 / 进展，而观察组 35 例患者中有 34 例（97%）复发 / 进展。在这 34 例患者中，30 例接受了补救性外照射，大部分是在再次切除后。在这 30 例（40%）患者中，12 例患者在挽救性外照射后再次复发 / 进展，而 51 例患者中有 6 例（12%）患者在早期辅助放疗后再次复发 / 进展（P=0.003）。外照射后 5 年无进展生存率明显优于早期辅助外照射（69% vs.28%，log-rank P＜0.001），再切除后行补救性外照射可能不如早期辅助外照射有效[145]。

放射外科已用于非典型肿瘤[13, 52, 109, 146-148]。Hakim 等[109] 使用中位边缘剂量 15Gy，实现了 83% 的 4 年局部控制。然而，还是要谨慎行事。虽然疾病控制在放射手术的范围内是被接受的，但边缘失败仍然是一个问题[147, 148]。最近的两项研究表明，对于切除的非典型脑膜瘤，辅助放射治疗的无进展生存获益可能不会超过 SRS 治疗的患者[135, 136]。然而，巴罗神经学研究所的一项研究表明，与观察相比，在不完全切除的肿瘤亚群中，无进展生存有改善的趋势[135]。因此，对于侵袭性较小的脑膜瘤最好采取放射治疗。

Aghi 等[140] 报道了 108 例非典型脑膜瘤术后 5 年复发率为 41%（图 33-7）。复发导致多次再手术和更糟的生存。其中 8 例患者接受了术后外照射，外放 1cm 瘤床的平均剂量为 60.2Gy。在这个小群体中没有再复发[140]。在 RTOG Ⅱ期试验（RTOG-0539）中，组织学为非典型脑膜瘤的患者行术后放疗，全切除后 54Gy/30 次，次全切除后 60Gy/30 次，长期结果尚待确定。在目前的 BN-003 试验中，大体完全切除的 2 级脑膜瘤患者采用 IMRT 治疗，59.4Gy/33 次。

（八）恶性组织学（WHO 3 级）

两种大型手术的 5 年复发率在 72%～78%[50, 133]。患者 5 年的总生存率在 32%～64%[149]。局部肿瘤控制失败往往是肿瘤的一项致死原因[49, 51, 150, 151]。

WHO 3 级肿瘤患者经常进行术后放疗。最近来自克利夫兰诊所的一项研究显示，在 23 年的时间里有 13 例患者，其中 3 例接受了术后放射治疗。他们认为术后放疗比单纯手术更能提高生存率[149]。在 Dziuk 等[151] 发表的另一项研究中，38 例患者中有 19 例接受了初次术后放疗，5 年无病生存期显著改善，分别为 80% 和 15%（P=0.002）。与 2 级肿瘤一样，3 级脑膜瘤似乎也存在剂量 - 反应关系[51, 141, 152, 153]。DeVries 等[152] 发现，

放射治疗在非典型脑膜瘤中的作用

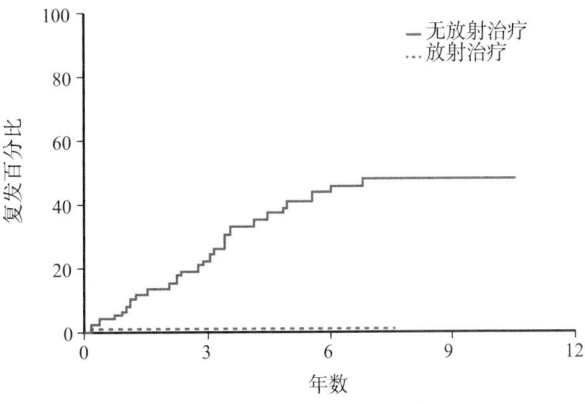

▲ 图 33-7 非典型脑膜瘤完全切除后的复发率取决于患者是否接受术后放射治疗

当放疗剂量大于 60Gy 时，局部控制和生存期可以得到改善。同样，Boskos 等[144] 报道，超过 60Gy 的总生存率有所提高，超过 65Gy 有进一步改善的趋势。尽管如此，当剂量急剧增加时必须谨慎使用。一份加速超分次报告显示，3～5 级毒性发生率为 55%。在当前合作组试验，RTOG-0539 建议患者恶性（3 级）给予 60Gy/30 次。EORTC 22042-26042 协议 Simpson 1～3 级切除术后建议给予使用类似的剂量和分割，但 Simpson 4 级或 5 级手术后增加 10Gy/5 次。

（九）辐射诱导脑膜瘤

有报道指出放射诱发的脑膜瘤在临床上具有更强的侵袭性和多灶性[20, 22, 154]。多灶性肿瘤据报道占辐射诱发脑膜瘤的 4.6%～29%[20, 22]。此外，非典型或恶性组织学脑膜瘤的发现可能更常见，为 24%～38%[155]。辐射与发展为继发性脑膜瘤之间的潜伏期为 2～63 年，尽管在年轻时接受放射治疗[155]、较大的辐射场和较高的剂量[156] 往往预示潜伏期较短。

放射诱发脑膜瘤通常已经接受放射治疗，且接近于大脑耐受剂量，限制了额外分次外照射的作用。该肿瘤的治疗可能以切除为主。然而，在先前照射过的组织的背景下进行激进切除，会造成伤口破裂和脑脊液泄漏的风险。在复发性脑膜瘤的病例中，已报道了全剂的再照射，考虑到治疗过程之间的较长潜伏期，可以在辐射诱导的脑膜瘤中实现[150, 157-159]。SRS 和 FSRT 也有报道[160, 161]。Kondziolka 等[160] 描述了 19 例放射诱发的脑膜瘤患者接受放射手术治疗，报告控制率为 75%，毒性可接受。立体定向方法的优点是，它们可以提供治疗剂量的放射治疗，同时不增加传统外照射放射治疗增加的累积积分剂量。然而，焦点方法的缺点是由先前照射野癌变引起的野外高失败率[161]。

（十）神经纤维瘤相关的脑膜瘤

45%～58% 的 2 型神经纤维瘤患者发生脑膜瘤[29]。脑膜瘤的发生与 2 型神经纤维瘤患者死亡的相对风险增加 2.5 倍相关[162]。NF2 相关脑膜瘤的自然史研究表明，一种缓慢 / 间断性生长模式常与长时间的静止并存[163]。Goutagny 等[164] 报道了一系列与 NF2 相关的脑膜瘤，其中不典型或恶性组织的可能性分别为 29% 和 6%。

对 NF2 相关肿瘤进行放射治疗，可能导致肿瘤恶变。然而，Liu 等[165] 最近的一系列研究评估了 SRS 在治疗 NF2 相关脑膜瘤中的作用，进行放射治疗的 93 例肿瘤患者中，12 例 NF2 患者没有任何恶性变的病例的报道。5 年的局部控制率为 92%。对 NF2 经常出现的脑膜瘤患者，SRS 可能是一种潜在的高效低毒的治疗方式。

系统性治疗　迄今为止，全身药物对脑膜瘤的一般治疗没有显著影响。对几种药物进行了评估，包括激素治疗、化疗、免疫调节剂和靶向药物[166-168]。羟基脲已使用多年，但影像学反应罕见，不典型和恶性组织的进展率仍然很高[169]。

由于大多数脑膜瘤表达黄体酮受体，我们进行了一项随机试验，分别使用抗黄体酮、米非司酮和安慰剂。米非司酮导致毒性增加，但没有改善反应[170]。最近几项使用新型受体酪氨酸激酶靶向药物的试验也令人失望[171, 172]。RANO 小组总结了 47 项研究，外科手术和放疗后难治性脑膜瘤患者，接受了各种全身药物治疗[84]，唯一可取的结果是 6 个月无进展生存率，在这些高风险人群进展的或多发的复发性脑膜瘤，WHO 1 或 WHO 2/3 级肿瘤加权平均 6 个月无进展生存率不到 30%，局部治疗失败的间变性或复发肿瘤，或扩散和进展的脑膜瘤患者提供了新的治疗方法。这些仍是未来研究的挑战。

（十一）放疗技术与耐受性

几种靶区描绘的方法已经被描述过，沿硬脑膜、颅骨和进入大脑勾画显微镜下扩散的最优方法仍存在争议。外照射放疗时，超过肿瘤区 2cm 已被现代成像所采纳[74]。然而，分割立体定向放射治疗外放 1～2mm，SRS 外放 0mm，产生了良好的长期的结果（虽然大多数 SRS 的随访短于分割放射治疗，放射治疗的患者也不尽相同，但通常体积较小、较低的级别、颅底的肿瘤都预示着改善预后）[86, 87]。这种紧贴的边缘对于 1 级以上的脑膜瘤可能并不安全。最近对非典型脑膜瘤的放射手术报道发现，增加的适形性预示着局部失败的概率更高[146, 173]。在当代的临床试验中，高级别脑膜瘤的临床靶体积外放通常为 1～2cm。在目前的 NRG Oncology BN-003 研究中，靶区外放更低。肿瘤总体积扩大 5mm 形成临床靶体积，当周围为肿瘤生长的自然屏障，临床靶体积边缘可缩小至 3mm，如未受累的颅骨或镰状骨。对于与未受累脑实质相邻的边缘，临床靶体积定义为除脑侵犯外无扩张的肿瘤总体积，此时临床靶体积为肿瘤总体积 +5mm。

质子治疗　目前没有进行光子和质子治疗脑膜瘤的随机对比研究，这些脑膜瘤患者通常肿瘤位于关键部位，靠近邻近的放射敏感结构，且这部分患者有相当长的寿命。某种危及器官的肿瘤非常罕见（如脑膜），这些危及器官容易受到肿瘤辐射暴露的影响。几个剂量比较研究已经进行，而且对于较大的肿瘤，通常选择外照射治疗，调强质子治疗可能带来剂量获益，因此，该治疗的应用需要具体情况具体分析，并进行适当的跨技术比较。

（十二）硬脑膜尾

硬脑膜尾是 MRI 或 CT 增强后脑膜瘤的增厚强化。将硬脑膜尾纳入临床靶体积存在争议。硬脑膜尾最初被认为是肿瘤直接侵犯周围硬脑膜的结果，尽管一系列外科手术发现硬脑膜尾几乎完全由高血管硬脑膜构成，这是一种典型的影像学发现，而不是手术中通常可见的 [7, 174-177]。硬脊膜尾不包括在 Simpson 手术分级中，仅凭手术获得的结果，对其并没有特别的关注。此外，放射治疗的研究一般没有针对硬脑膜尾 [7, 17, 107, 110]。将硬脑膜尾纳入放射治疗容积内将显著增加预期靶区的体积。在已完成的 RTOG 0539 试验和目前的 NRG BN-003 研究中，硬脑膜尾并没有被特别针对。

（十三）骨质增生

将增生的骨质纳入临床靶体积也值得商榷。Simpson 1 级切除包括完整扩大切成的肿瘤、硬膜附件和任何异常的骨 [6]。活检显示在骨质增生病例中脑膜瘤有明显的骨受累率 [178]，这与较高的复发率相关 [179, 180]。当可以安全完成计划时，骨质增生纳入治疗靶区是合理的。然而，这个问题需要更彻底地解决。Donald Simpson 在他 8 月份发表的切除分级结果中指出，在之前的一个时代，脑膜瘤伴骨质增生的患者占 36% [6]，他发现侵袭性骨复发并不常见，认为其重要性可能被高估了。需要进一步的研究来确定是否需要完全切除增生的骨质或将其纳入辅助放射治疗。当前，更多的患者通过更好的影像学检查更早诊断出较小的肿瘤，骨质增生通常更容易被识别。

1. 外照射的不良反应　与外束放射治疗相关的毒性通常与部位有关。很多患者感到疲劳，有的甚至出现了脱发。晚期毒性包括白内障形成、脑神经麻痹或神经病变，并可能发生全垂体功能低下 [181, 182]。很少有症状性放射性坏死的患者需要长期的类固醇治疗或手术干预 [48]。Debus 等 [86] 报道了 189 名接受放射治疗的患者，他们采用了现代的分次方案、治疗计划和传输技术，3 级毒性的发生率为 2.2%，在没有预先存在缺陷的患者中甚至更低。

认知能力下降仍然是一种可能的晚期效应，尽管这在部分脑照射和较小的治疗体积的设置中存在争议 [183]。最近一项对低级别脑肿瘤采用部分脑放射治疗的随机试验，无论是简单的三维技术，还是更复杂的计划靶区体积边缘较小的 FSRT 技术，都发现更精细的技术对儿童和年轻人的认知能力有明显的益处 [184]。像大多数其他后遗症一样，认知毒性也存在部位特异性、剂量－体积相关性 [82, 92, 185]。颞叶剂量预测认知能力下降 [186, 187]，而且大的治疗体积更可能导致症状性下降 [188]。在进行脑部放射治疗后，随着时间的推移，辐射引起的认知能力丧失的可能性增加。位于海马体内侧的海绵状窦脑膜瘤和位于海马体外侧的蝶形翼脑膜瘤可能有更高的认知能力下降风险 [189]。这些患者也可能有更高的晚期内分泌缺陷的风险。

2. 立体定向放射手术的不良反应　SRS 的毒性也取决于肿瘤的大小和位置，大多数毒性与神经损伤或辐射引起的水肿有关。感觉神经，如视神经，比运动神经更容易受伤。前视通路中单次剂量 10Gy 或小于 10Gy 会导致 1%～2% 的视神经病变，但高于 10Gy 的剂量会导致视神经病变的发生率迅速上升 [17]。日本最近的一项研究表明，必要时高于 10Gy 的点剂量可能是可以接受的 [190]。

水肿是单次放射手术比标准部分放射手术更常见的并发症 [7, 101, 119, 191-195]。一些危险因素已经被确定为放射外科引起的水肿，包括较高的边缘剂量、肿瘤直径大于 4cm、治疗前水肿的存在以及脑室周围或矢状旁的位置 [7, 65, 107, 119, 192, 196, 197]。最近的一项研究发现，矢状旁脑膜瘤放射手术后发生瘤周水肿的风险增加了 4 倍以上 [198]。

反应评估：到目前为止，还没有官方的反应评估标准。RANO 小组成立了一个小组委员会，为脑膜瘤系统治疗的标准化反应评估标准制订建议 [199]。最终的目标是将这些作为合作组临床试验的标准化反应评估标准。

由于脑膜瘤通常生长缓慢，放疗反应也通常缓慢，在大多数情况下，治疗后会留下残留的影像学异常。匹兹堡大学报告，在采用单次 SRS 的情况下，在前 4 年里，只有 58% 的肿瘤缩小了，但在 10 年后，88% 的肿瘤缩小了 [200]。海德堡大学报道了一项膜瘤采用分次立体定向放射治疗，其中 70% 的患者肿瘤体积无变化，中位随访 5.7 年 [93]。

2 级肿瘤有更大的野内和边缘失败率，这种失败模式对于评估分割放疗或放射手术后 2 级肿瘤的反应很重要 [148]。

（十四）治疗原则、争议、临床试验

治疗原则如图 33-8 所示。相应的剂量和治疗量指南见表 33-4。风险层次的制订基于文献的方法。然而，许多争议仍然存在：①哪些患者需要观察；②哪些患者需要接受局部放射治疗或放射手术治疗，而不是手术治疗；③选择哪些患者进行术后放射治疗，存在大量争论。良性脑膜瘤（WHO 1 级）的完全切除被认为是确定的，但是 WHO 1 级的次全切除和 2 级的完全切除的一致性较差。次全切除的 2 级脑膜瘤通常采用放射治疗，而所有 3 级脑膜瘤无论切除程度如何，都需要积极的治疗。然而，尽管采取了积极的治疗措施，目前的治疗方法对许多高危患者是不够的。需要新的系统的和生物的治疗。

目前的试验 两项评估放射治疗在脑膜瘤治疗中的作用的前瞻性合作组试验最近已完成。EORTC 完成了一项 Ⅱ 期临床试验（22042–26042）的登记，该试验旨在评估 2 级和 3 级脑膜瘤患者的无进展生存，并等待初步结果。本研究根据切除程度和组织学对肿瘤进行分层。Simpson 1~3 级切除的患者接受了标准的术后放疗（60Gy/30 次），而切除较少的患者则接受了额外的放疗（10Gy/5 次）。

RTOG 0539 试验对脑膜瘤的术后治疗采用了风险分层的方法。低风险的患者，包括整体完全切除或次全切除的 WHO 1 级肿瘤；中等风险的患者，包括复发的 WHO 1 级和完全切除的 WHO 2 级肿瘤，接受术后

放疗（54Gy/30 次）；高风险的 WHO 3 级肿瘤或次全切除或复发的 WHO 2 级肿瘤患者，接受 60Gy/30 次。最近发表的中期危险患者的初步结果显示无进展生存率为 93.8%[83]。

目前脑膜瘤的前瞻性研究包括 NRG BN-003 和 ROAM（放射 vs. 非典型脑膜瘤观察）3 期试验。这两项研究都随机选择完全切除的非典型脑膜瘤进行辅助放疗和观察，并评估现代生活质量和神经认知指标。

前庭神经鞘瘤，以前被错误地称为听神经瘤，是一种源自第八脑神经前庭部分神经外施万细胞的良性肿瘤。虽然双侧前庭神经鞘瘤是 2 型神经母细胞瘤的唯一症状，但大多数病例是单侧和散发的。虽然这些肿瘤很少是致命的，但症状如听力丧失、耳鸣、失衡和脑神经缺损，可以显著损害生活质量。治疗方案包括观察、切

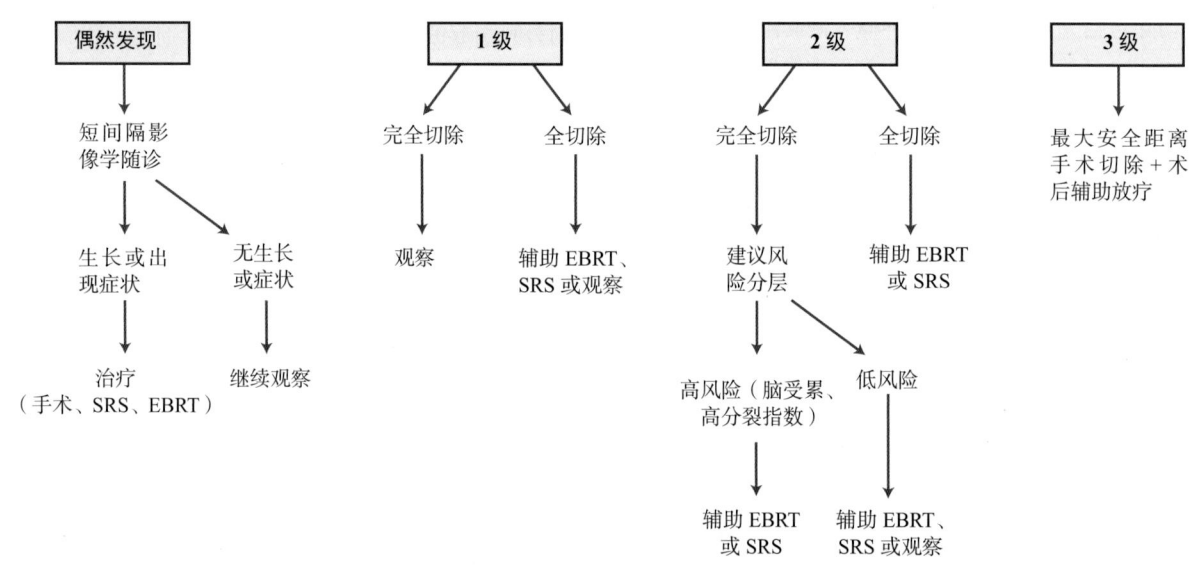

▲ 图 33-8　根据分级和手术状态的脑膜瘤治疗流程
EBRT. 外照射；SRS. 立体定向放射治疗

表 33-4　脑膜瘤放射治疗 / 放射手术剂量选择建议

分 级	放疗方式	剂 量	次 数	肿瘤总体积	临床靶体积
1 级	外照射	50.4~54Gy[a]	28~30	术后 MRI 增强肿瘤	同肿瘤总体积
2 级	外照射	54~55.8Gy	30~31	术后 MRI 增强肿瘤及瘤床	肿瘤总体积外放 1cm
3 级	外照射	59.4~63Gy	33~35	术后 MRI 增强肿瘤及瘤床	肿瘤总体积外放 2cm（54Gy 时外放 1cm）
1 级	SRS[b]	12~14Gy	1	增强肿瘤	同肿瘤总体积
2 级	SRS	14~18Gy	1	增强肿瘤	同肿瘤总体积
3 级	SRS	>14Gy	1	增强肿瘤	同肿瘤总体积

a. 用 45Gy 治疗视神经鞘脑膜瘤效果良好
b. SRS，目前而言，目的假设为单次放射手术。据报道，采用分次立体定向治疗也取得了良好的效果，如 5Gy×5 次[272]
MRI. 磁共振成像；SRS. 立体定向放射治疗

除、SRS 或分次立体定向放射治疗。

二、前庭神经鞘瘤

（一）病原学和流行病学

前庭神经鞘瘤的发病率正在增加，最近估计每年每 10 万人中有 1.2 人发生前庭神经鞘瘤[201]。CT 和 MRI 颅内成像的广泛应用导致了发病率的增加，因为在无症状的患者中，0.2% 的前庭神经鞘瘤在 MRI 上被发现[8]。85%～90% 的桥小脑角肿瘤是前庭神经鞘瘤。一些病例可归因于遗传综合征，如 NF2，表现为双侧前庭神经鞘瘤。然而，超过 90% 的病例是散发的和单侧的。目前，零星前庭神经鞘瘤发生的危险因素尚不清楚，有限且极具争议性的研究表明，使用手机[202]、职业暴露于噪声和牙科 X 线片可能增加风险[203]。患者诊断时的中位年龄为 50 岁，然而，NF2 患者通常在 20—30 岁时表现出症状。一份报告指出，那些在工作中暴露于巨大噪声中 20 年以上的人，患前庭神经鞘瘤的风险增加了 10 倍[204]。

（二）生物特征

位于染色体 22q12 上的肿瘤抑制基因 NF2 的双等位基因失活突变常见于散发性和 NF2 相关的前庭神经鞘瘤[205]。NF2 编码细胞骨架蛋白 merlin，在胚胎发育、细胞黏附、维持细胞膜稳定性和细胞增殖中起作用。据推测，Merlin 通过转位到细胞核，抑制 E3 泛素连接酶 CRL4DCAF1，从而抑制肿瘤发生[206]。Merlin 与多种细胞受体和信号通路相互作用，如 EGFR、ERBB2、CD44、Rac、Ras/raf 和 Wnt，为研究前庭神经鞘瘤的靶向治疗提供了机会[207]。前庭神经鞘瘤样本也被证明比健康对照组表达更高水平的磷酸化 ErB3，提示沿该途径的信号通路增加可能有助于肿瘤发生。与健康的前庭神经相比，前庭神经鞘瘤手术样本中[208] CXCR4 mRNA 水平也升高，提示其在发病机制中发挥作用[209]。VEGF 和 VEGFR-1 在前庭神经鞘瘤中呈高水平表达[210]。染色体 22q 杂合性的缺失也与前庭神经鞘瘤的肿瘤发生有关，可能是由于基因 SMARCB1、LZTR1 和 NF2 的缺失（所有这些基因都存在于染色体 22q 上）[211]。

（三）病理学和转移途径

前庭神经鞘瘤在组织学上与起源于其他脑神经和周围神经的神经鞘瘤相似。其组织学表现为密集和稀疏交替的细胞区，称为 Antoni A 区和 B 区（图 33-9）。

大多数前庭神经鞘瘤起源于第八脑神经前庭部的上支和下支，位于内耳道内。这些肿瘤起源于耳蜗神经是很罕见的。随着时间的推移，肿瘤的进行性生长可能经内耳道延伸到桥小脑角，造成脑干和其他附近的脑神经，最常见的是三叉神经和面神经的压迫。

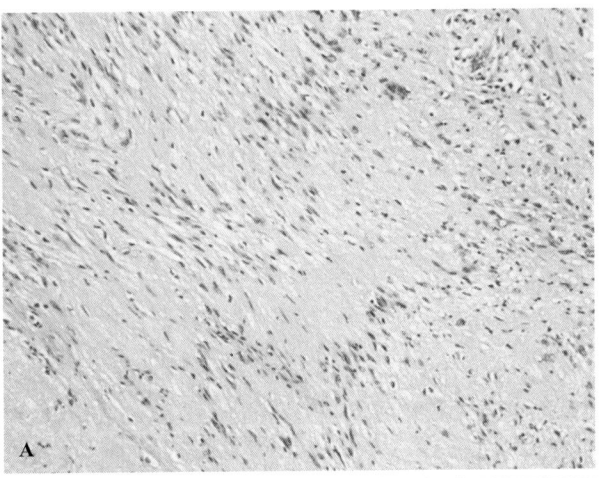
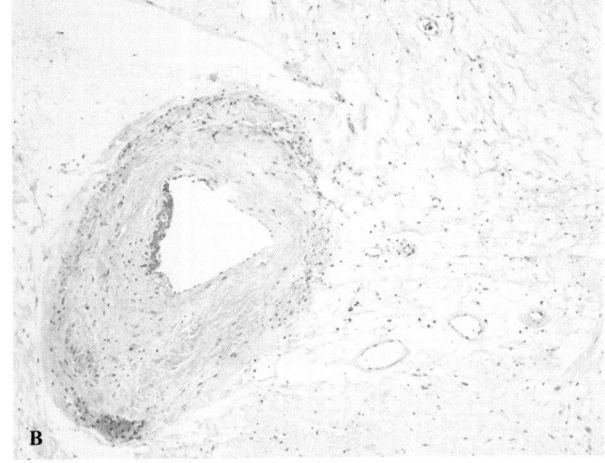

▲ 图 33-9　前庭神经鞘瘤的组织病理学（此图彩色版本见书末）肿瘤边界清楚，有细胞多和细胞少的区域（Antoni A 区和 B 区），并含有厚壁血管。A. 描绘超细胞性（Antoni A 区）；B. 显示毗邻肥厚血管的细胞密度低（Antoni B 区）（图片由 Michael Castro, MD. 提供）

前庭神经鞘瘤的自然病程以逐渐进行性生长为典型特征，并伴有逐渐的感音神经性听力丧失和潜在的其他脑神经缺陷。一小部分患者可能出现突发性听力丧失，推测与血管（可能是静脉）、神经梗死有关，因此一般不可逆。在监测下，不到 5% 的肿瘤可能轻微退行[212]。据估计，散发性病变的平均增长率为每年 1～2mm[212, 213]。NF2 相关病变患者的平均增长率为每年 3mm[214]。然而，肿瘤的大小和生长速度与听力损失并不一致。囊性神经鞘瘤是一种公认的肿瘤亚型，其表现为更具侵略性，侵犯和压迫邻近的脑神经。恶性的发生是罕见的。

（四）临床表现、患者评估和分期

越来越多的前庭神经鞘瘤是由于其他原因在 MRI 或 CT 上偶然发现的。MRI 是显示前庭神经鞘瘤的首选影像学方法，通常在 T1 加权 MRI 图像上表现为源自内耳道的增强性病变（图 33-10A 和 B）。肿瘤的范围可使用 Koos 分级系统描述（表 33-5）。

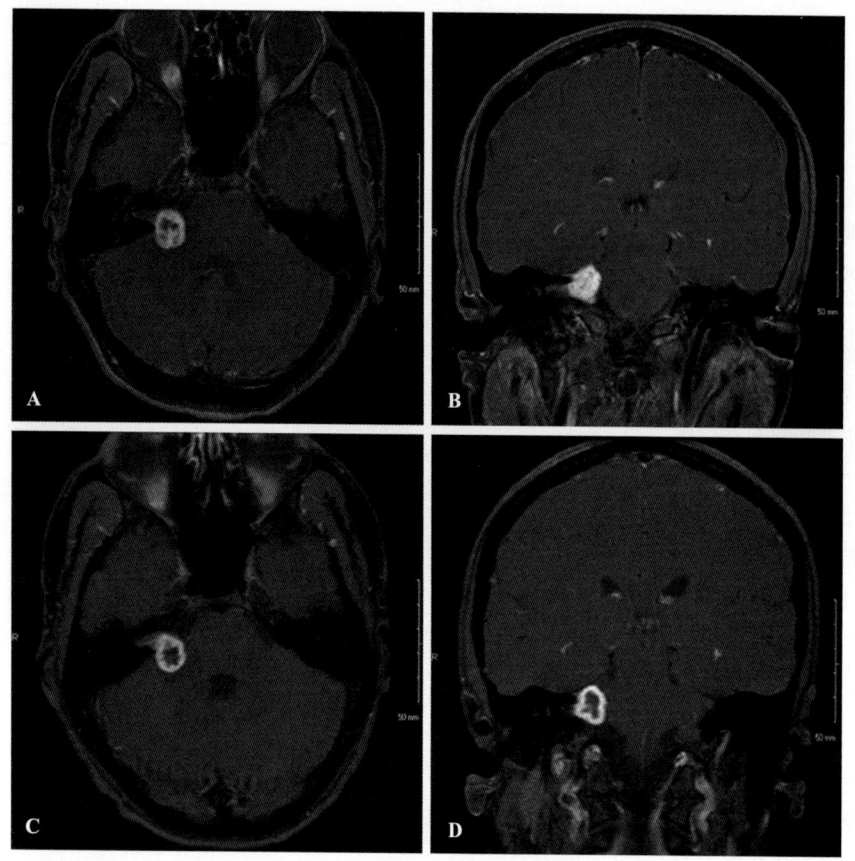

◀ 图 33-10　39 岁右侧前庭神经鞘瘤女性患者的磁共振 T_1 加权对比增强成像

患者接受分次立体定向放射治疗（FSRT），剂量为 50.4Gy/1.8Gy。如图所示为完成 FSRT 19 个月后，治疗前轴位（A）和冠状位（B）、治疗后轴位（C）和冠状位（D）的代表性图像。治疗后的图像显示中央坏死增加

表 33-5　前庭神经鞘瘤的 Koos 分期系统

Ⅰ期	小管内肿瘤
Ⅱ期	小管内肿瘤，延伸至桥小脑角
Ⅲ期	较大肿瘤占据桥小脑池，脑干无移位
Ⅳ期	巨大肿瘤，脑干和脑神经明显移位

改编自 Koos W. Microsurgery as a condition for progress in the treatment of acoustic nerve neurinoma. *Wien Med Wochenschr.* 1977; 127（8）: 246-249. [273]

前庭神经鞘瘤的症状与肿瘤的大小、位置及邻近关键结构有关。当肿瘤有症状时，患者可主诉听力丧失（95% 客观，66% 主观）、耳鸣（63%）、失衡或眩晕（61%）、面部麻木或疼痛（17%）、面部麻痹或味觉障碍（6%）、其他脑神经缺损或小脑功能障碍 [215]。耳蜗神经受累是听力丧失和耳鸣的主要原因。前庭神经受累导致步态不稳。面部麻木主要是由三叉神经受累引起的。在罕见的味觉障碍或面部感觉异常的情况下，面神经受累是罪魁祸首。

感音神经性听力损失通常优先影响高频，因此可能被误认为噪声或年龄相关的听力损失。图 33-11 显示了一个典型患者的听力图，以及两种针对前庭神经鞘瘤患者的听力图分类系统，即 Gardner-Robertson [216] 和美国耳鼻喉外科学会（American Academy of Otolaryngology–Head and Neck Surgery，AAO-HNS）[217] 方法（表 33-6）。一般来说，语言辨别得分为 50% 或小于 50dB 或更多的患者，可能不会从专注于保护听力的方法中受益 [218]。然而，每个病例都必须单独考虑，特别是双侧前庭神经鞘瘤或其他原因导致对侧听力损害的患者。

面神经功能的临床特征采用 House-Brackmann 分级量表（表 33-6）。当有临床迹象时，可以进行其他研究，如面神经肌电图、热量测试或眼震电图（表 33-7）。

主要治疗　由于前庭神经鞘瘤很少危及生命，治疗的主要目标是局部控制和保留功能。治疗选择包括监测、手术切除、SRS 和 FSRT。

目前还没有关于前庭神经鞘瘤患者的真正随机对照试验发表，单个机构的研究受到以下因素差异的限制，如患者选择、治疗技术、评估和报告肿瘤控制的方法、治疗或肿瘤相关的神经缺陷。例如，局部控制可以在影像学上确定为肿瘤没有生长，或没有进展性肿瘤生长的临床迹象，或不需要进一步干预。放射治疗后前庭神经鞘瘤的自然史可能以短暂的体积增大为特征 [63]，通常伴有坏死的中心（图 33-10C 和 D），随后稳定或消退。这种类型的 MRI 发现可能混淆在一些已发表的 SRS 研究的结果，特别是在早期，在这种现象被认识到之前。听力缺陷也以多种不同的方式进行分析，包括主

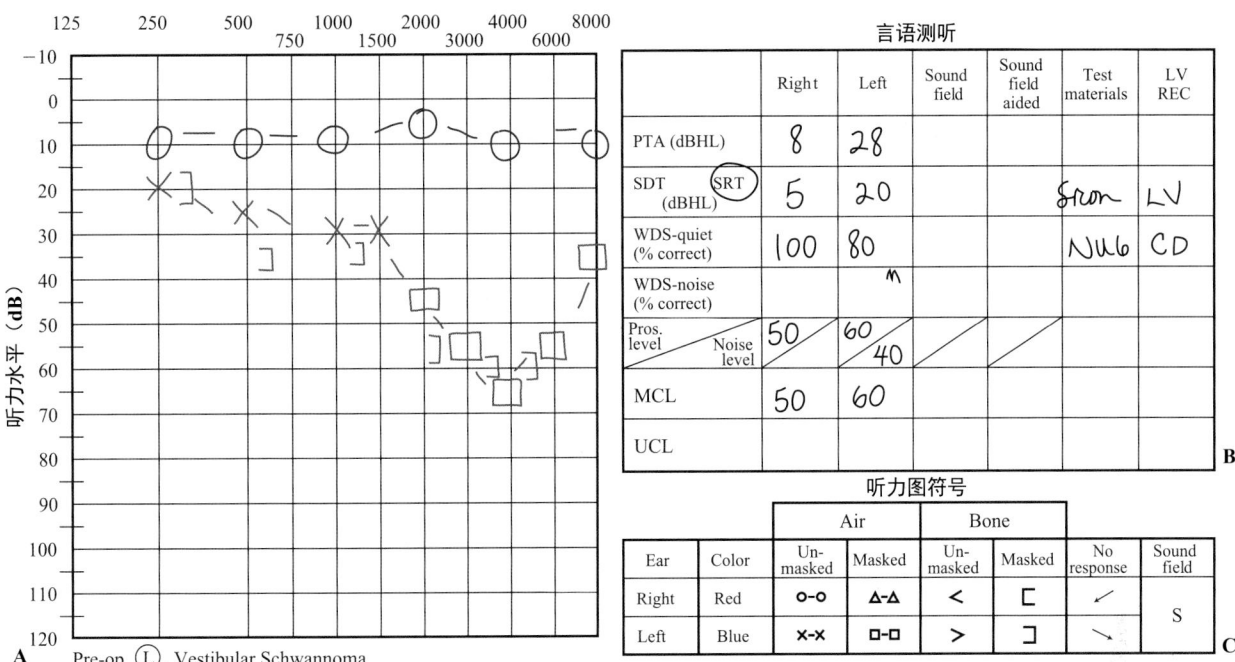

▲ 图 33-11　典型前庭神经鞘瘤患者的听力图

A. 前庭神经鞘瘤治疗前听力图表现为典型的高频感音神经性听力损失。研究结果被用来将听力分为可用或不可用听力的不同等级。B. Gardner-Robertson 系统[216] 分为 Ⅰ～Ⅴ级，Ⅰ～Ⅱ级代表可用听力；C.AAO-HNS 系统[217] 分为 A～D 级，A～B 级代表听力正常

观（通常通过询问患者使用受影响耳朵的电话的能力）或使用客观的听力测量数据。面部功能通常使用 House-Brackmann 系统进行评分（表 33-6），但调查者在定义"显著"的面部和其他脑神经毒性的方法上存在差异，结果可能以粗率或精算率报告，增加了已发表病例研究的异质性。

目前，治疗方式的选择是基于医生的熟悉程度、偏见和选择，患者的特征（年龄、症状、病灶的位置和大小），不同技术的可用性，当然，也包括患者的选择。对 2004—2009 年的 SEER 数据库的分析显示，49.04% 的患者仅接受手术，23.55% 的患者仅接受放疗，1.98% 的患者同时接受手术和放疗，24.16% 的患者接受观察[201]。观察是 10 岁及以下和 81 岁及以上患者最常见的治疗策略，而手术是 11—70 岁患者最常见的治疗策略。接受手术的患者肿瘤体积明显大于仅接受放疗的患者（2cm vs. 1.5cm，P＜0.0001）。

(1) 手术：自 1894 年开始施行前庭神经鞘瘤切除术；可经枕下（乙状窦后或乳突后）、经颅中窝或经迷路入路完成（表 33-8）。经枕下入路对任何大小的肿瘤都是可行的，但会有脑脊液泄漏和头痛的风险。经颅中窝入路最适合肿瘤大小在 1.5～2cm，且有损伤第七脑神经的风险。这两种方法中任何一种都可以尝试保留听力，尽管内耳道底部不完全可见，这可能增加不完全切除的可

能性。经迷路入路适用于任何大小的肿瘤。这消除了不完全切除的风险，但不可避免地会牺牲听力。全切除后复发是不常见的。

通过枕下和颅中窝入路，已发表的前庭神经鞘瘤的听力保存率为 20%～71%[219]。与保护功能性听力相关的因素包括术前更好的听力、术前听性脑干反应测试中较短的耳内和绝对波 V 潜伏期以及上前庭神经来源[219]。在一些研究中，通过听力图测量更好的术前听力和更小的肿瘤体积预示着听力保存，但在其他研究中则不然[219-221]。

手术的其他潜在不良反应包括脑脊液渗漏、面神经损伤、头痛和脑膜炎[218]。对于较小的肿瘤（例如，＜2～3cm），手术经验越来越丰富[219]。功能保留的手术方法已经被描述（即几乎全切除，留下小的肿瘤残留，黏附在诸如面神经等结构上）[222]。

(2) 立体定向放射治疗：Leksell 于 1971 年发表了关于 SRS 治疗前庭神经鞘瘤的第一篇报道[222]。现代放射手术可以使用伽马刀、线性加速器或质子束技术。由于 SRS 的微创性和良好的临床效果，一些机构的实践模式正在转向支持 SRS 而不是切除。理想的候选者是肿瘤小于 3cm。

几个大型的单机构应用 SRS 治疗前庭神经鞘瘤的经验已被报道[276-278]。如下所述，使用现代技术和剂量，

表 33-6　House-Brackmann 面神经分级量表 [274]

级 别	描 述	特 征
I	正常	各区面肌运动正常
II	轻度功能异常	• 大体：仔细检查时有轻度的面肌无力，可有非常轻的连带运动 • 静止状态：面部对称，肌张力正常 • 运动 　– 前额：适度至良好的功能 　– 眼：稍用力闭眼完全 　– 口：口角轻度不对称
III	中度功能异常	• 大体：两侧明显差异但不影响外观；明显但不严重的连带运动、挛缩或面肌痉挛 • 静止状态：面部对称，肌张力正常 • 运动 　– 前额：轻微至中度运动 　– 眼：用力闭眼完全 　– 口：轻度不对称
IV	中重度功能异常	• 大体：明显的面肌无力或面部变形 • 静止状态：面部对称，肌张力正常 • 运动 　– 前额：无运动 　– 眼：闭眼不全 　– 口：用最大力后口角不对称
V	重度功能异常	• 大体：只有几乎觉察不到的动作 • 静止状态：不对称 • 运动 　– 前额：无运动 　– 眼：闭眼不全 　– 口：轻微的运动
VI	完全瘫痪	不动

表 33-7　前庭神经鞘瘤的诊断方法与监测

初步评估
• 病史和体格检查，特别注意脑神经和平衡
• 大脑磁共振成像
• 听力图
• 还可以考虑面神经肌电图、热量测试、眼震电图

随访 / 监测
• 每 1～2 年对大脑进行 1 次磁共振成像
• 临床需要时行听力图

表 33-8　前庭神经鞘瘤的手术选择

外科手术方法	适应证	优点和缺点
枕下（乙状窦后）	• 任何大小肿瘤并尝试听力保存	• 优点：降低面神经损伤的风险 • 缺点：头痛、脑脊液漏发生率增加；有损伤小脑的危险
颅中窝	• 小肿瘤（≤1.5～2cm），累及内侧耳道，企图保留听力	• 优势：听力保存率可能是最高的 • 缺点：增加面神经和颞叶损伤的风险
迷路	• 患耳听力丧失	• 优点：内耳道的完整显示最大限度地减少了不完全切除的可能性 • 缺点：听力牺牲在所难免

SRS 的局部控制率通常大于 90%，而显著的脑神经毒性率小于 10%（表 33-9）。

已发表文献的听力保存率各不相同。一项包含 32 项研究的系统回顾，SRS 平均剂量为 12.5Gy [223]。斯坦福团队公布了他们的经验，使用射波刀机器人放射外科系统的 SRS 治疗（Accuray，Sunnyvale, CA），90% 的患者治疗剂量为 3 个疗程 18Gy [224]，患者 5 年肿瘤控制率为 96%，粗听力保存率为 76%。斯坦福大学的做法是在三个疗程中为听力正常的患者给予 18Gy 放疗（每疗程 6Gy）。

SRS 治疗后听力损失的可能机制（无肿瘤进展）包括由浆液性中耳炎引起的短暂性传导性听力丧失，因辐

表 33-9 前庭神经鞘瘤立体定向放射治疗的单机构预后

系 列	患者例数	剂 量	局部控制	有用的听力保存（%）	面神经毒性（%）	三叉神经毒性（%）
Fukuoka 等，2009[275]	152	中位 12Gy（9～15Gy）	92.4% 在 8 年时	71	0	2.6
Chopra 等，2007[276]	216	中位 13Gy（12～13Gy）	98.3% 在 10 年时	44.5	0	5.1
Friedman 等，2006[277]	390	中位 12.5Gy（10～22.5Gy）	90% 在 10 年时	NR	4.4	3.6
Lunsford 等，2005[278]	829	中位 13Gy（10～20Gy）	98%	78.6[a]	0[a]	4[a]
Chung 等，2005[279]	195	中位 13Gy（11～18.2Gy）	96.8% 在 10 年时[b]	60	1.4（短暂）	1.1
Muacevic 等，2004[280]	219	中位 13Gy（10～15Gy）	97% 在 5 年时	NR	0.5（短暂）	5.5
Flickinger 等，2001[254]	190	中位 13Gy（11～18Gy）	97.1% 在 5 年时[c]	73.5 在 5 年时	1.1	2.6
Foote 等，2001[258]	149	中位 14Gy（10～22.5Gy）	87% 在 5 年时	NR	11.8 在 2 年时	9.5 在 2 年时
Prasad 等，2000[255]	153	中位 13Gy（9～20Gy）	94%	40	3.3	2
Kondziolka 等，1998[253]	162	中位 16.6Gy（12～20Gy）	98%	47	21	27
Norén 等，1993[281]	254	10～20Gy	84% NF2 94% 单侧	77	17	19

a. 接受 12～13Gy 治疗的患者
b. 无干预生存期；放射控制 93.6%
c. 无切除生存期；5 年放射控制 91%
NF2. 2 型神经纤维瘤病；NR. 未报告

射直接损伤前庭耳蜗神经或耳蜗、肿瘤水肿压迫前庭耳蜗神经或内听动脉或内听动脉血栓形成导致的延迟性感音神经性听力丧失。SRS 治疗后，可能与听力保护相关的患者因素包括年龄小于 60 岁，肿瘤体积小于 0.75cm³，管内肿瘤位置和更好的治疗前听力（Gardner-Robertson Ⅰ 级，言语识别率≥80%，纯音听阈均值<20dB）[225]。

一些回顾性研究比较了手术治疗和 SRS[226-229] 治疗的结果（表 33-10），表明两者均达到了 91%～100% 的局部控制率[227, 229]，但 SRS 表现出相同或更好的功能保护结果。梅奥医学中心对 82 例较小肿瘤（≤3cm）患者进行手术或 SRS 治疗的前瞻性分析发现，选择 SRS 治疗的患者更好地保留了正常的面部活动和听力[227]。对 91 例在 Haukeland 大学医院接受手术（n=28）或 SRS（n=28）治疗的小前庭神经鞘瘤（≤2.5cm）患者进行前瞻性分析，结果显示接受 SRS 的患者具有更好的面神经功能和听力保存[226]。一项由 Régis 等[228] 发表的关于手术（n=110）和 SRS（n=100）患者的比较研究发现，SRS 能更好地保留正常听力和面神经和三叉神经功能。最后，Karpinos 等[229] 对 96 例患者进行了回顾性分析，结果显示 SRS 能更好地保留可测量（但不能正常使用）的听力，且面神经和三叉神经病变的发生率较低。然而，手术组的肿瘤体积更大。

(3) 分次立体定向放射治疗：前庭神经鞘瘤是一种增殖缓慢的肿瘤，估计 α/β 比值为 2.5～4。FSRT 假设

的放射生物学优势是基于减少对周围正常结构的后期毒性，如脑神经和脑干，这些可能具有相似的 α/β 比值。立体定位技术通过减少治疗体积有助于减少毒性。因此，假定 FSRT 的生物学优势来自于不将脑神经和脑干暴露在高的单次分剂量下。典型的候选者是那些肿瘤太大而不能进行放射手术的患者或罕见的恶性神经鞘瘤患者，当然 FSRT 也可以用于肿瘤较小的患者。

已发表的单机构 FSRT 结果与当前 SRS 指南比较，局部控制率大于 90%，脑神经毒性率小于 10%（表 33-11）。虽然最近一项对 47 项研究的回顾显示，FSRT 和 SRS 组的听力保存率相同（58%）[223]，但有效的听力保存率可能高于 SRS[231]。Combs 等[232] 显示 116 例患者 10 年的有效听力保存率为 68.6%，其中大多数接受了 FSRT 治疗；10 年后的听力损失模式类似于那些发生在健康的老年人。

四项（一项前瞻性和三项回顾性）单机构分析比较了 SRS 和 FSRT 的结果（表 33-10），均显示了相同的局部控制率[230, 232, 233]。Meijer 等[234] 对 129 例前庭神经鞘瘤患者进行了一项前瞻性研究，分为 SRS 组（10～12.5Gy）与大分割 FSRT 组（20～25Gy，4～5Gy/5次）的基础上，无牙病患者（n=49）接收 SRS 和有牙病患者接受 FSRT（n=80），两组的毒性率都很低，但 FSRT 组三叉神经的保存率略高（5 年 98% vs. 92%，P=0.048）。在托马斯杰弗逊大学对 125 例接受 SRS

表 33–10　单机构分析比较前庭神经鞘瘤手术、SRS 和 FSRT 的结果

系　列	治疗（患者例数）	有用的听力保存	面神经毒性	三叉神经毒性
手术 vs.SRS				
Myrseth 等，2009 [226]	SRS（63） 手术（28）	68% 0%，P<0.001	1.6% 46%，P<0.001	NR
Pollock 等，2006 [227]	SRS（46） 手术（36）	63% 5%，P<0.001	2% 17%，P=0.04	NR
Régis 等，2002 [228]	SRS（100） 手术（110）	40% 5%，P=0.000 001	0% 47%，P=0.000 05	4% 29%，P =0.0009
Karpinos 等，2002 [229]	SRS（75） 手术（25）	44% 40%	6.1% 35.3%，P=0.008	12.2% 22%，P=0.009
SRS vs. FSRT				
Combs 等，2009 [233]	SRS（30） FSRT（172）	NR^a	17% 2%	7% 3%
Anderson 等，2007 [235]	SRS（49） FSRT（20）或 HypoFSRT（32）	33.3% 65.4%，P=0.087	2.1% 2.0%	10.2% 0%，P=0.028
Meijer 等，2003 [234]	SRS（49） HypoFSRT（80）	75% 61%	7% 3%	8% 2%，P=0.048
Andrews 等，2001 [231]	SRS（69） FSRT（56）	33% 81%，P= 0.0228	2% 2%	5% 7%
Anderson 等，2014 [235]	SRS（48） HypoFSRT 20Gy/5fx（37） FSRT（19）	60% 63.2% 44.4%	2.1% 0% 0%	10.5% 25% 5.3%

a. 可用的听力保存率与表格格式不兼容，包括 P 值，统计上的显著差异
FSRT. 分次立体定向放射治疗；HypoFSRT. 大分割 FSRT；NR. 没有报告；SRS. 立体定向放射治疗

表 33–11　FSRT 治疗前庭神经鞘瘤的较大单机构结果

系　列	患者例数	剂　量	局部控制（%）	可用的听力保存（%）	面神经毒性（%）	三叉神经毒性（%）
Koh 等，2007 [282]	60	50Gy，每次 2Gy	96.2 在 5 年时	77.3	0	0
Combs 等，2005 [247]	106	57.8Gy，每次 1.8Gy	93 在 5 年时	94 在 5 年时	2.3	3.4
Chan 等，2005 [283]	70	54Gy，每次 1.8Gy	98 在 5 年时	84 在 5 年时	1	4
Chang 等，2005 [284]	61	18~21Gy，每次 6~7Gy，每天 1 次	98	74	0	0
Williams 等，2002 [285]	125	25Gy，每次 5Gy，肿瘤<3cm；30Gy，每次 3Gy，肿瘤≥3cm	100	83	0	1.6（暂时）
Fuss 等，2000 [286]	42	平均 57.6Gy，每次 1.8Gy	97.7 在 5 年时	85.2 在 5 年时	0	4.8

FSRT. 分次立体定向放射治疗

（n=69）或传统 FSRT（n=56）治疗的患者进行的一项回顾也显示了类似的结果，除了保留功能性听力外，FSRT 治疗更好 [231]。最近一项海德堡大学 202 例前庭神经鞘瘤治疗的分析，其中，SRS 组（n=30）、传统 FSRT 组（n=172）出现相同的结果，除了 SRS 剂量超过 13Gy 的患者听力保护率更低 [233]。威斯康星大学的一项评估结果分析，SRS（n=48）、常规 FSRT（n=19）和大分次 FSRT（n=37），发现类似的结果，大分次 FSRT 没有增加患者三叉神经毒性的趋势，传统 FSRT 的听力保护效果较差 [235]。

（4）监测：监测可能是老年患者或伴有其他重大医学并发症患者的最佳选择，也可考虑用于小而无症状肿瘤的患者，目的是为了保持听力功能。

一项对 1345 名患者平均观察期超过 3.2 年的 Meta 分析发现，43% 的肿瘤以平均每年 1.9mm 的速度生长，51% 的患者经历了听力损失[236]。一项 903 例 MRI 和（或）CT 检测患者的系统回顾发现，平均观察时间为 3.1 年，51% 的肿瘤在平均 2.1 年之后生长，20% 需要干预，主要原因是肿瘤生长伴侵袭性症状[212]。一项 60 例患者的听力学资料显示 37% 的患者丧失了听力。对近 1000 名接受预期治疗的患者的分析表明，整体听力保存率为 54%[237]。保存听力的可能性更大的肿瘤的年平均增长率为 2.5mm 或更少（75% vs. 32% 生长较快的肿瘤）。面神经保存率高于 97%。耳鸣经观察会恶化，但经治疗（手术或 SRS）会改善[238]。

（5）靶向治疗：随着对前庭神经鞘瘤分子生物学认识的加深，促进了对 NF2 进展性疾病患者靶向药物的早期临床研究。贝伐珠单抗和拉帕替尼的疗效很好，包括影像学反应和听力恢复[239]。目前正在研究的其他系统性药物包括索拉非尼、曲妥珠单抗、蛋白激酶抑制剂和 p21 激活激酶抑制剂[29]。

（6）联合治疗、伪进展和挽救性治疗：联合治疗在前庭神经鞘瘤的初期治疗中很少涉及。手术治疗失败的患者通常会继续接受放射治疗，反之亦然。Fu 等[240]发表了 38 例重复伽马刀放射治疗患者的单机构经验，在 6.2 年随访期间，所有患者在再次治疗后肿瘤均得到控制，7.9% 的患者出现三叉神经感觉减退，13% 的患者出现面部痉挛，7.9% 的患者出现持续性 House-Brackman Ⅱ级面神经功能障碍。听力保护未作评估。因此，再次 SRS 可以考虑用于选择性的患者。然而，在考虑对患者进行挽救性治疗时应谨慎，因为治疗相关炎症导致的前庭神经鞘瘤短暂性扩大（称为伪进展）的发生率为 10%～40%[241-244]。因此，根据国际 SRS 社会实践指南，接受放射治疗 3 年内，无症状肿瘤增大的患者应该观察，而不是接受挽救性治疗[245]。

（7）2 型神经纤维瘤患者前庭神经鞘瘤的管理：如上所述，双侧前庭神经鞘瘤常见于 2 型神经纤维瘤患者，据估计，这种疾病的患病率为 1/100 000[246]。最近 Asthagiri 等[29]发现，这些患者也有发展其他中枢神经系统肿瘤的易感性（脑膜瘤、星形细胞瘤、神经纤维瘤）、周围神经病变、眼部病变（视网膜错构瘤、黄斑前膜、白内障）和皮肤病变（斑块和皮下肿瘤）。因此，治疗前评估应包括整个颅脊髓轴的 MRI 检查。

与散发性肿瘤相比，2 型神经纤维瘤患者的前庭神经鞘瘤往往生长得更快，更猛烈地包围或浸润邻近的耳蜗神经和面神经。这类患者治疗后的功能预后往往较差。Combs 等发现，在接受 FSRT 治疗的患者中，诊断出 2 型神经纤维瘤与有效保存听力的可能性呈显著负相关（64% 的 2 型神经纤维瘤 vs. 98% 的散发性肿瘤）[247]。

Mathieu 等[248]发表了匹兹堡大学采用 SRS 治疗的 74 个前庭神经鞘瘤的 62 例 2 型神经纤维瘤患者的经验，平均边缘剂量为 14Gy（范围 11～20Gy）。10～15 年的精算局部控制率为 81%。多因素分析显示，边缘剂量与听力的有效保存有显著的相关性；在边缘剂量为 14Gy 或更少的患者中，精算的 5 年有效听力保存率为 48%。肿瘤体积大于 5cm³，最大剂量大于 28Gy，预示其他并发症的发生，如面神经无力、三叉神经病变或神经痛、前庭功能障碍。作者建议只治疗有症状的大肿瘤或表现为进行性生长或听力丧失的肿瘤，以最大限度地保留功能和生活质量[248]。早期干预的一个优点可能是保留耳蜗神经功能的潜力，从而使未来的人工耳蜗植入成为可能。

目前，放疗在 NF2 型前庭神经鞘瘤患者治疗中的应用仍存在争议。治疗的目标通常是维持生活质量同时保持功能。这些患者中的许多人应对他们的肿瘤可以采取观察。然而，有听力下降、脑干压迫或神经受累症状的患者应接受治疗。通常，手术是首选。这在一定程度上是由于人们担心辐射会导致继发恶性肿瘤[246, 249, 250]。值得注意的是，Pollock 等[251]最近完成了一项回顾性研究，对 358 例经单次颅内 SRS 治疗的前庭神经鞘瘤患者，中位数随访时间 8.3 年（范围 5～23.1 年），报告称只有 1 例（0.3%）患者继发二次辐射诱发的癌症。

（五）照射技术与耐受性

1. 立体定向放射治疗　无论是直线伽马刀还是直线伽马刀，都可以用亚毫米的精度来治疗颅内病变。流行的商用 linac 放射外科系统的例如 Novalis BrainLAB（BrainLAB AG, Feldkirchen, Germany）、Radionics XKnife（Integra, Plainsboro, New Jersey）、TomoTherapy（Accuray, Madison, WI）、TrueBeam STX or Edge（Varian Medical systems, Palo Alto, CA）和 CyberKnife®（Accuray, Sunnyvale, CA）。放射外科技术在其他地方有更详细的讨论。

高分辨率 MRI 图像应该在治疗计划中使用，无论是作为主要数据集，还是通过融合治疗计划的 CT 扫描。然而，当仅仅依赖 MRI 时，应该谨慎，因为空间扭曲可能导致定位错误，从而危及局部控制[252]。对比增强 T_1 图像能最好地显示肿瘤，而快速自旋回声 T_2 序列或稳态干扰（constructive interference in steady state, CISS）序列能最好地显示耳蜗和半规管。

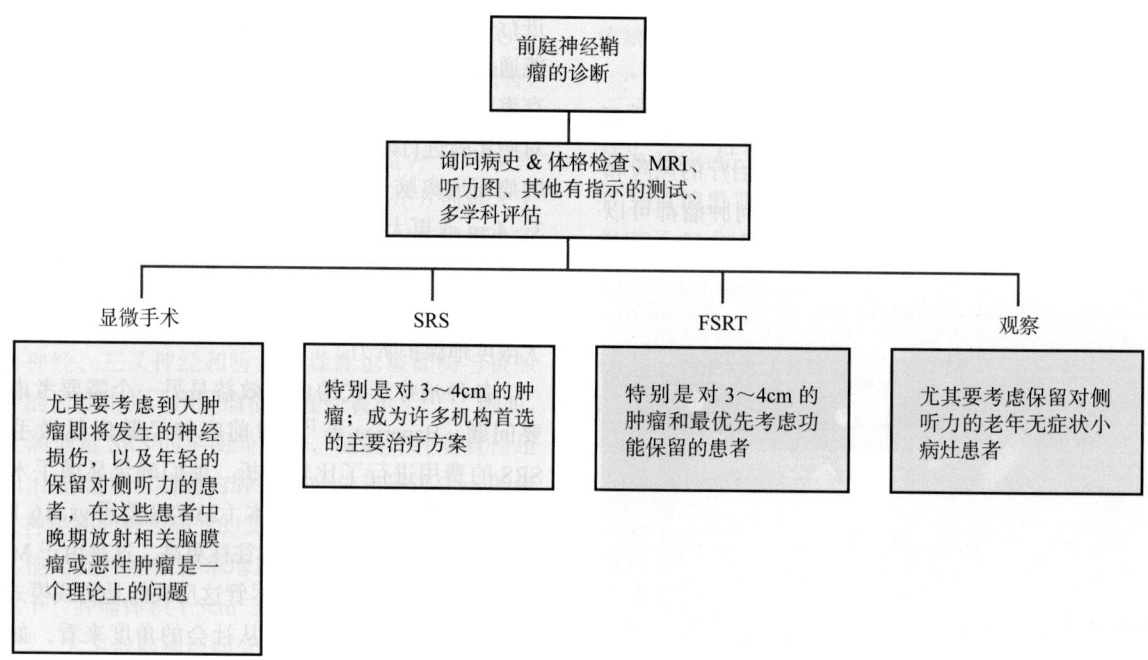

▲ 图 33-15　前庭神经鞘瘤的建议治疗原则

多学科评估至关重要，以确保考虑到可能影响结果的患者特定因素和机构优势。FSRT. 分次立体定向放射治疗；MRI. 磁共振成像；SRS. 立体定向放射治疗

第 34 章　垂体瘤和颅咽管瘤
Pituitary Tumors and Craniopharyngiomas

John H. Suh　Samuel T. Chao　Erin S. Murphy　Pablo F. Recinos　著
王长宾　译

要　点

1.**发病率**　垂体瘤占原发性颅内肿瘤的 10%～15%。

2.**生物特性**　绝大多数垂体肿瘤都是良性的，分为功能性（即分泌过量的激素）或非功能性。垂体肿瘤的发病机制大部分是未知的。遗传易感性发展的垂体腺瘤已被描述为几种综合征。而垂体癌是极其罕见的。

3.**分期评估**　垂体肿瘤患者的评估包括完整的病史和体格检查、神经眼科评估，以内分泌为重点的实验室检查，以及以鞍区和鞍旁区为重点的大脑 MRI。由于没有正式的分期系统，这些肿瘤被广泛按解剖大小、分泌状态和是否存在内分泌功能障碍分类。

4.**主要治疗及结果**　多学科会诊可优化病人的诊疗。治疗策略包括观察、手术、药物治疗、放射治疗或综合治疗。治疗策略的选择取决于肿瘤的大小、位置、内分泌 / 功能状态、视力状态和临床表现。标准的手术方法是经蝶入路显微手术。治疗的主要目标包括改善或稳定视觉变化或神经症状，逆转高分泌内分泌异常，恢复或保存正常的激素功能。

5.**辅助治疗**　辅助医学和放射治疗可用于垂体腺瘤的管理。放射治疗的选择通常是辅助治疗而不是主要治疗，包括分割放射治疗、SRS 和分次 SRS。

6.**局部晚期疾病**　大的非功能性和一些功能性垂体腺瘤可能需要综合治疗，如手术、药物治疗和放射治疗 /SRS，以优化长期的肿瘤控制和激素分泌亢进。

7.**姑息治疗**　鞍区转移性肿瘤并不常见，最常发生于乳腺癌和肺癌。短期的放射治疗通常有效。

8.**颅咽管瘤**　颅咽管瘤是一种少见的肿瘤，它的特点是生长缓慢、有包膜。虽然这些肿瘤在组织学上是良性的，但可能具有局部侵袭性，很难治愈。肿瘤的生长和治疗可导致内分泌疾病和视力障碍。完全切除可获得良好的局部控制，但也可导致下丘脑功能障碍和视力障碍等并发症。次全切除后再进行放射治疗可以得到等效的控制，且并发症发病率更低。

一、概述

本章着重于垂体肿瘤的病因学、流行病学、辅助检查、生物学、解剖学、病理学、评估和治疗。考虑到复杂的解剖位置和接近关键结构，如视神经和脑垂体的脑神经，以及垂体肿瘤的不同表现和亚型，多学科的方法可以优化患者的诊疗。以放射治疗为主要治疗的颅咽管瘤的生物学、评估和管理将在本章的最后简要讨论。

二、病因和流行病学

（一）病因

虽然大多数垂体肿瘤的病因尚未完全了解，但已知有 4 个人类基因与家族性垂体肿瘤综合征相关：多发性内分泌瘤（multiple endocrine neoplasia, MEN）1、周期蛋白依赖性激酶抑制剂（cyclin dependent kinase inhibitor, CDKN）1B、cAMP 依赖的蛋白激酶调控（protein kinase, cAMP-dependent, regulatory, PRKAR）1A 和芳香烃受体相互作用蛋白（aryl hydrocarbon receptor-interacting protein, AIP）[1]。MEN1 是一种常染色体显性疾病，40% 的患者会发展为垂体腺瘤，最常见的是泌乳素瘤。这是一种罕见的遗传条件特点是内分泌过度活跃、神经鞘瘤、皮肤色素异常、黏液瘤，涉及遗传缺陷是 PRKAR1A 功能的丧失，其基因位于染色体 17q23–24 [2, 3]。McCune-Albright 综合征表现出镶嵌现象，由合子后体细胞突变引起的，在发育过程中出现的早期，在各种受影响的组织中突变细胞产生单克隆群体。在孤立的家族性生长激素瘤中，已经发现了 AIP 基因的种系改变 [4, 5]。

未发现垂体腺瘤与吸烟、头部创伤史或既往肿瘤等因素之间存在相关性 [6]。

（二）流行病学

垂体瘤是颅内最常见的原发性肿瘤之一。在美国，垂体瘤的发病率随着年龄的增长而增加，在女性和非裔美国人中更为常见 [7]。比利时和英国的一项基于社区的研究表明，患病率比既往历史上观察到的要高 [8, 9]。基于 Meta 分析，总的估计垂体腺瘤的患病率为 16.7%，在尸检系列中观察到 14.4%，在影像学研究中志愿者或患者因其他疾病的影像资料观察到 22.5% [10]。儿童垂体肿瘤在儿童和青少年中非常罕见，其侵袭性比先前预测的更强 [11]。

不同类型垂体腺瘤的发生频率因年龄和性别的不同而有很大差异。泌乳素瘤最常见，其次是无功能腺瘤、生长激素（growth hormone, GH）瘤和促肾上腺皮质激素（adrenocorticotropic hormone, ACTH）瘤。促甲状腺激素（thyroid-stimulating hormone, TSH）瘤是罕见的。垂体癌是极其罕见的 [12]。

（三）预防与早期筛查

目前还没有策略可以预防这些肿瘤的发展。鉴于正常成人患者者在 MRI 扫描上存在垂体异常，不推荐常规使用 MRI 或内分泌检查筛查。当影像学检查不是专门针对垂体病变时，偶然发现的垂体病变，即所谓的偶发瘤，可在 20% 以上的 CT 和 38% 的 MRI 扫描中被诊断出来，大多数是垂体腺瘤或 Rathke 囊肿 [12-14]。虽然大多数偶发瘤小于 1cm 且无功能，但可能与垂体激素缺乏、激素分泌过多或视野缺损有关 [15]。根据尸检报告，垂体偶发瘤仅在 1.5% 的儿童和青少年中发生，任何有内分泌异常迹象或症状的患者都应去看内分泌科医生 [16]。

如果患者怀疑与垂体腺瘤相关的 MEN1 或其他家族综合征，应咨询内分泌学家和医学遗传学家。对于这些患者，可以考虑行垂体的基线 MRI 检查，尽管常规成像并非要求一致进行。遗传性垂体瘤的处理通常与散发性腺瘤相似 [17]。

三、生物特征和分子生物学

垂体肿瘤的分子和细胞发病机制在很大程度上尚不清楚 [18]。垂体腺瘤的发病机制包括细胞周期调控和生长因子信号转导的改变，这主要是由表观遗传改变引起的。体细胞，特别是生殖系，突变发生的比较少，显著比例的生长激素和促肾上腺皮质激素分泌腺瘤分别在 GNAS 和 USP8 基因中激活体细胞突变。极少情况下，种系突变易导致垂体肿瘤的发生 [19]。MEN1 和 MEN4 综合征、Carney 综合征和 McCune-Albright 综合征是典型的肿瘤易感性综合征。垂体肿瘤也被描述与 1 型神经纤维瘤、DICER1 综合征和 SDHx 突变有关。家族性孤立性垂体腺瘤是指没有其他相关肿瘤的腺瘤。伴有 AIP 或 GPR101 突变的患者常伴有垂体巨人症。在胚胎早期出现的 GNAS 和 GPR101 突变可导致涉及脑垂体的体细胞嵌合，并导致生长激素过量。在大多数病例中，衰老被认为是保护垂体腺瘤不变为恶性的关键机制 [19]。

四、解剖学、扩散方式以及病理

（一）解剖和传播途径

脑垂体位于蝶骨腔内的颅内中线器官，称为蝶鞍。脑垂体与它上面的结构（视神经交叉、下丘脑、大脑前动脉和第三脑室底）被鞍膈分开。紧靠鞍膈的正上方是视交叉。垂体柄（漏斗状部）穿过鞍膈并连接下丘脑和脑垂体。前方，鞍结节是形成鞍前缘的中线骨，向上外侧延伸至前斜突形成视神经管的外侧缘。后方，鞍背是形成蝶鞍后缘并向上外侧延伸形成后斜突的中线骨。外侧，海绵状窦包含脑神经Ⅲ、Ⅳ、V₁（三叉神经眼支）、V₂（三叉神经上颌支）、Ⅵ和颈内动脉。由于垂体邻近这些不同的结构，鞍旁肿瘤可影响这些脑神经，鞍上肿瘤延伸可通过压迫视交叉导致双颞侧偏盲。图 34-1 显示了蝶鞍区和鞍旁区的复杂解剖结构。

垂体有两个不同的胚胎起源。第一个产生前叶和中间叶，第二个产生垂体后叶。前叶（腺垂体）和中间叶来自 Rathke 囊。后叶（神经垂体）和茎来自间脑。脑垂体前叶占脑垂体的大部分，产生 6 种激素：催乳素（prolactin, PRL）、促肾上腺皮质激素、促卵泡激素（follicle-stimulating hormone, FSH）、促黄体激素（luteinizing hormone, LH）、生长激素和促甲状腺激素。中间叶产生黑素细胞刺激激素（melanocyte-stimulating hormone, MSH）。后叶储存并释放两种激素，——抗利尿激素（antidiuretic hormone, ADH）和催产素，它们由下丘脑产生。

垂体肿瘤通常根据肿瘤的直径来分类 [20]。小腺瘤直径小于 1cm，而大腺瘤直径≥1cm。微腺瘤多见于女性，

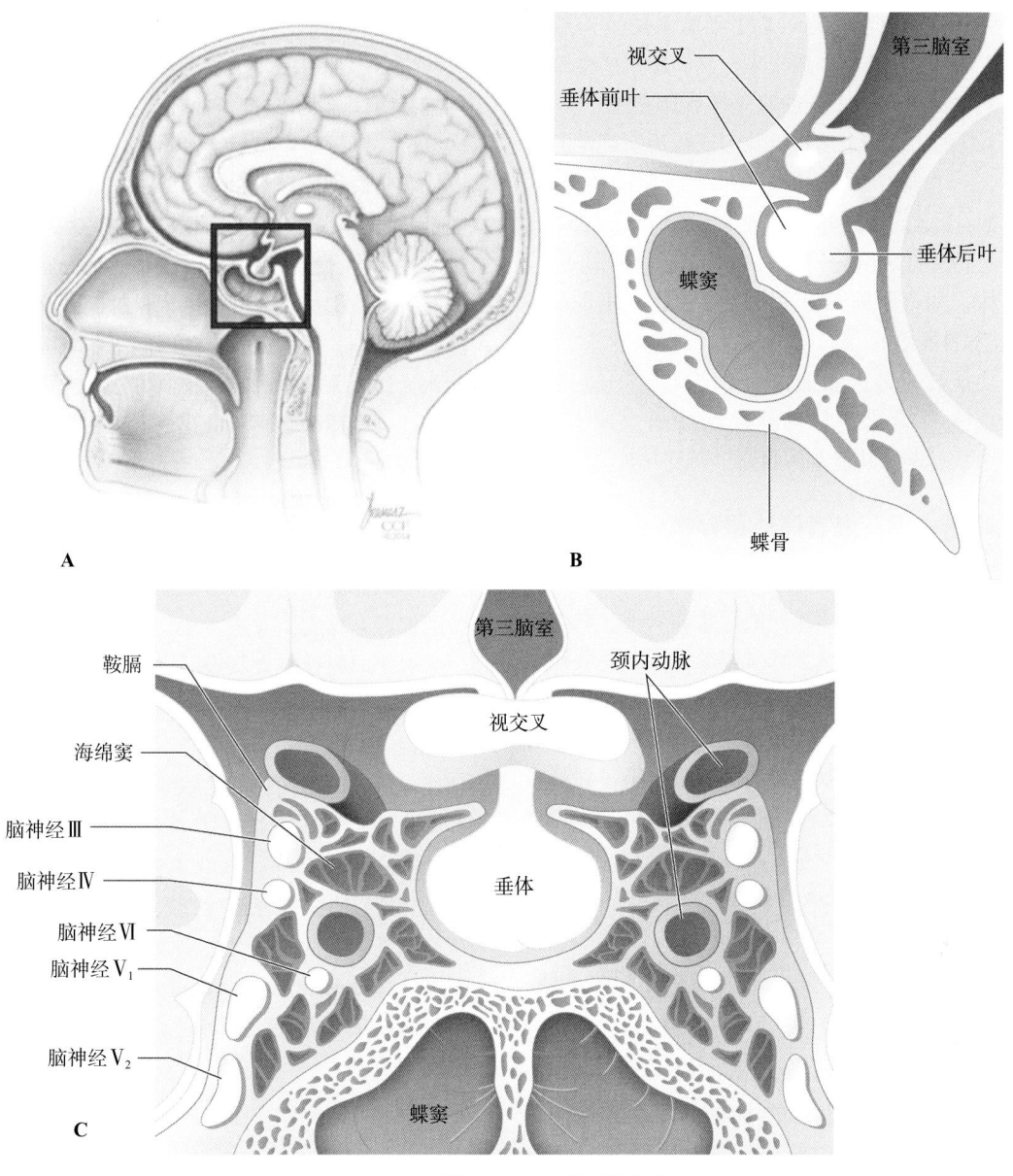

▲ 图 34-1　蝶鞍区和鞍旁区的解剖结构

A. 大脑矢状面，鞍区和鞍旁区周围有一个方框。脑垂体位于方框的中央。B. 鞍区和鞍旁区矢状面显示垂体相对于蝶窦（前、下）、视交叉和第三脑室（上）的位置；C. 冠状面显示垂体与相邻的各种脑神经和血管结构。垂体外侧与海绵窦相邻，海绵窦内包含颈动脉和以下脑神经：动眼神经（Ⅲ）、滑车神经（Ⅳ）、三叉神经眼支（V₁）、三叉神经上颌支（V₂）和外展神经（Ⅵ）。视交叉位于垂体上方。颈内动脉在外侧，蝶窦在垂体下，而第三脑室在视交叉上（B 和 C 引自 Di Leva A，Rotondo F，Syro LV，Cusimano MD，Kovacs K. Aggressive pituitary adenomas—diagnosis and emerging treatments. *Nat Rev Endocrinol 2014*；10：423–435.）

而大腺瘤在男性和女性中出现的频率相同[21]。对于直径小于 3mm 的病变，常用"微腺瘤"一词。垂体细胞瘤是一种罕见的低级别胶质肿瘤，起源于神经垂体，术前可被误诊为垂体腺瘤[22]。

（二）病理学

过去，垂体瘤根据 Mallory 三色组织染色技术分为嫌色、嗜酸性和嗜碱性。使用新的免疫染色方法，细胞分为催乳素、促肾上腺皮质激素、生长激素、促黄体激素、促卵泡激素、α 亚单位或促甲状腺激素。2017 年 WHO 的分类主要基于垂体激素、垂体特异性转录因子等免疫组化标记[23]，不需要对肿瘤进行常规超微结构分析；它还包括根据腺垂体细胞谱系分类垂体神经内分泌肿瘤的新方法，虽然现在不需要对肿瘤进行常规的超微结构分析，但强烈建议通过核分裂计数和（或）Ki-67 标记来评估肿瘤的增殖潜能，以及识别肿瘤侵袭性[24]。为了帮助鉴别临床侵袭性腺瘤，强烈推荐使用核分裂数和 Ki-67 标记指数[25]。

修订后的分类更加精确，基于细胞系的垂体腺瘤分类，由转录因子和产生的激素来定义。激素产生腺瘤现在被抛弃，而倾向于垂体的腺垂体细胞谱系 [24]。分类包括一个新的实体指定的边界腺瘤或行为不确定的腺瘤。历史上，"非典型腺瘤"被定义为一种侵袭性肿瘤，核分裂指数 –1 标记指数升高大于 3% 及广泛的 p53 核免疫染色。最近的 WHO 分类除去了非典型腺瘤并引入了新的实体，如垂体母细胞瘤，这似乎是一种儿童和 DICER1 特异性肿瘤。

对于功能性垂体大腺瘤，MGMT 和 MSH6（mutS homolog 6）免疫表达与替莫唑胺治疗的反应有关，MGMT 免疫表达与无功能垂体腺瘤早期复发有关 [26]。

五、临床表现、患者评估和分级

（一）临床表现

垂体瘤患者可以有许多不同的症状和表现，取决于肿瘤的大小和压迫效应、激素异常以及患者的年龄和性别。当肿瘤向上延伸至鞍上区时，可发生视力丧失，包括双颞部或同位偏盲、上或下视野缺损和中央盲点。延伸至海绵窦可导致脑神经功能障碍（通常是第三和第四脑神经麻痹）。向颞叶侧延伸可能会引起癫痫。大腺瘤患者可能表现为垂体功能受损，可导致继发性性腺功能减退、继发性甲状腺功能减退和继发性肾上腺功能不全 [27]。尿崩症极为罕见，最常见的表现为侵袭性和浸润性肿瘤（如转移）。如果腺体急性梗死或出血，可能导致垂体卒中，并可能需要紧急手术减压。

（二）患者评估

一般检查 获得所有患者的详细病史，并进行彻底的体格检查，以评估潜在内分泌障碍的可能表现和任何神经功能缺损，如双颞偏盲（图 34–2C 和 D）。诊断垂体腺瘤患者应在早期进行，以便通过多学科途径进行有效治疗 [28]。

（三）实验室检查

初步检查有助于确定是否存在垂体功能受损，并诊断腺瘤的分泌状况。筛查的检测应该包括促甲状腺激素、游离甲状腺素（free thyroxine, T4）、促肾上腺皮质激素、皮质醇、催乳素、生长调节素 C [胰岛素样生长因子 –1（insulin-like growth factor-1, IGF-1），因为它是在细胞水平上介导生长激素作用的主要分子，其分泌主要来自肝脏，直接受生长激素的调节]、促黄体激素、促卵泡激素、α 亚基及男性患者的睾丸激素。

此外，应进行完整的血细胞计数、血液化学评估和尿液分析。由于血液和尿液的生理性激素水平会发生变化，对这些结果的解释应根据每日变化、患者的年龄和

性别、妊娠和绝经状态来考虑。获得这些样品的条件和时间也会影响对结果的解释。由于库欣病的诊断可能很困难，因此需要在一段时间内、一天的不同时间进行多次测试，以帮助做出最终诊断。

对于疑似库欣病的患者，24h 尿游离皮质醇、午夜唾液皮质醇、1mg 夜间地塞米松抑制试验具有相似的敏感性和特异性。测定 24h 尿中游离皮质醇最精确的方法是串联质谱法。夜间地塞米松抑制试验可能受到几种药物的影响，并需要特定的时间限制。因此，该检测不应作为诊断库欣病的唯一检测方法。当肾上腺皮质激素依赖性高皮质醇症被诊断出来时，就要进行 MRI 检查。在有大微腺瘤或大腺瘤的患者中，可以诊断为库欣病。如果 MRI 呈阴性或显示小的异常，库欣病和排除异位促肾上腺皮质激素综合征的决定性试验是岩下窦取样。这项测试需要在给药前后分别测量左右岩骨窦和周围部位的促肾上腺皮质激素。

对于同时伴有大腺瘤的泌乳素瘤患者，泌乳素水平通常大于 200ng/ml。其他与高催乳素血症相关的常见疾病包括终末期肾病、肾功能不全、抑郁、原发性甲状腺功能减退、获得性免疫缺陷综合征、结节病和非酒精性肝硬化 [29]。肿瘤压迫垂体柄也可导致泌乳素水平升高，在 150ng/ml 或以下。因为有些药物可能会提高催乳素水平，所以有必要仔细检查患者正在服用的药物。闭经或高催乳素血症的妇女必须做妊娠检查。血清催乳素水平高于 300ng/ml 通常是催乳素瘤的诊断指标，而非怀孕妊娠患者血清催乳素水平高于 100ng/ml 通常与垂体腺瘤相关。

大部分的肢端肥大症是由垂体肿瘤分泌过多生长激素所致 [30]。决定性试验是测定生长激素对 75g 或 100g 口服葡萄糖的反应（口服葡萄糖耐量试验）。这种葡萄糖负荷通常会导致显著抑制生长激素释放到 2ng/ml 以下的水平。为了确保准确性，这些血清葡萄糖和生长激素的测量必须每 30min 进行 1 次，持续 2h。IGF-1 水平提供了监测治疗反应的最佳间歇方法，但也经常使用口服糖耐量试验动态检测生长激素动力学。

轻微的高泌乳素血症（＜200ng/ml）可能见于无功能腺瘤患者，因为鞍部肿瘤导致柄部受压，从而中断血流，干扰抑制催乳素的多巴胺转运，这是常见的表现 [31, 32]。因为这些患者通常没有激素相关的症状，在诊断时无功能腺瘤可能相当大。

（四）影像学检查

与 CT 相比，钆强化的脑动态 MRI 成像具有更高的分辨率 [33]，而 CT 对钙化和骨变化的评估优于 MRI（图 34–2）。动态冠状面显像技术在给予对比剂后能更

早、更强烈地增强正常垂体组织，并有助于发现腺瘤组织，腺瘤组织往往在后期增强。因为垂体腺瘤的血供也低于正常垂体，它们通常出现钆给药后出现低信号，在钆前期或钆后期，随后相对于垂体组织可以保持低信号，高信号或等信号，强调了动态增强 MRI 的必要性。在无对比剂的 MRI T_1 加权相上，与正常垂体相比，它们可能表现为低信号或等信号[34]。垂体后叶在 T_1 加权图像上表现为高信号（即垂体后叶光点），与前叶信号强度相区别。冠状位、轴位和矢状位平面获得的钆对比强化前后薄层扫描（2～3mm 的间隔），为最初的诊断提供详细信息，可以帮助发现小病变，并降低假阴性率，而传统 T_1 加权 MRI 假阴性率高达 45%～62%[33]。对于既往接受手术治疗的患者，脂肪抑制技术可以帮助区分手术移植脂肪和肿瘤组织。对于接受 SRS 的患者，通过薄层（1mm）的对比剂成像来确定肿瘤和视神经。

对于高分泌腺瘤，MR 校准的 PET 可能更有价值[35]。对于肢端肥大症患者，我们对 26 例既往治疗后的持续性肢端肥大症患者进行了 11c- 蛋氨酸 PET 与三维梯度回波 MRI（Met-PET/MRI）联合使用的研究，这些患者的 MRI 表现被认为是不确定的[36]，在 14 例接受了内镜手术的患者中，患者显著改善（$n=7$）或残肢端肥大症完全缓解（$n=7$），Met-PET/MRI 在除 1 例外的所有病例中均发现了异常示踪位点。对于微腺瘤患者，当 FDG PET/CT 阴性时，C-Met PET/CT 可提供有价值的诊断信息，特别是对于复发性微腺瘤患者[37]。

对于疑似库欣病的患者，1mm 厚度的薄层图像敏感性更高，即使如此，约有 50% 的患者可能检不出肿瘤[38]。与经过对比度增强的传统自旋回波图像相比，破坏梯度回收的采集序列具有更高的灵敏度（80%）[39]。另外，CISS 可能与标准序列一起增加肿瘤检测的灵敏度。

大腺瘤可压迫相邻垂体，并可扭曲垂体柄。当较大的病变表现为鞍外延伸时，MRI 扫描可帮助描绘外侧海绵窦和上部视交叉的关系。为了确定是否有海绵窦侵犯，CISS 被证明比 T_1 更能反映海绵窦侵犯的程度[40]。如果可以在冠状位 T_1 增强或 CISS 图像上看到正常垂体组织平面，则海绵窦受累的可能性极低。

除 MRI 外，可能还需要其他影像学检查。当 MRI 禁忌时（如存在起搏器），可使用高分辨率 CT。在计划经蝶手术时，CT 扫描是有意义的。蝶窦气化和鞍底皮质变薄可以通过骨窗来确定。当怀疑有动脉瘤时，血管造影是有意义的。鞍区病变的鉴别诊断包括垂体腺瘤、颅咽管瘤、先天性病变（Rathke 囊肿）、浸润性疾病（肉芽肿、淋巴细胞性垂体炎和结核）、原发性淋巴瘤、脊索瘤、生殖细胞瘤、转移瘤、蛛网膜囊肿、动脉瘤、炎性病变和脑膜瘤。

定期进行系列 MRI 检查以发现肿瘤复发。在 SRS 或放疗后，应在治疗后 6 个月进行初次扫描，然后每年进行 1 次。

（五）分期

可检测或症状性垂体肿瘤的分类，可以根据临床表现、疾病的解剖程度和内分泌功能障碍的程度。根据它们的分泌活性，这些肿瘤也可以被广泛地分为功能性肿瘤和非功能性肿瘤。随着腺瘤的扩大，它们可以延伸到蝶窦等鞍上、鞍旁或鞍下结构。为了辅助手术和影像学评估，Hardy 和 Verzina[20] 开发了一种分类系统。Wilsons[41] 对该分类系统进行了改进，包括鞍区破坏（分级）和鞍外伸展（分期）的影像学和术中发现。巨大腺瘤，占病例的 6%～10%，定义为病灶最大直径≥4cm[42]。最近用于预测海绵窦侵犯存在的 Knosp 分级系统被进一步细分，纳入内镜下经鼻蝶窦检查。1 级腺瘤的海绵状浸润率较低，2 级和 3 级腺瘤的浸润率明显低于先前显微镜技术发现的腺瘤[43]。

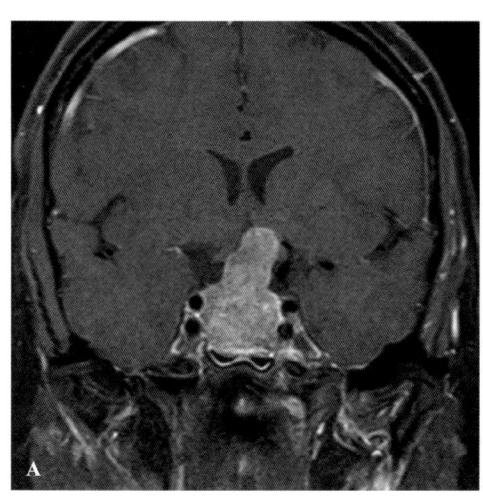
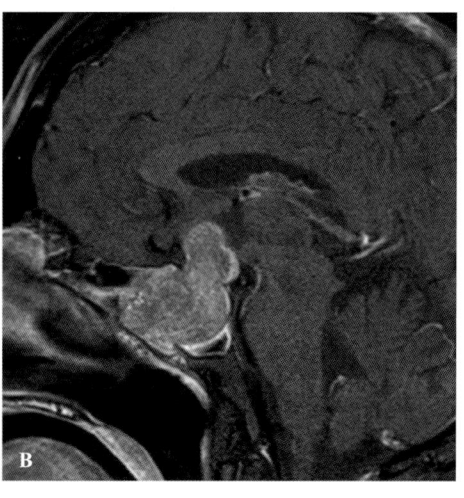

◀ 图 34-2　垂体腺瘤的影像学检查

A. 垂体腺瘤的冠状位磁共振增强 T_1 加权成像显示 1 个大的大腺瘤延伸到鞍上区域，压迫视器官；B. 垂体腺瘤的矢状位 MRI 增强 T_1 加权成像显示 1 个大的大腺瘤延伸到鞍上区域，压迫视器官

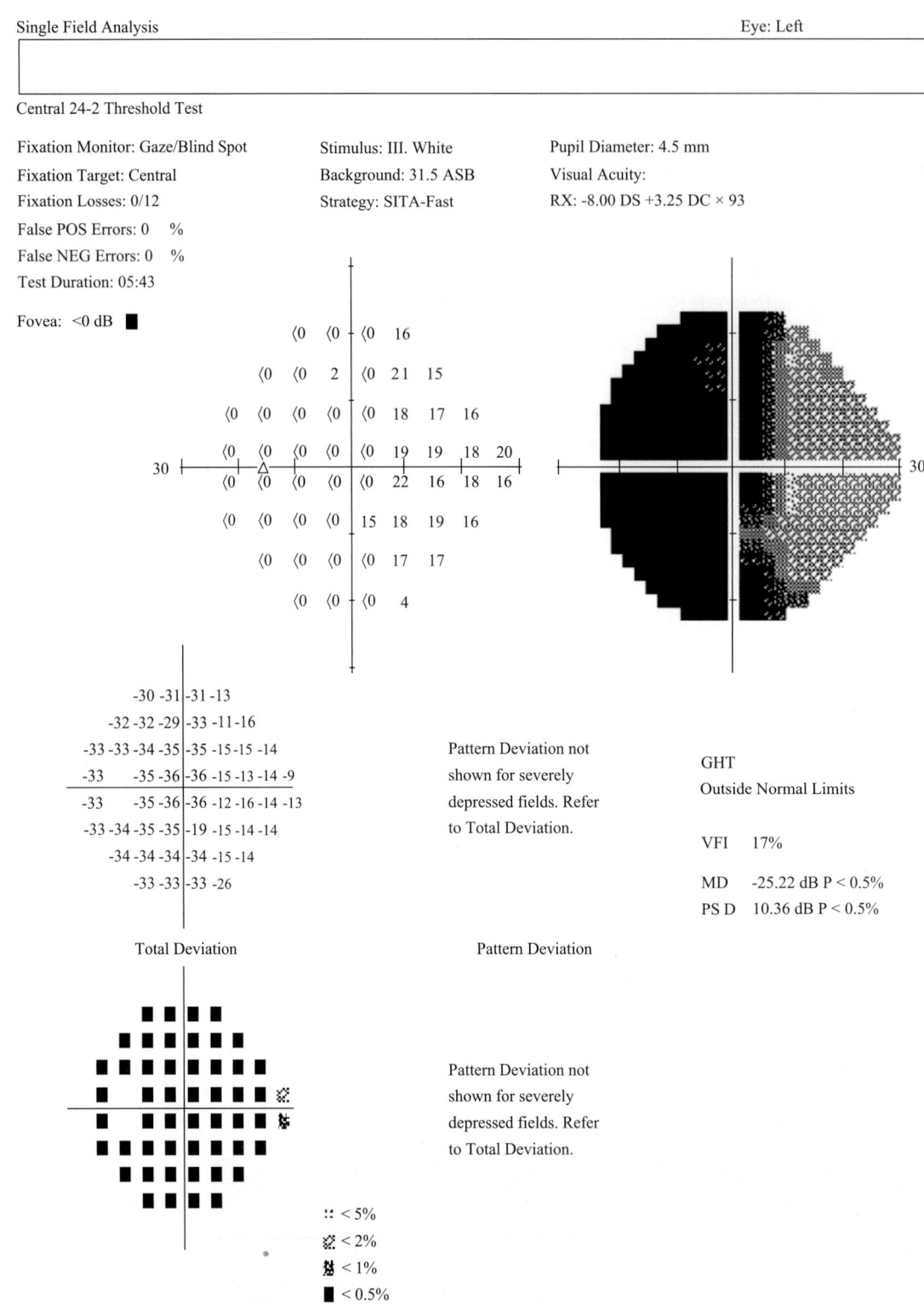

Single Field Analysis   Eye: Left

Central 24-2 Threshold Test

Fixation Monitor: Gaze/Blind Spot   Stimulus: III. White   Pupil Diameter: 4.5 mm

Fixation Target: Central   Background: 31.5 ASB   Visual Acuity:

Fixation Losses: 0/12   Strategy: SITA-Fast   RX: -8.00 DS +3.25 DC × 93

False POS Errors: 0   %

False NEG Errors: 0   %

Test Duration: 05:43

Fovea: <0 dB ■

Pattern Deviation not shown for severely depressed fields. Refer to Total Deviation.

Total Deviation   Pattern Deviation

GHT
Outside Normal Limits

VFI   17%

MD   -25.22 dB P < 0.5%
PS D   10.36 dB P < 0.5%

Pattern Deviation not shown for severely depressed fields. Refer to Total Deviation.

∷ < 5%
▨ < 2%
▩ < 1%
■ < 0.5%

C

▲ 图 34-2（续） 垂体腺瘤的影像学检查

C 和 D. 以上 MRI 显示患者的视野检查，显示双颞侧偏盲，由鞍上大肿瘤压迫视器官引起

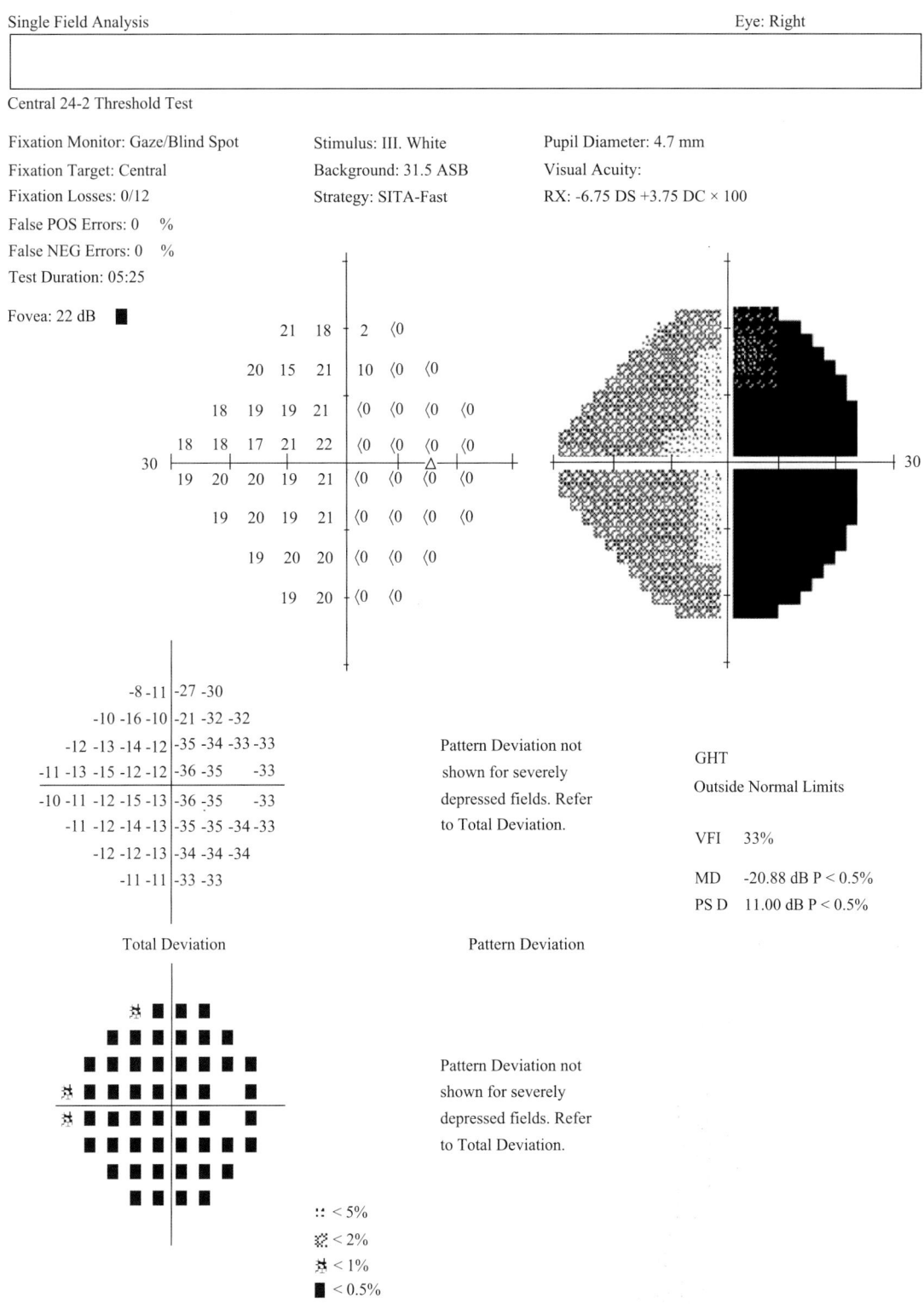

Single Field Analysis   Eye: Right

Central 24-2 Threshold Test

Fixation Monitor: Gaze/Blind Spot   Stimulus: III. White   Pupil Diameter: 4.7 mm
Fixation Target: Central   Background: 31.5 ASB   Visual Acuity:
Fixation Losses: 0/12   Strategy: SITA-Fast   RX: -6.75 DS +3.75 DC × 100
False POS Errors: 0   %
False NEG Errors: 0   %
Test Duration: 05:25

Fovea: 22 dB

```
            21  18   2  ⟨0
         20  15  21  10  ⟨0  ⟨0
      18  19  19  21  ⟨0  ⟨0  ⟨0  ⟨0
  18  18  17  21  22  ⟨0  ⟨0  ⟨0  ⟨0
30
  19  20  20  19  21  ⟨0  ⟨0  △⟨0  ⟨0
      19  20  19  21  ⟨0  ⟨0  ⟨0  ⟨0
         19  20  20  ⟨0  ⟨0  ⟨0
            19  20  ⟨0  ⟨0
```
(right side) 30

```
        -8 -11 |-27 -30
    -10 -16 -10 |-21 -32 -32
 -12 -13 -14 -12 |-35 -34 -33 -33
-11 -13 -15 -12 -12 |-36 -35      -33
-10 -11 -12 -15 -13 |-36 -35      -33
 -11 -12 -14 -13 |-35 -35 -34 -33
    -12 -12 -13 |-34 -34 -34
    -11 -11 |-33 -33
```

Pattern Deviation not
shown for severely
depressed fields. Refer
to Total Deviation.

GHT
Outside Normal Limits

VFI   33%

MD   -20.88 dB P < 0.5%
PS D 11.00 dB P < 0.5%

Total Deviation   Pattern Deviation

Pattern Deviation not
shown for severely
depressed fields. Refer
to Total Deviation.

∷ < 5%
▧ < 2%
▨ < 1%
■ < 0.5%

D

▲ 图 34-2（续）　垂体腺瘤的影像学检查
C 和 D. 以上 MRI 显示患者的视野检查，显示双颞侧偏盲，由鞍上大肿瘤压迫视器官引起

六、主要治疗

一般策略

治疗的主要目标包括切除或控制肿瘤肿块效应，改善神经症状，纠正激素分泌过多，同时尽量减少潜在的并发症，如垂体功能低下。现代外科手术方法、药物治疗和创新的放射技术提高了实现这些目标的可能性。治疗建议主要受垂体肿瘤的类型和疾病的程度的影响。

1. **手术治疗**　显微外科和内镜技术在经蝶入路中的进展，使此手术成为无功能垂体腺瘤、肢端肥大症、库欣病和促甲状腺激素分泌腺瘤患者的首选治疗方法。手术可为进展性视力丧失、其他神经系统占位效应的体征或症状，如脑神经病变或脑积水和症状性垂体出血（卒中）的患者提供即时减压，这是由梗死和（或）通常未知的垂体腺瘤出血引起的。对于对药物治疗不耐受或无反应的泌乳素瘤患者，可以考虑手术治疗。外科手术也有助于减少肿瘤体积，并与放射治疗或药物治疗相结合。对于接受 SRS 的患者，手术可能扮演重要的角色，因为肿瘤和视神经器之间 2～5mm 的距离允许给予肿瘤足够的剂量，并将放射视神经病变的风险降到最低。与初次手术相比，再手术的成功率较低 [44]。

对 958 名神经外科医生进行问卷调查，调查结果显示，围术期死亡率、中心性尿崩症、脑脊液鼻漏和脑膜炎（2%）等并发症的发生风险与外科医生的经验水平成反比 [45]。根据连续 2145 例首次接受垂体腺瘤手术的患者，死亡率为 0.2%，主要并发症为 2.1%，0.9% 发生永久性尿崩症 [46]。最近一项关于儿童垂体腺瘤的回顾性研究显示，根据意大利的大量经验，所有亚型垂体腺瘤的手术缓解率与成人相似 [47]。

2. **药物治疗**　由于激素分泌过多或分泌不足导致的激素功能障碍，对生活质量和寿命有显著影响，药物治疗作为原发性或辅助治疗在垂体肿瘤患者的治疗中，起着重要作用，我们将在本章后面讨论。

垂体功能低下的临床表现多种多样，应由内分泌科医师个体化处理，尽量减少其影响 [48]。常用的药物治疗包括用于糖皮质激素替代的氢化可的松和醋酸可的松，以及用于甲状腺功能减退的甲状腺素。用于女性的性腺激素包括雌激素和黄体酮，用于男性的性腺激素包括睾酮。小心优化药物补充，特别是避免生理剂量的类固醇，似乎对降低垂体功能减退的影响很重要 [49]。

3. **放射治疗和立体定向放射外科**　放射治疗和 SRS 是选择垂体肿瘤患者的重要治疗选择。可作为垂体腺瘤次全切除后的术后治疗，可作为手术或药物治疗后复发或进展性肿瘤的治疗，也可作为手术或药物治疗禁忌或无效时的首选治疗。与药物治疗不同的是，放疗有可能对肿瘤进行最终控制，并永久减少激素分泌过多。绝大多数患者都能通过放射治疗控制肿瘤。然而，激素过量分泌的正常化过程相对缓慢，而且变化很大。由于放疗对肿瘤控制或激素抑制的影响可能需要数年时间，放疗和 SRS 的使用和时机在不同的机构有所不同。放疗的类型取决于肿瘤的大小、肿瘤与视觉器官的接近程度、可用的技术和医生的偏好。

由于缺乏前瞻性、随机的数据来比较不同的放射治疗方法，因此分次治疗和放射治疗方法的比较成为强有力的支持者 [50-52]。分次放射治疗的好处是限制对附近辐射敏感结构的辐射损伤，例如视觉器官，而 SRS 可以方便地在一次治疗中进行，并可能导致更快速的生化缓解 [53]。虽然存在争议，但分次放射治疗对分泌性垂体腺瘤的疗效可能不如非分泌性垂体腺瘤 [54]。一项对 8 项研究的 Meta 分析表明，立体定向放射治疗和分次放射治疗具有相当的疗效和安全性 [55]。

放射治疗的进步使放射治疗更集中地传送到肿瘤，并减少对正常大脑结构的剂量。通过立体定向定位，可以减少治疗边缘剂量。复杂的治疗计划系统，将 CT 和 MRI 融合的研究，立体定向引导，放射治疗方法如 IMRT、VMAT 和图像引导放射治疗，以及 micro-multileaf 准直器与固定设备，（框架或面罩）提高了准确性和准确度 [52, 56, 57]。

SRS 将高度聚焦、单次、大分次的电离辐射输送到一个小的颅内目标体积（图 34-3）。基于框架的系统（如质子束、伽马刀和线性加速器 SRS 技术）和无框架的系统（如射波刀、伽马刀和基于线性加速器的单位）用于治疗垂体肿瘤。根据设置，计划靶区范围从肿瘤总体积外放 0～3mm 扩展到计划靶区体积。

考虑到 SRS 相对于分次法更强的剂量梯度，辐射损伤正常大脑和血管和继发性肿瘤形成的可能性可能更小。由于 SRS 的结果差异很大，与其他治疗方法进行比较是困难的。许多已发表的研究使用了广泛的肿瘤描述方法、剂量、不同定义的反应或治愈以及随访时间。一般认为，低剂量（14～18Gy）对于无功能腺瘤足够，其主要目标是放射控制肿瘤，而对于功能性垂体瘤则需要高剂量（18～35Gy），其主要目标是消除内分泌过度分泌。考虑到垂体肿瘤邻近关键结构，特别是视神经和交叉，需要适当选择患者的 SRS。视器（视交叉和视神经）是 SRS 和分次治疗计划中主要的剂量限制关键结构。

七、特定肿瘤的治疗策略

（一）非功能性腺瘤

无功能腺瘤是大腺瘤最常见的类型，通常表现为视

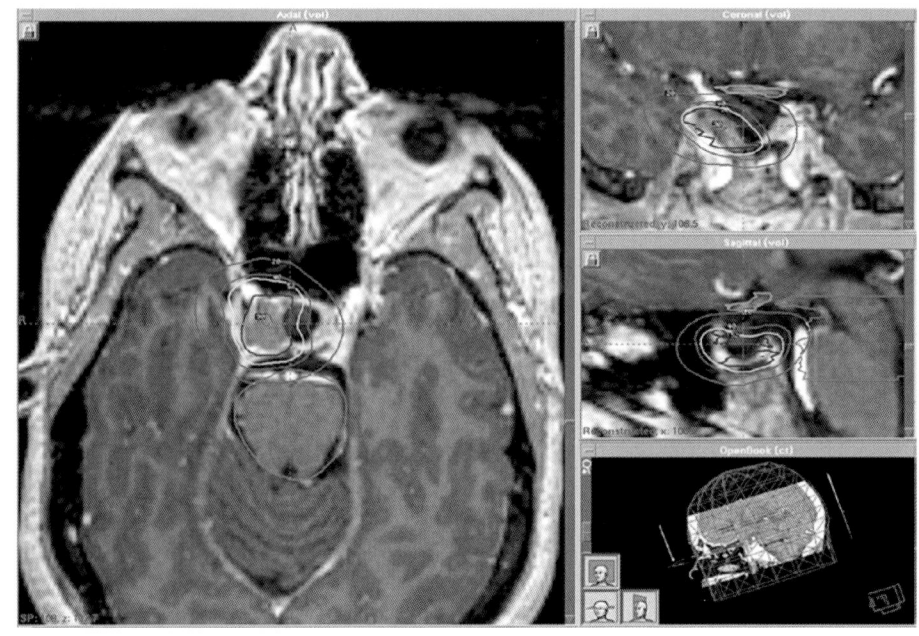

◀ 图 34-3 立体定向放射外科治疗生长激素分泌肿瘤（此图彩色版本见书末）

立体定向放射外科计划的生长激素（GH）分泌肿瘤曲线为蓝色。黄色等剂量线覆盖了肿瘤总体积的 100%，接收 2200cGy。冠状位（右上方图像）和矢状位（右下方图像）显示的视交叉（橙色）接收 900cGy，体积为 0.03ml

力下降和视野缺陷收缩，在某些病例中，表现为不同程度的垂体功能低下[58,59]。无功能腺瘤约占所有垂体腺瘤的 30%，通常扩展到蝶鞍以外。总的来说，无功能垂体微腺瘤和大腺瘤的图解治疗原则分别在图 34-4 和图 34-5 中概述。主要由于垂体功能减退，据估计，与地方病发病率相比，无功能腺瘤患者的死亡率增加高达 1.7%[49]。

1. 观察 没有垂体功能低下或视野缺损的患者可以定期进行 MRI 检查，以发现肿瘤进展。内分泌检查可发现新的垂体功能障碍。如果不治疗，约 10% 的微腺瘤和 23% 的大腺瘤会发生进展[60]。

2. 手术 对于有症状的肿瘤或有肿块效应导致进展性症状，或可测量的视力损害的肿瘤，手术是首选的选择[61]。手术的优点包括病理组织的确认、肿瘤的立即减压和肿块效应的改善，特别是相对于视交叉。5～6 年的复发率为 10%～18%，10 年为 20%～80%[62-64]。手术切除的程度影响复发 / 进展，估计全切除后的复发率为 10%～20%，次全切除后的复发率为 50%～60%[65]。永久性垂体功能低下、持续性脑脊液漏和颈动脉损伤的发生率为 0%～9%[66]。建议在术后 3～4 个月进行第一次影像学检查，以评估切除范围；关于监测时间和频率的建议没有充分的证据[67]。

3. 药物治疗 由于大多数无功能垂体腺瘤表达 D2 受体，肿瘤的生长可能被卡麦角林控制[68]。虽然一些研究表明使用卡麦角林和其他多巴胺激动剂有希望[69-71]，但仍需要随机安慰剂对照试验来验证这些小型研究。尽管如此，药物治疗仍然是这些肿瘤的最后选择。

4. 放射治疗和立体定向放射外科 对于残留或复发的肿瘤，可以考虑放疗或 SRS，这取决于是否靠近视器。一项对 5 项 II 期研究的 Meta 分析表明，对残留 / 复发肿瘤放疗的复发率较低（OR 0.04；95%CI 0.01～0.20；$P<0.001$）[72]。表 34-1 总结了一些使用剂量为 12～20Gy 的 SRS 的研究，其结果是出色的 X 线控制 90%～100%，患者垂体功能低下高达 39%[73-79]。最近的研究没有报道视力并发症，特别是当对视器的最大剂量保持在 8～9Gy 以下时。最近的一项多中心研究评估了早期（定义为切除后 6 个月或更短）与晚期 SRS 对经蝶窦切除术后残留无功能垂体腺瘤的影响。6 年后，晚期组的精算腺瘤进展率为 21.2%，早期组为 9.1%，两组在最后一次随访中内分泌病发生率无差异，这表明早期干预导致更高的控制率[80]。一项回顾性多中心研究显

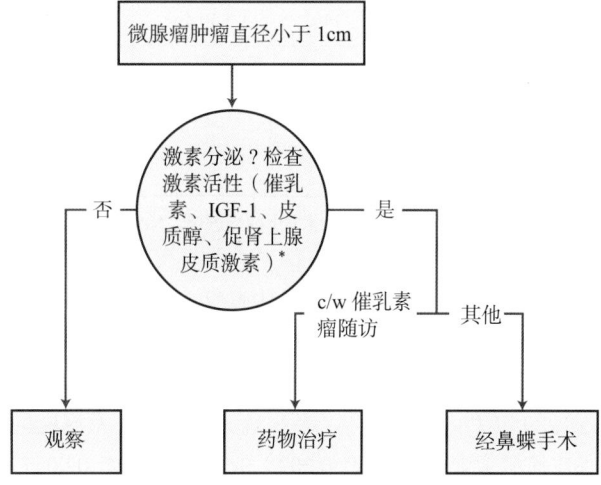

▲ 图 34-4 垂体微腺瘤的基本治疗原则

*. 如果符合激素分泌腺瘤，考虑本章后面概述的原则

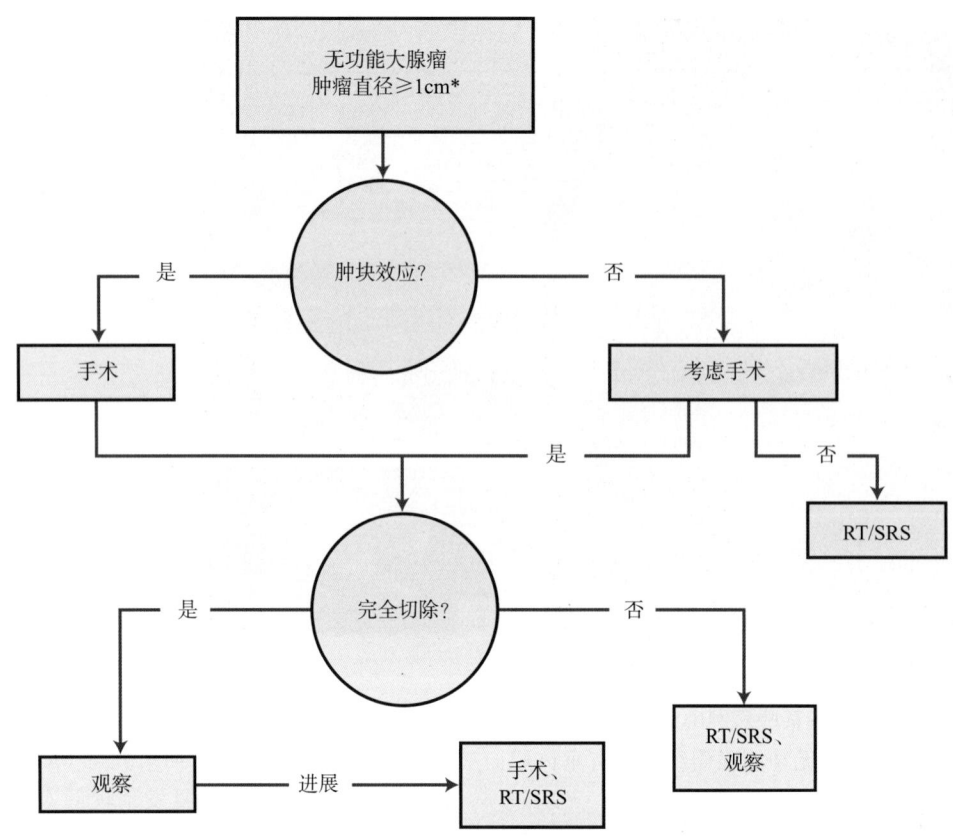

▲ 图 34-5　无功能垂体大腺瘤的基本治疗原则

*. 所有患者都应评估可能的激素缺乏，特别是生长激素和促性腺激素
RT. 放射治疗；SRS. 立体定向放射治疗

表 34-1　SRS 治疗无功能垂体腺瘤的一些研究综述

作者	年份	患者例数	随访（个月）	周边剂量（Gy）	局部控制率(%)	视神经保存率(%)	垂体功能减退率(%)
Park [73]	2011	125	62	13	90	0.8	24
Gopalan [74]	2011	48	95	18.4	83	0	39
Iwata [75]	2011	100	33	21/3 次 25/5 次	98	1.7	4
Starke [76]	2012	140	50.4	18	90	0[a]	30.3
Sheehan [77]	2013	512	36	16	93	NA	21
Lee [78]	2014	41	48	12	92.7	2.4	24.4
Bir [79]	2015	57	45.6	15	93	0	8.8

a. 15 例患者（12.8%）视力下降继发于肿瘤进展。NA. 不可用；SRS. 立体定向放射治疗

示，无症状促皮质增生染色垂体腺瘤（staining pituitary adenoma, SCA）是这些肿瘤的一种罕见亚型，SCA 组的总体肿瘤控制率为 82%（n=41），非 SCA 组为 94.1%（n=289）（P=0.0065）[81]。多变量分析显示，无反应的促皮质激素染色状态（P=0.009）和切缘剂量（P=0.0037）显著影响进展率。切缘剂量为 17Gy 或更多可以影响整个研究的腺瘤进展率（P=0.003）。

大量的回顾性研究表明，传统的分次放射治疗（45Gy/25 次）具有良好的局部控制率。Brada 等 [82] 对 252 例患者报告的 10 年和 20 年局部控制率分别为 97% 和 92%。Sasaki 等 [83] 的另一项大型研究显示，10 年局部控制率为 98%。对于大的侵袭性无功能垂体腺瘤，分次立体定向放射治疗在 5 年和 10 年的局部控制率分别为 97% 和 91% [84]。图 34-6 显示了一个非分泌性垂体腺

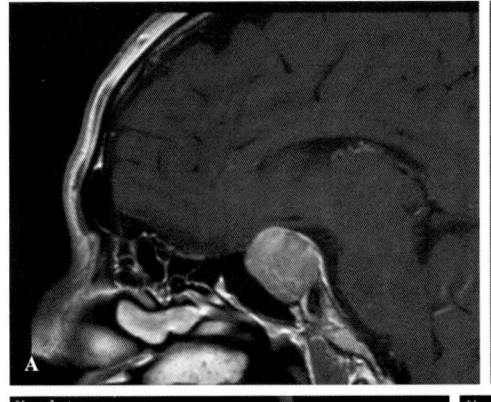
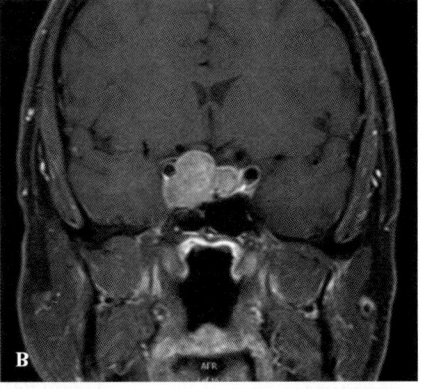

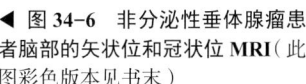
◀ 图34-6 非分泌性垂体腺瘤患者脑部的矢状位和冠状位MRI（此图彩色版本见书末）

A和B. 图示非分泌性垂体腺瘤三次手术后状态，肿瘤进展伴视交叉压迫。C和D. 治疗方案。计划靶区（PTV）用紫色表示。给予4500cGy，每次180cGy。视交叉最大剂量为4595cGy。左右海马平均剂量分别为2254cGy和1954cGy

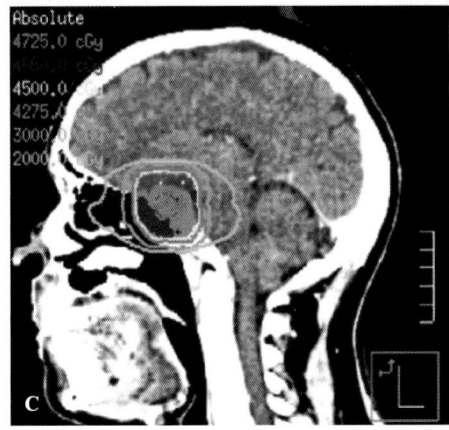
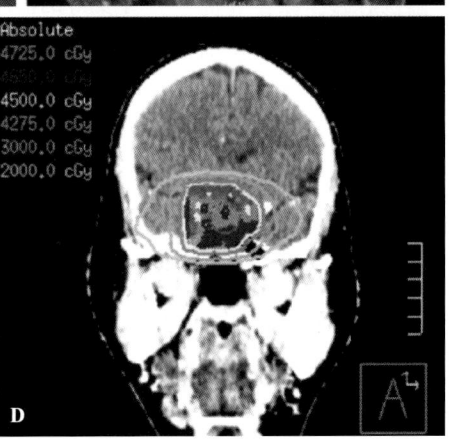

瘤患者的矢状和冠状面MRI脑部扫描，显示视神经交叉受压和代表性的治疗方案。还没有前瞻性试验将分级放射治疗与SRS进行比较。

（二）催乳素瘤

催乳素瘤是最常见的功能性垂体肿瘤，绝大多数是发生在女性的微腺瘤。症状包括妇女闭经、溢乳、不孕症和性欲减退、勃起功能障碍、男性乳房发育症和男性视觉障碍。大脑MRI可以帮助确诊，尽管在患有微腺瘤的女性中可以看到阴性的MRI[85]。

治疗的目标包括恢复性功能和生殖功能，使催乳素水平正常化，控制溢乳，减少神经症状。其他催乳素水平升高的原因，如药物治疗、妊娠和肾功能不全，在鉴别诊断时需要考虑。治疗方法包括观察、药物治疗、手术和放疗[29]。图34-7概述了催乳素瘤的基本治疗原则。

1. **手术** 手术是标准的二线治疗，只适用于不能耐受药物治疗或对最大耐受剂量多巴胺激动剂无效的患者[86]，视力迅速进行性丧失或希望妊娠的妇女。基于对超过4000例患者的50个手术的研究回顾，以12周随访前催乳素水平正常化为缓解定义，微催乳素瘤和大催乳素瘤的根治性手术切除率分别为74.7%和33.9%[87]。然而，20%的患者在第一年内发生生化复发。持续治愈的最佳预测因子是术后第1天催乳素水平≤5ng/ml。

2. **药物治疗** 对于催乳素瘤患者，首选的初始治疗是多巴胺激动剂的药物治疗，如溴隐亭或卡麦角林，因为这些药物在大多数患者中减少分泌和肿瘤大小。药物治疗可使80%～90%的患者迅速恢复催乳素水平，缩小肿瘤大小[87]。在一项对459名女性患者进行的双盲研

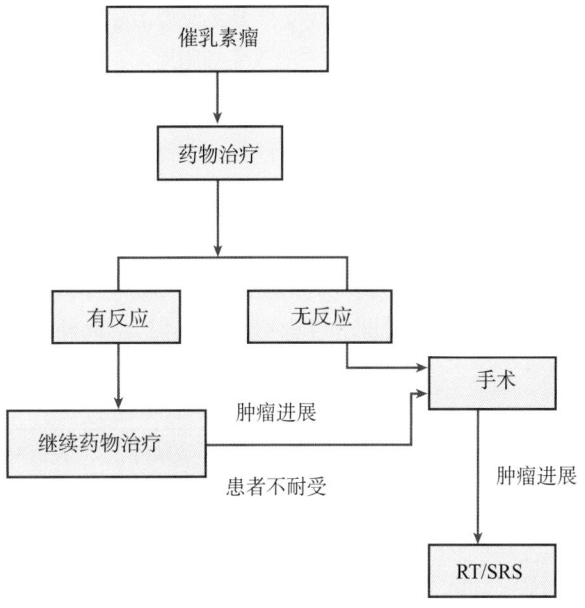

▲ 图34-7 催乳素瘤的基本治疗原则

注意：有些患者可能选择手术作为最终治疗。RT. 放射治疗；SRS. 立体定向放疗

究中，溴隐亭和卡麦角林的比较超过 8 周，分别有 59% 和 83% 的患者达到了正常的催乳素水平[88]。由于卡麦角林与帕金森病患者心脏瓣膜增厚的风险增加有关，与催乳素瘤患者相比，服用卡麦角林的剂量要大得多，因此需要审查和仔细监测这种潜在风险[89]。对于一些催乳素水平低和肿瘤小的患者，可每 2～3 年逐渐停止药物治疗，以评估缓解情况。约 8% 的催乳素瘤患者对药物治疗不耐受或无反应。

由于微催乳素瘤在妊娠期间出现症状性肿瘤增大的风险很低（3%～5%），因此一旦确诊妊娠，建议立即停止药物治疗[90, 91]。全国前瞻性观察，以人群为基础的病例系列研究在所有英国设计顾问产科单位 3 年以上显示，不良妊娠结局为女性微催乳素瘤（≥10mm）或无功能垂体腺瘤，妊娠前或妊娠期诊断显示，没有证据表明垂体肿瘤与不良妊娠结局相关（妊娠高血压子痫前期、早产、死产）[92]。

3. 放射治疗和立体定向放射外科 基于多巴胺激动剂的成功，放射治疗后年轻女性患者垂体功能低下的风险，放射治疗或 SRS 通常保留为三线治疗。对于对药物治疗无反应或不能耐受的患者，以及不适合外科挽救的患者，可以考虑放射治疗。常规放射治疗和 SRS 的结果是可接受的。在药物治疗或手术治疗失败后，也使用 SRS[93, 94]。表 34-2 总结了泌乳素瘤 SRS 的一些研究结果，泌乳素正常化率为 17%～50%。由于放射治疗或 SRS 后泌乳素水平的正常化通常被延迟，可能需要使用多巴胺激动剂。Landolt 等[98]报道在 SRS 时接受多巴胺激动剂治疗的患者预后较差。Pouratian 等[99]也报道了在 SRS 时接受抗分泌药物治疗的患者预后更差。因为抗分泌药物可能改变细胞周期，使肿瘤细胞对辐射不敏感，因此建议药物治疗和 SRS 之间间隔 2 个月[98]。

（三）肢端肥大症

肢端肥大症是一种罕见的疾病，患病率约为 60/100 万。生长激素分泌过多可导致多器官代谢和功能紊乱（如心血管、肌肉骨骼和呼吸功能障碍）[30]。此外，额骨、手、脚、脊柱、鼻子、耳朵和下颌骨的特征性骨和软组织增大。由于分泌过多的生长激素，症状和变化逐渐出现，延误了许多患者的诊断。

虽然手术是大多数患者的首选治疗方法，但考虑到这种疾病的复杂性，通常需要多学科的治疗方法[100]。由于肝脏来源的 IGF-1 在组织水平上介导了生长激素的作用，治疗的主要目标是将 IGF-1 水平正常化到患者年龄和性别的参考范围内；额外的治疗目标是保护垂体功能和防止肿瘤生长。IGF-1 水平正常化是比生长激素水平更好的治疗标准，因为一些肢端肥大症患者的生长激素水平正常[101, 102]。由于所使用的测定方法和参考范围的变化性，生物化学缓解的定义是困难的。因此，在整个患者治疗过程中使用相同的生长激素和 IGF-1 检测方法是很重要的。目前推荐的生化靶标是小于 1μg/L[103]。随机生长激素考虑到生长激素和 IGF-1 之间的非线性关系，用测量生长激素水平来监测肿瘤活性和肿瘤活力是很重要的[104]。图 34-8 概述了肢端肥大症的一种基本治疗原则。

1. 手术治疗 肢端肥大症的首选治疗方法是手术[100, 105]。手术目标包括减轻鞍上延伸的肿块效应和完全切除生长激素分泌腺瘤。因为用于生化治疗的标准随时间而改变，随访时间也不同，手术系列不能直接比较。当有经验的垂体神经外科医生进行手术时，80%～90% 的微腺瘤患者的生长激素水平恢复正常[106, 107]。术前高生长激素浓度或大腺瘤患者的成功率较低（<50%）[108]。手术后复发率估计约为 20%[109]。使用现代治疗标准（即正常血清 IGF-1 和血糖抑制的生长激素浓度<1ng/ml），手术缓解率分别为 70% 和 61%[110]。在 506 名接受蝶窦手术的患者中，总缓解率（IGF-1 水平正常化）为 57.3%[111]。微腺瘤和大腺瘤的归一化率分别为 75% 和 50%。

Anik 等[112]回顾了 401 例肢端肥大症患者的内镜下经蝶窦切除术的结果。311 例（77.6%）患者术后 MRI 评估为完全切除，273 例（68.1%）患者的整体内分泌缓解。微腺瘤 294 例，大腺瘤 107 例，海绵窦浸润 86 例，缓解率分别为 81.3%、63.3%、40.7%。28 例接受

表 34-2　SRS 治疗泌乳素瘤的一些研究综述

作　者	年　份	患者例数	随访（个月）	周边剂量（Gy）	激素缓解率（%）	局部控制率（%）	视神经保存率（%）	垂体功能减退率（%）
Tanaka[95]	2010	22	60	25	17	100	0	42
Liu[96]	2013	22	36	15	27.3	86.4	0	4.5
Cohen-Inbar[97]	2015	38	42.3	25	50	92.1	8.6	30.3

SRS. 立体定向放射治疗

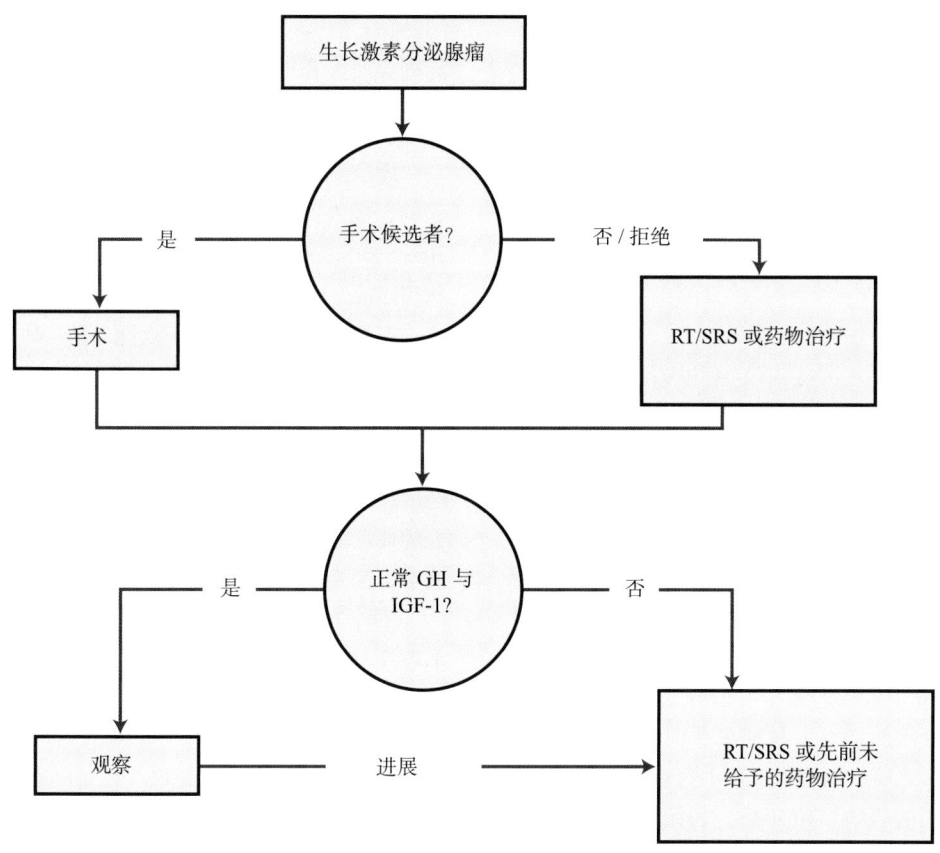

▲ 图 34-8　生长激素分泌腺瘤的基本治疗原则
GH. 生长激素；IGF. 胰岛素样生长因子；RT. 放射治疗；SRS. 立体定向放射治疗

假包膜外切除术的患者有 75% 的缓解率。273 例基线生长激素水平低于 20ng/ml 的患者中有 72.4% 缓解，但在 28 例基线生长激素水平高于 60ng/ml 的患者中下降到 37.9%。作者指出，缓解最显著的阴性因素是海绵窦侵犯（$P<0.001$），而假包膜外切除对阳性预后贡献最大（$P<0.001$）。术前和术后较低的激素水平也能达到较高的缓解率 [112]。

2. 药物治疗　几种不同的药物（生长抑素类似物、多巴胺激动剂和生长激素受体抑制剂）通常用于治疗手术失败的肢端肥大症患者，不适合手术治疗或放疗治疗难治性患者。考虑到放射治疗后 IGF-1 和生长激素水平正常化的潜伏期，药物治疗也被用作放射治疗后的辅助治疗。最常用的药物是生长抑素类似物（奥曲肽和兰瑞肽），而不是生长抑素，因为类似物的效力和半衰期要高得多。对于部分抵抗生长抑素类似物的患者，可在激素水平接近正常化时添加卡麦角林，从而在一些患者中有效控制 IGF-1 水平。兰瑞肽是一种对 SSTR5 具有高亲和力的多生长抑素受体配体，其半衰期甚至比临床可用的类似物（奥曲肽或兰瑞肽）更长，用于对第一代生长抑素类似物耐药的患者 [113, 114]。培维索孟是一种生长激素受体抑制剂，每日皮下注射，已在一项安慰剂对照

随机试验中进行测试，并显示在 90%～97% 的患者中使 IGF-1 水平正常化 [115, 116]。因为培维索孟不抑制生长激素的分泌或肿瘤的生长，所以它不被用作一线治疗。培维索孟需要终身治疗，可能导致 20% 的患者转氨酶升高，肿瘤大小增大的风险很小，而且与其他药物治疗相比非常昂贵。

3. 放射治疗和立体定向放射外科　放疗可用于确诊或辅助治疗。考虑到放射治疗后 IGF-1 和生长激素水平恢复正常的潜伏期，患者需要每 3～6 个月进行一次血液检查，并每年进行一次 MRI。如果患者正在服用短效（每日）生长抑素类似物，他们可能需要停药 1 个月或更长时间，以评估辐射的疗效；长期活跃的服用生长抑素类似物患者，每月 1 次，可能需要长达 3 个月的药物假期，这意味着可能每年只测量一次 IGF-1 水平。已发表的关于放射治疗和 SRS 的报告，通常使用不同的定义治疗相对于生长激素水平。使用现代定义的生长激素水平（<2ng/ml）和 IGF-1 水平标准化，放射治疗和 SRS 的结果不那么令人印象深刻。表 34-3 总结了部分放疗结果 [117-120]。在平均随访 152 个月后，分次立体定向放射治疗在 27 个分型（1～2mm 切缘）中进行 5000cGy，其中 38% 能够停止药物治疗 [120]。

表 34-3　肢端肥大症放射治疗的研究综述

作　者	年　份	患者例数	随访（年）	激素缓解率（%）
Jenkins [117]	2006	884	2 10 20	22 63 77
Jallad [118]	2007	89	5.9	54
Mullan [119]	2009	63	5 10	66 71
Diallo [120]	2015	34	12.6	97

　　表 34-4 总结了一些使用 IGF-1 水平标准化作为治疗定义的 SRS 结果 [121-124]。接受 SRS 的患者平均缓解时间为 24～36 个月。一项对 30 项研究的 Meta 分析表明，在最后一次随访时，SRS 为 52% 的缓解率优于常规分次放疗的 36%，尽管这在统计学上没有显著性 [125]。最近一项来自 10 个机构的多中心回顾性队列研究，评估了 371 名内分泌随访 6 个月或更长时间的患者 [126]，对于那些在 SRS 之前服用降低 IGF-1 药物的患者，56% 的患者持有他们的药物。10 年后，初始和持久内分泌缓解的精算率分别为 69% 和 59%；SRS 后持续缓解的平均时间为 38 个月。SRS 之前停止服用降低 IGF-1 的药物是持久缓解的唯一独立预测因素（P=0.01）。不良辐射影响包括 26% 发生了一种或多种新的内分泌病，4% 发生了一种或多种脑神经病变。根据弗吉尼亚大学的回顾性系列研究，切除和 SRS 之间较短的时间似乎更有可能实现早期缓解 [127]。对于经肢端肥大症术后海绵窦残余的患者，SRS 是一种有效的辅助治疗选择，从 SRS 到缓解的平均持续时间为 35 个月，5 年与 10 年的精算缓解率分别为 43.6% 和 65.6% [128]。

　　一项对 30 项符合条件的放疗与 SRS 研究的系统回顾和 Meta 分析显示，缓解率无显著增加（52% vs. 36%；P=0.14），显著降低随访 IGF-1 水平（409.72μg/L vs. 102μg/L，P=0.002），降低 SRS 垂体功能低下发生率

（32% vs. 51%；P=0.05）[129]。由于这些研究的非比较性、高度异质性和不精确性，作者建议谨慎解释这项研究。

（四）库欣病

　　库欣病是由垂体前叶促肾上腺皮质激素分泌腺瘤引起的，成人促肾上腺皮质激素依赖性库欣综合征患者中 70%～80% 是由该腺瘤引起的。由于有许多非特异性的症状和体征，诊断常常延迟。该综合征与并发症和年龄校正死亡率的增加有关，常见于女性，是一种异质性疾病。临床表现包括向心性肥胖、多毛症、痤疮、容易擦伤、腹部条纹，水牛背、肌肉无力和满月脸。这些患者可能有月经不调、性腺功能障碍、高血压、糖尿病和骨质疏松症。未经治疗或不完全治疗的高皮质醇血症与显著的并发症和过高的死亡率有关，中位生存期约为 5 年 [49]。由于小儿库欣病罕见，关于长期预后的数据有限 [130]。

　　治疗方法包括手术、放射治疗、药物治疗、双侧肾上腺全切除术或综合治疗 [131-133]。最近一项涉及 230 例患者的多中心回顾性研究表明，许多患者未能达到最初和长期的生化控制 [134]。大多数中心将缓解定义为在正常范围内的无尿皮质醇水平，并通过临床检查或在 1 天内获得一系列正常的血清皮质醇水平 [135]。一组经验丰富的垂体临床医生建议，对糖皮质激素替代缓解的患者在 8 周内随访，手术 1 年内随访，对接受药物治疗的患者在放疗后 8～24 周随访 [136]。图 34-9 概述了库欣病的一种概略的治疗原则。

　　1. 手术　手术切除垂体腺瘤是最好的初始治疗方法，因为它可以迅速纠正促肾上腺皮质激素分泌过多。因为大多数患者都有微腺瘤，所以 25%～50% 的患者在脑部 MRI 上没有明显的病变。虽然 70%～90% 的病例最终能发现肿瘤，但在 MRI 阴性的库欣病患者手术探查时，更有可能没有发现肿瘤 [137, 138]。对于考虑手术的无明显病变的患者，双侧岩下窦取样（bilateral inferior petrosal sinus sampling，BIPSS）可以通过更好的定位和侧化来改善结果。

　　理想情况下，经验丰富的神经外科医生应该完全切

表 34-4　肢端肥大症立体定向放射治疗的研究综述

作　者	年　份	患者例数	随访（个月）	周边剂量（Gy）	IGF-1 正常化率（%）	局部控制率（%）	视力并发症率（%）	垂体功能减退率（%）
Franzin [121]	2012	103	71	22.5	60.7	97.3	0	7.8
Wilson [122]	2013	86	66	20	18.6	96	1.2	19.8
Lee [123]	2014	136	61.5	25	65.4	98.5	3.7	31.6
Pai [124]	2018	76	72.8	15.8	43.4ᵃ	98.7	0	11.8

a. 缓解采用多种标准。IGF-1. 胰岛素样生长因子

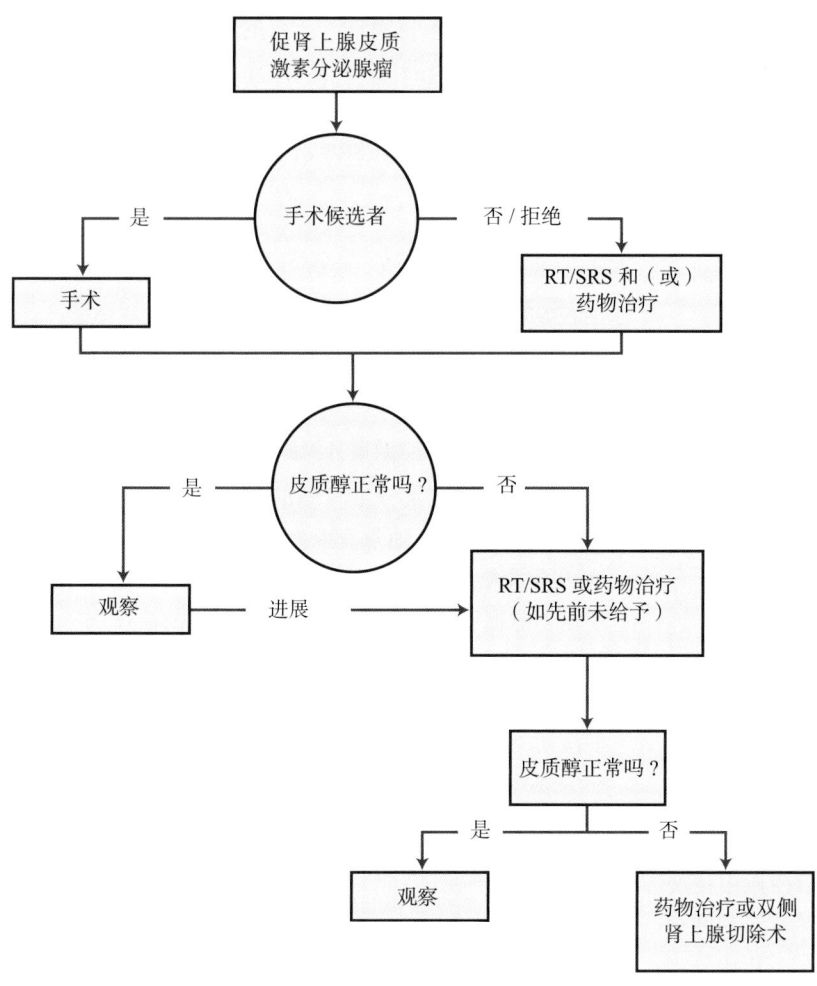

◀ 图 34-9 促肾上腺皮质激素分泌腺瘤的基本治疗原则
RT. 放射治疗；SRS. 立体定向放射治疗

除肿瘤，保留正常的垂体。虽然脑部 MRI 上并不总是能看到异常，但手术可使 80%～90% 的微腺瘤患者和高达 50% 的大腺瘤患者的激素得到控制[107]。如果一个成年患者的微腺瘤不能被识别，而这个患者的生育能力不是问题，那么可以进行与 BIPSS 定位的潜在侧相关的半垂体切除术，尽管对 BIPSS 定位能力的担忧仍然存在。垂体全切除术通常用于在第二次（或以后）腺瘤手术后无视觉识别的情况下再次手术的患者，即使采用这种策略，其缓解率也可达到 50%～70%[139-142]。由于促肾上腺皮质激素分泌腺瘤侵犯硬脑膜通常发生在海绵窦侧壁，鉴别并切除侵犯硬脑膜，包括内侧海绵窦壁，可获得更好的生化治愈[143]。Ki-67 水平高的患者复发率较高[144]。

对于大多数患者手术入路是经蝶窦入路。Cavagnini 和 Giralda[145] 对 300 名患者进行了为期 10 年的随访，结果显示缓解率为 70%，复发率为 15%。另一组来自 Patil 等[146] 的研究发现，经蝶手术后首次缓解的患者 5 年复发率为 25%。最近的另一项连续 40 例患者的研究显示[147]，采用内镜入路的总缓解率为 72.5%。[11]C‐蛋氨酸 PET/CT 有助于库欣综合征中促肾上腺皮质激素分泌肿瘤的检出，有利于靶向治疗[148]。

2. 药物治疗 药物治疗是手术或放疗无效患者的替代医疗，该部分患者往往需要终身治疗。用于抑制类固醇生成的药物包括酮康唑、氨基鲁米特胺、甲吡酮、米托烷和依托咪酯[149]。酮康唑是最好的耐受性药物，单药治疗时，高达 70% 的患者有效。帕西瑞肽是一种多受体靶向生长抑素类似物，与已知的 5 种生长抑素受体亚型（sst1、sst2、sst3、sst5）[150] 中的 4 种高度结合，调节垂体前叶激素的分泌。与其他生长抑素类似物不同，帕西瑞肽与 sst5 的亲和力最高，与其他生长抑素类似物相比，与 sst5 的亲和力增加了 40 倍。sst5 是垂体促肾上腺皮质激素腺瘤中最普遍的生长抑素受体[151]。在一项双盲、随机、多中心的 III 期研究中，162 例持续性或复发性库欣病的新发（如果不是手术治疗）患者中，帕西瑞肽表现出快速（2 个月下降 50%）和持续降低尿游离皮质醇水平，显著改善库欣病的临床体征和症状。在基线和 1 年 MRI 上可测量垂体肿瘤的患者中，接受 900μg 帕西瑞肽（2 次 / 天）的患者肿瘤体积平均下降百分为 43.8%[152]。

帕西瑞肽、卡麦角林和酮康唑的组合已经显示了希望，需要更大规模的研究、新的治疗方法，如奥西洛司坦和左酮康唑，正在研究中[153]。

3. 放射治疗和立体定向放射外科 放疗通常用于手术后未治愈的患者的辅助治疗。它也可以明确用于不能接受手术的患者，治愈率与外科手术相似[154, 155]。分次放疗和 SRS 均已用于治疗库欣病患者。对于接受放射治疗的患者，有不同的缓解率报道，为 46%～83%[156-159]。表 34-5总结了一些 SRS 研究，报告缓解率为 28%～70%[160-164]。顽固性疾病的患者应考虑肾上腺切除术或重复 SRS，重复 SRS 与较高的脑神经损伤发生率有关[165]。

通过国际伽马刀研究基金会（International Gamma Knife Research Foundation，IGKRF）汇集了 10 个医疗中心 278 名符合纳入标准的患者的数据[165]。平均边缘剂量为 23.7Gy。10 年高皮质醇血症的持久控制率为 64%。1/4 的患者出现了新的内分泌疾病，主要是甲状腺功能减退。另一项对 20 名患者的研究使用了来自 IGKRF 的持续库欣病的重复 SRS 的汇总数据，结果表明 60% 的患者内分泌缓解，其中 53% 的患者在 10 年内有持续的内分泌缓解[166]。中位边缘剂量为 20Gy。2 名患者出现了不良反应，包括视力丧失和永久性复视。

根据一项匹配的队列研究，有生长激素和促肾上腺皮质激素分泌的垂体腺瘤患者，在 SRS 后使用中位剂量 25Gy 评估内分泌缓解，促肾上腺皮质激素分泌肿瘤的患者比生长激素分泌的垂体腺瘤患者更早获得内分泌缓解[167]。其他与内分泌缓解时间增加相关的因素包括患者年龄和海绵窦侵犯。没有试验对 SRS 和分次外照射做出比较。

（五）Nelson 综合征

一些库欣病患者在手术或放疗后不能得到缓解，或快速恢复高皮质醇症。与传统的开腹手术方法相比，腹腔镜下双侧肾上腺切除术（bilateral adrenalectomy，

BLA）明显降低并发症[168]。双侧肾上腺切除术后，患者有肾上腺危象的危险，可发展为 Nelson 综合征，其特征是色素沉着，腺瘤快速生长，肿瘤侵犯到鞍旁区域[169]。少数研究报道 SRS 治疗 Nelson 综合征的内分泌缓解率在 36%～67%[170-172]。在一项研究中，肿瘤控制率为 92.5%[172]。最近的经验表明，14 例患者促肾上腺皮质激素水平均下降，尽管只有 2 例（14.3%）患者分别在 SRS 治疗 13 年和 14 年后促肾上腺皮质激素水平恢复正常[173]。替莫唑胺可作为 Nelson 综合征侵袭性腺瘤的有效治疗选择[174]。

（六）促甲状腺激素分泌腺瘤

促甲状腺激素分泌腺瘤很少见（占所有垂体肿瘤的 0.5%～1.5%），通常表现为具有肿块效应和甲状腺毒症特征的大腺瘤[175]。在用药物控制甲状腺功能亢进后，手术切除促甲状腺激素分泌腺瘤是最好的治疗选择。因为这些肿瘤在诊断时通常很大，可以侵犯蝶鞍或扩展到蝶鞍之外，完全切除是困难的。由于这个原因，手术后的缓解率可能只有 50%[176]。Yamada 等[177]最近的一项研究显示，微腺瘤的缓解率高达 100%，大腺瘤的缓解率高达 81%。当肿瘤不能完全切除或患者不适合手术时，可以考虑放射治疗。生长抑素类似物或多巴胺激动剂已被用于减少促甲状腺激素分泌过多。使用奥曲肽使 79% 的患者促甲状腺激素水平恢复正常[178]。

（七）促性腺激素分泌腺瘤

促性腺激素分泌腺瘤通常表现为具有肿块效应和腺功能减退的大腺瘤。它们分泌黄体生成素或卵泡刺激素、α 亚基或这些激素的组合。放射治疗的结果是有限的。

（八）垂体癌和侵袭性垂体瘤

垂体癌非常罕见（占所有垂体肿瘤＜0.5%）[24]，具有垂体腺瘤的临床特征，主要分泌催乳素或促肾上腺皮

表 34-5 库欣病立体定向放射治疗的研究综述

作 者	年 份	患者例数	随访（个月）	周边剂量（Gy）	皮质醇正常化（%）b	局部控制率（%）	视力并发症率（%）	垂体功能减退率（%）
Wan[160]	2009	68	67.3	23	27.9	NA	0	1.7
Kobayashi[161]	2009	30	64.1	28.7	35	100	NAa	NA
Sheehan[162]	2013	96	48	22	70	98	5	36
Wattson[163]	2014	74	47	20	67	98.6	0	62
Mehta[164]	2017	278	67.2	23.7	64	NA	1	25

a. 有几个患者曾接受过立体定向放射手术
b. 24h 无尿正常化率
NA. 不可用

质激素。虽然大多数进展从以前的侵略性行为垂体肿瘤而不是新生，没有特定的标记来确认诊断。建议检测有丝分裂计数 / Ki-67 指数，因为这有助于识别侵袭性变异，尽管侵袭性肿瘤没有一个特定的界限。由于这些肿瘤的恶性性质无法通过病理检查明确确定，诊断仅基于脑脊液的存在和（或）全身转移 [24]。虽经包括放射治疗在内的积极治疗，整体预后仍然很差，平均生存期为 1.9 年 [179]。一项垂体癌患者的大型队列研究表明替莫唑胺应作为化疗的一线治疗方法 [180]。临床功能性肿瘤、低 MGMT 状态和同步放射治疗与良好的治疗反应相关。

对于侵袭性垂体肿瘤患者，替莫唑胺是第一个通过 MGMT 免疫组化显示显著应答率的化疗药物，而不是 MGMT 甲基化分析，这是一个有前景的预测工具 [181]。根据欧洲内分泌学会一项包括 125 例患者的调查结果，替莫唑胺应作为一线化疗药物，对临床功能性肿瘤、低 MGMT 地位和同时使用放射治疗有更好的疗效 [180]。

（九）局部晚期疾病和治疗

1. 重复辐照　如果分次放射治疗后肿瘤复发，经过仔细评估可能的替代治疗方案，从第一次放射治疗的时间间隔，和之前的放射治疗细节（例如，技术使用、剂量和分次进度使用），重复的分割治疗可能被考虑。系列报道的再照射剂量为 35～49.6Gy，1.8～2Gy/ 次 [182, 183]。最近，15 例各种垂体肿瘤患者，接受了中位数为 45Gy 的分次放射和 18Gy 立体定向放疗的再照射，2 年和 5 年的精算控制率分别为 80% 和 58%，5 年放射性视神经病变发生率为 9% [184]。

2. 转移瘤的治疗　转移瘤占垂体病变的 1%，最常发源于乳腺癌和肺癌 [185]。乳腺癌转移到垂体的报道率为 6%～8%。因为这些都是侵袭性肿瘤，手术很困难。低分级 SRS（每天 5 次，31Gy）在一项初步研究中被使用，7 名患者中有 4 名获得完全缓解，中位生存期为 14 个月 [186]。

八、放疗技术和耐受性

（一）放疗技术

分次放射治疗和 SRS 的现代技术已经在固定、成像、计划和治疗提供方面得到了改进。SRS 采用固定的头部框架，通过直线加速器、钴单元（伽马刀）或质子单元单词进行。SRS 的使用仅限于较小的肿瘤（直径＜4cm），且距离视器 2～5mm。

具有高度适形射野的分次照射，被用于那些不是 SRS 理想候选者的患者或无法获得 SRS 的中心。在大多数治疗中心，可移动的框架和精密热塑性面罩的使用以及每天在治疗前正确定位的验证已经取代了传统的分

次方法。这种精确性允许保护更多的正常脑组织。因此，肿瘤周围的治疗边缘可以减少到 3～5mm。Minniti 等 [52] 回顾了 490 例功能性或非功能性垂体腺瘤患者接受立体定向适形放疗的 8 项研究的结果，中位随访 39 个月，肿瘤控制率为 98%。Kim 等 [187] 报道，接受分次立体定向放射治疗的患者 7 年无进展生存期和疾病特异性生存期分别为 97.1% 和 100%。这些结果表明适形放射技术与传统的放射治疗是等价的，受照射的大脑体积明显较小，特别是对颞叶的剂量要低得多。SRS 与分次治疗在生物有效性上的潜在差异尚未以前瞻性的方式进行测试。

（二）治疗并发症

SRS 和分次放射治疗在治疗期间和治疗后不久均有良好的耐受性。一些接受分次照射的患者可能会出现暂时性脱发、疲劳、皮肤红斑和头痛。在放射治疗中出现视力恶化或其他脑神经缺损并不常见。接受基于框架的 SRS 的患者可能会注意到头痛、靶标部位暂时的压痛和麻木、靶标部位出血和疲劳。因为与外照射相比，SRS 的治疗量通常较小，所以接受 SRS 患者的不良反应通常较少。由于这些肿瘤在初次治疗完成后可复发 20 年或更长时间，因此需要长期随访。

SRS 和分次 EBRT 最常报道的长期不良反应是垂体功能低下，特别是甲状腺功能减退，在治疗后 10 年内 30%～80% 的患者发生 [188]。垂体功能低下的原因（下丘脑受损还是垂体受损）仍存在争议，剂量学数据表明，将垂体和下丘脑的辐射剂量降至最低，可降低辐射相关的垂体功能减退的发生率 [189]。当垂体平均照射剂量保持低于 15Gy，远端漏斗管保持剂量低于 17Gy，放射治疗后垂体功能减退的风险降低 [190]。回顾性研究 97 例患者接受单分次 SRS（中等剂量 20Gy）提示，2 年和 5 年新发生的内分泌减退分别为 17% 和 31% [191]。多变量分析显示，男性、垂体体积较小、垂体平均剂量较高（平均＞11Gy）与 SRS 后垂体功能低下率升高相关。基于系统回顾和 Meta 分析，没有明显的证据表明，生长激素替代治疗垂体功能低下患者，会增加垂体肿瘤复发、恶性肿瘤或卒中的风险 [192]。

对于接受传统放射治疗和较老的放射技术的患者，视神经病变的发生率为 1%～3%，辐射坏死的风险为 0%～2% [159, 193]。分次放疗与视神经通路损伤的低风险相关，估计 10 年的发生率为 0.8%～1.3%，20 年的发生率为 1.5% [82, 194]。一项包括 34 项 SRS 研究的回顾性分析显示，对于垂体腺瘤，SRS 后视力下降的风险为 1%，其他脑神经病变的风险为 1.3%（三叉神经、动眼神经、滑车神经或外展神经）[51]。更新后的梅奥医

学中心的经验报道，当 SRS 对视器的剂量超过 12Gy 时，放射性视神经病变（optic neuropathy，RON）的风险大于 1%[195]。QUANTEC 报告建议单次视交叉剂量耐受范围为 8～10Gy，常规分次为 55～60Gy[196]。分次 SRS 引起了人们的兴趣，因为它可以降低晚期效应的风险，如视神经病变，同时仍然提供足够的肿瘤控制剂量（图 34–10）。Milano 等[197] 汇集了 34 项研究的数据，建议视神经和视交叉的最大剂量为 25Gy/5 次或 20Gy/3 次，以将视神经病变的风险限制在 1%。当发生放射性视神经病变，通常在治疗的前 3 年内表现为无痛性视力丧失。使用现代放射方法和基于 MRI 的计划，采用 45Gy/25 次的剂量时，放射性坏死和视神经病变的风险小于 1%。

血管并发症也可能发生在外照射和 SRS 治疗后，尽管卒中的风险是一个有争议的领域。据报道，在接受放射治疗的患者中，脑血管意外的发生率增加了，尽管放射的相对作用仍有待确定[198, 199]。颈动脉海绵状部分损伤的风险很低，只有少数个案报道[200, 201]。荷兰格罗宁根大学医疗中心的研究，与手术相比，接受放射治疗的患者即使延长 2 倍随访时间，仍未发现放疗可以增加卒中的发生率（5.5% vs. 5.3%，P=0.23），或两者之间卒中的病因机制或解剖定位的差异[202]。先前存在的冠状动脉或外周动脉疾病是卒中的主要危险因素。

考虑到其他疗法（如药物和手术）以及肿瘤本身的影响，放疗对神经认知状态的影响尚不清楚[203]。在放射治疗前接受手术的患者，可能有较高的认知障碍风险[204, 205]。一项调查放射治疗认知效果的大型研究[206] 发现，相比健康对照组，接受手术或放射治疗的垂体瘤患者的顺行记忆表现显著恶化。本研究表明，接受治疗的垂体瘤患者总体上与记忆恶化相关，但在手术和放疗治疗组之间没有显著差异。

接受放射治疗或 SRS 的患者发生继发性脑瘤的风险更高。Brada 等[207] 报道垂体腺瘤治疗 20 年后发生脑膜瘤和胶质瘤的累积风险为 2%。皇家马斯登医院的一项更新回顾了 426 名接受放射治疗的垂体腺瘤患者，中位随访 12 年，发现第二次脑瘤的累积风险在 10 年为 2%，在 20 年为 2.4%[208]。由于垂体腺瘤患者发生第二脑瘤的风险也可能高于一般人群，因此与一般人群相比，估计第二脑瘤的相对风险可能是有缺陷的。Loeffler 等[209] 报道了 2 名垂体腺瘤患者在 SRS 后发生新肿瘤，并得出结论认为 SRS 后发生新肿瘤的风险明显低于分次外照射。另一项[210] 对 5000 名使用伽马刀治疗并随访超过 10 年的患者的研究报告称，恶性疾病的风险并没有增加。一篇综述报道，脑垂体腺瘤放射治疗后继颅内肿瘤的平均潜伏期为（15.2±8.7）年[211]。

（三）治疗算法、挑战、争议、未来的可能性和临床试验

垂体瘤的最佳治疗需要多学科和个体化的方法。治

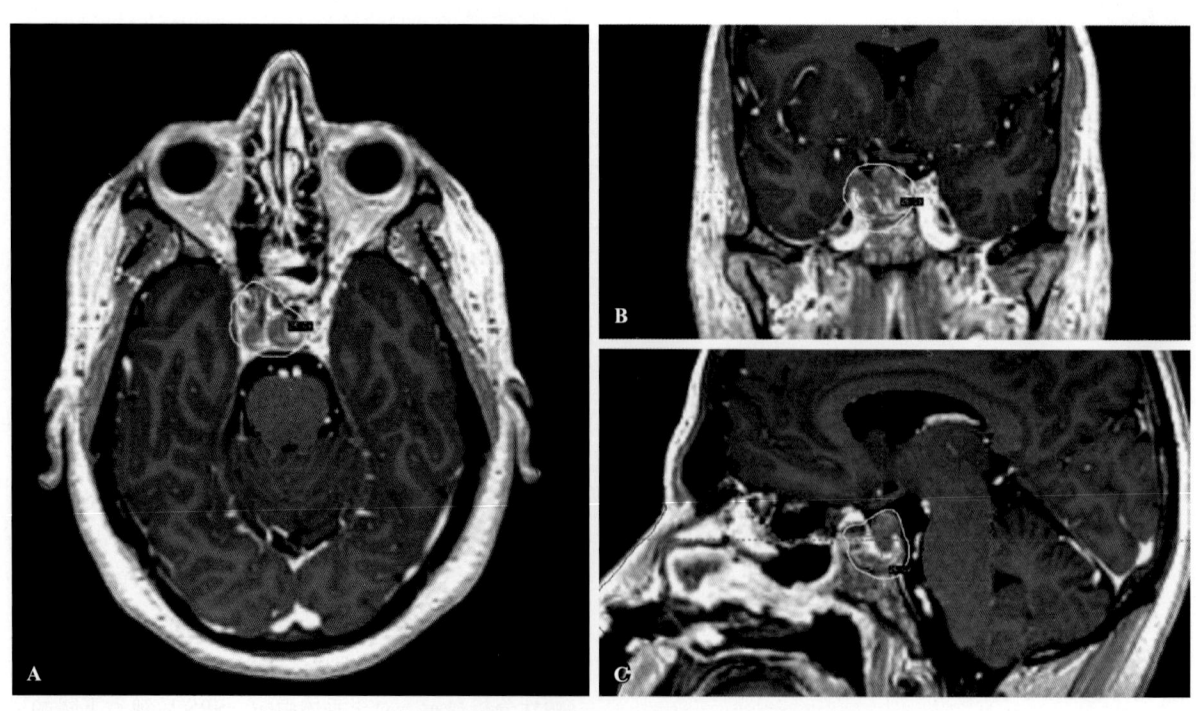

▲ 图 34-10　保护视交叉的分次放疗治疗垂体肿瘤（此图彩色版本见书末）

55% 等剂量线，对视神经交叉 2mm 范围内的垂体肿瘤进行放射治疗，剂量为 25Gy/5 次。视交叉的最大剂量为 16.8Gy。A、B、C 分别为 MRI 的轴位、冠状位和矢状位图像

疗策略取决于许多因素，包括肿瘤的类型（分泌型与非分泌型）、影像学特征、临床表现和症状。一个多学科的方法，确保最有效的治疗考虑到每个患者。由于手术治疗、药物治疗和放射治疗可能是有效的选择，患者的年龄、医疗状况、用药依从性、治疗耐受性和偏好会影响决定，同样潜在的长期垂体功能低下对过度发病率和死亡率的影响可能影响决定[31]。垂体瘤的病理生物学评估为这些肿瘤的遗传和分子生物学组成提供了新的见解，并可能有助于预测哪些肿瘤复发的风险更高。由于 SRS 和分次放疗的支持者都存在，因此需要前瞻性随机对照试验。在未来，放射增敏剂或药物与放射治疗的组合可能提高治疗比率和缩短反应时间。

九、颅咽管瘤

颅咽管瘤是组织学上良性、局部侵袭性的神经上皮肿瘤，推测起源于垂体管或 Rathke 囊，或在成人中残存。它们占儿童脑瘤的 5%～10%，占成人脑瘤的 1%～4%，呈双峰分布，高峰出现在儿童（5—14 岁）和更大的成年期（50—74 岁）[212]。虽然这些肿瘤通常生长缓慢、边界狭窄、包被，但经常累及垂体柄、下丘脑、邻近基底血管和视器等结构，使其处理复杂化[213]。

大量的治疗方式被使用，包括积极的手术、限制手术后放疗、SRS、囊内放疗和化疗。对于接受手术和放疗的成人，5 年和 10 年无进展生存率分别为 85% 和 69%，原因特异性生存率分别为 88% 和 88%[214]。在儿科人群中，一项对现代研究的回顾表明，5 年的疾病控制至少达到 90%[215]。

远期并发症与该疾病及其治疗相关，包括垂体功能低下、心血管风险增加、下丘脑损伤、视觉和神经功能缺损、生活质量降低、认知和行为功能障碍、血管疾病和继发恶性肿瘤。

（一）生物学特性和病理

颅咽管瘤的两种主要病理亚型是釉质瘤型和乳头型。乳头状亚型也被称为鳞状乳头状，占所有颅咽管瘤的 11%～14%，仅见于成人[216, 217]。乳头状颅咽管瘤与 Rathke 囊肿相似，经鳞状分化，由成熟的鳞状上皮和假乳头组成[218]。从宏观上看，它们可以是实性成分和囊性成分的结合。包囊内往往含有淡黄色液体[219]。全外显子组、二代 panel-、pyro- 和 sanger- 测序已经证明 BRAF（V600E）存在激活突变，也可以用现有的小分子抑制剂进行靶向治疗[220, 221]。

釉质瘤型是一种较常见的亚型，虽然在各个年龄段都可见，但最常与儿童疾病相关[222]。这些肿瘤可能是在 Rathke 囊的发育和退化过程中胚胎静止的转变引

起的[219]。它们也有实性和囊性成分。一个明显的特征是与胆固醇晶体沉积有关的囊肿内有深棕色至黑色的液体。它通常被描述为具有类似机油（或曲轴箱油）的外观和稠度。与乳头状亚型相比，这些肿瘤更容易钙化，并倾向于与邻近结构粘连。显微镜下，可见 Rosenthal 纤维形成、湿角蛋白结节、栅栏状的细胞基底层和周围强烈的胶质增生[222]。动物模型已经证明了异常的 Wnt/β-catenin 通路信号在牙釉质型颅咽管瘤发病机制中的明显关系[223]。在人类，一些牙釉质型颅咽管瘤患者也表现为 β 连环蛋白基因改变，CTNNB1，如第 3 外显子突变，从而改变细胞内 β 连环蛋白，导致其磷酸化形式积累，随后转移到细胞核，它结合转录因子如原癌基因和细胞周期蛋白 D1，导致肿瘤形成[219, 221, 224]。这一知识可能促进针对釉质瘤组织学的靶向治疗。

（二）解剖和传播途径

颅咽管瘤通常发生在鞍上，但也可发生在其他部位，如蝶鞍或单纯脑室。肉眼检查时，它们可能被包裹得很好，但可能具有局部侵袭性，导致相邻大脑发生强烈的胶质反应。它们可以压迫相邻的结构，包括垂体和下丘脑、视交叉和第三脑室，如果大的话，可以压迫周围的大脑半球和后颅窝。多发囊肿的形成是这些肿瘤的特征。

（三）临床表现、患者评估和分期

患者典型的表现为头痛、视野缺失、视力下降和激素异常（包括抗利尿和生长激素不足、闭经、勃起功能障碍和溢乳）。所有患者都应接受全面的眼科检查，因为大多数成年患者都存在视野损害[225]。

影像学检查 增强、囊肿形成、钙化是颅咽管瘤的三个特征性表现。超过 90% 的鞍上颅咽管瘤至少表现出这三种特征中的两种，因此放射学检查很容易[226]。值得注意的是，鳞状乳头状亚型在影像学上不太可能出现钙化。在 MRI 上，它们是典型的 T_1 加权图像高信号，这是区别于 Rathke 囊肿和其他囊性垂体肿瘤。对比剂使用后，实性和囊性成分均明显增强。CT 和 MRI 在诊断和确定颅咽管瘤的范围方面有互补的作用[227]。除了有或没有强化的基线 CT 和 MRI，患者还应进行基线综合内分泌评估。图 34-11 显示了术前和术后出现鞍上池多房性囊性肿块的颅咽管瘤患者的 MRI 扫描。

（四）治疗

经典的主要治疗包括以完全切除或次全切除为目标的手术，然后考虑辅助放疗。放疗的时机仍有争议，一系列的研究已经证明在进展时放疗有很好的挽救作用[228, 229]。积极的手术切除可获得良好的长期控制和生

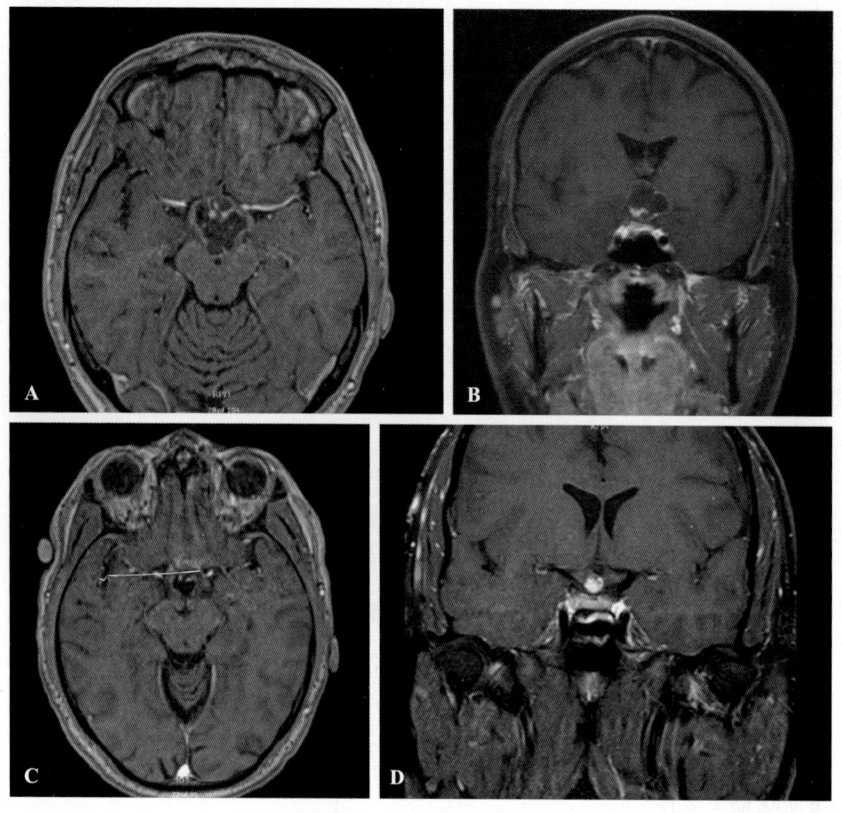

◀ 图 34-11　颅咽管瘤患者术前和术后出现鞍上池多房性囊性肿块的 MRI

A 和 B. 轴位和冠状位磁共振成像（MRI）显示位于鞍上脑池的多房囊性肿块，延伸至视交叉并使其变宽，累及下丘脑并延伸至前第三脑室，与颅咽管瘤融合；C. 内镜切除后 MRI 显示肿瘤全切除；D. 术后 1 年，脑部冠状位 MRI 显示一个轻度膨胀性均匀增强的鞍 / 鞍上肿块，与视神经交叉的尾侧相连

存率，但也可能导致显著的并发症，包括下丘脑功能障碍、视神经通路损伤、额叶执行功能损伤，但很少有死亡率[214, 230]。下丘脑受累的程度（风险等级 0、1 或 2）可能影响手术计划[231]。外科手术研究表明，10 年总生存率在 85%～92%，10 年局部控制在 42%～81%，这取决于肿瘤切除的程度和是否进行放疗[228, 229]。

最近 Lin 等[232] 报道了全国对经额入路与经蝶窦入路术式的比较。经蝶窦入路与脑脊液漏发生率增加有关，但住院时间缩短，同时降低尿崩症、术后卒中、全垂体功能低下、脑神经缺损、血栓事件和癫痫发作的发生率。

1. 放疗　由于无进展和总生存率相似，放疗的最佳时机（术后立即与延迟至复发）一直存在争议，但大多数人倾向于提前放疗[233]。

玛格丽特公主医院报告了 53 名接受手术和放疗（中位剂量为 50Gy/25 次）的成年患者的长期随访结果[214]。5 年和 10 年无进展生存率分别为 85% 和 69%，总生存率分别为 76% 和 70%，特异性生存率分别为 88% 和 88%。年龄（<53 岁或≥53 岁）被发现是总生存和特异性生存的预后因素，多次手术与较差的无进展生存期相关。放疗时机对预后无影响。术后 53% 和 17% 的患者观察到新的内分泌疾病和视觉功能障碍，放疗后分别为 11% 和 6%。没有前瞻性的数据来评估放射治疗在成人颅咽管瘤患者中的作用。

来自 St.Jude 的一项前瞻性数据显示，28 名儿童患者均接受临床靶区外放 1cm 的三维适形放疗，3 年的无进展生存率为 90.3%[234]。对接受手术和放射治疗的儿童患者预后的回顾表明，<7.4 岁、诊断前症状持续时间长、更广泛的手术、多次手术以及尿崩症的患者认知预后较差。全脑的百分比、幕上脑或左颞叶体积接受超过 45Gy 的剂量对纵向智商有显著影响。质子治疗在颅咽管瘤患者中的作用已被评估[235]。本研究表明，与正常人群相比，患者表现出较弱的神经认知表现，这与肿瘤、导致诊断的事件和早期手术干预有关。术前下丘脑受累程度、手术范围和视力状况预测预后差。此外，白天过度嗜睡的发病率在高达 76% 的颅咽管瘤患者中可见，并发现与肿瘤的下丘脑受累程度有关[236]。

Zhang 等[237] 对 SEER 数据库的 1218 例颅咽管瘤患者的结果进行了评估，发现了 3 个关键结果。在根治性放疗、完全切除或不完全切除加放疗之间的总生存或原因特异性生存期没有差异。与单纯观察相比，任何治疗方案均可改善生存率（观察 vs. 根治性放疗，$P=0.006$；vs. 不完全切除 + 放疗，$P=0.046$；vs. 完全切除，$P=0.046$），提示等待肿瘤进展可能是不合理的；明确了根治性放疗在总生存方面优于不完全切除（$P=0.024$），这意味着如果评估完整切除不能执行，应该立即建议不完全切除需要术后放疗。

2. 辐照技术和耐受性　放射治疗之前应考虑手术减

压。分次放射治疗通常给予 54Gy 的剂量，每次 1.8Gy（图 34-12）。适形放疗包括三维适形放疗、IMRT、VMAT 或质子治疗，应考虑到这些肿瘤接近关键的正常结构。术后多序列 MRI 和计划 CT 应用于描绘肿瘤靶区。肿瘤总体积应包括任何残余肿瘤、术后切除腔和囊肿体积。临床靶体积外放范围从 2cm 降至 3～5mm 均被使用，这取决于神经外科医生和放射肿瘤学家之间的讨论，在解剖学上应该受到限制[236]。囊肿扩张可发生在放射治疗期间。因此，在整个治疗过程中，设置监测 MRI 应使用较小的临床靶体积外放，以确保目标覆盖[238]。最初可以考虑每周做一次 MRI 检查，如果肿瘤复合体表现稳定，则可以少做一次[231]临床靶体积周围的计划靶区体积外放考虑到患者设置的变化[239]。非共面 VMAT 技术可能比共面 VMAT 或动态弧形调强更好地保护危险器官，如海马[239]。使用质子治疗时，使用的光束更少，应该制订可靠的计划来考虑目标位置的变化和组织组成的变化[231]。

立体定向放射治疗可以考虑用于这些肿瘤。Niranjan 等[240]回顾性研究了 46 例使用 SRS 治疗的残留或复发性

颅咽管瘤患者，中位剂量为 13Gy（范围 9～20Gy），实体瘤和囊肿的 1 年、3 年和 5 年局部控制率分别为 91%、81% 和 68%。包括立体定向引流和博来霉素囊内治疗的综合治疗，SRS 平均剂量为 10.8Gy ± 8.7Gy，该综合治疗对单囊性和小肿瘤患者有良好的疗效，但大多数大得多的囊性肿瘤患者发生了进展[241]。

质子疗法已经用于这些肿瘤，既作为唯一的治疗方法，也辅助光子疗法[242-245]。剂量学比较研究表明，与现代光子调强放射治疗相比，全脑和全身放射治疗剂量可能减少[246]。在考虑质子治疗时，监测肿瘤的变化，尤其是治疗过程中的囊肿解剖，仍然很重要。一篇报道描述了 17 个儿童中有 6 个因肿瘤的变化需要干预[243]。早期前瞻性数据显示，接受质子治疗的儿童 3 年无进展生存率为 97.8%[247]。在放射治疗期间，患者每周接受 MRI 检查，使用 5mm 解剖受限临床靶体积，因囊肿扩张需要重新规划（8 例），需要引流（4 例），或两者同时进行（2 例）以保持覆盖靶区。一项 II 期前瞻性研究估计，36 个月累积坏死、临床显著血管病变和永久性神经功能缺损的发生率分别为 2.68%、2.22% 和 4.15%[248]。

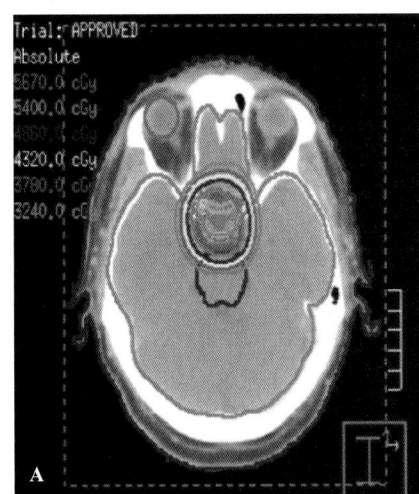
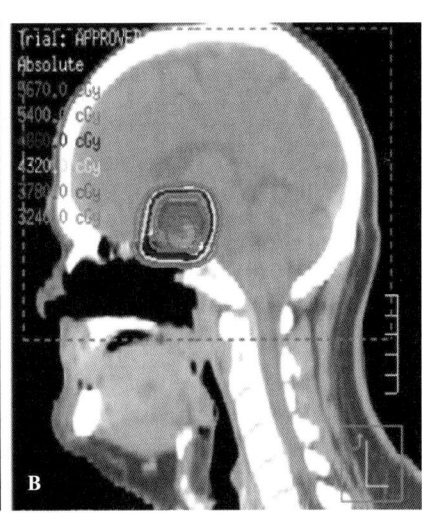
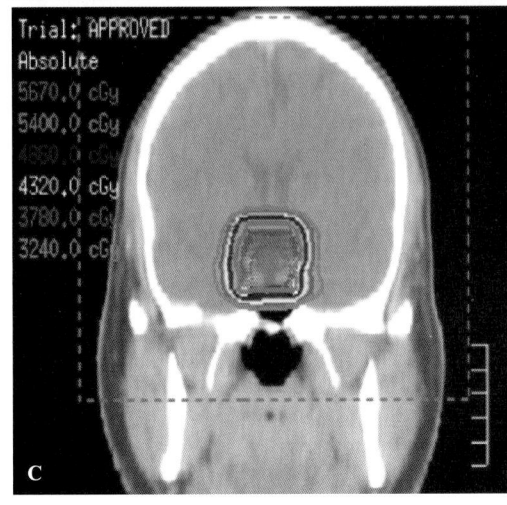

▲ 图 34-12　分次放射治疗伴有邻近视交叉鞍上肿瘤的颅咽管瘤患者（此图彩色版本见书末）

A、B、C 分别为轴位、矢状位、冠状位图。计划靶区用紫色表示。使用 5400cGy/180cGy。视交叉最大剂量为 5511cGy

这与一组接受光子治疗的儿童相似。

资料表明，较高的下丘脑和垂体放射剂量、较年轻的年龄、较长的随访时间与较高的内分泌病发生率相关[249]。4 年精算的激素缺乏率为 48.8%，其中生长激素和甲状腺激素缺乏率分别为 37.4% 和 20.5%。下丘脑肥胖、贪食和代谢综合征可能发生在高达 50% 的幸存者中[250]。对手术和质子治疗后的生活质量和执行功能的回顾性评估表明，这个人群中抑郁症和执行功能下降的发生率很高[242]。

囊性颅咽管瘤可以用囊内磷 32（^{32}P）治疗，这种方法已经使用了几十年[251-253]。要输送 ^{32}P，估计囊肿体积，确定需要多少 ^{32}P 才能输送 200～250Gy 到囊肿壁。将套管置入囊肿内，取出 1ml 的液体。将 ^{32}P 与 0.2ml 生理盐水彻底注入插管，以冲洗插管。患者通常会入院过夜接受观察。这项技术可以很好地控制治疗过的囊肿，据报道 5 年内无进展率为 86%[254]。然而，在治疗囊肿之外的 5 年无进展的只有 54.5%，5 年的总体无进展率为 45.6%。Hasegawa 等[253] 报道了 23% 的患者囊内 ^{32}P 术后视觉功能恶化。

虽然一些视力丧失被认为是由于肿瘤进展造成的，但也有少数被认为与辐射有关[253]。因为 ^{32}P 只治疗囊肿而不是整个肿瘤，已经描述了 ^{32}P 与外照射和 SRS 联合使用[255, 256]。

3. 靶向治疗　达拉非尼和曲美替尼已经在个案中报道了用于治疗多发性复发的 BRAF V600E 颅咽管瘤。在一份病例报告中，服用达拉非尼(150mg，口服 2 次 / 天)和曲美替尼（2mg，口服 2 次 / 天）后，肿瘤体积减小了 85%[257]。在另一份病例报道中，甚至在停用达拉非尼 1 年后仍可看到持久的缓解[258]。

十、结论

颅咽管瘤虽然组织学上是良性的，但由于部位的原因，使得无并发症的颅咽管瘤完全切除非常困难。未完全切除的疾病进行辅助放疗，可以限制激进手术切除的毒性，同时结果可能优于全切除。下丘脑肿瘤的累及程度可能影响手术入路，并与肿瘤相关的并发症有关。手术和放疗对视力、生长、认知、行为和垂体—下丘脑轴的影响需要在前期的治疗决定中考虑在内。当视神经通路与肿瘤有较好的分离时，选择性病例可考虑 SRS。SRS、囊内博来霉素和囊内 ^{32}P 可能用于复发肿瘤。未来的方向包括靶向治疗，特别是针对可以特定靶向改变可以识别的病变。

第 35 章　脊髓肿瘤
Spinal Cord Tumors

Rupesh R. Kotecha　Joseph A. Bovi　Lilyana Angelov　著

董　敏　译

要　点

1. 发生率　脊髓肿瘤（不包括骨转移）是一种罕见的肿瘤，仅占所有中枢神经系统恶性肿瘤的 3%。根据它们与脊髓的关系，在解剖学上可分为三大类：硬膜外、髓外和髓内。髓内肿瘤在儿童中更常见，而髓外肿瘤在成人中更常见。

2. 生物学特性　组织学类型是脊髓肿瘤患者的重要预后因素。大多数髓内肿瘤是神经胶质起源的，例如星形细胞瘤和室管膜瘤。大多数髓外硬膜内肿瘤不是脑膜瘤就是神经鞘瘤。脊索瘤和软骨肉瘤以及血管病变是大多数原发性硬膜外肿瘤的原因。

3. 分期评估　临床检查应包括完整的病史和体格检查，并特别注意进行彻底的神经学评估。肿瘤的放射成像应尽可能使用 MRI，因为这可以提供脊柱各个方面的高分辨率图像，包括脊髓和神经根脑膜以及骨性脊柱和棘旁区域。当 MRI 有禁忌证时，进行 CT 成像，通常结合脊髓造影显示蛛网膜下腔。CT 对骨质受侵的敏感度和特异度在 90%～100%，但在硬膜外和软组织病变中仅有 50%。根据组织学和临床情况，在完整的神经影像学研究之后进行脑脊液评估。只要可行且安全，均应获得组织诊断。尽管上述检查对诊断和治疗脊髓型恶性肿瘤患者至关重要，但尚无针对脊髓肿瘤的癌症分期系统联合委员会。

4. 初级治疗　如果技术上安全可行，除了脊柱淋巴瘤外，大部分脊柱原发肿瘤应考虑完全切除。通常，对于具有低级别组织学的患者，仅进行完全切除就可以治愈。对于无法手术或因无法保留神经功能而无法进行明确切除的患者，应考虑行放疗。脊柱淋巴瘤患者通常也要接受活检，并接受化疗。

5. 辅助治疗　放疗常用于不完全切除的肿瘤、神经根播散的肿瘤、不考虑切除程度的高级别肿瘤以及大多数复发肿瘤。在成人中，在不完全切除后或肿瘤复发后，大多数组织学诊断都需要术后放疗。在儿科患者中，可在不完全切除后进行密切的影像学随访观察，可以最大限度地完成脊柱生长。在这些情况下，对患者进行密切观察，并建议在复发的情况下进行放射治疗。单独化疗的作用有限，但它经常用于原始神经外胚层肿瘤、淋巴瘤和高级别胶质瘤的联合治疗。

6. 局部晚期疾病与姑息治疗　对于局部晚期疾病的患者，可以考虑切除、不完全切除，甚至可以进行"减瘤"以减缓脊髓和神经根的损害，从而减轻临床症状。对于某些患者来说，非侵入性方法（如放疗）可能是首选的姑息治疗方法，特别是在没有脊髓损害或手术不可行的情况下。对于放射治疗的姑息治疗，分割方案与脊柱转移瘤的方案相似。

脊髓肿瘤是一种罕见的异质性恶性肿瘤，具有不同的临床和生物学特征 [1]。这些肿瘤由于其位置相关的功能性疾病而难以治疗，这也给最终治疗带来了很大的局限性。这些肿瘤大多数是通过手术治疗，而放疗则用于切除不完全，复发或位于手术会导致无法接受的功能障碍区域的肿瘤。单靠化疗作用有限。

一、流行病学和病原学

原发性脊髓肿瘤约占成人原发性中枢神经系统肿瘤的 3%。年龄调整后的男性发病率略高于女性，分别为（0.67 vs. 0.59）/10 万，非西班牙裔白人比西班牙裔或非西班牙裔黑人高，分别为 0.79/10 万和 0.61/10 万，而非西班牙裔黑人为 0.45/10 万 [1, 2]。15%～25% 的脊柱肿瘤累及颈椎，包括枕骨大孔。50%～55% 累及胸椎管；25%～30% 累及腰骶椎。成人中最常见的组织学亚型包括脑膜瘤、神经鞘瘤和室管膜瘤，如表 35-1 所示 [1]。

在儿科人群中，脊髓肿瘤更为常见，占所有原发性中枢神经系统肿瘤的 4%～5% [1]。室管膜瘤、胶质瘤和神经鞘瘤是儿童最常见的组织学亚型。毛细胞星形细胞瘤在儿科人群中更为常见，它构成了胶质瘤的大多数，如表 35-1 所示 [1]。这些肿瘤大多表现为髓外肿块（70%）；髓内肿瘤较少见，在成人中占所有脊椎肿瘤的 5%～10%，儿童约占 35% [3]。

表 35-1 原发性脊髓肿瘤的组织学类型分布 [1]

组织学类型	成人分布（%）	儿童分布（%）
脑膜瘤	41	8.8
神经胶质瘤	24.8	48.8
室管膜瘤	21.7	24.6
毛细胞性星形细胞瘤	0.8	12.6
其他胶质瘤	2.3	11.6
神经鞘瘤	22.6	13.9
血管瘤	3.2	1.9

脊髓髓内肿瘤约 90% 为神经胶质瘤，其中室管膜瘤（60%）和星形细胞瘤（30%）居多。在剩下的肿瘤中，多达 8% 是血管网状细胞瘤，而与髓内转移有关的不到 2% [4, 5]。

脊髓肿瘤的病因在很大程度上是未知的。事先接受放射治疗可能会增加继发性恶性肿瘤（如肉瘤和胶质瘤）以及良性肿瘤（如脑膜瘤）的风险，尽管风险的确切程度尚未量化。根据组织学类型，肿瘤可能与遗传综合征有关，如 1 型和 2 型神经纤维瘤以及 von Hippel-Lindau（VHL）病。40% 的 1 型神经纤维瘤患者在影像上可以发现脊椎肿瘤，但它们通常有惰性的自然病史，只有 2% 的患者会出现神经症状 [6]。然而，在 2 型神经纤维瘤患者中，60%～80% 的患者可以发现脊椎肿瘤，它们的生长更具侵袭性，无论是否进行辅助放射治疗均需要切除 [7]。此外，几项研究报告了自发性脊髓脑膜瘤中染色体 22q 及其相关的 NF2 基因的缺失 [8]。

大约 20% 的血管网细胞瘤发生在颈椎或腰椎 [9]。VHL 病患者发展成血管网细胞瘤的风险很高（60%～80%），有一半 [10, 11] 发生在脊柱，并与 VHL [12] 的错义突变或高甲基化有关。

二、预防和及早发现

目前还没有已知的预防脊髓肿瘤的方法。早期发现有赖于神经病史和检查，并在鉴别诊断中考虑到脊髓肿瘤的可能性。虽然与大多数脊柱肿瘤相关的总体肿瘤负荷不大，但它们通常与患者延长生存期相关的重大神经系统疾病相关。由于这些肿瘤非常罕见，因此不建议常规筛查。尽管儿科医师学会没有推荐对 1 型神经纤维瘤患者进行常规的脊椎 MRI 筛查，但对于 2 型神经纤维瘤 2 和 VHL 病的患者进行 MRI 监测脊柱，可能有一定作用 [7, 10, 13]。

三、生物学特性和分子生物学

与颅内对应肿瘤一样，原发性脊髓肿瘤的多样性在一定程度上是由于脊髓内有大量具有肿瘤转化能力的表型不同的细胞 [14]。脊髓肿瘤的遗传和分子基础尚不清楚，具体取决于诊断时的组织学结果和年龄 [15]。例如，髓外肿瘤在成人中更常见，而髓内肿瘤在儿童患者中更常见。有关脊髓肿瘤分子特征的数据，受疾病的稀有性和可用于分析的组织数量的限制。尽管如此，研究已经描述了各种遗传畸变，一些证据表明脊髓肿瘤和颅内肿瘤的起源不同。

脊髓肿瘤在几种遗传综合征中提示了导致脊髓肿瘤发展的特定基因改变。例如，NF1 与脊髓星形细胞瘤和神经纤维瘤的发生有关。同样，NF2 与室管膜瘤和脑膜瘤的发展有关，VHL 综合征易患血管网状细胞瘤。除了特定的遗传综合征外，鉴于其组织病理学相似性，可以预期脊髓肿瘤与相关的颅内肿瘤也具有遗传和生物学特征。例如低级别脊髓星形细胞瘤的 BRAF 异常、CDKN2A 丢失、PTEN 丢失，以及脊髓和颅内脑膜瘤的 22q 染色体丢失 [16, 17]。最近发现的另一个例子是 H3F3A 和 H3K27M 基因的改变，这两个基因调节组蛋白功能，与中线颅内或脊髓高级别胶质瘤相关，这一特征与弥散性固有脑桥和丘脑胶质瘤相似 [18]。以这种方式，将较常见的颅内肿瘤研究的分子数据应用于原发性脊髓肿瘤仍可能有价值。

相反，有分子数据表明，某些类型的脊椎肿瘤可能与颅内肿瘤不同。例如，基因表达聚集提示了颅外室管膜瘤特有的独特模式，而涉及 NF2 的基因损伤似乎仅限于脊髓室管膜瘤 [19-21]。这当然与 NF2 患者室管膜瘤发生的脊柱特异性位置一致。进一步研究脊柱和颅内肿瘤变异之间的潜在分子基础可能对阐明肿瘤形成的机制很重要。

大多数脊髓肿瘤在组织学上是良性的，但可通过直接压迫重要的神经结构而引起严重的并发症。尽管如此，组织学分型和分级是重要的预后因素。例如，室间隔膜瘤患者的中位生存时间比星形细胞瘤患者更长。此外，低级别（与高级别相比）和毛细胞型（与弥漫性纤维细胞相比）星形细胞瘤的预后更佳。

四、解剖学、病理学和传播途径

（一）解剖

脊髓被包裹在骨性脊柱中，从脑干延髓的远端延伸到大约 L_1 或 L_2 水平，终止于脊髓圆锥。长 43~45cm。脊髓的外围由白质组成，白质包含感觉束和运动束，中央区域包含蝴蝶状的灰质，里面有神经细胞体。三层脑膜中，最内层的软脑膜、蛛网膜和外硬脑膜，覆盖在椭圆形的脊髓上，与脑干和大脑相连。纤细的软膜包裹着脊髓和血管。从该层延伸出齿状韧带，与致密的保护性硬脑膜相连，以稳定椎管内的脊髓。硬脑膜终止于脊髓圆锥以外的延髓，终丝是一股附着在尾骨上的纤维组织，为脊髓提供纵向支撑。在这两层之间是蛛网膜，里面充满了脑脊液。

脊髓负责在周围神经系统和大脑之间传递运动和感觉神经信号，并包含自己的独立路径来协调某些反射（图 35-1）。在功能上被分成 31 个部分。在每个节段，有一对脊神经出口：8 条颈神经，12 条胸神经，5 条腰神经，5 条骶神经和 1 条尾神经。在颈部，脊神经位于相应椎骨的上方，而在胸部及其下方，脊神经位于相应椎骨的下方。尽管脊柱生长会一直延续到成年，但椎管和脊髓实际上比脊柱短得多，在大约 4 岁时停止延长。这种生长差异是马尾神经形成的原因，马尾神经是下腰部、骶部和尾部神经的集合，填满了脊髓圆锥以下脊椎。

在椎管内，存在硬膜外间隙，内含硬膜外脂肪和血管。硬膜外间隙通过椎间孔与相邻的椎外间隙相通。血供来自一条脊髓前动脉（75%）和两条较小的后动脉（25%）。颈椎区域依靠椎动脉和小脑下动脉，而胸腰区依靠神经根动脉。静脉流出是通过一个巨大的神经丛网络进行的。

肿瘤根据其位置进行分类（图 35-2）。硬膜内肿瘤包括髓内和髓外肿瘤。髓内肿瘤由构成脊髓和马尾神经的细胞发展而来。髓外肿瘤来源于脊髓和马尾外侧的支持组织，如脑膜、血管供应和结缔组织。硬膜外肿瘤来自椎管本身或硬脑膜周围的支持组织。

（二）病理学与传播途径

表 35-1 和表 35-2 列出了组织学类型的整体和解剖分布。硬膜内髓外神经鞘瘤（nerve sheath tumor, NST），特别是由施万细胞引起的神经纤维瘤和神经鞘瘤，以及脑膜瘤是最常见的硬膜内瘤。在成年人中，硬脊膜内肿瘤中有 23% 是神经鞘瘤，而在儿科患者中只有 14% 是神经鞘瘤[22]。通常，神经鞘瘤发生在硬膜内；然而，有 15% 可能会通过神经鞘延伸成为"哑铃"肿瘤，同时具有硬膜内和硬膜外成分。仅存在于硬膜外腔室中的 NST 仅 10%，不到 1% 的肿瘤是纯粹的髓内肿瘤。脊柱神经鞘瘤恶变极为罕见（0.7%），预后极差且中位生存期不到 2 年[23]。

脊髓脑膜瘤是成人最常见的脊髓肿瘤（高达 38%），起源于脑膜上皮蛛网膜细胞[1]。尽管所有组织学脑膜瘤

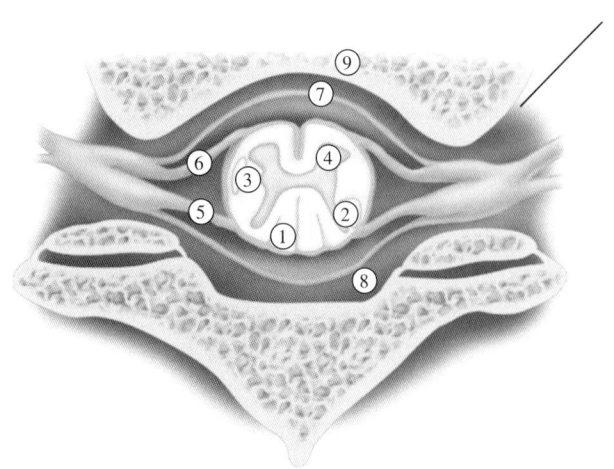

▲ 图 35-1　脊髓解剖
①后柱；②脊髓丘脑外侧束；③皮质脊髓外侧束；④前角细胞；⑤背根；⑥腹根；⑦硬膜；⑧硬膜外间隙；⑨椎体

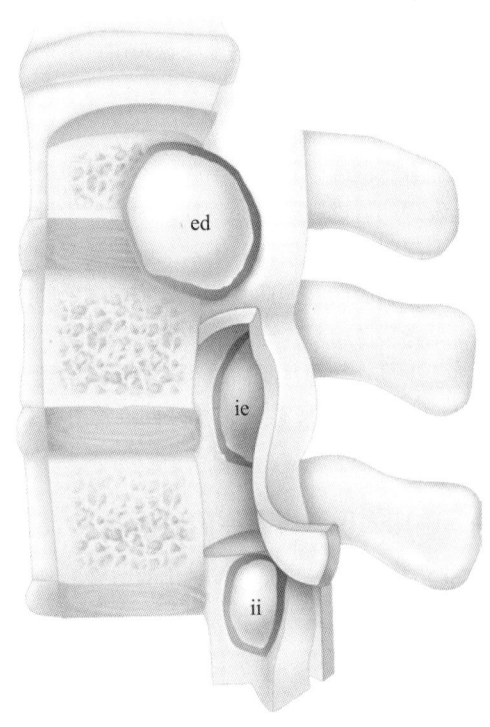

▲ 图 35-2　脊柱内位置
ed. 硬膜外；ie. 硬膜内髓外；ii. 硬膜内髓内

表 35-2　脊柱肿瘤的组织学分布

硬膜外	硬膜内髓外	硬膜内髓内
• 软骨母细胞瘤 • 脊索瘤 • 软骨肉瘤 • 血管瘤 • 脂肪瘤 • 淋巴瘤 • 脑膜瘤 • 转移瘤 • 神经母细胞瘤 • 神经纤维瘤 • 成骨母细胞瘤 • 骨软骨瘤 • 骨肉瘤 • 肉瘤 • 椎体血管瘤	• 室管膜瘤，黏液 　乳头型 • 表皮样瘤 • 脂肪瘤 • 脑膜瘤 • 神经纤维瘤 • 副神经节瘤 • 神经鞘瘤	• 星形细胞瘤 • 室管膜瘤 • 神经节胶质瘤 • 血管网状细胞瘤 • 血管瘤 • 脂肪瘤 • 髓母细胞瘤 • 神经母细胞瘤 • 神经纤维瘤 • 少突胶质细胞瘤 • 畸胎瘤（成熟）

亚型均在硬脊膜内发现，但脑膜瘤、皮脂瘤和过渡性亚型最为常见，复发率低于颅内脑膜瘤，仅有 3% 的恶变率[24]。

其他髓外硬膜内肿瘤包括表皮样和颅内原发性肿瘤的液滴转移，如髓母细胞瘤。最常见的髓内肿瘤是那些源自神经胶质前体的肿瘤，最常见的是室管膜瘤和低至中等级别的星形细胞瘤。非肿瘤性疾病可能类似脊髓肿瘤（图 35-3），包括急性横断性脊髓炎、广州管圆线虫感染、感染性脑膜炎、硬膜内椎间盘突出、假瘤、结节病和结核病[25-29]。

原发肿瘤的主要转移方式是直接扩散。沿蛛网膜下腔扩散，伴有脊髓或颅骨受累。我们不应该总是认为在影像学上发现的脊髓肿瘤是原发灶，因为原发肿瘤可能位于颅内。尽管脑脊液播散并不常见，但髓母细胞瘤和室管膜瘤有软脑膜转移倾向，胶质母细胞瘤或间变性胶质瘤有少见转移倾向[30-32]。脊髓内淋巴管稀少，因此淋巴结转移很少见。血源性扩散也很少见；当遇到这种情况时，通常是神经外来源或通过 Batson 静脉丛扩散的结果（< 1%）[33]。

五、临床表现、患者评估和分级

脊髓肿瘤的临床表现是局部解剖的结果（图 35-1）。脊髓肿瘤产生局部和远端症状和体征，后者反映脊髓内运动和感觉长束的受累。通常，这可以根据临床表现来定位病变的程度。硬脑膜和骨膜受压或伸展引起的局限性疼痛，以及与硬膜内和硬膜外肿瘤有关的神经根压迫或累及引起的神经根性疼痛也可发生。

（一）临床检查

原发性脊髓肿瘤的诊断方法如图 35-4 所示。除了关注神经体征和症状外，病史还应包括对患者的功能状态和相关症状的评估，这些症状可能表明是转移性疾病或非恶性病因。评估家族史和详细审查以调查与脊髓肿瘤相关的遗传疾病也很重要。

体格检查应包括广泛的神经系统评估。伴有前角细胞和腹侧根部受累（下运动神经元病变）可见松弛无力、萎缩、束状和深肌腱反射减弱。累及皮质脊髓外侧束可导致无力、痉挛、足底伸肌反应（巴宾斯基征）或反射亢进（上运动神经元病变）。脊髓圆锥上方的肿瘤可见运动无力和痉挛。由于马尾的周围神经根受压，圆锥以下的肿瘤表现为无力和松弛。尽管同时累及马尾神经或腰椎脊髓膨大的肿瘤也会导致无力，但局限于圆锥的肿瘤不会导致无力。

感觉障碍通常有助于根据皮肤功能的丧失来定位肿瘤的水平，尽管长束功能受损的最高水平可能跨越实际肿瘤的几个节段（图 35-5）。累及脊髓丘脑外侧束的病变会导致麻木、感觉异常，以及病变下方对侧肢体或躯干的温度感觉降低。这就产生了感官水平的经典发现，最好的证明是用大头针、大金属或冰冷的物体来测试温度感觉，并观察排汗情况。后柱的病变会导致共济失调或步态不稳。闭眼时影响站立姿势（Romberg 征）。感觉异常可能发生在病变水平以下。

由于疼痛和温度通路在脊髓中交叉，而本体感觉和运动通路不交叉，单侧脊髓病变可能导致同侧瘫痪和本体感觉丧失，以及病变水平以下的对侧疼痛和体温下降。因为轻触有两条路径，一条横跨脊髓（脊髓丘脑束），另一条不横跨脊髓（后柱），所以通常可以避免单侧病变。这一系列症状被称为 Brown-Séquard 综合征。

泌尿生殖系统和肠道症状都可能由脊髓肿瘤引起。膀胱症状最初表现为急性尿潴留或尿不尽，随后是流涎、尿急，最终因溢出性尿失禁而失去膀胱控制。膀胱失控表现在圆锥处或圆锥下方的肿瘤早期可见，在圆锥上方的肿瘤晚期可见。L_1 上方的病变会导致勃起功能障碍或反射性异常勃起，而 $S_2 \sim S_4$ 的病变可导致勃起和射精能力丧失。影响 S_2 神经根及以下的病变可引起生殖器感觉减退和大便失禁。这应该被视为一种外科急症，因为如果延长 24 ～ 48h，功能丧失可能无法恢复。

椎管肿瘤最常见的症状是疼痛，由神经根受压、骨质破坏或硬脑膜受压或传入神经阻滞引起。疼痛可为神经根性、中线性或正中性。神经根性疼痛继发于后根受累，通常被描述为皮节分布的射痛。神经在硬脑膜内或

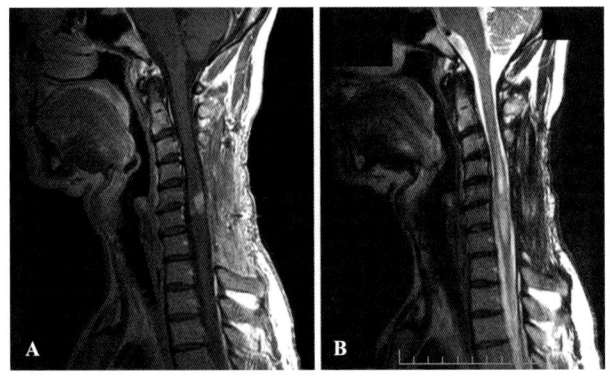

▲ 图 35-3　假肿瘤磁共振成像
类似肿瘤病变，A 和 B 分别为矢状位 T_1 加权和 T_2 加权图像

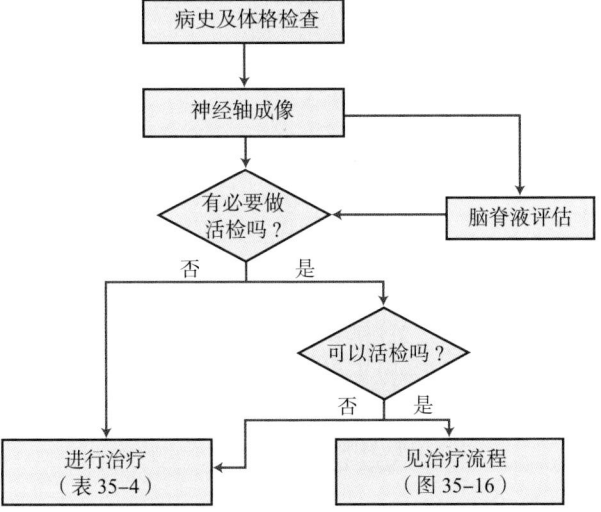

▲ 图 35-4　原发性脊髓肿瘤的诊断流程

外受到压迫。脊髓中线疼痛表现为肿瘤区域的不适，被认为是由硬脑膜和硬膜外组织的疼痛敏感结构引起的。特殊的是硬膜外病变时疼痛更严重。脊髓受压时，常表现钝痛或灼痛，并且比节段性脊柱或神经根痛更为广泛。这种类型的疼痛，虽然相对罕见，但有许多名称，包括中枢性疼痛、灼热性疼痛和非传入性疼痛。它涉及病变下方的肢体或躯干。疼痛也是骶尾部肿瘤患者最常见的症状。头痛在脊髓肿瘤患者中很少见，可能是由于肿瘤压迫 C_2 神经根引起的，C_2 神经根具有枕部皮肤分布，或较少继发于枕大孔处的巨大原发肿瘤引起的颅内压升高、肿瘤向上种植，或由恶性肿瘤发展为癌性脑膜炎。

脊椎肿瘤的临床表现很少表明它是硬膜外还是硬膜内。然而，髓内肿瘤可引起特征性神经系统综合征。早期，被肿瘤占据的脊椎节段和病变尾部的 2～3 个节段的皮肤体会出现体温和痛感降低。当肿瘤局限于中央线时，其他感觉不会减弱。这种"分离的"感觉丧失在髓外肿瘤中很少见。此外，无力和萎缩是肿瘤所累及的相

应脊髓节段的肌组织中的早期表现。随着肿瘤横向生长，在肿瘤水平上产生的反射消失，病变下方出现痉挛性瘫痪和反射亢进。最终，所有的感觉都会受到影响。颈部肿瘤可通过阻断单侧自主神经通路而产生 Horner 综合征。

脊髓圆锥病变可产生多种症状，包括鞍状麻木、急性尿潴留、肠和膀胱失禁以及勃起功能障碍。如果病变局限于圆锥，则可能观察不到下肢瘫痪。更常见的情况是，起源于圆锥的肿瘤扩大到足以引起髓内肿瘤的特征时才被诊断出来。这些结果也可与肿瘤向马尾方向生长所引起的其他症状相混淆，如神经根痛。

马尾神经损伤可导致大腿神经根性疼痛、肌肉无力和萎缩，包括臀肌、腘绳肌、腓肠肌和胫骨前肌。鞍状麻木、踝反射消失、勃起功能障碍、尿急或急性尿潴留以及便秘也很常见。根据病变的位置，其他反射可能会受到影响。

（二）神经影像学

钆对比剂 MRI 是评价脊髓髓内和髓外病变的首选诊断方法。MRI 的优势包括脊髓与相关解剖结构和肿瘤之间的高软组织对比度，能够在多个视图中显示脊柱，可获得多个脉冲序列，缺乏骨伪影，以及三维可视化能力。大多数脊髓肿瘤的对比剂增强，最常见的例外是 WHO 2 级胶质瘤。CT 可以用来评估硬膜外肿瘤的脊柱。脊髓造影术已经被更先进、侵入性更小的成像技术所取代，对不能接受 MRI 的患者也很有用。

在 MRI 上，水肿表现为 T_1 加权低信号区和 T_2 加权高信号区。肿瘤浸润和水肿可以通过 FLAIR 序列抑制脑脊液信号来鉴别。磁共振波谱有助于区分肿瘤和脊髓坏死。在大多数原发性脊髓肿瘤的初期检查中，我们强烈推荐对整个神经轴进行 MRI 检查。值得注意的是，患有硬膜内病变的患者也应考虑非肿瘤硬膜内病变，如血管畸形（动静脉畸形或海绵状血管瘤）、脂肪瘤、皮样瘤/表皮样瘤和囊肿，以及脊髓炎症。

（三）脑脊液检查

脑脊液检查可用于诊断和分期以及监测某些肿瘤的治疗反应。由于颅内压增高有发生疝的危险，应在腰椎穿刺前进行神经影像学检查。当肿瘤扩大导致脑脊液流动受阻时，患者可发展为脑积水。因此，对于伴有头痛症状的脊髓肿瘤患者，腰椎穿刺应谨慎进行。

脑脊液在评估可能播散到蛛网膜下腔并经脑脊液播散的肿瘤时特别有用。因此，在诊断室管膜瘤和原始神经外胚层肿瘤（primitive neuroectodermal tumor, PNET）时常规进行脑脊液采样。黄色脑脊液是由于蛋白质含量高而缺乏红细胞所致，是脊髓肿瘤阻塞蛛网膜下腔的特

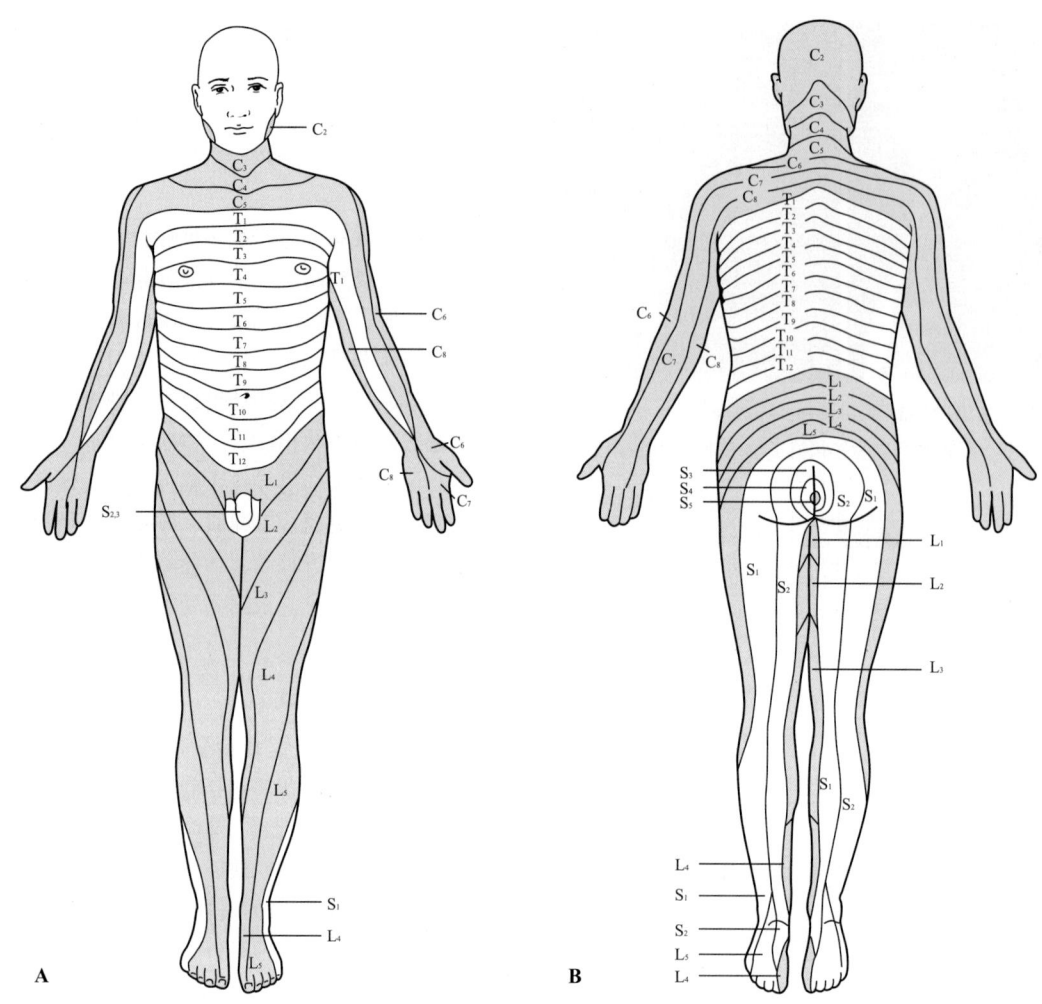

▲ 图 35-5 皮区的前视图（A）和后视图（B）

C. 颈髓；L. 腰髓；S. 骶髓；T. 胸髓（改编自 Netter FH，Freidberg SR，Baker RA. Disorders of spinal cord, nerve root, and plexus. In：Netter FH, Jones HR Jr, Dingle RV, eds. *The Ciba Collection of Medical Illustrations*, *Vol 1. Nervous System*, *Part II*. West Caldwell, NJ：Ciba-Geigy；1986：181–189; and Keegan JJ, Garrett FD. The segmental distribution of cutaneous nerves in the limbs of man. *Anat Rec*. 1948；102：409.）

征。脑脊液评估应包括恶性细胞、蛋白质和葡萄糖的细胞学检查。脊髓肿瘤的蛋白质浓度高，血糖水平正常，细胞学检查正常。然而，如果肿瘤种植在脑膜上，血糖水平可能较低，细胞学检查可能显示为恶性肿瘤。

（四）疾病的组织学证实

组织学确认的方法取决于临床表现和可疑的组织学类型。潜在活检的发病率应该与确认组织学类型的益处以及它是否会改变治疗进行权衡。影像引导可以提高活检的安全性和有效性。组织活检的方法包括经皮穿刺、切开或切除，主要目的是避免肿瘤扩散。此外，活检入路必须与最终治疗计划的伤口一致，通常提供最短的路径和最少的解剖间隔。组织采样还必须具有代表性并足以确定诊断，同时需要进行细致的止血，因为扩大的血肿可能会污染相邻的筋膜面。对于因新诊断的恶性肿瘤或疾病复发而出现急性脊髓压迫的患者，应考虑手术减压以减轻神经系统症状并确定诊断。

（五）分期

目前还没有常规的脊椎肿瘤分期系统。局部分期的目的是确定受肿瘤影响的解剖结构，并协助制订预后和手术计划，特别注意神经、血管和骨的关系。

六、主要治疗

（一）外科的一般原则

最大限度切除仍然是大多数脊髓肿瘤的首选治疗方法[34]。随着 MRI、手术显微镜、显微外科工具和术中神经生理评估等现代诊断和治疗技术的出现，更积极的手术干预已成为一种更普遍的治疗策略。本节将根据脊髓内的解剖位置讨论中枢神经系统病变的一般手术原则。手术的结果及其在多学科管理中的作用在各种肿瘤的章节中有所描述。

1. **手术计划**　神经影像学是手术入路术前规划的基础。静脉注射钆对比剂前后获得的 MRI 是检测肿瘤并将其与诸如空洞或水肿等反应性改变相鉴别的最灵敏的方法。CT 扫描在勾画骨解剖结构、急性血液和瘤内钙化方面最有用。脊髓血管造影有时是必要的，以区分脊髓肿瘤和血管畸形，如硬脑膜动静脉畸形，有时栓塞某些血管肿瘤以便于切除。最近，用于术前规划和术中进一步指导外科医生完全切除的新型成像技术也取得了进展[35]。

2. **手术技术、术后处理和并发症**　手术显微镜的使用对于脊髓肿瘤手术至关重要。对于某些肿瘤，包括图像引导导航系统、术中超声评估、二氧化碳（CO_2）激光和 CUSA 在内的其他手术辅助手段的可用性也很有价值[36]。此外，5- 氨基乙酰丙酸荧光引导手术已用于帮助切除脊柱肿瘤；然而，脊柱手术的益处目前尚未得到证实[37,38]。

术中生理功能监测有多种方式可用。最常用的技术是体感诱发电位（somatosensory evoked potential，SSEP）、监测和肌电图（electromyography，EMG）。运动诱发电位（motor-evoked potential，MEP）监测由于对麻醉中使用的麻痹药物更为敏感，因而难以可靠地应用。然而，最近的研究质疑了麻醉对这种术中检查的影响[39]。肌电图对马尾和枕大孔肿瘤特别有用，在这些肿瘤中，监测四肢肌肉、肛门括约肌，有时还可以监测膀胱括约肌，可以降低术后缺陷的风险[40]。

3. **髓外硬膜内肿瘤的外科治疗**　脑膜瘤和神经鞘瘤发生在硬膜内髓外脊椎间隙。由于正常脊髓不受肿瘤侵袭，这些肿瘤中的大多数都可以完全切除并达到治疗目的。切除这些良性病变的技术在继续发展，如果次全切除，可以考虑观察或辅助放射治疗或 SRS[41-44]。

4. **髓内肿瘤的外科治疗**　最常见的髓内肿瘤是室管膜瘤和星形细胞瘤。现代系列提倡最大限度安全切除脊髓内肿瘤。完全切除这些肿瘤的能力差别很大，根据组织类型的不同，从不到 10% 到高达 86%[45-52]。对于 WHO 1 级肿瘤，完全切除率更高；级别更高的胶质瘤往往是浸润性的，因此不太容易完全切除[49,53-57]。室管膜瘤的总切除率为 19%～100%，而星形细胞瘤完全切除的比例明显低于 50%[58-61]。对于浸润性星形细胞瘤，手术的作用通常仅限于活检以进行诊断确认。椎板切除术，即切除后部骨质脊柱元件，在不可能切除的巨大浸润性肿瘤的情况下，通过减压脊髓提供功能益处。在某些情况下，术后功能预后可能很好，大多数患者（＞70%）的术前症状得到改善或稳定，通常是在术后短暂恶化之后[45,52,62,63]。据报道，术后永久瘫痪的发生率为 1%[64]。瘫痪通常是不可预测的血管事件造成的。

髓内肿瘤几乎都是通过患者处于俯卧位的椎板切除术暴露而来[64]。硬脑膜打开后，在脊髓加宽区域进行纵向中线切开，在该处成像显示肿瘤最接近表面，切口加深几毫米，直到到达肿瘤表面。浸润性肿瘤的剥离面不清楚，不能完全切除；因此，活检诊断通常是最安全的措施。当肿瘤含有外生成分时，应最大限度地安全地进行减瘤手术。

髓内和髓外肿瘤均可伴有充满脑脊液的空洞扩张中央管。首选的治疗方法是切除肿瘤。如果无法做到，即使是通过放射治疗使肿瘤适度缩小，也可以稳定甚至缩小空洞的大小。术后，中央管瘢痕可形成空洞。空洞引流程序可能不会导致神经功能的显著改善。

5. **术后管理**　手术前、中、后常规使用皮质类固醇，以减少脊髓水肿。静脉或口服地塞米松或大剂量静脉注射甲泼尼龙是最常选择的药物。一旦症状得到最大限度的缓解，通常在大剂量糖皮质激素开始使用的 1 周内，只要没有相关的症状恶化，类固醇就应该逐渐减少，以最大限度地减少类固醇相关的不良反应。需要注意的是，在疑似脊髓淋巴瘤的情况下，类固醇应推迟到获得适当的组织取样后，以避免与类固醇对恶性淋巴瘤克隆的短暂影响相关的非诊断性组织取样的可能性。

6. **手术并发症**　在术前神经系统完整的患者，严重的急性发病率通常较低，通常为 5% 或更低[64]。这些有利的结果是由于现代术前和术中成像以及术中神经生理学监测的结果[39,65]。脊柱畸形包括可能会发生脊柱侧弯和后凸畸形，以及感染和脑脊液渗漏[66,67]。椎板切除术后脊柱畸形是一种严重的术后并发症，发生在多达 40% 的儿童和青少年患者中。可能会在术后 8 个月观察到这种情况，需要器械固定脊柱[68]。

（二）放射治疗的一般原则

放疗治疗脊髓肿瘤的目的是改善局部控制和神经功能，同时潜在地提高生存率。放射治疗通常用于未完全切除、复发风险高、位于外科手术会导致不可接受的功能障碍的区域的肿瘤，以及复发的肿瘤。射治疗的结果及其在多学科管理中的作用将在随后的章节中针对每种肿瘤类型进行描述。

由于潜在的生长和发育不良反应，放射治疗在儿童和婴儿脊髓肿瘤中的应用需要非常谨慎的考虑。一些作者不建议常规的术后放疗，建议在复发时进行密切随访和再次切除是更安全的方法，特别是对于良性肿瘤或低度恶性神经胶质瘤[45]。考虑到这一策略，放疗可能会被避免、推迟或仅用于患有多发性复发肿瘤的儿童。然而，必须记住，使用这样的策略，人们经常会遇到这样的情况：治疗从血管角度看已因多次切除而受损的肿瘤床，插入用于脊柱稳定的金属硬件可能会影响成像和放射治疗，并且需要治疗更大、更广泛的脊髓和管。

（三）化疗的一般原则

化疗的疗效可能受到完整的血液—神经系统屏障的限制。局部给药的形式可以是脑脊液治疗、动脉灌注和肿瘤内治疗。髓外脊椎肿瘤的血液供应来自脑膜血管，而脑膜血管明显比脑血管更具渗透性；化疗可能对这些肿瘤更有用。在治疗原发性中枢神经系统恶性肿瘤方面有一定疗效的药物，被认为可以跨越血脑屏障，已被用于治疗脊髓恶性胶质瘤。然而，迄今为止，尚无化疗获益的明确证据[56, 69-72]。

七、局部晚期疾病和姑息治疗

一般说来，对于局部晚期疾病和姑息治疗的患者，其治疗原则与最终治疗相似。由于脊髓肿瘤缺乏控制相关症状的严重性，在大多数情况下，不应大幅度降低放疗剂量，尽管在跨多个脊髓水平进行大剂量治疗的患者中可以考虑这样做。需要缓解疾病相关症状的终末期疾病患者，通常根据姑息治疗的一般原则进行治疗，通常会接受短疗程的低分割放射治疗。

八、放射治疗技术与耐受性

（一）治疗量的定义

考虑到脊髓肿瘤的复杂解剖结构和邻近的危及器官，大多数原发性脊髓恶性肿瘤患者都是根据 ICRU 的体积定义进行调强治疗计划[73, 74]。肿瘤总体积代表肉眼可见的疾病负担。根据肿瘤亚型，这可能是 MRI T_1 增强异常或 T_2 或 FLAIR 图像上看到的非增强肿瘤。如果手术切除后无残留异常，则肿瘤切除腔被定义为肿瘤总体积。临床靶区体积包括肿瘤总体积加上微小疾病扩展的边缘，并包括疾病复发的高风险区域。提供给肿瘤总体积和临床靶区体积的建议定义和剂量因疾病实体不同而不同，并按组织学诊断在表 35-3 中列出。计划目标体积增加了考虑日常治疗设置中的不确定性和难以或不可能控制的生理变化的剂量学裕度，例如治疗过程中

表 35-3 基于 MRI 和肿瘤体积剂量范围的 ICRU 体积建议定义

诊　断	初始治疗野			最终治疗野			颅脊轴的剂量（如果有指征）
	GTV1	到 CTV1 边缘距离	剂量（Gy）	GTV2	到 CTV2 边缘距离	剂量（Gy）	
WHO 1 级脑胶质瘤	NA	NA	NA	增强肿瘤（T_1 + C）	0.5～1.0cm	45.0～50.4	NA
WHO 2 级脑胶质瘤	增强肿瘤（T_1+C）+ 水肿（T_2/FLAIR）	1～2cm	45	增强肿瘤（T_1 + C）	1～2cm	50.4～54.0	NA
WHO 3～4 级脑胶质瘤	增强肿瘤（T_1+C）+ 水肿（T_2/FLAIR）	1.5～2.0cm	45.0～50.4	增强肿瘤（T_1+C）	1.5～2.0cm	55.8～61.2	MRI 软脑膜播散：30.0～39.6，体积大的病变：55.8～61.2
室管膜瘤	增强肿瘤（T_1+C）+ 水肿（T_2/FLAIR）	1～2cm	45	增强肿瘤（T_1 + C）	1～2cm	50.4～55.8	脑脊液阳性：36；MRI 软脑膜播散：39.6
脑膜瘤，良性 / 非典型性	NA		NA	增强肿瘤（T_1+C）	0.5～1.0cm	45.0～55.8	NA
脑膜瘤，恶性	增强肿瘤（T_1+C）+ 水肿（T_2/FLAIR）	1～22cm	45.0～50.4	增强肿瘤（T_1+C）	1～2cm	54.0～61.2	NA
脊索瘤	增强肿瘤（T_1+C）+ 瘤床	2cm	50	增强肿瘤（T_1+C）	1～2cm	60～70	NA
软骨肉瘤	增强肿瘤（T_1+C）+ 瘤床	2cm	50	增强肿瘤（T_1+C）	1～2cm	60～70	NA
肉瘤	增强肿瘤（T_1+C）+ 瘤床 + 术野，包括瘢痕	2cm	50	增强肿瘤（T_1+C）	2cm	60～70	NA
椎体血管瘤	强化血管病变 + 全椎体受累	≥1cm	NA	NA	NA	36～45	NA

C. 对比；CTV. 临床靶区体积；FLAIR. 流体衰减反转恢复；GTV. 肿瘤总体积；Gy. 戈瑞；ICRU. 国际辐射单位委员会；MRI. 磁共振成像；NA. 不适用；WHO. 世界卫生组织

可能发生的脊髓水肿引起的质量效应的潜在波动。通常包括甲状腺、唾液腺、食管、肺、心脏、胃、小肠、肝脏、肾脏、膀胱、卵巢或睾丸。考虑到长期的致癌潜力，对乳腺组织的出口剂量也必须考虑在内，在这种情况下，新出现的数据也表明，胃和胰腺的剂量应该仔细检查。必须仔细评估附近脊髓神经和脊髓本身未累及部分的剂量。

（二）治疗技术

最常见的方法包括单后前野、相对侧野、侧方相对的后前野和斜楔对野，这些都是为治疗计划靶区体积而设计的。对于颈胸段肿瘤，有时会采用分束入路。中轴线恰好位于肩部上方。对侧野用于治疗脊柱上部，而后前野用于脊柱下部。胸段肿瘤的治疗通常采用三野入路，使用后前野和对侧梁。在腰部，必须注意将对肾脏的剂量降至最低；四野入路使用前后/后前和相对的侧向射束，前后/后前射束优先加权可能是有用的。三维适形放射治疗为大多数脊柱病变提供了一种简单有效的治疗方法，且放疗剂量均匀。

IMRT 技术（包括静态、旋转和螺旋输送）可以利用多个射束方向和治疗野制订复杂的治疗计划，从而最大限度地减少对关键危及器官周围的剂量[75, 76]。同时使用 IGRT 还可以降低计划靶区体积边缘，进一步减少对周围危及器官的剂量，并降低放射相关不良反应的风险。如果基于这种方法降低了计划靶区体积的余量，则应每天进行图像引导。该技术的缺点是可能会产生更大的剂量异质性。因此，必须仔细评估这些计划，以确保不超过脊髓最大耐受剂量。使用剂量 – 体积直方图比较不同的治疗野设置和技术，以选择最合适的设置和技术是很重要的。在选定的中心，质子束疗法被用来减少危及器官的剂量，这在儿科人群中尤其有利。

某些肿瘤需要治疗整个颅脊轴。这一方法的几个改进被用于临床实践（图 35-6）。患者可以在仰卧位或俯卧位接受治疗，通常采用固定石膏，以确保每日体位的可重复性[77, 78]。颅内内容物，包括颈髓的上段，通过对侧野进行治疗。定制的块可以保护正常的头部和颈部组织免受辐射束的伤害。根据患者的大小，脊柱通过 1 个或 2 个后野进行治疗。在一种方法中，将用于侧颅野的准直器倾斜以匹配相邻脊椎野的上边缘的发散，并且使治疗床倾斜以使侧颅野的下缘平行于脊椎野的上缘。或者，可以通过计算适当的间隙来省去准直器和沙发角度。计算间隙时，50% 的等剂量线在前脊髓水平相交。所有连接线每 8～10Gy 移动 0.5～1cm，以避免过量或剂量不足。通过缩短侧颅野下缘，对称延长后方野上下缘，缩短尾侧野颅缘，在尾侧野下缘放置固定块，使照射体积的下缘保持在同一位置。IMRT、VMAT 或质子放射治疗已被用于治疗颅脊髓轴，特别是儿童，以更好地符合目标剂量，并允许改善关键结构的保护，从而限制该患者群体的长期毒性（图 35-7）[79-84]。

在某些临床情况下可以考虑质子放射治疗（图 35-8）。在脊索瘤和软骨肉瘤患者中，质子治疗具有明确的作用，可以在增加剂量的同时改善关键器官的保护[85-92]。儿科患者和年轻人也考虑使用质子治疗，以限制对正常结构的暴露，在这些患者中，保留乳房和心脏可能分别减少延迟的继发性恶性肿瘤和心脏并发症。质子疗法的一个明显优势是保留了前路椎体，从而降低了血液毒性。

单剂量 SRS 和 SBRT 均在立体定向引导下提供高适形大剂量放射治疗（图 35-9）。优点包括患者方便，疗程较短，以及射野边缘的陡峭剂量梯度，允许更多的组织保留。考虑到这项技术所提供的大剂量和高符合性，在治疗前使用影像引导是至关重要的。SRS 已被用于脊柱和脊髓的良性、恶性和转移性病变，但其作用仍然有限，主要是因为技术和剂量学方面的考虑[93-111]。对于有症状的脊柱转移，SRS 已被证明是有效和安全的[112]。

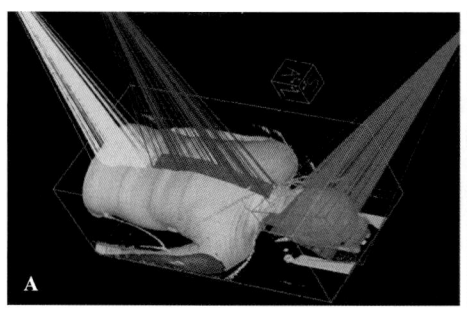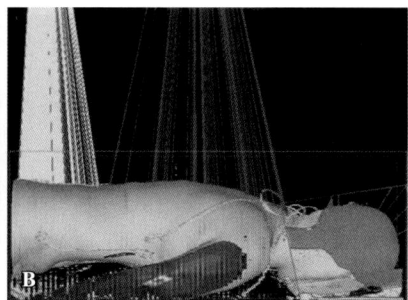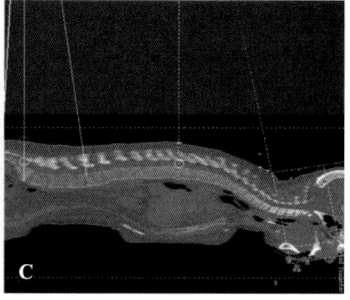

▲ 图 35-6　接受颅脊轴放射治疗的患者可以在仰卧或俯卧状态下接受治疗，并使用固定石膏以确保位置的重复性（此图彩色版本见书末）

颅内内容物和颈髓上部 1～2 段通过相对的侧野（A 和 B，红色光束）进行治疗，其中定制块保护正常的头和颈部组织。脊椎区域通过 1 个或 2 个后野（A 和 B，蓝色和黄色光束）进行治疗。治疗计划 CT 扫描（C）显示治疗光束匹配

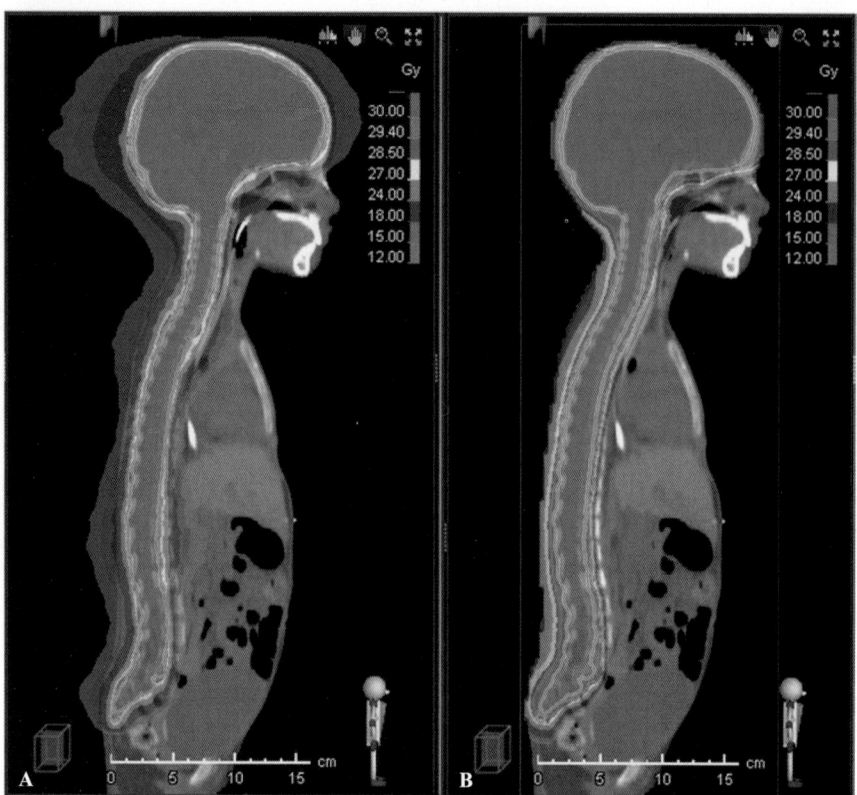

◀ 图 35-7　采用螺旋输送光子放射治疗（A）和调强质子治疗（B）的颅脊轴照射等剂量分布矢状位图（此图彩色版本见书末）

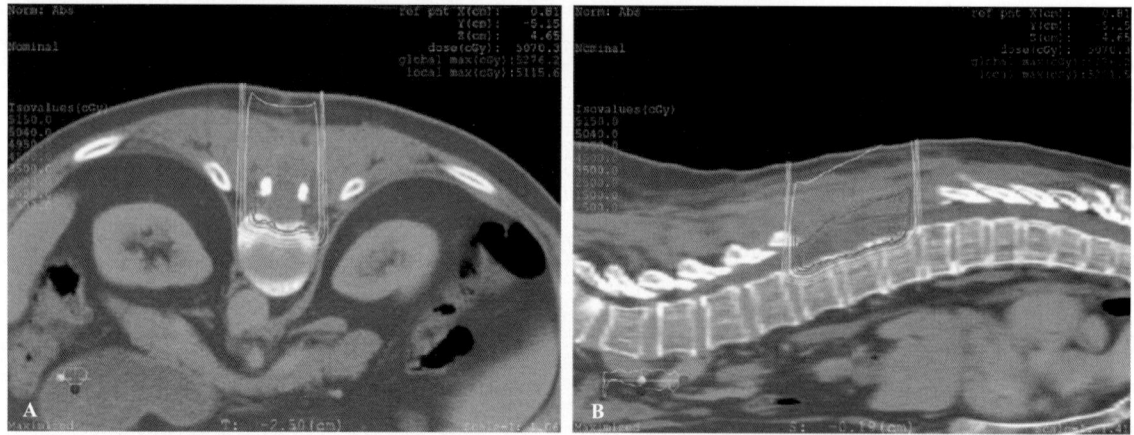

▲ 图 35-8　低级别星形细胞瘤患者质子计划的轴位（A）和矢状位（B）等剂量分布图（50.4CGE）（由麻省总医院提供）（此图彩色版本见书末）

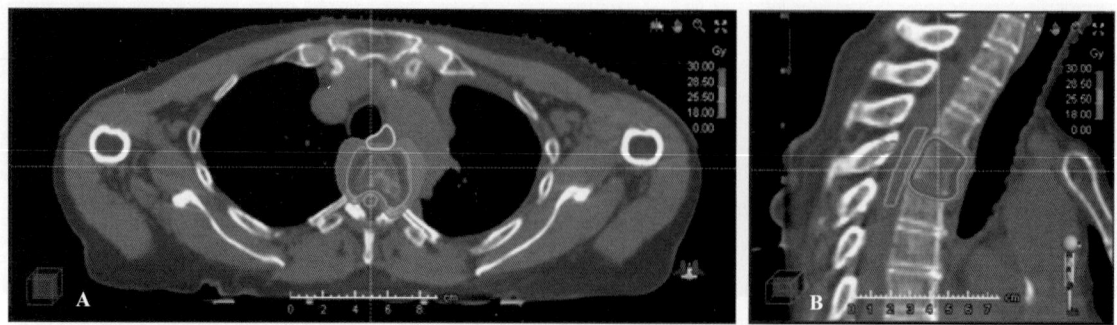

▲ 图 35-9　轴位（A）和矢状位（B）显示经活检证实的脊柱寡转移瘤的等剂量分布（此图彩色版本见书末）
来自原发肺，剂量为 30Gy，分 3 次治疗。最危险的结构包括脊髓（橙色）和食管（黄色）。治疗后正电子发射断层扫描 / 计算机断层扫描显示对治疗的完全代谢反应

越来越多的数据提供了 SRS 后椎体功能不全骨折的信息，这可能非常痛苦，也可能导致神经损害，需要手术干预。因此，患者的选择是至关重要的，一些人更倾向于使用分阶段的方法。在先前常规分次放疗或 SRS 失败后[111, 113-115]，脊柱转移瘤的再治疗是安全的。

（三）脊髓和腰骶神经根的耐受性

45~50.4Gy/25~28 次（每次 1.8~2.0Gy）的剂量通常被认为对脊髓是安全的，脊髓病变的风险不到 1%[116, 117]。高于该阈值，剂量 – 反应曲线陡峭，57~61Gy（耐受剂量 $TD_{5/5}$）的 5 年脊髓病发病率为 5%，而 68~73Gy 的剂量（$TD_{50/5}$）为 50%[117]。尽管允许后颅窝室管膜瘤患儿的颈髓接受较高剂量，但没有令人信服的证据表明成人颈脊髓和胸髓的放射敏感性不同，而且随着照射脊髓长度的不同，耐受性似乎几乎没有变化[117]。表 35-4[116, 118-126] 显示了一系列分割方案，所有方案都具有 5% 的放射性脊髓病风险。值得注意的是，化疗可能会降低脊髓的耐受性[127, 128]。

表 35-4　有 5% 放射性脊髓肌病风险的分割方案

每分次剂量（Gy）	次　数	总剂量（Gy）
2	29	58
3	13	39
3.3	11	33
4	7	28
5	5	25
10	1	10

数据引自参考文献 [116, 118-126]

腰骶神经根的耐受性似乎略高于脊髓。大多数系列报道，只要每部分的剂量保持在 2Gy 或以下，72Gy（或等效）的剂量就会引起罕见的放射性神经病变[129]。

QUANTEC 工作组回顾了临床前、常规、再照射和 SBRT 研究的数据，以完善正常组织剂量和容量耐受指南[130]。基于此，总剂量 54Gy、60Gy 或 69Gy 与常规 2Gy 每日 1 次的分次与脊髓病率低于 1%、6% 和 50% 相关，对剂量 / 分数（α/β= 0.87Gy）计算的强依赖性。

接受脊柱 SRS 或 SBRT 的患者通常会有部分脊髓受到高剂量的照射。一般来说，单次 13Gy 或 3 次 20Gy 的最大剂量似乎有很小的损伤风险（<1%）；目前，在实践中，单次剂量高达 14Gy 是可以接受的[131, 132]。现在有新的数据显示先前的外照射后重复脊柱 SBRT。评估患者再治疗的关键原则是两次治疗之间的时间间隔、再治疗环境中对脊髓的剂量，以及患者整个病程中对脊髓的累积剂量[104]。

九、根据肿瘤类型进行初步治疗

（一）星形细胞瘤

髓内星形细胞瘤占中枢神经系统星形细胞瘤的 3%。它们是最常见的髓内肿瘤之一，占成人原发性脊髓肿瘤的 30%~35%，青少年髓内肿瘤的 60%，10 岁以下儿童的 90%[1]。在成人中，发病年龄小于室管膜瘤，平均发病年龄通常小于 30 岁[133]。大多数发生于颈髓，引起颈髓不对称增大（通常影响四节段或更少），因为肿瘤更倾向于周围的白质束，最常见的是低级别或幼年毛细胞星形细胞瘤（图 35-10），无性别倾向。不到 20% 的儿童和 25% 的成人脊髓星形细胞瘤合并恶性胶质母细胞瘤（WHO 4 级），占所有脊髓星形细胞瘤的 0.2%~1.5%[134-139]。

背痛和进行性运动障碍是星形细胞瘤最常见的表现症状，高达 87% 的患者会出现这种症状。感觉异常比感觉障碍更常见，后者更符合室管膜瘤[133]。

从出现症状到确诊的中位时间为 6 个月至 2 年。一般来说，高级别星形细胞瘤的前驱期(中位病程 1.6~7.0 个月）往往比低级别肿瘤（中位病程 2 年）短。据报道，在高级别星形细胞瘤患者中，高达 58% 的肿瘤通过蛛网膜下腔扩散。在 WHO 3~4 级脊髓星形细胞瘤患者中，约 1% 表现为多灶性疾病[139]。

1. 预后因素　原发性脊髓星形细胞瘤患者最重要的预后因素是肿瘤组织学、肿瘤分级、年龄和功能状态。组织病理学分级越高，死亡率越高，中位生存时间越短[136-138, 140-143]。在一篇综述中，毛细胞瘤患者的中位生存期明显长于浸润性星形细胞瘤患者（39.9 年 vs. 1.85 年，P<0.001）[138]。另一项回顾性研究报告了类似的结果，毛细胞性肿瘤的 5 年总生存率为 85%，浸润性肿瘤为 36%。在这项研究中，等级越高预后越差，WHO 2、3 和 4 级的中位生存期分别为 7.6、2.8 和 1.4 年[136]。根据 SEER 数据库回顾，1 级、2 级、3 级和 4 级的 5 年总生存率分别为 82%、70%、28% 和 14%[137]。由于这种疾病的罕见性质，几乎所有的数据都是基于充满选择偏差的回顾性审查。因此，尽管存在争议，但切除的范围或辅助放射治疗似乎都不能影响预后[136-141, 144-148]。

2. 治疗和结果　髓内星形细胞瘤的治疗选择是在不损害神经系统的情况下安全地完成肿瘤的完全切除[146]。否则，对于 1 级病变通常要进行不完全切除，对于浸润性胶质瘤的非外生成分仅活检是手术策略[138, 140, 142, 144-148]。由于除毛细胞病变外的所有病变都具有浸润性，完全切除通常是非常难以实现的，大多数作者报告脊髓星形细胞瘤完全切除的可能性为 0%~50%[50, 57, 138, 140, 142, 146, 148, 149]。

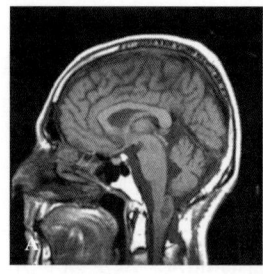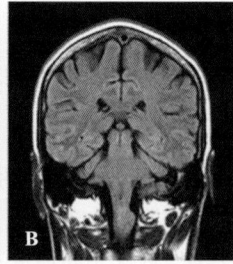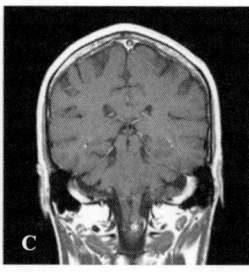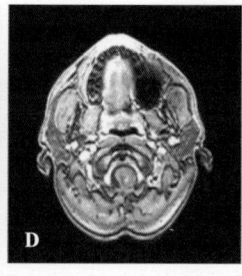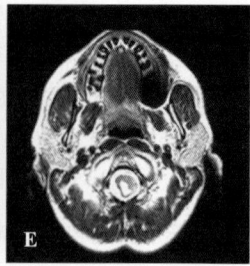

▲ 图 35-10　上颈椎毛细胞性（世界卫生组织 1 级）星形细胞瘤的磁共振成像
A. 矢状位，T_1 加权图像；B. 冠状位，FLAIR 图像；C. 冠状位，造影后 T_1 加权图像；D. 轴位，T_1 加权，造影后破坏梯度回溯图像；
E. 轴位，T_2 加权图像

来自日本的一系列研究表明，50% 的低级别肿瘤患者实现了完全切除和良好的结果，这表明在该人群中应该尝试完全切除，而在高级别肿瘤患者中，完全切除是困难的，功能预后差 [140]。对于预后良好的患者（低级别的组织学、良好的状态和年龄较小），通过一系列影像学研究观察，保留放疗以防止局部复发，是一个合适的治疗选择，特别是对于年幼的儿童 [64, 135-138, 149-151]。其余患者，通常推荐辅助放疗，因为脊髓疾病进展可能导致显著的神经功能损害 [45, 50, 135-138, 141, 145, 150, 152]。剂量传统上基于脑肿瘤的经验，低级别肿瘤通常接受 45～54Gy 的治疗，高级别肿瘤接受更高的剂量 [135, 138, 141, 145, 149, 150, 153, 154]。

在接受完全切除或不完全切除或活检后放疗的低级别脊髓胶质瘤患者中，总体结果相似，大多数系列报告的 5 年和 10 年总生存率分别为 55%～100% 和 39%～83%，5 年和 10 年的无病生存率分别为 38%～93% 和 26%～80%。胶质瘤的总体长期局部控制率在 31%～100%，分级是最强的预测因素 [135-138, 140-143, 145, 150, 151, 155]。一项回顾性研究表明，术后放疗可以改善浸润性胶质瘤的总生存率，但对毛细胞性肿瘤没有影响，而多机构的回顾性研究表明，术后放疗延长了无进展生存期（PFS）[138, 141]。然而，有多个系列研究表明术后放疗不会影响预后 [136, 137, 150]。

对于成人和儿童的高级别肿瘤，尽管进行了手术和放疗，但中位生存期仍然很短（4～10 个月）。几乎所有的患者都死于局部或播散性疾病 [54, 57, 135-138, 140, 144, 147-149, 152]。在治疗方面，尽管有一项回顾性研究显示浸润性肿瘤术后加用放疗可提高生存率，但多项回顾性研究均未能持续显示放疗可改善预后 [136-138, 140, 143, 144, 147-149, 152]。在缺乏随机试验数据的情况下，放疗仍然是这些患者的标准护理。

针对脊髓星形细胞瘤的辅助化疗（手术或放疗后）的具体数据很少，主要是小型回顾性系列 [69, 71, 135, 136, 156-163]。在一个回顾性系列中，诊断时使用化疗与浸润性星形细胞瘤患者的无进展生存改善显著相关，但与总生存改善无关 [136]。在两个小型试验中，无论是辅助化疗还是复发化疗，高级别脊髓星形细胞瘤患儿的 5 年无进展生存率为 46%～50%，5 年总生存率为 54%～88% [71, 156]。根据 Stupp 等的研究结果推断，对于颅内胶质母细胞瘤，替莫唑胺已成为高级别肿瘤前期治疗和复发疾病的一种治疗策略 [157, 161, 164, 165]。总体而言，尽管没有明确的证据表明脊髓肿瘤是否接受化疗结果有无差异，但化疗通常用于恶性星形细胞患者 [157-159, 164]。

（二）室管膜瘤

室管膜瘤是一种胶质细胞瘤，与星形细胞瘤的发病率大致相当，但有研究认为它们更常见 [142, 146, 166, 167]。发病时的平均年龄 30—39 岁。这些肿瘤在成人比儿童更常见，男性比女性更常见 [168, 169]。发病前症状的中位持续时间为 2～4 年，疼痛是最常见的症状 [168, 170-172]。2/3 发生在腰骶区，40% 来自终丝（图 35-11）[61, 173]。由于这些肿瘤有种植颅脊轴的倾向，因此强烈建议在诊断时进行脑脊液评估和颅脊髓 MRI 以确定疾病的范围。同样值得注意的是，11% 的颅内室管膜瘤患者有脊髓转移的记录；因此，脑部影像学可以排除原发性脑肿瘤（图 35-12）[174]。

1. **病理**　室管膜瘤起源于室管膜细胞，通常发生于脊髓中央管、终丝和邻近脑室表面的白质。它们要么是低级别肿瘤，要么是间变性肿瘤，后者更有可能通过脑

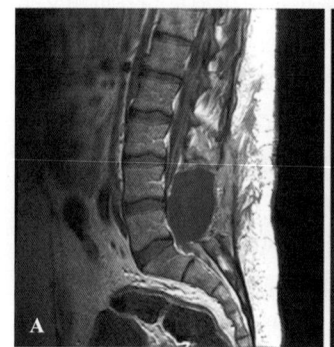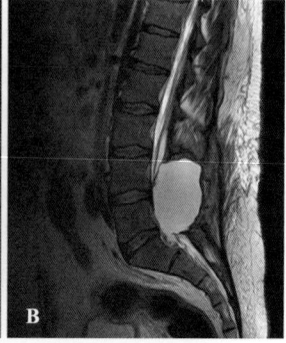

▲ 图 35-11　骶骨室管膜瘤磁共振成像
A. 造影后 T_1 加权图像；B. 矢状位 T_2 加权图像

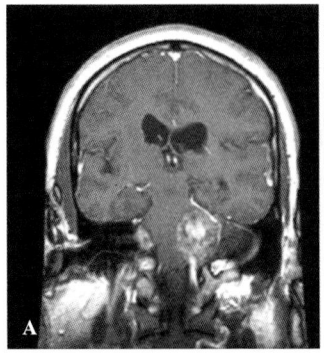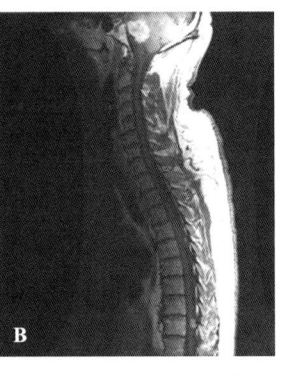

▲ 图 35-12 黏液乳头状室管膜瘤伴液滴转移的磁共振成像

图示为冠状位 T_1 加权图像（A）和矢状位 T_1 加权图像（B），均增强对比度

脊液扩散。大多数肿瘤为低级别。黏液乳头状室管膜瘤是一种低级别肿瘤，通常发生在腰骶区（终丝），分化良好，常被包裹但可在脑脊液中播散，典型的是在鞘囊内有"滴状转移"。黏液乳头状室管膜瘤通常进展缓慢，其大小引起的神经功能障碍比预期的轻；然而，在诊断时也有脑脊液播散的报告[175]。一些已发表的系列包括室管膜成母细胞瘤；然而，这些是 PNET，在整个中枢神经系统中有很高的扩散倾向，因此，应该被认为是髓母细胞瘤—PNET 家族的肿瘤。

2. 预后因素 文献中已有多个因素被认为是局部复发和生存的预后因素。预后良好的因素包括患者年龄小于 40 岁，肿瘤位于腰骶部，黏液乳头状组织学表现，WHO 1 级，肿瘤可接受完全切除或不完全切除，以及患者术前功能良好[59, 140-142, 146, 168, 173, 176, 177]。一些作者认为，残留病变的体积似乎与放疗后较差的预后相关，而另一些作者则发现，当比较完全切除和不完全切除再放疗时，结果没有差异[60, 141, 173, 178-180]。

黏液乳头亚型似乎与良好的预后相关，这可能是因为其解剖位置易于切除。黏液乳头亚型和 WHO 1 级肿瘤的 5 年总生存率分别为 97%～100%，5 年疾病特异性生存率为 97%[178, 181]。能够实现完全切除的患者预后得到改善；因此，预先放射治疗对他们是否获益是值得怀疑的[170, 177, 182-184]。然而，一项研究表明这种肿瘤的儿童患者有更高的复发率，即使是在完全切除的情况下，而且似乎可以从术后放疗中获益[182]。罕见癌症网络的一项回顾性审查表明，黏液乳头亚型术后较高的放射剂量（＞50.4Gy）可能与无进展生存的改善有关[183]。然而，有报道称这一疾病过程与脑脊液扩散的风险有关，这突显了在诊断时对患者的整个神经轴进行成像的重要性[175]。

3. 治疗和结果 大多数硬膜内髓外室管膜瘤是黏液乳头状瘤，如果诊断时不是多灶性或通过脑脊液播

散的，通常可以完全切除[37, 172, 184]。手术的目标是完全切除。由于肿瘤播散（包括向上播散到脑神经）的风险，所有肿瘤都应该是整体切除，而不是逐块切除。治愈的可能性可能会增加外科医生和患者愿意承担的暂时性缺损的严重性，并说明对这些肿瘤进行前瞻性多学科治疗的重要性。一般来说，79%～100% 都可以实现完全切除[52, 53, 58, 59, 140, 142, 167, 172, 184]。所有脊髓室管膜瘤的 5 年和 10 年总生存率分别为 67%～100% 和 68%～100%[59, 60, 140-142, 146, 167, 172, 173, 178]。5 年和 10 年的特异性生存率分别为 69%～96% 和 62%～93%[49, 141, 146, 185]。完全切除后局部控制率为 95%～100%[47, 59, 140, 142, 170, 182, 186]。晚期失败可能发生在根治性手术后 4 年以上，特别是黏液乳头亚型，需要长期随访[184]。

术后放疗可以改善不完全切除患者、高级别病变患者和神经轴播散患者的局部控制[141, 168, 173, 182-185, 187-189]。在大多数情况下，不完全切除伴辅助放疗的结果似乎与完全切除相似。通常情况下，给予肿瘤床的剂量范围为 49～56Gy，而颅骨椎轴（如果有指示）则为 30～36Gy，在某些情况下，可达 45Gy[60, 145, 170, 177, 181, 183, 186, 190]。低级别、低转移风险的病变通常用有限剂量进行治疗，每天 1.8Gy，共 50.4～55.8Gy。对于具有高转移风险的肿瘤患者，当预先的脑脊液细胞学检查发现恶性细胞或如果脊柱 MRI 显示有软脑膜疾病的证据时，应对颅脊髓轴进行 36Gy，每天 1.5～1.8Gy 的治疗。随后，将原发肿瘤部位增强至总剂量 50.4～55.8Gy。如果软脑膜明显扩散，颅脊椎轴剂量应为 39.6Gy（1.8Gy/ 次）或 40.5Gy（1.5Gy/ 次），对原发肿瘤的增强剂量应与前面讨论的相同。对于间变性室管膜瘤患者，如果采用神经轴放疗，有些人主张总剂量高达 45Gy。

在不完全切除后接受放射治疗的患者中，5 年、10 年和 15 年的总生存率分别为 67%～100% 和 75%[59, 60, 141, 178, 181, 184]。所有肿瘤在 5 年、10 年和 15 年的原因特异性生存率分别为 74%～93%、50%～93% 和 35%～46%[141, 185, 191]。黏液乳头状和低级别病变的 5 年原因特异性生存率占 87%～97%，高级别病变肿瘤为 27%～71%[178, 181]。5 年和 10 年的无病生存率分别为 59% 和 59%[185]。局部控制率是 72%～100%[60, 142, 178, 182, 184, 186, 192]。

迄今为止，没有强有力的证据表明放疗加化疗可以改善疗效[70, 72, 193]。依托泊苷治疗复发脊髓室管膜瘤的单项试验显示，中位缓解期为 15 个月，中位生存时间为 16 个月[72]。缓解者的中位生存时间为 20 个月，而无缓解者的生存时间仅为 4 个月，结果接近统计学意义。间变室管膜瘤或室管膜母细胞瘤的儿科患者常规接受化疗[194-196]。正在进行进一步的试验，评估手术后化疗和放疗在新诊断的室管膜瘤中的应用。

（三）脑膜瘤

脊髓脑膜瘤仅占所有脑膜瘤的 8%，占所有脊髓肿瘤的 25%～46%[197-199]。女性发病率是男性的 3～7 倍[66, 197-201]，大多数患者年龄大于 40 岁，平均诊断年龄为 49—63 岁[200, 201]。发病率呈双峰型，第一个高峰出现在 20—30 岁，第二个较大的高峰出现在 50 岁以后[200, 201]。年轻患者中，13% 为 2 型神经纤维瘤[201]，年轻患者（50 岁以下）的复发率为 23%，而老年患者的复发率为 5%，尽管并非所有作者都同意年轻患者本身具有更差的预后[197, 201]。

最常见的部位是胸段，55%～80% 的脊柱脑膜瘤发生在胸段。颈椎病变约占所有病变的 1/3[197, 198, 200-202]。按地区划分的发病率随年龄的变化而变化：小于 50 岁的年轻人中，有 39%、56% 和 5% 的病变发生在颈椎、胸椎或腰椎；在 50 岁以上的患者中，颈椎、胸椎或腰椎的分布分别为 16%、80% 和 5%[201]。

治疗和结果 脊髓脑膜瘤的主要治疗方法是手术切除[166, 203]。大多数患者的脑膜瘤可以通过后路（椎板切除术）切除，因为它们通常位于外侧或前外侧位置，甚至更靠前的肿瘤也可以引起足够的侧向移位，从而可以在不牵引脊髓的情况下进行切除。如果肿瘤位于脊髓前方，则可能需要前路手术，包括椎体切除术和关节融合术。位于前方的脑膜瘤有时不能切除，因为它们包裹脊髓前段或位于枕骨大孔处包裹椎动脉。

66%～100% 的患者出现神经功能缺损改善[66, 166, 200, 202, 203]。82%～100% 的病例可以完全切除，晚期局部失败率为 1%～6%[66, 198, 202, 203]。对于不完全切除，晚期局部复发率为 17%～100%[66, 166, 198, 203]。由于局部失败可能发生在手术后几十年，实际的晚期失败率可能更高，类似于颅内脑膜瘤患者的失败率。在一个大的系列研究中，完全切除后 5 年、10 年和 15 年的无复发率分别为 93%、80% 和 68%；不完全切除治疗后，5 年、10 年和 15 年无复发率分别为 63%、45% 和 9%[197]。因为不完全切除的局部失败率较高，一些作者推荐辅助放疗，特别是高级别脑膜瘤。

放射治疗对脊髓脑膜瘤的作用基本上与颅内脑膜瘤的作用相似，大多数临床医生从放射治疗结果的数据推断[197, 200, 202, 204]。放疗的预期结果是疾病的长期稳定，可以观察到完全切除 WHO 1 级病变的患者。根据颅内数据推断，WHO 2 级脑膜瘤完全切除后可考虑辅助放疗[205]。然而，其他系列对这一建议提出了质疑[206]。根据颅内脑膜瘤的数据推断通常剂量为 50.4～54Gy[207, 208]。

SRS 在脊膜瘤治疗中的应用已有报道[99, 107, 109, 209]。在平均 33 个月的随访后，91% 的脑膜瘤显示出治疗反

应，只有 1 名患者在治疗 9 个月后出现短暂性脊髓病。平均处方剂量为 19.4Gy（范围 14～30Gy），分 1～5 次治疗（中位数为 2 次）[109]。

化疗在这种疾病中作用有限。对于不能接受进一步手术或放疗的患者或弥散性多灶性疾病的患者，有时也考虑使用。羟基脲和生长抑素已被使用，但没有明显的临床疗效[210, 211]。

（四）脊索瘤

脊索瘤是一种生长缓慢的肿瘤，被认为起源于存在于椎体和轴骨中的胚胎脊索残留物。脊索瘤约占脊柱肿瘤的 4%，特征是累及颅底和骶尾部[80, 212, 213]。然而，一项基于 SEER 的分析表明，脊索瘤可能在颅骨部位（主要是颅底）、活动脊柱以及骶骨和尾骨之间分布更均匀[214]。大多数脊索瘤发生在生命的第四个 10 年，男女比例为 2∶1，骶尾部脊索瘤往往发生在第五和第六个 10 年[215-220]。

1. 预后因素 已经确定了几个影响预后的因素。位置对生存有影响，骶尾部肿瘤的 5 年总生存率为 66%，脊椎病变的 5 年总生存率为 50%[86]。总体而言，14%～39% 的患者在中位 5 年内发生转移，最常见的是肺部转移[119, 212, 213, 215, 221, 222]。转移的发生率因原发肿瘤的位置而异：26%～44% 的骶尾部病变患者发展为转移性疾病（通常是转移到硬膜囊），而 61% 的脊椎原发转移患者，通常是在尾部转移。在一些系列中，很少有颅底病变转移的报道[215, 218]。性别也可以预测预后：男性 5 年和 8 年局部控制率分别为 81% 和 75%，女性为 65% 和 17%[223, 224]。年龄对预后的重要性是有争议的；在一些系列中，儿童的转移率较高，但在另一系列中，52 岁以上的患者的局部控制率较差[85, 225, 226]。最后，切除后残留的显微疾病（肿瘤溢出或阳性切缘）将局部复发的风险从完全切除后的 25%～28% 增加到 60%～64%[220, 227]。原发肿瘤直径小于 8cm 也被认为是一个有利的预后因素[226]。

2. 治疗和结果 尽管传统上主张对这些病变采用整体完全切除，但这种可能性极小。因此，大多数患者接受不完全切除或活检，然后放疗。然而，尽管存在潜在的并发症，手术仍是治疗的重要组成部分。最近的一项大型数据库回顾表明，接受根治性切除术的患者的生存时间显著延长[226]。在脊椎脊索瘤患者中，已经测试了多种先进的放射治疗技术，包括光子强度调制放射治疗、质子治疗、SRS 和碳离子放射治疗。在大多数系列中，患者已接受常规光子放射法的治疗，通常剂量为 55～70Gy，2Gy/次，5 年总生存率为 38%～58%[213, 215, 216, 218, 228-230]。尽管放射疗法延长了无

病间隔时间，但大多数肿瘤复发，除非它们已被完全切除，局部进展是最常见的死亡原因 [216]。在一个较旧的系列中，骶尾部肿瘤的局部控制率在手术或放疗作为单一治疗时为 0，但当两者联合使用时为 40% [213]。一些使用常规光子放射疗法的治疗系列表明，局部控制率随辐射剂量的增加而提高。如果剂量小于 40Gy、大于 48Gy、大于 50Gy 和大于 55Gy，5 年无病生存率分别约为 0、13%、31% 和 41% [215,229]。

大多数专家现在主张单独或联合光子治疗脊索瘤患者 [85-89,231,232]。当患者在最大切除后或复发时立即接受治疗，使用带电粒子放射治疗的中位剂量为 65~76Gy 当量时，3 年、5 年和 10 年的局部控制率分别为 67%~71%、40%~75% 和 54%，3 年、5 年和 10 年的总生存率为 88%~97%、75%~80%、54% [85,87,88,129,233]。此外，在初次切除后，辅助放射治疗比在肿瘤复发时挽救患者更有效地控制脊索瘤 [92,234]。碳离子放射治疗也显示了令人印象深刻的结果；一组 188 名不能切除的骶骨脊索瘤患者报告 5 年局部控制率为 77%，总生存率为 81% [235]。

SRS/SBRT 已按计划用于脊索瘤的新辅助治疗、肿瘤切除后的辅助治疗以及肿瘤复发患者。在 24 例活动性脊柱或骶骨脊索瘤患者中，中位剂量为 24Gy/次，95% 的患者在中位 24 个月时肿瘤负荷稳定或减轻 [95]。

间质放射治疗的经验很少，随着带电粒子疗法和 SRS 的出现，这种方式已不受欢迎 [236-238]。

（五）软骨肉瘤

脊柱原发性软骨肉瘤是一种罕见生长缓慢的肿瘤，被认为起源于原始间充质细胞或颅骨软骨基质的胚胎期。脊柱软骨肉瘤男性比女性稍多见，发病年龄中位数为 51 岁 [239-241]。在轴向骨骼软骨肉瘤中，33% 发生在活动脊柱，最常发生在胸部，另有 33% 发生在骶骨 [240-242]。

脊椎软骨肉瘤患者的长期生存率通常为 25%~54% [239-241,243]。不良预后因素包括手术切缘阳性、肿瘤分级高和患者年龄大 [242,243]。这些病变中，12%~19% 为 4 级肿瘤，预后较差（3 年总生存率仅为 14%；中位生存时间 2.7 年；75%~86% 发生转移）[242,243]。

治疗和结果　手术切除是这些病变治疗的主要手段，整体切除始终显示出更好的局部控制和生存率 [244]。在任何程度的切除后 5 年、10 年和 15 年的总生存率分别为 55%~72%、67% 和 63% [241,242]。中位生存时间通常为 6 年，局部控制率为 36%~72% [240,242,243]。接受完全切除的患者的结局优于不完全切除患者。完全切除后，局部控制率为 97%，10 年总生存率为 90%，无病生存率为 84% [42]。许多软骨肉瘤的病程缓慢，但也有

更具侵袭性的表现。已证明不完全切除后的放疗可将一系列无病间隔时间从 16 个月延长至 44 个月 [240]。辅助放疗剂量超过 60~65Gy 可以提高局部控制率，尽管支持证据的质量较低 [244]。与脊索瘤一样，患者通常接受先进的放射治疗技术（如 SRS 或带电粒子治疗）治疗。尚未有证据显示化疗可改善这些患者的预后 [240]。

（六）其他原发性脊柱肿瘤

1. 髓样肉瘤　髓样肉瘤（以前称为绿色肉瘤或粒细胞肉瘤）是一种罕见的实体肿瘤，起源于不成熟的粒系髓系前体细胞 / 母细胞。在髓外部位，这种肿瘤出现在 2.9%~3.1% 的患者中，可在 AML、MDS 和其他骨髓增生性疾病的病程中出现。通常，它们是在疾病最初表现或复发时出现的，也可以作为孤立的肿瘤发生，没有任何骨髓受累的迹象。髓系肉瘤有时发生在全身性疾病发生前数周甚至数年，其发生通常与较差的预后相关，尤其是与 AML 相关时 [245]。

脊髓 / 尾部髓系肉瘤引起的硬膜外压迫引起的脊柱并发症已有报道，但并不常见。发病年龄中位数为 22 岁，男女比例为 7.8：1。受累最常见的是胸椎（73%），其次是腰椎（34%）、骶骨（23%）和颈椎（5%）。18% 的患者有多个不相邻的受累区域。

由于这些肿瘤的罕见性，目前还不存在正式的治疗指南。选择包括类固醇、手术减压、静脉或鞘内化疗、放疗，或这些治疗的任意组合。一些研究表明，这是一种对 20~30Gy [246] 的辐射剂量有效反应的放射敏感性肿瘤。然而，根据患者的临床情况和病理组织确认的需要，多种治疗方法结合早期诊断往往是治疗的选择。患者的生存时间从确诊后 18 天到 9.5 年不等。在对文献的回顾中，所使用的具体治疗方式与生存时间之间未发现明确的关系。然而，那些在诊断后立即接受全身治疗的患者经历了最长的无病发作 [247,248]。

2. 表皮样瘤　表皮样瘤是一种良性病变，起源于外胚层组织，被认为是由于胚胎发育过程中神经管闭合错误而引起的。这些肿瘤约占所有颅内肿瘤的 1%，但在脊柱中更为罕见。

表皮样瘤以男性为主，最常见于腰骶部。考虑到表皮样囊肿的高度扩散受限，它们可以通过扩散加权或 FLAIR 图像与蛛网膜囊肿相鉴别。

由于它们是良性的，而且是惰性的，尽管许多无症状的肿瘤也可能被观察到，但完全手术切除通常是可以治愈的。不完全切除的肿瘤可能复发，但由于生长缓慢，这可能需要几年时间。放疗在这些良性病变的治疗中没有作用，但已被用作颅内表皮样恶变的辅助治疗 [249]。

3. 血管网状细胞瘤 髓内血管网状细胞瘤是一种生长缓慢的血管肿瘤，由内皮和间质成分组成，占脊髓髓内肿瘤的 3%～13%。

男女比例为 1.8 : 1 [250]。散发病变的发病年龄中位数为 36 岁，而 VHL 病患者的发病时间通常要早 10 年，通常为多发病变。

多发性中枢神经系统血管网状细胞瘤是 VHL 病的诊断依据。多发性复发性血管网状细胞瘤也增加了对 VHL 病的怀疑。孤立性脊髓血管网状细胞瘤患者应通过眼科评估、脑 MRI 和腹部 CT 扫描筛查 VHL 病的其他表现，以排除视网膜、颅骨血管网状细胞瘤和肾癌。在 VHL 病患者中，51% 的神经轴病变位于脊髓，只有 29% 完全位于髓内，其余的有髓外成分（图 35-13）[4]。

预后良好的因素（定义为神经功能的改善或稳定）是术前神经功能缺损最小或无，病灶小于 0.5cm[2]，病变位于背部，以及病变的完全切除 [4, 251]。进行性脊髓空洞症对于神经功能的保护是一个不良的预后因素，通常对治疗抵抗。

切除是治疗症状性病变的主要方法。血管网状细胞瘤是一种发生于脊髓髓腔内的血管性肿瘤。大多数病变的背侧位置和常见的囊肿有助于简化切除，因为囊肿提供了一个安全的接近肿瘤的路径。切除强化的肿瘤可以防止囊肿的液体再积聚；因此，其余的囊壁可能会保留完整。首先探查肿瘤边缘，凝固供血动脉。然后肿瘤被剥离并整块切除。在手术切除后，32%～84% 的患者术前神经功能稳定，41%～68% 的患者神经功能改善 [4, 250, 252]。

以前，人们担心 SRS 治疗血管网状细胞瘤时脊髓的放射耐受性 [155]。虽然患者的选择是关键，但多系列研究表明单次放射外科的肿瘤控制率很高 [98, 253-255]。

4. 脂肪瘤 原发性脊柱脂肪瘤是一种良性、先天性、位于颈胸段的硬膜内—髓外病变。这些肿瘤约占脊髓肿瘤的 1%。典型表现为缓慢上升性痉挛性单瘫或截瘫，并在后期迅速恶化。

早期手术减压对于保留现有神经功能是必需的，但由于肿瘤的浸润性，完全的手术减压几乎是不可能的 [256-258]。由于肿瘤复发很罕见，目前还没有已知的辅助放疗或化疗的作用。

5. 淋巴瘤 原发性脊髓淋巴瘤是一种罕见病变。只有 4% 的淋巴瘤是原发性硬膜外肿瘤，其中 90% 是 B 细胞起源（图 35-14）[259-261]。通常，累及脊髓的淋巴瘤见于原发性中枢神经系统非霍奇金淋巴瘤，27% 的脑脊液检查呈阳性，16% 的人最终发展为累及脊柱的软脑膜疾病 [260]。

如果初始症状表现为脊髓受压，处理方法与其他转移性肿瘤相似，可以通过类固醇、化疗和放疗看到快速反应 [259]。术前长期使用类固醇可能导致手术时肿瘤消失（鬼影效应）。其他治疗方法与脑部非霍奇金淋巴瘤相似。在椎板减压切除术、STR 和脊柱放射治疗后，局部控制率为 60%，中位生存期为 42 个月 [259]。

6. 神经细胞瘤 中枢神经细胞瘤是一种少见的 WHO 2 级神经源性肿瘤，主要起源于脑室系统。脑室外神经细胞瘤发生在脊柱的报道非常罕见 [262, 263]。肿瘤倾向于累及多个脊柱节段，在增强 MRI 上可以是同质或异质的。这些肿瘤的鉴别诊断包括少突胶质细胞瘤或室管膜瘤；然而，突触素和神经特异性烯醇化酶的病理染色也可使这些肿瘤得到可靠的鉴别。和大脑一样，它们的行为也是多变的。因为肿瘤发生在脊髓的中央，完全切除很有挑战性。对于进展性神经功能障碍的患者，观察和活检 / 切除仅用于病理证实。由于脊神经细胞瘤的病例数量相对较少，术后放疗的作用尚不清楚，并且存在一定争议 [263-265]。

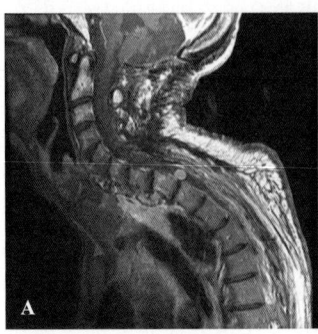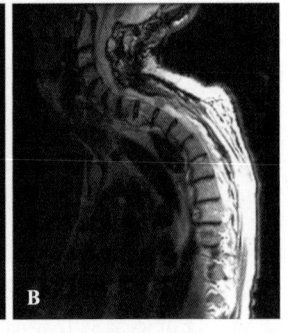

▲ 图 35-13　von Hippel-Lindau 综合征背景下伴有瘘管的脊髓成血管细胞瘤的磁共振成像

A. 增强对比度的 T_1 加权图像；B. 矢状位 T_2 加权图像

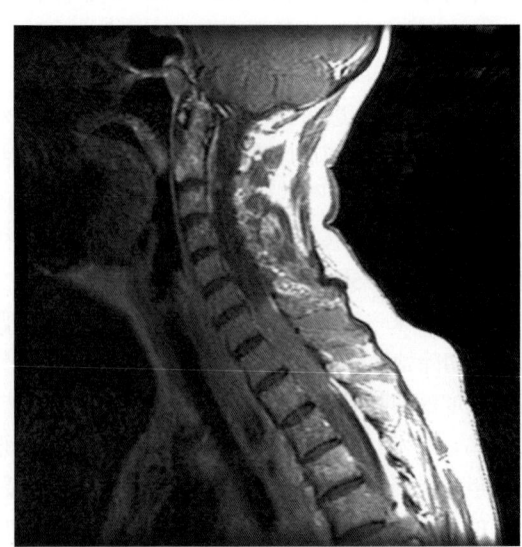

▲ 图 35-14　累及骨和脊髓的淋巴瘤磁共振成像

图示为矢状位，增强对比度的 T_1 加权图像

7. **肉瘤**　原发性脊髓软组织肉瘤极为罕见，占中枢神经系统恶性肿瘤的 0.7%，其中 5.6% 发生在椎管内[266]。恶性纤维组织细胞瘤是最常见的组织学诊断，其生物学上具有很强的侵袭性，经常在局部或远处复发[267]。肿瘤起源于马尾神经根、脊髓或脊髓血管[266, 268]。在文献中经典治疗方法是手术切除和术后放疗，60Gy，1.8～2Gy/ 次[266, 268]。高级别病变患者的 5 年总生存率明显更糟，为 28%，低级别病变患者为 83%。化疗的作用尚不清楚。其他可能发生在脊柱的肉瘤包括尤文氏肉瘤、横纹肌肉瘤、泡状软组织肉瘤和骨肉瘤，尽管作为单纯的椎管内硬膜内肉瘤，但极其罕见[269-272]。

8. **神经鞘瘤**　脊髓神经鞘瘤起源于脊神经根（最常见的是背根），可同时出现在椎管和胸腔，通过神经孔沿神经根呈哑铃状生长。患者表现为疼痛，随后出现感觉神经病变，后期出现运动功能丧失。这些肿瘤通常是良性的，完全手术切除，通常切除受累神经，可提供诊断，减轻症状，且复发风险低[67, 273, 274]。不能手术或手术不能切除病变的患者，可以根据肿瘤的大小和位置，通过 SRS、低分次 SBRT 或常规分次放疗治疗（图 35-15）[99, 109, 275]。这些肿瘤中只有 3% 是恶性的，在这种情况下使用辅助放疗，结果不一[273, 274]。

9. **畸胎瘤**　髓内畸胎瘤是一种极为罕见的肿瘤，文献中仅报道了 10 例[276, 277]。建议尽早切除以保持神经功能。由于畸胎瘤可能会黏附在脊髓的功能性神经组织中，以至于没有解剖面可用，所以完全切除通常是不可能的。低级别组织病理状态占优势；因此，未完全切除的成熟畸胎瘤的症状复发往往是缓慢的，最终可能需要第二次手术[278]。放射治疗通常只适用于多次复发、部分切除的疾病。

10. **椎体血管瘤**　椎体血管瘤是一种起源于内皮细胞的良性肿瘤，通常发生在胸椎和上腰椎。它们是最常见的良性脊柱肿瘤，发病率约为 11%。由于椎体血管瘤通常无症状，而且大多数情况下长期稳定，一些作者认为它们是非肿瘤性的。生长引起进行性症状已被记录在案。只有 1%～2% 的患者出现显著的疼痛。神经功能缺损患者最常见的表现是新发的背部疼痛，继之以亚急性进展的胸椎脊髓病，通常持续 4～5 个月[279]。这些肿瘤偶尔也引起神经根和脊髓压迫综合征。影像学检查通常可以对压缩性椎管血管瘤进行术前诊断[280]。

只有当进行性症状出现时才开始治疗，包括局灶性疼痛或进行性神经功能障碍。从历史上看，标准治疗包括手术切除病变。对这些血管增生的血管进行栓塞加或不加手术减压也可以控制疼痛[281]。直接病灶内注射乙醇也已用于症状性病变的治疗，在该症状中，乙醇可诱发病变内皮血栓形成，并伴有肿块缩小和减压[282]，已经报道了与乙醇继发的脊髓神经毒性有关的神经后遗症[283]。

据报道，椎体增强手术的成功率很高，而对于侵袭性病变则采用更广泛的切除[284]。3 年的局部控制率为 70%。在再生的病变中，90% 在前 2 年内复发[285]。

放射治疗是一种有效的治疗方法。一项 Meta 分析表明，总剂量为 30Gy，分 2Gy 给予，57% 的患者疼痛完全缓解，32% 的患者疼痛部分缓解[286]。第二项较小的分析显示了明显的剂量 – 反应效应。生物等效剂量为 36～44Gy/2Gy 组患者比 20～34Gy 组患者的疼痛完全缓解效果更好（分别为 82% 和 39%）[287]。使用 SRS 治疗椎体血管瘤的经验不多，这表明在适当选择的患者中，这也可能是一种有效的治疗方式。然而，还需要进一步的研究来阐明其作用和功效[288]。

（七）治疗相关并发症

放射性脊髓病可能表现为一过性、早期延迟或晚期延迟反应。短暂性放射性脊髓病的临床表现为瞬间的电击样感觉异常或麻木，由颈部屈曲（Lhermitte 征）诱发，从颈部辐射至四肢[289]。该综合征通常在治疗后 3～4 个月发生，并在接下来的 3～6 个月内自然消退，无须治疗。这归因于放射引起的脊髓节段产生髓鞘的少突胶质细胞受到抑制而导致的一过性脱髓鞘[289-291]。

不可逆性放射性脊髓病通常在治疗完成后 6～12 个月后出现。一般来说，半数发生颈髓或胸髓放射性脊髓病患者会在治疗后 20 个月内发病，75% 的病例会在 30 个月内发病[292]。症状和体征通常会在几个月内逐渐加重，但也可能在几个小时或几天内急性发作瘫痪。它的起源被认为是多因素的，涉及脱髓鞘和白质坏死，最终导致少突胶质细胞耗尽和微血管损伤。放射性脊髓病的诊断是一种排除方法，具有以下特点：①必须有足够剂

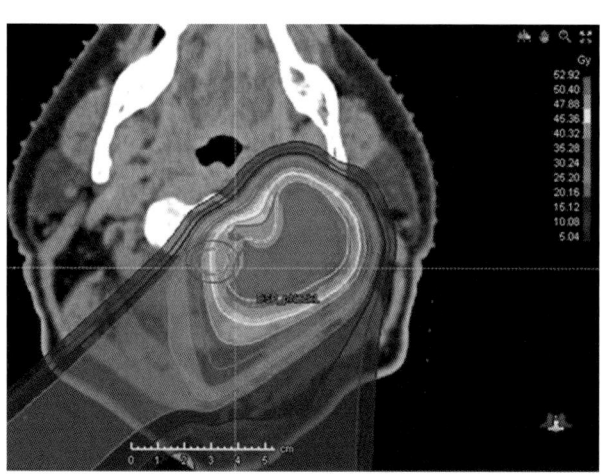

▲ 图 35-15　接受明确放射治疗的颈椎神经鞘瘤患者的质子放射治疗等剂量分布（肿瘤靶区为红色，脊髓为绿色）（此图彩色版本见书末）

量的放疗病史；②受照射的脊髓区域必须略高于病变皮肤层的表达水平；③从治疗结束到受伤开始的潜伏期必须与放射性脊髓病的观察结果一致；④必须排除局部肿瘤进展的可能性。

目前还没有特异性的实验室检查或影像学研究可以确诊放射性脊髓病。MRI 表现包括在 T_2 加权图像上伴有高强度脊髓肿胀伴或不伴增强区 [290-293]。对于放射性脊髓炎，目前还没有一致有效的治疗方法 [294, 295]。死于放射性脊髓病的概率在颈部病变中约为 70%，在胸部脊髓损伤中约为 30% [296]。

辐射对儿童的不良反应包括生长异常，如椎体高度降低、脊柱后凸和脊柱侧凸 [297]。据报道，脊髓肿瘤放疗后继发性的恶性疾病，包括骨或软组织肉瘤或胶质母细胞瘤 [298-300]。

十、治疗流程、挑战和未来的可能性

（一）治疗流程

原发性脊髓肿瘤并不常见。在报道结果时，许多文献将这些肿瘤按位置（髓内和髓外）归类。然而，脊髓肿瘤的表现明显不同于其组织类型，这需要在做出治疗决定时加以考虑。对于大多数脊髓肿瘤的主要治疗手段仍然是切除，对于不能完全切除的患者、复发风险较高的患者以及肿瘤所涉及的区域可能导致不可接受的功能或神经病变的患者，建议采用放射治疗（图 35-16）。目前，化疗在脊髓肿瘤治疗中的作用仍然有限。

（二）挑战和未来的可能性

脊髓肿瘤治疗的未来方向包括如何诊断和治疗这

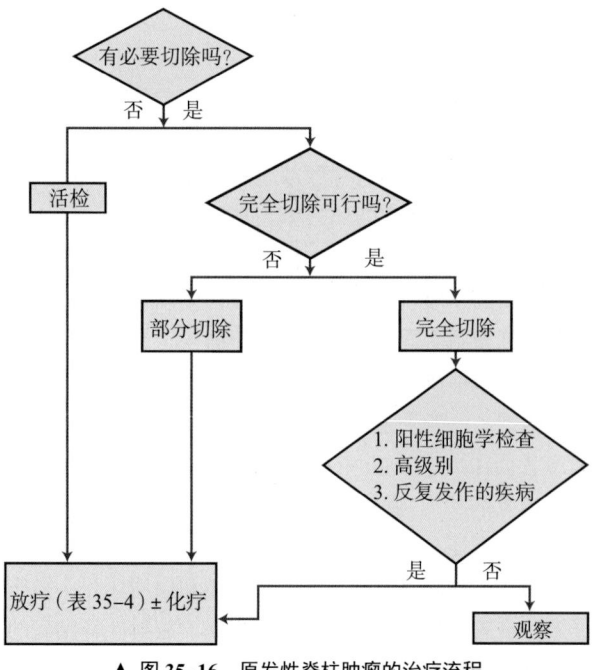

▲ 图 35-16 原发性脊柱肿瘤的治疗流程

些疾病。影像学的进步最终可能有助于无创获得可疑脊髓病变的准确组织诊断和测量治疗反应。从这个意义上说，新的 MRI 对比剂可以作为各种细胞功能的生化报告 [301]。这些新的对比剂可以量身定做，以报告各种肿瘤的生理状态或代谢活动，并为放射治疗计划技术提供信息。例如，酶激活剂可能使发育生物学事件与基因表达相关。钙激活剂可以测量细胞内信号转导，而 pH- 激活剂提供 BOLD 信号，可能用于无创定位人类神经系统功能。此外，T_2 活化剂可以检测特定的寡核苷酸序列。分级功能扩散图成像和表观扩散系数特征已显示出有望成为胶质母细胞瘤的潜在成像生物标志物 [302]。化学交换饱和转移（chemical exchange saturation transfer，CEST）-MRI 已被证明可提供治疗反应的早期预测指标，并表征胶质母细胞瘤患者的肿瘤侵袭性 [303]。相对脑血容量成像也可用于诊断肿瘤和评估反应 [304-306]。这些感兴趣的领域目前正在进行初步脑肿瘤治疗的研究；这一结果将如何应用于脊髓治疗还有待观察。

有人建议术中用 5- 氨基乙酰丙酸诱导的卟啉进行荧光引导切除，可改善脑肿瘤患者的预后。与神经导航的方法相比，该方法潜在地提高了诊断的准确性和肿瘤切除的程度 [307]。该技术已在脊柱中被认为是可行的。还需要进行更多的研究来更好地定义其在整个中枢神经系统所有肿瘤治疗中的作用 [38]。

放射治疗技术的不断进步将提高治疗的准确性和精密度。功能成像的验证和整合可能会提高勾画靶区的能力 [308]。因为大多数脊髓肿瘤通常会局部复发，调强放射治疗和带电粒子治疗的进展将允许探索解剖 / 生物治疗计划和提供，以优化不同剂量，同时限制敏感结构的剂量。为了更好地理解和预测毒性，有必要对脊髓剂量和体积耐受性进行更好的改进，特别是在前期和再治疗中采用高剂量单分数脊柱 SRS 的情况下。

带电粒子疗法是放射疗法领域中的一种新兴形式，与传统的光子疗法相比，具有改善剂量分布的特性。质子治疗和碳离子放射治疗已显示出令人印象深刻的肿瘤控制率，我们现在开始了解带电粒子疗法对脊髓的放射剂量耐受性 [309]。质子治疗在脊髓肿瘤的其他组织学中的应用正在探索中；我们预计这一领域将会扩大 [190]。

当我们最大限度地使高剂量放疗符合我们的目标时，我们也必须依赖图像指导来确保最佳的治疗效果。基于 CT 的图像引导放射治疗可以提高治疗精度。此外，MR 引导的直线加速器的开发，进一步的进展正在进行中，它可以在治疗过程中实现实时图像引导。鉴于 MRI 提供的高软组织对比度，这项技术可能为脊柱肿瘤提供更好的日常靶向性。

第 36 章　眼、眼眶和视神经肿瘤
Ocular, Orbital, and Optic Nerve Tumors

Erqi Pollom　Beth M. Beadle　Arun D. Singh　John H. Suh　著
董　敏　译

要　点

1. **发生率**　据估计，每年有 3540 例原发性眼部肿瘤发生。葡萄膜黑色素瘤是最常见的眼内原发肿瘤；视网膜母细胞瘤主要见于儿童，是第二常见的原发肿瘤。

2. **生物学特性**　特定的组织病理学和基因亚型影响临床行为。

3. **分期评估**　葡萄膜黑色素瘤使用了 COMS 大小标准；对于眼眶淋巴瘤使用 Ann Arbor 分期标准。第 79 章讨论了眼横纹肌肉瘤，第 82 章讨论了视网膜母细胞瘤。

4. **初级治疗**　病变部位和组织病理学影响主要治疗。对于葡萄膜黑色素瘤，可采用巩膜近距离放疗或带电粒子治疗，以保留眼球来治疗大多数病变。对于淋巴瘤，低级别病变采用眼眶放疗，而高级别组织学采用化疗加或不加放疗。对于视神经鞘脑膜瘤，眼眶放疗是优于手术的首选治疗方法，因为它可以保留视力，并且治疗后脑神经缺损较少。对于视神经胶质瘤，化疗可用于延迟儿童的放射治疗。放射疗法可在前期或紧急情况下提供较高的无进展生存率。

5. **辅助治疗**　肿瘤的类型和范围对辅助治疗的使用和结局都有影响。

6. **局部晚期疾病治疗**　特定的肿瘤类型会影响治疗方法和结果。

7. **姑息治疗**　放疗是治疗局部晚期肿瘤的有效方法，可以缓解症状和保护视力。

一、概述

根据美国 NCI 的 SEER 项目的发病率，美国癌症协会估计，2018 年度美国约有 3540 例新诊断的所有类型的原发性眼眶恶性肿瘤[1]，其中大部分是葡萄膜黑色素瘤，其次是淋巴瘤。放射治疗，无论是外照射还是近距离放疗，在眼眶恶性肿瘤的原发和辅助治疗中都是一种有效的治疗选择。放射治疗也可以用来控制良性的眼部疾病。然而，放射治疗可能会导致视力丧失或治疗眼的丧失，彻底了解放射耐受性和治疗后遗症，对于最大限度地提高疗效和与视力相关的整体生活质量至关重要。

二、流行病学和病原学

（一）眼周皮肤癌

基底细胞癌占眼睑皮肤癌的 90%；另外 10% 为鳞状细胞癌。眶周皮肤（包括鼻桥、内眦和眼睑）的皮肤癌最常发生在下眼睑和内眦。免疫抑制患者和暴露在阳光下的患者这些癌症的发病率增加[2]。

（二）葡萄膜黑色素瘤

大约 95% 的葡萄膜黑色素瘤起源于葡萄膜束的黑色素细胞（虹膜、睫状体和脉络膜），95% 的葡萄膜黑色素瘤起源于睫状体和（或）脉络膜，5% 起源于虹膜。在美国，葡萄膜黑色素瘤的发病率保持相对不变，估计为每年 5.2/100 万患者[3]。基于性别的发生率差异仍有统计学意义（男性：6.0，95%CI 5.7~6.3；女性：4.5，95%CI 4.3~4.7）[3]。葡萄膜黑色素瘤多见于浅色人种，非白种人少见[4]。其他与葡萄膜黑色素瘤相关的危险因素包括皮肤痣、皮肤雀斑、虹膜痣[5]、眼/皮肤黑色素细胞增多症[6]。紫外线照射对葡萄膜黑色素瘤发展的作用不如皮肤黑色素瘤明显[7, 8]。

结膜黑色素瘤很少见（占葡萄膜黑色素瘤的 5%），病变起源于结膜上皮基底层的黑色素细胞[9]。最常见的病因是原发性获得性黑变病或结膜痣[10, 11]。与葡萄膜黑色素瘤相反，结膜黑色素瘤的发病率正在增加，这可能与紫外线照射有关[10, 12, 13]。

（三）脉络膜转移瘤

脉络膜转移是成人最常见的眼内恶性肿瘤。最常伴随脉络膜转移的原发性癌症是乳腺癌，其次是女性肺癌，以及男性肺癌和胃肠道癌[14]。

（四）原发性眼内淋巴瘤

原发性眼内淋巴瘤是相对于原发性附件淋巴瘤的一种独特的临床和生物学疾病实体。原发性眼内淋巴瘤可伴有恶性淋巴样细胞累及视网膜或玻璃体，同时累及或不累及中枢神经系统。原发性眼内淋巴瘤通常发生在五六十岁，可能与免疫抑制状态有关[15]。

（五）视网膜母细胞瘤

视网膜母细胞瘤将在第 82 章讨论。

（六）眼眶肿瘤

横纹肌肉瘤是儿童最常见的眼眶恶性肿瘤，占所有眼眶肿块的 3%；淋巴瘤是老年患者最常见的恶性肿瘤，占眼眶肿块的 10%[16]。

（七）横纹肌肉瘤

横纹肌肉瘤将在第 79 章讨论。

（八）原发性附件淋巴瘤

原发性附件淋巴瘤很少见，占所有淋巴瘤的不到 1%。它发生于附件结构（结膜、泪腺、眼眶和眼睑）。低度恶性非霍奇金淋巴瘤，称为黏膜相关淋巴组织型淋巴瘤，是附件淋巴瘤中最常见的类型。原发性附件淋巴瘤与人类免疫缺陷病毒感染无关。一些研究表明鹦鹉衣原体感染与病原学相关，类似幽门螺杆菌与原发性胃 MALT 淋巴瘤的相关性。

（九）泪腺肿瘤

原发性泪腺肿瘤很少见。良性多形性腺瘤是良性泪腺肿块的主要表现。腺样囊性癌是最常见的泪腺上皮性恶性肿瘤[17]。

三、视神经肿瘤

视神经鞘脑膜瘤

视神经鞘脑膜瘤起源于蛛网膜绒毛的脑膜上皮帽细胞。它们可以沿着视神经的任何部位发展，从眼球到视交叉前脑池内的视神经，可以是单侧、双侧或多灶性。2 型神经纤维瘤患者倾向于双侧或多灶性病变，且诊断较早[18]。其他部位的脑膜瘤也可累及视神经。

视神经胶质瘤 视神经胶质瘤（optic pathway glioma, OPG）最常见于儿童，占眼眶肿瘤的 4%，占颅内胶质瘤的 1%～5%。大多数（75%）发生在出生后的前 10 年，90% 发生在出生后的前 20 年[19]。在视神经胶质瘤儿童患者中，10%～38% 的患者患有 1 型神经纤维瘤病，而 15%～40% 的 1 型神经纤维瘤儿童患有视神经胶质瘤[20]。双侧病变是 1 型神经纤维瘤的特征性病变。高达 30%～40% 的视神经胶质瘤患者会发展成第二种原发性中枢神经系统肿瘤[21]。

四、眼部良性疾病

（一）眼眶假瘤

眼眶假瘤是一种特发性、非特异性的眼眶结构炎症，包括眼眶脂肪、眼外肌和泪腺。需排除假肿瘤的诊断[22]。须排除自身免疫性疾病、内分泌疾病、肉芽肿性突起和继发性眼眶感染，如鼻窦炎和骨膜下脓肿。

（二）Graves 眼病

Graves 眼病的发病机制被认为是自身免疫，由自身抗原触发，然后触发 T 淋巴细胞。这些 T 细胞侵入眼眶，与眼眶成纤维细胞相互作用，传播多种细胞内信号级联反应，导致糖胺多糖合成、脂肪生成和眼眶炎症[23]。随后发生组织水肿和眼外肌明显增大，使眼球向前移位，导致眼球突出和眼外肌功能障碍。通常情况下，眼病会经历三个阶段：进展、稳定，可能有所改善。眼病达到平台期后的残留迹象被认为可能是纤维化和其他组织变化的结果，而不是持续性炎症的结果。

（三）翼状胬肉

翼状胬肉是角膜上纤维血管组织的良性生长。这些病变可能会变红、发炎并侵犯视轴。大多数翼状胬肉位于鼻结膜的内侧。翼状胬肉与慢性阳光和紫外线暴露有关；它在白种人中更常见[24, 25]。

预防和早期发现 鉴于眼部肿瘤的罕见性，尚未开发出针对大多数肿瘤类型的有效预防或早期检测方法。然而，对于有易患眼部恶性肿瘤的遗传综合征的个人或家族史的患者，建议进行眼部筛查。对已知患有视网膜母细胞瘤的家庭中的儿童，有必要进行早期和专门的眼科筛查。鉴于视网膜母细胞瘤的高遗传可能性，对有视网膜母细胞瘤家族史的儿童应加强遗传咨询和检测[26]。考虑到单侧视网膜母细胞瘤诊断后对侧疾病风险的增加，建议对健眼进行常规评估。由于 30%～40% 的 1 型神经纤维瘤和视神经胶质瘤患者会发生第二次原发性中枢神经系统肿瘤，护理患者的医生应警惕额外的颅内病变以及不同治疗方案对继发性肿瘤发生的长期影响[21]。对于有遗传性黑色素瘤综合征（最明显的是 *BAP1* 突变）

个人或家族史的患者，可每年进行一次眼科筛查[27]。早期发现可能是优化患者视力和生活质量的干预措施的最佳机会。

五、生物学特性和分子生物学

（一）葡萄膜黑色素瘤

葡萄膜黑色素瘤是一种与皮肤黑色素瘤相比在生物学上截然不同的恶性肿瘤，有数据表明肿瘤内特定的染色体畸变可能与临床结果有关。对 74 例原发性葡萄膜黑色素瘤进行细胞遗传学分析，发现常见的细胞遗传学染色体丢失，包括 1p（24%）、3p（41%）、3q（42%）和 6q（28%）。常见的染色体增益包括 6p（18%）和 8q（53%）。尽管每种染色体畸变对无病生存的影响程度各不相同，但当调整其他混杂因素时，3 号染色体的单倍体似乎具有最大的影响，因为它在 70% 以上的转移性和 20% 的非转移性葡萄膜黑色素瘤中可检测到；相比之下，1p 缺失只发生在转移性葡萄膜黑色素瘤中[28, 29]。同时出现 1p 缺失和 3 号染色体单倍体是降低生存率的有力预测因素[30]。单倍体 3 号染色体和 8q 染色体上的组合也被证明与全身转移的高风险相关[31, 32]。

最近用基于生物标志物的分析对葡萄膜黑色素瘤进行分类以预测无病生存期集中在基因表达谱分析上，并将肿瘤分类为两类：1 类或低级别肿瘤，其易感性降低；2 类或高级别肿瘤，其具有较高水平的非整倍体，增殖率，与 1 类肿瘤相比存活率大大降低（7 年时 1 类肿瘤的存活率为 95%，而 2 类肿瘤的存活率为 31%）[33, 34]。该分类法已被证实比单倍体 3 号染色体和 TNM 分期系统更好的预后标志[35]。循环肿瘤细胞或循环肿瘤 DNA 也可能有助于识别有转移风险的患者[36, 37]。

葡萄膜黑色素瘤中最常见的基因突变在皮肤黑色素瘤中并不常见。例如，BRAF 是皮肤黑色素瘤中较常见的突变之一，在葡萄膜黑色素瘤中的发生率较低。然而，其在虹膜（约 50%）和结膜黑色素瘤（22.7%）中的发生率要高得多[38, 39]。在后葡萄膜中更常见的突变与虹膜和结膜黑色素瘤不同，包括 GNAQ、GNA11 和 BAP1（与 BRCA1 相关的蛋白 1）[40, 41]。在所有葡萄膜黑色素瘤中，80% 存在 GNAQ（约 50%）或 GNA11（约 30%）突变[42]。这些是三磷酸鸟苷三磷酸结合蛋白 α-亚基，将 g 蛋白信号和 MAPK 激活结合起来。这些突变在几乎所有葡萄膜病变中都有很高的发生率，并且有一些蓝色痣表明这些突变可能是黑色素瘤发展过程中的早期致癌事件[43]，并导致了针对葡萄膜黑色素瘤的促分裂原活化蛋白激酶抑制剂的研究[44]。葡萄膜黑色素瘤中 BAP1 的连续突变被认为是相对于其他损伤（如 GNAQ 突变）的晚期致癌事件[40]。BAP1 中的体细胞突变在 2 类葡萄膜黑色素瘤中很常见（84%），但在 1 类黑色素瘤中不常见[40]。该蛋白有助于通过未知方式转化为 2 型黑色素瘤并导致高度转移表型[45]。PTEN 丢失与 BAP1 突变相似，在 2 级葡萄膜黑色素瘤中占很高比例，并导致 PI3K-Akt 信号不受限制，导致对凋亡的抵抗，增加生长潜力，并降低无病生存[46, 47]。相反，与 BAP1 中互斥的 EIF1AX 或 SF3B1 突变分别预测低风险或延迟转移风险[40, 48, 49]。

（二）原发性眼内淋巴瘤

原发性眼内淋巴瘤被认为是原发性中枢神经系统淋巴瘤的一个亚型，大约 90% 的病例是弥散性大 B 细胞淋巴瘤（diffuse, large B-cell lymphoma, DLBCL），大约 10% 的病例是 Burkitt 淋巴瘤或 T 细胞淋巴瘤。由于病理诊断的困难，流式细胞术通常被用来证明来自免疫母细胞或中心母细胞的 B 淋巴细胞的单克隆群体的存在，这些 B 淋巴细胞可能来自晚期生发中心或生发后中心淋巴样细胞。这些细胞倾向于聚集在脑血管周围，继发于一种尚未完全了解的嗜神经性。基因表达谱描述了两种不同的 DLBCL 亚型：生发中心 B 细胞样（germinal center B-cell-like, GCB）DLBCL 和活化 B 细胞样（activated B-cell-like, ABC）DLBCL[50]。ABC DLBCL 生存期较差，对化疗的反应较差。在 DLBCL 中，MYC 改变也被发现是预后性的，并且在"双重表达"或"三重表达"淋巴瘤中[51]，常常与 BCL2 和（或）BCL6 易位相关。在"双表达型淋巴瘤"中，MYC 蛋白表达与 BCL2 蛋白表达相关，并且与预后不良相关[52, 53]。

（三）原发性附件淋巴瘤

原发性附件淋巴瘤主要由 MALT 型淋巴瘤组成。由于在 80% 的患者中发生了重链免疫球蛋白（immunoglobulin, IgH）重排，因此在大多数情况下很容易证明克隆性[54]。尽管染色体的丢失和增加相对普遍，但频率因报告而异，并且取决于地理位置和解剖位置。易位可能包括 t（11：18）（q21：q21）、t（14；18）（q32;q21）、t（1;14）（p22;q32）和 t（3;14）（p13；q32），并靶向 MALT1、BCL10 或 FOXP1 基因[55-58]。其他突变会影响 TNFAIP3、A20 和 MYD88 基因，均会影响 NF-κB 通路[58-60]。

六、病理学与传播途径

（一）眼周皮肤癌

基底细胞癌根据病理亚型有不同的扩散模式。结节溃疡型是基底细胞癌最常见的类型，可侵犯眼眶。形态型或硬化亚型是大多数侵犯眼眶的肿瘤的主要原因，特别是当病变位于内眦和外眦区域时，可侵犯真皮和更深

的组织 [61]。基底鳞癌亚型具有侵袭性，有神经周围和远处扩散的倾向。鳞状细胞癌可以扩散到神经周围，也可以扩散到真皮、深层组织和淋巴结。基底细胞癌累及淋巴结极为罕见，但鳞状细胞癌可以有 5%～24% 的患者有区域淋巴结受累 [62, 63]。淋巴结受累在较大的肿瘤、复发性肿瘤和有神经周围浸润的肿瘤中更为常见 [63]。复发性病变或神经周围浸润的患者可能使肿瘤细胞在周围扩散得比临床上明显多，并且需要先进的影像学方法来充分评估扩散的程度 [64]。眼眶神经的周围神经侵犯可提供眼眶侵犯和颅内侵犯的路径，并且是顺行的（朝向中枢神经系统）和逆行的（朝向眼球）。

（二）葡萄膜黑色素瘤

葡萄膜黑色素瘤起源于葡萄膜基质中神经外胚层起源的黑色素细胞，细胞学成分各不相同，细胞类型从梭形细胞到上皮样细胞不等 [65]。梭形细胞黑色素瘤预后较好，混合细胞瘤居中，上皮样或坏死性黑色素瘤预后最差 [66, 67]。在诊断时，大多数后葡萄膜黑色素瘤都局限于巩膜。眼外延伸可分为显微镜或肉眼可见，可通过导视管（血管和神经等正常眼部结构进入和离开巩膜）或直接侵入巩膜发生。葡萄膜黑色素瘤有时也会向视神经方向延伸 [68]，或通过 Bruch 膜进入视网膜下间隙，而 Bruch 膜将脉络膜与视网膜分开。虹膜和睫状体黑色素瘤可通过房水流出通道或直接延伸而延伸至结膜 [69]。

葡萄膜束是没有基底膜的高度血管结构；因此，葡萄膜黑色素瘤直接与血管接触并几乎完全通过血液途径转移 [70]。尽管葡萄膜黑色素瘤的大小和位置相对较小，但它的远处失败率很高，这会导致患者死亡，尽管在最初诊断时，只有不到 3% 的患者会发生可识别的转移性疾病。最常见的转移部位包括肝（91%）、肺（28%）和骨（18%）。较少见的扩散部位包括皮肤和皮下组织、大脑和脊髓 [71]。虹膜黑色素瘤很少转移。葡萄膜黑色素瘤通常生长缓慢，并且在原发肿瘤治疗成功后几十年仍可发生临床转移 [72, 73]。

在 COMS 队列中，死于转移性疾病的患者中有10% 的患者有淋巴结受累 [71]，通常发生在眼外扩散或侵犯结膜或附件淋巴管之后 [74]。耳前、下颌下和颈部区域是有风险的区域淋巴结。

（三）脉络膜转移瘤

大多数脉络膜转移的患者在诊断时已经知道全身癌症。转移性栓子从原发癌部位经颈内动脉、眼动脉和睫状后动脉分支到达脉络膜。在 1/3 的病例中，脉络膜转移先于全身癌症的诊断 [8, 14]。病变范围可局限于脉络膜或浸润性病变。在一个大的系列中，脉络膜内平均可见

2 个病灶，约 25% 的病例可见多发性或双侧肿瘤 [14, 75]。

（四）原发性眼内及附件淋巴瘤

非霍奇金 B 细胞淋巴瘤占原发性附件和眼内淋巴瘤的大多数，其中最常见的是 MALT 淋巴瘤（35%～80%），其次是滤泡性淋巴瘤、弥散性大 B 细胞淋巴瘤和其他罕见的亚型 [76, 77]。MALT 淋巴瘤通常累及眼附件，而原发性葡萄膜淋巴瘤累及虹膜或脉络膜通常是侵袭性的弥散大 B 细胞淋巴瘤型 [78, 79]。

与泪腺和结膜相关的低度恶性淋巴瘤的扩散模式与身体其他部位的同类肿瘤相似。虽然有一些研究表明泪腺和软组织病变的远端复发率可能高达 50%，但 5 年远隔部位受累的风险为 15%～20% [79]。原发性眼内淋巴瘤倾向于向中枢神经系统内扩散或成为疾病的组成部分，其中 60%～80% 最终诊断为颅内原发性中枢神经系统淋巴瘤 [80]。

（五）泪腺肿瘤

泪腺肿瘤的典型病理表现是腺样囊性癌，其次是黏液表皮样癌和腺癌。预后与坏死、出血、神经侵袭和高有丝分裂数有关 [81, 82]。

（六）视神经鞘脑膜瘤

视神经鞘脑膜瘤沿眶内视神经蛛网膜下腔或硬膜内扩散，可侵犯硬脑膜、邻近眼眶组织、肌肉、骨骼和眼球。这些肿瘤具有与颅内脑膜瘤相似的组织学特征，根据 WHO 的标准，根据肿瘤的面积、有丝分裂数、细胞密度、核仁、核浆比、坏死、frank 间变异体、亚型和脑侵袭进行分级 [83]。大多数病变表现为梭形细胞或卵圆形脑膜上皮细胞的同心形形态，由血管小梁隔开，呈多边形，属脑膜上皮或移行亚型 [84, 85]。

（七）视神经胶质瘤

视神经胶质瘤为低级别星形细胞瘤，在 WHO 的脑胶质瘤分类中最常见为毛细胞或纤维性亚型。与颅内低级别神经胶质瘤相似，它们生长缓慢且骨质限制决定了扩散的路径 [86]。颅内伸展常见于较晚期的病变，可能导致视神经管增大。弥散性视神经表现为视神经增大、增厚，蛛网膜间隙消失。在外源性 / 外周型中，肿瘤填充了蛛网膜下腔，并最低程度地扩大视神经的直径。除了 1 型神经纤维瘤外，视神经胶质瘤几乎总是单侧的。黄斑部累及和延伸超出视神经通路的情况较不常见。交叉神经受累和延伸至视神经以外的情况较少见；囊性增大在 1 型神经纤维瘤患者中较常见 [87]，由此导致的脑积水在 1 型神经纤维瘤患者中不常见。

在成人中，视神经胶质瘤更可能是弥散性、浸润性的，表现更具侵袭性 [19]。组织学上，成人病变可能表

现出更多的核异型性、有丝分裂、内皮增生和坏死，因为低级别的亚型较少见。原发部位以外的扩散可能发生在视束的任何地方，甚至可以追溯到视神经辐射中的外侧膝状体，尽管这种情况很少见。成人恶性视神经胶质瘤可导致视力迅速丧失以及侵犯邻近大脑[88-91]。

（八）眼眶假瘤

眼眶假瘤的组织病理学特征是非特异性和多样性的，从典型的弥散性多形性浸润到不典型的肉芽肿性炎症、组织嗜酸性粒细胞增多症和浸润性硬化症。区分这个实体和恶性淋巴瘤是很重要的。过去的假瘤中随着时间的推移表现为恶性淋巴瘤，结合现代免疫表型和分子诊断技术，可归类为结外边缘区淋巴瘤[92-94]。免疫细胞化学染色、PCR 检测和流式细胞术，均有助于显示与淋巴瘤相对应的表膜或细胞质标志物。

七、临床表现、患者评估、分期

（一）眼周皮肤癌

应当对腮腺、面部和颈部淋巴结区域进行体格检查。前哨淋巴结活检的生存获益和适应证尚未被证实，但可以考虑用于高危病变[95]。疼痛、畸形或其他感觉变化的症状可能表明神经周围浸润[96]。面部和眼眶的 MRI 是确定神经周围侵犯临床程度的首选方法，因为它可以检测到受累神经的增大，在临床症状或组织学特征表明存在神经周围侵犯的情况下，应考虑使用该方法。CT 不仅可以显示颅底骨质受累，还可以显示颅底破坏和扩大，与 MRI 相辅相成。

（二）葡萄膜黑色素瘤

与葡萄膜黑色素瘤相关的视觉症状包括闪光、浮蚊、视力下降或暗点；然而，30% 的患者在就诊时可能没有症状。那些有视觉症状的人通常有具有位于更后方的肿瘤，大肿瘤或相关的视网膜脱离，从而导致视野缺损。疼痛和红肿是罕见的表现症状，出现在伴有炎症的大的或坏死的肿瘤中。睫状体肿瘤在红色反射的映衬下常常显得轮廓分明。由于缺乏对视力的直接影响，在出现明显的群体效应之前不会被发现。相反，虹膜黑色素瘤通常被早期发现，通常在标准眼科检查中可见。

黑色素瘤的诊断主要基于眼底镜检查和辅助检查。肿瘤通常表现为单侧、单发、隆起、深棕色或灰色、变色、穹顶状肿块（图 36-1）。通常在肿瘤表面发现橙色色素（脂褐素），这有助于将这些病变与葡萄膜痣区分开来。视网膜脱离可能存在，更可能发生在较大的肿瘤中。

最初的眼科检查包括眼底照相、荧光素血管造影和眼球超声检查。这些检查有助于做出正确的诊断，对

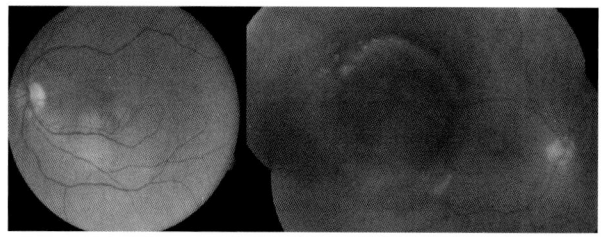

▲ 图 36-1　原发性脉络膜黑色素瘤（此图彩色版本见书末）

右图为鼻下部黄斑脉络膜黑色素瘤，高 1.8mm，不适合经巩膜细针穿刺活检。左图为协作性眼部黑色素瘤研究的大型脉络膜黑色素瘤，不适合进行巩膜近距离放疗［引自 Young TA，Burgess BL，Rao NP，et al. Transscleral fine-needle aspiration biopsy of macular choroidal melanoma. *Am J Ophthalmol*. 2008；145（2）：297-302.］

治疗后的后续病变也很有用。葡萄膜黑色素瘤表现为中央低回声区域，称为声学静止区；转移瘤通常具有较高的内部反射率。葡萄膜黑色素瘤在荧光素血管造影上表现为双循环和荧光素渗漏。可以通过超声检查、CT 或 MRI 来直观评估巩膜外扩张。睫状体受累可以通过眼前段超声成像、裂隙灯检查、房角镜、透光法和眼前段光学相干断层扫描来确定。光学相干断层扫描有助于估计黄斑水肿和确定肿瘤上是否有视网膜脱离[97]。以往，葡萄膜黑色素瘤一直是临床诊断；最初有人担心细针抽吸或活组织检查会有眼眶种植的风险，并增加远处转移的风险。然而，许多出版物都没有证据支持[98-101]。因此，葡萄膜黑色素瘤的组织取样变得越来越普遍，并且越来越多地被整合到新诊断的病变的治疗中。虽然它可以确认临床诊断，但它最常用于细胞基因表达和分子遗传学特征的分析，这可以帮助告知患者他们的风险类别和对预后的预期。虽然数据还太初步，不能将这些预后特征纳入分期系统，但最近的观察表明，大多数具有 3 号二体和最有利基因表达类别的患者转移风险较低[49]。

为了评估疾病的程度，应进行一般病史和体格检查，并注意皮肤病变、体重减轻、肺部和肝脏。肝脏和胸部的影像学检查可以帮助排除肝转移和转移至葡萄膜的非眼原发性肿瘤，尽管第一次诊断时转移的发生率很低[102]。由于区域淋巴结转移的罕见，不推荐前哨淋巴结活检。

肿瘤相关因素影响局部治疗（不包括眼球摘除）后的预后、视力保持时间和患者的生活质量。阴性预后指标包括基底直径过大、肿瘤厚度、睫状体受累、眼外延伸和肿瘤前缘位置。肿瘤直径每增加 1mm，与癌症相关的死亡风险就会增加（HR 1.08，*P*=0.0012）[72]。位于眼睛赤道前方的脉络膜或睫状体肿瘤，比位于后脉络膜或睫状体的肿瘤预后更差[103]。相反，位于后方的病变，更靠近黄斑，在 1 年和 3 年内导致视力丧失的可能性更大[104]。在一项对芬兰 289 例患者的回顾性研究中，在

考虑竞争风险后，眼外生长（HR 2.27，*P*=0.0076）和睫状体受累（HR 1.89，*P*=0.0011）对癌症相关死亡具有类似的危险。葡萄膜黑色素瘤分为两个系统，一个是位于前部的虹膜黑色素瘤，另一个是位于后部的睫状体和脉络膜黑色素瘤。第 7 版 AJCC 分期手册通过了欧洲眼科肿瘤学小组的验证[105, 106]，第 8 版 AJCC 分期手册中仅做了较小的改动（表 36–1）。

（三）脉络膜转移瘤

眼内转移最常见于葡萄膜，可引起上层浆液性视网膜脱离，导致典型的视物模糊。患者还会出现浮蚊、闪光和疼痛，而少数患者则无症状，常规眼科检查发现病变[107]。脉络膜是转移性疾病最常见的部位，与其丰富的血液供应相一致，脉络膜转移通常表现为与视网膜下积液相关的黄色视网膜下肿块[14]。当没有原发性恶性肿瘤的病史时，诊断可能很困难。各种成像方式，包括光学相干断层扫描、超声检查、自发荧光和荧光素血管造影，可以帮助将脉络膜转移瘤与其他肿瘤区分开[108-111]。CT 和 MRI 常常显示出充盈强化的肿块，在 T_1 加权像上呈高信号，在 T_2 加权像上呈低信号。细针穿刺活检可用于确定转移的诊断，并有助于识别原发癌[112]。

（四）原发性眼内及附件淋巴瘤

原发性眼内淋巴瘤往往累及眼后段，可导致葡萄膜炎、渗出性视网膜脱离、视网膜 / 玻璃体积血或淋巴瘤浸润阻塞视网膜动脉[113]（图 36-2）。患者可能会出现视力改变、飞蚊症或幻觉等眼部症状。诊断通常是通过玻璃体切割术、玻璃体或视网膜活检[114]。单侧或双侧眼部受累可能是原发性中枢神经系统淋巴瘤的最初表现，并且通常在脑实质或脑脊液受累之前[113]。患者应接受脑脊液评估并接受大脑和脑膜的 MRI，以排除其他同时受累的中枢神经系统部位，因为这些患者中有 25% 的患者在临床表现中脑脊液细胞学呈阳性[114, 115]。

原发性附件淋巴瘤的大多数病例都涉及结膜、眼睑、泪腺或球后软组织。其中大多数是边缘区淋巴瘤，尽管大多数附件侧边缘区淋巴瘤患者会出现分期有限的疾病，但这些患者中有 15% 会出现同步性或异时性多灶或双侧淋巴结肿大[92, 116]。结膜淋巴瘤是红斑性的，表现为可见和可触及的肿块，有时被称为鲑鱼色。

除了眼眶淋巴瘤的常规分期外，眼科评估以及眼眶、大脑和邻近的鼻窦和骨结构的 CT 或 MRI 扫描还有助于确定局部疾病的范围。分期和预后由 Ann Arbor 分期系统和国际预后指数决定[117]，其中局部眼眶淋巴瘤为 IEA 期。然而，已经提出了一种基于 TNM 的分期系统，该系统比 Ann Arbor 分期系统更好地预测附件淋巴瘤的预后[118, 119]。

（五）泪腺上皮肿瘤

大多数泪腺上皮性肿瘤患者都有疼痛的眼眶肿块，通常在检查时会发现。细针穿刺是获得组织学诊断的首选方法。眼眶的 CT 成像有助于确定肿块的范围。

（六）视神经鞘脑膜瘤

视神经鞘脑膜瘤患者通常会出现无痛进行性视力减退或视野缺损[120]。大约 25% 的患者会出现视力不良（光感知力极低、数手指）[86]。也可能出现传入乳头缺损、色觉障碍、暗点、高度缺陷，以及通常与视盘水肿和肿胀相关的自发或凝视诱发的一过性视觉模糊。上睑下垂、眼睑水肿、眼外肌肿胀和眼外肌活动受限常常继发于肿块效应。眼底镜检查可发现视神经头或视盘肿胀、黄斑水肿、神经苍白或脉络膜皱褶。

MRI 是评估这些病变的最佳方法，在 T_1 加权图像上显示这些病变对大脑和视神经组织呈轻度低信号，通常伴有弥散性、管状扩大或局限性视神经偏心扩张。这些病灶在注射钆后均呈强化。薄层 CT 扫描可显示规则或不规则的神经鞘脑膜增厚。神经的大小可能正常，也可能由于周围压迫或萎缩而变小。据报道，30% 的患者有钙化，与生长缓慢有关[84]。鉴别诊断包括脱髓鞘性视神经炎、眼眶炎性疾病、神经鞘瘤、淋巴瘤、血管外皮细胞瘤、肉瘤、视神经转移瘤。

未经治疗的眼睛一般会在 5～10 年内出现视力丧失[121, 122]。在妊娠期间观察到快速生长，这可能是由激素受体介导的[123]。其他肿瘤即使在没有放射线放大的情况下也表现出快速视力丧失，可能是由于微血管的变化。

（七）视神经胶质瘤

视神经胶质瘤的体征和症状取决于肿块在前部或后部视觉通路中的位置。眼眶胶质瘤最常见的表现为眼球突出，而视交叉和下丘脑胶质瘤可能表现为视力受损、梗阻性脑积水和内分泌紊乱。较不常见的症状包括斜视和痉挛（前倾性或共轭性眼球震颤、斜颈和头部上下摆动）[124]。

视神经胶质瘤的临床表现是多种多样的。单纯颅内或眶内视神经肿瘤患儿的预后优于交叉或交叉后受累患儿[125-128]。1 型神经纤维瘤患儿也有较好的预后，特别是筛查时在无症状患者中发现肿瘤时[126, 129]。部分原因可能是 1 型神经纤维瘤相关的视神经胶质瘤前部病变占主导地位。在成人，临床病程根据组织学而不是位置而不同。成人常见恶性视神经胶质瘤，可迅速发展为进行性视力丧失和脑侵犯[89]。

表 36-1　第 8 版 AJCC 葡萄膜黑色素瘤分期

厚度（mm）	基于厚度和直径的睫状体和脉络膜葡萄膜黑色素瘤的分类						
>15					4	4	4
12.1～15.0				3	3	4	4
9.1～12.0		3	3	3	3	3	4
6.1～9.0	2	2	2	2	3	3	4
3.1～6.0	1	1	1	2	2	3	4
≤3.0	1	1	1	1	2	2	4
	≤3.0	3.1～6.0	6.1～9.0	9.1～12.0	12.1～15.0	15.1～18.0	>18

最大基底直径（mm）
T 分期（脉络膜和睫状体黑色素瘤）

Tx	原发肿瘤无法评估
T_0	无原发肿瘤证据
T_1	肿瘤大小类别 1
T_{1a}	肿瘤大小类别 1 不伴睫状体受累和眼外延伸
T_{1b}	肿瘤大小类别 1 伴睫状体受累
T_{1c}	肿瘤大小类别 1 不伴睫状体受累，但眼外延伸最大直径≤5mm
T_{1d}	肿瘤大小类别 1 伴睫状体受累和眼外延伸最大直径≤5mm
T_2	肿瘤大小类别 2
T_{2a}	肿瘤大小类别 2 不伴睫状体受累和眼外延伸
T_{2b}	肿瘤大小类别 2 伴睫状体受累
T_{2c}	肿瘤大小类别 2 不伴睫状体受累，但眼外延伸最大直径≤5mm
T_{2d}	肿瘤大小类别 2 伴睫状体受累和眼外延伸最大直径≤5mm
T_3	肿瘤大小类别 3
T_{3a}	肿瘤大小类别 3 不伴睫状体受累和眼外延伸
T_{3b}	肿瘤大小类别 3 伴睫状体受累
T_{3c}	肿瘤大小类别 3 不伴睫状体，但眼外延伸最大直径≤5mm
T_{3d}	肿瘤大小类别 3 伴睫状体受累和眼外延伸最大直径≤5mm
T_4	肿瘤大小类别 4
T_{4a}	肿瘤大小类别 4 不伴睫状体受累和眼外延伸
T_{4b}	肿瘤大小类别 4 伴睫状体受累
T_{4c}	肿瘤大小类别 4 不伴睫状体，但眼外延伸最大直径≤5mm
T_{4d}	肿瘤大小类别 4 伴睫状体受累和眼外延伸最大直径≤5mm
T_{4e}	任何肿瘤大小的类别，眼外延伸>最大直径 5mm

（续表）

	T 分期（虹膜黑色素瘤）
Tx	原发肿瘤无法评估
T_0	没有原发肿瘤的证据
T_1	仅限于虹膜的肿瘤
T_{1a}	肿瘤限于虹膜，大小不超过 1 个象限
T_{1b}	肿瘤限于虹膜，大小超过 1 个象限
T_{1c}	肿瘤仅限于继发性青光眼的虹膜
T_2	肿瘤合并或延伸到睫状体、脉络膜或两者兼而有之
T_{2a}	肿瘤合并或延伸至睫状体，无继发性青光眼
T_{2b}	肿瘤合并或延伸到睫状体和脉络膜，无继发性青光眼
T_{2c}	肿瘤合并或延伸到睫状体、脉络膜或两者兼而有之，伴有继发性青光眼
T_3	肿瘤合并或延伸到睫状体、脉络膜或两者兼而有之，伴有巩膜延伸
T_4	具有外扩的肿瘤
T_{4a}	最大直径≤5mm 的肿瘤
T_{4b}	最大直径>5mm 的肿瘤
	N 分期
Nx	区域淋巴结无法评估
N_0	无区域淋巴结受累
N_1	区域淋巴结转移或离散肿瘤沉积在眼眶
N_{1a}	一个或多个区域淋巴结转移
N_{1b}	无区域淋巴结阳性，但在眼眶有与眼不相邻的离散的肿瘤沉积物（脉络膜和睫状体）
	M 分期
M_0	按临床分型无远处转移
M_1	远处转移
M_{1a}	最大的转移直径≤3.0cm
M_{1b}	最大的转移直径为 3.1～8.0cm
M_{1c}	最大的转移直径≥8.1cm
	AJCC 分期
I 级	$T_{1a} N_0 M_0$
II a 级	$T_{1b\sim d}$ 或 $T_{2a} N_0 M_0$
II b 级	T_{2b} 或 $T_{3a} N_0 M_0$
III a 级	$T_{2c\sim d}$ 或 $T_{3b\sim c}$ 或 $T_{4a} N_0 M_0$
III b 级	T_{3d} 或 $T_{4b\sim c} N_0 M_0$
III c 级	$T_{4d\sim e} N_0 M_0$
IV 级	任何 T、N_1 和 M_0 或任何 T、任何 N 和 $M_{1a\sim c}$

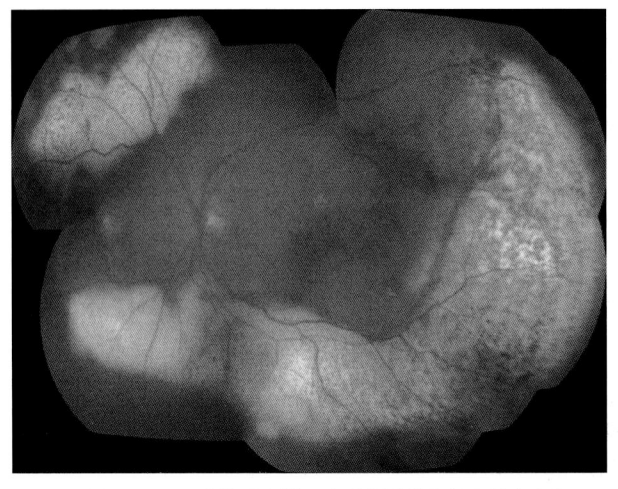

▲ 图 36-2　原发性眼内淋巴瘤（此图彩色版本见书末）

左眼原发性眼内淋巴瘤的复合彩色眼底照片。注意由于玻璃体细胞的存在导致的眼底模糊外观，明显的黄色视网膜下浸润伴视网膜色素上皮改变（豹纹斑），以及视网膜下积液。玻璃体穿刺不能提供足够的细胞来诊断，因此需要玻璃体切割术加视网膜切开术和视网膜下抽吸术来诊断原发性眼内淋巴瘤［引自 Sagoo MS. Primary intraocular lymphoma. *Surv Ophthalmol*. 2014；59（5）：503-516.］

虽然 CT 成像在骨骼细节和肿瘤内钙化检测方面具有优势，但 MRI 可以显示整个视神经的过程。当评估眼眶时，脂肪饱和的钆增强 T_1 加权像在确定疾病程度方面是有效的。通常，这些病变在 T_1 加权图像上呈低到等信号，在 T_2 加权序列上呈高信号，并用钆强化。1 型神经纤维瘤患者具有双重强度 / 伪脑脊液信号和向外侧膝状神经节及颞叶延伸的特征性特征[130]。然而，影像学研究不能可靠地将视神经胶质瘤与其他病变（如下丘脑区域的生殖细胞瘤和颅咽管瘤）区分开来。因此，对于无 1 型神经纤维瘤的儿童间脑肿瘤，建议进行活检。

（八）眼眶假瘤

眼眶假瘤患者可能有眼球突出、眼球运动下降、视力下降、软组织水肿或疼痛。表现包括单侧或双侧前房性疾病或单侧或双侧后球体疾病[131]。眼眶影像学（例如 CT）对于确认受累范围很重要，可显示出单侧局灶性或弥散性肿块。建议尽可能进行活检以区分假瘤与恶性眼眶淋巴瘤、转移灶和肉瘤。

（九）Graves 眼病

Graves 眼病的体征和症状差异很大，包括眼球突出、眼睑和眼眶周围水肿、眼球或眼后疼痛、眼睑滞后和退缩、复视以及视力受损或丧失。视力丧失通常继发于甲状腺功能障碍、视神经病变和角膜病变。在大多数患者中，眼病发生在现在或过去的 Graves 甲状腺功能亢进症的背景下。评估包括实验室评估，包括甲状腺功

能测试和眼科检查，注意结膜、眶周组织和眼睑、眼球突出度、眼外活动范围以及视力和视野。眼眶 CT 扫描可以显示眼眶尖部通常对称的眼外肌增大，并评估视神经受压的风险[132]。甲状腺功能亢进症患者应避免碘对比剂，因为碘会干扰甲状腺功能亢进症的治疗。疾病活动性可以用七分临床活跃度评分来评估，它可以帮助确定治疗和评估对该治疗的反应。疾病严重程度评估基于对视力的威胁以及凸出和软组织受累的程度[133]（表 36-2 和表 36-3）。

八、初级和辅助治疗

（一）眼周皮肤癌

通常，完全手术切除是眼周基底细胞和鳞状细胞癌的首选治疗方法。在对 Mohs 显微手术（Mohs' micrographic surgery，MMS）治疗的 800 例眼周基底细胞癌患者进行的一系列前瞻性研究中，原发性和复发性基底细胞癌的 5 年复发率分别为 0 和 7.8%[134]。另一例鳞状细胞癌患者报告在 Mohs 显微手术后 5 年的复发率达到 3%[135]。相对于完全切除，不完全切除后复发的发生率更高（8.4% vs. 4.6%），而且更常见于形态型基底细胞癌和内眦病变[136]。对于切缘阳性和其他高风险特征（如神经周围浸润），建议进行术后放射治疗[137, 138]。

如果手术因为相关的功能和美容问题而不可行，放射治疗是一种有效的替代方案[139, 140]。Fitzpatrick 等[140]回顾了 1000 多名接受放射治疗的眼睑肿瘤患者，报道了基底细胞癌和鳞状细胞癌的 5 年局部控制率分别为 95% 和 93%。在使用高剂量率近距离放射治疗和表面霉菌治疗的最近一系列中也观察到了类似的结果（在原发病灶中的局部控制率为 99%，在复发病灶中为 87%）[141]。考虑到眶下神经和三叉神经节，病理或临床神经侵犯的存在可能需要更广泛的放射野[64, 142, 143]。

（二）葡萄膜黑色素瘤

葡萄膜黑色素瘤的主要治疗取决于局部的因素，包括肿瘤大小、位置、有无眼外延伸、受累和未受累的眼的视觉功能，以及患者的年龄、有无转移疾病和患者的总体健康状况等全身因素。

无症状、小的黑色素瘤或有严重系统健康问题或预期寿命短的老年患者采用观察而不治疗。在这些情况下，必须权衡治疗的风险和拒绝治疗的风险。COMS 小组报告，在 5 年的时间里，最初观察得到的小黑色素瘤有 31% 增长了[144]。观察后与生长相关的因素包括橙色色素沉着，无玻璃体，厚度大于 2mm，诊断时基底直径大于 12mm，以及缺乏邻近的视网膜色素改变观察。通常包括每 2～4 个月随访一次影像学检查（如眼底摄

影、超声检查、光学相干断层扫描）。

自 19 世纪以来，眼球摘除术一直是治疗脉络膜黑色素瘤的标准治疗方法；它需要从巩膜上取出眼外肌，同时摘除整个眼球和一段长段的视神经。然而，即刻和永久性失明的发病率促使其他保留视力的治疗方案的发展。比较眼球摘除和放射治疗的回顾性研究没有显示手术有任何生存优势[145-148]。然而，对于大的肿瘤，当眼睛失明时，当有肿块效应或侵犯的疼痛时，或当肿瘤已经侵犯视神经时，摘除术仍然是首选的治疗方法。当眼眶有肉眼肿瘤扩展时，可行清除术。

光动力疗法（photodynamic therapy，PDT）、经瞳孔温热疗法、激光光凝和局部切除是用于治疗早期疾病的其他技术。PDT 包括注射一种光敏化合物，然后被光激活，破坏内皮细胞，导致血管闭塞和肿瘤坏死[149]。经瞳孔温热疗法通过半导体激光热疗诱导肿瘤坏死，可作为放射治疗的辅助手段[150]。激光光凝利用热能破坏肿瘤血管。切除术的发病率高，局部复发率高，使用很少[151]。对于累及睫状体或虹膜的前部肿瘤可以考虑切除。这些技术在脉络膜黑色素瘤治疗中的适当应用仍在研究中。

放射治疗方案 对于适合非手术治疗的葡萄膜黑色素瘤患者，放射治疗可以保护眼球，保留许多患者的视力，主要采用巩膜外近距离放射治疗和带电粒子治疗。

巩膜外近距离放射治疗包括在肿瘤附近的巩膜上放置放射源，应由受过专门训练的外科医生、放射肿瘤学家和医学物理学家组成的多学科团队进行。虽然这项技术可以治疗很大比例的葡萄膜黑色素瘤[152]，但有肿瘤肉眼外展、眼睛失明疼痛和没有光感视觉的患者，不应接受巩膜外近距离放射治疗。近距离治疗视神经盘附近肿瘤也有争议[153]。

一项随机多中心试验（COMS）招募了 1317 名中等大小黑色素瘤患者，接受眼球摘除术或 ^{125}I 近距离放射治疗。该研究表明，两组患者的 5 年总生存率均为 81%[148]。在接受近距离放射治疗的患者中，有一部分患者的视力随着时间的推移而下降，在所有接受近距离放射治疗的患者中，63% 的患者进行了连续 2 次检查，研究眼的 5 年累计视力为 20/200 或更低。巩膜外近距离放射治疗 5 年后，10% 的患者因肿瘤生长而需要摘除眼球，3% 的患者继发于放射诱导的缺血、疼痛或视力丧失等并发症。随着术中超声用于斑块定位（图 36-3），该方式的局部控制率显著提高了[150, 154, 155]。与局部复发相关的因素包括肿瘤大小、高龄和接近中心凹无血管区（表 36-4）。大多数复发肿瘤的眼睛可以通过保守方法挽救。

用其他同位素进行巩膜外近距离放射治疗已经被研究过，包括 ^{60}Co、^{106}Ru、^{103}Pd 和 ^{131}Cs 等。在 COMS 采

表 36-2 Graves 眼病的疾病活动（临床活动评分）[a]

临床活动评分要素	得分
在过去的 4 周内，感到眼球疼痛	1
在过去的 4 周内，眼睛运动时疼痛	1
眼睑发红	1
结膜发红	1
眼睑肿胀	1
化学症（结膜水肿）	1
泪阜肿胀（眼内侧角肉体）	1
下垂增加≥2mm	1
任何方向眼球运动减少≥5°	1
Snellen 视力表上视力下降≥1 行	1

a. 临床活动评分[298]：当没有先前的评估可用时，将使用七分制的量表（不包括最后三个要素）。在临床活动评分≥3 的患者中，Graves 眼病被认为是活跃的

表 36-3 Graves 眼病的疾病严重程度评估

	分 级			
	轻 度	中 度	重 度	对视力的影响
眼睑回缩	<2mm	≥2mm	≥2mm	
软组织	轻度累及	中度累及	重度累及	
眼前突	<3mm	≥3mm	≥3mm	
复视	短暂或不存在	不稳定	不变	
角膜暴露	不存在	轻度	轻度	重度
视神经状况	正常	正常	正常	压迫

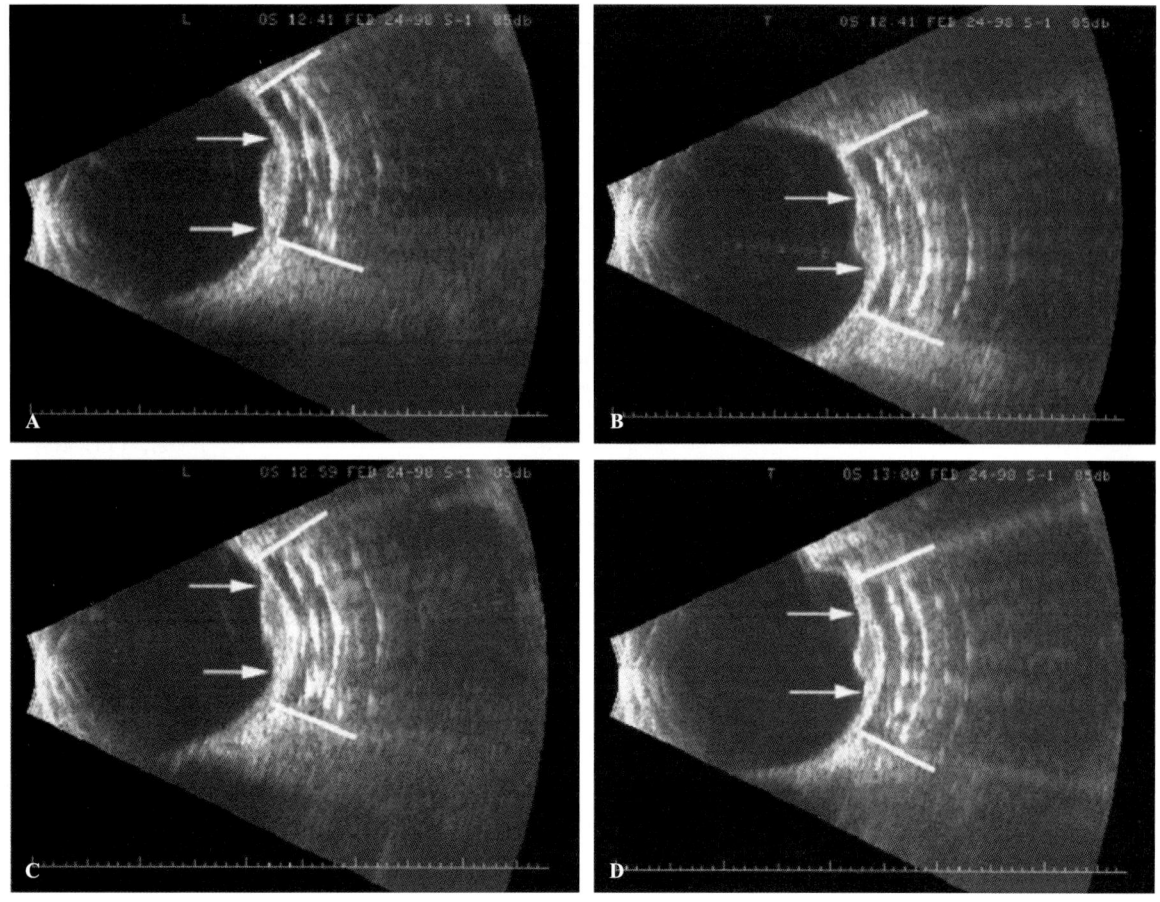

▲ 图 36-3　超声定位斑块嵌入

术中超声显示位于脉络膜后部黑色素瘤上的斑块。A. 最初错位的斑块的纵切面，显示肿瘤后缘覆盖不足（箭头）；B. 同一患者眼睛的横切面，显示肿瘤侧缘的良好覆盖（箭）；C. 斑块重新定位后，同一患者眼睛的纵切面，显示肿瘤前缘和后缘的良好覆盖（箭）；D. 斑块重新定位后同一患者眼睛的横切面，记录了肿瘤侧缘的良好覆盖（箭）[引自 Tabandeh H，Chaudhry NA，Murray TG，等 Intraoperative echographic localization of iodine-125 plaque for brachytherapy of choroidal melanoma. *Am J Ophthalmol*. 2000；129（2）：199–204.]

用 125I 之前，60Co 被广泛使用；然而，由于对减少毒性的兴趣，这些药物被 125I 取代 [156, 157]。通过选择不同的放射性同位素来减少辐射的毒性。106Ru 是一种比 125I 穿透深度更低的纯 β 发射极；对于根尖高度≤5mm 的黑素瘤的治疗已有研究 [158]。多家机构报道了使用 106Ru 治疗获得了良好的肿瘤控制和视觉 [159-161]；与 125I 相相比的相对益处的数据有限 [162]。

带电粒子疗法（主要是质子束疗法）已用于治疗选定的葡萄膜黑色素瘤，最常见的是较大的肿瘤。但是，由于质子治疗中心的数量稀少以及委托的眼部治疗数量较少，这种方法的可获得性有限，这阻碍了该方法的广泛采用。使用粒子疗法时，将钽环缝合到肿瘤边缘的外巩膜进行定位，然后在 7 天的时间内将带电粒子（质子或氦离子）以 4 个或 5 个分次递送至标准目标剂量 50～70Gy [163-166]。带电粒子治疗的优点是照射到整个肿瘤的剂量相对均匀，治疗区域外的剂量急剧减少（布拉格峰值效应）[167]。带电粒子疗法已显示出与巩膜上近

距离放射治疗相当的局部控制和生存结果，但眼部放疗并发症略有不同 [168]。带电粒子疗法导致前眼的并发症更大，而巩膜上近距离放射治疗有更直接的操作不适和更大的视力损失 [163, 169, 170]。对于环绕视神经的黑色素瘤和太大的肿瘤，带电粒子疗法可能更可取。

某些中心将诸如光子立体定向放射疗法或放射外科等较新技术集成到治疗算法中 [171-173]。放射外科方法的最初报告之一描述了接受球后麻醉的患者，随后进行了 SRS 计划，并且在固定眼睛的同时，始终以 20Gy 的中位剂量进行递送 [174]。在治疗过程中，也可以通过监视眼睛运动的摄像系统实现定位 [175]。最新的报告指出，这一高危人群预后良好，5 年局部控制率为 71%，217 例患者 [176] 的生活质量与接受摘除治疗的患者相似 [177]。但是，尚无关于疗效或并发症发生率的长期数据。与巩膜近距离放疗相比，放疗后 5 年内存在更高的放疗引起的眼部并发症的担忧 [178, 179]。需要进一步的随访以了解这种方法的风险和益处。

表 36-4 近距离放射治疗后复发的危险因素和治疗的 10 项研究的特点（1998—2016 年）

作 者	年 份	例 数	同位素	5 年复发率	危险因素	复发的治疗
Gunduz 等[299]	1999	630[a]	$^{125}I/^{106}Ru/^{60}Co/^{192}Ir$	9%	离视盘<2mm，存在视网膜侵犯	摘除，近距离治疗
Lommatzsch 等[267]	2000	140	$^{106}Ru/^{106}Rh$	未提及	较大的肿瘤	未提及
Jampol 等[300]	2002	650	^{125}I	10.3%	较大的肿瘤、视网膜脱离、较低的辐射剂量至高剂量、高龄、接近中心凹无血管地带	摘除，附加局部治疗
Rouberol 等[301]	2004	213	^{106}Ru	21.7%	较大的肿瘤，Bruch 膜破裂	摘除，近距离治疗
Damato 等[302]	2005	458	^{106}Ru	2.1%	较大的肿瘤	摘除，近距离治疗，外照射，TTT，联合治疗
Bergman 等[303]	2005	579	^{106}Ru	16.6%[b]	较大的肿瘤	摘除，近距离治疗
Finger 等[304]	2009	400	^{103}Pd	3.3%	无	摘除
Papageorgious 等[305]	2011	189	^{106}Ru	未提及	较大的肿瘤、视网膜脱离	未提及
Barker 等[306]	2014	28	^{106}Ru	41.5%	基线视力低、靠近视盘和中心凹无血管地带、后部肿瘤、小斑块、斑块肿瘤<6mm	摘除，TTT，PDT，质子治疗
Perez 等[307]	2014	190	^{125}I	9%	无	未提及
Vonk 等[308]	2015	116	^{125}I	4.7%	无	未提及
OOTF[309]	2016	3217[c]	无	7.3%	无	未提及
Bellerive 等[296]	2017	375	$^{106}Ru/^{125}I$	5.6%	高龄、最大的基础直径、辅助 TTT 的使用	重复近距离放射治疗，TTT，摘除

a. 脉络膜黑色素瘤伴黄斑受累
b. 包括其他治疗方法（TTT、切除术）
c. 摘除率包括无再发病例
OOTF. 眼肿瘤工作组；PDT. 光动力疗法；TTT. 经瞳孔热疗（改编自 Bellerive C. Local failure after episcleral brachytherapy for posterior uveal melanoma: patterns, risk factors, and management. *Am J Ophthalmol*. 2017; 177: 9–16.）

（三）脉络膜转移瘤

脉络膜转移瘤的治疗通常包括全身治疗和局部眼科治疗，包括巩膜外近距离治疗、外照射和（或）光动力疗法。内分泌治疗可用于表达雌激素或孕激素受体的乳腺脉络膜转移[180, 181]。

脉络膜转移瘤的大多数经验涉及外照射治疗。通常使用的剂量范围从 30～40Gy，2～2.5Gy/ 次。德国癌症协会进行了一项前瞻性研究，对脉络膜转移瘤的放射治疗采用 40Gy，分 20 次[182]。研究中 50 例患者的中位生存期为 7 个月，乳腺癌患者中位生存期为 10 个月。36% 的患者视力改善，50% 的患者视力稳定，14% 的患者视力下降。无症状转移的患者在随访中没有出现眼部症状。在单侧放疗后，没有患者出现对侧转移。有 5% 的患者出现严重的不良反应，可能与肿瘤进展有关。据报道，巩膜外近距离放射治疗的肿瘤消退率为 100%[8]。

然而，它往往需要额外的计划，导致治疗延误，这可能允许随后的肿瘤生长。虽然放射治疗的耐受性很好，但仍可能导致干眼症、角膜炎、白内障、虹膜新生血管、新生血管性青光眼、放射性视网膜病变和视神经病变[183]。

另一种治疗选择是 PDT，它用于治疗多发性视网膜和脉络膜疾病。PDT 可以通过对癌细胞的选择性细胞毒活性以及供应肿瘤的血管内皮细胞的腔内光栓形成，从而导致肿瘤的破坏[184]。它已被成功地用于治疗脉络膜转移[185-187]。

（四）原发性眼内淋巴瘤

原发性眼内淋巴瘤的最佳治疗是有争议的，缺乏比较不同治疗方案的前瞻性试验。由于全身治疗不能很好地穿透眼球，建议除了全身治疗和大剂量的以甲氨蝶呤为基础的化疗外，还进行眼部治疗，包括初级放射治疗或眼内甲氨蝶呤和（或）利妥昔单抗[114, 188–190]。较老的系列已经显示出几乎普遍的脑复发，因此原发性眼内淋巴瘤可以通过全脑放疗治疗，且病灶可覆盖 2 个眼眶[191]。然而，最近的数据表明，许多患者在仅针对眼睛的放射治疗后可能不会出现脑复发[114, 192]。此外，应考虑与治疗相关的因素，如甲氨蝶呤累积剂量、对化疗的反应和发病年龄，也应考虑在内[193, 194]。超过 60 岁的患者在联合甲氨蝶呤和全脑放射治疗后发生严重迟发性神经毒性的风险增加[194]。眼眶定向放射治疗通常包括两个眼球，因为大多数病例可能有双侧眼球受累。放射治疗的并发症包括白内障、干眼症、点状角膜病、放射性视网膜病和视神经萎缩[195, 196]。原发性中枢神经系统淋巴瘤的剂量仍有争议。合并治疗后对甲氨蝶呤的全身治疗反应良好，巩固治疗时为 23.4Gy，化疗后难治性疾病或疾病复发者为 45Gy。原发性眼内淋巴瘤的推荐剂量为 36Gy[194, 197]。

（五）原发性附件淋巴瘤

孤立性惰性原发性附件淋巴瘤患者，即使是双侧表现的患者，也可以单用眼眶局部放射治疗获得成功[92, 116]。中度恶性淋巴瘤患者可采用全身化疗和强化放疗联合治疗。针对推测的病原体鹦鹉衣原体的抗生素试验，可能适用于选定的有活检证实的原发性结膜 MALT 淋巴瘤惰性病史的患者。然而，疗效是可变的，反应有几个月的延迟，仅用抗生素治疗的长期预后并不能很好地描述[198-202]。

惰性疾病的推荐剂量为 24～25Gy/1.5～2Gy，这与局部控制率高且发病率适中有关[203, 204]。对于中级淋巴瘤，化疗完全缓解后建议的巩固放疗剂量为 30Gy。在部分缓解或复发后，可以考虑使用 36～45Gy 的较高剂量，这取决于体积和对关键结构的接近程度[197]。超过 36Gy 的剂量与并发症有关，如缺血性视网膜病变、视神经萎缩、角膜溃疡和新生血管性青光眼[195]。

对于球后、泪腺和深部结膜淋巴瘤，应进行整个眼眶照射（图 36-4）。最近发表的一篇文章指出，与全眶放射治疗相比，部分眼眶放射治疗的效果较差，控制率分别为 66% 和 100%[205]。然而，在将发病率降至最低优先于优化局部控制的情况下，可考虑进行部分眼眶放射治疗。对于局限于结膜或眼睑的肿瘤，照射体积不包括整个眼眶，但应该包括对穹窿的整个结膜反射[197]。

（六）泪腺上皮性肿瘤

主要治疗方法为手术切除，结合病理因素及本病整体预后不良考虑辅助放射治疗[206]。虽然有些人主张对泪腺样囊性癌应进行更广泛的手术治疗，但在肿瘤小且有良好特征的少数病例中，保留眼球手术可能是可行的[207, 208]。

（七）视神经鞘脑膜瘤

在没有干预的情况下，视神经鞘膜脑膜瘤可导致视力障碍和失明。由于手术切除与术后失明的高风险相关，使用常规或立体定向技术进行放射治疗是视神经鞘膜脑膜瘤的主要治疗方法。放射疗法既可提供出色的局部控制，又可长期保留视觉功能，超过 90% 的患者报告治疗后视力得到改善或稳定[209-217]。Turbin 等[213] 报道了视力下降的视神经脑膜瘤患者采用观察、手术、放射治疗或手术加放射治疗。在最后一次随访中，仅单纯接受放射治疗的组没有明显的视力丧失[213]。

文献中使用的剂量为 45～50Gy/1.8～2Gy。治疗通常是在视力下降或视野下降或肿瘤进展性扩大时开始的。放射治疗的长期并发症可包括放射性视网膜病变、视神经病变、白内障形成或干眼，这取决于正常组织的体积和剂量梯度。因此，这些损伤最好在边缘较窄的情况下进行治疗，以减少暴露在辐射下的正常组织的数量。

（八）视神经胶质瘤

视神经胶质瘤的最佳治疗是有争议的，需要眼科、放射肿瘤学、儿科肿瘤学、神经放射学和神经外科的多学科方法。治疗的目标包括改善无进展生存和稳定视觉功能。治疗决策应考虑到确诊时的年龄、有无 1 型神经纤维瘤、位置、视觉功能和进展情况。

对于患有视神经无症状视神经胶质瘤的儿童，建议进行连续 MRI 和神经眼科检查。对于有严重视力丧失或眼球突出或有进行性症状的儿童，应进行积极治疗，其中包括以化疗作为首选试验，以局部放疗作为挽救选择。据报道，在多项研究中，使用化学疗法推迟放射治疗是有效的，进展性视神经胶质瘤患者的缓解率在 50%～75%，并且尚未显示出会影响疗效的结果[218-222]。化疗的药物通常包括卡铂和长春新碱。但是，40%～60% 的患者最终会在化疗后复发，需要进一步治疗。对于进行性视神经胶质瘤的患者，使用超过 45Gy 的剂量进行放射治疗可以改善或稳定 90% 以上的患者的视力，10 年无疾病进展率和总生存率分别高达 90% 和 100%[127, 128, 223, 224]。通常不建议手术切除作为一线治疗方法，因为术后视力障碍的发生率很高，但当眼睛无视力时考虑手术切除。梗阻性脑积水时也考虑切除和（或）脑室分流。

对于患有视交叉和下丘脑肿瘤的儿童，10 岁以下优先考虑化疗。放射疗法也可用于老年患者。对于 1 型神经纤维瘤且无明显症状的儿童，建议将观察作为初始方法，因为这些患者中有少数会出现肿瘤进展[225] 甚至自发消退[226, 227]。对于那些有进展或明显视觉缺陷的患

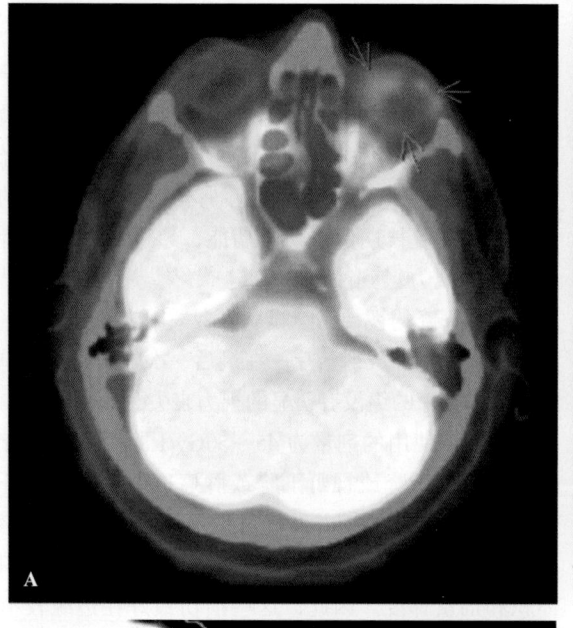

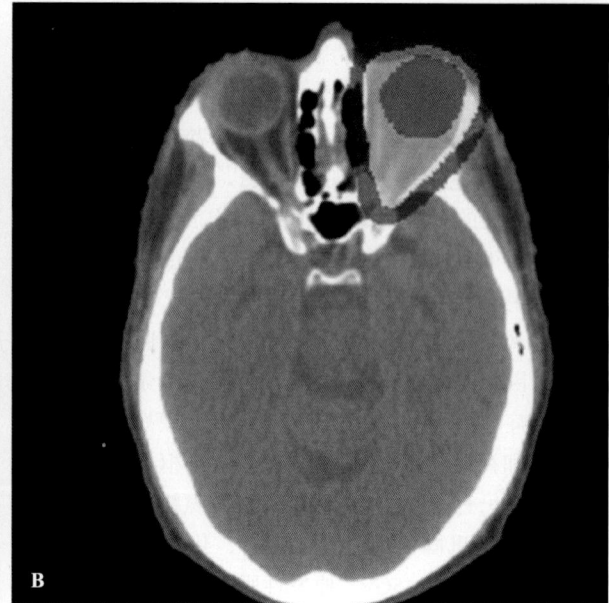

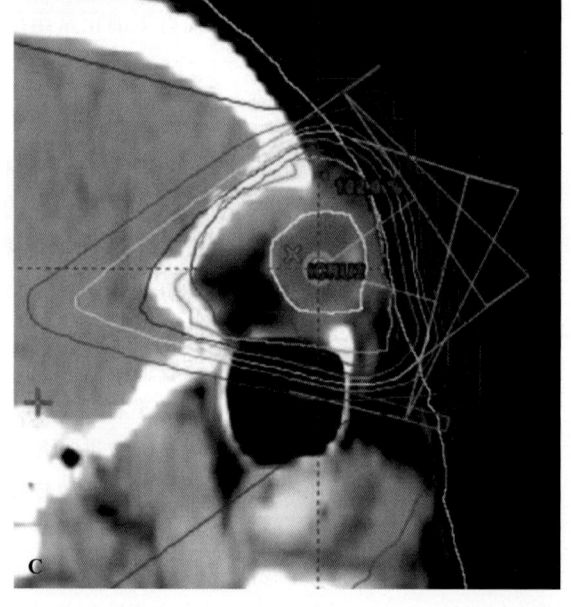

▲ 图 36-4　眼眶淋巴瘤患者，58 岁，男，视物模糊（此图彩色版本见书末）

A. 磁共振成像和氟脱氧葡萄糖正电子发射断层扫描诊断为边缘带淋巴瘤，并伴有结膜和脉络膜受累。B. 调强放疗体积（红色）：大体肿瘤体积，脉络膜间隙，结膜；临床靶区（黄色）：左眶；计划靶区（蓝色）：5mm。C. 采用适形上、下斜楔形交替入路（不同眼眶边缘带淋巴瘤病例）[引自 Yahalom J. Modern radiation therapy for extranodal lymphomas: field and dose guidelines from the International Lymphoma Radiation Oncology Group. *Int J Radiat Oncol Biol Phys.* 2015; 92（1）: 11–31.]

者，建议化疗。这些患者应尽可能推迟放疗，以减少继发恶性肿瘤和其他长期后遗症，包括显著的认知和内分泌缺陷以及闭塞性血管疾病 [128, 228-230]。成人恶性视神经胶质瘤应视为高级别星形细胞瘤。

（九）眼眶假瘤

在症状进展或视力下降的情况下，通常建议治疗眼眶假瘤，尽管这种情况有时可以不治疗而消失。一般认为一线治疗是口服泼尼松（80mg/d，持续 1 周，然后逐渐减量）[231]。其他的选择可能包括 NSAID。化疗（环磷酰胺、硫唑嘌呤或甲氨蝶呤）和免疫抑制药物如环孢素的疗效一般，应仅限于侵袭性或难治性病变 [232]。

局部治疗，包括放射治疗，通常用于对治疗无效、类固醇不耐受或病程迅速进展的患者。放射剂量通常为

20Gy/2Gy，局部控制率为 75%～100% [233-236]。当患者需要减压时，手术是必要的。

（十）Graves 眼病

Graves 眼病的治疗应根据疾病的严重程度而定，包括如有甲状腺功能亢进可予以逆转，戒烟，减少眼表刺激和眶周组织炎症。吸烟与 Graves 眼病的发展及严重程度有关 [237, 238]。

对于中度至重度或进行性眼部症状的患者，糖皮质激素试验是主要的治疗方法。大剂量静脉注射治疗比口服糖皮质激素更有效，不良反应更少 [239, 240]。二线治疗方案包括其他免疫抑制药物，如环孢素和霉酚酸酯 [241, 242]、利妥昔单抗 [243, 244]，眼眶减压手术 [245]，眼周放疗单独或联合类固醇。

眼眶放射治疗被认为是通过靶向放射敏感的淋巴细胞和成纤维细胞来治疗 Graves 眼病，这可能在水肿和纤维化的发展中起关键作用。典型的眶后区域治疗剂量为 20Gy，每次 2Gy。然而，试验一直存在矛盾，一些研究显示放射治疗比糖皮质激素治疗更有效[246]，其他试验显示放射治疗没有比假手术更有效[247]。一项阴性试验对 42 名患者进行了一只眼放疗，另一只眼假治疗，6 个月后逆转治疗。虽然没有发现接受初步放射治疗的眼眶有明显的益处，这项研究被批评，因为它包括患者出现症状的范围为 0.2~16 年，并可能包括了与活跃的炎症过程相比，纤维化反应更严重（即更稳定）的患者。最近的一项试验将 44 名患者随机分为眼眶放射治疗组和假放射治疗组。1 年后，52% 的接受放射治疗的患者眼部肌肉运动和复视严重程度有所改善，而假放射治疗的患者只有 27%（$P=0.02$）[248]。相反，一项关于放射治疗和糖皮质激素联合治疗试验的 Meta 分析表明，联合治疗比单独治疗更有效[240]。长期随访提示，眼眶放射治疗是安全的，皮质类固醇组白内障发生率相似，但糖尿病患者视网膜病变的风险可能增加[249]。因此，眼眶放射治疗通常用于难以用类固醇控制的症状性 Graves 眼病、对类固醇耐受性差的患者或手术眼眶减压失败的患者。

（十一）翼状胬肉

小翼状胬肉的治疗需要局部润滑剂、局部减充血剂、NSAID 和糖皮质激素的支持。对视力有影响或有顽固症状的较大病变可以通过手术切除纤维组织至腱囊水平。单纯切除，使用"裸露巩膜"技术，复发率高达 90%，并已采用辅助治疗来降低复发率[250-252]。游离结膜瓣可移植到裸露巩膜上；自体移植可显著降低复发率。外用丝裂霉素 –C 被发现等同于自体结膜移植[251]。术后使用放射治疗、外用硫替巴、丝裂霉素或其他抗代谢药物可能会降低复发的概率，并已在多个机构系列中使用[253, 254]。

多项回顾性研究已使用放射疗法，在手术后 24h 内开始使用 β 发射体。剂量范围从 10~60Gy，分 1~6 次给药[254-259]。似乎没有剂量 – 反应关系。并发症发生率低，但是出现了巩膜坏死，诱发白内障，角膜变薄，睑球粘连、白内障和角膜溃疡。这些在再次接受放射治疗的患者中更为常见[255]。可能会出现剂量重叠的多个区域的治疗可能是其中一些并发症的原因。一项针对 96 名患者的试验在手术后 24h 内使用锶 90（90Sr）眼药水或假放射疗法在 25Gy 单剂量之间随机分组，结果显示治疗组和假手术组的局部控制率分别为 93% 和 33%，两组均未观察到严重并发症（$P=0.004$）[254]。

九、局部晚期疾病和姑息治疗

（一）葡萄膜黑色素瘤

患有局部晚期大型脉络膜黑色素瘤的患者通常采用眼球摘除术。眼球摘除前的放射治疗并未显示出改善效果的证据[260]。质子射线治疗和巩膜外近距离放射治疗已被用于需要保留眼睛的特定情况下。单个研究机构（包括法国眼科肿瘤中心）的研究表明，无论是眼球摘除还是质子束治疗，大脉络膜黑色素瘤患者的临床生存估计值相当，尽管眼球摘除组肿瘤厚度较大 [（12.0±2.8）mm vs.（9.8±1.6）mm] 占略微优势[261]。质子治疗组在 1 年时的眼睛保留和最佳矫正视力为 0.1（20/200）或更高的是 74%，在 5 年时为 32%。由于与治疗相关的并发症增加、经巩膜延伸（禁忌证）的发生率更高，视力保存率较低以及技术考虑限制了足够的剂量覆盖范围，巩膜外近距离放射治疗通常不用于大型肿瘤[262]。在用巩膜外近距离放射治疗大型肿瘤的最大报道经验中，10 年后的眼球摘除率为 34%，与巩膜外近距离治疗眼球摘除相关的因素包括超过 50% 的睫状体受累率，厚度大于 8mm，以及肿瘤接近中央凹[263]。

（二）眼眶转移瘤

较短疗程的放射治疗（20Gy/5 次），而不是标准的 30~40Gy，2Gy/ 天，可用于减轻治疗负担，并与低急性并发症发生率、高视力保存率和局部控制率相关[264]。虽然放射治疗是眼眶转移的有效治疗方法，但肿瘤体积较大、视网膜下积液广泛且疼痛可能需要摘除眼球。

（三）原发性附件淋巴瘤

对于广泛的全身疾病或局部晚期疾病的患者，眼眶放射治疗可提供有效的缓解。即使是以前接受过放射治疗的患者，对于导致进行性视力丧失或症状的局部疾病进展，可以考虑使用低至 4Gy/2 次（2Gy/ 次）的剂量进行重复放射治疗[265]。

十、放射治疗技术

（一）巩膜外近距离放射治疗

几种不同的同位素已用于巩膜外近距离治疗，包括铯 131（131Cs）、钴 60（60Co）、金 198（198Au）、钯 103（103Pd）、钌 106（106Ru）、碘 125（125I）和铱 192（192Ir）。最常用的同位素是 125I，因为其可及性和良好的剂量学特征，适用于各种大小的肿瘤[266]。这种同位素具有低能伽马射线的优点，因此减少了对远处结构的屏蔽和剂量。106Ru 也很受青睐，因为它是一个具有较少屏蔽问题和较低穿透深度的 β 发射器；因此，这使其非常适合较小的肿瘤（顶端高度≤5mm 的肿瘤），但对较大的病

变效果较差 [267]。

尽管葡萄膜黑色素瘤的斑块涂布器种类繁多，但最常用的是 COMS 专用的（图 36-5）。这些斑块允许用 0.5mm 厚的金合金（77% 的金，14% 的银，8% 的铜和 1% 的钯）屏蔽后部和侧面结构。整体设计包括一个圆周准直唇和一个 1mm 硅胶种子载体，允许不同的处方深度。由于某些斑块设计未包含硅橡胶载体，因此应在使用其他斑块和同位素时予以考虑 [268]。最初，COMS 剂量测定法忽略了源各向异性的影响，以及金允许斑块和硅橡胶衰减的反向散射（实际上是密度大于假设的水当量巩膜）。研究表明，这些因素可能导致眼球关键结构的计算剂量减少，如黄斑、巩膜、视盘、晶状体和对侧视网膜 [269]。虽然假设意义重大，但这一点尚未在患者数据集中得到证实。

应使用肿瘤基底最大直径，再加上肿瘤周围 2mm 的边缘。根据肿瘤的高度，播种器内种子的放置可以有所不同。处方点应该是肿瘤的顶点或 5mm，以较大者为准，因为处方高度为 3mm 或更小可能导致剂量学的不确定性 [268]。在超声的基础上考虑肿瘤高度 mm 为单位，加上巩膜厚度为 1mm，硅橡胶载体厚度为 1.4mm 计算处方点。

尽管 COMS 研究使用的总剂量为 85Gy，以 0.5～1.25Gy/h 的剂量率送到肿瘤尖部，但脉络膜黑色素瘤的最佳放射治疗剂量仍存在争议。据报道，在较低剂量下，有相当的局部控制率、生存率和无病生存率，且眼部发病率和视力下降较少 [270]。

眼科医生通过标记肿瘤基底的边界来放置斑块，这可以在术中移动眼球后透视肿瘤时看到。然后，斑块位于标记的中心。适当的斑块放置和（或）透光可能需要眼直肌脱离，然后将斑块缝合到巩膜上。合适的放置位置可以通过超声检查来确定。有时黑色素瘤位于视神经附近，在这种情况下，使用凹槽斑块可以提供更好的剂量测定和肿瘤覆盖 [271]。

（二）眼周皮肤癌

支持使用放射疗法的大多数数据来自千伏 X 线束的串联，现在已不再广泛使用。由于眼睛的正常结构非常接近，鉴于其较大的半影和横向束收缩，需考虑电子的剂量约束，需要比千伏更大的处理场，因此需要考虑电子的剂量学限制。一份报道表明，与千伏光束相比，电子照射的角膜剂量要高出 2～4 倍。使用千伏电子束的 95% 等剂量区域比使用 6MeV 电子束宽 32% [272]。由于可靠的电子剂量学要求最小的推荐野大小为 4cm×4cm，因此使用皮肤表面铅屏蔽以将束准直到临床相关体积可以使治疗野更小。较低能量的电子在表面深处是皮肤的保护层。如果浅层皮肤的剂量是治疗性的，应该参考机构数据表，了解最佳推注厚度。建议使用固态剂量计、硅二极管或胶片验证表层皮肤剂量。

在患者固定后，应该勾勒出肿瘤的体积，然后根据肿瘤边缘，射束半暗带和设置的不确定性来设计治疗区域。显微肿瘤在大体临床体积之外的距离平均为 5mm，但这一距离可能会因神经侵犯的程度和分级而不同 [273]。对于那些用于正压设备的电子，应该至少增加 0.5cm 的边缘。例如，对于一个小于 2cm 的肿瘤，半暗带将包括 0.5～1cm 的水平边缘用于正电压场，而电子需要额外的 0.5cm（总共 1～1.5cm）。确定治疗的深度时应注意神经周围的浸润、胚胎融合面附近的位置和病变的大小。如果存在神经周围侵犯，通常需要检查受累神经的相关路径和额外的影像学检查。对于 9MeV 的电子，钨护目镜对前眼结构的屏蔽效果可能比铅更好 [274, 275]。

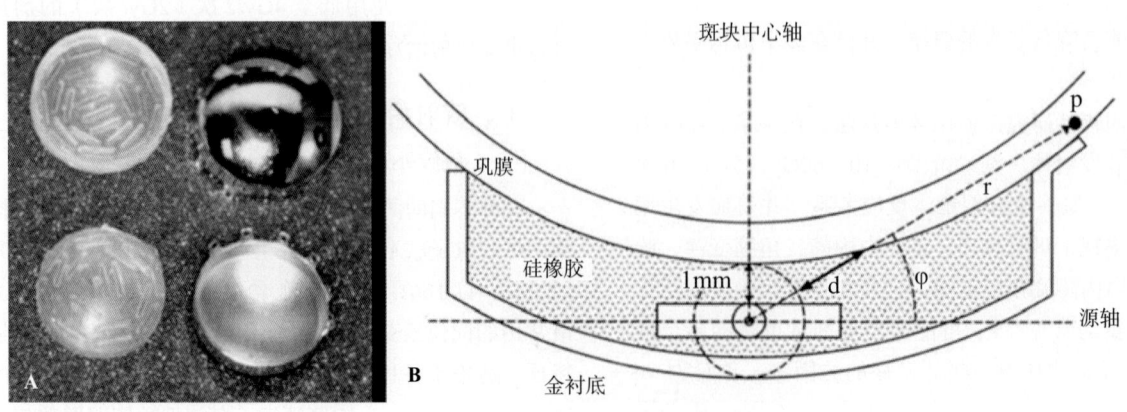

▲ 图 36-5 COMS 斑块及其构建示意图

A. 未组装硅橡胶镶嵌物和金衬底的凹凸表面，包括经典 COMS 眼膜；B. 横切面图，显示种子集中放置在硅橡胶插入物中，相对于整个眼膜所附着的巩膜，它位于金衬底的表面。COMS. 协作性眼部黑色素瘤研究［引自 Astrahan MA. Improved treatment planning for COMS eye plaques. *Int J Radiat Oncol Biol Phys*. 2005；61（4）：1227–1242.］

（三）单侧眼病变

脉络膜或眼眶转移或附件淋巴瘤的患者可能需要治疗一只眼睛。预处理成像有助于确定要包含在视野中的眼眶内容物。通常情况下，如果整个眼眶需要治疗，就会使用楔形对技术，因为这种磁场安排限制了对侧眼的剂量。颞叶和脑干的射出剂量可以通过将等中心放置在离尖端较深的地方，并将半光束阻挡每个楔形区域来减少超出治疗区域的发散，限制接受治疗的正常大脑的总体积。CT 计划可以帮助确定正常的视神经结构和要包括在视野中的肿瘤体积，并允许更适形的计划。单个前后光子场可以使用悬挂块来节省晶状体剂量（图 36-6）。在遮蔽镜片的情况下，可能需要滴眼液（例如，5% 盐酸普罗卡因），因为反复插入防护罩会导致眼睛刺激。应该避免患者在每天插入防护罩之外使用麻醉药物，因为这可能会使他们在治疗后以及随后的一些时间点经常出现的过度流泪期间麻痹自己引起的创伤。

（四）双侧眼病变

建议在 Graves 病、双侧脉络膜转移和双侧附件淋巴瘤的治疗中使用双眼，通常在相对的侧视野中进行治疗，如果不累及眼前段，则使用半光束遮挡（图 36-7）。一些人提出了一种混合光子电子场技术来治疗双侧眼眶疾病，以最大程度地扩大眼眶周围和眼眶后组织的均匀性，同时最大限度地减少晶状体的剂量，尽管该技术需要使用蜡补偿剂和凹陷的铅合金眼罩以防止对眼前段的剂量[276]。

（五）眼前部病变

结膜受累可能需要单独治疗前部结构，这可以通过电磁场面向眼球，边缘由射束半影区决定。中心晶状体的屏蔽可以通过一个悬块来完成，患者可以通过悬块进行观察（图 36-8）。正面电子可以与铅或钨隐形眼镜一起使用，取决于电子能量[275]。低能电子有显著的皮肤保护作用，可能需要一次大剂量以增加表面剂量。在进行这项技术时，必须特别注意巩膜剂量，并认识到如果使用大剂量的材料，应关闭眼睑，以减少对巩膜表面的创伤和刺激。即使在闭上眼皮的情况下，指导患者在一个恒定的假想点上"直视"也是有用的，以最大限度地减少眼球运动和位置变化。

十一、调强放射治疗

使用三维放射治疗计划和 IMRT 技术对于治疗视神经脑膜瘤或胶质瘤可能是有利的（图 36-9）。眼睛的所有关键结构应该在 CT 模拟时确定，在确保足够的肿瘤覆盖范围的同时，要有适当的计划剂量限制。患者的固定是至关重要的，应该考虑使用立体定向装置[277]。

十二、质子束治疗

除葡萄膜黑色素瘤外，质子治疗已被纳入眼部肿瘤的特定病例中。质子的物理特性，即布拉格峰，允许理论上减少相邻正常组织的剂量，使其成为眼眶疾病的一种有吸引力的技术，在这种技术中，眼睛结构、脑、脑干和垂体都可以证明放射治疗的后续毒性（图 36-10）。目前，有关质子综合治疗眼部恶性肿瘤的回顾性数据有限[278]。

十三、耐受性问题

放射治疗的后遗症包括白内障形成、放射性视网膜病变、黄斑水肿和视神经病变，这些后遗症因不同的方式（光子、电子或近距离放射治疗）、总剂量、放射治疗部分大小和受照射的眼睛而有所不同。系统性血管疾病如高血压和糖尿病的存在，可能会增强视网膜和视神经的放射效应，并常常导致有用视力丧失。全身化疗或类固醇会增加放射毒性或导致其他症状。

位于瞳孔正后方的晶状体是眼睛最敏感的结构。位于赤道的晶状体生发层是对辐射最敏感的一层。这些细胞经历有丝分裂、伸长、失去细胞核，并向后迁移到晶状体的中心。晶状体上皮细胞的这种后部迁移和增殖降低了晶状体的清晰度，导致白内障，通常还会造成某种程度的视力丧失。放射性白内障通常首先表现为后方中央包膜下混浊。放射治疗剂量和分割对晶状体混浊的潜伏期和频率有影响。在大多数人体研究中，5Gy 以下的总分割剂量并没有产生视觉上显著的晶状体混浊。当使用单次剂量全身放射治疗时，80% 的幸存者发生白内障；当分次放射治疗总剂量为 13Gy 时，发病率降至 20%[279]。通过定制的镜片护罩、铅笔束铅块或更复杂的调强放疗治疗计划，可以减少晶状体的剂量。用于白内障发展的晶状体摘除可以在放射治疗后矫正视力正常的眼睛。

眼球的其他前部结构包括结膜和角膜。结膜是非角化鳞状上皮的黏膜，杯状细胞覆盖在薄薄的固有质上。它覆盖眼睑内表面和眼睛外表面，延伸到周边角膜。角膜由未角化的复层鳞状上皮组成。基底细胞附着在鲍曼层上，该层由随机分散的胶原纤维组成，可能会因瘢痕组织而变得不透明。基质由成纤维细胞和胶原层组成，占角膜厚度的 90%。分次放射治疗的急性反应包括注射和结膜红斑，并伴有刺激，通常是自限性的。分次放射治疗对角膜的总剂量超过 40～50Gy 会产生水肿，并伴有点状角膜炎，而报道的分次放射治疗超过 40Gy 会导致角膜溃疡[280]。治疗包括积极的润滑、补片和抗生素滴注。复发性角膜糜烂可发展为溃疡和感染，导致角膜混浊或穿孔。同样，结膜也可发生毛细血管扩张和角化。

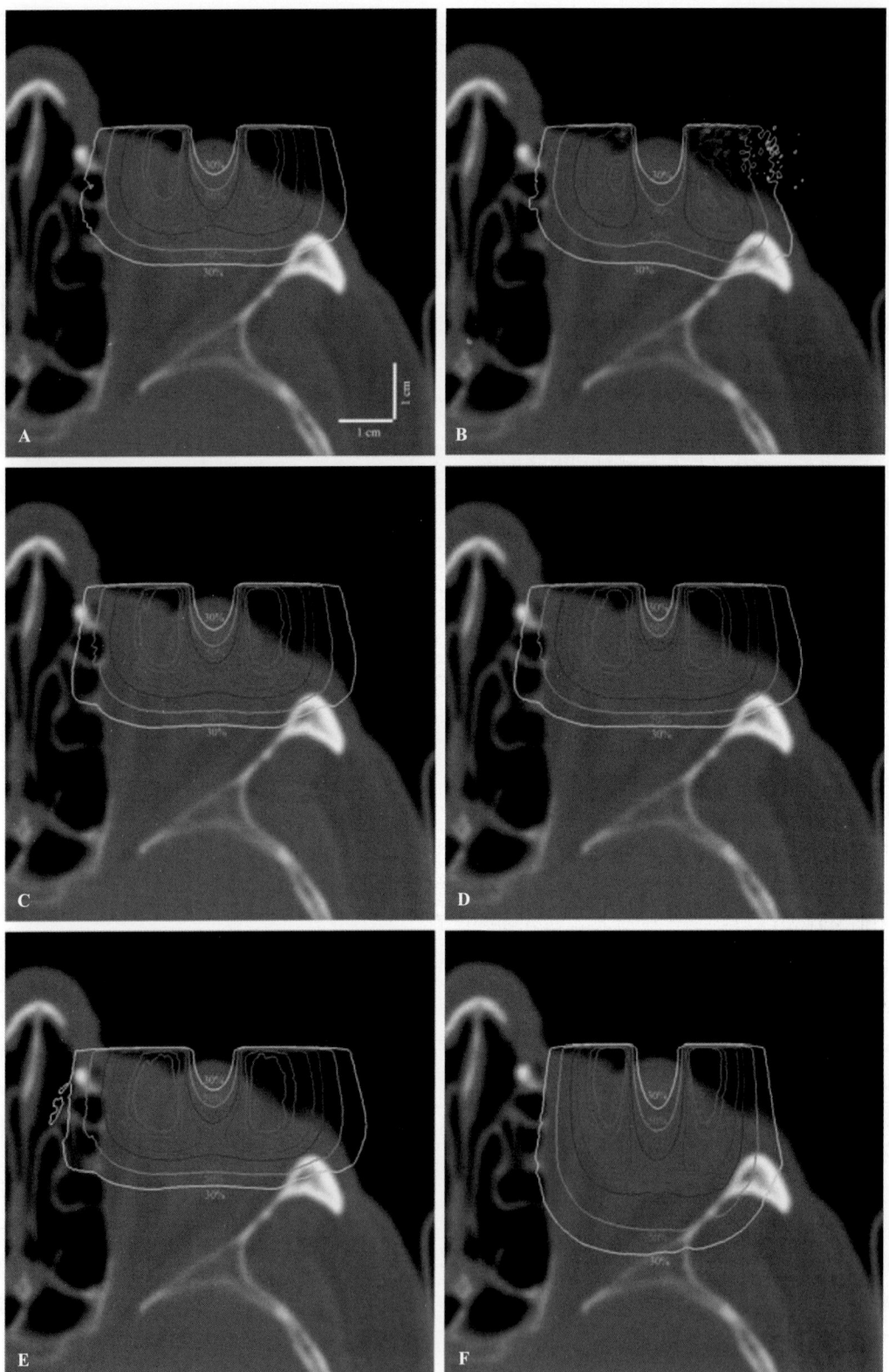

▲ 图 36-6　悬挂块剂量测定法（此图彩色版本见书末）

对于以下治疗设置，等中心线处的等剂量线。A. 6MeV，孔直径(*h*)=3.0cm，棒直径(*r*)=1.0cm，带推注；
B. 6MeV，*h*=3.0cm，*r*=1.0cm，无推注；C. 6MeV，*h*=3.5cm，*r*=1.0cm，带推注；D. 6MeV，*h*=3.5cm，
r=0.8cm，带推注；E. 6MeV，*h*=4.0cm，*r*=1.0cm，带推注；F. 9MeV，*h*=3.0cm，*r*=1.0cm，带推注。所
有标绘的案例都使用了 15cm×15cm 电子施放器。从内到外相对等剂量线分别对应每种情况下最大
吸收剂量的 100%、95%、80%、70%、50% 和 30%［引自 Brualla L. Electron irradiation of conjunctival
lymphoma—Monte Carlo simulation of the minute dose distribution and technique optimization. *Int J Radiat
Oncol Biol Phys*. 2012；83（4）：1330–1337.］

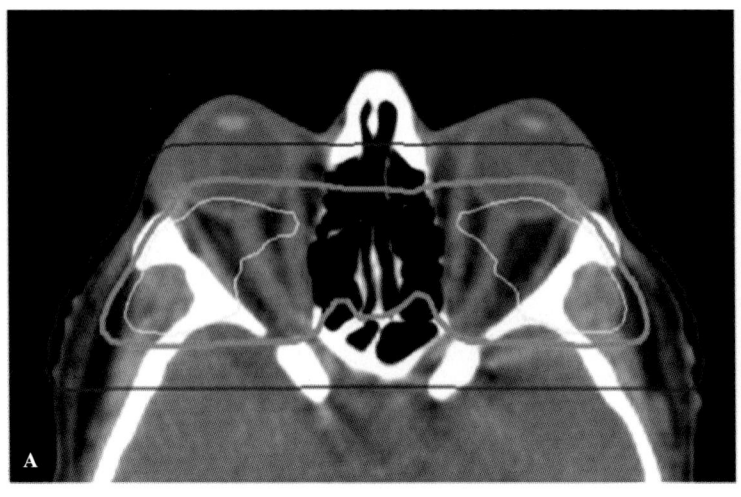
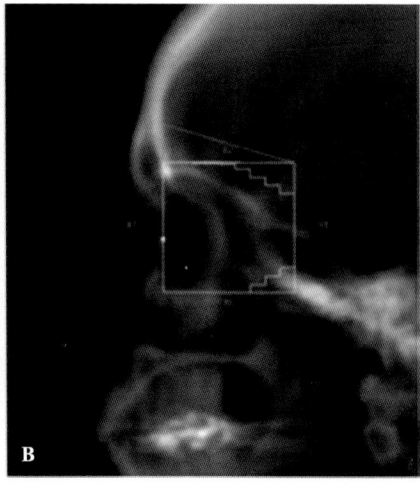

▲ 图 36-7　Graves 眼病的治疗计划（此图彩色版本见书末）

A. 为来自 Graves 眼病患者的非增强 CT 的轴位片，具有相应的等剂量线（蓝色：10% 等剂量线；绿色：95% 等剂量线；黄色：100% 等剂量线）；B. 为具有代表性的数字重建 X 线片，其等角点位置位于晶状体后方，以方便半光束遮挡以限制晶状体剂量

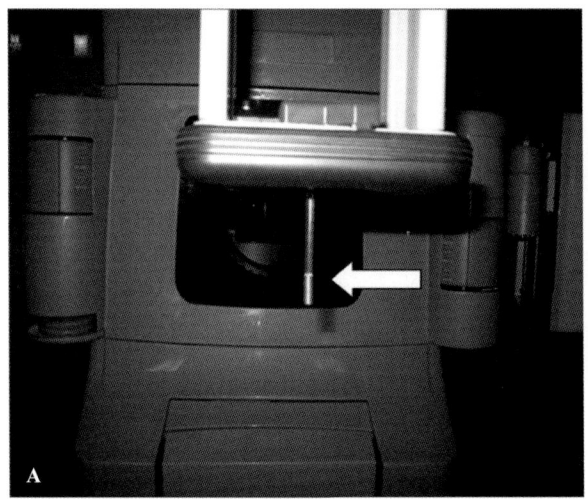
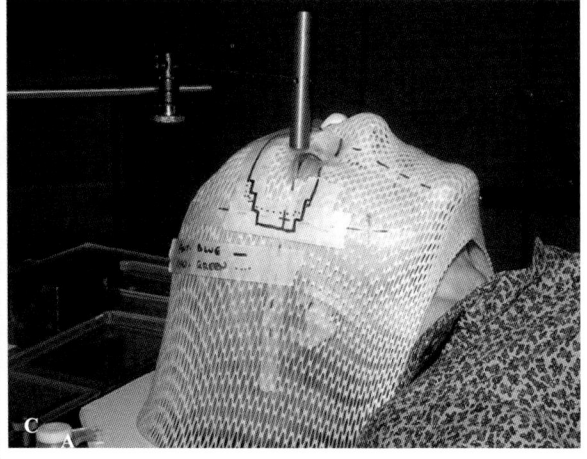
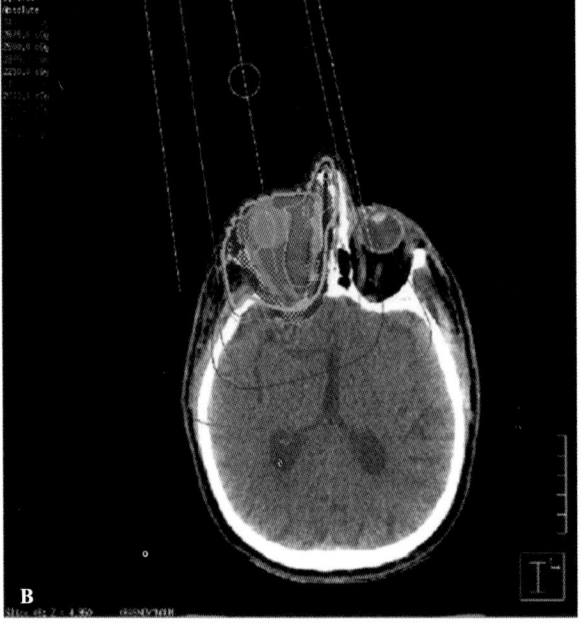

▲ 图 36-8　眼眶黏膜相关淋巴组织淋巴瘤的铅笔眼护罩（此图彩色版本见书末）

A 和 B. 电子束技术对原发性眼眶黏膜相关淋巴组织淋巴瘤的照射显示铅笔眼护罩的剂量测定；C. 带铅笔形眼罩的光子束技术［引自 Goda J. Localized orbital mucosa-associated lymphoma tissue lymphoma managed with primary radiation therapy: efficacy and toxicity. *Int J Radiat Oncol Biol Phys.* 2011；81（4）：659–666.］

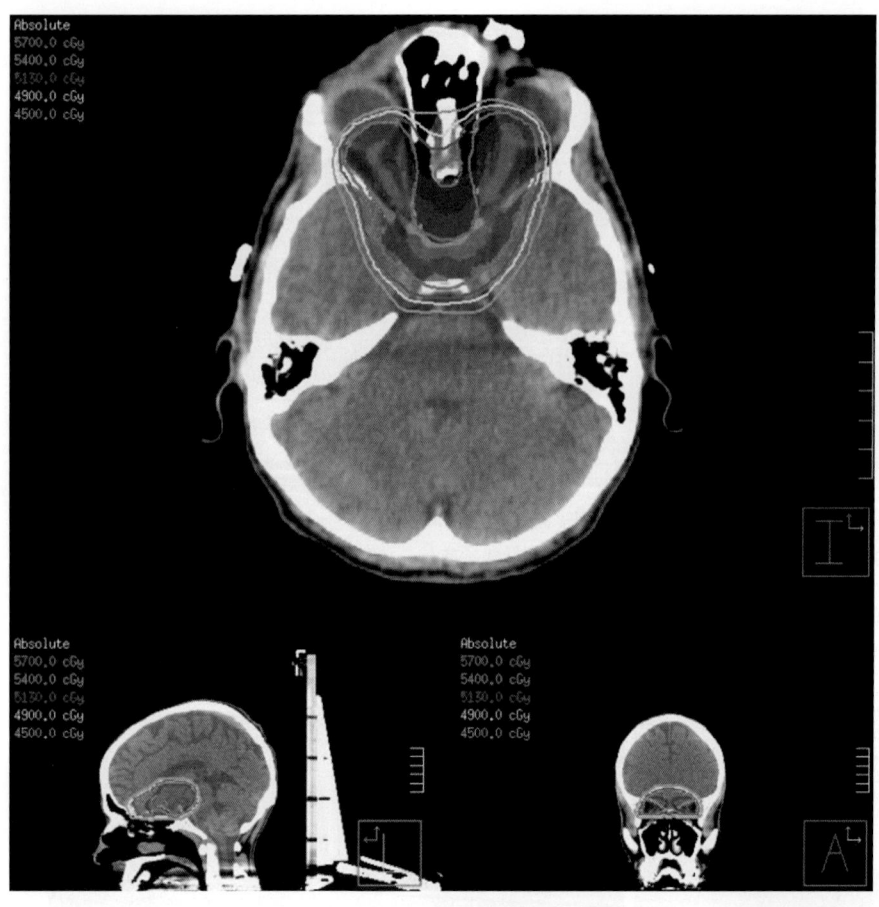

◀ 图 36-9　视神经胶质瘤的治疗计划（此图彩色版本见书末）

交叉低级别胶质瘤患者接受总剂量为 54Gy，分次剂量为 2Gy 的调强放射治疗计划的轴位、矢状位和冠状位非增强 CT 图像（引自 Lucas J, et al. *Orbital, Ocular, and Optic Nerve Tumors. Clinical Radiation Oncology.* 4th ed. Philadelphia: Elsevier; 2016.）

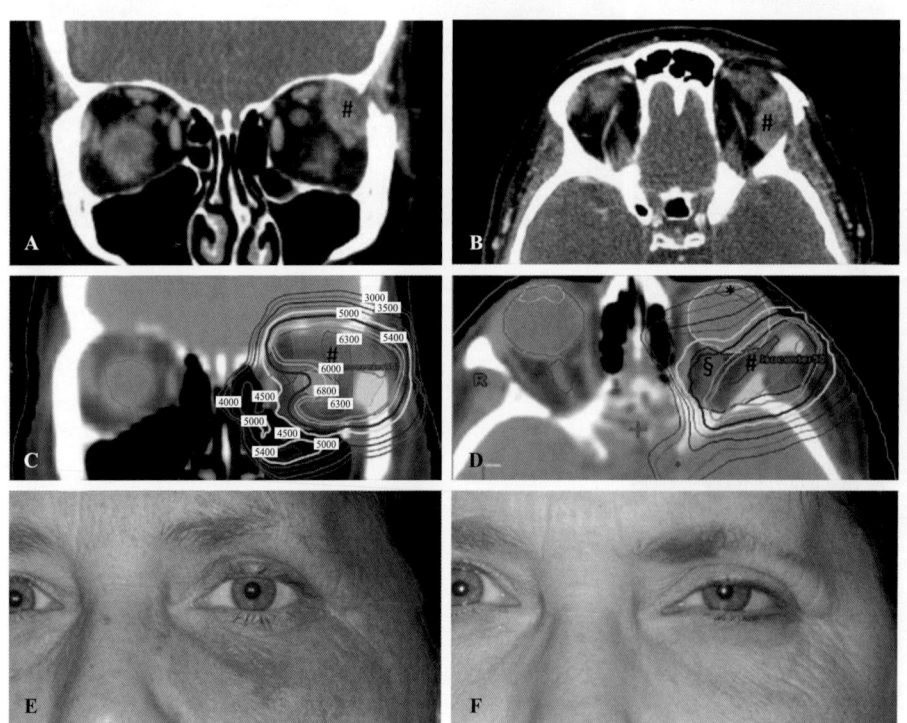

◀ 图 36-10　眼眶肿瘤质子治疗（此图彩色版本见书末）

右泪腺腺样囊性癌患者术前的 CT 冠状位（A）和轴位（B）图像，患者接受了保留眼眶手术，之后接受了质子治疗；没有使用眼偏差技术。治疗计划的冠状位（C）和轴位（D）图像显示，60Gy（RBE）将被送到肿瘤腔内（#. 术前成像确定），同时避免了对角膜（*）和视神经（§）造成毒性的剂量水平。治疗结束时（E）和随访 6 个月时（F）的面部图显示治疗区域的放射性皮炎消退［引自 Holliday E. A multidisciplinary orbit-sparing treatment approach that includes proton therapy for epithelial tumors of the orbit and ocular adnexa. *Int J Radiat Oncol Biol Phys.* 2016; 95（1）: 344–352.］

眼睑的皮肤是人体最薄的皮肤。眼睑包含皮脂腺、浆液腺和顶浆腺，它们构成泪膜。眼睑内侧边缘的泪点形成了鼻泪引流系统的开口。通常在 20Gy 的常规分次下发生睫毛脱落，而在剂量超过 50Gy 时发生永久性睫毛脱落、瘢痕和纤维化，导致眼睑外翻或内翻以及眼睑泪点狭窄[281]。

有几个结构是产生足够泪膜所必需的，包括泪腺、杯状细胞、睑板腺和副泪腺。干眼综合征可由泪膜的任何部分受伤引起，根据严重程度，可导致角膜溃疡和角膜穿孔。症状包括灼烧感、视力下降、过度流泪和异物感。检查显示角膜改变范围从角膜炎到角膜瘢痕和混浊。据报道，30～45Gy 的眼眶放射治疗在放射治疗后4～11 年可导致干眼症，而较高剂量（>57Gy）通常在10 个月内导致继发于干眼症的角膜血管化和浑浊[183]。剂量低于 30Gy 时干眼症的发生率为 0，剂量≥57Gy 时，干眼症的发生率为 100%[282]。减少对泪腺的剂量很重要，因为 34Gy 的平均剂量与 5% 的严重干眼综合征发生率有关[283]。

巩膜覆盖了眼球 80% 的后部，大部分是无血管的，由胶原纤维、成纤维细胞和基质组成。它具有抗辐射能力，可以承受用于治疗脉络膜黑色素瘤的硬膜外近距离放射疗法递送的 150Gy 以上的剂量。巩膜变薄、坏死和溃疡是高剂量放射治疗的罕见并发症[284]。

视网膜由广泛的神经、神经胶质和广泛的血管网络组成。视网膜的外层血液通过脉络膜毛细血管供应，而视网膜内层则由视网膜中央动脉的分支提供，其最大的分支是颞弓和鼻弓。病变累及颞弓内的区域在视觉上比发生在其他地方的更重要。表现为棉斑、微动脉瘤、毛细血管扩张、出血、黄斑水肿、渗出、新生血管、玻璃体积血和色素改变的闭塞性微血管病变，可引起放射性视网膜病变（图 36-11）。视觉症状受影响的视网膜区域而异。在一份报道中，在低于 45Gy 的剂量（25 次）中未观察到放射性视网膜病变，但在该剂量之上稳定增加[285]。易患放射线伤害的因素包括糖尿病病史、胶原血管病、高血压和化疗。分次剂量≥1.9Gy 似乎也会增加风险。尽管估计 5 年风险（TD$_{5/5}$）为 5% 的正常组织耐受剂量为 45Gy，TD$_{50/5}$ 为 65Gy，但视网膜的阈值剂量被认为在 30～35Gy[286]。一项与黄斑变性视网膜病变有关的放射治疗的 Meta 分析发现，经 24Gy 治疗的患者并未受到损害，尽管在 45～50Gy 后这种风险似乎急剧增加[287]。抗血管生成治疗，例如玻璃体内贝伐单抗可能对治疗放射性视网膜病变有用。

肿瘤与关键视觉结构（如视神经和黄斑）的接近程度是预测长期视力预后的指标。视神经损伤继发于缺血，通常表现为无痛性单眼视力丧失。损伤开始于血管周围淋巴细胞的袖带、内皮细胞的丢失和玻璃化，伴随着神经组织的纤维化、血栓形成和梗死[286]。QUANTEC

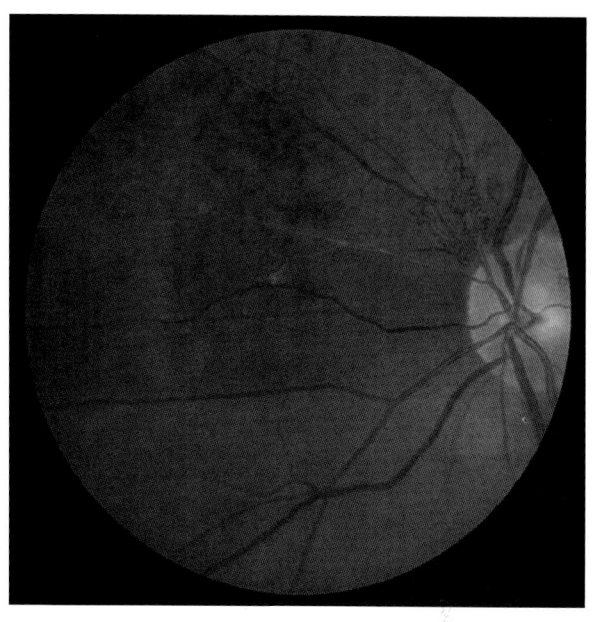

▲ 图 36-11　放射性视网膜病变（此图彩色版本见书末）
中度放射性视网膜病变患者的视网膜新血管形成和出血［引自 Kaushik M. Risk of radiation retinopathy in patients with orbital and ocular lymphoma. *Int J Radiat Oncol Biol Phys.* 2012；84（5）：1145–1150.］

最近估计，在低于≤55Gy 的情况下，视神经最大点剂量的毒性风险 3%，55～60Gy 占 3%～7%，>60Gy 占 7%～20%[288]。除剂量外，分次在调节视神经损伤的发展中起着关键作用；据报道，在分次剂量小于 1.9Gy 的剂量超过 60Gy 的情况下，15 年的受伤风险为 11%，在分次剂量≥1.9Gy 的剂量超过 60Gy 的情况下，15 年的受伤风险为 47%[289]。早期对视力的估计根据最大剂量超过 8Gy 的视觉并发症的报道，单级立体定向放射外科手术对结构的限制也很保守[290]。然而，最近的数据发现，视神经通路的最大点剂量在一次分次中最大点剂量高达 12Gy 的辐射诱发视神经病变的发生率不到 1%[291]。

十四、结论和未来可能性

COMS 为脉络膜黑色素瘤的认识和治疗做出了重要贡献，脉络膜黑色素瘤是最常见的原发性眼内恶性肿瘤。未来的研究可能会揭示带电粒子疗法的作用，并优化患者选择其他疗法的可能性。通过将眼部解剖学和生理学与更直接的治疗技术结合起来，可以预期放射治疗对眼部病理患者的治疗率会更高。最后，分子生物学和免疫组织化学的进步可能会导致对疾病过程和患者选择治疗的更深入了解。

第 37 章　头颈部肿瘤总论
Overview

Daniel J. Ma　Robert L. Foote　K. Kian Ang　著
陈宜聪　译

尽管约占癌症的 4%，但各种具有不同自然史的肿瘤出现在头部和颈部相对较小的身体区域。对表达、呼吸、营养和社会互动至关重要的基本生理功能都位于头部和颈部，包括个人外观。根据部位、大小和扩散模式，头颈癌可导致不同程度的结构畸形和功能障碍，损害舒适度和社会融合。头颈部肿瘤治疗中使用的方法会导致额外的功能和美容后遗症，有些可能严重影响生活质量。因此，在生存、肿瘤控制、功能和生活质量方面优化结果是具有挑战性的。

肿瘤学基本原理的知识、患者评估的经验和个别专业的专业知识，对于患者的最佳分期检查和适当的治疗选择都是至关重要的。外科、放射、医学和牙科肿瘤学家之间的综合跨学科合作，以及肿瘤学家和病理学家、放射学家、整形外科医生、物理医学和康复医生、精神病医生、护士、语言和吞咽治疗师、营养师、社会工作者、牧师和其他健康和精神护理人员之间的互动，对于头颈癌患者的最佳管理和康复至关重要。良好的功能、综合和协调的护理对于获得最高的无并发症治愈率和最大的功能和美容效果至关重要。放射肿瘤学家、执业护士、医师助理、剂量学专家、医学物理学家、放射治疗师和肿瘤护士之间的密切合作，对于提供高质量的放射治疗非常重要。

对某些癌症的长期癌症研究投资已经取得成果。几十年来，美国大多数癌症的死亡率都在上升。然而，自 1975 年以来，发病率有所下降[1]。在对生物学、自然史和头颈癌治疗的理解方面取得了许多进展。

这篇综述强调了一些有趣的和不断发展的概念，以及在头颈癌的发生、生物学和治疗方面的最新临床发现。特定于站点的问题将在后续章节中讨论。

一、分子生物学和生态遗传学

分子肿瘤进展模型最初是由 Fearon 和 Vogelstein 提出的[2]。该模型指出，肿瘤的进展是通过癌基因的激活和肿瘤抑制基因（tumor suppressor gene，TSG）的失活进行的，每个过程都对克隆细胞群产生生长优势，并且特定的遗传事件通常以不同的顺序发生（即多步致癌作用），而这些顺序对每个肿瘤不一定相同。

对于头颈癌，Califano 等[3]描述了一个初步的肿瘤进展模型，该模型使用等位基因丢失或不平衡作为癌基因扩增肿瘤抑制基因失活的分子标记。他们鉴定了 CDKN2A（以前命名为 p169p21）、TP53（17p）和 RB1（13q）作为候选肿瘤抑制基因，以及 CCND1（细胞周期蛋白 D1 基因；11q13）作为候选原癌基因。这项工作的结果支持了结肠直肠分子进展模型的初步观察，即克隆性遗传变化发生在肿瘤进展的组织病理学连续体的早期。大约 1/3 的组织病理学良性鳞状上皮增生含有克隆性细胞群，这些细胞群具有共同的遗传异常特征，是头颈癌的特征。这种早期事件的识别有助于发现与进一步转化和攻击性临床行为相关的遗传改变。据报道，PI3K/AKT/mTOR 途径的遗传突变发生在大多数头颈鳞状细胞癌中[4]。与 HPV 阴性的癌症相比，HPV 阳性的鳞状细胞癌的突变率较低。PIK3CA 是 HPV 阳性癌症中最常见的突变癌基因途径[5]。随着进一步的验证，这一知识将极大地有助于筛选策略的发展，重点是产生侵袭性肿瘤表型所需的估计 10 个或更多遗传改变的先前步骤，以及早期药理学或遗传治疗方法的概念。

历史上，烟草和乙醇暴露一直是头颈癌发生的主要危险因素。虽然这些物质的使用估计约占口腔癌和咽癌的 3/4[6]，但肿瘤仅在一小部分接触者中发生。这一有趣的信息提出了遗传易感性或易感性和其他辅因子（如病毒感染）对致癌作用的概念。潜在的途径被认为包括遗传多态性影响、环境致癌物的吸收和解毒、个体对致癌物诱导的基因型改变的敏感性等等。由于分子生物学概念和分析方法的进步，这些想法现在可以得到正确的检验。例如，识别有癌症发展高风险的吸烟者的能力具有重要的实际临床意义，如选择个体进行更积极的筛查项目或参加强化化学预防试验（稍后讨论）。

虽然近年来美国头颈癌的总体发病率有所下降，但口咽癌的发病率在过去 10 年中迅速上升。虽然总体而言，烟草和乙醇仍然是头颈部鳞状细胞癌的重要风险因素，但 HPV 的口腔感染现已被认为是口咽鳞状细胞癌的主要原因之一，也是疾病患病率上升的一个驱动因素。在美国，40%～80% 的口咽部癌症与 HPV 有关，而在世界其他地区，如瑞典，这一比例可能高达90%[7]。与 HPV 相关的头颈部癌症的增加具有很强的临床意义，因为这种癌症的生物学和预后不同于传统的头颈部鳞状细胞癌（稍后讨论）。

二、受体酪氨酸激酶

20 世纪 70 年代末，EGFR（也称为 HER1 或 ERBB1）的特征引发了深入的研究工作，深入了解了 RTK 的结构和功能，以及它们在配体介导的调节增殖、分化、存活和其他关键细胞过程的信号通路中的作用。

在 EGFR 的最初特征被描述之后的 20 多年里，已知的是，尽管它们具有独特的生物学作用，但它们在结构和结构域排列方面高度相关。这类受体由分布在 20 个亚家族中的 58 个成员组成（Gschwind 等[8] 的综述）。同时还回顾了 EGFR 介导的信号传导及其在发病机制中的去调控，以及作为人类肿瘤治疗干预的靶点[9, 10]。其作为头颈癌预后预测生物标志物和治疗干预靶点的价值在"六、生物标志物和分子靶向"一节中进行了讨论。

RET 基因编码的跨膜 RTK 的去调控在甲状腺乳头状癌和髓样癌的发病机制中起着重要作用（Santoro[11] 的综述）。RET 基因位于 10 号染色体短臂的着丝粒周区。RET 产物的选择性剪接产生两种蛋白质亚型：RET9 和RET51。RET 表明，一个基因可以根据突变诱导不同类型的癌症。甲状腺乳头状癌是最常见的甲状腺肿瘤，其遗传特征是染色体倒位或易位，导致细胞内激酶编码 RET 结构域与异源基因的几种组合，产生 RET/PTC 嵌合癌基因。体外和体内辐射被发现可诱导 RET/PTC1 重排的形成[12]，并且切尔诺贝利事故后在超过 60% 的 PTC 中发现了 RET/PTC 重排[13]。这些发现有助于理解辐射诱发的甲状腺癌的发病机制。

与在 PTC 中观察到的重排相反，RET 中的种系点突变导致三种相关的主要遗传性癌症综合征：2A 型多发性内分泌肿瘤（multiple endocrine neoplasia type 2A，MEN2A）、MEN2B 和家族性甲状腺髓样癌（familial medullary thyroid carcinoma，FMTC）[14-16]。MEN2A 和 FMTC 中的大多数 RET 突变影响细胞外富含半胱氨酸结构域中的半胱氨酸［即 MEN2A 中的密码子 634（特别是 *C634R*）］或均匀分布在 FMTC 的各种半胱氨酸中。在激酶结构域中也观察到突变。M918T 是 MEN2A 激酶结构域中最常见的突变。V804、M918 和 E768 的体细胞突变发生在大约一半的散发性 MTC 中[14-17]。在功能上，RET 半胱氨酸突变体形成共价二聚体，导致组成型激酶活性，而 M918T 突变导致底物特异性的改变[18]。

三、病毒原因——Epstein-Barr 病毒

鼻咽癌（nasopharyngeal carcinoma，NPC）是研究人类癌症病毒原因的一个极好的模型。虽然 Epstein-Barr（EB）病毒和鼻咽癌之间的联系已经被认识了大约 40 年，但在这个领域的重大进展只是在最近才取得的。例如，EB 病毒基因组被表征（Liebowitz[19] 的综述），并发现由线性、172-kb 双链 DNA 组成，具有 5 个独特的序列，由 4 个内部重复序列和 2 个末端重复序列分开。DNA 通过同源重组在受感染细胞细胞核末端重复序列的随机位置循环。因此，末端重复的长度对每一个被感染的细胞是特定的，这是克隆性分析的基础。这些分析可用于确定不明来源淋巴结转移患者的假定原发肿瘤。基因组编码几个蛋白质家族，如早期抗原、EB 核抗原和潜伏膜蛋白。这些蛋白质中的许多控制病毒行为并影响细胞增殖调节机制。它们也被认为在转化和致癌中起作用，并影响肿瘤对治疗的反应。EBNA-1 在细胞分裂期间调节病毒基因组复制，并被发现诱导 EB 病毒（鼻咽癌）细胞系的生长和去分化[20]。LMP-1 似乎改变上皮细胞的生长，从人上皮细胞系转染子诱导分化良好的鳞状细胞癌，并与肿瘤中 BCL2 的表达相关[21, 22]。

关于鼻咽癌的分子遗传学方面做了更多的工作。许多鼻咽癌被发现在染色体 3 和 9 的短臂或短臂的某些区域有缺失，这表明在这些区域存在促甲状腺激素样物质的可能性[23, 24]。例如，一些研究[25, 26] 揭示了在中国香港的（鼻咽癌的高风险人群）正常鼻咽上皮中染色体 3p 和 9p（带有 *CDKN2A* 和 *RASSF1A*）缺失的组合频率为 82.6%，而在低风险人群中为 20%。相比之下，潜伏性 EB 病毒感染仅在高级别鼻咽发育不良或鼻咽癌中检测到。因此，假设染色体 3p 和 9p 的异常遗传变化使鼻咽细胞倾向于维持潜伏的 EB 病毒感染，并且这种组合促进了导致恶性肿瘤的一连串事件。一项研究表明，在患有非转移性鼻咽癌的患者中，血浆中的 EB 病毒 DNA

水平，尤其是在治疗完成后进行检测时，是一种可靠的预后生物标志物（参见"生物标志物和分子靶向"一节）。

四、病毒原因——人乳头瘤病毒

HPV 和某些人类肿瘤之间的因果关系已经确定，特别是宫颈癌。大多数宫颈癌含有整合的 HPV 脱氧核糖核酸，最常见的是高危型 HPV-16 和 HPV-18 [27]。细胞培养研究清楚地表明，高危型 HPV 可以转化来自子宫颈、包皮和口腔的上皮细胞并使其永生化 [28-30]。相反，HPV-6 和 HPV-11 通常与良性病变有关，不具备这种能力 [31, 32]。HPV-16 或 HPV-18 基因组 E6 和 E7 开放阅读框的表达足以永生化 [33, 34]。

HPV 在某些子位点的头颈癌发生中的作用已经引起了人们的注意（Blitzer 等 [35] 的综述）。扁桃体、口腔舌和口底的癌被发现具有相对高的 HPV 基因患病率 [36-38]。高比例的疣状癌，具有乳头状瘤形态的罕见局部浸润癌，与 HPV 相关 [39, 40]。喉黏膜癌主要包含 HPV-6、HPV-11、HPV-16 或相关的基因 [41]。

有强有力的证据表明 HPV 在许多口咽癌的发生中起作用，因为这些肿瘤中的大多数含有 HPV 脱氧核糖核酸，并表达易于检测的 HPV 核糖核酸水平 [42]。HPV 阳性口咽癌的发病率在过去几十年中急剧上升。1988—2004 年，HPV 阳性的口咽癌在美国的病例数增加了 225%。截至 2004 年，HPV 相关的口咽部病例占所有口咽部癌症的 70%。到 2030 年，一半的头颈癌可能与 HPV 有关 [43]。

HPV 状态对口咽癌至关重要，因为它预测疾病结果。Ang 等 [44] 报告，肿瘤 HPV 状态是口咽癌患者存活的一个强有力的独立预后因素。他们对三期或四期口咽鳞状细胞癌患者的肿瘤 HPV 状态和生存率之间的关系进行了回顾性分析，这些患者参加了一项随机试验，比较了加速分次放疗和标准分次放疗，每种放疗均联合顺铂（RTOG 0129）。比例风险模型用于比较 HPV 阳性癌症患者和 HPV 阴性癌症患者的死亡风险。平均随访时间为 4.8 年，HPV 阳性肿瘤患者的 3 年总生存率明显较高。在对年龄、种族、肿瘤和淋巴结分期、烟草暴露和治疗分配进行调整后，HPV 阳性肿瘤患者的死亡风险降低了 58%。这些结果已被其他人证实 [45]。AJCC 第 8 版口咽癌分期系统现已承认与 HPV 状态相关的改善结果。HPV 口咽癌是一种新的疾病，需要新的治疗算法，这一认识推动了大量正在进行的临床试验。

五、对于局部晚期癌症的治疗

外科切除和重建技术的完善以及放射治疗计划和输送技术的进步，为大多数早期头颈癌患者带来了良好的结果。对于局部晚期癌症，手术切除和术后放疗在疾病控制和（或）器官功能保护方面可能效果不佳。因此，一直在不断寻找更好的治疗方法。临床评估的可及性和良好表征的复发模式，使头颈癌成为测试新治疗理念和模式相对疗效的理想模型。例如，大多数临床放射生物学研究是在头颈癌患者中进行的。

（一）临床放射生物学：分级表

从 20 多年的综合实验室和临床研究中得出的放射生物学概念，导致了几种新的头颈癌治疗分级方案的概念。这些改变的分级方案被称为超分级和加速分级方案。超分次探索肿瘤与正常组织之间的分馏敏感性的差异，表现为晚期发病率。相比之下，加速分次试图减少作为放射治疗失败主要原因的肿瘤增殖。虽然在加速放射治疗中有许多排列，但现有的方案在概念上可以分为两类：纯加速和混合加速分次方案，分别描述了其他分次参数的同时变化的存在和不存在。这些放射生物学声音分级方案已经在中度和局部晚期头颈癌（主要是口咽癌）患者中进行了广泛测试。这一行临床研究已经得出结论。已完成的三期临床试验的结果已经过审查 [46, 47]。本文简要回顾了研究结果和结论。

1. 超分次　临床试验结果，尤其是 EORTC 的结果，显示 T_2 vs. T_3、N_0 vs. N_1 口咽癌的局部控制有中度（10%～15%）但一致的改善 [48]。总剂量增量为 10%～15%，每天 2 次，剂量小于标准剂量的晚期毒性发生率在常规分次方案观察到的范围内，尽管没有一项研究旨在测试晚期发病率的等效性。

2. 加速分次　试验结果表明，在不减少总剂量的情况下，黏膜毒性将总时间减少的幅度限制在最多 2 周。采用纯加速分次（相对于常规方案，总剂量和分次大小无变化或变化极小），每周输送 10 个分次（Vancouver 试验 [49]）会导致严重的急性黏膜炎。没有周末休息的连续每日照射给药（CAIR 试验 [50]）导致严重的晚期效应，这被认为是相应的。

采用混合加速分割法，在不减少总剂量的情况下，每天分 3 次输送 1.6Gy，间隔约 6h（EORTC 试验 [51]），增加了晚期并发症，如软组织纤维化、周围神经病和脊髓病。基于从实验性脊髓和皮肤模型以及从人类皮肤获得的修复动力学数据，这些晚期发病率可部分归因于亚致死性损伤的复合不完全细胞修复的发生。12Gy 的总剂量减少［如连续超分次加速放疗（CHART）[52]］似乎足以抵消与每天 3 次给药相关的复合不完全修复，从而导致一些晚期并发症的严重程度降低，包括皮肤毛细血管扩张、黏膜溃疡和喉部水肿。然而，CHART 并没有改善各种局部晚期头颈癌患者的肿瘤控制。这项研究表明，可以通过减少总时间来替代放射剂量，从而为肿瘤克隆性增殖在确定放射治疗局部治愈中的重要性提供间接证据。理论上，这种疗法应该有益于肿瘤快速增殖的患者。基于亚组分析，研究人员假设该亚组可能是 $T_3 \sim T_4$ 的高分化喉癌。这项研究值得进一步分析。

一种每周提供 6 个部分的纯加速分次方案（Danish 试验[53]）和一种伴随强化的混合变异方案（RTOG 试验[54]），在不增加发病率的情况下提高了局部晚期头颈癌的局部控制率。Danish 试验（DAHANCA 7）随机选择了总共 1485 名有资格接受初次放疗的患者，每周分 5 次或 6 次，每次 33 ~ 34Gy。两种方案的依从率都很高。急性重症黏膜炎和吞咽困难的发病率较高，患者每周接受 6 个分次，但晚水肿或纤维化的发生率没有差异。在 1476 名可评估患者中，加速方案和常规方案的 5 年精算局部控制率分别为 70% 和 60%（ $P=0.0005$ ）。加速的好处主要来自于原发肿瘤控制的改善。

RTOG 90-03 随机试验比较了标准剂量为 70Gy 的 3 种不同分次方案在 7 周内 35 个部分的相对疗效[54]。试验辐射方案为超分次（7 周内 68 个部分中的 81.6Gy，每天 2 次给予 1.2Gy）、分程加速分次（6 周内每天 2 次 1.6Gy 的 42 个部分中的 67.2Gy，包括 2 周休息）和伴随的加强方案［6 周内 42 个部分中的 72Gy，前 3.6 周每天 1.8Gy，后 2.4 周每天 1.8Gy（大磁场）加 1.5Gy（增强磁场），间隔 6h］。对登记的 1073 名患者的结果分析表明，伴随的强化和超分次方案产生了明显高于标准分割的局部控制。与标准分割方案相比，分期加速方案并未提高局部控制率。接受改变分级方案的患者急性黏膜反应更严重，但治疗后 6 个月、12 个月、18 个月和 24 个月的并发症发生率没有差异。经过长期随访（5 年），与标准分次相比，只有接受超分次治疗的患者局部肿瘤控制和操作系统得到改善，晚期毒性没有增加[55]。

3. 结论 20 多年来对改变的分级方案的深入临床研究，已经产生了概念上有趣和临床上重要的发现。针对超分次的试验表明，这种生物学上合理的方案在中度或更局部晚期头颈部鳞状细胞癌的局部控制和操作系统方面产生了中度但一致的改善，并且没有观察到晚期毒性的增加。

加速分次的结果表明，急性黏膜毒性将总时间减少的幅度限制在最多 2 周，并且由复合不完全修复引起的晚期并发症损害了每天 1.6Gy 的 3 个部分的输送，而没有减少总剂量。伴随的加速似乎也与晚期并发症的高发生率有关。然而，相对于标准分割法，每周进行 6 次分割加速放射治疗可显著提高局部肿瘤控制率，而不会增加局部晚期癌症的发病率。

组织良好的临床试验招募了 6000 多名患者来测试各种改变的分级方案的相对疗效，产生了重要的数据。就放射生物学发现而言，试验结果表明头颈癌和迟发性正常组织之间存在差异分级敏感性，并且有确凿证据表明，肿瘤克隆性增殖是采用分级放射治疗来治疗晚期头颈癌的主要障碍。临床上，这些试验的结果要求改变放射治疗实践，以治疗中度或晚期头颈癌。由于每周 6 次的治疗效果显著，经济和逻辑考虑决定了新标准治疗的选择。出于成本、资源利用和患者方便的原因，许多中心采用了相对简单的每周 6 次的方案作为标准放疗，用于患有中期头颈癌和局部晚期癌症的患者，这些患者要么不符合方案研究的条件（有化疗或生物靶向药物的禁忌证），要么选择单独接受放疗。

这些数据激发了一项挑战，即构思创造性的方法，将改变的分级方案与细胞毒性或生物制剂相结合，以进一步改善治疗效果。几个概念已经过测试或正在进行临床前和临床测试。

（二）放疗联合化疗

1. 序贯放疗与同步放疗和化疗的比较 大多数试验的放疗—化疗联合方案都是根据经验演变而来的，通过给药发现对感兴趣的肿瘤具有一定活性的药物，其剂量和时间顺序已知在单一模式治疗环境中可耐受。几年前对头颈癌随机试验的可用数据进行的 Meta 分析表明，尽管初始有效率较高，但放疗前给予多药物化疗（新辅助设置）对局部控制和生存率的影响很小[56]。同步放疗和化疗产生的生存率比单独放疗高近 10%[57]。不幸的是，联合方案的并发症发生率也高于仅放疗的并发症发生率[57]。

头颈癌化疗 Meta 分析协作组进行了广泛的 Meta 分析。项目研究人员获得了 93 项随机试验的最新患者数据，共纳入 17 346 名患者。这项研究揭示了非转移性头颈癌患者化疗的合格标准和研究结果之间的巨大异质性，这使得关于化疗作用的简单结论变得困难。尽管如此，分析显示，在局部治疗中加入化疗有统计学上的显著益处，包括 5 年生存率提高 4.5%。这一益处主要反映了同步放疗和化疗的良好效果，导致生存率总体提高了 6.5%。这对口咽癌和喉癌最为重要[58]。研究者得出结论，合并化疗的益处得到证实，且大于诱导化疗的益处。他们建议，未来的临床试验应该将同时化疗与诱导化疗和同时化疗进行比较，以了解诱导化疗减少远处转移是否会进一步提高生存率，并确定诱导化疗是否会对同步放化疗的依从性产生不利影响，同步放疗是序贯治疗的最重要组成部分[59]。不幸的是，迄今为止，在所研究的患者人群中，在 3 个三期临床试验中使用了细胞毒性剂，当诱导化疗加同步放化疗时，生存率没有改善[60-62]。鼻咽癌可能是例外[63]。

许多已发表的三期试验[64-70]的结果证实了 Meta 分析的发现，即在局部晚期头颈部鳞状细胞癌患者中，同步放化疗比单纯放疗产生更好的局部控制和生存率。两项试验也显示了在术后辅助环境中同时进行放疗和化疗的益处[71, 72]。

最广泛测试的放疗 - 化疗方案是常规分次放疗（7 周内 35 次，每次 70Gy）与顺铂的组合。在以前的试验中，顺铂的剂量为 100mg/m²，在放射治疗的第 1 周、第 4 周和第 7 周给药（约 1/3 的患者不能耐受最后一剂）。这种高剂量间歇顺铂方案的全身和黏膜毒性相当严重。有四项试验显示了替代顺铂方案的局部控制或生存益处，例如在第 1 周、第 4 周和第 7[73, 74]周连续 5 天内 5 次剂量为 20mg/m² 或连续 4 天内 5 次剂量为 25mg/m²；在 7～9 周的疗程中，每周固定剂量为 50mg 的术后放疗[75]；或在 7 周的放疗过程中每周 5 天、每天 6mg/m²[70]。

联合放疗和化疗的晚期发病率的记录和报告不够一致和系统化[76]。法国合作组（GORTEC）试验的长期结果的全面报告显示，同步卡铂和氟尿嘧啶联合放疗的晚期并发症发生率明显高于单独放疗[67]。由于缺乏足够的报告，关于标准放疗联合每 3 周给予 100mg/m² 顺铂的晚期毒性是否可能高于单独放疗，仍存在争议。希望将来能够报告更长时间和更完整的晚期发病率随访数据。尽管存在这种不确定性，但许多肿瘤学家认为在常规分割放疗的第 1 周、第 4 周和第 7 周给予 100mg/m² 的顺铂是治疗局部晚期头颈癌患者的标准，这些患者被发现在医学上适合接受化疗[77, 78]。

目前大多数 ECOG 和 NRG 临床试验在放疗期间每周给予 40mg/m² 的顺铂。

2. 优化综合放射治疗和全身治疗的原则 对治疗目标的清晰理解对于设计合理的联合治疗方案至关重要。在肿瘤疾病的治疗中，放射治疗和全身治疗相结合的目的，可以消除在局部治疗开始之前已经发生的血源性微转移，或者提高根除原发性肿瘤和相关局部淋巴结的可能性。根据治疗失败的模式，在给定的临床环境中，1 个或 2 个目标都是可取的。主要目标决定了与放射治疗相关的药物选择和给药时机。如果主要目的是降低转移复发的可能性，合理的做法是选择毒性最小、经证实具有抗肿瘤活性的药物，并按顺序而不是同时进行放射治疗和全身治疗，以最大限度地减少可能增加放射治疗体积内正常组织毒性的直接药物—放射治疗相互作用。如果主要目的是增加局部肿瘤控制，合理的做法是根据作用机制选择药物，并在放射治疗的同时进行全身治疗，以最大限度地提高药物—放射相互作用。在后一种情况下，只有当联合治疗对肿瘤反应的增强大于对正常组织毒性的增强时，才会产生治疗效果。

对 RTOG 90-03 关于局部晚期头颈癌分级改变的随机试验的数据进行分析后发现，局部复发是治疗失败的主要模式，该试验招募了 1000 多名患者，其中 60% 患有Ⅳ期疾病。总体而言，实际局部肿瘤复发率接近 50%，而远处转移的复发率不到 20%[54]。因此，就目前而言，应优先致力于开发旨在改善局部晚期头颈部鳞状细胞癌患者局部肿瘤控制的联合疗法，特别是有超过 10 年吸烟史的患者，HPV 阴性癌症，或口腔、下咽或喉原发癌。同时放射治疗和全身治疗改善了结果，但序贯联合治疗没有改善结果，这一发现与第一个原则一致。在设计未来试验时，应考虑这种确认。

尽管进行了 30 年的临床研究，但许多与放化疗结合有关的科学问题仍未得到回答。需要疗效更高的新型细胞毒性药物。在选择联合放射疗法的药物需要考虑的因素包括药物—放射疗法相互作用、药物动力学特征和在单型疗法疗法中诱导肿瘤反应的临床活性机制。已经进行了大量的实验室研究，以优化放疗和化疗的组合，特别是使用新的细胞毒性和生物制剂，如紫杉烷、生长因子受体信号通路抑制剂和免疫调节剂。

（三）高精度放射治疗

计算机化放射治疗计划和输送技术的进步，提供了使放射治疗符合不规则肿瘤目标体积（即适形放射治疗）的可能性[79]。在不损害对预期目标体积的剂量输送的情况下，减少对肿瘤周围更多关键正常组织的放射剂量是可行的，从而降低发病率。毒性降低允许放射剂量的增加或放射治疗与强化化疗的结合，每种方法都有改善头颈部鳞状细胞癌控制的前景。解剖学、影像学和肿瘤扩散模式方面的基本专业知识对于精确放射治疗的临床应用至关重要。

精确放射治疗可以通过使用一组 X 线束来实现，这些 X 线束被单独成形以符合目标的投影，这被称为三维适形放射治疗。该技术还可用于调整治疗体积上的射束强度，作为增加的自由度，以增强在三维空间中符合剂量分布的能力。这种放射疗法被称为 IMRT。质子束提供了更高程度的正常组织保留，这是治疗头颈部肿瘤所希望的。与质子束相比，碳离子束可提供增强的正常组织保留，并具有生物学上更有效的额外益处，特别是对于被认为对光子和质子放射疗法有抗性的恶性肿瘤（即低氧肿瘤、先前照射的复发性癌症、不能手术的黑色素瘤和唾液腺癌症）。

三维适形放疗，特别是内镜放射治疗，在降低发病率和通过辐射剂量增加改善鳞状细胞癌控制方面的作用已经在许多医疗中心进行了测试。结果表明，这些方法在避免腮腺接受高剂量辐射方面是有效的[80-83]；据报道，使用调强放射治疗后，口腔状况也有所改善[84]。然而，这些益处的代价是头痛、枕部头皮脱发、恶心、呕吐、前口腔黏膜炎和疲劳的发病率和严重程度增加[85,86]。

受鼓舞的单一机构数据的启发，完成了一系列前瞻性多机构试验，探讨 IMRT 在头颈癌治疗中的作用。RTOG 0022 评估了加速 IMRT 治疗 69 例 $T_1 \sim T_2$、$N_0 \sim N_1$、M_0 口咽癌患者的疗效。患者接受双侧颈部放疗，未同时接受化疗。对总肿瘤计划靶区分别给予 30 个 2.2Gy 部分的 66Gy 剂量，对中度风险计划靶区体积分别给予 30 个 2Gy 部分的 60Gy 剂量，对低风险选择性淋巴结区域分别给予 30 个 1.8Gy 部分的 54Gy 剂量。中位随访时间为 2.8 年，2 年的局部失效率估计为 9%（49 名患者中仅有 6% 的患者未出现严重的失效率偏差）。最大晚期 2 级或更高毒性为皮肤 12%、黏膜 24%、唾液 67%、食管 19%、放射性骨坏死 6%。2 级或以上口干燥症的发生率在 6 个月时为 55%，12 个月时为 25%，24 个月时为 16%。作者得出结论，与先前 RTOG 临床试验治疗的患者相比，早期的口咽癌使用 IMRT 导致高局部和唾液毒性较低的区域肿瘤对照率[87]。

RTOG 0225 评估了 IMRT 对 68 名 Ⅰ～ⅣB 期鼻咽癌（94% 为 WHO 2 级或 3 级）患者的治疗。在原发肿瘤部位和相关淋巴结内的大体肿瘤的计划靶区体积接受了 70Gy、33 个部分，每个部分 2.12Gy。亚临床疾病风险区域和选择性治疗淋巴结接受 59.4Gy，计划靶区体积 33 个部分、每个 1.8Gy。$T_2 \sim T_4$ 原发性肿瘤或 N_1 以外淋巴结疾病患者同时接受顺铂化疗和辅助顺铂及氟尿嘧啶化疗。估计 2 年局部无进展生存率为 92.6%，局部无进展生存率为 90.8%，局部和区域无进展生存率为 89.3%，远处转移无进展生存率为 84.7%。估计 2 年无进展生存率为 72.7%，2 年无进展生存率为 80.2%。晚期 3 级毒性包括 4.7% 患者的食管毒性、3.1% 患者的黏膜毒性和 3.1% 患者的口干燥症。1 年时 2 级口干燥症的发生率为 13.5%。只有 2 名患者出现 3 级口干症。没有患者出现 4 级口干症。作者的结论是，对鼻咽癌患者进行 IMRT 化疗或不进行化疗是可行的，并且这种治疗对 90% 的局部无进展生存和最小的 3 级口干症是有效的[88]。

已经对患有局部晚期头颈癌的患者进行了质子束疗法的评估[89-114]。与基于光子的放射疗法相比，这是一种更有针对性的放射疗法，对正常器官和组织的入射和出射剂量更低。基于支持质子束治疗头颈癌的大量证据，NCCN 头颈癌指南（版本 2018.1）规定在头颈癌的选定患者中使用质子束治疗。合适的患者包括原发性肿瘤位于眼周和（或）侵犯眼眶、颅底和（或）海绵窦的患者，延伸至颅内或表现出广泛的神经周围侵犯，口

咽癌、鼻咽癌、鼻腔鼻窦恶性肿瘤、腺样囊性癌、黏膜黑色素瘤，并且正在接受治疗和（或）治疗后预期寿命较长。当基于光子的治疗不能满足正常组织约束时，可以考虑质子束治疗。质子束疗法通常用于治疗患有最具挑战性疾病的患者，对于这些患者，其他放射治疗选择被认为是不安全的或没有任何益处的。最近发表的一些临床研究证明了质子束治疗皮肤癌、黑色素瘤、唾液腺癌、鼻咽癌、口咽癌以及鼻腔和鼻旁窦癌的疗效显著提高[115-129]。此外，IMRT 与质子束治疗口咽癌和鼻咽癌的病例匹配分析表明，饲管依赖性和严重体重减轻的发生率降低[118,121]。正在对定义明确的患者队列进行前瞻性研究，以确定质子治疗的疗效、成本和价值。

碳离子疗法在治疗某些头颈部恶性肿瘤方面有希望。碳离子疗法的潜在优势包括通过比光子和质子更适形和更精确的肿瘤靶向性来改善肿瘤控制。这使得肿瘤的剂量增加，正常组织的剂量减少，并且由于高 LET 和治疗完成至少减少 50% 的治疗，放射生物学效果更好。例子包括不能手术的腺样囊性癌和黏膜黑色素瘤的治疗。

两种系统的评价和多种临床研究提供了证据表明，与单独的可操作疾病单独的手术相比，碳离子治疗和质子束治疗提供了优异的局部肿瘤控制，对于单独的可操作疾病，单独使用的光子，或者手术与可操作疾病的光子相结合的光子，治疗较少但整体生存没有差异[122,131]。有机会研究粒子疗法联合新的免疫治疗剂，以提高黏膜黑色素瘤患者的总生存率。

两项系统综述和多项临床研究提供了证据，表明与光子疗法或与光子疗法相结合的手术相比，粒子疗法，特别是碳离子疗法，为不能手术、复发和以前接受过辐射的肿瘤患者提供了更好的局部控制和生存率[122,125,132-139]。

需要更多的发展来充分受益于这些新的尖端技术。用带电粒子疗法治疗头颈部面临的挑战包括空气腔和牙齿修复的存在。强度调制质子和碳离子束扫描的全面发展正在顺利进行，并已在临床上实施，包括多能量提取。前瞻性临床试验正在进行中，以比较光子、质子和碳离子的结果。需要改进的领域包括固定装置、地形图和生物肿瘤成像，以更好地确定目标体积，以及对放射治疗过程中由于肿瘤和正常组织体积的运动和大小和形状变化而发生的日常解剖变化进行量化。治疗计划系统的改进也在进行中，以提高优化的稳定性，并结合生物效应和相对生物效应。

虽然 IMRT 和带电粒子治疗的结果令人鼓舞，但大多数复发源于高剂量区域的观察表明，仅用低剂量放射治疗增加放射剂量，将仅改善部分患者的肿瘤控制结果。实体肿瘤治疗的进一步进展可能来自于肿瘤生物学新知识的应用，例如针对 EGFR 在肿瘤进展中的作用的

转化研究，以及作为治疗干预、免疫治疗和高能量放射治疗的靶点。

六、生物标志物和分子靶向

在寻找用于肿瘤早期检测、肿瘤负荷估计、治疗反应预测和疾病进展监测的有用标志物方面，进展缓慢。然而，一些关于头颈癌的研究产生了乐观情绪。

回顾几年前的文献数据，发现 TP53、EGFR 及其配体之一 TGF-α 和 CCND1 是高分化鳞状细胞癌的有希望的预后生物标志物[140-142]。一些研究[143-145]证实了 EGFR 的预后价值。一项使用头颈部鳞状细胞癌标本的研究显示，EGFR 表达与 T 类、N 类、AJCC 分期分组和 RPA[146]之间没有相关性（$r=-0.07\sim0.17$）。然而，使用基于图像分析的免疫组织化学（image analysis-based immunohistochemical, IA-IHC）测定法测量的 EGFR 表达肿瘤超过中位数的患者，由于局部复发率显著较高，被发现具有显著较低的总生存率和无进展生存率。多变量分析表明，EGFR 表达是生存和局部复发的强独立预测因子。然而，EGFR 是否预测肿瘤转移的风险以及 EGFR 是否是肿瘤克隆原增殖的标志物的问题还没有解决。

认识到酪氨酸激酶受体的 ERBB 家族在共同调节细胞增殖、死亡和血管生成中的重要性，导致开发了几种针对癌症治疗的 EGFR 信号通路的策略。这些策略中的单克隆抗体（如西妥昔单抗）和小分子激酶抑制剂（如吉非替尼和埃罗替尼）已经历了多种癌症的临床前和临床发展的不同阶段。几篇综述总结了这些临床研究的现状[9, 10, 145, 147]。结肠及直肠癌[148]和头颈部鳞状细胞癌[149]治疗的随机试验表明，西妥昔单抗联合伊立替康或顺铂比单独化疗产生更高的客观有效率（分别为 23% 和 26%）。然而，联合治疗的较高应答率并没有转化为相对于单药治疗的改善的操作系统率。纳入非小细胞肺癌患者的两项三期试验表明，吉非替尼加入顺铂 - 吉西他滨或卡铂 - 紫杉醇双重方案后，并未提高应答率或生存率[150, 151]。

与 EGFR 抑制剂联合化疗的结果相比，西妥昔单抗联合放疗治疗局部晚期头颈部鳞状细胞癌患者的数据令人印象深刻。一项已完成的国际三期试验（IMCL CP02-9815）显示，与单独放疗相比，在放疗中添加西妥昔单抗可显著改善操作系统和局部控制率，而不会增加黏膜炎或吞咽困难[152]。这些发现证实了这样一种观点，即通过靶向特定分子途径的"设计药物"可选择性增强肿瘤反应，从而实现持久的局部控制。

在确定鼻咽癌患者的预后标志方面已经取得了进展。Chan 等[153]的研究表明，在一系列 170 名患者中，治疗后血浆 EB 病毒 DNA 水平与无进展生存率和总生存率密切相关，比治疗前滴度更为相关。例如，治疗后 EB 病毒基因较高的患者鼻咽癌复发的相对风险为 11.9（95%CI 5.53~25.43），治疗前 EB 病毒基因较高的患者鼻咽癌复发的相对风险为 2.5（95%CI 1.14~5.7）。治疗后 EB 病毒 DNA 较高的复发阳性预测值和阴性预测值分别为 87%（95%CI 58%~98%）和 83%（95%CI 76%~89%）。治疗后 EB 病毒基因的较高水平与操作系统有统计学上的显著相关性。鼻咽癌肿瘤学（NRG HN001）正在评估这种标志物，看看它是否有助于识别高危患者，以测试更积极的治疗方法，并监测它们对治疗的反应。符合条件的患者包括治疗前可检测到血浆 EB 病毒 DNA 的患者。所有患者将接受 33 个部分的 69.96Gy 治疗，每周 6 次，顺铂剂量为 40mg/m²。治疗结束后 1 周再次测定血浆 EB 病毒 DNA。无法检测到血浆 EB 病毒 DNA 的患者将接受第三阶段随机分组，从放射治疗完成后 4 周开始，每 28 天进行一次为期 4 天的顺铂（80mg/m²）和氟尿嘧啶［1000mg/（m²·d）］的观察或 3 个周期。可检测到血浆 EB 病毒 DNA 的患者将接受第二阶段随机分组，在第 1 天和第 8 天通过静脉内连续输注进行为期 4 天的顺铂（80mg/m²）和氟尿嘧啶（1000mg/m²）的 3 个周期，或在放射治疗完成后 4 周开始的第 1 天和第 8 天每 21 天进行一次吉西他滨（1000mg/m²）和紫杉醇（80mg/m²）的 4 个周期。

肿瘤 HPV 状态（HPV DNA 和 p16 表达）是口咽癌患者生存的一个强而独立的预后因素，这一点已得到讨论[44, 45]。这似乎独立于单独放疗或联合同步化疗的治疗[154]。与非 HPV 相关的癌症相比，对 HPV 相关的口咽癌的临床前研究也证明了体内和体外放射敏感性的增强[155]。HPV 阳性肿瘤患者可能在同步放疗和化疗的情况下接受了过度治疗，并且尽管预后良好，但仍存在过度毒性。目前的研究正在通过降低放射治疗剂量、降低顺铂剂量或用西妥昔单抗替代顺铂或其他生物靶向制剂。在 RTOG 1016 临床试验中，HPV 相关口咽癌患者被随机分配到加速放疗组［在第 1 天和第 22 天同时给予高剂量顺铂（100mg/m²），持续 6 周，剂量为 70Gy］，或相同的 IMRT 组（在 IMRT 之前给予 400mg/m² 的负荷剂量，然后在 IMRT 期间每周给予 250mg/m²，在 IMRT 之后给予 1 周）。在 ECOG 3311 临床试验中，患有 HPV 相关口咽癌的患者因 $T_1\sim T_2$、$N_0\sim N_2$ 而接受经口切除和颈部淋巴结清扫。然后对低风险患者（$T_1\sim T_2$，$N_0\sim N_1$，0~1 个阳性淋巴结，阴性边缘）进行观察。中等风险患者［接近边缘（<3mm），包膜外延伸<1mm，2~4 个阳性淋巴结］被随机分配接受 25 次 IMRT 至 50Gy 治疗或 30 次 IMRT 至 60Gy 治疗。高危患者（阳性边缘，>1mm 包膜外延伸，或≥5 个阳性淋巴结）在 33 次治疗中接受

IMRT 至 66Gy，同时每周接受顺铂（40mg/m²）。新的第二阶段方法也在测试降低剂量的积极性。在 ECOG 1308 中，对于诱导治疗获得临床完全缓解的患者，诱导化疗包括顺铂、紫杉醇和西妥昔单抗，随后每周给予 54Gy 联合西妥昔单抗，分别产生 80% 和 94% 的 2 年无进展生存率和总生存率[156]。在 MC1273 中，经口术后给予 30～36Gy（1.5～1.8Gy，每天 2 次）同时每周给予多西紫杉醇，分别产生 89% 和 100% 的 2 年无进展生存率和生存率[157]。测试这些剂量降级方法的第三阶段研究目前正在进行中。

七、预防头颈癌

区域性癌变的概念最早是由 Slaughter 等[158]于 1953 年提出的，并早已被临床数据所证实。这一不断发展的概念描述了上皮细胞弥散性亚细胞损伤，这种损伤是由长期致癌物暴露和个体遗传特征之间的相互作用引起的，通过逐步渐进的遗传变异积累，使整个解剖领域面临发展为侵袭性癌症的风险。因此，在随后的几年中，发展并存活于上呼吸消化道癌症的个体在同一解剖区域形成第二原发肿瘤的风险（即易感性）更高。现场癌变和多步骤癌变概念构成了癌症化学预防研究的基础。

相对较大的系列研究结果显示，治愈第一个头颈部癌症的患者有超过 20% 的继发原发瘤的预计终生风险。在诊断出第一种癌症后的至少 8 年内，估计每年的继发性原发肿瘤发展率为 4%～6%[159, 160]。继发性原发肿瘤是早期头颈癌患者的主要死亡原因[161]。与高血压相关的恶性肿瘤患者除外，其发病机制可能不会产生与吸烟和乙醇相关的恶性肿瘤相同的区域性癌变模式[162]。在一项对 Alberta406 名患者进行的回顾性审查中，比较了与 HPV 相关和无关的口咽癌，在与 HPV 相关的人群中，上呼吸消化道的第二原发率为 2.8%，而在与 HPV 无关的人群中，第二原发率为 10.2%[163]。这些数据类似于一项基于人群的队列研究，该研究着眼于 SEER 登记，显示 1991 年后口咽患者中第二原发肿瘤的过度风险显著下降[164]。然而，在测试新的监测策略之前，仍然建议提供者对与 HPV 相关的患者和一般头颈人群遵循类似的指南[165]。

该患者群体已成为解决辅助化学预防方案有效性的模型。测试顺式视黄酸在预防继发性原发性肿瘤中的作用的初步试验产生了令人鼓舞的结果[166]。然而，两项大型多机构随机试验并未证实其益处[167, 168]。

白斑和红白斑转化为鳞状细胞癌的风险增加。该患者子集已被用作测试恶性转化化学预防的模型。这种模型的缺点是白斑的自然史相当多变，在许多情况下会出现自发地改善，8 年的恶性转化率可能为 18%～36%，

这取决于组织学观察到的发育不良的程度[169]。因此，需要进行大量的长期随访研究来正确测试给定的初级化学预防策略的疗效。

识别导致恶性克隆发展的关键遗传变化和多步致癌标志物，将有助于选择具有最高风险的患者参加化学预防试验，从而减少所需的样本量。标志物还可以作为评估化学预防方案疗效的中间替代终点，从而缩短所需随访的时间。医生可以就健康的生活方式选择向患者提供咨询，例如避免使用烟草制品和酒精，或避免与多名伴侣进行早期性活动（包括口交）和接受 HPV 疫苗。改善 HPV 疫苗接种仍然是一项公共卫生挑战。例如，在 2016 年美国国家免疫调查中，只有 60% 的 13—17 岁青少年至少接种了一剂 HPV 疫苗[170]。

八、总结

过去 20 年是参与临床试验和实验室研究的激动人心的时代，这些试验和研究在理解和治疗头颈癌方面取得了可喜的进展。分子生物学技术的进步开辟了新的研究途径，产生了新的概念和知识，如多步肿瘤进展模型、对环境致癌物诱导的肿瘤发生的遗传易感性、病毒诱导的细胞行为变化过程，以及控制细胞和组织辐射反应的因素和机制。获得的一些智慧已经应用于开发新的治疗策略，这些策略已经完成或正在进行临床前和临床测试。例子包括改变的光子分级疗法、带电粒子疗法、面向机制或分子的联合疗法、免疫疗法以及利用光子和带电粒子的适形放射疗法。基础和转化研究的努力取得了回报，因为自开始记录以来，美国的头颈癌死亡率已经下降。例如，1975—1993 年、1993—2001 年和 2001—2010 年，美国男性因口腔癌和咽癌的年死亡率分别平均下降了 1.9%、3% 和 1.2%[1]。

在未来几年中，发现的速度可能会加快。将开发用于筛查和分期目的的检测隐匿性肿瘤病灶的敏感方法，表征癌症遗传特征的新方法将准确描述其个体毒性，预测治疗反应，并指导治疗选择。对于开发针对特定分子靶点的合理新治疗策略，以预防恶性转化或逆转恶性表型的乐观情绪也在增加。从进一步研究中获得的见解和新技术应该会对降低头颈癌造成的死亡率产生相当大的影响。

新发现的加速步伐和大量的研究方向使得确定各种患者亚群的标准疗法变得越来越复杂。当几种治疗方案可以产生大致相同的肿瘤局部区域率时，在选择治疗方案时要考虑的其他决定因素包括美容和功能结果、急性和长期发病率（生活质量）、资源利用（成本）、医生专业知识、患者便利性、自付费用（交通，患者、家人和朋友的休息时间，间接医疗费用）和患者偏好。

第38章 口 腔

Oral Cavity

William M. Mendenhall　Robert L. Foote　Peter T. Dziegielewski　Rui P. Fernandes　著

陈宜聪　译

要 点

1. **发病率** 2017 年，大概有 32670 例口腔癌病例新发，估计有 6650 人死于该疾病[1]。

2. **生物学特征** 生长模式取决于癌症的口腔亚部位。癌症可以在外部或内部生长。由于口腔中缺乏解剖屏障，癌症可以快速生长并扩散到附近的结构中。

3. **分期评估** 用弹性喉镜进行完整的头颈部检查对肿瘤定位和分期至关重要。应该对原发肿瘤进行可视化和触诊，以确定其真实范围。用尺子测量的最大尺寸，包括估计的侵入深度，是确定 T 分类所必需的。彻底的颈部触诊和肿大淋巴结的测量提供了 N 的分类。CT 扫描将有助于确定肿瘤的范围（特别是深部侵犯），检测骨侵犯（CT 加全景 X 线片视图），并评估区域淋巴结。如果牙齿伪影在 CT 上太大，如果神经周围侵犯（perineural invasion，PNI）受到质疑，或者骨侵犯在 CT 上不明确，则使用 MRI。胸部 CT 扫描用于排除远处转移；然而，也可以使用 PET。

4. *初级治疗* 对于早期疾病（$T_1 \sim T_2$），单一模式的手术或放疗可以在大多数口腔部位（85%～90%）获得优异的局部控制和生存率。中度晚期（大型 T_2 至早期 T_3）病变采用手术加放疗进行治疗，并进行中度局部控制（60%～80%）。手术往往是首选的治疗方法，因为它避免了放疗的长期不良反应。然而，对于手术候选人不佳的患者，初次放疗是提供可比局部控制的极好选择。

5. *局部晚期疾病* 局部晚期疾病（大型 $T_3 \sim T_4$ 病变），手术加放疗化疗适用于大多数部位，因为单一模式疾病控制较差（≤30%）。不能接受手术的患者可以接受化疗和放疗，局部控制率适中。对于局部复发的癌症，其中原发性癌症仅通过手术治疗，手术挽救是合适的，随后是术后放疗、放疗或放疗或姑息性放疗。如果复发是低容量、单灶性的，或者是低剂量或边缘错过的结果，可以考虑再次放疗。也可以考虑用于 $T_1 \sim T_2N_0$ 异质性第二原发性肿瘤，该肿瘤不适合手术治疗。在确定性放疗或单纯放疗或联合化疗后发生的局部复发性癌症可以通过手术挽救、姑息性化疗、临床试验或支持性护理进行管理。

6. *姑息治疗* 中等剂量的姑息性放疗可在 2 周内分 10 次给予 30Gy，或分 2 次给予 20Gy，间隔 1 周。

口腔由黏膜唇、口底、口腔舌（舌的前 2/3）、颊黏膜、上下牙槽、硬腭和磨牙后三角组成。表 38-1[2] 显示了不同位置的参与频率。在对病因学和流行病学进行一般性讨论后，将分别介绍与不同子网站相关的问题，包括放疗前和放疗后牙齿护理的讨论。

一、病原学和流行病学

口腔癌主要是使用烟草和乙醇的中年男性的疾病。大约 95% 的癌症出现在 45 岁之后，平均年龄为 60 岁[2]。任何形式的烟草使用都与口腔癌风险的增加有关[3-5]。

一些证据表明，在治疗期间和治疗后继续吸烟的口腔癌患者预后较差[6]。前吸烟者在 5 年后与上呼吸道烟草相关的癌症风险下降；戒断 10 年后，风险可能接近不吸烟者[7]。虽然乙醇和烟草在诱发上呼吸道癌症方面的作用似乎是相加的，但不使用烟草而只饮酒的风险尚不清楚。一些研究表明，在不吸烟的情况下，饮酒的风险略有增加，而其他研究表明，风险没有明显增加[8, 9]。过度使用含乙醇的漱口水也可能是不吸烟者患口腔癌的风险因素。

HPV 感染、吸食大麻、食用槟榔和饮用饮料"伴侣"

表 38-1　14 253 例口腔癌的部位分布

部　位	比例（%）
下唇	38
舌	22
口腔底部	17
齿龈	6
上腭	6
磨牙后三角	5
上唇	4
颊黏膜	2

引自 Krolls SO, Hoffman S. Squamous cell carcinoma of the oral soft tissues: A statistical analysis of 14, 253 cases by age, sex, and race of patients. *J Am Dent Assoc.* 1976; 92: 571.

也被认为是上呼吸道鳞状细胞癌形成的病原体 [10-13]。近年来，口腔癌已经在从未饮酒或吸烟的相对年轻女性中增加，原因尚不清楚 [14]。

无烟烟草（鼻烟）可以促进颊龈沟癌，这种癌最常见于居住在美国东南部的老年白人男性。颊黏膜癌也与咀嚼烟草有关，常见于美国东南部，男女比例为 4：1[15]。"逆向吸烟"是硬腭癌的危险因素，这种癌症在南亚人群中最常见。大约 15% 的病例中可见白斑和口腔癌 [16]。

具有"苏格兰—爱尔兰（Scotch-Irish）"肤色（红头发和浅色眼睛）或长期暴露在阳光下的人最容易患唇癌 [17]。在一个系列中，82% 的人以前或现在吸烟 [18]。吸烟是一个所谓的风险因素，但这没有得到大多数研究的证实。唇癌通常与不良的牙齿卫生或无齿患者有关 [18, 19]。唇外伤和酗酒史也是相关因素 [18]。大多数病例出现在 40 岁以后，但约 10% 发生在 40 岁以前，少数发生在 30 岁以前。这种疾病在非裔美国人中并不常见。

二、预防和早期发现

这些关于预防和早期检测的信息对口腔癌患者非常重要。它包含在第二部分"头颈部肿瘤"概述（第 37 章）中；这里不再重复。

三、口腔护理

在照射下颌骨或上颌骨的任何部位之前，应对所有患者进行完整的牙齿检查，无论是有牙齿的还是无牙的。放射肿瘤学家应告知患者的牙医预期的放射治疗计划，包括放射治疗区域的剂量和位置。为了提出适当的治疗前建议，牙医应该熟悉放疗后可能出现的并发症，

如龋齿和放射性骨坏死。有可能导致放射性骨坏死的终身愈合不良风险，特别是当牙齿是从血管不足和细胞不足的骨中取出时 [20]。因此，治疗前口腔评估的一个目的是，确定在建议的受照射区域的牙齿是否可以在患者的剩余生命中合理地保持健康状态。

影响个人未来牙齿健康的医疗、牙科和心理社会问题，应在治疗前评估中进行评估。患者的依从性、日常口腔卫生的动力、牙科意识和获得牙齿护理是牙齿健康的预测因素。应进行全景 X 线片、口腔内 X 线片以及硬组织和软组织检查，以确定高风险的牙齿因素，如深龋、不可修复的牙齿、根尖、骨病理学、牙髓治疗的牙齿、根尖周和牙髓病理学以及无功能的牙齿。应评估表现出牙周病的患者，以确定其长期预后。牙周健康不良的一些预后因素包括探测深度超过 6mm、牙龈退缩、分叉病变或活动性 [21, 22]。由于放疗后牙龈退缩和牙周病进展的大量报道，可能难以评估每颗牙齿的寿命。

为了降低未来放射性骨坏死的风险，在患者接受 55Gy 以上的下颌骨剂量之前，应拔除具有高风险因素的牙齿 [21]。是否需要拔除中度疾病的牙齿仍有争议。如果患者对牙病抵抗力差，或不愿意进行常规牙齿护理或氟化物应用，治疗前拔除中度患病的牙齿可能是合理的。建议在拔牙后开始放疗前愈合时间为 14~21 天。拔牙应尽可能无创伤地完成，用牙槽成形术去除尖锐的骨突起。牙医应与放射肿瘤学家协调牙科预约，以最大限度地减少癌症治疗的延迟。然而，健康牙齿的拔除不能降低骨放射性坏死的风险，应该避免 [23]。

在治疗前的牙科就诊中，可以完成义齿调整、尖齿边缘的平滑、牙齿清洁和口腔卫生指导。在放疗期间，应小心佩戴刺激黏膜表面的不合适假牙。建议每天对假牙进行消毒。

定制氟化物托盘的印模可以在放疗前或放疗后的前 2 周内制作。接受大唾液腺放疗的患者终身面临严重龋齿的风险。每天晚上睡觉前，在定制的托盘中使用 0.4% 氟化亚锡或 1.1% 氟化钠凝胶 5min，只要天然牙齿还在，这是必不可少的。应建议患者在使用氟化物后 30min 内不要漱口、进食或饮水。牙医和放射肿瘤学家应该在治疗后的几年里坚持提倡正确的口腔卫生和氟化物的使用。

癌症治疗诱发的口腔黏膜炎的临床实践指南已经出版 [24]。放疗诱发的黏膜炎无法预防；然而，良好的口腔卫生可以降低口腔感染的风险。患者可使用超级软牙刷和温和牙膏，以促进放疗期间和放疗后的适当口腔卫生。

在放疗后拔牙或涉及照射骨暴露的侵入性手术之

前，需要咨询放射肿瘤学家。拔牙前和拔牙后高压氧治疗可用于促进拔牙或手术部位的愈合。

应密切监测患者放疗对口咽部可能的晚期影响。口干症、龋齿和口腔念珠菌病可以持续存在，或者在治疗完成后的任何时候发生。

四、分子生物学

关于头颈癌分子生物学的讨论见第二部分"头颈部肿瘤"概述（第 37 章）。

五、唇癌

（一）解剖学

嘴唇由口轮匝肌组成，口轮匝肌环绕口腔，外部由皮肤覆盖，内部由黏膜覆盖。上唇和下唇通过被称为唇系带的隆起黏膜层附着在牙龈上。血管供应来自面部动脉的上唇支和下唇支。上唇的感觉神经是眶下神经；颏神经为下唇提供感觉神经支配。

两侧嘴唇的淋巴管流入颌下淋巴结（1b 级），随后流入颈静脉链淋巴结（2~4 级）。此外，下唇中部的淋巴流入颏下淋巴结（1a 级）。

（二）病理学和传播模式

最常见的肿瘤是中度至高度分化的鳞状细胞癌；约 5% 分化差[25]。基底细胞癌通常发生在嘴唇上方或下方的皮肤上，并侵犯唇红缘，但很少发生在唇红缘。鳞状细胞癌开始于下唇的红唇，不太常见于上唇。连合很少是起源的地方。白斑是下唇常见的问题，可能先于癌症多年[16]。

早期病变最初可侵犯邻近皮肤和口轮匝肌。晚期病变可侵犯邻近的唇和颊黏膜连合部、唇的皮肤和湿黏膜、邻近的下颌骨，并最终侵犯颏神经。神经周围侵犯的发生率约为 2%[26]。5%~10% 的患者出现淋巴结受累。另有 5%~10% 的临床阴性颈部患者随后出现淋巴结转移。淋巴结受累的风险随着浸润深度、分化不良、病变较大、连合部浸润和既往治疗后复发而增加[19]。

梅奥医学中心的 Hendricks 等[27] 报道了以下 T 期阳性颈部淋巴结的发生率：T_1 为 2%；T_2 为 9%；T_3 为 30%。当涉及连合时，腺病的总发生率为 De Visscher 等[28] 报告了 184 例下唇鳞状细胞癌患者在初次手术切除后的淋巴结复发率为 5.4%。在病变中，93% 在出现时为 1 期。

（三）临床表现和分期

唇癌通常表现为缓慢增大的外生性病变，边缘隆起。偶尔会有小出血。邻近皮肤的红斑可能提示皮肤淋巴浸润。皮肤的麻醉或感觉异常表明患有唇癌[29]。

AJCC 对唇癌的分期适用于唇红缘表面的病变（表 38-2）[30]。

表 38-2　美国癌症联合委员会：口腔原发肿瘤分期

Tx	原发性肿瘤无法评估
Tis	原位癌
T_1	肿瘤≤2cm，浸润深度（DOI）≤5mm。DOI 是浸润深度，不是肿瘤厚度
T_2	肿瘤≤2cm，5mm<DOI≤10mm 或 2cm<肿瘤≤4cm，DOI≤10mm
T_3	肿瘤>4cm 或任何肿瘤 DOI>10mm
T_4	中度晚期或非常晚期的局部疾病
T_{4a}	• 中度晚期局部疾病 •（唇）肿瘤通过皮质骨侵犯或累及下牙槽神经、口底或面部皮肤（即下颏或鼻） •（口腔）肿瘤仅侵犯邻近结构（例如，通过下颌骨或上颌骨的皮质骨，或累及上颌窦或面部皮肤） 注意：牙龈原发灶对骨 / 牙槽的表面侵蚀（单独）不足以将肿瘤归类为 T_4
T_{4b}	• 非常严重的局部疾病 • 肿瘤侵犯咀嚼间隙、翼板或颅底和（或）包裹颈内动脉

引自 American Joint Committee on Cancer. Lip and oral cavity. In: Amin MB, Edge SB, Greene FL, et al., eds. *AJCC Cancer Staging Manual*. 8th ed. Chicago: Springer; 2017: 79-94.

早期唇癌很少需要诊断性成像。局部晚期、深度浸润或复发癌可受益于 CT 扫描，以评估可能的骨侵犯和区域淋巴结扩散。

（四）治疗

1. 早期病变（T_1）　这些 <2cm 的大部分病变可以通过外科手术切除，并作为门诊手术进行初次闭合。如果不需要切除唇连合，并且口腔的最终开口允许插入假牙，手术是令人满意的。对于阳性边缘或神经周围侵犯，建议术后放疗[26, 31, 32]。如果不能实现满意的重建，涉及连合的肿瘤可采用放疗[33]。不常见的低分化病变也可采用原发性或辅助性放疗，以覆盖更大的治疗体积和第一级淋巴结。治疗计划的算法如图 38-1 所示。

2. 中度晚期病变（T_2）　下唇的长度约为 7cm。用简单的闭合方法切除一半以上的下唇会产生不良的美容和功能效果；因此，正式的重建程序通常是必要的。在这些情况下，如果不能进行这样的重建，放疗是一个可行的选择。历史上，重建的嘴唇在照片上看起来可能是正常的，但它可能缺乏感觉和运动神经支配以及弹性。虽然以前的手术技术功能效果不佳，但现代局部感觉皮

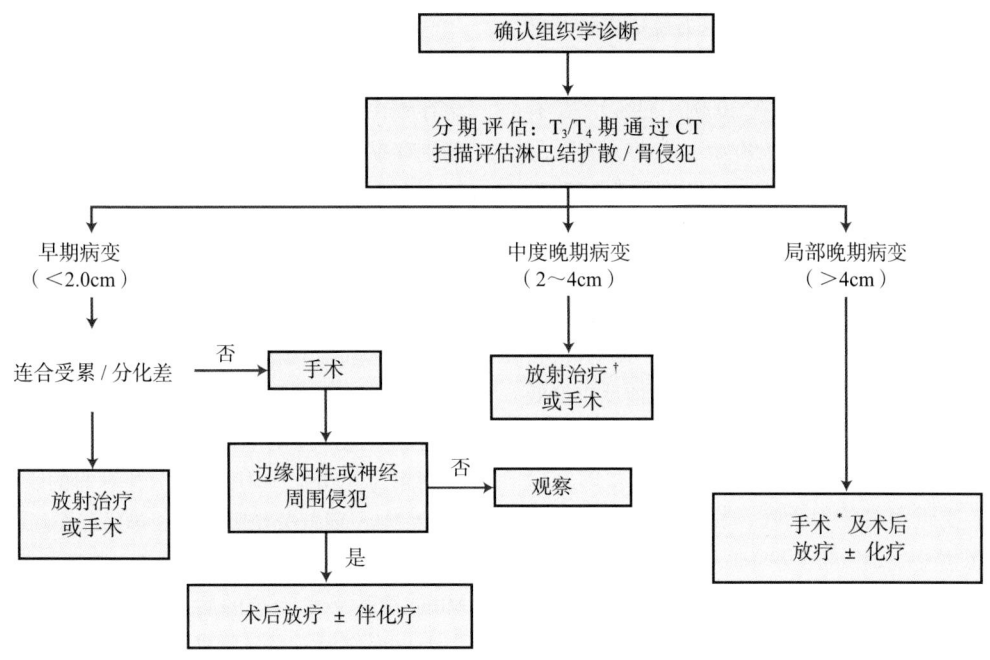

▲ 图 38-1　新生唇癌的治疗流程

*. 颈部治疗（颈部淋巴清扫术或放射疗法）[27]；†. 如果分化差，皮肤或连合受累[25]

瓣重建显示感觉和唇功能恢复高达 100%[34-36]。2017 年，Teemul 等[37]分析了 65 例复杂唇重建患者的队列研究，这些患者术后唇功能完全恢复，没有癌症复发。

Stranc 等[33]研究了 37 名患者在手术（19 例）或放疗（18 例）后的唇功能，并将其与正常对照组进行了比较。与手术相比，放疗能更好地保留唇部感觉、唇间距离和弹性。放疗后，18 名患者中有 2 名（11%）出现唇封不良，而手术治疗的 19 名患者中有 8 名（42%）出现唇封不良。

3. 局部晚期病变（T_3 和 T_4）　大的病变通过手术和术后放疗来控制[32]。病变附近的皮肤红斑可能表明皮肤淋巴受累；建议用宽场照射来解决这种区域效应。对于非外科候选患者，通常首选确定性化疗和放疗以及伴随化疗。

4. 颈部管理　除非存在神经周围侵犯，否则不会对 T_1 病变选择性治疗局部淋巴管。如果 T_2 病变患者可靠且不存在不良特征，也可以对其颈部进行密切观察。晚期疾病（$T_3 \sim T_4$）、组织学低分化或复发性疾病患者通常需要选择性颈部治疗。与淋巴结扩散风险增加相关的其他因素包括神经周围侵犯、最大厚度超过 6mm 或 p27Kip1 蛋白表达低[38]。采用选择性颈部放疗或选择性颈部淋巴清扫的决定取决于原发性肿瘤的治疗方式。

（五）结果

1. $T_1 \sim T_3$ 病变

(1) 有或没有外照射的间隙照射：Jorgensen 等[39]回顾了 869 例鳞状细胞癌患者，这些患者仅用间质镭植入物进行治疗；90% 的病灶大小<2cm。局部复发率和生存率见表 38-3；99% 的原发肿瘤最终通过放疗或联合挽救性手术得以控制。在出现局部复发的 T_3 肿瘤患者中，38% 出现淋巴结转移。只有 4% 的患者死于唇癌。出现了 29 个并发症，其中 2 个是骨坏死。

表 38-3　间质放射治疗唇癌（869 例患者）

种　类	局部复发率（5 年，%）	生存率（5 年，%）
T_1	7.4	99.5
T_2	12.7	97.4
T_3	26.4	81.4

数据引自 Jorgensen K, Elbrond O, Andersen AP. Carcinoma of the lip. A series of 869 patients. *Acta Otolaryngol (Stockh)*. 1973; 75: 312–313.

Pierquin[40]报道了 50 例接受近距离放射治疗的下唇癌患者。仅观察到 1 例（2%）局部复发。

McKay 和 Sellers[25]回顾了 2854 名患者，其中 92% 的患者最初接受了近距离放射治疗和外照射治疗。84% 的病例原发病灶得到控制；8% 后来被挽救，整体局部控制率为 92%。58% 的淋巴结阳性患者实现了区域控制。然而，当颈部淋巴结晚些时候出现时，颈部控制的最终率仅为 35%。病因特异性和绝对 5 年生存率分别为 89% 和 65%。

Tombolini 等[41]报道了 57 例仅用低剂量近距离放

射疗法治疗的下唇鳞状细胞癌患者。具有临床阳性颈部淋巴结的患者接受外照射到颈部的受累侧。UICC 的 T 分期为 T_1 有 27 例（47%），T_2 有 20 例（35%），T_3 有 10 例（18%）。5 年局部控制率为 90%。

Orecchia 等 [42] 用铱 192（^{192}Ir）近距离放射疗法治疗了 47 例 T_1（n=21）和 T_2（n=26）唇癌患者。5 年和 10 年无病生存率分别为 92% 和 85%。

Guinot 等 [43] 使用高剂量近距离放射疗法治疗了 39 名唇癌患者，每天 2 次，总剂量范围为 40.5～45Gy，并观察到 3 年的局部控制率为 88%。急性和慢性反应与低剂量近距离放射治疗后观察到的相似。

Petrovich 等 [29] 报道了 250 例接受放射治疗的唇癌患者；一半接受近距离放射治疗，其余接受外照射治疗。在这些患者中，247 例（99%）患有鳞状细胞癌，240 例（96%）患有下唇癌。淋巴结转移发生率为 9%。11% 的患者在放疗后复发，一半被挽救；18 例（7%）死于唇癌。中度晚期肿瘤和缝合处附近的肿瘤最好用外照射治疗。

(2) 外照射或手术：Babington 等 [32] 报道了 130 例唇癌患者；75% 为 T_1 肿瘤。初始治疗包括手术（39%）、放疗（48%）或两者联合（13%）。27% 接受手术治疗的患者的边缘接近（≤2mm）或呈阳性。放疗和手术后 2 年无复发生存率分别为 82% 和 54%（P<0.001）。手术后复发率明显高于边缘接近或阳性的患者。

Baker 和 Krause [18] 报道了密歇根大学 279 例接受放疗（47%）或手术（53%）的患者（表 38-4）。两组的 5 年特定原因生存率没有差异。区域淋巴结转移阳性的患者的 5 年综合安全系数为 29%。31% 接受局部复发病灶治疗的患者出现局部淋巴结转移，表明这部分患者需要选择性颈部治疗。

表 38-4 唇癌——密歇根大学（279 例患者）[a]

原发病灶的范围	病例数	局部复发率（%）	5 年生存率（%）	
			病因特异性	绝对性
<1cm	85	10.6	100	76
1～3cm	154	9.1	92	71
>3cm	29	20.7	71	52
骨侵犯	11	90.9	50	45

a. 放疗治疗占 47%；手术治疗占 53%（改编自 Baker SR, Krause CJ. Carcinoma of the lip. *Laryngoscope*. 1980; 90: 19–27.）

De Visscher 等 [28] 手术治疗 184 例下唇鳞状细胞癌；93% 患有 I 期癌症。局部复发率为 4.9%，区域复发率为 5.4%。

2017 年对近 15000 名患者进行的一项基于人群的研究表明，接受外科单一治疗的唇癌患者的疾病特异性生存率在 5 年时为 94.7%[44]。放疗可能会提高高危病变的生存率；然而，缺乏随机试验。

在大多数情况下，初次手术切除是唇癌的一线治疗方法。对于不适合手术或不能充分进行唇再造的患者，保留放疗作为主要治疗手段。对于复发疾病以及存在神经周围侵犯或淋巴结转移时，应考虑辅助治疗。

(3) Mohs 手术：Mohs 和 Snow [45] 报道了 1148 例用显微镜控制手术治疗的下唇鳞状细胞癌患者。T_1 病变患者的 5 年局部控制率为 94.2%，T_2 病变患者的 5 年局部控制率为 59.6%。中度至高分化肿瘤的 5 年局部控制率为 96.3%，而低分化肿瘤的 5 年局部控制率为 66.7%。

Holmkvist 和 Roenigk [46] 报道了 50 例连续接受 Mohs 显微手术治疗的唇鳞状细胞癌患者。4 名（8%）患者出现复发；通过额外的 Mohs 显微手术，所有人都成功获救。首次 Mohs 显微手术后平均复发时间为 2.5 年。Hruza [47] 还报告了 Mohs 显微手术和初始复发之间相对较长的间隔，20% 的复发在 5 年后。

T_4 病变：骨或神经受累的唇癌最好通过手术和辅助放疗进行治疗。放疗或单独手术后的局部控制率数据有限，范围为 0%～74% [25, 43]。因此，通常建议联合治疗。Byers 等 [26] 观察到，80% 经组织学证实的神经周围侵犯患者出现颈部淋巴结转移。25 名患者中有 8 名（32%）出现神经周围侵犯、>3cm 的肿瘤或局部转移，死于疾病。

术后外照射入口应包括主要部位以及区域淋巴管（1A、1B 和 2 级）。低颈通常用足以根除亚临床疾病的剂量进行治疗，在淋巴结阳性的患者中，剂量通常更高。总剂量范围为 60～70Gy，根据病理结果，主要部位每日 1 次剂量为 2.0Gy。对于具有阳性边缘或其他高危因素（如囊外扩张）的患者，应考虑采用较高剂量的分割方案（如每日两次，每次 1.2Gy，每次 74.4Gy）以及伴随化疗 [48–53]。

2. 复发性病变 Cross 等 [19] 报道了 563 例因复发性唇癌接受手术治疗的患者。高级别肿瘤患者的预后尤其差，其中 16.7% 得到挽救，而高分化和中分化癌症患者的预后分别为 31.8% 和 42.9%。Holmkvist 和 Roenigk [46] 报道了 4 例接受 Mohs 显微手术治疗的患者；4 个人都获救了。

（六）辐射技术

外照射通常是用垂直 X 线或电子束来传送的。电子束能量取决于肿瘤厚度。铅屏蔽放在嘴唇后面，以限制口腔和下颌骨的剂量。对于较小的病变，3～4 周的正交电压分级方案范围为 40~45Gy，对于中度进展的病变，4~7 周的正交电压分级方案范围为 50~63Gy。电子束放射治疗的剂量增加 10%~15%，以解决相对生物有效性的差异。如果可以的话，最好使用正交电压 X 线，因为最大剂量在表面，与电子束相比，电子束收缩较少，剂量分布受不规则表面轮廓的影响较小。

如果使用正电压照射，边缘为 1~1.5cm 的同位野足以治疗大多数小至中度晚期病变。场地边界由双手触诊确定。由于电子束收缩，如果使用电子束，2.0~2.5cm 的余量是必要的。铅屏蔽用于校准皮肤 / 嘴唇表面上的光束。

近距离放射疗法可以作为唯一的治疗方法，也可以与外照射联合使用。植入通常在局部麻醉下进行，使用铱 192 源和单平面塑料管技术。源水平排列，间隔 10~12mm，在植入物的侧面有交叉源。根据病变的大小，使用 3~5 个水平源。塑料管技术的优点是植入物的体积更容易适应肿瘤的范围，并且如果需要，可以容易地包括连合。在嘴唇和牙龈之间放置一个纱布卷，以增加放射源和牙槽嵴之间的距离。建议剂量为 60~70Gy，单个植入物的剂量率为 0.4~0.5Gy/h。大的浸润性病变可以首先用外照射治疗，每部分 30Gy，以 2.5~3.0Gy 缩小肿瘤，然后用间质近距离放射治疗增强，以提供额外的 35~40Gy。一些人主张用高剂量率间质针治疗唇癌[43]。

1. T_3 和 T_4 病变　低量 T_3 癌症可采用原发性放疗进行治疗，最好将外照射结合到原发性病变和颈部，然后进行近距离放射治疗。外照射使用平行对置的区域，包括唇部病变和 1 级和 2 级淋巴结（图 38-2）[54]。在口腔中放置一个软木塞，以移动上颌骨和上唇，并减少区域中正常组织的体积。一个单独的前场用于治疗 3 级和 4 级淋巴结，喉部有一个锥形中线阻滞。锁骨上淋巴结风险低，不包括在手术范围内。颈部两侧均接受放疗，因为 T_3 和 T_4 原发病灶不太可能被很好地侧化。

平行对置磁场和低颈磁场的交界处位于甲状软骨切迹。所用的剂量分级方案从每天 2 次、每次 1.6Gy 的 38.4Gy，到每天 1 次，每次 2~50Gy，随后是近距离放射治疗的加强。推荐 4，MV 或 6MV 光束等低能光子。

高容量 T_3 和 T_4 癌症不太可能单独用放疗治愈，最好用手术和术后放疗来治疗。放疗领域与单独用放疗治疗患者的领域相似。将凡士林纱布团放在切口上，以确保表面剂量足够。如果神经周围侵犯存在，磁场沿着第五脑神经的第三分支延伸到颅底。剂量取决于手术切缘：阴性（R_0），60Gy；显微镜下阳性（R_1），66Gy；和总残留病（R_2），70Gy。患者每天治疗 1 次，每次 2Gy，每周 5 天，连续疗程。如果可以在不损害目标覆

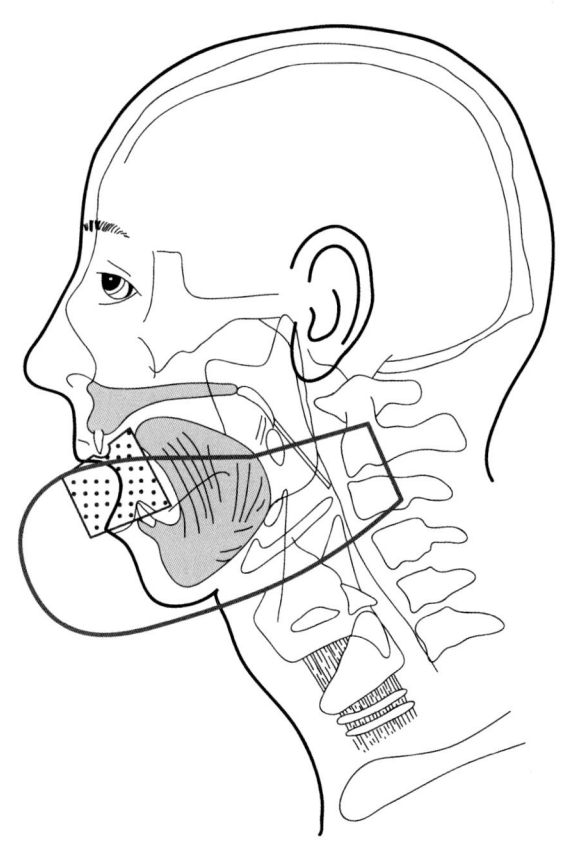

▲ 图 38-2　用于治疗下唇癌及 1 级和 2 级淋巴结的平行对置野
引自 Mendenhall WM. Radiotherapy for cancer of the lip: treatment technique. In: Werning JW, ed. *Oral Cancer.* New York: Thieme Medical Publishers Inc.; 2005.

盖范围的情况下，采用 IMRT 将 1 个或 2 个腮腺的剂量限制在平均剂量≤26Gy，以减少长期口干燥症。

2. 并发症　放疗后，受照射组织逐渐萎缩。必须使用帽子和紫外线防护剂保护受照射的嘴唇免受日晒。因为当进行外照射放疗治疗时前牙和牙龈受到铅屏蔽的保护，放射性龋齿、骨暴露和放射性骨坏死并不常见。

Fitzpatrick[55] 报道需要手术干预的晚期并发症发生率为 3.3%。Orecchia 等[42] 观察到 47 名接受铱 192 近距离放射治疗的 T_1 和 T_2 唇癌患者放疗后黏膜坏死发生率为 10.6%。晚期并发症的风险随着剂量、每分剂量和体积的增加而增加。

六、口底

（一）解剖学

口底（floor of the mouth，FOM）是覆盖在舌骨肌和舌骨肌上的半月空间，从下颌牙槽嵴的内表面延伸到口腔舌的腹面。它的后界是前扁桃体柱的基底；它被舌系带向前一分为二。下颌舌骨肌起源于下颌骨的下颌舌骨嵴，是口腔的肌层。后插入是在第三磨牙的水平。

颌下腺位于下颌骨体部。腺体的下方延伸至下颌弓

下缘以下；部分腺体位于下颌舌骨肌的表面，在这个区域形成了口腔底部的深缘。当肌肉因舌尖抵住上颌切牙而绷紧时，颌下腺可在下颌舌骨肌的后部摸到一个柔软的肿块。

颌下腺导管（沃顿管）长约 5cm，起源于位于舌骨肌和舌骨肌之间的腺体部分。该导管深入舌神经，然后到达舌神经的表面，并在靠近中线的口腔前底部存在。

舌下腺是主要唾液腺中最小的，也是位置最深的。每个都位于下颌骨和颏舌肌之间的口腔底部。

口底的第一梯队节点是颏下（1B 级）节点；扩散到颏下淋巴结（1A）并不常见。这些淋巴结随后流向上颈静脉淋巴结（2~3 级）。

舌神经是下颌神经（V_3）的一个分支，为口底提供感觉。它进入内侧翼肌和下颌支之间的口腔，并深入下颌第三磨牙内侧的口腔黏膜。

舌下神经（脑神经 XII）是舌头的运动神经。它在舌骨肌前通过，然后深入舌骨肌。舌下神经损伤导致同侧口腔舌麻痹和萎缩。由于对侧颏舌肌无对抗收缩，舌头在突出时偏向瘫痪侧。

（二）病理学和扩散方式

大多数口底肿瘤是鳞状细胞癌；大多数是适度分化的。小唾液腺肿瘤，如腺样囊性癌、腺样和黏液表皮样癌，占口底肿瘤的 2%~3%。

根据原发肿瘤的大小和浸润深度，15%~38% 的病例中，小至中等大小（T_1~T_2）的病变与同侧区域淋巴结的转移有关[56-58]。

>2mm 的浸润深度与口底癌症颈部转移的风险增加有关[59]。Mohit-Tabatabai 等[60]发现，口底病变厚度与临床阴性（N_0）患者亚临床颈部转移的概率有关（表 38-5）。原发病灶厚度>1.5mm 的患者有 20% 或更高淋巴结转移的风险[60]。O'Brien 等分析了肿瘤厚度对局部淋巴结转移发生率的影响，发现厚度≥4mm 或更厚的病变的风险显著增加[57]。报告的未治疗 N_0 颈部复发的发生率为 20%~35%[58, 61]。血管侵犯的组织学分级和程度以及神经周围侵犯也是淋巴结扩散的预测因素[62]。

图 38-3 显示诊断时临床阳性颈部淋巴结的分布情况[63]。图 38-4[64] 显示 62 例口底癌患者选择性颈淋巴清扫后病理阳性淋巴结的分布。T_1 或 T_2 病变患者的阳性淋巴结发生率为 19%，T_3 或 T_4 病变患者的阳性淋巴结发生率为 26%。因此，肿瘤学家应该有一个低门槛的选择性颈部治疗口底癌症。

（三）临床表现、患者评估和分期

口底癌通常表现为带有内生成分的轻度升高的黏膜

表 38-5 口底癌：原发肿瘤厚度与颈部失败的相关性[a]

厚度（mm）	T_1N_0	T_2N_0
0.1~1.5	1/38（3%）	0/19（%）
1.6~3.5	1/5（20%）	3/7（43%）
≥3.6	7/11（64%）	2/4（50%）

a. 治疗失败次数 / 患者总数（数据引自 Mohit-Tabatabai MA, Sobel HJ, Rush BF, et al. Relation of thickness of floor of mouth stage I and II cancers to regional metastasis. *Am J Surg.* 1986；152：351–353.）

病变，可能存在白斑的背景。病变通常由牙医或初级保健医生在常规体检中诊断。

T_1 和 T_2 肿瘤通常是在患者口底舌头发现的肿块。由于舌头固定，晚期病变会产生疼痛、出血、口臭、牙齿松动和言语改变。双手触诊对于确定骨膜的硬化程度和固定程度是必要的。广泛的病变可能会侵犯颈部或皮肤的软组织。

AJCC 分期系统[30]基于肿瘤大小、侵入深度和邻近结构（如骨或颈部软组织）的侵入。放射影像学研究可能有助于根据下颌骨和牙齿的状态、肿瘤的深度和局部淋巴结的评估进行分期。所有患者都应该进行 CT 扫描。在 CT 中有太多牙齿伪影的情况下 MRI 是有用的，或者 MRI 用于评估骨髓空间、肌肉和神经周围侵犯[65]。

PET/CT 的作用在口腔癌的初始检查中仍然是有争议的。它可用于检测淋巴结和远处转移以及计算代谢肿瘤体积[66]。代谢肿瘤体积可用于预测和外科手术计划[67]。但是，必须注意在检测远处转移时 10%~20% 的假阳性率。肾上腺、肝脏和结肠的摄取增加并不罕见，需要额外的检查，这可能会延迟原发性口腔癌的治疗。

PET/CT 可能有助于早期发现复发和预测哪些患者可以受益于放化疗后的选择性 / 治疗性颈淋巴清扫术[68-70]。

（四）治疗

1. 早期病变（T_1 和浅表 T_2） 手术和放疗对 T_1 和浅表 T_2 病变产生相同的治愈率。放疗引起的骨和软组织坏死的风险很大。所以手术通常是治疗的选择。颈部也采用选择性颈淋巴清扫术进行治疗，至少包括双侧 1~3 级[71]，尽管有些人主张在临床阴性淋巴结（cN_0）的选定患者中观察颈部[72]。双侧颈部治疗是指口底淋巴引流是双侧的，即使在侧支化良好的病变中也是如此。治疗流程如图 38-5 所示。

前哨淋巴结活检（sentinel lymph node biopsy, SLNB）越来越常用于口腔癌[73, 74]。在一项大型多机构试验中，Civantos 等证明，口底和一般口腔癌的 SLNB 阴性预测值为 96%[75]。目前的技术显示，颈部控制率为 100%，

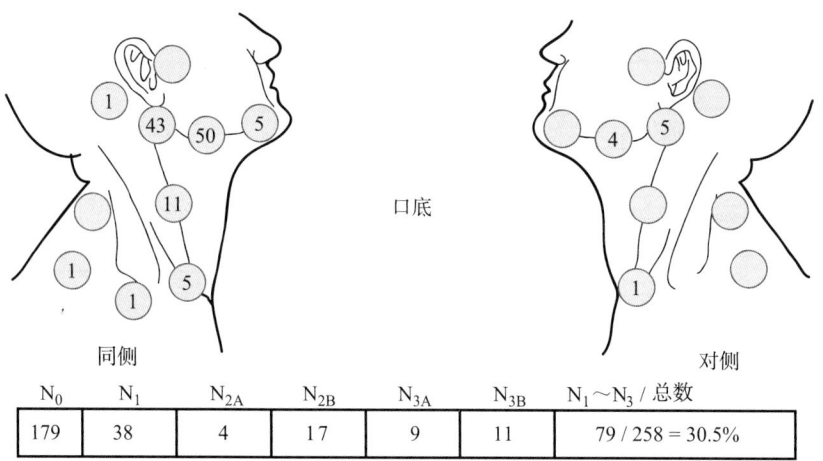

◀ 图 38-3　口底癌：入院时的淋巴结分布，
M.D. Anderson 医院，**1948—1965** 年

引自 Lindberg RD. Distribution of cervical
lymph node metastases from squamous cell
carcinoma of the upper respiratory and digestive
tracts. *Cancer*. 1972；29：1448.

口底

同侧　　　　　　　　　　　　　　　　对侧

N_0	N_1	N_{2A}	N_{2B}	N_{3A}	N_{3B}	$N_1 \sim N_3$ / 总数
179	38	4	17	9	11	79 / 258 = 30.5%

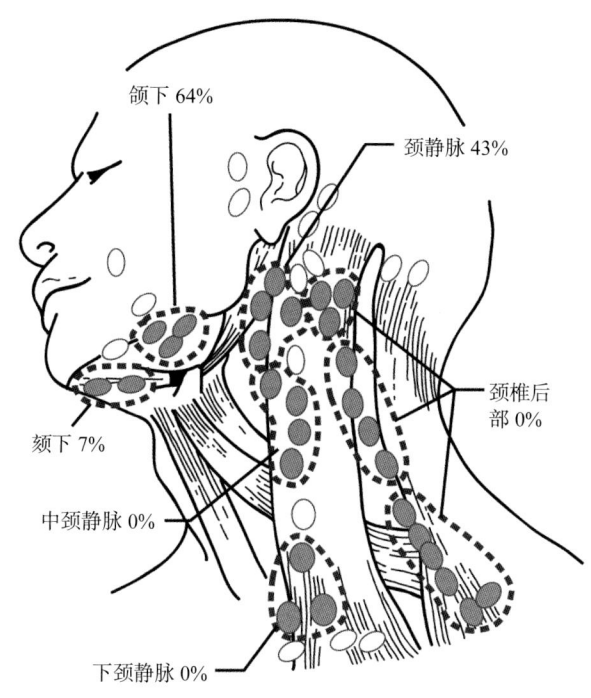

颌下 64%
颈静脉 43%
颈椎后部 0%
颏下 7%
中颈静脉 0%
下颈静脉 0%

▲ 图 38-4　62 例口底癌患者选择性解剖后 N_0 颈部受累淋巴结的分布

引自 Byers RM，Wolf PF，Ballantyne AJ. Rationale for elective modified neck dissection. *Head Neck Surg*. 1988；10：162.

阴性预测值为 96.4%[76]。

一些患者在原发性肿瘤切除活检后出现。如果边缘紧密或受累，并且没有残留肿瘤的证据，就会出现一种具有挑战性的情况。明确治疗的选择包括再次切除手术床[72]或仅在原发部位植入间隙植入物，前提是侵入深度<1.5mm。放疗的另一个优点是能够以优异的控制率治疗更大的区域；然而，这并不是没有增加显著不良反应的风险[77, 78]。

2. 中度晚期病变（大 T_2 和外生性 T_3 病变） 通过固定或拴系到下颌骨内板的浸润性损伤最好通过切除骨膜来治疗，并且通常至少切除下颌骨的边缘。外科医生

必须积极获取肿瘤周围的宽边缘，即使结果是节段性的下颌骨切除术。以下是侵犯下颌骨的癌症必要切除范围的指南。

对于累及黏膜并毗邻下颌骨，但肿块可移动的癌症，切除范围为广泛的局部切除和骨膜切除。如果癌症涉及黏膜并附着在下颌骨上，但未发现骨侵犯，则需要进行广泛的局部切除和边缘下颌骨切除术。对于涉及黏膜和附着于下颌骨的癌，怀疑或明显的骨侵犯，广泛的局部切除和部分下颌骨切除术是必要的。

通过坚持这些标准，外科医生增加了获得阴性边缘的可能性。应该注意的是，如果骨膜没有浸润性癌，即使距肿瘤<5mm，最终边缘也被认为是阴性的，因为骨膜起着阻止癌扩散的作用。

术后放疗适用于边缘紧密（≤5mm）或阳性、T_4病变、神经周围侵犯或淋巴间隙侵犯的患者。即使在非常小的病变中，神经周围侵犯也特别令人担忧，因为如果对原发部位的治疗不够积极，它的复发风险增加了19 倍[79]。

如果边缘没有肿瘤，即使立即进行再次切除，复发率也会显著增加[80, 81]。Jacobs 等[82]和 Laramore 等[83]报告了一项大型组间研究，其中对局部晚期癌症进行了术后辅助外照射（60Gy）治疗。他们发现边缘满意的患者复发率为 11%，边缘不满意的患者复发率为 26%。即使最终切缘为阴性，也已知"切缘"或阳性冰冻切片切缘会增加局部复发的风险[84]。这可能反映显微镜下黏膜疾病扩散或淋巴血管间隙侵犯。这些患者应积极接受辅助放疗或阴极射线管治疗。在佛罗里达大学，边缘受累的患者接受超分次放疗，以减少总治疗时间，增加对主要部位的剂量，同时最大限度地降低潜在的晚期发病率[51]。另一种方法是在 6 周内分 35 次进行 70Gy 的治疗，每天 1 次，每周 4 天，每天 2 次，在放射治疗的最后 5 周内每周 1 天。对于需要辅助治疗的选定患

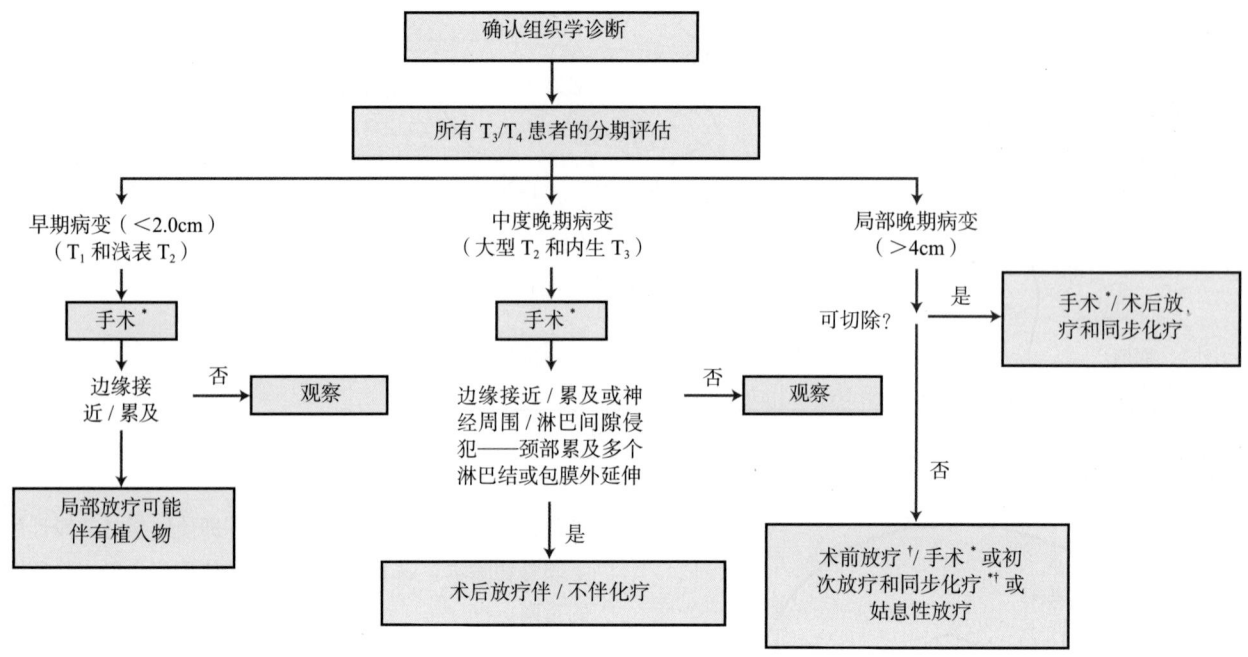

▲ 图 38-5 口底癌的治疗流程

*. 对任何原发病灶厚度＞ 1.5mm 的患者进行颈部治疗（颈部淋巴清扫或放疗治疗）[60]；†. 可同时进行化疗 [170]

者，另一种选择是近距离放射治疗。Lapeyre 等 [85] 报告了 36 例术后边缘闭合或阳性的口腔舌癌或口底癌患者。术后 2 年局部控制率为 88.5%。19 名口底癌症患者中有 3 名（16%）出现 2～3 级慢性后遗症。

即使临床阴性，也应选择性地解剖颈部。如果有多个阳性淋巴结或包膜外延伸，则需要术后放疗 [31, 51]。根据 EORTC 和 RTOG 的试验结果，建议在高风险的术后环境中进行联合化疗，如阳性 / 闭合边缘或包膜外延伸 [48, 49]。

3. 局部晚期病变（内生 T_3 和 T_4）患有局部晚期口底癌的患者先接受手术治疗，然后进行术后放疗。在某些情况下，术前放疗可用于不能切除的肿瘤。舌广泛侵犯并固定或延伸至颈部软组织的患者，以及患有巨大颈部疾病的患者，可接受姑息性放疗（10 个部分 30Gy 或 2 个部分 20Gy，间隔 1 周）。

4. 术后同步放化疗　两项随机试验（RTOG 9501 和 EORTC 22931）解决了头颈癌术后放疗时合并化疗是否有益的问题 [48, 50]。这些试验中的每一项都显示了在接近 / 阳性边缘和（或）包膜外延伸的设置中局部控制和无病生存的改善。放疗期间第 1 天、第 22 天和第 43 天给予顺铂（100mg/m²）[48, 50]。与术后放疗相比，术后放疗更容易出现严重的急性效应。

（五）结果

当采用多模式治疗时，口腔癌的生存率最高。Ellis 等在一项包括近 21 000 名患者的全国性医院研究中发现，接受初次放疗的患者与接受初次手术的患者相比，死亡风险增加了 1.97 倍 [86]。在一项对 8000 多名患者进行的基于人群的研究中，Sowder 等发现，与基于放疗的治疗（分别为 53% 和 34%）相比，早期口腔癌的手术治疗具有显著优越的 5 年总生存率和疾病特异性生存率（85% 和 71%）[87]。

对于晚期口腔癌，基于手术的治疗仍然是最有利的生存结果。在一项使用阿尔伯塔癌症登记处的基于人群的研究中，Zhang 等发现与基于放疗的 2 年和 5 年生存率（分别为 18% 和 10%）和疾病特异性生存率（分别为 21% 和 21%）相比，使用手术结合辅助放疗的 2 年和 5 年生存率（分别为 77% 和 58%）和疾病特异性生存率（分别为 83% 和 83%）最好 [88]。Cheraghlou 等已经表明，未经治疗的晚期口腔癌（患者拒绝治疗）与基于放疗的治疗具有相似的生存率（12.6%）[89]。Saggi 等分析了超过 14 000 名口底癌症患者，还发现与放疗相比，基于手术的治疗提供了最佳的操作系统和决策支持系统 [90]。

单纯放疗后的结果因疾病阶段和治疗技术而异。佛罗里达州大学使用的放射治疗时间表如表 38-6 [91] 所示。与单纯近距离放射治疗或联合电子束放射治疗相比，仅外照射的局部控制率较低 [92]。安德森医学博士在表 38-7 [93] 中描述了单纯放射治疗的经验。T_1 病变的失败率为 2%，T_3 和 T_4 病变的失败率分别为 23% 和 79%。对于 T_2 和 T_3 病变，无论是否采用外照射近距离放射治疗，其局部控制效果似乎都优于外照射单独治疗。

Sessions 等[72] 报道了 280 名接受单独手术、单独放疗或联合手术和放疗的患者。肿瘤类别为 T_1 106 名患者、T_2 107 例患者、T_3 40 例患者和 T_4 27 名患者。局部复发率为 41%。表 38-8 显示了按治疗方式分列的 5 年疾病特异性生存率。

共有 160 名 T_1（79 名患者）和 T_2（81 名患者）FOM 癌症患者在古斯塔夫 - 鲁西研究所接受了低剂量铱 192 近距离放射治疗[94]。其中 127 名患者的颈部临床阴性，33 名患者（21%）患有 N_1 颈部疾病。患有 T_2 和（或）N_1 病变的患者接受了颈淋巴清扫术。至少随访 9 年，T_1 肿瘤的局部控制率为 93%，T_2 肿瘤的局部控制率为 88%。

Pernot 等[95] 报道了用外照射和铱 192 近距离放疗法（105 名患者）或单独近距离放疗法（102 名患者）治疗的 207 名口底癌患者。肿瘤种类为 T_1 41%、T_2 48%、T_3 8%、T_4 2% 和 Tx 1%。颈部类别为 N_0 83%、N_1 12%、N_2 3%、N_3 2%。T_1、T_2 和 T_3 肿瘤患者的 5 年局部控制率分别为 97%、72% 和 51%。T_1、T_2 和 T_3 肿瘤患者的疾病特异性生存率分别为 88%、47%、36%。

Rodgers 等[96] 回顾了佛罗里达大学治疗的 194 名患者。晚期病变患者（T_3 和 T_4）在接受放疗或单纯手术治疗时的控制率低于接受联合手术和放疗的患者（表 38-9）。5 年疾病特异性生存率为 I 期 96%、II 期 70%、III 期 67%、IVA 期 44%。

（六）辐射技术

由于齿龈嵴附近易受高剂量放疗诱发的软组织损伤或放射性骨坏死的影响，口腔底部的放疗耐受性低于口腔的其他部分。因此，照射前和照射后口腔护理至关重要。

1. T_1 和 T_2 癌症　口底浅表性（≤4mm）高分化鳞状细胞癌患者可单独接受近距离放射治疗，也可在可行的情况下接受口内锥放射治疗。如果肿瘤毗邻或延伸至下颌牙槽嵴，则近距离放射治疗不可行，因为有骨暴露的风险。近距离放射治疗可以使用塑料管技术用铱进行。

口内锥形放射治疗是用正电压 X 线或电子进行的。由于射束收缩更少，表面剂量更高，所以优选正交电压 X 线。在每次治疗之前，放射肿瘤学家有必要核实肿瘤相对于口内锥的位置。由于口内锥区包含少量组织，因此每部分的剂量可增加至每天 1 次 2.5～3.0Gy。

厚度 >4mm 的癌症和分化差的癌症在局部淋巴结

表 38-6　口底癌：佛罗里达大学目前规定的放疗计划

分　类	仅间质（Gy）	仅口腔内锥形（Gy）	EBRT± 间质（Gy）	口内锥束＋外照射（Gy）
TX——没有可见或可触及的肿瘤	55	45 超过 3 周	不推荐	不推荐
TX——明显的硬结或边缘阳性	65	55 超过 4 周	45+25	（15～18）/10 次 +50
早期浅表	60～65	45 超过 3 周	不推荐	不推荐
早期，1～3cm，硬结	不推荐	不推荐	45+（25～30）	（15～24）/10 次 +45
局部晚期	不推荐	不推荐	74.4～76.8（每天 2 次，1.2）外照射 + 顺铂	不推荐

EBRT. 外照射；TX. 透视后活检（改编自 Million RR, Cassisi NJ, Clark JR. Cancer of the head and neck. In: DeVita VT, Jr, Hellman S, Rosenberg SA, eds. *Cancer: Principles and Practice of Oncology.* 3rd ed. Philadelphia: J. B. Lippincott Company; 1989: 488–590.）

表 38-7　口底癌：未能控制原发病灶与放疗技术（**M. D. Anderson** 医院；**1948 年 1 月至 1968 年 12 月**）

分　类	失败数 / 患者总数（失败率）	单独外照射	单独间质	外照射和间质
T_1	1/49（2%）	0/10	1/31（3%）	0/8
T_2	9/77（11.5%）	5/23（22%）	3/34（9%）	1/20（5%）
T_3	14/60（23%）	9/25（36%）	3/17（18%）	2/18（11%）
T_4	19/24（79%）	13/16（81%）	2/4	4/4

引自 Chu A, Fletcher GH. Incidence and causes of failures to control by irradiation the primary lesions in squamous cell carcinomas of the anterior two-thirds of the tongue and floor of mouth. *Am J Roentgenol Radium Ther Nucl Med.* 1973; 117: 502–508.

表 38-8　口底癌：5 年疾病特异性生存率与治疗方式和肿瘤分期的关系（华盛顿大学）

治疗方式	所有分期 (*n*=227)	I 期 (*n*=58)	II 期 (*n*=51)	III 期 (*n*=54)	IV 期 (*n*=64)
局部切除术	76.2%	81.2%	50.0%	100.0%	0.0%
复合切除术	62.5%	25.0%[a]	100.0%	100.0%	53.9%
放疗	43.2%	41.7%[a]	33.3%	33.3%[a]	53.9%
局部切除和放疗	60.9%	75.0%	41.7%	100.0%	100.0%
复合切除 / 放疗	54.9%	94.4%	75.9%	35.0%[a]	40.0%
显著水平	*P*=0.158	*P*=0.0032	*P*=0.059	*P*=0.0045	*P*=0.401

a. 通过 χ^2/Fisher 精确检验，显著 *P*<0.05［引自 Sessions DG，Spector GJ，Lenox J，et al. Analysis of treatment results for floor-of-mouth cancer. *Laryngoscope*. 2000；110（10 Pt 1）：1764–1772.］

表 38-9　口底癌：佛罗里达大学的初始和最终局部控制率[a]（194 例患者）

T 分期		仅放疗	仅手术	手术和放疗
T₁	最初的	32/37（86%）	9/10（90%）	1/1（100%）
	最终的	35/37（94%）	9/10（90%）	1/1（100%）
T₂	最初的	25/36（69%）	9/12（75%）	7/7（100%）
	最终的	31/36（86%）	10/12（83%）	7/7（100%）
T₃	最初的	11/20（55%）	N/A[b]	9/9（100%）
	最终的	13/20（65%）	N/A[b]	9/9（100%）
T₄	最初的	2/5（40%）	1/2（50%）	5/8（63%）
	最终的	2/5（40%）	1/2（50%）	5/8（63%）

a. 按主要部位的初始治疗分组。47 例患者被排除在局部对照分析之外，因为他们在治疗 2 年内死亡，主要部位持续无病
b. 类别中没有患者
引自 Rodgers LW, Jr, Stringer SP, Mendenhall WM, et al. Management of squamous cell carcinoma of the floor of mouth. *Head Neck*. 1993；15：16–19.

中患亚临床疾病的风险增加。口底的第一级节点是 1 级和 2 级节点。外照射使用平行对置场进行 4MV 或 6MV 的 X 线照射，该场包括原发性肿瘤和第一级淋巴结。患者也可以接受 IMRT 治疗，如果它将导致更低的唾液腺剂量，以减少口干症。口内支架被放置在口腔中，以将上颌和上唇移出视野（图 38-6）[54]。外照射视野用 46Gy 治疗，每天 23 次，或 38.4Gy，每天 2 次，每次 1.6Gy。近距离放射疗法跟随外照射，如果这是被选择来促进肿瘤的技术。如果选择口内锥放射治疗来增强肿瘤，它在外照射之前这样肿瘤的范围可以被最佳地确定，并且因为患者不舒服，在外照射之后可能难以放置锥体。总剂量范围为 65～70Gy。

低颈（3 级和 4 级淋巴结）用前场照射，用 4MV 或 6MV X 线照射 25 个部分至 50Gy，或用规定为 Dmax 的 15 个部分至 40.5Gy。如果对上颈部的治疗将在不到 25min 内完成，后一种方案是优选的。锥形中线块用于保护喉部。平行对置场或 IMRT 场与低颈场的交界处位于甲状软骨切迹处（图 38-7）[54]。

2. T₃ 和 T₄ 癌症　初次放疗后无主要并发症的治愈可能性很低。因此，如果患者是出于治疗目的而接受治疗，术后放疗应与原发肿瘤切除和颈淋巴结清扫相结合。这些字段类似单独接受放疗的患者所描述的字段。如果有多个阳性结节或囊外延伸，视野的上边界延伸到颅底。在 44～46Gy 时，入口从脊髓开始缩小，如果需要，可以用 8～10MeV 的电子照射缩小区域后的颈部。或者，患者可以接受 IMRT，以减少对腮腺的剂量，从而降低长期口干燥症的风险 [97, 98]。双侧淋巴结阳性的患者接受平行对野治疗，因为保留腮腺的 IMRT 可能导

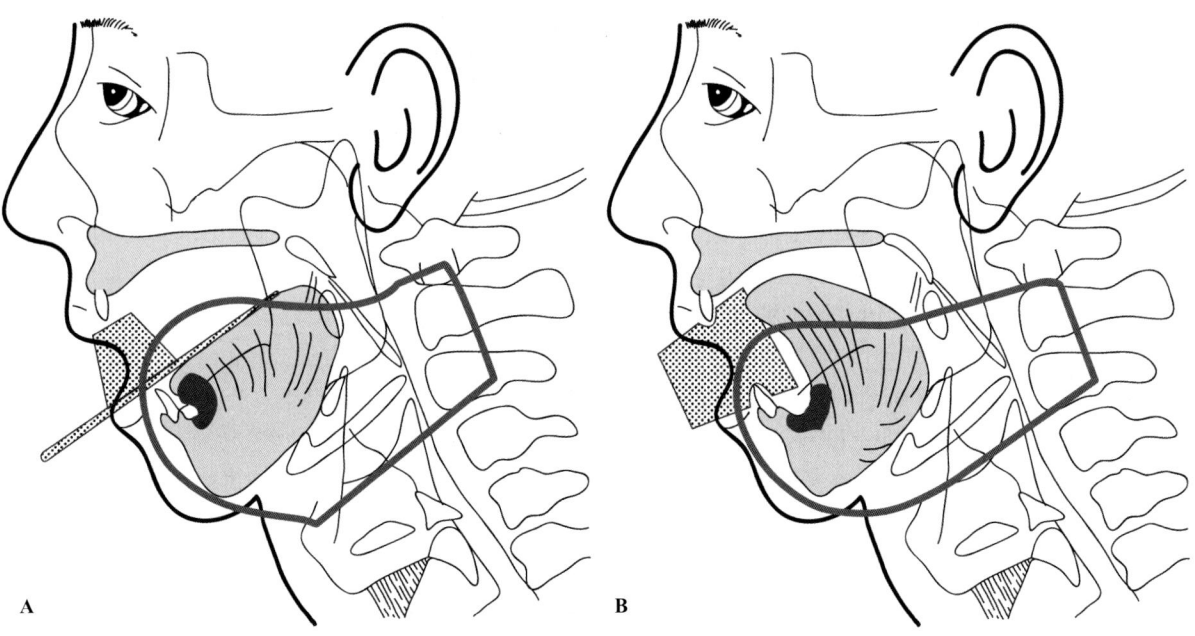

▲ 图 38-6　口底癌放疗入口

A. 治疗侵犯舌的口底癌的放疗入口；用舌片和软木塞将舌压入口腔底部。B. 不侵犯舌的局限性前口底癌的放疗入口。在软木塞上开两个口，这样在每次治疗过程中，软木塞可以保持在患者上下门牙之间的同一位置；舌尖从治疗区域移开。视野的前边缘覆盖了下颌弓的整个厚度。较低的区域边缘位于甲状腺软骨，确保颌下淋巴结的充分覆盖。上缘的形状使得口腔、口咽和腮腺的大部分都在入口之外。在计算机剂量学的帮助下，在主要部位（即不沿着入口的中心轴）指定规划靶区体积的最小肿瘤剂量（引自 Parsons JT, Mendenhall WM, Moore GJ, et al. Radiotherapy of tumors of the oral cavity. In：Thawley SE, Panje WR, Batsakis JG, et al., eds. *Comprehensive Management of Head and Neck Tumors.* 2nd ed. Philadelphia：W. B. Saunders Company；1999：695–719. ）

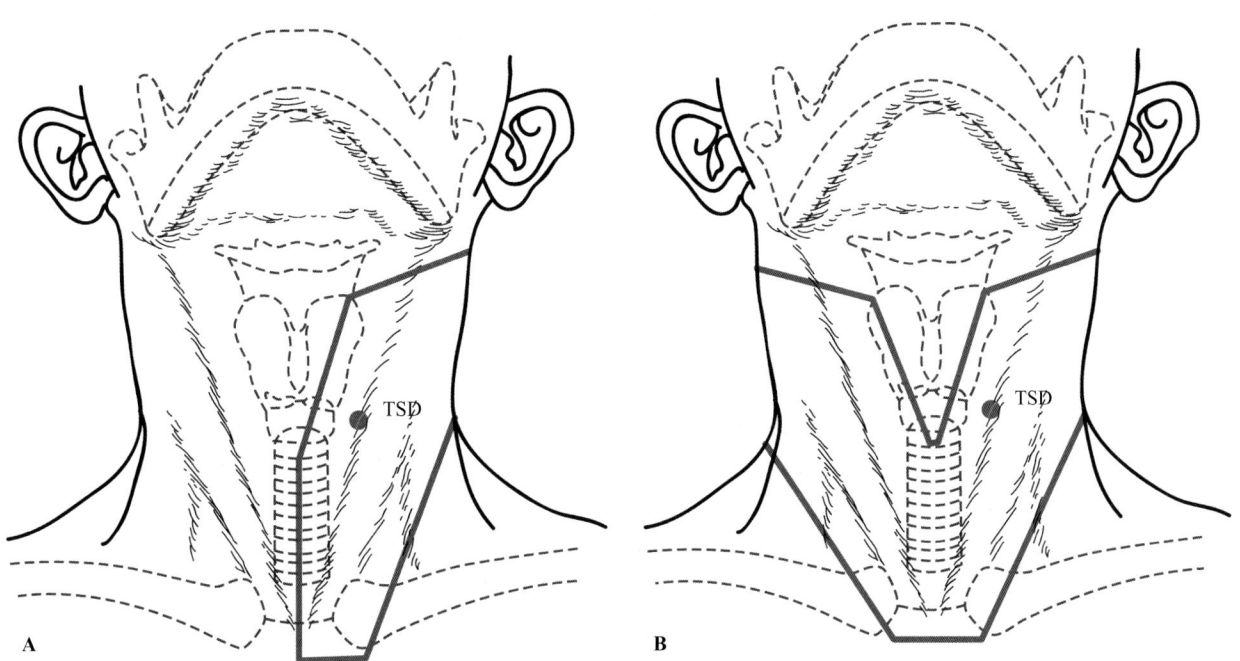

▲ 图 38-7　平行对置野或 IMRT 野和低颈野的入口

A. 用于照射同侧颈部的入口。在 N₀ 疾病患者中，锁骨上外侧窝的淋巴结风险较低，并且没有进行选择性照射。B.N₀ 颈部双侧下颈部放疗野。喉罩应该仔细设计。因为颈内静脉淋巴结位于甲状软骨的后外侧边缘附近，所以如果不在这些淋巴结中产生低剂量区域，防护罩就不能覆盖整个软骨。治疗下颈部的一个常见错误是将下颈部入口横向延伸至肩部，包括风险可忽略不计的锁骨上外侧淋巴结，同时用一个大的矩形喉罩部分屏蔽高风险的颈中淋巴结。防护罩的下段位于环状软骨或第一或第二气管环；防护罩必须是锥形的，因为当接近下颈部时，淋巴结趋向于更靠近中线。TSD. 目标到皮肤的距离（引自 Parsons JT, Mendenhall WM, Million RR. Radiotherapy of tumors of the oropharynx. In：Thawley SE, Panje WR, Batsakis JG, et al., eds. *Comprehensive Management of Head and Neck Tumors.* 2nd ed. Philadelphia：W. B. Saunders Company；1999：861–875. ）

致边缘性复发的风险增加。阴性淋巴结者可采用平行对置野治疗，不包括大部分腮腺。将凡士林纱布团放在切口上，以确保足够的表面剂量。负边缘患者通常接受 60Gy，每部分 2Gy。对于切缘阳性的患者和从手术到术后放疗间隔超过 6 周的患者改变分馏，应考虑使用顺铂。佛罗里达大学的首选方案是每天 2 次，每次 1.2Gy，每次 74.4Gy，持续 6.5 周，通常伴有顺铂。

偶尔的患者可能会出现不完全切除的肿瘤，通常是因为固定颈部疾病。在这种情况下，放疗先于手术，以使肿瘤可切除。向原发肿瘤和颈部两侧输送 46～50Gy，然后将切除区域缩小并扩大至 60～70Gy。

晚期疾病和治愈机会渺茫的患者接受姑息治疗。佛罗里达大学采用的剂量分次方案是 2 个部分 20Gy，间隔 1 周，或 2 周内 10 个部分 30Gy。

3. 并发症　口底可能会出现有限的软组织坏死，通常发生在原病变部位。这些溃疡疼痛，通常对局部麻醉措施（黏性利多卡因或丁卡因棒棒糖）、抗生素和时间有反应。如果牙龈上出现溃疡，下面的下颌骨可能会暴露出来。建议患者停止戴假牙，使用局部麻醉药，并使用抗生素。最近的数据表明，每天 400mg 或 4 次的己酮可可碱在这种情况下可能是有益的，也可能减少晚期放疗诱导的纤维化 [99]。如果软组织或骨坏死进展，高压氧和外科清创可能是必要的 [100, 101]。在佛罗里达大学治疗的 194 名患者中有 18 名（9%）出现了严重的并发症（表 38-10）[96]。

表 38-10　口底癌并发症的治疗（194 例患者）

初步治疗	重度并发症 [a] 患者	轻度至中度并发症 [b] 患者
单纯放疗	6/117（5%）	49/117（42%）
单独手术	6/36（17%）	3/36（8%）
手术和放疗 [c]	6/41（15%）	8/41（20%）

a. 术后并发症（心肌梗死、肺栓塞等）、伤口感染或裂开、瘘管形成或需要住院或手术干预的放射性骨坏死
b. 轻微骨暴露、软组织坏死或轻微感染。仅需要门诊治疗的放射性骨坏死或外科伤口并发症
c. 再次手术或术后放疗
引自 Rodgers LW, Jr, Stringer SP, Mendenhall WM, et al. Management of squamous cell carcinoma of the floor of mouth. *Head Neck*. 1993；15：16–19.

Sessions 等 [72] 报道了 280 名接受单独手术或放疗的患者。他们观察到 41% 接受外照射和近距离放射治疗的患者出现晚期放疗并发症，其中大多数出现在治疗 1 年内。手术并发症包括感染（5%）、伤口脱落（9.6%）、口瘘（6.1%）、颈动脉暴露 / 爆裂（1.1%）和延迟死亡

（1.4%）。在这些并发症中，58% 与联合手术和体外放疗有关。

在古斯塔夫 – 鲁西研究所接受 T$_1$～T$_2$ 口底癌症近距离放射治疗的患者中，18% 出现骨坏死；2.5% 为重度 [94]。

七、口腔舌癌

（一）解剖学

舌头位于口腔的底部，静止时充满口腔的大部分。它与咀嚼、味觉和口腔清洁有关。然而，它的主要功能是吞咽时将食物推进咽中，说话时形成单词。

界沟将舌头分为口咽部；口腔部分由舌头的前 2/3 组成。舌头通过系带附着在口腔底部。外翻乳头位于终沟的前方，是口腔舌的临床标志。

口腔舌头由四块主要肌肉组成：颏舌肌、舌骨舌肌、茎突舌肌和腭舌肌。这些肌肉在舌头的剧烈运动中发挥作用。舌头有四种内在肌肉，它们改变舌头的形状，并负责精细的运动。

舌头的肌肉和膜有独立的神经供应。舌下神经（脑神经XII）是舌头的运动神经。舌神经是脑神经 V 下颌支的一个分支，是口腔舌的感觉神经。鼓索神经随着舌神经走形并提供味觉。舌的血液供应来自舌动脉；两条舌静脉伴随舌动脉。

舌头有黏膜下淋巴管丛。从口腔舌的淋巴引流有三条途径：舌尖引流至颏下淋巴结（1a 级）；来自舌侧面的淋巴流向颌下淋巴结（1b 级），并从那里进入颈静脉淋巴结（2～4 级）；并且来自中间舌的淋巴直接流向下颈静脉节点（3 级和 4 级）。大约 15% 的患者有绕过 2 级的淋巴转移，出现在 3 级和 4 级 [102]。淋巴引流是单侧的；除非癌症侵犯中线（1cm 以内），否则不可能引流至对侧淋巴管。

（二）病理学和扩散方式

共 95% 的口腔舌癌是鳞状细胞癌。白斑也很常见 [103]。疣状癌和小涎腺肿瘤很少发生。

几乎所有的鳞状细胞癌都发生在舌头的侧面和腹部。前 1/3（尖端）病变通常早期诊断。中 1/3 的病变经常侵犯舌头的肌肉组织，随后延伸到外侧口底。后 1/3 的损伤生长到舌的肌肉组织、口底、前扁桃体柱、舌根、舌侧沟和下颌骨。

临床阳性颈部淋巴结转移的分布如图 38-8 [63] 所示。共有 45% 的口腔癌患者在诊断时具有临床阳性淋巴结；5% 是双边的。Byers 等 [64] 报道称，在选择性颈淋巴清扫术后，T$_1$N$_0$ 和 T$_2$N$_0$ 病变的亚临床疾病发生率为 19%，T$_3$N$_0$～T$_4$N$_0$ 癌症的亚临床疾病发生率为 32%。Ozeki

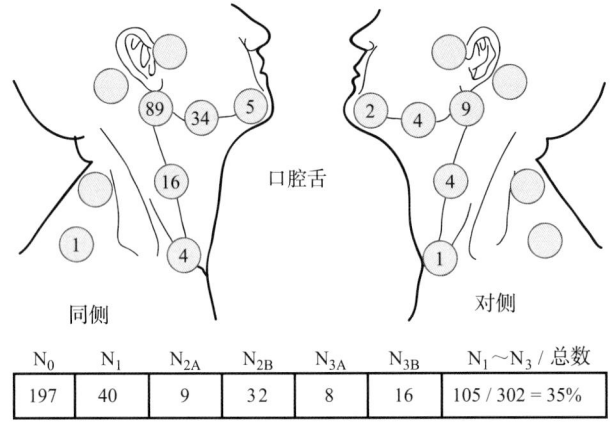

N_0	N_1	N_{2A}	N_{2B}	N_{3A}	N_{3B}	$N_1 \sim N_3$ / 总数
197	40	9	32	8	16	105 / 302 = 35%

▲ 图 38-8　1948—1965 年 M. D. Anderson 医院的口腔癌：入院时的淋巴结分布

引自 Lindberg RD. Distribution of cervical lymph node metastases from squamous cell carcinoma of the upper respiratory and digestive tracts. *Cancer*. 1972；29：1448.

等[102] 报告了 3 例舌淋巴结转移病例。

（三）临床表现、患者评估和分期

患有口腔舌癌的患者通常表现出舌头刺激感或舌头肿块感。深度浸润可能会影响说话和吞咽。晚期溃疡性病变通常伴有恶臭和疼痛。

触诊舌头和口底，视觉检查和评估舌头活动度将有助于确定原发肿瘤的范围。CT 和 MRI 在一定程度上有助于确定较大原发肿瘤的深度和评估颈部。表 38-2[30] 描述了分期系统。

（四）治疗

治疗流程如图 38-9 所示。

1. 早期病变（T_1 和浅表 T_2）　关于手术和放疗在控制小口腔癌方面的相对疗效，有相互矛盾的证据。虽然许多系列显示了相同的治愈率，但最近的一些证据显示，手术控制有所改善。最近的大规模、基于人群的研究表明，早期口腔癌接受手术治疗后，存活率提高了 20%～30%[87]。值得注意的是，这些研究可能没有考虑影响结果的变量，因此存在选择偏差。表面明确的病变通常可以单独使用切除来治愈，并获得良好的功能结果[104, 105]。对于边缘闭合或阳性[80, 106]、广泛的淋巴结疾病（大的或多个阳性颈部淋巴结）、血管间隙侵犯、囊外扩张或神经周围侵犯，建议进行术后放疗[33, 51]。虽然严重放疗并发症的风险较低，但在作者所在机构，手术是首选治疗方法，因为放疗后骨暴露或软组织坏死的风险较低，可持续数月或数年。

如果患者拒绝手术或有手术并发症的高风险，则接受确定性放疗[107]。早期口腔舌癌的放疗可采用外照射联合间隙植入或口内锥形强化，或仅采用间隙植入[93, 108]。仅外照射的结果是次优的。

2. 中度晚期病变（大 T_2 和 T_3）　中度晚期原发性癌

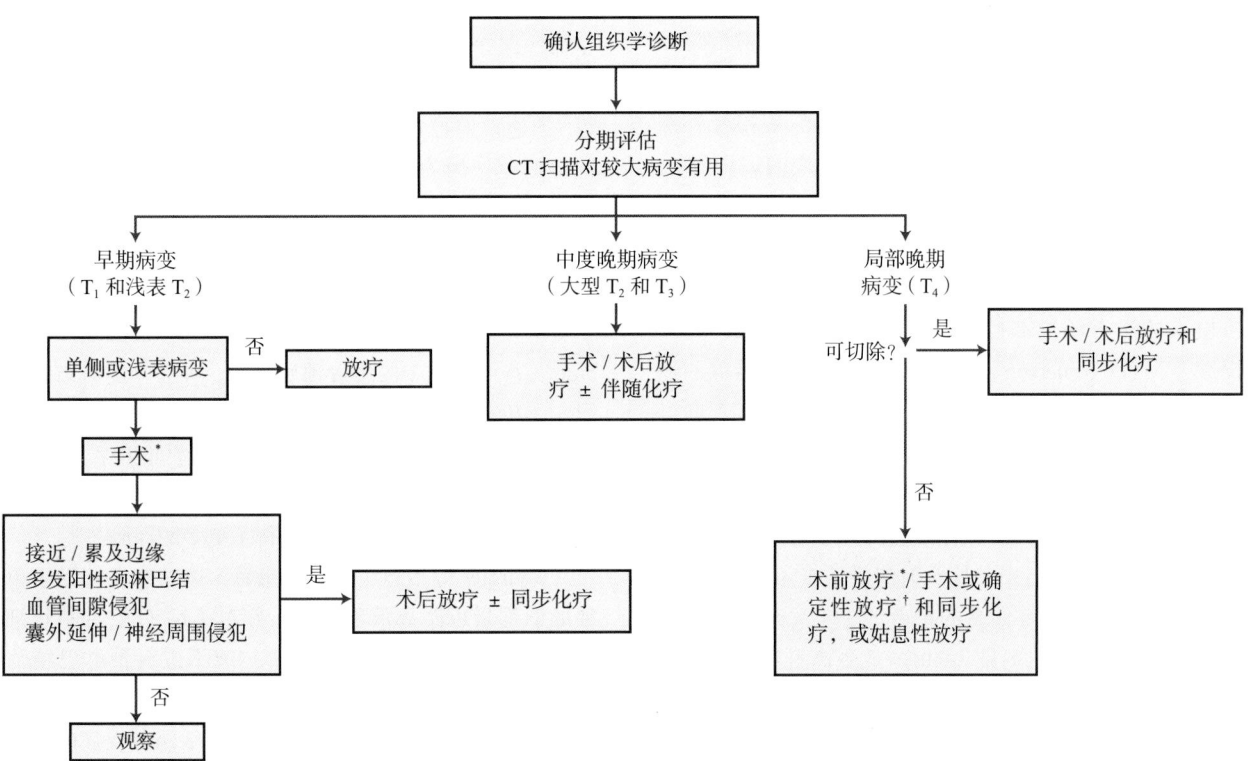

▲ 图 38-9　新发口腔舌癌的治疗流程

*. 对厚度＞ 2mm 的原发肿瘤进行颈部治疗（颈部淋巴清扫或放射治疗）[104]；†. 可同时进行化疗[170]

症是通过部分舌切除术后进行术后放疗来治疗的。术前放疗很少使用，因为外科医生更容易确定未接受放疗的患者的肿瘤范围，并且术后并发症的风险更高。

3. 晚期病变（T_4）　T_4 舌癌治愈的可能性很低。早期 T_4 癌可能适合部分舌切除术和辅助放疗。更晚期的病变需要全舌切除术，有或没有全喉切除术（以防止误吸）和重建。对于不能切除的肿瘤患者，可以在术前单独进行放疗或同时进行化疗，在 25min 内给予至少 50Gy 的放疗，以使肿瘤可手术或允许外科医生进行更完整的切除。健康状况不佳或患有晚期颈部疾病的患者接受姑息性放疗。

（五）结果

马萨诸塞州总医院的 Wang[109] 对 T_1 和 T_2 口腔舌部病变患者的各种强化技术结合外照射的结果进行了评估，并观察到间质植入后 5 年的精算局部控制率为 54%，口内锥形体正电压放疗后为 50%，口内锥形体电子束治疗后为 86%。电子束口内锥束增强后局部控制优于正电压口内锥束的原因尚不清楚。与间质植入相比，口内锥形放疗对下颌骨的剂量较低，不需要麻醉或住院，也可能与较少的并发症有关。研究者通过口内外照射（每周 5 次）给药，每天 8～9 次，每次 3.0Gy，随后外照射立即给药，每天 2 次，每次 1.6Gy，共 12 天[109]。患者接受了 1.5～2 周的分割治疗，并恢复放疗，外照射总剂量为 51.4Gy；总剂量约为 75Gy。

佛罗里达大学更倾向于采用口内锥形放疗治疗和正位 X 线[110]。患者通常接受口内锥形放射治疗，每次 3.0Gy，持续 7～9 天，总计 21～27Gy，然后接受外照射治疗，每日 10 次，每次 30Gy，或在 2 周内每日 2 次，每次 1.6Gy，到达主要部位和颈部。

近距离放疗法也可以与外照射联合治疗口腔舌癌[105, 108, 111]。在佛罗里达大学接受外照射治疗后进行间质植入的患者的局部控制率为 83%[107]。Wendt 等[111] 报道了 M. D. Anderson 治疗 T_1N_0 和 T_2N_0 口腔舌癌的经验，其中患者单独接受近距离放疗法或与外照射联合治疗。在 8 名仅接受外照射治疗的患者中，5 名（63%）出现局部复发。18 名接受间质治疗的患者中有 6 名（33%）在原发部位失败。在接受外照射和近距离放射治疗联合治疗的患者中，外照射剂量低于 40Gy 且近距离放射治疗剂量中等偏高的患者的 2 年局部控制率为 92%，而接受外照射剂量为 40Gy 或更高且近距离放射治疗剂量较低的患者的 2 年局部控制率为 65%[111]。相关文献综述支持近距离放疗的疗效（表 38-11）[92]。

颈部淋巴结亚临床疾病在口腔舌癌患者中很常见。Matsuura 等强调了颈部选择性治疗的重要性，特别是

表 38-11　口腔舌癌的局部控制与放疗方式的关系

	E+I vs. E	I vs. E	E+I vs. I
Chu 和 Fletcher[93]	E+I>E	I>E	无不同
Fu 等[108]	E+I>E	I>E	E+I<I[a]
Horiuchi 和 Adachi[171]	E+I>E	I>E	E+I>I[b]
Lees[172]	E+I>E	I>E	无不同
Mendenhall 等[92]	—	—	E+I<I[c]

a. 仅局部控制，T 分期未报道
b. 差异主要出现在 T_3 和 T_4 病变
c. T_2 病变
E. 外部光束照射；I. 间质照射。外束加>40Gy 镭产生的效果明显好于外束加<40Gy 镭（改编自 Mendenhall WM, Van Cise WS, Bova FJ, et al. Analysis of time-dose factors in squamous cell carcinoma of the oral tongue and floor of mouth treated with radiation therapy alone. *Int J Radiat Oncol Biol Phys.* 1981; 7: 1005–1011.）

随着肿瘤厚度的增加[112]。根据他们的经验，肿瘤厚度为 8mm 或更大的患者在临床阴性颈部淋巴结衰竭的风险增加。Wendt 等[111] 也表明了选择性治疗对临床阴性颈部的重要性。44% 没有接受选择性颈部放疗的患者出现颈部失败；27% 的失败发生在接受低于 40Gy 的患者身上，而接受 40Gy 或更高剂量的患者的失败率为 11%。Byers 等[113] 建议对 T_2～T_4 原发肿瘤患者的临床阴性颈部进行选择性治疗。Haddadin 等[114] 观察到，T_2 舌癌患者在选择性颈淋巴清扫术后的预后，明显好于那些保守治疗直到出现区域性失败（5 年生存率分别为 75% 和 39%）。根据对 MSKCC 经验的回顾，Spiro 等[104] 建议对厚度超过 2mm 的原发性肿瘤进行选择性颈部治疗，因为在这组患者中，颈部转移的风险接近 40%。O-Charoenrat 等[115] 发现，在皇家马斯登医院治疗的 1 期和 2 期口腔舌鳞状细胞癌患者中，肿瘤厚度的增加预示着隐性颈淋巴结转移和不良预后。无病生存的单变量分析显示，60 岁以上（$P=0.0423$）和肿瘤厚度>5mm（$P=0.0067$）的患者预后较差。肿瘤厚度对结果的影响（$P=0.005$）也在多变量分析中得到评价。他们建议对厚度超过 5mm 的肿瘤进行选择性颈部治疗。

SLNB 和 PET 的使用可能会改变治疗模式，因为在使用它们治疗口腔癌症方面获得了更多的经验[116]。

Bourgier 等报道了 279 例患者，这些患者接受了单独的低剂量近距离放射治疗，并对 T_2N_0 口腔舌鳞状细胞癌进行了选择性颈淋巴结清扫或不进行颈淋巴结清扫[117]。亚临床颈淋巴结转移的发生率为 45%。两年本地和区域控制率分别为 79% 和 76%，3 级并发症的发生率为 3%。

Fein 等[107] 比较了用放疗或手术治疗口腔舌鳞状细

胞癌的结果和并发症。对于 T_1 和 T_2 病变，放疗单独或手术单独或联合放疗的控制率是相同的；综合疗法导致 T_3 和 T_4 肿瘤的较高治愈率（表 38-12）。在对 T_1 和 T_2 病变患者的分析中，接受 <30Gy 的外照射加间质性植入物的患者，比接受手术加或减术后放疗的患者具有更好的结果[107]。目前，对于仅接受放疗的患者，每天 2 次，每次 1.6Gy，剂量为 32Gy，然后立即进行间质性植入物，剂量为 35～40Gy。这种技术减少了整体治疗时间，避免了在 2 周内 10 个部分中每部分 30Gy 的大剂量[107]。

期 128 例、T_3 期 71 例和 T_4 期 17 例。34% 发生局部复发，31% 颈部复发。表 38-13 显示了 332 名患者中 279 名患者的 5 年无病生存与治疗组的比较。

（六）辐射技术

1. **T_1 和 T_2 癌症**　缩短总治疗时间对于成功地单独用放疗治疗口腔舌癌至关重要。浸润深度为 4mm 或更小的高分化癌患者最好单独进行近距离放疗。间隙注入可以使用塑料管技术用铱来完成。总剂量在 5～7 天内为 65～70Gy。

虽然口内锥形放疗已成功用于治疗口腔舌癌，但通常难以固定病变；因此，设置再现性可能有问题。如果选择用口内圆锥进行治疗，那么圆锥的位置应使肿瘤的边缘为 1cm。口内锥形治疗应在外照射之前进行，因为耐受性更好，而且病变可以明确界定。可以使用正位 X 线或电子束。如果使用电子，则必须使用电子束扰流器或弹丸来确保足够的表面剂量。此外，由于与正电压放疗相比射束收缩，需要更大的裕度。

表 38-12　口腔舌癌 2 年局部控制率：根据佛罗里达大学的 T 分期和治疗方法

T 分期	局部控制百分比（患者人数）		
	单纯放疗[a]	单纯手术或增加放疗	P 值
T_1	79%（18）	76%（17）	0.76
T_2	72%（48）	76%（19）	0.86
T_3	45%（29）	82%（24）	0.03
T_4	0%（10）	67%（5）	0.08

a. 放疗或随后的颈部手术。括号中的数字表示每个子集的患者人数［改编自 Fein DA，Mendenhall WM，Parsons JT，et al. Carcinoma of the oral tongue: A comparison of results and complications of treatment with radiotherapy and/or surgery. *Head Neck*. 1994；16（4）：358–365.］

Chao 等[106]报道了 55 例 T_1 和 T_2 病变患者接受手术和术后放疗。其中 39 例患者仅接受了外照射治疗，16 例患者接受了间质性植入物作为治疗的一部分。通过为边缘阳性的患者增加一个间质植入物，局部对照与仅用外照射治疗的边缘阴性的患者所观察到的相当。

Sessions 等[72]在华盛顿大学报道了 332 名接受手术或放疗的口腔舌癌患者。肿瘤分期为 T_1 期 116 例、T_2

患有低分化癌以及浸润深度 ≥5mm 的患者，应采用外照射和近距离放射治疗相结合的方法进行治疗。平行相对场包括原发性肿瘤以及 1 级和 2 级淋巴结。软木塞舌块将舌头向下移动，将上颌骨向上移动，以使治疗体积中包含的正常组织量最小化（图 38-10）。将磁场以 3 : 2 的比例施加到肿瘤一侧，在 2～2.5 周的时间内，用 4MV 或 6MV X 线照射，每天 10 次，每次 30Gy，或每天 2 次，每次 1.6Gy，每次 32～38.4Gy。虽然 ^{60}Co 是治疗口腔癌患者的理想光束，但在大多数诊所都没有。如前所述，3 级和 4 级节点包括在前场中。或者，如果 IMRT 导致改善的剂量分布，则可以使用它。在外照射之后，35～40Gy 加上一个间质植入物。

2. **T_3 和 T_4 癌症**　T_3 和 T_4 口腔舌癌患者单独用放

表 38-13　口腔舌癌：5 年病因特异性生存率与治疗和分期分组的对比

治疗方式	所有分期（*n*=279）	Ⅰ期（*n*=95）	Ⅱ期（*n*=85）	Ⅲ期（*n*=65）	Ⅳ期（*n*=34）
局部切除术	73%[a]	71.4%	86.7%	33.3%	—
复合切除术	60.9%	100%	62.5%	57.1%	40%
放疗	46%	75%	58.8%	25.0%	11.1%
局部切除和放疗	65.4%	81.0%	50.0%	71.4%	—
复合切除和放疗	43.8%	100%	66.7%	33.3%	30.0%
显著水平	P=0.002	P=0.770	P=0.230	P=0.225	P=0.559

a. χ^2/Fisher 精确检验，$P<0.05$ 时具有显著性［引自 Sessions DG，Spector GJ，Lenox J，et al. Analysis of treatment results for oral tongue cancer. *Laryngoscope*. 2002；112（4）：616–625.］

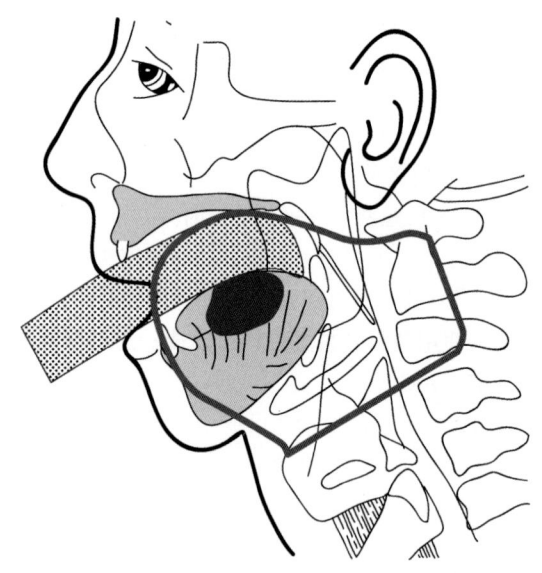

▲ 图 38-10　口腔舌侧鳞状细胞癌（颈部 N_0 期）

使用单个同侧射野。该区域包括颌下（1b 级）和胃下（2 级）淋巴结；椎体的整个宽度包括在内，以确保胃下淋巴结（2 级）的充分后部覆盖。不锈钢针通常插入病变的最前面和最后面，以帮助在治疗计划（模拟）X 线片或 CT 扫描上定位癌症，并确认间隙植入物的覆盖范围。对于直径小于 2.0cm 的病变，不照射下颈部（除非组织学为低分化鳞状细胞癌）。喉部被排除在射野之外。前颏下皮肤和皮下组织受到保护，尽可能减少颏下水肿和晚期纤维化。上缘的形状排除了大部分腮腺。口内铅块（点状区域）保护对侧黏膜。该块涂有蜂蜡，以防止金属表面散射的低能电子对邻近黏膜产生高剂量效应。通常的介入前肿瘤剂量为 32Gy，每次使用 1.6Gy，每天 2 次。对于延伸至中线附近的较大病变，采用平行入口进行治疗，没有口内导线阻滞（引自 Parsons JT, Mendenhall WM, Million RR. In: Thawley SE, Panje WR, Batsakis JG, et al., eds. *Comprehensive Management of Head and Neck Tumors*. 2nd ed. Philadelphia: W. B. Saunders Company; 1999: 695–719.）

疗难以治愈。除了偶尔患有良好的低体积 T_3 癌症的患者之外，用间质植入物充分包围原发性肿瘤的能力对于所有患者都是困难的。放疗成功后，出现主要并发症（如软组织坏死或骨坏死）的风险很高。因此，大多数患者接受手术和术后放疗。至于其他部位，剂量取决于边缘状态：边缘阴性的患者通常接受 60Gy，每分次 2Gy。对于切缘阳性的患者或有多种风险因素或手术和术后放疗之间间隔超过 6 周的患者，应考虑改变分次。在我们的机构，优选的方案是在 6.5 周的连续过程中每天 2 次给药，每次 1.2Gy，总 74.4Gy。对于高危情况（接近或阳性边缘或包膜外结节延伸），也建议同时使用顺铂[51]。

放射治疗入口设计为包括原发肿瘤和颈部两侧（1～4 级）。初始区域延伸至颅底，包括咽后淋巴结（如果涉及颈部淋巴结）。将凡士林纱布团放在切口上，以确保足够的表面剂量。除非出现双侧阳性淋巴结，否则可采用 IMRT 法保留对侧腮腺。

不完全切除的 T_3 和 T_4 癌患者预后不良，在 6.5 周

内每天 2 次用外照射 74.4～76.8Gy（每分剂量 1.2Gy）进行联合化疗。此后，对患者进行残余原发肿瘤切除术（病灶切除术）和间质植入术的对比评估。由于近距离放射治疗增加了坏死的高风险，因此首选病灶切除术。患有晚期、不利的口腔舌癌且不适合积极治疗的患者接受姑息性放疗，包括在 2 周内 10 次 30Gy 或 2 次 20Gy，间隔 1 周。

（七）并发症

放疗后，患者可能会抱怨舌头敏感，即使黏膜似乎已经愈合。治疗后 1～3 个月有复发趋势；然而，由于口干燥症，放疗后的味觉不太敏感，经常达到新的基线。

小的自我限制的软组织坏死相当常见。如果出现这些情况，必须排除复发的癌症。如果病变被认为是坏死的，就采取保守治疗。患者经常接受检查，并开始使用广谱抗生素，如四环素和己酮可可碱[99]。黏性利多卡因或丁卡因棒棒糖可用于溃疡局部镇痛。高压氧治疗适用于保守治疗无效的较大进行性坏死。己酮可可碱和高剂量维生素 E 也有助于改善溃疡的血流和促进愈合。综上所述，在放疗的晚期和愈合阶段，这些可以起到黏膜保护作用[118, 119]。外科手术是经常与骨坏死有关的大面积持续性坏死的最后手段。

放射性骨坏死很少发生；放疗后 1 个月至多年不等[120]。更常见于接受较高剂量放疗或肿瘤侵犯骨的患者[121]。如果患者有假牙，牙医必须移除或更换假牙，以避免暴露骨区域的创伤；治愈可能需要几个月。目前的管理通常始于高压氧治疗和己酮可可碱、抗生素、类固醇、氯膦酸盐和维生素 E 的混合物，即所谓的"PENTOCLO"[118, 122]。虽然这一方案的出现是相当新的，但结果是有希望的。许多患者避免了大手术，或者那些需要下颌骨切除和重建的患者通常具有更好的愈合和更少的术后并发症[123]。

放疗引起的口干症是常见的，并且与照射的唾液组织的体积和辐射剂量有关。接受近距离放射治疗或口内锥形放射治疗但未接受外照射治疗的患者通常会保留唾液功能。

一些人主张口服毛果芸香碱治疗口干症。毛果芸香碱具有广泛的药理作用，包括增加外分泌腺的分泌，尤其是唾液腺。在 1993 年发表的一项多中心、随机、双盲、安慰剂对照试验中，毛果芸香碱产生了显著的临床益处[124]。然而，其疗效受到了最近随机试验结果的质疑[125, 126]。建议剂量为 5mg，每天 3～4 次。达到最佳效果所需的时间间隔为 8～12 周。

氨磷汀最近被用于减轻放疗的不良反应。它可以通

过静脉注射或皮下注射给药[127, 128]。后者通常被认为更方便且毒性更低[129]。氨磷汀的整个疗程相当昂贵。这一事实,加上它可能导致恶心和皮肤反应,限制了它在一些中心的接受度。

在佛罗里达大学,对 170 名接受单独手术或联合放疗治疗的口腔舌癌患者的严重并发症发生率与接受单独放疗的患者的严重并发症发生率进行了比较;表 38-14[107] 展示了这些发现。

表 38-14　口腔舌癌:严重并发症(170 例患者)

T 分期	单独放疗 [a]	单独手术或伴随放疗	P 值
T$_1$	1/18(6%)	1/17(6%)	0.74
T$_2$	6/48(13%)	3/19(16%)	0.50
T$_3$	1/29(3%)	7/24(29%)	0.01
T$_4$	1/10(10%)	2/5(40%)	0.24
总体	9/105(9%)	13/65(20%)	0.03

a. 单纯放射治疗或随后有计划的颈部手术 [引自 Fein DA, Mendenhall WM, Parsons JT, et al. Carcinoma of the oral tongue: A comparison of results and complications of treatment with radiotherapy and/or surgery. *Head Neck*. 1994; 16(4): 358–365.]

Sessions 等[105] 报道了 270 例患者中 21 例(12.8%)的主要治疗并发症,其中大多数发生在接受复合切除术和放疗的患者中。与放疗相关的并发症包括口皮瘘[6/224(2.7%)]、皮瓣坏死[1/224(0.4%)]、颈动脉出血[1/224(0.4%)]、口干燥症[7/224(3.1%)]、牙关紧闭症[5/224(2.2%)]、放射性龋齿[3/224(3.1%)][105]。

八、颊黏膜

(一)解剖学

口腔的侧壁由脸颊形成。颊黏膜由脸颊的内层组成。它与嘴唇相邻,结构相同。脸颊的肌肉主要是颊肌。

颊脂垫位于覆盖颊肌的筋膜表面,使脸颊轮廓圆润。

上颌和下颌神经的分支(脑神经 V$_2$ 和 V$_3$)为皮肤和脸颊黏膜提供感觉神经支配。面神经(脑神经Ⅶ)为脸颊和嘴唇的肌肉提供运动神经支配。嘴唇和脸颊一起作为口腔括约肌将食物推进口腔。如果面神经麻痹,食物往往会沿着受影响的一侧积聚在脸颊内,使得唾液和食物从嘴角流出。

(二)病理学和扩散方式

大多数源于颊黏膜的肿瘤是低度鳞状细胞癌,常伴有白斑。口腔黏膜比口腔的其他部位更容易发生口腔黏膜癌[130]。

早期病变往往是离散、外生性的黏膜生长。晚期肿瘤易于溃疡,通常与肌肉入侵有关。累及下牙龈的病变可能会侵犯下颌骨。晚期病变可能会延伸到脸颊的软组织。

第一级淋巴管是颌下(1b 级)和上颈静脉(2~3 级)淋巴结。淋巴扩散也可以扩散到腮腺淋巴结。诊断时阳性淋巴结确认组织学诊断的发生率为 9%~31%;亚临床疾病的风险是 16%[131]。双侧颈部淋巴结转移是罕见的。晚期癌症有更高的淋巴结转移倾向(60%)[130]。

(三)临床表现和分期

疼痛可能很小,也可能很严重,这取决于是否涉及舌神经或牙神经;可能存在所指的耳痛。延伸到翼颌中缝后面的翼肌或颊肌和咬肌可能会导致牙关紧闭。咀嚼时可能会出现间歇性出血。

CT 图像可用于评估病变的深度范围,检测骨侵犯,以及评估腮腺和面部淋巴结[65]。AJCC 分期系统在表 38-2[30] 中描述。

(四)治疗

1. 早期病变(T$_1$ 和浅表 T$_2$ 病变) 颊黏膜癌患者的首选治疗方法是手术。在手术不可行的罕见情况下,默认情况下仅使用放疗来治疗患者。T$_1$ 和 T$_2$ 癌症患者可以用外照射和间质植入物的组合进行治疗[130]。治疗流程如图 38-11 所示。

2. 中度至局部晚期癌症(大 T$_2$、T$_3$ 和 T$_4$) 手术也是较大颊黏膜癌的首选治疗方法,但浅表 T$_2$ 癌和 T$_3$ 癌可采用放疗。然而,如果存在深层肌肉侵犯,放疗后的治愈率很低[132, 133]。对于较大 T$_3$ 癌和 T$_4$ 癌患者的首选治疗方法是广泛的局部切除术,先进行颈淋巴清扫,然后进行术后放疗。对于不适合手术的患者,则采用外照射疗法和伴随的化疗。尽管期望将近距离放射治疗作为治疗的一部分,但是用间质植入物充分包围晚期肿瘤的可能性很小。因此,这些患者在 6.5 周内每天 2 次接受 64 次外照射 76.8Gy 的治疗。我们机构最常用的同步化疗方案是每周一次 30mg/m^2 顺铂。

疣状癌的治疗是有争议的,因为如果放疗后复发,肿瘤可能变得更具侵袭性。然而,文献中几乎没有证据支持这一理论[134]。许多在初次治疗(手术、放疗或化疗)后复发的肿瘤在生物学上更具侵袭性。因此,如果手术不可行,用放疗治疗这些病变是合理的[135]。剂量基本上与其他鳞状细胞癌的处方相同。Wang[136] 报道一系列疣状癌患者接受放疗;结果与鳞状细胞癌患者的结果相当。

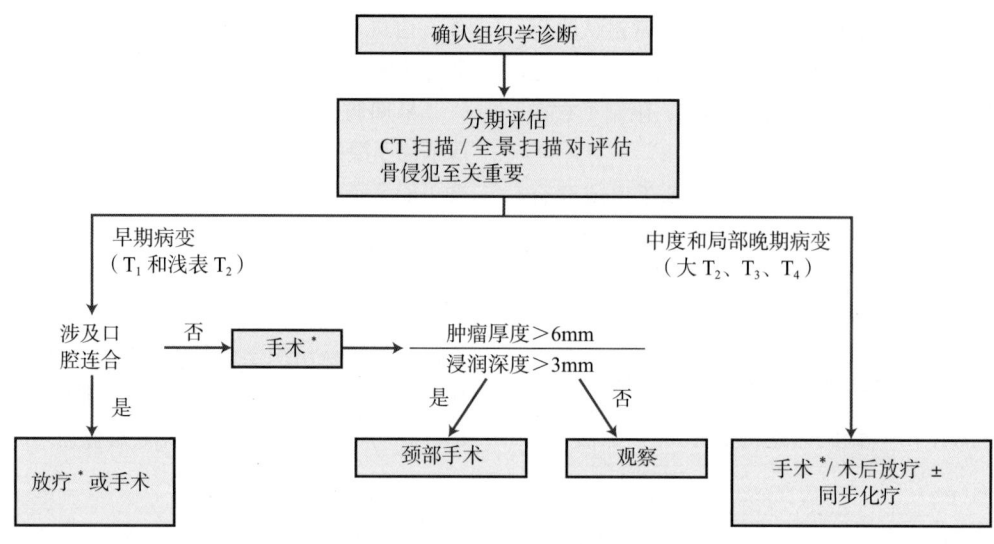

▲ 图 38-11　颊黏膜癌的治疗流程

*. $T_2 \sim T_4$ 肿瘤的颈部治疗（放射治疗或颈部淋巴结清扫）[130, 131]

（五）结果

Liao 等在 2017 年对超过 16 000 名患者进行的一项研究中报道称，接受初次手术治疗的颊癌患者的 5 年总生存率和特异性生存率分别为 78% 和 71%[137]。这与舌癌患者的生存率相似。

放疗后的 5 年生存率为 50%～60%，这取决于原发病灶的阶段和淋巴结转移的存在与否[61, 136]。Ash[61] 回顾了 374 例患者的结果。其中 97% 的患者开始接受放疗，52% 的患者原发病灶得到控制；然而，只有 25% 的晚期病变受控。Nair 等[138] 评价了放疗在颊黏膜癌治疗中的作用。放射治疗或者在 6 天内使用 65Gy 的间质植入物（45 名患者），在 19 天内使用 15 个部分的 52.5Gy 的连续疗程外照射，或者在 33 天内使用 25 个部分的 60Gy（139 名患者），或者按照计划在 19 天内使用 15 个部分的 35Gy 的分裂疗程外照射，在 12 天内使用 10 个部分的 25Gy（46 名患者）。分程技术倾向于用于老年患者或患有巨大肿瘤的患者。结果如表 38-15 所示。原发部位的复发随着 T 期的增加而增加。

Urist 等[139] 回顾了 105 例颊黏膜鳞状细胞癌患者的结果，这些患者接受了原发性肿瘤切除术和颈部淋巴清扫术（表 38-16）。在多变量分析中，肿瘤厚度>6mm 是唯一重要的预后因素。>3mm 的浸润深度也非常显著，但仅在单变量分析中。

（六）辐射技术

1. T_1 和 T_2 病变　患者用水凝胶面罩固定在仰卧位。外照射采用同侧磁场布置进行管理，包括原发病灶以及 1 级和 2 级淋巴结。视野的前部和上部边界应距离

表 38-15　颊黏膜癌放疗的结果：失败部位与 TN 分期的对比

UICC TN 分期	主要失败数（%）	淋巴结失败数（%）	整体失败数（%）
T_1N_0	0/13（0）	0/13（0）	0/13（0）
T_2N_0	13/49（27）	7/49（14）	18/49（37）
T_3N_0	15/49（31）	1/49（2）	15/49（31）
T_4N_0	6/12（50）	1/12（8）	7/12（58）
任何 T 和 N_1	51/94（54）	48/94（51）	55/94（59）
任何 T 和 N_3	12/17（71）	15/17（88）	14/17（82）

UICC. 国际抗癌联盟［引自 Nair MK, Sankaranarayanan R, Padmanabhan TK, et al. Oral verrucous carcinoma. Treatment with radiotherapy. *Cancer*. 1988; 61（3）: 458–461.］

原发肿瘤的边界至少 2cm。如果要照射结节，后边界应在棘突的后面；下边界在甲状软骨切迹。如果可能的话，保护口腔连合和嘴唇，以减少急性影响。患者可以用 6MV X 线的"楔形对"或 6MV X 线和电子的正面"混合束"（图 38-12）或 IMRT 进行治疗。混合束技术中使用的电子能量根据肿瘤的深度而变化。由于电子束在深度上的急剧衰减，最好不要超过而不是低于肿瘤深度的风险，并使用更高的电子束能量，例如 15MeV 或 20MeV 电子伏的电子束。外照射剂量分级表为 38.4Gy，每部分 1.6Gy，每天 2 次。同侧下颈部采用与甲状腺切口高度匹配的正位 6MV X 线进行治疗。

如果可能的话，部分治疗应采用口内锥形照射或间隙植入，以最大限度地减少高剂量和减少总治疗时间。通过塑料管技术使用 [192] 铱完成间隙植入。植入物

表 38-16　手术治疗的颊黏膜癌：主要肿瘤参数与结果的对比

	临床因素	患者例数	复　发
T 分期	T₁	23	5（22%）
	T₂	32	11（34%）
	T₃	20	6（30%）
	T₄	14	6（43%）
厚度	＜3mm	18	4（22%）
	3～5.9mm	26	6（23%）
	≥6mm	26	14（54%）
浸润深度	＜1mm	13	2（15%）
	1.0～2.9mm	18	6（33%）
	≥3mm	22	12（54%）
	全部病例	89	28（31%）

引自 Urist MM, O' Brien CJ, Soong SJ, et al. Squamous cell carcinoma of the buccal mucosa: Analysis of prognostic factors. *Am J Surg*. 1987; 154: 411–414.

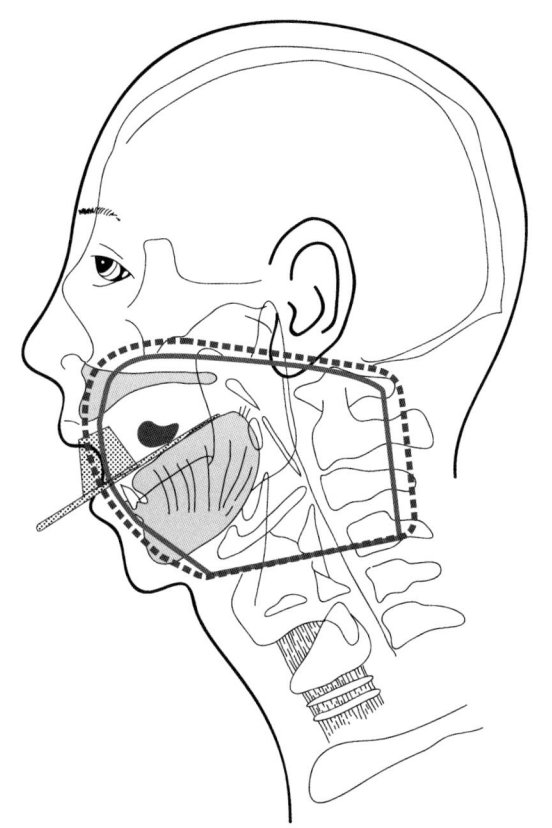

▲ 图 38-12　颊黏膜

混合同侧正面 6MV X 线（实线）和电子（虚线）。由于电子束收缩，电子场在所有维度上都要大 1cm，除了它与甲状软骨切迹处的前低颈场相匹配的地方（引自 Mendenhall WM. Radiotherapy treatment technique. Cancer of the buccal mucosa. In: Werning JW, ed. *Oral Cancer*. New York: Thieme Medical Publishers Inc.; 2005.）

由 3～5 个水平管组成的单一平面组成，水平管间隔 10～12mm，水平管两端各有一个交叉管。将含有 ¹⁹²铱种子的带装入试管后，以每天 10～12Gy 的速度输送 30～35Gy，具体距离外照射之后的放射源平面 5mm。

2. T₃ 和 T₄ 病变　如前所述，侧化良好的肿瘤可采用同侧野排列进行治疗。肿瘤向中线明显扩展的患者，在病变侧或 IMRT 用 3∶2 加权的平行对置野进行治疗。磁场减弱发生在 40.8～45.6Gy，如果患者以每分钟 1.2Gy 的剂量治疗，则以 60Gy 的剂量治疗；如果患者以每分钟 2Gy 的剂量治疗，则以 50Gy 和 60Gy 的剂量治疗。临床阴性的下颈部用 6MV X 线束进行前野治疗，每天 1 次，每次 25Gy。此后，根据临床阳性颈部淋巴结的存在和位置，可以抬高部分或全部下颈部。与使用 IMRT 治疗主要部位和上颈部以及使用前场照射下颈部的分割区域技术相比，IMRT 包括主要部位和下颈部可能导致对喉部的更高剂量。

对于术后放疗，目标体积包括原发肿瘤床和同侧颌下（1 级）和胃下（2 级）淋巴结。对于广泛阳性同侧淋巴结的患者，应考虑对颈部两侧进行放疗。肿瘤类型为 T₂ 或更高、肿瘤厚度超过 6mm 或浸润深度超过 3mm 的患者有超过 30% 的局部复发风险，应接受术后放疗[139]。

不适合积极治疗的晚期癌症患者接受姑息性放疗。分次方案为 2 个部分 20Gy，间隔 1 周，或 10 个部分 30Gy，间隔 2 周。

（七）并发症

颊黏膜耐受高剂量放疗，晚期并发症风险低。如果咀嚼肌接受高剂量的逆转录病毒治疗，可能会发生张口受限。

九、牙龈／牙槽嵴

（一）解剖学

牙龈由被黏膜覆盖的纤维组织组成，黏膜牢固地附着在下颌骨和上颌牙槽突的骨膜上。下牙龈包括覆盖下颌骨的黏膜，从牙龈颊沟到口腔底部的活动黏膜的起点。牙槽嵴的黏膜中没有小唾液腺。

牙龈从供应牙齿的神经接收感觉神经支配，这些神经是脑神经 V2 和 V3（颊神经、眶下神经、腭大神经和颏神经）的分支。

（二）病理学和传播模式

鳞状细胞癌最常见，通常发生在下颌牙龈的后部，通常与白斑有关。最具侵袭性和最广泛的癌症往往是由咀嚼烟草和吸鼻烟引起的。口腔黏膜癌也可能发生，通常发生在下牙龈。

下颌牙龈的鳞状细胞癌可能侵犯下面的骨骼、白齿后三角、邻近的颊黏膜和口腔底部。Byers 等 [140] 报告，22% 有相关的白斑，36% 有下颌骨侵犯，5% 有神经周围侵犯。骨侵犯通常始于下颌无牙部分没有完整的骨屏障。不到 10% 的患者会出现肿瘤通过颏部、下颌骨和其他小孔进入的情况，但会产生广泛的神经周围侵犯 [141]。

转移扩散发生在颌下（1 级）和上颈静脉（2 级）淋巴结。Byers 等 [140] 报道了诊断时 16% 的临床阳性淋巴结；只有 3% 的病例发现对侧淋巴结受累。17%～19% 的病例报道了亚临床淋巴结疾病 [140]。T_1 和 T_2 病变的受累淋巴结发生率为 12%，T_3 和 T_4 期癌症的受累淋巴结发生率为 13% [64]。选择性颈部淋巴清扫后阳性淋巴结的分布如图 38-13 [64] 所示。

（三）临床表现和分期

牙龈鳞状细胞癌患者可能首先向牙医报告假牙不合适、疼痛、牙齿松动或无法愈合的疼痛。当损伤受到创伤时，可能会出现间歇性出血和疼痛。下牙神经的侵犯可能引起下嘴唇的感觉异常或麻醉。

因为骨侵犯损害了放射治疗的结果，所以用 CT 对下颌骨进行仔细的放射检查是至关重要的。AJCC 分期系统如表 38-2 [30] 所示。

（四）治疗

1. 早期病变（T_1 和浅表 T_2 病变） 这些病变的大部分是通过手术治疗的。小病灶可经口切除；然而，在大多数情况下，至少需要进行边缘性下颌骨切除术。当存在直接骨侵犯时，需要切除一部分下颌骨（下颌骨节段切除术）或上颌骨。治疗流程如图 38-14 所示。

2. 中度至局部晚期病变（大 T_2、T_3 和 T_4 病变） 大的病变可能需要节段性下颌骨切除术或上颌骨切除术 [142]。由于通过或沿着骨膜下淋巴管的局部浸润的可能性，切除后通常需要进行放疗，以根除边缘的微小疾病，并对颈部淋巴结中的亚临床疾病进行消毒，从而提高治愈的可能性 [31]。术后放疗也适用于神经周围侵犯和广泛的淋巴结疾病（大的淋巴结或多个阳性淋巴结或淋巴结外延伸）[51]。在外照射期间，还建议同时进行化疗，同时进行紧密 / 阳性边缘和包膜外扩张。

（五）结果

Cady 和 Catlin [142] 回顾了 606 例手术治疗的牙龈鳞状细胞癌患者。下颌牙龈病变患者的存活率为 43%，上颌牙槽嵴癌患者的存活率为 40%。Soo 等 [143] 回顾了在 MSKCC 治疗的 347 名牙龈鳞状细胞癌患者的 20 年经验。共有 64% 的患者出现临床阴性颈部症状（N_0）。在这些患者中，97% 接受了手术治疗。5 年的特异性生存率是 54%。在单变量分析中，晚期临床阶段（Ⅲ期和Ⅳ期）、先前拔牙、骨侵犯和手术边缘受累预示着较低的生存率。在多变量分析中，临床分期是生存的唯一重要预测因素。

Okura 等发现，随着下颌侵犯的增加，牙龈癌症患者的存活率下降。在一项对 345 名患者的研究中，他们发现 5 年无骨侵犯的总生存率为 83%，当骨髓被侵犯时的总生存率是 73%，当下颌管被侵犯时的总生存率是 59% [144]。在对 3756 例患者的系统回顾中，Li 等发现皮质骨侵犯并不是复发或存活的预测因素，但是骨髓侵犯是更坏结果的预测因素（$P<0.001$），因此证明了分期系统的合理性 [145]。

Byers 等 [140] 报道了下颌牙龈鳞状细胞癌患者的 5 年总生存率为 43%。在这些患者中，51 例接受了手术治疗，其中 28 例早期病变患者接受了骨切除术。28 名患者中只有 1 名复发。对 23 例晚期患者行下颌骨节段性切除术和颈部淋巴结清扫术；没有局部失败。术后放疗用于边缘闭合、神经侵犯或广泛淋巴结转移（大淋巴结、多淋巴结或包膜外延伸）。对于接受手术和术后放疗的患者，95% 的患者锁骨以上部得到控制。

Overholt 等 [146] 回顾了 155 例因下颌牙龈癌接受手术治疗的患者的结果。对于 >3cm 的原发病灶（$P=0.021$）和持续阳性的手术切缘（$P=0.027$），观察到局部控制力下降。生存受到晚期 T 类（$P=0.001$）、初始和最终手术切缘阳性（$P=0.004$）、下颌骨侵犯（$P=0.014$）和颈部转移（$P<0.001$）的不利影响。局部控制和生存率不受下

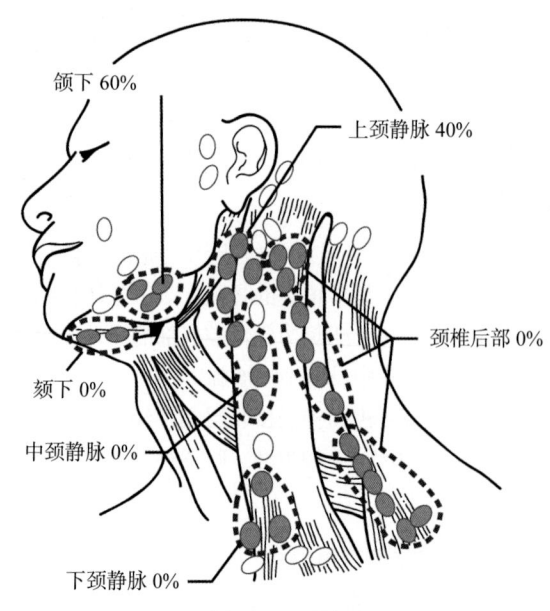

▲ 图 38-13 牙龈癌

颈部临床阴性患者选择性改良颈部淋巴结清扫术后受累淋巴结的分布（引自 Byers RM, Wolff PF, Ballantyne AJ. Rationale for elective modified neck dissection. *Head Neck Surg.* 1988；10；163.）

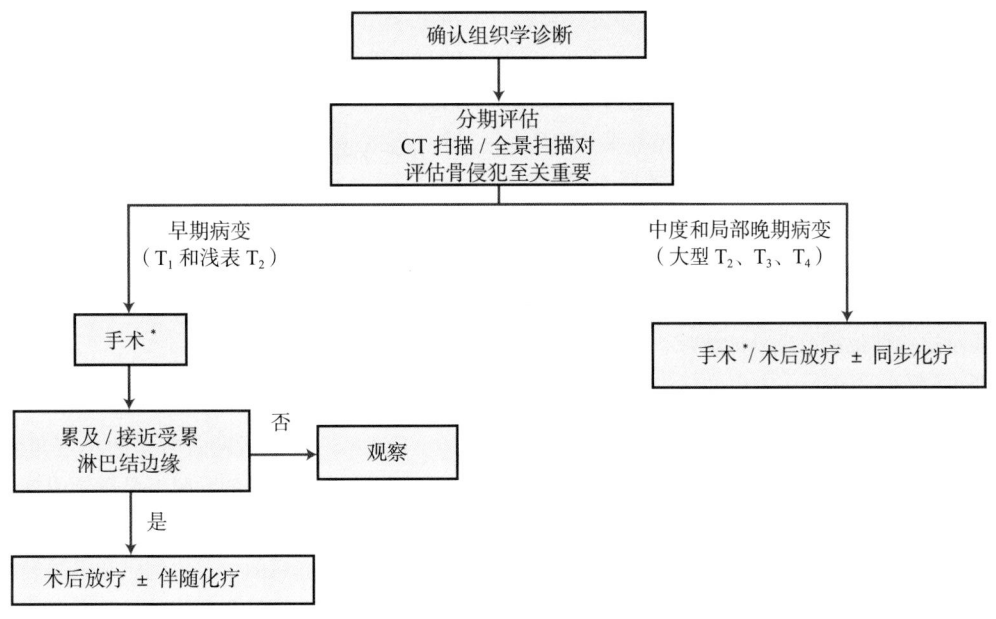

```
              ┌──────────────────┐
              │   确认组织学诊断   │
              └────────┬─────────┘
                       │
              ┌────────┴──────────┐
              │     分期评估       │
              │ CT 扫描 / 全景扫描对 │
              │  评估骨侵犯至关重要 │
              └────────┬──────────┘
          ┌────────────┴──────────────┐
     早期病变                   中度和局部晚期病变
   (T₁ 和浅表 T₂)              (大型 T₂、T₃、T₄)
          │                           │
     ┌────┴───┐              ┌────────┴─────────┐
     │ 手术 *  │              │ 手术 */术后放疗 ± 同步化疗 │
     └────┬───┘              └──────────────────┘
          │
  ┌───────┴────────┐   否   ┌──────┐
  │  累及/接近受累    ├──────→│ 观察  │
  │  淋巴结边缘      │       └──────┘
  └───────┬────────┘
          │ 是
  ┌───────┴────────┐
  │ 术后放疗 ± 伴随化疗 │
  └────────────────┘
```

▲ 图 38-14　牙龈癌的治疗流程
*. 颈部治疗（颈部手术）[64, 140]

颌骨切除范围、肿瘤延伸至下颌牙龈以外、原发肿瘤区域最近拔牙、神经周围侵犯或组织学分级的影响。

　　仅用放疗治疗 T_3 和 T_4 病变的患者的 5 年平均生存期为 30%～40%[131, 140]。Wang[136] 报道，仅用放疗后，T_1 病变患者的控制率为 78%，T_2 病变患者的控制率为 27%。Fayos[147] 报道，对于早期骨侵犯的病灶，单独放疗后的局部控制率为 50%，对于广泛侵犯的病灶，单独放疗后的局部控制率为 25%。

（六）辐射技术

　　1. T_1 和 T_2 病变　不被认为可以接受外科治疗的患者接受放射治疗。小病变可通过口内锥形放射治疗结合外照射进行治疗。间质植入物在这种疾病的治疗中没有位置，因为它靠近骨骼，并且具有放射性骨坏死的高风险。

　　可以用 4MV 或 6MV X 线和电子的同侧正面组合、以楔形对排列的 2 个 4MV 或 6MV X 线束（图 38-15）或 IMRT 外照射。后一种技术是优选的，因为它可以更精确地改变目标体积的深度，并且不太可能使肿瘤的中间范围变小。病变明显延伸到软腭或舌头（T_1 或 T_2 肿瘤不常见）时，将采用肿瘤或 IMRT 一侧以 3 ：2 加权的平行对置场进行治疗。或者，IMRT 可用于保留对侧腮腺。T_1 肿瘤使用的剂量为 6～6.5 周 60～65Gy，7 周 70Gy，T_2 肿瘤每天 2 次，每次 62Gy。低颈（3 级和 4 级）用与甲状软骨切迹相匹配的 4MV 或 6MV X 线前场进行治疗，分 25 次接受 50Gy 照射。

　　2. T_3 和 T_4 病变　T_3 和 T_4 癌患者单独接受放射治

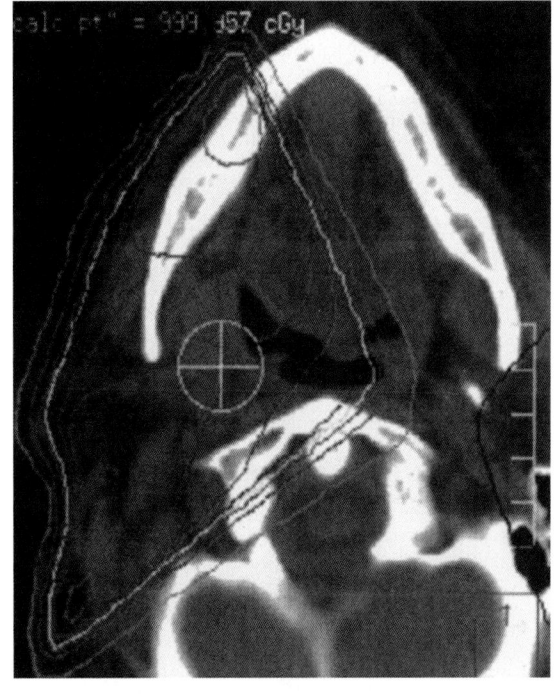

▲ 图 38-15　患有早期磨牙后三角区癌的患者
放射治疗是通过一个"楔形对"装置用两个 6MV X 线束进行的（引自 Mendenhall WM. Radiotherapy treatment technique. Cancer of the maxillary alveolar ridge and retromolar trigone. In：Werning JW, ed. *Oral Cancer*. New York：Thieme Medical Publishers Inc.；2005.）

愈的机会相对较低，最好通过手术和术后放疗进行治疗。术后剂量因边缘而异。负边缘患者通常接受 60Gy，每部分 2Gy。对于边缘阳性的患者和有多种风险因素或手术和放疗间隔时间较长的患者，可以考虑改变分级。在我们机构，优选的方案是 74.4Gy，每分次 1.2Gy，每天给药 2 次，连续疗程超过 6.5 周。与其他部位一样，对于高危情况，也建议同时使用顺铂。

患者采用平行对置的入口进行治疗，包括原发肿瘤和上颈部淋巴结（1 级和 2 级；图 38-16）或 IMRT。这些区域在肿瘤一侧的权重为 3 : 2。前下颈部（3 级和 4 级）采用与甲状腺切口高度相匹配的正面 6MV X 线进行治疗。将凡士林纱布团放在切口上，以确保足够的表面剂量。在大约 45Gy 时，脊髓的磁场减弱。如果在离断复位后显示这些部位需要额外的放疗，可以用电子束照射后颈部（5 级）。

不适合手术的患者在 6.5 周内每天 2 次外照射至 76.8Gy，分 64 次进行联合化疗。现场布置与前面描述的相似。如果同时使用化疗，我们通常在 40Gy 时排除脊髓。IMRT 可用于减少对侧腮腺的剂量，除非出现双侧阳性淋巴结。不适合积极治疗的患者接受中等剂量姑息性放疗；2 周内 10 次 30Gy，或 2 次 20Gy，间隔 1 周。

对于术后病例，放射量包括下颌骨或上颌骨的邻近部分。当存在神经周围侵犯时，必须治疗从远端神经孔到翼腭神经节的整个半下颌骨或半上颌骨。如果存在受累淋巴结或原发肿瘤进展，则必须照射下颈部。术后 EBRT 剂量范围为 60～70Gy，每日 1 次，每次 2.0Gy。如果切除边缘为正，我们机构目前使用

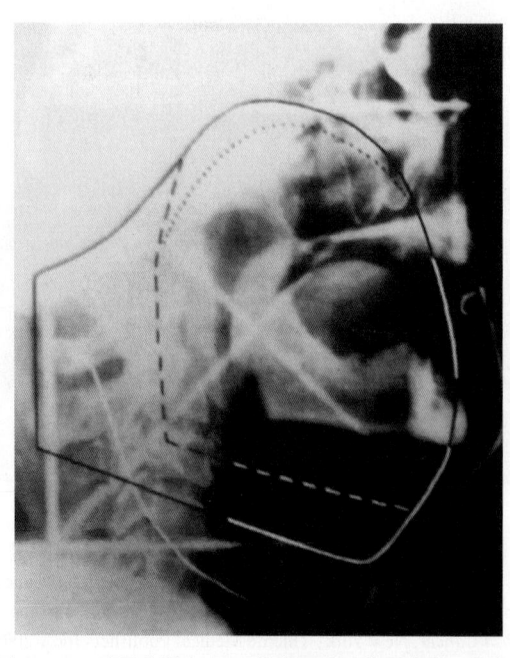

▲ 图 38-16　对于分期为 T_4N_0 的磨牙后三角区病变，在半下颌骨切除术、部分上颌骨切除术和根治性颈淋巴清扫术后进行放射治疗的典型照射入口。在 45Gy（虚线）和 60Gy（虚线）时射野减少

引自 Amdur RJ1, Parsons JT, Mendenhall WM, et al. Postoperative irradiation for squamous cell carcinoma of the head and neck: an analysis of treatment results and complications. *Int J Radiat Oncol Biol Phys.* 1989; 16（1）: 25-36.

74.4Gy，每分钟 1.2Gy，每天 2 次，间隔至少 6h。根据 RTOG 和 EORTC 最近公布的随机数据结果，顺铂同时给药[48, 50]。

（七）并发症

手术并发症包括口瘘和骨外露。龋齿的并发症包括龋齿、软组织坏死和放射性骨坏死。晚期病变的风险最大。

十、磨牙后三角

（一）解剖学

下颌第三磨牙后覆盖升支的小三角面称为磨牙后三角。在臼齿后三角的黏膜下是翼颌中缝，它附着在下颌后髓舌骨嵴上的翼钩上。它作为颊肌和上收缩肌的插入点。翼颌中缝后面（翼内侧肌和下颌升支之间）是翼颌间隙，包含舌神经和牙槽神经。翼肌群和下颌孔之间有一个小脂肪垫，下颌神经在进入牙槽管之前通过该脂肪垫。上颈静脉（2 级）节点是磨牙后三角的第一梯队节点。

（二）病理学和扩散方式

这些肿瘤绝大多数是鳞状细胞癌。原发性肿瘤可能扩散到邻近的颊黏膜、前扁桃体柱、下颌牙龈，并迅速扩散到下颌骨。可能会出现后扩散至翼颌间隙和翼内侧肌。骨膜的侵犯可能发生在早期。Byers 等[148]报告了诊断时 25% 的骨侵犯发生率。临床阳性同侧淋巴结的发病率为 39%，颈部淋巴结亚临床疾病的风险约为 25%[148]。选择性颈部淋巴清扫后阳性淋巴结的分布如图 38-17[64] 所示。

（三）临床表现和分期

磨牙后三角区癌症往往会产生疼痛，这可能是指外耳道和耳前区。入侵翼肌可产生牙关紧闭症，MRI 比 CT 显示得更好[65]。头颈部的 CT（以及选定病例的 MRI）有助于确定原发性肿瘤的深度、骨侵犯和阳性颈部淋巴结的存在。表 38-2[30] 描述了分期系统。

（四）治疗

1. 早期病变（T_1 和 T_2 病变）　手术或放疗后 T_1 和 T_2 病变的局部控制率相似[148]。如果可能，治疗的一部分应使用口内锥形放射。没有明显骨侵犯的小病变可以通过去除骨膜或边缘下颌骨切除术来切除。治疗流程如图 38-18 所示。

2. 局部晚期病变（T_3 和 T_4）　浅表 T_3 病变可通过手术或放疗进行治疗。局部晚期癌症（特别是有骨侵犯迹象的癌症）需要进行部分下颌骨切除术，然后在几乎所有情况下进行术后放疗。

（五）结果

Nishi 等报告了 19 年的磨牙后三角区癌症经验，发现总体 3 年控制率为 80%，大多数患者仅接受手术[149]。在一项基于对 8000 多名早期口腔癌患者的研究中，Sowder 及其同事报道了 474 例磨牙后三角区癌

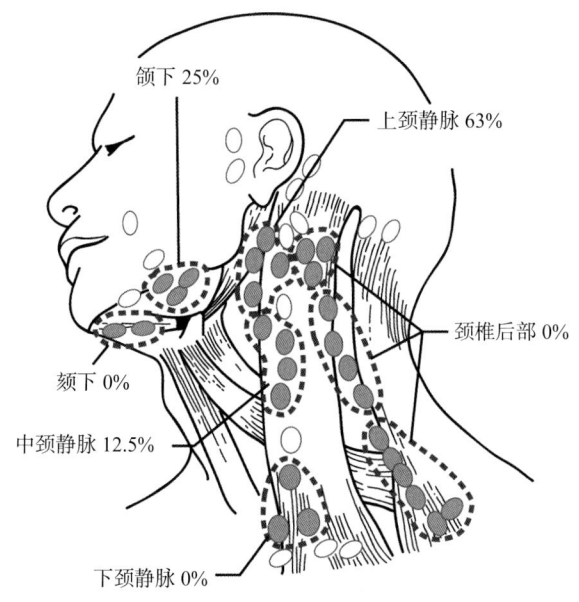

▲ 图 38-17　磨牙后三角区癌

颈部临床阴性患者选择性改良颈部淋巴清扫术后受累淋巴结的分布（引自 Byers RM，Wolf PF，Ballantyne AJ. Rationale for elective modified neck dissection. *Head Neck Surg.* 1988；10：163.）

症。所有治疗的平均总生存期和疾病特异性生存期分别为 8.1 年和 14.2 年[87]。2015 年，佛罗里达大学的 Hitchcock 和她的团队研究了 110 名磨牙后三角区癌症患者，发现基于手术的治疗在 I～Ⅲ期病变中提供了主要的生存优势。放疗的 5 年局部控制率为 52%；手术 + 放疗的比例是 89%。对于 4 期肿瘤，生存率差异不明显，放疗的 5 年局部控制率为 46%；手术 + 放疗的比例是 58%。这表明不适合手术的患者仍有合理的机会通过初次放疗治愈，不一定要接受姑息治疗[150]。

Lo 等[151] 报道了一系列在多学科设计咨询中心接受放射治疗的患者（表 38-17）。磨牙后三角区癌患者与前扁桃体柱状病变患者分组。T_1、T_2 和 T_3 癌症患者放疗后局部控制率为 70%～76%。抢救手术导致最终的局部控制率为 92%～100%。

Mendenhall 等在佛罗里达大学报道了 99 例单独接受放疗或联合手术治疗的患者[152]。治愈率受疾病和治疗程度的影响；接受手术和放疗的患者比单纯放疗的患者有更好的治愈机会（表 38-18）。

Kowalski 等[153] 报道了 1960—1991 年 114 例因磨牙后三角区癌而接受扩大复合下颌骨切除术的患者。66 名患者接受术后放疗（中位数 50Gy）。肿瘤类型为 T_1 期 5 例、T_2 期 44 例、T_3 期 24 例、T_4 期 28 例；得克萨斯州 13 名患者。41 名患者（36%）在一个或多个部位出现复发：局部复发 31 例（27%）；颈部区域 9 例（22%）；对侧颈部 3 例（7%）；远处转移 7 例（17%）。

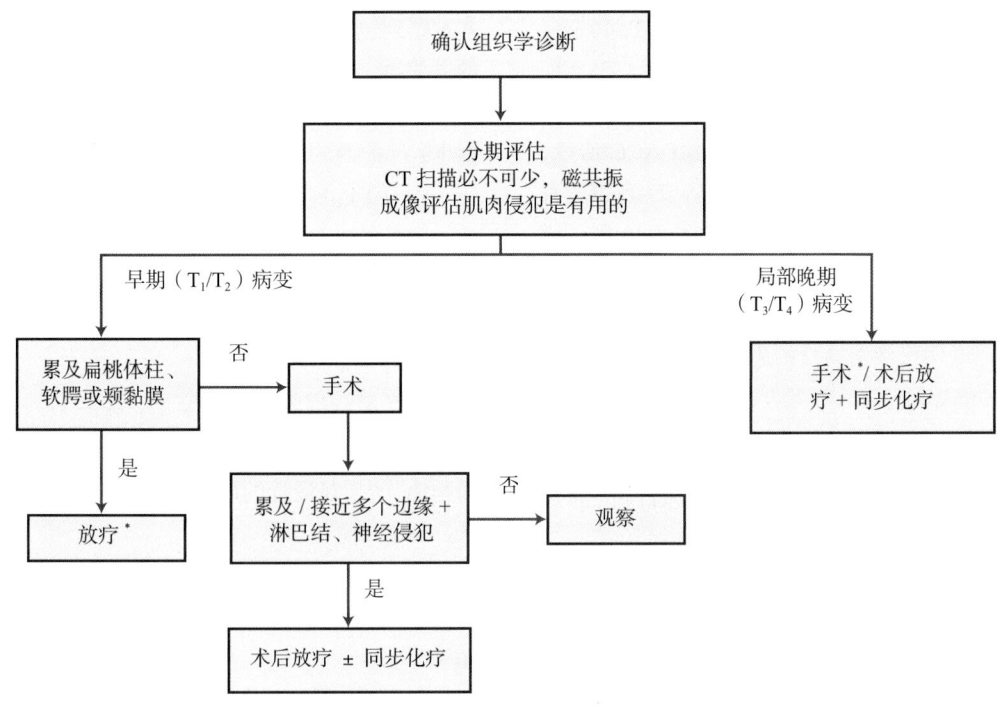

▲ 图 38-18　磨牙后三角区癌的治疗流程

*. 颈部治疗（放疗或颈部淋巴清扫）

表 38-17　放射治疗后的局部控制率：前颞下颌关节三角（M. D. Anderson 医院）

分　类	局部控制	原发性失败的治疗	抢救的患者数量	最终控制率
T₁	12/17（71%）	手术（5）[a]	5/5	17/17（100%）
T₂	57/81（70%）	无治疗（2） 手术（21） 手术 + 放疗（1）	19/24[b]	76/81（94%）
T₃	19/25（76%）	手术（5） 手术 + 化疗（1）	4/6[b]	23/25（92%）
T₄	3/5	手术（1） 化疗（1）	1/2[b]	4/5

a. 括号中的数字表示患者人数

b. 5 名 T₂ 患者、1 名 T₃ 患者和 1 名 T₄ 患者在不到 2 年的时间内死亡，没有局部疾病的证据（引自 Lo K, Fletcher GH, Byers RM, et al. Results of irradiation in the squamous cell carcinomas of the anterior faucial pillar-retromolar trigone. *Int J Radiat Oncol Biol Phys.* 1987；13：969–974.）

表 38-18　Florida 大学治疗磨牙后三角区鳞状细胞癌的局部控制率

T 分期	最终放疗			手术 + 放疗			总　体		
	患者数量	局部复发数量	5 年局部控制率	患者数量	局部复发数量	5 年局部控制率	患者数量	局部复发数量	5 年局部控制率
T₁~T₃	26	13	49%	31	6	78%	57	19	65%
T₄	9	6	44%	33	11	65%	42	17	61%
总体	35	19	48%	64	17	71%	99	36	63%

引自 Mendenhall MW, Morris CG, Werning JW, et al. Retromolar trigone squamous cell carcinoma treated with radiotherapy alone or combined with surgery. *Cancer.* 2005；103（11）：2320–2325.

T 期 5 年生存率分别为 T₁ 80.0%、T₂ 57.8%、T₃ 46.5%、T₄ 65.2%；总 55.3%。

Byers 等 [148] 报道了 110 例磨牙后三角区鳞状细胞癌患者，他们在 1965—1977 年接受了 MDACC 治疗，并随访≥5 年。70 名患者有 T₁ 和 T₂ 肿瘤，77 名患者有临床阴性颈部。60 例患者接受了单独手术（46 例）或联合术前或术后放疗（14 例）。50 例患者单独接受放疗。60 例接受手术治疗的患者中有 7 例（12%）发生了原发部位的失败，50 例仅接受放疗的患者中有 8 例（16%）发生了失败。

（六）辐射技术

磨牙后三角区癌的治疗技术类似前面讨论的牙龈癌。

（七）并发症

在 Lo 等 [151] 报道的患者中，30% 出现一定程度的骨暴露，但只有 9 名（5.6%）患者需要进行下颌骨节段性切除术。骨暴露发生的概率与剂量无关。Huang 等 [154] 报道了 65 例接受磨牙后三角区癌治疗的患者，并观察到包括骨坏死、软组织坏死和严重牙关紧闭在内的并发症，其中 12% 发生在手术和术后放疗后，11% 发生在单纯放疗后，而在术前放疗和手术后无一例发生。

Kowalski 等 [155] 在 1960—1991 年接受长期突击手术的 114 名患者中观察到 51.8% 的并发症；21 例（18.4%）有伤口感染。

十一、硬腭

硬腭鳞状细胞癌相对罕见。在一系列约 5000 名口腔癌患者中，只有 25 名患者（0.5%）患有硬腭鳞状细胞癌 [155]。在最近的研究中，硬腭癌占所有口腔癌的 2%～3% [150]。

男女比例约为 1∶1。对男性和女性而言，发病高峰往往出现在第七个 10 年，超过 98% 的患者年龄超过 40 岁 [156]。

（一）解剖学

腭形成口腔的顶部和鼻腔的底部。腭的前 2/3 或骨部分被称为硬腭，由上颌的腭突和腭骨的水平板形成。硬腭的前部和侧面由上颌牙槽嵴和牙龈界定。在后面，硬腭与软腭相连。硬腭被覆盖在骨膜上的黏膜覆盖。黏膜深处是分泌腭腺。切牙孔位于上颌中切牙的后方；鼻腭神经穿过这个孔。

腭大孔位于上颌第三磨牙的内侧；较大的腭血管和神经从这个孔中显露出来。腭大神经支配硬腭的牙龈、黏膜和腺体。鼻腭神经支配硬腭前部的黏膜。由于腭大动脉有丰富的血液供应，放射性骨坏死和软组织坏死的发生率低于下颌骨的报告[157]。

（二）病理学和扩散方式

硬腭的恶性肿瘤最常见于小唾液腺的腺样囊性癌和黏液表皮样癌。鳞状细胞癌相对不常见。卡波西肉瘤和黑色素瘤也可能起源于硬腭黏膜[156]。

大多数鳞状细胞癌起源于牙龈，其次扩散到硬腭。神经周围侵犯通过腭大孔出现。诊断时阳性淋巴结的风险为 13%～24%[158, 159]。由于中线缺乏交通淋巴管，大多数淋巴结转移是单侧的。颈部淋巴管亚临床疾病的发病率为 22%[61]。

（三）临床表现、患者评估和分期

硬腭鳞状细胞癌患者可能首先向牙医报告假牙不合适、疼痛、牙齿松动或无法愈合的疼痛。间歇性出血和感觉异常也可能发生。

硬腭的成像主要是通过 CT，偶尔辅以 MRI。颈部淋巴结的成像必须包括面部和颞后淋巴结[65]。面部淋巴结最好通过双手检查进行评估，尤其是在有牙齿填充物的患者中。如果病变是腺样囊性癌，必须寻找神经周围侵犯。AJCC 分期系统如表 38-2[30] 所示。

（四）治疗

手术是大多数病变通常的初始治疗；术后放疗适用于更广泛的癌症患者。原发性放疗在硬腭癌治疗中的作用尚不明确。如果病灶表面积大，表面较浅，可以采用放疗作为初始治疗。然而，大多数患者接受手术治疗，因为通常涉及潜在的骨，在这种情况下，放疗不太可能有效[160]。术后放疗适用于接近或涉及的边缘、神经周围侵犯、血管侵犯、多个受累淋巴结、包膜外延伸或骨侵犯[51]。剂量和分级建议与其他部位的建议相似。治疗流程如图 38-19 所示。

硬腭的恶性唾液腺肿瘤通常通过手术和术后放疗的结合来治疗，特别是如果它们是高级别肿瘤（腺癌、唾液腺导管癌、高级别黏液表皮样癌和肌上皮癌）。低度（腺泡细胞癌、腺样囊性癌、低度黏液表皮样癌）小涎腺癌如果可以达到阴性边缘，可以单独手术治

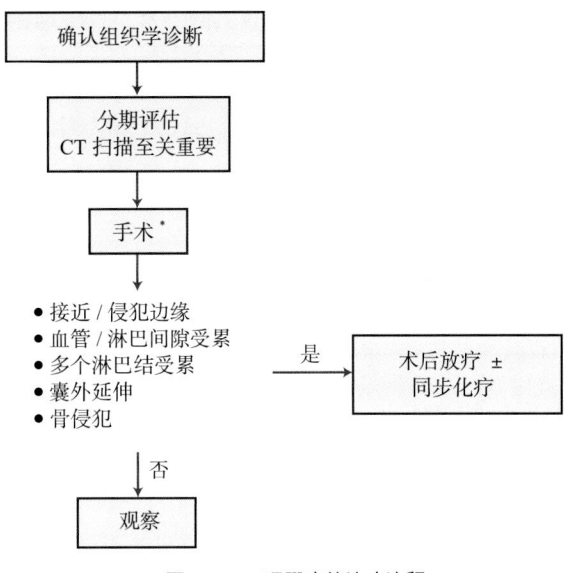

▲ 图 38-19　硬腭癌的治疗流程

*. 颈部治疗（颈部淋巴清扫）

疗。一些恶性小唾液腺肿瘤已经通过大剂量放疗成功控制[161]。

（五）结果

在一项基于人群的研究中，Sowder 等报道了 164 名硬腭癌患者，所有治疗的平均总生存期和疾病特异性生存期分别为 10.2 年和 14.5 年[87]。2013 年，在多伦多大学，Eskander 等报道了 97 例经手术治疗的硬腭和上颌牙槽癌患者[163]，3 年无病生存率为 70%，平均失败时间为 1.1 年。Li 等证实，颈部转移的存在使硬腭癌患者的生存率降低了一半[145]；颈部阴性患者的 5 年疾病特异性生存率为 47%，而淋巴结阳性患者的 5 年疾病特异性生存率为 21.5%；建议采用积极的颈淋巴清扫和辅助放疗来降低复发率。2018 年，Alonso 和同事报道1489 名硬腭鳞状细胞癌患者，接受初次放疗的患者操作系统的风险比为 1.6，直接安全系统的风险比为 2.3；手术治疗的 5 年直接生存率为 71%，而放疗为 29%[163]。

Shibuya 等[164] 报道了硬腭恶性病变的放射治疗的结果；鳞状细胞癌患者的 5 年生存率约为 45%。对于骨侵犯最小且临床颈部阴性的患者，5 年总生存率为75%。弗吉尼亚大学的数据在表 38-19 中列出了 41 名接受手术、放疗或两者兼有的患者[165]。

Yorozu 等[166] 报道了 1990—1997 年在克里斯蒂医院接受外照射治疗的 31 名患者，26 例仅接受放疗，5 例术后手术切缘阳性。挽救手术后的 5 年局部和最终局部控制率分别为 53% 和 69%。鳞状细胞癌患者的生存率为 48%，小涎腺癌患者的生存率为 63%。T 期是5 年局部控制率的唯一显著预测因子，T_1 和 T_2 病变为80%，T_3 和 T_4 病变为 24%。存活的唯一重要预测因子

表 38–19　通过手术、放疗或两者共同治疗的硬腭恶性肿瘤的 5 年和 10 年生存率

组织学类型		5 年生存率		10 年生存率	
		绝 对	因 别	绝 对	因 别
鳞状细胞癌		10/26（38%）	10/17（59%）	8/25（32%）	8/15（53%）
唾液腺肿瘤	腺癌	5/7（71%）	5/7（71%）	3/6（50%）	3/5（60%）
	腺样囊性癌	3/3	3/3	1/2	1/1
	恶性混合肿瘤	5/5	5/5	1/4	1/1

引自 Chung CK, Johns ME, Cantrell RW, et al. Radiotherapy in the management of primary malignancies of the hard palate. *Laryngoscope*. 1980; 90: 576–584.

是 N 期。

Tran 等[167] 报道了洛杉矶加利福尼亚大学的 38 名腭唾液腺肿瘤患者的治疗情况；38 个肿瘤中，23 个位于硬腭；腺样囊性癌是最常见的组织学类型。25 名患者仅接受了手术，13 例行手术及术后放疗；两组患者的局部控制率相当（分别为 88% 和 85%）。

Kovalic 和 Simpson[168] 报道了华盛顿大学治疗的 13 例硬腭癌患者。组织学类型包括腺样囊性癌 9 例、鳞状细胞癌 3 例、黏液表皮样癌 1 例。T_1 期 1 例、T_2 期 5 例、T_3 期 3 例、T_4 期 4 例。所有人都有临床阴性的颈部。所有患者均接受切除和术后放疗；3 例单纯放疗。10 年无病生存率和局部控制率分别为 77% 和 92%。

辛辛那提大学对一组 50 名患者进行了手术治疗，其中包括 25 名鳞状细胞癌患者、11 名腺样囊性癌患者、6 名腺癌患者和 8 名多样组织学患者[169]。从组织学角度看，5 年生存率为鳞状细胞癌 76%、腺样囊性癌 90%，总体 85%。腺样囊性癌的 10 年总生存率下降到 75%，符合其晚期复发的趋势，包括远处转移。

大多数复发发生在主要部位。Evans 和 Shah 报告了 53% 的孤立性原发部位衰竭的发生率[156]。颈部淋巴结复发的发生率为 30%；累及原发部位和颈部淋巴结的失败率为 10%。没有患者因孤立的远处转移而治疗失败。在这些患者中，7% 的患者在远处和局部治疗均失败[156]。

发生异时性癌的风险很高。根据弗吉尼亚大学的经验，28% 的患者在其一生中发展为异时性原发癌，13% 发展为第三、第四或第五癌。口腔是异时性癌症最常见的部位[158]。

（六）辐射技术：硬腭和上颌牙槽嵴

1. T_1 和 T_2 病变　T_1 和 T_2 硬腭癌患者首选的初始治疗是手术。默认情况下，放疗用于治疗偶尔出现的非外科候选患者。这些病变大多没有很好侧化；因此，放射治疗是用平行对置野进行的，射野包围原发性肿瘤，

边缘为 2cm 或更小。在口腔中放置一个软木塞和舌块，使舌头、下颌骨和下唇向下移位，并减少口腔中正常组织的数量（图 38-20A）。或者，可以使用 IMRT。这些损伤不适于近距离放射治疗；因此，患者仅接受外照射治疗。仅用放疗治愈的可能性，即使是早期病变，也相对较低。因此，改变分馏技术应该被改善。我们更喜欢超分割放疗，在 6～6.5 周内，每天 2 次，每次 1.2Gy，每次 74.4～76.8Gy。对于具有侵袭性、低分化癌的患者，体积被扩大到包括区域淋巴结（1 级和 2 级，图 38-20B）。照射局部淋巴结的缺点是治疗的急性毒性显著增加。场在 38 个部分中以 45.6Gy 减少到足以包含原发性癌症的有限入口。低颈（3 级和 4 级）受到与甲状软骨切迹水平的原发野相邻的前场照射，并在 5 周内分 25 次接受 50Gy 的照射。

2. T_3 和 T_4 病变　如前所述，T_3 和 T_4 癌症患者通过手术和术后放疗使用包括原发肿瘤和局部淋巴结的区域进行最佳治疗。术后放疗在手术后 6 周内开始。负边缘患者通常接受 60Gy，每部分 2Gy。脊柱复位术在 44～46Gy 下进行软线检查，如果采用平行对置的入口，则用 8～10MeV 的辐射线对后面的条带进行治疗，并且有必要对这些区域进行更高剂量的辐射。对于边缘阳性、多种风险因素或手术—放疗间隔延长的患者，应考虑改变分割技术[51]。系统顺铂化疗通常在术后放疗的同时进行[48, 50]。

非手术候选的 T_3 和 T_4 患者放疗治愈的机会较低。患者在 6.5 周内每天 2 次，每次 1.2Gy，每次 76.8Gy，同时进行化疗，如每周顺铂 30mg/m²。不适合积极治疗的患者在 1～2 周内接受中等剂量的姑息性放疗。

（七）并发症

在弗吉尼亚大学接受放疗（5～6 周 60Gy）的患者没有出现严重的并发症[165]。大部分患者出现口干燥和暂时性味觉丧失[158]。Yorozu 等[166] 报道了 1990—1997

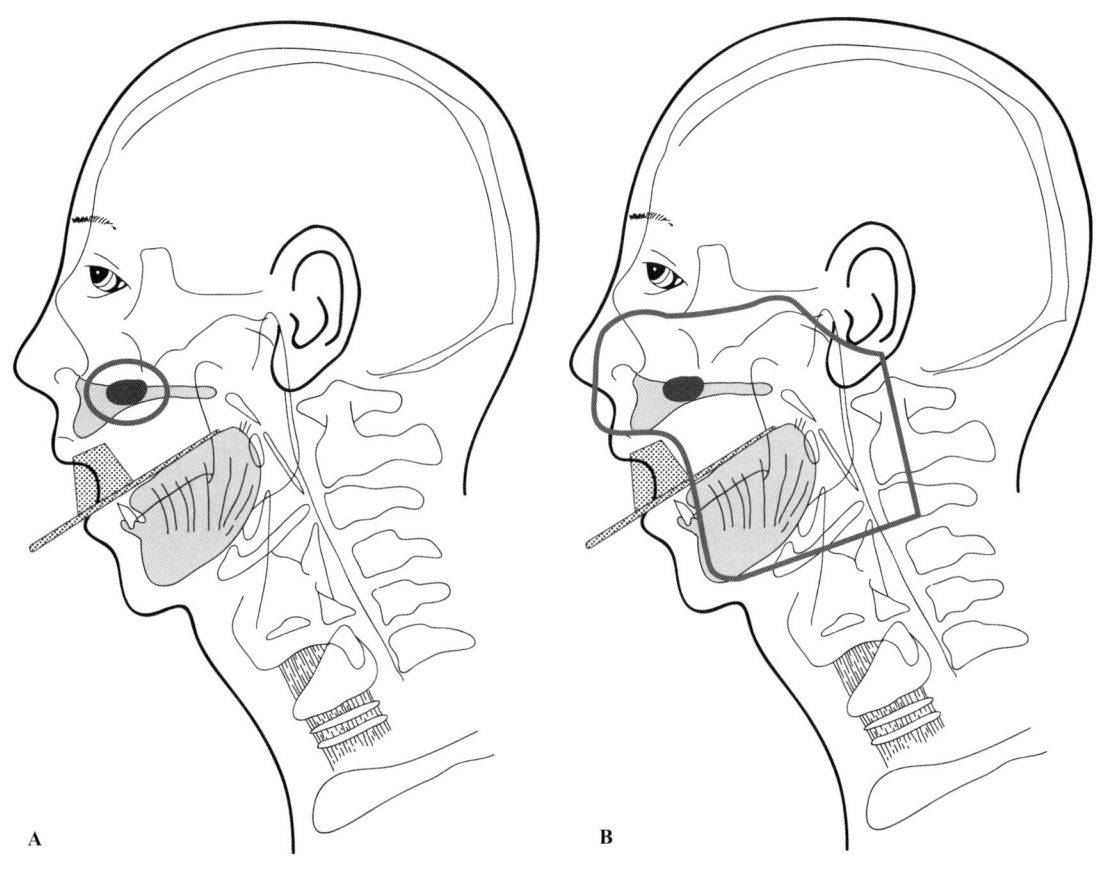

▲ 图 38-20 硬腭癌的放疗

A. 早期硬腭癌。平行对置的 6MV X 线射野包括边缘 2cm 的肿瘤。软木塞和舌块将舌和下颌骨向下方移位，以尽量减少包含在射野中的正常组织的数量。B. 晚期硬腭癌。入口包括原发性肿瘤和上颈部淋巴结（1 级和 2 级）。入口的上缘延伸至包括 V₂ 至颅底（引自 Mendenhall WM. Radiotherapy treatment technique. Cancer of the maxillary alveolar and hard palate. In：Werning JW, ed. *Oral Cancer*. New York：Thieme Medical Publishers Inc.；2005.）

年在克里斯蒂医院接受外照射治疗的 31 名患者的结果。26 例患者单独接受放疗，5 例术后接受阳性手术切缘治疗；1 例患者出现坏死。

十二、结论和未来的可能性

本章中单独的站点演示和讨论涵盖了口腔内的治疗算法。一般来说，口腔中任何部位的早期病变都可以用单一方法治疗，效果很好。随着病变越来越广泛，对综合治疗的需求也越来越大（即手术加放疗，有或没有化疗、放疗或所有三种治疗）。未来的试验应解决当需要联合治疗时的序列问题，以及当使用改变的分次放疗和最佳化疗药物和方案（顺铂、西妥昔单抗、多西他赛单独或联合）时合并化疗的需要。随着外科治疗随着机器人手术和经口技术的发展，切除变得不那么病态。此外，在过去 30 年中，功能性重建软组织和骨结构的能力显著提高。许多患者能够实现完整的语言和吞咽功能以及牙齿修复。随着多学科治疗的进展，预计生存、功能和生活质量的平衡将继续改善。

第 39 章 口咽癌

Oropharyngeal Cancer

George M. Cannon　Nabil F. Saba　Paul M. Harari　著

孙枫淏　译

要　点

1. **发病率**　据估计，美国口咽癌的年发病率超过 10 000 名患者。口咽癌的发病率在过去几十年中逐渐增加，特别是在年轻患者中。

2. **生物学特征**　鳞状细胞癌占口咽部所有肿瘤的 95% 以上。大约 70% 的患者有淋巴结受累，其中 10%~15% 有远处转移。HPV 与口咽癌发生比例的增加有关，特别是那些可能烟草或酒精暴露有限的扁桃体窝和舌根癌患者。HPV 阳性患者的临床结果明显好于 HPV 阴性肿瘤患者，他们对传统治疗更敏感。

3. **分期评估**　分期需要详细的病史和身体评估，头颈部 CT 或 MRI、胸部 CT 或 PET/CT。PET/CT 在这些患者的初诊分期、治疗计划制订和放疗后结节评估中扮演着越来越重要的角色。

4. **主要治疗**　传统上，小（T₁ 和 T₂ 期）口咽鳞状细胞癌患者的首选治疗方法是放疗。历史数据显示，早期口咽癌放疗和手术的疗效相当，但常规放疗的功能损害较小。新的经口外科技术降低了发病率，改善了与手术相关的恢复时间，使其成为早期口咽癌单纯放疗的一种可行的替代方法。对于那些接受放疗的患者，通过 IMRT 技术减少唾液腺和其他关键结构的剂量，以及在适当的时候采用单侧放疗技术，可以减少长期毒性。

5. **局部晚期疾病**　多个 III 期试验和综合 Meta 分析表明，同步化疗可增敏局部晚期头颈癌的放疗反应，从而改善局部区域控制和存活率。考虑到手术切除经常导致功能损害，即使是在游离皮瓣重建的情况下，同步放化疗已经成为大多数局部晚期口咽癌的标准治疗方案，前提是患者能够耐受联合治疗。如果患者不适合接受细胞毒化疗，分子靶向药物，特别是西妥昔单抗，可以提高总体存活率。免疫治疗已被证明对复发或转移的患者是有益的，进行中的临床试验正在评估将其纳入根治性或辅助治疗的可能性。"保留器官"方法的禁忌证包括骨侵犯或先前存在的器官功能障碍，并预计治疗后会出现严重的功能缺陷。有这些禁忌证的患者应接受手术和术后放疗。术后放疗的基础上加用同步化疗对具有高危病理特征（包括手术切缘阳性和包膜外淋巴结扩散）的患者有好处。对于晚期淋巴结转移的患者，无论是否接受化疗，都要接受根治性放疗，但淋巴结对治疗反应不完全的患者有必要行颈部清扫术。

口咽由舌根、扁桃体区、软腭、口咽外侧壁和口咽后壁组成（图 39-1）。新发口咽癌的年确切发病率很难明确，因为在不同的报告分类中，与其他头颈部位有重叠。根据 AJCC 的分期定义，2018 年美国"口腔和咽部"（由舌、口、咽部和口腔组成）的癌症发病率估计为 51 540 人，其中男性 37 160 人，女性 14 380 人[1]。根据 AJCC 的分期定义，口咽部恶性肿瘤定义为起源于舌根、扁桃体复合体、软腭部或咽侧和咽后壁的肿瘤[2]，通常被认为大约占总数的 25%。尽管一些人认为这一比例较低，但这使得美国每年新增口咽癌的总数估计略高于

12 500 例[2]。

头颈部癌症的发病率在 20 世纪有所上升，尤其是出生于 1920 年以后的人。这一时期较高的癌症发病率与同期美国和其他发达国家乙醇和烟草消费的增加有关[3, 4]。在美国，这一趋势在过去 20 年中发生了逆转，头颈部鳞状细胞癌（squamous cell carcinomas，SCC）的发病率略有下降，这可能是烟草使用量减少的结果。尽管头颈癌和邻近口腔的癌症发病率普遍下降，但自 20 世纪 80 年代初以来，口咽癌的发病率持续上升，主要为 60 岁以下的男性[5-7]。口咽癌发病率的增加不能归

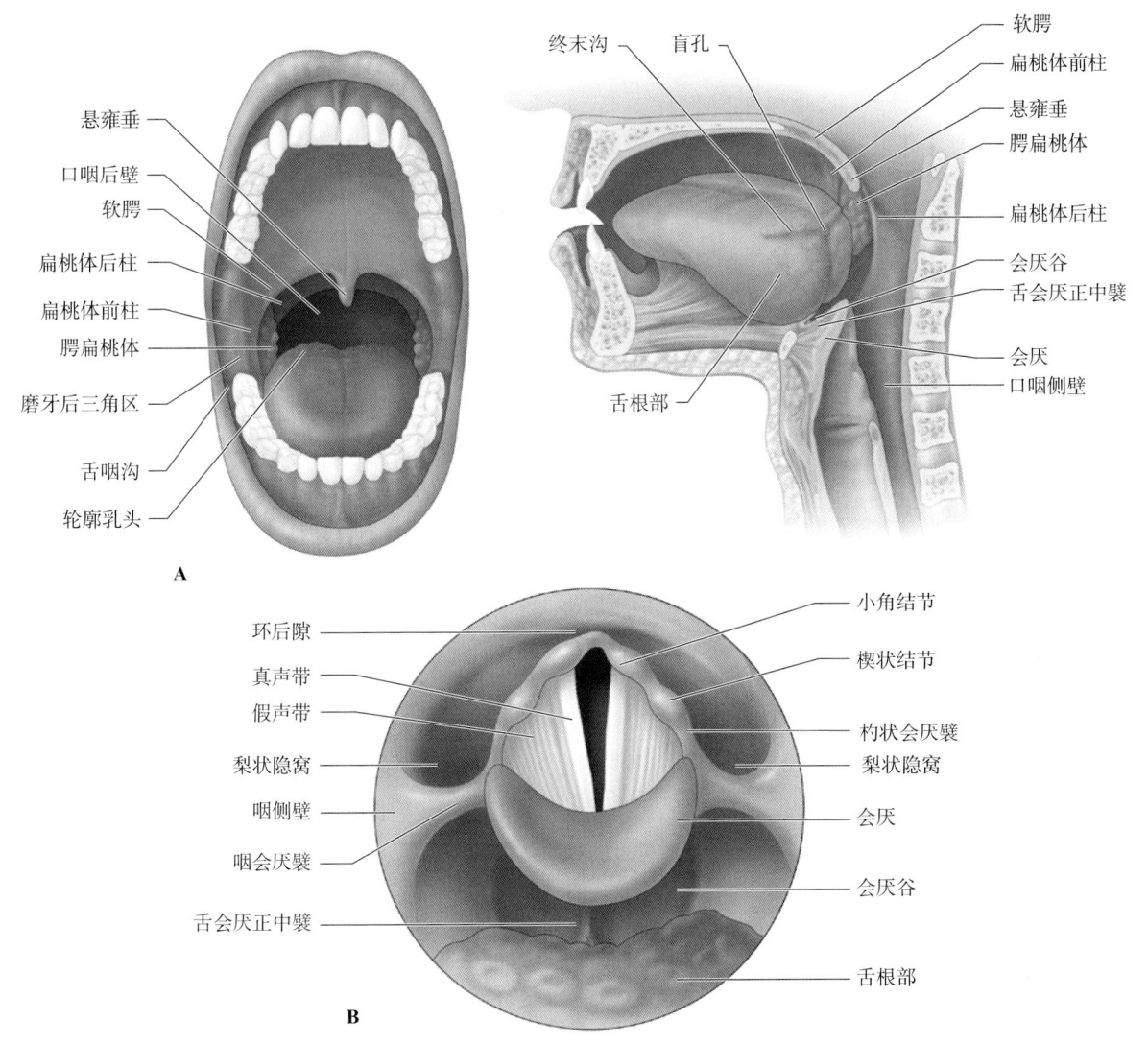

▲ 图 39-1　口咽的正常解剖学
A. 口咽部前视图和移除左侧结构的侧视图；B. 通过纤维内镜观察的口咽部

因于 20 世纪 70—90 年代扁桃体切除频率的降低，因为这一趋势不会改变舌根原发性肿瘤的发病率[8]。

据估计，2012 年全球范围内由口腔或咽部（不包括鼻咽）引起的肿瘤（包括口咽部肿瘤）的年发病率为529 500 例，占所有癌症病例的 3.8%。中欧和东欧的发病率最高，撒哈拉以南非洲的发病率较低[9]。此类分析在记录此类恶性疾病（尤其是国际上医疗水平不足的恶性疾病）时面临典型的挑战。

一、病原学和流行病学

（一）烟草和乙醇使用

口咽部鳞状细胞癌患者的年龄一般在 50 岁以上，男性多于女性。尽管如此，但在过去 30 年中，45 岁以下的男性和女性的口咽癌发病率都在上升[6]。饮酒和吸烟都是众所周知、明确界定的头颈部鳞癌的危险因素，包括发生在口咽部的鳞状细胞癌。同样，在已发表的系列研究中分离关于口腔肿瘤和口咽肿瘤的数据可能具有挑战性，因为给定的报道方法，结果可能夸大了吸烟和乙醇使用在口咽恶性疾病中的作用。这两种物质单独或共同作用于上呼吸消化道内产生癌变效应。饮酒和吸烟对口咽癌风险的影响取决于作用的强度和持续时间，通常情况下约有 80% 的口咽癌是由饮酒和吸烟造成的，在一个系列中，男性比例高于女性[10]。

瑞典的一项基于人群的研究将 605 名头颈癌患者与756 名对照组进行了比较。当前吸烟者的 HR 为 8.4；开始年龄越早，吸烟时间越长，终生总消费量越大，每日烟草使用强度越高，HR 就越高[11]。乙醇摄入量的增加，特别是＞50g/d，也与头颈癌的相对风险增加有关。一份病例对照研究汇编显示，与从不吸烟者相比，吸烟者与烟草相关的优势比为 2.13，吸烟＞30 支 / 天或＞30

包 / 年的人该比率翻 1 倍 [12]。非自愿或二手烟暴露也可能是一个危险因素，特别是当一个人在家中或在工作中暴露超过 15 年的时候 [13]。饮酒会增加从不吸烟者、既往吸烟者和当前吸烟者患口咽癌的概率 [14]。不仅单独使用乙醇或烟草会增加患口腔癌和口咽癌的风险，而且同时使用两者会产生协同作用。这一风险是单独使用其中一种预期风险的 13 倍，而且与不吸烟和不饮酒的人相比，口腔和口咽癌的风险大约高出 50 倍 [14, 15]。尽管头颈部癌症的风险直到戒烟或戒酒 20 年后才回到基线水平，但戒烟可以将头颈部癌症的风险在 1～4 年内降低 40% [16]。

（二）人乳头瘤病毒感染

除了公认的吸烟和饮酒之外，还有其他行为风险因素，这些风险因素与口腔 HPV 的风险增加有关。HPV 的作用与不吸烟和不饮酒年轻人的头颈部癌症发病率的增加相对应。尽管头颈部癌症的总体趋势是下降的，但美国和欧洲国家的发病率都有所上升。在与 HPV 相关的年轻患者中，这种上升最为明显 [6]。HPV 是一种性传播疾病，在过去几年中被认为是头颈部鳞状细胞癌的危险因素，特别是在口咽部，尽管这种联系最初是在 1983 年提出的 [17]。根据对 HPV DNA 的 PCR 检测，大约 25% 的头颈部癌症与 HPV 有关。这种患病率因部位而异，口咽部 HPV 相关癌症的比例明显高于口腔或喉部 [18]。最近的一项 Meta 分析发现，口咽癌中 HPV 的总体患病率随着时间的推移而增加。2000 年以前阳性率为 40.5%，2000—2004 年为 64.3%，2009—2005 年增至 72.2% [19]。对较远时间段的评价显示，HPV 感染率更低。1984—1989 年的检出率为 16.3%，2001—2004 年上升到 71.7% [20]。这些趋势表明在此期间人群的 HPV 阳性率增加了 225%，而阴性率则下降了 50%。

HPV 和口咽癌之间的联系是多重的，并且与 HPV 和宫颈癌相关的证据线相似。首先，HPV 已经在头颈部鳞状细胞癌的肿瘤细胞中被鉴定出来 [17, 21]。HPV 状态最常见的检测方法是 p16 免疫组化或高危 HPV 亚型的原位杂。尽管一些研究表明 p16 免疫组化检测作为 HPV 的替代检测有 15%～20% 的假阳性和假阴性，但这两种方法都显示出对预后的意义 [22, 23]。根据肿瘤亚部位、HPV 检测方法的敏感性和地理位置，以及相关的种族差异，确定的患病率有所不同 [24]。HPV-16 是与口咽鳞状细胞癌相关的最常见的 HPV 亚型，见于 85%～90% 的 HPV 相关癌症 [18, 21]。其余的与高危 HPV 亚型 18、31、33 和 35 有关，这些亚型也在宫颈癌的发展中发挥作用。其次，头颈部的 HPV 阳性的鳞状细胞具有与 HPV 相关的致癌过程一致的病毒特征，包括

高病毒载量和病毒癌蛋白表达 [24]。这些 HPV 相关癌蛋白的致癌功能最终解释了在 HPV 阳性肿瘤和 HPV 阴性肿瘤中发现的不同分子改变。

HPV 相关性的其他证据包括在病例对照研究中 HPV 血清阳性与头颈部鳞状细胞癌之间的重要联系。一项病例对照研究比较了 100 名口咽癌患者和 200 名对照组患者，发现口咽癌与口腔 HPV-16 感染（OR=14.6）、任何 HPV 亚型的口腔感染（OR=12.3）以及 HPV-16 L1 衣壳蛋白血清阳性（OR=32.2）密切相关 [25]。与口腔 HPV 感染相关的行为危险因素也与口咽癌风险增加相关。这其中包括一生中有大量的阴道性伴侣和口交性伴侣 [25]。肿瘤标本中的 HPV DNA 与终身性伴侣之间的这种相关性也已经被其他人所证实 [26]，就像首次性交的年龄与生殖器疣存在相关性一样 [27]。HPV 相关的头颈癌患者患肛门生殖器癌的风险也会增加，其中宫颈癌和肛门癌与 HPV 感染密切相关，反之亦然 [28]。同样，这也支持了性行为和 HPV 感染对口咽癌风险的影响。

与 HPV 阴性口咽癌患者相比，HPV 阳性的患者具有独特的临床和病理特征（表 39-1）。除上述高危性行为史外，HPV 相关的口咽癌患者更可能是很少酗酒和不吸烟的人 [29, 30]，尽管这种联系尚未被普遍认识到 [27]。尽管与 HPV 相关的口咽癌和吸烟之间没有明显的关联，但与大麻的使用及其强度和持续时间相关 [5]。与 HPV 阴性患者相比，头颈部 HPV 阳性鳞状细胞癌的患者年龄要年轻大约 5 岁 [24]。病理上，HPV 阳性的患者更可能分化不良，具有基底样特征 [31]。

表 39-1 **HPV 阳性和 HPV 阴性头颈部鳞状细胞癌的临床病理特征**

	HPV 阳性	**HPV 阴性**
解剖学位置	扁桃体、舌根	所有位置
组织学类型	基底细胞样癌	角化性癌
年龄	更年轻	更年长
社会经济地位	趋势高	趋势低
危险因素	性行为	吸烟、酗酒
生存	改善	恶化
发生率	增加	降低
EGFR 表达	完全阴性	完全阳性

EGFR. 表皮生长因子受体 [改编自 Vidal L, Gillison ML. Human papillomavirus in HNSCC: recognition of a distinct disease type. *Hematol Oncol Clin North Am.* 2008; 22（6）: 1125–42, vii.]

一项关于 HPV 对头颈鳞状细胞癌预后影响的 Meta 分析表明，HPV 阳性的患者总生存率（HR 0.85）和无

病生存率（HR 0.62）可能有所提高。特别是在口咽亚部位也发现了总生存率和无病生存率的类似改善[32]。在美国 ECOG 的Ⅱ期多中心试验证实 HPV 阳性的改善结果，在诱导化疗和放化疗后出现更高的缓解率。这在统计学上改善了总生存率，并降低了进展风险[31]。在美国肿瘤 RTOG 的 0129 研究中，对Ⅲ或Ⅳ期口咽癌患者亚组的分析发现，HPV 状态是总体存活率的主要决定因素，其次是吸烟时间和肿瘤分期[33]。HPV 阳性肿瘤的 3 年局部复发率降低（13.6% vs. 35.1%），总生存率分别是82.4% 和 57.1%。虽然存活率差异的主要原因是 HPV 阳性，但与 HPV 阳性亚组相关的良好预后特征约占结果差异的 10%。

HPV 阳性的患者患第二种恶性肿瘤的风险也较低，因为这类患者缺乏接触乙醇和烟草所产生的现场癌变效应。鉴于不同的临床、病理和分子特征，以及 HPV 相关疾病预后和治疗反应的改善，口咽部 HPV 阳性和HPV 阴性的鳞状细胞在最新的 AJCC 分期手册中被认为是不同的群体（见分期部分）。

（三）其他风险因素

口咽癌和头颈癌的许多其他潜在危险因素已经被描述。

二、预防和早期发现

口咽鳞状细胞癌和头颈癌的经典预防一直围绕着戒烟和将饮酒降至更适中的水平。随着人们现在更好地了解 HPV 的影响，正在进行的降低宫颈癌发病率的 HPV 疫苗接种可能会同时减少 HPV 相关的头颈部癌症的发生。国际上可用的疫苗包括：针对 HPV 16 型和 18 型的 Cervarix（葛兰素史克），针对 HPV 16 型、18 型、6型和 11 型的四价疫苗 Gardasil（默克），以及也可以预防 31 型、33 型、45 型、52 型和 58 型 HPV 的 Gardasil 9。这些疫苗被推荐给 13—26 岁的女性，因为它们可以降低宫颈癌前病变和与 HPV 相关的癌症发病率[36]。现在，这种疫苗也被推荐给 13—26 岁的年轻男性，因为它能够降低生殖器疣的发病率，以及在与男性发生性行为的男性中，降低肛门上皮内肿瘤的发病率[37, 38]。HPV 疫苗接种可使与疫苗相关的高危 HPV 株的流行率降低88%[39]。在接种疫苗的个体中，HPV 感染率的显著降低有望降低 HPV 相关的口咽癌风险。

口腔和近端口咽的常规检查应该是标准病史、体格检查和牙科检查的一部分。高危患者的常规口腔检查有可能通过发现癌前病变和早期恶变来减少与癌症相关的死亡。不幸的是，导致个人患头颈癌的药物滥用状况与卫生和牙科服务利用不足有关[35]，往往导致头颈癌的

发现和诊断较晚。放射肿瘤学家可以在早期发现继发性口腔和口咽癌方面发挥作用，这些继发性口腔和口咽癌可归因于已接受原发性头颈部癌症治疗并在放射肿瘤学诊所接受随访的患者的野生性癌变。

潜在的恶性病变包括红斑、白斑、红白斑、口腔黏膜下纤维化和扁平苔藓。

已对多种化学预防方案进行了评估，以防止上消化道内发育异常的发展。

目前，没有任何化学预防策略被证实或广泛用于高危患者，包括那些已知的不典型增生患者。临床试验继续寻找有效的治疗方法。对于有癌前病变的患者，如所述，密切随访并做活组织检查和手术切除或激光治疗仍然是强制性的。

三、生物学特性与分子生物学

目前正在进行重大研究，以确定 HPV 对相关口咽鳞状细胞癌的遗传和分子影响。HPV 阳性肿瘤的分子特征与 HPV 阴性肿瘤不同。HPV E6 和 E7 的致癌功能似乎促进了 HPV 阳性肿瘤的分子异常。TP53 和 pRB 的失活在这两种类型中都可以看到，但它们是独立机制的结果。在 HPV 阳性的肿瘤中，E6 使 TP53 的功能失活，而在 HPV 阴性的肿瘤中，TP53 的破坏性突变更为常见。除 TP53 外，HPV 阳性和阴性肿瘤对 14-3-3σ、RASSF1A、Cyclin D、pRB 和 P16 的影响也不同。乙醇和烟草介导的损伤破坏 TP53 似乎是 HPV 阴性肿瘤的关键基因改变。在存在 HPV 的细胞中也发现了烟草暴露的分子影响。经 HPV 转染并随后暴露于烟草致癌物质的正常口腔角质形成细胞被发现增强了 E6 和 E7，增强了对凋亡的抵抗，损害了 DNA 修复，激活了端粒酶[51]。

口咽癌表皮生长因子受体的表达与 HPV 状态呈负相关[52, 53]。毫不奇怪，鉴于其与 HPV 阴性肿瘤的相关性，EGFR 的表达预示着对诱导化疗的反应率较低，总体生存率和疾病特异性生存率较低。在对 RTOG 90-03 常规治疗组的分析中，通过免疫组织化学方法对 155 例病理标本充足的患者进行了 EGFR 的检测[54]。EGFR 的表达与 T、N 或分类无关，但 EGFR 高表达的肿瘤局部复发率较高，无病生存率和总生存率较低。远处转移在两组之间没有差别。

四、病理学与扩散方式

（一）病理发现

原发性口咽部肿瘤几乎完全是鳞状细胞癌（约占肿瘤的 95%）。可供选择的病理类型包括黑色素瘤、原发淋巴系统恶性肿瘤、小唾液腺肿瘤、肉瘤和其他

罕见的疾病。鉴于该部位鳞状细胞癌占多数，本章将着重提及鳞状细胞癌的评估和治疗，除非另有特别说明。

口咽鳞状细胞癌在病理形态和临床行为上的差异在 8 版 AJCC 中得到了认可，它评论说"标准命名法在描述 HPV 介导的 p16+ 口咽癌方面并不令人满意"[59]。虽然经常被描述为基于高核浆比的"低分化"，但这最终与 HPV 相关癌症预后的改善是不一致的。最终建议使用"口咽鳞癌、非角化型"这一术语，以避免低分化的描述所暗示的更具侵袭性的恶性肿瘤的内涵。在 HPV 介导的癌症中，明显的肿瘤角质化和角蛋白珍珠通常是不存在的。

（二）扩散方式

口咽部构成上呼吸消化道的中央部分，包括舌根、

腭扁桃体、软腭的下侧以及后和侧口咽壁[60]（图 39-1 至图 39-3）。前缘是扁桃体前柱、软硬腭交界处和舌轮廓乳头，将舌后 1/3 置于口咽部内。口咽上方以软腭下侧为界，后下方以咽会厌襞为界，咽会厌襞与舌骨水平相近，下方以舌会厌襞和会厌谷为界。口咽的侧缘和后缘由咽缩肌及其覆盖的黏膜界定。在确定典型的口咽肿瘤扩散途径时，了解口咽的解剖结构是必要的[61-63]。

（三）软腭

软腭是一个活动的软组织瓣，带有中央腱膜，作为几块腭肌的连接点。软腭的后部和侧部主要由 5 块肌肉组成。这些肌肉（腭帆提肌和腭帆张肌、悬雍垂肌、腭舌肌和腭咽肌）插入腭腱膜，但与舌根、后外侧咽壁和管环有重要的附着点。腭舌肌和覆盖的黏膜形成扁桃体前柱，扁桃体前柱是口咽外侧的最前面部分。腭咽肌及

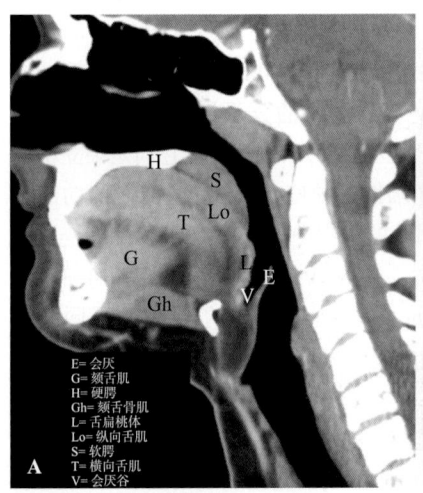
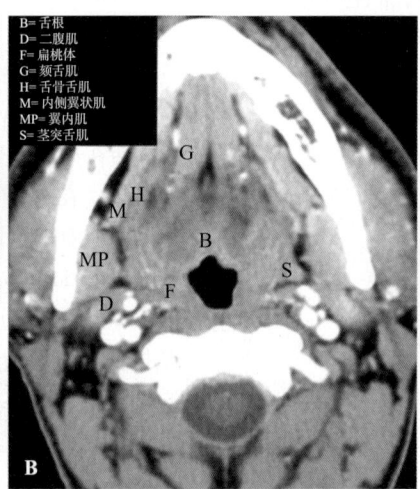
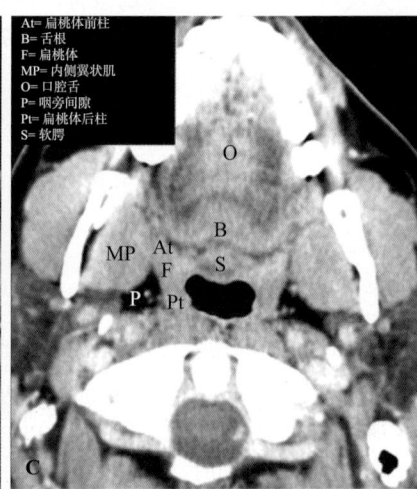

▲ 图 39-2 正常的口咽 CT 扫描

A. 矢状位扫描；B 和 C. 轴位扫描

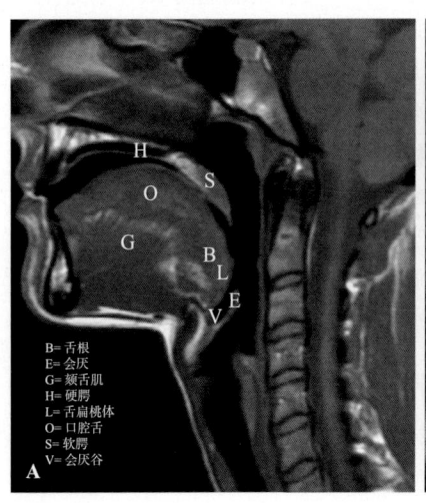
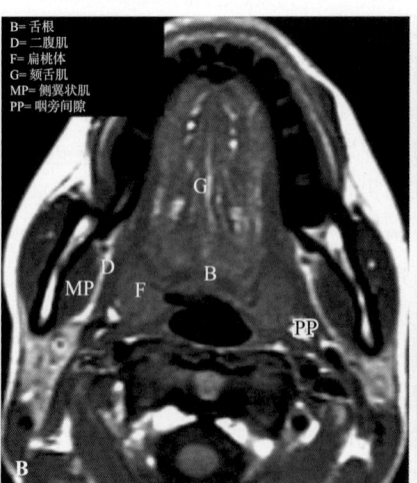
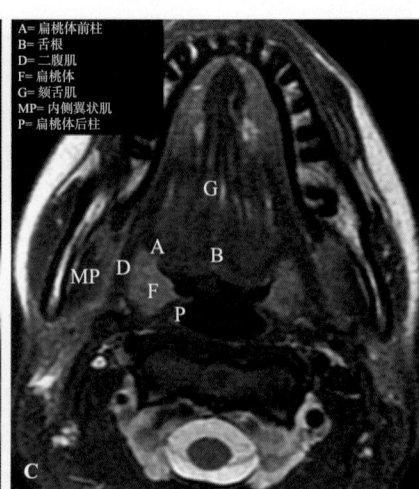

▲ 图 39-3 正常的口咽 MRI

A. 矢状位 T_1 加权扫描；B. 轴位 T_1 加权扫描；C. 轴位 T_2 加权扫描

其覆盖的黏膜形成扁桃体后柱。前后柱与口咽部外侧壁侧向下方相连。

软腭的下侧构成口咽的上部，是大多数软腭肿瘤的部位。软腭的上表面是鼻咽部的一部分，很少是肿瘤的原发部位。软腭还含有大量的小唾液腺。这些腺体是软腭非鳞状肿瘤的起源部位。

软腭肿瘤可以向前扩散至硬腭。也有可能沿上颌神经的大腭支和小腭支向翼腭窝上方扩散[64]（图 39-4）。从翼腭窝进一步向神经周围扩散可导致三叉神经的上颌分支经眶下裂延伸至眼眶，经圆孔进入中央颅底，并经翼管神经（翼管神经）进入面神经和颞骨。这种神经周围的扩散会导致三叉神经和面神经麻痹。晚期疾病和神经周围扩散的患者可能会出现由翼肌或三叉神经分支受累引起的牙关紧闭症状。

（四）扁桃体区

腭扁桃体由限制在纤维包膜内的淋巴组织组成，纤维包膜突出于由扁桃体前柱和后柱形成的三角形之间的口咽部。扁桃体窝由咽上缩肌向外侧包围。扁桃体前柱和后柱分别由覆盖在腭舌肌和腭咽肌上的黏膜组成。鳞状细胞癌是腭扁桃体最常见的肿瘤，其次是非霍奇金淋巴瘤。扁桃体区域的肿瘤可以沿着垂直方向的腭舌肌和腭咽肌向上扩散到软腭，也可以向下扩散到舌根和口咽壁的后侧[65]（图 39-4 和图 39-5）。

咽上缩肌除了形成口咽的后缘和侧缘外，还向前延伸至腭扁桃体深处，插入翼下颌骨上[60]。该纤维性中缝与颊肌共用一个附着点，中缝上方延伸至翼内侧板，下方延伸至下颌骨舌骨皮质，正好位于舌骨线后方。侵犯咽上缩肌并累及翼颌中缝的下颌肿瘤可向前扩散至颊

肌和间隙，向上扩散至翼内板和咀嚼间隙，并向下扩散至下颌骨的舌皮质。肿瘤的侧方延伸使其进入咽旁间隙（图 39-6）。扁桃体肿瘤累及咽旁间隙可能导致茎舌肌和茎咽肌向颅底上方延伸并附着于茎突，并沿茎舌肌和茎咽肌扩散。翼状内侧肌的外侧延伸常与三叉神经的下颌支（V3）受累有关。V3受累可以使神经周围肿瘤沿着下牙槽神经向下扩散到下颌骨，并沿着 V3 的主干向上扩散到卵圆孔和海绵窦[64]。

（五）口咽壁

口咽的后壁和侧壁是由咽上缩肌和覆盖的黏膜形成的。上缩肌的深层与椎前筋膜之间由一层薄薄的咽后脂肪隔开。口咽后方的肿瘤可以通过这层脂肪和筋膜延伸到椎前间隙[66,67]（图 39-6）。晚期肿瘤最终可累及脊柱，尽管这种扩散通常受到多个中间筋膜平面以及颈长肌和头长肌的抑制。口咽壁后外侧的肿瘤可以通过黏膜或黏膜下扩散进入鼻咽和下咽（图 39-6）。

（六）舌根

舌根与口腔舌由轮廓乳头在前方分开。它向后向下延伸，终止于舌骨水平附近（图 39-2 和图 39-3）。从侧面看，它与腭扁桃体之间由舌扁桃体沟隔开。舌扁桃体位于舌根的后面。舌扁桃体大小不一，在出生后的前 20 年和同时患有头颈部感染的患者中体积可能较大。

舌根肿瘤随着大小的增大，沿着几条路径扩散。它们可以沿着舌的固有肌肉扩散到口腔舌和舌深肌中。尤其重要的是要确定舌外肌肉（即舌骨肌、茎舌肌和颏舌肌）的受累情况，因为这表明是 T4 病变[68]。肿

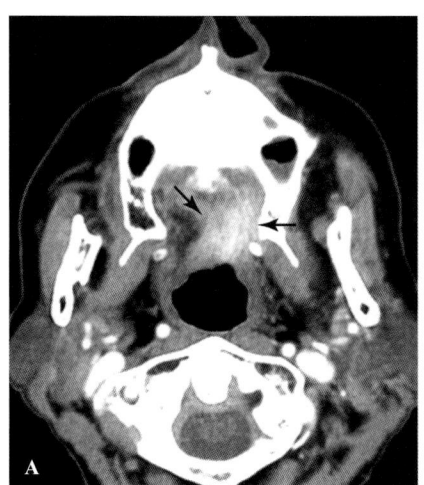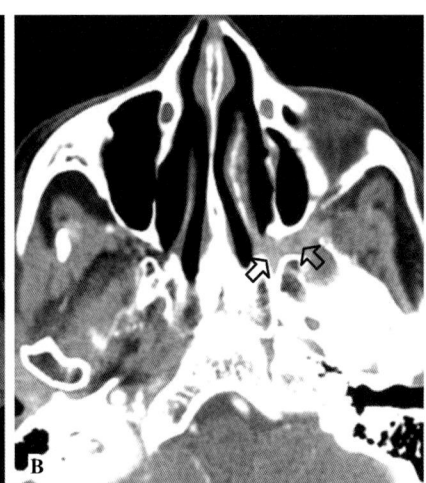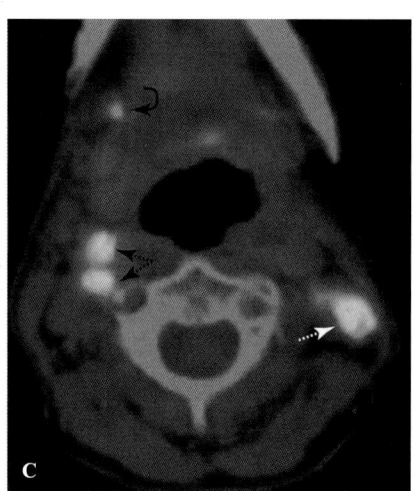

▲ 图 39-4　T4bN2c 软腭鳞状细胞癌（此图彩色版本见书末）

A 和 B. 轴位增强 CT 扫描显示软腭有大量强化团块（黑箭），硬腭受到侵蚀；肿块沿鼻咽外侧壁向上扩散，神经周围肿瘤通过腭大孔向上扩散到翼腭窝（开放箭）。C. CT 和 PET/CT 图像显示 N2c 淋巴结转移涉及 ⅠA、ⅠB（弯曲的黑箭）、ⅡA（虚线的黑箭）和ⅡB（虚线的白箭）水平

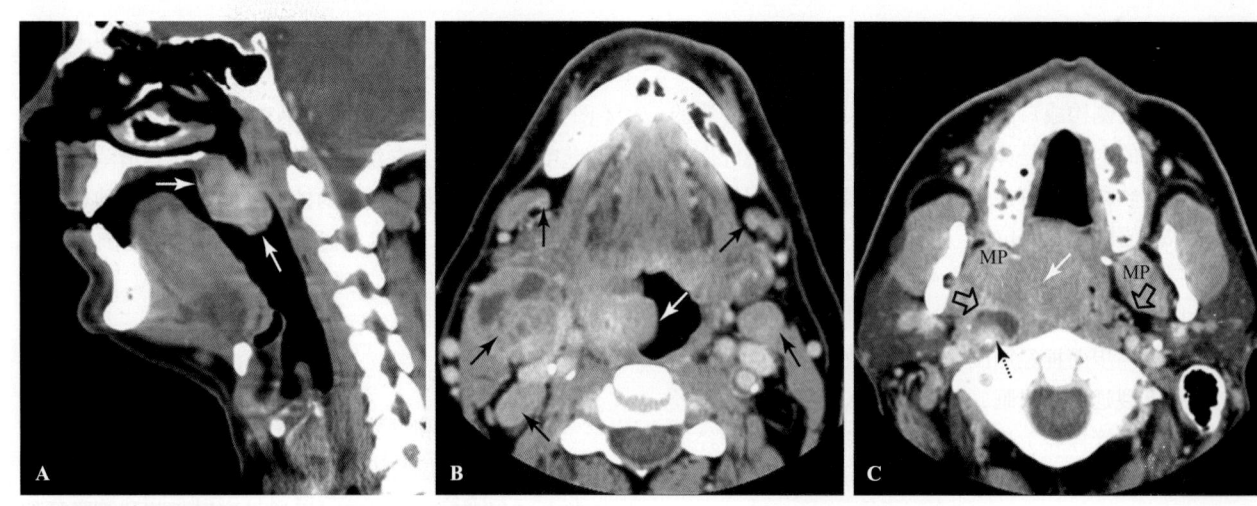

▲ 图 39-5　T₄ₐN₂c 腭扁桃体和软腭的鳞状细胞癌

矢状位（A）和轴位（B 和 C）增强 CT 扫描显示腭扁桃体和软腭有大量强化肿块（白箭）；翼内侧肌（MP）受侵，提示为 T₄ₐ 病变；双侧 I B 和 II A 区淋巴结（黑箭）增大和异常强化，右侧 II B 区淋巴结异常，符合 N₂c 淋巴结扩散；右侧咽后淋巴结异常不均匀强化（黑色虚线箭），包膜外扩散至咽旁间隙（开放箭）

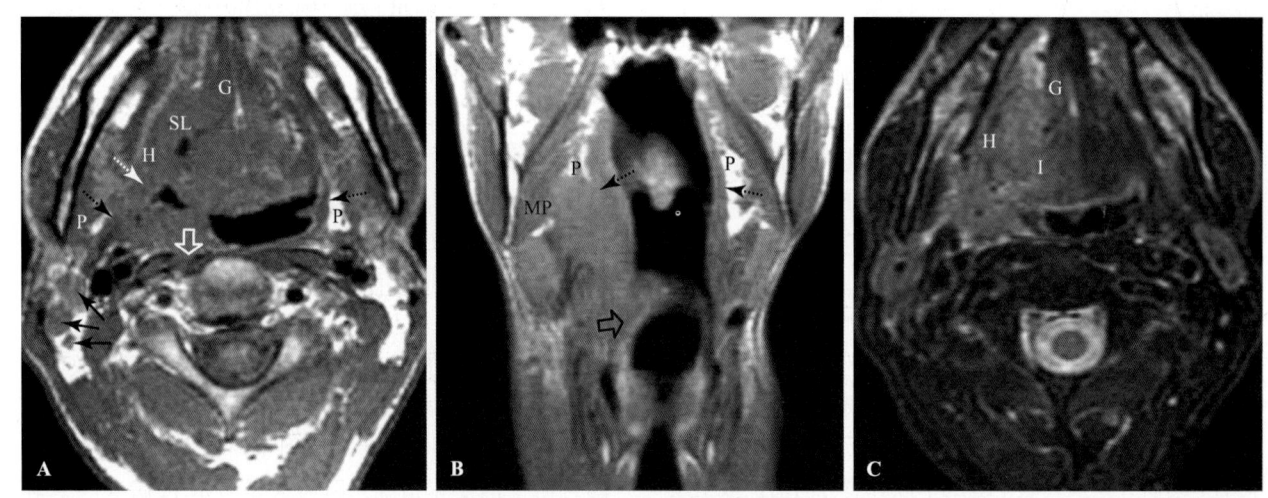

▲ 图 39-6　T₄bN₂b 扁桃体鳞状细胞癌

轴位 T₁ 加权（A）、冠状位 T₁ 加权（B）和轴位 T₂ 加权（C）非增强磁共振成像显示广泛的右扁桃体和口咽后壁肿瘤；病变穿过舌弓沟（虚线箭）延伸到口腔舌和舌下间隙（SL）；存在固有舌肌组织（I）以及舌骨肌（H）和颏舌肌（G）的侵犯；病变浸润咽上缩肌（黑虚线箭），累及咽旁间隙和翼内肌；病变侵犯椎前间隙（白空心箭）。向下扩散到声门上喉（开放黑箭）；右侧可见几个增大的 II B 区淋巴结（黑箭）；这些发现与 T₄bN₂b 分期一致

瘤可能沿着舌骨肌上外侧浸润至下颌骨的舌面。向深向前也可累及舌下或舌下神经血管束。肿瘤可以沿着咽上、中缩肌之间的这些神经向后达咽旁间隙和咀嚼肌间隙。舌跟癌也可以沿着黏膜浅层扩散。向后下方可累及会厌舌、会厌舌面和咽会厌襞（图 39-7）。当会厌沟或舌会厌襞受累时，会厌前间隙就可能受到侵犯。

（七）淋巴结受累

据报道，40% 至 66% 的软腭癌患者有淋巴结转移[69, 70]。II 区淋巴结转移最为常见，常延伸至 III 区和 IV 区淋巴结[71]。腭扁桃体鳞状细胞癌的淋巴结转移很常见

（69%～74%）[70, 72]。据报道，被诊断为舌根癌的患者在确诊时淋巴结受累的发生率在 64%～78% 间[69, 70]。双侧淋巴结病变常见于舌根癌，尤其是在肿瘤靠近或跨越中线的患者中。据报道，口咽壁鳞癌患者淋巴结受累的发生率为 57%～60%[73]。在所有口咽癌患者中，16% 的患者有咽后淋巴结受累，而颈部其他部位的病理性淋巴结病变的受累比例上升到 23%。当颈部其他部位有淋巴结累及时，咽后淋巴结受累因部位不同而不同，13% 的舌基部肿瘤，14% 的扁桃体肿瘤，38% 的咽后壁肿瘤，以及 56% 的软腭肿瘤可发现咽后淋巴结累及[74]。这对主要治疗方式和放射治疗体积的设计都有影响。

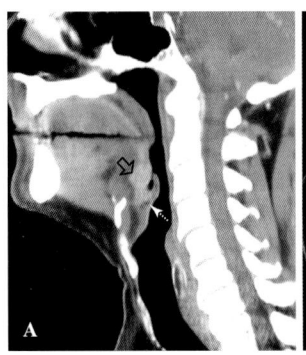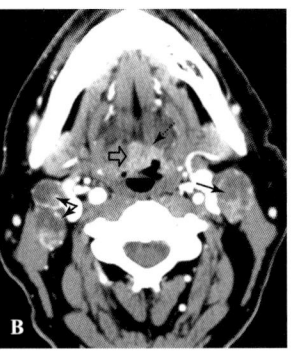

▲ 图 39-7 T_2N_{2c} 舌根鳞状细胞癌

A. 矢状位图；B. 轴位图。舌根 2.2cm 强化的肿瘤（开放箭），显示为 T_2 原发肿瘤；病变延伸到会厌谷（白虚线箭），但不侵犯邻近的颏舌肌（黑虚线箭）；双侧 ⅡA 区和右侧 ⅡB 区淋巴结异常不均匀强化（黑箭），符合 N_{2c} 淋巴结扩散

表 39-2 口咽癌的诊断流程

一般
- 病史
- 体格检查
- 口腔和口咽近端的外观检查
- 口腔和口咽近端触诊
- 镜检
- 纤维喉镜检查（如果镜检后提示）

影像学检查
- 颈部 CT 或 MRI 增强扫描
- 胸部影像学检查
- 胸部 CT 检查（如有远处疾病的高风险）
- PET/CT

实验室检查
- 基础代谢功能检查试验组合
- 全血计数

五、临床表现、患者评估和分期

诊断口咽癌时的症状取决于亚部位，但通常包括局部或牵涉性疼痛。局部疼痛经常被描述为喉咙痛，并可能导致吞咽困难和继发于疼痛的体重减轻。牵涉性疼痛可通过脑神经Ⅸ和Ⅹ。脑神经Ⅸ（舌咽神经）受累，可通过位于内耳或颞下颌关节的 Jacobson 鼓神经引起牵涉性疼痛。迷走神经通过 Arnold 耳神经引起外耳道的牵涉性疼痛。

上颈部无症状肿块是另一个常见症状。更严重的症状包括吞咽疼痛、吞咽困难、构音障碍（包括脑神经Ⅻ受累或咽空气柱狭窄引起的"hot potato"声音）、颤动（因翼状突起受累）和坏死性气味。伴有远处转移的临床表现并不常见。

（一）患者评估

所有患者都应进行全面的病史检查，重点是与头颈部相关的症状，并对头部和颈部进行详细的体格检查（表 39-2）。检查应包括对口腔和口咽近端的直接检查，对口咽远端、下咽、鼻咽和喉部的间接（镜）检查或纤维光学检查，仔细触诊口腔和口咽近端，以及检查和触诊颈部淋巴结（图 39-8）。头部稍微向同侧倾斜使胸锁乳突肌放松，可以更容易地触诊颈二腹肌淋巴结。根据检查结果和间接检查的质量，可使用柔性纤维鼻咽镜检查。

体格检查包括评估原发肿瘤的大小和局部范围，以及是否存在颈部淋巴结病变、大小和位置。应测量原发肿瘤和淋巴结病变的大小，因为这是口咽癌 AJCC 分期系统的基础。治疗前应考虑在电子病历中使用静止照片和视频记录疾病的程度。

在体检期间可以收集其他分期信息。通过测量上、

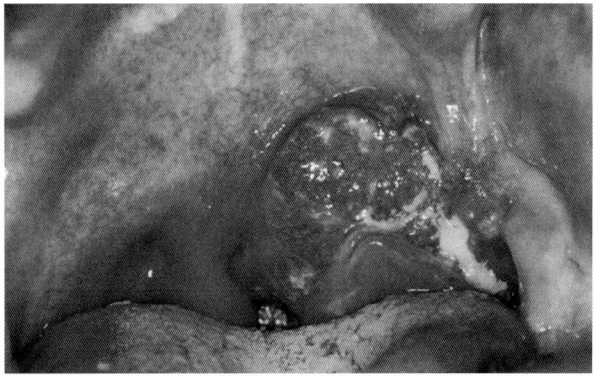

▲ 图 39-8 患者，男，59 岁，有 2009 年出现 3 周喉咙痛和吞咽困难的病史；可见从左侧扁桃体复合体中长出的外生性肿瘤，向上延伸至近侧软腭，并伴有挤压的红斑边缘，导致悬雍垂偏向对侧；肿瘤累及扁桃体前柱和后柱，最大径＞4cm，双侧淋巴结肿大，为ⅣA 期（$T_3N_{2c}M_0$）

下门牙之间或无牙患者的牙槽嵴的距离记录牙关紧闭，这是肿瘤侵入翼状肌组织的结果。伸舌偏斜提示舌深肌或外肌受累，或舌下神经（脑神经Ⅻ）受到侵犯或压迫。详细的体检对于口咽癌尤其重要，因为改变治疗的发现可能会在肉眼检查中显现出来，而不是在放射学评估上，而且可能会改变放射治疗的覆盖范围和分期。例如，扁桃体肿瘤向邻近软腭或磨牙后三角的细微浅表黏膜延伸可能只在直接检查时才明显，这必须记录下来。在 20～30Gy 的放射治疗期间，这些区域可能会更加明显，因为与周围正常组织相比，"肿瘤炎"会导致这些区域红斑的增加。尤其是舌根肿瘤，手指触诊对于确定局部扩散的大小和程度是至关重要的，因为这些肿瘤通常在肉眼检查中看不到或被忽视了，特别是如果它们是内生性的。肿瘤的所有边界必须精确确定，因为这对靶区的勾画和治疗区域的安排有至关重要的影响。在调强放射治疗时代，精确界定肿瘤边界变得更加重要。鉴于

野生性癌变和同步原发肿瘤的风险，头部和颈部其余部分的详细检查也很重要。

除了完整的病史和体格检查外，检查还应包括肿块的活检确认。活检应尽可能采用侵入性最小的方法，包括对累及的颈部淋巴结进行细针抽吸或对原发灶进行活检。一般来说，不建议对原发部位或受累淋巴结进行切除活检，因为担心愈合时间过长，可能会推迟明确的放疗和手术相关的缺氧改变。

鉴于 HPV 对预后的重要意义和临床研究的意义，评估口咽鳞状细胞癌的 HPV 已成为常规。P16 免疫组织化学染色是 HPV 的一个容易获得且相关性很好的替代物，尽管解释需要一些经验[75]。

（二）影像学检查

影像学检查的选择　推荐的放射学检查包括颈部 CT 或 MRI 增强扫描、胸部成像和牙科检查[76]。与 MRI 和 PET 成像相比，CT 通常被认为是口咽部肿瘤初步诊断的首选检查[77-79]。CT 的优点包括成本更低、获取速度更快、运动伪影更少、对骨侵犯更敏感、更高的空间分辨率、更好的序列检查的重复性和广泛的可获性。MRI 在特定情况下优于 CT，包括勾画眼眶或颅底受累和确定颅内神经周围肿瘤扩散。MRI 的多平面成像能力略有优势，能更好地识别肿瘤侵犯的细微软组织、深部骨侵犯和骨髓置换、疾病的神经周围扩散以及舌根肿瘤向前扩散范围。对于牙科汞合金伪影使 CT 检查不理想的患者，MRI 也是有用的。当 CT 成像不能很好地解决特定的临床问题时，大多数机构使用 MRI 和 PET/CT 作为口咽癌的辅助诊断检查。成像方式通常是互补的，但是在某些情况下，CT 和 MRI 都是有用的。PET/CT 研究可以提供与原发肿瘤，淋巴结受累和转移性疾病有关的附加信息。

影像学对评估局部淋巴扩散是必不可少的[80]。对于临床上难以评估淋巴结的患者（因为颈部较大或肌肉发达）、正常大小的淋巴结隐匿受累或涉及在体检中无法触及的淋巴结（即咽后结节）的患者尤其如此。在 CT 或 MRI 检查中，必须使用多种标准来确定特定的淋巴结是否被肿瘤所累及。这些标准包括结节的大小、均匀性、边界的清晰度、病灶的强化区域、位置、脂肪门的消失、球形和淋巴结簇的存在。这些标准最好作为一个整体使用，而不是孤立考虑。当在同一患者群体中直接比较成像测试时，PET 和 PET/CT 研究通常被发现在淋巴结分期方面更准确，其次是 CT 扫描，然后是 MRI[79, 81]。

在新确诊的头颈部癌症患者中，传统上肺转移的总发病率被认为是 1%～2%。传统的做法是获得胸部 X 线片来评估肺部疾病，但胸部 CT 可以更好地显示胸腔，对发现肺实质转移或纵隔或肺门淋巴结病变具有更高的灵敏度。回顾文献发现，头颈部鳞状细胞癌患者胸部 CT 扫描异常的合并患病率为 7.9%[83]。异常表现在 N_2 或 N_3 淋巴结受累或 III 或 IV 期疾病的患者中更常见，而在口腔原发性肿瘤中较少见。毫不奇怪，复发性疾病的患者胸部 CT 扫描阳性率较高（25.3%）。这些危险因素与统计上与远处转移发展相关的临床因素（T 期、N 期、性别、淋巴结水平和局部区域控制）密切相关[84]。尽管在胸部成像方面存在重大的机构差异，但一种可行的测量方法包括对晚期淋巴结受累（AJCC 第 7 版 N_{2b}、N_{2c} 和 N_3）、局部晚期原发性疾病（T_3 和 T_4）、低位颈部结节和其他危险因素，包括复发性疾病。胸部 CT 扫描可以与颈部 CT 扫描同时进行，现代的多层扫描仪可以提供相同对比度的对比增强图像。

（三）影像技术

此处略过。

（四）分期

2017 年出版并于 2018 年 1 月 1 日实施的 AJCC 第 8 版包含了对口咽癌分期系统的重大修订，特别是涉及 HPV 阳性癌症[59]。在 AJCC 第 7 版中，口咽癌与鼻咽癌和下咽癌并列在咽部章节。由于 HPV 阳性口咽癌与 HPV 阴性口咽癌及其他亚部位的癌症相比具有独特的生物学行为，先前的分期系统被发现对总体结果的预测价值有限。特别是，第 7 版口咽癌算法在 III 期和 IV 期同时出现数值失衡的情况下，难以区分各期之间的复发和存活结果。具体来说，I 期、II 期、III 期和 IV A 期患者 5 年生存率无差异，III 期和 IV A 期患者分别占 13% 和 73%[85]。因此，AJCC 第 8 版将口咽癌分为高危 HPV 相关口咽癌和非 HPV 相关口咽癌，目的是通过分期亚组（危险区分）改善结果分层。为了更好地预测这些不同的疾病实体，先前单独的咽部章节现在被细分为 3 个章节：鼻咽部、高危 HPV 相关的口咽癌，以及下咽和非高危 HPV 相关的口咽癌。

在 AJCC 第 8 版中，HPV 阳性定义为免疫组化 p16 的过度表达。p16 是 HPV 阳性的一个强有力的替代生物标志物，因为它检测到 p16 细胞周期蛋白依赖性激酶抑制剂，当 HPV 相关的癌蛋白降解 p53 和 pRB 时，p16 的表达上调[75]。通常，头颈部肿瘤的 p16 免疫组织化学染色要么表现为弥散性强染色，要么完全阴性。p16 过表达作为高危 HPV 存在的替代生物标志物的最佳界值是核染色强度≥+2/+3 和分布≥75%[86]。AJCC 选择了 p16 评估，而不是直接检测 HPV，因为它简单易行，因此在全球范围内具有更高的可用性、更便宜的成本和更好的生存分层。为简便起见，我们将高危 HPV 相关的口咽癌称为 p16 阳性口咽癌，非高危 HPV 相关的口咽癌称为 p16 阴性口咽癌。

1. P16 阳性口咽癌　p16 阳性口咽癌的分期改变包括 T、N 和整体分期部分的变化，以及在临床和术后（病理）环境中采用单独的分期系统。临床阶段将继续由内镜检查、影像学检查和体格检查的综合和对照确定。临床分期的改变源于玛格丽特公主医院的最初工作[87]，国际口咽癌分期网络国际合作组织（International Collaboration on Oropharyngeal Cancer Network for Staging, ICON-S）随后确认[85]。此后，其他多家机构也证实了新分期的预后价值。

在临床 T 分类中，鉴于预后结果难以区分，T_{4a} 和 T_{4b} 被合并到单个 T_4 阶段，T_4 病变的结果明显比 ICON-S 数据中 $T_1 \sim T_3$ 亚组的结果差。T_3 被修改为包括会厌舌侧沿黏膜表面的延伸，特别是考虑到该区域与舌根的距离很近，而且黏膜容易扩散到该部位，而不是将其归类为 T_4 肿瘤。尽管在口腔、喉、下咽和鼻旁窦的肿瘤已被去除，在 p16 阳性的口咽癌中 T_0 分类仍然保持不变。对于 p16 阳性区域淋巴结且原发部位不明的患者，这仍然是一个合理的 T 分期。由于口咽部通常缺乏明确的基底膜，在解剖学上限制了原位疾病，因此这种情况已经被去除。淋巴结分期明显改变，任何同侧淋巴结 ≤6cm 被认为是 N_1，合并先前的 $N_1 \sim N_{2b}$。对侧或双侧淋巴结受累称为 N_2，任何 >6cm 的淋巴结均被称为 N_3。与其他头颈部疾病部位不同，囊外侵犯并未被纳入 p16 阳性的口咽癌分期系统。

根据圣路易斯华盛顿大学的初步回顾性数据，病理 TNM（pTNM）分期也在 AJCC 第 8 版中被引入，该数据认为淋巴结数目是手术切除后疾病复发的唯一判别危险因素，随后在多中心数据库中得到确认[88, 89]。淋巴结大小、淋巴结外侵犯和对侧受累均无显著差异。这与头颈部其他部位不同，在这些部位，淋巴结外侵犯被纳入分期系统[90]。因此，N_1 包含 4 个或更少的区域淋巴结，N_2 包含 5 个或更多的淋巴结。AJCC 分期手册的作者认识到临床和病理分期系统之间的差异，并且一个患者有一个 >6cm 的淋巴结经手术切除后从临床 N_3 降至病理 N_1。考虑到 220 名患者初始队列中 N_{2c}（23 名）和 N_3（15 名）患者相对较少[88]，以及在多中心数据库中确认了神经周围侵犯和淋巴血管间隙侵犯（lymphovascular space invasion, LVSI）对总体生存的有害影响，病理分期系统的进一步变化可能会随着时间的推移而实施[89]。其他中心也确认神经周围侵犯和淋巴血管间隙侵犯均与总生存恶化和无病生存恶化（HR 分别为 2.78 和 3.10，如果其中任何一个因素存在）有关。

分期分组也被改变，以解释 p16 阳性口咽癌改善的结果（表 39-3）。$T_{1\sim2}N_{0\sim1}$ 期为 Ⅰ 期，T_3 或 N_2 期为 Ⅱ 期，T_4 或 N_3 期为 Ⅲ 期，Ⅳ 期为转移性疾病。对于 $T_0 \sim T_2$ 疾病和之前的 N_{2a} 或 N_{2b} 淋巴结分期的患者，代表了从 Ⅳ A 期到 Ⅰ 期疾病的重大转变。

虽然烟草是已知的 p16 阳性口咽癌的风险因素，但事实证明，在 AJCC 第 8 版中编纂这项研究具有挑战性。因此，没有将吸烟史作为分期的一部分，而是建议收集吸烟史并在未来重新评估。其他登记收集变量包括肿瘤位置、淋巴结的数量和大小、神经周围侵犯和结外侵犯（>2mm 或镜下），计划重新评估这些特征的预后影响，并可能将这些因素纳入未来的分期系统。

2. p16 阴性口咽癌　与 p16 阳性的口咽癌不同，ICON-S 发现 AJCC 第 7 版分期系统与 p16 阴性的口咽癌的预后相关[85]。结果是在 p16 阴性口咽癌的分期中只出现了递增的变化，该肿瘤继续与下咽癌合并（见 41 章节中分期表）。与所有头颈部癌症一样，除了 p16 阳性的口咽癌，T_0 类别被删除。结外侵犯（extranodal extension, ENE）被纳入为 N 分类变量，任何淋巴结的转移和临床明显的结外侵犯或病理结外侵犯被诊断为临床 N_{3b}。临床结外侵犯有严格的标准，需要明确的结外侵犯证据。这种明确的证据被定义为 ① 皮肤侵犯；② 体检时肌肉组织浸润 / 固定到邻近结构；③ 脑神经、臂丛、交感神经或膈神经侵犯并伴有功能障碍。结外侵犯的存在颠覆了病理 N 的分类，将单个同侧 3cm 或更小的结外侵犯结节改变为 N_{2a}，而任何其他结外侵犯（大小 >3cm，对侧或双侧，多发）的结为 N_{3b}。

六、主要治疗

（一）治疗的一般原则

治疗的主要目标是最大限度地增加癌症治愈的机会，同时将功能损伤和治疗相关的发病率降至最低。治疗方式的选择取决于肿瘤分期、淋巴结受累程度、口咽亚部位和医疗团队的技能水平。总的来说，放射治疗的有效性和大手术切除的潜在功能损害使口咽成为放射肿瘤学家的领域。然而，最近低发病率经口腔手术切除的成功挑战了这一假说。鉴于放射治疗在口咽肿瘤治疗中的核心作用，通过改变治疗计划，如加速分次、超分次和加速超分次，已经积累了大量的工作来优化局部控制。在过去 15 年中增加同步化疗也提高了局部区域控制率和总体存活率，尽管代价是急性和晚期毒性增加。调强放射治疗提供与常规放疗相似的局部控制率，同时通过避免关键结构的剂量学来减少潜在的急性和晚期毒性。

表 39-3　p16 阳性口咽癌（OPC）的 TNM 定义和分期

原发性肿瘤（T）	区域淋巴结（临床 N）	区域淋巴结（病理 N）
T_0: 没有原发性肿瘤的证据	Nx: 无法评估区域淋巴结	Nx: 无法评估区域淋巴结
T_1: 肿瘤最大径≤2cm	N_0: 无区域淋巴结转移	pN_0: 无区域淋巴结转移
T_2: 2cm<肿瘤最大径≤4cm	N_1: 同侧淋巴结转移≥1个，大小均≤6cm	pN_1: 淋巴结转移≤4 个
T_3: 肿瘤最大径>4cm，或侵犯会厌舌面	N_2: 对侧或双侧淋巴结转移，大小均≤6cm	pN_2: 淋巴结转移>4 个
T_4: 中晚期局部病变，肿瘤浸润喉部、舌外肌、翼状内侧、硬腭、下颌骨及以上	N_3: 淋巴结转移大小>6cm	

p16 阳性 OPC 的临床分期

T 分类	N 分类			
	N_0	N_1	N_2	N_3
T_0	NA	I	II	III
T_1	I	I	II	III
T_2	I	I	II	III
T_3	II	II	II	III
T_4	III	III	III	III

p16 阳性 OPC 的病理分期

T 分类	N 分类		
	N_0	N_1	N_2
T_0	NA	I	II
T_1	I	I	II
T_2	I	I	II
T_3	II	II	III
T_4	II	II	III

任何远处转移性疾病均为 IV 期

到目前为止，只有一项随机试验对原发性口咽鳞状细胞癌（RTOG 73-03）进行了手术和放射治疗的评估[92]。70 名患者被随机分为根治性放射治疗、术前放射治疗后手术或手术后放射治疗。尽管这项研究的动力严重不足，但在总生存率或局部控制率方面没有发现显著差异。

考虑到原发和淋巴结转移的多种组合，口咽部肿瘤的异质性也使得广泛的治疗建议变得困难。此外，该疾病的近期流行病学变化以及预后良好的 HPV 引发的肿瘤的急剧增加，使历史比较的实用性受到质疑。

早期口咽癌（T_1~T_2，N_0~N_1）可以通过放疗或外科手术进行治疗，并根据手术病理学发现进行辅助放疗。外科手术和放射疗法提供相似的局部和区域控制

率[93]。因此，治疗的选择是基于预期的特定模式的功能、美容效果、对有风险的淋巴结的最合适的治疗，以及患者的目标和喜好。偏侧性好的肿瘤，特别是扁桃体复合体的肿瘤，可以用单侧放射治疗，结果有更有利的毒性分布。传统上，放射线已被用于早期口咽肿瘤，这是基于出色的局部控制率和可接受的发病率，以及手术中发现的严重并发症的高发生率，特别是在较老的系列研究中。然而，使用机器人或经口腔激光显微手术的微创手术的发病率比旧的外科技术低，并越来越多地用于早期疾病。

中期癌（大的 T_2 病变、非广泛的 T_3 病变、伴或不伴晚期结节病变）优先接受直接放疗加或不加化疗，因为大多数接受手术切除的患者最终会因多个阳性淋巴

结、结外侵犯或切缘近距离切除而接受放射治疗。在这种情况下，根治性放疗避免了手术和辅助放疗的联合毒性，特别是因为切除中期癌经常导致功能丧失。

局部晚期原发肿瘤（大的浸润性 T_3 或 T_4 病变）可以用放射治疗，最好是同时化疗，或者直接切除、淋巴结清扫和术后放疗加或不加化疗。这种切除手术通常需要的大的组织缺损可以用微血管游离皮瓣重建，这样可以减少功能丧失的程度。因为这种功能损失超过了放射治疗的预期，所以通常推荐放疗加同步化疗。然而，对于侵犯下颌骨或其他可切除骨结构的局部晚期病例，或存在如粗重呼吸或喉部损伤等功能缺陷的病例，建议进行手术切除。在这些病例中，手术切除后需进行术后放射治疗。

（二）手术

手术后再进行（化学）放疗是一种可行的治疗方法。外科技术不断发展和改进，侵入性更小的手术方式显示出更低的功能发病率和同等的肿瘤学结果。传统的"开放"手术入路包括咽外侧切开术、经舌骨入路或前入路加下颌正中或外侧切开联合唇裂切口。这些手术为肿瘤切除提供了更好的暴露，但代价是长时间的恢复和潜在的功能损害[94]。扁桃体肿瘤的经口入路在一些机构已经使用了多年，因为扁桃体窝可以用标准的手术工具随时看到和接近[95]。更远的口咽部位，包括舌根，经口暴露不佳，限制了用标准工具经口手术切除[96]。然而，随着用于可视化的杆状望远镜和用于切除的二氧化碳激光的首创，Steiner 等[97]发表了 1986—1997 年使用该技术治疗的 48 名先前未经治疗的舌根肿瘤患者的结果。这些经口途径已被定义为经口激光显微外科手术（transoral laser microsurgery，TLM）。它们与以前要求整块切除肿瘤的肿瘤外科手术标准不同。作为这些手术的一部分，肿瘤经常被零星切除，直到确定肿瘤和正常组织之间的界面，并在这一点上采取适当的手术切缘。TLM，特别是当用于切除舌部肿瘤时具有挑战性，因为 CO_2 激光通常是在视线范围内使用的，需要对肿瘤进行大量的操作。CO_2 激光在止血方面也不如电灼止血，这导致术中要两种器械交替使用。最后，显微镜和喉镜对手术部位的曝光和照明是有限的，经常给外科医生留下这样的印象"他们在黑洞里操作的灵巧程度有限"[96]。

经口腔机器人手术（transoral robotic surgery，TORS）于 2005 年首次用于头颈部肿瘤，使用的是摄像头和两个机械臂的组合[98]。TORS 方法的优点包括改善视野和照明，以及更方便地对机械臂进行三维操作。机器人装置的机械限制了其在喉部和下咽部更远端肿瘤的应用，但大多数口咽和声门上肿瘤可以通过 TORS 切除。

初期手术提供了改善局部控制的可能性，根据需要，先进行切缘阴性切除，然后进行放射治疗，特别是在 HPV 阴性的癌症中。初期手术还可以降低辅助放疗的放疗剂量，并根据病例情况省去同步化疗，从而减少潜在的治疗相关毒性。这一方法目前正在临床试验中进行评估[99]。

在美国，小原发肿瘤（T_1 和 T_2）的初次手术已经随着时间的推移而增加，从 2004 年的 56% 增加到 2013 年的 82%[100]。越来越多的经口外科手术方法的使用，反映了越来越多的机构数据显示出良好的肿瘤学和功能结果（表 39-4）[100-104]。到目前为止，大多数数据都来自单一机构的系列数据。根据华盛顿大学的经验，84 例 Ⅲ、Ⅳ 期在放疗后接受 TLM 治疗口咽癌患者中，5 年时的疾病特异性生存率和总生存率分别为 92% 和 88%，仅有 1 例局部失败和 4 例区域性失败，3 年后仅 3.4% 的患者仍依赖胃造口管。然而，只有 26% 的患者有 T_3 和 T_4 期疾病，而且这些患者的总生存在统计学上更差。此外，95% 的患者 HPV 阳性，这可能是局部控制率高的原因之一。同样，这些潜在的好处与手术的风险已进行了权衡，包括 6% 的再手术率，11% 的临时气管切开率，11% 的腭咽闭合不全（虽然进食和说话没有中断）。

虽然梅奥医学中心的经验[106]详细说明了经口腔切除的类似高的局部控制率，但其他人发现局部复发率更高[107]。率先开展经口腔激光显微手术的 Göttingen 小组报告，扁桃体和舌根切除的局部区域控制率分别为 76% 和 79%[103, 104]。这些系列包含了较高比例的局部晚期原发肿瘤患者，在其他系列中，这对局部区域控制有显著影响，其中一个系列显示，当比较 T_1、T_2 与 T_3、T_4 肿瘤时，死亡或复发增加了 2.5 倍[101]。然而，Canis 等[103]在比较原发肿瘤分期时没有发现局部控制率或无病生存率的内部差异。虽然 Göttingen 系列没有明确指出 HPV 阳性，但从 1986 年开始纳入的患者推断出 HPV 阴性病例的发生率较高，预计复发率升高。HPV 阳性率的增加和原发肿瘤分期对肿瘤学结果的可能影响，突显了将现代手术系列的结果与选择手术可切除的肿瘤与评估基于放射治疗的较老的随机数据进行比较的挑战。

之前对 Göttingen 大学接受经口手术的患者的分析表明，与常规放射治疗相比，使用辅助分程放射治疗的患者的疾病特异性生存率和局部控制率更差[108]。常规放射治疗的改善结果强调了经口切除术后辅助放射治疗的重要性。同样评估经口切除的最大系列研究发现，辅助放射治疗 ± 化疗，对总生存和无病生存都有有利影响（HR 分别为 0.33～0.48 和 0.38）[101]。多因素分析显示，原发肿瘤分期、HPV 状态和切缘状态对总生存也有影响。

表 39-4　经口腔手术切除后的结局

作者 / 机构	病例数	年 份	中位随访时间（个月）	Ⅲ期或Ⅳ期	T_3 或 T_4	LC	LRC	DFS	OS	辅助治疗（放化疗）	1 年胃造口管饲率
Haughey [101]/Wash U, Mayo-J, Mayo-S	204	1996—2006	49	100%	34%	96%（ND）	93%（ND）	74%（5 年）	78%（5 年）	74%（16%）	19%
Moore [102]/ Mayo	66	2007—2009	36	88%	18%	97%（3 年）	94%（3 年）	95%（2 年）	95%（ND）	83%（62.1%）	5%
Canis（舌根）[103]/ Göttingen	82	1986—2007	51	92%	65%	87%（ND）	79%（ND）	69%（5 年）	59%（5 年）	55%（23.1%）	6%
Canis（扁桃体）[104]/Göttingen	102	1987—2006	63	87%	54%	ND	76%（5 年）	71%（5 年）	58%（5 年）	66%（21%）	3%

ND. 未描述；Wash U. 华盛顿大学；Mayo-J.Mayo Jacksonville；Mayo-S.Mayo Scottsdale；LC. 局部控制率；LRC. 局部区域控制率；DFS. 无病生存率；OS. 总生存率

其他因素可能会影响初次手术的效用。肿瘤的位置对 R_0 切除的概率有影响，与同一系列的扁桃体肿瘤相比，舌根部的最终切缘明显更有可能是阳性的（19.6% vs. 4.5%，P=0.002）[109]。对美国国家癌症数据库的检查表明，HPV 阳性肿瘤的 3 年存活率没有差别；TORS 和初期放疗的 3 年存活率分别为 95% 和 91%（P=0.116）。然而，在 HPV 阴性的队列中，TORS 显示出更好的 3 年生存率（84% vs. 66%，P=0.01）[110]。

总之，选择合适的手术或放射治疗作为小体积口咽原发肿瘤的主要治疗方法仍然具有挑战性。Cochrane 数据库的一项分析得出结论，与初期放化疗相比，目前没有高质量的证据支持内镜头颈手术[111]。由于受到 HPV 状态、肿瘤位置、肿瘤体积和患者偏好等一系列因素的影响，内镜头颈手术和基于放射的治疗之间的最终决定可能仍然存在细微差别。

（三）亚部位的治疗建议

1. 扁桃体癌　1970—2000 年发表的一份北美经验综述[93]，汇编比较了手术 ± 辅助放疗和根治性放疗 ± 颈淋巴清扫术的数据。报道的 51 个系列研究共有约 6400 名患者。扁桃体区域的结果显示，初期手术和放疗的肿瘤学预后结果惊人地相似，局部控制率（79% vs. 76%）、局部区域控制率（60% vs. 69%）、5 年总生存率（49% vs. 52%）和 5 年病因特异生存率（62% vs. 63%）在两组人群中没有统计学差异。然而，手术组中严重并发症（23% vs. 6%）和致命并发症（3.2% vs. 0.8%）的发生率明显更高。由于根治性放射治疗不良反应少，作者推荐这种方法治疗扁桃体鳞状细胞癌。

根据一系列机构的研究，最终放射治疗的肿瘤学和功能结果随着时间的推移而改善。总结了 100 多名患者

接受常规放射治疗扁桃体区域鳞癌的历史机构经验（佛罗里达系列中 17 名患者接受调强放疗除外）。在最近的报告中看到的改善结果可能是由于成像方式的改善导致分期改变、计划技术的改进、HPV 阳性肿瘤患病率的增加，以及在有适应证的情况下同时使用化疗（表 39-5）。

关于调强放疗时代口咽癌放射治疗的最大规模的研究回顾了自 2000 年以来在 MDACC 接受调强放疗的 776 名患者[117]。其中一半的患者有扁桃体肿瘤，46% 的患者有舌根肿瘤，少数患者有软腭和咽壁原发肿瘤。局部区域控制率和总生存率在 5 年时分别为 90% 和 84%（表 39-5）。在这些患者中，16% 的患者接受了扁桃体切除术（主要用于诊断目的），9% 的患者接受了结节切除活检。调强放射治疗的实施此前曾引起人们的关注，即局部区域控制率可能会因边缘失误而受损。这在本系列中没有发生，因为当局部复发发生时，主要是在高剂量范围内，只有 12 名患者（占队列的 2%）在这些范围外经历复发。肿瘤分期、总体分期、当前烟草使用情况和低颈淋巴结均对总生存率有影响。MSKCC 和佛罗里达大学报告了调强放疗时代局部控制、局部区域控制和总生存的相似高比率（表 39-5）[118, 119]。值得注意的是，这些基于调强放疗的系列中慢性胃造口管依赖率（2.3%～4.0%）远低于传统放疗和同步化疗的报道，并与经口手术切除的结果相同。

（1）单侧放疗：过去，使用常规技术已将单侧放疗（包括同侧颈部但不覆盖对侧颈部）用于边缘化程度良好的扁桃体窝肿瘤的患者。在 IMRT 出现之前的时代，这种方法可以节省对侧腮腺和下颌下腺，并且可以避免永久性口干症。Jackson 等[113]报道了同侧放疗治疗的扁桃体原发性肿瘤为 N_0 或 N_1 的患者中有 2.5% 发生对侧

结节复发的风险（表 39-6）[120-122]。1970—1991 年，在公主玛格丽特医院接受治疗的 642 例扁桃体癌患者中，有 228 例接受了同侧放射治疗[120]。对侧颈部失败发生在 8 名患者（3.5%）中，仅 3 名患者仅对侧淋巴结失败（占患者的 1.7%）。这 3 名患者均具有明显的软腭累及（2 例中线以下 1cm 以内，另一例累及软腭 1cm 以上）和同侧颈部疾病。在临床 T_1 期疾病的患者中，未见对侧颈椎功能失败，无论淋巴结疾病的程度如何，还是 N_0 疾病，无论肿瘤大小或中线结构是否受累。放置在主要站点上的覆盖范围对本地控制率有显著影响，对于 <1cm 的边界，30% 本地控制率，对于 >1cm 的边界，89% 本地控制率。O'Sullivan 等[120]主张在患者知情同意后，对所有内侧软腭或舌根延伸 <1cm 的偏侧病变进行同侧照射。

对 1970—2014 年在 11 个不同机构接受同侧放射治疗的 1116 名患者进行了文献综述[123]。仅 27 例（2.42%）患者发现了对侧区域性淋巴结失败，其中 8 例还出现了局部或同侧区域性失败。对侧区域复发的发生率与 T 期和中线受累相关。T_1、T_2、T_3 和 T_4 病例的对侧区域失败发生率分别为 0.77%、2.99%、4.41% 和 5.26%（$P=0.008$），尽管当排除 T_1 病变时这并不重要。中线介入对对侧复发的影响最大，中线伸展风险为 12.12%，而中线自由时为 1.71%（$P=0.001$）。N_0、N_1、N_2 和 N_3 按淋巴结分期（AJCC 第 7 版）的发生率分别为 1.47%、4.15%、2.62% 和 0（$P=0.92$）。在隔离 N_{2b} 患者的论文中，与单结受累相比，该亚组的对侧区域失败率略有增加（4.84%）。这篇文献综述证实，对侧淋巴结复发的风险显著低于 15% 的复发风险水平，后者是辅助放疗的常规指征。

仅对同侧颈部进行治疗的患者的不良反应似乎减少了。奥胡斯大学的研究小组发现，同侧放疗对局部区域控制或生存没有影响，但所有终点的不良反应（即吞咽困难、口干、声音嘶哑、萎缩、纤维化和水肿）[123]除纤维化外，所有终点的中到重度毒性降低了 50% 以上。与基于调强放疗的综合 MSKCC 系列相比，接受调强放疗的患者中，分别有 29% 和 11% 的患者出现晚期 2 级或更大程度的口干和吞咽困难，而同侧放疗的患者分别为 7.5% 和 5.4%[118, 122]。此外，在报告同侧放疗的更现

表 39-5　根治性调强放射治疗的结局

作者 / 机构	病例数	年　份	中位随访时间（个月）	Ⅲ期或Ⅳ期	T_3 或 T_4	LC	LRC	OS	化　疗	饲　管
Garden[117]/MDACC	776	2000—2007	54	93%	26%	94%（5 年）	90%（5 年）	84%（5 年）	54%	2.3%
Lok[118]/MSKCC	442	1998—2009	37	94%	31.4%	94.6%（3 年）	89%（3 年）	84.5%（2 年）	91%	7%（1 年），4%（2 年）
Mendenhall[119]/Florida 大学	130	2001—2007	42	90%	36%	87%（5 年）	84%（5 年）	76%（5 年）	61%	4%

MDACC. MD 安德森肿瘤中心；ND. 未描述；LC. 局部控制率；LRC. 局部区域控制率；DFS. 无病生存率；OS. 总生存率

表 39-6　同侧放射治疗的结局

作者 / 机构	病例数	年　份	中位随访时间（个月）	T_3 或 T_4	N_2 或 N_3	对侧失败	LC	LRC	OS	化　疗	慢性饲管
Jackson[113]/British Columbia	178	1975—1993	ND	39%	13%（$N_{2\sim3}$）	2.3%（在 N_0 或 N_1 中）	75%（ND）	ND	56%（5 年）	0%	ND
O'Sullivan[120]/玛格丽特公主医院	228	1970—1991	84	16.2%	11.8%（$N_{2\sim3}$）	3.5%	77%（3 年）	ND	ND	0%	ND
Chronowski[121]/MDACC	102	1970—2007	38	0%	43%（$N_{2a\sim b}$）	2%	100%（5 年）	96%（5 年）	95%（5 年）	5%	0%
Al-Mamgani[122]/Rotterdam	185	2000—2011	49	7%（仅 T_3）	27%（$N_{2a\sim b}$）	1.1%	91%（5 年）	87%（5 年）	70%（5 年）	6%	0%

MDACC. MD 安德森肿瘤中心；ND. 未描述；LC. 局部控制率；LRC. 局部区域控制率；DFS. 无病生存率；OS. 总生存率

代的经验中，没有发现慢性胃造口管依赖。

我们在威斯康星大学使用单侧放疗是随着时间的推移而逐渐演变的，随着证实其安全性的研究的积累，频率也在增加。我们通常将同侧放疗局限于偏侧良好的 $T_1 \sim T_2$、$N_0 \sim N_{2a}$ 扁桃体癌患者，当原发肿瘤扩散到中线结构（如舌根）或超过最小范围延伸到软腭时，没有采用同侧放射治疗。这与美国放射学会的共识是一致的，该共识认为同侧放射适用于侵袭软腭或舌根不到 1cm、淋巴结分期为 N_0 或 N_1 的扁桃体肿瘤[125]。其他人认为，只有当肿瘤扩展到软腭中线（悬垂）或超过同侧舌根的 1/3 以上时，才需要覆盖对侧颈部。对同侧放射的主要批评是对侧区域复发的潜在风险。然而，在所有已发表的大型系列研究中，尽管有两项研究包括 CT 时代之前的患者，但对侧淋巴结失败的风险明显低于 5%（表 39-6）[93, 126]。这表明目前的同侧辐射标准可能过于保守。值得注意的是，在比较治疗的晚期不良反应时，同侧放射似乎比经口切除的晚期毒性更有限，尽管确定经口切除的晚期毒性可能会被辅助（化疗）放疗混淆。

(2) 手术：与经口切除相关的手术技术和结果的进展已经在前面讨论过了。许多患者到放射肿瘤科诊所接受扁桃体切除术，要么是因为扁桃体异常，要么是作为颈部淋巴结疾病背景下未知原发肿瘤评估的一部分。Yildirim 等对 MDACC 120 名通过扁桃体切除术切除疾病后接受放射治疗的患者进行了评估[127]。大多数扁桃体切除术都是为了诊断目的，包括 29% 的扁桃体手术前没有扁桃体异常。人群包括 36 名 Ⅲ 期疾病患者和 64 名 Ⅳ 期疾病患者。只有 12 例患者接受了全身化疗。5 年局部区域控制率、无复发生存率和总生存率非常高，分别为 97%、92% 和 86%，只有 1 名患者在原发部位经历了疾病复发。在肿瘤中，51% 的手术切缘为阴性，35% 的手术切缘为阳性，10% 的切缘接近（<5mm），3% 的切缘状态未知。82% 的患者扁桃体床接受了 66Gy 的放射治疗。作者总结，高局部控制率，特别是 T_2 疾病，可能是患者选择的结果，而不是扁桃体切除术的潜在好处，因为在这一患者组中，扁桃体切除术没有侵犯到邻近的黏膜部位，如软腭或舌根。

2. 舌根癌 与扁桃体原发性癌相比，舌根部鳞状细胞癌往往更具局部性、区域性和全身性侵袭性，预后更差。Parsons 等[93] 还回顾了 1970—2000 年的放射肿瘤学和外科文献，并比较了舌根原发性肿瘤接受和不接受放射治疗的手术和有无淋巴结清扫的明确放射治疗的结果。在基于手术和基于放疗的治疗中，在局部控制率（79%vs.76%）、5 年总生存率（49% vs. 52%）和 5 年特异性生存率（62% vs. 63%）方面发现了相似的结果。

以放射治疗为主要方式的局部区域控制率略好（60% vs. 69%）。同样，如果进行初次手术，严重并发症的发生率更高（32% vs. 3.8%），致命并发症的发生率也更高（3.5% vs. 0.4%）。根据不同的毒性分布，作者得出结论，对于大多数舌根部鳞状细胞癌，放疗加或不加淋巴结清扫术是可取的。

有研究列出了过去 20 年公布的大系列的历史局部控制率。佛罗里达大学最大的一系列研究表明，$T_1 \sim T_2$ 肿瘤的局部控制率为 93%[128]。多因素分析表明，T 分类、组织分化、辅助化疗（如果是 T_4 病变）和种族都影响局部控制率。与分化较高的肿瘤相比，分化越低的肿瘤局部控制越好，有可能作为 HPV 阳性的替代物。局部区域控制率也受相同因素的影响，在统计学上也与放疗后颈淋巴清扫术和总体分期有关。在这一系列的患者中，75% 的患者接受了超分次治疗（每天 2 次超分次或伴随增压），尽管这与局部控制或局部区域控制无关。与扁桃体窝肿瘤相比，舌根肿瘤局部控制的发生率较低，尤其是在临床诊断为 T_3 病变时。16% 的患者（52 例）在治疗过程中出现一种或多种严重并发症，包括需要永久性胃造瘘管（21 例）和下颌骨放射性骨坏死（8 例）。11 名患者在放疗后颈淋巴清扫术或挽救手术后出现了与手术相关的并发症[128]。

近距离放射治疗：通过结合外照射治疗和近距离放射治疗，已经实现了较高的局部和区域控制率。Harrison 等用这种方法治疗了 68 名患者，总局部控制率高达 89%[129]。外照射原发灶、上颈部（54Gy）和下颈部（50Gy），约 3 周后给予 20～30Gy 的 ^{192}Ir 近距离放射治疗。近距离放射治疗植入物的禁忌证包括病变延伸至舌骨以下、会厌前间隙、下颌骨侵犯或咽后壁延伸，15%～20% 的病例不适合近距离放射治疗。在其他机构也发现了类似的高局部控制率[134, 135]，尽管佛罗里达大学因为与传统外照射相比结果较差而停止了间质植入[128]。

3. 软腭癌 发源于软腭的癌是口咽癌中的一小部分，比起舌根或扁桃体部位的癌，发病率较低，通常不到总病例的 10%。在评估早期（Ⅰ 期和 Ⅱ 期）口咽癌的研究中发现患病率较高，这是因为软腭癌局部晚期或区域转移的可能性较小，因此在早期肿瘤中所占比例较高[136]。由于软腭癌的发病率较低，因此积累大量用于研究的患者是具有挑战性的。一般来说，对于以前没有接受过放射治疗的患者，明确的放射治疗比手术更可取。手术缺陷可导致腭咽闭合不全，影响言语和吞咽。软腭的引流模式还可以包括咽后结节，这些结节在标准的颈清扫术中是没有处理的。

Chera 等[137] 回顾了佛罗里达大学 1963—2004 年 145 名接受明确放射治疗的软腭癌患者的经验。42% 的患者使用了超分次，27% 的患者使用了正压口腔内锥型束，6% 的患者使用了间质植入物。13% 的患者在上呼吸道其他地方同时患有鳞状细胞癌。5 年时局部控制率分别为 T_1 90%、T_2 91%、T_3 67% 和 T_4 57%。5 年时总生存率为 44%，许多患者死于并存疾病和第二原发肿瘤（5 年时特异性生存率为 73%）。总治疗时间超过 47 天和较高的总分期都对局部区域控制率有不利影响，而淋巴结类别则影响总生存率。在一项年代间比较研究中，1985 年后接受治疗的患者的控制率有所提高（87% vs. 73%）。在较早的单一机构研究中也发现了类似的高局部控制率。Keus 等 [138] 报道了在居里研究所治疗的 146 名软腭癌患者，其中 71% 接受了单纯的外照射治疗，29% 接受了口腔内敷贴器治疗。通过口腔内涂抹器接受放射治疗的患者正常组织并发症较少，尽管大多数接受放射治疗的患者原发肿瘤较小（T_1 期或 T_2 期）。T_1 和 T_2 肿瘤 3 年局部控制率分别为 92% 和 70%。19 名患者颈部疾病复发，其中 9 名没有局部复发的成分；重新检查治疗入口发现 7 名患者边缘漏诊。在接受 60～75Gy 的局部晚期肿瘤中，没有确定剂量反应，因此作者建议将外照射剂量限制在 70Gy，以最大限度地减少并发症。

几个法国组织已经描述了间质内近距离放射治疗和外照射相结合的高局部区域控制率。Mazeron 等 [139] 描述了在 T_1 和 T_2 软腭癌接受外照射治疗后植入 ^{192}Ir 植入物的患者中，5 年局部控制率和淋巴结控制率分别为 91% 和 95%。这组患者的 5 年坏死率略低于 20%。与单纯接受外照射治疗的患者相比，局部控制和总生存均有改善。

4. 咽侧壁和咽后壁肿瘤　咽壁鳞状细胞癌是相对少见的原发部位，在口咽亚部位中发病率最低。口咽和下咽由放置在舌骨上表面的人工平面划分。然而，当试图为可能持续累及大段咽壁的肿瘤分配头部和颈部位置时，咽侧壁和咽后壁是连续的，这一事实可能会带来挑战。

手术和放射治疗都被用来治疗咽壁癌。这两种方式的比较是有问题的，因为这些病变的发病率和固有的分期变异性，以及涉及它们的文献数量有限。Hull 等 [140] 在 1964—2000 年报道了 148 例咽壁鳞状细胞癌患者，其中 93 例（63%）发生在下咽，55 例（37%）发生在口咽部。5 年局部控制率分别为 T_1 93%、T_2 82%、T_3 59%、T_4 50%。在手术挽救下，T_2 肿瘤的局部控制率提高到 87%。早期疾病（Ⅰ期和Ⅱ期）、口咽原发部位和每日两次分次均与局部区域控制改善有关。治疗并发症导致 5% 的患者死亡，16% 的患者出现严重并发症，其中最常见的是需要永久性胃造瘘管。

Julieron 等 [141] 回顾了 77 例因咽后壁肿瘤而接受手术治疗的患者，其中 22 例需要进行全喉切除术。对于先前未接受治疗的患者，接受手术和辅助放射治疗的个体中有 11% 发生局部失败，而肿瘤 >4cm 的患者中则占 18%。手术组的总失败率，包括局部、区域和远处复发以及第二原发肿瘤，为 50%。1 年时有 19% 的患者继续依靠胃造口管。接受过放射治疗的患者中有 52% 观察到局部失败，并且 5 年总生存率低于非复发性疾病组。作者得出的结论是，在放射后失败的情况下，不应进行保守手术。

七、局部晚期疾病和姑息治疗

（一）化疗

通过化学疗法对头颈癌的 Meta 分析（Meta-Analysis of Chemotherapy on Head and Neck Cancer，MACH-NC），已建立了基于个体患者的 Meta 分析，证实了在头颈部局部区域性鳞状细胞癌中加入化疗的益处。数据首次发表于 2000 年，最新更新于 2009 年 [142, 143]。更新后的 Meta 分析包括 87 项随机试验，招募了 16 485 例对比局部治疗与局部治疗加化疗的患者。在 5 年时观察到 4.5% 的绝对生存获益，但该获益取决于化疗的计划安排（诱导、辅助或同步）（表 39-7）。

1. 诱导或辅助化疗　诱导化疗是在根治性手术和（或）放射疗法之前进行化疗的一种方法，它是基于认识到全身化疗在先前未治疗的患者中最活跃的一种方法。联合化疗方案如氟尿嘧啶和顺铂等药物使用可产生 80%～90% 的缓解率，在这些患者中多达 40% 在临床上是完全缓解的 [144]。尽管缓解是暂时的，但将化疗作为初始治疗手段是一种有吸引力的模型，并且有可能在最大程度降低化疗效果并改善局部疗法的同时最大限度地发挥化疗的益处。

诱导化疗计划的多个Ⅲ期试验已经进行，但结果普遍令人失望。在更新的 MACH-NC Meta 分析中，分析了来自 31 个诱导试验（5311 例患者）的患者数据，没有发现显著的生存益处 [143]。然而，值得注意的是，在使用含铂和氟尿嘧啶诱导方案的试验中，HR 在 0.90 时更有利（95%CI 0.82～0.99）。虽然诱导化疗能显著减少远处转移，但它对局部区域控制的影响很小，而局部区域控制失败是治疗失败的常见原因。同样，在 12 项研究（2567 例患者）中，在确定的局部区域治疗后使用辅助单药化疗，在这项 Meta 分析中没有发现生存获益。另外，新辅助化疗可以作为一种选择过程，通过铂类诱导化疗可以作为一种体内评估预期的癌症对常规治疗的反应性，并允许治疗反应降低。这已经通过Ⅱ期 ECOG 1308 临床试验进行了测试，并将在本章的降级部分进行讨论。

表 39-7　头颈癌化疗总生存率的 Meta 分析（MACH-NC）[143]

治疗计划	研究数量	病例数量	风险比（95%CI）	P 值	5 年总生存率获益
诱导化疗	31	5311	0.96（0.90～1.02）	NS	2.4%
辅助化疗	12	2567	1.06（0.95～1.18）	NS	−1.0%
同步化疗	50	9615	0.81（0.78～0.86）	<0.0001	6.5%

2. 同步放化疗　对于那些同步放化疗的试验，结果明显不同。这种方法是基于这样一种认识，即化疗除了具有独立的抗肿瘤活性外，还具有放射增敏的潜力，从而改善了单独放疗后取得的结果。然而，这种放射增敏也增加了治疗的急性毒性。在对 50 个伴随试验（9615名患者）进行的 Mach-NC Meta 分析中，化疗的 5 年时绝对收益为 6.5%。相应的治疗方案显著改善了局部晚期头颈部鳞癌患者的长期生存能力（HR 0.74；95%CI 0.70～0.79；P<0.001），在远程控制方面有明显但不那么显著的改善（HR 0.88；95%CI 0.77～1.00；P=0.04）[143]。这份报告巩固了同期放化疗作为局部晚期头颈部鳞状细胞癌根治性治疗标准的作用。

MACH-NC 研究人员还指出，非头颈癌的死亡比例随着年龄的增长而逐渐增加，从 50 岁以下患者的 15%上升到 71 岁以上患者的 39%。化疗对生存期的好处也随之减少，71 岁或 71 岁以上的患者在 5 年后基本上没有改善。然而，其他人则认为，经过适当选择的老年患者在接受治疗后的结果与年轻患者相当[145]。

单药顺铂联合外照射是最常被测试的治疗方案，并已成为标准治疗方案[146]。其他可接受的替代方案包括顺铂或卡铂与氟尿嘧啶的多药联合治疗。单用顺铂以外的药物治疗效果较差，在常规治疗中不被推荐。顺铂总剂量的疗效可能与临床结果有关，但尚未系统研究[147]。急性不良反应包括黏膜炎、皮肤毒性和血液系统不良反应的发生率，因同时增加化疗而明显增加。然而，晚期毒性没有得到很好的描述，尽管在 GORTEC 94-01 口咽癌 III 期试验中发现了化疗后严重晚期毒性增加的趋势[148]。

表 39-8 总结了最近发表的一些合作小组随机 III 期同步放化疗试验[149-151]。这些研究探讨了通过使用加速放射分次或添加额外的非细胞毒性全身用药，如单克隆抗体 EGFR 抑制剂西妥昔单抗或乏氧细胞增敏剂替拉帕明，改善结果的可能性。总的来说，这些努力被证明是不成功的。尽管如此，从这些试验中还是出现了几个重要的观察结果。首先，像大多数头颈部癌症试验一样，入组并不局限于口咽部肿瘤患者。尽管如此，很明显，研究人群主要是口咽癌 IV 期患者，他们大多是 p16

或 HPV 阳性，在这些非常大的前瞻性试验中，证实了HPV 阳性的良好预后意义。这导致了普遍的共识，即至少在未来所有包括口咽癌的临床试验中，必须将 HPV状态作为分层因素。在 HPV 阴性的癌症中，继续努力改善结果仍然是优先事项。然而，在预后良好的 HPV阳性口咽癌人群中，重点应该放在减少急性和长期毒性上，而不会失去疗效。RTOG 1016 试验是这一人群中此类试验的 2 个例子。RTOG 1016 试验比较了顺铂和西妥昔单抗的放疗效果；ECOG 1308 试验是探索降低 HPV阳性口咽癌患者对诱导化疗的完全反应的辐射剂量的 II期研究。

这些随机试验的其他观察结果包括认识到，GORTEC 试验[152]的高度加速分次计划产生了明显更大的黏膜反应。如果没有明显的结果改善，则不建议这样的时间表。TROG 02.02 试验证实了常规观点，即放射治疗质量差会导致预后不良。它指出，接受低质量放射线的可能性与该试验的入组率降低密切相关，大概反映了总体患者人数和经验的降低[149]。TROG 试验还发现，接受低氧敏化剂治疗的 p16 阴性患者中局部区域控制有明显的改善趋势，从而增加了这类药物可能在那部分患者中有用的可能性[150]。

尽管同步放化疗仍然是局部晚期头颈部非转移性鳞状细胞癌患者的治疗标准，但是诱导化疗的短期益处，尤其是其对远处转移风险的影响，一直引起人们的关注。在经过严格测试的顺铂和氟尿嘧啶方案上添加紫杉烷（紫杉醇或多西紫杉醇）的更深入的三药诱导方案的 II 期试验表明，该诱导方案可提高总体缓解率。迄今为止，已有 4 项单独的 III 期试验支持了这一观察结果[130-133]。Meta 分析证实了这一发现[153]。

这导致几个小组探索了更密集的序贯治疗方案，包括诱导化学疗法和同步化学放疗，以优化远处和局部区域控制效应。四项已经完成的 III 期随机试验，试图确定在同时放化疗中添加诱导化疗是否可以改善仅通过放化疗获得的结果。这些研究中有三项已被报道，但全部为阴性[154-156]。没有发现生存益处，而且序贯疗法被证明具有更高的毒性。因此，这种方法的进一步使用仍在研究中。

表 39-8　最近报道的同步放化疗合作组 Ⅲ 期试验

试 验	年 份	例 数	Ⅳ期	OP	p16+OP	治疗组	主要终点	结 果	次要观察点
RTOG 0129 [33]	2010	743	78%	60%	50%	1. SFX + DDP（×3） 2. AFX + DDP（×2）	OS	无差异	1. HPV +（p16 +）OP 的预后更好
TROG 02.02 [149, 150]	2010	861	87%	55%	57%	1. SFX + DDP（×3） 2. SFX + DDP（×3）+ TPZ	OS	无差异	1. 在 p16 + OP 中有更好的结果 2. 如果放射质量较差，结果会更差
RTOG 0522 [151]	2011	940	86%	70%	73%	1. AFX + DDP（×2） 2. AFX + DDP（×2）+ Cetuximab	PFS	无差异	1. 在 p16 + OP 中获得更好的结果
GORTEC 9902 [152]	2012	840	NS	66%	NS	1. SFX + Cb/FU（×3） 2. AFX + Cb/FU（×2） 3. Very AFX	PFS	1.组 1 和组 2 等效 2.组 3 较差	1. 第 2 组和第 3 组的黏膜炎更严重

RTOG. 肿瘤放射治疗协作组；OP. 口咽癌患者；SFX. 标准分割放疗（70Gy/7 周）；AFX. 加速分割放疗（70～72Gy/6 周）；Very AFX. 超加速分割放疗（64.8Gy/3.5 周）；DDP. 顺铂；TPZ. 替拉扎明；Cb/FU.卡铂和氟尿嘧啶；OS. 总生存率；PFS. 无进展生存率；NS. 未陈述

3. 生物疗法　2006 年，Bonner 等[157] 报道了一项具有里程碑意义的研究结果，该研究比较了单独的放射治疗（每日 1 次，70Gy/35 次；每日 2 次，分中剂量 72～76.8Gy/60～64 次；或同步加量 72Gy/42 次）和放疗加抗 EGFR 单克隆抗体西妥昔单抗。这项研究表明，将生物制剂与外照射结合使用可以提高局部头颈鳞状细胞癌的存活率，并使美国 FDA 在 2006 年批准了西妥昔单抗用于该适应证。联合治疗组局部区域控制的中位持续时间为 24.4 个月，单独放疗组为 14.9 个月（局部区域进展或死亡的 HR 为 0.68；95%CI 为 0.52～0.89；P=0.005）。5 年总生存率分别为 45.6% 和 36.4%，中位生存期分别为 49 个月和 29.3 个月（HR 0.73；P=0.018），这有利于联合治疗[158]。除了痤疮样皮疹和输液反应外，包括黏膜炎在内的 Ⅲ 级或更大毒性反应的发生率在两组之间没有显著差异。Ⅲ 级或 Ⅳ 级晚期不良反应的发生率也是相似的。

在亚组分析中，似乎伴随着加强疗法接受放射治疗的患者从西妥昔单抗的添加中获得了最大的收益。按疾病部位分析时，口咽原发性肿瘤患者与喉部原发性肿瘤（HR 0.87）和下咽原发性肿瘤（HR 0.94）相比受益最大。

在免疫疗法的新时代，启动了几项行业赞助的试验，研究放疗与铂和 PD1 或 PDL1 抑制剂在局部晚期疾病中的安全性和有效性。RTOG 基金会 3504 试验正在研究在全剂量放射治疗的同时，向不同的顺铂方案（每周 1 次与 3 周 1 次）中添加 Nivolumab 的安全性；初步结果显示了良好的耐受性方案；一项 Ⅲ 期临床试验正在同时进行的确定性环境中对该方法进行测试，但该研究同时纳入了 HPV 相关性疾病和无关性疾病。其他的 Ⅲ 期试验也在局部晚期疾病中向顺铂和放疗中添加了其他免疫检查点抑制剂，例如 Avelumab。这些试验中的大多数都包括与 HPV 相关和无关的疾病。EA3161 专注于中等风险 HPV 相关的口咽鳞状细胞癌，并提出以下问题：维持 PD1 抑制剂（Nivolumab）是否会导致通常预后较差的 HPV 阳性的口咽鳞状细胞癌患者的预后得到改善。

（二）治疗降级

与 HPV 阴性的口咽部肿瘤相比，HPV 相关的口咽部肿瘤显示出更好的结果，这在 Meta 分析[32] 和前瞻性研究的子集分析中得到证明[33]。这些改善的结果以及与口咽癌治疗相关的潜在的长期毒性激发了人们对非强化治疗的更大兴趣。去强化治疗已经采取了几种不同的方法，包括减少放射剂量，改变照射体积，以及省略同期化疗。

Chera 等[159] 报道了一项前瞻性多机构 Ⅱ 期研究，其中在 HPV 相关的口咽鳞状细胞癌风险较高的情况下，总治疗剂量从 70Gy 降至 60Gy[159]。纳入标准包括 AJCC 第 7 版 T_0～T_3 和 HPV 或 p16 阳性的 N_0～N_{2c} 肿瘤，有极少的或很少的吸烟史（82% 从不吸烟者，5%＞10 包 / 年）。利用 IMRT 并每周顺铂（30mg/m^2）化疗。该研究的主要终点是病理反应，其基于主要部位的化学放疗后活检和受累结节的选择性颈淋巴清扫术。在 43 名入组患者中，有 37 名（86%）达到了病理完全缓解，在原发部位达到了 98% 病理完全缓解。其余 6 例具有部分病理反应的患者中，有 4 例在放化疗完成后不到 9 周的手术中出现了 1mm 或更大的残留疾病，因此，这种微观残留的可行性和长期临床影响尚不清楚。毒性也受到限制，只有 39% 的患者需要鼻饲管，并且在治疗后 22 周内不再需要鼻饲管。该研究的早期肿瘤结果和毒理相关结果，支持了正在进行的对 HPV 阳性的有利口咽癌进行降级治疗的随机研究。

通过化学选择的方法去强化已经被评估。ECOG 1308 是一项 II 期临床试验，随后根据观察到的诱导治疗反应程度对放射治疗剂量进行分层[160]。经过 3 个周期的顺铂、紫杉醇和西妥昔单抗治疗后，患者被分成低剂量调强放疗（54Gy）和每周西妥昔单抗（如果患者的原发部位临床完全缓解），或 69.3Gy 和每周西妥昔单抗（对于所有其他患者）。临床表现良好的 T_4 或 N_{2c} 以下疾病患者和非吸烟者的 2 年无进展生存率超过 95%，提示对预后良好的疾病患者进行化疗选择是一种潜在的有效方法。

还可以通过省略可选的节点体积来研究减少积分辐射剂量的方法。芝加哥大学进行了诱导化学疗法（顺铂、紫杉醇、西妥昔单抗 ± 依维莫司）的 II 期研究，其中体积缩小 50% 或更多的患者接受放射治疗至仅涵盖总体疾病的单一计划目标体积[161]。在这组响应者中，尽管省略了区域节点覆盖，并且仅发生了一次场外故障，但在 2 年时无进展生存率和局部区域控制率分别为 86%、94%。尽管不是特定于 HPV 阳性口咽癌，但这种癌症在 37 例患者中的 30 例中有 50% 或更高的应答。

p16 阳性口咽癌的预后改善，引起了一些人质疑同时放化疗联合放疗是否有必要。Chen 等[162]描述了 67 例仅接受放射治疗的患者，其中 23 例是 HPV 阳性。在这些 HPV 阳性患者中，3 年总生存率、局部区域控制率和无远处转移生存率分别为 83%、90% 和 88%。在非吸烟者中，总生存率和局部区域控制率均为 100%。值得注意的是，所有这些患者都接受了 66～72Gy 的总体疾病治疗。相反，尽管 ICON-S 数据库主要用于评估和建议 p16 阳性口咽癌的分期，但也显示 p16 阳性接受化疗的患者的总生存危险比为 0.52[85]。除非有随机数据表明，否则这将加强同时化疗作为治疗的标准。

HPV 阳性口咽癌治疗降级的一种方法涉及用 EGFR 抑制剂西妥昔单抗替代顺铂化疗。最近发表了两项随机试验，RTOG 1016 和 De-ESCALaTE HPV 试验，使用了全剂量放射疗法（70Gy/35 次），将这些组合进行了比较，目的是在维持西妥昔单抗的同时保持相似的肿瘤学结果，同时降低与顺铂相关的毒性[162a, 162b]。两项试验均招募了 HPV 阳性患者，De-ESCALaTE HPV 试验旨在仅包括低危患者，而基于 RTOG 0129 分层，RTOG 1016 患者中的 71% 为低风险。

两项试验中，以顺铂为基础的治疗组均改善了生存结局指标。在 RTOG 1016 中 5 年时，顺铂组的总生存率为 84.6%，而西妥昔单抗组的总生存率为 77.9%（HR 1.45），无进展生存率为 78.4%，而无进展生存率为 67.3%（HR 1.72），局部区域失败为 9.9% 和 17.3%（HR 2.05）。尽管两组的急性中度至重度毒性和晚期中度至重度毒性的不良反应通用技术标准（Common Terminology Criteria for Adverse Events, CTCA）比例在两组之间无显著差异，但西妥昔单抗组总体急性毒性负荷的 T 评分显示毒性降低了 40%[162a]。在 De-ESCALaTE HPV 试验中，在 2 年总生存率（97.5% vs. 89.4%, HR 5.0）和 2 年复发率（6.0% vs. 16.1%, HR 3.4）中发现了顺铂和西妥昔单抗之间的显著差异。两组之间的总体毒性没有差异[162b]。在 RTOG 1016 的亚组分析中，只有 ECOG 评分为 1 的患者似乎从西妥昔单抗中获益，在 ECOG 5950 中确定的顺铂和西妥昔单抗的 5 年总生存期相同（分别为 84.6% 和 84.0%）。尽管在性能状态和治疗结果之间存在这种令人感兴趣的潜在相互作用，但基于顺铂的治疗组的总体生存率改善证实了同时顺铂是符合条件的 HPV 阳性患者的治疗标准。这些临床试验结果提供了强有力的预防性提醒，提醒您注意在受控临床范围之外实施降级治疗方法的潜在危险。

我们将继续等待随机研究，包括封闭的 NRG 合作小组 HN002 研究。这项研究评估了 6 周内 60Gy 联合每周 1 次顺铂与 5 周内 60Gy 联合治疗（6 次 / 周）而未同时进行化疗的情况，并探讨了通过降低辐射剂量和减少化疗剂量而降低的情况。尽管新出现的数据表明治疗降级仍然很有希望，但是局部复发的发病率和潜在死亡率仍需要等待随机试验工作的成熟，然后再采用降级方法进行研究。

（三）颈部管理

1. **辅助放疗或放化疗** 两个大型、多中心、随机的 III 期试验，EORTC 22931 和 RTOG 9501，评估了在第 1 天、第 22 天和第 43 天同时给予大剂量顺铂化疗和放疗（60～66Gy/30～33 次）在局部晚期头颈部鳞癌患者术后环境中的作用。两项试验的[163, 164]初步报告显示，局部区域控制率和无病生存率或无进展生存率在统计学上有显著改善。EORTC 22931 试验也显示术后放化疗总体上有显著的生存益处，尽管 RTOG 9501 研究只朝这个方向发展。这两项试验的资格标准略有不同，在 EORTC 22931 试验中，总体患者群体的基线特征似乎更差。一项对这两项试验的 Meta 分析已经发表，确定显微手术切除切缘和颈部淋巴结肿瘤包膜外扩散是预后不良的两个最重要的预后因素[165]。有这些危险因素的患者似乎从同步放化疗中获益最多。值得注意的是，在对 RTOG 9501 队列的 10 年随访分析中，只有那些具有这两种高危特征的患者才能受益[166]。根据这两项研究的结果，具有这两种高危因素之一或两种高危因素的患者应该接受顺铂的术后化疗，而对于那些没有这些高危因素的患者，单纯的放射治疗应该仍然是治疗的标准。

在这些结果的基础上进行了后续的努力。RTOG 0234 试验是一项随机的 II 期外科手术试验，随后对具有高危病理特征（包括镜下阳性切除，两个或多个转移性颈部淋巴结或结外包膜扩散）的头颈部切除的 III 期或 IV 期鳞状细胞癌患者使用西妥昔单抗联合顺铂或多西他赛进行化学放射治疗边缘。该试验招募了 238 名患者，平均随访时间为 4.4 年，西妥昔单抗 – 多西他赛组优于西妥昔单抗 – 顺铂组，并且与 RTOG 9501[167] 的顺铂化学放疗组相比，似乎可以改善无病生存。因此，RTOG 在高危术后患者中启动了一项后续的 II ~ III 期试验（RTOG 1216），将放射与 RTOG 0234 中的单剂顺铂、单剂多西紫杉醇或西妥昔单抗 – 多西紫杉醇组合进行比较。

RTOG 还完成了一项随机 III 期试验的入组研究（RTOG 0920），该试验比较了肿瘤表现出一个或多个"中间星状"特征的口腔，口咽或喉部局部晚期鳞状细胞癌患者的单独放射线与放射线加西妥昔单抗的比较。这些中等风险特征包括神经周围浸润，淋巴管浸润 1 个 >3cm 的淋巴结或两个或多个淋巴结（均 <6cm）且无囊外延伸，紧邻手术切除切缘（<5mm），AJCC 第 7 版 T_3 或 T_{4a} 原发肿瘤，或侵袭深度超过 5mm 的 T_2 口腔癌。我们等待 RTOG 0920 的结果成熟。

2. 放疗后颈清扫术　在口咽鳞状细胞癌的颈部管理中，当前的问题围绕着递送至淋巴结区域的放射剂量和体积以及治疗后颈部夹层的作用。在 IMRT 时代之前，一种常见的方法是将 50Gy 递送至引流的区域淋巴管，然后通过光子或电子束疗法将淋巴结转移至出现淋巴结清扫的患者，将淋巴结转移至 60Gy。放射治疗后进行放射后颈部清扫术。在 MSKCC 上使用这种方法报告的颈部控制率总体为 96%，而继续进行颈清扫术的患者为 100%[168]。在 70% 的患者中观察到病理学完全缓解。在残留疾病患者中，超过一半的患者具有完全的临床反应，而 83% 的患者具有多个残留的病理阳性结节。这种方法的缺点是对病理完全缓解的患者进行了过度治疗，可以避免颈部解剖以及相关的潜在并发症和增加后期效果。颈部清扫术的晚期不良反应不可忽略。多项 RTOG 研究的 Meta 分析显示，放化疗后的颈部解剖是严重晚期毒性的危险因素之一。

尽管担心与颈部清扫术相关的不良反应，但在选择患有大面积或广泛的 N_2 ~ N_3 淋巴结转移性疾病的患者时，选择放弃颈清扫术仍需谨慎。早期计划的颈部解剖有几个明显的优点。最重要的是肿瘤学结局（例如

疾病特异性生存率和区域控制）的潜在改善[170]。大多数研究发现至少 20% 的患者存在残留淋巴结病，但要注意的是，治疗后的病理学存在并不能确定癌症的生存能力。放疗完成后的 6 ~ 12 周内进行的颈部解剖也利用了放疗的急性和晚期效果之间的时间间隔。尽管对放疗后的技术要求很高，但需要额外手术的并发症通常约为 5%，尽管高剂量和同时进行的化疗可能会增加并发症[171, 172]。皮下纤维化在 12 周前受到限制，可以进行选择性的颈部解剖。在口咽癌中，选择性的 II ~ IV 区颈清扫术通常就足够了，尽管有关颈清扫术的决策应由治疗前的临床和影像学检查决定。在主要的口咽队列中，放射治疗后不到 5% 的患者发现了 II ~ IV 区以外的残留淋巴结病[173]。尽管可以在未切除的患有复发性疾病的颈部进行挽救手术，但它具有更大的并发症风险，通常需要进行更广泛的切除，并可能导致较低的区域控制率。

尽管存在这些担忧，但大多数机构仍未按计划进行颈部解剖。该治疗计划依赖于提高病理学完全缓解率并成功地检测出放射后残留疾病的患者。IMRT 技术已使放射肿瘤学家能够安全，常规地向临床和影像学上涉及的淋巴结安全地递送全剂量（70Gy）。尽管对结节采用全剂量的一般方法，但在计划全剂量淋巴结放射时仍应考虑关键结构的毒性。

在完成放疗后的 8 ~ 12 周内，通过 PET/CT 扫描，诊断性颈部 CT 扫描和临床颈部检查对残留疾病进行评估。在一项前瞻性试验中，未发现任何孤立的淋巴结失败，其中 N_2 和 N_3 疾病以及临床和 X 线影像学完全缓解的患者已放弃颈淋巴结清扫[174]。放射学完全应答要求任何既往淋巴结病变的最大尺寸小于 1cm，并且没有可疑的影像学特征。值得注意的是，只有 59% 的 N_2 和 N_3 疾病患者具有临床和放射学上的完全反应，而仅考虑 N_3 的患者则下降到 40%。Liauw 等[170] 报道了佛罗里达大学的经验，同样发现 34 例未接受放射后颈清扫的 X 线完全反应患者的放射线完全反应阴性预测值为 94%，且无区域复发。在英国进行了一项针对 564 例 PET/CT 监测与计划中的颈清扫术的患者进行的大型随机试验，证实了 PET/CT 引导的颈清扫术的安全性[175]。2 年总生存率在两者之间无显著差异（监视中为 84.9%，计划外科中为 81.5%），但是监视方法可减少手术和相关的手术并发症，同时具有更高的成本效益。

HPV 阳性肿瘤接受明确的放化疗后的高病理完全应答率，给治疗后 PET/CT 扫描和相关颈部清扫的准确性带来了额外的难题。在一项包含局部和中心放射检查的前瞻性 II 期研究中，PET/CT 检测残留病变的阳性预测值对于可疑或不完全反应的患者为 9%，对于单独不完全反

应的患者为 13%。作者得出结论，PET/CT 可能不能准确预测残留病的存在，并主张在大多数情况下密切监测。

（四）局部复发性疾病

没有远处转移的情况下，根治性治疗后局部复发是具有挑战性的临床情况。尽管预后有限，但这些患者在理论上是可以治愈的。治愈性治疗选择包括挽救手术，通常通过事先进行放射治疗或再放射治疗更具挑战性。以前仅接受手术治疗的患者可以选择接受手术治疗，然后进行辅助放疗或确定放疗并接受或不接受化疗。积极再治疗中应考虑的因素包括从最初的根治性治疗开始所花费的时间、肿瘤的部位、分期和可切除性、患者表现状态和并发症。目前尚不清楚是否可以通过在治疗方案范围内引入免疫疗法来改变这些患者的当前治疗，这些患者的预后特别严密，生活质量显著下降。

1. 挽救手术　对于局部复发、可切除的口咽肿瘤患者，保留性手术为长期局部控制和潜在治愈提供了最好的机会。这是与手术切除的发病率进行权衡的，手术切除可能包括永久性吞咽功能丧失，美容效果差，以及高昂的医疗费用。此外，在接受过放射治疗的患者中，此类手术的并发症发生率高于单纯的初次手术。大型组织缺损的游离皮瓣重建的引入改善了挽救手术的选择和结果。这种将血管正常的非照射组织转移到治疗区域的能力可以减少手术后的并发症。

对来自 28 家机构的挽救性手术治疗的 1080 名患者进行的 Meta 分析显示，其 5 年总生存率为 39%，这一结果好于预期，这归因于大量复发性早期喉癌。[177] 该 Meta 分析的 2 年无病生存率为 25%，5 年总生存率为 26%。手术死亡率为 5.2%，并发症发生率为 39%，主要并发症发生率为 27%。与单纯放疗相比，初次放化疗的手术并发症发生率显著增加[178]。一项 Meta 分析同时进行的前瞻性研究发现，总生存随复发期的增加而逐渐降低（Ⅰ期疾病为 24.3 个月，而Ⅳ期疾病为 9.3 个月）和先前使用化学疗法的情况（26.9 个月 vs. 先前使用化疗的 8.8 个月）[177]。作者得出结论，Ⅰ期和Ⅱ期复发癌症患者 2 年内无病生存率为 70%，与生活质量相关的成功结局的概率为 60%～85%，手术并发症发生率较低。另一方面，最初有Ⅳ期病变的复发癌症患者在 2 年内无病的可能性不到 25%，其中一半患者在 5 个月内复发。30% 的Ⅳ期挽救手术出现了明显的并发症，30% 的患者有良好的生活质量结果。

Bachar 等 [179] 回顾了最大的单机构口咽挽救经验，其中在公主玛格丽特医院接受放射治疗的扁桃体癌的 640 名患者中，有 239 名患者随后复发，其中 175 个（73.5%）是外科手术挽救候选人。中位死亡时间为

1.3 年，而 5 年特异性生存率和总生存率分别为 40% 和 23%。大多数患者死于疾病。T 和 N 类别都是死亡时间的预测因子。虽然复发性疾病的总体预后很差，但 23% 的患者在 5 年时的存活率决定了有限的患者可以通过挽救手术治愈，并主张在可行的情况下采用挽救手术。

2. 再程放疗　在尝试确定哪些患者可能会通过对头颈部重复全剂量放射治疗而受益时，有人警告："经验表明，不加选择地使用大剂量放射治疗常常会使一件坏事变得更糟"。[180] 在某些中心，对于表现良好、局部复发且无其他可能治愈性治疗方法的患者，进行了再放射治疗。适当的患者选择是关键，并且应充分告知患者因经常超过 100Gy 的累积辐射剂量而导致并发症发生率增加。鉴于全身化疗在先前未治疗的环境中具有明显的益处，因此将其与再照射同时使用是一种有吸引力的选择。但是，必须通过这种方法预期毒性的进一步增加来抵消这种情况[181]。

（五）复发或转移性疾病

细胞毒化疗　在过去的 20 年中进行的大规模随机临床试验评估了头颈部复发或转移性鳞状细胞癌患者的细胞毒性化疗，但进展甚微。单独使用细胞毒性化疗的中位生存时间仅维持 6～8 个月。与基于顺铂的化疗组合（12%～32%）相比，使用甲氨蝶呤、顺铂或氟尿嘧啶等药物进行的单药化疗通常产生较低的客观缓解率（8%～17%），但在这些患者中后者未显示出生存获益[193-196]。然而，这些化学疗法联合使用可能会导致明显的毒性，并且对复发和（或）转移性疾病的生活质量的影响还没有得到很好的研究。ECOG E1393 研究中化疗方案的强化，例如使用大剂量紫杉醇联合顺铂和生长因子支持，已导致过度的毒性并且未能改善生存结果[197]。这样的结果促使肿瘤学家继续寻求新颖的治疗方法，以改善这些患者的疾病控制和缓解。

（六）分子靶向制剂

EGFR 在头颈部鳞状细胞癌中的生物学相关性不仅通过临床病理学相关性得到验证[198]，而且通过 Bonner 试验的结果得到了证实，该试验表明，当将西妥昔单抗加入根治性外照射时，局部区域控制和总生存均得到改善[157, 158]。抗 EGFR 分子靶向疗法在头颈部复发或转移性 SCC 中进行的Ⅱ期和Ⅲ期多期临床试验已有报道[199-207]。总体而言，大分子单克隆抗体产生的客观反应率似乎比小分子口服酪氨酸激酶抑制剂高出近 13%，尽管还没有进行直接比较。甲氨蝶呤和口服酪氨酸激酶抑制剂吉非替尼的单药化疗的第三阶段比较没有显示出结果的差异[203]。

2005 年，Burtness 等[208] 发表了 E5397 的结果，该

ECOG 试验比较了单药顺铂与顺铂和西妥昔单抗联合治疗复发或转移性疾病的患者。使用西妥昔单抗的反应率明显更好[208]。2008 年，Vermorken 等[209] 发表了 EXTREME 试验的结果，该试验比较了在同一患者人群中氟尿嘧啶和含或不含西妥昔单抗的铂类组合。通过加入西妥昔单抗可发现总体缓解率有所改善，并且在复发 / 转移性头颈癌中首次实现了无进展生存和总生存的改善。然而，西妥昔单抗组中也遇到 3 级或 4 级败血症、皮肤反应、厌食和低镁血症的发生率增加[209]。随后对 EXTREME 方案的分析表明，增加西妥昔单抗对 p16 阳性和 p16 阴性组都有好处[210]。一项类似的试验（SPECTRUM），使用完全人源化的抗 EGFR 单克隆抗体 Panitumumab 代替西妥昔单抗，也证明无进展生存有所改善，尽管未发现统计学上显著的总生存益处[211]。与 EXTREME 试验相反，p16 阴性患者的中位总生存改善，而 p16 阳性患者的总生存不受影响。

（七）免疫治疗

自从西妥昔单抗于 2008 年被批准用于治疗复发性转移性头颈部鳞状细胞癌（recurrent metastatic squamous cell carcinoma of the head and neck, RMSCCHN）以来，直到 2016 年 2 种 PD1 抑制剂 Nivolumab 和 Pembrolizumab 获得 FDA 批准，才被批准用于治疗经过铂类治疗取得进展的 RMSCCHN。最初在黑素瘤中开发了针对肿瘤相关 T 细胞的免疫疗法，并取得了可喜的结果。不论 HPV 处于何种状态，鉴于在接近 68% 的头颈部转移性鳞状细胞肿瘤中都有 PDL1 的大量表达，针对头颈部鳞状细胞癌中的 PD1/PDL1 受体的研究很有吸引力[214]。最初的研究始于针对铂类疗法失败的 RMSCCHN 患者的 Ib 期临床试验[215]。在这组接受了大量预处理的患者中，Pembrolizumab 的缓解率接近 18%，因此获得了批准。这些结果随后在铂和西妥昔单抗进展后的 Pembrolizumab 的 II 期试验（Keynote 055）中得到证实[216]。尽管随后进行的 Pembrolizumab 与标准化疗相比（Keynote 040）的 III 期试验未能达到改善总生存的统计终点，但仍存在强烈的趋势支持 Pembrolizumab，其总生存与 Keynote 012 和 Keynote 055 的观察结果相似。

在一项里程碑式的第三阶段随机临床试验中，Nivolumab 与研究人员选择的西妥昔单抗、多西他赛或甲氨蝶呤的系统治疗相比，以前在 6 个月内以铂为基础的治疗失败的患者的总存活率在 1 年时翻了一番，而且在统计学上比标准的研究人员选择组有了改善。Nivolumab 组的中位总生存期为 7.5 个月（5.5～9.1），而研究者选择组的中位总生存期为 5.1 个月（4.0～6.0）[217]。对这些结果的再分析显示，随着随访时间的延长，生存率得到改善。此外，患者报告的结局表明，与研究者选择疗法相比，接受 Nivolumab 的患者有更好的机会维持其生活质量，从而进一步提高了在头颈部鳞状细胞癌中使用这些相对耐受性更好的药物的兴趣[218]。

几项正在进行的试验目前正在检验 PD1 和 PDL1 抑制剂与化疗或其他免疫靶向药物（如 CTLA4 或 IDO 抑制剂）在一线复发转移环境中的作用。更多的试验正在与放疗同时进行，在符合白金标准或不符合条件的患者中，在确定的环境下，以及与其他靶向药物联合使用，测试这些药物的活性。具有高危特征的患者的免疫治疗也在维持环境中进行评估。

总之，免疫疗法在治疗复发或转移性头颈部鳞状细胞癌方面取得了有价值的进展，人们热切期待在最终和早期阶段获得成熟的试验结果。至于免疫疗法在 HPV 相关人群中的相对活性，到目前为止，Checkmate-41 和其他研究的分析表明，基于 HPV 状态，没有对 PD1 抑制剂的疗效产生影响。

八、技术与耐受性
（一）分割方法

由于放射治疗一直是头颈部癌症治疗的基石，因此在优化放射分割、治疗时间和总剂量方面投入了大量的科学和临床工作。改变分次方法的设想是利用正常组织和肿瘤之间的不同辐射反应，并通过剂量递增或缩短总治疗时间来最终提高治疗率。根据在 9 个中心接受治疗的 676 例扁桃体癌患者的回顾性数据进行的放射生物学建模发现，在恒定的治疗时间内，总剂量每增加 1Gy，局部肿瘤控制的可能性就会增加近 2%[219]。据估计，开始加速治疗的人群大约在治疗开始后 30 天开始，而持续治疗 30 天以上的患者每天需要补充剂量 0.73Gy。结果，每延长治疗 1 天，局部控制率至少降低 1%。口咽部肿瘤控制对总剂量和治疗时间的高度敏感性突出了优化治疗计划的重要性。

放射计划的变化一般分为三大类，有些方案包含一组以上的元素[220]。超分割通过在常规治疗过程中每天使用多个小剂量来增加总剂量。在不减少总剂量的情况下，加速分割可在 5～6 周内提供标准剂量，而不是 7 周（即伴随而来的是每周增加或更多治疗）。总剂量减少的加速分割需要在 3～4 周内给予较小的总剂量。在对局部晚期疾病采用同步化疗之前，对改变的分流时间表的调查尤其突出。

在目前的适形疗法时代，同步加量疗法可在一次治疗中为不同的目标体积分配不同的剂量水平。这种方法的放射生物学优势包括潜在的肿瘤总体积缩小和加速整体治疗时间。同步加量的优势是能够通过单个治疗计划交付 IMRT，而不是按顺序交付到"缩野"等效体积的 IMRT 计划。这种方法已被广泛采用，目前已被 RTOG 试验所要求，用于评估术后放射治疗（0920），每部分剂量的剂量范围为 1.8～2.2Gy。例如，最高风险的临床目标体积可能以每次 2.2Gy 的总剂量接受 66Gy，高风险的临床目标体积以每次 2Gy 的剂量接受 60Gy，而低风险的临床目标体积则以每次 1.85Gy 时接受 56Gy。RTOG 0522 使用了不含低分次部分的同步加量方法，剂量范围为 1.6～2Gy，并且要求治疗必须在 6 周内完成（每周 6 次）。最佳的同步加量方法仍然未知。低分次高危区域（每天 2.2Gy）可能会增加治疗量内急性和晚期不良反应的风险，而将高剂量区域限制为每天 2Gy 可能会给低风险区域的每日剂量不足（每部分 1.5Gy），或者如果选择更高的分次大小（在锁骨上区域每部分 1.7Gy 的 35 部分中为 59.5Gy，则不必要地将累积剂量提高到低风险区域）。尽管缺乏将同步加量方案与更多研究的放疗分次方案进行比较的随机数据，但同步加量技术的广泛采用主要是由潜在的放射生物学益处和逻辑上的易用性驱动的。

（二）分割总结

一项关于改变分割方案的最新 Meta 分析包括来自 33 个试验的 11 423 名患者，大多数患者患有喉癌或口咽癌以及 III 或 IV 期疾病。Meta 分析发现，改变分割放疗的 5 年总生存率收益为 3.1%，仅限于超分割放疗组（HR 0.83），5 年时的绝对差异为 8.1%，10 年时的绝对差异为 3.9%[226]。该组还比较了常规分割放疗与同步化疗与改变分割放疗的疗效，发现同步化疗（HR 1.22）的益处，5 年时的绝对收益为 5.8%，10 年时的绝对收益为 5.1%，10 年后的绝对收益为 5.1%，而同期化疗的绝对收益为 5.8%，10 年时的绝对收益为 5.1%，而同期化疗的绝对收益为 5.8%，10 年后的绝对收益为 5.1%。

总之，改变分割可以用来降低晚期并发症的可能性或提高治疗方案的治疗潜力。改变分割似乎提高了局部控制率、无病生存率和基于 Meta 分析的总生存率，但代价是增加了急性不良反应。由于口咽部原发灶与大多数头颈癌一样，对总体治疗时间和总剂量均敏感，因此改变分馏率应主要用于确定性治疗而不是术后治疗（表 39-9）。随着治疗局部晚期口咽癌的同时化疗的加入，以及时间的流逝，传统的分割方案已越来越不常见。但是，现场同时加强和每周 6 次（DAHANCA）方案均能与同步化疗很好地结合，并继续用于随机试验和许多具有头颈专业知识的实践。

（三）放射治疗计划

口咽癌的放射治疗计划需要放射肿瘤学家的知识和投入。需要有解剖学知识、头颈部体检技能和影像学专业知识来恰当地定义肿瘤的受累区，熟悉病理生理学和扩散模式对于选择合适的选择性覆盖区域是必要的。考虑到头颈部计划的复杂性，基于 CT 的计划是标准的。

患者模拟定位期间的适当设置是关键，因为这形成了后续放射治疗计划的基础。仰卧位伸展下颌是治疗过程中最常用的姿势。一种热塑面罩被创造出来，以提供日常摆位的可重复性。热塑性口罩的选择包括只遮盖头部和颈部的口罩，或者从头部和颈部延伸到包括肩膀的口罩。我们最常推荐的是头肩面罩，因为这样可以提高下颈部和肩部的日常可重复性[227]。如果需要放低肩膀并改善下颈部的射束通行性，可以考虑在舌根癌使用口内支架以减少对上颚的剂量，反之亦然。在治疗过程中，可以将压舌器连接到口罩上，以帮助限制下颌骨的活动，减少屈曲和伸展。

CT 图像以 2.5mm 切片获得，以平衡图像分辨率和

表 39-9 放疗日程安排

方 案	描 述	优 点	缺 点
标准分割	70Gy/35 次，每次 2Gy	—	—
加速分割	81.6Gy/68 次，1.2Gy bid*	Meta 分析数据的最大改进	逻辑上具有挑战性
加速分割伴加量	72Gy/42 次，6 周：初始野为 54Gy/30 次，1.8Gy/6 周；增强野为 18Gy，在最后 12 次治疗中每天 1.5Gy	比超分割次数更低	可能会增加晚期不良反应
DHANCA（6 次 / 周）	62～68Gy，2Gy/ 次，6 次 / 周	逻辑上具有吸引力	
同步加量	不同靶区的不同剂量（1.6～2.2Gy）	单一 IMRT 计划，肿瘤靶区分割，治疗加速	缺乏支持性随机数据

*. 许多超分割方案的最大剂量为 79.2Gy/66 次
DAHANCA. 丹麦头颈癌研究小组；IMRT. 调强放射治疗

信噪比问题。我们通常在医学上合适的情况下使用大剂量静脉注射对比剂，以更好地确定大体疾病和淋巴结结构。治疗计划软件还可用于融合先前的诊断性 CT、PET/CT 或 MRI 图像。然而，由于患者位置的变化，尤其是颈部延伸引起的颈椎曲率和下颌位置的变化，融合可能是具有挑战性的。在一些中心，可以在患者处于治疗计划位置的情况下执行 PET/CT 和 MRI。或者，已经有了允许可变形配准的软件程序，这有助于减少与不同成像研究的患者位置差异相关的可变性。

精确定位肿瘤至关重要，尤其是在 IMRT 领域时。定义靶区体积时，应考虑到来自身体检查的信息，包括光纤咽喉镜检查和影像学检查。即使采用三维适形放射治疗，我们仍然主张对原发灶以及影像学和临床触及的淋巴结进行精确轮廓处理。这些区域被定义为肿瘤靶区，尽管肿瘤总体积可以细分为主要和淋巴结肿瘤总体积，以帮助进行放疗计划。除非受到限制性解剖边界（例如，皮肤、骨骼、气腔或中枢神经系统结构）的限制，临床靶区应在所有尺寸上至少距肿瘤总体积 1cm，并且还应覆盖有镜检风险的淋巴结。计划靶区的余量是由机构政策根据质量保证措施以及图像或光学指导的存在而确定的，通常为 3～5mm。

大多数情况下，原发灶和淋巴结临床靶区接受 70Gy 的照射剂量，但 T_1 期和小 T_2 原发灶可以接受 66Gy 的照射剂量。

我们通常每天对肿瘤总体积使用 2.12Gy 的剂量，因此在 6.5 周内达到了 33 次 70Gy 的剂量。许多中心对 GTV 使用 2Gy/ 次共 35 次。病灶周围的淋巴结引流区接受 60～66Gy 的照射。中风险的淋巴结引流区，通常是与同一水平的非受累淋巴结对侧的 Ⅱ～Ⅲ 区引流区，或与 Ⅱ 或 Ⅲ 区淋巴结同侧的 Ⅳ 区引流区，规定的剂量为 54～56Gy。风险最低的区域，最常见的是对侧 Ⅳ 区区域，可以接受 50Gy/2Gy 的治疗。

临床问题，如拔牙或获得活检和成像结果，以及口咽癌放射治疗计划的复杂性，都可能导致治疗开始的延迟。Jensen 等[228] 发现，平均间隔 28 天，62% 的头颈部鳞状细胞癌患者的肿瘤体积有了可测量的增加。肿瘤体积增大与延迟时间长短和组织分化程度有关。20% 的患者出现新的淋巴结转移，16% 的患者 TNM 分期上调。头颈部放疗计划和治疗开始都是耗时的过程，但一旦建议进行根治性放疗，应尽快进行（理想情况下在 2 周内），以避免疾病的进展，并避免因间歇性生长而可能出现的治疗野和肿瘤体积的差异。

（四）常规放疗

传统的放射治疗技术在很大程度上已经被调强放疗所取代。寻求三维适形放射治疗的原因可能包括晚期 N_{2c} 或 N_3 疾病，在这些疾病中，有效的腮腺保留是禁忌的。然而，调强放疗在保留唾液腺之外仍有一些优势，如改善颅底的肿瘤总体积覆盖，保留关键的视觉和听觉结构，避免光子 – 光子和光子 – 电子匹配引起的匹配线不均匀。

常规放射治疗最常见的方法是对原发肿瘤床和上颈部采用"缩小野"技术，与下颈部的锁骨上前野相匹配（图 39-9）。覆盖原发肿瘤床和上颈部延伸至甲状软骨切迹的宽阔对侧野，最初的治疗剂量为 42～44Gy，2Gy/ 次。4～6MV 的光子用于避免浅表淋巴结疾病的剂量不足。等中心通常位于椎间隙前的 C_1～C_2 水平附近。然后，通过向前移动后野边界以垂直分割椎体来产生离线增强，然后累积剂量为 50～54Gy。电磁场（通常为 6～9MeV；对于大的结节病，偶尔 12MeV）在皮肤上匹配，以连接脊髓外光子场的后部，从而治疗后颈部 50～54Gy，如果有阳性的后部结节，剂量更高。匹配线上的受累结节保证 2～3mm 的光子 – 电子场重叠，以限制深度剂量不足。后电子场边界可以延长 5mm，以帮助补偿深处的电子剂量收缩。最后缩野加量使肿瘤总体积剂量达到 66～70Gy。如果在低颈和锁骨上区域需要较高剂量，可以使用前后（或前后：后前）半颈锁骨上野来阻断脊髓，再接受 4～16Gy 的照射。或者，电子助推器可以补充锁骨上区域的剂量。

横向光子场的边界特定于子站点和个体患者。比任何一般的现场建议更重要的是准确识别涉及的主要地点，并包括界定的肿瘤总体积和具有足够边界的风险区域。一般而言，建议在肿瘤总体积上至少扩展 1cm 以创建临床靶体积，计划靶区体积边界由基于硬件特定的段内和段间可重复性的机构政策确定。对于常规场，必须始终考虑波束半影。根据个人调查结果定制的一般性建议如下。

上边界：对于晚期结节性疾病患者，这应该覆盖咽后淋巴结和颈静脉二腹肌淋巴结，并接近颈静脉窝。早期肿瘤采用同侧翼状内侧植入术，晚期肿瘤采用翼状骨板，对于扁桃体癌值得覆盖。

前边界：这是由带边缘的原发部位的最前部范围来定义的。如果需要保证 ⅠB 区淋巴结覆盖，则可将其更向前扩展。传统上，扁桃体癌灶覆盖同侧磨牙后三角。舌根部肿瘤的前部覆盖应宽大（一般为 2cm），以考虑原发肿瘤的浸润性。

后边界：其边界位于乳突后方约 2cm 处，颈椎棘突后方，如果有 Ⅴ 区淋巴结转移，还可向后延伸。咽后壁肿瘤必须保证足够的剂量学边缘，而光子离线增强通常放置在椎体的后 1/3。对于早期淋巴结阴性的扁桃体

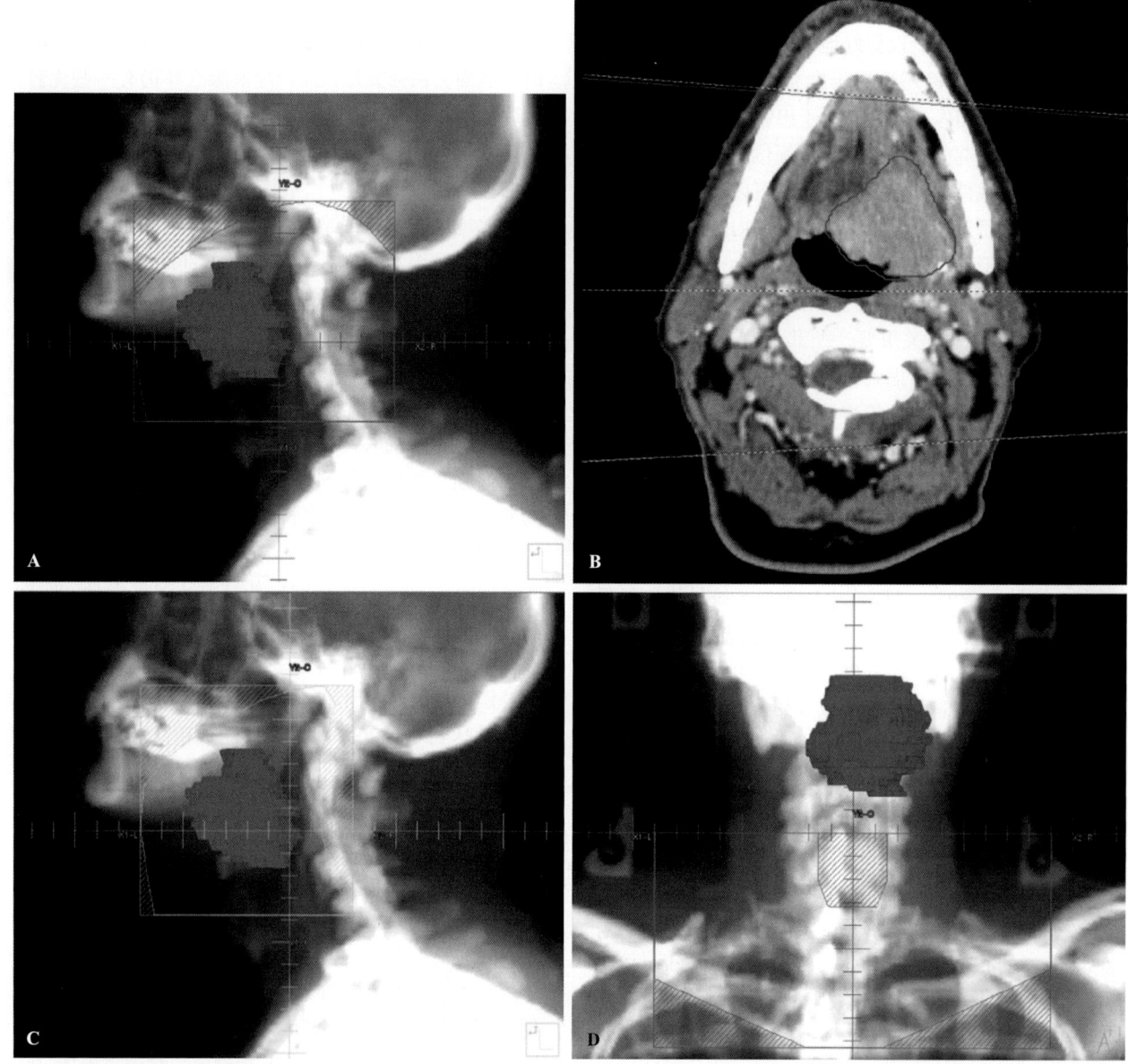

▲ 图 39-9 左侧舌根部浸润性ⅣA（$T_{4a}N_{2b}M_0$）鳞状细胞癌合并舌深部浸润的二维常规射野（此图彩色版本见书末）

A. 舌根部初始侧野，肿瘤靶区用红色云图表示；B. 轴位 CT 图像，显示相对于肿瘤靶区的侧野覆盖，肿瘤靶区上有前缘；C. 脊髓外侧野提供脊髓阻滞，同时顾及原发肿瘤的后部延伸；D. 前后锁骨上野伴喉 / 脊髓阻滞

和软腭肿瘤，后缘可以前移 1～2cm。

　　下边界：放置在颏骨的头侧，以限制治疗后声门上的水肿。然而，这一边界可能会降低，以说明原发肿瘤延伸到喉部或下咽。下缘的位置也可能受到肩部位置的影响。

　　锁骨上野从下外侧光子边界延伸至胸锁关节底部，覆盖中下颈部淋巴结。从侧面看，锁骨上野延伸至锁骨中部，宽度通常为 18～20cm，这也是已知的淋巴结疾病。等中心通常位于甲状腺切迹处。如无禁忌证，可行喉阻滞。这既减少了对中央喉的毒性，又提供了一个"作弊器阻滞"，以防止三野交界过度给药到脊髓。喉部

阻滞典型的长度为 3～4cm，最大宽度为 2～3cm，并向下逐渐变细，以避免内侧Ⅳ和Ⅵ区淋巴结阻塞。锁骨上区域可以被半光束阻挡，以防止发散到侧向光子区域。类似地，外侧束可以被半光束遮挡以匹配锁骨上区，尽管这导致沿外侧束的颅骨方面的散度增加。我们优先允许沿外侧和锁骨上区域交界处进行痕量热匹配，而不是允许半光束阻挡外侧区域。锁骨上野的剂量一般为 50Gy，6MV 光子照射深度为 3cm，或根据 CT 计划计算到最佳等剂量线。上纵隔内的Ⅶ区通常不包括在锁骨上野内，除非在锁骨上区域内发现低度淋巴结受累，而Ⅶ区是淋巴结受累的下一个潜在梯队，或者对于晚期下

咽肿瘤，特别是那些向下延伸到食管入口的肿瘤。

巨大的颈内静脉二腹肌淋巴结通常位于脊髓外和电子场的交界处。可以通过使用倾斜的绳外和增强场（倾斜角度防止结节疾病横断）来改善结节疾病的覆盖范围，而不是 2mm 的重叠"热匹配"。光束角度 20°～30° 可以保证达到这一覆盖范围。或者，在这些患者中，调强放射治疗是有益的。

（五）扁桃体癌的单侧放射治疗

早期扁桃体癌同侧颈部的常规放射治疗通常包括覆盖原发肿瘤和同侧 II 区淋巴结的双野楔形对束排列。同侧的 III 和 IV 区淋巴结被指向颈椎的锁骨前上视野覆盖。应密切注意确保治疗原发肿瘤的足够边缘，因为小于 1cm 的边缘与局部复发密切相关[120]。由于剂量分布沿容积的中间部分明显变窄，因此存在剂量不足扩展到更多的内侧结构（舌尖和舌根）的风险，这可以通过较窄的铰链角部分补偿。使用 5～6 个斜束可以进一步减少对侧腮腺的照射量，使灰色的照射量更好，使规定的剂量与计划靶区更好地吻合。此外，由于需要防止后斜束穿过脊髓和脑干，覆盖范围可能受到限制，因此后扁桃体柱的疾病累及可能具有挑战性。许多机构采用 IMRT 技术对同侧辐射进行严格的对侧约束（图 39-10）。

1. 调强放疗　调强放射治疗可以增加靶区和周围正常组织之间的剂量梯度。这种改善的适形性提供了减少急性和晚期不良反应的潜力，或者通过改善的适形性使剂量增加而获得更高的肿瘤控制率。然而，IMRT 的危害在于在常规技术下接收到全面辐射的区域中，由于辐射限制太严格而造成的边缘遗漏和局部故障的可能性[229]。多机构调强放射治疗研究发现，在靶区剂量严重偏低的患者中，局部区域失败更多见[230]。因此，要想从调强放疗中受益，需要选择适当的患者，准确勾画危及器官和靶区，在放射计划和交付中进行细致的质量控制，以及限制组间和组内的可变性[231]。

患者的选择。传统上，IMRT 已被提倡通过"保留"对侧腮腺来减少长期口干症的风险。与传统的治疗技术相比，用 IMRT 在 MSKCC 上治疗的局部晚期口咽癌在 2 年时 ≥2 级的口腔干燥症的发生率降低了（12% vs. 67%）[232]。口干症的预防已被证明是复杂的，人们越来越认识到颌下腺和口腔对主观和客观口干症的影响[233]。MSKCC 研究还发现，IMRT 降低了 2 年的胃造口术依赖性（4% vs. 21%）。最大限度地减少吞咽困难的晚期后遗症一直是调强放疗的一个有益的副产品，并已演变为调强放疗治疗计划过程中的一个明确目标。与历史对照相比，调强放疗配合同期化疗（包括保留非受累吞咽结构）可以维持较高的局部控制率，同时减少

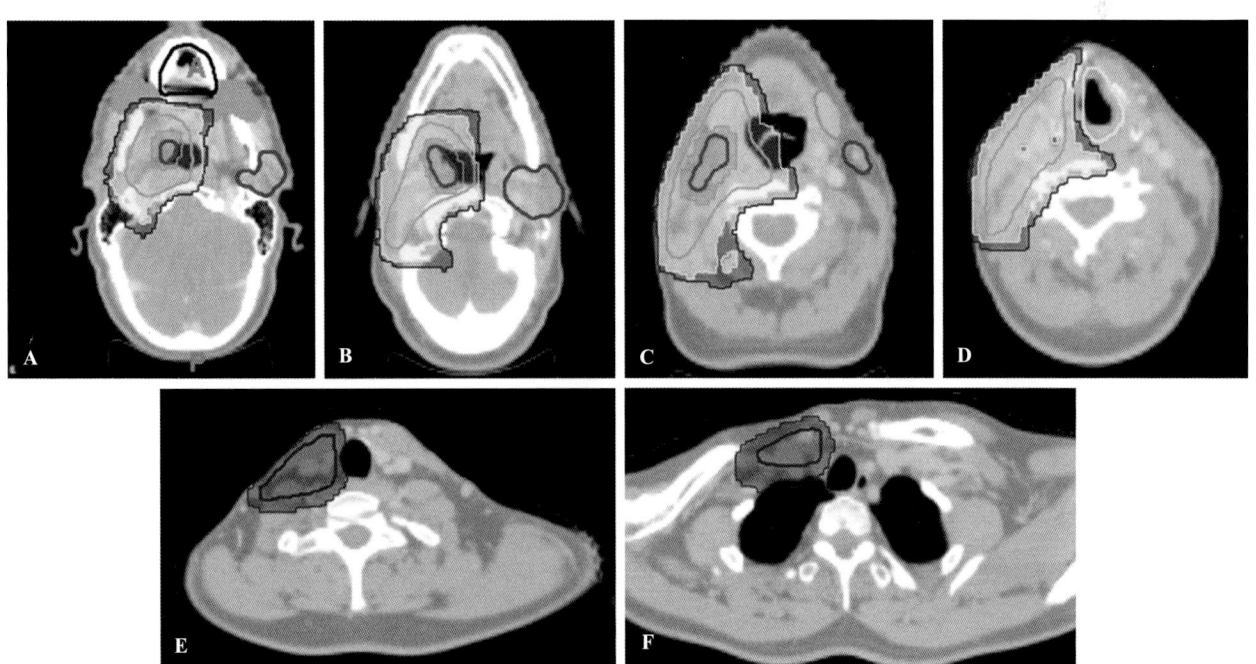

▲ 图 39-10　患者，男，55 岁，右侧扁桃体 IVA 期鳞状细胞癌，仅接受放射治疗。使用 IMRT 对右侧扁桃体（总肿瘤体积）给予 **70Gy/33 次**，每天 1 次，每次 **2.12Gy**，对上颈部（临床靶区，60Gy）和下颈部（54Gy）给予不同剂量（此图彩色版本见书末）
轴位 CT 图像显示轮廓和等剂量分布。回避结构包括口腔（黑色）、左侧腮腺（粉色）、左侧下颌下腺（橙色）和喉部（黄色）。治疗靶区为总肿瘤体积（红色）、上颈部（桃色）和下颈部（蓝色）；未显示计划靶区。彩色等剂量线：70Gy（蓝绿色）、60Gy（黄色）和 54Gy（蓝色）。同侧治疗选择继发于小的原发肿瘤和局限的同侧淋巴结疾病

长期吞咽困难 [234]。

至少在唾液腺保留方面，具有大块原发肿瘤和广泛的双侧淋巴结转移的患者可能无法从 IMRT 方法中获得显著益处。对于同侧颈部转移的患者，如 N₂c 颈部分期的患者，应谨慎处理保留腮腺的问题。保留腮腺对于同侧Ⅱ区颈转移癌患者尤其具有挑战性，可能会使患有淋巴结疾病的患者面临上颈部或腮腺周围复发的风险 [229]。虽然常规放疗适用于有较重疾病负担的患者，尤其是双侧颈部，但调强放疗经常用于这些患者，无论是作为治疗计划还是临床分流，还是将长期吞咽困难的可能性降至最低。

当存在可能损害风险区域的准确估计的临床因素时，也需要谨慎。治疗前 1 年以上的颈部清扫可能有助于侧支淋巴引流模式的发展，从而绕过常规淋巴流动。如果放射治疗计划不使用预处理成像，新辅助化疗也可能大大减轻疾病负担，并导致低估危险区域 [230]。

2. 调强放射疗法计划 前面已经讨论过肿瘤总体积、临床靶体积和计划靶体积的作用。等高线体积和预计剂量在表 39-10 中描述。为了提供足够的对侧腮腺保留，颈内静脉链在 N₀ 颈部的轮廓只到二腹肌后腹的水平，因为它穿过颈内静脉。这是因为如 Gregoire 等 [235] 在颈部淋巴结阴性的共识指南中所描述的那样，颈内静脉二腹肌区域内的第一站淋巴结位于二腹肌后腹和颈内静脉的交界处下方。如果颈部在临床和放射学上是阴性的，那么这个区域复发的风险非常低 [236]。考虑到对侧颈部 N₀ 受累的可能性很低，咽后淋巴结也可以被省略 [237]。

一般来说，颈静脉二腹肌链（Ⅱ区、Ⅲ区和Ⅳ区）的轮廓包括胸锁乳突肌和椎旁浅肌，如果存在同侧淋巴结病变，特别是临床上考虑到包膜外肿瘤的扩散 [238]。在我们机构，同侧临床靶区 1 通常延伸到同侧颅底，当Ⅱ区或Ⅲ区淋巴结受累时，也会延伸到ⅠB区及Ⅴ区。当Ⅳ区受累时，等高线区域包括上纵隔、Ⅴ区和Ⅵ区。如果临床上没有同侧淋巴结病变，我们只将临床靶区扩大到胸锁乳突肌的内侧，通常通过终止颈动脉和颈静脉后 1～2cm 的轮廓来覆盖 Va 区。健侧颈的临床靶区轮廓通常覆盖患侧肿瘤靶区和结节延伸的等值区域。确定合适的临床靶区仍然需要每个患者的医生专业知识，并可能随着进一步的临床数据的积累而发展。例如，Sanguineti 等 [239] 发现，当 CT 成像阴性时，即使是同侧证实的颈部疾病，ⅠB区和Ⅴ区受累的风险也不到 5%，并质疑将这些水平作为靶区的一部分常规纳入。

用于 IMRT 计划的两种传统治疗方法是将口咽和上颈与 IMRT 计划结合起来，使其与常规前后锁骨上野相匹配，或者通过 IMRT 计划治疗口咽和整个颈部。如果该区域没有临床上受累的淋巴结，则常规前后锁骨上野是合理的，因为它提供了更简单的计划、良好的保留喉咙、减少的监护单位以及更短的治疗时间 [230]。但是，在 IMRT 和常规野的交界处存在过量或不足的可能性。高危患者对下颈部的 IMRT 消除了这种风险，并且还为减少臂丛神经和上食管的剂量提供了机会。

头颈部的 IMRT 计划最常见的是采用不同剂量的单一计划（图 39-11）。可替代地创建从大批量到小批量的顺序 IMRT 计划。连续 IMRT 计划的优势在于能够对所有计划靶区量维持标准剂量（1.8～2Gy），而不是对高剂量采用分次剂量，而对低风险通常采用小于 1.8Gy 的剂量。依次进行 IMRT 计划的缺点是，当将 2 个或多个单独的 IMRT 计划作为一个综合评估时，会失去一致性。有关同步加量的详细信息，请参阅分次部分。

3. 调强放射疗法约束 高质量 IMRT 头颈计划的关键组成部分是关键器官的精确轮廓绘制和 IMRT 计划期间的适当权重，以优化肿瘤覆盖率，同时最大限度地减少这些区域的剂量（表 39-11）。IMRT 计划的主要目标应该是对轮廓的目标体积（尤其是肿瘤总体积）提供足够的覆盖范围，并限制辐射损害可能导致死亡或严重发病（例如脑干和脊髓）的关键器官的剂量。次要但重要的目标包括限制唾液腺、视神经结构和听觉结构、喉（如果适用）、下颌骨、口腔和其他正常组织的剂量，具体取决于肿瘤的范围和患者的解剖结构。

IMRT 在头颈癌治疗中的主要重点是减少腮腺干燥症的严重程度，最初是通过腮腺保留。尽管历史数据表明唾液腺耐受剂量约为 40Gy [240]，但腮腺耐受性实际上可能要低得多。Eisbruch 等 [241] 在一份出版物中开创

表 39-10 IMRT 治疗量（威斯康星大学）

靶 区	定 义	剂量（Gy）
肿瘤靶区	大体原发肿瘤和受累淋巴结	66～70
临床靶区 1（高危临床靶区）	肿瘤靶区 + 1cm 边缘，淋巴结受累，亚临床扩散高风险区域	60～66
临床靶区 2（中危临床靶区）	与涉及的淋巴结区域相邻或对侧的淋巴结区域	54～56
临床靶区 3（低危）	锁骨上区无同侧高颈淋巴结病变	50～54

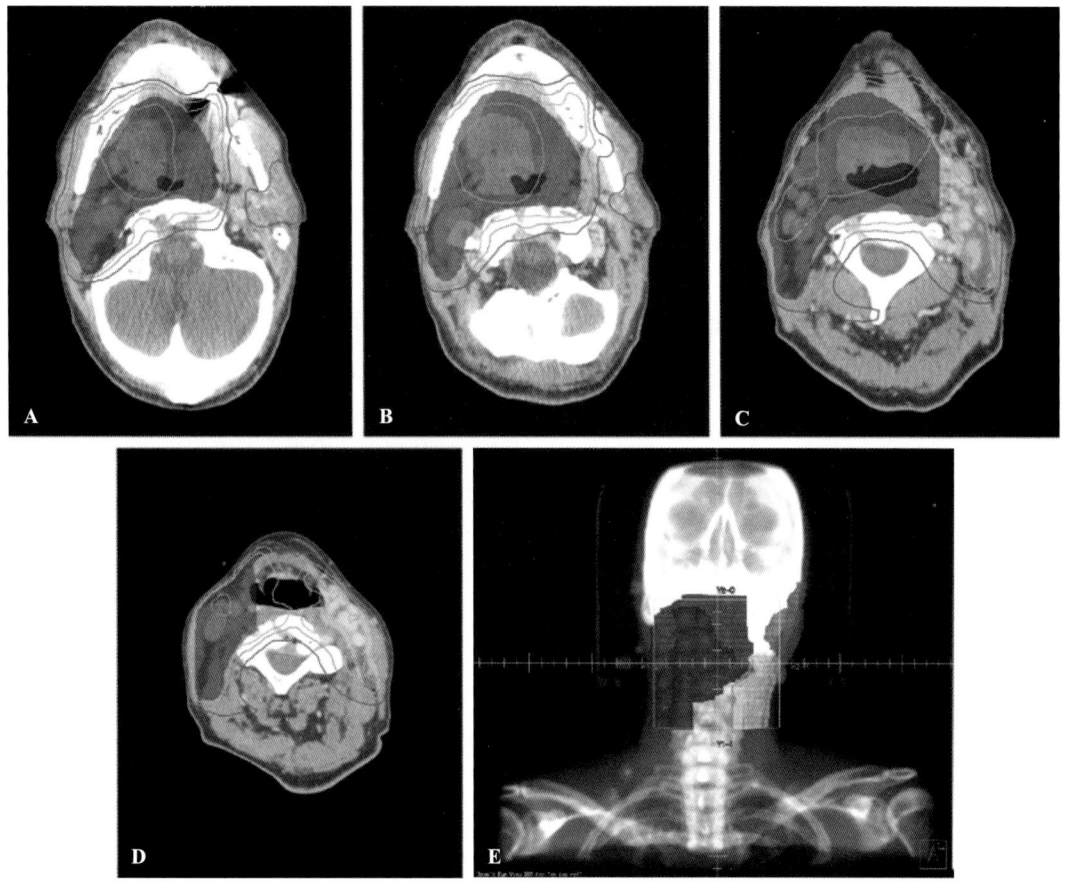

▲ 图 39-11　患者，女，61 岁，患有耳痛和下颌痛。体格检查证实是固定的右舌根肿瘤，伴有深层固有舌浸润和延伸至舌扁桃体褶皱（$T_{4a}N_{2b}M_0$）。该患者接受了同步化疗（顺铂 30mg/m² 和 Avastin 作为临床试验的一部分），使用调强放疗对原发灶和淋巴结进行了 70Gy 的治疗（此图彩色版本见书末）

A 至 D. 具有以下等剂量线的连续轴位等剂量线图像：绿色（70Gy）、蓝绿色（60Gy）、橙色（56Gy）和深绿色（50Gy）。轮廓：红色（肿瘤靶区，70Gy），蓝色（临床靶区 1，60Gy），黄色（临床靶区 2，56Gy），蓝色（左腮腺）。E. 重建的前后位 X 线显示轮廓结构投射到颅腔。注意临床靶区 2 在 C_1 横突水平（对侧腮腺大部分的尾侧）停止

性报道，腮腺平均剂量为 26Gy 与刺激唾液流量受损的阈值有关。在这份报道中，大多数接受了超过 26Gy 的腺体唾液很少，并且随着时间的推移没有明显地恢复。这些研究人员还报告了部分体积阈值。自从本报道发表以来，其他许多报告也都对剂量 – 反应关系进行了描述 [242-245]。虽然平均剂量为 26Gy 的标准阈值是常用的，但腮腺剂量效应显然是一个连续体，并受到同时治疗和患者内在因素的额外影响。最终，腮腺的积分剂量越低，受刺激的唾液就越有可能被保留下来。颌下腺产生非刺激性唾液，尽管保留了足够的腮腺，但颌下腺唾液功能的丧失可能是许多患者报告口干症的原因。低于 39Gy 的平均剂量似乎部分维持了颌下腺唾液的产生 [246]。口腔剂量在口干症的发生中也起着独立的作用 [247]。吞咽是一项复杂的生理动作，需要定时和协调 30 多对肌肉和 6 个脑神经 [248]。通过 IMRT 减少吞咽困难和误吸，需要确定适当的结构与建立剂量相关。头颈部放疗后出现的持续性吞咽困难与递送至咽缩管的剂量有关，据报道

有几个剂量阈值 [249, 250]。密歇根大学的研究小组报告了咽缩肌接受剂量超过 60Gy 的患者，吞咽液体和固体的恶化程度与咽缩肌平均剂量的增加有关 [249]。声门型和声门上型喉部和颈部食管的剂量对长期吞咽困难也有影响 [234, 251]。尽管各种研究表明，单独的结构是预防吞咽困难的最关键组成部分，但吞咽困难的改善可能取决于咽缩肌、喉和颈部食管的改善。由于更好地定义了对不同结构的剂量效应和随后的功能性不良反应，因此，预计 IMRT 计划可以进一步将这些数据纳入剂量约束条件。但是，对于有风险的器官，每增加一个剂量限制，就会在目标覆盖率和剂量向其他新区域的扩散方面给整个 IMRT 计划的完整性带来压力。医生回顾为每位头颈部癌症患者选择的综合治疗方案对于确保足够的肿瘤靶点覆盖和个性化的治疗方法至关重要。

再现性：高质量、成功实施头颈部 IMRT 需要可重复、准确的治疗方案。计划靶区通常被设计为临床靶区的 3～5mm 扩展。使用传统的热塑面罩、基板固定、三

表 39-11　IMRT 计划回避结构

结 构		并发症
高级优先结构	脊髓	横贯性脊髓炎
	脑干	神经系统缺陷
	视神经和视交叉	失明
中级优先结构	腮腺（对侧）	口干症（刺激性）
附加结构	口腔	急性黏膜炎
	喉	声音改变，水肿
	下颌骨	放射性骨坏死
推荐的附加结构	下颌下腺	口干症（非刺激性）
	咽缩肌	吞咽困难
	耳蜗	感音神经性听力损失
	臂丛神经	臂丛病变
	食管	吞咽困难

点激光对准和每周端口胶片，头颈部癌症患者的平均每日设置误差很容易达到几毫米[252]。毫不奇怪，随着每日设置的变化，可能会发生部分地理肿瘤遗漏和邻近正常组织剂量过大的情况，这可能会降低局部控制率并恶化正常组织并发症。常规方法的每日设置变化也可能导致高于预期的腮腺剂量[253]。因此，准确的口咽 IMRT 需要对每个部位进行严格的固定和设置验证，因为每隔一天进行一次成像可能仍会导致每日偏差率超过 5mm[254]。设置验证可以通过预处理图像制导或光学跟踪进行。无论是锥形束 CT 还是兆伏 CT，千伏正交成像或横断面成像都足以满足日常成像的需要。对于威斯康星大学的调强放疗病例，在第一次治疗之前，使用二维电离室阵列对每个患者的计划进行交付质量保证。根据 TG-148 报告的建议，计划和交付的点剂量测量之间的一致性必须在 ±3% 以内，才能开始治疗。巨大结节病的严重体重减轻或迅速消退可能会通过放松设计、固定和改变剂量分布而损害辐射精度。在这类患者中，适应性放疗重新计划是有价值的。

（六）近距离放疗

近距离放射治疗扁桃体窝、软腭和舌根癌已有很长的历史。最常见的是，近距离放射治疗在 45~50Gy 的外照射后被用来促进放疗，尽管它也被用于小的外生性、淋巴结阴性的肿瘤或复发的情况下的单一治疗。尽管调强放疗可以产生良好的一致性，但近距离放射治疗提供的剂量梯度和正常组织保留是无与伦比的。然而，随着先进的计划和适形治疗技术的引入，特别是随着调强放疗的出现，近距离放射治疗在头颈部癌症中的应用已经变得不那么普遍。组织间近距离放射治疗的管理面临的挑战包括需要额外的侵入性程序和所需的专科专业知识；口咽部近距离放射治疗只能在少数几个具有医生专业知识的选定中心进行。GEC-ESTRO 指南很好地总结了合适的近距离放射治疗患者选择、治疗策略、靶点定义、植入技术以及可用的不同剂量率[255]。

（七）治疗相关的不良反应

1. 急性不良反应　头颈部放疗继发的毒性通常分为急性和晚期两类。放射治疗对口咽部的潜在急性不良反应包括黏膜炎、皮炎、吞咽困难、咽痛、吞咽疼痛、分泌物增厚、念珠菌病、野外脱发、口干症和味觉障碍，并伴有体重减轻、脱水、营养不良和有时疼痛必须放置饲管。由于腺泡细胞凋亡，患者在放射的最初 24~48h 内也可能发展出暂时性急性腮腺炎（涎腺炎），通常在治疗开始后 48~72h 即可消退。急性不良反应的发生频率取决于野的大小和形状、总剂量、分次和细胞毒化疗的包含情况。

在外照射中加入同步化疗可以显著增加急性不良反应的风险，一项术后评估放疗与或不同时使用顺铂的研究显示，急性 3 级不良反应增加了 1 倍，从 34% 增加到 77%[163]。这种不良反应的增加在评估化疗的随机试验中并未得到普遍认同，这至少部分归因于记录、分析和报告不良反应数据的挑战[256]。

黏膜炎：其特征是黏膜表面的溃疡和伪膜形成，代表了黏膜损伤、炎症反应和愈合的复杂相互作用。黏膜炎几乎见于所有接受高剂量放射治疗的头颈部癌症患者。在 126 例口腔或口咽部肿瘤患者中，99% 的患者自我报告为黏膜炎，85% 的患者将其评为极度严重[257]。生活质量的恶化与黏膜炎的严重程度一致。至少有一项研究指出，累积点剂量低于 32Gy，导致有限严重程度（≤1 级）和持续时间较短（≤1 周）的黏膜炎[258]，但这样的低剂量通常是不可行的，部分原因是高剂量辐射体积内有多个黏膜区域。黏膜炎的发展是急性口咽放射不良反应中最严重的，导致吞咽困难、喉咙痛、吞咽疼痛、脱水、体重减轻和需使用麻醉剂；它通常需要中断治疗、住院和肠内营养。同时化疗与口咽部放射治疗可加速黏膜炎的发病，增加其严重程度，并延长其持续时间。由于联合化疗和放疗导致的黏膜炎和相关吞咽困难的预期严重程度，一些中心在治疗前放置胃造口管以保证足够的营养。预防性营养支持显著减少了治疗结束时的体重减轻，减少了 3 级和 4 级黏膜炎，尽管至少有一项研究提出了对积极营养支持导致的局部控制力下降的担忧[259]。其他人也报告，使用胃造口管后吞咽功能减弱。然而，鼓励患者在放射过程中继续口服并至少吞咽液体，以帮助保持吞咽功能，并有可能避免长期吞咽困难。

与某些传统技术相比，IMRT 剂量分布的变化可能会导致不同的急性不良反应，因为某些非靶标结构的辐射暴露增加。脑干平均剂量大于 36Gy，枕部头皮剂量大于 30Gy，下颌骨前部剂量大于 34Gy，分别与恶心呕吐、头皮脱发和口腔前部黏膜炎增加相关[260]。将这些结构包含在 IMRT 计划算法中可帮助减少此类不良反应。

2. 晚期不良反应　口咽癌放射治疗后的远期并发症包括口干、龋齿、骨放射性坏死、长时间吞咽困难、胃造口管依赖、牙关紧闭、甲状腺功能减退、颈部纤维化、颈部淋巴水肿、味觉改变、听力丧失和放射所致的恶性疾病。并发症（例如糖尿病、高血压、吸烟和其他不太常见的自身免疫实体，在辐射引发之前会产生微血管变化）会加剧辐射不良反应。

(1) 口腔干燥：辐射对唾液腺的腺泡细胞和基质的损伤会导致唾液分泌的迅速丧失，也称为唾液分泌不足。主观上，患者注意到口腔干燥或口干的感觉。刺激性或非刺激性唾液流率的降低对患者的生活质量和口腔健康都有重要影响。口干症的存在会造成形成食物团块的困难，并导致相关的饮食适应，从而影响营养状况和饮食质量。唾液在保持牙齿完整性方面也起着不可或缺的作用。由于唾液中通常含有碳酸氢盐并在用餐后将 pH 恢复到中性范围，活动性减退可使口腔 pH 降低。牙釉质在酸性环境中容易脱矿。唾液还会用钙和磷酸盐沐浴牙釉质，失去这些底物会导致再矿化的阻抗。最后，活菌减退会改变口腔菌群，导致产酸菌增多，从而增加龋齿。生命力减退会干扰食物颗粒向味蕾的输送，导致味觉改变。

这种患龋齿的倾向可以通过细致的牙齿护理来部分抵消，包括频繁的牙科检查和每天使用的定制氟化物托盘。细菌成分可以通过氯己定或生物烯漂洗来帮助减少致龋菌群。缓解严重口干症患者症状的干预措施可以包括西维米林和毛果芸香碱等促分泌剂。服用毛果芸香碱的结果好坏参半，一项研究显示口腔干燥和说话能力有所改善[261]，另一项研究表明口干症或生活质量没有差异[262]，第三项研究 RTOG 97-09 显示唾液功能客观保留，但对生活质量或主观口干症没有影响[263]。在两个研究组中，主观上只发现 Cevimeline 可以减少口干症，但客观上增加了非刺激性唾液流量[264]。虽然一些患者可能会从这些促分泌剂中找到症状缓解，但没有证据表明它们能抵消减少唾液分泌的不良后遗症。许多患者通过经常用水冲洗或使用其他唾液替代品来弥补唾液产量的减少。

(2) 放射性骨坏死：放射性骨坏死发生在接受高剂量放射治疗的患者中不到 5%～10%，主要见于口腔癌，其次是口咽癌[269, 270]。随着放疗技术的改进，放射性骨坏死的发生率随着时间的推移而降低[271]。根据定义，放射性骨坏死发生在以前接受过放射治疗的经常暴露的骨中，这些骨在 3 个月内未能愈合。作为一个过程，放射性骨坏死的特征是纤维素不足、血管不足和缺氧，在损伤后产生修复能力丧失。症状包括疼痛、牙关紧闭和下牙槽神经分布麻醉。发现可能包括暴露的骨骼和骨针形成。放射性骨坏死主要发生在下颌骨，这可能是由于与上颌骨相比，血管供应更脆弱，邻近结构更需要全剂量放疗。无牙患者的放射性骨坏死发生率较低。鉴于这一发现以及放射治疗后放射性骨坏死与严重龋齿的临床联系，在放射治疗开始前，在高剂量辐射场移除条件差的牙齿，然后进行 10～14 天的愈合期，已成为限制放射性骨坏死率的标准做法。Chang 等[270]发表了佛罗里达大学的经验，并没有发现预防性拔牙对 2 级以上放射性骨坏死率有改善（无牙，<1%；接受放射治疗前的射野外牙齿，15%；不接受放射治疗前的射野外牙齿，9%），这对该方法的有效性提出了质疑。尽管如此，论文的作者仍然建议对修复不良的牙齿进行预防性拔牙。目前，我们建议在外照射开始之前，由熟悉放射治疗和毒性的牙科专业人员进行完整的牙科评估，包括曲面断层 X 线检查。在大剂量外照射范围内修复不良和不可修复的牙齿将被拔除；我们通常不建议对状况良好的牙齿进行预防性拔牙[272]。

放射性骨坏死的风险取决于主要部位、T 分期、骨与肿瘤的接近程度、辐射剂量和牙列[273]。预防放射性骨坏死的简单步骤包括放疗后精心的牙齿护理和避免安装不当的假牙，这些假牙会导致黏膜侵蚀，导致骨暴露和放射性骨坏死率增加。

(3) 吞咽困难：在口咽癌治疗中，器官功能的保留是选择放疗方案的动力。在过去的 20 年里，改变分次和同步化疗已经提高了头颈癌的局部控制率和总生存率。然而，这种肿瘤上的成功伴随着慢性吞咽困难发生率的增加，特别是在 IMRT 出现之前。表现出慢性喉咽功能障碍的患者强烈地提醒了潜在的毒性成本，这可能与根治性放疗技术相关，并与保留功能治愈癌症的目标相反。

饲管在抵消急性黏膜炎继发吞咽困难中的作用仍然存在争议。口服摄入不足引起的脱水可能导致住院和治疗中断。营养不良和体重减轻也可能延长从治疗相关不良反应中恢复的时间，并已被证明是头颈部肿瘤结果的预后因素[248]。饲管的选择包括鼻胃（nasogastric, NG）饲管和经皮内镜胃造口术（percutaneous endoscopic gastrostomy，PEG）饲管。关于应该使用哪种饲管，以及在治疗期间是预防性放置还是根据需要放置，存在争议 [288]。与 PEG 饲管相比，NG 饲管在治疗期间降低了美观性、流动性和生活质量 [289]。一项比较预防性 PEG 饲管和反应性开始肠内营养的随机研究显示，6 个月后营养不良患者较少，生活质量得到改善，但代价是更长时间地使用肠内营养 [290]。之前的一项回顾性研究将 NG 饲管与 PEG 饲管进行了比较，结果表明，与其他肿瘤或临床因素无关，放置 PEG 饲管的预后较差：3 个月、6 个月吞咽困难加重，中位管持续时间增加（28 周 vs. 8 周），并且有更多患者接受了咽食管扩张（23% vs. 4%）[291]。一项前瞻性研究发现，用 PEG 饲管治疗后，体重减轻较少，但插入部位感染率更高，中位使用时间更长（146 天 vs. 57 天），6 个月时 3 级吞咽困难更多（25% vs. 8%），作者得出结论，对于需要营养支持的患者，PEG 饲管的使用应是选择性的，而不是常规的 [292]。这些数据表明，PEG 饲管更有效、更方便，导致患者依赖程度增加，口服摄入量减少和吞咽肌萎缩的时间更长。如果预防性放置 PEG 饲管，我们建议包括语言病理学家在内的支持人员进行积极干预，以在放射治疗期间和治疗后立即保持口服摄入量，以保护吞咽机制。或者，出现反应后放置也是可行的，放置喂养管是由临床问题引发的，例如体重减轻（如 >10%）或热量摄入不足（如每日配给的 50%～60%）。这种方法可以避免 25%～50% 的接受放化疗的患者放置饲管 [288]。

九、治疗流程、挑战和未来的可能性

口咽鳞状细胞癌的一般治疗程序如图 39–12 所示。同侧放疗适用于有局限性同侧淋巴结病变的小的偏侧良好的扁桃体癌。T_3 和 T_4 原发肿瘤或明显的淋巴结病变（>3cm，临床累及多个淋巴结）通常采用同步放化疗。

降低 HPV 阳性口咽癌治疗强度的潜在方法仍然是头颈部肿瘤学临床研究中非常活跃的领域。HPV 作为病原体的鉴定表明，大量患者的局部区域控制率和总生存率显著改善。这一发现是在越来越多的人认识到，同步放化疗可能伴随显著的急性和潜在晚期不良反应的时代出现的，尽管毒性随着 IMRT 的广泛实施而减弱。

在临床试验中，正在积极探索几种降低 HPV 阳性患者治疗升级的方法。这些措施包括减少放射剂量，减少放射体积，减少或消除化疗剂量，诱导化疗的作用，以及口腔内手术等。尽管 I 期和 II 期临床数据前景看好，但我们仍在等待随机研究，以确定放射或化疗剂量可以安全地减少。事实上，在这一领域的第一个大型随机试验的初步发现促使美国 NCI 在本章编写时发布了一份新闻稿（2018 年 8 月）。这篇新闻稿描述了 RTOG 1016，这是一项大型随机研究，比较了顺铂和西妥昔单抗在治疗 HPV 阳性口咽癌患者时的疗效和不良反应。中位随访时间为 4.5 年，西妥昔单抗组的无进展和总生存期明显低于顺铂组。我们期待有关总体治疗效果和毒性的详细报告，比如复发的模式、二级研究终点，包括患者报告的生活质量、治疗成本效益、烟草暴露的影响，以及于当年末和次年报告的分子预测因子。

质子束可以进一步减少对周围正常组织的剂量，通过降低毒性提高生活质量。至少有一项剂量学研究表明，在比较调强质子治疗和调强放射治疗时，保留危险器官的能力有所提高 [293]。然而，临床研究是有必要的，因为粒子束治疗的剂量深度特性使其容易受到治疗量的微小变化的影响，这种变化在口咽癌中经常出现，因为肿瘤缩小和患者体重减轻等因素 [294, 295]。早期的回顾性评估表明，Blanchard 等 [296] 的研究表明质子的毒性特征有所改善。比较 IMPT 与 IMRT 的病例匹配分析，发现在治疗后 3 个月和 1 年时 3 级体重减轻或饲管存在的发生率降低。尽管在治疗期间或治疗后 3 个月以上未发现差异，但前瞻性收集的患者报告的症状在 IMPT 治疗后

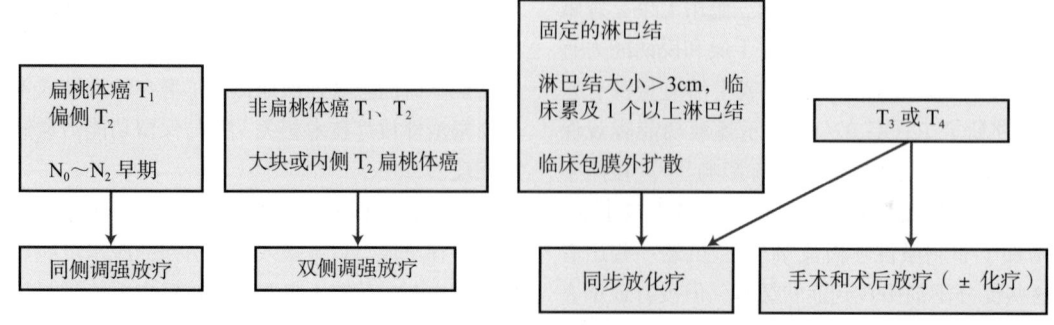

▲ 图 39–12 口咽癌原发肿瘤和区域淋巴结的治疗流程
同步放化疗的适应证包括局部或区域晚期疾病（AJCC 第 7 版 T_3 或 T_4 原发灶；N_2～N_3 淋巴结受累或临床包膜外扩散）

3 个月内也得到改善 [297]。至少一项评估质子头颈部癌的随机试验正在进行中。

十、结论

口咽癌患者的评估和治疗正在不断发展。大量实施 IMRT 降低了正常组织毒性的范围和严重性。分子靶向剂（例如西妥昔单抗）和免疫疗法的相对较新的进展为局部区域性和转移性 / 复发性疾病的患者提供了新的治疗选择。外科技术的进步（例如，改进的微血管游离皮瓣重建和经口外科手术）同样为定制疗法和降低毒性提供了新的机会。HPV 作为重要的预后生物标志物的出现改变了口咽癌未来临床试验的格局，一旦完成并评估了随机研究，就有可能使治疗升级。随着每种新工具的出现，新的问题和机会进一步完善了治疗方法，从而改善了这种具有挑战性的恶性疾病患者的最终疗效。

第 40 章　鼻咽癌

Nasopharyngeal Carcinoma

Joseph K. Kim　Nadeem Riaz　Roger Ove　Marsha Reyngold　Robert L. Foote
James A. Bonner　Nancy Lee　Chiaojung Jillian Tsai　著

孙枫溟　译

要　点

1. **发病率**　在美国，鼻咽癌并不常见，发病率不到 1/100 000。相比之下，在中国内地南方和中国香港，发病率为（25～50）/100 000，在阿拉斯加和格陵兰岛的因纽特人中，发病率为（15～20）/100 000。

2. **生物学**　Epstein-Barr（EB）病毒与鼻咽癌之间的潜在联系在 30 多年前首次被描述；分子生物学的进展进一步加深了我们对这种联系的理解。与分化良好的病变相比，非角化或低分化病变的 EB 病毒血清学阳性率更高，并且 EB 病毒 DNA 在角化鳞状细胞癌患者中检测到的频率较低。

3. **分期评估**　鼻咽癌的评估包括详细触诊颈部淋巴结、进行活检的柔性鼻咽镜检查、CT、头颈部 MRI、全血细胞计数、化学检查和胸部 X 线片。也应考虑 PET。

4. **主要治疗**　当以放射疗法作为一种单一疗法治疗时，鼻咽癌患者在美国、丹麦和中国香港地区的 10 年生存率相似（分别为 34%、37% 和 43%）。先进的技术有望更好地优化放射治疗，提高靶标覆盖率并最大限度地降低发病率。小组间研究 0099 表明，在 Ⅲ 期和 Ⅳ 期疾病的放疗中同时加辅助化疗的优势，在 3 年生存率更高（78% vs. 48%；P=0.005）[1]。同时化疗的优势尽管辅助化疗的益处尚不清楚，但对于晚期疾病的治疗已被广泛接受。

5. **局部复发或持续性疾病**　对于持续性或复发性淋巴结性疾病，如果在技术上可行，则手术切除是首选治疗方法，但是原发灶部位的复发性疾病很难通过手术治疗。辐射仍然是挽救疗法的主要手段，在现代技术时代，可以实现局部控制而不会产生过多的毒性风险。对于无疾病间隔时间较长且经高剂量（≥60Gy）治疗的小肿瘤体积的患者，复发性疾病的再照射似乎是最有效的。

临床和基础科学研究的进步使人们对鼻咽癌的致癌作用有了更好的了解，并更好地治疗了这种情况。然而，这些进展也提出了有关该疾病的许多新问题。本章概述了对病因的当前理解，例如 EB 病毒，以及对鼻咽癌的当前诊断和治疗干预措施。强调治疗争议，并审查与争议问题相关的数据，以指导治疗医师将临床数据应用于个别患者。

一、病原学和流行病学

鼻咽癌多发于男性，而不是女性，发病率相差 2～3 倍。在美国这是一种罕见的肿瘤，其发病率不到 1/100 000，相比之下，在中国内地南方和中国香港 [（25～50）/100 000] 以及因纽特人居住的地方，其发病率要高于在阿拉斯加和格陵兰 [（15～20）/100 000]。鼻咽癌的发病率在东南亚其他地区（中国台湾地区、越南和泰国）、菲律宾和马来西亚以及一些地中海和北非人口中也较高 [（8～12）/100 000]。这些鼻咽癌发病率增加的地区被认为是地方性地区。流行地区以外的发病率要低得多，并且更多地与烟草使用有关。尽管在过去 20 年中某些地方性地区（中国香港和中国台湾）鼻咽癌的发病率有所下降，但在其他地方性地区鼻咽癌的发病率仍保持稳定 [2-4]。

世界各地的发病率变化与几个特定的地理病因有关。中国内地南方和中国香港咸鱼的大量消费被认为是这些地区鼻咽癌的一个可能的病因 [5, 6]。有人提出，在中国内地南方（也许还有其他地区，如阿拉斯加）与这些食物相关的各种大分子木质素可能会激活 EB 病毒[7]，这也被认为是鼻咽癌的一个可能的病因[8, 9]。Bouvier 等的研究[7] 涉及 Harissa 的分级，Harissa 是一种自制的香料混合物，在突尼斯用于各种食物，包括咸鱼。通过用柱层析法将 Harissa 分离成各种大分子组分。从 Harissa 中提取的含木质素的复合物在 Raji 细胞中诱导了 EB 病毒启动子。这些环境因素在鼻咽癌病因中起重要作用的可能性得到了进一步的支持，即最初从中国内地南方移民到加利福尼亚州的几代人的发病率下降的发现进一步支持了这一可能性[10]。

与鼻咽癌相关的其他潜在环境致病因素包括饮酒和暴露于灰尘、烟雾、甲醛和香烟烟雾中[11, 12]。香烟烟雾和乙醇长期以来与许多其他头颈癌有关，但它们与鼻咽癌的关系一直存在争议。一些研究表明，饮酒和吸烟与鼻咽癌无关[11-13]。Nam 等[12] 进行了一项基于死亡证明的全国死亡率追踪调查的病例对照研究，发现吸烟和饮酒是鼻咽癌独立的统计显著风险因素。鼻咽癌重度吸烟的风险增加了 3 倍（根据饮酒量调整），重度饮酒的风险超过 80%（根据吸烟量调整）。

除环境因素外，最近还发现了遗传因素，这些遗传因素可以解释某些发生鼻咽癌的风险。多个研究人员发现，HLA 的遗传变异与中国内地南部鼻咽癌发病率增加相关[14]。Simons 等[15] 最初描述了中国鼻咽癌和 HLA-A2 抗原缺乏症患者之间的关联。在第二基因座（B 基因座）的第二抗原的"抗原"。两项大型的全基因组关联研究随后证实了 HLA 基因座在介导鼻咽癌发生风险中的作用[16, 17]。尚不清楚具体的 HLA 等位基因是否可能直接影响鼻咽癌的发生，可能是通过影响针对 EB 病毒的免疫反应，或是否更可能是，鼻咽癌的遗传易感性是由紧密连锁不平衡的基因座编码的。其他几种单核苷酸多态性也与鼻咽癌风险有关，包括参与 DNA 修复和各种毒素代谢的基因。但是，这些后来的研究通常规模较小，并且尚未被复制[18]。

二、预防和早期发现

鼻咽不能从外部看到。该区域的肿瘤在侵蚀成重要结构并产生症状后通常会出现。EB 病毒与鼻咽癌的相关性使一些研究者认为，血清学筛查（EB 病毒滴度）可能在某些高危人群中有用，以识别可能从频繁的鼻咽癌检查中受益的患者群体[19]。来自中国的一项研究对 EB 病毒滴度进行血清学检查的 338 868 例患者中，有 9367 例具有针对 EB 病毒的 IgA 抗体。在这些患者中，有 306 例针对 EB 病毒早期抗原的 IgA 阳性。IgA EB 病毒早期抗原阳性的 9367 例患者中有 113 例（1.2%）和 306 例中有 63 例（20.5%）检测到了鼻咽癌。大多数肿瘤（>85%）是早期病变。EB 病毒 IgA 血清学筛查目前正在流行地区使用。

除了 EBV 病毒血清学筛查作为早期发现和可能预防晚期疾病的手段外，还探索了几种环境和遗传诱因作为可能的标志物，这些标志物可以识别出鼻咽癌高危人群[20]。实时 PCR 技术显示出有望作为鼻咽癌的筛查工具[21]。EB 病毒 DNA 检测（尤其是 EB 病毒核抗原的检测）消除了许多假阳性结果，并提高了 EB 病毒 IgA 血清学筛查的敏感性和特异性[22]。一项涉及 1318 名 40—60 岁无症状志愿者的前瞻性研究，检测到 3 例鼻咽癌个体均对血浆 EB 病毒 DNA 分析呈阳性，而只有 1 名患者对 EB 病毒 IgA 血清学呈阳性[23]。先前临床试验中患有疾病复发的患者表明，通过 PCR 进行 EB 病毒核抗原筛查可导致较早发现远处失败，但是由于当前成像的质量，不会显著影响局部复发的检测。此外，另一项包括中国香港地区和多伦多患者的筛查研究使用经口刷活检和 EB 病毒 DNA 定量 PCR 检测鼻咽癌的灵敏度为 98.9%，特异性为 99.3%[25]。另一个潜在的有益生物标志物是 EB 病毒潜在膜蛋白 1（latent membrane protein 1，LMP1），一种由 EB 病毒编码的癌蛋白，在几乎所有原发性鼻咽癌肿瘤中表达，并介导许多致癌信号通路，这使其成为预防和治疗环境中有希望的目标。鼻咽拭子中 EB 病毒 LMP1 的实时 PCR 筛查也已被证明是一种有前途的高危人群筛查工具，灵敏度为 87%，特异性为 98%[26]。这些技术有可能取代流行地区的血清 IgA 筛查，并在 EB 病毒阳性患者的复发筛查中发挥有前途的作用[27]。目前正在努力建立协调的 EB 病毒 DNA 检测，可在各种环境（如预处理、治疗后、诊断和监测）中证明临床实用性。对其他环境和遗传标记的进一步研究可能有助于确定可从筛查或化学预防中获益的患者群体[20]。

在事先诊断为头或颈恶性肿瘤的患者中，化学预防已得到广泛测试，因为该人群中常见于呼吸道和消化道的第二原发肿瘤[28-31]。Hong 等[28] 和 Benner 等[29] 进行了预防根治性手术或放疗或两者兼有的头颈癌患者的试验。患者被随机分配接受 1 年的 13- 顺 - 视黄酸（异维 A 酸）作为化学预防剂（有关生物学因素的讨论，请参阅 Khuri 等[20]）或安慰剂。与安慰剂组（24%；P=0.005）相比，治疗组的第二原发肿瘤明显少（4%）。然而，两组的存活率或复发率没有差异。另外，3 年后化学预防作用似乎减弱；3 年后，两组中第二原发肿瘤的发生率相似。急性不良反应是显著的[28]。

Hong 等[28] 的试验结果并未被 Bolla 等[30] 的 316 名患者进行的对照试验证实，该试验中患者随机分配到以每天 25mg 的维持量服用 2 年的维 A 酸（类似异维 A

酸）。随后，开展了一项大规模的组间研究——1302 名曾接受过治疗的头颈部恶性肿瘤患者被随机分配接受 3 年的异维 A 酸或安慰剂治疗[31]。由于异维 A 酸的剂量较高（100~200mg/m²≈150~400mg），在本试验中，剂量降至每天 30mg。第二原发肿瘤的发生率没有差异（双臂为 4.6%），这是研究的主要终点[32]。然而，局部复发率有所下降，13- 顺式维 A 酸仍然是研究的主题。

在口腔癌前病变的设置中是否应该使用维 A 酸或其他化学预防药物的问题已经被考虑过了。许多试验表明，维 A 酸可以在口腔白斑中诱导相当大的反应[33, 34]。然而，在这些试验中，毒性一直是一个限制性问题。重要的是要确定这些针对白斑开发的化学预防策略是否可以外推到鼻咽癌高危人群中预防鼻咽癌。

阻断环氧合酶 -2（cyclooxygenase-2，COX-2）也显示出作为一种化学预防策略的前景；COX-2 抑制剂最近成为包括头颈癌在内的各种恶性肿瘤的研究主题[35]。福克斯·蔡斯癌症中心的一项 II 期研究评估了塞来昔布对活检证实的异常增生或增生性白斑患者为期 3 个月的疗程，结果悬而未决（NCT00101335）。在另一项试验中，由 MDACC 进行的一项关于塞来昔布治疗口腔癌前病变的随机研究显示，每天 2 次 100mg 和 200mg 的剂量对控制这些病变无效[36]。最近的 COX-2 抑制剂癌症预防试验已经关闭，除了在非常高风险的情况下，如家族性息肉病，因为在一些塞来昔布和罗非昔布预防试验中发现心血管事件的发生率增加。非甾体类抗炎药的非 COX 衍生物最近显示出一些作为癌症预防药物的前景，并可能被证明具有更好的毒性[37]。

三、病理学

鼻咽部的恶性肿瘤通常是癌症（90%），淋巴瘤约占病变的 5%[38]。随着我们对这些肿瘤的生物学特征有了更多的了解，癌症的组织学分类也在不断演变。WHO 对鼻咽癌的最新病理分类包括三大类：角化性鳞癌（前 WHO 1 型）、非角化性鳞癌（包括分化型或前 WHO 2 型病变，以及未分化或前 WHO 3 型病变），以及最近描述的基底细胞样鳞癌[39]。

在组织学检查中，角化性鳞状细胞癌似乎分化良好，有细胞间桥。这些病变约占癌症的 20%[39, 40]。分化型非角化性癌，占鼻咽癌的 30%~40%，缺乏明确的鳞状细胞特征，但继续显示出鳞状细胞组织学的"路面石纹"特征[39]。未分化的非角化性癌占癌症（以前称为淋巴上皮瘤）的 40%~50%，其特征是淋巴浆细胞浸润[39]。在细胞学检查中，细胞看起来是均匀的，有圆形到椭圆形的细胞核和突出的核仁。不同组织学类型的频率因地理区域而异。在美国，大多数鼻咽癌有角化鳞状细胞的组织学表现，而在亚洲，未分化的组织学类型是最常见的（表 40-1）。

四、解剖学和传播途径

鼻咽是连接鼻腔和口咽的肌肉筋膜管。鼻咽的解剖边界是：①前缘，包括鼻后孔和鼻中隔；②后缘，即咽黏膜；③上缘，咽黏膜和蝶骨体；④下缘，即口咽。鼻咽的侧壁包含有听管的咽部开口。耳管的内侧软骨延伸在耳管开口的上方和后方从鼻咽外侧壁形成突起。这个突起及其覆盖的黏膜形成了输卵管环。就在管环的后方是咽窝，也就是 Rosenmüller 窝，它是由鼻咽侧壁和后壁的交界处形成的（图 40-1）。

鼻咽上壁值得检查。肿瘤向外延伸往往会导致结构的侵犯，其症状是患者最初临床表现的典型特征。蝶骨位于鼻咽黏膜和咽—基底筋膜上方。该区域有几条脑神经出颅底。蝶骨内的关键孔包括眶上裂 [脑神经 III、IV、V（眼支）和 VI]、圆孔 [脑神经 V（上颌支）]、卵圆孔 [脑神经 V（下颌支）] 和棘孔 [脑神经 V（下颌支）]。裂孔是由蝶骨和颞骨的交界处形成的。颈内动脉穿过破裂孔的上口，但不穿过破裂孔。翼管神经和咽升动脉脑膜支穿过裂孔。咽上缩肌位于鼻咽外侧壁上侧黏膜的深层。在这块肌肉的后面是脑神经 IX、X 和 XI，它们从颞骨的颈静脉孔出颅底，还有脑神经 XII，它通过颞骨的舌下管出颅底。

感觉神经支配如图 40-1D 所示。三叉神经的上颌支分布于鼻咽上部、鼻腔后部以及口腔的大部分腭部和上牙龈。舌咽神经的舌支和咽支的一般感觉支供应鼻下部、舌后 1/3、部分软腭和口咽部的感觉神经。

了解鼻咽和邻近结构的解剖关系对于正确诊断鼻咽癌患者很重要。脑神经可在出现时牵涉其中，这充分说明了向颅底蝶骨的上延伸的重要性。脑神经受累的频率在两个大系列中已有描述[41, 42]。脑神经 V 和 VI 最常受累。这些神经横穿蝶骨，当肿瘤从骨头上方侵蚀时会被累及。鼻咽肿瘤也可以通过向上腐蚀通过有孔的内膜上皮（其与颈内动脉接壤）而进入颅底的脑神经（图 40-1B）。

鼻咽癌的外侧延伸可导致听管内侧开口和翼板内侧的侵蚀，可累及脑神经 IX、X、XI 和 XII（图 40-1B 和 C）。侧方伸展可导致颈动脉和颈内静脉受累。

淋巴结受累是常见的。临床上受累的颈部淋巴结肿大患者中有 65%~80%。通常涉及 5A 级和 2 级淋巴结。这些领域以两个大系列[41, 42] 介入的频率将在稍后的"临床表现"一节中介绍。最近的研究表明，对于临床上的 N0 或 N1 疾病，下颈部和后颈部的微观受累（4 和 5B 区）较少[43, 44]。

表 40-1 3 个不同地区的系列单次照射结果

		研　究		
		Sanguineti 等 [42]	**Johansen 等 [93]**	**Lee 等 [94]**
地区		美国（MDACC）	丹麦	中国香港
研究规模		378 例	167 例	5037 例
组织学类型	高分化	5 例	8%	0.3%[a]
	中分化	36 例	5%	—
	低分化	109 例	87%	—
	鳞状细胞癌	193 例	—	—
	未指明	43 例	—	—
	淋巴上皮癌	154 例	—	—
	未分化	—	—	99.7%
	未知	31 例	—	—
N_0 期		21%	25%	39%
主要治疗		60.2～72Gy	57～68Gy，1.8～2Gy/d	65Gy[b]
颈部治疗		是	是	1290 例 N_0 患者中有 906 例未接受治疗
主要控制		66%（10 年）	67%（10 年）	87%（初始完全缓解）
淋巴结控制		83%（10 年）	总体上为 86%，如果没有照射，则为 60%	87%（初始完全缓解）
生存		48%（5 年）	37%（10 年）	52%（初始完全缓解）
并发症		表 40-7	口干症、水肿、吞咽困难、皮肤纤维化 / 坏死、骨坏死、放射性脊髓炎	9% 神经损伤 7% 严重功能障碍（软组织坏死） 1% 死亡

a. 高分化型或非角化型
b. 使用时间和剂量分割（TDF）表的中位等效剂量。经常使用大分次（>2Gy）

五、生物学特性和分子生物学

EB 病毒和鼻咽癌之间潜在的病因学联系最早是在 30 多年前就被描述出来的 [8]。分子生物学的最新进展为这种联系提供了更多的线索。早期的工作集中在对 EB 病毒的血清学反应上，显示鼻咽癌患者针对病毒衣壳抗原的 IgA 和 IgG 抗体水平升高，以及一种称为早期抗原的复制蛋白。其他研究表明，鼻咽癌组织样本中直接存在 EB 病毒 DNA 和编码的蛋白 [45]。最初在 B 淋巴细胞中研究的 EB 病毒潜伏性感染细胞与几种病毒基因［包括 LMP1、LMP2A 和 LMP2B，6EB 病毒核抗原（EBV nuclear antigens，EBNA）、EBNA1、EBNA2 和 EBNA3A～EBNA3C，LP，以及两个小的非编码核 RNA（EBER）］的表达调控有关 [46]。这些基因表达导

致转化的一些分子机制已经阐明。例如，LMP1 诱导 EGFR 的表达；因此，它可能影响细胞的生长。鼻咽癌细胞中存在这些 EB 病毒抗原的有限模式，这可以部分解释为什么针对这些抗原的免疫疗法在其他 EB 病毒相关疾病中更成功 [47]。已经开发出了对各种 EB 病毒抗原的同种异体细胞毒性 T 细胞，并显示出对治疗局部复发性鼻咽癌有一些希望 [48]。

几项研究表明，对 EB 病毒的血清学反应可能对非角质化癌（原 WHO 2 型和 3 型）更具特异性 [49]。然而，这没有得到另一组的证实 [50]。Raab-Traub 等使用 Southern 印迹技术检测病毒 DNA [51]，显示在鼻咽癌所有以前的组织学变异体中均存在 EB 病毒，但角质化鳞状细胞癌中 EB 病毒的拷贝数最低。其他组也一直检测到角化鳞状细胞癌中存在 EB 病毒 [52-55]。不同研究者对

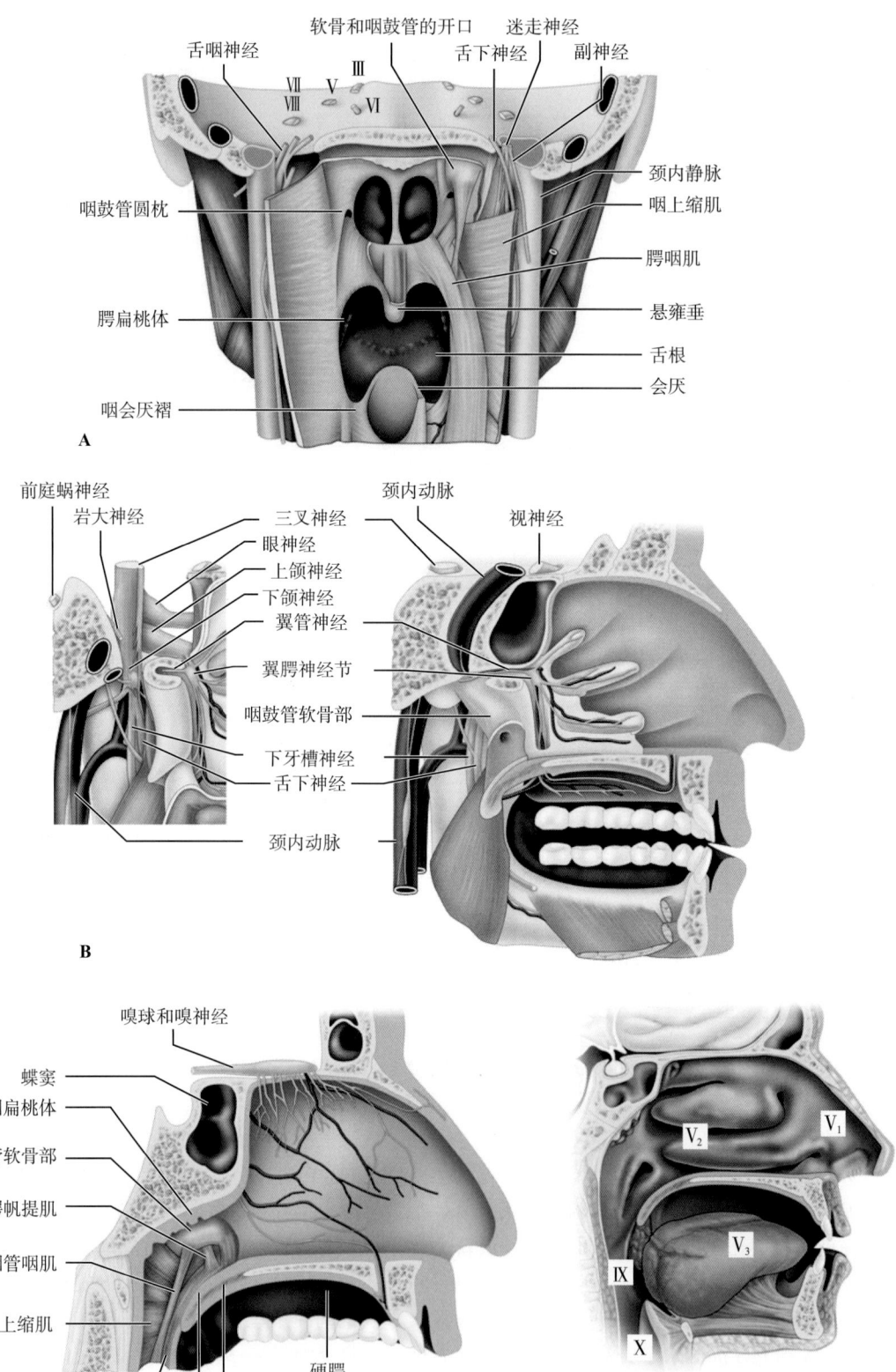

▲ 图 40-1　鼻咽结构与邻近结构的解剖关系

A. 通过鼻咽中心的冠状切面观察侧向结构；B. 通过鼻咽侧向至中线的矢状切面，观察鼻咽的横向关系（插图）；C. 通过鼻咽的矢状切面，观察其前部和邻近结构；D. 鼻咽的感觉神经

罗马数字是指脑神经。V_1. 三叉神经的眼支；V_2. 三叉神经的上颌支；V_3. 三叉神经的下颌支（A 至 C 改编自 Clemente CD. *Anatomy: A Regional Atlas of the Human Body*. Philadelphia：Lea & Febiger；1975；D. 改编自 Pernkopf E. In：Ferner H, ed. *Atlas of Topographical and Applied Human Anatomy*. 2nd ed. Baltimore：Urban & Schwarzenberg；1980.）

EB 病毒检测率的差异可能源于不同检测灵敏度的差异。或者，它可以反映抽样人群的差异。鼻咽癌角化鳞状细胞癌中 EB 病毒感染的检出率在流行区最高。

几组研究人员测量了循环中的 EB 病毒 DNA 作为肿瘤负担和对治疗反应的生物标志物。测量循环 EB 病毒 DNA 的基本原理是，假设肿瘤细胞会将 EB 病毒 DNA 溢出到循环系统中，因此，治疗前 EB 病毒 DNA 的水平将作为疾病负担的量度，而放射治疗后 EB 病毒 DNA 的水平可能成为残留的局部或全身性疾病的指标。Lo 等证明使用实时定量 PCR 可以检测 96% 的鼻咽癌患者无细胞 EB 病毒 DNA [21]。来自中国香港地区的调查人员随后显示，放疗 1 周后 EB 病毒 DNA 水平与预后差相关 [56]，其中 EB 病毒 DNA 可检测者的 2 年总生存率为 56.3%，而 EB 病毒 DNA 不可检测者的 96.7%。在最近的一项包括 23 项鼻咽癌在内的 23 项研究的 Meta 分析中，总生存率的治疗前 EB 病毒 DNA 水平和治疗后血浆 EB 病毒水平的风险比（95%CI）分别为 2.78（95%CI 2.19～3.55）、5.43（95%CI 2.72～10.82）[57]。其他多个小组也证实了治疗后循环 EB 病毒 DNA 的预后价值 [58, 59]。目前，数项Ⅲ期研究正在进行中，以调查循环 EB 病毒 DNA 的存在是否可以预测根治性放化疗后辅助化疗的需要。

除了研究 EB 病毒在鼻咽癌中的作用外，作为国际癌症基因组联合会（International Cancer Genome Consortium）的一部分，其他研究人员正在通过整合基因组图谱与测序、表达和拷贝数分析来研究鼻咽癌的基因组变化。到目前为止，大多数研究要么集中在鼻咽肿瘤拷贝数的变化上，要么集中在基因表达的改变上。3 号染色体（3p25，3p14）[39] 和 9 号染色体（9p21～22）[60] 的短臂缺失是最常见的细胞遗传学改变。通过对 7046 例鼻咽癌病例和 8570 例对照的分析，一项扩展的全基因组关联研究发现了两个具有全基因组意义的 SNP 关联，分别是位于染色体 5p15 的 TERT-CLPTM1L 和位于染色体 16p13 的 CIITA [61]。在这些和其他感兴趣的位置上的候选基因正在被识别。这些发现可能有助于更好地理解鼻咽癌的遗传基础，以及环境因素与这些遗传因素的相互作用。鼻咽癌常见突变基因的完整目录尚未确定。

六、临床表现、患者评估和分期

如前所述，鼻咽癌在美国很少见。因此，通常不怀疑它是患者早期症状的可能原因。此外，鼻咽癌可能出现的早期症状还包括许多可能具有更常见原因的症状。在来自 MDACC 的 378 例患者中 [42]，出现的症状包括 41% 的颈部肿块，听力损失、耳部引流或耳痛的比例为

27%，鼻腔出血或阻塞占 21%，脑神经缺损为 8%，以及其他非特异性症状的比例为 8%。华盛顿大学的研究人员指出，典型的症状涉及多种症状 [41]。在这 143 例患者中，症状包括中耳炎占 43%，咽喉痛占 39%，鼻阻塞占 37%，颈部肿块占 35%，鼻腔出血占 29%，脑神经受累占 24%，三头肌或其他症状占 5%。

与这些数据相似，大多数系列显示颈部肿块、阻塞性耳部症状和脑神经缺损是鼻咽癌常见的表现症状。在华盛顿大学的系列研究中 [41]，66% 的患者在检查时发现同侧颈部肿块，28% 的患者在检查时发现对侧颈部肿块，尽管只有 35% 的患者报告颈部肿块是寻求医疗咨询的原因。在临床累及颈部疾病的患者中，60% 的患者同侧 2 区淋巴结肿大，32% 的患者同侧 5 区淋巴结肿大。脑神经受累最多的是脑神经Ⅵ占 15%，Ⅴ 占 7.7%，Ⅷ、Ⅹ 和Ⅻ各占 5.6%。

在来自 MDACC 的系列 [42] 中，最常见的是 5A 区淋巴结肿大（占患者的 54%），其次是 2 区淋巴结肿大（占患者的 49%）。3 区和较低的 5A 区 / 较高的 5B 区分别占 24% 和 22%。4 区、5B 区淋巴结和锁骨上淋巴结受累率分别为 10%、13% 和 10%。与华盛顿大学的系列报道相似，脑神经Ⅵ是最常受累的神经（6%）。

（一）患者评估

对鼻咽癌患者的初步评估应包括病史和体格检查，并特别注意淋巴结受累的水平（如果有的话；图 40-2）。对颈部临床上累及的淋巴结进行图示或数字化拍摄会很有帮助，因为考虑到放疗效果时可能会有所帮助。

患者应接受软性纤维鼻咽镜检查，以确定黏膜表面是否受累。还应该制作这些发现的图表或数字照片。应首先尝试对原发病灶进行活检。如果这一过程得出不确定的结果，应该对可能累及的淋巴结进行针吸活组织检查。

头颈部的 CT 和 MRI 可用于评估肿瘤对颅底骨质结构的侵蚀以及咽后淋巴结和颈部淋巴结病变。虽然 CT 和 MRI 经常提供相同的信息，但一些研究表明，MRI 可能更有助于描绘鼻咽外软组织侵犯和咽后淋巴结侵犯的程度 [62]，而 CT 可能在描绘颅底侵蚀方面最有用 [63-65]。考虑到目前 T 分期系统所需的解剖信息水平，MRI 是评估鼻咽肿瘤的关键影像学研究。

PET 可用于分期 [66, 67]，也可用于其他成像不清楚的治疗后处理。PET/CT 提供了更多的解剖学信息，现在更常用，可能对放射治疗计划有帮助。此外，PET/CT 有助于在开始明确的局部治疗之前评估远处转移疾病。诊断评估的完成包括获取常规的全血细胞计数、血生化和胸部放射学检查（图 40-2）。可能转移的进一步评估

希望以多学科的方式进行评估，包括手术、放射肿瘤学、肿瘤内科学和牙科
- 病史和身体检查，包括纤维内镜检查；应特别注意脑神经症状和神经学表现
- 内镜评估消化道
- 活检
- CT 和 MRI 成像；这些检查可以互补
- 基础实验室研究（全血细胞计数、代谢状况、肝功能检查）
- 考虑 PET 扫描
- 胸部 X 线片或胸部 CT
- 牙科评估
- 营养学家评估：如果计划放化疗，应考虑喂养管
- 对于世界卫生组织 2 级或 3 级或 $N_{2\sim3}$ 级疾病，通过胸部 / 腹部 / 盆腔 CT（或 PET 扫描）和骨扫描评估全身转移

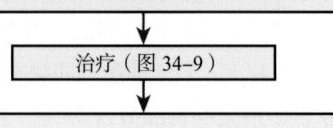

治疗（图 34-9）

随访
第 1 年：包括每 1～3 个月进行 1 次纤维内镜检查
第 2 年：每 2～4 个月
第 3～5 年：每 4～6 个月
5 年后：每年
在 2 个月、6 个月、1 年进行 CT 或 MRI 检查，然后根据临床表现进行检查
检查或成像中可疑或不清楚的发现，考虑 PET/ 活组织检查

▲ 图 40-2　鼻咽癌诊断流程
CT. 计算机断层扫描；MRI. 磁共振成像；PET. 正电子发射断层扫描

应根据患者的临床表现进行。

（二）分期

病理评估完成后，检查或评估将进入临床阶段（表40-2）。临床分期一直存在争议；因此，各种 TNM 分期标准（肿瘤、淋巴结、转移）的预后意义仍在研究中。几个分期系统已经在世界各地使用。北美洲和欧洲最常用的系统是 AJCC [68] 和 UICC [68]，这两个系统基本上是类似的。在亚洲，鼻咽癌是地方病，Ho [70] 分类系统最初是在中国香港发展的。此外，在 1992 年，中国医生采用了类似于 Ho 系统的独立系统[71]。表 40-2 中显示的所有 4 个系统都有局限性，并在不断发展，研究人员经常相互借鉴经验。中文系统和 AJCC 系统的更新版本分别于 2008 年[72, 73] 和 2010 年[74] 发布。AJCC/UICC 体系仍然是英文版本中最常用的体系。

Ho 分期系统的一个公认优势在于它对淋巴结转移的分期方法，即在 N 期分配中使用淋巴结位置，在分期分组中使用更均匀的淋巴结疾病分布[70, 75]（表 40-2）。淋巴结受累出现在 II 期，而锁骨上淋巴结转移（已知预后较差）出现在单独的 IV 期（表 40-2）。1992 年的 AJCC 系统在 N 分期中使用了淋巴结大小和偏侧性，这两个

指标都有一定的预后意义。然而，只有部分 N_1 疾病患者被包括在 III 期中，并且大多数有淋巴结受累的患者与转移性疾病患者一起被归入 IV 期。1997 年[76] 对 AJCC 分期进行的修改（分别于 2002 年[77] 和 2010 年[74] 进行了修改）将淋巴结位置纳入了 N 类分配，将最初由 Ho 系统定义的锁骨上窝被累及为 N_3 病，并放置了所有 N_3M_0 病变在单独的 IV A 期分组中。此外，分期分组已更改为提供更均匀的分期分布。与先前版本的 AJCC 系统和 1978 年 Ho 分期系统相比，这些更改改善了 1997 年 AJCC 分期的风险分层[78, 79]。

对最新的 AJCC 系统的重要更改针对的是 T 分期分配。侵袭鼻咽软组织在 1997 年和 2002 年的 AJCC 分类中被用来分隔 T_1 和 T_2 病变，但研究表明这没有预后意义[80-82]。然而，用于分离 T_{2a} 和 T_{2b} 病变的咽旁间隙受累确实存在[83-85]；因此，2010 年 AJCC 系统将有咽旁受累的病变分成 T_2 亚组，而所有局限于鼻咽或延伸到周围亚组但没有咽旁受累的肿瘤现在都属于 T_1 亚组。此外，脑神经受累的预后明显比颅底受累差[41, 81, 86-88]，但两者都是 1997 年和 2002 年 AJCC 系统中 T_4 亚组和 Ho 分期系统中 T_3 亚组的一部分。在 2003 年和 2010 年的版本中，类似 2008 年的中国分期系统，颅底受累被降级为 T_3。此外，越来越多的数据显示，广泛的脑神经受累、眼眶受累和颅内伸展与 T_4 亚组的预后较差有关[79, 88]。因此，对 AJCC 系统的一些拟修改建议包括将 T_4 亚组分成两类。T_{4a} 包括累及咀嚼肌间隙（颞下窝）、无症状的脑神经受累和下咽受累的肿瘤。T_{4b} 包括有颅内伸展、眼眶受累和症状性脑神经麻痹的肿瘤。然而，需要收集更多的数据来验证这一拟议的修改。

关于 N 分期，2010 年第 7 版 AJCC 分期手册首次包括了分期时扩散到咽后淋巴结的疾病，将其归入 N_1 期。在 MRI 评估中，在 83% 的鼻咽癌患者这些淋巴结受累，而 2～4 区淋巴结受累的比例为 74%，被认为是淋巴结扩散的第一站[89]。因此，将它们纳入分期系统有望提高预后准确性[90, 91]。

随着技术的发展，特别是 CT 和 MRI，可以更准确地评估肿瘤对周围结构的侵犯和淋巴结转移，这无疑将提高分期的准确性和风险分层。

七、主要治疗

传统上，没有纤维光学技术很难检查鼻咽区域，并且很难通过手术接近。长期以来，手术区域的暴露和具有足够肿瘤边缘的肿瘤切除一直具有挑战性[92]。由于这些原因，在 20 世纪 50 年代初期手术干预已不受欢迎。主要治疗通常包括针对早期疾病的放疗和针对局部晚期疾病的放化疗。

表 40-2　分期系统的比较

分 类	AJCC 第 7 版 [74]	2002/1997 AJCC [68, 77]	Ho [70]	2008 中国 [61]
T_1	局限于鼻咽或延伸至口咽和（或）鼻腔	局限于鼻咽	局限于鼻咽	局限于鼻咽
T_2	咽旁延伸	软组织浸润 A：无咽旁延伸 B：有咽旁延伸	鼻窝、口咽、肌肉或颅底以下的神经	鼻腔、口咽、咽旁延伸
T_3	骨或鼻旁窦延伸	骨或鼻旁窦延伸	A：颅底以下骨质侵犯；B：累及颅底；C：脑神经；D：眼眶、咽喉或颞下窝 [a]	颅底或翼内侧延伸
T_4	颅内延伸，或脑神经或颞下窝 [a]、下咽，或眼眶受累	颅内延伸，或脑神经或颞下窝 [a]、下咽，或眼眶受累	—	脑神经、鼻旁窦、咀嚼肌间隙（不包括翼内侧肌）、颅内（海绵窦、硬脑膜）延伸
N_1	单侧，≤6cm 和（或）单侧或双侧咽部后≤6cm	单侧，≤6cm	上颈部高于甲状腺切迹	A：咽后 B：单侧 1b 区、2 区、3 区和 5a 区或≤3cm
N_2	双侧，≤6cm	双侧，≤6cm	甲状腺切迹以下，锁骨末端与斜方肌上缘连线以上	双侧 1b 区、2 区、3 区和 5a 区或>3cm 或结外扩散
N_3	A：>6cm 淋巴结 B：锁骨上受累	A：>6cm 淋巴结 B：锁骨上受累	锁骨上窝 [b] 或皮肤受累	4 区或 5b 区受累
M_1	—	转移	转移	转移
I 期	$T_1N_0M_0$	$T_1N_0M_0$	T_1N_0	$T_1N_0M_0$
II 期	T_1N_1 T_2N_0 T_2N_1	A：$T_{2a}N_0M_0$ B：$T_{1\sim2a}N_1M_0$ 或 $T_{2b}N_0M_0$	T_2 和（或）N_1	$T_1N_{1a\sim1b}M_0$ 或 $T_2N_{0\sim1b}M_0$
III 期	$T_1N_2M_0$ $T_2N_2M_0$ $T_3N_{0\sim2}M_0$	$T_{1\sim2b}N_2M_0$ $T_3N_{0\sim2}M_0$	T_3 和（或）N_2	$T_{1\sim2}N_2M_0$ 或 $T_3N_{0\sim2}M_0$
IV 期	A：$T_4N_{0\sim2}M_0$ B：$T_{任何}N_3M_0$ C：$T_{任何}N_{任何}M_1$	A：$T_4N_{0\sim2}M_0$ B：$T_{任何}N_3M_0$ C：$T_{任何}N_{任何}M_1$	N_3（$T_{任何}$）	A：$T_{1\sim3}N_3M_0$ 或 $T_4N_{0\sim3}M_0$ B：$T_{任何}N_{任何}M_1$
V 期	—	—	M_1	—

a. 咀嚼间隙被定义为颞下窝

b. Ho 所述的锁骨上窝是由三个点定义的三角形空间：①锁骨胸骨末端的上缘；②锁骨外侧末端的上缘；③颈部与肩部相接处。这包括 4 区和 5b 区淋巴结的尾部

（一）单一疗法

尽管全世界范围内鼻咽肿瘤的组织学表现各不相同，但在中国内地南方和中国香港发现了更多未分化的肿瘤，但在美国（MDACC）[42]、丹麦 [93] 和中国香港地区 [94] 仅接受放射治疗的患者的 10 年生存率相似，分别为 34%、37% 和 43%（请参阅表 40-1）。由于许多患者为早期疾病（淋巴结阴性）（39%），而角化组织学检查的患者（0.3%）很少，因此中国香港研究的结果可能有点夸大 [94]。EB 病毒滴度与预后不良相关 [46]，在中国

香港这个流行地区，预计滴度会更高。与非角化组织学（WHO 2 型和 3 型）相比，北美和欧洲人群中角化型（WHO 1 型）的比例更高，但是前者的预后较后者差 [80]。因此，很难比较世界各地的人群，并且我们对 EB 病毒的作用和组织学分类的理解还不完整。但是仍然可以做出一些一般性声明。

MDACC 系列研究阐明了大量单独接受放射治疗的患者的长期结果 [42]。使用 1992 年 AJCC 分期系统（表 40-2），研究人员发现，在单变量和多变量分析中，T 分期较晚、鳞状组织学分型和脑神经缺损预示着局部控

制的不良预后。T₁ 期、T₂ 期、T₃ 期和 T₄ 期的 5 年局部控制率分别为 93%、79%、68% 和 53%。在其他较小的系列中也观察到了类似的结果[41, 95-98]。

MDACC 的结果表明，对于早期病变，仅用放射治疗可以实现良好的肿瘤控制，但也表明有必要探索更晚期病变的多模式选择。联合放化疗方法和放射治疗技术的发展取得了显著的进步。初步探索了改变的分割方案，但随着 IMRT 的使用，治疗比率的提高使这项技术成为放射治疗的首选。

（二）联合疗法

总体而言，综合治疗结果的显著改善限制了 T₁ 期患者使用单一模式放射治疗。本部分讨论了联合疗法随机试验的结果。

1. 放疗加化疗　Sanchiz 等[99] 的随机试验介绍了在鼻咽癌中使用化学疗法的方法。但是，仅包括少数鼻咽癌患者。

Brizel 等[100] 报道了一项小型随机试验，比较了每天两次放疗（1.25～75Gy）与每天 2 次照射（1.25～70Gy）联合顺铂和氟尿嘧啶治疗的情况。该试验包括 122 例（116 例纳入分析）所有头颈部位（包括一些鼻咽癌）的局部晚期（T₃ 和 T₄）鳞状细胞癌。中位随访 41 个月，联合治疗组在 3 年时的局部控制率为 70%，而单纯照射组为 44%（P=0.01）。联合组在 3 年时的总生存率为 55%，而单纯照射组为 34%（P=0.07）。黏膜炎似乎在联合治疗组中更为普遍。44% 的患者需要饲管，而单纯放疗组为 29%。但是，软组织坏死或骨放射性坏死的严重晚期并发症并不常见，两组的患病率均相似（单纯放疗组 3 例，联合治疗组 5 例）。

几个小组已经进行了针对鼻咽原发性肿瘤（而不是各种各样的头颈癌）的Ⅲ期试验。该试验设计比较了化疗加放疗与单独放疗（表 40-3）[1, 71, 101-108]。

小组间研究 0099 显示，采用联合治疗可使存活率显著提高[1]。该试验在计划中的中期分析（1995 年 10 月）结束后，由西南肿瘤学组数据安全和监测委员会审查了初步结果。结果显示在表 40-3 中。使用标准放射治疗的患者每天以 1.8～2.0Gy 的剂量接受 70Gy 的总剂量疾病治疗。参与联合治疗的患者在放疗的第 1 天、第 22 天和第 43 天接受了 100mg/m² 的顺铂治疗，放疗后在第 1～4 天接受了顺铂（80mg/m²）和氟尿嘧啶（1000mg/m²）治疗 3 个周期，3 周为 1 个周期。

在 2001 年发表的该试验的初始分析和最终更新中，均记录了联合治疗组无病生存率和总生存率的统计学显著改善[1]。具有角化鳞状细胞癌组织学类型（WHO 1 型）的患者的 5 年总生存率为 37%，分化的非角化组织学类型（WHO 2 型）为 55%，未分化的非角化组织学类型（WHO 3 型）为 60%。这项具有里程碑意义的试验确定了鼻咽癌治疗的新标准，导致鼻咽癌病例被排除在随后的局部晚期头颈部癌症试验之外。

虽然首次报道的在流行地区进行的放化疗试验结果令人失望[103]，但最后的最新进展[10] 和在中国台湾地区[101]、中国香港地区[104, 109]，以及新加坡[107] 进行的另外四项独立试验，都证实了顺铂放化疗的优势。在中国香港进行的一项随机试验表明，在没有辅助或新辅助治疗的情况下，每周同时接受顺铂化疗（40mg/m²）与放疗相比，T₃～T₄ 疾病患者的中位无进展生存期和中位总生存期分别有 2.71 年[103] 和 5.5 年的显著改善（HR 0.51；95%CI 0.3～0.88；P=0.013）[105]。一项由 Lin 等进行的试验[101]。中国台湾地区 284 例患者随机分为单纯放疗组和联合顺铂 [20mg/（m²·d）] 和氟尿嘧啶 [400mg/（m²·d）] 两个周期连续滴注，疗程 4 天。在这项试验中，联合治疗与显著的生存优势相关。在这两项研究中，联合方式治疗所产生的获益程度的差异可能源于用于定义纳入标准的不同分期系统（Lin 研究中为 AJCC 系统，Chan 等研究中为 Ho 系统[103]），肿瘤的不同组织学组成（Lin 研究中 73.2% 的分化型非角化性癌，Chan 研究中 93.7% 的未分化癌）或化疗和（或）放疗方案不同。同时进行的化疗在鼻咽癌管理中的作用得到了另外两项比较同步化疗和辅助化学疗法与单独放疗比较试验的支持[104, 107]（表 40-3）。

对纳入 1608 例患者在内的 7 项同步放化疗与放疗的Ⅲ期临床试验的 Meta 分析显示，并发方案具有总生存优势，在 5 年时相对风险为 0.74（95%CI 0.62～0.89）[110]。生存优势小于非流行地区的试验所显示的优势。

尽管上述多项试验清楚地确定了同步放化疗在Ⅲ期和Ⅳ期疾病中的作用，但在Ⅱ期疾病中的作用尚不明确。Chen 等的研究将 1992 年中国 230 例Ⅱ期（绝大部分 AJCC Ⅱ期）患者随机接受单纯放疗或同步每周顺铂化疗进行联合治疗[111]。在 5 年的中位随访中，5 年总生存率为 94.5% vs. 85.8%（P=0.007），PFS 为 87.9% vs. 77.8%（P=0.017），两者均偏爱联合组。该试验更加确定了Ⅱ期疾病患者也应接受联合治疗。

通过这些和其他癌症试验中以顺铂为基础的化疗的集体经验，很明显，像 Chan 研究中使用的每周顺铂方案比组间方案耐受性更好。在每周 1 次顺铂同步放化疗组的患者中，95% 的患者完成方案，而大剂量（每 3 周）联合治疗组只有 65% 的患者接受了全部 3 个周期。

还进行了许多其他的试验，探讨联合化疗和放射治疗对鼻咽癌的作用[71, 102, 106, 112]。到目前为止，与单纯放疗相比，在这些试验中新辅助化疗或辅助化疗未显示

表 40-3　主要的同步放化疗随机试验

研　究	病例数	分　期	随机选择治疗方案	5 年 DFS	P 值	5 年 OS	P 值
Intergroup study 0099 [1]	150	AJCC 1992　Ⅲ 期：T_3N_0；$T_{1\sim3}N_1M_0$	70Gy/7～8 周	29%	<0.001	37%	0.005
		AJCC 1992 Ⅳ期：$T_4N_{0\sim1}$；$T_{任何}N_{2\sim3}M_0$	70Gy/7～8 周联合顺铂，然后进行 3 个周期的顺铂 /5-FU 化疗	58%		67%	
Chan 等 [103, 105]	350	Ho 系统 [60] $N_{2\sim3}$ 或任何淋巴结≥4cm	66Gy/6.5 周 ±10～20Gy 加量	52%	NS	59%	0.065
			66Gy/6.5 周 ±10～20Gy 加量联合顺铂	60%		70%	
Lin 等 [101]	284	AJCC 1992 Ⅲ～Ⅳ期（M_0）	70～74Gy/6～7 周	53%	0.0012	54%	0.0022
			70～74Gy/6～7 周联合顺铂 /5-FU×2	72%		72%	
Wee 等 [107]	211	AJCC 1997：Ⅲ 或 Ⅳ 期；WHO 2 型或 3 型	70Gy/7 周	53%（3 年）	0.01	65%（3 年）	0.01
			70Gy/7 周联合顺铂，然后进行 3 个周期的顺铂 /5-FU	72%（3 年）		80%（3 年）	
Lee 等 [104]	348	AJCC 1997：$T_{1\sim4}N_{2\sim3}M_0$；WHO 2 型或 3 型	>66Gy/7～8 周	62%	0.027	78%	0.97
			>66Gy/7～8 周联合顺铂，然后进行 3 个周期的顺铂 /5-FU	72%		78%	

AJCC. 美国癌症联合委员会；DFS. 无病生存率；5-FU. 氟尿嘧啶；NS. 无意义；OS. 总生存率；UICC. 国际抗癌联合会；WHO. 世界卫生组织

出益处。同样，最近一项 Meta 分析使用来自 8 项纳入 1753 名患者的随机试验的合并数据进行分析，显示新辅助化疗或辅助化疗相对于单纯放疗均无总生存获益，尽管同时放化疗能产生有意义的治疗效果 [113]。但是，关于同时进行化学放疗增加诱导和（或）辅助化疗是否可以通过降低远处转移的风险来提供额外的优势，仍然是一个问题。

最近的一项Ⅲ期研究（n=508）进行了局部晚期鼻咽癌患者同步放化疗联合辅助化疗与单独同步放化疗的比较 [114]。所有患者均接受每周同步顺铂（40mg/m²）治疗。251 例患者接受 3 周期的氟尿嘧啶和顺铂根治性治疗，而 257 例患者随机观察。辅助组 2 年无失败生存率为 86%，观察组为 84%（P=0.13）。作者得出结论，辅助化疗没有任何益处。这项研究的局限性包括短期随访（中位数为 37.8 个月），这项研究不是作为非劣势试验设计的，以及临界值 P 值。目前，NCCN 指南继续建议使用辅助化疗。但是，它是作为 2B 类治疗推荐。目前正在进行多项试验，以确定是否可以使用循环 EB 病毒 DNA 更好地确定哪些患者处于远处转移的高风险中，

并可能从额外的化疗中受益最大（更多信息，请参见前面的分子生物学部分）。

其他正在进行的研究诱导和辅助化疗方案的试验包括中国香港鼻咽癌研究小组的一项试验，该试验旨在比较顺铂和氟尿嘧啶联合同步放化疗的诱导和辅助化疗（NCT00379262）。中国台湾地区卫生研究院开展的一项多中心Ⅲ期试验旨在比较以顺铂为基础的多药诱导方案（丝裂霉素、表柔比星、顺铂、氟尿嘧啶和亚叶酸钙），然后同步放化疗和单纯放化疗（NCT00201396）。这两项研究仍在进行中，并将在本论文发表时接近完成。序贯化疗的潜在益处必须与附加辅助或序贯化疗增加的发病率和死亡率进行权衡 [115, 116]。

除了评估化疗和放疗的最佳顺序外，研究人员还在研究其他化疗药物在鼻咽癌治疗中的作用。最近的一项研究探索了每周 1 次的卡铂在局部晚期疾病患者同步放化疗中的疗效 [117]。在中位时间 26 个月时，顺铂组和卡铂组的总生存和无病生存相似，后者的毒性较小。因此，当患者存在并发症不能使用顺铂时，卡铂治疗是合理的。

几项具有里程碑意义的随机对照Ⅲ期研究表明，在新辅助治疗中，在诱导顺铂和氟尿嘧啶的基础上添加紫杉烷类药物可改善其他头颈癌的预后[118, 119]。对局部晚期鼻咽癌患者进行的Ⅱ期研究紫杉醇在新辅助治疗，铂类药物同时治疗和同时治疗方案中均已显示出良好的疗效[120-122]。然而，DeCIDE 和 PARADIGM Ⅲ期试验比较了紫杉烷类诱导化疗与同期放化疗。迄今为止，仅化学放疗仍未能证明对诱导化疗有优势（2 年时）[123, 124]。然而，在 DeCIDE 试验中发现的相对较低的远处转移发生率可转化为生存优势，需要更长的随访时间。为了进一步解决这个问题，国际放射肿瘤学集团（Groupe Oncologie Radiothérapie Tête et Cou, GORTEC）于 2009 年启动了一项Ⅲ期试验，将鼻咽癌患者随机分为接受多西他赛、顺铂和氟尿嘧啶的诱导化疗，然后进行同步放化疗，单独使用顺铂或基于顺铂的同时放化疗（NCT00828386）。该评估仍在继续。

分子疗法也正在研究中。尽管一项试验显示西妥昔单抗在其他头颈癌中的使用是有益的[125]，但对于一般头颈鳞状细胞癌[126]或特别是鼻咽癌，这些数据是否得到证实仍有待观察。RTOG 进行了 46 位患者的Ⅱ期临床试验，将 VEGF 抑制剂贝伐单抗纳入了标准的化学放疗方案中，在远程疾病控制方面具有令人鼓舞的结果（2 年内 90.8% 的患者无远处转移）[127]。虽然 9 例患者有 4 级毒性反应，但该治疗方案被认为是可行的。

2. 改良型与标准型分割联合或不联合化疗 在过去的几十年中，除了探索化疗在鼻咽癌治疗中的作用的试验外，其他研究旨在评估不同的放疗分次方案。我们探索了超分次、加速分次及其组合，无论是单独的还是与同步化疗相结合的。正如在专注于化疗的试验中一样，这些试验是基于来自其他头颈部位的有希望的数据。

Sanchiz 及其同事[99]进行了一项大型随机试验，研究了每天 2 次照射与 1 天 1 次照射对头颈部癌症的作用，其中包括鼻咽部肿瘤。本研究对 892 例（852 例可评价）晚期头颈癌患者（UICC 分期 $T_{3\sim4}N_{0\sim3}M_0$），包括 92 例鼻咽癌患者，随机分为 3 组，每日 1 次放疗组（A 组）、每日 2 次放疗组（B 组）和氟尿嘧啶每日 1 次放疗组（C 组）。B 组和 C 组在中位应答时间或总生存方面没有差异；然而，当 B 组或 C 组与 A 组单独比较时，这两个指标都有显著改善。

丹麦的一项大型随机研究对 1476 名头颈癌患者（435 名咽部肿瘤患者，包括鼻咽癌患者）进行了一项大型随机研究，将每周 6 次 2Gy 的加速分次方案与相同总剂量的常规分次方案进行了比较[128]。在这项试验中，加速分割显著改善了局部区域控制和疾病特异性生存率，但对总生存率没有影响。

在中国香港地区鼻咽癌研究组对 189 名晚期鼻咽癌患者进行的一项试验中，对相同的分次方案进行了评估[108]。患者被随机分配到 4 组中的 1 组：单纯常规分次、单独加速分次、同步顺铂和氟尿嘧啶的常规分次、同步顺铂和氟尿嘧啶的加速分次。在 2.9 年的随访中，加速分次联合同步化疗（ARM 4）实现了最实质性的肿瘤控制，无进展生存率分别为 97% 和 70%（ARM 1）、63%（ARM 2）和 74%（ARM 3），总生存率没有改善。联合化疗加速分次组的急性和晚期毒性也显著增加。

根据这些和其他改变鼻咽癌和其他头颈部癌症分割方案的经验，很明显，总剂量和总治疗时间都是影响结果的重要决定因素[129]。随着调强放疗的出现，剂量递增（向肉眼和亚临床疾病提供足够剂量）成为可能，而不良反应没有发生变化，显著提高了同步放化疗的治疗比率，并使早先提出的分割方案过时。

3. 调强放疗联合或不联合化疗 鼻咽内多个关键结构的接近，往往使其难以在保持对周围组织的剂量在可接受的范围内的同时，为不规则形状的肿瘤提供足够的剂量。因此，调强放射治疗能够提供高度适形和精确的覆盖，并具有明显的剂量梯度，这一点在头颈部癌症社区中得到了广泛的接受。此外，当使用调强放射治疗时，将不同剂量分配给所需的空间分布的能力允许将不同的分次方案同时传递到靶区的不同部分。美国和流行地区的多家机构报告，自采用调强放疗技术治疗鼻咽癌以来，临床结果有所改善（表 40-4）。

UCSF 的研究人员首先报告了在 1995—2000 年治疗的 67 名鼻咽癌患者的调强放射治疗经验，其中包括 45 名Ⅲ～Ⅳ期患者[130]。患者按计划靶区开出 59.4Gy，1.8Gy/ 次，包括镜下和肉眼疾病，通常接受 65～69.96Gy 的治疗，并以 2.12～2.25Gy/ 次治疗淋巴结。根据治疗医生的判断，66 名患者还接受了腔内近距离放射治疗，总剂量为 5～7Gy。晚期患者同时接受辅助化疗。报道的 4 年内局部无进展生存率、局部区域无进展生存率和总生存率的估计值分别为 97%、98% 和 88%[130]。长期口干症发生率在 2 年内是最小的，66% 的患者没有口干症，也没有 2 级或更高的晚期口干症。

此后，在其他单一机构的前瞻性[131-133]和回顾性[134]系列以及最近发表的多机构 RTOG 0225 研究中，都注意到局部控制率超过 90%[135]。与 UCSF 方案相似，RTOG 0225 试验使用了同步加量，以 2.12Gy/ 次向肉眼疾病提供最小 5mm 边缘（PTV_{70}），而向亚临床计划靶区（$PTV_{59.4}$）提供 1.8Gy。因此，在 33 次照射中，PTV_{70} 接受的总剂量为 69.96Gy，$PTV_{59.4}$ 接受的总剂量

表 40-4　鼻咽癌单纯调强放疗或调强放疗加化疗的疗效观察 [a]

研　究	年　份	病例数	Ⅲ期或Ⅳ期	剂量（Gy）	中位随访时间（个月）	时间点	LPFS	OS
Lee 等（UCSF）[130]	2002	67	67%	65～70[b]	31	4	97%	88%
Kwong 等 [131]	2004	33	0%	68～70	24	3	100%	100%
Kam 等 [137]	2004	63	57%	66[c]	29	3	92%	90%
Wolden 等 [133]	2006	74	37%	70	35	3	91%	83%
Lee 等（RTOG）[135]	2009	68	60%	70	31	2	93%	80%
Tham 等 [134]	2009	195	63%	70[d]	>36	3	90%	89%

a. 除了 Kwong 的试验（只包括Ⅰ期和Ⅱ期患者）外，其他试验中晚期鼻咽癌患者都接受了化疗
b. 27 例患者接受腔内高剂量率增强放疗 2 次（5～6Gy，26 例）或放射外科手术（1 例）
c. 20 例 $T_{1\sim2a}$ 肿瘤患者（100%）接受了腔内增强治疗，42 例 $T_{2b\sim4}$ 肿瘤患者中 15 例（36%）接受了 4 次 8Gy 的适形增强治疗
d. 20 例 $T_{1\sim2}$ 期患者接受每次剂量为 4.5～5Gy 的腔内高剂量率增强放疗 1 次（12 例）或 2 次（8 例）
LPFS. 局部无进展生存；OS. 总生存率；RTOG. 放射治疗肿瘤协作组；UCSF. 加州大学旧金山分校

为 59.4Gy。采用非调强适形放射治疗技术，共 28 次，共 50.4Gy 照射锁骨上淋巴结。中位随访 2.6 年后，估计的 2 年局部无进展生存率、局部区域无进展生存率和总生存率分别为 92.6%、89.3% 和 80.2%。重要的是，尽管与常规放疗技术相比，调强放疗提供了相似或更好的局部肿瘤控制，但调强放疗导致了明显较低的晚期并发症发生率。仅 9 例（13.5%）患者在调强放疗开始后 1 年出现 2 级口干症，2 例出现 3 级口干症，无 1 例出现 4 级口干症。自那以后，调强放疗与适形放疗相比在鼻咽癌治疗中的毒性改善已经在两个前瞻性随机试验中得到证实 [136, 137]。

（三）Epstein-Barr 病毒生物学驱动个性化辅助化疗

对 EB 病毒 DNA 的预后价值进行了研究，以确定其是否可作为鼻咽癌患者个体化治疗和监测治疗反应的血液标志物。假设 EB 病毒 DNA 是由肿瘤细胞释放到循环中的；因此，EB 病毒 DNA 水平能够代表肿瘤负担和放射治疗后微小残留病的存在 [138-140]。

一项多中心随机对照试验，对局部晚期鼻咽癌首次放疗或放化疗后残留血浆 EB 病毒 DNA 的患者进行个性化治疗。初治后血浆 EB 病毒 DNA 残留（>0 拷贝 /ml）的患者接受顺铂辅助化疗。研究发现，与未接受辅助治疗的可检测到 EB 病毒 DNA 的患者相比，接受辅助 CT 检查的残留血浆 EB 病毒 DNA 患者的存活率没有改善 [141]。

另一项针对局部晚期非转移性鼻咽癌患者的多机构 Ⅱ/Ⅲ 期 NRG HN001 临床试验正在进行中。纳入的患者至少 18 岁，必须有经活检证实的 Ⅱ～Ⅳ B 期鼻咽癌，且预处理前血浆 EB 病毒 DNA 水平可检测到，且无远处转移或既往侵袭性恶性肿瘤的证据。患者接受标准的同步放化疗，然后根据治疗后的 EB 病毒 DNA 水平进行额外的化疗。在标准治疗后，如果患者的血浆 EB 病毒 DNA 水平检测不到，这些患者被随机分为顺铂和氟尿嘧啶化疗或单独观察。如果患者血浆 EB 病毒 DNA 水平可检测到，这些患者将被随机分为顺铂和氟尿嘧啶联合化疗或盐酸吉西他滨和紫杉醇联合化疗 [142]。因此，将 EB 病毒 DNA 作为生物标志物用于指导治疗、优化治疗方案和监测鼻咽癌患者的疗效显示了希望，但这些随机临床试验的进一步研究可能显示基于 EB 病毒 DNA 的个性化治疗的可能益处。

八、局部复发或持续性疾病

与其他头颈部癌症相比，复发性鼻咽癌可以在相当数量的患者中成功挽救。因此，通常提倡积极管理。许多不同的方法包括手术、近距离放射治疗和外照射，都可以被成功地使用。化疗一般与局部治疗相结合，用于所有晚期疾病患者。

（一）外科治疗

手术切除是颈部持续性或复发性淋巴结受累的首选治疗方法。然而，原发部位复发性鼻咽癌的外科治疗受到相同因素的阻碍，这些因素使得在该部位的手术作为主要治疗很困难，例如难以获得足够的暴露和手术切缘 [92, 143-145]。挽救鼻咽切除术有几种不同的方法，其中最常见的是经腭侧、经下颌和经上颌的入路。微创技术，如经鼻入路和内镜入路，也已在选定的一组患者中成功应用。手术入路的选择取决于肿瘤的大小和位置。一般来说，复发性鼻咽癌的手术治疗仍然存在争议，但在某些精心挑选的病例中，手术治疗可能会提供一个合理的无病期。最近的几个外科系列报道，局部区域控制率和总生存率分别为 40%～72% 和 30%～54% [146-149]。

（二）再程放疗

再程放疗仍然是鼻咽内复发鼻咽癌治疗的基石。早期接受再次照射的患者通常有较高的远期效应风险，包括痉挛、狭窄、吞咽困难需要胃造口术、听力损失、单侧失明、脑神经病变、颞叶坏死和内分泌疾病。然而，放射治疗技术的发展使得剂量传递更加精确，成像技术使得在治疗计划期间能够更早地发现和更精确地勾勒出肿瘤，这些都大大提高了治疗率。

一般来说，早期复发和较长的复发时间与较好的再放疗结果有关[150-152]。高剂量（≥60Gy）比低剂量更有效[152]，可以单独使用放疗，结合放射外科，或近距离放疗（腔内或间质内治疗）[150, 152-155]。Lee 等对 1976—1996 年 654 例复发鼻咽癌患者进行了常规放射治疗，部分患者未接受现代影像学检查[150]。82% 的患者仅接受外照射（中位数为 45.6Gy），另有 18% 的患者接受近距离放射治疗或综合治疗。他们发现 5 年期精算局部挽救率为 23%。来自中国香港的研究人员检查了 200 名在现代治疗的局部复发患者（CT/MRI），发现 3 年总生存率为 74%，表明相当数量的患者可以被挽救[156]。在这 200 名患者中，159 名患者通过再次放疗得以挽救，159 名患者中有 108 名仅接受外照射（剂量＞60Gy）。

IMRT 特别适合再照射，这种方法的结果很有希望。在 MSKCC 现代技术时代，1996—2008 年，对 29 例复发性鼻咽癌进行了放射治疗[157]。仅 16 例患者接受了外照射，平均剂量为 59.4Gy，其中 13 例接受了放射治疗外照射至 45Gy，然后进行腔内近距离放射治疗至 20Gy（近距离外照射）。有 44 名患者接受了 IMRT，其中仅外照射组为 14 例，而近距离外照射治疗组为 10 例。放射治疗技术的选择由主治医师决定，但通常取决于复发的大小和位置。因此，近距离外照射治疗组主要由患有 rT_1 或 T_2 疾病的患者组成（85%），而外照射组包括患有更晚期疾病的患者（31% 的 rT_1 或 T_2；69% 的 rT_3 或 T_4）；93% 的患者接受了化疗。5 年局部控制率和总生存率分别为 52% 和 60%。尽管近距离外照射组和单独 EBRT 组之间在局部控制或生存率方面无显著差异，但近距离外照射方法与晚期并发症较少相关（3 级或更高的晚期反应率为 8%，而仅接受外照射的患者为 73%）。

Hua 等对 2001—2006 年接受 IMRT 再放疗的 151 例鼻咽癌患者进行了研究[158]。他们确定复发性 Ⅰ、Ⅱ、Ⅲ 和 Ⅳ 的 5 年总生存率分别为 71.4%、62.9%、35.5% 和 30.2%。中位再放疗剂量为 70.4Gy（范围为 62.1～77.6Gy）。严重的后期毒性包括脑神经麻痹 12.6%，听力缺陷 13.2% 以及影像学检查发现的放射性坏死

19.9%。Qiu 等在 2003—2009 年对 70 例 IMRT（中位剂量为 70Gy）进行再次放射治疗的患者分析，发现 2 年局部区域无复发生存率、无病生存率和总生存率分别为 65.8%、65.8% 和 67.4%。35.7% 的患者发生了严重的晚期不良反应，包括脑神经麻痹、鼻后部溃疡和耳聋。

SRS 和 SBRT 是复发性头颈部病变有希望的治疗方法，因为它们可以使放射剂量在肿瘤体积和围绕该解剖区域的附近关键结构之外迅速下降。SRS 已被单独或与 EBRT 结合使用，用于先前放射治疗后复发的鼻咽部病变[160-162]。当用作唯一的局部治疗方式时，通常保留用于较小的病变，剂量为 11～35Gy[160, 162-164]。在再放疗中分次 SBRT 可以提供令人满意的控制效果，并改善后期毒性谱[165]。

质子束疗法是鼻咽复发肿瘤的另一种有价值的治疗选择，它允许与以前照射的组织最小剂量重叠，从而有效地降低毒性并允许剂量递增。在实现局部疾病控制的同时减少治疗相关并发症的能力对于优化既往照射组织患者的生活质量非常重要。在 Lin 等[166] 的一项研究中，对肿瘤剂量 – 体积覆盖率最佳的复发性鼻咽癌患者进行了质子束治疗，与肿瘤覆盖率不佳的患者相比，结果明显更好。在这些患者中，24 个月的局部控制率在最优覆盖的患者中为 83%，在次优覆盖的患者中为 17%[166]。目前，有一项前瞻性随机试验正在收集接受质子照射治疗头颈部癌症的患者（NCT03217188）。虽然在鼻咽癌中使用质子治疗再次照射的临床数据和一级证据有限，但与复发情况下的光子相比，质子治疗可能会导致明显更好的剂量覆盖和分布。前瞻性试验可能有助于改进这项技术并确定最佳目标人群。

（三）同步放化疗

初次放疗后并发化学放疗正越来越多地用于治疗复发性头颈癌[167-170]。一般而言，考虑到再放疗剂量与原始放疗剂量相当，这些方案的晚期发病率没有预期的严重[169, 170]。这些再放射试验通常只包括少数鼻咽病例。从历史上看，在没有化疗的情况下再次放疗，可能包括近距离放射治疗，对鼻咽部病例比其他头颈部位有更好的效果[167]。然而，考虑到在原发性鼻咽癌的治疗中，放化疗优于单纯放疗，将这些结果推断为复发是合理的。事实上，最近的挽救放射治疗系列中的大多数都包括同步的以顺铂为基础的化疗，用于晚期复发疾病（表 40-5）。

九、放疗技术与耐受性

根据 NCCN 指南，接受根治性放疗的患者的治疗标准是调强放疗，但出于历史目的对常规治疗技术进行

表 40-5 鼻咽癌局部复发再放疗选择研究结果

研 究	年 份	病例数	T₃/T₄	中位随访时间（个月）	5 年局部控制率	5 年总生存率	主要并发症	化疗退出率
常规或三维适形外照射技术单独或者与放射外科或近距离放射治疗相结合								
Lee 等[150]	1997	654	48%a	17	23%	16%	26%	不明
Chua 等[210]	1998	97	70%	18	—	36%	34%（神经系统）	18%
Hwang 等[155]	1998	74	66%a	20	—	37%	33%	30%
Teo 等[151]	1998	103	56%	20	15%	8%	20%（神经系统）	16%
Leung 等[211]	2000	91	44%	27～55	38%	30%	57%	19%
调强放疗单独或者联合放射外科或近距离放射治疗								
Lu 等[212]	2004	49	73%	9	100%（9 个月）	—	N/A	6%
Chua 等[154]	2005	31	74%	11	65%（1 年）	63%	70%，≥ 3 级	68%
Koutcher 等[157]	2010	29	48%	45	52%	69%	31%，≥ 3 级	93%

a. 在这些患者中，83% 接受了调强放疗
N/A. 不适用

了简要说明。

（一）常规放疗

1. **治疗野** 常规的二维放射野被安排来覆盖先前提到的临床表现的可能的扩散路径（图 40-3）。组间研究 00991（表 40-3）提供了具有相对侧野的一般照射指南的结构。此处描述了该区域排列的边界，但可以根据各个肿瘤的特征进行修改，如下一节所述。

(1) 上缘：放射野边缘应距头部 CT 扫描可见的肿瘤至少 2cm，并应包括颅底和蝶窦。

(2) 后缘：放射野应在距乳突后 2cm 处留有余量。后缘可进一步延伸以在扩大的淋巴结上留出至少 1.5cm 的缘。

(3) 前缘：放射野应包括上颌窦的后 1/3，筛骨后气囊和鼻腔。可以修改此前边界以容纳足够的边缘（2cm）或具有前向延伸的肿瘤，同时尽可能多地排除口腔。

(4) 下缘：下野边缘在甲状腺切迹（在颧骨上方），以便通过与这些侧野相匹配的前下颈野的中心阻滞来保留喉。

下颈部一般采用前野和锥形中央喉阻滞治疗，该阻滞向下延伸至环状软骨。颈部的下野与侧野的下缘相匹配，因此，喉部阻滞也可以防止脊髓受到过量的剂量。下颈野应向下延伸至胸锁关节处锁骨下缘的水平。将等中心设置在上侧野与下前后野匹配的水平是方便的，避免了分歧。我们通常倾向于采用调强放疗治疗原发部位和高颈。如果下颈部不累及疾病，我们倾向于用前后野

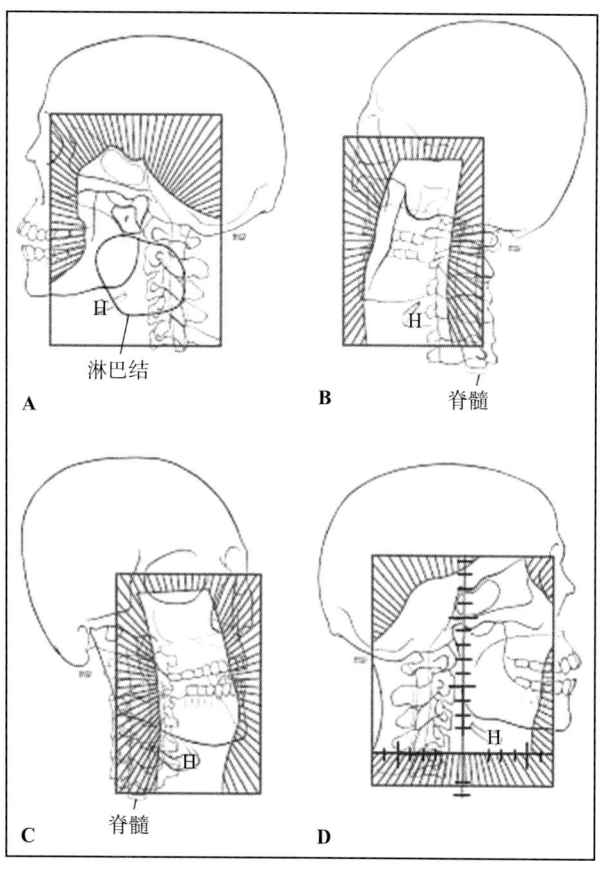

▲ 图 40-3 治疗野

A 至 C.T₂ 期鼻咽癌常规治疗野布置的例子。采用垂体屏蔽技术。A. 初始射野为相对侧野；B 和 C. 斜向野，用电子野（未示出）治疗对侧颈部；D. 包括在治疗 T₃ 期鼻咽癌的颅底。H. 舌骨；T. 甲状腺（A 至 D 由 the Mayo Foundation，Rochester，MN 提供）

进行治疗。

2. **野调节与增强技术**　除了前面描述的相对侧野布置之外，还使用了其他几种技术来优化靶区剂量传递。例如，患者最初可能用与原发部位和上颈相反的侧野治疗，然后用斜野、单一中央野或三野技术继续从脑干和脊髓向原发部位加大推力。使用倾斜的和较小的相对侧向磁场被普遍接受，并且已被证明具有可接受的耐受性[42]（图 40-3）。有趣的是，使用三维适形技术来优化治疗的最终或增强部分并没有显示出减少并发症[171, 172]。

3. **近距放射治疗**　近距离放射治疗可用于在外照射后或在再次照射时单独使用，以促进 $T_1 \sim T_2$ 病灶的恢复。采用腔内和间质[173-175]技术。已经开发了多种用于腔内插入的敷贴器。Rotterdam 鼻咽敷贴器由荷兰开发，目前最常与遥控高剂量率后装设备[176]一起使用（图 40-4A 和 B）。该装置由柔韧的硅胶制成，形状与鼻咽一致，通过口腔被引导到位。在固定并插入虚拟源之后，获得正交 X 线片以定义用于治疗计划的解剖结构

（图 40-4C 和 D）。剂量规定在一个固定的解剖点。在使用近距离放射治疗作为外照射的助推剂的情况下，一般给予间隔 5～6h 的 2 次 5～6Gy 的放疗。然而，鉴于调强适形放疗在鼻咽癌治疗中的出色效果，许多机构几乎完全采用近距离放射治疗进行再照射[152, 155, 177–183]。

对于局部病变，应考虑永久性植入 ^{125}I 粒子或 ^{198}Au 颗粒，根据病变的位置，可以通过几种途径完成[173, 174, 184]。对于低到中后壁的病变，可以使用经口或经鼻途径；对于高后壁的病变，最好采用经腭侧入路[173, 174]。或者，也可以使用腭裂入路[184]。

（二）调强放射治疗

在 20 世纪 70 年代和 80 年代，越来越清楚的是，先进的技术将使得通过从期望的剂量分布导出最佳入射静止和移动射束的集合来优化放射治疗成为可能[185, 186]。这些技术提供了一组不同权重的射束，其权重被选择为使所得到的剂量分布与目标最佳一致[187, 188]。更一般地

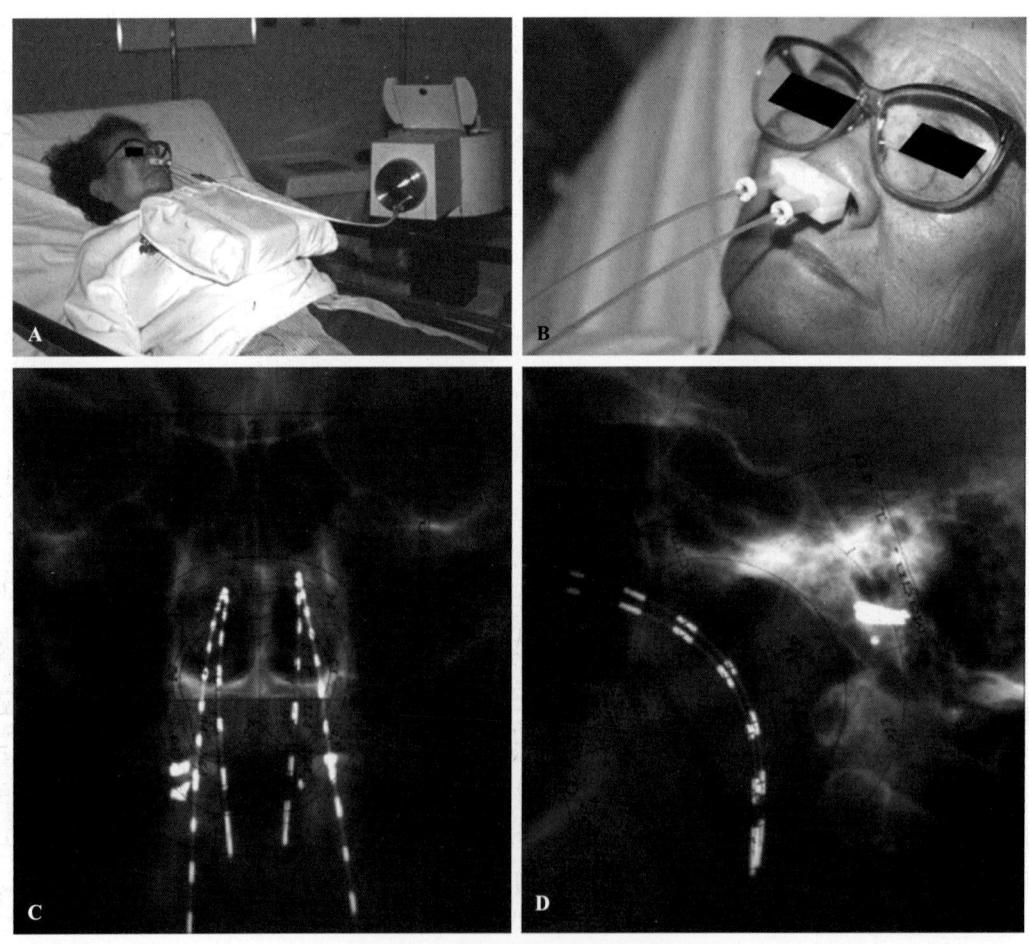

▲ 图 40-4　使用近距离放疗治疗鼻咽部
A 和 B. 使用 Rotterdam 鼻咽敷贴器（RNA）的患者。A. 后装导管与遥控高剂量率后装装置（microSelectronics HDR, Nucletron-Oldeft Nucletron）相连；B. 近距离观察 RNA，用一个塑料夹子固定在涂药器的外部，正好在鼻子的外面。C 和 D. 侧位（C）和前后位（D）插入虚拟信号源的定位射线照片（引自 Lee N, Fu KK. Cancer of the nasopharynx. In: Leibel SA, Phillips TL, eds. *Leibel and Phillips Textbook of Radiation Oncology*. 2nd ed. Philadelphia: Elsevier, 2004.）

说，可以基于最小化并发症和最大化肿瘤控制概率来执行优化以优化生物或物理目标函数[189]。利用反向计划优化射束传输的技术已为人所知。

靶区运动对调强放疗的适用性有潜在的限制。射束输送过程中的移动可能导致射束的无意重叠，或者可能导致目标体积的未处理部分。出于这个原因，调强放射治疗目前用于运动最小或可以用门控技术控制的情况。头部和颈部是一个可以通过固定装置很好地控制目标运动的区域。由于这个原因，早期关于调强放射治疗的大部分工作都集中在头颈部癌症上。调强放疗特别适用于鼻咽部，因为几个关键结构离靶点很近，而传统放疗技术的发病率很高。螺旋断层放射治疗是一种图像引导的调强放射治疗系统，它源于 CT 发明家 Andrew Cormack 的想法，在鼻咽癌方面表现出了特别的前景[190]。在未来，由于带电粒子的几何优势，IMPT 很可能会超过基于 X 线的技术[191]。

几个机构已经证明调强放疗在鼻咽癌环境中比传统技术和三维适形技术有潜在的剂量学改进[172, 192-195]。如前所述，几个单一机构系列和 RTOG Ⅱ 期试验已经显示调强放疗在鼻咽癌治疗中的有效性。

IMPT 是另一种强大的递送技术，已显示出可达到与 IMRT 相当的目标剂量。IMPT 能够从多个角度和强度程度增强质子"铅笔束"向肿瘤的递送，可以调整这些角度和强度以精确地匹配每个特定的肿瘤。尽管 IMPT 可能具有剂量学优势，但 IMPT 在鼻咽癌中的毒性和临床应用仍然是研究的活跃领域。

1. 模拟定位和治疗计划　CT 模拟对于 IMRT 治疗计划是必要的。患者的头部、颈部和肩部用带标准头枕的热塑面罩固定。头部应该过度伸展，以最大限度地分离鼻咽原发肿瘤和淋巴[130]。目前，MSKCC 正在探索使用开放式面罩来提高患者的治疗耐受性。获得有限的 CT 扫描或正交 X 线片以允许等中心定位，之后获得计划 CT 图像，在肿瘤区域具有 3mm 或更小的连续切片，在其他地方具有 5mm 的连续切片。一些治疗计划系统要求在整个扫描过程中切片间距相等。或者，可以首先获得 CT 图像，然后将治疗等中心放置在治疗体积内。

调强放射治疗计划需要关于肉眼疾病全面范围的精确空间信息，以及对肿瘤扩散淋巴路线上潜在的微观疾病避难所的透彻了解，因为治疗剂量将只提供给指定的区域。因此，MRI、CT 和（或）PET 成像在勾画肿瘤体积时有助于补充来自临床检查的信息。建议将诊断性 MRI 和（或）PET 扫描与计划 CT 进行融合，以准确确定大体肿瘤体积和周围关键结构。几种临床靶区被划分为临床靶区肉眼疾病和临床靶区亚临床疾病，它们将接

受不同的单位剂量和总剂量（表 40-6）。这种做法被称为同步集成助推或剂量涂抹。此外，在没有下颈部淋巴结病变的情况下，可以对下颈部实施第三次剂量计划，其前后野分别与调强放疗计划相匹配（分割野技术）或延长调强放疗计划（扩展全野技术）。如果使用扩展的全视野技术，那么第三种临床靶区低风险亚临床疾病可能被勾勒出来。然而，在存在任何病理性下颈淋巴结的情况下，未受累的下颈淋巴结被合到临床靶区亚临床疾病中。

鼻咽部原发肿瘤和任何大于 1cm 的颈部或咽后淋巴结，或影像学上有坏死的证据，均被认为是肿瘤总体积肉眼疾病。临床靶区肉眼疾病由肿瘤总体积边缘外扩为 5～10mm 从而包括的镜下病变（表 40-6）。一个值得注意的例外是在脑干或脊髓附近，在那里正常的组织耐受性需要减少外扩边缘，有时甚至只有 1mm。临床靶区亚临床疾病包括所有有显微扩散危险的区域，包括整个鼻咽、斜坡、颅底、翼状窝、咽旁间隙、蝶窦、鼻腔后 1/3～1/2、后筛窦、上颌窦后 1/3，以及以下淋巴结区域：双侧上颈深静脉（交界处、咽旁）、1b、2、3、5a。对于没有临床或放射学可检测到的颈淋巴结侵犯的患者，不需要覆盖下颌下区域（1b 节段）。计划 CT 扫描上颈部淋巴结站的勾画是基于已发表的基于图像的共识指南[196-199]。计划靶区通常是所有临床靶区的 3～5mm 的扩展，以考虑潜在的设置错误和患者的运动。同样，临

表 40-6　鼻咽癌调强放疗靶区的勾画 [a]

	原发性肿瘤与上颈部
• CTV$_{70}$ 或肉眼疾病 • 剂量：每次 2.12Gy 至 69.96Gy	GTV • 原发肿瘤 • 所有 (+) 淋巴结 +5～10mm 边缘（1mm 靠近脑干或脊髓、视神经和交叉是可以接受的）
• CTV$_{59.4}$ 或亚临床疾病 • 剂量：每次 1.8Gy，至总量 59.4Gy • N$_0$ 疾病可以考虑接受 54Gy 的治疗	• GTV 和整个鼻咽 • 斜坡 • 颅底 • 翼状窝 • 咽旁间隙 • 蝶窦 • 鼻腔后 1/3～1/2 • 上颌窦后 1/3 • 后筛窦 • 双侧颈淋巴结：N+ 疾病 1b-4 区 • 对于 N$_0$ 疾病，省略 1b 区 • 咽后淋巴结

a. 根据纪念斯隆·凯特琳癌症中心指南，计划靶区外扩范围为 3～5mm，但在脑干或脊髓附近，1mm 是可以接受的
CTV. 临床靶区；GTV. 大体肿瘤体积

床靶区的边缘限制在 1mm 以内，允许靠近脑干和脊髓。

当使用分野技术覆盖低颈部淋巴结区域（4 级和 5b 级）时，匹配通常放置在枕状骨上方，这样前野的锥形中线阻滞可以用来保护喉部。

计划 CT 上应勾勒出的剂量限制的关键正常结构包括脑干、脊髓、视神经和交叉、腮腺、垂体、中耳和内耳、口腔、颌下腺、甲状腺、臂丛、视网膜、晶状体、耳蜗和喉部。

2. 治疗计划和实施 有几种商业治疗计划系统可用 [200-203]。逆向计划通常用于生成治疗计划 [204]。在 MSKCC，调强放疗采用滑动窗口的动态多叶准直器系统，使用 6MV 或更大的 X 线。颈部淋巴结放疗不宜使用能量大于 6MV 的超高能量束。

图 40-5B 至 D 提供了在 RTOG 0225 试验中治疗的

鼻咽癌患者的调强放疗计划的示例。用 0.5cm 多叶准直器使用 7 个共面的非对偶场，采用滑动窗口技术，并用梯度逆计划引擎进行优化。为了进行比较，图 40-5A 至 C 还说明了针对同一患者的常规方案。用于比较的常规端口如图 40-6 所示。调强放射治疗相当大程度上保留了正常组织，尤其是腮腺，而且对颅底的覆盖程度比侧野更好。图 40-7 显示了此病例的剂量 – 体积直方图，再次将常规技术与调强放疗进行了比较。

图 40-8 说明了在样本再照射病例中使用现代调强放射治疗技术可以获得的剂量范围。在这种情况下，保留正常结构的迫切需要使得调强放射治疗必不可少。基于容积弧形调强放疗（VMAT）技术可以进一步改善治疗的一致性，同时减少治疗时间，从而可能限制患者在治疗期间的活动。

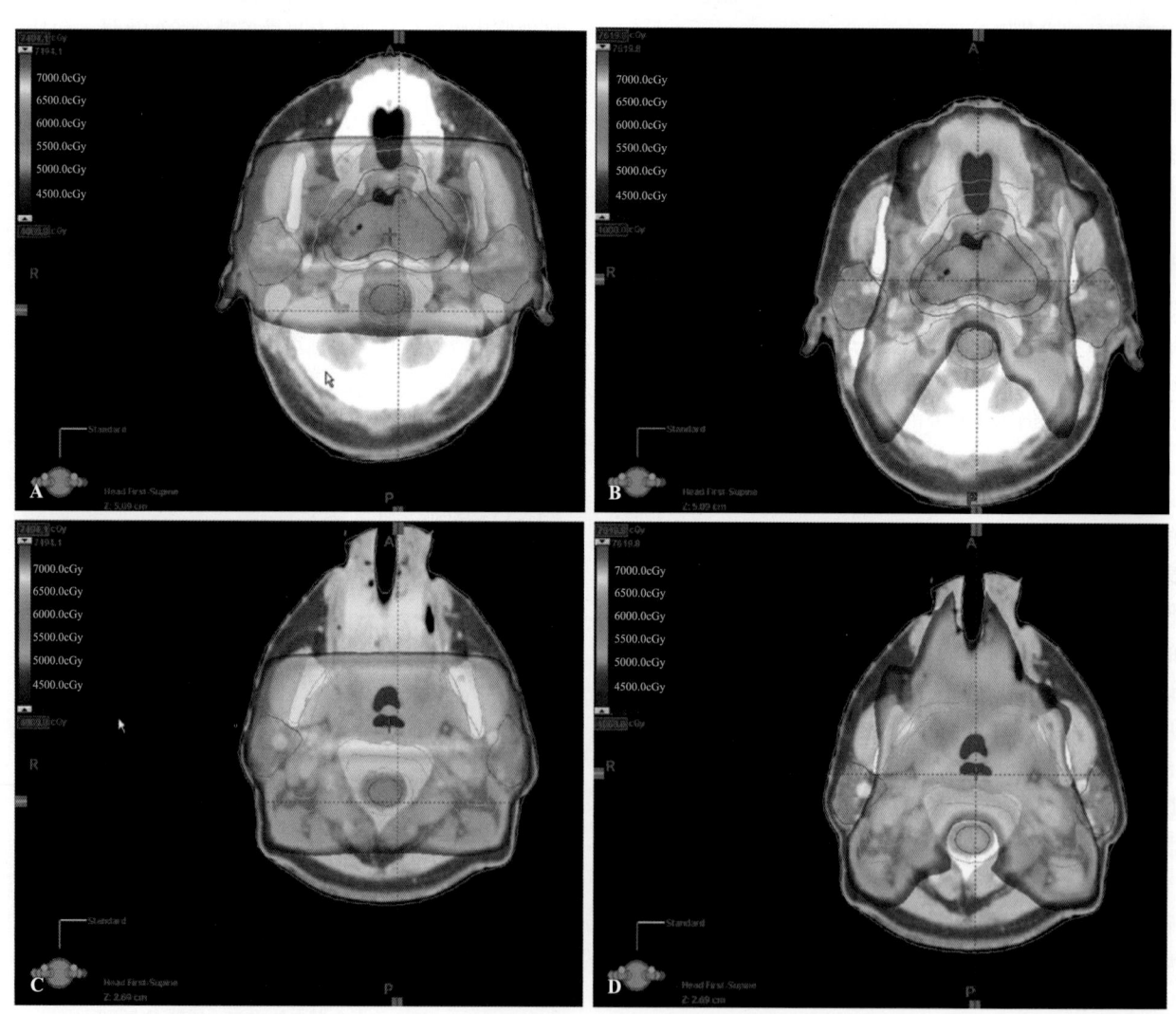

▲ 图 40-5 在 RTOG 0225 调强放疗（IMRT）试验中治疗的 T_{2b}N_0M_0 鼻咽癌代表性患者的剂量云图比较（为了进行比较，图 40-6 说明了所使用的常规侧向端口）（此图彩色版本见书末）

A 和 B. CT 扫描显示常规技术（A）和 IMRT（B）；C 和 D. 悬雍垂水平显示常规放疗（C）和 IMRT（D）。常规计划是综合头颈部区域并增强原发灶。在这种情况下，保留腮腺是 IMRT 的主要好处。对于 IMRT 计划，将 7 个共面非对置野与使用 0.5cm 多叶准直器的滑窗技术配合使用，并使用梯度逆向规划算法对其进行了优化

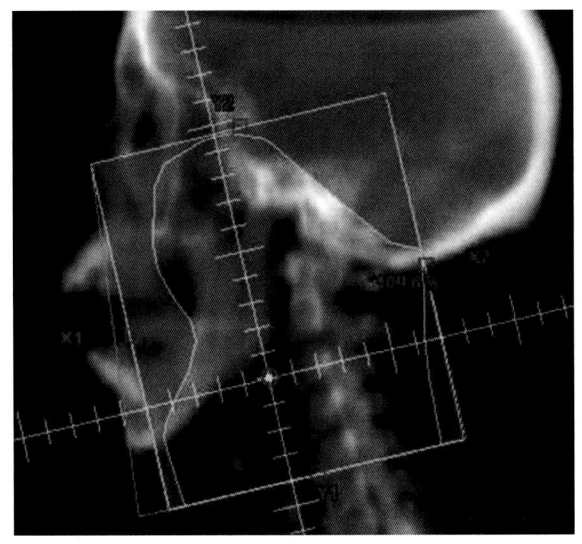

◀ 图 40-6　用于调强放疗（IMRT）与所示常规疗法的比较的常规端口的数字重建放射线照片（图 40-5 和图 40-7）（此图彩色版本见书末）

后颈部被阻塞并以 40Gy 电子进行治疗，强化治疗使用 15MV 光子对原发肿瘤和边缘进行治疗

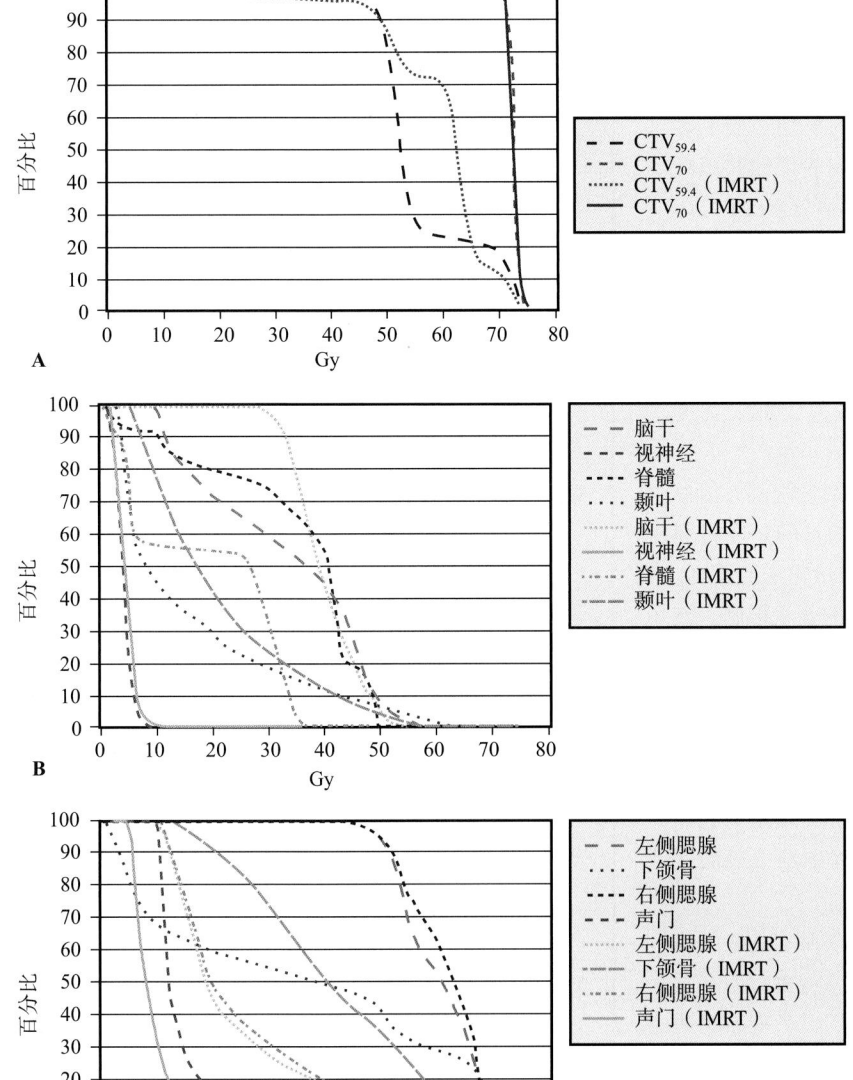

◀ 图 40-7　显示了图 40-5 和图 40-6 中患者的剂量 – 体积直方图（DVH），比较了调强放疗（IMRT）和常规技术

在靶区覆盖和正常组织保留方面，调强放疗可以获得实质性的收益。A. 靶区覆盖范围。CTV$_{59.4}$（临床靶区为 59.4Gy）靶区覆盖范围的差异反映了 RTOG 0225 中给予亚临床风险区域的剂量相对较高，其中大部分靶区在常规计划中被故意规定为 50.4Gy 的剂量。此外，在调强放疗计划中使用了常规的前低颈野，在该区域的脊髓和喉部设置了中线挡块，这阻断了 CTV$_{59.4}$ 的一部分，这一部分没有包括在优化方案中，但包括在 DVH 中。B 和 C. 还显示了中枢神经系统（CNS）结构（B）和其他正常结构（C）的 DVH。调强放疗对中枢神经系统结构的相对保护作用在分期较高的患者中更为明显

659

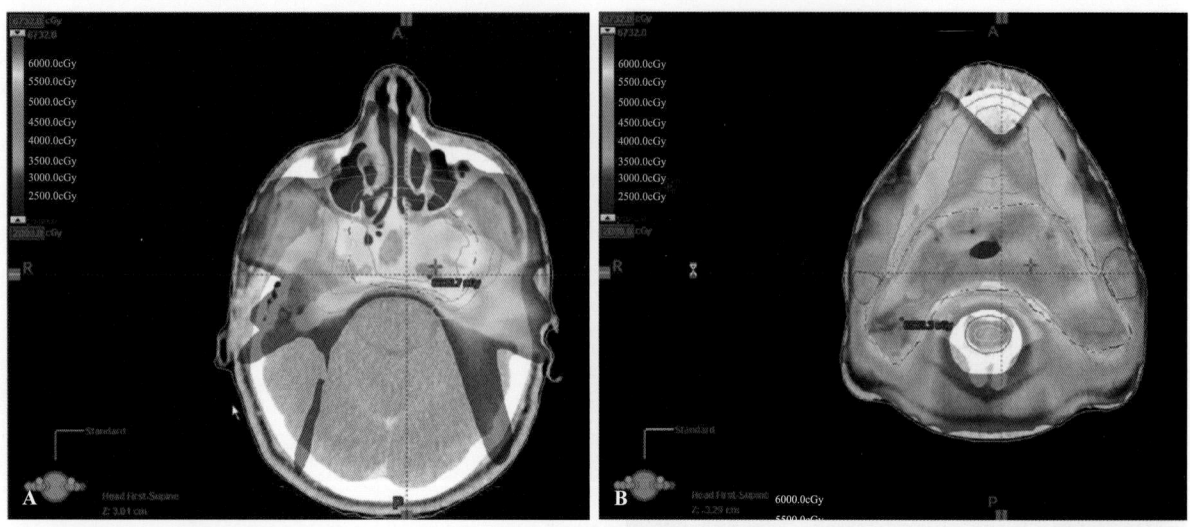

▲ 图 40-8　剂量云图显示复发性鼻咽癌患者颅底附近的放疗覆盖范围，其中采用调强放疗（IMRT）将正常结构的再照射风险降至最低（此图彩色版本见书末）

A. 云图范围在 20Gy 到最大剂量之间。脑干和颞叶的耐受性限制了颅底的剂量测定。B. 下颌和脊髓的耐受性限制了颈部覆盖。所使用的调强放疗技术类似另一种情况（参见图 40-5 和图 40-6），但具有 9 个共面的非对置野

3. 放疗剂量　根据调强放射治疗的早期经验（表 40-4）和 RTOG 0225 中使用并随后得到验证的共识意见，计划靶区的处方剂量为 69.96Gy，每分次 2.12Gy；计划靶区亚临床疾病的处方剂量为 59.4Gy，每分次 1.8Gy；计划靶区低风险亚临床疾病（如果使用扩展全野技术）的剂量为 54.12Gy，每分次 1.64Gy。如果使用分野技术，前后野的剂量为 50.4Gy，每分次 1.8Gy，在中等大小的患者中，剂量为 50Gy，剂量为 25 次，深度为 3cm。

有关 MSKCC 目前使用的正常组织剂量限制，请参见框 40-1。治疗方案设计和优化过程的目的是在将剂量限制在正常结构的同时，将规定的剂量输送到靶区。建议严格遵守脑干、视神经结构和脊髓的剂量限制。鼓励将剂量限制在前面列出的其他关键正常结构，但不应损害目标覆盖范围。在不能达到所有治疗计划目标的情况下，必须使用临床判断来确定最佳折中方案。除了列出的限制条件外，不超过 5% 的非靶组织可以接受超过 70Gy 的照射。前面列出的非临界正常结构的剂量限制只是建议，应该在治疗计划过程中给予最低优先级。

4. 正常组织耐受性和并发症　由于鼻咽癌的解剖位置和大治疗野、大剂量的要求，鼻咽癌常规治疗的并发症发生率为 31%～66% [42, 96, 205]（表 40-1）。严重的晚期并发症包括口干、颈部纤维化、三叉神经、甲状腺和下丘脑—垂体功能障碍、软组织和骨坏死、听力损失、脑神经功能障碍和横断性放射性脊髓炎。

1954—1992 年 MDACC 放射治疗鼻咽癌并发症的

框 40-1　MSKCC 正常器官 / 组织剂量限制	
关键器官 / 组织剂量限制	
脑干	D_{max}=54Gy 或 60Gy 至体积的 1%
视神经	D_{max}=54Gy 或 60Gy 至体积的 1%
视交叉	D_{max}=54Gy 或 60Gy 至体积的 1%
脊髓	D_{max}=45Gy 或 50Gy 至体积的 1%
颞叶	D_{max}=60Gy 或 65Gy 至体积的 1%
下颌和颞下颌关节	D_{max}=70Gy 或 75Gy 至体积的 1%
非关键器官 / 组织剂量限制	
腮腺	D_{mean}=26Gy（至少 1 个腺体）
下颌下腺	尽可能低一点
口腔	D_{mean}=40Gy
喉	D_{mean}=40～45Gy 或 D_{max}=70Gy 或 = 处方的 105%
耳蜗	D_{max}=50Gy
视网膜（整体）	D_{max}=45Gy
晶状体	D_{max}=5Gy
臂神经丛	D_{max}=65Gy，D05 D_{max}=70Gy

D_{max}. 最大剂量的深度；D_{mean}. 平均剂量；MSKCC. 斯隆·凯特琳癌症中心

发生率和类型列在表 40-7 中。3~5 级并发症的 5 年、10 年和 20 年精算频率分别为 16%、19% 和 29%[32]。然而，在研究的连续 3 个时间段中，10 年 3~5 级并发症的精算频率稳步下降：1954—1971 年为 14%；1972—1982 年为 10%；1983—1992 年为 5%。9 例严重脊髓损伤中，8 例发生在早期（1954—1971 年）。在单因素分析中，中到重度并发症的发生率取决于治疗技术。10 年后中到重度并发症的精算发生率在单一中央野为 58%，而斜野和对侧野分别为 12% 和 25%（P<0.001）。值得注意的是，使用斜野和对侧野治疗的患者最近接受的治疗较多，并发症发生率的降低也可能与定制封闭和 CT 治疗计划的使用有关。

表 40-7　378 例鼻咽癌单独放疗患者的严重并发症 [31, 32, 41, 42]

并发症	RTOG 等级			总　计
	3	4	5	
结缔组织				
皮肤 / 黏膜溃疡	—	3	1	4
纤维化	13	3	—	16
牙关紧闭症	11			11
骨	3	7		10
喉	1	1	—	2
内分泌腺				
脑垂体	9	13		22
甲状腺	3	7		10
神经系统				
脑	2	2	—	4
脑神经	3	8	6	17
脊髓	2	2	5	9
听力损失	10			10
总计	57	46	12	115

RTOG. 放射治疗肿瘤协作组

适形技术用于放射治疗的最后加量部分可能会潜在地降低并发症的风险，但事实并非如此。适形技术与 25% 的 3~4 级发病率有关，包括听力损失、痉挛、吞咽困难、慢性鼻窦炎和脑神经疾病[171]。这一结果引起了人们对提供 IMRT 全程治疗的兴趣 [130, 171, 172, 206]。

口干症是与常规疗法相关的最常见的毒性，可能导致龋齿。应采取严格的牙齿卫生措施和氟化物预防措施，以防止蛀牙。IMRT 的使用可改善腮腺功能的保存和更快恢复 [130, 133, 136, 137]。

据报道，使用传统技术治疗的患者中最多有 8% 出现功能性听力损失；至少有 30% 的听力图评估者显示出高频感觉神经性听力损失 [205, 207, 208]。这种耳后遗症也可能因耳毒性化学疗法的同时治疗而受到负面影响。剂量依赖性的耳蜗损伤是辐射诱发的耳毒性的可能机制，可以通过将耳蜗的平均剂量保持在 48~50Gy 以下来最小化 [207, 208]。降低外耳道的剂量还可以降低急性外耳道疾病的发生率和严重程度耳炎。排除乳突状空气细胞可降低慢性浆液性中耳炎的发生率和严重程度。不幸的是，考虑到原发肿瘤在鼻咽中的位置，慢性咽鼓管功能障碍是不可避免的。

在治疗累及颅底的病变时，重要的是要考虑视神经病变的可能性。佛罗里达大学对 106 名接受视神经治疗的患者的回顾报道称，接受超过 60Gy 和每日剂量超过 1.9Gy 的治疗的患者视神经损伤的发生率为 47%，而每天接受低于 1.9Gy 的治疗的患者的视神经损伤发生率为 11%[209]。

临床上有 5%~10% 的患者出现明显的内分泌功能障碍 [42, 205]。考虑到药物治疗的可用性，对于评估长期幸存者是否存在下丘脑—垂体或甲状腺内分泌疾病，应该有一个较低的门槛。可以考虑对存活者进行血清钠、皮质醇、促甲状腺激素、卵泡刺激素、黄体生成素和睾酮水平的常规评估。

十、治疗法则、结论和未来的可能性

鼻咽癌患者的首选治疗算法如图 40-9 所示。对于早期疾病，单纯照射加每日 1 次分次通常能产生极好的局部控制效果。对于局部晚期疾病（目前 AJCC 分期系统中的非转移期 ≥T_2 或 ≥N_1），伴随的化疗和放射治疗结果令人鼓舞，表明患者将进入进一步的试验，测试联合疗法。放射治疗优化的进展和功能成像与放射治疗计划的整合都显示出改善肿瘤控制和降低治疗发病率的希望。

由于鼻咽癌的远处转移率仍然很高，我们继续推荐大多数患者进行辅助化疗。利用治疗后循环 EB 病毒 DNA 确定哪些患者可以从辅助化疗中获益仍然是一个积极的研究领域。血浆 EB 病毒 DNA 水平分析已经显示出作为鼻咽癌患者有价值的预后工具的前景；正在进行的研究正在调查 EB 病毒 DNA 水平在个性化治疗方案中的作用。在未来，这可能会更好地选择需要辅助化疗的患者，并确定哪些患者可以免于额外的治疗。化疗药物作为辅助治疗的最佳组合也有待确定。

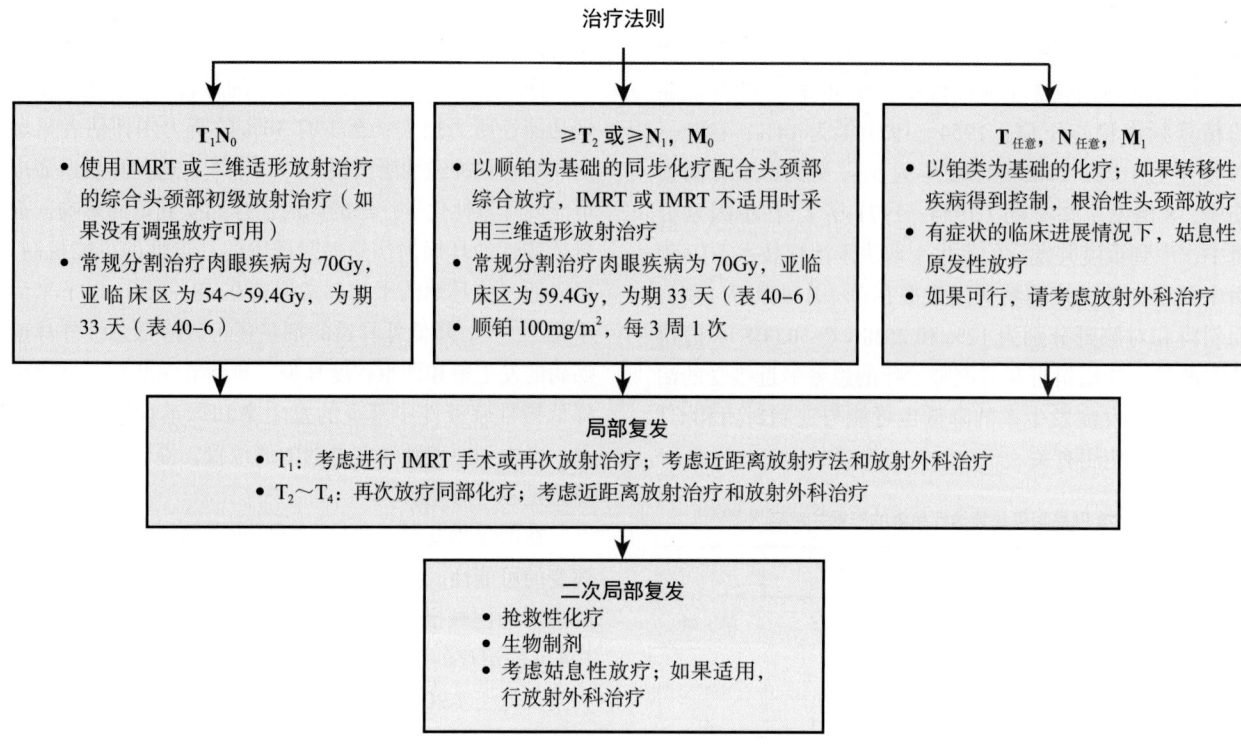

治疗法则

T_1N_0
• 使用 IMRT 或三维适形放射治疗的综合头颈部初级放射治疗（如果没有调强放疗可用） • 常规分割治疗肉眼疾病为 70Gy，亚临床区为 54~59.4Gy，为期 33 天（表 40-6）

$≥T_2$ 或 $≥N_1$，M_0
• 以顺铂为基础的同步化疗配合头颈部综合放疗，IMRT 或 IMRT 不适用时采用三维适形放射治疗 • 常规分割治疗肉眼疾病为 70Gy，亚临床区为 59.4Gy，为期 33 天（表 40-6） • 顺铂 100mg/m²，每 3 周 1 次

$T_{任意}$，$N_{任意}$，M_1
• 以铂类为基础的化疗；如果转移性疾病得到控制，根治性头颈部放疗 • 有症状的临床进展情况下，姑息性原发性放疗 • 如果可行，请考虑放射外科治疗

局部复发
• T_1：考虑进行 IMRT 手术或再次放射治疗；考虑近距离放疗法和放射外科治疗
• T_2~T_4：再次放疗同部化疗；考虑近距离放射治疗和放射外科治疗

二次局部复发
• 抢救性化疗
• 生物制剂
• 考虑姑息性放疗；如果适用，行放射外科治疗

▲ 图 40-9 基于 AJCC 第 7 版分期系统的鼻咽癌治疗法则

一些疾病被归类为 Ⅱ 期的患者在进行许多放化疗试验时可能已经患有 Ⅲ 期或 Ⅳ 期疾病，因此被列为局部晚期疾病。如果可行，一般推荐调强放疗（IMRT）。在局部失败的情况下，如果复发时间超过 6 个月，则考虑重新照射。对于老年患者或有多种医疗问题或表现不佳的患者，应谨慎使用同步化疗。这样的患者在临床试验中没有很好的代表性，对放化疗试验的 Meta 分析表明，化疗的临床益处较少

第 41 章　喉癌和下咽癌
Larynx and Hypopharynx Cancer

Adam S. Garden　William H. Morrison　著

童 欣 译

要 点

1.**发病率**　喉癌和下咽癌约占所有头颈部肿瘤的 1/3，每年约 13 000 名美国人受其影响。

2.**生物学特征**　尽管所有肿瘤的预后受解剖起源部位的影响，但其主要取决于疾病的严重程度。相比声门上型喉癌和下咽癌，声门型喉癌的转移发生率最低，因为它们更常见于早期病变，并且真声带没有丰富的淋巴供应。下咽癌在头颈肿瘤中转移率相对较高。

3.**分期评价**　分期包括病史；完整的头颈部检查，包括间接和直接喉镜检查、对比增强 CT 或头颈部 MRI；血生化和胸片。

4.**初步治疗**　早期疾病可以采用单一方式治疗，手术或放疗。报告的治愈率范围为 65%～95%，主要取决于大部分疾病。

5.**辅助治疗**　高治愈率并不能证明早期疾病的辅助治疗是合理的。

6.**局部晚期疾病**　保留喉部的概念已被证实是 T_3 期患者的一种选择。与单纯照射或新辅助化疗治疗相比，同步放化疗已被证实可提高保喉率，后者的生存率与喉切除术相当。这些患者的 5 年生存率为 50%～55%。对于化疗毒性值得关注的老年患者，单纯照射是希望保留喉部患者的有效替代方案。在这种情况下，可通过非常规分割以提高局部区域控制。手术仍然是晚期、可切除疾病（T_{4a}）的主要治疗手段，术后辅助放疗用于局部区域失败的高风险患者。对于切缘不足、淋巴结外或软组织受累的患者提倡同步放化疗。该组患者的局部控制率为 60%～90%，但 5 年生存率为 20%～40%。

7.**姑息治疗**　姑息治疗取决于既往接受的治疗、疾病的部位和严重程度。放疗、化疗和手术均可使用，但应强调个体化。

喉癌的治疗对于头颈部肿瘤医生是一个特殊的挑战。如果处理得当，即使是局部晚期的喉癌，其治愈率也相对较高。由于这一因素，它已成为肿瘤患者管理中器官保存概念的范例。+ 治愈患者并不是治疗该疾病的唯一考虑因素。保存声音和避免气管造口是重要的优先事项。

在过去的几十年中，通过手术、放疗或两种方式的联合治疗，并进行了个体化调整，以达到最好的治疗效果。多年来，这两种治疗方式在根除疾病和保留功能方面均有所改善。已经开发出更复杂的可保留声音的新型外科技术。数十年的临床试验加深了我们对放射剂量、治疗持续时间和治疗体积影响的理解。基于这一认识，结合放射传输和计划的重大改进，使这些疾病患者获得

了更好的结局。通过纤维喉镜检查和 CT、MRI 获得的影像学图像，使疾病定义范围方面得到改善，有助于为每位患者选择更适合的治疗方式。系统化治疗已被纳入这些疾病的管理中，从而为拥有治愈意图且保留功能的部分患者提供了更多选择。

下咽癌通常被认为与喉癌同时发生，因为下咽的解剖结构本质上是由咽喉中"喉头"的位置产生的。下咽肿瘤经常累及喉部，反之亦然。在这种情况下，医生能更好地确定肿瘤中心是位于喉部还是下咽。因此，保留声音的概念同样适用于下咽癌。咽也参与吞咽；吞咽功能的保留在肿瘤的治疗中也很重要。

虽然影响紧邻喉部的区域，因此与喉癌有相似的治疗问题，但是下咽癌的自然病史不同于喉癌。在诊断

时，下咽肿瘤的扩散率远高于原发肿瘤；因此，即使局部治疗成功，生存率也低于其他头颈部肿瘤。

下咽原发性肿瘤也通常表现为局部晚期。然而，近年来局部治疗已经有所改善。外科移植技术也已经得到发展，以替代切除的咽组织，从而使患者保留更好的吞咽功能。如果没有这些技术，较大的下咽病灶将无法切除。通过改变放疗计划改善控制可允许在疾病的中期阶段保留喉和咽。添加全身性药物也可能有助于器官的保存，并有助于解决该部位癌症中普遍存在的远处转移问题。

一、流行病学和病因

每年大约有 13 000 名美国人发生喉癌，占所有头颈癌病例的 1/4～1/3，在美国所有新发癌症病例中所占比例不足 1%。喉癌导致的死亡率相对较低，在美国每年约有 3700 例患者死亡[1]。

根据 SEER 项目（1975—2015）[1] 的最新数据显示，2015 年总发病率为 2.5/10 万，几乎是 1975 年发病率的一半。比较结果显示，男性和女性的发生率分别为 5.2/10 万和 1.1/10 万。男性和女性中黑人的发生率均高于白人。

喉癌患者的中位年龄为 65 岁。不到 4% 的患者年龄小于 45 岁。

吸烟与喉癌的发生相关密切，活跃的重度吸烟人群患病风险最高，既往吸烟者患病风险中等[2, 3]。95% 以上的喉癌患者有吸烟史[4]。雪茄和烟斗也与喉癌有关，但关于这一问题的研究更具争议性[2, 5, 6]。1965—2004 年，美国成人的吸烟率降低了一半（由 42% 降至 21%）；2005—2010 年，吸烟率降幅不大（由 20.9% 降至 19.3%）[7]。鉴于吸烟与喉癌之间的相关性，吸烟率的下降可能导致喉癌的发病率降低。事实上，据 1973—2008 年的统计结果，声门型和声门上型喉癌的发病率，经年龄校正后，在统计学上显著降低[8]。

饮酒也与喉癌有关，但认为其与吸烟具有协同作用而非独立作用。有酗酒史的非吸烟患者发生喉癌是罕见的[7]。重度饮酒史与声门上型喉癌和下咽癌的相关性更强[3, 9]。另外，喉癌的发生也与职业性接触有毒化学物质如石棉[3, 10, 11]、芥子气、镍、烟尘和焦油有关，但通常情况下，也存在吸烟史[12]。一些研究人员评估了饮食习惯与喉癌的关系，发现在控制烟酒摄入的同时，维生素和营养缺乏的患者发病率更高[5, 13, 14]。

胃 - 食管反流病（gastroesophageal reflux disease, GERD）对喉部疾病（包括癌症）的影响一直引发人们的关注。三项独立研究[15-17] 分析了胃 - 食管反流病和喉癌的不吸烟患者队列。Bacciu 等[18] 通过对 36 名无烟酒史的喉癌患者和 125 名终身无吸烟史的非癌症患者进行比较，他们发现在喉癌患者中胃 - 食管反流病的患病率更高。通常认为，酸对喉部的慢性刺激可能使这些患者更易罹患癌症。如果这种癌症见于非吸烟者，那么胃 - 食管反流病对吸烟者和饮酒者（胃 - 食管反流病风险较高）发生喉癌的影响可能更为显著。

HPV 与多种癌症存在因果关系，包括头颈部癌症[19, 20]，特别是扁桃体癌症。HPV 也被证实与喉癌有关，尽管研究通常是回顾性的，报道的患病率差异很大[21-23]。HPV 对喉癌的影响并不如其他癌症那么明显，其与烟草等其他致癌物的相互作用尚不清楚。

下咽癌相比喉癌更为少见。据估计，美国每年发病率为 2500 例。病因危险因素与喉部肿瘤相似[13]，以男性和老年人为主。这类癌症与烟草和酒精的使用密切相关，与大量饮酒的相关性似乎比喉癌更为紧密。

二、预防和早期检测

（一）预防

人们认识到烟草和乙醇是这些癌症的主要致病因素，因此为了消除上消化道恶性肿瘤从而采取了一系列初级预防措施。国家公共卫生措施旨在降低吸烟和饮酒的流行率。随着这些政策的实施可能使喉癌和下咽癌的发病率有所下降。

尽管政府政策的目标是降低普通人群的致癌因素，但研究人员已经试图去确定高危人群，对他们采取更直接的措施。主要人群来自上呼吸消化道癌症患者[24-27]，特别是有吸烟或饮酒史的患者[28]。上呼吸消化道第二原发癌的发病率为 10%～30%。第二种癌症的位置平均分布在肺、食管和头颈部黏膜部位（包括喉和下咽）[28]。

该患者群体新发癌症的发病率较高，促使研究人员致力于开发旨在减少第二原发肿瘤发生的项目。20 世纪 90 年代，对化学预防作用的研究非常流行。然而，在 2002 年，RTOG 完成了一项关于 13- 顺维 A 酸化学预防作用的多中心临床试验[29]。累计招募了近 1400 例 I 期或 II 期癌症患者。不幸的是，RTOG 试验结果为阴性，低剂量异维 A 酸在预防第二原发肿瘤方面没有显示出任何获益。RTOG 研究表明，继续吸烟会对结局产生不利影响，吸烟的人更可能发生继发性癌症。

虽然正在研究用于化学预防的新化合物，但是化学预防的热度已经减弱，特别是对于通过积极戒烟计划发病率得以降低的疾病。目前仍然值得关注的化合物包括绿茶提取物、姜黄素类似物、大豆、塞来昔布、厄洛替尼和西罗莫司。这些药物正在与鉴别分子预后的标志物协同配合进行检测。然而，类似前面提到的 RTOG 大型试验是不可能的。

（二）早期检测

与预防相关问题相似，喉癌和下咽癌的早期检测主要针对发生这些癌症的最高风险人群。每年大约有 13 000 名美国人罹患喉癌和下咽癌；因此，这组癌症并不是一个足够大的健康问题，不需要对一般人群进行筛查。一些研究人员关注了筛查重点高危人群的作用，例如高风险的吸烟者，对于筛查有限人群的意义提出了质疑[30]。然而，Prout 等[31]认为初级保健医生可以通过询问高危人群患者的声音嘶哑情况，作为综合评估的一部分。如果获得阳性反应，患者可转诊至耳鼻喉科进行适当的评估。这种情况下的喉癌检出率为 3%~4%[31, 32]。

三、病理学和扩散方式

（一）病理学

喉癌和下咽癌大多数为鳞状细胞癌。喉癌通常分化良好。由于喉癌患者常表现为早期疾病，可见喉内一系列病理组织改变，癌前异性增生或不典型增生到原位癌和表浅浸润癌。

原位癌是一种仅局限于上皮层而不侵犯固有层的癌性改变。原位癌的临床表现为黏膜白色或灰白色增厚。穿透固有层可以诊断为浸润癌。如果活检样本太小或太浅而无法进行正确的组织学评估，则可能会漏诊浸润癌。

极少情况下，喉和下咽可引起不同类型的鳞状细胞癌。其中最常见的是疣状癌，约占所有喉癌的 4%[33]。这种类型的肿瘤生长缓慢，大体外观呈疣状。具有梭形细胞特征的鳞状细胞癌是一类极为罕见、有多种命名的肿瘤。这些梭形细胞的意义饱受争议，对于其理论的认识差异较大，从没有临床意义的良性反应过程到具有不良结果的高度恶性成分[34]。分子证据表明，肉瘤样细胞是由传统的上皮型成分演变而来，并且肉瘤样成分具有恶性性质[35]。通常表现为较大的息肉样病变，有时在喉部可起球阀的作用。非鼻咽起源的基底样鳞状细胞癌和淋巴上皮瘤是罕见的肿瘤，多发于头颈部黏膜部位，包括喉和下咽。

其余 5% 喉癌由其他部位更常见的肿瘤组成。唾液腺癌、神经内分泌肿瘤[36]（包括小细胞癌）、肉瘤和淋巴瘤均有文献报道[37]。

（二）扩散方式

1. 原发部位和区域淋巴结　喉分为声门上、声门和声门下三个区域。声门上喉位于真声带上表面黏膜向上翻转形成室侧壁的水平之上。它由假声带、杓状软骨、杓会厌襞及舌骨下、舌骨上会厌组成。声门区在定义上包括真声带并向下延伸 0.5cm，声门下区从声门的下方延伸至气管的上方（图 41-1）。

原发性声门型喉癌的发病率约为声门上型喉癌的 3 倍，而声门下型喉癌则极为罕见（约占喉部癌的 2%）。在诊断时，近 2/3 的喉癌患者病变仅局限于喉部，不到 10% 的患者出现远处转移。这 3 个区域的癌症扩散、表现和治疗模式不同。

(1) 声门：大多数声门病变发生在真声带前 2/3 的游离缘和上表面。这些肿瘤往往生长缓慢，并局限于真声带黏膜内。最终，它们会向上或向下扩散到声门上或声门下结构的黏膜上。有些肿瘤可能外生性生长，导致声音改变，进而导致呼吸道阻塞。侵犯喉部固有肌肉组织和关节会降低声带活动度，最终引起声带固定。值得注意的是，肿瘤本身可导致运动障碍。少数情况下，喉返神经浸润也可能导致运动障碍。

浸润性肿瘤会侵入声门旁和会厌前间隙。这些间隙位于喉的外部框架（环甲软骨和舌骨）和内部组成部分（会厌、肌肉和韧带）之间，并充满脂肪；因此，它们对浸润几乎没有抵抗力。从这些间隙，浸润性肿瘤可突破甲状软骨以上或以下的韧带，进入颈部或可直接侵犯软骨。

真声带黏膜的淋巴供应稀少。因此，声门型喉癌的淋巴扩散倾向较低。淋巴结病的发病率在 T_1 和 T_2 病变中约为 5%，在 T_3 和 T_4 病变中约为 20%[38]。隐匿性淋巴结受累的频率也较低。Byers 等[39]发现在 57 例接受选择性淋巴结清扫术的 T_3 或 T_4 声带病变患者中，有 9 例患者淋巴结受累；最常受累的淋巴结是颈内静脉淋巴结上组（Ⅱ区）、颈内静脉淋巴结中组（Ⅲ区）和气管周围淋巴结（Ⅵ区）。

(2) 声门上：声门上喉各亚部位的生长模式存在差异。舌骨上会厌肿瘤有时在会厌顶端以外生性方式生长，直到它们变得相当大时才出现症状。其他时间向下

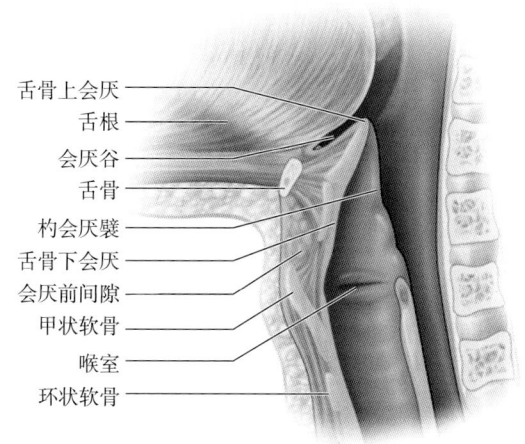

▲ 图 41-1　喉及其分支解剖结构

方扩散，浸润并侵蚀会厌。这些病变最终可使会厌尖端自动离断。经放射治疗后完全消退可能仅留下一个小的会厌残端。这种解剖结构的异常增加了误吸的风险。

舌骨下会厌病变倾向于向前或向周围扩散。它们可直接经会厌根部侵入会厌前间隙，扩散到舌会厌，随后侵入瓣裂、咽会厌襞和舌根。在其他时间，它们扩散到杓状会厌襞，通常从中线位置向两个方向扩散，累及两个皱襞，产生马蹄形外观。然后，它们向下扩散到假声带或越过杓状会厌襞进入梨状隐窝。

起源于杓状会厌襞的病变可向各个方向扩散，即前内侧达会厌，后至杓状软骨，下至假索或侧向梨状隐窝。与假声带病变相似，其生长方式多变，但通常为浸润性，易于进入声门旁间隙。它们经常累及环杓关节或喉的肌肉组织，影响活动能力。

声门上型喉癌和真正的声门型喉癌之间的主要区别是可能发生颈部淋巴结转移。在诊断时，55% 的声门上型喉癌患者有淋巴结受累。声门上喉的淋巴管聚集在穿过梨状隐窝的通道中，引流至颈静脉链淋巴结，特别是上组（Ⅱ区）和中组（Ⅲ区）淋巴结。Lee 等 [40] 报道了一组接受声门上喉切除术和颈部淋巴结清扫术的中期患者的临床数据。1/3 的患者就诊时可触及淋巴结；近 1/3 的患者有病理性淋巴结受累。

（3）声门下：声门下型肿瘤向下扩散至气管，通过环甲膜侵入颈部，或直接侵犯环状软骨。它们几乎总是累及真声门的下表面。从分期的角度来看，有时很难鉴别起源于声门下的肿瘤和声门下扩展至声门的肿瘤。

原发性声门下型肿瘤首先转移至气管旁淋巴结（Ⅵ区和Ⅷ区）。其次是颈静脉链淋巴结（Ⅱ～Ⅳ区），在无气管旁淋巴结转移的情况下其很少受累。由于声门下型肿瘤的罕见性，很难确定淋巴结受累的真实发生率，估计低于 5%～25% [41]。

（4）下咽：下咽是咽的 3 个部分的下部（图 41-2）。它从舌骨上方延伸至环状软骨下方。瓣叶、咽会厌襞和杓状会厌襞的外侧凸起被认为是下咽与口咽分离的上缘。下咽止于颈段食管入口处。下咽包括咽后壁、梨状隐窝及环后区。下咽后壁是口咽侧壁和后壁的延续。两侧的梨状隐窝是由喉内陷到下咽形成的。它们是圆锥形的（更确切地说是梨形，因此而得名）。每个窦（或隐窝）都是由 3 个壁组成。内壁本质上是喉的外侧，在上方成为杓状会厌襞。外侧壁是口咽侧壁的延续。在前方，内侧壁和外侧壁汇集形成狭窄的前壁。上部是由 3 个壁的边缘形成的基部或前庭。在下方，3 个壁合并形成顶点。

环后区起始于杓状软骨水平上方，止于食管下方，覆盖环状软骨的后面。喉后部形成其前缘；向后则又是咽后壁的延续。

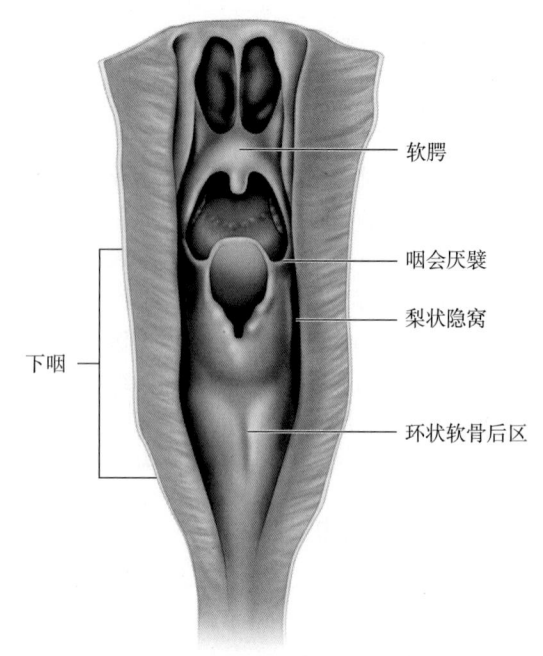

▲ 图 41-2 下咽与咽轴的解剖关系

软腭

咽会厌襞

梨状隐窝

下咽

环状软骨后区

下咽癌也常见淋巴结转移。Lindberg 报道 [42] 称在 MDACC 就诊的下咽肿瘤患者中，淋巴结转移的发生率为 75%。Ⅱ区和Ⅲ区淋巴结最常受累，15% 的患者可见双侧淋巴结肿大。这些肿瘤也可进入颈深淋巴结和咽后淋巴结。

① 梨状隐窝癌：梨状隐窝癌约占下咽癌的 70% 左右。起源于梨状隐窝内侧壁的肿瘤与起源于杓状会厌襞的声门上型肿瘤表现相似，通常难以确定其中部分病变的真实起源。在后方，肿瘤侵犯至环状软骨后间隙或从同侧杓状软骨跨越到对侧杓状软骨几乎没有任何阻碍。侧壁肿瘤也很少有生长障碍。它们可沿黏膜向内侧延伸，累及下咽后壁，也可向前内侧累及梨状隐窝的其他两壁。在下方，它们可迅速到达顶部，通常深入黏膜下窦，累及其他邻近结构，包括甲状腺和环状软骨，或直接进入甲状腺。从该位置观察到软组织直接侵犯至颈部的晚期肿瘤并不少见。这些肿瘤也可以通过黏膜下途径侵犯至颈段食管，使得很难准确定义疾病的范围。它们的表现也更类似于典型的食管肿瘤，沿淋巴间隙广泛扩散，并伴有跳跃病变。

② 下咽后壁癌：起源于下咽后壁的肿瘤较少见。由于早期表现罕见，故不常见局限于和明确来自下咽侧壁或后壁的病变。下咽壁肿瘤常沿管壁扩散，累及口咽后壁或侧壁，也可向下扩散，侵犯颈段食管。后壁肿瘤也可侵犯椎前组织或更深入颈椎骨质。

③ 环后区癌：环后区癌是最少见的下咽癌。几乎均为晚期。它们可侵犯至一侧或两侧梨状隐窝，直接侵犯喉部结构，也可向下方扩散并侵犯颈段食管。

2. 远处转移　头颈部癌症（特别是喉和下咽癌）的远处转移发生率较低，一般认为低于 10%。来自一项经典的临床研究，1960 年 Crile 等[43] 发现 4500 名头颈部表皮样癌患者中，远处转移的发生率为 1%。在头颈部鳞癌患者亚组中，声门型喉癌患者的远处转移率最低，下咽癌的远处转移率最高。

Merino 等[44] 分析了 1948—1968 年接受治疗的 5000 例头颈部鳞癌患者的远处转移发生率。在锁骨以上疾病得到控制的患者中，声带癌、声门上型喉癌和下咽癌患者的远处转移概率分别为 1%、13% 和 23%。相似的，Marks 等[45] 发现 23% 的梨状隐窝癌患者发生远处转移，其中接受全喉切除术作为治疗的患者发生远处转移的概率更高。转移发生率与疾病分期有关，因为在 IV 期患者中转移发生率约为 20%。

喉癌和下咽癌的远处转移部位相似[40]。肺是最常见的转移部位，也是近 60% 患者的首次转移部位。其次最常见的部位是骨，约 20% 的远处转移患者发生骨转移。肝转移在尸检中很常见，但是仅有 10% 的患者发生肝转移，且疾病从喉和下咽经血液播散至肝脏[46]。纵隔淋巴结、脑和其他器官的转移并不常见。

四、分子生物学

过去的几十年，对致癌机制和肿瘤进展的相关研究已经进入分子生物学水平。矛盾的是，随着我们对肿瘤分子生物学认识的增加，这一层面上肿瘤发生的复杂性似乎也随之增加。部分原因是认识到喉和下咽肿瘤虽然发生在"单一"部位，但代表一组异质性肿瘤。研究人员已经发现了基因标志物——染色体重排，致癌基因、抑癌基因的存在，或其他标志物，但仅在一些不同比例的喉和下咽肿瘤中发现了它们。

一般认为，头颈部恶性肿瘤的发生是多种因素综合作用的结果。致癌物暴露（主要是烟草）会导致基因损伤。然而，并非所有吸烟者都会患癌。个体的基因损伤取决于对致病因子的暴露程度和个体对基因损伤的固有敏感性。后者可在个体中使用定量测定博来霉素体外暴露诱导的染色体断裂的方法进行间接检测。将上呼吸消化道恶性肿瘤患者与健康对照组进行比较。敏感突变个体患癌的可能性更高，而敏感突变的吸烟者患癌风险最高[47]。

根据上述暴露和敏感性，黏膜区域存在发生癌症的风险。但它发展成癌症尚且需要一系列变化。Slaughter 等[48] 在 1953 年首次提出了"区域癌化"的概念。这些研究人员发现了上述暴露和敏感性中广泛的微观异常，但在已经切除肿瘤之外的浸润癌和原位癌区域发生明显癌变需要一系列变化。Califano 等[49] 提出了一种基因进展模型，其中区域化癌的局部临床现象涉及克隆相关癌前细胞的扩增和迁移。

导致癌症发生的分子事件被认为是一个多步骤过程，并且在其他癌症中也有描述[50]。该理论适用于头颈部肿瘤，并与"区域癌化"的病理学发现一致。浸润癌相邻组织的正常上皮的基因型发生改变。Voravud 等[51] 发现吸烟者浸润癌的正常黏膜中染色体多倍体增加，而健康不吸烟志愿者的黏膜中没有发现。癌前组织中最常见的发现是染色体 3p 和 9p21 两个等位基因中的一个基因缺失[52]。这些区域含有抑癌基因，因此可能与恶变有关。据观察头颈部鳞癌和不典型增生中端粒酶被激活，可能是肿瘤发生过程中的早期事件[52]。

3TP53 是一种抑癌基因。TP53 突变是人类癌症中最常见的基因突变[53]。正常 TP53 蛋白半衰期较短；因此，它的检测可代表 TP53 突变。许多研究人员在喉癌中发现了 TP53 蛋白的过表达，通常见于大约一半的肿瘤[54, 55]。Scheel 等[21] 强调了 TP53 突变发生率的较大差异。他们观察到所研究的 58 个喉癌样本中突变的发生率为 38%，并将其与 TCGA 头颈组研究中报告的近 92% 的发生率进行了对比。认为该差异的可能原因是这些相对较小的研究中患者选择和地理差异所致。有趣的是，TP53 的低表达率似乎与喉癌 HPV 阳性的高表达相关，后者 TP53 突变的发生率往往较低。在头颈的 TP53 预后意义的研究中，通过运用进化作用评分（EAp53）将这些突变分为高风险和低风险[56]，EAp53 在晚期喉癌中可能具有预测价值[21, 56]。

喉部癌变过程中的其他细胞变化包括 EGFR、CCND1（过去称为细胞周期蛋白 D1）和 CDKN2A。Weichselbaum 等[57] 报道了头颈部肿瘤细胞中 EGFR 表达升高。通过对头颈部癌前和恶性肿瘤标本分析发现，EGFR 水平与异型增生的严重程度相关[58]。此外，Shin 等[59] 发现癌前组织中 EGFR 水平升高，而在浸润性癌标本中显著升高。29% 下咽癌样本的 DNA 中显示 EGFR 扩增，并且至少 80% 的头颈癌中有 EGFR 过表达。这种过表达已经被证明是头颈癌的独立预后因子[58]。

五、临床表现、患者评估和分期

（一）临床表现

声门型喉癌患者的主要症状是声音嘶哑。晚期患者也可能出现气道阻塞、疼痛或吞咽困难。喉返神经受累可引起局部疼痛或牵涉痛。

声门上型喉癌患者的症状不同，取决于原发病变的部位。假声带病变患者可表现为声音嘶哑，而会厌肿瘤患者可有声音改变，通常称为声门上或"hot potato"声。

患者还可表现为咽喉疼痛、牵涉性耳痛，有时出现吞咽困难。在极少数情况下，患者可能出现无症状的颈部转移。与声门型喉癌相似，晚期肿瘤可引起气道阻塞，并直接侵犯至颈部。

下咽癌患者通常表现为咽喉疼痛，伴或不伴牵涉性耳痛。其他症状包括不同程度的吞咽困难，从感觉食物"悬挂"在喉咙到无法吞咽固体食物。这些患者经常出现体重减轻的情况，他们通常营养不良，体力状态较差。声音嘶哑发生在喉部受侵时，损害声带活动能力。由于淋巴结受累的发生率较高，下咽癌患者偶尔可表现为无症状的颈部肿块。

（二）患者评估

1. 喉癌 喉癌的临床评估包括间接喉镜检查，通常辅以纤维内镜检查（表 41-1）[60]。与头颈部其他肿瘤相似，检查者需评估肿瘤的大小、形态、邻近结构的浸润（缺损、扭曲）和声带活动度。重要的是触诊舌根，以确定声门上喉的直接侵犯，并寻找会厌前间隙侵犯的间接征象，如瓣充盈或舌骨下会厌溃疡。直接喉镜检查通常是评价的最后一步。需要进一步概述疾病程度，特别是获取活检标本进行组织诊断。

表 41-1 疑似喉癌或下咽癌患者的评估

- 病史
- 体格检查
- 口腔组织和颈部定向检查
- 纤维喉镜检查
- 胸部 X 线片
- 喉部薄层 CT 或 MRI
- 直接喉镜检查和原发肿瘤活检
- 可选检查 a
  - 胸部 CT
  - PET
  - 吞钡检查
- 食管 – 胃十二指肠镜检查

a. 在更晚期疾病患者中，这些评估可增加对转移性疾病的检查，PET 和吞钡检查可能有助于更好地确定晚期下咽癌的恶化程度

颈部检查对于发现淋巴结病变或肿瘤直接扩散（表现为甲状软骨压痛或存在皮下肿块）非常重要。甲状腺切迹上方饱满提示会厌前间隙受累。

影像学检查适用于有深层浸润的情况。CT（图 41-3）或 MRI 有助于评估会厌前间隙、舌根、声门旁区和声门下区（用镜子或纤维镜从上方难以评估）。特

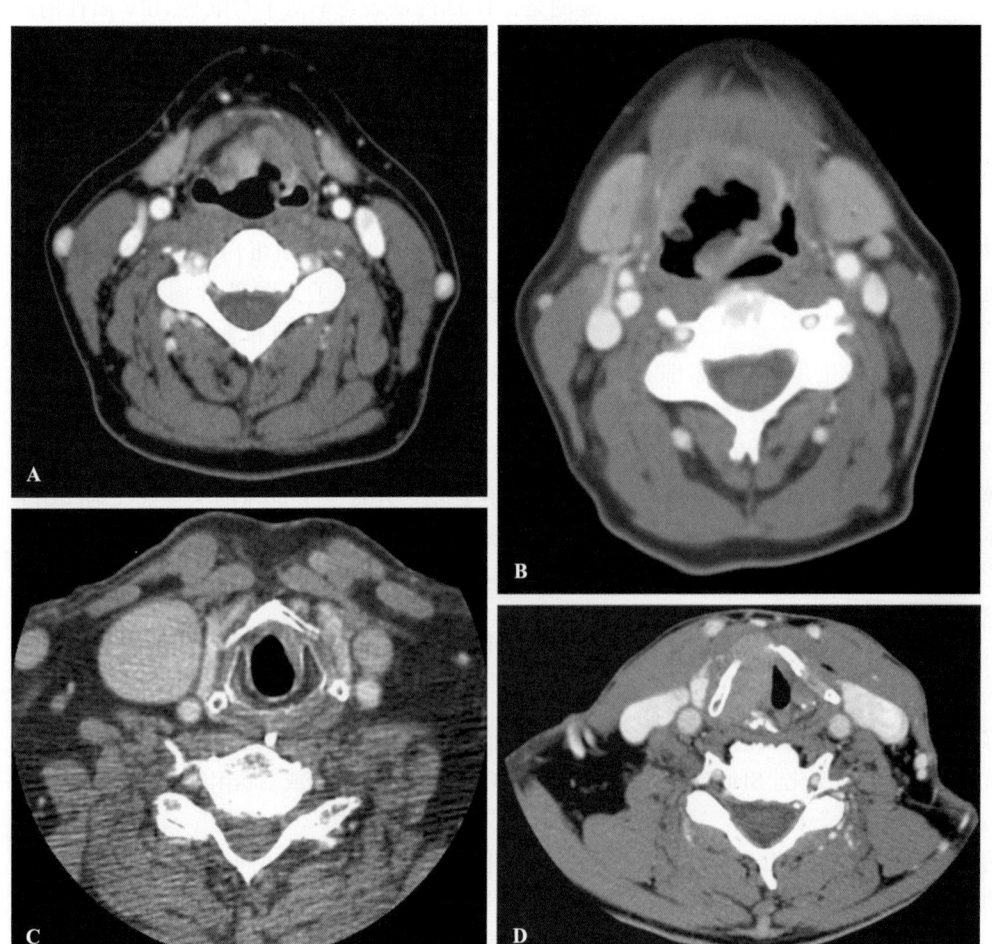

◀ 图 41-3 喉癌 CT 成像
A. 声门上型喉癌侵犯左侧会厌前间隙；B. 会厌癌直接侵犯舌根；C. 左侧真声带癌侵犯声门下；D. T4 期喉癌，软骨被破坏，侵犯前带状肌

别是，三维视图可以很好地揭示疾病的范围（图 41-4）前连合病变可能具有细微的甲状软骨侵入，仅可通过 CT 检测到。

2. **下咽癌**　下咽肿瘤的评估与喉癌相似。这些病变通常处于晚期，由于直接扩散，通过常规的颈部触诊可触及病变。甲状腺的咔嗒声可能由于后方的病变（特别是环状软骨后）使喉前移而消失。发声可以通过间接喉镜和纤维喉镜检查更好地观察梨状隐窝。如果不成功，Valsalva 动作可以打开窦。根尖部深层浸润性病变很难看到，但怀疑可能是分泌物汇集，或是杓状软骨水肿。评估喉的活动度在内壁病变中很重要，因为它们可以直接侵犯到喉部框架。除 CT 外（图 41-5），联合 FDG PET/CT 可能有助于定义肿瘤范围，特别是下咽部和上颈部食管的细微变化难以仅借助解剖图像识别的下缘（图 41-6）。确诊时常需喉镜检查和活检。此时，应谨慎使用食管镜检查，以便从下方评估病变的范围。

（三）分期

1. **喉**　分期采用 AJCC TNM 分期（肿瘤、淋巴结、转移）系统（表 41-2）[61]。该分期系统目前是第 8 版，最近一次修订是 2017 年。虽然新版标准在头颈部部分有重大变化，主要是基于认识到 HPV 相关癌症的预后不同，因此根据 HPV 肿瘤状态建立了新的分期，出于所有实际目的，喉部分期保持不变。喉癌的 T 分期以声门、声门上、声门下 3 个亚部位为基础进行细分。该分期系统根据喉癌原发肿瘤的部位和扩散转移的亚部位进行划分。

对于声门型肿瘤，T_1 期病变仅局限于声带。AJCC 分期系统将 T_1 声门型肿瘤进一步分为 T_{1a}（局限于一侧声带）和 T_{1b}（侵犯双侧声带）。一般而言，该细分对于沟通而言更有用，可能影响治疗决策（例如，有限手术与放疗），但对预后无明显影响。T_2 声门型肿瘤侵犯至声门上和（或）声门下区，和（或）声带运动障碍（但

不固定）。尽管 AJCC 没有定义，但 T_2 声门型病变可细分为 T_{2a}（运动正常）和 T_{2b}（运动障碍）。但是，由于不同亚组的治疗结果不同，并没有达成共识，因此这种划分方法尚未被统一使用。

T_3 声门型肿瘤的主要定义是有声带固定。此外，定义中还包括声门旁间隙受侵和（或）轻微甲状软骨受侵。这两项改变都是根据 15 年前 the seminal larynx preservation 试验得出的。声门旁受累及的真实预后意义尚不清楚，尽管其已导致分期上升。在 T_3 定义中只增加了对甲状软骨内皮层的侵犯是为了避免常见的误解，将任何甲状软骨受侵纳入 T_4 分类。这种区分的意义体现在保留喉部的时代（参见本章讨论）。许多人仍然认为，通过软骨侵犯喉外组织的表现可以排除非手术治疗，但是极轻微的内层皮质受侵患者可能更适合保留喉部。

声门上型喉癌的分期要求将声门上分为 5 个亚部位：舌骨上会厌、舌骨下会厌、杓状会厌襞、喉状软骨和室带（假索）。T_1 期病变局限于声门上的一个亚区（声带活动正常）。T_2 期病变侵犯声门上一个以上相邻亚区，侵犯声门区或声门上区以外（如舌根、会厌谷、梨状隐窝内侧壁的黏膜）。T_3 期病变与声门型喉癌相似，但也包括会厌前间隙或环状软骨后区受累。

根据疾病程度和声带活动度，罕见的声门下癌症与更常见的同类癌症分期相似。

T_4 期病变是指疾病侵及喉部以外的部位（上文描述的除外）。喉的 3 个亚部位均有相同的定义，可细分为 T_{4a}——中等晚期局部疾病，T_{4b}——非常晚期局部疾病。T_{4a} 肿瘤穿过甲状软骨外皮质和（或）侵犯气管，和（或）颈部软组织，包括深部舌外肌、带状肌、甲状腺或食管。T_{4b} 肿瘤侵犯椎前筋膜，包括颈动脉或侵犯纵隔结构。

下咽：下咽癌的 T 分期基于肿瘤的大小、受累部位和喉部活动（对病变累及范围的间接测量）。T_1～T_3 期肿瘤具备所有三个特征，受累部位仅限于下咽的亚部位。大小方面，与口腔癌（口腔和口咽）相似，T_1～T_3 分别以≤2cm、2～4cm 和>4cm 为标准。最大径≤2cm 的肿瘤局限在下咽的某一解剖亚区，才可归类为 T_1。半喉固定分期为 T_3。肿瘤累及范围超出下咽的所有部位分期为 T_4。例外的是侵犯食管。第 8 版手册规定侵犯食管黏膜的分期仍为 T_3，但如果侵及肌肉组织，则应归为 T_4。T_4 细分为中等晚期（T_{4a}——侵犯甲状/环状软骨、舌骨、甲状腺、食管肌肉或中央区软组织）和非常晚期（T_{4b}——肿瘤侵犯椎前筋膜、包绕颈动脉或侵犯纵隔结构）。

2. **区域分期和分期**　所有头颈癌的淋巴结（N）分

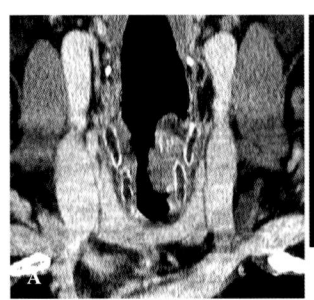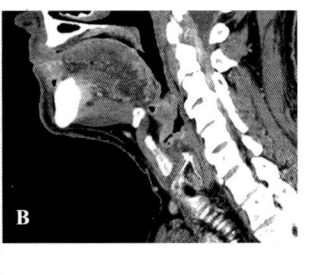

▲ 图 41-4　喉癌 CT 成像

A. 跨声门型喉癌（冠状位）显示颅-尾受侵；B. 声门上型喉癌（矢状位）显示真声带、会厌和会厌谷受累，会厌前间隙轻微受累

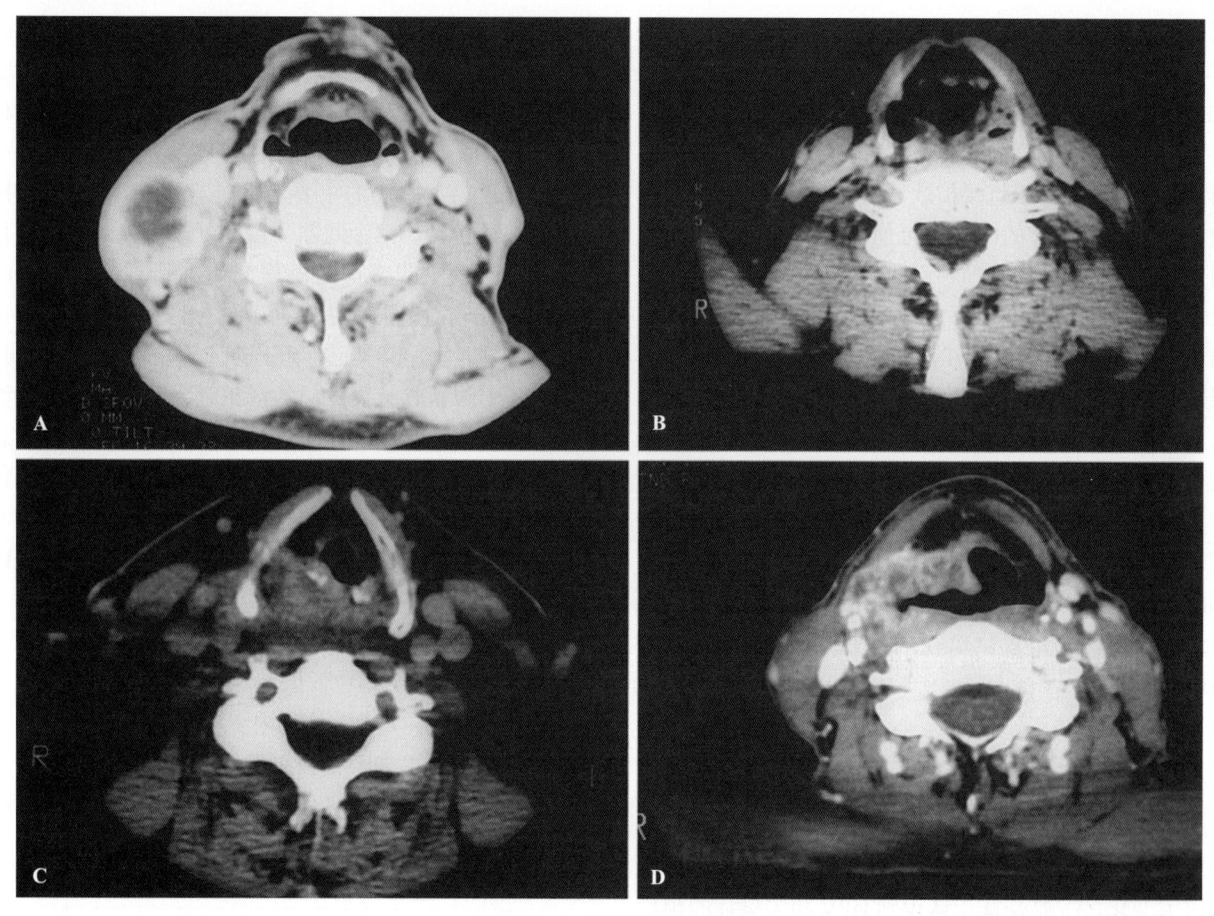

▲ 图 41-5　下咽癌 CT 成像

A. 起源于下咽后壁的小病灶（＜1cm），伴有颈部淋巴结转移（N_3）。原发肿瘤仅接受放疗，颈部病变采用放疗联合手术。B. 外生性病变局限于左侧梨状隐窝壁内（T_2），采用超分割放疗。C. 梨状隐窝内侧壁的浸润性病变侵犯半喉并固定（T_3）。该患者采用诱导化疗和放疗。D. 梨状隐窝的晚期病变，直接侵犯颈部软组织。该病变需切除并行游离空肠移植修复手术，随后行术后放疗

期一致，包括喉癌和下咽癌。第 8 版分期中有两个重要的变更。第一个变更是建立了单独的临床和病理分期。第二项变更是纳入了结外浸润。如果存在结外浸润，以前分期为 N_1 的淋巴结现在是 N_{2a}，较大的或具有多个结外浸润分期为 N_{3b}（一个新的子类）。基于 TNM 的总体 AJCC 分期保持不变，尽管 N 分期的变化使结外浸润患者分期升高。喉癌（声门和声门上）和下咽癌的 T 和 N 分期的详细信息见表 41-2。

六、基本治疗

（一）早期肿瘤

1. T_1 和 T_2 声门肿瘤　早期声门型喉癌的治疗存在争议，通常取决于主治医师的偏好和专业知识。肿瘤学家提倡照射治疗或保留声音的喉部分切除术。已发表的大型系列研究证实了手术（切除、声带切除或半喉切除）和放疗的疗效等同。尚未对这两种治疗模式进行真正的比较研究，开展前瞻性试验的可能性较小。因此，患者在做出治疗决策前必须咨询外科医师和放射肿瘤科医师，以便在治疗决策过程中考虑他们的偏好、愿望和目标。

不同治疗方案的结果比较存在一些困难。几乎所有的系列研究均为单中心回顾性研究。因此，难以确定各治疗方案的疗效是否存在微小差异。Mendenhall 等[62] 通过确定已行放射治疗患者的手术方式解决了该问题。他们发现在 10% 的 T_1 期和 55% 的 T_2 期患者中，手术治疗方式需行全喉切除术，而不是选择保留声音的部分切除。随后开发了环状软骨上喉切除术，该手术切除整个喉的环周部分，随后进行了喉重建[63]。1993 年 Mendenhall 等[62] 提到的许多仅适合全喉切除术的患者，现在可采用这种保留声音的手术治疗方式。对于没有固定的杓状软骨病变，Olsen[64] 认为接受全喉切除术是不常见的。虽然从技术的角度来看这可能是正确的，但许多喉癌患者年龄较大，有长期吸烟史，在医学上可能不适合喉部分切除术，除非切除中带上较小的 T_1 病变。

一般而言，T_1 期肿瘤可以通过经口激光切除术[65]、喉

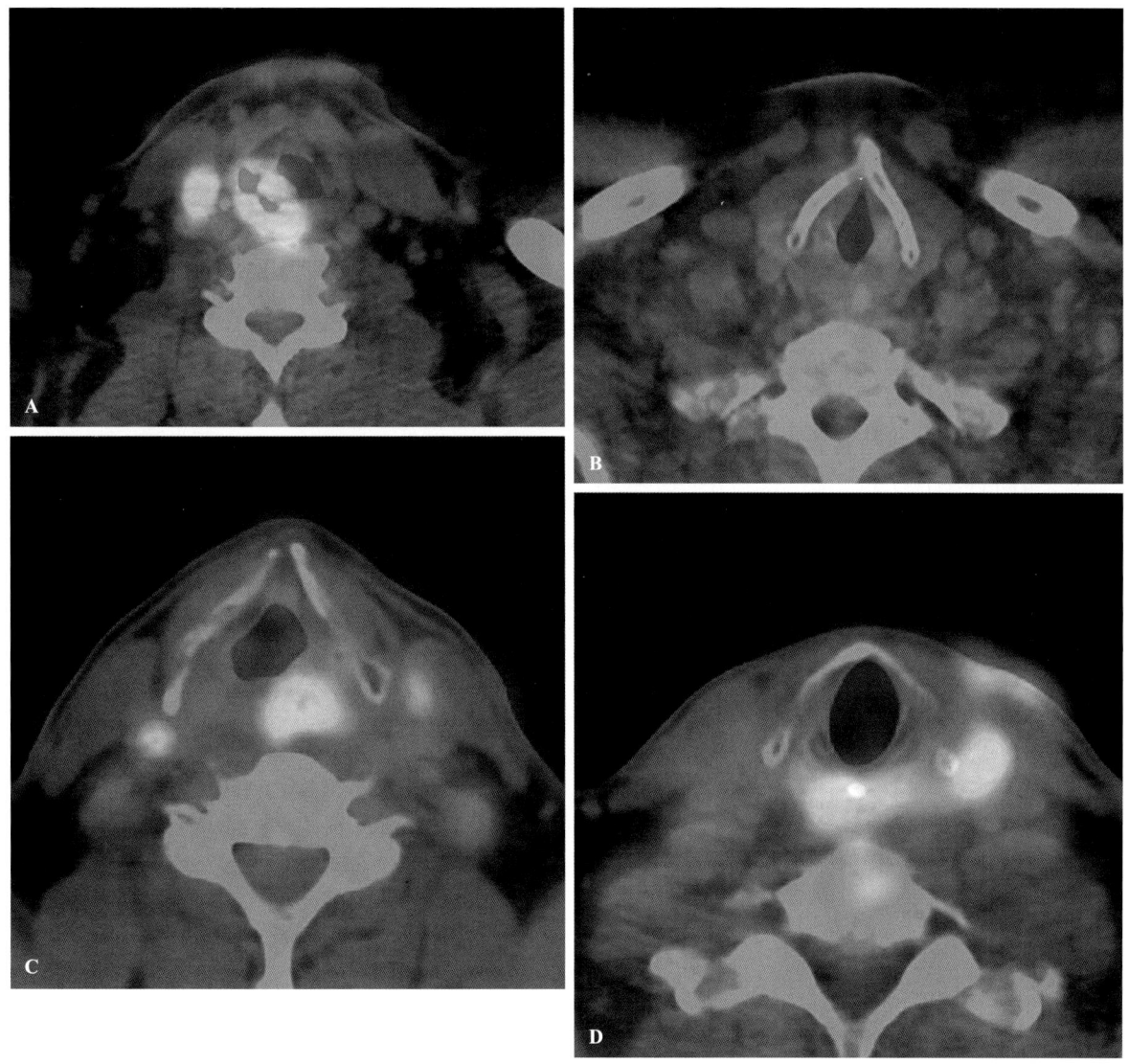

▲ 图 41-6　梨状隐窝癌的 PET/CT 图像（此图彩色版本见书末）

A. 右侧梨状隐窝（和淋巴结）亲肿瘤显像；B. 环咽区 / 颈段食管没有亲肿瘤显像；C. 左侧梨状隐窝（和淋巴结）亲肿瘤显像；D. 肿瘤扩散至环咽区 / 颈段食管

裂开术 [66]、喉部分切除术 [67, 68] 或照射进行有效治疗。表 41-3 总结了放疗结果，放疗的局部控制率为 85%～95%，复发后挽救性手术的最终控制率大于 95%。对于不常见的局部复发，手术挽救通常需要全喉切除术，但是偶尔有患者适合保留声音的喉部分切除术 [69-73]。

　　个体患者选择治疗的一个重要因素是治疗后预期的音质。遗憾的是，激光切除和放射治疗之间声音质量的对比研究产生了相互矛盾的结论。Hirano 等 [74] 通过分析得出结论，声音嘶哑和声门闭合不全在接受激光治疗的患者中更常见。基于医生、患者和语言病理学家对接受放疗或激光切除治疗的早期癌患者声音质量的分析比较，McGuirt 等 [75] 发现接受有限切除的中声带肿瘤患者与放疗的患者相比，具有同等的治疗疗效。Harrison 等 [76] 使用计算机辅助声音分析，证明了大多数早期声

带癌患者接受照射治疗后仍能保持极好的声音。Mittal 等 [77] 报告称，与半喉切除术相比，放疗节约了成本，并认为如果其他重要标准相同，应该将其作为治疗决策中的重要组成部分。近期，Higgins 等 [78] 对超过 7600 名患者进行的 Meta 分析表明，与经口激光切除术相比，放疗有改善声音质量的趋势。

　　正如预期，T_2 期肿瘤放疗的结果不如 T_1 期有利。局部控制率为 65%～80%，最终控制率约为 90%（表 41-4）。报道的局部控制率的范围更宽，至少在一定程度上，归因于此阶段具有相当大的异质性，即从浅表肿瘤进入脑室，到更大的病变累及声门旁间隙并损害运动。

　　肿瘤学家致力于探索这部分患者的预后决定因素。一些研究显示，声带活动受损影响肿瘤放疗的疗效

表 41-2 喉癌和下咽癌 AJCC 分期

声门型喉癌		区域淋巴结（N）	
		临床 N 分期（cN）	
Tis	原位癌	Nx	区域淋巴结无法评价
T_1	肿瘤局限于声带，声带活动正常	N_0	无区域淋巴结转移
T_2	肿瘤侵犯至声门上和（或）声门下区，声带活动受限	N_1	同侧单个淋巴结转移，最大径≤3cm 且无包膜外侵犯
T_3	肿瘤局限在喉内，伴有声带固定和（或）侵犯声门旁间隙和（或）甲状软骨内板	N_2	同侧单个淋巴结转移，3cm<最大径≤6cm 且无包膜外侵犯；或同侧多个淋巴结转移，最大径≤6cm 且无包膜外侵犯；或双侧或对侧淋巴结转移，最大径≤6cm 且无包膜外侵犯
T_{4a}	肿瘤侵犯穿过甲状软骨和（或）侵犯喉外组织	N_{2a}	同侧单个淋巴结转移，3cm<最大径≤6cm 且无包膜外侵犯
T_{4b}	肿瘤侵犯椎前间隙，包绕颈动脉或侵犯纵隔结构	N_{2b}	同侧多个淋巴结转移，最大径≤6cm 且无包膜外侵犯
声门上型喉癌		N_{2c}	双侧或对侧淋巴结转移，最大径≤6cm 且无包膜外侵犯
Tis	原位癌	N_3	转移淋巴结最大径>6cm 且无包膜外侵犯，或淋巴结转移且有包膜外侵犯
T_1	肿瘤局限在声门上的 1 个亚区，声带活动正常	N_{3a}	转移淋巴结最大径>6cm 且无包膜外侵犯
T_2	肿瘤侵犯声门上 1 个以上相邻亚区，除侵犯声门区或声门上区以外，无喉固定	N_{3b}	淋巴结转移且有包膜外侵犯
T_3	肿瘤局限在喉内，有声带固定和（或）侵犯任何下述部位：环后区、会厌前间隙、声门旁间隙和（或）甲状软骨内板	*	除了同侧单个淋巴结，最大直径≤3cm 和有包膜外侵犯属于 pN_{2a} 而非 cN_{3b} 外，病理 N 分期（pN）和临床 N 分期相同（cN）
T_{4a}	肿瘤侵犯穿过甲状软骨和（或）侵犯喉外组织		
T_{4b}	肿瘤侵犯椎前间隙，包绕颈动脉或侵犯纵隔结构	**分期**	
下咽癌		Ⅰ期	$T_1N_0M_0$
T_1	肿瘤局限在下咽的某一解剖亚区且最大径≤2cm	Ⅱ期	$T_2N_0M_0$
T_2	肿瘤侵犯一个以上下咽解剖亚区或邻近解剖区，2cm<肿瘤最大径≤4cm	Ⅲ期	$T_3N_0M_0$
T_3	肿瘤最大径>4cm 或半喉固定		$T_{1\sim3}N_1M_0$
T_{4a}	肿瘤侵犯甲状 / 环状软骨、舌骨、甲状腺或中央区软组织	ⅣA 期	$T_{4a}N_{0\sim1}M_0$
			$T_{1\sim4a}N_2M_0$
T_{4b}	肿瘤侵犯椎前筋膜，包绕颈动脉或侵犯纵隔结构	ⅣB 期	$T_{4b}N_{0\sim3}M_0$
			$T_{1\sim4b}N_3M_0$
		ⅣC 期	$T_{1\sim4}N_{0\sim3}M_1$

引自 Amin MB，Edge S，Greene F，et al. *AJCC Cancer Staging Manual*. 8th ed. New York：Springer；2017；123-136 and 149-162.

（表 41-5）。对于 T_{2b} 肿瘤，如果可行，医生们更倾向于对 T_{2b} 期肿瘤行半喉切除术[67, 68, 79]。然而，Karim 等[80]没有发现声带运动障碍会导致更差的结局，并将这一观察归因于对具有这种特征的肿瘤患者给予了较高的辐射剂量。同样，MDACC 报告也未显示运动能力和结局之间的关系，但有些患者接受了理论上具有治疗优势的非常规分割治疗[81]。该报告的更新内容强调了运动能力对预后的影响不依赖于分次[82]。这与 Wang[83] 的研究结果相反，他发现每日 2 次的放疗提高了运动能力正常的 T_2 期肿瘤的局部控制，但对运动障碍的患者却没有效果。

另外进行了几项研究，以评估声带运动障碍对复发患者挽救性手术成功率的影响。Schwaab 等[73] 发现在 T_{2b} 期肿瘤患者中进行挽救治疗存在困难（尽管令人惊讶的是，该群体中 T_{2b} 期病变的初始控制率优于 T_{2a} 期）。Wiggenraad 等[84] 报告 T_{2a} 和 T_{2b} 期肿瘤的最终控制率分

别为 98% 和 76%（$P<0.05$）。然而，其他研究小组报告称，对于声带运动正常或受损的肿瘤，最终局部控制率相同[73, 82, 85]。Ang 和 Peters 认为[86]，诊断的及时性和手术范围，而不是初始疾病表现，可能是造成挽救性治疗结果差异的原因。

前连合受累被认为是一个潜在的预后因素，因为它可能会增加甲状软骨入侵的风险。然而，在最近的系列研究中，未发现该特征是预后的决定因素。Sessions 等[87]发现前连合[88] 的累及更常与较大肿瘤相关，影响结果的是疾病的程度而不是前联合累及本身。Le 等[89] 变量分析中发现，前连合受累的患者局部控制率较差，但是这些患者肿瘤负担较大，有时无可疑的声门下病变。现代高分辨率成像技术可检测临床上未被发现的甲状软骨侵犯，并消除前连合受累的临床意义。

2. 声门原位癌 真声带原位癌的治疗方式存在争议。尽管并非所有的病变都会进展为浸润性癌，Hintz

表 41-3　T_1 真声带肿瘤放疗结果

研究 / 作者	年　份	患者例数	放疗局部控制率	挽救性治疗控制率
Harwood 等[100]	1979	333	86%（5 年，a）	ND
Fletcher 和 Goepfert[112]	1980	332	89%（c）	84%（c）
Lustig 等[176]	1984	342	90%（3 年，a）	ND
Hendrickson[177]	1985	364	90%（c）	ND
Wang[83]	1997	665	93%（5 年，a）	98%（5 年 DSS）
Le 等[89]	1997	315	84%（c）	83%（c）
Warde 等[178]	1998	449	91% T_{1a} 82% T_{1b}（5 年，a）	ND
Gowda 等[179]	2003	200	93%（5 年，a）	50%（c）
Cellai 等[180]	2005	831	84%（5 年，a）	58%（c）
Groome 等[181]	2006	491*	82%（5 年，a）	ND
Chera 等[182]	2010	325	94% T_{1a} 93% T_{1b}（5 年，a）	98%（ULC） 97%（ULC）
Al-Mamgani 等[166]	2013	719	92%（5 年，a）	ND
Lyhne 等[165]	2015	377	86% T_{1a} 78% T_{1b}（c，LRC）	ND

*. 在所有患者中，4.5% 仅接受手术治疗。分别提供了 T_{1a} 期和 T_{1b} 期的数据
a. 精算；c. 粗算；DSS. 疾病特异性生存期；LRC. 局部区域控制率；ND. 无数据；ULC. 最终局部控制率

表 41-4　T_2N_0 声门癌放疗结果

研究 / 作者	年　份	患者例数	放疗局部控制率	挽救性治疗控制率
Barton[183]	1992	327	69%（5 年，a）	ND
Wang[83]	1997	237	71%~77%（5 年，a）	84%~92%（5 年 DDS）
Klintenberg 等[184]	1996	94	74%（c）	38%（c）
Le 等[89]	1997	83	67%（c）	74%（c）
Warde 等[178]	1998	230	69%（5 年，a）	ND
Garden 等[82]	2003	230	72%（5 年，a）	68%（c）
Frata 等[185]	2005	256	73%（5 年，a）	46%（c）
Groome 等[181]	2006	213*	63%（5 年，a）	ND
Al-Magnami 等[166]	2013	331	78%（5 年，a）	ND
Trotti 等[164]	2014	239	72%（c）#	ND
Lyhne 等[165]	2015	215	75%（c，LRC）	ND

*. 所有患者中，有 4.2% 的患者接受全喉切除术。包含了 T_{2a} 期和 T_{2b} 期的数据
#. 标准分割和超分割的 5 年局部控制率分别为 70% 和 78%（$P=0.14$）
a. 精算；c. 粗算；DSS. 疾病特异性生存期；ND. 无数据；LRC. 局部区域控制率

表 41-5　T₂ 声门癌的治疗结果与声带活动度的关系

研究 / 作者	患者例数（T_{2a}/T_{2b}）	T_{2a} 局部控制率	T_{2b} 局部控制率	统计分析
Harwood 等[186]	156/80	80%（5 年，a）	52%（5 年，a）	P<0.001
Karim 等[80]	111/45	75%~80%*	71%~82%	NS
Wang[83]	145/72	77%（5 年，a）	71%（5 年，a）	P=0.16
Mendenhall 等[88]	146/82	80%（5 年，a）	72%（5 年，a）	P=0.0003ᵃ（MV）
Garden 等[82]	116/114	74%（5 年，a）	70%（5 年，a）	P=0.37（MV）
Frata 等[185]	177/79	77%（5 年，a）	65%（5 年，a）	P=0.03（MV）
Chera 等[168]	165/95	80%（5 年，a）	70%（5 年，a）	P=0.0001（MV）
Al-Mamgani 等[166]	209/122	78%（10 年，a）	64%（10 年，a）	P=0.03（MV）
Trotti 等[164]	128/91	77%（5 年，a）	70%（5 年，a）	P=0.10

*. T₁ 期患者被纳入研究
a. 精算；MV. 多因素分析；NS. 无统计学意义

等[90] 报道称，观察等待措施下，近 2/3 的患者发展成浸润性癌，这些患者并不适合保留声音的治疗。Ferlito 等[91] 邀请耳鼻喉医生参与调查，发现治疗方式从活检后观察、声带剥脱术、声带切除术和开放式喉部分切除术到初始照射治疗。

初始放疗是喉原位癌的有效治疗方法。然而，保守手术方法如显微切除、激光消融[92, 93] 或声带剥脱[94]，被认为是初始治疗的有效方式。重复活检、剥脱或激光切除可能会适得其反，并导致声音质量恶化。放疗通常用于复发或弥散性疾病，这些疾病不适合有限手术治疗作为首选治疗方案。

现代科学研究报告中接受放疗的原位癌患者的局部控制率为 70%~100%，与浸润性 T₁ 期病变比率相似（表 41-6）。值得注意的是，由于活检取样有限，许多放疗研究中可能包含未被识别的侵袭性疾病患者。例如，在 Pene 和 Fletcher[95] 的研究中，近 1/3 患者是临床分期为 T₂ 的原位癌患者。大多数复发的原位喉癌患者采用挽救性手术治疗，最常见的治疗方式是全喉切除术，但也有一些研究中使用了保留声音的挽救性手术[96, 97]。尽管放疗后的控制率与早期侵袭性疾病相似，但原位癌患者的复发需要更长时间才能显现。很多研究中报道的至治疗失败的中位时间 2 年，但大多数肿瘤在治疗 5 年内出现复发[90, 95, 97-99]。

3. T₁、T₂ 和选择性声门上肿瘤　与声门型喉癌相似，声门上型喉癌的最佳治疗方案仍有争议。更令人混淆的问题是，除了原发肿瘤以外，还需要处理颈部淋巴结。如前所述，近 1/3 早期至中期声门上肿瘤患者可触及颈部淋巴结肿大[41, 100]，另外 1/3 的患者通过选择性颈部清扫术发现亚临床淋巴结受累[101]。

早期和中期肿瘤保留声音的治疗方式是声门上喉切除术或初始放疗[41, 67, 70, 102-106]。大多数外科手术的局部控制率为 80%~90%。来自米兰的 Bocca 等报告称，在 400 多例 T₂ 期患者为主的研究中，局部控制率为 85%。值得注意的是，术后放疗通常用于多数接受喉部分切除术的患者。常见的指征是多个淋巴结受累、淋巴结外扩散、手术切缘阳性或可疑阳性。例如，在 1974—1987 年在 MDACC 接受声门上喉切除术的 60 例患者中，50 例（83%）有术后放疗的指征[41]。声门上喉切除术的主要并发症是误吸，在患有慢性肺疾病的重度吸烟者（大多数患者）可能会发病。尽管最近有关于内镜下切除早期声门上病变的初步报道[107, 108]，但仍需要更多的经验来确定其相对价值。

多数手术系列研究纳入了适合行声门上喉切除术的中年男性患者。Hinerman 等[109] 分析了 274 名于佛罗里达大学接受初始放疗的患者，并将这些患者回顾性地分为三组：①适合保守手术；②解剖学上适合但医学上不适合；③解剖学上不适合。采用 1998 年 AJCC 标准，他们报告了 45% 的 T₁ 期患者、36% 的 T₂ 期患者和 14% 的 T₃ 期患者适合保守手术治疗。仅 14% 的 T₁ 期患者解剖结构不适合，而 46% 和 68% 的 T₂ 期和 T₃ 期患者解剖结构不适合。值得注意的是，所有患者放疗后的结果取决于 T 分期，但不取决于是否适合保守手术。与声门型喉癌患者的情况相似，环状软骨上喉切除术的发展将改变 T₂ 和 T₃ 期患者的平衡，这些患者在解剖学上不适合保守治疗。Laccourreye 等[110] 在小样本队列研究中报道了 19 例行环状软骨上喉切除术的患者。

表 41-6 真声带原位癌的放疗结果

研究 / 作者	年 份	患者例数	局部控制率	挽救性治疗控制率
Pene 和 Fletcher[95]	1976	86	85%	92%
Sung 等[98]	1979	21	90%	100%
Harwood 等[100]	1979	45	90%	ND
Kalter 等[187]	1987	62	100%	—
Fernberg 等[188]	1989	40	90%	ND
MacLeod 和 Daniel[97]	1990	20	70%	67%
Smitt 和 Goffinet[96]	1994	29	93%	100%
Small 等[189]	1993	21	95%	—
Wang 等[83]	1997	60	92%（5 年，a）	98%（u）
Le 等[190]	2000	54	79%（10 年，a）	85%*
Spayne 等[191]	2001	67	98%（5 年，a）	100%（u）
Sengupta 等[192]	2010	37	91%（5 年，a）	91%（u）

*. 10 年喉保留率（精算）
a. 精算；ND. 无数据；u. 最终局部控制率（5 年精算）

这些患者患有舌骨下会厌疾病，不适合更加传统的保守手术。

1974 年，Bataini 等[111] 在接受放疗的 $T_{1\sim2}$、$N_{0\sim2}$ 期声门上型喉癌的大样本队列研究中，发现该队列的整体局部控制率为 76%。后续系列报告 T_1 期病变的控制率为 84%～100%[83, 112, 113]。表 41-7 总结了 T_2 期和良好的 T_3 期肿瘤的放疗结果。Fletcher 和 Goepfert 将常规每日照射的总剂量递增至 70Gy，在该部分患者中获得了 76% 的局部控制率[83, 101, 114]。通过改变分割方案的治疗方式似乎使得局部控制率提高。在丹麦头颈癌组（Danish Head and Neck Cancer Group，DAHANCA）随机分配试验中，声门上型喉癌亚组患者中经加速治疗总体获益最显著[115]。

比较了不同亚组患者的治疗方案。Fein 等[106] 分析了佛罗里达大学的数据，得出结论，放疗可获得与保守手术治疗相同的局部控制率，并且并发症较少。来自 MDACC 的 Robbins 等[103] 比较了声门上喉切除术治疗和放疗患者的结局，接受放射治疗的患者被认为适合喉部分切除术。他们发现手术治疗组的肿瘤控制率较好，但因慢性误吸导致的发病率相当高。这一发现有助于该机构目前治疗政策的制订。简而言之，对于合适的体积较大、浸润性 T_2 和 T_3 期病变（如侵犯假声带或舌骨下会厌）的患者，建议行声门上喉切除术，并有指征时行术后放疗。放疗适用于小病变或者外生性病变（T_2 或较

好的 T_3 期），或因病变体积较大不适合保留声音的手术治疗的患者。

4. T_1 和 T_2 下咽肿瘤 早期肿瘤可采用放疗，但早期下咽癌很少见。体积较小的原发疾病患者适合放疗，但体积较大的颈部疾病常需要综合治疗。通常的做法是采用手术联合放疗治疗颈部病变，同时对原发病变行根治性放疗[116]。尽管这种方法是成功的，但如今更常见的保留喉部的治疗方式是放化疗，联合或不联合颈部清扫术[117]。

早期下咽癌初始放疗的结果见表 41-8。使用超分次治疗方案的局部控制率可能更好。例如，MDACC 数据分析显示，超分割（35 例患者）的局部控制率为 86%，常规分割（23 例患者）的局部控制率为 63%[118]。类似的，对于 T_2 期梨状隐窝肿瘤，Amdur 等[119] 报道接受每日 2 次照射治疗的患者的局部控制率为 89%，而仅接受每日 1 次治疗的局部控制率为 73%（$P=0.09$）。

（二）不同类型鳞状细胞癌的治疗

1. 疣状癌 疣状癌通常是一种分化良好、生长缓慢的疣状病变。该肿瘤以其相对的放射抵抗性和在放疗后转化为高度间变性肿瘤的趋势而著称[33]。但是，尚无确切的数据支持这一观点。在玛格丽特公主医院接受放射治疗的 62 例患者系列中，5 年控制率达到 66%[120]。这些患者大多数为早期疾病，尽管有半数以上的疾病为

表 41-7　$T_{2\sim3}$ 声门上型喉癌每日 1 次与每日 2 次分割方案

研究 / 作者	机　构	T 分期	控制率（每日 1 次）	控制率（每日 2 次）
Garden 等[82, 114]	M.D. 安德森癌症中心	$T_{2\sim3}$	76%（2 年，a） （n=98，76% T_2）	80%（2 年，a） （n=102，57% T_2）
Hinerman 等[109]	佛罗里达大学	T_2	80%（c） （n=44）	89%（c） （n=65）
		T_3	30%（c） （n=10）	66%（c） （n=77）
Wang[83]	马萨诸塞州综合医院	T_2	61%（5 年，a） （n=85）	83%（5 年，a） （n=126）
		T_3	56%（5 年，a） （n=47）	71%（5 年，a） （n=136）

a. 精算；c. 粗算

表 41-8　早期（$T_{1\sim2}$）下咽鳞癌单纯放疗结果

研究 / 作者	机　构	年　份	部　位	T 分期（患者例数）	控制率
Vandenbrouk 等[193]	古斯塔夫 - 鲁西研究院	1987	梨状隐窝	T_1（19） T_2（39）	90% 78%（c，6 周，17% 的患者随后发生了复发）
Rabbani 等[194]	佛罗里达大学	2008	梨状隐窝	T_1（23） T_2（100）	85%（5 年，a） 85%（5 年，a）
Garden 等[118]	M.D. 安德森癌症中心	1996	下咽	T_1（18） T_2（46）	89%（c） 77%（c）
Wang 等[134]	麻省总医院	1997	下咽	T_1（24） T_2（51）	74%（5 年，a） 76%（5 年，a）

a. 精算；c. 粗算

T_2。大多数复发患者采用手术治疗，仅 50% 的患者需行全喉切除术，因此保留喉部的概率为 81%。只有 3 例（5%）患者死于该疾病。因此，如果手术方式为全喉切除术，早期疣状癌患者采用放射治疗是合理的。然而，早期肿瘤单侧化良好的患者可能更适合保守手术治疗。

2. 肉瘤样癌　肉瘤样喉癌在放疗后具有相似的放射抵抗和去分化作用。回顾性地分析了 28 例接受放疗的 $T_{1\sim2}$ 期声门型肉瘤样癌患者的临床资料，我们发现 5 年控制率为 89%，与普通鳞状细胞癌相似[121]。尽管 7 例 T_2 期肿瘤患者的控制率仅为 57%，但所有复发患者均可行挽救性手术，仅 1 例患者死亡。梅奥医学中心最近的一系列基于外科手术的研究也得出了类似的结果[122]。22 例 I 期患者的 5 年局部控制率为 84%，而 16 例更晚期患者的 5 年局部控制率为 57%。

3. 神经内分泌癌　头颈部神经内分泌癌极为罕见。它们可分为三类。最常见的是小细胞未分化癌。中分化和高分化肿瘤也有相关描述，有时分别被称之为非典型类癌和典型类癌。后者极为罕见。这三种亚型的行为与肺部常见的对应亚型相似。

在非鼻窦神经内分泌癌患者治疗结果的研究中[123]，我们发现大多数患者（65%）表现为喉部或下咽疾病。放疗对局部区域控制有效，但大多数患者死于远处转移。化疗的加入似乎降低了远处失败的风险，并延长了生存期。我们目前的政策是推荐新辅助化疗，典型的方案是顺铂和依托泊苷，然后对原发肿瘤和淋巴结进行放疗。同步放化疗适用于较大的原发肿瘤或单纯化疗疗效欠佳的患者。

七、局部晚期癌症

该分期肿瘤的传统治疗方式是全喉切除术加或不加术后放疗。有人认为，尽管初始放疗可以为一些患者保留喉部，但这种方法通常比手术的生存率更低。单纯放疗的系列研究样本量较小，多为回顾性，且受患者选择偏倚的影响；因此，尽管报告的结果类似手术，但并没有被普遍接受。此外，来自美国大型国家数据库的患者预后数据表明，与接受全喉切除术的患者相比，仅接受单纯放疗的患者的生存结局更差[124]。然而，与Ⅲ期数据相反，这些患者不具有真正的可比性，单纯采用放射治疗的患者可能通常具有更差的体能状态和更多的并发症。

尽管诱导化疗在头颈部肿瘤的治疗中是否发挥作用仍存在争议，但使用诱导治疗的随机试验普及了保留喉部的概念。从而进一步推动了 RTOG 91-11 试验，该试验将患者随机分配到三种治疗方式中：单纯放疗、诱导化疗和基于疗效的局部治疗以及同步化放疗[125]（见讨论部分）。该研究增加了我们对联合治疗（同步放化疗）作用的认识，并进一步证实了局部晚期喉癌非手术方法的有效性。

保留喉部的治疗取得了巨大进展，喉切除术后患者的康复治疗也取得了进展。尤其是气管食管免提语音的普及，为患者带来了巨大优势。因此，尽管 RTOG 91-11 研究证实采用同步放化疗治疗使得保留喉部的概率较高，但是体积较大的 T_4 期患者不适合使用该方法，通常仍然采用手术和术后放疗。对于晚期喉和下咽疾病采用非手术方法是否能获得同等的疗效仍存在争议，其中许多患者的喉部结构破坏严重，即使在成功治疗后也不太可能保留良好的喉部功能。尤其是，该问题使这些患者处于吸入高风险中。因此，与喉部保留手术相比，喉切除术联合康复治疗能够为患者提供更好的生活质量。

最近报告了关于头颈部手术后同步化放疗的随机试验。对于被认为具有局部复发高风险的患者，EORTC 和 RTOG 临床试验[126, 127]均证实，与单纯放疗相比，放疗联合同步化疗可改善肿瘤的局部控制。两项研究中对高风险的定义不同。在两项研究中，30%～40% 的患者患有喉癌或下咽癌。表 41-9 总结并对比了这两项重要试验的研究结果。

如前所述，喉癌治疗方案选择的主要决定因素是分期，并不包括肿瘤的大小。这使得研究人员开始关注于肿瘤大小对结局的影响，以协助改进治疗方案。20 世纪 20 年代，当化疗的作用还处于萌芽阶段时，研究人员主要关注的是肿瘤体积对放疗结果产生的影响，肿瘤体积的估算通过 CT 测量获得。Freeman 等[128]研究了 T_3 期声门上型肿瘤患者，结果发现 $<6cm^3$ 的肿瘤控制率为 83%，而 $\geq 6cm^3$ 的肿瘤控制率为 46%。后组可能更适合外科手术，尤其是在保留声音的手术可行的前提下。Kraas 等[129]也对肿瘤的体积进行了研究，尽管他们的阈值为 $8cm^3$，但在一个独立队列中证实了肿瘤体积的增加提示放疗结局较差。

随着治疗方式的改进，包含了保留喉部的全身治疗方案，研究人员最近通过更大的同质性的数据集针对该主题开展了研究。遗憾的是，控制了 T 分期和治疗方案（即喉切除术与喉保留术）变量的情况下，基于 CT 测量的肿瘤体积的预后能力方面的数据似乎也不一致[130-133]。

（一）T_3 期声门癌

T_3 期声门肿瘤的大多数初始放疗研究样本量相对较小。可用数据见表 41-10。初始控制率为 44%～70%。研究发现每日两次的分割方案在大约 2/3 的患者中能够控制疾病[134, 135]。在一项比较研究中，Bryant 等[136]发现，接受放疗和挽救性手术治疗的患者疾病特异性生存期与接受手术，偶尔也与术后放疗的患者无显著差异。但他们注意到，放疗前需要紧急气管切开的患者控制率很低（18%）。Mendenhall 等[135]还发现放疗患者与接受全喉切除术治疗的患者（偶有术后放疗）具有相似的无病生

表 41-9　EORTC 和 RTOG/ 组间关于"高风险"术后放疗联合或不联合高剂量顺铂临床试验

	患者例数	主要队列患者人数		中位随访期	局部区域失败[a]		3 级毒性[a]	
		控 制	试验性		控 制	试验性	控 制	试验性
EORTC 22931[126]	334			60 个月				
喉部		38	37		31%	18%	21%	41%
下咽		34	34		$P=0.007^b$		$P=0.001$	
RTOG/ 组间[127]	459			46 个月				
喉部		44	42		28%	18%	34%	77%
下咽		26	15		$P=0.01^c$		$P<0.001$	

a. 在两项试验中，局部区域失败和 3 级毒性均发生于喉 / 下咽联合治疗组
b. EORTC 5 年精算率
c. RTOG 2 年精算率
EORTC. 欧洲癌症研究治疗组织；RTOG. 肿瘤放射治疗组

表 41-10   T$_3$ 声门癌的放疗结果

研究 / 作者	年 份	患者例数	局部控制率	挽救性治疗控制率
Lustig 等 [176]	1984	47	65%（3 年，a）	ND
Hendrickson [177]	1985	39	56%	47%
Lundgren 等 [195]	1988	141	44%	59%
Croll 等 [196]	1989	30	70%	66%
Terhaard 等 [197]	1991	104*	53%（3 年，a）	53%
Bryant 等 [136]	1995	55	55%	ND
Hinerman 等 [200]	1997	87	78%	ND
Wang [83]	1997	65	57%（5 年，a）	75%
Wylie 等 [198]	1999	114	68%（5 年，a）	42%
Jackson 等 [199]	2001	70	65%	25%
Lyhne 等 [165]	2015	91	38%#	ND

*. 包括所有喉部
#. 局部区域控制
a. 精算；ND. 无数据

存期和总生存期。放疗复发的挽救性手术成功率平均为 50%，但随着初始病变范围的增大而降低。

（二）巨大的声门上肿瘤

大多数体积巨大的浸润性 T$_3$ 期声门上原发性肿瘤（通常伴声带固定）的患者已接受全喉切除术联合或不联合术后放疗。针对新辅助化疗作用的临床试验主要入组了该亚组患者 [137-139]。Veterans Affairs 研究 [137] 将患者随机分为两组，一组在开始时接受手术（标准治疗组），另一组行新辅助化疗。其中有反应者接受放疗，无应答者接受手术。该试验显示相当数量的患者在生存率和喉部保留方面没有差异。然而，这项试验没有回答诱导化疗是否比单纯放疗更有获益。

随后，RTOG 91-11 试验探究了不同的喉部保留方式 [125]。2003 年发表了初步报道 [125]，10 年后公布了该研究的长期随访结果 [140]。诱导化疗为对照组，单纯放疗或顺铂联合治疗为两个试验组。试验的主要终点为无喉切除术的生存期；更新的报告显示，诱导化疗和同步化疗在研究终点方面显示了相似的疗效，且优于单纯放疗。该试验的结果解决了几个问题。在初始报告中，3 种方法的生存率相同。然而，在更新内容中，作者指出：“相对于诱导化疗，同步治疗的结局可能更差” [140]。尽管在晚期效应中未检测到差异，接受同步治疗的患者死亡率更高，并非由于治疗或癌症指数。局部控制和喉部保留优于同步放化疗。化疗的加入确实增加了治疗毒

性，主要为急性毒性。同步放化疗患者的疑似 5 级毒性反应率为 5%，化疗患者严重不良反应率为 20% [125]。三组之间 3～5 级毒性的 10 年累积发生率无差异，范围为 31%～38%。但是，研究人员发现在存活的无病患者中，少于 5% 的患者只能进食液体或无法吞咽。由于可用于长期随访的人数较少，因此作者对这一结论持谨慎态度 [140]。

欧洲研究人员研究了其他的喉部保留方法。一组随访数据表明，顺铂和氟尿嘧啶的诱导方案中加入紫杉醇改善了头颈癌患者 [141] 的结局。Pointreau 等进行了晚期喉癌和下咽癌的 III 期临床试验，旨在评估三药联合方案与标准的顺铂和氟尿嘧啶两药联合方案的疗效 [142]。有反应者接受放疗（联合或不联合化疗），无应答者在放疗后行喉部切除术（联合或不联合化疗）。接受三药联合治疗的患者感染可能性高，但尽管如此，这些患者的缓解率更好。此外，随机接受多西他赛治疗的患者喉部保留概率为 70%，而未接受紫杉醇的患者为 58%。

欧洲研究的第二种方法旨在对比序贯放化疗和交替放化疗 [143]。希望通过交替化疗方法，即使用较低剂量的化疗和放疗（交替组为 60Gy，序贯组为 70Gy），能够达到类似同步化疗的结果，如 RTOG 91-11 研究。最终，两种方法在不良反应或结局方面没有差异。

除了顺铂以外，尚无证据表明其他药物可与放疗同时用于治疗喉癌。西妥昔单抗被提倡作为一种替代方案，特别是对顺铂不耐受的患者，但支持用于喉癌治疗

的数据极少。尽管研究证明西妥昔单抗联合放疗显示出总体获益[144]，亚组分析显示仅对口咽癌患者有益处。TREMPLIN 研究[145] 比较了顺铂联合治疗与西妥昔单抗联合治疗在晚期喉癌或下咽癌患者中的疗效。所有患者均接受多西他赛、顺铂和氟尿嘧啶诱导治疗，有反应者被随机分配至同步大剂量顺铂治疗组和每周西妥昔单抗治疗组。在本项随访期较短的 II 期试验中，作者无法检测到不同结局终点的差异。此外，该研究并没有观察到比 GORTEC 2000-01 试验[141] 更好的结果，该试验使用三种药物诱导治疗，然后进行单纯放疗。尽管有关顺铂或西妥昔单抗作为最佳合并用药的问题仍然存在，但RTOG 最近证明与顺铂单药治疗相比，两药联合治疗未取得任何获益[146]。

（三）T₄ 期喉癌

T₄ 期声门型和声门上型肿瘤患者最好采用全喉切除和照射治疗，尤其是喉部功能丧失的患者。接受新辅助化疗的 T₄ 期患者保留喉部的临床试验并未产生令人鼓舞的结果[137, 139]。RTOG 临床试验中只有 10% 的患者患有 T₄ 期疾病，最有可能是伴有轻微的甲状软骨受侵，根据目前的 AJCC 分期标准，甲状软骨侵犯已降期。

此外，如果成功切除肿瘤，许多巨大肿瘤患者常常遗留有功能障碍的喉部，则会导致误吸。除了头颈癌术后放疗的一般适应证（即切缘阳性或可疑阳性、多个淋巴结受累、淋巴结外受侵或原发病变延伸至颈部软组织）外，当存在甲状腺 / 环状软骨侵犯和广泛的声门下疾病时，或放疗前行紧急气管切开术，也推荐在全喉切除术后进行放射治疗。Yuen 等[147] 分析了 T₃ 和 T₄ 期声门病变患者的数据，发现 90% 的无不良特征的患者通过单纯手术治疗获得了局部区域控制，而仅有 73% 的具有不良特征的患者获得了局部区域控制。通过手术和术后放疗，50 例患者中 46 例（92%）获得了局部区域控制。Goepfert 等[148] 在 IV 期声门上型喉癌患者中，148 例报告单独手术的 2 年控制率为 37%，而联合手术和术后放疗的控制率为 63%。

有关 T₄ 期疾病放化疗的相关研究已经开展。来自芝加哥大学的临床医生使用紫杉醇、氟尿嘧啶、羟基脲和每日两次放疗的积极同步方案，并报道了 4 年局部控制和无喉切除术生存率分别为 71% 和 87%[149]。他们建议，在同步放化疗基础上接受诱导化疗的患者表现最佳。密歇根大学研究者使用化疗选择的策略[150]。T₄ 期患者给予 1 个周期的新辅助化疗。缓解率大于 50% 的患者接受放化疗，其余患者行喉部切除术。36 例患者中采用该方法，27 例接受了放化疗，喉保留率为 58%。在芝加哥和密歇根的研究中，永久性气管造口术和胃造口术的比例均适中[149, 150]。

（四）局部晚期下咽癌

手术是 T₃~T₄ 期下咽癌患者的首选治疗方法，但辅助照射也有指征。Vandenbrouck 等[151] 进行了一项比较术前和术后放疗用于下咽肿瘤治疗的临床试验。他们的报告称术后放疗患者（56%）的 5 年总生存率在统计学上优于术前放疗患者（20%）。表 41-11 列出了术后放疗的结果。El Badawi 等分析了 1949—1976 年治疗的患者资料，他们发现接受手术和放疗的患者局部控制率和 5 年总生存率均显著高于仅接受手术的患者[152]。Frank 等[153] 报道，尽管分期较高，但接受术后放疗的患者局部区域失败率为 14%，而接受手术治疗的患者为 57%。当调整混杂变量，特别是分期差异时，他们还发现接受术后放疗的患者总生存有所改善。

表 41-11　梨状隐窝肿瘤术后放疗结果

研究 / 作者	年　份	患者例数	锁骨上方失败	总生存率
El Badawi 等[152]	1982	125	14（11%）	40%（5 年）
Mendenhall 等[201]	1987	65	32（49%）	28%（5 年）
Vandenbrouk 等[193]	1987	199	35（18%）	33%（5 年）
Frank 等[153]	1994	35	5（14%）	55%（3 年 b）
Slotman 等[202]	1994	32	5（16%）	22%（5 年）
Lefebvre 等[154]	1996	94a	25（27%）	43%（5 年）

a. 意向性治疗：89 例患者接受了术后放疗
b. 根据曲线估算

EORTC 在一项多机构 III 期试验中解决了下咽癌的喉部保留问题[154]。类似于美国第五事务部的喉癌试验，EORTC 比较了诱导化疗、全喉切除术和喉部分切除术，随后根据反应进行放疗或手术。在接受化疗的患者中，5 年精确声音保留概率为 35%，两组的生存率无差异。该试验近期更新了数据；关于在不影响存活率的情况下保留喉的可行性的结论未变[155]。长期随访表明，这些患者的预后较差，每组的 10 年总生存率约为 13%，总体疾病复发率约为 50%。

局部晚期下咽癌患者可能适合同步放化疗。这些患者经常被纳入资格范围广泛的临床试验，并纳入了局部晚期的多部位头颈癌患者[156, 157]。在大多数研究中，作为一个亚组，下咽癌仅代表了少数群体。这些研究已经证明了同步放化疗的优势，没有研究表明该结论不适用于局部晚期下咽癌。局部晚期下咽癌患者的器官保留应遵循与喉癌患者选择相同的原则 [158, 159]。

八、放射治疗技术和耐受性

（一）初始放疗

1. $T_{1\sim2}N_0$ 声门型喉癌　$T_{1\sim2}N_0$ 声门型喉癌通常采用一对小的、横向的、仅包绕喉部的对穿光子野照射（图 41-7）。短颈患者为避免照射肩部，可能需要向下倾斜 5°～10°。其他技术包括楔形野照射或四野照射 [83]。T_1 期病变的照射野以真声带为中心，上界为甲状腺切迹顶部或其上方，下界为环状软骨下缘，后界为颈椎椎体的前缘，前界开放至颈前缘前 1cm 左右。侵犯声门外的 T_2 期病变，需调整上、下边界。声门下病变的照射野至少包括一个气管环。典型的照射野面积为 $25cm^2$（5cm × 5cm）至 $36cm^2$（6cm × 6cm）。Harwood 等 [78] 报告了较大照射野的结果更好，但承认当时他们

使用了自由设置，这可能解释一些地理缺失的情况。Teshima 等将 I 期声门型喉癌患者随机分配至 $25cm^2$ 或 $36cm^2$ 射野，发现两个射野大小的结果无差异。作者强调，照射技术（适当覆盖喉部和楔形，以优化剂量分布）对获得良好结局至关重要，而不是照射野的大小 [160]。

通过获取 CT 计划以评价剂量分布，确定是否需要楔块（图 41-8）。通常使用 15° 或 30° 楔形角，可改善声带的剂量分布，特别是中后部病变。现代直线加速器具有动态楔块以优化剂量测定。没有楔块或其他形式的补偿导致分布不均，但当需要内置剂量差异（5%～10%）时，这可能对前部病变有利。单侧病变可通过不等重（如 3 : 2）照射野进行治疗，有利于病变侧。

放射剂量为 60～70Gy，每次 2Gy。一般情况下，对剥脱术后无明显临床疾病的患者给予 60Gy 的剂量，T_1 期病变体积较大的患者给予 66Gy 的剂量，T_2 期患者给予 68～70Gy 的剂量。大多数中心每天放疗 2Gy，每周 5 次。针对 T_1 期病变的评估分次剂量重要性的几项研究显示，单次剂量 2Gy 比 1.8Gy 的控制率更好（表 41-12）。一些中心提倡使用较高的分次剂量 [161]。来自大阪的研究人员将患者随机分配至每次 2Gy 或 2.25Gy 组，并证实了分次剂量较高治疗的患者控制率有所改善 [162]。现在许多小组采用更大分割方案治疗 T_1 期声门病变患者，63Gy/28 次是常用治疗方案 [163]。

基于生物学原理，通过超分次增加总剂量，从而提高 T_2 期声门型喉癌的控制率 [81]。两项大型回顾性研究均表明，每日两次治疗可以改善控制效果（0.05＜P＜0.1）[82, 88]。Mendenhall 等 [88] 对 182 例接受每日 1 次或每日 2 次治疗的患者进行了比较，报告了之后 5 年的局部控制率，T_{2a} 期病变分别为 82% 和 83%；T_{2b} 期病变分别为 71% 和 69%。Garden 等 [82] 分析了 230 例患者，

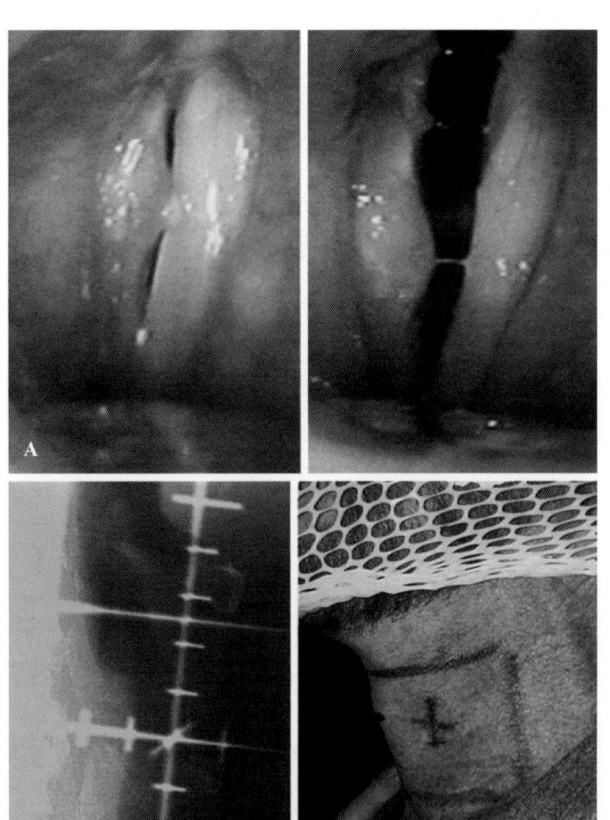

▲ 图 41-7　声门癌初始放疗

A. T_1 声门癌；B. 早期声门肿瘤覆盖声门 5cm × 5cm 视野的模拟 X 线片；C. 在 T_1 声门癌患者皮肤上勾画射野范围

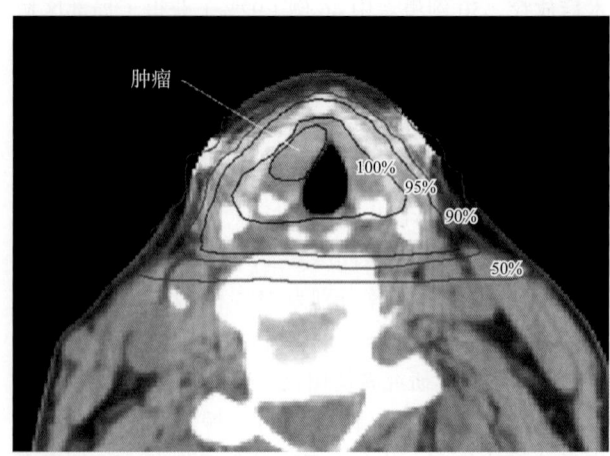

▲ 图 41-8　早期声门癌平行对穿野的剂量计划（此图彩色版本见书末）

使用平行对穿、5cm × 5cm 射野和 30° 楔形（足跟前部）

表 41-12　T₁ 声门肿瘤不同分割方式的放疗结果

研究 / 作者	年　份	患者例数	不同分割方式的控制率	P 值
Schwaibold 等 [203]	1988	56	1.8Gy: 75% 2.0Gy: 100%	<0.01
Mendenhall 等 [204]	1988	75	2.0～2.2Gy: 88% 2.25～2.3Gy: 96%ᵃ	无
Kim 等 [205]	1992	85	1.8Gy: 79% 2.0Gy: 96%	0.05
Rudoltz 等 [206]	1993	91	2.0Gy: 62% ≥2.0Gy: 87%	0.006
Ricciardelli 等 [207]	1994	42	1.8Gy: 70% 2.0Gy: 100%	<0.01
Yu 等 [161]	1997	126	2.0Gy: 66% 2.25～2.5Gy: 84%	0.03
Burke 等 [208]	1997	100ᵇ	<2.0Gy: 44% ≥2.0Gy: 92%	<0.01
Le 等 [89]	1997	315	<1.8Gy: 79% ≥1.8Gy: 81%～94%	0.05ᶜ
Yamazaki [162]	2006	180	2Gy: 77% 2.25Gy: 92%	0.004

a. 剂量>60Gy 患者的对照
b. 包括 T₁ 和 T₂ 患者
c. 检验连续变量

其中 89 例接受每日 2 次分次治疗。接受每日 2 次或每日 1 次方案治疗的患者局部控制率分别为 79% 和 67%。作者强调，尽管每日 2 次治疗可能获益，但数据更强烈地倾向于将较高的日剂量作为重要的治疗因素，因为与接受每天超过 2Gy 治疗患者的 80% 控制率相比，接受每天小于 2Gy 治疗患者的控制率为 59%。

RTOG 进行了一项旨在解决该问题的随机试验。该研究招募了 239 例 T₂ 期声门型喉癌患者，他们证明了超分次治疗相比常规放疗，5 年局部控制率增加了 8%，但没有统计学意义。尽管该结果无统计学意义，值得注意的是，这一小幅改善与其他超分次研究中观察到的结果一致 [164]。

DAHANCA 6 试验 [165] 将 690 例声门型喉癌患者随机分组，每周进行 5 次或 6 次放疗。单次剂量为 2Gy，根据肿瘤大小，总剂量为 62～68Gy。尽管允许所有分期，但 86% 的累积患者患有 T₁~₂ 疾病（分别为 50% 和 36%）。与 RTOG 超分割试验类似，该研究发现采用每周 6 次方案治疗的肿瘤局部控制提高 8%。基于超分次和 DAHANCA 试验的相似结果，如果选择非常规分割，DAHANCA 方法对于治疗机构和患者来说可能更容易。

小野放疗的早期声门型喉癌很少诱发严重的并发症。Fletcher 和 Goepfert [112] 报道了 1962—1979 年治疗的患者中晚期水肿的发生率为 1%。对 230 例 T₂ 期肿瘤患者的晚期并发症分析发现，严重并发症的发生率为 4% [82]。其中，需行气管切开的喉功能不全或软骨坏死者 5 例，可逆性喉水肿 1 例，与挽救性治疗相关的术后并发症 4 例。Al-Mamgani 等分析了 1000 例接受放疗的声门型喉癌患者的资料，中位随访时间为 90 个月，T₁ 期患者中甲状腺功能减退发生率为 13% [166]。

尽管没有明显的并发症，但是关于颈部照射是否会导致卒中发生率增加仍然存在疑问 [167]。这使得一些研究小组开始评估 IMRT 在保护颈动脉血管的同时的放疗作用。最近的两份报道 [168, 169] 证明，IMRT 可以减少颈动脉的照射剂量（图 41-9）。一项 MDACC 的研究也报道了接受 IMRT 治疗的 12 例患者初步经验；早期数据表明局部控制率与 I 期和 II 期患者预期的控制率相当 [169]。

据观察，标准平行对穿野的治疗体积，甚至整个喉部的 IMRT，都不必要地治疗了没有癌症的组织。此外，放疗的缺点之一是治疗患者的时间延长。与早期肺癌和前列腺癌相似，人们有兴趣使用更短的大分次治疗方案。然而，尤其是对于喉部，为了采用较短的治疗计划和较

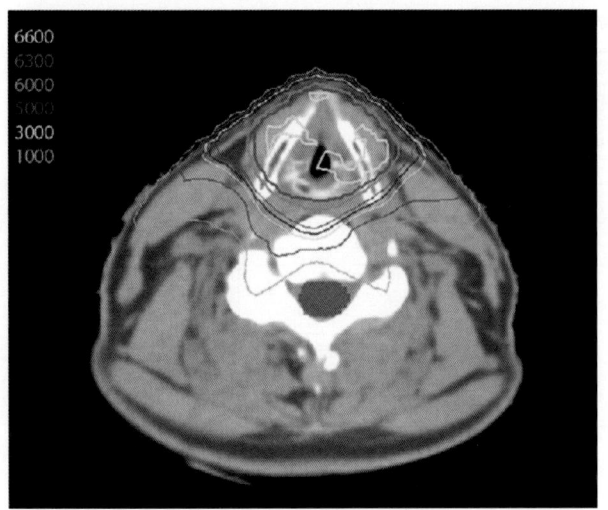

▲ 图 41-9　T_1 真声带癌患者的三野调强放疗剂量计划（此图彩色版本见书末）

处方剂量为 63Gy，分 28 次。注意颈动脉血管前内侧缘的 3000cGy 等剂量线

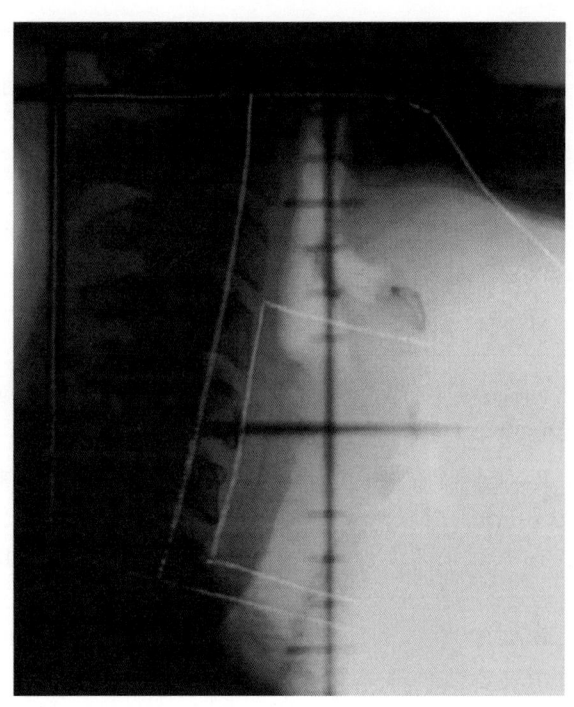

▲ 图 41-10　患者，男，55 岁，患有右侧真声带鳞状细胞癌，累及整个声带，并有声门下受累。脊髓固定，疾病分期为 $T_3N_0M_0$。给予 70Gy 的剂量，分 35 次，射野缩小，治疗后 30 个月未出现疾病

高的分次剂量，要求肿瘤的体积较小，适形度较好。Al-Mamgani 等曾有过采用大分次（58Gy/16 次）IMRT 治疗 T_{1a} 期声门型喉癌的单侧照射经验 [170]。在 30 例接受治疗的患者中，初步结果令人鼓舞，其局部控制率为 100%。一项研究单侧照射可行性的国际试验即将启动。

2. T_3N_0 声门型喉癌、$T_{1\sim3}$ 声门上型喉癌、$T_{1\sim4}N$ 声门型喉癌或下咽癌　虽然早期声门型喉癌的放射治疗仅局限于原发肿瘤，但对于局部晚期声门型喉癌以及声门上型喉癌和下咽癌患者，推荐颈部淋巴结作选择性预防照射。对于患有以上疾病并累及颈部淋巴结的患者，应给予更高剂量的照射。高危淋巴结引流区包括 II 区、III 区、IV 区和 VI 区颈部淋巴结，II 区颅源水平的定义从颅底至 C_1 横突各不相同。对于喉癌的选择性照射，后者是足够的，因为高风险的上颈内静脉或 II 区淋巴结主要位于舌骨和二腹肌后腹之间。下咽癌与其他咽部肿瘤相似，易于向咽后淋巴结转移，保守治疗需将咽后淋巴结包含在临床靶区中。然而，对于仅累及梨状隐窝内侧壁的肿瘤，无须包含没有受累的咽后淋巴结。

IMRT 成为头颈部的标准放射治疗方式之前，T_3N_0 声门型喉癌和 $T_{1\sim3}N_0$ 声门上型喉癌一直使用平行对穿野覆盖原发肿瘤和 II 区、III 区淋巴结。前野（上中线阻滞以防止脊髓上重叠）覆盖颈内静脉淋巴结下组（IV 区）和锁骨上淋巴结（图 41-10 和图 41-11）。下咽癌和淋巴结受累的喉癌使用更大的对穿野覆盖原发肿瘤、颈内静脉淋巴结（胸锁乳突肌止点下方）上组（II 区）和中组（III 区）、前野覆盖颈内静脉淋巴结下组（IV 区）和锁骨上淋巴结。下咽癌的下界覆盖整个梨状隐窝，包括顶部（图 41-12 和图 41-13）。由于这些肿瘤大多数位

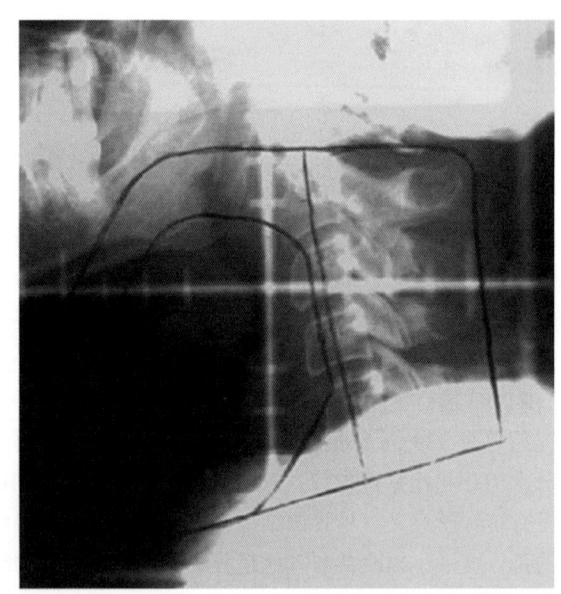

▲ 图 41-11　患者，女，57 岁，表现为右侧耳痛，活检证实为会厌鳞状细胞癌，疾病侵犯杓会厌襞。疾病分期为 $T_2N_0M_0$，给予 76.8Gy 的剂量，每次 1.2Gy，每日 2 次。该患者保持无疾病迹象

于后部，脊髓外射野比其他头颈部原发肿瘤稍向后延伸。这仍然有待进一步的验证。下咽癌的靶区应该广泛包括咽后淋巴结。然而，侵犯梨状隐窝内侧壁的声门上病变则无须广泛覆盖咽后淋巴结。

自 21 世纪初以来，接受 IMRT 的头颈部肿瘤患者的人数迅速增加 [171, 172]。原发肿瘤的临床靶区是在大体

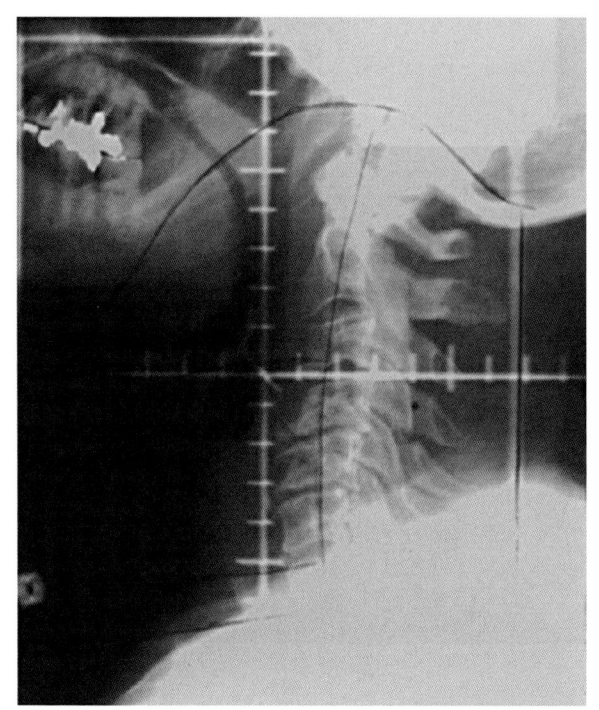

▲ 图 41-12 患者，男，74 岁，患有经活检证实的鳞状细胞癌，起源于右侧梨状隐窝内侧壁。病灶直径为 1cm。疾病分期为 $T_1N_0M_0$。给予 66Gy 的剂量，分 33 次。初始射野包括引流淋巴管和咽后淋巴结；脊髓外放疗剂量至 42Gy，大射野放至 50Gy。最后减少总剂量。患者保持无疾病迹象，直到 8 年后死亡

肿瘤靶区基础上外扩 5mm [173]。通常，整个喉部都包含在临床靶区中。计划靶区的扩展范围取决于治疗摆位和验证；更小的计划靶区与 IGRT 配合使用。但是，建议颅—尾平面的覆盖范围应该更广泛，因为吞咽可能影响喉在该平面中的位置 [174]。晚期声门上型喉癌和下咽癌患者的靶区勾画和等剂量分布曲线见图 41-14 至图 41-16。

Ⅰ 期（T_1N_0）患者通常给予每天 2Gy 的剂量，总剂量为 64～68Gy。T_2～T_3 期患者每天给予 2Gy 的剂量，总剂量为 70Gy，尽管他们已经接受放射治疗但未行化疗，因此最好接受每天 2 次的超分次放疗，每次分次剂量为 1.2Gy，总剂量 76.8Gy；或采用加速治疗计划（如 DAHANCA 计划）[165]。DAHANCA 治疗方案总计 6 个周期，完成 35 次放疗。该方案每天给予 2 次放疗，连续 5 周完成计划。

由于放疗体积较大，声门上型和下咽型肿瘤放疗并发症的发生率高于早期声门型喉癌。Mendenhall 等 [113] 报道的 211 例接受初始放疗的声门上型喉癌患者中，严重急性和晚期并发症的发生率为 6%。在 MDACC 接受超分次治疗的 236 例患者中，21 例患者发生 3 级晚期并发症。其中包括 2 名治疗后死于大咯血和气管切开术后死于气管坏死的患者，以及 2 名因坏死进行喉切除术

的患者 [114]。然而，随着分次放疗间隔从 4h 延长至 6h，3 年并发症的发生率从 14% 降至 8%。我们目前维持每天 2 次照射的 6h 分次放疗间隔。

（二）术后放疗

术后放疗与初始放疗相似。简言之，术床和瘤床为靶病灶。有不良症状需要术后照射的患者，吻合口失败的风险增加；因此，吻合口作为术床的一部分应该包括在内。既往采用三野技术对患者进行治疗：两个外侧对穿野和低颈前照野（图 41-17）。如果存在与吻合口或瘤床相匹配的问题，则尾侧野通常提供了简单的解决方案 [175]。如今，IMRT 越来越多地被用于治疗这些患者。这允许将剂量调整至高、中危险区域，避免了匹配，因为整个体积被包含在照射野中，特别是对于淋巴结阳性的患者，可能允许保留腮腺（图 41-18）。

几十年来，分次剂量一直呈摆动式波动。20 世纪 50—70 年代初提倡辅助放疗，给予 2Gy 的分次剂量。在 20 世纪 80 年代和 90 年代，由于担心严重的急性不良反应，许多研究将剂量降低至 1.8Gy，但是关于顺铂术后放疗的试验均采用了 2Gy 的分次剂量 [126, 127]。

IMRT 通过给予高危区域不同的放疗剂量，避免了部分分次剂量问题。大多数治疗分 30 次进行，瘤床和切缘剂量为 60Gy，术床剂量为 57.6Gy，手术未受干扰的部位剂量为 50～54Gy。吻合口治疗剂量为 50～54Gy，只有吻合口区域有广泛的气管旁或软组织受累时，才给予更高剂量。

九、治疗流程，争议、挑战和未来的可能性
（一）治疗流程

喉癌和下咽癌的治疗流程见图 41-19。

T_{is}、T_1、T_2 肿瘤：采用单一模式治疗，即保留声音的手术治疗或放疗。浸润性 T_2 期下咽癌与 T_3 期相似。

T_3：治疗方式包括全喉切除术（下咽原发肿瘤接受喉切除术）或者保留声音的手术治疗。顺铂联合放疗已被证实比新辅助化疗或单纯放疗具有更高的喉保留率，通常作为首选治疗方案，它具有适度的毒性。单纯放疗是希望保留喉部但被认为在医学上不适合化疗的特定患者的治疗选择。

T_4：手术联合术后辅助放疗仍然是首选治疗方案。具有高风险特征（手术切缘不足或软组织扩散）的患者术后需要进行同步放化疗。高度选择性的 T_4 期疾病患者可采用与 T_3 期患者相似的治疗方式，通过使用同步放化疗以保留喉部。

N_1：如果采用放疗治疗原发肿瘤，那么任何残留的淋巴结需要进行手术切除。

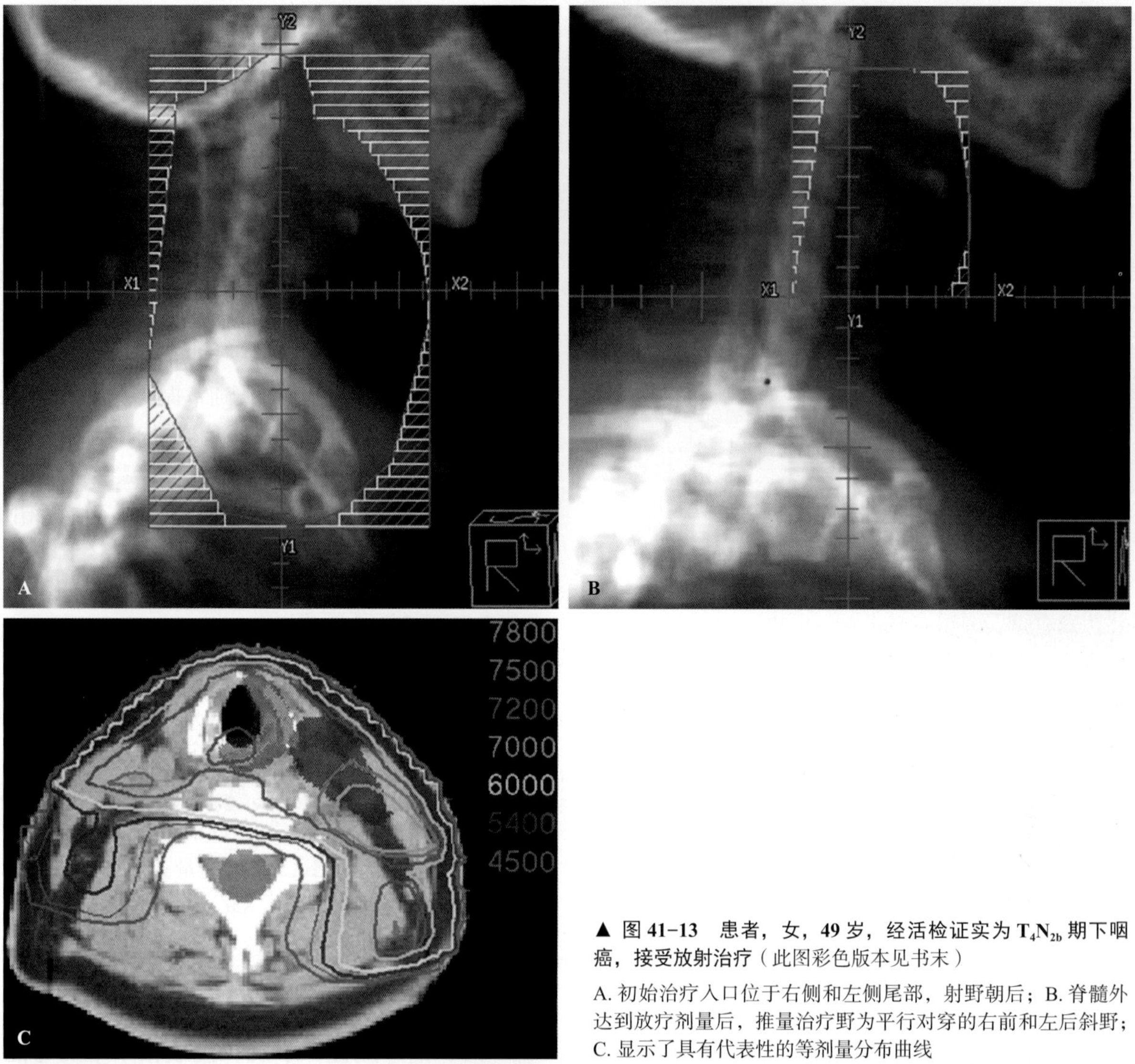

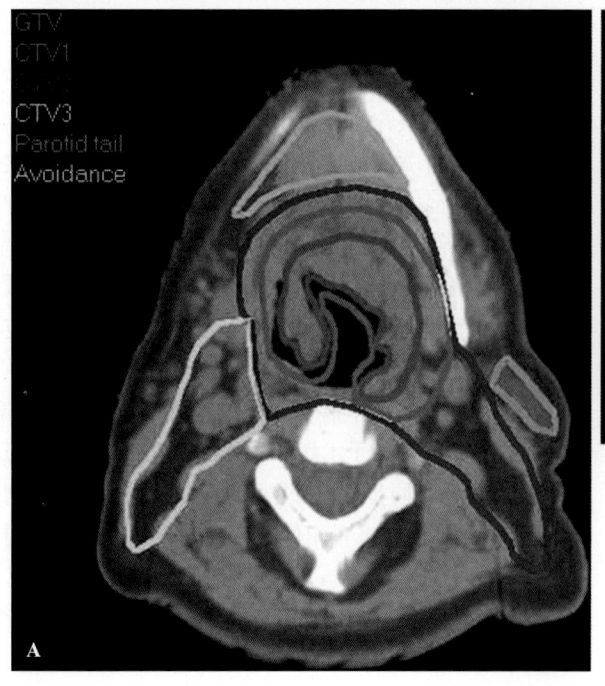

▲ 图 41-13　患者，女，49 岁，经活检证实为 T_4N_{2b} 期下咽癌，接受放射治疗（此图彩色版本见书末）

A. 初始治疗入口位于右侧和左侧尾部，射野朝后；B. 脊髓外达到放疗剂量后，推量治疗野为平行对穿的右前和左后斜野；C. 显示了具有代表性的等剂量分布曲线

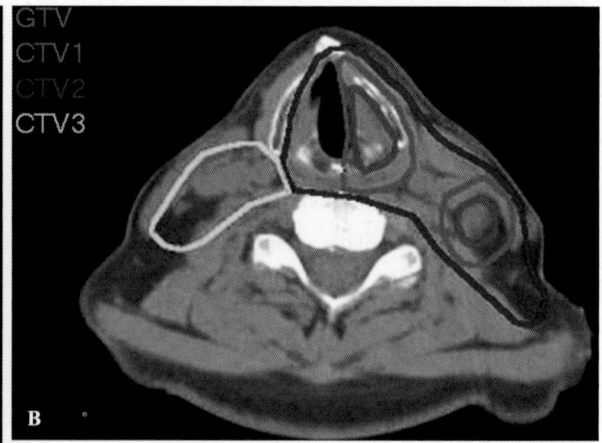

▲ 图 41-14　1 例接受调强放疗的 T_3N_1 声门上型喉癌患者的靶区（此图彩色版本见书末）

图示会厌（A）和杓状软骨（B）水平的横断面图像

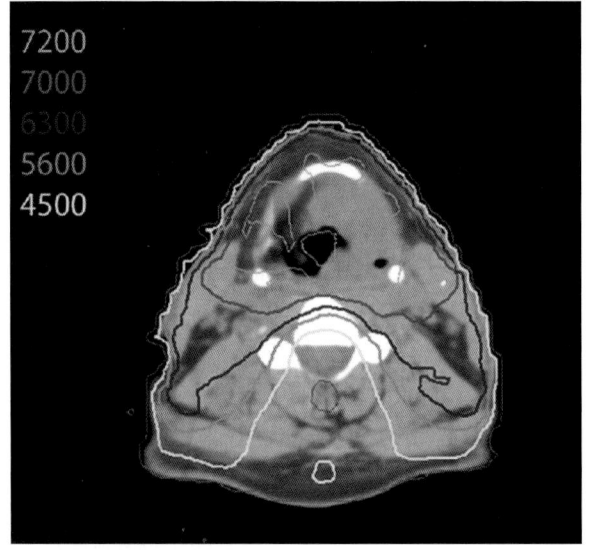

◀ 图 41-15　1 例接受调强放疗的 T_3N_0 会厌癌患者的剂量计划（此图彩色版本见书末）

在舌骨上方可见巨大肿瘤。肿瘤累及会厌，填充左侧会厌前间隙，侵犯左侧杓状会厌襞和杓状软骨。临床靶区 1 给予 70Gy 的处方剂量（残留病灶和边缘）。由于考虑到喉部运动，临床靶区 1 包括整个声门上喉部。临床靶区 2 和临床靶区 3 剂量分别为 63Gy 和 56Gy。临床靶区 2 包括 III 区淋巴结，临床靶区 3 包括 II 区和 IV 区淋巴结。患者接受联合顺铂方案的同步化疗

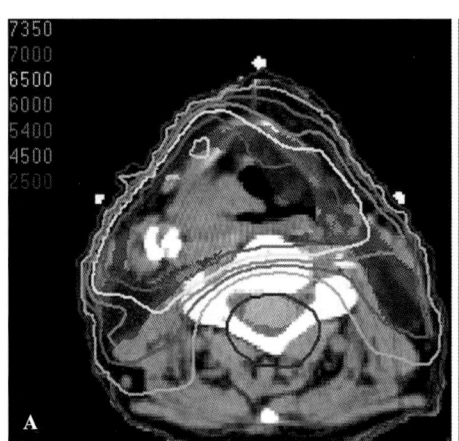
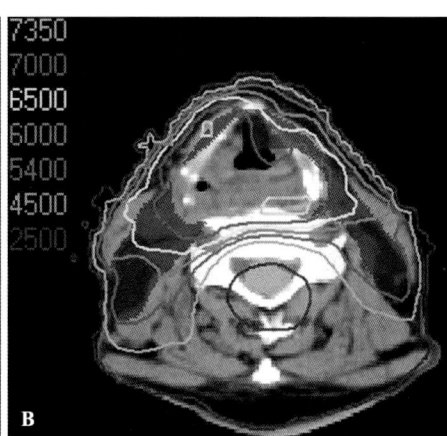

◀ 图 41-16　1 例接受同步化疗和调强放疗的 T_3 下咽癌患者的等剂量分布曲线（此图彩色版本见书末）

图示前庭（A）和梨状隐窝顶部（B）的横断面图像。残留病灶和边缘（临床靶区 1）的高剂量靶区是透明的，以便更好地显示肿瘤。临床靶区 1 给予 70Gy 的剂量，临床靶区 2（蓝色）给予 50Gy 的剂量。采用两个连续计划治疗，2 个靶区的分次剂量均为 2Gy/ 次

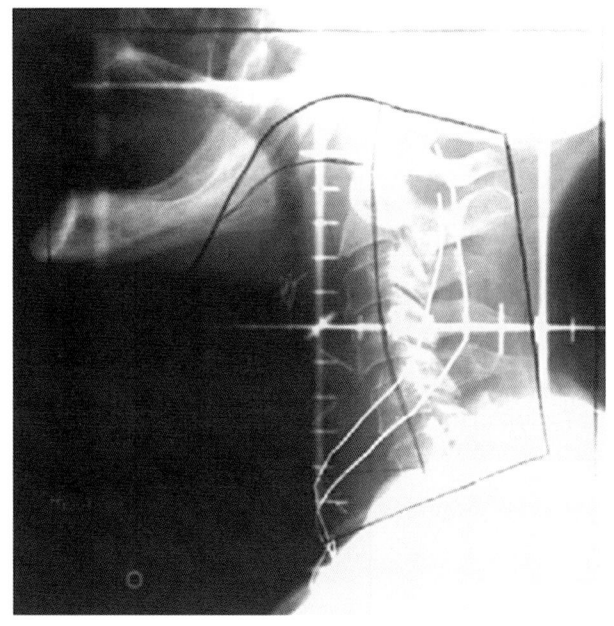

▲ 图 41-17　患者，男，46 岁，被诊断为右侧梨状隐窝鳞状细胞癌。他接受了喉咽切除术和空肠移植修复。肿瘤最大直径为 6cm，侵犯颈部软组织。术后接受 60Gy 的放疗。皮肤上布满瘢痕和气孔。治疗 1 年后，患者出现肺转移，并死于转移性疾病

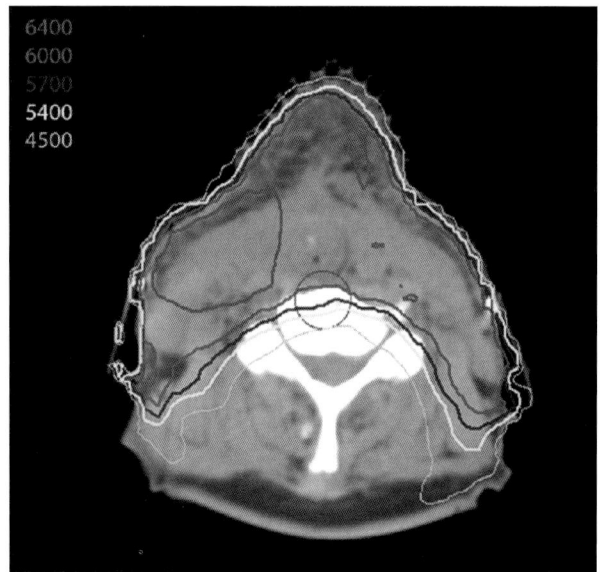

▲ 图 41-18　晚期声门上型喉癌患者的剂量计划（此图彩色版本见书末）

该患者疾病分期为 T_4N_{2c}，最初接受了全喉切除术和双侧颈部清扫术。病理报告显示右侧 II 区和 III 区淋巴结均有包膜外侵犯。术后接受 30 次放疗。给予瘤床 60Gy 的剂量，给予右侧颈部淋巴结区 64Gy 的剂量。同时接受化疗

若选择手术作为初始治疗，则进行颈部淋巴结清扫术，如果出现包膜外受侵或超过 2 个淋巴结受累，则采用放疗。

N_2 和 N_3：颈部疾病采用手术联合放疗，并根据原发肿瘤的首选治疗方式选择测序。

M_1：体能状态良好的患者采用全身治疗；如需要，可采用局部治疗减轻症状。

（二）争议、挑战和未来的可能性

过去的几十年中，已经进行了多项喉癌和下咽癌患者保留喉部的开创性试验。最终，喉部保留的概念定义模糊。以完整的喉部为主要终点的试验设计忽略了喉部发声以外的多种功能，尤其是吞咽功能（至少在主要终点方面）。因此，尽管在 2019 年报道了高剂量顺铂联合放疗是局部晚期喉癌的标准治疗方案，但该结论应附有注意事项。

RTOG 91-11 研究得出结论，除了 T_4 期患者外，大多数喉癌患者可以不经手术治疗[125]。这一结论受到更多的审查，因为 SEER 数据表明，近年来喉癌的生存率已经下降[124]。然而，生存率的这种变化是否可归因于喉部保留术的广泛应用仍有待讨论[126]。

未来的发展方向取决于我们对该疾病的进一步了解，以及治疗方法对喉咽结构的影响，疾病或治疗的改变如何影响生活质量。迄今为止，几十年的研究并不一定能提高生存率，但假设已经改善了患者的生活质量，因为保留了许多本应接受喉切除术治疗的患者的喉部。我们需要的是开发毒性更小的治疗方法或者更好的预测模型，来预测不同治疗方法对特定个体的疗效（癌症方面），或者某种治疗方法对个体功能的影响。

癌症治疗方面，利用生物制剂的靶向治疗已经引起人们的重视。在头颈癌中，EGFR 一直是具有吸引力的靶点，同步放疗和 EGFR 抑制剂联合应用的初步结果引发关注，据报道该治疗方式在不增加组织毒性的情况下，可能会增强放疗反应。对于 EGFR 表达较高的喉癌患者，该方式在理论上具有很大的吸引力，可以取代同步放化疗。喉癌治疗的未来方向可能是通过选择毒性较小的有效疗法对特定患者进行强化治疗。然而，迄今为止，美国尚未对 RTOG 91-11 试验患者进行随访。

其他研究方向有助于更好地了解在有效的肿瘤杀灭治疗后，哪些患者喉部有功能，哪些患者会出现慢性误吸或吞咽功能障碍。治疗前对言语和吞咽的全面综合评估正在成为治疗选择过程中的一个关键组成部分。

喉癌（以及在较小程度上的下咽癌）是一种可治愈的疾病。然而，巨大的挑战仍然存在。我们仍然需要了解哪些亚组不能从他们选择的治疗中获益，并有疾病复发，由此确定我们是否可以通过在这些患者中选择适当的治疗来进一步提高生存率。在其余可以治愈的患者中，我们需要确定毒性最小的方法，并继续探索第二原发肿瘤的预防，因为发生难以治愈的恶性肿瘤仍然是该患者人群生存期延长的障碍。

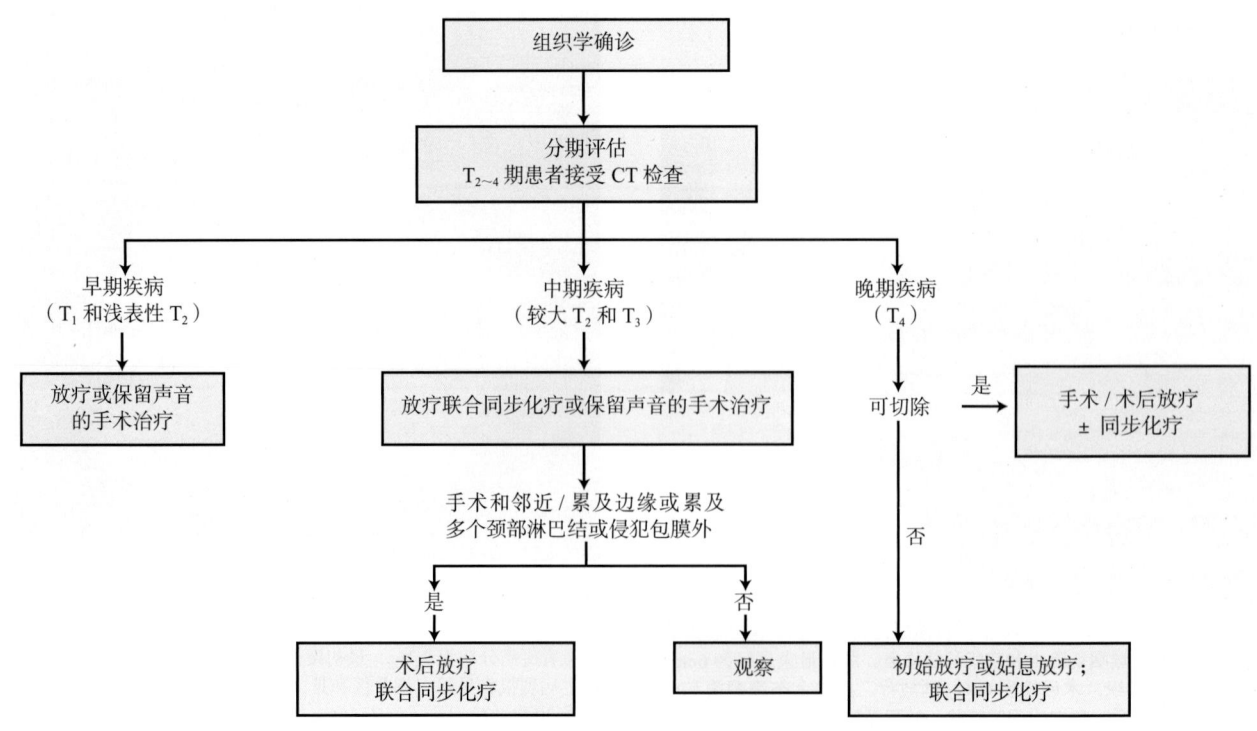

▲ 图 41-19 喉癌或下咽癌的治疗流程

第42章　鼻腔鼻旁窦癌

Sinonasal Cancer

Jonathan J. Beitler　Mark W. McDonald　C. Arturo Solares　Nabil F. Saba　Patricia A. Hudgins　著

童　欣　译

要　点

1. **发病率和流行病学**　鼻腔鼻旁窦癌在所有恶性肿瘤中所占比例不到1%，美国癌症协会估计每年有2000名美国人患鼻腔鼻旁窦癌。50%的男性受其影响。40%～50%发生在鼻腔内，30%～40%发生在上颌窦内，10%发生在筛窦内，少于5%发生在额窦和蝶窦内。重叠是常见的。鼻旁窦癌在木匠、锯木厂工人和镍工人中更常见。这些肿瘤更常见于美国以外的地区，如日本和南非。

2. **生物学特征**　鼻腔鼻旁窦癌的自然史取决于肿瘤的解剖部位、组织学类型和分期[1]（图42-1）。与头颈部其他部位不同，非鳞癌占多数。在1975—1995年接受治疗的386例鼻腔鼻旁窦肿瘤患者中，鳞癌是最常见的组织学类型，但只有1/3的患者发现了鳞癌。鼻旁窦鳞癌的发病率正在下降（1973—2009年，每年的百分比变化为1.5%）。3/4的鼻旁窦癌有 *TP53* 突变，其中超过一半的突变是错义突变。

3. **分期评价**　分期评价包括病史、头颈部检查（包括纤维检查、CT、MRI以及PET）/CT扫描（表42-1）。

4. **初步治疗**　对于鼻前庭肿瘤，放射治疗具有较高的局部区域控制率和良好的美容效果。大多数鼻旁窦肿瘤如可切除，应行一期手术。对于不可切除的肿瘤，术前接受根治性的光子或质子治疗，联合或不联合化疗，取决于组织学类型以及患者的适用性。最近对通过术前化疗强化治疗的兴趣激增，有望改善器官保留和总生存期。尽管单中心系列研究结果令人鼓舞[2,3]，但对于可切除的肿瘤，标准治疗仍为手术切除，术后治疗根据病理学结果确定。ECOG ACRIN 3163是一项随机Ⅱ期研究，目的是评估术前化疗对可切除的鼻腔和鼻旁窦鳞癌器官保留和总生存期的影响。

5. **辅助治疗**　对于可切除的晚期肿瘤，建议手术和放疗联合（通常在术后进行）。由于这些癌症的罕见性，以及不同的组织学类型，没有随机研究显示辅助放疗的价值，联合或不联合同步化疗。

6. **局部晚期疾病和姑息治疗**　不可手术切除的鳞癌患者，通常采用同步化疗联合根治性放疗，同步化疗的使用是基于其他头颈部癌症的数据。根治性放疗可使少数手术不可切除的局部晚期患者获得局部控制。

鼻腔鼻旁窦肿瘤非常罕见，并且涉及广泛的解剖部位和不同的组织学类型，因此在一家中心获得临床专业知识尤为困难。手术和放疗很复杂，因为这些肿瘤通常位于多个关键结构附近（眼、脑、视神经和交叉、脑干和其他脑神经）。从美学和功能上考虑，主张较少的根治性手术切除，特别是在不太可能治愈的情况下。

尽管AJCC将鼻腔分为4个亚部位[4]（中隔、底板、外侧壁和鼻孔边缘至皮肤黏膜交界处；图42-2和图42-3），但最好单独考虑鼻前庭，因为鼻前庭癌在其病程晚期仍局限于鼻腔内。

比较20世纪60—90年代数十年的结果，上颌窦癌和筛窦癌患者的治疗结局有所改善[5]。使用DAHANCA数据库，1995—2004年治疗的鼻腔鼻旁窦癌患者的5年生存率比1982—1991年的患者高20%[6]。在一项总计204例患者的综述中，46%的患者治疗失败，81%的失败涉及原发部位。24%的患者发生淋巴结失败，14%发生远处失败。其他研究也证实了局部失败是主要的失败模式[7]。治疗方式已经得到改善，包括颅底手术、重建和能够避免邻近关键正常组织的高度适形质子和光子技术[8]。许多人正在积累内镜下切除的经验，但是仍然缺乏有关该技术以及质子放疗疗效的长期数据。化疗对这些肿瘤的作用尚未明确[8]。

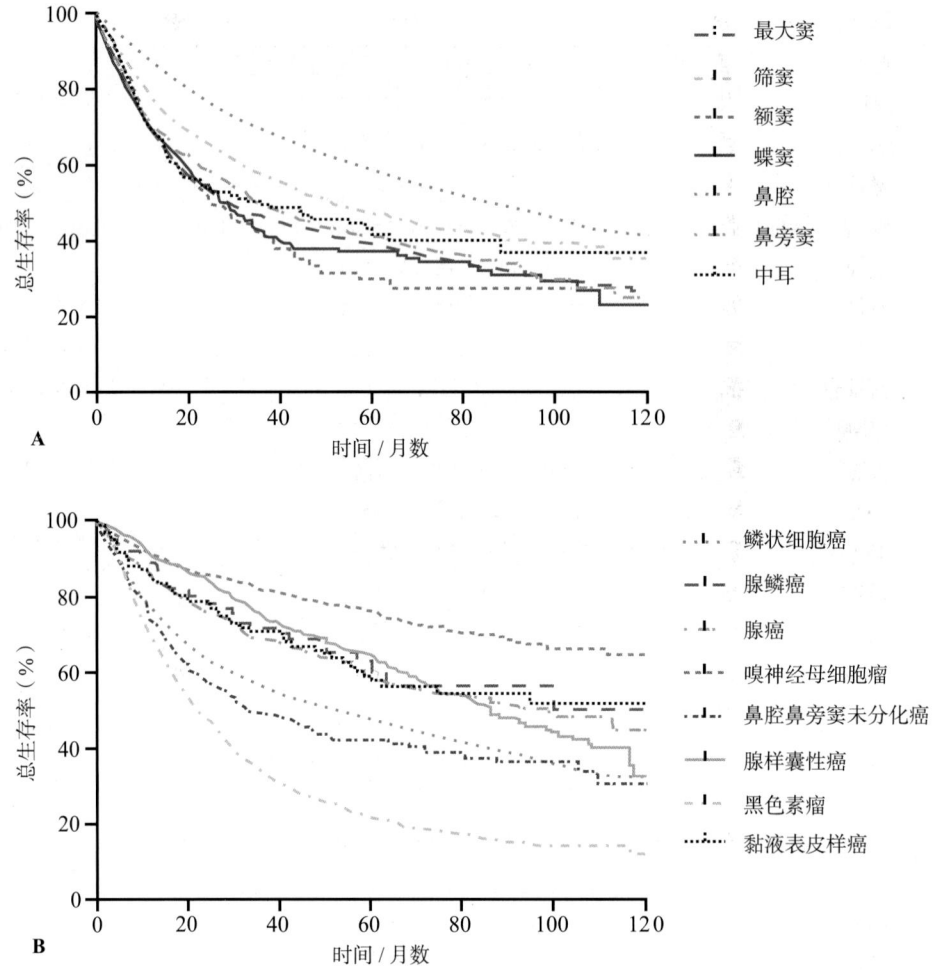

▲ 图 42-1　根据原发肿瘤部位（A）和组织学（B）划分的 Kaplan-Meier 生存曲线

引自 Robin TP，et al. A comprehensive comparative analysis of treatment modalities for sinonasal malignancies. *Cancer*. 2017；123（16）：3040–49.

本章重点是起源于鼻腔或鼻旁窦的上皮性肿瘤。其他组织学类型，如肉瘤、淋巴瘤和黑色素瘤，将在各自的章节中讨论。

一、流行病学与病因

鼻腔和鼻旁窦癌极为罕见，每年约有 2000 名美国人确诊[9]。男性鼻腔鼻旁窦肿瘤的发病率是女性的 2 倍。这些肿瘤更常见于美国以外的地区，如日本和南非。

鼻腔鼻旁窦癌在从事某些职业或接触某些化合物的人群中相对更常见[10-15]。鼻腔鼻旁窦鳞癌更多见于面包师、糕点师、谷物碾磨工、建筑工人、在木材制造业至少有 15 年工作经验的木匠和木工、农场工人和纺织女工[16]。鼻腔鳞癌在从事镍相关工作的工人中发病较多[17]。鼻腔和筛窦腺癌多发生于木匠和锯木厂工人，他们较多接触坚硬的外来木屑[10, 11, 13, 15]。通过对 358 例有或无木屑暴露的鼻腔鼻旁窦癌进行回顾性分析，*TP53* 突变在所有组织学类型中发生频率为 77%，但最常见于

腺癌（与鳞癌相比 OR 为 2.0）[18]。*TP53* 突变风险与木屑暴露时间、平均水平和累积水平显著相关。13% 的鼻腔鼻旁窦腺癌具有 K-ras 突变[19]。合成木材、黏合剂和胶水也可能作为致癌物参与其中[13]。

12 项病例对照研究的汇总分析评估了鼻腔鼻旁窦癌的危险因素，包括职业性暴露于甲醛、二氧化硅粉尘、纺织粉尘、煤尘、面粉粉尘、石棉和人造玻璃纤维[20]。汇总分析提示甲醛是鼻腔鼻旁窦腺癌发生的危险因素，但木屑和甲醛暴露之间存在很强的相关性，没有足够的甲醛单独受试者可以解决该问题。国际癌症研究机构发现，专业人员大量接触甲醛和有限接触木屑（例如防腐人员、病理学家、化工工人），鼻腔鼻旁窦癌的死亡率没有增加[21]。

上颌窦癌与一种含放射性钍的对比剂，即二氧化钍（thorotrast）有关，用于几十年前上颌窦的影像学研究[12, 13]。生产铬、芥子气、异丙醇和镭的职业暴露也会增加鼻腔鼻旁窦癌的发病风险[12]。

表 42–1　TNM AJCC 分期

（续表）

原发肿瘤（T）

上颌窦

T 分类	T 分类标准
Tx	原发肿瘤不能评估
Tis	原位癌
T_1	肿瘤局限于上颌窦内，无骨质侵蚀或破坏
T_2	肿瘤侵蚀或破坏骨质，包括侵犯硬腭和（或）中鼻道，但不包括侵犯上颌窦后壁和翼板
T_3	肿瘤侵犯以下任一部位：上颌窦后壁骨质、皮下组织、眼眶底部或内侧壁、翼窝、筛窦
T_4	中度晚期或非常晚期局部疾病
T_{4a}	中度晚期局部疾病 肿瘤侵犯眶内容前部、颊部皮肤、翼板、颞下窝、筛板、蝶窦或额窦
T_{4b}	非常晚期局部疾病 肿瘤侵犯以下任一部位：眶尖、硬脑膜、脑组织、颅中窝、脑神经（除外 V_2 支）、鼻咽或斜坡

鼻腔和筛窦

T 分类	T 分类标准
Tx	原发肿瘤不能评估
Tis	原位癌
T_1	肿瘤局限于 1 个亚区，伴 / 不伴骨质侵犯
T_2	肿瘤侵犯单一区域内的 2 个亚区或侵犯鼻腔筛窦复合体内的一个邻近区域，伴 / 不伴骨质侵犯
T_3	肿瘤侵犯眼眶内侧壁或底壁，或上颌窦，或腭部，或筛板
T_4	中度晚期或非常晚期局部疾病
T_{4a}	中度晚期局部疾病 肿瘤侵犯下列任一部位：眶内容前部、鼻部或颊部皮肤，最小限度侵犯颅前窝、翼板、蝶窦或额窦
T_{4b}	非常晚期局部疾病 肿瘤侵犯以下任一部位：眶尖、硬脑膜、脑组织、颅中窝、脑神经（除外 V_2 支）、鼻咽或斜坡

区域淋巴结（N）

临床 N 分期（CN）

N 分类	N 分类标准
Nx	区域淋巴结无法评估
N_0	无区域淋巴结转移
N_1	同侧单个淋巴结转移，最大径≤3cm，且无包膜外侵犯
N_2	同侧单个淋巴结转移，最大径>3cm，但≤6cm，且无包膜外侵犯；同侧多个淋巴结转移，最大径≤6cm，且无包膜外侵犯；双侧或对侧淋巴结转移，最大径≤6cm，且无包膜外侵犯
N_{2a}	同侧单个淋巴结转移，最大径>3cm，但≤6cm，且无包膜外侵犯
N_{2b}	同侧多个淋巴结转移，最大径≤6cm，且无包膜外侵犯
N_{2c}	双侧或对侧淋巴结转移，最大径≤6cm，且无包膜外侵犯
N_3	转移淋巴结最大径>6cm，且无包膜外侵犯；淋巴结转移，伴包膜外侵犯
N_{3a}	转移淋巴结最大径>6cm，且无包膜外侵犯
N_{3b}	淋巴结转移，伴包膜外侵犯

"U" 或 "L" 可用于任何 N 分类，表示环状软骨下缘（U）以上或环状软骨下缘（L）以下的转移
同样，临床和病理 ENE 应标记为 ENE（–）或 ENE（+）

病理 N 分期（pN）

N 分类	N 分类标准
Nx	区域淋巴结无法评估
N_0	无区域淋巴结转移
N_1	同侧单个淋巴结转移，最大径≤3cm，且无包膜外侵犯
N_2	同或对侧单个淋巴结转移，最大径≤3cm，伴包膜外侵犯；同侧单个淋巴结转移，最大径>3cm，但≤6cm，且无包膜外侵犯；同侧多个淋巴结转移，最大径≤6cm，且无包膜外侵犯；双侧或对侧淋巴结转移，最大径≤6cm，且无包膜外侵犯
N_{2a}	同或对侧单个淋巴结转移，最大径≤3cm，伴包膜外侵犯；同侧单个淋巴结转移，最大径>3cm，但≤6cm，且无包膜外侵犯
N_{2b}	同侧多个淋巴结转移，最大径≤6cm，且无包膜外侵犯
N_{2c}	双侧或对侧淋巴结转移，最大径≤6cm，且无包膜外侵犯
N_3	转移淋巴结最大径>6cm，且无包膜外侵犯；同单个淋巴结转移，最大径>3cm，伴包膜外侵犯；同侧 / 对侧 / 双侧多个淋巴结转移，伴包膜外侵犯
N_{3a}	转移淋巴结最大径>6cm，且无包膜外侵犯
N_{3b}	同单个淋巴结转移，最大径>3cm，伴包膜外侵犯；同侧 / 对侧 / 双侧多个淋巴结转移，伴包膜外侵犯

"U" 或 "L" 可用于表示环状软骨下缘（U）以上或环状软骨下缘（L）以下转移的 N 分类
同样，临床和病理 ENE 应记录为 ENE（–）或 ENE（+）

（续表）

远处转移（M）	
M 分类	M 分类标准
M_0	无远处转移（无病理 M_0；使用临床分期 M）
M_1	有远处转移

AJCC 分期

T	N	M	分期
Tis	N_0	M_0	0
T_1	N_0	M_0	I
T_2	N_0	M_0	II
T_3	N_0	M_0	III
T_1、T_2、T_3	N_1	M_0	III
T_{4a}	N_0、N_1	M_0	IVa
T_1、T_2、T_3、T_{4a}	N_2	M_0	IVa
任何 T	N_3	M_0	IVb
T_{4b}	任何 N	M_0	IVb
任何 T	任何 N	M_1	IVc

引自 AJCC Cancer Staging Manual, ed 8. Chicago, IL: Springer, 2017.

据报道，吸烟会增加患鼻癌的风险，重度或长期吸烟者患鼻癌的风险会增加 1 倍，而长期戒烟后患鼻癌的风险会降低 1 倍。调整后可吸烟。饮酒与鼻癌风险之间也存在显著的剂量 - 反应关系。

二、预防和早期检测

一般而言，木匠、锯木厂工人以及参与生产铬、芥子气、异丙醇和镭的工人应使用适当的面罩或其他策略，以减少潜在致癌物的职业暴露。出现持续性鼻腔或鼻旁窦症状的个体应接受评估[15]。

三、病理学、生物学和扩散方式

临床病程和预后取决于肿瘤的解剖部位、组织学类型和分期。鼻旁窦的大小和形态随年龄的变化而变化。

组织类型为鳞癌（鳞状细胞癌、移行癌和疣状癌）、腺癌、腺体癌（腺样囊性癌和黏液表皮样癌）和未分化癌，Dulguerov 等[5] 在 1975—1995 年共发现 386 例鼻腔及鼻旁窦肿瘤（鼻前庭癌症被排除在外）。鳞癌是最常见的组织学类型，但仅在 1/3 的患者中发现（表 42-2）。

与其他组织相比，鳞癌的淋巴结复发更常见[22]。

（一）鼻前庭

鼻前庭是进入鼻腔的两个入口。每个间隙为三角形，位于鼻阈的前面，外侧界为外侧脚和鼻翼纤维脂肪组织，内侧界为鼻翼软骨内侧脚、鼻中隔、鼻中隔软骨远端和鼻小柱（图 42-2 和图 42-3）。鼻前庭被皮肤覆盖，因此，该部位的病变本质上是鳞状细胞皮肤癌[23]，但偶尔可能是基底细胞癌[24]、皮脂腺癌[25]、黑色素瘤[26] 或非霍奇金淋巴瘤[27]。鼻前庭癌与肛门边缘癌类似。HPV 与鼻中隔癌的发生有关[28]。

鼻前庭癌优先发生于内侧壁，即鼻中隔[29]。鼻前庭癌可侵犯上唇、牙龈 - 唇沟、前上颌骨或侵犯鼻腔。垂直侵犯可能导致鼻中隔（膜性或软骨性）穿孔或鼻翼软骨破坏。鼻前庭癌的淋巴转移通常是同侧面部（颊肌和下颌）和颌下淋巴结。颊肌淋巴结[30] 可见于颊肌或颊肌间隙的脂肪中（图 42-2）。

根据其与面静脉的关系，颊肌淋巴结分为前颊肌淋巴结和后颊肌淋巴结。下颌淋巴结[30] 包括腺窝上淋巴结、下颌上淋巴结和下颌下淋巴结，它们沿着下颌骨的外表面分布，临近面动脉，位于咬肌前面。跨越中线的大病变可能会转移至对侧面部或下颌下淋巴结。淋巴结转移的平均发生率约为 5%[31-35]。如果不进行治疗，大约 15% 的患者会出现淋巴结复发[31-33, 35]。在 IMRT 时代，保留腮腺是十分重要的，15% 的复发率使得对局部晚期患者必须进行选择性淋巴结照射。鼻前庭癌很少发生血行转移[35]。

（二）鼻腔和筛骨气房

鼻腔和筛窦肿瘤有共同的分期系统[4]。除了鼻前庭之外，鼻腔固有结构（鼻窝）起始于鼻阈，止于后鼻孔。从硬腭下面延伸至筛板上方。外侧壁由 3 个薄的骨性结构组成，即上鼻甲、中鼻甲和下鼻甲（或鼻甲），它们向下突入鼻腔（图 42-4）。中鼻甲向上附着于筛板，然后向后外侧附着于筛骨纸板[36]。

每个鼻甲下的区域定义为上鼻甲、中鼻甲和下鼻甲（图 42-4）。上鼻道在蝶筛隐窝处接受来自后方的筛骨气房和蝶窦隐窝处蝶窦的引流。中鼻道是一个特别重要的引流部位，接受来自前筛窦、额窦和上颌骨的引流。筛骨气房在骨孔复合体上方汇入筛泡；额窦在骨孔复合体前部汇入中鼻道，然而，上颌窦将其内容物通过漏斗（上颌骨内上方的一个阀门）经由窦口鼻道复合体的上颌开口进入中鼻道，当然，下鼻道接受各鼻泪管的引流（表 42-3）。

鼻中隔将鼻腔分为左右两半（图 42-3）。嗅神经穿过筛板，支配鼻腔顶部、上鼻甲和鼻中隔上 1/3。这部

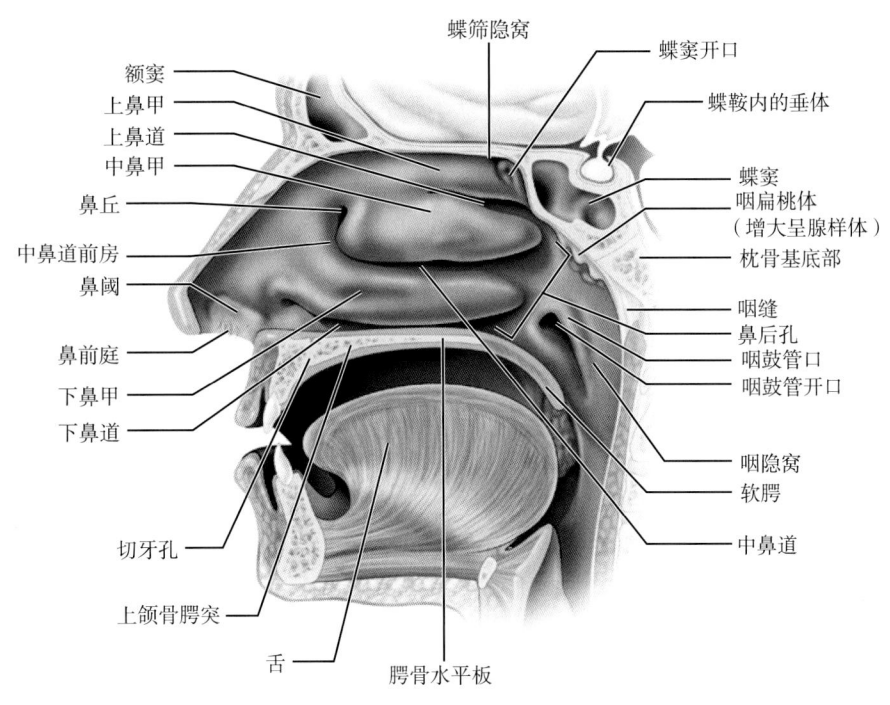

▲ 图 42-2 鼻旁窦解剖

经 Elsevier 许可使用 Netter 医学图示，版权所有

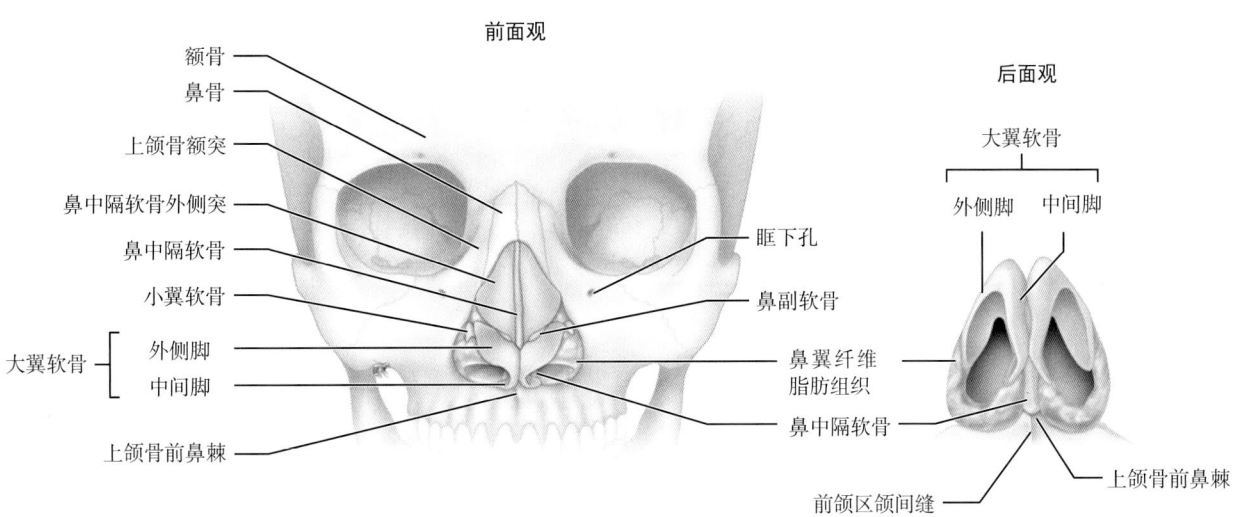

▲ 图 42-3 鼻旁窦解剖：前 / 侧视图和下视图

经 Elsevier 许可使用 Netter 医学图示，版权所有

分鼻腔被称作嗅觉区。鼻腔的其余部分，即呼吸区，含有连接鼻腔与鼻旁窦的孔窍。

筛窦由位于前颅窝下方和鼻腔与眼眶之间的筛窦迷宫内的几个称为筛骨气房的小腔组成。它们通过一层薄的多孔骨（称为）与眼眶分离，并通过一部分额骨（筛骨小凹）与前颅窝隔开。

原发于鼻腔呼吸区和筛窦细胞的肿瘤为鳞癌、腺癌和腺样囊性癌。癌症可起源于内翻性乳头状瘤。

癌症的连续扩散方式随原发病变的位置而变化。发生在鼻腔上部和筛骨气房的肿瘤经筛板延伸至眼眶，并经筛板延伸至前颅窝，或经鼻骨生长至皮下组织和皮肤。外侧壁原发灶侵犯上颌窦、筛窦旁细胞、眼眶、翼腭窝和鼻咽。基底部和下鼻中隔的原发灶可能侵犯上颚和上颌窦。扩散也可能穿过神经周围间隙，特别是腺样囊性癌。

呼吸道区域原发灶的淋巴转移情况各不相同，在局部治疗失败的患者中，Ⅰ区淋巴结受累很常见[37]。建议对 T_3 或 T_4 鼻旁窦鳞癌以及鼻腔鼻旁窦未分化癌

（sinonasal undifferentiated carcinoma，SNUC）患者进行颈部治疗[37]。

首先是鼻腔，其中大约 50% 患者的组织学类型为鳞癌[38]，一项分析了 23 项研究的综述显示，中位随访时间是 4.4 年，鼻腔鳞癌的加权平均区域复发率为 18.1%[39]。23 项研究中至少有 7 项研究的部分患者接受了预防性颈部淋巴结照射，显著降低了颈部淋巴结失败率。

1968—2003 年，意大利那不勒斯国家肿瘤研究中心[22] 对 305 例筛窦瘤患者进行了分析。其中男性占主要优势，比例为 70.8% vs. 29.2%。肠型腺癌是最常见的组织学类型，占 50.2%，筛窦癌患者中仅有 10.8% 患

表 42-2 鼻腔鼻旁窦癌组织学类型[2]

组织学类型	患者例数	百分比（%）
鳞状细胞癌	126	32.6
肉瘤	52	13.5
嗅神经母细胞瘤	42	10.9
腺体癌	39	10.1
腺样囊性癌	35	9.1
淋巴瘤	38	9.8
黑色素瘤	34	8.8
未分化	30	7.8
腺癌	25	6.5

有鳞癌。其他研究对此持不同意见（见本章后面部分）。一项纳入了 202 例筛窦腺癌欧洲患者的临床研究也证实了男性发病率高[22]。在 305 例筛窦癌患者中，只有 1.6% 出现淋巴结肿大，中位随访 109 个月，淋巴结复发的累计发生率为 4.3%[22]。值得注意的是，大多数原发灶复发的患者同时存在颈部淋巴结复发，远处转移的 5 年累计发生率仅为 3.6%。

嗅觉区位于鼻腔顶部。它是以筛板和相邻的隔膜以及外侧壁为界的狭窄条带。嗅觉区是嗅神经母细胞瘤的起源部位，偶尔也是腺癌的起源部位。

嗅神经母细胞瘤是一种神经嵴起源的肿瘤，由 Berger 等[40] 首次报道。在 1924 年被称为嗅觉神经上皮瘤。它有许多其他名称，包括嗅觉神经母细胞瘤和嗅觉神经细胞瘤。嗅神经母细胞瘤约占所有鼻内肿瘤的 3%。在 1924—1990 年，250 例患者被报道患有该疾病[41]。嗅神经母细胞瘤的典型组织学特征是肿瘤细胞由圆形、椭圆形或梭形细胞组成，含有假菊团形成的神经原纤维，弥散性微血管增多[42]。在无假菊团形成的情况下，可观察到血管周围的细胞栅栏形成。Turri-Zanoni 等[43] 描述了连接嗅神经母细胞瘤和鼻腔鼻旁窦神经内分泌癌的临床病理学特征，强调了使用阳性 CK8/18（尽管 CKAE1/AE3 为阴性）区分神经内分泌肿瘤和嗅神经母细胞瘤的重要性。

神经内分泌肿瘤与嗅神经母细胞瘤相比，它的总生存期和无病生存期较低，但可能从诱导化疗中获益。

在光镜下，嗅神经母细胞瘤可能被误认为是任何其他"小圆细胞瘤"，一组由相对较小且单一的未分化

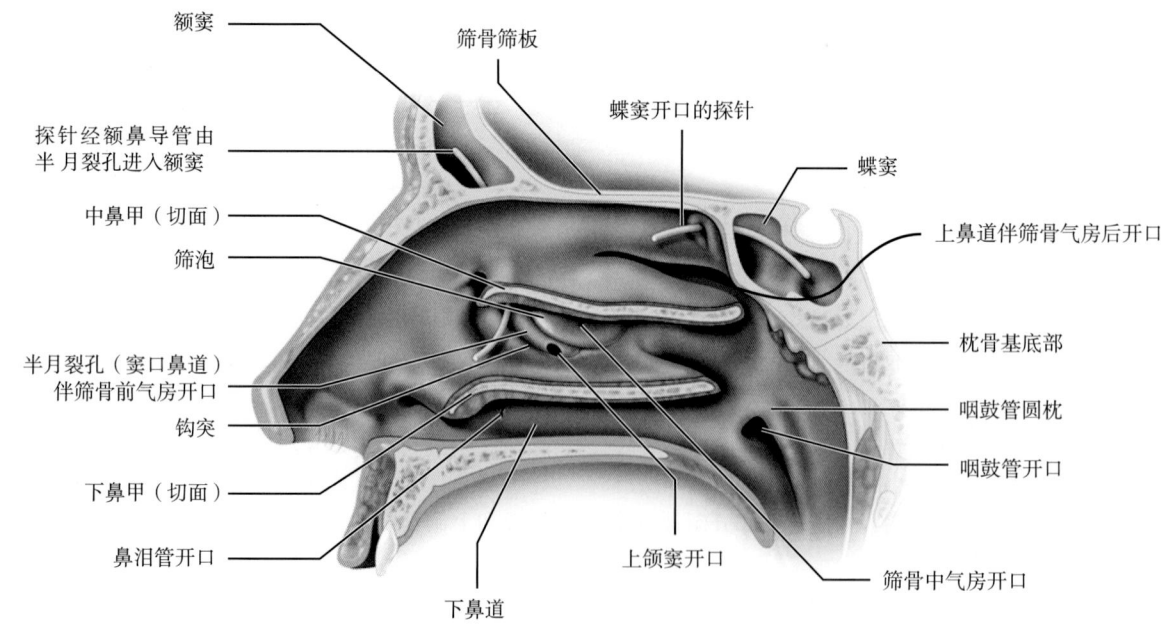

▲ 图 42-4 去除鼻甲的鼻腔外侧壁
经 Elsevier 许可使用 Netter 医学图示，版权所有

表 42-3 鼻旁窦引流通路

鼻旁窦	窦 口	终 点
后组筛窦	上鼻道	蝶筛隐窝
蝶窦	上鼻道	蝶筛隐窝
前组筛窦	中鼻道	筛泡
额窦	中鼻道	窦口鼻道复合体
上颌窦	中鼻道	窦口鼻道复合体
鼻泪管	下鼻道	鼻泪管

表 42-4 上颌窦癌的肿瘤类型和生存期

肿瘤类型	患者例数	百分比（%）	中位生存期（个月）	5 年生存率(%)
鳞状细胞癌	401	61.7	18	29.2
其他	70	10.8	27	38.7
腺样囊性癌	64	9.8	118	57.5
肉瘤	46	7.1	47	44.8
腺癌	31	4.8	50	47.7
黑色素瘤	23	3.5	18	25.9
黏液表皮样癌	15	2.3	53	35.9
总计	650	100.0		

引自 Bhattacharyya, N. Factors affecting survival in maxillary sinus cancer. *J Oral Maxillofac Surg.* 2003; 61（9）: 1016–21.

蓝染细胞组成的侵袭性恶性肿瘤，包括尤文肉瘤、周围神经上皮瘤（也称原始神经外胚层肿瘤或骨外尤文肉瘤）、外周神经母细胞瘤（"经典型"）、横纹肌肉瘤、促结缔组织增生性小圆细胞肿瘤、淋巴瘤、白血病、小细胞骨肉瘤、小细胞癌（未分化或神经内分泌性）、嗅神经母细胞瘤、皮肤神经内分泌癌（Merkel 细胞癌）、小细胞黑色素瘤和间叶性软骨肉瘤。它们的临床表现通常相近，但临床病理学特征和免疫组织化学可有助于鉴别诊断。

嗅神经母细胞瘤连续转移的途径与筛窦癌相似。多发性和晚期局部和区域复发是常见现象。110 例患者中有 21 例患者[44]最终发生颈部淋巴结转移，678 例患者中发生率为 20.2%[45]，61.7% 的颈部病变在诊断后超过 6 个月发生。

（三）上颌窦

上颌窦是最大的鼻旁窦，它是位于上颌骨的锥形腔。上颌窦的底部构成鼻腔外侧壁的下部。上颌窦的顶由眶底构成，眶底包含眶下管，其底由牙槽突组成。顶端向颧骨延伸，并经常进入颧骨。Ohngren 线是一条从眼内眦至下颌角的假象线，将上颌窦癌分为上部结构和下部结构。高出此任意平面的肿瘤非常靠近眼眶和中颅窝，并有可能在疾病的早期侵入眼眶和中颅窝，因而预后较差[46]。翼腭窝的解剖结构也很重要的。翼腭窝又称蝶腭窝，可认为是一个盒子，其前壁为上颌窦后壁。后壁为翼突根部和蝶骨的下部；顶为眶下裂。底为腭管，包含腭大神经。内侧壁是腭骨垂直板。翼腭窝内的结构包括上颌神经（V_2）、翼腭神经节和上颌动脉远端；上颌神经由翼上颌裂进入，经圆孔离开大脑。翼腭神经节是最大的头颈部副交感神经节，具有感觉、运动和交感神经功能。

62% 上颌窦癌患者的组织学类型是鳞癌[5, 47]，其他组织学类型和生存情况见表 42-4。

上颌窦癌的扩散模式因起源部位而异。位于 Ohngren 线上方的肿瘤多向鼻腔、鼻咽、筛窦、眶下壁或内侧壁、眶内容物、翼腭窝、咀嚼肌间隙、颞下窝、颅底、鞍旁区及海绵窦、中颅窝等部位扩散。Ohngren 线下方的肿瘤扩散至腭、牙槽突、龈颊沟、面颊软组织、鼻腔、咬肌、翼腭间隙和翼腭窝。有时难以鉴别原发性上颌癌与从上牙槽和硬腭延伸至上颌窦的原发性口腔癌。

总体而言，临床淋巴结转移的发病率在诊断时相对少见，但由于局部复发很常见，推测就诊时即存在亚临床淋巴结转移[25]。Cantù 等[22]报道称，399 例患者中 8.3% 的患者存在淋巴结转移，随访期间（中位 109 个月）12.5% 的患者出现局部复发。上颌骨鳞癌患者初诊时淋巴结转移概率为 10.3%，N+ 患者的淋巴结转移概率为 36.4%。上颌骨鳞癌患者的颈部复发累积概率为 20.7%[22]。Le 等[48]进行了有关淋巴结失败的部位的研究，发现 I B 区、II 区和 V 区淋巴结以及耳前区可累及同侧，II 区累及对侧。

（四）鼻旁窦未分化癌

鼻腔鼻旁窦未分化癌已被 WHO[49]认定为一种独特的鼻腔鼻旁窦肿瘤，应与神经母细胞瘤和其他肿瘤相鉴别[50]。男性多见，肿瘤通常具有典型的侵袭性，表现为局部广泛性病变。病因未知。免疫组化研究无影响，上皮黏蛋白染色呈阴性。核质比高，有丝分裂率极高。2005 年，SNUC 病例少于 100 例；2008 年大约有 200 例病例[51]，据 2009 年的综述[50]显示，该疾病的诊断越来越常见。少数证据（n=17）报道，鼻旁窦未分化癌是少数筛窦癌之一，区域失败率为 25.5%。报道称 26 例鼻旁窦未分化癌患者的区域失败率为 13%[22]。

Mendenhall 通过对文献的回顾性分析发现，10%～30% 的鼻旁窦未分化癌患者表现为临床阳性腺体病，治愈率为 20%～50%[52]。

四、临床表现、患者评估和分期

表 42-1 总结了 AJCC（AJCC TNM 分期，第 8 版）上颌窦、筛窦和鼻腔癌的分期[4]。

（一）鼻前庭

较小的鼻前庭癌通常表现为无症状的斑块或结节，常伴有硬痂和结痂。中隔是最常见的部位[29, 53]。晚期病变可扩散至邻近结构，如鼻中隔上部、上唇、鼻下凹陷（人中）、鼻部皮肤、鼻唇沟、硬腭、颊龈沟等。深部肌肉、骨骼和神经受累可引起疼痛并伴有出血或溃疡。大的溃疡性病变可能出现感染，导致严重的压痛，妨碍完整的临床评估。黏膜充血减轻和表面麻醉后，最好通过双手触诊和通过鼻镜或纤维内镜检查评估连续扩散。早期的颊肌和下颌下淋巴结受累可通过双手触诊或影像学检查发现[30]。鼻前庭癌的分期是根据皮肤的 TNM 分期系统进行的。然而，在报告数据时也使用了其他分期系统[54, 55]。

（二）鼻腔和筛骨气房

1. 肿瘤 鼻腔肿瘤的症状和体征与鼻息肉相关症状及体征相似，表现为慢性单侧鼻涕、溃疡、阻塞、前部头痛和间歇性鼻出血。这种相似性常导致诊断延误。其他症状和体征包括鼻溃疡、压痛、面部肿胀或疼痛[26]。侵犯眼眶可引起可触及的眶内肿物、眼球突出和复视；鼻泪管阻塞引起溢泪（泪液溢出）；累及嗅觉区可产生嗅觉丧失（无法感知气味）和鼻梁扩张；扩散穿过筛板可引起前额痛。

筛骨气房肿瘤的主要症状和体征为鼻旁窦疼痛、鼻或球后区的牵涉性疼痛、内眦皮下肿块、鼻塞和流涕、复视和眼球突出。

体格评估应包括黏膜充血和表面麻醉后使用内镜检查鼻腔和鼻咽部，评价脑神经（特别是第 III、IV、V 和 VI 脑神经）并触诊鼻梁、面颊和眶内腔。

外侧壁和底部原发性肿瘤往往在疾病晚期才被确诊。1969—1985 年于 MDACC 就诊的患者，14 例中有 3 例（21%）患有中隔病变，31 例中有 20 例（65%）的外侧壁或底部原发性疾病扩散至鼻腔以外（II 期和 III 期）[57, 58]。

2. 嗅神经母细胞瘤 嗅神经母细胞瘤的自然史较长，多见复发。对 311 例患者的 SEER 分析发现，年龄分布呈单峰型，平均年龄为 53 岁[59]。SEER 分析显示超过 3/4 病例的原发部位为鼻腔，12.3% 表现为淋巴结受累。

最常见的症状是鼻塞和鼻出血。嗅觉丧失可早于确诊前发现[60]。其他症状与病变侵犯眼眶（眼球突出、视野缺损、眼眶痛、溢泪）、鼻旁窦（内眦肿块、面部肿胀）、颅前窝（头痛）和抗利尿激素分泌不良有关。大多数出现在鼻腔。

嗅神经母细胞瘤的体格检查和推荐的分期系统与鼻窦肿瘤相似。一种常用的分期系统，由 Kadish 等[42] 提出，并由 Morita 等[60a] 修改。如下所示。

A 期：病变局限于鼻腔。

B 期：病变局限于鼻腔和一个或多个鼻旁窦。

C 期：病变范围超出鼻腔和鼻旁窦，包括累及眼眶、颅底或颅内。

D 期：颈部淋巴结受累或远处转移。

在一项来自美国国家癌症数据库的分析中，883 例嗅神经母细胞瘤患者的 Kadish 分期分布为 22% A 期、13% B 期、56% C 期和 9% D 期[61]。

（三）上颌窦

由于其相对沉默的表现，上颌窦癌通常诊断较晚。1969—1985 年，73 例患者转诊至 MDACC 接受治疗，其中 26 例患者（36%）出现了与侵犯前颌部位相关的症状和体征（面部肿胀、疼痛或面颊感觉异常）。20 例（27%）和 19 例（26%）患者表现为侵犯鼻腔（如鼻出血、鼻涕或阻塞）和口腔（如义齿不合适、牙槽或腭部肿块或拔牙后牙槽窝未愈合）的症状。5 例患者（7%）出现眼眶受累的症状和体征，如眼球突出、复视、视力受损或眼眶疼痛[62]。

体格检查应包括评估口腔和鼻腔，触诊面颊，评价眼球运动和功能，评估三叉神经，尤其是上颌神经分支（眶下、前上牙槽、后上牙槽和腭大神经）。然而，切牙和上唇麻木可能是通过 Caldwell-Luc 手术进行活检所致。增强 CT 和（或）MRI 对确定病变范围和邻近结构（例如眶腔、颞下、翼腭和前颅窝）是否受累至关重要。

五、初步治疗

（一）鼻前庭

鼻前庭癌是一种皮肤癌，是美容上非常重要的位置。鼻前庭癌一般首选放疗，因为美容效果较好，但如能行鼻中隔内侧肿瘤局部切除，边缘清晰，无美容畸形，也可给予适当治疗[29]。手术可产生较高的控制率，在小的浅表病变中具有极佳的美容效果。根据原发病灶的位置和大小，可通过外照射放疗、近距离放疗或两者联合进行治疗。软骨侵犯本身并非放疗的禁忌证，因为分次照射的坏死风险较低[63]。罕见的大型原发肿瘤有广泛组织破坏和扭曲，最好通过手术切除联合术前或术后放疗。有经验的修复医生可以为较大的缺损设计定制的鼻假体。较小的缺损可以通过旋转或推进皮瓣进行重建。

由于对 AJCC 分期系统的适用性存在分歧，有的使用 Wang 分期系统，有的使用 AJCC 皮肤癌分期系统，这使得相对罕见肿瘤的结果比较更加复杂。此外，对于鼻前庭是否属于外科疾病存在狭义的担忧。抛开名言社论不谈[29]，随机数据相对不足，并且难以量化终点（如美容效果）。

佛罗里达大学报告，34 例病变≤5cm 的患者接受根治性放疗，32 例获得局部控制（表 42-5）[64]。放疗剂量通常较高（65～75Gy），但根治性外照射、近距离放疗和外照射联合治疗以及单纯近距离放疗之间存在差异。研究发现对于早期肿瘤，根治性放疗可获得良好的局部控制和美容效果，但侵犯骨骼且>4cm 的肿瘤应采用手术联合放疗。肿瘤大小和骨骼累及程度的重要性见表 42-6。

选择性淋巴结照射（Elective nodal irradiation，ENI）仅被推荐用于侵犯骨骼且>4cm 的肿瘤，5 年颈部控制和整体颈部控制分别为 87% 和 97%，以上数据证明患者随访情况良好，9 例患者中有 7 例得到挽救性治疗。原发肿瘤控制良好的 N_0 期疾病的控制率见表 42-7。

DAHANCA 研究发现[65]，对于 T_1 期病变，放疗方案为 54Gy/18 次远比 62～66Gy/31～33 次效果显著，然而，未对并发症进行讨论。

法国研究小组[24]分析了 1676 例鼻和鼻前庭皮肤癌的放射治疗数据，发现总体局部控制率为 93%。局部控制取决于肿瘤的大小（<2cm 96%；2～3.9cm 88%；

≥4cm 81%）、位置（外表面 94%；前庭 75%）以及肿瘤是复发还是新发（88% vs. 95%）。对于<4cm 的肿瘤，局部控制与组织学类型无关，但对于>4cm 的肿瘤，基底细胞癌比鳞癌更容易控制。并发症少（坏死 2%）。手术的局部控制率约为 90%。

其他研究的结论，晚期病变通过联合治疗方式可以得到有效控制[53, 65]。

表 42-8 总结了 6 个研究中患者放疗的结果[32, 35, 54, 66, 67]。患者接受近距离放疗、外照射或联合治疗。大约 90% 的<2cm 的鼻前庭癌患者可通过近距离放疗或外照射治愈。手术治疗的治疗结果相同[65]。佛罗里达大学[64]发现小于 5cm 病灶的控制率为 94%[68]。其他研究发现，放疗联合手术治疗的局部控制率为 70%～80%，局部控制率为 94%。在小于 2cm 的病灶中，隐匿性淋巴结扩散极为罕见，但在较大的原发肿瘤中高达 40%。颈部转移病变的二次手术成功率较高。佛罗里达大学[64]的研究表明，对于手术治疗失败的患者，放射治疗可作为挽救性治疗。最后，单纯放疗的并发症相对较轻。在佛罗里达大学接受根治性放疗的 71 例患者中，并发症发生率为 21%，其中大多数为软组织坏死，没有需要住院或手术干预的并发症。与直觉相反的是，接受手术和放疗的 8 例患者中的 3 例出现了严重的并发症。

（二）鼻腔和筛骨气房

肿瘤　放疗和手术可有效的治愈呼吸区 I 期病变。治疗方式的选择取决于肿瘤的大小和位置以及预期的美容效果。鼻中隔后部病变一般采用手术治疗。相比之

表 42-5　鼻前庭肿瘤的局部控制（佛罗里达大学）

治疗方式	肿瘤大小	局部控制	挽救性治疗	最终局部控制
单纯放疗	≤5cm	32/34（94%）	1/2	32/34（94%）
	T_4，"真皮外"	16/25（64%）	4/7	20/25（80%）
	≤5cm，复发	9/9	无	9/9
	T_4，"真皮外"，复发	3/3	无	3/3
手术 + 放疗	T_4，"真皮外"	8/8	无	8/8

表 42-6　T_4 "真皮外" 鼻前庭肿瘤的局部控制（佛罗里达大学）

治疗方式	既往接受治疗	< 4cm，骨侵犯（-）	< 4cm，骨侵犯（+）	≥4cm，骨侵犯（-）	≥4cm，骨侵犯（+）
单纯放疗	否	12/16（75%）	4/5	0/1	0/3
	是	1/1	2/2	无	无
手术 + 放疗	否	无	无	无	8/8

下，间质近距离放疗（植入放射源铱 192）是鼻中隔前下部小病变（1.5cm）的极佳治疗选择，以避免前鼻中隔部分切除。出于美容的考虑，最好采用 EBRT 治疗扩

散至鼻翼的外侧壁病变。

Ⅱ 期和可手术的 Ⅲ 期肿瘤最好采用手术治疗。大多数情况下需要术后放疗。

Meta 分析显示[5]，除外鼻前庭癌[6]，鼻腔癌（*n*=136）与上颌窦和筛窦癌（*n*=68）相比之下，其 5 年局部区域控制率（61% vs. 24%）、癌症特异性生存期（74% vs. 49%）和总生存期（66% vs. 35%）都更具有优势。不同于筛窦癌和上颌癌，根据 20 世纪 60—90 年代的研究结果，鼻腔肿瘤的生存率在过去数十年中并没有改善[5]。直至后来丹麦的系列研究（以鼻腔肿瘤为主，占 67%）分析了 1982—1991 年和 1995—2004 年的研究结果，他们观察到 5 年生存率得到改善[6]。

表 42-9 显示了 MDACC 相关研究的失败模式。14 例鼻中隔癌患者的疾病均得到控制（10 例在初始治疗

表 42-7 原发肿瘤控制良好的 N_0 期颈部控制（佛罗里达大学）

治疗方式	肿瘤大小	无选择性淋巴结照射	选择性淋巴结照射
单纯放疗	≤5cm	29/31（94%）	无
	T_4，"真皮外"	11/15（73%）	8/8
	≤5cm，复发	6/6	1/1
	T_4，"真皮外"，复发	1/2	1/1
	总计	47/54（87%）	10/10

表 42-8 鼻前庭癌接受根治性放疗的局部和区域控制率

机 构	局部控制	区域控制	晚期并发症
得克萨斯大学 MD 安德森癌症中心[18]	• 近距离放疗：11/11 • 外照射放疗：20/21（95%） • 总计：31/32（97%）	• 小病变：11/11 • 大病变 　- 选择性淋巴结照射：12/12（100%） 　- 无选择性淋巴结照射：5/9（56%） • 总计：28/32（88%）	• 骨坏死（热点区）：1 • 鼻出血：1
佛罗里达大学[33]	• 近距离放疗：9/9 • 外照射放疗：8/11（73%） • 联合治疗：12/16（75%） • 总计：29/36（81%）	• 选择性淋巴结照射：3/3 • 无选择性淋巴结照射：23/27（85%） • 4 例复发接受挽救性治疗 • 总计：26/30ᵃ（87%）	• 植入后的暂时性软组织坏死：4 • 鼻腔狭窄：1
鹿特丹放射治疗协会[34]	• ≤1.5cm（*n*=15）：72%ᵃ • >1.5cm（*n*=17）：50%ᵃ • <54Gyᵇ：37%ᵃ • ≥54Gyᵇ：82%ᵃ	未提供	未提供
玛格丽特公主医院[17]	• <2cm（*n*=34）：97%ᵃ • ≥2cm（*n*=16）和大小没有记录（*n*=6）：57%ᵃ • <55Gy/5 周：30% • ≥55Gy/5 周：82%	• 无选择性淋巴结照射：51/54，94% • 2 例患者出现淋巴结转移	• 骨坏死：2（1 例导致瘘） • 鼻腔狭窄：2 • 大出血：1
阿姆斯特丹大学医学中心[28]	• 总计：79%（最终局部控制率：95%） • <1.5cm（*n*=32）：83%（最终：94%） • 1.5cm（*n*=24）：74%（最终：96%）	• 胡须区常规选择性淋巴结照射的 2 年区域控制率：87%（7 例颈部复发患者中 6 例接受挽救性治疗） • 5 年最终区域控制率：97%	• 鼻溢：45% • 鼻干：39% • 鼻出血：15% • 粘连：4%
丹麦头颈部肿瘤研究小组[65]	• T_1（*n*=63）：局部控制为 61%；23 例患者的放射剂量为 54Gy/18 次；局部控制为 87%	无	皮肤坏死：3ᶜ

a. 5 年精算率
b. 2.5Gy～3Gy/ 次
c. 所有患者均接受中间剂量率（IDR）近距离放疗，剂量率为 2.7Gy/h（范围：0.7～7.1Gy），每次 IDR 近距离放疗的中位剂量为 15Gy（范围：3.2～26Gy），IDR 近距离放疗的总剂量为 16Gy（范围：8～40Gy）

后，4 例在挽救治疗后）。31 例外侧壁和底部病变的患者中有 9 例发生死亡，5 例因无法控制的局部疾病死亡，2 例因远处转移死亡，2 例两者均有。第 5 年和第 10 年的特异性生存期分别为 83% 和 80%，相应的总生存率分别为 69% 和 58%。

表 42-9　鼻腔癌的失败模式（MD 安德森癌症中心）

复　　发	患者例数	局部复发	淋巴结复发	局部复发 + 远处转移	仅为远处转移
初始治疗后					
鼻中隔	14	2	2	0	0
外侧壁和底部	31	9	0	1	2
挽救性治疗后					
鼻中隔	4	0	0	0	0
外侧壁和底部	5	1	0	1	0

引自 Ang KK, Jiang GL, Frankenthaler RA, et al: Carcinomas of the nasal cavity. *Radiother Oncol.* 1992; 24: 163–68.

丹麦研究发现，81% 的患者出现原发灶失败，而涉及 T 部位的失败占 31%[6]。手术联合改善了局部区域控制。

正如嗅神经母细胞瘤和上颌窦癌，正在重新评估淋巴受累的概率。一项 Meta 分析回顾了 1974—2002 年发表的 23 项关于鼻腔鳞癌的研究（排除上颌癌）[39]。927 例患者平均随访 4.4 年，区域复发率为 18.1%；7 项研究进行了预防性照射。使用 Cochran-Mantel-Haenszel 检验或 Logistic 回归分析对 5 项选择性放疗患者控制率的研究进行汇总分析，结果发现，与观察组相比，选择性放疗组中淋巴结失败的相对风险为 0.18 或 0.16。两种相对风险均具有统计学差异。

（三）鼻腔系列研究的比较结果（H4）

表 42-10 总结了针对鼻腔肿瘤的大型系列研究结果。局部区域控制率为 60%~80%[58, 69-71]。在 MDACC 的系列研究中，未接受选择性淋巴结治疗的局部复发率约为 5%。治疗的发病率与疾病程度成正比，疾病程度决定手术切除的大小和放疗的目标体积。最常见的并发症是软组织坏死、鼻狭窄和视力受损。

（四）鼻腔组织学、分期和病理特征的比较结果

从 SEER 数据库中提取了 1988—1998 年共计 981 例鼻腔癌中的 783 例患者的临床资料进行分析[38]。组织学类型以鳞癌最常见（49.3%），其次为嗅神经母细胞瘤（13.2%）。超过一半的患者表现为较小的原发性肿瘤

（T1），仅 5% 的患者在诊断时即存在阳性淋巴结。总平均生存期为 76 个月（中位生存期为 81 个月），5 年总生存率为 56.7%。在多变量分析中，男性、年龄增加、T 分期、N 分期和高级别肿瘤对生存期产生不利影响（P<0.05）。50.5% 的患者接受了放疗，并且显示了具有较差的生存期（P=0.03），这可能是由于选择具有不良预后特征的患者，如神经周围侵犯、切缘阳性或体力状态较差（不适合手术）。按组织学类型、T 分期和分化程度进行分类的中位和 5 年总生存率。

鼻腔鼻旁窦未分化癌　腺病的发病率为 10%~30%，积极治疗是有效的[52, 72]。一项对 390 例鼻旁窦未分化癌患者的 Meta 分析发现，与双模态治疗（手术和放疗或放疗和化疗）相比，单模态治疗（手术或放疗）的生存期较短。然而，三联疗法与生存期的改善无关[73]。强烈建议考虑选择性淋巴结照射。

（五）筛窦癌

意大利的研究显示腺癌的发生率为 50.2%，5 年总生存率为 44.6%[22]。对 34 例患者进行回顾性分析，鳞癌的发生率为 44%，腺癌患者中筛窦癌的发生率为 41%。手术和术后放疗的 5 年总生存率为 44%，并且局部控制良好。8 例硬脑膜或脑受累的患者中，其中 1 例获得局部控制。尽管淋巴结受累的发生率为 13%，但不推荐预防性颈部淋巴结照射[75]。来自欧洲的 204 例筛窦腺癌患者的研究数据显示 5 年总生存率为 46%[76]，与意大利的研究结果十分相似。筛窦腺癌与接触木屑暴露、皮革粉尘有关，较小程度上与接触有机溶剂相关[77]。WHO 将腺癌分为高级别腺癌、低级别非肠型腺癌和肠型腺癌。内镜下切除术相当于开放性切除术[78]。

嗅神经母细胞瘤　嗅神经母细胞瘤特别罕见，其治疗建议尤其不明确。平均复发时间为 82 个月[79]，任何初步治疗均可获得有希望的结果。对于罕见的 Kadish A 期患者，单纯放疗可能令人满意，平均随访时间仅为 56.1 个月，单纯放疗可使 B 期疾病获得 58% 的局部控制（n=12），C 期患者获得 18.9% 的局部控制（n=37）[80]。

在 Beitler 博士职业生涯早期，他注意到患有嗅神经母细胞瘤患者的颈部淋巴结失败率出乎意料[44, 81]，并发表了 Kaplan-Meier Meta 分析，结果显示未治疗的颈部淋巴结病变，其 5 年累积失败率为 27%[44]。当时这是"非常规的"，之前文献中颈部失败累积发生率的图表还没有发表。

Monroe 等[82] 对其他 9 项研究进行综述，并统计了淋巴结病变的发生率。初次就诊时，212 例患者中淋巴结病变的发生率为 7.5%，在间歇性颈部复发后，颈部病变的总体发生率为 24.3%。

表 42-10 不同组织学类型的鼻腔癌患者接受放疗、手术或两者联合治疗的结果

机　构	治疗方式	生　存	晚期并发症
得克萨斯大学 MD 安德森癌症中心 [20]	• 放疗：18 例 • 放疗 + 手术：2 例 • 手术 + 放疗：25 例	• 5 年总生存率：75% • 14 例鼻中隔病变以及 22/31 例外侧壁和底部肿瘤均得到控制	• 放疗导致失明：2 例 • 手术导致失明：2 例 • 上颌骨坏死：2 例 • 狭窄 / 穿孔：3 例
罗斯威尔公园纪念研究所 a[35]	• 放疗：30 例 • 手术：13 例 • 手术 + 放疗：14 例	• 5 年总生存率：67% • 高分化鳞癌患者预后最好	未提供
波多黎各大学 a[36]	• 放疗：34 例 • 手术：6 例	• 5 年总生存率：56%	未提供
Mallinckrodt 放射学研究所 a[37]	• 放疗：28 例 • 放疗 + 手术：18 例 • 手术 + 放疗：10 例	• 5 年总生存率：52% • 生存率未受到组织学的显著影响 • 10/52 N_0 患者发生颈部复发	• 需要手术的并发症（软组织坏死、白内障、粘连、中耳炎）：5 例

a. 包括鼻前庭癌患者

SEER [59] 和另一项回顾性分析 [83] 表明，接受手术和放疗联合治疗的患者生存率得到改善。手术方式范围包括颅面切除术和内镜下切除术 [84]。对 379 例患者的 Meta 分析显示，与开放性手术治疗相比，嗅神经母细胞瘤的内镜下切除治疗使得患者的生存期延长 [85]，然而研究也存在局限性，其中包括患者的选择，尽管内镜手术在治疗侵袭性较小的疾病（Kadish A 和 B 疾病）方面与开放手术相当，但仍需更多的研究，尤其是对于侵袭性较强的肿瘤，才能得出明确的结论。Levine 博士在 Triological 协会 Ogura 讲座 [84] 中提出质疑"尽管内镜下切除嗅神经母细胞瘤具有广泛的应用前景，但由于患者数量和随访数据有限，目前尚无统计学数据支持该方法"。

Nishimura 等 [86] 报道了 14 例嗅神经母细胞瘤患者的质子治疗结果，这些患者主要为 Kadish B 和 C 期肿瘤，联合或不联合手术和化疗。给予 65Gy（RBE）的放疗剂量，共计 26 次。5 年总生存率为 94%，局部无进展生存率为 84%。未观察到晚期 3 级或以上级别的不良反应 [86]。

MGH 的经验表明，即使在质子治疗的情况下，手术治疗也非常重要 [87]。手术切缘未受累患者的 5 年无病生存率为 92.3%，而手术切缘阳性患者无病生存率为 77.8%（P=0.015）。中位复发时间为 73.4 个月。

前期化疗可使出现广泛局部浸润和（或）淋巴结病变的患者获益。MDACC 报道了 15 例接受诱导化疗（主要为顺铂和依托泊苷）的患者，观察到缓解率为 68%，包括 7 例完全缓解。3 例患者避免了眶内容物切除治疗 [88]。手术、放疗或联合治疗的颈部复发率约为

30% [45]，联合治疗（71%）比手术（21%）或单纯放疗（7%）更有效。嗅神经母细胞瘤几乎是一种慢性疾病；需要长期随访，是为数不多的可在原发部位进行挽救性手术治疗的鼻旁窦癌之一 [91]。

（六）上颌窦

大多数上颌肿瘤患者病情相对较晚，手术联合放疗是标准的治疗方式。表 42-11 列举了与生存相关的预后因素。

表 42-11 上颌窦癌生存的 Cox 回归分析

变　量	统计学意义	风险比
年龄	<0.001	1.03
T 分期	<0.001	1.42
N 分期	<0.001	1.67
肿瘤分级	0.006	1.26
腺样囊性癌	<0.001	0.43
黏液表皮样癌	0.049	0.44
放射治疗	<0.001	0.58

引自 Bhattacharyya N. Factors affecting survival in maxillary sinus cancer. *J Oral Maxillofac Surg.* 2003；61（9）：1016-21.

局部晚期上颌窦癌多学科治疗的关键是否可保留同侧眼。为了获得最佳的肿瘤预后，可能需要行眶内容物切除术。先进的放疗技术在保护视通路的同时给予足量的术后剂量，因此靠近眶底的手术切缘是可以接受的。

然而，靠近眶尖的阳性切缘没有达到杀灭肿瘤的剂量但不会造成同侧视力丧失。

了解解剖结构很重要。当视神经离开大脑时，它被附着在眼眶骨上的硬膜所包绕[92]。眼眶骨膜与硬脑膜相连，与其他部位的骨膜相比，其与下层骨质的附着相对疏松。眶周组织包含眶周脂肪，眶周脂肪具有眶内和眶外成分。眼眶脂肪起到缓冲作用，促进眼球运动。

当病变侵及眶壁，需切除受累骨和邻近眶周组织。如果眶周组织存在广泛受累，需行"广泛"切除。下方的眶外脂肪组织也可切除，但若侵犯眶内脂肪、眼球、眶尖或眼外肌，需行眶内容物切除术。术前应仔细告知患者，在术中决定保留眼眶的可行性，这可能取决于冷冻切片活检的结果[93]。

一项 Meta 分析表明，在过去的 40 年，上颌窦癌患者的治疗结果有所改善（$P=0.02$）。但是，治疗结果仍然较差，只有不到 50% 的患者存活时间超过 5 年。原发部位的局部复发和远处转移是最常见的失败模式。在一项对 158 例上颌窦癌患者的研究中，51 例患者发生局部复发，51 例患者中只有 9 例患者适合挽救性治疗[7]。第一次治愈的机会是治愈的最佳机会。

SEER 数据库有关上颌窦癌的分层分析发现，放疗改善了 T_4 期患者的生存，未改善 $T_1 \sim T_3$ 期患者的生存，但 SEER 分析中超过一半的患者患有 T_4 期疾病[47]，因而此研究对于 $T_1 \sim T_3$ 期患者具有局限性。现有文献显示，手术联合放疗的 5 年局部控制率为 53%~78%，5 年总生存率为 39%~64%[35, 54, 60, 63, 66, 67, 69, 70, 94, 95]。

1991 年发表的一项 MD 安德森中心的上颌窦癌术后放疗经验显示①病理证实有神经侵犯的患者局部复发率显著高于无周围神经侵犯的患者（36%vs.10%，$P=0.05$）；②未经选择性淋巴结照射的鳞癌或未分化癌患者淋巴结复发率超过 30%；③并发症的发生与放疗技术和大于 2Gy 的分次剂量有关[62]。基于此经验，MD 安德森中心对其技术进行了 3 次改进：①对于周围神侵犯的患者，照射野包括颅底，包括三叉神经节；②对于 $T_2 \sim T_4$ 期鳞癌或未分化癌患者，包括同侧颈部淋巴结；③努力改善剂量均一性。重要的是，在 MDACC 报告中，90 例患者中有 88 例使用钴和目前已经过时的其他治疗技术进行治疗。

通过比较可能从推荐治疗中获益的患者，MD 安德森中心发现，尽管局部控制和生存无显著影响，但仍有改善迹象[96]。据推测，由于靶区覆盖了颅底，在新的队列中，周围神经浸润不再是局部控制的重要影响因素。

$T_2 \sim T_4$ 期鳞癌或未分化癌的选择性淋巴结照射可将颈部复发风险从 36% 降低至 7%（$P<0.001$）。在非选择性淋巴结照射组的 13 例颈部复发患者中，7 例发生在同侧 II 区，4 例发生在同侧 I b 区，但 1 例患者出现颈部淋巴结 II 区双侧复发，1 例发生在对侧颈部淋巴结 II 区。后两例患者无法行同侧选择性治疗，使同侧颈部淋巴结失败率达到 30%。所有上颌窦鳞癌患者均应行选择性照射[97]。

不容忽视的是，组织病理学是远处转移的最强预测因子。鳞癌患者的 5 年远处转移发生率为 11%，其他组织学亚型为 33%~40%。非鳞癌组织学类型和淋巴结病变均为导致远处转移的独立预测因素。

头颈部黏膜黑色素瘤的发病率不断上升，每年以 2.4% 的速度增加[98]。黏膜黑色素瘤的发生取决于种族。在日本，头颈部黏膜黑色素瘤占所有黑色素瘤的 8%，而白人仅有 1%。鼻黏膜黑色素瘤加剧了这种增加。黏膜黑色素瘤患者的预后尤其差，鼻旁窦黏膜黑色素瘤的预后比鼻腔及其他部位差[99]。有数据显示，术后超过 54Gy 的照射剂量可改善局部控制，但不能提高生存[100]。采用光子放疗治疗黏膜黑色素瘤的结果不理想，这可能是由于患者的选择和疾病转移的倾向。

日本碳离子放射肿瘤科研协作组发表了一篇回顾性综述，他们收集了 260 例不能手术或拒绝手术治疗头颈部黏膜黑色素瘤 $N_0 \sim N_1$ 期患者的数据[101]。这些患者的中位随访时间为 22 个月，2 年总生存率和局部控制率分别为 69.4% 和 83.9%。只有 2%（$n=5$）的患者发生了同侧失明，碳离子治疗开始至失明的中位时间为 16 个月。日本千叶的 II 期研究在 32 例 N_0 期鼻腔或鼻旁窦黏膜黑色素瘤患者中采用了质子治疗，60Gy（RBE）的剂量，放疗 15 次。1 年的局部控制率为 78%，最常见的失败模式为远处转移，3 年总生存率为 46%[101a]。

皮肤黑色素瘤的 BRAF 突变率较高，而头颈部黏膜黑色素瘤的 KIT 突变率较高[102]。在晚期皮肤黑色素瘤中，无论 PD1 配体表达水平和 BRAF 突变状态如何，pembrolizumab 相比抗 CTLA4 抗体 ipilimumab 具有更长的无进展生存期和总生存期[103]。在接受手术切除的 III 期皮肤黑色素瘤患者中，pembrolizumab 作为辅助治疗方案延长了无复发生存期[104]。

在皮肤黑色素患者中率先观察到全身治疗的获益，而非黏膜黑色素瘤。目前尚不清楚头颈部黏膜黑色素瘤患者是否会取得类似的疗效[104-107]。

1969—2006 年，佛罗里达大学[108]收治了 54 例上颌窦鳞癌患者，其中 96% 的患者患有 T_3 或 T_4 期疾病。接受术前、术后和根治性放疗的患者均包括在内，原发部位的中位剂量分别为 71.2Gy、67.8Gy 和 70Gy。5 年局部控制率为 41%。由于 54 例患者中只有 1 例接受了 IMRT 治疗，严重并发症发生率为 33%（$n=18$），多数为眼部并发症，但有 1 例发生致命性的瘘和 1 例发生致命性的颈动脉破裂。8 例患者发生颈部失败，其中 3 例患者最初分期为 cN_0。3 例复发发生在对侧颈部。在 22 例没有接受选择性颈部淋巴结照射的 cN_0 期患者中，2 例发生同侧颈部失败。对于接受单侧（$n=14$）或双侧（$n=9$）照射的 23 例 cN_0 期患者，1 例接受单侧颈部照射的患者发生对侧颈部失败。

MSKCC [37] 报道了一项有关术后鼻腔鼻旁窦癌的研究，中位剂量为 63Gy。给予中等剂量，1/3 的患者接受 IMRT 治疗，没有出现 3 级或 4 级晚期并发症。MSKCC 根治性放疗研究 [109] 入组了 39 例患者，尽管中位剂量为 70Gy，但 39 例患者中有 25 例发生局部复发，9 例患者发生区域复发。剂量越高，观察到的并发症越多。1 例单侧失明患者在放疗期间出现角膜溃疡。1 例患者在放疗后 7 年出现视神经病变和失明；该患者的视神经剂量为 77Gy，并被告知可能发生单侧失明。3 例患者因疾病进展而出现单侧失明，1 例患者发生了放射性坏死，颞叶剂量为 77Gy。

理论上大剂量眼动脉介入化疗对晚期上颌癌治疗有效。但是临床结果令人失望 [110-113]。

结论如下：第一，毫无疑问，不可切除的上颌窦癌虽然接受了大剂量放疗，但疗效较差，眼动脉介入化疗几乎很少获益。第二，高剂量放疗容易出现并发症，是否选择大剂量放疗（70Gy 或更高）取决于患者和医生的风险承受能力。第三，淋巴结扩散并非无关紧要，对于 T_2 期或更高分期患者，应考虑同侧上淋巴结选择性照射。第四，淋巴结阳性患者、晚期患者或者病变接近或越过中线的患者，应该考虑对侧上淋巴结照射。

（七）蝶窦

由于这种疾病相对罕见，很少有文献讨论起源于蝶窦的癌症。与其他鼻旁部位相比，它们预后较差，220 例患者中仅有 7 例癌症起源于蝶窦 [5]。头痛和视力障碍是最常见的症状，鳞癌是最常见的组织学类型 [114, 115]。大多数研究报道了较高的局部失败率，但 MGH 多模式治疗，包括质子治疗，中位剂量为 76Gy（RBE），2 年局部控制率为 86%，2 年区域控制率为 86%。但 2 年无远处失败率为 50%。无视力丧失病例。

六、局部晚期疾病和姑息治疗

（一）初始放疗

局部晚期不可手术的肿瘤或不宜手术的患者，通常采用初始放疗。文献资料显示，初始放疗的 5 年局部控制率为 22%~39%，5 年总生存率为 22%~40% [116-123]。

质子治疗可能取得更好的效果。一项 39 例鼻腔和鼻旁窦不可切除恶性肿瘤患者的质子研究，所有患者均

为 N_0M_0 期疾病，5 年总生存率为 55%，但有 5 例患者存在 3~5 级晚期毒性 [124]。治疗相关死亡由持续性脑脊液漏所致。9 例（23%）、5 例（12.8%）和 9 例（23%）患者分别发生局部、区域和远处失败。

（二）化疗——新辅助、同步

1. 新辅助化疗　韩国首尔的一项配对病例对照研究，对比了标准放疗和新辅助化疗联合放疗，结果发现新辅助化疗联合放疗并未表现出优于单纯放疗的任何治疗优势 [125]。34 例不可手术的上颌鳞癌患者接受 3 个周期的新辅助化疗（顺铂和氟尿嘧啶连续输注 5 天，伴或不伴静脉给予长春碱），然后进行放疗（66~75Gy；中位剂量为 70Gy）。将其与年龄、性别、体能状态、肿瘤分级、肿瘤分期和局部范围相匹配的 34 例单纯放疗患者的治疗结果进行比较。尽管新辅助化疗的缓解率更高，但是复发率和治疗失败模式不受新辅助化疗的影响。两组患者的治疗相关晚期并发症发生概率相同。中位随访 48 个月后，两组患者的 5 年总生存率或无病生存率无显著差异。两组局部复发率均为 65%。单纯放疗后 5 年总生存率为 32%，新辅助化疗后放疗的 5 年总生存率为 30%。

2. 同步放化疗　此处略。

（三）姑息治疗

此处略。

七、放射治疗技术和耐受性

（一）鼻前庭

1. 靶区　对于小的、轮廓分明的、高分化、直径为 2cm 的肿瘤，照射野范围为 1cm 或 2cm。所有低分化肿瘤和 >2cm、无明显淋巴结肿大的高分化原发性肿瘤的靶区包括双侧鼻前庭，原发性肿瘤外扩大至少 2cm 或 3cm（浸润性肿瘤的边缘较宽）。应考虑鼻内使用凡士林纱布、湿纱布或蜂蜡。双侧面部 [127]、下颌下淋巴结、二腹肌下淋巴结可以包括在靶区内，部分取决于患者随访的可靠性。1995—2004 年丹麦治疗的鼻腔鼻旁窦癌患者的临床数据显示，这些患者均未接受选择性的颈部治疗，204 例患者中有 23 例发生失败 [6]。对于侵犯"皮外"的结构，如骨骼，应考虑选择性淋巴结放疗，在原发肿瘤得到控制的情况下，淋巴结失败率为 27% [64]。首诊时即存在淋巴结受累，应照射下颈部淋巴结。

对于术后放疗，初始靶区应包括术床外 1~1.5cm 的区域，并进行选择性淋巴结照射。未切除的淋巴结区给予 50~56Gy 的剂量，原发肿瘤给予 60Gy 的剂量，边缘阳性或进行了有限切除，这种情况下剂量可增加至 66~70Gy。

2. 设置、射野分布和剂量分次　近距离放疗。

外照射放疗。仰卧位，头部固定（通常轻微屈曲），使上颌骨前表面与治疗床顶部平行。通过垂直对合野照射原发病灶，电子和光子以大约 4：1 的比例组合。使用定制的头颈面罩固定头部位置。通过铅挡板的切口瞄准皮肤以减少电子场的半影，从而保护邻近结构，如鼻泪管和眼。采用定制的组织等效补偿膜（通常为蜂蜡）来减小入射电子在鼻倾斜面的倾斜度，并填充鼻腔进行电子束照射，以提高剂量均匀性。可在鼻腔内填充额外的组织等效补偿膜。为了保护背部和鼻尖处的皮肤，光子治疗通常不使用组织等效补偿膜。通过临床检查和适当的影像学检查，仔细评估病变深度，以选择合适的能量。为了保护下颌骨，将铅挡板放在嘴唇后面，以限制上齿龈的受照射剂量。

对于采用电子和光子联合治疗的 5cm 以下的病变，外照射计划是原发灶或淋巴结给予 65～70Gy 的剂量，每次 1.8～2Gy，如果采用电子照射，范围外扩至少 2cm。初始剂量达到 50Gy 后予近距离放疗推量治疗。

选择性淋巴结照射计划为 50Gy/25 次。根据淋巴结的大小，可触及的淋巴结给予 65～70Gy 的剂量，照射 33～35 次，可采用 IMRT。

（二）鼻腔和筛骨气房

1. 靶区　鼻腔肿瘤初始或术后外照射取决于肿瘤的浸润深度。在全部剂量体积中应包括至少 1cm 深的后边缘。基于 CT 的治疗计划对于靶区的精确定位和剂量计算是必要的。

调强放疗或质子治疗推荐用于鼻腔肿瘤或筛窦肿瘤。保证放射剂量主要集中在肿瘤靶区，同时保护关键器官（如角膜、晶状体、泪腺、视网膜、视神经、视交叉、脑和脑干）不受过多的照射。

术后放疗主要临床靶区的描述见表 42-12。临床靶区 1 包括原发灶和外扩 1.0～1.5cm 的正常组织边缘。亚临床靶区包括高风险区（阳性边缘和肉眼可见的残留肿瘤），应给予更高的剂量。临床靶区 2 包括整个术床。对于筛窦肿瘤患者，术中可能需要探查额窦、上颌窦和蝶窦；因此，这些区域被包含在内。因肿瘤浸润而行眶内容物切除术的患者，骨性眼眶被包含在术床内。如果存在广泛的神经周围侵犯，可勾画第三个临床靶区包绕 V₂ 至圆孔的通道（表 42-12）。

对于使用 IMRT 的初始放疗，大体肿瘤体积基础上外扩 1～1.5cm 为临床靶区 1，给予 66～70Gy 的剂量。任何新辅助化疗不应改变目标体积。临床靶区 2 包括鼻旁窦的其余受累部分和主要靶区的周围，给予 59～63Gy 的剂量，如果有神经周围侵犯和选择性淋巴结受累，可给予 56～57Gy 的剂量（表 42-12）。

2. 设置和射野分布　关于设置和射野分布的相关讨论此处略过。

3. 剂量分次　低剂量率近距离放疗给予 60～65Gy 的剂量，总计 5～7 天。外照射给予 66～70Gy 的剂量，照射 33～35 次。术后是否需要放疗取决于以下危险因素：手术切缘阳性或疑似阳性，有无神经周围侵犯，如需放疗，剂量为 60～66Gy。表 42-12 总结了采用 IMRT 进行初始或辅助放疗的剂量方案。

表 42-12　鼻旁窦调强放疗的靶区体积

初始放疗		
靶　区	靶区勾画	剂量（30～62 次）
GTV	大体肿瘤体积（化疗前体积）	60～74.4Gy
CTV1（初始 CTV）	GTV+1.0～1.5cm	60～74.4Gy
CTV2（中间剂量）	初始 CTV+1.0～1.5cm	59～66Gy
CTV3（选择性 CTV）	淋巴结，神经束，颅底边缘	56～57Gy
辅助（术后放疗）		
靶　区	靶区勾画	剂量（30～35 次）
CTV_HR（高危 CTV）	疑似阳性边缘或肉眼可见肿瘤残留的部位	66～70Gy
CTV1（初始 CTV）	初始瘤床 +1.0～1.5cm 边缘	60Gy
CTV2（中等剂量）	术床	56Gy
CTV3（低剂量 CTV）	如果有神经周围侵犯，包含 V₂，外加颅底边缘，选择性淋巴结照射	54Gy

GTV. 肿瘤总体积；CTV. 临床靶区

（三）上颌窦

1. 靶区、射野分布和剂量分次 术后放疗靶区的勾画基于 4 个信息来源（表 42-12），分别是治疗前体格检查、治疗前影像学图像、术中所见（例如，肿瘤是否侵犯眶壁、筛板、脑神经孔等关键结构，以及切除的难易程度）和组织学检查结果（例如，阳性切缘、神经周围侵犯）。

调强放射治疗或质子治疗是首选的治疗方式，因为它们在靶区的覆盖和正常组织的保护方面比三维适形放疗具有更好的剂量分布。在安全的情况下，应在模拟时使用非离子型对比剂。PET/CT 和（或）MRI 融合有助于靶区的勾画。对于术后放疗，临床靶区 1 包括原发灶和外扩 1.0～1.5cm 的正常组织边缘。临床靶区 2 包括整个术床，如切除术后的眼眶和筛窦、额窦和（或）蝶窦（如果在手术中进行探查）。如图 42-5 所示，如果有广泛的神经周围侵犯，可勾画第三个临床靶区包绕 V₂ 至圆孔的通道。CTV_HR 包括切缘阳性部位、肉眼可见残留肿瘤，应给予更高的剂量。因疾病和治疗引起的严重不良反应较为常见，如表 42-13 所示。术后放疗的 IMRT 计划示例如图 42-6 所示。

表 42-12 总结了 IMRT 的剂量方案。对于采用 IMRT 的初始放疗，肿瘤总体积处方剂量为 66～70Gy；对于接受诱导 / 新辅助全身治疗的患者，化疗前的原发灶为肿瘤总体积，肿瘤总体积外扩 1.0～1.5cm 的正常组织边缘为临床靶区 1；其他次要临床靶区给予 59～63Gy 的剂量，如鼻旁窦的其余受累部分和主要靶区的周围；如有神经周围侵犯和选择性淋巴结受累，则给予 56～57Gy 的剂量。鼻腔鼻旁窦未分化癌初始放疗的 IMRT 计划示例见图 42-7。

当原发病灶侵犯视交叉邻近结构时，如后筛窦气房、蝶窦等，视交叉高达 60Gy 剂量的治疗效果较好（较高的控制率和相对较低的视力损伤风险），因此在与患者明确讨论治疗原理后可以接受。

2. 设置 患者取仰卧位，头部稍过伸，使眼眶平行于前射野轴。该体位可照射整个眶底，同时保留大部分角膜和眼球。可以考虑使用口腔内支架打开口腔，并使舌避免射野照射。接受腭切除术后，可以设计一个支架来容纳充满水的球囊，以闭塞手术缺损处的大气腔，从而改善剂量均匀性。包括视交叉、视神经、耳蜗、腮腺、上咽缩肌、眼（视网膜）、脑干、大脑和喉部在内的关键结构均应进行靶区勾画，并确定为危险器官。

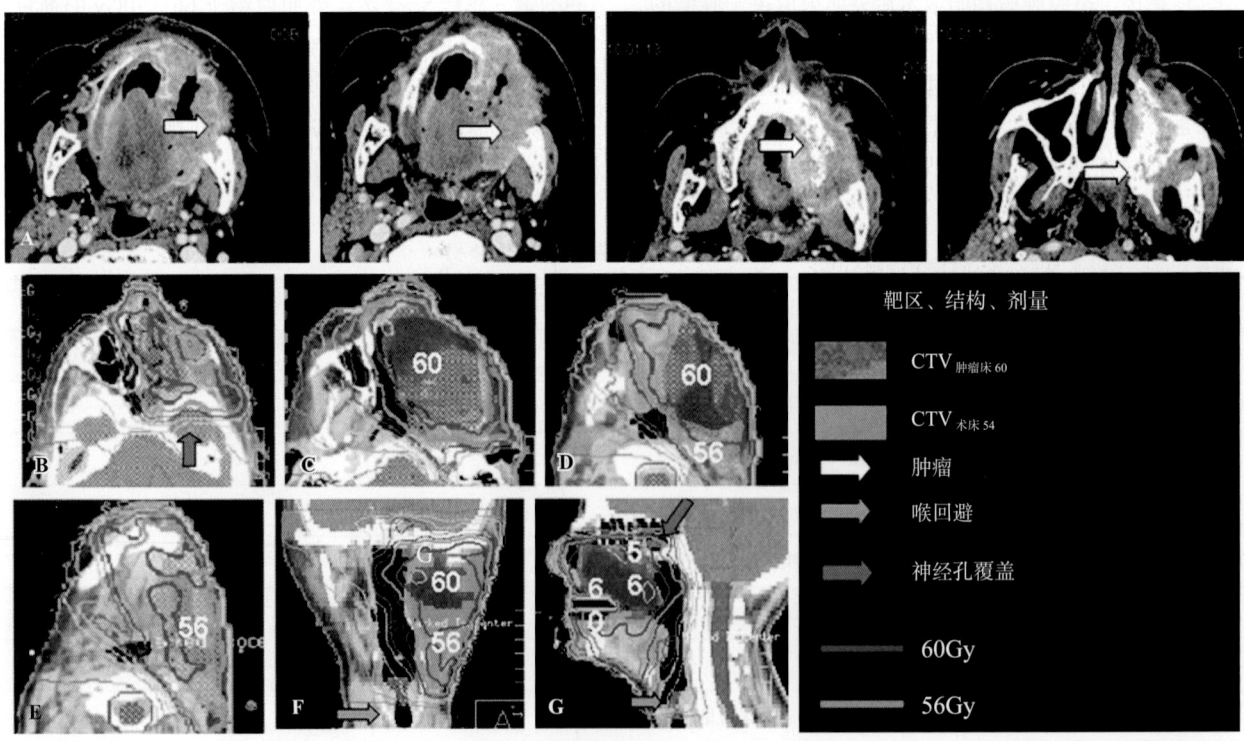

靶区、结构、剂量

CTV 肿瘤床 60

CTV 术床 54

肿瘤

喉回避

神经孔覆盖

60Gy

56Gy

▲ 图 42-5 患者，女，60 岁，因左侧颊癌于 1999 年接受初始放疗，总剂量为 66.6Gy。2004 年，患者出现以左侧硬腭和左侧上颌牙槽嵴为中心的复发，累及左侧颊黏膜和磨牙后三角，下颌骨、上颌骨和左侧上颌窦底被破坏（A）。她接受了挽救手术治疗，病理证实为低分化鳞状细胞癌，切缘阴性，病变累及淋巴管间隙和明显的眶下神经侵犯。给予 60Gy 剂量的辅助放疗，采用调强放疗，同时联合化疗（此图彩色版本见书末）

A. 下颌骨、上颌骨和左侧上颌窦底被破坏影像图。B 至 G. 等剂量线分布。患者有周围神经侵犯（红箭），靶区包括眶底和颅孔，放疗剂量为 54Gy，为了避免受到照射而勾画出喉部（橙箭）

表 42-13　鼻旁窦癌患者接受手术和放疗联合治疗后可能出现的不良反应

前庭耳蜗	前庭功能障碍（失衡）、持续性耳炎、耳鸣、听力受损
眼（泪腺、眼、晶状体、视神经和视交叉）	视网膜病变、干眼症、角膜病变、白内障、视力受损
神经系统（脑、脑干、脊髓、颞叶）	神经认知损害、脑神经病变、脊髓病、脑坏死
内分泌［垂体、下丘脑、甲状腺（如果颈部照射）］	多种内分泌功能障碍：高催乳素血症，与生长激素、卵泡刺激素、黄体生成素、甲状腺激素、促甲状腺激素、促肾上腺皮质激素及其下游激素降低相关的综合征
口腔（大唾液腺、口腔黏膜、下颌骨和颞下颌关节）	口腔干燥、龋齿、味觉障碍、下颌骨暴露和坏死、牙关紧闭
结缔组织并发症（口腔、软腭肌组织、咽、喉、皮肤及皮下组织、颅骨）	软组织坏死、皮肤改变、持续性淋巴水肿、皮下纤维化、软骨坏死、鼻腔干燥、后鼻孔狭窄、吞咽和声音功能障碍、骨坏死

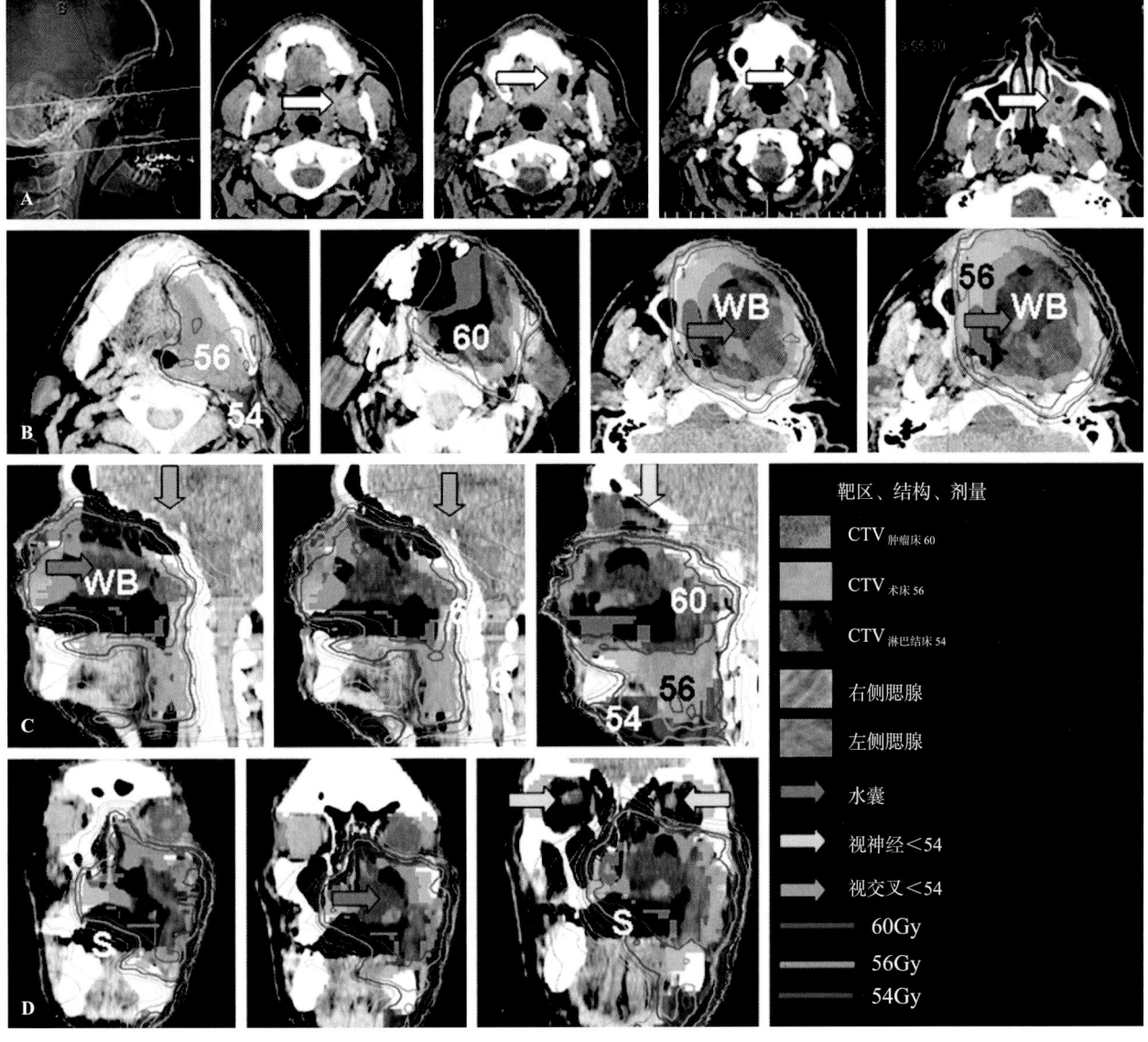

▲ 图 42-6　接受辅助放疗的 T$_4$N$_0$ 鳞状细胞癌，肿瘤位于左侧硬腭和下颌，并侵犯左侧翼管（此图彩色版本见书末）
A. 肿瘤（白箭）位于翼突板底部、左侧翼状肌和左侧上颌窦底部，累及左侧上颌骨牙槽嵴和左侧软腭。切除时确认肿瘤范围，病理显示有神经周围侵犯。B 至 D. 轴位、矢状位和冠状位图像显示调强放疗的剂量分布图。由于存在神经周围侵犯，靶区包含眼眶底部和颅底孔，放疗剂量为 54Gy。粉箭指向用于填充空间的水囊，以提供散射并减少剂量不均匀性

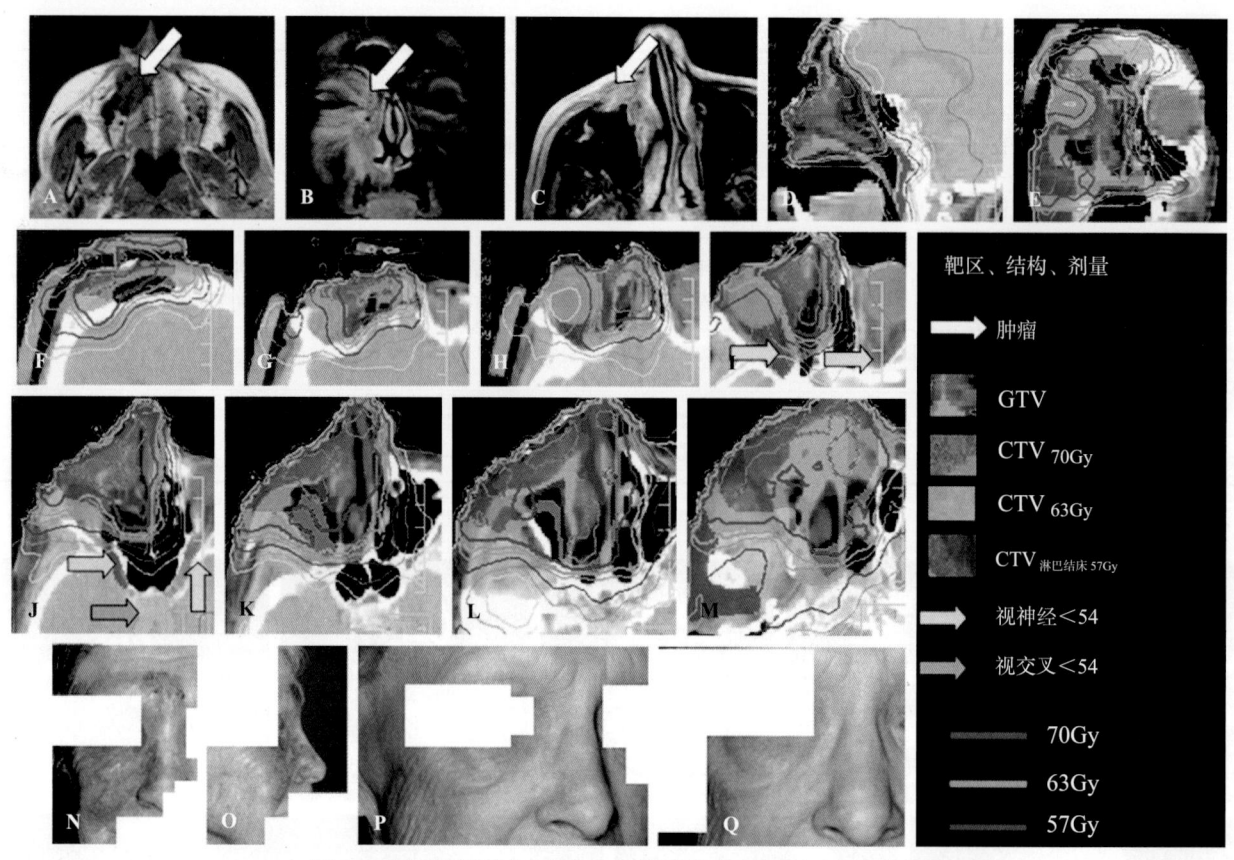

▲ 图 42-7　鼻腔鼻旁窦未分化小细胞癌初始放疗（此图彩色版本见书末）

A 至 C. MRI 显示广泛浸润性肿瘤，部分强化，以右上鼻泪管为中心。肿瘤侵犯皮肤真皮层，扩散到右侧上颌窦、右侧窦口复合体，向下侵犯硬腭和右侧额窦下部。该患者接受了顺铂和依托泊苷 2 个周期的诱导化疗，疗效欠佳。在第 1 周期、第 4 周期和第 7 周期接受了 70Gy 的调强放疗，分 35 次，同时给予顺铂。D 至 M. 显示了各横断面的剂量分布。N 和 O. 在高剂量区域的面部皮肤上可见大量红斑，以及湿性脱屑和结痂。给予患者预防性抗生素滴眼液。P 和 Q. 治疗结束 6 周后的皮肤。患者在末次随访时无疾病进展

（四）放疗期间和放疗后患者护理

应告知患者具体的急性和晚期不良反应。耐受辐射的关键是充足的营养、水分和卫生。治疗期间应监测、管理皮肤和黏膜反应以及补水、卫生和营养。黏膜炎发生时需使用生理盐水冲洗鼻腔，以防止结痂和继发性感染。治疗完成后，指导患者在照射区使用防晒系数（SPF）≥15 的防晒霜。定期随访检查包括评估治疗区域的晚期并发症。常见不良反应见表 42-13。

八、诊断和治疗策略、未来的可能性

（一）新治疗方向和临床研究

1. 手术治疗　"这是最好的时代，这是最坏的时代，这是愚蠢的时代，这是信仰的时代，这是怀疑的时代 [128]……"颜面切除术和整形重建外科手术为完整的肿瘤切除提供了更好的途径，同时保留和重建了一些功能上的重要结构。然而，生存期并非确定（图 42-8）。一项国际合作研究 [129] 纳入了 334 例接受颜面切除术的鼻旁窦肿瘤患者，他们来自 17 个著名和经验丰富的医

学中心，结果显示手术死亡率为 4.5%，并发症发生率为 33%。嗅神经母细胞瘤没有被纳入研究，因为它们的预后较好。28.5% 患者的手术切缘疑似阳性（12.9%）或阳性（15.6%），这些患者的 5 年特异性生存率仅为 25%，而切缘阴性患者的 5 年特异性生存率为 64%（相对风险 2.3；$P<0.0001$）。手术切缘不足的不良结果使手术的价值收到质疑。同样，骨、硬膜和脑受累的预后明显更差，接受颜面切除术的患者和脑受累患者的 5 年疾病特异性生存率仅为 28%，手术的效用收到质疑。

鼻旁窦内镜手术当然有其实践者，但缺乏其疗效的长期数据。在对内镜下鼻腔鼻旁窦癌切除联合或不联合开颅术的大型回顾性研究中，Hanna 等 [130] 报道了 120 例患者的相关数据。局部控制率为 85%，中位随访时间为 37 个月。实际上，这些患者被很好地选择，仅接受内镜切除的患者中有 63% 患有 $T_1 \sim T_2$ 期疾病，而接受开颅手术的患者中有 95% 患有 T_3 或 T_4 期疾病。作者明确指出，对于早期疾病且无颅底受累或受累有限的患者，应仅接受内镜下切除治疗。

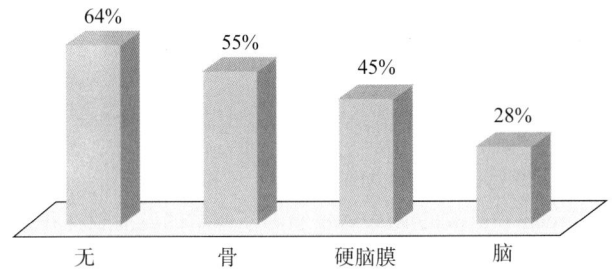

64%　55%　45%　28%

无　骨　硬脑膜　脑

▲ 图 42-8　颅面切除术后 5 年疾病特异性生存期

一部分激进的外科医生认为有必要进行完全切除，另一部分人认为，考虑到这种疾病的治疗缺乏进展，微创手术是最有意义的。虽然意见很多，但随机数据缺乏。

2. 放化疗　诱导化疗在头颈部鳞癌治疗中的作用尚不清楚[131]。根据原则[132, 133]，晚期鼻旁窦鳞癌需接受同步化疗。由于这种疾病的罕见性，评估这些新进展对于改善鼻腔鼻旁窦癌患者预后结局方面的相对价值需要花费很多年。

3. 质子治疗　质子是带电粒子，在组织中具有有限的能量依赖性范围。质子失去动量时，它们的能量传递增加，当质子静止在所谓的布拉格峰时会导致大量能量沉积。与光子不同，单射野的最大剂量沉积发生在靶区内，射线束半影[134]略锐利，靶区外剂量极小（"溢出"），在许多疾病的治疗中具有剂量学优势。已发表的回顾性研究比较了质子治疗和光子治疗的治疗计划，质子治疗显著降低了危及器官的剂量；能够在不增加危及器官剂量的情况下增加靶区剂量；由于危及器官的剂量限制更严格，因而能够获得相对于 IMRT 技术更优的计划靶区[135]。Dagan 等[136]报道了在佛罗里达大学治疗的 84 例非转移性鼻腔鼻旁窦癌患者的研究数据。他们的研究排除了黑色素瘤、肉瘤和淋巴瘤患者。87% 的患者接受了辅助治疗和 3 年的局部控制率、颈部控制率、无远处转移率和总生存率分别为 83%、94%、73%、63%、70% 和 68%。多变量分析显示，肉眼病变是局部控制的唯一危险因素。在马萨诸塞州总医院的系列研究中，研究对象为 Ⅲ 期或 Ⅳ 期鼻腔或鼻旁窦鳞癌患者，5 年局部控制率和总生存率分别为 80% 和 47%[137]。单变量分析显示，目前的吸烟状况与局部控制较差相关（23% vs. 83%）。

目前的质子输送技术采用笔形束扫描或调强质子治疗，可进一步提高剂量适形性，尽管绝大多数质子临床结果都是基于三维适形质子治疗。已发表的临床研究已经纳入了质子治疗，这可能是由于历史上质子射线时间的可用性有限，或者是为了保护皮肤和联合治疗计划的优化进而加入了光子。

考虑到鼻腔鼻旁窦恶性肿瘤患者的异质性，以及不同机构中治疗方法的差异性，难以从不同研究中得出结论。然而，大多数质子治疗都针对晚期或解剖上有困难的肿瘤患者，通过给予较高剂量，局部控制良好，危及视力的并发症也很低[138]。

对 41 项鼻腔和鼻旁窦肿瘤患者的观察性研究中的 43 个队列进行了 Meta 分析，以评估带电粒子放疗与光子放疗的疗效。带电粒子治疗的 5 年总生存率和无病生存率更高（RR 分别为 1.5 和 1.93）。一项比较质子束治疗和 IMRT 的亚组分析显示，质子束治疗的 5 年无病生存率（RR 为 1.44）和长期随访的局部区域控制（RR 为 1.26）更高[139]。

Fitzek 等[143]报道了 19 例嗅神经母细胞瘤或鼻腔鼻旁窦神经内分泌肿瘤患者（主要为 Kadish C 期）的化疗、手术和光子—质子联合治疗的前瞻性研究结果，活检或次全切除后给予了 2 个周期的顺铂和依托泊苷治疗，随后采用光子和质子联合治疗的超分割方式，中位放疗剂量为 69.2 钴戈瑞当量，放疗次数为 40 次。5 年总生存率为 74%，局部控制率为 88%。2 例局部失败患者均通过手术挽救。无晚期视觉并发症[143]。

Zenda 等[124]报道了 39 例不可切除的鼻腔和鼻旁窦肿瘤患者的根治性质子治疗结果，其中包括几种组织学类型。大约 1/4 的患者接受了诱导化疗。最常见的分次剂量和次数为 65GyE，分 26 次。3 年总生存率为 59%，无进展生存率为 49%；23% 的患者出现局部进展。1 例患者出现视力丧失，1 例患者因脑脊液漏导致治疗相关死亡，13% 患者出现 3～5 级晚期毒性[124]。

Okano 等[144]报道了 13 例不同组织学类型的 T_{4b} 期鼻腔和鼻旁窦恶性肿瘤患者的研究结果，采用多西他赛、顺铂和 S-1 方案的诱导化疗，随后给予顺铂同步化疗与质子治疗，分次剂量和次数为 65GyE，分 26 次。5 年总生存率为 75.5%，无进展生存率为 34%，3 例患者发生局部失败。未观察到脑部放射性坏死或视力丧失[144]。

质子剂量测定受空气组织不均匀性的显著影响。质子治疗在鼻旁窦肿瘤治疗中的应用，需要关注放疗期间常见的肿瘤消退的动态变化以及黏膜增厚和鼻旁窦液体填充的变化。射野分布以提供剂量学上可靠的治疗计划，该计划不依赖于射野的远端范围，从而减少危及器官的剂量[145]。淋巴结照射时，可以联合质子治疗或匹配的光子治疗。

4. 随访　尽管从伦理角度我们认为必须对患者进行随访，但缺乏关于严格监测成本效益的数据。监测方法有颅外疾病的内镜检查，采用钆对比剂的多平面 MRI 和脂肪抑制技术用于内镜不能触及的部位，PET 扫描用于转移性疾病。

（二）治疗流程和结论

鼻前庭、鼻腔和筛窦肿瘤的治疗流程见表 42-14，上颌窦的诊断和治疗流程见图 42-9。综上所述，目前关于鼻旁窦和鼻旁窦肿瘤研究大多数是单中心回顾性研究，"适当"手术联合术后放疗是侵袭性鼻旁窦癌的指导原则[146]。特别是在 IMRT 时代，选择性淋巴结照射的使用趋势增加似乎是合理的，对鳞癌使用同步化疗也是合理的。

致谢

作者感谢 Anesa Ahamad 博士、Ian J.Bristol、Adam SGarden 和已故的 Kian Ang 撰写了本章的先前版本并允许使用其插图。

表 42-14　鼻前庭、鼻腔、筛窦癌的治疗策略

部位 / 范围	首选治疗	建议
鼻前庭		
小肿瘤	调强放疗或近距离放疗	适用于鼻中隔病变
大肿瘤	调强放疗，调强质子治疗	适用于鼻底肿瘤
晚期肿瘤	手术 + 调强放疗 / 调强质子治疗	—
鼻腔 / 筛窦		
Ⅰ期（A）	手术或调强放疗	根据预期美容效果
Ⅱ期（B），Ⅲ期（C）	手术 + 调强放疗 ± 化疗	外照射治疗 ± 化疗（如果麻醉风险过高）

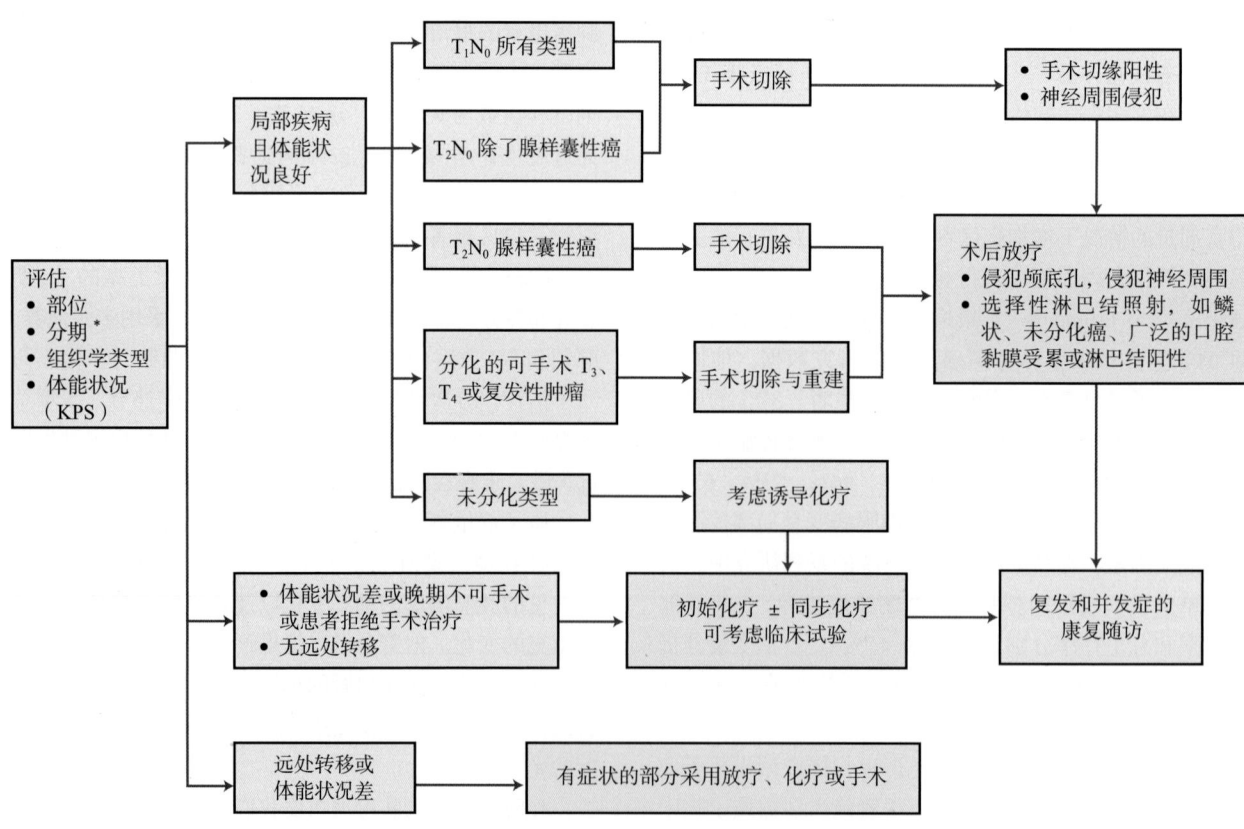

▲ 图 42-9　上颌窦癌患者的诊断、分期检查以及治疗策略

*. 检查：组织病理学检查（包括内镜检查）、MRI ± CT 和胸部 X 线

第 43 章　涎腺恶性肿瘤

Salivary Gland Malignancies

Jonathan J. Beitler　Kelly R. Magliocca　Harry Quon　Ana Ponce Kiess　Christine H. Chung　David W. Eisele　著

张　薇　译

要 点

1. **发生率**　唾液腺恶性肿瘤在普通人群中的总发病率为每年每 10 万人中有 0.9~4.0 例新病例。

2. **生物学特性**　预后因素与组织学、分级、原发肿瘤大小和范围、淋巴结转移、性别和年龄有关。

3. **分期**　分期包括全面的病史和体格检查、胸部摄影、头颈部的对比增强 CT 或 MRI、PET 和肝功能检查。

4. **初级治疗**　外科手术切除是大、小涎腺癌的主要治疗方法。小癌症通常发生在美容或功能关键区域的小唾液腺内，拒绝手术的患者可以接受初步放射治疗，取得适度的成功。对于轻微的涎腺恶性肿瘤，TORS 可能会提供更好的美容和功能结果。

5. **辅助治疗**　尽管缺乏随机试验，辅助放射治疗仍被常规用于改善局部区域控制。辅助治疗的适应证包括手术切缘呈阳性或接近、腺体外侵犯、骨侵犯、高级别组织学、神经周围侵犯，以及淋巴结转移的存在。

6. **疾病早期**　手术和术后放疗治疗的 I ~ III 期患者的 10 年区域疾病控制率和总生存率分别为 ≥80% 和约 60%。单纯放疗的总有效率分别约为 70% 和 65%。

7. **局部进展性疾病**　手术和术后放疗治疗的 IV 期肿瘤 10 年局部控制率和总生存率分别约为 65% 和 30%。单纯放疗时，这两个指标分别约为 25% 和 20%，当仅用中子束治疗时，6 年的精算局域率和总生存率分别约为 60% 和 60%。中子会产生夸大的后遗症，包括颅底的中枢神经系统损伤。同步放化疗的作用正在一项随机的 NRG 肿瘤学试验中进行研究。

8. **姑息**　系统治疗充其量只是治标不治本。联合化疗方案的应答率很低，通常不到 25%。已经对多种靶向药物进行了研究，显示出毒性较小、疾病稳定的迹象，但客观应答率甚至更低。

唾液腺是分泌唾液的外分泌腺。唾液腺单位由浆液或黏液细胞的腺泡组成，这些腺泡流入一个分支导管系统，该系统由形成夹层导管、横纹管和排泄管的细胞组成。肌上皮细胞包围腺泡细胞和插入的导管，通过收缩和迫使唾液通过导管系统发挥功能。干细胞存在于排泄管和插管的基底层，可以分化为唾液腺的不同成分。

三个主要的成对唾液腺（腮腺、下颌下腺和舌下腺）产生大部分唾液。剩余的唾液是由 600 多个无包膜的管状肺泡腺产生的，这些腺体遍布上消化道黏膜的固有层。这些小唾液腺中约有 50% 位于硬腭黏膜内。这些腺体主要是黏液性分泌。在鼻腔和鼻旁窦也可以看到小唾液腺。

一、病原学和流行病学

涎腺肿瘤（salivary gland tumor, SGT）的病因，无论是良性的还是恶性的，目前还没有确定。报告一致表明，病因学与营养缺乏、暴露于电离辐射、紫外线暴露、遗传倾向、面部皮肤癌病史、职业暴露、病毒（EB 病毒）感染、酗酒、染发剂使用以及受过高等教育有关[1-5]。

暴露在电离辐射下对于良性和恶性涎腺肿瘤来说，虽然风险很小，但在统计上是显著的。放射诱发的恶性涎腺肿瘤可发生在小涎腺，发生率较高。研究表明，这种风险不仅有很强的关联性，而且这种风险与暴露（特别是黏液表皮样癌）有时间上的潜伏期（10~25 年）和剂量 - 反应关系，这表明存在因果关系[4, 7, 8]。恶性涎腺肿瘤的相对风险比良性涎腺肿瘤更大 [4, 8]。这些观察基于对原子弹暴露受害者的几项独立的长期队列研究 [6, 7, 9]，原子弹数据确实表明，第二种恶性肿瘤在单次照射高达约 3Gy 的情况下会增加，这种关系在 2Gy 以内至少是线性的 [10]。与辐射诱发的肉瘤不同，肉瘤似乎主要局限于放射治疗处方中的高剂量，涎腺肿瘤也可以发生在接受低治疗剂量辐射的地区，风险随着高剂量的增加而增加。尽管研究人员得出结论，高剂量和反复暴露于放射治疗会增加辐射诱导的涎腺肿瘤的发生，但超过 4Gy 或更高剂量的辐射诱导涎腺肿瘤的剂量 – 反应曲线的性质尚不清楚 [11]。

唾液腺肿瘤并不常见；在丹麦，涎腺肿瘤的发病率为每年 1.1/10 万，平均年龄 62 岁，男女比例为 0.97 [12, 13]。原发肿瘤最常见的部位是腮腺（52.5%）、小唾液腺（33.4%）和颌下腺（12.2%）（表 43–1）。

按性别、年龄和原发部位分类的组织学如表 43–2 和表 43–3 所示。男性比女性更多患有未明确规定的腺癌和鳞状细胞组织学。值得注意的是，在腮腺区域发现的鳞状细胞癌通常代表皮肤鳞状细胞癌的淋巴结转移，而不是原发性腮腺癌 [14]。女性的腺泡细胞癌和多形性腺癌（以前的多形性低度腺癌）发病率增加。

二、预防和早发现

人们认识到辐射暴露是良性涎腺肿瘤和恶性涎腺肿瘤（尤其是黏液表皮样癌）的危险因素，因此对于已知的意外、诊断或治疗性头颈部辐射暴露史的患者，长期监测可能是谨慎的建议。

谨慎地使用诊断和治疗放射以及避免任何不必要的辐射暴露，是目前可以推荐的最有效的预防策略。

三、生物学特性与分子生物学

涎腺恶性肿瘤的遗传学和分子生物学研究已取得重大进展，但其临床适用性受到限制。在恶性唾液腺肿瘤的 Meta 分析中，EB 病毒感染的发生率为 45.1%，但因地域而异 [15]。美国患者的 EB 病毒感染率为 44.2%，亚洲患者为 70%，欧洲患者仅为 11.8%，这甚至没有考虑 EB 病毒的多种毒株的发病率，也使人对 EB 病毒是否为病因产生了怀疑。

Ki-67 水平也有年龄（和分期），已被发现与生存独立相关 [16]。

对荷兰国家研究的分析发现，一旦将表现状态纳入模型，年龄对预后没有显著影响 [17]，尽管这似乎与之前的工作相冲突 [13]。在他们最近的分析中，Ⅲ期 + Ⅳ期、表现状态大于 0 和组织学高分级是统计学上显著的预后因素。

表 43–1 原发肿瘤部位分布

部 位	数量（%）
腮腺	500（52.5）
颌下腺	116（12.2）
舌下腺	15（1.6）
小涎腺	318（33.4）
唇	22
颊黏膜	44
舌	28
口底	27
硬腭	130
鼻旁窦	20
鼻	18
咽	23
喉	5
其他 a	1
原发肿瘤部位不明	3（0.3）

a. 甲状腺内的异位唾液腺组织［引自 Bjorndal K, Krogdahl A, Therkildsen MH, et al. Salivary gland carcinoma in Denmark 1990–2005: a national study of incidence, site and histology. Results of the Danish Head and Neck Cancer Group（DAHANCA）. *Oral Oncol.* 2011; 47: 677–682.］

四、唾液腺遗传学和分子生物学

腺样囊性癌

虽然相对常见，但腺样囊性癌（adenoid cystic carcinoma, ACC）的行为是特别不可预测的。6 号染色体上长臂末端区域的缺失或易位在涎腺癌的发育过程中似乎是一个持续而独特的事件 [18]。其中 18 例，涉及 6q 和 9 号染色体短臂的相互易位已被频繁报道 [19, 20]。Persson 等 [21] 也显示了在涎腺癌中反复和显著的 t（6 : 9）易位，导致 MYB-NFIB 融合癌蛋白。常见的突变包括 *MYB*、*MYBL1* 和 *NFIB*。[22] 突变负担较低。观察原发灶和其转移灶之间的差异，*MYB* 和 *NFIB* 突变始终保持不变。下一代测序显示，11 名发展为转移性疾病的患者中有 3 人出现了新的突变。

102 例腺样囊性癌患者中有 15 个肿瘤发生了 18 个 *NOTCH1* 突变 [23]。*NOTCH1* 突变患者的中位生存期为 29.6 个月，而野生型 NOTCH1 患者的中位生存期为 121.9 个月。*NOTCH1* 突变已成为治疗干预的目标。

表 43-2　按性别和年龄划分的组织学分布

组织学类型	总人数（%）	男性（%）	女性（%）	P 值	中位年龄
腺样囊性癌	240（25.2）	107（11.2）	133（14.0）	n.s.	59
黏液表皮样癌	161（16.9）	84（8.8）	77（8.1）	n.s.	51
腺癌，未特指	116（12.2）	72（7.6）	44（4.6）	P=0.004	70
腺泡细胞癌	97（10.2）	34（3.6）	63（6.6）	P=0.004	55
癌前多形性腺瘤	79（8.3）	41（4.3）	38（4.0）	n.s.	63
多形性低级别腺癌	73（7.7）	26（2.7）	47（4.9）	P=0.02	58
鳞状细胞癌	52（5.5）	35（3.7）	17（1.8）	P=0.01	74
涎腺导管癌	34（3.6）	21（2.2）	13（1.4）	n.s.	63
上皮 – 肌上皮癌	27（2.8）	16（1.7）	11（1.2）	n.s.	67
淋巴上皮癌	25（2.6）	9（0.9）	16（1.7）	n.s.	59
基底细胞腺癌	14（1.5）	7（0.7）	7（0.7）	n.s.	65
嗜酸性细胞癌	15（1.6）	7（0.7）	8（0.8）	n.s.	70
囊腺癌	4（0.4）	2（0.2）	2（0.2）		
黏液腺癌	3（0.3）	2（0.2）	1（0.1）		
肌上皮癌	2（0.2）	1（0.1）	1（0.1）		
癌肉瘤	1（0.1）	0	1（0.1）		
未明确的透明细胞腺癌	1（0.1）	0	1（0.1）		
无法分类，除了癌症	8（0.8）	5（0.5）	3（0.3）		
总计	952（22）	469（11）	483（51）		

n.s.. 不显著［引自 Bjorndal K, Krogdahl A, Therkildsen MH, et al. Salivary gland carcinoma in Denmark 1990–2005: a national study of incidence, site and histology. Results of the Danish Head and Neck Cancer Group（DAHANCA）. *Oral Oncol.* 2011; 47: 677–682.］

KIT 蛋白是一种膜酪氨酸激酶受体，当通过与配体的干细胞因子或肥大细胞生长因子结合而激活时，为细胞的生存、增殖和分化提供信号。它的过度表达在腺样囊性癌[24]中被特别注意，并被认为是腺样囊性癌与多形性腺瘤（polymorphous adenocarcinoma，PAC；以前的多形性低级腺癌）相区别的一种方式[25]，尽管也有相互矛盾的发现被报道[26]。

尽管 KIT 过度表达的独立预后意义尚未得到评估，但由于小分子 TKI 伊马替尼的临床成功，它仍然是一个有吸引力的治疗靶点。伊马替尼可以竞争性地抑制 KIT 受体和其他几种结构相似的受体酪氨酸激酶的激活。然而，很明显，蛋白质中任何点突变的性质都会影响其对伊马替尼抑制的反应。虽然一些研究人员没有证明突变的存在，但最近使用更灵敏的聚合酶链反应技术的研究证实在腺样囊性癌中存在 *c-kit* 基因的多个突变[27]。尽管 *c-kit* 突变的功能获得（受体的激活功能）和丧失都

已被描述为其他恶性肿瘤，但这些最近描述的突变在腺样囊性癌的治疗管理中的治疗意义仍有待确定。尽管 KIT 过度表达的独立预后意义尚未得到评估，但由于伊马替尼的临床成功，它仍然是一个有吸引力的治疗靶点。

1. **神经发生**　对神经周围侵袭的研究是许多癌症的重要生物学考虑因素，特别是对于像腺样囊性癌这样的恶性涎腺肿瘤。这种扩散机制的分子决定因素在最近几年才开始受到关注，它们已经产生了洞察力，可以将这种扩散模式视为恶性肿瘤细胞和周围神经之间的一种活跃和相互作用。目前在其他癌症部位的观察表明，神经周围侵犯是与癌细胞相互作用的结果，特征是释放各种旁分泌生长因子[28]。与新血管生成一样，很明显，肿瘤中神经末梢的生长可能受到各种神经营养因子［如脑源性神经营养因子（brain-derived neurotrophic factor，BDNF）、[29] 神经生长因子（nerve growth factor，NGF）

表 43-3　按部位划分的组织学分布

组织学类型	腮腺（%）	颌下腺（%）	口腔 a（%）	其他 b（%）
腺样囊性癌	73（7.7）	51（5.4）	76（8.0）	40（4.2）
黏液表皮样癌	64（6.7）	10（1.1）	72（7.6）	15（1.6）
腺癌，未特指	67（7.0）	17（1.8）	28（2.9）	4（0.4）
腺泡细胞癌	86（9.0）	2（0.2）	7（0.7）	2（0.2）
癌前多形性腺瘤	64（6.7）	10（1.1）	4（0.4）	1（0.1）
多形性低级别腺癌	3（0.3）	0	66（6.9）	4（0.4）
鳞状细胞癌	43（4.5）	9（0.9）	0	0
涎腺导管癌	30（3.1）	4（0.4）	0	0
上皮 - 肌上皮癌	21（2.2）	3（0.3）	3（0.3）	0
淋巴上皮癌	20（2.1）	5（0.5）	0	0
基底细胞腺癌	7（0.7）	0	4（0.4）	3（0.3）
嗜酸性细胞癌	13（1.4）	2（0.2）	0	0
囊腺癌	1（0.1）	1（0.1）	2（0.2）	0
黏液腺癌	0	0	3（0.3）	0
肌上皮癌	1（0.1）	1（0.1）	0	0
癌肉瘤	1（0.1）	0	0	0
未明确的透明细胞腺癌	0	0	1（0.1）	0
无法分类，除了癌症	6（0.6）	1（0.1）	0	1（0.1）
总计	500（52.5）	116（12.2）	266（27.9）	70（7.4）

a. 唇部、颊部黏膜、舌部、口底、腭部和舌下腺
b. 鼻旁窦、鼻、咽、喉，以及原发部位不明的三种癌［引自 Bjorndal K, Krogdahl A, Therkildsen MH, et al. Salivary gland carcinoma in Denmark 1990–2005: a national study of incidence, site and histology. Results of the Danish Head and Neck Cancer Group（DAHANCA）. *Oral Oncol.* 2011; 47: 677–682.］

及其受体酪氨酸激酶 A（tyrosine kinase A，TrkA）］的肿瘤释放的刺激。NGF 和 TrkA 都与神经侵袭有关。[30] 最近，在腺样囊性癌中发现了神经营养素 -3（neurotrophin-3，NT3）及其受体 TrkC/NTRK3 的表达[31]。这些肿瘤神经细胞可能会释放神经递质，为肿瘤细胞提供增殖和迁移信号。此外，神经纤维还被用作肿瘤细胞扩散的途径。对于胰腺癌，对连续切片的详细研究表明，肿瘤细胞可以沿着分支神经束以连续的方式生长[32]。

在治疗学上，这些见解为小分子抑制剂的开发提供了潜力，例如 Trk TKI，特别是对于腺样囊性癌，希望解决这种扩散模式[33]。重要的是，最近的辐射被证明不仅通过直接的癌症细胞毒性，而且还通过预防性治疗神经、旁分泌信号和神经周围扩散导致神经周围侵犯。[34] 这些观察结果很重要，因为它们具有潜在的放射治疗计划意义。

缺氧：与其他头颈部实体恶性肿瘤相比，肿瘤缺氧在恶性涎腺肿瘤中的作用还没有得到广泛的评估。这对于恶性涎腺肿瘤来说是一个重要的考虑因素，因为它们对放射治疗的相对抵抗力以及中子辐射的改善结果，中子辐射对氧的依赖性较低。

使用 2- 硝基咪唑氧依赖结合的免疫组织化学染色等方法进行的初步研究表明，唾液腺恶性肿瘤可能是含氧量较高的肿瘤。[35] 这一观察结果不支持这样的假设，即恶性涎腺肿瘤不仅具有抗辐射性，而且具有高远处转移率的潜在机制是肿瘤缺氧。在一项对 12 名接受手术的患者进行的研究中，术前使用了缺氧标志物匹莫硝唑。在 8 例获得足够肿瘤标本用于分析的患者中，未见匹莫硝唑、缺氧诱导因子 -α 或缺氧诱导因子 -1α 调

节的碳酸酐酶（carbonic anhydrase，CA）Ⅸ和 GLUT 1 和 3 的免疫组化染色。鉴于恶性涎腺肿瘤罕见且组织结构多样，在得出更普遍的结论之前，还需要进一步的评估。

2. 黏液表皮样癌　黏液表皮样癌可分为高级别与低级别或高、中、低级别，其治疗意义是低级别肿瘤不需要选择性淋巴结放疗。在 Brandwein 等[36] 的一篇经典论文中，与 5 位专家病理学家分享 20 张黏液表皮样癌幻灯片，并要求他们使用自己的标准以及建议，根据军队病理研究所（Armed Forces Institute of Pathology，AFIP）标准对其进行分级[37]。他们自己的标准和建议的 AFIP 标准化分级的平均 kappa 仅为 0.49 和 0.61。想到基因信息可以帮助我们更准确地对这些癌症进行分型，这是令人着迷的。

2003 年，涉及 19p13 的 CRTC1 和 11q21 的 MAML2 的复发和标志性 t（11；19）（q21；p13）易位被几个小组描述为黏液表皮样癌发生的关键致病事件。[38, 39] 虽然诊断有用，但关于 MAML2 重排的预后意义，来自其他小组的数据相互矛盾[40-42]。

在某些情况下，CRCT1/3-MAML2 易位的鉴定可能代表了确定诊断所谓的"Warthin 样"黏液表皮样癌的最直接途径。"Warthin 样"黏液表皮样癌是黏液表皮样癌的一种低度变种，在形态学和免疫组化上与良性

Warthin 瘤相同（图 43-1）[41]。这种特征性融合的鉴定不仅为未来的风险分层治疗方法提供了希望，也为开发新的治疗靶点提供了洞察力。例如，不利的融合阳性微血管内皮细胞被认为获得了进一步的体细胞突变，从而增加了侵袭性，如 CDKN2A（P16）基因的缺失[43]。

已经观察到，与高级别黏液表皮样癌相比，低度 / 中度黏液表皮样癌的拷贝数畸变较少[44]。易位阴性肿瘤拷贝数畸变较多，这表明黏液表皮样癌可分为 t（11：19）（Q21：P13）翻译阳性肿瘤，没有或很少染色体突变，而翻译阴性肿瘤有多条染色体阳性突变[44]。

腮腺是一个纯粹的浆液性腺体，因此不应该产生黏液。许多黏蛋白在黏液表皮样癌中表达，不同黏蛋白表达的差异也可能有助于黏液表皮样癌更准确地分级[45]。

3. 突变分析：生长因子受体的失调　EGFR 和 erbB2 或 HER2/neu 是 EGFR 跨膜受体家族的成员，激活后可转导有丝分裂信号。一些研究已经报道了高免疫组织化学表达水平，可能更多地表达在非腺样囊性癌中[46-48]。然而，EGFR 蛋白过度表达的临床意义仍然存在争议，一些多变量分析表明与不良生存率独立相关[49]，而另一些则表明与不良生存率无关。

同样，在恶性涎腺肿瘤中也有 erbB2 过表达的报道。其中包括在一些黏液表皮样癌和涎腺导管癌（salivary duct carcinoma，SDC）中的强过表达，[50, 51] 但

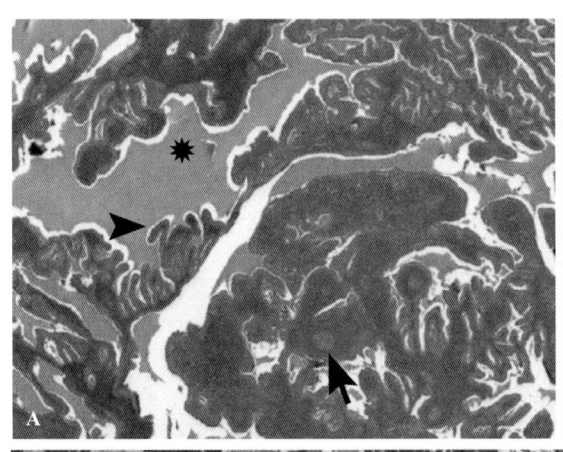
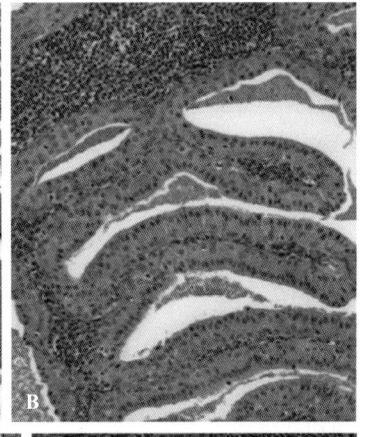
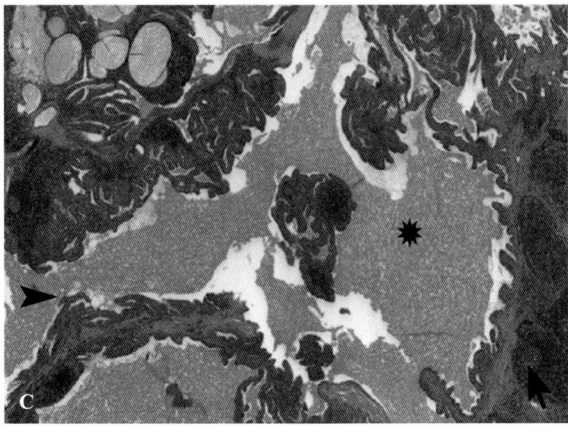
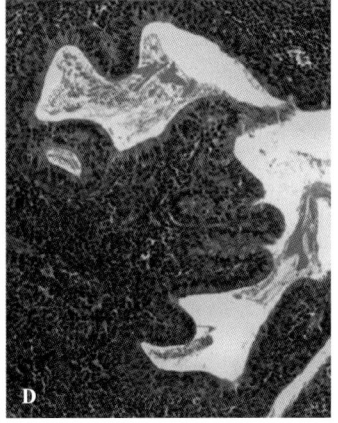

◀ 图 43-1　Warthin 瘤和 Warthin 样黏液表皮样癌（此图彩色版本见书末）

A. 囊性变（星形）、乳头状叶（箭头）和有生发中心的淋巴组织（箭）的低倍放大（HE，10×）；B. Warthin 瘤嗜酸细胞双层乳头状上皮放大倍数较高（HE，110×）；C. MAML2 基因重排伴囊变（星形）、乳头状叶（箭头）和带生发中心的淋巴组织（箭）（HE，10×）；D. 嗜酸性肿瘤上皮进入乳头状皱襞的放大倍数较高（HE，110×）

在腺样囊性癌中很少 [50]。单变量 [52, 53] 和多变量的独立预后意义已被报道为 erbB2 过表达 [54, 55]。Agulnik 等 [46] 提示，在 EGFR 和 erbB2 同时高表达的肿瘤中，使用双重 EGFR 和 erbB2 抑制剂 lapatinib 可能有更大的临床活性，erbB2 可能特别重要。最近，研究发现，与没有可操作突变的患者相比，使用包含曲妥珠单抗（包含基于可操作突变的其他靶向药物）的方案治疗涎腺导管癌和 erbB2 扩增的患者具有更高的生存率 [56]。识别更依赖 erbB2 信号的患者亚组可能对进一步确定抑制 erbB2 的治疗益处很重要，因为基于分子异常的定制治疗可能具有治疗益处。

五、涎腺肿瘤微环境

病理学与扩散方式

1. 病理学　涎腺肿瘤的分类主要基于显微形态学标准，辅以免疫组织化学染色等辅助检查，最近利用荧光原位杂交（fluorescence in situ hybridization，FISH）检测特征性染色体重排以支持形态学解释。唾液腺肿瘤的两个一般分类系统已被公认，其中包括 AFIP 和 WHO。2017 年，WHO 更新了 2005 年的涎腺肿瘤分类（表 43-4）[57]。几种涎腺的良性上皮性和间质性病变被新列入第 4 版 WHO 头颈部肿瘤分类。[58] 在上皮性病变中，硬化性多囊腺病是一种罕见的良性病变，可以是多灶性的，偶尔会复发。插管增生在这里是突出的，因为它可能是涎腺的前驱病变，特别是基底细胞腺瘤，也可能是上皮 - 肌上皮癌。新纳入的涎腺间质病变包括血管瘤、脂肪瘤和结节性筋膜炎。乳腺类分泌性癌最初于 2010 年被描述，是 WHO 第 4 版分类中的一个新分类，现在名称被简化为分泌性癌。在被认为是一种独特的唾液腺肿瘤之前，分泌性癌的例子很可能被指定为腺泡细胞癌、黏液表皮样癌或腺癌的变体，在实践中遇到时没有特别说明 [42, 59]。分泌性癌在形态上类似于乳腺分泌性癌，唾液和乳腺癌都具有 ETV6-NTRK3 基因融合 [60]。虽然分泌性癌通常被认为是一种低度恶性的唾液腺恶性肿瘤，但预后会受到分期和高级别转化的存在的影响，这在罕见的病例中已经被描述 [61]。如果考虑使用选择性 TRK 抑制剂治疗，分泌性癌的准确识别可能是重要的。

除了新的肿瘤条目，在 WHO 第 4 版分类中引入了几个关于唾液腺肿瘤分类的概念性变化。多形性低度腺癌（polymorphous low-grade adenocarcinoma，PLGA）现已缩写为多形性腺癌。修改肿瘤名称的理由首先在于认识到并不是所有多形性的"低级别"腺癌都有这样的表现。从名称中去掉默认的术语"低级别"是重要的，这使得病理学家能够对肿瘤偏离典型的低级别特征的例

表 43-4　世界卫生组织涎腺肿瘤分类

特征成分	ICD-O 代码 [a]
恶性肿瘤	
黏液表皮样癌	8430/3
腺样囊性癌	8200/3
腺泡细胞癌	8550/3
多形性腺癌	8525/3
透明细胞癌	8310/3
基底细胞腺癌	8147/3
导管内癌	8500/2
腺癌，未特指	8140/3
涎腺导管癌	8500/3
肌上皮癌	8982/3
上皮 - 肌上皮癌	8562/3
癌前多形性腺瘤	8941/3
分泌性癌	8502/3
皮脂腺癌	8410/3
癌肉瘤	8980/3
低分化癌	
未分化癌	8020/3
大细胞神经内分泌癌	8013/3
小细胞神经内分泌癌	8041/3
淋巴上皮癌	8082/3
鳞状细胞癌	8070/3
嗜酸性细胞癌	8290/3
不确定的恶性潜能	
涎细胞瘤	8974/1

a. 形态学代码来自国际肿瘤学疾病分类（ICD-O）。良性肿瘤的行为编码为 /0；不明、交界性或不确定行为的编码为 /1；原位癌和三级上皮内瘤变的编码为 /2；恶性肿瘤的编码为 /3（引自 El Naggar AK, Chan JK, Grandis JR, et al, eds. *WHO Classification of Head and Neck Tumours.* 4th ed. Lyon, France: IARC; 2017.）

子进行定性，尽管这种情况并不常见。虽然争议很大，但更名为多形性腺癌还可以作为两个独立实体之间的统一诊断："PLGA"和形态和分子上相似的小唾液腺筛状腺癌（cribriform adenocarcinoma of minor salivary gland，CAMSG）。虽然后者被认为具有更高的区域转移发生率，但对同一家族中共同基因的鉴定表明，"PLGA"

和"CAMSG"可能是同一谱系内的变种。像往常一样，多形性腺癌可能有一种显微镜下的表现，在小的活检标本上可以仿真腺样囊性癌。多形性腺癌更常描述无痛的临床过程，这使得准确地与腺样囊性癌区分很重要[60]。

关于多形性腺癌的部分的变化包括增加了新的副标题转移性多形性腺癌，尽管名为转移性多形性腺瘤，但由于其组织学模式与良性多形性腺瘤相同，因此被重新归类为恶性肿瘤。尽管如此，转移性多形性腺瘤仍应被认为具有侵袭性生物学行为的可能性。在浸润性癌前多形性腺瘤的分类中，重要的是要注意，术语"癌前多形性腺瘤"不应再被用作独立的诊断。与多形性腺瘤成分相关的恶性肿瘤应另外分类。最常见的恶性腺瘤亚型是涎腺导管癌、肌上皮癌、上皮 – 肌上皮癌和腺癌（图43–2）[62, 63]。

WHO 第 4 版的另一项新内容是纳入了术语"高级转化"，该术语代表了比"去分化"更受欢迎的术语。腺泡细胞癌、腺样囊性癌和上皮 – 肌上皮癌是众所周知的高级转化现象的肿瘤。患有高级转化的肿瘤预计会表现出更多的侵袭性行为。

实际上，组织学可分为淋巴结和远处转移风险较高的高级别组织或淋巴结转移风险较低的低级别组织。前者包括高级别黏液表皮样癌、未明确的高级别腺癌、除多形性腺瘤外的癌、涎腺导管癌、某些变异型的癌（除多形性腺瘤外）、高级转化和鳞状细胞癌。低度组织学包括低度恶性微血管内皮细胞、腺泡细胞癌、分泌性癌和多形性腺瘤。在腺样囊性癌中，管状和筛状生长方式在细胞学上级别较低，但对固体生长方式的鉴定预示着一个更具侵袭性的过程。[64] 还描述了由中间体黏液表皮样癌组成的中间基。

对于微血管内皮细胞，组织学分级已被证明具有预后意义。高度恶性疾病也增加了淋巴结转移的风险，足以保证选择性治疗（例如，颈淋巴清扫术）。尽管如此，低级别（low grade, LG）尤其是中级别（intermediate grade, IG）的淋巴结转移风险仍然很大。Ozawa 等[65] 报告，使用 Goode（a.k.a. AFI）分级方案中，低级别和中级别黏液表皮样癌淋巴结转移率分别为 24% 和 30%。高级别（high-grade, HG）的 MEC 在 56% 的患者中有淋巴结转移。在改良的 Healey 分级方案中，淋巴结转移率分别为 0（低级别）、22%（中级别）和 72%（高级别）。T 分类也与大涎腺和小涎腺黏液表皮样癌的淋巴结转移风险增加相关[66]。T_1 高级别病在大涎腺（即不累及黏膜的解剖部位）发生淋巴结转移的风险可能较低[66]。

2. 传播途径　当把所有的组织学综合考虑时，淋巴结转移的风险随着 T_3 和 T_4 疾病、咽部位和高级别的黏液表皮样癌受累、未明确的腺癌[67] 和涎腺导管癌而增加[68]。类似的观察在 T 分期，解剖部位和组织学上也有报道（表 43–5）。[69] 对于小涎腺，解剖部位的淋巴管密度对淋巴结转移的风险有显著的影响。一般来说，发生在口咽部或鼻咽部的癌症的淋巴结转移率约为 60%，而硬腭和鼻旁窦部位的转移率为 5%～10%。发生在舌头和口底的小涎腺癌的淋巴结转移率约为 40%，鼻腔、颊黏膜和嘴唇的转移率不超过 15%。对于小涎腺肿瘤，淋巴结受累的独立危险因素包括男性性别、T_3～T_4 分期、原发恶性肿瘤的咽部部位、高级别腺癌或高级别黏液表皮样癌[67]。

表 43–5　按 T 分类、解剖部位和组织学分类的淋巴结转移发生率（%）

总分（T 分期加组织学类型）	腮腺	颌下腺	口 腔	其他部位
2	4	0	4	0
3	12	33	13	29
4	25	57	19	56
5	33	60	—	—
6	38	50	—	—

分级：T_1=1；T_2=2；T_3～T_4=3；腺泡或腺样囊性癌或除多形性腺瘤外的癌 =1；黏液表皮样癌 =2；鳞状细胞或未分化的 =3（改编自 Terhaard CHJ, Lubsen H, Rasch CRN, et al. The role of radiotherapy in the treatment of malignant salivary gland tumors. *Int J Radiat Oncol Biol Phys*. 2005; 61103–611011.）

原发部位的腺样囊性癌倾向于将神经周围侵犯作为一种独特的局部疾病扩散模式。腺样囊性癌最常发生在腭部，常由神经周围侵犯传播。神经周围侵犯可能出现

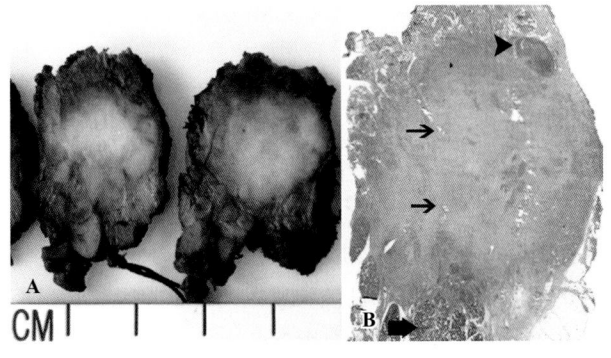

▲ 图 43–2　涎腺导管癌为多形性腺瘤（此图彩色版本见书末）
A. 甲醛固定的腮腺肿瘤不规则的浸润边界和坚固的纤维性切面。B. 涎腺肿瘤低倍放大，中央有致密透明结节（细箭），代表多形性腺瘤残留。涎腺导管癌浸润腮腺实质（粗箭）和腮腺内淋巴结（箭头）（HE，20×）

在 50% 以上的病例中，并可能沿神经向两个方向扩散。沿着神经的生长已经被证明有"跳跃"的受累区域和无受累的区域；然而，沿着神经的"跳跃"转移在皮肤鳞癌的研究中没有得到证实[70]，对腺样囊性癌的仔细解剖学研究可能会得出同样的结论。

远处转移的风险随着淋巴结转移、颅底受累和高级别组织学的存在而增加[71]。常见的远处转移部位，包括肺、肝和脑，也与组织学分级有关。

六、临床表现、患者评估和分期

（一）临床表现

大多数表现为涎腺肿瘤的患者没有症状，通常表现为孤立性、无痛性肿块。低级别涎腺肿瘤往往是生长缓慢的肿瘤，很少侵犯唾液实质以外的局部结构。症状在很大程度上与肿瘤起源的解剖位置有关，可能包括累及腮腺的局部疼痛和累及脑神经Ⅶ的面瘫。累及外耳道可导致局部梗阻症状和可能的同侧耳道引流。咽旁间隙或翼肌深部受累时可发生三叉神经疼挛。颅底受累可导致其他脑神经缺陷，包括吞咽困难症状。小涎腺恶性涎腺肿瘤通常累及腭部，通常没有症状或引起一种模糊的肿块感觉。涎腺肿瘤也可能在颌下腺、上颌窦、口咽和喉部出现肿块效应症状。肿瘤累及功能敏感部位，如喉部，更有可能导致症状和更早的疾病表现。

神经侵袭可能会导致疼痛和麻木的症状，但更常见的表现为无痛肿块，有无痛的生长史。小于 8 个月的"潜伏期"被认为是一个负面的预后因素。[13] 临床症状更可能与神经周围侵犯的放射学证据有关。延伸至颅底并伴有颅内生长也可发生，并导致肿块效应症状。由于腺样囊性癌通常发生在腭部，所以沿着腭神经通过腭大孔和小孔扩散是局部扩散的重要途径。

（二）患者评估

与任何疑似或有记录的恶性肿瘤患者一样，正确的评估始于详细的病史和体格检查（框 43-1）。应根据周围可能受疾病扩展影响的解剖结构，调查面部、颈部或口腔中新肿块的相关症状。这也应该包括可能与癌症神经周围扩散有关的症状。体检应包括全口腔检查和涉及或可能涉及的结构的双手触诊。小的唾液腺肿瘤通常表现为黏膜下肿块，通常累及硬腭。应注意肿块的接近程度以及腭孔大小的变化。应进行软性纤维鼻咽镜检查，以评估咽部任何黏膜病变的位置和范围，或评估可能受累的关键脑神经的功能。

可疑病变的 FNA 或超声引导的芯针活检可能有助于区分良恶性病变。Meta 分析发现，鉴别良恶性的敏感度仅为 0.882，但特异度为 0.995[72]。在 0.053 和 0.147

框 43-1　用于恶性涎腺肿瘤的诊断流程

一般
- 病史
- 体格检查

放射学检查
- 胸部 X 线片或 CT
- 头颈部 CT 增强扫描或 MRI 增强扫描
- 高级别侵袭性组织的 PET/CT 扫描

实验室检查
- 肝功能检查（乳酸脱氢酶、碱性磷酸酶、天冬氨酸转氨酶）

CT. 计算机断层扫描；MRI. 磁共振成像；PET. 正电子发射断层扫描

的 FNA 中出现了非诊断和不确定的结果。腮腺 FNA 的另一项分析发现，鉴别良恶性的特异性为 97%[73]。FNA 在提供最终诊断方面只有中等精度，特异性准确率分别为 76%[74] 和 80%[75]。领先的细胞病理学家正在研究这一问题[76, 77]。

超声引导下的核心针活检可能提高了敏感性。两项针对这一主题的 Meta 分析发现，敏感性分别为 96%[78] 和 94%[79]。耳鼻咽喉头颈外科（ENT）文献中的验证偏差对于 FNA 来说比核心针活检更成问题[80]。

冰冻切片特异度高达 99%，但灵敏度为 90%[81]，可能代表抽样误差。

CT 和 MRI 都是评估疾病程度所必需的，尽管后者可能特别有帮助[72]。MRI 能更好地显示软瘤浸润、神经周围侵犯和颅内扩散[82]。CT 能更好地显示骨质破坏和区域淋巴结转移。CT 增强扫描可作为 MRI 对微小涎腺肿瘤的补充[82]。增强前和增强后的图像都需要进行最佳评估。基于 Meta 分析，CT 和 MRI 鉴别良恶性的敏感性和特异性分别为 83% 和 85%，MRI 为 81% 和 89%[72]。

磁共振技术，如扩散加权 MRI、动态对比增强 MRI 和 MRS，已经显示出区分良恶性涎腺肿瘤的潜力[83]。据报道，结合常规、扩散加权和动态对比增强 MRI 对涎腺肿瘤的敏感性为 90%，特异性为 97%[84]。

虽然 PET/CT 成像在涎腺癌中的作用尚未确定，但早期研究已经声称，在检测原发肿瘤方面准确率超过 90%，并提高了识别未被识别的局部、淋巴结和远处转移的能力[85, 86]。由于良性和恶性唾液腺肿瘤摄取 FDG 的重叠，PET 在鉴别诊断中没有用处[87]，但仍可用于区域和远程分期。唾液腺摄取增加更多是由于良性疾病而不是恶性疾病[87]。

腮腺恶性肿瘤前哨淋巴结活检已有报道[88]。但远未达到治疗标准。

（三）大、小涎腺恶性肿瘤的分期

与根据起源部位进行分期的小涎腺肿瘤不同，大涎腺肿瘤有其自己的分期系统[89]。一般而言，大涎腺肿瘤根据肿瘤大小和是否有任何实质外侵犯进行分期（表 43-6）。实质外侵犯被描述为软组织侵犯的临床或肉眼证据。请注意，显微延伸本身并不构成实质外延伸，用于分期目的（图 43-3）。对于腮腺肿瘤，面神经受累的预后意义也被考虑。虽然肿瘤分级确实会影响预后，但目前的 AJCC 第 8 版并没有将肿瘤分级作为分期系统的一个组成部分。

主要唾液腺肿瘤的淋巴结分期和分组分期跟随其他头颈部癌症部位，有临床和病理的淋巴结分期系统，并在此描述[89]。

七、初级治疗

涎腺肿瘤的治疗方法仍然基于手术可切除性范例。当头部和颈部的功能区域与言语或吞咽功能有关时，或者如果存在不可切除的疾病，就会出现治疗困境。近年来的治疗进展包括新的器官保存外科方法的发展。放射治疗的进步包括更多适形放射治疗技术的发展和粒子束治疗的出现。全身性药物的进展包括分子疗法的翻译，提供了潜在的更有利的治疗比率。

（一）手术

涎腺恶性肿瘤的外科治疗可以根据所涉及的腺体分为几类。唾液恶性肿瘤最常见的部位是腮腺。颌下腺和小唾液腺的癌症绝对数较低；然而，颌下腺和小唾液腺的恶性肿瘤风险高于腮腺[90]。

1. **腮腺恶性肿瘤**　腮腺恶性肿瘤的外科治疗主要是腮腺切除术，手术范围由肿瘤的大小决定。腺体本身被第七脑神经（面神经）分成浅叶和深叶，肿瘤可以存在于腺体的任何一个或两个叶中，也可以出现在腺体的两个叶中。虽然腺体的两个组成部分之间没有胚胎学上的界限，但大多数肿瘤发生在浅叶。

手术包括在耳前皱纹上切开，延伸到耳后，然后进入上颈部。这个切口被称为改良 Blair 切口，当面神经从茎乳突孔出来时，它可以接触到面神经。对于某些患者来说，整容切口是另一种选择。手术的目的是识别和保护面神经，沿着其主要分支追踪它，然后一旦肿瘤与神经的关系得到澄清，就对其进行治疗。如果神经受到肿瘤的损害，或者肿瘤紧靠茎乳突孔，在神经从乳突骨出来之前，可能有必要对其进行识别。这可以通过钻出乳突骨，并在神经从孔出来之前识别出来。

一旦确定了合适的神经分支，肿瘤就会被切除。要非常小心地避免进入肿瘤，并试图避免残留的阳性边缘，因为这是一个已知的不良预后指标[91, 92]。由于大多数肿瘤只涉及腮腺浅叶，仔细地将肿瘤从面神经中剥离是适当的外科治疗。累及腮腺深叶或累及腮腺内侧咽旁间隙的肿瘤可能需要延长手术时间才能完全切除。这些手术通常可以通过同一腮腺切口，但有时需要延长颈部切口或下颌骨切除[93, 94]。如果涉及肿瘤，切除该区域的软组织、皮肤、肌肉和神经血管结构是合适的。

腮腺手术期间应尽一切努力保留面神经。面神经的完全瘫痪不仅会导致严重的美容缺陷，而且有可能影响患者预后的许多方面。角膜擦伤、鼻塞、口腔能力差、说话含糊是术后的常见症状。大多数外科医生都会同意，肿瘤靠近神经并不是牺牲的充分理由。然而，在某些情况下，大多数外科医生会同意牺牲全部或部分神经是合理的。术前面部完全或部分瘫痪通常预示着术中发现肿瘤直接侵犯了面神经。如果肿瘤延伸至神经或严重包绕神经，则有必要牺牲神经。

2. **颌下腺恶性肿瘤**　虽然颌下腺的恶性肿瘤绝对数远低于腮腺，但病变恶性的概率要高得多，接近50%[95]。因此，在处理颌下区肿块时必须高度警惕。最常见的情况是，患者在该地区出现无痛性肿块。不太常见的情况下，可能会出现痛性肿块或颈部淋巴结病变。这些表现中的任何一种都需要对该区域进行检查，可能包括 CT 或 MRI 和细针穿刺活检。

与腮腺癌一样，颌下腺涎腺肿瘤是一种外科疾病。明确的治疗通常包括多种治疗方法的结合，但几乎总是从手术切除开始。手术入路至少应该包括完整的颌下腺切除，边缘清晰。肿瘤摘除没有作用，因为这显然与较高的局部复发率有关[96]。对于接受过次全手术，术后才被诊断为癌症的患者，在考虑进一步治疗之前，应进行影像学检查，如果仍有肉眼肿瘤残留，则应再次手术，以获得阴性切缘[32]。

3. **舌下和小涎腺恶性肿瘤**　舌下腺和小涎腺的恶性肿瘤很少见。小唾液腺遍布上呼吸道，涎腺肿瘤可发生在任何部位。口腔和口咽是最常见的疾病部位，但鼻腔、鼻旁窦、下咽、喉、鼻咽和咽旁间隙都有患这些癌症的风险[97]。

与其他涎腺癌一样，切缘阴性的手术治疗是治疗的主要手段。根据肿瘤部位的不同，这可能包括多种手术方式。这些恶性涎腺肿瘤面临的挑战是手术可能对言语和吞咽功能产生的功能影响。与更常见的头颈部鳞癌不同，非手术治疗的作用尚未得到很好的确立。

不使用经颈部暴露技术的保留器官的手术入路，在限制手术引起的吞咽并发症方面的作用是有价值的。经口腔机器人手术有几个优点，包括改善了肿瘤切除的三维可视化，避免了放大光学系统的视线限制。它的应用

表 43-6　涎腺癌分期

AJCC 分期	阶段分组	阶段说明
0	Tis N_0 M_0	• 癌症局限于唾液腺导管（T_{is}）内的细胞 • 它没有扩散到附近的淋巴结（N_0）或转移到远处（M_0）。这一阶段也称为原位癌（Tis）
I	T_1 N_0 M_0	• 癌症的直径为 2cm（约 0.75 英寸）或更小。它不会生长到附近的组织（T_1） • 它没有扩散到附近的淋巴结（N_0）或转移到远处（M_0）
II	T_2 N_0 M_0	• 肿瘤大于 2cm，但不大于 4cm（约 1.5 英寸） • 它不会生长到附近的组织中（T_2）。它没有扩散到附近的淋巴结（N_0）或转移到远处（M_0）
III	T_3 N_0 M_0	• 肿瘤大于 4cm 和（或）正在向附近软组织生长（T_3） • 它没有扩散到附近的淋巴结（N_0）或转移到远处（M_0）
	T_0、T_1、T_2、T_3 N_1 M_0	• 肿瘤大小不一，可能已经生长到附近的软组织（$T_0 \sim T_3$），并已扩散到与原发肿瘤同侧头部或颈部的 1 个淋巴结 • 癌细胞没有在淋巴结外生长，淋巴结大小不超过 3cm（约 1.25 英寸）（N_1）。它还没有扩散到远处（M_0）
IVA	T_{4a} N_0 或 N_1 M_0	• 癌症大小不一，正在生长到附近的结构，如颌骨、皮肤、耳道和（或）面神经。这被称为中度进展期疾病（T_{4a}） 　– 它没有扩散到附近的淋巴结（N_0） 　– 已扩散至与原发灶同侧头颈部的 1 个淋巴结，但未生长在淋巴结外，淋巴结大小不超过 3cm（约 1.25 英寸）（N_1） • 它还没有扩散到远处（M_0）
	T_0、T_1、T_2、T_3 或 T_{4a} N_2 M_0	• 癌症大小不一，可能已经生长到附近的软组织或结构，如颌骨、皮肤、耳道和（或）面神经（$T_0 \sim T_{4a}$）和下列任何一种 　– 已扩散至与原发肿瘤同侧的 1 个淋巴结，但未生长在淋巴结外，且淋巴结大于 3cm 但不大于 6cm（约 2.5 英寸）（N_{2a}） 　– 它已扩散到与原发肿瘤同侧的 1 个以上淋巴结，但没有生长在任何淋巴结之外，也没有一个淋巴结大于 6cm（N_{2b}） 　– 它已经扩散到 1 个或多个淋巴结，但没有生长在任何淋巴结之外，也没有大于 6cm，无论是在原发肿瘤的对侧还是在颈部的两侧（N_{2c}） • 它没有扩散到远处的器官（M_0）
IVB	任何 T N_3 M_0	• 癌症大小不一，可能已经生长到附近的软组织或结构（任何 T）和下列任何一种 　– 它已经扩散到大于 6cm 的淋巴结，但没有生长在淋巴结之外（N_{3a}） 　– 它已扩散到大于 3cm 的淋巴结，并明显生长在淋巴结外（N_{3b}） 　– 它已扩散到原发癌同侧、对侧或两侧的 1 个以上淋巴结，并在淋巴结外生长（N_{3b}） 　– 它已经扩散到原发癌对侧的淋巴结，直径在 3cm 或更小，并在淋巴结外生长（N_{3b}） • 它没有扩散到远处的器官（M_0）
	T_{4b} 任何 N M_0	• 癌症大小不一，正在生长到附近的结构，如颅底或附近的其他骨骼，或者环绕着颈动脉。这被称为非常严重的疾病（T_{4b}） • 它可能会扩散到附近的淋巴结（任何 N），也可能不会扩散到附近的淋巴结。未扩散至远处的器官（M_0）
IVC	任何 T 任何 N M_1	• 癌症大小不一，可能已经生长到附近的软组织或结构（任何 T），可能已经扩散到附近的淋巴结（任何 N），也可能没有扩散到附近的淋巴结（任何 N） • 它已经扩散到远处，如肺部（M_1）

AJCC. 美国癌症联合委员会（引自 American Cancer Society, Inc.）

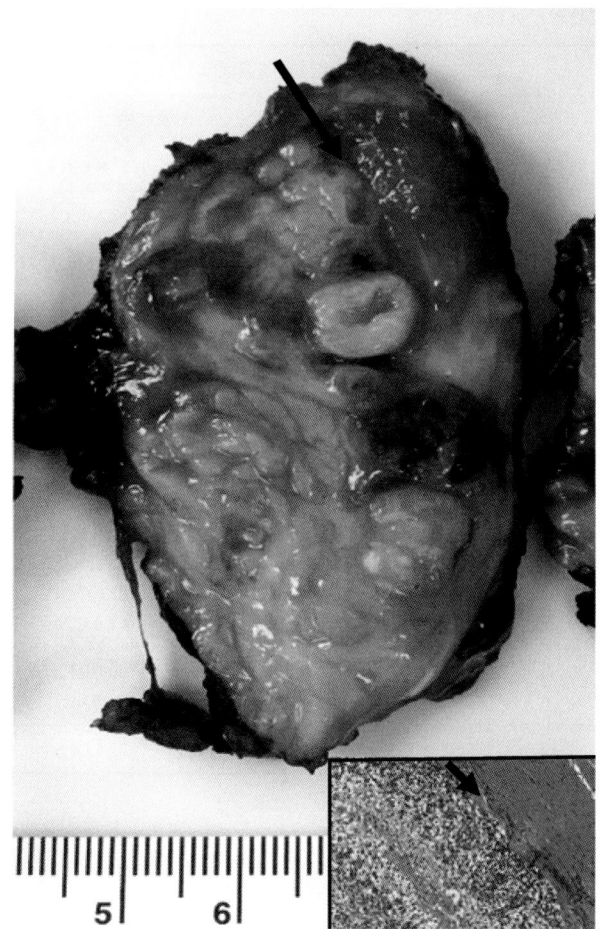

▲ 图 43-3　上皮-肌上皮癌高度转化，肉眼可见从腮腺延伸至骨骼肌。肉眼可见肿瘤侵犯邻近的骨骼肌（肿瘤与肌肉交界处的箭），证实实质外延伸。插图示肿瘤侵犯骨骼肌的显微照片（HE，70×）（此图彩色版本见书末）

包括保留功能的舌基底部[98]和咽旁间隙[99]的涎腺肿瘤切除。

（二）颈部的管理

在颈部淋巴结出现临床可触及或放射明显疾病的患者需要对该疾病进行治疗。这通常包括在初次手术时计划好的颈部清扫和放射治疗。更具争议性的是，在没有颈部疾病的临床放射证据的患者中，治疗所起的作用。

研究建议根据高级别或大小选择颈部治疗[100]。这包括所有鳞状细胞癌、腺癌、高级别黏液表皮样癌、未分化癌和所有 T_2 或更高级别肿瘤的选择性颈部手术[66, 101]。看起来很清楚的是，高级别、高阶段癌症受益于侵袭性的多模式治疗，包括对肿瘤的原发部位和淋巴引流途径的治疗。

八、放射治疗

（一）术后放疗

目前还没有进行随机研究来确定术后放疗的价值。

表 43-7 至表 43-9 分别总结了现代系列手术、手术和术后辅助放射治疗对恶性大涎腺、颌下腺和小唾液腺癌症的治疗结果。这些结果表明，在有适应证的情况下，增加术后放射治疗似乎与提高恶性涎腺癌患者的局部控制率和存活率有关。术后放疗的常见病理指征包括手术切缘呈阳性或接近（科学文献中未明确定义）、神经周围侵犯、高级别组织学、腺外侵犯、骨侵犯、肿瘤大小、T 分类和淋巴结转移（框 43-2）。由于尚未进行前瞻性评估这些病理指征，因此不能确定复发的绝对风险和辅助放射治疗的增量风险降低。预测主腺恶性涎腺肿瘤患者术后复发和存活的诺模图已经被开发出来，这进一步证实了这些病理危险因素的重要性[102, 103]。

总体而言，对于有未命名神经周围侵犯的恶性涎腺肿瘤，术后放疗剂量通常为 60Gy 似乎就足够了[69]。在对 140 名患者的回顾性研究中，选择性颅底照射可使颅底复发减少 2/3，从 15% 降至 5%，尤其是对 T4 疾病[104]。对于有主要神经周围侵犯的恶性涎腺肿瘤，选择性颅底照射也被证明是有效的[105, 106]。

50～60Gy 的剂量也用于颈部的选择性照射，复发率低于 5%。Terhaard[69] 观察到，与 46Gy 或更高的选择性照射相比，选择性照射大于 46Gy 的颈部控制率更低（P=0.07）。同样，与没有颈部复发的患者相比，颈部复发患者的存活率更低。当根据主要神经的阳性切缘或神经周围侵犯的存在而怀疑显微疾病的负担较高时，低于 56Gy 的剂量是不够的，而大于 60Gy 的剂量可能与改善局部控制率有关，特别是对腺样囊性癌[105, 107]。

随着手术和术后放疗达到所描述的剂量，T_1～T_3 和 N_0～N_1 疾病患者的长期局部控制率可能在 80%～90%。对于 T4 或多个节点，局部区域控制率明显较低，为 60%～70%。

（二）根治性放射治疗

明确放射治疗主要用于局部不能切除的涎腺肿瘤患者，将在下一节讨论。

九、局部晚期疾病和姑息治疗

（一）根治性放射治疗：常规分次

根据 Laramore 等引用的旧数据，对于局部不可切除的涎腺恶性肿瘤，采用常规分次计划进行 70Gy 左右的确定性放疗，通常会导致约 26% 的局部控制率[108]。这些结果也受到回顾性机构综述中固有偏见的限制，但对于独立验证单独接受光子放疗时不可切除的涎腺恶性肿瘤的持续较差结果具有重要意义。这些结果也与中子和光子放射治疗不可切除的涎腺恶性肿瘤的随机试验中的标准 ARM（光子）是一致的[108]。佛罗里达大学的最

表 43-7 单纯手术和联合手术及术后外照射的结果

机构（参考文献）	患者例数	中位随访（年）	影响预后的因素	疾病结局，5 年（%）			
				局部控制		生 存	
				S	S + RT	S	S + RT
MSKCC [73]	92	S: 10.5	Ⅰ / Ⅱ期	79	91	96	82（det.）
		S + RT: 5.8	Ⅲ / Ⅳ期	17	51, P=0.14	9.5	51（det.），P=0.015
			淋巴转移	40（LRC）	69, P=0.05	19	49（det.），P=0.015
			高级别	44	63	28	57（det.）
Johns Hopkins [74]	87	—	所有患者	58	92, P=0.001	59	75（det.），P=0.01
MDACC [71]	155	7.5	所有患者	58	86	50～56ᵃ	66～72ᵃ
PMH [75]	271	10	所有患者	—	—	60	75（CSS），P=0.039
						29	69（RFS），P=0.0005
MGH [76]	62	5.5	所有患者	—	95	—	77（DFS）

a. 生存率因是否存在高级别或神经周围侵犯而不同
CSS. 原因特异性生存；det. 确定；DFS. 无病生存率；LRC. 区域控制；MDACC. M.D. 安德森癌症中心；MGH. 麻省总医院；MSGTS. 恶性涎腺肿瘤；MSKCC. 纪念斯隆 - 凯特琳癌症中心；PMH. 玛格丽特公主医院；RFS. 无复发生存率；S. 单纯手术；S+RT. 手术和术后放射治疗

表 43-8 颌下腺恶性肿瘤手术及术后辅助放射治疗的结果

机构（参考文献）	患者例数	最短随访时间	影响预后的因素	局部控制（%）		生存，5 年（%）	
				S	S + RT	S	S + RT
PMH [77]	91	—	所有患者	30（5 年 LRC）	69, P<0.05	60	65（CSS）
						27	52（RFS），P<0.1
MDACC [78]	86	24 个月	所有患者	—	粗略的	71	60
			软组织侵犯	48	85, P<0.034	—	—
			神经侵犯	62	92	—	—
			腺样囊性癌ᵃ	29	100, P<0.01	—	—

a. 有软组织和神经侵犯
CSS. 原因特异性生存；LRC. 区域控制；MDACC. M.D. 安德森癌症中心；PMH. 玛格丽特公主医院；RFS. 无复发生存率；S. 单纯手术；S+RT. 手术和术后放射治疗

新数据报道了 64 名明确接受放射治疗的涎腺癌患者[109]。Ⅰ～Ⅲ期患者的 10 年区域控制率为 70%，Ⅳ期患者的 10 年区域控制率为 24%。中位剂量为 74Gy，7 例同时接受近距离照射。

（二）变更分次

虽然 RTOG 9003 证明，改变分次可以改善头颈部其他部位的局部控制[110]，但它在唾液腺肿瘤中的作用尚不清楚。Wang 和 Goodman[111] 报告了在不能手术和不能切除的大、小涎腺癌患者中使用大剂量、加速、超分次光子射线治疗的结果。所有患者均接受 1.6Gy/ 次，2 次 /d，结合各种增强技术的治疗，总剂量为 65～70Gy。腮腺病变 5 年局部控制率为 100%，存活

表 43-9　恶性小涎腺肿瘤手术及术后辅助放射治疗结果

机构（参考资料）	患者数	中位随访	治　疗	局部控制（%）	生存率（5 年）（%）
MSKCC [79]	434	—	S	53（粗略的）	42
					44.5det
UF [80]	87	≥2 年	S + RT	87.5（粗略的）	63～100 CSS
					56～100 OS
					50～93 RFS
			RT	51.3（粗略的）	38～90 CSS
					39～82 OS
					25～73 RFS
MDACC [81]	160	110 个月	S + RT	96（5 年）	81
斯坦福 [82]	54	7.8 年	S + RT	88（10 年）	81 10 年 CSS
					63 10 年 OS

CSS. 特定原因存活率；det. 确定；MDACC.M.D. 安德森癌症中心；MSKCC. 纪念斯隆 – 凯特琳癌症中心；OS. 总生存率；RFS. 无复发生存率；RT. 放射疗法；S. 外科手术；UF. 佛罗里达大学

框 43-2　恶性涎腺肿瘤术后辅助放射治疗适应证

- 手术切缘靠近或镜检呈阳性或大体残留病变
- 高级别癌症
- 累及皮肤、骨、神经（大体侵犯或广泛神经侵犯），肿瘤向腺体包膜外延伸，并伴有腺体周围和软组织侵犯
- 淋巴结转移
- 需要根治性切除的大肿瘤（T_3 或 T_4 病变）
- 术中肿瘤外溢
- 复发性癌（包括良性组织学，如复发性多形性腺瘤）

率为 65%；涎腺小病变 5 年局部控制率为 78%，存活率为 93%。晚期并发症微乎其微。然而，随访时间相对较短，到目前为止，还没有报告最新情况。

虽然这暗示了改变分馏的潜在作用，但在进一步的数据充分解决这一问题之前，它应该被视为调查。

（三）中子与重带电粒子治疗

中子和重带电粒子的高 LET 辐射会对 DNA 造成直接损伤，其特点是氧增强因子降低。与标准光子治疗的低 LET 辐射相比，高 LET 辐射造成的损伤更难修复，对细胞周期状态的依赖性也更小。这些特性使得高 LET 有可能适合于恶性涎腺肿瘤，因为恶性涎腺肿瘤的生长比例低，倍增时间长，被认为是抗辐射的。

唯一一项比较中子照射和常规光子照射的随机试验，是由 RTOG 和医学研究委员会对患有局部不可切

除的原发性和复发性恶性涎腺肿瘤的患者进行的 [108]。由于伦理方面的考虑，这项研究提前结束，因为一项对 25 名患者进行的 2 年期中期分析显示，与光子照射相比，中子照射的局部控制率显著提高（67% vs. 17%，$P < 0.005$），而且存活率有提高的趋势（62% vs. 25%，$P = 0.10$）。67% 的局部控制率与使用快中子有关的当代单一机构的报告是一致的 [112, 113]。中位生存期在使用中子时为 2.97 年，而使用光子时为 1.23 年。随随访时间延长，总体生存曲线无明显差异。中子臂的大多数故障都是系统性的。相比之下，光子臂的主要复发模式是局部失败。在接受中子治疗的患者中，严重或危及生命的毒性的发生率更高，接受中子治疗的 9 名患者至少有一种 "严重或更严重" 的并发症，而接受光子治疗的患者只有 4 名。在另一个比较系列中观察到了中子严重并发症发生率相对较高的这一发现 [114]。

总体而言，随机试验缺乏存活率差异，严重并发症发生率高，加上缺乏具备可用治疗能力的机构，限制了快中子疗法的广泛使用。

为了解决中子的这一技术限制，华盛顿大学的研究人员一直在研究在降低剂量的中子束放射治疗后，通过立体定向放射外科增强颅底疾病患者肿瘤上部的作用。在 34 名接受伽马刀治疗的颅底疾病患者中，40 个月的精算局部控制率为 82%，而仅接受中子治疗的颅底疾病患者的历史控制率为 39%（$P = 0.04$）[115]。重带电粒子辐射也可能是有希望的，因为它结合了高 LET 和快

速布拉格峰值剂量下降的生物学特性。有限但非常鼓舞人心的碳离子辐射数据表明，至少肿瘤控制与中子束相似，后遗症更少，而且该技术的可用性似乎是进一步研究的主要障碍[116-119]。

总而言之，对于局部晚期、不可切除的涎腺疾病患者，与标准光子辐射相比，中子和碳离子提供了更好的局部区域控制，但对于那些接受中子治疗的患者来说，严重毒性的风险可能会增加。对于术后放疗，考虑到晚期正常组织毒性增加的可能性，目前还不清楚治疗率是否有所提高。提高治疗率的技术，如立体定向增强或重带电粒子放射治疗，是有必要的，也是正在进行的研究的主题。

立体定向放射放疗 采用 SRS 或分次 SRT 形式的低分次剂量放射治疗，是否能克服常规分次光子治疗相关的放射抵抗尚不清楚。这两个主要适应证与恶性涎腺肿瘤相关，并已成为临床研究的主题。

第一个是研究颅底 SRS 作为一种治疗策略，以更安全地增加有效的生物放疗剂量。这在很大程度上反映了华盛顿大学如前所述的报告经验。Douglas 等[115]使用伽马刀放射外科作为一种策略，以减少颅底的相对生物中子剂量，最大限度地降低中枢神经系统损伤的风险，同时提高局部控制率。伽马刀的中位剂量为 12Gy 至 50% 等剂量线，中位中子剂量为 19.2nGy 至等中心线。治疗靶区中位数为 12.4cm³（1.9～28.9cm³），治疗总体积中位数为 18.3cm³（5.9～53.9cm³）。这导致邻近颞叶尖端的中位剂量为 11.98nGy。总共有 34 名患者接受了治疗。中位随访时间为 20.5 个月，24 个月和 40 个月的精算局部控制率分别为 82% 和 82%，而历史上未接受 SRS 增强的患者分别为 81% 和 39%。SRS 组共有 4 例失败，其中 2 例在场内复发，2 例在场外复发。值得注意的并发症包括 3 例放射性坏死，只有 1/3 的有头痛症状的患者对类固醇有反应。最近，Owen 等[120]在对 184 名接受 SRS 单独或联合外照射治疗的头颈部癌症患者的回顾性分析中报告了类似的脑坏死风险（即 <10%）。

目前，对于恶性涎腺肿瘤，SRS 或 SRT 的使用应该仅限于临床方案的治疗，或者在风险明确的其他恶性肿瘤的颅底有广泛立体定向经验的机构进行治疗。

（四）质子放射治疗

中子具有更高的毒性水平，而质子由于剂量学特性的改善而降低了急性不良反应发生率[121]，特别是与同侧调强放疗光子计划相比[122-124]。在波士顿，Pommier 等[125]用质子和光子放疗的组合治疗了 23 名颅底腺样囊性癌患者。大多数患者的边缘呈阳性。平均总剂量为 75.9 钴灰当量，中位随访时间为 64 个月，5 年精算局部控制率为 93%。5 年无瘤生存率为 56%，总生存率为 77%。多变量分析显示，肿瘤累及蝶窦和斜坡以及出现视力改变是影响总存活率的重要不良危险因素。没有 4 级或 5 级眼部毒性的报道。10 例患者出现明显的 3 级神经不良反应，2 例患者出现 5 级不良反应。这些发现表明，质子放射治疗剂量递增可能导致局部控制的改善。中位随访时间为 25 个月（7～54 个月），Linton 等[126]报道了在 26 例接受 72Gy 钴当量（相当于 72Gy 钴当量）手术或非手术治疗的腺样囊性癌患者中，使用被动散射质子放射治疗的相似发现。有 2 例 3 级、1 例 4 级和 1 例 5 级不良反应的初治患者 2 年局部控制率为 95%。单一的 5 级不良反应发生在 1 名患者身上，该患者以前接受过调强放疗和 SRS Boost 的鼻咽部腺样囊性癌放射治疗，但先前的治疗计划没有存档，限制了重建和质子计划的考虑。确诊为鼻咽腺样囊性癌并累及颅底的 14 例鼻咽腺样囊性癌患者的平均随访时间为 69 个月，据报道 9 例患者中只有 3 例局部复发[127]。西德质子中心报道了 21 例鼻咽腺样囊性癌患者的治疗情况，中位剂量为 70Gy；肿瘤初始控制率为 95%，但中位随访时间仅为 0.9 个月[128]。

（五）化学放射治疗

同步放化疗的数据很少（通常是病例报道和小系列），并且是法国罕见的头颈部癌症网络广泛审查的主题。这些研究人员得出结论，以顺铂为基础的化疗放疗是最常见的方案，通常用于不良病理高危情况，证据较少难以支持其疗效[129]。

（六）姑息：化疗的作用

有关唾液腺恶性肿瘤化疗疗效的数据仅限于病例报告、回顾性综述和小型 II 期研究。

一旦发生转移，涎腺恶性肿瘤就无法治愈。尽管如此，其病程往往是缓慢的，特别是对于仅限于肺部转移疾病的腺样囊性癌。患有腺样囊性癌的转移性疾病中的中位生存期约为 3 年，有些患者的生存期更长[130]。全身用药，无论是化疗药物还是分子靶向药物，结果都令人失望。因此，必须仔细考虑支持性治疗的实施，系统治疗应保留为快速或有症状的进展。

化疗药物对涎腺恶性肿瘤的疗效有限，在腺样囊性组织学中反应尤其差。在第二阶段的设置中，已经研究了多种单药化疗。顺铂、长春瑞滨、米托蒽醌、表柔比星、甲氨蝶呤和紫杉醇的疗效有限。例如，ECOG1394 评估了紫杉醇，每 3 周给药 200mg/m²[131]。14 名腺样囊性癌患者中没有看到应答，而在黏液表皮样癌或腺癌组织中的有效率为 26%。

恶性涎腺肿瘤通常过度表达多种分子靶点。鉴于靶向药物在过度表达这些标志物的其他癌症中的成功，以及靶向这些标志物的药物的相对耐受性，研究人员试图将这些药物应用于恶性涎腺肿瘤。

由于 c-kit 主要由腺样囊性癌表达，因此对 c-kit 抑制剂伊马替尼、bcr-Abl 和 PDGF-R 酪氨酸激酶进行了研究。虽然在病例报道中注意到了反应，但在两个 II 期研究中治疗的 30 名腺样囊性癌患者没有反应[132,133]。试剂盒仅通过免疫组织化学进行评估，没有进行突变分析。稳定型疾病在这些研究中很常见，包括超过 6 个月的稳定型疾病。然而，缺乏对照组和许多腺样囊性癌的惰性行为，使人们不清楚这种稳定性是伊马替尼活性的结果还是肿瘤潜在的惰性本质的结果。在等待更有效的治疗之前，许多临床医生仍然考虑将伊马替尼用于 c-kit 表达腺样囊性癌，因为与细胞毒性治疗相比，伊马替尼没有毒性。一项 II 期研究评估了有效的 c-kit 抑制剂达沙替尼，对 54 名患者有一种反应[134]。

抗 HER2 抗体曲妥珠单抗和 TKI 拉帕替尼已经证明对 HER-2 过表达的乳腺癌有效。根据组织学的不同，所有恶性涎腺肿瘤的组织学都报道过表达 HER2 的比率为 24%~56%，这导致了曲妥珠单抗的 II 期研究，计划获得 50 名患者的收益[135]。值得注意的是，HER2 在腺样囊性癌中的过度表达很少见，为 4%，但在分泌性导管癌中很常见，21% 在黏液表皮样癌中，83% 在涎腺导管中，60% 在鳞状组织中[50]。

拉帕替尼是一种口服 TKI，针对 HER2 和 EGFR。该药的 II 期研究纳入了 29 名腺样囊性癌患者和 28 名非腺样囊性癌恶性涎腺肿瘤患者[46]。总共 88% 的腺样囊性癌患者和 97% 的非腺样囊性癌患者表达 EGFR 或 erbB2。两组都没有反应。

主要针对 EGFR 的 TKI gefitinib 也有类似的结果。36 名可评估的患者无反应[136]。西妥昔单抗的 II 期研究在 30 名患者中没有取得任何反应[137]。

硼替佐米抑制 26S 蛋白小体，间接抑制 NF-κB 活性。一项 II 期研究治疗了 25 名腺样囊性癌患者[138]。

考虑到数据的匮乏，任何治疗方案都不能被认为是治疗恶性涎腺肿瘤的组织学标准。因此，当需要治疗时，作者认为临床试验是首选。当没有第二阶段试验可用时，应该考虑使用针对相关靶点的药物进行第一阶段研究，预期毒性较低。在缺乏可用的试验和治疗需要的情况下，评估感兴趣的分子标志物（ER、EGFR、HER2.AR 和 c-Kit）并考虑针对任何现有的生物标志物进行治疗是合理的。尽管靶向药物的应答率很低，但多项研究表明，长期稳定的疾病是可能的。对于进展迅速的疾病，尤其是功能状态、肾功能、骨髓功能好的患者，可考虑顺铂联合长春瑞滨治疗。迫切需要更多的临床试验，但这些肿瘤的罕见很可能需要新的合作策略来促进成功的收益。理想情况下，旨在促进稳定疾病的靶向药物的研究将使用创造性的研究设计进行测试，例如随机停用设计，但这些肿瘤的稀有性可能会使这种决定性的试验变得不可能。

十、辐照技术

（一）靶区勾画

1. **腮腺**　靶体积包括原发肿瘤的位置或符合放射适应证的涎腺肿瘤的手术床位。颈淋巴结转移或高级别原发肿瘤组织学（尤其是黏液表皮样癌、涎腺导管癌和高级别涎腺腺癌 –NOS）时，应包括同侧颈淋巴结转移或高级别原发肿瘤组织学（尤其是黏液表皮样癌、涎腺导管癌和高级别未明确的涎腺腺癌）。尚不清楚原发肿瘤复发是否会增加颈部淋巴结转移的风险。面神经的受累需要覆盖神经的走行，通过面神经管，通过茎乳突孔到达颅底。这应该是腺样囊性癌的一个考虑因素。应考虑对不完全切除的高危区域进行提振。

腮腺的解剖标志应包括颧骨上方、茎突内侧、颈部外侧软组织，如有肿瘤外溢或直接浸润，则可能包括皮肤和手术瘢痕，前方为咬肌，下方为舌骨，后方为乳突骨。仔细回顾术前影像和术中发现在勾画腮腺手术床时也是重要的，注意对侧腮腺的位置也是重要的。

对于颈部，参考了 N_0 颈部的解剖标志。简而言之，颈椎 II～IV 节段位于胸锁乳突肌前外侧和斜角肌后内侧。处于危险的结节水平通常包括 II～IV 级，但在确定已知的颈部淋巴结转移时可能需要考虑 V 级，或者可能需要考虑 V 级转移到 V 级的证据。

颌下腺：主要靶区包括符合放射治疗适应证的原发肿瘤或涎腺肿瘤手术床的位置。对未切除的疾病区域给予提振。当存在神经周围侵犯时，但仅限于小的、未命名的神经，术后床区靶区体积增大，但神经通路未得到全面治疗。如果累及命名神经，如舌神经或舌下神经，其走行应至颅底处理。这涉及脑神经 V 的下颌（V_3）支到卵圆孔的走行。V_3 支从下颌下间隙向内延伸至咽旁间隙和咬肌间隙内侧至翼内肌至卵圆孔（图 43–4）。回顾术前影像学、术中和病理发现是治疗计划中必不可少的。

选择性颈部的治疗指征与前面腮腺部分描述的指征相似。然而，由于颌下腺靠近颈部中线，在治疗同侧颈部时，应考虑邻近和对侧上颈部结节区域的照射。

2. **小涎腺**　目标体积包括符合放射治疗适应证的原发性肿瘤或符合放射治疗适应证的小或低级别癌症的外科床位。这些区域是由术前影像、术中和病理结果确定的。未切除的疾病区域也有所增加。

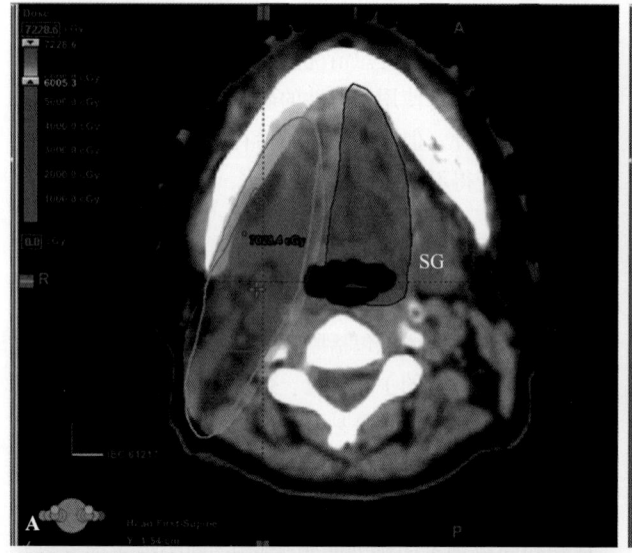
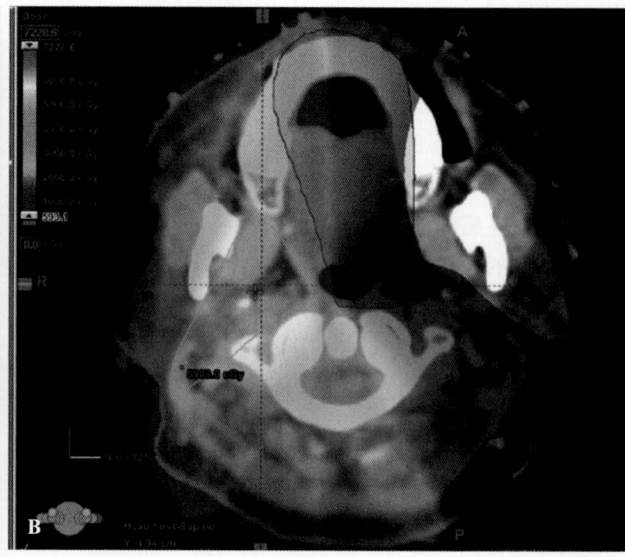
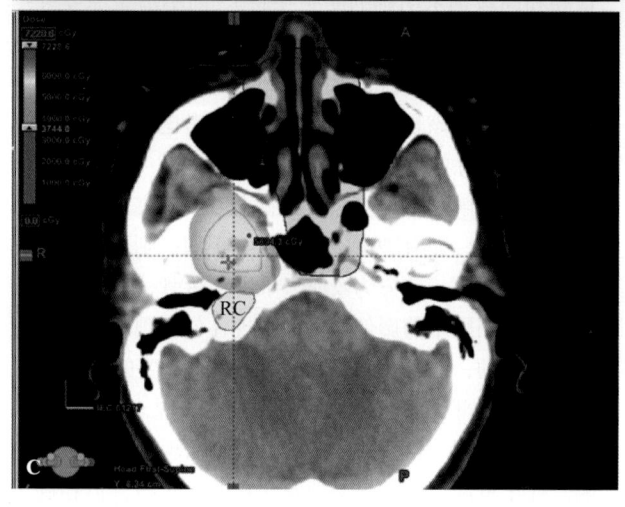

▲ 图 43-4　颌下腺腺样囊性癌舌神经周围侵犯的调强放射治疗计划。一次完整的手术切除，没有颈淋巴清扫，证实了 pT₂ 临床 N₀ 病变，有多个阳性的手术切缘。患者拒绝进一步手术。术后适形调强放疗治疗显示：右下颌间隙适形放射（A）减少口腔剂量，同时同侧和对侧腮腺保留（B）和右耳蜗保留（RC），尽管选择性照射卵圆孔（C）（此图彩色版本见书末）

选择性颈部治疗因组织学、分级、T 分类、解剖部位和淋巴结分类而异。Lloyd 等[67] 分析了 SEER 计划数据库，确定了 1988—2004 年 2667 例淋巴结状况已知的小涎腺癌病例。尽管 SEER 数据库分析有其固有的局限性，但其结果与较小的临床系列是一致的，而这些临床系列反过来又缺乏用于多变量分析的规模。分析表明，男性、T₃~T₄ 分型、原发部位累及咽部、高级别腺癌或高级别微血管内皮细胞是小涎腺淋巴结转移的独立危险因素。

虽然这些发现表明涎腺恶性肿瘤的生物学特性影响淋巴结转移的风险，但它们也表明淋巴丰富的解剖部位可能有更高的淋巴结转移率，就像鳞癌一样。对于腺样囊性癌，Mendenhall 等[107] 报告，这是他们机构方法中的一个重要考虑因素。他们报告，在观察颈部时，10 年颈部控制率为 90%，而选择性放疗的控制率为 98%[107]。在恶性涎腺肿瘤的治疗计划中，也可以考虑其他相关但未确定的解剖学因素，这些因素已被很好地描述为鳞癌。这些包括在冠状中线存在黏膜疾病，增加对侧淋巴结转移的风险[139]，以及咽后黏膜受累，增加咽后淋巴结转移的风险[140]。

（二）模拟和现场布置

在治疗位置进行 CT 扫描。患者通常仰卧，双臂向下，头部和颈部处于过度伸展的位置，以将眼眶移出辐射场。使用热塑性面罩进行固定。对于颅底或颅内受累的病例，可以获得 MRI，并与 CT 融合，以帮助勾画靶点。在具有代表性的 CT 或 MRI 轴位图像上确定靶区体积和正常临界结构。

（三）剂量、分次和病理考虑

术后放疗的常见病理指征包括手术切缘紧密（如果不是阳性）、神经周围侵犯、高级别组织学、腺外侵犯、骨侵犯、肿瘤大小、T 分类和淋巴结转移的存在。重要的是要认识到，这些病理适应证没有经过前瞻性评估，以确定绝对风险水平是什么，以及辅助放射治疗的增量风险降低是什么。

已报道的手术床上的典型术后剂量通常在 60~66Gy

之间，按常规的每日分次计划进行。对于手术切缘呈阳性或接近的情况，根据术前影像学和术中发现的 6～66Gy 总剂量增加的放射剂量，对关注区域进行定位是一个重要的考虑因素。其他危险分层放射治疗剂量建议尚未明确确定。因此，目前尚不清楚腺外转移区域（即 T_3 和 T_4）或淋巴结转移是否需要超过 60Gy 的剂量。

神经周围侵犯与局部复发的风险增加相关，尤其是对腺样囊性癌而言。最近对连续切片的详细组织学研究表明，神经周围侵犯可能导致复发的机制是癌症沿着神经分支直接连续扩散的结果 [70, 141, 142]。因此，应该在原发肿瘤床周围创建一个合理的临床靶区体积（3～5cm），以反映癌症的潜在亚临床程度。术后放疗的使用似乎有效地降低了由神经周围侵犯引起的局部复发风险（与手术和术后放疗相比，手术治疗的神经周围侵犯肿瘤的 10 年局部控制率分别为 60% 和 88%，$P=0.01$）[69]。

对于导致临床症状或放射神经异常的更广泛的神经周围侵犯，局部复发的风险进一步增加，尤其是腺样囊性癌 [107]。这一观察结果与其他肿瘤部位一致，在这些肿瘤中，受累神经的大小似乎增加了复发的风险 [143]。随着主要命名神经的受累，复发风险增加，包括扩散到颅底，以及远处复发的风险增加。因此，建议沿神经走行进行选择性放射治疗。

对于选择性淋巴结放疗，应包括解剖引流淋巴管。通常的剂量为 50～54Gy，按常规每天分次。然而，应该认识到，恶性涎腺肿瘤的最佳选择性节点照射剂量是未知的。

肉眼不可切除的疾病通常会按照常规的每日分次计划再次接受 70Gy 的治疗。值得注意的是，尤其是对于不可切除的肉眼疾病，最佳剂量和分次计划还没有明确定义。目前尚不清楚是否可以通过同时进行现场增强（"剂量涂抹"）来提高局部地区的疾病控制率，这种做法现在已经可以通过使用调强放疗来实现。

（四）治疗不良反应

与放射治疗相关的不良反应取决于几个因素：治疗的部位和体积，剂量分级方案和总剂量，治疗是确定性的还是辅助性的，使用的放射类型（低 LET 与高 LET），以及是否同时使用化疗。

在涎腺肿瘤的治疗中，急性期反应（在放疗完成后的前 90 天内）通常仅限于快速增殖的组织，如皮肤、口腔和咽部黏膜。皮肤反应可能从轻度红斑到湿性脱皮，这需要积极的皮肤护理和抗生素治疗。放疗期间也可能发生口干和口臭，但通过适当的野战安排和治疗计划，以及排除对侧腮腺和颌下腺，可以将长期口干的风

险降至最低。如果口腔或咽部黏膜在野外，则常可观察到急性黏膜炎。通过加速分次、同步化疗或高 LET 放射治疗等方法，可增加发生严重黏膜炎的风险。严重黏膜炎需要注意疼痛控制，密切监测口腔念珠菌病的发展，以及积极的营养支持（如果需要，可以放置经皮胃造瘘管）。

晚期并发症（发生在治疗完成后 90 天以上）与组织增生较慢有关，不良反应仅限于治疗的特定区域。在颅底的治疗中，需要仔细的治疗计划，以限制对关键结构的剂量，从而将不良反应（如垂体功能障碍、颞叶坏死、视神经病变、角膜炎和听力损失）的风险降至最低。常规 1.8～2Gy 分割，脊髓最大剂量为 45Gy，耳蜗为 45Gy，泪腺为 30Gy，视神经和视交叉为 54Gy，颞叶为 65Gy，脑干为 60Gy。如果使用非标准方法（同步化疗、改变分割、高 LET 放射），则需要适当调整这些剂量。每个患者都应该接受放射前的牙齿评估，在开始放射治疗之前进行任何必要的拔牙。如果要保留牙列，应每天使用自定义氟化物托盘使用自定义托盘。如果放射治疗后需要进行拔牙或口腔手术，建议进行高压氧治疗，以将发生放射性骨坏死的风险降至最低。接受颈部放射治疗的患者的另一个常见的晚期不良反应是甲状腺功能减退。在接受单侧放射治疗的患者中，可以通过适形分娩（通过三维适形放射治疗、调强放疗、质子治疗或重电荷粒子治疗）将口干症的风险降至最低。通常建议将对侧主要唾液腺的平均剂量限制在处方剂量的 10% 以下。

十一、治疗流程、结论、争议和未来的可能性

综上所述，涎腺肿瘤以其罕见的发病率、多样化的组织学和潜在的惰性自然病史为特征。正是这种异质性阻碍了涎腺肿瘤治疗的临床进展。近年来，在进一步了解这些肿瘤的遗传和分子特征方面取得了进展，但这还没有产生任何重大的治疗见解 [58, 76, 77, 144]。带电粒子束放射治疗的研究不断增加，表明质子和重离子束都有可能在提高局部控制率的同时进一步减少毒性。虽然各种分子靶向治疗药物已被引入临床试验，但尚未实现显著降低远处转移风险的目标。然而，与这些全身性方法相关的毒性是可以接受和控制的，几种靶向药物可能使疾病稳定。

总之，近些年来，涎腺肿瘤患者的治疗选择有了显著的改善，为更有效的保留功能的局部治疗提供了可能性。我们首选的治疗流程见表 43-10。只有开发出更有效的系统疗法，才有可能实现主要的生存收益。

表 43-10 恶性大、小涎腺癌治疗流程

临床情况	标准治疗	拟议的临床试验
完全切除，辅助治疗	• 术后，必要时辅助性外照射（框 43-2）	• 手术切除加术后辅助的外照射与手术切除加术后辅助治疗的外照射配合同步和维持化疗的组间试验
局部进展（原发性或复发性；不可切除的或可切除但残留）	• 大剂量常规光子辐照（考虑非常规分割） • 最大手术切除，术中电子束照射，或近距离放射治疗与常规的外照射 • 加或不加立体定向放射手术助推的中子束治疗	• 新辅助化疗后切除（加或不加术中电子束照射或近距离放射治疗），外照射（光子或质子）配合同步化疗和维持化疗 • 大剂量常规或非常规分割的外照射（光子或质子），配合同步化疗和维持化疗 • 碳离子疗法
局部复发，预先照射	• 中低剂量外照射加热疗 • 姑息化疗	• 低至中剂量同步放化疗、切除、术中放射治疗（电子或高剂量近距离放射治疗）

第 44 章　甲状腺癌
Thyroid Cancer

Nicole M. Iñiguez-Ariza　Juan P. Brito　著

张　薇　译

要　点

1. **发生率**　1974—2013 年，美国甲状腺癌发病率平均每年增长 3.6%（从 1974—1977 年的 4.56/10 万人·年增加到 2010—2013 年的 14.42/10 万人·年），这主要是由于乳头状甲状腺癌（papillary thyroid cancer，PTC）的增加。

2. **生物学特性**　预后因素包括患者年龄、组织学、分级、肿瘤大小、肿瘤范围和初次手术切除的完成性。可靠的预后评分系统可实现准确的结果预测。只有少数甲状腺癌患者有因特殊原因死亡的风险。

3. **分期**　分期包括病史、颈部体格检查、FNA、颈部超声检查和胸部 X 线片。其他检查可能包括声带检查、胸部 CT、骨骼 MRI 和 ^{18}F-FDG PET/CT。

4. **初级治疗**　手术切除是可切除的、分化良好的甲状腺癌的主要治疗方法。大多数接受甲状腺近全切除或全切除并切除受累区域淋巴结的治疗。对于风险极低的 PTC，积极监测或延迟手术是可以接受的。对于低风险肿瘤，肺叶切除术被认为是一种合适的外科治疗方法。20 年后，高分化甲状腺癌的病因特异性生存率超过 90%。

5. **辅助治疗**　促甲状腺激素的甲状腺素抑制治疗是乳头状癌和滤泡癌的标准术后治疗，有中高复发风险。放射性碘（radioactive iodine，RAI）治疗甲状腺远处转移、不能切除或残留的 PTC，以及大多数滤泡性甲状腺癌（follicular thyroid carcinoma，FTC）或 Hürthle 细胞癌（Hürthle cell carcinoma，HCC）。放射性碘残留消融术（radioiodine remnant ablation，RRA）广泛应用于高危滤泡细胞源性癌（follicular cell-derived cancer，FCDC），但对低危肿瘤患者可能没有好处。体外放射治疗是为选择局部晚期疾病和具有高危外科病理特征的患者，以及对 RAI 治疗无效的复发或转移性疾病患者保留的。

6. **未分化肿瘤和其他肿瘤与姑息治疗**　间变性癌症首选切除、外照射、IMRT 和化疗。甲状腺淋巴瘤通常是弥散性大 B 细胞淋巴瘤。这些肿瘤采用联合化疗（利妥昔单抗、环磷酰胺、羟基柔红霉素、长春新碱和泼尼松）和累及的野外照射控制得最好。

甲状腺肿瘤是最常见的内分泌肿瘤。通常表现为颈前结节，多数情况下可通过触诊定位于甲状腺。大多数结节是良性增生性（或胶质）结节，但 5%~20% 的引起医学关注的结节是真正的肿瘤：良性滤泡腺瘤或滤泡或滤泡旁细胞（C 细胞）癌。区分真正的肿瘤和增生性结节，以及区分良、恶性肿瘤，有时对临床内分泌学家来说是很有挑战性的。评估一大批正常志愿者的高分辨率超声研究表明，在健康成年人中偶然发现的结节性甲状腺疾病的患病率超过 60%[1]。2018 年，美国估计新增甲状腺癌病例为 53 990 例（其中 40 900 例为女性）[2]。

在当今时代，当越来越多的患者被建议进行自我检查以早期发现癌症的好处时，在甲状腺这样一个表面和明显的位置发现明显的肿块可能会令人不安，患者可能会寻求及时的医疗评估。在适当的检查结束后，患者通常可以确信结节是良性的。如果发现的病变被怀疑是恶性的，可以建议患者典型的甲状腺癌的治疗是有效的，通常包括手术切除，然后是药物治疗和定期的术后监测。近年来，关于结节性甲状腺疾病的初步评估和甲状腺癌的治疗已达成一定程度的共识[3-5]，但重要的生物学和临床问题仍未得到回答。

从放射肿瘤学的观点来看，甲状腺 FCDC 有一定的历史意义。1940 年，加利福尼亚大学旧金山分校的 Hamilton 等[6] 首次报道了 FCDC 吸收 RAI 的证据。1942 年，在哥伦比亚大学，Keston 等[7] 给 1 名患有亲碘性股骨转移瘤的患者注射了 10mCI 治疗量的 RAI。从那时起，RAI 疗法已成为乳头型或滤泡型 FCDC 亲碘远处转移的主要治疗方法。从 20 世纪 50 年代末加州大学洛杉矶分校的 Blahd 等[8] 的开创性工作中衍生出来的在 FCDC "完成" 甲状腺切除的 RRA 概念，已经越来越多地被用于 FCDC 的日常管理中。外照射在治疗甲状腺癌中的应用起源于 20 世纪 60 年代[9]。随后，外照射的作用一般局限于治疗 45 岁以上伴有肉眼残留或不可切除疾病的局部晚期 FCDC，但它也被用作两种罕见恶性肿瘤的主要治疗方法：间变性（未分化）甲状腺癌和甲状腺原发性恶性淋巴瘤[10-14]。在本章中，我们讨论了更常见的 FCDC，但如有必要，则考虑非滤泡细胞来源的不太常见肿瘤。

一、病原学和流行病学

甲状腺癌的发病率在过去 40 年里增加了 2 倍。1975—2009 年，美国甲状腺癌发病率从每 10 万人 4.9 例增加到 14.3 例；女性增加更为明显（从每 10 万名 6.5 例增加到 21.4 例）[15]。在韩国，甲状腺癌发病率从 1996 年的每年 10.6/10 万增加到 2010 年的每年 111.3/10 万[16]。2008—2010 年，韩国的甲状腺癌发病率为每 10 万人 64.1 例（女性 107.3 例，男性 21.1 例），区域甲状腺癌筛查与区域甲状腺癌发病率之间存在很强的正相关关系，特别是在乳头状组织学方面，尤其是在乳头状组织学方面，这一点是值得注意的[17]。诊断变化也可能解释了其他国家如法国、意大利和澳大利亚甲状腺癌发病率上升的原因[18, 19]。

甲状腺癌是最常见的内分泌恶性肿瘤，占所有新发癌症病例的 3%。大多数甲状腺癌起源于内胚层来源的滤泡上皮（96%），而少数起源于 C 细胞。大多数滤泡细胞来源的甲状腺癌 99% 是分化型甲状腺癌（differentiated thyroid cancer, DTC），而只有 1% 是未分化或间变性甲状腺癌（anaplastic thyroid cancer, ATC）。PTC 约占甲状腺癌的 85%；其他来源于滤泡上皮的甲状腺癌包括

FTC（2%～12%）、低分化甲状腺癌（poorly differentiated thyroid cancer, PDTC；6%）和 ATC（1%）。甲状腺髓样癌起源于 C 细胞，发生率较低（2%～4%）[20, 21]。在大多数国家，PTC 的发病率通常超过 FTC 的发病率[22]。各种组织学类型的频率汇总如表 44-1 所示[23]。

在最近一项关于美国甲状腺癌发病率和死亡率趋势的研究中，女性（58 213 例；75.3%）占甲状腺癌病例的大多数[23]。患有 FCDC 的女性占多数，这导致人们猜测雌激素是一个危险因素。其他假定依赖雌激素的肿瘤，特别是乳腺癌和甲状腺癌，在同一个体中发生的频率比预期的要高。最近一项评估可能的乳腺癌—甲状腺癌联系的 Meta 分析发现，甲状腺癌作为乳腺癌后继发恶性肿瘤的风险增加（OR=1.55；95%CI 1.44～1.67），以及乳腺癌作为继甲状腺癌之后恶性肿瘤的风险增加（OR=1.18；95%CI 1.09～1.26）[24]。这一 Meta 分析提供了一系列合理的解释或假说，如监测偏差（检测）、激素作用（雌激素、孕激素和雄激素受体、促甲状腺激素、肥胖）、治疗效果（辐射）和遗传易感性（已知的唯一同时增加乳房和 DTC 风险的肿瘤综合征是 Cowden 综合征，最常见的原因是肿瘤抑制基因 PTEN 的胚系突变）。病例对照研究表明，妊娠、高雌激素状态和甲状腺癌的发病之间存在相关性。其他研究表明，妊娠本身，而不是相关的雌激素水平，可能与甲状腺癌风险增加有关[25]。女性性激素作为甲状腺癌发展风险因素的作用，以及甲状腺癌与乳腺癌的关联仍须被认为是悬而未决的。

患甲状腺癌最确定的危险因素是先前暴露在电离辐射中，特别是在儿童时期的头部和颈部，这在 "二战" 结束后 20 世纪 60 年代和 70 年代日本和太平洋地区的一些暴露人群中曾是一个常见的问题，在 20 世纪 50 年代和 60 年代暴露于大气核弹试验的地区曾是一个常见问题[26, 27]。在大多数其他国家，20 世纪 30 年代和 40 年代的各种疾病中，经常使用低剂量的外部束流照射到头部、颈部或胸部，这是一种常见的问题。在 20 世纪 60 年代和 70 年代，日本和太平洋的一些暴露人群在第二次世界大战结束时使用原子弹，在 20 世纪 50 年代和 60 年代进行大气核弹试验[28-31]。这些做法在很大程度上已经被放弃，辐射暴露作为一个危险因素在很大程度

表 44-1　不同组织学类型甲状腺癌的发生率

研　究	年　份	乳头状 [n（%）]	滤泡状 [n（%）]	髓样 [n（%）]	未分化 [n（%）]
SEER-9 注册表数据库[23]	1974—2013	64 625（83.4）	8359（10.8）	1685（2.2）	975（1.3）
日本甲状腺外科学会[196]	1977—1995	22 307（80）	3320（12）	369（1）	489（2）

SEER. 监测、流行病学和最终结果

上已经不再重要[29]。例外的是天然本底辐射高的地区；用于恶性疾病的放射治疗[32]；以及军事或民用来源对环境的放射性污染是一个显著问题的地区，特别是在切尔诺贝利核反应堆事故后受到严重污染的苏联南部许多国家[33]。白俄罗斯和乌克兰部分地区的污染严重且持续时间长，越来越多的临床证据表明，这种污染导致甲状腺恶性肿瘤发病率上升[34, 35]。在美国，据披露，在 20 世纪 50 年代内华达州试验场发生的一系列核弹爆炸中，有相当一部分人口暴露于放射性碘之中[36]。对甲状腺癌过度相对风险的预测各不相同，但可能被证明是显著的。然而，无法确定个别甲状腺癌是由于辐射暴露还是零星事件造成的[36, 37]。还有人提出，甲状腺癌病例激增不是由于新的危险因素，而是因为诊断成像的使用呈指数级增长[37]。尽管甲状腺癌发病率大幅增加，但甲状腺癌死亡率却稳步上升，这一论点得到了支持，因为甲状腺癌发病率大幅增加，其中许多是小的和乳头状的[15]。此外，世界各地进行的许多尸检研究表明，甲状腺癌是一种常见的潜伏性癌，在非甲状腺相关原因死亡的患者中，潜伏性癌的发生率为 5.6%～35.6%[38, 39]。

虽然大多数甲状腺癌是零星发生的，但一小部分甲状腺癌［约 5%（3%～9%）的 DTC］可能是家族性的。在 C 细胞来源的恶性肿瘤中[20, 40-42]，甲状腺髓样癌（medullary thyroid carcinoma，MTC）可能与 MEN-2 综合征及其相关的肾上腺髓质肿瘤（嗜铬细胞瘤）有关。在 MEN-2 综合征患者中，通常可以获得强烈和典型的家族史。PTC 也可能与其他非甲状腺恶性肿瘤和癌前疾病有关，如 Cowden 综合征和家族性大肠腺瘤性息肉病（即 Gardner 综合征）[20]。几个家族性 PTC 病例已被描述[43]。在欧洲人群中，9q22.3 和 14q13.3 上的常见变异易患 PTC 和 FTC，HABP2 的胚系突变导致家族性非MTC[40, 44]。在有染色体异常发生的家族中，FTC 病例的聚集也已被发现。在欧洲人群中，9q22.3 和 14q13.3 上的常见变异易患 PTC 和 FTC，HABP2 的胚系突变导致家族性非 MTC[45]。

二、预防和及早发现

大多数甲状腺癌是散发性的，不是由可避免的环境因素引起的。预防甲状腺恶性肿瘤是不可能的。

结节性甲状腺疾病一般可以在常规体检过程中通过仔细地颈部触诊及早发现。高分辨率超声可以很容易地发现直径 2～3mm 的隐形甲状腺结节。然而，没有证据表明，通过超声或颈部触诊对人群进行结节性甲状腺疾病筛查是合理的，因为 70%～90% 的诊断甲状腺恶性肿瘤是乳头状组织学类型。在这些偶然发现的乳头状肿瘤中，85%～90% 被认为是低风险的，死亡率与精算曲线预测的死亡率接近，与非黑色素瘤皮肤癌的死亡率相当。此外，结节性甲状腺疾病的人群筛查助长了目前过度诊断的低风险 PTC 的流行，根据韩国的经验了解得非常清楚，对筛查持谨慎态度[19, 46]。

相反，如果家族内有证据表明 10 号染色体短臂着丝粒周围区域的 RET 原癌基因发生了遗传突变，那么早期发现通常更具侵袭性的家族性 MTC 是可能的。这种突变在 90% 以上的家族性 MTC 病例中被发现（胚系 RET 突变）。散发性 MTC 在大约 50% 的病例中存在体细胞 RET 突变[5]。由于 RET 基因的成功克隆和测序，可以检测受影响家庭中无症状成员的该基因位点是否存在突变。目前的建议是对被证实携带这种突变的人进行预防性全甲状腺切除术，这可以完全防止与这些疾病相关的总是多中心的 MTC 的发展[47]。如果这种突变是在婴儿期发现的，手术的时机将取决于具体的基因异常[5]。对于患有 RET 密码子 M918T 突变的美国甲状腺协会（American Thyroid Association，ATA）最高风险类别的儿童，应该在生命的第一年，即使是在出生的第一个月，也应该进行甲状腺全切除术。根据检测到的降钙素水平升高，患有 ATA 高危类别（密码子 c634 突变）的儿童应该在 5 岁或更早的时候接受甲状腺切除术。患有 ATA 中等风险类别（其他密码子）的儿童应该从 5 岁左右开始进行体格检查、颈部超声检查和血清降钙素水平测量，并根据检测到血清降钙素水平的升高来确定甲状腺切除术的时间[5]。

三、生物学特性 / 分子生物学

近年来，人们对甲状腺癌的发生发展的认识取得了很大进展。几个关键驱动因素的体细胞突变导致两条主要信号通路的组成性激活：有丝分裂原活化蛋白激酶（mitogen-activated protein kinase，MAPK）和（或）磷脂酰肌醇 3- 激酶 /v-AKT 小鼠胸腺瘤病毒癌基因同源物 1/ 哺乳动物雷帕霉素靶标（phosphatidylinositol 3-kinase/v-AKT murine thymoma viral oncogene homolog 1/mammalian target of rapamycin，PI3K/AKT/mTOR）。

TCGA 对 496 例 PTC 进行了基因组特征分析，观察到躯体改变的总体频率较低，这可能在一定程度上解释了大多数 PTC 的懒惰行为。这一基因组特征使得具有未知致癌驱动因素的 PTC 病例的比例从 25% 降至 3.5%。PTC 中最常见的基因组改变是 BRAF 突变（59.7%）；其他常见的 PTC 改变是 RAS 突变和 RET-PTC 重排或融合[48]。在 FTC 中，RAS 突变是导致 MAPK 和 PI3K/AKT 通路结构性激活的主要驱动因素。

最近还对低分化的甲状腺癌和 ATC 进行了基因组研究，发现与 PTC 相比，突变负担更大，并获得了预后较差的基因组改变，如 TERT 启动子突变（40% PDTC 和 73% ATC）和 TP53 突变（8% PDTC 和 73% ATC）[49]。

髓质型甲状腺癌有很强的家族易感性。RET 癌基因的激活胚系突变存在于 25%～35% 的 MTC 中，具有很强的基因型—表型相关性。几乎所有的家族性 MTC 形式都有 RET 胚系突变，而 50%～65% 的散发性 MTC 存在 RET 体细胞突变，这使得 RET 突变成为 MTC 的主要驱动因素 [5, 50]。RET 突变的特征是功能突变的获得，这些突变导致 RET 受体的配体非依赖性组成性、反式自磷酸化，从而刺激多个下游通路，导致 MAPK 和 PI3K/AKT 的失控激活，从而导致细胞生长失控。在散发性 MTC 中报道的其他突变是 NRAS、KRAS 和 HRAS 突变，这些突变通常与 RET 突变互斥 [50, 51]。

四、病理学与扩散方式

大多数甲状腺癌是源于滤泡细胞的高分化肿瘤。PTC 占 84%，其中 11% 被归类为 FTC [23]，以前包括所谓的嗜氧性或 Hürthle 细胞变体，由于其独特的分子特征和独特的临床行为，现在被认为是一种独立的 DTC 类型，称为 Hürthle 细胞癌。2017 年 6 月出版的 WHO 第 4 版内分泌肿瘤组织学分类包含了其他具有广泛临床影响的重要修订 [52]。另一个变化是，滤泡性肿瘤现在包括一个新的实体，称为具有乳头状核特征的非侵袭性滤泡性甲状腺肿瘤（NIFTP）。NIFTP 过去是 PTC 的包裹型非侵袭性毛囊变异体 [53]。其他变化包括 15 个 PTC 变异体的鉴定和 FTC 分成 3 个亚型(轻度侵袭 / 仅包膜、包裹型血管侵袭性 FTC 和广泛侵袭性 FTC）。PDTC 是根据都灵标准定义的 [54, 55]。未分化甲状腺癌，也起源于滤泡细胞，是最不常见的 FCDC，通常占大多数系列的 1%～2% [23]。C 细胞来源的 MTC 的频率取决于报告中心对家族性 MTC 和 MEN2 患者进行早期诊断的勤奋程度；在美国，目前它占甲状腺癌的 2%，远低于经常引用的 3%～5% [5, 23]。非上皮性甲状腺癌包括肉瘤、恶性血管内皮瘤和恶性淋巴瘤。淋巴瘤可能以甲状腺为唯一表现，也可能是全身性疾病的一部分；这种肿瘤很少会使桥本(自身免疫性)慢性淋巴细胞性甲状腺炎复杂化，在美国，桥本慢性淋巴细胞性甲状腺炎是甲状腺肿大和非医源性甲状腺功能减退的最常见原因。甲状腺血行转移在广泛恶性肿瘤患者的尸检中很常见，但很少会导致临床上可检测到的甲状腺肿大。

甲状腺乳头状癌最常发生在 30—50 岁的患者，确诊时的平均年龄约为 48 岁。大多数原发肿瘤是小于 2cm 的小 PTC。在这些肿瘤中 [23, 56]，95% 的肿瘤根据分化程度被分为 1 级（4 级）。甲状腺外侵犯邻近软组

织在初次手术时约占 15%（5%～34%）；约 1/3 的 PTC 患者目前临床上有明显的淋巴结病变 [57]。35%～50% 的切除颈部淋巴结有受累的组织学证据；在 17 岁或以下的患者中，淋巴结受累的比例可能高达 90% [58]。诊断时，93%～99% 的 PTC 患者的原发病变局限于颈部 [59]。扩散到上纵隔淋巴结。只有 1%～7% 的 PTC 患者在初次治疗前或 30 天内被诊断出远处转移 [59, 60]。

滤泡性甲状腺癌的发病年龄比典型的 PTC 稍高，平均年龄为 49 岁，但随着患者年龄从 45 岁开始增加，FTC 被诊断的频率也越来越高 [61-63]。女性患者多于男性，比例为 2∶1，FTC 通过血液传播 [63, 64]。FTC 患者很少（2%～8%）有明显的临床淋巴结病变 [63, 65, 66]，淋巴结转移多见于广泛侵袭性 FTC（17%）和 HCC（17.7%～33.5%）[63, 67]。在大多数系列中，FTC 组的平均肿瘤大小大于 PTC 组 [66]。当进行肿瘤分级时，较高级别的肿瘤比 PTC 更常见 [66]，甲状腺外直接侵犯邻近软组织的情况在常见的"微创"FTC 中不会发生，但在罕见的"广泛侵袭"FTC 中并不少见。在 FTC 患者中，15%～27% 的患者在就诊时有远处转移。如果在组织学上看到广泛的血管侵犯，远处转移的频率增加到 46%，最常见的远处转移部位是肺和骨 [63, 65, 68, 69]。

甲状腺髓样癌起源于甲状腺的 C 细胞，而不是滤泡上皮；分泌一种特有的激素——降钙素；常伴有一种或多种副内分泌表现；并提供早期生化信号（即降钙素的高分泌），使其能够早期发现、治疗和潜在的治疗 [5, 50]。虽然 MTC 最常由甲状腺结节的 FNA 诊断（表现为均匀、粘连不良的上皮细胞和散在的无定形淀粉样小球），但敏感性在 60%～90%，因此辅助技术，如降钙素、嗜铬粒蛋白 A 或癌胚抗原（carcinoembryonic antigen, CEA）染色可以帮助诊断 [50]。肿瘤发生在零星的和家族性的。家族性变异通常出现在较年轻的年龄，几乎总是双侧的，在表现时不太可能伴有颈部转移，预后较好 [5, 50]。最重要的是，家族性变异之前有癌前 C 细胞增生，可以通过全甲状腺切除术治愈 [51]。

间变性甲状腺癌是 FCDC 中最不常见的一种，通常占甲状腺癌的 1%～2% [23]。它通常发生在 60 岁以后，女性的发病率仅略高于男性（1.3∶1～1.5∶1）[70]。它是高度恶性的，迅速侵袭邻近结构，并在全身转移。肿瘤活检标本的病理检查可以发现 PTC 或 FTC 的证据，这可能是 ATC 的前兆。彻底的活检取样可能是必要的，以检测残留的分化良好的甲状腺组织。在组织学检查中，肿瘤通常由不典型的细胞组成，这些细胞显示大量的有丝分裂并形成各种各样的图案。梭形细胞和多核巨细胞通常占主导地位，但在第三种被称为鳞状细胞的组织学模式中，这些细胞未分化，但仍保留上皮外观。以

前人们认为有一种小细胞 ATC，但这些肿瘤大多被归类为甲状腺恶性淋巴瘤。

五、临床表现、患者评估、分期

在最初的评估中，甲状腺癌患者可能有明显的颈部肿块，这可能代表原发性甲状腺内肿瘤或转移性区域淋巴结病变。目前，在许多患者中，肿瘤在临床上可能是隐蔽的，而无法触及的病变可能首先在高分辨率颈部成像中被识别出来，从而导致小 PTC [18, 56] 的甲状腺癌流行，或者在颈部探查的过程中对假定的良性甲状腺疾病进行探查。

FTC 最常见的临床表现是单个无痛性甲状腺结节。如果 FTC 是广泛侵袭性的，患者通常会出现明显的颈部肿块，如果是微创性的，可能会被偶然诊断出来。FTC 和 Hürthle 细胞癌也可能表现为声音嘶哑、吞咽困难、颈部受压，甚至出现甲状腺功能亢进症的临床表现 [63]。

MTC 的临床表现各不相同；家族性病例出现在较年轻的年龄，而散发性病例发生在 40—60 岁。MTC 最常见的形式是散发性的（80%）；它通常表现为孤立的甲状腺结节，并经常转移到局部淋巴结（80% 的可触及肿瘤的患者）[50]。在有 MTC 或 MEN2 综合征家族史的患者中，发现 RET 原癌基因突变（与先证者相同）或降钙素（或刺激性降钙素）水平异常，或两者兼而有之，可能需要对可能被证明只有早期 MTC 可见的患者进行选择性预防性甲状腺切除术 [47, 71]。

ATC 患者可能会出现迅速扩大的颈部肿块，需要快速的组织病理学诊断确认 [4]。

病史和体格检查的特点很少能为甲状腺恶性肿瘤的诊断提供令人信服的证据。甲状腺癌的诊断需要细胞学或组织学的病理证实。一般认为，FNA 活检是术前鉴别甲状腺结节良恶性的最有效的方法 [3]。然而，所有的癌症诊断都应该通过手术切除病变组织后仔细的组织学检查来证实。这种方法与细胞学家所描述的滤泡性或 Hürthle 细胞肿瘤"可疑"的细胞性滤泡病变问题特别相关。FTC 或 Hürthle 细胞癌的诊断依赖于甲状腺包膜或邻近血管的侵袭（即血管侵袭），这一过程通常需要仔细评估切除标本的连续切片是否存在此类微侵袭。即使术中冰冻切片明显排除了 FTC 或 Hürthle 细胞癌，切除的标本也必须仔细检查石蜡包埋材料的多个切片 [72]。

FNA 活检通常可以确定 PTC 的诊断，在大多数当代数据中，PTC 通常占临床公认甲状腺癌的 84% [23]。一些权威人士声称，PTC 的特征性核异常诊断可能最好是在 FNA 活检标本的细胞学准备中看到，而不是在冰冻切片或石蜡包埋的组织学材料中。FNA 活检可以很容易地诊断 MTC，但在可疑的病例中，刚果红染色的淀粉样蛋白或胞质内降钙素的免疫过氧化物酶标记可能有助于明确的术前诊断 [5, 50]。ATC 通常可以通过 FNA 活检诊断，但有时可能很难与转移到甲状腺的癌鉴别 [70]。当活检标本被发现可疑 ATC 时，甲状腺球蛋白免疫染色可以帮助确认 ATC 的诊断；甲状腺球蛋白染色均为阴性。其他有助于 ATC 诊断的免疫组织化学标记有 p53（+）、TTF1（±）和 PAX8（±）[4]。甲状腺淋巴瘤的 FNA 诊断是困难的，验证可能需要检查开放的活检材料和克隆性 B 细胞和 T 细胞群的特异性免疫染色 [73]。

对甲状腺癌患者的评估需要获得完整的病史，并进行体检，特别注意与局部（甲状腺外）侵犯、区域（颈部）淋巴结受累和远处扩散相关的体征和症状。提示可能患有甲状腺癌的历史特征包括甲状腺结节数周或数月的生长，说话、呼吸或吞咽的改变，以及全身恶性肿瘤的症状，如体重减轻、疲劳和盗汗。甲状腺触诊的典型征象可能包括显性结节坚固一致、形状不规则以及固定在下面或上面的组织上。多达 1/3 的 PTC 和 MTC 患者可能存在可疑区域淋巴结病变的证据，但大多数 FTC 患者没有可疑区域淋巴结病变的证据。

甲状腺癌患者通常甲状腺功能正常，当测量时，血清促甲状腺激素水平通常是正常的。细针穿刺活检可对 PTC、MTC 以及通常的 ATC 做出可靠的诊断。术前诊断 FTC 仍然是一个问题，因为细胞学资料不能显示包膜或血管侵犯。当怀疑 FCDC 并决定手术探查时，通常建议抽血检测基线血清甲状腺球蛋白。这种甲状腺特异性蛋白可以作为肿瘤标志物来评估未来治疗的效果。同样，对于 MTC 患者，降钙素和癌胚抗原的基线测量可能会使随后对肿瘤控制的评估更准确。

术前声带检查可以显示单侧声带麻痹，这可能会引起同侧喉返神经受压或侵犯的怀疑。特别是对于 PTC、MTC 和 Hürthle 细胞癌，在这些疾病中，最初的结节累及是常见的，高分辨率的实时超声颈部检查可以为外科医生提供关于甲状腺内和邻近区域淋巴结病变程度的有价值的信息。对于广泛性结节病变或疑似局部浸润性甲状腺癌，CT 检查中央下颈部可勾画出腔内肿瘤的存在，或显示气管或食管受累与浸润性疾病有关的更细微的证据。胸部高分辨率螺旋 CT 扫描或全骨骼同位素骨扫描在初次颈部探查前不是常规检查，但在术后排除纵隔、肺或骨转移是有用的，特别是在没有肉眼残留病但肿瘤标志物持续升高的患者。

RAI 扫描对甲状腺恶性肿瘤的术前评估作用不大。然而，术后全身扫描已成为确定 PTC 或 FTC 患者嗜碘远处转移的金标准。

分期

长期以来，人们一直认为甲状腺癌的预后在很大程度上取决于患者的年龄、肿瘤的组织学和发病时的解剖范围。虽然头颈部癌的分期完全基于解剖范围，但甲状腺癌的分期是独一无二的，因为组织学诊断和患者的年龄都包括在内，因为它们对预后很重要。

AJCC（原发肿瘤、区域淋巴结、转移）甲状腺癌分期方案最近进行了修订，其第 8 版的出版有利于将相当数量的甲状腺癌患者的分期降低到较低的风险类别，以便更准确地反映他们死于甲状腺癌的低风险。[74]TNM 的设计目的是预测生存，但不是复发，第 8 版从 2018 年 1 月 1 日才开始实施（表 44-2）[75]。

通过将确诊时的年龄界值从 45 岁提高到 55 岁，以及从 T_3 的定义中去除区域淋巴结转移和显微甲状腺外延伸（extrathyroidal extension，ETE）来实现降级。因此，局限于带状肌肉的区域淋巴结转移或肉眼甲状腺外延伸不再代表Ⅲ期，而是目前的Ⅱ期。重要的是，第 8 版强调了严重甲状腺外延伸作为一个不利的预后因素的重要性（不像显微镜检查或仅通过组织学检查确定的微小甲状腺外延伸）。随着第 8 版修订的实施，甲状腺癌病例预计将降低 30%～40%。在一项国际多机构验证中[75-77]，将甲状腺癌诊断的截止年龄从 45 岁提高到 55 岁，降低了 12% 的患者的分期，并与降低分期的组中

98% 的 10 年特定疾病存活率有关[78]。

原发肿瘤状态（T）是根据原发病灶的大小（直径以 cm 为单位）和是否有甲状腺外侵犯来定义的。T_1 肿瘤的直径为 2cm 或更小，局限于甲状腺。T_{1a} 指≤1cm 的肿瘤，T_{1b} 指＞1cm 但最大径不超过 2cm 的肿瘤。T_2 肿瘤直径为 2.1～4.0cm，局限于甲状腺。T_3 肿瘤＞4cm，仅限于甲状腺或任何肉眼甲状腺外延伸仅累及带状肌肉（胸骨舌骨、胸骨甲状腺、甲状舌骨或全舌骨肌肉）的肿瘤。T_{3a} 肿瘤是一种局限于甲状腺超过 4cm 的肿瘤，而 T_{3b} 肿瘤只有肉眼可见的甲状腺外延伸，仅能捆绑肌肉。T_4 肿瘤包括甲状腺外大体延伸至主要颈部结构。T_{4a} 肿瘤代表中度进展性疾病，它广泛延伸到甲状腺包膜之外，并从任何大小的肿瘤侵犯皮下软组织、喉、气管、食管或喉返神经。T_{4b} 肿瘤代表局部进展性疾病，通常侵犯椎前筋膜或包绕任何大小肿瘤的颈动脉或纵隔血管。

"N" 类主要分为 N_x 类、N_0 类和 N_1 类。N_x 代表不能评估区域淋巴结。N_0 表示没有区域淋巴结的证据。当肿瘤扩散到区域淋巴结时，就被归类为 N_1。N_{1a} 指的是Ⅵ级（例如，气管前和气管旁淋巴结，包括喉前和德尔菲氏淋巴结）或Ⅶ级（上纵隔）的转移，而 N_{1b} 指的是转移到其他单侧、双侧或对侧的颈外侧淋巴结。M_1 是指存在累及非区域淋巴结、内脏或骨骼的远处转移。

表 44-2 AJCC 甲状腺癌分期方案

	DTC 或 PDTC	DTC 或 PDTC	MTC	ATC
分类	年龄<55 岁	年龄≥55 岁	任何年龄	任何年龄
Ⅰ	任何 T 任何 N M_0	$T_1 N_0/Nx M_0$ $T_2 N_0/Nx M_0$	$T_1 N_0 M_0$	—
Ⅱ	任何 T 任何 N M_1	$T_1 N_1 M_0$ $T_2 N_1 M_0$ T_{3a}/T_{3b} 任何 N M_0	$T_2 N_0 M_0$ $T_3 N_0 M_0$	—
Ⅲ	—	T_{4a} 任何 N M_0	$T_{1\sim3} N_{1a} M_0$	—
ⅣA	—	T_{4b} 任何 N M_0	T_{4a} 任何 N M_0 $T_{1\sim3} N_{1b} M_0$	$T_1\sim T_{3a} N_0/Nx M_0$
ⅣB	—	任何 T 任何 N M_1	T_{4b} 任何 N M_0	$T_1\sim T_{3a} N_1 M_0$ T_{3b} 任何 N M_0 T_4 任何 N M_0
ⅣC	—	—	任何 T 任何 N M_1	任何 T 任何 N M_1

T 类定义：T_1，最大径≤2cm，仅限于甲状腺；T_2，>2cm，但≤4cm，仅限于甲状腺；T_3，>4cm，仅限于甲状腺或任何仅累及带状肌的肿瘤（胸骨舌骨、胸骨甲状腺、甲状舌骨或舌骨肌）。T_{3a} 肿瘤局限于甲状腺并>4cm，而 T_{3b} 肿瘤仅向带状肌有明显的侵犯；T_4 肿瘤任何大小超出甲状腺包膜，侵犯皮下软组织、喉、气管、食管或喉返神经；T_{4b} 肿瘤侵犯椎前筋膜或包绕颈动脉或纵隔血管，肿瘤大小不一，均可侵犯皮下软组织、喉、气管、食管或喉返神经。DTC. 分化型甲状腺癌；PDTC. 低分化型甲状腺癌；MTC. 髓样癌；ATC. 间变性甲状腺癌（引自 Amin MB, Edge S, Greene F, et al., eds. *AJCC Cancer Staging Manual.* 8th ed. Chicago: Springer International Publishing; 2017.）

为了使这个 TNM 信息更清楚，这些 TNM 描述中的几个可以归类为 I ～ IV 期。在第 8 版 TNM 中，患有 DTC 和远处转移的老年患者（＞55 岁）现在被归类为 IV B 病变，而不是 IV C 期。MTC 和 ATC 的远处转移仍然被归类为 IV C，所有 ATC 患者都被认为是 IV 期，反映了这类癌症预后很差。

对于 55 岁以下诊断为 PTC 或 FTC 的患者，如果没有远处转移，TNM 分期为 I 期（任意 T，任意 N，M_0），如果存在颈部或上纵隔淋巴结以外的远处转移，则为 II 期（任意 T，任意 N，M_1）。

在 55 岁或 55 岁以上的 PTC 或 FTC 患者中，I 期（T_1N_0/N_XM_0）癌直径在 2cm 或更小，没有扩散到淋巴结或远处 II 期（$T_1N_1M_0$ 或 $T_2N_1M_0$ 或 T_{3a}/T_{3b} 任意 NM_0）癌是大于 4cm 的肿瘤，或有中央或侧颈淋巴结的任何大小的肿瘤，或有粗大的甲状腺外延伸进入带状肌肉。III 期（T_{4a}，任意 N，M_0）包括任何大小的肿瘤，伴有肉眼甲状腺外延伸进入皮下组织、喉、气管、食管或喉返神经。IV A 期（T_{4b}，任意 N，M_0）是指肿瘤从任何大小的肿瘤长回到脊柱（如椎前筋膜）或附近的大血管（如包裹颈动脉或纵隔血管）的异常情况。IV C 期（任意 T，任意 N，M_1）包括远处扩散的患者，无论原发肿瘤大小或区域淋巴结状况如何。

对于 MTC，IV C 分期意味着远处转移性疾病（任何 T，任何 N，M_1）。ATC 的主要变化是，以前所有 ATC 都被归类为 T_4 病变，但现在 ATC 的最新 TNM 系统使用与 DTC 相同的 T 定义。然而，分期分组保持不变，甲状腺内疾病被归类为 IV A，大体甲状腺外延伸或颈部淋巴结转移归类为 IV B，远处转移归类为 IV C。

由于 4 种主要类型甲状腺癌在肿瘤生物学上的显著差异，本讨论的其余部分将根据组织学类型进行划分。

六、甲状腺乳头状癌

大多数 PTC 患者都有局限性、淋巴结阴性的疾病[23, 59, 79, 80]。45 岁或以上伴有淋巴结转移或甲状腺外侵犯的患者所占比例不到 20%[59]。总体上只有 3.2% 的 PTC 患者有远处转移[23]。在老年 PTC 患者中只有 1%～3% 有远处转移。图 44-1 显示了 1940—1990 年在梅奥医学中心接受手术治疗的 1851 名患者中根据病理 TNM（pTNM）分期的特异性生存率[81]。

PTC 可发生 3 种类型的肿瘤复发：术后区域淋巴结转移、局部复发和术后远处转移。原发灶完全切除后，局部复发被定义为"经组织学证实的肿瘤发生在切除的甲状腺床、甲状腺残留物或颈部其他邻近组织（不包括淋巴结）"[82]。如果在 180 天内或 30 天内发现转移灶，则认为是结节状或远处播散的肿瘤。局部复发是指在手术完全切除原发灶后，组织学证实的肿瘤发生在切除的甲状腺床、残留甲状腺或颈部其他邻近组织（不包括淋巴结）。所有在甲状腺手术前、术中和术后前 4 个月随访期间积累的数据，都应该用来确定初始的 N 和 M 状态。在一组 2370 例 PTC 患者中，这些患者在 1945—2000 年在梅奥医学中心接受治疗期间没有最初的远处转移并接受了原发肿瘤的完全手术切除，经过 25 年的随访，淋巴结、局部和远处的复发率分别为 9.8%、5.5% 和 4.6%[79]。在 1940—1990 年在梅奥医学中心接受治疗的 2512 名 PTC 患者中，术后 5 年、10 年和 20 年的特异性生存率为 98%、96% 和 95%。在致死性 PTC 患者中，20% 的死亡发生在确诊后的第一年内，80% 的死亡发生在术后 10 年内[57, 59, 79]。

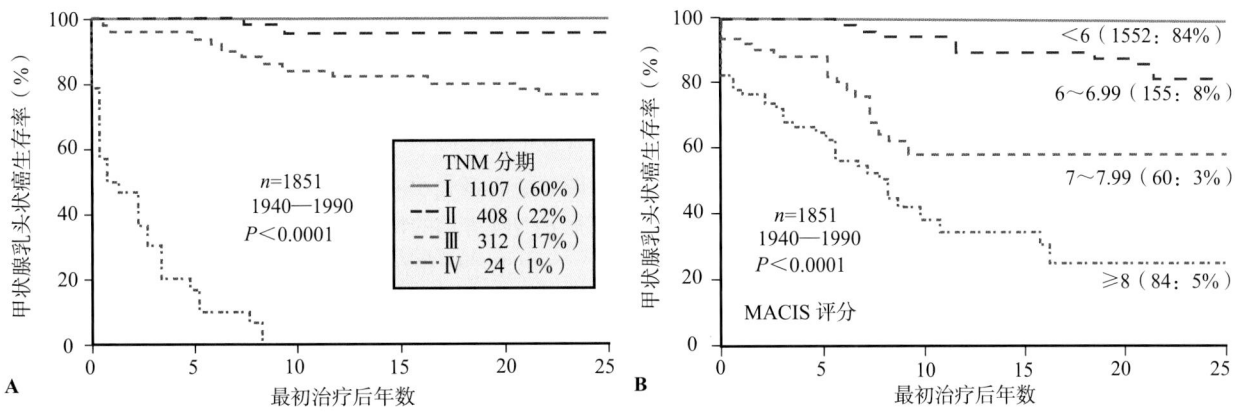

▲ 图 44-1 1940—1990 年在梅奥医学中心接受治疗的 1851 例甲状腺乳头状癌患者的特异性生存率

A. 按病理 TNM（原发肿瘤、区域淋巴结、转移）分期计算特异性生存率；括号内数字为各病理 TNM 分期中患者的百分比。B.MACIS 评分（转移、年龄、切除的完成性、侵袭性和大小）＜6 分、6 ～ 6.99 分、7 ～ 7.99 分和 8 分或以上的特异性生存率；括号中的数字是四个危险组中每一组中乳头状甲状腺癌（PTC）患者的数量和百分比（引自 Larsen PR，Davies TF，Hay ID：The thyroid gland. In Wilson JD，Foster DW，Kronenberg HM，et al.，editors：*Williams Textbook of Endocrinology*，ed 9，Philadelphia，1998，WB Saunders，pp 389–515.）

只有一小部分（约 15%）的 PTC 患者复发，甚至更少的患者（约 5%）有致命的结果[57-59, 79]。经历侵袭性病程的特殊患者倾向于早期复发，罕见的死亡通常发生在首次诊断的 5～10 年内[57, 59, 79]。

多因素分析已被用来确定预测病因特异性死亡率的变量。[83-86] 在所有这些研究中，患者年龄的增加和甲状腺外侵犯是独立的预后因素[83-86]。在大多数研究中，初始远处转移和原发肿瘤大小的存在也是重要的变量[84, 85]，一些小组[59, 80, 84, 86, 87] 报道了组织病理学分级（即分化程度）是一个独立变量。初始肿瘤切除的完好性（即术后状态）也是死亡率的预测指标[59, 83]。初始颈淋巴结转移的存在，虽然与未来的淋巴结复发有关，但显然不影响特定原因的死亡率[57, 59, 83, 88]。

通过对超过 14 200 名患者的经验进行多因素分析，设计了一个预后评分系统，并根据患者的年龄、肿瘤分级、肿瘤范围（如局部侵袭、远处转移）和肿瘤大小五个自变量命名为 AGES 系统[59, 84]。使用这样的评分系统，86% 的 PTC 患者属于最低风险组（AGES 评分 <4 分），他们的病因特异性死亡率仅为 1%[59]。相比之下，年龄评分在 4 分或更高的患者（即 AGES 评分 >4 分）的患者中，86% 的患者属于最低风险组（AGES 评分 <4 分）。高危人群占总死亡率的 14%，20 年特定死因死亡率为 40%[84]。在莱希诊所工作的 Cady 和 Rossi[89]，根据对梅奥医学中心 AGES 系统的描述，他们设计了一个简化版本的 AMES 系统，他们称之为 AMES 多因素系统。AMES 系统忽略了肿瘤分级，因为作者不容易获得这些信息，但他们利用了其他四个变量：年龄、转移、范围和大小。AMES 系统的详细信息如表 44-3 所示。在 Cady 和 Rossi 研究的 1961—1980 年的队列患者中，89% 被认为是低风险的，死亡率为 1.8%；结果与年龄预后评分定义的结果几乎相同[59, 84]。

虽然 AGES 方案具有普遍应用的潜力，但一些学术中心不能包括分化变量（肿瘤分级），因为他们的外科病理医生无法识别级别较高的 PTC 肿瘤[90]。另一

表 44-3 根据 AMES 系统对风险组进行分类

低风险
- 年轻患者（男性 <41 岁；女性 <51 岁），无远处转移
- 年龄较大的患者：肿瘤包膜轻微受累（A）；原发癌直径 < 5cm（B）；无远处转移（C）

高风险
- 所有存在远处转移的患者
- 所有存在主要肿瘤包膜受累（A）或原发癌直径 ≥5cm（B）的老年患者

引自 Cady B, Rossi R: An expanded view of risk-group definition in differentiated thyroid carcinoma. *Surgery* 104: 947–53, 1988.

个预测 PTC 死亡率的预后评分系统是使用候选变量设计的，其中包括初次肿瘤切除的完成性，但排除了组织学分级[8]。COX 模型分析和逐步变量选择导致了最终的预后模型，其中包括 5 个变量：转移、年龄、切除的完成性、侵袭性和大小（MACIS）。最终评分为：MACIS=3.1（年龄 ≤39 岁）或 0.08× 年龄（年龄 ≥40 岁），+0.3× 肿瘤大小（以 cm 为单位），+1（肿瘤未完全切除），+1（局部浸润性），+3（有远处转移）。如图 44-1B 所示，MACIS 评分系统允许识别具有广泛 PTC 死亡风险的患者组。MACIS 评分低于 6 分、6～6.99 分、7～7.99 分和 8 分以上的患者 20 年特异性生存率分别为 99%、84%、56% 和 24%。当考虑到所有死因的累积死亡率时，大约 85% 的 PTC 患者（AGES 评分 <4 或 MACIS 评分 <6）的死亡率没有超过对照组的预测死亡率[59, 79, 83, 84]。最近一项梅奥医学中心的研究分析了 4432 名 PTC 患者（儿童和成人）的长期术后结果，时间跨度为 80 年（1936—2015 年），发现 MACIS 评分低于 6 分的儿童和成人 30 年特定原因死亡率的概率不到 1%[91]。

七、滤泡性甲状腺癌和 Hürthle 细胞癌

由于不同的生物学行为和独特的遗传特征，2017 年 WHO 内分泌器官肿瘤分类现在将 Hürthle 细胞癌和 FTC 作为独立的实体[52, 63]。当超过 75% 的细胞具有 Hürthle 细胞或嗜酸性细胞特征时，肿瘤被归类为 Hürthle 细胞癌[92]。Hürthle 细胞或嗜酸细胞是化生的甲状腺滤泡细胞，具有甲状腺大嗜酸粒细胞瘤外观（细胞核深染，核仁突出，颗粒嗜酸性细胞质）[63]。大多数患者 45 岁或以上有淋巴结转移或甲状腺外转移的患者仅占 FTC 的 4%～7%，占 Hürthle 细胞癌的 8%～10%[80]。与 PTC 患者形成对比，其中只有 3% 存在远处转移，高达 15%～27% 的 FTC 患者在最初诊断时有远处转移；在组织学上有广泛血管侵犯的患者中，这种情况甚至更常见（46%）[63]。图 44-2 显示了 1940—1990 年在梅奥医学中心接受手术治疗的 153 例非嗜氧 FTC 患者中根据 pTNM 分期的特异性生存率[81]。

淋巴结转移在典型的 FTC 中很少见（2%～8%，当广泛侵袭性 FTC 时高达 17%），术后 10 年和 20 年的淋巴结复发率分别为 1% 和 2%[63]。诊断时淋巴结转移在 Hürthle 细胞癌中更常见，发生率为 17.7%～33.5%，并且淋巴结复发更频繁[63, 92]。当考虑颈部或远处复发时，Hürthle 细胞癌患者术后 10 年或 20 年的肿瘤复发率最高。局部复发是这些术后事件的主要原因，因为 Hürthle 细胞癌患者的远处转移数量与 FTC 发现的转移数量相当（即术后 20 年后约为 20%）[92]。

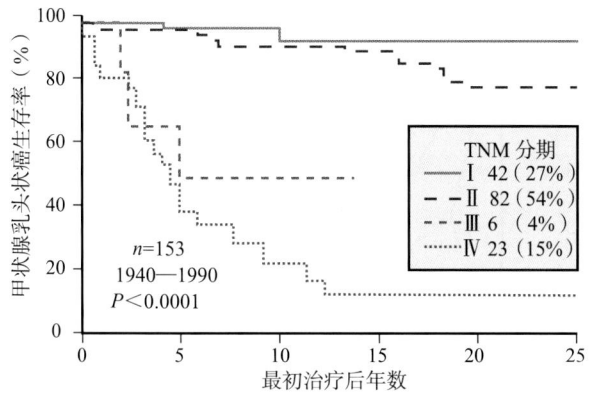

▲ 图 44-2 根据病理 TNM（原发肿瘤、区域淋巴结、转移）分期，对 1940—1990 年梅奥医学中心收治的 153 例非嗜氧性滤泡性甲状腺癌患者进行病因特异性生存分析

括号中的数字是每个病理 TNM 分期分组中患者的百分比（引自 Larsen PR, Davies TF, Hay ID: The thyroid gland. In Wilson JD, Foster DW, Kronenberg HM, et al., editors: *Williams Textbook of Endocrinology*, ed 9, Philadelphia, 1998, WB Saunders, pp 389–515.）

FTC 或 Hürthle 细胞癌患者的病因特异性死亡率随其 TNM 分期的不同而不同。死亡率往往与远处转移的发展曲线平行。在 Mayo 诊所 50 年的经验中，FTC 的死亡率最初超过了 Hürthle 细胞癌，但到了术后 20 和 30 年，FTC 和 Hürthle 细胞癌的特异性生存率没有显著差异[92]，术后 20 年生存率约为 80%，术后 30 年生存率约为 70%。

预测 FTC 患者预后的危险因素与 PTC 患者大体相同：出现远处转移，患者年龄增加，肿瘤体积较大，存在局部（甲状腺外）侵犯[92]。在较小程度上，死亡率增加与男性和较高级别的肿瘤有关。血管侵袭、淋巴侵犯、DNA 非整倍体和嗜氧组织学是 FTC 和 Hürthle 细胞癌特有的潜在预后变量[63, 92]。一项研究强调了血管侵犯的重要性，研究表明，包膜侵犯最少且没有血管侵犯证据的 FTC 患者在术后 10 年的病因特异性死亡率为 0[93]。

FTC 的预后评分系统可以将患者分为高危和低危两类[92, 94]。梅奥医学中心的一项多变量分析发现，远处转移、患者年龄超过 50 岁和明显的血管侵犯预示着不良的结果[61]。如图 44-3 所示，如果存在上述 2 种或 2 种以上因素，5 年存活率为 47%，20 年存活率为 8%。如果只有其中一个因素存在，5 年存活率为 94%，20 年存活率为 86%[61]。

为预测 PTC 或 FTC 结果而开发的系统已应用于 FTC 患者。具体地说，Cady 和 Rossi 的 AMES 风险组分类已被证明在 FTC 是有用的[80, 89]。在纪念斯隆－凯特琳癌症中心治疗的 228 名 FTC 患者的多因素分析中，独立的不良预后因素被确定为年龄超过 45 岁，Hürthle 细胞组织学类型，甲状腺外扩展，肿瘤大小超过 4cm，

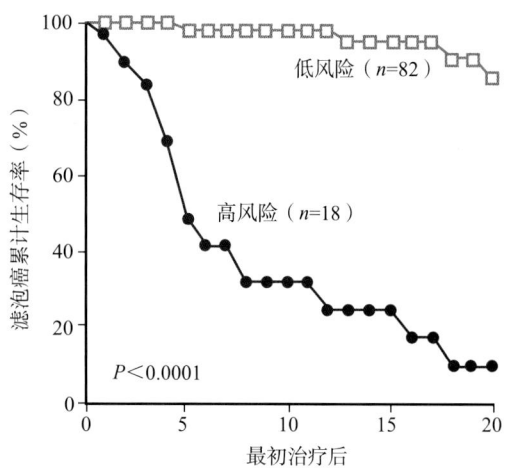

▲ 图 44-3 1946—1970 年在梅奥医学中心接受治疗的 100 例非嗜氧性滤泡性甲状腺癌患者的病因特定生存率，按高危和低危类别划分

高危的特点是有以下 2 个或 2 个以上因素：年龄大于 50 岁，有明显的血管侵犯，以及在最初诊断时有转移性疾病（引自 Brennan MD, Bergstralh EJ, van Heerden JA, et al. Follicular thyroid cancer treated at Mayo Clinic, 1946 through 1970: initial manifestations, pathologic findings, therapy, and outcome. *Mayo Clin Proc* 66: 11–19, 1991.）

以及存在远处转移[95]。纪念斯隆癌症中心也证实了组织学分级在 FTC 预后中的重要性[95, 96]。最初为 PTC 开发的 AGES 和 Macis 预后评分系统也被成功地应用于[97, 98] PTC 中，使用的评分系统似乎可以谨慎地应用于 FTC，只要考虑到该肿瘤的一些独特特征，如血管侵袭性和 Hürthle 细胞癌中的 DNA 异倍体[92]。

八、甲状腺髓样癌

在已报道的治疗 MTC 的研究中，直径在 2cm 或更小的甲状腺内淋巴结阴性肿瘤（TNM Ⅰ期）的患者比例各不相同，这取决于通过生化检测或 DNA 筛查发现的家族性病例的数量。出现 TNM Ⅰ期 MTC 的患者数量为 5%～25%，较低的数字代表较旧的系列。在这些患者中，25%～50% 的患者颈部淋巴结阳性；出现远处转移的患者比例通常超过 PTC 的比例，但通常低于 FTC 的比例。Ⅳ期病例占大多数 MTC 系列病例的 3%～10%。图 44-4 说明了 1940—1990 年在梅奥医学中心接受手术治疗的 181 例 MTC 患者中根据 pTNM 分期的特定原因生存率[81]。

其他与 MTC 预后相关的预后因素包括确诊时的年龄、男性、血管侵犯、降钙素免疫反应、淀粉样蛋白染色、术后有无大体残留病以及术后血浆降钙素水平异常[5, 50, 99-101]。在多伦多的一项多因素分析中，只有甲状腺外侵犯和术后大体残留病的存在对特异性生存率[99] 有意义。然而，在梅奥医学中心的另一项多因素研究中，最终 Cox 模型中仅存的因素是 pTNM Ⅲ期或

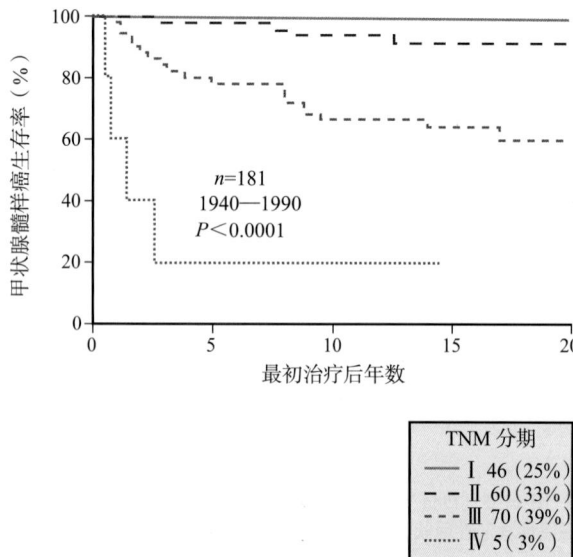

▲ 图 44-4 根据病理 TNM（原发肿瘤、区域淋巴结、转移）分期，对 1940—1990 年在梅奥医学中心接受治疗的 181 例甲状腺髓样癌患者进行病因特异性生存率分析

括号中的数字是每个病理 TNM 分期分组中患者的百分比（引自 Larsen PR, Davies TF, Hay ID: The thyroid gland. In Wilson JD, Foster DW, Kronenberg HM, Larsen PR, editors: *Williams Textbook of Endocrinology*, ed 9, Philadelphia, 1998, WB Saunders, pp 389–515.）

Ⅳ期。设计了一个评分系统来定义 4 个风险组，10 年死亡率为 5%～100%[101]。

散发性和家族性 MTC 的预后各不相同，5 年存活率在 70%～90%，10 年存活率在 56%～87%[50]。甲状腺外延伸（T4）和治疗第 1 年内降钙素水平翻倍是死亡率的独立预测因素[102]。

九、间变性癌

ATC 患者预后较差，生存超过 1 年的情况很少。复杂的分期系统对这些患者没有真正的用处，尽管临床表现时远处和淋巴扩散、高龄和极差的分化被认为是使本已严峻的情况恶化的因素[70, 103]。图 44-5 显示了 82 名 ATC 患者的生存曲线，按表现时的疾病程度分层[70]。

虽然 ATC 在历史上一直与糟糕的结局相关，但最近的数据表明，在选定的局部局限性疾病（ⅣA/ⅣB）患者中，积极的多模式治疗可以提高总体存活率。在梅奥医学中心对 ATC ⅣB 患者进行的一项研究中，分别接受多模式治疗和姑息治疗的患者中，68% 的人在 1 年时存活，而 1 年时的存活率为 0[104]。

十、初级治疗

（一）手术

手术是分化型甲状腺癌的标准主要治疗方法，但初次手术的范围是一个相当有争议的领域[84, 105-107]。不

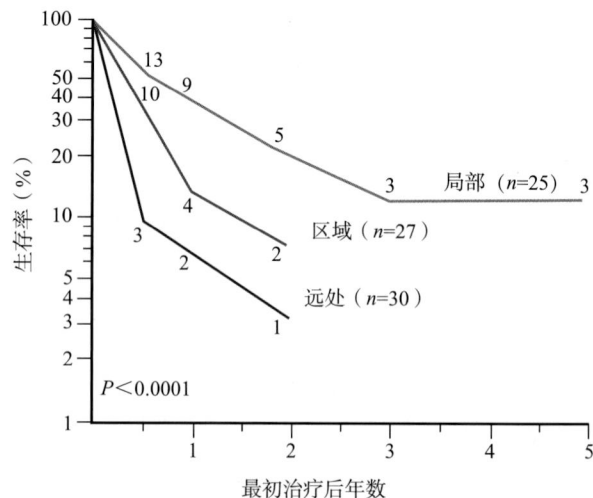

▲ 图 44-5 根据疾病的严重程度绘制的未分化甲状腺癌的生存率图

注意纵坐标的对数刻度（引自 Nel CJ, van Heerden JA, Goellner JR, et al. Anaplastic carcinoma of the thyroid: a clinicopathological study of 82 cases. *Mayo Clin Proc* 60: 51–58, 1985.）

同的研究人员主张同侧甲状腺叶切除加峡部切除，双侧甲状腺次全切除术，以及近全或全甲状腺切除术。大多数机构传统上倾向于最初切除双侧甲状腺叶。目前已经向"少即是多"的方向转变，低风险的 DTC 可以通过肺叶切除术来管理；最新的 DTC ATA 指南建议对微癌进行初步治疗，对于甲状腺癌＞1cm 但＜4cm 的患者，手术治疗可以是双侧手术（近全甲状腺切除术或全甲状腺切除术）或单侧手术（肺叶切除术）[3]。对于没有颈部淋巴结转移证据的 MTC 患者，首选的治疗方法仍然是全甲状腺切除加中央水平 6 室切除[5]。局部浸润性甲状腺癌，累及甲状腺外结构，采用更积极的手术方法可能是最有效的治疗方法[108, 109]。大多数评估甲状腺癌手术治疗效果的研究，都比较了全甲状腺切除术或近全甲状腺切除术与不那么激进的外科手术[84, 105, 110, 111]。这些报告表明，在更广泛的手术后，高危病例的存活率显著提高[84, 105]。

切除全部或几乎全部甲状腺的一个经常被引用的原因是降低对侧甲状腺 FCDC 未来复发的风险。最初切除整个腺体的一个优点是随后能够跟踪血清甲状腺球蛋白[3]。在残留甲状腺的情况下，全身扫描可能很难解释，就像单侧或双侧次全切除后所发现的那样。

除了最初的甲状腺切除外，颈部淋巴结切除的范围问题仍然存在争议。当临床上明显的淋巴结转移通过触诊或超声检查确定时，手术切除。预防性或预见性淋巴结清扫的作用尚不清楚。对于接受全甲状腺或近全甲状腺切除术的患者，切除中央室淋巴结可能不会显著增加手术的发病率，可以包括在初次切除中[112, 113]。改良

根治性颈清扫术适用于术前或术中发现的肉眼淋巴结转移，它可能会改善肿瘤较大或有甲状腺外侵犯证据的老年 PTC 患者的预后[114, 115]。

与近全甲状腺切除术相比，全甲状腺切除术的优势可能是不存在的，或者仅限于更晚期的恶性肿瘤患者[84, 110]。使用更有限的手术，如单侧肺叶切除术，可能只适用于特定的低风险患者，如乳头状微癌和小 PTC（<4cm）的患者[3]。

（二）辅助治疗

甲状腺激素　FCDC 术后甲状腺抑制治疗的基础是口服超生理剂量的左甲状腺素。这种疗法已经广泛应用了 40 多年，人们认为抑制内源性促甲状腺激素可以使依赖促甲状腺激素的分化的 FCDC 细胞失去重要的促生长作用。传统上，甲状腺素治疗的目标是完全抑制垂体促甲状腺激素的分泌，在敏感的免疫测定中检测不到血清促甲状腺激素水平就表明了这一点。血清促甲状腺激素水平必须被抑制到什么水平才能最大限度地获益，同时避免潜在的长期并发症，这一点存在不确定性。目前的 DTC ATA 指南为促甲状腺激素抑制提供了一个临床框架，对高危和中危 DTC 患者分别进行完全和部分抑制，同时将促甲状腺激素保持在低风险肿瘤正常值的较低范围内；此外，如果患者合并促甲状腺激素，则动态风险评估策略中的促甲状腺激素抑制目标会随着时间的推移而改变[3]。

随着灵敏的促甲状腺激素检测方法的日益普及，精细滴定促甲状腺激素抑制水平已成为可能。如果根据评分或分期系统，FCDC 患者被认为有复发或死亡的高风险，或者如果他们患有无法通过手术、RAI 或其他治疗措施根除的持续性或复发性癌症，目标是在没有特定禁忌证的情况下，无限期地将促甲状腺激素水平维持在 0.1mU/L 以下。对于大多数 PTC 患者（按预后评分系统分类为低危）[75, 83, 87]，被普遍认为促甲状腺激素的抑制程度将不那么严格，如果动态风险评估确定对治疗的反应良好，则基础血清促甲状腺激素的目标应在易于检测、仅略低于正常范围的 0.1～0.5mU/L 或 0.5～2mU/L[3]。

（三）放射性碘治疗

与使用甲状腺激素抑制促甲状腺激素类似，RAI 辅助治疗的概念起源于转移性甲状腺癌的治疗方法，并基于同样令人信服的生理前提。因为大多数 FCDC 细胞保留了正常甲状腺细胞的一些结构和功能特征，所以肿瘤中可能保留了碘捕获，有时还保留了有机化。这似乎是适当的利用这一陷阱，试图消除显微术后残留的肿瘤病灶的 RAI。

放射性碘残留消融术被定义为"外科甲状腺切除术后残留的肉眼正常甲状腺组织的破坏"[88, 116]。典型的是，对于 FCDC 已经完全切除的患者，使用 RRA 来完成初始治疗（即在初次颈部探查结束时没有大体残留疾病的报告）。RRA 是一种提供给接受了"潜在治愈"手术治疗的 FCDC 患者的程序，不应与 RAI 疗法混淆，后者使用更大剂量的 ^{131}I 试图摧毁持续性颈部疾病或远处转移病灶[88, 116]。

RRA 的支持者描述了这种辅助疗法的至少 3 个优点。首先，通过被正常甲状腺细胞主动捕获，RRA 被认为可以摧毁残留在甲状腺中的隐蔽的微观癌细胞。其次，残存的正常组织的破坏有助于以后发现持续性或复发性疾病，特别是颈部的 RAI 扫描。最后，RRA 的实施被认为提高了随访期间血清甲状腺球蛋白测定的价值。这最后的好处说服了许多医生考虑在 FCDC 患者中使用 RRA，根据预后评分或分期，这些患者被认为是肿瘤复发或特定原因死亡的低风险患者。然而，由于缺乏改善预后的证据[116]，其他医生并不主张在这些低风险患者中使用 RRA[88, 116]。

研究人员已经报道了使用 RRA 的好处和劣处。从这些报道中还不清楚在所有分化型甲状腺癌患者的初始治疗中常规使用 RRA 是否能改善结果，这主要是因为很难获得可比的对照组，以及可能存在选择偏差，这可能是所报道的结果的原因。Sawka 等系统地回顾了 1543 篇英文文献，以确定 RRA 是否降低了 PTC 或 FTC 双侧甲状腺切除术后甲状腺癌相关死亡或复发的风险。在 18 项没有调整预后因素或干预措施的队列研究中，RRA 在降低甲状腺癌相关死亡率和 10 年内复发方面的益处在各中心之间并不一致。然而，综合分析表明，就局部区域复发（相对风险为 0.31）和远处转移（风险绝对降低 3%）的 10 年结果而言，RRA 的治疗效果具有统计学意义。这项 Meta 分析的结论是，RRA 可能有益于减少高分化甲状腺癌的复发；然而，Sawka 等[116]说，"在接受双侧甲状腺切除和甲状腺激素抑制治疗的低风险患者中，残余消融的增量益处尚不清楚"。

梅奥医学中心的数据支持长期选择性使用 RAI[88, 117]，更新的系统评价和 Meta 分析对 RAI 在低风险肿瘤治疗中的作用，已经慢慢转向支持在 PTC 患者的治疗中长期选择性使用 RAI，显示 RAI 治疗非常低风险的肿瘤与改善结果无关[118, 119]。最近发表于 2015 年的一项系统综述发现，RRA 在低风险患者中没有优势[120]。

使用预后评分方案可能有助于确定有显著复发风险的患者，这些患者更适合考虑残余消融。在梅奥医学中心，MACIS 评分大于 6.0 的 PTC 患者或在术后 6～8 周后被发现血清甲状腺球蛋白水平持续升高的患者被考虑进行消融手术。只有在患者接受了近全或全甲状腺切除术的情况下，才能使用这种方案。如果目标是最大限度地减少 RAI 的使用，更广泛的手术如近全甲状腺切除术或全甲状腺切除术，对低风险患者更合适。然而，如果计划进行 RRA，更广泛的手术可能不会提供任何好处。在高危患者中，除了更积极的手术外，似乎有必要使用 RAI [3]。

在确定了残余消融的必要性之后，初次手术后的剂量问题也是一个重要的考虑因素。目前，30mCI 和 50mCI 的低剂量方案被认为是适合于 RRA 的，而高剂量更适合于高危患者的辅助治疗 [3]。

理想情况下，RAI 的进一步治疗应该反映残留的分化型甲状腺癌组织对碘的局部或远处摄取。甲状腺癌细胞是否有足够的能力来浓缩放射性碘是不同的，这种方法可能并不适用于所有的患者。FTC 患者比 PTC 患者更能集中 RAI [121]。

RRA 的最终作用还在继续演变。多项研究表明，RRA 可常规用于高危患者。尽管"高危"的定义各不相同，但大多数研究人员倾向于在肿瘤较大或广泛侵犯甲状腺外的患者，以及未完全切除疾病或远处转移的患者中使用 RAI [3]。

（四）外照射治疗

外照射在 PTC 和 FTC 中的适当应用是有争议的，而且这种方式并不是统一使用的 [122]。更好地了解局部复发特有的预后因素可能有助于确定适合接受外照射的患者群体。大多数预后方案只考虑复发和特异性生存率的总体风险。

从历史上看，外照射的适应证包括残留的肉眼或显微疾病、甲状腺外侵犯、多个淋巴结受累、Hürthle 细胞组织学、患者年龄较大、肿瘤体积较大，以及未采用 RAI 的残留疾病。一些研究人员回顾了他们接受外照射的经验，并建议改善局部控制或生存益处，或两者兼而有之。这些研究中的患者群体与其他也施加局部控制的治疗方法相比并不一致，这使得解释变得困难。

大多数系列支持对显微残留病或手术切除边缘狭窄的患者使用辅助外照射。加拿大一项针对滤泡癌和乳头状癌的早期研究，根据手术切除的完成性评价了外照射的作用 [123]。表 44-4 总结了这些发现。虽然总体数字很小，但结果表明，手术切缘狭窄或显微镜下呈阳性的患者可能会从增加中等剂量的外照射中受益。这些结果是在发病率最低的情况下取得的。

在 13 家加拿大机构中，外照射主要用于具有高危特征的患者，如甲状腺外侵犯、高度恶性肿瘤和高龄患者，这 13 家机构的更大概要显示，对于手术切缘呈显微镜阳性或狭窄的患者，局部控制有显著改善 [124]。在

表 44-4　Princess Margaret 医院 PTC 和 FTC 局部复发的治疗方法

疾病范围	单纯手术		外照射		RAI	
	N	%	N	%	N	%
无残留	11/24	46	1/11	9	1/5	20
可能残留	5/9	56	1/22	5	1/10	10
微观残留	1/1	—	0/16	0	1/4	25

FTC. 滤泡性甲状腺癌；PTC. 乳头状甲状腺癌；RAI. 放射性碘（引自 Simpson WJ, Carruthers JS: The role of external irradiation in the management of papillary and follicular thyroid cancer. Am J Surg 1365: 457–63, 1978.）

这项研究中，假定或微观残留的 PTC 患者的总体生存随着辅助外照射的增加而显著改善。在这项研究中，外照射主要用于具有高危特征的患者，如甲状腺外侵袭、高度恶性肿瘤和高龄患者，这些机构的局部控制显示出对手术切缘呈阳性或狭窄的患者的局部控制显著改善。无论是否使用 RAI，都可以看到这些改善。来自德国的结果表明，对于有或没有淋巴结受累的病理性 T4 病变患者（基于较旧的分期系统），外照射在局部控制和远处失败率方面也有好处，特别是在 40 岁以上的患者中 [125]。然而，在多伦多玛格丽特公主医院对 207 名微小残留病患者的回顾中，加入外照射并没有显著改善特异性生存率或局部控制率（P=0.38 和 P=0.14）[126]。最近一项患者数量更多、随访时间更长的综述显示，患者数量更多、随访时间更长的情况下，改善了 10% [127, 128]。多伦多西奈山医院的一项综述发现，外照射的使用是显著改善伴有甲状腺外侵犯的高分化甲状腺癌患者特定疾病生存率和总生存率的唯一预测因素 [129]。

Benker 等 [130] 描述了 932 例分化型甲状腺恶性肿瘤患者，发现加用外照射对总生存率没有好处。然而，在子集分析中，40 岁以上患有 T3 或 T4 疾病的患者存活率提高，接近统计学意义（P=0.09）。本组所有患者均接受甲状腺素抑制治疗和 RAI 治疗。

外照射在确定肉眼残留病方面的作用已经由多个研究者进行了评估，并得出了广泛的结果。皇家马斯登医院的一项研究显示，37% 的患者完全缓解，25% 的患者部分缓解 [131]。玛格丽特公主医院的研究包括 33 名肉眼疾病的患者，接受外照射联合或不接受 RAI 治疗；5 年无局部复发率为 62% [126]。来自 Gustav-Roussy 研究所的 Tubiana 等 [132] 根据外科医生的临床评估对 97 名肉眼残留病患者进行了评估。外照射后局部复发率仅为 15%，而没有术后外照射的类似手术类别的局部复发率为 32%。这些患者均未接受 RAI 治疗。由于能够使用

诸如 IMRT 或 IMPT 等技术提供更高剂量的外照射，因此给予比这些研究中使用的剂量更高的剂量可能是可行的，并可能在这一困难的患者群体中提高对疾病的长期控制。

尽管外照射在分化型甲状腺癌中的确切作用仍然存在争议，但回顾性数据支持在选定的显微镜或推测为显微残留癌的患者中使用外照射[133]。证据不仅存在于 PTC 和 FTC，而且也存在于 Hürthle 细胞癌和 MTC[134-136]。唯一一项评估外照射作用的随机试验于 2000 年在手术切除和 ^{131}I 消融性治疗后的病理 $T_4N_{0\sim1}M_0$ 疾病患者中启动[137]。尽管毒性可以接受，但由于收益不足，该研究于 2003 年 3 月结束[138]。与历史研究相比，这些患者手术治疗的改进和 RAI 的适当应用可能是复发率和死亡率降低的原因。

对于分化型甲状腺癌患者，外照射的使用需要根据特定的患者进行仔细的量身定做，并在使用 RAI 后应用。虽然改善手术结果的努力主要集中在复发风险较高的患者的 RAI 治疗上，但外照射在他们的治疗中似乎有一个不断发展的角色。在这类患者的治疗中预先包括外照射的基本原理是：①治疗已知的占用 RAI 较少的组织（甲状腺外或结外延伸区域，已知的不良预后指标）；②治疗未能集中和保留 RAI 的癌症（占所有分化型甲状腺癌的 20%，Hürthle 细胞肿瘤患者，以及通常钠碘转运体较少的 40 岁以上患者）；③避免一些全身毒性，尤其是在所有分化型甲状腺癌中，Hürthle 细胞肿瘤患者，以及通常钠碘转运体较少的 40 岁以上患者；④避免一些与不受控制的局部癌症相关的发病率，如食管、气管阻塞或两者兼而有之，神经血管受损，疼痛，出血，需要喉切除术，以及需要重复的外科手术。

在 T_{4b} 病变的临床环境中，完全手术切除是不太可能的，在 RAI 的基础上使用外照射似乎有助于控制肉眼疾病。对于局部复发的患者，应该考虑早期使用外照射作为治疗的一个组成部分。

纪念斯隆 - 凯特琳癌症中心的 Romesser 等[14]的一项研究表明，外照射是一种安全有效的治疗方式，在同时接受化疗的残留或不可切除的非间变性、非髓质甲状腺癌患者中，3 年局部无进展存活率为 90%。

意大利的一个研究组[13]建议，以下情况应考虑采用外照射：45 岁以上、pT_{4a} 和 pT_{4b} 病变、大体残留病或复发肿瘤不能集中 RAI 的 DTC 患者，远处转移的姑息治疗和术后可考虑外照射；MTC 远处转移缓解和术后；对于 $pT4a$ 和 $pT4b$ 病变，存在多个淋巴结转移和结外扩散。对于 ATC，外照射被推荐用于接受 R_0 或 R_1 切除（调强放疗作为新的辅助和辅助治疗）的患者、大体残留病变的患者以及远处转移的姑息性治疗。

目前美国甲状腺协会的指导方针指出[3]，DTC 患者在最初完全手术切除肿瘤后，颈部辅助外照射没有作用。使用现代技术的外照射，如调强放疗和立体定向放射治疗，被认为是不能手术切除的局部区域复发，或伴有结外延伸或软组织受累，特别是在没有远端疾病证据的患者。另一个适应证是存在上呼吸消化道疾病以及治疗局部远处的转移性疾病。

美国头颈协会[12]提供了 4 条关于外照射用于 DTC 局部区域控制的主要建议：①外照射推荐用于大体残留或不可切除的局部区域疾病的患者，但年龄超过 45 岁且渴望接受 RAI 的局限性大体疾病的患者除外；②在大体疾病完全切除后，不应常规使用外照射作为辅助治疗；③在完全切除后，可以考虑对 45 岁以上、有很高可能出现微小残留病的患者进行外照射。该协会还提供了建议剂量：肉眼疾病 70Gy，手术切缘阳性或剃须切除 66Gy，显微疾病高危区域（包括甲状腺床、气管—食管沟和Ⅵ级淋巴结）60Gy，显微疾病低风险区域（包括Ⅱ～Ⅴ级和Ⅶ级淋巴结）54Gy。推荐的分次大小为 2Gy/ 次或更少。协会还认为，在某些情况下，将外照射的剂量限制在中央颈部内的肉眼疾病和高危微观疾病区域（不包括低风险区域）是合理的。

在一项系统回顾中，Fussey 等[10]表明，现有证据表明当外照射用于 45 岁以上、局部复发风险较高的患者时，局部区域控制有所改善。然而，他们强调了长期前瞻性多中心研究的必要性。

从历史上看，甲状腺床或腺体及其引流淋巴结区域的治疗一直是一项具有挑战性的任务。治疗方式的进展包括三维适形多束治疗、调强放疗和 IMPT 治疗。随着调强放疗和 IMPT 的普及，在不增加毒性的情况下，可能更容易在辅助环境下实现剂量递增[139-141]。立体定向体部放疗已被认为是一种高靶向性的技术，它高效地（1～3 次治疗）和有效地控制了非间变性甲状腺癌（100% 肿瘤控制）的颈部淋巴结复发，且没有严重的不良事件[142]。

（五）细胞毒性化疗

虽然大多数甲状腺癌、FCDC 和髓样癌对历史上的治疗方法有反应，但直到最近，RAI 难治的转移性分化型甲状腺癌和晚期髓样癌几乎没有治疗选择。在这些晚期甲状腺癌的治疗中，系统疗法（如细胞毒性化疗）的作用是有限的。大多数药物的应答率都很低（阿霉素的应答率为 0～22%）。据报道，治疗甲状腺癌最有效的单一药物是阿霉素（阿霉素）其他[143,144]药物包括顺铂、卡铂和依托泊苷。由于坊间有报道称吉西他滨、奥沙利铂或紫杉烷的细胞毒性化疗有效，可以考

虑使用这些药物 [143, 145, 146]。

ECOG 报道了对晚期甲状腺癌使用化疗的唯一随机研究 [147]。局部晚期或转移的 FTC、PTC、MTC 和 ATC 患者符合条件。在这项研究中，患者被随机分配到阿霉素单独化疗或阿霉素联合顺铂化疗。研究人员发现，在 84 名符合条件的患者中，完全应答率为 6%，部分应答率为 15%。在 35 例晚期分化型甲状腺癌患者中，有 8 例（23%）对化疗有部分或完全反应。总体而言，与单独使用阿霉素相比，联合用药方案没有优势。然而，所有 5 名完整的应答者都在组合组中。

对于晚期 RAI 难治性 DTC 的治疗，最新的 ATA 指南 [3] 建议，细胞毒性化疗可以考虑用于转移性、快速进展性、症状性和（或）迫在眉睫的危害性疾病，否则无法通过其他方法（包括激酶抑制剂）加以控制。然而，指南并不推荐特定的细胞毒性方案，而是在临床试验中倾向于给药。

（六）晚期甲状腺癌的靶向治疗

晚期甲状腺癌最有希望的靶向治疗是激酶抑制剂。激酶抑制剂是一种口服疗法，可以抑制各种改变的细胞内代谢途径。在临床试验中，这些疗法在分化型和髓质型甲状腺癌中诱导显著消退，但总体存活率没有改善（表 44-5）。两种激酶抑制剂——索拉非尼和 lenvatinib 已被美国 FDA 批准用于晚期 RAI 难治性 DTC。索拉非尼于 2013 年获得批准，其基础是一项多中心、双盲、安慰剂对照的Ⅲ期试验（Decision 试验）的结果，该试验针对治疗局部晚期或转移性 RAI 难治性甲状腺癌的初治患者，有证据表明在过去 14 个月中结构性疾病进展。在这些患者中，这种疗法将无进展生存率延长了 41%，并导致中位无进展生存期为 10.8 个月，而安慰剂组为 5.8 个月。中位无进展生存的改善具有统计学意义（HR 0.59，95%CI 0.45～0.76；$P < 0.0001$）。尽管大多数患者肿瘤有一定程度的消退，但索拉非尼组只有 12.2% 的患

表 44-5 激酶抑制药治疗晚期甲状腺癌

FDA 批准的药物和剂量	肿瘤类型	靶点	总体应答率	无进展生存期（个月）	最常见的不良事件（%）
索拉非尼 400mg，2 次 / 天 [148]	RAIR-DTC	• VEGFR1～3 • RET（包括 RET/PTC） • RAF（包括 BRAF V600E） • PDGFR β	• 索拉非尼 12.2% • 安慰剂 0.5%	• 索拉非尼 10.8 • 安慰剂 5.8	手足皮肤反应（76%）、腹泻（69%）、脱发（67%）、皮疹或脱皮（50%）
乐伐替尼 24mg/d [150]	RAIR-DTC	• VEGFR1～3 • FGFR1～4 • PDGFR α • RET • KIT	• 乐伐替尼 64.8%（主要是部分缓解，有 4 例完全缓解） • 安慰剂 1.5%	• 乐伐替尼 18.3 • 安慰剂 3.6	高血压（68%）、腹泻（59%）、疲劳或乏力（59%）、食欲减退（50%）、体重减轻（46.4%）和恶心（41%）
凡德他尼 300mg/d [151]	MTC	• RET • VEFGR2、3 • EGFR	• 凡德他尼 45% • 安慰剂 13%	• 凡德他尼 30.5 • 安慰剂 19.3	• 腹泻（56%）、皮疹（45%）、恶心（33%）、高血压（32%）和头痛（26%） • 黑框警告：QT 间期延长、尖端扭转和猝死
卡博替尼 140mg/d [152]	MTC	• RET • VEGFR2 • cMET	• 卡博替尼 28% • 安慰剂 0%	• 卡博替尼 11.2 • 安慰剂 4	• 腹泻（63%）、掌底红肿感觉（50%）、体重和食欲减退（48%）、恶心（43%）和疲劳（41%） • 黑框警告：穿孔、瘘管和出血
达拉非尼 150mg，2 次 / 天 联合曲美替尼 2mg，1 次 / 天 [155]	ATC	• 达普拉非尼选择性 BRAF 抑制药 • 曲美替尼选择性 MEK 抑制药	• 达普拉非尼联合曲美替尼 69%（11/16） • 无安慰剂 • 开放标签试验	未达到中位无进展生存期	疲劳（38%）、发热（37%）和恶心（35%）

ATC. 间变性甲状腺癌；BRAF.v-Raf 小鼠肉瘤病毒癌基因同源物 B；MTC. 甲状腺髓样癌；RAIR-DTC. 放射性碘难治性分化甲状腺癌；RET. 转染过程中重排

者有客观反应（全部为部分反应）[148, 149]。

Lenvatinib 于 2015 年 2 月被 FDA 批准用于治疗对 RAI 无效的转移性和进展性 DTC，这是基于一项随机、安慰剂对照的Ⅲ期临床试验（SELECT 试验）的结果。患者接受 RAI，有结构性疾病进展的证据，并被允许接受先前的靶向治疗（与 Decision 试验不同）。接受 lenvatinib 治疗的患者的无进展生存期为 18.3 个月，而接受安慰剂治疗的患者为 3.6 个月（HR 0.21，99%CI 0.14～0.31，P＜0.001）。使用 lenvatinib 治疗的患者有效率为 64.8%，与部分反应基本一致[150]。

Vandetanib 和 Cabozantinib 是 FDA 分别于 2011 年和 2012 年批准用于进展性和转移性 MTC 的两种激酶抑制剂。与安慰剂相比，这两种疗法都与改善平均无进展生存和缩小肿瘤大小有关。Vandetanib 在一项针对 MTC 患者（遗传性和非遗传性）的多中心随机对照Ⅲ期试验（ZETA 试验）的基础上获得批准。Vandetanib 组的无进展生存期为 30.5 个月，而安慰剂组为 19.3 个月。Vandetanib 组的总有效率为 45%，而安慰剂组为 13%[151]。

Cabozantinib 是根据一项多中心、随机对照的Ⅲ期试验（EXAM 试验）的结果获得批准[152]。患者必须在进入研究前 14 个月内通过 RECIST 证明病情进展，与其他激酶抑制剂试验不同的是，不允许交叉（从安慰剂组到 Cabozantinib 组）。与安慰剂组（4 个月）相比，Cabozantinib 组的中位无进展生存期（11.2 个月）明显延长，Cabozantinib 组的部分缓解率为 28%，而安慰剂组为 0。

在梅奥医学中心，两项多中心Ⅱ期研究描述了帕佐帕尼治疗 FDTC[153] 和最近的 MTC[154] 的初步经验。在转移性、急进性和放射性碘不耐受的 FDTC 患者中，帕佐帕尼诱导了约 49% 的部分反应（靶病灶最长直径总和减少 30%），估计有 66% 的反应持续时间超过 1 年。在进展性和转移性甲状腺髓样癌患者中也观察到了有希望的结果，在中位无进展生存期为 9.4 个月的患者中，帕佐帕尼诱导了 14.3% 的部分反应。

最近的一次是在 2018 年 5 月 4 日，FDA 批准了达普拉非尼 / 曲美替尼联合治疗 BRAF V600E 突变的不可切除或转移性 ATC。达普拉非尼是 BRAF 抑制剂，曲美替尼是 MEK 抑制剂。这一批准来自一项针对携带 BRAF V600E 突变的罕见癌症患者的开放标签试验中的 ATC 患者子集。在 23 名可评估疗效的患者中，57% 的患者部分缓解，4% 的患者完全缓解。在之前公布的结果中，确认的总应答率为 69%（16 例中有 11 例；95%CI 为 41%～89%），并有 7 例正在进行的应答[155]。

这些激酶抑制剂最常见的不良反应是疲劳、手足皮肤反应、胃肠道和腹痛以及高血压。据估计，激酶抑制剂导致约 1.5% 的患者死亡[156]。同样需要考虑的重要一点是，即使存在 RAI 难治性疾病，晚期甲状腺癌也不总是进展到出现症状或导致生活质量下降[157]。因此，向那些益处可能大于潜在危害的患者提供这些治疗非常重要。一个潜在的亚群，在这里可能是正确的，是患有 RAI 难治、以前接受过放射治疗的疾病的患者，以及有进行性或威胁性症状的非手术、非外照射候选患者。

十一、甲状腺淋巴瘤与间变性甲状腺癌

甲状腺淋巴瘤和 ATC 都是罕见的原发性甲状腺肿瘤，其治疗方式与分化良好的 FCDC 和 MTC 不同。因此，这两种肿瘤及其治疗计划是分开考虑的。

（一）原发性甲状腺淋巴瘤

有关淋巴瘤的全面和深入回顾，请参阅第 88 章和第 89 章霍奇金淋巴瘤和非霍奇金淋巴瘤。

甲状腺淋巴瘤的典型表现是颈部肿块迅速增大，导致压迫症状，常见于桥本甲状腺炎。最近的一项 Mayo 临床研究表明，甲状腺淋巴瘤的 X 线表现通常是一个大的、单侧的、低回声的甲状腺肿块，血管增多，并延伸到邻近的软组织。与细针穿刺相比，核心活检诊断的敏感性更高（93% vs. 71%）[158]。

大多数甲状腺淋巴瘤是 DLBCL，但有相当数量的淋巴瘤被称为黏膜相关淋巴组织淋巴瘤或含有 DLBCL 和黏膜相关淋巴组织成分的混合瘤。很少有其他类型的淋巴瘤，包括滤泡性淋巴瘤和霍奇金淋巴瘤的报道[159, 160]。甲状腺淋巴瘤通常表现为肿块迅速增大，有时伴有呼吸道和食管症状。这些淋巴瘤通常发生在中老年妇女，通常与慢性甲状腺炎有关[159, 160]。MALT 淋巴瘤有更缓慢的自然病史，而 DLBCL 往往更具侵袭性。

一般情况下，早期惰性低度淋巴瘤（包括黏膜相关淋巴组织淋巴瘤）单独接受外照射治疗，剂量为 24Gy，分 12 次到达受累区域。Ⅲ～Ⅳ期疾病（惰性滤泡性淋巴瘤，边缘区淋巴瘤）也只接受放射治疗，受累区域 12 次 24Gy[161-164]。在治疗意图是姑息性的情况下，4Gy 2 次可能就足够了[163]。对于早期（Ⅰ、Ⅱ）弥散、侵袭性的（大 B 细胞）淋巴瘤，治疗通常是 8 个周期的利妥昔单抗、环磷酰胺、盐酸阿霉素、硫酸长春新碱和前列环磷酰胺。据报道，在这种情况下，在化疗的同时加用外照射，与单独化疗相比，可以改善无病或无进展生存和总生存[162, 164-168]。

在累及甲状腺的Ⅲ～Ⅳ期 DLBCL 中，一般仅采用 R-CHOP 治疗。在联合化疗中加入单克隆抗体，特别是

利妥昔单抗，进一步改善了 DLBCL 的预后[169, 170]。一种其他免疫学和放射性标记药物正在评估中。

（二）间变性甲状腺癌

ATC 的治疗令人沮丧，因为这种疾病进展迅速，病死率很高。大多数患者都是六七十岁的女性，通常在短时间内肿块迅速扩大。声音嘶哑、呼吸困难、吞咽困难和疼痛的症状在这种类型的甲状腺恶性肿瘤中很常见。持续性或反复发作的局部疾病往往是死亡的原因。近一半的患者在就诊时存在远处转移。

外科手术的最佳作用还没有很好地定义。手术最初可能会在一些患者身上进行，但这可能反映了对患者群体的选择。安德森癌症中心报告，更广泛的手术本身并不能提供生存优势[103]。总体而言，大多数患者存在不可切除或转移的疾病，在这些情况下的初始手术主要是为了诊断目的。然而，在大多数报告中，唯一的长期幸存者是接受手术切除的患者[70, 171-174]。由于这个原因，手术应该被强烈地认为是治疗的一个组成部分。手术是在外照射和（或）化疗之前或之后进行的[103, 175]。与 EBRT 和化疗相关的手术顺序可能主要反映了患者向治疗医师介绍时的疾病程度[176]。

体外放射治疗已被用于这些晚期肿瘤的治疗，但由于单纯外照射的高转移率和高局部失败率，有必要在外照射的基础上进行化疗的研究[177]。多项研究调查了多模式治疗的使用[104, 174, 175, 178, 179]。由于这些恶性肿瘤的快速增殖率，已对超分次外照射的使用进行了检查[174, 175, 179, 180]。不同的治疗方法已被报道，但大多数研究使用以阿霉素为基础的[147, 174, 179, 181]。

在探讨 ATC 时，我们认为有两个最重要的问题：①在保护气道、食管和神经血管结构的情况下根除颈部局部疾病；②控制转移性疾病，转移性疾病几乎总是导致 ATC 患者的死亡。因此，局部治疗和系统治疗相结合的策略可能为 ATC 的治疗提供最大的希望。

虽然在 ATC 接受联合模式治疗后长期存活（>1 年）的情况非常罕见，以至于引发了单个病例的报道，但随后的一系列报道支持联合模式治疗的益处[182]。Swaak-Kragten 等[183] 对 30 名 ATC 患者进行了一项研究，这些患者接受了手术、外照射和阿霉素单药化疗与外照射同时进行的辅助治疗，并在外照射完成后继续进行；他们报告，1 年存活率从 9%（历史对照）提高到 23%（新的患者队列），这是令人鼓舞的。Haigh 等[184] 报道，在接受完全手术切除、辅助性外照射和化疗的 8 名患者中，2 年生存率为 75%。Tan 等[185] 报道了 5 例接受完全切除的患者，估计 5 年生存率为 60%。4 例患者接受了术后外照射，3 例患者接受了外照射后以阿霉素为基

础的化疗。Pudney 等[186] 报道了 5 例ⅣB 期 ATC 患者接受外照射联合阿霉素或诱导多西紫杉醇、阿霉素和环磷酰胺治疗的中位总生存期为 13 个月。3 名患者发生局部疾病进展，1 名患者发生远处转移。Higashiyama 等[187] 报道了 9 名接受紫杉醇诱导治疗的ⅣB 期 ATC 患者的 12 个月存活率为 44%。这一存活率与没有接受紫杉醇诱导治疗的 50 名患者的历史对照组相比是有利的；他们的 12 个月存活率仅为 5.9%。梅奥医学中心连续 10 名ⅣA 期和ⅣB 期 ATC 患者接受了积极的综合治疗（如果可行，尽早开始多西紫杉醇和阿霉素，并在可耐受的情况下同时接受外照射和辅助化疗），他们的中位总生存期出人意料地长达 60 个月，而在类似的病史组中，中位总生存期为 5~6 个月[178]。目前的一项研究正在评估这种积极的联合治疗，即在随机的 Ⅱ 阶段对这种积极的联合治疗进行评估，同时进行外照射，然后在耐受的情况下进行辅助化疗[188]。

最佳外照射分次方案尚未确定。在接受中等剂量（57.6Gy）略微加速放射治疗的患者中，70% 的患者因为咽部食管炎和气管炎需要中断治疗 1 周，每天 2 次，每周 3 天，再加上每周同时进行的阿霉素治疗[179]。即使没有同步化疗，中等剂量（60.8Gy）的加速分割也可能毒性太大，中位总生存期仅为 10 周[189]。低剂量（40Gy）超分次加速放疗联合序贯化疗（阿霉素）和同步化疗（阿霉素）似乎耐受性良好，1 年和 3 年总生存率分别为 50% 和 35%[181]。未同步化疗的中剂量（60Gy）加速超分次放疗耐受性良好，中位总生存期为 13.6 个月，1 年总生存率为 66.7%，5 年总生存率为 0[190]。然而，其他人报道，在非转移性疾病患者中，超分次加速放射治疗至中位剂量 57Gy 的 1 年存活率不到 10%[191]。在一项积极的临床试验中，调强放疗采用常规的每日分次，总剂量为 66Gy，共 33 次，每周 5 天，每周 2Gy，为期 6.5 周[188]。

在美国 NCI 的 SEER 数据库的一份报告中，预测特定原因死亡率较低的唯一因素是年龄小于 60 岁，甲状腺内肿瘤，以及手术和外照射的联合使用[192]。然而，1 年后的总死因死亡率为 80.7%。

最近完成了梅奥医学中心经验的扩展[104]。主要结果是，后一组的中位总生存期和 1 年生存率分别为 9 个月（95%CI 4~22 个月）和 42%，而前一组分别为 3 个月和 10%。合并多模式治疗组和姑息意向组的中位总生存期分别为 21 个月和 3.9 个月（HR 0.32；P=0.0006）。在后一组中，仅ⅣB 期患者的中位总生存期分别为 22.4 个月和 4 个月（HR 0.12；95%CI 0.03~0.44；P=0.0001），1 年存活率分别为 68% 和 0（多模式治疗和姑息意向）。在Ⅳ C 期癌症患者中，总生存期没有因

治疗而异。总体而言，这些数据表明，在Ⅳ A/B 期疾病患者中，多模式治疗似乎传达了更长的 ATC 生存期。

综合治疗，包括手术、外照射和化疗，是合适的，并为长期生存提供了最好的机会，但需要找到更积极的全身药物来显著提高生存率。

十二、辐照技术与耐受性

（一）外照射治疗量和剂量

甲状腺床或腺体和区域淋巴结的治疗具有挑战性，因为这一解剖区域的身体轮廓，疾病可能蔓延到上纵隔；中央、外侧颈部和纵隔的淋巴结受累；肺、脊髓、食管、喉、咽缩肌和臂丛的近距离。从历史上看，有几种方法被报道用于最初的扩展场，包括单一的前电子场[126]，为纵隔的前场和后补充场以及侧场[132]。

为了在辅助环境下进行最佳治疗，或对局部晚期或复发的疾病进行治疗，临床靶区应包括甲状腺床（包括肉眼疾病，如果有的话），中央和侧颈的淋巴结（通常为双侧Ⅱ～Ⅵ级，当涉及Ⅱ级或肿大的腺病时，考虑增加Ⅶ级）以及上纵隔。在姑息治疗时，考虑仅治疗大体肿瘤体积加切缘是合理的。治疗计划应以图像为基础（CT 模拟），结合 CT、[18]F-FDG 融合 PET/CT 和 MRI。

在梅奥医学中心，我们选择了调强 VMAT 来治疗这些患者，这使得我们可以快速地给予更适形的高剂量（60～70Gy），改善甲状腺床或肉眼疾病和高危区域（淋巴结和气管 – 食管沟）的均匀性，同时降低对正常危险器官的剂量，包括唾液腺、会厌、假声带、真声带和喉咙。与传统的二维和三维治疗计划相比，调强放疗和 VMAT 的使用使得对这个病变部位的治疗更加细致（图 44-6）。调强放疗提高了计划肿瘤体积的最小和平均剂量，并显著减少了对脊髓的剂量[140, 141, 193, 194]。对于甲状

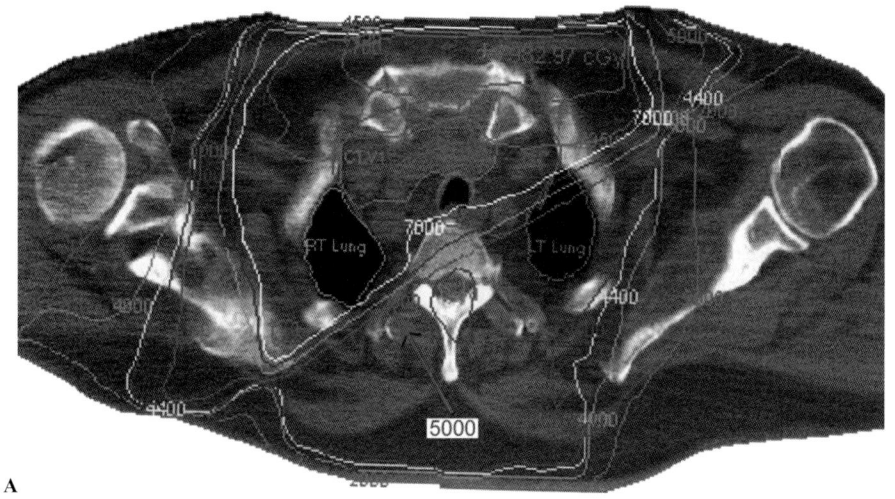

◀ **图 44-6 调强放疗和容积旋转放疗**（此图彩色版本见书末）

A. 局部复发和进展性乳头状甲状腺癌患者（被认为不可切除）的三维治疗计划等剂量曲线。治疗采用前后野，然后用向左颈部倾斜野，总剂量为 70Gy。B. 对 1 例复发的 Hürthle 细胞癌患者实施调强放疗治疗计划。治疗采用 9 个调强放疗野，60Gy 照射到中央下颈，54Gy 照射到外侧、上颈和纵隔

A

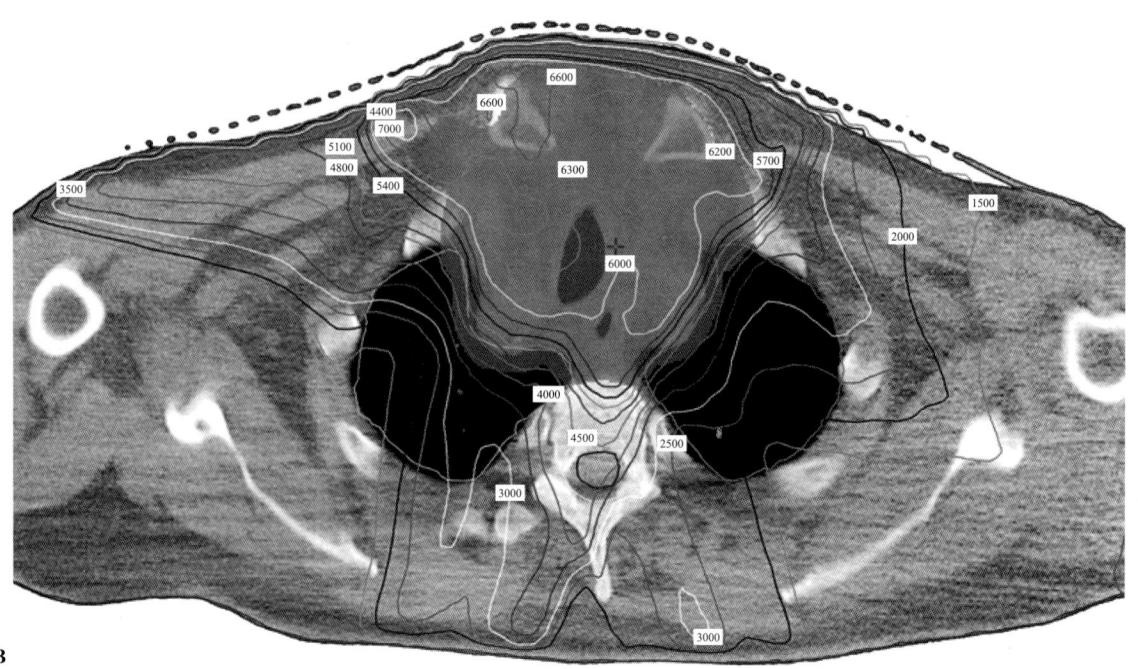

B

腺肿瘤床和局部区域结节部位的治疗是如此。

显微残留病的术后照射剂量以 60Gy 为宜，6 周为宜。然而，一些中心建议在 3～3.5 周内给予 40Gy 就足够了[123]。对于已知的肉眼残留病，剂量增加到 66～70Gy 是合理的。

来自英国的一项回顾性研究表明，对于接受治疗性治疗的患者，在 50Gy 以上可能存在剂量 – 反应效应[122]。在不增加发病率的情况下，使用更高剂量的 IMRT、VMAT 和 IMPT 可能是可行的。虽然没有确凿的证据表明辐射剂量和局部控制率之间存在剂量 – 反应关系，但也有一些迹象表明，较高的剂量与较低的局部复发率相关[132, 195]。

（二）治疗耐受性

随着调强放疗、VMAT 和 IMPT 的可用性增加，在不增加毒性的同时降低佐剂设置的毒性的情况下，在初始环境中可能更容易实现剂量递增[139-141]。然而，理想的计划目标体积和剂量仍然没有得到充分的表征。早期的调强放疗经验似乎表明，将剂量增加到可能受累的亚临床部位（甲状腺床外的结节部位到 54Gy）、边缘阴性的甲状腺床（60～63Gy）、边缘阳性区域（66Gy）和肉眼疾病（70Gy）在技术上是可行的，而不会增加毒性[140, 141]。次治疗每天 1 次，每周 5 天，1.8～2.0Gy/ 次。急性辐射反应包括皮炎、喉炎、咽炎、气管炎和食管炎。晚期后遗症并不常见，但可能包括喉水肿、软骨坏死、食管狭窄、脊髓炎、臂丛病变和肺纤维化。

十三、治疗流程、结论和未来的可能性

治疗流程

对于潜在的恶性甲状腺肿块，最初的方法是进行 FNA 活检。这项技术可以识别确诊为癌症或高度怀疑为恶性肿瘤的患者。在最初的手术中（即开放活检、甲状腺叶切除术和近全或全甲状腺切除术），外科医生可以评估肿瘤大小，确定是否有大体局部浸润或区域淋巴结转移，并确定术后状态（即有无大体残留病）。外科病理学家可以识别肿瘤的分化程度（即组织学分级）；肿瘤的组织学类型；如果需要，还可以识别 DNA 倍体。

通常情况下，除非原发肿瘤直径≤1cm，否则 DTC 要进行近全或全甲状腺切除术。如果肿瘤大小>1cm 和<4cm，无甲状腺外延伸且无任何淋巴结转移的临床证据（cN₀），则可考虑在 DTC 行肺叶切除术。甲状旁腺癌的治疗方法是全甲状腺切除术。如果可以切除 R₀ 或 R₁，ATC 可以通过全甲状腺切除术治疗，而淋巴瘤可能只需要切开活检来证实诊断；然而，如果 ATC 可

以实现 R₀ 或 R₁ 切除，则应该继续手术。术后，所有接受超过一次肺叶切除术的患者都需要甲状腺激素治疗，但只有 DTC 患者应该接受促甲状腺激素抑制剂量的甲状腺素治疗。

了解患者的年龄、细胞类型、pTNM 分期和术后状态可以将患者分为危险组，这可能会影响后续术后辅助治疗的选择。对不同肿瘤组织的患者的治疗在下面的段落中概述，并在伴随的治疗流程中总结为 4 个步骤（表 44-6）。

表 44-6 治疗流程

第一步：初步颈部探查 / 甲状腺切除术
- FCDC：通常是近全或全甲状腺切除术；对于低风险的患者行甲状腺叶切除术，对于极低风险的 PTC 考虑 "积极监测"
- MTC：甲状腺全切除术
- ATC：当 FNA 未确诊时，切开活检；对于局限性疾病，行全甲状腺切除术；以 R₀ 或 R₁ 切除为目标，避免去瘤
- 淋巴瘤：FNA 或开放活检
- 淋巴结：切除 FCDC 和 MTC 的中央间隙淋巴结；累及外侧淋巴结的改良根治性颈淋巴清扫术

第二步：甲状腺激素治疗
- MTC、ATC、淋巴瘤的替代剂量
- 除微癌外对 FCDC 的 TSH 抑制剂量

第三步：按风险组分类进行结果预测
- 根据年龄、分期、组织类型和癌症类型特定的评分系统（例如，AMES、MACIS）进行测量

第四步：RAI 治疗、外照射、化疗或联合靶向治疗的患者选择
- FCDC：RAI 治疗适用于远处扩散、不可切除或残留的颈部肿瘤，可能是 PTC 的侵袭性疾病，以及大多数 FTC 或 Hürthle 细胞癌病例；外照射适用于对 RAI 治疗无效的局部或转移肿瘤；靶向治疗适用于有症状或进展迅速的 RAIR-DTC；在分化型 FCDC 中化疗几乎没有作用
- MTC：考虑进行外照射的残留或复发的颈部疾病；对有症状或进展迅速的晚期 MTC 进行靶向治疗；仅考虑姑息化疗
- ATC：活检或甲状腺切除术后外照射和同步化疗；靶向治疗
- 淋巴瘤：CHOP 化疗加外照射

AMES. 年龄、转移、范围和大小；ATC. 未分化甲状腺癌；CHOP. 环磷酰胺、羟基柔红霉素、长春新碱、泼尼松；FNA. 细针吸取；FCDC. 滤泡细胞来源的癌；FTC. 滤泡性甲状腺癌；MACIS. 转移、年龄、切除的完全性、侵袭和大小；MTC. 甲状腺髓样癌；PTC. 乳头状甲状腺癌；RAI. 放射性碘；RAIR-DTC. 放射性碘难治型分化型甲状腺癌；TSH. 促甲状腺激素

1. **甲状腺乳头状癌、滤泡性甲状腺癌和 Hürthle 细胞癌** FCDC 患者在确诊时有远处转移（如肺、骨），术后 6～8 周接受 RAI 扫描，并接受 ¹³¹I 治疗；剂量取决于转移的程度和 RAI 的亲和力。血清甲状腺球蛋白水平是在 RAI 治疗前获得的；它们受到密切监测，以衡量肿瘤控制方面的进展。

不能切除或切除但大体残留的 FCDC 的患者，通常有机会进行全身扫描和可能的 RAI 治疗。如果全身扫描显示治疗后没有明显的摄取，可以考虑进行外照射疗程。

45 岁或以上患有局部侵袭性疾病的患者通常接受 RAI 治疗。一些权威机构考虑增加外照射，特别是如果血清甲状腺球蛋白水平继续升高，尽管 RAI 明显得到了充分的治疗。

残留消融术在甲状腺内或结节阳性 PTC 患者中的作用仍然存在争议，尽管目前在低危 DTC 中并不常规推荐。使用年龄、AMES 或 MACIS 预后分类可能允许更有选择性地使用 RAI。一般来说，大多数患有 FTC 或 Hürthle 细胞癌的患者都会接受术后全身扫描，并被认为是 RRA 的候选患者。这可能是一个过度侵袭性的位置，因为单独手术后微创 FTC 的预后很好，而 Hürthle 细胞癌通常不会热衷于摄取 RAI。

2. 甲状腺髓样癌　由于 MTC 可能是双侧和多中心的，而且结节转移在临床上很常见，大多数权威人士建议最初的手术方式是全甲状腺切除、中央间隙淋巴结切除，如果侧颈涉及疾病，可能还会进行改良的根治性颈淋巴清扫术。在这种情况下，促甲状腺激素抑制或 RAI 治疗没有作用。颈部或纵隔复发的疾病通常通过重复手术探查来治疗。如果疾病变得无法切除，外照射可能会起到局部控制的作用，而且它可以有效地用于骨转移瘤的治疗，特别是当脊椎沉积威胁到脊髓的时候。联合化疗已经用于 Ⅳ 期 MTC，皮下奥曲肽治疗也是如此。这些治疗并未显示能改善播散性、症状性 MTC 的特异性生存率。多激酶抑制剂口服靶向治疗现在已被 FDA 批准用于进展性和转移性 MTC。选择性 RET 抑制剂正在进行临床试验（NCT03037385、NCT03157128）。

3. 间变性甲状腺癌　通常只有 ATC 诊断需要细针穿刺；当非诊断性诊断时，进行开放活检。如果可以在没有明显并发症的情况下实现广泛的初始切除，则应该考虑广泛的初始切除，目标是 R_0 或 R_1 切除。应避免整形手术。大多数 ATC 患者在术后接受外照射，许多患者在外照射期间可以选择同时化疗。对于需要积极的多模式治疗的患者，不能切除的 ⅣB 疾病应该通过外照射加化疗来治疗，以努力提高总体存活率。目前尚无公认的有效化疗方案可供 ATC 患者使用。最近，FDA 根据有限的数据批准了一种联合口服靶向疗法用于 ATC（达普拉非尼加曲美替尼）。

4. 原发性甲状腺淋巴瘤　与 ATC 的前景相比，在治疗原发性甲状腺淋巴瘤方面表现出更大的乐观。本病的诊断已从甲状腺次全切除术逐渐转变为开放活检和 FNA 活检。认识到这种疾病可能是全身性的，最初导致人们接受外照射对受累甲状腺和区域结节的作用。更确凿的数据表明，在这种疾病的治疗中使用了综合疗法，通常是将 R-CHOP 化疗与外照射相结合。

第 45 章　未知的头颈部原发肿瘤
Unknown Head and Neck Primary Site

William M. Mendenhall　Anthony A. Mancuso　Peter T. Dziegielewski　著

张　薇　译

要　点

1. **发生率**　头颈部不明原发肿瘤（carcinoma of an unknown primary tumor，CUP）指的是没有物理或放射学可识别的原发肿瘤部位的颈部淋巴结转移患者。大约 3% 的头颈部鳞状细胞癌患者有杯状突起。

2. **生物学特性**　生物学特征与已知原发部位的头颈部黏膜鳞状细胞癌相似。大多数杯状突起被认为来自扁桃体窝或舌根，行为相似。

3. **分期**　评估开始于病史和全面的头颈部体检，包括对扁桃体和舌根的触诊。紧随其后的是直接柔性喉镜检查。接下来应该安排影像检查，包括颈部和胸部的 CT 和 PET）CT 和诊断颈部 CT 的对比检查。PET/CT 的一个问题是在口咽部有 30% 的假阳性率，口咽部是最有可能发生原发肿瘤的部位。成像后，需要到手术室进行内镜检查、扁桃体切除术、舌根活检或舌扁桃体切除术。直接鼻咽和下咽活组织检查通常是不必要的，除非这些部位有癌症的嫌疑[1]。

4. **主要治疗方法和结果**　治疗理念要么以手术为基础，要么以放射治疗为基础。基于手术的方法包括内镜检查、可疑部位的直接活检、腭扁桃体切除术、舌扁桃体切除术以及颈部清扫术。然后是放疗或放化疗[2]。基于放疗的治疗包括治疗受影响的颈部，无论是否选择性治疗对侧颈部，以及口咽加或减鼻咽部的广野放疗[3]。由于舌根极有可能存在原发肿瘤部位，并有淋巴引流至颈部两侧，因此通常会对颈部两侧进行放射治疗。

5. **辅助治疗**　同期顺铂化疗用于 N_2 和 N_3 颈部疾病，以及初始颈淋巴清扫术后切缘和阳性切缘或包膜外延伸。

6. **局部晚期疾病**　放疗在口咽部、鼻咽部和颈部两侧进行，同时进行化疗，然后评估颈部清扫术。

7. **姑息**　受累颈部采用中剂量放疗（30Gy/10 次或 20Gy/2 次，间隔 1 周）。

在 25%～50% 的鳞状细胞癌转移到颈部淋巴结的患者中，即使经过广泛的评估，也找不到原发病灶。与Ⅳ级淋巴结转移或锁骨上窝淋巴结转移患者相比，上颈淋巴结转移患者积极治疗预后较好[4]。后一组更有可能有位于锁骨下方的原发性病变，治愈的可能性微乎其微。大多数患者要么患有鳞状细胞癌，要么患有低分化癌。腺癌患者几乎总是在锁骨以下有原发病灶；然而，如果淋巴结位于颈部上部，则不能排除唾液腺、甲状腺或甲状旁腺原发肿瘤。

本章介绍上颈或中颈鳞状细胞癌或低分化癌患者的治疗。鳞状细胞癌出现在腮腺区域淋巴结，几乎总是从皮肤原发部位转移，不会被处理[5]。

一、诊断性评价

对口咽部和鼻咽部进行全面的头颈部检查。尽管患者感到不适和呕吐，但应该用戴手套的手指触摸扁桃体和舌根。口咽部可以喷洒利多卡因，以帮助患者耐受检查。柔性喉镜将提供鼻咽和喉 / 下咽的可视化。

应在超声引导下对淋巴结进行细针穿刺活检；应抽取多个样本进行细胞学、p16/HPV 检测和 EB 病毒检测[6-13]。EB 病毒检测有助于在鼻咽部原发肿瘤的地理位置发现鼻咽部原发肿瘤[11]。美国大多数隐匿性原发癌均起源于口咽部[13]。

下一步是成像，应该包括颈部和胸部的 CT 增强扫

描或 PET/CT 颈部增强扫描。[14, 15] 建议的诊断流程如框
45–1 [16] 所示。

框 45–1　诊断流程

一般
- 病史
- 体格检查
- 仔细检查颈部和锁骨上区域
- 口腔、咽部和喉部检查（柔性内镜间接喉镜检查）

放射学检查
- 胸部 X 线片
- 头部和颈部的计算机断层扫描或磁共振成像扫描（特别注意鼻咽部、咽部和喉部）

实验室检查
- 完整的血细胞计数
- 血化学图谱

直接内镜检查和直接活检
- 鼻咽、两侧扁桃体、舌根、两侧梨状隐窝以及任何可疑或异常的黏膜区域。同侧扁桃体切除术
- 颈部淋巴结的细针抽吸或芯针活检

引自 Mendenhall WM, Parsons JT, Mancuso AA, et al. Head and neck: management of the neck. In: Perez CA, Brady LW, eds. *Principles and Practice of Radiation Oncology*, 3d ed. Philadelphia: JB Lippincott; 1998: 1135–1156（Table 44.20, p 1152）.

如果影像上不能确定原发部位，患者将被带到手术室进行内镜检查和直接活组织检查。所有必要的成像应在进入手术室之前完成，以避免 PET 或 CT 的假阳性结果。正确的成像可以使外科医生获得上呼吸道黏膜的最佳可视化，并对任何可疑区域进行活检。腭扁桃体切除术和舌扁桃体切除术可以通过 TORS、TLM 或经口腔内镜辅助黏膜切除术同时进行 [2, 17]。必须处理两个扁桃体，因为大约 5% 的患者将患有对侧同步扁桃体癌 [18, 19]。

两项 Meta 分析显示，PET/CT 在确定杯状物原发部位的敏感性和特异性分别为 88%～97% 和 68%～75% [20, 21]。在大约 25% 的病例中，FDG PET 是检测原发部位的唯一手段 [21]。佛罗里达大学的一系列研究中肯定是这种情况（表 45–1）[13]。

历史上，在佛罗里达大学系列的 236 名患者中，有 126 名（53%）发现了原发头颈部癌（表 45–2 和表 45–3）[13]。最常见的原发部位是扁桃体窝（59 名患者，45%）和舌根（58 名患者，44%）[13]。其他部位发现癌症的可能性降低的原因可能是通过光纤内镜检查和放射评估发现的 [10, 22, 23]。相比之下，仍然很难辨别出小的原发癌。

使用 TORS、TLM 或内镜手术有许多优点。使用的摄像机提供扁桃体、舌扁桃体沟和舌根的近距离高倍率视图。在同一疗程中，肿瘤可以被识别，并有可能被切除。最近对头颈部不明原发肿瘤的 TORS 系统评价显

表 45–1　FDG PET 或 FDG PET/CT 对原发部位的检测

患者组	FDG PET 阴性 [a]	FDG PET 阳性 [a]
体检阴性 / 放射学检查阴性	3/4	无
体检可疑、不确定阳性或 X 线检查（CT 或 MR）可疑、不确定阳性	8/12	3/5
总计	11/16（68.8%）	3/5（60%）

a. 检测到的原发部位数量 / 患者数量
FDG PET. 氟脱氧葡萄糖正电子发射断层扫描［引自 Cianchetti M, Mancuso AA, Amdur R, et al. Diagnostic evaluation of squamous cell carcinoma metastatic to cervical lymph nodes from an unknown head and neck primary site. *Laryngoscope*. 2009; 119（12）: 2348–2354.］

表 45–2　原发部位与患者组的检测

患者组	活检证实的原发位点 / 患者例数（%）
体检阴性 / 放射学检查阴性	21/72（29.2%）
体检阴性 /X 线检查（CT 或 MR）可疑、不确定阳性	51/82（62.2%）
体检可疑、不确定阳性 / 放射学检查阴性	15/25（60.0%）
体检可疑、不确定阳性或 X 线检查（CT 或 MR）可疑、不确定阳性	39/57（68.4%）
总计	126/236（53.4%）

引自 Cianchetti M, Mancuso AA, Amdur R, et al. Diagnostic evaluation of squamous cell carcinoma metastatic to cervical lymph nodes from an unknown head and neck primary site. *Laryngoscope*. 2009; 119（12）: 2348–2354.

示，72%～90% 的未知原发病灶可以用这种方法识别。Graboyes 等 [24] 发现 89% 的原发病灶可以用 TLM 识别。PET/CT 结合 TLM 方法已被证明能在 93% 的患者中发现头颈部不明原发肿瘤，其中一半的原发性癌症发现在同侧扁桃体 [25]。确定原发灶的最大优势是当病变位于舌根时。使用 TORS、TLM 或内镜辅助的舌扁桃体切除术可以在 50%～75% 的病例中确定原发性癌症 [17, 26]。

随着口咽部手术途径的改进，头颈部不明原发肿瘤很可能可以确定其主要部位。建议患者接受完整的放射学和外科（TORS、TLM 或内镜辅助）检查 [3]。

二、初步治疗和结果

确定原发肿瘤部位

在流行区以外，原发部位在鼻咽或下咽的可能性很低 [27–29]。在口咽部发现的大多数癌症（约 75%）将是

表 45-3　扁桃体切除术原发部位的检测

患者组	经病理证实位于扁桃体窝的患者数量 / 接受扁桃体切除术的患者数量
体检阴性 / 放射学检查阴性 [a]	9/22（41.1%）
体检可疑、不确定阳性和（或）X 线检查（CT 或 MR）可疑、不确定阳性 [a]	26/57（45.6%）
总计	35/79（44.3%）

a. 放射学评估 = 使用或不使用 FDG SPECT 或 FDG PET 或 FDG PET/CT 的 CT 或 MRI［引自 Cianchetti M, Mancuso AA, Amdur R, et al. Diagnostic evaluation of squamous cell carcinoma metastatic to cervical lymph nodes from an unknown head and neck primary site. *Laryngoscope*. 2009; 119（12）: 2348-2354.］

p16/HPV 阳性，其表现与已知的扁桃体和舌根癌相似；因此，治疗策略相似 [30]。

确定主要站点非常重要，原因有几个。首先，它可以完全切除病变，这可以避免放疗的需要，或者它可以允许较低的辅助剂量的放疗 [2]。其次，它可以避免对整个口咽进行大剂量放疗的需要，这会导致 50% 的患者出现 3 级吞咽困难 [31]。通过确定原发部位，潜在较低剂量的放疗视野可能会缩小，从而降低长期发病率。扁桃体癌患者可能需要治疗同侧颈部，这将显著降低急性和长期不良反应。最后，确定原发部位可能会使治愈的可能性略有提高 [32, 33]。

三、治疗技术和流程

如果接受手术治疗，通常会采用经口手术，如 TORS。如果不能确定原发部位，手术仅限于腭扁桃体和舌扁桃体切除加或不加淋巴清扫术。如果确定了主要部位，可以将其切除，并在相同的设置下进行颈部清扫术。对于扁桃体癌，切除通常包括根治性扁桃体切除术；对于舌根病变，则进行半根部舌根切除术。由于大多数原发病灶起源于口咽部，选择性颈清扫术主要集中在 Ⅱ~Ⅳ 级 [2]。最终的病理将决定辅助放疗 / 放化疗计划。辅助治疗最常见的指征是切缘 / 阳性切缘、神经周围侵犯和包膜外侵犯 [2, 34, 35]。

其他选择包括单独治疗受累颈部并进行颈部清扫或放疗，或对可疑原发部位和双侧颈部进行放射治疗，然后评估计划中的颈部清扫。[36-38] 虽然潜在的黏膜原发部位和对侧颈部的治疗似乎降低了局部区域复发的风险，但对生存的影响充其量是温和的。因此，仅有一个阳性结节而没有包膜外延伸的患者，只要在手术前没有侵犯颈部，就可以单独进行颈部清扫术，并密切随访 [39-41]。

如果要治疗受累的颈部，我们通常会照射鼻咽和口咽以及颈部的两侧（图 45-1A）[4]。虽然将受累颈部单独或与放疗联合照射到被认为有危险的同侧黏膜部位可能很有诱惑力，但舌根是一种中线结构，可能与扁桃体窝一样经常存在未被发现的原发部位，因此我们的政策是治疗整个口咽部 [42]。不这样做可能会增加局部区域复发的风险，而且进一步的放疗将因最初的治疗而变得复杂 [43]。没有必要这样做，但如果不这样做，很可能会增加局部区域复发的风险，而且进一步的放疗将因最初的治疗而复杂化。在这种情况下，我们要么做颈部解剖并观察患者，要么照射口腔和口咽部。我们不再照射喉部和下咽，因为这些部位发生原发肿瘤的可能性很低，发病率也很高 [42]。可以说，鼻咽也应该从初级治疗体积中剔除；但是，在出现晚期颈部疾病的患者中 [44]，咽后淋巴结阳性的发生率相对较高，因此体积必须包括颅底（颈静脉孔和咽后淋巴结）和至少部分鼻咽。我们认为适度增加治疗量以充分照射鼻咽并不会显著增加发病率。

患者接受 1.8Gy/ 次的平行对向野治疗，中线剂量为 64.8Gy，45Gy 肿瘤剂量下脊髓减灭术（图 45-1B）[45]。下颈部通过单独的面前野进行治疗。治疗采用钴 60、4MV X 线或 6MV X 线。剂量测定是在中心轴（通常对应于口咽部）和鼻咽部的水平上获得的。鼻咽部的剂量通常比中心轴低 3~5Gy。目前，大多数放射肿瘤学家获得多水平三维剂量学分析，以评估临床靶区、计划靶区和危险器官的剂量。同侧淋巴结的患者可以接受调强放疗，以减少对侧腮腺的剂量（≤平均剂量为 26Gy），并降低长期口干的可能性。有双侧阳性结节的患者可以用平行的相对野治疗，以减少边缘丢失的风险 [46]。晚期的固定性淋巴结病患者接受前后楔形射线对颈部受累部分的增强，总剂量为 70~75Gy。对于 N_2 和 N_3 颈部疾病的患者应考虑同期化疗。我们的首选方案是每周使用顺铂（30mg/m²）或顺铂 100mg/m²，每 3 周一次，共 2 个周期 [47]。

颈部的治疗取决于腺病的范围和位置。如果淋巴结已经完全消失，位于高剂量野的 N_1 和早期 N_{2b} 颈部疾病的患者可以单独接受放射治疗 [48-50]。类似地，如果患者已经接受了单个阳性结节的切除活检，则颈部可以单独接受放射治疗，控制颈部疾病的可能性为 95% [51]。患者在放疗 1 个月后接受颈部 CT 或在完成放疗 3 个月后接受 PET/CT，而是否继续颈部清扫术的决定取决于颈部残留存活肿瘤的可能性 [52-56]。用于确定是否应该进行颈部清扫术的标准在表 45-4 [52] 中概述 [54]。因为在仅用放疗或放化疗治疗后，如果临床阳性的颈部出现局部复发，治愈的可能性很低，所以如果残留病的风险超

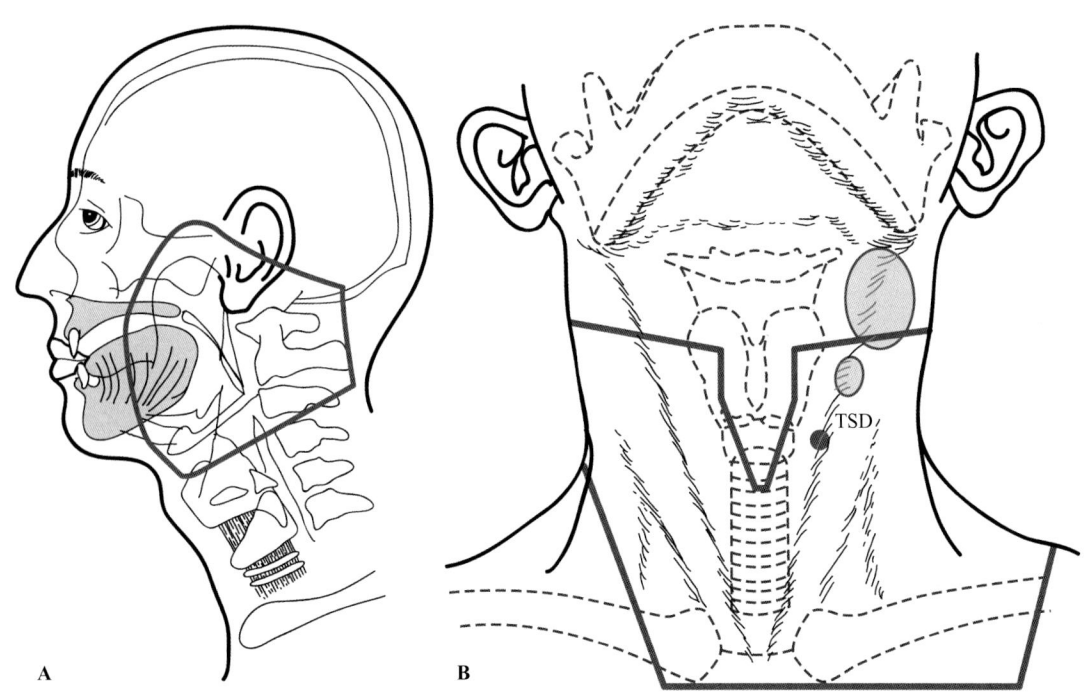

▲ 图 45-1　未知原发部位癌的放射治疗

A. 未知原发部位癌的放射治疗技术。上方，治疗入口在鼻咽、颈静脉（Ⅱ级）和副神经（Ⅴ级）淋巴结至颅底。后缘位于 C_2 棘突后面。下缘在甲状腺切迹处。在前下方，除晚期颈部疾病外，幕下的皮肤和皮下组织是被遮挡的。舌前缘被设置为在舌根、扁桃体窝和鼻咽部获得 2cm 的边界。图示门缩小（脊髓外缩小）。B. 双侧下颈部放疗范围。喉罩应该精心设计。因为颈内静脉淋巴结（Ⅲ级）毗邻甲状软骨的后外侧边缘，如果不在这些淋巴结中产生一个低剂量的区域，挡板就不能覆盖整个甲状软骨。下颈部治疗中的一个常见错误是将下颈部入口向外延伸至肩部，包围风险可忽略不计的锁骨上外侧淋巴结，同时用一个大的矩形喉块部分遮盖高危颈中淋巴结。挡板的下方位于环状软骨或第一或第二气管环；挡板必须逐渐变细，因为当接近下颈部时，淋巴结往往更靠近中线。低颈入口的侧缘被设计成仅覆盖颈部根部的淋巴结，当该侧低颈疾病的风险较小时（即 N_0 期或 N_1 期疾病）。如果下颈部有临床阳性淋巴结或上颈部存在重大疾病，则下颈野的侧缘在该侧加宽，以覆盖整个锁骨上区域，直至斜方肌与锁骨的交界处。TSD. 目标到皮肤的距离［A 引自 Mendenhall WM, Mancuso AA, Amdur RJ, et al. Squamous cell carcinoma metastatic to the neck from an unknown head and neck primary site. *Am J Otolaryngol.* 2001；22（4）：261–267. B 引自 Million RR, Cassisi NJ, Mancuso AA, et al. Management of the neck for squamous cell carcinoma. In Million RR, Cassisi NJ, eds. *Management of Head and Neck Cancer: A Multidisciplinary Approach.* 2nd ed. Philadelphia：JB Lippincott Company；1994：75–142.］

过 5%，我们通常进行改良的颈部清扫术。[57] 在实践中，患有 $N_2\sim N_3$ 颈部疾病的患者和那些在开放颈部活检后患有肉眼疾病的患者通常在放疗之后接受有计划的颈部清扫[50, 58]。治疗流程如图 45-2 所示。

四、结果

从历史上看，大多数杯状肿瘤可能是 p16/HPV 阴性的口咽部肿瘤。随着 p16/HPV 阳性介导的口咽癌发病率的增加，头颈部不明原发肿瘤的结果与已知的口咽癌趋于平行。因此，治疗方案及其争议已经开始模仿口咽癌的治疗方案[29, 59]。

目前的 NCCN 头颈部不明原发肿瘤指南建议头颈部鳞状细胞组织学患者分为两组：N_1 疾病和 N_2 或更大的疾病。那些患有 N_1 头颈部不明原发肿瘤的患者建议接受一次手术入路，并进行颈淋巴清扫术。理由是，这些患者中的许多人可能会避免放疗，或者有资格接受较

低剂量的放疗，并避免同时进行化疗。颈部病变范围更广的患者不太可能避免更大剂量的放疗或放化疗；因此，如果需要，颈淋巴清扫术可以作为一种抢救程序保存下来。这些指南是基于可获得的最佳证据，但对于头颈部不明原发肿瘤来说，这一点并不明确。由于这种疾病的罕见，大多数数据都是历史的和异质的。一些中心报告，初次手术可提高存活率，而另一些中心则显示出与初次放疗类似的结果。因此，问题是：在优化结果的同时，如何优化治疗以避免不必要的程序？在进行多机构前瞻性研究之前，每个多学科团队都需要制订自己的方案。在这里，我们介绍了目前基于治疗理念的生存结果。

越来越多的外科研究显示，采用一次手术和辅助放疗方法是有希望的生存。控制率高，长期毒性随着辅助放疗剂量的降低而降低。

Graboyes 等 [24] 公布了 65 名接受 TLM 和颈清扫术

表 45-4 半颈放疗后 4 周 CT 表现与颈清扫术病理对照的预测价值（_n_=193 例半颈）

结　果	阴性预测值		阳性预测值	
	数量 / 总数	%	数量 / 总数	%
任意淋巴结>1.5cm	85/118	72	24/75	32
任意局灶性异常淋巴结 [a]	49/57	86	49/136	36
任意局部透明的淋巴结	75/98	77	34/95	36
任意淋巴结增强	111/147	76	21/46	46
任意有钙化的淋巴结	102/144	71	15/49	31
2 个或 2 个以上局灶性异常淋巴结 [a]	90/113	80	34/80	43
任意淋巴结>1.5cm 和任意局灶性异常淋巴结	32/34	94	55/159	35

a. 局灶性异常淋巴结 =3～4 级灶性透光性、灶性强化或灶性钙化。CT. 计算机断层扫描（引自 Liauw SL, Mancuso AA, Amdur RJ, et al. Postradiotherapy neck dissection for lymph node-positive head and neck cancer: the use of computed tomography to manage the neck. _J Clin Oncol_. 2006; 24: 1421–1427.）

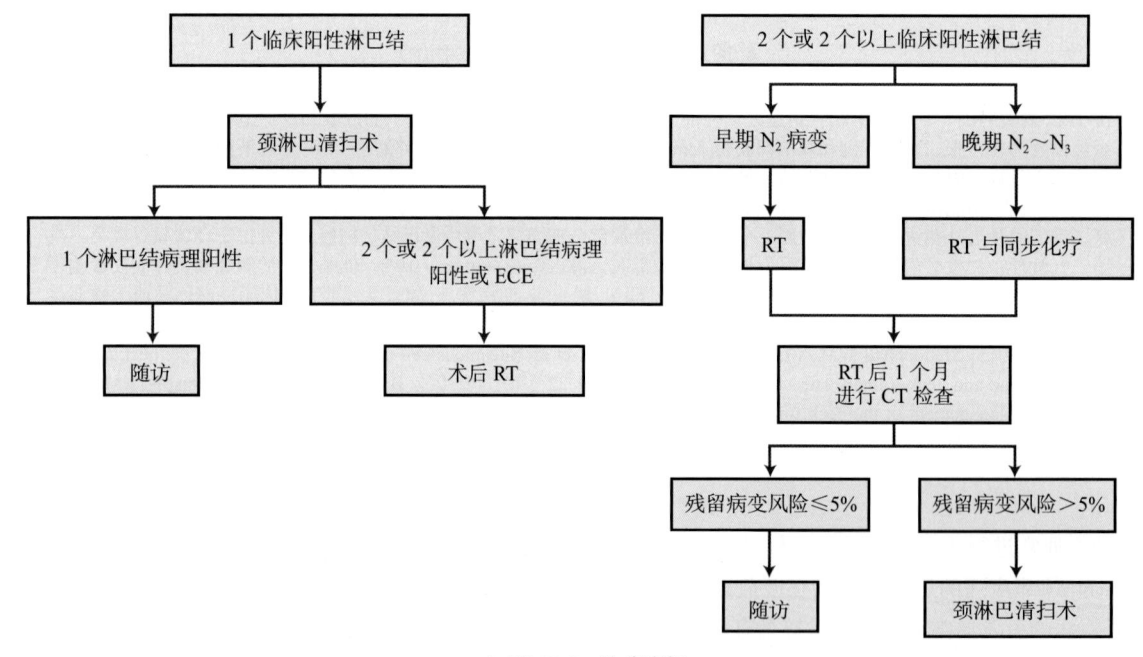

▲ 图 45-2　治疗流程
CT. 计算机断层扫描；ECE. 淋巴结外浸润；RT. 放射治疗

治疗的头颈部不明原发肿瘤患者的数据。所有患者均接受了腭扁桃体和舌扁桃体切除术或口咽原发肿瘤的广泛局部切除术（如果在手术时发现的话）。5 年总生存率和疾病特异性生存率分别为 98% 和 97%。在标本中未发现原发部位的患者，5 年总生存率为 100%。在这些患者中，26% 没有接受辅助放疗。在达尔豪西大学，类似的方法获得了 93% 的原发性癌症的检出率，5 年总生存率和 3 年疾病特定生存率为 80%，控制率为 100%[25]。

2017 年，Patel 等[60] 对采用初级手术入路治疗的头颈部不明原发肿瘤进行了一项多机构回顾，发现 46%

被发现患有原发性扁桃体或舌扁桃体沟肿瘤的患者的放疗剂量可以减少。当发现原发肿瘤时，30% 的患者避免治疗对侧颈部。

瑞典一项检查头颈部不明原发肿瘤的人群队列研究发现，p16 阳性和 p16 阴性肿瘤的 5 年总生存率分别为 88% 和 61%。手术加放疗或放疗的 5 年总生存率分别为 81% 和 88%[61]。

Lou 等[62] 介绍了 133 例头颈部不明原发肿瘤病例，发现接受初次颈淋巴清扫术的患者局部区域失败率为 13.5%，而接受初次颈部放疗的患者局部失败率为 38%。

他们的研究证明了颈淋巴清扫术在头颈部不明原发肿瘤治疗中的持续重要性[62]。德国最近的一项研究还得出结论，颈淋巴清扫术和辅助放疗可实现最佳生存率[63]。此外，印度的一项研究发现，颈淋巴清扫术加 50Gy 放疗可获得非常好的结果，50 个月的中位存活率为 74%。对低剂量放疗的良好反应可能反映了大多数病例 p16 阳性的本质[64]。

由于采用了 IMRT 和 VMAT，其他主要放疗方案也显示出较高的控制率和较低的毒性。越来越多的中心正在根据更精确的分期确定可能的主要目标来定制头颈部不明原发肿瘤治疗。

Erkal 等[65] 比较了已知原发部位的患者和佛罗里达大学 126 名接受未知原发部位治疗的患者随后的黏膜原发病变的发生率。在佛罗里达大学，已知原发部位的患者和因未知原发部位接受治疗的 126 名患者进行了比较。两组患者在 5 年时的发病率相似，表明黏膜照射显著降低了原发灶失效的风险，或者原发灶未知的患者随后发生第二原发头颈部癌的风险要低得多（图 45-3 ）[65]。在 126 例有头颈部不明原发肿瘤灶的患者中，5 年绝对生存率和病因特异性生存率分别为 47% 和 67%。按 N 类别分层的 5 年结果如图 45-4 所示[65]。

Reddy 和 Marks[43] 报道了 52 名患者接受单独的颈部治疗（16 个患者）或颈部和潜在的头颈部原发部位（36 名患者）的治疗。单独接受颈部治疗的患者中，44% 的患者头颈部黏膜发生衰竭，而接受头颈部黏膜放疗的患者中，这一比例为 8%（ P=0.0005 ）。两个治疗组的 5 年生存率相似。

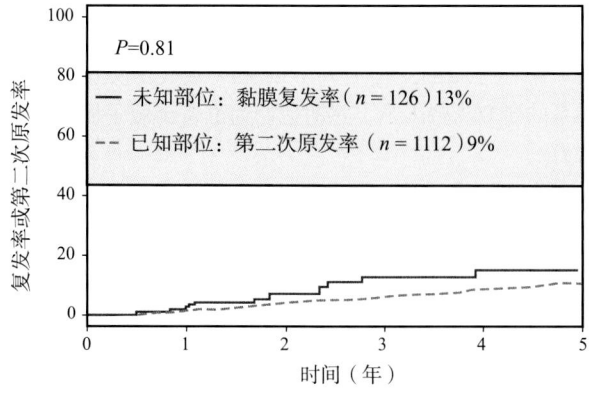

▲ 图 45-3 头颈部黏膜部位未知的癌症患者的头颈部黏膜癌变率与头颈部黏膜部位已知的癌症患者异时性癌的发生率比较

头颈部黏膜癌的发病率与头颈部黏膜部位已知癌患者的异时性癌发病率相比，差异有统计学意义（ $P < 0.05$ 或 $P < 0.01$ ）。[引自 Erkal HS, Mendenhall WM, Amdur RJ, et al. Squamous cell carcinomas metastatic to cervical lymph nodes from an unknown head-and-neck mucosal site treated with radiation therapy alone or in combination with neck dissection. *Int J Radiat Oncol Biol Phys*. 2001；50（1）：55–63.]

Grau 等[66] 报道，1975—1995 年，丹麦 5 个癌症中心治疗了 273 名有治疗意图的患者，其中单纯手术治疗 23 例，同侧颈部放疗或联合手术治疗 26 例，颈部和头颈部黏膜放疗单独或联合手术治疗 224 例[66]。头颈部黏膜的 5 年无损伤生存率如下：单纯手术 45%；接受或不接受手术的同侧颈部放疗占 77%；接受或不接受手术的头颈部黏膜放疗占 87%。口咽部，尤其是舌根，是黏膜部位失效最常见的部位。

五、并发症

对于不明原因的头颈部原发肿瘤患者，放疗的主要并发症是口干和吞咽困难。只要患者没有双侧临床阳性的颈部淋巴结，调强放疗可以用来减少对侧腮腺的剂量。如果同侧颈部有阳性结节，则很难将剂量限制在腮腺上，而不会降低腺病的剂量并增加边缘缺失的风险[46]。骨暴露、放射性脊髓炎或辐射诱发的恶性病变的风险很低。

颈部放疗的并发症包括喉和底膜的纤维化和淋巴水肿。在设计用于包围可疑原发部位的平行相对的侧向入口时，通过保留前一条皮肤，可以最大限度地减少后一种并发症。这也将降低脱皮的风险，特别是在同时接受化疗的患者中。在下咽 / 颈部食管内放置 10mm 宽的中线阻滞可能会减少放疗后水肿和下咽 / 颈部食道狭窄的可能性。并发症发生的概率与辐射剂量和体积直接相关。

经口咽切除术的并发症包括出血、吞咽困难、舌神经或舌下神经损伤、腭咽闭合不全和发音困难。颈清扫术并发症包括血肿、浆液肿、淋巴水肿、伤口感染、伤口裂开、乳糜瘘、脑神经损伤Ⅶ、Ⅹ、Ⅺ和Ⅻ、颈动脉外露和颈动脉破裂。颈淋巴清扫术后并发症的发生率较高。

143 例患者接受原发灶及颈部放疗后行单侧颈淋巴清扫术，术后并发症发生率为 23%，其中 17 例（12%）需二次手术，4 例（3%）发生致命性并发症。皮下最大剂量超过 60Gy 时，并发症发生率较高。Taylor 等[67] 更新了佛罗里达大学的经验，分析了 205 名计划在放射治疗后接受单侧颈淋巴清扫术的患者的中度（ 2+）和严重（3+）伤口并发症的发生率。123 名患者每天接受一次放疗，80 名患者每天接受两次放疗，其余 2 名患者同时采用两种方法。伤口并发症的发生率随着总剂量和分次剂量的增加而增加。

六、结论

头颈部鳞状细胞癌的诊断评价包括：头颈部软喉镜检查、颈部淋巴结 FNA、颅底至锁骨的 CT 或

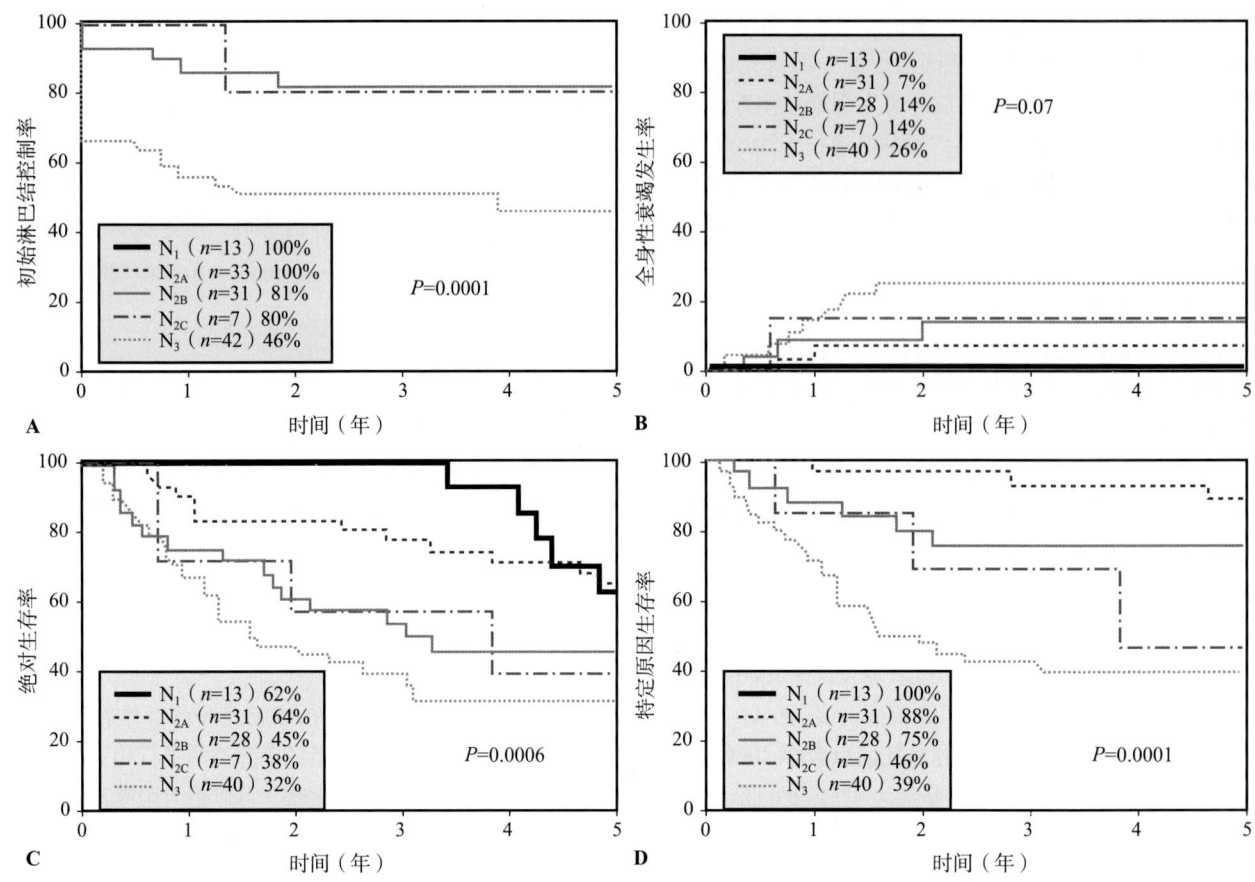

▲ 图 45-4　初步治疗后基于 N 分类的疾病结果和生存结果

A. 淋巴结控制率；B. 全身衰竭（远处转移）；C. 绝对生存率；D. 特定原因生存率［引自 Erkal HS, Mendenhall WM, Amdur RJ, et al. Squamous cell carcinomas metastatic to cervical lymph nodes from an unknown head-and-neck mucosal site treated with radiation therapy alone or in combination with neck dissection. *Int J Radiat Oncol Biol Phys*. 2001；50（1）：55–63（Figure 3.6, pp 58–60）.］

PET/CT、全鼻内镜检查、经口腭咽和舌扁桃体切除术。50%～75% 的患者会发现原发部位，80% 以上的患者会发现原发部位在口咽部。这些患者的治疗是有争议的。治疗可以主要是外科手术，术后放射治疗可以直接针对发现的原发部位和适当的颈部，也可以基于放射治疗。考虑到大多数头颈部不明原发肿瘤最终将是 HPV 介导

的扁桃体窝或舌根癌，长期存活率可能超过 90%。

致谢

作者感谢佛罗里达大学盖恩斯维尔分校放射肿瘤学系的研究支持人员，感谢他们为准备出版手稿所做的努力。

第 46 章　颈部的管理

Management of the Neck

Vincent Grégoire　Thierry Duprez　Benoît Lengelé　Marc Hamoir　著

张明珠　译

颈部区域淋巴结的评估和治疗是头颈部鳞状细胞癌治疗的关键。治疗颈部的方法在过去几十年中不断发展。放射肿瘤学家和头颈外科医师已经逐渐认识到，广泛的治疗与更高的发病率有关，但并不总是比不太广泛的治疗有更好的肿瘤学结果。今天，一个综合的颈部治疗方法应是多学科的，需要考虑到患者的生活质量并且不危及治疗和生存。对淋巴结转移模式的进一步了解不仅促进了选择性切除的应用，而且也促进了选择性放射治疗的应用。概念仍在不断发展，例如，颈淋巴结清扫术后是否需要放化疗及其程度仍待评估。

本章的讨论将限于口腔、口咽、下咽和喉鳞状细胞癌的颈部处理。

一、颈部淋巴系统的解剖学

头颈部有丰富的淋巴管网络，从颅底经颈静脉结、脊柱副结和颈横淋巴结引流至左侧颈静脉 – 锁骨下静脉汇合处或胸导管（左侧）和右侧淋巴管[1, 2]。Rouvière 在 50 多年前对这个网络进行了全面的解剖学描述[1]。颈部的整个淋巴系统包含在包裹肌肉、血管和神经的腱膜所描绘的纤维素组织中（图 46-1）。淋巴引流主要在同侧，但软腭、扁桃体、舌根、咽后壁，尤其是鼻咽等结构有双侧引流。另外，像真声带、鼻旁窦和中耳这样的部位几乎没有淋巴管。头颈淋巴结的命名因各种混淆的同义词而变得复杂，这些同义词仍在主要教科书和文章中使用。一些专家机构建议采用系统分类法，以使术语标准化。根据 Rouvière 的描述，TNM（原发性肿瘤、局部淋巴结、转移）图谱提出了一个术语，将头颈淋巴结分为 12 组[3]。与此分类平行的是，美国耳鼻喉科学院头颈外科和肿瘤学委员会—头颈外科一直致力于分类（即罗宾斯分类），将颈部划分为 6 个级别，包括 8 个淋巴结组[4]。这一分类是基于对 MSKCC 头颈部服务机构长期使用的等级系统的描述[5]。因为制订 Robbins 分类的目标之一是，对仅在颈淋巴清扫时常规切除的淋巴结组建立一个标准化的颈淋巴清扫术语系统。

UICC 推荐 Robbins 提出的术语[6]。近来，一个由头颈部放射肿瘤学领域的全球意见领袖组成的工作组，审查并更新了之前公布的淋巴结级别划分指南，提出了一个与 TNM 图谱集密切相关的相应建议（表 46-1）[7]。与 TNM 术语相比，这一新提议（即从 Robbins 分类修改而来）的主要优势在于定义了结点级别的边界。这些边界的划定是基于解剖结构，如主要血管、肌肉、神经、骨骼和软骨，这些结构在 CT 或磁共振轴向成像切片上易于被识别。解剖边界面向仰卧位患者，颈部处于中立位置。

Ⅰa 区淋巴结是一个独特的中间区域，包含颏下淋巴结。淋巴结位于一个三角形区域，前部由颈阔肌限定，后部由舌骨肌限定，头部由下颌骨联合限定，尾部由舌骨限定，侧面由二腹肌前腹限定。Ⅰa 区的中间界限是虚拟的，因为该区域一直延伸到对侧Ⅰa区。Ⅰa 区淋巴结引流下巴、中下唇、舌尖和口前底的皮肤。来自口底、口腔前舌、下颌前牙槽嵴、下唇的转移癌最易转移至Ⅰa 区淋巴结。Ⅰb 区包括位于下颌骨内侧面和二腹肌内侧之间的间隙的下颌下淋巴结，从颏联合前方到下颌下腺后方。下颌下淋巴结接受来自颏下淋巴结、下鼻腔、软硬腭、上下颌牙槽嵴、脸颊、上下唇和大部分前舌的传出淋巴管。Ⅰb 区淋巴结有发生口腔癌、前鼻腔癌、中面部软组织结构癌和下颌下腺癌转移的风险。

Ⅱ 区淋巴结包括位于颈内静脉（internal jugular vein, IJV）上 1/3 和上脊副神经周围的上颈静脉淋巴结。它从二腹肌后腹插入乳突颅骨，一直延伸到颈动脉分叉（外科标志）或舌骨体尾缘（临床标志）。Ⅱ区按颈内静脉后缘可进一步分为Ⅱa区和Ⅱb区。Ⅱ区接收来自面部、腮腺、下颌下、颏下和咽后淋巴结的传出淋巴管。Ⅱ区也直接接受来自鼻腔、咽部、耳蜗、外耳道、中耳、舌下腺和下颌下腺的集合淋巴管。因此，Ⅱ级淋巴结最易发生鼻腔、口腔、鼻咽、口咽、下咽、喉部和主要唾液腺癌的转移。Ⅱb区更可能与原发于口咽或鼻咽的肿瘤有关，而口腔、喉部或下咽的肿瘤则不太常见。

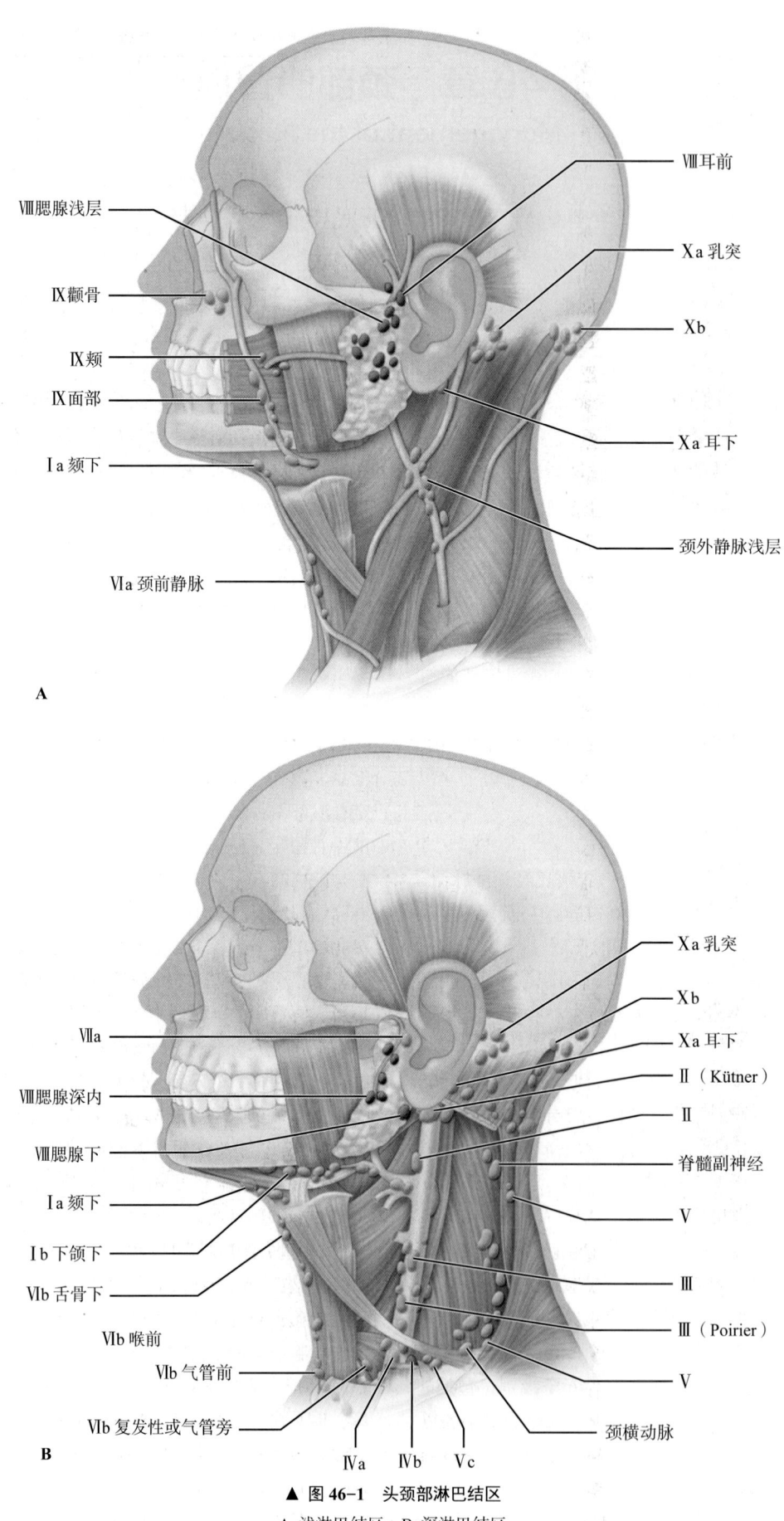

▲ 图 46-1 头颈部淋巴结区

A. 浅淋巴结区；B. 深淋巴结区

表 46-1　颈部淋巴结 TNM 图谱与 Robbins 修订的淋巴结分区指南之间的比较

TNM 图谱术语		Robbins 修改的淋巴结分区	
组 号	术 语	分 区	术 语
1	颏下淋巴结	I a	颏下淋巴结组
2	颌下淋巴结	I b	颌下淋巴结组
3	颅颈淋巴结	II	上颈静脉淋巴结组
4	中间颈静脉淋巴结	III	中颈静脉淋巴结组
5	尾部颈静脉淋巴结	IVa IVb	下颈静脉淋巴结组 锁骨上内侧淋巴结组
6	颈部背侧淋巴结沿脊髓副神经	V Va Vb	颈后三角淋巴结组 上颈后三角淋巴结组 下颈后三角淋巴结组
7	锁骨上淋巴结	Vc	锁骨上外侧淋巴结组
8	咽前和气管旁淋巴结	VI VIa VIb	颈前淋巴结组 颈前淋巴结 咽前、气管前和气管旁淋巴结
9	咽后淋巴结	VII VIIa VIIb	椎前淋巴结组 咽后淋巴结 茎突后淋巴结
10	腮腺淋巴结	VIII	腮腺淋巴结组
11	颊淋巴结	IX	面颊淋巴结组
12	耳后和枕淋巴结	X Xa Xb	后颅骨淋巴结组 耳后和耳下淋巴结 枕淋巴结

III 区淋巴结包括位于颈内静脉中 1/3 周围的中颈静脉淋巴结,是 II 区的尾部延伸。它在头颅受到舌骨体尾缘的限制,在尾侧受到舌骨肌穿过颈内静脉的平面(外科标志)或环状软骨的尾缘(临床标志)的限制。III 区淋巴结数目多变,接收来自 II 区和 V 区的传出淋巴管,以及一些来自咽后、气管前和喉返淋巴结的传出淋巴管。它从舌根、扁桃体、喉部、下咽部和甲状腺收集淋巴管。III 区淋巴结是口腔癌、鼻咽癌、口咽癌、下咽癌和喉癌转移的高危淋巴结。

IVa 区淋巴结包括位于颈内静脉下 1/3 周围的下颈静脉淋巴结,从 III 区尾端至胸骨锁关节尾端任意 2cm 的颅侧界限。IVa 区主要接受来自 III 区和 V 区的传出淋巴管;部分咽后、气管前和喉返淋巴结的传出淋巴管;下咽、喉和甲状腺的集合淋巴管。IVa 区淋巴结是下咽癌、喉癌、甲状腺癌和颈段食管癌转移的高危淋巴结。很少有来自前口腔的转移可能表现在这个位置,很少或没有近端淋巴结疾病。

IVb 区包含锁骨上内侧淋巴结,位于 IVa 区的延续,

直至胸骨柄的颅侧边缘。IVb 区主要从 IVa 区和 Vc 区、气管前传出淋巴管和喉返节处接收传出淋巴管,并收集下咽、食管、喉部、气管和甲状腺的淋巴管。IVb 区的淋巴结是下咽癌、声门下喉癌、气管癌、甲状腺癌和颈段食管癌转移的高风险淋巴结。

Va 区和 Vb 区包括后三角组的淋巴结。这一组包括位于脊髓副神经下部和颈横血管的淋巴结。它从穿过舌骨体颅缘的平面延伸到尾部穿过颈横血管的平面。上后三角(Va 区)和下后三角(Vb 区)的区别使脊髓副神经链上 2/3 的淋巴结受累,与颈横血管链的淋巴结受累有所区别[8, 9]。由环状软骨尾缘确定的水平面将这两个隔室分开。IIb 区的后端和 Va 区的最上部之间的界限尚未明确界定。从解剖学角度来看,Va 区的最上部包括属于枕部的淋巴结(见 Xb 区)[10]。因此,建议以舌骨为放射学标志来确定 Va 区的颅界。Va 区和 Vb 区接受来自枕骨和耳后淋巴结以及来自枕骨和顶骨头皮的传出淋巴管,侧颈和肩后皮肤、鼻咽、口咽(扁桃体和舌根),以及甲状腺。Vb 区淋巴结是鼻咽癌、口咽癌

和甲状腺癌转移的高危淋巴结。Va 区淋巴结常与鼻咽、口咽或头皮后部皮肤结构的原发癌有关，而 Vb 区淋巴结常与甲状腺肿瘤有关。

Vc 区包括锁骨上外侧淋巴结，位于后三角淋巴结（Va 区和 Vb 区）的延续处，从颈部横血管向下至距胸骨柄任意 2cm 的限制（即与 IVa 区尾缘相似的限制）。它部分对应于被称为"锁骨上窝"的区域，也称为 Ho 三角，在 20 世纪 70 年代中期鼻咽癌颈部分期的 CT 时代之前，临床上定义为 Ho 三角[11]。Vc 区接受来自后三角淋巴结（Va 区和 Vb 区）的输出淋巴管，多与鼻咽肿瘤有关。

VI 区淋巴结包括前室淋巴结——浅表的颈静脉前淋巴结（VIa 区）和深部的前间隙淋巴结、气管前淋巴结和气管旁（喉返神经）淋巴结（VIb 区）。VIa 区位于胸锁乳突肌的前缘之间。头颅受到 Ib 区尾端的限制，尾端受到胸骨柄颅缘的限制，前面受到颈阔肌的限制，后面受到舌骨下肌前表面的限制。这些淋巴结主要排出下面部和前颈部的表皮。因此，只有在下唇肿瘤和侵犯下巴软组织的晚期牙龈下颌癌中才应考虑其治疗。因此，对于所有其他原发性肿瘤部位，建议将 VIa 区淋巴结的颅界设置在甲状腺软骨体的尾缘。VIb 区位于两条颈总动脉之间。它的最头部由 2～3 个不稳定的舌骨下淋巴结组成，这些淋巴结位于甲状舌骨膜上，引流口前底、舌尖和下唇。VIb 区受到胸骨柄颅缘的限制。VIb 区接收来自口前底、舌尖、下唇、甲状腺、声门和声门下喉、下咽和颈段食管的传出淋巴管。这些淋巴结转移的危险性很高，包括下唇癌、口腔癌（口底癌和舌尖癌）、甲状腺癌、声门和声门下喉癌、梨状隐窝顶端癌和颈段食管癌。

VIIa 区淋巴结包含咽后节，位于咽后间隙内，从第一颈椎上缘向舌骨体颅缘尾随延伸。典型的咽后结节分为内侧和外侧两组。外侧组位于颈内动脉内侧，外侧与头长肌外侧边缘平行。中间组是 1～2 个淋巴结插入或靠近中线的不一致组。咽后结从鼻咽黏膜、咽鼓管和软腭接收传出淋巴管。这些淋巴结有来自鼻咽癌、咽后壁癌和口咽癌（主要是扁桃体窝和软腭）转移的危险。

VIIb 区淋巴结包含茎突后淋巴结，是 II 区淋巴结的头颅延续。VIIb 区淋巴结位于颈静脉 - 颈动脉血管周围至颅底（颈静脉孔）的脂肪间隙。茎突后淋巴结接受来自鼻咽黏膜的传出淋巴管，并有可能接受从鼻咽癌和任何其他头颈部的肿瘤转移，并通过逆行淋巴流大量浸润 II 区淋巴结。

VIII 区淋巴结为腮腺淋巴结群，包括皮下耳前淋巴结、腮腺内浅、深淋巴结和腮腺下淋巴结。这些淋巴结从颧弓和外耳道一直延伸到下颌骨。腮腺组淋巴结接受

来自额颞部皮肤、眼睑、结膜、耳郭、外耳道、鼓室、鼻腔、鼻根、鼻咽和咽鼓管的传出淋巴。这些区域的肿瘤有转移的危险，尤其是额叶和颞叶皮肤、眼眶、外耳道、鼻腔和腮腺的肿瘤。

IX 区淋巴结包括颧骨和颊面淋巴结群，包括颊肌外表面面部血管周围不一致的浅表淋巴结。颊面淋巴结接收来自鼻子、眼睑和面颊的传出血管。有面部皮肤癌、鼻癌、上颌窦癌（浸润脸颊软组织）和颊癌转移的风险。

Xa 区淋巴结包含耳后（也称为乳突）和耳下淋巴结，其中包括位于颅骨乳突上的浅表淋巴结外耳道边缘，从头盖骨向乳突尾端。耳后淋巴结接收来自耳郭后表面、外耳道和邻近头皮的传出血管。它们的风险主要来自耳后皮肤癌的转移。

Xb 区包含枕骨淋巴结，它是 Va 区淋巴结至颅骨突起的颅骨和浅表延续。Xb 区淋巴结接收来自毛发头皮后部的传出血管，并有可能接受枕部皮肤癌转移。

二、颈部成像

可用于颈淋巴结转移影像学检查的设备包括 CT、MRI、超声、PET[12]。因为对于颈部较粗和（或）较小的患者，淋巴结状态的临床评估灵敏度较低，所有的患者触诊时无法触及深部淋巴结，所以淋巴结显像在治疗前检查中是强制性的[13]。

CT 和 MRI 是标准的横断面成像方式，通过对整个颈部的解剖"切片"来描绘淋巴结的轮廓和内部结构（图 46-2 和图 46-3）。MRI 可能比 CT 扫描更具优势，因为高自发组织对比能能准确描绘脂肪和非脂肪组织。MRI 的多平面能力自 20 世纪 80 年代初被引入临床以来一直是该技术的一个优势。然而，新一代 CT 系统的多行探测器技术和螺旋采集模式增强了 CT 扫描的多平面重新格式化能力，而现在与 MR 图像相同。使用 CT 和（或）MRI 诊断淋巴结恶性的主要标准包括淋巴结的大小（短轴＞10mm）和是否存在中央坏死（CT 图像上的低密度；T_1 加权 MR 图像上的低密度和 T_2 加权 MR 图像上的高密度）。静脉注射对比剂灌注可以很好地突出中心坏死，在 CT 和 MRI 上都可以看到增强结节区的动脉血供。然而，这两种技术有着共同的缺点：无法检测到正常大小淋巴结内的微转移沉积（假阴性结果），以及良性反应性改变（假阳性结果）从而导致淋巴结恶性程度分级不当的风险。到目前为止，MRI 和 CT 都不能为淋巴结转移提供完美的诊断准确性。在大量的患者中，这两种技术的表现几乎相似，但并不令人满意[14]。

超声检查长期以来被认为是 CT/MRI 的一种低成

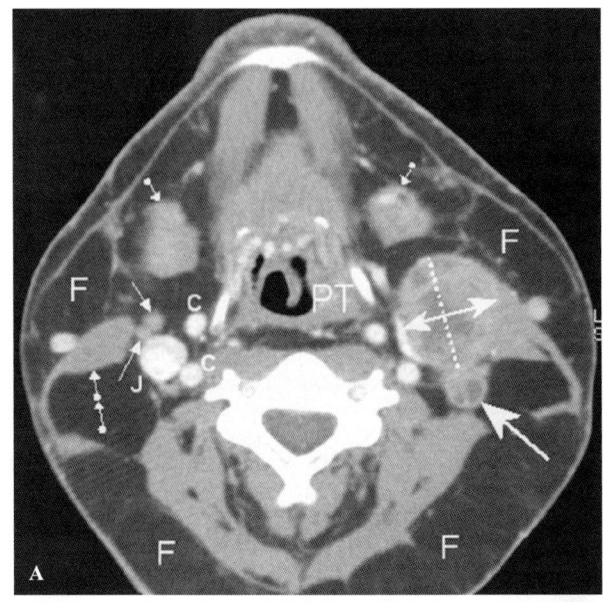

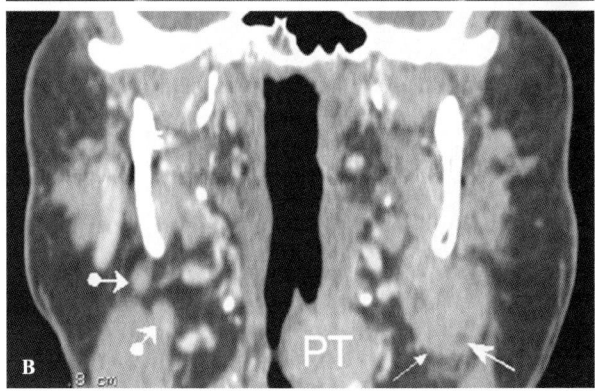

▲ 图 46-2　左口咽鳞状细胞癌患者的计算机断层扫描显示淋巴结

A. 利用多层多行探测器螺旋采集技术在轴位横断面上进行本机对比增强切片。低密度脂肪（F）环境可以清楚地描绘颈部结构。可见左口咽鳞状细胞癌（PT）。左侧 Ⅱ 区内可见异常淋巴结，前部腺肿大（长轴 26mm 显示为虚线；短横轴 18mm 显示在双向箭头之间），后部正常大小的淋巴结显示坏死性低密度（粗箭）。显示正常大小的对侧淋巴结（细箭）。观察颌下腺（球箭头）和肌肉（双球箭头）的等密度，在双相碘对比剂灌注的第二早期，颈静脉（J）和颈动脉（C）极不透明。注意腺肿大引起的左颈内静脉分层。B. 来自同一三维数据集的冠状位重建图像显示原发性肿瘤（PT）、左侧转移性腺病和对侧正常大小的淋巴结（球箭头）。观察肿大淋巴结下方的不规则性，提示淋巴结外扩散（细箭）和与腺肿大内坏死区相对应的低密度病灶（粗箭）（图片由 E.Coche 提供）

本、广泛应用和无害的替代方法，具有彩色多普勒血流编码血管结构描述和细针穿刺引导的额外优势。然而，时间要求和操作人员技能要求是限制因素，以及融合二维超声数据和三维 CT/MRI 数据用于放射治疗计划的尚未解决的技术难题。超声检测淋巴结坏死的效率也低于 CT 和 MRI [15]，而位于较深部位的淋巴结可能很难被触及。

为了提高 MRI 的诊断准确性，各项技术研究正在进行中，包括实验性淋巴对比剂、磁化转移成像、自由水 DWI 等，MRS 和团注追踪灌注加权成像 [16-18]。目

前，只有 DWI-MR 技术在临床常规上取得了一定的突破，它能快速获取和处理准确的定量数据，大大促进了治疗前淋巴结分期 [19-21]、治疗反应的早期预测 [22]，和治疗后残留 / 复发肿瘤的早期检测 [23]。许多人认为，靶向特定膜抗原或肿瘤细胞代谢途径的分子成像探针可能是提高淋巴结转移诊断准确性的决定性因素，在这种情况下，MRI 和 PET 应该突破 PET/MR 混合系统的协同模式。

PET 以 FDG 为示踪剂，通过增强葡萄糖摄取增加的病灶，已成为最有效的代谢显像技术。然而，仅 PET 只能提供有限的诊断准确性。PET 的局限性可以通过在解剖 CT 或 MR 图像上的信息进行联合登记来抵消 [24]（图 46-4）。PET/CT 将 PET 解剖定位不良和 CT 提供的准确形态学数据结合起来。最近一项大型前瞻性研究的结果表明，FDG PET 能显著提高头颈部鳞状细胞癌的分期，因为它能检测到转移性或附加性疾病 [25]。然而，最近一项总计 1236 例患者的 Meta 分析显示，FDG PET 的准确性仅略优于 CT 或 MRI。这项研究对 FDG PET 在淋巴结分期中的常规价值提出了质疑 [26]。除了研究专用的组织特异性 MR 对比剂外，PET 放射性药物示踪剂的研究也在进行中，这种示踪剂可以评估缺氧、血管生成、细胞凋亡和受体状态。这些研究构成了肿瘤学成像的第二个主要研究领域 [27]。使用解剖成像研究来检测先前治疗的原发部位的肿瘤复发并不令人满意，因为广泛的非特异性治疗后变化可能掩盖肿瘤复发的小病灶 [28]。另外，在这种情况下使用 FDG PET 报告了非常有希望的数据 [29]。类似的概念适用于淋巴结转移，分子和代谢成像方法也可能成为淋巴结复发检测的标准方法。放射肿瘤学家日常实践的关键成像概念是将 PET/MRI 代谢 / 分子标测叠加到 CT/MRI 解剖图像上的能力，以改善照射靶区的描绘 [30]。PET/CT 和 PET/MRI 融合是目前已进入临床常规的基本模式 [31]（图 46-3 和图 46-4）。

三、颈淋巴结转移的分期

UICC/AJCC 的 TNM 恶性肿瘤颈部淋巴结转移分期分类第 8 版（2017 年）见表 46-2 [32]。对于口咽部，新分类区分 p16 阴性（HPV 阴性）和 p16 阳性（HPV 阳性）肿瘤。此分类不适用于鼻咽癌、甲状腺癌或皮肤癌。无论用于颈部评估的方式是临床检查还是影像学检查，淋巴结分期的分类都适用。建议常规使用 CT 或 MRI 以及专家操作的超声检查，尤其是评估临床上无法识别的淋巴结（如咽后、腮腺内或上纵隔淋巴结）或颈部临床触诊不太敏感的患者（如颈粗或颈短的人）[33]。最后，应该强调的是，N_x 分类仅适用于颈部尚未评估或无法评估的情况。

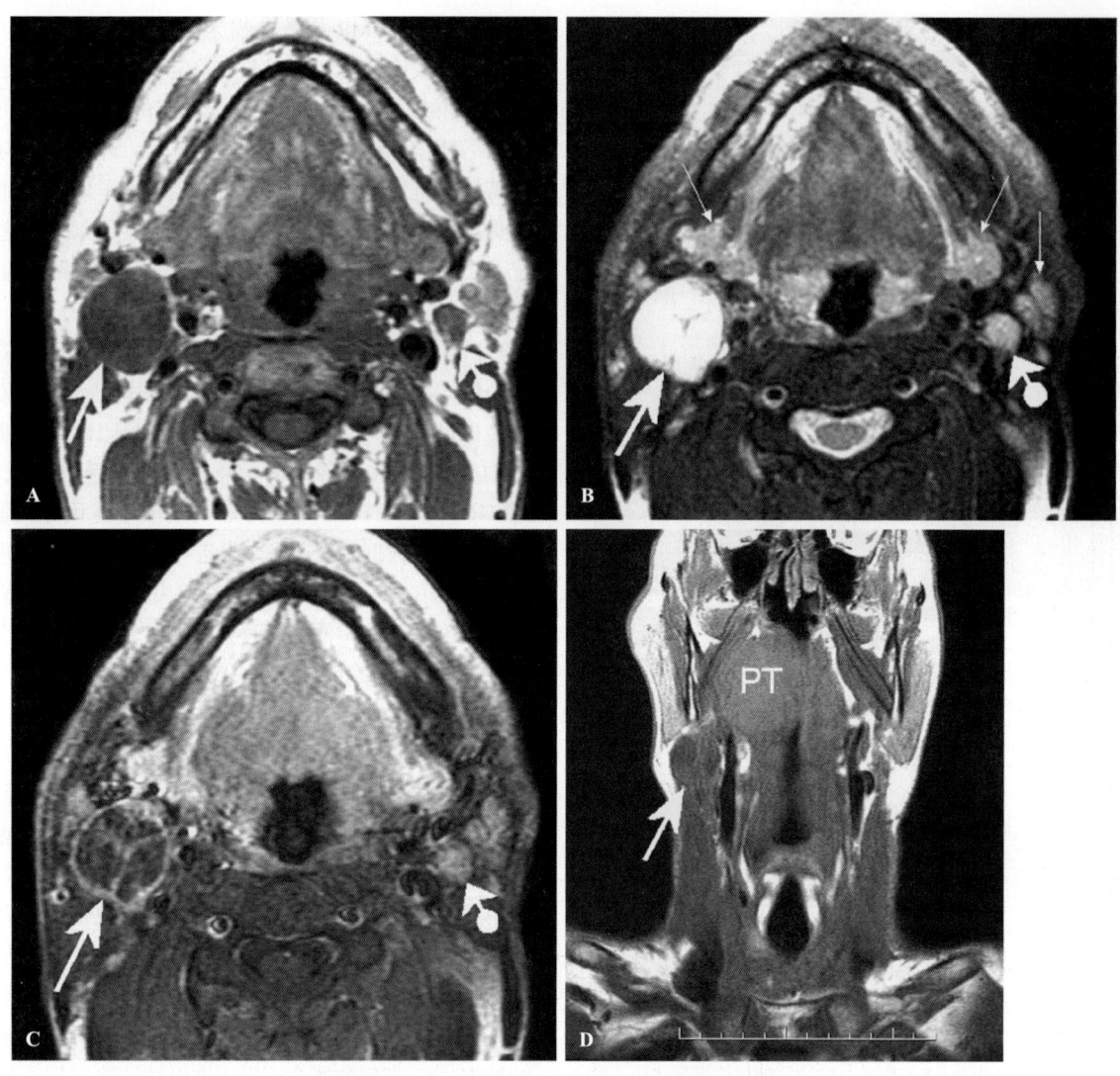

▲ 图 46-3　右口咽鳞状细胞癌患者的磁共振淋巴结图像

A. 横断面非增强 T_1 加权自旋回波图像显示右侧 Ⅱ 区淋巴结低信号坏死性腺病（箭），对侧 Ⅱ 区淋巴结（球箭头）正常；B. 横断面 T_2 加权快速自旋回波图像在相似位置显示，与正常对侧淋巴结相比，坏死淋巴结由于液体样内容物（箭）呈强高信号，正常的对侧淋巴结通常显示中等到高信号强度（球箭头）。正常淋巴结和腮腺及颌下腺（细箭）的信号强度几乎相似（细箭）。C. 横断面对比增强 T_1 加权自旋回波图像，脂肪抑制选项，与 A 和 B 相似的位置，仅显示坏死性腺肿大边缘的环形强化（箭）。对侧正常淋巴结轻度均匀增强（球箭头）。D. 冠状位，增强前，T_1 加权显示原发性肿瘤（PT）和低信号坏死性腺病（箭）

四、颈淋巴结转移的发生率及分布

（一）临床和放射学评估

　　头颈部肿瘤向颈部淋巴结的转移是相当一致的，并遵循可预测的途径，至少在颈部，以前的手术或放疗没有违反。在表 46-3 中，淋巴结转移的频率以淋巴结阳性患者的百分比表示 [34, 35]。

　　颈淋巴结转移的频率和临床受累淋巴结的分布在很大程度上取决于原发肿瘤的部位。典型的是，下咽肿瘤有最高的淋巴结受累倾向，发生在 70% 的病例中。头颅和前部肿瘤（如口腔肿瘤）主要流入 Ⅰ 区、Ⅱ 区和 Ⅲ区，而更多位于尾部的肿瘤（如喉部肿瘤）主要流入 Ⅱ

区和 Ⅲ 区，程度较轻，除了中线肿瘤或双侧淋巴引流部位的肿瘤，如软腭、舌根和咽壁，对侧淋巴结很少受累。即使在这些肿瘤中，对侧受累的发生率也要低得多。在有临床阳性淋巴结的舌癌中，对侧 Ⅱ 区淋巴结的发生率为 31%，而同侧 Ⅱ 区淋巴结的发生率为 73%（数据未显示）。对侧颈部的淋巴结分布与同侧颈部相同。除了鼻咽肿瘤，累及同侧 Ⅴ 区淋巴结的情况相当罕见，发生在不到 1% 的口腔肿瘤，不到 10% 的口咽和喉部肿瘤，约 15% 的下咽肿瘤。对侧 Ⅴ 区淋巴结几乎不会受累。

　　颈部转移性淋巴结的受累程度取决于原发肿瘤的大小，随 T 分级的增加而增加。在 Bataini 等 [34] 报道的系列研究中，34.44% 的 T_1 肿瘤患者有临床淋巴结受累；

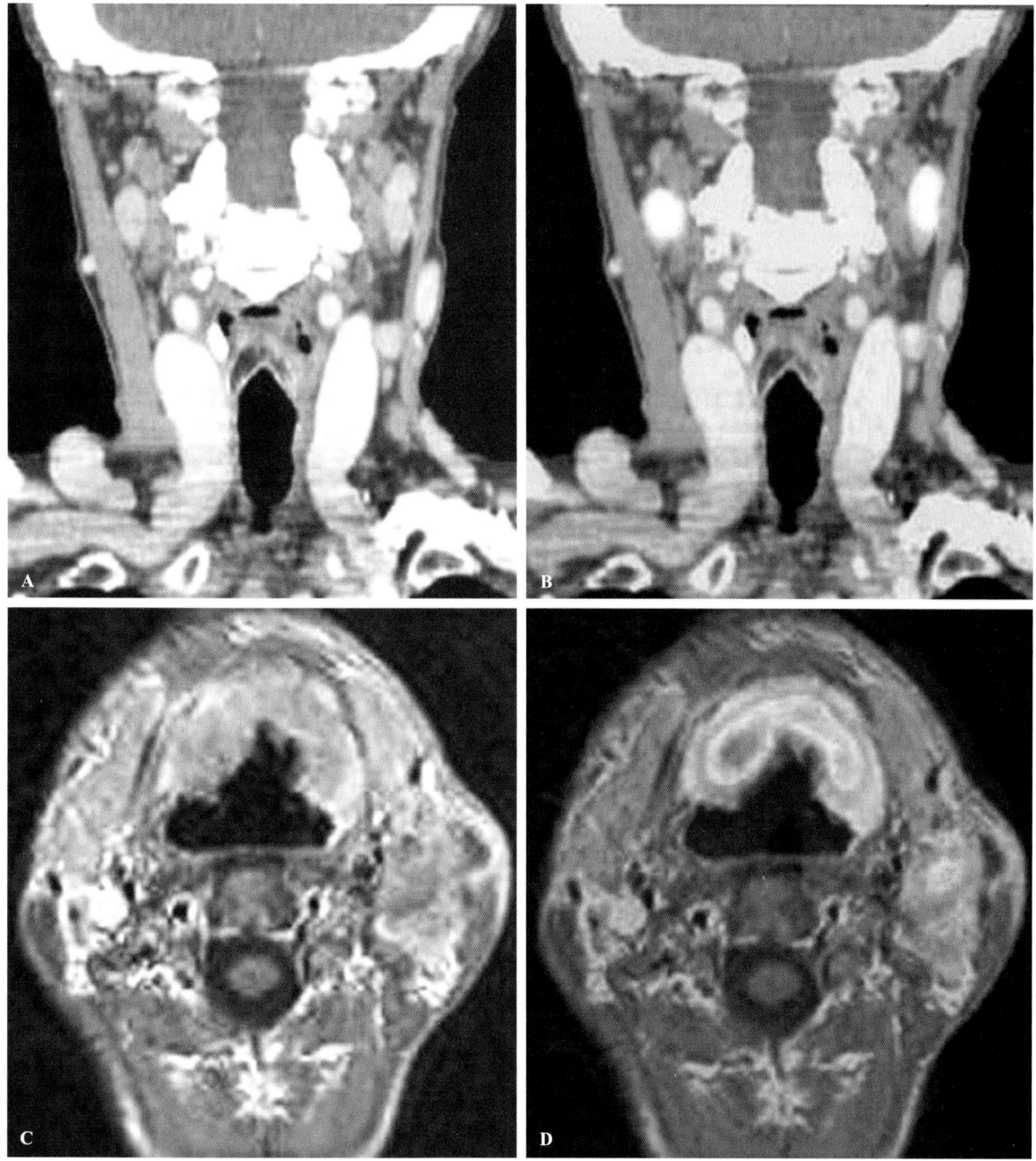

▲ 图 46-4　CT-MRI-PET 图像融合（此图彩色版本见书末）

A. 对比后，冠状位重新格式化的 CT 图像显示颈动脉 – 颈静脉链中的双侧轻度增大的转移性淋巴结。由于边缘短轴直径和无明显坏死改变，淋巴结的肿瘤侵犯仍然是推测性的。B. CT 图像上叠加 FDG PET 数据显示淋巴结内葡萄糖摄取增加。C. 对比后，T_1 加权，轴位横断面磁共振三维梯度回波采集利用破坏梯度显示双侧前部马蹄形大小的口咽肿瘤和 Ⅱ 区转移性左侧淋巴结。D. MRI 上 FDG PET 数据的叠加显示原发性肿瘤和转移性淋巴结内葡萄糖摄取增加（图片由 M.Lonneux 提供）

对于 T_4 病变患者，这一比例增加到 70%。然而，没有数据表明受累颈部水平的相对分布因 T 分级而异。

咽后淋巴结是一种特殊的实体，因为它们通常在临床上无法检测到。咽后淋巴结受累的发生率只能通过系列研究来估计，这些研究系统进行了咽后的 CT 或 MRI 检查来作为诊断的一部分。咽后淋巴结受累发生在原发性肿瘤中，肿瘤起源于（或侵犯）枕骨和颈部

体节的黏膜，如鼻咽、咽壁和软腭（表 46-4）。咽后淋巴结受累的发生率在其他颈部淋巴结受累的患者中较高 [36-38]。然而，在临床 N_0 期鼻咽肿瘤患者中，在较小程度上，在咽壁肿瘤患者中，咽后淋巴结受累的发生率仍占 16%～40%。另外，正如已经描述的其他淋巴结水平，受累取决于 T 分级，T_1 肿瘤的淋巴结受累可能通常较低。

表 46-2　UICC/AJCC 颈部淋巴结转移分类（第 8 版）

分　期	口腔、下咽、喉和 p16 阴性口咽部肿瘤的定义
Nx	不能评估区域淋巴结
N_0	无区域淋巴结转移
N_1	单侧淋巴结转移，最大径≤3cm
N_{2a}	单个同侧淋巴结转移，最大径>3cm，但≤6cm
N_{2b}	多个同侧淋巴结转移，最大径≤6cm
N_{2c}	双侧或对侧淋巴结转移，最大径≤6cm
N_{3a}	最大径>6cm 的淋巴结转移，无包膜外扩散
N_{3b}	包膜外扩散的单个或多个淋巴结转移
分　期	口咽部 p16 阳性肿瘤的定义
Nx	不能评估区域淋巴结
N_0	无区域淋巴结转移
N_1	单侧转移最大径≤6cm
N_2	对侧淋巴结转移最大径≤6cm
N_3	最大径>6cm 的淋巴结转移

适用于口腔、口咽、下咽和喉部肿瘤患者
UICC. 国际癌症控制联盟；AJCC. 美国癌症分期联合委员会（引自 Brierley JD, Gospodarowicz MK, Wittekind CH. *TNM Classification of Malignant Tumours*, 8th ed. Hoboken, NJ: Wiley-Blackwell; 2017.）

（二）病理性淋巴结转移

口腔、口咽和喉部原发性肿瘤患者的病理性淋巴结转移的分布来自回顾性研究，此研究进行了系统性根治性颈淋巴结清扫术作为初始治疗程序的一部分 [39-42]。回顾性研究基本上是患者和治疗选择偏倚，但这些来自 MSKCC 头颈部门的研究是有史以来发表的关于这些问题最大的和最一致的数据。这些回顾性研究的结果如表 46-5 和表 46-6 所示。这些数据是以淋巴结阳性的颈清扫次数除以颈清扫手术的总数来表示的，并以百分比来表示。大多数患者（N_0 肿瘤患者>99%，N+ 肿瘤患者>95%）仅接受单侧治疗，未区分同侧和对侧颈部。

总的来说，33% 的预防性颈清扫术和 82% 的治疗性颈清扫术中检测到转移性疾病。在这些研究中，临床检查的总体敏感性和特异性分别达到 85% 和 62%。根据临床转移淋巴结的形态观察，病理证实的转移淋巴结的分布取决于原发肿瘤的部位。通常在临床分期为 N_0 的口腔肿瘤患者中，转移淋巴结出现在 Ⅰ～Ⅲ区，在临床分期为 N_0 的口咽、下咽和喉部肿瘤患者中，这种淋巴结分布模式与临床触诊确定的颈部淋巴结分布模式相似。值得注意的是，T 分期在不同人群中的分布是不同的。在喉部肿瘤患者中，54%（42/79）的患者为 T_3～T_4 期肿瘤（主要是声门上病变），而口腔肿瘤患者中有 27%（52/192）为 T_3～T_4 期肿瘤，下咽肿瘤患者中有 25%（6/24）为 T_3～T_4 期肿瘤，口咽肿瘤患者中有 17%（8/47）为 T_3～T_4 期肿瘤。T 分期的这种差异可能解释了喉肿瘤组显微镜下淋巴结转移的高发生率。

接受治疗性颈淋巴结清扫术的患者的转移性淋巴结分布模式与 N_0 肿瘤患者相似，不同之处在于，通常可以观察到的显著病理浸润的淋巴结水平是不同的，口腔

表 46-3　口腔和咽喉鳞状细胞癌临床转移颈淋巴结分布

肿瘤部位	N+ 病变患者	每级转移淋巴结分布 [a]（淋巴结阳性患者百分比）					
		Ⅰ	Ⅱ	Ⅲ	Ⅳ	Ⅴ	其他 [b]
口腔（*n*=787）	36%	42/3.5	79/8	18/3	5/1	1/0	1.4/0.3
口咽（*n*=1479）	64%	13/2	81/24	23/5	9/2.5	13/3	2/1
下咽部（*n*=847）	70%	2/0	80/13	51/4	20/3	24/2	3/1
声门上喉（*n*=428）	55%	2/0	71/21	48/10	18/7	15/4	2/0

a. 同侧 / 对侧淋巴结
b. 腮腺、颊淋巴结（改编自 Lindberg R. Distribution of cervical lymph node metastases from squamous cell carcinoma of the upper respiratory and digestive tracts. *Cancer*. 1972；29：1446-1449；Bataini JP, Bernier J, Asselain B, et al. Primary radiotherapy of squamous cell carcinoma of the oropharynx and pharyngolarynx. Tentative multivariate modelling system to predict the radiocurability of neck nodes. *Int J Radiat Oncol Biol Phys*. 1988；14：635-642.）

表 46-4 口腔和咽喉原发肿瘤咽后淋巴结的发病率

作 者	原发部位	咽后淋巴结的发生率（占患者总淋巴结的百分比）		
		总数	N$_0$ 颈部疾病 [a]	N+ 颈部疾病 [b]
sMcLaughlin 等 [36]	口咽			
	咽壁	18/93（19%）	6/37（16%）	12/56（21%）
	软腭	7/53（13%）	1/21（5%）	6/32（19%）
	扁桃体沟	16/176（9%）	2/56（4%）	14/120（12%）
	舌根	5/121（4%）	0/31（0%）	5/90（6%）
	下咽部（梨状隐窝、环状软骨后区）	7/136（5%）	0/55（0%）	7/81（9%）
	声门上喉	4/196（2%）	0/87（0%）	4/109（4%）
	鼻咽	14/19（74%）	2/5（40%）	12/14（86%）
Chua 等 [37]	鼻咽	106/364（29%）	21/134（16%）	85/230（37%）
Chong 等 [38]	鼻咽	未说明	未说明	59/91（65%）

a. 临床阴性淋巴结在Ⅰ～Ⅴ水平
b. 临床阳性淋巴结为Ⅰ～Ⅴ水平

表 46-5 口腔鳞癌病理性淋巴结转移发生率

肿瘤部位	各区转移淋巴结的分布（颈部清扫手术的百分比）										
	预防性 RND[a]					治疗性 RND[a]（立即或随后）					
	RND 例数	Ⅰ	Ⅱ	Ⅲ	Ⅳ	Ⅴ	RND 例数	Ⅰ	Ⅱ	Ⅲ	Ⅳ	Ⅴ
舌	58	14%	19%	16%	3%	0%	129	32%	50%	40%	20%	0%
口腔底部	57	16%	12%	7%	2%	0%	115	53%	34%	32%	12%	7%
牙龈	52	27%	21%	6%	4%	2%	52	54%	46%	19%	17%	4%
磨牙后三角	16	19%	12%	6%	6%		10	50%	60%	40%	20%	0%
面颊	9	44%	11%	0%	0%	0%	17	82%	41%	65%	65%	0%
总计	192	20%	17%	9%	3%	1%	323	46%	44%	32%	16%	3%

a. 预防性 RND：192 例患者 / 手术；治疗 RND：308 例患者，323 例手术。RND. 根治性颈淋巴清扫术（改编自 Shah JP. Patterns of cervical lymph node metastasis from squamous carcinomas of the upper aerodigestive tract. *Am J Surg*. 1990; 160: 405–409.）

肿瘤为Ⅳ区，口咽、下咽肿瘤为Ⅰ区和Ⅴ区，喉部肿瘤程度较轻。总的来说，这一观察结果显示颈部淋巴结水平的逐渐浸润。Ⅴ区淋巴结转移的发生率很好地说明了这一概念。在 MSKCC 队列中 [43]，Ⅴ区淋巴结病理浸润的发生率很低，在 1277 例口腔、口咽、下咽和喉部肿瘤患者的颈部解剖中平均为 3%。病理阳性淋巴结的下咽肿瘤的患病率最高为 11%（表 46-6）。对Ⅴ区淋巴结浸润的彻底分析表明，在所有合并的肿瘤部位中，仅 1 例（0.2%）患者发生Ⅴ区淋巴结浸润，而Ⅰ～Ⅳ区无转移。这个患者患有下咽肿瘤。当Ⅰ～Ⅲ区观察到一个经

病理证实的阳性淋巴结时，Ⅴ区的浸润仍低于 1%，但当Ⅳ区淋巴结观察到一个经病理证实的阳性淋巴结时，Ⅴ区的浸润可能达到了 16%。当浸润超过一组淋巴结时，逐渐增加，当Ⅰ～Ⅳ区全部受累时，Ⅴ区淋巴结受累的概率达到 40%。Ⅰ区的参与模式也很好地说明了淋巴结逐渐渗透的概念。在 MSKCC 队列中，只有 2% 的临床 N$_0$ 口咽肿瘤患者出现Ⅰ区病变，而在临床 N$_0$ 下咽肿瘤患者中未观察到Ⅰ区病变（表 46-6）。另外，在有临床阳性淋巴结的患者中，口咽部和下咽部肿瘤中分别有 15% 和 10% 的患者出现Ⅰ区转移。

表 46-6　口咽、下咽、喉鳞状细胞癌病理性淋巴结转移发生率

肿瘤位置	各区转移淋巴结的分布（颈部清扫手术的百分比）											
	预防性 RND[a]						治疗性 RND[b]					
	RND 例数	I	II	III	IV	V	RND 例数	I	II	III	IV	V
口咽[c]												
舌根 + 舌沟	21	0%	19%	14%	9%	5%	58	10%	72%	41%	21%	9%
扁桃体窝	27	4%	30%	22%	7%	0%	107	17%	70%	42%	31%	9%
口咽总计	48	2%	25%	19%	8%	2%	165	15%	71%	42%	27%	9%
下咽部[c]												
梨状隐窝	13	0%	15%	8%	0%	0%	79	6%	72%	72%	47%	8%
咽壁	11	0%	9%	18%	0%	0%	25	20%	84%	72%	40%	20%
下咽部总计	24	0%	12%	12%	0%	0%	104	10%	75%	72%	45%	11%
喉[d]												
声门上喉	65	6%	18%	18%	9%	2%	138	6%	62%	55%	32%	5%
声门喉	14	0%	21%	29%	7%	7%	45	9%	42%	71%	24%	2%
喉总计	79	5%	19%	20%	9%	3%	183	7%	57%	59%	30%	4%

a. 预防性 RND：口咽 47 例患者，48 例手术；下咽 24 例患者 / 手术；喉 78 例患者，79 例手术
b. 治疗性 RND：口咽 157 例患者，165 例手术；下咽 102 例，104 例手术；喉 169 例患者，183 例手术
c. 引自 Candela FC, Kothari K, Shah JP. Patterns of cervical node metastases from squamous carcinoma of the oropharynx and hypopharynx. *Head Neck*. 1990; 12: 197–203.
d. 引自 Candela FC, Shah J, Jaques DP, et al. Patterns of cervical node metastases from squamous carcinoma of the larynx. *Arch Otolaryngol Head Neck Surg*. 116: 432–435.
RND. 根治性颈淋巴清扫术

（三）颈部跳跃性转移的发生率

跳跃性转移是指不是按照从一个淋巴结区转移到下一个淋巴结区（如从 I 区到 II 区）的顺序，而是没有有序进展的转移。根据其发生频率，临床阶段 N_0 肿瘤患者的跳跃性转移可能对颈部的治疗具有深远的意义。在 MSKCC 的研究中[42]，8/343 例（2.5%）N_0 期肿瘤患者发生跳跃性转移。其中 7 例口腔肿瘤仅在 IV 区或 V 区转移。一个患者有喉部肿瘤。这些较低的数字，与在同一机构接受舌骨上颈淋巴结清扫术治疗的病理性 N_0 病变患者中观察到的 3%（64 个病灶中的 2 个病灶）的解剖水平以外的颈功能衰竭率非常一致[44]。这些患者中大多数有口腔肿瘤。术后均无转移，无一例接受放疗。Byers 等[45]仔细评估了 1970—1990 年在 MDACC 接受手术治疗的 270 例口腔舌鳞状细胞癌患者的跳跃转移频率。在这些患者中，12 例仅发生 III 区转移，9 例仅发生 IV 区转移，2 例发生 IIb 区转移（即位于颈内静脉后方远处淋巴结）。此外，在 90 例经选择性颈淋巴结清扫术

后病理分期为 N_0 期且未接受术后放射治疗的患者中，9 例随后发展为 IV 区复发。总的来说（IIb 区、III 区和 IV 区），跳跃转移的频率达到 12%（270 个病灶中的 32 个）。如果排除 IIb 区和 III 区跳跃转移，频率仅为 7%（270 个病灶中的 18 个）。

（四）对侧颈部淋巴结分布的发生率和类型

关于对侧颈部病理性淋巴结分布的资料很少。只有当外科医生认为对侧淋巴结受累的风险很高时（例如，口腔或口咽肿瘤到达中线或延伸到中线以外，或下咽和声门上肿瘤），才进行双侧颈清扫。显然，在这种情况下，双侧根治性颈清扫从未进行过，因此无法准确估计对侧颈部 I～V 区淋巴结受累的模式。此外，在几乎每一项研究中，颈部两侧的数据都汇集在一起呈现。Kowalski 等[46]提供了 90 例接受双侧舌骨上颈淋巴结清扫术的患者的数据，其中分别报道了颈部两侧淋巴结的分布模式。这些患者大多有唇或口腔鳞状细胞癌。同侧颈部 I 区、II 区、III 区淋巴结病理浸润率分别为 20%、

15% 和 15%。对侧颈部相应值分别为 13%、11% 和 0%。这些数字与临床淋巴结分布数据一致，显示颈部两侧淋巴结分布模式相似，但对侧颈部发病率较低。

Foote 等[47] 报道了 46 例临床 N_0 期舌癌患者中对侧颈部衰竭的发生率，这些患者采用了某种形式的舌叶切除术和同侧颈部切除。所有患者均未接受术后放射治疗。10 例（22%）患者发生对侧颈部复发，最常见的部位为 II 区、III 区、IV 区淋巴结。其中 2 例患者在原发部位也观察到复发。对侧颈部延迟转移的发生与舌根肿瘤的临床或病理范围无关。O'Sullivan 等[48] 报道了 228 例扁桃体癌患者的回顾性研究，这些患者接受原发肿瘤治疗，同侧颈部仅接受放射治疗。绝大多数患者分期为 T_1~T_2 和 N_0~N_1。对侧颈部复发仅 8 例（2%），其中 5 例局部复发。133 例 N_0 分型患者无颈部功能衰竭。虽然由于发生的事件较少而不显著，但中线结构（即软腭和舌根）的受累似乎是对侧颈部复发的预后因素。最近对 1999—2014 年 102 例单侧放疗患者的研究结果进行了重新评估，并证实了这些患者单侧治疗的价值[49]。在一系列 101 例淋巴结阴性扁桃体癌（主要是 T_1~T_3 期）患者中报告了类似的结果[50]。对侧仅观察到 2 例颈部复发。

五、颈部靶体积选择的建议

原发性口腔、咽和喉鳞状细胞癌的淋巴结转移通常遵循预测模式。关于临床和病理性颈淋巴结分布以及选择性解剖术后颈部复发的数据支持这样一种观点，即并非所有颈淋巴结水平都应作为鳞状细胞起源的头颈部原发灶的初始处理策略的一部分来处理[51, 52]。然而，这一概念所依据的数据来自于回顾性系列研究，因此可能包括可能的偏倚（例如，患者选择，使用来自预成像区域的序列等），这可能会限制它们的有效性。

表 46-7 和表 46-8 为口腔和咽喉鳞状细胞癌颈部临床靶体积的选择提出了建议。无论治疗方式是手术还是放疗，这些指南都适用。关于在这两种模式之间选择的完整讨论超出了本章的范围，但要考虑的因素包括颈部分类、原发肿瘤的治疗选择、HPV 和 EB 病毒状态、患者的表现状态，以及由多学科头颈肿瘤委员会商定的机构政策。

颈部的选择性治疗适用于临床上患有口腔、口咽、下咽和喉部 N_0 头颈部鳞状细胞癌的患者[44, 52, 53]。通常，对于口腔肿瘤，应治疗 I a～III 区淋巴结，对于口咽、

表 46-7　口腔和口咽部肿瘤颈部临床目标体积的选择建议

淋巴结分期 （AJCC/UICC 第 8 版）	临床靶区应包含的淋巴结区	
	同侧颈部	对侧颈部
口腔		
$N_{0\sim1}$（I 区、II 区或III区）	I、II [a]、III + IV a [b]	I、II [a]、III + IV a [b]
$N_{2a\sim b}$	I、II、III、IV a [e]、V a, b [c, d]	舌前肿瘤 I、II [a]、III + IV a
N_{2c}	根据颈部两侧的 N 分期	根据颈部两侧的 N 分期
N_3	I、II、III、IV a [e]、V a, b ± 相邻结构的临床和影像学资料 [d]	舌前肿瘤 I、II [a]、III + IV a
口咽部 p16 阴性 [f]		
$N_{0\sim1}$（II 区、III区或IV区）	咽后壁肿瘤（I b）[g]、II、III、IV a [e]+ VII a	咽后壁肿瘤II、III、IV a+ VII a
$N_{2a\sim b}$	I b、II、III、IV a [e]、V a, b+ VII a [d]	咽后壁肿瘤II、III、IV a+ VII a
N_{2c}	根据颈部两侧的 N 分期	根据颈部两侧的 N 分期
N_3	I b、II、III、IV a、V a, b+ VII a± 相邻结构 [d]	咽后壁肿瘤II、III、IV a+ VII a

a. II b 区可以省略
b. 对于舌前肿瘤和任何延伸至口咽的肿瘤（如扁桃体前柱、扁桃体窝、舌根）；对于累及III区的 N_1 肿瘤
c. 如果只涉及 I～III区，则可以省略V区
d. 如果II区上部有大量浸润，则应包括VII B 区
e. 在IV a 区浸润的情况下，应包括IV b 区
f. 对于 p16 阳性的肿瘤，没有数据表明颈淋巴结区的选择应与 p16 阴性肿瘤有所不同，但由于新的 TNM 分类，建议根据阳性淋巴结的数目、位置和偏侧性来选择要治疗的淋巴结区
g. 任何延伸至口腔的肿瘤（如磨牙后三角、活动舌、下牙龈、扁桃体前柱的口腔侧）
AJCC. 美国癌症联合委员会；UICC. 国际癌症控制联盟

表 46-8　下咽和喉部肿瘤颈部临床靶区选择建议（不包括 T_1N_0 声门型肿瘤）

淋巴结分期（AJCC/UICC 第 8 版）	临床靶区应包含的淋巴结区	
	同侧颈部	对侧颈部
下咽		
N_0	Ⅱª、Ⅲ、Ⅳa+Ⅶa 用于咽后壁肿瘤，Ⅵ用于梨状隐窝尖部或食管侵犯	Ⅱª、Ⅲ、Ⅳa+Ⅶa 用于咽后壁肿瘤 +Ⅵ用于食管侵犯
N_1、$N_{2a \sim b}$	Ⅰb、Ⅱ、Ⅲ、Ⅳaᵇ、Ⅴa, b+Ⅶa+ Ⅵ用于梨状隐窝或食管侵犯	Ⅱª、Ⅲ、Ⅳa+Ⅶa 用于咽后壁肿瘤 +Ⅵ用于食管侵犯
N_{2c}	颈部各侧按 N 分期	颈部各侧按 N 分期
N_3	根据临床和放射学数据ᵇ，梨状隐窝或食管侵犯 ± 邻近结构为Ⅰb、Ⅱ、Ⅲ、Ⅳaᵇ、Ⅴa, b+Ⅶa+Ⅵ	Ⅱª、Ⅲ、Ⅳa+Ⅶa 用于咽后壁肿瘤 +Ⅵ用于食管侵犯
喉		
$N_{0 \sim 1}$（Ⅱ区、Ⅲ区或Ⅳ区）	Ⅱª、Ⅲ、Ⅳaᵇ+Ⅵ用于跨声门或声门下侵犯	Ⅱª、Ⅲ、Ⅳa+Ⅵ用于跨声门或声门下侵犯
$N_{2a \sim b}$	Ⅱ、Ⅲ、Ⅳaᵇ、Ⅴa, b+Ⅵ用于贯声门或声门下扩展ᶜ	Ⅱª、Ⅲ、Ⅳa+Ⅵ用于跨声门或声门下侵犯
N_{2c}	颈部各侧按 N 分期	颈部各侧按 N 分期
N_3	根据临床和放射学数据ᶜ，贯声门或声门下延伸 ± 邻近结构为Ⅰb、Ⅱ、Ⅲ、Ⅳaᵇ、Ⅴa, b+Ⅵ	Ⅱª、Ⅲ、Ⅳa+Ⅵ用于跨声门或声门下侵犯

a. Ⅱb 区可以省略
b. 当Ⅳa 区浸润时，应包括Ⅳb 区
c. 如果Ⅱ区上部大量浸润，则应包括Ⅳb 区
AJCC. 美国癌症联合委员会；UICC. 国际癌症控制联盟

咽下和喉部肿瘤，应治疗Ⅱ～Ⅳa 区淋巴结。Robbins[8] 认为，对于口腔、喉部或下咽的临床 N_0 原发性肿瘤患者，选择性治疗Ⅱb 区淋巴结可能是没有必要的。Byers 等[45] 提出，由于跳跃性转移的高发生率（10%），Ⅳ区淋巴结应包括在活动舌的治疗中。咽后壁肿瘤应治疗咽后淋巴结。对于声门下肿瘤、声门下或经声门延伸的肿瘤，或下咽肿瘤伴食管延伸的肿瘤，治疗体积中也应包括Ⅵ区淋巴结。

根据 Byers 的建议[53]，类似的指南可以推荐给没有囊外浸润影像学证据的 N_1 肿瘤患者。但对于下咽肿瘤，由于其高度的淋巴亲和力，宜采用Ⅰb～Ⅴ区综合治疗。当受累淋巴结位于尚未确定为治疗体积边界的淋巴结处时，建议应扩展选择范围，以包括相邻级别淋巴结[54]。通常这只适用于口咽肿瘤，在Ⅰb 区边界处有一个淋巴结累及Ⅱ区，或在Ⅳ区边界处有一个 N_1 级淋巴结累及Ⅲ区的口腔肿瘤。

对于多发性淋巴结（N_{2b}）的患者，现有数据表明，适当的治疗应包括Ⅰb 区淋巴结（口腔为Ⅰa 区）到Ⅴ区淋巴结。然而，对于喉部肿瘤，Ⅰb 区淋巴结可以忽略，颈部累及Ⅰ～Ⅲ区的口腔肿瘤可忽略Ⅴ区淋巴结。口咽部和下咽部肿瘤应系统地进行咽后淋巴结的预防性治疗。对于声门下肿瘤、声门下或经声门延伸的肿瘤，或下咽肿瘤伴食管延伸的患者，N_0 病变患者应进行声门下肿瘤或经声门延伸的肿瘤治疗。有人提出，上颈部有淋巴结（即上Ⅱ区淋巴结）的患者，其靶体积的上限应扩大到包括茎突后淋巴结（Ⅶa 区）[54]。同样，在下颈部受累（即Ⅳa 区或Vb 区淋巴结）的情况下，锁骨上淋巴结（Ⅳb 区）也应包括在靶体积内[54]。

对于单侧大淋巴结（N_{2a} 或 N_3）或双侧或对侧淋巴结（N_{2c}）转移的患者，没有关于病理转移颈部淋巴结分布的数据。对于单个大受累淋巴结的患者，如果没有数据，建议选择治疗似乎是安全的。对于 N_3 期，颈部的治疗类型也可能取决于淋巴结局部延伸到的邻近结构（例如，针骨旁肌肉、腮腺、血管）。对于 N_{2c} 肿瘤，一个建议是分别考虑两侧颈部，如两侧各一小受累淋巴结选择性治疗，一侧小单个受累淋巴结选择性治疗，多个淋巴结转移时另一侧更广泛治疗。

对侧颈部 N_0 期是否进行预防性治疗缺乏共识，可能基于临床判断，而不是强有力的科学证据。通常，中线肿瘤或起源于或延伸至双侧淋巴引流部位的肿瘤（如舌根、咽外翻、咽后壁）的患者，被认为可从双侧颈部治疗中获益，而侧化良好的肿瘤（如舌侧缘、磨牙后三

角、扁桃体窝）可免除对侧治疗。另据报道，咽喉肿瘤患者的对侧颈部转移风险随着同侧颈部受累而增加[55]。综合所有这些数据，似乎建议将治疗局限于同侧颈部的下牙龈肿瘤（不接近中线）、口侧底肿瘤、活动舌侧缘肿瘤、上牙龈肿瘤、面颊肿瘤、磨牙后三角肿瘤、扁桃体窝（不延伸至舌根、软腭或后柱）和梨状隐窝侧壁。在建议对侧颈部预防性治疗的其他情况下，要治疗的淋巴结水平的选择应遵循与同侧颈部相似的规则。

原则上，类似的方法也适用于术后要照射的淋巴结水平的定义。然而，如果术后放射治疗的选择标准是囊膜破裂、直径超过 3cm 的转移性淋巴结或多个转移性淋巴结，则通常会进行Ⅰ～Ⅴ区淋巴结放射治疗。对于初次照射，根据转移灶淋巴结的位置，靶区应包括茎突后间隙和锁骨上窝。[54] 对于喉部肿瘤，Ⅰ区淋巴结可以省略。对于转移淋巴结仅位于Ⅰ区和（或）Ⅱ区的口腔肿瘤，术后可不进行Ⅴ区放疗。咽后（Ⅶb区）和气管旁（Ⅵb区）淋巴结应如前所述进行治疗。

六、颈淋巴结清扫术和前哨淋巴结活检

1991 年，根据颈部水平的定义，美国耳鼻喉科学会头颈外科和肿瘤委员会就颈部解剖术语提出了若干建议。主要目的是制订标准化术语，用于一些需明确描述淋巴和非淋巴结构清除的明确程序。这些建议必须与颈部转移的生物学相关，并符合肿瘤学原则的标准。每种颈部清扫的目的是去除颈部脂肪组织中粘连的淋巴结构（淋巴结和淋巴管）。当颈部肿瘤正常时，颈部的某些或全部非淋巴结构，如颈内静脉、脊柱副神经、胸骨乳突肌和下颌骨下腺，都可以保留。1991 年分类提出以来，不断对其提出修订；表 46-9 总结了当前颈部解剖术语和定义[8, 9, 56-58]。

根治性颈淋巴结清扫术（radical neck dissection, RND）以前被认为是标准的基本程序，定义为切除Ⅳ组淋巴结，包括切除胸锁乳突肌、颈内静脉、脊髓副神经。

改良 RND 是指切除所有常规切除的淋巴结，但保留一个或多个通常在 RND 期间移除的非淋巴结构（即脊髓副神经、颈内静脉、胸锁乳突肌）（图 46-5）。Medina[59] 亚类将改良 RND 分为 3 种类型：Ⅰ型，保留脊髓副神经；Ⅱ型，保留脊髓副神经和胸锁乳突肌；Ⅲ型，保留脊髓副神经、胸锁乳突肌和颈内静脉。Ⅲ型也被欧洲作者称为"功能性颈淋巴结清扫术"，如 Suarez[60] 所述，并由 Bocca 及其同事[61, 62] 推广。然而，在他们的经典描述中，颌下腺没有被切除。

选择性颈淋巴结清扫术（selective neck dissection, SND）是保留 RND 中常规切除的一个或多个淋巴结水

表 46-9 颈清扫的分类：定义和术语

颈淋巴清扫术类型	切除的淋巴结区	切除非淋巴结构
根治性颈淋巴结清扫术	Ⅰ、Ⅱ、Ⅲ、Ⅳ、Ⅴ	胸锁乳突肌、颈内静脉、脊髓副神经
改良根治性颈淋巴清扫术	Ⅰ、Ⅱ、Ⅲ、Ⅳ、Ⅴ	保留以下一项或多项：胸锁乳突肌、颈内静脉、脊髓副神经
选择性颈淋巴清扫术	保留以下一项或多项：Ⅰ、Ⅱ、Ⅲ、Ⅳ、Ⅴ。括号用于表示切除的区或亚区；SND（Ⅰ～Ⅳ）	无
扩大性颈淋巴清扫术	切除 1 个或多个或额外的淋巴结组（如咽旁、气管旁淋巴结），而不是常规的根治性颈淋巴结清扫术	切除 1 个或多个非淋巴结构（如颈动脉、舌下神经、覆盖皮肤），而不是常规的根治性颈淋巴结清扫术

引自 Robbins KT. Classification of neck dissection. Current concepts and future considerations. *Otolaryngol Clin North Am.* 1998; 31: 639–656.

平的淋巴结清扫术（图 46-6）。为避免 SND 不同亚型的术语混淆，2002 年修订的淋巴结清扫分类排除了"命名"淋巴结清扫（如舌骨上淋巴结清扫、后外侧淋巴结清扫），并建议术语"选择性颈淋巴结清扫（SND）"应在括号内按淋巴结级别或级别进行切除的亚节段，例如 SND（Ⅰ～Ⅲ）[56]。超选择性颈淋巴结清扫术（super-selective neck dissection, SSND）是一种仅限于 2 个或 2 个以下相邻颈部节段的 SND。本文首次报道 SSND 治疗化疗后残留淋巴结疾病的可行性[63]。

扩大的 RND 是通过切除 1 个或多个在根治性颈淋巴结清扫术中非常规切除的额外的淋巴结群（例如，咽旁或气管旁淋巴结）或非淋巴结构（例如，颈动脉、椎旁肌、迷走神经）或两者。切除的任何其他结构应在括号中标明。

最近在头颈部鳞状细胞癌中引入的一种检测颈部隐匿性微转移的方法是淋巴闪烁显像结合 SLNB。这一概念的基础是确定淋巴引流的初级梯队，然后仅在该区内行前哨淋巴结切除术，假设前哨淋巴结为阴性，则无须进行全面的颈清扫。这项技术最初用于检测皮肤黑色素瘤的淋巴结浸润以及随后在不同部位的淋巴结浸润。引入颈淋巴结的 SLNB 这种微创诊断程序，[64-66] 能够更准确地预测口腔和选定口咽鳞状细胞癌淋巴结阴性患者的淋巴结状态癌症[67]。

SLNB 已被证明可以通过识别微转移来提高早期口腔和口咽鳞状细胞癌患者临床 N0 肿瘤的分期[69, 70]。多

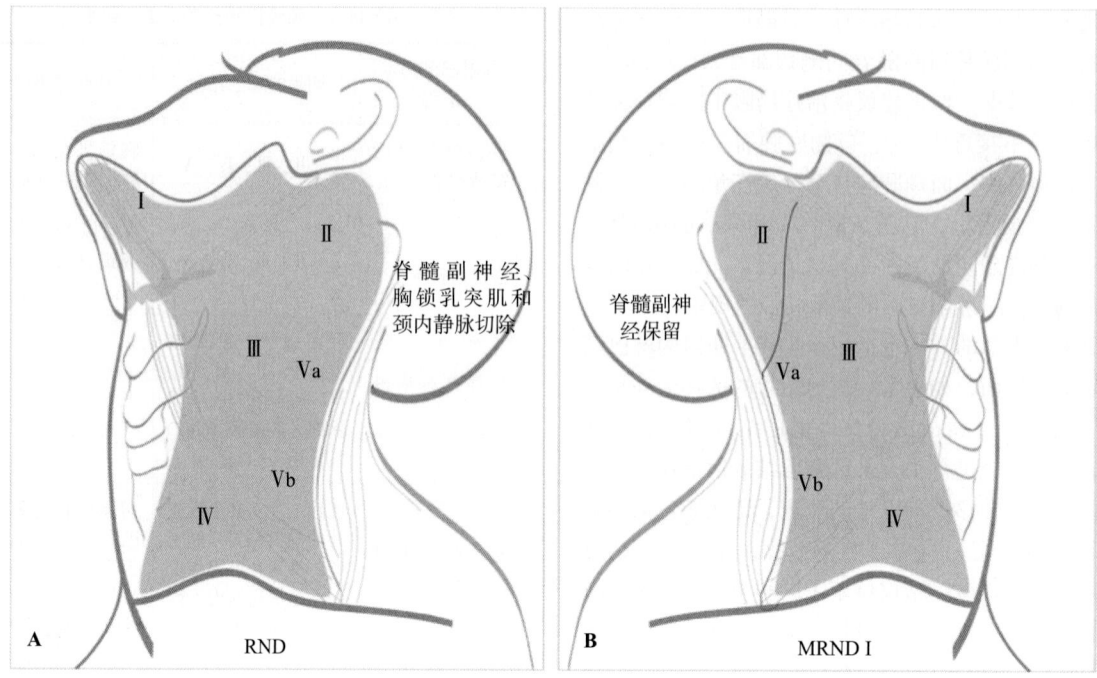

▲ 图 46-5　根治性和改良根治性颈淋巴结清扫术中切除的淋巴结区和非淋巴结构

A. 根治性颈淋巴结清扫术（RND）；B. Ⅰ型改良根治性颈淋巴结清扫术（MRND Ⅰ）。在Ⅰ～Ⅴ区的根治性颈淋巴结清扫术中，切除了脊髓副神经、胸锁乳突肌和颈内静脉。在Ⅰ～Ⅴ区Ⅰ型改良根治性颈淋巴清扫术中，切除胸锁乳突肌和颈内静脉，保留了脊髓副神经

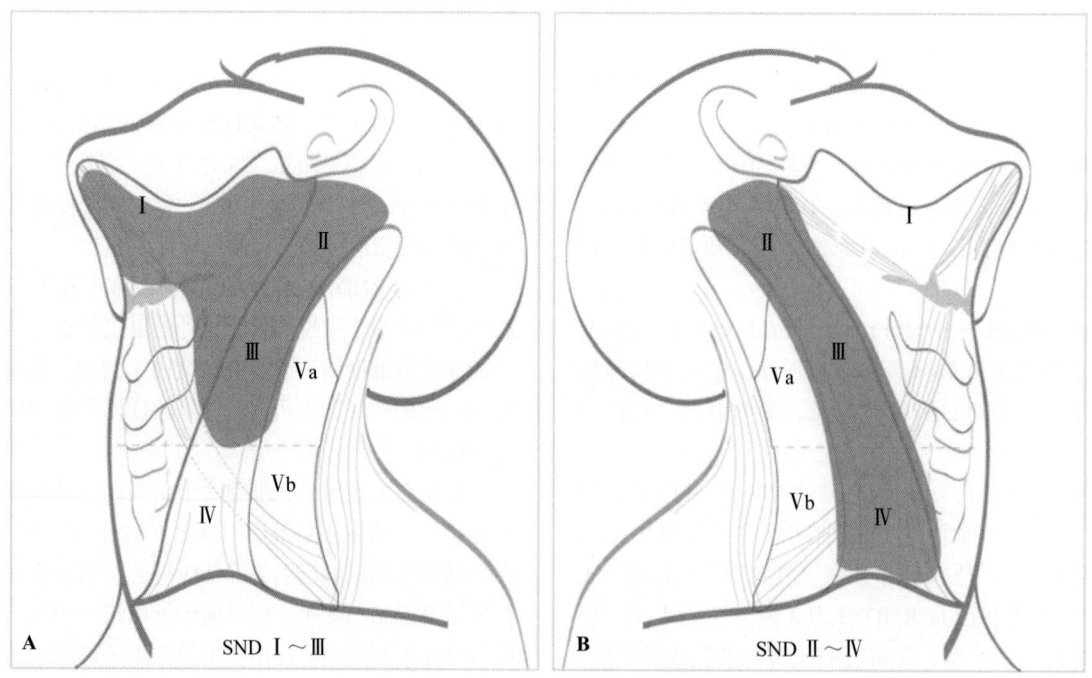

▲ 图 46-6　选择性颈淋巴结清扫术（SND）

Ⅰ～Ⅲ区或舌骨上颈淋巴结清扫术（A）中，仅切除Ⅰ区、Ⅱ区和Ⅲ区。Ⅱ～Ⅳ区或侧颈淋巴结清扫术（B）中，仅移除Ⅱ区、Ⅲ区和Ⅳ区淋巴结

个中心现在已经采用 SLNB 作为早期临床 N₀、口腔和口腔鳞状细胞癌的分期工具 [69]。在经验丰富的团队中，SLNB 是一种可靠的诊断方法，可用于临床 N₀ 颈部分期和鉴别隐匿性淋巴结转移病患者 [70, 71]。最近一项包括 21 项前瞻性研究和 847 名患者的 Meta 分析结果显示，SLNB 敏感性为 93%，阴性预测值为 80%～100%。隐匿性转移的检出率为 14%～60%（中位数为 34%）。绝大多数患者患有早期口腔鳞状细胞癌 [72]。此外，最近一项包括少数患者在内的研究报道，与选择性颈清扫术相比，SLNB 术后发病率显著降低 [73]。

前哨淋巴结的彻底检查发现大量的隐匿性转移。根据定义，隐匿性转移是通过组织学检查发现的临床阶段的 N0 颈部转移。它们进一步分为大转移瘤（最大尺寸 >2mm）、微转移瘤（最大尺寸 <2mm）和孤立的肿瘤细胞 [74-76]。孤立的肿瘤细胞被认为是一个单独的实体，是单个肿瘤细胞或最大尺寸不超过 0.2mm 的小肿瘤细胞簇。这些细胞通常仅在免疫组化或分子生物学检测后检测到，并且它们没有显示转移活性（例如，增殖或间质反应）或血管或淋巴窦壁穿透的证据 [75]。前哨淋巴结中有微转移或孤立肿瘤细胞的患者，是否存在与临床上侵犯淋巴结的颈部转移患者相似的风险，争论仍在继续。有证据支持对前哨淋巴结微转移患者的颈部进行进一步治疗 [76]。对于仅有孤立的肿瘤细胞，尽管非前哨淋巴结转移的风险较低，但应采取谨慎的等待政策。需要更大的研究来确定微转移和分离肿瘤细胞的重要性 / 意义，并确定在颈部有其他转移的患者中定义一个可接受的不正确的向下分期孤立性肿瘤细胞疾病水平。

七、颈部淋巴结定位与放射治疗技术

（一）临床靶区的划定

几位作者提出了颈部淋巴结区划分的建议 [58, 77-80]。这些指南的详细比较揭示了一些重要的差异，妨碍了放射肿瘤学家对颈部靶体积的统一划分。20 世纪初，欧洲和北美主要临床合作组织的代表合作，对这两项建议进行了严格审查，以制订一套国际指南用于描述淋巴结阴性颈部的颈部淋巴结水平 [81]。这些指南和颈淋巴结清扫术之间的一致性得到进一步验证 [82]。在 20 世纪末，考虑到淋巴结阳性和术后颈部的特殊情况，提出了一些修正案 [54, 83]。最近，在 2013 年，由来自欧洲、亚洲、澳大利亚 / 新西兰和北美临床研究组织（DAHANCA、EORTC、HKNPCSG、NCIC CTG、NCRI、RTOG、TROG）的头颈部放射肿瘤学领域的意见领袖组成的工作组成立，并审查和更新了之前发布的淋巴结区划分指南 [7]。

表 46-10 和图 46-7 显示了更新的 2014 年颈部淋巴结划定共识指南。图 46-7 中描绘的体积对应于临床靶体积并且不包括器官运动或设置不准确的边缘。界限基于患者仰卧，头部处于"中立"位置。术语颅侧和尾侧分别指更接近头端和足端的结构。选择"前"和"后"这两个词分别比"腹侧"和"背侧"更不容易混淆。

深入讨论这些建议超出了本章的范围。读者可以参考原始出版物 [7]。然而，有几个具体问题值得注意。

无论患者的淋巴结状态如何（即淋巴结阴性或淋巴结阳性），淋巴结水平描绘的建议都是有效的。然而，作为淋巴结状态设置的函数，从淋巴结级别到临床靶区描绘的转换可能需要一些调整。对于淋巴结阴性的患者以及有单个小淋巴结或有多个小淋巴结不与周围结构（如肌肉、唾液腺）相邻的患者，临床靶区将由一个或多个淋巴结水平的关联来定义。

对于毗邻或浸润周围结构之一（如胸锁乳突肌、椎旁肌或腮腺）的较大淋巴结，临床靶区描绘可能需要考虑淋巴结外的宏观和微观肿瘤浸润。根据专家意见，从淋巴结的可见边缘进入上述结构的 10～20mm 的各向同性侵犯（即淋巴结肿瘤总体积）似乎合理，但不包括骨和气道 [83]。

最后，至少从概念的角度来看，对于术后情况，淋巴结级别划分的建议仍然有效。

（二）辐照技术

随着 IMRT 的使用，不再有一个标准的方法来根据骨性标志设置照射野的大小和边界。相反，应选择和调整整辐照技术，使整个计划靶体积在所采用的剂量体积限制范围内接受规定剂量，并充分考虑国际辐射单位和测量委员会的建议 [84]。

剂量处方取决于各种因素，如预防性放疗与治疗性放疗，或采用联合治疗、计划性颈淋巴结清扫、术后放疗等，这些都超出了本章综合评述的范围。对于初次放射治疗，预防剂量通常为 50Gy、54Gy 或 56Gy，每次给予 2Gy、1.8Gy 或 1.6Gy，在 5～7 周内完成，治疗剂量通常为在 7 周内每次给予 2Gy，总共约 70Gy。在 2018 年，通常使用同步集成升压方法执行照射，治疗剂量 70Gy（7 周内 35Gy×2Gy/ 次），选择性剂量 54.25Gy（7 周内 35Gy×1.55Gy/ 次）。对于术后放疗，根据危险因素，剂量通常在 60～66Gy，在 6～6.5 周内完成每次 2Gy。

表 46-10 淋巴结 I～X 区共识边界

淋巴结区	颅	尾	前	后	侧	中间
I a, 颏下淋巴结	下颌舌骨肌	颈阔肌（尾端为二腹肌前腹）	颏联合	舌骨体或下颌舌骨肌	二腹肌前腹中缘	n.a.
I b, 下颌下淋巴结	颅侧，下颌下腺，下颌舌骨肌前腹	穿过舌骨体尾缘和下颌骨的平面；穿过下颌下腺的（最尾缘）；颈阔肌	颏联合	下颌下腺（尾缘）/腹后二腹肌（颅侧）	下颌骨（内侧）向下至尾缘；颈阔肌（尾缘）；内侧翼状肌（后部）	二腹肌前腹侧缘（尾缘）；二腹肌前腹后缘（颅侧）
II, 上颈静脉	C1 外侧突尾缘	舌骨体尾缘	下颌下腺后缘/二腹肌后缘	胸锁乳突肌后缘	胸锁乳突肌/颈阔肌/二腹肌后腹深（内侧）面	颈内动脉内侧缘；斜角肌
III, 中颈静脉	舌骨体尾缘	环状软骨尾缘	胸锁乳突肌前缘；甲状舌骨肌后	胸锁乳突肌后缘	胸锁乳突肌深（内侧）面	颈总动脉内侧缘；斜角肌
IVa, 下颈静脉	环状软骨尾缘	胸骨柄向颅侧 2cm	胸锁乳突肌前缘（颅侧）；胸锁乳突肌体（尾缘）	胸锁乳突肌后缘（颅侧）；斜角肌（尾缘）	胸锁乳突肌深面（内侧）（头侧）；胸骨锁骨乳突肌侧缘（尾缘）	颈总动脉中缘；甲状腺（颅侧）缘；斜角肌颅侧缘；胸锁乳突肌中缘（尾缘）
IVb, 锁骨上中	IVa 尾缘（胸骨柄向颅侧 2cm）	胸骨柄颅侧	胸锁乳突肌深部；锁骨	斜角肌前缘（颅侧），肺尖，头臂干（右侧），颈总动脉和左侧锁骨下动脉（颅侧）	斜角肌外侧缘	IVb组淋巴结侧缘（气管前）；颈总动脉内侧缘
V a~b, 后三角区 [a]	舌骨体颅侧	颈横血管正下方平面	胸锁乳突肌后缘	斜方肌前缘	颈阔肌；皮肤	肩胛提肌；斜角肌（尾缘）
Vc, 锁骨上外侧	颈横血管正下方平面（V尾缘以上 2cm）	IVa区尾缘（胸骨柄向颅侧 2cm）	皮肤	斜方肌前缘（颅侧）；锯齿肌前（尾缘）	斜方肌（颅侧）；锁骨（尾缘）	斜方肌；胸锁乳突肌侧缘；IVa区侧缘
VIa, 颈静脉前	舌骨尾缘或下颌下腺的（最尾缘）	胸骨柄颅侧	皮肤；颈阔肌	舌骨下肌前侧	两侧胸锁乳突肌前缘	n.a.
VIb, 喉前、气管前、气管旁等；喉神经	甲状软骨尾缘	胸骨柄颅侧	舌骨下肌后	甲状腺和气管前（喉前和气管前）淋巴结；脊椎前肌（右）和食管（左）	双侧颈总动脉	气管和食管侧面（尾缘）
VII a, 咽后	C1 椎体上缘；硬腭	舌骨体颅侧	咽中部括约肌后缘	头长肌，颈长肌	颈动脉内侧缘	头长肌颅侧缘的平行线
VIIb, 茎突后	颅底（颈静脉孔）	C1横突尾缘（上限，II区）	茎突；腮腺深部	C1 椎体，颅底	茎突，腮腺深部	颈动脉内侧缘
VIII, 腮腺淋巴结	颧弓，外耳道	下颌角	下颌支后缘&咬肌（外侧）；内侧翼状肌（内侧）	胸锁乳突肌前缘（外侧）；二腹肌后（内侧）	颞颈部韧带浅层皮下组织	茎突和茎突肌
IX, 面颊	眼眶尾缘	下颌骨尾缘	颞颈部韧带尾缘	咬肌前缘和颊脂垫（Bichat 脂肪垫）	颞颈部韧带浅层皮下组织	颊肌
Xa, 耳后淋巴结	外耳道颅侧	乳突尖	乳突前缘（尾缘）；外耳道后缘（颅侧）	枕淋巴结前缘，胸锁乳突肌后缘	皮下组织	头夹肌（尾缘）；颞骨（颅侧）
Xb, 枕淋巴结	枕隆突外	V 区淋巴结颅侧	胸锁乳突肌后缘	斜方肌前（外侧）缘	皮下组织	头夹肌

a. 根据V区淋巴结与环状软骨的关系，将V区分为上（Va）和下（Vb）两区

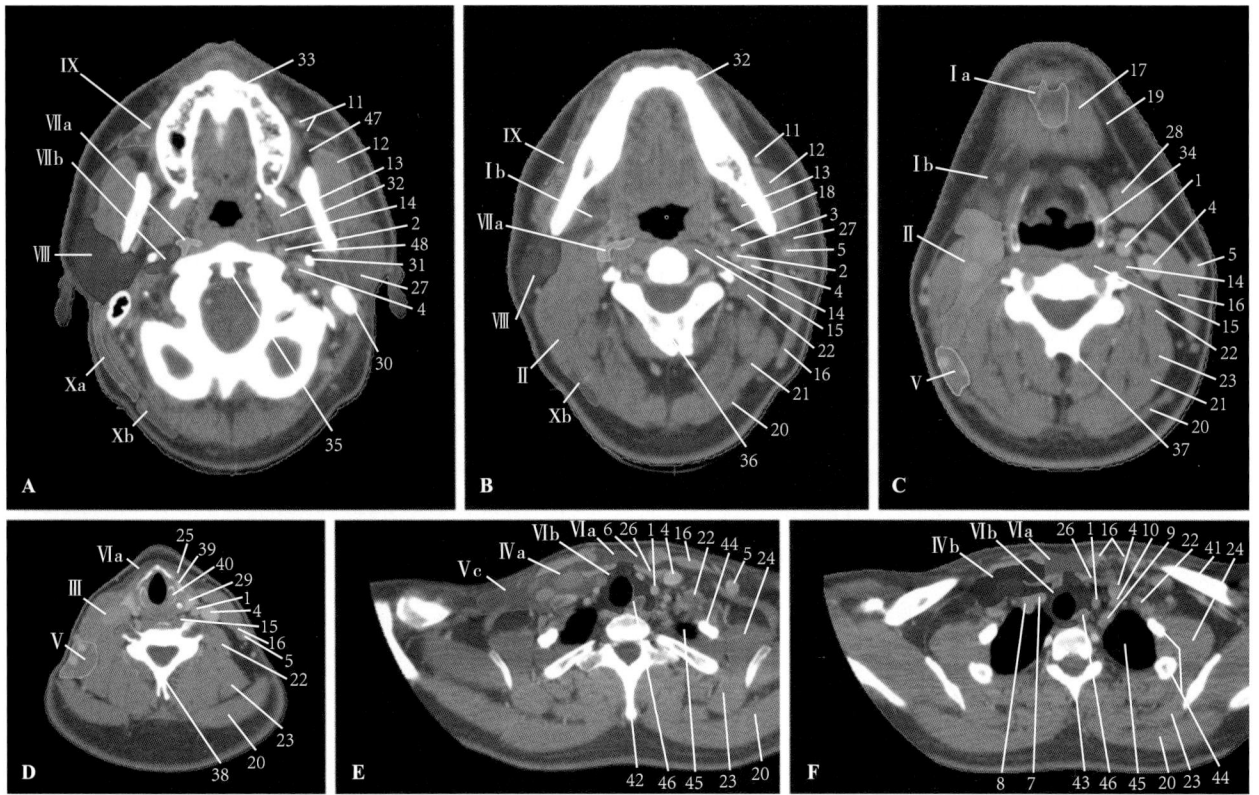

▲ 图 46-7　1 例 32 岁志愿者的头颈部 CT（此图彩色版本见书末）

该志愿者被头颈肩部热板面罩固定。头部被置于"中立"位置。以 1ml/s 的速率静脉注射碘化对比剂（60ml）（Omnipaque 350，HealthCare，Diegem，BE），间隔 3min 后，以 1.5ml/s 的速率再注射 50ml，采用东芝（Toshiba Aquilon LB, Toshiba Medical System Corporation, Japan）螺旋 CT（300mAs 和 120keV），使用 2.0mm 的层厚、2.0mm 的间隔重建和 11 的螺旋螺距。CT 断层采用 512×512 矩阵重建。在第 1 颈椎上缘（A）、第 2 颈椎下缘（B）、第 4 颈椎中段（C）、第 6 颈椎下缘（D）、第 1 胸椎中段（E）和第 2 胸椎上缘（F）水平进行断层。每个淋巴结区对应于淋巴结组，因此不包括器官运动、患者运动或设置不准确的任何安全裕度

1. 颈总动脉；2. 颈内动脉；3. 颈外动脉；4. 颈内静脉；5. 颈外静脉；6. 颈前静脉；7. 右颈内动脉；8. 右肱头静脉；9. 左锁骨下动脉；10. 左锁骨下静脉；11. 面部血管；12. 咬肌；13. 翼状肌；14. 头长肌；15. 颈长肌；16. 胸锁乳突肌；17. 二腹肌（腹部）；18. 二腹肌（后腹部）；19. 颈阔肌；20. 斜方肌；21. 头夹肌；22. 鳞状肌；23. 肩胛提肌；24. 前锯齿肌；25. 甲状舌骨肌；26. 胸骨舌骨肌；27. 腮腺；28. 颌下腺；29. 甲状腺；30. 乳突；31. 茎突；32. 下颌骨；33. 上颌；34. 舌骨；35. 齿状突；36. 第 2 颈椎；37. 第 4 颈椎；38. 第 6 颈椎；39. 甲状软骨；40. 环状软骨；41. 锁骨；42. 第 1 胸椎；43. 第 2 胸椎；44. 肋骨；45. 肺尖；46. 食管；47.Bichat 脂肪垫；48. 杓前咽旁间隙

八、N₀ 期颈部治疗

指南通常建议对临床分期为 N₀ 但有 20% 或更高可能存在隐匿性淋巴结转移的原发性头颈部鳞状细胞癌患者进行预防性颈部治疗[85]。选择性颈清扫和选择性颈部照射能同效预防临床 N₀ 期颈部疾病的发生。这两种方法的选择通常取决于原发性肿瘤的治疗方式和许多其他因素。然而，在手术和放疗之间选择的基本原则是尽可能采用单一治疗方式，避免过度治疗。例如，对于 T₁ 或 T₂N₀ 声门上喉癌，声门上喉切除术伴选择性颈淋巴结清扫术与喉部和颈部放射治疗同样有效。对于这样的疾病阶段，术后放疗的需要是相当低的。相反，对于 T₃N₀ 声门上喉肿瘤，因为喉切除术后放疗的必要性及手术的非优越性，放射治疗或同步放化疗这种保守治疗应

该被看好（图 46-8）。

（一）颈淋巴结清扫术后的颈部治疗

选择性颈淋巴结清扫术的应用越来越广泛，尽管有人担心它可能不如改良根治性颈淋巴结清扫术等更全面的颈淋巴结清扫术有效。为了预测从 MSKCC 数据中得出的关于颈淋巴结清扫术范围的结论，自 20 世纪 50 年代以来，有几个研究小组一直在进行 SND[44, 46, 53, 86-96]。这种选择性颈淋巴结切除术最初是为临床淋巴结阴性的患者提出来的，后来又扩展到临床淋巴结阳性的患者。这些研究是存在偏倚的，因为通过选择性手术治疗的患者在肿瘤部位、肿瘤分期和淋巴结状态方面可能是高度选择性的。此外，在大多数此类患者中，术后放疗通常是在原发肿瘤或颈部复发的高危特征存在的情况下进行的，如切除边缘闭合或阳性、多发性淋巴结受累、大淋

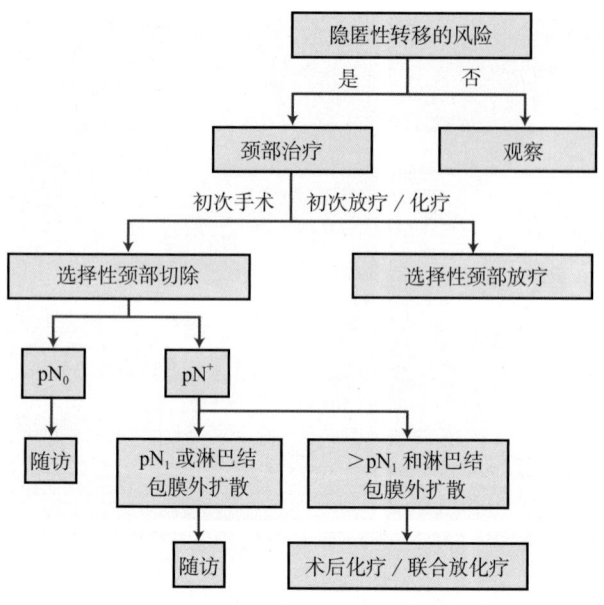

▲ 图 46-8　临床阴性（N₀）颈部疾病的治疗流程

巴结浸润或包膜外扩散。照射野很可能包含未解剖的淋巴结水平，但可能存在显微镜下浸润的风险。

最初，SND 通常被认为是一种准确分期颈部疾病的方法，但不能影响区域控制和生存率。匹兹堡大学对 359 例 $T_1 \sim T_2$ 期口腔和口咽鳞状细胞癌患者的回顾性研究表明，与单纯切除原发肿瘤的患者相比，接受 SND 同时切除原发肿瘤的患者，区域控制、无病生存率、生存率和死亡率均有显著改善。接受 SND 的患者接受术后放疗的可能性高出 3 倍，这很可能是因为在病理标本中发现了不良的预后因素。在一项比较改良 RND 和 SND（Ⅰ～Ⅲ）（舌骨上淋巴结）对口腔 $T_2 \sim T_4$ 肿瘤临床淋巴结阳性患者的影响的前瞻性随机试验中，巴西头颈部癌症研究组在 5 年精算总生存率或颈部衰竭率方面均未证明出任何差异[86]。术后对原发肿瘤边缘阳性和（或）淋巴结阳性的病例进行放疗。然而，这项研究是存在偏倚的，因为 SND 组在颈淋巴结清扫时发现有阳性淋巴结（冰冻切片）的患者进行了改良的 RND。

考虑到这些局限性，在其中一些研究中，报告了颈部复发的水平，从而估计了颈部解剖水平内外的失败率（表 46-11）。在大多数研究中，仅报告原发性肿瘤得到控制的患者的颈部复发，不包括因复发原发性肿瘤再植入而导致的颈部复发。SND（Ⅰ～Ⅲ）或 SND（Ⅱ～Ⅳ）后，未解剖组颈部失败率较低，通常低于 10%。因此，SND 可作为手术治疗隐匿淋巴结转移风险高的 N₀ 颈部疾病患者的最佳手术方法。

（二）放疗后颈部治疗

表 46-12 介绍了采用常规分次放疗治疗的大型回顾性咽部鳞状细胞癌研究中颈部复发的百分比。[97-99] 这些研究中报告的一些患者是在 20 世纪 50 年代晚期接受治疗的，因此，必须谨慎解释数据，因为绝对剂量计算和剂量分布可能存在很大的不确定性。放疗后颈部控制率达 92% 以上。经抢救性手术，最终颈部控制率达 94%～100%。正如预期的那样，由于标准分次方案获得区域控制的可能性很高，改变分次方案或联合放化疗方案并不能提高颈部控制率。[100, 101] 所有这些研究都是使用二维照射技术进行的，即目标体积通常从颅底延伸到锁骨。

随着三维适形放疗、IMRT 和选择性颈部照射的引入，一个重要的问题是照射体积以外的部分缺失的潜在风险。Eisbruch 等[102] 报道了 1994—2002 年 135 例主要位于口咽部（n=80）且对侧颈部无淋巴结转移的原发性肿瘤患者，采用三维放化疗或 IMRT 进行双侧治疗。其中 73 例接受了术后放疗，但无一例对侧颈部进行了颈淋巴结清扫。在对侧颈部，临床靶区通常包括Ⅱ～Ⅳ区和咽后淋巴结。对侧Ⅱ区淋巴结，以二腹肌后腹与颈静脉交界处为上限。中位预防剂量为 50.4Gy 或 50Gy，每次 1.8Gy 或 2Gy。平均随访 30 个月（6～105 个月），15 例局部复发（其中 6 例原发肿瘤复发），11 例同侧复发，4 例对侧复发。15 例患者中只有 1 例在临床靶区边缘出现咽后淋巴结复发。采用类似的治疗理念，Bussels 等[103] 在对 72 例口腔和咽喉部鳞状细胞癌患者的研究中，未报道使用保留腮腺的三维适形放疗治疗的 N₀ 病变患者的同侧颈部有任何复发。Chao 等[104] 还研究了 1997—2000 年通过 IMRT 治疗的 126 例头颈部鳞状细胞癌术后（n=74）或主要（n=52）患者的复发模式。在这个系列中，下颈部（甲状腺切迹下方）采用"传统"前野治疗。平均随访 26 个月，观察到 17 例复发（13%）。其中 6 例在靶区外复发，其中 1 例在 N₀ 病变患者的下颈部。

九、N₁ ~ N₃ 期颈部治疗

（一）术后颈部控制

N₁ 期颈部肿瘤的外科治疗更具争议性（图 46-9）。传统上，颈淋巴结清扫术（RND 和改良 RND）一直是颈部疾病患者的手术标准。Andersen 等[105] 报道，N₁ 或 N₂ 期的 RND 或改良 RND Ⅰ型后解剖颈部的局部复发率相似。然而，选择性的治疗方法却越来越受欢迎。在 Byers 等[88] 的回顾性研究中，包括 517 例主要用于 N₀ 或 N₁ 颈部肿瘤患者的 SND 手术，50 例患者有病理性 N₁ 转移。其中 36 例患者因存在与原发性肿瘤或淋巴结部位相关的危险因素接受术后放疗，仅 1 例（3%）出现区域性复发。尽管存在危险因素，但未接受放疗的患者中，14 例中有 5 例（36%）出现颈部衰竭。在一项对

表 46–11　口腔、口咽、下咽和喉鳞状细胞癌选择性颈清扫术后颈部失败

研究者	年　份	部　位	临床分类（AJCC 1980）	切除淋巴结区	颈部失败（原发性肿瘤控制患者百分比）		
					总　数	解剖层面	非解剖层面
Byers[87]	1988	口腔、口咽、下咽、喉	$T_{1\sim4}N_0$	I、I～III、II～IV、I～V	45/299（15%）a	31/299（10%）	14/299（5%）b
Byers[51]	1985	口腔、口咽	$T_{1\sim4}N_{0\sim3}$	I～III	21/234（9%）	16/234（7%）	5/234（2%）
Byers[88]	1999	口腔、口咽、下咽、喉	$T_{1\sim4}N_{0\sim1\sim2b}$	I、I～III、I～IV、II～IV	37/517（7%）	26/517（5%）	11/517（2%）
Byers[88]	1999	口腔、口咽	$T_{1\sim4}N_{0\sim1\sim2b}$	I～III、I～IV	19/284（6.5%）	13/284（4.5%）	6/284（2%）
Brazilian HNCSG[86]	1998	口腔	$T_{2\sim4}N_0$	I～III c	6/64（9%）	3/64（4.5%）	3/64（4.5%）d
DuvvUri[89]	2004	口腔、口咽	$T_{1\sim2}N_0$	I～III	17/180（9.5%）	12/180（6.5%）e	5/180（3%）
Pellitteri[93]	1997	口腔 + 口咽	$T_{1\sim4}N_{0\sim3}$	I～III / I～IV	7/42（17%）	2/42（5%）	5/42（12%）f
		下咽 + 喉		II～IV	1/25（4%）	1/25（4%）	0/25（0%）
Pitman[94]	1997	口腔、口下咽部、喉	$T_{1\sim4}N_0$	I～III / I～IV、II～IV	5/142（3.5%）	5/142（3.5%）	0/142（0%）
Spiro[44]	1988	口腔、口咽、喉	$T_{1\sim4}N_{0\sim1}$	I～III	12/107（11%）	5/107（4.5%）	7/107（6.5%）
Spiro[95]	1996	口腔、口咽（98%）	$T_{1\sim4}N_{0\sim1\sim2a\sim2b}$	I～III	16/296（5.5%）	8/296（2.7%）	8/296（2.7%）
Schmitz[96]	2009	口腔、口咽、下咽、喉部	$T_{1\sim4}N_{0\sim3}$	I～III / I～IV	6/210（2.9%）g	4/210（1.9%）	2/210（0.9%）
				II～IV / II～V	1/39（2.6%）h	0/39（0%）	1/39（2.6%）

a. 单纯手术治疗的患者
b. 其中 6 例患者的对侧未切除颈部出现了功能衰竭
c. 一项比较改良根治性和舌骨上颈清扫术的随机研究的一部分
d. 其中 1 例患者的对侧未切除颈部出现了功能衰竭
e. 包括 1 个未知位置的颈部失败
f. 其中 3 例患者的对侧未切除颈部出现了功能衰竭
g. 其中 1 例患者的对侧未切除颈部出现了功能衰竭。另一例患者表现为晚期颈部复发，11 个月后发生第二原发肿瘤
h. 其中 1 例患者的对侧未切除颈部出现了功能衰竭
AJCC. 美国癌症联合委员会；HNCSG. 头颈部癌症研究小组

296 例 I ～ III 区选择性淋巴结清扫的大型回顾性研究中，Spiro 等[95] 报道了病理阳性颈部疾病患者的区域性失败率为 6.5%。大部分淋巴结有病理侵犯的患者术后接受放射治疗。最近，Schmitz 等[96] 报道了病理性 N_1 颈部肿瘤的局部失败率为 8%，而术后放疗治疗的颈部没有获得更好的局部控制，这表明对于没有包膜外扩散的病理性颈部肿瘤，术后放疗是不合理的。由于回顾性研究的固有局限性，对局限期颈部肿瘤患者应用 SND 似乎是安全的方法，前提是术后放疗存在局部复发的危险因素。

尽管采用了积极的单一和联合治疗方案，局部晚期转移性颈部疾病患者的预后仍然很差，因为区域性失败和远处转移的风险很高[106, 107]。然而，即使是对于晚期区域性疾病，使用一种相对温和的方法的概念也得到了认可。Khafif 等[108] 报道了 118 例用 RND 或改良 RND 治疗的 N_2～N_3 疾病患者的结果，两组之间没有发现任何总生存差异。与标准 RND 治疗组相比，改良 RND 组的复发率显著增加（52% vs. 33%），但有些改良 RND 治疗并不全面。在一项比较 212 例 N_2 和 N3 病变患者的 RND 和改良 RND（I 型）的研究中，MSKCC 组报道总体 5 年颈部控制率为 86%，5 年精算生存率为 61%[105]。两组之间未发现差异。辅助性术后放疗增强了区域控制，但似乎不能显著提高生存率[109]。澳大利亚悉尼阿尔弗雷德王子皇家医院的研究人员报告了 181 名因 N_2～N_3 期肿瘤共进行了 233 次颈部清扫（163 例扩大 RND、RND 或改良 RND，70 例 SND）的患者的结果[110]。82% 的患者术后给予颈部放疗。第 5 年时，治疗颈部的疾病控制率为 86%。辅助放疗显著提高了颈部控制率（P=0.004），但没有改变生存率。

表 46-12 淋巴结阴性患者放疗后颈部功能衰竭

作 者	年 份	原发肿瘤部位	病例数	剂量／总治疗时间	放疗后颈部治疗	抢救性手术后
Bernier 和 Bataini[97]	1958—1974	口咽、下咽、喉	611	45～55Gy/4.5～5.5 周	93%	未说明
Johansen[99]	1963—1991	口咽、下咽、喉	1324	57～72Gy/6～9 周 a	92%（10 年）	94%（10 年）
Alpert[98]	1971—1998	声门上喉	98	50Gy/5 周	96.7%	100%

a. 包括 28% 的分疗程患者

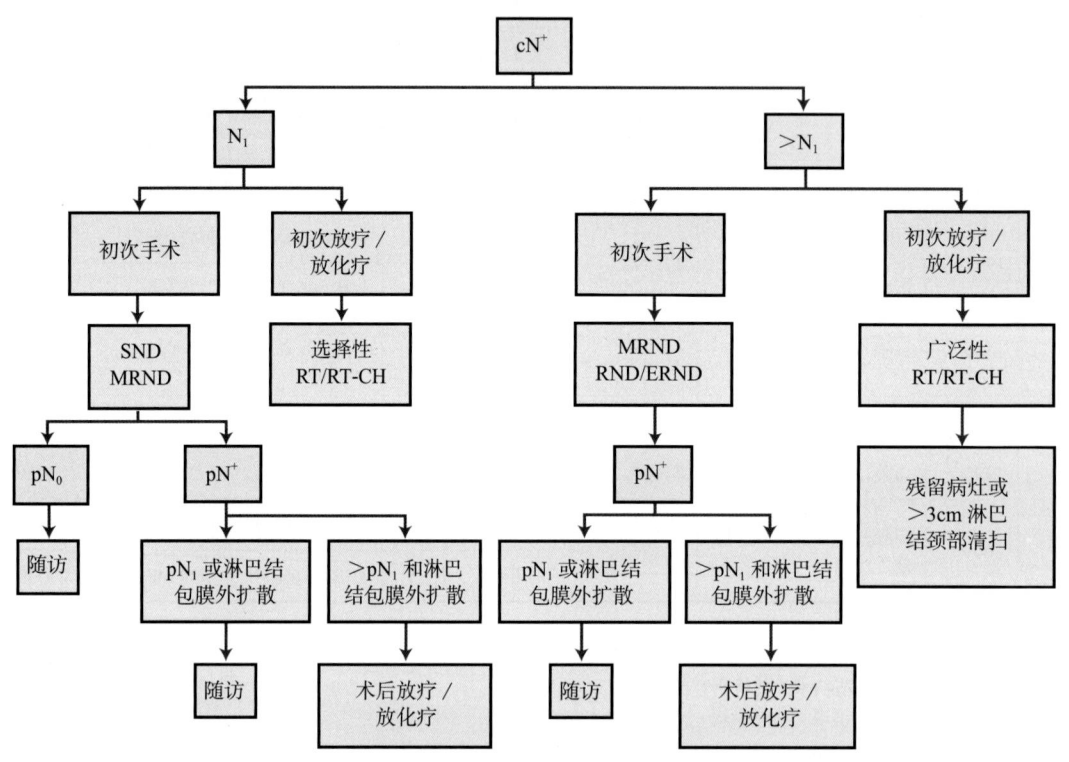

▲ 图 46-9 临床阳性颈部疾病的治疗流程
MRND. 改良根治性颈清扫术；RND. 根治性颈清扫术；RT/RT-CH. 放疗／放化疗；SND. 选择性颈清扫术

扩大 RND 的效用取决于是否可以达到可接受的控制率，而不会出现令人望而却步的死亡率。Shaha[111] 介绍了 40 例 N_2～N_3 肿瘤患者行扩大 RND 联合术后放疗的结果，术后 2 年局部控制率达 70%，1 例围术期死亡。扩大 RND 的死亡率取决于附加结构或切除的结构。如果切除颈总动脉，围术期死亡率在 6%～58%[112, 113]。然而，当被切除的结构没有重要的神经血管意义时（如腮腺淋巴结、椎旁肌），增加的死亡率是极低的。

（二）放疗后颈部治疗

在前 HPV 时代进行的几项回顾性研究表明，用放疗对阳性颈部进行区域控制的可能性较低[97, 99, 114]。在巴黎居里研究所的一项旧研究中[97]，1646 例 N_0、N_1、N_2 和 N_3 期口咽和咽部鳞状细胞癌患者的 3 年区域控制概率分别为 98%、90%、88% 和 71%（AJCC 1976 分类）。

淋巴结大小是一个更具区别性的因素，对于 3cm 以下、4～7cm 和 7cm 以上的淋巴结，淋巴结失效率分别为 6%、14% 和 39%。[114] 在这个系列中，75% 的颈部淋巴结在 5～6 周内接受了总剂量为 70～85Gy 的二维同步增强治疗。1963—1991 年在奥胡斯大学医院治疗的 458 例喉咽鳞状细胞癌淋巴结阳性患者中，N_1、N_2 和 N_3 病变（UICC 1982 期）的 5 年颈部淋巴结控制率分别达到 68%、68% 和 56%。

放射治疗颈部阳性的一个关键问题是，是否可以通过超分次或加速治疗，或同步放化疗来改善这些结果。在比较标准分割方案和改良分割方案的随机研究中，两组受试者之间未观察到改善[115-117]（表 46-13）。EORTC 的 22791 研究仅包括 N_0 或 N_1 颈部疾病患者，由于标准臂对颈部疾病的控制非常好，在 DAHANCA6 和 7 项试验中，在淋巴结阳性患者中，加速方案没有观察到明

表 46–13　改变分割方案后颈淋巴结控制率

作　者	原发肿瘤部位	分　期	治疗计划	颈部控制情况	
				标准组	试验组
Horiot [115] EORTC 22791 (*n*=325)	口咽	$T_{2\sim3}$ $N_{0\sim1}$ M_0	标准组：70Gy，35 次，7 周 试验组：80.5Gy，70 次，7 周	N_0：5 年 93% N_1：5 年 90%	N_0：5 年 93% N_1：5 年 90%
Overgaard [116] DAHANCA 6 和 7（*n*=1476）	口腔、咽、声门上喉	I～IV 期	标准组：62～68Gy，6～7 周 试验组：62～68Gy，5～6 周	N-：68% N+：44%	N-：77%[a, b] N+：52%[a, c]
Cummings [117]（*n*=331）	口咽、下咽、喉	III～IV 期	标准组：51Gy，20 次，4 周 试验组：58Gy，40 次，4 周	各期：5 年 71%	各期：5 年 68%[d]

a. 局部控制
b. OR（95%CI）：0.65（0.50～0.85）
c. OR（95%CI）：0.72（0.49～1.05）
d. *P*=0.80

显的局部改善[116]。同样，尽管总生存有收益，多伦多试验没有观察到加速超分次疗法增加了对颈部疾病的控制[117]。在最新的头颈癌放射治疗 Meta 分析（MARCH）中，改变分次方案对淋巴结控制的有限影响得到了证实，该研究汇集了 33 项随机研究，共 10524 名患者，与标准分次放疗相比，仅观察到 1.4% 的改善（*P*=0.06）[118]。然而，当使用超分割放疗 5 年后时，差异更大达到 4.1%（HR 0.88，95%CI 0.79～0.98；*P*=0.017）。

与改变分次方案的结果相反，同步放化疗方案似乎对控制颈部疾病有影响[119, 120]（表 46–14）。在 Calais 等[119] 的研究同事分析了所有颈部分期。然而，由于 75% 的患者是淋巴结阳性，12% 的改善率不太可能仅仅来自于 N_0 病变患者的有益效果。Lavertu 等[120] 的研究包括较少的患者，所有阳性颈淋巴结的淋巴结控制都有所改善分类。

最后，联合应用西妥昔单抗和放疗也改善了对淋巴结阳性颈部（1998 年 AJCC 分期）的控制，优于单纯放疗、标准分次或改变分次，在 Bonner 等[121] 的随机研究中，在淋巴结阴性的患者中没有观察到任何益处；但是，这些结果需要谨慎解释，因为该研究不适用于亚组分析。

（三）人乳头瘤病毒阳性患者的颈部治疗

回顾性分析表明，与 HPV 阴性的患者相比，HPV 阳性的患者行放疗或同步放化疗后有更好的预后[122]。这种影响在 HPV 阳性的非吸烟患者中尤为显著。HPV 感染的有益效果可能源于原发肿瘤部位较低的复发率和颈部较低的复发率[123]。因为后续的研究报道了术后放疗，目前尚不清楚这种阳性效应是由于 HPV 感染的鳞状细胞癌细胞的放射敏感性增加，还是由于 f-HPV 阳性、对治疗方式不敏感的患者总体预后较好。以上所有

数据表明，与 HPV 阴性的患者相比，HPV 阳性的 SCC 患者可能受益于不同的、可能更温和的治疗方法。研究正在验证这一新的模式，但与此同时，无论 HPV 阳性还是阴性，都应进行治疗。

（四）术后放化疗适应证

20 世纪 70 年代和 80 年代，头颈部鳞状细胞癌术后放疗的优势逐渐成为术后局部复发高危患者的治疗标准[124-127]。术后局部复发的预后指标包括原发疾病部位、原发部位的手术切缘、存在神经周围侵犯、转移淋巴结的数量和侵破包膜[128, 129]。基于这些病理因素的聚集，MDACC 建议将患者分为 3 个风险类别以适应术后放疗[130] 的需要（表 46–15）。在没有任何危险因素的情况下，没有必要行术后放疗。侵破包膜或合并 2 个或 2 个以上危险因素的患者被确定为局部复发的高风险患者；对于这些患者，一项随机研究显示 63Gy（分次为 35 次）的辐射剂量比 57.6Gy（分次为 32 次）更有效。[131] 对于只有一个危险因素（除侵破包膜外）的患者，最佳剂量为 57.6Gy。来自同一组的后续研究进一步验证了这类危险因素的使用，并记录了从手术到术后放疗开始的时间和总治疗时间（从手术到放疗结束）作为额外的危险因素[132]。在这项研究中，从局部控制和生存率两方面来看，高复发风险患者受益于加速治疗（5 周 63Gy vs. 7 周 63Gy）。

由于需要进一步提高手术和术后放疗后的局部控制率，20 世纪 90 年代报道了一些联合术后同步化疗和放疗的试验，这些研究并没有真正影响主要接受手术治疗的患者的治疗模式[133, 134]。EORTC 和 RTOG 进行了类似设计的研究，旨在评估术后放疗（60～66Gy）联合顺铂（100mg/m²）在第 1 天、第 22 天和第 43 天对两个试验中有轻微不同危险因素的患者的益处[135, 136]。在

表 46-14　同步放化疗后颈淋巴结控制率

作　者	原发肿瘤部位	分　期	治疗计划	颈部控制情况	
				标准组	试验组
Calais[119]（n=222）	口咽	Ⅲ～Ⅳ期[a]	标准组：70Gy/7 周 试验组：70Gy/7 周 + 卡铂和氟尿嘧啶 ×3	各期：69%	各期：81%
Lavertu[120]（n=100）	口腔、咽、喉	Ⅲ～Ⅳ期[b]	标准组：65～72Gy/7 周 试验组：65～72Gy/7 周 + 顺铂和氟尿嘧啶 × 2	N$_1$: 6/10（60%） N$_2$～N$_3$: 13/27（48%）	N$_1$: 8/8（100%） N$_2$～N$_3$: 17/26（65%）

a. 75% 患者淋巴结阳性
b. 71% 患者淋巴结阳性

表 46-15　术后局部复发的预后因素

中　危	高　危
• 原发灶（R$_1$）边缘阳性或接近边缘（<5mm） • 口腔原发灶 • 神经侵犯 • 2 个或 2 个以上淋巴结被侵犯 • 2 个或 2 个以上淋巴结区被侵犯 • 被侵犯淋巴结直径>3cm • 手术与放疗开始间隔 6 周以上	• 淋巴结包膜外扩散 • 2 种或 2 种以上中度危险因素的组合

引自 Peters LJ, Goepfert H, Ang KK, et al. Evaluation of the dose for postoperative radiation therapy of head and neck cancer: first report of a prospective randomized trial. *Int J Radiat Oncol Biol Phys.* 1993; 26: 3–11.

EORTC 研究中，观察到联合治疗的局部控制和总生存在统计学上具有显著的优势（表 46-16）。在 RTOG 研究中，局部控制率的优势并没有转化为生存率的统计学显著差异。在这两项研究中，联合治疗并没有降低远处转移的发生率。在这两项研究中，联合使用化疗显著增强了急性局部放疗的毒性，只有一半的患者能按计划得到充分的治疗。这两项研究的 Meta 分析显示联合放化疗有统计学意义的益处，但仅适用于手术切缘和（或）侵破包膜阳性的患者，即术后复发风险最高的患者[137]。对于其他患者，单独放疗仍然可以被视为治疗的标准。

（五）放疗后颈淋巴结清扫的适应证

晚期头颈癌放化疗的进展表明，在不影响无病生存率和总生存率的情况下，器官保存是可行的[138,139]。这种策略导致了关于 N$_2$～N$_3$ 疾病患者在初始诊断时放疗或放化疗后淋巴结清扫的作用的争议。化疗后残留颈部肿块的发生率高达 30%～60%。对于这些患者，无论颈部类型如何，文献中有一个共识，即赞成立即进行颈淋巴结清扫，因为当复发发生时，通过抢救性手术实现颈部控制的可能性非常低[140]。

对于所有确诊为 N$_2$～N$_3$ 疾病的患者，还是仅对那些没有完全应答的患者进行颈淋巴结清扫术，一直是一个争论不休的问题[141-151]。对放疗有完全应答的淋巴结，可以避免再行颈淋巴结清扫术，这是使用影像学进行更好的反应评估的结果[152]，以及使用放化疗[119,138,153,154]和超分次或加速放疗改善区域控制的结果[155,156]。目前许多论点支持这样一种观点，即系统性计划性颈淋巴结清扫不再适用于无临床残留颈部疾病的患者[157]，许多机构已经倾向于颈淋巴结清扫术仅用于颈部残留疾病[141,148,151,158]。通过影像学评估颈部状况的改进，极大地促进了这一范式的变化。

使用 FDG PET 扫描也逐渐引起了人们的兴趣。对 51 项研究（包括 2335 名患者）进行 Meta 分析，评估 FDG PET 在有或无 CT 的情况下的诊断性能，结果证明其在检测残余疾病方面具有较高的准确性[168]。加权平均值（95%CI）综合了敏感性、特异性、阳性预测值，治疗后 FDG PET（CT）用于颈部评价的阴性预测值分别为 72.7%（66.6%～78.2%）、87.6%（85.7%～89.3%）、52.1%（46.6%～57.6%）和 94.5%（93.1%～95.7%）。以时间为协变量的 Meta 回归分析显示，在完成确定性治疗后 12 周或更长时间内进行的扫描比在完成放化疗后更早进行的扫描具有更高的诊断准确率。由于阴性预测值仍然异常高，治疗后 FDG PET 呈阴性高度提示没有活性的病灶，提示代谢评估为阴性的患者可以安全地推迟颈淋巴结清扫术。

这一策略最近在英国一项大型随机试验（英国 PET 颈部试验）中得到证实，该试验包括 562 例晚期淋巴结疾病患者。Mehanna 等[169]在试验的 2 年随访期内，证明仅对 N$_2$～N$_3$ 疾病患者进行不完全或可疑反应的颈淋巴结清扫术的 PET/CT 监测与计划的颈淋巴结清扫术之间的非劣效性，PET/CT 监测组患者的总体生存率与计

表 46-16　联合化疗与术后放疗的疗效观察

作　者	部　位	放疗方案	局部区域控制率		总生存率	
			放　疗	放化疗	放　疗	放化疗
Bernier [135]（n=334）	口腔、口咽、下咽、喉	66Gy（6.5 周）vs. 66Gy（6.5 周）+ 顺铂（100mg/m²）在第 1 天、第 22 天、第 43 天	5 年时 69%	5 年时 82% P=0.007（Gray 试验）	5 年时 40%	5 年时 53% P=0.02（log-rank）
Cooper [136]（n=416）	口腔、口咽、下咽、喉	60～66Gy（6～6.5 周 ）vs. 60～66Gy（6～6.5 周）+ 顺铂（100mg/m²）在第 1 天、第 22 天和第 43 天	2 年时 72%	2 年 82% P=0.01（Gray 试验）	2 年时 56%	2 年时 64% P=0.19（log-rank）

划性颈清扫组患者相似（分别为 84.9% 和 81.5%）。此外，主要是由于较少的颈部解剖（54 vs. 221），与颈部解剖相比，PET/CT 引导下的监测可使每人 2 年节省 1492 英镑（约 2000 美元或 1700 欧元）。在随机分组后 6 个月，EORTC QLQ-C30 问卷的总体健康状况得分也有一个有利于监测组的小差异。这种差异在 12 个月时缩小，24 个月后消失。最近报道了从英国二级护理的角度对 PET/CT 引导治疗进行终生成本效益分析的结果，这表明对晚期头颈部癌症患者在初次放化疗后使用 PET/CT 引导治疗，可降低患者的生命周期成本并改善患者的健康状况 [170]。

结合这些研究，已经提出了明确的定性解释标准，并对原发性肿瘤和颈部的（C）放疗 FDG PET 评估进行了前瞻性验证 [171]。Hopkins5 点定性治疗反应解释标准对头颈部 PET/CT，显示了良好的阴性预测值和预测头颈部鳞状细胞癌患者的总生存率和无进展生存率。

综上所述，平衡化放疗后手术的益处和增加的发病率，目前的证据表明，颈淋巴结清扫仅限于那些在器官保存方案后反应不完全的患者。在这种情况下，越来越多的证据支持在初发晚期淋巴结侵犯和临床持续性疾病的患者中使用 SND 的方法，其后的颈部衰竭的发生率不到 5% [172-176]。最近的研究表明，SSND 是一种可靠的手术选择，适用于局限于单一颈部水平的残余疾病患者 [177]。在所有报告放化疗后选择性颈淋巴结清扫的研究中，主要术后并发症的发生率低于 10%，与一期手术后观察到的并发症发生率相当 [145, 173, 178-180]。尽管没有前瞻性研究将 SND 和 SSND 与器官保存方案后的综合淋巴结剥离进行比较，在接受有限手术的患者中，我们可以直观地预期较少的纤维化、肩关节功能障碍和颈部畸形。

十、颈部治疗后的晚期并发症

（一）颈淋巴结清扫术的并发症

除了任何外科手术固有的医疗并发症外，颈淋巴结清扫术还可能与某些特定的围术期并发症和晚期并发症或后遗症有关。围术期并发症的描述超出了本章的范围。对这些话题感兴趣的读者可以在一本专门介绍头颈外科的教科书中找到详细的信息 [181]。

颈清扫术后公认的并发症包括颈部和耳朵麻木和（或）烧灼感，颈部疼痛，肩部不适，颈部紧绷，下唇无力，头部、颈部和肩部活动范围减小，淋巴水肿，颈部肌肉组织痉挛和痉挛，以及面容畸形。2001 年，Shah 等 [182] 提出了一份针对接受过颈淋巴结清扫术治疗的患者关于颈清扫术后生活质量的问卷。其中一些患者曾接受过化疗（25%）或放疗（50%）。颈部紧绷和肩关节不适对生活质量影响最大。晚期肿瘤通常需要更多的根治性手术和化疗或放疗，因此与颈清扫术后生活质量较差有关。总的来说，颈淋巴结清扫术后的生活质量会随着时间的推移而提高 [182]。

脊髓副神经切除术后最明显的后遗症是肩外展 90° 以上的能力下降。然而，任何类型的颈淋巴结清扫术都可能导致肩关节功能受损 [183]。一项研究报告，在改良 RND 和 SND 中保留脊髓副神经，在短期和长期内可改善患者的生活质量，减少肩关节疾病发生 [182]。华盛顿大学的生活质量研究问卷调查中，利物浦小组报告，与接受初次手术而不进行颈淋巴结清扫的患者相比，单侧 I～III 组或 I～IV 组颈淋巴结清扫术后的患者与肩关节功能障碍相关的疾病发病率更低 [184]。然而，单侧颈淋巴结清扫延伸至 V 组和双侧 SND（I～III 或 I～IV）与肩关节功能障碍有统计学显著性的相关。无论患者是否行单侧 SND，辅助放疗似乎对肩关节功能障碍有不利影响。

在另一个系列研究中，对至少 1 年内接受过颈部离断术并接受或不接受放疗的患者的评估显示，1/3 的患者出现颈部疼痛，37% 的患者出现肩部疼痛，65% 的感觉丧失（与解剖层次数和放疗有关）[185]。一项关于治疗后客观评估的前瞻性研究得出结论，无论是否保留了副神经，辅助放疗对肩关节功能没有影响，所有类型的颈清扫中肩功能障碍都是不可避免的。然而，尽管 RND 或改良 RND 和 SND 后的肌电图表现相似，SND 和改良 RND 后的肩关节功能比 RND 后更好[186]。强调术后的益处，所有类型的颈清扫术后应在术后早期开始物理治疗[187]。

（二）颈部照射并发症

头颈部放射治疗后的晚期并发症在疾病特定章节中讨论。在下一节中，将仅回顾颈部软组织中出现的特定并发症。主要涉及皮下纤维化、甲状腺功能不全和颈动脉狭窄。通常晚期并发症的发生率取决于总剂量、分次剂量、每次之间的时间间隔、接受高剂量的正常组织的体积以及联合化疗和（或）生物调节剂的使用。

标准放疗后，颈部出现 3～4 级（RTOG 晚期发病率分级）皮下纤维化的概率相当低。根据 20 世纪 90 年代进行的随机研究，估计约为 3%。加速或超分次治疗后[119, 156, 188, 189]，如果在每次放疗之间留出足够的时间，则未观察到 3～4 级皮下毒性的增加[156]。在仅 4h 干预时间的 EORTC 试验中，治疗后 5 年出现 50% 的纤维化风险[190]。在联合放化疗后，随机试验报告晚期皮肤不良反应显著增加发病率，达到 10% 左右[119]。

临床上，下颈部放疗后甲状腺功能减退的发生率高达 24%，大多数患者通常在治疗后 1 年内发生甲状腺功能减退[191-192]。术后放疗，尤其是喉手术后，包括甲状腺部分切除术，已被证明是一个危险因素。建议颈部放疗患者每年进行甲状腺功能检查（即促甲状腺激素水平）随访。

颈部放射治疗后颈动脉狭窄的研究已有多篇报道，但对其发病率、疾病类型及危险因素（吸烟、高血压、高脂血症、糖尿病等）的研究很少。配对对照多普勒超声检查显示，30%～50% 曾接受过颈部照射的患者颈动脉明显狭窄[193]。据报道，以前接受过颈部照射的患者卒中的相对风险为 5.6[194]。年龄超过 60 岁且随访时间超过 10 年的患者卒中的相对风险进一步增加。加强对颈动脉狭窄临床症状的关注，以及对其他危险因素（如糖尿病、高血压、高胆固醇血症、吸烟、肥胖）的适当管理，有助于降低该患者群体卒中和神经系统后遗症的发生率。

所有关于晚期并发症的公布数据都来自 IMRT 应用前的时代。随着现代放疗技术的使用，通过减少受大剂量照射的正常组织体积，以及减少规划目标体积内外的"不受控"热点，预计后期并发症将大幅度减少。IMRT 也报告了更多的疲劳、头痛、恶心和呕吐，这可能是由于后颅窝的照射所致[195]。然而，因为与标准二维技术相比，IMRT 的引入使大体积的正常组织可能会受到较

低剂量的照射，这引起了人们对辐射诱导继发肿瘤风险增加的争议性关注。此外，根据所使用的辐射技术，与向非调制场输送的相同剂量相比，从调制场向等中心传送指定剂量可能需要更长的光束时间。IMRT 治疗计划导致监测单元数量增加 2～3 个因子，从而增加泄漏和散射辐射导致的一级准直器边界外的剂量[196]。因此，接收的全身总剂量可能会大幅增加。据估计，另外 0.5% 的存活患者会因接受小剂量辐射的正常组织体积增加而发生继发性恶性肿瘤。这一数字需要加上 0.25% 的存活患者，这些患者随后发展成辐射诱发的恶性肿瘤。总之，估计约 0.75% 的存活患者可能由于行 IMRT 而发生继发性恶性肿瘤，这大约是常规放疗后观察到的发病率的 2 倍[197]。VMAT 的逐步引入，需要较低的监测单位，提供了较高的器官风险，并与较低的散射剂量有关，有可能降低这种辐射诱发恶性肿瘤的轻微过度风险[198]。无论调强放射治疗对继发性癌症的诱导有何作用，请记住，即使调强放射治疗增加了局部区域控制的可能性和提高病因特异性生存率的可能性，这组患者经历了与他们的生活方式相关的共病和第二原发性肿瘤的风险增加。这可能降低放射性诱发继发性恶性肿瘤的相对重要性。

十一、复发性颈部肿瘤的处理

无论是经放疗、手术、化疗或三者结合治疗，颈部复发患者的预后仍不理想。复发性颈部肿瘤与不良预后因素总是相关的。淋巴结外浸润经常发生，常涉及多组淋巴结[199]。由于累及颈动脉壁或颈内动脉、椎旁肌和脑神经，复发颈部肿瘤往往无法切除。即使行抢救性手术，通常情况下也不能达到边缘清晰的完全切除。

很少有研究专门针对治疗后复发性颈部疾病的问题。Godden 等[199]回顾性分析了 35 例初次手术后复发或初次放疗后复发的颈部肿瘤患者的病历（80% 的患者；50% 有术后放疗，18 例有颈淋巴结清扫术）。25 例患者行颈淋巴结清扫术治疗后颈部复发，其中 18 例进行了术后放疗，10 例（29%）被认为不能手术。在 18 例初次行颈淋巴结清扫的患者中，有 9 例在先前的 II 组淋巴结清扫中复发。二次复发的高比率强调了对进行颈淋巴结清扫术的外科医生进行充分培训的必要性。在这个系列中，35 名患者中只有 5 名获得了颈部疾病的最终控制，4 年总生存率不超过 20%。

初次放疗后颈部疾病复发患者成功挽救治疗的可能性很低。Bernier 等[97]回顾了 116 例口咽癌、下咽癌和喉癌单独行放疗后出现孤立性淋巴结衰竭的患者。14 例接受了挽救性颈清扫，18 例接受了再次放疗。只有 1 例（1%）成功施行了挽救性颈清扫术。1999 年，佛

罗里达大学回顾了 51 例仅颈部复发患者的病历[200]。18例（35%）接受挽救性治疗（4 例单纯化疗，1 例化疗加颈清扫，11 例单纯颈清扫，2 例术后放疗）的患者，均出现局部、局部或远处复发。在接受抢救性治疗的患者中，5 年颈部控制率仅为 9%，与整个人群的颈部控制率相似。对于整组患者，两个终点的绝对生存率和原因特异性生存率在 5 年时均达到 10%。然而，在第 3 年时，接受补救治疗的患者的绝对和原因特异性生存率为 44%。相比之下，剩下的 33 名患者中没有一人在 3 年后还活着。

最近，来自荷兰两个机构的研究人员回顾了 540 名患者在放化疗后对区域病理性淋巴结病进行挽救性颈清扫的有效性[201]，包括因残余淋巴结清扫（治疗后 3 个月内诊断为持续性淋巴结转移）和复发性局部疾病（治疗后至少 3 个月诊断为复发性淋巴结转移）的患者。68例患者的转移被认为是不可切除的。抢救性颈清扫 61例，局部残留病变 45 例，复发性病变 16 例。挽救性颈清扫组的 5 年区域控制率和总生存率分别为 79% 和 36%。复发患者的预后优于残留患者。残留患者 5 年区域控制率为 77%，复发患者 5 年区域控制率为 86%，但差异无统计学意义。在多变量分析中，复发性疾病和手术切缘阴性是总生存改善的重要独立预测因素。值得注意的是，在 16 例因复发行挽救性颈淋巴结清扫术的患者中，只有 8 例在标本中有组织学阳性的肿瘤。这些结果证实，挽救性颈淋巴结清扫术可能使局限颈部复发的特定患者获益。

2010 年，Gustave-Roussy 研究所报告了一组 93 例放化疗后复发的患者[202]。这些患者中有 40% 进行了抢救性手术；在这组患者中，2 年总生存率为 43.4%。单因素分析显示，初诊Ⅳ期疾病和并发的局部和局部衰竭是导致总生存不良的重要预后因素。在无Ⅳ期初发性疾病、局部或肿瘤复发的患者组中，2 年生存率达到 83%，而Ⅳ期初发性疾病合并局部和局部衰竭的患者中，2 年生存率为 0。这些结果证明抢救性手术应仅适用于颈部孤立性可切除治疗失败的患者。

很少有机构评估积极的包括低剂量再照射（术前或术后伴或不伴放化疗）结合大体切除加术中放射治疗（电子或高剂量率近距离放疗）的联合治疗方法后的挽救治疗[203]。虽然该系列涉及的患者数量较少，但早期结果表明，与标准抢救方法相比，局部区域控制率和生存率都有潜在的改善，需要进一步评估。

总之，大部分局部复发患者无法接受抢救治疗；标准方法（外科切除、外照射治疗）治疗后行抢救治疗颈部疾病的控制仍然很差。对局限颈部复发的患者应仅保留颈部清扫。

第 47 章 皮肤癌
Cutaneous Carcinoma

Michael J. Veness　Julie Howle　著

张明珠　译

要 点

1. 发病率　皮肤基底细胞癌（basal cell carcinoma, BCC）和鳞状细胞癌是世界上最常见的癌症。居住在紫外线（ultraviolet, UV）辐射高度暴露地区的高加索人群，如澳大利亚、新西兰和美国南部，一生中罹患皮肤癌的风险特别高。

2. 生物学特性　皮肤癌的自然史因组织学类型的不同而有很大差异，从病程缓慢、治愈率高达 90%～95%（如基底细胞癌、低风险鳞状细胞癌）的肿瘤，到死亡率高（30%～50%）的侵袭性肿瘤［如 Merkel 细胞癌（Merkel cell carcinoma, MCC）］。

3. 分期评估　活检确认后，患者应分阶段进行病史和体检，如有需要，还应进行血液化学、胸片、对比增强 CT、MRI 或 PET/CT 扫描。SLNB 适用于部分 Merkel 细胞癌患者，并在鳞状细胞癌高危患者中有研究意义。

4. 初级治疗　外科手术是大多数皮肤癌的主要治疗方法。非手术治疗，如放射治疗，可能更适合于某些基底细胞癌和鳞状细胞癌，尤其是在面部中部（如鼻子、下眼睑）、嘴唇和耳朵周围的基底细胞癌和鳞状细胞癌，因为放疗可以比手术更好保护器官功能，更美观。局部破坏性治疗对浅表（1～2mm）皮肤癌也可能有效。

5. 辅助治疗　在基底细胞癌和干细胞癌患者中，术后（或辅助）放疗的适应证包括手术切缘闭合或阳性、神经周围浸润、骨或软骨浸润以及广泛的骨骼肌浸润。大多数 Merkel 细胞癌患者应考虑进行宽野辅助放疗。隐匿性淋巴结扩散发生率高（且未接受 SLNB）的患者可能受益于选择性淋巴结治疗，通常宽野放疗也可能包括原发部位（例如，选择高危鳞状细胞癌、大多数 Merkel 细胞癌）。非黑色素瘤皮肤癌（nonmelanoma skin cancer, NMSC）目前尚无有效的全身辅助治疗方法。在选择的高危病例中，可以考虑同时进行化疗和放疗，但没有高水平的证据支持。靶向免疫调节剂（PD1 抑制剂）的出现，与应答患者，特别是转移性 MCC 患者的预后改善有关。

6. 局部晚期疾病与缓解　手术辅助放疗是局部晚期可手术肿瘤的标准治疗方法。患有局部晚期癌症的患者，他们要么在医学上不能耐受手术，要么肿瘤在技术上无法切除，对这些特定的患者，明确的放疗（通常是低分割）仍然可以提供一个很好的可能性，以实现局部控制（80%～95%）。对于不适合长疗程确定性放疗的不适患者，短疗程（1～4 次）的放疗可以减轻大多数晚期不能手术的癌症或转移性肿瘤患者的症状（如疼痛、呕吐、出血）。

皮肤基底细胞癌和鳞状细胞癌是世界上最常见的恶性肿瘤，在高紫外线暴露的国家如澳大利亚、新西兰和美国南部的发病率接近流行[1]。总体而言，这两种癌组成了大多数（95%）的 NMSC 患者，远比恶性黑色素瘤这一只占所有皮肤恶性肿瘤的 5% 的肿瘤更为常见。基底细胞癌是最常见的 NMSC 类型，发病率是鳞状细胞癌的 2 倍以上。其他不常见的 NMSC 包括 Merkel 细胞癌，也称为原发性皮肤神经内分泌癌，是一种最初由 Toker 于 1972 年描述的罕见小细胞癌[2]，附件癌如皮脂腺癌占所有皮肤癌的不到 1%[3]，外分泌癌占皮肤恶性

肿瘤的 0.01%。NMSC 可能导致毁容，与局部发病率相关，除 Merkel 细胞癌外很少致命。

一、病因学和流行病学

日晒是 NMSC 的主要病因，尤其是在白种人中，他们的皮肤易受紫外线的慢性致癌作用的影响[4]。其他不太常见的病因包括接触化学致癌物（如砷、焦油、蒽和原油）、慢性刺激或炎症以及电离辐射。

免疫功能低下者，包括非霍奇金淋巴瘤、慢性淋巴细胞白血病[5]和器官移植受者的医源性免疫抑制患者，鳞状细胞癌和 Merkel 细胞癌（均为免疫原发性癌）的发生率和侵袭性明显增加[6]。相比之下，基底细胞癌的发生率没有明显增加，其结果与免疫能力强的患者相似。

一些遗传综合征也与患皮肤癌的高风险有关。患有颜部干皮病的个体因紫外线诱导的 DNA 损伤修复缺陷，在年轻时易患基底细胞癌和鳞状细胞癌（增加 10 000倍）[7]。这些患者通常在 20 岁出头死于播散性鳞状细胞癌或多发性骨髓瘤。基底细胞痣综合征（或戈林综合征）是一种罕见的遗传形式的基底细胞癌，通过常染色体显性基因遗产，常与初成年时在曝晒和非曝晒区域发生的许多（有时数百个）基底细胞癌有关。值得注意的是，85% 的人携带 *PTCH1* 基因突变。[8]疣状表皮发育不良的个体在三四十岁时，大的疣状斑块内易于发展成鳞状细胞癌结节。

二、预防

尤其是在夏季无保护的阳光照射是皮肤癌发展的主要决定因素。儿童和青少年应特别接受防晒教育。过度紫外线照射的损害是不可逆转的；尽管如此，成年人仍然可以通过避免进一步过度紫外线照射来降低风险。减少皮肤癌的预防措施包括避免阳光照射，特别是限制上午 10 点到下午 3 点在户外的时间，戴上保护性的物理屏障，如帽子和衣服。如果由于职业、文化或其他因素不能限制阳光照射，建议使用不透明或阻挡紫外线 A 和紫外线 B 辐射的防晒霜。使用晒黑室也是患皮肤癌的危险因素之一，应遵循有关其适当使用的指南。

较少的高水平证据明确证明，与随意涂抹相比，在普通人群中定期涂抹局部防晒霜保护可减少新发皮肤癌的发生；然而，这不应排除采取合理预防措施和在必要时使用防晒霜的建议[9]。

三、临床表现、病理生物学和扩散方式

（一）基底细胞癌

1. 临床表现和病理学　基底细胞癌约占所有 NMSC 的 80%，是世界上最常见的恶性肿瘤。大多数基底细

胞癌发生在头部和颈部（80%～85%）；病变发生在躯干或四肢的频率较低。病变可表现为无症状结节、瘙痒斑块或出血性溃疡，其特征性表现为反复愈合和发生[10, 11]。许多（高达 40%～50%）接受基底细胞癌治疗的患者在 5 年内至少发展出一个或多个基底细胞癌[12]。因此，应在任何后续检查中仔细评估暴露在阳光下的皮肤。

基底细胞癌有许多变种，每一种都有独特的临床和组织学特征和自然史。下面简要总结了常见类型的特征。

结节型基底细胞癌，通俗地被称为啮齿动物溃疡，是最常观察到的类型；它约占所有病变的 50%（图 47-1）。表现为一个明显的丘疹，可能发展为中心脐，进展为中心溃疡。病变边缘呈珍珠状（苍白半透明），毛细血管扩张。组织学特征包括在真皮的成纤维细胞基质中存在大小和形状不同的单形基底样细胞岛。基底样细胞有大、椭圆形的深染细胞核，细胞质稀少，无细胞间桥。团聚体的外周细胞层经常显示栅栏状，而中心细胞组织较少。结节性基底细胞癌可能表现出不同程度的色素沉着（蓝色、棕色或黑色），这取决于病变中黑素细胞的数量，临床上很难与 MM 鉴别[13]。

浅表基底细胞癌表现为红色鳞片状斑，边缘模糊，通常位于躯干上。浅表型基底细胞癌可扩大成一个结痂无硬结的红斑，在临床上可能很难与日光性角化病、牛皮癣、原位鳞状细胞癌或乳腺佩吉特病鉴别[10]。

变形（硬化）基底细胞癌表现为单一扁平、硬化、界限不清的斑。病变通常有一个光滑有光泽的表面，当它变成斑块时变得凹陷。其组织学特征为：基底样细胞的小群和窄股嵌在致密的纤维连接组织中；周围几乎没有边界。吗啡基底细胞癌如果不适当治疗有复发的倾向，常与神经周围侵犯共同发生[14]。

浸润性基底细胞癌呈不透明的淡黄色外观，与周围皮肤巧妙融合[14]。组织学上，病变的特征是表面部分和主要肿块内界限不清的棘状细胞聚集，由浸润网状真皮和皮下的肿瘤细胞组成。

2. 生物学和扩散方式　基底细胞癌的生物学行为因组织学类型而异。浅表型基底细胞癌可能长期稳定，或多年后逐渐扩大，成为结节性溃疡型。结节型基底细胞癌在外周和深层浸润下生长缓慢，尤其是沿胚胎融合面生长。变形型和浸润型基底细胞癌是更具侵袭性的类型，可能浸润更深的结构。在基底细胞癌中发现神经周围侵犯是不常见的（2%～3% 的患者），通常发生在复发性疾病或在组织学上。与神经周围侵犯相比，尽管治疗方法相似，鳞状细胞癌患者的预后相对较好[15]。位于眼眶周围的神经周围侵犯病变可通过三叉神经的第一

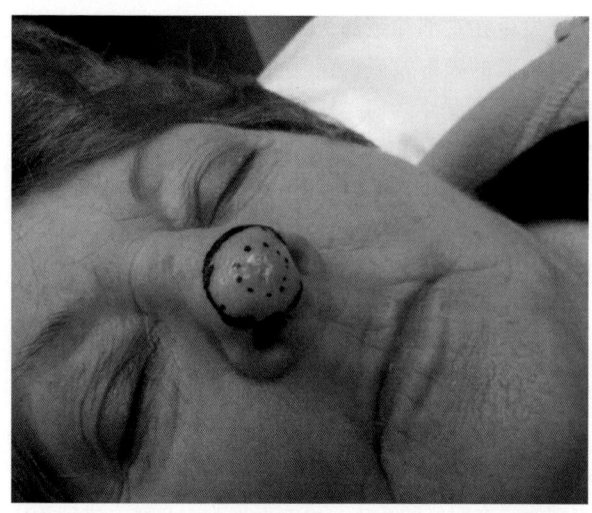

▲ 图 47-1　患者，女，65 岁，鼻尖 1cm 结节状基底细胞癌。这些病变生长缓慢，通常位于面中部。放射治疗是一种很好的治疗选择，切除和重建的美容效果往往不太理想。注意黑线表示放疗区域，通常肉眼可见肿瘤位于放射治疗区域后 1cm 处（虚线）

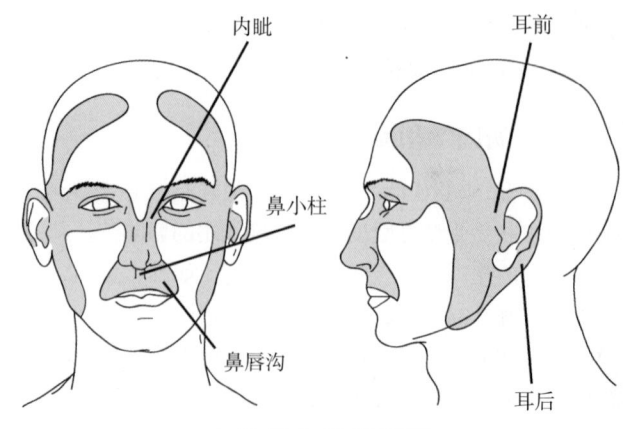

▲ 图 47-2　H 区示意图
特别需注意部位是内眦、眉间、鼻唇沟和耳周区域

或第二分支进入眼眶。

高危基底细胞癌发生在面中部，即所谓的 H 区（图 47-2），包括耳周区、眉间区、内眦区、鼻、鼻唇沟区和小柱，并包含胚胎融合平面。基底细胞癌也可能很大（＞10mm）和（或）复发，很多患者获益于辅助放疗[16]。这一区域的肿瘤侵袭深度经常被低估，往往导致切除不足，特别是深部，且不进一步治疗局部复发率较高。组织学检查常显示未分化基底细胞小巢广泛浸润深层结构。这类病变可能侵犯眼眶、鼻子和上颌骨，导致严重畸形（图 47-3）。高危基底细胞癌应该被迅速识别和治疗，往往需要行广泛的手术和（或）辅助放疗。

基底细胞癌很少扩散到局部淋巴结或远处器官，总的转移率低于 0.01%[17]，大多数转移发生在局部淋巴结，远处转移通常先于局部转移。区域性疾病通常与治疗仍复发的头颈部大的溃疡性病变相关。

（二）鳞状细胞癌

1. 临床表现和病理学　鳞状细胞癌起源于表皮角质形成细胞，最常见的是由皮肤表现出太阳（或紫外线）损伤发展而来。日光性角化病（actinic keratosis，AK）通常是前体或癌前病变，至少 50%～60% 的侵袭性干细胞来自日光性角化病。尽管缺乏高质量的数据，但随着时间的推移，只有极少数（＜5%）日光性角化病会发展成为侵袭性鳞状细胞癌。虽然高达 50% 的日光性角化病会复发，但许多日光性角化病也会自发消退[18]。鳞状细胞癌由其他先前存在的皮肤病变引起，如砷角化病、热烧伤瘢痕或慢性溃疡。很少是由正常皮肤引起的[13]。

临床上，原位鳞状细胞癌（Bowen 病）表现为柔软、

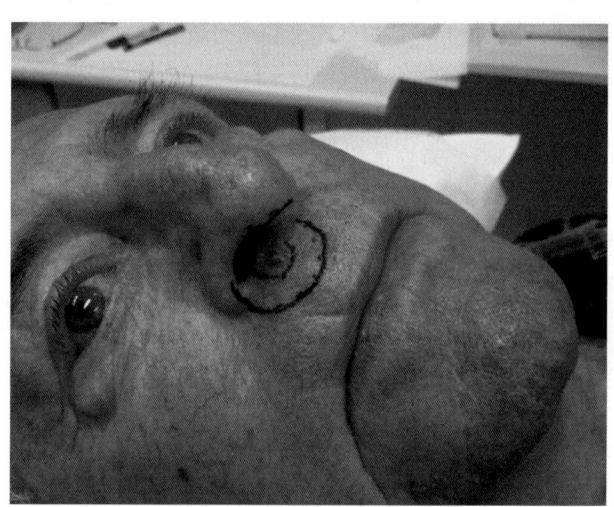

▲ 图 47-3　患者，男，73 岁，复发的基底细胞癌位于其鼻小柱上部的右侧。患者拒绝了手术，理由是需要广泛的局部切除，而且很难实现可以接受的美容重建。患者接受了放射治疗，外线圈描绘了放射治疗范围。由于存在较深侵犯的风险，治疗采用了正压能量光子，而不是表面能量光子

红斑、鳞片状、界限清楚的红色斑块（图 47-4）。典型者进展缓慢，面部病变最终可能会变得大而难看。放疗是一种选择性的治疗方法，与良好的预后相关。浅表性鳞状细胞癌表现为鳞状、结痂斑块或溃疡，边界有疣状或乳突状，但浸润性鳞状细胞癌表现为坚硬、溃疡性肿块，边界有隆起的结节。

显微镜下，鳞状细胞癌由非典型角质形成细胞的链和片组成，当非典型角质形成细胞出现在表皮时称为原位鳞状细胞癌。浅表鳞状细胞癌表现为局限于上部网状真皮的非典型角质形成细胞增生，而浸润性鳞状细胞癌则表现为疾病向下部网状表皮的延伸。

组织学上，根据细胞多态性、角化和有丝分裂程度，鳞状细胞癌也可分为高、中、低分化。梭形细胞型类似于其他皮肤肿瘤，如无色素性黑色素瘤，可能需要一组免疫组化研究来完整描述。

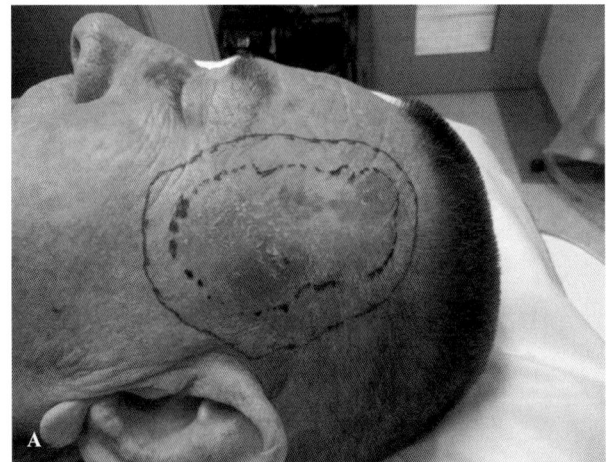

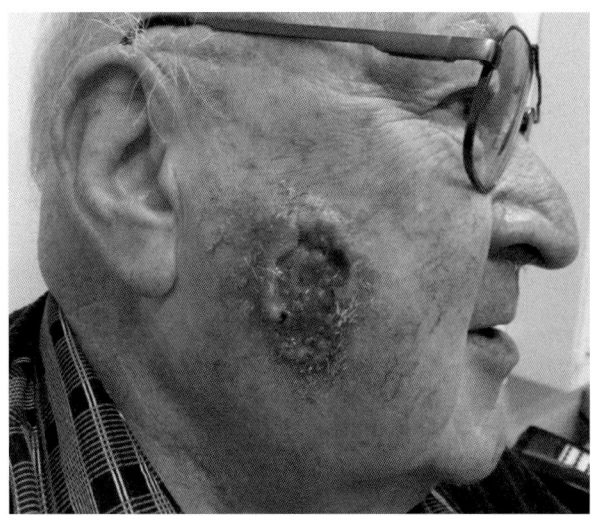

▲ 图 47-5　患者，男，83 岁，右中颊深侵袭性溃疡性鳞癌

注意卷曲的边缘和坏死的底部。患者需要大手术和游离皮瓣重建，然后进行辅助放射治疗

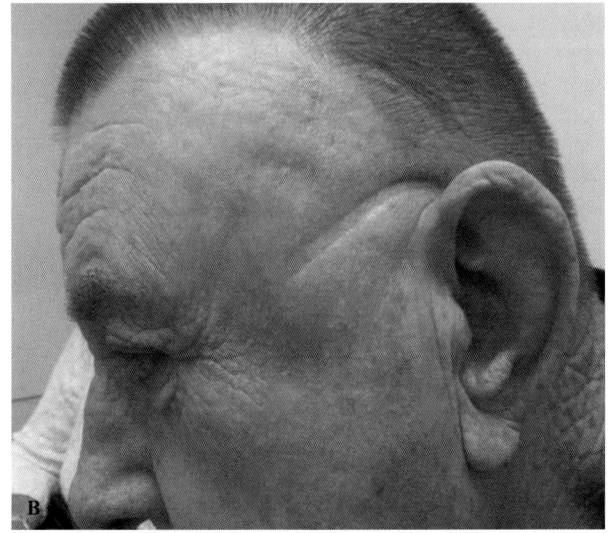

▲ 图 47-4　患者，男，63 岁，原位鳞状细胞癌

A. 患者左颞部有大面积的原位鳞状细胞癌，用虚线勾画；B. 放射治疗后 2 个月（使用表面能量光子分 20 次 50Gy），肿瘤完全消退

2. 生物学和扩散方式　一般来说，鳞状细胞癌的病程比基底细胞癌更为严重。原位鳞状细胞癌（Bowen 病）在大约 5% 的病例中可能进展非常缓慢（数月到数年）为浅表性（微侵袭性）癌[19]。未经治疗，可进一步发展为浸润型，侵袭周围和下面的结构（图 47-5）。进展的速度取决于细胞分化的程度。

鳞状细胞癌发生转移（通常是淋巴结转移）的风险明显高于基底细胞癌（罕见事件）。然而，大多数病灶小（<2cm）、病变薄（<4～5mm 厚）、无复发病灶、有免疫活性的患者发生淋巴结转移的风险较低（<5%）。不符合这些标准的患者通常被称为高危患者（>10% 的风险），需要适当的注意和管理[20]。靠近腮腺的复发性病变（额头、太阳穴、耳朵、脸颊）会增加这种风险。数据表明，肿瘤厚度>6mm 是一个强有力的独立预测指标，表明患者发生区域转移的风险增加，并且随着风险的增加，这些病变的直径增加超过 2cm[21]。

发生转移性皮肤鳞状细胞癌最常见的部位是腮腺、颈部淋巴结或两者兼有[22]，反映了头颈部原发性鳞状细胞癌的高发病率（图 47-6）。在 20%～25% 的病例中，未发现明显的病变指标。无一例外，这些患者有长期的照射史和 NMSC 病史。远处转移（如肺、肝）很少作为复发的第一个部位；治疗后淋巴结复发更常发生。

转移性鳞状细胞癌在其他淋巴结区域，如腋下和腹股沟发生的频率较低。尽管难以量化，转移性头颈部鳞状细胞癌与非头颈部鳞状细胞癌的比例约为 9∶1。关于这些患者的治疗的公开资料要少得多，但是从腮腺和颈部淋巴结转移的证据中得出的类似结论表明，可以手术的患者应该接受手术切除。许多患者有预后不良的特点，如淋巴结外扩散和不完整的边缘，应建议行辅助放疗[23]。

（三）Merkel 细胞癌

1. 临床表现和病理学　侵袭性皮肤恶性肿瘤常表现为快速增大、坚实、无痛、粉红色、真皮结节，多发于头颈部（50%～60%）（图 47-7）或四肢/躯干（60 岁以上至 70 岁）的老年人。与其他类型的 NMSC 不同，Merkel 细胞癌常发生在女性身上。Merkel 细胞癌在临床上常被误诊，因为它可能类似基底细胞癌或无色素性黑色素瘤。诊断时原发病灶的中位大小约为 2cm，尽管存在亚临床淋巴结疾病的风险很高（30%～40%），临床淋巴结受累的发生率为 20%～25%[24]。Merkel 细胞癌的发病率在全球范围内各不相同。认为其发病率在增加，并且在皮肤癌发病率增加的国家是最高的。来自美国的数据显示，在过去的 20～30 年里，Merkel 细胞癌

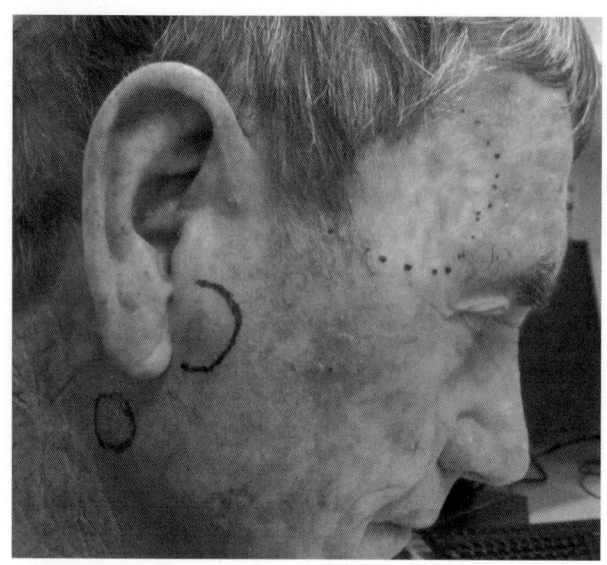

▲ 图 47-6　患者，男，67 岁，右腮腺和上颈有一个 3cm 的转移性淋巴结，内含转移性鳞细胞癌。7 个月前，患者因右颞部鳞状细胞癌接受了切除和辅助放射治疗（切开深部切缘）。注意，虚线描绘的放射治疗野内存在色素减退和毛细血管扩张。患者接受了手术和辅助放疗

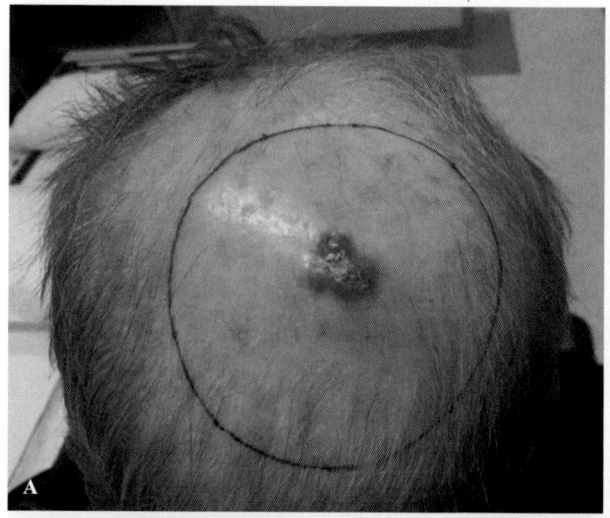

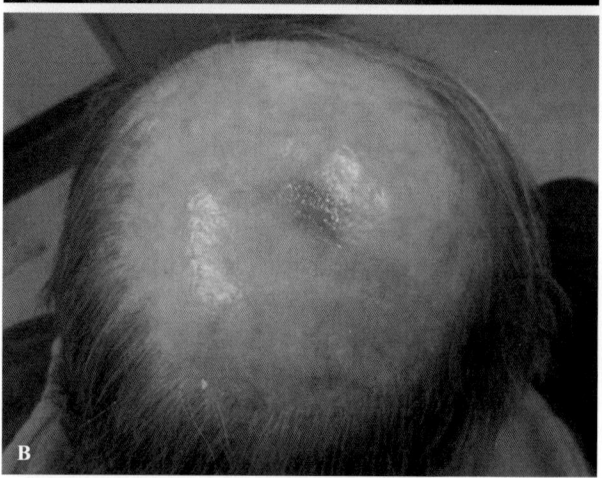

▲ 图 47-7　头皮 Merkel 细胞癌

A. 一位坐轮椅的老年男子，患有发展迅速的头皮 Merkel 细胞癌。患者接受了紧急头皮放射治疗（40Gy/10 次，使用表面能量光子）。注意宽阔的放射治疗野（实心黑线），目的是治疗周围的皮肤淋巴管。B. 放射治疗完成 4 周后，在患者原发部位有完全的野生性脱发和浅表溃疡。患者在完成放射治疗后 6 个月内发生远处转移

的发病率和死亡率急剧上升了 300%[25]。目前尽管进行了治疗，但仍有 30%～40% 的患者死于 Merkel 细胞癌。

Merkel 细胞癌的起源细胞被认为是源自 Merkel[26] 首先描述的神经嵴的真皮神经激活细胞。病变通常累及网状真皮和皮下组织，很少延伸至真皮乳头状部，表皮较少。常见淋巴血管侵犯，临床上这种渗透往往表现为在途转移。肿瘤细胞表现为超显微检查下的胞质扩张和小而均匀的膜结合神经分泌颗粒[27]。在 Merkel 细胞癌中发现了几种免疫组化标记。95% 的肿瘤细胞用神经元特异性烯醇化酶和降钙素的多克隆抗血清、神经丝单克隆抗体和细胞角蛋白（ck20 阳性）染色最一致[28]。

有证据表明在 Merkel 细胞癌的发展过程中与病毒有关。Merkel 细胞多瘤病毒（Merkel cell polyomavirus, MCV）于 2008 年首次被发现，在各种研究中，该病毒已在大约 80% 的 Merkel 细胞癌肿瘤中发现，且主要是在北半球的患者中[29]。据推测，某些人群（如澳大利亚人）中，Merkel 细胞多瘤病毒与慢性紫外线 B 暴露的致突变后果相比所起的作用较小。这种病毒被认为是正常人类菌群的一部分，也存在于普通人群的健康组织中。有 Merkel 细胞多瘤病毒的患者的预后也不清楚，单独的研究表明没有区别，分别是更好还是更差的结果。在某种程度上，这可能解释了一些已接受治疗的 Merkel 细胞癌患者不同的结果之间的差异。目前无论患者的肿瘤是否包含 Merkel 细胞多瘤病毒，临床管理是不变的。

2. 生物学和扩散方式　Merkel 细胞癌具有侵袭性，即使在广泛手术切除后仍有局部复发的倾向，淋巴结受累的发生率高（诊断时临床 20%～30% 转移），血行播散是复发和死亡的常见部位。大多数病例的癌症特异性死亡率约为 30%[30]。患者也可能出现转移性淋巴结疾病，但没有明显的指标病变。此类患者占多个系列的 10%～15%，与伴有淋巴结和指标病变的患者相比，预后更好[31]。Merkel 细胞癌是一种高免疫原性癌。免疫抑制患者（器官移植受者）以及被诊断为非霍奇金淋巴瘤和慢性淋巴细胞白血病的患者，发生 Merkel 细胞癌的风险明显较高，预后较差，通常占所有 Merkel 细胞癌患者的 10%[32]。Merkel 细胞多瘤病毒在免疫抑制患者的 Merkel 细胞癌发病机制中所起的作用可能较高。

（四）皮肤附件癌

1. 皮脂腺癌　临床表现和病理学：皮脂腺癌是一种

罕见的肿瘤，最常（75%的病例）发生于眼附件的皮脂腺、睑板的睑板腺或眼睑边缘的玉米腺以及肉阜。眼外部位发病率依次降低减少：头部和颈部、躯干和四肢、外生殖器[3]。

对于眼睑恶性肿瘤，皮脂腺癌的发生率仅次于基底细胞癌，致死率仅次于多发性骨髓瘤。眼部皮脂腺癌最常见的部位是上睑，其次是下睑和肉阜。皮脂腺癌主要发生于60岁以上的人，女性稍多。这些病变在临床上表现为生长缓慢、无症状、深部、坚硬的结节。它们通常会产生脓肿或炎症表现，如结膜炎、睑缘炎或睑缘炎。小的原发性肿瘤可能被忽略，直到发生眼眶侵犯或扩散到耳前或颈部淋巴结。

鉴别诊断包括皮脂腺腺瘤和伴有皮脂腺分化的基底细胞癌（基底细胞上皮瘤）。组织学上，皮脂腺癌由真皮小叶和肿瘤细胞索组成，皮脂腺有不同程度的分化和向周围组织的浸润。分化的细胞含有泡沫状或空泡状的轻度嗜碱性细胞质，而分化程度较低的细胞含有较深的嗜碱性细胞质。提示预后不良的临床和病理特征包括原发病灶的大小（＞1cm与50%的死亡率相关）、血管和淋巴管浸润、皮脂腺分化不良、高度浸润性生长模式以及上皮内癌性改变[33]。

生物学和扩散方式：皮脂腺癌比鳞状细胞癌更具侵袭性，有淋巴结和血管播散的倾向[34]。发生淋巴结转移的患者需要局部手术和辅助放疗。许多患者会发展为不可治愈的远处复发，大多研究记录率20%～30%的病因特异性死亡率。

2. 小汗腺癌　临床表现和病理学：汗腺癌非常罕见，最常见于头颈部或四肢的皮肤，表现为缓慢生长的无痛丘疹或结节。这类肿瘤通常发生于在50—70岁的人。

组织学上，小汗腺癌或汗腺癌可能类似于乳腺癌、支气管癌和肾癌，很难与皮肤转移癌鉴别。汗腺癌有许多组织学变异，包括导管小汗腺癌、黏液小汗腺癌、汗孔癌、汗管样小汗腺癌、透明细胞癌和微囊性附件癌（microcystic adnexal carcinoma，MAC）[35]。

生物学和扩散方式：小汗腺癌比基底细胞癌和鳞状细胞癌更具侵袭性。在14例切除边缘阴性的患者中，11例出现至少一次局部复发，5例在局部淋巴结或远处复发。1例死于无控制的局部复发，4例死于诊断后2个月至10年的远处转移[35]。顶泌腺癌最常见于腋下顶泌腺，但它可以起源于外阴和眼睑的顶泌腺和外耳道的宫颈腺。临床表现为红紫色单发或多发结节性、实性或囊性真皮肿块。顶泌腺癌的自然史尚不清楚，但有淋巴结转移和远处转移的报道[36,37]。

3. 微囊性附件癌　临床表现和病理学：微囊性附件癌是一种罕见的局部侵袭性癌，属于附件癌的一个谱系，最常发生在面中部[38]。它通常缓慢生长多年，诊断时往往具有很深的侵袭性。它在男性和女性中同样出现，往往发生在55—60岁的成年人中，偶尔也发生在儿童中。

组织学上，肿瘤由角蛋白角囊肿、巢穴或基底样细胞索组成，基底样细胞索通常在真皮表面更突出。肿瘤丝和膀胱扩张的小管排列成实岛状，并嵌在较深的促结缔组织基质中。细胞通常无异型性或有丝分裂，鉴别诊断包括毛腺瘤、汗管瘤、促结缔组织增生性毛上皮瘤或变形性基底细胞癌[39]。

生物学和扩散方式：微囊性附件癌患者在经过多年的缓慢生长和误诊后，常表现为晚期和深侵袭性病变。据报道，在许多病例中，尤其是在复发的情况下，存在神经周围侵犯。很少发生淋巴结转移。微囊性附件癌是一种局部复发性肿瘤，其发病率与局部侵袭和破坏有关。

四、患者评估和分期

大多数 NMSC 患者表现为无症状的皮肤损害，并常有其他 NMSC 病史。提示神经周围侵犯的症状，如疼痛、刺痛和感觉减退，应特别向患者询问。高达60%的神经周围侵犯患者可能无临床症状（显微镜下神经周围侵犯），皮肤上的爬行感觉称为形成，提示感觉神经受累[40]。与神经周围侵犯相关的最常见原发部位是额颧骨（眶上神经）和眶下（眶下神经）区域。患者偶尔会以脑神经麻痹作为神经周围侵犯的首发症状。面神经受累通常先累及肌肉束，然后是进行性偏瘫。患者可能被误诊为 Bell 麻痹，任何有皮肤癌病史的患者也应考虑神经周围侵犯[41]。NMSC 患者的临床评估应包括检查和触诊受累区域和引流淋巴结。

大多数 NMSC 患者通常不需要影像学检查（胸片、CT 或 MRI），但应根据指南进行检查（如临床可疑淋巴结）。淋巴结转移和骨受累最好通过软组织和骨窗获得的增强 CT 扫描进行评估（图 47-8）。所有怀疑神经周围侵犯的患者都应进行 3T 靶向 MRI 检查，无论有无对比剂增强和脂肪抑制，发现神经增大或异常增强都会增加神经周围侵犯的可能性。相关的临床信息和对神经周围侵犯的怀疑应告知放射科医生[42]。患者可能需要对怀疑的（通常是增大的）神经进行活检以确认诊断[43]。PET/CT 很少用于 NMSC 患者的分期。

基底细胞癌和鳞状细胞癌的分期

分期系统因缺乏临床和预后相关性而受到批评，特别是对于鳞状细胞癌患者。目前的 AJCC TNM（原发

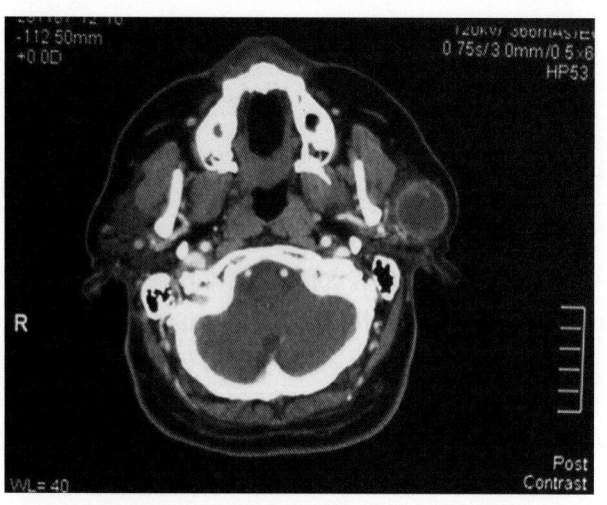

▲ 图 47-8　轴位计算机断层扫描显示左腮腺转移癌

图示有向心性淋巴结增大，边缘增强，中央坏死，所有这些特征都符合鳞癌的淋巴结转移表现

性肿瘤、区域性淋巴结、转移）分期系统最近进行了更新和改进，使临床医生能够更好地识别高风险鳞状细胞癌患者[44]。AJCC 第 8 版对头颈部肿瘤的 T 分期进行了一些修改。肿瘤分为 $T_1 < 2cm$，$T_2 > 2 \sim < 4cm$，$T_3 > 4cm$ 和（或）神经周围侵犯（>0.1mm）和（或）深部侵犯（超过脂肪或 Breslow>6mm）和（或）轻微骨侵蚀。T_4 进一步细分为：T_{4a}，存在明显的皮质 / 骨髓侵犯；T_{4b}，颅底 / 颅骨孔侵犯。另一个基于 1818 例临床淋巴结阴性鳞状细胞癌（n=974 例）分析的分期系统是 Brigham 妇女医院（Brigham and Women's Hospital，BWH）系统。在这项研究中，每一个独立变量：大小≥2cm、分化不良、神经周围侵犯（直径≥0.1mm）或脂肪组织以外的浸润，将肿瘤分为 4 个 T 期：T_1（0 个高危因素）、T_{2a}（1 个高危因素）、T_{2b}（2~3 个高危因素）和 T_3（所有 4 个危险因素）。大多数肿瘤（95%）被归类为 T_1/T_{2a}，只有少数（1%~3%）发生淋巴结转移。在有淋巴结转移和因癌症死亡的患者中，T_{2b}/T_3 鳞状细胞癌患者（占总患者数的 6%）占大多数。BWH 系统与 AJCC/UICC 系统进行了比较，并显示出更大的同质性、特异性，并且因此 T 期每增高一期都有更高的复发或死亡风险[45]。

尽管原发性鳞状细胞癌的分期系统最近有所改进，AJCC 第 8 版虽然包含了包膜外扩散的情况，但仍因其缺乏淋巴结分期间的预测而受到批评。有人提出，发展一个不基于黏膜鳞状细胞癌头颈部分期系统的特定分期系统，将有利于皮肤鳞状细胞癌的分期[46,47]。

Merkel 细胞癌的分期：过去曾使用过许多分期系统，但是 AJCC 第 8 版分期系统是基于证据和预后的。首次将其分为临床分期组和病理分期组。任何有临床或病理证实的淋巴结转移的患者都将被视为Ⅲ期，其亚

类为病理组。在新的 AJCC 分期系统中，根据出现时的特征，Merkel 细胞癌可分为 4 个临床阶段：0 期（原位 Merkel 细胞癌），Ⅰ期（局限性病变，原发灶≤2cm），Ⅱ期（局限性病变，原发灶>2cm），Ⅲ期（淋巴结扩散）；Ⅳ期（局部淋巴结以外的转移性疾病）。[48] 经临床或放射学检测，经病理证实的淋巴结 Merkel 细胞癌转移（pN_{1b}）而无原发病变（即未知原发病变）的患者，现在分为预后较好的 3a 组而不是按照之前的 AJCC 分期系统分为 3b 组。

五、初步治疗和结果

（一）基底细胞癌和鳞状细胞癌

1. 原发性肿瘤　管理最早期 NMSC 的一般策略与基底细胞癌或鳞状细胞癌相似。有多种外科和医学方法可供选择，包括刮除法和电干燥法、Mohs 显微外科、冷冻疗法、外科切除术和标准放疗。许多局部治疗（如氟尿嘧啶、咪喹莫特）和病灶内治疗（如甲氨蝶呤、干扰素）以及其他方式（如光动力疗法）也可用，通常使用它们的标准不明确。此外，支持局部或病灶内治疗的证据在水平较低，缺乏长期随访（随访时长 5 年），因此临床医生需要在提出任何建议之前考虑各种问题。这种治疗基本上局限于选择表面 NMSC 和癌前状态（如日光性角化病）[49]。

选择合适的患者，各种手术和医疗方法能同等有效地治疗大多数 NMSC。个体患者的治疗选择取决于病变部位和大小、预期功能和美容效果、治疗时间和费用、患者年龄、职业和一般情况等因素。H 区或胚胎融合平面的癌可能有广泛的局部扩散，因此应选择确保广泛边缘（特别是深）覆盖的治疗。

总体而言，大多数患者首选手术。简单的手术可为小病灶患者提供高的局部控制率。年轻的患者如果未来几年仍暴露在阳光下，手术治疗往往比放疗更好，尽管在某些情况下放疗仍然被认为是更好的选择。在许多情况下，尤其是在切缘过近或阳性或神经周围侵犯存在的情况下，术后放疗可能有助于降低局部复发的风险。其他因素如高级组织学、骨和软骨的浸润以及骨骼肌浸润，也可能有助于决定推荐辅助放疗。

局部放疗是切除不全不能再次手术切除的有效选择。在 315 例头颈原发性皮肤鳞癌患者进行广泛局部切除的研究中，与单纯手术治疗相比，术后辅助放疗（n=52）的患者复发风险降低 92%（HR 0.08；95%CI 0.0~0.26；P<0.001）[50]。

与某些认识相反，大多数 NMSC（基底细胞癌和鳞状细胞癌）对放疗反应非常敏感，Merkel 细胞癌被认为有非常敏感的放射反应性。通常建议对鼻、下眼睑、内

第 47 章 皮肤癌
Cutaneous Carcinoma

眦和耳朵的病变采用原发性（或确定性）放疗，在这些病变中，放疗可能比手术产生更好的功能和美容效果（图 47-9）[51]。需要全层切除的脸颊、唇和口腔连接物的广泛病变行放疗也更好。放疗避免了进行手术的必要和手术的死亡率、产生瘢痕和重建要求，并且它有利于治疗深厚度（5～30+mm）和深边缘，不行放疗则需要切除（有或不需要重建）的组织。这种特殊优势可能会使在病灶需要皮瓣或移植物的情况下改善患者舒适度。放疗特别适用于中脸区域，如眶周区（特别是内眦）、下眼睑、鼻（特别是翼和尖部）、鼻唇褶、唇和下巴，在这些区域，切除和重建对形态和功能有较大影响。老年并发症患者也常更容易接受放疗（通常为低分型）。

因为手术可能导致小切口或需要对占唇 1/3 以上的病变进行复杂的重建，下唇部位特别适合行放疗；患者在插入口腔铅罩后可以很容易地接受正交电压放疗治疗，预期治愈率与手术相似。如果切除不完全且认为不可能再次切除，患者也可能受益于术后放疗。在澳大利亚一项针对 217 例早期下唇鳞状细胞癌（被认为是日光诱发的皮肤癌）患者的研究中，与未接受放疗的类似患者相比，在边缘接近（<2mm）或阳性的情况下接受局部辅助放疗（50～55Gy，20～25 次）的患者，无复发生存率显著提高（HR 0.36；95%CI 0.17～-0.77；P=0.008）。值得注意的是，在边缘接近或阳性的情况

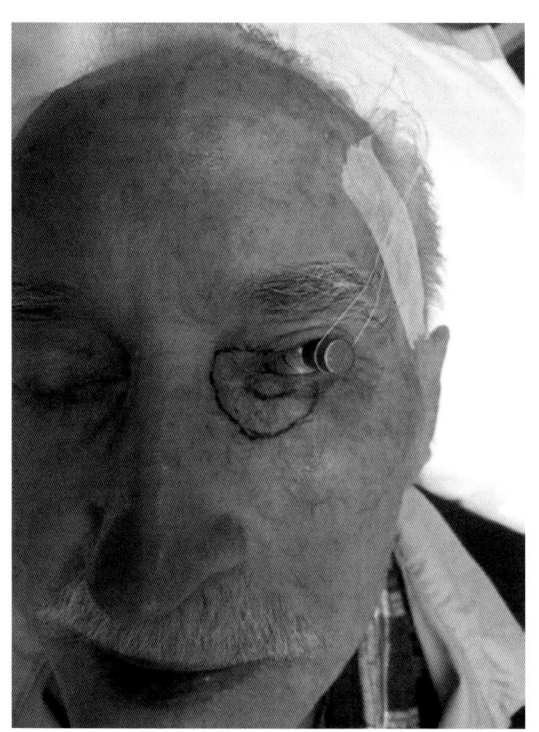

▲ 图 47-9 患者，男，71 岁，患有鳞状细胞癌，位于左下眼睑的内侧 1/3 处。由于广泛切除的潜在功能影响，患者成功地接受了放射治疗。注意用实线描绘的放射治疗区域和保护他的眼球的内侧眼罩

下，57% 的单纯切除术治疗的患者出现复发，而手术和放疗的患者复发率为 9%[52]。

各种治疗方法对各种大小、类型皮肤癌的局部控制率为 80%～95%。对于其他治疗方法可能失败或被认为不太理想的患者，放疗是一个很好的治疗选择。在对 597 例头颈部 NMSC 患者（n=1021 个病灶，92% $T_{1/2}$）的回顾中，作者记录了鳞状细胞癌和基底细胞癌患者 5 年的局部控制率，分别为 92% 和 96%[53]。

复发性病变（与新发病变相比）和鳞状细胞癌（与基底细胞癌相比）患者的局部控制率较低。同样，随着病灶的增大，局部控制率降低。在一项针对局部晚期（>T_2）鳞状细胞癌和基底细胞癌患者的研究中，鳞状细胞癌和基底细胞癌的 4 年局部控制率分别为 86% 和 58%[54]。尽管如此，放疗仍然是最佳选择。

与手术相比，放疗的缺点之一是治疗一个疗程所需的时间。分次放疗的典型疗程为 10～25 天，每天 10min 门诊治疗（或分次）。但是，对于有并发症的老年患者，建议使用较少的分数（3～5 次）。另一个缺点是由于潜在的晚期并发症的风险，如软组织和软骨坏死，放疗不能再次照射同一部位。再照射很少被认为是一种选择，但如果手术抢救治疗是不可能的，也可能会仔细考虑再照射。理想情况下，膝盖以下（即小腿）的损伤不应进行放射治疗，以免造成伤口愈合不良的风险。同样，手术伤口，尤其是移植部位，在开始放疗前应完全愈合。

虽然放疗后初步的美容效果很好，但纤维化、软组织或表皮萎缩以及照射区色素沉着变化可能随着时间的推移而明显（图 47-10）。无保护的阳光照射受辐射部位可能会加剧这些变化，应提醒患者采取适当措施。当对年轻患者进行放疗时，建议每日剂量为 2～2.5Gy（例如，25 次剂量为 55Gy），以尽量减少后期变化。不管是根治性放疗还是辅助性放疗，这些都应该注意。在放射治疗后发生晚期放射诱发恶性肿瘤的风险是罕见的，文献记载也很少。然而，年轻患者应考虑其他治疗方法，因为随着年龄的增长，许多患者会进一步患上皮肤癌。然而，如果患者和临床医生都认为这是最佳的治疗方式，那么年轻患者行放疗没有绝对的禁忌证。

2. 区域淋巴结　由于淋巴扩散的发生率较低，选择性淋巴结治疗从未被用于基底细胞癌或低风险鳞状细胞癌。然而，尽管对何种患者可以从这种非标准治疗方案中获益缺乏共识，某些头颈部高风险鳞状细胞癌患者可能偶尔需要对临床淋巴结阴性的区域性淋巴结进行选择性治疗（手术或放疗），同时对原发性淋巴结进行治疗[20, 55]。例如，对于复发性颈部鳞状细胞癌患者，建议在深部边缘阳性或广泛神经周围侵犯的情况下进行辅助

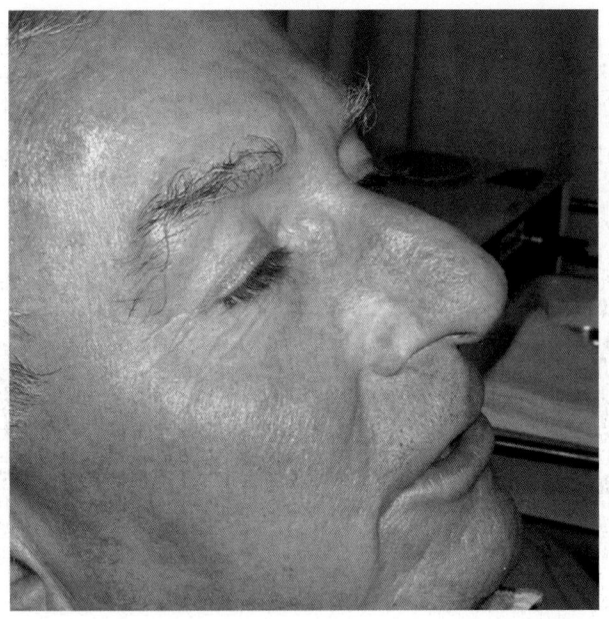

▲ 图 47-10 患者，男，76 岁，有 3 年病史，因结节状基底细胞癌接受过右后下鼻部放射治疗（共 10 次，40Gy）。注意边界清楚的射野内色素减退和表皮萎缩（皮肤光滑）。患者有微小的毛细血管扩张（小血管）

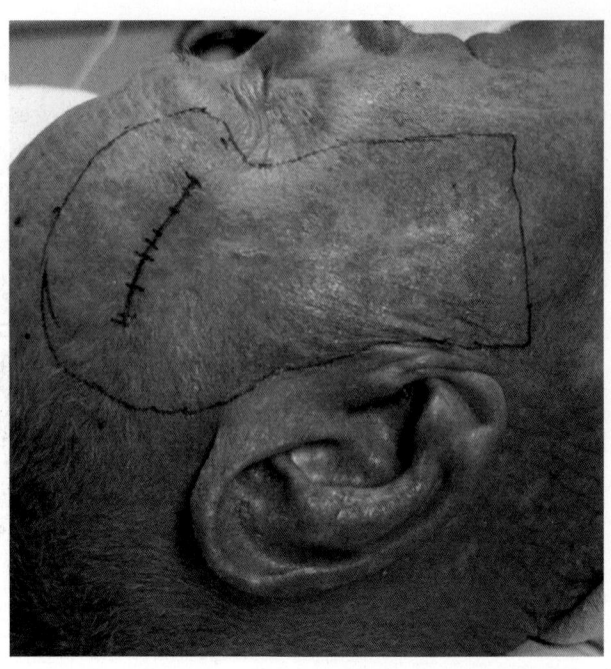

▲ 图 47-11 患者，男，73 岁，高危鳞状细胞癌（复发且深部切缘阳性）。患者接受了广野辅助放射治疗，照射野选择性地包围了腮腺淋巴结。患者使用正压能量光子进行了分 20 次的 50Gy 照射

放疗，也可考虑将腮腺淋巴结选择性地整体纳入放疗区域（图 47-11）。

对于发生腮腺和（或）颈部转移性皮肤鳞状细胞癌的患者，手术和辅助放疗是最佳的治疗方法，只有少数例外。[56] 辅助放疗的目的是降低局部复发的风险，因为大多数患者具有不良的特征，如多个转移性淋巴结、淋巴结外扩散、边缘狭窄，或者神经周围侵犯的存在。尽管进行了综合治疗，10%～15% 的患者仍会出现局部复发，通常发生在腮腺床或颅底区域。大多数将无法手术治疗。通过手术和辅助放疗，5 年总生存率为 70%～75%。那些医学上或技术上不能手术的患者，尽管治愈的可能性降低了，仍然可以单独用放疗治疗。没有证据表明在辅助放疗的同时进行化疗可以改善预后。

神经周围侵犯：手术和放疗（辅助性或根治性）在神经周围侵犯患者中的作用尚不清楚。术后发现的无症状（显微镜下）神经周围侵犯患者，可受益于大范围局部辅助放疗而无须治疗神经通路。然而，有症状（临床）神经周围侵犯的患者可能需要更大范围的放射治疗包括颅内扩大，以包含相关的神经通路。放疗剂量为 50～60Gy，并注意眼眶内容物和视交叉等结构的耐受性。现代放射治疗技术（IMRT、SRS、SBRT、IMPT）的应用使得高剂量放射治疗的适形性更强，同时限制了对关键结构的放射剂量。患者除放疗外是否受益于切除受累神经是有争议的，但一些颅

底外科医生推荐（切除）[57]。

前哨淋巴结活检：因为转移性淋巴结疾病的总发病率较低，SLNB 在 NMSC 中的作用尚不清楚。在一项对 57 名澳大利亚患者的研究中，所有患者都至少有一个预先定义的高风险特征（大小＞2cm、低分化、局部复发或存在神经周围侵犯），所有患者都接受了 SLNB。肿瘤平均直径 25mm，浸润深度 9.2mm，神经周围侵犯占 39%。与其他研究一致，SLNB 时共有 12% 的患者有亚临床淋巴结转移。然而，局部复发率为 14%，尽管进行了适当的局部治疗，11% 死于鳞状细胞癌，大多数癌症死亡发生在 SLNB 阴性组。因此，SLNB 对提高生存率的影响尚不清楚[58]。

（二）Merkel 细胞癌

Merkel 细胞癌的初始治疗通常是通过手术来建立组织诊断。由于这种放射敏感性疾病的局部复发率很高，从 20 世纪 80 年代初就开始评估放疗在 Merkel 细胞癌治疗中的作用。

除了少数例外，大多数研究报道显示辅助放疗对局部区域控制和生存有显著益处[59]。美国国家癌症数据库中对 6908 例 Merkel 细胞癌患者的分析表明，增加辅助放疗对局部淋巴结阴性 Merkel 细胞癌患者的总体生存有显著益处，但在淋巴结阳性的患者中没有[59]。在对 171 例非转移性 Merkel 细胞癌患者的研究中，大多数（98%）患者接受了广泛的局部切除加或不加辅助性放疗，增加放疗与 3 年局部控制（91% vs. 77%；P=0.01

和总生存率（73% vs. 66%；*P*=0.02）的改善相关[60]。

常规使用辅助化疗是未经证实有获益的，不推荐。没有有力证据表明细胞毒药物化疗可以通过减少远处转移的发生而改善预后。

许多 Merkel 细胞癌患者在确诊后应进行宽野辅助放疗。考虑到局部复发的高风险，建议原发病灶（或切除部位）周围的放疗边缘至少为 3～4cm。最广泛的治疗领域应至少包括原发部位、运输中组织（如果技术上可行）和一级淋巴结（如果没有研究）[61, 62]。即使涉及切除边缘，也不应因需要进一步手术而延迟放疗。出现隐匿性淋巴结转移的风险为 30%～50%，如果不治疗，患者可能出现临床淋巴结转移，预后不良[62]。因此，所有患者的引流淋巴结最好采用 SLNB 检查或选择性治疗，通常与放疗结合，以放疗为主。有相对低复发风险、小病灶（<10mm）、切除范围广（5～10mm）、无淋巴血管浸润、SLNB 阴性、无免疫抑制的患者可考虑密切观察。

小体积（<3～4cm）淋巴结转移的患者可以在不需要进行淋巴结切除的情况下进行放疗。同样地，即使在原发性 Merkel 细胞癌切除不充分的情况下，也不应建议患者进行广泛的手术，但应进行放射治疗。在这两种临床情况下，根治性的放疗剂量为 50～55Gy，20～25 次，可以达到良好的疾病控制（75%～85%）和 40%～60% 的治愈率（图 47-12）。在文献回顾中，明确放疗后平均剂量小于 50Gy 时，现场控制率几乎为 90%。本研究共照射 Merkel 细胞癌 332 个部位，其中原发（51.5%）、区域（48.2%）和在途（0.3%）3 个部位，原发（13 例）和区域（26 例）39 个部位复发，放疗后的累积现场复发率为 11.7%[63]。

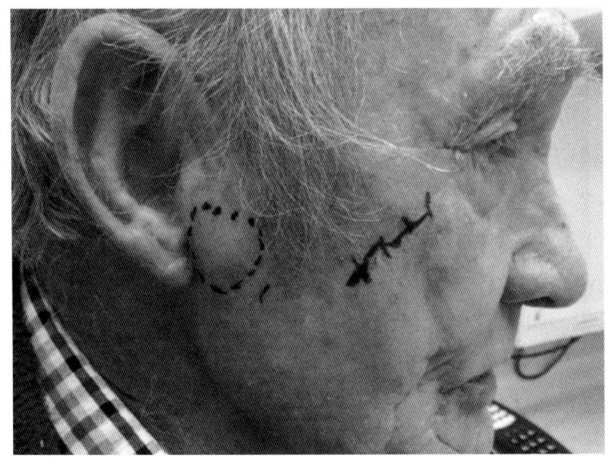

▲ 图 47-12　1 例患者（老年农民）6 个月前在没有建议进一步治疗的情况下，从他的左脸颊（横线）切除了 Merkel 细胞癌。随后，他的右侧腮腺出现淋巴结复发，并对右侧腮腺和颈部进行了 5 周的放射治疗。放射治疗后 3 年，患者临床状况良好，无疾病

（三）附件癌

皮脂腺癌的标准治疗方法是广泛的局部切除和淋巴结清扫。可以考虑用 Mohs 显微手术切除。辅助方式的作用尚未系统地探讨，但有证据表明，放疗可能是辅助和最终治疗微囊性附件癌的有效方式[64, 65]。因此，应在手术切缘阳性或接近，累及多个淋巴结，或有包膜外淋巴结转移的患者中予以考虑术后放疗。

对于小汗腺和顶泌腺癌，原发灶广泛切除是诊断时尚无淋巴结病变患者的标准治疗方法。术后放疗至手术床 2～3cm 的边缘。

在这一罕见疾病中选择性局部淋巴管治疗的作用是有争议的。由于大多数恶性皮肤附件肿瘤的淋巴结转移率较低，且文献中关于使用 SLNB 的证据很少，我们一般不建议恶性皮肤附件肿瘤患者常规使用 SLNB。然而，在肿瘤厚度 >7mm，存在淋巴血管侵犯的高危小汗腺癌患者中可能有益[66]。

六、局部晚期疾病与缓解

局部晚期（T4）原发性皮肤癌患者，包括侵犯骨和软骨、肌肉或神经，仍然可以通过明确的放疗治疗和治愈。在许多情况下，如果放疗失败，外科抢救是一种选择。Al-Othman 等[67]记录了 85 例既往未经治疗（*n*=43）和复发（*n*=45）的 T4 皮肤癌患者在 6～8 周内给予 60～75Gy 剂量的放疗，通过外科抢救，初始局部控制率为 53%，最终局部控制率为 90%。骨侵犯或神经周围侵犯被发现降低了局部控制的可能性。5 年的病因特异性生存率为 76%，15% 的患者出现严重的晚期并发症，表现为软组织或骨和软骨坏死。在一项对 21 名接受大电压放疗治疗的 T4 期 NMSC 患者的研究中，近 60% 的患者在许多患者接受 IMRT 治疗的情况下实现了疾病控制[68]。在选择的晚期 NMSC 患者中使用新技术，如 IMRT 和 IMPT，可允许提供更高剂量的放疗，同时将治疗的不良反应降至最低[69]。同样，在 25 例接受螺旋断层治疗（一种调强放射治疗）的晚期 NMSC 患者中，作者记录到 88% 的患者临床完全缓解[70]。

对于大多数晚期不能手术的癌症或转移性疾病患者，放疗可以减轻症状（疼痛、出血、真菌感染和引流）。推荐的剂量分级计划取决于肿瘤的位置和患者的预期寿命。最常用的治疗方案如下。

- 对诊断为骨性或脑转移：20～30Gy，5～10 次，1～2 周，甚至是每次 8Gy，尤其对骨骼转移。
- 对于肿瘤沉积在关键结构（如腮腺、腋窝或髂腹股沟区）附近但仍有预期寿命的患者：4～5 周，45～50Gy，18～25 次。可供选择的方法包括低分次方

案，患者共接受 3～6 次放疗（每次 5～8Gy），每周超过 1～3 次放疗（图 47-13）。

在一项研究中，28 名接受姑息性治疗的晚期 NMSC 患者（平均大小 5cm）在 3 周内放疗 3 次，共 24Gy。作者报告 83% 的患者可评估部位的症状减轻，36% 的患者记录到完全缓解[71]。或者，大剂量单次 10rt 缓解 83% 的可评估部位的症状，36% 的患者记录到完全缓解。

许多 Merkel 细胞癌患者表达 EGFR，在某些晚期病例中，使用单克隆抗体进行靶向口服治疗是一种新兴的选择。在某些情况下，使用这种相对无毒的治疗方法取得了显著的效果[72]。类似地，最近在基底细胞癌患者中的一项发现，基因改变导致 hedgehog 信号通路的上调。口服药物 Vismodegib 抑制这一途径，为晚期（不能手术或以前治疗过）和转移性基底细胞癌患者以及 Gorlin 综合征（基底细胞痣综合征）患者提供了一种潜在的治疗方法。ERIVANCE BCC 研究（每天 150mg Vismodegib）的最新结果表明，转移性基底细胞癌患者的有效率几乎为 50%，晚期基底细胞癌患者的有效率（包括完全应答者）为 60%。尽管并非所有患者都能耐受 Vismodegib 治疗，但没有死亡与 Vismodegib 的使用有关[73]。

七、辐照技术

（一）基底细胞癌和鳞状细胞癌

如前所述，根治性放疗对鼻孔、下眼睑、耳朵和嘴唇周围的病变有很好的功能和美容效果，具有很好的疾病控制率。手术风险低和病变较大的患者有时也最好采用放疗。正确的放疗计划和实施对获得最佳疗效至关重要。

1. **目标体积** 局限性 NMSC 的放疗靶体积（或放疗野）取决于病变的大小、病变的位置和生长类型（浸润性病变需要更大的边缘野）。治疗范围通常包括可见

或可触及的肿瘤和 1～2cm 的周围正常皮肤。当治疗靠近眼睛的区域或原发病灶边界清楚且 ≤1cm 时，边缘可能更窄（1cm）。更宽的边缘适合边界不清的病变，以充分涵盖亚临床（即显微镜下）浸润。在一项涉及 150 名患者 159 个 NMSC 的研究中，作者通过病理学方法确定了肉眼病变以外的显微镜下扩散，并建议在放疗野边缘实现 95% 的亚临床扩散覆盖率。对于基底细胞癌，边缘从 10～13mm，对于鳞状细胞癌，边缘从 11～14mm（图 47-14）。临床医生应该意识到边缘不足会使患者有复发的风险[74]。

鳞状细胞癌患者偶尔会表现为低容量淋巴结病变并伴有原发性疾病，或高危原发性病变和临床阴性淋巴结区，初始野可能包括原发病灶和局部淋巴管，治疗野随后缩小，以覆盖有足够边缘的大体疾病区域。一个典型的部位是腮腺转移的太阳穴原发灶，其初始放射治疗剂量应为 50Gy 或同等剂量，然后在缩小区域（宏观疾病周围 1～2cm）额外增加 10～20Gy。在许多情况下，使用 2.5～6Gy 的低分次方案可以安全地治疗小型病灶区，从而缩短整个治疗时间。

如果技术上可行，在淋巴结转移或神经周围侵犯的情况下接受术后放疗的患者，最初的照射野也可能需要包括原发肿瘤床。但是，如果原发部位治疗的时间间隔超过 12 个月，并且没有局部复发的迹象，则可以省略。一些临床医生可能会选择一个较长的时间，如 24 个月，然后再省略治疗。

神经周围侵犯的临床靶体积取决于原发部位和相关的脑神经；在许多情况下，这包括颅底、海绵窦和回脑干的颅内路径。高度适形调强放射治疗或 IMPT 的使

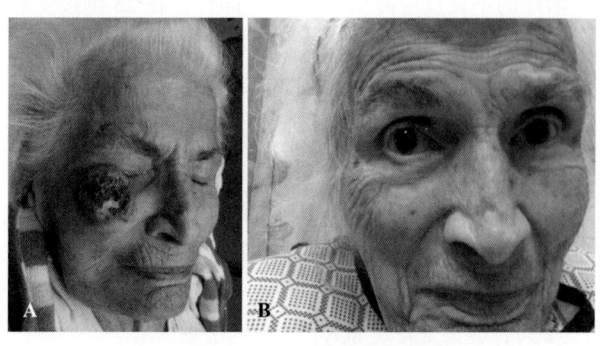

▲ 图 47-13 右面部鳞状细胞癌
A. 患者，85 岁，身体不适，右面部鳞状细胞癌生长迅速，被认为无法手术；B. 患者接受了低分次放射治疗（36Gy，分 6 次，每周 2 次，使用正压光子），3 个月后临床症状完全消退，生活质量得到改善

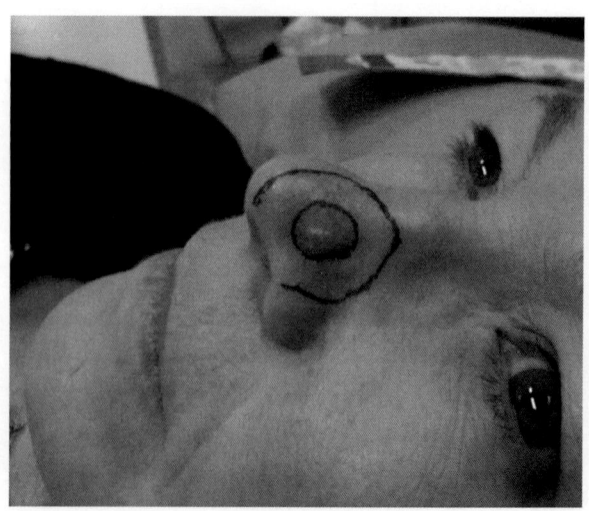

▲ 图 47-14 患者，女，57 岁，在接受鼻部左侧放射治疗治疗结节性基底细胞癌。外线勾画出放疗区域，代表临床可见病变外 10mm 的边缘。鼻孔通常用湿棉填充，或者插入铅盾，以减少输送到鼻中隔的剂量

用实现了神经通路的精确治疗，同时限制关键结构的剂量。因此，临床医生在绘制相关结构轮廓时必须有足够的知识。[75] 选择性治疗神经周围侵犯患者的区域淋巴结是一种选择，但其益处尚未得到证实。

2. 设置、现场布置和剂量分次计划　患者最好固定一个体位来允许最佳途径照射肿瘤，以确保每天的重复性。如果所述体位能使待治疗皮肤的平面保持水平，以便放置用于皮肤准直的铅版则更好。辐射是通过一个单一的同位场来传递的，在大多数情况下使用表面或正电压能量光子（通常为 75～300kVp）或电子（通常为 6～9MeV）。在治疗皮肤癌时，低能量光子更倾向于使用小场电子。然而，只要临床人员了解使用电子的某些方面（例如，皮肤保护、深度剂量收缩、宽半影），NMSC 仍然可以用电子进行有效治疗。在一项对 333 名患者的 434 个 NMSC 进行的大型研究中，所有患者都接受了电子治疗（4～12MeV），18 个部分接受 54Gy，11 个部分接受 44Gy。中位随访时间为 43 个月，局部控制率在 94%～97%，基底细胞癌和鳞状细胞癌的预后无显著差异。在两种治疗方案之间，在一个小组中也评估了美容效果，没有任何显著差异。这些结果表明，缺乏表面或正电压机时电子也是一种有效的治疗方法 [76]。

对浅表（厚度＜4～5mm）且边缘清楚的 NMSC 患者中，外束放疗的替代方法是近距离治疗（或接触疗法）。在澳大利亚一个中心，236 个 NMSC（200 名患者）使用表面治疗器（最大直径 30mm）进行高剂量率近距离治疗，并将放疗剂量 36Gy 分为 12 次进行，每天每次治疗大约 10min。结果表明，该组患者的疗效良好，局部控制率达到 98%，88% 的患者获得良好或优秀的美容效果 [77]。一项可替代同位素高剂量率近距离放疗的新技术是电子近距离治疗，可在放疗区外进行治疗。支持者们表示该技术有良好的局部控制，能够使用更窄的边缘（5mm）治疗病变，并提供更好的剂量学。尽管如此，仍需很好地界定边界病灶，病灶深度不能超过 5mm [78]。具有近距离治疗专业知识的中心可以考虑在特定患者中使用这种替代方法，特别是如果该治疗区缺乏表面或正压机。

X 线或电子的能量是根据待治疗病灶的厚度来选择的。当使用电子时，这个决定是至关重要的，其能量的选择应确保 90% 等剂量线（包括表面凸起）比病变底部深几毫米。X 线治疗距离也取决于病变厚度。病灶皮肤距离锥形电子束为 20～30cm 较短距离适合于浅表肿瘤，但病灶皮肤距离锥形电子束 50cm 是较厚病变的首选，以避免大剂量梯度穿过病变。电子的皮肤焦距通常为 100cm。

有几种技术和设备有助于减少对周围正常组织的

辐射照射，并获得所需的剂量分布。一个厚的铅切口（3～4mm）用于现场整形，通过皮肤准直符合病变的几何形状。锥形电子束的准直器设置尺寸至少为 4×4，所以切口的总尺寸应足够大以便进行可靠的剂量测定。皮肤凸起或散射板是用来用电子治疗时确保充分的表面剂量。额外的屏蔽可用于保护组织免受 "出口辐射"。当用正电压 X 线或 8MeV 或更小的电子治疗眼睑病变时，可插入内眼罩（图 47-9）。根据其电子衰减特性单独校准市售眼罩是很重要的，因为通过这些眼罩的透射可能相当大，即使对于标称的 6MeV 光束也是如此。类似地，在治疗唇癌时，应使用铅口腔防护罩来保护下颌骨、牙齿和口腔（图 47-15）。

可以使用几种分割方案来有效地固化 NMSC。一般来说，使用较低剂量（2～2.5Gy）的更长期分次方案可以获得最佳的美容效果。个别患者的推荐放射治疗方案取决于患者年龄、工作状态、病灶大小和部位。对于大多数老年患者（60—80 岁）的 NMSC，10 次分 40Gy，15 次分 45Gy，20～25 次分 50～55Gy 是一种合适而有效的治疗方案。如果患者是老年人（＞80 岁）和（或）一般情况较差，可使用低剂量（例如，32Gy 分为 4次，21Gy 分为 3 次，35Gy 分为 5 次，或单次剂量为 15～20Gy），仍有很好的控制率。使用表面能光子或正电压能光子输送大剂量的射线可能需要 20～30min，不合作的患者可能需要稍微镇静。在低分次放疗的系统回顾中，大多数系列记录了超过 90% 的局部控制率和有限的不良反应 [79]。

X 线治疗的剂量规定为 Dmax。电子辐照的剂量通常规定为 90%。浅表 X 线的 90% 电子剂量与 Dmax 的处方允许两种光束质量之间的相对生物有效性的差异。

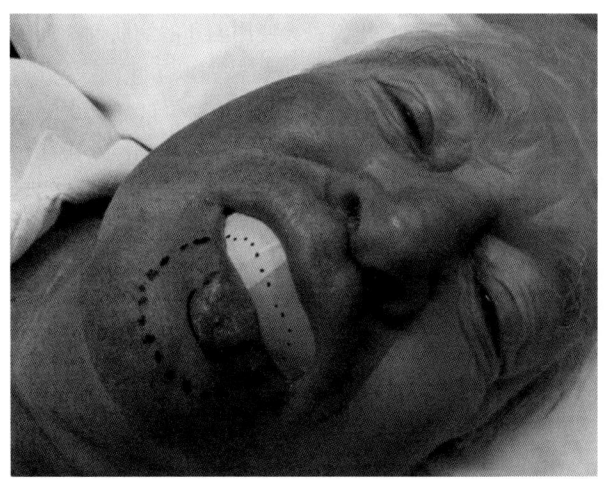

▲ 图 47-15　患者，男，65 岁，接受 T_2N_0 中线下唇鳞状细胞癌根治性放射治疗。患者接受了 55Gy 分为 25 次的正压能量光子治疗，每天插入口腔铅屏，以限制下颌骨、牙齿和口腔的出射剂量

切除淋巴结区（如腮腺或颈部）后，由于治疗体积大，多个阳性淋巴结（或单个淋巴结有结外扩散）的患者通常接受 2Gy 的放射治疗，剂量为 60Gy。同样，对于不能手术的淋巴结疾病患者，仅用放疗治疗，除非治疗目的是缓解，应使用每次照射 2～2.5Gy，总剂量为 60～70Gy。

（二）Merkel 细胞癌和附件癌

1. 目标体积　Merkel 细胞癌的靶体积包括切除部位（3～4cm 的边缘）、转运组织（如果可能）和至少一级淋巴结（如果没有进行 SLNB）。当病变接近关键结构（如眼眶）时，需要考虑较窄的边缘和适当的屏蔽。

附件癌的靶体积包括手术床边缘外 2～3cm 和引流淋巴管（取决于原发肿瘤的部位和大小）。

2. 设置、现场布置和剂量分次计划　基底细胞癌和鳞状细胞癌的患者设置和光束排列的一般原则概述如下。放射治疗作为主要的治疗方法，包括宽场电子或调强放射治疗（加团注），分为每次 2～2.5Gy，累积剂量为 45～55Gy，用于选择性照射，并考虑在 5 个组分中增加 10Gy 剂量用于全身疾病。对于体积庞大、不能手术的原发性肿瘤，建议累积剂量为 60～66Gy。表现相对较差的老年患者，不适合延长放疗疗程，仍可能受益于较短的低分次时间表，如每周 2～3 次，5～6 次，每次 30～36Gy。

用于附件癌的放射治疗方案为 60～70Gy，分 30～35 次，视部位和靶体积而定。一般在 50～54Gy 后，射野体积缩小到包括已知疾病的区域。

3. 放疗期间和放疗后的患者护理　在治疗结束时和治疗后不久，杀瘤剂量的放疗会使受照射的皮肤产生湿性脱皮。应保护受照射的皮肤区域不受热、冷、阳光、摩擦、消毒剂和其他刺激源的影响，以避免额外的组织损伤。在放疗期间，建议每天使用温和的润肤剂。当出现潮湿脱皮时，应保持该区域清洁，以防止二次感染，可能需要使用烧伤型敷料（如磺胺嘧啶银霜）至少 2～3 周。患者应在治疗结束后在高日照时间在受照区域使用防晒霜。

患者还应了解治疗的具体急性和晚期不良反应，如鼻腔和上唇黏膜炎、鼻干、粘连（治疗鼻孔病变时）、结膜炎和睫毛丢失（治疗眼睑癌时）。如治疗涉及泪小管，在愈合期冲洗导管有助于防止粘连。

定期随访检查应包括评估治疗部位的晚期并发症和寻找新的病灶。后者发生在高达 50% 的接受治疗的患者中，偶尔出现在先前治疗领域附近。晚期的不良反应包括照射野外的低灌注、色素沉着、散在的毛细血管扩张和皮肤萎缩。下眼睑皮肤收缩可能导致睑外翻。在适当的放疗后，这些不良反应一般不严重。

八、诊断和治疗流程

（一）基底细胞癌和鳞状细胞癌

图 47-16 说明了基底细胞癌和鳞状细胞癌的诊断和治疗流程。个体患者的治疗选择取决于病变部位和大小、预期功能和美容效果、治疗时间、治疗费用和患者偏好等因素。

大多数可切除肿瘤患者首选手术入路，但放疗可对鼻、下眼睑和耳朵的病变产生更好的功能和美容效果（图 47-17）。手术和辅助放疗联合应用于较大肿瘤或肿瘤，以及切除不足、神经周围侵犯不足、骨或软骨浸润、骨骼肌浸润或淋巴结转移等情况。

（二）Merkel 细胞癌和附件癌

大多数 Merkel 细胞癌和附件癌患者建议采用手术（尊重形式和功能）和宽野选择性或辅助放疗的联合治疗。在可选择的情况下，应选择一级淋巴结的治疗，通常为放疗。辅助化疗在治疗 Merkel 细胞癌方面的作用尚未证实，如果没有高水平的支持证据证明有好处，建议不予实行。仅放疗仍然为不可手术患者或拒绝手术的患者提供了潜在的治疗方法。证据表明，在 Merkel 细胞癌患者中 PET/CT 扫描可能会改变 30%～40% 患者的管理或预后，或两者兼而有之，因此应被认为是大多数患者分期的最佳做法。在诊断时有淋巴结转移或免疫抑制的患者，最能从分期 PET/CT 扫描中获益[80, 81]。

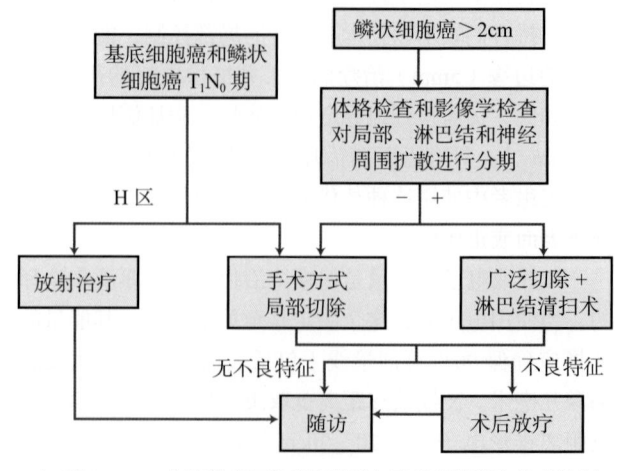

▲ 图 47-16　皮肤基底细胞癌和鳞状细胞癌的诊断和治疗流程

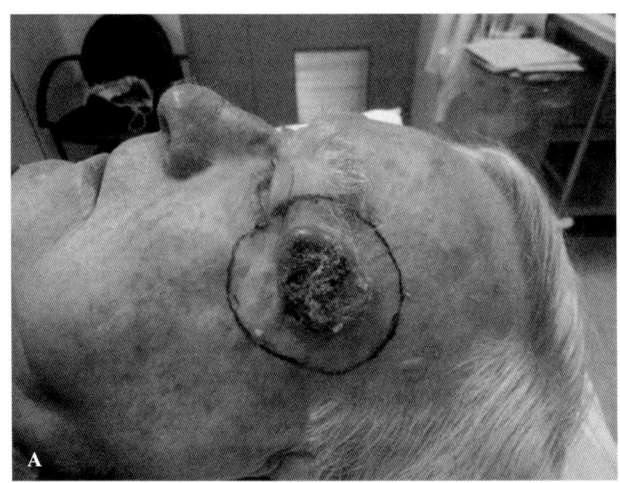 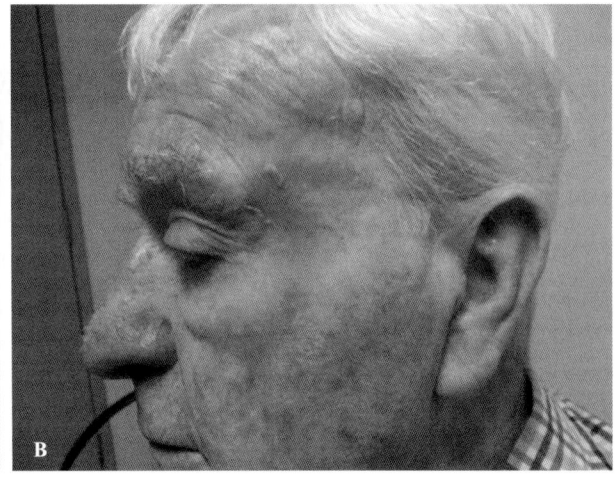

▲ 图 47-17 左颞部鳞状细胞癌

A. 患者，男，72 岁，左眼附近有一个巨大的 3.5cm 长的左颞部鳞状细胞癌。患者拒绝手术，接受了 25 次总量为 55Gy 的正压能量光子照射，并被要求插入内眼罩。B. 在放射治疗后 4 个月，患者获得了良好的结果，临床完全消退

第48章 恶性黑色素瘤
Malignant Melanoma

Matthew T. Ballo 著

张明珠 译

要 点

1. **发病率** 据估计，2018 年美国将有 91 270 例新确诊的黑色素瘤病例和 9320 例死亡病例。

2. **生物学特性** 阳光照射与皮肤黑色素瘤的发生明显相关。遗传突变在某些情况下也可能起作用。黑色素瘤的自然史通常表现为从原发性肿瘤到局部淋巴结病变，再到远处病变的早期逐步扩散。生存的主要决定因素是原发肿瘤的厚度（以毫米为单位）、原发性溃疡的存在与否、局部淋巴结的状况以及远处病变的部位。

3. **分期评估** 对于局部疾病的评估，全面的病史和体格检查，包括皮肤镜检查就足够了。对于淋巴结扩散的患者，分期评估应包括检验血清乳酸脱氢酶水平和对比增强 CT 和 PET 成像。应考虑行颅脑 MRI，这应该是远处转移患者的例行检查。

4. **初级治疗** 厚度小于 0.8mm 的原发性黑色素瘤病变的治疗为广泛局部切除。SLNB 一般建议用于 1mm 或更厚的病变，或厚度大于 0.8mm、小于 1mm 的有溃疡的病变。如果前哨淋巴结没有受累，可以观察，但是如果有受累，应该考虑彻底的淋巴结清扫，因为这对淋巴结阳性的患者有生存益处。如果由于医学上的并发症而不能进行完全的淋巴结清扫，则首选对受累淋巴结进行选择性放射治疗。

5. **辅助治疗** 对于有淋巴结扩散风险的患者，前哨淋巴结活检不会因为医学上的并发症而改变后续治疗，与观察相比，区域照射（即选择性照射）是首选。高危的病理特征，包括淋巴结包膜外延伸、淋巴结最宽直径≥3cm、至少 2 个受累淋巴结，以及先前病理受累淋巴结清扫后复发，是淋巴结清扫后放射治疗的适应证。辅助性 CTLA-4 阻断剂和 BRAF 抑制剂可提高淋巴结转移患者的无复发生存率和总生存率。然而，像它取代的干扰素 α 一样，免疫治疗也有重大毒性。

6. **局部晚期疾病和转移** 姑息性放射治疗可减轻 80% 以上不能手术的疾病或转移性肿块患者的症状。在接受全身 CTLA-4 阻断剂和 BRAF 抑制剂的患者中，总生存率，显著提高。

恶性黑色素瘤仍然是一种以手术治疗为主的疾病；大多数早期患者通过简单切除原发病变即可治愈。然而，当原发肿瘤长到几毫米时，淋巴结和远处扩散的风险迅速增加，辅助放疗和全身治疗的作用变得越来越重要。对于许多疾病，放射治疗常被推荐作为局部晚期疾病外科治疗的辅助手段或作为远处转移的姑息性治疗。直到最近，接受放疗作为黑色素瘤患者标准治疗的一部分一直受到争议。

在 20 世纪 30 年代早期，黑色素瘤被认为是绝对抗辐射的。这一观点被当时流行的教科书所延续，直到实验室数据显示，众所周知的黑色素瘤的放射抗性可能反映了细胞存活曲线低剂量部分的宽肩。这些数据表明，

黑色素瘤细胞可能对每次大剂量照射更敏感（即低分次方案）。尽管 RTOG 进行了随机试验，在接受姑息性放射治疗的异质性患者中没有证实低分次的临床优越性，而这些类型的方案受到专门从事黑色素瘤放射治疗的临床医生的青睐[1]。回顾性临床经验表明，低分次方案是有效的，对一组患者进行短时间的放疗是安全的，他们的生存最终取决于远处转移的风险[2, 3]。

虽然低分次放疗在一些临床环境中被证明是有效的，但对远处转移疾病的感知风险和对长期辐射相关不良反应的关注往往会阻止其使用，而不管其疗效如何。在本章中，我们介绍了黑色素瘤患者局部失败、区域失败、远处失败和长期治疗相关不良反应的发生率，并提

供了支持在特定患者中使用放疗的数据。只有平衡失败的风险和治疗相关不良反应，医生才能将放射治疗适当地纳入恶性黑色素瘤患者的管理之中。

一、病因学和流行病学

据估计，2018 年美国新增皮肤恶性黑色素瘤病例 91 270 例，占所有新诊断癌症的 5%[4]。尽管恶性黑色素瘤的发病率在 1975—2000 年翻了一番多，但由于公众意识增强，新的黑色素瘤病例在疾病过程中被诊断得更早，死亡率稳步下降。[4] 发病率上升的原因尚未解释。据估计，2018 年因黑色素瘤导致的死亡人数为 9320 人。

有数条证据表明，太阳或紫外线辐射暴露与皮肤黑色素瘤的发生有关[5, 6]。在高水平日光暴露的人群中，黑色素瘤的发病率较高，包括对阳光敏感的人群，在日光直射的身体部位，日照程度高的人群，其他与太阳有关的皮肤病[7, 8]，以及使用人造紫外线辐射源如日光浴床的人。黑色素瘤的发展也可以通过保护皮肤免受阳光照射而减缓[7]。

对黑色素瘤家族聚集性患者的分析已经确定了 CDKN2A 和 CDK4 这两个基因，它们增加了黑色素瘤发生的易感性[9]。尽管只有一小部分黑色素瘤患者有 CDKN2A 突变，但这种突变的携带者在 80 岁时发生黑色素瘤的概率几乎为 70%[10, 11]。

痣的数量增加也是黑色素瘤发展的公认危险因素[12]。痣的类型（即常见、非典型或增生异常）有重要意义还是仅仅反映了以前与太阳有关的损害程度仍然有争议。

二、预防和早期发现

提倡早期发现和筛查的人通常认为，早期发现和治疗将显著影响死亡率和生活质量，尤其是黑色素瘤，因为黑色素瘤的肿瘤厚度和生存率之间的关系已被充分证明。不幸的是，目前还没有随机临床试验来支持普通人群的常规筛查。在美国，通常仍建议对高危人群进行常规筛查，并向临床医生和公众进行教育，以促进对可疑皮肤病变的早期识别。对高危人群进行定期的单独或大规模筛查，包括一次全面的皮肤检查，以及由训练有素的医生对整个整体进行 2～3min 的视诊。危险因素包括皮肤癌家族史、皮肤白皙、多发性痣、黑色素瘤或其他皮肤癌病史。黑色素瘤的公认征象包括早期诊断的 "abcd"：A，不对称；B，边界不规则；C，颜色变异；D，直径大于 6mm。

美国预防服务特别工作组（The US Preventive Services Task Force，USPSTF）[13] 对医学文献进行了全面审查，并发布了一份关于皮肤癌预防咨询的实践政策声明。建议的预防措施包括避免阳光照射，特别是限制上午 10 点到下午 3 点在户外的时间，戴上保护性的物理屏障，如帽子和衣服以及不透明或阻挡紫外线 A 和 B 辐射的防晒霜。

三、临床表现、病理生物学和扩散方式

（一）临床表现和病理学

原发性皮肤黑色素瘤可能发生在其中一个前体病变中或其附近（例如，豆状痣、发育不良痣）或发生于正常皮肤，临床上可表现为 4 种主要生长模式[14]。最常见的变异是浅表扩散性黑色素瘤，约占 70% 的病例[15, 16]。浅表扩散性黑色素瘤常发生在交界性痣，最初表现为深色素沉着区，逐渐发展为扁平硬结，通常持续数年。随着病变的发展，表面和周长可能变得不规则，出现无色素斑。在组织学检查中，其特征是表皮内恶性黑素细胞显著增生，类似 Paget 病；因此，这种模式被称为 pagetoid 黑色素瘤[17]。恶性细胞可能局限于表皮的下部，或向上扩散到表皮的颗粒细胞层，通常是增生性的。随着病变的扩大，成簇的恶性细胞侵入真皮和皮下组织。

结节性黑色素瘤是第二常见的变异（占黑色素瘤病变的 15%～25%）[15, 16]。结节性黑色素瘤在中年人的躯干、头部或颈部新发更为频繁。与浅表扩散性黑色素瘤不同，结节型黑色素瘤对男性的影响大于女性。表现为隆起或穹顶状蓝黑色病变，通常比浅表扩散性黑色素瘤暗。大约 5% 的结节变异体表现为无色素、肉质结节，这种类型的病变称为无色素黑色素瘤。组织学检查显示结节性黑色素瘤的特征是以真皮乳头状为中心的扩张性结节，很少或没有表皮成分，由上皮样细胞组成，可能存在梭形细胞、小上皮样细胞和细胞混合物。随着病变的发展，真皮和皮下组织会发生更深的侵犯。

不到 10% 的恶性黑色素瘤病变中可见恶性雀斑黑色素瘤[16, 18]。这种类型最常发生在 50 岁以上的白人的面部或颈部，它起源于称为恶性雀斑的黑色素瘤原位前体病变（即 Hutchinson 黑变雀斑）[19]。一个相对较大（>3cm）、扁平、棕褐色（不同程度的棕色）的病变通常已经存在超过 5 年。随着病变的扩大，边界变得不规则。在组织学检查中，浸润性肿瘤通常由梭形细胞组成。这些细胞可以包埋在纤维基质中（即纤维增生型），也可以形成束，显示神经特征，浸润皮神经的神经内和神经周围结构[19, 20]。

肢端豆状黑色素瘤通常发生在手掌或脚底或甲床下方[21-23]。肢端豆状黑色素瘤的相对发生率因种族而异。在白人中约占黑色素瘤的 5%，在深色皮肤个体中占 35%～60%[24, 25]。大多数肢端豆状黑色素瘤发生在 60 岁以上的人的脚底。通常开始时为棕褐色或棕色，经过

数年的发展，在确诊前平均直径达到 3cm [22, 23]。组织学检查显示，早期肢端豆状黑色素瘤是由大的高度非典型的色素细胞沿真皮—表皮交界处形成的表皮增生。在侵袭阶段，浸润细胞可能是上皮样或梭形[20]。有时主要通过小汗腺导管浸润到更深的结构[17]。

（二）生物学和扩散方式

浅表扩散型和恶性雀斑黑色素瘤通常生长缓慢，经过多年（即放射状生长阶段）。然而，如果不治疗，这些病变逐渐侵犯真皮和皮下组织（即垂直生长期），并获得转移潜能。肢端豆状黑色素瘤，尤其是结节性黑色素瘤，自然病程较短，向垂直生长模式快速发展。

以前，使用两种微标记系统。Breslow 系统用目镜测微计测量表皮颗粒层和侵犯的最大深度之间的垂直厚度来对病变进行分类。在溃疡性病变中，从表皮到溃疡最深处进行测量[26]。Clark 法根据真皮或皮下浸润程度将病变分为五级：1 级，局限于表皮；2 级，侵犯真皮乳头状组织；3 级，侵犯真皮乳头网状界面；4 级，侵犯网状真皮；5 级，侵犯皮下组织[15]。在两种系统中，尽管浸润程度对病变厚度小于 1mm 的患者仍可判断预后，但肿瘤厚度更能准确预测预后[27]。

在对 46 000 多名黑色素瘤患者进行的分析中，发现一些临床和组织学变量具有预后价值，目前已成为 AJCC 第 8 版分期系统[27, 28]的基础（表 48-1）。对于没有淋巴结扩散临床证据的患者，原发性厚度和溃疡仍然是最重要的预后特征。随着原发肿瘤厚度的增加（图 48-1）和淋巴结转移负荷的增加（图 48-2），10 年黑色素瘤特异性死亡率成比例增加[27]。

对于有淋巴结转移记录的患者，最重要的预后特征是受累淋巴结的数量，但在多变量分析中，原发性肿瘤溃疡和淋巴结转移负荷（临床隐匿与临床明显相比）仍然具有预后意义[27]（表 48-2）。转移患者进一步细分为 3 个不同的亚组：皮肤、软组织或非区域淋巴结转移患者，非中枢神经系统内脏转移患者，中枢神经系统转移患者。

四、患者评估和分期

黑色素瘤患者的建议分期指南见表 48-3。黑色素瘤患者的临床评估包括皮肤受累区域和区域淋巴结的检查和触诊。原发灶厚度≥1mm 的患者，一般在 SLNB 广泛局部切除时分期。病变较薄的患者仍有可能淋巴结浸润，并且，如果原发病变是溃疡，有卫星现象，或是 Clark4 级或 5 级则可能受益于 SLNB。如果前哨淋巴结受累，肺部、腹部和骨盆的 CT 扫描可作为基线评估[29]。

胸片在局部疾病患者的初始治疗中很少或根本不起作用。PET 和脑 MRI 是多发性或临床可触及的淋巴结转移患者和所有远处疾病患者的首选检查方法。

五、初步治疗和结果

（一）原发肿瘤

局限性黑色素瘤（Ⅰ期和Ⅱ期）的标准治疗方法是广泛局部切除。广泛的局部切除是一种治疗干预，但它也建立了组织诊断和提供准确的显微分期。六项随机试验检查了原发性黑色素瘤的适当切除宽度[30-34]。根据病变厚度和位置，推荐的皮肤边缘为 1~2cm[34, 35]。

SLNB 建议根据上述标准（见前面题为"患者评估和分期"的章节）。这种诊断方法包括在原发部位注射一种染料和放射性示踪剂标记的胶体，这种胶体在短时间后定位于第一个或多个引流淋巴结。然后切除这些淋巴结，连续切片，并用免疫组织化学染色技术进行检查。没有淋巴结受累的患者可免于进行全面的淋巴结清扫。这种方法不仅可以提供准确的淋巴结分期，而且可以提供足够的治疗效果，使前哨淋巴结阳性的患者可以接受一系列的超声随访评估，以代替完全的淋巴结清扫或淋巴结放疗。根据原发性厚度的淋巴结扩散率见表 48-4，0.75mm 或更小的病变扩散率<5%，0.76~1.5mm 的病变扩散率<10%，1.51~4mm 的病变扩散率<20%，>4mm 的病变扩散率<30%~50%[36-47]。

放射治疗并不能作为原发性恶性黑色素瘤的最终治疗手段。这一规则的一个例外是面部巨大的恶性雀斑黑色素瘤，广泛的手术切除可能需要广泛的重建。玛格丽特公主医院使用正电压 X 线（100~250keV）对 25 名患者进行一期放疗，并随访 6 个月至 8 年（中位数 2 年），其中 23 名患者（92%）实现了局部控制[48]。治疗方案为病灶<3cm 时，一周行 5 次放疗，总剂量 35Gy；原发性肿瘤为 3~4.9cm 时，2 周行 10 次放疗，总剂量 45Gy；5cm 或更大的肿瘤时，3~4 周分 15~20 次放疗 50Gy。

因为局部复发率通常较低（<10%），放疗很少被推荐作为广泛局部切除的辅助手段。存在高风险特征，如原发性厚度>4mm，头部或颈部原发部位，原发性溃疡或卫星变性已被报道会显著增加局部复发的风险，但很少有系列报道复发率远远高于 15%（表 48-5）[32, 49-60]。

黑色素瘤的一个类型，即具有向神经性的促结缔组织增生性亚型，过去单独广泛局部切除后复发率高达 50%[61-68]。在一个非随机系列中，专门研究了 150 例促结缔组织增生性黑色素瘤患者放疗的作用，无放疗组复发率为 24%（14/59），放疗组复发率为 7%（5/71）[67]。

表 48-1　美国联合委员会皮肤黑色素瘤的癌症分期系统

原发性肿瘤（T）		临床分期	
Tx	原发肿瘤厚度无法评估（如刮宫诊断法）	0 期	$TisN_0M_0$
		I A 期	$T_{1a}N_0M_0$
T_0	没有原发肿瘤的证据（如未知的原发黑色素瘤或完全消退的黑色素瘤）	I B 期	$T_{1b}N_0M_0$
Tis	原位黑色素瘤		$T_{2a}N_0M_0$
T_1	黑色素瘤厚度≤1mm，溃疡状态未知或不明	II A 期	$T_{2b}N_0M_0$
T_{1a}	黑色素瘤厚度<0.8mm，无溃疡		$T_{3a}N_0M_0$
		II B 期	$T_{3b}N_0M_0$
T_{1b}	黑色素瘤厚度<0.8mm 伴溃疡，厚度 0.8~1.0mm 伴或不伴溃疡		$T_{4a}N_0M_0$
		II C 期	$T_{4b}N_0M_0$
T_2	黑色素瘤厚度>1.0~2.0mm，溃疡状态未知或不明	III 期	任何 T、Tis $\geq N_1M_0$
T_{2a}	黑色素瘤厚度>1.0~2.0mm，不伴溃疡		
T_{2b}	黑色素瘤厚度>1.0~2.0mm，伴有溃疡	IV期	任何 T、任何 N、M_1
T_3	黑色素瘤厚度>2.0~4.0mm，溃疡状态未知或不明		
T_{3a}	黑色素瘤厚度>2.0~4.0mm，不伴溃疡		
T_{3b}	黑色素瘤厚度>2.0~4.0mm，伴有溃疡		
T_4	黑色素瘤厚度>4.0mm，溃疡状态未知或不明		
T_{4a}	黑色素瘤厚度>4.0mm，不伴溃疡		
T_{4b}	黑色素瘤厚度>4.0mm，伴有溃疡		

区域淋巴结（N）		病理分期	
Nx	无法评估区域淋巴结（如未进行 SLN 活检、先前因其他原因切除区域淋巴结），例外：T_1 黑色素瘤不需要病理 N 分类，使用 CN 无在途转移、卫星转移和（或）微卫星转移	0 期	$TisN_0M_0$
		I A 期	$T_{1a}N_0M_0$
			$T_{1b}N_0M_0$
N_0	无区域性淋巴结转移；无在途转移、卫星和（或）微卫星转移	I B 期	$T_{2a}N_0M_0$
N_1	肿瘤累及 1 个淋巴结或肿瘤未累及淋巴结的在途转移、卫星和（或）微卫星转移	II A 期	
N_{1a}	1 个临床隐匿性（即 SLN 活检发现）淋巴结 无在途转移、卫星转移和（或）微卫星转移		$T_{2b}N_0M_0$
N_{1b}	1 个临床检测到的淋巴结；无在途转移、卫星转移和（或）微卫星转移		$T_{3a}N_0M_0$
N_{1c}	无区域性淋巴结疾病、在途转移、卫星和（或）微卫星转移		
N_2	肿瘤累及 2 个或 3 个淋巴结，或有肿瘤累及 1 个淋巴结的在途转移、卫星转移和（或）微卫星转移	II B 期	$T_{3b}N_0M_0$
			$T_{4a}N_0M_0$
		II C 期	$T_{4b}N_0M_0$
N_{2a}	2 个或 3 个临床隐匿性淋巴结（即 SLN 活检发现）；无在途转移、卫星转移和（或）微卫星转移	III A 期	$T_{1a/b}$~$T_{2a}N_{1a}$ 或 $N_{2a}M_0$
N_{2b}	2~3 个，其中至少一个是临床检测到的淋巴结；没有在途转移、卫星和（或）微卫星转移		
N_{2c}	1 个临床隐匿或临床发现的淋巴结；在途转移、卫星转移和（或）微卫星转移	III B 期	T_0N_{1b}、$N_{1c}M_0$，$T_{1a/b}$~$T_{2a}N_{1b/c}$ 或 $N_{2b}M_0$，$T_{2b}/T_{3a}N_{1a}$~$N_{2b}M_0$
		III C 期	T_0N_{2b}、N_{2c}、N_{3b} 或 $N_{3c}M_0$，T_{1a}~$T_{3a}N_{2c}$ 或 $N_{3a/b/c}M_0$，T_{3b}/T_{4a}、任何 N 及$\geq N_1$、M_0，$T_{4b}N_{1a}$~$N_{2c}M_0$
N_3	肿瘤累及 4 个或更多淋巴结，或者肿瘤累及 2 个或更多淋巴结的在途转移、卫星和（或）微卫星转移，或者没有或有在途转移、卫星和（或）微卫星转移的任意数目的弥散性淋巴结	III D 期	$T_{4b}N_{3a/b/c}M_0$
		IV期	任何 T、Tis，任何 N，M_1
N_{3a}	4 个或更多临床隐匿性肿瘤（即通过 SLN 活检检测到）；无在途转移、卫星转移和（或）微卫星转移		

（续表）

N_{3b}	4 个或更多，其中至少 1 个是临床检测到的，或存在任何数量的弥散淋巴结；没有在途、卫星和（或）微卫星转移		
N_{3c}	2 个或 2 个以上临床隐匿或临床检测到的和（或）存在或任何数目的弥散性淋巴结、在途转移、卫星转移和（或）微卫星转移		

远处转移（M）		ⅢC 期	$T_{1\sim4b}N_{1b}M_0$
			$T_{1\sim4b}N_{2b}M_0$
M_0	没有远处转移的证据		$T_{1\sim4b}N_{2c}M_0$
M_1	有远处转移的证据	Ⅳ期	$T_{任何}N_3M_0$
M_{1a}	皮肤、软组织（包括肌肉）和（或）非区域淋巴结的远处转移；LDH 未记录或未指明		$T_{任何}N_{任何}M_1$
	M_{1a}（0）LDH 未升高		
	M_{1a}（1）LDH 升高		
M_{1b}	有或无 M_{1a} 病变部位的远处转移至肺；LDH 未记录或未指明		
	M_{1b}（0）LDH 未升高		
	M_{1b}（1）LDH 升高		
M_{1c}	远处转移到非中枢神经系统内脏部位，有或无 M_{1a} 或 M_{1b} 病变部位；LDH 未记录或未指明		
	M_{1c}（0）LDH 未升高		
	M_{1c}（1）LDH 升高		
M_{1d}	伴有或不伴有 M_{1a}、M_{1b} 或 M_{1c} 病变部位，远处转移至中枢神经系统；LDH 未记录或未指明		
	M_{1d}（0）LDH 正常		
	M_{1d}（1）LDH 升高		

LDH. 乳酸脱氢酶；SLN. 前哨淋巴结（引自 Edge SB, Byrd DR, Compton CC, et al. *AJCC Cancer Staging Manual*. 7th ed. New York：Springer；2010.）

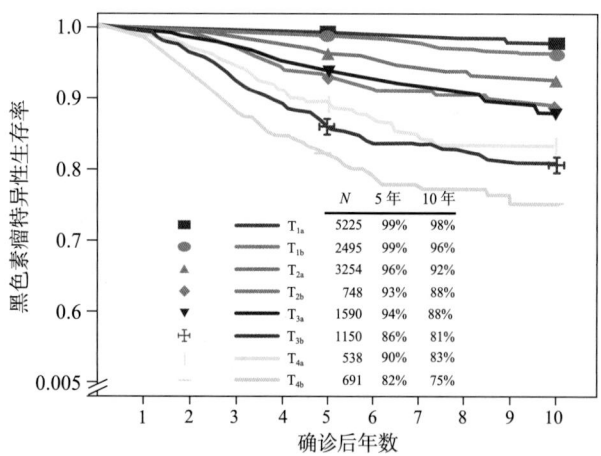

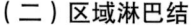

▲ 图 48-1 根据 T 亚分期，Ⅰ期和Ⅱ期黑色素瘤患者的 Kaplan-Meier 黑色素瘤特异性生存曲线

引自 Gershenwald JE, Scolyer RA, Hess KR, et al. Melanoma staging: Evidence-based changes in the American Joint Committee on Cancer eighth edition cancer staging manual. *CA Cancer J Clin*. 2017；67：472-492

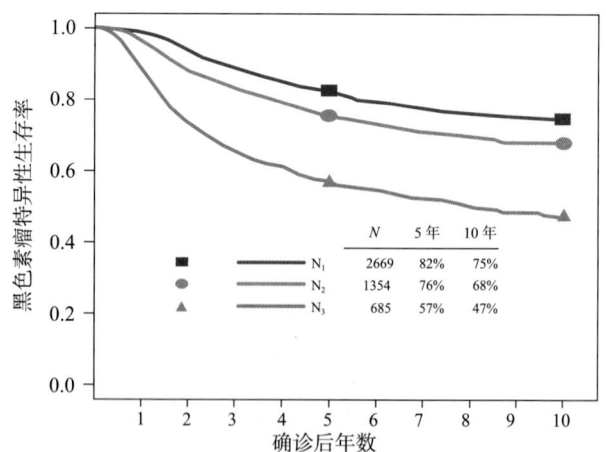

▲ 图 48-2 根据 N 分期的黑色素瘤 Kaplan-Meier 特异性生存曲线

引自 Gershenwald JE, Scolyer RA, Hess KR, et al. Melanoma staging: Evidence-based changes in the American Joint Committee on Cancer eighth edition cancer staging manual. *CA Cancer J Clin*. 2017；67：472-492.

（二）区域淋巴结

1. 选择性淋巴结治疗 选择性淋巴结治疗在原发性肿瘤广泛局部切除时的作用一直存在广泛争议。主张选择性淋巴结清扫的人认为黑色素瘤的进展是一个渐进

的过程，从原发病灶到局部淋巴结，再到远处，而反对者认为，局部淋巴结阳性只是全身扩散的指标。悉尼黑色素瘤研究所[69] 对 1319 名患者进行的早期非随机研究结果表明，选择性淋巴结清扫可提高中厚黑色素瘤

表 48-2 按转移淋巴结数、溃疡和肿瘤负担分层的 III 期（淋巴结转移）患者的 5 年生存率

黑色素瘤溃疡	微观淋巴结病						宏观淋巴结病					
	1个淋巴结, %±SE	例数	2~3个淋巴结, %±SE	例数	>3个淋巴结, %±SE	例数	1个淋巴结, %±SE	例数	2~3个淋巴结, %±SE	例数	>3个淋巴结, %±SE	例数
不存在	69±3.7	252	63±5.6	130	27±9.3	57	59±4.7	122	46±5.5	93	27±4.6	109
存在	52±4.1	217	50±5.7	111	37±8.8	46	29±5.0	98	25±4.4	109	13±3.5	104

SE. 标准误（引自 Balch CM，Soong SJ，Gershenwald JE，et al. Prognostic factors analysis of 17，600 melanoma patients. Validation of the American Joint Committee on Cancer melanoma staging system. *J Clin Oncol*. 2001；19；3622–3634.）

表 48-3 分期指导原则和诊断算法

疾病表现	病情检查
原发病灶<1mm，Clark 水平为 2~3 级，无溃疡	• 病史及体格检查 [a]
原发病灶≥1mm，或 Clark 水平为 4~5 级，或溃疡	• 病史及体格检查 [a] • 前哨淋巴结活检
微观淋巴结转移	• 病史及体格检查 [a] • 胸部 X 线片及血清 LDH 水平 • 如有必要，进一步影像学检查
宏观淋巴结转移	• 病史及体格检查 [a] • 血清 LDH 水平 • 胸部、腹部、骨盆 CT 检查 • 锁骨以上原发肿瘤的头颅及颈部 CT 检查 • 考虑脑 MRI • 如有必要，进一步影像学检查
远处转移	• 病史及体格检查 [a] • 胸部 X 线片及血清 LDH 水平 • 胸部、腹部、骨盆 CT 检查 • 锁骨以上原发肿瘤的头颅及颈部 CT 检查 • 脑部 MRI • 如有必要，进一步影像学检查

a. 必须注意皮肤和淋巴结区域的全面检查
LDH. 乳酸脱氢酶

（0.76~4.0mm）患者的生存率；然而，四项前瞻性 III 期试验并未证实这些结果 [70-73]。

外科界已经接受 SLNB 伴选择性淋巴结清扫作为选择性淋巴结清扫术的替代，尽管没有报道这在总生存方面的治疗益处。这一选择取决于几条推理路线 [74, 75]。前哨淋巴结的状况是患者预后生存的一个强有力的决定因素，并为患者提供预后信息；它确定了早期区域淋巴结转移的患者，这些患者可能受益于淋巴结清扫，从而避免晚期区域复发；它还确定了可能作为研究性全身治疗试验候选的患者。

Morton 等 [76] 将 1269 例中厚原发性黑色素瘤患者随机分为两组，一组进行广泛切除术，如果淋巴结复发，则进行区域淋巴结切除术后观察；另一组进行广泛切除术、SLNB，如果淋巴结微转移，则立即进行淋巴结切除术活检发现。这项被称为多中心选择性淋巴结切除试验（MSLT-I）的试验，报告了在 SLNB 和选择性淋巴结清扫的患者与观察到的患者进行比较时 5 年无病生存率的提高。黑色素瘤特异性生存率没有差异。在一个仅限于淋巴结转移患者的亚组分析中，与那些因复发性疾病而需要延迟淋巴结切除的患者相比，接受即时淋巴结切除术的患者的黑色素瘤特异性生存率有所提高。尽管这种随机化后分析的有效性受到许多人的质疑 [77]，但前哨淋巴结活检提供的预后信息得到了证实。第二个多中心选择性淋巴结切除试验（MSLT-II）比较了超声对临床淋巴结阴性患者和前哨淋巴结受累的随机患者，通过定期超声检查完成淋巴结清扫或观察 [78]。立即完成淋巴结清扫与黑色素瘤特异性生存率的增加无关；但是，它确实提高了区域疾病控制率。

尽管 SLNB 仍然是早期黑色素瘤患者的标准方法，但仍有一些具有显著医学并发症的患者，其详细的预后信息相关性不大，不太可能参与临床试验。对于这些患者，观察使患者面临不必要的局部复发风险，选择性淋巴结照射优于观察 [79]。安德森癌症中心的回顾性分析中，Bonnen 等 [80] 回顾了 157 例头颈部 I 期或 II 期皮肤黑色素瘤患者，他们在广泛局部切除原发部位后接受选择性局部照射而不是淋巴结清扫。局部照射的适应证包括原发厚度≥1.5mm 或 Clark 4 级或 5 级疾病。有 15 个区域性失败（10 年时 89% 的区域控制），尽管估计有 33~40 名患者在显微镜下累及区域性淋巴结（基于表 48-4 中的数据）。6% 的患者因临床上严重的并发症需要医疗护理，其中中度听力损失是最常见的并发症（5 名患者）。尽管选择性淋巴结照射与选择性淋巴结清扫具有相同的局限性，但它可以有效地为有局部复发风险的患者提供区域控制，同时避免手术切除。

表 48-4　按原发性黑色素瘤厚度分类的前哨淋巴结阳性患者百分比

研　究	按肿瘤厚度（mm）的患者百分比（%）							
	≤ 0.75	0.76 ～ 1.5	1.51 ～ 4	> 4	≤ 1	1.01 ～ 2.0	2.01 ～ 4.0	> 4
Krag 等 [36]	4	3	22	27	—	—	—	—
Joseph 等 [37]	0	7	18	30	—	—	—	—
Mraz-Gernhard 等 [38]	—	—	22	28	—	—	—	—
Haddad 等 [39]	0	15	19	29	—	—	—	—
Gershenwald 等 [40]	5	5	19	34	—	—	—	—
Statius Muller 等 [41]	0	15	26	57	—	—	—	—
Bachter 等 [42]		7	21	44	—	—	—	—
Blumenthal 等 [43]		9	64	27	—	—	—	—
Caprio 等 [44]	2	4	17	39	—	—	—	—
Vuylsteke 等 [45]	—	—	—	—	6	16	34	55
McMasters 等 [46]	—	—	—	—		15	30	45
Rousseau 等 [47]	—	—	—	—	4	12	28	44
加权平均值（%）	1	7	21	33	4	14	29	45

引自 Bonnen MD，Ballo MT, Myers JN, et al. Elective radiotherapy provides regional control for patients with cutaneous melanoma of the head and neck. *Cancer*. 2003；100：383-389.

表 48-5　按高危病理特征分类的原发性肿瘤单纯手术后的局部复发率

特　征	局部复发率（%）	参考文献
Breslow 厚度≥4mm	6～14	[35, 49-53]
头颈部位置	5～17	[32, 49, 50, 52, 54-58]
溃疡	10～17	[32, 35, 50, 52]
卫星状态	14～16	[59, 60]

改编自 Ballo MT, Ang KK. Radiotherapy for cutaneous malignant melanoma. Rationale and indications. *Oncology*. 2004；18：99-107.

2. 治疗性淋巴结入路　对于大多数患者，淋巴结清扫导致 80% 以上的区域控制的可能性。然而，外科文献表明对于具有某些临床病理特征的患者局部复发率高达 80%，因此需要额外的局部治疗。尽管淋巴结包膜外延伸仍然是术后局部复发的最强预测因素，但有几个系列报道示，如果至少有 4 个淋巴结受累，淋巴结直径至少 3cm，位于颈内，复发率就会升高，或者在治疗性淋巴结清扫过程中发现（与选择性淋巴结清扫或 SLNB 时相反）[81-86]。尽管文献中描述得不太清楚，但先前对受累区域淋巴结进行清扫后的淋巴结复发也会增加患

者随后复发的风险。有这 6 种临床病理特征中 1 种的患者，单纯淋巴结清扫术后的局部复发率为 30%～50%（表 48-6）。

有大量的回顾性数据支持区域放疗对具有上述高危特征之一的患者的有效性。辅助放疗后的复发率在 5%～20%，而没有辅助放疗的复发率要高得多[87-97]，Trans-Tasman 放射肿瘤学组和澳大利亚和新西兰黑色素瘤试验（TROG/ANZMTG）组完成了一项随机试验，比较淋巴结切除术后淋巴结观察和放疗对有明显淋巴结疾病和高危特征的患者的影响[98]。高危特征包括 1 个或更多累及腮腺淋巴结，2 个或 2 个以上累及颈部或腋窝淋巴结，或者 3 个及 3 个以上累及腹股沟淋巴结；存在结外肿瘤扩散；或最大转移淋巴结的最大直径为 3cm 或 3cm 以上（颈部淋巴结）或 4cm 及 4cm 以上（腋窝或腹股沟淋巴结）。患者在 4 周内接受 20 次共计 48Gy 标准常规野照射。虽然这是没有改善，但本试验报告可接受的急性不良反应和放疗的 5 年区域控制率为 77%，而没有放疗的为 60%（*P*=0.023）。

患者对辅助放射治疗的耐受性一般很好，早期不良反应很少且轻微。大多数接受颈部综合放疗的患者在第一次放疗后会出现短暂的腮腺肿胀，通常持续 1 天。大多数照射部位可能出现鲜红的红斑伴随着湿润

的皮肤脱落，尤其是腋下和腹股沟内更常见。在 TROG/ANZMTG 随机试验中，除辅助放疗组皮下纤维化增加外，晚期放疗相关并发症明显少见。少数患者可能出现临床意义重大的肢体淋巴水肿（需要某种形式的医疗管理，如压缩套管或物理治疗）。腹股沟淋巴结清扫术后较颈淋巴结或腋窝淋巴结清扫术后更为常见，且在辅助照射的情况下，尤其是局部晚期腹股沟转移的患者，腹股沟淋巴结清扫术后更为常见（表 48-7）[86, 94-103]。然而，在一个研究淋巴水肿发生时间的系列研究中，半数患者在开始腹股沟辅助照射前出现淋巴水肿[96]。这表明淋

巴水肿的发生率在某种程度上是较高的，是局部晚期疾病及外科治疗的结果，而不仅仅是放疗的结果。在同一系列研究中，体重指数与慢性淋巴水肿的发展之间存在相关性，表明需要将患者因素纳入合理的治疗指南[96]。在随机试验中，虽然接受放疗的患者局部症状更严重，但生活质量没有差异。

（三）远处转移与辅助全身治疗

大量的资源已被用于开发有效的系统治疗黑色素瘤患者。虽然手术切除加选择性辅助放射治疗可使大多数患者获得满意的局部和局部控制，但即使是薄的黑色素瘤也有明显的转移潜能。最早的研究计划集中在干扰素 α-2b 或疫苗，或两者的组合。欧洲研究人员研究了低剂量干扰素治疗的作用，美国研究人员主要集中在高剂量方案。3 个随机 ECOG 试验对复发风险高的患者给予辅助性干扰素治疗[104-106]。

第一个试验（ECOG 1684）招募了 287 名原发性黑色素瘤患者，患者黑色素瘤厚度大于 4mm，无以下情况：明显淋巴结，选择性淋巴结清扫时发现转移淋巴结，临床可触及的区域淋巴结伴任何阶段的原发性黑色素瘤，或对任何深度的原发性黑色素瘤进行适当手术后在任何时间间隔出现区域淋巴结复发[104]。这项前瞻性研究显示，与大剂量干扰素治疗相关的无复发生存期（5 年精算，37% vs. 26%；$P=0.002$）和总生存期（5 年，46% vs. 37%；$P=0.02$）显著延长。第二个试验（ECOG 1690）比较了高剂量干扰素 1 年或低剂量干扰素 2 年的观察结果，并报告仅在无复发生存方面有所改善[105]。第三个试验（ECOG 1694）比较了高剂量干扰素与神经节苷脂 GM2 黑色素瘤疫苗，表明干扰素的唯一益处是在 T4N0 患者中[106]。

表 48-6　根据高危病理特征分类的单纯手术治疗淋巴结病术后区域复发率

淋巴结特征	研 究	年 份	复发率（%）
包膜外侵犯	Calabro 等 [81] Lee 等 [82] Monsour 等 [83] Shen 等 [84]	1989 2000 1993 2000	28[a] 63[a] 54 31[a]
≥4 个淋巴结	Calabro 等 [81] Lee 等 [82] Miller 等 [85]	1989 2000 1992	17~33[a] 46~63 53[a]
淋巴结≥3cm	Lee 等 [82] Shen 等 [84]	2000 2000	42~80 14
颈部淋巴结定位	Bowsher 等 [86] Lee 等 [82] Monsour 等 [83]	1986 2000 1993	33 43[a] 50
治疗性解剖	Byers [55] O' Brien 等 [57] Lee 等 [82] Shen 等 [84]	1986 1991 2000 2000	50 34 36 20

a. 在多变量分析中具有重要意义

表 48-7　按区域病变部位和治疗分类的临床显著淋巴水肿

淋巴结位置	单纯手术治疗 [a]			外科手术和放射治疗 [a]		
	研 究	年 份	%	研 究	年 份	%
颈部	Urist 等 [99] Wrightson 等 [100]	1983 2003	0 0	Ballo 等 [94] Burmeister 等 [103] Burmeister 等 [97]	2002 2002 2006	0 0 0
腋窝	Urist 等 [99] Wrightson 等 [100] Bowsher 等 [86]	1983 2003 1986	1 5 3	Ballo 等 [95] Burmeister 等 [103] Burmeister 等 [97]	2003 2002 2006	16 7 9
腹股沟	Bowsher 等 [86] Karakousis 等 [101] Hughes 等 [102] Wrightson 等 [100]	1986 1994 2000 2003	18 10 19 32	Burmeister 等 [103] Ballo 等 [96] Burmeister 等 [97]	2002 2004 2006	45 27 19

a. 具有临床意义的淋巴水肿需要某种形式的医疗处理（如加压装置或物理疗法）

关于常规干扰素治疗的优点的争论集中在不一致的亚组分析结果和对干扰素毒性的关注上，但对于厚肿瘤（厚度>4mm）、溃疡、高分裂率（≥1/mm²）或淋巴结转移的患者，建议使用 1 年干扰素仍不无道理，尽管现在已经有了后一组更有效的治疗方案（见后面的讨论）[107]。

经常观察到的原发性黑色素瘤消退，甚至偶有转移性疾病，这提示免疫系统发挥重要作用。这推动了对黑色素瘤主动免疫疗法的长期研究。IL-2 在 15% 的患者中显示出持久的应答率，并且被认为是转移性疾病患者的合理首选，具有足够的表现状态以耐受其显著的毒性。

直到最近，没有一种免疫学方法能证明总生存的临床疗效。然而基于报告总生存改善的Ⅲ期试验数据，美国 FDA 最近批准了治疗转移性黑色素瘤的新药。

BRAF 激酶抑制剂 Vemurafenib 阻断 MAPK 信号通路，该通路通常促进细胞增殖，并含有 BRAF 激酶作为其组成部分之一。致癌（即异常）BRAF 激酶已被报道在近 50% 的皮肤黑色素瘤中导致 MAPK 通路的不受控制的激活。在 675 名随机接受 Vemurafenib 或 dacarbazine 治疗的患者中，Vemurafenib 治疗 6 个月后的总生存率有改善（84% vs. 64%，$P<0.001$），有效率为 48%[108]。未经治疗的转移性疾病患者应考虑 Vemurafenib，但基因突变分析对于验证存在相应的 BRAF 突变（V600E）。另一种 BRAF 抑制剂达布非尼也对 250 例 V600E 突变的患者进行了达卡巴嗪试验，并提高了无进展生存率[109]。

人单克隆抗体 Ipilimumab 阻断 CTLA-4 并刺激抗肿瘤 T 细胞反应。在 676 名Ⅲ期或Ⅳ期疾病患者中，单独或与 gp100 疫苗一起使用伊匹利单抗，并与单独使用 gp100 疫苗的第三组进行比较。与 gp100 组相比，接受 Ipilimumab 治疗的两组患者的中位生存期都有所提高（10 个月 vs. 6.4 个月，$P<0.001$）[110]。在第二次试验中，502 名未经治疗的转移性黑色素瘤患者，Ipilimumab 与达卡巴嗪合用，与达卡巴嗪加安慰剂相比，3 年时总生存率显著改善（20.7% vs. 12.2%，$P<0.001$）[111]。Ipilimumab 可用于未经治疗的受体阴性（如 BRAF、cKit）转移性疾病患者。

鉴于转移性疾病患者的显著结果，伊普利单抗也在Ⅲ期疾病患者的辅助治疗中进行了试验。在对 951 例Ⅲ期皮肤黑色素瘤患者进行的伊普利单抗或安慰剂的随机Ⅲ期试验中，伊普利单抗组的无复发生存率为 40.8%，安慰剂组为 30.3%（$P<0.001$），总生存率分别为 65.4% 和 54.4%（$P<0.001$）[112]，54.1% 的 Ipilimumab 患者出现 3 级或 4 级毒性，有 5 例免疫相关死亡。

作为伊普利单抗的替代品，PD1 抑制剂 Nivolumab 目前已在一项针对 906 例完全切除的ⅢB 期、ⅢC 期或Ⅳ

期患者的Ⅲ期随机试验中进行了比较[113]，Nivolumab 组和 Iipilimumab 组的无复发生存率分别为 70.5% 和 60.8%（$P<0.001$），而 Nivolumab 组和 Ipilimumab 组治疗相关的 3 级或 4 级不良事件仅为 14.4% 和 45.9%。

据报道，当 Ipilimumab 暂时与辐射联合使用时，会导致远离受照部位的疾病消退，提示免疫介导的远隔效应的可能性[114]。涉及靶向治疗和放射治疗组合的试验正在进行，以确定是否可以改善反应。

六、局部晚期疾病与缓解

放射治疗可以减轻 80% 以上晚期不能手术或转移性疾病患者的症状。外照射治疗的推荐剂量分级计划取决于肿瘤的位置和患者的预期寿命。最常用的治疗方案是：对于骨转移或多发性脑转移，2 周行 10 次放疗总剂量 30Gy，对于四肢骨病理性骨折（内固定后），12 次总剂量 36Gy，对于切除或放射外科（脑）后的孤立性转移，25 次总剂量 50Gy，对于皮肤或皮下黑色素瘤肿块或颈部淋巴结转移，3 周内（每周两次）分 6 次共给予 36Gy。如果肿瘤位于临界结构附近，通常可以考虑传统的分割方案。近年来，立体定向放射治疗在脑、肺、骨、脊柱和肝脏黑色素瘤的治疗中引起了广泛的关注。剂量因肿瘤体积和病变部位而异，但一般耐受性良好。

七、放射治疗技术

（一）目标体积

原发性黑色素瘤的辅助放射治疗应包括原发部位瘢痕、边缘 3～4cm，这取决于解剖部位和周围的关键结构。

头颈部原发部位选择性淋巴结照射的靶体积包括原发病灶、耳前淋巴结和耳后淋巴结（对于面部和头皮原发性肿瘤），以及 1～5 级的同侧淋巴结，包括锁骨上窝（图 48-3）。对于接受上述高风险结节特征之一的治疗性淋巴结照射的患者，目标体积基本相同，包括解剖瘢痕，但仅当原发性疾病切除后不到 1 年发生区域复发时，才照射原发肿瘤床。

对于腋窝淋巴结转移，放射野包括 1～3 级腋窝淋巴结（图 48-4）。如果锁骨上窝和颈下淋巴结表现为腋窝巨大病变，则可以包括在内，否则不需要治疗。

腹股沟淋巴结转移灶至少覆盖病理证实的淋巴结区域，通常包括整个手术瘢痕（图 48-5）。由于担心腹股沟照射引起的不良反应增加，尤其是肥胖患者，因此必须对邻近淋巴结区域的选择性照射（即在确诊腹股沟病的情况下髂骨外覆盖）作出判断。与颈部或腋下区域不同，电子和闪光光子场通常分别向皮肤提供全剂量，必须特别注意向腹股沟瘢痕提供全剂量。

（二）设置、现场布置和剂量分次计划

对于颈部疾病患者，开放式颈部体位提供了进入原发部位、腮腺和颈部淋巴管的通道，允许用适当能量的

电子进行治疗。额叶、颞叶和耳前区的病变；耳郭和面颊通常是根据原发肿瘤和腮腺淋巴结之间的距离，用 2 个或 3 个野治疗。匹配的电子场用于治疗原发部位，腮腺和下颈部淋巴结。在第二次和第四次治疗后，场之间的连接点应移动（0.5～1.0cm），以改善剂量均匀性。在连接外眦和乳突尖的线上放置一个组织等效隔片，以保留颞叶，并在喉上放置一块额外的隔片。隔片的厚度取决于所用的电子能量。选择性或辅助放射治疗的总剂量为 48Gy，分为 20 次照射（周一至周五），或总剂量 30Gy，每次 6Gy，每周 2 次（周一和周四或周二和周五），持续 2.5 周。电子剂量规定为最大深度剂量（Dmax），并始终注意确保脊髓剂量不超过 40Gy（每部分 2.4Gy）或 24Gy（每部分 6Gy）。

腋窝治疗时，患者用治疗臂在仰卧位。包括上半身和下半身的激光线路确保了可重复的治疗设置。通常，前光子场和后光子场用于将剂量传递到 1 级、2 级和 3 级腋窝淋巴结。使用场内场技术（使用多片准直器）确保剂量均匀性。辐射剂量为 20 次共 48Gy，或 30Gy，每次 6Gy，每周 2 次，2.5 周。如有必要，可将剂量规定为体积，使等中心剂量比规定剂量低，因为剂量异质性可能导致每部分剂量的毒性不可接受。

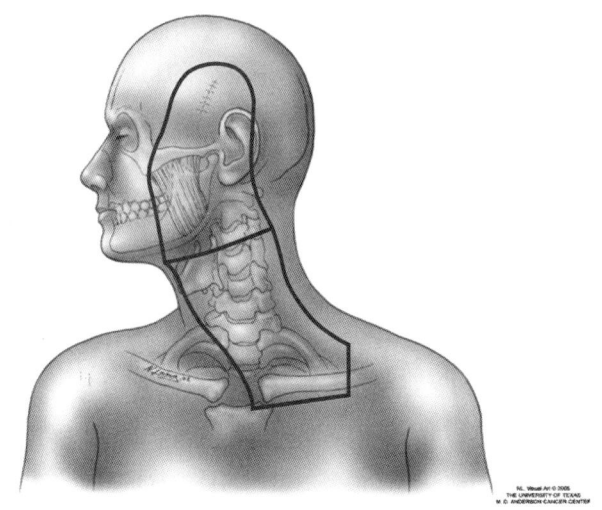

▲ 图 48-3　颈部淋巴结转移患者的典型外照射野

对于需要选择性放射治疗的患者，也使用类似的照射野（图片由 NL Visual Art © 2005，The University of Texas M. D. Anderson Cancer Center，Houston，Texas 提供）

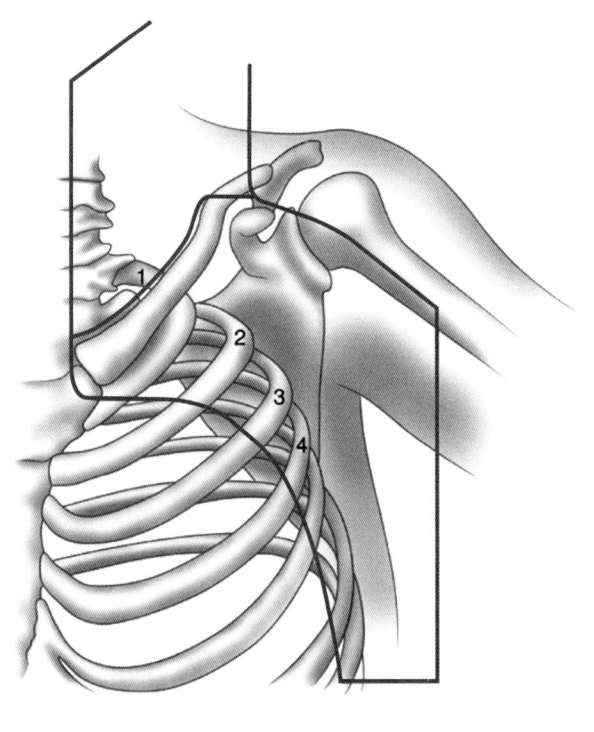

▲ 图 48-4　腋窝淋巴结转移患者的典型外照射野

数字与肋骨相对应。照射野的上缘通常终止于锁骨的上侧，但如果临床受累，锁骨上淋巴结和颈部淋巴结可能会受到照射（图片由 NL Visual Art © 2005，University of Texas M. D. Anderson Cancer Center，Houston，Texas. 提供）

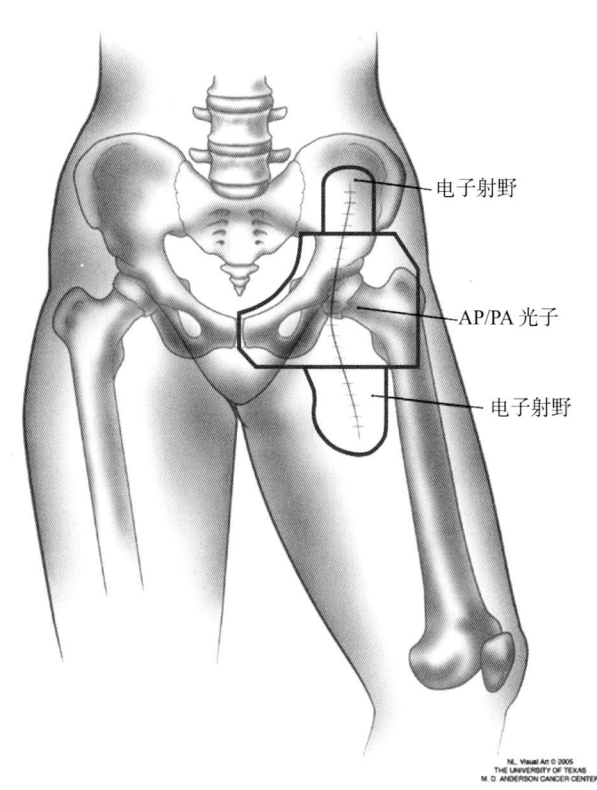

电子射野

AP/PA 光子

电子射野

▲ 图 48-5　腹股沟淋巴结转移患者的典型外照射野

AP/PA. 前后 / 后前部（图片由 NL Visual Art © 2005，University of Texas M. D. Anderson Cancer Center，Houston，Texas 提供）

为了照射腹股沟，患者以单侧蛙腿位置被固定，消除腹股沟皮肤皱褶。光子或电子可根据患者的轮廓、手术床的范围以及骨盆节点是否包含在目标体积中使用。低能量电子场可以上下用于覆盖瘢痕的完全扩展。如果选择光子技术，则在瘢痕上使用组织等效丸，剂量则预先加权。剂量为 20 天分次的 48Gy 或 30Gy，每次为 6Gy，每周 2 次，超过 2.5 周。适当减少，以每分 2.4Gy 或每分 6Gy 时 24Gy 限制小肠剂量至 40Gy。

对于所有区域性疾病的部位，也可使用 IMRT 覆盖上述区域[115-117]。与非黑色素瘤诊断一样，IMRT 始终显示出低剂量异质性，对关键结构的剂量较低。然而，这些剂量学优势尚未转化为真正有意义的临床不良反应降低；因此，决定使用一种技术而不是另一种技术，应根据临床医师的经验来确定。

（三）肿大或不能手术的转移淋巴结的放射治疗

对于体积庞大或不能手术的转移淋巴结或转移淋巴结的体积预示着糟糕的总生存时，可以考虑放疗。如果患者仍然有局限性疾病，术后 10～12 周后的手术也可以采用类似的技术。

（四）放疗期间和放疗后的患者护理

应告知患者治疗的特定急性不良反应，如颈部区域照射后的黏膜炎和腮腺炎，以及腋下或腹股沟照射后的湿性脱屑。当潮湿脱皮发生时，建议用温和的肥皂和水清洁该区域，以防止继发感染。

定期随访检查包括评估治疗部位的晚期并发症和寻找潜在的复发。最常见的晚期不良反应包括色素减退、过度紧张、毛细血管扩张、皮肤和皮下组织萎缩。颈部照射后应监测亚临床甲状腺功能减退和听力损失的体征和症状，虽然相对少见，但是必不可少的。急性淋巴水肿是管理早期和积极的物理治疗和压缩设备，以避免慢性淋巴水肿。

八、治疗流程和临床试验

（一）选择性淋巴结治疗

SLNB 已避免了常规选择性治疗原发性黑色素瘤患者引流淋巴管的方法。虽然回顾性研究证实了该方法的有效性，SLNB 已成为治疗的标准。对于医疗并发症阻止 SLNB（如果涉及前哨淋巴结，则可选择综合清扫），选择性淋巴结照射优于观察，从而降低局部复发的风险，并伴有相关发病率。虽然这种方法仍在研究中，但

建议对于 SLNB 结果阳性的患者，拒绝随后的解剖，则可参考区域性放疗。观察前哨淋巴结的设置不合适，全身治疗不能替代完成局部治疗。

（二）治疗性淋巴结入路

治疗性淋巴结清扫是淋巴结转移患者的标准治疗方法；现有数据支持使用系统性、大剂量的辅助性干扰素。术后辅助放疗也可降低具有高危临床病理特征患者的局部复发率。尽管预测局部失败的一些相同特征，如囊外扩张和受累淋巴结的数目，也预测远处失败，但区域控制的重要性不应低估，放疗也不应系统地避免，因为远处转移的风险被认为过高。

我们已经制订了放射治疗指南，解释了区域复发风险、区域毒性和远处转移性疾病之间复杂的临床相互作用（图 48-6）。对于颈部疾病患者，可降低照射阈值，包括至少有 2 个受累淋巴结的患者或直径至少为 2cm 的肿瘤患者。对于腹股沟转移的患者，可以提高阈值，以便在给予辅助照射之前必须出现高危特征的组合（2 个或更多）。

致谢

感谢 James D.Cox 医学博士提供的愿景、支持和鼓励。

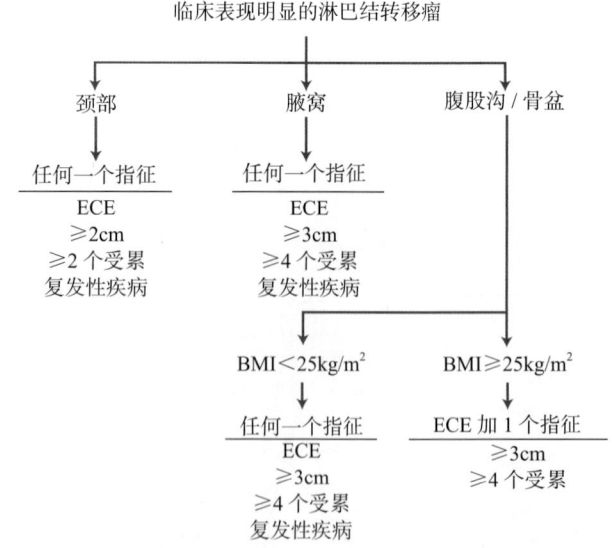

▲ 图 48-6 黑色素瘤淋巴结转移患者的治疗流程

一般来说，放疗治疗颈部淋巴结转移患者的阈值低于腹股沟淋巴结转移患者，后者发生长期淋巴水肿的风险更高。BMI. 体重指数；ECE. 淋巴结包膜外侵犯

第49章 胸部肿瘤总论
Overview

Jeffrey A. Bogart **著**

杨丽颖 **译**

原发性胸部肿瘤在本节的章节中有详细的回顾。在这篇综述中，我们考虑了非小细胞肺癌（NSCLC）、小细胞肺癌（SCLC）、胸腺肿瘤、肺类癌和间皮瘤的诊断和治疗的发展及争议。

一、流行病学

（一）肺癌

肺癌是最常见和最致命的胸部恶性肿瘤，在美国每周约有 3000 人死于肺癌[1]。接触烟草烟雾是肺癌最常见的原因，85%～90% 的病例与主动或被动接触烟草直接有关[2]。男性肺癌死亡率一直呈下降趋势，原因是自 20 世纪 60 年代中期以来吸烟流行率有所下降，而女性的死亡率直到 2003 年才开始稳定下来。美国的地理差异很大，加利福尼亚州是唯一的女性肺癌发病率和死亡率下降的州[3]。发达国家已经控制了对几种职业呼吸道致癌物的暴露，但环境中氡的暴露仍然存在问题，氡是肺癌死亡的第二大原因[4]。不吸烟者的肺癌越来越被认为是一个独立的实体，第 51 章中有更详细的描述，它是世界范围内第七大最常见的癌症原因。这些癌症大多发生在女性身上，地理、文化和遗传差异及激素因素都与此有关[5]。

肺癌患者的中位年龄是 70 岁[6]。肺癌被广泛分为 SCLC 和 NSCLC 两种类型。非小细胞肺癌占病例的 80%～85%。不到 50% 的非小细胞肺癌患者在最初表现时可切除疾病，25% 的患者表现为局部晚期（区域淋巴结受累但无远处转移）疾病。大约 30% 的 SCLC 患者表现为局限期的疾病[7]。

（二）胸腺肿瘤

胸腺瘤是前纵隔最常见的肿瘤。大多数胸腺肿瘤起源于胸腺上皮细胞。在美国，胸腺瘤的发病率估计为每 10 万人中 0.13～0.15 人[8]。胸腺瘤患者的中位年龄大于 50 岁，男性和女性被诊断为胸腺瘤的比例相等[9]。胸腺癌占所有胸腺肿瘤的少数[10]，它们比胸腺瘤更具侵袭性[11]。胸腺类癌在前纵隔肿瘤中占比不到 5%，但与身体其他部位的类癌相比，胸腺类癌在局部淋巴结转移的发生率较高[12]。

（三）肺类癌

肺或支气管类癌通常是低级别的肿瘤，起源于支气管黏膜细胞，称为肠嗜铬细胞或 Kulchitsky 细胞[13]。这些特殊的细胞能够产生生物活性胺，如果被肿瘤释放到血液中，就会引起类癌综合征。呼吸道是类癌的第二大常见部位（仅次于胃肠道）。肺类癌通常位于中央并局限于主支气管或叶支气管[14]。

据估计，美国支气管肺类癌的发病率为每 10 万人 0.6 例[15]。类癌往往比其他肺癌发生的年龄更早，确诊时的中位年龄为 50—56 岁。与非小细胞肺癌和小细胞肺癌相比，支气管类癌在女性中更常见。

（四）间皮瘤

在美国，间皮瘤的发病率估计为 10/100 万人[16]，即每年约 3000 例，预计到 2025 年，这个比例将增加到每年约 4000 例。约 90% 的间皮瘤可归因于之前职业接触石棉，接触石棉和确诊之间通常有 20～40 年[17]。间皮瘤主要发生在男性，但配偶或父母的继发性石棉暴露可能与环境暴露一样重要。间皮瘤的主要组织学亚型包括上皮样、双相和肉瘤样。虽然上皮样肿瘤最常见，且预后优于其他组织学类型，但大多数间皮瘤患者的预后仍然较差[18]。

二、生物学

（一）肺癌

肺癌有早期扩散的倾向，尽管采用手术、化疗、放射治疗（RT）或三者联合进行积极治疗，但复发率很高。第 50 章和第 51 章描述了非小细胞肺癌和小细胞肺癌的分子特征。虽然 NSCLC 传统上被视为一种单一的疾病，但越来越多的人认识到，组织学和分子特征可能有助于指导治疗。靶向药物现在被认为是具有特异性表皮生长因子受体（EGFR）突变、间变性淋巴瘤激酶（ALK）基因重排及最近的 ROS1 重排和 BRAF V600E 突变的晚期 NSCLC 的一线治疗[19-21]。近年来，加强肿瘤特异性 T 细胞免疫程序性死亡配体 1（PD-L1）的抑制已证实可提高转移性和局部晚期非小细胞肺癌患者的生存率，尽管 PD-L1 的表达与肿瘤反应有不同的关系[22, 23]。尽管 PD-L1 在肿瘤中的表达相对较低，但利用小细胞肺癌中的分子突变来开发更有效的治疗方法的努力一直是更具挑战性的[24]。

（二）胸腺肿瘤

胸腺肿瘤的病因尚不清楚。促进胸腺肿瘤发展的环境因素可能包括 EB 病毒感染[25] 及电离辐射暴露[26]。在胸腺瘤中观察到 15 号染色体和 19 号染色体的易位[27]。良性胸腺瘤与 6 号染色体短臂缺失有关。TP53、表皮生长因子和表皮生长因子受体的异常可能与胸腺瘤的发生有关[28, 29]。

胸腺癌的特征与发生在身体其他部位的癌相似。与侵袭性胸腺瘤相比，它有更高的包膜浸润率、区域淋巴结受累率和全身转移率[30]。胸腺癌的特征可能包括高表达 EGFR、血管内皮生长因子（VEGF）和碱性成纤维细胞生长因子[31, 32]。CD70 阳性可作为胸腺癌的标志物[33]。与肺癌不同，胸腺癌通常不表达转录终止因子 –1[34]。

（三）肺类癌

虽然大多数肺类癌是无功能的，但有些可以分泌各种物质，这可能导致副肿瘤综合征，包括类癌和库欣综合征[35]。血清素是类癌肿瘤最常见的释放物质，但也可能涉及促肾上腺皮质激素、组胺、多巴胺、P 物质、神经降压素、前列腺素和激肽释放酶[36]。

典型的类癌通常表现为缓慢的临床病程，但非典型类癌表现为局部和全身受累的比例较高[37]。大多数家族性肺类癌在多发性内分泌瘤 I 型患者中有报道[38]。在非典型类癌中，TP53 的失活率似乎更高[39]。其他肺类癌的基因改变包括 3p、5p、9p、10q 和 13q 的丢失[40]。

三、分期和检查

（一）肺癌

评估应该从仔细的病史和体格检查开始，重点应放在与胸部肿瘤相关的症状和体征的持续时间及患者的整体基线医疗状况上。

诊断和分期应以有序和经济有效的方式完成。虽然痰细胞学只能明确一小部分患者的诊断，但对于有呼吸道症状和可疑肺部肿块的患者来说，这是一种简单而非侵入性的评估。传统上，支气管镜被用于中心性病变的活检，而经胸针活检通常是外周病变的首要考虑因素。支气管内超声越来越多地用于获取纵隔淋巴结或肺实质病变的组织，食管超声可用于食管旁淋巴结的活检。

分期评估通常在确定病理诊断之前就开始了。^{18}F-脱氧葡萄糖正电子发射断层显像（^{18}F-FDG PET）结合 CT 显像适用于大多数局限性非小细胞肺癌和小细胞肺癌患者，可取代传统的胸部、腹部 CT 扫描和骨扫描。^{18}F-FDG PET 显像的使用已被证明可以减少非小细胞肺癌患者无用的开胸次数，并对非小细胞肺癌和小细胞肺癌的放射治疗计划产生重大影响，特别是当采用涉及野放疗的方法时[41, 42]。一般来说，应该考虑对疑似远处转移的部位进行活检，而不是对原发肺部病变进行活检，因为这将同时确认组织学和分期。^{18}F-FDG PET 成像通常不适用于有远处转移证据的患者（在其他影像研究中），因为 PET 结果不太可能改变治疗。除有神经系统症状的患者外，还应对局限性小细胞肺癌和淋巴结受累的非小细胞肺癌患者进行脑部磁共振成像检查。

由美国癌症联合委员会（AJCC）制定的肺癌 TNM（原发肿瘤、区域淋巴结、转移）分期系统正在不断发展，以更好地将分期与临床结果联系起来。第 8 版根据肿瘤大小进一步细化了 T 分期，包括将以前分类为 T_{1b}（1～3cm）的肿瘤细分为 T_{1b}（1～2cm）或 T_{1c}（2～3cm）。ⅢC 期（$T_4N_3M_0$ 或 $T_3N_3M_0N_3$）是一种新的诊断标准，M_{1c} 治疗多发性胸外转移也是一种新的诊断标准（表 51–2）。尽管 AJCC 系统已被提出用于 SCLC 和 NSCLC 的分期，但更常见的是使用退伍军人管理局肺癌研究组 1973 年的分期系统来进行 SCLC 分期。它将疾病范围区分为局限性和广泛性[43]，局限性 SCLC 通常被描述为可以通过"合理的" RT 门来包围已知疾病的治疗。也就是说，局限性 SCLC 的结果与分期相关，如果在研究设计中不考虑分期，就有可能导致临床试验结果偏倚。

由于 CT 和 ^{18}F-FDG PET 显像的假阴性率（纵隔）为 10%～25% 以上，大多数早期临床淋巴结阴性的非小细胞肺癌患者应考虑纵隔分期[44]。对于外周 I 期 NSCLC 患者，综合解剖和功能成像通常足以评估纵隔淋巴结是否受累[45]。利用支气管内超声对纵隔淋巴结进行全面取样已成功应用，但不可能完全取代纵隔镜检查[46]。

（二）胸腺肿瘤

10%～15% 的重症肌无力患者患有胸腺瘤，30%～45% 的胸腺瘤患者患有重症肌无力[47]。年轻男性的血清甲胎蛋白和人绒毛膜促性腺激素水平应排除非半精细胞性生殖细胞肿瘤[47]。胸腺类癌也可能与库欣综合征、Eaton-Lambert 综合征、抗利尿激素分泌不当综合征和高钙血症有关[48]。典型类癌综合征的症状在胸腺类癌患者中很少见。

常规胸片检查可发现 30%～40% 胸腺肿瘤患者[49]。CT 是最有价值的检查胸腺肿瘤的影像学研究[50]。它可以确定最初的临床分期和治疗反应。在评估前纵隔肿瘤时，MRI 并没有显示比 CT 更准确[51]。^{18}F-FDG PET 尚未被确定为胸腺肿瘤的常规检查。在胸腺瘤活检时发生肿瘤外溢和胸膜种植的风险尚不确定的，尽管目前的指南建议，但如果临床和影像学特征强烈怀疑胸腺瘤，则可以避免对可切除肿瘤进行活检。

胸腺瘤的组织学表现为上皮细胞和淋巴细胞的类型。它们可以根据上皮细胞和淋巴细胞结合的程度进行分类。肿瘤细胞是上皮细胞，但胸腺瘤的组织学与其潜在的恶性或全身综合征之间没有一致的相关性。包膜及邻近组织的侵袭程度定义为恶性[52]。Masaoka 分期系统[53] 被广泛使用，它是根据手术时疾病的解剖范围而定的。胸腺肿瘤的首个 AJCC 分期系统最近与第 8 版一起推出[54]。胸腺癌的组织学在细胞学上与其他部位的癌没有什么不同。胸腺癌常累及胸膜和局部淋巴结，也可发生肺、肝、脑和骨的远处转移[55]。

（三）肺类癌

肺类癌通常位于气管支气管树的中央，10%～20% 位于周围肺实质[56]。AJCC 肺分期系统通常用于肺类癌。大多数典型类癌患者表现为早期疾病，不到 5% 有远处扩散的证据。约 20% 的非典型类癌患者表现为 IV 期疾病。

功能性类癌可以通过尿液中 5- 羟色胺代谢物 5- 羟基吲哚乙酸的排泄增加来诊断。除了解剖 CT 成像，靶向放射性奥曲肽或戊四肽也被用于类癌分期[57]。针对 2 型生长抑素受体的靶向成像可能对 80% 的类癌有用。^{18}F-FDG PET 成像的实用性是有争议的，尽管使用替代示踪剂的 PET 成像似乎很有希望[58, 59]。

（四）间皮瘤

任何间皮瘤患者都应详细调查石棉暴露史。由于间皮瘤很难与良性胸膜疾病和其他恶性肿瘤鉴别，所以胸腔穿刺术和经皮细针穿刺活检的诊断敏感性较低[60]。胸腔镜活检似乎是最准确的病理诊断手段[61]。

胸部 CT 增强成像可以作为初始分期的一部分，但可以低估疾病的范围。MRI 对胸壁和膈肌受侵程度的预测可能更为准确。其他侵入性研究，如腹腔镜和腹膜灌洗，可能需要证明可切除性。AJCC 分期系统以 International Mesothelioma Interest Group 分期系统为基础，是常用的分期方法。最常见的转移部位是腹膜、对侧胸膜和肺[62]。

四、正常组织毒性方面的考虑

在胸部恶性肿瘤的放射治疗中，脊髓、肺、食管和心脏是受剂量限制的结构。一般来说，一个器官的功能亚单位可以被安排成串联或并联的结构。正常组织，如肺，就是平行结构的一个例子，在这种结构中，器官受损之前，必须先损坏临界数量的功能单元[63]。器官衰竭发生时，功能亚单位损坏超过了临界水平。胃肠道和脊髓是串联的结构，其中单一功能亚基的丧失可能导致器官损伤或临床症状的发展。目前的毒性分级系统包括美国国家癌症研究所的《不良事件通用术语标准 4.0 版》（CTCAEv4）。

尽管许多报道表明立体定向体放疗（SBRT）对早期 NSCLC 的毒性作用有限，但治疗相关的死亡也有报道[64]。印第安纳大学的 II 期数据最初显示，中央病灶 SBRT 后毒性死亡风险增加，尽管随访时间较长的中央病灶和周围病灶在严重毒性方面没有显著的统计学差异[65, 66]。然而，中枢肿瘤被排除在随后的多机构放射治疗肿瘤组（RTOG）II 期研究（RTOG0236）之外；在临床研究之外使用 SBRT 治疗中央病灶时应谨慎使用[67]。RTOG0236 中位随访期为 34 个月，未报道与治疗相关的死亡，尽管观察到有 14% 的 3 级和 4% 的 4 级规程规定的毒性，另有 6 名患者存在严重的毒性，但这些毒性未被预先分类为规程规定的。要求严格的质量保证。在印第安纳大学的试验中，除了肿瘤的位置，肿瘤总体积的大小也是严重毒性的一个重要预测因子[68]。在其他经验中，也观察到继发于瘘管（气管食管或支气管肺）、肺炎、胸腔积液和咯血的死亡[69]。最近的一些 SBRT 报道也显示了高于预期的皮肤、肋骨、软组织和臂丛毒性[70, 71]。最近，超中心部位的分类被认为是传统 SBRT 剂量分割后肿瘤超中心部位的毒性特别高的风险[72]。RTOG/NRG 和美国国家综合癌症网络（NCCN）已经建议 SBRT 方案的剂量限制。

以下部分通常基于传统分割放射治疗的数据，当使用大剂量的每个分数时，如 SBRT，可能不适用。常规适形放疗计划的整合促进了常规分级放疗剂量 - 体积关系的评估。一项对文献的系统回顾发现，预测肺毒性的理想剂量 - 体积参数尚未确定[73]，尽管最广泛使用的测量方法是接受至少 20Gy（即 V_{20}）的肺总容积和平均肺剂量[74,75]。其他指标，包括基线肺功能和灌注异常，也被使用。在预测肺毒性风险时，多种物理和生物因素也很可能是重要的[76,77]。难以准确描述治疗及其结果毒性之间的关系的障碍包括使用不完善的指标和对毒性作用的不准确报道。后者可能与潜在肺毒性患者特别相关，因为很难确定功能下降是否归因于治疗效果。

全身化疗的整合也可能影响剂量 - 体积关系，治疗的顺序可能对治疗的毒性作用有重大影响[78]。目前大多数前瞻性联合模态试验采用 V_{20} 作为治疗计划参数和限制 V_{20} 最多占肺总容量的 30%～40%。目前的 NCCN 指南建议限制 V_{20} 肺剂量小于 37%，平均肺剂量小于 20Gy。人们还认识到，将相当大的肺叶暴露于 5Gy 或 7Gy 的低剂量的潜在影响，这在采用调强放射治疗（调强放射治疗）技术治疗肺癌或间皮瘤时特别重要[79]。

食管毒性通常是胸部放疗期间与临床相关的主要急性毒性。适形技术的实施可能通过减少被照射的食管的体积来影响食管毒性，特别是对于没有广泛纵隔腺病的患者。辐射引起的急性食管毒性的风险因不同的分级而不同。超分割和加速放疗方案可观察到急性毒性增加[80]。与单纯放疗或序贯治疗相比，同步化疗与胸部放疗相结合可显著增加严重食管炎的发生率。可能与食管毒性相关的剂量学参数包括治疗的食管长度大于 40Gy，食管容量大于 50Gy，以及食管平均剂量[81-83]。目前的 NCCN 指南建议尽可能将食管平均剂量保持在 34Gy 以下，但食管剂量指南并不是绝对的，应该通过疼痛管理和营养支持来积极治疗急性食管炎。

至关重要的是，患者的治疗计划不能因为治疗通常是暂时的毒性作用而受到损害。"放射性防护"剂的作用尚不清楚；RTOG 进行了一项随机试验，以测试阿米福汀在局部晚期非小细胞肺癌同时接受放疗和化疗治疗时减少食管炎的能力[84]。氨磷汀与较高的急性恶心、呕吐、心血管毒性、感染或发热性中性粒细胞减少症发生率相关。阿米福汀不推荐与非临床试验的胸部放疗联合使用。

脊髓放射损伤，在第 35 章中有详细介绍，是胸部放疗的一个严重但罕见的并发症。大多数当代胸部恶性肿瘤的分段放疗和化疗的临床试验将脊髓的最大剂量限制在 45～50Gy。

对于局部晚期肺癌治疗的患者，辐射诱发心血管疾病的风险受到的关注相对较少，部分原因是预后良好。心脏剂量限制的重要性越来越受到重视，一项对

RTOG0617 的事后分析表明，增加心脏剂量对局部晚期 NSCLC 患者的总生存期（OS）有负面影响[85]。大多数与心血管毒性有关的先前数据来自霍奇金病和乳腺癌患者。多项研究表明，霍奇金病患者在纵隔照射后发生心血管疾病的风险更高，致命性心肌梗死是该人群非癌症死亡的主要原因[86]。虽然治疗霍奇金病的总剂量在过去几年里有所减少，但还不清楚这是否会降低心肌梗死的风险。

早期乳腺癌试验专家合作小组对随机临床试验进行的 Meta 分析表明，接受放射治疗的乳腺癌患者心脏死亡风险增加，与未接受放射治疗的患者相比，接受放射治疗的患者死于心脏疾病的相对风险为 1.27[87]。左侧乳腺癌的治疗和内乳腺淋巴结的治疗似乎会进一步增加心脏疾病的风险[88]。在现代放射治疗计划下，放射治疗引起的心脏病似乎减少了。先进治疗技术的实施，包括适形治疗、调强放射治疗、影像引导和呼吸门控，应该通过改善心脏结构的保留来降低胸椎肿瘤治疗中心脏毒性的风险。

五、治疗注意事项

（一）非小细胞肺癌

适合早期 I 期 NSCLC 患者的护理标准是解剖切除（肺叶切除术）。有临界心肺功能的患者在被认为是不能手术之前，应该进行康复和戒烟评估。在 20 世纪 80 年代对周围型 I 期（<3cm）NSCLC 患者进行的Ⅲ期临床试验中，与肺叶切除术相比，有限切除与局部肿瘤复发风险和癌症死亡风险显著相关[89]。有证据支持对小于 2cm 的周围型 NSCLC 使用有限切除，尽管大多数经验来自亚洲，那里的小周边病变的生物学可能与北美和欧洲的生物学不同[90]。北美和日本的Ⅲ期临床研究对小于 2cm 的病变进行有限切除的研究已经完成，应该很快会被报道[91]。或者，在某些适合的早期非小细胞肺癌患者中，报道了 SBRT 具有挑衅性的结果。SBRT 在可手术患者中的预期第二阶段试验已经在北美和日本完成。RTOG0618 显示了有希望的结果，但只有 26 名患者可评估，这突显了进一步研究的必要性[92]。在这一人群中比较 SBRT 和手术的Ⅲ期试验没有成功达到预期目标，尽管新的努力正在进行中[93,94]。

对早期非小细胞肺癌和心肺功能障碍患者的治疗迅速发展。肺叶切除和 SBRT 是最常见的考虑因素。射频消融术的经验更有限[95,96]。在 I 期 NSCLC 的 SBRT 的几项试验中，已经报道了接近 90% 的局部肿瘤控制，尽管由于担心严重的毒性，一些采用激进 SBRT 方案的试验限制了进入肺周围病变的范围[68]。进行 3～4 周的每天小剂量的加速低剂量 RT 疗法似乎也很有希望。加

拿大的一项随机试验正在将 SBRT 与超分割疗法进行比较[97-99]。虽然传统的剂量递增在现代治疗计划中是可行的，但延长治疗方案似乎不如加速治疗方案有效，而且对患者来说更沉重[100-102]。虽然试点经验表明，加入 125I 近距离治疗可能减少 I 期 NSCLC 的高危患者的局部复发，一项Ⅲ期美国外科医生学会肿瘤组（ACOSOG）试验未能显示术中 125I 获益[103]。SBRT 和叶下切除术在高危早期 NSCLC 中的相对优势尚不清楚。比较 SBRT 和叶下切除术治疗高危外周性 I 期 NSCLC 的Ⅲ期临床试验很难完成，尽管正在进行的 STABLE-MATES 修改的随机设计允许患者选择不接受指定的治疗，并仍在研究中。尽管 2 年局部无肿瘤复发率仅为 59.8%，射频消融术在早期疾病中也有前瞻性研究[104]。

大量随机研究表明，辅助化疗可以改善切除的非小细胞肺癌患者的生存，尽管这种益处会随着时间的推移而减少[105]。辅助化疗在早期淋巴结阴性非小细胞肺癌中的作用尚存争议。一项癌症和白血病 B 组（CALGB）试验没有显示辅助化疗对 T2 非小细胞肺癌有好处，尽管有提示大于 4mg 的肿瘤生存期有改善[106]。淋巴结阴性非小细胞肺癌经初次放疗的患者是否应该接受化疗是未来研究的一个领域。

尽管一项Ⅲ期临床试验比较了同期化疗和最终放疗（61Gy）、诱导同期化疗和放疗（45Gy）后手术切除的成熟结果，但手术在Ⅲ A 期 NSCLC 患者中的作用尚不清楚[107]。在接受手术的患者中观察到无复发生存期的改善，但 OS 没有改善。尽管如此，手术切除目前被用于某些Ⅲ A 期 NSCLC 患者，尽管人们认识到诱导治疗应该使用。诱导治疗应包括化疗还是化疗加放疗，目前仍存在争议。

"不可切除"的局部晚期 NSCLC 患者的治疗基础是并行全身双重化疗和胸部放疗，如第 51 章所述。基于 PACIFIC 试验的结果（如下所述），Durvalumab 辅助免疫治疗最近成为标准治疗方法[23]。关于这一人群的最佳治疗的争议将稍后描述。

1. 放疗期间的化疗方案和时间表　具有里程碑意义的Ⅲ期研究支持同步化疗和放疗，而不是序贯疗法，采用基于顺铂的化疗，疗程类似对全身疾病进行化疗[108]。然而，尽管缺乏 1 级的证据，一些Ⅲ期临床试验已经采用每周紫杉醇加卡铂的治疗方案作为标准治疗[109]。尽管 RTOG0617 标准组（60Gy）的良好结果支持考虑每周同步紫杉醇和卡铂作为可接受的标准治疗，但每周化疗计划或卡铂替代顺铂是否会影响预后仍是未知的[85]。

2. 放化疗的先后顺序和时机　在 20 世纪 80 年代进行的试验首次显示，与单纯的 RT 相比，在胸腔 RT 之前进行基于顺铂的化疗可改善 OS。随后的临床试验表明化疗和放疗同时进行优于序贯治疗[110]。尽管最近的Ⅲ期随机试验没有显示诱导化疗或巩固化疗有任何益处，但在临床实践中（并作为临床试验的标准）经常在同步治疗后给予额外的化疗[111, 112]。在接受较长时间化疗的队列中，毒性增强。考虑到辅助免疫治疗 1 年已成为局部晚期疾病的标准治疗，是否给予辅助化疗，特别是每周低剂量化疗同时进行放疗，可能会再次出现这个问题[113]。

3. 辐射剂量递增和分割　非小细胞肺癌的标准放疗方案为 60Gy/30 次，是由 20 世纪 70 年代进行的 RTOG 试验确定的[114]。适形放疗计划的出现引发了几项剂量递增研究。I 期和Ⅱ期研究令人鼓舞的结果导致了Ⅲ期试验 RTOG0617 的开发，与每周接受卡铂和紫杉醇化疗的 60Gy 相比，试验剂量为 74Gy[115, 116]。出乎意料的是，结果表明，较高剂量的放疗明显导致生存率下降，较高剂量的 RT 导致存活率显著下降，并提供了强有力的证据，反对在临床试验之外进行剂量递增的 RT[85]。

改变分割已经在几个局部晚期 NSCLC 的Ⅲ期临床试验中进行了测试。通过每天多次治疗来加速完成治疗的方案显示出了希望，尽管这些方案的效用受到了整合同步化疗的困难和许多中心每天治疗患者多达三次的逻辑挑战的限制[117, 118]。如果不缩短完成治疗的时间，超分割放疗似乎没有任何益处[119, 120]。先进的治疗技术的出现，有助于限制临界正常组织的辐射剂量，导致了对加速低分级治疗方案的研究兴趣的增加。在 PD-L1 抑制免疫治疗的背景下研究低分级可能有进一步的理论依据。前瞻性试验已经证明了令人鼓舞的结果。虽然比较低分割放疗和标准放疗的大型随机研究尚未报道，但欧洲癌症研究与治疗组织（EORTC）最近的一项研究使用 66Gy/24 次报道了令人鼓舞的结果，中位生存期为 30～33 个月[121]。

尽管使用质子疗法治疗局部晚期 NSCLC 的经验有限，但美国和世界范围内质子设施的增加已开始提供前瞻性数据。与 IMRT 相比，最初的随机试验未显示质子治疗改善了局部肿瘤控制或减少了肺炎[122]。RTOG 正在进行一项更大的Ⅲ期试验，比较光子和质子放射治疗与化疗同步进行。

4. 辐射目标体积　选择性淋巴结照射（ENI）的作用存在争议，目前的做法一般已经演变成不刻意针对临床未受累的淋巴结区域[123, 124]。尽管一项规模适中的中国研究显示，与 ENI 相比，参与野外治疗的毒性更小，且生存期没有受到损害，但研究 ENI 的影响和准确记录局部晚期 NSCLC 的复发位点是具有挑战性的[125]。

在常规化时代，ENI 的潜在影响力可能会减弱，

^{18}F-FDG PET 分期和大多数正在进行的前瞻性试验不包括 ENI。

5. 新型系统性药物的整合　西南肿瘤集团（SWOG）在 2001—2005 年进行的一项Ⅲ期试验显示，局部晚期 NSCLC 患者在放化疗后，使用 EGFR 维持抑制药吉非替尼的生存期更差[126]，抑制了在潜在可治愈人群中大规模研究靶向药物的热情。来自 CALGB 的试验数据显示，吉非替尼与放化疗同步治疗效果不佳，但如果不进行同步化疗，吉非替尼与放疗同步治疗的结果令人鼓舞[127]。随后的一项Ⅱ期试验评估了厄洛替尼和放疗对Ⅲ期 NSCLC 低风险患者的疗效，但未能达到主要生存终点，尽管中位生存期 17 个月对于低风险人群是合理的[128]。此外，尽管Ⅱ期研究显示，联合西妥昔单抗（一种抗表皮生长因子受体的单克隆抗体）与同步化疗和逆转录治疗取得了令人鼓舞的结果[129, 130]，在最近报道的Ⅲ期 RTOG0617 试验中，西妥昔单抗并没有提高生存期[85]。常规靶向药物治疗在未选定患者的治疗中似乎没有作用，但是靶向治疗在带有突变或基因重排的局部晚期 NSCLC 患者中的作用尚不清楚。一项评估诱导靶向治疗埃洛替尼（EGFR 突变肿瘤）或克唑替尼（ALK 后排）作用的随机研究，不幸的是，由于累积缓慢，最近过早终止，缺乏证据证明常规使用这些药物治疗Ⅲ期疾病。

在双重化疗中加入 VEGF 抑制药贝伐单抗可改善晚期非鳞状细胞癌患者的生存[131]。虽然贝伐单抗在局部晚期疾病中的研究最初很有热情，但 NSCLC 和 SCLC 使用贝伐单抗都显示气管食管瘘的风险增加。胸部放疗完成后数月至数年给予贝伐单抗与瘘管形成有关[132]。这些药物不应在非临床试验的情况下与放疗联合使用。

6. 免疫抑制药检查点　最近公布了 PACIFIC 试验的最新结果。在完成至少 2 个周期的化疗和明确的并发放疗后，患者被随机选择一种阻断 PD-L1 的单克隆抗体 Durvalumab 或观察。Durvalumab 组的 2 年生存期显著延长，66.3% vs. 55.6%（P=0.005），中位无进展生存期也有所改善（17.2 个月 vs. 5.6 个月）。一项事后分析发现 PD-L1 状态似乎与结果相关，患者不太可能受益，如果 PD-L1 表达低于 1%，则使用 Durvalumab 进行检测[23]。一些正在进行的试验正在测试免疫检查点抑制药，这些抑制药将进一步确定最佳的患者选择、测序和治疗时间[23]。

7. 预防性颅内照射　预防性颅内照射（PCI）在 4 个早期临床试验中对局部晚期 NSCLC 的作用进行了评估[133-136]，总的结论是 PCI 减少脑转移，但不能改善 OS。RTOG 领导的一项小组间研究的结果证实了这一观察结果，尽管试验因收益不佳而提前终止[137]。

8. 术后放疗　术后放疗的 Meta 分析在许多方面受到了严厉的批评，包括使用过时的技术，纳入早期疾病患者，以及给予过高的放疗剂量[138]。然而，在早期淋巴结阴性的 NSCLC 中，术后接受 RT 治疗存在生存损害，而淋巴结阳性的患者获益并不明显。目前的研究主要集中在对切除的 N$_2$ 期疾病进行术后放疗的评估，最近的监测、流行病学和最终结果（SEER）分析支持了这样一种观点，即当现代技术以适当的剂量（如 50Gy/2 次）进行术后放疗时，N$_2$ 期疾病可能对术后放疗有益[139]。一项评估术后放疗的Ⅲ期欧洲研究正在进行中[140]。

（二）小细胞肺癌

局限性 SCLC 的治疗包括放疗和化疗的同时进行。标准做法包括在加速超分割胸部放疗期间给予全剂量、以顺铂为基础的全身化疗（每天 2 次 1.5Gy，3 周内 45Gy）。对于肿瘤反应良好的患者，在完成放疗和化疗后行 PCI。鉴于最近报道的免疫治疗检查点抑制药在大分期疾病中的结果，计划在有限分期疾病中进行随机试验评估 PD-L1 抑制[24]。接下来将介绍局限性 SCLC 标准治疗中仍未解决的经典问题。

1. 胸部放射治疗的剂量和分割　尽管联合治疗有望获得高的临床缓解率，但采用中等剂量、传统的分节式胸部放射治疗时，持久的局部肿瘤控制效果较差。通过加速完成治疗的时间来强化 RT 疗程似乎是限制期 SCLC 的一种有效策略。组间试验 0096 随机分配患者接受 4500cGy 的常规（每天 180cGy）或超分割、加速（每天 2 次 150cGy）方案[141]。依托泊苷和顺铂化疗的第 1 个周期开始进行胸腔放疗。成熟结果支持加速放疗。加速放疗的患者 5 年生存率为 26%，而常规放疗的患者为 16%。加速方案的主要毒性增加是 3～4 级急性食管炎发生率的 2 倍（如 16% vs. 32%）。尽管有这样的结果，每天 2 次 45Gy 的治疗方案在临床实践中并没有得到很好的接受，在最近的美国国家癌症数据库分析中只有不到 12% 的患者接受每天 2 次的治疗[142]。不愿接受加速放疗的部分原因可能是急性毒性增加，以及涉及每天 2 次治疗患者的实际问题。然而，由于纳入了相对低剂量（45Gy）每天放疗作为标准治疗，本研究的结果也受到了质疑。

CALGB 已经在多个研究中检查了每天高剂量的胸部放疗，证明了在化疗的同时给予 70Gy/2 次的可行性。一项最初的Ⅱ期研究表明，与每天 2 次 45Gy 的研究相比，该研究以较小的明显毒性鼓励患者存活[143]。

目前，两项Ⅲ期临床试验对局限期 SCLC 的标准每天 2 次放疗和大剂量每天 1 次放疗进行了比较。欧洲同时进行的每天 1 次与每天 2 次放疗试验（CONVERT），测试了 QD66Gy/1 次是否优于 BID45Gy/1 次。两组之间的 OS 没有显著差异，QD66Gy/1 次和 BID45Gy/1 次的中位生存期分别为 25 个月和 30 个月[144]。由于每天 1 次的放射治疗并没有证明其优越性，作者得出结论，每天 2 次的放射治疗仍应是标准治疗。值得注意的是，严重毒性低于先前的试验，包括每组 19% 的食管炎，这可能反映了放疗计划的进展。一项计划外的子集分析表明，在 N₃ 疾病患者中，每天 2 次放疗的疗效有所改善，因为每天 2 次放疗的 5 年 OS 为 18%，而每天 1 次放疗的 5 年 OS 仅为 3%。类似的第三阶段试验，CALGB30610/RTOG0538，正在将标准胸腔 RT（1.5Gy/2 次）与 CALGB70Gy/1 次方案进行比较，应在 2019 年初完成[145]。

2. 放射治疗时间 相对于化疗，胸部放疗的最佳时机尚有争议。CALGB8083 随机分配患者接受初始放疗加化疗、延迟放疗加化疗或单纯化疗。成熟的结果显示，单独化疗的生存率低于两个胸放疗臂。早期放疗和延迟放疗之间没有显著差异，尽管有倾向于延迟胸部放疗的趋势（$P=0.14$）[146]。相反，加拿大国家癌症研究所的一项 III 期试验显示，与第 6 个化疗周期相比，第 2 个化疗周期的放疗在 3 周内 40Gy 有好处[147]。早期胸科放疗组 5 年生存率为 20%，晚期胸科放疗组为 11%；这种差异归因于脑转移的减少，因为两组间局部肿瘤控制没有差异。更多的研究试图解决胸部放疗的时机问题。已经发表了解决这个问题的 Meta 分析[148, 149]。虽然还不能得出明确的结论，但普遍认为早期开始胸部放疗（如第 1～3 个周期）可能是有益的，特别是在强化胸部放疗的情况下。

3. 治疗量 在局限期 SCLC 治疗中，最佳胸部放疗容积的问题在比较试验中尚未得到充分研究。SWOG 的研究人员发现，靶向化疗后肿瘤体积而不是肿瘤体积并不会导致失败率的增加[150]。最近的前瞻性试验使用延迟化疗（如第 3 个或第 4 个周期），对所有患者进行了减容胸廓放疗[151, 152]。来自北中央肿瘤治疗组的成熟失败数据显示，90 例局部复发中只有 2 例可能发生在诱导后容量之外，但在诱导前容量内，这表明缩小视野胸部放疗可能是一种可接受的策略[152]。

目前缺乏证明 ENI 在有限分期 SCLC 中的作用的数据。大多数前瞻性试验都将选定的双侧纵隔作为初始目标容积的一部分，尽管选择性地包括锁骨上区域和对侧门不被指出。是否实施 ¹⁸F-FDG PET 成像可降低 ENI 在 SCLC 中的作用尚未得到充分研究，尽管来自荷兰的小型试验表明，利用 FDG PET 引导的放射治疗可以获得有希望的结果[153]。

4. 预防性头颅照射 由预防颅内照射总览协作组进行的 Meta 分析[154]显示了令人信服的生存效益（3 年 5.4%）在治疗完全缓解后加入 PCI。一项 III 期试验比较了限制期 SCLC 的标准剂量（10 组 25Gy）和高剂量（每天 1 次或每天 2 次 36Gy）。高剂量的 PCI 不能进一步减少脑转移，但在接受高剂量的患者中观察到死亡率增加[155]。

在日本最近的一项广泛分期 SCLC 的研究中，PCI 缺乏益处，因此 PCI 在有限分期患者中的作用受到质疑[156]。目前，北美合作小组正在开展一项随机研究，对 MRI 密切监测与 PCI 进行比较。

5. 系统性的治疗方案 SCLC 对全身化疗非常敏感。由于顺铂和依托泊苷联合胸部放射治疗的临床活性和耐受性，顺铂联合依托泊苷在 20 世纪 80 年代成为标准的一线治疗。通过增加第三种化疗药物来改善结果的努力一直令人失望。一项 III 期临床试验显示，当紫杉醇加依托泊苷和顺铂作为广泛的 SCLC 一线治疗方案时，严重毒性增加，但没有生存益处[157]。虽然日本的一项研究证明使用顺铂和伊立替康改善了 OS，但这一结果并未在北美的试验中重现[158, 159]。

鉴于免疫疗法在非小细胞肺癌中的成功，已经有几项研究将免疫检查点抑制药应用于大分期疾病的治疗。初步试验表明，依匹鲁单抗联合尼鲁单抗或单用尼鲁单抗治疗复发性疾病有良好的疗效[160]。最近发表的 IMpower133 试验证明，在卡铂和依托泊苷的一线化疗中加入 Atezolizumab 可以改善大分期疾病的生存期和无进展生存期[24]。中位生存期从标准治疗的 10.3 个月提高到 Atezolizumab 组的 12.3 个月。

（三）胸腺瘤

胸腺肿瘤的最初治疗选择是手术。对于复发风险高的患者，应考虑辅助放疗或化疗。完整的整块手术切除是可切除胸腺瘤的护理标准。临床结果的主要决定因素是手术病理分期、肿瘤大小、组织学和手术切除的范围。

完全切除胸腺瘤可降低复发率，提高生存率[161]。虽然关于侵袭性胸腺瘤切除术后辅助放疗的价值缺乏前瞻性、随机化的数据，但一些回顾性研究显示侵袭性疾病患者接受辅助放疗可改善局部肿瘤控制和生存[162–164]。然而，从包括 SEER 数据库在内的大型多机构系列分析中，报道了有关辅助放疗效用的矛盾结果。最近的 SEER 数据分析显示，局限性胸腺瘤（Masaoka 期 I）患者术后放疗没有优势，但区域性疾病（Masaoka 期 II～III）患者可能有生存优势[165]。支持术后放疗的最强数据是在非摘除手术的患者人群中。相反，Kondo

和 Monden [10] 报道了一项大型的多机构回顾性研究，对 1320 例胸腺上皮肿瘤Ⅱ期或Ⅲ期患者进行了手术后未发现辅助放射治疗有显著益处的研究。虽然辅助放疗对Ⅱ期疾病的益处仍有争议，但大多数研究表明，对于更局部晚期肿瘤切除术后的辅助放疗有益 [166]。

对于那些不能切除的胸腺瘤患者，已经进行了初步放疗，结果合理，包括 65% 的局部放疗对照组和 5 年生存率为 40%～50% [167]。同样，复发性胸腺瘤的挽救性放射治疗可以达到大约 70% 的 7 年生存率 [168]。

与胸腺瘤的治疗方法类似，手术仍然是胸腺癌患者的主要治疗方法，胸腺癌的治疗方法与身体其他部位的癌相似。辅助放疗通常在手术后进行 [169]。辅助治疗可能有改善生存率和局部控制的趋势，但由于胸腺癌的频率相对较低，这很难显示 [170]。有报道称手术后接受放射治疗的患者有良好的 OS 率，也经常考虑全身化疗 [171]。

（四）肺类癌

手术是典型和不典型肺类癌的主要治疗方法，完全切除后的远期疗效良好 [172]。昂丹司琼（5-HT₃ 拮抗药）可以缓解潮红等临床症状。生长抑素类似物、神经肽释放抑制药通过与生长抑素受体结合缓解类癌的症状 [173]。生长抑素的长效类似物，如奥曲肽和兰瑞肽，用于控制腹泻和潮红；它们有大约 70% 的机会改善症状。

典型的类癌在根治性切除后不需要辅助治疗 [174]。肿瘤直径大于 3cm、淋巴结转移、非典型组织学或残留病变的患者可从放疗中获益 [175]。尽管临床经验有限，但 SBRT 对小实质肺病变切除风险高的患者的经验可以考虑。

放射性生长抑素类似物靶向肿瘤已用于类癌患者，但结果不确定 [176]。IFN-α 单独或与奥曲肽联合使用，已导致一些患者症状缓解 [177]。化疗结果还不确定，顺铂和依托泊苷可能在非典型类癌患者中起作用 [178]。放疗可以缓解局部晚期或转移性疾病患者的症状 [179]。

（五）间皮瘤

因为间皮瘤通常累及肺的内脏和胸膜壁面，并延伸至内衬胸膜的肺裂，如果不进行胸膜外全肺切除术（EPP），就很难进行完整的切除。EPP 包括全面切除胸腔内的组织，包括胸膜壁层和内脏胸膜、受累肺、纵隔淋巴结、膈肌和心包。考虑到手术的侵袭性，EPP 仅适用于上皮亚型的局限性疾病，且并存疾病最少的患者。即使有 EPP，完全切除通常也不能完成，与较小切除相比，EPP 的相对价值尚不清楚 [180, 181]。在英国进行的多机构间皮瘤和根治性手术（MARS）随机可行性试验发现，在三种疗法的背景下，EPP 可能存在损害，尽管只有 50 例患者最终被随机化 [182]。

放射治疗在间皮瘤中的价值仍有争议，大部分数据取决于患者的选择因素。安大略癌症护理循证护理项目的一份报告表明，在已发表的文献中几乎没有证据支持放疗在间皮瘤的治疗中发挥作用 [183]。最近的一项前瞻性研究 SAKK17/04，虽然只有 27 名患者被分配接受放疗，但并没有显示新辅助化疗和 EPP 后的局部放疗有好处 [184]。另外，一项 SEER 数据库综述指出，上皮样组织学、肺切除术和放疗可预测生存期的增加 [185]。和肺切除术患者的中位生存期无放疗组分别为 19 个月和 13 个月（P=0.01）。其他机构研究表明，EPP 后给予 RT 可以改善局部肿瘤控制。

培美曲塞联合顺铂全身治疗被认为是晚期间皮瘤（不可切除）患者的标准治疗 [186]。接受该方案治疗的患者的预期中位生存期接近 12 个月。贝伐单抗被认为适用于不能切除疾病的合格患者 [187]。由于并发症，卡铂经常被顺铂取代，但疗效没有明显下降。化疗现在已经被常规地整合为三种治疗的一部分，主要基于有希望的结果，用于可切除间皮瘤的患者 [178]。

基于前瞻性研究的早期结果，NCCN 指南现在考虑对复发性恶性胸膜间皮瘤（MPM）患者采用派姆单抗或尼鲁单抗联合或不联合伊匹单抗的免疫治疗 [188, 189]。正在进行的试验正在测试在初始治疗中添加检查点抑制药的效果；DREAM 试验的初步结果表明，在顺铂和培美曲塞的基础上加入 Durvalumab 可以改善无病生存率和反应率 [190]。

在一些单一机构的经验中，EPP 后用调强放射治疗同侧半胸与高毒性死亡率相关 [191, 192]。致死性肺炎与对侧肺的辐射暴露有关；NCCN 指南建议肺平均剂量限制在 8.5Gy，V₅ 肺尽可能保持低剂量。后续的系列研究表明，如果严格遵守正常组织剂量限制，调强放射治疗的毒性是可以接受的。尽管有经验的中心提供的数据表明，在严格的治疗计划和在正常组织约束下的总剂量指导下，治疗同侧半胸是可以接受的，但在保留肺手术后采用胸膜切除术或去皮剥除术治疗同侧半胸尤其具有挑战性 [193, 194]。

在间皮瘤中，肿瘤沿活检道播散是一种常见的现象。关于姑息性放疗可能在降低胸壁肿瘤播散率方面起作用的证据是相互矛盾的，目前欧洲的一项随机试验正在评估 21Gy/3 次对胸壁病变复发的影响 [195]。

第 50 章　小细胞肺癌
Small Cell Lung Cancer

Michael Mix　Jeffrey A. Bogart　著
杨丽颖　译

要　点

1. **发生率**　小细胞肺癌约占美国每年超过 23 万例肺癌诊断的 15%。只有大约 1/3 的人没有转移性疾病。

2. **生物学特征**　小细胞肺癌是一种高度恶性的肺部肿瘤，其超微结构特征与其神经内分泌分化相一致。p53 和 pRb 在几乎所有的病例中都发生了突变，并获得了额外的突变，导致了最终的转移表型。已知它与副肿瘤综合征有关。

3. **分期**　胸部 CT 增强扫描、正电子发射断层扫描 / 计算机断层扫描和脑部磁共振成像对于组织学诊断后的检查是必不可少的。美国癌症联合委员会第 8 版 TNM 分期报告，但临床决策在很大程度上是基于广泛使用的有限和广泛的二分法分期系统。

4. **局限性小细胞肺癌的一线治疗**　治疗包括所有病例的化疗，一般为顺铂和依托泊苷 4 个周期。胸部放射治疗是同时进行的；目前的标准是 45Gy，对于那些有局限性疾病的患者，分为 30 次，每天 2 次。然而，最佳剂量将由最近结束的和累积的第三阶段试验（CALGB30610 和 CONVERT）的长期结果来确定。TRT 在课程的早期进行，如果可能的话，与周期 1 或周期 2 同时进行。肉眼疾病是有针对性的，选择性结节放疗基本上已经被放弃。预防性颅脑照射被常规推荐给对初步治疗有反应的患者。

5. **广泛性小细胞肺癌的一线治疗**　化疗是治疗的主干，同样由顺铂和依托泊苷组成，通常为 6 个周期。对于化疗反应良好的患者，考虑采用巩固 TRT，通常是 30Gy/10 次，尽管这个剂量仍有待明确定义。在化疗结束后，PCI 已被推荐使用，但由于关于总体生存益处的 III 期研究结果相互矛盾，它的使用最近变得更具争议性。在第三阶段研究中，正在研究在获得 PCI 益处的同时减轻脑辐射毒性的方法，包括海马回避。在过去的几十年里，总体结果的改善进展缓慢，但关于靶向治疗的新兴研究为未来提供了希望。检查点抑制药的免疫治疗目前用于难治性或复发性疾病，最近出现了支持 PD-L1 抑制作为一线治疗组成部分的第三阶段数据。

一、概述

小细胞肺癌是肺癌的一个子集，其自然史通常比更常见的非小细胞肺癌（NSCLC）更具侵袭性。在 20 世纪 70 年代，人们注意到 SCLC 早期常发生远处转移[1]。从那时起，SCLC 主要通过化疗和放疗进行治疗，只有极少数病例保留手术治疗。在最终治疗后，考虑到脑转移的高发生率，应考虑预防性颅内照射。尽管对初始治疗有良好的反应率，复发是规律而不是例外。生存率仍然相对较低，特别是那些存在播散性疾病的人。在标准治疗下，中位生存期约为 28 个月[2] 和 15 个月[3] 分别用于局限性和转移性疾病，大约 1/3 的胸闷疾病患者存

活 5 年。播散性疾病患者的长期生存极为罕见。由于在筛查、诊断方面普遍缺乏进展，在 SCLC 的治疗上，它被美国国家癌症研究所（NCI）的主任在过去的 10 年里确定为顽抗性癌症，这表明需要增加资金和研究。相对于非小细胞肺癌，无论是局部的还是系统性的，管理上的进步都是微乎其微的。

二、病原学和流行病学

2018 年，美国新确定的肺癌病例估计有 23.4 万例[4]。在世界范围内，肺癌是最常见的恶性肿瘤和最常见的癌症相关死亡原因[5]。SCLC 约占所有肺癌诊断的 15%。随着时间的推移，发病率有所下降[6]，很大程度上归因

于吸烟率的下降。

吸烟仍然是 SCLC 发展的主要危险因素。绝大多数患有此病的人有严重的吸烟史。与非小细胞癌不同的是，尽管一些证据表明，额外的环境风险因素所起的作用较小，氢会增加风险，就像在非小细胞肺癌中一样[7]。在这一典型案例中，反复暴露于吸入的香烟烟雾中会导致大量驱动癌变的基因组异常。

三、预防和早期发现

戒烟或停止吸烟是预防 SCLC 的唯一有效方法。没有有效的筛选系统存在。人们可以推测，使用低剂量计算机断层扫描筛查 NSCLC 可能会导致 SCLC 局部诊断的上升，但目前的数据并不支持[8]。一般来说，SCLC 不适合从筛查中获益的典型诊断模式，因为它的临床前潜伏期短、生物侵袭性和早期全身转移的倾向。最后，与非小细胞肺癌相比，这种疾病相对罕见，筛查所需的数量可能是令人望而却步的。

那些确实实现了对其疾病的持久控制的患者有很大的风险发展为第二原发癌症，特别是那些与吸烟有关的癌症[9]。因此，无论是在诊断期还是在监测期，都应强调戒烟。

四、生物学特性 / 分子生物学

SCLC 在 20 世纪中期被确定为与其他肺癌不同的实体[10]。初步基于超微结构特征[11]并最终在体外验证了分泌能力[12]，SCLC 被归类为神经内分泌肺肿瘤。这是最具侵袭性的一种肿瘤，它还包括大细胞神经内分泌癌（LCNEC）、非典型类癌和典型类癌[13]。非典型类癌每个高倍场有 2～11 个核分裂，更大的是 SCLC 或 LCNEC 的诊断标准。这两个高级实体之间的区别是基于形态学特征，当然，包括细胞大小。光镜下，阳性诊断为恶性上皮肿瘤，由小细胞组成，细胞质稀少，细胞边界不清，核染色质呈细颗粒状，核仁不明显或不明显[13]。支持免疫组化染色的包括 CD56、嗜铬粒蛋白、突触素和 TTF-1，绝大多数呈阳性，这对诊断有帮助但不是必需的[14, 15]。有一种独特的实体称为联合小细胞癌变体，指的是 SCLC 与混合成分 NSCLC（鳞状细胞癌、腺癌等）。为了满足这一定义，2004 年世界卫生组织的标准规定大细胞的存在至少为 10%。

与所有上皮细胞癌一样，SCLC 经历一系列获得性突变，导致最终的恶性和转移状态。烟草致癌被认为在这一进化过程中起着至关重要的作用。TP53 和 RB1 是 SCLC 中最常见的突变基因，几乎在所有病例中都发生改变[16]。然而，通常需要额外的基因打击，通常包括 PTEN 和 NFIB[17]。特别是 NFIB 与转移潜能的发展相

关[18]。另一个常见的发现是等位基因 3p 的缺失[19]。许多其他的肿瘤抑制基因已经被鉴定出来，对其所扮演角色的调查正在进行中[20]。由于 Notch 通路基因的突变或抑制药的表达，Notch 信号通路经常发生失调[21, 22]。MYC 扩增很常见[23]，但是，与肺腺癌相比，激酶信号通路的扩增（如 EGFR、ALK）较少发生。大多数 SCLC 细胞被认为表达 KIT 或其配体干细胞因子[24-26]，尽管伊马替尼几乎没有显示出抗肿瘤活性[27]。血管内皮生长因子（VEGF）在 SCLC 中的表达增加，但尽管人们热衷于靶向血管生成，尝试用单克隆抗体或酪氨酸激酶抑制药来实现血管生成的试验大部分都是阴性的。除了基因突变之外，表观遗传变化的潜在作用及其在癌变中的机制也引起了人们的兴趣[20]。

与 NSCLC 相比，一般认为 SCLC 肿瘤中 PD-L1 的表达较低，但关于阳性的报道不尽相同[28-31]。无论如何，由于表达并不一定与治疗反应相关，检查点抑制药治疗结果的改善是非常乐观的。临床结果将在后面更详细地讨论。预测反应的标志物已被高度寻求，一种有希望的方法是肿瘤突变负担的程度。有迹象表明，与单用 Nivolumab（抗 PD-1）和 Ipilimumab（抗 CTLA-4）相比较，在最高 1/3 负荷的肿瘤中，联合使用 Nivolumab（抗 PD-1）和 Ipilimumab（抗 CTLA-4）的疗效更高[32]。

五、临床表现、患者评估和分期

SCLC 以早期播散、体积庞大的结节性疾病和广泛转移而著称。这在很大程度上是由于迅速扩散。如前所述，大多数患者在诊断时表现为转移性疾病，只有极少数（<5%）表现为真正的淋巴结阴性疾病。考虑到快速翻倍率，患者常表现出进展迅速的胸部症状。呼吸短促、咳嗽、梗阻后感染和上腔静脉综合征是最常见的表现。

功能性神经内分泌特征和（或）抗体交叉反应可导致远程系统内稳态中断，即所谓的副肿瘤综合征。这可能是异位激素的产生或针对神经抗原的抗体的结果。这些综合征被很好地描述，代表了这一患者群体的一个显著的发病率来源。Lambert Eaton 肌无力综合征（LEMS）、脑脊髓炎和感觉神经病变是典型的神经综合征。LEMS 是一种针对突触前钙通道的抗体干扰正常乙酰胆碱释放的临床综合征。其结果是缓慢进展的近端肌肉无力和深腱反射抑制。内分泌不良症包括抗利尿激素分泌不当综合征（SIADH）和库欣综合征，分别异位产生 ADH 和皮质醇。治疗方法取决于当前的综合征，并与抗肿瘤治疗相结合（如果不是单独组成的话）[33]。

上腔静脉综合征是指上腔静脉被巨大的纵隔腺病累及，有时是由实质性肿块侵犯纵隔引起的上腔静脉阻

塞。患者表现为面部和上肢静脉排空受限，包括肿胀、过多血液、蓝紫色、卧位疼痛，如果血管阻塞，则胸部侧支血管系统逐渐发展。SVC 综合征是一种在新诊断的 SCLC 中常见的表现，因为它有表现大块纵隔腺病的倾向。考虑到化疗的敏感性，快速开始化疗通常是治疗的选择，而不是直接进行姑息性放疗。有数据表明，对于出现 SVC 综合征的患者，在开始时不使用放疗的结果是相同的 [34, 35]。

在可行的情况下，应尽快获得组织诊断，并在治疗开始前进行，因为治疗建议可能与 NSCLC 有很大的不同。虽然有时经皮穿刺活检是合适的，但如果发现淋巴结受累，支气管超声检查（支气管内超声）提供了诊断和确定分期的优势。常规实验室评估后，应进行胸部 CT 对比及磁共振成像的大脑给予高倾向的脑转移。如果没有发现转移性疾病，建议使用正电子发射断层扫描 / 计算机断层扫描。PET/CT 已被证明能提高检测胸外转移的能力，与单纯 CT 相比，其敏感性显著提高 [36-38]。随着 PET/CT 的增加，10%～20% 的患者的分期被提高。

建议采用美国癌症联合委员会的肺癌分期，对 NSCLC 也是如此；第 8 版于 2018 年 1 月正式实施。然而，几十年来，基于有限分期与广泛分期的二分法已经做出了实际的临床决策。也就是说，AJCC 的分期是预后的，如果不考虑的话，可能会影响临床试验的结果。因此，强调其常规临床应用的重要性是至关重要的。美国退伍军人管理局（VA）肺部研究小组在 20 世纪下半叶最初制定了有限 / 广泛的定义；有限的定义是疾病限制在一个半胸，可以通过合理的放射治疗领域 [39]。广泛阶段包括任何不符合限制条件的东西。在目前的实践中，限定的疾病程度是主观的，这在很大程度上归因于适形放疗的发展。与 AJCC 系统不存在严格的相关性；然而，M_{1a} 疾病通常被认为是广泛的。同侧锁骨上（N_3）受累常被纳入限制期治疗范式，而对侧锁骨门或锁骨上受累则更具争议，并代表了当代大多数（但不是所有）限制期疾病患者的临床试验的典型排除标准。

六、初级治疗、局部晚期疾病、综合治疗

（一）小细胞肺癌的手术治疗

与非小细胞肺癌不同，手术在小细胞肺癌中的作用非常有限。英国医学研究委员会（MRC）的一项为期 10 年的试验结果表明，放疗比手术切除的生存结局更好 [40]。可切除疾病且无证据表明有胸外转移的患者（144 例）适合接受任何一种治疗。手术范围广泛（包括所有病例的全肺切除术），在任何一侧均未进行化疗。根治性放疗组的生存率为 300 天优于 199 天（P=0.04）。这是基础在意向性治疗分析，事实是一定要注意考虑到一

个长期幸存者从来没有真正接受过手术，只接受了缓和 RT，然而，结果使作者得出结论，RT 是符合入选标准的患者的最佳选择。根据这些结果，手术切除在 SCLC 的治疗算法中被大量移除。

肺癌研究组（LCSG）进行了一项更现代的试验，对环磷酰胺、阿霉素和长春新碱（CAV）反应后的患者进行随机分组，以纳入或省略肺切除术 [41]。所有患者均接受胸部放射治疗（50Gy/25 次）和 PCI 治疗（30Gy/15 次）。加上手术，在生存率和局部控制方面没有改善。一项关于疾病程度的亚组分析未确定可能受益于手术的队列。所有病例的诊断都是经由血流 - 肠镜做出的；因此，无周围肿瘤和支气管镜检查阴性的患者纳入本试验。

大量的回顾性分析、小型单臂早期试验和数据库研究试图进一步阐明手术切除在早期疾病中的潜在作用。其中许多疗法的 5 年生存率都很有希望，在 40%～70%。表 50-1 总结了其中几项研究。在许多情况下，没有使用 RT 或其使用不详细，使评论 RT 的任何影响困难。美国国家综合癌症网络（NCCN）指南建议对纵隔阴性分期后的 $T_{1～2}N_0$ 患者考虑手术切除 [42]。在一项监测、流行病学和最终结果（SEER）项目数据库中，对 1900 多名 I 期 SCLC 患者进行了分析，只有 28% 的患者接受了切除术 [43]，这表明尽管 NCCN 推荐手术切除，但手术并不常见。更广泛的淋巴结取样似乎对切除四个或四个以上淋巴结的患者有更好的总生存率有好处。在日本的一项小型研究中，11% 的患者因纵隔镜检查发现纵隔受累而被认为不能手术 [44]。在这些患者中，18% 的患者经阴性纵隔镜检查后发现有 pN_2 疾病，提示灵敏度有限，并强调了在最终切除前侵袭性纵隔分期的重要性。

在手术切除的病例中，建议辅助化疗。美国国家癌症数据库（NCDB）的分析显示，在切除后加用化疗（伴或不伴放疗）可以提高生存率 [45]。该分析还表明，使用化疗与脑定向放疗相关的生存改善。目前，PCI 仍然是切除和辅助化疗的缓解期患者的标准建议 [42, 46]，虽然有回顾性数据表明，PCI 对病理 I 期患者可能没有好处 [47, 48]。没有前瞻性的数据可以明确回答这个问题。

鉴于立体定向体放射治疗在医学上不能手术的 I 期 NSCLC 的广泛应用，早期 SCLC 患者接受这种治疗并不奇怪，特别是如果认为切除风险高的话。一些系列文章详细介绍了 SBRT 在这个场景中不断增加的使用情况（表 50-2）。考虑到小的回顾性设计和可能存在的并发症，结果与外科文献更好。在对 $T_{1～2}N_0$ SCLC 的 NCDB 分析中，5938 名患者被归类为接受手术（35%）、常规分割外放射治疗（60%）或 SBRT（5%）[49]。2 年

表 50-1　小细胞肺癌手术切除选择

作者（年份）	研究类型	n	分　期	化　疗	5 年 OS
Schreiber（2010）[112]	SEER	863	I～III	28%	35%
Yu（2010）[113]	SEER	247[a]	I	NR	50%
Varlotto（2011）[114]	SEER	436	I～II	NR	47%（肺叶切除术） 29%（亚肺叶切除术）
Takei（2014）[115]	回顾性	243	I～IV	11%IND 65%Adj	53%
Yang（2016）[45]	NCDB	954	I	57%Adj	47%
Combs（2015）[116]	NCDB	2476	I～III	68%	I～III期分别为 51%、25% 和 18%
Wakeam（2017）[117]	NCDB	2619	I～III A	59%Adj	I～III期的 MS 分别为 39 个月、23 个月和 22 个月
Paximadis（2018）[49]	NCDB	943	I	54%	3 年 OS，62%

a. 选择行肺叶切除术的患者
Adj. 辅助治疗；IND. 诱导；MS. 中位生存期；NCDB. 美国国家癌症数据库的回顾性审查；NR. 未报道；OS. 总生存期；SEER. 监测、流行病学和最终结果数据库的回顾性审查

表 50-2　早期 SCLC 的立体定向体部放射治疗系列

作者（年份）	类　型	n	化　疗	PCI	RT 剂量	DFS/PFS	中位 OS	OS
Verma（2017）[118, 119]	多机构	74	56% 是 44% 否	23%	中位 50/5	中位 61.3 个月 中位 9 个月	31.4 个月 14.3 个月	3 年，34%
Stahl（2017）[120]	NCDB	285	46% 是	NR	最常见[a] 50/5，21% 48/4，16% 60/3，14% 54/3，12%	NR	23.5 个月	5 年，22%
Shioyama（2018）[121]	回顾性	43	19% 是	19%	48～60，分 4～8 次	2 年，45%		2 年，72%
Paximadis（2018）[49]	NCDB	140	51% 是	NR	最常见[*] 50/5，25% 48/4，20% 60/3，15% 54/3，13%	NR	NR	3 年，40%

a.（%）整个队列
DFS/PFS. 无病 / 无进展生存期；multi-inst. 多机构；NCDB. 美国国家癌症数据库的回顾性审查；NR. 未报道；OS. 总生存期；PCI. 预防性脑照射；RT. 放射治疗；SCLC. 小细胞肺癌

和 3 年的中位 OS 率分别为 62% 和 50%。手术分为确定型（肺叶切除术、全肺切除术）和有限型（小于肺叶切除术）。最常见的 EBRT 方案为 60Gy/30 次（14%）、45Gy/30 次、BID（11%）和 59.4Gy/33 次（7%）。最常见的 SBRT 方案为 50Gy/5 次（25%）、48Gy/4 次（20%）、60Gy/3 次（15%）、54Gy/3 次（13%）。在接受手术的患者中，83% 的患者有病理淋巴结评估，而 SBRT/EBRT 患者只有 6%。接受手术、EBRT 和 SBRT 患者的 2 年和 3 年 OS 分别为 72% 和 62%、56% 和 44%、56% 和

40%。与有限切除相比，最终切除与生存期改善相关，SBRT 与 EBRT 相比与生存期改善相关。在一个多变量模型中，切除优于放疗，但在比较 SBRT 和有限切除时并不存在益处。在手术病例中，淋巴结评估的影响肯定在手术对放疗的感知益处中发挥作用，就像存在（或缺乏）并发症一样。关于 SBRT 在 SCLC 治疗中的作用，还需要进一步的研究才能得出明确的结论。

（二）局限性小细胞肺癌的胸部放射治疗

目前，局限性 SCLC（L-SCLC）的标准治疗是胸部

放疗与全身化疗同时进行。两个 Meta 分析证实，在化疗中加入胸科放疗可使 OS 获益[50, 51]。两者均表明 2 年的绝对生存率差异为 5.4%。Warde 和 Payne[51] 还发现，在加入 RT 治疗后，局部复发（LR）显著降低。这些发现非常重要，因为它们证明了尽管 SCLC 被认为是一种快速转移的疾病，但局部治疗——以及因此的局部控制（LC）——可以影响生存率。考虑到当时所采用的分期方法和治疗方案，以现代标准来看，胸部放疗的影响更为显著。

（三）局限性小细胞肺癌的剂量和分割

由于局部照射的效用是建立在提高生存，几个分割方案已被研究。20 世纪 70 年代末和 80 年代发表的初步试验评估了 TRT 在有限分期疾病中的应用，研究了 40～50Gy 的不同剂量，在某些情况下有分裂的病程[50]。

第一个显著的进展是 1999 年发表的 0096 组间试验的长期随访结果[52]。患者随机接受 45Gy/1.5Gy，BID，3 周；或 45Gy/1.8Gy，QD，5 周。这与顺铂加依托泊苷（PE）化疗的第 1 个周期同时开始。治疗范围包括大体疾病和选择性覆盖同侧门和双侧纵隔。完全缓解组给予 PCI（25Gy/10 次）。与 BID 方案相关的中位生存期（MS）有显著改善，分别是 23 个月和 19 个月（P=0.04）。2 年和 5 年的总生存率分别从 41% 增加到 47% 和 16% 增加到 26%。3 级 + 食管炎的发生率增加了 1 倍（16% vs. 32%，P<0.001）。该试验受到了批评，主要是因为标准剂量使用了相对较低的生物有效剂量（BED）。他们提出的论点是，如果使用更高的剂量，所看到的生存率的增加可能不会发生。

20 世纪 90 年代，由北中癌症治疗小组（NCCTG）进行的第二期Ⅲ期研究评估了 BID RT 的使用[53]。分期有限的患者接受 3 个周期 PE 无进展的随机接受两种放疗方案中的一种，同时接受 2 个以上周期的相同化疗。实验臂为 48Gy，共 32 次，在最初的 24Gy 后休息 2.5 周。另外，患者在 28 个部位接受 50.4Gy，每天 1 次，无间断。第六个也是最后 1 个周期的化疗是在放疗后进行的，并且对那些达到 CR 的患者给予 PCI（30Gy/15 次）。BID 组患者经历了更高级别的食管炎（12% vs. 5.3%，P=0.05）。在 LC 或生存率方面没有显著差异。因此，在没有加速完成放疗时间的情况下，BID 分割没有看到任何益处。

癌症和白血病 B 组（CALGB）报道了一项研究，旨在寻找 QD 和 BID 分割的最大耐受剂量（MTD）[54]，从第 4 个化疗周期开始。技术上没有达到 QD 辐射的 MTD，因为评估的最高剂量被认为是安全的，70Gy/35 次。在 BID 队列中，45Gy/30 次是 MTD，给予不可接

受的食管炎高剂量方案。这导致了 CALGB 的第二阶段试验，包括 63 名患者，在紫杉醇和拓扑替康诱导后，接受 70Gy/35 次，QD，第 1 个周期同时使用卡铂和依托泊苷（CE）[55]。除大体疾病外，对同侧肺门和纵隔进行选择性治疗，对 CR 或"PR 良好"的患者给予 PCI 治疗。该方案耐受性良好，MS 为 22.4 个月。

可耐受的第一阶段结果[56] 导致放射治疗肿瘤小组（RTOG）在Ⅱ期临床试验中研究了一种伴随的促进技术，RTOG0239[57]。患者在 5 周内接受 61.2Gy，每周 5 天（第 1～22 天 1.8Gy，QD，第 23～33 天 1.8Gy，BID）。这与 4 个周期 PE 的第 1 个周期同时开始。达到 CR 的患者接受 PCI。虽然局部区域肿瘤控制良好，但 2 年总生存率为 37%，令人失望。该方案是可耐受的，毒性率与 BID 和 CALGB 方案一致。这导致了三段式三期临床试验的发展，与 45Gy，BID 标准相比，对 70Gy，QD 的方法和 RTOG 同步推进技术进行了评估。这项 CALGB30610/RTOG0538 试验的设计计划是终止毒性最严重的实验臂。在撰写本文时，伴随的 BOOST ARM 在计划中的中期分析后已经停止，试验即将完成，目标是＞700 名患者。主要终点是中位生存期和 2 年总生存率。

在欧洲和加拿大进行了一项类似的Ⅲ期试验，以验证在 OS（同时每天 1 次放疗 vs. 每天 2 次放疗试验方面，高剂量 QD 放疗优于 BID 放疗的假设）[2]。60% 的患者接受了 PET 分期治疗。随机分为 45Gy/30 次，BID，或 66Gy/33 次，QD。没有选择性的淋巴结照射，6 名患者中大约有 1 名接受了调强放射治疗（IMRT）。患者接受 4～6 个周期的 PE，RT 从周期 2 开始。中位 OS 无显著差异：BID 组和 QD 组分别为 30 个月和 25 个月。2 年或 5 年 OS 也没有显著差异，分别为 56% vs. 51% 和 34% vs. 31%。非血液学毒性无显著差异，尽管在 BID 组中出现更多的 4 级中性粒细胞减少（49% vs. 38%，P=0.05）。3 级和 4 级食管炎的发生率为 18%～19%，高级别肺炎在两臂约 2% 可见。作者得出结论，不同方案的毒性相似，生存结局没有差异。然而，考虑到它的设计显示优越性，而它没有做到，当可行时，BID 方案应该保持标准的护理。

尽管有组间 0096 试验的结果，但根据现有文献，BID 分级的使用仍然很低。NCDB 对 1999—2012 年接受治疗的患者进行了分析，所有中心的总体 BID 使用率为 11%，其中学术 / 治疗的比例稍高（18%）研究机构[58]。即使与 QD 剂量≥60Gy 相比，BID 辐射的使用也与 OS 改善相关。在 INT-0096 中，标准臂的不方便和感觉上的自卑是据称的解释之一。2013 年，Kong 等发表了美国放射学会（ACR）适宜性标准，指出在可行的情况下，倾向 45Gy，BID 方案[59]。这是在 CONVERT 试验结果

发表之前。当前的 NCCN 指南建议，如果选择每天治疗，使用更高剂量（60～70Gy），但并没有表示对 BID 方案的偏好[42]。

对于分期有限的疾病，每天 1 次放疗是否有剂量反应尚不清楚。虽然回顾性分析表明，更高剂量的治疗效果有所改善，包括 OS，但在前瞻性比较研究中，并没有确凿证据表明每天增加剂量的治疗方案有剂量反应（表 50-3）。虽然在现场和局部区域控制方面还有改进的空间，但在临床试验环境之外寻求剂量增加时应谨慎。类似的治疗量在 RTOG0617 的局部晚期 NSCLC 中被增加[60]。在这里，74Gy 与 60Gy 不仅不能改善 LC，还暗示生存率较低。同样，将食管癌的最终剂量从 50.4Gy 增加到 64.8Gy 并没有改善局部控制，而且可能导致生存率下降[61]。LC 的相对剂量并不总是越多越好。在这些作者看来，对于那些能够遵守的人来说，45Gy，BID 仍应是首选标准，因为目前的文献没有显示剂量升级每天方案的优越性。

（四）局限性小细胞肺癌放射治疗的时间和顺序

给予多周期化疗（4～6 次）早已成为标准，传递

RT 的最佳时机已经被广泛研究过。虽然缺乏支持同步化疗和放射治疗优于序贯治疗的确切Ⅲ期证据，但对于表现良好的患者，同步治疗长期被采用为护理标准。这在很大程度上是由于包括同步疗法在内的试验通常报道的中位和长期生存率高于采用序贯疗法的试验。相对于化疗，启动 TRT 的最佳时机一直存在争议。早期使用 TRT 的经典研究由加拿大国家癌症研究所（NCIC）进行，证明提供 40Gy/15 次在第 3 周（第 2 个周期）而不是末次周期（第 15 周）改善整体和无进展生存（PFS）[62]。早期放疗的 5 年 OS 为 20%，晚期放疗的 5 年 OS 为 11%。有趣的是，生存期的改善似乎与早期放疗组减少脑转移有关，而不是改善缓解率或局部肿瘤控制。化疗包括 CAV 和 PE 交替周期，并使用过时的放疗计划，包括后脊髓阻断。一项旨在证实这些结果的试验是由伦敦肺癌小组（英国）使用类似的治疗方案进行的[63]。该试验的早期 RT 组表现不佳，MS 仅为 13.7 个月，可能是由于预期化疗的接受次数较少。早期放疗与晚期放疗在生存率方面没有差异。与 NCIC 研究相反，CALGB 试验对单纯化疗与早期或晚期放疗化疗的长期随访结果倾向于延迟放疗[64]。晚期放疗组的 2 年无失败生存

表 50-3　Ⅲ期和Ⅱ期前瞻性临床试验

试　验	年　份	n	化　疗	TRT	TRT 持续时间	TRT 开始时间	中位 OS（个月）	2 年生存率
INT 0096[52]	1989—1992	417	PE×4	45Gy QD（25fx） 45Gy BID（30fx）	5 周 3 周	第 1 个周期 第 1 个周期	19 23	41%（16% 5 年） 47%（26% 5 年）
NCCTG[122]	1990—1996	262	PE×6	50.4Gy QD（28fx） 48Gy BID（32fx）	5.5 周 5 周	第 4 个周期 第 4 个周期	21.9^a 19.9^a	47%^{a}（34% 3 年） 45%^{a}（29% 3 年）
CALGB 9235[123]	1993—1999	307	PE×5 TamPE×5	50Gy（25fx） 50Gy（25fx）	5 周 5 周	第 4 个周期 第 4 个周期	20.6 18.4	
RTOG 9609[91]	1996—1998	55	PET×4	45Gy BID（30fx）	3 周	第 1 个周期	24.7	54.7%
ECOG 2596[124]	1997—1998	—	PET×4	63Gy（35fx）	7 周	第 3 个周期	15.7	23.8%
SWOG 9713[125]	1998—1999	8987	PE×2-TC×3	61Gy（33fx）	7 周	第 1 个周期	17	33%
CALGB 39808[55]	1999—2000	75	TTpo×2-CE×3	70Gy（35fx）	7 周	第 3 个周期	22.4	48%
SWOG 0222[126]	2003—2006	68	TpzPE×5	61Gy（33fx）	7 周	第 1 个周期	21	45%（est）
CALGB 30002[127]	2001—2003	65	TETpo×2-CE×3	70Gy（35fx）	7 周	第 3 个周期	20	35%
CALGB 30206[128]	2003—2005	78	PIrin×2-CE×3	70Gy（35fx）	7 周	第 3 个周期	18.1	31%
RTOG 0239[57]	2003—2006	72	PE×4	61.2Gy CB	5 周	第 1 个周期	19	36%
CONVERT[2]	2008—2013	547	PE×4 或 PE×6	45Gy BID（30fx） 66Gy QD（33fx）	3 周 6.5 周	第 2 个周期	30 25	56% 51%

a. 只包括第 3 个周期化疗后随机分配的无疾病进展的患者
BID. 每天 2 次；C. 卡铂；CB. 同期加量；E. 依托泊苷；est. 估计；fx. 次；INt. 组间；Irin. 伊立替康；Med. 中位；ns. 未开始；OS. 总生存期；P. 顺铂；QD. 每天 1 次；T. 紫杉醇；Tam. 三苯氧胺；Tpo. Topocan；TPZ. 替拉扎明；TRT. 胸部放射治疗

率为 25%，早期放疗组为 15%，单纯化疗组为 8%。值得注意的是，本研究也采用了不再被视为标准治疗的化疗。

日本临床肿瘤学组（JCOG）进行了一项Ⅲ期试验，评估 BID 45Gy/30 次，时间超过 3 周，开始于 PE 的第 1 个周期或第 4 个周期之后[65]。虽然这些发现在统计学上没有显著意义，但同时治疗似乎有好处，MS 为 27 个月的患者比 19.7 个月的患者获益。重度食管炎在并发组为 9%，而序贯组为 4%。此外，由于放疗与化疗是先后进行的，而不是同时进行的，因此在时间的讨论中解释该研究结果具有挑战性。然而，这些结果已被用于支持并行治疗作为标准的护理。最后，韩国的一项试验表明，在疾病反应和生存方面，与第 1 个周期相比，第 3 个周期的 PE 开始 TRT 不存在劣效性[66]。假设 CR 或很好的部分缓解，患者接受 52.5Gy/25 次，然后接受 PCI（25Gy/10 次）。

一项评估放疗与铂类同步方案的Ⅲ期临床试验的 Meta 分析表明，除了早期放疗的时机外，从开始治疗到结束放疗（SER）的时间是影响 5 年总生存率的重要因素[67]。SER 也与严重食管炎的发生率增加有关。作者假设这个参数是有意义的，因为它考虑了化疗的加速再种群，而不仅仅是在 RT 中看到的。有趣的是，SER 并不能预测局部肿瘤控制。该分析结合了四项试验，仅包括那些使用基于铂的方案和那些有 5 年 OS 结果的试验，试图限制抢救性全身治疗的影响。大部分结果是由 0096 组间试验得出的，这并不是如前所述的单纯的早期对照试验[52]。第二项 Meta 分析更具包容性，但必然更具异质性，也试图评估早期放疗与晚期放疗的影响[68]。早期放疗定义为化疗开始后 9 周之前开始，晚期放疗定义为 9 周后开始或第 3 个周期化疗开始后开始。结果表明，2 年早期放疗对 OS 有显著的益处（RR=1.17；95%CI 1.02~1.35；P=0.03），这一趋势继续，但在第 3 年失去了统计学意义（RR=1.13；95%CI 0.92~1.39；P=0.23）。这相当于在 2 年时的绝对生存效益为 5%。在那些接受铂类化疗和超分割放疗的患者中，这种益处被放大了。与先前的 Meta 分析相似，RT 的时机并不影响疾病反应。这里要考虑的重要一点是纳入了日本试验[65]，在该试验中，晚期 RT 臂不是同时交付的，正如前面提到的，实际上是对并行 RT 和顺序 RT 的测试。这次试验在很大程度上影响了分析结果。事实上，Meta 分析中没有一项试验采用的治疗方案按照今天的标准在两组患者中都被认为是标准治疗（4~6 个周期的顺铂和依托泊苷联合同步 RT）。表 50-3 总结了许多随机和前瞻性试验，详细说明了化疗及 RT 时机和剂量分级。值得注意的是，尽管上述两项关于放疗时机的 Meta 分

析的结果表明，在过去的 20 年里，生存结果并没有明显的改变，早期放疗的重要性可能被夸大了。

美国放射肿瘤学家最近发表的一项调查显示，近 75% 的人建议从第 1 周期开始接受 TRT 治疗，而他们的实际做法接近于第 1 个周期和第 2 个周期的 50%。一半的受访者认为在第 1 个周期开始放疗有生存优势，并且他们的建议中对支持较晚开始放疗的数据的了解与灵活性更相关[69]。

而 INT0096 在化疗的第 1 个周期开始放射治疗，这是在常规使用 CT 模拟和 3D 治疗计划之前。事实上，现代治疗计划的出现导致许多中心推迟了放疗的开始——从第 2 个周期化疗开始治疗是很普遍的。在 CONVERT 试验中，所有患者在化疗第 2 个周期时开始接受 TRT 治疗，CALGB30610 允许从第 1 个或第 2 个周期化疗开始接受 TRT 治疗。许多过去的合作组试验一直等到化疗第 3 个周期（或更晚）才开始放疗（表 50-3）。

综上所述，这些研究结果表明，如果可行的话，RT 可能最好在疗程的早期同时进行（即第 1 个周期或第 2 个周期）。然而，考虑到综合分析的上述问题和个别研究的不一致结果，如果临床指征，等到晚些时候再开始 RT 可能是合理的。

（五）预防性脑照射

考虑到 SCLC 脑转移的高倾向，几十年来，在局限性和广泛性疾病中都提倡使用 PCI。益处包括减少脑转移的发生率和提高生存率，尽管后者近年来一直受到质疑和争议。20 世纪 70 年代，一项对接受治疗的患者的回顾首次提出了这种生存益处，同时还假设这种益处可能仅限于那些在大脑之外实现疾病 CR 的患者[70]。从那时起，进行了多项额外的研究，两项 Meta 分析探讨了 PCI 的作用。第一项研究由 Auperin 等提出，在达到 CR 的患者中，3 年生存率的绝对获益为 5.4%（15.3% vs. 20.7%）[71]。3 年累积的脑转移发生率从 59% 降低到 33%。患者于 1965—1995 年接受治疗（多数在 1985 年之后），大多数是局限性疾病。考虑到时间，正确筛选转移瘤的能力在某种程度上是有限的，这是许多关于 PCI 的较陈旧文献的共同评论。2001 年发表的第二次系统综述证实了生存益处的存在[72]。这些数据经常被引用来证实 PCI 在 L-SCLC 中的益处，它仍被广泛使用。在美国放射肿瘤学家的一项调查中，超过 95% 的人报道在疾病分期有限的情况下推荐 PCI[73]。

欧洲癌症研究与治疗组织（EORTC）对广泛期 SCLC（E-SCLC）的 PCI 应用进行了调查[74]。该试验随机选取 286 名患者，在 4~6 个周期的化疗反应后接

受或不接受 PCI。脑成像不是标准的，仅在症状提示脑转移时才使用。允许的治疗方案为 20～30Gy/5～12 次。使用 PCI 术后 1 年累积脑转移率从 40% 降低到 15%。中位生存期从 5.4 个月改善到 6.7 个月，1 年生存期有利于 PCI 的使用——27% vs. 13%。然而，这项重要试验的结果受到批评，很大程度上是因为 PCI 术前缺乏标准化的脑成像。如果没有这种成像，则可能存在这样一种可能性，即大部分观察到的益处来自于对肉眼可见但临床隐匿的疾病（即如果进行磁共振成像，将会看到什么）。在日本进行的一项当代试验，通过在入组前进行脑成像，旨在进一步明确 PCI 在大分期疾病中的作用[75]。在本研究中，有 224 例患者在对含铂双重化疗有反应后随机分组，MRI 上没有脑转移的证据。治疗剂量为 25Gy/10 次。每 3 个月对患者进行监测，持续 1 年，之后间隔时间。作为主要终点的 OS 跨越了无效边界后，本研究提前终止。PCI 组和观察组的中位生存期分别为 11.6 个月和 13.7 个月。最终分析时，PCI 组累积脑转移率为 48%，观察组为 69%。这些数字比在 EORTC 研究中看到的要高，可能是由于强制的 MRI 监测。这些结果在一般情况下重新激起了关于 PCI 临床效用的争论，但尤其在广泛期疾病中。

无论疾病处于何种阶段，上述益处都需要与潜在的毒性仔细权衡，最好是患者和放射肿瘤学家共同做出决定。最显著的后遗症是延迟的神经认知毒性。在一项多国组间研究中，增加 PCI 剂量（36Gy vs. 25Gy）未能提高生存率或降低脑转移的总发生率[76]。通过 RTOG0212 部分研究纳入的患者被分析为延迟的神经认知结果；在接受高剂量 PCI 的患者中，慢性神经毒性增加了 25%，这似乎是剂量 - 反应关系[77]。可以从标准剂量组的结果得知。超过 60% 的患者在接受 25Gy/10 次治疗 1 年

后出现神经认知毒性。由于在整个调查期间神经认知和生活质量调查结果的有效性（及力度）下降，当将 12 个月的结果与基线比较时，无法得出具有统计学意义的结论。然而，趋势是明显的。表 50-4 总结了调查结果。减轻迟发性神经毒性风险的方法正在积极研究中，包括使用美金刚，它已被证明对脑转移瘤的 WBRT 治疗有好处[78]，以及用调强放射治疗来避免海马的活动[79]。患者和放射肿瘤学家之间应该就潜在的益处和风险进行详细讨论。

（六）对老年人的治疗

尽管 SCLC 患者的中位年龄接近 70 岁，但老年患者在临床试验中的代表性不足。一些试验，包括组间试验 0096，表明老年患者可能从联合治疗中获益并相对耐受，尽管严重的血液毒性可能更有可能。有相当一部分年龄较大的疾病分期有限的患者没有接受 TRT 治疗临床实践。最近的一项 NCDB 综述包括 8637 例年龄≥70 岁的患者；只有 56% 的患者接受了 TRT 联合化疗[80]。多变量分析表明，联合治疗对 OS 影响最大，这种相关性在随后的倾向评分匹配上仍然存在。对于 80 岁以上患者和确定有并发症的人群，TRT 的生存益处仍然存在。这些数据强烈建议在老年患者的治疗中应首先考虑 TRT。在老年人中使用 PCI 同样存在争议，没有明确的数据来指导决策过程。回顾性数据表明，与年轻患者相比，PCI 不被常规推荐[81]。虽然 PCI 相关神经后遗症的风险似乎随着年龄的增长而增加[82]，SEER 数据和临床试验数据分析表明，年龄超过 70 岁的患者仍可从 PCI 获得生存益处[83, 84]。重要的是要确保与老年患者关于最终治疗的对话包括所有可能的选择，而不是仅仅基于年龄而缩短。

表 50-4   RTOG 0212 PCI 术后 12 个月神经功能恶化和慢性神经毒性的发生率[77]

		无		有		95%CI ND/CNt（%）	P 值
		n	%	*n*	%		
神经功能恶化	25Gy, 10fx	17	38	28	62	（50～74）	0.03
	36Gy, 18fx	3	15	17	85	（72～98）	
	36Gy, 24fx BID	2	11	17	89	（78～100）	
慢性神经毒性	25Gy, 10fx	18	40	27	60	（48～72）	0.02
	36Gy, 18fx	3	15	17	85	（72～98）	
	36Gy, 24fx BID	2	11	17	89	（78～100）	

95%CI. 95% 置信区间；BID. 每天 2 次；cNT. 慢性神经毒性，定义为未发生脑转移的 ND；fx. 次；ND. 神经功能恶化，定义为无论脑转移与否，至少一项神经认知测试的表现下降；PCI. 预防性颅内照射；RTOG. 放射治疗肿瘤小组
神经认知测验：霍普金斯言语学习测验（HVLT）- 回忆、HVLT- 识别、HVLT- 延迟回忆、对照口头词联想测验（COWAT）、试做测验（TMT）

（七）非中枢神经系统放疗在广泛性小细胞肺癌中的作用

虽然 TRT 在 L-SCLC 中的应用已经确定，但它在 E-SCLC 疾病中作为明确治疗的常规部分的使用一直存在更多争议。一项评估环磷酰胺化疗 7 个周期后序贯半体 RT 使用的 I / II 期小型试验证实了这一概念[85]。尽管该方案毒性很大（2 例患者在下半身放疗后死亡），但 5 年总生存率为 16%（20 例患者中有 3 例）。观察存活 5 年的患者提示，在这种情况下，化疗后放疗可能改善预后，否则预后很差。来自南斯拉夫的一项前瞻性试验将胸部完全或部分缓解、其他部位缓解的患者随机分组，在 3 个周期的 PE 治疗后接受 TRT 同时进行 CE 治疗或单独进行 CE 治疗[86]。所有患者继续接受 PCI 和额外 2 个周期的 PE。那些在最初的 3 个周期中反应小于上述反应的患者也被纳入试验，并在 5 个周期后接受 TRT 治疗，但没有进行随机分组。放疗针对所有严重疾病、同侧肺门、整个纵隔和双侧锁骨上窝。总剂量 54Gy/36 次，超过 3.5 周。在随机队列中，放疗使中位生存期从 11 个月提高到 17 个月，5 年总生存率从 3.7% 提高到 9.1%。

一项由荷兰牵头的多国欧洲试验（CREST）于 2014 年发表，评估了 TRT 在 E-SCLC 中的作用[87]。无脑转移的广泛期患者对初始化疗（4～6 个周期铂 / 依托泊苷）有反应，并随机接受 PCI 单独治疗或 PCI 合并巩固 TRT 治疗。针对化疗后的体积进行 30Gy/10 次的治疗，不论反应如何，均涉及纵隔 / 肺门结节。PCI 剂量为 20～30Gy，分 10～15 次。主要终点是 1 年的 OS，这并不显著（33% vs. 28%），但在二次分析中，对于 2 年 OS，TRT 更适合使用（13% vs. 3%，$P=0.004$）。6 个月时的 PFS 也支持使用 TRT（24% vs. 7%，$P=0.001$）。虽然其主要终点未达到，但这些数据经常被引用在 E-SCLC 化疗反应后考虑使用 TRT，尽管 2 年存活的患者数量很少（495 例中有 19 例）。在作者的相关回应中，讨论了关于残留胸椎疾病对预后的潜在影响的二次分析[88]。在患者中，88% 的患者在化疗后的 CT 检查中有残留的胸部疾病。由于这些患者占队列的大多数，总体结果在这一组中也得到了呼应——这并不奇怪。然而，当观察从 CR 到初始化疗的患者（另外 12%）时，并没有看到任何益处。问题是胸腔有 CR 的人是否有 TRT 的好处，但少数人可能没有用这些数据来回答这个问题，针对 CREST 试验和南斯拉夫试验的 Meta 分析证实了对 E-SCLC 化疗后使用 TRT 的生存益处（HR=0.81；95%CI 0.69～0.96，$P=0.014$）[89]。

RTOG 领导的一项前瞻性随机试验研究了胸外实变的作用[3]。有 1～4 个胸外转移（不含脑）的患者接受了 4～6 个周期的铂类化疗，所有患者均接受了 PCI 治疗，每次 25Gy，共 10 次。实验组接受胸部及各转移灶（CRT）的巩固放疗，剂量 45Gy，分 15 次进行。97 名患者随机分配到预期的 154 名患者，由于主要终点 1 年 OS 超过无效边界，提前结束手术。几乎 75% 的患者有一个或两个转移。1 年的 OS 率不显著，但实验组和对照组的 OS 率分别为 60% 和 51%，明显较高。然而，进展时间在两组间有显著差异，3 个月后的 PFS 有利于接受 CRT 治疗的患者（53% vs. 15%）。中位 PFS 为 2.9 个月 vs. 4.9 个月（$P=0.04$）；因此，这些反应并不是特别持久。目前，巩固性 TRT 在 E-SCLC 中的作用似乎得到了巩固，但确定一个可能受益于转移性部位巩固治疗的人群仍然是一个挑战。一小部分研究确实表明，仅脑转移性疾病的患者预后可能更好，预后接近 L-SCLC[90]。需要进一步的研究来确定谁可以从胸外实变中获益，以及在寡转移状态下进行局部治疗是否值得。

（八）最佳系统疗法

顺铂和依托泊苷是局限性和广泛性疾病作为一线治疗的事实上的标准。卡铂和依托泊苷是最常见的替代药物，在铂类药物中加入伊立替康也得到了 E-SCLC NCCN 的认可[42]。在早期试验中，附加方案包括 CML（环磷酰胺、甲氨蝶呤和洛莫司汀）与 VAP（长春新碱、阿霉素和丙卡巴嗪）交替使用、CAV（环磷酰胺、阿霉素和长春新碱）及其变体。

其他治疗方案也在更现代的试验中得到了评估。Ettinger 等发表了一项 RTOG II 期研究的结果，该研究调查了接受标准 45Gy，BID 的 L-SCLC 患者在 PE 中加入紫杉醇的情况[91]。作者认为该方案是可耐受的和有效的，但不太可能改善生存结果超过两种药物方案。在 E-SCLC 疾病中加入紫杉醇是由 CALGB 领导的一项组间试验的问题[92]。患者接受单用顺铂 / 依托泊苷或加用紫杉醇，共 6 个周期。两组患者的中位生存期为 9～10 个月，毒性被认为是不可接受的。

在日本，一项 III 期临床试验发现，在 E-SCLC 中，伊立替康 / 顺铂(PI) 比 PE 更有利于生存（13 个月 vs. 9.4 个月，$P=0.002$）[93]。随后的两项试验并没有证实这种益处[94,95]。两组中较大的一组由西南肿瘤小组（SWOG）领导，每组有超过 300 名可评估患者。PI 组和 PE 组的中位 PFS 和 OS 分别为 5.8 个月和 9.9 个月，而 PE 组的中位 PFS 和 OS 分别为 5.2 个月和 9.1 个月[95]。所有的研究都表明了不同方案之间的混合毒性。

一项 Cochrane 对 32 项研究的 Meta 分析试图比较含铂方案和不含铂方案[96]。所有阶段都包括在内。没有发现生存率和总体肿瘤反应的显著改善，但含铂方案导致 CR 率增加，尽管不良事件发生率增加，包括恶心、呕吐、贫血和血小板减少症。人们可能会将这些数据解读为一个警示，即缺乏高质量的证据来支持目前铂类药物的标准。卡铂通常是被认为是顺铂的合理替代品，是临床实践中常见的替代品。现有证据表明，除了在一项研究中提到的更高的总体缓解率外，两种药物的疗效没有差异[97]，只是不同的毒性。顺铂与较高的非血液学毒性（如耳毒性和肾毒性）相关，而卡铂与较高的血液学毒性相关[98]。

近年来有一些关于替代细胞毒性药物的研究，包括新型蒽环类药物氨柔比星，在 Ⅱ 期临床试验中与铂类药物联合用于有限期和广泛期疾病时，氨柔比星表现出了一些希望[99-101]。另外，帕利福胺（异环磷酰胺的活性代谢物）与卡铂 / 依托泊苷联用并不能改善小型 Ⅲ 期临床试验[102]的结果。

正如前面介绍的，检查点抑制药在新一代靶向治疗中显示出了显著的前景，就像在 NSCLC 中一样。基于 Ⅰ/Ⅱ 期 CheckMate-032 研究的结果，Nivolumab 最近被授予 SCLC 优先审查[28, 103]。在 SCLC 队列中，216 例复发性疾病患者接受了尼鲁单抗或尼鲁单抗和伊匹单抗联合治疗。尼鲁单抗组的 2 年生存率为 17%，而尼鲁单抗 / 伊匹单抗组的 2 年生存率高达 30%。应答不依赖于 PD-L1 的表达，少数人的表达大于 1%。基于这些数据，NCCN 指南将尼鲁单抗或尼鲁单抗 / 伊匹单抗作为复发 SCLC 的选择。截至 2018 年 8 月，Nivolumab 成为美国食品药品管理局（FDA）批准的首个用于转移性 SCLC 的药物。最近的 Ⅲ 期试验数据（IMpower133）表明，在 E-SCLC 一线化疗中加入 Atezolizumab 可以改善预后，中位随访 13.9 个月，Atezolizumab 组的中位 OS 为 12.3 个月，单独化疗组的中位 OS 为 10.3 个月（HR=0.70；95%CI 0.54～0.91；P=0.007）[103]。然而，早期的研究并没有得到一致的肯定。一项 Ⅱ 期研究表明，与历史对照相比，E-SCLC 诱导化疗后维持派姆单抗并没有改善 PFS[104]。尽管如此，人们仍对这些药物将带来期待已久的结果改善抱有极大的热情。

（九）辐照技术

多年来，TRT 已经有了长足的发展。先前的二维放射治疗标准早已被基于三维规划和调强放射治疗所取代。然而，历史处理技术值得注意，因为今天指导我们的大部分数据都取自前几个时代。

改变常规的 INT0096 试验利用先前获得的胸部 CT 及选择性的同侧肺门和双侧纵隔[52]。下缘延伸到包括肺门或隆嵴下 5cm，以较低者为准。锁骨上窝没有受到辐射，除非受累。将确定的体积扩大 1.0～1.5cm，并使用常规模拟器设计处理孔（二维 RT）。在第 1 周（第 1～10 组）和第 2 周和第 3 周的早晨，两种治疗均采用前后野相对置（AP/PA）。下午治疗是对斜野，目的是避开脊髓。根据协议，脊髓的最大穴位剂量不超过 36Gy。该方法是当时的标准方法，当时该试验正在招募患者。

基于 CT 的计划是现在的常态。模拟还包括在许多情况下使用静脉对比剂来更好地阐明纵隔和肺门目标，以及四维 CT 来评估目标运动与呼吸。模拟成像与 PET/CT 的融合有助于目标规划，特别是在肿瘤和周围软组织很难仅在 CT 上区分的情况下，这是相对常见的情况，因为癌症倾向于位于中心位置，导致下游肺不张。已知的疾病受累区域是根据可用的诊断影像学、支气管镜检查和任何纵隔取样的病理结果确定的肿瘤总体积（GTV）。恶性腺病是靶向性的，包括 PET 上的 F-FDG 和 CT 标准上的放大（短轴＞1.0cm）。虽然在过去选择性淋巴结覆盖被认为是常规的，但它的使用已经变得越来越少。在 PET 分期的时代，选择性淋巴结覆盖的遗漏并没有被证明会降低局部区域控制或生存率[105-107]。在最近发表的 CONVERT 试验中（前面讨论过），选择性的覆盖是不允许的[108]。在登记的 CALGB30610 研究中，只有同侧肺门被指示覆盖在大体疾病以上。临床目标容积（CTV）的建立经常被考虑，但实际操作是可变的。在美国的 CALGB 试验中，CTV 被指定包括同侧肺门及在第二次（中期）模拟扫描后修改体积时仍被认为存在风险的潜在区域。在 CONVERT 试验中，CTV 代表着从 GTV 向各向同性 5mm 的扩张，在脊髓附近允许调整。像往常一样，PTV 扩张应该基于机构耐受性，在模拟过程中使用 4D CT，使用日常固定的可信度以减少分割内和分割间的运动，以及使用图像引导放疗（IGRT）。3D CRT 和 IMRT 目前都在常规应用中，后者尤其适用于不能满足器官危险（OAR）容限的情况（图 50-1）。

通过三个 L-SCLC 前瞻性 CALGB 研究的联合分析来评估肺剂量和肺毒性之间的关系[109]。患者接受不同的诱导化疗方案，然后同步放疗至 70Gy/35 次，同时使用卡铂和依托泊苷。使用 CT 计划，然后是 2D 或 3D RT。这些试验早于常规使用 4D CT 或 IMRT。在剂量分析中，只有 3% 的患者出现 3 级肺部并发症，没有 4 级或 5 级事件。年龄增加和肺体积变小与毒性的可能性相关。如预期的那样，接受低剂量（5Gy、10Gy）、中剂量（20Gy、40Gy）和高剂量（60Gy）的肺容积也与毒性的发展相关。例如，有毒性和无毒性患者的中位 V_{20}（肺容积 20Gy）分别为 50% 和 35%（P=0.04）。肺 V_{20} 值有 30 例大于 40%，9 例大于 50%。这些数据强调了限制对健康肺部的辐射剂量的重要性，但当有限阶段的疾病程度需要时，应该为高于常用的 V_{20} 指标（即 37%）进行治疗的决定辩护，因为在这一人群中肺炎的总体发病率非常低（图 50-2）。轮廓的可变性也可能在治疗计划和基于剂量测定的正常组织并发症发生率的解释中发挥重要作用。来自 CONVERT 研究组的分析表明，当使用"黄金标准"心脏轮廓时，高达 75%～80% 的患者经历了心脏剂量的增加，这表明 OAR 通常是轮廓不足[110]。

七、治疗流程、争议、问题、挑战、未来可能性和临床试验

还有许多正在进行的临床试验，这些试验将在未来几年进一步塑造 SCLC 的前景。联盟/NRG 试验

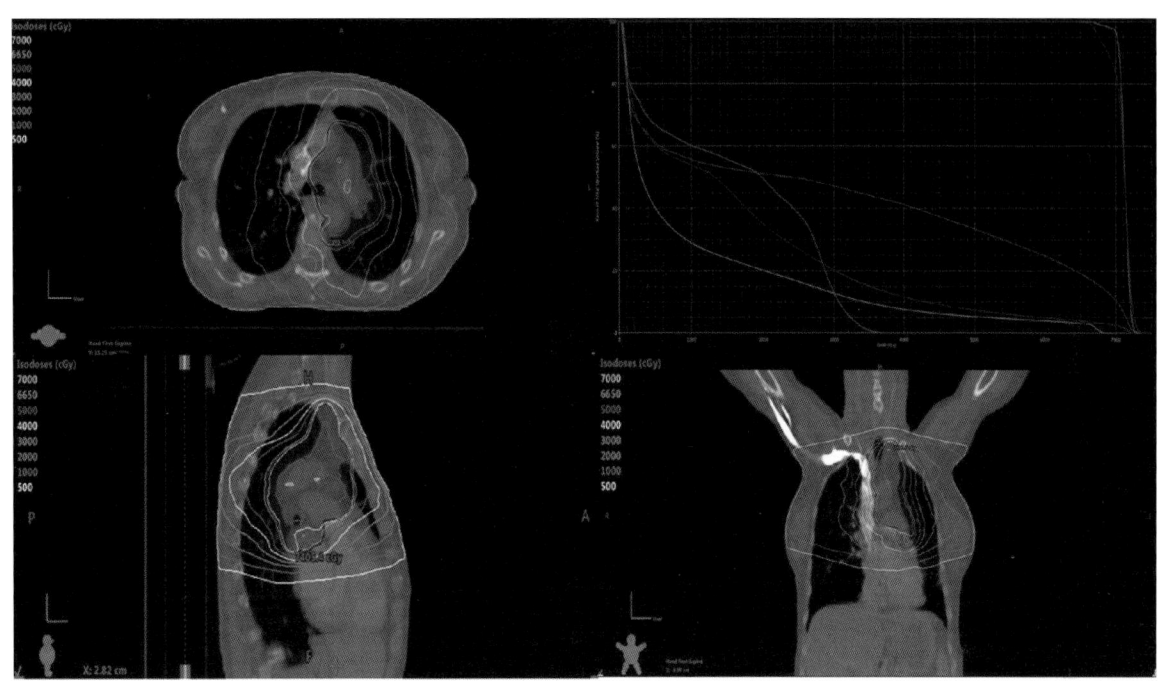

▲ 图 50-1 在 CALGB 30610/RTOG 0538 上登记和治疗的 1 例 N_3 限制性小细胞肺癌患者的轮廓和剂量测定，该患者接受了 70Gy/35 次的调强放射治疗（此图彩色版本见书末）

深蓝色为计划靶体积（PTV）；红线为肿瘤总体积（GTV）。右上角剂量 - 体积直方图中棕色线为食管；品红色线为脊髓。左下角深蓝色线为肺；粉红色线为心脏。右上角深蓝色线为 PTV；红色线为 GTV

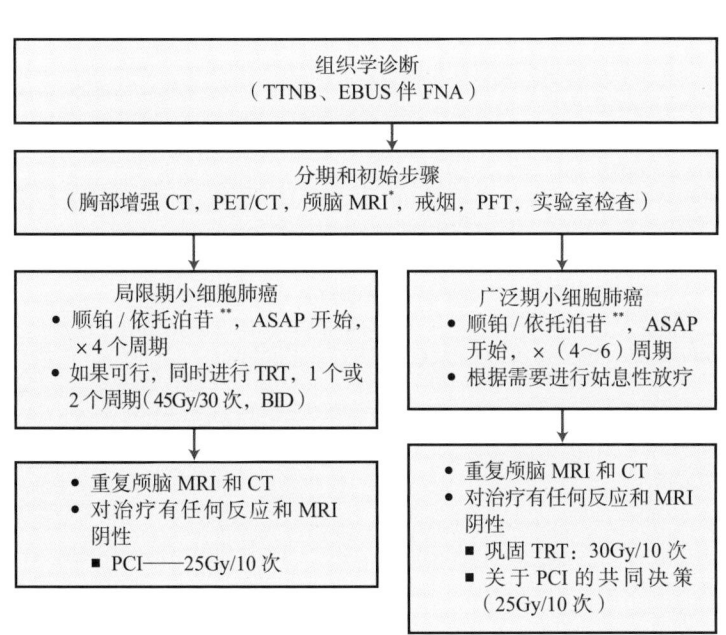

◀ 图 50-2 小细胞肺癌的治疗流程

ASAP. 尽可能；BID. 每天 2 次；EBUS. 支气管内超声活检；FNA. 细针穿刺；PCI. 预防性颅脑照射；PFT. 肺功能检查；TRT. 胸部放疗；TTNB. 经胸穿刺活检

*. 如果无法获得 MRI 则进行增强 CT

**. 卡铂/依托泊苷常见替代品

（CALGB30610/RTOG0538）应提供额外的证据，说明相对于当前标准的 45Gy，BID 分置，每天放疗剂量升级的潜在作用。

多个Ⅱ期和Ⅲ期研究正在进行中，对靶向药物进行调查，希望能增加更多的系统性选择。检查点抑制药、聚 ADP 核糖聚合酶（PARP）抑制药和酪氨酸激酶抑制药（TKI）是其中正在评估的内容，只是举几个例子[20]。鉴于检查点抑制药在最近的试验中较早注意到的活性，人们对研究限定期疾病的药物有浓厚的兴趣。NRG 牵头的一项合作小组试验计划评估辅助免疫治疗，有趣的是，每天 1 次或 2 次的 TRT 将被允许。在迅速发展的免疫疗法时代，TRT 的细节是否仍然对治疗性治疗很重要仍有待确定。

NRG 的一项Ⅱ／Ⅲ期试验（CC-003）正在研究海马保护在局限性和广泛性 SCLC PCI 术后神经认知预后改善中的应用。类似的试验正在欧洲进行。一般的 PCI 的使用将可能继续是一个有争议的问题，一个产生极化的意见。随着日本Ⅲ期临床试验的公布，没有 OS 益处[75]，关于在广泛性疾病中使用 PCI 的争论似乎重新活跃起来，在最新的 NCCN 指南中，对广泛性患者 PCI 的建议有所软化[42]。合作小组正在考虑其他旨在引出现代实践中问题的真相的研究。数据库分析提供了一些初步的信号，认为仅用立体定向放射治疗可以治疗脑转移，而不需要全脑放射治疗[111]。如果对 PCI 的支持随着时间的推移而逐渐消退，那么在有限转移瘤中使用局灶照射而不是全脑放射治疗也就不足为奇了。关于这些有争议的话题的意见正在积极演变。

第51章 非小细胞肺癌
Non–Small Cell Lung Cancer

Jordan A. Torok　Jeffrey M. Clarke　Betty C. Tong　Joseph K. Salama　著
杨丽颖　译

要　点

1. **发生率**　在美国，预计 2019 年约有 228 150 例肺癌病例和约 142 670 人死于肺癌。美国的发病率正在下降，而全世界的发病率却在上升，这反映了烟草使用的模式。对于有明显吸烟史的患者，建议常规使用低剂量计算机断层扫描进行肺癌筛查。

2. **生物学特征**　非小细胞肺癌的组织学类型以腺癌和鳞癌为主。在腺癌中，独特的和可操作的"驱动"分子事件最具特征性，包括 EGFR 突变和 EM4–ALK 易位。众所周知，NSCLC 对免疫检查点抑制也有反应，PD-L1 检测是最常见的预测反应性的试验。

3. **分期**　需要高分辨率的胸部 CT 来确定疾病范围。静脉对比剂对中心性病变和（或）可疑结节受累有帮助。所有病例均推荐正电子发射断层扫描 / 计算机断层扫描，不仅能发现隐匿性转移瘤，还能更好地评估纵隔。考虑到脑转移的倾向，患有更严重疾病的患者也应该进行脑磁共振成像扫描。应做活检以证实分期，可能包括采用纵隔镜或侵入性较小的手术途径，包括支气管镜、支气管内超声或经胸针吸活检术。美国癌症联合委员会癌症分期手册第 8 版被用来对分期信息进行分类，以获得最佳治疗方法。

4. **一线治疗**　对于早期疾病，解剖切除加肺叶切除和纵隔淋巴结清扫是医学上可手术患者的首选治疗方案。医学上不能手术的患者通常非常适合立体定向全身放射治疗。

5. **辅助治疗**　有肺门或隐匿性纵隔淋巴结受累的根治性切除后，推荐辅助性化疗。对于不完全切除的肺癌，术后放疗的作用是明确的，但对于完全切除的 N_2 累及的肺癌，术后放疗的作用是有争议的。

6. **局部晚期疾病**　为获得最佳效果，多模式治疗是必要的。对于部分纵隔受累有限的可手术患者，新辅助化疗加或不加放疗后切除是合适的。对于不能手术的病例，建议在化疗的同时放疗最小剂量为 60Gy，然后用免疫检查点抑制药 Durvalumab 巩固。

7. **姑息治疗**　低分割方案能有效缓解各种症状，患者的表现状况会影响首选剂量 / 分割。较长疗程的方案似乎不那么直接，但更持久的症状缓解，并可能延长生存在良好的表现状态的患者。少数转移性疾病的患者需要更积极的颅外治疗。

一、概述

据估计，2019 年美国约有 142 670 名男性和女性死于肺癌，超过结肠癌、乳腺癌、前列腺癌和胰腺癌死亡人数的总和[1]。这些病例中有 80% 以上是由于习惯性或环境中接触烟草烟雾造成的[2]。这一共同的起源，以及对早期和晚期肺癌治疗后显著改善的结果，使其成为一种更适合预防和早期发现而不是治疗的疾病。必须在国家和医院 / 社区两级努力戒烟，以协助预防。然而，

非烟草相关肺癌（NTLC）并不是一种罕见的疾病，分别约占女性和男性肺癌的 20% 和 10%[3]。非小细胞肺癌常常在分子水平上与烟草相关的非小细胞肺癌不同，这些差异可能具有重要的临床和治疗意义。由于接触烟草和癌症发展之间的潜伏期，肺癌的负担将持续几十年，即使积极的戒烟努力是成功的。对高危人群进行常规筛查至关重要，目前的做法受到美国国家肺部筛查试验（NLST）的影响，该试验证明对高危人群进行低剂量计算机断层扫描筛查可以降低肺癌死亡率[4]。

虽然目前的治疗方法有很大的改进空间，但不能盲目地看待它们。在切除的非小细胞肺癌患者中，辅助性系统治疗带来了适度但有统计学意义和临床意义的生存改善，特别是在那些淋巴结受累的患者。在局部晚期非小细胞肺癌中，同步化疗和放疗显著提高了长期存活率。最近，免疫疗法的加入改变了肺癌患者的护理方式。同步化疗和放疗后的辅助免疫治疗显著提高了局部晚期 NSCLC 患者的无进展生存期和总生存期，而单独使用免疫调节剂或与细胞毒素和生物制剂联合使用改善了转移性或复发性 NSCLC 的 PFS 和 OS。最后，支持性护理的改善既延长了生存率，也提高了生活质量（QoL）。这些治疗上的改进已经帮助了许多诊断为 NSCLC 的患者。

改善肺癌治疗的关键是由一个精通应用适当模式的专业团队来整合诊断和治疗模式，并有能力在不存在不当偏见的情况下将它们结合起来。这种跨学科的方法及它所要求的专业知识、奉献精神和协作对于优化患者的治疗至关重要。此外，分子表征方面的进展使致癌驱动的癌症的识别和靶向治疗成为可能，使个性化医疗的概念成为现实。从放射治疗的角度来看，成像和传输技术的改进提高了治疗的准确性和再现性，从而提高了治疗的比例。发展干预措施以促进这种持续的护理和与患者和其他护理提供者的沟通正受到越来越多的关注。与为乳腺癌和前列腺癌患者所做的类似，越来越多的宣传工作也将把注意力和研究工作集中在肺癌患者身上。

二、病原学和流行病学

2018 年，全球估计确诊了 2 093 876 例肺癌，1 761 007 例死亡[5]。在男性中，年龄标准化比率最高的是中欧 / 东欧和东亚。相比之下，北美女性的年龄标准化比率最高。由于烟草使用的下降趋势，包括美国在内的发达国家的发病率正在下降。不幸的是，烟草流行病在东亚正在上升。仅在美国，美国癌症协会（ACS）的年度癌症统计报告预计，2018 年将有 234 030 例新诊断病例，估计有 154 050 例死亡[1]。美国男性的发病率持续下降。对女性来说，经过近 20 年的稳定发病率后，现在出现了明显的下降。死亡人数仍然令人震惊，占所有癌症死亡人数的 1/4，超过乳腺癌、前列腺癌和结肠直肠癌死亡人数的总和。根据 ACS 报告，肺癌（包括小细胞肺癌）的 5 年总 OS 约为 20%。存活率低的部分原因是大约 60% 的患者存在转移性疾病。幸运的是，死亡率正在下降，这可能是多种因素共同作用的结果，包括筛查的增加、分期的改善和治疗的进步。

肺癌的病因包括可改变的危险因素及个体对这些暴露的易感性。吸烟是导致肺癌的最重要的、可预防的危险因素，80% 以上的病例都与吸烟有关[2]。这是由于烟草烟雾中存在许多致癌物质，包括亚硝胺和多环芳烃。吸烟的数量和时间长短与风险有关，根据接触程度的不同，风险估计为 10～30 倍[6]。量化这种接触的一个有用的度量标准是众所周知的吸烟指数，即每天的烟包数量乘吸烟的时间。通过早期戒烟，可避免高达 90% 的可归因于吸烟的风险[7]。即使在接受过肺癌治疗的患者中，戒烟也有几个好处，包括减少原发肿瘤的复发，减少第二原发癌的发病率和改善生存期[8]。虽然估计的风险要低得多，但间接接触也是一个明显的风险因素[9]。

除烟草外，其他与肺癌有关的物质包括砷、铍、镉、铬、镍、石棉、二氧化硅、氡、煮饭 / 取暖产生的烟雾和柴油烟雾。在同样吸烟的人群中，这些药物的风险往往存在协同效应。这些因子也牵涉不吸烟者肺癌的发展。在世界范围内，高达 20%～25% 的肺癌病例发生在从不吸烟的人身上，尤其是女性[10]。一项针对亚洲人口的研究发现，供暖 / 烹饪方法造成的室内污染与此有显著关联[11]。室外颗粒物污染也与轻度但显著的肺癌发病风险有关。某些个体可能存在遗传因素，特别是没有吸烟史且有多个家庭成员受影响的年轻患者[12, 13]。基因成分很可能是复杂的，可能代表多种因素的组合，包括易感位点、依赖尼古丁的基因改变、致癌物代谢、细胞周期进展、DNA 修复，甚至是特定的致癌生殖系突变，如 EGFRT790M 和 HER2G660D[14-16]。从不吸烟或很少吸烟的人发生的肺癌的临床和分子特征通常不同于与烟草相关的肺癌[17]。

三、早期发现和预防

肺癌最重要的预防措施是完全戒除或停止吸烟。预防行动是在国家或国际层面上通过公共教育项目来了解烟草使用的潜在危害及支持戒烟的项目来进行的。然而，它也应该发生在医生 - 患者水平；美国预防服务工作组（USPSTF）建议临床医生询问所有成年人有关烟草使用的问题[18]。主动吸烟者应被建议停止吸烟，并提供行为干预和药物治疗以协助戒烟尝试。如果有机会，最好参加一个正式的戒烟计划。在美国，有一条免费的戒烟热线（800–QUIT-NOW）或一个基于网络的计划（www.smokefree.gov）来促进这些努力。除了行为咨询和支持，一些 FDA 批准的药物已经被证明可以增加戒烟尝试的机会。首选包括尼古丁替代疗法（贴片、牙龈、含片等）、伐伦克林或安非他酮。比较这三种药物的随机证据表明，伐伦克林具有最高的戒断率和良好的安全性[19]。许多患者会考虑将电子烟作为尼古丁替代策略。尽管人们倾向于减少或戒烟，但电子烟的健康风险尚未得到充分描述，目前也没有指南建议使用电子烟帮助患者戒烟[20]。

目前，尚无药物或药物组合被证明可以延迟或预防高危人群肺癌的发展。该人群的重点是早期发现，以前是胸部 X 线，现在最显著的是低剂量胸部 CT 筛查（图 51-1）。由于许多原因，非小细胞肺癌是一种非常适合进行全面筛查的疾病。这种疾病很常见，是一个严重的健康问题，特别是在有明显可识别的吸烟危险因素的高危人群中。肺癌通常在病情发展到晚期之前是无症状的，即使经过治疗也会有很高的死亡率。早期肺癌有有效的治疗方法。由于肿瘤的大小和分期对预后有很高的影响，因此尽早诊断是最有利的。敏感的筛查试验对于有效的筛查计划至关重要，因为这种筛查计划最好有有限的发病率，对高危人群是可获得的，而且相对于未筛查人群的后果来说是经济的。

胸部 X 线和痰细胞学的初步试验表明，早期发现有潜在的好处[21]，但在前列腺癌、肺癌、结直肠癌和卵巢癌（PLCO）的大型癌症筛查试验中，与常规治疗相比，胸片检查并没有生存益处[22]。在 NLST 中，低剂量胸部 CT 改善的解剖分辨率与常规胸片相比较，NLST 代表了现代影响早期发现实践的最重要的筛查试验。

年龄为 55—74 岁，至少有 30 年吸烟史的患者有资格参加 NLST，包括积极吸烟者或在 15 年内戒烟的患者。排除标准包括先前诊断为肺癌，入组 18 个月内进行胸部 CT 检查，或任何提示肺癌的症状，包括咯血或不明原因的体重减轻。CT 采用低剂量非对比多探测器 CT（low-dose noncontrast multi-detector CT，LD-CT）降低辐射暴露（平均有效剂量为 1.5mSv，诊断 CT 为 8mSv），但获得高分辨率薄切图像。在两组患者中，均在基线及随后连续 2 年进行影像学检查。阳性结果定

义为非钙化结节（LD-CT 组至少 4mm）或其他可疑发现，包括胸腔积液或局部淋巴结病。来自 33 个中心的约 53000 名患者被随机分配，经过中位 6.5 年的随访，LD-CT 与肺癌特异性和总体死亡率分别相对降低 20% 和 6.7% 相关[4]。在检测到的肺癌中，50% 的肺癌经 LD-CT 诊断为 I 期，而只有 30% 的肺癌经胸片检查为 I 期。该试验的一个重要观察结果是筛查的假阳性率高。在 LD-CT 中，24% 的 CT 扫描符合异常结果的标准，其中超过 95% 被认为是假阳性。在大多数情况下，假阳性结果通过连续成像得到证实；侵入性手术是必要的，以描述其他异常。然而，本试验未采用方案规定的肺结节管理方法。对 NLST 的批评是，它没有将 CT 与真正未筛查的人群进行比较，但考虑到 PLCO 试验的结果，它表明 LD-CT 将具有与常规治疗类似的好处。

正在进行的筛查问题包括适合筛查的人群，筛查检查的最佳时间和间隔，以及异常结果的最适当检查。虽然大多数专家小组建议对类似 NLST 方案的人群进行筛查，但年龄超过 74 岁但身体健康且符合最终治疗条件的患者可能需要筛查。风险预测的改进可能最终会更好地选择患者；然而，年龄和接触烟草仍然是目前的主要标准。NELSON 试验在欧洲随机分配了 15 822 名高危患者，分别增加 CT 筛查间隔（1 年、2 年和 2.5 年）和不增加筛查间隔。与 NLST 不同的是，NELSON 在结节管理算法中加入了体积倍增时间。虽然通过筛查降低死亡率的初步分析仍待进行，但已观察到，间隔时间较长的筛查与较高的晚期疾病和间隔癌症诊断比例有关[23]。这表明每年应保持筛查间隔时间。阴性结果的患者是否应继续进行 3 年以上的筛查尚不清楚。

筛查 CT 上肺结节的识别可以进一步分类使用肺成像报告和数据系统（Lung-RADS）（表 51-1）[24]。与用于乳腺成像的 Bi-RADS 系统类似，开发 Lung-RADS 的目的是为肺癌筛查报告和管理提供标准化。与 NLST 相反，Lung-RADS 中平均直径大于 6mm 的实性结节被认为是阳性发现。该系统于 2015 年实施，后续研究证明了其在筛查人群中的效用[24, 25]。

Lung-RADS 系统最重要的特征包括结节衰减（即实性、部分实性或毛玻璃）、结节大小和生长特征。在不同的衰减类型中，部分实性结节与恶性的相关性最大[26]。衰减特征强烈倾向于良性病因，包括良性钙化模式（中央型、弥漫性或层状）和脂肪衰减，分别代表既往感染、肉芽肿或错构瘤。当实性成分大于或等于 8mm 时，实性或部分实性结节更容易恶性。虽然原发性肺癌往往伴有毛刺状边界，且良性或转移性病变的边界光滑、清晰，但这些特征在区分原发性肺癌时并不总是可靠的。当获得连续 CT 时，体积倍增时间可进一步

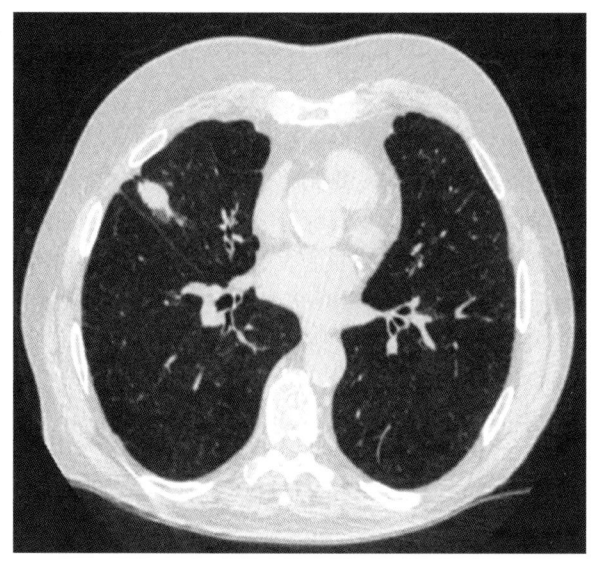

▲ 图 51-1　一名 78 岁男性的 CT 发现 $cT_{1c}N_0$ 非小细胞肺癌

表 51-1　肺结节的肺 RADS 分类及推荐治疗

肺 -RADS 分类	首次 / 复查 LDCT 表现	建　议
1- 阴性	无结节，有钙化的结节	继续每年做一次 LDCT
2- 良性	首次 SN/PSN：＜6mm GGN：＜20mm 复查 3 类或 4 类结节，检查≥3 个月无变化	继续每年做一次 LDCT
3- 可能良性	首次 SN：≥6～＜8mm PSN：≥6mm 伴实体成分＜6mm GGN：≥20mm 复查 SN：≥4～＜6mm PSN：新发＜6mm GGN：新发≥20mm	每 6 个月 LDCT 复查
4A- 可疑	首次 SN：≥8～＜15mm PSN：≥8mm 伴实体成分≥6～＜8mm 复查 SN：生长＜8mm 或新发≥6～＜8mm PSN：＞6mm 伴新发或生长实体成分＜4mm	每 3 个月 LDCT 复查；实性成分直径≥8mm 行 PET/CT
4B- 可疑	首次 SN：＞15mm PSN：实体成分≥8mm 复查 SN：新发或生长≥8mm PSN：≥6mm 伴新发或生长实体成分≥4mm	PET/CT 和（或）组织活检
4X- 可疑	3 类或 4 类结节，有其他可疑癌症的特征	PET/CT 和（或）组织活检

SN. 实性成分；PSN. 部分实性结节；GGN. 磨玻璃结节；LDCT. 低剂量 CT；RADS. 报告和数据系统

提高肺结节的危险性。实性结节翻倍时间小于 6 个月与恶性高度相关，部分实性结节和磨玻璃结节翻倍数年仍可与恶性相关[27]。长体积翻倍的恶性肿瘤往往与更多的惰性组织相关（原位腺癌、微创腺癌），这可以作为干预的因素[28]。应该注意的是，体积倍增时间不是目前的 Lung-RADS 系统的一部分。对疑似肺癌患者的检查和组织确认分别进行讨论。在筛查计划之外偶然发现的结节通常根据 Fleischner 协会的指导方针进行管理，最近一次更新是在 2017 年[29]。

四、肺癌的病理学和分子生物学

在过去的 10 年里，我们对肺癌分子基础的认识发生了巨大的变化。组织病理学分类不仅是鉴别小细胞肺癌和非小细胞肺癌的关键步骤，也是分子检测个体化的关键步骤。世界卫生组织 2015 版分类是肺恶性上皮肿瘤分类的最新更新[30]。非小细胞肺癌分为五大类：腺癌、腺鳞癌、鳞状细胞癌、大细胞癌和肉瘤样癌。进一步的分型可以应用于这些命名，腺癌有最多的变异。值得注意的是，细支气管肺泡癌（BAC）一词已被原位腺癌（AIS）或微创腺癌（MIA）所取代。这两种新的命名均指小于或等于 3cm 的鳞状增生结节，后者包括不大于 5mm 的侵袭性成分。目前，具有神经内分泌特征的大细胞癌与小细胞和类癌一起被归为神经内分泌肿瘤。

小细胞肺癌和非小细胞肺癌的最初区别通常是基于光学显微镜和 HE 染色的细胞学特征。小细胞癌细胞一般不大于三个淋巴细胞核的大小。腺癌的特征是腺体形成和胞质内黏液，而鳞状细胞癌的角蛋白产生和细胞间桥接可能是病理特异性的（图 51-2）。大细胞癌常被描述为具有丰富细胞质的多边形细胞，但诊断通常排除腺癌和鳞状细胞癌。

免疫组化（IHC）进一步澄清了组织学类型。甲状腺转录因子 -1（TTF-1）和 napsin 是原发性肺腺癌的特征，其中细胞角蛋白（CK）7 通常呈阳性，而 CK20 呈阴性。鳞状细胞癌通常 p40、CK5/6 和（或）p63 染色阳性。

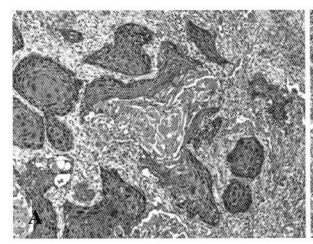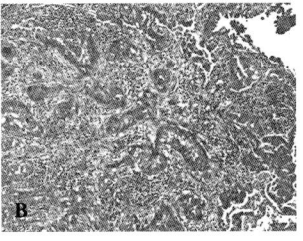

▲ 图 51-2　鳞状细胞癌 HE 染色显微照片（此图彩色版本见书末）
A 角蛋白形成；B. 腺癌乳头状特征（图片由 Thomas Sporn, MD. 提供）

典型的神经内分泌标志物包括嗜铬粒蛋白 A、突触素、神经元特异性烯醇化酶和分化簇（CD）56。在一些肿瘤中，特别是当活检材料有限时，可能无法确定组织类型，可能会使用非特别指定的 NSCLC（NOS）一词。

最近，肿瘤基因组图谱（TCGA）研究网络全面描述了鳞状细胞癌和腺癌肺癌的基因组特征。对于鳞状细胞癌，复杂而广泛的基因组改变是明显的，肿瘤抑制基因 TP53 的突变几乎是普遍的[31]。虽然不常见，但在以下途径中注意到额外的特异性改变：CDKN2a/RB1、NFE2L2/KEAP1/CUL3、PI3K/AKT 和 SOX2/TP63/NOTCH1。有趣的是，在 HLA-A Ⅰ类主要组织相容性基因中发现了失活突变，提示免疫耐受的分子解释。

在腺癌中，驱动基因改变已经被描述为受体酪氨酸激酶（RTK）/RAS/RAF 通路在大约 3/4 的病例中发生突变和（或）改变[32]。以下部分将回顾一些在非小细胞肺癌中具有临床意义的更常见的分子事件。

（一）表皮生长因子

表皮生长因子受体是一种跨膜 RTK，它介导了许多细胞内信号通路，这些信号通路对细胞生长、生存、新生血管和转移至关重要[33]。EGFR 表达的各种改变已经被描述过，包括拷贝数增加和突变。EGFR 基因中的多个激活突变已被鉴定，这些突变导致 RAS/RAF 通路的下游组成信号通路，最常见的变异是第 19 外显子缺失和第 21 外显子的错义突变 L858R。EGFR 导向的酪氨酸激酶抑制（TKI）已被证明可显著改善 EGFR 突变激活患者的 PFS[34]。虽然大多数已确认的突变预测了对 EGFR TKI 的反应，但许多变体本质上对当前的靶向治疗有抗性，包括大多数外显子 20 插入和 T790M 突变。EGFR 突变激活的发生率因吸烟状态而异，在吸烟患者中较少发生[35]。种族和地理因素也影响发病率，亚洲患者发生 EGFR 突变的概率超过 50%，而欧洲和北美洲通常报道的概率为 10%～20%[36, 37]。女性的基因突变率始终高于男性。考虑到 EGFR 突变的发生率和治疗意义，建议所有腺癌或 NSCLC NOS 患者进行 EGFR 检测，而

不考虑吸烟史、种族或性别。关于 EGFR TKI 的临床益处的进一步讨论将在本章稍后的系统治疗部分讨论。

（二）RAS

RAS 致癌基因家族包含三个成员：KRAS、HRAS 和 NRAS。它们编码膜相关蛋白，这些蛋白参与了由配体与细胞膜受体结合而产生的信号，如 EGFR 与核转录因子。在这三种基因中，KRAS 是最常见的突变，在 20%～30% 的肺腺癌患者中发现[38]。这些突变往往与 EGFR 突变或 ALK 重排相互排斥，在吸烟者中更常见。常见的 KRAS 改变包括密码子 12、13 或 61 的错义突变，导致信号通路的组成性激活。KRAS 突变对预后的作用尚不清楚，有几项研究报道了相互矛盾的结果[39-41]。在接受立体定向体放射治疗的早期患者中，一项研究发现 KRAS 突变预示着更高的复发风险[42]。不幸的是，KRAS 突变带来了治疗挑战，靶向 RAS 的下游靶点，包括用曲美替尼或司美替尼抑制 MEK，并没有显示出临床益处[43, 44]。目前的做法是治疗 KRAS 突变肿瘤，类似于那些没有驱动程序突变的肿瘤。

（三）TP53

TP53 是在 DNA 损伤修复反应中起关键作用的肿瘤抑制基因，其关键功能包括细胞周期阻滞和凋亡调控。TP53 基因异常（或其表达）是 NSCLC 中最常见的基因异常，在 80% 的鳞状细胞癌和大约 50% 的腺癌中都有报道[31, 32]。虽然这通常包括 TP53 的突变或缺失，但调节 TP53 功能的基因的表达改变 / 突变，如 MDM2 或 ATM，会损害 TP53 的功能。TP53 突变与烟草暴露高度相关，在吸烟者中具有一种涉及高频率 G 到 T 转化的特征性突变[45]。一项将 TP53 突变作为预后因素的系统综述和 Meta 分析表明，在多个非小细胞肺癌亚组中，TP53 突变与较差的生存期相关[46]。虽然有潜在的预后价值，但不管 TP53 状态如何，治疗方法仍然相同。

（四）ML4-ALK

棘皮微管相关蛋白样 4（EML4）和间变淋巴瘤激酶（ALK）基因的融合已在一组 NSCLC 患者中被描述[47]。ALK 重排的总发生率大约是 5%[48]，在有轻度或从不吸烟史的年轻患者中更常见。这些重排发生在腺癌中，并且往往与 EGFR 和 KRAS 突变相互排斥[49]。ALK 抑制药在临床试验中显示出显著的活性，显著改善了 EML4-ALK 易位患者的总体缓解率和 PFS，稍后将在系统治疗部分详细讨论[50]。

（五）ROS1

ROS1 是一种受体酪氨酸激酶，与多种基因伙伴融合导致激酶结构域的过表达。ROS1 重排发生在 1%～2%

的未被选中的腺癌患者中 [51]。与 ALK 重排的情况一样，从不吸烟的人发病率更高。有趣的是，ROS1 和 ALK 之间的同源性导致了口服 TKI Crizotinib 的反应性，用 Crizotinib 治疗 ROS1 重排的 NSCLC 的前瞻性 Ⅱ 期研究显示，客观有效率为 72%，中位 PFS 为 19.2 个月 [52]。然而，ROS1 似乎对第二代 ALK TKI 没有反应。

（六）BRAF

BRAF 是丝裂原活化蛋白激酶通路的下游激酶。BRAF 突变可导致 MAPK 通路信号不受调节。BRAF 发生多种突变，其中 V600E 突变最为常见。腺癌中 BRAF 突变的发生率在 2%～4%，而且往往与吸烟史有关。联合 TKI 在 BRAF 突变型 NSCLC 中具有活性，并将在系统治疗部分进一步讨论。

五、癌变和扩散途径

呼吸上皮的表面积有一个网球场那么大。从功能和病理上可分为三个区。从气管到主支气管，正常的内衬由鳞状细胞组成，散布在气道分叉处的神经内分泌细胞最常见。终末肺泡主要衬有 1 型和 2 型肺细胞。中间支气管和细支气管显示鳞状细胞和腺瘤细胞之间的过渡，对应于这些部位的多种肿瘤类型。这个大的呼吸器官暴露在一组吸入的致癌物质下，可导致广泛的分子和随后的形态学改变，称为野生性癌变。致癌物的颗粒大小影响肺癌的位置和细胞类型，大的颗粒倾向于更集中的沉降，与鳞状和小细胞癌相关，而细颗粒，如过滤香烟，则更多向周围延伸，更常与腺癌相关 [53]。然而，可以看到相当多的重叠部分，而且部位本身并不能充分预测组织学。

野生性癌变的实际后果是上呼吸道（即头、颈、肺和食管）的同步和异时性恶性肿瘤的风险。对于接受手术的非小细胞肺癌患者，现任或既往吸烟者患第二次原发性肺癌的风险显著增加，据估计，每年 10 包烟暴露于非小细胞肺癌患者的风险增加 8% [54, 55]。当患者出现同侧或对侧多个肿瘤时，确定这些肿瘤是转移性肺癌还是同步肺癌可能会影响分期和潜在的治疗方法。放射学上，原发性肿瘤倾向于毛刺状外观，而肺转移瘤倾向于实性和圆形。多灶性磨玻璃结节可作为原位腺癌、微侵袭性腺癌和（或）麻风性腺癌的特征，其中每个结节被认为是一个独立的肿瘤。如果可能，活检显示不同的组织学和（或）形态学是最强的区分因素。然而，当肿瘤的组织学相同或活检不可行时，临床判断往往是必要的。

肺癌可经多种途径扩散，广泛分为胸内扩散和胸外扩散。在胸廓内，原发肺团块直接扩展到周围的肺实质和气道。少见的是弥漫性累及肺和气道。直接累及胸膜或心包可导致癌细胞扩散至腔内，表现为积液。直接扩展到纵隔、大血管、胸壁、肋骨和椎体也可能是更严重的病变。胸腔内扩散也可以发生在充气过程中，癌细胞不连续地通过气道向远处的肺实质扩散。这种扩散机制在黏液性腺癌亚型中更为常见 [56]。

淋巴管播散可发生在受累的肺内，并扩展到肺内、肺门或更远处的局部淋巴管。淋巴结转移的分布具有高度的预后性，并反映在分期系统中。淋巴结扩散的频率和模式取决于肿瘤的大小、组织学和是否靠近中央气道。国际肺癌研究协会（International Association for The Study of Lung Cancer，IASLC）对胸部淋巴结位置进行了数值定义，如图 51-3 所示 [57, 58]。大部分区域淋巴结受累的数据来自手术系列和（或）进展模式分析。在一项研究中，接受手术和淋巴结清扫的临床 Ⅰ 期 NSCLC 患者淋巴结转移的患病率为 19.4% [59]。肿瘤的大小和 CT 扫描的实体一致性是淋巴结受累的预测因素。对 cT_1N_0 NSCLC 患者的类似分析显示，病理检测到的临床隐匿淋巴结的发生率为 15%，淋巴结每增大 1.0cm，发生病理 Ⅱ 期或 Ⅲ 期疾病的风险增加 3 倍 [60]。即使在小病变中也可见隐匿性淋巴结累及，这表明淋巴扩散在 NSCLC 自然史中发生较早。

手术后没有癌变纵隔淋巴结的患者在纵隔后可能会复发，占局部复发的 1/3 [61]。虽然病理淋巴结的累及通常是从肺门 / 肺叶下淋巴结到纵隔淋巴结，但在没有肺门累及的情况下，直接跳到纵隔淋巴结的转移可能在诊断时或复发时发生。病理纵隔淋巴结累及的模式基于累及的叶已被描述。在其中一项研究中，右上叶肿瘤最常向同侧下气管旁淋巴结扩散，而右中叶和右下叶肿瘤也有类似的气管旁和隆嵴下淋巴结受累的分布 [62]。左上叶肿瘤最常扩散至肺主动脉窗淋巴结，而左下叶肿瘤多累及隆嵴下和气管旁。虽然不典型，但左侧肿瘤比右侧肿瘤更容易扩散到对侧淋巴结。

肺外播散是常见的，大多数 NSCLC 病例表现为转移性疾病 [1]。即使在局部疾病治疗的患者中，治疗后最常见的进展模式是远处复发。因此，在治疗前对 NSCLC 患者进行彻底的分期是非常重要的，以确保适当的治疗。根据美国国家综合癌症网络（NCCN）指南，基本上任何阶段的 NSCLC 都推荐使用正电子发射断层扫描 –CT 进行全身（通常是颅底至大腿中部）分期，而对于大的原发肿瘤和任何淋巴结受累的患者，则推荐使用脑磁共振成像 [63]。

虽然胸外播散通常与淋巴结累及有关，但也可以独立发生。远程进展的模式可以根据组织学不同而不同；最近，根据分子特征，进展有所不同。转移性疾病的常

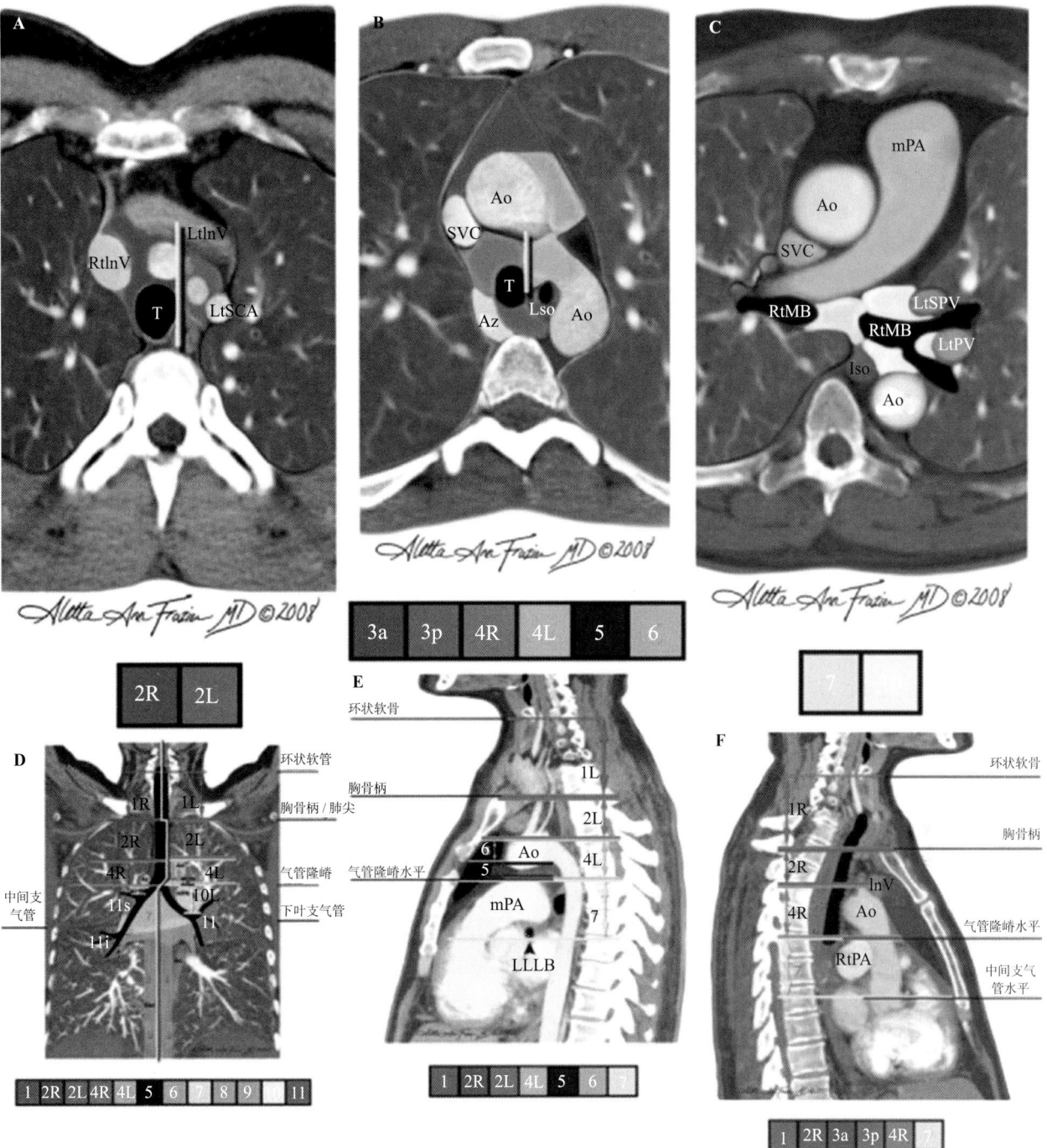

▲ 图 51-3　介绍了国际肺癌研究协会（IASLC）淋巴结图在轴位（A 至 C）、冠状位（D）和矢状位（E 和 F）的 CT 扫描中如何应用于临床分期。左、右气管旁区域的边界如 A 和 B 所示（此图彩色版本见书末）

Ao. 主动脉；AV. 奇静脉；BR. 支气管；IA. 无名动脉；IV. 无名静脉；LA. 动脉韧带；LIV. 左无名静脉；LSA. 左锁骨下动脉；PA. 肺动脉；PV. 肺静脉；RIV. 右无名静脉；SVC. 上腔静脉［引自 Rusch VW, Asamura H, Watanabe H, et al. The IASLC Lung Cancer Staging Project：a proposal for a new international lymph node map in the forthcoming seventh edition of the TNM classification for lung cancer. *J Thorac Oncol*. 2009；4（5）：568-577.］

见部位包括脑、骨、肝、肾上腺和肺。原发性肺癌是脑转移最常见的组织学类型[64]。特别是在非小细胞肺癌中，腺癌比鳞状细胞癌更容易导致脑转移[65]。ALK 重排的非小细胞肺癌通常累及心包和胸膜腔[66]，而据报道，EGFR 突变型 NSCLC 肺和脑转移的发生率高于 EGFR 野生型 NSCLC[67]。

六、临床表现、患者评估和分期

大多数诊断为肺癌的患者表现出的症状可能是由于原发肿瘤及其淋巴结和全身转移，或副肿瘤综合征。然而，预计筛查工作将导致越来越多的患者诊断出无症状肺癌。

中央支气管内肿瘤可引起部分或全部气道阻塞，导致咳嗽、咯血、阻塞性后肺炎或呼吸困难。局部淋巴结转移也会压迫邻近的结构。虽然由外部压迫引起的主支气管完全阻塞并不常见，但这种情况更容易发生在远端气道。胸膜或心包积液的发展也可能是慢性咳嗽和呼吸困难的原因。在胸部症状中，咳嗽和呼吸困难是最常见的，约 50% 的患者发生 [68]。许多患者会有一系列与吸烟接触相关的慢性阻塞性肺疾病（COPD）症状，并可能在基线时出现其中一些症状；因此，梳理出哪些症状是新的或进展的是很重要的。

周围性肿瘤通常无症状，除非累及胸壁，并因压迫或累及肋间神经而产生疼痛。累及肺上沟的肿瘤可直接累及臂丛，导致疼痛 / 感觉异常、肩关节和手臂无力和（或）手部肌肉萎缩。交感神经干受累可导致霍纳综合征，并发同侧上睑下垂、瞳孔缩小和无汗症。肺上沟肿瘤患者的疼痛、手部肌肉无力或萎缩和霍纳综合征的结合称为 Pancoast 综合征 [69]。

上腔静脉是一种相对薄壁的低压系统，容易受到压迫，具有显著的临床后果，统称为上腔静脉综合征。症状包括面部和手臂肿胀及咳嗽和呼吸困难。在严重的情况下，患者可以发展为脑水肿，导致头痛和（或）精神状态改变。

喉返神经和膈神经的胸内路径易被中心位置的原发肿瘤或淋巴结转移压迫。表现为声音沙哑或有固定抬高的半膈的患者可能累及负责神经。考虑到烟草暴露的共同病因，喉癌的同时诊断应该被排除。

在非小细胞肺癌中已经报道了多种副肿瘤综合征。体重减轻是典型的不良预后征兆；在临床试验中，体重减轻超过 5%～10% 可作为分层因子 [70]。高钙血症通常见于晚期肺癌，它可能由弥漫性骨转移引起，但也可能是鳞状细胞癌中常见的副肿瘤现象。副肿瘤综合征被认为与分泌甲状旁腺激素相关蛋白、细胞因子或其他与骨重塑相关的因素有关 [71]。白细胞增多在非小细胞肺癌中很常见，并常伴随高钙血症发生 [72]。其他血液学异常包括贫血、血小板增多和高凝。疼痛性关节病和杵状指可由肥厚性肺骨关节病引起，这是一种引起骨膜增生的副肿瘤综合征。皮肌炎和多肌炎在非小细胞肺癌中也有报道，特别是腺癌 [73]。大多数与肺癌相关的副肿瘤综合征通常在小细胞肺癌中描述。多种其他但较少描述的综合征可以发生在 NSCLC，但超出了本文的范围。

考虑到肺癌转移到胸外多种部位的趋势，根据器官受累的程度和模式，可能会导致不同的症状。远处转移性疾病最常见和最令人衰弱的症状是骨转移引起的骨痛，以及脑或脊髓转移引起的神经症状。骨转移的并发症可能包括骨折或脊髓受压，可能需要手术干预。肝和肾上腺转移相对常见，但除非是晚期，否则通常没有症状。关于这些症状的姑息治疗的更多细节在其他地方讨论。

（一）患者 / 分期评估

肺癌的分期是一个动态的和多学科的过程。影像学研究帮助临床医生对患者进行临床分期，然后指导通过活检对分期进行病理确认。由于活检尝试往往是侵入性的，因此重要的是尽量减少活检次数，活检不仅为组织学和分子分析提供组织，而且证明疾病的阶段。最佳的治疗方法取决于患者的临床阶段、患者是否可手术，以及特定设施的设备和（或）专业知识。

重要的是及时进行分期评估。住院评估对于有严重症状的患者可能是必要的，以便加快适当的治疗。胸部 X 线通常最初是作为偶然检查或胸部症状检查。胸片上的异常应立即进行胸部 CT 检查。如果担心中央区、肺门或纵隔受累，应静脉注射对比剂。重要的是同时使用肺窗和纵隔窗检查胸部。肺部评估建议 CT 层厚 1.0～1.2mm 重建，2.0～2.5mm 足够显示软组织，包括胸壁、纵隔、上腹部。扫描范围通常从颈部到腹部中部，包括肝脏和肾上腺。原发性肺癌的可疑 X 线表现在筛检部分进行讨论。如果淋巴结有某些影像学特征，包括肿大、强化、中央坏死、圆形和脂肪门丢失，则认为可疑病理累及。以短轴大于 1cm 作为检测恶性腺病的阈值，CT 的灵敏度为 55%，特异性为 81% [74]。良性淋巴结病变见于肉芽肿或近期感染的患者，钙化是一个可靠的发现。因此 CT 相当不准确，大量肿大淋巴结为良性，正常大小（≤1cm）淋巴结为恶性。

^{18}F-FDG PET 提供糖酵解上调的代谢信息，这可能是恶性肿瘤的指示。PET 单独具有有限的空间分辨率，但与 CT 联合配准可显著改善判读。通过观察背景和（或）附近器官（如纵隔血池或肝脏）的代谢摄取情况可以直观地看出（图 51-4）。另外，可以报道一种称为标准化摄取值（SUV）的半定量指标，该指标代表感兴趣区域的活动浓度，按注射剂量和患者体重标准化。SUV 阈值 2.5 通常用于区分良恶性，这主要在原发肿瘤中得到验证 [75]。然而，这个界限是任意的，SUV 低于这个阈值的病变可能由于体积小或较低的增殖率而被证明是恶性的。PET 的视觉评估和 SUV 的测试特征相似。PET/CT 可用于可疑肺结节的检查和对疑似或活检证实的肺癌患者的分期。PET/CT 的临床价值与分期有关。在早期疾病的患者中，对隐匿性淋巴结侵犯的纵隔进行

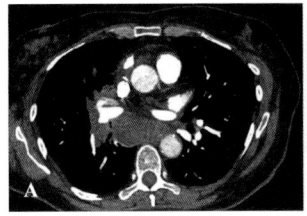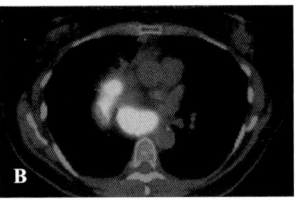

▲ 图 51-4　一名 74 岁女性，诊断为右上叶 cT_1N_3 非小细胞肺癌，胸部增强 CT（A）和 PET/CT（B）显示右肺门和隆嵴下淋巴结肿大（此图彩色版本见书末）

分期最为有用。在 Ⅱ / Ⅲ 期人群中，主要的好处是发现隐匿性转移疾病。

对于长度至少为 1cm 的肺结节，PET/CT 比单纯 CT 更能预测恶性肿瘤，且观察者间和观察者内的可靠性更低[76]。一项 PET/CT 诊断恶性肺结节的 Meta 分析报道，合并的敏感性和特异性分别为 89% 和 75%[77]。假阳性结果可发生在感染和炎症状态；因此，PET/CT 在有地方性肺部感染性疾病的地区准确率降低。由于空间分辨率的限制，PET 对较小结节的敏感性降低；因此，对于亚厘米级病变，应谨慎解释阴性结果[78]。PET 也不太可靠，在评价磨玻璃和部分固体结节的主要磨玻璃成分。

在纵隔分期方面，一项系统综述报道 PET/CT 的敏感性和特异性分别高于单独 CT 的 80% 和 88%[74]。潜在的假阳性结果可以在炎症条件下看到，如肉芽肿疾病和感染。假阴性主要是由于显微镜下的淋巴结参与和 PET 的空间分辨率限制。PET 阳性淋巴结应在任何可能的情况下进行活检，以排除假阳性并确定分期。PET 阴性并不排除隐匿性纵隔受累。对于可手术的患者，纵隔的病理评估仍然是标准的方法。对于医学上不能手术且没有病理纵隔评估的患者，应告知其 PET 的假阴性率，并考虑在可行的情况下由纵隔支气管超声（EBUS）/ 内镜超声（EUS）引导进行评估。对于 $T_{1\sim2}$ 肿瘤，这一风险在 5%～30%，取决于几个特征，包括原发肿瘤的大小和位置（中央＞外周）、组织学（腺癌＞鳞状细胞癌）和原发肿瘤的 SUV 摄取[79-81]。外周 T_1 肿瘤很少受累，但中央 T_2 肿瘤受累的风险显著增加[82]。

PET/CT 对临床决策和结果的总体影响已在几项研究中报道。一项探讨 PET/CT 对多学科决策影响的观察性研究报道了 16% 的患者发生了隐匿性转移，41% 的患者发生了改变或影响了治疗决策[83]。一项 PET/CT 与常规分期检查的随机试验显示，尽管没有发现生存益处，但徒劳的开胸手术总体减少[84]。PET START 试验随机选择同时接受 PET/CT 或 CT 化疗的 Ⅲ 期非小细胞肺癌患者进行治疗计划。在对大约 300 名患者进行中期分析后，该试验提前停止，中期分析显示 PET/CT 组有

15% 的患者比单纯 CT 组的 3% 的患者分期提前[85]。该试验的后续生存分析发现，PET/CT 2 年的 OS 改善为 47%，而非 39%（HR=0.8；95%CI 0.6～1.0），表明更准确的分期和适合分期的治疗可以改善预后[86]。

对于不能手术的患者，需要对原发肿瘤的组织进行确认，但没有明显的远处或区域性疾病，有几种诊断方法是可能的。随着免疫组化和分子谱分析的重要性日益增加，应考虑在可能的情况下获取更多的组织。对于中央和（或）支气管内病变，支气管镜可以直接看到肿瘤，并允许使用钳进行支气管内活检。对于不能通过支气管镜直接观察到的病变，可以通过实时透视、超声或导航支气管镜进行穿刺活检，有或没有电磁引导。这些方法中大多数获得样本用于细胞学评估，主要通过针吸，但也可能通过刷或清洗。靠近胸壁的周围病变通常可以在 CT 引导下进行经胸穿刺 / 活检（TTNA/B）（图 51-5）。TTNA/B 的主要并发症是气胸，据报道，大约 15% 的患者会出现气胸，尽管大多数患者没有症状，不需要放置胸管[87]。慢性阻塞性肺病和大疱性肺病患者气胸的风险增加。

对于纵隔放射检查阴性且放射检查结果高度怀疑为原发性肺癌的可能需要手术的患者，术前不需要活检，但对于生活在球虫病和其他环境真菌流行地区的患者可能有帮助。建议在切除前进行纵隔分期，包括纵隔镜、EBUS 或 EUS，以排除临床分期为 ⅠB 或更高的患者隐匿性区域转移性疾病[74]。如果术前诊断不确定，可以在术中通过导航支气管镜检查中心病变和楔形切除周围病变做出诊断。一旦诊断确定，只要可行，进行解剖切除和完全纵隔和肺门淋巴结切除术。从侵入性纵隔分期发现隐匿性纵隔疾病应导致替代治疗计划，包括诱导治疗，而不是全部流产手术，以进行明确的化疗和放疗。如果手术是在这种情况下完成的，辅助化疗和放射治疗是需要的，在本章后面的治疗章节中会提到。

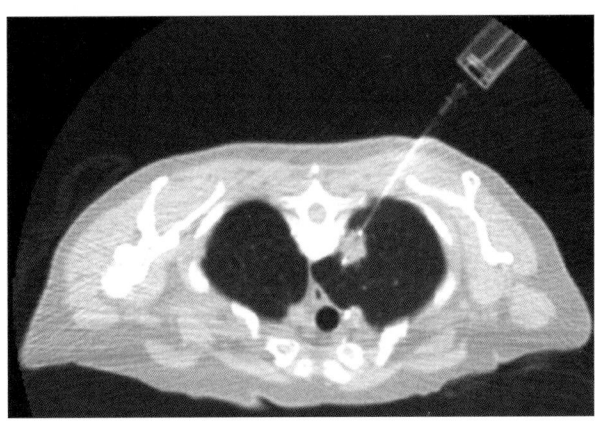

▲ 图 51-5　一名 84 岁女性，偶发右上叶肺结节，经 CT 引导经胸穿刺活检证实为非小细胞肺癌

对于可疑纵隔腺病变的患者，应在手术前做病理评估。虽然这可以通过单独的纵隔镜来完成，但通过 EUS 或 EBUS 可以对纵隔淋巴结进行活检，从而可以进行微创手术来确定纵隔分期。这些程序使用实时图像指导，可以评估淋巴结形态和直接活检（图 51-6）。EBUS 允许采样与纵隔镜相同的气管旁淋巴结，包括 2R、2L、4R、4L、7、10R 和 10L。EUS 也可以访问 7、8 和 9 站。进入第 5 站和第 6 站最可靠的方法是前纵隔切开术，以前称为 Chamberlain 手术，现在通常在胸腔镜下进行。EBUS 和 EUS 的使用需要技术技能，因此是依赖于操作员的。使用快速的现场细胞学 / 病理学评估，可确保样品诊断的充分性和减少重复程序的需要。

一项多中心试验评估了 EUS/EBUS 在评估纵隔转移中的作用，该试验将可切除的非小细胞肺癌患者随机分为 EUS/EBUS 组和直接纵隔镜组。EUS/EBUS 检查淋巴结转移的敏感性与纵隔镜检查相似，其中联合检查的敏感性最高[88]。活检发现肿大或可疑淋巴结时，EUS/EBUS 穿刺率最高。通过先做 EUS/EBUS 检查，阳性结果基本上可以省去纵隔镜检查，也可以省去不必要的开胸手术。

如果胸膜有结节或积液，则表明疾病已转移。治疗性胸腔穿刺术适用于有大量和（或）症状性胸腔积液的患者；诊断性胸腔穿刺术适用于无症状的患者，其中胸腔积液是转移性疾病的唯一指标。虽然大多数肺癌胸腔积液是恶性的，但至少有两项阴性的细胞学检查可提示其病因是良性的[89]。胸膜结节患者可能需要胸腔镜检查以获得组织诊断。

疑似或确诊有转移性受累症状的非小细胞肺癌患者应针对特定部位进行影像学检查（图 51-7）。PET/CT 在转移性疾病中也很有用，因为它可以帮助确定最佳的活检部位，并可以识别可能需要紧急干预的其他转移。骨、肝脏和肾上腺是 NSCLC 常见的转移部位，CT 和 PET 都能很好地显示。虽然转移到肾上腺很常见，但肾上腺的其他病理也会导致假阳性；在这种情况下，腹部磁共振成像或活检可能是必要的进一步检查。

肺癌是最常见的导致脑转移的组织学之一，队列研究报道的累积发病率在 15%～20%[64, 90]。一项研究进一步区分了小细胞与非小细胞肺癌，前者的总发病率据报道接近 10%[91]。对比增强 MRI 是首选的成像方式，它比非增强 MRI 或对比增强 CT 提高了灵敏度[92]。所有伴有淋巴结转移或远处转移的患者在开始分期时都应进行神经影像学检查，然后再对任何有神经症状的患者进行神经影像学检查。在无症状患者中，T_1N_0 患者发生脑转移的风险很低（<5%），不需要常规筛查。当 T_1N_0 患者被排除在外时，风险显著增加，对比增强 MRI 检测隐匿性脑转移的比例为 20%～30%[93]。因此，大多数原发性或淋巴结分期较晚的患者应常规进行 MRI 检查。

（二）肿瘤 - 淋巴结 - 转移分期

NSCLC 根据 TNM 系统的原则进行分期，该系统代表了美国癌症联合委员会和 IASLC 的合作成果。最近，该系统的第 8 版发布，对 T 类、N 类和 M 类进行了进一步改进，以更好地反映不断发展的分期、治疗方式和生存结局。这些变化来自 IASLC 数据库，该数据库涵盖了 1999—2010 年确诊的约 95000 例接受多种治疗方式的患者，其中大多数患者仅接受手术（60%）或手术加化疗（20%）[94, 95]。

表 51-2 和表 51-3 概述了最新的第 8 版 TNM 类别和阶段分组。第 7 版中有几个重要的变化是值得注意的。在评估肿瘤大小时，肿瘤每增大 1cm，生存期就会降低[96]。因此，对 T 状态进行了进一步的细分，增加了一个新的 T_{1c} 亚期，并降低了 T_2 和 T_3 肿瘤的大小界限。另一个主要变化是隆嵴附近（<2cm）下降，但不累及隆嵴——以前是 T_3，现在是 T_2。新的 III 期分组是为了反映局部晚期原发性（T_3/T_4）伴 N_3 淋巴结累及，其生存期与 IV 期相似。主要的淋巴结分期没有改变，但根据所涉及的淋巴结数目推荐病理亚分类[97]。对于肺门淋巴结（N_1），包括单站或多站累及。对于纵隔淋巴结（N_2），"跳跃式转移"命名，即单个 N_2 淋巴结同时有 N_1 浸润而没有同时有 N_1 浸润，被发现比单个 N_2 淋巴结同时有 N_1 浸润或多个 N_2 淋巴结浸润而不考虑 N_1 状态的情况有更好的预后。重要的是要认识到临床和病理淋巴

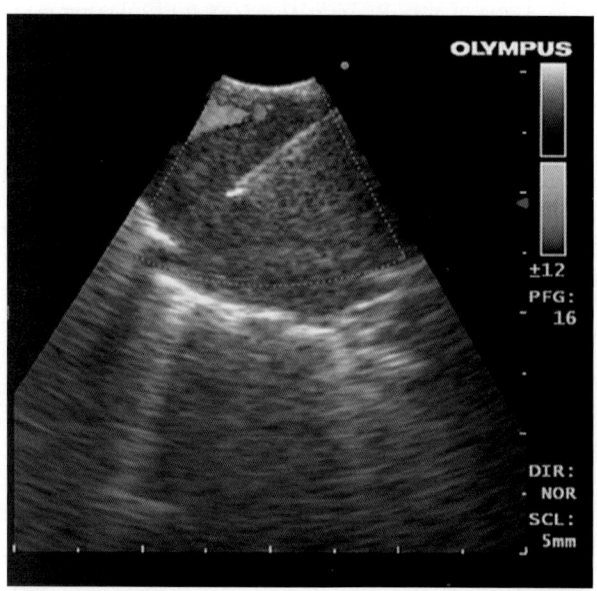

▲ 图 51-6 气管旁淋巴结的支气管内超声图像显示细针穿刺的针头位置（图片由 George Cheng, MD, PhD. 提供）（此图彩色版本见书末）

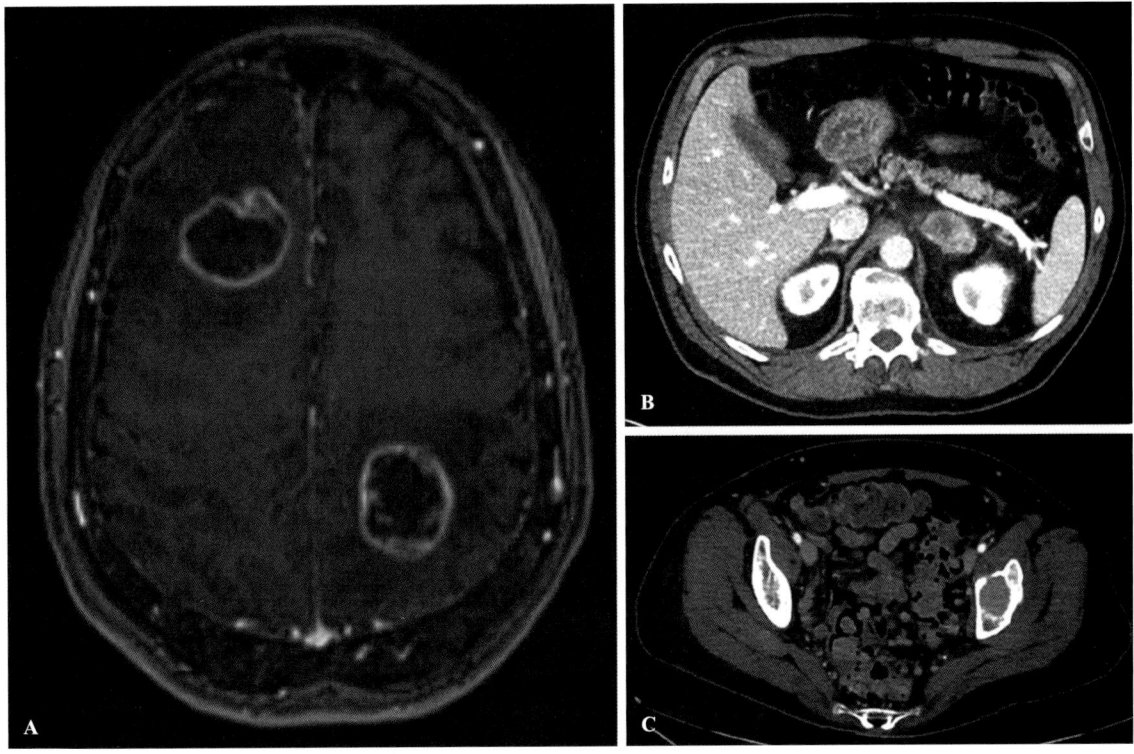

▲ 图 51-7　转移性肺癌的常见部位，包括脑转移（A）、左肾上腺转移（B）和累及左髋臼的骨转移（C）

结分期对预后的意义。据报道，临床 N_0、N_1 和 N_2 疾病的 5 年 OS 分别为 60%、37% 和 23%。病理分期对应的数字分别为 75%、50%、38%。M 组现在包括三个类别：M_{1a} 仍然不变，但 M_{1b} 现在包括单一胸外转移的患者，反映了对少转移性疾病是一种独特的实体，与多转移性（M_{1c}）患者相比，预后改善[98]。新的分期组解释了这种新的命名，M_{1a} 和 M_{1b} 都被归类为 ⅣA 期，M_{1c} 被归类为 Ⅳ B 期。目前，分子分类并没有纳入常规分期，主要是因为它仅与 Ⅳ 期疾病患者的管理决策有关。这可能随着时间的推移而改变，因为在疾病的早期阶段更明显的表型被识别和治疗范式的发展。

值得注意的是，接受最终放疗的患者在分期验证组中所占比例并不大。然而，回顾性研究证明了相似分期参数在该人群中的重要性，特别是在肿瘤大小方面。肿瘤体积被发现在接受确定适形放疗的患者中有很高的预后[99, 100]。在接受 SBRT 治疗的不能手术的患者中，肿瘤大小的增加与较高的局部和远处进展及较差的生存率相关[101]。

七、一线治疗

（一）早期疾病

1. 可手术　对于早期可手术的非小细胞肺癌，解剖手术切除仍然是治疗的标准。如前所述，术前 PET/CT 分期有助于降低隐匿性 Ⅲ / Ⅳ 期疾病的风险。术前必须

对患者的健康状况进行评估；它至少包括评估心血管和肺通气量，以测量 1s 用力呼气量（FEV_1）和一氧化碳的扩散能力（DLCO），通常称为肺功能测试（PFT）。大多数心血管评估不显著、肺功能可接受的患者（包括但不限于 FEV_1/DLCO＞预测 80%、FEV_1＞预测 60%、DLCO＞预测 60%）适合手术。尽管在实践中存在差异，但美国胸科医师学会的最新指南认为术后 FEV_1% 预测值（%PPO）和 DLCO% 预测值＞40% 的患者是低风险的，不需要进一步测试[102]。基于定量放射性核素肺灌注成像和预期肺切除量的 PPO 肺功能可以更准确地评估肺风险，特别是当可能需要肺切除术时。简单和先进的运动测试可能是必要的，以进一步对处于边缘状态的患者进行危险分层。值得注意的是，并没有明确的阈值禁止手术，患者和经认证的胸外科医生应讨论手术的风险 / 益处。在大容量中心报道了卓越的患者结果，突出了外科医生经验的重要性[103]。

肺叶切除术目前仍是早期非小细胞肺癌的标准手术。肺癌研究组对 T_1N_0 非小细胞肺癌进行了肺叶切除术和有限切除（主要是节段切除术，但允许楔形切除，清晰边缘≥2cm）的随机试验，发现有限切除的局部复发相对增加了 3 倍[104]。虽然在统计学上没有差异，但有限切除倾向于死亡率较低，而肺功能或围术期发病率 / 死亡率没有明显改善。这项研究在 20 多年前就确立了肺叶切除术为金标准。

表 51-2 国际抗癌联合会和美国癌症联合委员会第 8 版 TNM 分类（2017）

类 别	定 义
T	**原发肿瘤**
Tx	• 原发肿瘤无法评估，或通过痰细胞学或支气管灌洗发现癌细胞，但影像学及支气管镜无法发现
T_0	• 无原发肿瘤证据
Tis	• 原位癌
T_1	• 肿瘤最大径≤3cm，周围包绕肺组织或脏胸膜，支气管镜见肿瘤侵犯未超出叶支气管（未侵及主支气管）
T_{1a}（mi）	• 微浸润性腺癌
T_{1a}	• 肿瘤最大径≤1cm[a]
T_{1b}	• 1cm<肿瘤最大径≤2cm
T_{1c}	• 2cm<肿瘤最大径≤3cm
T_2	• 3cm<肿瘤最大径≤5cm，或有以下特征任意之一[b] 　– 侵犯主支气管，但未侵及隆嵴 　– 侵及脏胸膜 　– 累及肺门的阻塞性肺炎或者部分或全肺不张
T_{2a}	• 3cm<肿瘤最大径≤4cm
T_{2b}	• 4cm<肿瘤最大径≤5cm
T_3	• 5cm<肿瘤最大径≤7cm；或者侵及以下任何一个器官，包括胸壁（包括上沟肿瘤）、膈神经（$T_{3\,Inv}$）、心包；或者同一肺叶出现孤立性癌结节（$T_{3\,satell}$）
T_4	• 肿瘤最大径>7cm；或者无论大小，侵及以下任何一个或多个器官，包括纵隔、横膈、心脏、大血管、隆嵴、气管、喉返神经、食管、椎体；或者同侧不同肺叶出现孤立癌结节（$T_{4\,IpsNod}$）
N	**区域淋巴结**
Nx	• 淋巴结转移情况无法判断
N_0	• 无区域淋巴结转移
N_1	• 转移至同侧肺门和（或）肺内淋巴结，分为单个淋巴结（N_{1a}）和多个淋巴结（N_{1b}）
N_2	• 转移到同侧纵隔和（或）隆嵴下淋巴结，分为不涉及 N_1 的单个淋巴结（N_{2a1}），涉及 N1 的单个淋巴结（N_{2a2}）和涉及多个淋巴结（N_{2b}）转移
N_3	• 转移到对侧纵隔、对侧肺门或锁骨上淋巴结
M	**远处转移**
M_0	• 无远处转移
M_1	• 有远处转移
M_{1a}	• 恶性胸膜积液或心包积液和（或）结节[c]，或对侧叶单独的肿瘤结节
M_{1b}	• 单一胸外转移
M_{1c}	• 多个器官或单个器官多处转移

a. 任何大小的浅表扩散性肿瘤，其侵袭成分局限于支气管壁，可延伸至主支气管近端，也属于 T_{1a} 型
b. 具有这些特征的 T_2 肿瘤，≤4cm 为 T_{2a}，4～5cm 为 T_{2b}
c. 胸腔积液多次镜检细胞学检查肿瘤阴性，无血液，无渗出，临床判定为非恶性，可排除 M_{1a} 期

表 51-3 TNM 临床分期

T/M	亚分类	N_0	N_1	N_2	N_3
T_1	T_{1a}	$1A_1$	2B	3A	3B
	T_{1b}	$1A_2$	2B	3A	3B
	T_{1c}	$1A_3$	2B	3A	3B
T_2	T_{2a}	1B	2B	3A	3B
	T_{2b}	2A	2B	3A	3B
T_3		2B	3A	3B	3C
T_4		3A	3A	3B	3C
M_1	M_{1a}	4A	4A	4A	4A
	M_{1b}	4A	4A	4A	4A
	M_{1c}	4B	4B	4B	4B

随着 PET/CT 的常规使用和 CT 随访监测，实践在现代发生了变化。此外，术前评估和手术技术也在发展。开胸手术现在通常用于微创技术如胸腔镜（VATS）和（或）机器人手术无法实现的情况。一项关于 VATS 和开放肺叶切除术的 Meta 分析显示肿瘤结果相似[105]，机构和美国国家数据库系列都表明并发症更少，住院时间更短[106-109]。尽管一些回顾性研究显示胸廓切开术与胸腔镜肺叶切除术相比，淋巴结分期升级率更高[110]，接受胸腔镜肺叶切除术的患者具有长期生存率，并不低于开胸手术[111]。在经验丰富的患者中，显著的围术期发病率和手术死亡率分别为 9% 和 1.4%[112]。

随着现代分期和外科技术的发展，许多人再次质疑对早期 NSCLC 进行肺叶切除术的必要性。现代回顾性和非随机前瞻性系列研究表明，有限切除仍有作用，特别是小的（<2cm）N_0 腺癌[113-116]。然而，其中一些研究包括了微创或非侵入性肿瘤，这不可避免地降低了局部复发事件的发生率。至少有两项随机试验正在进行中，以确定有限切除在小的外周肿瘤中的作用：美国的癌症和白血病 B 组（CALGB）140503（NCT00499330）和日本的 JCOG0802/WJOG4607L。每个都完成了收益，但生存数据即将出炉。对于近端肿瘤，如果可行，袖状肺叶切除术优于全肺切除术，因为后者围术期并发症和死亡率较高[117]。此外，与全肺切除术相比，使用袖状肺叶保留实质技术的患者的生活质量更佳[118]。

大多数患者在手术切除前应常规进行病理纵隔淋巴结取样。在纵隔取样为阴性的患者中，随机 Ⅲ 期 ACOSOGZ0030 试验发现随后的系统性纵隔淋巴结清扫没有获益[119]。然而，作为手术的一部分，建议所有患者至少进行完整的肺门和纵隔淋巴结定位，至少采样 3 个 N_2 站[63]。

手术后局部区域复发率取决于病理分期、组织学、手术类型和复发的定义（第一个失败部位，孤立或伴有远处复发，粗略与精算）。早期 NSCLC 手术切除后的详细复发分析报道，5 年局部失败风险为 23%[61]。在切除边缘、同侧肺门或纵隔处复发被认为是局部失败。然而，远处失败占主导地位，75% 的复发是孤立的或伴发的转移性疾病。

2. 不可手术　放疗是医学上不能手术或拒绝手术的早期非小细胞肺癌患者的首选选择。未治疗的虚弱早期患者的死亡原因主要是癌症，而不是其他并发症[120]。应强烈考虑对这些患者进行治疗。传统放射治疗的历史系列早于现代分期和放射治疗技术，限制了它们与现代结果的比较。以前的放射治疗采用常规分割的 2D 或 3D 技术，但包括 SBRT 在内的更多现代技术似乎提高了生存率[109]。

历史上，对这一人群进行放射治疗与较差的局部控制和生存率有关[121]。为了克服这一点，对标准放射治疗进行了一些修改，包括取消选择性淋巴结照射[122]、剂量升级[123] 和 PET-directed 放疗[124]。基于这些变化的合并，放射治疗肿瘤组（RTOG）在不能手术的 Ⅰ～Ⅲ 期 NSCLC 患者中进行了一项 Ⅰ/Ⅱ 期剂量增加试验。根据肺容积大于或等于 20Gy 分为两组，第一组肿瘤较小，约占 Ⅰ/Ⅱ 期患者的 60%。在这组中，剂量从 70.9Gy/33 次上升到 90.3Gy/42 次。虽然 90.3Gy 的剂量被确定为晚期毒性的剂量限制，但对局部控制没有明确的剂量反应，2 年局部区域控制率在 55%～73%[125]。研究者推测，肿瘤再聚的延长治疗方案可能会降低疗效。替代传统分割剂量增加的方法是低分割。在一项 Ⅰ 期研究中，CALGB39904 显示了治疗后的肿瘤控制率高，增加了分割剂量，同时保持总剂量为 70Gy[126]。在目前的实践中，绝大多数医学上不能手术的 Ⅰ 期 NSCLC 患者现在都接受 SBRT 治疗，它与立体定向消融放疗（SABR）和低分割成像引导放疗（HIGRT）同义。

辐射模拟、规划和交付方面的进展促进了 SBRT 平台的发展。使用个性化的呼吸运动评估和管理使目标容积最小化。提供多个共面和非共面光束或弧线的能力允许陡峭的剂量梯度，从而允许对肿瘤使用非常规的高剂量，同时将危及附近器官的辐射剂量最小化（图 51-8）。现代线性加速器配备了机载成像，允许正交和（或）体积图像匹配，提高了高度适形放疗的精确交付。立体定向或使用外部坐标参考系不再使用。

在北美，印第安纳大学的关键研究将 3 组分 SBRT 的最大耐受剂量定义为 60Gy（20Gy/ 次），这表明在随后的 Ⅱ 期部分，2 年肿瘤控制率为 95%[127, 128]。虽然这些结果很有希望，但一个重要的观察结果是治疗支气管树近端 2cm 范围内的肿瘤会产生严重的毒性，随后被

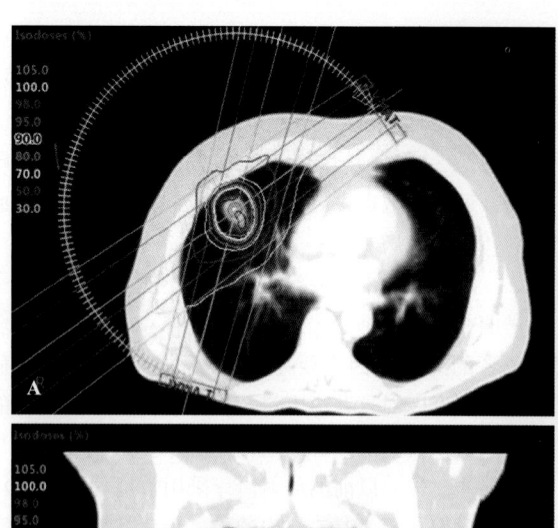

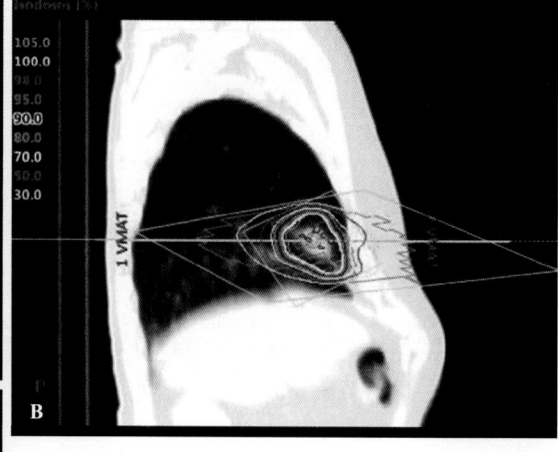

▲ 图 51-8 该患者接受两臂体积调节治疗计划，剂量为 54Gy/3 次。面板表示轴位（**A**）、矢状位（**B**）和冠状位（**C**）等剂量线叠加的图像（此图彩色版本见书末）

称为中央肿瘤。对于这些患者，3 级或更高的毒性接近 30%，包括肺炎、咯血、肺功能下降、胸腔 / 心包积液和皮肤反应[129]。较大的肿瘤（>10ccs）也与较高的毒性相关。结果如图 51-9 所示，区分了中央肿瘤和外周肿瘤。SBRT 后的典型长期影像学表现是实质肿块形成瘢痕，可能还会出现各种不同的影像学表现，包括磨玻璃影和实变（图 51-10）。

RTOG 进行了一项 II 期试验，采用印第安纳大学 SBRT 方案，但排除了中央型肿瘤或>5cm 的肿瘤患者。RTOG0236 在 3 年内证实了良好的肿瘤控制率为 98%[130]。其他结果包括 3 年肺叶控制、局部区域控制、远期进展和 OS 分别为 91%、87%、22% 和 56%。在这个精心挑选的患者组中，没有报道与治疗相关的死亡，3~4 级毒性率为 16%。5 年的结果显示肿瘤控制率轻微下降至 93%，相应值为肺叶控制、局部区域控制、远处进展和 OS 分别为 80%、62%、31% 和 40%[131]。尽管随访时间较长，疾病相关事件增加，但这些结果仍优于历史研究。一个重要的警告是，异质性校正（现在是治疗计划软件的标准），该方案的调整处方剂量为 54Gy（18Gy/ 次）。

来自日本和欧洲使用不同 SBRT 剂量分割方案的试验也报告了良好的结果[132, 133]。日本多机构试验的结果确定了生物等效剂量（床）为 100Gy（α/β=10）作为达到的临界剂量阈值局部控制概率超过 90%[134]。虽然这

是通过常见的 3~5 次分割 SBRT 方案实现的，但 8~10次更长的疗程（达到 60~72Gy 的总剂量）也达到这一阈值，并具有类似的有效性。关于 SBRT 结果的最大报道来自于 VU 大学医学中心，他们报道了 676 名患者接受剂量为 54~60Gy/3~8 次的治疗。在 33 个月的中位随访中，2 年的局部、局部和远处复发率分别为 5%、8% 和 15%[135]。

不同治疗方案之间缺乏比较效果。RTOG0915 是唯一一项已发表的随机试验，对外周型早期 NSCLC 的 34Gy/1 次和 48Gy/4 次进行了比较，主要终点大于或等于 3 级方案指定毒性。两组的肿瘤控制率均超过 90%，无统计学差异，但 34Gy/1 次的毒性事件数量较少[136]。本试验最初的目的是 54Gy/3 次，但从未进行过这样的试验。然而，一项多机构二期研究比较了 30Gy/1 次和 20Gy/3 次（未进行异质性校正）。2016 年美国放射肿瘤学学会（ASTRO）会议上公布的结果包括总共 98 例患者，并显示 2 年后治疗效果或毒性没有统计学差异[137]。回顾性数据表明，与更细分的治疗方案相比，使用 54Gy/3 次的局部控制略有改善，尽管存在增加毒性的风险[138]。因此，一种适应风险的方法是明智的[139]。在我们的实践中，54Gy/3 次预留给与胸壁没有广泛接触的周围小肿瘤。当胸壁 V_{30}<30ccs 时，可以降低发生严重胸壁毒性的风险[140]。

根据对中央型肿瘤的警示结果，不太愿意使用 SBRT

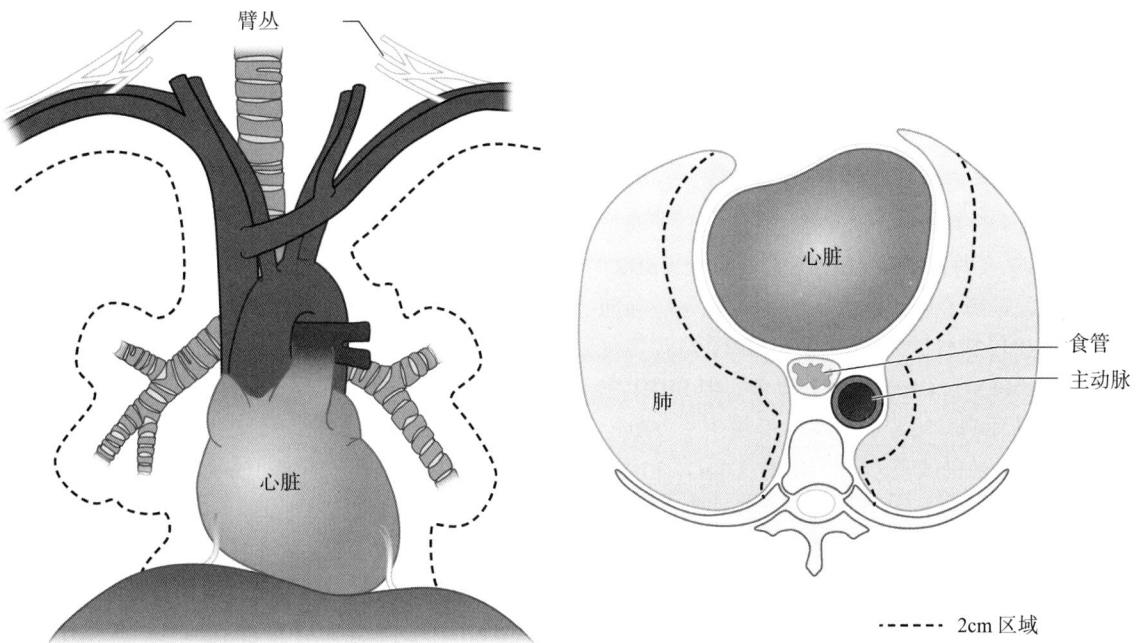

▲ 图 51-9　中央病灶推荐定义：任意纵隔关键结构，包括支气管树、食管、心脏、臂丛、大血管、脊髓、膈神经、喉返神经各个方向 **2cm** 内的肿瘤

引自 Chang JY，Bezjak A，Mornex F. Stereotactic ablative radiotherapy for centrally located early stage non-small-cell lung cancer：what we have learned. *J Thorac Oncol.* 2015；10：577–585.

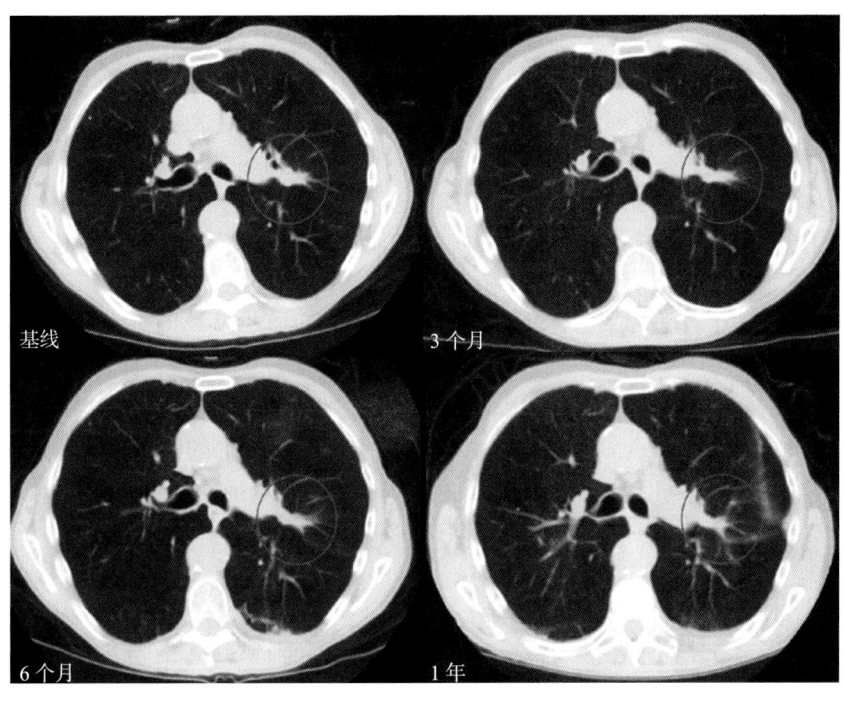

◀ 图 51-10　中央型非小细胞肺癌立体定向全身放疗，剂量为 **10Gy×5** 次，随访 **CT** 扫描显示肿瘤消退 / 瘢痕形成（此图彩色版本见书末）

治疗中央型肿瘤。RTOG0813 是一项针对中央型肿瘤的前瞻性 I / II 期剂量递增研究，采用 5 分式方案。剂量增加到 12Gy/1 次，最终结果尚未公布。最低剂量水平 10Gy×5 被认为是安全的。然而，值得注意的是，这次分离还发生了严重的毒性和治疗相关的死亡 [141]。VU 大学医学中心已经显示出有希望的局部控制 90% 以上的

替代方案，即在 8 个部位的中央型肿瘤使用 60Gy [142]。一项针对中央型肿瘤的系统综述证实了大于或等于 100Gy（α/β=10）的床对肿瘤控制的重要性，但大于或等于 210Gy（α/β=3）的增加了治疗毒性和死亡率 [143]。也有报道称，10 次方案具有较高的局部控制率和可接受的毒性 [144, 145]。重叠主支气管或气管的肿瘤可被称为

超中央型肿瘤，具有更高的毒性风险，一项使用 5Gy/ 次、共 12 次的研究发现 5 级事件发生率为 21%[146]。类似于外周肿瘤，风险适应的方法是可取的，更长的分割接近关键 OAR。

虽然 SBRT 已被采用作为医学上不能手术的患者的标准治疗，但几乎没有 1 级证据支持这一点。一项对早期 NSCLC 退伍军人的大规模倾向匹配分析发现，SBRT 比传统分割放疗提高了生存率[109]。空间试验是一项随机对照试验，比较总剂量为 70Gy/3 次 SBRT 与常规分割放疗的结果。PFS 和 OS 没有显著改善，但 SBRT 方案提供了更多的便利，治疗的耐受性提高[147]。TROG 完成了一项额外的随机试验，比较 SBRT（54Gy/3 次或 48Gy/4 次）与常规（66Gy/33 次）或中度低分级（50Gy/ 20 次），称为 CHISEL 试验。共 101 名参与者（2:1，SBRT66 例，常规治疗 35 例）。结果在 2017 年世界肺癌大会上公布，显示局部衰竭的自由度更高（HR=0.29；95%CI 0.13~0.66；P=0.002）和 OS（HR=0.51；95%CI 0.51~0.91；P=0.02）支持 SBRT[148]。

射频消融是边缘手术患者的另一个潜在选择。射频消融是一种图像引导的热消融技术，可以局部加热肿瘤组织至致死温度，同时潜在地减少对周围组织的损伤。ACOSOG Z4033 报道了射频消融治疗不能手术ⅠA 期肿瘤的可行性，2 年无复发率为 60%，2 年生存率为 70%[149]。SBRT 和 RFA 的系统回顾和综合分析发现 SBRT 的肿瘤控制率更高，尽管生存期相似[150]。一项回顾性研究发现，与楔形切除术相比，SBRT 有减少局部复发的趋势（4% vs. 20%），而原因特异性生存率没有差异[151]。然而，其他分析并没有发现接受放射治疗的患者与接受手术切除的患者相比肿瘤控制或生存结果有所改善的队列[109]。

虽然 SBRT 主要是在医学上不能手术的人群中进行研究，但在医学上可手术的人群中也出现了证据。RTOG0618 是一项外周肿瘤的Ⅱ期试验，进行 54Gy/3 次的治疗。在 26 例可评估的患者（主要是 T_1 肿瘤）中，只有 1 例局部失败，导致 4 年原发肿瘤和 96% 的局部控制率[152]。日本临床肿瘤学小组研究 0403 评估了 SBRT 在可手术和不可手术的早期 NSCLC 中的安全性和有效性。在可手术队列中，3 年局部控制和 OS 分别为 85% 和 77%[153]。几个比较 SBRT 和手术的Ⅲ期试验已经开始，但由于累积不良而提前终止。最近报道了对其中两项试验（STAR 试验和 ROSEL 试验）的联合分析。联合资格包括肿瘤小于 4cm，需要进行肺叶切除和纵隔淋巴结取样的患者。STARS 方案允许中央型肿瘤，ROSEL 方案只允许外周型肿瘤。SBRT 方案包括分 54Gy/3 次、50Gy/4 次或 60Gy/5 次。共有 58 例患者被

随机分组；在中位随访 40 个月后，SBRT 有更好的 OS（3 年 OS，95% vs. 79%，P=0.04），但局部、区域和远期无复发生存率相似[154]。生存差异最可能的解释是与手术相关的术后早期死亡率。该试验提供了必要的平衡，以促进若干正在进行的比较手术和 SBRT 的前瞻性试验的累积。多个回顾性单机构和大型数据库研究报道了 SBRT 和手术比较的结果相矛盾。通常，这些研究表明 SBRT 的生存期较低，但对使这些患者无法手术的混杂因素没有很好的控制。这些回顾性研究的附加问题是临床与病理分期，其中一部分临床分期的患者会有隐匿性淋巴结病。

表 51-4 列出了医学上不能手术和可手术患者的 SBRT 的一些改变实践的试验。需要更多的前瞻性随机试验来进一步确定 SBRT 在可手术患者中的作用。另外两个试验正在进行中：VALOR（NCT02984761）和 STABLE-MATES（NCT02468024）。SABR-OS（TROG13.03）试验正在开发中。在美国，招募手术和非手术的试验一直是一个挑战，至少部分是由于患者和医生的先入性观念和潜在的经济诱因。然而，目前相互矛盾的数据应该提供一种平衡，以促进下一代试验的累积。

3. 辅助化疗 尽管接受了治疗性手术，非小细胞肺癌患者仍有显著的复发风险。肺佐剂顺铂的临床评价（LACE）Meta 分析为指导辅助治疗建议提供了有价值的信息。该研究评估了 5 个试验，包括 4600 名完全切除的 NSCLC 患者。在中位随访 5 年后，术后以顺铂为主化疗与死亡的总 HR 为 0.89（95%CI 0.82~0.96，P=0.005）和生存率提高 5%[155]。按阶段分析，与化疗效果有明显的相互作用。ⅠA 期患者化疗预后较差，而Ⅱ/Ⅲ期患者获益最大。因此，辅助化疗通常不推荐用于ⅠA 期患者，但适用于大多数Ⅱ/Ⅲ期患者。在ⅠB 期患者中使用化疗是有争议的。CALGB9633 试验在卡铂和紫杉醇佐剂与观察对照的随机比较中专门针对这一人群。这项研究的结果很难解释，因为它很早就被数据安全监测委员会叫停，因此动力不足。在辅助化疗的生存方面，没有统计学上显著的益处（HR=0.83；95%CI 0.64~1.08）[156]。虽然辅助化疗也不显著，但有改善无病生存的趋势。探索性分析显示肿瘤大于或等于 4cm 的患者获益更大。在目前的实践中，不建议对这些患者常规使用化疗，但有必要进行风险/益处的讨论[157]。分子风险分层策略可能在不久的将来指导辅助治疗建议。几种基因表达分析已经显示出预后意义[158-160]，但在常规实施之前，辅助化疗在不同风险组中的预测益处需要前瞻性验证。

辅助化疗通常包括基于顺铂的双重化疗，包括培美曲塞（非鳞状）、吉西他滨、多西紫杉醇、长春瑞滨

表 51–4　立体定向全身放疗治疗不可手术和可手术的早期非小细胞肺癌（$T_{1\sim2}N_0$）的前瞻性精选研究，
适用时纳入随机研究的对照研究

研　究 a	n	剂量 / 次数	中位随访时间（个月）	肿瘤控制	存　活	毒　性
不可进行手术						
RTOG 0236	52	60Gy/3fx	48	93%（5 年）	40%（5 年）	13%$Gr_{3/4}$，无 G_5
JCOG 0403	100	48Gy/4fx	47	87%（3 年）	60%（3 年）	12%$Gr_{3/4}$，无 G_5
RTOG 0915	39 45	34Gy/1fx 48Gy/4fx	30	97%（1 年） 93%（1 年）	61%（2 年） 78%（2 年）	10.3%Gr_{3+} 13.3%Gr_{3+}
SPACE	49 53	66Gy/3fx 70Gy/35fx	37	42%（3 年 PFS） 42%（3 年 PFS）	54%（3 年） 59%（3 年）	7%G_3，无 $G_{4/5}$ 13%G_3，无 $G_{4/5}$
可以进行手术						
RTOG 0618	26	54Gy/3fx	48	96%（4 年）	56%（4 年）	8%G_3，无 $G_{4/5}$
JCOG 0403	64	48Gy/4fx	67	85%（3 年）	54%（5 年）	5 次 G_3 事件，无 $G_{4/5}$
STAR a/ROSEL	31	54Gy/3fx、50Gy/4fx 或 60Gy/5fx	40	96%（3 年）	95%（3 年）	10%G_3，无 $G_{4/5}$
	27	手术		100%（3 年）	79%（3 年）	44%$G_{3\sim4}$，1（4%）G_5

a. 允许中央型肿瘤

fx. 分次；JCOG. 日本临床肿瘤学组；PFS. 无进展生存；RTOG. 放射治疗肿瘤组；SPACE. 立体定向精度及常规放射治疗评价

或依托泊苷。卡铂可以代替那些不认为是顺铂的候选药物。分子靶向药物在辅助治疗中的应用需要进一步的研究。在一项大型随机研究中，在辅助细胞毒化疗中加入贝伐单抗并没有改善生存[161]。因此，不推荐用于辅助治疗。国际辐射试验探索了辅助厄洛替尼与安慰剂在完全切除的、EGFR 阳性表达和（或）扩增但不需要 EGFR 激活突变的 ⅠB～ⅢA 期 NSCLC 患者中的应用。在总体人群中，无病生存率没有统计学上的显著差异[162]。一组 EGFR 激活突变的患者似乎获得了无病生存益处，但这并没有达到预先确定的统计学意义，生存率也没有报道。NCT02194738 试验正在筛查手术切除的 NSCLC 患者。EGFR 突变或 ALK 重排的患者将随机接受安慰剂或适当的 TKI 作为辅助治疗。对于没有这些突变或有鳞状组织的患者，第三臂（ANVIL）将对纳武单抗的辅助免疫治疗进行比较观察。

4. 术后放疗　非小细胞肺癌完全切除（R_0）后，早期疾病通常不需要术后放疗。历史上的一系列术后放疗（PORT），包括早期患者，在未选定的患者群体中显示出潜在的危害[163]。然而，在一些研究中，这些试验受到过时的放射技术和不典型的大尺寸的影响，这可能导致治疗相关的发病率和死亡率的增加。一项监测、流行病学和最终结果数据库研究进一步探索了近 7500 名患者 PORT 术后的生存结局。根据分期进行的子集分析发现，N_0 或 N_1 疾病患者的存活率不佳，但 N_2 疾病患者的存活率有所提高[164]。ANITA 试验的一项亚组分析证实接受移植的 N_2 期患者生存期有所改善，有趣的是，未接受化疗的 N_1 期患者生存期也有所改善[165]。现在，在更多精选的患者群体中使用 3D 和强度调节技术仔细管理 PORT，以优化风险 / 效益比。N_2 期疾病的 PORT 和阳性边缘是最强的适应证，将在即将到来的区域性晚期节中讨论。

（二）局部区域晚期非小细胞肺癌

局部晚期 NSCLC 通常指Ⅲ期疾病，这是一个异质性队列。根据第 8 版 AJCC 分期，目前Ⅲ期疾病分为三类，包括 T 组和 N 组的各种组合。对这些患者的根治性治疗需要综合治疗。医学上适合的 T_3N_1 患者可以采用早期切除和辅助化疗的模式进行适当的治疗，前提是纵隔在术前完全分期。T_4 疾病，不论其医疗状况如何，通常等同于不能切除。N_2 期疾病患者的管理是有争议的，实践模式也各不相同。本节将主要集中于这些患者的管理。

（三）可切除非小细胞肺癌患者的术前治疗

手术在ⅢA 期和ⅢB 期疾病患者中的作用存在争议。几项具有异质性研究设计的大型前瞻性试验已经阐明了手术的作用（表 51–5）。在欧洲癌症治疗研究组织（EORTC）08941 试验中，ⅢA 期（N_2）NSCLC 患者接受顺铂 / 依托泊苷诱导化疗，有反应的患者随机选择最

终放疗或手术 [166]。纳入标准为非鳞状细胞癌的 N_2 受累或右侧肿瘤的 N_2 受累超过 4R 水平或左侧鳞状组织肿瘤的 5/6 水平。大约 60%（n=332/579）的登记患者对诱导化疗有反应，然后被随机分配，其中 90% 的人按照分配的治疗组接受治疗。放疗组和手术组的中位数（17.5 个月 vs. 16.4 个月）和 5 年 OS（14% vs. 15.7%）差异无统计学意义。对该试验的批评包括近 50% 的手术患者接受了肺切除术，近一半的手术组患者接受了不完全切除。移植只对阳性的切缘进行，40% 的手术患者接受移植。

北美组间试验 INT0139 对 202 例可切除的 N_2 病理性疾病患者进行了随机化放化疗（61Gy 顺铂 / 依托泊苷同步放化疗）或术前同步放化疗至 45Gy，术后再进行手术 [167]。研究人群包括健壮的患者（中位年龄 60 岁，90% 的 Karnofsky 表现状态≥90），其中 75% 有一个阳性淋巴结，80% 接受开胸手术。在总体人群中，与放疗相比，增加手术并没有统计学意义上改善中位（23.6 个月 vs. 22.2 个月）或 5 年 OS（27% vs. 20%），这是研究的主要终点。然而，三种疗法显著改善了 PFS（中位 PFS，12.8 个月 vs. 10.5 个月；HR=0.77；95%CI 0.62～0.96；P=0.017），主要是由于局部复发减少了10%。死亡率出乎意料的高，而肺切除术可能否定了潜在的生存益处。一项非计划亚组分析发现，接受肺叶切除术并与最终放疗队列匹配的患者生存期得到改善（中位总生存期 33.6 个月 vs. 21.7 个月，5 年总生存期36% vs. 18%）。

ESPATUE 试验是最现代的研究，包括接受诱导化疗（顺铂和紫杉醇 ×3 个周期）的 PET 期ⅢA/ⅢB 患者，以及独特的术前放疗方案（45Gy，1.5Gy/ 次，BID，顺铂 / 长春瑞滨同步化疗）。在初始治疗完成后，被认为可以切除的患者被随机分配完成放疗（20～26Gy，2Gy/ 次，QD）或手术。研究人员发现放疗和手术在生存或进展方面没有显著差异，5 年总生存率和无进展生存率分别为 40% 和 35% [168]。本试验存活率的提高可能

是 PET 常规使用和分期迁移的反映。

总的来说，这三个大型随机对照试验并没有显示手术明显的生存优势。在欧洲的临床试验中，更广泛的纳入标准可能限制了更晚期疾病的手术获益。然而，在组间试验的亚组分析中，可以证明在选择的符合肺叶切除术的ⅢA 期患者中采用三种方法。具体来说，这将包括单站非体积大（<3cm）N_2 疾病的健壮患者。

当患者被认为是 N_2 期疾病的手术候选者时，目前有两种公认的术前治疗模式：化疗或放化疗。在全国范围内，这些方法的实践模式各不相同 [169]。与单纯手术相比，辅助化疗对已证实淋巴结受累（包括 N_2 期疾病）的患者有明显的益处。术前化疗对早期患者也有类似的生存益处 [170]。术前进行化疗的一个潜在好处是依从率显著提高；然而，在 NATCH 试验中，将早期患者随机选择辅助化疗和新辅助化疗，结果没有明显差异 [171]。几项小型随机试验调查了单纯手术后增加新辅助化疗对 N_2 期患者生存率的显著改善 [172, 173]。

一些研究专门比较了诱导化疗和放化疗的效果。德国肺癌组进行了迄今为止最大的试验，比较了ⅢA/ⅢB 期 NSCLC 患者单独诱导化疗（顺铂和依托泊苷）或化疗加同期放疗（45Gy，BID 超过 3 周）[174]。作为研究设计的一部分，PORT 被纳入诱导化疗组，对阳性边缘给予额外的放疗。共有 524 名患者符合初始治疗条件，但只有大约 60% 的患者继续接受手术。增加术前放射治疗显著改善了 R_0 切除率（84% vs. 77%）和纵隔争取降期可射频消融（46% vs. 29%），但这并没有改善PFS（中位数 9.5 vs. 10 个月，5 年 16% vs. 14%）、研究的主要终点或 OS（中位数 15.7 vs. 17.6 个月，5 年 21% vs. 18%）。因为在试验的化疗组中，术后放疗是常规的，所以这项研究本质上表明放疗可以按任意顺序进行。

最近，SAKK 项目组随机选择了 232 例Ⅲ a/N_2 的 NSCLC 患者进行化疗诱导（顺铂 / 多西他赛 ×3 个周期）和相同的诱导化疗 +RT（44Gy/22 次，超过 3

表 51-5　三联疗法治疗Ⅲ期非小细胞肺癌的随机选择Ⅲ期试验

研　究	入组标准	n	治　疗	5 年 OS
EORTC [166]	3A-N_2；PD 后无反应	165 167	PD → RT 60～62.5Gy；2Gy/fx PD → S；如果 R^+（40%），PORT 56Gy	14% 16%
Intergroup [167]	3A-N_2；PD/RT 45Gy 后无进展；1.8Gy/fx	194 202	PD/RT → RT 提高 61Gy → PD PD/RT → S → PD	24% 37%
ESPATUE [168]	3A-N_2，选择 3B；PD/RT 45Gy 后无进展；1.5Gy/ 次，BID	80 81	PD/RT → RT 提高 65～71Gy；2Gy/fx PD/RT → S	40% 44%

BID. 每天 2 次；EORTC. 欧洲癌症研究和治疗组织；OS. 整体存活率；PD. 含铂双药；PORT. 术后放疗；RT. 放射治疗；S. 手术；fx. 分次

周），如果重复分期没有显示进展，则采用外科手术治疗[175]。与德国试验不同的是，PORT在单独化疗组中并不是强制性的，只有16%的患者接受了PORT，主要用于R_1期切除术。术前放疗增加了客观缓解率（61% vs. 44%）、R_0切除率（91% vs. 81%）和纵隔降期（64% vs. 53%），但在统计学上并没有改善中位生存期（37.1个月 vs. 26.2个月；HR=1.0；95%CI 0.7~1.4）。对放疗单组的批评是缺乏同步治疗，这已被证明在确定的情况下提高疗效。

进一步加强新辅助辐射平台的努力已被调查。在一项Ⅱ期研究中，RTOG0229显示了在切除前每周加用卡铂和紫杉醇治疗60Gy的可行性[176]。在本试验中纵隔清除率为63%，术后并发症发生率合理。然而，由于可能增加并发症的发生率，一些外科医生对在全剂量放疗后进行手术犹豫不决。作为一种替代选择，手术可以保留给那些有良好反应但疾病局部复发的患者作为挽救性治疗。一系列放化疗后的挽救性手术的回顾性报道表明，这种方法是可行的，对选定的患者有良好的疗效[177, 178]。

肺上沟肿瘤由于其位置和实现R_0切除的困难，是一种独特的情况。通过前瞻性Ⅱ期组间试验0160对该人群进行了三模性研究[179]。该方案包括$T_{3~4}N_{0~1}$疾病，需要纵隔镜排除N_2累及的患者。采用诱导化疗（顺铂50mg/m^2，第1天、第8天、第29天、第36天；依托泊苷50mg/m^2 第1~5天和第29~33天），同时放射治疗45Gy，每次1.8Gy。放射治疗范围包括原发疾病，选择性地覆盖同侧锁骨上窝，但不包括纵隔或肺门。患者在诱导治疗和重复化疗后2~4周重新评估，无疾病进展的患者行开胸手术。计划另外两个巩固/辅助治疗周期：顺铂和依托泊苷。大约80%的患者继续进行手术，其中超过90%的患者实现了R_0切除。大约1/3的患者出现完全缓解。整个人群和实现R_0切除术的患者的中位生存期分别为33个月和94个月[180]。病理CR患者的中位生存期未达到。JCOG在一项单臂研究中进行了类似的研究，报道了56%的良好5年OS[181]。虽然缺乏比较证据，但回顾性和交叉研究的比较支持三种疗法是最有效的方法，与单一或双疗法相比[182]。

总而言之，手术在N_2期疾病中的作用仍有争议，但有一个亚组可能从积极的局部控制中获得显著的好处。与诱导化疗相比，诱导放化疗明显提高了纵隔降期和R_0切除率，但随机证据未能证明治疗结果的改善。当进行手术时，两种诱导策略都是合适的。在接受诱导化疗的患者中使用PORT仍有争议，将在下一节讨论。诱导放化疗三联疗法仍然是治疗$N_{0~1}$肺上沟肿瘤的标准治疗方法。

术后放疗 N_2期疾病完全切除后局部区域复发是一个显著的风险。报道的复发率取决于应用的定义，纳入研究的患者的阶段，以及局部失败的报道方式。由于存在显著的远处复发风险，局部故障的真实发生率可能被低估。一项完全切除的伴有辅助化疗的N_2非小细胞肺癌的失效模式分析报道了5年精算的局部区域失败率为39%[183]。局部复发风险最高的区域包括支气管残端（图51-11）、肺门和受累纵隔淋巴结。尽管局部区域风险升高，但远距离失败是首次失败的主要模式。这就强调了在这种情况下需要有效的全身治疗。

一项对9个随机对照试验的2128名患者进行的Meta分析得出结论，该治疗与死亡风险显著增加相关[163]。值得注意的是，在该Meta分析中，死亡风险增加在Ⅰ期患者中最为显著，而在N_2/Ⅲ期患者中不显著。与以前的研究相比，实践模式已经发生了显著的变化，以前的研究包括大2D场和高达3Gy/d，不使用化疗，以潜在地减轻远处复发的竞争风险。随后的分析表明，这些较老技术的心脏毒性可能导致了死亡率过高，而现代治疗技术似乎降低了治疗相关死亡率的风险[184-186]。

不幸的是，目前还没有随机的证据证明现代治疗技术对肝移植的价值。然而，肺ART研究是一项国际随机研究，将专门解决PORT在完全切除的N_2 NSCLC患者中的作用。同时，前瞻性试验的子集分析和回顾性的机构和美国国家数据库系列提供了一些指导。一项对SEER数据库的回顾表明，虽然添加PORT并不能普遍改善切除NSCLC患者的生存，但对N_2疾病患者的生存有显著改善（HR=0.86；95%CI 0.76~0.96；P=0.008）[164]。在ANITA试验中，PORT是由研究人员自行决定的，研究随机化是辅助化疗的使用。在一项亚组分析中，在未接受辅助化疗的pN_1患者和不考虑使用辅助化疗的pN_2患者中，PORT与生存获益相关[165]。最近，美国国家癌症数据库（NCDB）的一项研究比较了PORT在N_2期疾病患者中的作用。PORT的使用显著改善了5年OS（27.8% vs. 34.1%，P<0.001）[187]。然而，增加剂量似乎与不良结果相关，作者建议限制总剂量为54Gy。考虑到辅助化疗在这一人群中的已知益处，这种治疗在PORT

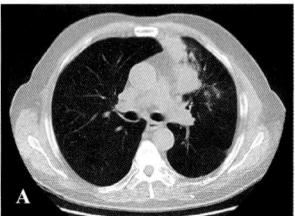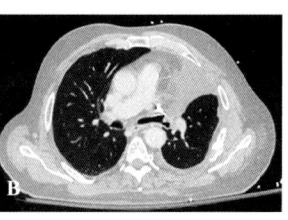

▲ 图51-11 1例cT_3N_2非小细胞肺癌患者行诱导化疗、左上叶切除、纵隔淋巴结清扫后，术前（A）、术后（B）CT扫描。注意左上叶支气管残端有夹子

之前进行，如果还没有在术前给予的话。在完全切除后，常规的同步放化疗没有作用。RTOG9705 是一项单臂 II 期研究，报道了与历史对照相比，卡铂和紫杉醇同时给予肝移植的良好结果[188]。然而，一项随机的 ECOG 试验发现，加用同期化疗的移植没有改善结果[189]。

对于不完全切除的 NSCLC 患者，PORT 的使用是明确的。虽然从未进行过前瞻性试验，但一项对不完全切除的 II / III 期 NSCLC 的 NCDB 分析显示，使用肝移植可显著改善生存率[190]。一项历史试验发现，对切除切缘阳性或最高采样纵隔淋巴结受累者，在肝移植中加入同步化疗可以改善预后[191]。另一项 NCDB 分析专门研究了完全切除和不完全切除 NSCLC 中 PORT 和 CT 的测序。在完全切除的 N₂ 期疾病中，顺序治疗优于同时治疗（中位 OS，58.8 个月 vs. 40.4 个月，$P<0.001$）[192]。对于不完全切除的 NSCLC，作者没有发现两种方法有显著差异。总而言之，在 ART 肺部试验的结果获得之前，用现代治疗技术进行连续管理的 PORT 似乎对 N₂ 疾病患者有价值。对于不完全切除的患者，常规给予肝移植的争议较少。对于大多数病例，肝移植应与化疗同时进行，但对于不完全切除，应考虑同时给药。

（四）IIIA/ IIIB 期疾病的最终放射治疗

RTOG73-01 确定了常规分割放疗的标准剂量，将患者随机分为 3 个治疗组，累积剂量为 40Gy、50Gy 或 60Gy 连续给予，1 个分疗程组 40Gy。在这个时代，放疗使用二维端口（前后 / 后前），没有使用 CT 规划，使用后阻滞限制脊髓剂量，并进行胸片随访。高剂量组 3 年生存率略有改善，并有局部控制，标准剂量分 30 组 60Gy[193]。然而，长期存活的病例很少，而且由于缺乏 3D 监测成像，局部控制可能被高估。随着放射技术向基于 CT 的 3D 规划发展，通过单纯剂量增加或改变分割技术来加强治疗变得可行。

各种超分割和加速方案使用放疗单独进行了研究。RTOG8311 进行了一项大的随机 I/II 期研究，研究对象为总剂量为 60.0Gy、64.8Gy、69.6Gy、74.4Gy 或 79.2Gy，每次 1.2Gy，BID。对于表现良好的 III 期患者，当患者接受 69.6Gy 或以上治疗时，似乎有生存益处[194]。这导致组间（RTOG/ECOG/SWOG）三组随机比较 60Gy/30 次（常规组）、诱导化疗后常规放疗或超分割至 69.6Gy 的 1.2Gy BID 组。诱导化疗组生存率最高，而常规放疗组与超分割放疗组之间无统计学差异[195]。

医学研究委员会（MRC）提出了一种更值得注意的分割治疗方案，它被定义为连续超分割加速放射治疗（CHART），包括总剂量为 54Gy，1.5Gy/ 次，TID，连续 12 天。以 III 期（60%）为主的非小细胞肺癌患者

被随机分为 CHART 和常规分割，60Gy/30 次。尽管在 CHART 中发现了更频繁和严重的食管炎，但 3 年的 OS 有所改善（20% vs. 13%），LR 相对降低了 20%。CHARTWEL 研究比较了类似的方案，但允许周末休息。与常规分割相比，未见生存或局部控制获益，但在晚期疾病亚组中，超分割有改善 LC 的趋势[196]。一项包括 2000 名随机试验患者的个体数据 Meta 分析得出结论：改变分割适度提高了 2.5% 的 5 年生存率[197]。局部和远处衰竭仍然是一个主要问题，两组治疗 2 年的失败率各为 50%。

加强治疗的另一种方法是用传统分割法纯粹地提高总剂量。RTOG9311 进行了这样一个研究阶段 I/II 剂量递增试验使用三维适形放疗，使用基于肺毒性概率的剂量调整策略，研究人员分别将 V₂₀ 值＜25% 或 25%～36% 的患者的剂量安全地增加到 83.8Gy 或 77.4Gy，每次 2.15Gy[125]。然而，对 LC 或存活率没有明显的剂量反应。在 2 年的时间里，50%～78% 的患者得到了局部区域控制，但发生了远处转移。总剂量（约 8 周）给药时间的延长引起了对肿瘤细胞再生的关注。同时进行的试验开始显示整合化疗的好处，表明需要的不仅仅是增加剂量。

CALGB8433 确定了局部晚期 NSCLC 在放疗前进行诱导化疗的好处。这项两臂研究将 III 期 NSCLC 患者随机分为单纯常规放疗（60Gy/30 次）和诱导化疗（顺铂加长春碱加放疗）两组。诱导化疗的加入显著改善了中位（13.7 个月 vs. 9.6 个月）和 5 年 OS（17% vs. 6%）[198]。诱导化疗的好处在之前提到的组间试验中得到了证实[199]。

为了进一步改善结果，许多人开始测试同步化疗和放疗与序贯治疗的范式。在第一次随机比较中，西日本肺癌（WJLC）组比较顺铂、长春地辛和丝裂霉素连续放疗与同一化疗同时进行分裂疗程放疗。同时接受治疗的患者生存期显著改善，中位生存期为 16.5vs.13.3，5 年总生存率为 16% vs. 9%[200]。RTOG9410 通过一项随机的 3 组研究证实了这些结果，包括 CALGB 诱导组和 2 个并行方案：63Gy，QD，7 周，联合顺铂和长春碱，或 69.6Gy，1.2Gy/ 次，BID，6 周，联合顺铂和依托泊苷。与序贯治疗相比，同步放化疗加每天 1 次常规放疗显著提高了 5 年总生存率（16% vs. 10%）[201]。在常规和超分级放化疗组之间没有统计学上的显著差异。Auperin 等的 Meta 分析最好地说明了同步放化疗相对于顺序放化疗的明显好处，包括 6 项试验和中位随访 6 年的约 1200 名患者，同期化疗 5 年 OS 为 4.5%（HR=0.84；95%CI 0.74～0.95；$P=0.004$）[202]。同时治疗可显著减少局部进展（5 年生存率 28.9% vs. 35%），但不能显著减少远期进展（5 年生存率 39.4% vs. 40.6%）。

在接受联合化疗方案的患者中获益更明显，联合化疗方案通常包括系统剂量的顺铂。同步治疗的主要缺点是 3 级或 4 级食管毒性从 4% 增加到 18%，这个时代的大多数试验使用选择性淋巴结照射和较少的适形放疗技术。

各种同步化疗方案已被使用，但在最佳组合上没有共识。在最近的实践中，两种更常见的联合方案是顺铂/依托泊苷和卡铂/紫杉醇。采用倾向评分匹配的回顾性分析比较了退伍军人健康管理（VA）数据库中两种治疗方案患者的结果。该分析共纳入约 1800 例患者，发现顺铂和依托泊苷的发病率增加，但生存结果相似[203]。在一项规模相对较小的随机试验中，对两种联合用药进行了直接比较，约有 200 例患者接受顺铂和依托泊苷治疗，3 年生存率（41% vs. 26%）和中位生存率（23.3 个月 vs. 20.7 个月）[204]。然而，Cochrane 的 Meta 分析得出了与 VA 研究相似的结论，显示总体生存率没有差异[205]。以顺铂为基础的方案更常与恶心/呕吐和食管炎相关，而卡铂/紫杉醇更常与粒细胞减少和放射性肺炎相关。总的来说，并发症增加的患者更能耐受卡铂/紫杉醇方案。如后文所讨论，RTOG0617 的结果为卡铂/紫杉醇的常规使用提供了平衡。

顺铂/培美曲塞已经在非鳞状组织学的患者中进行了专门的研究。这项研究是对局部晚期患者顺铂/培美曲塞与顺铂/依托泊苷并行和巩固治疗的随机比较。在大约 550 例患者接受治疗后，该试验因无效而提前结束，两组患者的生存期相似（中位数 26.8 个月 vs. 25 个月；HR=0.98；95%CI 0.79～1.20；P=0.831）[206]。然而，顺铂/培美曲塞组 3 级或 4 级毒性发生率降低（64% vs. 76.8%）。尽管根据该试验的结果，顺铂或卡铂联合培美曲塞显然并不优越，但对于非鳞状组织的患者来说，顺铂或卡铂联合培美曲塞是一个选择。

进一步强化全身治疗，无论是诱导或巩固化疗的研究，希望进一步减少远期失败。一项被称为局部先进多模式方案（LAMP）的随机 II 期试验研究了三种使用传统分割放疗的治疗方法：卡铂序次诱导化疗（AUC6）和紫杉醇（200mg/m²）2 个周期后单独放疗，相同的诱导化疗后同步放化疗卡铂（AUC2）和紫杉醇（45mg/m²）每周给药，或同时放化疗，然后是 2 个周期的巩固卡铂和紫杉醇。三组患者的中位生存期分别为 13.0 个月、12.7 个月、16.3 个月[207]。虽然数值上不同，但与 RTOG88-08 的历史组相比没有统计学差异，所有 3 个组的 3 年生存率相似，为 15%～17%。

CALGB39801 随机分配约 370 名不可切除的 III 期 NSCLC 患者进行诱导化疗或立即同步放化疗，同时接受 66Gy 的常规分割放疗（与 LAMP 研究中描述的卡铂和紫杉醇的剂量相似）。标准组和诱导组的中位生存期分别为 12 个月和 14 个月，无统计学差异[208]。两组相对较差的结果部分归因于纳入体重减轻超过 5% 的患者。即使在调整了减重后，两组之间的存活率也没有差异。使用诱导化疗没有明显减少远处失败。

西南肿瘤集团（SWOG）研究 S9504 研究了同步放化疗后多西紫杉醇的巩固作用。在这项 II 期研究中，26 个月的中位生存期很有希望，巩固化疗通常是可耐受的[209]。在一项类似的设计中，SWOG S9712 在低危人群（包括有边缘性表现状态、并发症或其他不良预后因素的人群）进行同步放化疗后使用巩固紫杉醇。该高危人群的中位生存期为 10 个月，毒性率高[210]。Hoosier 肿瘤学组（HOG LUN01-24）在顺铂/依托泊苷放化疗后进行了一项巩固多西紫杉醇的 III 期试验。在这项试验中，所有患者在第 1 天、第 8 天、第 29 天和第 36 天接受顺铂 50mg/m² 的治疗，在第 1～5 天和第 29～33 天给予依托泊苷 50mg/m² 的治疗。常规分割放射，总剂量为 59.4Gy。没有进展的患者随机接受多西紫杉醇（75mg/m²）观察或巩固治疗，Q3W，3 个周期。标准组和巩固组的中位生存期分别为 26.1 个月和 24.2 个月[211]。

这些结果在一个更现代的国际多中心研究中得到了证实，在该研究中，局部晚期患者接受顺铂和多西紫杉醇并行治疗，并随机观察或巩固顺铂/多西紫杉醇。中位生存期几乎相同，巩固化疗并没有减少远处转移，仍有大约 50% 的患者发生[212]。巩固化疗在同时使用卡铂和紫杉醇时更为常规，其理由是放疗期间的剂量不是全体性的。然而，值得注意的是，没有一项巩固试验显示有统计学意义的 OS 获益或远程失败的减少，这对常规使用巩固卡铂和紫杉醇提出了质疑[212,213]。

放疗剂量的增加和改变分割技术已被研究在同步化疗的设置。回顾性分析表明，提高生物有效剂量的放疗可以改善局部控制和生存[214]，为高剂量放疗与标准剂量化疗同时进行的前瞻性比较奠定基础。合作组 I/II 期研究 CALGB 30105[215]、NCCTG N0028[216] 和 RTOG 0117[217] 证明了同步化疗剂量增加的安全性和有效性，74Gy 被认为是常规分割的最大耐受剂量。RTOG 0617 将 III 期 NSCLC 患者随机分为 60Gy 或 74Gy 放疗组，采用 3D CRT 或 IMRT 技术同时应用卡铂和紫杉醇治疗，随后应用巩固卡铂和紫杉醇治疗。第二次随机分组是在放疗期间和之后对患者进行西妥昔单抗随机分组。虽然不是强制的，但 90% 的患者进行 PET 分期。接受高剂量 CRT 治疗的患者预后较差，中位生存期为 20.3 个月，而接受标准剂量 CRT 治疗的患者为 28.7 个月（HR=1.38；95%CI 1.09～1.75；P=0.004）[218]。西妥昔单抗的加入并没有改善未选择人群的预后（但确实使 EGFR 过表达的亚群获益），并与增加 3 级或更高的毒性相关。本试验的结果明确了 60Gy 与化疗同期的剂量为标准。目前还不清楚为什么较高的剂量是有害的，但可能的解释是很少使用先进的技术来减少心脏 / 肺剂量和低切缘肿瘤漏失的可能性。值得注意的是，在 Ⅲ 期确定放化疗中，标准组的中位生存期是迄今报道的最高的。这至少部分可以通过 PET 常规使用的阶段性迁移来解释。

加速低分割与同期化疗正在研究中。一项先前的 EORTC 研究使用了一种 66Gy 的每次 2.75Gy 的放疗方案，既可与低剂量顺铂同时使用，也可在诱导吉西他滨和顺铂后使用。两组之间的结果无显著差异[219]。CALGB31102（Alliance）报道了一项第一阶段研究，总辐射剂量保持在 60Gy，但在 4 个队列中减少了每天剂量。患者每周接受卡铂和紫杉醇，然后进行巩固化疗。最大耐受剂量为每次 2.5Gy。在同步化疗的背景下，加速低分割是否有肿瘤优势还不确定，常规分割仍然是治疗的标准。表 51-6 总结了一些改变实践的试验，这些试验建立了目前同步化疗和放疗的范式。

最近，一些新的方法被采用来进一步改善放化疗。RTOG1306 是一项旨在研究靶向药物在 Ⅲ 期 NSCLC 中的应用的研究。在这项研究中，EGFR 突变或 ALK 重排的患者计划随机接受诱导治疗，使用适当的分子药物（厄洛替尼或克唑替尼）或立即进行同步放化疗。不

幸的是，这项研究在早期就终止了，在这种情况下使用分子疗法仍不确定。最近的范式改变是整合巩固免疫治疗。PACIFIC 研究是一项多中心随机试验，研究最终放化疗后加入抗程序性死亡配体 -1（PD-L1）抗体 Durvalumab1 年的情况。患者必须接受至少 2 个周期的铂类化疗，同时接受剂量为 54～66Gy 的放疗，并且在治疗结束时没有疾病进展的证据。其主要终点 PFS 在 Durvalumab 巩固组中显著延长，中位 PFS 为 16.8 个月，而非 5.6 个月（HR=0.52；95%CI 0.42～0.65；P＜0.001）和 18 个月的 PFS 分别为 44.2% 和 27%[220]。PFS 获益与免疫组化的 PD-L1 表达无关。其他发现是死亡或远处转移的中位时间减少（23.2 个月 vs. 14.6 个月）；更高的应答率（28.4% vs. 16%），也更持久；新发病灶减少（20.4% vs. 32.1%），包括脑转移发生率降低（5.5% vs. 11%）。Durvalumab 组的肺炎或任何级别的肺炎都更高，但 3 级或更高事件是相似的。一项更新的生存分析发现，使用 Durvalumab 显著延长了 OS（HR=0.68；95%CI 0.47～0.997；P=0.0025），Durvalumab 组 24 个月的 OS 率为 66.3%，安慰剂组为 55.6%[221]。多项研究正在进一步研究该平台，包括一项 Ⅲ 期研究，类似于仅研究巩固性 Nivolumab（NCT02768558）的 PACIFIC 研究，以及研究 Nivolumab 与最终放化疗并行的 NICOLAS Ⅱ 期研究（NCT02434081）。

表 51-6　精选 Ⅲ 期随机试验，展示用于 Ⅲ 期非小细胞肺癌的最终常规分割平台的增量改进

研　究	n	治疗臂	中位生存（个月）	实际生存（%）	数　据
RTOG 7301[193]	93	40Gy 分次	36.8（周）	6（3 年）	NS
	97	40Gy	45.5（周）	6（3 年）	
	91	50Gy	41（周）	10（3 年）	
	84	60Gy	47.2（周）	15（3 年）	
CALGB 8433[198]	77	60Gy	9.6	6（5 年）	P=0.01
	78	SEQ VP → 60Gy	13.7	17（5 年）	
RTOG 9410[201]	195	SEQ VP → 60Gy	14.6	10（5 年）	P=0.05
	195	60Gy CON VP	17.0	16（5 年）	
CALGB 39801[208]	182	66Gy CON CT	12	29（2 年）	NS
	184	CT → 66Gy CON CT	14	31（2 年）	
HOG[211]	84	60Gy CON PE	26.1	23.8（5 年）	NS
	82	60Gy CON PE → D	24.2	16.4（5 年）	
RTOG 0617 a[218]	217	60Gy CON CT	28.7	57.6（2 年）	P=0.004
	207	74Gy CON CT	20.3	44.6（2 年）	
PACIFIC[221]	473	54～66Gy CON PD → Dur	NR	66.3（2 年）	P=0.005
	236	54～66Gy CON PD	28.7	55.6（2 年）	

a. 包括第二次随机使用西妥昔单抗

CALGB. 癌症和白血病 B 组；CON. 联合；CT. 卡铂 / 紫杉醇；D. 多西他赛；Dur. 德瓦鲁单抗；HOG. Hoosier 肿瘤小组；NS. 无意义；PE. 顺铂和依托泊苷；PD. 含铂双药；RTOG. 放射治疗肿瘤组；SEQ. 序贯；VP. 长春碱 / 顺铂

虽然同时进行化疗和放疗是大多数患者的标准治疗，但建立这种治疗方案的研究通常都包括了年龄小于70岁的健康患者。这些治疗方案在虚弱或老年患者中的安全性尚不清楚。日本一项合作小组研究（JCOG0301）探讨了单药卡铂联合标准放疗对老年（年龄＞70岁）不可切除的Ⅲ期 NSCLC 患者的价值。研究的主要终点 OS 在加入卡铂后显著改善（中位 OS，22.4 个月 vs. 16.9 个月；HR=0.68；95%CI 0.47～0.98；P=0.02）。然而，这是以增加的 3 级或 4 级血液毒性为代价的。美国国家癌症研究所合作组研究对接受同步放化疗的患者进行汇总分析发现，老年患者的 PFS 与年轻患者相似，但 OS 更差，不良事件 3～5 级[222]。

考虑到与序贯疗法相比，健康的老年患者的生存优势，同步放化疗不一定要被拒绝。事实上，在 RTOG9410 研究中，70 岁以上的患者似乎从同时治疗中获得了最大的优势[223]。也就是说，对于序贯治疗可能是合理选择的高危患者，谨慎的治疗方法是有必要的。CALGB30605（联盟）/RTOG0972（NRG）对表现状态差和（或）体重减轻的Ⅲ期患者进行了一项Ⅱ期试验，患者在使用卡铂/NAB-紫杉醇序贯治疗的同时，使用厄洛替尼进行胸部放射治疗。中位 OS 和 1 年 OS 分别为 17 个月和 57%，后者低于预先设定的显著性目标[224]。对于不适合同期化疗的Ⅲ期患者，已有各种低分割放疗方案的报道。Ⅱ～Ⅳ期或复发性 NSCLC 患者，ECOG 表现状态（PS）为 2 或以上，且不适合手术、SBRT 或同步放化疗，纳入一项高适形低分割放疗的前瞻性剂量增加试验。放射治疗剂量在 60Gy/15 次，一般耐受性良好[225]。一项多机构研究将这种低分割方案与常规分割方案进行比较，以治疗不佳的Ⅱ期和Ⅲ期未接受化疗的患者。ASTRO2016 报道的中期结果显示，OS 或 PFS 无差异，低分割的 3 级毒性较低[226]。

八、放射治疗计划与技术

放疗计划的目标是确保原发肿瘤、病理受累淋巴结和相关目标体积的最佳覆盖，同时最大限度地减少周围正常组织的辐射暴露，包括食管、心脏、脊髓、肺、胸壁和皮肤。目前，标准的规划和治疗方法是 3D CRT 或 IMRT 使用多束布置。最近，心脏的辐射剂量已经加入（甚至超过）肺和脊髓的剂量，在规划优先事项影响急性和晚期毒性和生存率方面具有重要意义。

（一）定位和固定

患者在治疗期间通常仰卧，使用定制设备支持和固定躯干，如 Alpha 支架（Smithers Medical Products，North Canton，OH）或 Vac-Lok 包（CIVCO Radiotherapy，

Orange City，IA）或使用可调标准固定，如翼板。将手臂置于头部上方，可以更自由地选择横向或斜向梁的角度，甚至全弧或部分弧。必须小心地让手臂适合用于辐射规划图像采集的 CT 扫描仪的机架（通常为 70cm 或 80cm）。

（二）呼吸运动管理

考虑到呼吸运动对肺癌的影响，呼吸运动评估对于准确描述严重疾病是至关重要的。通过为患者定制评估，对非靶组织的剂量也可以显著降低晚期心脏、肺和食管毒性[227]。对所有治愈的肺癌病例都应该做正式的运动评估，包括 SBRT 治疗早期疾病和晚期疾病的最终或术后治疗。这可以通过多种不同的方式实现，包括透视、四维 CT 扫描或使用吸气和呼气 CT 扫描。历史上最不精确的方法是应用相同的全人群范围的边际来考虑所有患者的呼吸运动。然而，由于肿瘤位置的不同，患者之间的肿瘤运动存在明显的异质性（例如，上肺叶与下肺叶、邻近膈、侵犯邻近结构）和患者因素，包括并发症。因此，基于人群的边界值高估了大多数患者的呼吸运动，而低估了其他患者的呼吸运动。在本节中，我们将强调评估和管理呼吸运动的个别技术。4D CT 是一种常见的技术，指导患者自由、有规律地呼吸。呼吸信号通常通过放置在腹部的带子或反射标记间接记录，而 CT 在每个工作台位置获取多个切片。每个单独的切片都被标记到呼吸周期的特定阶段。这有效地产生了呼吸周期每个阶段的体积 CT 数据[228]。在模拟的时候，这些数据集可以被重建来可视化目标体运动的程度，并决定是否需要额外的呼吸运动管理。我们的标准做法是首先使用 4D CT 来评估呼吸系统肿瘤的运动。如果肿瘤运动小于或等于 1cm，则除将此信息纳入目标体积轮廓外，不进行任何处理。若肿瘤运动超过 1cm，则应考虑呼吸运动管理。

有几种选择可将呼吸评估信息纳入治疗计划。当决定对患者进行自由呼吸治疗时，整个 4D CT 数据集，包括每个呼吸阶段，都应该包括在治疗计划过程中。虽然每个 CT 都可以进行轮廓塑造，但这往往过于费力。另一种方法是生成合成图像，包括最大强度投影（MIP）和平均强度投影（AIP）数据集。MIP 数据集显示整个呼吸周期中任何给定体素的最大强度[229]。对于被空气包围的致密肺肿瘤，MIP 在呼吸过程中很容易识别肿瘤位置。这个体积可以被勾画出来，通常被称为内部总目标体积（IGTV）。对于肿瘤和正常纵隔组织，相似的 CT 密度限制了 MIP 在该位置的作用。与 MIP 不同，AIP 将平均强度合并到每个体素中。这在呼吸运动较少的器官中更有用，该数据集可用于 OAR 描绘和治疗计

划 / 剂量计算。另外，也可以使用自由呼吸的数据集来实现此目的。

当在初始 4D CT 上识别出重要的目标运动时，管理呼吸运动的努力包括屏气技术、实时肿瘤跟踪或呼吸门控。在放射治疗师的指导下，屏气可以是自愿的，以保持一个一致的和可重复的阈值。然而，在整个治疗过程中能否准确达到这一阈值还存在一些不确定性。主动呼吸控制（ABC）是一种直接监测呼吸循环并不由自主地触发屏气的系统。ABC 包括一个吹口和鼻夹，以有效地密封系统，并提高可重复达到阈值的能力。虽然对许多患者有用，但有些患者不能忍受该系统。

允许患者自由呼吸的呼吸运动管理技术有呼吸相位门控、腹部压迫和基准跟踪。对于相位门控，通常呼气末阶段被选择为治疗计划和治疗交付，因为胸腔内结构在这个阶段是最稳定的。呼吸运动评估软件被集成到治疗传送控制台中，这样电子束只在选定的阶段开启。腹部压迫使用一个桨状装置，应用于剑突下方。将桨降至患者可接受的水平，增加腹内压力，以减弱膈肌运动。记录桨叶大小和压缩水平，用于后续的治疗访问。在某些需要放置基准标记物的机器上，实时肿瘤跟踪是一种选择。该标记物可以用荧光镜跟踪，作为肿瘤位置的替代品。这既可以促进与静态龙门，甚至实时处理调整与机器人龙门，如机器人放射外科手术系统（Accuray; Sunnyvale, CA）。

（三）靶区的定义

国际辐射单位和测量委员会（ICRU）规定了一系列可以逐步产生的目标量。肿瘤总体积（gross tumor volume, GTV）是影像学上可见的宏观肿瘤，包括 CT 和 PET。对于原发性肺肿瘤，CT 窗位调整到预设的"肺窗"或手动调节（窗宽，850～1600；窗位，650～750）有助于识别肺实质中的 GTV 边界。CT 体积很好地代表了肿瘤的真实范围，因为手术标本和术前 CT 有很好的病理相关性，至少有一项研究显示，CT 对真实病理肿瘤的面积有轻微高估[230]。然而，需要注意的是，旧的 CT 技术采集时间较慢，这可能会导致运动伪影和体积延长。静脉对比剂可以增强结节和原发肿瘤体积的轮廓，特别是靠近肺血管的中心区域。PET 对原发疾病的定位可能很有用，特别是当肺不张使肿瘤边界模糊不清时。RTOG0515 是一项将 PET 纳入 Ⅱ/Ⅲ 期非小细胞肺癌放疗计划的前瞻性单臂研究，该研究发现，与单纯 CT 相比，综合 PET/CT 描绘原发性 GTV 的尺寸显著减小[231]。目标体积的减少也导致了更有利的剂量-体积直方图（DVH）参数。本研究将进一步详细讨论 PET 对选择性淋巴结覆盖的影响。由于 PET 的空间不确定

性，重要的是不要完全以 PET 为基础，而是利用代谢信息来指导 CT 上的体积。

在确定 GTV 和 IGTV 之后，治疗计划的下一个重要概念是确定临床目标体积（CTV），以解决肿瘤的显微扩展和在常规影像学检查中不可见的淋巴结潜在的隐蔽性疾病。原发肿瘤的镜下扩张可表现为气源性播散、直接向肺泡壁扩展、浸润肺间质、浸润淋巴血管等多种形式。已经进行了病理相关研究来量化必要的 CTV。Giraud 等研究发现腺癌和鳞状细胞癌中 ME 的平均距离分别为 2.7mm 和 1.5mm[232]。然而，存在显著的异质性；为了占所有样本的 95%，腺癌和鳞状细胞癌的切缘分别为 8mm 和 6mm（图 51-12）。最近一份使用 PET 的报道根据肿瘤大小和 CT 密度确定了 ME 的低风险组，这表明 CTV 对某些患者可能是不必要的[233]。这支持了在早期患者 SBRT/HGRT 中不使用 CTV 的做法，尽管其他因素，如精确的图像引导加上边缘处有效的生物有效剂量，也为省略这种扩展提供了理由。当代的 Ⅱ / Ⅲ 期 NSCLC 的治疗方案推荐 CTV 边界在 5～10mm。然而，在早期或晚期 NSCLC 中，没有足够的临床证据来验证最佳的原发肿瘤 CTV 在肿瘤控制方面。对于病理累及的淋巴结，囊外扩张（ECE）可能存在，特别是较大的淋巴结。Yuan 等发现 1/3 的病理受累性淋巴结存在 ECE，95% 的病例边缘为 3mm[234]。体积庞大的淋巴结（2～3cm）可能有更广泛的 ECE，需要更大的边缘（5～10mm）。

在现代，目前的标准是只治疗受累的淋巴结，而不是有意选择性的淋巴结照射（ENI）。在 PET 之前，使用 X 线大小标准（典型的 > 短轴 1cm）来选择受累者淋巴结。其他提示恶性累及的影像学表现包括脂肪门丢

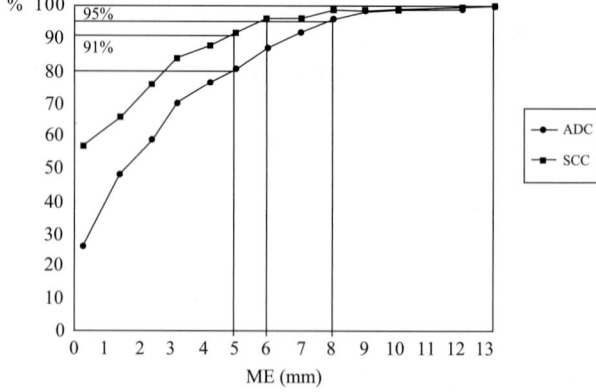

▲ 图 51-12　在腺癌（ADC）和鳞状细胞癌（SCC）组中，微观延伸（ME）的累积分布

引自 Giraud P, Larrouy A, Milleron, et al. Evaluation of microscopic tumor extension in non–small-cell lung cancer for three-dimensional conformal radiotherapy planning. *Int J Radiat Oncol Biol Phys*. 2000; 48（4）: 1015-1024.

失、强化和中央坏死。Rosenzweig 等根据影像学和病理标准回顾了他们对受累淋巴结照射的经验。选择性淋巴结衰竭（ENF）定义为初始未受累的淋巴结在没有局部衰竭的情况下复发，据报道 2 年后约有 8% 的病例出现[235]。然而，2 年期的 LC 是 50%，这可能低估了 ENF 的真实发生率。

同样，在前 PET 时代，有一项随机试验评估了 ENI 在局部地区晚期 NSCLC 患者中的作用。在这项研究中，患者被随机分配为 2 个目标体积中的 1 个：一个相关区域臂，只包括原发肿瘤和节点测量大于或等于 1cm 短轴或一个 ENI 手臂，包括原发肿瘤、同侧肾门、从锁骨头延伸到隆凸下 5～8cm 的纵隔。对受累野进行单期治疗至 68～74Gy，其中 ENI 最初治疗至 44Gy，然后对患者进行重新扫描，将残留病变提升至 60～64Gy。在 2 个周期的诱导化疗后，放疗与以顺铂为基础的化疗同时进行。局部控制，这项研究的主要终点，通过剂量升级的涉及范围放射治疗得到改善（5 年 LC，36% vs. 51%）[236]。虽然没有描述选择性淋巴结进展，但据报道在 ENI 臂为 4%，受累野为 7%。与 ENI 相比，肺炎和其他毒性的发生率更高。两臂之间的剂量差异限制了本研究的结论，但总体上支持省略 ENI 的概念。

随着 PET/CT 在鉴别隐匿性纵隔受累方面的潜在分期优势，PET/CT 被纳入放射治疗计划。如前所述，RTOG0515 评估了 PET 指导的放射治疗计划对局部晚期 NSCLC 的作用。在本研究中，仅对原发肿瘤和短轴直径大于 1cm 的淋巴结或 PET 热结节进行照射。没有使用特定的 SUV 阈值；相反，相对于纵隔背景，FDG 摄取增加的淋巴结被确定为 GTV。虽然患者根据 PET/CT 计划进行治疗，但仅为了比较目的，在 CT 上独立绘制目标体积。在淋巴结覆盖方面，仅使用 CT 和 PET/CT 定义的淋巴结站之间的一致性只有 50%。然而，大多数分歧仅限于一两个站。一个淋巴结进展（分析患者的 2%）出现在非靶向淋巴结，尽管尚不清楚患者是否同时检查局部复发或远处复发，13 个月的中位随访时间相对较短。随后的 RTOG 协议不允许 ENI。

虽然 PET/CT 提高了辨别受累淋巴结的能力，但仅包括 PET 阳性的淋巴结也有局限性。尽管 PET 呈阴性，隐匿性结节受累仍有可能，而且这种风险很可能在紧挨着受累的放射学结节的结节中增加。在某些临床情况下，选择性纳入邻近淋巴结和（或）淋巴结可能是合适的，特别是当更适形的治疗技术可以限制毒性时。

目标体轮廓的最后一步是计划靶体积（PTV），它反映了器官运动和设置的不确定性。虽然呼吸运动评估和处理主要是前者，但仍有少量未被解释的残余运动可能存在。刚性固定有助于减少等心偏离[237]，但减

少安装不确定性的最重要因素是图像引导放射治疗的常规使用与机载成像设备。每天 IGRT 的使用允许最小的设置裕度，通常通过正交 kV 平面成像或锥形束 CT（CBCT）来完成。正交 kV 成像最大的优点是快速的图像采集和解释，这对接受常规分割治疗的患者来说是最重要的。正交 kV 匹配的两种方法是使用骨标志（椎体 / 脊柱）或气管 / 隆嵴作为胸椎疾病位置的替代品。或者，CBCT 允许直接对软组织进行 GTV 匹配。脊柱与隆嵴匹配的选择部分取决于疾病的位置 / 分布及其靠近 OAR 的程度。当肿瘤距离椎管较近时，椎体显像优先。近端肿瘤伴邻近气管旁腺病适合隆嵴匹配。有一项研究比较了两种方法，使用 CBCT 软组织匹配作为局部晚期 NSCLC 患者整个治疗过程的参考。与椎体匹配相比，隆嵴匹配对于原发肿瘤和淋巴结都减少了大于 5mm 的位移[238]。CBCT 允许直接将软组织匹配到目标，从而实现最精确的定位。CBCT 的缺陷是更长的采集时间和更复杂的体积数据解释，可能需要医生在场来解释和适当匹配图像。当治疗多个目标时，如原发肿瘤和淋巴结，最佳 CBCT 匹配可能是具有挑战性的，因为原发肿瘤和淋巴结可以独立移位。至少，对于局部晚期患者，作为每天 kV 图像指导的补充，每周 CBCT 可以识别胸椎结构变化（如胸腔积液、肺不张、肿瘤在 PTV 外移位、肿瘤显著体积缩小等），这些可以提示治疗计划的修改（图 51-13）[239]。作者建议当每天 IGRT 用于本地晚期病例时，调整幅度为 5mm。在精确的治疗中，如 SBRT/HIGRT，治疗前的 CBCT 匹配是定位的重要组成部分，PTV 边缘通常为 3～5mm。

呼吸运动评估 / 管理和 IGRT 的临床价值已在几项研究中被调查。Shumway 等比较了他们使用先进的治疗计划技术和标准的三期治疗的经验，三期治疗的剂量和化疗方案相对稳定。他们发现采用高级计划技术治疗的患者纵隔降期率和病理性 CR 率更高（4DCT 和 IGRT）[240]。在另一项回顾性研究中，与非 IGRT 治疗相比，使用 IGRT 可显著减少局部复发[241]。在一项随机临床试验中，呼吸门控的使用与标准规划技术进行了特别比较。门控的使用显著增加了肺容量，降低了肺平均剂量、肺 V_{20} 和后续住院的需要[227]。因此，有证据支持采用这些先进的计划技术的努力，不仅可以最大限度地减少遗漏，而且还可以减少正常的组织毒性。

（四）个体化辐射剂量

一种实验性的治疗方法是适应性治疗，即根据患者的反应量身定做处方剂量。RTOG1106/ACRIN6697 是一项在治疗期间使用 FDG PET 进行个体化适应性放射

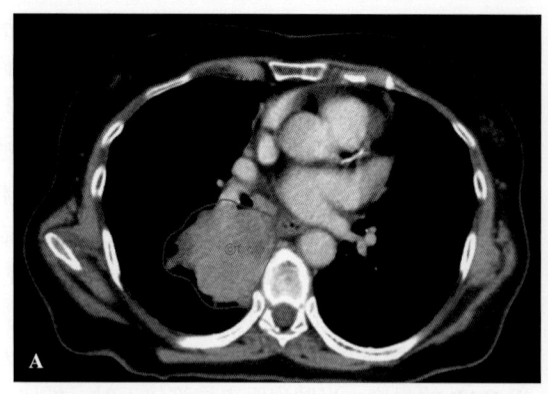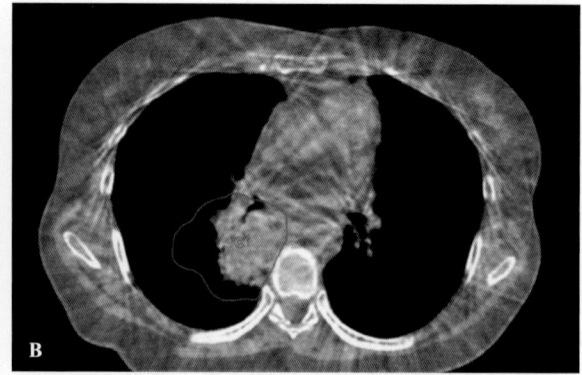

▲ 图 51-13　A. 治疗计划前计算机断层扫描；B. 36Gy 治疗后中期锥束计算机断层扫描，显示原发肺肿块消退。洋红色线条代表肿瘤的主要内部靶区体积（此图彩色版本见书末）

治疗的随机 Ⅱ 期试验。在这项研究中，两组都接受了 18～19 分之间的 PET/CT 扫描，但只对实验组进行了重新模拟，并根据反应调整了后续治疗，包括如果符合剂量标准，可能会增加到 80.4Gy 的总剂量。这项研究的一个子集还将调查 [18]F- 氟异硝唑（FMISO）–PET 在检测肿瘤缺氧方面的应用。

（五）治疗计划技术

在过去的几十年里，放射治疗已经从简单的 2D 入口发展到先进的 3D 适形技术，包括调强放射治疗（IMRT）和体积调强电弧治疗（VMAT）。虽然没有随机试验在 3DCRT 和 IMRT 治疗 NSCLC 之间进行，RTOG0617 的二次分析提供了一些关于 IMRT 的好处。在本研究中，3D CRT 和 IMRT 在标准组和增加剂量组均被允许，且几乎均匀分布。尽管调强放疗的肿瘤较大且较晚期，但这些患者的 V_{20} 值和心脏剂量指标较低，3 级或更高级别肺炎的发生率也明显较低[242]。因此，我们提倡常规使用调强放射治疗以减少正常组织毒性的可能性。

质子治疗有一个独特的物理特性，被称为布拉格峰，粒子沉积最大的能量在一个确定的深度和最小的出口剂量。考虑到邻近重要的正常纵隔组织，质子治疗正在研究中，有可能提高胸部放疗的治疗比率。质子传输的两种基本模式是被动散射质子治疗（PSPT）和铅笔束扫描（PBS），前者类似 3D CT，后者可优化为调强质子治疗（IMPT）[243]。尽管 IMPT 通常会产生优越的剂量分布，但由于质子范围的不确定性，它的应用仅限于呼吸管理严格的病例，这进一步复杂化的器官运动。与历史对照相比，采用 PSPT 与化疗同时进行的 Ⅱ 期临床结果和毒性都有良好的前景[244]。一项后续的随机试验对不能手术的 ⅡB～ⅢB 期 NSCLC 患者进行了比较，PSPT 和光子调强放射治疗共主要终点为 3 级或以上肺炎和局部衰竭。尽管 PSPT 改善了心脏剂量测定，但在

主要终点方面，两种治疗技术之间没有显著差异[245]。需要更大规模的研究来阐明质子治疗在非小细胞肺癌中的作用。RTOG1308 是一项 Ⅲ 期临床试验，比较质子束和光子束放疗在局部晚期 NSCLC（NCT01993810）同步化疗背景下的疗效。主要终点是总生存率，估计有 560 例患者参与。

（六）胸部放射治疗的毒性

积极的多种疗法治疗患者暴露于潜在的急性和晚期毒性。其中一些毒性已经得到了很好的描述，并制定了剂量标准，以努力降低正常组织并发症的概率（NTCP）。

放射性食管炎（RE）是近端肿瘤和（或）纵隔疾病患者最常见和最具挑战性的急性毒性反应之一。其发病机制与食管黏膜剥离有关，临床表现为疼痛和（或）吞咽困难。这可能会发展到患者无法忍受吞咽和需要饲管支持的程度。由于食管是一个连续的器官，任何部位的损伤都可能导致症状。RE 的风险和严重程度是剂量/体积参数、加速分割的使用和同步化疗的函数[246, 247]。Palma 等对接受同步放化疗的患者进行了个体数据 Meta 分析，以确定复发的预测因素。2 级或更高的 RE 是常见的，50% 的患者发生，但没有观察到 RE 相关的死亡[248]。经多因素分析，食管容积大于等于 60Gy（V_{60}）是 3 级或更高 RE 的最佳预测因子，V_{60} 大于等于 17% 的患者风险最高；因此，有必要努力将 V_{60} 降到最低。适形放疗与 IMRT 可以允许显著的食管保留，一项研究显示，在计划使用两种技术的患者中，3D CRT 的平均 V_{60} 从 21% 降低到 6.5%[249]。使用适形放疗来避免大剂量的食管环照射在减少严重的 RE 方面也显得很重要[250]。

RE 的管理包括支持性护理，包括饮食调整（温和、清淡的食物），抗分泌疗法（质子泵抑制药），使用外用镇痛药如利多卡因和全身麻醉药。应密切观察患者以维持稳定体重并处理疼痛。如果可能，应尽量避免中断治疗，因为延长治疗时间会导致存活率下降[251]。在随机

对照试验中，使用防辐射剂氨磷汀或替代药物如麦卢卡蜂蜜来预防或减少 RE 的努力未能显示出益处[252, 253]。虽然大多数患者在治疗后 2～3 周食管炎就会消失，但一些患者会出现晚期食管毒性，包括食管狭窄，或很少出现溃疡/瘘管。

放射性肺炎（RP）是另一种公认的治疗并发症，但多为亚急性，通常发生在放疗结束后 1～6 个月。RP 的发病机制是多因素的，包括直接的肺细胞毒性和间接的异常细胞信号和细胞因子释放。本病表现为急性肺损伤到慢性纤维化反应。临床表现最常见的是慢性无咳、呼吸困难和（或）低烧。在极少数情况下，对呼吸的影响会严重到足以导致致命的反应。RP 是一种临床诊断，是一种排除性诊断，对于这种诊断，没有任何单一的检测方法是必要的敏感或特异性的。非小细胞肺癌患者通常同时患有慢性阻塞性肺病，并可能经历类似 RP 的慢性阻塞性肺病加重。进展性肿瘤相关症状，包括梗阻或胸腔积液，也可导致类似的症状，而梗阻后肺炎可通过高热或咳脓性咳嗽进行鉴别。检查通常包括胸部 CT 扫描，最好是肺血管造影检查，以排除肺栓塞。CT 的使用主要是排除其他病因，包括肿瘤进展和 PE。虽然治疗区域对应的磨玻璃影与 RP 诊断相一致，但它们并不需要做出诊断。

RP 最重要的可修改危险因素是辐射剂量和照射的肺体积，其中肺 V_{20}（20Gy 或以上照射的肺体积）和平均肺剂量（MLD）在早期研究中得到验证[254]。肺容积的一致性对于报道目的很重要，首选的方法是肺总容积减去 GTV。在一项最全面的分析中，一项多机构个体患者数据 Meta 分析调查了同步放化疗患者 RP 的剂量学预测因素。该研究报道了 30% 接受治疗的患者有症状性 RP，2% 有致命 RP[255]。最重要的预测 RP 的因素包括 V_{20}、老年、卡铂/紫杉醇化疗。目前尚不清楚卡铂/紫杉醇在多大程度上导致了肺毒性，因为倾向于接受这种联合治疗的患者往往更虚弱，可能有更严重的基线肺损伤。重要的是要注意，不存在阻止 RP 的安全阈值；相反，症状性 RP 和致命 RP 的风险是随着 V_{20} 参数的增加而持续的。V_{20} 作为连续变量在 RTOG0617 的亚组分析中也得到了验证[242]。在本分析中，尽管有较高的 V_5，但 IMRT 治疗与 RP 的风险显著降低，这在之前的研究中与 RP 有关。

因此，放疗计划的目标是尽可能达到最低的 V_{20} 和平均肺剂量，而 V_5 似乎不是一个关键变量。通常引用的指标包括 V_{20} 小于 35% 和 MLD 小于 20Gy，但更低的剂量通常可以通过现代治疗规划策略实现。当这些指标很高时，即使采用最佳适形治疗，进一步减少的选择包括呼吸运动管理（如果还没有解决），减少切缘，其

至可能诱导化疗。间质性肺疾病（ILD）患者应谨慎治疗，因为在这一患者群体中有较高的症状性和致命性肺炎的发生率已被报道[256]。

中度至重度 RP 患者的管理包括支持性护理和口服皮质类固醇，如泼尼松。泼尼松的剂量通常为 50～60mg/d，根据反应逐渐减少。缺氧患者可补充吸氧，严重者可入院。

晚期心脏毒性在非小细胞肺癌中的发展已得到越来越多的认识。心脏毒性包括各种不良事件，包括缺血性心脏病/急性冠状动脉事件、心力衰竭、瓣膜功能障碍、心律失常和心包积液。RTOG0617 显示心脏剂量指标 V_5 和 V_{30} 与 OS 呈持续的负相关[218]。随后的分析试图进一步确定剂量-体积关系与心脏毒性的特征，有两项研究发现基线心脏危险因素和平均心脏剂量是事件的预测因素[257, 258]。心脏是一个功能分区的复杂器官；因此，心脏的平均剂量和全心脏的剂量-体积指标可能不能完全告知特定的毒性。一项分析专门研究了心脏亚容量的剂量-容量参数及其与三种不同类型的心脏毒性的关系：心律失常、缺血事件和心包毒性。全心 V_{30} 与所有三种毒性相关，左、右心房 V_{30} 与心包事件和心律失常相关，而左心室 V_{30} 与缺血性毒性相关[259]。虽然需要进一步的研究来更好地描述心脏毒性，适形治疗来最小化心脏 V_{30} 是必要的。心血管事件的二级预防应该进行，包括戒烟、控制血压/胆固醇和日常运动。表 51-7 列出了作者推荐的常规分割胸段放射治疗的剂量-容积限制。

表 51-7　作者推荐的常规分割放射治疗的胸腔剂量 – 体积关系

器 官	DVH 度量	临床问题
脊髓	最大剂量≤50Gy	脊髓病
肺	V_{20}≤35%，平均剂量≤20Gy	放射性肺炎
心脏	V_{30}<50%	心血管毒性
食管	V_{60}<17%	食管炎
臂丛神经	最大剂量≤66Gy	臂丛病变

九、转移性疾病的系统和局部治疗

大约 60% 的非小细胞肺癌患者存在转移性疾病[1]。虽然长期生存率在该人群中很少见，但最新的分期反映了一组 M_{1a} 疾病的有限转移性患者 5 年生存率为 10%[260]。此外，通过识别和治疗可操作的驱动突变，并整合增强免疫系统反应的因子，已经改变了标准系统疗法的菜单。最后，对于转移有限或转移进展有限的患

者进行全身治疗，先进的放射计划和输送技术允许对所有已知和（或）进展中的疾病进行治疗。

转移性疾病患者的治疗目标是延长生存期，减轻疾病相关症状，维持或提高生活质量，同时限制治疗毒性。以患者为中心的最佳治疗方法考虑了许多因素，包括年龄、表现状态、共病、症状负担、肿瘤活检的分子分析、转移的数量和位置，以及患者和家属的目标和期望。无论采用何种方法，早期实施正式的姑息治疗管理都是重要的，因为它不仅可以提高晚期非小细胞肺癌患者的生活质量，而且可以延长患者的生活时间[261]。

（一）系统性治疗

系统性治疗 NSCLC 需要仔细分析活检标本，以确定是否存在可操作的突变和（或）免疫标志物，从而确定最佳治疗范式（表 51–8）。如果活检足够，考虑到 PD-L1 表达大于或等于 50% 的单药免疫治疗患者已知的生存效益，NSCLC 标本可以评估 PD-L1 状态[262]。对于非鳞状组织，致癌驱动基因突变的基因分型，包括至少 ALK 和 ROS1 基因重排及 EGFR 和 BRAF V600E 突变，也应该进行评估。将靶向治疗与适当的驱动突变相匹配，通常可以延长转移环境中的生存期[263]。这可以通过下一代测序进行全面评估，通常使用的组织比单基因分析少。对于其他罕见的靶向突变，一些临床研究［包括 NCI-Match 试验（NCT02465060）］正在评估肿瘤对新的靶向治疗的反应，这将促进对小部分患者的研究。

表 51–8 常见的活化突变及其对应的药物 [a]

突变	药物
EGFR	**Osimertinib**、Erlotinib、Afatinib、Gefitinib
EML4-ALK	**Alectinib**、Ceritinib、Crizotinib、Brigatinib
ROS1	Crizotinib、Ceritinib
BRAF V600E	Dabrafenib/Trametinib

a. 粗体字母表示当使用多种药物时首选的一线治疗方法

在之前未治疗的转移性非小细胞肺癌中，一线免疫治疗的应用是由 KEYNOTE024 临床试验建立的。在该试验中，没有 EGFR 突变或 ALK 重排的 PD-L1 高表达肿瘤（≥50%）患者随机接受单药派姆单抗或标准细胞毒性化疗。接受一线免疫治疗的患者在 PFS（中位数 10.3 个月 vs. 6.7 个月）和 OS（中位数未达到；HR=0.60；95%CI 0.41～0.89；P=0.005），客观缓解率（ORR）为 45%[262]。重要的是，本研究的长期随访证

实了持久生存，派姆单抗组的中位生存期超过 30 个月，而化疗组为 14.2 个月[264]。用纳武单抗进行的类似试验呈阴性，但这可能是 PD-L1 阈值较低的结果[265]。虽然与细胞毒化疗相比，严重的不良反应较少发生，但在免疫治疗中有独特的不良反应报道。这些与免疫相关的不良事件包括皮肤改变、结肠炎、肝毒性、肺炎和内分泌疾病。虽然有些不良反应随着停用免疫治疗和（或）皮质类固醇而消失，但它们可能是永久性的。放疗如何与这些影响相互作用在很大程度上是未知的。

无论 PD-L1 状态如何，转移性非鳞非小细胞肺癌患者都可以从一线免疫治疗联合细胞毒性化疗中获益。这在大型 III 期临床试验 KEYNOTE189 中得到了证实，该试验使用铂类和培美曲塞化疗，同时使用或不使用 Pembrolizumab，1 年 OS 改善（69% vs. 49%），中位 PFS 增加 4 个月[266]。值得注意的是，所有 PD-L1 亚组的临床结果都得到了改善。同样，IMpower150 临床试验显示，在 treatment-naïve 非鳞 NSCLC 中，在贝伐单抗、铂和紫杉醇联合治疗的基础上，加入 Atezolizumab 后，中位 PFS（8.3 个月 vs. 6.8 个月）和 OS（19.2 个月 vs. 14.7 个月）得到了改善[267]。有趣的是，顽固性 EGFR 和 ALK 突变的患者也包括在内，他们也从联合治疗中获益。类似的临床试验目前正在进行联合化疗和免疫治疗，包括鳞状组织患者。KEYNOTE407 和 IMpower131 正在研究转移性鳞状非小细胞肺癌细胞毒化疗中加入免疫疗法，ASCO2018 年发布的早期结果表明，这两项试验在所有 PD-L1 亚组中均有 PFS 获益[268, 269]。最后，肿瘤突变负荷已成为越来越公认的免疫治疗的预测生物标志物。在对 Checkmate[227] III 期临床试验的预先分析中，与单独化疗相比，纳武单抗和 Ipilimumab 改善了高肿瘤突变负荷（≥10 个突变 / 碱基）患者的 PFS 和 OS，而不考虑 PD-L1 状态[270]。在本研究中，接受双重免疫治疗的患者有效率为 45%，而单独化疗的患者有效率为 27%。

从历史上看，在未选定的非小细胞肺癌患者中，在支持性治疗的基础上增加细胞毒性化疗可以提高存活率，1 年的绝对改善约为 10%[271]。虽然单一药物治疗可以获得有意义的存活率，但两种化疗药物的组合可使应答率翻倍，并进一步提高存活率[272]。含铂的二联体（即顺铂或卡铂）是首选的，但其中一种方案是否优于另一种方案存在争议，治疗方案的选择必须考虑患者的年龄和并发症。这种药物的选择受到组织学的影响，与顺铂 – 吉西他滨相比，顺铂 – 培美曲塞在非鳞状非小细胞肺癌中显示出更好的疗效[274, 275]。第三种细胞毒剂的加入并不是以额外的毒性为代价来持续提高存活率的。在 ECOG4599 临床试验中，将贝伐单抗（一种抗血管

内皮生长因子的单克隆抗体）整合用于非鳞状组织病患者，与单独使用细胞毒性组合相比，改善了 ORR、PFS 和中位数 OS（12.3 个月 vs. 10.3 个月）。与单独使用细胞毒性组合相比，贝伐单抗先与卡铂和紫杉醇联合使用，然后再维持贝伐单抗[276]。

细胞毒化疗通常进行 4～6 个周期。对于非鳞状组织和反应性或稳定性疾病的患者，常考虑使用培美曲塞或贝伐单抗进行维持治疗。基于免疫治疗的数据，这种范式正在改变；然而，现有的关于细胞毒化疗的数据如下。添加培美曲塞维持似乎适度延长了 PFS 和 OS：中位生存期延长了大约 3 个月[277, 278]。将贝伐单抗加入双重疗法的试验通常包括贝伐单抗作为维持治疗。在 PointBreak 试验中，卡铂和紫杉醇联合使用初期治疗后维持性贝伐单抗与维持性贝伐单抗和培美曲塞的 OS 相似[279]。在 AVAPERL 试验中，与单独使用贝伐单抗相比，在贝伐单抗中加入维持性培美曲塞使 PFS 翻了一番，并有改善 OS 的趋势[280]。一项正在进行的 ECOG 试验正在比较三种维持策略：单独使用培美曲塞、单独使用贝伐单抗及两者联合使用。维持治疗在鳞状上皮组织中的作用不太清楚，也不被常规推荐。对维持试验的批评是安慰剂组的交叉率较低；因此，密切观察和早期抢救可能是一个合理的策略。在有有限转移性疾病的患者中，维持化疗的另一种选择是对已知的病变部位进行放射治疗。这将在下面的寡转移瘤一节中进一步详细介绍。

在细胞毒化疗后进展的患者中，PD-1 抗体 Nivolumab 和 Pembrolizumab 及 PD-L1 抗体 Atezolizumab 与单药多西紫杉醇相比，生存期更长，不良反应更少[281-283]。KEYNOTE010 试验发现 PD-L1 表达大于或等于 1% 的患者，Pembrolizumab 组的中位生存期为 10.4～12.7 个月，而多西紫杉醇单药组的中位生存期为 8.5 个月。在整个人群中没有 PFS 的益处。当 PD-L1 表达大于或等于 50% 的患者包括在内时，PFS 轻度增加（4 个月 vs. 5 个月），但 OS 有更显著的差异（中位数，14.9～17.3 个月 vs. 8.2 个月）。另一个关键的观察结果是 PFS 和 OS 曲线中的"尾"，表明部分患者有持久的反应。与多西紫杉醇相比，使用免疫疗法的 3～5 级毒性降低了一半。尼鲁单抗也有类似的观察结果，2 年绝对 OS 改善 13%～15%，严重毒性也有类似的降低[281]。同样，无论 PD-L1 表达如何，Atezolizumab 与单药多西紫杉醇相比，中位 OS 均有改善，目前已获 FDA 批准用于化疗难治性疾病[283]。

EGFR TKI 是 TKI 敏感的 EGFR 突变患者的一线治疗方法。最近，奥西替尼已经取代早期的 TKI（厄洛替尼、吉非替尼、阿法替尼）成为首选的一线药物。

EGFR TKI 的使用最初是基于多个前瞻性 III 期试验，这些试验显示，与标准铂基化疗相比，PFS 有较高的缓解率和显著改善[34]。第一代 EGFR TKI Erlotinib[284] 和吉非替尼[285]、第二代 EGFR TKI Afatinib[286] 也得到了类似的结果。这些试验并没有显示存活率的提高，这可能是高交叉率作为研究设计的一部分的结果。许多试验的中位生存期在大约 20 个月时令人印象深刻。由于多种 EGFR TKI 耐药机制，几乎所有患者都会发生进展，其中 T790M 继发突变是最具特征的突变之一，在 50%～60% 的患者发生。奥西替尼最初被批准用于一线 EGFR TKI 后进展的 T790M 突变患者。最近，一项随机试验比较了奥西替尼和标准 EGFR TKI（吉非替尼或厄洛替尼）治疗之前未治疗的 EGFR 突变转移性非小细胞肺癌，发现 PFS 显著改善（18.9 个月 vs. 10.2 个月），严重不良反应更低[287]。有趣的是，中枢神经系统转移的亚组患者也获得了显著的获益，表明与标准的 EGFR TKI 相比，奥西替尼改善了中枢神经系统的渗透。这些结果使奥西替尼成为 EGFR 突变型 NSCLC 的一线用药。西妥昔单抗是一种靶向 EGFR 的嵌合单克隆抗体，未能在未选择的患者中证明疗效[288-291]。在一项针对晚期鳞状细胞癌患者的随机试验中，一种 EGFR 的人单克隆抗体 Necitumumab 以严重不良事件增加为代价，适度改善了生存率[292]。

同样，肿瘤发生 EML4/ALK 重排的患者需要匹配的 TKI 治疗。在 ALK 阳性 NSCLC 患者中，克唑替尼是第一代 TKI 与铂双重化疗相比，显著改善了 PFS（10.9 个月 vs. 7 个月）和 ORR（74% vs. 45%），而对 OS 无影响[50]。与早期 EGFR TKI 的问题类似，大多数 ALK 重排的患者会对克尼产生耐药性。赛瑞替尼是一种效力增强的第二代药物，可用于一线治疗或在克唑替尼进展后使用。阿莱替尼已直接与克唑替尼在一线进行了比较，显示出优越的疗效和较轻的不良事件[293]。与 Crizotinib 相比，阿莱替尼还在中枢神经系统诱导了更高的应答率，并减缓了颅内进展，突显了这种药物对脑转移的潜在疗效。布里加替尼也已被批准用于服用克唑替尼一线进展的患者，目前正在进行评估[294]。

其他经批准的靶向治疗的基因型包括 ROS1 易位和 BRAF 突变。克唑替尼仍然是 ROS1 易位的主要初始治疗方法。赛瑞替尼也有活性，但没有直接与克唑替尼进行比较。艾乐替尼没有 ROS1 活性。与黑色素瘤的治疗类似，BRAF V600E 突变型 NSCLC 采用达拉非尼和曲美替尼联合治疗。虽然没有在三期研究中对此进行过研究，但 II 期数据显示，联合使用该药物的缓解率为 64%[295]。针对这些突变的靶向治疗一直持续到疾病进展。

目前，鉴别可操作分子突变的分析通常基于肿瘤活组织检查。此外，下一代测序的广泛可用性和常规使用允许对有限数量的组织进行多路基因分型，从而产生一份综合的生物标志物报告。然而，通过分析循环肿瘤 DNA 来识别和定量肿瘤基因组变化的能力可能很快会改变这种范式，并减少侵入性活检程序的需要。这种 "液体活检" 的可行性已在定性鉴别 EGFR 突变方面得到广泛证实。虽然假阴性率约为 30%，但特异性非常高 [296]。这项技术在检测 EGFR 突变的 NSCLC 中 T790M 耐药突变方面也显示出了希望 [297]。除了这些重要的定性信息，量化突变的能力可能作为一个有用的生物标志物，以进一步定制治疗。

（二）寡转移患者的治疗

寡转移状态是指患者转移的数量和器官受累都有限。在这些患者中，用转移导向的治疗来解决所有的疾病部位，以延长无病间隔，甚至治愈选定的一组患者可能是可行的。转移导向治疗通常通过手术转移切除术或热消融和冷冻治疗作为附加选择的消融放疗技术来实现。原发疾病经治疗后复发，或多灶转移性疾病全身治疗后出现寡转移状态，其中少数病灶对初始治疗无效或随后进展。目前，关于少转移的病变或器官的数量没有共识，但一般来说，大多数研究使用 5 个或更少的病变，涉及的器官不超过 3 个。

寡转移的发生率取决于应用的定义和表现（如初发Ⅳ期、复发、渐进），但大多数系列报道的发生率约为 50% [298, 299]。几项研究报道了寡转移状态的良好预后 [298, 300, 301]，但目前还不清楚局部治疗是否会改善这一惰性组的结果。对这些患者进行局部治疗的另一个理由是，在全身治疗后，最初受累部位往往发生进展 [299]。多项回顾性和单臂前瞻性研究报道了采用积极局部治疗的可行性和优于预期的疗效 [302-305]。尽管与历史结果相比有希望的结果，许多患者最终确实进展。为了更好地选择患者进行积极的局部治疗，特征如异时转移和同步转移，N_0 和 N_1/N_2 胸部受累者可能有助于预测病程 [306]。

两项小型的前瞻性随机研究现在提供了明确的证据，表明在合并所有转移有限且在最初化疗后至少是稳定的疾病的患者中，PFS 显著增加了 2 倍 [307, 308]。在这两项研究中，对原发病和所有已知转移部位的患者，患者在接受标准一线铂类双联细胞毒性化疗后随机接受标准维持化疗或巩固局部治疗。Gomez 等认为，EGFR/ALK TKI 适用于 EGFR 突变或 ALK 后部排列的患者，尽管绝大多数患者采用放疗，但手术可用于巩固局部部位。放疗剂量在这些研究中取决于治疗地点和机构实践。如果可行的话，原发疾病可以用 SBRT 治疗，但对于较晚期的

胸部疾病，既可以采用常规分割，也可以不采用同步化疗和低分割方案（如 45~60Gy/15 次）。局部巩固治疗的中位 PFS 为 9.7~11.9 个月，维持化疗的中位 PFS 为 3.5~3.9 个月。局部实变改变了失败的模式，主要发生在新的部位，与维持治疗相比延迟。在毒性没有显著增加的情况下进行巩固。这些试验的生存结果正趋于成熟，但交叉设计可能会使潜在的生存益处最小化。该治疗策略正获得显著进展，将在随机 Ⅱ/Ⅲ 期 NRG-LU002 进行进一步研究。最近一项对放射肿瘤学家的调查发现，超过 60% 的人会推荐 SBRT 治疗颅内外转移小于或等于 3 个的患者 [309]。

当使用这种方法时，治疗所有受累部位的原则值得进一步强调。一项倾向性匹配研究发现，当所有部位都得到综合处理时，显著的 OS 和 PFS 获益 [310]。免疫检查点抑制和分子靶向制剂 [50, 287] 有更好的系统控制 [281, 282]，现有转移性和原发肿瘤的控制将变得越来越重要。放疗也可能增强免疫介导反应，KEYNOTE001 Ⅰ 期临床试验的子集分析显示，曾接受过放疗的患者生存期得到改善 [311]。积极治疗渐进性疾病也是一种有吸引力的治疗策略，因为一些但不是所有的肿瘤可能会对这种全身药物产生耐药性。SBRT 已被证明可以控制进展中的病变，并允许继续使用其他有效的系统方案 [312]。对于不能耐受全身治疗的患者，放射治疗至少可以延缓额外化疗的需要 [313]。

（三）姑息性放疗

对于不能接受明确目的治疗的晚期 NSCLC 患者，需要多学科的研究。正如在前面的系统治疗部分所讨论的，这些患者的主要目标是减轻症状负担和提高生活质量。在这方面，早期姑息治疗的好处不能被夸大。全身治疗和姑息性放疗的好处是免费的，前者促进额外的细胞减少，减轻特定部位的症状。本节将主要讨论胸部疾病的姑息治疗，但对脑转移瘤的组织学特异性治疗建议将简要地介绍。

大多数晚期肺癌患者都有胸内疾病的症状。这些症状通常包括咳嗽、呼吸困难、咯血或胸痛。一些独特的综合征可由晚期原发疾病发展而来，包括上腔静脉综合征和 Pancoast 综合征。放疗长期以来一直是治疗晚期原发疾病的主要手段，其缓解率相对较高。大量的历史随机对照研究揭示了该患者群体缓解的剂量 - 反应关系。一般来说，较长的放疗疗程与良好表现状态患者的生存期有关，通常是以增加吞咽困难 / 咽痛的不良反应为代价的。因此，重要的是要平衡治疗的对症益处和因素，包括患者的表现状态，耐受不良反应的能力，以及治疗中心的可及性。在讨论姑息性胸部放射治疗试验时，必

须认识到这些试验包括异质患者群体,几十年前被认为是姑息性的,在现代可能会以更积极的意图进行治疗。

MRC 在短程和长程放疗之间进行了多次试验。在早期的一项试验中,每周 2 次,每次 8.5Gy 的方案与传统分割方案(通常为 30Gy/10 次)进行了比较。369 名患者中,314 名几乎都有咳嗽,大多数人有其他症状,包括咯血、胸痛、食欲不振、焦虑和抑郁。超过一半的患者经历了症状缓解。咯血的姑息治疗最成功,80% 的患者症状得到缓解,大多数患者通过随访得以维持。60%~80% 的患者咳嗽、胸痛、厌食、抑郁和焦虑也得到改善,其中咳嗽完全缓解的可能性最小,为 40%。姑息性治疗的存活率约为 50%,中位生存期为 6 个月。两组患者的姑息性或存活率没有差别。

然后,在表现不佳的患者中,将 2 次分割方案与 10Gy 的单次分割方案进行比较。姑息结果与早期 MRC 试验中报道的结果相似,两组之间没有统计学差异[315]。然而,两组方案与更高的吞咽困难发生率相关(56% vs. 23%)。研究人员得出结论,单次分割治疗更适合于表现不佳的患者。然后,MRC 试图确定在没有转移性疾病但有症状的局部疾病的患者中确定最佳的治疗方案,这种局部疾病的程度排除了最终的放射治疗剂量。共有 509 名患者被随机分成 17Gy/2 次和 39Gy/13 次。长程放疗与存活率的显著改善有关(中位数,7 个月 vs. 9 个月;1 年 OS,31% vs. 36%)[316]。其他重要的发现是类似的总体症状缓解(更早发生在两部分组)和类似的与治疗相关的吞咽困难发生率(尽管延长分割的持续时间是前者的 2 倍)。

其他国家的研究也大多得出了类似的结论。挪威的一项研究比较了 421 名患者的 3 个治疗组:17Gy/2 次,42Gy/15 次,50Gy/25 次[317]。在这个具有混合表现状态的异质性人群中,与健康相关的生活质量或生存没有显著差异。Kramer 等将荷兰 297 名患者随机分为 16Gy/2 次或 30Gy/10 次,随后对 7 个胸部症状进行评分,形成一个综合症状总分[318]。与 MRC 研究中表现良好的患者的结果相似,病程较长的患者生存期延长(1 年 OS,11% vs. 20%)。虽然短期治疗组的总症状评分改善更快,但长期治疗组的症状更持久。一项 13 个随机对照试验的 Meta 分析证实了这些与剂量的关系,提示更高的床上治疗方案可以延长生存期和缓解,但代价是增加食管毒性[319]。对于表现良好的患者,最佳剂量 / 分割尚不清楚,但 30~39Gy/10~15 次是合理的。对于表现不佳的患者,应大力考虑进行短期放疗计划,包括 10Gy/1 次、17Gy/2 次或 20Gy/5 次。尽管放射性脊髓病在这种剂量下并不常见[320],应该采取一些策略来降低这种风险,包括限制脐带的长度、增加脐带外区域和(或)使用类固醇。

虽然这些研究揭示了如何实施姑息性胸部放射治疗,但还不清楚何时实施最佳。一项包括 230 名患者的随机多中心研究发现,在胸部症状轻微的患者中,立即与延迟姑息性放疗没有生存或生活质量的改善[321]。在一项荷兰研究中接受直接胸部放射治疗的无症状患者中,治疗后几个月的生活质量受损,且不一定能预防后来的疾病相关症状[322]。总的来说,这些结果支持对姑息性胸部放射治疗采取观望政策,保留其对有症状患者的使用。对于继续接受系统治疗的患者尤其如此,系统治疗也可以改善生活质量和缓解症状。对于表现很差的患者,他们的生存时间可能不够长,无法意识到姑息性放射治疗的好处,应单独考虑支持性治疗[323]。

中枢性气道阻塞是一种独特的治疗困难。即使在没有明显症状的情况下,在细胞毒性化疗导致中性粒细胞减少的情况下,也有可能发展为复发性肺炎和脓毒症。通过常规放疗或各种介入技术,包括经支气管镜直接肿瘤扩张、光动力治疗、支气管内近距离治疗(EBB)和(或)气道支架植入术,可以恢复气道通畅。外放疗可分别改善约 70% 和 80% 患者的症状性和影像学上的气道阻塞[324]。如果剂量在 10 次分割内至少为 30Gy,则更有可能发生这种情况。气道支架置入术可以立即恢复通畅,但手术的风险并不小,包括出血、感染风险和支架移位。据报道支架置入的并发症发生率约为 30%[325]。在支架置入后,通常需要额外的治疗来维持气道通畅,一份机构报告显示放置支架后接受放射治疗的患者生存期延长[326]。EBB 是一种允许病灶放射从支气管腔输送的技术,允许肿瘤表面高剂量放射,且剂量急剧下降。这是通过灵活的支气管镜结合远程后负荷装置和高剂量率近距离放射治疗源来实现的。剂量 / 分割方案各不相同,包括 10~15Gy/1 次和 12~16Gy/2 次,通常规定在 1cm 深度。几个小型试验已经研究了 EBB 与 EBRT 结合的作用。一项系统的综述得出结论,在 EBRT 中常规添加 EBB 没有显著的好处,但 EBB 可能是一种有用的方法,用于有难治性症状的既往接受过 EBRT 的患者[327]。EBB 的一个主要限制是不能将足够的剂量输送到肺实质的更深处。

非小细胞肺癌最常见的转移部位是骨、肺和脑[298]。这些问题的具体处理在其他地方讨论,但有几点与非小细胞肺癌脑转移有关,在这里值得一提。本病的脑转移很常见,总发病率约为 20%[64]。Sperduto 等报道的 NSCLC 脑转移的许多预后因素已经被纳入了诊断特异性分级预后评估,包括年龄、表现状态、是否存在颅外转移,以及脑转移的数量[328]。对于后者,要区分单个、2~3 个、大于 3 个的脑转移。整体预后较差,中位生存期 7 个月。然而，有局限性脑转移和良好表现状态的患者需要积极的治疗。孤立性脑转移的患者在手术和（或）SRS 后可以经历长期生存，特别是如果他们有局限性的胸部疾病和没有其他转移[329]。RTOG9508是一项随机对照试验，调查了 1~3 例脑转移瘤患者在全脑放疗（WBRT）的基础上加用立体定向放射外科（SRS），其中 2/3 来自非小细胞肺癌（NSCLC）。加入 SRS 后，表现状态稳定到改善的比率更高，在有单一脑转移和（或）NSCLC 组织学的亚组中，SRS 改善了 OS[330]。在有局限性脑转移的类似患者中，有或没有 WBRT 的 SRS 已经在几个试验中进行了研究。个体试验的结论是，WBRT 减少了远距离脑衰竭，但不能提高生存率，并增加了神经毒性[331-334]。在这一人群中，单独使用 SRS 目前是首选策略，最近一项 N0574 联盟试验的子集分析显示，与 SRS+WBRT 相比，单独使用 SRS 对 NSCLC 患者的 OS 没有损害[335]。对于 4 个以上脑转移的患者，如果肿瘤负荷较低，SRS 仍然是一个合适的选择[336]。有多种不良预后因素的患者可能不需要任何头颅照射。在随机 QUARTZ 试验中，研究人员不确定 WBRT 对预后不良的 NSCLC 患者的益处，他们随机选择最好的支持治疗或 WBRT。尽管单独的支持治疗没有达到他们预先确定的非劣效边界，但在生活质量或生存期方面没有明显的临床意义差异[337]。

在目前常规脑 MRI 分期的时代，鉴别小的无症状脑转移是比较常见的。这些是否应该在全身治疗之前进行治疗仍有争议，需要对患者个体化。一项针对无症状少转移性脑转移患者的随机对照试验解决了这一问题，患者随机接受前期 SRS 或初始细胞毒化疗。虽然前期 SRS 有延长颅内无进展生存期的趋势（中位数 9.4 个月 vs. 6.6 个月），但 OS 没有差异[338]。在本试验中，前期细胞毒化疗的颅内应答率为 37%。免疫检查点抑制的颅内控制仍在评估中。一项单机构 II 期临床试验的结果显示，使用 Pembrolizumab 治疗之前未治疗的脑转移瘤的应答率为 33%，其中大多数应答是持久的[339]。分子信息，特别是 EGFR 和 ALK 突变状态，已经证明在脑转移中具有重要的预后意义，现在已经被纳入分子预后评估工具[340, 341]。有报道称，靶向 TKI 治疗 EGFR 突变患者的颅内应答率很高，其中一个系列显示厄洛替尼或吉非替尼的颅内应答率为 74%[342]。最近的一项随机试验表明，奥西替尼似乎比第一代 EGFR TKI 有更好的 CNS 穿透能力[287]。克唑替尼治疗 ALK 重排的非小细胞肺癌脑转移患者有大约 50% 的缓解率，但随后的颅内进展是常见的[343]。与克唑替尼相比，阿莱替尼有明显更高的颅内反应率（81% vs. 50%），并减少 12 个月时颅内进展（9.4% vs. 41.4%）[293]。

近几代靶向 TKI 的高应答率质疑了颅内照射的必要性。在 EGFR 突变型非小细胞肺癌和至少 3 例脑转移患者中，一项 III 期临床试验将即刻 EGFR TKI 联合 Icotinib 与伴有或不伴有细胞毒性化疗的 WBRT 进行了比较。该研究发现，与 WBRT 相比，Icotinib 改善了中位颅内 PFS（10 个月 vs. 4.8 个月）[344]，但结论受到了研究设计的限制，在该设计中，颅照射后以 EGFR 为指导的治疗将是标准的，而不是系统治疗或细胞毒性化疗。目前还没有随机试验将前期 SRS 和 TKI 进行比较，但一项回顾性多机构分析表明，推迟第一代 EGFR 前期 TKI 的放疗会降低生存率[345]。在这一临床方案中，需要前瞻性的数据来确定局部和全身治疗的最佳测序。对于大量但无症状的脑转移患者，需要 WBRT 治疗，一个合理的方法可能是在密切监测的情况下提前 TKI 治疗。将全身治疗与放射治疗相结合结果未得到改善。RTOG0302 专门针对有 1~3 个脑转移的患者，单独使用 WBRT+SRS 或相同治疗联合替莫唑胺或厄洛替尼（未选择 EGFR 激活突变的患者）的问题。系统治疗的加入导致了以增加 3+ 级毒性为代价的低存活率趋势[346]。

十、争议

几十年的经验和临床试验已经为 NSCLC 制定了当前的护理标准。然而，迅速发展的成像和治疗技术，以及有效的靶向和免疫疗法，正在改变疾病的格局。现代临床试验在适应这些变化和塑造未来的实践中将是至关重要的。对于与放射肿瘤学家有关的特定临床情况的争议如下。

1. 随着 SBRT 的出现，对于可手术的非小细胞肺癌最合适的治疗方法是什么？虽然目前的护理标准仍然是手术切除，但 VALOR 和 STABLE-MATES 试验的结果仍在等待中。

2. 对于可切除的 N_2 期疾病患者，手术的作用是什么，哪一组患者从三种治疗中获益最多？总的来说，增加手术并没有生存益处，但是适当选择最小纵隔受累的患者可能有改善的结果。

3. 对于完全切除的 N_2 期疾病患者，PORT 获益的前瞻性证据和亚组分析是相互矛盾的，较早的研究表明接受 PORT 的患者非癌症死亡增加。随着现代放射计划技术提高了治疗率，肺 ART 试验将阐明 PORT 在这一患者群体中的作用。

4. 太平洋试验改变了最终放化疗的范式。考虑到免疫刺激和放疗之间的潜在相互作用，放疗、化疗和免疫治疗应如何结合以优化疗效？

5. 晚期疾病患者不适合明确的放化疗，最佳的治疗方法是什么？与传统分割相比，低分割放射治疗的作用正在进行研究。这种序贯式的治疗加上与突变或 PD-L1 状态相匹配的全身治疗可能能最好地平衡治疗效果和毒性。

6. 在少转移性非小细胞肺癌患者中，如何最好地将放射治疗纳入全身治疗模式？小规模的Ⅱ期研究显示，对稳定或对细胞毒性治疗有反应的患者巩固放疗有好处。这将在大型Ⅲ期试验 NRG LU002 中进行进一步测试。放射治疗也可能在少进展性疾病中起作用。放疗在什么时候及在什么情况下应该用于靶向治疗和免疫检查点抑制的患者还需要进一步的研究。

十一、结论

非小细胞肺癌是一种具有挑战性的疾病，在可预见的未来仍将如此。然而，在多个方面取得了明显的进展。在美国，烟草的消费率一直在下降，肺癌的发病率也在下降。随着低剂量 CT 筛查项目的常规实施，人们可以合理地预期早期疾病的发生率较高。FDG PET 和脑 MRI 的应用使得分期更加准确，能够更好地匹配患者的分期以进行相应的治疗。以 SBRT、SRS、IMRT、运动管理和影像引导为形式的放射治疗的进展提高了各种临床情况下的治疗比率，包括靶向药物和免疫检查点抑制在内的转移性疾病的系统治疗方案明显改善了临床终点，且毒性较小。放射肿瘤学领域必须适应这一快速变化的格局，并与我们的多学科同行合作，优化对这些患者的护理。

第 52 章　胸部的少见肿瘤
Uncommon Thoracic Tumors

Vivek Verma　Stephen G. Chun　Charles R. Thomas Jr　著
张怡梅　译

要　点

　　1. 发病率　本章讨论了三种不同的肿瘤：胸腺瘤、支气管肺类癌和恶性胸膜间皮瘤。在美国，胸腺瘤的总发病率为 0.15/10 万人 [1]。胸腺瘤是最常见的前纵隔肿瘤，约占前纵隔病变的 30%，占成人纵隔肿瘤的 20%。支气管肺类癌的发病率为 0.6/10 万人 [2]，约占神经内分泌肿瘤的 30% [3]。恶性胸膜间皮瘤的发病率为 1/10 万人，传统上与石棉接触有关 [3]。在美国，预计恶性胸膜间皮瘤的发病率将在 2025 年达到峰值。

　　2. 生物学特征　大多数胸腺瘤生长缓慢，自然病史长，并且与重症肌无力有关。具有侵袭性的胸腺瘤可以局部浸润和进展。肺类癌一般是无功能的，但有时会引起副肿瘤类癌综合征。预后的危险因素包括组织学异型性、淋巴结受累和出现胸腔内症状。恶性胸膜间皮瘤是侵袭性的，直接侵犯胸膜的是出现症状和死亡的主要原因。

　　3. 分期评估　怀疑患有胸腺瘤或肺类癌的患者需要常规查体、血液学检查、副肿瘤综合征评估和胸部影像学检查。在可行的情况下，应尝试在切除前获得肯定的组织病理学诊断 [5]。疑似间皮瘤的患者应筛查有无石棉暴露史，完善胸部、腹部和骨盆的影像学检查，并评估手术的可行性。虽然胸腔穿刺、经皮细针抽吸或超声引导下的活检可以得到肯定的组织病理学诊断，但最准确的方法是可视的胸腔镜活检。

　　4. 初始治疗　对于可切除的非转移性胸腺瘤，应尝试整块切除。根治性切除局限性原发性肺类癌是治疗的首选方法。内镜下激光消融可用于减轻肿瘤梗阻，改善肺不张并减少术前感染。胸膜外全肺切除术和胸膜切除术是广泛用于治疗间皮瘤的外科手术，需要对患者进行全面细致的评估以确保进行手术的可耐受性。

　　5. 辅助治疗　包裹性、非侵袭性、Ⅰ期胸腺瘤不需要辅助放射治疗。是否所有的Ⅱ期胸腺瘤都受益于辅助放射治疗还存在争议 [6-8]。对于Ⅲ～Ⅳ期胸腺瘤、切缘阳性或复发的胸腺瘤，应考虑采用辅助放射治疗。切缘阴性的典型类癌在切除后不需要辅助治疗。辅助放射治疗可由于具有高危特征的肿瘤，如大小（>3cm）、阳性淋巴结、切缘阳性和组织学不典型性。与类癌综合征相关的症状，包括面部潮红，可以通过奥曲肽等药物缓解 [9]。对于间皮瘤，术后放疗存在有争议，但可以减少潜在的同侧胸廓复发。术后放疗应包括紧邻胸膜间隙的全部范围。

　　6. 局部进展性疾病　术前放疗和确定性放疗或同步化疗对不能切除的胸腺瘤或肺癌患者有效。由于邻近正常组织的限制，不可切除间皮瘤的放射治疗通常是姑息性的。

　　7. 姑息疗法　胸腺瘤、类癌和间皮瘤对放疗有反应，对于不可治愈的肿瘤，放疗可有效的缓解其症状。

一、胸腺肿瘤

　　胸腺是位于前纵隔，胸骨后和大血管前的双叶淋巴上皮器官。在生命的早期，胸腺在 T 淋巴细胞的分化和成熟中起作用，并将 T 淋巴细胞释放到循环系统中。在出生时，胸腺重量在 12～15g，青春期约 40g；成年后，胸腺慢慢退化，大部分被脂肪组织取代。胸腺由外层皮质组成，主要由上皮细胞、退化的角化上皮细胞（胸腺小体）、肌样细胞、胸腺淋巴细胞（胸腺细胞）和 B 淋巴细胞组成，它们形成罕见的生发中心 [10]。

　　虽然胸腺可能会出现各种肿瘤和囊肿，但胸腺肿瘤并不常见。大多数胸腺肿瘤起源于上皮细胞，它们约占前纵隔肿块的 50%[11-12]。最常见的胸腺肿瘤是胸腺瘤、胸腺癌和胸腺类癌。90% 的胸腺瘤位于前上纵隔，是最常见的前纵隔肿瘤[12-13]。胸腺瘤与由未成熟皮质胸腺细胞组成的旺盛的淋巴样成分有关。虽然它们在组织学上表现可能是良性的，但它们可表现出侵袭性的临床行为。

胸腺癌（C 型胸腺瘤）也发生在胸腺上皮，但具有很强的侵袭性并可以转移。组织学亚型包括透明细胞、肉瘤样癌和间变性癌。低度胸腺癌（高分化鳞状细胞癌、基底细胞癌和黏液表皮样癌）的特点是临床病程相对较好，局部复发和转移率较低[14-15]。

胸腺的神经内分泌瘤较罕见，属于小细胞和神经母细胞瘤的范畴。这些神经内分泌癌约占所有前纵隔肿瘤的 5%，在手术切除前应排除存在小细胞癌的可能。与其他部位的类癌不同，大多数的胸腺类癌表现出侵袭性，常局部侵犯，并转移到区域淋巴结[16-18]。约 50% 的患者可能表现出内分泌异常[19]。

（一）病因和流行病学

胸腺瘤在美国很罕见，来自监测、流行病学和最终结果项目的数据估计，胸腺瘤的发病率为 0.13～0.15/10 万人[1]。胸腺瘤的最常见的发病年龄在 40—60 岁，中位年龄为 52 岁，性别分布无明显差异[20-23]。胸腺瘤在儿童中更罕见，约占前纵隔肿块的 15%[20-23]。

胸腺癌在病理和临床表现上与浸润性胸腺瘤不同[24]。胸腺癌占所有胸腺肿瘤的 5%～36%，发病率范围广泛，反映了出这种罕见肿瘤的病理学分类的差异和变化[25-28]。胸腺癌患者多为中老年，男性略占优势。胸腺类癌在前纵隔病变中所占比例不到 5%[29-30]，通常中年男性中比例略高[15]。

关于胸腺肿瘤的起源有许多假说。据报道，EB 病毒感染与胸腺肿瘤有关。因此，胸腺疾病在 EBV 感染率较高的远东地区更为常见[31-32]。淋巴上皮瘤样胸腺癌患者中分离出有缺陷的病毒基因组，进一步证明了病毒感染在癌变中的作用[31, 33-35]。儿童胸腺辐射与胸腺肿瘤的发生有关[36]，并且有家族性病例的报道，表明可能与细胞遗传学异常有关[37-38]。在对连续两个多中心试验记录的 1495 名急性淋巴细胞白血病患者继发或伴发肿瘤的分析中，发现实体瘤的风险增加[39]。虽然这些第二种恶性肿瘤的组织学特征各不相同，但胸腺瘤是在成人急性淋巴细胞白血病幸存者中发现的实体瘤之一。在原发性胸腺类癌患者中，高达 30% 的患有 1 型或 2 型多发性内分泌肿瘤[40-41]。

染色体异常和杂合性丢失也可能在胸腺肿瘤中起关键作用。在儿童和青年胸腺癌患者中发现了一种特殊的染色体异常，涉及 15 号和 19 号染色体片段的易位 [t（15:19）（q15:p13）][42-44]。6 号染色体短臂的缺失也与良性胸腺瘤有关[45]，提示涉及 6 号染色体的肿瘤抑制基因可能与肿瘤的发病机制有关[46]。

在一项 37 例的小样本研究中，大多数世界卫生组织分型 A 型胸腺瘤（表 52-1）没有表现出任何染色体畸变，而 B₃ 型胸腺瘤和胸腺癌（即 C 型胸腺瘤）存在一些共同的遗传异常，包括 6 号染色体缺失和 1q 染色体获得[47]。人类白细胞抗原位点和一些抑癌基因在第 6 号染色体上的丢失，以及促生长基因的 1q 染色体的获得[47-49]，可能在胸腺瘤的副肿瘤性自身免疫特征的发生和发病机制中起着一定的作用。

表 52-1　世界卫生组织胸腺上皮性肿瘤分类

类　型	病理分类	预　后
A	髓质胸腺瘤	良性临床病程
	梭形细胞胸腺瘤	
AB	混合性胸腺瘤	
B₁	富含淋巴细胞的胸腺瘤	中度恶性临床病程
	淋巴细胞性胸腺瘤	
	皮质为主型胸腺瘤	
	器质性胸腺瘤	
B₂	皮质胸腺瘤	
B₃	上皮性胸腺瘤	
	不典型胸腺瘤	
	鳞状胸腺瘤	
	高分化胸腺瘤	
C	胸腺癌	高度恶性的临床病程

（二）生物学特性与分子生物学

胸腺瘤患者可能存在淋巴细胞选择过程的失调，与异常增殖、自身免疫和免疫缺陷有关。胸腺瘤相关自身免疫性疾病涉及循环 T 细胞亚群的改变[50-52]。

尽管对胸腺瘤亚型的不同生物学行为的影响因素尚不清楚，但未来分子生物学分析的增加比单独的分期可以提供更好的结局预测[53-55]。TP53 的表达改变可能与肿瘤发生的早期阶段有关，表皮生长因子和表皮生长因子受体的高表达可能在胸腺瘤的发生中起作用[56]。Src 酪氨酸激酶和 TP53 均表达可预测总生存期缩短[57]。也有人提出，自身免疫调节（autoimmune regulator, AIRE）

基因的缺陷对胸腺瘤有致癌作用。在大约 95% 的胸腺瘤中，AIRE 的表达缺失；因此，AIRE 表达的缺失可能为公认的自身免疫与胸腺瘤[58, 59]及非整倍性和肌肉自身抗原的表达提供了潜在的联系[60]。

类似于发生在其他器官的恶性肿瘤，胸腺癌具有明显的恶性特征，与浸润性胸腺瘤相比，其包膜浸润和转移的可能性更高。副肿瘤综合征偶尔伴有分化良好的病变[61-62]。胸腺癌的大多数变异都是高度致死性的，经常转移至局部淋巴结、骨、肝和肺[63-65]。胸腺癌与上皮细胞膜抗原和细胞角蛋白亚型表达增加有关[66-71]。与胸腺瘤相比，胸腺癌的标志物包括体细胞 KIT 基因突变，CD70、CD5 和 CD99，以及甲状腺转录因子 –1 阴性胸腺癌[67]和明显的细胞角蛋白谱[72-78]。在这些肿瘤中也可能存在异常的表观遗传调控，如 TET2 基因[79]。胸腺癌和肺癌可以通过 TTF-1 的阴性表达来区分，放射学分型可进一步提供基于基因组 / 放射学的胸腺瘤分化[80-81]。

（三）组织病理学

1999 年，世界卫生组织根据上皮细胞和淋巴细胞的相对比例，发布了包括六种胸腺肿瘤亚型的分类（表 52-1）。这是最广泛接受的组织学分类系统，世界卫生组织病理分型是一个独立的预后因素[82-86]。然而，胸腺瘤的组织病理学与其恶性潜能之间没有直接关系[20, 87, 88]。

胸腺瘤的组织学诊断可能很困难，目前已有多种分类标准来区别胸腺瘤。世界卫生组织于 1999 年制定，并于 2004 年修订的分类标准是被最广泛接受的。具有真正恶性细胞学特征的肿瘤被认为是胸腺癌，而不是胸腺瘤。侵袭性胸腺瘤肉眼或显微镜下可见侵犯包膜，具有典型的胸腺上皮细胞与成熟淋巴细胞混合的"平常"细胞学特征。医学术语侵袭性胸腺瘤应该用来代替恶性胸腺瘤来表示肿瘤有包膜侵犯的倾向。

大体上，胸腺瘤呈结节状、多分叶状且坚固。它们可能含有囊性间隙、钙化或出血，并且可能被整齐地包裹、附着于周围结构或侵袭性。胸腺瘤一般有上皮细胞和淋巴细胞。它们被分类为以上皮为主、以淋巴细胞为主、混合淋巴上皮型或梭形细胞型。形态学上，胸腺瘤细胞较大，可呈圆形、椭圆形或梭形，胞核呈泡状，核仁较小。细胞质通常是嗜酸性或两亲性的。胸腺肿瘤起源于上皮细胞（图 52-1）。淋巴细胞成分大多是外观正常的成熟淋巴细胞。胸腺瘤的其他显微特征包括胸腺小体、角化鳞状上皮、玫瑰花环、腺体、囊肿、乳头状结构和生发中心。免疫组织化学通常有助于诊断。胸腺瘤典型的胸腺上皮标志物染色呈阳性，包括细胞角蛋白、胸腺肽 β3 和 α1、上皮细胞膜抗原。

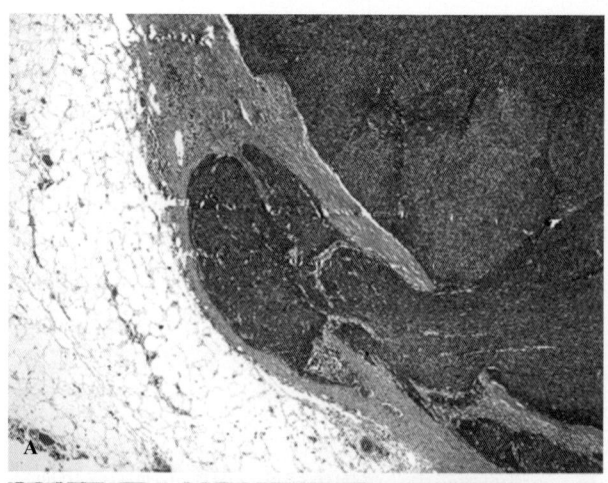
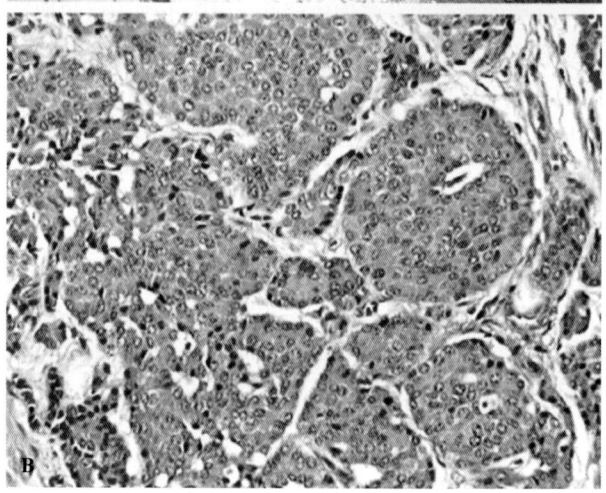

▲ 图 52-1　富淋巴细胞性胸腺瘤，淋巴细胞群致密，内含散在较大的上皮细胞，血管周围空隙有苍白的细胞质（此图彩色版本见书末）

A. 低倍镜（100×）；B. 高倍镜（400×）

胸腺癌表现出恶性的细胞学特征，通常具有鳞状分化。其他亚型包括淋巴上皮瘤样癌、透明细胞癌、肉瘤样癌、腺鳞癌、黏液表皮样癌、腺癌和基底细胞样鳞癌[15, 88]。

胸腺类癌的组织学特征与其他器官的类癌相同。但是与胸腺瘤不同，胸腺类癌很少被包裹。免疫组织化学可见 CAM5.2、低分子量细胞角蛋白、嗜铬粒蛋白、突触素和亮氨酸 –7 染色阳性[89]。

（四）临床特征

大多数胸腺肿瘤是在重症肌无力检查期间或在胸部影像中偶然发现的。事实上，多达 70% 的胸腺瘤可能与副肿瘤综合征有关[27]。根据肿瘤的大小及其对相邻结构的影响，临床症状会有很大不同，但通常是纵隔肿物引起的咳嗽、胸痛、呼吸困难、声音嘶哑、上腔静脉综合征和与肿瘤出血有关的症状[15, 90, 91]。患者也可能有吞咽困难、发热、体重减轻和厌食症。

一些胸腺瘤表现出副肿瘤综合征的症状；最常见的是重症肌无力，约 45% 的患者出现这种症状[92-93]。框 52-1 列出了其他症状[15, 92, 94-96]。胸腺类癌还可能与库欣综合征、Eaton-Lambert 综合征、抗利尿激素分泌异常综合征（syndrome of inappropriate secretion of antidiuretic hormone，SIADH）和高钙血症有关[19]，但典型的类癌综合征是罕见的。这些症状的病因尚不清楚；尽管大多数发生在胸腺瘤患者身上，但有研究证实存在自身抗体异常情况[97-99]。

框 52-1　与胸腺瘤相关的副肿瘤性疾病

- Addisons 病
- 类癌综合征
- 慢性黏膜皮肤念珠菌病
- 库欣综合征
- DiGeorge 综合征
- 红细胞和中性粒细胞发育不全
- 桥本甲状腺炎
- 甲状旁腺功能亢进
- 甲状腺功能亢进
- 肥厚性骨关节病
- 低丙种球蛋白血症
- Lambert-Eaton 综合征
- 红斑狼疮
- 重症肌无力
- 心肌炎多关节炎
- 肌强直性营养不良
- 强直性肌营养不良性硬皮病
- 肾病综合征
- 全血细胞减少症
- 垂体功能减退
- 天疱疮
- 恶性贫血
- 多发性肌炎
- 多发性神经炎
- 红细胞再生障碍性贫血
- 类风湿关节炎
- 结节病
- 干燥综合征
- 抗利尿激素分泌异常综合征
- 溃疡性结肠炎
- Whipple 病

重症肌无力是一种自身免疫性神经肌肉接头疾病，其特征是存在抗乙酰胆碱受体抗体，导致运动终板乙酰胆碱受体缺陷。这种疾病的特点是自主性肌肉收缩迅速耗尽，缓慢恢复到正常状态[96, 100]。重症肌无力常见于胸腺瘤，但在胸腺癌中少见。胸腺瘤和重症肌无力患者的死亡通常是由重症肌无力的并发症引起的，而在没有重症肌无力的患者中，死亡通常归因于肿瘤的局部进展[101]。较早的文献报道了与重症肌无力相关的不良预后[21, 22, 102]，但近年的文献均未能证实这一观察结果[103-108]。存在重症肌无力甚至可能带来生存优势，因为神经肌肉症状存在可以更早发现局部疾病[109-111]。胸腺切除术后，重症肌无力患者的症状严重程度随着时间的推移而减轻，但不一定完全消失[112-114]。

胸腺瘤的主要转移方式是直接侵犯邻近器官。包膜的完整程度和邻近组织的侵袭情况决定了这些肿瘤的预后，而不是组织学外观[95]。然而，行外科手术治疗的病例中，大约 50% 的是非侵袭性的[12, 20-22, 101, 115]。胸腺瘤可能作为植入物转移到胸膜表面或肺结节上，但很少转移到胸外区域[116]。当胸腺瘤扩散时，最常见的转移部位是胸膜腔，形成斑块、恶性胸腔积液和膈肌肿块，也可以转移至上腔静脉、头臂静脉、肺和心包[117]。

胸腺癌局部浸润时，常累及胸膜和纵隔淋巴结。高达 30% 的胸腺癌和类癌在确诊时转移到区域淋巴结和远处器官[16, 26, 118]。胸腺癌还可以转移至非区域性淋巴结区域，如颈部和腋窝[119]。30%~40% 的病例还可能发生肺、肝和骨的远处转移[19]，在初次诊断后的 8 年内，高达 70% 的患者可能会出现转移[120]。脑转移非常罕见，但已有少量的文献报道[121]。

（五）预后

胸腺瘤的两个最重要的预后因素是侵袭性（分期）和手术切除的完整性[21, 23, 103, 104, 122]。侵犯包膜通常被用来作为判断良性或恶性的依据。肿瘤的大小和症状的出现也可能对预后有价值[118, 123-126]。完全切除或根治性切除的患者比仅接受大部切除或活检的患者存活率显著提高[122, 127]。尽管几乎所有非侵袭性胸腺瘤都可以完整切除，但侵袭性胸腺瘤完整切除率为 58%~73%[101, 122, 128]。

包膜良好而无侵袭性胸腺瘤的 5 年、10 年生存率均在 90% 以上，侵袭性胸腺瘤的 5 年、10 年生存率在 30%~70%[102, 115, 122, 128]。根据 Masaoka 分期，5 年存活率为 Ⅰ 期 83%~100%，Ⅱ 期 86%~98%，Ⅲ 期 68%~89%，Ⅳ 期 50%~71%[16, 122, 129, 130]。Ⅰ~Ⅳ 期 10 年存活率分别为 80%、78%、47% 和 30%，15 年存活率分别为 78%、73%、30% 和 8%[130]。表 52-2 提供了前述胸腺瘤研究及其他研究的治疗结果摘要[131-143]。

对 324 名患者的回顾性研究发现，世界卫生组织分型 A 型、AB 型和 B₁ 型患者在没有接受放疗的情况下有 100% 的疾病特异性存活率，因此没有从辅助放疗中受益[144]。B₂ 和 B₃ 型患者加或不加佐剂放疗存活率无

表 52-2 胸腺瘤辅助治疗的部分研究

研 究	年 份	病例数（分期）	放疗方案	放射剂量	局部控制率（%）	5 年生存率	结 论
Bretti 等[131]	2004	43（Ⅲ） 20（ⅣA）	术前/术后±化疗	术前 24~30Gy、术后 45~55Gy	—	中位 PFS 59%（Ⅲ） 21%（ⅣA）	术前放疗提高了切除率
Cowen 等[132]	1995	13（Ⅰ） 46（Ⅱ） 58（Ⅲ） 32（ⅣA）	术前/术后±化疗	术前 22~50Gy、术后 30~70Gy（中位数 40~55Gy）	78.5%（总体控制率） 100%（Ⅰ） 98%（Ⅱ） 69%（Ⅲ） 59%（ⅣA）	59.5%（DFS）（10 年时 49.5%）	手术分期和切除范围影响局部控制率和生存率
Curran 等[115]	1988	43（Ⅰ） 21（Ⅱ） 36（Ⅲ） 3（Ⅳ）	Ⅱ~Ⅳ期术后	32~60Gy	100%（Ⅱ~Ⅲ，全切除） 79%（Ⅱ~Ⅲ期的局部控制或活检）	100%（Ⅰ）（DFS） 58%（Ⅱ） 53%（Ⅲ）	仅Ⅰ期手术后无复发；放疗提高了Ⅱ~Ⅲ期的局部控制率
Haniuda 等[133]	1992	70（Ⅱ/Ⅲ）	术后	40~50Gy	100%（Ⅱ pl）[a] 70%（Ⅲ）	74%（Ⅱ） 69%（Ⅲ）	放疗使无微浸润的胸膜粘连患者受益
Jackson 和 Ball[230]	1991	28（Ⅱ/Ⅲ）	术后（活检或次全切除后）	32~60Gy（平均 42Gy）	61%	53%（OS）（10 年时 44%）	放疗并发症发生率高（11%），2 人死亡
Kondo 和 Monden[16]	2003	522（Ⅰ） 247（Ⅱ） 201（Ⅲ） 101（Ⅳ）	术后±化疗	43.7Gy±7.7Gy（Ⅱ） 45.4Gy±8.4Gy（Ⅲ）	99.1%（Ⅰ） 95.9%（Ⅱ） 71.6%（Ⅲ） 65.7%（Ⅳ）	100%（Ⅰ） 98%（Ⅱ） 89%（Ⅲ） 71%（Ⅳ）	最大规模的研究；Ⅱ期和Ⅲ期患者接受或不接受放疗复发率无差异；完全切除率高
Latz 等[292]	1997	10（Ⅱ） 14（Ⅲ） 19（Ⅳ）	术后±化疗	10~72Gy（中位数 50Gy）	81%	90%（Ⅱ） 67%（Ⅲ） 30%（Ⅳ）	放疗对完全切除的Ⅱ期肿瘤的益处尚不确定
Mornex 等[134]	1995	21（ⅢA） 37（ⅢB） 32（ⅣA）	术前和术后±化疗	30~70Gy（中位数 50Gy）	86%（ⅢA） 59%（ⅢB~ⅣA）	64%（ⅢA） 39%（ⅢB）	放疗对局部控制率有重大影响；未完全切除的肿瘤建议>50Gy
Nakahara 等[128]	1988	45（Ⅰ） 33（Ⅱ） 48（Ⅲ） 12（ⅣA） 3（ⅣB）	术后（73%接受放疗）	30~50Gy	—	100%（Ⅰ） 91.5%（Ⅱ） 87.8%（Ⅲ） 46.6%（完全切除） 97.6%（完全切除） 68.2%（次全切除） 25%（活检）	完全切除加放疗可获最佳生存率
Ogawa 等[135]	2002	13（Ⅰ） 61（Ⅱ） 25（Ⅲ）	术后	30~61Gy（中位数 40Gy）	RFS 100%（Ⅰ） 90%（Ⅱ） 56%（Ⅲ）	100%（Ⅰ） 90%（Ⅱ） 48%（Ⅲ）	受累野组纵隔衰竭占 8%，纵隔野组为 0；然而，两组均以胸膜衰竭为主

（续表）

研 究	年 份	病例数（分期）	放疗方案	放射剂量	局部控制率（%）	5 年生存率	结 论
Pollack 等[127]	1992	11（I）8（II）10（III）7（IV）	术后；直接放疗（22 例）	50Gy（中位数）	59%（OS）	74%（I）71%（II）50%（III）29%（IV）	不完全切除的患者情况更糟，建议对这些患者进行综合治疗
Singhal 等[6]	2003	30（I）40（II）	术后放疗与单纯手术的比较	45~54Gy	98.6%（OS）	94%（I）90%（II）	单纯手术组和术后放疗组各有 1 例复发
Urgesi 等[104]	1990	59（III）18（IVA）	术前和术后	39.6~60Gy	85%~90%	78%（III）（10 年时 58%）	大多数复发是在放疗野之外的
Zhu 等[136]	2004	47（I）41（II）41（III）32（IVA）9（IVB）	术后和根治性	50~55Gy 60~65Gy	96%（II）56%（III）43%（IVA）22%（IVB）	86.4%（OS）96%（II）78%（III）57%（IVA）36%（IVB）	与受累野放疗相比，扩大野放疗没有局部控制或生存益处
Shen 等[137]	2013	21（I）30（II）15（III）6（IV）	术后	45~64Gy	—	94%WHO A+AB 型 87%WHO B$_{1\sim3}$ 型	辅助放疗显示没有明显的生存益处
Safieddine 等[138]	2014	66（I）123（II）45（III）11（IV）余数未知	术后和术前	—	—	95%	放疗与生存无关
Omasa 等[139]	2015	895（II）370（III）	术后	—	—	91%（辅助放疗）87%（无辅助放疗）	辅助放疗对 RFS 或 OS 没有影响
Modh 等[140]	2016	5（I~II）110（III~IVA）	术后，根治性	54Gy（中位数）	—	81%	对辅助放疗没有直接评估
Yan 等[141]	2016	33（I）22（II）18（III）15（IV）	术后，根治性	中位数 50.4Gy（45~70Gy）	—	II/III 期，73%（单纯手术），88%（手术 + 辅助放疗）	辅助放疗对 RFS 或 OS 没有影响
Rimner 等[142]	2016	870（II）393（III）	术后	—	—	90%（无辅助放疗），95%（辅助放疗）	辅助放疗可提高生存率，但不能提高无复发生存率
Carillo 等[143]	2017	88（II）	术后	40~55Gy	94%	96%	手术和辅助放疗提高生存率

a. 纤维粘连至纵隔胸膜，无显微镜下浸润

DFS. 无病生存期；OS. 总生存期；PFS. 无进展生存期；RFS. 无复发发生存期；±. 加或不加

明显差异。Rieker 等[145] 指出，A 型、AB 型、B₁ 型和 B₂ 型患者的存活率比 B₃ 型患者好，而 C 型患者的总生存期最低。对 B 型胸腺瘤亚型的预后进行了一系列研究，发现 B 型胸腺瘤的三个亚型在复发或存活率方面没有差异，但所有复发的患者都有 Ⅲ 期疾病，这表明与 Masaoka 分期有关[146]。

虽然肿瘤的侵袭程度与分期和预后密切相关，但没有数据支持组织学结果的预后意义，与肿瘤分期无关[106, 147, 148]。Marino 和 Muller-Hermelink 提出的来源分类将胸腺瘤分为皮质型、混合型和髓质型[149]。起源于皮质上皮细胞的胸腺瘤被归类为皮质型胸腺瘤，起源于髓质梭形细胞的胸腺瘤被归类为髓质型胸腺瘤。值得注意的是，胸腺癌被归类为一个单独的实体。

与胸腺瘤一样，全切除和分期是胸腺癌的重要预后因素[16]。需要广泛的淋巴结清扫（> 10 个淋巴结）才能准确地对患者进行分期，广泛淋巴结清扫的 N₀ 患者的无病生存率（disease-free survival, DFS）可高达 90%，而淋巴结阳性患者的无病生存率（DFS）可达 33%[150, 151]。

已经开发出一种九基因检测方法，将胸腺瘤分为高转移和低转移风险，10 年无转移生存率分别为 77%、26%[152]。该产品目前可订购[153]。

（六）胸腺肿瘤的诊断进展

对可疑胸腺瘤的病史和体格检查应集中在重症肌无力的体征和症状上，如疲劳、复视、上睑下垂和发音障碍。发热、畏寒和体重减轻等体质症状可能提示纵隔淋巴瘤。常规血液学和生化检查可能会提示相关综合征的存在。对于可疑的库欣综合征，尽管可以抑制某些类癌，但仍应进行地塞米松抑制试验和尿皮质醇水平测定，这会使诊断变得困难。除胸腺病变外，鉴别诊断还包括生殖细胞肿瘤、淋巴瘤和甲状腺增生性疾病。如果怀疑患有非精原细胞生殖细胞肿瘤，则应在年轻男性中获得血清甲胎蛋白和 β- 人绒毛膜促性腺激素水平[154-156]。排除胸腺原发性肿瘤的转移灶也很重要。

胸部 X 线（图 52-2）和 CT 增强扫描明确了纵隔病变的特征，以及它与其他纵隔结构的关系或侵犯[157-159]。胸腺肿瘤通常是均匀的、边界清楚的圆形或分叶状病变，偶尔会有钙化（图 52-3）[160, 161]。肿瘤和邻近结构之间存在脂肪平面的提示有局限性疾病。晚期可见胸膜受累。胸膜前室包块和"滴状"转移的 X 线表现对诊断有很强的提示意义。胸腺瘤在影像上常有钙化、囊肿或坏死[162]。Marom 等开发了一个诺模图[163]。利用 CT 特征预测 Masaoka 分期（图 52-4），也可用于预测肿瘤对新辅助治疗的反应[164]。在没有症状和体征的情况下，没有必要进行广泛的放射成像。磁共振成像并没有显示

出优于 CT 扫描[165, 166]。

正电子发射断层扫描在胸腺瘤中的作用尚未完全确定，因为 FDG 摄取是可变的。然而，PET/CT 可以帮助区分胸腺瘤和胸腺癌，尽管关于预测 WHO 分级的能力存在相互矛盾的数据[167-171]。一项 51 例患者研究发现，胸腺癌患者的 FDG 摄取率高于胸腺瘤，B₃ 型胸腺瘤的摄取率高于组织学较低的胸腺瘤（A～B₂）[169]。来自意大利的 47 名患者也有类似的结果，最大标准摄取值（SUVmax）和 SUVmax 与肿瘤大小的比率与 WHO 分级和 Masaoka 分期相关[170]。然而，一项来自日本的 58 例患者研究发现，尽管 SUVmax 可以区分胸腺癌和胸腺瘤，但低危和高危胸腺瘤组之间没有区别[167]。FDG 的高摄取似乎也与肿瘤的侵袭程度有关[172-174]，也可能有助于识别淋巴结转移和远处转移[168]。

根据情况不同，出现胸腺肿块的患者在确定治疗之前可能需要组织学诊断。CT 或超声引导下细针穿刺活检术前诊断的敏感性为 87%～90%，特异性为 88%～100%[175, 176]。当需要更大的肿瘤样本来区分淋巴瘤和淋巴样胸腺瘤时，穿刺活检可提供足够的标本，总敏感性为 96%，特异性为 100%[176]。支气管镜检查、电视胸腔镜手术、纵隔镜检查或前胸腔镜检查可能有助于在切除前作出诊断，特别是在淋巴结肿大的情况下[154, 177, 178]。包膜破裂的潜在风险，导致活检过程中肿瘤细胞的溢出和种植，一直存在争议，目前仍未得到解决[102, 179, 180]。

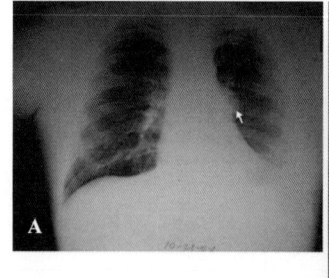
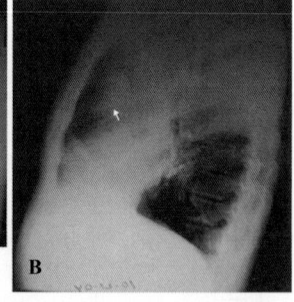

▲ 图 52-2　A. 正位胸部 X 线片显示左纵隔和肺门有一个肿块（箭）；B. 侧位胸部 X 线片确定肿块在前纵隔位置

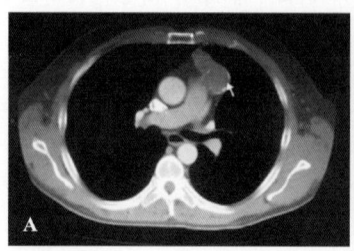
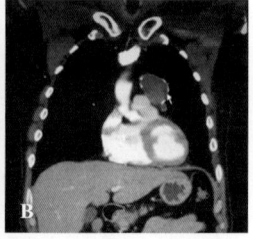

▲ 图 52-3　计算机断层扫描显示前纵隔有钙化的肿块（箭）
A. 矢状位；B. 冠状位

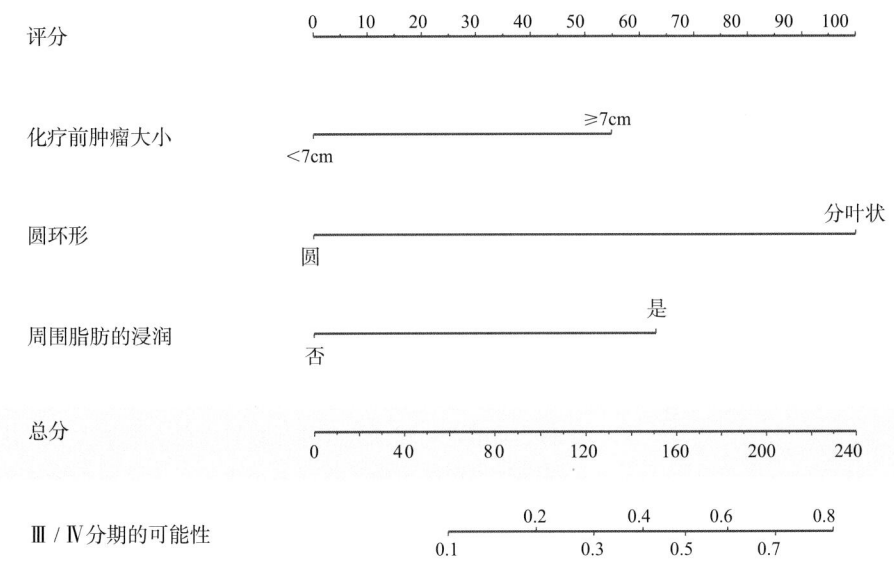

◀ 图 52-4　使用计算机断层扫描结果预测 Ⅲ / Ⅳ 期胸腺瘤的诺模图

引自 Marom EM, Milito MA, Moran CA, et al: Computed tomography findings predicting invasiveness of thymoma. *J Thorac Oncol.* 2011; 6 (7): 1274–81.

（七）分期

1978 年，Bergh 等[181] 提出了胸腺瘤的第一个临床分期系统。他们的分期系统随后在 1981 年被 Masaoka 等[122] 修改，是被广泛接受的分期系统（表 52-3）。这在很大程度上是基于手术时的病理结果。

Suster 和 Moran 提出了一个单独的、简化的分期模式[182]。Ⅰ 期病变是局部性和存在包膜；Ⅱ 期病变是局部侵袭性的；Ⅲ 期病变有淋巴结、内脏或远处转移。尽管 Tuchiya 等[183] 提出了 TNM 分期系统，直到 AJCC 第 8 版（表 52-4）才对胸腺肿瘤进行 TNM 分期[184]。最近的这一框架可能有助于更好地预测和分层结果[185]。

（八）治疗

胸腺瘤的外科治疗

手术切除是胸腺瘤的主要治疗方法。回顾性研究数据表明，尽管重症肌无力症状的风险可能无法在手术后

完全消除，但出现重症肌无力症状的患者可从胸腺切除术中受益[103, 186-191]。因此，对于 Ⅱ 期胸腺瘤，单纯手术切除是一种合理的方法[6, 7]。一般来说，胸腺瘤手术切除的发病率和死亡率较低；大多数手术死亡可以归因于重症肌无力危象，但在特定情况下，通过适当的围术期处理（包括血浆置换），可以将风险降至最低[101, 192]。无相关重症肌无力表现的有包膜胸腺瘤在不影响包膜完整性的情况下切除后，复发率很低[21, 193-195]。

手术治疗局部侵袭性胸腺瘤的成功与否取决于手术切除的完全性[196]。因此，外科医生应该尽可能多地切除病变，包括周围的纵隔脂肪，从而有可能转变为扩大胸腺切除术[197]。然而，切除受累的膈神经是有争议的，外科医生主张单独切除神经，如果有膈神经受累，则保留双侧膈神经完整，因为切除会导致呼吸道并发症。当不可能完全切除时，虽然可以考虑明确的放射治疗，但可以考虑部分姑息切除手术，因为如果手术后再进行放射治疗，可以获得良好的长期效果[101]。

对于 ⅣA 期患者，其中 1/4 是可切除的[59]，手术方法多种多样，从胸膜转移瘤的离散切除到胸膜外肺切除术（EPP）的整体纵隔清扫术[92]。一些小样本量研究表明，EPP 可能会提高大体积肿瘤病变的局部控制率[198-200]。胸腺瘤切除的传统手术方法是开放胸骨切开；然而，最近人们对使用有限或微创技术很感兴趣，取得了令人鼓舞的结果，特别是对于较小的非囊性肿瘤[201-206]。外科医生应该勾勒出肿瘤的范围，明确侵犯的区域，并用金属夹确定切缘阳性或可疑的区域和残留病变，以辅助未来的放射治疗计划。

表 52-3　胸腺瘤 Masaoka 分期系统

分　期	描　述
Ⅰ	肉眼见包膜完整，显微镜下未见包膜浸润
Ⅱ	肉眼可见侵犯周围纵隔脂肪组织或纵隔胸膜或者显微镜下可见侵犯包膜
Ⅲ	肉眼可见侵犯周围器官（如心包、大血管、肺）或胸腔内转移，或两者兼而有之
ⅣA	胸膜或心包植入或播散
ⅣB	淋巴源性或血源性转移

引自 Masaoka A, Monden Y, Nakahara K, et al. Follow-up study of thymomas with special reference to their clinical stages. *Cancer.* 1981; 48: 2485–92.

（九）胸腺瘤的放射治疗

尽管未有随机试验研究辅助放射治疗侵袭性胸腺

表 52–4　TNM Staging of Thymic Malignancies

PRIMARY TUMOR (T)	
Tx	Primary tumor cannot be assessed
T_0	No evidence of primary tumor
T_1	Localized tumor limited to pleural involvement
T_{1a}	Encapsulated or unencapsulated, with or without extension into mediastinal fat
T_{1b}	Extension to mediastinal pleura
T_2	Extension to/involvement of the pericardium
T_3	Extension to/involvement of the lung, brachiocephalic vein, superior vena cava, chest wall, phrenic nerve, extrapericardial vessels
T_4	Extension to/involvement of the great vessels, myocardium, trachea, or esophagus

REGIONAL LYMPH NODES (N)	
Nx	Regional nodes cannot be assessed
N_0	No lymph node metastasis
N_1	Anterior (perithymic) node(s)
N_2	Deep intrathoracic, pericardial, or distant node(s)

DISTANT METASTASIS (M)	
Mx	Distant metastasis cannot be assessed
M_0	No distant metastasis
M_{1a}	Separate pleural or pericardial nodule(s)
M_{1b}	Metastasis in pulmonary parenchymal or other distant organ(s)

STAGE GROUPINGS	
I	$T_1 N_0 M_0$
II	$T_2 N_0 M_0$
III A	$T_3 N_0 M_0$
III B	$T_4 N_0 M_0$
IV A	Any T $N_1 M_0$ AnyT $N_{0-1} M_{1a}$
IV B	Any T $N_2 M_{0-1a}$ Any T Any N M_{1b}

From Amin MB, Edge SB, Greene FL, et al., editors, for the American Joint Committee on Cancer: *AJCC Cancer Staging Manual*, ed 8. New York, Springer, 2016.

瘤的作用，但辅助放疗是侵袭性胸腺瘤的有效辅助治疗 [207, 208]，大多数回顾性研究报道了辅助照射后局部肿瘤控制和存活率的改善，以及相应的失败模式的改变 [96, 111, 113, 124, 127, 209, 210]。完全切除 I 期胸腺瘤的患者不应常规接受术后放疗，因为复发率为 0%～2% [89, 96, 199–201]。

对于是否应该对完全切除的 II 期胸腺瘤使用放疗仍存在争议。提供放疗的理由是局部复发率可能在某些系列中接近 30%，而且放疗可以避免患者重复行开胸手术以治疗复发 [115, 118, 144, 211]。Kondo 和 Monden [16] 报道了一项对 1320 名 II 或 III 期胸腺上皮肿瘤患者的回顾性研究，发现单纯手术与辅助放疗相比复发率没有显著差异。这一观察结果可能反映了这样一个事实：大多数患者接受了完全切除（ II 期 100%，III 期 85%）；正如研究作者所指出的那样，他们发现的复发率低于之前的报道。另一方面，最近一项国际胸腺肿瘤兴趣小组的分析显示（ n=1263），随着 II 期和 III 期疾病的辅助放射治疗的增加，5 年和 10 年的总存活率都有所增加 [142]。

关于辅助放射治疗 II 期胸腺瘤的价值，一些 Mate 分析和数据库综述提供了相互矛盾的结果 [212]。两篇仅限于完全切除的 II 期胸腺瘤的综述研究发现，辅助放疗后的复发率没有降低 [213, 214]，而其他研究（尽管包括混合分期）表明辅助放疗可以提高生存率 [215, 216]。一项对 901 名患者进行的 SEER 研究显示，5 年总生存率改善了 10%，但在 II ～ III 期疾病的患者中，特殊生存率没有统计学差异 [211]。来自日本国家数据库的两项研究表明，II 期和（或）III 期疾病的结果没有差异，而来自美国国家癌症数据库的两项研究表明，在 II/III 期病例中，辅助放疗增加了总生存期 [217, 218]。

虽然辅助放射治疗对晚期不良反应的影响尚未得到广泛研究，但 SEER 数据库对 1973—2005 年接受治疗的 1334 名患者的分析没有发现，与单纯手术治疗的患者相比，接受辅助放射治疗的患者的长期心脏死亡率或继发性恶性肿瘤的比率没有增加 [219]。

手术时肿瘤与胸膜有粗大纤维粘连的患者单独手术后局部失败的风险可能特别高。Haniuda 等 [133, 220] 发现，纤维粘连至纵隔胸膜而无显微镜下侵犯的患者从术后放疗中获益最多。虽然术后放疗可以减少局部复发，但它并不能减少随后可能发生在放疗野以外的胸膜播散的发生率，而放疗后常见的失败表现是放疗野以外胸膜播散 [214]。

（十）局部晚期胸腺瘤

对于 III ～ IV 期疾病的患者，对于放疗的使用有更大的共识。Urgesi 等 [104] 在一项对 33 例完全切除的 III 期胸腺瘤患者进行术后放射治疗的研究中，未发现有放射野内复发。Curran 等[115] 报道，Ⅱ/Ⅲ期患者单纯手术后 5 年纵隔复发率为 53%，而全切除和放疗后为 0%，次全切除或活检和放疗后为 21%。同样，在一项对 70 名 Masaoka 分期Ⅲ～Ⅳ期胸腺瘤患者的研究中，接受术后放射治疗的患者的复发率从 50% 降至 20%，大多数（80%）复发于照射野之外[221]。

新辅助放疗一直被提倡用于不可切除或边缘可切除的胸腺瘤[21, 222-224]。一些评估疾病术前放疗的研究发现，手术时肿瘤负担减轻，反应率高达 80%，并描述了理论上降低了手术期间肿瘤播种的可能性[101, 115, 132, 225]。Onuki 等[225] 发现，21 例Ⅲ期胸腺瘤患者接受 12～20Gy 的剂量治疗后，有效率为 76%，WHO 组织学亚型中侵袭性越强，体积缩小的幅度越小。术前放化疗也已在局部晚期胸腺肿瘤中进行了试验，结果令人满意。Korst 等[226] 发现，在一组有侵袭性组织学（62% 的 B_3 胸腺瘤或胸腺癌）Masaoka 分期的Ⅲ/Ⅳ期的 22 名患者中，顺铂和依托泊苷联合 45Gy 照射的 2 个周期可有 77% 的 R_0 切除率和 14% 的 R_1 切除率[226]。这些研究表明，术前放疗通过缩小肿瘤体积，促进了侵袭性胸腺瘤肿块的全切除或次全切除[222]。

辅助放疗已用于非手术患者或不能切除的晚期疾病患者[227, 228]。总体而言，最终辅助放疗实现了 65% 的局部控制率和 40%～50% 的 5 年生存率[229-231]。在 Marks 等[232] 的一份报道中，9 例放疗患者肿瘤均得到控制，中位随访时间为 5.5 年。另一份报道观察了 11 名恶性胸腺瘤患者中的 8 名患者的肿瘤控制情况，最低随访时间为 2 年[233]。据报道，这些患者的 5 年生存率为 53%～87%，10 年生存率为 44%。Urgesi 等[234] 报道了 21 例胸腺瘤胸腔内复发患者单独放射治疗，与接受明确放疗的患者与手术辅助治疗的患者相比，7 年生存率为 70%。然而，这些研究的回顾性性质、患者数量少、临床疾病的数量不同及辐射剂量和技术的不同是显著的混杂变量。

姑息治疗　对于需要缓解胸腔内症状或其他症状的不治之症，胸腺放射是一种有效的治疗方法。胸腺肿瘤一般对放射治疗有反应[235]，超过 1 周的短期姑息放射治疗可能会改善肿瘤负担带来的症状[236]。

（十一）胸腺瘤的化疗

一般说来，胸腺瘤是化疗敏感的肿瘤，但化疗主要用于局部晚期或转移性疾病。没有随机试验比较不同的化疗药物[229]。蒽环类药物和（或）铂类药物是常用的化疗方案，顺铂为主的联合化疗的有效率超过 50%[230, 237]。常用的联合疗法包括顺铂、阿霉素和环磷酰胺（cisplatin, doxorubicin, and cyclophosphamide，

PAC），据报道总有效率超过 70%[235, 238, 239]，与顺铂、阿霉素、长春新碱和环磷酰胺（cisplatin, doxorubicin, vincristine, and cyclophosphamide，ADOC）一起，在一项研究中有效率约为 90%，完全应答率为 43%[240, 241]。

在中国台湾已经报道了联合应用 PAC 的相似结果；所有应答者都有拓扑异构酶 2α 基因的过度表达，但没有检测到表达的患者随着治疗的进行而进展[242]。顺铂或卡铂与阿霉素[243] 或紫杉醇[244, 245] 联合治疗胸腺瘤也有报道，疗效显著。

（十二）胸腺瘤靶向治疗药物

由于胸腺肿瘤含有大量的分子畸变，这促进了对靶向生物制剂的探索[246, 247]。尽管在胸腺肿瘤中 EGFR 过表达很常见[248]，但对 EGFR 靶向治疗的完全和持久反应性并不常见[249, 250]。尽管胸腺癌患者血清血管内皮生长因子和碱性成纤维细胞生长因子（basic fibroblast growth factor，bFGF）也高于对照组[251]，但是贝伐单抗和厄洛替尼的应答率较低[250]。同样的，KIT 的过表达导致了对伊马替尼的检测，而伊马替尼没有显示出实质性的活性[252, 253]。舒尼替尼治疗胸腺肿瘤的Ⅱ期临床试验显示，91% 的胸腺癌患者和 81% 的胸腺瘤患者的病情得到了控制[254, 255]。哺乳动物靶向雷帕霉素（mammalian target of rapamycin，mTOR）的抑制药，如埃博利莫斯，在Ⅱ期研究中被证明在胸腺癌中有 78% 的疾病控制率，在胸腺瘤中有 94% 的疾病控制率[256]。在对组蛋白脱乙酰化酶抑制药贝利司他和抗 IGF-1 抗体进行的Ⅰ/Ⅱ期研究中，显示了表观遗传学调节在胸腺瘤形成中的作用。用于复发或难治性肿瘤的西妥昔单抗也显示出抗肿瘤活性[257]。

（十三）胸腺瘤的综合治疗

术后化疗的作用存在争议，目前尚未完全确定，但一些证据表明，在某些病例中，化疗是有效的，且毒性可以接受[258-261]。通常情况下，使用的药物与不可切除或晚期肿瘤的药物相同。也有观点认为新辅助化疗是可行的，可以改善局部晚期胸腺瘤的可切除性[226, 261, 262]。

对 22 例不能切除的胸腺瘤患者进行诱导 PAC 切除、辅助放疗和巩固化疗的Ⅱ期研究发现，77% 的有效率，5 年 OS 率为 95%，7 年 OS 率为 79%[239]。日本临床肿瘤学团队的一项试验报道了 23 名不能切除的Ⅲ期胸腺瘤患者，用每周剂量密集的顺铂、长春新碱、阿霉素和依托泊苷治疗，没有发现毒性死亡，但只有 57% 能够按计划完成化疗[263]。其中 13 例患者能够接受切除，其中 9 例 R_0 切除。剂量密集方案的有效率为 62%，并不优于常规化疗方案[235, 239]。更多的小型研究表明，新辅助化疗可以改善局部晚期侵袭性胸腺瘤的可切除

性[259, 260, 264]。在使用 PAC 化疗的一次试验中，化疗后放疗的局部晚期疾病也进行了非手术治疗，中位生存期为93 个月[235]。

（十四）胸腺癌的治疗

虽然胸腺癌的最佳治疗方法尚不清楚，但手术切除仍然是治疗的基石，在大多数已发表的研究中，手术之后都是辅助性放疗[14, 118, 265-267]。由于许多研究都是近几十年来收集的，很难或不可控制预处理肿瘤影像、手术技术和辅助放疗计划使用的变化，所有这些都可能导致文献中不一致的结果。处方剂量范围尚未确定，大多数研究使用 40～70Gy，每部分 1.8～2Gy；一般来说，在辅助设置中使用 45～55Gy 的剂量。一般建议不要超过60Gy 的最终剂量。

在一系列接受手术和辅助放射治疗的 26 例患者中，Hsu 等[266] 发现，5 年 OS 率为 77%，全切除和次全切除队列的生存率分别为 82%、66%。中位剂量 60Gy（40～70Gy），5 年局部控制率 91%。对于接受确定或辅助放疗的 40 名患者，Ogawa 等[14] 报道，完全切除且放射剂量大于 50Gy 的患者没有局部复发。Kondo 和Monden[16] 报道了规模最大的回顾性研究，尽管由于亚组样本量的限制和研究的回顾性而无法得出明确的结论，但在手术切除中增加辅助放疗并没有显著的生存获益。

尽管局部控制率随照射而增加，但其生存益处尚待证明。对于有任何临床可切除性问题的患者，新辅助的铂类化疗是合理的治疗考虑[268]。对于已完全切除疾病的早期癌症患者，有些人认为辅助放射治疗是不合适的[269]。表 52-5 总结了胸腺癌的一些治疗结果，包括本文中未涉及的[270-280]。

（十五）胸腺类癌的治疗

尽管复发和远处转移很常见，但完全手术切除仍是首选的治疗方法[16, 281, 282]。对 160 名患者的 SEER 分析发现，接受手术切除的患者的中位生存期为 79 个月，而未接受手术的患者的中位生存期为 26 个月[282]。接受辅助放疗的患者 OS 率较差，但这些患者也更有可能患有晚期疾病。在一项对 40 名患者的研究中，复发率为64%，尽管 40 名患者中有 35 名接受了完全切除[16]，5年生存率为 84%。尽管缺乏确凿的证据，但不完全切除后再进行放疗或化疗（或两者兼而有之）可能会提高局部控制率[30, 120, 282, 283]。然而，大约 30% 的患者会发生远处转移[284]。远期预后较差，总体 5 年生存率不到30%[281, 285]。

1. 辐照技术 为了优化放射治疗计划，同时考虑呼吸运动，应进行四维 CT 静脉增强扫描[286]。在手术时放置的夹子表示完全切除的肿瘤的范围或勾勒出残留

病变的区域和术前影像，这对于描述术后的放射剂量是至关重要的。术前影像应与用于放射计划的四维 CT扫描融合，以帮助勾画术肿瘤靶区的轮廓[287]。应根据最大强度投影生成围绕肿瘤床和亚临床疾病临床靶区（internal clinical target volume，iCTV），通常，iCTV 将从术前 GTV 延伸 1～2cm。未受累的纵隔和锁骨上淋巴结等区域的预防性淋巴结照射是不必要的[288, 289]。设置计划靶区误差的容限取决于研究机构，但在使用日常图像引导时，通常是从 iCTV 扩展 0.5～1cm。

从历史上看，2D 和 3D 适形放射治疗一直用于胸腺肿瘤的治疗。使用多个场布置的传统端口布置，例如两个相对的前向（AP/PA）端口（加权 2：1 或 3：2）、楔形对及具有后离线倾斜的 AP/PA。然而，2D 和 3D 技术将大量未受累的正常组织，如心脏和肺，暴露在高剂量的辐射下。由于许多胸腺恶性肿瘤患者有望被治愈，应尽一切努力利用先进的技术来实现顺应性，以减少晚期放射并发症的可能性。

应考虑采用具有运动管理的调强放射治疗来改善一致性，并允许更好地保留正常的关键结构[290]。图 52-5显示了调强放疗计划，与图 52-6 中的其他模式和技术进行了比较。

常规给予的 45～55Gy 的辅助放射剂量在大多数情况下都是有效的[104, 109, 135, 229, 291, 292]。对于有显微镜或肉眼残留的患者，可能需要 60Gy 的最终剂量才能实现肿瘤控制[134, 228, 293]。随着质子放射治疗的日益普及，利用质子剂量分布来提高胸腺瘤的放射治疗比率是有潜力的。多项研究表明，质子治疗在减少心脏和肺脏的剂量方面优于调强放疗，这可能与心脏事件和继发性恶性肿瘤的风险有关[294-298]。

重视正常组织耐受性对于将急性和晚期辐射毒性的风险降至最低至关重要。对脊髓的最大剂量应小于45Gy。应鼓励复杂的射束安排和弧形治疗，以最大限度地减少射向心脏、肺和食管输送的高剂量和中剂量。调强放疗时肺 V_{20} 应控制在 35% 以下，心脏 V_{40} 应控制在30% 以下，食管最大剂量应控制在 60Gy 以下。

2. 治疗准则 胸腺肿瘤的初步治疗是手术，如果疾病是可以切除的。对于有复发高危特征的患者应考虑辅助放射治疗。对于不能切除或不能手术的肿瘤，可以考虑进行明确的放射治疗。应考虑以下准则。

● 病理 Ⅰ 期胸腺瘤（WHO A、AB、B_1、B_2、B_3 型）在胸腺完全切除（R_0 切除，切缘阴性）后未接受辅助治疗，并进行近距离的影像监测。

● 病理 Ⅱ 期胸腺瘤（WHO A 型、AB 型、B_1 型、B_2型、B_3 型）胸腺切除不完全的患者可能受益于辅助 RT。在这种情况下，一般建议剂量在 50～60Gy 之间。

表 52-5　胸腺癌专题研究

研　究	年　份	病例数	治　疗	局部控制率（LCR）	5 年 OS	结　论
Blumberg 等[118]	1998	43	TR/SR±Ch/RT	52（CR）	65%（10 年为 35%） 68%（TR） 62%（SR）	Masaoka 分期不预示预后，但无名血管侵犯预示预后
Chang 等[265]	1992	16	TR/SR/BX±Ch/RT	77	31%（中位数，30 个月）	鳞状细胞型的生存率更高
Kondo 和 Monden[16]	2003	186	TR/ST/BX±Ch/RT	49（TR）	50.5%（OS） 66.9%（TR） 30.1%（SR） 24.2%（BX） 亚组 72.2%（单独 TR） 73.6%（TR+RT） 46.6%（TR+Ch/RT） 81.5%（TR+Ch）	来自日本多个机构的患者数量最多；全切除是影响生存率的最重要因素；放疗并不能改善完全切除肿瘤的结果
Liu 等[270]	2002	38	TR/SR/BX±Ch/RT		27%（中位生存期 24 个月）	分级、分期和可切除性是生存率的预测因子
Lucchi 等[268]	2001	13	TR/SR±Ch/RT	46（OS）	61%（中位生存期 38 个月）	诱导化疗的目标肿瘤反应率为 100%，但研究规模较小
Nakamura 等[270a]	2000	10	BX+Ch±RT	0	0%（中位生存期 11 个月）	不能切除的疾病生存率低；中位化疗有效率仅为 6 个月
Ogawa 等[14]	2002	40	TR/SR/BX±Ch/RT	100（TR+RT）	38%（10 年为 28%）	长期研究：完全切除 + 放疗有更好的生存率和局部控制率（16 例患者中有 12 例，24 例患者中有 1 例）
Shen 等[137]	2013	43	TR/SR±Ch/RT		7 年为 61%	胸腺癌比胸腺瘤更容易出现 Masaoka 分期晚期
Roden 等[270b]	2013	29	TR/SR/BX±Ch/RT		36%	体重减轻与较差的生存率有关
Okereke 等[198]	2012	16	TR/SR±Ch/RT	88	63%（中位生存期 57 个月）	切除 R_0 可以实现长期生存
De Montpreville 等[271]	2013	37	TR/SR/BX±Ch/RT		3 年为 67%（中位生存期 94 个月）	切除淋巴结时应系统地清扫淋巴结
Wang 等[272]	2014	58	TR/SR/BX±Ch/RT	—	43%	手术分期和切除程度是最重要的预后因素

（续表）

研 究	年 份	病例数	治 疗	局部控制率（LCR）	5 年 OS	结 论
Ruffini 等[273]	2014	229	TR/SR/BX±Ch/RT	72%（全部）	79%（I / II期）、60%（III期）、24%（IV期）	提高所有患者的放疗生存率
Litvak 等[274]	2014	121	TR/SR/BX±Ch/RT	80%（I / II 期）、33%（III / IV期）	100%（I期）、81%（II期）、51%EPP（III期）、17%~24%（IV期）	与远处转移相比，IV期疾病仅限于淋巴结转移可提高生存率
Yen 等[275]	2014	54	TR±Ch/RT	—	79%（非复发性疾病）	包括复发性和非复发性疾病；手术治疗复发的 PFS 更高
Ahmad 等[276]	2015	1042	TR/SR/BX±Ch/RT	5 年为 85%（I / II 期）、65%（III期）、55%（IV期）	60%	多因素分析显示放疗与无复发生存率和总生存率提高相关
Fu 等[277]	2016	329	TR/SR±RT	—	67%	术后放疗与生存率提高相关
Hishida 等[278]	2016	306	TR/SR/BX±Ch/RT	—	61%	放疗与改善的 RFS 相关，特别是 R_0 切除的
Tseng 等[279]	2016	78	TR/SR/BX±Ch/RT	—	42%（R_0）、33%（R_1）、20%（R_2）、15%（仅限 BX）	辅助放疗与生存率提高相关
Zhai 等[280]	2017	135	TR/SR/BX±Ch/RT	5 年为 81%	42%	放疗与局部控制率增加有关，特别是在晚期

BX. 汉活检或不能切除；Ch. 化疗；CR. 完全缓解；DSS. 疾病特异性生存；EPP. 胸膜外全肺切除术；MS. 中位生存期；OS. 总生存期；PFS. 无进展生存率；RFS. 无复发生存率；RT. 放疗；SR. 次全切除或全切除或完全切除；TR. 全切除或完全切除；±. 加或不加

引自 Eng TY, Fuller CD, Jagirdar J, et al. Thymic carcinoma. State of the art review. *Int J Radiat Oncol Biol Phys.* 2004; 59: 654-64.

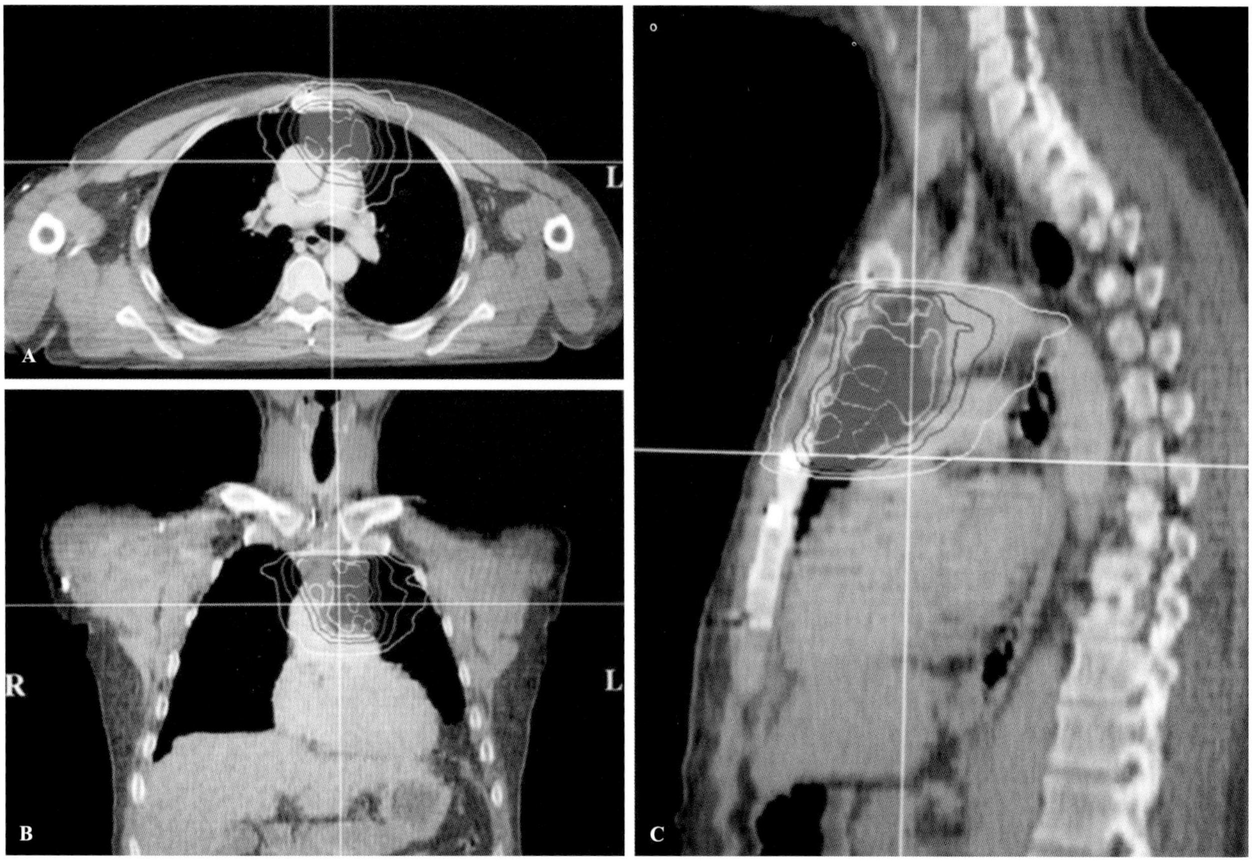

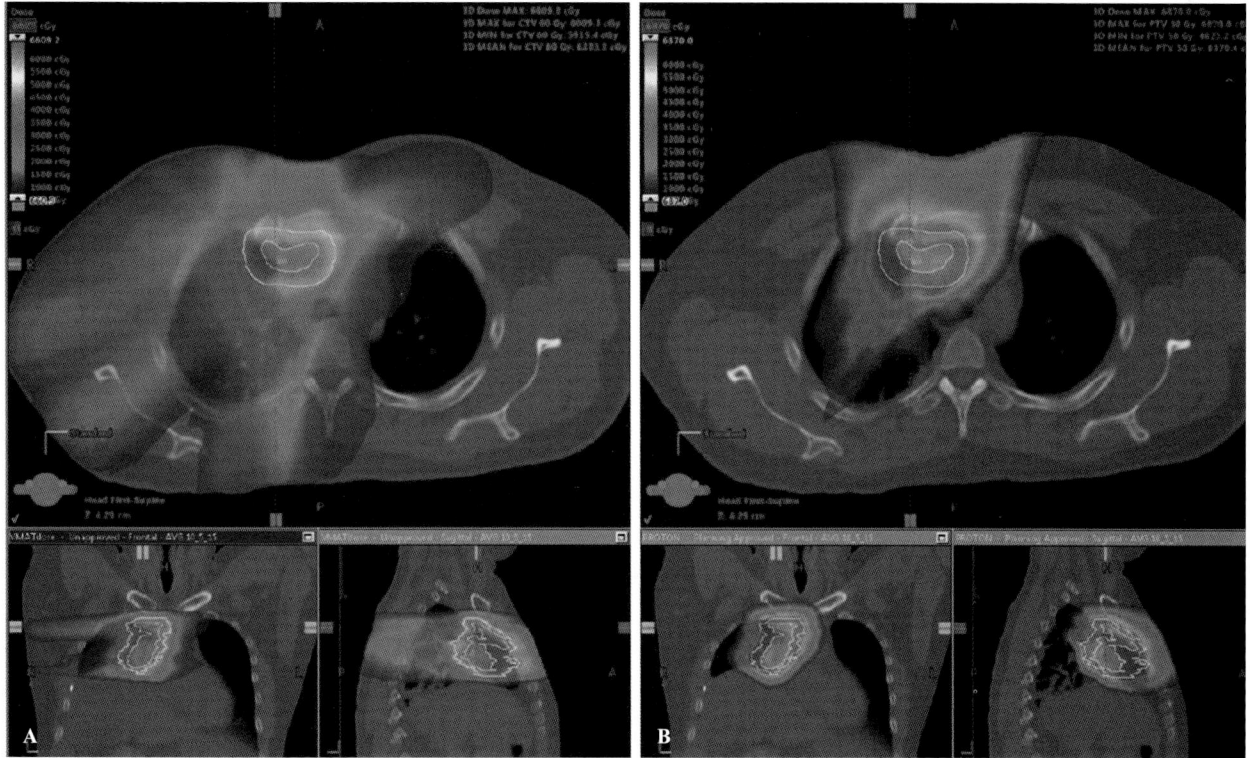

▲ 图 52-5 调强放射治疗的轴位（**A**）、冠状位（**B**）和矢状位（**C**）。等剂量线与计划目标体积（红色）的形状紧密适形（此图彩色版本见书末）

▲ 图 52-6 **A.** 容积调制电弧疗法计划的样本剂量分布；**B.** 被动散射质子束疗法的样本剂量分布（此图彩色版本见书末）

• 病理 Ⅱ 期胸腺癌（WHO C 型）是侵袭性的，可以在 R₀ 切除后进行辅助放射治疗，剂量为 50～54Gy。

• 病理 Ⅲ～ⅣA 期胸腺肿瘤（WHO A、AB、B₁、B₂、B₃、C 型）建议在胸腺完全切除后进行辅助放射治疗。

• 临床上不能切除的 Ⅲ～ⅣA 期胸腺肿瘤的处理存在争议。它们可以采用诱导化疗 ± 新辅助化疗，然后切除。也可以考虑非肿瘤性胸腺切除 ± 胸腔放疗 ± 巩固化疗。

二、肺类癌

神经内分泌性肺肿瘤的侵袭性范围很广，包括副神经节瘤（在其他章节讨论）、典型的类癌、非典型类癌、大细胞神经内分泌肿瘤和小细胞肺癌（在其他章节讨论）[299, 300]。类癌一词最初由 Oberndorfer 在 1907 年定义为无侵袭性的瘤样病变 [301]。肺类癌过去被称为支气管腺瘤，因为它们被认为是良性的，但后来被证明具有恶性的潜力。肺或支气管类癌是典型的低度恶性肿瘤，是胚胎神经外胚层的衍生物，是胺前体摄取和脱羧系统的一部分。这些细胞就是库尔奇斯基（肠嗜铬细胞）细胞，它们位于支气管上皮的基底层 [302, 303]。大约 25% 的类癌位于呼吸道，这是仅次于胃肠道的第二常见部位。肺类癌通常位于中央，局限于主支气管或叶支气管 [304]。这些肿瘤很少见，其生物学行为主要取决于其组织学特征。

（一）病原学和流行病学

对于类癌没有明确的病因或环境危险因素。与肺癌相关的致癌物并不总是与肺类癌有关 [305]，尽管一些研究表明，吸烟者中非典型类癌的发生率较高，而这些可能属于小细胞癌的范围 [306-308]。

在美国，类癌肿瘤的年发病率为（1～2）/10 万人 [2, 305]。对于支气管肺类癌，不断改进的诊断方式使年发病率从每 10 万人中 0.6 人增加到 1.35 人 [3, 309]。肺类癌约占所有肺部恶性肿瘤的 3%，男女发病率相当 [3, 305]，在 2004 年大约报道了 3500 例新病例 [310, 311]。支气管类癌是儿童最常见的原发性肺部肿瘤，通常出现在青春期晚期。典型类癌的发病率大约是非典型类癌的 4 倍。来自美国国家癌症研究所 SEER 项目的数据显示，肺类癌的发病率有增加的趋势 [305, 309]。

（二）生物学特性与分子生物学

类癌被认为是由胚胎神经外胚层衍生的多能神经嵴细胞产生的，是散发的。世界卫生组织对肺神经内分泌肿瘤的分类描述了两种不同的类癌亚型，典型的和非典型的，具有不同的临床行为和不同的预后 [300, 311, 312]。

虽然大多数肺类癌是无功能的，但一些会分泌多种生理活性物质，导致副肿瘤综合征，包括类癌综合征、库欣综合征和肢端肥大症 [302]。5- 羟色胺（5-HT）是类癌常见的血管活性物质。其他物质包括促肾上腺皮质激素、组胺、多巴胺、P 物质、神经降压素、前列腺素和激肽释放酶 [313-318]。

一些肿瘤细胞表达突变型视网膜母细胞瘤（retinoblastoma，RB1）或突变型 TP53 基因产物，它们偶尔表现出杂合性丢失，特别是在非典型类癌中 [319]。在非典型类癌中，肿瘤抑制基因如 TP53、RB1、CDKN2A（以前指定为 p16）和 CDKN2D（以前指定为 p19）有很高的分子改变和失活。也有证据表明，在这些肿瘤中，几个通常参与染色质重塑的基因突变是一种联合因素 [320]。家族性肺类癌多见于多发性内分泌腺瘤病 1 型。在不典型和典型肺类癌中，含有 MEN1 抑癌基因的 11q13 区域存在特征性等位基因缺失 [321-325]。在肺类癌，特别是非典型类癌中，经常检测到的其他基因改变包括 3p、5p、9p、10q 和 13q 的丢失 [322, 325]。Ki-67 在 5% 以上的核仁中的表达是预后不良的生存因素 [326]。

（三）病理学与传播途径

人们认为，类癌是从肠道的不同胚胎分裂中衍生而来的，并相应地进行了分类。前肠类癌常见于肺部、支气管和胃，中肠和后肠肿瘤见于小肠和大肠。组织学上，它们可用银染或 Grimelius 染色，细胞角蛋白 7 和 11、神经元特异性烯醇化酶、突触素、癌胚抗原和嗜铬粒蛋白染色呈阳性；然而，类癌并没有特异的标记 [327-329]。在显微镜下，它们的特征是细胞小而均匀，细胞质中存在大量的膜结合的神经分泌型嗜酸性颗粒，其中含有各种激素和生物胺。大多数肺类癌（70%～90%）是典型的类癌或分化良好的神经内分泌肿瘤，其特征是小细胞核圆形；非典型类癌（10%～30%）或低分化的神经内分泌肿瘤的恶性组织学特征是核异型性增加，核分裂活性高（每 10 倍视野有 2 个以上有丝分裂），淋巴管浸润，核多形性和坏死区 [300, 329-332]。

如果没有免疫组织化学检测，有时很难特异性确定类癌的诊断，因为活检样本很少，也很难区分不典型类癌和小细胞肺癌 [300, 333-335]。分化好的类癌通常是惰性的，淋巴结或远处转移的风险相对较低（3%～15%）[310, 332, 336-338]。非典型类癌可能有侵袭性的临床病程，并伴有频繁的器官转移 [319, 339, 340]。淋巴结转移的风险是 30%～57%，通常是纵隔淋巴结 [310, 341, 342]。超过 20% 的患者会发生远处转移 [310]。最常见的远处转移部位包括肝、骨、肾上腺、脑、皮肤和软组织 [311, 343-346]。

这些肿瘤的生物学行为因组织学特征而异。典型的肺类癌比其他原发性肺癌预后更好，5 年生存率超过 90%。

对于非典型类癌，5 年生存率为 25%～75%[343, 347-351]。一项对来自欧洲的 1400 多名患者进行的基于人群的研究显示，整体而言，肺类癌的 5 年 OS 率为 78%[352]。虽然典型类癌的临床病程缓慢，但非典型类癌的表现更具侵袭性，20%～60% 的病例有淋巴结转移，远处转移率较高。图 52-7 显示右侧肺门不典型类癌合并纵隔淋巴结病变。复发率和发病时的分期均高于典型类癌。MIB-1 和 Ki-67 评估的增殖率也高于典型类癌[311, 352, 353]。这些数字可能与转移倾向增加有关[354]。

（四）临床表现、患者评估和分期

类癌像其他占位性肿瘤一样可以被检查到。胸片上最常见的发现包括纵隔或肺门肿块，偶尔伴有肺不张。根据体征和症状怀疑功能性类癌，诊断是通过证实尿中 5- 羟色胺代谢物 5- 羟基吲哚乙酸（5-HIAA）排泄增加而确认的。TTF-1 在 80% 的转移性肺癌中表达，而在肠道类癌中不表达，这可能对肺癌的诊断和治疗有一定的参考价值[327, 355]。肺类癌确诊时的中位年龄约为 64 岁[3]。儿童中的类癌很少见[356]。其中 70%～80% 的肿瘤位于气管支气管树内靠近肺门的中心位置，可

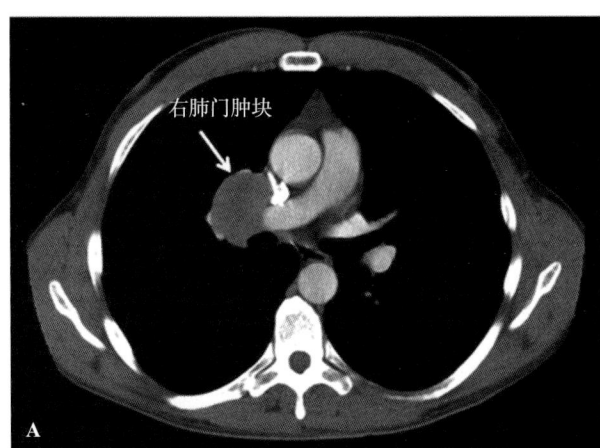

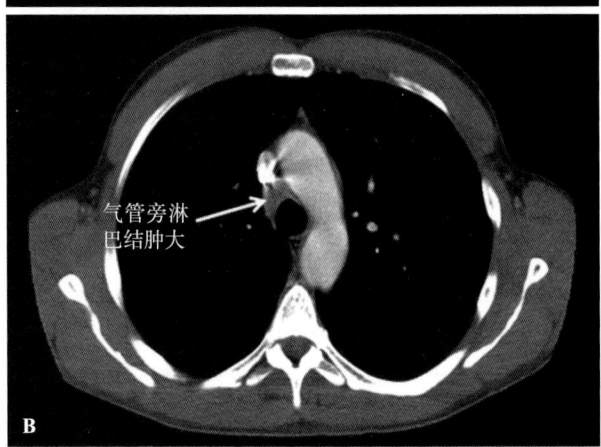

▲ 图 52-7　非典型类癌
A. 术前 CT 扫描显示右肺门肿块；B. 右侧气管旁也有肿块，非典型类癌浸润淋巴结的情况比典型类癌多见

能会产生各种临床症状和神经内分泌表现[357, 358]。大约 25% 的患者出现反复肺炎、咳嗽、咯血或胸痛等症状。类癌是血管肿瘤，也可以继发于支气管刺激出血。甲状旁腺功能亢进症也可能出现。至少 50% 的肺部非典型类癌出现在肺的外围，并被诊断为无症状的偶发性病变[351, 359, 360]。

类癌可以产生具有相应体征和症状的各种胺和多肽，通常是由情绪不安、食物摄入或酒精蓄积而成。5- 羟色胺代谢产物 5-HIAA 在尿液中排泄，作用于平滑肌产生支气管收缩或腹泻、绞痛和吸收不良。组胺和缓激肽通过其血管扩张作用引起脸红。这种血管活性物质释放到体循环可导致类癌综合征，其特征是间歇性潮红，典型的头颈部潮红；哮喘；腹部痉挛反复腹泻导致吸收不良综合征；以及瓣膜心脏病，包括右侧心内膜纤维化，导致肺动脉狭窄和三尖瓣反流[361]。支气管类癌通常 5- 羟色胺含量较低，因为肿瘤细胞缺乏芳香氨基酸脱羧酶，不能产生 5- 羟色胺及其代谢物。因此，5- 羟色胺的分泌增加，5-HIAA 的尿排出是正常的。据报道，患有支气管类癌的心脏左侧病变很少见，因为 5- 羟色胺在通过肺的过程中被破坏。一些患者性欲下降和阳痿。然而，类癌综合征或其他副肿瘤综合征，包括库欣综合征和肢端肥大症的发生率不超过 5%，这些综合征主要发生在肿瘤较大（＞ 5cm）或有转移性疾病的患者中[362]。无淋巴结或远处转移的副肿瘤综合征不影响预后[360, 363]。人绒毛膜促性腺激素和胰多肽水平偶尔会升高。

疑似肺部肿块的患者需要彻底的询问病史和体格检查。常规血液学检查和细胞生化检测可能会发现相关综合征存在的证据（表 52-6）[310, 339, 357, 364]。

除了支气管肺类癌，鉴别诊断还包括肺癌和肺外原发肿瘤的转移。CT 和支气管镜检查是两种最有价值的诊断方法。高达 80% 的类癌表现为 2 型生长抑素受体，这些受体可以被放射性奥曲肽或戊四肽作为靶点。生长抑素受体显像与 [111]In 标记的奥曲肽（[111]In- 奥曲肽）在原发肿瘤中显示出可靠的摄取，并被用于检测早期复发[365-367]。FDG PET 扫描通常是正常的[306, 368-370]。

经支气管活检或 CT 或超声引导下细针穿刺活检可明确诊断。支气管镜检查、可视胸腔镜手术或纵隔镜检查也可能有助于在切除前作出诊断，特别是在淋巴结肿大的情况下。

预后因素包括不典型的组织学发现、分期和出现症状时的症状[356-368, 365, 368]。高有丝分裂率、直径大于 3.5cm 和女性也是非典型类癌患者的预后因素[307]。目前对于类肺癌尚无专门的分期系统，但常用的是 AJCC 肺癌分期系统。在对来自国际肺癌研究协会

表 52-6 肺癌患者的症状

症　状	Schrevens 等[357]（n=67）	Kaplan 等[339]（n=144/62）ᵃ	Fink 等[310]（n=142）	Machuca 等[364]（n=126）
咳嗽	—	39%/45%	35%	24%
呼吸困难、喘息	—	17%/25%	41%ᵇ	—
胸痛	7%	9%/18%	—	12%
感染、发热	42%	—	—	30%
体重减轻	—	11%/20%	15%ᶜ	—
咯血	21%	16%/12%	23%	—
副肿瘤综合征	0%	1%/3%	<1%	—
无症状	24%	—	30%	20%

a. 典型 / 非典型群体
b. 支气管阻塞，包括呼吸困难、疼痛和肺炎
c. 其他包括体重减轻、虚弱、恶心和神经痛

（International Association for the Study of Lung Cancer, IASLC）的 513 例类癌和来自 SEER 数据库的 1619 例病例的分析中，发现 TNM 分期与生存相关[371]。

（五）治疗

1. *初始治疗*　在可能的情况下，根治性切除是肺癌的主要治疗方法[311, 345, 346, 372-374]。完全切除后，远期效果一般良好[310, 345, 357, 372]。保守手术切除，包括楔形或节段性切除，是局限性肺类癌的首选治疗方法[375, 376]。有中心性病变的患者可能需要支气管袖状切除术或袖状肺叶切除术[373]。内镜激光消融认为不是治愈性的，但在切除前可用于减轻肿瘤梗阻、改善肺不张和减少炎症[337]。术中应进行淋巴结评估，如果结果为阳性，则提示彻底清扫淋巴结。由于非典型类癌患者局部复发率较高，应考虑更广泛的外科手术，如肺叶切除或全肺切除加淋巴结清扫[311, 345, 346, 375]。然而，患者可能会出现转移性或不可切除的病变，而根治性切除可能是无法获得的。局部切除和小块切除可能对胃肠道类癌有好处[377, 378]，但这些手术对肺类癌患者的益处尚不确定。

2. *药物应用*　某些症状，包括潮红，可以通过药理学缓解。昂丹司琼是一种特定的 5- 羟色胺 3（5-HT₃）拮抗药，可为类癌综合征患者提供持续的症状缓解[379]。生长抑素类似物是神经肽释放和肠道外分泌或内分泌功能的有效抑制药。这些类似物通过结合生长激素抑制素受体（主要是受体 2）[380] 有效缓解症状，生长激素抑制素受体存在于大约 80% 的类癌中，从而抑制了激素的分泌[381, 382]。生长抑素的长效类似物奥曲肽和兰瑞肽是首选药物。症状改善的有效率约为 70%，尿中 5-HIAA 分泌量减少 50% 以上，中位有效时间为 12 个月。数据表明，这些生长抑素类似物可能具有直接的抗肿瘤作用，在不同部位的类癌患者中具有稳定肿瘤生长和缩小肿瘤大小的作用[379, 380]。

最近，用放射性标记的生长抑素类似物进行肽受体放射性核素治疗在临床试验中显示出很好的前景。⁹⁰Y-DOTATOC（⁹⁰Y- 依多曲肽）含有一个 ⁹⁰Y 原子，与生长抑素受体有很高的亲和力[382]。对 39 名和 90 名进展性或转移性神经内分泌肿瘤患者进行的两项试验显示，63%～74% 的患者症状有所改善，尽管尚不清楚单纯支气管类癌的有效率[383, 384]。177Lu-DOTATATE（177Luoctreotate）既可用于治疗，也可用于治疗后的成像和剂量测定。

3. *放射治疗*　目前还没有前瞻性试验说明放射治疗在支气管肺类癌患者中的应用。一般来说，典型的类癌在 R₀ 切除后不需要常规的辅助放疗或化疗[310, 345, 357, 372, 385]。对在纪念斯隆 - 凯特琳癌症中心（Memorial Sloan Kettering Cancer Center, MSKCC）治疗的 25 例淋巴结阳性支气管类癌患者（典型肿瘤 12 例，非典型肿瘤 13 例）进行回顾性分析，发现常规术后放疗没有生存益处[304]。然而，辅助放射治疗已经用于局部复发的高危患者，包括肿瘤大小（＞3cm）、淋巴结阳性、切缘阳性、不典型的组织学表现、残留疾病和无法手术的患者[332, 339, 386, 387]。关于肺癌类肿瘤的立体定向放射治疗也有一些经验[388]。

神经内分泌肿瘤具有典型的放射敏感性，姑息性放疗可以显著改善肿瘤症状。对于局部晚期或转移性疾病的患者，手术一般仅限于那些转移局限于一个可接受局部切除的部位的患者[377]。辅助放疗已成功地用于缓解局部晚期或转移性疾病患者的症状[389]。大多数患者在 40～50Gy 的照射剂量中，可实现局部控制和症状缓解。

内镜切除和激光消融已被用于缓解症状[337]。生长抑素类似物可单独或与化疗或 IFN-α 联合用于对症治疗或稳定肿瘤[390]。

4. 化疗　与小细胞肺癌的化疗不同，全身化疗对转移性类癌患者的疗效有限[387, 391]。目前还没有建立有效的化疗方案，但建议对不能切除的进展性或转移性疾病的高危患者进行积极的化疗[341, 392]。几项试验表明，阿霉素、链脲佐菌素、环磷酰胺、依托泊苷、奥沙利铂和氟尿嘧啶的不同组合对转移性类癌患者的有效率为 21%～33%[341, 393-397]。用顺铂和依托泊苷治疗的非典型类癌患者似乎比其他方案治疗的患者有更高的有效率。

5. 靶向治疗　已经在这些肿瘤中发现了一些基因突变，这些突变可能是生物制剂的靶点。涉及哺乳动物雷帕霉素靶点的突变发生在大约 15% 的胰腺神经内分泌肿瘤中[398]。mTOR 抑制药埃博利莫斯已被批准用于晚期胰腺神经内分泌肿瘤[399]。尽管对随机数据分析发现，与安慰剂相比，伊维洛莫司对无进展的生存有好处，但直接的 Ⅲ 期试验没有观察到在奥曲肽中加入伊沃利莫斯的 OS 差异，这可能是由上述研究之间患者的异质性所致[400, 401]。其次，由于神经内分泌肿瘤表现为血管生成和血管增多[402]，贝伐单抗和舒尼替尼已经在晚期神经内分泌肿瘤中进行了对照试验，贝伐单抗出现更多的不良反应[403-406]。尽管 Ⅱ 期临床试验的数据令人鼓舞，但

Ⅲ 期的数据尚未公布[403, 407]。也有预期的证据表明，可以在依维莫司中加入帕西肽[408]。肿瘤靶向照射使用放射性生长抑素类似物［111In-octrebon 或 131I- 间碘苄基胍（131I-MIBG）］，通常作为二线或三线治疗[387, 409, 410]。

6. 治疗效果　典型类癌患者仅接受手术治疗效果良好。然而，非典型肺类癌和区域淋巴结转移的患者复发的风险很高，仅接受切除治疗的存活率较低[340]。所有切除的肺类癌的 5 年 OS 率为 78%～100%，典型类癌为 90%～100%，非典型类癌为 25%～69%，转移性类癌为 18%～38%[336-338, 340, 342, 346]。10 年 OS 率比 5 年低 10%～20%。其他几项更大规模的研究总结在表 52-7 中[411-412]。尽管缺乏临床数据[423]，美国国家综合癌症网络建议考虑对 Ⅲ A 期非典型类癌进行辅助化疗和（或）放疗[424]。

7. 辐照技术　胸部照射的一般原则同样适用于肺类癌的照射。在治疗其他肿瘤时，标明切除范围或勾勒出残留病变区域的手术夹在指导术后 CTV 方面是有用的，类似于胸腺瘤或非小细胞肺癌的讨论。关于剂量和分级方案没有一致的指南。术后剂量为 45～58Gy，每天 1.8～2Gy，已有报道（表 52-7）。对于肉眼可见残留或不可切除疾病的患者，最终剂量高达 60Gy 可能是合理的。

8. 治疗评价　手术是典型和非典型肺类癌的主要治疗方法。尽管保守性切除为高分化肺癌患者带来了低复发率和良好的远期生存率，但对于非典型类癌患者，保

表 52-7　肺类癌大型研究的治疗结果

研　究	年　份	病例数	治　疗	局部控制率（%）	生存时间 / 生存率	结　论
Wirth 等[385a]	2004	8 例典型 10 例不典型（晚期或转移性）	4Ch+RT 14Ch（非手术）	22%（OS）	MS 20 个月	18 例中 4 例对 Ch±RT 而无手术有反应（不能手术的患者）
Beasley 等[307]	2000	106 例非典型	手术 ±RT/Ch	—	5 年 OS 61% 10 年 OS 35% 15 年 OS 28%	高有丝分裂率、大小 ≤3.5cm、女性、玫瑰花环的存在是影响生存率的独立变量（多因素分析）
Choi 等[344]	2004	19 例非典型	15 例手术 3 例手术 +RT/Ch 1 例 Ch+RT	89%	3 年 OS 79% MS 41 个月 3 年 DSS 74%	辅助放疗可提高切缘阳性或淋巴结阳性患者的生存率
Fink 等[310]	2001	128 例典型 14 例非典型	均手术（4 例不能手术或拒绝手术）	—	5 年 89% 10 年 82% 5 年 75% 10 年 56%	对于典型类癌，长期效果很好
Kaplan 等[339]	2003	144 例典型 62 例非典型	129 例手术 12 例手术 +RT/Ch 2 例 Ch+RT 35 例手术 19 例手术 +RT/Ch 9 例 Ch+RT	5 年 92%（手术，Ⅰ期） 5 年 77%（手术，Ⅰ期）	5 年 DSS 79% 10 年 DSS 63% 20 年 DSS 39% 5 年 DSS 60% 10 年 DSS 37% 20 年 DSS 28%	不良预后因素：男性、高分期、首发症状和年龄 ≤60 岁；其中 56 例有第二恶性肿瘤；非典型类癌预后更差

（续表）

研　究	年　份	病例数	治　疗	局部控制率（%）	生存时间 / 生存率	结　论
Han 等 [386a]	2013	12 例非典型	6 例手术 2 例手术 +RT 3 例手术 +Ch 1 例手术 +RT/Ch	92%	MS 37 个月	虽然只有 1 例患者出现局部复发，但 12 例患者中有 5 例发生远处转移
Carretta 等 [386]	2000	36 例典型 3 例非典型 5 例 LCNEC	手术 ±RT/Ch	—	5 年 AS 93% 5 年 AS 70%	有淋巴结转移的患者预后较差
Schrevens 等 [357]	2004	59 例典型 8 例非典型	均手术	—	5 年 92% 5 年 67%（5 年 OS 92%，10 年 OS 84%）	独立预后因素为淋巴状态和病理类型；原发肿瘤大小与淋巴结转移无关
Fink 等 [310]	2001	128 例典型 14 例非典型	均手术（4 例不能手术或拒绝手术）	—	5 年 89% 10 年 82% 5 年 75% 10 年 56%	对于典型的类癌，长期疗效很好
Ferguson 等 [411]	2000	109 例典型 26 例非典型	均手术	—	5 年 90% 5 年 70%	无论组织学类型如何，早期肿瘤都表现良好
Zhong 等 [412]	2012	106 例典型 25 例非典型	均手术	—	3 年 96% 5 年 87% 10 年 71%	多因素分析显示淋巴状况和组织学是独立的预后因素
Canizares 等 [413]	2014	127 例（均为非典型）	手术 ±RT/Ch	最后一次随访时 92%	5 年 80%	叶下切除与局部复发独立相关
Steuer 等 [414]	2015	441 例（未指定类型）	手术（78%）±RT（Ch 未知）	—	如果非转移性，3 年为 69%～85%	放射的传递与生存没有独立的联系
Filosso 等 [415]	2015	126 例（均为非典型）	接受任何辅助治疗的手术比例 <20%	5 年 94%	5 年 77%	叶下切除是预后不良因素
Mezzetti 等 [389]	2003	10 例非典型	—		5 年 OS 71% 10 年 OS 60%	
Stolz 等 [416]	2015	95 例典型 42 例非典型	手术 ±RT/Ch	—	5 年，97%（典型）、71%（非典型）	淋巴结受累与预后关系最密切
Okereke 等 [417]	2016	96 例典型 21 例非典型	手术	—	5 年，96%（典型），87%（非典型）	淋巴结受累与预后无关
Hobbins 等 [418]	2016	1341 例（未指明类型）	接受手术（77%）并接受任何辅助治疗的比例 <10%	—	3 年 85%	包括转移性疾病（约占队列的 20%）
Cattoni 等 [419]	2017	240 例	手术	—	5 年 94%	能更好地反映 TNM 分期预后的新预后模型构建
Cusumano 等 [420]	2017	159 例典型 36 例非典型	手术 ±RT/Ch	—	5 年，97%（典型）、78%（非典型）	淋巴结状态与生存率相关
Ramirez 等 [421]	2017	113 例典型 46 例非典型 10 例未指明类型	手术（72%）	—	5 年，90%（典型）、81%（非典型）	包括转移性患者；淋巴结状况与生存率相关
Sadowski 等 [422]	2018	83 例典型 14 例非典型 16 例未指明类型	手术（86%）辅助 Ch<5%		平均 86 个月（典型），48 个月（非典型）	典型组织学与非典型组织学无病间期无差异

AS. 精算生存率；Ch. 化疗；DSS. 疾病特异性生存率；LCNEC. 大细胞神经内分泌癌；MS. 中位生存期；OS. 总生存率；RT. 放疗

守性切除的完整充分性仍未得到解决。一些研究人员主张更广泛的外科手术，与治疗相关的发病率更高[341, 425]。对有症状性疾病的患者应考虑姑息性放疗。

三、间皮瘤

恶性胸膜间皮瘤（malignant pleural mesothelioma，MPM）是一种与石棉暴露相关的侵袭性胸膜恶性肿瘤。MPM 的结局仍然令人失望，存活率很低，因为即使在积极的局部治疗之后，它也有很高的治疗失败和转移扩散的倾向。MPM 通过直接浸润和播散遍及胸膜间隙，包括裂隙、隔膜和心包表面，并通过胸壁进入纵隔、腹膜和淋巴结。虽然顺铂和培美曲塞联合化疗已被证明可以延长 MPM 生存期，但长期生存结果仍不乐观，优化有效的局部治疗仍是挑战。手术切除具有很高的围术期发病率和死亡率，且很少能完整切除。即使在精心挑选的早期疾病患者中，2 年存活率也在 10%～33%[426-428]。出于这个原因，一侧胸部放射治疗已经被用以改善局部控制，但同时是有争议[428-430]，特别是因为局部复发仍出现在最常见的复发部位，并且缺乏支持使用放射治疗的理论依据[431]。放射治疗单侧胸腔在临床上具有挑战性，因为治疗体积大，而且存在多个危险器官，如心脏、肾脏、肝脏、残肺和脊髓，这些都限制了可以安全使用的剂量。这些物理因素极大地限制了对 MPM 使用放射治疗的能力，而不会有严重辐射毒性的风险。考虑到 MPM 治疗中的这些挑战，努力整合放射领域的技术进步，并将基础科学研究转化为临床，对于提高这些患者的存活率将是至关重要的。

（一）病原学和流行病学

接触石棉是大多数 MPM 的主要致病因素。肺癌和相关疾病中心估计，预计 2025 年美国的发病率将达到约 4000 例的峰值。由于最初接触石棉和发展成 MPM 之间有一段潜伏期，确诊的中位年龄通常在 60 岁左右。

大约 90% 的间皮瘤病例可以归因于以前接触过石棉，通常与职业接触有关。虽然石棉在美国已被废弃，但从历史上看，石棉曾被用于建筑绝缘、汽车零部件和造船，这解释了 MPM 在男性中占主导地位。在土耳其、澳大利亚和美国，类似石棉的复合毛沸石也已成为一种环境危害物，现已被认为是 MPM 诱因[432, 433]。尽管间皮瘤与烟草滥用之间没有直接关联，但是当同时接触石棉时，吸烟会增加致癌的风险[434]。

对于没有石棉暴露风险因素的患者，临床医师还应该调整遗传性癌症易感综合征的可能性。BRCA1 相关蛋白 1（BAP1）参与 DNA 修复的同源重组途径，而 BAP1 的种系突变在没有石棉暴露的情况下易患

MPM[435-437]。野生型 BAP1 可用作与 BRCA1 形成复合物的肿瘤抑制因子和去泛素酶。在怀疑患有 BAP1 遗传性癌症易感综合征的 MPM 患者中，应考虑转诊遗传咨询，尤其是因为存在其他恶性肿瘤（如肾癌和葡萄膜黑色素瘤）的风险[438]。

（二）生物学特性与分子生物学

恶性胸膜间皮瘤的致癌作用是一个漫长而复杂的过程，从最初的致癌性损害到进展和转移可持续了数十年。刺激性物质，如石棉和毛沸石，被认为会产生慢性炎症微环境，从而激活促炎信号传导级联反应，如 NF-kB[439, 440]。正常的 NF-kB 途径的激活已明确与 MPM 的恶性转化和进展有关[440]。与 MPM 致癌过程中存在的免疫炎性失调一致，在 MPM 中检测到 PD-1 和 PD-L1 的上调，并且靶向治疗该途径可能有望改善 MPM 的预后[441, 442]。在 DNA 修复蛋白（如 Gatekeeper TP53）和同源重组蛋白 BAP1 中也发现了突变。已发现大约 50% 的 MPM 在细胞骨架支架蛋白 NF2 中具有突变，据认为该突变有助于局部扩散。组蛋白甲基转移酶 SETD2 中的突变也表明了 MPM 中的表观遗传失调。已显示许多细胞周期信号通路的失调，如 p16INK4A、p14ARF、PI3K、IL-1、TNF-α 和 AKT，可促进 MPM 的生长和存活。最近，高转移组 box-1（HMGB1）蛋白与 MPM 的进展有关，并且还可以作为早期检测的潜在生物标志物[443, 444]。希望通过识别这些关键的细胞信号通路，可以提高诊断和治疗来改善 MPM 结果。

（三）临床病理特征和预后因素

由于难以获得与其他组织学足够的组织和细胞学相似性，因此在 MPM 中，间皮瘤的病理诊断可能具有挑战性。标志物（如 WT-1、CK5/6 和 Calretinin）的免疫组织化对 MPM 诊断特别有帮助。

MPM 的组织学亚型与预后相关。最常见的组织学亚型是上皮样（50%～67%），其预后最佳。其次是混合型（20%～40%）和肉瘤样疾病（5%～15%），后者的预后最差（图 52-8）。

转移至任何胸部区域性淋巴结转移的结局均较差。与原发性肺恶性肿瘤相比，尚不清楚与肺门或肺内淋巴结转移相比，纵隔转移是否反映了更差的预后。尽管在 MPM 中完整肿瘤边缘难以实现，但切除的完整性也已被证明对 R_1 或 R_2 切除的预后具有一定的预后价值，在某些研究中，与 R_0 切除相比，R_1 或 R_2 切除的结果更差[445]。

血小板增多症和高水平的血小板衍生生长因子也可能预示着更糟糕的结果。几项研究表明，大多数患者在确诊时血清间皮素水平升高，手术后血清间皮素水平

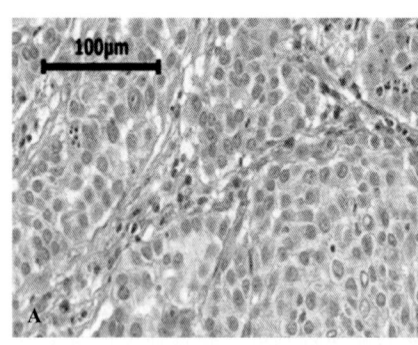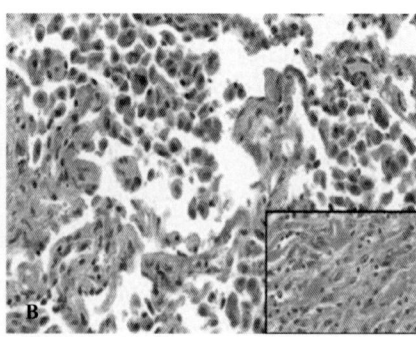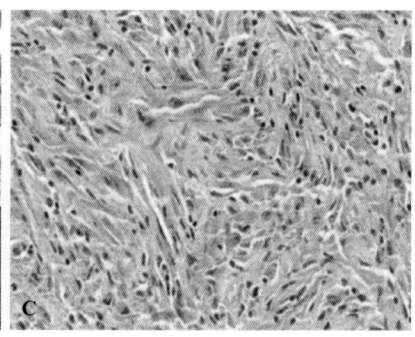

▲ 图 52-8　恶性胸膜间皮瘤的组织学亚型（此图彩色版本见书末）
A. 上皮样；B. 混合型（上皮样具有肉瘤样成分）；C. 肉瘤样

下降。血清间皮素可能是检测肿瘤复发的潜在生物标志物 [446]，临床试验已经评估了该分子的抗体 [447]。其他积极的预后因素包括年轻、早期疾病、良好的工作状态、没有胸痛及出现症状超过 6 个月 [448]。

（四）临床评估和分期

呼吸困难、胸痛、咳嗽和体重减轻是 MPM 的常见症状。应询问所有患者其石棉接触史。肺功能检测表明，由于肺部或胸壁受累而形成的限制性通气功能障碍。MPM 有沿胸导管的轨迹生长的趋势，应识别仪器的所在部位并检查是否有肿瘤播种的迹象。这种胸壁进展可能表现为疼痛、结节或溃疡。特别是在确定经胸廓延伸时，还应评估腋窝和锁骨上淋巴结是否受累。

1. 影像学　首次胸部摄影后，胸部增强 CT 扫描是 X 线分期的标准。周围性胸膜增厚，胸膜轮廓不规则，或同侧半胸收缩是常见的表现。在早期病例中，膈肌或胸壁的侵犯很难发现，因此 CT 成像可能低估了疾病的真实程度。粟粒状病灶可以出现在横膈或腹膜的下表面，无法通过成像检测到。基于胸膜的不规则肿块是常见的，特别是在相关区域。叶间裂常常被累及。MPM 可以侵入邻近的结构，如胸壁、纵隔、大血管、椎体或心脏。纵隔和肺门淋巴结可累及肿瘤，但扩散方式通常与非小细胞肺癌不同。MPM 比肺癌更常见地扩散到下食管旁淋巴结（第 8 站）、肺韧带淋巴结（第 9 站）和膈肌淋巴结。还可以在 CT 上看到心包积液和腹水，应在进行任何根治性切除手术之前对其进行病理学评估。手术前应确定肿瘤的前内侧范围，尤其是跨中线的范围。由于手术消除了肋前纵隔空间，因此在术后研究中不能准确地描述胸膜前反射。

MRI 在间皮瘤分期中的作用存在争议。MRI 在预测胸壁、膈肌和大血管受侵程度方面可能略有提高。然而，胸壁侵犯不应禁忌手术，只要有限度的胸壁切除可以切除侵犯的区域。在没有侵入性分期的情况下，不能总是判断膈肌腹膜表面的侵犯情况。

PET/CT 扫描已被应用于间皮瘤，因为它摄取了大量的 FDG。已有报道对于鉴别良性胸膜增厚和 MPM，有 90% 或以上的敏感性和特异性 [449-451]。此外，在一项 35 名患者研究中，PET/CT 与 CT 相比，可以提前发现肿瘤，因此可以避免高达 40% 的患者接受不必要的手术 [452]。

2. 侵入性分期　胸部穿刺术通常是获得组织诊断的第一个程序，但其诊断敏感性仅为 32% [453]。经皮细针穿刺活检同样诊断敏感性较低，尽管有报道称超声引导下的针芯活检可以提高准确性 [454]。在开始综合治疗之前，准确的术前分期是必要的。从历史上看，开放式胸膜活检一直是金标准 [455]。最近的数据表明，较小侵入性的胸腔镜活检应该是获取诊断组织的首选方法 [456-458]。诊断性胸腔穿刺是一种替代方法，尽管它的产率低于可视胸腔镜手术 [459]。

由于容易追踪胸壁侵犯部位，因此在可视胸腔镜手术时限制端口部位的数量，并将端口部位容易切除的位置有助于减少局部胸壁复发。当难以进入胸膜腔时，最好通过略微扩大端口部位的切口进行有限的顶叶胸膜开放活检，而不是进行正式的胸廓切开术。为诊断而进行的开胸手术大大损害了可能的治愈性手术。

在所有考虑切除的患者中，一些有经验的临床医生在手术前接受腹腔镜腹膜灌洗和颈纵隔镜检查。这是因为 CT、PET 和 MRI 在确定两个关键部位的肿瘤侵犯方面不太成功：对侧纵隔淋巴结侵犯和肿瘤通过膈肌侵犯（任何一个部位的侵犯都否定了切除）。在 MD 安德森癌症中心，在 118 名临床和放射检查确定为可切除疾病的 MPM 患者中，腹腔镜和腹腔灌洗显示 109 名患者中有 12 名（11%）受累于横膈或腹膜，纵隔镜检查发现 111 名患者中有 4 名（4%）对侧淋巴结阳性。总体而言，15 名患者（13%）被确认为隐匿性晚期疾病，避免了不必要的胸膜外全肺切除治疗。

3. 分期　表 52-8 显示了 AJCC 第 8 版间皮瘤分期系统。分期系统仅在手术分期后才有用，并且尚未开发出临床分期系统。

表 52-8　TNM Staging of Mesothelioma

PRIMARY TUMOR (T)		REGIONAL LYMPH NODES (N)	
Tx	Primary tumor cannot be assessed	Nx	Regional nodes cannot be assessed
T_0	No evidence of primary tumor	N_0	No regional lymph node metastasis
T_1	Tumor limited to the ipsilateral parietal pleura, with or without mediastinal pleura and with or without diaphragmatic pleural involvement	N_1	Metastases in the ipsilateral bronchopulmonary or hilar lymph node(s) and/or in the subcarinal or ipsilateral mediastinal lymph nodes (including ipsilateral internal mammary and peridiaphragmatic nodes)
T_{1a}	No involvement of the visceral pleura		
T_{1b}	Tumor also involving the visceral pleura	N_2	Metastases in the subcarinal or ipsilateral mediastinal lymph nodes (including ipsilateral internal mammary and peridiaphragmatic nodes)
T_2	Tumor involves each of the ipsilateral pleural surfaces (parietal, mediastinal, diaphragmatic, and visceral pleura) with at least one of the following: 1. Involvement of diaphragmatic muscle 2. Extension of tumor from visceral pleura into underlying pulmonary parenchyma	N_2	Metastases in the contralateral mediastinal, internal mammary, or hilar lymph node(s) or the ipsilateral or contralateral supraclavicular or scalene lymph node(s)
		DISTANT METASTASIS (M)	
T_3	Locally advanced, but potentially resectable tumor. Tumor involving all of the ipsilateral pleural surfaces (parietal, mediastinal, diaphragmatic, and visceral pleura) with at least one of the following: 1. Invasion of the endothoracic fascia 2. Invasion into mediastinal fat 3. Solitary completely resectable focus of tumor invading the soft tissues of the chest wall 4. Nontransmural involvement of the pericardium	Mx	Distant metastasis cannot be assessed
		M_0	No distant metastasis
		M_1	Distant metastasis
		STAGE GROUPINGS	
		I	$T_1N_0M_0$
		I A	$T1_a\ N_0\ M_0$
		I B	$T_{2-3}\ N_0\ M_0$
T_4	Locally advanced, technically nonresectable tumor. Tumor involving all of the ipsilateral pleural surfaces (parietal, mediastinal, diaphragmatic, and visceral pleura) with at least one of the following: 1. Diffuse extension or multifocal masses of tumor in the chest wall, with or without associated rib destruction 2. Direct transdiaphragmatic extension to the peritoneum 3. Direct extension to mediastinal organs 4. Direct extension to the contralateral pleura 5. Direct extension into the spine 6. Extension to the internal surface of the pericardium with or without a pericardial effusion or tumor involving the myocardium	II	$T_{1-2}\ N_1\ M_0$
		III A	$T_3\ N_1\ M_0$
		III B	$T_4\ N_{0-1}\ M_0$
			$T_{1-4}\ N_2\ M_0$
		IV	Any T; any N M_1
		RESIDUAL TUMOR (R)	
		Rx	Presence of residual tumor cannot be assessed
		R_0	No residual tumor
		R_1	Microscopic residual tumor
		R_2	Macroscopic residual tumor

From Amin MB, Edge SB, Greene FL, et al., editors, for the American Joint Committee on Cancer: *AJCC Cancer Staging Manual*, ed 8. New York, Springer, 2016.

（五）治疗

1. 手术　胸膜外肺切除术。胸膜外全肺切除术最常见的是整块切除整个同侧肺，包括壁层或脏层胸膜，以及同侧心包和半侧膈肌。从历史上看，EPP 一直是MPM 使用最多的外科技术，并且与胸膜切除术相比，它实现了最大程度的细胞切除[466]，可以更安全地提供辅助治疗。对 34 项 EPP 研究的回顾发现，围术期死亡率高达 11.8%，中位 OS 为 9.4～27.5 个月。然而，在没有辅助治疗的情况下，EPP 与复发率高达 80% 有关。包括 EPP 在内的多模式治疗的研究报道了 40%～50%

的局部复发率，在一项研究中，EPP 后使用 54Gy 半胸照射的局部复发率低至 13%（55 例患者中有 7 例）[461]。

EPP 是一种广泛的外科手术，切除同侧肺及壁胸膜、心包和大部分半膈，因此患者需要仔细的术前评估，以排除局部晚期或远处疾病的存在（禁忌切除），并进行细致的心肺筛查，以确保手术在生理上是可以耐受的。在评估 EPP 患者时，应进行纵隔和腹部的外科分期。一般来说，患者应该有足够的心功能（即射血分数＞40%，放射性核素显像无可逆缺血），术后 1s 用力呼气容积估计值大于 0.8L/min 或预计值的 30%。理想的手术患者应具有良好的功能状态，具有上皮样组织学且未累及淋巴结，以避免徒劳的开胸手术。即使在精心筛选的患者在经验丰富的治疗中心，EPP 也有很高的并发症发生率[462, 463]。由于肉瘤样亚型的预后极差，一些人反对 EPP，在不太可能根治切除的情况下，EPP 会带来相当大的发病率[464]。

即使在 EPP 后，大多数恶性间皮瘤的弥漫性和手术中对裸露肿瘤的处理使整个同侧胸腔、膈肌止点、心包、纵隔和支气管残端局部复发的风险很高。半胸和纵隔形状不规则，毗邻关键结构，如脊髓、肝脏、肾脏、食管、心脏和对侧肺。在行 EPP 治疗时，这些都是需要考虑的重要因素。

部分胸膜切除术。MPM 的椎板切除术不一定是治疗性手术，对这一过程缺乏标准化的共识意见，但对特定的患者可能是有用的[465]。部分胸膜切除术本身是一种姑息性或诊断性手术，部分切除壁胸膜和（或）脏层胸膜并没有完全达到肿瘤边缘的目的。胸膜切除加去皮术完全剥离壁层 / 内脏胸膜，目的是去除已知的肉眼疾病。扩大的皱襞切除或去皮术增加了切除隔膜和（或）心包的额外步骤。尽管理论上与 EPP 相比，部分胸膜切除术不能完全减少肿瘤细胞，但是肺叶切除术可以保留同侧肺，并有可能改善术后的发病率和（或）死亡率。肺叶切除术有效地扩张肺，降低了复发性胸腔积液的可能性。它经常伴随着剥离肺内胸膜的程序，因此在技术上与 EPP 一样繁琐。有证据表明，在目前，胸膜部分切除或去皮层更常用，在高水平治疗中心采用多学科方法进行手术时，可以带来更好的结果[466, 467]。

几项回顾性研究评估了胸切除与 EPP 的生存率，多项研究差异不大[466, 468]，其他有研究显示胸切除可提高生存率[469]。尽管与 EPP 相比，部分胸膜切除术的复发率较低，但要用现代改进的分期、围术期护理和外科技术来解释这些回顾性数据是具有挑战性的[470, 471]。

2. 化疗　根据 Vogelzang 等[472]进行随机临床试验，顺铂联合抗叶酸培美曲塞在晚期间皮瘤患者中有明确的作用。在这项研究中，培美曲塞加顺铂组的中位生存时间为 12.1 个月，而单独使用顺铂组的中位生存时间为 9.3 个月（P=0.020）。加入培美曲塞可将病程从 3.9 个月缩短至 5.7 个月（P=0.001）。单独使用顺铂的缓解率为 17%，而联合用药的缓解率为 41%。

顺铂和培美曲塞联合作为局部疾病综合治疗的一部分也被研究过。Krug 等[473]研究发现，EPP 和 RT 的多中心 Ⅱ 期试验结果显示，新佐剂培美曲塞联合顺铂，中位生存期为 29.1 个月，2 年生存率为 61.2%。对于不能耐受顺铂的患者，卡铂联合培美曲塞是中等活性的，并且具有可接受的毒性[474-476]。

从历史上看，已经探索了多种细胞毒性化疗药物来治疗 MPM[477-479]。据研究，应答率约为 25% 时使用甲氨蝶呤（37%）[480]，吉西他滨加顺铂（48%）[481]，培美曲塞加卡铂（25%）[474]，培美曲塞加顺铂（38%）[482]，丝裂霉素加顺铂（26%）[483]，雷替曲塞加奥沙利铂（26%）[484]，阿霉素加顺铂（28%）[485]。

针对 MPM 的靶向药物和免疫治疗的试验正在积累，这可能会为今后的研究提供进一步的见解。一项值得注意的临床 Ⅲ 期试验显示，在不能切除的疾病中，在顺铂或培美曲塞中加入贝伐单抗可提高总存活率[486]。也有一些前瞻性报道，关于酪氨酸激酶抑制药尼达尼布和多韦替尼[487, 488]、血管内皮生长因子受体抑制药西地尼布[489]、WT1 类似肽疫苗 GalinPepmut-S[490]、微 RNA 微细胞[491]、CTLA-4 抗体替西木单抗[492]、聚乙二醇化精氨酸脱氨酶[493]、CD40 激活抗体[494]、组蛋白去乙酰化酶抑制药伏立诺[495]和依维莫司[496]。此外，MPM 显示 PD-L1 的表达，这可能是预后较差的 MPM 患者的一个重要治疗靶点；测试这些药物的临床试验正在进行中[441, 497]。部分原因是来自前瞻性研究的令人鼓舞的结果，如 IFCT-1501/MAP-2 和 Keynote-028[441]，NCCN 指南现在包括考虑在以前治疗的病例中使用培溴利珠单抗或尼伏卢单抗加或不加易普利姆玛。

3. 辐照的基本原理　尽管临床放射治疗仍面临技术挑战，但有几条证据表明放疗间皮瘤是有效的[498-499]。间皮瘤细胞系具有与非小细胞肺癌相似的放射敏感性[500, 501]。与此放射生物学数据相一致，一些证据表明症状缓解（正在进行的 SYSTEM-2 试验的主题）存在剂量 – 反应关系，例如剂量大于 40Gy[502, 503]。这种剂量 – 反应关系表明，适度的辐射剂量会导致临床上有意义的细胞死亡。还观察到放射治疗可以降低开胸手术或其他器械部位的局部失败率。因此，术后放疗在减少局部复发和潜在提高生存率方面可能是有效的。这些证据为进一步探索放射治疗 MPM 提供了动力。

4. 治疗性放射治疗　单纯的放射治疗。由于放疗体积大且接近正常结构（如脊髓），MPM 不能仅在半胸腔内进行确定剂量的放疗。由于解剖学的限制，不做手术的放射治疗被认为是姑息性的。

放射治疗与手术相结合。有研究已经报道了 MPM 患者接受手术和放射治疗（无论是否接受化疗）的有好的结果。

5. 胸膜外全肺切除术后的放射治疗　到目前为止，唯一评估辅助放射治疗的随机试验是 SAKK17/04 研究，该研究由 151 名接受顺铂或培美曲塞新辅助治疗的患者组成，其中 113 人接受了 EPP，其中 54 人随机（1:1）接受和不接受放射治疗[504]。总放疗剂量的中位数为 55.9Gy。两组患者局部区域无复发生存期的中位数分别为 9.4 个月和 7.6 个月，差异无统计学意义。统计能力的缺乏很可能在那次试验的结果中起到了作用，因此对结果的解释必须谨慎。

关于积极的辅助治疗对 EPP 后失败模式的影响，报道一直相互矛盾。丹娜法伯癌症研究院（Dana Farber Cancer Institute）的一项研究包括 49 名接受 EPP 治疗的患者和 35 名接受放射治疗的患者，在接受 4～6 个周期的化疗后，"一侧胸"接受 30.6Gy 的照射，然后增加到约 50Gy [431]。首次复发最常见的部位是局部（35% 的患者），而腹部和对侧胸部复发也很常见。腹部复发很可能与局部疾病的扩展有关（图 52-9）。孤立的远处复发并不常见。另一方面，MSKCC 评估辅助半胸放疗的 II 期临床试验研究报道，在 55 名接受 EPP 治疗的患者中，只有 13% 的局部区域复发（胸膜或区域淋巴结）[505]。远处器官是首次复发的常见部位，特别是在 III 期疾病中。治疗技术包括光子照射，剂量为 54Gy/30 次 [506]。MD安德森癌症中心 86 名患者在接受 EPP 治疗后，认为高剂量放疗可能会限制肿瘤的局部复发 [507]。目标剂量为 45～50Gy，其中 13 例患者提高至 55～60Gy。所有照射均在 25 次内完成。虽然大多数患者（77/86）有 T_3 或 T_4 疾病，但只有 14 例（16%）患者经历了局部复发，而 51 例（59%）

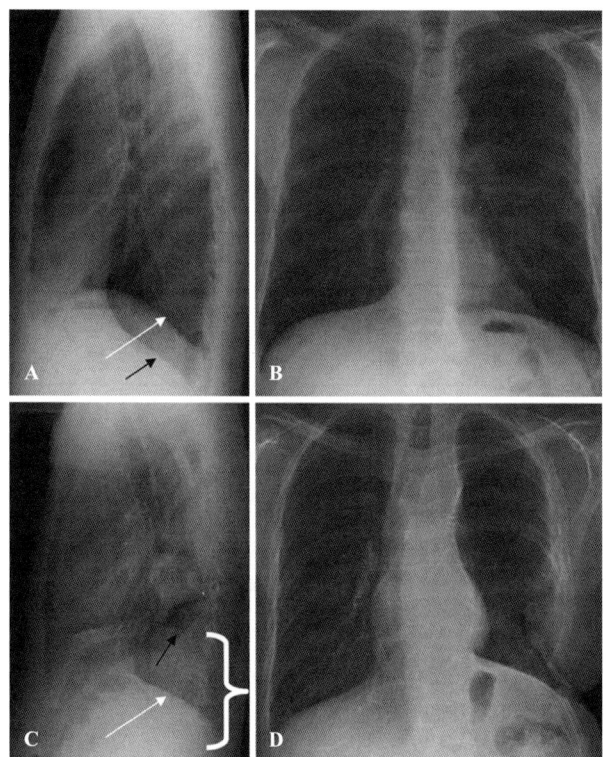

▲ 图 52-9 胸膜外胸膜切除术可以支配部分后肋裂隐窝

A 和 B. 术前 X 线片显示对侧横膈（黑箭）高于同侧横膈（白箭）；C 和 D. 胸膜外全肺切除术后，重建的半膈肌的后部附着点（白箭）远高于现已变平的剩余半膈肌（黑箭），在这个例子中，横膈的后部插入比手术前高出约 15cm

患者发生了远处转移。虽然令人鼓舞，但这必须与检测局部复发的短期存活和（或）随访时间联系起来。

多模态 EPP 研究的结果很难解释，因为入选患者的选择，以及复发是否应该归类为局部或远处转移。区别肿瘤边缘选定错误还是需要更高剂量的野内照射错误很关键，因为边缘错误需要更好地定义临床靶区体积。OS 似乎与分期有很好的相关性，据报道淋巴结阳性疾病的预后要差得多。例如，在 MSKCC 的经验中，I / II 期疾病的中位生存期为 33.8 个月，而 III / IV 期疾病的中位生存期为 10 个月。在加拿大最近的一项 60 例患者研究中，接受了诱导化疗、EPP 和半胸放疗（≤50Gy）[508]，N_0 期的中位生存期为 59 个月，但其余患者的中位生存期降至不到 14 个月。

在有经验的治疗中心，包括 EPP 在内的多种疗法，研究发现耐受性较好，但治疗是严格的，可能会产生器官实质性的不良反应，因此许多患者没有完成计划的治疗。鉴于最初关于致命性放射性肺炎的报道，EPP 后调强放疗的使用是有争议的 [505]。最近的研究数据表明，如果在调强放疗计划中对剩余肺使用严格的剂量限制，可以避免严重的肺炎 [509, 510]。

MPM 的大型试验总结显示在表 52-9 中 [431, 507, 511-518]。虽然还不能得出明确的结论，但大剂量的术后放疗似乎可以显著减少 EPP 患者的同侧胸廓衰竭。胸膜剥脱术的局部复发比 EPP 后更常见，放射治疗在这些情况下的作用尚不清楚。为了真正了解放射治疗的益处，需要准确地记录放射野失败原因。尽管有人对术后放疗有很好的耐受性，但必须考虑到严重毒性的可能性。同时应用化疗的影响很难辨别，考虑到对晚期疾病的益处，进一步评估系统治疗是很重要的。

6. 部分胸膜切除术术后的放射治疗 1982—1988 年在赫尔辛基进行的一项研究报道了 34 例患者（29 例在部分肺切除后）接受大剂量半胸三维适形放射治疗（55～70Gy），其肺毒性和肺功能恶化的发生率很高 [519, 520]。MSKCC 的研究 [511, 521, 522]，包括 1974—2003 年 123 例采用外束辅助放射治疗的患者，其中 54 例还接受了术中 ^{125}I 或 ^{192}Ir 对肉眼病变的增强治疗，部分患者接受了 ^{32}P 治疗。胸膜的辐射剂量为 45Gy，而"肺大部"的辐射剂量通过电场和光子场相结合的方法控制在 20Gy 以下。正如 Helsinki 报道中指出的那样，注意到了实质性的不良反应，包括 25% 的 3/4 级不良反应，10% 的严重肺部症状，以及治疗后 1 个月内的 2 例与治疗相关的死亡。中位生存期为 13.5 个月，1 年精确局部控制率为 42%。

最近，调强放射治疗在腹部切除术后的环境中得到了探索。最高水平的证据来自 II 期临床试验，27 名患

表 52-9　恶性胸膜间皮瘤手术结合术后放疗的大型研究

研　究	年　份	手术方式	病例数	放疗剂量	局部失败率（%）	中位生存期
Maasilta [519]	1991	部分胸膜切除术	34	55～70Gy	33%的患者病情恶化，但其余患者病情稳定	中位数 12 个月
Lee 等 [519a]	2002	部分胸膜切除术	24	41.4Gy（中位数）5～15Gy IORT	大多数	中位数 18 个月
Gupta 等 [511]	2005	部分胸膜切除术	123	42.5Gy 3DCRT（中位数）123 例患者中 54 例接受 IORT	56%	14 个月
Rosenzweig 等 [522]	2012	部分胸膜切除术	20	46.8Gy（中位数）	1 年内 48%	中位数 26 个月
Friedberg 等 [527]	2012	部分胸膜切除术+PDT	38		25/38	中位数 31.7 个月
Baldini 等 [431]	1997	EPP	49	30.6Gy 3DCRT，≈20Gy 加速	43%	22 个月
Ahamad 等 [535]	2003	EPP	28	45～50Gy	0 2 例边缘失败	尚未达到（2 年 OS 62%）
Yajnik 等 [506]	2003	EPP	35	54Gy	13/35	未报道
Gomez 等 [507]	2013	EPP	86	45～50Gy 3DCRT，15% 提高到 55～60Gy	16%	15 个月
Weder 等 [479]	2004	化疗 +EPP	19	可选择的剂量	8/13（13 例患者完成所有治疗）	中位数 16.5 个月
Minatel 等 [512]	2015	部分胸膜切除术（扩大手术 35 例，部分手术 34 例）	69	50Gy（IMRT）	35%	2 年内 65%（扩大手术）、58%（部分手术）
Kishan 等 [513]	2015	部分胸膜切除术	45	45Gy（23 例 3DCRT，22 例体层放射治疗）	87%（3DCRT），50%（放射治疗）	—
Bece 等 [514]	2015	EPP	49	45～50.4Gy（3DCRT），37% 提高到 50.4～54Gy（IMRT）	—	31 个月
Thieke 等 [515]	2015	EPP	62	48～54Gy（IMRT）	40%	20 个月
Rimner 等 [516]	2016	部分胸膜切除术	27	50.4Gy（IMRT）	59%	24 个月
Shaikh 等 [517]	2017	部分胸膜切除术	209	未指定范围；131 例 3DCRT，78 例 IMRT	56%	20 个月（IMRT）、12 个月（3DCRT）
Kapeles 等 [518]	2018	EPP+ 部分胸膜切除术	78	中位数 54Gy（未指明哪种方式）	—	14 个月

EPP. 胸膜外全肺切除术；IORT. 术中放疗；3DCRT. 三维适形放疗；IMRT. 调强放疗

者接受的中位数为 46.8Gy [516]，这种治疗耐受性良好，2/3 级放射性肺炎分别有 6 例、2 例。中位生存期为 24 个月。

虽然研究结果显示，与单纯手术相比，使用放射治疗辅助切除 / 去皮质手术的局部失败率降低，但局部失败仍然很常见。现代先进的放疗技术可以改善其不良反应。目前的 NCCN 指南对于部分胸膜切除术后的放射治疗是不确定的。鉴于治愈 MPM 的可能性很低，最重要的是严格遵守正常组织的限制，以避免不必要的辐射毒性 [523]。

7. 胸膜腔内光动力疗法　光动力疗法（photodynamic therapy，PDT）利用光激活致敏肿瘤细胞来实现其作用。

它可以在部分胸膜切除术或 EPP 后立即在手术中使用，目的是消除整个胸腔的微小病变 [469, 524]。PDT 的一个优点是直接显示复发风险区域。光线的穿透深度为几毫米，这可能会减少潜在的肺部不良反应。Foscan 介导的 PDT 的 I 期临床试验发现，手术前 6 天光敏剂的最大耐受量为 0.1mg/kg [525]。下一剂量水平的不良反应包括全身毛细血管渗漏综合征，并导致接受治疗的 3 名患者中有 2 名死亡。其他与 PDT 相关的毒性包括伤口灼伤和皮肤光过敏。14 例患者接受了最大耐受量的治疗，无明显并发症。

光动力疗法可以与其他辅助疗法一起使用 [526]。宾夕法尼亚大学发表了一项令人鼓舞的研究，其中 38 名患者接受了根治性部分胸膜切除术和 PDT 治疗[527]。大多数患者（97%）为 Ⅲ / Ⅳ 期疾病，所有患者的中位生存期为 31.7 个月，但 38 例非上皮样组织学患者中仅有 7 例中位生存期为 6.8 个月。中位无进展生存期为 9.6 个月。

8. 姑息放射治疗　疼痛控制。放射治疗可为 MPM 患者提供有效的姑息治疗。最高水平的证据来自对 40 名患有 MPM 相关疼痛的患者进行的 Ⅱ 期临床试验，20Gy/5 次。在 30 名存活的患者中，在第 5 周（主要终点）评估疼痛控制情况时，近一半的患者报道疼痛减轻[528]。虽然许多姑息放疗计划在 MPM 中是安全的，但由于 MPM 的预期寿命有限且系统治疗的重要性，我们主张避免较长的姑息疗程，并将姑息放疗限制在 1~2 周。

引流部位的治疗。与大多数恶性肿瘤不同，MPM 有沿着以胸壁引流管等的痕迹复发的趋势[529, 530]。一项随机试验（n=40）显示，接受选择性放疗（21Gy/3 次）引流部位的患者局部失败率减少[529]。另外两个较大的 Ⅲ 期试验发现，放疗患者的肿瘤种植发生率没有下降[524, 531]。欧洲的另一项随机试验 PIT 研究正在进行中（NCT01604005）。

9. 辐照技术　患者固定和设置。描述了 EPP 后胸部放射治疗的两种基本技术[506, 532]。描述了用于 MPM 术后治疗的调强放疗技术[507, 532]。需要此级别的详细信息，以确保可以识别复杂的目标定位并可重复处理 5 周。

计算机断层扫描模拟。应使用不透射线的钢丝标记手术切口，当组织等效团块可使用长至 4cm 的钢丝。患者应仰卧固定在 CT 模拟器上，使用真空袋和与头枕结合使用的"带 T-bar 手柄的延伸翼板"固定装置。应从中颈至髂前上棘进行扫描。下边界完整地涉及两个肾脏，因此可以构建准确的剂量 – 体积直方图。进行带有呼吸运动评估的四维模拟时，应考虑呼吸或屏气的运动管理，以最大限度地减少放射治疗量。

靶区描绘。即使对于淋巴结阴性的患者，也应将同侧纵隔包括在靶区中[533, 534]。上边界应放置在胸腔入口处。内侧边界包括同侧淋巴结区域、气管和软骨下区域或椎体[506, 532]。不需要包括心脏背后的后纵隔结构，因为尽管 CTV 遗漏了该区域，但没有报道失败[533]。

前胸膜反射是靶区描绘的潜在问题。如图 52-10A 所示，内侧胸膜间隙有时可以越过中线。手术后这种解剖关系可能会消失（图 52-10B）。如果可能，应在手术中用不透射线的夹子标记该区域。或者，可以在术前 CT 扫描中确定胸膜的内侧范围，然后在治疗计划的 CT 扫描中进行估计。这是我们研究中出现边际缺失的地方（图 52-10C，箭）。

下缘应该是横膈的插入处。它的位置非常不同，从 L_1 椎骨到 L_4 椎骨不等。由于这种可变性，应该通过术中放置不透射线的夹子[535] 或通过在该位置缝合新的横膈来标记横膈的插入[506]。当胸腔内容物与腹部内容物边界清楚时，可最大限度地缩小靶体积边界。因为很难区分肝脏和胸液，所以使用不透射线的 GORE-T EX 补片进行横膈重建是有帮助的。

轮廓误差的另一个潜在来源是膈肌的中间区域，特别是在其最下方的区域。如果没有夹子，通常很难在手术后识别出同侧膈肌的中间区域。个体化目标体积下边缘的最佳方法是术中放置不透射线的夹子，尤其要注意中间区域。

当整个区域被广泛修剪时，就会出现如图 52-11 所示的模式，潜在的陷阱区域会被突出显示。这些潜在的问题区域包括胸膜前内侧反射、膈脚和膈肌附着点的下侧。

（六）治疗计划

1. 三维适形放射治疗　在 MSKCC 的两份报道中，3D CRT 治疗方法被认为很合适[505, 506]。该技术使用先前描述为 CTV，将前后前束几何形状应用于半胸。对于右侧的病例，在整个治疗过程中都存在腹部阻滞，该区域受到每天 1.53Gy 的电子增强，这就是阻滞下散射的原因。对于左侧病例，肾脏和心脏受阻。肾阻滞存在于整个治疗过程中，19.8Gy 后增加心脏阻滞，41.4Gy 后脊髓受到保护。靶体积的目标剂量是 54Gy/30 次进行，剂量在中面用等重的射束计算。患者采取双臂叉腰体位。

通过这种方法治疗，在 54Gy 的目标剂量范围内，大部分危险体积都能得到很好的覆盖。虽然心包和膈肌等部位可能难以治疗，但高危区域内的剂量是相同的。

2. 调强放射治疗　关键结构的目标剂量和剂量 – 体积限值列在表 52-10 中。基本上，治疗的是直径约 15mm 的组织皮，包括整个半胸的胸膜和胸壁，从胸腔入口向下到横膈的附着处。因为 EPP 后患者只有一个肺，所以应该尽一切努力优先限制高剂量和中剂量到剩余的肺。为此，最重要的剂量学参数是保持剩余肺的 V_{20} 尽可能低，理想情况下低于 20%，以防止严重的放射性肺炎。也有人建议将剩余肺的平均剂量维持在 9Gy 以下[509, 536, 537]。

在这种情况下使用调强放疗的好处是，高剂量和中剂量辐射毒性风险最高的区域可以在正常组织（如心脏和剩余肺）周围设置成凸形和凹形，同时保持良好的靶区覆盖。尽管调强放疗会导致更多的低剂量 Bath，但鉴于低剂量 Bath 能够改善最有可能发生毒性的高剂量和中剂量区域的一致性，其临床意义仍有很大争议[538, 539]。此外，当异质性仅限于术后床位和正常组织时，调强放

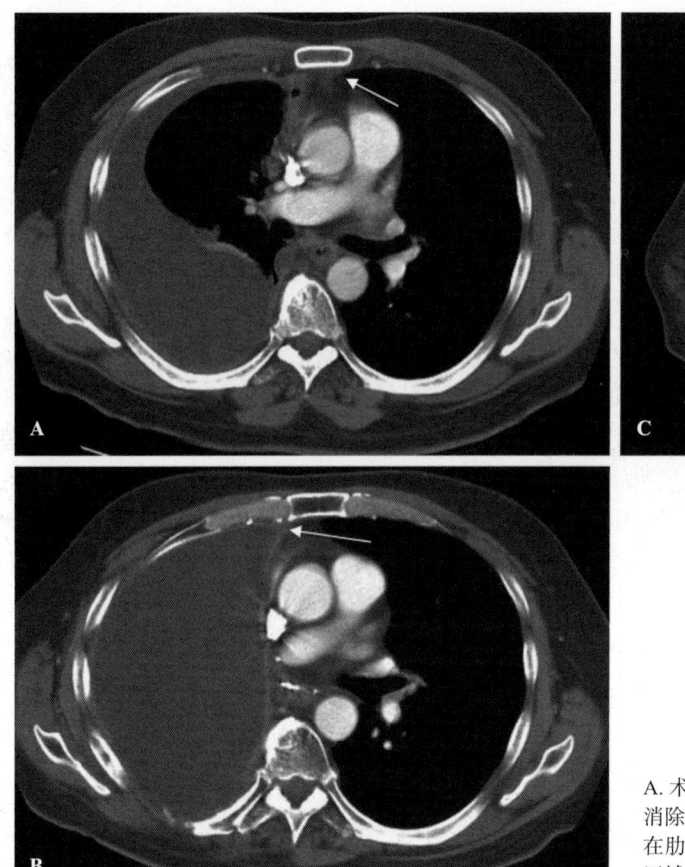

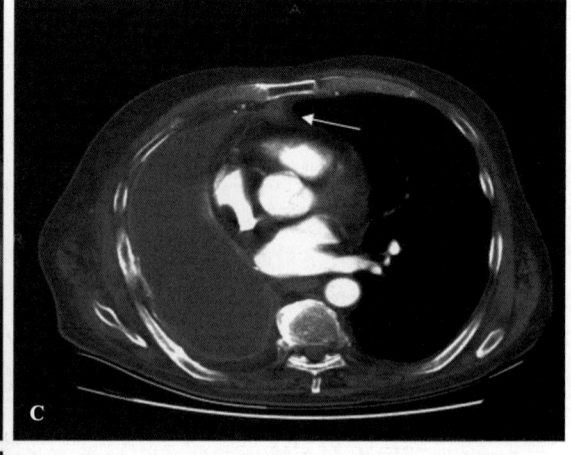

▲ 图 52-10 肋纵隔沟可以穿过中线

A. 术前胸膜增厚越过中线前方（箭）；B. 胸膜外肺切除术消除了病变的侵犯，临床靶区（CTV）的内侧边缘被放置在肋骨的连接处（箭）；C. 肿瘤在接受剂量小于 40Gy 的区域内与 CTV（箭）紧挨着复发

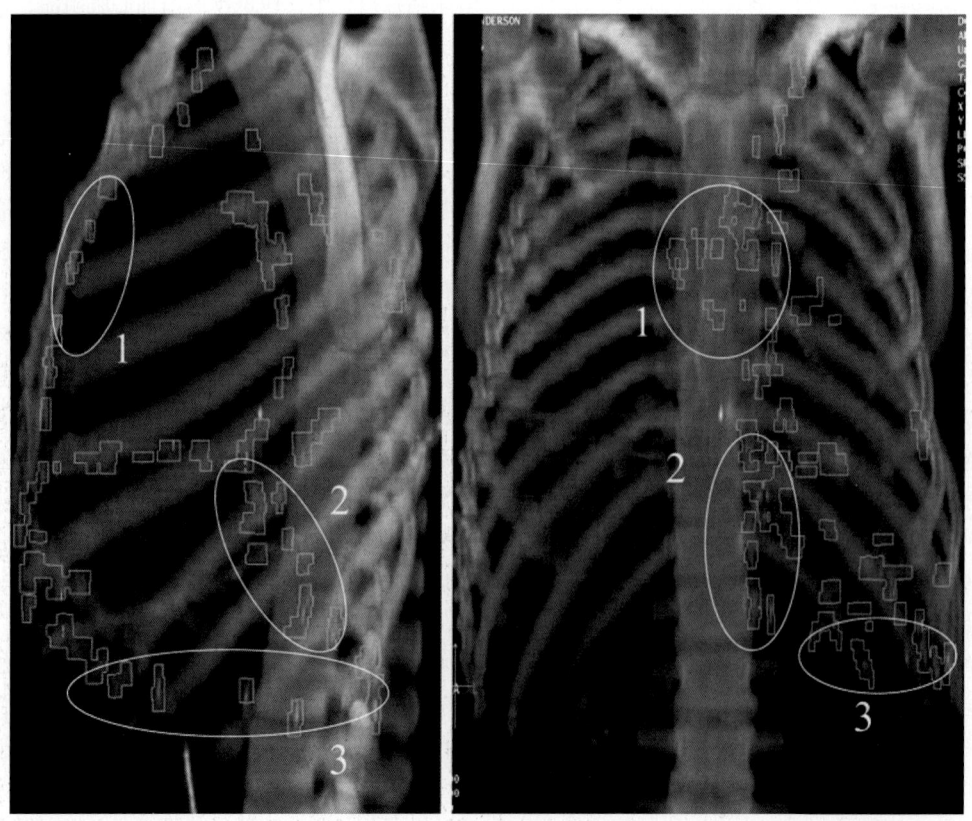

▲ 图 52-11 临床靶区（CTV）测定的潜在问题区域。如果不细致，CTV 的三个部分可能很难辨别：胸心包隐窝的前内侧胸膜反射（1），膈脚的下侧和内侧（2），以及膈肌的下部附着处（3）（此图彩色版本见书末）

疗计划中出现的异质性的适度增加也可能是无关紧要的。图 52-12 显示了使用电子 – 光子组合技术时所采用的照射野和阻滞块布置。图 52-13 中 50Gy 等剂量线的调强放疗计划覆盖了大部分的 CTV。本病例的剂量 – 体积直方图（图 52-14）显示，靶体积被很好地覆盖，并且满足正常组织的限制。使用这种技术，肝脏和对侧肺得以幸免于难。在这例患者中，由于同侧肾的位置特别低，所以可以保留同侧的肾。预处理肾扫描证实对侧肾功能正常。对于左侧病变，脾脏可能会受到高剂量的辐射，建议采取肺炎球菌预防措施。

在这种情况下，PET/CT 和（或）MRI 在辅助目标描绘方面的作用也被描述[540]。图 52-15 显示了接受调强放射治疗至 45Gy 的间皮瘤患者的等剂量线和剂量 – 体积直方图，并与图 52-16 中的其他光子和粒子技术进行了比较。

四、结论

对 MPM 中有限的研究（表 52-9）的表明，在选定的患者中，EPP 后放疗比切除后放疗有更好的局部控制效果。在 PLE 切除术中加用 PDT 可能会提高局部控制率，但缺乏随机数据。术后放疗应包括紧邻胸膜腔的全部区域，这是微小残留病风险最高的部位。这个区域应该包括胸膜的所有部位、同侧纵隔和横膈的附着处。提供放疗技术是具有挑战性的，无论采用何种技术，平衡靶区覆盖率和实现正常组织约束是很重要的。尽管将术后放疗治疗与 EPP 的系统治疗相结合是有争议的，但考虑到 MPM 的效果并不理想，仍应积极鼓励正在进行的临床试验。

致谢
我们感谢以下人士的建议和贡献。

Laura Bonner, MD（Radiation Oncology Department, EVMS Medical Group）；Clifton Fuller, MD（Radiation Oncology Department, University of Texas MD Anderson Cancer Center）；David Hussey, MD（Radiation Oncology Department, University of Texas Health Science Center at San Antonio）；Jaishree Jagirdar, MD（Pathology Department, University of Texas Health Science Center at San Antonio）；Cindy Scharfen, MD（Redwood Regional Radiation Oncology Center, Santa Rosa, California）；as well as Mika Tanji and Michele Carbone, MD（University of Hawaii Cancer Center）.

表 52-10 建议间皮瘤放射治疗的靶区剂量和剂量限制

目标或器官	目标剂量或限制剂量
CTV	50Gy，分为 25 次
bCTV	60Gy，分为 25 次
肺	<20% 接受 >20Gy，平均 <8.5Gy
肝脏	<30% 接受 >30Gy
对侧肾	<20% 接受 >15Gy
心脏	<50% 接受 >45Gy
脊髓	<10% 接受 >45Gy 没有接受 >50Gy 的部分
食管	<30% 接受 >55Gy

bCTV. 增加临床靶区体积；CTV. 临床靶区

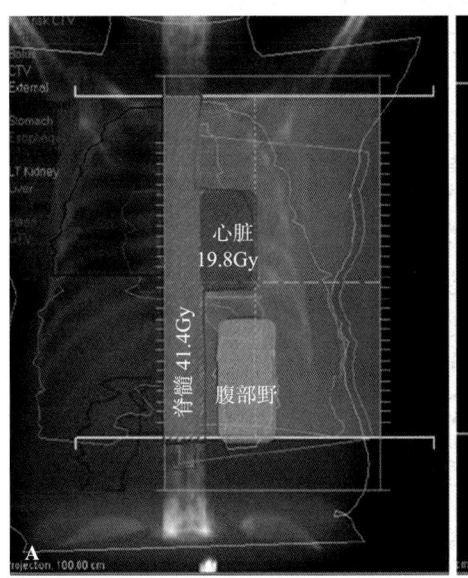
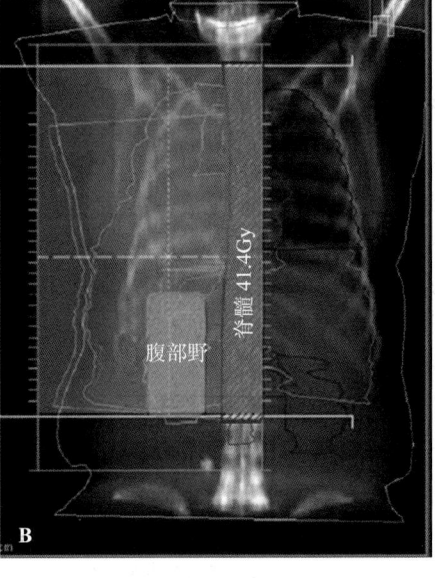

◀ 图 52-12 前后（A）、后前（B）光子场和补充电子场的总处方剂量为 54Gy/1.8Gy。在治疗开始时，在腹部区域放置阻滞块。在治疗左半胸的过程中，放置了 19.8Gy 的前路心脏阻滞块。随后，阻滞区域通过 **En Face** 电子场进行每天 1.53Gy 的照射。照射剂量为 41.4Gy 时，将前后方阻滞块置于脊髓上方（此图彩色版本见书末）

引自 Hill-Kayser CE, Avery S, Mesina CF, et al: Hemithoracic radiotherapy after extrapleural pneumonectomy（EPP）for malignant pleural meso-thelioma. A dosimetric comparison of two well-described techniques. *J Thorac Oncol.* 2009；4: 1431–37.

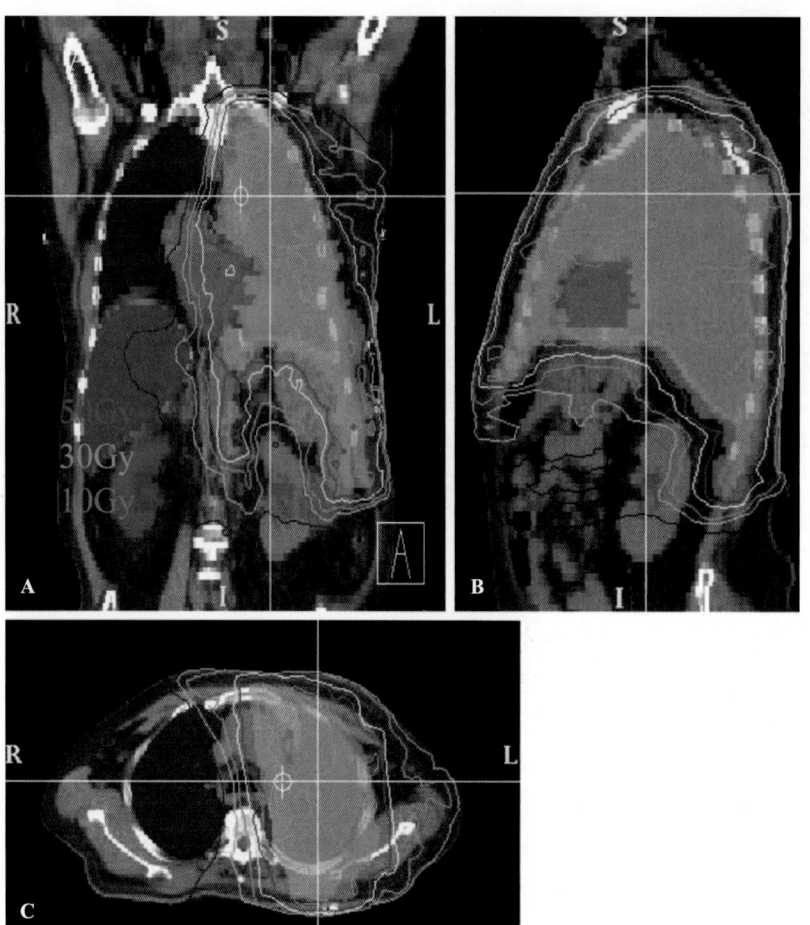

◀ **图 52-13** 调强放射治疗的剂量分布显示了该技术对临床靶区（**CTV**）和高剂量梯度的良好覆盖。目标是对 **CTV** 进行 **50Gy** 照射。**50Gy**、**40Gy**、**30Gy** 和 **10Gy** 等剂量线分别显示为洋红、橙色、绿色和蓝色（此图彩色版本见书末）

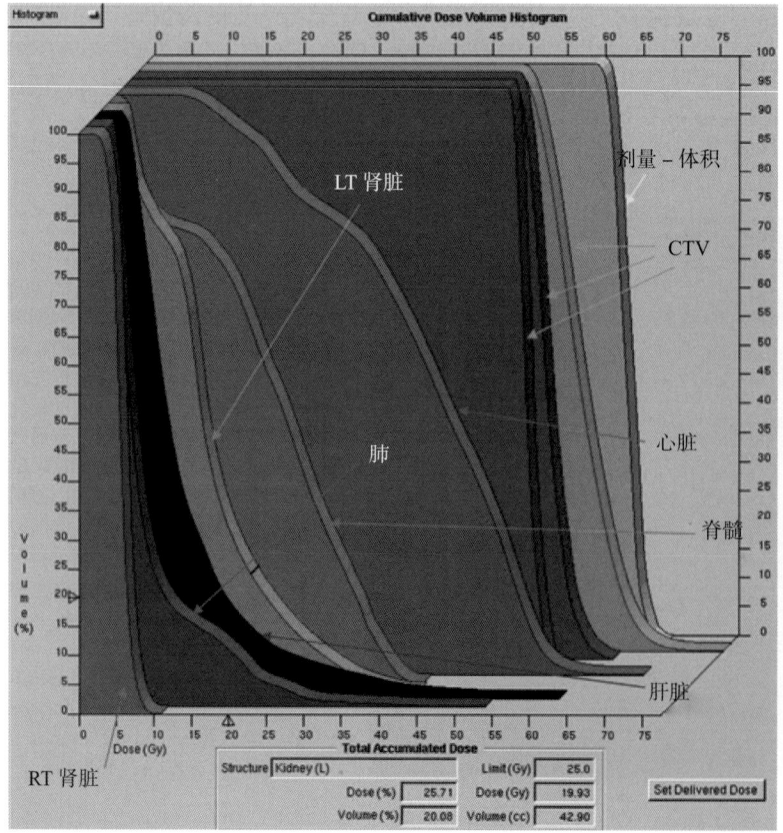

◀ **图 52-14** 剂量 - 体积直方图表明靶区的覆盖是足够的。对侧肾脏远低于目标剂量，约占同侧肾脏的 **25%**。平均肺剂量约为 **9.5Gy**。在这个左侧病例中，心脏剂量略高于目标剂量（**60%** 达 **45Gy**，而不是 **50%**）（此图彩色版本见书末）

CTV. 临床靶区；LT. 左；RT. 右

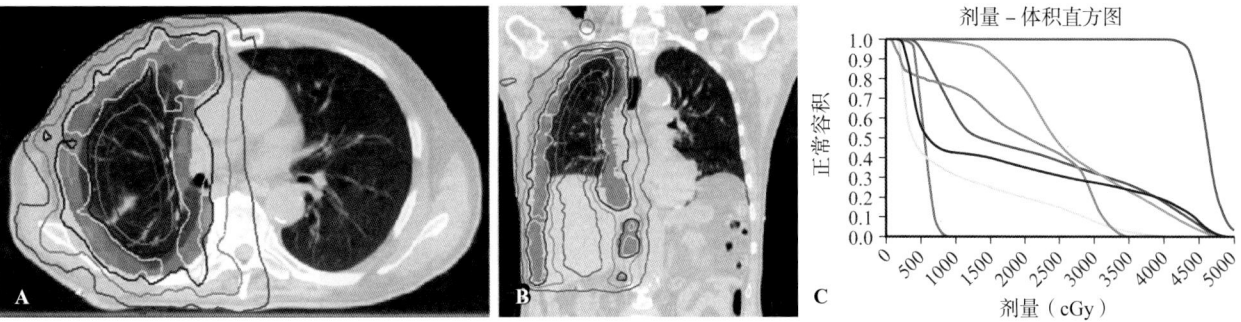

▲ 图 52-15　**A** 和 **B.** 双肺完整间皮瘤调强放射治疗的轴位（**A**）和冠状位（**B**）图像，等剂量线与计划靶区的形状（红色）紧密适形，治疗目标为计划靶体积（**PTV**）45Gy、45Gy、42.75Gy、36Gy 和 22.5Gy 等剂量线分别以黄色、蓝色、绿色和紫色表示；**C.** 剂量 – 体积直方图显示了靶区的覆盖和正常组织的保留（**PTV**= 红色），平均肺剂量为 17Gy，V_{20Gy} 为 36%（深蓝色），对侧肾脏的剂量很小（浅蓝色），同侧肾脏的剂量也可以接受（黄色），最大脊髓剂量为 37Gy（绿色），心脏平均剂量为 21Gy（粉红色），肝脏平均剂量为 27Gy（棕色）（此图彩色版本见书末）

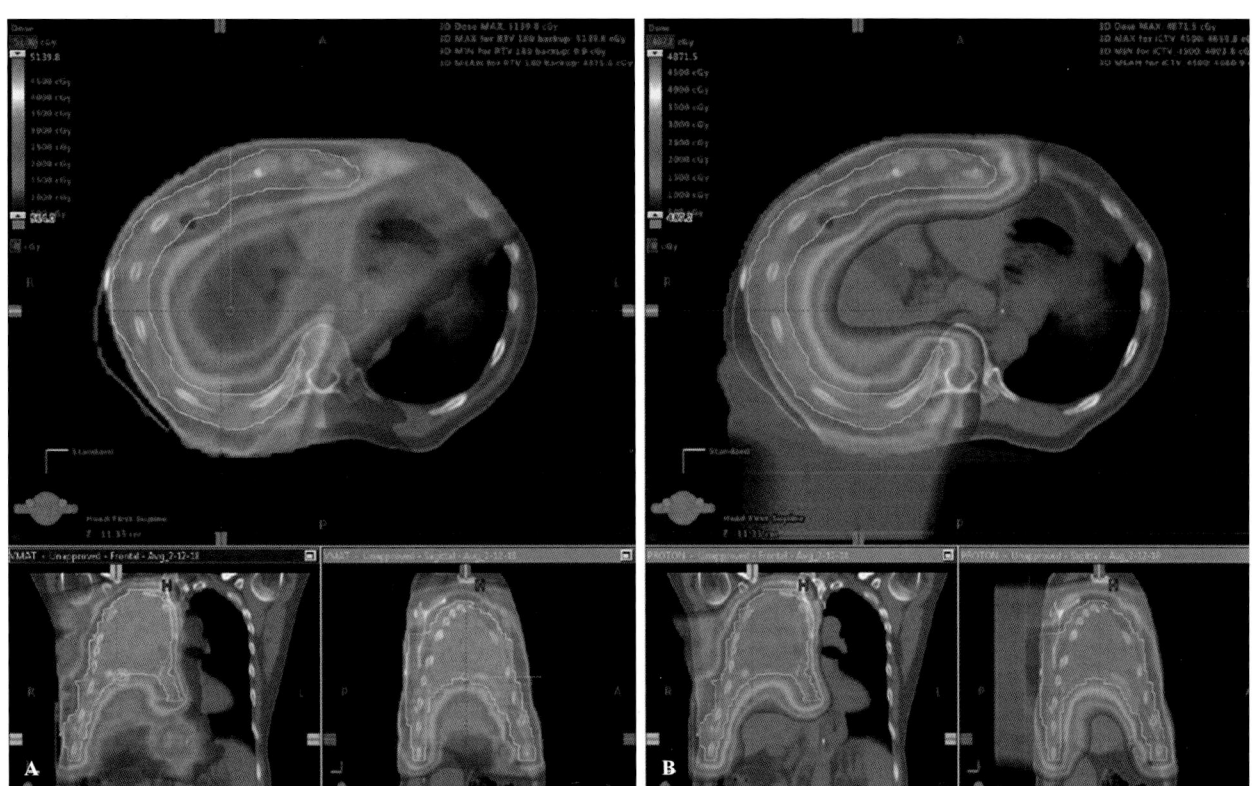

▲ 图 52-16　**A.** 容积调节式电弧疗法的样本剂量分布；**B.** 被动散射质子束疗法计划的样本剂量分布（此图彩色版本见书末）

第53章 胃肠道肿瘤总论
Overview

Joel E. Tepper 著

侯懿宸 译

胃肠道肿瘤仍然是一个常见的健康问题。据估计，2018 年美国约有 319 160 例新发胃肠道恶性疾病病例，其中 160 820 人死亡[1]。尽管结直肠肿瘤占美国病例的近 50%（140 250 例），但食管癌、胃癌、肝癌和胰腺癌仍有规律发生，死亡率高，肝癌的发病率也在迅速上升。虽然结肠癌和直肠癌的死亡率总体上在逐渐下降，但最近这类肿瘤在年轻患者中的发病率有所上升。一个世纪以来，胃癌的发病率一直在下降，但在过去的几十年里，发生在胃食管交界处的肿瘤和原发性肝癌的发病率明显上升[1]。胰腺癌的发病率也在继续逐渐增加，总体存活率几乎没有改善。胃癌和肝癌是世界范围内癌症发病和死亡的两个最常见的原因。遗传因素在胃肠道癌的病因中起作用，环境毒素是某些疾病的致病因素。由于这些是一组不同的肿瘤，病因、流行病学、诊断和治疗因疾病而异，将在各自的章节中进行讨论。

许多胃肠道肿瘤的一个重要问题是临床表现的延迟。对其他类型的癌症早期预警信号（如肿块疼痛或触及肿块）在大多数胃肠道肿瘤患者中在早期不会出现。例如，胰腺癌可能出现的严重背痛通常是由于肿瘤向后扩散而无法切除的表现。消化道肿瘤患者经常出现出血症状，偶尔还会出现肠梗阻，这可能与巨大的原发肿瘤、转移风险高和治愈机会低有关。

医生应该意识到胃肠道癌的早期体征和症状，并教育他们的患者意识到某些症状，以便做出早期诊断，并按照指示进行筛查（特别是结直肠癌）。一般情况下，早期预警信号包括腹部隐约不适，胃肠道出血的证据，不明原因的体重减轻，肠道习惯的改变，或新发贫血。常规结肠镜检查或乙状结肠镜检查和隐血粪便检查是结直肠癌的推荐筛查程序，虚拟结肠镜检查可能是一种可行的选择。通过这些手术，生存率会受到影响，因

为癌症是在早期发现的，良性息肉是在进展成侵袭性癌症之前有机会被切除。结直肠癌是少数几种通常可以预防的癌症类型之一，在这种情况下，可以在癌变之前切除良性息肉。其他检查，如常规造影术、上消化道镜检或细胞学分析，在美国还没有证明作为上消化道恶性疾病的一般筛查程序的成本效益，但它们可能适合于选定的高危人群。关于 Barrett 食管患者的积极筛查程序和早期干预存在重大争议，因为尽管这些患者有很大的肿瘤进展风险，但每年的进展率相当低。人们对创新的筛查方法非常感兴趣，例如对粪便或胆汁进行 RAS 突变等变化的分子分析，这在未来可能很重要，尽管这不是当前标准做法的一部分。蛋白质组学的进步或循环肿瘤 DNA 或循环肿瘤细胞的检测可能会导致血液检测的发展，以识别早期癌症患者；但目前这更多的是一种希望，而不是现实。

这篇综述讨论了与各种胃肠道肿瘤相关的概念性问题，疾病部位章节中涵盖了特定部位的细节。内容包括流行病学和预防、生物学、解剖学和肿瘤扩散的途径、分期、预后因素和复发模式、单独手术或初次放化疗或三联疗法（手术、放疗和化疗）的治疗问题，以及在治疗腹盆部癌时限制放射剂量的器官和结构的耐受性。

一、流行病学与预防

人们早就知道结肠癌和直肠癌与饮食因素有关，因此这些肿瘤被用作癌症流行病学的模型。结直肠肿瘤与高脂肪和低纤维饮食有很强的联系[2]。人们一直在争论，在癌症的发展过程中，高脂肪 / 低纤维是最重要的，还是与这些饮食相关的其他营养物质是最重要的。然而，现在的数据表明，高脂肪或低纤维都不是关键因素，而是高脂肪 / 低纤维饮食往往含有叶酸等低营养物

质 [3, 4]。确认这一点在设计预防策略时至关重要，因为饮食补充比人们饮食习惯的重大改变更容易实施。其他环境因素，特别是运动，在结直肠癌发生中很重要，可能与胰岛素样生长因子的变化有关。幸运的是，对心脏健康的生活方式也有利于降低结直肠癌的发病率。不幸的是，同样强烈的饮食与癌症形成的相关性并不存在于大多数其他胃肠道肿瘤中。吸烟是一个主要的危险因素，主要是食管癌，其次是胰腺癌。

除了刚才描述的饮食因素，在过去的半个世纪里，食管、胃、结肠和直肠肿瘤的具体位置和组织病理学结果也发生了重大的流行病学变化，尽管这些变化的原因在很大程度上尚不清楚。食管癌的主要组织病理学类型已从食管近端和中段的鳞状细胞癌迅速转变为食管远端、胃食管交界处和近端胃的腺癌。在美国的许多机构，3/4 的食管癌患者患有远端食管 / 胃食管交界区腺癌，尽管这在大约 30 年前是一个相对罕见的实体。这些变化的原因尚不清楚，但可能与 Barrett 食管和食管反流的发生率增加有关 [5]。一种理论认为，H_2 受体阻滞药使用增加缓解了反流症状，但并没有减少食管远端黏膜的炎症反应，使 Barrett 病变继续形成并经历化生变化成为食管癌。随之而来的近端（贲门）胃癌发病率的大幅增加表明，贲门癌和胃食管交界癌的病因相似，食管癌发病率的增加不仅仅是将近端胃癌错误分类为食管腺癌 [6]。

在近端胃腺癌发病率上升的同时，胃癌的总体发病率却在下降。在 20 世纪初，胃癌是美国最常见的恶性肿瘤。虽然胃癌仍然是一种常见的死因，但它的发病率已经下降了很多，现在它只是美国第 11 大最常见的癌症死因 [1]。这一变化归因于饮食的改变，尽管确切的原因尚不清楚。世界范围内的胃癌发病率远远高于美国，特别是在亚洲。

关于大肠，有一种新的流行病学变化。以前，大多数结直肠癌位于直肠，但现在大多数位于右半结肠。虽然用乙状结肠镜检查和切除直肠和乙状结肠的癌前息肉可能会产生其中的一些变化，但这不太可能是主要因素。饮食变化被怀疑是一个原因，但未经证实。

美国的肝细胞癌（HCC）发病率也有大幅上升，尽管它远没有世界范围内的发病率高。其中一些原因是已知的，例如肝癌与乙型肝炎和丙型肝炎病毒感染有很强的关联。从长远来看，改善对乙型肝炎和丙型肝炎感染的预防和治疗应该会降低这些疾病的发病率。然而，各种原因，包括肝的酒精和脂肪浸润，会在肝脏产生炎性变化，从而导致肝硬化和随后的肝癌形成。

未来的一个主要重点将是确定防止肿瘤形成或及早发现肿瘤的方法，以便将肿瘤死亡的风险降至最低。有力数据表明，预防策略可以用来降低结直肠癌的发病率。在息肉癌变之前筛查和切除息肉会干扰大多数结肠癌和直肠癌中出现的息肉到癌症的序列。对使用柔性乙状结肠镜进行筛查的患者的研究表明，乙状结肠镜附近区域的癌症发病率降低，但不能有效筛查的区域的癌症发病率没有下降 [7, 8]。可信数据证明了定期筛查和粪便愈创木糖研究在降低结直肠癌死亡率方面的价值 [9, 10]。然而，这两种干预措施都没有得到广泛应用，无法显著降低这些疾病的总体发病率。虚拟结肠镜检查是一种基于计算机断层扫描的放射检查，作为一种筛查工具已经引起了人们的兴趣。然而，还没有数据支持它可广泛使用，患者目前仍然需要做许多人认为是内镜手术中最糟糕的部分，肠道准备。目前正在进行对照研究，以确定是否有必要进行肠道准备，或者是否可以使用电子删除技术从图像中排除粪便。

对胃肠道其他部位肿瘤的筛查方法也已被考虑，但成本效益策略尚未确定。美国和许多西方国家的胃癌发病率还不够高，不足以证明胃癌或食管癌的内镜筛查的成本和发病率是合理的，而且 CT 扫描等放射学研究也不敏感。如果有可能确定高危患者组，那么筛查或许可以成功应用。尽管有争议，但上消化道筛查可能有用的另一种情况是 Barrett 食管患者，他们食管癌的发病率很高，定期内镜检查或选择性手术可能是合理的，至少对高度发育不良性病变是合理的。然而，胃肠病学界对于高级别异型增生的筛查频率和最佳处理方式仍存在很大分歧。

人们对预防策略进行了广泛的研究，特别是对结肠癌和直肠癌。多种制剂有可能成为高危人群的预防性制剂。这些药物包括阿司匹林 [11, 12] 和其他非甾体抗炎药和钙制剂 [13, 14]。数据非常令人信服，使用非甾体抗炎药可以降低息肉的发生率，这可能反映了它们作为环氧合酶 –2（COX-2）抑制药的活性 [15]。发现服用选择性 COX-2 抑制药的患者心血管事件增加，将对使用这些药物预防癌症产生重大影响，但一些人主张常规使用阿司匹林。

二、胃肠道肿瘤生物学

在过去的 10 年中，已经收集了大量关于胃肠道癌分子相关的信息。对就像其他解剖部位一样，这些肿瘤中的大多数都有大量的分子变化，但大多数变化只发生在相对较小的肿瘤亚群中。广泛的分子异常被发现定义了肿瘤的遗传特征。特定的分子异常对疾病进展的速度和肿瘤对治疗的反应都有很大的影响，但两者之间的关系是复杂的。结直肠癌是这方面研究最多的成人实体肿瘤之一，它说明了我们可能获得的有关其他实体肿瘤的信息类型。与胃肠道肿瘤相关的详细分子变化和与癌变相关的一般问题超出了本简介的范围，但本书的其他部分及多篇综述中都涉及这些内容。Liu 等最近发表的一篇论文 [16] 利用癌症基因组图谱联盟的信息对所有部位的胃肠道肿瘤进行了分子分析。他们发现了胃肠道分子变化的连续体，但它们通常由五种分子亚型组成：EB 病毒阳性、微卫星不稳定、单核苷酸变异占主导地位的超突变、染色体不稳定和基因组稳定的分子亚型。

虽然在结直肠癌中观察到了大量的分子变化，但有几个是最常见的。这些突变包括启动子甲基化改变，RAS 癌基因突变，TP53 抑癌基因突变，18 号染色体短臂上的一个基因突变（在结肠癌中被称为 DCC 基因缺失的区域），以及 5 号染色体上与家族性息肉综合征（FAP）相关的区域的突变。虽然从一种分子变化到另一种分子变化显然没有有序的进展，但有一种趋势是，这些变化中的某些变化会在肿瘤发生的早期发生 [17]。例如，FAP 基因的变化和甲基化的改变往往发生得更早，而 TP53 突变往往发生得更晚 [17]。

随着人们对基因组的深入研究，人们发现了大量的异常，但其中许多可能是普遍的染色体不稳定的次要原因。现在人们对某些类型的分子异常的重要性有了更好的理解。例如，结肠癌的微卫星不稳定与右侧结肠肿瘤相关，但与没有微卫星不稳定的患者相比，预后更好。与没有微卫星不稳定性的肿瘤相比，这些肿瘤对化疗的敏感性也可能发生了改变（即较低），特别是对氟尿嘧啶（5-FU）的敏感性。似乎右侧转移性结肠肿瘤的患者比左侧原发肿瘤患者的预后更差。造成这种情况的确切原因尚不清楚，尽管这显然与肿瘤的基因特征和结果存在复杂的相互作用。

人们还意识到，miRNA（和其他非蛋白质编码 RNA）的变化在定义结果和可能对治疗的反应方面具有重要意义。目前，一些研究人员将结直肠癌分为三类：具有微卫星不稳定性的结直肠癌，临床上最常见的特征是右半结肠病变，预后相对较好（10%～20% 的肿瘤）；CpG 岛甲基化表型的结直肠癌，预后较差，对标准化疗的反应相对较差（10%～30% 的肿瘤）；以及染色体不稳定的结直肠癌（50%～70% 的肿瘤）。这种分类可能有助于理解、细分和管理这些疾病。最近，由美国国家癌症研究所赞助的癌症基因组图谱对这些肿瘤的分子变化进行了全面的分析 [18]，不仅包括突变分析，还包括甲基化、拷贝数变异和 MIRNA 变化。

对于结肠肿瘤，已经形成了一个共识的分子分类，在结肠癌章节中描述得更充分，但基本上将结肠肿瘤分为四类：CMS1（微卫星不稳定免疫）、CMS2（典型）、CMS3（代谢）和 CMS4（间充质）。显然 CMS1 肿瘤具

有临床重要性，因为这些肿瘤似乎对免疫检查点抑制药有反应，但其他亚型在常规临床实践中的确切用途有待确定 [19]。

一个令人感兴趣的领域是已知的癌症形成的流行病学因素与分子异常的相关性。例如，目前尚不清楚饮食变化与观察到的分子变化之间的关系。确定哪些饮食因素是真正重要的，哪些饮食因素会引起哪些分子变化，以及它们产生这种变化的机制，对于设计有效的预防策略可能是至关重要的。

对于胃肠道的其他肿瘤，分子相关性还没有完全确定。胰腺癌是不寻常的，因为大约 90% 的肿瘤有 K-RAS 癌基因突变 [20]，P16、TP53 和 SMAD4（也称为 DPC4 和 MADH4）基因的突变是常见的。胰腺癌测序的结果强调了这一点，在胰腺癌中发现了相对少量的常见突变事件，大多数发现是以前数据中意想不到的。对大多数特定类型癌症中存在的异常发现为检测、预防和治疗提供了令人兴奋的可能性，因为它表明这些突变事件可能是癌症形成所必需的。此外，即使不存在特定突变，也可能存在相同途径的异常并产生感兴趣的癌症。然而，这种异常可能是由多种突变事件中的一种引起的，甚至是由甲基化改变引起的基因沉默引起的。

人们正在大力开发药物，以改变关键通路的功能，从而抑制肿瘤生长或杀死肿瘤。许多已被开发为用于初级治疗的纯分子抑制药的药物单独使用时似乎并不有效。然而，这些药剂中的大多数（如内皮生长因子受体或血管内皮生长因子抑制药）具有实质性的辐射增敏特性，可能是标准放射治疗的有用辅助药物（见第 5 章）。

在使用分子分析技术来改善预后和更好地定义哪些肿瘤将以哪种方式得到最好的治疗方面，存在着很大的兴趣。包括全基因组测序、转录组测序、表达阵列分析、表观遗传分析（如甲基化）等。这些方法还与新的方法相结合，以检测残留疾病和监测治疗进展，包括检测和分析循环肿瘤细胞和循环肿瘤 DNA。这些研究处于早期阶段，在常规的临床应用之前需要更多的工作。

三、肿瘤的扩散和解剖途径

上消化道（即胃、胰腺和胆道）和结直肠癌在解剖学上有相似之处，导致肿瘤扩散的共同模式或途径。肿瘤在这些部位扩散的四种常见机制包括直接扩散、淋巴扩散、血源性转移和腹膜种植。食管癌和肛门癌没有腹膜种植的风险，因为它们的解剖位置，除非它们延伸到可以进入腹膜腔的器官（如胃或直肠上部）。

由于周围器官或结构的固定或受累，肿瘤的直接扩散可能导致手术不可切除，这在上消化道癌症比下消化道癌症更常见。在三种上消化道癌症中，胃癌在确诊时

最有可能被切除。

淋巴扩散和结节受累在所有胃肠道部位都很常见。对于消化道部位（即食管、胃、结直肠和肛门），仅限于黏膜的病变风险最小。鉴于黏膜下淋巴管的存在，风险随着直接延伸到黏膜下层而增加，黏膜下淋巴管在胃和食管中尤为突出。肿瘤在黏膜下和浆膜下淋巴管内扩散的机制也可导致食管癌和胃癌在肉眼肿瘤边缘5～10cm 或更远的亚临床肿瘤扩散。对于结直肠癌，在肉眼肿瘤之外的肠壁有亚临床肿瘤扩展超过 1～1.5cm 是很少见的，但结节扩散可以发生在更远的位置。

胃肠道癌的血源性扩散通常会扩散到肝脏或肺部。对于食管癌、肛门癌和直肠癌，这两个部位都有危险。胃癌、结肠癌或胰腺癌不会扩展到壁或器官以外，并累及其他器官或结构，会通过门静脉循环进行静脉引流，从而使肝脏处于血行转移的主要风险中。

理论上讲，当肿瘤扩散到游离腹膜表面时，可能会发生腹膜种植。初次手术探查时发现腹膜种植在胆囊癌和胰腺癌中最多，在低位直肠癌中很少见，有时可以在胃、结肠、胆管和上段（伴有或不伴有中段）直肠癌中发现。

四、分期

美国癌症联合委员会目前的 TNM 分期系统是公认的胃肠道肿瘤分期系统，并在各个疾病部位章节中进行了详细描述。然而，由于较小的淋巴结清扫或病理不完整，胃癌中 10～15 个淋巴结的病理检查并不总是发生，这会降低 N 分类的值（N_1，1～2 个区域淋巴结转移；N_2，3～6 个区域淋巴结转移；N_3，7～15 个区域淋巴结转移；N_{3b}，16 个或更多区域淋巴结转移）。然而，对于胃和结直肠肿瘤，淋巴结分期的侵袭性对预后具有巨大的重要性。与研究了大量淋巴结的肿瘤相比，当评估淋巴结较少时，"N_0"肿瘤的预后要差得多[21]。阳性淋巴结与样本中淋巴结总数的比率正成为一种更广泛使用的衡量标准，因为它部分弥补了结节取样不足的不足。节点数的这些变化导致了阶段不足和阶段迁移，这使得按系列比较结果变得困难。一些人使用淋巴结比率（涉及肿瘤的淋巴结的百分比）作为一种替代方案，以减轻淋巴结采样不佳的问题。

（一）结直肠癌

TNM 系统同时适用于临床和病理分期，定义局限于肠壁和延伸到肠壁以外的病变的原发肿瘤扩散程度，并根据涉及的淋巴结数目（N_1，3 个或更少的结节；N_2，4 个或更多的结节）来定义淋巴结受累的程度。应使用更新的 2017 年 AJCC/UICC（国际癌症控制联盟）

TNM 分类作为标准分期系统（表 53-1）。

在较新的 AJCC 分期中，结肠癌和直肠癌的 TNM 分期已经有了相当大的改进，尽管第 7 版和第 8 版之间的变化很小[22, 23]。在手册的第 5 版中，尽管 II 和 III 期患者的 TN 疾病类别的结果有显著差异，但没有使用亚分期。在该手册的较新版本中，基于可用结果数据的亚分期已被用来说明存活率的这些差异[21-29]。

多年来，AJCC 后肠特别工作组已经做出了与放射肿瘤学相关的重要变化。例如，T_4N_0 类癌症按"穿透内

表 53-1　AJCC Staging Systems for Colorectal Adenocarcinoma, 2018

AJCC TNM Stage*	T	N	M
0	Tis	N_0	M_0
I	T_1	N_0	M_0
	T_2	N_0	M_0
IIa	T_3	N_0	M_0
IIb	T_{4a}	N_0	M_0
IIc	T_{4b}	N_0	M_0
IIIa	T_{1-2}	N_1/N_{1c}	M_0
	T_1	N_{2a}	M_0
IIIb	T_{3-4a}	N_1/N_{1c}	M_0
	T_{2-3}	N_{2a}	M_0
	T_{1-2}	N_{2b}	M_0
IIIc	T_{4a}	N_{2a}	M_0
	T_{3-4a}	N_{2b}	M_0
	T_{4b}	N_{1-2}	M_0
IVa	Any	Any	M_{1a}
IVb	Any	Any	M_{1b}
IVc	Any	Any	M_{1c}

*Tis, Carcinoma in situ; T1, tumor invades submucosa; T2, tumor invades muscularis propria; T3, tumor invades through the muscularis propria into pericolorectal tissues; T4a, tumor penetrates to the surface of the visceral peritoneum; T4b, tumor directly invades or is adherent to other organs or structures (surgical/pathologic definition). N0, no regional lymph node metastases; N1, metastasis in one to three regional lymph nodes; (N1a, one regional node; N1b, two to three regional nodes: N1c, no regional nodes involved, but tumor deposits in subserosa, mesentery or nonperitonealized tissues); N2,metastasis in more than four regional lymph nodes; (N2a, four to six regional nodes; N2b, seven or more regional nodes);M0, no distant metastasis; M1, distant metastasis (M1a, tumor in one metastatic site; M1b, tumor in more than one metastatic site: M1c, metastases to peritoneal surfaces with or without other metastatic sites)Lymph nodes beyond those encompassed by standard resection of the primary tumor and regional lymphatics (e.g., retroperitoneal nodes) are considered distant metastases.
From AJCC Cancer Staging Manual, ed. 8. New York: Springer International Publishing, 2017.

脏腹膜的肿瘤"（T_{4a}）和"侵袭或附着于邻近器官或结构的肿瘤"（T_{4b}）进行分层。N_1 和 N_2 类别根据涉及的节点数量（N^+）进行分层：N_{1a} 和 N_{1b}（1 个节点 vs.2～3 个节点），以及 N_{2a} 和 N_{2b}（4～6 个节点 vs.7 个或更多节点）。结果显示，$T_{1～2}N_0$ 肿瘤患者的生存时间好于 T_3N_0 肿瘤患者；T_3N_0 肿瘤患者的生存时间好于 T_4N_0 肿瘤患者；$T_{1～2}N_2$ 肿瘤患者的生存时间好于 $T_{3～4}N_2$ 肿瘤患者。$T_{4b}N_1$ 肿瘤患者的生存时间与 T_4N_2 肿瘤患者相似。

此外，T_{4a} 病变的患者比 T_{4b} 肿瘤的患者有更好的 N 分类的生存时间，并且阳性结节的数量影响每个 T 分类的生存时间。

（二）其他胃肠癌

胰腺癌、胆管癌和食管癌的分期作用较小。决定治疗的主要因素是肿瘤是可切除的、交界性的还是局部不可切除的，以及是否存在远处转移的疾病。随着治疗变得更加复杂和治疗结果的改善，我们可能会更好地使用更精确的分期信息。通过正电子发射断层扫描（特别是在食管癌和肛门癌，但也可以在结直肠癌中）和内镜超声（在食管癌和胃癌中）更有效地在术前评估分期的能力，从长远来看，对于治疗的选择（单模式治疗与双模式或三模式治疗）和各种模式的排序（术前或术后，或两者兼而有之）应该是有益的。肝细胞癌通常不是根据 TNM 特征进行分期，但患者和肿瘤因素在决定治疗和预后方面都很重要，如肝脏章节所述。

五、复发的预后因素和模式

（一）结直肠癌的辅助治疗

结直肠癌术后是否进行辅助治疗取决于原发灶的肠壁浸润程度和淋巴结状态。淋巴结受累并不是决定生存和复发的唯一重要病理因素。

（二）TN 类别对复发和生存的影响

在第 6 版 AJCC 分期手册中，Ⅱ期被细分为 ⅡA（T_3N_0）和 ⅡB（T_4N_0），Ⅲ期被细分为 ⅢA（$T_{1～2}N_1M_0$）、ⅢB（$T_{3～4}N_1M_0$）和 ⅢC（任何 TN_2M_0），这是基于 ⅡA 期与 ⅡB 期疾病和ⅢA 期与 ⅢB 期癌症患者结果的改善[22]。然而，将所有 TN_2 类型的患者归入 ⅢC 阶段并不是基于深入的结果分析，因为 N_2 患者的肠壁浸润深度（T 类型）对预后的影响尚未得到详细评估。

直肠癌合并分析随后证明了每个 TN 和 NT 类切除直肠癌对疾病复发和生存率的独立预后意义[24, 25]。$T_{1～2}N_{1～2}$ 类疾病患者的预后比先前认为的更好，而 T_4N_1 类病变患者（AJCC 第 6 版ⅢB 期及 T_3N_1 类病变）的预后更类似于 $T_{3～4}N_2$ 类病变患者（第 6 版ⅢC 期）。对于患有 N_2 类疾病的患者，来自汇集分析的数据显示，

N_2 类疾病本身并不意味着预后不佳。按 T 分期影响 5 年总生存率（$N_2T_{1～2}$，67%；N_2T_3，44%；N_2T_4，37%；$P<0.001$）和 5 年无病生存率（58% vs. 36% 和 30%；$P<0.001$）。

六、结直肠癌的 SEER 分析

大型监测、流行病学和最终结果计划基于人群的结肠癌和直肠癌分析的数据与直肠癌合并分析的数据高度一致，即 $T_{1～2}N_{1～2}$ 类病变患者的预后较好（ⅢC 期，AJCC 第 6 版），而 T_4N_1 类癌症患者的预后较差（ⅢB，第 6 版）[28, 29]。

结直肠癌的 SEER 结果数据支持 T_4、N_1 和 N_2 肿瘤的亚分期[28, 29]。T_{4a} 癌（穿透到内脏腹膜表面）比 T_{4b} 癌（直接侵犯或附着于其他器官或结构）的患者预后更好。对于 N_0 或 N_1T_{4a} 与 T_{4b} 病变的患者，绝对 5 年相对生存率和总生存率提高了 15%～25%。

如多个序列所示，阳性结节数和检查的结节数都具有预后意义[21, 28, 29]。在大型 SEER 结肠癌和直肠癌的分析中，按 T 分类，有一个阳性结节（N_{1a}）的患者比有 2～3 个阳性结节（N_{1b}）的患者的 5 年生存率高出 5%～13%。有 4～5 个阳性结节（N_{2a}）的患者的 5 年生存率比有 7 个以上阳性结节的患者高 5%～19%。

这些数据表明，原发肿瘤的程度和淋巴结疾病的程度都是结直肠癌患者独立的预后因素。在设计适当的治疗时必须考虑到这两种情况。

辅助性胃癌

与其他消化道癌症一样，两个最重要的预后特征是浸润深度和淋巴结受累程度。结节受累减少了生存时间，阳性结节的数量对预后有重要意义。然而，如果原发灶局限于胃壁（T_1 或 T_2），当有淋巴结受累时，5 年预后（40% 存活率）与 T_2N_0 或 T_3N_0 病变患者（5 年存活率约 50%）（见第 54 章）相似。

七、单一医疗模式与综合医疗模式治疗对比

在大多数胃肠道肿瘤中，放射治疗是主要治疗的一个组成部分。在美国的大多数机构，它被用作局部晚期食管癌、胃癌、胰腺癌、结肠癌、直肠癌和肛门癌患者的初始治疗的一部分，在一些机构，它被用作肝胆癌的初始治疗的一部分。

化疗：以氟尿嘧啶为基础

即使化疗和外照射联合治疗在许多成人实体肿瘤中非常重要，但它在胃肠道肿瘤治疗中基础且长期应用。自 20 世纪 50 年代以来，氟尿嘧啶一直被用作抗癌治疗，自 20 世纪 60 年代末以来，它一直与胃肠道肿瘤的放射

治疗结合使用（伴或不伴维持治疗）（图 53-1）。梅奥医学中心报道了联合用药治疗局部晚期胰腺癌、胃癌和大肠癌的早期研究 [30]。虽然这种疗法的改进已经开发出来，但同时使用以 5-FU 为基础的化疗加放疗仍然是治疗胃肠道几乎所有部位肿瘤的标准疗法。

虽然顺铂或丝裂霉素等药物在许多解剖部位（特别是食管和肛门）与 5-FU 联合使用，但它们主要用于食管癌，目前许多人认为卡铂和紫杉醇联合放射治疗是食管癌的标准治疗方案 [31, 32]。现在常规使用口服 5-FU 类似物（如卡培他滨），希望口服制剂能使这种治疗更容易被患者接受，同时保持相似的疗效；尽管肿瘤疗效看起来与 5-FU 输注方法一样好，而且在一些报道中显示出优越性，然而它并没有明显改变不良反应。

几十年来，5-FU 基本上是治疗结直肠癌和胰腺癌的唯一药物。吉西他滨现在已经取代 5-FU 成为治疗胰腺癌的主要辅助药物，但其他更积极的组合，如FOLFIRINOX 和变种，正被用于适合患有转移性疾病的患者，以及越来越多地用于局部晚期甚至可切除疾病的患者。5-FU 或卡培他滨联合奥沙利铂或伊立替康是大肠癌化疗的常规方案。所有这些制剂都有实质性的辐射

增敏特性，它们在直肠癌中的应用已经得到了广泛的探索。奥沙利铂联合 EBRT 和 5-FU 初次治疗直肠癌的第三阶段研究在大多数（但不是全部）临床试验中导致毒性增加，但对疾病结局没有改善 [33]。由于辐射加氟嘧啶的附加毒性（腹泻），伊立替康还没有得到很好的研究。如上所述，内皮生长因子受体或血管内皮生长因子抑制药作为辐射增敏剂在胃肠道，特别是直肠的多个部位的应用引起了人们的极大兴趣，但尚未产生超出耐受性的令人鼓舞的结果。

虽然手术仍然是胃癌、胰腺癌和大肠癌的主要治疗模式，但联合化疗和放疗已成为肛门癌的主要治疗方法，并可能为特定的食管癌患者提供与单独手术相同的选择。尽管外科技术不断进步，尤其是直肠癌全直肠系膜切除术的应用，但仅靠手术治疗不太可能显著提高胃癌、胰腺癌、食管癌和大肠癌的生存率。辅助和新辅助放射治疗或化疗，或两者兼而有之，为提高治愈率提供了最好的前景。

使用上述策略进行了大量的研究。在第三阶段随机试验中，对于未切除的食管癌，联合化疗加放疗明显提高了疾病控制率和 5 年生存率 [34]。在荷兰进行的一项重要的第三阶段试验中，术前放化疗使用卡铂和紫杉醇作为化疗，提高了可切除食管 / 胃食管交界处癌症患者的存活率 [31, 32]。对于切除的高危直肠癌，与单纯手术或辅助放疗相比，术后放化疗提高了局部和远处的疾病控制率、无进展生存期和总存活率 [32, 35]。德国的一项大型试验 [37] 显示了术前放化疗比术后接受相同治疗的优越性。在胰腺癌切除的一些第二阶段和第三阶段试验中，辅助性术后放化疗改善了局部控制和存活率 [38-41]。在美国第三阶段 GI 组间试验中，与单纯手术相比，术后放化疗也提高了切除的高危胃癌患者的局部控制率和存活率 [42]。

对于切除的结节阳性的结肠癌，与单纯手术相比，辅助化疗提高了无瘤生存率和总生存率。已经对切除的高危结肠癌患者进行了术后放化疗的评估 [43]，虽然还没有证明它对典型患者有价值，但它在特定的临床情况下可能是有价值的，例如当显微镜下仍残存病灶时（尽管这并不是一个真正的辅助设置）。一种首选的方法是使用影像学来确定如果手术是治疗的初始组成部分，哪些患者可能会接受边缘切除（如手术不可切除结构的 T_4病变）。在这类患者中，术前放化疗最好在手术切除之前进行。最后，放化疗已经取代手术切除成为肛门癌的主要治疗方法，手术切除被保留用于挽救治疗。虽然这些积极的试验令人兴奋和鼓舞人心，但多模式治疗的改进将需要继续招募患者参加临床试验，以帮助开发未来最有效的联合模式治疗策略。

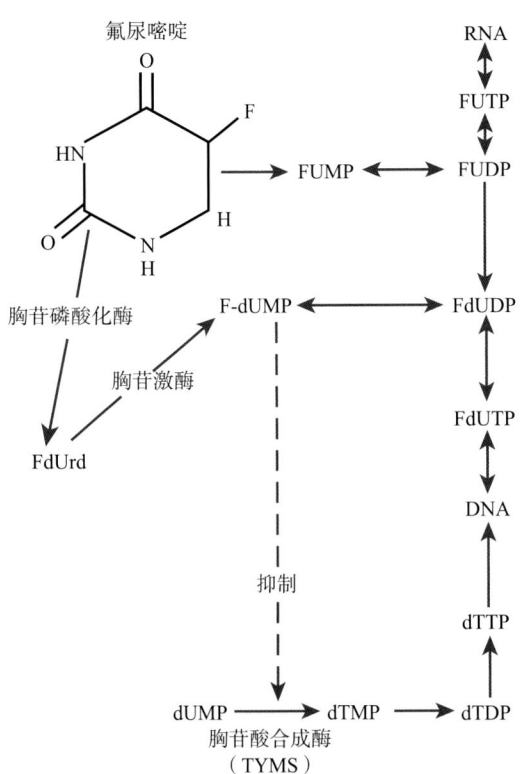

▲ 图 53-1　氟尿嘧啶（5-FU）的主要作用方式是转化为氟代脱氧尿苷单磷酸酯（F-dUMP），其作用是抑制合成 DNA 所必需的胸苷酸合成酶。5-FU 还可以转化为三磷酸氟尿嘧啶（FUTP），并与 RNA 结合，或转化为氟代脱氧尿苷三磷酸（FdUTP），与DNA 结合

FUMP. 氟尿嘧啶单磷酸酯

八、放化疗：新的化疗药物

多年来，首次有多种新药可以在与放射治疗联合使用时补充或取代 5-FU 用于胃肠道肿瘤的治疗。这些新的细胞毒性药物包括吉西他滨、伊立替康、奥沙利铂和口服 5-FU 化合物。

吉西他滨是多年来开发的第一种具有单一药物活性的抗胰腺癌药物[44]。可靠的数据表明，吉西他滨具有实质性的辐射增敏特性[45]，临床研究仍在继续，该药物与放射疗法联合用于局部晚期和切除的胰腺癌患者[46]。由于吉西他滨是一种有效的辐射增敏剂，需要谨慎使用。考虑到对于转移性胰腺癌患者，吉西他滨联合奈巴他滨（Abraxane）与单独使用吉西他滨的生存结果是积极的[47]，确定其他药物组合是否会在同期的 EBRT 中有好处将是有意义的。虽然吉西他滨联合放射治疗在胃肠道的其他部位可能有效，但吉西他滨单独用于结肠癌和直肠癌时缺乏实质性活性的事实使其不太可能用于这些疾病。

其他一些药物对结肠癌和直肠癌有很大的活性，包括拓扑异构酶抑制药伊立替康（CPT-11）和铂化合物奥沙利铂。有数据表明伊立替康[46]和奥沙利铂[48]具有辐射增敏作用。这两种药物都已在直肠癌患者的放射治疗中进行了联合试验。虽然初步的 II 期数据显示，在术前使用 5-FU 和放疗时，它们似乎增加了病理完全缓解率，但随后的更大规模的研究表明，这可能不是真的[49-51]。

另一组重要的药物是口服的氟尿嘧啶类似物，尽管它们的作用可能与输液方法略有不同。这些药物有的是 5-FU 前体药物，有的通过直接或间接抑制 5-FU 的降解途径来抑制 5-FU 的降解。一些化合物试图提高肿瘤的选择性，还有一些化合物作为胸苷酸合成酶的特异性抑制药（与 5-FU 的非特异性作用形成对比）[52]。这些化合物的主要潜在优势是方便患者，并且不需要 5-FU 所需的持续输液泵。这些药物的毒性谱与常规输注的 5-FU 无显著差异。

卡培他滨是一种已进入常规临床使用的药物，既可作为单次化疗药物，也可与放疗联合使用[53]。卡培他滨每天给药 2 次，虽然血清浓度比 5-FU 团注后平缓得多，但确实存在较大的血清浓度变化。因此，照射和卡培他滨的使用时机可能仍然很重要。建议在放射治疗前大约 1h 服用卡培他滨，以最大限度地提高辐射敏感度。与同步放疗一起使用的卡培他滨剂量低于单独使用的剂量（通常为每天 1650mg/m²，分 2 次注射），研究人员对药物是否应该每周 7 天或周一至周五进行 EBRT 有不同的看法，尽管大多数人只采用了 5 天的同步 RT 疗程。

九、辐照技术与耐受性

（一）辐照场定义

由于放射治疗的耐受性通常是剂量和体积的函数，因此正确定义肿瘤和靶区体积是至关重要的。如果患者被转介进行原发或术前 EBRT，放射肿瘤学家可以获得必要的影像学检查，以确定原发肿瘤和风险最高的结节区域。然而，如果患者在完全切除后转诊，放射肿瘤学家取决于是否有合适的术前影像研究或在肿瘤粘连或显微残留病变部位放置手术夹。

对于未切除的消化道癌症（如食管癌、胃癌、结直肠癌、肛门癌），CT 扫描最好能明确原发灶和有危险的结节区域。对于食管癌，胸部和腹部被成像；对于胃癌，腹部和一般的胸部被成像；对于结直肠癌和肛门癌，胸部、腹部和骨盆被成像。PET/CT 扫描是食管癌和肛门癌的首选扫描，因为这些肿瘤通常需要 PET 扫描，而原发肿瘤在常规 CT 扫描上往往不能很好地显示。内镜超声可用于食管、胃和直肠肿瘤，以确定壁上浸润的深度和是否有淋巴结受累。活检可疑区域的能力是内镜评估的优势。然而，这些测试都不能充分确定食管癌的纵向病变范围。EUS 是目前应用最广泛的影像检查技术，用于确定食管癌、胃癌和直肠癌切除前的 T 类病变，但在直肠癌中最有用的是确定需要术前治疗的患者。在直肠癌中，MRI 通常被认为优于 EUS，因为它能够在手术前评估手术直肠系膜切除边缘的充分性。内镜既能确定病变，又能获得活检，这基本上消除了术前对比剂的使用，因此，如果患者在切除后转诊，术前 CT、PET 或 MRI 成像对于构建合适的照射野是必不可少的。然而，一些重要的结构（如肛缘）在横断面成像中不能很好地显示，除非在感兴趣的部位放置标记。

对于未切除的胆道癌，内镜逆行胰胆管造影术、经皮肝穿刺胆管造影术（PTHC）和 MRI 或磁共振胰胆管造影术能最准确地显示病变的远端和近端范围。如果在 PTHC 成像时已经放置了经肝导管，放射肿瘤学家可以向导管注入对比剂以重建导管系统并确定目标体积。如果在 ERCP 上放置了支架，ERCP 成像所显示的支架与导管受累的关系可以用来确定肿瘤和靶区体积。MRI 也能有效地显示这些肿瘤，并被广泛使用。MRI/MRCP 或 PET/CT 成像能较好地区分内侧和外侧病变范围。

对于未切除的胰腺癌，腹部 CT 或 MRI 最能显示肿瘤和结节的靶区体积，一些人使用 PET/CT 来更好地确定原发病灶，并排除早期转移疾病。高质量的 CT 或 MRI 是确定局部可切除性和肠系膜上血管受累程度的最佳方法，肠系膜上血管是区分可切除肿瘤和边缘可切除肿瘤和局部不可切除肿瘤的关键因素。如果肿瘤已经切除，术后腹部的 CT 或 MRI 扫描可以帮助排除肝转移并确定术后结节体积，术前 CT 扫描和手术夹子可以用来确定肿瘤床。

基于 CT 的治疗计划的适形三维放射治疗被推荐用于大多数（如果不是全部）胃肠道癌患者的治疗，调强放射治疗适用于某些消化道肿瘤部位，特别是肛管癌，并且越来越多地适用于食管癌和胃食管交界癌，因为肺和贲门的放射损伤可能非常重要。对于食管癌和胃食管交界癌患者，基于 CT 的计划有助于确定肿瘤的内侧和前后方范围，但应结合造影、内镜信息和 PET/CT 成像来确定原发病灶的近端和远端范围。在胃癌患者中，近端胃或残胃最好通过口服对比图像加上 CT 扫描来确定，因为单独的 CT 成像可能低估了解剖位置。对于直肠癌治疗计划的 CT 扫描，肛门括约肌的精确位置应该通过在肛门边缘放置一个金属标记来确定。在没有直肠对比剂的情况下，肛门直肠边缘在 CT 扫描上不能很好地显示。PET/CT 图像融合有助于确定直肠和肛门病变的肉眼肿瘤范围。

在肝脏照射中，照射野的定义可能很困难。重要的是要使用高质量的三期 CT 或 MR 成像，并在呼吸周期中控制肝脏的位置。诊断图像通常需要与治疗计划扫描融合，放置基准标记对于某些放射技术是有用的，包括立体定向身体照射。通常，这些肿瘤不会有很大程度的延伸到肝实质，但不确定性和呼吸是至关重要的。

（二）正常组织耐受性

当照射腹部和骨盆时，许多正常结构可能会受到剂量限制，在治疗计划中必须加以考虑。这些器官包括胃、小肠、脊髓、大肠、肝脏和肾脏，还有腹部的软组织。对这些结构容忍性的全面讨论超出了本概述的范围，这里将给出一个简短的回顾。

1. 上消化道和盆外结肠癌　当肝脏的很大一部分被包括在辐射场中时，肝脏的耐受性是剂量限制的。肝实质对辐射相对敏感，常规分割（1.5～2.0Gy）时，各脏器总耐受量在 30Gy 范围内，接近耐受量。对肝脏部分的耐受高剂量的能力主要取决于接受高剂量的肝脏的体积，因为肝实质的恢复依赖于未受照射的肝脏的肥大。在基线肝功能正常的个体中，如果肝脏的其余部分仍未得到治疗，则可以对 50%～60% 的肝脏进行高剂量照射，而不会出现不必要的问题（见第 56 章）。如果肝功能受损，可以安全治疗的实质较少，尽管确切的安全量还没有确定。由于完全可以照射和破坏肝脏的一部分而不会对患者造成危险，所以对肝脏的一小部分给予的剂量基本上是没有限制的，尽管大剂量照射主要胆道根后可能会产生胆道梗阻。Dawson 等 [54] 进行了一系列优

雅的临床试验，比对大多数其他器官更好地定义了肝脏耐受性。

随着人们对照射肝细胞癌和肝转移瘤的兴趣增加，肝脏耐受性正成为一个主要问题。尽管放射肿瘤学家在肝细胞癌的治疗中历来没有发挥过重要作用，但随着技术的进步，在特定的临床情况下，尤其是对于局部但不可切除的肝细胞癌，辐射剂量的传递和更多的辐射使用已经成为可能。数据表明，放射外科或分次立体定向全身照射方法将是手术切除和射频消融方法的有效补充，特别是在其他消融技术（射频消融或微波消融）和手术不容易进行的情况下。

肾脏的耐受性在概念上与肝脏的相似之处在于，如果基线肾功能良好，并且如果剩余肾脏的很大一部分没有受到辐射以允许肥大（例如只有 20%～30% 的肾脏接受超过 20Gy 的照射），则对高剂量照射肾脏的一部分是很好的耐受性。重要的是要确保基线肾功能是足够的（通过测量肌酐清除率或通过使用 Cockcroft 公式根据患者的肌酐水平、年龄、性别和体重估算清除率），并且对侧肾功能正常，以便它可以接管肾功能。后者最好是功能性肾脏扫描（如二巯基琥珀酸扫描），它可以提供每个肾脏的功能百分比。尽管有关肾脏耐受性的数据相当陈旧，但即使是中等剂量（25Gy 范围内）也会造成严重的肾脏损伤。超过 30Gy 的剂量可能会造成严重的肾实质损伤。研究表明，如果将上述因素考虑在内，常规腹部放疗后不太可能出现明显的临床后遗症 [55]。尽管继发性肾血管性高血压有可能导致严重的肾脏损伤，但这是一种罕见的事件。

胃通常被认为是一个对辐射敏感的结构，在超过 50Gy（1.8～2Gy）的剂量后就会形成溃疡，但精确的胃耐受性还没有很好地建立起来。虽然大量患者接受了上腹部中到高剂量的放射治疗，但这通常是针对治愈率较低的肿瘤和生存时间超过 2 年的患者相对罕见的情况。霍奇金病的治疗经验清楚地表明胃对 45Gy 的剂量有耐受性。在治疗上消化道癌症时，在照射胃的一部分时，必须将对胃的体积和剂量都降到最低。然而，有趣的是，最近描述胃溃疡的数据很少，这表明一些旧的耐受性数据可能不可靠。梅奥临床治疗胆管癌的数据显示，胃十二指肠耐受性最好的剂量为 54Gy 或更低（1.8Gy）。采用 EBRT 加 5-FU 治疗，54Gy 或以下剂量时，3 级或更高的胃肠道不耐受率为 10%，54Gy 以上剂量时为 30%～40% [56]。

胰腺对放射治疗的耐受性并不经常被讨论，但坊间证据表明，外分泌和内分泌功能障碍都可能导致，尽管分析因肿瘤和手术的影响而变得复杂。对于放射肿瘤学家来说，在患者随访期间考虑胰腺功能障碍的可能性是

合适的。治疗期间和治疗后通常需要胰酶，有时还需要胰岛素。

2. 盆腔胃肠道癌　小肠是骨盆常规放射治疗后出现最多临床问题的器官。小肠的中等剂量（1.8Gy～2Gy，50Gy）将开始引起临床上的重大问题。有研究表明，损伤的危险因素包括糖尿病和高血压，以及先前的手术，但这一发现还没有得到很好的证实。很明显，照射后小肠的体积也很重要，但有多少肠道可以安全治疗还没有得到很好的量化。当治疗的体积较大时，小肠梗阻是最有可能的并发症 [57]。梗阻事件可能会反复发生，50% 或更多的患者可能需要开腹手术才能解决。在手术中，往往不可能切除受损的小肠，因为小肠通常包裹在纤维性肿块中，手术搭桥可能是首选的治疗方法。然而，如果受损的肠道能够以较低的发病率被切除，这种方法是最好的。试图解开所有粘连的受照射肠段的剥离可能会导致肠切开和随后的瘘管。小肠并发症最常见的是骨盆放疗，这是一个经常暴露在伴随粘连和小肠固定的大手术区域。虽然并发症发生在上腹部的可能性较小，但仍有可能发生，应尽量减少受照射的小肠的体积。

放射肿瘤学家可以使用许多方法来最小化盆腔照射野中的小肠数量，包括使用调强放疗或三维适形照射技术。第一步是确定小肠的位置。这可以通过常规模拟或 CT 扫描在放射成像检查前至少 45min 给予口服小肠对比剂来完成。有了这些信息，放射肿瘤学家可以设计出将受辐射的小肠体积降至最低的区域。与外科医生合作也是很有帮助的，因为外科医生可以进行外科手术，将小肠移出骨盆。已经尝试了许多技术，包括腹会阴切除后的盆底再腹膜，使用带血管的大网膜吊带或蒂将小肠移出骨盆，将子宫倒转作为占用空间的装置，以及出于同样的目的将肠系膜或异物放入骨盆。此外，在模拟过程中，可以使用膀胱扩张或移位装置将小肠移出骨盆。让患者俯卧在位于或高于放射野（9cm×12cm 开口）的假桌面上是一种对许多患者有效的技术。这些技术在不同的患者身上效果不同 [58]。当患者接受直肠癌术前放射治疗时，小肠固定在骨盆内的问题要小得多，这是目前的治疗标准。无论采取哪种方法，治疗医生都必须注意小肠的位置和器官的剂量，否则会有严重并发症的风险。

关于大肠（结肠和直肠）对高剂量辐射的耐受性的信息较少，可获得的大部分信息来自非胃肠道肿瘤的辐射，特别是前列腺和宫颈。关于结肠的耐受性的信息很少，部分原因是很少有大剂量的腹腔内或腹膜后结肠照射。结肠很少是剂量限制结构。对于宫颈癌、前列腺癌和肛门癌，直肠或直肠的部分已经接受了 65～70Gy 或更高剂量的治疗，并用于直肠癌的局部治疗。很明显，

直肠的一部分可以用非常高的剂量治疗，后遗症最小。最明显的例子是腔内放射治疗小直肠癌。在这项技术中，90～120Gy 的剂量已经分四次提供。虽然直肠肌壁从前两个部分获得低剂量，因为剂量迅速下降，但它在最后 1～2 个部分获得全剂量。10%～15% 的患者会出现出血和溃疡等晚期并发症，只需要偶尔进行临时的结肠造口，可能是因为直肠黏膜可以从周围的正常组织重新填充，而且瘢痕面积不够大，不足以导致狭窄形成。

然而，当大部分直肠周长（即一半以上）受到高剂量辐射时，耐受性要小得多。对于环状照射，直肠 10cm 长的剂量最好限制在 60Gy 或更少，分 2 次进行，以防止出血、溃疡和直肠狭窄的问题。即使采用部分器官放射治疗，报道的大约 72Gy 剂量的出血（10%～15% 的发生率）也存在严重问题。虽然使用原料药和类固醇制剂的保守治疗可以缓解大多数情况，但在内镜检查时进行激光治疗可能是必要的，以控制出血。困难的管理问题很少见，但在极端情况下可能需要手术矫正，通常是临时的结肠造口术。

有关肛门耐受性的信息更少。然而，人们普遍认为，在治疗肛门癌时，高于 60Gy 的全肛管照射剂量结合化疗，有形成狭窄或肛门括约肌功能不良的风险。在直肠癌的治疗中，应尽量减少照射野中的肛门数量，因为肛门照射会产生大量的急性发病率，偶尔会形成狭窄，或肛门功能迟缓。肛门直肠功能明显存在晚期发病的重大风险，可导致控制不佳的群集性和排便频率，以及对某些食物的不耐受 [59]。这些影响可能至少部分是肛门功能障碍及手术或放疗直肠容量差的结果。需要使用最小的辐射剂量和体积及谨慎的手术技术，以最大限度地降低晚期并发症的风险。

3. 辐照增强技术　对于完全切除、切缘阴性的胃肠道癌，辅助剂量（50Gy～54Gy）加 5-FU 为主的化疗足以在 85%～90% 的患者中实现局部控制。对于切缘阳性或未切除的胃肠道癌，达到适当局部控制所需的照射剂量通常会超过正常组织耐受性（如 1.8～2Gy 的照射剂量＞70Gy）。因此，在局部晚期胃肠癌的治疗中，使用近距离放射治疗或术中电子放射治疗（IOERT）作为 EBRT 和术后化疗的补充，可能会提高局部控制率。

IOERT 作为各种疾病部位治疗的组成部分在第 22 章中讨论，胃肠道恶性疾病的治疗在第 54 章至第 58 章中讨论。IOERT 加 EBRT（加或不加 5-FU）和最大限度切除似乎提高了局部不能切除和局部复发的结直肠癌的局部控制率和存活率 [60-62]。对于不能切除的胰腺癌，在加或不加 5-FU 的 EBRT 的基础上加用 IOERT 提高了局部控制率，但鉴于肝脏和腹膜腔的高复发率，对存活率没有明显影响 [63-65]。

近距离放射治疗已被用作胆道癌 EBRT 的补充 [66,67]。有迹象表明，与单独接受 EBRT 和近距离放射治疗的患者相比，接受 EBRT 和近距离放射治疗的患者存活率有所提高（见第 56 章），但鉴于患者人数较少，Ⅲ期试验不太可能进行。

十、总结

放射治疗现在是许多胃肠道肿瘤患者治疗方法的一部分，尽管大多数患者患有中度进展性局部疾病。尽管顺铂或丝裂霉素与 5-FU 联合用于肛门肿瘤，顺铂和紫杉醇用于食管癌，但在大多数这些部位，放射治疗和以 5-FU 为基础的化疗是标准疗法。在许多胃肠道肿瘤部位，放化疗被用作手术切除的辅助手段，因为胃肠道肿瘤有局部复发的倾向，而且很难获得广泛的切除范围，这通常与解剖部位有关。如果要在不产生不可接受的正常组织发病率的情况下获得局部控制，仔细注意放射治疗技术和尊重正常组织耐受性是必不可少的。

第54章 食管胃癌
Esophagus-Gastric Cancer

Jonathan B. Ashman　Christopher L. Hallemeier　Zhong Wu　Adam Bass　Staci Beamer　Joel E. Tepper　著

刘碧玮　译

要　点

1. **发病率**　2019 年，美国食管癌和胃癌的预计发病率分别为 17 650 例和 27 510 例。预计死亡人数分别为 16 080 人和 11 140 人。原发部位转移到食管远端、胃食管连接处和胃近端的肿瘤。

2. **生物学特征**　主要预后因素与局部肿瘤范围，淋巴结转移和远处转移有关。但是，在了解食管胃癌的分子生物学方面已经取得了重大进展。

3. **分期评估**　初始评估应包括病史和体格检查、全血细胞计数、肝功能、活检和超声检查内镜检查（以确定肿瘤直接扩展的程度），以及胸部和腹部（及胃的骨盆）的计算机断层扫描。当无法通过 CT 检测到明显的转移性疾病时，正电子发射断层扫描也是食管和胃肿瘤的标准分期检查。可能有助于确定疾病范围的其他研究包括：对位于或高于隆嵴的食管肿瘤进行支气管镜检查，对高危胃癌进行腹腔镜检查以排除腹膜播种或早期肝转移。所有患者均应评估营养状况。

4. **主要治疗方法**　手术切除是可切除的食管胃癌的主要治疗方法。最早的肿瘤分期可能适合内镜切除。早期病变（淋巴结阴性，局限于黏膜或黏膜下层）可达到 80% 或更高的治愈率，而这在美国并不常见。微创手术技术可用于食管切除术。对于胃癌，D_2 淋巴结清扫术在随机试验中并未提高生存率，但扩大淋巴结清扫术至少产生 15 个淋巴结，而避免进行选择性脾切除术和胰腺切除术已成为公认的治疗标准。

5. **辅助疗法（放疗、化疗）**　辅助疗法是根据复发的模式和仅通过手术即可达到的生存结果（局部区域复发和远处转移的高发生率）而制定的。但是，治疗顺序因肿瘤位置而异：对于近端食管肿瘤，首选同步放化疗（CRT）；对于大多数食管远端和 GEJ 癌症，新辅助 CRT 是首选的。对于真正的胃癌，围术期化疗是首选。明确的 CRT 可以治愈约 30% 的食管癌患者，但局部复发率很高（30%～55%）。术前 CRT 改善了患者的生存与 366 例可分析的食管或 GEJ 鳞状细胞癌（ACC）或腺癌（ACA）患者相比，CROSS Ⅲ期试验与单独手术进行了比较。中位总生存期为 49.4 个月 vs.24 个月，3 年 OS 为 58% vs. 44%，5 年 OS 为 47% vs. 34%（$P=0.003$）。120 例 GEJ 病变患者的 POET 研究（食管胃腺癌的术前治疗试验）对术前化疗与 CRT 进行了比较；对于两种 OS，结局趋势均倾向于术前 CRT 优于单纯化疗（$P=0.07$）和本地控制（$P=0.06$）。一项针对 556 位置 ACA 或 GEJ 的 ACA 患者的Ⅲ组Ⅲ期临床试验表明，与单独手术相比，联合方式术后 CRT 具有生存获益（3 年无进展生存率，48% vs. 31%，$P=0.001$；3 年 OS，50% 和 41%，$P=0.005$）。Ⅲ期 ARTIST 试验（458 例胃癌辅助放化疗）比较了 D_2 切除术后胃 ACA 的术后化疗和术后 CRT。在对淋巴结阳性患者（396 名患者）进行的子集分析中，CRT 可以改善 3 年无病生存期（76% vs. 72%，$P=0.04$）。一项针对 503 例胃食管 ACA 患者的英国Ⅲ期 MAGIC 试验显示，与单独手术相比，围术期表柔比星、顺铂、氟尿嘧啶化疗具有生存优势（5 年 OS，36% vs. 23%，$P=0.009$）。此外，一项针对 224 例患者的法国Ⅲ期试验发现，与单纯手术相比，围术期顺铂和 5-FU（CF）具有生存优势（5 年 OS，38% vs. 24%，$P=0.02$）。最近报道的一项对 716 例患者的围术期 5-FU、亚叶酸、奥沙利铂和多西紫杉醇（FLOT）的生存期较 ECF/ECX（厄洛比星、顺铂和卡培他滨——用卡培他滨代替 5-FU）进一步提高了（3 年 OS，57% vs. 48%，$P=0.012$）。术后或术前 CRT 和围术期 CF 或 FLOT 都是当前适当的治疗标准。

6. **局部晚期疾病**　对于似乎无法治愈的局部晚期疾病患者，几种治疗选择似乎对疾病的控制和生存产生有利影响。在随机和非随机试验中，外部束放射疗法加同步化疗，然后尝试最大切除加术中放射疗法可使 10%～20% 的患者长期存活。新辅助化疗可能会增加切除率，但是局部复发的发生率仍然很高。手术标本中的病理完全缓解（pCR）很少见（0%～9%）。

7. **缓解**　姑息多药化疗方案的缓解率为 30%～50%，但生存率改善不大。Ⅲ 期临床试验表明，姑息化疗与支持治疗相比，质量和生命周期都有改善。一线治疗通常由氟嘧啶和铂试剂组成。在 HER2 过表达的肿瘤（主要是胃癌）中，将曲妥珠单抗添加到化疗产生生存益处。用单克隆抗体雷莫昔单抗抑制血管内皮生长因子已显示出生存优势。最近，正在研究免疫疗法检查点抑制药在胃癌患者亚群中的功效。放射疗法是缓解局部症状（包括阻塞、出血和疼痛）的一种有用方法。

一、概述

反胃食管癌的持续发展将在一个完整的章节中进行讨论。西方国家临床医生认识到，食管远端腺癌和胃食管交界处代表该病临床实践中的最常见形式。因此，这是本章的重点。鳞状细胞癌（SCC）通常发生在食管近端的 2/3，也得到了解决，并且在生物学和临床管理中也注意到了与 ACA 的差异。最后，在每个部分中，都对胃癌进行了区分，在生物学和解剖学上的差异导致了不同的治疗方法。

二、流行病学和病因学

（一）流行病学

在过去的 4～5 年中，胃癌和食管癌的流行病学发生了重大变化。多年来，食管癌主要是食管上部的 SCC，胃癌是人体和远端胃的 ACA。这些模式在发达国家的某些患者中仍然存在，但是，在食管癌以 ACA 的形式出现在 GEJ 区域和胃癌发生在贲门近端并延伸到 GEJ 区域已经有了广泛的转变。对于 GEJ 和胃贲门癌，20 世纪 70 年代和 80 年代的发病率增长率超过了其他任何癌症[1]。在欧洲，有报道门癌发生率增加的类似趋势，在社会经济地位较高的人群中，发生率最高[2]。

在美国，预计食管癌和胃癌的发病人数分别为 17 650 例和 27 510 例，2019 年的死亡人数为 16 080 例和 11 140 例[3]。与先前发生率相比，这是一个重大变化。在 20 世纪之交，胃癌是美国癌症死亡的主要原因，自那以后，其发病率一直在下降[3,4]。在美国，1930—1980 年男性的发病率从每 100 000 人中 38 人降至 10 人，而女性的发病率从每 100 000 人中 30 人降至 5 人[5]。该病在 40 岁之前很少发生，但此后发病稳定增加，并在第七个十年达到顶峰。非裔美国人、西班牙裔美国人和美洲印第安人患胃癌的可能性是白人的 2 倍[6]。在过去的 40 年中，这两种疾病的美国患者的总体相对 5 年生存率有了实质性的改善[3,7]。

尽管在美国，胃癌的发病率已大大降低，但在全球范围内，胃癌的发病率仍然很高，仍然是癌症死亡的主要原因[5,8,9]。在 45 个年龄调整死亡的国家中比较了 2000 年的胃癌发病率，美国在男性和女性中均排名第四十五[1,5]。吉尔吉斯斯坦在男性（每 100 000 人中 47.0 人）和女性（每 100 000 人中 18.9 人）方面均排名第一。

如前所述，在最近几十年中，胃的起源部位在美国的发生频率已发生变化，如今，近端病变的诊断比现在更常见。先前胃癌的最大比例仍出现在胃窦或远端胃部（约 40%），在胃部最不常见（约 25%），在胃底、贲门和食管胃交界处呈中频（约 35%）。在 1930 年，大多数胃癌病例起源于远端胃（胃体和胃窦）。1930—1980 年，胃癌发病率的下降主要归因于远端病变的减少[1]。

北美和西欧的食管鳞状细胞癌的发病率正在下降，因为远端食管的 ACA 和 GEJ 的发病率正在增加，后者目前约占美国所有食管癌的 70%[10]。SCC 在流行地区和世界欠发达地区仍然占主导地位[1,10-12]。美国国家癌症研究所（NCI）的监测流行病学和最终结果计划的数据表明，白人男性食管癌的发病率在 1975—2004 年稳步增长了 45%，在同一时期内，ACA 的发生率增加了 460%，SCC 的发生率下降了 50%[10,12]。

从 1992 年开始，黑人男性中 SCC 的发病率显著下降[13]，但它仍然是美国黑人中最常见的细胞类型[14]，尽管黑人男性和女性中 ACA 的发病率增加了 2～3 倍。有趣的是，一项对新英格兰肿瘤登记的回顾表明，即使排除了食管胃交界处的肿瘤，ACA 的发病率也增加了，数据来自 SEER 数据库（1973—2001 年），没有发现食管鳞状细胞癌的组织学再分类或胃贲门 ACA 的解剖学再分类的证据来解释这一趋势[16]。

在食管癌人群中已经观察到种族差异。黑人男性更容易出现晚期和（或）转移性疾病，其存活率是白人男性的 60%[2]。SCC 仍是黑人男性中最常见的组织学类

型 [14]，可能与预后较差有关，这一事实可以解释某些观察到的种族存活率差异。

（二）病因

烟草使用是食管 SCC 和 ACA 的既定危险因素，但对后者而言危害较小。饮酒是 SCC 的危险因素，但不是 ACA 的危险因素。与 SCC 的发展相关的其他环境因素包括热损伤及暴露于硝酸盐和可能致癌的亚硝胺、石棉纤维或被石油产品污染的水。此外，人乳头瘤病毒（HPV-16 和 HPV-18）的存在可能是食管癌发展的危险因素 [17, 18]。

肥胖和高体重指数（BMI）是食管 ACA 和 GEJ 肿瘤而非 SCC 的强烈危险因素 [19]。与体重指数较低的人相比，体重指数最高的 75% 的人患食管 ACA 的风险增加了 7.6 倍 [20, 21]。与食管癌发展相关的肥胖相关并发症包括胃食管反流病（GERD）和 2 型糖尿病。饮食会同时影响两种食管癌，水果和蔬菜的摄入量增加与癌症的发生率降低有关 [22]。

GERD 易患 Barrett 食管。两者均与长期患有严重疾病的食管 ACA 风险增加有关，并被认为是发病率大幅增加的原因 [23]。在美国，GERD 的发病率似乎正在增加。Barrett 食管与 GERD 相关，是食管 ACA 的前体病变，尽管大多数 Barrett 食管并未进展为癌。正常的鳞状黏膜受到慢性 GERD 的损害，并被 Barrett 食管的柱状化生所代替 [24]。在患有 Barrett 食管的患者中，食管 ACA 的风险增加了 30%～60%。长期的 GERD、Barrett 食管的长度、男性、年龄和食管裂孔疝的大小与高度不典型增生密切相关 [25]。食管恶性肿瘤的风险从低度不典型增生的非常低的水平增加到高度不典型增生和其他危险因素的患者的高得多的水平。这些患者通常不进行选择性食管切除术，因为该方法的发病率高，并且经过仔细的医疗和局部消融治疗后恶性转化率较低。

对于胃癌，幽门螺杆菌感染在该病的病因中起主要作用。幽门螺杆菌感染在胃癌患者中非常常见，尽管绝大多数感染者不会发展为恶性肿瘤。幽门螺杆菌与胃癌的关联仅适用于身体和远端胃部的肿瘤，不适用于贲门癌和 GEJ 的肿瘤，在这里甚至可能有轻微的保护作用。据推测还有许多其他因素与胃癌及其病因变化有关，包括熏制和腌制食品、冷藏变化及水果和蔬菜摄入少，但这些因素均未被确定为病因。慢性幽门螺杆菌感染导致萎缩的黏膜和减少的产酸，这与食管 ACA 中常见的高产酸相反 [26]。

三、预防和早期发现

对于食管癌，减少先前提到的病因（包括烟草和酒精）的暴露可能有助于降低疾病的发生率 [17]。由于肥胖和高 BMI 与食管 ACA 密切相关，而这可能与慢性 GERD 有关，因此解决这些潜在的问题可能会有所帮助。Barrett 食管高度不典型增生的患者应进行手术切除或其他局部策略，如内镜黏膜切除术、冷冻消融或射频消融 [27]，尽管尚不清楚这些策略在多大程度上会减少食管癌和 GEJ 癌形成的发生率。美国胃肠病学院建议筛查 Barrett 食管的高危患者。没有发育异常的 Barrett 食管患者应每 3～5 年进行常规内镜检查。建议对 Barrett 食管，高度不典型增生或 T$_{1a}$ACA 的患者进行内镜消融治疗。消融患者仍然需要常规随访，因为复发的风险很高 [28]。

化学预防剂的使用正在研究中。一项 Meta 分析表明，使用非甾体抗炎药可以降低 SCC 和 ACA 的风险，OR 分别为 0.58（95%CI 0.43～0.78）和 0.67（95%CI 0.51～0.87）[29]。有一项大型的多中心随机对照临床试验（AspECT）评估有或没有阿司匹林的埃索美拉唑的长期化学预防作用，其结果应在短期内报道 [30]。

早期发现可显著改善胃癌的预后，因为手术切除仅对局限于黏膜及黏膜下层病灶具有较高的治愈率。但是，在美国，早期胃癌的发病率通常低于 5%。在日本，1955—1956 年局限于黏膜或黏膜下层的癌的发生率仅为 3.8%，到 1966 年，由于进行了严格的筛查，早期病变的发生率增加到了 34.5%（5 年生存率为 90.9%）。日本所有胃癌的 5 年生存率为 53%，而世界其他地区为 21%，这证明了筛查的价值 [8]。

尽管大规模筛查在日本已用于检测早期癌症，但在美国并不存在明确的高危人群来证实广泛筛查的费用是合理的。个体从业者可以使用内镜检查来筛查具有职业或前体危险因素的患者或患有持续性消化不良或 GERD 症状的患者，但是这种策略不适用于人群，因为每年的癌症转化率很低。尽管治疗幽门螺杆菌感染可以降低发病率，但尚不清楚对幽门螺杆菌感染患者进行筛查是否对早期胃癌的诊断具有价值 [31]。

在具有遗传性弥散性胃 ACA 的家庭中，已经识别出编码 E- 钙黏蛋白的 CDH-1 基因中的种系突变 [32]。这些突变的携带者终生罹患胃癌的风险为 70%。由于缺乏有效的早期肿瘤检测，建议对这一小患者群进行早期全胃切除术 [33]。为了完全去除胃黏膜，需要对近端和远端切除切缘进行显微镜评估，因为残留的胃黏膜会退化并导致胃癌。

四、生物学特性和分子生物学

胃癌和食管癌被认为是个体间高度异质性疾病。通过采用亚型特异性治疗方案，将亚类划分为生物学上更合理的同质亚型的策略可能会改善患者预后。本文概述了这些癌症的关键生物学特征和分子生物学，以及与临床治疗相关的当前潜在分子变化。

（一）胃和食管癌的分子分类和分析

新一代测序技术（NGS）的进步和对癌症生物学的进一步了解为癌症的基因组特征提供了机会。使用多平台分析，癌症基因组图谱（TCGA）研究网络开发了健壮的胃食管癌分子分类，它可以作为基于组织病理学的常规分型系统的有价值的诊断伴侣。失调的途径和候选驱动因子可以被识别并靶向治疗，并提供新的机会来识别可预测肿瘤对治疗反应的生物标志物[34, 35]。

1. **胃癌的分子特征**　在过去的几十年中，已经进行了几种将胃癌分类的尝试。Lauren 仅使用微观形态进行的分类就得到了最广泛的应用[36]。关键的亚型包括弥漫型，包含印戒型胃癌，其腹膜内转移[37]和 CDH1 沉默[38]的倾向较高。肠型远端胃癌，是由萎缩性胃炎引起的前体病变和幽门螺杆菌引起的慢性炎症引起的[39]；与胃贲门癌和 GEJ 癌症相关的发炎是由于胃酸倒流和生活方式因素（如肥胖和吸烟）引起的炎症[40]。

TCGA 发表了胃癌的全面分子表征[41]。从历史上看，该疾病被视为一个整体，但 TCGA 的数据将其重新定义为四种更容易在临床护理中应用的主要基因组亚型：EBV 感染的肿瘤（9%），微卫星不稳定性肿瘤（22%），基因组稳定肿瘤（20%）和染色体不稳定的肿瘤（50%）。在胃中发现每种亚型，但 CIN 肿瘤在 GEJ/心脏中的发生率升高（65%，P=0.012），而大多数 EBV 阳性肿瘤存在于胃底或胃中（62%）。GS 肿瘤的诊断年龄较早（中位年龄为 59 岁），而 MSI 肿瘤的诊断年龄相对较高（中位年龄为 72 岁）。MSI 患者倾向于女性（56%），但是大多数 EBV 阳性病例是男性（81%）。在东亚和西方血统的患者之间未观察到亚型分布的系统差异。

EBV 阳性肿瘤表现出很高的 DNA 启动子高甲基化率。所有 EBV 阳性肿瘤均显示 CDKN2A［p16（INK4A）］启动子过度甲基化。此外，在 80% 的亚组中观察到了非沉默 PIK3CA 突变的强烈倾向。值得注意的是，在含有 JAK2/CD274 和 PDCD1LG2 的基因座处，在 9p24.1 处出现了一种新的复发性扩增，该扩增集中在 EBV 亚组中（肿瘤的 15%）。CD274 和 PDCD1LG2 编码 PD-L1 和 PD-L2，目前被评估为增强内源性抗肿瘤免疫应答的靶标的免疫抑制药蛋白。该基因扩增与研究显示在 EBV 阳性淋巴样癌中 PD-L1 表达升高的研究一致[42, 43]。

MSI 肿瘤的特征在于由于 DNA 错配修复系统不足而导致的基因组不稳定，其 MSI 和甲基化高度丰富，其模式不同于 EBV 阳性肿瘤，包括 MLH1 启动子区域的

甲基化导致 MLH1 沉默。鉴定出升高的体细胞突变率，包括 PIK3CA（42%）和 ERBB3（26%）的高度复发性突变，以及 12% 的肿瘤具有两种基因的改变。值得注意的是，缺少在 MSI 大肠癌中常见的 BRAF（V600E）突变。然而，胃 MSI 肿瘤具有较高的 PD-L1 表达率。

CIN 肿瘤的特征在于存在广泛的体细胞拷贝数畸变。尽管它们在 PIK3CA 和（或）ERBB3 中缺乏常见的突变，但它们却具有明显的非整倍性，但 TP53 突变的频率（71%）及受体酪氨酸激酶和细胞周期介导物的重复扩增很高，最著名的是 HER2（24%）。经常扩增编码基因的配体 VEGFA，以及细胞周期介导子（CCNE、CCND 和 CDK6）存在频繁扩增的现象。

GS 肿瘤的特征是在细胞黏附和血管生成相关途径中分子表达升高，主要表现为弥漫性组织学亚型（73%），而没有广泛的体细胞拷贝数畸变或突变或高甲基化率升高。在 GS 亚型（37%）中观察到编码细胞黏附分子 E-cadherin 的肿瘤抑制基因 CDH1 的丢失。TCGA 的分析表明，有 30% 的 GS 肿瘤在 Rho 信号通路的成分中具有新的改变，特别是 RHOA 的体细胞突变或涉及 Rho-GTPase 活化蛋白 CLDN18-ARHGAP6 或 26 的融合基因。CLDN18-ARHGAP 融合是互斥的具有 RHOA 突变，并富含 GS 肿瘤。考虑到 RHOA 在细胞运动中的作用，RHOA 或 CLDN18-ARHGAP6 的改变可能导致不同的生长方式和缺乏细胞内聚力，这是弥漫性肿瘤的标志。

2. **食管鳞状细胞癌和腺癌的分子分离**　尽管食管 ACA 和 SCC 具有一些重复出现的基因组改变，但在这两种疾病之间的改变模式中已发现了实质性差异[44-46]。TCGA 证实了食管 SCC 和 ACA 的分子特征[44]。令人惊讶的是，这项研究发现，食管中的 SCC 与其他器官类型的 SCC 相比，与食管 ACA 更相似，后者与胃癌的 CIN 亚型更相似。

在食管 SCC 和 ACA 中，细胞周期介体的基因组改变都很常见。CDKN2A 的失活和 CCND1 或 CDK6 的扩增，或 RB1 的丢失存在于大多数鳞状肿瘤中。细胞周期失调的模式在 ACA 中有所不同，其中 CCND1 仅在 15% 的肿瘤中扩增，而 CCNE1 的扩增更为常见。通过突变、缺失或表观遗传沉默，CDKN2A 在 76% 的 ACA 中失活。与 SCC（最常见的是 ERBB2）相比，食管 ACA 的潜在致癌扩增范围更广，在 32% 的 ACA 中发生了改变。进一步的分析发现，在食管 ACA 中，转化生长因子 -β（TGF-β）通路失调和 CTNNB1（β-catenin）激活频率降低均较 SCC 更为常见。因此，尽管许多相同的途径在 ACA 和 SCC 中发生体细胞改变，但受影响的特定基因却不相同，可能反映了不同的病理生理学，

并提出了不同的治疗方法。这些数据提醒不要在食管 ACA 和 SCC 混合人群中进行临床试验。

在食管 ACA 中，TCGA 分析发现 TP53、CDKN2A、ARID1A、SMAD4 和 ERBB2 中存在明显的突变[45,47-49]。这些发现与食管 ACA 的前体发育不良的 Barrett 食管中 CDKN2A 和 TP53 突变的发生是一致的。在这些突变中，通常仅在 ACA 中检测到含有 VEGFA、ERBB2、KRAS、EGFR、IGF1R、VEGFA 或 GATA6 的扩增和 SMAD4 的缺失，而在 SCC 中则没有[41,50]。

3. 食管腺癌与胃癌的关系 TCGA 网络表明，食管 ACA 比其他食管 SCC 更类似于胃癌。与胃癌联合评估时，食管 ACA 和 CIN 胃癌形成了与 EBV、MSI 或 GS 肿瘤不同的一组。评价所有胃食管 ACA，近端 CIN 的患病率增加，在 72 例食管 ACA 中有 71 例归为 CIN。进一步比较时，TCGA 发现胃 CIN 肿瘤中的染色体畸变与食管 ACA 之间存在明显的相似性。但是，食管 ACA 和胃 CIN 肿瘤之间也存在差异。与胃 CIN 癌相比，食管 ACA 肿瘤具有更高的 DNA 高甲基化水平。此外，相对于胃肿瘤，食管 ACA 具有较高的 SMARCA4 突变率和肿瘤抑制因子 RUNX1 缺失，但具有较低的 APC 突变率，提示 Wnt/β-catenin 的作用较弱。总体而言，尽管有一些明显区别，但数据表明，胃和食管 CIN 肿瘤缺乏绝对的二分特征，并且似乎没有明显的肿瘤类型[44]。

4. 食管鳞状细胞癌的分子特征 在食管 SCC 中，TCGA 研究确定了 TP53、NFE2L2、MLL2、ZNF750、NOTCH1 和 TGFBR2 基因的显著突变率。在食管 SCC 中特别发现 TERT、FGFR1、MDM2、NKX2-1 的扩增和 RB1 的缺失。这些肿瘤也有 3q 染色体的扩增，集中在 SOX2 基因座上[51]。同样在 3p 染色体上编码 SOX2 或鳞状转录因子 p63 的基因，是鳞状上皮细胞分化必不可少的基因，在 48% 的食管 SCC 中被扩增。这些数据表明存在特定的谱系改变，这些改变驱动食管 SCC 的进展。此外，食管鳞癌中 ZNF750 和 NOTCH1 的突变可能同样调节鳞状细胞的成熟[45,48,49,52]。

（二）靶向治疗的潜在分子改变

尽管胃癌和食管癌在临床上存在异质性和分子复杂性，但针对遗传突变和驱动肿瘤生长和侵袭的信号通路的靶向治疗药物已经开发并进行了临床研究。生物或靶向药物通常对食管 SCC 不利。目前临床上用于胃食管 ACA 的靶向疗法包括曲妥珠单抗、雷莫昔单抗和 Pembrolizumab。对于过量表达 HER2 的晚期或转移性食管 - 胃腺癌，应在第一线化疗中加入曲妥珠单抗。雷莫昔单抗（抗 VEGFR2 抗体）被认为是晚期胃或胃食管连接 ACA 的单一疗法或与紫杉醇联用的护理标准二

线治疗。派姆单抗最近被批准为表达 PD-L1 的胃癌的三线治疗药物。针对有丝分裂、血管生成和免疫检查点的信号传导途径的其他靶向治疗剂正在临床研究中，以治疗胃癌。

1. HER2 人类表皮生长因子受体（HER2，也称为 ErbB2）是由原癌基因 HER2（ERBB2）编码的跨膜酪氨酸激酶受体，位于染色体 17 上。目前的临床指南将肿瘤 HER2 过表达定义为 3+ 免疫组织化学染色或原位荧光杂交（FISH）阳性[53]。与远端胃癌相比，位于 GEJ 的癌症具有较高的 HER2 阳性率[54]。高分化和中分化的肿瘤比低分化肿瘤具有更高的 HER2 阳性率。尽管在一项研究中，HER2 扩增似乎与更差的预后相关[55]，大量研究无法证实 HER2 蛋白表达或基因扩增是独立的预后因素[56,57]。曲妥珠单抗是人源化免疫球蛋白 G1（IgG1）单克隆抗体针对 HER2 胞外域的抗体（mAb），可防止 HER2 受体的二聚化。在 3665 例患者样本中，曲妥珠单抗用于胃癌（ToGA）研究显示 810（22%）的 HER2 阳性[54]。ToGA 试验显示，与单独使用顺铂 - 氟嘧啶相比，曲妥珠单抗和顺铂 - 氟嘧啶（氟尿嘧啶或卡培他滨）化疗治疗的 HER2 阳性晚期胃癌患者具有显著的总体生存获益。肿瘤对 HER2 定向治疗的耐药性的发展也是一个重要的问题。曲妥珠单抗治疗的 HER2 阳性胃癌患者中约有 1/3 发生 HER2 表达丧失，这为曲妥珠单抗产生了可能的机制。随着肿瘤的进展，在 EGFR（13%）、TP53（92%）、细胞周期介体，如细胞周期蛋白依赖性激酶（42%）和 PI3K/AKT/mTOR 轴（21%）中观察到分子改变[58]。这些数据表明，需要进行重复活检以准确确定肿瘤进展后 HER2 定向治疗的适当使用[58]。

2. 其他受体酪氨酸激酶 迄今为止，用单克隆抗体或小分子抑制药靶向其他 RTK 尚未在胃食管癌患者中产生引人注目的疗效。尽管有来自 II 期试验的有希望的数据，但在两项大型的 III 期随机研究中，mAb 西妥昔单抗和帕尼单抗的抗 EGFR 指导治疗并未提供生存获益[59-62]。然而，回顾性生物标志物分析表明，肿瘤患者亚群窝藏 EGFR 扩增或拷贝数增加可能受益于这种疗法[59,60,63]。

在两项 III 期研究中，也有关于靶向 HGF/MET 轴的阴性结果[64,65]。为了实现抗 HGF/MET 治疗胃癌的希望，可能需要替代免疫标记（IHC）的其他生物标志物来指导患者选择以确定 MET 的状态。一种这样的选择是 MET 扩增，它可能是一种更合适的生物标志物，用于选择对 MET 抑制药有反应的肿瘤。初步数据显示，一些患者的 MET 扩增（发生在 <5% 的胃癌）可以用克唑替尼或 AMG337 等 MET 抑制药完全缓解[66,67]。

在 TCGA 胃癌数据集中，有 9% 的 CIN 肿瘤和 8%

的 GS 肿瘤带有 FGFR 扩增[41]。此外，发现 FGFR2 通路的激活是驱动携带 FGFR2 扩增的胃癌在体外和体内的生长和存活所必需的[68]。在一项 Ⅱ 期临床试验中，针对 FGFR 的靶向治疗在 FISH 选择的 FGFR2 扩增或 FGFR2 多体性肿瘤患者的无进展生存期上没有统计学上的显著差异[69]。探索性生物标志物分析显示，缺乏功效的原因可能是 FGFR2 扩增的明显肿瘤内异质性及与 FGFR2 蛋白表达升高的一致性低。应在临床实践中测试基于生物标志物的不同患者选择策略，例如无细胞血浆 DNA 中的 FGFR2 拷贝数。

3. 血管生成的信号通路　在所有 GEJ 和胃癌中，约有 7% 的血管内皮生长因子及其受体被扩增和过表达[41]。雷米库单抗是靶向 VEGFR2 的重组人源化 IgG1 mAb。在一线化疗期间或之后疾病进展后的晚期胃癌患者中进行了研究。雷莫昔单抗和紫杉醇联合治疗似乎是一线治疗后疾病进展的晚期胃癌患者最有效的治疗方案[70, 71]。

4. 免疫检查点分子　病毒抗原如 EBV（占 9% 的胃癌的标志）的存在已被证明会导致新表位的增加[41]，可能有助于抗肿瘤免疫反应。此外，白介素 12（IL-12）介导的信号签名的强度表明存在强大的免疫细胞，并与 PD-L1/2 过表达的证据相结合，为靶向免疫治疗提供了支持。因此，PD-L1 可能代表了这些肿瘤中有希望的靶标[72, 73]。派姆单抗和 Nivolumab 是针对 PD-1 的人源化单克隆抗体。它们通过阻止 PD-1 和 PD-L1/L2 之间的相互作用并对抗肿瘤的免疫逃避策略，增强了免疫系统检测和破坏癌细胞的能力。

5. 其他潜在目标　细胞周期介体（CCNE1、CCND1 和 CDK6）的频繁扩增表明，治疗性抑制细胞周期蛋白依赖性激酶的潜力很大。这些数据揭示了细胞周期激酶抑制药在治疗中的潜在作用，特别是在食管 SCC 中。GS 胃 ACA 亚型 RHOA 和 CLDN18 基因突变的发现也可用于开发新的治疗策略。

6. 小结　近年来，将食管癌和胃癌表征为分子亚型的过程已经演变，并为下一代潜在靶标提供了路线图。通过开发新药及其组合，这种新兴的分子理解可以转化为治疗性生物标志物和靶标，以期获得临床收益。TCGA 分类将有助于识别针对胃和食管 ACA 中的精准医学目标制定策略的机遇和挑战。正在进行大规模的国际研究，并将很快报道更多结果。希望对分子特征的进一步了解将刺激生物标志物驱动的靶向治疗在胃食管癌中的作用。

五、传播的病理学和途径

（一）病理

如前所述，食管癌的位置已从食管中部或高度转移到食管下 1/3 的肿瘤，较高的肿瘤更常见为 SCC，远端的肿瘤为 ACA。食管中有其他组织学的个别报道，但没有一个足够普遍以至于无法详细描述。腺癌占所有胃恶性肿瘤的 90%～95%，但淋巴瘤、平滑肌肉瘤、类癌、腺癌和 SCC 偶发。胃肠道间质瘤（GIST）是一个独特的实体，治疗（单独手术或加伊马替尼）与 ACA 明显不同，并且很少接受放射治疗。

就微观和总体病理特征而言，胃癌已按病理进行了分类。Lauren 分类系统包括预后改善的肠型（在胃癌患病率较高的地区居多）和预后差的弥漫性组织学类型（在患病率低的国家更常见）[36]。弥漫性癌在年轻患者中更常见，并在整个胃部发展，尤其是在贲门。肠型病变常为溃疡性溃疡，与弥漫型相比更常见于远端胃部。总体而言，胃癌可根据 Bormann 的五种类型进行分类：①息肉状或真菌性；②溃疡病灶周围边界升高；③溃疡合并胃壁浸润；④弥漫性浸润（可塑性）；⑤无法分类。日本胃癌研究会拥有一个分类系统，可将病变分为突出型（1 型）、浅表型 [2 型，包括高位（2a 型）、扁平（2b型）和凹陷（2c 型）亚型] 和挖掘型（3 型）[74]。

（二）传播途径

1. 食管　食管是一根长度约 25cm 的空心管，从咽部延伸到胃，由三部分组成：颈部、胸部和远端食管。宫颈食管位于中线的左侧，位于喉和气管的后面。胸腔食管的上部从气管分叉处经过，并离开主干支气管。胸下部食管在左心房后方延伸。食管远端的长度为 6～8cm，并融合到胃食管连接处。Siewert 根据肿瘤的解剖位置和肿瘤中心将 GEJ 的腺癌分为三类[75]。当前的分类系统将 GEJ 上方 1～5cm 处的肿瘤识别为食管远端肿瘤（Siewert1 型）。那些肿瘤中心位于 GEJ 近端 1cm 和远端 2cm 之内的肿瘤被分类为 Siewert2 型。肿瘤中心位于距 GEJ2～5cm 处的心下肿瘤被分类为 Siewert3 型。美国癌症联合委员会分期系统将 Siewert1 型和 2 型肿瘤归为食管的 ACA，符合 Siewert3 型标准的疾病被归类为胃癌[76]。

在食管中，黏膜淋巴管与黏膜下丛合并，然后与肌层中的淋巴管合并。这些通道与沿食管纵向延伸的广泛的淋巴管网络相通，并最终排入淋巴结组，如颈内静脉内淋巴结头部和腹腔淋巴结尾部。颈部食管癌的高危淋巴结包括下颈部、锁骨上和上气管旁淋巴结。有胃食管肿瘤风险的淋巴结包括肺韧带、心包旁、左胃、肝、脾和腹腔淋巴结。食管缺乏浆膜表面，仅通过疏松结缔组织外膜与邻近结构隔开。外膜对局部扩散几乎没有阻碍。因此，患有中高食管癌的患者会出现气管食管或食管支气管瘘。

2. 胃 胃被器官和组织结构包围，当病变扩散到胃壁之外时，这些器官和结构可能直接参与肿瘤的扩展。这些包括网膜、胰腺、横膈、横结肠或结肠系膜、十二指肠、空肠、脾脏、肝脏、肠系膜和腹腔血管、腹壁、左肾上腺和肾脏。尽管炎症引起的粘连可以模拟肿瘤的直接扩散，但应将胃癌与相邻结构之间的所有粘连视为恶性，如果可行，最好整体切除受累结构。胃壁的黏膜下层和浆膜下层内存在丰富的淋巴通道。微观或亚临床扩散超出可见的总体病变（硬膜扩散）通常通过淋巴通道发生。因此，应在术中获取胃切除切缘的冰冻切片，以确保切缘不受显微镜的影响。食管中的黏膜下淋巴丛突出，十二指肠中的浆膜下丛突出，使近端和远端的壁内肿瘤扩散。

由于胃中有许多淋巴引流途径，因此很难进行完整的淋巴结清扫术。虽然最初引流通常是沿着较浅和较大的弯曲淋巴结（使用日本的胃周淋巴结或 N_1 淋巴结），原发性淋巴结引流包括腹腔的所有三个分支（左胃、总肝、脾）和腹腔本身（日本 N_2 淋巴结）[74]。远端的淋巴结组包括肝十二指肠、胰周、肠系膜根（日本 N_3）、腹主动脉和中结肠（N_4）。当近端胃部病变扩展到食管远端时，该淋巴结系统处于危险中。

对于仅限于胃壁的癌症，尽管实际上可以扩散到任何器官，但静脉引流主要通过门静脉系统进入肝脏。最初评估时，多达 30% 的患者发现肝脏受累，主要是由于血行转移引起的，但有时是由于肿瘤直接扩散所致。当癌症向近端扩展以累及食管或向后扩展时，肺转移的风险就会增加。

因为胃是腹膜内器官，所以当病变超出胃壁到达游离腹膜（浆膜）表面时，可能会发生腹膜扩散。腹膜受累最初可能是受周围器官和韧带（胃肝、胃脾和胃结肠）限制的局部过程，但最常见的是弥散过程。

（三）临床表现、患者评估和分期

1. 临床表现 超过 90% 的食管癌患者会出现进行性吞咽困难，而且通常体重会明显减轻。其他发现包括吞咽痛、胸痛、咳嗽和与可能的呼吸道瘘相关的发热，与肿瘤累及喉返神经相关的声音嘶哑，以及腔内出血导致的黑斑。相反，对于胃癌，症状是非特异性的，包括食欲不振、腹部不适、体重减轻、虚弱（由于贫血）、恶心和呕吐，以及黑便。在诊断之前，主要症状的持续时间通常很短。

2. 患者评估 初诊食管或胃癌的患者应接受完整的病史和体格检查，但积极的体格检查发现是晚期疾病。实验室和影像学研究包括全血细胞计数、血清化学、凝血研究及胸部和腹部（及胃癌的骨盆）的对比计算机断层扫描。上消化道内镜检查是食管癌和胃癌的主要诊断方法。尽管溃疡内脏胃肿瘤和可塑性腹膜炎病变可能难以在内镜下诊断，但多次深部活检和冲洗可提高准确诊断的可能性。对于食管和胃部病变，也推荐使用内镜超声和 ^{18}F- 氟代脱氧葡萄糖 – 正电子发射断层扫描 / 计算机断层扫描和 PET/CT，但是约 30% 的胃癌并不热衷于使用 FDG PET。超声对于可能非常早期的病变至关重要。较不积极的局部手术可用于治疗。HER2 扩增的测试对食管远端病变和所有胃癌都很重要，因为抗 HER2 疗法具有已知的治疗优势。

对于局部手术患者，应评估其心脏和肺功能及营养状况。对于那些需要立即营养支持的患者，可以考虑使用空肠造口术或鼻胃喂养管，尽管大多数患者无须喂养管即可进行治疗。不建议使用胃饲管，因为它可能会干扰手术。在具有治疗意图的患者中，通常也避免放置支架[77]。对于怀疑有腹腔内转移性疾病的某些患者，可以考虑腹腔镜分期腹腔镜清洗，并且在明确切除时通常需要进行腹腔镜检查以确保在大范围切除之前不存在弥漫性疾病。

食管癌和胃癌的 T 和 N 分期的术前分期相对不准确，而 N 期的分期不足。尽管在美国，大多数患者表现出局部症状和更晚期的局部疾病，但超声检查的 T 期更为准确，除了 Barrett 食管患者或接受常规筛查的患者。

3. 分期 根据第 8 版 AJCC 分期，针对食管和胃癌的 TNM 分期系统基于对未经新辅助治疗而接受食管癌一级手术治疗的患者的病理标本的回顾。框 54–1、框 54–2 和框 54–3 中提供了该手册的暂存信息。对于食管癌和胃癌，原发肿瘤的累及深度、累及的区域淋巴结数目及远处转移的存在与否决定了分期。应当注意的是，食管 SCC 和 ACA 的分期系统非常相似，但不完全相同，主要区别在于分期分组。由于在治疗前的临床分期和手术阶段之间通常存在差异，因此在通常使用初始放疗和（或）化学疗法的时代，知道初始疾病的真实程度和结果报道的差异可能存在很大的不确定性。此外，尽管各中心报道了位于 GEJ 或附近的肿瘤的方式也存在差异。AJCC 指南指出，肿瘤中心向贲门延伸不超过 2cm 属于食管癌。这些公认的任意边界可能会被这些肿瘤的分子分类所取代，这些分子分类暗示了胃中延伸到食管的连续体，如本章生物学部分所述。

六、初级治疗

（一）手术方法

1. 食管 早期食管肿瘤（Tis，$T_{1a}N_0$，$T_{1b}N_0$）可以通过手术根治性方法进行初步治疗。内镜切除术的进展减少了患有高度不典型增生和 T_{1a} 浸润性食管癌的

框 54-1　TNM Staging of Esophageal Squamous Cell Cancer (SCC), AJCC Cancer Staging Manual, 8th Edition

Primary Tumor (T)[a]

Tx	Primary tumor cannot be assessed
T_0	No evidence of primary tumor
Tis	High-grade dysplasia[b]
T_1	Tumor invades lamina propria, muscularis mucosae, or submucosa
T_{1a}	Tumor invades lamina propria or muscularis mucosae
T_{1b}	Tumor invades submucosa
T_2	Tumor invades muscularis propria
T_3	Tumor invades adventitia
T_4	Tumor invades adjacent structures
T_{4a}	Resectable tumor invading pleura, pericardium, or diaphragm
T_{4b}	Unresectable tumor invading other adjacent structures, such as aorta, vertebral body, trachea, etc.

Regional Lymph Nodes (N)[c]

Nx	Regional lymph node(s) cannot be assessed
N_0	No regional lymph node metastasis
N_1	Metastasis in 1 to 2 regional lymph nodes
N_2	Metastasis in 3 to 6 regional lymph nodes
N_3	Metastasis in 7 or more regional lymph nodes

Distant Metastasis (M)

cM_0	No distant metastasis
cM_1	Distant metastasis
pM_1	Distant metastasis, microscopically confirmed

Histological Grade (G)

Gx	Grade cannot be assessed
G_1	Well differentiated
G_2	Moderately differentiated
G_3	Poorly differentiated, undifferentiated

Anatomic Stage/Prognostic Groups[f]
Squamous Cell Carcinoma[d]

Stage	T	N	M	Grade	Tumor location[e]
0	Tis (HGD)	N_0	M_0	NA	Any
ⅠA	T_{1a}	N_0	M_0	1, X	Any
ⅠB	T_{1a}	N_0	M_0	2 to 3	Any
	T_{1b}	N_0	M_0	X,1–3	Any
	T_2	N_0	M_0	1	Any
ⅡA	T_2	N_0	M_0	X,2 to 3	Any
	T_3	N_0	M_0	1 to 3	Lower
	T_3	N_0	M_0	1	Upper/middle
ⅡB	T_3	N_0	M_0	2 to 3	Upper/middle
	T_3	N_0	M_0	X	Any
	T_3	N_0	M_0	Any	X
	T_1	N_1	M_0	Any	Any
ⅢA	T_1	N_2	M_0	Any	Any
	T_2	N_1	M_0	Any	Any
ⅢB	T_2	N_2	M_0	Any	Any
	T_3	N_{1-2}	M_0	Any	Any
	T_{4a}	N_{1-2}	M_0	Any	Any
ⅣA	T_{4a}	N_2	M_0	Any	Any
	T_{4b}	Any	M_0	Any	Any
	Any	N_3	M_0	Any	Any
ⅣB	Any	Any	M_1	Any	Any

a. At least maximal dimension of the tumor must be recorded and multiple tumors require the T(m) suffix.
b. High-grade dysplasia (HGD), defined as malignant cells confined to the epithelium by the basement membrane.
c. Number must be recorded for total number of regional nodes sampled and total number of reported nodes with metastasis.
d. Or mixed histology, including a squamous component or not otherwise specified (NOS).
e. Location of the primary cancer site is defined by the position of the upper (proximal) edge of the tumor in the esophagus.
f. Pathological (pTNM).
Data from Amin MB, Edge S, Greene F, et al. (eds). *AJCC Cancer Staging Manual*, 8th ed, New York: Springer International Publishing; 2017.
NA, not applicable; TNM, Tumor-nodal-metastasis.

Barrett 食管病例的手术干预需求[78]。单一机构的回顾性研究证实，与高度异型增生或黏膜内 ACA 手术相比，EMR 的手术效果更好[79-81]。当没有高危特征如高等级和淋巴血管浸润时，即使是侵入到黏膜下层上半部（T_{1b} sm_1）的 ACA 病变也可以通过 EMR 成功治疗[82]。但是，

对于适当的人群，应考虑将长段 Barrett 食管具有不典型增生或具有高风险特征的黏膜肿瘤进行手术切除。内镜下黏膜下剥离术扩展了 EMR 技术，允许使用整块技术而不是零碎的手术切除更大的病灶（＞2cm）。配对分析显示，与食管切除术相比，$T_{1a\sim b}$ 食管鳞癌的 ESD 效

框 54-2　食管腺癌的 TNM 分期，第 8 版 AJCC 指南

原发灶（T）[a]		组织学分级（G）				
Tx	不能评估原发肿瘤	Gx	组织学分级不可评估			
T$_0$	无原发肿瘤迹象	G$_1$	分化良好			
Tis	高度不典型增生[b]	G$_2$	中分化			
T$_1$	肿瘤侵犯固有层、黏膜肌层或黏膜下层	G$_3$	低分化、不分化			
T$_{1a}$	肿瘤侵犯固有层或黏膜肌层	**解剖分期 / 预后组**[d] **腺癌**				
T$_{1b}$	肿瘤侵犯黏膜下层	分期	T	N	M	等级
T$_2$	肿瘤侵犯固有肌层	0	Tis（HGD）	N$_0$	M$_0$	不适用
T$_3$	肿瘤侵犯动脉外膜	I A	T$_{1a}$	N$_0$	M$_0$	1，X
T$_4$	肿瘤侵犯邻近结构	I B	T$_{1a}$	N$_0$	M$_0$	2
T$_{4a}$	可切除的肿瘤侵犯胸膜、心包或膈肌		T$_{1b}$	N$_0$	M$_0$	1～2，X
T$_{4b}$	不可切除的肿瘤侵犯其他邻近结构，如主动脉、椎体、气管等	I C	T$_1$	N$_0$	M$_0$	3
		I C	T$_2$	N$_0$	M$_0$	1，2
		II A	T$_2$	N$_0$	M$_0$	3，X
区域淋巴结（N）[c]		II B	T$_3$	N$_0$	M$_0$	任意
Nx	不能评估区域淋巴结		T$_1$	N$_1$	M$_0$	任意
N$_0$	无局部淋巴结转移	III A	T$_1$	N$_2$	M$_0$	任意
N$_1$	1～2 个区域淋巴结转移		T$_2$	N$_1$	M$_0$	任意
N$_2$	3～6 个区域淋巴结转移	III B	T$_2$	N$_2$	M$_0$	任意
N$_3$	7 个以上区域淋巴结转移		T$_3$	N$_{1～2}$	M$_0$	任意
远处转移（M）			T$_{4a}$	N$_{0～1}$	M$_0$	任意
cM$_0$	没有远处转移	IV A	T$_{4a}$	N$_2$	M$_0$	任意
cM$_1$	远处转移		T$_{4b}$	N$_{0～2}$	M$_0$	任意
pM$_1$	远处转移，显微镜已证实		任意	N$_3$	M$_0$	任意
		IV B	任意	任意	M$_1$	任意

a. 至少必须记录肿瘤的最大尺寸，并且多个肿瘤需要 T（m）后缀
b. 高度不典型增生（HGD），定义为基底膜限制在上皮细胞中的恶性细胞
c. 必须记录采样的区域淋巴结总数和报告的转移淋巴结总数
d. 病理（pTNM）
引自 Amin MB, Edge S, Greene F, et al.（eds）. *AJCC Cancer Staging Manual*, 8th ed, New York: Springer International Publishing; 2017.
TNM, Tumor-nodal-metastasis.

果更好[83]。

　　食管及其相关淋巴结的手术切除是食管癌的重要治疗方式。外科手术的治疗目标包括 R$_0$（切缘阴性）切除、适当的淋巴结清扫术及尽量减少术后并发症。这是一个复杂的手术，术后发病率和死亡率很高。由于麻醉、手术技术、重症监护和并发症的术后处理方面的进展，在大容量医疗中心，30 天死亡率已从大于 20% 降至 3%～4%[84, 85]。尽管死亡率降低，但发病率仍然很高，许多患者（30%～60%）经历一种或多种以下症状：

肺部并发症（肺炎、呼吸衰竭、急性呼吸窘迫综合征）、心律失常、吻合口瘘、败血症、乳糜胸、喉返神经损伤、肠梗阻和伤口感染[85-88]。慎重的患者选择、适当的手术计划及对细节的关注对于改善食管癌手术患者的预后至关重要。

　　肿瘤的位置、患者的特点和外科医生的偏好都是决定手术方法的重要因素。外科医生必须在阴性手术切缘和适当的淋巴结清扫的需要与计划手术相关的风险之间取得平衡。手术技术决定了残余食管和导管之间吻合的

框 54-3　AJCC 指南（第 8 版）胃癌的 TNM 分期

原发灶

T 分期	定义
T_X	不能评估原发肿瘤
T_0	无原发肿瘤迹象
Tis	原位癌：上皮内肿瘤，未侵犯固有层，高度异常增生
T_1	肿瘤侵犯固有层、黏膜肌层或黏膜下层
T_{1a}	肿瘤侵犯固有层或黏膜肌层
T_{1b}	肿瘤侵犯黏膜下层
T_2	肿瘤侵犯固有肌层 [a]
T_3	肿瘤穿透浆膜下结缔组织而不侵犯内脏腹膜或邻近结构 [b,c]
T_4	肿瘤侵犯浆膜（内脏腹膜）或邻近结构 [b,c]
T_{4a}	肿瘤侵犯浆膜（内脏腹膜）
T_{4b}	肿瘤侵犯邻近结构/器官

区域淋巴结（N）

N 分期	定义
N_X	不能评估区域淋巴结
N_0	无局部淋巴结转移
N_1	1～2 个区域淋巴结转移
N_2	3～6 个区域淋巴结转移
N_3	7 个以上区域淋巴结转移
N_{3a}	7～15 个区域淋巴结转移
N_{3b}	16 个以上区域淋巴结转移

远处转移（M）

M 分期	定义
M_0	无远处转移
cM_1	远处转移
pM_1	远处转移，显微镜已证实

预后分期分组

临床（cTNM）

T 分期	N 分期	M 分期	分期
Tis	N_0	M_0	0
T_1	N_0	M_0	I
T_2	N_0	M_0	I
T_1	N_1, N_2, N_3	M_0	II A
T_2	N_1, N_2, N_3	M_0	II A
T_3	N_0	M_0	II B
T_{4a}	N_0	M_0	II B
T_3	N_1, N_2, N_3	M_0	III
T_{4a}	N_1, N_2, N_3	M_0	III
T_{4b}	任意 N	M_0	IV A
任意 T	任意 N	M_1	IV B

病理（pTNM）

T 分期	N 分期	M 分期	分期
Tis	N_0	M_0	0
T_1	N_0	M_0	I A
T_1	N_1	M_0	I B
T_2	N_0	M_0	I B
T_1	N_2	M_0	II A
T_2	N_1	M_0	II A
T_3	N_0	M_0	II A
T_1	N_{3a}	M_0	II B
T_2	N_2	M_0	II B
T_3	N_1	M_0	II B
T_{4a}	N_0	M_0	II B
T_2	N_{3a}	M_0	III A
T_3	N_2	M_0	III A
T_{4a}	N_1	M_0	III A
T_{4a}	N_2	M_0	III A
T_{4b}	N_0	M_0	III A
T_1	N_{3b}	M_0	III B
T_2	N_{3b}	M_0	III B
T_3	N_{3a}	M_0	III B
T_{4a}	N_{3a}	M_0	III B
T_{4b}	N_1	M_0	III B
T_{4b}	N_2	M_0	III B
T_3	N_{3b}	M_0	III C
T_{4a}	N_{3b}	M_0	III C
T_{4b}	N_{3a}	M_0	III C
T_{4b}	N_{3b}	M_0	III C
任意 T	任意 N	M_1	IV

术后新辅助治疗（ypTNM）

T 分期	N 分期	M 分期	分期
T_1	N_0	M_0	I
T_2	N_0	M_0	I
T_1	N_1	M_0	I
T_3	N_0	M_0	II
T_2	N_1	M_0	II
T_1	N_2	M_0	II
T_{4a}	N_0	M_0	II
T_3	N_1	M_0	II
T_2	N_2	M_0	II
T_1	N_3	M_0	II
T_{4a}	N_1	M_0	III
T_3	N_2	M_0	III
T_2	N_3	M_0	III
T_{4b}	N_0	M_0	III
T_{4b}	N_1	M_0	III
T_{4a}	N_2	M_0	III
T_3	N_3	M_0	III
T_{4b}	N_2	M_0	III
T_{4b}	N_3	M_0	III
T_{4a}	N_3	M_0	III
任意 T	任意 N	M_1	IV

a. 肿瘤可能会穿透固有肌层，并延伸进入胃结肠、胃肝韧带、大网膜或小网膜，而没有覆盖这些结构的内脏腹膜穿孔。在这种情况下，肿瘤被分类为 T_3。如果覆盖胃韧带或大网膜内脏腹膜穿孔，则肿瘤应分类为 T_4

b. 胃的相邻结构包括脾、横结肠、肝、膈、胰、腹壁、肾上腺、肾、小肠和腹膜后

c. 十二指肠或食管的壁内延伸不被认为是对相邻结构的侵犯，而是根据这些部位中任何部位的最大侵犯深度来分类

引自 Amin MB, Edge S, Greene F, et al.（eds）. *AJCC Cancer Staging Manual*, 8th ed, New York：Springer International Publishing；2017.

位置。食管置换手术可采用宫颈或经胸吻合术进行（图 54-1A 和 B）。经食管食管切除术（图 54-1C）和三视野（改良 McKeown 食管切除术）均需进行宫颈吻合术。Ivor-Lewis 技术涉及右侧胸腔内吻合术。食管切除术和颈椎吻合术对于胸廓近端肿瘤患者至关重要，以确保足够的切缘。患有食管远端和 GEJ 肿瘤的患者更常使用胸腔内手术。比较经食管和经胸食管切除术的单机构回顾性研究显示，吻合口瘘、肺炎、喉返神经损伤、乳糜胸、心脏并发症和住院死亡率存在差异[89]。但是，比较这两种方法的三项随机对照试验显示，术后发病率或死亡率无差异[86, 90, 91]。两项研究显示，经胸组的 5 年 OS 有改善的趋势，但没有统计学意义[86, 92]。

微创食管切除术（MIE）将腹腔镜检查和（或）胸腔镜检查应用于较早描述的开放式手术方法。食管切除术也可以通过手术机器人［机器人辅助 MIE（RAMIE）］进行。从历史上看，开放式食管切除术与高发病率和降低术后生活质量有关。MIE 和 RAMIE 的目标是提供等效的肿瘤学程序，减少并发症，并增加术后 QoL。一项随机对照试验和一些大型数据库研究已将 MIE 与开放性食管切除术进行了比较。MIE 与输血次数减

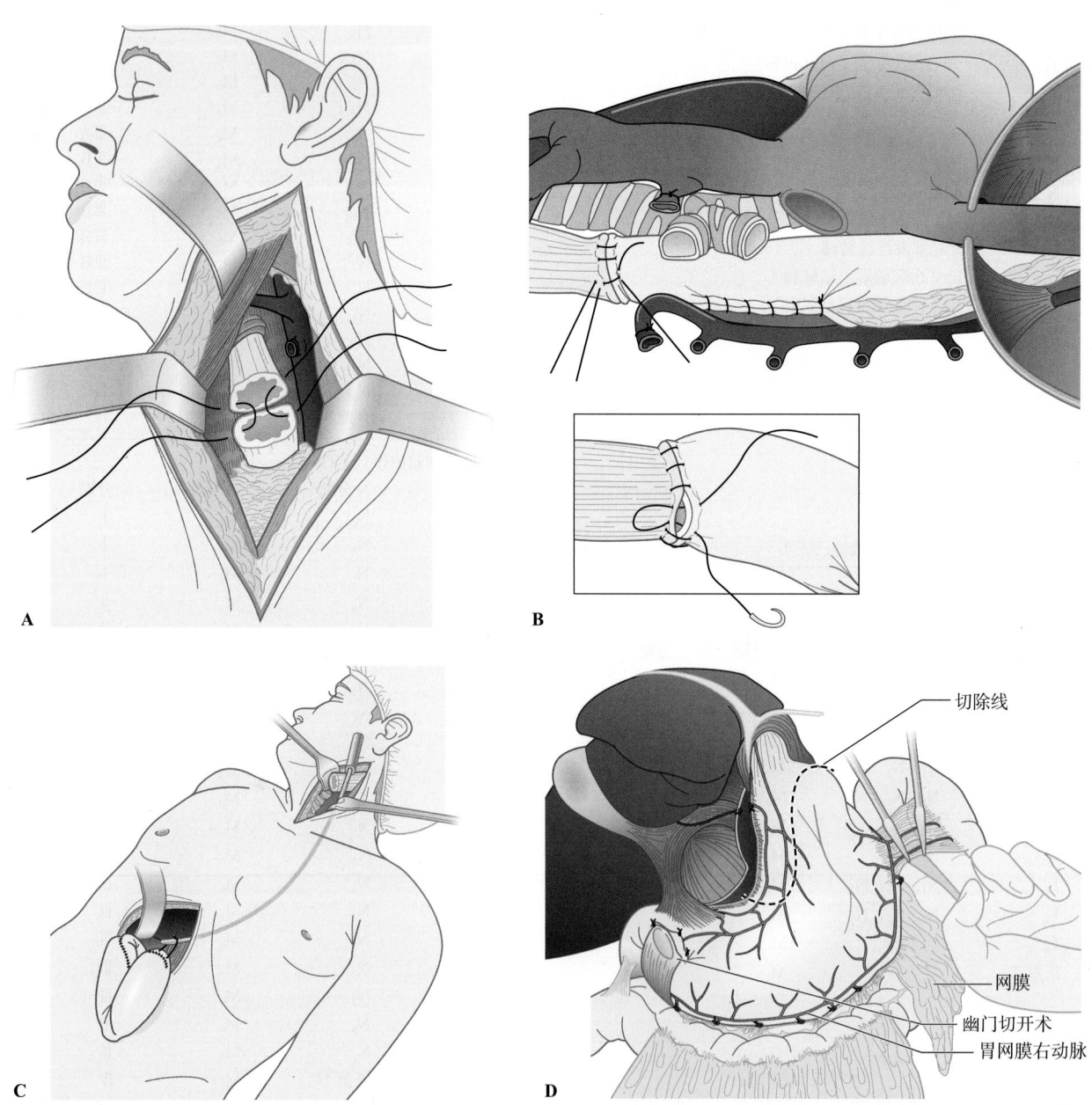

▲ 图 54-1　A 和 B. 通过左颈部（A）或胸腔内（B）切口将胃与残留的食管吻合。C. 在通过剖腹术和左颈部切口的经食管食管切除术中，准备好胃部并将其连接到协助将其输送到颈部进行吻合的装置上。D. 对于腹腔内准备胃管，保留右胃上动脉以提供血液，同时将短的胃动脉和胃左动脉分开。幽门切开术永久性地打开幽门，以协助胃排空。图中显示了一条推荐的切除线，但是可以根据胃的大小和肿瘤的位置进行调整

少、肺部并发症减少、住院时间缩短和生活质量得分提高有关[84, 87, 93]。两组的长期生存率在统计学上没有差异[87, 93]。MIE 在全球范围内受到关注，利用率从 2010 年的 26.9% 增加到 2015 年的 55.9%[87]。随着采用这些方法培训的外科医生人数的增加，预计 MIE 和 RAMIE 都将持续增长。

食管切除部分需要用从胃肠道来的可行导管代替，以恢复连续性。胃是首选的导管，并且是外科手术切除中最常用的导管（图 54-1D）。如果胃因先前的手术而受损或血液供应不足，则需要其他选择。如果胃不是可行的导管选择，则可以使用结肠（左或右）或空肠代替。如果发生结肠间置，则动员结肠的所需部分，以维持适当的肠系膜血液供应。这种方法需要两个单独的吻合，一个食管结肠和一个胃结肠。空肠可以用作自由间置、带蒂插入或 Roux-en-Y 替代。游离空肠间置术需要微血管吻合，并且只能在专门的中心进行。

食管切除术中淋巴结清扫术的范围仍存在争议。食管淋巴结的三个区域是腹部淋巴结（腹腔、左胃、胃肝韧带和肝总）、胸腔内淋巴结（纵隔和肺门）和颈淋巴结（锁骨上、颈和食管旁）[89, 94]。在 AJCC 第 8 版分期中，所有列出的淋巴结均被视为区域淋巴结。淋巴结清扫术的选择包括"三视野"解剖或在少于三个视野中获得淋巴结的选择性解剖。选择性淋巴结清扫术的支持者依赖于支持肿瘤位置与特定淋巴结引流盆之间相关性的数据。这意味着食管下段肿瘤扩散到上腹和食管旁副淋巴结，食管上段肿瘤扩散到子宫颈和纵隔上淋巴结，而胸中部肿瘤则可能沿任一方向扩散到淋巴结[94]。然而，使用三视野淋巴结清扫术的研究表明，ACA（30%）和 SCC（50%~76%）的跳跃转移发生率很高[94, 95]。一些研究比较了接受扩展或三视野淋巴结清扫术与选择性淋巴结清扫术的患者，淋巴结清扫术在扩展组中显示出更好的长期生存[92, 94]。目前尚无淋巴结清扫术的手术指南，但是该方法可以通过评估个体患者淋巴结扩散的风险来指导。早期或低危肿瘤可以通过选择性淋巴结清扫术来治疗，而中高风险（$T_{2\sim3}N_{1\sim3}$）患者应进行扩大或三视野淋巴结清扫术[94]。

食管切除术作为化学疗法和放射疗法的辅助手段，在治疗局部晚期和淋巴结阳性的食管癌患者中也起着重要的作用。从历史上看，手术、化学疗法和放射疗法的顺序是不固定的。选项包括仅手术、手术后进行化疗、化疗后进行手术或化学放疗后进行手术。Van Hagen 等进行了一项随机对照试验，比较在食管癌中单独手术与新辅助放化疗后再手术的关系[96]。R_0 切除的能力从单纯手术组的 69% 增加到三联疗法组的 92%。最终分析表明，与不考虑组织学亚型而单独接受手术的患者相比，多模式治疗组具有生

存优势。这些结果增加了对新辅助化学放疗及随后的手术作为这些患者选择的治疗策略的接受度。

2. 胃　对于不限于淋巴结受累（Tis 或 $T_1N_0M_0$）而局限于胃黏膜或黏膜下层的癌，单独手术切除是一种出色的治疗方法。尽管这些早期胃癌在日本的发生率超过 30%，但在美国和其他西方国家的发生率不到 5%。内镜切除术已被用于某些早期胃癌患者[97]。日本胃癌协会更新的指南将内镜治疗的绝对适应证定义为分化良好的 ACA，无溃疡，T_{1a} 和病灶尺寸≤2cm[98]。一项针对队列研究的配对研究表明，与胃切除术相比，接受 EMR 治疗的 T_{1a} 患者的生存率或局部复发率均无差异[99]。尽管 EMR 后发生异时性癌症的风险较高，但所有这些病例均通过重复 EMR 成功治疗。随着获得更广泛的技术专长并报道了长期数据，如 ESD 之类的先进技术可能会进一步扩大内镜治疗的适应证[100]。

外科手术切除疾病的胃和淋巴结仍然是所有潜在可治愈的胃癌，其浸润深度超过浅表黏膜的主要疗法。通过根治性远端次全切除术可以消除在身体或胃窦中产生的大多数癌症，并有足够的余量。这去除了大约 80% 的胃及十二指肠的第一部分、胃肝和胃结肠的全肠，以及与腹腔轴的三个分支相邻的淋巴结组织。三项针对远端胃癌的随机试验的研究表明，全胃切除术不能通过提供更大的余量和消除多中心疾病来改善生存率，但是确实增加了发病率和死亡率[101-103]。这些试验中最大的一项是一项多中心意大利研究，该研究将 618 例患者随机分配至 D_2 淋巴结清扫术和全胃切除术或全胃切除术[103]。广泛或近端癌症可能需要进行全胃切除术以达到足够的近端胃边缘。但是，当次全胃切除术可以提供 5cm 的间隙时，则无须进行全胃切除术[104, 105]。胃癌易于通过黏膜下和浆膜下淋巴管扩散，这表明必要时需在可见病变范围之外对切缘 5cm 的正常胃进行手术切除。如果手术切缘的冰冻切片病理评估未能确认近端和远端切除切缘的适当性，则可能有必要扩大切除范围，以包括一些（或其他）食管或十二指肠。

如果打算进行根治性切除，则应采用整体延伸切除术治疗超出胃壁的直接延伸，以达到负切缘。局部肿瘤扩展的常见例子包括胰腺的身体或尾部受累（通过远端胰切除术和脾切除术治疗）、横行中结肠的浸润（通常需要横结肠切除术）及脾脏的受累（脾切除术）或左叶肝脏（通常需要 1cm 或更宽间隙的楔形切除）。

胃癌淋巴结清扫术的最佳范围仍存在争议。多项研究表明，淋巴结转移的存在和程度与原发肿瘤的浸润深度有关[106-108]。尽管一些非随机临床试验表明，扩大的淋巴结切除术可以改善生存率[109-114]，其他非随机[115, 116]和随机试验[117-123]尚未显示出优势。荷兰一项大型的多

中心Ⅲ期研究招募了 996 名可评估的患者，并提供了关于在胃癌中缺乏广泛的淋巴结清扫术价值不足的客观数据[118]。在 711 例行根治性切除术的患者中，随着淋巴结清扫范围的扩大，发病率和死亡率均显著更高[119-121]。英国医学研究理事会（MRC）对 400 例患者进行的一项随机研究也显示，其治愈率更高[122, 123]。在荷兰或英国的试验中均未发现无病生存期或 OS 的获益（表 54-1）。在日本进行的扩大淋巴结清扫术所见到的任何明显的生存获益，可能都是由于阶段转移而不是高级手术所致。荷兰试验的最新结果为 10～15 年的随访表明，N_2 疾病患者可能倾向于 OS 有利于 D_2 切除术，并显示局部区域控制得到改善，D_2 切除术使胃癌的死亡人数减少[124, 125]。此外，发病率和死亡率与脾切除术、胰腺切除术和 70 岁以上年龄显著相关。随后的试验表明，可以省略标准的胰腺切除术，脾切除术和主动脉旁淋巴结清扫术，以提高 D_2 切除术的安全性，而不会损害癌症的结果[126-129]。当前标准支持在经验丰富中心进行 D_2 切除术，至少可产生 15 个淋巴结用于病理检查[130-132]。

后续将分析胃切除术后的生活质量[133, 134]。在海德堡大学的 104 例患者的报道中，在胃切除术后 12 个月，接受小袋重建的全胃切除术组的胃倾倒的术后症状与仅远端手术的组无显著差异[135]。一项针对 120 位需要全胃切除术加袋囊的患者进行的前瞻性试验随机分为两种不同类型的重建术（空肠介入与 Roux-en-Y），发现食物的通过、体重或 QoL 参数没有差异[136]。然而，对于所有患者来说，都存在与脂肪、铁和钙的吸收减少及内在因素的丧失有关的显著的生活质量问题，从而导致维生素 B_{12} 缺乏。这些损失需要通过膳食补充剂(铁和钙)、骨质疏松症监测和可能的每月维生素 B_{12} 注射来解决。

某些患者的病灶不能完全切除，病理边缘阴性，无法达到症状性减轻，但可能需要进行根治性大肠切除术或全胃切除术，但应谨慎使用，以避免急性和长期发病，如严重的早期饱腹感。有症状的梗阻、出血和溃疡的患者，甚至有穿孔的患者，即使进行有限的胃切除，也可以成功缓解症状。当此手术适用于大块或近端肿瘤时，全胃切除术对晚期胃癌的结果显示出良好的生活质量，但对于塑性鼻炎患者，症状缓解的可能性较小[137]。如果所有的大体疾病都可以切除，邻近器官可以切除，但如果残留的大体肿瘤（可见或可触及）仍然存在，则很少有正当理由。如果用手术夹标记依从或残留疾病的部位，术后放射加化疗可以更准确地进行。

（二）手术无关的生存结果

1. 食管癌 历史上，食管癌术后 5 年的 OS 率约为 20%。Walsh 等在 1996 年报道的试验因结果不佳而受到批评，仅接受手术治疗的患者 3 年总生存率仅为 6%[138]。CROSS 试验在仅接受手术治疗的局部晚期队列研究中提供了更现代的基准，即 5 年 OS 为 33%（78% 的患者患有病理性 T_3 疾病，而 75% 的患者病理性淋巴结阳性）[96, 139]。有趣的是，这项法国研究还仅在Ⅰ期和Ⅱ期临床阶段的研究队列中单独进行手术后 5 年 OS 达到 33%[140]，这可能部分是由于发现 39% 的患者在病理学上已升级至第Ⅲ分期。

2. 胃癌 尽管改善了围术期护理，导致术后死亡率大幅下降，但在西方国家，仅手术治疗的 OS 对晚期胃癌仍然很差[141]。来自欧洲的大量评论报道称，早期胃癌患者具有出色的 5 年生存率（83%），但对于更具侵袭性的癌症，生存率显著降低（胃窦肿瘤为 31%，胃中部肿瘤为 24%，贲门肿瘤占 16%）[142]。通过切除局限于黏膜或黏膜下层的病变，全世界已经实现了超过 90% 的生存率[143-146]。早期病变的 5 年生存率较低的报道发现，大多数死亡率是由非癌性原因引起的[144, 147]。存活率与胃壁浸润或淋巴结受累程度成比例地降低。当涉及 N_1 或 N_2 淋巴结时，西方报道结果显示 5 年 OS 为 10%～30%[148, 149]，而日本作者报道 5 年 OS 为 25%～60%（小于 10% 涉及 N_3 或 N_4）[109, 150-153]。尽管已经提出了病理分期的差异，有不同的肿瘤生物学和更彻底的手术切除作为解释，但美国和日本对 N_1 或 N_2 疾病结果差异的原因仍不确定。即使在亚洲，一半以上浸润性胃癌患者不能在此疾病中幸存下来。这一事实构

表 54-1　手术范围：D_1 与 D_2 切除的随机试验

系　列	患者人数	5 年生存率（%）		术后死亡率（%）		P 值
		D_1	D_2	D_1	D_2	
Dutch[120, 121]	711	45	47	4	10	<0.05
MRC[122, 123] a	400	35	33	6.5	13	<0.05

a. 将 D_1 切除定义为美国癌症联合委员会淋巴结切除术（原发肿瘤 3cm 内）
MRC. 医学研究理事会
两项试验均显示切除范围更广，发病率和死亡率显著增加

成了对新的非手术疗法的需求的基础。食管癌和胃癌仅在手术中增加新辅助疗法和辅助疗法，即可进行Ⅲ期临床试验，结果将在随后进行讨论。

（三）单纯化疗

远距离失败率超过 70%，必须考虑全身治疗以改善胃食管癌预后。但是，仅靠化学疗法并不是治愈方法。已经评估了多种化学治疗剂对局部晚期不可切除或转移性疾病患者的反应，但是典型单药治疗的反应率约为 20%，联合用药方案的缓解率约为 50%。尽管反应率提高了，但反应持续时间通常很短。最近的综述总结了化学疗法在食管癌和胃癌中的作用[154, 155]。对于这两种组织学亚型，标准的一线治疗通常是铂类和氟嘧啶类药物的联合，对表现良好的患者加用多西紫杉醇。本章其他地方将讨论全身疗法，包括新的靶向疗法。

（四）单纯放疗

既往报道了仅使用 EBRT 来治疗食管癌患者的结果，这些患者大多是拒绝手术的患者或患有无法切除的肿瘤（T_4）或严重合并症的患者。仅局部放疗后在临床上局部食管癌中的治疗效果仍然很差，其 2 年生存率为 10%～20%，5 年生存率约为 5%[156-163]（表 54-2）。尸检研究结果表明，50%～89% 的患者既有局部疾病，也有未发现的远处疾病[164]。仅对照射后失败模式的文献回顾表明，剂量大于 50Gy 时局部失败率在 50%～91%[161, 162, 164]。增加总辐射剂量，包括使用改变或加速分割方案，都未能提高疗效[162, 163, 165-167]。在放射治疗肿瘤学组（RTOG）85-01 试验中，53 例放疗组患者接受了 64Gy/2Gy 的常规方式[161, 162]。2 年远处复发率为 59%，远处复发为 37%，3 年生存率为 0%[161, 162]。

表 54-2　单纯放疗以根治食管癌的结果

研究者	年　份	患者数	5 年生存（%）
Newaishy 等[156]	1956—1974	444	9
Van Houtte[159]	1962—1972	81	3
Lewinsky 等[160]	1966—1971	85	4
Petrovich 等[452]	1963—1986	137	2
Herskovic 等[161, 162]	1986—1990	53[a]	0
Shi 等[165]	1988—1990	42[b]	33
Girinsky 等[163]	1986—1993	88[b]	6（3 年）

a. 逐步升级的总剂量: 32 次，64Gy
b. 更改 / 加速分割

尽管一些未切除胃癌的患者仅通过放疗或联合化

疗即可长期生存，但在可行的情况下，这不是可替代手术切除联合辅助治疗的方案。疾病的最初体积及胃和周围器官的有限耐受性阻止了治愈和并发症之间的适当治疗比率。当术前诊断出局部无法切除的疾病时，术前放化疗最好在尝试切除所有主要原发和淋巴结疾病之前进行。但是，现有文献表明，胃的 ACA 具有放射敏感性。Wieland 和 Hymmen 在可行的情况下使用 60Gy（每天 1.5～2.0Gy），其中 3 年生存率为 11%（9/82），5 年生存率为 7%（5/72）[168]。Takahashi 发现，患有无法切除的肿瘤的患者或接受放射线姑息治疗的患者（是否也使用化学疗法未知），其 1 年平均生存率为 74%（32/43），2.5 年生存为 27%（12/43），比历史对照要长 9～10 个月[169]。

（五）联合疗法

联合方式疗法已成为治疗非转移性食管癌和胃癌的标准，但非常早期的疾病除外，因为单一方式疗法的生存率很低。

许多单中心及多中心机构已研究了并发放疗和化疗在局限性食管癌和胃癌患者管理中的应用，无论是作为最终治疗还是辅助治疗。大量信息表明，化疗药物如氟尿嘧啶、卡培他滨、顺铂、奥沙利铂、卡铂、丝裂霉素、吉西他滨、伊立替康、多西紫杉醇和紫杉醇在与放疗联合使用时具有大于相加效应的效果。此外，越来越多的证据表明将靶向疗法纳入治疗方案可能会增强放射增敏作用。因此，大多数测试多模态疗法的研究都在同时进行的过程中使用了这些药物。辐射与化学治疗剂之间相互作用的机制很复杂，仍尚未完全了解。

1. "治愈性切除术"后的复发模式　食管和胃癌手术后，肺、肝和骨的远距离转移是复发的主要方式。SCC 患者也有上消化道其他癌症的风险。对于胃癌和 GEJ 癌症，已通过临床，手术和尸检等系列检查得到了大量信息，扩充了有关失败模式的认知[170-180]。肿瘤床和局部淋巴结（RF）或远距离失败中的局部复发或衰竭、通过血源性（DM）或腹膜（PS）途径都是"治愈性切除"后复发的常见机制。对于 GEJ 的病变，肝和肺都是 DM 的常见部位。在胃部病变不扩展到食管的情况下，DM 的最常见部位是肝脏，如果将有效的"腹部"或肝脏疗法与原发性肿瘤和局部淋巴结治疗相结合，可以预防许多复发。

胃癌手术后的局部区域失败模式通常发生在胃床和附近淋巴结区域（表 54-3 和图 54-2）。吻合口、胃残余物或十二指肠残端的肿瘤复发也很常见。在明尼苏达大学的一项再手术分析中[170, 171]，86 例复发患者中有 29%（105 例可评估的高危患者中有 23%）发生局部区

表 54-3　临床、再手术和尸检中局部复发的方式

失败部位	发生率：任何局部或区域复发的组成部分［例数（%）］			
	MGH [174]（临床）（*n*=130）	U.Minn. [170, 171]（再手术）（*n*=105）	McNeer 等 [175]（尸检）（*n*=92）	Thomson 和 Robins [176]（尸检）（*n*=28）
胃床	27（21）	58（55）	48（52）	19（68）
吻合口	33（25）	28（27）	55（60）	15（54）
腹部或创伤口	—	5（5）	—	—
淋巴结	11（8）	45（43）	48（52）	—

MGH. 马萨诸塞州综合医院；U.Minn. 美国明尼苏达州立大学

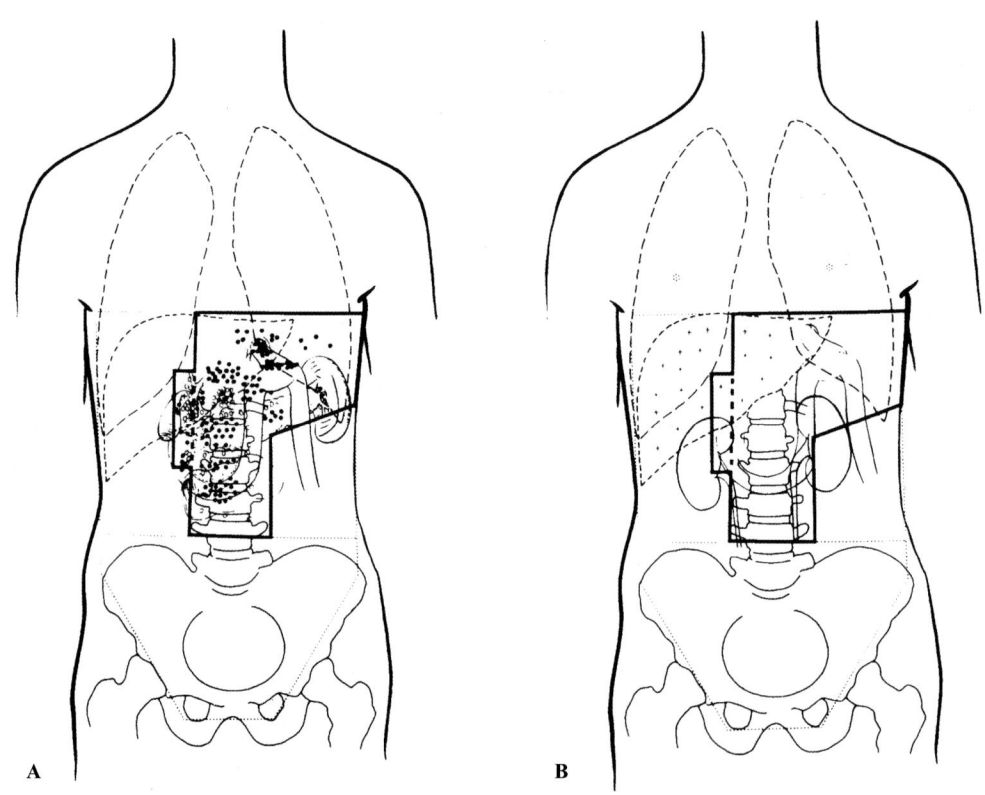

▲ 图 54-2　在明尼苏达大学胃癌手术系列中，理想化叠加照射野的失败模式，以及与剂量限制器官或结构的关系

•. 周围器官或组织的局部失败；O. 淋巴结衰竭；*. 肺转移；+. 肝转移［改编自 Gunderson LL, Sosin H. Adenocarcinoma of the stomach areas of failure in a reoperation series（second or symptomatic looks）: Clinicopathologic correlation and implications for adjuvant therapy. *Int J Radiat Oncol Biol Phys*. 1982；8：1］

域性失败，88% 的复发是失败的组成部分。更广泛的手术程序，包括常规的脾切除术、网膜切除术和根治性淋巴结清扫术，既没有改善生存率[178]，也没有降低局部区域衰竭的发生率[170, 171]。即使在进行根治性淋巴结清扫的情况下，仍有很大比例的患者在最初淋巴结清扫范围内复发（移除 N₁ 和 N₂，无论是否有 N₃ [171]）。这些数据表明在该解剖位置难以完成淋巴结清扫和淋巴结清扫术，并部分解释了在先前讨论的Ⅲ期手术试验中与 D₁

淋巴结清扫术相比，D₂ 缺乏生存获益。

我们详细分析了在马萨诸塞州综合医院（MGH）接受以治疗为目的的切除术的 130 名患者的分期复发模式[174]。49 例（38%）局部复发作为失败的任何组成部分，21 例（130 例危险患者中的 16% 和 88 例疾病进展患者中的 24%）失败的唯一原因。局部复发风险较高的部位包括胃床（130 例中的 27 例，占 21%）和吻合残胃（130 例中的 33 例，占 25%）。胃床、局部淋巴结

和腹膜衰竭的真实发生率可能更高，因为这既不是手术也不是尸检系列（表 54-3）。明尼苏达大学的再手术分析[170, 171] 和华盛顿大学的尸检分析[177] 中都存在有关分期复发模式的更多信息。虽然复发模式的数据在这样的分析中更准确，但患者的选择是有偏差的。纪念斯隆-凯特琳癌症中心对复发模式进行的一项更现代的临床分析显示，50% 的复发患者有局部区域因素。相反，近 3000 名Ⅲ期胃肿瘤患者在 D_2 淋巴结清扫后，在 23.8% 的患者中，区域性衰竭被认为是首次失败的任何组成部分，而仅在 12.8% 的患者中首次失败是局部性失败[181]。

2. 术后放疗　几例回顾性研究[182-184] 和一些较小的前瞻性随机试验[185, 186] 对接受食管切除术的食管 SCC 患者单独进行术后放疗（无化疗）的作用进行了评估。这些研究的结果是相互矛盾的，但是对于复发风险高的亚群，包括 T_3 疾病、淋巴结阳性疾病或手术切缘阳性的患者，术后放疗可能是获益的。然而，考虑到单纯放疗对食管癌的最终（非手术）治疗效果相对较差，在单纯放疗可作为食管癌切除术的常规辅助治疗之前，仍需更高质量的证据。

在随机期完全手术切除后，放射治疗被认为是唯一的辅助治疗胃癌的临床试验。在英国辅助试验中，与单纯手术对照相比，辅助 EBRT 减少了局部区域失败，但没有发现生存获益[187, 188]。尽管来自日本[189, 190] 和中国[191] 的三期试验表明术中放疗相对于单纯手术的对照组有一定的生存获益，但其优势是仅在子集分析中发现。只有少数研究者赞成术中放疗的使用是手术切除后的唯一辅助治疗方法[189, 192-196]。多数西方 IORT 方案包括术前或术后 EBRT 的实施（$1.8 \sim 2.0 Gy$，$45 \sim 50 Gy$）并使用 IORT 剂量在 $10 \sim 20 Gy$ 范围内增加[197-205]。在 NCI，Sindelar 等[193] 在完成手术切除后进行了 IORT 与 EBRT（对照组）相比的 IORT 小型随机试验，结果表明 IORT 可以改善局部控制，但没有生存利益。IORT 局部区域复发的发生率低于对照组，分别为 31% 和 80%（$P < 0.01$）。对照组中没有Ⅲ或Ⅳ期疾病的患者存活下来，而 IORT 组中 15 名患者中有 3 名（20%）仍存活，其中位随访 7 年，但尚无疾病证据分析（$P = 0.06$）。

3. 术后化疗　几项日本临床肿瘤学组（JCOG）随机试验已评估了单独的术后化疗对切除的食管鳞状细胞癌的效用（表 54-4）。在 JCOG8503 中，将 258 例食管癌和食管鳞癌和淋巴结清扫术患者随机分为顺铂和长春地辛或放疗两个疗程（50Gy，分 25 次）[206]。两个治疗队列的生存率无差异。在 JCOG8806 中，205 例接受了食管切除术和淋巴结清扫术的食管鳞癌患者被随机分为观察组或顺铂和长春地辛两组[207]。加入术后化疗不能改善生存率。在 JCOG9204 中，将 242 例行了食管切除

术并进行了淋巴结清扫术的食管 SCC 患者随机分为观察组或两个疗程的顺铂加 5-FU 化疗[208]。尽管 OS 率无显著差异（61% vs. 52%，$P = 0.13$），但接受辅助化疗的患者的 5 年 DFS 率有所改善（55% vs. 45%，$P = 0.037$）。淋巴结阳性患者亚组的 5 年 DFS 有显著差异（52% vs. 38%，$P = 0.041$），而淋巴结阴性患者则无统计学意义（70% vs. 76%，$P = 0.433$）。最近的一项系统综述和 Meta 分析发现，辅助化疗可能会有益于Ⅲ / Ⅳ期疾病和（或）淋巴结阳性的患者[209]。现需要进一步的试验来确定辅助性全身治疗对食管切除的食管鳞癌的作用。

辅助化疗在胃癌中的作用在过去几十年中得到了广泛的研究，是改善胃癌切除后预后的首次尝试（表 54-4）[187, 210-232, 233]。在欧洲和美国有许多此类早期试验，将 5-FU、阿霉素和丝裂霉素混合使用，结果改善了生存率，但毒性显著。TS-1 胃癌辅助化疗试验（ACTS-GC）是一项在日本进行的 D_2 切除术与 1059 例切除的Ⅱ / Ⅲ期疾病的手术加佐剂 S-1 相比的Ⅲ期临床试验[233]。该试验显示化疗 3 年后可显著改善 OS。随后的报道证实，佐剂 S-1 可改善 5 年 OS（5 年 HR=0.669；95%CI 0.540～0.793）[215]。有趣的是，对于淋巴结阴性的患者，S-1 的生存获益最大。

由于 S-1 在日本以外并未广泛使用，因此卡培他滨和奥沙利铂胃癌佐剂研究（CLASSIC）的研究针对韩国、中国（含台湾）的 37 个中心的类似人群[231]。在 1035 例Ⅱ / Ⅲ期患者中，D_2 切除后将卡培他滨和奥沙利铂（XP）的辅助治疗与单纯手术进行了比较。当试验达到主要终点时，化疗组的 3 年 DFS 为 74%，而单纯手术组为 59%，HR 为 0.56（95%CI 0.44～0.72；$P < 0.0001$）。随后的中位随访时间为 62.4 个月的报道显示，在 5 年 OS 中获益显著（HR=0.66；95%CI 0.51～0.85；$P = 0.0015$）[232]。与 ACTS-GC 研究相反，亚组分析表明联合化疗的最大益处在于淋巴结阳性患者人群。

4. 术后放化疗　辅助 CRT 对切除食管鳞状细胞癌的作用已被有限地评估。一项回顾性倾向匹配队列分析显示辅助 CRT 对切除的食管淋巴结阳性鳞状细胞癌患者有生存获益[234]。在最近的美国国家癌症数据库（NCDB）中对未经新辅助治疗而接受食管切除术的局部晚期食管癌（SCC 或 ACA）患者的分析表明，术后 CRT（相对于无术后治疗）与良好的生存相关[235]。对于切除的食管鳞状细胞癌，目前只有有限的数据比较单独的术后化疗与同期的 CRT。回顾性分析并未提供关于一种方法相对于另一种方法的相对优势 / 劣势的确凿证据[235, 236]。切除食管 SCC 需要进行一项比较观察，单纯化疗或食管切除术后 CRT 的随机试验。当前 NCCN 指南建议术后 CRT 仅适用于接受 R_1（镜下切缘阳性）食

表 54-4 术后随机化疗与单纯手术后的随机试验结果

研究者	队 列	患者例数	治疗方式	5 年生存率（%）	P 值
Ando 等 [207]	食管鳞状细胞癌	100	手术	45	0.55
		100	手术 +CV	48	
Ando 等 [208]	食管鳞状细胞癌	122	手术	52	0.13
		120	手术 +CF	61	
Coombes 等 [210]	胃腺癌	148	手术	35	0.21
		133	手术 +FAM	46	
Estape 等 [212]	胃腺癌	37	手术	18	<0.001
		33	手术 +M	55	
Neri 等 [214]	胃腺癌	68	手术	13	<0.01
		69	手术 +EFL	30	
Lise 等 [216]	胃腺癌	159	手术	40	0.295
		155	手术 +FAM	45	
Macdonald 等 [217]	胃腺癌	100	手术	—	0.57
		93	手术 +FAM	—	
Sasako 等 [215]	胃腺癌	519	手术	61	<0.05
		515	手术 +S-1	72	
Noh 等 [232]	胃腺癌	515	手术	69	0.0015
		520	手术 +XO	78	

A. 阿霉素；C. 顺铂；E. 表柔比星；F. 氟尿嘧啶；L. 亚叶酸；M. 丝裂霉素；O. 奥沙利铂；S-1. 替加氟、吉美拉西和奥托拉西钾；X. 卡培他滨；V. 长春地碱

管切除术的患者 [237]。

对于已切除的胃癌，几个单一机构的回顾性研究表明有望在术后进行辅助 CRT [238-242]。在梅奥医学中心进行了一项前瞻性随机试验，其中包括 62 例完全切除胃癌的预后不良的患者（表 54-5）[243]。患者被随机分为单独手术或手术后续 EBRT 加 5-FU（37.5Gy，在 4～5 周内分 24 次进行）两组。使用非分层的预随机化方案，并以 2∶3 的比例进行有利处理。实验要求在随机分组的 39 例患者中取得知情同意。39 人中有 10 人拒绝进一步治疗观察。当按治疗意图进行分析时，辅助治疗组的 RFS 和 OS 均有统计学上的显著改善（5 年 OS，23% vs. 4%；$P<0.05$）。

一项美国 GI 组间治疗试验（INT0116）比较并评估了仅在切除但风险较高的患者中术后联合基于 5-FU 的化学疗法及对胃床和区域淋巴结的放疗与手术的两种治疗手段 [244]。符合条件的有已完全切除了胃或 GEJ 的 ACA，并完全穿透了固有肌层（$T_{2\sim4}N_0$）或受累结节（$T_{1\sim4}N_{1\sim3}$）的患者。整体切除后，有 556 例患者被

随机分配为单独手术或术后联合治疗 2 组。这包括一个 5 天周期的 5-FU 和亚叶酸，然后是并发 CRT（25 次，45Gy，加同时给予 5-FU 和亚叶酸，4 天 / 第 1 周，3 天 / 第 5 周），随后，每隔 1 个月再给予 2 次 5 天周期的氟尿嘧啶和亚叶酸钙。其中 85% 的患者存在淋巴结转移。初次报道时，中位随访时间为 5 年，辅助治疗的 3 年 RFS 为 48%，观察组为 31%（$P=0.001$）；治疗组 3 年 OS 为 50%，观察组为 41%（$P=0.005$）（表 54-5）。仅手术组的中位 OS 为 27 个月，而 CRT 组为 36 个月。CRT 组 RFS 的中位持续时间为 30 个月，而仅手术组为 19 个月。

复发的模式仅基于首次复发的部位，并分为局部、区域或远处转移 [244]。仅手术组复发的患者中有 29% 发生局部复发，而接受 CRT 的患者中有 19% 发生了局部复发。局部复发（典型的腹腔癌）在单纯手术组复发的患者中占 72%，而在 CRT 组复发的患者中占 65%。18% 的单纯手术组复发的患者和 33% 的 CRT 组复发的患者诊断出腹腔外远处转移。分别有 41% 和 32% 的病

表 54-5 术后放化疗的随机试验结果

研究者	队 列	患者数	治 疗	5年生存率(%)	P值
Moertel 等[243]	胃 ACA	23	手术	4	0.02
		39	手术 +37.5Gy+F	23	
Macdonald 等[244, 246]	胃 / GEJ ACA	275	手术	41[a]	0.0046
		281	手术 +45Gy+FL	50[a]	
Park 等[253]	胃 ACA	228	手术 +XC	73	0.484
		230	手术 +45Gy+XC	75	
Fuchs 等[247]	胃 / GEJ ACA	280	手术 +45 Gy+FL	44	0.69
		266	手术 +45 Gy+ECF	44	

a. 3 年总生存率
ACA. 腺癌；C. 顺铂；E. 表柔比星；F. 氟尿嘧啶；GEJ. 胃食管连接；L. 亚叶酸；X. 卡培他滨

例发生 3 级及 4 级毒性。

在同时进行 CRT 之前进行的化疗周期中，对 INT0116 中的辐照场设计进行了质量控制（QC）[245]。前期质量控制提供了一种机制，可以在开始治疗之前纠正现场设计中的大部分主要或次要偏差（发生率 35%），并且最终仅产生 6.5% 的最终主要偏差率。对 INT0116 进行了更新的长期随访分析，中位随访超过 10 年。在 OS 和 RFS 方面，术后辅助 CRT 持续带来了巨大获益（OS：HR=1.32；95%CI 1.10～1.60；P=0.0046；RFS：HR=1.51，95%CI 1.25～1.83；P＜0.0001）[246]。

后续的美国 GI 组间Ⅲ期临床试验（CALGB80101）旨在通过在 EBRT 和 ECF 期间同时进行 5-FU 推注和 5-FU/ 亚叶酸推注同时化疗（与 5-FU/ 亚叶酸作为 5-FU 推注）的基础上测试 INT0116 的阳性结果维持化疗[247]。但是，该研究发现 CRT 前、后的 ECF 对 OS 或 DFS 没有获益（表 54-5）。

这项大型的美国 GI 组间Ⅲ期随机试验的结果支持将术后 CRT 纳入根治性切除的高风险胃癌和 GEJ 患者的常规治疗[244]。在美国，这种方法被视为未接受术前治疗的患者的适当护理标准。但是，在 INT0116 试验中，只有 10% 的患者进行了正式的 D₂ 淋巴结清扫术，而 54% 的患者未进行 D₁ 淋巴结的完全清扫术（D₀ 切除术）。因此，尽管英国和荷兰的多中心Ⅲ期试验的最终结果表明 D₂ 切除术的发病率更高且对生存率没有影响[120-123]，一些人针对 INT0116 的结果，在 CRT 是否会在 D₂ 切除术后带来更多获益有所质疑。

在韩国首尔接受治疗的一系列 990 例患者中，评估了 D₂ 切除术后 CRT 的潜在作用（表 54-6）[248]。446 例患者仅接受手术治疗，544 例患者接受了术后 CRT 治疗。疾病、患者特征和 CRT 方法与 INT0116 试验相一致。接受三联疗法的患者的疾病控制和生存率均得到改善（中位 OS，95.3 个月 vs. 62.6 个月，5 年 OS，57% vs. 51%，P=0.02；5 年 RFS，54.5%vs. 47.9%，P=0.016；局部区域复发率为 14.9%，而同期为 21.7%，P=0.005）。5 年 RFS 和 OS 在每个阶段分组的三联疗法治疗中表现更好。

5. 术后化疗与放化疗 对于切除的食管鳞状细胞癌，目前只有有限的数据比较单独的术后化疗与同期 CRT。回顾性分析未提供有关两种方式比较的优劣证据[235, 236]。一项随机试验对食管鳞状细胞癌切除术后需要观察、单纯化疗或直接化疗进行了对比研究。

对于胃癌，已经进行了一些 Meta 分析。2007 年，Fiorica 等进行了 Meta 分析认为，与手术相比，发现术前 EBRT 或术后 CRT 具有显著的生存优势[249]。由同一位主要作者领导的最新研究表明，与单独进行术后化疗相比，术后 CRT 具有生存优势[250]。相比之下，一项由 Zhou 等进行的单独 Meta 分析也比较了术后 CRT 和术后单独化疗，虽然 CRT 明显降低 LF 和改善 DFS，但不能显示出与 CRT 相比的生存优势[251]。

随后在韩国进行了 ARTIST 的Ⅲ期试验，进行了 D₂ 切除术后卡培他滨加顺铂（n=228）与 XP 加同期 CRT（n=230）的术后化疗的比较[252]。CRT 组的患者在 EBRT 期间接受 2 个周期的 XP，随后 45Gy，25 次分割，同时加 825mg/m² 卡培他滨，每天 2 次[2]。在单因素分析中，在 396 例淋巴结阳性的患者亚组中，接受 CRT 的患者 3 年 DFS 有所改善（77.5% vs. 72.3%，P=0.0365），并且在多因素分析中保留了统计学显著性（P=0.0471）。经过 7 年随访的最新分析证实，整个队列中 OS 或 DFS 的治疗手段之间没有显著差异（表 54-5）[253]。但是，对于淋巴结阳性的患者及肠道类型的组织学患者，CRT 的好处

表 54-6　单独进行 D$_2$ 切除术或进行术后放化疗的分期生存率（三星医疗中心）

分　期	5 年无进展生存			5 年总生存		
	手术（%）	Adj CRT（%）	P 值	手术（%）	Adj CRT（%）	P 值
II	66.6	76.2	0.0347	70.9	78.8	0.0433
IIIA	42.3	57.6	0.0015	43.9	61.6	0.0013
IIIB	17.5	39.6	0.0056	20.5	40.8	0.0045
IV（M$_0$）	11.3	26.3	0.0246	12.1	26.4	0.0147
总计	47.9	54.5	0.0161	51.0	57.1	0.0198

Adj CRT. 辅助放化疗
改编自 Kim S, Lim KH, Lee J, et al. An observational study suggesting clinical benefit for adjuvant postoperative chemoradiation in a population of over 500 cases after gastric resection with D2 nodal dissection for adenocarcinoma of the stomach. *Int J Rad Onc Biol Phys*. 2005；63：1279–1285.

仍然存在于亚组分析中。这些发现促使开展 ARTIST2 试验，该试验比较了 D$_2$ 切除的淋巴结阳性胃癌的术后 S-1、S-1 加奥沙利铂或 S-1 加奥沙利铂加 CRT，内容包括弥漫性和肠道组织学。

6. 术前术前（新辅助）治疗　术前（新辅助）疗法已被广泛研究用于治疗局部食管和胃癌，希望这些疗法可以改善局部控制、远距离控制和生存。术前使用放疗和（或）化学疗法的基本原理包括提高耐受性和辅助治疗的依从性；潜在的肿瘤缩小，可能会改善可切除性并减少手术时发生肿瘤溢出的可能性；能够通过外科手术切除一些受辐照的组织的能力，这可以减少后期的不良反应；早期治疗亚临床远处疾病，同时也治疗原发性肿瘤；并确定可能对额外的化疗有反应的患者，以控制最小的残留疾病。

7. 术前单纯放疗　在食管癌的治疗中，早期回顾性研究证明了在食管切除术之前单独进行术前放疗的可行性和可能的疗效，其 5 年生存率在 6%~25%[254-257]。评估单纯手术或术前放疗患者预后的前瞻性随机试验显示，术前放疗没有明显的益处（表 54-7）；据报道，术前放疗和手术组的 5 年生存率在 9.5%~45%，而仅接受手术治疗的患者的 5 年生存率在 11.5%~25%[258-263]。在一项随机试验的 Meta 分析中，有 1147 名食管癌（主要是鳞状细胞癌）患者随机接受单独手术或术前放疗，术前放疗有轻度改善生存的趋势（HR=0.89；95%CI 0.78~1.01；P=0.062），5 年生存率的绝对差为 4%[264, 265]。鉴于缺乏令人信服的获益，对于食管癌，仅术前放疗应限于一部分在医学上无法接受化疗作为治疗过程的罕见患者。

俄罗斯和中国都进行了针对胃癌术前放疗的随机试验（表 54-7）[266-269]。Shchepotin 等对 293 例患者进行了 3 组试验，这些患者被随机分为单纯手术或术前放疗（20Gy，4 次分割），有或没有热疗[266]。与单独手术相比，

表 54-7　单独术前放疗后进行手术治疗与单独进行手术治疗的随机试验结果

研究者	队　列	患者数	放射剂量	5 年生存率（%）
Launois 等 [260]	食管鳞状细胞癌	67	40Gy	9.5
		57	对照	11.5
Huang 等 [259]	食管鳞状细胞癌	83	40Gy	45.5
		77	对照	25
Gignoux 等 [258]	食管鳞状细胞癌	102	33Gy	16
		106	对照	10
Wang 等 [261]	食管癌	104	40Gy	35
		102	对照	30
Nygaard 等 [263]	食管鳞状细胞癌	108	35Gy 对照	21[a] 9[a]
Arnott 等 [262]	食管鳞状细胞癌	176	20Gy 对照	9 17
Shchepotin 等 [266]	胃腺癌	98 100	20Gy 对照	45 30
Zhang 等 [269]	胃贲门腺癌	171 199	40Gy 对照	30 20[b]

a. 3 年生存
b. *P*=0.0094

5 年时 OS 的趋势对术前放疗具有显著意义（45% vs. 30%；P>0.05），但在术前放疗与热疗联合时显著（51% vs. 30%；P<0.05）。在中国进行的一项对 370 名随机接受单纯手术或术前放疗（40Gy/20 次分割）的患者进行的试验表明，术前治疗获益，新辅助放疗组的 5 年总生存率为 30%，单纯手术组为 20%（P=0.0094）[269]。

8. 术前 / 围术期化疗 已经报道了许多评估术前或围术期食管癌和胃癌化疗的研究。表54-8详细列出了比较单独手术与术前化疗的主要试验结果。

对于主要包括食管癌患者的试验，支持术前化疗作用的最有力的数据来自MRC食管癌工作组[270, 271]。在这项研究中，将802例可切除的食管癌患者随机分为两个周期接受顺铂治疗加氟尿嘧啶（CF），然后进行手术或单独进行手术。该试验主要包括ACA患者（67%）。临床医生也可以选择术前EBRT（5组25Gy或10组32.5Gy），每组9%的患者接受EBRT治疗。与直接进行手术的患者相比，在进行手术切除时，接受新辅助化疗的患者肿瘤较小，淋巴结受累的可能性较小（58% vs. 68%，P=0.009）。但是，切缘阳性切除率没有差异（29% vs. 32%，P=0.549）。术前化疗与较高的OS（HR=0.79；95%CI 0.67～0.93；P=0.004）和DFS（HR=0.75；95%CI 0.63～0.89；P=0.0014）相关。对于术前化疗与单纯手术队列，中位生存时间分别为16.8个月和13.3个月，6年生存率分别为23%和17%。

与之形成鲜明对比的是Kelsen等来自Intergroup0113试验的数据[272, 273]。总共467例患者被随机分为手术治疗和术前化疗，分别由3个CF周期和随后的手术组成。肿瘤组织学的ACA占54%。接受或不接受术前化疗的患者接受R$_0$切除术的比例没有差异（62% vs. 59%）。2.5%接受术前化疗的患者出现完全的病理反应。接受术前化疗的患者的中位生存期为14.9个月，而仅接受手术的患者的中位生存期为16.1个月（P=0.53）；2年生存率分别为35%和37%。术前化疗的给药对局部或远处复发率没有显著影响。

一项最近的Meta分析涉及10项术前化疗或可手术切除的可切除胸段食管癌的随机试验中的2122例患者，结果表明术前化疗与OS改善相关（HR=0.88；95%CI 0.80～0.96）[274]。没有证据表明ACA与SCC有差异作用。

在一项重要的英国MAGIC试验中，将503例可切除的胃ACA（372例）、GEJ（58例患者）或食管下段（73例）患者随机分配为单独接受手术或接受手术，另外接受3个周期的术前ECF和3个周期术后ECF[219]。与单独手术相比，围术期化疗的使用可显著提高生存率（中位生存期，24个月 vs. 20个月，5年OS，36% vs. 23%，P=0.009）。尽管开始术前化疗的患者中有90%完成了所有3个周期，但实验组的250名患者中只有103名患者（41%）完成了全部6个周期的化疗和手术。

来自法国的一项Ⅲ期临床试验研究了224名患者可能可切除食管下段的ACA、GEJ或胃评估围术期

表54-8 单独进行术前 / 围术期化疗后再进行手术与单独进行手术的随机试验结果

研究者	队列	患者数	治疗	5年生存率（%）	P 值
Allum 等[270, 271]	食管癌	402	手术	17	0.03
		400	CF+ 手术	23	
Kelsen 等[272]	食管癌	227	手术	26[a]	0.53
		213	CF+ 手术	23[a]	
Cunningham 等[219]	食管或胃 ACA	253	手术	23	0.009
		250	ECF+ 手术 +ECF	3	
Ychou 等[220]	食管或胃 ACA	111	手术	24	0.02
		113	CF+ 手术 +CF	38	
Alderson 等[276]	食管 ACA	451	CF+ 手术	39[a]	0.19
		446	ECX+ 手术	42[a]	
Cunningham 等[275]	食管或胃 ACA	533	ECX+ 手术 +ECX	50[a]	0.36
		530	ECX/Bev+ 手术 +ECX/Bev	48[a]	
Al-Batran 等[277]	GEJ 或胃 ACA	360	ECX/ECF+ 手术 +ECX/ECF	48[a]	0.012
		356	FLOT+ 手术 +FLOT	57[a]	

a. 3 年生存；ACA. 腺癌；Bev. 贝伐单抗；C. 顺铂；E. 表柔比星；F. 氟尿嘧啶；GEJ. 胃食管连接；L. 亚叶酸；O. 奥沙利铂；T. 多西紫杉醇；X. 卡培他滨

术前 2~3 个周期的 CF（n=113），术后 3~4 个周期的 CF（n=111）[220]。发现围术期 CF 有生存优势（5 年 OS，38% vs. 24%，P=0.02；5 年 DFS，34% vs. 19%，P=0.03）。在接受化疗的患者中，有 38% 发现了 3 级或 4 级毒性（主要是中性粒细胞减少）。与 MAGIC 试验类似，仅 50% 的患者接受了按方案进行的术后化疗。

为了改善 MAGIC 试验的结果，MRC 最近报道了 ST03 试验的结果，将单独使用围术期 ECX 或与贝伐单抗进行比较[275]。加入贝伐单抗后未发现生存率差异。然而，尽管有 Ⅱ 期安全性数据，贝伐单抗组明显有更多的毒性，包括感染、伤口愈合并发症和吻合口瘘。

鉴于术后化疗的耐受性差，MRCOEO5 试验将没有术后治疗的 2 个周期的 CF 手术作为标准组，并使用了 4 个周期的 ECX 进行了实验性的术前强化治疗[276]。两组之间的存活率没有差异。因此，在不使用表柔比星的情况下使用 2 个 CF 周期的术前治疗方案被认为是适当的护理标准。

最近，在 716 例至少具有 cT$_2$ 和（或）淋巴结转移的患者中，报道了 FLOT4-AIO Ⅱ / Ⅲ 期试验的初步结果，该试验比较了围术期的 5-FU、亚叶酸钙、奥沙利铂和多西他赛（FLOT）与标准 ECF/ECX 的比较[277]。据报道，采用 FLOT 方案可改善 3 年 OS（HR=0.77；95%CI 0.63~0.94；P=0.012）和 PFS（HR=0.75；95%CI 0.062~0.91；P=0.004）。围术期 FLOT 似乎很快被采用为表现良好状态患者的 CF 的新的护理标准。

9. 术前放化疗　当前，术前 CRT 手术后是潜在可切除的局部晚期食管癌患者最常用的治疗方法。几项在 20 世纪 80 年代进行的试验证明，对于局部晚期食管癌患者，术前同时进行化疗和放疗，然后计划手术切除是可行的。在西南肿瘤小组（SWOG）进行的 Ⅱ 期临床试验中，有 113 名患者接受了 30Gy 剂量的放射治疗，并同时接受 5-FU 和顺铂治疗[278]。总体可切除率为 49%。中位生存时间为 12 个月，其中 16% 的患者可存活 3 年。在 RTOG 的 Ⅱ 期临床试验中，有 41 例患者接受了 30Gy 的放疗，同时使用 5-FU 和顺铂治疗[279]。3 年生存率为 7.5%。其他单机构研究评估了食管 ACA 或 SCC 患者的术前 CRT[280-282]。这些研究为随后的随机对照试验奠定了基础。

初期 Ⅲ 期随机对照试验比较评估了单独手术与 CRT 后再手术治疗在可切除的食管癌疗效，而结果与之矛盾（表 54-9）[138, 283-285]。Walsh 等进行了一项随机研究，比较分析了两组患者：在第 1 周和第 6 周给予顺铂 5-FU 并术前同步（40Gy）照射，以及单独接受手术的患者[138]。据报道，（精算）生存率有利于接受联合治疗的患者，32% 的患者 3 年存活，而仅接受手术的患者只

有 6%。然而，这项试验因手术臂的低存活率而受到争议。相比之下，Bosset 报道的一项随机研究中，术前接受 CRT 治疗的患者与单纯手术治疗的患者相比，没有观察到生存优势[283]。但是，这项研究使用了独特的照射和化学疗法时间表：在 2 周的时间内通过分次疗程进行照射，每天总剂量为 3.7Gy，总剂量为 37Gy。化疗包括每周期放疗前给予顺铂。患者在完成术前疗程后 2~4 周接受手术治疗。联合治疗组观察到的益处不足和毒性增加可能与应用大剂量放射治疗、计划的治疗中断、术前治疗和手术之间的恢复期不足和（或）使用单药化疗有关。

Urba 等还报道了接受术前并发 CRT 的患者比单独接受手术的患者 3 年生存率更高（分别为 30% 和 16%）[285]。TROG 比较术前放疗（35Gy 分为 15 次）和同时进行顺铂和 5-FU 并随后进行手术与单纯手术治疗的临床试验报道 OS 差异无显著性，但在鳞状细胞癌患者中，联合使用放射治疗的生存率有显著提高[284]。

美国 GI 组间试验试图进一步评估术前 CRT 与单纯手术相比的作用，但由于预后差，因此在被提前终止，只有 56 例患者入选[286]。意向治疗分析显示，中位生存时间为 4.48 年 vs. 1.79 年，5 年 OS 为 39% vs. 16%，支持三联疗法。尽管应计率较低，但观察到的差异支持三联疗法作为可切除食管癌的适当标准。

支持术前联合 CRT 的最强数据来自荷兰的 CROSS Ⅲ 期随机试验[96, 139]。共有 368 例可切除的食管癌患者（75%ACA）被随机分配至术前放疗（23 次，41.4Gy）。每周同时进行卡铂和紫杉醇治疗，然后进行手术或被随机分配至单纯手术。该方案耐受性良好，有 92% 的患者完成了全剂量放疗，而 91% 的患者接受了计划的 5 个化疗周期。接受新辅助 CRT 的患者中有 92% 接受了 R$_0$ 切除术，而直接进行手术的患者中有 69% 接受了 R$_0$ 切除术（P<0.001）。术前治疗后接受切除的患者中有 29% 达到了病理完全缓解（ACA 为 23%，SCC 为 49%，差异为 P=0.008）。术前治疗组的病理淋巴结阳性率为 31%，而单纯手术组为 75%（P<0.001）。两组的术后并发症或住院死亡率无显著差异。中位随访 7 年，术前 CRT 与 OS 显著改善相关（HR=0.68；95%CI 0.53~0.88；P=0.003）。术前 CRT 组的中位生存期为 48.6 个月，而单纯手术组的中位生存期为 24 个月。5 年生存率分别为 47% 和 33%。尽管 ACA 和 SCC 亚组的生存差异均有统计学意义，但在 SCC 亚组中，效应大小似乎更大（SCC：HR=0.45，95%CI 0.24~0.84；ACA：HR=0.73，95%CI 0.52~0.99）。

最近进行了一项 Meta 分析，汇总了可手术食管癌术前 CRT 继之以手术与单纯手术相比较的随机试验[287]。

表54-9　放化疗后手术与单独手术治疗的随机试验结果

研究者	队列	患者数	治疗	3年生存（%）	P 值
Urba 等[285]	食管癌	50	手术	16	0.15
		50	45Gy+CF+ 手术	30	
Walsh 等[138]	食管腺癌	55	手术	6	0.01
		58	40Gy+CF+ 手术	32	
Bosset 等[283]	食管鳞状细胞癌	139	手术	37[a]	0.78
		143	18.5Gy+C+ 手术	39[a]	
Burmeister 等[284]	食管癌	128	手术	32[a]	0.38
		128	35Gy+CF+ 手术	37[a]	
Tepper 等[286]	食管癌	26	手术	20[a]	0.002
		30	50.4Gy+CF+ 手术	65[a]	
van Hagen 等[96]	食管癌	188	手术	44	0.003
		180	41.4Gy+RP+ 手术	58	
Marriette 等[140]	食管癌	98	手术	48	0.94
		97	45Gy+CF+ 手术	53	

a. 根据生存曲线估算；C. 顺铂；F. 氟尿嘧啶；P. 紫杉醇；R. 卡铂

分析包括参加了 12 项随机试验的 1854 名患者。与单纯手术相比，术前 CRT 可以降低死亡风险（HR=0.78，95%CI 0.70～0.88；P＜0.001）。在这项分析中，ACA（HR=0.75；95%CI 0.59～0.95）与 SCC 患者（HR=0.80；95%CI 0.68～0.93）的效果大小相似。

在这些Ⅲ期临床试验中，一些试验中仅对术前 CRT 或手术后的术后肿瘤复发模式进行了分析（表 54-10）。在大多数 CRT 治疗后的试验中，局部区域复发率降低[139, 285, 288]，但在 TROG 试验中未发现差异[284]。只有交叉试验报道术前 CRT 降低了 DM 发生率[139]。来自 CROSS Ⅰ期和Ⅱ期试验的汇总数据表明，术前 CRT（相对于单纯手术）使以下事件风险显著降低：局部复发（14% vs. 34%，P＜0.001）、腹膜癌变（4% vs. 14%，P＜0.001）和血源性传播（29% vs. 35%，P=0.025）[289]。该试验的结果提供了令人信服的数据，支持可切除食管癌患者的三联疗法。

胃癌的术前 CRT 已在前瞻性、多机构的Ⅱ期临床试验中进行了测试[290,291]。尽管结果振奋人心，R0 切除率大于 70%，pCR 率接近 30%，但缺乏来自随机Ⅲ期试验的验证数据支持在胃 ACA 中更广泛地采用术前 CRT。

10. 术前单独进行化疗与放疗和化疗　几项随机试

表54-10　食管癌术前放化疗及手术切除后首次复发的模式

研究者	患者数	治疗	局部失败（%）	远处复发（%）
Urba 等[285]	43	CRT+ 手术	19[a]	65
	45	手术	42[a]	60
Burmeister 等[284]	103	CRT+ 手术	11	49
	103	手术	14	52
Shapiro 等[139]	178	CRT+ 手术	22[a]	39[a]
	188	手术	38[a]	48[a]
Robb 等[288]	81	CRT+ 手术	17[a]	23
	89	手术	30[a]	31

a. P＜0.05；CRT. 放化疗

验已将食管癌或胃癌患者的术前 CRT 与术前化疗疗效分析进行了比较[292-295]。所有三项随机试验均显示术前联合模式治疗相关的病理学结局更佳，包括更高的发生率 pCR，淋巴结减滞和切缘阴性切除术。但是，并没有一项试验足以评估生存差异。此外，这些试验中使用的术前 CRT 和化疗方案不是当前的护理标准。

例如，在德国食管胃腺癌临床试验Ⅲ期（POET）中，GEJ 可切除 ACA 的患者被随机分配为单独接受术前化疗或诱导化疗后辅以 CRT（30Gy/15 次割分，辅以顺铂和依托泊苷）[292, 293]。该试验在招募 119 名患者后尽早结束。术前 CRT（与单纯化疗相比）与较高的 pCR 率（15.6% vs. 2%，$P=0.03$）和较高的无瘤淋巴结率（64% vs. 37%，$P=0.01$）相关。术前 CRT 队列有朝着更有利的生存率发展的趋势（HR=0.65；95%CI 0.42～1.01；$P=0.055$）。CRT 组的中位生存期为 31 个月，5 年生存率为 39.5%；而单纯化疗组的中位生存期为 21 个月，5 年生存率为 24.4%。

一项 Meta 分析比较了术前单纯化疗与术前 CRT 治疗可切除食管癌的生存率[287]。与单纯化疗相比，新辅助 CRT 有更好的生存率（HR=0.88；95%CI 0.76～1.01；$P=0.07$）。

正在进行的一些Ⅲ期随机对照试验将可切除的食管癌或胃癌术前单独化疗与术前 CRT 进行比较。对于可切除的食管鳞状细胞癌患者，正在进行的 JCOG1109 试验（UMIN000009482）将术前单独化疗（5-FU 和顺铂）、诱导三联体化疗（多西他赛、顺铂和 5-FU）并发 CRT（顺铂和 5-FU41.4Gy 共分 23 次）进行了比较。在一个类似的患者队列中，正在进行的 CMISG1701 试验（NCT03001596）比较了术前单独化疗（顺铂和紫杉醇）和术前 CRT（20 次共 40Gy 顺铂和紫杉醇）[296]。

对于食管或 GEJ 可切除 ACA 的患者，ESOPEC 试验（NCT02509286）比较术前 CRT（41.4Gy/23 次，每周，卡铂和紫杉醇）与围术期 FLOT 方案化疗（5-FU、亚叶酸、奥沙利铂和多西他赛）[297]。对于 GEJ 可切除 ACA 的患者，正在进行的 Neo-AEGIS 试验（NCT01726452）将围术期三联化疗（厄普利星、奥沙利铂或顺铂、5-FU 或卡培他滨）与术前 CRT（41.4Gy/23 次，每周，卡铂和紫杉醇）进行比较[298]。

11. 术前放化疗前的诱导化疗 食管癌的几种治疗方案均已包括术前 CRT 之前的化学疗法。较小的Ⅱ期随机对照试验直接比较了有或没有诱导化疗的术前 CRT。没有一项试验证明诱导化疗有益处的令人信服的证据[299, 300]。

最近，通过探索早期 FDG PET 评估对诱导化疗的反应，人们对该方法有了新的兴趣[301-303]。CALGB80803 Ⅱ期随机试验评估了可切除食管患者的 PET 适应策略[304]。共有 257 名患者入选，并随机接受改良 FOLFOX（亚叶酸、5-FU 和奥沙利铂）的诱导化疗，共 3 个 14 天疗程的卡铂和紫杉醇，以及 2 个 21 天疗程，后续进行 FDG PET 检查。有反应性疾病（肿瘤最大标准摄取值降低>35% 的患者）与放疗同时接受相同的化疗方案（28

次 50.4Gy），而无反应性疾病患者（肿瘤最大标准摄取值降低≤35% 的患者）过渡到与放疗同时进行的替代化疗方案。达到了这项研究的主要疗效终点，符合本研究的主要疗效终点，改变化疗的 PET 无应答者的 pCR 率为 15.6%，超过了 5% 的预测率。正在进行的 SCOPE2 试验（NCT02741856）也正在探索 PET 定向疗法适用于食管癌患者接受 CRT（而无须手术）的患者。对于可切除的胃癌患者，Alliance 试验 A021302（NCT02485834）使用了类似的 PET 导向策略来指导新辅助化疗方案。

CRT 之前的化学疗法已成为将放射线纳入胃癌术前处理的首选策略。一项前瞻性的多机构试验对 33 例患者进行了 2 个周期的 5-FU、亚叶酸和顺铂诱导治疗，然后进行了 45Gy 加 5-FU 的 CRT 治疗[290]。要求大部分癌症位于胃中，但允许 GEJ 参与，有 25 名患者患有近端疾病。R_0 切除率为 70%，pCR 率为 30%，满足了至少 20% pCR 的主要终点。所有患者的中位生存期为 33.7 个月，而 18 例患有 pCR 或接近 pCR 的患者的中位生存期延长至 63.9 个月。这些结果在 RTOG9904 中得到了证实，在 43 例可评估的胃癌患者中测试了该治疗方案，其 pCR 率为 26%，R_0 切除率为 77%[291]。在手术后 30 天内仅有 5 例 3 级术后并发症，与单独进行术前化疗相比，该方案似乎是安全的。

TOPGEAR 试验是一项国际Ⅲ期试验，将胃腺癌（包括 Siewert2 型和 3 型 GEJ 肿瘤）患者随机分配，包括 3 个周期的对照组和术前 2 个周期的术后 ECF（MAGIC 方案），或者术前 2 个周期的实验组和术前 45 个周期的放化疗加氟尿嘧啶或卡培他滨联合术后 ECF 的 3 个周期[305]。一项计划中的中期安全性分析已经证实在 120 例患者中，CRT 的安全性和可行性且未增加手术发病率[306]。

12. 术前治疗在术后治疗中的作用 CRITICS Ⅲ期试验对围术期化疗与术前化疗联合术后 CRT 进行了比较[307]。在开始所有治疗之前，将患者随机分组，其主要终点指标是将 5 年 OS 从 MAGIC 和 Intergroup0116 试验预期的 40% 提高到实验组的 50%。最近报道的结果显示，术后加 CRT 后 OS 或无事件生存期无统计学差异[308]。手术质量很高，其中 86% 的患者至少接受了 $D_1^{[+]}$ 切除术（至少检查了 15 个淋巴结），每组中约 80% 的患者接受了根治性手术，R_0 切除率达到 90%。与先前的数据一致，每组中只有约 60% 的患者开始术后治疗，而每组中只有 50% 的患者按照方案完成了所有治疗。因此，对于未经选择的接受术前化疗的患者，增加术后 CRT 似乎没有益处。但是，该试验无法解决术后高危因素（如淋巴结阳性或病理反应较差）的患者亚组是否可以受益于 CRT 或化疗方案的改变。

13. 术前治疗完成与手术间隔 对于接受术前 CRT 治疗的食管癌患者，单机构回顾性研究发现，从放疗完成到食管切除术之间的时间间隔较长，与 pCR 发生率较高相关[309]。在对 5393 例使用 NCDB 的患者进行的分析中，从完成新辅助治疗到食管切除术的时间间隔增加与 pCR 发生率较高相关（≤40 天为 12.3%，≥64 天为 18.3%，$P < 0.001$）[310]。但是，大于或等于 64 天的时间间隔与劣质 OS 相关。在另一项 NCDB 分析中，放疗完成与食管切除术之间的间隔大于或等于 8 周与围术期死亡较高的风险相关[311]。在 CROSS Ⅰ 和 Ⅱ 试验中对 325 例新辅助 CRT 治疗的食管癌患者的事后分析中，从放疗结束到手术间隔超过 45 天的间隔与 pCR 可能性适度增加有关（OR=1.35，每增加 1 周；$P=0.0004$），但术后并发症风险增加（OR=1.20，每增加 1 周；$P < 0.0001$）[312]。放疗结束与手术之间的时间间隔与 DFS 或 OS 无关。近期的一项系统评价发现，术前 CRT 完成与食管切除术之间的间隔时间延长与较高的风险出现吻合口并发症和手术切缘阳性，而对 pCR 率或生存率没有影响[313]。因此，对于计划进行三联疗法的患者，尚不清楚在完成 CRT 食管切除术后等待 4～8 周以上是否有任何肿瘤学益处。

14. 术前治疗反应的预后意义 对于术前治疗过的食管或胃癌患者，报道的 pCR 率在 CRT 后为 15%～40%（平均约 25%），而在化疗后为 2%～13%（平均约 5%）。在许多回顾性研究中，新辅助疗法的病理完全反应与良好的生存率相关[314-320]。在对涉及新辅助 CRT[278, 282, 285]或单独化疗的前瞻性试验治疗的食管或胃癌患者的分析中也出现了类似的观察结果[275, 276, 321]。系统评价和 Meta 分析发现，新辅助治疗胃食管癌后的主要病理反应与更好的 OS（HR=0.46；95%CI 0.32～0.66；$P < 0.001$）和 DFS（HR=0.40；95%CI 0.26～0.62，$P < 0.001$）[322]。

新辅助化疗[320, 321, 323]或 CRT[324-326]后的淋巴结状态也已被证明是生存的预后因素。例如，在 MAGIC 试验中，接受 GEJ 的 ACA 或胃接受术前化疗的患者，淋巴结的病理学侵犯是与死亡相关的最强独立危险因素（HR=3.63；95%CI 1.88～7.0；HR=3.60～1.5，$P < 0.001$）[321]。

对新辅助疗法的病理反应为咨询患者复发风险提供了有用的信息。此外，未来的试验可能会研究对术前治疗反应较差且复发风险较高的患者使用新辅助治疗方案的情况。

（六）同步放疗和化疗

1. 同步放疗和化学疗法 vs. 单独放疗或化学疗法 20 世纪 70 年代末期和 80 年代进行的几项 Ⅰ / Ⅱ 期试验研究证明了同时进行化疗和放疗作为食管癌最终治疗的可行性[327-331]。随后的随机试验比较了联合放疗、化疗和单纯放疗作为食管癌非手术治疗的效果（表 54-11）[161, 162, 332-335]。当代最重要的试验是 RTOG85-01[161, 162, 335]。共有 121 例患者被随机分配至 50Gy 联合 5-FU 和顺铂或仅 64Gy 单用。在 5 年时，联合治疗组中有 27% 的患者还活着，而仅接受放射治疗的患者中没有患者存活。联合方式治疗组的中位生存时间为 14.1 个月，而单纯照射治疗组的中位生存时间为 9.3 个月。这些结果之所以重要，是因为它们不仅证明了联合疗法的生存优势，但也表明，仅仅用更高的放射剂量代替化疗并不能获得生存优势。

表 54-11 比较食管癌明确的单独放疗与放化疗的随机试验结果

研究者	患者数	放射剂量	化疗药物	2 年生存率（%）
Araujo 等[334]	28	50Gy	对照	22
	31	50Gy	FMB	38
Smith 等[332]	62	60Gy	对照	12
	65	60Gy	FM	27
Roussel 等[333]	69	45Gy	对照	6[a]
	75	56Gy	甲氨蝶呤	35[a]
Herskovic 等[162]	60	64Gy	对照	10
	61	50Gy	CF	38

a. 3 年生存率；B. 博来霉素；C. 顺铂；F. 氟尿嘧啶；M. 丝裂霉素

文中总结了确定性 CRT 关键研究的结果。在同时进行的 CRT 试验中，生存率的提高似乎与局部和远处复发率的降低有关。RTOG85-01 报道了接受 CRT 治疗的患者的局部持久性或复发率仅为 44%，而单纯放射治疗组为 64%。联合治疗使 2 年精算局部失败率从 68% 降低到 43%（$P < 0.01$），远处转移率从 70% 降低到 25%（$P=0.005$）[162]。

已经研究了许多化学治疗剂，以期通过确定的 CRT 改善疗效。RTOG0113 是随机的 Ⅱ 期研究针对不愿手术或医学上不适合手术的患者，随机分配给 5-FU、顺铂和紫杉醇诱导治疗，然后再进行 5-FU 加紫杉醇 50.4Gy 照射或紫杉醇加顺铂诱导，再同样加 50.4Gy 照射化疗。两组患病率均较高，且未达到 1 年生存疗效终点[336]。其他人已证明卡铂和紫杉醇联合确定性 CRT 在食管癌中的疗效[337]。一项 Ⅱ / Ⅲ 期试验将患者随机分配至 FOLFOX（亚叶酸、5-FU、奥沙利铂）或 5-FU 和顺铂并发确定性放疗；两种方案之间的 PFS 没有差异，尽管 FOLFOX 方案被认为对患者更方便[338]。尽管积极的合作组前瞻性试验已采用紫杉醇和卡铂或基于 FOLFOX 的方案作为放疗的标准治疗方案，但尚未确定同时进行 CRT 的最佳方案。正在进行的 SCOPE2 III 期随机试验（NCT02741856）直接比较同时进行的卡铂和紫杉醇与顺铂和卡培他滨联合明确放疗治疗食管癌的效果。

在一些 II 期研究中已经评估了先后顺序化疗后仅进行确定性放疗的方法（无同步化疗）[339-341]。这种方法引起的关注相对较少，因为它没有充分利用同步 CRT 可能的好处。

许多单臂研究已经使用了诱导化疗，最终放疗和同步化疗[293, 342-344]。RTOG 在非手术环境中进行的一项研究评估了 45 例局部晚期疾病患者，分别接受了 3 个周期的 5-FU 诱导治疗和顺铂，然后再放化疗 2 个周期，同时放疗至 64.8Gy[342, 343]。尽管 20 个月中位生存时间令人鼓舞，但有 6 例患者死于与治疗有关的毒性反应。因此，对于接受确定性并发 CRT 的患者，化疗对治疗比例的影响尚未得到证实。正在进行的一项 III 期随机试验（JCOG1510、UMIN000031165）比较了明确的同步 CRT（30 次 60Gy 并发 5-FU 和顺铂）与诱导三联体化疗（多西他赛、顺铂和 5-FU）进行 2 个周期的比较，然后进行同步 CRT。

先前涉及确定性食管癌并发 CRT 的 RTOG 试验（85-01 和 94-05）在完成并发治疗后还进行了辅助化疗的附加周期[162, 345]。尚不清楚这种策略是否能实现递增获益。

尽管一些胃癌患者仅靠放疗或放疗加化疗就能长期生存，但如果合适的话，这不是手术切除加辅助治疗的可行选择。疾病的最初体积及胃和周围器官的有限耐受性阻止了治愈和并发症之间的适当治疗比率。当术前诊断出局部无法切除的胃癌时，术前化疗和放疗最好在尝试切除所有主要原发和淋巴结疾病之前进行。

胃癌联合放化疗联合疗法的大多数报道都涉及具有残留和无法切除的疾病的患者，这种情况下的大多数 III 期试验显示联合方式治疗优于单方式治疗。在来自梅奥医学中心的随机系列研究中，一半患者在 EBRT 的前 3 天使用了 5-FU（EBRT 在 4~5 周内使用 35~37.5Gy；5-FU 用 15mg/kg 进行了 3 天，是 EBRT 的第 1 周）[346, 347]。对于联合治疗组，其 5 年生存期平均生存率和 OS 有所改善（13 个月 vs. 5.9 个月，而 3/25 或 12% vs. 0/23，5 年生存期）。在胃肠道肿瘤研究小组（GITSG）进行的一项随机研究中[348, 349]，与 5-FU 相比，联合使用 5-FU 和维持性 5-FU 联合沙莫司汀（MeCCNU）与单用 5-FU 相比，长期生存率有统计学上的优势（3 年和 4 年生存

率分别为 18% 和 6%~7%；P<0.05）。GITSG 进行了第二项试验，其中放疗加化疗与单纯化疗相比没有生存优势[350]。由于合并组中有 46% 的患者未接受全程 EBRT 或 EBRT 的递送存在重大偏差，因此结果难以解释。在欧洲癌症研究与治疗组织（EORTC）进行的有或没有 5-FU 的 EBRT 的随机试验中，在 22 例患者中发现了切除后残留的疾病[351]。3 名长期幸存者（14%）接受了 EBRT 加 5-FU。

来自非随机单机构或小组分析的数据还表明，EBRT 和化疗法的结合可能会对胃癌疾病控制和生存有影响。在梅奥医学中心[352] 和 MGH[243] 发表的系列文章中，在进行了残留疾病或无法切除的病灶的大手术切除后接受 EBRT 加化疗的患者中，其长期存活率达到 10% 或更高。在宾夕法尼亚大学对未切除的 GEJ 或食管 ACA 患者的分析中，联合治疗优于单模治疗（放射治疗，1/23 或 4%；化学疗法，0/8；放射加化学疗法，11/21 或占 52%）。联合治疗的中位生存期为 10 个月，而单独照射的中位生存期为 5 个月。在梅奥医学中心 - 北中部癌症治疗组（NCCTG）剂量递增先导研究中，EBRT 联合 5-FU 加小剂量亚叶酸（400 和 20mg/m²，分为 3~4 天，每周一，或 1 加 5 的照射）[353]。6 名患有局部晚期胃癌的患者中有 2 名存活且 3 年后无疾病。

GITSG 和 MGH 发表的分析都表明，如果能在胃癌中完成部分切除和大体残留疾病或大体全切除和显微残留疾病，生存率将得到改善。在 GITSG 系列中，部分切除的患者的 3 年生存率约为 25%，而部分切除的患者的 3 年生存率则为 10%[349, 350]。在 MGH 分析中，镜检残余的放疗和化疗患者的中位生存期为 24 个月，有大体残留的为 15 个月，未切除的疾病月数为 14 个月[243]。未切除患者的 4 年 OS 为 0%，而最大切除后残留疾病的患者为 10%。

在梅奥医学中心对胃癌或 GEJ 癌进行放疗或不放化疗的分析中，与高风险患者相比，总全切除但镜下残留病灶的患者的中位生存期也有所改善[242]。在这些分析中，对 1980—1996 年接受治疗的 87 例局部晚期原发性或局部复发性胃 ACA 或 GEJ 患者的放疗或 CRT 结果进行了评估。在那些具有原发性病变的患者中，有 28 例无法切除，而 39 例切除但残留病变（R₁ 切除 28 例，R₂ 切除 11 例）。另外 21 例患者出现局部或区域复发，无腹部（肝、腹膜）或腹部外转移（肺、其他）的迹象。在 75% 的 R₁ 切除患者和 92% 的其他亚组的 EBRT 期间或之后，进行了 5-FU（有或没有亚叶酸）的化学治疗（84% 的患者有 EBRT）。对 13 例患者进行了 IORT 补充 EBRT。R₁ 切除的原发癌患者的中位生存期为 16.7 个月，R₂ 切除的中位生存期为 9.6 个月，不可切除的疾病为

12个月。出现局部或区域复发的患者中位生存期为 10个月。

预后因素分析显示，在梅奥医学中心分析中，在放射线或化学放射线之前切除的患者的长期生存率似乎稍差[242]。实际的 4 年生存率是 0%，而 R_2 切除的患者为 9%（治疗 2 年后存活 NED 的 11 名患者中有 1 名），R_1 切除的患者为 9%，不可切除原发或局部复发的癌症患者为 18%。生存趋势可能反映了治疗顺序和更高的照射剂量，因为 EBRT 加 IORT 的 13 例患者中有 12 例患有不可切除的原发性或局部复发性癌症。在 21 例局部或区域复发的癌症患者中，大于 54Gy 的照射剂量具有改善生存的趋势（中位生存期 25.6 个月 vs. 5.5 个月，$P=0.06$）。如果排除 R_1 切除患者，则化疗周期数的增加似乎与中位生存期的改善相关（少于 2 个周期中位 5.2 个月，2 或 3 个周期为 11.5 个月，而 4 个以上周期为 14.5 个月，$P=0.014$）。尽管在 GITSG 研究中遇到了毒性过大的问题[347, 348]，但这种问题很少，甚至在 MGH 系列的 46 例患者中不存在[238]。在 MGH 系列中，使用了成形的辐射口和 1.8Gy 的单次分割，46 例患者中有 43 例同时接受了放疗和化疗。

2. 放射治疗剂量 在韦恩州立大学的早期非随机研究中，有证据表明放射治疗剂量 – 反应关系，食管癌患者接受 50Gy 同时使用 5-FU 和顺铂治疗比接受 30Gy 化疗的患者中位生存期更长[354]。RTOG94-05/INT0123 随机将无法切除的食管癌患者接受 5-FU 和顺铂，同时接受 64.8Gy 或 50.4Gy 的 EBRT[345]。高剂量和标准剂量之间的中位生存时间（13 个月 vs. 18.1 个月）、2 年生存率（31% vs. 40%）或局部区域衰竭率（56% vs. 52%）没有显著差异。但是，分配给大剂量放射治疗的患者的治疗相关死亡率较高（10%vs.3%），这似乎与更高的放射剂量无关[345]。经过临时无效性分析后，该试验被终止。目前尚不清楚为何高剂量放疗组的患者死亡率较高，尽管这可能与心脏和肺部过度放射线照射、治疗时间延长、放疗和（或）化疗中断更多或与标准放射治疗剂量组相比 5-FU 剂量更低[5]有关。RTOG（92-07）进行的 I / II 期研究评估了 25 次 EBRT 中同时存在 5-FU 和顺铂的情况下的 50Gy，然后进行了近距离放射治疗[355, 356]。这种剂量递增的方案伴有不可接受的高剂量方案威胁生命或致命毒性的比率，包括与治疗相关的瘘管。这些研究的结果确定了 50Gy 作为食管癌最终化学放疗的标准剂量。

鉴于自进行 RTOG94-05 以来取得的进展，包括分期（高分辨率 CT、FDG PET）、放射治疗计划（调强和影像学检查）、同步化疗方案和支持治疗方面的进展，探索用确定性 CRT 治疗食管癌的放射治疗剂量升

级仍是关注点。最近的单臂 II 期研究表明，采用同时集成的增强调强放射治疗（IMRT）将放射治疗剂量提高至 63Gy 是可行和安全的[357, 358]。正在进行的 III 期随机对照试验正在评估逐步增加或标准剂量放射治疗和同步化疗对非手术治疗食管癌的疗效。在 CONCORDE 试验中，接受确定性 CRT 的食管癌患者被随机分为标准剂量（25Gy，50Gy）与大剂量（33Gy，66Gy）的 EBRT 并用 FOLFOX。对前 160 名随机患者的初步结果表明，剂量升级放疗是可行的，没有急性毒性增加或生活质量恶化，尽管疗效数据尚未发表[359]。在 SCOPE2 试验（NCT02741856）中，接受确定性 CRT 的食管癌患者被随机分为标准剂量（25Gy，50Gy）与高剂量（25Gy，60Gy）EBRT 并用卡铂 / 紫杉醇或顺铂 / 卡培他滨。在 ART DECO 试验（NRT3532）中，接受确定性 CRT 的食管癌患者被随机分为标准剂量（25Gy，50Gy）与高剂量（28Gy，61.6Gy）EBRT 并用卡铂 / 紫杉醇。

3. 放疗和化疗同时手术的作用 在具有局部晚期，可切除的食管鳞癌的患者中，在欧洲进行的两项随机 III 期试验比较了术前 CRT、术后手术和明确 CRT 治疗方式[360, 361]。在法国进行的一项试验中，患者接受了 2 个疗程 5-FU+ 顺铂联合放疗通过标准分割（4.5 周内 46Gy）或分期疗程进行放疗[360]。然后将患者随机分为手术切除与确定的 CRT 至 61Gy。术前组患者的 2 年生存率和中位生存时间无差异，分别为 34% 和 17.7 个月，而随机接受确定性 CRT 的患者为 40% 和 19.3 个月（$P=0.56$）。在德国的一项试验中，患者接受诱导化疗，然后随机分配至 CRT（40Gy），然后进行手术或确定性 CRT[361]。对 172 名随机分组患者的分析显示 OS 率是相同的。随机接受联合方式治疗的患者 3 年生存率为 31%，而接受定型 CRT 治疗的患者为 24%。在这两个试验中，尽管增加了与治疗有关的死亡率，但通过增加手术改善了局部控制。

汇总的数据表明，确定性 CRT 的结果与食管 SCC 患者术前 CRT 和手术相结合的治疗策略所观察到的结果具有可比性。在接受定性 CRT 治疗的患者中，对于部分残存或复发的局部疾病患者，可以选择挽救性食管切除术[344, 362-365]。在当代的法国多中心回顾性队列研究中，308 名接受挽救性食管切除术的患者，3 年 OS 和 DFS 的发生率分别为 43% 和 39%，证明了该手术在部分患者中的治愈潜力[362]。但是，有几项研究表明，与计划的食管切除术相比，挽救术后并发症的发生率和死亡率更高，突显了选择患者并将患者转诊到经验丰富的大容量中心的重要性[362, 364, 366]。

对于有可能切除的胃食管 ACA 的患者，术前 CRT

与确定性 CRT 进行手术后的比较数据相对较少。之前讨论的来自法国和德国的两项随机试验主要包括 SCC 患者和极少数 ACA 患者。与 SCC 相比，ACA 对 CRT 的响应率更低。例如，在 CROSS 试验中，与 ACC 相比，ACA 患者的 EBRT（23 次，41.4Gy）、卡铂和紫杉醇的 pCR 率显著降低（分别为 23% 和 49%，P=0.008 ）[96]。因此，对于接受 CRT 治疗的 ACA 患者，如果手术发病和死亡的风险相当低，通常建议进行手术。RTOG 进行了一项 II 期临床试验（0246），评估了仅在局部肿瘤持续或复发的患者中进行 CRT 选择性食管切除术的可行性 [344]。在入组的 41 例患者（73% 的 ACA）中，有 15 例患者（37%）具有完全的临床反应并进行了观察。这些患者的 5 年 OS 为 53%，只有 15 个患者中有 4 个需要进行挽救性食管切除术。

正在进行的随机 III 期试验正在评估 CRT 后选择性食管切除术对食管癌和 GEJ 癌症的作用。在法国的 ESOSTRATE 试验（NCT02551458）中，在完成 CRT 后第 6 周，食管 SCC 或 ACA 具有完全临床反应（基于内镜检查和 PET/CT）的患者被随机分配到食管切除术或通过挽救性食管切除术监测孤立的局部区域复发。荷兰 SANO 试验（NTR6803）涉及以相似方式治疗的相似患者人群，在完成 CRT 后的第 12 周通过内镜检查和 FDG PET/CT 进行临床反应评估。

4. 放疗和化疗同时进行的残留疾病评估 食管癌 CRT 后评估残留病的常用方法包括内镜活检、内镜超声、CT 和 FDG PET/CT。单独地来说，这些方式具有次佳的敏感性和特异性。一项系统的审查和 Meta 分析发现，内镜活检在检测残留疾病方面的敏感性和特异性分别为 35% 和 91%，而 EUS 的敏感性和特异性分别为 96% 和 11%[367]。系统评价和 Meta 分析发现，FDG PET/CT 在检测残留疾病方面的敏感性和特异性分别为 85% 和 59%[368]。在这种情况下，FDG PET/CT 的敏感性和特异性可能取决于治疗前的 SUVmax、肿瘤组织学、新辅助治疗（单独进行化学疗法与放疗和化疗相结合）及完成治疗和重新评估之间的间隔。最近，小型研究表明，如弥散加权成像（DWI）和动态对比度增强（DCE）之类的先进 MRI 技术可能为评估肿瘤对 CRT 的反应提供有用的信息 [369-371]。为了提供最佳的敏感性和特异性，将需要进行内镜和高级影像学检查。

5. 在联合疗法中增加靶向药物 几项近期和正在进行的试验研究了在食管胃肿瘤的联合治疗中添加新型靶向治疗和免疫治疗药物，以期改善治疗效果。迄今为止，针对局部食管癌的靶向治疗的最成熟经验涉及在术前或确定性治疗中向 CRT 添加 EGFR 抑制药西妥昔单抗。一些初始的 II 期临床试验表明该组合可能有

益 [372, 373]，然而其他试验显示了明显的毒性 [374, 375]。两项 III 期随机对照试验现已报道了明确的 CRT 联合或不联合西妥昔单抗治疗对局部晚期食管癌的研究结果。在 RTOG0436 试验中，有 328 例患者接受了顺铂、紫杉醇联合放疗，加或不加西妥昔单抗。不论组织学如何，西妥昔单抗的添加均不能改善 OS[376]。在 SCOPE1 试验中，有 258 例患者接受了顺铂、卡培他滨和放疗联合或不联合西妥昔单抗治疗。含有西妥昔单抗的毒性更大，生存也更差 [377]。根据这些结果，在临床试验范围之外，西妥昔单抗不应与并发 CRT 一起用于食管癌的治疗。

已经研究了抗 VEGF 疗法在局部食管胃癌的治疗中的作用。II 期临床试验评估了食管癌或 GEJ 癌患者在术前 CRT 中添加贝伐单抗的疗效 [378, 379]。尽管没有证据表明添加贝伐单抗可提高毒性，但 pCR 率仅为 12%～29%，这未被认为有足够的前途需要进一步研究。在英国，一项大型的 III 期随机对照试验（MRC ST03）评估了围术期化疗中添加贝伐单抗治疗可能可切除的食管胃 ACA 的安全性和有效性 [275]。贝伐单抗的围术期并发症发生率更高，包括伤口愈合并发症和吻合口瘘，而 OS 没有改善。因此，目前的证据不支持在临床试验范围之外使用贝伐单抗治疗局部食管胃癌。

鉴于曲妥珠单抗在 HER2 过表达的晚期胃食管 ACA 中观察到良好的预后，目前正在研究抗 HER2 疗法以治疗局部食管胃癌。初步数据表明，向 CRT 添加曲妥珠单抗可能是安全的 [380, 381]。基于这些令人鼓舞的安全性和有效性数据，RTOG1010（NCT01196390）正在研究 HER2 阳性可手术的食管和 GEJ 局部晚期 CRT 患者在治疗中加入曲妥珠单抗。

当前，对于局部食管胃癌的免疫疗法的使用引起了广泛的兴趣和研究。几项单机构 I/II 期试验正在进行中，正在评估免疫检查点抑制药（主要是 PD-1 和 PD-L1 抑制药）与 CRT 联合在食管癌中的潜在作用 [382]。一项大型的 III 期随机对照试验（NCT02743494）正在进行辅助用药 Nivolumab 与术前接受 CRT 手术的食管癌或 GEJ 癌症患者与安慰剂治疗的比较。

七、局部晚期疾病和缓解

（一）局部晚期疾病

恶性气管食管瘘的治疗 在食管中段病变中，食管和气道（气管或支气管）之间恶性瘘管的形成并不少见，因为这两个结构在解剖定位特点。大多数瘘管累及气管，但也可能累及主干、大叶或节段性支气管。既往情况表明，由于担心治疗耐受性差、感染风险及治疗可能会使瘘管恶化和（或）损害愈合，恶性气管食管瘘的存在被认为是放疗和（或）化学疗法的禁忌证。过去建议

切除旁路或插管，以防止进一步污染气道。采取这些有限措施后，中位生存时间可能短至 6～10 周，而这些手术本身导致的死亡率为 10%～32%[383, 384]。其他姑息治疗包括置入支架和（或）最佳支持治疗。

一些小系列研究表明，对于某些气管食管瘘患者，更积极的治疗方法［包括放疗和（或）化学疗法］可能是合理的选择。几项研究表明，CRT 后可能使瘘管闭合[385-390]。处理恶性气管食管瘘的新策略是采用多药诱导化疗，然后进行 CRT 和（或）尝试手术[391]。正在进行的Ⅲ期试验 JCOG1510（UMIN000031165）将食管 T_{4b} 鳞状细胞癌患者随机分为多西他赛 / 顺铂和 5-FU，并伴有或不伴有放疗。目前，尽管某些患者可能是确定性 CRT 的候选者，但对于食管癌并发恶性气管食管瘘的患者的最佳治疗方法尚不清楚[237]。

（二）转移性疾病的姑息治疗

本节仅限于讨论在出现疾病时具有血源性或腹膜转移的患者。

1. **外科手术** 对转移性食管或胃癌患者的手术干预需要合理的判断。在决定进行手术之前，必须考虑到患者的基本健康状况和功能（表现状态），估计的患者生存时间及症状的性质。切除缓和通常比在适当地选择患者旁路或插管更好，从而获得更好的症状缓解和更长的存活[137]。梗阻性病变的切除效果极佳，但对于手术效果较差的候选人，应考虑使用腔内支架、内镜激光治疗或胃造口术管放置[392]。尽管溃疡性或坏死性息肉样肿瘤可引起大量出血，可通过内镜检查技术暂时控制，但适当情况下应采取稳定措施和紧急手术干预。穿孔的胃癌通常表现为紧急情况，术前可能无法识别。合适的患者应进行食管胃切除的积极治疗；对于濒死的或身体不适的患者，仅疼痛控制和补水作为优选。

2. **放射疗法** 对于食管癌，EBRT 剂量为 50Gy（5周）并同时进行化疗可持久改善 58%～88% 的患者吞咽困难的状况[162, 393]。然而，对于晚期、无法治愈的疾病的患者，这些长期的 CRT 方案可能会增加并发症，并且在有限的寿命及经常处于边缘表现状态的情况下需要大量的时间投入。EBRT 的疗程较短，如 37.5Gy/15 次、30Gy/10 次或 20Gy/5 次（有或没有同时化疗），都是在这种情况下证明具有疗效的替代性姑息治疗方案。一项Ⅲ期试验(TROG03.01)比较了单独的 EBRT(30～35Gy，10～15 次）与相同的治疗方案联合用 1 个周期的顺铂和 5-FU 治疗 220 例局部晚期有吞咽困难的食管癌患者[394]。与单独放疗相比，联合治疗针对吞咽困难在数值上更好，尽管这在统计学上没有显著差异。重要的是，在所有可评估患者（包括两个治疗组中），有 84%

的患者在 9 周时自我报告的吞咽困难评分得到改善。

腔内近距离放射治疗是食管癌恶性吞咽困难的另一种姑息治疗选择[395-398]。已使用的高剂量率（HDR）近距离放射疗法包括 18Gy/3 次、16Gy/2 次或 12Gy/1 次，通常规定为距涂抹器源轴 1cm。一项Ⅲ期随机对照试验比较了单次 HDR 近距离放射治疗（12Gy）与金属支架置入术对缓解晚期食管癌吞咽困难的效果[398]。金属支架置入与吞咽困难的快速改善有关，尽管 HDR 近距离放疗与吞咽困难和总体 QoL 的长期缓解相关。支架置入与总并发症和重大并发症的发生率显著相关。

放疗还可以有效缓解胃癌。1995—2015 年对文献进行的现代系统回顾和 Meta 分析报道的回应率分别为 74%、67% 和 68%[399]。关于出血，高剂量方案的缓解率没有明显改善。因此，建议分 10 次进行 30Gy 来减轻胃癌和食管癌。

3. **化学疗法** 姑息化疗是转移性胃食管癌的主要治疗方法。氟嘧啶和铂的组合是最常见的一线治疗方案。例如，食管鳞状细胞癌患者通常使用 5-FU 和顺铂的双联体，而胃食管 ACA 患者则首选奥沙利铂，其中在Ⅲ期临床试验中证明 5-FU、亚叶酸和奥沙利铂的组合较少与顺铂联用具有毒性，并且可能更有效[400]。当在两种药物方案中与顺铂联合使用时，卡培他滨不逊于连续输注 5-FU[401]。在个别机构中，将紫杉烷与铂类药物或单药联合治疗的其他方案可能更可取。在转移性胃癌初始治疗后进展的患者中，REGARD 国际Ⅲ期试验报道称，与安慰剂相比，VEGFR2 抑制药单药 Ramucirumab 有益处（中位生存期延长约 1.5 个月）[70]。RAINBOW Ⅲ期试验进一步支持雷莫西鲁单抗在第二线的使用，与单用紫杉醇相比，雷莫西鲁单抗与紫杉醇联合使用具有显著的生存优势（中位生存期提高了 2.2 个月）[71]。最近，基于Ⅱ期 Keynote-059 试验，检查点抑制药 Pembrolizumab 被批准为转移性胃和 GEJ ACA 的三线治疗[402]。有趣的是，在雷莫西单抗之前的二线治疗中可能有必要对 Pembrolizumab 进行测序[403]。但是，在 Keynote-061 试验中，在接受铂和氟嘧啶初始治疗后进展的患者的二线治疗中，Pembrolizumab 并不优于紫杉醇[404]。对于 HER2 阳性的患者，ToGA 试验证明了曲妥珠单抗，即一种 HER2 抑制药，在与化学疗法联合使用时有更好的生存优势（与单纯化疗相比，中位生存期为 2.7 个月）[54]。

支持治疗与化疗 vs. 化学疗法。在回顾性分析和Ⅲ期临床试验中均显示与最佳支持治疗相比具有优势[405-408]。2010 年的 Meta 分析回顾了晚期胃癌化疗方案与最佳支持治疗，联合用药与单药治疗及不同联合用药方案的疗效[409]。对来自 35 个试验的 5726 名患者进行了分析。

对化疗与支持治疗、联合化疗与单药治疗（但毒性增加）及含顺铂治疗方案进行比较，观察到生存获益。如果可能的话，应考虑将所有弥漫性胃癌患者纳入设计良好的临床试验中。

八、辐照技术和公差

（一）辐照技术

食管胃肿瘤的放射疗法对放射肿瘤学家提出了挑战。由于黏膜、黏膜下和局部淋巴扩散的可能性很高，因此治疗量通常很大。食管和胃极易受到急性伤害，导致吞咽困难、食管疼痛、厌食、恶心和呕吐。此外，目标体积通常被几个重要且对放射线敏感的结构所包围，包括心脏、肺、脊髓、肠、肝脏和肾脏。

1. 目标体积和正常结构　现代放射治疗计划涉及 CT 模拟，以便能够准确地描绘和计算输送至目标体积和正常结构的剂量。静脉或口服对比剂应用于促进靶标和正常组织的勾画。目标体积容限需要考虑 GEJ 和胃癌的保形 EBRT 期间的呼吸运动 [410]。可以使用四维 CT 规划来表征食管和胃的运动，这可以减少规划目标体积的余量。

食管癌和胃癌之间的靶标定性的主要区别在于，大多数食管和 GEJ 癌是确定性的或术前的，而大多数胃癌是在术后进行治疗的。大体肿瘤体积（GTV）包括原发性肿瘤及通过内镜检查、CT 和 PET/CT 识别的相关区域淋巴结。大多数治疗计划允许将 CT 与诊断成像研究进行配准，以帮助确定目标。一项研究将基于 CT 的肿瘤体积与基于 PET/CT 的肿瘤体积进行了比较，结果显示 84% 的患者的目标体积发生了变化，其中 48% 的患者存在微小差异，而 36% 的患者存在重大差异 [411]。这些差异主要是在腹腔或远端纵隔淋巴结受累，导致 56% 的患者肿瘤体积长度发生变化。应该认识到，治疗量的显著变化也可能增加与治疗有关的毒性。从 PET/CT 扫描确定肿瘤的确切大小时应谨慎行事，因为表观大小在很大程度上取决于查看参数。FDG PET 可能在发现意外疾病区域和确定已知病变的精确位置方面最有帮助。

临床肿瘤体积包括存在微小扩散和选择性淋巴结区域的风险区域。长期以来，人们已经认识到食管和胃肿瘤可以从临床上明显的原发性肿瘤向黏膜和黏膜下延伸很远的距离。例如，1962 年，Miller 报道说，在距原发灶超过 6cm 处，纵向显微肿瘤扩散的发生率为 15%，区域性淋巴结受累的发生率为 40%～70% [412]。因此，传统的辐照场大约包括在与钡对比剂进行的荧光透视模拟中可见，超出肿瘤的食管胃黏膜有 5cm。使用基于 CT 的计划，CTV 通常在 GTV 的近端和远端包括 3～4cm

的食管胃壁，并额外增加 1cm 的径向扩张，以解决潜在的食管和（或）胃周淋巴管扩散。可以对 CTV 进行修改，以排除隐匿受累风险低的放射敏感性正常组织［如心脏、肺实质、椎体、肝脏、肾脏和（或）肠道］，或将其重叠最小化。根据肿瘤的位置，可能会覆盖其他选择性淋巴结。对于颈部、上中食管中的肿瘤，纵隔、锁骨上和下部的前颈淋巴结具有危险。对于食管远端、GEJ 和胃部的肿瘤，腹腔轴淋巴结存在危险。对于胃近端的肿瘤，脾淋巴结有危险性。但是，关于常规覆盖肺结节淋巴结转移组的需求仍存在争议，因为受累的风险可能相对较低，而增加的治疗发病率可能并不小。

对于胃癌手术切除或探查剖腹手术后接受 EBRT 的患者，照射范围应包括未切除或残留的肿瘤或肿瘤床及主要的结节区域（较小和较大的曲率；腹腔轴，包括胰十二指肠；胰上、脾和肝门；食管旁有近端病变）。明尼苏达大学的再手术系列中的肿瘤床和淋巴结衰竭的模式如图 54-2A 所示。这代表了一个理想的成形的辐射场，其中包含局部复发区域 [170]。借助术前和术后影像学研究及手术夹的放置来重建肿瘤床和淋巴结的体积。在图 54-2B 中，理想化场叠加在定义辐射耐受性的器官和结构上。对于个别患者，理想的视野需要根据疾病的手术或病理程度（原发部位，TN 疾病程度）和耐受器官或结构的邻接性进行修改 [245, 413, 414]（图 54-3 和图 54-4）。

在特定的淋巴结位置发生淋巴结转移的相对风险取决于原发肿瘤的起源部位和其他因素，包括胃壁浸润的宽度和深度。起源于胃近端和 GEJ 的肿瘤倾向于扩散到纵隔和心包区域的淋巴结，而胃窦、十二指肠周围区域和肝门区域的淋巴结受累的可能性较低。起源于胃体的肿瘤可以扩散到所有淋巴结，但在原发肿瘤块位置附近，沿着或多或少的曲率扩散到淋巴结的可能性最高。起源于远端胃的肿瘤极有可能扩散到十二指肠、胰周和肝门结节，但扩散到胃贲门、食管周围和纵隔淋巴结或脾门淋巴结的可能性较低 [413]。尽管最有可能扩散到与原发肿瘤块在解剖学上紧密接近的那些部位，但是任何起源于胃的肿瘤都具有沿更大或更小的曲率扩散到淋巴结的倾向。对于 GEJ 癌症的术后照射，照射范围可能包括吻合部位和部分或全部剩余的胃。除非选择的 T_3N_0 患者选择了介入野外方法，否则术后野都大于术前野。

PTV 包括 CTV 加上治疗计划和不确定性的余量。这种扩展将取决于所采用的特定技术，包括使用 4DCT 表征器官运动和图像引导技术，尽管通常为 0.5～1cm。由于胃的形状 / 位置的部分间和部分内变化，可能需要较大的切缘来治疗完整的胃肿瘤。

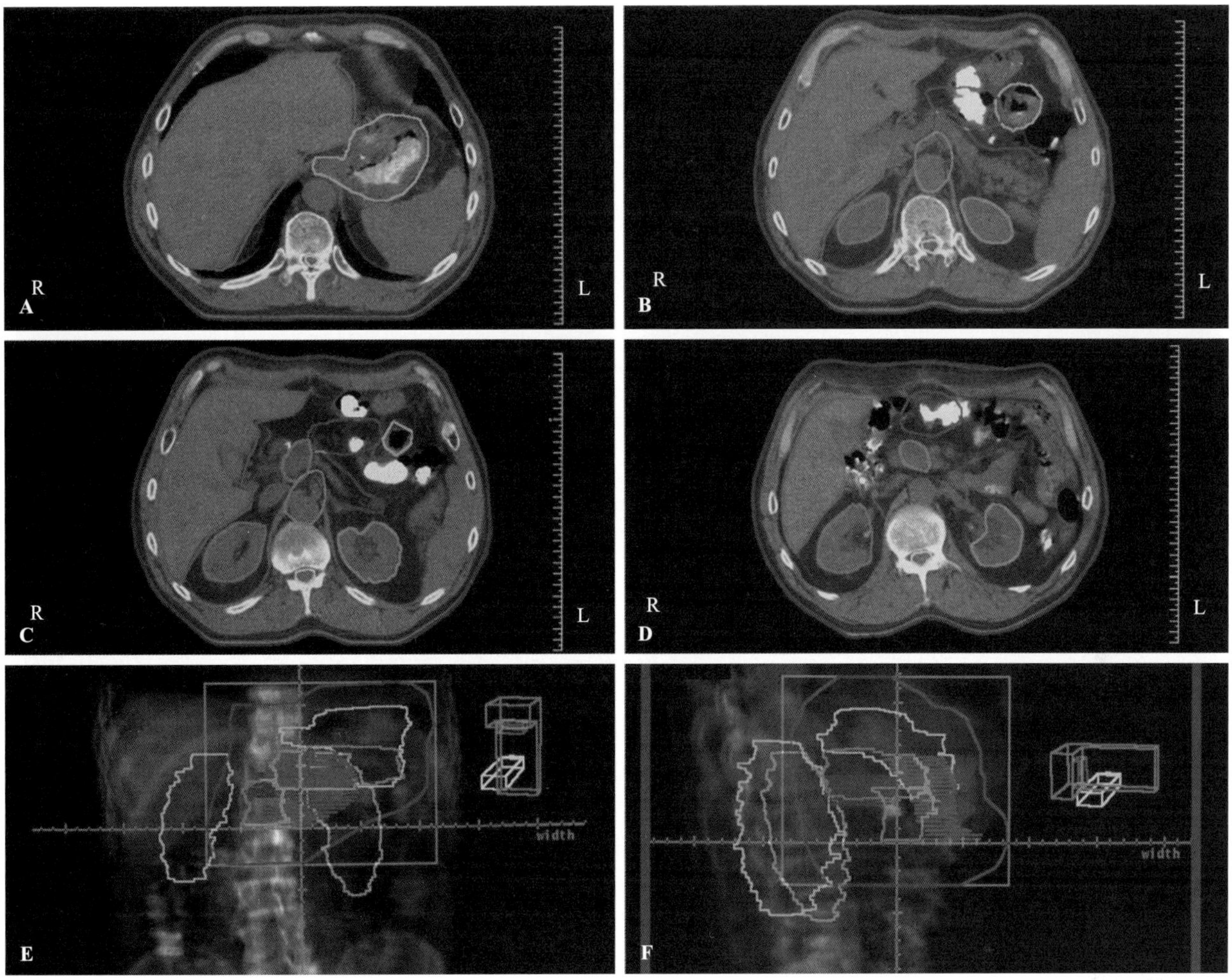

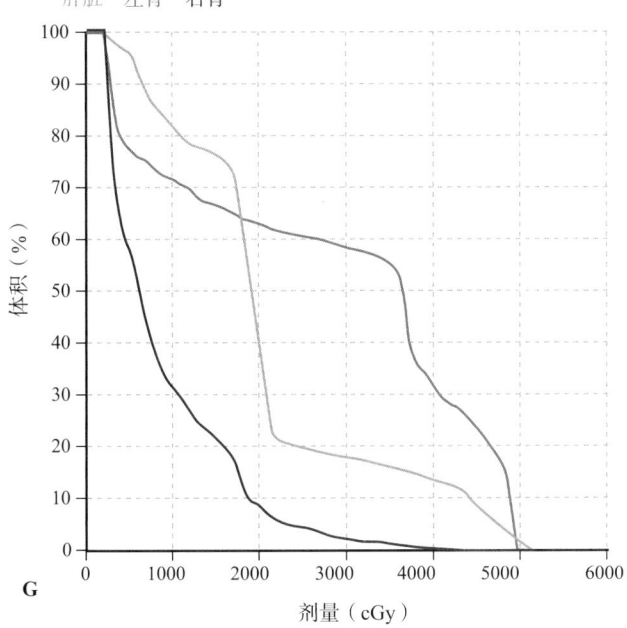

▲ 图 54-3　1 例胃体后壁 T_4N_0 腺癌患者术后放射野的优化（中间 1/3）（表 54-14）。计算机断层扫描模拟，并在术前和术后 CT 成像、手术 / 病理结果的基础上勾画感兴趣的结构（A 至 D. 肿瘤床；残胃；耐受器官 / 结构：肾脏、肝脏、脊髓）（此图彩色版本见书末）

A. 残胃和食管远端（黄绿色）与肝（红橙色）相邻脾脏。B. CT 图像显示肿瘤床（红色）、胰腺体 / 尾（蓝色）、腹腔动脉（橙色）和肾脏（右灯蓝色；绿色）。C. 胰头（蓝绿色）和脾动脉 / 脾体，胰腺的切面位于肾脏中部。D. 肿瘤床和胰腺头部在更远端的 CT 图像上。E 至 G. 借助数字重建射线照片（E 和 F）设计放射野，并给耐受器官 / 结构（G）绘制剂量 – 体积直方图（DVH）。选择了前后、后前和成对侧野的四野技术（野边缘为蓝色）。这些区域包括残胃（黄橙色）、肿瘤床（红色）和基于原发病变 [腹腔（蓝紫色交叉阴影）]、胰上（胰腺体，浅蓝色）、肠系膜上、胰十二指肠（胰头，蓝绿色）黏附部位的危险淋巴结区域。E. 前后和后前野包括大约 2/3 的左肾和一部分肝左叶，但不包括大部分右肾和肝右叶。F. 侧野显示脊髓和后肾被排除。G. 该 DVH 显示剂量为 20Gy，左肾大于 60%，右肾小于 10%

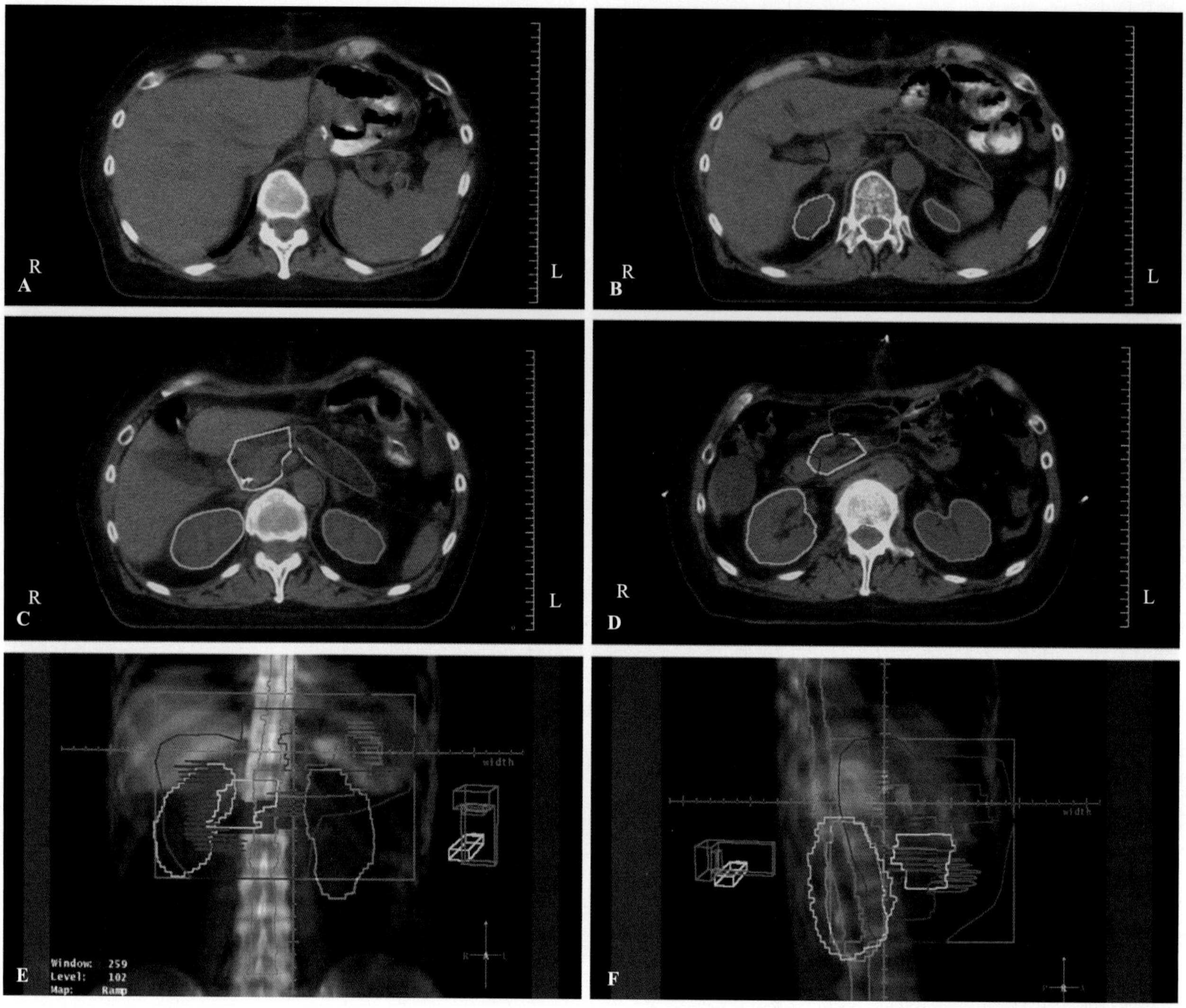

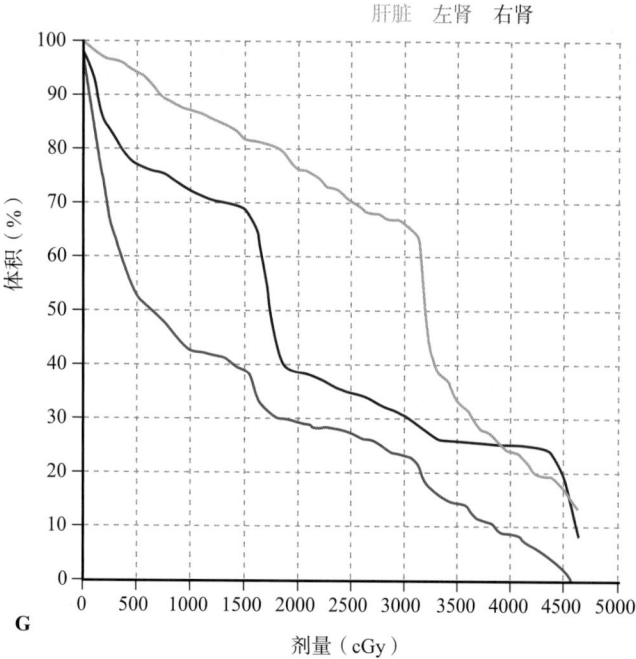

▲ 图 54-4　优化 T_3N_2 原发性胃窦癌患者的术后放射野（远侧 1/3）（表 54-15），在计算机断层扫描模拟（A 至 D）时描绘了感兴趣的结构（此图彩色版本见书末）

A. 残胃（淡紫色）与胰腺体 / 尾部（橙红色）和脾门（浅绿色）一起显示。B. 描绘肝门（蓝紫色）和肾脏（左，黄绿色；右，黄橙色）。C. 显示了胰头（黄色）和腹腔动脉与肠系膜上动脉（浅蓝色）的关系。D. 显示胃窦肿瘤床（红色）和十二指肠（中蓝色），借助数字重建 X 线（E 和 F）设计放射野，并针对剂量限制结构（肝脏、肾脏、脊髓）绘制剂量 - 体积直方图（G）。选择了前后、后前和成对侧野的四野技术（场边缘以中蓝色显示）。治疗野包括残胃、肿瘤床、胰头、十二指肠的第一和第二部分（中蓝色阴影线）、相关的淋巴结体积［胃周、胰十二指肠（胰头）、肝门（蓝色蓝紫色交叉阴影）、腹腔、外侧胰腺（体 / 尾）］和可选的脾脏淋巴结区（浅绿色交叉阴影线）。E. 前后野和后前野（野边缘不包括左肾的 2/3，包括右肾的 90%）。鉴于残胃和脾门相邻，排除可选的脾门淋巴结将不会额外允许保留左肾。F. 侧野显示脊髓（青绿色）和两个肾脏的实质部分都被排除在外。G. DVH 结合所有四个射野的剂量，证明 20Gy 的剂量约占左肾的 30%，而约占右肾的 75%。对于肝脏，约 30% 的人接受 30Gy 的剂量，约 25% 的人接受 35~40Gy 的剂量

最近发表了几篇论文，为基于食管癌和胃癌的基于CT的靶标体积勾画提供了详细的指导[415-420]。鼓励读者阅读这些优秀的参考文献。

2. 治疗技术 当传统的二维放射线计划被用于食管癌时，最初将患者接受前后处理，以每天 1.8～2.0Gy 的剂量进行 36～40Gy 的治疗，以限制对心脏和脊髓的剂量。后续治疗避开脊髓，无论斜向还是侧向，总剂量为 45～50Gy。另一种方法是在整个过程中使用多个区域进行治疗，这些区域将对脊髓的剂量限制为 45～50Gy 的总剂量。

当前，建议使用 3D 适形或 IMRT 以最大限度地减少对非目标正常组织的辐射暴露。应生成剂量 - 体积直方图，以评估目标覆盖率和正常组织剂量。出于治疗计划的目的，建议的正常组织限制包括肝脏（不大于 20% 的体积应接受＞30Gy）、肾脏（不大于一个肾脏的 33% 的体积应接受＞20Gy）、脊髓（最大剂量为 45Gy）、心脏（不超过 30% 的体积应接受＞30Gy）和肺（不超过 20% 的体积应接受＞20Gy）[237]。在适当形状的视野中，可以将 1.8～2.0Gy 分割的 45～50.4Gy 的剂量输送至胃和小肠，具有 5% 或更少的严重毒性风险[246, 413, 414]。

对于近端胃癌至中段胃癌的患者，由于准确的视野定义，通常可以节省左肾的 1/2～2/3，这得益于术前和术后影像学研究及手术夹的放置（图 54-3 和图 54-4）。如果有指示，可以包括胰十二指肠淋巴结，同时保留右肾的 75%～90%。对于远端胃部病变且十二指肠切除切缘狭窄或阳性的患者，应将十二指肠周长作为目标体积（图 54-4）。在这种情况下，右肾的 50% 或更多位于野外，而 2/3～3/4 左肾应该被保留。使用这些技术时，慢性肾脏问题很少见[421]。

Tepper 和 Gunderson 已根据原发肿瘤的位置和程度（T 期）和已知淋巴结受累的位置和程度（N 期）制定了定义术后放射线范围 CTV 的指南[413]。表 54-12 给出了有关 T 和 N 类别对包括剩余胃（胃残余）、肿瘤床和结节部位的影响的一般准则。表 54-13 至表 54-15 给出了基于四个主要部位（GEJ、胃近端、中端和远端）中每个部位的 T 和 N 类别的治疗指南。通常，对于淋巴结阳性的患者，应广泛覆盖肿瘤床、剩余胃，切除切缘和节流区。对于淋巴结阴性疾病，如果手术切除效果良好，且病理评估至少为 10 个淋巴结，并且原发肿瘤的手术切缘很宽（至少 5cm），则可以选择淋巴结床的治疗。剩余胃的治疗应取决于可能的平衡正常组织的发病率和残留胃部局部复发的风险。Calvo 等已经讨论了具有 IORT 可用性的机构的理想 IORT 现场设计指南[422]。

IMRT 现在通常用于治疗食管癌和胃癌，因为它通常会减少传递到周围正常组织的辐射量。对于胸段食管癌，剂量学研究表明，IMRT（与 3D CRT 相比）可在 PTV 周围提供更适形的高剂量分布，同时提供较低的平均肺部剂量和（或）平均心脏剂量[423, 424]。IMRT 可能在胃癌的辅助治疗中优化正常器官和结构的备用[425-431]。一项研究记录了平均肾脏剂量与肾功能下降之间的关联，与 3D CRT 相比，使用 IMRT 可以降低这种关联[432]。

此外，IMRT 可以使用同时集成的增强功能使剂量升高至 GTV[358, 433]。使用高度适形的治疗技术（如 IMRT）需要特别注意靶标的描绘和器官运动，以免发生边缘遗漏。使用 IMRT（与 3DCRT 相比）的另一个问题是，较大的组织会受到低剂量的辐射照射。尽管将 IMRT 用于食管癌存在这些潜在问题，但迄今为止可获得的临床数据表明，与 3D CRT 相比，结果相似或可能更有利[434, 435]。

质子束疗法是一种食管癌的有前途的治疗方法[436]。最初的剂量学研究表明，与 IMRT 相比，用于食管癌的被动散射 PBT 可以减少心脏和肺部的剂量[437]。2006—2010 年，在 MD 安德森癌症中心确定或术前接受放射治疗（中剂量，28 次分割，50.4Gy）和同期化疗的 62 例患者中，评估了使用被动散射 PBT 的初步毒性[437]。遇到的最常见的急性毒性是 2～3 级食管炎（47%）、疲劳（44%）、恶心（34%）、厌食症（30%）和放射性皮炎（16%）。发生 2 例 2 级和 3 级放射性肺炎。同一组最近发表的一篇文章研究了 343 名食管癌患者接受决定性被动散点治疗的长期预后 PBT（132 例）或 IMRT（211 例）并同时化疗[438]。在多变量分析中，与 IMRT 相比，PBT 的使用具有更好的 OS 和 PFS。另外的研究发现，在接受新辅助被动散射 PBT（相对于光子放

表 54-12 TN 分期对放射野内残胃、肿瘤床和淋巴结部位的影响的一般准则

TN 分期	残胃 b	瘤 床	淋巴结
$T_{1\sim2}N_0$（未侵犯浆膜）	无	无	无
T_2N_0（侵犯浆膜）a	可变	是	无
T_3N_0	可变	是	无
T_4N_0	可变	是	可变
$T_{1\sim2}N^+$	是	无	是
$T_{3\sim4}N^+$	是	无	是

a. 后壁 T_2N_0 病灶超出胃近端或远端的固有肌层，有局部复发的危险。具有接近或阳性切缘的 $T_{1\sim2}N_0$ 患者应考虑对肿瘤床进行治疗

b. 如果可以排除一侧肾脏的 2/3，则在大多数患者中最好包括剩余的胃。这取决于手术切除的程度和未累及的切缘（以厘米为单位）

N. 淋巴结；T. 肿瘤（改编自 Tepper JE, Gunderson LL. Radiation treatment parameters in the adjuvant postoperative therapy of gastric cancer. *Semin Rad Oncol*. 2002；12：187-195.）

表 54–13　原发灶部位和 TN 分期对放射治疗量的影响：GEJ（一般指南）

肿瘤位置及 TN 分期	残胃 [b]	瘤床体积 [c]	淋巴结体积
GEJ [a]	如果允许切除 2/3 右肾	T 分期决定	N 分期决定
T_2N_0，侵犯浆膜	取决于术后病理结果 [b]	左侧纵隔，毗邻的胰体	无或胃周、食管周 [d]
T_3N_0	取决于术后病理结果 [b]	左侧纵隔，毗邻的胰体	无或胃周、食管周、纵隔、肠 [d]
T_4N_0	推荐，取决于术后病理结果 [b]	对 T_3N_0 贴壁 3～5cm	与黏附部位相关的淋巴结、± 肠系、胃周、食管周、纵隔
$T_{1～2}N^+$	推荐	T_1 无指示，T_2 进入浆膜下	食管周、纵隔、远端胃周、肠系
$T_{3～4}N^+$	推荐	同 T_3N_0、T_4N_0	同 $T_{1～2}N^+$、T_4N_0

a. 耐受器官或结构：心脏、肺、脊髓、肾脏和肝脏
b. 对经病理学证实具有宽（>5cm）手术切缘的肿瘤，可选用残余胃的治疗，尤其是如果这会导致正常组织发病率大幅增加时
c. 使用术前成像（计算机断层扫描、钡剂吞咽）、手术夹和术后成像（CT、钡剂吞咽）
d. 如果进行了充分的手术淋巴结清扫术（D_2 淋巴结清扫术）并且至少进行了 10 个淋巴结的病理检查，则可以选择 $T_{2～3}N_0$ 病变的淋巴结清扫术
GEJ. 胃食管连接；N. 淋巴结；T. 肿瘤（改编自 Tepper JE, Gunderson LL. Radiation treatment parameters in the adjuvant postoperative therapy of gastric cancer. *Semin Rad Oncol*. 2002；12：187–195.）

表 54–14　原发灶部位和 TN 分期对放射治疗量的影响：胃体 / 胃中 1/3（一般指南）

肿瘤位置及 TN 分期	残胃 [b]	瘤床体积 [c]	淋巴结体积
胃体 / 胃中 1/3 [a]	是，但保留 2/3 的肾	T 分期决定	N 分期决定，保留一个肾的 2/3
T_2N_0，侵犯浆膜	是	胰体（± 尾）	无或胃周，可选：腹腔、脾、胰上、胰十二指肠、肝门 [c]
T_3N_0	是	胰体（± 尾）	无或胃周，可选：腹腔、脾、胰上、胰十二指肠、肝门 [c]
T_4N_0	是	对 T_3N_0 贴壁 3～5cm	与黏附部位相关的淋巴结、± 胃周、腹腔、脾、胰上、胰十二指肠、肝门
$T_{1～2}N^+$	是	T_1 无指示	胃周、腹腔、脾、胰上、胰十二指肠、肝门
$T_{3～4}N^+$	是	同 T_3N_0、T_4N_0	同 $T_{1～2}N^+$、T_4N_0

a. 耐受器官或结构：肾脏、脊髓、肝脏
b. 使用术前成像（计算机断层扫描、钡剂吞咽）、手术夹和术后成像（CT、钡剂吞咽）
c. 如果进行了充分的手术淋巴结清扫术（D_2 淋巴结清扫术）并且至少 10 个淋巴结进行了病理检查，则可以选择 $T_{2～3}N_0$ 病变的淋巴结清扫术
N. 淋巴结；T. 肿瘤（改编自 Tepper JE, Gunderson LL. Radiation treatment parameters in the adjuvant postoperative therapy of gastric cancer. *Semin Rad Oncol*. 2002；12：187–195.）

疗）和同步化疗的食管癌患者中，术后并发症的发生率更低 [439, 440]。

　　笔形束扫描递送是 PBT 的最先进形式，它允许使用调强质子治疗（IMPT）。剂量学研究表明，与被动散布 PBT 相比，食管癌的 IMPT 风险器官的剂量降低更大 [436, 441]。在 19 名接受 IMPT 治疗的局部晚期食管癌（主要是食管下部）患者中，中位剂量为 50.4Gy28 次，平均心脏和肺部剂量分别为 7.86Gy 和 4.94Gy [442]。迄今为止，在食管癌中使用 IMPT 的临床经验仍然有限，但在未来几年中使用可能会增加。

　　尽管用 PBT 治疗食管癌的初期临床结果令人鼓舞，但仍需要使用基于光子的技术进行进一步的比较研究。对于 PBT，考虑到质子束对沿束路径的组织密度变化的敏感性，由于肿瘤 / 器官运动引起的潜在的异质剂量传递（所谓的"相互作用效应"）及边缘错位的可能性，需要谨慎的计划技术高度保形的剂量分布。

　　图 54-5 显示了针对近端食管和中段食管鳞癌，临床分期为 T_2N_1 的患者进行 IMRT 治疗的计划，该患者接受了明确放疗并发化疗的治疗。图 54-6 至图 54-8 分别显示了治疗晚期 T_3N_1 食管远端 ACA 的患者的 3D CRT、IMRT 和 IMPT 治疗计划术前放疗并发化疗。

　　辐射剂量和分割。推荐剂量术前治疗为 41.4～50.4Gy（4～5 周），每天使用 1.8～2Gy。术后治疗的推荐剂量为 45～50.4Gy。如果在不进行手术的情况下同时进行确定性照射和敏化化疗，则建议使用 50～54Gy 的总剂量，因为较低的剂量（<50Gy）可能不足。如本章前面所

表 54-15　原发灶部位和 TN 分期对放射治疗量的影响：胃窦 / 幽门 / 胃远端 1/3（一般指南）

肿瘤位置及 TN 分期	残胃[b]	瘤床体积[c]	淋巴结体积
幽门 / 胃远端 1/3[a]	是，但保留 2/3 的肾	T 分期决定	N 分期决定
T_2N_0，侵犯浆膜	可变，取决于手术病理结果[b]	胰头（± 体），十二指肠第一、第二部分	无或胃周，可选：胰十二指肠、肝门、腹腔、胰上[d]
T_3N_0	可变，取决于手术病理结果[b]	胰头（± 体），十二指肠第一、第二部分	无或胃周，可选：胰十二指肠、肝门、腹腔、胰上[d]
T_4N_0	推荐，取决于手术病理结果[b]	对 T_3N_0 贴壁 3~5cm	与黏附部位相关的淋巴结，± 胃周、胰十二指肠、肝门、腹腔、胰上
$T_{1\sim2}N^+$	推荐	T_1 无指示	胃周、胰十二指肠、肝门、腹腔、胰上，可选：脾门
$T_{3\sim4}N^+$	推荐	同 T_3N_0、T_4N_0	同 $T_{1\sim2}N^+$、T_4N_0

a. 耐受器官或结构：肾脏、肝脏和脊髓

b. 对于经病理证实具有宽（＞5cm）手术切缘的肿瘤，如果会导致正常组织发病率显著增加，则可选用残胃治疗

c. 使用术前成像（计算机断层扫描、钡剂吞咽）、手术夹和术后成像（CT、钡剂吞咽）

d. 如果进行了充分的手术淋巴结清扫术（D_2 淋巴结清扫术）并且至少进行了 10 个淋巴结的病理检查，则可以选择 $T_{2\sim3}N_0$ 病变的淋巴结清扫术

N. 淋巴结；T. 肿瘤（引自 Tepper JE，Gunderson LL. Radiation treatment parameters in the adjuvant postoperative therapy of gastric cancer. *Semin Rad Oncol*. 2002；12：187-195.）

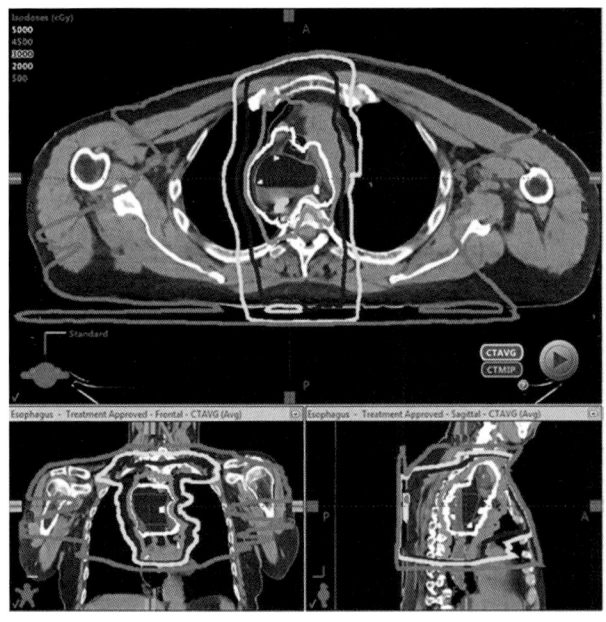

▲ 图 54-5　临床分期为 T_2N_1 的近端 / 中段食管鳞状细胞癌患者的外照射治疗计划，采用根治性放疗和氟尿嘧啶 / 顺铂同步治疗。总肿瘤体积（GTV）用红色表示，而计划靶体积（PTV）用品红色（PTV_{50}）和青色（PTV_{45}）表示。显示了 50Gy（白色）、45Gy（橙色）、30Gy（蓝色）、20Gy（黄色）和 5Gy（青色）等剂量线。使用调强放疗（容积调制弧光治疗）计划，对 PTV_{50} 进行 25 次分割的 50Gy（每次分割 2Gy）治疗，对 PTV_{45} 进行 25 次分割的 45Gy（每次分割 1.8Gy）治疗（此图彩色版本见书末）

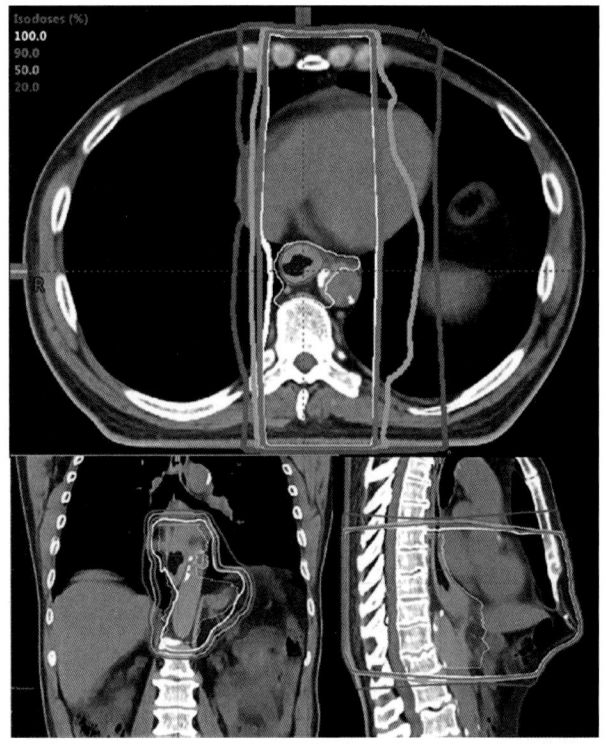

▲ 图 54-6　1 例临床分期为 T_3N_1 的远端食管腺癌患者的外照射计划，在食管胃切除术前接受术前放疗（41.4Gy，分 23 次），并每周同时用卡铂和紫杉醇治疗。总肿瘤体积用红色表示，临床靶体积用黄色表示。显示了 100%（白色）、90%（绿色）、50%（青色）和 20%（洋红色）的等剂量线。具有前后 / 后前野的光子平面的代表性轴位、冠状位和矢状位视图。100% 的等剂量线涵盖靶体积，但也占心脏的很大一部分，而肺则保留得很好（此图彩色版本见书末）

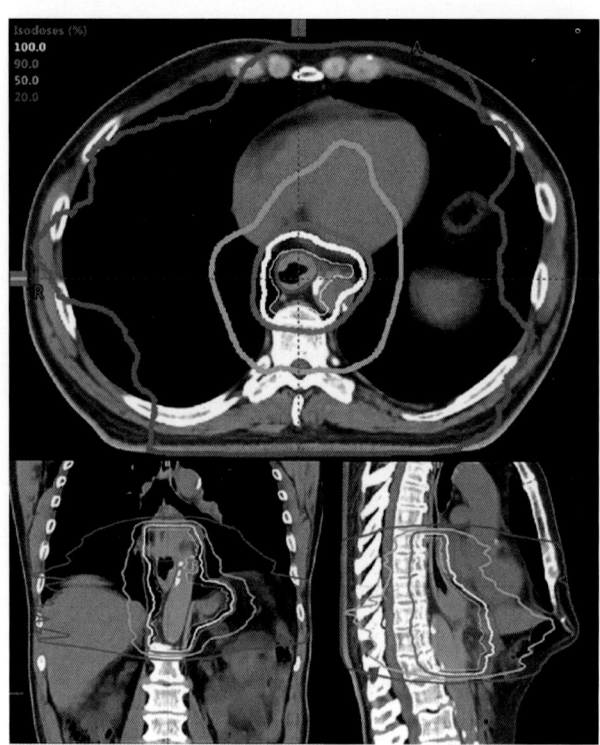

▲ 图 54-7　T_3N_1 远端食管腺癌患者的光子调强放疗计划的代表性轴位、冠状位和矢状位视图。注意改善了 100% 等剂量线对靶体积的顺应性，并减少了 50%～100% 等剂量线对心脏的暴露，但是，接受 20% 等剂量的肺体积增加了（此图彩色版本见书末）

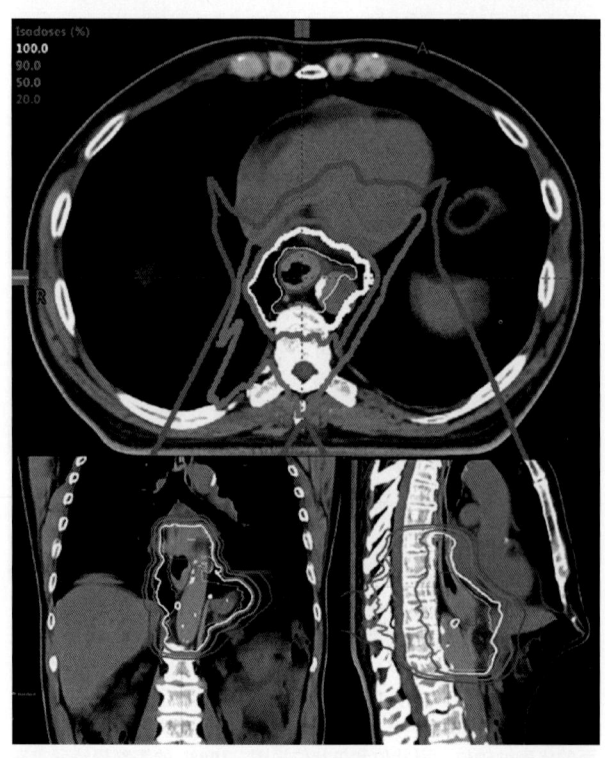

▲ 图 54-8　T_3N_1 远端食管腺癌患者的笔形束扫描调强质子治疗计划的代表性轴位、冠状位和矢状位视图。请注意，与调强放射治疗计划相比，100% 等剂量与靶剂量具有相似的保形性，但接受 ≤50% 的等剂量的心脏、肺和全身的体积减小（此图彩色版本见书末）

述，与标准剂量的放射治疗（50.4Gy）相比，研究逐步增加剂量的放射治疗（64.8Gy）的随机试验没有显示出获益，尽管这仍是一个正在进行的研究领域。但是，对于某些患有无法手术的宫颈食管肿瘤的患者，通常使用高达 60～66Gy 的剂量，这可能是合适的。

3. 放射疗法的毒性　关于在食管和胃癌中使用 CRT 的一个重要问题是治疗毒性。食管受到辐照时，通常会出现急性吞咽困难和吞咽困难，通常在开始治疗后10～14 天发展。食管炎是自限性的，但是如果没有积极的支持治疗和营养支持，急性黏膜反应可能会迫使延迟完成治疗。如果热量摄入不足或脱水，应考虑使用空肠造口术、鼻饲管或静脉补液。辐照胃部时，可能会发生剧烈的恶心和呕吐。止吐药有助于减轻这些症状的严重程度。

在针对食管癌的确定性 CRT 的 RTOG85-01 试验中，CRT 组中有 44% 的患者发生了严重的急性治疗相关不良反应，而只有 CRT 的患者中有 20% 的患者有生命危险，而放射治疗的这一比例仅为 25% 和 3%[162]。尽管联合治疗组的 61 名患者中只有 1 名死于急性毒性，但只有 50% 的患者完成了全部 4 个化疗周期。大多数严重的毒性反应是血液学或胃肠道疾病。同样，在涉及佐剂 CRT 切除的 GEJ 或胃癌的 INT0116 试验中，41% 的患者中出现与治疗相关的严重不良反应，32% 的患者有生命威胁[244]。但是，这些似乎没有转化为明显的后期毒性[246]。

最近的研究数据表明，随着时间的推移，CRT 对食管胃癌的急性毒性特征有所改善，这可能与使用更适形的放疗技术、中度放疗剂量（41.4～50.4Gy）、耐受性更好的化疗方案和支持方面的改进有关。例如，在一项涉及术前放疗的 CROSS 试验中（23 次，41.4Gy）及每周同时进行的卡铂和紫杉醇试验，威胁生命的毒性罕见，最严重的毒性发生在不到 10% 的患者中[96]。

食管或胃癌患者可能发生与放射疗法有关的亚急性和晚期效应。接受 CRT 治疗的食管癌患者中有 12%～30% 会出现良性狭窄，导致吞咽困难症状恶化[335, 393, 443]。狭窄通常在治疗后 4～12 周发展，并且通常对扩张反应，尽管可能需要多次扩张。在中度剂量（50Gy）的 EBRT 联合化疗的情况下，对食管造成威胁生命或致命的后期影响（如与治疗相关的气管食管瘘或食管/胃出血或穿孔）并不常见（发生率 <1%）[376, 444]。

对于食管和 GEJ 的肿瘤，在治疗过程中不可避免地会照射部分上呼吸道、气管、支气管、肺实质和胸膜。肺实质非常容易受到放射损伤，临床肺损伤的可能性与被放射肺的剂量和体积密切相关[445]。基线肺部状态受损（如由于慢性阻塞性肺疾病所致）的患者，肺储备可能有限。虽然在接受开胸和食管切除术的患者中发生率可能更高，但在接受最终适形放射治疗的患者中[376]，不到 10% 可能发生严重的肺部不良反应[96]。

如果心脏受到辐照，则可能导致涉及心包、心肌、心脏瓣膜和冠状血管的并发症，这似乎与放射剂量和体积有关[446, 447]。辐照心包可导致急性和（或）慢性心包炎。心肌辐射可导致间质纤维化，从而降低心脏功能。数据表明，年轻人的心肌辐射与冠状动脉硬化的加速和心源性猝死有关。最近的数据表明，在接受乳腺癌或肺癌胸腔放疗的成年癌症患者中，对心脏的放射剂量与心脏发病风险和死亡率之间存在剂量反应关系[448, 449]。基于人群的数据表明，胸部放射治疗食管癌增加了心脏病死亡率的风险[450]。有证据表明，使用现代保形放射疗法技术可以降低心肺不良反应的风险[434]。

食管 / 胃照射的其他罕见并发症包括肋骨骨折、臂丛神经损伤和脊髓损伤的风险，这可能是最具破坏性的不良反应。通常，以每天 1.8～2.0Gy 的标准剂量累积 45Gy 进行脊髓放疗和同步化疗是安全的[451]。在 INT0116 试验中，接受 CRT 的患者第二次恶性肿瘤的发生率高于单纯接受手术的患者（21 例 vs. 8 例），但这没有统计学意义（P=0.21）。

（二）营养支持（放化疗之前、期间和之后）

许多接受术前 CRT（计划进行手术切除）或原发性 CRT 的患者在治疗过程中也可能需要肠外或肠内营养过高。营养状况的改善可能需要在内镜检查或饲喂空肠造口术期间放置支架。当在术前进行治疗以保持胃用于重建时，饲喂空肠造口术比放置支架或经皮内镜胃造瘘术（PEG）导管更可取。

手术切除胃癌的患者可能会有重大的营养管理问题。术后，特别是在切除 3/4 以上的胃后，保持足够的营养可能是主要的临床问题。手术中放置喂养空肠造瘘管对于患者术后前 2 个月的恢复至关重要。早饱是一种非常普遍的症状。在患者体重稳定之前，开始进行术后辅助治疗通常是不可行的。

术后 CRT 期间，还必须严格注意营养支持。很少有患者每天要吃三顿饭，大多数人需要吃 5～6 顿小餐，通常还要补充营养。倾倒综合征的术后问题相当普遍，但主治医师通常很难认识。倾倒的表现为与餐点相关的簇状肠蠕动增强了胃黏膜反射。尚未充分认识到的是，这些患者中可能发生反应性低血糖，这与胃内容物快速转移到小肠，葡萄糖快速吸收到循环及相关的胰岛素分泌有关。由于胃中没有残留食物（通常会发生这种情况），因此会发生反应性低血糖症，通常在进餐后1.5～2h。患者对这个问题的正确认识可以减轻许多相

关的困难。

这些患者可能长期存在营养问题。缺乏酸产生导致许多矿物质（最重要的是铁和钙）吸收不良。通常会由于相关的贫血而注意到铁的流失，但直到很多年后，钙吸收不良才被认识到。钙补充剂（柠檬酸钙，而不是碳酸钙）通常需要终身使用，但是可以在随访期间评估铁的需求量。定期进行骨密度测定是合适的，还应注意脂肪和其他营养素的吸收不良。众所周知，全胃切除术后继发于内在因素的丧失会导致维生素 B_{12} 吸收能力的丧失。但是，人体中维生素 B_{12} 的储存通常可以持续 3 年。因此，可以仔细观察患者，以评估患者是否需要终生每月注射维生素 B_{12}。

九、治疗原则、挑战和未来可能性

（一）主要和辅助治疗

食管癌，GEJ 癌和胃癌患者的治疗思路如图 54-9 所示。所有疑似胃食管癌的患者均应具有完整的病史和体格检查。进行内镜检查是为了诊断目的并进行活检。分期评估包括实验室研究，CT 和 PET/CT 扫描成像，以及在影像学上没有转移性疾病证据的患者，通过内镜超声重复内镜检查。进行心脏和肺功能研究以评估患者可能进行手术的医疗适应性。营养状况得到评估，并纳入每位患者的治疗计划中。

在这一点上，根据阶段，肿瘤位置和组织学的不同，治疗方法也有所不同。对于食管和胃的 T_{1a} 肿瘤，内镜处理可能就足够了。对于早期肿瘤且侵及黏膜下层（T_{1b}），仅通过手术切除就可以更充分地解决淋巴结受累的风险。对于食管或 GEJ Siewert1 型或 2 型 $T_{1b}N_1$ 或 $T_{2～3}N_{0～1}$ 肿瘤，根据 CALGB 和 CROSS 试验，建议进行术前 CRT，这表明与单独手术相比，三峰疗法可提高生存率[96, 139, 286]。尽管经常治疗仅根据围期期化疗的胃癌途径，GEJ 的 Siewert3 型 ACA 可以在术前进行 CRT治疗，具体取决于远端食管受累程度和局部机构治疗的偏爱。120 例 GEJ 病变患者的 POET III 期试验对术前化疗与 CRT 进行了比较；无论是 OS（P=0.07）还是局部控制（P=0.06），结局趋势均优于术前 CRT[292]。基于CROSS 试验中良好的生存率和发病率结果，优选的化疗方案是卡铂和紫杉醇。对于在医学上适合于患有明显可切除疾病的手术的患者，以 41.4Gy/23 次分割的放射剂量是合适的。然而，基于多次历史试验，对于可能是边缘手术候选者的患者，以 50～50.4Gy/25～28 次分割仍是替代标准剂量。外科手术是所有医学上适合且技术上可切除的 ACA 患者的三联治疗的一部分。由于三联疗法对 ACA 和 ACC 的治疗效果极佳，因此也对具有医学食管 SCC 的患者进行手术。但是，对于边缘性 SCC

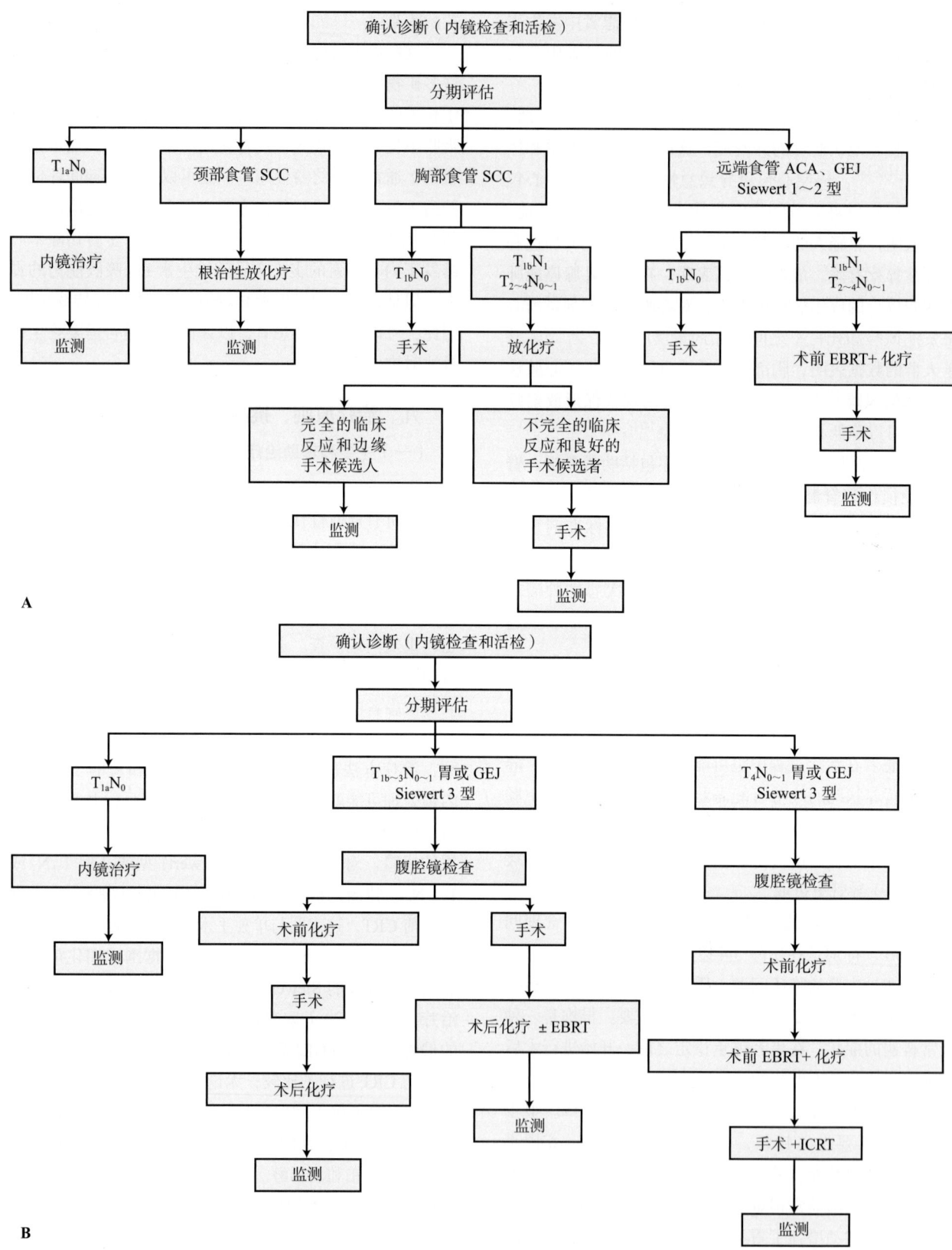

▲ 图 54-9　新诊断为食管癌（A）和胃癌（B）的患者的治疗流程

ACA. 腺癌；EBRT. 外照射疗法；GEJ. 胃食管连接；IORT. 术中放疗；SCC. 鳞状细胞癌

患者，如果基于 PET/CT 和内镜检查在 CRT 后获得完整的临床反应，则可以推迟手术。此外，对于食管近端 SCC 患者（特别是如果需要进行喉切除术以实现足够的近端切缘），首选明确的 CRT 并选择仅用于挽救复发性疾病的手术。对于患有 T₄ 疾病的患者，CRT 可能是确定的治疗方法，但根据对治疗的反应，可能需要对手术进行重新评估。

根据法国围术期试验和 MRC OEO5 研究，胃 ACA $T_{1b\sim4}N_{0\sim1}$ 期最常接受术前化学疗法联合顺铂和氟嘧啶的治疗[220, 276]。基于 MAGIC 试验的 ECF 方案较少使用，因为表柔比星的其他毒性没有明显的生存获益[219, 276]。FLOT 可能成为基于改善生存但又增加毒性而具有良好表现状态的患者的首选方案[277]。D₂ 切除术应由经验丰富的外科医生进行，不需常规脾切除术或远端胰腺切除术，至少应检查 15 个淋巴结。荷兰和英国的Ⅲ期多中心临床试验评估了延长的淋巴结清扫术，发现发病率增加，对 OS 无益处，但最新分析显示，胃癌的特异性生存率提高了，对 N₂ 患者也有益处[120–125]。根据 ARTIST 和 CRITICS 试验的数据，对完全切除的胃癌患者不应常规提供术后 CRT[252, 253, 308]。但是，CRT 应该在不完全切除（R₂）后进行，并可根据患者的个体化情况，考虑对因多处阳性结节、对术前化疗反应不佳或 R₁ 切除而有较高的局部复发风险的患者进行 CRT。

一些患有胃部肿瘤或 Siewert3 型 GEJ 的患者可能会接受初次手术。对于这些患者，基于 CLASSIC 试验的单独术后化疗或基于 INT0116 试验的术后 CRT 仍然是适当的诊疗标准[244, 246]。最近的美国 GI 组间Ⅲ期随机术后 CRT 试验（CALGB80101）测试了 ECF 与 5-FU/亚叶酸钙作为初始和维持化疗（对照组来自Ⅲ期消化道组试验 0116）。初步分析没有显示 ECF 化疗对生存有好处[247]。

当前和将来的试验　当前和将来的试验设计都试图建立或进一步定义术前 CRT 和围术期化疗（单独或术后 CRT）。对于患有可切除的食管 ACA 或 GEJ 的患者，ESOPEC 试验（NCT02509286）比较术前 CRT（每周卡铂和紫杉醇的 41.4Gy/23 次）与围术期 FLOT 化疗（5-FU、亚叶酸、奥沙利铂和多西紫杉醇）[297]。对于 GEJ 可切除 ACA 的患者，正在进行的 Neo-AEGIS 试验（NCT01726452）比较了围术期三联化疗（厄普利星、奥沙利铂或顺铂、5-FU 或卡培他滨）与术前 CRT（41.4Gy/23 次，每周，卡铂和紫杉醇）[298]。

对于胃癌，ARTIST Ⅱ试验将进一步检查在切除淋巴结阳性患者中术后 CRT 与单纯术后化疗相比的作用。TOPGEAR 试验是一项国际Ⅲ期试验，将胃 ACA 患者（包括 Siewert2 型和 3 型 GEJ 肿瘤）随机分配至 3 个周期的术前和术后 ECF（MAGIC 方案）的对照组，或 2 个周期的 ECF，然后是术前 CRT，45Gy 加 5-FU 或卡培他滨，结合术后 3 个周期的 ECF 的实验组[305]。

（二）局部无法切除和边缘可切除的疾病

对于局部无法切除或边缘可切除的疾病，初始治疗通常是多药化疗（顺铂/5-FU 用于 SCC；FOLFOX 用于 ACA）。在 2~3 个月后进行重新分期；如果没有证据表明进行性转移性疾病，则继续进行 CRT 至 50~50.4Gy 的治疗。如果可能，应尝试对个别患者进行 IORT 手术。

（三）转移性疾病

化学疗法是转移性疾病患者的主要治疗方式。顺铂和氟嘧啶（如 FOLFOX）的组合是最常见的一线治疗方案。根据 REGARD 和 RAINBOW 国际Ⅲ期临床试验，雷莫昔单抗单药或与紫杉醇联用是首选的二线治疗[70, 71]。人们对新试验产生了浓厚的兴趣，以进一步确定免疫疗法在胃食管中的作用。可以对原发性食管胃肿瘤进行放疗，以缓解包括恶性阻塞、出血和疼痛在内的症状。

第 55 章　胰腺癌
Pancreatic Cancer

Joseph M. Herman　　Amy C. Moreno　　Christopher H. Crane　　Christine A. Iacobuzio-Donahue　　Ross A. Abrams　著

侯懿宸　译

要　点

1. 发病率和流行病学　2018 年，在美国，估计将有 55 440 名患者被诊断为胰腺癌，44 330 人将死于这种疾病。胰腺癌是美国第 12 位最常见的癌症，也是导致男性和女性癌症相关死亡的第 4 大原因。在西方和发达国家，老年人、非裔美国人和男性的发病率最高。吸烟、高脂肪摄入量、肥胖、糖尿病和慢性胰腺炎与胰腺癌的风险较高相关。胰腺癌的遗传易感性包括胰腺癌家族史，林奇综合征或 Peutz-Jeghers 综合征患者，以及 *BRCA1* 和 *BRCA2* 突变携带者。

2. 生物学特性及其分子机制　胰腺癌中最常见的激活癌基因是 *KRAS*（＞95%）。*CDKN2A*、*TP53* 和 *SMAD4* 抑癌基因分别在大约 90%、80% 和 55% 的胰腺癌中失活。分子异常可以用来定义可能导致侵袭性恶性肿瘤的前驱病变，促进组织学模糊病变的特征，开发新的筛查方式，并推进个性化的靶向治疗。

3. 分期评估　对出现胰腺肿块的患者的基线评估包括病史和体格检查、全血细胞计数、血清化学和糖类抗原 19–9。腹部的胰腺序列计算机断层扫描或磁共振成像可用于诊断和分期评估。氟代脱氧葡萄糖 – 正电子发射断层扫描 /CT 成像的作用尚不清楚，尽管它可能有助于评估反应和检测仅用 CT 可能遗漏的转移或局部复发。更可取的是，管理决策应基于在高容量中心进行的多学科会诊，通过高质量的成像来评估疾病的程度，并结合临床因素和表现状况来评估包括手术切除在内的治疗方案。虽然可切除的肿瘤不需要术前活检，但对于边界可切除、不可切除或转移性胰腺癌的患者，在新辅助或确定治疗之前，活检确认组织学诊断是必要的。各种活检技术都可以接受，但内镜超声引导活检是首选。

4. 基本治疗　对于可切除的胰腺癌患者（15%～20%），立即手术加胰十二指肠切除术（Whipple 手术）或远端胰腺切除术一直是治疗的标准。然而，这种做法正在朝着新辅助化疗的方向发展，无论是否进行放射治疗，然后进行手术。在手术技术方面，腹腔镜或机器人辅助手术可能会降低手术发病率。最好是在每年至少进行 15 次胰腺切除的机构进行切除。对可切除的胰腺肿瘤进行根治性手术后，中位总生存期为 15～36 个月，5 年 OS 约为 20%。手术后的存活率在很大程度上取决于年龄、功能状态及接受新辅助和（或）辅助治疗的能力。病理特征，包括肿瘤分级、分化程度、大小、边缘状态（R_0）和淋巴结受累程度，是根治性切除后长期生存的最强预后因素。术后复发最常见的部位是腹部［肝脏、腹膜和（或）区域淋巴结］和肺。

5. 辅助治疗与新辅助治疗　切除胰腺癌患者的标准辅助方案仍在不断发展。在前瞻性和回顾性研究中，吉西他滨或氟尿嘧啶辅助化疗或放化疗在手术切除后显示出比观察更好的生存优势。然而，与单纯化疗相比，目前尚不清楚 CRT 是否能提高生存率。放射治疗肿瘤学小组（RTOG）0848 试验的结果，预计将在 2020 年年中完成应计，应该会为现代 RT 在辅助治疗环境中的作用提供必要的洞察力。新辅助治疗在胰腺癌中提供了一些理论上的优势，并且已经在可切除和边缘可切除疾病中进行了研究。直到最近，对于真正可切除疾病的患者，只有几个癌症中心常规使用这种方法。SWOG S1505 研究是一项随机的第二阶段试验，目前正在招募可切除胰腺癌的患者接受 mFOLFIRINOX 方案或吉西他滨和 NAB- 紫杉醇治疗，高危患者可以在手术后接受辅助放射治疗。对于交界性可切除疾病的患者，新辅助化疗和立体定向全身放射治疗正在进行前瞻性评估。这一范例也越来越多地被用于身体健康的患者。

6. 局部进展性疾病　对于局部不可切除和交界性可切除的胰腺癌患者，治疗决定是基于表现状况、患者喜好及肿瘤与动脉结构的关系。表现状态良好的患者通常接受积极的联合化疗和剂量递增的放疗。表现状态较差的患者可以接受单药化疗，而放疗则用于有疼痛或局部进展的附加症状的患者。大约 20% 的不能切除或边缘可切除的胰腺癌患者在确诊后 2 个月内会发生转移；因此，合适的治疗标准是化疗 2~6 个月后再分期。如果患者能耐受治疗，并且病情好转或病情稳定，则继续化疗。如果患者对化疗有最大的反应（或稳定）或不能再耐受化疗，则应考虑放疗。放疗也适用于局部化疗进展或胰腺相关疼痛的患者。标准治疗包括以 5-FU 或 GEM 为基础的放疗，单次剂量为 1.8~2Gy，总剂量为 50Gy 或更高。另一种治疗选择是在精心挑选的患者中，以 90~100Gy 的目标生物等效剂量（BED）进行放化疗或 SBRT 的消融剂量。正常组织剂量限制，先进的治疗计划包括图像引导放射治疗以调整呼吸运动和设置，应常规使用，并在提供大于 50Gy 时是必不可少的。粒子疗法和 MRI 引导疗法的作用目前正在评估中，也可能为局部晚期疾病患者提供优势。

7. 转移性疾病与姑息治疗　近 60% 的胰腺癌患者存在转移性疾病，确诊后中位生存期为 6 个月。护理的主要目标是提供症状缓解，将痛苦降至最低，并保持可接受的生活质量。缓解胆道或肠梗阻（如支架置入）和癌症相关疼痛（如腹腔阻滞）的特定姑息干预措施可提供极佳的症状缓解。全身和局部治疗已被证明可以缓解症状，在某些情况下，还可以提高转移性疾病患者的存活率。

一、概述

胰腺癌几乎总是致命的，预计在 2018 年中仍将是癌症死亡的第 4 大原因[1, 2]。尽管进行了大量的临床和实验室研究，但死亡率在过去 30 年中只有很小的变化。与胰腺癌相关的生物侵袭性、血管密度降低和免疫抑制进一步增强了其治疗抵抗力[3]。然而，在系统治疗（如联合化疗、靶向治疗）、介入治疗、放射治疗和支持治疗（如抗创伤药物、止痛、补充胰酶）方面的进展可以改善选定的胰腺癌患者的生活质量和数量。我们已经看到，经过选择的非转移性癌症患者的存活率有了显著的提高，这些患者对多药化疗有反应，无论是否接受放射治疗，并且能够接受治疗性手术（从技术上讲是可切除的）。

对于医生、患者及其家属来说，治疗胰腺癌是一项具有挑战性的工作。涉及放射肿瘤学、外科肿瘤学、内科肿瘤学、介入放射学、病理学和姑息治疗的多学科治疗对于胰腺癌患者的最佳治疗是势在必行的。MDC 确保就治疗计划达成共识，并改善护理团队之间的沟通。在专门的、大容量的胰腺癌治疗中心，MDC 改变了近 25% 患者的初始管理计划（从转诊提供者），从而实现了更准确的分期和诊断[4, 5]。

手术切除仍然是胰腺癌唯一可能治愈的选择。然而，很少（15%~20%）的患者存在可切除的疾病，即使是组织学阴性（R0）切缘的患者，术后 5 年生存率也很少超过 20%[6, 7]。其余约 90% 的胰腺癌患者表现为：约 10% 的交界性可切除（BRPC），约 30% 的不能切除或局部不能切除的胰腺癌（LUPC），以及约 50% 的转移[8]。不幸的是，即使积极治疗，局部不能切除和转移的胰腺癌的 5 年存活率也不到 5%[2]。

二、流行病学和病原学

（一）流行病学

1973—2002 年，胰头癌的发病率保持稳定（5.6/10 万），而胰体 / 尾肿瘤的发病率上升了 46%（至 1.6/10 万）[9]。与胰体 / 尾肿瘤相比，胰头癌患者的存活率更高[10, 11]。

据估计，2018 年美国将有 55 440 例新的胰腺癌病例和 44 330 例与胰腺癌相关的死亡[2, 12]。虽然就发病率而言，胰腺癌是第 12 位最常见的恶性肿瘤，但胰腺癌是癌症死亡的第 4 大原因。在西方和工业化国家，胰腺癌的发病率最高。大多数胰腺癌患者都有晚期疾病。美国确诊年龄中值为 72 岁，超过 66% 的患者年龄超过 65 岁[13]。

（二）病原学

从历史上看，胰腺癌与吸烟、高脂肪摄入量、肥胖、糖尿病和慢性胰腺炎有关。吸烟是与胰腺癌相关的最一致的危险因素，吸烟者的风险增加 2 倍[14]。肥胖和慢性糖尿病使胰腺癌的风险分别增加 20% 和 50%[15]。胰腺癌的其他危险因素包括高龄、非 O 型血型、非裔美国人、高饮酒、职业暴露于氯代烃溶剂或镍、乙肝或丙型肝炎、胆囊切除术史和囊性纤维化[8, 16-19]。尽管饮食因素，如增加食用红肉或加工肉类、乳制品和低水平的维生素 D 已被认为与胰腺癌风险升高有关，但关于这些风险因素的已发表数据尚不确定[15]。

胰腺癌家族史已越来越多地被认为是胰腺癌的危险因素。大约 10% 的胰腺癌是由遗传因素引起的，这些因素与胰腺癌和非胰腺癌（包括乳腺癌、卵巢癌和胆管癌）的风险增加有关[20]。胰腺癌患者的一级亲属患胰腺癌的风险增加 5～18 倍，而有 3 个或更多受影响的家庭成员的人患胰腺癌的风险增加 32～57 倍[21, 22]。

已知胰腺癌与遗传性乳腺和卵巢癌（HBOC）综合征之间存在关联，该综合征涉及 BRCA1 和 BRCA2 基因突变。遗传性 BRCA2 突变使胰腺癌的风险增加 3～10 倍[20, 23]。此外，CDKN2A/p16（家族性非典型黑素瘤痣综合征）、STK11（黑斑息肉综合征）[24]、MLH1 或 MSH2（遗传性非息肉病性结直肠癌）[25]、APC（家族性腺瘤性息肉病）[24] 和 PRSS1（遗传性胰腺炎）[26] 胚系突变与家族性胰腺癌相关。建立与胰腺癌遗传易感性相关的因素，提高我们对胰腺癌信号通路的理解，促进个性化治疗的发展。约翰·霍普金斯国家家族性胰腺肿瘤登记处（NFPTR）网页上定期更新对家族性胰腺癌的最新认识（https://pathology.jhu.edu/pancreas/nfptr/index.php）。

三、预防和及早发现

鉴于胰腺癌的结局不佳，降低风险和及早发现至关重要。戒烟、避免过量饮酒、改善饮食和增加锻炼可能有助于降低胰腺癌的风险[27]。不幸的是，胰腺癌的许多严重风险因素与遗传因素和获得性基因改变有关，目前无法预防或改变。

解剖学和功能成像已经提高了检测、诊断和分期胰腺癌的能力，尽管在早期阶段检测仍然很少见。多层螺旋 CT 薄层扫描（≤3mm）和三维重建被认为是胰腺癌的黄金标准，总体灵敏度为 95%～100%[28-31]。多层螺旋 CT 可以一口气捕捉全身图像，并创建多平面重建和各向同性体积渲染，使其成为术前分期和治疗计划的首选方案[32]。最近的一项研究显示，3D MDCT 上的肿瘤大小与切除后的病理分析有很好的相关性[33]。用多层螺旋 CT 检测小肿瘤（<2cm）和（或）腹膜转移仍然是一个挑战。最近正在努力提高内镜超声检查在胰腺癌诊断中的作用。尽管不如 MDCT 可靠，但一项使用增强 EUS 多期评估的回顾性研究发现，胰腺癌与其他类型病变的敏感性、特异性和准确性分别为 83.1%、86.8% 和 84.3%[34]。

四、生物学特性与分子生物学

胰腺癌的分子特征可以影响疾病的自然病史、失败模式和对靶向治疗的敏感性，从而指导治疗。胰腺癌的发生是一个复杂的过程，包括影响癌基因、抑癌基因和改变细胞行为或肿瘤微环境的蛋白质组合的体细胞改变。在某些情况下，这些蛋白质限制了免疫系统控制肿瘤的能力，同时增强了对标准疗法的抵抗力，如化疗和放射治疗。

突变的癌基因通过抑制细胞凋亡和促进细胞生长而导致不受控制的细胞增殖。KRAS 是胰腺癌中最常见的癌基因突变，在 95% 以上的胰腺癌肿瘤中发生突变。激活 KRAS 中的突变会导致下游增殖和存活信号通路（如 PI3K、MAPK 和 RAF）的慢性激活，从而导致凋亡、迁移血管生成、细胞骨架改变和增殖受到抑制，尽管存在抑制生长的信号[24, 25, 35, 36]。通过 PTEN/PI3K/AKT 途径磷酸化激活 AKT 癌基因，使癌细胞克服细胞周期停滞，阻断凋亡，促进血管生成[27]。胰腺癌中通过突变或基因扩增激活的其他癌基因包括 BRAF（特别是在 KRAS 野生型肿瘤中）、C-MYC、MYB 和 AKT2[24, 35, 37, 38]。

抑癌基因的作用方式与癌基因相反；当抑癌基因因突变、缺失或甲基化而失活时，可能会发生失控的细胞增殖。CDKN2A/TP16 是胰腺癌中最常见的失活抑癌基因（95%），CDKN2A 缺失通过 G2/M 检查点促进细胞周期进展[24, 27, 36]。TP53 在胰腺癌中也经常失活，80% 的癌症中观察到失活突变[39]。在遭受 DNA 损伤的正常细胞中，TP53 停止细胞周期，以允许 DNA 修复或启动凋亡。TP53 失活会导致失去这一重要的检查点，从而导致 DNA 损伤的积累和额外的基因改变[36, 40]。

胰腺癌中第三个重要的肿瘤抑制基因是 SMAD（DPC4）。SMAD4 编码一种名为 SMAD4 的蛋白质，它是典型的转化生长因子 -β（TGF-β）信号通路的中心介体，而转化生长因子 -β 信号通路反过来调节多种细胞过程，包括增殖、分化、凋亡和迁移[39, 309]。转化生长因子 -β 还导致辅助性 T 细胞活性降低，进而抑制机体对异常癌细胞的免疫反应[36]。SMAD4 在大约 55% 的胰腺癌中失活。一些研究表明，免疫标记检测 SMAD4 蛋白的表达或确定 SMAD4 的基因突变 / 缺失状态可以帮助预测胰腺癌切除或辅助治疗后复发和存活的模式[41-43]。在晚期胰腺癌患者的尸检中，SMAD4 完整的肿瘤主要表现为局灶性病变，而 SMAD4 缺失的肿瘤有广泛播散的转移性疾病[42]。最近的一项研究表明，与 SMAD4 完整的癌症相比，在辅助性 CRT 治疗胰腺癌后，SMAD4 丢失与局部失败（HR=2.4，95%CI 1.15～5.15；P=0.021）和远处失败的风险增加有关，但在 OS 方面没有发现显著差异[44]。

除了上述遗传改变外，许多其他基因也会以重复的方式发生躯体改变，尽管频率较低（<10%），例如 ARID1A、KMT2C 和 SF3B1。ARID1A 是调控真核基因表达所必需的 SWI/SNF 多蛋白复合物的成员[45]，而 KMT2C[46] 是组蛋白赖氨酸甲基转移酶（KMT）Set1 家族的成员，KMT 嵌入被称为 Set1/COMPASS 样复合物

的大型多聚体蛋白复合物中，激活核转录因子。SF3B1是一种 RNA 剪接因子基因，当突变时会导致 mRNA 剪接事件的改变，从而导致基因转录的影响 [47]。在染色体水平上，胰腺癌的一个子集在染色体之间和染色体之间有高度的结构变化，这意味着双链 DNA 修复的缺陷 [48]。其他几种蛋白质没有突变，但在胰腺癌中异常表达，包括胰岛素样生长因子、p21 和 p27，以及表皮生长因子受体。IGF 的过度表达导致许多下游通路的异常激活，而 p21 和 p27 突变则导致 G1 检查点的调控丧失。EGFR 过表达诱导丝裂原活化蛋白激酶通路激活，从而影响细胞的增殖、分化和存活 [40, 49]。

表观遗传修饰是指通过改变实际 DNA 序列以外的机制改变基因表达，在胰腺癌的发生发展中起着重要作用。与胰腺癌相关的主要表观遗传机制包括 DNA 甲基化、组蛋白修饰和 microRNA 表达的变化 [8, 24]。在胚胎发育途径中起关键作用的各种蛋白质也有异常表达，其中包括 Hedgehog（HH）、Notch 和 Wnt 信号通路的成员。HH 信号通路在胚胎发育中起着重要作用，在胰腺癌小鼠模型中，HH 配体的过表达被证明促进了肿瘤的发展。虽然在癌变过程中，HH 的表达主要局限于癌细胞，但它主要由浸润性胰腺癌中的肿瘤相关间质产生，并在肿瘤细胞上具有旁分泌活性 [35, 49]。同样，Notch 通路在正常胚胎发育过程中主要是活跃的，是细胞分化的关键因素 [49, 50]。在胰腺癌中，Notch 通路的异常激活允许细胞保持未分化状态，从而促进肿瘤生长和致癌表型 [35, 49]。Wnt 信号通路在正常细胞的干细胞维持中也起作用，并且由于 Wnt 抑制药（如 Dkk1）表达减少，在一些胰腺癌中被过度激活 [27, 50]。

胰腺癌微环境由基质细胞（成纤维细胞）、炎症细胞和内皮细胞组成。肿瘤细胞分泌生长因子胰岛素样生长因子 -1、转化生长因子 -β、成纤维细胞、血管内皮生长因子和血小板衍生生长因子可刺激间质内的胰腺星状细胞（又称肌成纤维细胞）分泌过量的细胞外基质。基质及其基质细胞依次分泌细胞因子和生长因子，促进癌细胞生长、侵袭和扩散。这种肿瘤间质环境与抑制向胰腺细胞输送化疗药物的异常血管系统的形成有关；因此，靶向间质可能会增强环磷酰胺和放射治疗在胰腺癌中的疗效。

富含半胱氨酸的酸性分泌蛋白（SPARC），或称骨联素，由一组蛋白组成，通常在胰腺间质中过度表达。SPARC 的作用是复杂的，特定于细胞类型，并显示出抗肿瘤和原癌两种功能。SPARC 的过表达已被证明通过解除炎症反应和免疫监视的调控，以及诱导上皮向间充质转化（EMT）、细胞死亡、侵袭和转移来促进肿瘤的侵袭 [51]。NAB- 紫杉醇（NP）可能针对胰腺

癌中 SPARC 的过表达，促进肿瘤内药物渗透和间质崩解 [52]。此外，上皮标志物 E-cadherin 的表达水平可以被肿瘤微环境变化下调，最近被证明与 EMT 的诱导和总存活率有关 [53]。另一个值得注意的发现包括将膜联蛋白 A2（ANXA2）确定为胰腺癌免疫治疗的潜在抗原靶点。ANXA2 是一种参与多种细胞过程的蛋白质，包括膜相关蛋白复合物的连接、纤溶和细胞运动，其在胰腺癌中的过度表达与肿瘤细胞侵袭的关键转化和转化生长因子 –β 介导的 EMT 有关 [54]。

与大多数癌症一样，免疫逃逸是胰腺癌的一个标志。树突状细胞在抗原提呈和激活抗肿瘤获得性免疫反应中起重要作用。研究表明，肿瘤微环境中 DC 水平的抑制和 DC 的缺陷成熟可能有助于免疫耐受；因此，正在努力研究使用肿瘤抗原冲击的 DC 接种疫苗在诱导细胞毒性 T 细胞方面的有效性 [55-57]。

五、病理学与传播途径

（一）病理学

胰腺病变的恶变有复杂的机制。被称为胰腺上皮内瘤变（PanIN）的潜在可治愈的、非侵袭性的胰腺癌前驱病变已成为人们越来越感兴趣的课题。然而，大多数胰腺上皮内瘤变的小体积使直接观察变得困难，对胰腺上皮内瘤变病变发展为浸润性癌的时间线的最佳估计来自于基因测序研究 [58]。Iaco buzio-Donahue 等 [42] 对同一患者的一系列原发侵袭性胰腺癌和多个匹配的转移瘤进行了测序。进化模型被应用于同一患者的多个病变中的基因改变模式。据估计，在胰腺中有起始突变的细胞至少需要 10 年才能进展到被指定为"亲代的、非转移性的创始细胞"（这种细胞很可能出现在晚期胰腺上皮内瘤变中，在将病变定义为腺癌的侵袭开始之前）。这项研究估计，肿瘤克隆至少还需要 5 年时间才能发展出转移的能力。

分类 胰腺肿瘤大致可分为实性或囊性肿瘤。这种分类有助于诊断，影响预后，并影响患者的治疗决策。

实体肿瘤。最常见的实体胰腺肿瘤是浸润性导管腺癌，也就是最常被称为"胰腺癌"的肿瘤。这些恶性上皮性肿瘤起源于形成导管上皮的细胞，因此通常有腺体或导管分化。浸润性导管腺癌的典型特征是边界不清、浸润、坚硬和实性，血管和神经浸润及胰腺周围组织的浸润是常见的 [59]。这些肿瘤引起强烈的促结缔组织增生反应，导致间质流体压力显著升高，这可能成为成像和治疗的障碍 [60]。加入 NP（靶向 SPARC）或 HH 抑制药的治疗显示有希望以促结缔组织间质为靶点 [61]。

已经描述了胰腺导管腺癌的其他一些变种。腺鳞癌是一种罕见的组织学变异，除导管分化外，还伴有鳞状

分化[62]。这些癌侵袭性扩散，预后特别差。间变性癌是另一种罕见的导管腺癌变种，往往表现为累及胰体和胰尾的大肿瘤[63]。这是一种侵袭性很强的癌症，OS 很差，5 年存活者未见报道。具有类似破骨细胞的伴生巨细胞的间变性癌，称为具有破骨细胞样巨细胞的未分化癌，其转移率较低，预后较好[64]。

胰腺神经内分泌肿瘤（PanNET）是胰腺实体瘤中第二常见的类型，它们起源于位于朗格汉斯胰岛内的胰腺内分泌细胞。与浸润性导管腺癌相比，PanNET 侵袭性较弱，10 年存活率为 45%[64]。预后由肿瘤分级、大小和分期决定[65]。腺泡细胞癌是一种罕见的胰腺腺泡细胞癌。存活率和扩散方式与标准的胰腺腺癌是类似的。

囊性肿瘤。随着先进的横断面成像技术的发展，囊性胰腺病变得到了越来越多的识别。只有 5%～15% 的胰腺囊性病变是真正的肿瘤性病变，大多数是非肿瘤性病变，如假性囊肿、先天性囊肿和滞留囊肿。胰腺囊性肿瘤既可以是浆液性肿瘤，也可以是黏液性肿瘤。大多数浆液性囊性肿瘤是浆液性囊腺瘤，也称为微囊瘤和富含糖原的囊腺瘤。胰腺浆液性囊性肿瘤通常是良性的，而黏液性囊性肿瘤通常是恶性的。黏液性囊性肿瘤通常位于身体 / 尾部，没有与主要胰腺导管系统的联系[66]。因此，它们经常被偶然发现，其恶性风险低于 15%[67]。有趣的是，黏液性囊腺癌与典型的胰腺腺癌相比预后更好，大约 50% 的患者可存活 5 年。

导管内乳头状黏液性肿瘤（IPMN）是发生在较大胰管的囊性肿瘤。它们是侵袭性胰腺癌的可检测和可治愈的非侵袭性先兆，与侵袭性胰腺恶性肿瘤相比预后更好[59]。更具侵袭性的变异是乳头状黏液癌，它具有显著的细胞学和结构异型性和（或）明显的侵袭性。含有胶体成分的 IPMN 往往比含有管状成分的 IPMN 预后更好[68]。

实体假乳头状肿瘤或称 Hamoudi 肿瘤，是一种低度恶性肿瘤，主要发生在 20—30 岁的女性。患者出现腹胀、不适和（或）疼痛。这些肿瘤通常很大，通常直径为 5～15cm。其他罕见的胰腺肿瘤包括胰腺母细胞瘤、腺泡囊腺癌和原发性肠系膜间充质瘤。

（二）传播途径

胰腺的解剖学在肿瘤扩散和相关症状学中也起着重要作用。胰腺是一个腹膜后器官，与胃、十二指肠、空肠、肾脏、脾脏、腹腔干、肠系膜上动脉（SMA）、肠系膜上静脉（SMV）、胆总管、肝脏和门静脉（PV）关系密切（图 55-1）。在诊断时，超过 85% 的胰腺癌延伸到邻近的器官、淋巴结、脂肪或软组织，允许早期转移到区域和远处的淋巴结。

淋巴侵犯，特别是淋巴结侵犯，是非转移性肿瘤生存的最强预测因子。肿瘤细胞通过内皮间瓣膜迁移或破坏血管壁进入淋巴系统。进入胰腺内较小的小叶内淋巴管后，引流至胰腺的四个主要淋巴分支：胰十二指肠前淋巴管、后淋巴管、下淋巴管和上淋巴管。这些分支然后流入区域淋巴结，区域淋巴结通常位于较大的血管周围（对于头 / 颈部肿瘤，最常见的是腹腔动脉、肝总动脉、肠系膜上动脉和主动脉；对于身体 / 尾部肿瘤，最常见的是脾动脉周围），常累及的结节部位包括后胰十二指肠、上胰头、下胰头、上胰体和肝门结节[69]。主动脉旁淋巴结受累和胰十二指肠后淋巴结直接淋巴沟通受累之间也有关系（图 55-2）。最后，胰腺通过肝十二指肠韧带直接淋巴引流至肝脏[70]，而胰腺至肝脏的静脉引流则通过静脉流出。在所有切除的肿瘤中，至少 75% 的肿瘤淋巴结阳性[71-76]。

胰头由肠系膜上神经节和胰头 Ⅰ、Ⅱ 丛（腹腔神经丛的分支）支配，这是胰头肿瘤恶性神经侵袭的主要途径。身体和尾部的癌症主要通过腹腔神经丛和脾丛扩散。胰腺内和（或）胰外神经浸润几乎见于所有晚期肿瘤，甚至超过 70% 的 Ⅰ 期肿瘤，这意味着这是肿瘤进展的早期。胰头和胰颈由来自腹腔干的胰十二指肠上动脉和来自肠系膜上动脉的胰十二指肠下动脉供应。这些区域引流到肠系膜上静脉、下腔静脉（IVC）、门静脉和肠系膜下静脉。胰体和胰尾主要由脾动脉（发自腹腔干）和胰支从肠系膜上动脉发出，主要流入脾静脉。由于靠近胰腺，肠系膜上静脉和肠系膜上动脉是胰腺癌中最常受累的动脉和静脉，特别是在胰头肿瘤中。腹腔动脉、脾动脉、肝动脉、门静脉，以及更少见的下腔静脉和主动脉也可能受累[71]。

Haeno 等[72]利用转移形成的数学框架研究了 300 多名胰腺癌患者的胰腺肿瘤进展情况。初步确定胰腺癌呈指数增长。在估计了胰腺癌的生长和扩散速度后，他们确定患者在诊断时可能存在转移，并预测了转移的数量和大小分布及患者的存活率。结论是，在治疗过程早期有效降低细胞生长率的治疗（新辅助治疗）似乎优于立即切除肿瘤。这些发现正在其他数据集中进行评估。

肿瘤细胞沿着神经、淋巴管和（或）血管传播，形成远处转移。肝脏是最常见的转移部位，腹膜腔是第二常见的远处扩散部位。最近的研究强调腹膜后边缘、分化不良和淋巴结受累对确定复发风险的影响，特别是在局部[73、74]。此外，在诊断时确定 SMAD4 状态可能有助于设计针对局部和全身疾病进展的个体风险的个性化治疗方案[75、76]。

肿瘤细胞沿着神经、淋巴管和（或）血管传播，形成远处转移。肝脏是最常见的转移部位，腹膜腔是第二

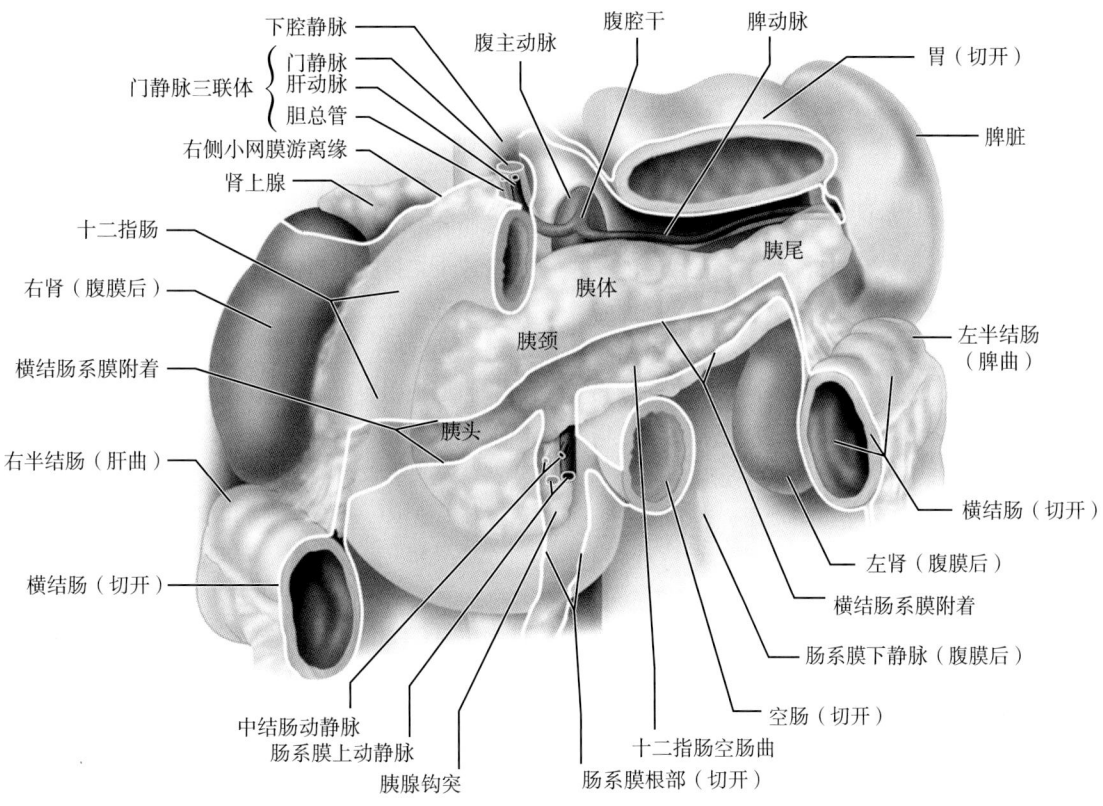

▲ 图 55-1　胰腺解剖

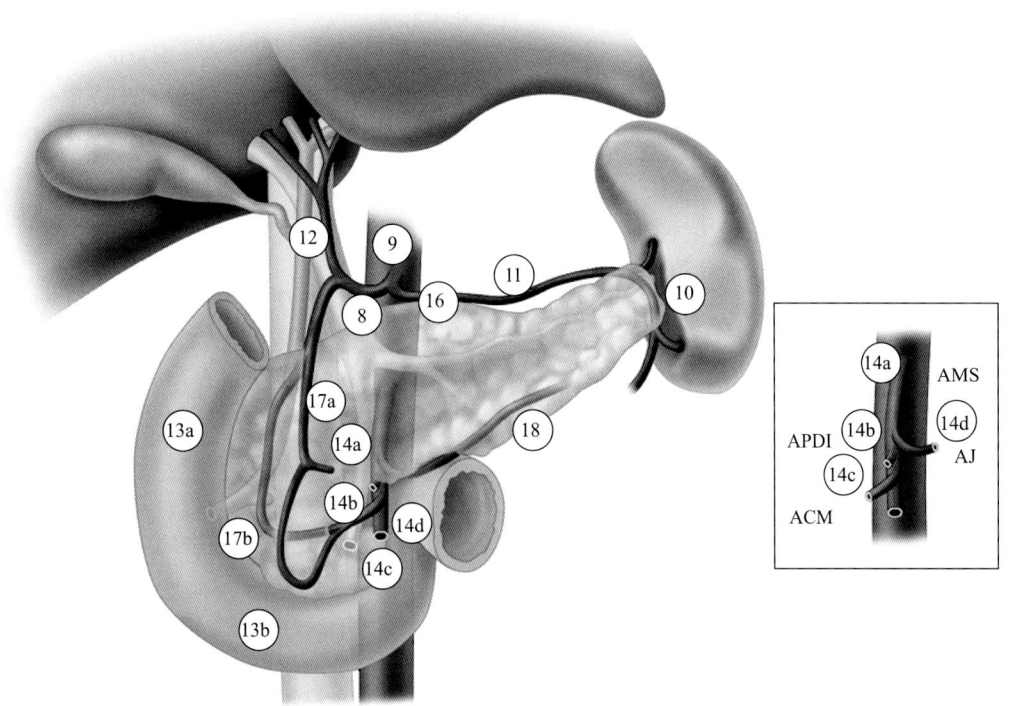

▲ 图 55-2　胰腺区域淋巴结的分类

插图为第 14 区细分描述。8. 肝动脉；9. 腹腔干；10. 脾门；11. 脾远端动脉；12. 门腔静脉；13a. 胰十二指肠上动脉；13b. 胰十二指肠内动脉；14a. 肠系膜上动脉（AMS）；14b. 胰十二指肠下动脉（APDI）；14c. 内侧结肠动脉（ACM）；14d. 空肠动脉（AJ）；16. 近端脾动脉；17a. 近端胃十二指肠动脉；17b. 胰头后表面淋巴结；18. 下缘（引自 Cubilla AL，Forter J，Fitzgerald PJ. Lymph node involvement in carcinoma of the head of the pancreas area. *Cancer*. 1978；41：880）

常见的远处扩散部位。最近的报道强调腹膜后边缘、分化不良和淋巴结受累对确定复发风险的影响，特别是在局部 [73, 74]。此外，在诊断时确定 SMAD4 的状态可能有助于设计个性化治疗方案，针对局部和全身疾病进展的个体风险 [75, 76]。

六、临床表现、患者评估及分期

胰腺癌患者通常表现为局部不能切除或转移的疾病。出现的症状取决于胰腺肿瘤的位置。大多数肿瘤发生在胰腺壶腹周围区域（头、颈、钩突），该区域的肿瘤通常会引起梗阻性黄疸，伴有瘙痒、胆汁、低胆汁和脂肪泻。它们还可能分别通过腹腔神经丛受累和十二指肠压迫或侵犯引起疼痛和（或）胃出口梗阻。近 25% 的患者患有新发糖尿病。事实上，一项研究表明，入院时的基线 HbA1c 值可以与临床分期相关，并与 OS 相关 [77]。新近发病的抑郁和焦虑可能早于胰腺癌及胰腺炎和胆管炎的诊断 [78]。

与胰头癌相比，身体或尾部的肿瘤通常在表现上更晚期。对于这些肿瘤，黄疸是一种晚期表现；然而，严重的背部疼痛是相当常见的（通常表明后伸至腹腔神经丛）。胰腺尾部肿瘤的患者可能有"左侧"门静脉高压症、消化道出血和（或）脾静脉阻塞/血栓所致的脾大的证据。

初步实验室结果可能显示血清胆红素、碱性磷酸酶、γ-谷氨酰转肽酶和肝氨基转移酶水平升高。从历史上看，血清 CA19-9 可用于检测胰腺癌。一项评估 CA19-9 诊断胰腺癌准确性的 Meta 分析发现，合并的敏感性和特异性分别为 80% [79]。此外，术前 CA19-9 水平超过 100U/ml 可能预示胰腺癌患者不能切除和生存不良 [88]。然而，它不是一个完全可靠的诊断标志物。胆管炎、胰腺炎、糖尿病控制不良和胰胆管梗阻可能导致 CA19-9 水平升高。此外，CA19-9 在缺乏 Lewis 抗原的患者中可能检测不到 [81]。尽管如此，当由于胰腺癌导致 CA19-9 升高时，CA19-9 被广泛用于监测病程和治疗反应。在 RTOG9704 试验中，术后 CA19-9 水平（> 90U/ml）是胰头肿瘤患者 OS 的一个非常显著的预测因子 [82]。

患者评估

根据出现的症状、体格检查、功能状态、影像学和实验室检查对患者进行初步评估（图 55-3）。在检测到疾病之后，应该确定可切除性，最好是在一个大容量中心的多学科环境中，并提供高质量的成像来分期肿瘤和评估疾病的程度。

随着 CT 和 MRI 的改进，胰腺癌的放射学诊断和分期的准确性大大提高。身体或尾部受损的患者通常是偶然诊断的（如在成像上），或者当有症状的局部或全身进展发生时。如果胰腺肿块显示为恶性肿瘤，并且随后的成像认为它是可切除的，那么立即手术是标准的。然而，如果肿块不是明显恶性的，或者如果计划继续进行新辅助 CTX 或 CRT，则需要活检。内镜超声可用于引导胰腺肿瘤的细针或核心活检以确认诊断。当肿瘤阻塞胆管或十二指肠时，内镜超声引导也可用于协助放置胆道和（或）十二指肠支架 [83]。内镜逆行胰胆管造影术是另一种活检、胆道减压和确定梗阻来源的内镜检查方法。胆道梗阻也可以通过经皮和经肝胆管造影术解除；然而，EUS 引导下是首选方法，因为与经皮途径相关的并发症发生率较高（尤其是胰腺炎）。

尽管 MRI 为外科评估和放疗计划提供了更好的肿瘤分辨率和更好的组织平面可视化，但多层计算机断层扫描仍然是胰腺癌检测和分期的标准成像方式。MRI 的准确性与 CT 相当，如果静脉对比剂 MDCT 不能进行（如在对含碘对比剂过敏的患者中），或者如果发现需要澄清，应该考虑 MRI。除了活检，EUS 还可以用来评估肿瘤是否侵犯十二指肠或胃，确定静脉/动脉受累的程度（PV、SMV、SMA、腹腔动脉）和淋巴结状态。事实上，一项研究表明，MRI 和 EUS 在检测胰腺病变方面实际上优于 CT [84]。然而，EUS 依赖于操作者，在确定 PV 和（或）动脉受累方面往往不如 MDCT 准确。

氟代脱氧葡萄糖正电子发射断层扫描在胰腺成像中的作用正在发展 [86, 87]。FDG PET 成像在结合 MDCT 的详细解剖技术以描绘肿瘤和邻近正常结构时尤其有用。FDG PET/CT 还可以用来分析肿瘤对治疗的反应，以及检测仅用 CT 就可能漏掉的隐匿性远处转移。使用增强 CT 检测淋巴结受累的一个可能问题是存在亚厘米级转移。最近的一项研究表明，PET/CT 对淋巴结转移的检测更好，与单独使用 CT 相比，其敏感性为 61%，特异性为 79%，阳性预测值为 81%，关联值分别为 25%、85% 和 71% [88]。另一项回顾性研究表明，与标准 CT 方案或单独使用 PET/CT 相比，在标准 CT 方案之后使用 FDG PET/CT 提高了检测转移疾病的敏感性 [89]。单纯 FDG PET/CT、单纯标准 CT、FDG PET/CT 与标准 CT 联合诊断转移瘤的敏感性分别为 61%、57%、87%。基线 PET/CT 参数，包括代谢性肿瘤体积和总病变糖酵解，已被证明与接受 SBRT 的不能或局部不能切除肿瘤（LUPC）患者的生存结果有关 [90]。

诊断性腹腔镜检查在手术或 CRT 前检测转移性胰腺癌也是有用的。腹腔镜可以在多达 30% 的患者中发现隐匿性疾病，否则这些疾病可能会被其他方式遗漏 [91, 92]。尽管它可能对 CA19-9 水平高的患者、胰腺体

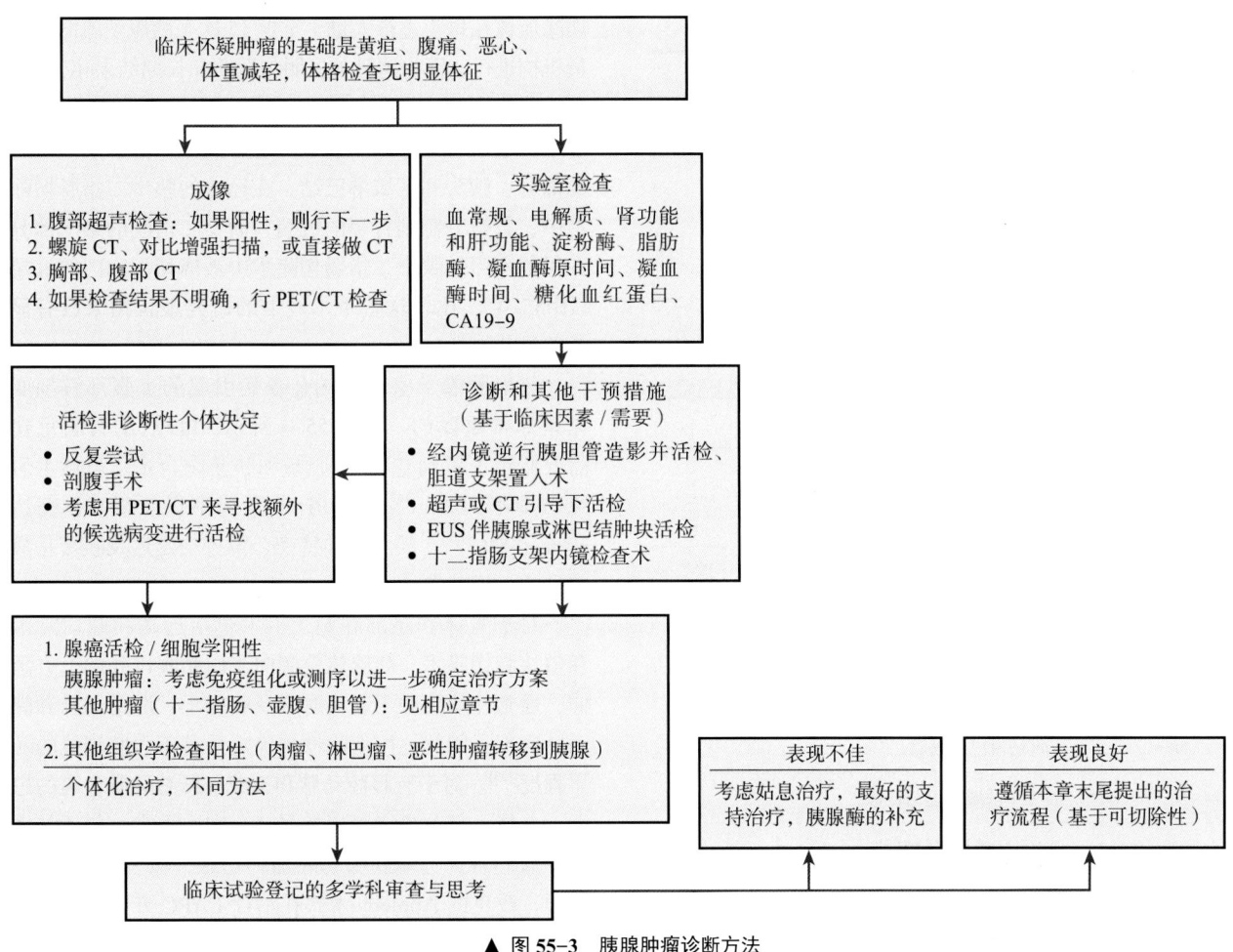

▲ 图 55-3　胰腺肿瘤诊断方法
CT. 计算机断层扫描；EUS. 内镜超声；PET. 正电子发射断层扫描

部或尾部的癌症、大肿瘤、放疗前的大肿瘤或者如果成像提示转移性疾病是有益的，腹腔镜的使用已经变得不那么常见[93, 94]。

影像研究的质量和解释取决于操作者。因此，预测和预测生物标志物可能是肿瘤分化、治疗敏感性和进展风险的有用预测因子，并最终有助于制订个体化治疗决策。内镜技术的进步允许多次细针穿刺或可制成细胞块的核心活组织检查[95]。此类细胞块和核心活组织检查可能有助于通过免疫组织化学和下一代测序改善分期评估。此外，血浆可用作"液体生物标志物"来评估治疗前后生物标志物的变化。例如，近端连接分析技术是已经被用来创建多路复用的胰腺癌特异性血清生物标志物板的一个例子[96, 97]。

与批量转录图谱不同，单细胞 RNA 测序允许检查特定细胞类型的基因表达模式，是一种很有前途的研究工具，可以扩大我们对胰腺癌微环境及其对治疗的反应的了解[99]。

分期　美国癌症联合委员会是胰腺癌的标准分期系统（表 55-1）。虽然 AJCC 系统在根据结果对患者进行分层方面很有用，但区分可切除、边缘可切除、局部不可切除和转移性疾病更准确地描述了可能影响管理决策的特征。最近，第 8 版包括对 T_3 类别和结节分期的更改，以提供更好的重复性。大于 4cm 的肿瘤现在被归类为 T_3，N 分期基于阳性淋巴结的数量，N_1 为 3 个或更少，N_2 为 4 个或更多受累淋巴结。此外，T_4 现在被外科医生定义为不可切除，而不是累及动脉结构[100]。许多机构小组，包括美国国家综合癌症网络（NCCN），已经提出了类似的不同分期系统，以根据可切除性对患者进行分层[101]。例如，美洲肝胰腺胆道协会（AHPBA）推荐了胰腺癌共识指南[102]。由 Katz 等定义的交界性可切除疾病已被 NCCN 采用[103]。

胰腺癌的可切除性取决于有无转移性病变及主要血管的受累程度。血管受累的评估分别针对动脉轴和门静脉系统。对于后者，任何程度的 PV 或 SMV 受累仍然被认为是可切除的，只要血管能在整体切除后重建。使用 AJCC TNM 系统分期为 T_1、T_2 或 T_3 的胰腺肿瘤通常被认为是可切除的。切除范围也具有预后意义——完全切除（R_0）的患者比切缘显微镜下（R_1）或大体呈阳性

表 55-1　美国癌症联合委员会胰腺癌的 TNM 分期和定义

原发肿瘤（T）

Tx	原发肿瘤无法评估
T_0	没有原发肿瘤的证据
Tis	原位癌
T_1	肿瘤限于胰腺≤2cm
T_{1a}	肿瘤≤0.5cm
T_{1b}	0.5cm<肿瘤<1cm
T_{1c}	肿瘤 1～2cm
T_2	肿瘤限于胰腺，2cm<肿瘤≤4cm
T_3	肿瘤限于胰腺，>4cm
T_4	肿瘤侵犯邻近器官（胃、脾、结肠、肾上腺）或大血管（腹腔干或肠系膜上动脉）

区域淋巴结（N）

Nx	区域淋巴结无法评估
N_0	无区域淋巴结转移
N_1	1～3 个区域淋巴结转移
N_2	≥4 个区域淋巴结转移

远处转移（M）

Mx	远处转移无法评估
M_0	无远处转移
M_1	远处转移

（R_2）的患者预后更好。需要大于 1.5mm 的边缘间隙来优化局部区域控制，并且 R0 切除中的清晰边缘的程度可以用来估计局部区域失败的风险[104]。

相反，主要动脉的受累通常基于横断面影像轴面上确定的包绕程度。有趣的是肠系膜上动脉、腹腔动脉和肝动脉。这些血管中任何一条超过 180° 的包绕在历史上都被认为是局部不可切除的[105]。罕见的例外情况是，被包绕的肝动脉的一小段被整块切除并可以重建。肠系膜上动脉或腹腔轴线受累小于 180° 被认为是交界性切除。

七、初级疗法

（一）外科手术

切缘阴性（R_0）切除是手术切除的主要目标，在 60%～80% 的可切除病例中实现。然而，较低的长期存活率表明，微观疾病可能经常被遗漏[106]。即使在 R_0 切除之后，5 年 OS 是 25%，而 10 年存活率不到 10%[107]。

切除应该在每年进行大量（至少 15 次）胰腺切除的大容量机构进行，因为这已被证明与短期和长期结果相关[4]。

胰头癌的经典手术是胰十二指肠切除术，或 Whipple 手术。手术包括切除胆囊、胆总管、十二指肠第二至第四部分、胰头和区域淋巴结。在经典的胰十二指肠切除术中，胃被分割到胃窦的近端，而十二指肠的第一部分在保留幽门的胰十二指肠切除术中被横切到幽门的远端（图 55-4）。比较这些手术效果的研究报告结果没有显著差异[108, 109]。

放射肿瘤学家了解帕金森病引起的上腹部解剖变化是非常重要的。如图 55-4 所示，PD 后的胃肠重建需要肠道（胃到空肠）、胆肠和胰肠吻合术。虽然术后死亡率不到 2%[106]，但 PD 的发病率仍然很高，高达 30%～45%[110]。胰腺漏和感染、胃排空延迟及胰瘘是最常见的术后并发症[106]。

对于身体和尾部肿瘤，手术包括远端胰腺切除术和整块脾切除术。胰腺体癌倾向于向胰腺以外的上方延伸，通常在从腹腔干起飞时累及腹腔干、肝总动脉和脾动脉底部；因此，可切除性的确定是基于腹腔轴线的受累程度[59]。对于有腹腔动脉和（或）肝总动脉包裹的患者，选择一部分患者可以接受 Appleby 手术，包括整体切除腹腔轴，远端胰腺切除加脾切除，以及全胃切除。然而，改良的 Appleby 术式在治疗 LAPC 方面越来越受欢迎；它包括类似的手术，但通过胃十二指肠动脉逆侧支血流进行肝动脉灌注，而且不涉及胃切除。最近的一项单机构研究分析了 17 名接受改良 Appleby 手术的 LAPC 患者和 51 名接受远端胰腺切除术的患者，发现前者更积极的手术方法既可行又安全，在新的新辅助疗法的设置下，术后结果和中位存活率相似（队列中 80% 的患者接受诱导 FOLFIRINOX，88% 的 Appleby 患者和 41% 的 DP 患者接受放疗）[111]。

微创手术是传统胰腺切除术的替代手术，包括腹腔镜手术或机器人手术。这些技术被认为具有与标准方法相似的肿瘤学结果，包括切缘状况和淋巴结计数[112]。此外，与开放手术相比，微创手术可能会降低术后并发症的风险，尽管有必要进行额外的研究。

1. 是否进行外科手术的选择　在评估胰腺癌患者的可切除性时，应考虑许多因素；因此，强烈建议采用多学科方法对患者进行评估[4]。既往存在的并存疾病（如心脏病、慢性阻塞性肺疾病、痴呆）和肿瘤的某些生物学特征（如大小、分化）可能妨碍胰腺癌的手术切除。

建立了早期死亡风险评分（EMRS），以确定最可能从手术中受益的患者。对 740 名接受早期根治性切除术的患者的 113 份记录进行了分析，以确定早期死亡率的预测因素，定义为 9 个月和 12 个月的死亡。内镜

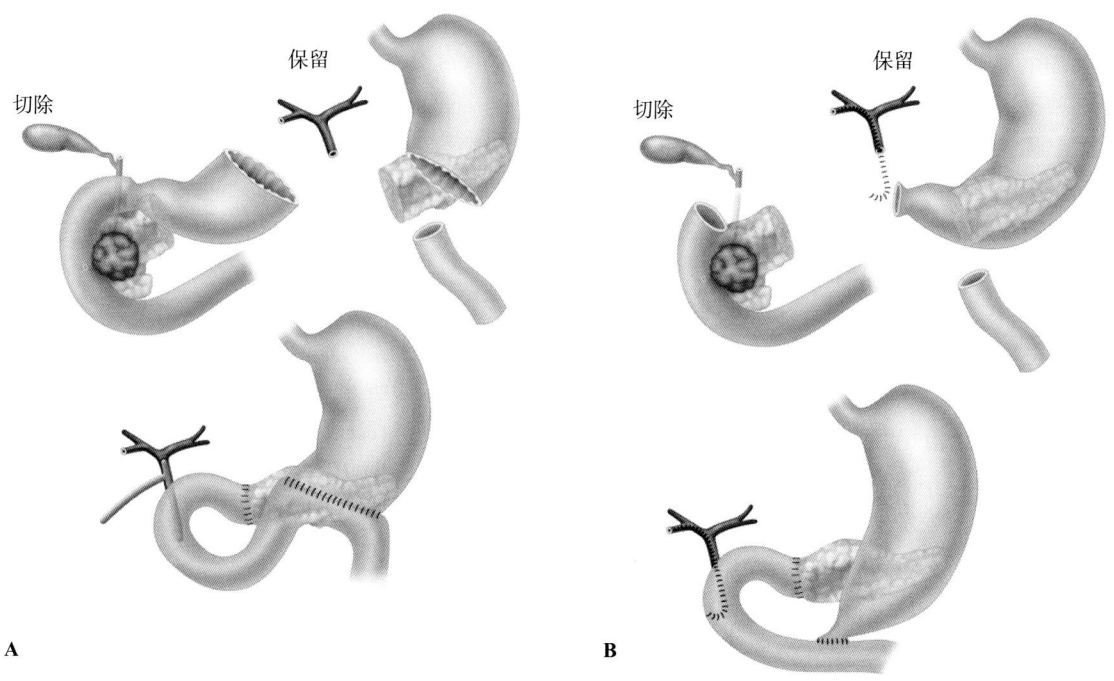

▲ 图 55-4　**A.** 经典手术；**B.** 保留幽门的胰十二指肠切除术，或称 **Whipple** 手术

引自 Yeo CJ, Cameron JL. The pancreas. In Hardy JD, ed. *Hardy's Textbook of Surgery*, ed 2. Philadelphia：JB Lippincott, pp 717, 718, 1988.

检查的影响因素有年龄＞75 岁，肿瘤大小≥3cm，分化差，合并疾病。具有这些因素的患者可能不太可能从前期手术中受益，因为术后并发症的风险很高，尽管还需要前瞻性的验证。Botsis 评分是另一种手术风险分层工具，它将年龄、肿瘤分化程度、肿瘤大小及血清碱性磷酸酶、白蛋白和 CA19-9 水平纳入其预后模型[114]。最近的一项研究对 307 名接受切除的胰腺癌患者应用不同的预后评分，发现使用 Botsis 评分比 EMRS 有更强的预后分层[115]。

2. 与手术切除结果相关的预后因素　历史上，影响胰腺癌生存的最重要的独立预后因素是淋巴结受累的程度[116, 117]。在广泛回顾了壶腹周围恶性肿瘤之后，Yeo 等的研究表明淋巴结受累、肿瘤分化程度和切除边缘状况是手术后重要的预后因素[117-119]。有淋巴结转移的患者的中位 OS（16.5 个月）比无淋巴结转移的患者（25.3 个月；P=0.001）短。淋巴结比率（LNR）是最重要的生存预测指标，而不是淋巴结转移总数或检查的淋巴结数量。随着 LNR 的增加，中位数 OS 降低。在调整了其他与生存相关的因素后，LNR 仍然是 OS 的独立预测因子（P＜0.001）。转移性淋巴结数目（＞5）和 LNR（＞0.4）也与局部失败的高风险相关[74]。

肿瘤大小也是影响胰腺癌预后的重要因素。大型手术系列报道，肿瘤直径在 2cm 以下（23～30 个月）的 5 年和中位 OS 较大于 2cm 的肿瘤（10～15 个月）有显

著改善[120, 121]。肿瘤 1.5cm 或以下的 5 年和中位 OS 分别为 75% 和 62 个月，而在 2.1～4.0cm 的肿瘤，5 年和中位 OS 显著改善（P=0.02）。值得注意的是，尽管肿瘤大小在胰腺癌中具有预后重要性，但肿瘤小并不总是良好的预后[122]。

肿瘤分化也胰腺癌的生存和进展有关。在日本的一项研究中，小于或等于 2cm 的肿瘤比大于 2cm 的肿瘤更有可能分化良好（44% vs. 15%，P=0.001）[123]。此外，低分化大肿瘤的患者 5 年 OS 为 0%，中位 OS 为 13 个月。肿瘤分化差也与局部复发相关（P=0.01）。

切除切缘状态是胰腺癌手术后生存的另一个预测因子。切缘近（2～3mm）似乎等同于行 R₁ 切除，而 R₂ 切除实质上等同于 LUPC。因此，只有在有可能实现 R₀ 切除的情况下，才应尝试切除。Winter 等[106]表明除了肿瘤大小、淋巴结状况和组织学分级作为对胰腺癌患者存活率有重大影响的病理因素外，切除切缘状况对预后的价值。

3. 手术切除失败后的表现　尽管胰腺癌的治疗意向切除，但超过 60% 的患者在 PD 后 2 年内复发。最常见的复发部位在腹腔内，包括平滑肌肌瘤边缘、肝脏和腹膜[7, 10, 11, 124-129]。对 1998—2005 年 145 例胰腺癌连续切除的回顾性分析，试图确定胰腺癌患者失败的模式[73]。最常见的远处部位是肝脏（n=57）、腹膜（n=35）和肺（n=15）。单纯性局部复发和胰腺外复发分别为 9 例

和 60 例，而 41 例患者同时发生局部复发和胰腺外复发。超过 50% 的肝转移发生在手术后的前 6 个月，即使是早期肿瘤患者也是如此。大部分腹膜复发发生在术后 4～15 个月，而肺转移在术后过程中发生的频率较低且较为缓慢。

切除的胰腺癌患者的局部复发模式被绘制出来，以便为辅助 RT 计划提供信息（图 55-5）[130]。在接受 PD 的 202 名患者中，分别有 40 名（20%）、34 名（17%）和 128 名（63%）没有接受辅助治疗、辅助性 CTX 和辅助 CRT。总体而言，202 例患者中有 90 例局部复发（45%），其中无辅助治疗组为 48%（n=19），CTX 辅助治疗组为 65%（n=22），CRT 辅助治疗组为 38%（n=49）。在复发中，90% 的复发发生在距腹腔轴线和 SMA 几厘米的范围内。标测指南概述了 80%～90% 的局部区域复发。

（二）辅助治疗

上述分析中观察到的失败模式表明，需要辅助性干预来解决局部和全身复发问题。虽然辅助 CTX 有明显的益处已经被证明，但最佳的辅助方案仍然不清楚。理论上，对于有局部复发风险（切缘阳性切除）或同时存在局部和远处衰竭风险的胰腺癌患者，辅助性 CRT 将是首选方案。在胰腺癌中进行的辅助 CTX 和 CRT 研究的摘要可以在表 55-2 中找到。

辅助放化疗 对 5-FU 为主的环磷酰胺与外照射治疗同步进行的广泛评估开创了接受切除的胰腺癌患者接受辅助 CRT 的先河。这项研究始于胃肠道肿瘤研究小组（GITSG）进行的一项精心设计的前瞻性随机试验（n=42）[131]。与单纯手术治疗的患者（11 个月）相比，联合 CRT 治疗的患者存活率更高（20 个月；P=0.03）。

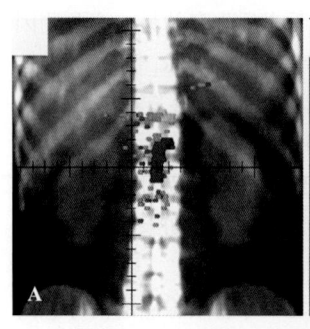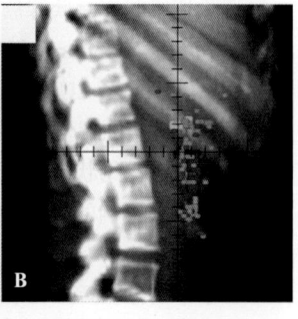

▲ 图 55-5 局部复发映射（此图彩色版本见书末）

A. 前后位图；B. 侧位图。未接受辅助治疗（红色）、单纯化疗（橙色）和放化疗（绿色）的患者行胰十二指肠切除术后，局部复发与腹腔动脉（黄色）和肠系膜上动脉（蓝色）有关［引自 Dholakia AS, Kumar R, Raman SP, et al. Mapping patterns of local recurrence after pancreaticoduodenectomy for pancreatic adenocarcinoma: a new approach to adjuvant radiation field design. *Int J Radiat Oncol Biol Phys*. 2013; 87（5）: 1007-15.］

CRT 组和观察组的 2 年 OS 分别为 42% 和 15%，而 5 年 OS 分别为 19% 和 5%。

约翰·霍普金斯医院（John Hopkins Hospital，JHH）的研究人员回顾了 1993—2005 年治疗的 616 名患者[132]。与单纯手术（14.4 个月、20%、15%）相比，辅助性 CRT 和维持性 CTX 改善了中位、2 年和 5 年的 OS（分别为 21.2 个月、44% 和 32%；P<0.001）。即使在控制了其他风险因素之后，这种生存优势仍然存在。

在对 472 例 R₀ 切除术患者的回顾性分析中，梅奥医学中心的研究人员还证明了辅助性 CRT 与单纯手术相比具有生存优势[133]。尽管放射线组不良预后因素显著增加（P=0.001），但与单纯手术组（n=180；19.2 个月、39% 和 17%；P=0.001）相比，辅助放射线组的中位、2 年和 5 年 OS（25.2 个月、50% 和 28%）要好于单纯手术（n=180；19.2 个月、39% 和 17%；P=0.001）。

此外，JHH 和梅奥医学中心罗切斯特之间的合作对 1092 名患者（JHH，n=618；梅奥医学中心，n=474）进行了分析，这些患者是有治疗意图地接受了胰十二指肠切除术[134]。倾向评分和配对分析被用来解释与非随机分配患者接受 CRT 辅助治疗或单纯手术相关的偏倚。接受 CRT 辅助治疗的患者的 OS 明显长于单独接受 PD 的患者（中位数 21.1 个月 vs. 15.5 个月，P<0.001）。在倾向评分分析中，在调整协变量后，与单纯手术相比，辅助性放射治疗提高了所有患者的存活率（RR=0.67，P<0.001）。配对分析显示，与单纯 PD 相比，辅以 CRT 的 OS 更长（P<0.001）。

随后由欧洲癌症研究和治疗组织（EORTC）进行的一项多机构随机试验显示了类似的情况，尽管患者数量较少阻碍了产生统计优势的能力。这项试验评估了 218 例壶腹周围癌（包括胰腺癌）患者单纯手术和辅以 5-FU 为基础的 CRT 的疗效[135]。放射剂量和分割与 GITSG 试验相同，但给予持续输注（CI）5-FU 而不是团注 5-FU，也不给予维持性 5-FU。在 114 名胰腺癌患者的子集中，CRT 组（n=60）患者的中位 OS 为 17.1 个月，而单纯手术组（n=54）的中位 OS 为 12.6 个月。两个试验组的 2 年 OS 分别为 37% 和 23%，而 5 年 OS 分别为 20% 和 10%（P=0.099）。局部复发率在 CRT（34/104，33% 的高危患者）和单纯手术（37/103，36% 的高危患者）之间没有差异。

EORTC 试验的结论是，虽然 114 名胰腺癌患者的生存趋势有利于辅助性 CRT，但辅助 CRT 并没有明显的益处。值得关注的问题包括排除 T₃ 病变的患者，缺乏明确的病理标准来区分胰腺和非胰腺壶腹周围病变，以及对腹膜后边缘的评估不足。此外，分配到 CRT 组的 20% 的患者从未接受过治疗，但根据意向治疗原则

表 55-2 胰腺癌辅助放化疗的疗效观察

研 究	例 数	治 疗	中位 OS（个月）	2 年 OS（%）	5 年 OS（%）
随机研究					
GITSG（1985）[131]	22	A. 观察	11.0	15.0	5.0
	21	B. 40.0Gy RT+5-FU 团注	20.0	42.0	19.0
EORTC 40891（1999）[135]	54	A. 观察	12.6	23.0	10.0
	60	B. 40.0Gy 分次 RT+CI 5-FU	17.1	37.0	20.0
ESPAC-1（2004）[138]（2×2 随机化）	69	A. 观察	16.9	—	11.0
	73	B. 40.0Gy 分次 RT+ 5-FU/LV 团注	13.9	—	7.0
	72	C. 40.0Gy 分次 RT+5-FU 团注→ 5-FU/LV	19.9	—	13.0
	75	D. 5-FU/LV 团注	21.6		29.0
CONKO-001（2007，2008）[7, 164]	175	A. 观察	20.2	42.0	9.0
	179	B. GEM	22.8	47.5	21.0
RTOG 9704（2008）[151]	155	A. GEM → CI 5-FU+50.4Gy RT → GEM	20.6	31（3 年）	—
	173	B. 5-FU → CI 5-FU+50.4Gy RT → 5-FU	16.9	22（3 年）	—
ESPAC-3（2009）[137]	537	A. GEM	23.6	49.1	—
	551	B. 5-FU 团注	23.0	48.1	—
EORTC 40013/FFCD 9203/GERCOR（2010）[150]	45	A. GEM	24.4	53.8	
	45	B. GEM → GEM+50.4Gy RT	24.3	53.8	
ESPAC-4（2017）[300]	366	A. GEM	25.5	52.1	
	364	B. GEM+CAPE	28.0	53.8	
PRODIGE24（2018）[166]		A. GEM	34.8	—	
		B. mFOLFIRINOX	54.4	—	
非随机研究					
Herman 等，Johns Hopkins（2008）[132]	271	A. 观察	14.4	31.9	15.4
	345	B. 中位 50.0Gy RT+5-FU	21.2	43.9	20.1
Corsini 等，梅奥医学中心（2008）[133]	180	A. 观察	19.2	39.0	17.0
	274	B. 中位 50.4Gy RT+5-FU	25.2	50.0	28.0
Hsu 等，约翰斯·霍普金斯 – 梅奥医学中心（2010）[134]	509	A. 观察	15.5	34.6	16.1
	583	B. 中位 50.0Gy+5-FU	21.1	44.7	22.3

CAPE. 卡培他滨；OS. 总生存期 / 率；RT. 放疗；5-FU. 氟尿嘧啶；LV. 亚叶酸钙；GEM. 吉西他滨

进行了分析。许多人批评双面对数等级检验的使用，有人提出，如果使用单面检验，CRT 的生存益处将达到显著水平[136]。由于缺乏统计生存优势，该试验在中位随访 11.7 年后于 2007 年进行了更新[137]。即使这项试验被用作反对 CRT 的证据，但它在方法学上仍有缺陷。

欧洲胰腺癌随机第三期研究组（ESPAC）-1 研究评估了 541 名接受大体切除的胰腺癌的患者接受 CTX 和 CRT 辅助治疗的独立效果[138]。285 名患者中的一组基本上接受了随机分组（2×2 析因设计），基本上分为三个独立但同时进行的试验，采用以下方案：①观察；②单纯 CRT（在放疗和放疗的前 3 天，500mg/m² 5-FU 静脉推注，分 10 次 20Gy，持续 2 周）；③单纯 CTX（亚叶酸钙 20mg/m²，5-FU 425mg/m²，连续 5 天，每 28 天重复 1 次，共 6 个周期）；④ CRT+5-FU/ 亚叶酸钙（5-FU/ 亚叶酸钙）6 个周期。患者被随机分成两个独立但同时进行的试验，测试其中一个主要治疗比较（辅助 CTX 与非辅助 CTX，n=188；辅助性同步 CRT 与非辅助性 CRT，n=68）。在进入后两项试验之前，允许进行背景治疗，在所有三项试验中，RT 都是根据个别机构的标准进行的。有趣的是，辅助 CTX 与较高的存活率相关，而辅助 CRT 则导致较差的存活率。

初步分析显示，仅通过合并来自三个独立随机试验的数据，辅助性环磷酰胺才具有生存优势；在 238 名随机接受环磷酰胺佐剂治疗的患者中，中位 OS 为 19.7 个月，在随机接受环磷酰胺佐剂治疗的 235 名患者中，中位数 OS 为 14 个月（P=0.005）[139]。然而，对 ESPAC-1 试验的最新分析只包括随机进入 2×2 因子设计（不允许进行背景治疗）的患者。随机接受环磷酰胺辅助治疗的患者（4 组中的 2 组，n=147）有生存优势（2 年 40% vs. 30%，5 年 21% vs. 8%；P=0.009）[138]。在 99 例（34%）患者中，局部复发是复发的一部分[140]。关注的问题是不止一个随机方案，三个试验中两个试验的可选背景治疗，辅助治疗前没有再治疗，患者群体中的异质性，以及缺乏放射治疗的质量保证指南（即协议中没有关于适当放射野的设计章节，没有对放射场进行中央审计）。因此，必须谨慎解读这些结果。

（三）可供选择的放化疗方案

虽然以 5-FU 为基础的 CRT 传统上是在辅助环境下进行的，但在过去的 10 年里，新的全身用药已经与 RT 结合起来。许多可行性研究表明，这些方案是安全的，尽管有必要进行进一步的随机试验来评估治疗效果。

1. IFN 为主的放化疗 2000 年，弗吉尼亚梅森医学中心公布了 33 例胰腺癌切除患者同时接受 CRT 的治疗方案[141]。EBRT 剂量为 45～54Gy，CI 5-FU 每天 200mg/m²，每周顺铂 30mg/m² 静脉推注，IFN-α 每次 300 万 U，隔天 1 次。CRT 后单用 CTX（CI 5-FU 每天 200mg/m²），6 周为 1 个疗程。与 GITSG 方案相比，中位 OS 和 2 年 OS 有统计学意义（24 个月 vs. 18.5 个月和 84% vs. 54%，P=0.04）。IFN 治疗组出现明显的 3～4 级胃肠道毒性反应，但大多数患者仍能接受计划治疗的 80% 以上。一项随访研究包括另外 53 名接受类似 IFN CRT 治疗的患者[142]。该方案的临床疗效令人鼓舞，中位 OS 为 46 个月，2 年 OS 为 53%。

美国外科医师学会肿瘤学小组（ACOSOG）进行了一项多机构 II 期研究，进一步评估了这种基于 IFN CRT 方案在切除的胰腺癌患者中的应用。患者接受辅助放疗至 50.4Gy，分次 1.8Gy，同时给予 5-FU（175mg/m² CI，第 1～38 天）、顺铂（每周 30mg/m² 静脉注射）和 IFN-α。然后用氟尿嘧啶（CI 5-FU）治疗 2 个周期。初步结果显示有希望的 2 年和中位数 OS（55% 和 27.1 个月），尽管这项研究由于意外的高急性毒性比率（尽管仅略高于 RTOG9704 的吉西他滨组观察到的）而提前结束[143]。类似的结果在圣路易斯的巴恩斯医院和华盛顿大学得到了证实（2 年 OS，56%；中位数 OS，25 个月）[144]。基于这些结果，海德堡大学的研究人员完成了一项小型的 III 期试验，该试验没有显示辅助 5-FU、顺铂和 IFN-α 与 5-FU 单一疗法相比在统计学上的显著优势。尽管两组患者的存活时间都比预期的长，但试验组和对照组的 26.5 个月（95%CI 21.6～39.5 个月）和 28.5 个月（95%CI 20.4～38.6 个月）没有差别[145]。

2. 丝裂霉素为基础的放化疗 2017 年发表了首批丝裂霉素加 5-FU 为基础的辅助化疗治疗壶腹周围癌的长期报道之一。这项分析包括两个前瞻性试验，试验 A 先治疗 62 例患者（61% 的胰腺壶腹周围癌），然后用 5-FU 团注 4 个周期的 CTX 方案（5-FU、亚叶酸钙、丝裂霉素和双嘧达莫）治疗 62 例患者（61% 的胰腺壶腹周围癌）（50Gy 分疗程），然后用 5-FU 团注治疗 4 个周期的 CTX 方案（5-FU、亚叶酸钙、丝裂霉素和双嘧达莫）。试验 B 治疗 57 例（68%）胰腺壶腹周围癌患者，先用 CI、5-FU 四联方案化疗 1 个周期，然后继续 CRT 至 45～54Gy，再加 CTX 治疗 2 个周期。试验 A 和试验 B 的中位 OS 分别为 32.3 个月和 24.2 个月，5 年 OS 率分别为 31% 和 23%[146]。此外，3 级或更大毒性的发生率为 2%～7%，因此促使人们考虑进行进一步的随机试验，以确定 MMC 佐剂的真正益处，特别是在可能存在 BRCA 突变的患者中。

3. 吉西他滨为主的放化疗 随着 GEM 单独在佐剂环境中的成功，研究人员已经探索了基于 GEM 的

CRT。密歇根大学的研究人员在治疗性手术后用全量 GEM（1000mg/m^2）进行了一项 I 期剂量递增研究[147]。为了在 RT 时给予全量 GEM，通过避免选择性结节区域来限制治疗量。他们发现，2.6Gy 剂量的最大耐受量为 39Gy。Blackstock 等[148]在上腹部放疗的同时，每周 2 次使用低剂量的 GEM，包括切除后的选择性淋巴结至 50.4Gy。该方案耐受性良好，与历史对照相比显示出良好的效果。其他系列已经证明了佐剂设置中每周减少剂量的 GEM（约 300mg/m^2）与 RT 同时进行的可行性[149]。

一项 II 期前瞻性欧洲组间研究评估了同期 CRT 与单独使用 GEM 的对比（EORTC-40013-22012/FFCD-9203/GERCOR）[150]。将 90 例胰头癌患者随机分为两组，一组为单纯 GEM 治疗 4 个周期（连续 3 周 30min 静脉滴注 1000mg/m^2，休息 1 周），另一组为 GEM ＋ 每周 GEM（300mg/m^2）＋ 放疗（50.4Gy/28 次）。接受 CRT 和单独接受 CTX 治疗的患者的中位无病生存期相似（12 个月和 11 个月），而中位无病生存期和 2 年 OS 分别相当于 24 个月和 50%。虽然 CRT 组的首次局部复发较少（11% vs. 24%，P=0.16），但两组间的远处进展率相似。因此，研究人员得出结论，基于 GEM 的辅助 CRT 是一种可行的、耐受性良好的方案，应该在更大的 III 期试验中进行评估。

RTOG9704（n=451）的目标是探索大体全切除（R$_0$ 切除，66% 的患者；R$_1$，34% 的患者）后，除了标准 CRT 治疗外，CTX 的结果[151]。无排除标准与术后 CA19-9 水平相关。患者在 CRT 前随机接受 GEM（每周 1000mg/m^2，共 3 周，停药 1 周）或 5-FU（250mg/m^2，每天 1 次，共 3 周）治疗。放疗加氟尿嘧啶（250mg/m^2），总剂量 50.4Gy。CRT 后 3～5 周加用环磷酰胺 3 个月（CI 5-FU 3 个月，250mg/m^2，停药 2 周，2 个周期）或 GEM3 个月（每周 3 个周期，1000mg/m^2，间隔 3 周，休息 1 周）。最初的报道显示，与 5-FU 相比，使用 GEM 佐剂的胰头肿瘤患者的趋势没有统计学意义。更新的 5 年报道未能显示两组患者的存活率差异，GEM 组和 5-FU 组的中位 OS 分别为 20.5 个月和 17.1 个月，5 年 OS 分别为 22% 和 18%[152]。RTOG9704 是第一个评估放射场设计是否影响结果的试验[153]。未能遵循特定的 RT 指南与生存率降低有关，对于接受 GEM 的患者来说，非血液毒性有增加的趋势。事实上，近 50% 的 RT 计划偏离了协议指南。现在已经有了协商一致的专家小组指南来描述临床目标体积[154]。

RTOG 与西南肿瘤学小组（SWOG）和 EORTC 合作，于 2009 年启动了 RTOG0848 试验（NCT01013649）。这项两步随机第三阶段试验旨在确定佐剂 GEM 加厄洛替尼是否比单独使用 GEM 产生更好的生存结果，如果没有进展，则评估 RT（50.4Gy）加 5-FU 或基于卡培他滨的 CTX 的作用。这项试验对已知的预后变量进行了分层，包括手术质量保证部分及实时在线质量保证，以确保 RT 指南的遵守，并要求在 4 年内招募 900 多名患者。埃洛替尼的治疗由于无效而关闭。总共有 322 名患者（163 名 GEM 和 159 名 GEM 加 Erlotinib），与单独使用吉西他滨相比，在吉西他滨中加入 Erlotinib 并没有提供增加总存活率的信号。加入厄洛替尼后，出现了最低程度的较高的 3 级胃肠道毒性（主要是腹泻）。服用厄洛替尼的患者中，接受吉西他滨计划剂量至少 85% 的患者较少。两种治疗的 3 年生存期都是 39 个月。目前正在继续回答第三阶段辐射问题[155]。

4. 调强适形放疗或 SBRT 在放化疗中的应用　适形 CRT 的急性毒性可能很大，如 RTOG9704 所示。在这项研究中，70.5% 的患者有 3 级以上的毒性，59% 的患者有 3 级以上的非血液毒性。Yovino 等[156]研究表明与传统 CRT 的 RTOG9704 治疗队列相比，46 名接受基于卡培他滨的 CRT（根据 RTOG9704 方案）和 50.4Gy 剂量的调强放射治疗的患者的毒性显著降低。在一个由 71 名患者组成的更大的系列中，同样的研究人员发现，急性非血液学 3 级或更高级别毒性的发生率为 8%，局部失败率为 19%，与前面讨论的更大规模的随机试验中看到的比率一致[157]。考虑到即使使用 CRT 辅助治疗，调强放疗的局部复发率也很高，调强放疗允许剂量递增，这可能会改善局部控制，特别是在 R$_1$ 切除的患者中。此外，Abelson 等[158]研究表明，在接受调强放射治疗至 56Gy 的 47 名患者中，急性非血液学 3 级或更高毒性发生率为 8%；同样，Ben-Josef 等[159]称在接受调强放疗至 55Gy 的 15 名患者中，急性非血液学 3 级或更高毒性发生率为 7%。

立体定向全身放射治疗通常用于治疗无法切除的胰腺癌，有报道称其肿瘤控制率很高[160-162]。在辅助治疗的情况下，SBRT 理论上将在治疗切缘狭窄或切缘呈阳性的患者中具有最大优势，在这些患者中，增加肿瘤床的剂量可能会改善预后。对手术切缘接近或阳性的 24 名患者进行 SBRT 至 24～30Gy（超过 1～3 次）的有限系列检查报告，1 年局部控制率为 66%[163]。正在进行的研究正在评估辅助性 SBRT 与更具侵袭性的 CTX 和免疫治疗的潜在疗效。

（四）辅助化疗

在 ESPAC-1 试验之后[138]，欧洲研究集中在辅助 CTX 方案。Charité Onkologie（CONKO）-001 试验招募了接受治疗性切除的胰腺癌患者，不包括术后 CA19-9

值为正常上限 2.5 倍或以上的患者。患者随机分为 6 个周期的 GEM（每周 1000mg/m²，每 4 周 3 次）与观察对照。初次发表时，GEM 的使用明显提高了 DFS，从 6.9 个月提高到 13.9 个月（$P < 0.001$），并且操作系统有改进的趋势[82]。随访时间更长的最新结果显示，使用 GEM 的患者在 5 年 OS（20.7% vs. 10.4%）和 10 年 OS（12.2% vs. 7.7%）方面有显著改善[164]。GEM 辅助治疗 6 个月成为胰腺癌切除治疗的新标准。

随后，ESPAC-3 试验随机对患者进行了 6 个月的 5-FU 或 GEM 辅助治疗[165]。允许同时切除 R_0 或 R_1（$n=1088$）。两组患者的中位生存期分别为 23.0 个月（5-FU）和 23.6 个月（GEM），差异无统计学意义（$P=0.39$）。各亚组之间没有发现差异，除了与 5-FU 推注有关的更高级别的治疗相关毒性（14% vs. 7.5%，$P=0.001$）。ESPAC-4 试验将切除肿瘤的患者随机分成 6 个周期，分别接受 GEM 单独治疗或 GEM 加 5-FU 治疗。包括 R_0 或 R_1 切除的患者（$n=732$）。联合组的中位生存期为 28 个月，而单用 GEM 组的中位生存期为 25.5 个月（$P=0.03$）。因此，佐剂 GEM 和卡培他滨已成为新的循证护理标准[115]。

新型联合化疗 在晚期和转移性环境中显示生存益处的治疗方案现在正在新辅助和辅助环境中进行测试。这些方案包括氟尿嘧啶、亚叶酸钙、伊立替康和奥沙利铂（FOLFIRINOX），以及吉西他滨 / 奈替紫杉醇（GEM/NP）。最近公布了 PRODIGE24/CCTG PA.6 试验的初步结果，该试验比较了佐剂 GEM 和改良的 FOLFIRINOX（mFFX）（$n=493$）。虽然使用 mFFX 的 3～4 级不良反应发生率（75.5%）高于单独使用 GEM（51.1%），但与单独使用 GEM 相比，佐剂 mFFX 被发现显著改善 DFS（21.6 个月 vs. 12.8 个月）、中位 OS（54.4 个月 vs. 34.8 个月）和中位无转移生存期（30.4 个月 vs. 17.7 个月）[166]。正在进行的"APACT"第三阶段随机临床试验（NCT01964430）正在研究 GEM 与 GEM/NP 之间的差异。

（五）佐剂环境下的疫苗接种和免疫治疗策略

基于免疫的策略使用肿瘤特异性抗原和抗肿瘤免疫反应的调节器，以努力摧毁恶性肿瘤细胞，防止疾病的发展。到目前为止，肽、重组微生物和全细胞疫苗及抗细胞毒性 T 淋巴细胞抗原 4 阻断和抗 CD40 策略已经被探索出来[167]。

多项研究已经调查了针对肿瘤特异性 *ras* 突变的疫苗的使用[168-170]。其他研究正在尝试针对端粒酶催化亚单位（HTERT），它在 85%～90% 的胰腺癌中表达，是一个有吸引力的靶点。GV1001 肽疫苗用于诱导端粒酶

特异性 CD4⁺ 和 CD8⁺ T 细胞反应[171, 172]。转基因同种异体全细胞疫苗（GVAX）是一种基于粒细胞 - 巨噬细胞集落刺激因子（GMCSF）的免疫疗法[173, 174]。此外，还引入了一种独特的技术，涉及移植免疫疗法中使用的"超急性"排斥反应。这种辐照的全细胞疫苗在急性排斥和免疫反应后诱导补体介导的细胞溶解和抗原提呈细胞的激活 / 招募[175]。在佐剂或新佐剂环境中整合标准 CRT 或 SBRT 可能会增强免疫治疗[176]。JHH 进行的一项佐剂研究评估了 GVAX 佐剂疫苗、SBRT 和 mFFX 的组合，结果待定（NCT01595321）。

辅助治疗的现状 虽然单独手术已不再是胰腺癌患者的合适选择，但即使在 R_0 切除后，辅助治疗的作用也需要更明确。目前最令人信服的 I 级数据来自 ESPAC-4 试验（GEM/5-FU）和 PRODGE24/CCTG PA.6 试验（FFX，仅摘要），这两项试验均显示出优于 GEM 单一疗法。然而，到目前为止，探索佐剂 RT 的每个第三阶段试验都受到了严厉的批评（如 GITSG、EORTC、ESPAC-1），或者没有直接讨论佐剂 RT 的有效性（如 RTOG9704）。目前的做法和准则反映了这一悬而未决的争议。对于 RT 的作用、时机、剂量或技术还没有达成共识，也没有建立最佳的 CTX 方案。我们期待 9804 的结果，它将决定辅助化疗后辅助 CRT 的作用。未来的研究将继续评估新的 CTX 方案（S-1）、靶向药物和免疫治疗，以及手术（腹腔镜）和放射治疗（IMRT/SBRT/MR/ 粒子疗法）的进展。很明显，需要血液和肿瘤生物标志物来指导这一患者群体的个性化治疗。

新辅助治疗：使用新佐剂（NADJ）治疗局限性胰腺癌有许多潜在的优势。最令人信服的是，几乎所有接受局部、可切除胰腺癌的患者都有能力通过治疗并能立即解决可治疗性的局限性，即通常已经存在于区域淋巴结、肝脏、肺或腹膜的微转移疾病。第二个重要的优势是改善了胰腺手术的患者选择，即使由经验丰富的外科团队进行手术，这往往也会导致显著的患者发病率。允许具有侵袭性生物学的肿瘤自行声明，可以使患者免于接受非治疗性手术。第三，由于手术恢复延迟，多达一半的患者可能不是很好的辅助治疗对象。NADJ 疗法的使用使几乎所有的患者都能接受一些治疗。最后，NADJ CRT 后的胰腺切除似乎更安全（术前治疗引起的胰腺纤维化导致胰腺吻合口漏的风险降低），基于 BRPC 数据，NADJ 疗法的 R_0 和淋巴结阴性切除率可能会得到改善[177]。无数小规模但大多为非随机化的研究同时考虑了 NADJ CTX 和 CRT 方案；然而，由于历史上缺乏大型随机试验，因为 PREOPANC-1 的初步结果，NADJ 疗法直到最近才有争议。

（六）可切除疾病的新辅助治疗

胰腺癌中最早的 NADJ 治疗研究之一报道了连续 54 例可以切除的疾病[178]。一些患者（n=31）直接接受手术，而另一些患者（n=23）接受 50Gy 胰头区域的 EBRT。在可切除性、3 年 OS 和 5 年 OS 方面没有观察到差异。然而，接受 NADJ EBRT 治疗的患者在 1 年的 OS 中看到了轻微的优势。此外，接受 NADJ 治疗的患者的局部复发率降低。基于 NADJ GEM 的 CRT 方案也在 20 名可能可切除的胰腺癌患者中进行了测试[179]。这些患者接受了 3 个周期的全量 GEM（1000mg/m²），同时在第 2 个周期中给予放疗（36Gy/2.4Gy 分次）。总体而言，80% 的患者病情稳定，15% 的患者有部分反应，5% 的患者病情进展。根治性切除 17 例（85%），R₀ 切除率 94%，淋巴结阴性切除率 65%。在中位数 18 个月的随访中，那些接受切除的患者的初步生存数据是有希望的（中位数 OS 26 个月，2 年 OS 61%），其中 41% 的患者在没有疾病证据的情况下存活。

共有 176 名潜在可切除胰腺癌的患者参加了两个基于 GEM 的 CRT MD 安德森癌症中心的试验[180, 181]。在这些试验中，CRT 后不能切除的最常见原因是转移性疾病。176 例患者中只有 1 例在手术切除后出现局部进展。所有患者（22.7 个月和 17.4 个月）和接受切除术的患者（34 个月和 31 个月）的中位 OS 是有希望的，并且好于历史对照。

一项多中心 II 期试验提供了更多关于全量 GEM（3 个周期，1000mg/m²）和 36Gy 放疗（2.4Gy×15 次）用于可切除胰腺癌（n=13）的额外数据[182]。结果令人振奋，切除后 1 年生存率为 94%。

多机构 II 期试验进一步评估了 NADJ GEM CRT 在可切除的胰腺癌中的应用[183]。患者接受了 2 个周期的 GEM（1000mg/m²）和奥沙利铂（85mg/m²），同时在第 1 个周期的 CTX 中给予 30Gy（2Gy×15 次）的 RT。治疗结束后，对患者进行手术评估。接受手术的患者额外接受了 2 个周期的辅助 CTX 治疗。在出现可切除疾病的患者（n=13）中，中位生存期为 44.7 个月，而未接受切除的患者的中位生存期为 26.5 个月。

虽然大多数支持 NADJ 疗法的证据都来自小型前瞻性或回顾性研究，但 PREOPANC-1 试验是第一个在可行的情况下强烈支持其应用的大型 III 期随机试验。246 例可切除和边缘可切除的胰腺癌患者被随机分为两组，一组是立即手术，然后接受 6 个周期的 GEM（每周 1000mg/m²，共 3 周，休息 1 周），另一个是基于 GEM 的 CRT（相同剂量的 GEM 剂量，同时给予 36Gy，分 15 次），夹在 GEM 的 1 个周期之间，然后手术。与立即手术相比，NADJ 治疗显著改善了中位 OS（17.1 个月 vs. 13.5 个月；P=0.047）、DFS（11.2 个月 vs. 7.9 个月；P=0.012）和无远处转移间隔（17.1 个月 vs. 10.2 个月；P=0.012）。此外，NADJ 组的 R₀ 切除率显著高于 NADJ 组（65% vs. 31%），两组 3+ 级毒性相似。最后，根据对实际接受切除的患者（NADJ 治疗的 62% vs. 直接手术治疗的 72%）的亚组分析，接受 NADJ 治疗的中位 OS 上升到 29.9 个月，而立即手术的中位 OS 上升到 16.8 个月[184]。

罕见肿瘤 胰腺罕见肿瘤（如腺鳞癌、胰腺癌、腺泡细胞癌、胰腺母细胞瘤、导管内乳头状黏液性肿瘤、实性乳头状肿瘤）的最佳治疗方案尚不清楚，原因是这些肿瘤临床表现不常见，临床研究也很有限。人们对这些罕见肿瘤的潜在遗传机制知之甚少，有必要进一步了解治疗策略。

八、局部晚期疾病

就本章而言，术语"局部晚期疾病"旨在包括 BRPC 和 LUPC。我们将讨论区分 BRPC 和 LUPC 的细微差别及治疗顺序。

（一）交界性可切除疾病

BRPC 患者有技术上可以切除的肿瘤；然而，由于血管受累，切缘阳性切除的风险增加。因为切缘阳性的切除与较差的存活率相关，通常推荐使用 NADJ 疗法。公认的 BRPC 最广泛的定义包括 SMA 的肿瘤基台侵犯 180° 或更小的动脉周长，但没有远处转移或肿瘤向腹腔轴线扩散。然而，其他组织，如 MDACC[185] 和 APHBA/SSO/SSAT[102] 也引入了其他解剖学标准。为了使 BRPC 的定义和治疗标准化，Katz 等[103] 提出了与肿瘤临床试验联盟（ACTO）小组的第一项前瞻性临床试验（联盟试验 A021101）。

近 10% 的胰腺癌患者存在边缘可切除的肿瘤[103]。由于 BRPC 是胰腺癌最具挑战性的阶段之一，强烈建议在基线和后续成像时进行多学科回顾。多个专科之间的合作将允许更准确的分期，以确保最佳的治疗启动和护理协调。接受前期手术的 BRPC 患者 R₁/R₂ 切除、局部复发和远处转移的风险更高，因为他们通常需要更大、更复杂和高风险的手术来切除原发肿瘤[185]。因此，先进行 CTX 再进行 CRT 被认为是一种标准方法。在一项对 93 名 BRPC 患者进行的小型回顾性研究中，其中 62% 的患者先接受 NADJ CTX，然后接受 CRT，20% 的患者仅接受 NADJ CRT，15% 的患者仅接受 NADJ CTX，两组的可切除率和 OS 没有显著差异；然而，32% 的接受诱导 CTX 然后接受 CRT 的患者术后至少

48 个月没有疾病，而 8 名接受 CRT 的患者中没有一人在术后至少 48 个月内无病[186]。事实上，那些在手术切除前接受综合治疗（先是 CTX 再接受 CRT）的 BRPC 患者，在某些系列中与出现明显可切除肿瘤的患者一样可以获得良好的生存[187]。NADJ CRT 还可能减少胰瘘的形成，这是胰腺切除术后的常见并发症[188,189]。最后，包括 BRPC 患者在内的 PREOPANC-1 第三阶段试验的初步结果显示，与立即手术相比，NADJ CTX 和 CRT 具有显著的生存益处和更高的 R0 切除率[184]。

有研究表明，需要静脉切除的 BRPC 患者可以从辅助治疗中获益[190]。尽管人们普遍认为肿瘤可以从交界性疾病降至可切除的疾病，但很少有证据表明，在 NADJ CTX 或 RT 之后，BRPC 的放射学分期发生了变化。然而，NADJ CRT 是一种有效的方法来消毒肿瘤和血管结构的界面，这增加了实现 R0 切除的可能性。大量使用 NADJ CRT 的研究已经证明了 NADJ 疗法在 BRPC 中的益处（表 55–3）。1999—2006 年的一项前瞻性评估显示，在胰腺切除前接受 NADJ 治疗的 BRPC 患者的存活率明显高于未接受胰腺切除术的患者[185]。

Takahashi 等[191] 报道了他们使用基于 NADJ GEM 的 CRT 治疗可切除和 BRPC 的经验。在总共 268 名患者中，188 名为可切除原发肿瘤，80 名为交界性可切除肿瘤。毫无疑问，可切除疾病患者的切除率高于 BRPC 患者（87% vs. 54%，$P < 0.001$），但两组的 R0 切除率都很高。可切除性和 BRPC 的 5 年 OS 率分别为 57% 和 34%（$P = 0.029$）。虽然两组的 5 年局部复发率相似（分别为 15% 和 13%；$P = 0.508$），但腹膜和远处复发的 5 年累积发生率（43% 和 76%）明显高于可切除疾病组（17% 和 43%）。

其他数据表明，对于 BRPC 患者，使用 SBRT 或

表 55–3 交界性可切除胰腺癌（BRBC）的新辅助治疗

研　究	例　数	治　疗	切　除	R0 切除	BRBC 患者未切除的总生存期	BRBC 患者切除的总生存期
回顾性数据						
Katz（2012）[301]	129	1. GEM、5–FU, 或 CAP+EBRT； 2. GEM → GEM、5–FU 或 CAP+EBRT	85（66%）	81（95%）	12.0 个月	33.0 个月
Chuong（2013）[192]	57	GTX → SBRT	32（56%）	31（97%）	16.4 个月	19.3 个月
Dholakia（2013）[302]	50	1. GEM、FOLFIRINOX 或 FOLFOX → 　GEM、CAP 或 GEMOX+RT； 2. GEM、CAP 或 GEMOX+RT[d]	29（58%）	27（93%）	13.0 个月	22.9 个月
前瞻性数据						
Katz（2008）[185]	84	GEM、CAP、5–FU 或紫杉醇 +EBRT[a]	32（38%）	31（97%）	15.0 个月	40.0 个月
Stokes（2011）[196]	34	CAP+EBRT；辅助 GEM（88%）	16（46%）	12（75%）	12.0 个月	23.0 个月
Lee（2012）[303]	18	GEM+CAP	11（61%）	9（82%）	—	17.0 个月
Kim（2013）[183]	39	GEMOX+EBRT；辅助 GEMOX（63%）	24（62%）	84%[c]	18.4 个月	25.4 个月
Motoi（2013）[304]	16	GEM+S-1；辅助 GEM	86%[c]	87%[c]	10.0 个月[c]	35.0 个月[c]
Takahashi（2013）[191]	80	GEM+EBRT	43（54%）	42（98%）	14.0 个月	25.0 个月[b]
Katz（2016）[200]	22	mFOLFIRINOX → EBRT+CAPE	15（68%）	15（93%）	18.0 个月；43%	18.0 个月；67%
Tienhoven（2018）[184]	127	1. 手术；辅助 GEM	91（72%）	31%	—	13.5 个月
	119	2. EBRT+GEM；辅助 GEM	74（62%）	65%		17.1 个月

a. 最常见的序列是 2～4 个月的化疗，其次是放化疗
b. 从图表中估计
c. 包括可切除和边缘可切除肿瘤
d. 放射治疗包括三维适形放疗、调强放疗或容积电弧治疗
GEM. 吉西他滨；5–FU. 氟尿嘧啶；CAP. 卡培他滨；EBRT. 外照射；SBRT. 立体定向全身放疗；GTX. 吉西他滨、多西紫杉醇和卡培他滨；GEMOX. 吉西他滨和奥沙利铂；FOLFIRINOX. 氟尿嘧啶、亚叶酸钙、伊立替康和奥沙利铂；FOLFOFOX. 氟尿嘧啶、亚叶酸钙和奥沙利铂；mFOLFIRINOX. 奥沙利铂、亚叶酸钙、伊立替康和氟尿嘧啶（5–FU）改良方案

IMRT 联合 CTX 进行剂量递增可能是一种有效的 NADJ 方案。一项单一机构的回顾性研究（$n=32$）显示，在一组没有动脉受累的患者中，诱导 CTX 和 SBRT 治疗 BRPC 的 R_0 切除率（97%）和局部控制率（81%）都很好[192]。调强放疗已被用于安全地向肿瘤提供更高剂量的放疗，同时将剂量限制在邻近的正常组织[193, 194]。虽然这些研究规模较小（分别为 14 次和 34 次），但 NADJ CRT 的调强放疗在减少肿瘤体积[195]和增加路径方面显示出希望[196]。在术后并发症方面，使用 CTX 的 NADJ SBRT 也可以替代传统的 NADJ CRT。JHH 最近的一项研究比较了 61 例局部晚期胰腺癌患者接受 NADJ SBRT 治疗和 107 例接受 NADJ CRT 治疗的患者。尽管 NADJ SBRT 队列中有更多的局部晚期病例（62% vs. 43%；$P=0.02$）和更多的血管切除（54% vs. 37%；$P=0.03$），但两组之间的术后并发症相似（Clavien≥ Ⅲ 级，23% vs. 28%；$P=0.47.$），包括术后出血和感染率。

基于吉西他滨的 CRT 历来是 BRPC 的一线治疗方法。然而，在 BRPC 患者中使用更积极的 CTX 方案，如 FOLFIRINOX198 或 GEM+NP 联合 CRT，可能会导致更好的全身和局部控制。一项研究显示，55%（$n=12$）的初发 BRPC 患者在接受 FOLFIRINOX 治疗后成功地接受了 R_0 切除，无论是否有 SBRT[199]。多机构、单药、试点联盟试验 A021101 被用来评估 NADJ FOLFIRINOX 联合 EBRT（28 次 50.4Gy）治疗 BRPC 的疗效和毒性。在 22 例患者中，68%（$n=15$）在 NADJ 治疗后接受了胰腺切除术，其中 93%（$n=14$）实现了 R_0 切除，13%（$n=2$）表现为完全病理反应。所有患者的中位 OS 为 21.7 个月[200]。这项试验纳入了严格的临床试验设计标准，如集中审查放射计划和登记前的强制性成像审查。因为在 NADJ 治疗后很少看到放射学反应，在没有癌症进展的放射学证据的情况下，所有 PS 良好（ECOG0～1，Karnofsky Performance Scale70～100）的患者都需要尝试切除。根据联盟试验 A021101 的结果，已经启动了第二阶段试验（联盟试验 A021501），以调查在 BRPC[201]的 NADJ 设置中，8 个周期的 FOLFIRINOX 与 7 个周期的 FOLFIRINOX 随后的 SBRT（33～40Gy，分 5 次）的作用[201]。

一项对 48 名交界性可切除疾病患者进行的单臂 Ⅱ 期试验评估了 FOLFIRINOX 在个体化 CRT 后进行全面新调整治疗的效果[202]。患者接受了 8 个周期的 FOLFIRINOX 治疗，对于血管受累消失的患者，接受了短程 CRT（5Gy×5+ 质子加卡培他滨），对于持续血管受累的患者，接受了长程 CRT 加氟尿嘧啶或卡培他滨的治疗。共有 34 例（79%）患者能够完成所有 CTX 周期。短程 CRT 患者 27 例（56%），长程 CRT 患者 17 例（35%）。32 例手术切除患者中，R_0 切除率为 97%。所有患者的中位无进展生存期为 14.7 个月，中位 OS 为 37.7 个月，2 年 OS 为 56%。在接受切除的患者中，2 年 OS 为 72%。这些高 R_0 切除率、延长中位 PFS 和中位 OS 的个体化新调整治疗结果支持正在进行的 Ⅲ 期试验。

（二）局部不能切除的疾病

LUPC 涉及的肿瘤已生长到胰腺以外，累及 SMA 或腹腔轴线 180° 以上，或肿瘤累及无法重建 SMV 和（或）PV。对于接受治疗的患者，中位 OS 在 8～12 个月之间。生存益处通常仅限于接受 CTX 或 CRT 治疗的 PS（ECOG 0～2）充足的患者。对于 PS 非常差的患者，建议采用姑息治疗和舒适性指导措施（ECOG 3～4）。LUPC 患者的治疗时机和最佳治疗方案尚不清楚。选择包括先诱导 CTX 后再 CRT 或 SBRT，在特定患者中先 CRT 后再 CTX，或单独使用单剂或多剂 CTX。

放化疗和（或）化疗 NCCN 指南目前建议对病情稳定或对初始 CTX 有客观反应的 LUPC 患者使用初始疗程的 CTX（2～6 个周期），然后进行 CRT[105]。这种方法旨在控制全身疾病，同时可以识别出不太可能从 CRT 获益的隐匿性转移疾病患者。然而，对于疼痛或局部梗阻症状没有通过其他干预措施缓解的患者，建议立即进行 CRT。

一些 Ⅲ 期试验的结果支持使用 CRT 治疗这一人群[204-206]，而另一些人则产生了相互矛盾的结果（表 55-4）[207, 208]。GITSG 试验发现，与单纯 EBRT（60Gy/10 周；6 个月）相比，基于 5-FU 的分程 CRT（40Gy/6 周，中位 OS 8.3 个月；60Gy/10 周，11.3 个月）改善了中位 OS（$P<0.01$）。GITSG 随后的一项试验发现，SMF（链佐星、丝裂霉素 E、5-FU）联合化疗不如以 5-FU 为基础的 CRT（54Gy，非分裂疗程），然后是 SMF（中位数 OS 为 8 vs. 10.5 个月，$P<0.02$）。ECOG4201 将 LUPC 患者（$n=74$）随机分为两组，一组只接受 GEM 治疗，另一组接受基于 GEM 的 CRT 治疗[192]。虽然这项研究由于收益不佳而提前结束，但接受 CRT 治疗的患者 OS 为 11.1 个月，而仅接受 GEM 治疗的患者为 9.2 个月（$P=0.017$）。

国际第三阶段 Coopérateur en Oncolgie（GERCOR）LAP07 试验的结果显示，在接受了 4 个周期的 NADJ CTX[210]（采用 2×2 随机试验）后，加入传统 CRT 的患者没有明显的生存益处。患者最初接受 GEM 治疗 4 个月，使用或不使用 Erlotinib，随后被随机分成 2 个月服用相同的 CTX 或 CRT（卡培他滨，54Gy RT）。近 40% 的患者在第二次随机分配之前经历了疾病进展。

表 55-4 局部不能切除的胰腺癌的化疗与放化疗比较

试 验	治 疗	例 数	中位生存期	总生存率	中位疾病进展时间
GITSG（1981）[204]	A. 40.0Gy RT[a]+ 团注 5-FU（500mg/m², 第 1～3 天, 20Gy RT）	83	8.3 个月	40%（1 年）	6 个月
	B. 60.0Gy RT[a]+ 团注 5-FU（500mg/m², 第 1～3 天, 20Gy RT）[b]	86	11.3 个月	40%（1 年）	8 个月
	C. 60.0Gy RT[a]	25	6.0 个月	10%（1 年）	3 个月
ECOG（1985）[207]	A. 40.0Gy RT[a]+5-FU（600mg/m² IV 团注, 第 1～3 天, RT 后每周 1 次）	34	8.3 个月	28%（1 年）	4.4 个月
	B. 5-FU（每周 600mg/m²）	37	8.0 个月	28%（1 年）	4.2 个月
GITSG（1988）[205]	A. 54Gy RT[a]+ 团注 5-FU（350mg/m², 第 1～3 天, RT）→ SMF 2 年（第 64 天开始）直到进展	24	10.5 个月	41%（1 年）	未陈述
	B. SMF 2 年或直到进展	24	8.0 个月	19%（1 年）	
GERCOR（2007）[211]	A. 55.0Gy RT 最后 2 周 10Gy, 加 FOLFUGEM 或 GEMOX[c]	72	15.0 个月	65.3%（1 年）	10.8 个月
	B. FOLFUGEM 或 GEMOX[c]	56	11.7 个月	47.5%（1 年）	7.4 个月
FFCD/SFRO（2008）[209]	A. 60.0Gy RT+5-FU（每天 300mg/m², 第 1～5 天 × 6）+CIS（每天 20mg/m², 第 1～5 天, 第 1 周 & 第 5 周）	59	8.6 个月	32%（1 年）	6 个月
	B. GEM（每周 1000mg/m²×7）	60	13.0 个月	53%（1 年）	7 个月
ECOG4201（2011）[206]	A. 50.4Gy RT+GEM（每周 600mg/m²×6 → 4 周休息→每周 1000mg/m²×3, 4 周, 5 个周期）	34	11.1 个月	50%（1 年）	6.0 个月[d]
	B. GEM（每周 1000mg/m²×6, 7 周）→ GEM（每周 1000mg/m²×3, 4 周, 5 个周期）	37	9.2 个月	32%（1 年）	6.7 个月[d]
SCALOP（2013）[217]	A. 50.4Gy RT+GEM（每周 300mg/m²）	35	13.4 个月	64.2%（1 年）	10.4 个月
	B. 50.4Gy RT+CAP（830mg/m²×2, RT）	35	15.2 个月	79.2%（1 年）	12.0 个月
LAP-07（2013）[210]	A. 54.0Gy RT+CAP（1600mg/m²）	133	15.3 个月	未陈述	12.5 个月
	B. GEM（每周 1000mg/m²×3）+CAP（1600mg/m², 2 个周期）	136	16.5 个月		11.8 个月

a. 每次 20Gy 疗程之间休息 2 周
b. 放疗 + 放疗结束后, 5-FU 每 4 周维持 1 次, 疗程 2 年
c. FOLFUGEM: 亚叶酸钙 400mg/m², 静脉滴注 2h; 5-FU 400mg/m² 团注, 3g/m² 持续滴注 46h 以上; 吉西他滨 1g/m², 第 3 天, 5-FU 后静脉滴注 30min, 每 2 周重复 1 次, 共 4 个周期; 吉西他滨 1000mg/m², 10mg/m², 第 1 天静脉滴注; 奥沙利铂 100mg/m², 第 2 天静脉滴注 2h, 每 2 周 1 次
d. A 组和 B 组分别有 21% 和 46% 的患者没有以适当的间隔进行扫描, 以适当地评估反应持续时间
RT. 放疗; 5-FU. 氟尿嘧啶; GEM. 吉西他滨; SMF. 顺铂 + 丝裂霉素 + 氟尿嘧啶; CAP. 卡培他滨; CIS. 顺铂

GEM 组和 GEM 加厄洛替尼组的中位 OS 差异无统计学意义（13.6 个月 vs. 11.9 个月; P=0.09）。同样, 在中位随访 36.7 个月后, CTX 组和 CRT 组之间的 OS 没有发现差异（16.5 个月 vs. 15.2 个月, P=0.83）。值得注意的是, RT 的交付有几个偏差。具体地说, 在仅接受 CTX 的 ARM 中, 至少有 20% 的患者接受了 CRT 非研究, 而随机分配到接受 CRT 的患者中的一部分没有接受治疗。不考虑偏差, 与单独使用 CTX 相比, CRT 确实导致局部进展显著降低（32% vs. 46%; P=0.03）, 3 级或 4 级毒性（恶心除外）没有额外增加。

在 GERCOR 第二阶段和第三阶段试验中, 如果没有进展, LUPC 患者预先给予 CTX, 同时接受基于 CI 5-FU 的 CRT。回顾分析表明, 接受 CRT 治疗的患者的 OS（15.0 个月 vs. 11.7 个月）优于仅接受 CTX 治疗的患者[211]。

多项研究评估了前期 CRT 治疗 LUPC 的疗效。Brunner 等进行的一项试验使用严格按时间安排的 GEM（每周方案后第 2 天、第 5 天、第 26 天和第 33 天给药，毒性太大）和顺铂（第 1～5 天和第 29～33 天）联合 RT，建议顺铂第二阶段剂量为 20mg/m²，GEM 为 300mg/m²。在意大利的一项研究中，28 名非转移性胰腺癌患者接受了 RT（39.6Gy）加 5-FU（CI，第 1～4 天，每天 1000mg/m²）[213]。在 4 周后，对患者进行手术切除评估。手术切除组（n=9）在重建前选择性给予 10Gy 的术中电子束放射治疗（IOERT）。19 例不能切除肿瘤中有 3 例肿瘤分期下降（15.8%）。2 例（7.1%）部分缓解，4 例（14.3%）肿瘤反应轻微。手术切除患者的中位 OS 为 20.5 个月。在 8 例 R₀ 切除的患者中，仅有 1 例局部失败。这项研究表明，部分 LUPC 患者可能从前期 CRT 后的尝试切除 /IOERT 中受益。此外，LUPC 初次治疗后的 FDG PET 评估可能有助于确定潜在的手术候选者。Okano 等[214] 报道，在接受 CRT 或 CTX 治疗的 20 名 LURPC 患者中，有 8 名 (40%) 患者被认为是 PET 反应，CA19-9 显著降低，他们接受了中转手术。在 8 名患者中，有 7 名患者获得了完全切除（R₀），接受手术的患者观察到了更好的 OS[214]。

第二阶段试验（n=69）探讨了 GEM 和奥沙利铂联合 CRT（50.4Gy 加卡培他滨）治疗 LUPC 的作用[75]。生存率令人鼓舞，中位 OS 为 19.2 个月，1 年、2 年和 4 年 OS 率分别为 66%、25% 和 11%。此外，细胞学标本中 SMAD4 的表达与局部疾病进展模式相关（P=0.016）。

在公布的 I 期试验中，GEM 已经与顺铂和 RT 联合使用，跟进显示这些药物之间有协同作用的有希望的临床前数据。梅奥医学中心的一项研究在 EBRT 期间每周 2 次使用 GEM 和顺铂，为期 3 周（28 次，50.4Gy）。剂量限制毒性包括 4 级恶心和呕吐。推荐的 II 期剂量为 GEM30mg/m² 和顺铂 10mg/m²[215]。在这项试验中，30 名 LUPC 患者中有 10 名接受了根治性手术，有希望获得 R₀ 切除和完全缓解率[212]。

随机 II 期 SCALOP 试验（n=70）评估了吉西他滨与卡培他滨为基础的 CRT 在 LUPC 中的疗效。与 GEM 相比，加入卡培他滨可改善 1 年的 OS、PFS 和较少的毒性[217]。然而，由于治疗计划和剂量技术的不一致，这项试验的结果应谨慎解读。有必要对这些药物及其最佳剂量和治疗顺序进行进一步研究。

（三）交替化疗方案

正如前面的佐剂部分所提到的，人们对确定更有效的 CTX 方案很感兴趣。已经在转移或局部无法切除的情况下进行测试的药物包括 5-FU、顺铂、奥沙利铂、伊立替康、埃克替康和卡培他滨。不幸的是，除了 GEM/Erlotinib 或 GEM/NaB- 紫杉醇（NP）的组合外，这些试验并没有显示出生存优势。

转移性胰腺癌临床试验（MPACT）报道，联合使用 GEM 和 NP 在治疗转移性胰腺癌方面优于单独使用 GEM[218]。在 LUPC 环境下，单中心回顾性经验报告显示，有希望的 1 年 OS 为 77%，38% 的 LUPC 患者在接受 GEM/NP 治疗后能够接受切除[219]。其他研究正在进行中，以评估在 LUPC 的标准 GEM 方案中添加 NP 的效果。

另一种治疗 LUPC 的有希望的方案是 FFX。马萨诸塞州综合医院癌症中心（MGHCC）的一项回顾性研究显示，使用 FOLFIRINOX 和同步 CRT 治疗最初不能切除的肿瘤的患者中，超过 20% 的患者成功地转为手术候选者，中位 PFS 为 11.7 个月[220]。总体上，22 例切除中有 5 例（23%）达到 R₀ 状态，尽管 5 例患者中有 3 例（60%）在 5 个月内发生了远处复发。

（四）放射治疗

1. 强度调控放射治疗 与 3D CRT 相比，调强放疗能够显著增加靶区剂量，同时显著降低局部危险器官（OARS）的剂量[221]。Ben-Josef 等使用 IMRT 将 50 例 LUPC 患者的剂量安全地提高到计划目标体积（PTV）至 55Gy[193]。LUPC 患者的中位 OS 为 14.8 个月，2 年 OS 为 30%。此外，12 例（24%）患者接受了切除术（10 例 R₀，2 例 R₁），中位生存期为 32 个月。不幸的是，2 年内不受局部进展的影响保持在 59%。最近的一项回顾性研究比较了接受常规 3D CRT 治疗的 LUPC 患者的胃肠道毒性和存活率。常规 3D CRT 剂量为 54Gy，分次 1.8Gy，同时给予每周 GEM（250mg/m²；n=80）或全量 GEM（1000mg/m²，n=27）3.2Gy 分次调强放疗至 48Gy（n=27）。与 3D CRT 相比，低分割全量 GEM 调强放疗与 2～4 级 GI 毒性（19% vs. 40%）和更好的 1 年局部区域 PFS（73.1% vs. 63.2%；P=0.035）和 1 年 OS（92.3% vs. 68.2%；P=0.037）相关[222]。为了确定最大耐受剂量，使用调强放疗和同步全剂量 GEM，这些研究表明，只要满足正常组织剂量约束，调强放射治疗可以有效地提高 RT 剂量，超过常规剂量。然而，在改善全身控制之前，调强放疗不会观察到最佳结果。

2. 立体定向全身放射治疗 立体定向全身放射治疗与调强放疗相似之处在于，它使用多个野的放疗来共形治疗 PTV。然而，SBRT 通常分成 1～5 个部分（25～28 个部分），并在肿瘤周围使用较小的边缘（2～5mm），以限制正常组织的剂量。与传统的分割 CRT 相比，SBRT 的小范围和更少的部分也可能导致较少的淋巴细胞减少[223]。CTX 通常在 SBRT 之前和之后给予，而不是同时给予。早期的数据显示，45Gy 的 SBRT（15Gy）的结果很差，毒性也不能接受[224]。单次 SBRT（25Gy×1 剂量）显示了疾病的稳定性，但十二指肠毒性发生率很高[225, 226]。与常规 CRT 相比，分次（3～5 次）的 SBRT 产生了良好的肿瘤应答率（约 30%），并且比传统 CRT 的急性毒性更小[227, 228]。随后进行的一项前瞻性多中心 II 期试验发现，与单次 SBRT 相比，接受 6.6Gy 的 33Gy SBRT 的 LUPC 患者的急性和晚期毒性发生率更高[229]。中位 OS 为 13.9 个月，2 级或更大急性（2%）和晚期（11%）毒性发生率较低。与这项研究相关的生活质量结果显示，2 个月后全球生活质量评分稳定，胰腺疼痛（P=0.001）和身体形象（P=0.007）暂时改善[230]。还需要进行额外的研究，以评估分割短程放疗和低分割方案（6～15 次）的最佳剂量，以确定如何最好地将 RT 整合到 BRPC 和 LUPC 的 NADJ 治疗范例中。

3. 将放疗剂量提高到消融水平　许多 LUPC 患者可能死于局部肿瘤进展引起的并发症。单用 GEM 前后 5 次，SBRT 剂量为 33～40Gy（55～77Gy 床）是安全的，且不会降低生活质量。长期（3～5 年）生存率的提高是有限的，除非患者接受随后的最终切除。为了实现长期的局部控制（消融）和（或）将更高比例的 LUPC 患者转为手术（在技术上可行的情况下），可能需要更高的床位。达到 100Gy 剂量的方案包括 50Gy 分 5 次，67.5Gy 分 15 次，75Gy 分 25 次。这些剂量与肺癌患者已建立的消融剂量阈值相似[231]。

虽然目标是提供 100Gy 的照射，但在某些情况下，解剖学上的挑战可能会使这一目标变得困难或不可能。可能的解决方案包括 IGRT、追踪、腹部按压和间隔物的使用。在这些情况下，监测或控制节间运动管理和适应性规划是必不可少的。针对呼吸运动的解决方案有很多种，因此图像引导和自适应规划的质量成为胃肠道附近消融放射传输的限制因素。机载 MRI 指导加上嵌入式自适应计划能力被证明可以识别并作用于每天面临风险的 GI 器官，从而可以根据对管腔 GI 结构的等毒剂量增加消融剂量[232]。一个使用 MRI 进行治疗的机构的早期经验报道，使用大于 90Gy 的最大床剂量可获得 70.8% 的 2 年生存率；而最大床剂量低于 90Gy 的 2 年生存率为 25%（图 55-6）。未来的试验需要使用机载磁共振引导，将 67.5Gy 分成 15 次或 50Gy 分成 5 次，以证实这些初步结果。

（五）高龄和（或）医学上不能手术的患者的管理

据估计，超过 40% 的胰腺癌患者是在高龄（≥75

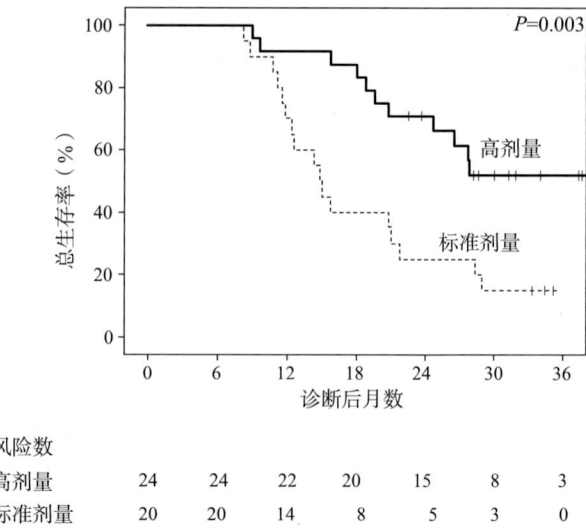

▲ 图 55-6　按最大生物有效剂量分层的总生存率

引自 Rudra S, Jiang N, Rosenberg SA, et al. Using adaptive MRI guided radiation therapy for treatment of inoperable pancreatic cancer. *International Journal of Radiation Oncology, Biology, Physics*, under review.

岁）时被诊断出来的[12]，其中许多人患有并存的疾病或表现不佳，这使得他们无法接受积极的治疗。NCCN 指南建议对表现不佳的患者使用单药环磷酰胺、姑息性 RT 或支持性治疗（通常是 EcoG≥2 或 KPS≤60）。几项研究已经调查了 SBRT 在这一亚群患者中的作用，因为在较小的区域提供更高剂量的较短疗程将比标准 CRT 更耐受，比姑息性 RT 更有效[233, 234]。

Ryan 等[235] 研究表明 29 名医学上无法手术的局部胰腺癌患者接受 SBRT 治疗（中位剂量为 28Gy，分 5 次进行）。队列的中位年龄为 74 岁（68—79 岁）。13 名患者（45%）的 ECOG PFS 为 2，58% 有糖尿病。22 名患者（76%）在 SBRT 前接受诱导化疗，31% 在 SBRT 后接受维持化疗。中位 OS 为自诊断起 13 个月。中位 OS 和局部 PFS 分别为 SBRT 后 8 个月和 6 个月。6 个月和 12 个月 LPFS 率分别为 91% 和 78%。接受诱导化疗的患者从诊断开始的生存期优于未接受诱导化疗的患者（14 个月 vs. 7 个月，P=0.01）。3 名患者（10%）发生急性 3 级以上毒性，1 名患者（4%）发生 3 级以上晚期毒性。11 例患者中的 8 例（73%）在 3 个月的随访中缓解了治疗前的腹痛。这些结果表明，SBRT 是不能耐受手术或长期化疗的患者的替代治疗方案。

（六）术中照射

术中放疗是另一种方法，可以用来将放疗剂量增加到手术床上，或者在不能切除的病例中增加放疗剂量。典型的 LUPC 患者接受化疗、EBRT，然后接受电子化 IORT（IOERT）。梅奥医学中心罗切斯特和托马斯·杰斐逊大学医院（TJUH）的局部控制率已经连续改善[236-242]。然而，这并没有转化为中位或 2 年生存率的改善。

（七）IOERT 加 EBRT 或 CRT（H5）

在有经验的医生手中，术中电子 RT（IOERT）的发病率可以接受。然而，偶尔也有高并发症发生率的报道。RTOG 报道了 51 例局部不可切除的胰腺癌的 IOERT 患者[237]。

在 2005 年的一份 MGH 经验报道中，1978—2001 年，150 名 LUPC 患者在接受 EBRT 和基于 5-FU 的 CTX 的同时接受 IOERT 作为治疗的一部分[242]。患者中有 8 名长期存活，其中 5 名在 5 年或 5 年后存活。在对 194 例接受 IORT 的 LUPC 患者的最新 MGH 分析中，中位 OS 为 12 个月[243]。经多因素分析，IORT 敷贴器直径 8cm 或更大（$P=0.009$），Charlson 年龄并发症指数 3 或更大（$P=0.001$），以及接受环磷酰胺（$P<0.001$）预示 OS 的改善。具有这三种预后因素的患者的中位 OS 为 21.2 个月。

（八）新辅助治疗 CRT 加 IOERT

为了提高患者的选择和生存率，一些机构改变了 IORT 和 EBRT/CRT 的排序。

来自亚利桑那州梅奥医学中心的研究者只使用了术前 CRT，然后再分型和手术探查与切除 /IORT 的顺序来选择 BRPC 或 LUPC 患者[246]。

NAdj CRT 后进行 R_0 或 R_1 切除的患者（$n=16$）与进行 R_2 或不切除的患者（$n=15$）相比，生存结果得到改善（中位 OS，23 个月 vs. 10 个月；2 年 OS，40% vs. 17%；3 年 OS，40% vs. 0%；$P=0.002$）。

九、转移性疾病与姑息治疗

绝大多数转移性胰腺癌患者的中位生存期极差（3～6 个月）[249]。NCCN 和美国国家癌症研究所的治疗指南均建议所有患者转诊 CTX 或参加临床试验[105]。对 5 个或更少转移的患者的治疗以改善临床效果为目标，而 5 个以上转移的患者应寻求最佳支持性治疗。

（一）化疗

表现状态良好的患者转移性胰腺癌的一线治疗包括 FOLFIRINOX 或 GEM/NP。自 1997 年以来，GEM 已被确立为晚期疾病的批准方案[250]。GEM 组合，如 GEM 加纳布紫杉醇、GEM 加卡培他滨、GEM/ 多西他赛 / 卡培他滨（GTX）和 GEM/ 厄洛替尼加贝伐单抗，具有临床优势，尽管只有部分患者可能受益[251-253]。对于有转移性疾病和已知遗传因素（如 BRCA 或 PALB2 突变）的患者，推荐使用 GEM 和顺铂联合治疗[254]。最近，MPACT 研究将 GEM/NP 方案确立为转移性胰腺癌一线治疗的新选择[255]。在转移性胰腺癌患者中，GEM 加 NP 联合治疗比 GEM 单独治疗在 OS、PFS 和反应率方面有显著改善。GEM 和 NP 在 LUPC 中也显示出有希望的结果[219]。在 GEM 中加入 Nab- 紫杉醇具有特殊的疗效，因为它能够通过消耗基质和增加肿瘤中 GEM 的浓度来增加 GEM 的活性。FOLFIRINOX 已显示出转移性胰腺癌患者的治疗反应率增加（>30%）和生存率改善[127, 256, 257]。

最近，在 PRODIGE4/ACCORD11 随机试验中，FOLFIRINOX 作为转移性胰腺癌的一线化疗与全剂量 GEM 进行了比较[257]。FOLFIRINOX 组表现出优越的中位 OS（11.1 个月 vs. 6.8 个月；$P<0.001$）和中位 PFS（6.4 个月 vs. 3 个月）；然而，与 GEM 组相比，这是以更高的毒性率（尤其是更严重的周围神经病变）和 QoL 指标的退化为代价的。这些发现促使了 PRODIGE35-PANOPTIMOX 研究，该研究是一项 Ⅱ 期试验，调查了 FOLFIRINOX（B 臂）4 个月后维持 5-FU/ 亮丙瑞的疗效，或奥沙利铂"停停走走"策略（即每 2 个月交替使用 GEM 和 FOLFIRI.3；C 臂）与标准的 6 个月 FOLFIRINOX（A 臂）相比的疗效[258]。初步结果显示，A 治疗和 B 治疗之间的 6 个月 PFS（47% vs. 44%）和中位 OS（10.1 个月 vs. 11.2 个月）相当，而 C 治疗较差，6 个月 PFS 为 37%，中位 OS 为 7.3 个月。尽管与标准的 FOLFIRINOX 相比，维持 5-FU/ 亮菌灵似乎是可行和有效的，但鉴于维持方案所见的较高的 3～4 级神经毒性率（19% vs. 10%），必须谨慎对待。

部分患有少转移性疾病的胰腺癌患者服用环磷酰胺的时间超过 6 个月，可以同时接受 CRT 或 SBRT 治疗。

（二）缓解症状

设定医学上合适的目标，同时与患者保持开放和诚实的沟通是姑息治疗的最好方法。胰腺癌患者有许多身体和情感上的挑战，因此，姑息医学的目标是通过满足患者的特定需求来减轻痛苦和改善生活质量。控制疼痛和非疼痛症状、清晰有效的沟通、满足心理社会需求是姑息治疗的要素[259]。

单药 GEM 是不分阶段（局部性或全身性疾病）的较差 PS 或老年胰腺癌患者的标准治疗方法；然而，在这组患者中，中位生存期仍然只有 6 个月。

（三）姑息放射治疗

放射治疗可能能够减轻疼痛、胆道梗阻或输出端 / 十二指肠梗阻等症状。到目前为止，只有一项 LUPC 临床试验将疼痛控制指定为研究终点[260]。这项来自中国台湾的小型随机研究显示，与接受基于 5-FU 的 CRT

相比，接受基于 GEM 的 CRT（50.4~61.2Gy）的患者的疼痛控制率更高（39% vs. 6%）。考虑到小样本量（*n*=34），以及 5-FU 组的结果明显比基于历史数据预期的结果差，解释这些结果是困难的。在一项来自日本的小型随机试验中，CRT 也与最好的支持性治疗（没有抗肿瘤治疗）进行了比较[261]。这项研究招募了 31 名患者，其中 16 人随机接受基于 5-FU 的 CRT，15 人接受支持性治疗。10 名患者在治疗前有疼痛，其中 8 名患者在治疗后疼痛减轻。疼痛控制时间中位数为 5.2 个月。虽然这项研究不太可能被重复，但它确实支持使用 RT 来控制肿瘤相关的疼痛。

最近的一系列回顾性研究表明，在选定的患者中，采用 SBRT 的补救再照射可能是姑息治疗的一种选择[262]。中位放疗剂量为 25Gy/5Gy，仅开始给肉眼肿瘤（外加 2~3mm 的边缘）。虽然接受治疗的患者数量相当少（*n*=18），但在基线疼痛的患者中，疼痛控制率为 57%。治疗耐受性良好，没有急性 3 级毒性和 1 次晚期 3 级毒性（小肠梗阻）。此外，一项多中心 Ⅱ 期试验探讨了 33Gy SBRT（6.6Gy × 5 次）联合 GEM 治疗 LUPC 的益处。患者报告说，SBRT 后 4~6 周疼痛明显减轻（*P*=0.001）。

现有的有限证据表明，RT 是缓解胰腺癌患者症状的有效选择。预计恢复率为 40%~80%。由于使用现代放射治疗技术（包括调强放疗和 SBRT）的急性治疗相关毒性的发生率相当低，对于那些疼痛不能通过最佳医疗管理和（或）介入程序（如腹腔神经丛阻滞）进行充分控制的患者[156, 226]，放疗应被视为一种姑息性选择。需要进一步的研究来更好地量化 RT 在这种情况下的预期临床益处，特别是在疼痛控制方面。

（四）姑息手术和支架置入术

手术历来被用来缓解症状，如十二指肠或胆道梗阻。姑息手术可以包括外科旁路手术，如肝管空肠吻合术或胃空肠吻合术。在手术搭桥时，如果外科医生对这项技术感到满意，可以考虑术中腹腔神经丛阻滞[263]。常规姑息搭桥已被提倡用于有治疗意图的胰腺癌患者，但在手术时被发现有不能手术的疾病。然而，随着增强的成像技术和改进的患者选择和疾病分类，进行这种类型的手术较少。

随着内镜技术的改进，十二指肠和胆管支架置入率增加，而对姑息性手术旁路的需求却下降了。关于预防性胃空肠造口术与十二指肠支架植入术在后期十二指肠梗阻时的表现，数据有限。然而，一项关于十二指肠支架与胃空肠吻合术的 Meta 分析发现，对于那些预计生存期较长（>3 个月）的患者，后者更为可取[266]。如

果生存期可能较短，内镜下支架置入术优于手术[267]。患者可在内镜支架植入后几天内开始或恢复化疗，而姑息性搭桥术后的恢复可能需要 3~6 周，因此推迟了化疗时间。

十、辐照技术与耐受性

（一）概述

标准治疗方法是采用 3D CRT 或 IMRT 联合 GEM 或 5-FU（CI 或口服卡培他滨）。NADJ RT 治疗潜在可切除胰腺癌的目的是：①选择可能从积极的根治性手术切除中获益的患者；②增加切缘和淋巴结阴性切除的可能性，以防止随后的局部复发。对于真正无法切除的胰腺癌患者，目标是提高中位生存期，防止局部进展，减轻疼痛，并可能降低随后全身扩散的风险[268]。辅助放疗的目标是防止局部进展。在实施辅助治疗之前，重要的是要彻底检查术前影像、手术笔记和病理报告上的肿瘤位置，并评估表现状况和营养状况（例如是否需要胰酶）。下面将简要讨论新技术的集成，如调强放疗和 SBRT/SABR。

（二）模拟和治疗计划

患者应该接受 CT 模拟（通过胰腺/肿瘤床和局部区域结节盆地的薄层切片），静脉注射和口服对比剂，以改善肿瘤/肿瘤床和邻近正常结构的勾画[105]。患者模拟仰卧在 α 支架或等效的固定装置中，手臂向上。患者应该使用 2~3mm 的切片从隆嵴到骨盆顶部进行扫描。对于切除的病例，术前 CT 扫描和战略性放置的夹子被用来确定肿瘤的床。在新辅助、边界可切除和局部不可切除的情况下，在解剖（CT/MRI）和功能成像（PET）的辅助下，胰腺大体肿瘤体积（GTV）和病理结节（最小>1cm）被勾画出轮廓。根据 ICRU-62 指南定义的 PTV 应该使用图像引导来构建[269]。GTV 应该定义为完整的胰腺肿瘤。

选择性淋巴结照射（ENI）通常用于辅助病例，但对于新辅助、边界可切除和局部不能切除的胰腺癌则存在争议。完整肿瘤的标准边缘扩张包括大体肿瘤和任何病理淋巴结（GTV），外加 0.5~1.5cm 的边缘至靶向显微延伸（CTV），以及额外的 0.5~2.0cm 的体积，以考虑肿瘤/呼吸运动和患者设置错误（PTV）。屏气/门控技术与 3D CRT 或 IMRT 相结合可以改善 PTV 的覆盖率，同时减少对 OAR 的剂量。关于 SBRT，使用了较小的边距（0.2~0.5cm），PTV 不覆盖局部区域节点（图 55-7）。

动态管理 在考虑边缘量扩大时，分数间和分数内变化都很重要。节间运动主要是由设置误差引起的，而节内变化通常是由于呼吸运动或肠/胃扩张引起的。门

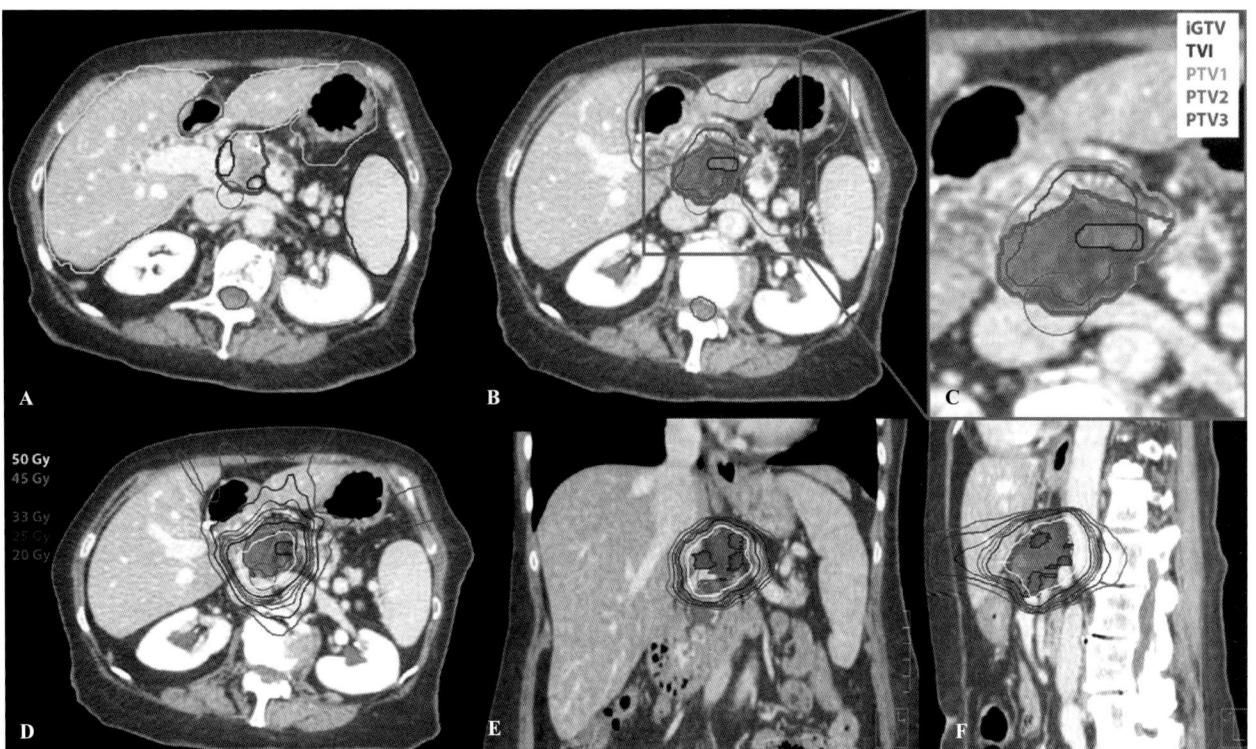

▲ 图 55-7　立体定向全身放射治疗（SBRT）轮廓和治疗计划。现代适形放射技术可以精确地将剂量输送到胰腺和处于危险状态的淋巴结（此图彩色版本见书末）

A 至 C. SBRT 等值线显示周围危险器官（肝黄，脾紫，左肾橙，右肾蓝，胃淡紫色）、肠道计划风险体积和靶区体积；D 至 F. 在正交横截面投影中显示 SBRT 平面，注意 SBRT 的剂量急剧下降

脉成像没有完全考虑到呼吸运动或肠胀气。平均而言，门诊片每次平移都有 5～6mm 的差异，而锥体束计算机断层扫描（CBCT）有 2.4mm 左右（LR）、2mm 前后（AP）和 3.2mm 颅尾（CC）的系统误差，以及 3.2mm LR、1.8mm AP 和 3.6mm CC 的随机误差[270]。根据这些数据，当使用 PORT 成像时，建议至少有 1cm 的 CTV 到 PTV。

呼吸运动是分数内运动的主要来源。Reese 等总结了几项研究[271]，这些研究描述了 5～43mm 的大范围潜在呼吸运动，表明需要个体化的边缘量[271]。与透视、超声和 MRI 相比，四维 CT 可能低估了运动。事实上，研究表明，由于技术、患者舒适度和参数的原因，4D CT 的低估和高估都可能发生。一般来说，在治疗过程中定期或实时验证患者的位置是理想的，特别是如果使用了较小的边缘量。在可能的情况下，肿瘤基准放置在肿瘤内或肿瘤周围、4D CT 模拟、门控 / 屏气和 IGRT 的组合可以有效地导致非均匀 PTV 的"个性化"（而不是均匀的 PTV 扩张）[272]。胰头、胰体和胰尾的运动似乎是不同的[273, 274]。已经发现 SMA、腹腔和其他血管移动小于 5mm，这比胰腺小得多[275, 276]。考虑到这些变化，个体患者对运动的评估是不同的。

如果患者在透视或 4D 扫描上有 3mm 或以上的呼吸运动，应采用肿瘤固定技术。运动管理有两种方法：固定目标运动（腹部按压或屏气技术）或生理监测肿瘤运动（跟踪或门控）。腹部加压限制了横膈肌的移动，而屏气技术（主动或被动）在短时间内稳定肿瘤，以确保在呼吸保持在预先设定的潮气量内的情况下进行放疗。腹部压迫应谨慎使用，因为它可能会压迫胃、十二指肠或肠子进入胰腺，从而增加可能暴露于 RT 的正常组织的体积。一般来说（根据解剖学和放疗剂量），如果呼吸运动小于 3mm，可以根据呼吸周期的 0% 和 50% 阶段或以门控方式，用内目标容积对患者进行自由呼吸治疗。另外，可以取 3 次或 4 次屏气扫描的平均数，并创建一个 i-GTV，以说明这些扫描的变化。FDG PET 或 MRI 模拟可以提高更好地划分胰腺肿瘤和邻近结构的能力，并可以提供评估治疗反应的基线。

追踪通常需要在肿瘤内放置基准标记，以便辐射束跟随肿瘤运动。接受 SBRT 的 LUPC 患者的黄金基准移动率最低[277]。在模拟 IG-IMRT 或 SBRT/SABR 之前，应在内镜超声（首选）或经皮引导下，将 3 个或更多的黄金基准植入胰腺肿瘤内或邻近肿瘤内。考虑到胰腺支架的近似性，它似乎有可能作为胰腺运动的替代物[278]。

胰腺也会受到胃肠道运动的影响。胃是一个非常容易膨胀的相邻器官，口服后可以扩大 4 倍[279]。已经显示，当胃注射 500～900ml 液体时，胰腺可以运动，其中胰尾和 SMA 的运动最大（中位数运动分别为 5.3 和 5.7mm）[280]。因此在模拟和治疗过程中必须考虑胃膨胀。

（三）治疗计划和放射治疗

常规或 3D CRT 通常使用 3 个或 4 个场，而 IMRT 和 SBRT/SABR 使用多个共面等心(基于直线)或非共面、非等心（CyberKnife）光束。高能光子（＞10MeV）是首选，可以使用能量较低的兆伏特束，但可能会导致更多的胃肠道毒性。

在 RTOG0848（NCT01013649）中，RTOG9704 中 2D RT 规划中使用的原则已扩展到 3D 和 IMRT 规划。此外，还在 RTOG 网站（RTOG.org）上张贴了说明这些原则的图集。由此产生的 CTV 和 PTV 明显小于使用 2D 成像和规划的历史标准。该方案基于 2D 成像中不太明显的解剖标志（腹腔和 SMA、PV、胰腺空肠吻合术、切除肿瘤的 GTV 位置），针对亚临床肿瘤密度最高的区域，更确切地说，指定了关键正常器官的建议耐受参数。RTOG0848 的随机第二阶段部分评估厄洛替尼添加到佐剂 GEM 的结果最近发表了[282]。共有 336 名患者被随机分组（163 名 GEM 和 159 名 GEM 加厄洛替尼），与单独使用 GEM 相比，在 GEM 中加入厄洛替尼并不能带来生存益处，中位 OS 分别为 28.1 个月和 29.9 个月（P=0.62）。使用 GEM 加厄洛替尼的 3 级或更高毒性（28%）略高于单独使用 GEM（22%）。然而，在联合用药组中，只有 58% 的患者接受了厄洛替尼计划剂量的 85% 或更多，而在联合组中只有更少的患者接受了计划剂量的 85% 或更多。继续回答第三阶段放射治疗的问题。

1. 调强放射治疗 实施 IMRT 需要高度精确的治疗计划和剂量递送，因为需要使用多个光束照射目标体积。与 3D CRT 相比，IMRT 改善了剂量一致性，降低了毒性[284]，甚至可以在满足正常组织限制的情况下，安全地提供高达 64.8Gy 的增强剂量[159, 283]。van der Geld 等[285] 进行的一项剂量测定研究 285 显示，4D IMRT 规划显著减少了右肾暴露于 20Gy 的平均体积，减少了 11% 以上，同时也降低了胃、肝和小肠的平均剂量。这些剂量学上的改进可能允许安全地给予更大的全身剂量的同时 CTX。边缘大小的小幅减少可导致照射量的大幅减少。

质子束放射治疗。质子束疗法有一个独特的优势，它可以将能量直接储存到肿瘤中，同时最大限度地减少对正常组织的辐射。一项可行性研究报道称，NADJ Capecitabine 和短程质子治疗是一种可行的方案[286]。在 MDACC 进行的一项剂量学研究中，研究人员从胰腺头部到尾部每 5mm 虚拟平移一个 3cm 长的胰腺肿瘤[287]。针对 11 个肿瘤部位，生成了 3D CRT、IMRT 和 IMPT 计划。调强放疗在高梯度剂量区是最适形的，而 IMPT 减少了对胃肠道 OAR 的低剂量。因此，调强放疗似乎是剂量递增的更合适的工具，而质子疗法预计对恶心和疲劳等轻度急性毒性反应的影响非常小，目前基于现有技术并不是剂量递增的最佳选择，因此，根据现有的技术，调强放疗似乎是剂量递增的更合适的工具，而质子疗法对恶心和疲劳等轻度急性毒性的影响非常小，目前并不是剂量递增的最佳选择。目前正在进行多项临床试验，以调查质子辐射在胰腺癌（clinicaltrials.gov）中的作用。

2. 立体定向全身放射治疗 IGRT 和放射技术的进步导致了 SBRT 或立体定向消融放射治疗[288]。

最初在 LUPC 中分析，SBRT 在边缘可切除和转移性环境中也显示出前景。目前的文献表明，SBRT 似乎是 LUPC 有效且耐受性好的治疗方法，因为它能够改善 QoL，提高生存率和局部控制率（表 55-5）。SBRT 是标准 RT 的补充，因为局部控制率似乎相当，对毒性控制有利，CTX 的延迟有限。随着胰腺 SBRT 作用的发展，剂量边际、患者定位和运动管理已被证明对准确定位至关重要。在过去的研究中，已经报道了 SBRT 的严重胃肠道毒性[224, 225]；然而，建立特定剂量限制的持续努力已经能够最大限度地减少正常组织的毒性。在 PTV 接近关键局部危险器官的情况下，应评估这些结构的最大点剂量和剂量 – 体积直方图[289]。

目前，当我们试图确定最佳的剂量升级方法时，一种方法是利用任何一种技术来达到 90～100Gy 的 BED。例如，如果肿瘤位于内侧或位于胰腺体内，离胃或肠较远，则应努力用 SBRT 达到消融剂量，每天分 5 次进行。相反，如果肿瘤位于外侧（靠近十二指肠）或位于胰尾（靠近胃），那么理想情况下，15 个分次的放疗疗程可能更理想。在肿瘤直接侵入肠道或胃部的情况下，无论采用何种方法，都应优先考虑长期治疗，因为患者患与治疗有关的溃疡和（或）出血的风险较高。另一种可以考虑的治疗规划工具是同时使用综合推进，这种推进考虑到 PRV 或计划风险器官体积扩大，以便向不靠近关键结构的肿瘤区域提供消融剂量。

3. 术中放射治疗 术中放疗是用来增加未切除的胰腺癌或手术肿瘤床的放疗剂量。通常会提供 15～20Gy 的高单次剂量，因为在治疗过程中，附近的剂量限制结构可以物理地从辐射场中移除。可以使用两种技术：IOERT 和高剂量率近距离放射治疗（HDR-IORT）。HDR-IORT 可以在靶区表面提供更集中的剂量，而 IOERT 在未切除的肿瘤或肿瘤床上提供更均匀的

表55-5　立体定向全身放射治疗（SBRT）在局部不能切除的胰腺癌中的应用 e

研　究	方　案	n	FFLP, 1年（%）	OS（个月）	急性毒性 Gr≥3	慢性毒性 Gr≥2	危险器官的剂量限制
Koong 等, 2004 [161]	25Gy SBRT, 1次	6	100%	8.0	33%	—	十二指肠壁（50%等剂量线）
Hoyer 等, 2005 [224]	45Gy SBRT, 3次	22	57%（6个月）	5.4	79%	94%	—
Schellenberg 等, 2008 [226]	GEM, 25Gy SBRT, 1次, GEM	16	100%	11.4	19%	44%	胃, 十二指肠, 肠, 肝, 肾, 脊髓
Chang 等, 2009 [160]	25Gy SBRT, 1次	77a	95%	11.9	5%	13%	肝脏（50%<5Gy），肾脏（75%<5Gy），脊髓（最大<5Gy），胃（<4%<22.5Gy），十二指肠（<5%<22.5Gy，<50%<12.5Gy），肠（最大<21Gy，<5%<20Gy）
Mahadevan 等, 2010 [162]	8~12Gy SBRT, 3次→GEM	36	78%	14.3	41%	6%	肝脏（<30%≥21Gy；<50%≥15Gy），肾脏（<25%≥12Gy），脊髓（最大12Gy），肠道（<10Gy/fx 最大）
Polistina 等, 2010 [227]	GEM→10Gy SBRT, 3次	23	50%	10.6	0%	0%	平均剂量为50%：十二指肠14.5Gy，肠道1.1Gy，肝脏0.7Gy，左肾1.5Gy，右肾2.0Gy
Schellenberg 等, 2011 [226]	GEM, 25Gy SBRT, 1次, GEM	20	94%	11.8	15%	20%	十二指肠（≤5%≥22.5Gy，≤50%<12.5Gy），脊髓（最大<6Gy），肾脏（50%<5Gy），肾脏（75%<5Gy）
Lominska 等, 2012 [305]	20~30Gy SBRT, 3~5次	28b	86%	5.9	4%	7%	胃（最大10~30Gy），小肠（最大13~30Gy）
Tozzi 等, 2013 [306]	GEM→7.5Gy SBRT, 6次	30	86%	11.0	20%	0%	十二指肠（1ml<36Gy），胃和小肠（3ml<36Gy），肾脏（<35%15Gy），肝脏（总备用体积>700ml），脊髓（1ml<18Gy）
Gurka 等, 2013 [228]	GEM, 5Gy SBRT, 5次→GEM	10	40%	12.2	0%	0%	十二指肠和肠道（<1ml 25Gy）
Chuong 等, 2013 [192]	GTX, 5~10Gy, 5次	16	81%c	15.0	0%	5.3%	肾脏（<10Gy），十二指肠/小肠/胃（最大35Gy，5ml<30Gy，1ml<35Gy），肝脏（10%30Gy），脊髓（最大20Gy）
Herman 等, 2015 [229]	（GEM），6.6Gy, 5次→GEM	49	78%	13.9	10%d	10.6%	十二指肠近端，胃（9ml<15Gy；3ml<20Gy；1ml<33Gy），肝脏（50%<12Gy），脊髓（75%<12Gy），联合肾脏（1ml>8Gy）

a. 样本包括所有不能切除的肿瘤（局部不能切除和转移）

b. 样本包括既往使用各种药物[5-FU和（或）GEM等]化疗的患者，以及一些同时接受化疗的患者

c. 研究中所有73名患者（局部不可切除和边缘可切除）1年后无局部进展

d. 溃疡1例（2%），ALT/AST升高5例（10.2%）

e. 除非另有说明，中位生存期的事件时间即是从诊断日期开始测量的

GEM. 吉西他滨；GTX. 吉西他滨，多西紫杉醇和卡培他滨

RT [290]。与 HDR-IORT 相关的灵活敷贴器的形状可以精确地符合单个肿瘤床 [291]。理想情况下，IORT 是在手术切除可能导致边缘关闭或阳性的情况下进行的。然而，IORT 在胰腺癌中的作用仍在评估中，这一过程应该只在专门的中心和精心挑选的病例中进行。

对正常组织的毒性和剂量限制。重要的局部危险器官（如肾、胃、小肠、肝脏、脊髓）应在剂量 - 体积直方图中绘制轮廓并进行评估，以最大限度地提高治疗效果，同时将毒性降至最低。基于 NCCN 指南的剂量 - 体积推荐值可以在表 55-6 中找到。

小肠是腹部重要的放疗剂量限制结构，接受大剂量放疗的小肠体积相对较小，可能会导致严重的、不可逆转的不良反应。1991 年，Emami 等 [292] 证明了小肠的最大剂量限制是 45～50Gy [292]。更新的数据来自 RTOG 的正常组织效应定量分析（QUANTEC）研究人员汇编了来自多项研究的数据，以更新最初确定的剂量限制。一般情况下，接受 45Gy 以上的小肠放疗剂量限制不应超过 195ml（V_{45} 或接受 45Gy 或以上的体积应小于 195ml）。MDACC 报道，十二指肠 $V_{55Gy}>1ml$ 是治疗合并 CRT 的 LUPC 中 2 级或更大十二指肠毒性的重要剂量学指标 [293]。与 SBRT 相比，确切的剂量限制尚未建立；但是，建议的限值为单次 12.5Gy（$V_{12.5}<30ml$），或小体积（1ml）在 5 次方案中限制为 33Gy。

RT 对小肠的急性不良反应包括吸收不良、肠道流动性改变、腹泻、恶心和呕吐，而慢性 / 晚期不良反应可能包括黏膜溃疡，最终发展为穿孔、瘘管、出血和脓肿。纤维化的发展可能导致狭窄和（或）小肠梗阻，慢性吸收不良可能导致严重的贫血和低蛋白血症。虽然许多急性不良反应在放疗后很快消失，但晚期不良反应可能是严重的、进行性的和不可逆转的。急性放射性肠炎可以根据需要使用止泻、止痉药和止吐药物进行保守治疗。尽管进行了药物治疗，但仍有持续性腹泻的患者应

考虑低残留饮食。在轻度恶心的情况下，丙氯拉嗪或昂丹司琼可能是有益的，而在极端情况下，可能需要完全的肠外营养。

十一、治疗方法、挑战和未来的发展方向

图 55-8 提供了胰腺癌的治疗方法。

鉴于全身进展的高风险，建议在胰腺癌的所有阶段进行前期 CTX。使用的 CTX 方案通常基于患者的表现状态、年龄、并发症和患者的偏好。一般来说，对于以下患者应考虑 RT：①局部疾病，初始 CTX 治疗后反应良好或病情稳定；② CTX 局部进展；③手术和辅助 CTX 后的高危特征（窄缘 R_0、$R_{1~2}$、N^+）；④其他措施（止痛药、支架）不能控制的局部疼痛或梗阻症状。

对于可治愈的胰腺癌（R_0 切除）患者的最佳治疗结果可能通过三种方式的治疗（手术、CTX 和 RT），包括 NADJ 疗法来实现，然而，三种方式的最安全、最有效或最佳组合仍有待确定。今后的试验应解决全身治疗和同时进行的 CRT 或 SBRT 的排序问题，特别是优化预放疗 CTX 方案。RTOG0848 的研究结果可能有助于建立佐剂 CRT 在胰腺癌中的作用。然而，目前尚不清楚 0848 方案是否足够有效，以防止切除胰腺癌患者局部和随后的全身复发。因此，未来的治疗方案应该使用 IMRT 或 SBRT 来安全地增加 RT 的剂量和（或）允许更积极的分子疗法、免疫疗法或 CTX 疗法来改善结果。

交界性可切除胰腺癌的定义一直在演变，这可能会使 BRPC 研究的解释复杂化。Alliance A021101 试验显示，在大容量胰腺中心实施 NADJ FFX、卡培他滨和 EBRT 后，可获得良好的 R_0 切除率 [200]。该试验提供了标准化的定义，并纳入了对图像、治疗计划和病理的集中审查。随后的联盟试验在全美多个中心评估了使用或不使用 SBRT 的 FFX。这些中心中有许多从未使用过 SBRT 治疗，因此需要认证，并创建了一个教程。在第一次中

表 55-6　基于美国国家癌症综合网络指南的正常组织剂量 - 体积推荐 [105]

结　构	不能切除 / 术前建议	辅助 / 切除建议
双肾	不超过总体积 30% 的患者可接受 ≥18Gy 的治疗。如果一个肾功能正常，不超过总体积的 10% 可以接受 ≥18Gy	如果有两个功能正常的肾脏，不超过 50% 的右肾和 65% 的左肾应接受 ≥18Gy 的照射。对于调强放疗计划，双侧肾脏的平均剂量应为 ≤18Gy。如果只有一个肾脏，不超过 15% 的肾应该接受 ≥18Gy 的治疗，不超过 30% 的肾应该接受 ≥14Gy 的治疗
胃、十二指肠、空肠	最大剂量 ≤55Gy。45～55Gy 的体积不能超过 30%	最大剂量 ≤55Gy；<10% 的每个器官体积可接受 50～53.99Gy 的照射；<15% 的每个器官体积可接受 45～49.99Gy 的照射
肝脏	平均剂量不能超过 30Gy	平均剂量不能超过 25Gy
脊髓	体积至少 0.03ml 的最大剂量必须是 ≤45Gy	最大剂量必须 ≤45Gy

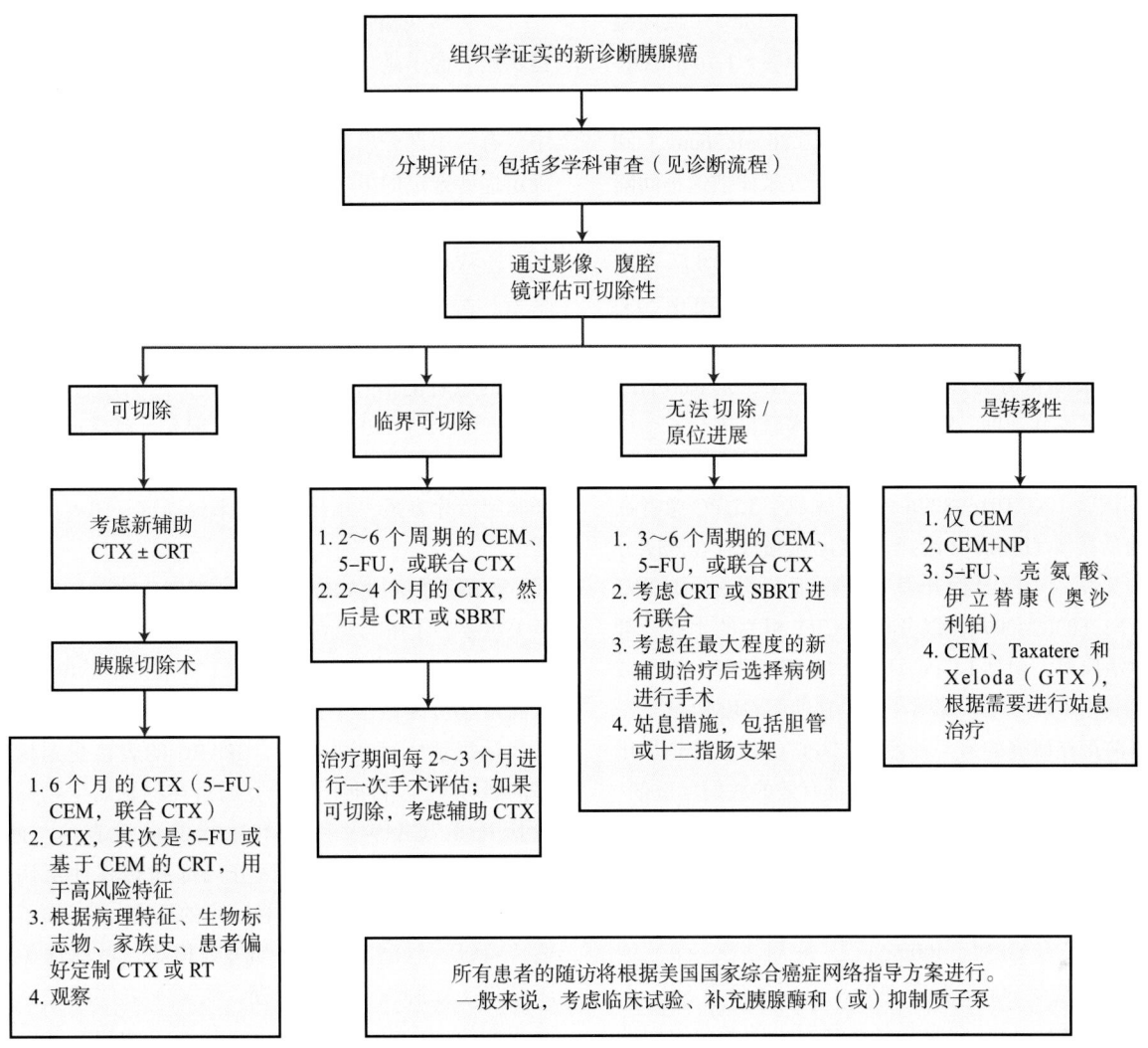

▲ 图 55-8 胰腺癌的治疗方法

5-FU. 氟尿嘧啶；CRT. 化学放射治疗；CTX. 化疗；GEM. 吉西他滨；NP. NAB- 紫杉醇；RT. 放射治疗；SBRT. 立体定向体放射治疗

期分析中，添加 SBRT 的毒性没有差异；然而，与单独使用 FFX 相比，FFX 和 SBRT 组接受 R_0 切除的患者较少。每个臂的人数都很少，而且两组之间存在不平衡。虽然没有为操作系统或 PFS 提供动力，但更长时间的随访可能会让我们深入了解添加 SBRT 是否会在 LPFS 或 OS 中得到改善。未来的试验应该解决新的全身疗法、靶向疗法和免疫疗法与新的放射技术（放疗剂量递增、MR 引导的放疗和放射防护剂）相结合的疗效。为了更好地确定哪些患者可以从任何形式的 RT 中受益，迫切需要新的成像、肿瘤和（或）血液预后生物标志物。

LUPC 治疗的未来需要开发更有效的系统治疗和 RT 技术。在没有转移的情况下，大剂量 NADJ EBRT 同时维持 CTX 似乎是治疗 PS 较差的患者的有效选择。此外，应该探索 SBRT 或 IMRT 对 EBRT 的促进作用。一项小型前瞻性研究（$n=19$）显示，LUPC 患者同时接受 45Gy 的调强放疗联合 5-FU 和 25Gy 的 SBRT 对原发灶进行放疗是可行的。在完成治疗的 16 名患者中，只有 2 名患者出现了 3 级毒性（无 4 级以上）。局部控制很好，但总生存期没有改善[310]。对分次 SBRT 的研究表明存活率相似，急性毒性较小，生活质量提高；然而，还需要更多的前瞻性数据。LAP-07 试验的结果质疑对 LUPC 在 CTX 之后使用 CRT 的好处，但试验的问题及先前对 CRT 而不是 CTX 的实证研究（GITSG、ECOG）都不能排除。LAP-07 诱导 CTX 后的高进展率（40%）可能突出表明需要更积极的 NADJ CTX，以选择可能从放疗中受益的患者人群。另一个挑战是如何选择 NADJ CTX 加 CRT 或 SBRT 后可能从切除 /IOERT 中受益的患者。在改善标准 CRT 或 SBRT 中关键结构的剂量节约方面，新的研究正在研究可吸收不透射线水凝胶间隔物将胰头（HOP）与十二指肠分开的作用。Rao 等[294]

使用三具人类尸体证明了通过开腹手术（$n=1$）或内镜超声（$n=2$）在间隔后注射后创建平均 0.9～1.1cm HOP-十二指肠分离的可行性。建模研究确定 8mm 的分离与 V_{15}、V_{20}（样本患者十二指肠 V_{20}：3.86～0.36cm^3）和 V_{33} 的减少有关[294]。需要进一步的研究来评估这种间隔技术在 LUPC 患者中的安全性和有效性。

在辅助设置上，GEM/NP 和 FOLFIRINOX 明显优于 GEM，但毒性也较大。另一项第二阶段研究（NCT02047513）旨在评估 NADJ 加佐剂与 GEM 加 NP。可切除胰腺癌的患者将被随机分为：①2 个周期的 NADJ GEM/NP，然后进行手术和辅助 GEM/NP；②手术后再进行 6 个周期的 GEM/NP。一项以生存和局部控制为主要终点的 I / II 期试验（NCT01693276）已经完成了 LUPC 患者在 CRT 前后接受 GEM/NP 治疗，60Gy 调强放疗（2Gy 分割）的累积。英国最近开发了第 II / III 阶段 SCALOP-2 试验（NCT02024009），以分析与 CRT 相关的生存、毒性和生活质量，包括 LUPC 环境下的 GEM/NP［加或减卡培他滨和（或）奈非那韦］及单独使用 GEM/NP。

目前正在研究的另一种治疗 LUPC 的新方法是热化放疗，它将热疗（39～43℃）（一种有效的放射增敏剂）与 CRT 相结合。HEATPAC（NCT02439593）试验是一项第二阶段试验，它将把接受 4 个周期的 FOLFIRINOX 治疗的非转移性 LUPC 患者随机分成两组，一组同时接受 CRT 联合 GEM（400mg/m^2，每周 2 次 ×6）治疗，另一组接受 60min 局部热疗（每周放疗至 56Gy）。在完成这些治疗后，两组都将获得额外的 8 个周期的 FOLFIRINOX，主要终点将是 OS，为期 1 年[295]。

少转移性胰腺癌的挑战在于何时治疗原发肿瘤和全身疾病，而不是主要提供姑息治疗。这些决定在很大程度上依赖于患者的选择；在所有被诊断为胰腺癌的患者中，有一小部分患者的转移性疾病负担较低。如果能够确定这些选定的患者，医生将知道何时进行积极的治疗策略，如 SBRT、放射栓塞、消融或切除。

治疗转移性胰腺癌的新药物不断涌现，如非生物纳米紫杉醇（NBN-Pac）[296]、舒尼替尼[297] 和名为 GDC-0449（NCT01088815）的 HH 途径抑制药。对于表现状况差的患者的治疗仍然存在争议，因为超过 50% 的胰腺癌人群（23 000 人）有表现状况差、高龄或其他使他们没有资格参加临床试验的共病条件。需要更多的研究来确定治疗方案，并开发技术来提高这一患者群体的存活率。

预测和预测生物标志物的研究对未来的胰腺癌管理至关重要。了解与患者肿瘤和癌细胞增殖相关的基因突变和潜在的生物学过程将有助于更准确的诊断和分期，从而最终可能做出个性化的治疗决定。随着 SPARC 的高表达提示生存期的提高，SPARC 的表达受到越来越多的研究[298]。目前正在研究的潜在的预后生物标志物包括 IL-8、CA19–9 和 MMP-1.98 的血清表达。此外，循环肿瘤 DNA 可能能够区分局部和转移性疾病，检测肿瘤负担，评估抵抗或对治疗的反应[299]。为了建立遗传特征、肿瘤动力学（如失效模式、敏感性）和临床结果（如肿瘤反应、生存、质量）之间的关系，随着我们迈向个性化医疗，下一代测序和数学建模将被采用。

第56章 肝胆管癌

Hepatobiliary Cancer

Fumiko Chino Manisha Palta Laura A. Dawson **著**

高怡凡 **译**

要 点

1. **发病率** 在全球范围内，肝胆癌占最常见的癌症原因的第6位，占最常见的癌症死亡原因第2位。2018年，预计美国肝胆癌发病率为54 410例，死亡人数为33 990人。

2. **生物学特征** 肝细胞癌的主要危险因素是慢性乙型肝炎和丙型肝炎，并且任何原因引起的肝硬化都会增加这种风险。原发性硬化性胆管炎患者的胆管癌发生率高。胆囊癌可能与胆石症有关。

3. **阶段性评估** 除了病史和癌症的体格检查和症状外，还需要考虑潜在的肝病和肝功能。检查包括完整的血细胞计数、肝功能测试、多相肝脏计算机断层扫描或磁共振成像，以及胸部和盆腔CT分期。胆道肿瘤的评估通常还包括内镜逆行胆管造影或磁共振胰胆管造影。

4. **初级治疗** 对于肝胆肿瘤，接受手术治疗的患者效果最好。手术切除的早期肝癌患者的5年总生存率为30%～50%；胆管癌术后5年OS为10%～40%，而肝门癌的预后更差。肝移植与肝细胞癌和肝门部胆管癌患者的5年生存率相关，为70%～85%（肝外胆管癌，单独移植，5年生存率为20%～35%）。术前同步放化疗加移植可以为精心选择的不能用标准手术切除的EHCC患者带来良好的长期结果（5年OS为65%～74%）。胆囊癌的5年OS一般不到30%。经皮消融技术（如微波消融）和栓塞（如经动脉化疗栓塞）也可以治愈某些早期到中期的肝癌。有多项前瞻性试验表明，放射治疗对早、中期肝癌可能是有效的，在选择的患者中具有良好的长期疗效和可接受的治疗毒性。

5. **辅助治疗** 肝癌手术或移植后没有辅助治疗。然而，对于胆道癌，辅助卡培他滨治疗比单独观察更能改善OS。回顾性数据库回顾表明，辅助性CRT可以降低复发风险和提高存活率，特别是在设置阳性淋巴结或切缘的情况下。然而，这种治疗仍然没有一级证据。

6. **局部晚期疾病** 相比于最佳支持性治疗，TACE对中级肝癌更能提高存活率。对于涉及血管系统的局部晚期肝癌，研究表明，与索拉非尼相比，TACE加RT可提高存活率。局部治疗如对晚期肝癌的放疗，具有极好的局部控制性和长期存活的潜力。然而，缺乏前瞻性的证据。对于局部晚期/不能切除的胆管癌，RT加同期化疗可能导致持续的局部控制和高于预期的OS。术前CRT加肝移植在精心选择的胆道癌患者中取得了极好的效果。

7. **姑息** 对于晚期肝癌，索拉非尼已被证明比最好的支持性治疗更能改善OS。小剂量全肝放疗可能会减轻不适合标准治疗的肝癌患者的疼痛或不适。在转移性或局部晚期胆道癌中，吉西他滨联合顺铂比单独使用吉西他滨有更好的OS和无进展生存率。光动力疗法联合支架对胆管癌胆道梗阻患者有姑息性缓解作用。

一、概述

肝胆癌包括原发性肝癌和胆道系统癌。最常见的肝胆管癌是肝细胞癌，其次是胆囊癌、肝外胆管癌，最后是肝内胆管癌。其他肝癌（如类癌、肝母细胞瘤、血管肉瘤和平滑肌肉瘤）很少见。据估计2018年美国将新增42 220例肝癌和肝内癌病例，另外还有12 190例胆囊癌或其他胆道癌[1]。

肝胆肿瘤的最佳治疗方法是切除，但由于局部晚期肿瘤或肝功能受损，仅少数患者适合手术治疗。肝癌的非手术治疗包括局部消融治疗（射频消融、微波消融）、栓塞治疗（BLAND、经动脉化疗栓塞、选择性内放射治疗）、消融性体外放射治疗（立体定向全身放射治疗）和口服药物索拉非尼。射频消融可控制 3cm 以下不靠近大血管的肝细胞癌。多项前瞻性临床试验表明，SBRT 用于治疗早、中期肝癌，具有良好的长期疗效。然而，目前还没有随机比较研究。对于中期肝癌，与最佳支持性治疗相比，TACE 使总存活率提高了 1 倍以上。已有研究表明，TACE 加放疗比索拉非尼更能提高生存率。索拉非尼比最好的支持性治疗更能提高不适合局部治疗的肝癌患者的存活率。研究发现，乐伐替尼在一线治疗中不逊于索拉非尼，可能是一种额外的治疗选择。对于服用索拉非尼的进展性肝癌，瑞格拉非尼可提高生存率，使用检查点抑制药进行免疫治疗的作用是一个积极研究的领域。对于转移性或局部晚期胆道癌患者，吉西他滨联合顺铂与单用吉西他滨相比可提高中位生存期。

在过去，放射治疗在肝胆恶性肿瘤的治疗中没有发挥作用，很大程度上是由于全肝放射耐受性较低所致。直到适形放疗计划和调强放疗才使高剂量投放到肝局灶性病变成为可能。带电粒子治疗，如质子和碳离子，以及消融治疗，如 SBRT，现在通常用于治疗选定的肝胆管癌。先进的放射治疗技术使得肝癌和 IHCC 的剂量增加，局部控制良好，OS 高于预期。对于 IHCC 和 EHCC，术前放化疗加肝移植对 IHCC 和 EHCC 都是一种治疗选择。CRT 仍然是不能切除的 GBCA 和选择术后病例的一种选择。

二、肝细胞癌

（一）流行病学和病原学

在全球范围内，肝胆癌是第 6 位最常见的癌症原因，也是第 2 位最常见的癌症死亡原因。自 1980 年以来，美国的肝癌发病率增加了 2 倍，使肝癌成为发病率增长最快的恶性肿瘤之一[1]。虽然美国的相对 5 年存活率从 20 世纪 70 年代的不到 5% 上升到 2009 年的 18%，但自 2000 年以来，死亡率每年都在增加 3%[3]。肝癌的诊断增加被认为是丙型肝炎流行的结果[4]，肥胖和非酒精性脂肪性肝炎（NASH）也导致肝硬化和肝癌。

肝癌在男性中的发病率是女性的 2 倍。在亚洲、东南亚、中西部和撒哈拉以南非洲，肝细胞癌的发病率是北美的 15～100 倍，密切跟踪乙肝感染的发病率[2]。在美国，肝癌在亚洲人中的发病率大约是白人的 4 倍，在非裔美国人中的发病率是白人的 2 倍[5]。

肝癌的主要危险因素是慢性病毒性肝炎感染。在发展中国家，大约 60% 的肝癌是由乙型肝炎病毒（HBV）

引起的，33% 是由丙型肝炎病毒（HCV）引起的。在韩国和中国台湾，大约 90% 的肝癌患者乙肝表面抗原（HBsAg）呈阳性。前瞻性研究发现，乙肝病毒携带者患肝癌的相对风险增加 200 倍[6]。丙型肝炎病毒携带者患肝癌的风险增加，与非携带者相比相对增加 17～20 倍。非病毒性病因（包括酒精、NASH、自身免疫性慢性活动性肝炎、血色素沉着和 α_1 抗胰蛋白酶缺乏）导致的肝硬化在美国肝癌中占很大比例[7, 8]。NASH 由代谢综合征、肥胖、胰岛素抵抗、高甘油三酯血症和低低密度脂蛋白引起。肝脏中游离脂肪酸的增加可能导致 NF-κB 的激活，从而导致随后的炎症和肝硬化。

黄曲霉毒素 B 是在非洲和亚洲潮湿地区储存的谷物和花生中发现的一种黄曲霉代谢物，与肝癌的发生有关[8]。黄曲霉毒素 B 的活性中间代谢物与鸟嘌呤结合，鸟嘌呤被切除并用胸腺嘧啶核苷取代。这种突变通常发生在肝癌的 TP53 抑癌基因中，发生在黄曲霉毒素摄入量较高的区域。

（二）预防和及早发现

自从 1986 年在中国台湾推行全地区性的疫苗接种计划以来，通过接种疫苗来预防 HBV 感染，已经降低了中国台湾儿童肝癌的发病率[6]。6～14 岁儿童肝癌发病率从 0.70/10 万显著下降到 0.36/10 万，死亡率也相应降低。随着免疫人群的老龄化，预计未来将有额外的优势。

丙型肝炎病毒的治疗传统上是以 IFN 为基础的治疗[9]，并受到治疗不良反应的限制，包括发热、疼痛、抑郁、头痛和疲劳。直接作用抗病毒疗法的引入，如来地帕韦 – 索索布韦[10, 11]，已经使慢性丙型肝炎的耐受性和根治性治疗成为可能。不幸的是，全球用药率一直很低，根据区域定价，每个疗程的药物成本为 655～8 万美元[12]。

肝脏超声单独或与甲胎蛋白联合检测已成为检测高危人群早期肝癌的有效筛查工具。即使在高危人群中，血清 AFP 本身对肝癌筛查的效用也有限[13]。在中国的一项试验中，大约 19000 人随机接受每 6 个月一次的 AFP 和 US 筛查，与观察相比。在接受筛查的患者中，肝癌死亡率显著降低（83/10 万 vs. 132/10 万），存活率显著提高（5 年 OS，46% vs. 0%）[14]。2018 年美国国家综合癌症网络实践指南建议对肝癌高危患者（包括肝硬化和（或）乙肝患者）进行筛查，美国和可选的 AFP 每 6 个月进行一次筛查[15]。

（三）生物学特性和分子生物学

丙型肝炎病毒与肝癌的发病机制有关，但没有证据表明宿主基因组整合了病毒 DNA[16]。在肝癌的基因组中经常发现 HBV 病毒 DNA 片段，片段导致了病毒整合激活癌基因或干扰肿瘤抑制基因的假说[8, 16]。慢性 HBV 感染患者的正常肝脏在病程早期即可见病毒 DNA 整合，提示肝细胞癌可能起源于病变肝细胞的克隆性增殖。然而，病毒 DNA 整合的位点并不一致，不会出现在已知的癌基因或肿瘤抑制基因附近。基因组物质最常见的扩增涉及 1q、8q、6p 和 17q。常见缺失包括 8q、16q、4q 和 17q。病毒 DNA 本身并不包含任何已知的致癌基因。因此，如果病毒 DNA 的整合是致癌所必需的，其机制可能是由于缺失和染色体重排导致的基因组不稳定，而不是特定的癌基因激活或肿瘤抑制基因的破坏[17]。肝癌的发生涉及多种途径，包括血管内皮生长因子、表皮生长因子、肝细胞生长因子和胰岛素样生长因子。VEGF 与 VEGFR 结合，促进肝癌血管生成。EGF 与表皮生长因子受体（EGFR）结合，通过 Ras/MAPK 通路触发信号转导。HGF 与 Ras/MAPK 通路上游的 c-MET 受体结合。RAS/MAPK 通路的激活导致肝癌的生长和增殖。

肝癌的发生可能与肝脏通过再生对损伤做出反应的能力有关。慢性肝炎或肝硬化的持续肝损伤会导致肝细胞周转增加。在正常的肝细胞再生过程中，会发生原癌基因的激活和抑癌基因的失活。慢性肝损伤会导致细胞繁殖，这可能会导致致癌分子的变化在没有修复的情况下积累[17]。肝硬化再生结节中小 HCC 的逐步进展支持这一假说[18]。

（四）原发性肝肿瘤的病理和扩散途径

可按其起源组织（肝细胞或胆管）分为良性或恶性。良性肿瘤占所有肝脏肿瘤的 6%～12%，包括肝细胞增生、腺瘤、肝囊肿、间叶性错构瘤或血管瘤、脂肪瘤和纤维瘤。在所有恶性肿瘤中，85%～95% 为上皮来源（包括肝癌、纤维板层肝癌、胆管癌和肝母细胞瘤），而 1%～3% 为恶性间叶性肿瘤。

肉眼检查，肝细胞癌表现为膨胀型（边界清楚）、浸润型（边界模糊）或多灶性（整个肝脏有多个肿瘤）[19]。肝细胞癌在细胞学特征和板状生长方面与正常肝相似。肝癌通常侵犯邻近的血管系统，如门静脉、下腔静脉，有时还侵犯肝静脉。它也可能侵入隔膜。门脉结节是最有可能受累的区域结节，但也可能扩散到腹腔、胃和腹膜结节[5]。高达 26% 的肝细胞癌尸检病例可发现淋巴结转移，但远处转移在临床上并不常见，主要累及腹腔、肺或骨[21]。

纤维板层肝癌是一种独特的亚型，约占北美病例的 5%[20]。它与肝癌亚型存活时间最长有关，通常见于年轻女性。大体上，纤维板层癌是一种扩张性、硬化性肿瘤，其特征是从中心区放射出的退缩的胶原结构[19]。细胞学检查肿瘤细胞较大，呈多角形，胞质呈颗粒状，由大量线粒体和丰富的纤维基质组成，呈平行片层排列在肿瘤细胞巢、索、片周围[22]。

（五）临床表现、患者评估、分期和随访

1. **症状和体征**　除了那些通过超声筛查发现肝癌的患者外，肝癌患者经常出现右上腹部或上腹部疼痛或不适[16, 23]。疼痛通常是钝痛，但由于肿瘤导致包膜拉伸，疼痛可能很剧烈。很少有肝细胞癌患者出现与急性肝细胞癌破裂和出血相关的突发性剧烈疼痛。患者也可能出现肝脏肿块增大，腹水相关的周长增加或早饱。偶尔，已知肝硬化患者的肝癌可能会导致肝功能恶化，导致腹水、静脉曲张出血、黄疸或脑病。

原发性肝肿瘤患者最常见的体检表现是肝大[23, 24]，尽管这在肝细胞癌中可能是不同的，因为在肝硬化中发现纤维萎缩。肝脏轮廓通常是光滑的，但也可能是肿瘤或肝硬化造成的结节。肝癌患者可能因为高度血管性肿瘤而出现肝脏杂音。脾大也常见于肝硬化患者，或继发于门静脉肿瘤侵袭的门静脉高压症患者。腹水是一个特别不祥的发现，因为它要么代表腹膜肿瘤受累，要么代表晚期肝硬化导致的严重肝功能障碍，要么代表血管肿瘤侵犯。肝细胞癌侵犯肝静脉可能导致肝功能迅速下降、腹水紧张和肝大。

2. **实验室研究**　肝癌患者体检的目标是确定肿瘤的范围和评估肝功能。检查包括完整的血细胞计数、肝功能测试（白蛋白、胆红素和凝血研究）、肝酶和常规生化。Child-Pugh（CP）评分是判断预后和选择治疗方案的有用工具，CP 评分包括胆红素、白蛋白、国际标准化比值（INR）及主观存在的腹水和脑病。白蛋白评分是一种客观、简化的评估肝功能的模型，只包括白蛋白和胆红素。已发现它是评估肝功能和预期治疗毒性的有用工具[25, 26]。表 56-1 显示了针对 HCC 推荐的实验室研究及 CP 和 ALBI 评分算法。

血清 AFP 是肝癌的一种广泛使用的肿瘤标志物，其正常值因实验室而异（通常为 10～20μg/L 或更低）。AFP 水平高于 400μg/L（肝炎患者为 4000μg/L）强烈提示（但不能诊断）肝细胞癌[27]。甲胎蛋白升高在 20～400μg/L 可能代表肝炎或肝癌的恶化[13]。甲胎蛋白的消退有助于追踪 HCC 的治疗反应[28]。然而，10%～15% 的肝癌没有对 AFP 保密[29]。

乙肝或丙型肝炎患者的肝癌结局不同，毒性和治疗耐受性也不同。治疗前的高病毒载量与较差的存活率有关[30]，并且报道了肝癌治疗后 HBV 的重新激活。应考虑对所有高危个体进行病毒性肝炎筛查[31]。5%～40%

表 56-1　胆道癌的诊断试验和预后评分

一般情况
- 病史（包括黄疸症状和肝性脑病史）
- 体格检查（包括腹水评估）

实验室检查
- 全血细胞计数
- 血液化学，包括肝功能检查（白蛋白、胆红素）和肝酶
- 凝血检查（INR）
- 肝炎检查（HBsAg、HBsAb、HBcAb、抗 HCV）

- 甲胎蛋白（如果怀疑肝细胞癌或肝内胆管癌）
- 血清 CA19-9，考虑 CEA 和 CA125（如果怀疑胆管癌）

放射学检查
- 多相增强肝 CT 或 MR
- 经肝或内镜胆道造影（如果存在胆管堵塞）

Child-Pugh 评分（肝细胞癌）

胆红素（mg/dl）	白蛋白	INR	腹水	脑病
+1 >3.5	+1 >3.5	+1 <1.7	+1 无	+1 无
+2 2.8～3.5	+2 2.8～3.5	+2 1.7～2.3	+2 轻度（医学管理）	+2 1～2 级
+3 <2.8	+3 <2.8	+3 >2.3	+3 中度至重度 / 耐受	+3 3～4 级

A 级	B 级	C 级
5～6 分	7～9 分	10～15 分

Abli 评分（肝细胞癌）
- log$_{10}$ 胆红素（μmol/L）×0.66+ 白蛋白（g/dl）×-0.085

1 级	2 级	3 级
≤-2.60	-2.60～-1.39	>-1.39

CT. 计算机断层摄影；HbcAb. 乙肝核心抗体；HbsAb. 乙肝表面抗体；HbsAg. 乙肝表面抗原；INR. 国际标准化比率；MR. 磁共振

的 HCC 患者有副肿瘤综合征，如低血糖、红细胞增多症、高钙血症或高胆固醇血症 [32-34]。

3. **放射学研究**　怀疑肝细胞癌的患者最初通常用 US 进行评估，这依赖于操作者，对肥胖患者帮助较小。多普勒超声造影和谐波成像的应用提高了其实用性 [32, 35]。三相计算机体层摄影和磁共振成像是影像诊断的主要手段。多期序列轴位成像（肝动脉、门静脉和延迟 / 平衡期）对于评估病变血管、肿瘤范围、血管侵犯和诊断至关重要 [35]。肝细胞癌血管丰富，典型的表现为静脉期动脉强化，静脉期和延迟期表现为包膜状（图 56-1）。一些人主张 MRI 应该是肝硬化患者首选的肝脏成像方式，因为 MRI 具有优越的对比度分辨率和固有的多平面评估能力 [35, 37]。

肝脏影像报告和数据系统（LI-RADS）标准是由美国放射学会开发和支持的分类系统。它被用来评估在肝硬化背景下发现病变的患者发生肝癌的可能性 [36]。病灶根据影像特征（大小、间隔生长、强化、消失和包膜）进行分类，范围在 LI-RADS1（肯定良性）和 LI-RADS5（肯定是 HCC）之间。LI-RADS5 的命名被认为是明确的，足以在不进行活检的情况下做出肝癌的诊断。

建议进行胸部、腹部和骨盆的 CT 检查，以排除肝外扩散；如果临床有指征，可以考虑进行骨扫描。正电子发射断层扫描 /CT 已被用于评估肝外转移，但在评估肿瘤的肝脏范围方面不如肝脏多相 CT 或 MR 敏感。

4. **诊断**　多期 CT 或 MR 成像最常用于获得预测价值高的无创性肝细胞癌诊断，大多数患者可避免活检。美国肝病研究协会（AASLD）指南建议，如果有典型的动脉强化和延迟冲洗（LI-RADS5 病变），高危患者不建议对大于 1cm 的病变进行活检。对于中度病变

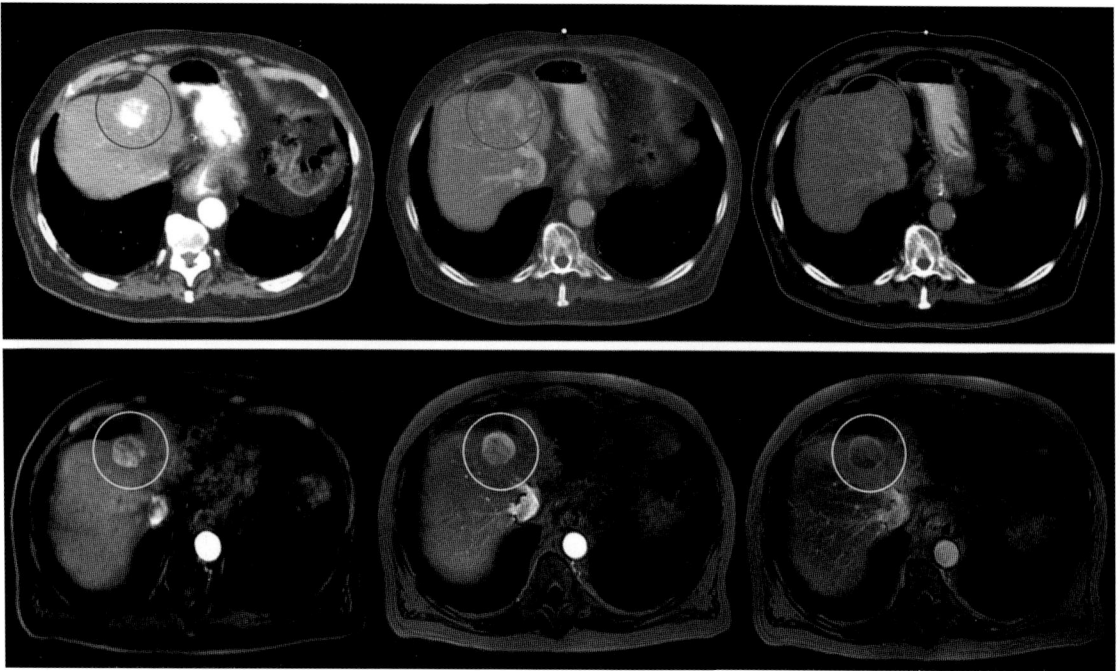

▲ 图 56-1　Arterial, venous, and delayed/equilibrium phase sequences on computed tomography (CT) scan (upper) and magnetic resonance imaging (MRI, lower). A heterogeneous mass (red circle on CT and yellow circle on MRI) in Segment 2 demonstrates arterial enhancement, venous washout, and capsule meeting criteria for LI-RADS (Liver Imaging Reporting and Data System) 5. LI-RADS 5 is considered "definitely hepatocellular carcinoma" and is used when imaging criteria are unequivocal and sufficient to render a diagnosis without biopsy.[36]（此图彩色版本见书末）

（LI-RADS4 或以下）或无危险因素但高度怀疑肝癌的患者，应考虑活检或第二种影像方式。对于小于 1cm 的病变，建议重复成像。经皮活检后出血、感染或肿瘤种植的风险很小。对于可能是外科候选人的患者，考虑在活检前转诊到移植中心[15]。

分阶段。第 8 版美国癌症联合委员会肝癌分期手册基于大小、数量、局部和（或）血管侵犯[39]（表 56-2）。然而，根据 BCLC 分期系统进行的分级和预后评分（包括肝功能的测量）被广泛用于治疗决策（图 56-2）。

5. 后续治疗方案　移植后，建议每隔 3～6 个月进行一次肝部分切除或局部治疗、影像学检查和甲胎蛋白（AFP）治疗，持续 2 年，然后每 6～12 个月进行一次。从诊断之日起影像（CT 或 MRI）应该是三期的，这样才能纵向追踪其变化。考虑到肝细胞癌的多灶性，治疗后的病灶应该进行评估，并对新的肝脏病变保持警惕。

对放射治疗反应进行分级的最准确和最合适的方法是有争议的。实体瘤的反应评价标准（RECIST）或改良的 RECIST（MRECIST）较常用，前者基于病灶大小，后者基于增强成分。SBRT 治疗后，肿瘤和周围肝实质有已知的复杂变化[40]；治疗后的病变可能不会明显缩小，但预计不会再出现动脉强化。RECIST 和 mRECIST 系统阳性预测值＞76%，阴性预测值较差[41]。其他反应分级系统，例如世界卫生组织和欧洲肝脏研究协会的标准也是如此。考虑到肝癌的复杂性和放疗后评估病变反应的已知挑战，人们有兴趣开发基于临床和放射学因素的评估反应的新标准[40]。

如果存在丙型肝炎病毒的治疗，可在 HCC 成功治疗后考虑。根据系列病例，有些人担心病毒清除与初发或复发的 HCC 相关[42, 43]，尽管对 71 名患者进行的病例对照回顾性研究没有发现任何证据表明这一点[44]。值得注意的是，RT 后 HBV 的重新激活也有报道；因此，强烈建议在开始 RT 之前用抗病毒治疗治疗活动性 HBV[45]。

（六）初级治疗

原发性肝癌的主要治疗方法是根据肿瘤特征、肝功能、患者表现状况和并发症。图 56-2 显示了基于 BCLC 分期的一般治疗方案，包括手术、局部治疗、索拉非尼、姑息性放疗和最佳支持治疗。

1. 早期肝细胞癌　非常早期和早期（BCLC0 期和 A 期）的 HCC 有可能通过各种治疗方法治愈。最成熟的治疗方法是肝切除术、肝移植和射频消融术。切除和移植效果最好，5 年生存率为 50%～85%。RFA 在选定的小肝癌中有很好的疗效，5 年 OS 为 33%～70%[46-48]。与 RFA 相比，MWA 越来越多地被使用，因为它有相似的总存活率，但在较大的肿瘤中有更好的局部控制（LC）[49]。有一篇最近的文献报道，早期肝癌采用确定

表 56-2　TNM Classification for Hepatobiliary Cancers

Primary Tumor: Liver

T_0	No evidence of primary tumor
T_1	T_{1a} Solitary tumor $\leqslant$ 2 cm T_{1b} Solitary tumor > 2 cm without vascular invasion
T_2	Solitary tumor > 2 cm with vascular invasion, or multiple tumors, none > 5 cm
T_3	Multiple tumors, at least one of which is > 5 cm
T_4	Single or multiple tumors of any size involving a major branch of the portal vein or hepatic vein, or tumor(s) with direct invasion of adjacent organs other than the gallbladder or with perforation of the visceral peritoneum
N_0	No regional lymph node metastasis
N_1	Regional lymph node metastasis

Primary Tumor: Intrahepatic Bile Duct

T_0	No evidence of primary tumor
Tis	Carcinoma in situ (intraductal tumor)
T_1	T_{1a} Solitary tumor $\leqslant$ 5 cm without vascular invasion T_{1b} Solitary tumor > 5 cm without vascular invasion
T_2	Solitary tumor with intrahepatic vascular invasion or multiple tumors, with or without vascular invasion
T_3	Tumor perforating the visceral peritoneum
T_4	Tumor involving the local extrahepatic structures by direct invasion
N_0	No regional lymph node metastasis
N_1	Regional lymph node metastasis present

Primary Tumor: Gallbladder

T_0	No evidence of primary tumor
Tis	Carcinoma in situ
T_1	T_{1a} Tumor invades the lamina propria T_{1b} Tumor invades the muscular layer
T_2	T_{2a} Tumor invades perimuscular connective tissue on the peritoneal side, without involvement of the serosa (visceral peritoneum) T_{2b} Tumor invades perimuscular connective tissue on the hepatic side, with no extension into the liver
T_3	Tumor perforates the serosa (visceral peritoneum) and/or directly invades the liver and/or one other adjacent organ or structure, such as the stomach, duodenum, colon, pancreas, omentum, or extrahepatic bile ducts
T_4	Tumor invades main portal vein or hepatic artery or invades two or more extrahepatic organs or structures
N_0	No regional lymph node metastasis
N_1	Metastases to one to three regional lymph nodes
N_2	Metastases to four or more regional lymph nodes

Primary Tumor: Proximal or Perihilar Cholangiocarcinoma (Right, Left, and Common Hepatic Duct)

Tis	Carcinoma in situ/high-grade dysplasia
T_1	Tumor confined to the bile duct, with extension up to the muscle layer or fibrous tissue
T_2	T_{2a} Tumor invades beyond the wall of the bile duct to surrounding adipose tissue T_{2b} Tumor invades adjacent hepatic parenchyma

T_3	Tumor invades unilateral branches of the portal vein or hepatic artery
T_4	Tumor invades main portal vein or its branches bilaterally, or the common hepatic artery; or unilateral second-order biliary radicals with contralateral portal vein or hepatic artery involvement
N_0	No regional lymph node metastasis
N_1	One to three positive lymph nodes typically involving the hilar, cystic duct, common bile duct, hepatic artery, pancreatoduodenal, and portal vein lymph nodes
N_2	Four or more positive lymph nodes from the sites described for N1

Primary Tumor: Distal Extrahepatic Cholangiocarcinoma (From Cystic Duct Insertion Into Common Hepatic Duct)

Tis	Carcinoma in situ/high-grade dysplasia
T_1	Tumor invades the bile duct wall with a depth of < 5 mm
T_2	Tumor invades the bile duct wall with a depth of 5–12 mm
T_3	Tumor invades the bile duct wall with a depth of > 12 mm
T_4	Tumor involves the celiac axis, superior mesenteric artery, and/or the common hepatic artery
N_0	No regional lymph node metastasis
N_1	Metastasis in 1 to 3 regional lymph nodes
N_2	Metastasis in 4 or more regional lymph nodes

Distant Metastasis

M_0	No distant metastasis
M_1	Distant metastasis

Data from Amin MB, Edge SB, et al. (eds.). *AJCC Cancer Staging Manual*. 8th ed. American Joint Committee on Cancer, American Cancer Society.

性 RT 治疗，3 年生存率高达 67%[50]。A 期患者为非手术候选患者，应首先进行局部治疗。

2. **中期肝细胞癌** 中期（BCLC 期 B 期）患者如果病情进展需要，可以按顺序或系列进行局部治疗。如果能安全地进行切除，就能获得最好的结果。对于不能切除 CP-A 的患者，局部治疗可以提高存活率。最高水平的数据是 TACE，在随机试验中，已经证明 TACE 的 OS 是单纯支持性治疗的 2 倍或 3 倍[51, 52]。关于 RT 益处的证据正在增加，尽管还没有公开的随机比较研究。不能切除的 HCC 患者的预后因素包括 CP 评分、AFP 水平、血管受累、HBV 或 HCV 血清学标志物的存在及整体 HCC 负担。由于肝癌进展、潜在的肝功能障碍或治疗引起的肝毒性[53]，患者最终发展为肝衰竭。

3. **晚期肝细胞癌** 血管受累的晚期（BCLC C 期）患者通常被认为是不治之症[54]。治疗标准是索拉非尼。另一种治疗方法包括 TACE 和 RT 的联合治疗或单独 RT 治疗[55]。几乎所有前瞻性和回顾性放射研究只包括 CP-A 和 CP-B 病患者。对 29 例 CP-B 和 CP-C 患者的结果进行了回顾，结果显示，总体中位生存期为 7.9 个月，

而≥CP-B8 患者的中位生存期仅为 2.8 个月[56]。这表明 SBRT 对那些基线肝功能严重受损的患者的益处可能有限[57]。无法接受局部治疗的 BCLC C 期患者可能受益于索拉非尼或乐伐替尼[58]。

4. **终末期肝细胞癌** BCLC 终末期（BCLC D 期）HCC 预后较差，一般推荐最好的支持治疗。如果表现状态或肝功能改善，可以考虑局部或全身治疗。许多患者出现肝部疼痛或不适，小剂量姑息性 RT 可用于减轻患者疼痛。在一项研究中，对全肝进行 8Gy 一次照射后，有 50% 的患者报告说疼痛得到了改善[59]。其他姑息性分割包括 10Gy/5 次和 21Gy/7 次。加拿大的一项随机试验（NCT02511522）试图对 60 名晚期肝癌患者（包括≤CP-C10）进行单次 8Gy 照射与最佳支持治疗的比较[60]。主要终点是肝癌疼痛 / 不适症状的改善。

5. **手术切除** 肝癌切除是具有挑战性的，因为大多数患者都有潜在的肝功能障碍。肿瘤控制的潜力需要与并发症的风险相平衡。在决定切除时，肿瘤的位置、基线肝功能和肿瘤生物学都应该被考虑。在考虑切除的肝硬化患者中，门脉高压是预后不良的最强预测因子之

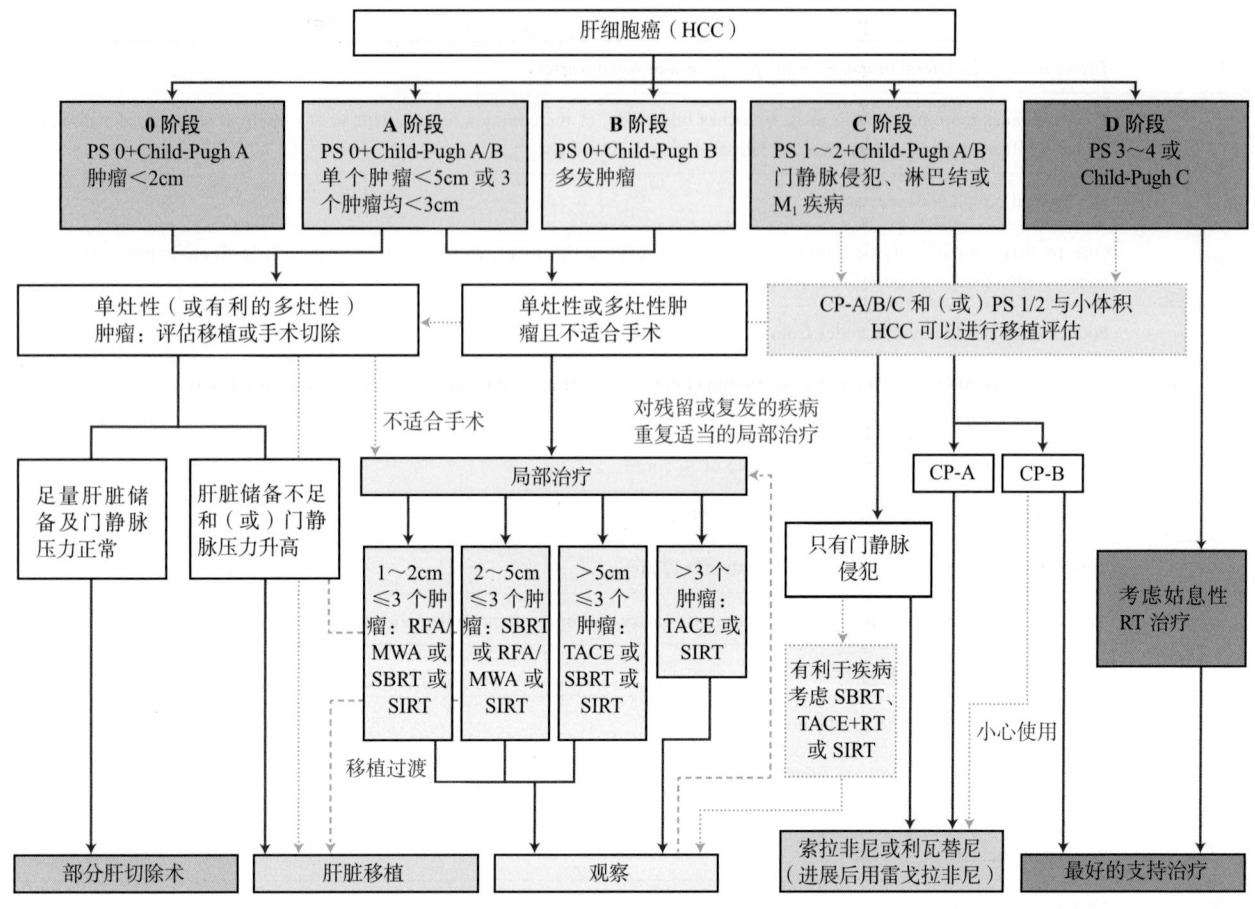

▲ 图 56-2　肝细胞癌治疗流程，按巴塞罗那临床肝癌（BCLC）分期，包括 Child-Pugh 分级和功能状态。该流程由 BCLC 分期系统改进而来，旨在指导一般治疗决策。然而，每个病例都应该根据肿瘤特征、肝功能 / 储备、PS、患者并发症和可用的临床试验来单独考虑。多学科肿瘤委员会的评估总是被推荐的

CP. Child-Pugh；M_1. 转移性疾病；MWA. 微波消融；PEI. 经皮乙醇注射；RFA. 射频消融；RT. 放疗；TACE. 经动脉化疗栓塞；SBRT. 立体定向全身放疗；SIRT. 选择性内放疗

一。门静脉高压症表现为肝性脑病、消化道出血、腹水、食管静脉曲张、脾大、血小板计数＜10 万 /mm³ 或肝静脉压力梯度大于或等于 10mmHg 者不宜手术。门静脉栓塞术（PVE）有时在肝切除术前使用，以评估术后残肝肥大的能力。PVE 后的肥大能力与术后肝衰竭的风险较低相关，无肥大被认为是肝切除术的禁忌证。

如果能保留足够的残余肝体积，建议对 HCC 进行解剖切除。非解剖切除也是一种选择，关于腹腔镜切除的文献越来越多。并发症和术后肝功能不全与肝切除术后死亡率的增加密切相关。现代外科技术的手术死亡率为 1%～3%，5 年 OS 为 40%～50% [61]。40%～80% 的患者复发。切缘阳性、微血管侵犯、低分化肝癌和卫星病变预示复发[61]。

6. 辅助治疗　高危肝癌手术后辅助性或新辅助性全身、区域化疗或 TACE 尚未被证明是有益的[62]。有限的证据表明，辅助性碘化油（乙碘化油）疗法或免疫疗法可以提高肝癌切除术后的无瘤存活率[63]。肝部分切

除术后进行性残留病是再次手术或辅以 SBRT。

7. 局部治疗的指征　肝移植治疗肝癌和潜在肝硬化患者的一个优点是切除了整个肝脏，根除了微观和宏观的肝癌，治疗了潜在的肝硬化，并将肝硬化中新肿瘤的风险降至最低。肝移植的局限性是供体器官短缺，费用高。对捐赠者的扩展标准（包括那些年龄较大、患有 NASH 或有病毒性肝炎病史的捐赠者）已经越来越多地被用于扩大可接受的捐赠者池[64]。

只有选定的早期肝癌患者才有资格接受移植[65]，许多这样的患者因为肝癌进展而退出等待名单。然而，那些成功移植的患者有 70% 的优秀 5 年 OS，复发率不到 15% [65, 66]。TACE、RFA/MWA 或 RT 通常按顺序或组合使用，作为等待名单上的 HCC 患者"通往移植的桥梁"[67, 68]。

8. 经皮消融和栓塞疗法　RFA 是小肝癌的另一种治疗方法，可在特定患者中长期存活[46-48]。RFA 包括在肿瘤内放置针状电极，并应用高频交流电加热周围组织

以产生坏死。最好的结果是在小于3cm的肿瘤中，这些肿瘤与大血管不相邻[69]，尽管2016年的一项结果分析显示，SBRT在≥2cm的病变中具有优越的LC。在3670例接受RFA治疗的患者中，死亡率为0.5%，并发症发生率为9%[71]。包膜下肿瘤和低分化肝细胞癌与针道播种有关。RFA与手术的比较研究一直没有定论。消融也可以通过微波、激光凝固、冷冻消融或酒精注射来完成。一项随机试验显示，与经皮注射乙醇相比，射频消融术局部进展率降低（2% vs. 11%），存活率提高（74% vs. 57%）[72]。冷冻消融术并发症较多，预后较差。微波和激光凝固的临床数据不断涌现[73]。一项比较RFA和MWA治疗原发性肝癌的Meta分析显示，尽管在治疗较大肿瘤时，MWA似乎改善了对RFA的局部肿瘤控制[49]。

由于肝细胞癌80%的血供来自肝动脉，而肝实质的血供主要来自门静脉，因此肝动脉导向治疗对肝细胞癌是有吸引力的选择。轻度栓塞有时被称为经动脉栓塞，和TACE是可以单独使用或与其他治疗相结合的栓塞疗法。他们需要将温和的或化疗洗脱珠注射到肝动脉的一个分支中。第三阶段研究显示，在没有血管受累的中期肝癌患者中，TACE与支持性治疗相比具有生存优势（2年OS，33% vs. 11%，主要发生在HBV51患者中；63% vs. 27%，主要发生在HCV患者中）[52]。无门静脉主支血栓形成的CP-A患者效果最好。如果毒性可以接受，TACE通常需要多种治疗，直到病变不再加重。2017年对TAE和TACE进行的Meta分析显示，TAE与TACE在疗效上没有差异，但TACE的毒性增加[74]。一项对101名患者进行的随机研究比较了阿霉素–TACE和单独使用微球（TAE），发现在无进展存活率（HR=1.36；95%CI 0.91～2.05）或OS（HR=1.11；95%CI 0.71～1.76）方面没有差异[75]。鉴于这些结果，化疗成分除了成本和不良反应之外是否还会增加其他任何作用都是值得怀疑的。然而，考虑到这项研究的样本量很小，以及最近药物洗脱微珠的改进（这使得局部化疗的输送速度更慢），TACE通常仍然是治疗的标准。

关于SIRT（有时称为经动脉放射栓塞术）的疗效有了新的经验。SIRT包括通过肝动脉输送放射性粒子（主要是^{90}Y标记的微球）。一旦微球滞留在肿瘤附近，有限透过率的β辐射就会杀死癌细胞，而对正常肝脏几乎没有损害[76]。接受^{90}Y SIRT治疗的291名患者的单机构前瞻性系列研究显示，缓解率为42%～57%，中位进展时间为7.9个月，CP-B患者和有癌栓的患者预后较差[77]。

回顾性研究发现，与TACE[78-80]相比，SIRT的OS有可比性或改善，一项随机的Ⅱ期试验报道说，

SIRT后进展的中位时间更长（>26个月 vs. 6.8个月），但存活率没有差异[81]。SARAH Ⅲ期试验随机选择了459名TACE后进展性疾病的患者接受SIRT或索拉非尼治疗[82]。大多数患者有血管受累。存活率没有差异（HR=1.15；95%CI 0.94～1.41）；然而，在SIRT后，生活质量全球健康状况子评分有所改善。SIRveNIB（选择性内放射治疗与索拉非尼）研究也报道了类似的结果[83]。

这些局部治疗的一个常见的短暂并发症是栓塞后综合征（PES）或消融后综合征（PAS）。经皮消融治疗后1/3的患者发生PAS，栓塞治疗后高达50%～87%的患者发生PES[84, 85]。这些症状的包括腹痛、恶心、发热、疲劳和肝酶水平升高。PAS和PES可延长治疗后住院时间或导致程序出院后再次住院。罕见的并发症包括肝衰竭加重、肝脓肿、消化道出血和胆管损伤。

9. 肝细胞癌的放射治疗　尽管放疗在历史上并未被接受为局部晚期肝癌的标准治疗方法，但多项前瞻性临床试验表明，肝癌是一种放射敏感性肿瘤。RT应该被认为是特定患者的确定性或序贯治疗，特别是在其他局部治疗不可行的情况下。挑战是在不引起肝脏毒性的情况下提供足够的剂量来控制肿瘤。肝细胞癌倾向于局限于肝脏，并经常侵犯门静脉，这为局部治疗（如RT）提供了理论基础。

密歇根大学的研究小组首次表明，杀瘤剂量可用于局部不能切除的肝癌，剂量基于备用肝脏的体积或正常组织并发症概率（NTCP）的估计[86-89]。用药剂量为40～90Gy（中位数60.75Gy），每次1.5Gy，每天2次，肝动脉氟尿嘧啶（一种嘧啶类抗代谢药，转化为氟尿嘧啶）[35]。无门静脉侵犯的不能切除肝癌患者的1年LC和生存率分别为81%和57%[89]。

10. 放射治疗是一种决定性的治疗方法　在放射治疗模拟、治疗计划和图像引导下的传送（称为SBRT）方面的现代进展使得可以安全有效地将消融性剂量的辐射传送到肝脏。SBRT治疗肝癌已有20多年的成功经验。许多前瞻性的Ⅰ～Ⅱ期试验表明，SBRT耐受性良好，LC（78%～100%，1年）和相对较好的存活率。SBRT可以有效地用于早期和局部晚期HCC，如表56-3中4个更大的基于光子的SBRT前瞻性试验所示。

Kang等[90]报道了47例TACE术后抢救性SBRT的Ⅱ期研究。本试验多为早期肝癌，CP-A（87%）伴有小肿瘤（中位直径2.9cm）和11%的血管受累。肿瘤放疗42～60Gy，分3次进行。2年LC为95%，2年OS为69%。

Lasley等[91]报道了一项Ⅰ～Ⅱ期试验，59名患者接受SBRT治疗，主要是中期肝癌。64%的患者为

表 56-3 肝细胞癌放射治疗的前瞻性临床试验

	患者例数（病变数）	CP 等级	剂量 / 分割	肿瘤大小（中位不明显）	VI/TVT	LC	生存（中位和 OS）	毒性ᵃ（累积≥3级和 CP 衰退）
光子试验								
Kang 等[90] 2008—2011 年	47（56）	A（87%） B（13%）	42~60Gy/3fx	2.9cm	11%	2 年 95%，通过 mRECIST	NR 17 个月 2 年 69%	30% 13%CP 等级进展
Bujold 等[55] 2004—2010 年	102	A（100%）	24~54Gy/6fx 中位，36Gy/6fx	7.2cm	55%	1 年 87%，通过 RECIST	17 个月 1 年 55%	36%（7 例患者 5 级，包括 2 例严重的 TVT 进展） 29% CP 等级进展，3 个月 6% CP 等级进展，12 个月
Lasley 等[91] 2005—2012 年	59（65）	A（64%） B（36%）	CP-A 36~48Gy/3fx 中位，48Gy/3fx CP-B 40~55Gy/5fx 中位，55Gy/5fx	最大直径 6cm	20%	CP-A 3 年 91% CP-B 3 年 82%，通过 mRECIST	CP-A 44.8 个月 1 年 94% 2 年 72% 3 年 61% CP-B 17 个月 1 年 57% 2 年 33% 3 年 26%	11% CP-A 38% CP-B 14% RILD（只有 CP-B） CP-A 13% 暂时进展为 CP-B 42% 进展为 CP-B 8% 进展为 CP-C CP-B 14% 暂时进展为 CP-C 33% 进展为 CP-C
Takeda 等[50] 2007—2012 年	90	A（91%） B（8%）	35~40Gy/5fx 中位，40Gy/5fx	≤4cm	NR	3 年 96%，通过 mRECIST	54.7 个月 3 年 67%	8% 5% CP 评分进展为 2 分
质子试验								
Fukumitsu 等[92] 2001—2004 年	51	A（80%） B（20%）	66GyE/10fx	2.8cm	NR	1 年 100% 2~3 年 96% 4 年 94% 通过 WHO 标准	34 个月 3 年 49% 5 年 39%	NR（8% 减少到＞1 级） 约 16%CP 等级进展（A~B）

（续表）

	患者例数（病变数）	CP 等级	剂量/分割	肿瘤大小（中位不明显）	VI/TVT	LC	生存（中位和 OS）	毒性ᵃ（累积≥3 级和 CP 衰退）
Bush 等[93] 1998—2006 年	76	A（29%） B（47%） C（24%）	63GyE/15fx	平均直径 5.5cm	5%	5 年 80%，通过 RECIST 或 AFP 升高，在治疗区外没有放射性进展	14 个月 1 年ᵇ 60% 2 年 27% 3 年 11%	0% 无 RILD
Hong 等[94] 2009—2015 年	83ᶜ 44-HCC（58）	A（73%） B（21%） 没有肝硬化（7%）	15.1~67.5GyE/15fx 中位，58GyE/15fx	5.0cm	30%	2 年 94%，通过 RECIST	50 个月 1 年 77% 2 年 63%	6% 4% 等级进展（A~B）
碳离子试验								
Kasuya 等[95] 1997—2003 年	124（133）	A（77%） B（23%）	48~69.6GyE/4~12fx 中位，52.8GyE/4fx	4.0cm	17%	1 年 95% 3 年 91% 5 年 90% 通过 mRECIST	35.4 个月 1 年 90% 3 年 50% 5 年 25%	20% 33% CP 评分进展，3 个月 25% 评分进展，6 个月

a. 已报道毒性计算为总体≥3 级毒性。报道的所有累积≥3 级毒性除以试验中的患者例数。因此，它们可能表现为同一患者的多重 3 级毒性反应。

b. 移植的患者 1 年，2 年和 3 年生存率分别为 94%，88% 和 70%

c. Hong 包括 39 例 IHCC 患者。毒性是根据试验中的所有患者（n=83）计算的；其他报道的值仅来自 HCC 患者

AFP. 甲胎蛋白; CP.Child-Pugh; fx. 次; GyE. Gy 当量; HCC. 肝细胞癌; IHCC. 肝内胆管癌; LC. 局部控制; mRECIST. 实体肿瘤反应评估标准修订版; NR. 未报告; OS. 总生存期; RILD. 放射性肝病; TVT. 肿瘤血管血栓; VI. 血管侵袭

CP-A，肿瘤最大直径为 6cm，20% 的患者有血管受累。剂量分层，CP-A 的中位剂量为 48Gy/3 次，CP-B 的中位剂量为 55Gy/5 次。CP-A 和 CP-B 的 1 年 LC 分别为 91% 和 82%，1 年 OS 分别为 94% 和 57%。值得注意的是，14% 的 CP-B 患者患有放射性肝病（RILD）。

Bujold 等[55] 报道了 102 例中晚期肝癌的 I～II 期序贯试验。所有患者均为 CP-A 级，但中位直径为 7.2cm，超过一半（55%）的患者有血管受累。中位剂量为 36Gy，分 6 次照射。1 年 LC 为 87%，1 年 OS 为 55%。7 例患者出现 5 级毒性反应，其中 5 例患者发生肝衰竭。

Takeda 等[50] 报道了一项针对 90 名早期肝癌患者的 II 期试验。其中 91% 为 CP-A，肿瘤≤4cm。中位剂量为 40Gy，分 5 次照射。3 年 LC 为 96%，3 年 OS 为 67%。

四项带电粒子疗法的前瞻性试验除去未得到改善的部分获得了类似的结果，Fukumitsu 等[92] 报道了对 51 名早期肝癌患者进行的基于质子的疗效和安全性试验。CP-A 占 80%，中位直径 2.8cm。剂量为 66Gy 当量（GyE），分 10 次进行。3 年 LC 为 96%，3 年 OS 为 49%。

Bush 等[93] 报道了一项对 76 名中晚期患者进行质子治疗的 II 期研究。所有 CP 类均包括在内，29% 为 CP-A 级，47% 为 CP-B 级，24% 为 CP-C 级。肿瘤平均直径 5.5cm，5% 有血管受累。患者用 63GyE 分 15 次治疗。5 年 LC 为 80%；然而，非移植患者的 3 年 OS 仅为 11%。

Hong 等[94] 报道了一项多机构的 II 期研究，研究对象为 83 名接受质子治疗的肝脏恶性肿瘤患者（44 名肝癌患者），其中大部分是中期患者。CP-A 型 73 例，肿瘤中位大小为 5.0cm，30% 有血管受累。15 次的中位剂量为 58GyE。2 年 LC 为 94%，2 年 OS 为 63%。

Kasuya 等[95] 报道了对 124 例接受碳离子治疗的早、中期肝癌患者进行的 I/II 期序贯研究。大多数（77%）是 CP-A，肿瘤的中位大小为 4.0cm，17% 的肿瘤有血管受累。中位剂量为 52.8GyE，分 4 组。5 年 LC 为 90%，5 年 OS 为 25%。

到目前为止，还没有随机临床试验直接将 SBRT 与其他局部治疗进行比较；然而，多个第二阶段到第三阶段的试验正在进行中。来自密歇根州的一项单机构 II 期试验（NCT03168152）比较了 SBRT 和 MWA，目标是 100 名患者，主要终点不受局部进展的影响[96]。Proven-HCC（NCT03402607）是一项多机构的第二期退伍军人事务研究[97]，旨在确定 90 名非手术患者之间的生活质量差异，这些患者被随机分为 SBRT（50Gy/5 或 10 次）或 MWA（50Gy/5 或 10 次）。主要终点是 1 个月时生活质量较基线的变化。TRENDY 是一项第二阶段的多中心国际研究（NCT02470533）[98]，将 SBRT 和 TACE 与药物洗脱微珠（TACE-DEB）进行比较，计划为 100 名主要终点为 4 年进展时间的患者使用。一项第三阶段多中心试验（NCT02323360）[99] 计划比较 SBRT（分 3～6 次）与 TACE 不完全有效后附加 TACE 的疗效，80 名患者计划以 LC 为主要终点。最后，斯坦福大学（NCT02762266）[100] 的一项第三阶段研究试图将 SBRT（分 3～5 次）与以前接受 TACE 治疗的地区的持续性、进展性或复发性疾病的额外 TACE 进行比较。目标是 160 名患者，主要终点是摆脱局部进展。

11. 放射治疗结合其他局部疗法 局部治疗，如经皮和栓塞术，通常与放疗相结合，以改善对肿瘤的控制，或用于复发或残留疾病。最常见的组合是 TACE 和放射治疗。2009 年对 17 项研究和 1476 名患者进行的 Meta 分析发现，与单纯接受 TACE 治疗的患者相比，接受 TACE 加 RT 治疗的患者存活率有所提高（OR=2.23；95%CI 1.76～2.83）[101]。TACE 术后 1～2 个月序贯 SBRT 的先导性研究显示，1 年 LC 为 96%，1 年 OS 为 93%[102]。一项 2018 年的随机试验在 90 名没有门静脉主干受累的患者中比较了 TACE+RT（中位剂量，每次 2.5～3.0Gy，40Gy）和索拉非尼（Sorafenib）。所有患者均为 CP-A 级，肿瘤平均大小为 9.7cm。放射学缓解率（33.3% vs. 2.2%）、中位进展时间（31.0 周 vs. 11.7 周）和 OS（55.0 周 vs. 43.0 周）均显著改善，尽管 90% 的患者接受了索拉非尼的 TACE 和 RT 治疗。这些都是有趣的结果，证明了 RT 的有效性；然而，考虑到样本量较小，验证性第三阶段试验是有必要的。

同步应用索拉非尼的放疗 I 期剂量递增试验评估了 16 名可评估的患者的治疗耐受性。在 2 个索拉非尼剂量下测试辐照肝脏体积（高或低 Veff 值，定义为与相同的辐射毒性风险相关的非辐照正常肝脏的有效体积）。肝功能恶化与 Veff 有关（高 Veff 显示 CP 级下降 50%），胃肠道毒性与 Veff 和索拉非尼剂量有关。这项研究得出结论，同时使用索拉非尼和 SBRT 会导致显著的毒性，因此，不推荐在临床试验之外使用[103]。

序贯 SBRT 和索拉非尼正在进行第三阶段研究，比较索拉非尼单一疗法和 SBRT，然后减量索拉非尼（NCT01730937，RTOG1112）。应计目标是 368 名患者随机接受每天索拉非尼或 SBRT（27.5～50.0Gy，分 5 次）治疗，然后每天接受索拉非尼治疗。主要终点是 OS。

12. 全身治疗 索拉非尼是一种口服多激酶抑制药，对 Raf-1、B-Raf、VEGFR2、DGFR、c-kit 和其他酪氨酸激酶具有活性。索拉非尼可提高不适合 TACE 治疗的晚期肝癌患者的存活率。在对 602 名患者进行的

SHARP（索拉非尼肝细胞癌评估随机方案）试验中，随机服用索拉非尼的患者的中位存活率（10.7 个月 vs. 7.9 个月）和进展时间（5.5 个月 vs. 2.8 个月）显著提高[57]。不良反应（包括腹泻、手足皮肤反应和体重减轻）是可以忍受的。另一项来自亚洲的随机试验报道说，使用索拉非尼可以改善患者的中位生存期（4.2 个月 vs. 6.5 个月）。另一种多激酶抑制药[104] Lenvatinib 在 954 例不能切除的 HCC 患者的随机试验中被发现不逊于索拉非尼（HR=0.92；95%CI 0.79～1.06）[58]。在第三阶段随机安慰剂对照试验中，服用索拉非尼的肝癌患者的存活率显著提高（10.6 个月 vs. 7.8 个月）[105]。

传统的细胞毒性化疗通常与高应答率无关，一直被认为对肝癌患者有毒性[106, 107]。多柔比星具有抗肝癌活性，并参与了一项比较索拉非尼和索拉非尼加多柔比星的Ⅲ期研究。当 346 名患者在中期分析时达到无效性界限时，该研究在应计后停止。联合用药组的 OS 无明显差异（HR=1.06；95%CI 0.8～1.4），毒性较高（37.8% vs. 8.1%）[108]。

在对 262 名接受 Nivolumab 治疗的患者进行了一项Ⅰ～Ⅱ期试验后，免疫疗法的作用仍然是一个积极研究的领域。试验结果显示，使用 Nivolumab 治疗的 262 名患者的安全性可控，客观应答率为 15%～20%[109]。在剂量递增阶段，中位应答持续时间高达 17 个月，这给了持续应答可能的希望。服用索拉非尼进展的非病毒性肝炎患者的中位 OS 为 13.2 个月，其他患者组未达到。一线试验中的 Nivolumab 的第三阶段随机试验正在进行中（NCT02576509）。来自芝加哥大学（NCT03203304）[111]的一项Ⅰ期试验试图比较 50 名肝癌患者使用或不使用 Ipilimumab 后的 SBRT 和 Nivolumab 与不良事件的主要终点。多伦多大学（NCT03316872）的一项Ⅱ期试验也在进行中，该试验评估了 Pembrolizumab 和 5 组分 SBRT 在 30 名 HCC 患者中的联合应用[112]。

三、肝内胆管细胞癌

胆管癌包括所有的胆管上皮恶性肿瘤，分为肝内或肝外。肝内肝癌是一种肝内恶性肿瘤，起源于次级胆管分支近端肝实质内的外周胆管。

（一）流行病学和病原学

1973—2012 年，IHCC 的发病率一直在以每年 2.3% 的速度上升[113]。部分原因可能是肝门部胆管癌（Klatkin 肿瘤）被误认为 IHCC 而不是 EHCC。人们还认为，现代诊断（成像、分子和病理测试）提高了对先前被误诊的未知原发癌症的正确分类。IHCC 在东南亚比世界其他地区更常见，可能是因为该地区肝吸虫的发病率较高。胆管癌发生的危险因素包括肝吸虫感染、肝胆管结石、胆总管囊肿和二氧化钍暴露[116]。原发性硬化性胆管炎是西方最常见的危险因素，终生风险为 5%～10%[117]。IHCC 的发生与 HBV 和 HCV 感染及肝硬化有关[118]。胆管癌的其他危险因素包括独立于 PSC 的炎症性肠病、吸烟、饮酒、脂肪肝和糖尿病[116]。胆石症不再被认为与胆管癌风险增加有关[119]。

（二）预防和及早发现

高危地区胆管癌的潜在预防策略包括肝吸虫感染的预防和治疗计划[120]，针对 HBV 感染的疫苗接种[121]和改变饮食因素，包括减少酒精、发酵肉类和生鱼食用，以及增加水果和蔬菜的食用[122]。在普通人群中尚无明确的胆管癌筛查或早期检测方法。在 PSC 风险增加的患者中，采用了血清 CA19-9 和横断面肝脏成像的筛查策略[123]。CA19-9 水平 >20U/ml 或肝脏显像异常的患者可进行细胞学刷检、数字影像分析（DIA）和荧光原位杂交（FISH）分析，以便早期发现。初步数据表明，异倍体和异倍体联合检测 FISH 的敏感性为 50%～64%，特异性为 100%，阳性预测值为 100%[123]。

（三）生物学特性和分子生物学

炎症似乎是胆管癌发病的一个重要因素。炎症信号通路与 DNA 损伤、抑制细胞凋亡和促进细胞增殖有关[116]。恶性表型的发生与肿瘤间质中促炎细胞因子的过度表达和上皮中 HER2 信号的上调有关。18 种表观遗传因素，包括启动子区高甲基化和 microRNA 异常，与胆管癌的发生有关[116]。发育心理通路的调节异常 - 包括 Notch 信号、Hedgehog 信号和 Wnt 信号，可能在胆管癌的发生中起作用[116]。FGFR 突变在高达 14% 的 IHCC[124] 中被发现，并可能与更好的预后相关。

对 IHCC 样本的分子分析表明，存在两种不同类型的 IHCC，结果不同。更有利的炎症类型表现为炎症信号通路的激活、细胞因子的过度表达和 STAT3 的激活。预后较差的增殖分级以 RAS、MAPK 和 MET 等致癌信号通路激活为特征[125]。异柠檬酸脱氢酶（IDH）1 和 2 点突变也与 IHCC 相关，可能代表一个新的治疗靶点[126]。

（四）病理和扩散途径

大多数胆管癌是产生黏液的腺癌，起源于胆道树的胆管细胞[117, 127]。IHCC 可根据宏观生长方式分为肿块型（最常见）、沿胆管浸润型和导管内型（可能有乳头状癌栓样或癌栓）[128]。胆管癌具有代表性地沿着胆道树直接扩散[129]。在 30%～50% 的患者中发现肿瘤累及囊性、肺门或腹腔淋巴结[5, 130]。远处转移（最常累及肝、肺或远处结节）的发生率约为 30%[129, 130]。

（五）临床表现、患者评估、分期、随访

1. 症状、体征和体检 起源部位可以改变肝癌患者的典型表现。IHCC 患者可出现类似于 HCC 的右上腹痛。然而，患者更有可能出现广泛疾病，广泛疾病通常出现的较晚，导致全身变化，如疲劳和体重减轻。IHCC 不太可能出现梗阻性黄疸，因为肿瘤部位很少延伸到胆总管。

体检包括完整的血细胞计数、肝功能检查（白蛋白、胆红素和凝血研究）、肝酶和类似于肝癌的常规生化（表 56-1）。血清 CA19-9 可作为 IHCC 的肿瘤标志物[116]。CEA 和 CA125 是特异性较低的肿瘤标志物，但它们也可能在 IHCC 的检测和监测中起作用[131]。

2. 放射学研究 肝内病变通常是偶然发现的，除非患者出现晚期疾病。三期 CT 和 MRI 仍是 IHCC 分型的主要影像手段。与肝癌不同，胆管癌通常表现为延迟强化。在横断面影像上，肿块可能无法显示，伴有导管扩张的胆管管径的细微变化可能是 IHCC 的唯一征象。肝内胆管扩张（伴或不伴肝萎缩）而无可辨认的肿块是非常可疑的 IHCC[132]。在 MRI 上，弥散加权成像外围高信号的"靶眼"表现相对于肝细胞癌更有利于胆管癌。

磁共振胰胆管成像是一种特殊类型的 MRI，用于创建详细的无创肝胆管图像；T_2 加权脉冲序列突出显示肝管内静止或缓慢运动的液体。除了无创外，MRCP 在确定胆管受累的位置和范围方面的准确率为 95%[133, 134]。对血管受累和肝实质侵犯的预测准确率为 70%～80%[135, 136]。

建议对胸部、腹部和骨盆进行 CT 检查，以排除肝外扩散。PET/CT 对胆管癌的诊断并不比增强 CT 扫描更好。这两种方法都不能很好地检测区域淋巴结转移[137]。细针吸取区域淋巴结的内镜超声对发现淋巴结转移的敏感性最高[138]。

3. 诊断、分期和随访 建立胆管癌的诊断可能是具有挑战性的，因为在手术切除之外可能很难获得组织确认。临床情况正确的可疑肿块应视为恶性。不推荐对原发肿瘤进行腹膜细针抽吸，因为有可能种植肿瘤[139]，并可能排除随后进行肝移植的可能性。第 8 版 AJCC 分期手册根据大小、血管侵犯、多灶性和局部肿瘤范围对 IHCC 进行分期（表 56-2）[39]。分期腹腔镜检查应在计划切除和（或）移植前考虑。

在 IHCC 手术和（或）局部治疗后，建议每 6 个月进行一次成像，持续 2 年，然后每年进行一次成像，最多持续 5 年。没有证据证明频繁的复查是合理的。

（六）原发性治疗

对于可切除的肝癌患者，肿瘤切除加淋巴结切除术是首选的治疗方法，但只有不到 20% 的患者可以选择切除，通常是根据肝脏受累度的不同。在切除的患者中，超过 60% 的人复发，最常见发生在残余肝脏[140, 141]。完全切除（R_0）可预测生存率，但切缘阳性是常见的。所有患者切除后的 5 年 OS 为 17%～40%，R_0 患者为 44%～63%，中位生存期约为 3 年[140, 141]。除了切缘状态外，其他预测生存的因素包括区域淋巴结转移、肝脏多发性肿瘤、肿瘤直径大于 5cm 和肝硬化。由于高复发率和 5 年 OS 仅为 20%～30%，肝移植治疗 IHCC 并不标准[143]；移植只能在早期肝细胞癌临床试验的背景下进行。新辅助治疗的策略与化疗和局部治疗 TACE 或 SBRT 移植前正在研究[143]。IHCC 的治疗流程如图 56-3 所示。

（七）辅助化疗

BILCAP 随机试验是第一个显示辅助化疗有生存优势的研究[144]。首次报道于 2017 年，这项研究纳入了 447 例切除的胆管癌（IHCC 或 EHCC）和 GBCA 患者，随机接受 8 个周期的辅助卡培他滨治疗或观察。中位总生存期有所改善（根据方案分析，53 个月 vs. 36 个月；HR=0.75；95%CI 0.58～0.97）。该治疗的耐受性相对较好，3～4 级毒性，低于预期。

这与一项对 6712 名胆道癌患者（原发性肝癌、原发性肝癌和原发性胆道癌）的回顾性 Meta 分析结果一致，显示任何辅助治疗都比单纯手术更有收益（OR=0.74；95%CI 0.55～1.01）。与单纯放疗相比，辅助化疗或 CRT 有更大的益处（化疗 OR=0.39；95%CI 0.23～0.66，CRT OR=0.61；95%CI 0.38～0.99）。淋巴结阳性患者获益最大（OR=0.49；95%CI 0.30～0.80）和边缘阳性（R_1）疾病（OR=0.36；95%CI 0.19～0.68）[145]。表 56-3 显示了现有的更大的回顾性研究，没有一个只关注 IHCC。

（八）局部晚期疾病和缓解

根据 Valle 等报道的 410 例不能切除或转移性胆管癌、胆囊癌或壶腹癌患者的随机临床试验，吉西他滨联合顺铂是标准的治疗方案，对于单药吉西他滨的中位生存期（12 个月 vs. 8 个月）和无进展生存期（8 个月 vs. 5 个月）联合治疗效果显著。

对于那些不能切除的 IHCC 患者，已经研究了许多局部治疗方法。在几个系列中，TACE 与 12～15 个月的中位生存期相关[147]。^{90}Y SIRT 具有可耐受，85% 的患者部分缓解或病情稳定，中位生存期为 22 个月。在

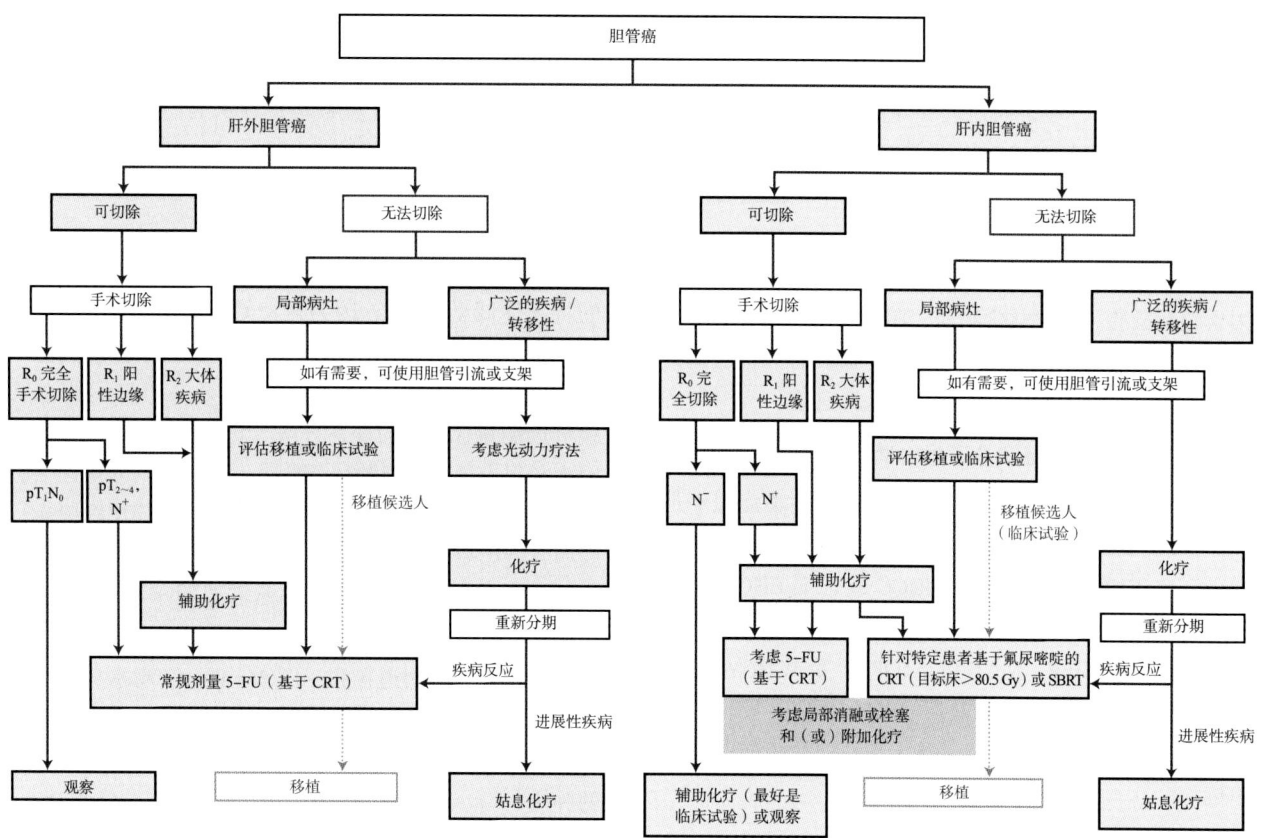

▲ 图 56-3　胆管癌的治疗流程

5-FU. 氟尿嘧啶；BED. 生物有效剂量；CRT. 放化疗；N⁻. 区域淋巴结阴性；N⁺. 区域淋巴结阳性；RT. 放疗；SBRT. 立体定向体部放疗

小范围的 13 例患者中，直径小于 5cm 的 IHCC 患者[148] RFA 与 39 个月的中位生存期和 15% 的 5 年生存期相关[149]。另一个小系列发现 RFA 对大于 4cm 的肿瘤无效，但对小于 3.4cm 的肿瘤在技术上是成功的，5 年存活率为 83%[150]。

使用 SBRT 治疗 IHCC 的初步报道表明，该疗法耐受性良好，LC 率超过 50%，中位生存期为 11～15 个月。剂量为 24～60Gy，分 3～6 次进行[151, 152]。对 79 例 IHCC 患者的回顾性研究发现，辐射剂量是 LC 和 OS 最重要的预后因素。接受 BEED 超过 80.5Gy 的患者的存活率显著高于接受较低剂量的患者（73% vs. 38% 的 3 年 OS），LC 的存活率也显著高于接受较低剂量的患者（78% vs. 45%）[153]。BED 组的中位剂量为 67.5Gy，分 15 个组分，均大于 80.5Gy 组。Hong 等质子疗法的研究[94] 也使用了 15 次治疗方案，中位剂量为 58GyE。在本研究中的 37 例 IHCC 患者中，2 年 LC 为 94%，2 年 OS 为 47%。3 级毒性仅为 8%。

一项正在进行的 NRG 第三阶段临床试验（NCT02200042）试图评估 182 名局部晚期、无法切除的 IHCC 患者在新辅助吉西他滨 / 顺铂治疗后局部放疗的作用。患者将接受 3 个周期的前期吉西他滨 / 顺铂治疗，假设没有进展，将随机接受额外的化疗或局部放疗（37.5～67.5Gy，分 5 次）。主要研究终点是 OS。

四、胆囊及肝外胆管癌

其根据其相对于二级胆管的解剖位置进行分类。它们包括胆道远端恶性肿瘤的近端（肝门周围区域，包括右、左和胆总管），代表了胆管癌的大多数。尽管生物学不同，原发性胆囊癌通常被归类为 EHCC。它们是所有胆道癌中最常见的。

（一）流行病学、病因学和预防：胆囊癌 / 肝外胆管癌

全球范围内 GBCA 和 EHCC 存在显著差异。尽管全球总体呈下降趋势，但高收入国家的确诊病例正在增加，这可能与不断增加的体重指数相适应[154]。在东北欧洲，GBCA 的发病率比美国高 20 倍以上，在智利也很常见[155]。EHCC 的发病率相当一致。一半的胆管癌发生于肝门周围区（Klatskin 肿瘤）[130]。EHCC 的男性 / 女性频率大致相等，没有特定的种族相关性。

GBCA 的传统危险因素是女性和慢性胆石症[155]。

钙化（"瓷胆囊"）是持续炎症循环的结果，钙化的胆囊中有 1/5 存在癌症 [156]。GBCA 在女性中的发生率是男性的 2~6 倍，显著的地理变异性与胆石症的患病率相关 [157]。虽然超过 2/3 的患者 GBCA 胆石症，只有 1%~3% 的患者胆石症将导致 GBCA [158]。在胆石症患者中，伤寒携带者状态、吸烟、大量摄入油炸食品和绿叶蔬菜、糖尿病与胆囊癌有关 [159, 160]。其他报道的危险因素包括肥胖、接触化学物质、胆囊疾病家族史和生育因素，包括胎次增加和更小的初潮年龄。有混合的证据表明预防性胆囊切除术可能对高危人群有益。

（二）生物学特征和分子生物学

胆囊癌 / 肝外胆管癌胆结石导致的慢性炎症似乎是癌症发病机制的一个促成因素。KRAS 突变与不良预后相关，在 EHCC 肝门部位比 IHCC 或远端 EHCC 更常见 [116, 163]。EHCC 标本的基因组谱分析表明，以 HER2 上调、ERBB3、EGFR、MET 和 mTOR 频繁共激活为特征的不良预后组。13% 的晚期 GBCA 中发现 HER2/neu 过表达 [164]。这些患者可能受益于靶向治疗，如曲妥珠单抗。

（三）扩散型胆囊癌的病理及发病途径

超过 98% 的 GBCA 是腺癌，2/3 是中分化或低分化。少见的组织学类型包括鳞状细胞癌、腺鳞癌、类癌、胃肠道间质瘤和小细胞癌 [165]。大多数胆囊癌是在炎症和相关的胃型或肠型化生的背景下发生的，这些化生发展为不典型增生，然后发展为癌症 [166]。从腺瘤到腺癌的转化也发生在胆囊，但只有不到 1% 的病例发生 [165]。

GBCA 的肉眼表现可以是局限性的结节状生长，也可以是累及整个器官 [22]。组织学分级和血管侵犯均有预后价值。乳头状腺癌是一种变异的组织学类型，约占病例总数的 5%，其预后明显好于更常见的类型 [167]。黏液癌是腺癌的另一种变异型，约占 5%，并伴有胆囊穿孔 [22]。肝脏侵犯是常见的，可通过直接通过胆囊薄壁和单一肌层扩散，或通过沿门静脉的淋巴扩散而发生。在接受病理淋巴结评估的接受手术治疗的患者中，发现 [168] 扩散到区域淋巴结，包括囊性淋巴结、胆总管周围淋巴结、肺门淋巴结、肝总淋巴结、胰十二指肠淋巴结和腹腔淋巴结 [169-171]。高达 80% 的 T$_{3~4}$ 患者会有区域淋巴结受累 [171]。大约 40% 的 GBCA 患者存在远处的化生疾病，最常见的累及肝脏或腹膜 [172]。尽管胆囊切除术在治疗胆石症方面的应用有所增加，但出现晚期疾病的患者比例并没有下降 173。

（四）临床表现、患者评价、分期及随访

1. 胆囊癌 / 肝外胆管癌症状和体征 EHCC 或 GBCA 患者通常为黄疸，检查时可出现肝大或右上象限压痛。虽然可以摸到肿块，但在开腹和胆囊切除术前，人们通常认为 GBCA 患者是良性疾病。以其命名的症状包括脐周淋巴结病（Sister Mary Joseph nodes）、左锁骨上淋巴结病（Virchow 淋巴结）和骨盆播散引起的直肠指诊可触及的肿块。

2. 实验室和放射学研究 血清 CA19-9 对于 EHCC 的特异性低于 IHCC，因为血清 CA19-9 水平会受到胆汁淤积和胆管炎的影响 [116]。否则，实验室检查类似于 HCC/IHCC（表 56-1）。US 可能是第一个显示胆总管狭窄近端导管扩张的评估方法。它很少用于 GBCA [174]，因为它很少显示胆囊肿块 / 增厚。推荐 MRCP 来评估胆道树受累的位置和程度。MRCP 实际上可能比内镜逆行胰胆管造影更准确地评估病变近端胆管。然而，如果需要胆道支架置入术，ERCP 仍然需要用于治疗性减压。EHCC 在胆道造影上的通常表现是受累部位出现狭窄，并伴有狭窄近端胆道扩张（图 56-4）。肿瘤本身可沿胆道延伸一段距离。腹部的 US、CT 和 MR 影像通常只显示肝内胆道扩张（伴或不伴肝萎缩），但没有可识别的肿块 [132]。一个特别困难的区域是区分胆管癌和 PSC，后者通常表现为弥漫性、斑片状而不是局灶性胆道狭窄 [175]。

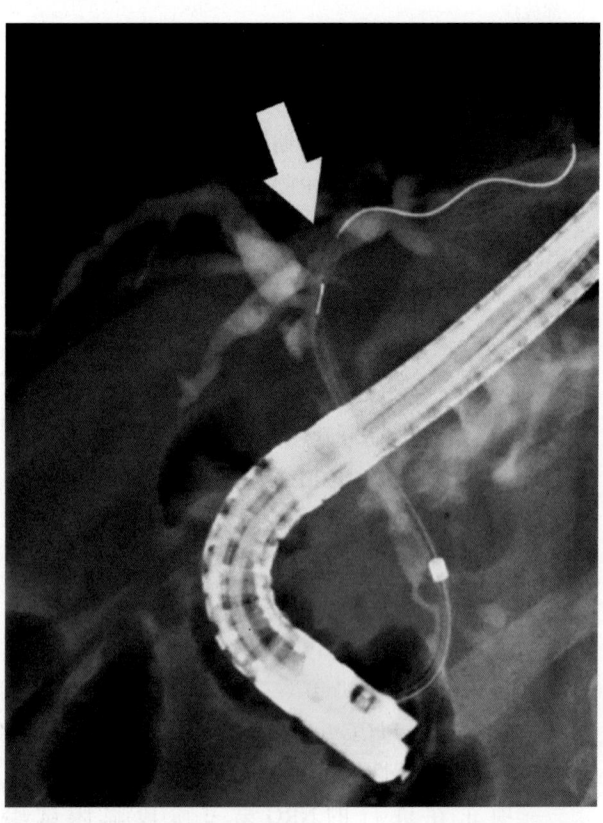

▲ 图 56-4 以原发性硬化性胆管炎为背景的肝内胆管癌患者的内镜逆行胰胆管造影。透视成像显示肝内胆管树扩张。肝左管狭窄正在用球囊导管扩张（箭）

建议胸部、腹部和骨盆进行 CT 扫描。PET/CT 敏感不如多相肝脏 CT 或 MR 评估肝肿瘤的程度，但它可能与 CT、MR、MRCP 检查互补，特别是对溃疡性肿瘤（肿瘤位于肝左管、肝右管）的融合并评估 GBCA 隐匿性淋巴结转移。CT 扫描是术后评估残留和转移疾病的首选影像学方式。

3. 诊断、分期和随访 由于胆管门部胆管癌具有促纤维增生的性质，并且内镜下刷牙所获得的细胞数量很少，因此诊断胆管门部癌是很困难的。传统的剥脱细胞学或刷状细胞学的检测灵敏度约为 50%[176]。在 FISH 上发现多体是特异性的恶性肿瘤，阳性预测值接近 100%[177, 178]。在 FISH 上发现多体是特异性的恶性肿瘤，阳性预测值接近 100%[127]。内镜下超声检查对于疑似肝门部胆管癌的患者可能是有用的，但是由于肿瘤播散的风险，不建议经腹膜细针穿刺肿瘤[139]。GBCA 通常是在假定为胆囊炎的简单胆囊切除术后偶然诊断出来的。

第 8 版 AJCC 分期手册分为 GBCA 和 EHCC，对近端和远端病变有独特的分期表。GBCA 和 EHCC 肿瘤的分期主要是基于胆囊或胆管浸润程度的手术分期。此外，EHCC 还可以被 Bismut-Corlette 系统分类，该系统提供了肿瘤的位置和在胆道树的纵向延伸的解剖学描述。Bismut-Corlette 系统为外科肿瘤学家提供了一个实用的评估，以获得预期的范围的肝脏可能需要进行肿瘤切除术。Ⅰ 型病变直接累及总肝管汇合处以下；Ⅱ 型肿瘤累及冠心病，并延伸至汇合点，但未超过；ⅢA 或 Ⅲ B 型肿块累及 CHD，并延伸至主要的肝右或左肝管；Ⅳ 型肿瘤累及冠心病，并延伸至汇合处，累及左、右肝管。对 Bismut-Corlette 分类的回顾性评估发现，总体准确性相当差（在术后系列中为 48%），根据手术结果，高估和低估大致相等。

在 GBCA 或 EHCC 手术和（或）局部治疗后，建议每 6 个月进行一次影像学检查，持续 2 年，然后每年进行一次，最长 5 年。对于 GBCA，如果这些肿瘤标志物在诊断时升高，定期复查 CA19-9 和（或）CEA 可能是有用的。

（五）主要治疗：胆囊癌

完全手术切除是治疗 GBCA 的唯一有效方法。术前分期应考虑腹腔镜检查，以评估疾病的程度。不幸的是，大多数非偶然发现的 GBCA 是无法切除治愈的[180, 181]。即使手术是出于治疗目的，也只有一半的病例可以切除 R_0[182]。T_1 癌多为胆石症胆囊切除术后偶然发现[183]。T_{1a} 癌经单纯胆囊切除术后得到充分治疗，5 年生存率约为 60%[140]。扩大胆囊切除术，包括整块切除 2cm 肝缘和清扫 N_1 淋巴结，对 T_{1b} 癌患者可能是有益的[140, 183]。5 年 OS 可以从单纯胆囊切除术的 40% 增加到扩大胆囊切除术的 60%[140]。腹腔镜诊断偶发性 GBCA 可能需要切除肿瘤细胞种植部位，因为肿瘤细胞种植部位复发率为 10%~20%[183]。

对于 T_2 癌症患者，延长胆囊切除术可以提高生存率[173, 182, 183]。复发最重要的预后因素是淋巴结转移。大约一半的 T_2 癌有阳性结节，最常见的是胆总管周围和囊周结节，其次是门静脉、肝动脉和胰周结节。在 pT_2N_0 患者中[171, 184, 185]，5 年 OS 可能超过 50%，但在淋巴结阳性患者中下降到 20% 左右。仅根治性手术只能治愈一小部分 $T_{3~4}$ 或结节阳性的患者[180, 185, 186]。5 年 OS 对于 T_3N_0 或 $T_{1~2}N_1$ 疾病是 20%~25%，但对于 T_3N_1 或 T_4 疾病下降到不到 10%[170]。在 70%~80% 的 T_3 患者中发现个淋巴结转移[170, 171]。更广泛的手术（包括胰十二指肠切除术、右结肠切除术和肾切除术）的作用尚未确定。局部晚期疾病患者中有 19%~25% 的患者存在主动脉旁淋巴结转移[187]，但不需要行主动脉旁淋巴结切除术[188]。

（六）新辅助治疗：胆囊癌

考虑到 GBCA 的侵袭性，新辅助治疗有一个不断发展的范例，目标是提高完全切除率，尽管这需要在第三阶段试验中进行测试。对 40 例 GBCA 患者进行的一项小型研究发现，扩大胆囊切除术的肿瘤和淋巴结降期率较高（分别为 66.6% 和 83%）。40 例 GBCA 患者接受新辅助 CRT（45Gy+ 顺铂）联合吉西他滨加顺铂治疗临床阳性的腹主动脉旁淋巴结疾病，肿瘤和淋巴结降期率分别为 66.6% 和 83%。病理完全缓解率分别为 16.6% 和 83.3%，均为 R_0 级切除[189]。另一项对 28 例局部晚期 GBCA 的前瞻性初步研究表明，新辅助 CRT（45/57Gy，25 次同时加吉西他滨）是可耐受的，可产生 71% 的部分或完全放射学应答率。在这些患者中，56% 接受了 R_0 切除术，5 年 OS 为 47%（不能接受 R_0 切除的患者为 24%）[190]。局部晚期或淋巴结阳性的 GBCA 患者接受新辅助吉西他滨化疗的回顾性研究发现，76% 的患者部分缓解或病情稳定。14% 的患者有可能最终切除。那些能够接受明确切除的患者的 OS 显著改善（51 个月 vs. 11 个月）[191]。

（七）辅助治疗：胆囊癌

大多数患有 GBCA 的患者在接受治疗意向手术后会复发[192]。单纯胆囊切除术后，一篇文献综述报道说，在手术后 5 年内死亡的患者中，局部复发率为 86%[193]。虽然扩大胆囊切除术后孤立的局部复发不太常见，但局部复发可能接近 30%[192]。到目前为止，前面提到的

BILCAP 试验是唯一显示生存优势优于辅助化疗的一级证据[144]。

回顾性研究提示辅助 CRT 的益处。梅奥临床系列评估了 73 例接受根治性手术的患者，其中 25 例接受了术后 CRT（中位剂量为 50.4Gy/28 次，同时以氟尿嘧啶为基础的同步化疗）[194]。接受辅助治疗的患者具有较高的疾病分期。在多因素分析中，辅助性 CRT 可显著改善 OS（HR=0.3；95%CI 0.13～0.69）。根据监测、流行病学和最终结果，医疗保险数据库的参数生存模型构建的诺模图表明，T_2 和（或）N_1 疾病患者从辅助性 CRT 中获得生存益处[195]。

SWOGS0809 试验是为数不多的高质量预期第二阶段研究之一。它评估了辅助吉西他滨 / 卡培他滨，然后进行 CRT（45Gy，54.0～59.4Gy 肿瘤床加速，同时卡培他滨）对局部晚期 GBCA 和 EHCC 切除的作用[196]。患者对该方案耐受性良好，中位 OS 为 35 个月，R_0 和 R_1 切除的 2 年生存率分别为 67% 和 60%。

（八）主要治疗：肝外胆管癌

肝门部 EHCC 的治疗选择包括手术切除和新辅助 CRT，然后进行肝移植[116]。标准手术切除包括肝叶、胆管切除、区域淋巴结清扫、肝管空肠 Roux-en-Y 吻合术[116]。标准切除的对比性指征包括对侧或双侧血管包裹或延伸至二级胆管分支[116]。主要预后因素包括切缘和淋巴结状况。至少要评估 7 个淋巴结。在有治疗意向的患者中，有 20%～40% 的患者可以切除 R_0[197]。肝切除比单纯胆管切除更容易实现 R_0 切除[130, 198, 199]。1995 年，OS 在 R_0 切除后为 30%～40%，在 R_1 切除后为 10%～25%[130]（表明可能需要辅助治疗）。

远端胆管癌最好行胰十二指肠切除术[116]。在远端 EHCC 中，R_0 切除更为常见，切除率接近 80%[130]。淋巴结转移更常见于远端 EHCC，转移率高达 60%[130]。5 年 OS 为 20%～30%[130, 200-202]，但在淋巴结阴性行 R_0 切除的患者中可能超过 50%[203]。在切除的患者中，至少要评估 11 个淋巴结[197]。接受 R_0 切除的患者，肝门部和远端 EHCC 的存活率相似[201]。EHCC 的治疗算法如图 56-3 所示。

（九）新辅助放化疗加肝外胆管癌移植

鉴于肝门部 EHCC 的主要局部复发模式，肝移植已被研究为无法切除肿瘤的患者的一种治疗选择。单独移植的早期结果令人失望，复发率高达 84%，5 年 OS 为 25%～30%。有趣的是，大约一半的复发发生在同种异体肝移植中[204, 205]。基于梅奥医学中心评估 CRT 后装治疗的一个小病例系列[206]，开展了一项关于新辅助 CRT 和后装治疗后肝移植的先导性研究[207]。放疗包括 45Gy/1.5Gy，每天 2 次，同时加用 5-FU 或卡培他滨，后加 20～30Gy 的近距离放疗。Rea 等[208] 报道了第一批 125 名接受移植或切除的患者。移植组的疾病控制和存活率很好（5 年复发率为 12%，OS 为 82%），而切除组（5 年复发率为 58%，OS 为 21%）好于预期。随后来自包括梅奥医学中心在内的 287 名患者的 12 个移植中心的多中心报道发现，在 214 名成功移植的患者中，新辅助 CRT 后移植的 5 年存活率（意向）为 53%，无复发存活率为 65%[204]。肿瘤大于 3cm 的患者和接受腹膜活检的患者生存时间较短[204]。

包含这两个大型新辅助 EHCC 试验的结果，以及加州大学洛杉矶分校的一项规模较小的 IHCC/EHCC 混合试验，结果相似[219]。小病例系列仍在继续发表篇，巴黎正在进行一项随机临床试验，旨在评估 60 例肝门部胆管癌患者接受新辅助 CRT 后进行肝移植与肝切除术的比较（NCT02232932）。

（十）辅助治疗：肝外胆管癌

如前所述，BILCAP 试验显示 8 个周期的卡培他滨对存活率有好处[144]。局部复发是肝门部 EHCC 的主要复发模式，报道了超过 50% 的切除患者[192, 221, 222]，其中 60% 仅有局部复发[192]。尽管如此，评价佐剂 RT 作用的前瞻性数据很少。术后 CRT 的潜在指征包括不完全切除（R_2）、切缘阳性（R_1）和区域淋巴结转移。

几个回顾性系列（表 56-4）表明了辅助 RT 对生存有好处的可能性。最大的两项研究来自韩国。Kim[212] 回顾了 168 名 EHCC 患者，其中 115 人接受了辅助性 CRT 治疗。联合 5-FU 或卡培他滨治疗 25 次，中位剂量为 45Gy。5 年无瘤存活率为 31%，接受 CRT 的 5 年 OS 明显好于 CRT（37% vs. 28%）。Im[213] 回顾了 336 名 EHCC 患者，其中一半（n=168）接受了辅助治疗，要么是化疗，要么是 CRT，要么只接受 RT。联合 5-FU 或吉西他滨治疗的中位剂量为 50.4Gy。多因素分析显示，辅助化疗（HR=0.62；95%CI 0.44～0.89）和 CRT（HR=0.46；95%CI 0.28～0.77）有利于患者的生存。CRT 辅助治疗 EHCC 的唯一有前景的数据是前面提到的 SWOG 研究，具有良好的 2 年 OS 率[196]。

放射治疗不能切除的肝外胆管癌

目前还没有前瞻性研究来指导不能切除的 EHCC 的治疗。现有的回顾性研究往往是小的单机构病例系列，显示即使在积极的 CRT 治疗下，OS 也很差。Takamura 等[216] 报道了一项仅限 RT 的研究，在 20～50Gy 的近距离照射的情况下，分 25 次进行 50Gy 的放射治疗。1 年的 OS 为 50%，到第 5 年下降到 4%。Ben-David 等[218] 报道了 81 例胆道癌（其中 52 例不能切除或次全

表 56-4　放化疗治疗胆管癌的临床研究（肝内和肝外胆管癌）

研究	位置	研究	患者例数	剂量	化疗	局部控制率	疾病控制率	中位生存期	总生存率
新辅助疗法									
Hong 等[209] 加州大学洛杉矶分校 1985—2009 年	IHCC（65%） EHCC（35%）	回顾 移植或切除	57	40Gy/5fx（新辅助 SBRT）	辅助 5-FU 或 CAP 联合 OX、LCV 和（或）GEM	72% 三联治疗 0% 手术 50% 手术+辅助化疗	RR 移植后 3 年 61% 5 年 67% RR 切除后 3 年 94% 5 年 100%	切除后 24 个月 移植后 30 个月	IHCC 5 年 34% EHCC 5 年 29%
Rea 等[208] 梅奥医学中心 1993—2004 年	EHCC	回顾 计划移植或切除	125	45Gy、30fx 近距离推量 20~30Gy	CRT 5-FU 辅助 5-FU 或 CAP	42% pCR 移植	RR 移植后 1 年 0% 3 年 5% 5 年 12% RR 切除后 1 年 5% 2 年 44% 3 年 58%	—	移植 1 年 92% 3 年 82% 5 年 82% 切除 1 年 82% 3 年 48% 5 年 21%
Darwish Murad 等[204] 多中心（包括梅奥医学中心患者）1993—2010 年	EHCC	回顾 移植	287	范围 40~60Gy 近距离推量 9.9~60Gy	99% CRT 65% 辅助化疗	—	RFS 移植后 2 年 78% 5 年 65% 10 年 59%	6.2 年 a	ITT 2 年 68% 5 年 53% 10 年 42%
术后/辅助									
Nakeeb 等[210] Wisconson 1990—2001 年	IHCC（17%） EHCC（62%） GBCA（21%）	回顾	140	NR	—	—	—	—	1 年 CRT 58% 仅 RT 38% 仅化疗 50% 无 tx 30% 3 年 CRT 21% 仅 RT 8% 仅化疗 10% 无 tx 12%
Kim 等[211] Seoul, Korea 1995—2009 年	EHCC	回顾 R1 切除	86	中等剂量，45Gy 范围 40~56Gy	CRT 5-FU 或 CAP 67.4% 辅助化疗	34.9% LRR <54Gy 26% ≥54Gy 16%	<54Gy DM 27.8% DM+LRR 14.8% ≥54Gy DM 40.6% DM+LRR 3.1%	<54Gy，24 个月 ≥54Gy，41 个月	3 年 <54Gy 40% ≥54Gy 50%[a]

（续表）

	位 置	研 究	患者例数	剂 量	化 疗	局部控制率	疾病控制率	中位生存期	总生存率
Kim 等[212] Goyang, Korea 2001—2009 年	EHCC	回顾	186	中等剂量, 45Gy/25fx 范围 45.0~55.8Gy	CRT 5-FU 或 CAP	LRC 5 年 55%	DFS 5 年 31%	32 个月 CRT 36 个月 无 CRT 28 个月	5 年 34% CRT 37% 无 CRT 28%
Im 等[213] Seoul, Korea 2001—2010 年	EHCC	回顾 仅切除 vs. 辅助 RT、CRT 或化疗	336	中等剂量, 50.4Gy 范围 41.4~54.0Gy, 1.8Gy/fx	CRT 5-FU+LCV 或 GEM	LRR 44%	DM 48% PFS 仅切除: 5 年 39.1% 放化疗 + 手术: 5 年 44%	46 个月	5 年 42% 仅切除 43% 放化疗 + 手术 48% MVA (Ref: 仅切除) 化疗 HR=0.62 (95%CI 0.44~0.89) RT HR=0.59 (95%CI 0.32~1.06) NS CRT HR=0.46 (95%CI 0.28~0.77)
Ben-Josef 等[196] SWOG S0809 2008—2012 年	EHCC (68%) GBCA (32%)	II 期	79	中等剂量, R_0 52.5Gy 中等剂量, R_1 54Gy	GEM+CAP 辅助, CRT 联合 CAP	R_0 LR 2 年 9% R_1 LR 2 年 16%	R_0 DFS 2 年 54% R_1 DFS 2 年 48%	R_0 34 个月 R_1 35 个月	R_0 2 年 67% R_1 2 年 60%

新辅助和（或）辅助

	位 置	研 究	患者例数	剂 量	化 疗	局部控制率	疾病控制率	中位生存期	总生存率
Urego 等[214] UPITT 1990—1995 年	IHCC (19%) EHCC (81%)	回顾 移植或切除或活检	61	中等剂量, 49.5Gy/1.5Gy BID（新辅助）或 1.8Gy/Fx（辅助）范围 5.4~85.0Gy 7%, 近距离推量 19~30Gy	49% CRT 5-FU+LCV+IFN-α 或紫杉醇	—	—	未达到完全切除 / 移植 2 年 部分切除或活检 13 个月[a]	完全切除 / 移植 2 年 65% 部分切除或活检 2 年 20%[a]
Shinohara 等[215] SEER 1972—2003 年	EHCC	回顾 SEER	4758	—	—	—	—	手术 +RT 16 个月 RT 9 个月 无 tx 4 个月	3 年 手术 +RT 25% 手术 25% RT 5% 无 tx 7% MVA (ref: 无 tx) 手术 +RT HR=0.47 (95%CI 0.42~0.52) 手术 HR=0.52 (95%CI 0.47~0.57) 仅 RT HR=0.66 (95%CI 0.58~0.75)

（续表）

位置	研究	患者例数	剂 量	化 疗	局部控制率	疾病控制率	中位生存期	总生存率
无法切除								
Takamura 等[216] Japan 1988—1998 年 EHCC	回顾	93	50Gy/2Gy 范围，近距离推量 20~50Gy	无 CRT	LRF 44%	DM 62%	12 个月	1 年 50% 2 年 15% 3 年 10% 5 年 4%
Boothe 等[217] SEER 1974—2011 年 EHCC	回顾 SEER	1326	—	—	—	—	仅 RT 9 个月 RT+ 近距离 11 个月	3 年 仅 RT 8% RT+ 近距离 16%[a] MVA（ref：仅 RT） RT+ 近距离 HR=0.94 （95%CI 0.72~1.23） NS
Ben-David 等[218] Michigan 1986—2004 年 EHCC（67%） GBCA（33%）	回顾 不可切除或 R_2	81	中等剂量，58.4Gy	CRT 54% 5-FU 或 EGM 肝内化疗 26%	LRF 68.6%	PFS 11 个月 PFS 1 年 42%	14.7 个月	1 年 65%
Tao 等[153] MDA 2002—2014 年 IHCC	回顾	79	中等剂量，55.05Gy 范围 50.4~75.0Gy/15~28fx	放疗前接受化疗 89% CRT 63% 辅助化疗 47%	1 年 81% 2 年 45% 3 年 27% 中位，23 个月 BED>80.5 3 年 78% BED≤80.5 3 年 45%	DM 1 年 95% 2 年 75% 3 年 56%	30 个月	1 年 87% 2 年 61% 3 年 44% BED>80.5 2~3 年 73% BED≤80.5 2 年 58% 3 年 38%
Meta 分析								
Horgan 等[145] 1960—2010 年 IHCC EHCC GBCA	Meta 分析	6712	GBCA 联合辅助治疗：OR=0.81（95%CI 0.49~1.35） ICHCC/EHCC 联合辅助治疗：OR=0.71（95%CI 0.46~1.07） 辅助化疗：OR=0.39（95%CI 0.23~0.66） 辅助 CRT：OR=0.61（95%CI 0.38~0.99） 单用辅助放疗：OR=0.98（95%CI 0.67~1.43） LN⁺ 辅助治疗：OR=0.49（95%CI 0.30~0.80） R_1 切除辅助治疗：OR=0.36（95%CI 0.19~0.68）				

a. Kaplan-Meier 的估算

5-FU. 氟尿嘧啶；95%CI. 95% 置信区间；BED. 生物有效剂量；BID. 每天 2 次；Brachy. 近距离放射疗法；CAP. 卡培他滨；chemo. 化疗；CRT. 放化疗治疗；DFS. 无病生存；DM. 远处转移；EHCC. 肝外胆管癌；fx. 次数；GBCA. 胆囊癌症；GEM. 吉西他滨；GTR. 总全切除；HR. 风险比；IHCC. 肝内胆管癌；IFN-α. 干扰素 -α；LCV. 甲酰四氢叶酸；LN⁺. 淋巴结阳性疾病；LRR. 局部区域复发；MVA. 多元分析；NS. 不重要；OR. 比值比；OS. 整体存活率；OX. 铂；pCR. 病理完全应答；Pts. 患者；R_1. 阳性边缘；RT. 放射治疗；SBRT. 立体定向放疗；SEER. 监测、流行病学和最终结果；STR. 全切除；tx. 治疗

切除）的研究。中位剂量为 58.4Gy，超过一半（54%）接受 CRT 治疗，超过 1/4（26%）接受肝内化疗。R0 切除组 1 年生存率为 65%，中位无进展生存期为 21.1 个月，肉眼病变组为 7.9 个月。对 1326 例不能切除的 EHCC 患者进行的 SEER 分析显示，在外照射的基础上加用近距离放疗，中位生存期（9 个月 vs. 11 个月）有统计学意义的差异。然而，多变量分析显示，在控制其他变量的情况下，近距离放射治疗对生存期并无显著益处 [217]。在过去 10 年中，EHCC 近距离放射治疗的总体使用率急剧下降。

与手术切除后观察到的以局部区域为主的模式不同，肝脏和腹腔的远处复发可能是 CRT 治疗不能切除的疾病后的主要复发模式 [223]。

（十一）局部晚期疾病和姑息治疗：胆囊癌 / 肝外胆管癌

如前所述，在 410 名患者参加的 ABC-02 试验中，吉西他滨和顺铂的组合与单独使用吉西他滨进行了比较，其中包括局部晚期或转移性胆管癌、GBCA 或壶腹癌的患者。试验中的大多数患者（75%）都有转移性疾病。联合治疗可提高 OS 和无进展存活率，且不会明显增加毒性 [146]。

不能切除的肝门部胆管癌患者经常出现进行性胆管梗阻，导致肝功能障碍和潜在的致命脓毒症 [224]。胆道梗阻的姑息性治疗可采用内镜或经皮支架置入，或更具侵袭性的手术胆肠搭桥术 [225, 226]。对于不是手术候选的患者，金属支架比塑料支架更受欢迎，因为金属支架的通畅性更长，再干预更少 [225]。单纯姑息性支架治疗的患者中位生存期为 3~6 个月 [224]。光动力疗法是一种消融技术，包括静脉注射光敏剂，然后腔内激光照射。PDT 已经在几个小型的单一机构试验中被证明可以提高存活率 [224, 227]。对 402 名患者进行的 10 项研究的 Meta 分析显示，PDT+ 支架 + 单纯姑息支架可提高存活率［413 天（95%CI 350~477 天）vs. 183 天（95%CI 137~230 天）］。卡诺夫斯基评分也有显著提高［+6.99（95%CI 4.15~9.82）vs. -3.93（95%CI -8.63~0.77）］[228]。

五、肝胆癌放射治疗技术及耐受性

（一）限制剂量的器官

由于 RT 或 CRT 可能存在严重的治疗相关毒性，因此有必要对肝胆癌患者的处方剂量进行个体化。最佳剂量和分割应基于受照射的肝脏体积、未受照射的肝脏储备、基线肝功能及肿瘤与管腔胃肠道组织的距离。对肝胆系统进行放射治疗的主要剂量限制器官是肝脏。

放射性肝病（RILD）分为"典型"和"非典型"RILD。

典型的 RILD 表现为无黄疸的肝大和腹水，通常发生在放疗或放射治疗后 2 周~3 个月，并伴有碱性磷酸酶升高 [229]。非典型 RILD 更难预防，包括辐射后 3 个月内发生的任何肝脏毒性（例如 CP 评分下降或肝酶升高）。这更可能发生在基线肝硬化或 CP-B 或 CP-C 肝病患者中。对于 RILD、再老化的患者，建议可能进行腹水穿刺术以排除疾病复发，并转诊至肝科。RILD 已经用利尿剂、类固醇和偶尔的抗凝治疗 [229]。

RILD 的风险取决于照射的肝脏体积（或未接受 RT 的肝脏体积）[229]。对于 CP-A 患者，全肝放疗总剂量小于 28Gy/2Gy，毒性风险较低，而每次 36Gy/2Gy 的毒性风险为 50%。通过适形放疗计划，可以安全地将大得多的剂量输送到部分肝脏体积。对于标准分割，建议 CP-A 肝功能患者的平均肝剂量应小于 28Gy。对于 SBRT，建议最大限度地增加 RT 所节省的肝脏体积（例如＞800ml 可分 3~5 次接受＜18Gy [230]）。有效的肝脏照射体积（Veff）或肝脏的平均剂量（减去 GTV）也被用来分配 SBRT 的剂量。

CP-B 或 CP-C 患者由于基线肝功能障碍和预期的肝脏储备不足，发生肝毒性的风险要高得多。对于 CP-B 患者，4~6 次照射的平均肝剂量应尽可能低（非常保守的阈值＜6Gy，绝对剂量约束＜16Gy [231]）。CP-B7 的患者比 CP-B8 或更高的患者进展更好。如前所述，放疗后大于或等于 CP-B8 的中位生存期小于 3 个月 [56]，对这些患者使用放疗时应极其谨慎。

胃肠道组织通常限制了接近 GI 器官的肝胆癌的安全剂量 [128]。原发性肝胆恶性肿瘤患者接受 40~90Gy 照射（1.5Gy/ 次，每天 2 次），7% 发生上消化道出血。胃或十二指肠的最大剂量小于 68Gy。60Gy 到 1/3 的胃的剂量与 5% 的溃疡或穿孔风险有关 [232]。梅奥医学中心的胆道癌数据表明，胃或十二指肠受到约 55Gy 的剂量与发生严重胃肠道并发症的 5%~10% 的风险有关。当剂量超过 55Gy 时，这种风险会增加到 30%~40% [222]。对于 SBRT，腔内 GI 组织的最大剂量应保持在最低水平（＜30~36Gy/5~6 次）。有人建议，每隔 1 天实施 SBRT 可能会降低毒性风险 [233]。

胆管放射毒性在胆管癌中更为常见，并可能导致胆汁瘤和（或）胆管炎作为晚期并发症 [234]。采用 SBRT 或近距离放射治疗会增加中央胆道狭窄的风险（轮廓为 1.5cm 的门静脉扩张）。通过对 130 例患者的回顾建立的预测诺模图发现，接受 30Gy 和 40Gy 的体积是最具预测性的，建议的目标是 VBED10 40＜37ml 和 VBED10 30＜45ml [235]。

肾毒性是一个理论上的考虑因素，尽管很少有患者出现临床毒性。两个肾脏的平均剂量应低于 18Gy，传统的三维治疗计划目标是至少 2/3 的正常肾脏不受 18Gy 或更高剂量的影响。其他毒性（如皮肤毒性、肋骨疼痛或骨折）是 SBRT 后少见的毒性。然而，一般情况下，胸壁 30ml 的剂量应限制在 30Gy 以下，共 3 次[236]。

（二）放射治疗装置

肝胆肿瘤的放射治疗只有通过基于三维 CT 的适形技术才有可能。理想情况下，应该获得动脉、静脉和延迟期的 CT 或 MR 图像（图 56-1）。大体靶区应包括整个强化实质肿瘤和血管病变。临床靶区应包括 GTV 及任何紧邻的危险区域，如先前消融腔或先前 TACE 区域。需要注意以确保血管受累的整个范围的勾画，如果有的话，通常在延迟时相成像上是最好的。

呼吸运动应在模拟时通过四维 CT 或透视评估进行评估。对于任何方向移动大于 1cm 的病灶，在呼吸运动管理中都应积极考虑，以减少计划靶体积，从而节省更多的非肿瘤肝脏并降低毒性风险。自愿屏气、主动呼吸控制（ABC）、将波束限定到呼吸周期的特定阶段、呼吸跟踪和腹部按压是减少呼吸运动影响的常用策略。测量屏气或患者特定肿瘤运动的可重复性对于个体化 ITV 创作很重要。4D CT、和电影 MR 可以用来测量肝脏（或肿瘤）的运动。接受影像引导放射治疗的屏气或门控患者的典型 PTV 边缘为 5～10mm，但取决于患者和设置因素，包括固定和呼吸管理的可靠性。

（三）立体定向全身放射治疗技术

三维适形放射治疗、弧形放射治疗、调强放射治疗、容积弧形放射治疗和粒子治疗都被用于治疗肝内肿瘤，包括肝癌和 IHCC。计划目标是一个适形计划，它用处方等剂量覆盖 PTV（如 95% 的 PTV），并保持对管腔胃肠道结构和其他关键器官的剂量限制。在肝硬化以减少剂量为主的原位治疗中，适合性较差可能是可以接受的。

尽管调强放疗和 VMAT 计划允许在剂量急剧下降的情况下提供消融剂量（图 56-5），但残余肿瘤运动与移动的多叶准直器之间存在相互作用的可能性。因此，谨慎的目标应该是将 RT 计划的复杂性降到最低[237]。使用了多次剂量和分级选项（表 56-3）。然而，一般而言，控制小肝癌所需的剂量低于治疗转移性疾病所需的剂量（如 50Gy/20 次或 35～40Gy/5 次的高 LC）。处方剂量可能需要根据备用肝脏的体积或接近危险器官的情况进行修改[238]。

IGRT 对于解释每天可能发生的肝脏位置变化至关重要，尽管使用了呼吸运动管理。即使在呼吸运动很小的情况下，也会发生这样的变化，这为每天使用软组织引导的 IGRT 提供了理论依据。先前 TACE 治疗中的不

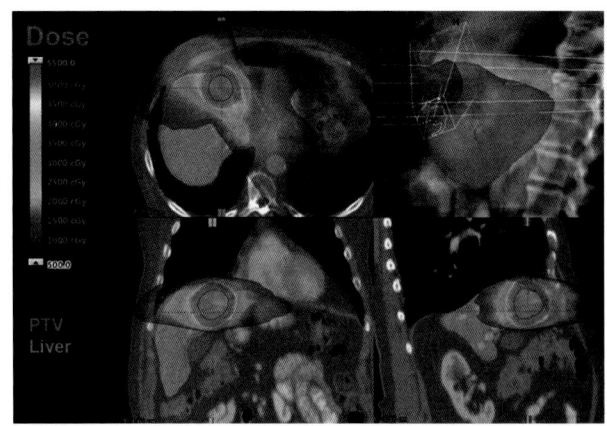

▲ 图 56-5　屏气式立体定向体部放射治疗 2 弧容积治疗 1 例 2 期肝细胞癌（CP-A5）患者，分 5 次照射 50Gy。内部靶体积（蓝色）是通过对来自三相计算机断层扫描模拟的总靶体积求和而产生的。计划靶体积是通过将内靶区对称扩展 7mm（基于模拟时肿瘤运动评估的定制扩展）来创建的（此图彩色版本见书末）

透射线基准标记物（如果放置）或偶然产生的碘化油可与二维平面千伏成像、透视或锥束 CT 一起用于定位。肝脏轮廓本身可以用于 CBCT 的指导，屏气和四维呼吸分类 CBCT 可以提高准确性[239, 240]。

（四）常规剂量外照射技术

对于胆囊术后治疗，治疗范围应包括肿瘤床（胆囊窝和手术夹范围）、肝门和腹腔淋巴结区。45～54Gy（1.8～2Gy）剂量用于亚临床疾病，55～65Gy 用于显微镜下阳性切缘。45Gy 后向下锥体增强瘤床。可能需要调强放疗以节省肝脏或肾脏，或为微小残留病增加剂量。区域淋巴结 45Gy，R_0 切除后瘤床 52.5Gy，R_1 切除后瘤床 55Gy 的 25 次剂量涂抹方案是合适的[15]。

如果肿瘤位于肝门部，EHCC 的目标体积可能需要包含大部分正常肝脏。CTV 应该在肝脏内延伸到 0.5～2.0cm（或更多，基于临床怀疑），以包括沿着胆道树的亚临床扩散。虽然更远端的 EHCC 需要相当少的肝实质照射，但可能需要较高的十二指肠或胃远端剂量。同样，IHCC 的辅助治疗可能需要腹部大量的 CTV。图 56-6 显示了 IHCC 辅助治疗的三维适形计划。

如果肿瘤控制的目标剂量大于 55Gy（即不能切除或残留的疾病），调强放疗应该用来减少正常组织的高剂量体积。调强放射治疗也可以保留肝脏和肾脏。应注意辅助性环境下的肝脏剂量，因为放疗可能会影响大范围切除后的肝脏再生，而且肝脏耐受性可能会显著降低。目前，近距离放射治疗较少用于 EHCC。然而，它可能为不能切除的疾病提供剂量递增的选择。

六、肝胆癌治疗算法和未来发展方向

图 56-2 显示了肝胆管癌的治疗算法，图 56-3 显

示了胆管癌的治疗算法。现代治疗技术的进步（包括复杂的剂量计算、均匀性校正、靶点勾画、呼吸运动评估 / 管理、影像引导治疗和高度适形治疗计划）使得对

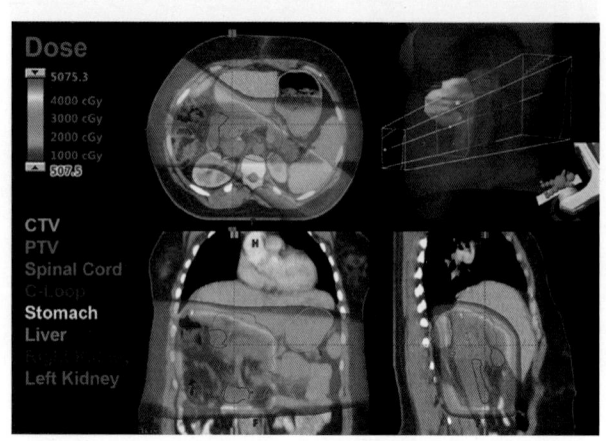

▲ 图 56-6　3D 适形治疗 $pT_{2b}N_1R_0$ 肝内胆管癌患者，术后放化疗。患者接受了 4 个楔形野的治疗，包括对侧野和匹配的右前斜野和左后斜野。剂量为 45Gy/1.8Gy，同时卡培他滨进入肿瘤床。患者在运动评估后接受自由呼吸治疗。放疗后辅以吉西他滨 / 顺铂（此图彩色版本见书末）

肝胆管癌的放射治疗比使用标准技术可能提供更高剂量的放射治疗成为可能。然而，仍有许多问题和研究机会需要改善这些侵袭性癌症的治疗。

在肝硬化背景下，肿瘤控制与肝脏毒性的适当平衡可能需要改进的肝脏功能成像和增强的治疗后评估技术。肝脏毒性和再生医学的新疗法是肿瘤学家、基础科学家和肝病学家合作的下一个前沿。争取 LC 所需的最小放疗剂量和低毒性机会是一个重要的目标。尽管肝癌是一种相对放射治疗敏感的肿瘤，但最合适的剂量和剂量比例仍然没有很好的定义。

需要共同努力才能获得证据，以证明患者的最佳治疗方案、复发和毒性的风险因素、最佳剂量和分次时间表，以及如何最适当地将 RT 与其他区域和系统治疗相结合。尽管有关 RT 治疗肝胆管癌的文献越来越多，但尚缺乏 1 级证据。正在进行的多项随机试验正在登记，以提供改变肝胆癌治疗模式的证据。这些研究的结果将有助于指导范围广泛的患者的治疗决定，从局部晚期肝癌（RTOG1112）到不能切除的 IHCC（NRGG1001）和姑息性肝放疗（NCT02511522）。

第57章 结肠癌

Colon Cancer

Brian G. Czito　David Hsu　Manisha Palta　Christopher G. Willett　著

高怡凡　译

要 点

1. 流行病学 / 病因学　2018 年，据估计，美国将有近 14 万名患者被诊断为结肠癌或直肠癌，并有 5 万人因其死亡。流行病学研究支持饮食和环境因素与结肠癌之间的联系。危险因素包括高龄、种族、男性、结直肠癌家族史、体重指数增加、体力活动水平低及食用红肉和加工肉。在美国，肿瘤的起源正在转移，近端肿瘤的发生率更高。腺瘤是前驱病变，息肉切除术可降低随后发生恶性肿瘤的风险。

2. 生物学特征和病理学　最重要的预后因素是肿瘤的范围，包括通过肠壁的延伸、淋巴结扩散和有无转移性疾病。大约 10% 的结直肠癌是在遗传综合征的背景下发生的。这些综合征的特点是多发性腺瘤性息肉（家族性腺瘤性息肉病）或遗传性非息肉病性结直肠癌（林奇综合征），其息肉较少。炎症性肠病会增加患结肠癌的风险。大多数结肠肿瘤都是腺癌。

3. 分期评估　分期应包括病史和体格检查、全血细胞计数、一般化学检查（肝功能、肌酐）、癌胚抗原、结肠镜检查和胸部、腹部和骨盆的计算机断层扫描。在晚期病例中，磁共振成像或正电子发射断层扫描可能有助于评估肿瘤在结肠外扩散的程度。

4. 原发性治疗　切除是原发性和非转移性结肠癌的主要治疗方法。该治疗方案的平均 5 年生存率约为 97%（T_1N_0）、90%（T_2N_0）、78%（T_3N_0）、74%（T_2N^+）、63%（T_4N_0）、48%（T_3N^+）和 38%（T_4N^+）。

5. 辅助治疗　对于有治疗意图而接受切除术的患者，手术时存在的微转移疾病可能会导致复发。因此，辅助治疗的目标是消灭微转移。辅助化疗（氟尿嘧啶联合亚叶酸钙和奥沙利铂治疗）对淋巴结阳性的患者是有效的。马萨诸塞州综合医院和其他中心的回顾性研究评估了辅助外照射在奥沙利铂前时代切除的结肠癌中的作用。这些研究发现，与单纯手术的历史比率相比，T_4N_0 期或 T_4N^+ 期肿瘤切除后加或不加 5–FU 的术后 EBRT 提高了局部控制率和无病存活率。一项组间随机试验比较了 $T_4N_{0\sim2}$ 和选择 $T_3N_{1\sim2}$ 的患者在有或没有肿瘤床和淋巴结照射的情况下 12 个月的 5–FU/ 左旋咪唑佐剂治疗。结果显示加放疗后总体生存率或局部控制率均无明显差异（$P > 0.05$）。研究结果的解释受到低应收率、高不合格率及辅助放射场设计的术前成像和手术夹子放置的低比率的限制。

6. 局部进展性疾病　在梅奥医学中心对局部进展性疾病的分析中，术后 EBRT 导致显微残留病患者的 5 年精算局部失败率为 54%，肉眼残存肿瘤患者的 5 年局部失败率为 79%。在接受术中电子放疗和 EBRT 的患者中，11% 的患者观察到局部失败，而只接受 EBRT 的患者局部失败的比例为 82%。接受 IOERT 和 EBRT 的患者的 5 年存活率为 76%，而单独接受 EBRT 的患者的 5 年存活率为 26%。对局部晚期肿瘤（$T_4N_{0\sim2}$）应考虑术前放疗、化疗，术后切除辅以短程化疗和维持化疗。

7. 缓解　对于转移性疾病的患者，给予 5–FU 和亚叶酸钙治疗，部分缓解率为 20%～30%。新的药物（伊立替康、奥沙利铂、贝伐单抗、西妥昔单抗、帕尼单抗）的加入提高了应答率和存活率。对于有症状性转移或原发病的患者，应考虑姑息性放疗，通常联合 5–FU 为主的化疗。

一、概述

结肠癌辅助治疗的理论基础来源于对接受切除的患者的失败模式分析。考虑到 Ⅱ 期和 Ⅲ 期结肠肿瘤患者的远处失败率很高，研究人员实施了采用全身（化疗）方法的治疗策略。早期数据促使进行多中心、随机、前瞻性试验，在这些试验中，接受氟尿嘧啶和亚叶酸钙辅助化疗的"高危"结肠癌患者的存活率得到改善。最近，奥沙利铂与氟尿嘧啶和亚叶酸钙（Leucovorin）的联合应用已被证明能显著改善 Ⅲ 期疾病患者的长期无病生存期和总生存期。同样，失败模式分析表明，局部失败率较高的发生在结肠癌切除患者的亚群中。这刺激了辅助放射治疗与同步和维持化疗的研究。尽管对于选择切除的高危结肠癌患者，辅助放射治疗联合 5-FU 化疗有令人信服的理由，但其疗效尚未通过随机前瞻性研究证实。因此，辅助放射治疗的益处仍不清楚。本章回顾了放疗联合化疗的理论基础及在切除结肠癌患者中的结果。

二、病因学和流行病学

2018 年，美国癌症协会估计，将有 140 240 名患者被诊断为结直肠癌，将有 50 630 人死亡[1]。虽然这种恶性肿瘤可能与肠腔内的化学致癌物有关，但目前还不能确定这些致癌物是被摄入的，还是粪便中物质的化学激活，还是细菌的副产品[2]。新出现的证据表明，感染幽门螺杆菌、梭菌和其他潜在的感染源可能与结直肠癌风险增加有关。环境和饮食因素已被确定为结直肠癌的诱因。增加罹患这种疾病的风险的因素包括年龄增加、种族、男性、结直肠癌家族史、炎症性肠道疾病、身高增加、体重指数增加、加工 / 红肉摄入、糖尿病、过量饮酒、吸烟和低叶酸摄入。在这些危险因素中，只有年龄、男性和过度饮酒被发现与直肠癌有关[3, 4]。负性危险因素包括经常锻炼、高纤维饮食、维生素摄入（叶酸、钙）和定期使用非甾体抗炎药 / 阿司匹林[5-7]。食用水果和蔬菜在预防结直肠癌方面的价值仍然存在争议，一些研究表明这些联系被夸大了[8]。当代前瞻性和随机性数据不支持高纤维饮食预防结直肠癌[9]。其他研究强烈表明，非甾体抗炎药可能会降低患结直肠癌的风险。化学预防药物（类胡萝卜素、多胺抑制药、阿司匹林和其他非甾体抗炎药）在结直肠癌中的作用仍在积极研究中。其他预防因素包括体育活动和激素替代疗法的使用，风险降低 20%～30%。尽管不太一致，但一些数据表明，富含乳制品或鱼类的饮食及他汀类药物具有保护作用。流行病学研究也证实了血清维生素 D 浓度与结直肠癌风险之间的负相关，但这种关联是否有效及在多大程度上有效仍不确定[4]。

三、预防和早期发现

肿瘤息肉，包括管状腺瘤、绒毛状腺瘤和管状绒毛状腺瘤，都是结肠癌的先兆。大多数结直肠癌起源于先前存在的息肉[10]。APC 基因突变是大肠癌发生的早期事件，发生在 70% 以上的大肠腺瘤中。这是通过激活 KRAS 癌基因突变和失活 TP53 抑癌基因突变来促进的。这些突变通常与染色体不稳定有关。肿瘤性息肉患者应该被认为是大肠癌的高危人群，息肉切除术可以降低这种风险。随着柔性结肠镜和内镜息肉切除术的使用，息肉可以在癌前阶段被切除，患者紧随其后，癌症发病率也随之降低[4]。

筛查

鉴于美国罹患结直肠癌的累积终生风险约为 6%[11]，已经开展了针对普通人群的筛查计划。筛查的目标是检测并移除侵袭前息肉或早期浸润性癌症。息肉的存在使患癌症的风险增加到大约 15%。来自每年进行直肠镜检查的项目的数据表明，常规的息肉切除术可以减少 80% 或更多的后续肠癌的发生[2]。美国预防服务工作组建议对 50—75 岁的结肠癌进行筛查，76—85 岁的筛查决定应根据患者因素进行个体化[12]。美国癌症协会历来建议平均风险患者在 50 岁时开始筛查，方法是：①每 5 年进行一次柔性乙状结肠镜检查；②每 5 年进行一次双对比钡灌肠检查；③每 10 年进行一次结肠镜检查；④每 5 年进行一次计算机断层扫描结肠造影。美国癌症协会（American Cancer Society）最近提出了一项建议，即 45 岁开始筛查，因为这种疾病在年轻人群中的发病率迅速上升[13]。目前使用钡灌肠作为筛查程序并不常见，因为灵敏度较低，无法切除息肉，而乙状结肠镜只筛查部分肠道。额外的筛查检查包括每年 1 次的粪便潜血试验（FOBT）和使用多个带回家的样本的粪便免疫组织化学试验，如果阳性则随访结肠镜检查，以及每 3 年进行一次粪便 DNA 检测。粪便免疫化学检测（FIT）和 FIT-DNA 检测可能比 FOBT 更准确，但也可能特异性较低，导致内镜检查增加[14]。FIT-DNA 是美国胃肠病学会推荐的拒绝结肠镜检查的患者的首选癌症检测方法[15]。

建议对高危患者（腺瘤性息肉患者、结直肠癌史、被诊断为结直肠癌或腺瘤的一级亲属、炎症性肠道疾病，或因家族病史或基因测试而高危的患者）进行更严密的监测。

虽然筛查方法可以在早期阶段发现结直肠癌，但只有不到 40% 的患者被诊断为早期疾病，这可能反映出符合条件的候选人对疾病的知晓率较低，而且筛查的频

率很低 [11, 16]。

四、生物学特性和分子生物学

对结直肠癌发展的生物学和遗传途径的详细讨论超出了本章的范围。总之，结肠癌的发生是一个多因素的过程，涉及许多基因的改变，包括原癌基因和抑癌基因。结直肠癌似乎是通过一个复杂的过程产生的，通常包括肿瘤抑制基因腺瘤性息肉病（APC）和 P53 的失活及 KRAS 原癌基因的突变。几乎所有患者都会发生 Wnt 通路信号改变，其中大多数与 APC 突变有关。在这些肿瘤中还会发生大量其他的基因异常，包括拷贝数改变、相关基因沉默导致的甲基化改变及 miRNA 的改变。癌症基因组图谱网络的研究人员对 276 个样本进行了基因组规模分析，以确定大肠癌的体细胞改变特征。总的来说，16% 的结直肠癌发生了高突变，其中 3/4 的患者具有预期的高微卫星不稳定性，通常伴有高甲基化和 MLH1 沉默，1/4 的患者存在体细胞错配修复基因和聚合酶 ε（POLE）突变。排除过度突变的癌症，结肠癌和直肠癌被发现有非常相似的基因组改变模式 [24]。基因发生了显著突变。反复发生的拷贝数改变包括潜在的药物靶向的 ERBB2 扩增和新发现的 IGF2 扩增。复发性染色体易位包括 NAV2 和 WNT 途径成员 TCF7L1 的融合。综合分析提示了侵袭性大肠癌的新标志物和 MYC 介导的转录激活和抑制的重要作用。这些肿瘤似乎大致分为染色体不稳定的肿瘤、微卫星不稳定的肿瘤和其余的肿瘤 [17]。

新近提出了四种具有显著特征的分子亚型：CMS1（微卫星不稳定免疫，14%），高突变，微卫星不稳定，免疫活性强；CMS2（规范，37%），上皮细胞，显著激活 WNT 和 MYC 信号；CMS3（代谢，13%），上皮和明显代谢紊乱；CMS4（间叶性，23%），显著的转化生长因子 –β 激活，基质侵袭和血管生成 [17]。

错配修复基因（包括 MSH2、MSH3、MSH6、MLH1、PMS1 和 PMS2）和 APC 的某些可遗传和（或）体细胞突变显著增加结肠癌的风险，如在林奇综合征［又称遗传性非息肉病性结直肠癌（HNPCC）和家族性腺瘤性息肉病（FAP）患者中发现的那样］，错配修复基因（包括 MSH2、MSH3、MSH6、MLH1、PMS1 和 PMS2）和 APC 的某些可遗传和（或）体细胞突变显著增加了结肠癌的风险。微卫星是突变的短重复 DNA 序列，通常由 1～5 个核苷酸组成。在大多数林奇综合征 /HNPCC 患者及少数散发性结直肠癌患者中发现了微卫星"不稳定性"。这可以用来识别受林奇综合征影响的患者和家庭。此外，BRAF 突变分析可用于区分散发性和林奇相关的结直肠癌，因为 BRAF 突变几乎仅见于散发性微卫星高型肿瘤。研究表明，这种不稳定性发生在编码修复 DNA 复制错误的酶基因突变的患者身上。这些错配修复缺陷导致了高频微卫星的不稳定性。研究表明，具有高频率微卫星不稳定性的肿瘤患者预后更好，转移更少 [18]。此外，系统评价表明，微卫星不稳定表型可能不会从 5–FU 辅助治疗中受益，尽管这一点仍然存在争议 [19]。进一步阐明大肠癌发生发展的遗传途径仍是一个活跃的研究领域，并可能最终影响该疾病的治疗。

从临床角度看，分析 KRAS 突变状态对治疗选择有重要意义。这些突变使这些肿瘤对抗表皮生长因子受体（EGFR）抗体的治疗没有反应 [20]，同样的情况可能也适用于 BRAF 激活突变的患者。BRAF 突变和林奇综合征 / 微卫星不稳定肿瘤更容易发生在右半结肠。

五、病理学和传播途径

结肠肿瘤发生在黏膜，几乎都是（＞90%）腺癌。其他组织学类型包括鳞癌、类癌、平滑肌肉瘤和淋巴瘤。大多数分级系统也将腺癌分为中度和低分化腺癌。

大肠癌从黏膜向肠壁及肠壁以外侵犯，累及淋巴通道和淋巴结。根据结肠的动脉供应，肠系膜上结节和肠系膜下结节的淋巴引流是顺着肠系膜上结节和肠系膜下结节进行的。具体来说，升结肠的淋巴管引流到回结肠结节，而横结肠的淋巴管引流到右和中结肠结节。它们都会引流至肠系膜上系统，继而引流至主动脉旁结节盆地。降结肠的淋巴管进入左侧结肠结节，乙状结肠的淋巴管流入乙状结肠结节。它们都会引流到肠系膜下系统，然后引流到主动脉旁结节盆地。血源性传播可能发生，主要发生在肺和肝。与食管癌或胃癌相比，结肠癌在肠壁内纵向扩散的倾向很小。

六、临床表现、患者评估和分期

结肠癌通常只会产生很小的症状，甚至没有症状，这强调了在普通人群中进行筛查的必要性。许多结肠癌症状是非特异性的，包括排便习惯的改变、虚弱、间歇性腹痛、恶心和呕吐。应该调查这些症状的持续性及缺铁性贫血的任何证据。

结肠癌的临床表现在很大程度上取决于肿瘤的部位。右半结肠癌通常是外生性的，通常由于隐性失血导致缺铁性贫血。在过去的 20 年里，右半结肠癌的相对发病率有所上升，占大肠癌的 1/3。其中许多都是诊断较晚的 [2]。左半结肠癌和乙状结肠癌常为深侵袭、环状、并伴有部分梗阻和直肠出血。

对于接受切除的患者，术前评估一般应包括腺癌的病理确认、结肠镜检查以评估肿瘤范围并排除同步原发

（发生在 3%～5% 的患者中）、肝功能检查的基线血细胞计数及癌胚抗原水平。患者应该接受胸部、腹部和盆腔 CT 扫描，以评估局部疾病的程度及是否有远处转移。正电子发射断层扫描、磁共振成像和超声可能有助于评估有治疗意向的转移性疾病患者，这些患者可能是切除转移性疾病的合适人选。图 57-1 显示了潜在可切除结肠癌患者的诊断算法。

影响结肠癌患者生存的预后因素包括肿瘤侵袭肠壁和肠壁外的深度、受累区域淋巴结的数量及是否有远处转移。美国癌症联合委员会（AJCC）的肿瘤、淋巴结、转移（TNM）系统可作为临床（术前）或术后分期系统（表 57-1 和表 57-2）。

七、初级治疗

（一）手术

手术仍然是结肠肿瘤患者的主要治疗方法。在大约 75% 的患者中，有治疗意图的切除是可能的。原发性结肠癌的外科切除是基于这种疾病传播的解剖学和机制。结肠腺癌可以通过直接延伸到黏膜下层和肠壁的淋巴管而生长。为了避免切开壁间淋巴管内的肿瘤，必须在原发癌的近端和远端切除足够长的肠段。结肠癌通常通过浆膜延伸至肠系膜淋巴管，淋巴管沿血管流入肠系膜根部的门静脉分水岭。切除包括切除肠系膜的主要淋巴引流系统。因为解剖切除包括指定的血管也包括引流的淋巴管，所以切除大肠癌的边界相对统一（图 57-2）。右半结肠切除术、横结肠切除术、左半结肠切除术和乙状结肠切除术均遵循外科肿瘤学原则，不会对大肠功能造成重大损害。

成重大损害。最近，腹腔镜结肠切除术已经应用于结肠癌的治疗。多项试验已经证明，腹腔镜手术可获得与疾病相关的相似的长期结果，并且与开腹手术相比，输血更少，药物使用更少，肠功能恢复更快，住院时间更短，切口疝和粘连性肠梗阻的发生率更低，尽管代价是手术时间和成本增加[22-25]。

切除对局限于肠壁且淋巴结阴性的病变有极好的治愈率（估计 5 年存活率，T_1N_0 为 97%；T_2N_0 为 85%～90%）。仅有一种高危特征，即结肠壁以外（$T_{3～4}N_0$）或受累结节（$T_{0～2}N^+$），手术治疗的 5 年存活率下降到 65%～75%，通常需要辅助治疗。当这两个高危特征都存在时（$T_{3～4}N^+$），单纯手术的 5 年生存率下降到大约 50%（T_3N^+）和 35%（T_4N^+），通常建议进行辅助治疗。最近的监测、流行病学和最终结果分析使基于 TNM 分期的生存结果得到了进一步的改善（图 57-3）[26]。

（二）辅助化疗

患有Ⅲ期结直肠癌且除手术外未接受其他治疗的患者复发概率超过 50%，20 世纪 80 年代的早期试验显示，使用辅助治疗可将死亡风险降低 30%[21, 27]。基于这些数据，NIH 共识会议小组建议对医学上合适的完全切除Ⅲ期结肠癌的患者进行基于 5-FU 的辅助化疗[28]。然而，目前尚不清楚Ⅱ期患者是否会获得足够的益处来证明辅助治疗的潜在毒性、费用和不便。Ⅱ期患者通常比Ⅲ期患者复发的风险更低[27]。

1. **氟尿嘧啶疗法** 氟尿嘧啶治疗仍然是切除结直肠癌辅助化疗的支柱。尽管基于 NASBP C-03[29]、North Central Cancer Treatment Group（NCCTG）[30] 和 IMPACT 试验的 5-FU 疗法在Ⅲ期结直肠癌中的应用已被明确证明是有益的[31]，对于Ⅱ期疾病的益处仍然存在争议。快速、简单和可靠（QUASAR）合作小组的目标是确定辅助化疗对复发风险较低的结直肠癌患者（主要包括Ⅱ期疾病患者）的任何生存益处的大小和持续时间。本试验随机将 3239 例（91%）结直肠癌根治术后患者随机分为氟尿嘧啶加或不加左旋咪唑或不加左旋咪唑的亚叶酸钙（LV）治疗组或观察组。与观察组相比，辅助化疗与主要终点的相对危险度（全因死亡率）为 0.82（95%CI 0.70～0.95；P=0.008）、复发 RR 为 0.78（95%CI 0.67～0.91；P=0.001）、生存率绝对提高 3.6%（95%CI 1%～6%）。然而，在Ⅱ期结肠癌患者中，只有一种改善 OS 的趋势（HR=0.86；95%CI 0.66～1.12）。因此，尽管 QUASAR 试验表明，5-FU 与 LV 联合使用显示了改善Ⅱ期结肠癌患者存活率的趋势，但在这些患者中并没有显示出统计上的显著益处[32]。

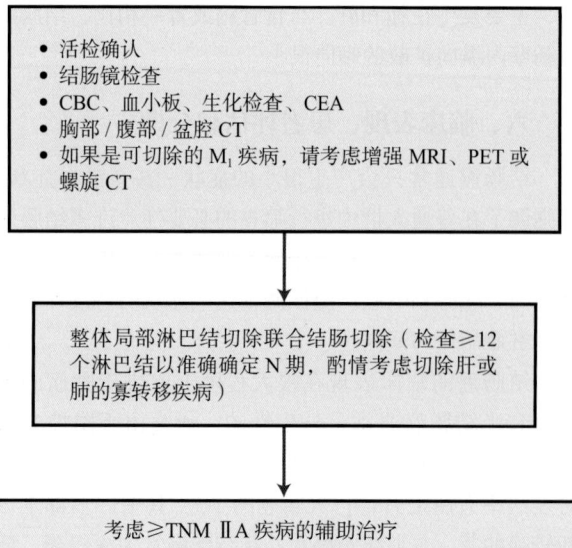

- 活检确认
- 结肠镜检查
- CBC、血小板、生化检查、CEA
- 胸部 / 腹部 / 盆腔 CT
- 如果是可切除的 M_1 疾病，请考虑增强 MRI、PET 或螺旋 CT

整体局部淋巴结切除联合结肠切除（检查≥12 个淋巴结以准确确定 N 期，酌情考虑切除肝或肺的寡转移疾病）

考虑≥TNM ⅡA 疾病的辅助治疗

▲ 图 57-1 潜在可切除结肠癌患者处理的诊断流程
CBC. 全血细胞计数；CEA. 癌胚抗原；CT. 计算机断层扫描；MRI. 磁共振成像；PET. 正电子发射断层扫描

表 57-1　**American Joint Committee on Cancer TNM Staging for Colorectal Cancer (2017)**

Category	Criteria
Definition of Primary Tumor (T)	
Tx	Primarytumor cannot be assessed
T_0	No evidence of primary tumor
Tis	Carcinoma in situ, intramucosal carcinoma (involvement of lamina propria with no extension through muscularis mucosae)
T_1	Tumor invades the submucosa (through the muscularis mucosa but not into the muscularis propria)
T_2	Tumor invades the muscularis propria
T_3	Tumor invades through the muscularis propria into pericolorectal tissues
T_4	Tumor invades the visceral peritoneum or invades or adheres to adjacent organ or structure
T_{4a}	Tumor invades through the visceral peritoneum (including gross perforation of the bowel through tumor and continuous invasion of tumor through areas of inflammation to the surface of the visceral peritoneum)
T_{4b}	Tumor directly invades or adheres to adjacent organs or structures
Definition of Regional Lymph Node (N)	
Nx	Regional lymph nodes cannot be assessed
N_0	No regional lymph node metastasis
N_1	One to three regional lymph nodes are positive (tumor in lymph nodes measuring $\geqslant$ 0.2 mm) or any number of tumor deposits are present and all identifiable lymph nodes are negative
N_{1a}	One regional lymph node is positive
N_{1b}	Two or three regional lymph nodes are positive
N_{1c}	No regional lymph nodes are positive, but there are tumor deposits in the • subserosa • mesentery • or nonperitonealized pericolic, or perirectal/mesorectal tissues
N_2	Four or more regional nodes are positive
N_{2a}	Four to six regional lymph nodes are positive
N_{2b}	Seven or more regional lymph nodes are positive
Definition of Distant Metastasis (M)	
M_0	No distant metastasis by imaging, etc.; no evidence of tumor in distant sites or organs (this category is not assigned by pathologists)
M_1	Metastasis to one or more distant sites or organs or peritoneal metastasis is identified
M_{1a}	Metastasis to one site or organ is identified without peritoneal metastasis
M_{1b}	Metastasis to two or more sites or organs is identified without peritoneal metastasis
M_{1c}	Metastasis to the peritoneal surface is identified alone or with other site or organ metastases

From Colon and rectum. In: Edge SB, Greene FL, Byrd DR, Compton CC, et al., eds. *American Joint Committee on Cancer Staging Manual*. 8th ed. New York: Springer; 2017:251–274.

表 57-2　Stage Groupings for Colorectal Cancer

AJCC PROGNOSTIC STAGE GROUPS

When T is...	And N is...	And M is...	Then the Stage Group is...
Tis	N_0	M_0	0
T_1, T_2	N_0	M_0	I
T_3	N_0	M_0	IIA
T_{4a}	N_0	M_0	IIB
T_{4b}	N_0	M_0	IIC
T_1-T_2	N_1/N_{1c}	M_0	IIIA
T_1	N_{2a}	M_0	IIIA
T_3-T_{4a}	N_1/N_{1c}	M_0	IIIB
T_2-T_3	N_{2a}	M_0	IIIB
T_1-T_2	N_{2b}	M_0	IIIB
T_{4a}	N_{2a}	M_0	IIIC
T_3-T_{4a}	N_{2b}	M_0	IIIC
T_{4b}	N_1-N_2	M_0	IIIC
Any T	Any N	M_{1a}	IVA
Any T	Any N	M_{1b}	IVB
Any T	Any N	M_{1c}	IVC

From Colon and rectum. In: Edge SB, Greene FL, Byrd DR, Compton CC, et al., eds. *American Joint Committee on Cancer Staging Manual.* 8th ed. New York: Springer; 2017:251–274.

国际 B2 结肠癌试验的多中心汇集分析（IMPACT B2）试验也被设计用来确定 5-FU 加 LV 作为 T_3N_0 结肠癌患者潜在根治性切除后的辅助治疗是否有效[31]。本研究分析了参加 5-FU 联合 LV 试验的 1016 例患者的汇总数据，并与观察结果进行了比较。在平均 5.75 年的随访期间，接受 5-FU 治疗的左心室患者在无事件（HR=0.83；90%CI 0.72～1.07）或 OS（HR=0.86；90%CI 0.68～1.07）方面没有显著改善。与观察组（73%）相比，无事件生存率更倾向于化疗（76%），尽管差异没有统计学意义。接受化疗的患者（82%）和接受观察的患者（80%）的 5 年 OS 相似。II 期或 Dukes B2 期结肠癌患者缺乏对辅助化疗的支持可能是试验规模大的结果，这些试验没有足够的力量来显示生存益处。

除了这两项试验，几项 Meta 分析还评估了 5-FU 为基础的辅助化疗对切除结肠癌患者的益处。一项组间分析包括在 7 个随机试验中登记的 3302 名 II 期或 III 期结肠癌患者的数据，这些试验将 5-FU 联合 LV 或 5-FU 联合左旋咪唑与单纯手术进行比较。T 分期、组织学分级和淋巴结状态是唯一对 DFS 和 OS 有独立意义的预后因素。在调整了这三个因素的多变量分析中，辅助治疗与显著的 30% 的复发风险和 26% 的死亡风险的相对降低相关。这些风险降低对于 II 期和 III 期患者是相似的。虽然 II 期患者接受化疗的 5 年 DFS 有显著改善（76% vs. 72%），但 OS 的差异没有统计学意义（81% vs. 76%）[33]。

相比之下，循证护理中的癌症护理安大略省项目（Cancer Care Ontario Program）的胃肠道癌症网站小组分析研究了 12 项试验中的 4187 名患者的子集，这些试验至少有一只臂接受了含有 5-FU 的化疗，另一只臂是只接受手术的对照。研究发现，化疗与 DFS 的微小但显著的绝对改善有关，为 5%～10%[34]。然而，这并没有转化为 OS 的统计学差异（HR=0.87；95%CI 0.75～1.10；P=0.07）。

口服活性氟嘧啶类药物，如卡培他滨，与 5-FU 疗法相比具有相似的临床益处。欧洲 / 加拿大的希罗达辅助结肠癌治疗（X-ACT）研究将接受 III 期切除疾病的患者随机给予卡培他滨或 5-FU 治疗[35]。这项研究表明，两组患者的 3 年 DFS（64% vs. 61%，P=0.05）和 OS（81% vs. 78%，P=0.07）相似。然而，超过一半接受卡培他滨治疗的患者继发于手足综合征需要减少剂量。

解释这些数据的困难在于，这些试验中的大多数都包括了 II 期和 III 期疾病的患者。尽管亚组分析显示在 II 期疾病中有改善 OS 或明显改善 DFS 的趋势，但这些试验并不能证明 OS 或 DFS 在这些患者中具有优势。到目前为止，还没有试验证明有统计学意义的数据支持在 II 期结肠癌患者中使用常规佐剂 5-FU 为基础的治疗。由美国临床肿瘤学会召集的一个专家小组得出结论，来自随机试验的证据不支持对这些患者常规使用辅助化疗[27]。

2. 奥沙利铂　在 5-FU 中加入奥沙利铂可以改善辅助治疗效果。奥沙利铂 / 氟尿嘧啶 / 亚叶酸钙用于结肠癌辅助治疗的多中心国际研究（MOSAIC）试验评估了在辅助治疗 II 期或 III 期疾病的患者中使用 5-FU 和奥沙利铂的疗效[36]。在这项试验中，2246 例接受了 II 期或 III 期结肠癌根治性切除术的患者被随机分成两组，分别接受 5-FU 或 5-FU 联合奥沙利铂治疗 6 个月。中位随访 37.9 个月后，5-FU 联合奥沙利铂治疗的癌症相关事件较少，3 年 DFS 率高于 5-FU 联合奥沙利铂治疗组（78.2% vs. 72.9%，P=0.002）。

这项研究的随访证实，奥沙利铂组的 DFS 率为 73.3%，而单独使用 5-FU 组的 DFS 率为 67.4%（HR=0.8；95%CI 0.68～0.93；P=0.003）[37]。接受奥沙利铂治疗的患者 6 年 OS 的次要终点显著改善，为 78.5%，而未接受奥沙利铂治疗的患者为 76%（HR=0.84；95%CI

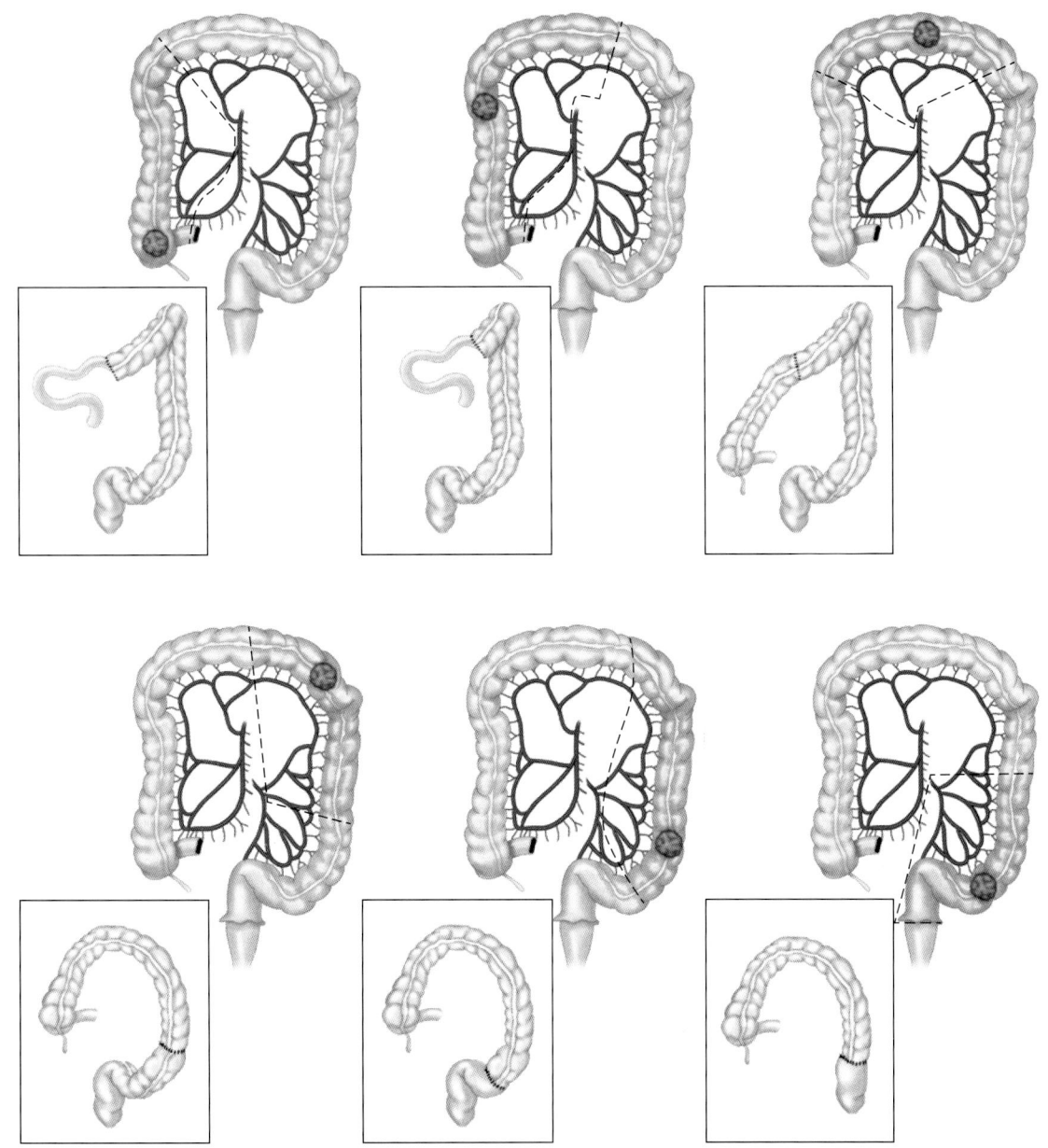

▲ 图 57-2　结肠各部位手术切除范围，深色圆圈表示原发病变部位，插图中显示吻合口

0.71～1.00；P=0.046）。在对 Ⅲ 期疾病患者的分析中，使用奥沙利铂的 6 年 OS 率为 72.9%，而不使用奥沙利铂的 6 年 OS 率为 68.7%（HR=0.8；95%CI 0.65～0.97；P=0.023）。然而，在 Ⅱ 期疾病的患者中，6 年的 OS 没有发现差异。

与 MOSAIC 试验一样，美国国家乳腺和肠外科辅助治疗项目 C-07（NSABP C-07）也是一项 Ⅲ 期试验，评估了将奥沙利铂加入每周团注 5-FU 作为 Ⅱ 期和 Ⅲ 期结肠癌辅助治疗对 DFS 的影响[38]。在这项研究中，2207 例 Ⅱ 期或 Ⅲ 期结肠癌患者被随机分配到 5-FU 推注或 5-FU 推注加每周奥沙利铂治疗。奥沙利铂显著改善了 4 年 DFS（73.2% vs .67%；复发 HR=0.8；95%CI

0.69～0.93）。在以分期为基础的亚组分析中，Ⅱ 期疾病患者没有受益于加入奥沙利铂（4 年 DFS 为 84% vs. 81%，这在统计学上没有显著性）。更多的试验证实，口服或输注氟嘧啶中加入奥沙利铂的益处优于单独加入氟嘧啶[39, 40]。

尽管有 MOSAIC 和 NSABP-07 试验的数据，奥沙利铂在 Ⅱ 期疾病中的益处仍不清楚。虽然每项试验都表明在 Ⅱ 期人群中对 DFS 有相当小的益处，但 MOSAIC 试验中相同的 6 年存活率表明，即使奥沙利铂被证明能提高 Ⅱ 期疾病患者的存活率，其影响也可能微乎其微。同样，一项对 6 个随机试验进行的前瞻性综合分析评估了使用 FOLFOX（氟尿嘧啶、亚叶酸钙和奥沙利铂）或

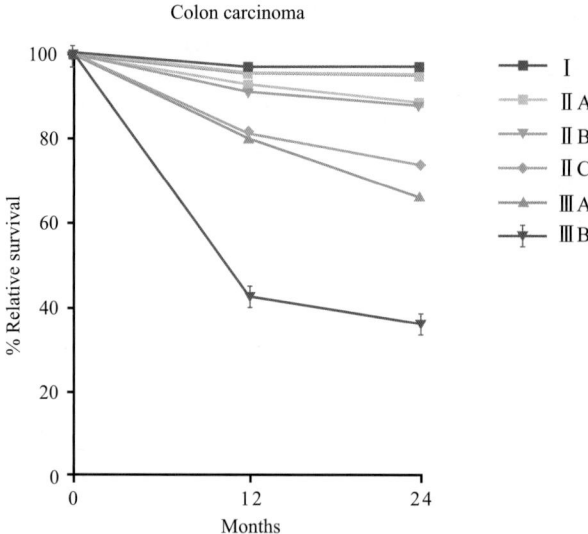

▲ 图 57-3　Surveillance, Epidemiology and End Results (SEER) survival outcomes since 2010 American Joint Committee on Cancer TNM staging by stage grouping (42,435 patients)

From Colon and rectum. In: Edge SB, Greene FL, Byrd DR, Compton CC, et al., eds. *American Joint Committee on Cancer Staging Manual.* 8th ed. New York: Springer; 2017:251–274.

CAPOX（卡培他滨和奥沙利铂）3 个月或 6 个月的辅助治疗的非劣性。在接受 FOLFOX 或 CAPOX 辅助治疗的 Ⅲ 期结肠癌患者中，与 6 个月相比，治疗 3 个月的患者在整个人群中没有被证实具有非劣性。然而，在接受 CAPOX 治疗的患者中，3 个月的治疗效果与 6 个月的效果一样，尤其是在低风险亚组[41]。

3. 伊立替康

基于三个独立试验的阴性结果，伊立替康不是辅助治疗的标准方法。在 CALGB 89803 研究中，1264 名患者被分配到每周 5-FU 联合 LV 或每周伊立替康联合 5-FU 联合 LV 治疗。在操作系统或 DFS 方面没有差别[42]。在泛欧消化道癌症试验（PETACC-3）中，Ⅱ 期和 Ⅲ 期结肠癌患者被随机分成两组，分别接受含或不含伊立替康的 LV-5-FU 治疗。在 2094 个接受治疗的 Ⅲ 期患者中，中位随访时间为 66.3 个月，使用伊立替康的 5 年 DFS 为 56.7%，未使用伊立替康的 DFS 为 54.3%（P=0.106）。添加伊立替康并不能显著改善 OS，但它与 3 级胃肠道毒性和中性粒细胞减少的发生率增加有关[43]。最后，ACCORD 试验将 400 例术后 N_1 或 N_2 疾病患者随机分为 5-FU+LV 组或 5-FU+LV+ 伊立替康组，疗程 12 个周期，DFS 或 OS 均无改善[44]。

4. 贝伐单抗　贝伐单抗已被证明可以改善转移性疾病患者的预后，而 NSABP C-08 试验旨在调查在改良的 FOLFOX6（输注 / 推注 5-FU、LV 和奥沙利铂）中加入贝伐单抗辅助治疗 Ⅱ 期和 Ⅲ 期结肠癌患者的安全性和有效性[45]。在这项对 2672 名患者进行的中位随访期为

35.6 个月的试验中，加入贝伐单抗并未导致 DFS 显著改善（HR=0.89；95%CI 0.76～1.04；P=0.15）。第二个多中心试验，即欧洲先锋试验，评估了贝伐单抗与以奥沙利铂为基础的化疗在切除的 Ⅲ 期或高危 Ⅱ 期结肠癌患者的辅助治疗中的使用[46]。在这项 Ⅲ 期随机试验中，接受手术切除的 Ⅲ 期或高危 Ⅱ 期疾病的患者被分配到辅助环境中接受 FOLFOX4、FOLFOX4– 贝伐单抗或 XELOX（卡培他滨 / 奥沙利铂）– 贝伐单抗治疗。中位随访 48 个月后，FOLFOX4 组 25%、FOLFOX4– 贝伐单抗组 29%、XELOX- 贝伐单抗组 27% 复发、发展为新的结肠癌或死亡。与 FOLFOX4– 贝伐单抗相比，非贝伐单抗的 OS 风险比更高，HR 为 1.27（95%CI 1.03～1.57；P=0.02），FOLFOX4 与 XELOX- 贝伐单抗相比为 1.15（95%CI 0.93～1.42；P=0.21）。与 FOLFOX4 组相比，贝伐单抗组的严重不良事件更常见。因此，这项研究表明，贝伐单抗在切除的 Ⅲ 期结肠癌的辅助化疗中并不能延长 DFS，OS 数据甚至表明贝伐单抗加奥沙利铂辅助治疗有潜在的不良影响。不推荐在佐剂设置中使用贝伐单抗。

5. 西妥昔单抗　西妥昔单抗不适用于任何一组切除的结肠癌患者。N0147 试验将 2686 名患者（1863 名野生型 KRAS 患者，717 名突变 KRAS 患者，106 名不明 KRAS 患者）随机分成使用或不使用西妥昔单抗的 mFOLFOX6，但在中期分析显示，在使用西妥昔单抗的任何一组中都没有改善 DFS 时，该试验过早结束。在所有患者中，使用西妥昔单抗的患者中，3 级或更高级别的不良事件和未能完成规定的 12 个周期的比例明显更高。

（三）辅助放疗加或不加化疗

1. 理论基础：复发和单纯手术的模式　由于辅助化疗的疗效已有文献记载，而且许多肿瘤学家认为结肠癌（相对于直肠癌）远距离复发的可能性比局部复发的可能性大得多，因此很少有人对术后放疗配合化疗的疗效进行评估[48, 49]。结肠癌辅助放射治疗的潜在适应证是基于对切除次后失败模式的分析（表 57-3）。晚期结肠癌和直肠癌均可预测局部失败；然而，结肠癌局部失败也取决于解剖来源。升结肠和降结肠被认为是"解剖学上不能移动的"，它们靠近腹膜后组织往往限制了广泛的手术切除（图 57-4）。获得令人满意的周缘的局限性增加了残留病的风险，从而增加了局部失败的风险。相反，乙状结肠中段和横中结肠相对"可移动"，宽阔的肠系膜允许外科医生获得宽阔的切缘，而不管疾病侵犯肠系膜的程度如何。除非有邻近器官粘连或肿瘤侵袭，否则这些部位的局部衰竭并不常见。盲肠、肝或脾弯曲

表 57–3 根据分期：马萨诸塞州综合医院的手术加术后放疗与单纯手术的 5 年精算局部控制率和无复发生存率

TNM 分期	单纯手术			手术 + 术后放疗		
	患者例数	LC（%）	RFS（%）	患者例数	LC（%）	RFS（%）
T_3N_0	163	90	78	23	91	72
T_4N_0	83	69	63	54	93	79[a]
T_3N^+	100	64	48	55	70	47
T_4N^+	49	47	38	39	72	53[a]

a. $P < 0.05$
LC. 局部控制率；RFS. 无复发生存率

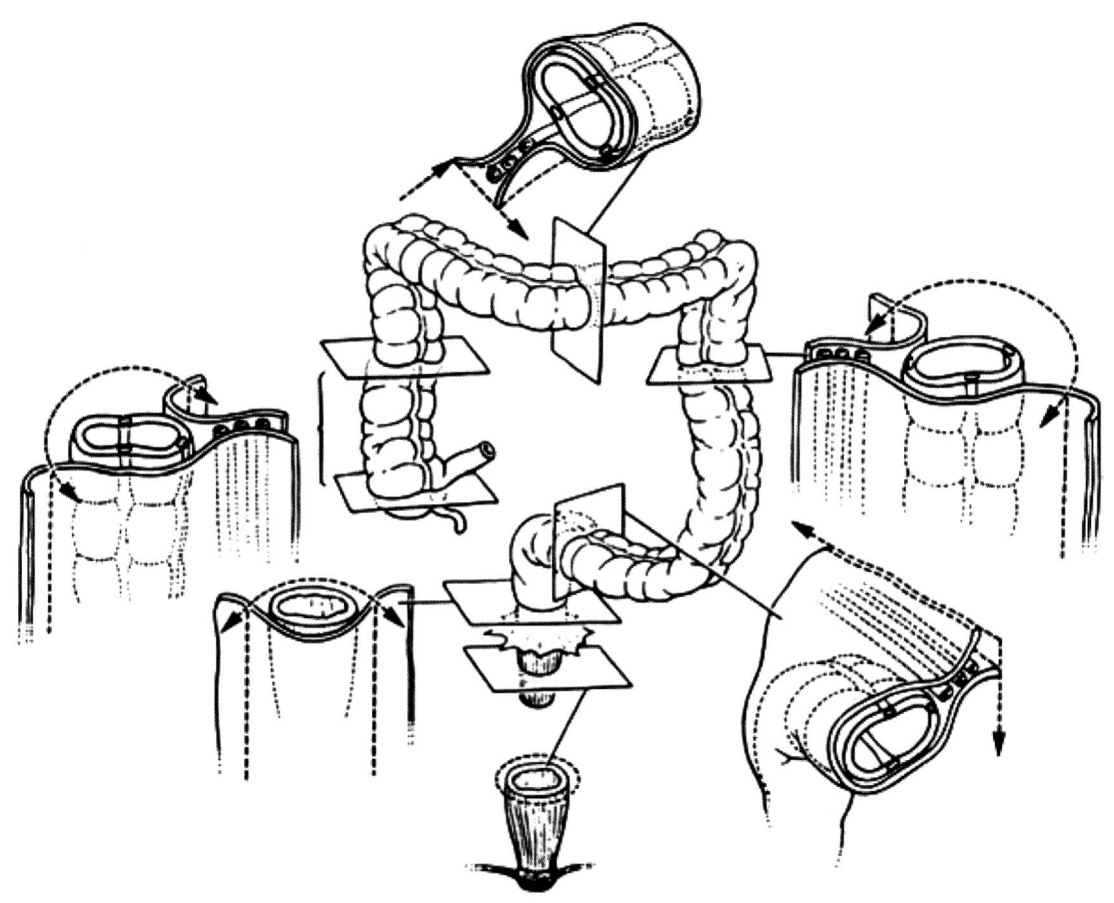

▲ 图 57–4　理想化地描绘了结肠和直肠的腹膜关系

横结肠和乙状结肠位于腹膜内，有完整的腹膜覆盖（浆膜）和肠系膜。升结肠和降结肠位于腹膜后，缺乏真正的肠系膜，通常在后方或外侧没有腹膜覆盖。直肠上部始于腹膜反折上方，在腹膜前方和外侧有腹膜。直肠的下半部至 2/3 低于腹膜反折（腹膜下）（引自 Gunderson LL，O'Connell MJ. Postoperative chemotherapy/irradiation adjuvant strategy. In：Cohen AF，Winawer SJ，Friedman MA, et al., eds. *Cancer of the Colon, Rectum, and Anus*. New York：McGraw-Hill，1995：631–645.）

及乙状结肠近端或远端肿瘤的局部失败率因肠系膜存在的数量、肿瘤的扩展及桡骨边缘的充分性而不同。当结肠癌黏附或侵犯邻近结构时，仅手术后局部失败率就超过 30%。

2. 辅助照射，单一机构　大多数评估高危结肠癌患者辅助放疗的数据都来自于单一机构的回顾性分析[50-54]。综上所述，这些研究表明，仅接受手术切除的高危患者的手术床位故障至少有 30%，局部故障的风险可以通过辅助放射治疗来降低。这些都在这里进行了详细的讨论。

马萨诸塞州综合医院的一份报道评估了接受切除后辅助性放射治疗的高危患者的结果，并将这些结果与同期仅接受手术治疗的类似患者进行了比较。受照患者包括 T_4N_0/N^+、T_3N^+（不包括乙状结肠和横结肠中段）和切缘小于 1cm 的 T_3N_0 患者。171 例患者接受了术后放疗，其中 63 例患者同时接受化疗，通常在放疗的第 1 周和最后 1 周给予 5-FU（每天 500mg/m^2），连续 3 天。放射治疗通过平行的对置或其他多野技术进行，以 3~5cm 的边缘治疗肿瘤床，总剂量为 45Gy，然后减野至总剂量 50.4~54Gy。如果认为有很高的受累风险，则包括结节引流。这一队列与同期单独接受手术的 395 例 $T_{3~4}N_0/N^+$ 肿瘤患者进行了比较。

表 57-3 显示了与单独接受手术的患者相比，辅助组的 5 年精算局部控制率和无复发存活率。接受放射治疗的 T_4N_0 和 T_4N^+ 患者的局部控制率分别为 93% 和 72%，而单纯手术患者的局部控制率分别为 69% 和 47%。同样，接受辅助放疗的 T_4N_0/T_4N^+ 患者的无复发存活率分别为 79% 和 53%，而单纯手术后的无复发存活率分别为 63% 和 38%。在 T_3N_0 和 T_3N^+ 病变的患者中没有观察到显著的结果差异；然而，考虑到大多数患者被转诊是因为担心手术后局部控制的充分性，放疗组可能存在选择偏差的因素。接受 5-FU 治疗的患者有改善局部控制的趋势（表 57-4）。接受放疗和 5-FU 的患者急性肠炎的发生率为 16%，而单纯接受放疗的患者急性肠炎的发生率为 4%。这一肠炎发生率与直肠癌同时应用 5-FU 和放射治疗的研究数据相似。联合应用 5-FU 不会增加晚期肠道并发症的发生率。结论是，T_4 肿瘤或伴有脓肿或瘘管形成或切缘阳性切除的肿瘤患者可从术后放疗中受益[50]。

表 57-4　马萨诸塞州综合医院系列：基于氟尿嘧啶给药的辅助放疗患者的 5 年精算局部控制率和无复发生存率

	无 5-FU			有 5-FU		
TNM	**患者例数**	**LC (%)**	**RFS (%)**	**患者例数**	**LC (%)**	**RFS (%)**
T_3N_0	16	87	69	7	100	80
T_4N_0	37	94	78	16	100	83
T_3N^+	41	69	48	14	70	43
T_4N^+	24	67	53	15	79	52

5-FU. 氟尿嘧啶；LC. 局部控制率；RFS. 无复发生存率

在 MGH 的一项最新分析中，152 名 T_4 肿瘤患者接受了辅助放射治疗。病理检查有 42 例肿瘤边缘呈阳性。对于切缘阴性的患者，T_4N_0 和 T_4N^+ 患者的 10 年精算局部控制率分别为 78% 和 48%。在淋巴结阴性肿瘤患者中，10 年精算局部控制率和无复发生存率分别为

87% 和 58%，而在淋巴结阳性肿瘤患者中分别为 65% 和 33%。有一个淋巴结受累的患者，局部控制率和无复发生存率与无淋巴结受累的患者相似。然而，随着受累节点数量的增加，存活率稳步下降[54]。

梅奥医学中心的一份报道描述了 103 名局部晚期结肠癌手术后接受放射治疗的患者。镜下残留病变 18 例，肉眼残留病变 35 例。90% 以上的患者存在 T_4N_0/N^+ 病。中位剂量为 50.4Gy，采用多野技术，大多数患者同时接受以 5-FU 为基础的化疗。11 名患者在术中接受了 10~20Gy 的"加速"治疗。5 年的精算总体局部控制率为 40%。切缘阴性肿瘤患者的 5 年局部控制率为 90%，而显微残留肿瘤患者为 46%，大体残留肿瘤患者为 21%（图 57-5）。在有残留病变的患者中，接受术中增强治疗的患者的局部控制率为 89%，而仅接受外照射的患者的局部控制率为 18%（图 57-6）。同样，切缘阴性切除的患者的 5 年生存率（66%）与显微残留者（47%）或大体残留者（23%）相比有所提高（图 57-7）。另外，接受术中强化治疗的患者存活率提高（76% vs. 26%）

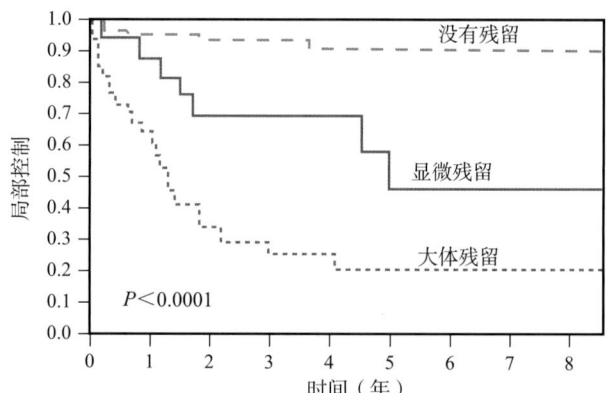

▲ 图 57-5　梅奥医学中心 103 例结肠癌患者在接受外照射放疗加或不加化疗（伴或不伴维持性治疗）和加或不加术中电子放疗的治疗中，最大切除后不同程度残留病变的局部控制

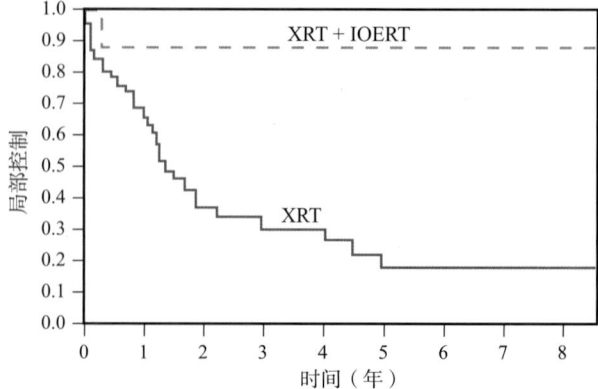

▲ 图 57-6　梅奥医学中心 103 例结肠癌残留病变患者在接受外照射放疗（XRT），加或不加化疗（伴或不伴维持性治疗）的最大切除后，术中电子放射治疗（IOERT）的局部控制

（图 57-8）。

在梅奥医学中心的后续系列中，Mathis 等于 1981—2007 年报道了 146 例不能切除的 T_4 结直肠癌的多模式治疗结果，包括术中放射治疗。其中 40 名患者的肿瘤位于结肠。术前外照射一般为 28 次，中位剂量为 50.4Gy。中位 IORT 剂量为 12.5Gy。全组 5 年局部控制率为 86%；在 40 例结肠癌患者中，中位生存期为 7.2 年，5 年生存率为 61%。值得注意的是，在整个患者组中，使用 FOLFOX 或 FOLFIRI（5-FU 亚叶酸钙，伊立替康）辅助化疗与 92% 的 5 年生存率相关[55]。

佛罗里达大学的一份报道称，接受辅助放射治疗的局部晚期但完全切除的结肠癌患者的局部控制率为 88%，与梅奥医学中心报道的完全切除肿瘤患者的 90% 相似[51]。此外，局部控制似乎存在剂量 – 反应关系。接受 50～55Gy 照射的患者 5 年局部控制率为 96%，而接受剂量低于 50Gy 的患者局部控制率为 76%（P=0.0095）。

多伦多大学的一项综述评估了 33 名可能可切除但

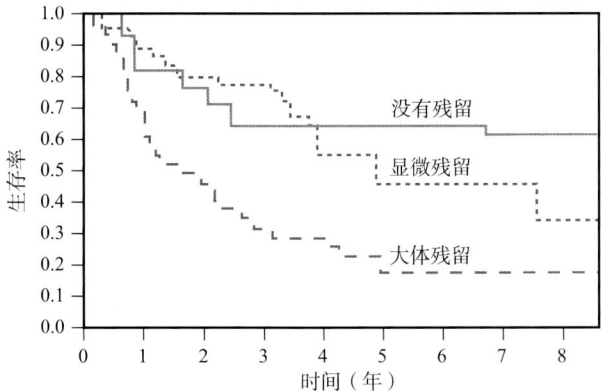

▲ 图 57-7　梅奥医学中心 103 例结肠癌患者最大限度切除后的生存率，这些患者接受或不接受化疗（加或不加持续性治疗）、术中电子放疗

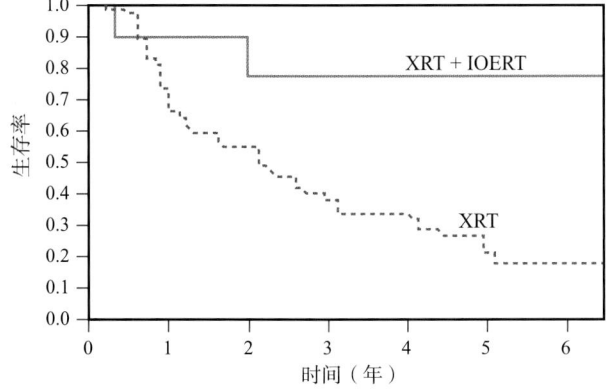

▲ 图 57-8　梅奥医学中心 103 例接受外照射放疗（XRT）并加或不加化疗（加或不加持续性治疗）的结肠癌患者在最大切除后接受术中电子束放射治疗（IOERT）的生存率

局部晚期粘连性结肠癌的患者。在 33 例患者中，有 22 例在没有切除的情况下接受过剖腹手术和手术探查，因为 R_0 切除被认为是不可能实现的。2 例患者在接受新辅助放疗的同时输注 5-FU。所有患者随后都接受了后续切除，切缘均为阴性。1 例病理完全应答（PCR），3 例仅有显微镜下残留病变，约 2/3 表现为 ypT_{4b} 病。3 年 OS 和 DFS 分别为 86% 和 74%，2 例患者出现局部复发。作者认为，新辅助放化疗联合全身多脏器切除可获得较高的 R_0 切除率和良好的局部控制率，并具有可接受的发病率和死亡率[52]。

另一个系列描述了 36 例局部晚期结肠癌患者（64% T_4）接受放疗和新辅助化疗，包括 5-FU、亚叶酸钙和奥沙利铂方案，每 2 周 1 次。在接受手术的 34 名患者中，有 9 名（26.4%）获得了聚合酶链式反应（PCR）。2 年估计 OS 率为 88.7%，DFS 率为 73.6%。作者总结说，新辅助放化疗是可行和安全的，显著的 PCR 率和可接受的毒性特征表明，多模式治疗可能是局部晚期结肠癌（LACC）患者的一种治疗选择[56]。

杜克大学最近的一项研究调查了在现代化疗时代中，辅助放射治疗在局部晚期结肠癌中的作用。研究人员报道了 62 例 T_4 结肠癌患者仅接受手术治疗、手术后单纯辅助化疗或 13 例接受辅助化疗的结果。多变量分析表明，辅助性放化疗（与单纯辅助性化疗相比）可提高局部控制率和 DFS。研究人员得出结论，辅助放射治疗可能适用于特定的患者，特别是那些 T_{4b} 病变和（或）切除后残留疾病的患者[57]。

尽管新辅助放化疗已经在随机试验中被证明可以改善直肠癌患者的局部控制 /DFS，但没有高水平的证据表明它对结肠癌患者有效。新辅助化疗或放化疗可考虑用于局部晚期或不能切除的结肠癌。FOxTROT（氟嘧啶、奥沙利铂和靶向受体术前治疗）的初步研究表明，对 T_3 或 T_4 大肿瘤进行新辅助化疗是可行的，不良反应可以接受；这个研究小组已经推进了第三阶段试验[58]。

3. 第三阶段组间试验　1992 年，美国胃肠研究组发起了一项随机的前瞻性试验，以评估在辅助化疗的基础上加用放射治疗是否会在切除高危结肠癌的患者中带来更高的存活率和更低的局部失败率。资格标准包括切缘阴性、有周围结构粘连或侵犯的肿瘤（即 T_4N_0 或 N^+ 病，不包括腹膜侵犯）或位于升、降结肠且有区域淋巴结转移的肿瘤（T_3N^+）。患者随机接受每周 5-FU 联合左旋咪唑治疗 12 个月或 5-FU 联合左旋咪唑治疗 12 个月，并于首次 5-FU 治疗后 1 个月开始放化疗。推荐的总放射剂量为 45Gy，25 次 / 次，5 周内加 5.4Gy。

最初的试验应计目标是 700 名患者；然而，由于应计结果不佳（222 名患者，189 名可评估患者），这项研究于 1996 年结束，导致检测各组之间任何差异的统计能力降低。在操作系统或 DFS 方面没有发现差异。只接受化疗的患者的 5 年生存率为 62%，而随机接受放化疗的患者的 5 年 OS 为 58%（$P>0.50$）。两组患者的局部复发率相同（各 18 例）。接受放射治疗的患者 3 级和 4 级血液学毒性较高[59]。由于统计能力降低、不合格率高及缺乏手术夹子或术前影像来辅助在高比例患者中确定合适的 EBRT 野，对研究结果的解释受到限制。基于这项研究，对于术后常规放疗 5-FU 和左旋咪唑的疗效没有明确的结论；这项研究没有提供支持其常规使用的数据。

随后的 SEER 数据库分析评估了 1988—2005 年在美国确诊的结肠癌患者，结果显示肿瘤位置、年龄、性别、分期、诊断时间和地理位置与放射治疗在这种疾病中的应用显著相关。1988 年确诊的患者接受辐射的可能性是 2005 年确诊患者的 2.5 倍。作者得出的结论是，放射治疗很少用于结肠癌，根据患者和肿瘤特征的不同，放射治疗的使用也有所不同，尽管自 20 世纪 80 年代以来放射治疗的使用明显减少，但它继续以高度个性化的方式用于非转移性疾病[60]。

1988—2012 年的另一项 SEER 数据库分析评估了接受根治性手术的被诊断为 T_4 结肠腺癌的患者。总体而言，接受辅助放疗的 OS 没有差别。对 2004—2012 年接受治疗的现代队列患者进行的检查发现，与未接受放射治疗的患者相比，接受辅助放射治疗的患者的 OS 有改善的趋势（$P<0.001$），并且接受辅助放射治疗的患者有改善原因特异性生存率的趋势（$P=0.053$）。在多变量分析中，辅助放疗仍然与 OS 相关（HR=0.88；95%CI 0.78～0.99；$P=0.034$）。作者得出结论，辅助放疗与现代队列患者的 OS 改善有关，远端肿瘤、级别较高的疾病、淋巴结阴性和肿瘤较大的患者可能会从放疗中获得更大的好处[61]。

我们目前的政策是，对于肿瘤侵犯邻近结构、合并穿孔或瘘管、不完全切除的患者，考虑辅助性肿瘤床放疗。在整个放射治疗过程中，患者通常每周 5 天接受基于氟嘧啶的持续化疗。

八、局部晚期疾病、转移性疾病和姑息治疗

对于转移性疾病的患者，最初的标准治疗包括细胞毒化疗和靶向药物的结合。此外，基因组检测也正在成为一种护理标准，它在指导治疗方面的使用也在增加。具体地说，所有转移性结直肠癌患者都应该接受 KRAS 检测（KRAS 和 NRAS 外显子 2、3 和 4），以确定是否有资格接受抗 EGFR 治疗，并且只有携带 KRAS WT 基因的肿瘤患者才应该接受抗 EGFR 治疗，如下文所述。

此外，患者还应检查微卫星不稳定性，因为 FDA 现已批准 Pembrolizumab（抗 PD1）用于经奥沙利铂、伊立替康和 5-FU 治疗后进展，且没有令人满意的替代治疗方案的 MSI 结直肠癌患者。最后，其他可行的改变，如 HER2 和 MET 扩增，目前正在调查中。

（一）化疗用药

细胞毒性化疗以氟嘧啶为基础的化疗通常是作为单一药物或与奥沙利铂或伊立替康联合使用。前瞻性随机试验表明，多种药物可提高转移性结直肠癌患者的存活率。Saltz 等报道了一项三组随机试验的结果：①伊立替康、5-FU 和亚叶酸钙（IFL）；② 5-FU 与亚叶酸钙；③伊立替康单独应用。与单纯 5-FU 和亚叶酸钙相比，接受 IFL 治疗的患者生存期（中位生存期 14.8 个月）和有效率（39% vs. 21%，$P<0.001$）均有改善（中位生存期 14.8 个月 vs. 12.6 个月，$P=0.04$），有效率（39% vs. 21%，$P<0.05$）。三联用药组 3 级或以上腹泻的发生率明显高于三联用药组（$P<0.05$）[62]。

Goldberg 等的一项研究随机选择 795 例未经治疗的转移性结直肠癌患者，接受：①伊立替康、5-FU 和亚叶酸铂（IFL）；②奥沙利铂、5-FU 和亚叶酸铂；③伊立替康和奥沙利铂。与接受伊立替康、5-FU 和亚叶酸钙或伊立替康和奥沙利铂联合治疗的患者相比，接受奥沙利铂、5-FU 和亚叶酸钙的患者中位生存期提高（19.5 个月 vs. 15 个月 vs. 17.4 个月；$P<0.05$）。接受 5-FU、亚叶酸钙和奥沙利铂治疗的患者的有效率显著高于接受伊立替康、5-FU、亚叶酸钙或伊立替康联合奥沙利铂治疗的患者（45% vs. 31% vs. 35%，$P<0.05$）[63]。

（二）靶向制剂

目前，细胞毒性化疗经常与靶向药物联合使用，如贝伐单抗（一种针对血管内皮生长因子的单克隆抗体）或西妥昔单抗或帕尼单抗（针对 EGFR 的单克隆抗体）。西妥昔单抗是一种嵌合（鼠 / 人）抗体，帕尼单抗是一种完全人源化的抗体，这两种抗体目前都只适用于没有 KRAS 突变的肿瘤。

Hurwitz 等报道了一项随机试验，比较了伊立替康、5-FU 和 IFL 联合或不联合贝伐单抗的疗效。贝伐单抗组的中位生存期显著提高（中位生存期 20.3 个月 vs. 15.6 个月，$P<0.001$）。此外，含有贝伐单抗的 ARM 的应答率有所提高（45% vs. 35%，$P=0.004$）[64]。Cunningham 等将 329 名对伊立替康化疗方案无效的转移性结直肠癌患者随机分为西妥昔单抗或西妥昔单抗联合伊立替康治疗。接受联合治疗的患者的应答率显著高于对照组（23% vs. 11%，$P=0.007$），进展的中位时间也较高（4.1 个月 vs. 1.5 个月，$P<0.001$）。在存活率方面

没有观察到差异[65]。NO16966 试验评估了贝伐单抗与以奥沙利铂为基础的方案联合使用的疗效和安全性。在这项试验中，1401 名患者被随机分配到以奥沙利铂为基础的治疗，然后接受贝伐单抗和安慰剂治疗，主要终点是无进展生存期。尽管与安慰剂相比，贝伐单抗组的 PFS 有显著改善（9.4 个月 vs. 8.0 个月，P=0.0023），但 OS 差异（21.3 个月 vs. 19.9 个月，P=0.077）接近，但没有达到显著性[66]。

在 CRYSTAL 试验中，1198 名 EGFR 阳性肿瘤患者被随机分配到使用或不使用西妥昔单抗的一线伊立替康治疗。这项试验表明，野生型 KRAS 患者的 OS（中位数 23.5 个月 vs. 20 个月）和 PFS（9.9 个月 vs. 8.4 个月）有所改善[67]。同样，对于以奥沙利铂为基础的治疗，OPUS 试验显示，对于 KRAS 野生型肿瘤患者，在以奥沙利铂为基础的治疗中加用西妥昔单抗显著改善了有效率（61% vs. 37%，P=0.0027）和中位无症状（中位数 7.7 个月 vs. 7.2 个月，P=0.0064）[68]。最后，在 Prime 试验中，在以奥沙利铂为基础的一线治疗中加入 Panitumab 可使 PFS 受益（中位数 PFS 为 9.6 个月，而非 8 个月，P=0.02），并有改善 OS 的趋势（中位数为 24 个月，而非 20 个月）[69]。

在两个试验中解决了在一线治疗中应考虑哪些靶向治疗的问题。在 FIRE-3 试验中，735 名患者被分配使用贝伐单抗或西妥昔单抗接受 FOLFIRI 治疗。两组的客观应答率相似，PFS 也相似（10.0 个月 vs 10.3 个月）。然而，西妥昔单抗组的中位 OS 显著延长（28.7 vs. 25 个月，P=0.017）[70]。在美国组间试验（80405）中，1137 例 KRAS WT 肿瘤患者被分配接受西妥昔单抗或贝伐单抗联合 FOLFOX 或 FOLFIRI 治疗。在这项试验中，中位 OS（西妥昔单抗 30 个月，贝伐单抗 29.9 个月）和 PFS（西妥昔单抗 10.5 个月，贝伐单抗 10.6 个月）相似[71]。目前，在一线环境下使用靶向药物和细胞毒性化疗中的任何一种都是可以接受的。

有趣的是，随后对这两个试验进行的 Meta 分析检验了原发肿瘤位置和结果之间的关系，结果表明，在标准化疗的基础上，与抗血管内皮生长因子治疗相比，RAS WT 左侧癌症患者从抗表皮生长因子受体治疗中获得的生存益处要大得多（HR=0.71，P=0.0003）。相反，对于右侧肿瘤的患者，使用抗血管内皮生长因子治疗有延长生存期的趋势（HR=1.3；P=0.081）。不幸的是，由于这是一项回顾性分析，原发癌症的侧向是否预示了靶向治疗的反应，是否是正在进行的调查的主题，仍有待观察。

最后，评价化疗与贝伐单抗联合应用的试验显示，在同时接受抗 VEGF 和抗 EGFR 治疗的患者中，联合应用帕尼单抗或帕尼单抗均可增加毒性，降低 PFS，这表明双重抗体治疗在这些患者中是不合适的[73]。另外，新药仍是转移和非转移环境中正在进行的研究的重点。

（三）放射治疗

姑息性放疗有时与氟嘧啶为主的化疗相结合，被认为是与转移性疾病相关的特定症状的患者治疗的有效方法，包括脑、骨和其他部位。尽管超出了本章的范围，但立体定向体部放射治疗正越来越多地应用于患有包括肝转移在内的少转移疾病的结直肠癌患者。放射治疗和靶向药物（贝伐单抗、西妥昔单抗和靶向免疫治疗药物）的结合仍然是一个研究课题。

九、辐射技术

结肠癌的治疗领域设计是基于失败数据的模式。正如直肠癌的治疗一样，结肠腺癌术后治疗的设计也必须慎重。现场安排将根据原发疾病的地点及被判定为局部复发风险较高的地区而有所不同[74]。患者的体位（仰卧、俯卧、卧位）应在计划中考虑。下腹部或盆腔肿瘤通常应该在腹板上模拟俯卧姿势，以便最大限度地将小肠移出治疗场。小肠通常是一个剂量受限的结构，在治疗的至少一部分中，将患者置于右卧位或左卧位往往是有利的，这可能有助于小肠移位远离治疗场。固定装置可以改善重复性，并且应该根据患者的具体需要量身定做，目标是每天变化最小的可重复性设置。小肠造影有助于确定治疗范围内的小肠体积。比较卧位和仰卧位的图像以确定小肠移位的实际数量可能是有用的。CT 模拟的特殊患者说明取决于治疗地点，应在个案的基础上加以考虑。对于乙状结肠癌来说，充盈的膀胱有助于将小肠移出骨盆。在某些左侧结肠癌病例中，扫描前禁食 4h 可以最大限度地减少胃膨胀 / 照射。如果用于盆腔肿瘤，空肠有助于直肠对比剂的勾画。在 CT 模拟治疗中给予患者的指导应该仔细考虑，因为这些指导需要在整个治疗过程中保持；例如，如果患者在日常治疗中不能持续保持充盈的膀胱，那么小肠的总剂量可能会高于最初的计划。评估呼吸运动的四维 CT 扫描应根据临床需要加以考虑。它们可用于横结肠肿瘤的新辅助治疗，或在肿瘤运动可能引起关注的情况下使用。在术后环境中，由于肿瘤床的移动通常很小，所以它们不太常用；这主要是由于肿瘤床的粘连将靶区固定在腹膜后、骨盆或腹壁上。同样，4D CT 扫描对升结肠和降结肠肿瘤帮助不大，因为这些位置通常被认为是固定在腹膜后。基于 CT 的计划有助于确定肿瘤床、确定射束方向及估计包括在治疗区域内的小肠体积。与其他腹部恶性肿瘤一样，一个肾脏的一部分可能受到辐射。假设对侧肾基线功能正常，单侧肾照射可导致最小的长期临床后遗症[75]。

在结肠癌辅助治疗中使用的总辐射剂量取决于可疑残留病的体积和周围正常组织的耐受性限制。一般情况下，初始剂量为 45Gy，分 25 次，每部分 1.8Gy，通过较大的野向原发肿瘤和高危组织投放。如果只包括一小部分小肠，缩小的野可以接受 50Gy 的治疗。对于 T_4 肿瘤患者，一般的目标是治疗肿瘤床，总剂量为 54～60Gy。超过 50Gy 的治疗通常要求将整个小肠排除在视野之外。脊髓剂量一般应限制在 45Gy。此外，至少 2/3 的功能性肾脏不应接受超过 20Gy 的照射，至少 2/3 的总肝脏体积不应接受超过 30Gy 的照射。在梅奥医学中心的一项分析中，当使用两个以上的治疗野时，小肠梗阻的发生率较低，应该尝试实施多野治疗技术，这是基于 CT 的计划的辅助[76]。三维治疗计划和调强放疗技术的使用可能会促进小肠和其他正常器官的保留。

一般来说，原发肿瘤部位应该有足够的覆盖范围，以覆盖潜在的残留病区域。超出原发肿瘤区域的更近端的肠系膜结节盆地，如果这些部位获得满意的边缘清除，通常不会得到治疗。一个例外可能是右半结肠肿瘤，其中小肠和右半结肠都由回结肠血管供应，限制了切除的范围。在某些情况下，可能需要治疗腹主动脉旁结节，特别是肿瘤广泛累及腹膜后。在许多情况下，根据手术和病理结果排除主动脉旁结节盆地的治疗可能是合适的。如果手术或切除切缘附近的淋巴结受累，肠系膜近端淋巴结的治疗可能是合适的。图 57-9 和图 57-10 显示盲肠和乙状结肠癌的射野示例。由于接受同步放疗和以氟嘧啶为基础的化疗的直肠癌患者的疾病相关结果有所改善，以及接受以 5-FU 为基础的化疗的淋巴结阳性结肠癌患者的存活率提高，切除的高危结肠癌患者的辅助放射治疗应与以氟嘧啶为基础的化疗同时进行。

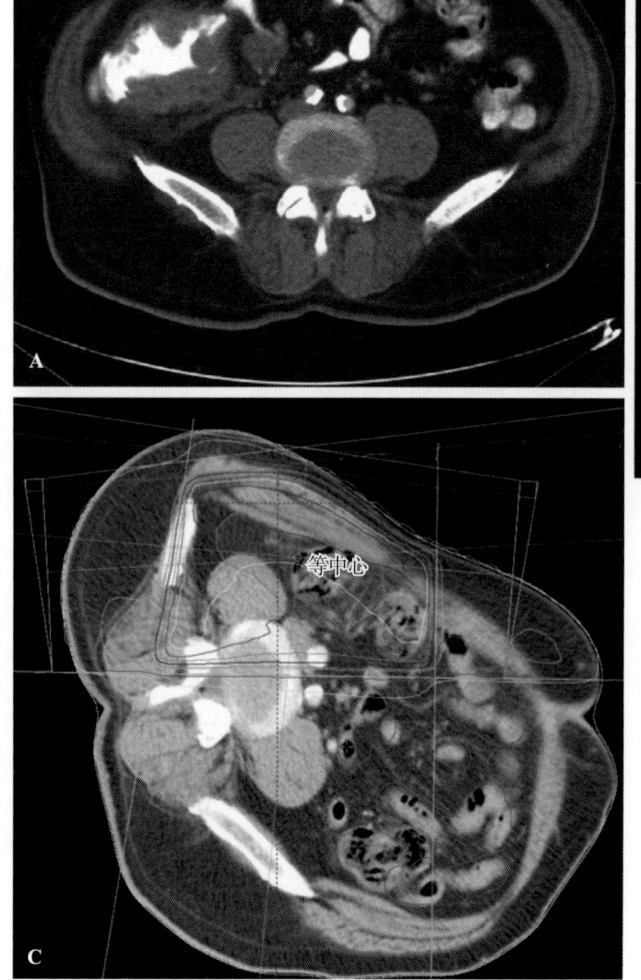

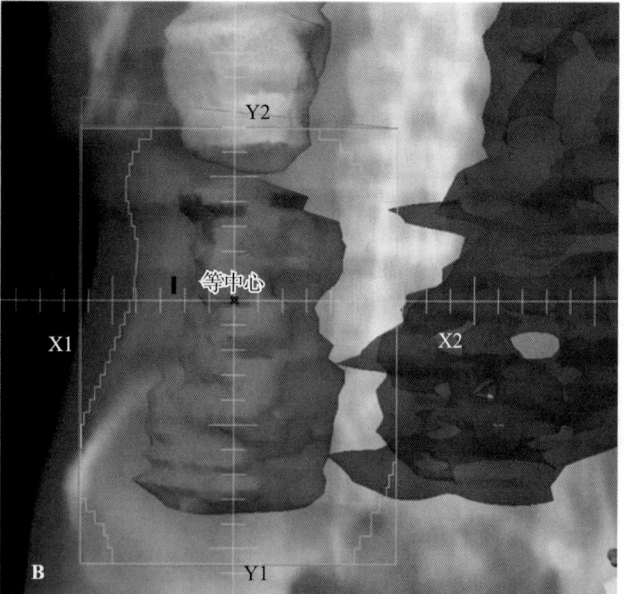

▲ 图 57-9 男性患者，60 岁，行 R_1 切除术后，T_4 上行结肠癌粘连于右侧结肠周沟，恰好在髂骨水平上方。他在左侧卧位时同时接受三野放疗，然后增加到总剂量 5400cGy（此图彩色版本见书末）

A. 术前轴位计算机断层扫描显示一个巨大的升结肠肿瘤侵犯了结肠周围组织；B. 数字化重建 X 线片显示前视图［临床肿瘤体积为绿色；肾脏（上）为黄色；小肠为紫色］，注意患者卧位引起的小肠移位；C. 使用三野技术计算主场的相对等剂量分布

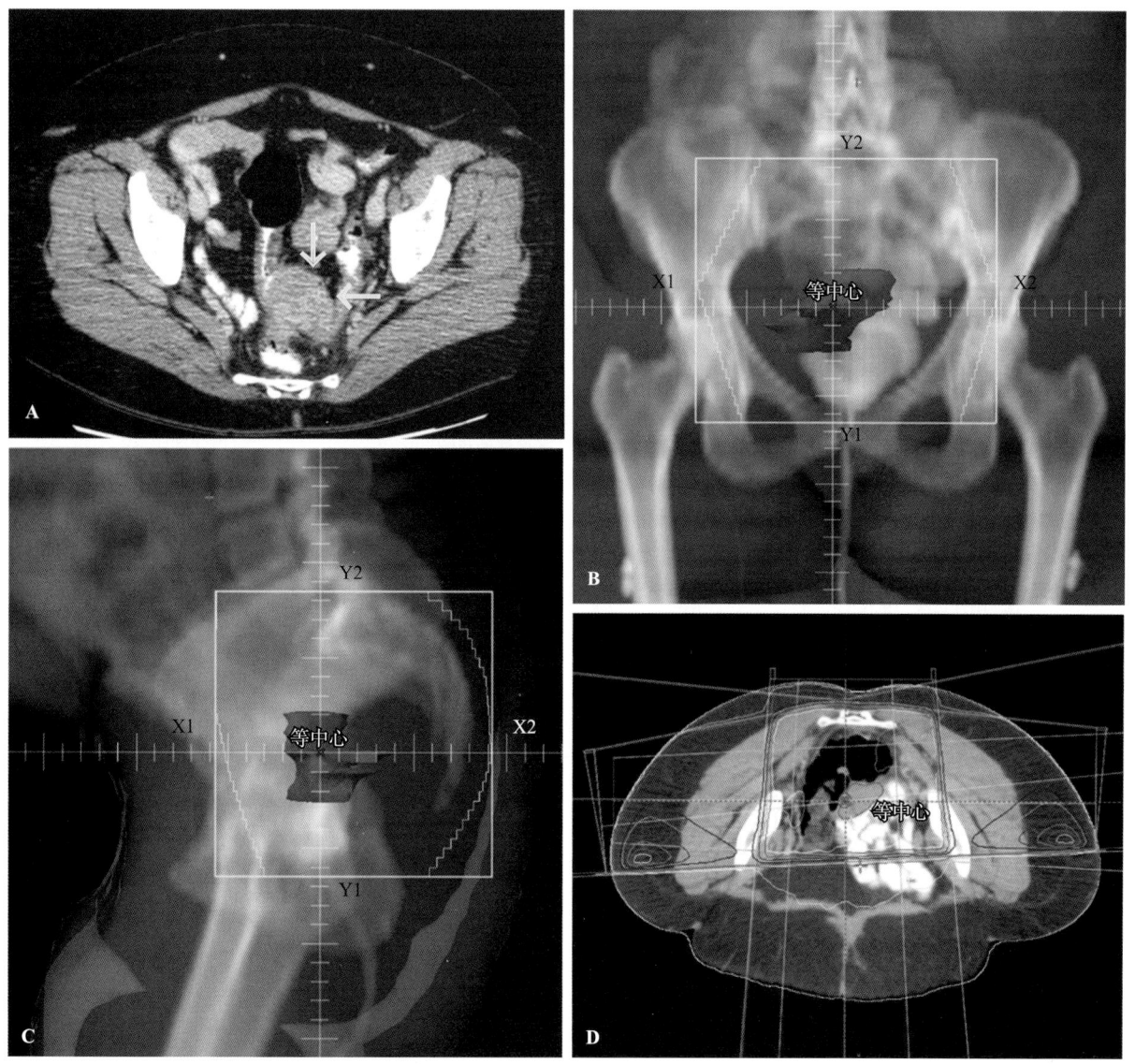

▲ 图 57-10　女性患者，54 岁，在距肛缘 35cm 处有乙状结肠病变。在左半结肠切除术中，发现乙状结肠癌穿孔侵蚀至直肠近端，并可能累及阴道穹窿。她同时接受三野放化疗，在人造台面上俯卧位，总剂量为 4500cGy（此图彩色版本见书末）

A. 轴位 CT 显示乙状结肠肿瘤（黄箭）侵犯邻近直肠；B. 数字化重建 X 线显示后束的光束透视图（重建的大体肿瘤体积为红色）；C. 数字化重建 X 线显示侧束的光束透视图；D. 主场的相对等剂量分布

十、治疗流程、结论和未来的可能性

如果只做手术，结肠癌患者的局部复发率与直肠癌患者相似。由于高危结肠癌术后放疗加或不加 5-FU 的先导性研究结果令人鼓舞，以及高危辅助结肠癌患者应用 5-FU 和左旋咪唑的阳性结果，我们进行了组间随机试验，对术后局部复发风险较高的患者随机选择 5-FU 加左旋咪唑或 5-FU 加左旋咪唑加肿瘤床放疗。在接受辅助放射治疗的患者中没有观察到生存益处。然而，如前所述，对这些结果的解释受到应计不充分和重大缺陷的限制。

辅助放疗联合系统治疗局部复发高危患者的价值不太可能在明确的随机试验中得到进一步解决。治疗建议应在个案的基础上，在知情同意的设定中使用现有的数据。图 57-11 显示了一种针对这些患者的潜在治疗算法，反映了本章作者的个人偏好。

在某些 T_4 肿瘤（即边缘不确定的肿瘤）中，使用术中放疗作为 EBRT 的补充也可能是合适的。对于肿瘤粘连或侵犯邻近结构的患者，首选的治疗顺序是术前 EBRT 加以氟嘧啶为基础的化疗，再加或不加新辅助化疗。根据美国和欧洲机构的初步 IOERT 报告，随后将进行手术加或不加术中放射治疗和术后全身治疗[53, 76-78]。对于局部复发或区域淋巴结复发的患者，类似的方法是合理的[78-81]。

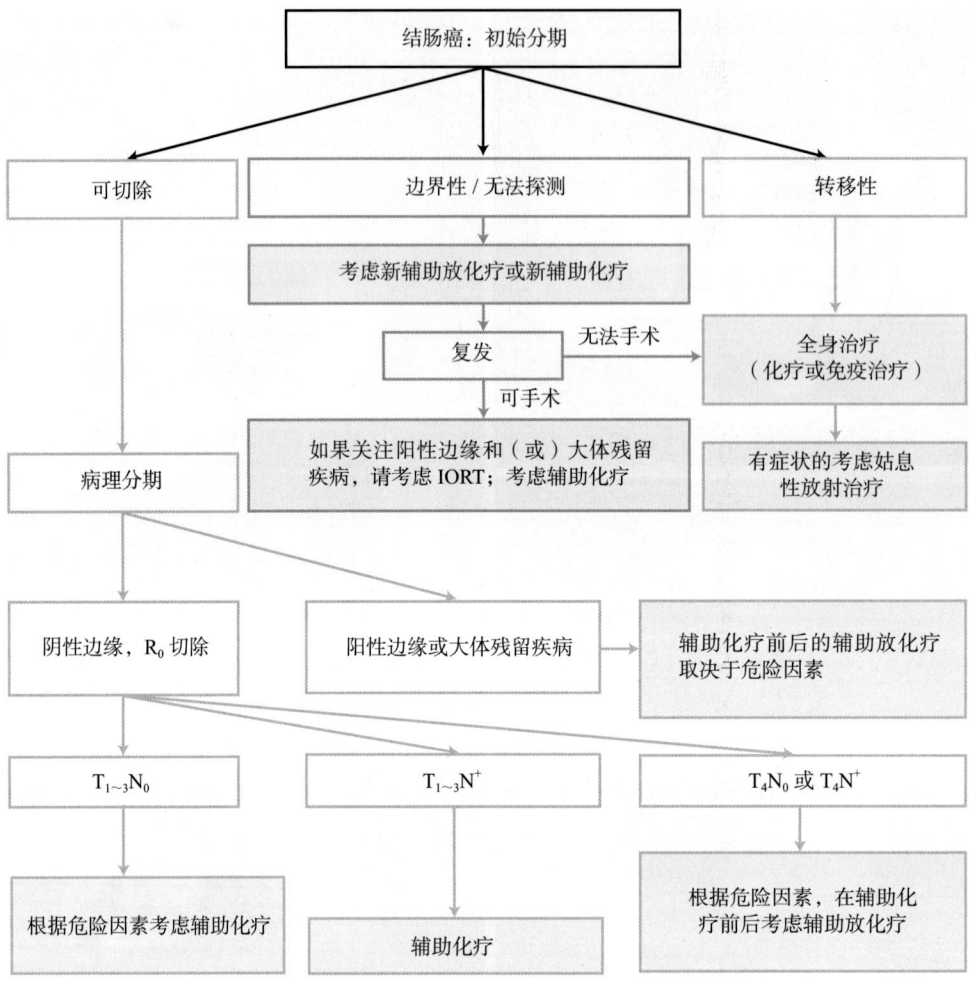

▲ 图 57-11　治疗流程：结肠癌治疗方法

IORT. 术中放射治疗

第58章　直肠癌
Rectal Cancer

Bruce D. Minsky　Claus M. Rödel　Vincenzo Valentini　著
赵伟珠　译

要　点

1. **发病率**　结直肠癌是世界上第 4 种最常见的癌症，估计每年有 80 万新诊断病例，约占所有癌症的 10%。大约 2/3 的病例发生在结肠，1/3 发生在直肠。目前，美国和欧盟的直肠癌发病率分别约为每年 40 000 人和每年 125 000 人。

2. **生物学特征**　影响总体生存的最重要的预后因素是疾病的病理程度，取决于肿瘤穿透肠壁的程度及有无淋巴结转移或远处转移（TNM 分期）。目前正在临床试验中对几种生物标志物进行前瞻性评估，以确定其预后价值。TNM 分期系统是目前最可靠的。

3. **分期评估**　对直肠癌患者的治疗前评估应包括仔细的病史和体格检查。评估原发肿瘤范围的主要成像方式是直肠内超声、计算机断层扫描和磁共振成像。ERUS 和高分辨率盆腔 MRI 均可准确预测 T 类。高分辨率 MRI 可高度准确地识别直肠系膜筋膜受累（环行切除切缘阳性）方面具有很高的准确性。CT、MRI 和 ERUS 对结节病变的识别仍然是一个诊断问题，它们依赖于大小标准来预测淋巴结转移，而正电子发射断层扫描 /CT 不依赖大小标准，并且在指示时是准确的。

4. **首次治疗**　潜在治愈的直肠癌的主要治疗方法是手术。直肠系膜内放射状微小淋巴管扩散的识别导致了全直肠系膜切除术的使用。有了这种手术，局部控制率明显提高。然而，即使有 TME，病理性淋巴结阳性疾病的局部失败率仍为 21%，辅助放化疗仍是必要的。

5. **辅助治疗**　对于 $uT_{3\sim4}$ 或淋巴结阳性的临床可切除直肠癌，传统的治疗方法是术前放化疗，然后手术和术后辅助化疗。在德国直肠癌第 Ⅲ 期试验中，该试验比较了手术前和手术后的放化疗，在被认为需要在治疗前进行腹会阴切除的患者中，接受手术前治疗的患者的局部失败率、急性毒性和慢性毒性显著降低，括约肌保留率显著提高。术前放疗或化疗的主要缺点是可能过度治疗早期（$pT_{1\sim2}N_0$）疾病或未发现的转移性疾病。对于首先接受手术的患者，如果肿瘤是 $pT_{3\sim4}N_0$ 或 $T_{any}N^+$，治疗通常是术后放化疗。目前正在研究包括选择性放射治疗和非手术治疗在内的新方法。

6. **局部进展期病变**　除罕见的单纯缝合线复发外，原发或复发的不可切除病变的患者应在手术前接受放化疗。虽然 50%～90% 可以接受切缘阴性的切除，但根据肿瘤固定程度的不同，24%～55% 仍然会出现局部复发。加用术中放疗可降低局部复发率。

7. **缓解**　骨盆照射提供了有效的缓解。在大多数患者中，它可以减少骨盆疼痛和出血。

直肠癌的治疗因疾病的临床表现而异。例如，这种类型的癌症可以表现为适于局部切除的早期肿瘤、需要辅助治疗加根治性手术的局部晚期肿瘤、侵入邻近器官或结构但没有远处转移迹象的肿瘤或具有远处转移的肿瘤。放射治疗在直肠癌的治疗中具有公认的作用，用于辅助治疗、新辅助治疗、明确治疗和姑息治疗。确定哪些患者可能从术前、术后、术中或明确的放疗中获益最大，以及哪个方案最适合哪个患者是正在接受积极研究的问题。

一、病原学和流行病学

结肠直肠癌的病因似乎是多因素的，包括环境和遗传因素。大约 75% 的结直肠癌是散发性的，而 15%～20% 的结直肠癌发生在具有阳性家族史或个人结直肠癌或息肉史的患者中。其余病例发生在具有遗传倾向的人群中，如遗传性非息肉病性结肠直肠癌（HNPCC 4%～7%）或家族性腺瘤性息肉病（1%），或炎症性肠病患者，尤其是慢性溃疡性结肠炎患者（1%）[1]。

环境因素的基本作用得到了在移民人口中的观察结果的支持。一般来说，来自非洲和亚洲低发区的移民移居北美或澳大利亚的高发区，他们的发病率在一代人内就是东道国的发病率[2]。具体地说，高脂肪、低纤维饮食与结直肠癌的发生有关。相反，摄入高纤维饮食与预防结直肠癌有关。纤维会形成柔软、笨重的粪便，稀释致癌物；它还会缩短结肠通过时间，减少致癌物质接触黏膜的时间。然而，因果关系尚未得到证明。在西方国家，久坐不动的生活方式、吸烟和饮酒似乎也与结直肠癌的风险有关[3]。

大多数结直肠癌是由肠壁内壁的良性腺瘤性息肉引起的。那些生长到大尺寸（>2cm）、具有绒毛外观或含有发育不良细胞的人最有可能进展为癌症。这种从腺瘤到癌症的进展与基因改变的积累有关，包括癌基因的激活和抑癌基因的失活[4]。这一过程的早期步骤之一是阻断 APC/β-catenin/TCF-4 通路，允许在隐窝表面进行不受控制的细胞复制。这可能发生在 FAP 患者的种系中，第二个等位基因是体细胞失活的，或者发生在散发性癌症中，在这些癌症中，两个等位基因都是体细胞失活的。

导致结直肠癌的途径可能有三条：染色体不稳定（CIN）、微卫星不稳定（MSI）和 CpG 岛甲基化表型（CIMP）[5]。CIN 是 50%～70% 的结直肠癌中与肿瘤形成相关的基因类型，也是 FAP 的作用机制。它通常伴随着 KRAS、APC 和 TP53 基因的突变，最终导致 TP53 杂合性丧失和恶性转化。MSI 在 90% 以上的 DNA 错配修复基因胚系失活的 HNPCC 中被发现，但在 15% 的散发性癌症中也发现了 MSI，在这些肿瘤中，表观遗传的高甲基化抑制了 hMLH1 的基因转录。第三种类型 CIMP 是一个相对不同的亚型，发生在 10%～30% 的患者中，主要与 KRAS 基因突变有关，但有时也与 BRAF 基因突变有关，通常缺乏染色体不稳定性，是这三种类型中预后最差的。

结直肠癌是男性第三常见的癌症，也是女性第二常见的癌症，全世界每年约有 70 万人死于结直肠癌。大约 2/3 的病例发生在结肠，1/3 发生在直肠。目前，美国和欧盟的直肠癌发病率分别约为每年 40 000 人和每年 125 000 人[5, 6]。有趣的是，由于通过筛查进行早期诊断，2003—2012 年，结直肠癌发病率以每年约 3% 的

速度下降[5]。此外，1990—2007 年，结直肠癌死亡率下降了近 35%[7]。

散发性结直肠癌的发生率在 45—50 岁以上持续增加，男女均有，并在第七个十年达到高峰。亚组患者［包括那些患有 FAP、HNPCC 或错构瘤性息肉病（如 Peutz-Jeghers 综合征）等遗传综合征的患者］可能会在更早的年龄患上结直肠癌。最近一项关于监测、流行病学和最终结果结直肠癌登记的回顾性队列研究指出，在 50 岁以下的患者中发病率增加，特别是直肠癌[8]。目前尚不清楚这一趋势的原因。

二、预防和早期发现

（一）初级预防

一级预防包括识别和消除导致或促进结直肠癌或干扰腺瘤 - 癌级联反应的因素。饮食方法（高纤维、低脂肪）和坚持生活方式因素（即健康的体重、体育活动、不吸烟、限制饮酒）可以降低患结直肠癌的风险[9]。化学预防策略基于人群研究，这些研究有力地支持了非类固醇抗炎药物（如阿司匹林、舒林酸或新的选择性 COX-2 抑制药）的使用与结直肠腺瘤或癌症的风险之间的反向关系[10]。COX-2 在超过 50% 的腺瘤和 80% 的腺瘤中过表达。目前正在进行的试验集中在 FAP 患者、早期结直肠癌切除患者和有腺瘤性息肉病史的患者身上。

（二）早期发现的筛查

从腺瘤到癌的恶性转化过程需要几年时间。筛查的目标是通过检测和治疗良性或癌前病变和可治愈期癌症来预防直肠癌死亡。对于平均风险人群（50 岁或以上，结直肠癌阴性家族史，无腺瘤、结直肠癌或炎症性肠病史），筛查应在 50 岁开始，并应遵循以下测试选项之一：结肠镜检查、粪便潜血测试（愈创木脂、免疫化学或基于 FIT-DNA）、柔性乙状结肠镜检查或计算机断层扫描结肠镜检查。根据各自的发现（阳性 / 阴性检测、息肉检测），建议进一步治疗和（或）重新筛查间隔[11]。一些人患结直肠癌的风险增加。例如，对于一级亲属患病、有 FAP 或 HNPCC 家族史，或有腺瘤性息肉、结直肠癌或慢性炎症性肠病个人史的患者，筛查应更早开始（在 40 岁时）和（或）应比一般风险人群更频繁地进行[10]。

三、生物学特性和分子生物学

最近的癌症基因组图谱项目是基于大范围的结肠直肠癌基因组和转录组特征研究[12]。已经确定了两个主要组：①由于有缺陷的错配修复导致的具有 MSI 的

高突变癌症；②非高突变、微卫星稳定的癌症，其具有高频率的 DNA 体拷贝数改变，其显示在 APC、TP53、KRAS、SMAD4 和 PIK3CA 中的常见突变。直肠癌与非突变型结肠癌具有相同的基因组特征。一个国际联盟最近报道了一个分子分类，定义了四种不同的结直肠癌亚型：免疫活性强的高变异 MSI 癌（CMS1，MSI 免疫），其余 MSS 癌症被细分为 CMS2（典型的、上皮的，具有显著的 WNT 和 MYC 信号激活）、CMS3（具有明显的代谢失调）和 CMS4（间充质的、显著的转化生长因子 β 激活、基质侵袭和血管生成）三组[13]。CMS 概况显示 CMS1 和 CMS3 下降，CMS2 向远端移动的患病率上升[14]。

结直肠癌现在也根据它们发生在脾曲之前还是之后而被分为右侧 / 左侧，在分子亚型和结果方面存在既定的差异。在左侧肿瘤中，乙状结肠和直肠区域显示出更多的 p53 突变，但是比其他左侧位置显示出更少的 PIK3CA、BRAF 或 CTNNB1 突变和更少的 MSI[14]。

放射敏感性和放射抗性的生物标志物已被广泛研究，以指导精确医学时代的治疗[15]。然而，目前尚未确定用于预测放射治疗或化学放射治疗反应的可靠标志物，这个主题仍然是一个持续研究的领域。近年来，癌症中特异性免疫微环境的影响作为临床进展的主要决定因素之一引起了人们的兴趣。在直肠癌中，淋巴细胞浸润的密度已被证明与对放化疗的更好反应和生存率相关[16]。因此，直肠癌的免疫状态可能成为改善患者管理的有用工具。

四、病理学和传播途径

（一）组织病理学

大多数（＞90%）的结直肠癌是腺癌。有些腺癌含有黏蛋白，可以是细胞外（胶体）或细胞内（印戒细胞）。胶样癌发生在 15%～20% 的腺癌中，不是一个独立的预后因素，而印戒细胞癌发生在 1%～2% 的腺癌中，是一个独立的预后较差的因素[17]。其他组织学类型是罕见的，包括类癌、平滑肌肉瘤、淋巴瘤和鳞状细胞癌。

世界卫生组织用于腺癌的分级系统指的是分化程度，基于腺体形成的百分比（好、中、差、未分化、$G_{1\sim4}$）。世界卫生组织建议将结直肠癌分为低级别（G_1 和 G_2）和高级别（G_3 和 G_4）。尽管观察者间和观察者内在肿瘤分级上有很大的差异，但高级别肿瘤一直被发现与较差的预后相关。最近，有人提出了一种新的分级系统，该系统基于计数位于肿瘤间质或侵袭边缘的 5 个或更多没有腺体结构的细胞簇（低分化簇）。有证据表明，与 WHO 分级相比，基于 PDC 的分级更具重复性，并具有更强的预后意义[18]。此外，在胃肠道病理学领域，作为一种有价值的预后因素，去分化的单细胞或多达 5 个细胞的小簇（称为肿瘤萌芽）的存在已受到胃肠道病理学家的越来越多的关注。

（二）解剖学和传播途径

直肠大约有 15cm 长。由于治疗和预后的不同，根据肿瘤下缘到肛缘的距离（硬性乙状结肠镜检查），直肠分为三个部分：上 1/3，12～16cm；中 1/3，6～12cm 或以下；下 1/3，小于 6cm。此外，还使用了不同的定义（10～15cm、5～10cm、0～5cm）[6]。报道结果时，应说明参考点是肛缘（即肛管最下面的部分）、齿状线还是肛门直肠环。从肛缘测量的距离比距齿状线的距离长 2～3cm。肛门直肠环位于耻骨直肠肌吊带和提升器的水平，代表骨盆内的盆底。根据磁共振成像对提肌的解剖学可视化，将低位直肠癌定义为"其下缘位于或低于盆腔侧提肌起始处的癌"，这可能有助于标准化肿瘤高度的定义[20]。

腹膜前反射代表直肠离开腹膜腔并形成腹膜内结构的点（距肛缘 12～15cm）。在这一水平以下，一层内脏筋膜包裹着直肠和直肠系膜组织，在骨盆内形成一个单独的腔室。全直肠系膜切除（图 58-1），整个标本沿直肠系膜筋膜锐利剥离，形成周缘切除缘[21]。虽然远端壁内扩散通常不超过肿瘤大体可辨认边缘外的毫米数，但在直肠系膜可以发现不连续的微观扩散（包括淋巴结、孤立肿瘤灶、血管和神经周围浸润的转移），主要是径向的，但也可以是远距离的[22]。在美国接受术后辅助性直肠试验的患者，其肿瘤的下侧面处于或低于腹膜反射的要求。为了进入术前试验，大多数使用距肛门边缘小于 12cm 的肿瘤才符合资格。然而，德国的一项试验允许肿瘤的距离长达 16cm。

直肠淋巴引流的大部分沿着痔上动脉干流向肠系膜下动脉。只有少数淋巴管跟随肠系膜下静脉。直肠中瓣水平以上的直肠旁淋巴结仅沿上痔淋巴链引流。在此水平以下（肛缘上方 7～8cm），一些淋巴管通过直肠外侧蒂。这些淋巴管与直肠系膜外的淋巴结沿着痔中动脉、闭孔窝、腹下动脉和髂总动脉相连。随着肿瘤分期、直肠系膜阳性结节、直肠系膜筋膜浸润和原发肿瘤位置的降低，肿瘤受累的风险增加。

直肠上部的静脉引流通过痔上静脉流入肠系膜下静脉，然后流入门静脉系统；直肠下部还可引流至髂内静脉和下腔静脉。因此，直肠癌可能会发生肝或肺转移，或两者兼而有之。肠壁外静脉侵犯（EMVI）是指肠壁固有肌层外静脉内的肿瘤细胞。EMVI 被广泛认为是直肠癌的不良预后特征，并且具有较高的局部和远处复发风险。

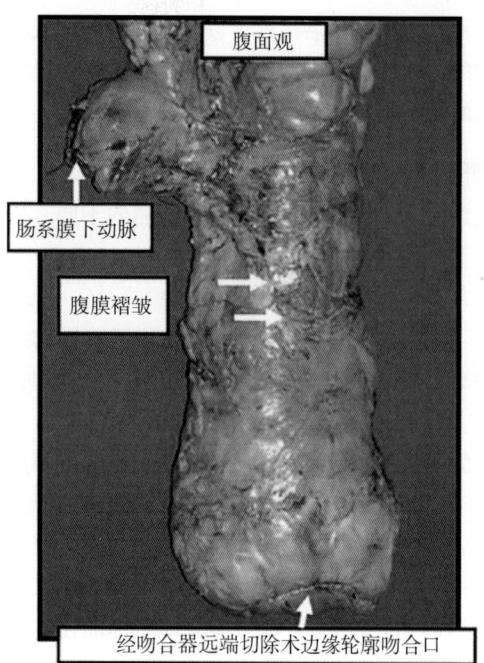
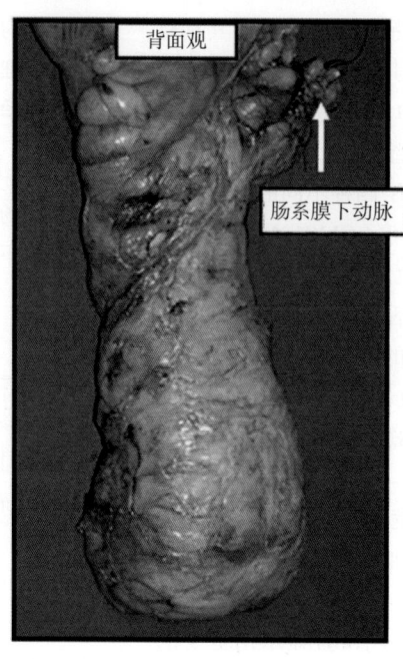

◀ 图 58-1 术前放化疗后全直肠系膜切除术的标本，围术期经肠系膜下动脉行亚甲蓝染色（此图彩色版本见书末）

五、临床表现、患者评估和分期

（一）临床表现

直肠癌在诊断前通常是有症状的。常见症状包括大便带血（混合或覆盖大便，或血液本身，有时伴有黏液排出）和排便习惯的改变，如不明原因的便秘、腹泻或大便口径变小。痔疮出血应该始终是排除的诊断。梗阻性直肠癌通常表现为腹泻而不是便秘。在局部晚期直肠癌伴环向生长和广泛透壁穿透的情况下，会出现尿急、排空不良和下坠。泌尿症状和臀部或会阴疼痛是严重的迹象。坐骨神经痛是肿瘤侵入坐骨切口的标志，手术可能会留下严重的疾病。

（二）患者评估

直肠癌的标准诊断流程见表 58-1。直肠癌患者的预处理评估应包括仔细的病史和体检。应进行全血细胞计数、肝肾功能试验和血清癌胚抗原。通过直肠指检（平均手指可达 7~8cm），可以评估肿瘤的大小、溃疡和对周围结构的固定。这种检查还允许评估括约肌功能，这在确定患者是否是保留括约肌手术的候选人时是至关重要的。硬性直肠乙状结肠镜允许直接观察病变，并提供对病变大小和梗阻程度的估计。该程序用于获取活组织检查，并精确测量病变与肛门边缘的距离。应该对大肠进行全面评估，最好通过结肠镜检查，或者在梗阻的情况下，通过虚拟结肠镜检查，以排除同步肿瘤。如果没有进行术前（虚拟）结肠镜检查，建议在手术后 6 个月内完成结肠镜检查。

随着向术前治疗的转变，临床分期以准确识别 T 期、N 期及邻近器官或关键结构（如括约肌复合体和切除缘）的受累是至关重要的。评估原发肿瘤范围的主要影像方法是直肠内超声、CT、MRI 和正电子发射断层扫描[25]。ERUS 和高分辨率盆腔 MRI 是预测直肠癌 T 分期的最准确工具（图 58-2）。ERUS 能够区分直肠壁各层，并可能有助于确定适用于经肛门切除或经肛门内镜显微手术的所选早期 T_1 肿瘤的治疗方法。据报道，ERUS 确定 T 分期的准确率在 80%~97%；然而，区分 T_2 和微小的 T_3 肿瘤仍然是一个挑战。此外，除了高位直肠肿瘤的局限性外，有限的视野还影响了对直肠系膜肿瘤侵犯范围和直肠系膜筋膜受累的评估。CT 的一个局限性是它不能分辨肠壁的各层。局部晚期 T_3 和 T_4 病变比 T_2 或早期 T_3 病变需要更准确地评估，由于促结缔组织增生反应和瘤周炎症导致的高估仍然是一个挑战。多层螺旋 CT 薄层扫描和多平面重建可提高 T 分期的准确性。

高分辨率盆腔 MRI 现在是确定局部临床分期的首选检查（图 58-3）。在一项对 21 项研究的 Meta 分析中，相控阵线圈 MRI 显示确定 T 分期的特异性为 75%，而直肠中筋膜切缘受累的特异性为 94%[26]。重要的是，MRI 可以进一步细分 cT_3（$cT_{3a} < 1m$，$cT_{3b1\sim5}$，$cT_{3c6\sim15}$，$cT_{3d} > 15m$，超出固有肌层的浸润深度）[26]，检测 EMVI[24]，并可视化肿瘤到 CRM 的距离[27]。基于这些 MRI 特征，欧洲指南定义了不同的风险组（从非常早期、良好、中期、不良到晚期/丑陋），并相应地选择术前治疗的强度。

表 58-1　直肠癌诊断流程

项 目	定 义
个人史	包括结直肠癌或息肉的家族史
体检，包括直肠指诊	包括大小、管腔最小直径、活动度、距肛缘的距离及括约肌功能的粗略评估
直肠镜	包括对活动度、管腔最小直径和距肛门边缘距离的评估。允许对原发肿瘤进行活检
结肠镜检查	检测可能同时发生的结肠肿瘤。如果出现梗阻，建议在手术后 6 个月内进行虚拟结肠镜检查或完成结肠镜检查
直肠内超声	评估肿瘤穿透直肠壁的深度和邻近直肠系膜淋巴结的受累情况。特别适用于识别早期 T_1 肿瘤并进行局部切除或经肛门内镜显微手术
骨盆磁共振成像	评估肿瘤穿透直肠壁的深度、直肠系膜的肿瘤侵犯（ $cT_{3a\sim d}$ 中的 cT_3 亚类）及直肠系膜和盆腔淋巴结的受累情况。特别适用于评估肿瘤到直肠系膜筋膜的距离（定义了后来的环切缘）和壁外血管侵犯（EMVI）
胸部/腹部/盆腔 CT	静脉注射和口服对比剂，检测可能的转移疾病
正电子发射断层扫描	并非常规检查；评估原发肿瘤和淋巴结的价值未经证实。只有当对比 CT 或 MRI 显示不明确的发现或有强烈的静脉用对比剂禁忌证的患者才应该使用
骨扫描和脑成像	非常规检查，只有在症状需要的情况下才能进行
CEA 水平	获得基线 CEA 水平（预后因素，对随访很重要）
全血细胞计数、肝肾功能检查	检查出血后是否继发贫血

CEA. 癌胚抗原；CT. 计算机断层扫描；MRI. 磁共振成像；PET. 正电子发射断层扫描

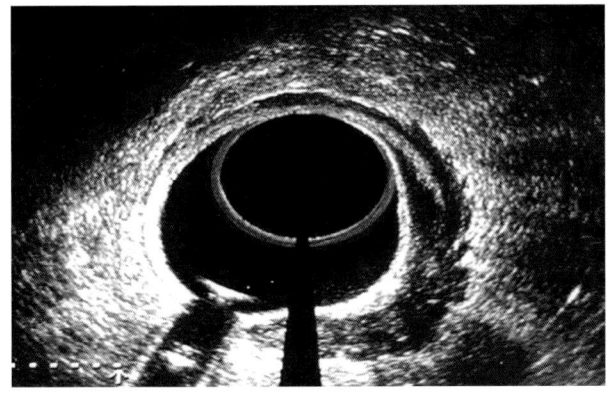

▲ 图 58-2　直肠内超声显示直肠壁为交替的高回声和低回声组织层。第一层是高回声充水气囊或黏膜界面，其由低回声黏膜和黏膜肌层、高回声黏膜下层、低回声固有肌层及最后的高回声固有肌层或直肠周围脂肪界面界定。穿透深度是通过识别这些层中哪一层被肿瘤破坏来确定的。该图显示了一个肿块浸润固有肌层（粗箭）以外的直肠周围脂肪（下部的明亮区域），表明是 **uT_3 直肠肿瘤**

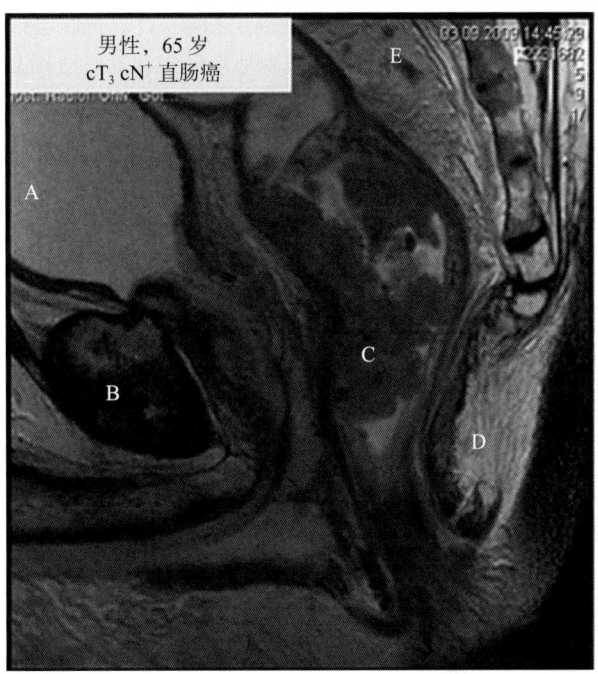

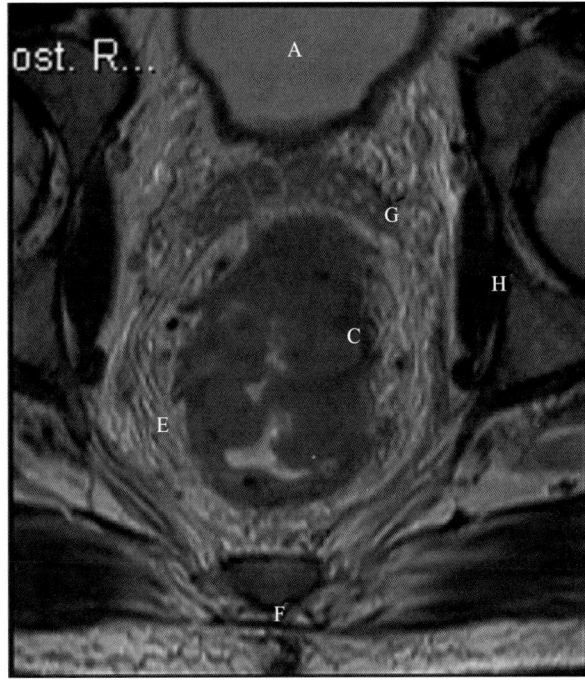

▲ 图 58-3　骨盆磁共振成像扫描：直肠下 1/3 的直肠癌
A. 膀胱；B. 耻骨；C. 直肠下 1/3 的直肠癌，cT_3uN^+；D. 括约肌区；E. 直肠系膜；F. 尾骨；G. 腺精索；H. 骨盆静脉

阳性淋巴结的识别难度较大。ERUS 仅限于肿瘤附近的直肠系膜结节，总体准确率为 62%～83%。CT 检测淋巴结受累的准确率为 56%～84%，MRI 为 59%～83% [25]。因此，即使联合使用 ERUS、CT 和 MRI，淋巴结分期也是不可靠的。使用结节大小作为判断结节阳性疾病的标准已被证明是不准确的。边缘不规则和信号不均匀提供了更多的相关信息 [28]。通常通过 CT 和（或）MRI 进行远处转移疾病（最常见的部位是

肝和肺）的筛查。正电子发射断层扫描 / 计算机断层扫描不应常规用于初始分期，其对原发肿瘤和淋巴结状态的评估价值尚未得到证实。对于局部复发的患者，应该强烈考虑使用 PET/CT，或者对于那些正在考虑进行积极的局部治疗的患者，应该考虑使用 PET/CT 来排除肝转移以外的其他部位。PET/CT 扫描的主要优点是通过测量注射的基于葡萄糖的物质的组织代谢来区分复发肿瘤和瘢痕组织。

（三）放化疗后成像

虽然 ERUS、CT 和 MRI 可用于评估新辅助治疗后肿瘤的反应，但 Meta 分析显示，预测病理完全反应（pCR）、肿瘤消退分级、CRM 受累或淋巴结转移的准确性较差[29, 30]。MERCURY 小组建立了一个更详细的经 MRI 改进的肿瘤消退系统（mrTRG 1～5），根据治疗肿瘤内的定性变化（纤维化与残留肿瘤信号）将患者分组。这种 mrTRG 分组已被证实是一个强有力的预后因素[31]。弥散加权 MRI 和 FDG PET/CT 也已用于监测治疗反应并预测术前治疗后的效果。许多研究报道，与无反应者相比，应答者放疗后 FDG PET/CT 扫描的标准化摄取值显著降低。特别是化疗期间 FDG 摄取的早期变化在预测 PCR 方面似乎很有希望，例如，FDG PET/CT 在安全地选择患者进行手术治疗方面的作用应该得到进一步的评估。

（四）TNM 分期

第一个实用的分期系统是 20 世纪 30 年代的 Dukes 分类法。该系统将结直肠肿瘤从 A 级分类到 C 级，A 期表示穿透肠壁，B 期表示穿透肠壁；C 期表示淋巴结受累，而不管肠壁穿透的程度有多大。自那以后，许多作者对该系统进行了修改，以反映更精细的穿透和淋巴结转移水平。1998 年，美国癌症联合委员会和国际抗癌联合会提出了 TNM 联合分期系统。最新的 AJCC UICC TNM 分期分类更新（第 8 版）显示在表 58-2 和框 58-1 中。注意，MRI（见前面的讨论）建立的根据固有肌外浸润深度对 T_3 进行细分的方法也可用于组织病理学分类，但尚未纳入任何 UICC TNM 版本[26]。

临床分期被指定为 cTNM，基于体格检查、放射成像、内镜和活检结果。病理分期被称为 pTNM，除了手术和病理结果外，还取决于临床获得的数据。"y"前缀用来表示肿瘤在手术切除前已经过治疗。复发肿瘤用"r"前缀表示。如果对适当的 T、N 或 M 阶段存在不确定性，则应使用较低（不太高级）的类别。病理学家的角色对于正确的分期至关重要。仅手术后，必须检查至少 12 个盆腔淋巴结以获得准确的 PN 分期。然而，术前接受放化疗的肿瘤分期较低，淋巴结转移率通常不到 12。

表 58–2　AJCC-UICC TNM 结直肠癌分期系统

分　期	T	N	M
0	Tis	N_0	M_0
I	T_1、T_2	N_0	M_0
II	T_3、T_4	N_0	M_0
II A	T_3	N_0	M_0
II B	T_{4a}	N_0	M_0
II C	T_{4b}	N_0	M_0
III	任意 T	N_1、N_2	M_0
III A	$T_{1～2}$	N_1/N_{1c}	M_0
	T_1	N_{2a}	M_0
III B	$T_{3～4a}$	N_1/N_{1c}	M_0
	$T_{2～3}$	N_{2a}	M_0
	$T_{1～2}$	N_{2b}	M_0
III C	T_{4a}	N_{2a}	M_0
	$T_{3～4a}$	N_{2b}	M_0
	T_{4b}	$N_{1～2}$	M_0
IV	任意 T	任意 N	M_1
IVA	任意 T	任意 N	M_{1a}
IVB	任意 T	任意 N	M_{1b}
IVC	任意 T	任意 N	M_{1c}

TNM. 肿瘤、淋巴结、转移；UICC. 国际抗癌联盟
引自 Brierley JD, Gospodarowicz MK, Wittekind C., eds. *TNM Classification of Malignant Tumours.* 8th ed. Oxford: John Wiley & Sons, Inc.; 2016.

框 58–1　结直肠癌的 UICC TNM 分期系统	
原发性肿瘤（T）	
Tx	无法评估原发性肿瘤
T_0	没有原发肿瘤的证据
Tis	原位癌：侵犯固有层[a]
T_1	肿瘤侵犯黏膜下层
T_2	肿瘤侵犯固有肌层
T_3	肿瘤侵犯浆膜下或非腹膜化的结肠周或直肠周组织
T_4	肿瘤直接侵犯其他器官或结构[b, c, d] 和（或）穿透内脏腹膜
T_{4a}	肿瘤穿透内脏腹膜
T_{4b}	肿瘤直接侵犯其他器官或结构

（续框）

区域淋巴结（N）	
Nx	无法评估区域淋巴结
N_0	无区域性淋巴结转移
N_1	1～3 个区域淋巴结转移
N_{1a}	1 个区域淋巴结转移
N_{1b}	2～3 个区域淋巴结转移
N_{1c}	肿瘤沉积，即卫星[e]，位于浆膜下，或未腹膜化的结肠周围或直肠周围软组织，无区域淋巴结转移
N_2	4 个或更多的区域淋巴结转移
N_{2a}	4～6 个区域淋巴结转移
N_{2b}	7 个或更多区域淋巴结转移
远处转移（M）	
M_0	没有远处转移
M_1	有远处转移
M_{1a}	转移局限于一个器官或部位（肝、肺、卵巢、非区域淋巴结）
M_{1b}	转移到多个器官
M_{1c}	腹膜转移，伴或不伴其他器官侵犯

a. Tis 包括局限在黏膜固有层（黏膜内）内的癌细胞，没有通过黏膜肌层延伸到黏膜下层

b. 侵犯通过内脏腹膜进入表面

c. T_{4b} 中的直接侵犯包括通过浆膜侵犯其他器官或结肠直肠的其他部分，如显微镜检查所证实的，或者对于腹膜后或腹膜下位置的肿瘤，由于延伸到固有肌层之外而直接侵犯其他器官或结构

d. 从宏观上看，黏附在其他器官或结构上的肿瘤被分类为 cT_{4b}。然而，如果粘连中没有肿瘤，显微镜下，分类应该是 $pT_{1\sim3}$，这取决于壁侵犯的解剖深度

e. 肿瘤沉积物（卫星）是原发性结直肠周围脂肪组织淋巴引流区中的离散宏观或微观肿瘤结节，与原发性癌不连续，没有残留淋巴结或可识别血管或神经结构的组织学证据。如果在 HE 染色、弹性染色或其他染色上可识别血管壁，则应将其分类为静脉侵犯（$V_{1/2}$）或淋巴侵犯（L_1）。同样，如果神经结构是可识别的，病变应归类为神经周围侵犯（Pn1）。肿瘤沉积的存在并不改变原发性肿瘤的 T 类，但如果所有区域淋巴结病理检查均为阴性，则将淋巴结状态（N）改变为 pN_{1c}

TNM. 肿瘤淋巴结转移；UICC. 国际抗癌联盟

引自 Brierley JD, Gospodarowicz MK, Wittekind C., eds. *TNM Classification of Malignant Tumours*. 8th ed. Oxford: John Wiley & Sons, Inc.; 2016.

六、治疗后评估

（一）环周切除边缘

外科医生创造的切缘可能与肿瘤在不同部位的扩散有关。切除的完整性评分为 R_0（切缘阴性）、R_1（切缘侵犯）、R_2（大体残留肿瘤）。在随机试验中，近端和远端切除切缘仅涉及 1%～2% 的病例。到目前为止，最重要的边缘是在直肠系膜周围形成的边缘（图 58-4）。这

一边缘受到直接侵犯的威胁，但也受到直肠系膜筋膜下淋巴结不完全切除的威胁。任何偏离正确手术平面的微小偏差都可能进入它们，有可能危及治愈。Quirke 等的研究表明，当肿瘤位于或不超过放射状外科切除平面（PCRM+）1mm 处时，局部复发率大大增加，存活率减半[33]。有趣的是，新辅助放射（化疗）治疗后局部复发的预测价值甚至高于未进行术前治疗时（HR=6.3，95%CI 3.7～16.7 和 HR=2.0，95%CI 1.4～2.9；$P<0.05$），也是一个强有力的预测因子[34]。

（二）手术质量记录

除记录手术 CRM 外，手术平面和全直肠系膜切除标本的完整性是手术质量和预后的关键指标。Quirke 等首先在 MRC CR07 试验中引入直肠癌手术质量的病理审计的概念[35]。在这项试验中，在纳入的 1156 名患者中，52% 的手术平面被归类为良好（直肠系膜），中间（直肠系膜内）占 34%，差（固有肌层）占 13%。在单变量和多变量分析中，手术平面与局部复发风险显著相关；因此，应该常规评估和报道。此外，还强烈建议评估腹会切除标本，以测量肛门直肠交界处切除的组织量，并确定是否包括提肌。

（三）肿瘤退缩分级

在局部晚期直肠癌中，新辅助放化疗能够诱导 T 水平的缩小和 UICC 或淋巴结减少。在 5%～30% 的情况下，这可能导致肿瘤细胞即 pCR（ypT_0N_0）完全消失。pCR 患者一直被证明具有更好的预后[36, 37]。采样方案的变化可能解释了报道 pCR 率的某些差异。此外，基于肿瘤细胞的相对数量和纤维化反应，已经提出了各种肿瘤消退分级系统（TRG）。关于定义 TRG 的观察者间和观察者间变异程度的信息很少，但是来自德国一项大型

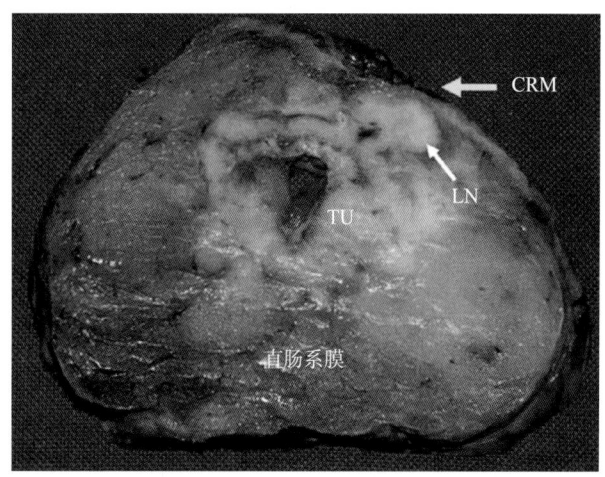

▲ 图 58-4　直肠系膜和环切缘（CRM）。该边缘受到直接肿瘤（TU）侵犯的威胁，但也受到位于直肠系膜筋膜下的淋巴结（LN）未完全切除的威胁（此图彩色版本见书末）

研究（CAO/ARO/AIO-04）的最新数据表明，TRG 可以用作无疾病的早期替代终点 [38]。美国病理学家学会指南建议将肿瘤反应的等级分为 0（完全反应，没有存活的癌细胞）~3（不良反应，最小或没有消退，广泛残留癌）的等级 [39]。需要在多个数据集上进行前瞻性测试，以验证长期结果及其在更广泛环境中的可重复性方面的预测价值。

七、可切除疾病的主要和辅助治疗

（一）无化疗辅助放疗

在可切除直肠癌的辅助治疗中，有两种常用的方法：术后治疗和术前治疗。

（二）术后放射治疗

直到 1990 年，美国大多数患者都接受了手术，并在必要时接受了术后外部束放疗法。有五项随机试验研究了在不进行化疗的情况下在 pT_3 或 $N_{1\sim2}$ 期直肠癌中使用辅助化疗后放疗的情况 [40-44]。没有一项研究显示总生存期有所改善。两次揭示了局部失败率的下降：美国国家外科手术辅助乳房和肠项目（NSABP）R-01 试验（16% vs. 25%；$P=0.06$）和医学研究理事会（MRC）试验（21% vs. 34%；$P=0.001$）[43]。

（三）术前放射治疗

术前放疗有两种方法：短程放疗（25Gy/5 次）和标准（长）疗程（50.4Gy/28 次）联合化疗（放化疗）。对 2004—2012 年美国国家癌症数据库（NCDB）的分析显示，50% 的直肠癌患者接受了新辅助化疗 [45]。许多癌症组织（如美国国家综合癌症网络 [11]、美国放射肿瘤学会 [46] 和欧洲医学肿瘤学会 [6]）发布了全面的直肠癌治疗指南。

短程术前放射治疗 有 12 项现代随机短程术前放射治疗试验 [47]。所有试验均使用低至中等剂量的放射线，而无须进行化学治疗，除了荷兰的 TME 试验 [48]，所有试验均在 TME 之前完成。大多数试验显示局部复发率降低；在 5 个试验中，这种差异达到统计学意义。虽然在一些试验中，子集分析显示存活率有显著改善，但瑞典直肠癌试验是唯一一项报道总体治疗组存活率有优势的试验。Meta 分析报道的结果相互矛盾。虽然两者都显示局部复发率降低，但 Camma 等的分析报道了生存优势，而结直肠癌协作组 [50] 的分析是没有的。

在瑞典直肠癌试验中，$cT_{1\sim3}$ 级直肠癌患者被随机分成两组，分别在 1 周内接受 25Gy 的治疗，1 周后接受手术治疗 [51]。接受术前放射治疗的患者局部复发率显著降低（12% vs. 27%；$P<0.001$），5 年生存率也有相应的显著改善（58% 和 48%；$P=0.004$）（表 58-3）。13 年后，

OS 仍有显著改善（38% vs. 30%；$P=0.008$）[52]。淋巴结阳性且仅接受手术的患者的局部复发率为 46%，这说明采用 TME 之前的手术效果较差。荷兰的 CKVO95-04 试验将 1805 例患有 $cT_{1\sim3}$ 疾病的患者随机分配至 TME 或短期术前放疗，然后进行 TME [48]。放疗明显降低局部复发率（8% vs. 2%；$P<0.0001$），但 2 年生存率（82%）无明显差异（图 58-3）。随着随访时间的延长，TME 组的 5 年局部失败率较高（11%），但术前放疗组的 5 年局部失败率仍显著降低（6%）[53]。对 593 名切缘阴性的患者进行的亚组分析显示，尽管与 TME 组相比，术前放疗组的疾病死亡率降低了 11%（40% vs. 51%，$P=0.01$），但由于包括毒性在内的其他原因导致的死亡率相应增加了 11%（51% vs. 40%，$P=0.01$）。因此，OS 是等价的。

尽管使用了多野放射技术，但在放射组中急性毒性的发生率很高，包括 10% 的神经毒性、29% 的会阴伤口并发症和 12% 的术后渗漏 [54]。目前尚不清楚毒性增加是由与 TME 相关的学习曲线，还是完成放疗和手术之间的 1 周间隔，或两者兼而有之的。

环周切缘阳性的存在是重要的阴性预后体征。在荷兰的 CKVO 试验中，17% 有阳性环周切缘。尽管他们在手术后接受了 50Gy 的治疗，正如预期的那样，这并不能补偿阳性切缘 [55]。MRI 能够识别那些可能有接近或阳性环周切缘的患者，这些患者接受了最初的手术，因此，术前治疗会更好 [27, 31, 56]。

历史上选择接受短程放射治疗的患者包括 $cT_{1\sim3}$ 疾病患者，而选择接受化疗的患者包括 T_3 或 N^+ 疾病。因此，对试验进行回顾性比较是不可行的。短程放疗与放化疗的两个随机试验，包括 cT_3 或 N^+ 病患者，将在后面讨论。

（四）辅助放化疗

放化疗可在术前或术后进行。对于 $cT_{1\sim2}N_0$ 患者，最初的治疗是手术。如果肿瘤是 $pT_{3\sim4}N_0$ 或 $T_{any}N_{1\sim2}$，通常在术后进行放化疗 [57]。对于 $cT_{3\sim4}N_0$ 或 $T_{any}N^+$ 病变的患者，术前给予放化疗，然后手术（T_4 病变单独或加术中放疗）和术后辅助化疗。

1. 术后放化疗 美国国家癌症研究所共识会议在 1990 年得出结论，放化疗是所有 pT_3 或 $N_{1\sim2}$ 疾病患者的标准术后辅助治疗 [57]。这项建议基于第 Ⅲ 阶段试验，该试验将术后放化疗组与单纯手术组或手术加术后放疗组的对照组进行比较（梅奥 /NCCTG79-47-51），并显示无病生存期和 OS 值均有改善 [58]。美国试验的标准设计是提供 6 个周期的基于氟尿嘧啶的团注化疗，在第 3 个周期和第 4 个周期中同时给予放射治疗。

表 58-3　Ⅲ期临床试验探讨术前放疗 vs. 单独手术、术前 vs. 术后放化疗及术前单纯放疗或联合化疗

Ⅲ期临床试验	患者例数	毒性反应急性反应 3～4 级（%）	复发（%）局部	P 值	生存率（%）DFS	P 值	OS	P 值
手术 ± 术前 RT								
Swedish[51]	1168							
单独手术	585	—	27		65	—	48	
术前 RT（25Gy/5F）[a]	583	—	12	<0.001	74	—	58	0.004
荷兰 CVKO[48, 289]						—		
单纯手术（TME）	937	—	8		—	—	82（2 年）	
术前 RT（25/5）[a]	924	—	2	<0.001	—	—	82（2 年）	
术前和术后放化疗								
German（RT+5-FU；TME）[23]		（GI/ 任意）						
术后放化疗（50.4/28）[a]	402	18/40	13		65		74	
术前放化疗（50.4/28）[a]	421	12/27	6	0.006	68	0.32	76	0.8
NSABP（RT+5-FU/CAPE）[123]		（GI）						
术后放化疗（50.4/28）[a]	137	26	9		53		66	
术前放化疗（50.4/28）[a]	130	34	5	0.5	64	0.08	74	0.14
术前放疗 ± 化疗								
EOATC[b][67]	1011							
术前 RT（45/25）[a]	252	7.4	17				65	
术前放疗 + 化疗（45/25）[a]	759	13.9	8～10	<0.001			66	0.84
FFCD[70]	742							
术前 RT（45/25）[a]	367	2.9	16.5		55.5		67.9	
术前放疗 + 化疗（45/25）[a]	375	14.6	8.1	0.004	59.4	—	67.4	0.68

a. EBRT 剂量分割（5 天 / 周），在 EORTC 和 FFCD 试验中均为 5-FU/ 亚叶酸
b. 患者随机分为接受术前放疗联合或不联合 CCT 和联合或不联合 MCT：术前单纯放疗（252 例）、放疗 /MCT（253 例）、RT-CCT（253 例）、RT-CCT/MCT

CCT. 同步化疗；DFS. 无病生存率；EBRT. 体外放射治疗；EORTC. 欧洲癌症研究和治疗组织；FFCD. 法语国家消化癌症联合会；5-FU. 氟尿嘧啶；GI. 胃肠；Gr. 分级；MCT. 维持化疗；NSABP. 美国国家外科辅助乳腺和肠道项目；OS. 总生存率；RT. 放疗；TME. 全直肠系膜切除术

美国胃肠病学组间 86-47-51 试验未证明将司莫司汀添加到术后放疗中并同时维持氟尿嘧啶时会增加其益处[59]。然而，该研究的 2×2 部分证明了在骨盆放疗的同时给予延长静脉输注（PVI）5-FU（也称为持续输注 5-FU）而不是中断追加 5-FU 的积极益处。随机接受并行 PVI5-FU 治疗（每天 225mg/m²，每周 7 天或直到出现不耐受）的患者在疾病控制率、DFS（4 年时，63% 和 53%；P=0.01）和 OS（4 年时，70% 和 60%；P=0.005）方面有所改善。

后续的 INT0114 四臂试验将 $pT_{3\sim4}N_0$ 或 $T_{any}N^+$ 直肠癌患者随机分为术后放疗组和追加 5-FU 组，加或不加亚叶酸、左旋咪唑或亚叶酸加左旋咪唑组（INT86-47-51 结果在 INT0114 研究设计和完成前不可用）。四个组之间的局部控制率或生存率没有显著差异[60]。随着随访时间的延长，研究还显示局部控制率和生存率在 5 年后继续恶化。7 年时，局部失败率为 17%，生存率为 56%，而 5 年时分别为 14% 和 64%。与低风险（$pT_{1\sim2}N^+$ 或 T_3N_0）疾病相比，高风险（pT_3N^+ 或 T_4）

疾病患者的存活率较低（45% vs. 0%）。

随后的 INT0144 术后辅助直肠试验旨在对试验 INT86-47-51 中照射期间同时进行 PVI 5-FU 所获得的阳性结果进行随访[61]。患者被随机分为 3 组：第 1 组，追加 5-FU/PVI 5-FU+放疗 / 追加 5-FU（对照组，来自 INT86-47-51）；第 2 组，PVI 5-FU/PVI 5-FU+RT/PVI 5-FU；第 3 组，追加 5-FU/LV-/左旋咪唑/追加 5-FU-/LV/左旋咪唑 +RT/ 追加 5-FU/LV/ 左旋咪唑。相对于推注 5-FU/LV/ 左旋咪唑组，并发的 PVI 5-FU 组没有确认生存获益，但是第 2 组确实报道了较低的 3+ 级血液学毒性发生率。

病理性淋巴结阴性直肠癌患者需要盆腔放疗吗？1990 年 NCI 共识会议关于术后放化疗的建议是在近 30 年前发表的，并且是基于既不需要 TME 也不需要检查 12 个或更多淋巴结的试验。回顾性数据表明，存在不需要辅助治疗的 pT_3N_0 患者亚群。正如 Gunderson 等所指出的，直肠汇总分析（美国胃肠组间和非甾体抗炎药第 Ⅲ 期试验）中的数据发现，对所有具有中等风险 $T_{1\sim2}N_1$ 和 T_3N_0 癌症的患者使用三种术后辅助治疗可能是过度的治疗，因为 5 年的 OS 相当于手术和化疗作为单一辅助手段[62]。在荷兰 CVKO Ⅲ 期试验中，仅 TME 治疗的 2 年局部复发率为 5.7%，而术前放疗为 1%（$P=0.01$）[48]。在 Nagtegaal 等随后的分析中，仅 TME 治疗的局部复发率更高，与大于 2mm 的患者相比，放射边缘为 2mm 或更小（16% 和 5.8%，$P<0.0001$）[63]。

接受高质量 TME 检查、至少检查了 12 个淋巴结并且患有 pT_3N_0 患者不需要放化疗的放疗成分，这取决于切除的径向和远端边缘的充分性。放疗局部控制的好处是得不偿失的，尤其是在育龄女性中。然而，具有不良病理特征的 pT_3N_0 肿瘤患者、接受无 TME 切除的患者或检查的淋巴结少于 12 个的患者仍应接受术后放化疗。

虽然在 AJCC 分期系统中确定了淋巴结的数目，但盆腔淋巴结的位置却没有。Leibold 等[64]对 121 名患者进行了术前放化疗治疗，发现与骨盆任何部位的阳性淋巴结相比，近端骨盆有阳性淋巴结的患者的转移性疾病发生率更高（46% 和 32%）。值得注意的是，近端结节位于典型放射野（L_5/S_1）的上缘之上，因为它们位于肠系膜下动脉的顶端和中段。因此，原发肿瘤的位置不应是辅助治疗需求的唯一决定因素。

2. 术前放化疗 根据德国 CAO/ARO/AIO94 试验，术前放化疗是 $cT_{3\sim4}N_0$ 或 $T_{any}N^+$ 患者的标准治疗[23]。术前治疗的缺点是可能过度治疗早期疾病（$pT_{1\sim2}N_0$）或未发现的转移性疾病。关于术前放化疗的患者选择和优化治疗存在许多问题，这些问题将在下面的章节中解决。接下来的一节也将讨论术前放化疗与短程放疗的比较问题。

同期和术后化疗的作用。从 INT0144 开始，大部分放化疗试验都采用术前放化疗。关于氟嘧啶（PVI 5-FU 或卡培他滨）是首选的放射增敏剂，一直存在一些争议。两次试验已经验证了这个问题。NSABP R-04 试验[65]和 Hofheinz 等[66]都报道说，基于 PVI 5-FU 和卡培他滨的放化疗方案是等效的。

术前放疗后术后辅助化疗的作用是有争议的。有两项随机试验，都报道了局部控制的显著改善，但没有生存益处。欧洲癌症研究和治疗组织（EORTC）22921 试验是一项 4 组随机试验，共有 1011 名患者接受了 45Gy 术前放疗，同时使用或不使用 5-FU/ 亚叶酸钙，随后接受手术，术后使用或不使用 4 个周期的 5-FU/ 亚叶酸钙[67]。

与放疗相比，接受放化疗的患者局部失败率显著降低（8%～10% 和 17%；$P<0.001$），但 5 年无差异（65%）（表 58-3）。10 年随访的更新显示 4 个组之间的生存率没有显著差异[68]。EORTC 试验的子集分析显示，对术前放疗有反应的患者从术后化疗中获益[69]。

法语国家消化癌症联合会（FFCD9203）试验包括两个组，共有 742 名患者随机接受术前 45Gy 的 5-FU/ 亚叶酸钙的照射或不照射[70]。所有患者均计划接受术后化疗，73% 的人最终接受了。FFCD 试验报道了类似的局部失败率下降（8% 和 17%；$P<0.05$）和相应的 pCR 增加（11% 和 4%；$P<0.05$），术前放疗与单纯放疗相比，无生存益处（68% 和 67%）（表 58-3）。推荐辅助化疗时，理想的方案是什么？ADORE 试验将 321 名接受新辅助放化疗和手术的患者随机分为接受梅奥方案（5-FU/ 亚叶酸钙）和 FOLFOX 方案（叶酸、氟尿嘧啶和奥沙利铂）术后化疗 4 个月的患者[71]。与其他术后试验相比，95%～97% 的患者能够完成所有 4 个月的化疗。与结肠癌报道的结果相似，接受 FOXFOX 的患者在 3 年 DFS 中有显著改善（72% 和 63%，$P=0.047$）。一项对 1196 名患者的 Meta 分析也显示，在 OS、DFS 或远处转移方面没有改善[72]。

另外两个术后化疗与观察的随机试验由于起效慢而提前关闭，没有显示任何生存益处。Proctor-SCRIPT 试验随机选择了 437 名接受术前放疗或短程放疗至术后化疗（5-FU/ 亚叶酸钙或卡培他滨）的患者[73]。与观察组相比，术后化疗并未提高总体 5 年生存率（80% 和 79%）、局部控制（81% 和 82%）或远程控制（35% 和 39%）。CHRONICLE 试验在 113 名患者中报道了类似的结果。与观察相比，术后 XELOX（卡培他滨和奥沙利铂）对 3 年无病生存率（78% 和 71%）或总生存率（88% 和 89%）没有显著改善。

患者通常不会完成所有规定的术后化疗周期。在 CHRONICLE 试验中，48% 的人能够完成所有周期。SEER 数据库的一项分析显示，在 1492 名年龄在 66—80 岁之间的手术患者中，62% 接受了术前放化疗，62% 接受了术后辅助化疗[75]。在对 NCDB 进行的另一项分析中，只有 37% 有资格接受术后辅助化疗的患者接受了化疗。

综上所述，手术前放化疗和术后 4 个月的辅助化疗（FOLFOX）仍然是大多数中心的标准做法。然而，关于这一做法仍然存在相当大的争议，一次国际协商一致会议未能就其使用达成明确建议。

选择性地使用放疗。鉴于过去 10 年全身化疗的改进，可能有机会更有选择地使用术前盆腔放疗。对 2004—2012 年 21 707 名接受新辅助治疗的 NCDB 患者的分析显示，接受放化疗的患者的 5 年生存率明显高于单纯化疗的患者（75% 和 67%，$P=0.01$）[78]。然而，这是在 FOLFOX 被常规用作新辅助治疗方案之前。

一项来自日本的多机构试验招募了 60 名临床 II / III 期疾病（不包括 T_{4b} 肿瘤）的选定患者。79 名患者术前仅接受 mFOLFOX6+ 贝伐单抗或西妥昔单抗治疗。R_0 切除率为 98%，PCR 率为 17%。

西班牙消化系统癌症多学科小组（GEMCAD）更新了 46 例 cT_3 肿瘤距离直肠系膜筋膜大于 2mm 的患者的结果，这些患者接受了新辅助 CAPOX（卡培他滨联合奥沙利铂）+ 单用贝伐单抗。80 例接受 mrEMVI+ 肿瘤预处理的患者 3 年 DFS（44% 和 96%，$P=0.0001$）和局部复发（44% 和 4%，$P=0.0019$）明显较差。他们的数据表明，磁共振成像在选择患者进行选择性放射治疗方面是有价值的。

中国 FOWARC 三臂 III 期试验将 495 名患者随机分为术前放疗组和术后放疗组。一项中期分析显示，放化疗组的 pCR 率（28%）高于单纯化疗组（分别为 7% 和 14%）[81]。

Hrag 等用新辅助 FOLFOX+ 贝伐单抗治疗 32 例 uT_2N_1 或 $uT_3N_{0\sim1}$ 期中上段直肠癌患者。82 例术前评估需要腹会阴切除（APR）的患者不符合条件。盆腔放疗保留给手术前或手术后进展、pT_4、pN_2 或阳性切缘的患者。在接受手术的 30 例患者中，无一例需要放疗，PCR 阳性率为 25%，2 例需要术后放疗。

MSKCC 的这项小型试点试验是预期的 II / III 期联盟 N1048（PROGISE）试验的基础。实验组患者先接受 FOLFOX×6 诱导，然后在 MRI 或 B 超下进行再定位。如果肿瘤缩小了至少 20%，就会进行手术。如果有效率低于 20%，他们会在手术前接受挽救性放化疗。如果达到 R_0 切除，患者术后接受 mFOLFOX×6。如果切

除 $R_{1\sim2}$，患者接受挽救化疗和额外的 mFOLFOX。对照组为标准的氟尿嘧啶为基础的术前放化疗、手术和术后 mFOLFOX×8。

共有 1120 名患者计划入选。主要结果包括 R_0 切除率（II 期终点）、2 年 DFS（III 期终点）和局部复发时间。次要结果包括 PCR、总存活率、毒性及术前或术后接受挽救化疗的比率。应该强调的是，尽管 2 年 DFS 是结肠癌辅助试验的合理终点，但它不是直肠癌的理想终点。据德国直肠癌试验报道，83 例直肠癌患者晚期（>5 年）局部复发；因此，2 年 DFS 可能会低估这一重要终点。在 PROSPECT 试验结果出来之前，新辅助化疗加放疗仍然是 T_3 和（或）N^+ 直肠癌的标准治疗方案。在此期间，临床实践一直在发展。许多机构现在建议对 cT_3N_0 中上部直肠癌进行新辅助化疗或单独手术。

环周切缘的边距。术前放化疗后达到 R_0 切除应始终是外科手术的目标。切缘为阳性的情况并不常见，这是一个棘手的临床管理问题。Nagtegaal 等对 17500 多例病理标本的分析表明，与立即手术相比，新辅助治疗后 CRM 阳性患者的生存率较低（HR=6.3，95%CI 3.7～16.7 vs. HR=2，95%CI 1.4～2.9）。

在荷兰的 CKVO 试验中，17% 的患者环周切缘呈阳性。在 Nagtegaal 等的一项亚组分析中，63 名环周切缘阳性的患者单独接受 TME 后，低位前切除术后的局部复发率为 17%，APR 后的局部复发率为 30%。

在 Bail 等报道的一项回顾性分析中，85 名患者尽管在术前接受了放化疗，但仍有 504 名环周切缘呈阳性的患者与环周切缘为负值的患者相比，有较高的局部复发率（35% 和 11%）和较低的 5 年 OS（27% 和 73%）。MRI 可以帮助识别出切缘呈阳性的患者[27, 31]。

放疗对环周切缘的控制能力有限。在 MRC CR-07 试验中，接受术后放化疗的环周切缘阳性的患者有 11% 的局部复发率[86]。同样，在荷兰 CKVO 试验的亚组分析中，术后 50Gy 没有补偿切缘阳性。检查了 561 名术前接受放化疗的患者，发现 5 年局部复发率随着环周切缘的增加而降低[87]。然而，环周切缘阳性的患者中只有 63% 的患者局部复发，这意味着 1/3 的患者没有复发。因此，如果再次切除不可行，应密切观察患者。

距肛缘的距离。没有前瞻性随机数据来验证肛门边缘距离对局部复发的影响。可用的数据是没有按距离分层的随机试验的亚组分析：荷兰 CKVO、瑞典和德国试验。由于这些试验的数据相互矛盾，加上 Guillem 等[88] 的报道证实术前放化疗后 ypN^+ 疾病的发病率（最能预测局部复发）在距肛门边缘 0～12cm 处相同，因此不应使用仅基于当前低、中和高定义的治疗决策。然而，对于中上直肠癌患者，有一种远离盆腔放疗的趋势；这个

问题正在联盟 PROSPECT 试验中验证。

术前放化疗保留括约肌。当肿瘤位于齿状线附近时，放化疗引起的肿瘤体积减小可使外科医生进行保肛手术，如结肠肛管吻合术。然而，如果肿瘤直接侵犯肛门括约肌，即使达到临床完全缓解，也不可能保留括约肌。

当术前治疗的目标是保留括约肌时，建议采用常规放疗剂量和技术的标准疗程放化疗，然后在 6~10 周内进行手术。Lyon R90-01 术前放疗试验的数据显示，放疗完成后间隔超过 2 周会增加降级的机会[89]。更新的数据表明，更长的间隔可能是有帮助的。Slothaak 等报道了对 1593 例接受荷兰结直肠组成员术前放疗的患者的回顾性分析[90]。放化疗后需要延迟近 16 周才能达到 16% 的最高 PCR 率。

放疗和手术之间的间隔。几乎所有的术前放化疗试验都报道说，随着放化疗和手术之间时间间隔的延长，pCR 增加。从历史上看，间隔时间是 4~6 周，在最近的许多系列中，这一间隔增加到了 6~10 周。这种方法的一个例外是 GRECCAR-6 试验。在这项 II 期试验中，265 名患者（82% 患有 cT_3）接受了 45~50Gy 的基于 5-FU 的放化疗，并在 7 周或 11 周后随机接受手术。与第 7 周相比，第 11 周接受手术的患者 pCR 无增加（17% 和 15%），完全 TME 质量较低（79% 和 90%），发病率显著增加（45% 和 32%，$P=0.0404$）。在这项试验中，延迟手术的负面影响尚不清楚。

如果术前治疗的目标是增加保留括约肌的机会，研究人员不愿意推荐短期放射治疗。短程放疗增加括约肌保留吗？对 1316 名接受短期术前放疗的患者进行的分析显示，在放疗完成和手术之间的时间间隔至少 10 天，降期最为明显[92]。在荷兰 CKVO95-04 试验中，间隔为 1 周，没有降期[93]。

Stockholm III 期试验是一项三期非劣效性试验，旨在检查增加放疗和手术之间的间隔是否能改善括约肌保护并降低毒性。将患者随机分为 5Gy × 5 组，1 周后手术（立即手术）和 5Gy × 5 组，4~8 周后手术（延迟手术）和 2Gy × 25 组，4~8 周后手术（延迟手术）组。在最终结果之前，报道了两次中期分析。首先，当手术延迟为 4~8 周而非 1 周时，短程放疗组的 pCR 率增加（2% 和 12%，$P=0.001$）[94]。其次，接受 5Gy × 5 次手术后 1 周（53%）的患者术后 3+ 级并发症显著增加，而接受 5Gy × 5 次手术后（39%）或 50Gy（41%）的患者术后 3+ 级并发症显著增加[95]。

840 名患者的最终报道于 2017 年发布[96]。它合并了两个独立的组。第一批 385 名患者被纳入一个 3 组随机分组：短期放疗加立即手术与短期放疗加延迟手术和长期放疗加延迟手术。剩余的 228 例纳入 2 个分组的随机分组：立即手术的短程放疗与延迟手术的短程放疗。总体而言，局部复发率没有显著增加（为 2%~5%）；然而，在汇总分析中，接受任何放射治疗计划（短期 + 长期）后进行延迟手术的患者的 pCR 率明显高于立即手术的患者（12% 和 2%，$P=0.001$）。

术前治疗后手术的最佳时机问题已经过研究。Huntington 等对 2004—2006 年接受术前放化疗的 6397 名 NCDB 患者进行了分析[97]。在完成术前治疗和手术之间间隔超过 60 天与明显较短的生存期相关（HR=1.314；95%CI 1.191~1.449；$P<0.001$）。

对参加 3 项欧洲短程放射随机试验的 2881 名患者进行了分析，并制定了反映局部复发、远处转移和 OS 风险的多变量 Cox 列线图[98]。这些列线图为选择使用该技术治疗的患者提供了指导。

术前前瞻性临床评估。确定术前治疗是否增加括约肌保护的最准确方法是进行前瞻性临床评估。手术外科医生在术前治疗开始前对患者进行检查，并宣布所需的手术类型。德国 CAO/ARO/AIO94 试验报道称，这种评估在 80% 的患者中是准确的。

保留括约肌的临床经验。外科医生的一个有效关注点是，对于那些需要进行肛门直肠切除术的患者来说，进行括约肌保留手术时，远端切除边缘可能不是最佳的（<1cm）。术前治疗能弥补这个吗？MSKCC 的回顾性数据显示，在术前放化疗的情况下，3 年的局部控制率是相似的，无论边缘是大于 2cm、小于 2cm、大于 1cm 还是小于 1cm，只要它们是阴性的[99, 100]。其他研究人员也报道了类似的数据[101]。

没有良好功能的括约肌保护是否有益值得怀疑。在一系列接受手术的 73 名患者中，Grumann 等[102] 报道说，接受 APR 的 23 名患者的生活质量比接受 LAR 的 50 名患者更好。然而，Krouse 等[103] 报道说，患有造口术的男性和女性与没有造口术的男性和女性相比，社会幸福感明显较差。

术前放化疗可能会对括约肌功能产生不利影响[104]。然而，这种影响很可能小于术后放疗[105]。大多数检查功能结果的 II 期试验都报道了良好至极好的结果。术后 1 年，功能结果持续改善。

术前放化疗后是否所有患者都需要手术（观望）？尽管直肠癌的常规辅助治疗是术前放化疗，但仍有未进行手术的临床情况。这些患者包括早期肿瘤患者、医学上不能手术的患者及术前放化疗反应良好后拒绝手术的患者。在这些情况下，放疗通过多种技术进行传递，包括腔内（接触）治疗、近距离放射治疗和 EBRT。

回顾系列。不手术治疗直肠癌不是一个新概念。虽然患者可以治愈，但历史上，结果一直不如手术。例如，Brierley 等仅用骨盆放射治疗拒绝手术或患有不能切除或不能手术的疾病的患者[106]。5 年生存率为 27%。相比之下，术前放化疗后进行根治性手术的 5 年生存率为 75%[107]。Lim 等治疗了 48 例因医疗不可操作或患者拒绝而单独接受放疗或放化疗的 cT₃ 疾病患者[108]。临床完全缓解率为 56%；中位随访时间为 49 个月，37% 有疾病进展。1998—2010 年，在 NCDB 报道的患者中，只有 5% 接受了术前放化疗而没有手术[109]。

前瞻性研究。Habr-Gama 等首先报道了作为治疗策略的"观察和等待"方法，现在其他研究人员正在研究这种方法，作为对术前放化疗有反应的患者进行根治性手术的替代方法[110]。

Habr-Gama 等发表了一系列试验。随着时间的推移，患者选择、临床阶段、治疗方法和结果都发生了变化。2004 年报道的早期系列包括 265 名患者[111]。总体而言，27% 的患者获得了 cCR，并被选择进行密切随访观察。研究包括患有 cT₁~₃ 疾病的患者，那些在第 1 年出现局部进展的患者被排除在分析之外。平均随访 57 个月，管腔再生率为 3%，远处转移率为 4%，5 年生存率为 100%。在随后的更新中，原位复发率为 5%，5 年期 OS 为 93%[112]。

2006—2010 年，70 名肿瘤位于距肛门边缘小于或等于 7cm 的直肠癌患者接受了高分辨率磁共振成像或 3D 经直肠超声（TRUS）分期，并患有 cT₂~₄ 或 N₁~₂ 疾病[113]。他们接受了 54Gy（45Gy 骨盆，随后是 9Gy 锥形下降）加上 3 个周期的同时化疗（3 天，每 3 周，以 450/50mg/m² 的剂量使用 5-FU/ 亚叶酸钙），随后是 3 个周期的放化疗后化疗。患者在放化疗后 10 周再次接受磁共振成像、TRUS 和正电子发射断层扫描的各种组合。如果直肠镜检查未发现残留异常，且影像学检查为阴性，则患者被分期为初始 cCR，并被置于观察等待策略。这包括每 2～6 个月进行一次频繁的检查和成像。如果在 10 周时有残留的管腔异常，患者接受局部切除。如果这发现了 ypT₀，他们也被列入了观察和等待策略。1 年后无疾病证据的患者被分期为持续性 cCR。所有其他患者（定义为不完全应答者）都接受了挽救根治性手术。有 69 名可评估的患者在放化疗后至少随访 12 个月。

共有 68% 的患者获得了初始 cCR，17% 的患者出现了局部再生。在 56% 的持续 cCR 患者中，有 4 例（10%）出现了局部再生。他们通过根治性手术得以挽救，并在平均 26 个月的随访中得到了 NED。总体而言，51% 的患者完成放化疗后有持续的 cCR，并且在平均 56 个月后不需要根治性手术。总中位随访时间为 53 个月，3 年生存率为 94%。

Habr-Gama 的结果与文献中的其他报道一致（表 58-4）。大多数系列都是回顾性的，患者都是经过精心挑选的。Maas 等报道了一系列 192 例局部晚期直肠癌

表 58-4 采用观望法的直肠癌选择性非手术治疗

系 列	接受治疗的患者数量	观察患者的数量	结 果
Habr-Gama 等[112]	265	28	5% 腔内生长 5 年生存率 93%
Habr-Gama 等[113]	70	47	17% 局部再生 3 年的 DFS 72%，3 年生存率 90%
Mass 等[114]	192	21	2 年 DFS 89% 2 年生存率 100%
Dalton[115]	49	12	在 26 个月时 NED 50%
Smith 等[116]	X	32	2 年局部再生 21%，2 年远处的失败 9%
Martens 等[117, 118]	X	100	局部再生，全部挽救 15% 3 年生存率 97% 无结肠造口生存率 95%
Renehan 等[119]（OnCore）	431	129	3 年精算局部再复发率 38% 3 年无复发 DFS 83%
Appelt 等[120]	X	55	cCR 73% 1 年局部再生率 16%
Sammour 等[110]	920	575	局部再生率 21%，挽救率 93%，DFS 83%

cCR. 临床完全缓解率；DFS. 无病生存率；NED. 无疾病证据；OS. 总生存期；X. 未报告数据

患者，这些患者进行了磁共振成像分期，要么 cT4、cT3 边缘受到威胁，要么 LN+ [114]。他们接受了放化疗，随后在 6～8 周后进行了磁共振成像。21 名患者中的一部分接受了 cCR，并拒绝接受根治性手术。平均随访 25 个月，1 例患者局部再生，经手术挽救。2 年的 DFS 为 89%，OS 为 100%。

Dalton 和他的同事用放化疗治疗了 49 名患者[115]。根据磁共振成像，12 名患者获得了 cCR，6～8 周后进行了活检，随后进行了密切随访。中位随访时间为 26 个月，活检阴性的 6 名患者出现了 NED。

Smith 等报道了 32 名接受放化疗的 uT2～4 和（或）N+ 疾病患者的子集[116]。cCR 被定义为 4～10 周的阴性内镜检查。粗算局部再生率为 19% 和 2 年精算为 21%。局部再生的平均时间是 11 个月。所有人都活了下来，并在 17 个月时获得了 NED。在 14 个月时持续 cCR 的患者可能会留在 cCR 中。

Martens 等报道了荷兰的综合经验。放化疗后，肿瘤评估 8～10 周后经过检查、内镜检查和磁共振成像。如果有 cCR，患者要接受观察和等待。如果磁共振成像显示"接近 CR"，他们在第 12 周接受透射电镜检查或再评估。在 100 名中位随访时间为 41 个月的患者中，61 名有 cCR，39 名接近 cCR[117]。3 年生存率为 97%，局部复发率为 85%。他们的小组现在建议等待 16～20 周来评估反应，而不是 8～10 周[118]。根据他们的经验，68 名患者在 8～10 周时"接近 cCR"，49 名患者再等待 8～10 周，其中 44 名（90%）患者达到 cCR。cCR 中 44 人的局部控制率为 73%，OS 控制率为 98%。

由于观察和等待的随机试验是不太可能的，已经建立了预期的注册。Renehan 等报道了 OnCoRe 项目中 129 名在 4 个英国中心接受 cT2～4 直肠癌治疗的患者的倾向核心匹配队列分析，这些患者在 45Gy 放化疗后至少 8 周达到 cCR，并且随访时没有手术[119]。平均随访时间为 33 个月，3 年的局部再生长率为 38%。Appelt 等报道了一项对丹麦 55 例 cT2～3N0～1 直肠癌患者的前瞻性观察研究，该患者接受了 60Gy 的高剂量治疗，同时接受了 5Gy 近距离放射治疗和替加氟 – 尿嘧啶同步化疗[120]。中位随访时间为 2 年，1 年的局部再生长率为 16%。

Sammour 等使用 PRISMA 指南对 2004—2016 年进行的 575 名接受观察和等待方法的患者的 15 项试验进行了系统综述[110]。平均随访时间为 40 个月，局部再生率为 21%，93% 得到挽救治疗，DFS 为 83%，OS 为 92%。

对放化疗有反应的患者有更好的结果；因此，根据原发性肿瘤反应选择患者进行非手术治疗是合理的。在对接受术前放化疗的 27 组患者的汇总分析中，获得 pCR 的患者的 5 年 DFS 显著增加（83% 和 63%，P=0.0001）[36]。

挑战在于找到一种替代方法来预测 pCR。目前的成像方法并不总是成功的。在对 218 名在 II 期和 28 个 III 期术前试验中接受治疗的患者的审查中，临床和（或）放射反应与病理反应没有充分的相关性[121]。包括正电子发射断层扫描和磁共振成像在内的影像学的进一步改进可能会改善选择过程[32, 122]。此外，将观察期进一步延长到 12 周以上可能会增加治愈率[118]。

虽然 70%～80% 的选定患者可以获得长期的结肠直肠癌根治术，但没有获得长期结肠直肠癌根治术的患者可能会在手术挽救时丧失括约肌保护能力。在与患者进行复杂的收益与风险讨论时，需要强调这个问题。

总之，观察和等待的方法需要仔细和频繁的磁共振成像、临床检查、超声和活检随访。大多数局部再生发生在前 1～2 年。需要更大的患者数量、更长的随访时间和更准确的放化疗后评估方法。

3. 术前与术后放化疗的随机试验 已经进行了两项临床可切除直肠癌术前与术后放化疗的随机试验：NSABP R0-3123 和德国 CAO/ARO/AIO94 试验（表 58-3）[23]。这些试验基于初步数据，表明化疗增加了术前放疗的应答率[124]，并且由于在照射野的小肠较少[125]，术前放化疗的急性毒性小于术后放化疗[126]。

德国的试验完成了 800 多名患者的计划累积，将 uT3～4 或 LN+ 直肠癌患者从肛门边缘到术前放化疗（第 1 周和第 5 周使用 PVI 5-FU）不到 16cm 的时间与术后放化疗进行随机比较。该试验由外科医生分层进行。与术后放化疗相比，接受术前治疗的患者局部失败率（6% 和 13%；P=0.006）、急性毒性（27% 和 40%；P=0.001）和慢性毒性（14% 和 24%；P=0.012）显著降低。外科医生在治疗前判断 194 名患者需要进行肛门直肠切除术，其中括约肌保留率显著增加（39% vs. 20%；P=0.004）。中位随访时间为 40 个月，5 年的 OS 无差异（74% 和 76%）。在中位随访时间为 11 年的更新中，术前放化疗继续提供显著较低的局部失败发生率（7% 和 10%；P=0.009）。然而，在远处转移（28%）或 OS（60%）方面没有差异[107]。远处转移和 OS 缺乏改善导致了研究新化疗药物和测序的新试验。

NSABP R-03 研究仅产生了 900 例 cT3～4 直肠癌患者中的 267 例。123 例患者接受了诱导 5-FU/ 亚叶酸钙化疗，然后进行了常规放化疗，并被随机分配在术前或术后接受化疗。不需要 TME，一些患者接受了局部切除术。接受术前与术后治疗的患者在 5 年的 DFS 中有显著改善（65% 和 53%；P=0.011）和 5 年 OS 的临界显著改善（75% 和 66%；P=0.065）。5 年局部复发率

（11%）没有差异。4+ 级毒性的发生率相对较高，几乎都与早期腹泻有关（33% 和 23%），但 3+ 级毒性的发生率较低（41% 和 50%）。最后，根据外科医生的前瞻性办公室评估，括约肌保存率没有改善（48% 和 39%）。这些结果与德国的试验并不相似，可能是因为 900 名计划中的患者中只有 267 名是累积的，从而限制了检测差异的统计能力。英国医学研究委员会试验（MRC C07）将 1350 例临床 I～Ⅲ期直肠癌患者随机分为术前放疗 5Gy×5 或术后选择性放化疗（45Gy，同时进行 5-FU 治疗），仅给予组织学距离边缘小于 1mm 的患者（占所有立即手术患者的 12%）[86]。中位随访时间为 4 年，术前接受选择性术后治疗的患者 3 年局部复发率明显低于术后接受选择性术后治疗的患者（4.4% 和 10.6%；P＜0.0001）和更高的 3 年 DFS（77.5% 和 71.5%；P=0.013）。

4. 术前放化疗：替代方案和问题 细胞毒性和靶向化疗药物已被纳入术前放化疗方案。许多 I/Ⅱ期方案报告的 pCR 反应率高于 5-FU 或卡培他滨单独治疗的历史比率[127]。

Ⅲ期试验：五项随机试验检查了奥沙利铂加到 5-FU 或卡培他滨化疗放疗中对 cT$_{3\sim4}$ 和（或）N$^+$ 直肠癌患者的缓解率和急性毒性的影响（表 58-5）。STAR-01 试验将 747 名患者随机分为术前放化疗组和持续输注 5-FU 奥沙利铂组（每周 60mg/m² ）[128]。奥沙利铂组的

3+ 级毒性显著增加（24% 和 8%，P＜0.001），pCR 率无改善（15% 和 16%）。在 ACCORD12/0405 STENGLE 试验中，598 名患者被随机分配到术前 50Gy 加卡培他滨 + 奥沙利铂（CAPOX）与 45Gy 加卡培他滨的化疗放疗组[129]。奥沙利铂的 3+ 级毒性也有类似的显著增加（25% 和 11%，P＜0.001），pCR 率没有改善（19% 和 14%）。奥沙利铂没有改善 3 年局部复发（6% 和 4%）或生存率（88% 和 83%）[130]。中位随访时间为 5 年，奥沙利铂组在 DFS、生存率、局部复发或长期毒性方面仍无益处[131]。

NSABP R-04 试验是一项四臂的临床试验，比较了含或不含奥沙利铂的基于卡培他滨的术前放化疗（50.4Gy）与 5-FU CI。65 共有 1606 名患有 cT3 和（或）N$^+$ 疾病的患者被随机分组。奥沙利铂（加入 5-FU 或卡培他滨）与明显较高的 3+ 级腹泻发生率相关（15% 和 7%，P=0.0001），而 pCR（21% 和 19%）或括约肌保留手术（60% vs. 64%）的发生率无改善。

PETACC-6（OC-0250）试验将 1094 名患者随机分为术前 45.0～50.4Gy+ 卡培他滨组、手术组和术后卡培他滨组，与相同的治疗组进行比较，但用 COPAX 替代卡培他滨组[132]。初步结果（在 2013 年欧洲癌症组织会议上以摘要形式发表）显示，相同的 pCR 率（13.3%）和相似的括约肌保留率（65% vs. 70%）与较高的 3 级 + 急性毒性（37% vs. 15%）相比。

表 58-5 基于奥沙利铂的术前放化疗：Ⅲ期随机试验

试验 / 方案		患者例数	RT（Gy）	%GR3$^+$		%5 年	
				%pCR	%LF	毒 性	生 存
Star[128]	CI 5-FU	379	50.3/1.8	16	—	8	—
	CI 5-FU/ 奥沙利铂	368	50.4/1.8	15	—	24（＜0.001）	—
Accord12/0405 Prodigie[129-131]	卡培他滨	295	45/1.8	14	9（5 年）	11	74
	卡培他滨 / 奥沙利铂	291	50/1.8	19	8	25（＜0.001）	82
NSABP R-04[65]	CI 5-FU/ 卡培他滨	622	50.4/1.8	19	—	7	—
	CI 5-FU/ 卡培他滨 + 奥沙利铂	631	50.5/1.8	21	—	15（0.0001）	—
PETACC-6[132]	卡培他滨	547	45～50.4	13.3	—	15	—
	CAPOX	547	45～50.4	13.3	—	37	—
CAO/ARO/ AIO-94[83, 133]	CI 5-FU	637	50.4/1.8	13	—	20	71
	CI 5-FU/ 奥沙利铂	628	50.4/1.8	17（P=0.031）	—	24	76（P=0.03）

CAPOX. 卡培他滨联合奥沙利铂；CI. 持续输注；5-FU. 氟尿嘧啶；LF. 局部故障；NSABP. 美国国家外科辅助乳腺和肠道项目；pCR. 病理完全应答率；RT. 放疗剂量 / 分数大小

与其他 4 项随机试验相比，德国 CAO/ARO/AIO-04 试验显示了加入奥沙利铂的优势。共有 1265 名患者有 $cT_{3\sim4}$ 和（或）N^+ 疾病的患者被随机分配到 CAO/ARO/AIO-94（50.4Gy+5-FU）与 50.4Gy/5-FU+ 奥沙利铂（每周 50mg/m^2）的术前组 [83, 133]。与 STAR-01、ACCORD 和 NSABP R-04 试验相比，接受奥沙利铂联合 5-FU 化疗的患者 pCR 有显著改善（17% 和 13%，$P=0.031$），急性 3+ 级毒性无相应增加（23% 和 22%）。3 年 DFS 也有相应的显著增加（76% 和 71%，$P=0.03$）。

Yang 等报道了 7 项随机试验的 Meta 分析 [127]。在 DFS、远处失败、pCR 和在 5-FU 为基础的放疗中加入奥沙利铂后，急性毒性达到 3~4 级。在局部控制方面没有任何好处。

由于大多数随机试验报道急性毒性增加，但对 pCR 率没有益处，目前的标准是不包括奥沙利铂和基于 5-FU/ 卡培他滨的术前放化疗方案。然而，没有所有试验的局部控制和存活数据；一旦报道了这些数据，可能需要修改该建议。

Ⅰ/Ⅱ期试验：已经探索了其他细胞毒药物。口服药物 S$_1$ 已经与术前放疗结合。Jung 等最近的一项Ⅱ期试验报道了与基于 5-FU 的长期放化疗类似的急性毒性，但 pCR 率没有增加 [134]。SHOGUN 试验报道了术前 50.4Gy+S$_1$（每天 80mg/m^2×5）+ 奥沙利铂的 45 名患者 11% 的 3+ 级毒性和 27% 的 pCR 率 [135]。当 S$_1$（每天 60mg/m^2）与短期放疗（5Gy×5）同时联合使用时，回顾性数据显示了可接受的 3+ 级毒性。然而，pCR 的发生率仅为 3% [137]。一项单独的 25Gy 的 10 个部分的预试验加上同时进行的 S$_1$ 试验显示术后吻合口瘘发生率为 15%，腹腔内感染率为 8% [136]。

一项将索拉非尼加入术前 5-FU 长期放化疗的试点试验显示，17 名患者的 pCR 率为 33% [138]。

使用术前化疗放疗加 CAPOX+ 贝伐单抗的Ⅰ/Ⅱ期试验显示 pCR 率为 18%~24% [139, 140]。两项试验将贝伐单抗与术前 FOLFX [141] 或基于卡培他滨的 [142] 化疗放疗相结合，由于毒性过大而提前停止。

尽管海德堡大学关于卡培他滨 / 伊立替康（CapeIRI）放化疗的报道显示 pCR 率为 25%，但其他 [143] 将放化疗与西妥昔单抗加 5-FU、卡培他滨或 CAPOX 相结合的试验的 pCR 率更有限，为 5%~12% [144, 145]。

基于 KRAS 表达的患者选择治疗对转移性结直肠癌患者是有用的 [140]。新辅助的Ⅱ期 EXPERT-C 试验（50.4Gy/CAPOX/ 西妥昔单抗）的最新结果显示，在 KRAS 野生型与突变型患者的亚组中，西妥昔单抗的添加带来了生存益处（92% 和 65% 的 3 年生存率，$P=0.02$）[146, 147]。有趣的是，试验的主要终点（pCR）没

有改变（11% 和 9%）。一项后续分析报道称，分子标志物 rs61764370 可预测反应 [148]，强化放化疗策略改善了肿瘤相关症状，且对生活质量无明显不利影响 [149]。对 269 名参加术前放化疗（含或不含西妥昔单抗）的 EXPERT 和 EXPERT-C Ⅱ期试验的患者进行的汇总分析显示，术前治疗后的 mrTRG 是 DFS 和 OS 的独立预后因素 [150]。SAAK4/07 试验在 KRAS 野生型癌症患者中使用了基于 Panitumumab 的放化疗 [151]。Chow 等报道回顾性分析了 229 例预处理活检，并确定了 96 例为 KRAS+ [152]。调整混杂变量后，KRAS 与术前放化疗后较低的 pCR 率独立相关。

放射治疗肿瘤学小组（RTOG）报道了两项Ⅱ期随机试验。第一项研究为 RTOG0012，招募了 106 名患者，他们在术前接受了 PVI 5-FU 加每天 2 次放疗，与亚叶酸 - 氟尿嘧啶 - 伊立替康（FOLFIRI）方案加常规每天 1 次放疗进行比较。pCR 的发生率（30% 和 26%）、局部复发（16% 和 17%）和总体 5 年 OS 的相应下降（61% 和 75%）没有显著差异 [153]。3 级 + 毒性发生率分别为 42% 和 55%。

第二项 RTOG 试验比较了 101 例 $cT_{3\sim4}$ 疾病患者术前放化疗（RTOG0247）[154]。虽然没有统计学意义，但接受 CAPOX 的患者 pCR 率较高（21% 和 10%），血液学毒性率（4% 和 8%）和非血液学毒性率（29% 和 24%）相似。这些术前方案都没有进入Ⅲ期试验。

在 NRG GI-002 Ⅱ期全新辅助治疗（TNT）试验中，所有患者接受新辅助 FOLFOX，然后接受卡培他滨标准放化疗或一系列可用的生物制剂放化疗。终点是直肠新辅助反应（NAR）评分的绝对改善。试验正在积极地进行。

术前放化疗对肿瘤反应的影响。大多数研究表明，随着术前治疗的病理反应的增加，预后会得到改善 [36, 155, 156]。Capirci 等 [155] 报道了在多个欧洲中心接受各种术前放化疗方案后获得 pCR 的 566 例患者的回顾性分析。中位随访 46 个月，局部复发率仅为 1.6%，5 年 DFS 和 OS 分别为 85% 和 90%。对来自 14 项研究的 3105 名患者进行的综合分析证实，与未接受 PCR 的患者相比，接受 pCR（yp$T_0N_0M_0$）的 16% 的患者在局部复发、远处失败、DFS 和 OS 方面有显著改善。放化疗后 15% 的肿瘤可见无细胞黏蛋白池，对预后无明显影响。

虽然许多分子标志物可以预测结直肠癌的预后，但它们在识别可能对术前治疗有反应的患者方面取得了不同程度的成功 [157-159]。

Kuremsky 等回顾 1204 项研究，检查总共 36 个可能具有预测价值的分子生物标志物 [160]。He 等据报道，仅 PIK3CA 突变就可以预测手术后的局部复发 [161]。将分析局限于术前接受放化疗的患者，以及由 5 项或更多

研究检查的基因产物，只有 p53、EGFR、胸苷酸合成酶、Ki-67、p21 和 Bax/Bcl-2 符合这些标准。其中，定量评估的 EGFR 或 EGFR 多态性、胸苷酸合酶多态性和 p21 已被确定为有希望的候选基因，应在更大的前瞻性试验中评估其指导术前治疗的能力。为这些研究是有限的回顾性试验，大多数没有检查多种标志物，所以辅助治疗的需要仍然应该基于疾病的 T 和 N 类别。

Konski 等对 53 名接受术前放化疗的患者进行了治疗前和治疗后 [18]FDG 正电子发射断层扫描 [162]。经多因素分析，SUV 下降的百分比在预测 PCR 方面略有趋势（$P=0.07$）。相比之下，Guillem 等发现 FDG PET 和 CT 都不能区分 pCR 和术前放疗后的不完全反应 [163]。

pCR 比率可能为评估新的术前放化疗方案的疗效提供一个替代终点。然而，因为接受辅助放化疗的直肠癌患者可能会出现晚期复发，所以至少需要 7 年的随访 [164]。当前的组间直肠试验前瞻性地收集了这些和其他标志物的组织。

（五）术前短程放射与长程化学放射

在荷兰的 CKVO 和瑞典的试验中确立了短程放射作为标准疗法 [48, 165]，放化疗已被德国直肠癌研究组织 CAO/ARO/AIO-94 确立为标准疗法 [23, 107]。荷兰和瑞典的试验不能与德国的试验直接比较，因为选择短程放射治疗的患者包括 cT$_{1\sim3}$ 的患者，而德国试验中 95% 的患者为 cT$_3$ 和（或）N$^+$。最近，短期放射治疗的随机试验包括了 cT$_3$ 或 N$^+$ 期患者，从而允许这两种方法之间更相关的比较。

历史上，短期放射治疗不被推荐给 cT$_3$ 或 N$^+$ 患者。这是因为它缺乏括约肌保护，不能安全地将其与足够剂量的全身化疗结合，以及存在相关的急性毒性 [166]。由 Yeo 等报道的 KROH10-01 试验用 5Gy × 5（调强放疗技术）和同时化疗（5-FU 400mg/m^2 和亚叶酸 20mg/m[2] 的改良梅奥方案）治疗了 73 例 cT$_{3\sim4}$ 疾病患者，随后在 4～8 周后进行了手术 [167]。pCR 率仅为 1.4%，急性 3+ 级毒性为 38%。或者，当 S$_1$（60mg/m^2）与 5Gy × 5 同时使用时，回顾性数据显示可接受的 3+ 级毒性 [136]。当 mTOR 抑制药西罗莫司在 5Gy × 5Gy 前 1 周给药时，毒性是可接受的，但 pCR 率仅为 3% [137]。这些缺点可以通过依次进行化疗来缓解，而不是同时进行放疗，这也增加了完成放疗和手术之间的时间间隔 [168]。

1. 序贯化疗 序贯方法是基于 Garcia-Aguilar 等对接受放化疗的患者的数据 [169]。他们报道了一项随机的 Ⅱ 期试验，对 144 例直肠癌患者进行了研究，这些患者要么接受术前放化疗（50.4Gy+IC 5-FU），然后在 6 周后接受手术，要么接受初次放化疗，如果有临床反应，则在 11 周后接受 mFOLFOX6，然后进行手术。mFOLFOX 组的 pCR 率增加（25% 和 18%），术后并发症无相关增加（每组 40%）。这些初步数据表明，对术前放化疗有反应的患者进行额外的化疗和延迟手术对反应或手术并发症的发生率没有损害。

荷兰结肠直肠小组已经测试了短程放疗后序贯化疗的作用。共有 50 名原发性直肠癌（8%T$_2$，76%T$_3$，16%T$_4$）和同步可切除转移（84% 肝，10% 肺，6% 两者）患者被纳入短期放射治疗的第 Ⅱ 期试验，2 周后进行 6 个周期的 CAPOX+ 贝伐单抗治疗 [170]。经过 6～8 周的休息，他们接受了原发性肿瘤切除和（或）转移瘤切除。在全部患者组中，72% 的患者在所有部位进行了 R$_0$ 切除；然而，2 年的复发率为 64%。2 年 OS 为 80%。将分析限于骨盆，26% 的患者获得了 pCR 平均随访 32 个月，局部复发率为 6%。经过 8 年的中位随访，局部复发率保持在 8% [171]。MD 安德森癌症中心的 Holliday 等也报道了类似的经验 [172]。

这种方法是荷兰 RAPIDO Ⅲ 期试验的实验手段。进入资格至少包括骨盆磁共振成像的下列标准之一：过度生长至邻近器官或结构，cT$_{4b}$，EMVI+，N$_2$，MRF+，增大的外侧淋巴结，或大于 1cm（lat LN+）。患者被随机分为短期 5×5Gy，随后 6 个周期的 CAPOX 化疗和手术与长期放疗后手术和 8 个周期的术后 CAPOX。主要终点为 3 年 DFS，数据待定。

Kim 等在 32 名患者中报道了类似的第 Ⅱ 期试验 [173]。患者在短期放疗前和放疗后分别接受 4 个周期的 mFOLFOX6 治疗。R$_0$ 切除率为 100%。

在华盛顿大学的一项美国试点试验中，44 名可评估的患者接受了短期放射治疗，随后接受了序贯化疗 [174]。他们接受 5 次分割（受累直肠系膜 25Gy，盆腔结节 20Gy），然后接受 4 个周期的 mFOLFOX6。术后 33 例（75%）为 ypT$_{0\sim2}$，其中 13 例（30%）为 ypT$_0$，14 例（32%）为 ypN$_0$。在治疗前后评估的 FACT-C 得分没有显著差异 [175]。

GarciaAguar 等报道的一项针对 259 名患者的多中心 Ⅱ 期试验。检查化疗后增加 mFOLFOX6 周期对 pCR 率的影响 [176]。化疗疗程越长，pCR 率越高（无 pCR，18%；2 个周期，25%；4 个周期，30%；6 个周期，38%）。结果可能的原因包括周期数增加，放化疗后间隔时间延长，或两者兼而有之。

虽然大多数试验报道 pCR 增加，术前治疗和手术之间的延迟较长，但这在 GRECCAR-6 试验中没有得到证实 [91]。共有 255 名患者在手术前接受放化疗，并在 7 周或 11 周后随机接受手术。PCR 率相似（15% 和 17%），术后发病率显著增加（45% 和 32%，$P=0.04$）。

荷兰结肠直肠小组也在测试短期放疗后术后化疗的作用。在正在进行的 SCRIPTS（放疗加 TME 手术后直肠癌单纯卡培他滨）CKTO2003-16 Ⅲ 期试验中，临床 Ⅱ 期或 Ⅲ 期位于 S_1/S_2 水平以下或肛门边缘 15cm 内下缘的患者接受 5Gy×5，其次是 TME。随后，患者被随机分配到卡培他滨组或观察组。

2. 短程放疗与长程化疗的 Ⅲ 期临床试验

波兰试验 1：Bujko 等将 316 名 cT_3 直肠癌患者随机分为短程放疗和化疗两组[177, 178]。所有肿瘤均位于肛门直肠环以上，仅对远端肿瘤行 TME。术后化疗是可选的。没有进行放射质量控制审查，仅对远端肿瘤进行了 TME。

在表 58-6 中，与短程放疗相比，接受放化疗的患者有更高的 PCR 率（16% 和 1%），而放射状切缘阳性的发生率更低（4% 和 13%，$P=0.017$）。然而，两组在括约肌保留率（58% 和 61%）、局部复发率（14% 和 9%）、DFS（56% 和 58%）和 4 年生存率（66% 和 67%）方面没有显著差异。值得注意的是，参与这项试验的外科医生不愿意根据术前治疗的反应将手术技术从 APR 改为保留括约肌。尽管急性毒性明显高于放化疗（18% 和 3%，$P<0.001$），总体术后并发症无差异。

波兰试验 2：在一项随访试验中，515 名 cT_3 或 cT_4 直肠癌固定患者被随机分为术前短程放疗（5Gy×5），然后是 FOLFOX4，6 周后手术和长程放化疗（50.4Gy 加同步 5-FU/LV/Oxa，6 周后手术）[179]。主要终点是 R_0 切除率。在两组患者中，奥沙利铂都是可选的。两组 3+ 级毒性发生率相似（24%），R_0 切除率（77% 和 71%）和 PCR 组（16% 和 12%）相似。中位随访时间为 35 个月，3 年结果包括 OS（73% 和 65%，$P=0.055$）、DFS（53% 和 52%）和局部失败（22% 和 21%）。虽然在局部控制方面没有差异，但总体上有改善 3 年生存率的趋势。

TROG、AGITG、CSSANZ、RACS 组间试验：TROG 报道了一项来自澳大利亚和新西兰的类似试验[180]。共有 326 名超声或 MRI 分期为 cT_3N_{any} 腺癌位于直肠下端的患者被随机分为短程放疗和化疗两组。与波兰试验相比，所有患者都接受了术后 6 个月的 5-FU/ 亚叶酸钙辅助化疗。中位潜在随访时间为 5.9 年，主要终点是 3 年局部复发。

与短程放疗相比，接受放化疗的患者在 3 年时的累积局部复发率低 3%（4.4% vs. 7.5%，$P=NS$），在 5 年时低 2%（5.7% vs. 7.5%，$P=NS$）。同样，在远处衰竭、OS 或晚期放疗毒性方面也没有显著差异。对 79 名远端肿瘤患者的亚组分析显示，短程放射治疗的局部复发累积发生率为 12.5%，放化疗没有失败。

表 58-6 术前短程放疗与放化疗的随机试验

结果（%）	波兰试验 1 [177, 178]		波兰试验 2 [179]		TROG [180]	
患者数量	316		515		326	
临床分期	$T_{3\sim4}$		$cT_{3\sim4}$		$T_3N_{任何}$（56% N_0）	
SCRT	5Gy×5		5Gy×5 之后 FOLFOX		5Gy×5	
同步放化疗	50.4Gy+ 团注 5-FU/LV		50.4Gy+5-FU/LV/Oxaliplatin		50.4Gy+PVI 5-FU	
术前化疗	可选择		可选择		团注 5-FU/LV（4～6 个周期）	
结果（%）	同步放化疗	SCRT	同步放化疗	SCRT	同步放化疗	SCRT
pCR	16	1[a]	12	16	—	—
SP	58	61	—	—	—	—
CRM+	4	13[a]	—	—	—	—
并发症	69	98	—	—	—	—
局部失败	14	9（4 年）	22	22	4	8（3 年）
生存	66	67（4 年）	65	73（3 年）	70	74（3 年）
3～4 级			24	24（早期）	9	8（晚期）

a. 统计学意义

CRM+. 环周切缘阳性；FOLFOX. 亚叶酸、氟尿嘧啶和奥沙利铂；LV. 亚叶酸；pCR. 病理完全反应；PVI. 延长静脉输液；RT. 放疗；SCRT. 短程放疗疗法；SP. 生存；TROG. Trans-Tasman 放射肿瘤学小组

虽然这是一次精心设计和执行的试验，但对该试验有两种批评。第一，尽管患者人数略多于波兰试验 1，但仍然相对较少。第二，该试验不是为了显示等效性而设计的，而是为了有 80% 的能力来检测短程放射治疗与放化疗的预计 3 年局部复发率之间的差异，短程放射治疗的预测 3 年局部复发率为 15%，放化疗预测 3 年局部复发率为 5%。尽管放化疗比短程放疗局部复发率低 3% 没有达到统计学显著性（P=0.24），但差异的 95%CI 包括 8% 的有利差异（即 10% 和 2%）。总体而言，数据显示放化疗尤其是远端肿瘤的局部控制优势较小。

总之，T_3 和（或）N^+ 直肠癌最常见的治疗方法是术前放化疗。新出现的数据正在挑战放化疗治疗方法。比较短程放疗和化疗的随机试验令人鼓舞，但还需要更长时间的随访。短程放疗后增加序贯化疗是可行的，并正在进行前瞻性试验。需要确定对结果、急性和慢性毒性及括约肌保护的影响。

（六）括约肌保存的替代方法

早期局限性肿瘤（占直肠癌的 3%～5%）包括无不良病理因素（如高级别、血管侵犯、淋巴管侵犯、胶质组织学类型或肿瘤穿透肠壁）的小的、外生性的、可移动的肿瘤，并可采用各种局部治疗方法，如局部切除或腔内放疗。

1. 腔内照射　腔内照射[181-183] 已经用于早期非侵袭性肿瘤。对于更晚期的肿瘤（$cT_{2\sim3}$ 或 LN^+），将其与[192] Ir 临时植入物或骨盆照射结合使用[184-186]。这项技术也被称为 Papillion 技术。分娩前，肛门扩张，并引入 4cm 的直肠镜。一个低能量的 X 线单元通过瞄准镜几乎对着肿瘤。一般来说，50kV 的 X 线在 1 个月内分 3 次或 4 次以每分 30Gy 的速度传送。发展成局部进展的患者可以成功地进行外科挽救[187]。

据报道，腔内放射治疗单独使用或与盆腔放射治疗联合使用的临床结果。在梅奥医学中心，29 名患者接受了单独的腔内放射治疗，总剂量高达 155Gy，分为 1～5 次。10 年局部控制率为 76%；OS 在 5 年时为 65%，10 年时为 42%[181]。在华盛顿大学，患者接受盆腔照射（cT_1 患者接受 5 次 20Gy，其余 25 个部分接受 45Gy），随后 6～7 周后进行 2 次腔内治疗，每次 30Gy。uT_2 局部控制率为 85%，uT_3（uT_3 肿瘤患者不是手术的最佳候选对象）或栓系 uT_2 有 56% 的局部控制率（挽救手术后为 67%）。Gerard 等[187] 报道了 44 名患者的类似经历。因为目前还没有 50kVp 的放射机器，所以继续治疗接触性放射患者的中心有限。

2. 局部切除加或不加放疗　考虑到标准手术的发病率及对辅助治疗的频繁需求，已经研究了使用更保守的方法，例如局部切除加辅助治疗（放射或更常见的化学放射）作为直肠癌选定病例的主要治疗。不幸的是，报道的数据证实了这种方法是一种折中的治疗方法：在长期随访（>5 年）的患者中，局部复发率明显高于根治性手术，即使增加了放化疗。局部复发发生在原发切除部位和盆腔淋巴结。

局部切除的结果取决于多种因素，如手术类型（全层切除与部分切除相比）和临床病理因素，如肿瘤大小、T 型、分级、边缘及淋巴和神经侵袭。

大多数系列包括一些接受次优手术的患者，如零碎切除或手术切缘阳性或无法评估。因为很少有发表的系列有足够的数字来进行有意义的多变量分析，很难确定这些选定的临床病理特征对彼此的影响。

放疗前后都进行了局部切除。在照射前进行局部切除的好处是可以很好地描述病理细节。高度选择的没有不良病理因素的 pT_1 肿瘤患者的局部失败率为 5%～10%。然而，一旦出现不利的病理因素（高级别、血管侵犯或印戒细胞）或肿瘤侵入或穿过固有肌层，局部失败率至少为 17%，阳性直肠系膜或盆腔淋巴结的发生率至少为 10%[189]。

有多种手术方法，包括经肛门局部切除术、后直肠切除术和经括约肌切除术。透射电镜已成为直肠癌局部治疗的另一种选择，无论是对 T_1 肿瘤单独治疗还是对 $T_{2\sim3}$ 型患者联合照射治疗[190]。无论采用何种技术，切除都应是全厚度的、无碎片的，并应具有负边缘[191]。

仅局部切除。仅局部切除仅推荐给 pT_1 肿瘤患者。Nash 等对接受局部切除（137 例）或根治性手术（145 例）的 cT_1N_0 疾病患者进行了回顾性分析，发现患有 pT_1N_x 疾病。中位随访时间为 5 年，局部复发率明显较低（3% 和 13%；$P<0.05$）和更高的 5 年疾病特异性生存率（96% 和 87%；$P<0.05$）。通过多变量分析，局部切除和神经周围侵犯都是与低 DFS 相关的独立预后因素。

局部切除后进行术后治疗。当所有系列综合考虑时，局部切除加术后放疗的平均局部失败率随 T 类型的增加而增加：PT_1，5%；PT_2，14%；PT_3，22%。总体来说，括约肌功能和生活质量是合理的。

当分析局限于随访至少 4 年的系列时，pT_2 病的局部复发率为 14%～24%[192]。因此，接受局部切除和术后辅助治疗的患者需要密切随访 5 年以上。对 93 例 pT_1 临床淋巴结阴性直肠癌局部切除术后放疗的回顾性报道显示，局部复发率为 17%[193]。

大约 50% 的患者在局部切除后可以成功地接受挽救手术[194]。对 301 例患者进行回顾性分析，比较调强放疗与三维适形放疗的急性 2 级以上腹泻和泌尿生殖

系统毒性 [195]。调强放疗的泌尿生殖毒性（6% 和 13%，$P=0.04$）和腹泻（10% 和 22%，$P=0.01$）明显减少。

癌症和白血病 B 组（CALGB）进行了局部切除和选择性术后化疗的 II 期试验（CALGB8984）[196]。共有 91% 的患者接受了全层局部切除术。观察 pT_1 患者、pT_2 患者术后接受 54Gy 加同步 5-FU 治疗。中位随访时间为 4 年，59 例 pT_1 疾病患者的局部复发率为 5%，pT_2 疾病患者的局部复发率为 14%。

Greenberg 等 [197] 报道了对符合 CALGB8894 完全合格标准的 110 名患者的单独分析。标准仅限于小于 4cm 的肿瘤、全层切除和阴性边缘。pT_1N_X 肿瘤患者仅行局部切除术，pT_2N_X 患者接受术后放化疗。中位随访时间为 7.1 年，局部复发率和 10 年精算生存率分别为 T_1、8% 和 84%，T_2 为 18% 和 66%。失败的中位时间是 T_1 为 4 年，T_2 为 2 年。

术前治疗后局部切除。术前放化疗后局部切除的经验更有限 [198-200]。大多数系列选择患有 cT_3 疾病的患者，他们要么在医学上不能手术，要么拒绝根治性手术。Borschitz 等报道局部复发率为 0%~20%，5 年期 OS 为 78%~90% [198]。根据病理分期报道的局部复发率为 ypT_1 2%，ypT_2 为 6%~20%。在对放化疗无效的 pT_3 肿瘤中，这一比率高达 43%。

ACOSOG Z6041 试验招募了 79 名符合条件的 cT2N0 远端直肠癌患者 [201]。患者在手术前接受放化疗，然后进行局部切除。中位随访 56 个月，3 年 DFS 为 88%，局部复发率为 4%。虽然 3 年的 DFS 没有预期的那么高，但对于那些不适合根治性手术的 cT_2N_0 疾病患者来说，这种方法是一种选择。

法国的一项类似试验（GRECCAR2）被设计用于 300 名 $cT_{2\sim3}$ 疾病患者。他们同时接受 50Gy 的 CAPOX 治疗。如果放化疗后的临床 T 细胞分类为 $cT_{1\sim2}$，患者被随机分为局部切除组和根治性手术组。临床范围为 cT_3 者，均行根治性手术。

Bujko 等报道 89 例 cT_1N_0 或 $cT_{2\sim3}N_0$ 不良型直肠癌患者，术前接受 5Gy×5 次放疗，后加 4Gy 放疗。患者随后接受了局部切除。如果有 $ypT_{0\sim1}$ 疾病，他们会被观察；如果反应较小，他们就会接受手术。共有 63 名患者接受了局部切除，接受短程放疗的患者局部失败率为 12%，而接受放化疗的患者局部失败率为 6%。

八、局部晚期疾病和姑息治疗

局部晚期直肠癌是一组异质性疾病。基于数字检查，它可以从栓系或"边缘可切除"的癌症到粘连或直接侵犯邻近器官或重要结构的固定癌症。随着 MRI 分期的引入，这一定义得到了拓宽。其他放射学特征（包括直肠外直肠系膜脂肪周围的直肠系膜筋膜接近或受累，以及括约肌受累）现在被认为是局部进展期直肠癌。这基于 20 世纪 80 年代中期的数据，报道称，直肠癌手术后远端或近端切缘（也称为侧缘或放射缘）的侵犯不仅是导致局部复发的最重要因素，而且远端或近端切缘的相关性也要高得多 [33]。阳性的 CRM 指的是肿瘤位于切缘或靠近 MRF，无论距离是 1mm 还是 2mm。阳性的 CRM 对局部和远处的失败都有预测作用 [84]。获得阴性的 CRM 的能力取决于外科医生能够进行的手术范围，以及最终患者愿意接受的相关功能丧失。症状或扫描显示的坐骨神经切迹的受累预示着一种单靠手术不太可能得到帮助的情况。

（一）标准治疗（术前放化疗 / 切除）

Braendengen 等除罕见的单纯缝合线复发外，有局部不能切除或 MFR[+] 或不能切除的原发或复发疾病的患者应在手术前接受放化疗 [203]。将 207 例局部不能切除的 T_4 原发直肠癌或直肠癌局部复发的患者随机分为两组，每组 207 例，均接受化疗（5-FU/ 亚叶酸钙），同时给予 50Gy 加术后辅助治疗 16 周，与单纯接受 50Gy 治疗比较。接受放化疗的患者有较高的 R_0 切除率（84% vs. 68%；$P=0.009$）、聚合酶链反应率（16% 和 7%）和 5 年局部控制率（82% 和 67%；$P=0.03$），但在 OS 方面没有显著改善（66% 和 53%；$P=0.09$）。

考虑到这一组患者发生远处转移疾病的高概率，合理的做法是制定治疗方案，最大限度地增加全身治疗的数量和持续时间，同时仍提供骨盆放射治疗。有两种方法正在研究中。第一种是短程放疗，然后是全身化疗（由荷兰结肠直肠组）；第二种是诱导化疗，然后是长程放化疗（TNT，正在 NRG GI-002 试验中进行研究）。

荷兰结直肠小组已经测试了短程放疗后序贯化疗的作用。总共 50 例原发性直肠癌（T_2 为 8%，T_3 为 76%，T_4 为 16%）和同步可切除转移（肝为 84%，肺为 10%，两者均为 6%）的患者参加了短期研究的 II 期试验 2 周后放疗，然后进行 CAPOX+ 贝伐单抗 6 个周期的治疗 [170, 171]。在休息 6~8 周后，他们接受了原发切除和转移的切除和（或）消融。在全部患者中，有 72% 的患者在所有部位均进行了 R_0 切除术。但是，2 年复发率为 64%。2 年 OS 是 80%。将分析仅限于骨盆，有 26% 的患者获得了 pCR。平均随访 32 个月，局部复发率为 6%。Holliday 等来自 MDACC 的研究在 34 位患者中发表了类似的结果 [172]。

这种方法是荷兰 RAPIDO III 期新辅助试验的实验部分。合格条件包括骨盆 MRI 至少满足以下条件之一：过度生长至相邻器官或结构，cT_{4b}，EMVI[+]，N_2，

MRF[+]，外侧结节增大或大于 1cm（lat LN[+]）。患者随机分为短程 5×5Gy 继以 6 个周期的 CAPOX 化疗和手术与长程化放疗继以手术和 8 个周期的术后 CAPOX。主要终点是 3 年 DFS，数据待定。

NRG GI-002 TNT 是一项正在进行的随机 II 期新辅助试验，在该试验中，患者接受 FOLFOX 诱导，然后用卡培他滨进行长期放化疗。在实验组，一系列新的生物制剂被添加到诱导化疗和放化疗中。第一个接受检查的药物是 Veliparib。主要终点是 NAR 评分（病理反应）。

如果术前治疗后有良好的反应，应考虑扩大手术范围，包括浸润的器官。5 年的手术死亡率在 33%～50%，发病率和死亡率高达 6%[204]。围术期护理、患者选择和手术技术的改进，如促进骨盆和会阴伤口愈合的血管化组织瓣，已经改善了结果[205]。在 IORT 的医疗机构，盆腔清除术的一个很好的替代方法是边缘性全切除（R₀ 或 R₁）加 IORT。一般来说，局部复发的患者预后不良。常见症状包括疼痛、出血、骨盆感染和梗阻症状。如果可行，局部复发患者应接受术前放化疗。然而，一些出现局部复发疾病系列的患者以前曾接受过 EBRT 辅助治疗，只能接受有限剂量或不接受剂量[206]。

（二）术中照射

IORT 的主要优点是，在手术时可以将放射物输送到局部衰竭风险最高的部位（肿瘤床），同时减少对周围正常组织的剂量。IORT 可以通过两种技术实现：电子束或近距离放射疗法。近距离放射治疗最常用的是高剂量率技术，其剂量率类似于电子束 IORT[207-210]。IORT 的结果（和推荐剂量）取决于患者是否患有原发性不能切除或复发的疾病，以及切除边缘是否为阴性或是否存在显微镜下或肉眼可见的残留疾病。总的来说，根据残余疾病的数量和 EBRT 剂量，系列已经使用了 10～20Gy IORT，其可以与同时进行的化疗一起安全地输送，优选在尝试切除之前。例如，在梅奥医学中心患有局部不能切除的原发性癌症的患者接受术前放化疗（45～50.4Gy/25～28 分次），加上边缘狭窄的 R₀ 切除术后 7.5～10Gy 的 IORT 剂量，R₁ 切除术后 10～12.5Gy，R₂ 切除术后 15～20Gy[211]。

在不能切除的原发性和（或）复发直肠癌患者中，很难清楚地区分与治疗相关的并发症和与疾病相关的并发症。在大多数系列中，总发病率为 15%～50%，在最晚期（复发的无法切除的肿瘤）患者中发病率最高。并发症，如延迟愈合、感染增加、瘘管形成和神经病变，可能是肿瘤复发、侵袭性手术或放射治疗的结果，也可能是这些因素的综合结果。

IORT 剂量为 15～20Gy 时，IORT 相关毒性发生率增加。在来自荷兰的一系列研究中，79 名接受调查的患者报告疲倦（44%）、会阴疼痛（42%）、坐骨神经疼痛（21%）、行走困难（36%）和排尿功能障碍（42%）。此外，功能障碍包括在日常生活活动中需要帮助（15%）、性生活不活跃（56%）、失去以前的生活方式（44%），以及职业生涯的丧失（40%）。纳瓦拉大学（University Of Navarra）报道，IORT 后长达 5 年的周围神经病变[213]。如果患者接受治疗，这些后果必须与治愈的机会进行权衡，如果患者不接受治疗，肿瘤进展失控最终导致的残疾必须加以权衡。

在梅奥医学中心 IORT 系列中，146 例局部不能切除的结直肠癌患者的长期发病率为 53%，其中包括神经病变（146 例患者中 28 例，占 19%）、小肠梗阻（14%）和输尿管梗阻（12%）[211]。146 例患者中 32 例（22%）出现严重毒性反应（3 级或 4 级），14 例（9.5%）合并小肠梗阻，仅 3 例（2%）出现严重神经病变。

1. 原发性不可切除疾病 带有或不带有 IORT 的选定系列的结果见表 58-7。来自鹿特丹[214]、马德里[215]、埃因霍温[216] 和蒙彼利埃[217] 的系列结果包括同时患有 cT₃ 和 cT₄ 疾病的患者，并且不单独报道数据。然而，对于 T₃ 原发性直肠癌没有 IORT 适应证，除非用于替代淋巴结阴性疾病患者的部分 EBRT 剂量。鹿特丹和埃因霍温系列检查了结果，没有发现显著差异。局部失败的总发生率为 10%～15%，IORT 地区的中枢性失败并不常见（即梅奥医学中心 IORT 系列 146 例局部不能切除的结直肠癌患者中有 2%）[211]。

一项法国多机构随机试验对 142 名 T₃~₄ 或 N[+]、M₀ 分期患者进行，在术前 40Gy 放疗加或不加 18Gy IORT 盆腔增强的情况下，未显示局部控制和 DFS 的改善[217]。5 年局部控制率为 92% 和 93%，术后并发症发生率为 30%（IORT）和 19%（P=0.15）。盆腔复发的 CT 表现和 IORT 助推术的技术特点未见报道。

大体全切除和切缘阴性（R₀ 切除）或显微镜下切缘阳性（R₁ 切除）的患者获得最有利的结果。Eindhoven IORT 组 5 年局部复发率和 OS 率分别为 R₀ 组 8% 和 73%，R₁~₂ 组分别为 38% 和 31%。Valentini 等[218] 治疗了 100 名原发性临床 T₄M₀ 直肠癌患者，即腹膜外直肠癌，术前接受放化疗，同时或不进行 IORT。R₀ 切除率为 78%。R₀ 组 5 年局控率为 81%，IORT 组为 100%。5 年 OS 为 59%，R₀ 切除后比 R₁~₂ 切除后更好（68% 和 22%）。虽然这个数字很小，但在鹿特丹系列试验中，接受放射治疗的 11 名切缘阳性患者的 5 年局部复发率低于未接受放射治疗的 8 名患者（58% 和 100%；P=0.016）。

表 58-7 原发性局部晚期/不可切除直肠癌术中放疗：选定系列

试验	患者例数	随访（个月）	术前治疗（Gy）a	IORT	根据切缘状态局部失败情况				根据切缘状态生存情况		
					患者例数	阴性	患者例数	阳性	总数	阴性	阳性	总数
MGH[219]	145	41 中位	45~50.4+5-FU ±10~20 IOER	有	45	11%（5 年）	(m) 21 / (g) 7	32%（5 年）/ 43%（5 年）	—	63%（5 年 DFS）	32%（5 年 DFS）	—
				无	66	18%（5 年）	6	83%（5 年）	—			
Memorial Sloan Kettering[290]	18	18 中位	50.4+5-FU/LV 10~20 HDR IORT	有	—	8%（2 年）	—	62%（2 年）	19%（2 年）	77%（2 年 DFS）	38%（2 年 DFS）	69%（2 年 DFS）
Rotterdam[b][214]	123	25 中位	50.0 10 HDR IORT	有	19	28%（5 年）	11	42%（5 年）	35%（2 年）	66%（5 年）	38%（5 年）	50%（5 年）
				无	85	29%（5 年）	8	100%（5 年）	—	56%（5 年）	0%（5 年）	—
Madrid[b][291]	123	37 中位	45~50.4+5-FU 12.5 IOERT	有	—		—		6%（3 年）| —	—	74%（3 年）
Mayo[c][211]	146	44 中位	50.4+5-FU 12.5 IOERT[d]	有	—		—		14%（5 年）	R_0/R_1 (n=128) 56%（5 年）	R_2 (n = 18) 22%（5 年）	52%（5 年）
Eindhoven[b][209]	290	45 中位	45~50.4+5-FU 10~17.5 IOERT	有	279	8%（5 年）	9	38%（5 年）	13%（5 年）	73%（5 年）	31%（5 年）	67%（5 年）

a. 包括大多数患者

b. 包括所有阶段的患者（不仅仅是 T_4），5-FU 或 EBRT 联合替加氟的患者；"切缘"栏中的患者反映的是有风险的患者，而不是局部失败的患者

c. 包括 40 例结肠癌患者，术前放疗占 86%

d. IORT 剂量

DFS. 无病生存；EBRT. 体外放射治疗；5-FU. 氟尿嘧啶；g. 大体阳性边缘；HDR IORT. 高剂量率术中放疗；IOERT. 术中电子放射治疗；m. 镜下阳性切缘；MGH. 马萨诸塞州综合医院

在梅奥医学中心 T_4 病变患者中，$R_{0\sim1}$ 切除 128 例，R_2 切除 18 例。接受 $R_{0\sim1}$ 切除的患者比接受 R_2 切除的患者有更好的 5 年生存率（56% vs. 22%；$P=0.0006$）。接受术前放化疗（$n=124$）的患者比接受术前放化疗（$n=20$）的患者存活率有所提高，5 年生存率分别为 55% 和 38%（$P=0.02$）。

在马萨诸塞州综合医院 145 名直肠癌患者的系列研究中 [219]，边缘阴性的患者局部失败率从未行 IORT 的 18% 降至 IORT 的 11%。在切缘阳性的患者中，局部失败率为 83%；对于肉眼残留病，局部失败率为 43%；对于显微残留病，局部失败率为 32%。对于该系列中的所有患者（加或不加 IORT），切缘阴性患者的 5 年 DFS 为 63%，切缘阳性患者的 5 年 DFS 为 32%。这些结果强调了提供术前治疗以帮助实现切缘阴性的重要性。如果不能获得阴性边缘，那么显微残留病比肉眼残留病更可取。来自其他中心的报道也类似。

在 MGH 大学，95 名 T_4 患者接受了术前放疗并接受了完全切除术，其中 40 名患者接受了 IORT 增强治疗，55 名患者没有接受，因为这并不表明是继发于良好反应或在技术上不可行 [220, 221]。不考虑术前治疗的反应，未接受 IORT 治疗的患者局部失败率较高（反应者，0% vs. 16%；无应答者，12% vs. 27%）。这些数据表明，IORT 应独立于肿瘤缩小的程度。

2. 局部复发性疾病　复发可能是异质性的，与原发性直肠癌相比，手术床内的扩散模式更具浸润性。局部盆腔复发可以根据肿瘤在盆腔内的位置进行分类。在梅奥医学中心，106 名局部复发的患者在手术过程中根据肿瘤无盆腔浸润（F_0）或肿瘤浸润至 1 个盆腔部位（F_1）、2 个盆腔部位（F_2）或 2 个以上盆腔部位（F_3）进行分层，这些患者分别接受了单纯次全切除或加 IORT（42 名）和（或）EBRT 治疗 [222]。这一分类系统与存活率显著相关。在罗马天主教圣心大学，47 名局部复发的非转移性直肠癌患者接受了术前放化疗加放射治疗，并根据梅奥医学中心临床系统进行了 CT 扫描 [223]。当肿瘤浸润到小肠或骨骼结构时，进一步增加了（F_4）级。该分类系统显著预测了 R_0 可切除性（$P=0.008$）和生存期（$P=0.05$）。

在表 58-8 中可以看到有或没有 IORT 的选定系列的结果。如治疗原发性不可切除疾病的患者所见，边缘状况和 IORT 的交付或未交付对局部复发患者的预后有影响。

在由 49 名患者组成的 MGH IORT 系列中，总体 5 年局部控制率为 35%，且阴性与阳性比值较高（56% vs. 13%）[221]。总组的 5 年 OS 为 27%，并且在阴性与阳性边缘的患者中更高（40% vs. 12%）。

来自埃因霍温的 Kusters 等 [224] 治疗了 170 例局部复发的直肠癌患者，在手术后进行术前放疗（154 例患者接受了 IORT）。切缘阴性患者局部复发率为 32%，切缘阳性患者局部复发率为 71%。选择接受 IORT 的 154 名患者的局部复发率为 47%。与其他试验一致，后部（骶前）复发的患者比吻合口复发的患者更有可能获得阳性切缘（72% vs. 23%），5 年 OS 低于盆腔其他部位复发的 19%（$P=0.03$）。

最近的梅奥医学中心罗彻斯特分析包括 607 名接受术中电子放射治疗（IOERT）作为治疗组成部分的复发性结直肠癌患者（结肠，180 名患者；直肠，427 名患者）[225]。总患者组的 5 年生存率为 30%。在多变量分析中，完全切除、无化疗史和 1996 年后的治疗与生存率的提高有关。在 R_0 切除（227 例）与 R_1 切除（224 例）或 R_2 切除（156 例）的患者中，5 年生存率分别为 46%、27% 和 16%（$P<0.0001$，多变量分析）。

MDACC 和 Oslo 的研究人员报道说，对于边缘呈阳性的患者，IORT 没有好处 [226]。在 Oslo 的报道中，孤立性盆腔复发患者术前接受 46~50Gy 的治疗，然后单独切除或加 IORT [227]。不管残存病变量大小，无论患者是否接受 IORT，在局部复发或存活率方面都没有显著差异。

为了评估含 IORT 多模式治疗后局部复发直肠癌患者的疾病控制、OS 和预后因素，Calvo 等分析了 97 例采用手术加 IOERT 治疗的局部复发直肠癌患者 [228]。IOERT 之前或之后，EBRT 对 54 例先前未治疗的患者（中位剂量，41.4Gy）进行了治疗，通常联合 5-FU 基础化疗（89%）。OS 中位数是 39 个月。中央控制（在 IOERT 区域内）、局部控制（在骨盆内）、远程控制和 OS 的估计 5 年生存率分别为 54%、41%、40% 和 30%。在多变量模型中，手术切除范围是手术切除 [3 年手术切除 80%（R_0）、37%（R_1）、35%（R_2）] 和局部控制 [3 年局部控制 82%（R_0）、41%（R_1）、18%（R_2）] 的最强预后因素。在单变量模型中，首次诊断时的临床分期和治疗后局部控制的实现进一步显著地影响了 OS [229]。

Calvo 等分析了 60 例局部复发直肠癌患者 IORT 治疗后与生存率相关的预后因素。总体而言，47% 的人还接受了 EBRT（30.6~50.4Gy）。中位随访时间为 36 个月（2~189 个月），局部控制和 OS 的 1 年、3 年和 5 年生存率分别为 86%、52% 和 44%，以及 78%、53% 和 43%。EBRT 提高了实现根治性切除的能力，避免了切除标本的碎片化。此外，在这些环境中，它与改进的局部区域控制相关联。在调整其他协变量后，接受 R_1 切除且无肿瘤碎片的患者显示出明显较低的 OS [228]。

表58-8 局部复发性直肠癌：术中放疗的作用，选定系列

试验	患者例数	随访（个月）	术前治疗/IORT剂量	根据切缘状态局部失败情况						根据切缘状态生存情况		
				患者例数	阴性	阳性	患者例数	阳性	总数	阴性	阳性	总数
Eindhoven[212]	170	35 中位	50.4Gy EBRT 10~17Gy IOER（154例）	93	32%	71%	77	71%	—	—	—	40%（5年CSS）
Mayo, colorectal[292]（无术前RT）	123	—	50.4~54Gy 7~20Gy IORT	1/17	6%（3年）	R_1 19%（3年） R_2 32%（3年）	R_1 7/40 R_2 16/65	25%（3年）	25%（3年）	44%（3年）	R_1 24%（5年） R_2 18%（5年）	20%（5年）
Mayo, colorectal（术前RT）[293]	51	—	25.2Gy 中位 15~20Gy IORT	4/13	45%（3年）	R_1 65%（3年） R_2 57%（3年）	R_1 10/21 R_2 4/17	55%（3年）	55%（3年）	25%（5年）	R_1 27%（5年） R_2 21%（5年）	12%（5年）
Mayo, colorectal[293] 无术前EBRT	607	—	EBRT/IOERT（Gy） 50.4/12.5Gy 中位	22/136	16%（3年）	26%（3年）	—	—	28%（3年）	R_0 49%（5年）	R_1 26%, R_2 16%	30%（5年）
术前EBRT	359	—	50.4/12.5Gy 中位	25/121	12%（3年）	21%（3年）	—	—	17%（3年）	R_0 47%（5年）	R_1 33%, R_2 17%	32%（5年）
术前EBRT	248	—	27.5/17.5Gy 中位	19/91	25%（3年）	R_1 50%（3年） R_2 44%（3年）	R_1 43/103 R_2 17/54	30%（3年）	31%（3年）	R_0 43%（5年）	R_1 20%, R_2 12%	26%（5年）
MDACC[294]	43[a]	26 中位	45Gy/5-FU±CDDP 10~20Gy IORT	—	—	—	—	—	36%	—	—	37%（5年DFS）
MSKCC[290]	46	18 中位	50.4Gy±5-FU 10~20Gy HDR IORT（16例） 10~20Gy 仅IORT（25例）	—	18%（2年）	81%（2年）	—	—	37%（2年）	71%（2年DFS）	0%（2年DFS）	47%（2年DFS）
MGH[221]	69	31 中位	50.4Gy±5-FU 10~20Gy IORT（49例） 部分术前EBRT	25	44%（5年）	83%（5年） （R_1+R_2）	24	—	65%（5年）	40%（5年）	14%（5年）	27%（5年）
Catholic University[223]	47	80 中位	45~47Gy+5-FU/MMC 10~15Gy IORT（11例）	—	—	—	—	—	68%（5年） 21%（5年） （IORT）	—	—	22%（5年） 41%（5年）（IORT）
Oslo[227]	107	26 中位	46~50Gy 12~18Gy IORT（59例）	18	30%（5年）	54%（5年）	29（R_1） 12（R_2）	—	—	50%（5年）	R_1 25%（5年） R_2 0%（5年）	30%（5年）
French IORT Group[295]	73	30 中位	39Gy±5-FU 10~15Gy IORT（30例） 10~15Gy 仅IORT（43例）	—	—	—	—	—	69%（3年） 57%（R_0）	—	—	31%（3年）
Heidelberg[296]	31	28 中位	41.4Gy（22例术前） 平均13.7Gy IORT	14	22%（4年）	39%（4年） 40%（4年）	9（m） 8（g）	—	29%（粗略）	71%（4年 DFS）	29%（4年DFS）	48%（4年DFS） 58%（4年DFS）

a. 不包括10例多灶性或盆腔外疾病的患者

CSS. 原因特异性生存率；DFS. 无病生存率；EBRT. 盆腔外照射；g. 大体边缘阳性；HDR IORT. 高剂量率术中放疗；IOERT. 术中电子放疗；IORT. 术中放疗；LV. 亚叶酸钙；m. 镜检阳性；MDACC.MD 安德森癌症中心；MGH. 马萨诸塞州综合医院；MMC. 丝裂霉素；MSKCC. 纪念斯隆 - 凯特琳癌症中心

总之，与边缘阴性或显微镜下阳性的患者相比，边缘非常阳性的患者是否受益于积极的治疗尚不清楚。虽然 Oslo 研究报道称，R_2 切除（严重残留疾病）患者没有长期存活者，但美国 IORT 系列报道称，在这部分患者中，5 年生存率为 10%～16%，其中包括之前患有 EBRT 病的患者。

（三）手术后再照射

放化疗和 TME 疗法的结合显著降低了局部复发的发生率。然而，有一部分患者仅在接受过盆腔放疗后出现局部复发。在这些患者中，复发常常不能切除，且边缘清晰，通常采用再次放疗[225, 230-233]。

意大利的一项多中心试验对 59 名复发疾病患者进行了研究，这些患者在术前接受了小于 55Gy 的治疗，同时接受了 PVI 5-FU+30Gy（每天 2 次，每次 1.2Gy）治疗，治疗后肿瘤总体积增加了 4cm[231]。采用相同的分割方案，对 GTV 进行了强化治疗，增加了 2cm 的肿瘤总体积（10.8Gy）。3+ 级毒性为急性毒性的 5%，晚期毒性的 12%。此前的中位放疗剂量为 50.4Gy。pCR 率为 9%，治疗前 83% 的盆腔疼痛患者有症状反应。中位随访时间为 36 个月，局部失败率为 48%，中位生存期为 42 个月，5 年生存率为 39%（R_0，67% 和 $R_{1\sim2}$，22%）。多变量分析证实了更长的 DFS 对局部控制（$P=0.016$）和 DFS（$P=0.002$）的影响。接受 R_0 切除术的患者局部控制和 DFS 得到改善（$P=0.016$）。

在 IORT 梅奥医学中心对 607 名局部复发结直肠癌患者的分析中，248 名患者接受了早期肠外放疗[225]。患者接受了额外的 EBRT 治疗（中位数，27.5Gy；范围，5.0～39.6Gy）。既往 EBRT 治疗与无治疗相比，与局部复发风险增加相关（3 年生存率，31% vs. 17%；$P<0.0001$）和未达到显著性的 5 年 OS 下降趋势（26% vs. 32%；$P=0.07$）（表 58-8）。梅奥医学中心的研究人员更喜欢在这组患者中进行术前 EBRT（25～30Gy，每次 1.8Gy）加同时进行 CI 5-FU 或口服卡培他滨切除和 IOERT。

在多学科放射治疗中心，102 名既往有盆腔放射治疗史的患者（中位剂量为 50.4Gy）接受了超分割加速放射治疗。232 名患者每天接受 2 次 150Gy 剂量的治疗，如果再治疗间隔大于 1 年，总中位剂量为 39Gy；如果再治疗间隔小于 1 年，总中位剂量为 30Gy。91% 的患者接受了同步化疗。总体而言，66% 的患者在放疗后接受了手术切除。中位随访时间为 40 个月，3 年无局部进展率为 40%。接受手术的患者的 3 年无局部进展率为 49%，未接受手术的患者为 30%（$P=0.013$），3 年无局部进展率分别为 62% 和 20%（$P<0.0001$）。

Murray 等对立体定向消融放射治疗的再照射进行了系统回顾。总共检查了 17 项试验中报道的 205 名患者[233]。治疗耐受性良好；然而，无法对结果做出明确的结论。

（四）局部不能切除或复发疾病的单独照射

一些研究人员主张仅使用放射疗法，最常见的是在医学上无法手术或拒绝手术的患者中。已经使用了各种技术，包括 EBRT、近距离放射疗法、SABR 和腔内照射的各种组合。

玛格丽特公主医院的 Wang 等[234] 报道了 227 名拒绝手术或患有不可切除或医学上无法手术的疾病的患者单独进行 EBRT（40～60Gy）的结果。所有患者的 5 年 OS 使用率为 27%。如果原发肿瘤是活动的，则发生率为 47%；如果部分固定，发生率为 27%；如果固定，发生率为 4%。这些数据表明，不能手术的移动或部分固定直肠癌患者应积极接受盆腔放疗，作为其治疗的一部分。

Gerard 和助手[235] 报道了在 63 例 $uT_{2\sim3}$ 肿瘤患者中联合应用 EBRT、腔内治疗和近距离放射治疗。uT_3 疾病患者的 5 年局部失败率和生存率分别为 20% 和 35%。

骨盆照射提供了有效的缓解。根据 Medline、Embase 和 Cochrane 数据库的系统文献搜索，对症状性直肠癌姑息性盆腔放疗的疗效和毒性进行了综述，并对不同的分割方案进行了评估，结果显示应用的放疗方案存在很大差异。总体症状缓解率为 75%，疼痛（78%）、出血和出院（81%）、肿块效应（71%）和其他盆腔症状（72%）报道为阳性。毒性和生活质量结果不可评估[236]。在接受盆腔放疗的 80 名转移性疾病患者中，玛格丽特公主医院系列报道了类似的姑息性益处[106]。在接受 45Gy 以上放疗的 84 名患者中，放疗结束后 6～8 周，以下症状得到缓解：疼痛为 89%，出血为 79%，神经症状为 52%，质量效应为 71%，出院为 50%，泌尿系统症状为 22%，其他症状为 42%。在托马斯·杰斐逊大学系列中，在以下类别中实现了完全 + 部分症状缓解：疼痛（65% + 28%）、出血（100%）和肿块效应（24% + 64%）[237]。缓解持续时间为 8～10 个月。Chia 等[238] 报道了 99 例患者的类似结果有效率和持续时间包括出血，87% 持续 5 个月；疼痛，79% 持续 5 个月；梗阻，63% 持续 4 个月。Picardi 等治疗了 18 例阻塞症状性直肠癌患者，这些患者不适合仅用短程放射（5Gy × 5）进行手术[199]。中位随访 12 个月，40% 症状完全缓解，50% 症状部分缓解。对于无法接受放射治疗的患者，激光治疗或支架[239] 提供了一些缓解益处。

（五）转移性疾病患者的治疗

随着更有效的全身化疗的发展，转移性结直肠癌患者的中位生存期超过 2 年[240]。通过手术和非手术消融技术（如射频消融、冷冻手术、微球和 EBRT）解决肝转移的积极技术进一步提高了中位生存期[241]。创新的放射技术（如肝转移的立体定向体放射疗法）正在积极研究中[242]。放射疗法现在正用于选择性治疗对化疗无反应的区域，甚至在"化疗假期"期间控制疾病。仅在 10 年前，这种环境下的放射治疗非常罕见。

此外，历史上认为化疗是不必要的，因为患者在局部复发前就已经死亡的观点正在受到挑战。对于骨盆外转移性疾病患者，合理的做法是考虑对转移性疾病患者的原发病灶采取积极的治疗方法，即术前进行骨盆放疗（通常为短程放疗），然后进行化疗和手术。由于陈述的多样性，很难给出具体的建议。然而，所有病例都应由多学科小组讨论。

九、放射技术和耐受性

（一）定义放射入口的复发模式

骨盆放射治疗野的设计主要基于术后局部复发的模式和发生率。对于局部晚期疾病，软组织复发可能是由于肿瘤延伸到骨盆侧壁、膀胱、男性前列腺、女性阴道和所有患者的骶骨间隙。对于穿透 MRF 的肿瘤或那些累及或接近（<1mm）边缘的肿瘤尤其如此。不完全直肠系膜切除术也有更高的风险留下残留的显微镜下肿瘤细胞。

主要的淋巴扩散是沿直肠周围筋膜和肠系膜系统的头部方向，通常通过标准的 TME 外科手术进行解剖。直肠系膜外是一个包含血管、神经和淋巴管的空间，通常不被解剖。腹膜反射处或下方的肿瘤倾向于沿髂内动脉和闭孔肌链横向扩散。髂外淋巴结只有在前部肿瘤扩展和邻近器官受累的情况下才有危险。延伸到肛管或阴道下 1/3 的病变会扩散到腹股沟淋巴结。在这种情况下，双侧腹股沟淋巴结应考虑纳入骨盆放疗场。

Gunderson 和 Sosin 开创性工作描绘了骨盆失败的相对频率和部位[243]。在 75 例患者的再次手术中，局部失败发生在骨盆软组织或吻合口 69%，盆腔淋巴结 42%，会阴 25%。由 Hruby[244] 等研究的 269 名患者的更现代的系列证实大多数局部失败发生在后中央骨盆（47%）或吻合处（21%），而前部复发（11%）主要局限于 T_4 肿瘤。16% 接受经尿道前列腺切除术的患者会阴部复发。

在维尔茨堡大学，对 155 名患者的失败部位进行了分析[245]。APR 和 LAR 失败部位的发生率相似：局部 + 淋巴结疾病，61% vs. 66%；孤立性淋巴结疾病，4% vs. 5%；髂内和骶前淋巴结疾病，47% vs. 59%；髂外疾病，7% vs. 2%。局部复发最常见于骶前骨盆和接受 LAR 的

患者，93% 涉及吻合。

一项在荷兰 TME 试验中对接受治疗的患者的局部复发进行全面三维评估的研究，将术前短程放疗加 TME 和 TME 单独进行了比较，显示大多数颅骨复发位于海角尾部几厘米处，而不管是否进行了放疗[246]。有趣的是，CRM+ 并不一定意味着复发出现在与原发肿瘤相同的水平。颅骨复发最多的是骶前，最高的复发在 S_1 水平的一半，容易被放疗场覆盖。有趣的是，大多数颅骨复发源于距肛门边缘不到 5cm 的肿瘤。此外，这些颅骨复发起源于原发性淋巴结转移和阳性脑转移瘤的患者。N_0 和 CRM 患者的最大颅骨复发在接受放射治疗的组中的 S_2 和 S_3 之间的交界处，在未接受放射治疗的组中的 S_3 水平。LAR 术后患者的复发主要发生在骶前和吻合口区域，而 APR 或 Hartmann 切除术患者的复发发生在所有区域。

（二）三维放射野设计

直肠癌的护理标准仍然是 3D。全骨盆放疗场应充分覆盖原发性肿瘤和肿瘤床及有风险的原发性淋巴结。推进的目的是治疗原发性肿瘤和肿瘤床，而不包括淋巴结。确切的大小取决于原发肿瘤的大小和位置。整个骨盆和助力场通常采用三场（后、前、侧）技术进行治疗。块场成形用于保留额外的小肠、骶骨后的后肌和软组织及耻骨联合下方的区域。许多研究者提供了临床靶体积的定义和描述指南[247, 248]。

（三）IMRT 放射野设计

在 IMRT，剂量与计划目标体积的一致性和均一性得到进一步改善[249]。在当前的临床实践中，3D 共形剂量传递技术最常使用，但是如果需要在 CTV 包括髂外和（或）腹股沟淋巴结，或者如果在骨盆放疗场有大量的肠，IMRT 可能是有价值的[250]。轮廓绘制是复杂的，国际指南有助于标准化[251]。对 301 名患者的回顾性分析显示，与三维放射治疗相比，IMRT 在化学放射治疗期间显著降低了 2+ 级腹泻和泌尿生殖系统毒性[195]。

Wang 等报道了对 260 名患者的回顾性分析，这些患者接受了 50.4Gy 分 22 次（2.3Gy 的 GTV，1.9Gy 的 CTV）的 IMRT 联合卡培他滨治疗[252]。3+ 级急性毒性为 6%，29% 有会阴伤口并发症。NRG（RTOG0822）最近的一项前瞻性 II 期试验检查了 IMRT 在直肠癌中的作用。253 共有 79 名患者同时接受了 COPAX+45Gy 的骨盆治疗，IMRT 随后接受了 3D 增强至 50.4Gy。胃肠道毒性等级为 2+ 级的占 52%，3+ 级的占 18%。该试验未能达到终点，因为 RTOG0247（使用 3D 放疗）的 Gr2+ 毒性发生率为 40%。因此，不建议常规使用 IMRT 新辅助化疗。

（四）放疗分级、方式和剂量

在维也纳医院（丹麦），Appelt 等检查了 222 例不同级别术前放化疗后的患者肿瘤消退的放疗剂量 - 反应曲线[254]。放射治疗包括 EBRT 和近距离放射治疗的结合。手术时的反应根据组织病理学标本进行评估，并按 5 分制（TRG1-5）进行分级。根据 50% 反应所需的剂量 D_{50} 和标准化剂量 - 反应梯度 γ50，定义了特定级别的组织病理学肿瘤消退的放疗剂量 - 反应关系。发现了高度显著的剂量 - 反应关系（$P=0.002$）。肿瘤大小和分期对剂量 - 反应关系有显著影响。该研究证实了局部晚期直肠癌术前放化疗后肿瘤消退的显著剂量 - 反应关系，肿瘤剂量水平在 50.4～70.0Gy 范围内，高于通常考虑的剂量范围。

一项 Meta 分析得出结论，生物有效的术前剂量高于 30Gy 可显著降低局部复发率[50]。采用常规分割法，在 5～6 周内治疗高度局部控制的微小疾病所需的剂量在 45.0～50.4Gy 范围内[255]。对接受 40Gy、46Gy 和 50Gy 化疗的 3 个 II 期试验的 143 名患者进行回顾性比较，发现接受 46Gy 和 50Gy 化疗的患者 2 年内的 OS 有显著改善（分别为 94% 和 92%，$P=0.03$）[256]。

对 2000 年后发表的欧洲随机试验中的个体患者进行的 Meta 分析表明，放射剂量超过 50Gy 可改善局部控制和生存率[257]。虽然伴随化疗等因素的影响仍有争议，较高的剂量与局部控制的改善但括约肌功能较差之间的关系已得到公认[258]。

在每 5 周 45Gy/25 次的剂量水平后，可以向原发肿瘤输送 5.4～9.0Gy 的增强剂量，或者如果小肠被排除在高剂量场之外，可以输送肿瘤床。术前高达 60Gy 的较高剂量与 pCR 率增加有关；然而，它们也可能显著增加急性和长期发病率。RTOG R-0012 II 期随机试验比较了每天 2 次高达 60Gy（1.2～45.6Gy，增加 9.6～14.4Gy）的术前放化疗和常规分割（1.8～45.0Gy，增加 5.4～9.0Gy）加 5-FU/ 伊立替康[153]。两种方案的 pCR 率均为 28%，但 3～4 级急性毒性率也超过 40%。

在 I 阶段和 II 阶段试验中已经对超分割放疗进行了检查[259]。一般来说，pCR 率可能会提高，但代价是急性毒性增加。Coucke 等[260]用 41.6Gy 治疗了 250 名患有 $cT_{3\sim4}$ 和（或）N^+ 疾病的可评估患者，每天 2 次，每次 1.6Gy，并报道了 92% 的精算 5 年局部控制率，但生存率仅为 60%。在 RTOG R-0012 的 5-FU 加每天 2 次放疗组中，急性 3+ 级毒性率为 42%（1.2～45.6Gy，增加 9.6～14.4Gy）。超分割和加速分割放射，特别是与化疗联合，仍在研究中。其他研究方法（如中子[261]、碳离子[262]和高热[263, 264]）已经过检验。与传统的骨盆 EBRT 相比，它们都没有明显的优势。

（五）降低急性和慢性毒性的方法

骨盆放射治疗的并发症是放疗场体积、总治疗时间、部分大小、放射能量、总剂量、技术和放射治疗顺序的函数[125]。

急性不良反应［如腹泻和排便次数增加（小肠）、急性直肠炎（大肠）和排尿困难］在治疗过程中很常见[265]。这些情况通常是短暂的，在照射完成后几周内就会消失。症状似乎是剂量率和分数大小的函数，而不是总剂量的函数。如果同时出现，在 EBRT 期间进行化疗症状通常会更严重。其机制主要是在一个稳定的细胞更新系统中活跃分裂细胞的耗竭。在小肠中，黏膜细胞的损失导致各种物质的吸收不良，包括脂肪、糖类、蛋白质和胆盐。治疗期间的检查经常显示炎症、水肿和易碎的直肠黏膜。肠黏膜通常在照射后 1～3 个月内完全恢复。管理通常包括使用解痉和（或）抗胆碱能药物。小肠相关并发症与放疗场小肠的体积成正比[266]。简单的技术，如用腹板和全膀胱治疗，有助于将小肠排除在骨盆放疗场之外。在接受化学放射治疗的患者中，放射场中小肠的体积限制了增加氟尿嘧啶剂量的能力[125]。

延迟性并发症发生的频率较低，但更为严重。最初的症状通常发生在放射治疗完成后的 6～18 个月。并发症可能包括持续腹泻和排便次数增加、直肠炎和吻合口狭窄、小肠梗阻、会阴 / 阴囊压痛、会阴伤口愈合延迟、尿失禁及膀胱萎缩和出血。对血管和支持基质组织的损伤是推测的病理生理学。对在瑞典直肠癌试验中接受治疗的 1599 名患者的汇总患者的分析显示，与未接受照射的患者相比，接受照射治疗的患者的场内继发性肿瘤增加了 1.5%[267]。然而，照射对局部控制率仍有积极影响。

最常见的延迟性严重并发症由小肠损伤引起，包括小肠肠炎、粘连和需要手术的小肠梗阻。直肠癌术后盆腔放疗后需要手术的小肠梗阻发生率在历史系列中为 4%～12%。在 MGH 系列中，常规术后放疗的小肠梗阻发生率为 6%，而单纯手术的发生率为 5%[268]。在德国 CAO/ARO/AIO-94 试验的术前放化疗组中，小肠梗阻发生率为 2%[23]。在完成盆腔放疗后，使用扩张器和（或）性交可减少阴道狭窄[269]。

即使采用适当的剂量和照射技术，约 1% 的患者仍会对盆腔器官产生显著的长期毒性。活动性炎症性肠病是盆腔放疗的相对禁忌证，尽管有一些报道称，如果疾病处于静止状态，这些患者可以耐受 EBRT[270-272]。虽然历史数据表明骨盆骨折很罕见，但最近对 492 名患者的影像学回顾性分析显示，发病率为 7.1%，中位随访时间为 3.5 年 [273]。独立的危险因素包括骨质疏松症、女性和年龄大于 60 岁。大多数骨折是无症状的，不需要任何干预。当睾丸靠近或处于放疗场时，睾酮水平会降低 [274, 275]。放疗单独或与手术结合，会对性功能产生负面影响 [276, 277]。在荷兰 CKVO 试验中，患者在治疗后出现新的或恶化的性功能障碍（男性 76%，女性 62%）[278]。通过多变量分析，独立因素包括男性的放疗和男性和女性的造口心理存在。作者得出结论，尽管放疗有额外的影响，性功能障碍主要是由手术引起的。继发性恶性肿瘤少见 [279-281]；然而，可能会出现长期骨髓抑制 [282]。

随机试验研究了硫糖铝灌肠剂减少急性放射性直肠炎、奥沙拉嗪和美沙拉嗪减少急性肠炎和丁酸减少慢性放射性直肠炎的用途 [283]。所有这些试验均为阴性。放疗防护剂 WR-2721 在早期试验中没有降低毒性，但是有一个建议受益于最近的一项研究 [284, 285]。直肠给药的氨磷汀耐受性良好。然而，其疗效仍有待确定 [286]。氨磷汀的其他试验尚未显示出明显的益处 [287]。一项针对 87 名患者的多机构三期试验将柳氮磺胺吡啶（N08C9）与安慰剂进行了比较。柳氮磺胺吡啶不能减少放射治疗期间的肠炎，并且与安慰剂相比，可能具有更高的毒性风险 [288]。

（六）直肠癌的临床预测模型

开发一个准确可靠的预测模型是一个复杂的过程，需要仔细的统计分析和合理的临床判断。一个大的、高质量的数据集是开发临床预测模型（DSS）的基本出发点，并意味着任何考虑的变量的标准化，以普遍定义数据和程序，允许从任何可利用的数据源自动和一致地上传。

在过去的 10 年里，已经为直肠癌开发了许多预测模型。肿瘤控制、有效率和不同新辅助治疗的毒性是这些模型所解决的主要问题。

在过去的几年里，医学影像技术在临床肿瘤学中的使用和作用已经从主要的诊断、定性工具转变为定量工具，在个体化医学的背景下发挥着核心作用。随着诊断成像的定量分析及其与临床和生物学信息的结合，已经开发了一些预测工具。直肠癌预测模型的例子见表 58-9。

十、结论

尚存诸多争议，由此引出以下问题：患者应接受短程放疗序贯化疗还是标准疗程术前放化疗？术后辅助化疗对所有患者都有必要吗？我们能否开发更精确的成像技术和（或）分子标记来识别盆腔淋巴结阳性的患者，以减少术前治疗过度？更有效的全身药物是否会改善放化疗的效果，并改变某些 TN 类疾病对盆腔放疗的需求？所有直肠癌患者都需要手术（观察和等待）吗？这些问题和其他问题仍然是临床研究的活跃领域。

表 58-9　使用预测模型的选择性术前放化疗试验

参考文献	年 代	患者例数（培训 + 验证）	终 点	期 别
Valentini 等 [257]	2011	2795（2242+553）	预测局部晚期的 LA、DM 和 OS	3
van Stiphout 等 [122]	2014	190（112+78）	CTRT 后通过 PET/CT 评估 pCR	3
van Gijn 等 [98]	2015	2281	短程放疗中 OS 和 DM 的预测	1b
Zhang [297]	2016	137	预测 NAD CT 后局部晚期早期反应的 RC	1a
Huang YQ 等 [298]	2016	526（326+200）	基于放射特征的术前淋巴结状态预测	3
Liu WY 等 [299]	2016	1798	局部晚期直肠癌 TME 手术后 5 年内手术时间的预测	1b
Kim 等 [300]	2016	736（496+240）	吻合口瘘	1b
Battersby 等 [301]	2017	1401（463+938）	恢复性直肠癌切除术后肠功能障碍的预测（POLARS 评分）	3
Abe 等 [302]	2017	212	直肠癌根治术后吻合口复发高危患者的识别	1b
Honda 等 [303]	2017	7793（5530+2263）	OS 和 DFS 的预测	3
Sun 等 [304]	2017	522（425+97）	LARC 的 pCR	3
Liu 等 [305]	2017	222（152+70）	LARC CTRT 之后 pCR 的放疗分析	3

CTRT. 化学放射疗法；DFS. 无病生存；DM. 远处转移；LN. 淋巴结；LR. 局部复发；LAR. 下前方切除；LARC. 局部晚期直肠癌；NAD CT. 计算机断层扫描；PET/CT. 正电子发射断层扫描 / 计算机断层扫描；OR. 整体生存；pCR. 病理完全反应；POLARS. 术前低位前切除术综合征；RC. 直肠癌；RT. 放疗；TME. 全直肠系膜切除术

第59章 肛门癌
Anal Carcinoma

Christopher L. Hallemeier　Michael G. Haddock　著

赵伟珠　译

要　点

1. **发生率**　在 2018 年，估计有 8580 例新病例和 1160 例死亡归因于肛门癌，约占美国胃肠恶性肿瘤的 3%。

2. **生物学特征**　预测局部控制和存活的预后因素包括原发肿瘤的范围和大小、区域淋巴结受累及与人乳头瘤病毒感染的关系。

3. **分期评估**　分期一般应包括完整的病史和体格检查、带活检的内镜检查、完整的血细胞计数、肝功能测试、血清肌酐水平和胸部、腹部和骨盆的 CT 扫描，并应考虑骨盆正电子发射断层扫描和磁共振成像。

4. **首次治疗**　对于大多数肛门癌患者来说，明确的放疗联合氟尿嘧啶和丝裂霉素是合适的治疗方案。5 年存活率为 40%～80%。超过 90% 的肿瘤小于 2cm 的患者和 60%～75% 的肿瘤较大的患者可以实现保留肛门的局部控制。

5. **辅助治疗**　对于那些最初接受腹会阴切除，但原发肿瘤扩散到肛门括约肌以外或转移到区域淋巴结的罕见患者，应考虑辅助性放疗和同步化疗。在放疗加化疗后持续或复发的局部疾病中，大约 50% 的患者仍然可以通过腹会阴切除术治愈。

6. **局部晚期疾病**　放疗和同时化疗对伴有或不伴有邻近器官侵犯的大原发癌症患者有效。2/3 的局部晚期原发性肿瘤患者维持括约肌功能。阳性淋巴结患者 5 年生存率为 40%～60%。

7. **缓和医疗**　转移性疾病患者接受 5–FU 和丝裂霉素姑息化疗的有效率为 50%。脑和骨转移瘤可通过大分割放射治疗有效缓解。

一、概述

肛管癌约占美国患者消化系统所有恶性肿瘤的 2.7%[1]。尽管肛管癌很罕见，但它是实验室和临床肿瘤学研究成功的典范。一些人群中肛门癌发病率增加的流行病学观察，以及分子生物学的进展，使得在大多数肛门癌中鉴定人乳头瘤病毒 DNA 成为可能，为肛门癌发生的机制提供了线索。回顾性研究提供了关于肛门癌自然史和传播模式的重要信息，以及在前瞻性试验中检验的假设。前瞻性随机试验已经成功完成，并导致采用放疗和化疗相结合的方法作为肛门癌患者的护理标准。然而，关于放疗和化疗的最有效和毒性最小的方案仍然存在问题。

本章重点介绍肛门癌的生物学特征、患者评估的理由、治疗建议和治疗结果。还讨论了肛门癌患者的放射治疗技术。

二、病因和流行病学

与其他类型的消化道癌症相比，肛门癌发生的频率要低得多。2018 年，估计有 8580 例新病例和 1160 例死亡可归因于肛门癌，约占美国胃肠道恶性肿瘤的 3%[1]。在美国，年发病率为每 10 万白人男性 1.5 例，每 10 万白人女性 2.3 例[2]。非洲裔美国人的年发病率为每 10 万男性 2.2 例，每 10 万女性 1.8 例。确诊时的中位年龄为 61 岁[2]。

来自美国、北欧和西欧及澳大利亚的流行病学研究报道了过去 30～40 年中肛门癌发病率的增加[3]。在美国，普通人群中肛门癌的发病率在过去 40 年中有所增加，从 1975 年的 0.8/100 000 增加到 2014 年的约 1.9/100 000 [2]。特别是，1997 年后男性和女性肛门鳞状细胞癌的发病率显著增加 [4]。在英国，1990—2010 年肛门鳞状细胞癌发病率增加了 69%，从 1990—1994 年的每 10 万人中 0.43 例增加到 2006—2010 年的 0.73 例，女性的影响比男性更明显 [5]。在加拿大、澳大利亚、丹麦、法国、意大利和荷兰鳞状细胞肛门癌的发病率也有类似的上升；然而，日本和新加坡的发病率保持稳定 [3]。城市的肛门癌发病率高于农村人口，城市的肛门癌发病率高于农村人口 [6, 7]。在过去的 30～40 年中，肛门癌发病率的增加涉及几个因素，包括性行为的变化，肛管 HPV 感染的发病率和持久性增加，以及 HIV 感染的发病率增加 [3]。

三、危险因素

肛门癌的发病机制是多因素的，可能是多种环境和宿主因素相互作用的结果。肛门癌患者比对照患者更有可能有以前的恶性疾病诊断，包括外阴、阴道或子宫颈癌和淋巴瘤或白血病 [8]。在 60 岁之前被诊断为肛门癌的患者在随后发展为呼吸系统、膀胱、外阴、阴道和乳腺癌的恶性疾病的风险较高，但他们没有增加结肠癌或直肠癌后续发展的风险 [8]。过度表达 C-MYC 癌基因与肛门鳞状细胞瘤的发病机制 [9] 及其他恶性肿瘤 [9] 有关。这一发现连同观察到的第二种恶性疾病和先前恶性疾病的肛门癌患者，提示了一个多因素的发病机制和常见的致癌危险因素。这些因素可能包括性传播病毒、环境致癌物如香烟烟雾、免疫抑制和遗传易感性 [8]。

（一）性行为

肛门癌和女性生殖道癌症有着共同的发病机制 [10]。在胚胎中，肛门和宫颈管都是由密切相关的黑素衍生而来的 [11]。女性肛门癌患者比患有结肠癌或胃癌的女性更有可能事先诊断为宫颈上皮内瘤变 [10]。病例对照研究表明，肛癌与性伴侣的数量、初次性交的年龄和接受肛交的做法之间存在关联 [12, 13]。

（二）HPV 感染

在可性传播的传染药物中，HPV 是研究最深入的，并被强烈认为是肛门癌的潜在致病因素。虽然 HPV 有 60 多种类型，但最常见的与良性生殖器尖锐湿疣相关的是 HPV6 和 HPV11，而 HPV16、HPV18、HPV31 和 HPV33 则与恶性肿瘤或高级别发育不良有关 [13]。一些调查人员还报道说，生殖器疣与肛门癌之间有关联 [12-14]。肛门疣的发展与肛交的实践有关 [12]。在肛门癌标本中发现 HPV DNA 的可能性因患者的人口统计和实验室技术而异。与 HPV 相关的肛门癌患者平均比据

报道的 HPV 阴性癌症患者年轻 10 岁 [15]。此外，在欧洲、北美和南美洲，HPV 相关肛门癌的报道比在非洲和亚洲更频繁 [16, 17]。与原位杂交技术（17%～50%）相比，聚合酶链反应分析（78%～85% 的患者）更有可能检测 HPV DNA [18, 19]。

即使在癌标本中没有检测到 HPV DNA 的患者，暴露于 HPV 也可能是一个危险因素。在 89% 的肛门癌患者中发现了针对 HPV16E2 区多肽抗原的血清 IgA 抗体，而在对照组中这一比例仅为 24% [20]。在另一项研究中，HPV16 衣壳的抗体是与 3% 的对照组相比，55% 的肛门癌患者升高 [21]。从 HPV DNA 阴性或阳性（通过原位杂交评估）的患者中检测到相同数量的癌症标本中检测到 HPV- 衣壳抗原抗体，这表明一些假定为 HPV 阴性的患者已经暴露在 HPV 中 [21]。

证据表明 HPVE6 和 E7 蛋白参与上皮细胞恶性转化。这些发现包括观察到 E6 和 E7 癌基因在肿瘤细胞中持续表达，但正常的 E6 和 E7 调控机制缺乏 [22]。此外，HPV16 的 E7 蛋白与 E6 蛋白合作，能够在体外转化哺乳动物细胞的同时阻断 E6 和 E7 基因功能，从而导致恶性表型的逆转 [22]。已报道了 HPV 蛋白与已知的抑瘤基因产物的相互作用。HPV16 和 HPV18 的 E6 蛋白与 P53 抑癌基因的 p53 蛋白产物形成稳定的复合物 [23-25]。细胞 p53–E6 蛋白复合物导致缺乏适当的 G1 阻滞和随后的基因组不稳定。E7 蛋白还与视网膜母细胞瘤基因产物和 p107、p130、p33、cdk2 和 cyclin 形成复合物 A.E7 还激活了 cyclin-A 启动子，并覆盖了两个抑制因子限制 cyclinA 和 cyclinE 表达的函数 [22]。

（三）HIV 感染

人类免疫缺陷病毒感染与肛门上皮内瘤变（AIN）和肛门癌的发生风险显著增加相关，尤其是在男男性行为者（MSM）中 [26-30]。在 1996—2007 年北美获得性免疫缺陷综合征队列研究与设计合作（NA-ACCORD）中对 34 189 名感染 HIV 的个体和 114 260 名未感染 HIV 的个体进行的研究中，未经调整的肛门癌发病率为每年 100 000 人感染 HIV 的男男性行为者 131 例，其他感染 HIV 的男性行为者 46 例，未感染 HIV 的男性行为者 2 例 [30]。对 53 项研究的 Meta 分析发现，与 HIV 阴性的男性相比，HIV 阳性的男男性行为者患肛门癌的比例要高得多（每 100 000 名男性中有 45.9 人患肛门癌，5.1 人患肛门癌）[26]。

患有获得性免疫缺陷综合征的男性和女性的肛门癌发病率都显著增加。从癌症登记和获得性免疫缺陷综合征登记的关联分析中估计的相对风险为 63，同性恋男子的相对风险（84）高于异性恋男子的相对风险（38）[31]。

在获得性免疫缺陷综合征诊断前的 5 年期间，风险的增加也很明显。获得性免疫缺陷综合征患者患肛门癌的绝对风险为 1/1000。

随着高效抗逆转录病毒疗法（HAART）的引入，尽管包括卡波西肉瘤和非霍奇金淋巴瘤在内的一些获得性免疫缺陷综合征相关癌症的发病率有所下降，但肛门癌的发病率并没有下降 [32-34]。来自英国和法国的两项大型队列研究表明，采用 HAART 后，浸润性肛门癌的标准发病率（SIR）没有显著差异 [33, 34]。

（四）慢性免疫抑制

慢性免疫抑制与肛门恶性疾病的风险增加有关。肾移植受者外阴或肛门癌的发病率增加（高达 100 倍）[35, 36]。这些癌症发生在比一般人群更早的年龄 [35]。肾移植患者也有增加的皮肤瘤变和病毒疣的发病率。那些对皮肤恶性疾病（4 种或 4 种以上皮肤癌）易感性较高的人更有可能患有 HPV DNA 相关的皮肤癌，更有可能患有先天性恶性肿瘤 [37]。在 HIV 阳性患者中，肛门恶性疾病的发病率增加最有可能部分是由慢性免疫抑制引起的。

（五）吸烟

一些作者报道了肛癌和吸烟之间的联系 [12, 14, 38, 39]。与结肠癌患者的对照组相比，男性和女性吸烟者患肛门癌的风险都增加了 [12]。在太平洋西北地区的一项基于人群的病例对照研究中，60% 的新诊断的肛门癌患者是目前的吸烟者，而对照组的比例为 25% [39]。肛门癌的风险与每天吸烟的数量和患者吸烟的年数呈正相关 [39]。

（六）良性肛门条件

过去，良性肛门疾病（如痔疮、肛裂、瘘管或炎症性肠病）引起的慢性炎症或刺激与肛癌有关 [40-43]。然而，最近发表的病例对照系列未能证明良性肛门疾病与肛门癌之间的联系 [38, 44]。一项基于丹麦人群的研究发现，患有肛裂、瘘管、肛周脓肿或痔疮的患者患肛门癌的风险增加；然而，侵袭性肛门癌的 RR 在被诊断为良性肛门病变后的第 1 年最高，从第 1 年的 12% 下降到 5 年或更长时间后的 1.8%。因此，尽管良性肛门病变的诊断和肛门癌的诊断之间存在暂时的联系，但这表明所谓的良性肛门疾病通常是一种症状或误诊，而不是肛门癌的原因 [44]。

在一项对美国退伍军人事务部医院治疗良性肛门疾病患者的研究中发现了支持这一观点的证据。在这些患者中，肛门癌的 RR 升高在良性病变被诊断后的第 1 年最为明显，此后迅速下降，直到第 5~22 年之间没有增加肛门癌的风险 [45]。

四、预防和早期检测

肛门癌的预防应包括关于性传播的人乳头状瘤病毒感染与肛门生殖道恶性疾病之间因果关系的教育努力。1996 年美国国立卫生研究院宫颈癌预防共识小组的建议也适用于肛门癌，并包括鼓励推迟性交的开始 [46]。该小组还建议开发一种有效的疫苗来防止人乳头状瘤病毒的传播，随后的第三阶段临床试验在这方面提供了令人鼓舞的结果 [47, 48]。

对 4065 名 16—26 岁的健康男性进行随机试验，四价疫苗有效地预防了 HPV6 型、11 型、16 型和 18 型的感染，防止了外生殖器病变的发展。在每个协议人群中，对 HPV6、11、16 或 18 型相关病变的疗效为 90.4% [49]。该试验的一项计划研究分析了 HPV 疫苗对 602 例有 5 个或更少终生性伴侣史的 MSM 肛门鳞状上皮内病变（SIL）发展的影响。有肛门病变病史或证据的参与者被排除在外，在接受治疗时 HIV 阳性的参与者也被排除在外。试验的主要终点是与 HPV6 型、11 型、16 型或 18 型相关的肛门分泌物的发生。在包括 598 名接受全部三种剂量疫苗的男性中的 402 人（67%）的符合方案的人群中，接受疫苗的人与安慰剂相比，与 HPV6 型、11 型、16 型或 18 型相关的肛门分泌物的发病率降低了 78%（每 100 名高危人群中 1.3 例 vs. 5.8 例）。此外，接种疫苗后，高度鳞状上皮内病变（HSIL）的发生率降低了 75%（每年 100 人中的风险为 0.8 vs. 3.1）[50]。由于这些有希望的结果，咨询委员会于 2011 年 10 月举行了会议免疫惯例委员会建议在 11 岁或 12 岁的男性中常规使用四价疫苗 [51]。

额外的预防努力应该集中在 HPV 感染的治疗上，包括开发抗病毒药物，靶向 E6 和 E7 来阻断转化活动，以及疫苗来防止 HPV 感染的进展 [46]。还需要对吸烟在肛门和其他癌症中的因果作用进行教育。

由于肛门癌的罕见，通过广泛的筛查来早期发现是不可行的。然而，在某些高风险子集中筛选可能是可行的。肛管上皮内瘤变是感染 HPV 的常见疾病 [27]。与宫颈癌的情况类似，宫颈癌 SIL 可能进展为宫颈癌，HSIL 可能是侵袭性肛门癌的前兆 [52-54]。肛门细胞学检查已被用于诊断高危患者的 HSIL。由于肛门细胞学检测 HSIL 的特异性较低，需要用活检镜鉴别肛门尖锐湿疣和 HSIL [52]。然而，阴道镜标准以区分低级别鳞状上皮内病变（LSIL）和宫颈 HSIL，已被用来区分 LSIL 和肛门 HSIL 在同性恋和双性恋男性 [55]。这些信息可能允许对可疑的 HSIL 进行有针对性的活检，从而提高检测的敏感性。一项关于同性恋和双性恋男性肛门细胞学的研究报道显示，检测 HSIL 的敏感性和特异性分别为 69% 和

59%，在 HIV 抗体阳性的男性中分别为 47% 和 92 [54]。

五、生物学特点

与大多数胃肠道恶性疾病不同，肛门癌主要是一种局部疾病，远处转移相对罕见。治疗后大多数复发位于骨盆、会阴或腹股沟区域 [56, 57]。只有 10%～15% 的患者在诊断时会有超过骨盆的癌症，10%～30% 的患者在治疗后会在远处复发 [58]。虽然化疗被认为是肛门癌标准治疗的组成部分，但它的加入并没有减少远处转移的患者的数量 [56, 59]。随着转移参与区域节点数量的增加，远处转移的风险也随之增加 [58, 60]。最常见的远处转移部位是肝脏 [61]。

肛门癌的特征一直与局部控制和生存有关，主要是原发肿瘤的大小和程度及腹股沟和盆腔淋巴结的状况 [59, 62-64]。在接受初级手术治疗的患者中，直径 2cm 或以下的肿瘤患者的 5 年生存率约为 80%，但当肿瘤在 2～5cm 时下降到 55%～65%，当肿瘤超过 5cm 时下降到 40%～55% [60, 65]。在接受原发性放化疗的患者中，原发肿瘤的大小和程度是对治疗反应、局部控制和生存的预后 [59, 62-64]。

区域淋巴结转移患者的存活率主要是通过外科手术治疗，无论是否辅助治疗，大约是在类似的没有淋巴结转移的患者中观察到的一半 [60, 65]。同样，淋巴结受累是接受联合放疗和化疗的患者的负面预后因素 [59, 62-64]。在放射治疗肿瘤组（RTOG）98-11 放射治疗和 5-FU/ 丝裂霉素或 5-FU/ 顺铂随机试验中，区域淋巴结转移的存在是生存率（HR=1.82, $P<0.001$）和总生存率（HR=1.88, $P<0.001$）的重要独立预测因子 [57]。

已被评估为肛门癌患者局部控制和生存的潜在预后因素的患者相关变量包括年龄、性别、种族、表现状况、血红蛋白水平，白细胞计数。年龄可能对任何与疾病控制有关的终点都没有独立的预后意义。在第一次联合王国癌症研究协调委员会（UKCCCR）肛门癌试验（ACTI）上对放疗和并发化疗患者的分析中，年龄的增加与总体死亡率的风险增加有关，但与局部失败或肛门癌症相关死亡无关 [62]。在接受放疗或联合放疗和化疗的患者中，一些研究报道了男性患者的更坏的结果。在 RTOG98-11 试验中治疗的患者的分析中，男性性别与较差的无病生存率（$P=0.02$）和 OS（$P=0.016$）有关 [63]。在对 UKCCCRACTI 治疗的患者的分析中，男性性别与局部衰竭的不良结果（$P=0.012$）、肛门癌死亡（$P=0.039$）、OS（$P=0.001$）有关 [62]。此外，在白细胞计数较高的患者中报道了较低的结果 [62]，包括血红蛋白水平较低 [62]、较低的性能状态 [66, 67]，见于非白人种族 [66]。

几个组织病理学变量已被评估为潜在的预后因素

在肛门癌患者。组织学亚型（鳞状细胞癌对嗜酸性细胞癌亚型）和分化或角化程度在联合放化疗治疗的患者中尚未被一致证明具有预后意义 [59, 66, 67]。在原发性手术切除的患者中，侵袭深度和 DNA 倍性已被报道具有预后意义 [68]。最近，几项回顾性研究报道，聚合酶链反应（PCR）和（或）免疫组织化学（IHC）检测肿瘤标本中 HPVDNA 和（或）p16 的表达对合并或不同时化疗的原发性放疗患者具有预后意义 [69-71]。在一项对 143 例肛门鳞状细胞癌患者进行放疗、同时或不同时化疗的研究中，HPVDNA 检测为 89%，p16IHC 检测为 93% 阳性 %。71HPVDNA 检测与 p16 阳性之间有较强的一致性（敏感性为 0.95，特异性为 0.90）。在单变量分析中，HPV 阳性和 p16 阳性都与总体和疾病特异性生存显著相关。对 p16 阳性与阴性肿瘤患者的 5 年 OS 为 76% 与 30%（$P<0.001$）。在多变量分析中，p16 阳性仍是 OS（HR=0.07, $P=0.016$）和疾病特异性生存（HR=0.07, $P=0.011$）的独立预后因素。

目前，还没有临床上有用的循环肿瘤标志物。鳞状细胞癌抗原已被研究作为一种潜在的预后指标和治疗后监测，尽管它的用途尚未得到明确的证实 [72, 73]。初步信息表明，血抗人乳头瘤病毒蛋白的血清抗体最终可用作预后标记 [20, 21]。

六、病理和途径传播

世界卫生组织对肛管恶性上皮肿瘤的分类包括鳞状细胞癌、腺癌、黏液腺癌、小细胞癌和未分化癌 [74]。大多数肛管恶性肿瘤是鳞状细胞癌。鳞状细胞癌可能表现出明显的形态异质性，这在历史上导致了对"亚型"的描述，包括鳞原性癌、移行细胞癌、基底细胞癌和黏液表皮样癌。这些术语现已被放弃，因为"亚型"具有相似的临床特征、自然史和对治疗的反应 [74]。大多数肛门腺癌实际上是延伸至肛管的远端直肠腺癌。原发性肛管腺癌很少见，神经内分泌来源的小细胞癌也很少见。

原发性肛门黑色素瘤是一种罕见的肿瘤，仅占所有肛门癌的 1%。肛门黑色素瘤与皮肤黑色素瘤相似，因为它很少影响非裔美国人，其特征是疾病的遥远传播。在广泛的局部切除或腹部手术切除（APR）后，结果很差，在 5 年的随访中，大多数系列的存活率仅为 10%～20% [75]。

肿瘤扩散途径

肛门癌肿瘤通过直接延伸到周围组织，淋巴扩散到盆腔和腹股沟淋巴结，或血源性扩散到远处内脏。在诊断时，大约一半的肛门癌被发现侵入肛门括约肌或周围的软组织。虽然 Denonvillier 筋膜通常是男性前列腺侵犯的有效屏障，但直接延伸到直肠阴道隔膜是女性常见的一种情况。

肛管有几条潜在的淋巴引流通道。腹股沟浅结节是齿状线远端肛管的主要引流池。齿状线周围的淋巴引流发生在直肠周围淋巴结，沿着下、中痔血管到闭孔淋巴结和腹下淋巴结的路径。淋巴连接也将肛门连接到骶前、髂外和腹股沟深部淋巴结。

在外科手术中，淋巴结受累的风险取决于原发肿瘤的大小和范围。据报道，在接受腹会切除术的患者中，有 25%～35% 的患者有盆腔淋巴结转移[41, 60, 65]，而腹股沟淋巴结转移的患者在确诊时约有 10%。在接受手术治疗的临床阴性腹股沟淋巴结的患者中，有 13% 的腹股沟淋巴结复发[60]。在没有预防性腹股沟放疗的情况下，接受明确化疗的患者的累积腹股沟复发率被报道为 30% 的 $T_{3\sim4}$ 肛门癌[76] 和 12%～23% 的 $T_{1\sim2}N_0$[76, 77]。预防性腹股沟放疗可以显著降低腹股沟复发率。

七、临床表现、患者评估和分期

直肠出血是肛门恶性疾病最常见的症状。肛周疼痛、肛门肿块感和肠道习惯的改变也经常被报道。许多早期肛门癌症状的患者最初被诊断为良性肛门疾病，如痔疮、肛裂或瘘管。

大多数肛门癌患者在早期诊断。在美国的监测、流行病学和最终结果数据库中，诊断阶段定位（仅限于原发部位）为 48%，区域（扩散到区域淋巴结）为 32%，远处（远处转移）为 13%，未知为 7%[2]。从症状开始到诊断的间隔可能相当长，然而，80% 的患者超过 1 个月，33% 的患者超过 6 个月[78]。这一发现强调了彻底的直肠指检在肛门症状患者中的重要性。

（一）患者评估

对已知或怀疑肛门癌患者的评估应从彻底的病史和体格检查开始。应询问患者肛门括约肌功能和任何危险因素（性或药物滥用）感染 HIV 的病史。

除了完整的一般体格检查外，还应对腹部、腹股沟、肛门和直肠进行详细检查。对于女性来说，妇科检查应该用于评估肛门癌对生殖道的影响，以及对并发生殖道癌的筛查。应注意肛管环向受累的程度，并应记录原发肿瘤的大小、范围和位置。应注意可触及的腹股沟淋巴结的大小，位置和移动性。直肠周围淋巴结可能受累，但直肠指检很少可触及。

实验室研究应包括完整的血细胞计数、血清肌酐水平的测量及胆红素、碱性磷酸酶、乳酸脱氢酶和谷草转氨酶的肝功能研究。对于有 HIV 危险因素的患者，应在开始治疗之前确定 HIV 状况。没有其他临床上有用的血液肿瘤标志物用于肛门癌。放射学评估应包括胸部、腹部和骨盆的 CT 扫描。

在原发性肿瘤的定性方面，CT 扫描一般不如体格检查，但对于肝脏和周围、腹股沟、盆腔和主动脉旁淋巴结的评估是有用的。骨盆的磁共振成像可用于原发肿瘤的局部分期和放疗计划。

氟代脱氧葡萄糖 –PET 成像有助于进一步评估原发肿瘤的程度和区域淋巴结转移和远处转移的存在，以及评估对治疗的反应[79-81]。系统回顾和 Meta 分析发现，FDG PET 对原发肿瘤的敏感性为 99%，而 CT 的敏感性为 60%[80]。此外，FDG PET 导致 28% 的患者淋巴结分期改变，与常规 CT 成像相比。FDG PET 发现先前未发现的远处转移在 3%。此外，据报道，治疗后 PET 扫描显示代谢活动的缓解与无进展存活率的改善高度相关（2 年时为 95%，而不是 22%；$P<0.0001$）[81]。治疗后 PET/CT 显示，与治疗结束后 1 个月相比，治疗后 3 个月代谢活动的恢复可能产生更高的敏感性（100% vs. 66%）和特异性（97.4% vs. 92.5%）来预测结果[79]。

（二）分期

肛门癌应根据美国癌症联合委员会的 TNM 分期系统进行分期（表 59-1）[82]。肿瘤根据其最大直径和对邻近结构的侵袭来分类，这是由体格检查和任何成像研究决定的。

表 59-1　美国癌症联合委员会 TNM 第 8 版分期系统（2017 版）

分　　期	T^a	N^b	M
0	Tis	N_0	M_0
I	T_1	N_0	M_0
IIa	T_2	N_0	M_0
IIb	T_3	N_0	M_0
IIIa	T_1	N_1	M_0
IIIa	T_2	N_1	M_0
IIIb	T_4	N_0	M_0
IIIc	T_3	N_1	M_0
IIIc	T_4	N_1	M_0
IV	任意	任意	M_1

a. 肿瘤分类：Tis. 高度鳞状上皮内病变；T_1. 肿瘤最大径≤2cm；T_2. 2cm<肿瘤最大径≤5cm；T_3. 肿瘤最大径>5cm；T_4. 任何大小肿瘤侵犯邻近器官，如阴道、尿道、膀胱（直肠壁、直肠周围皮肤、皮下组织或括约肌的直接侵犯不属于 T_4）

b. 淋巴结分类：N_0. 无区域淋巴结转移；N_1. 腹股沟、直肠系膜、髂内或髂外淋巴结转移，N_1 进一步细分，N_{1a}. 腹股沟、直肠系膜或髂内淋巴结转移；N_{1b}. 髂外淋巴结转移；N_{1c}. 髂外和任何 N_{1a} 淋巴结转移

在国际癌症联合会的分期系统的以前版本中，原发性肿瘤不是按大小分类的，而是按其周围累及肛管的长

度和程度分类的。肛管长度和周长少于 1/3 的肿瘤被归类为 T₁ 类疾病，而那些涉及长度或周长超过 1/3 或侵入外部括约肌的肿瘤被归类为 T₂。T₃ 肿瘤累及直肠或肛周皮肤，T₄ 肿瘤侵犯邻近结构。

肛管癌的 AJCC 分期系统适用于来自肛管的所有癌。肛门边缘（肛门边缘远端）的癌症被分期为皮肤癌，但肛管黑色素瘤被排除在外。为分期目的，AJCC 系统的区域淋巴结为肛门直肠、直肠周、骶外侧、髂内（胃下）和腹股沟浅表和深淋巴结[82]。所有其他淋巴结组均被认为是远处转移。

八、初级治疗

（一）单独手术

在 20 世纪 80 年代建立以保留括约肌治疗为标准的表皮样肛门癌治疗之前，北美大多数肛门癌患者都是用 APR 手术治疗的。报道的 5 年期 OS 后，APR 肛门癌为 25%～70%（平均 50%）[60, 65, 83]。局部复发发生率为 25%～35%，远处转移发生率为 10%[60, 65, 83]。在 APR 后局部复发风险最高的患者（36%～48%）是那些原发肿瘤延伸到肛门括约肌以外或转移到腹股沟或盆腔淋巴结的患者[60]。在 APR 后复发的患者中，多达 84% 的患者存在局部疾病的成分[60]。当腹股沟淋巴结受累时，初级手术治疗后 5 年 OS 仅为 10%～20%[83]。虽然 APR 目前很少最初使用，但它仍然是重要的治疗局部复发后放化疗和治疗并发症后放化疗[83]。

（二）单独放射或加化疗

无须手术切除或其他辅助治疗的大剂量放疗是治疗无腹股沟腺病的小期 T₁ 肿瘤的有效方法。表 59-2 总结局部控制和生存结果的回顾性系列放疗单独治疗小肛门癌。对于直径在 2cm 或以下的肛门癌患者，在未经化疗的放疗 5 年后，100% 的局部对照已在几个小系列中报道[84-86]。然而，在一个更大的法国回顾性系列中，在 66 例接受 T₁ 肿瘤 1cm 或更高治疗的患者中，6 例在 50 个月的中位间隔内出现局部复发[87]。在 2～5cm 肿瘤患者中，5 年的局部控制率较低（57%～76%）[84, 85, 88]。

1. 单独放疗或加 5-FU 和丝裂霉素 唯一的前瞻性随机试验，比较放疗单独与放疗和化疗联合治疗早期肛门癌（T₁～₂N₀）患者是由 UKCCCR 肛门癌试验工作组进行的[89]。在本试验中，585 例患者中有 223 例患有 T₁ 或 T₂、N₀ 肛门癌，随机接受 40～45Gy 的骨盆外束放疗，然后进行 15～25Gy 的促进，并伴有或不伴有 2 次 4 或 5 天输注 5-FU 和单丸注射丝裂霉素。以局部对照为终点，子集分析显示 T₁N₀ 或 T₂N₀ 肛门癌患者联合模态治疗具有统计学意义[90]。

配合放疗和化疗的联合化疗对大多数肛癌患者是合适的，已成为护理的标准。1988 年和 1993 年的美国国家癌症数据库显示，化疗的使用有所增加，切除作为主要治疗的使用有所减少[91]。

在韦恩州立大学进行了初步的研究，导致采用联合

表 59-2　仅用放疗后早期肛门癌 5 年疾病控制情况和生存率

第一作者 / 参考文献	患者例数	总放疗剂量	肿瘤大小	局部控制率（%）	总体生存率（%）
Allal[85]	5	60～65ᵃ	≤2cm	100	100
	37	60～65ᵃ	2～5cm	76	63
Cummings[84]	6	45～55ᵇ	≤2cm	100	NR
	23	45～55ᵇ	2～5cm	57	NR
Martenson[86]	18	55～67	≤5cmᶜ	100	94
Schlienger[110]	63	60～65	T₁～₂, UICCᵈ	71	85
Doggett[154]	35	45～76	≤5cm	77	92
Papillon[88]	63	45～50ᵈ	≤4cm	87	76
Eschwege[142]	27	60～65	T₁～₂, UICCᵉ	90	72
Ortholan[87]	69	35～70	Tis, T₁	91	89

a. 一般采用 40Gy 外照射加 20～25Gy 间质内植入
b. 总共 4 周的疗程
c. 肿瘤 >5cm 的患者
d. 等量至 30Gy，分 10 次，然后 15～20Gy 行组织间植入
e. UICC 分期：T₁. 肛管长度和周长小于 1/3；T₂. 肛管长度或周长超过 1/3 或外括约肌浸润
NR. 未报告；UICC. 国际抗癌联合会

模态治疗和非手术治疗 [92-94]。在预定的手术切除之前，15 个部分中的 30Gy 辐射被输送到骨盆、腹股沟内侧淋巴结和肛管，并伴随着 5-FU1000mg/m² 每 24 小时连续输注 4 天，MMC 单次注射 15mg/m²。在前 6 名患者中的 5 名在放疗完成后 4～6 周内发现 APR 标本中没有残留肿瘤后，手术切除随后保留用于放疗和同时化疗后局部持续性或复发性疾病 [93]。总的来说，86% 的患者（28 例中有 24 例）对放化疗有完全反应，12 例患者中有 7 例（58%）有完全病理反应 [94]。

两项随机研究比较放射治疗与伴随放射治疗加 5-FU 和 MMC 已由 EORTC 进行 59 和 UKCCCR 肛门癌症试验工作组 [56, 89]。对于患者的资格，EORTC 试验需要局部晚期原发肿瘤（T₃ 或 T₄ 类）或区域淋巴结的参与，而 UKCCCR 试验则将任何阶段的疾病包括远处转移的患者包括在内。最初的放射治疗在这两个试验中是相似的，包括 45Gy 到骨盆超过 4 周。在 EORTC 试验中，诱导治疗后 6 周的部分应答者被增加 20Gy，完全应答者接受 15Gy。在 UKCCCR 试验中，对 50% 以上肿瘤反应的患者进行了 15～25Gy 的升压；低于 50% 反应的患者进行了根治性手术。同时化疗在 EORTC 试验中包括 5-FU750mg/m² 每 24 小时在第 1～5 天和第 29～33 天，单次 15mg/m² 第 1 天 MMC 的剂量。在 UKCCCR 试验中，化疗包括 5-FU1000mg/m² 每 24 小时 1～4 天和 29～32 天或 750mg/m² 每 24 小时 1～5 天和 29～33 天，单次 MMC 剂量为 12mg/m² 在放疗的第 1 天给予。

综述了 EORTC 和 UKCCCR 试验的结果表 59-3。在 EORTC 试验中，随着化疗的加入，升压放疗完成后

6 周的完全反应率显著提高（80% vs. 54%；P=0.02）。在 UKCCCR 试验中，有一个非统计学意义的趋势，即更高的完全反应率与同时化疗，如测量后 6 周开始治疗。在这两项研究中，随着同时化疗的加入，局部对照明显改善。在 UKCCCR 研究中，仅放射治疗的局部控制是令人惊讶的低（3 年时为 39%）。局部失败的定义包括 45Gy 照射 6 周后肿瘤减少小于 50%，手术治疗发病率，以及由于任何原因未能关闭预处理结肠造口。相反，EORTC 调查人员认为患者的疾病是局部控制的，即使他们必须接受手术，以在放疗完成时获得完全的反应。这两项研究都没有报道化疗对远处转移的发生率或 OS 的任何显著影响，尽管在这两项试验中，3 年的绝对生存率在数值上略有优势。

EORTC 和 UKCCCR 试验将同时化疗的放疗作为肛门癌患者的治疗标准。进一步完善对最佳治疗的理解是由 RTOG 和东方合作肿瘤学小组（ECOG）进行的第三阶段研究的结果提供的。在 RTOG/ECOG 研究中（表 59-4），患者接受放射治疗（45Gy～50.4Gy 在 25～28 个分割中）和 5-FU，随机接受或不接受 MMC [95]。增加 MMC 与较少的结肠镜、较高的局部控制和较好的无病生存有关。加入 MMC 也显著增加了主要毒性的风险。这项研究的 MMC 组的存活率略高，但差异没有统计学意义。该试验中的化疗方案不同于欧洲试验，因为在第 1 天和第 29 天给予两剂 10mg/m² 的 MMC，而不是在第 1 天给予 12～15mg/m² 的单剂量在研究的 MMC 组中存活率略高，但差异无统计学意义。在 MMC 组的 4 例治疗相关死亡中，有 2 例被认为是由于未能遵循第二次 MMC 剂量的方案剂量减少指南而导致的。

表 59-3　比较单纯放疗与放疗和化疗的 III 期试验中的 3 年疾病控制和生存率

研究	患者例数	中位数（个月）	完全反应率 [a]		局部控制率 [b]		远处转移（%）	总体生存率	
			%	P 值	%	P 值		%	P 值
EORTC	103	42							
RT	52		54		55		21	64	
RT+5-FU、MMC	51		80	0.02	69	0.02	18	69	0.17
UKCCCR	577	42							
RT	285		30		39		17	58	
RT+5-FU、MMC	292		39	0.08	61	<0.001	10	65	0.25

a. UKCCCR 试验在 45Gy（放疗增强前）后 6 周和 EORTC 试验在 60～65Gy 结束后 6 周评估完全反应率
b. 在 EORTC 试验中，在放疗结束时接受手术以实现局部控制的患者被认为是局部控制成功；在 UKCCCR 试验中，在放疗完成时接受手术的患者被认为是局部治疗失败，所有因治疗发病而接受手术的患者都被认为是局部治疗失败
5-FU. 氟尿嘧啶；EORTC. 欧洲癌症研究和治疗组织；METS. 转移；MMC. 丝裂霉素；RT. 放射治疗；UKCCCR. 英国癌症研究协调委员会

表 59-4　放射治疗和 5-FU 单独或联合丝裂霉素后的 4 年疾病控制率、生存率和毒性：RTOG 8704/ECOG 1289 Ⅲ期试验结果 [104]

治疗方法	n	总放疗	阴性活检率		局部控制率		结肠造口率		结肠造口术生存率		无疾病生存率		总体生存率		4～5 级毒性	
		剂　量	%	P 值	%	P 值	%	P 值	%	P 值	%	P 值	%	P 值	%	P 值
RT+5-FU	145	45～50.4	85		66		22		59		51		67		8	
RT+5-FU/MMC	146	45～50.4	92	0.135	84	0.0008	9	0.002	71	0.014	73	0.003	76	0.31	26	≤0.001

5-FU. 氟尿嘧啶；ECGO. 东方肿瘤合作集团；MMC. 丝裂霉素；RT. 放疗；RTOG. 放射治疗肿瘤学小组

在治疗方案中加入化疗改善预后的生物学基础尚不清楚。然而，一些研究报道说，远距离化疗失败没有显著减少，这一事实表明，这种影响主要是局部的，可能是由于与放疗的相互作用 [59, 89]。在哺乳动物肿瘤中，放疗与 5-FU 或 MMC 及 5-FU 与 MMC 之间的协同作用已经被证明体外细胞系 [96]。低氧哺乳动物肿瘤细胞在体外对丝裂霉素的敏感性也增加，尽管在采用分次放射疗法治疗肛门癌时低氧是否有任何影响尚不清楚 [97]。实验室研究还表明，与 5-FU 间歇推注法相比，5-FU 持续输注法的细胞毒性增加 [98]。

不能假设序贯治疗会重复伴随化疗所取得的优异结果。在 50Gy 照射后 6 周内，5-FU 和 MMC 的完全病理反应率在 85%～95% [64, 95, 99]。相比之下，在 42 例接受 5-FU 和 MMC 序列治疗的患者中，只有 45% 的患者有完全的病理反应 [100]。

2. 放疗加 5-FU 和 MMC 对 5-FU 和顺铂　除了在放疗期间同时使用 MMC 和 5-FU，多个前瞻性 Ⅱ 期试验 [101-103] 报道了顺铂（CDDP）和 5-FU 同时治疗的良好结果，无论是否有诱导化疗阶段的治疗 [101-103]。美国胃肠间组 Ⅲ 期试验（RTOG9811）比较新辅助和同时顺铂治疗与标准 MMC 治疗的疗效 [57, 104]。肛管 T_2 或以上（任何 N 类）癌患者为 6400 例随机分为两个诱导 CDDP 周期（75mg/m²）和 5-FU（1000mg/m² 持续 4 天），然后 45～59Gy 放疗，两个同时循环的相同方案与 MMC（10mg/m²）和 5-FU（1000mg/m²）在放疗期间同时给予两次（无诱导期）。对于给予顺铂和 MMC 组，5 年 OS 分别为 70.7% 和 78.3%（P=0.026），5 年 DFS 分别为 57.8% 和 67.8%（P=0.006）（表 59-4）。在 5-FU/MMC 组中，无结肠造口存活率（CFS）、局部衰竭（LRF）和结肠造口失败（CF）有提高的趋势（分别为 P=0.05、P=0.087 和 P=0.074）。基于这项试验，MMC 和 5-FU 方案与放疗同时进行仍然是肛门癌的治疗标准。尚不清楚放疗的延迟使用或顺铂与 MMC 相比的放射增敏差异是否在本研究实验组观察到的不良结果中起作用。

最大的 Ⅲ 期肛门癌试验，英国 ACT Ⅱ 研究，是直接比较 CDDP 与 MMC（给予两剂 CDDP 与仅一剂 MMC），并考察了维持（辅助）治疗的作用 [64]。ACT Ⅱ 试验将 940 名患者纳入了一项 2×2 随机试验，对照组为 5-FU（1000mg/m² 第 1～4 天，第 29～32 天）和 MMC（12mg/m² 第 1 天）和实验组加 5-FU（1000mg/m² 第 1～4 天，第 29～32 天）和顺铂（60mg/m²，第 1 天和第 29 天），主要终点为 6 个月的响应率。随后将患者随机分为两组，一组接受 5-FU（1000mg/m²，第 1～4 天，第 29～32 天）的无维持治疗，另一组接受 CDDP（60mg/m²，第 1～29 天）的维持治疗，在放疗结束后 4 周开始，主要终点为无复发生存期。中位随访时间为 5.1 年，MMC 组 90.5% 的患者在第 26 周完全缓解，而 CDDP 组为 89.6%（P=0.64）。总的来说，尽管 MMC 组有更多的 3 级和 4 级血液毒性（26% vs. 16%，P=0.001），但每组的毒性作用相似。维持性化疗与 3 年后 PFS 的改善无关（表 59-5）（74% vs. 73%；HR=0.95；95%CI 0.75～1.21；P=0.70）。根据这项迄今为止在肛门癌中最大的研究结果，作者得出结论，给予 MMC，结合 5-FU 和 50.4Gy 放疗，每天 28 次，不进行维持性化疗，仍应是标准做法。

（三）剂量强化的作用

在患有局部晚期肛门癌的患者中，基于诱导化疗的第二阶段试验的有希望的结果 [102]，在 UNICANCER ACCORD03 研究中评估了诱导化疗的作用和放射增强的剂量强化 [61]。在该研究中，307 名肿瘤 4cm 或更大或小于 4cm 和 $N_{1～3}M_0$ 的患者通过 2×2 随机化被随机分配接受以下之一：①两个周期的诱导 5-FU（800mg/m²，第 1～4 天，第 29～32 天）和 CDDP（静脉注射 80mg/m²，第 1 天和第 29 天），采用外照射放射法（5 周内 25 次，45Gy，第 1 周和第 5 周为 5-FU+CDDP），以及标准剂量增强（标准差 15Gy）；②2 个周期的诱导化疗、放化疗、大剂量升压（20～25Gy）；③放化疗和标准剂量

表 59-5 放疗和 5-FU 加丝裂霉素或顺铂后的 5 年疾病控制率和生存率：RTOG 98-11 和 ACT Ⅱ Ⅲ期试验的结果

治疗方法	患者人数	结肠造口术生存率		无病生存率		总生存率	
		%	P 值	%	P 值	%	P 值
RTOG 98-11[a]	649						
RT+5-FU/MMC	325	71.9（5 年）	0.05	67.8（5 年）	0.006	78.3（5 年）	0.026
RT+5-FU/CDDP	324	65		57.8		70.7	
ACT Ⅱ[b]							
RT+5-FU/MMC	472	68（3 年）	0.94	69（3 年）	0.63	79（3 年）	0.7
RT+5-FU/CDDP	468	67		69		77	

a. 报道了 RTOG 98-11 年的 5 年成果
b. 报道了 ACT Ⅱ的 3 年结果
5-FU. 氟尿嘧啶；CDDP. 顺铂；MMC. 丝裂霉素；RT. 放疗；RTOG. 放射治疗肿瘤组

强化；④放化疗和同步推量。中位随访时间为 50 个月，诱导化疗和放疗剂量强化均与 5 年 CFS 的改善无关（诱导组和未诱导组分别为 76.5% 和 75.0%，$P=0.37$，SD 组和 HD 组分别为 73.7% 和 77.8%，$P=0.067$）。尽管主要研究终点是阴性的，但鉴于本研究中改善慢性疲劳综合征的趋势，可能需要进一步的剂量强化研究，无论是使用新药还是新的放射技术。

最近的多中心 Ⅱ 期试验评估了目前使用西妥昔单抗进行放疗、5-FU 和 CDDP 的全身治疗强化的潜在作用[105-107]。这个方案的治疗是与历史对照相比，区域失效率较低；然而，毒性很大。在没有 Ⅲ 期试验证明有益的情况下，西妥昔单抗不应用于治疗局限性肛门癌。

（四）治疗耐受性

保留括约肌治疗后 65%～80% 的患者肛门功能得以保留[108, 109]。APR 最常见的指征是局部复发或疾病持续。晚期治疗并发症可能导致肛门功能丧失，在 2%～12% 的癌症得到局部控制的患者中，可能需要结肠造口来管理并发症[108, 109]。与治疗相关的结肠造口适应证包括慢性肛门直肠溃疡、大便失禁、肠梗阻、直肠阴道瘘、肛周皮肤损伤和肛管纤维化[109]。

九、局部晚期病变和姑息治疗

当采用综合治疗时，肿瘤大小对治疗结果有影响。在 RTOG/ECOG 研究中，17% 的原发肿瘤直径在 5cm 或以上的患者在治疗结束后 6 周有阳性的活检结果，而肿瘤直径小于 5cm 的患者中这一比例为 7%（$P=0.02$）[95]。较小的肿瘤患者也更有可能保留肛门功能；11% 的 T_1 或 T_2 癌症患者需要结肠造口，而 T_3 或 T_4 癌症患者的这一比例为 21%[95]。

对 RTOG9811 三期试验进行了二次分析，以进一步确定同步放化疗患者预后因素。初步分析发现，肿瘤大小超过 5cm 是唯一独立预测随后需要结肠造口术的预处理特征（HR=1.85；$P=0.008$）[63]。

随后对 RTOG98-11 进行了分析，以确定 TN 疾病类别（T_2N_0、T_3N_0、T_4N_0、T_2N^+、T_3N^+、T_4N^+）是否对 DFS、OS、LRF、远处转移或 CF 有影响[58]。所有终点显示 6 种 TN 疾病类别之间有统计学显著差异，包括 OS（$P<0.0001$）、DFS（$P<0.0001$）、LRF（$P<0.0001$）、远处转移（$P=0.0011$）和在 T2N0 和 T3N0 疾病类别中，发现 OS、DFS 和 LRF 的最佳结果（5 年 OS，82% 和 74%；DFS，72% 和 61%；LRF，17% 和 18%）。最差的结果是 T3N+ 和 T4N+ 疾病类别（5 年 OS，57% 和 42%；DFS，38% 和 31%；LRF，44% 和 60%）。5 年的 CF 是最好的患者 T_2N_0（11%）或 T_2N^+（11%）疾病，对于患有 T_4N_0（26%）、T_3N^+（27%）和 T_4N^+（24%）疾病的患者来说最糟糕。因此，在 2/3～3/4 的局部晚期疾病患者中，保留肛门功能是可能的[63, 108]，这并不是在诊断时保留一定程度肛门功能的患者的 APR 指征。

（一）淋巴结入侵

诊断时腹股沟淋巴结受累与预后差有关。在 EORTC 随机试验中，淋巴结受累的患者局部控制和生存率较差。然而，淋巴结受累的程度并没有增加任何预后信息[59]。在 RTOG9811 二级分析中，淋巴结阴性患者的 5 年生存率为 64%，而淋巴结阳性患者的 5 年生存率仅为 35%（$P≤0.0001$）[63]。如前一节所述，在随后对 RTOG98-11 的二级分析中，淋巴结、淋巴结和 LRF 的最差生存率为 $T_{3～4}$、N^+ 病变[58]。

淋巴结受累的患者一直采用放疗，不进行化疗；

然而，生存率很低，最好采用放疗和同步化疗的综合疗法[96, 110]。

选择患有局限于主动脉旁淋巴结转移疾病的肛门癌患者作为同步放化疗的候选治疗对象，类似于对患有主动脉旁淋巴结转移的宫颈癌患者采用的方法[111, 112]。在对 30 例采用这种方法治疗的患者进行的回顾性分析中，3 年无进展生存率为 54%[112]。

（二）挽救疗法

放疗和化疗后局部失败的患者应考虑进行 APR。在 ACT Ⅱ 试验的二次分析中，107 例局部失败的患者接受了挽救性 APR，2 年生存率为 54%[113]。

患有不能手术切除治愈的局部复发疾病的患者可受益于低剂量再放疗加同步化疗，然后手术切除全身疾病和术中放疗。这种积极的联合治疗方法可能导致少数患者的成功抢救，正如最近梅奥医学中心罗切斯特分析所见[114]。

（三）缓和医疗

虽然肛门癌主要是局部疾病，但 10%～15% 的患者在诊断时会患有扩散到骨盆以外的癌症[2]，10%～30% 的患者在治疗性放化疗后会复发[58]。最常见的远处转移部位是肝脏，尽管转移到肺、淋巴结、皮肤、骨骼[61]，铂 - 氟嘧啶或紫杉醇为基础的姑息性化疗方案的有效率为 34%～53%，中位生存期为 14 个月[115]。最近的一项 Ⅱ 期研究评估了 37 例转移性化疗难治性肛门癌患者使用单一药物尼维单抗（一种抗 PD1 抗体）进行免疫治疗的安全性和有效性[116]。客观有效率为 24%（部分有效率为 19%，完全有效率为 5%），中位总生存期为 11.5 个月。治疗耐受性良好，无严重不良事件报道。

患有脑转移瘤、症状性骨转移瘤或其他局部症状性转移瘤的患者可受益于大分割放射治疗以减轻症状。

十、放疗技术和耐受性

（一）传统照射野设计

放疗野设计要基于对肛门癌扩散的认识。经 APR 治疗的患者的历史结果显示 35%～46% 有盆腔淋巴结受累，13%～16% 有腹股沟淋巴结复发[60, 65]。因此，盆腔和腹股沟淋巴结应包括在放射治疗范围内。肿瘤组（TROG99.02）的一项 Ⅱ 期试验检查了接受放化疗的临床 $T_{1\sim2}N_0$ 鳞状细胞癌患者省略腹股沟放疗的相关结果[77]。腹股沟复发率为 22.5%。鉴于目前分期技术的局限性，作者建议所有患者都应接受选择性腹股沟放疗。

腹股沟淋巴结链的一部分位于股骨头和颈部的表面。重要的是使用放射治疗场来降低对这些结构的辐射剂量。包括腹股沟淋巴结的大前后 / 后前光子场将向股骨头和颈部输送全部辐射剂量。以这种方式治疗的患者可能有放射性骨折的风险[117]。仅通过前场治疗腹股沟外侧淋巴结的放射治疗技术将最大限度地减少对股骨头和颈部的剂量。一种方法是用包含所有这些结构的前光子场治疗原发性肿瘤、盆腔淋巴结和腹股沟淋巴结。后视野设计为仅治疗原发性肿瘤和盆腔淋巴结。电子场用于补充不包括在后光子场中的腹股沟外侧浅表淋巴结的剂量（图 59-1）。现代计划技术利用基于计算机断层扫描的模拟来优化腹股沟淋巴结的轮廓，然后使用这些信息来最小化放射治疗区域内股骨的体积。

（二）目标体积和正常结构

准确的靶区和正常结构识别对于三维放射治疗或调强放射治疗的晚期治疗计划至关重要。大体肿瘤体积代表原发肿瘤和临床受累淋巴结的最大范围，基于体格检查、内镜检查和诊断影像学检查的综合考虑。临床靶区体积包括原发肿瘤纵向或放射状显微扩展的危险组织及有危险的结节区域。这些结节区域包括直肠周围结节（包括所有直肠系膜到盆底）、腹股沟结节、骶前结节和髂内外结节。多个 CTV 可以基于向选择治疗区域的计划剂量传递的不同而构建。选择性结节覆盖的优势范围一般至少在髂骨分叉处或骶骨海角。

对在 MD 安德森癌症中心接受明确放化疗的 167 名患者进行的回顾性审查报告称，所有区域性骨盆衰竭（21% 的复发）都发生在上野边界位于骶髂关节底部的患者中。作者的结论是，椎骨 L_5/S_1 的上视野或目标边界可以减少这种复发[118]。

2009 年，一个 RTOG 小组报道了肛门癌选择性 CTV 分界的共识轮廓指南和地图集[119]。此外，澳大利亚胃肠病学小组（AGITG）120 和一个英国国家指导共识小组已经开发了 IMRT 肛门癌轮廓地图集[121]。这些参考资料作为肛门癌治疗规划的优秀模板和资源。在计划过程中应确定并避免的关键正常结构包括股骨头和颈部、膀胱、肠道和生殖器。

（三）调强放射治疗

考虑到在肛门癌的治疗中，膀胱、小肠、股骨头、生殖器及可能的骨盆骨髓与目标区域非常接近，与传统技术相比 IMRT 的顺应性得到了改善，提供了降低毒性的机会（图 59-2）[122, 123]。对 53 例在多个机构同时接受调强放疗和化疗的患者进行了回顾性研究，结果显示，早期随访显示良好的急性毒性和有效率。124 例患者的临床完全缓解率超过 92%，急性 3 级以上胃肠道或皮肤病毒性的发生率分别为 15% 和 38%。RTOG0529 是一项 Ⅱ 期试验，对 52 名患者进行剂量涂抹调强放疗，同时联合丝裂霉素和 5-FU 治疗，也显示了良好的患

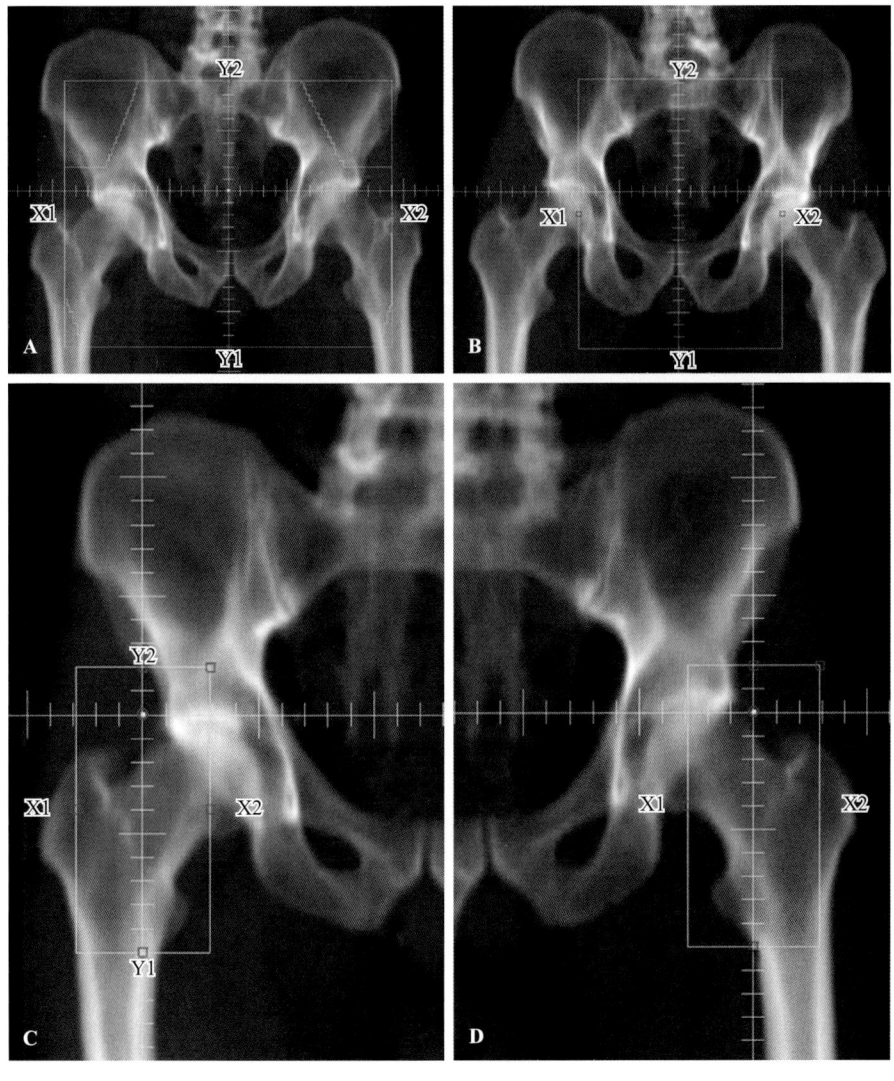

◀ 图 59-1　肛门癌区域

A 和 B. 宽前（A）和窄后（B）光子场；C 和 D. 电磁场被用来给没有包括在窄后光子场中的侧腹股沟淋巴结提供补充辐射剂量。每个电磁场的内侧边界被放置在前腹壁上后光子场的外侧出射点

者耐受率[125]。在本研究中，$T_{2\sim4}N_{0\sim3}M_0$ 的肛门癌患者在剂量涂抹调强放疗的第 1 天和第 29 天接受 5-FU 和 MMC 治疗，每期处方如下：T_2N_0 为 50.4Gy 至肛门初步计划靶区，42Gy 至选择性结节 PTV，分 28 次进行；$T_{3\sim4}$ 为肛门原发 PTV 54Gy，转移结节>3cm PTV 54Gy，转移结节 PTV<3cm 50.4Gy，择期结节 PTV 45Gy。与 RTOG9811 的历史基准相比，2 级 + 血液毒性（73% vs. 85%；P=0.032）、3 级 + 牙龈或泌尿生殖系统毒性（21% vs. 36%；P=0.0082）和 3 级 + 皮肤毒性（23% vs. 49%；$P<0.0001$）都有良好的早期临床反应[125]。由于毒性导致的治疗中断明显少于 49 天的治疗持续时间中位数为 43 天的 IMRT 剂量组（$P<0.0001$）。然而，IMRT 的整合需要严格的质量保证，以确保适当的目标体积覆盖，最小化边缘遗漏，并通过正常组织结构的准确识别最大化正常组织保留。RTOG0529 证明了这一点，即 81% 的治疗计划需要在初始审查时进行 IMRT 重新计划，46% 的计划需要多次重新提交。RTOG0529 的疗效结果

与 RTOG98-11 相似（RTOG0529 和 RTOG9811 分别为 5 年 LRF，16% vs. 20%；5 年 OS，76% vs. 78%；5 年 DFS，68% vs. 68%）。

与基于光子的 IMRT 相比，调强质子疗法可提供更好的剂量分布，减少对正常组织（包括膀胱、小肠、生殖器、股骨和骨髓）的剂量[127, 128]。因此，IMPT 可提供进一步减少急性和晚期治疗相关不良反应的机会；然而，目前缺乏临床数据，因此需要对该技术进行进一步评估[127, 128]。

（四）放疗剂量和分割

以前的 RTOG 试验提供了有关同时使用 5-FU（每天 1000mg/m²，第 1~4 天和第 29~32 天）和 MMC（第 1 天和第 29 天 10mg/m²）的标准放射剂量的有用信息[95, 104]。在 RTOG/ECOG 试验中，原发肿瘤、盆腔淋巴结和腹股沟淋巴结共接受 36Gy 的 EBRT，分 20 次进行，随后进行野减量，以包括原发肿瘤。加用 9Gy，分 5 次进行，原发灶总剂量为 45Gy，分 25 次进行。

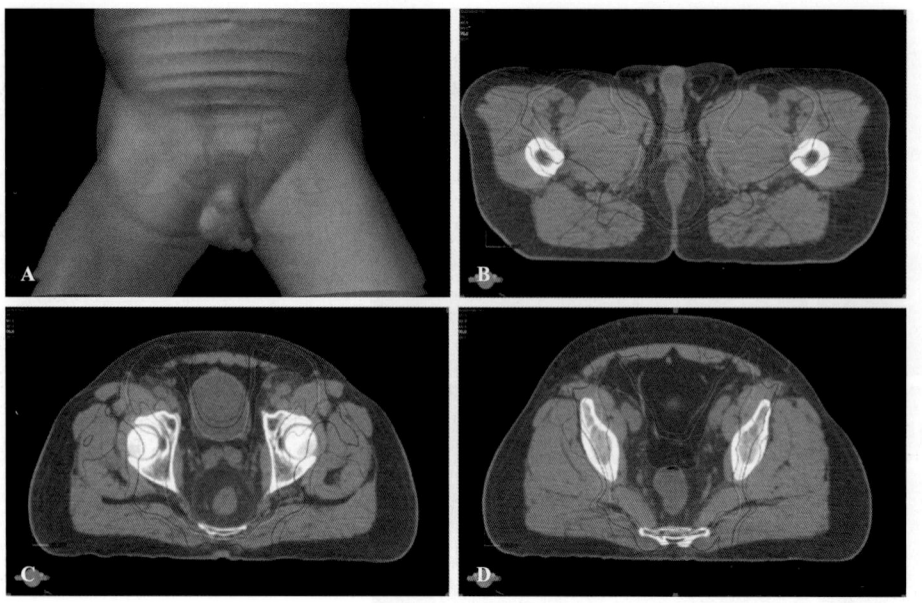

◀ 图 59-2　A. 65 岁男性 $T_2N_0M_0$ 肛管鳞状细胞癌患者的临床靶体积（绿色）和总肿瘤体积的三维绘制。B 至 D. 在下部（B）、中部（C）和上部骨盆（D）使用八野调强放射治疗计划的轴位剂量测定。红色、黄色、绿色、蓝色和紫色线分别代表 95%、90%、80%、70% 和 60% 等剂量线（未显示计划肿瘤体积）（此图彩色版本见书末）

45Gy 后残留肿瘤的患者加用 5.4Gy/3 次，28 次累计原发肿瘤总剂量为 50.4Gy。临床阴性的腹股沟内侧淋巴结接受 45Gy 照射，临床阳性的接受 50.4Gy 照射。放疗加 5-FU 和 MMC 的组合导致了 84% 的 4 年局部控制率[95]。然而，26% 的接受该方案治疗的患者出现了危及生命或致命的毒性，包括 3% 的与治疗相关的死亡率。目前尚不清楚将放疗剂量提高到 50.4Gy 以上联合 5-FU 和 MMC 是否能提高局部控制率和治疗耐受率。在随后的 RTOG9811 试验中，对于 45 天后 $T_{3\sim4}$ 病变、淋巴结阳性或 T_2 病变残留疾病的患者，推荐的最终增强剂量为 55～59Gy[57, 104]。局部复发仍然是一个问题，即使使用这些略高的放疗剂量，如前所述［根据 TN 疾病类别，5 年 LRF 范围为 17%（T_2N_0）～60%（T_4N^+）][58]。在 RTOG05-29 中，对于 $T_{3\sim4}$ 或淋巴结阳性的患者，推荐的最终剂量为 54Gy，分 30 次进行，T_2N_0 为 50.4Gy 分 28 次[125]。结果显示，与 RTOG98-11[126] 相比，采用这种剂量分割方案的 5 年局部区域控制率相当。英国已经制定了采用标准化剂量/分割方案的肛门癌调强放疗的全国共识指导建议，所有患者都接受 28 次治疗。$T_{1\sim2}N_0$ 病患者原发灶接受 50.4Gy 照射，择期淋巴结体积接受 40Gy 照射。T_3/T_4 疾病和（或）阳性淋巴结的患者接受 53.2Gy 照射原发肿瘤和肉眼淋巴结病变 3cm 或以上，50.4Gy 照射 <3cm 的肉眼淋巴结病变，40Gy 照射选择性淋巴结体积[121]。这些剂量分割方案用作正在进行的评估辐射剂量增加或降低的随机试验的对照。

目前尚不清楚同时化疗的剂量高于 50.4Gy 是否会改善预后。几个回顾性系列建议对 54Gy 或更高的辐射剂量进行更好的局部控制，特别是对 $T_{3\sim4}$ 肿瘤；然而，这些系列包括只接受放射治疗而不接受化疗的患者，许

多患者发生了放射治疗中断[129-131]。在 UNICANCER ACCORD 03 Ⅲ 期随机试验中，总剂量为 65～70Gy 的患者比 60Gy 的患者无结肠造口存活率更高（$P=0.067$）。尽管所有患者在初始阶段接受 5-FU 和顺铂 45Gy 25 次分割治疗后，计划在治疗过程中休息 3 周[61]。英国领导的 ACT5 试验（ISRCTN88455282）目前正在测试 $T_{3\sim4}$ 或淋巴结阳性肛门癌患者接受 IMRT 和 5-FU/MMC 治疗的剂量增加问题。患者将接受 28 次分割的治疗，其中原发肿瘤接受 53.2Gy、58.8Gy 或 61.6Gy。与局部晚期肿瘤的剂量递增相反，对于早期肿瘤或局部切除小肿瘤后，较低剂量的化疗放疗可能是足够的。除了 Nigro 等报道的对 30Gy 完全反应的原始经验外[94]，至少有两个其他机构报道了 30Gy 和同时化疗的局部控制率超过 95% 在数量有限的早期肿瘤患者或局部切除术后的患者中[132, 133]。由英国牵头的 ACT4 试验（ISRCTN88455282）正在解决早期（$T_{1\sim2}N_0$）肛门癌患者在接受调强放疗和同时接受 5-FU/MMC 治疗时的放射剂量降低问题。患者被随机分为标准剂量放射治疗（50.4Gy/28 次）或减量放射治疗（41.4Gy/23 次）。

EBRT 单独适用于少数因临床重大并发症或其他原因而不适合同时化疗的患者。在小肿瘤患者中，骨盆、腹股沟淋巴结和原发肿瘤的放射剂量为 45Gy，分 25 次照射，然后对原发肿瘤增加剂量，总累积剂量为 55～70Gy，肿瘤控制率较高（图 59-2）。

几乎所有接受同期化疗的肛门癌患者都会出现会阴皮肤反应，超过一半的患者会出现融合性湿性脱皮。这种急性反应的严重程度与辐射分割的大小和治疗技术有关。在玛格丽特公主医院的一项研究中，20 次 50Gy（2.5Gy/ 次）的急性和晚期毒性被认为是不可接受的

高[84]。报道的严重毒性较轻，采用相同的分割计划并中断治疗，或采用 48Gy/24 次的分割计划。在单一机构和小组研究中，调强放疗的使用似乎降低了会阴皮肤反应、血液抑制和胃肠道毒性的严重程度和体积。调强放疗急性治疗相关毒性的改善可能会减少中断治疗的要求，缩短总体治疗时间。

总体治疗时间可能会影响放疗或化疗的结果。在一项 RTOG 试点研究中，评估了 59.4Gy 的 5-FU 和 MMC，其中包括计划的治疗中断，30% 的患者需要在第 2 年之前进行结肠造口，而在没有计划治疗中断的 RTOG/ECOG 随机试验中，只有 7% 的患者需要结肠造口。对 RTOG8704 和 9811 的[67, 134]汇集数据分析确定，治疗持续时间每增加 14 天，需要结肠造口的失败风险增加 9.4%[67]。

（五）肿瘤消退

单纯放疗或放化疗后肿瘤消退可能较慢，完全消退的时间为 2~36 周（中位数为 12 周）[84]。如果不同时使用化疗，肿瘤消退的时间可能会更长。在法国一项对 193 名单独接受放射治疗的肛门癌患者的研究中，平均完全缓解时间是在治疗完成后 3 个月，有些患者需要长达 12 个月才能完全缓解[110]。ACT Ⅱ 研究评估临床完全缓解的最佳时间的二次分析发现，治疗开始后 11 周、18 周和 26 周的 CCR 发生率分别为 52%、71% 和 78%[135]。在 11 周未达到 CCR 的患者中，72% 在 26 周达到 CCR；因此，早期手术挽救对这些患者是不合适的。在 11 周、18 周或 26 周实现 CCR 的患者的总体存活率相似[135]。作者建议，评估 CCR 的最佳时间是在开始治疗后 26 周，这已被推荐用于未来的试验。值得注意的是，大多数原发部位的复发都是在治疗后 2 年内出现的[57]。

虽然有些研究要求在治疗结束后 4~6 周进行常规活检，但对肿瘤消退或临床缺失的患者不应进行常规活检[95]。45Gy 加 5-FU 和 MMC 的治疗与 92% 的患者在放射治疗完成 4~6 周后的活检结果阴性有关[95]。由于存活克隆体的加速再繁殖，在休息 6 周后进行低剂量的辐射增强不太可能提供任何好处。在 RTOG/ECOG 研究的 22 名患者中，有 7 名患者声称额外治疗的益处更有可能是最初治疗后肿瘤持续缓慢消退的结果，而不是增加 9Gy 放疗和顺铂化疗的结果。

对于局部持续或复发风险较高的患者（T4N0、T3~4N+），另一种方法是使用 PET/CT 反应而不是 CCR 来确定何时需要手术挽救。这可能会导致更好的手术抢救率，并有可能在选定的患者中进行局部切除，而不是 APR。

（六）治疗耐受性

与肛门癌治疗相关的急性毒性可能在一定程度上取决于同步化疗和放疗技术的使用。PMH 的研究人员报道说，当剂量从 2.5Gy 减少到 2Gy 或采用有计划的治疗间歇时，急性 3 级毒性从 75% 下降到 40%[84]。当 MMC 与 5-FU 和放射治疗相加时，急性毒性明显增加。在 RTOG/ECOG 试验中，26% 同时接受 5-FU 和 MMC 的患者出现 4 级或 5 级毒性（3% 与治疗相关的死亡），相比之下，只有 7% 的患者接受 5-FU（0.7% 与治疗相关的死亡）[95]。如前所述，调强放疗似乎可以降低 3 级或更高级别治疗耐受的发生率[125]。

对于同时接受 MMC 和 5-FU 的患者，严重（3 级或更高级别）的急性治疗相关不良反应是常见的。在 RTOG9811 试验的 5-FU/MMC 组中，3 级或更高的急性不良反应发生率为血液病 62%，皮肤病 49%，疼痛 24%，腹泻 23%，中性粒细胞减少性发热 18%，恶心 9%[104]。多项回顾性研究和小型单臂前瞻性研究表明，与 5-FU 和 MMC 方案相比，卡培他滨和 MMC 合并放疗可能具有类似的疗效和减少急性血液学毒性[136-139]。

晚期治疗相关的并发症通常在治疗后 2 年内确诊。可观察到无症状或无症状的会阴纤维化、毛细血管扩张和肛门直肠区或膀胱的少量间歇性出血。在 RTOG9811 试验的 5-FU/MMC 试验中，2 级或更高的晚期不良反应发生率为小肠 / 大肠 12%，皮肤 8%，膀胱 3%，皮下组织 4%，以及其他 18%。据报道，10%~15% 的患者出现需要手术治疗的严重晚期反应[104]。这些影响包括肛门失禁、肠梗阻、慢性腹泻、慢性盆腔疼痛、瘘管或膀胱功能障碍。老年女性患股骨头和颈部骨折的风险可能会增加，特别是如果放射治疗领域在前后两个领域都覆盖了整个股骨头和颈部[117]。晚期并发症可能需要在 2%~12% 的患者中进行结肠造口治疗[108, 109]。肛门癌化疗和放射治疗后的长期幸存者中，相当一部分人报告说，与疲劳、失眠、肠道功能改变、皮肤问题和性问题（包括男性阳痿和性功能减退）有关的生活质量存在一定程度的损害。

当放射治疗的分割大小大于 2Gy 时，放射治疗晚期并发症的可能性更大[84]。适当减少总剂量的低分割治疗可能不会导致较高的晚期并发症风险，但缺乏数据。英国的 ACT5 试验应该提供剂量递增组中 2.1Gy 和 2.2Gy 分次剂量的适度低分割的信息。晚期并发症在局部晚期肿瘤患者中也更常见；一系列报道了 23% 的 T3 或 T4 肿瘤患者的晚期效应，而 T1 或 T2 肿瘤患者的这一比例仅为 6%[142]。

多名研究人员报道称，HIV 阳性的肛癌患者对联合放化疗方案的耐受性降低，即使在高效抗逆转录病毒治疗（HAART）的时代也是如此[143-146]。与 HIV 阴性的患者相比，HIV 阳性的患者更有可能需要中断治疗、因急性反应住院和减少化疗剂量。一家机构报道说，低剂量放化疗（30Gy/15 次）在一小部分 HIV 阳性或患有获得性免疫缺陷综合征但没有重大机会性感染的患者中产生了令人满意的耐受性和反应[147]。

对于 HIV 阳性和 HIV 阴性的肛门癌患者，化疗和放射治疗的相对疗效有相互矛盾的数据。一项来自 4 个机构的综合回顾性分析显示，在 HIV 阳性和 HIV 阴性的患者中，临床完全应答率（≥92%）和 OS 相似[146]。然而，HIV 阳性的患者 5 年后局部失败的可能性要大得多（62% 和 13%；P=0.008）。更多的系列报道了 HIV 阳性患者和 HIV 呈阴性的人的肿瘤学结果[148, 149]。相比之下，有几个系列报道了 HIV 阳性患者和 HIV 阴性患者的类似肿瘤学结果[150-153]。对于 HIV 阳性的被诊断为肛门癌的患者，建议在化疗前、化疗中和化疗后转介给传染病同事进行 HIV 的共同管理。这通常包括获得基线 CD4 计数和血清 RNA 病毒载量计数。大多数在 HIV 背景下被诊断为肛门癌的患者将已经在接受 HAART。对于尚未接受 HAART 的患者，是否及何时启动 HAART 应由传染病专家做出决定，尽管美国现行指南建议对所有被诊断为 HIV 的患者启动 HAART，无论 CD4 计数和血清 RNA 病毒载量如何。

十一、治疗流程及未来发展方向

图 59-3 是一种针对新诊断的肛门癌患者的诊断和治疗算法。

未来肛门癌临床治疗的研究重点应放在提高局部晚期患者的疗效，而且还可以减少因治疗而导致的急性和长期发病率。治疗靶点清晰度、放射一致性（如调强放疗和潜在的 IMPT）及通过图像引导放射治疗进行放射

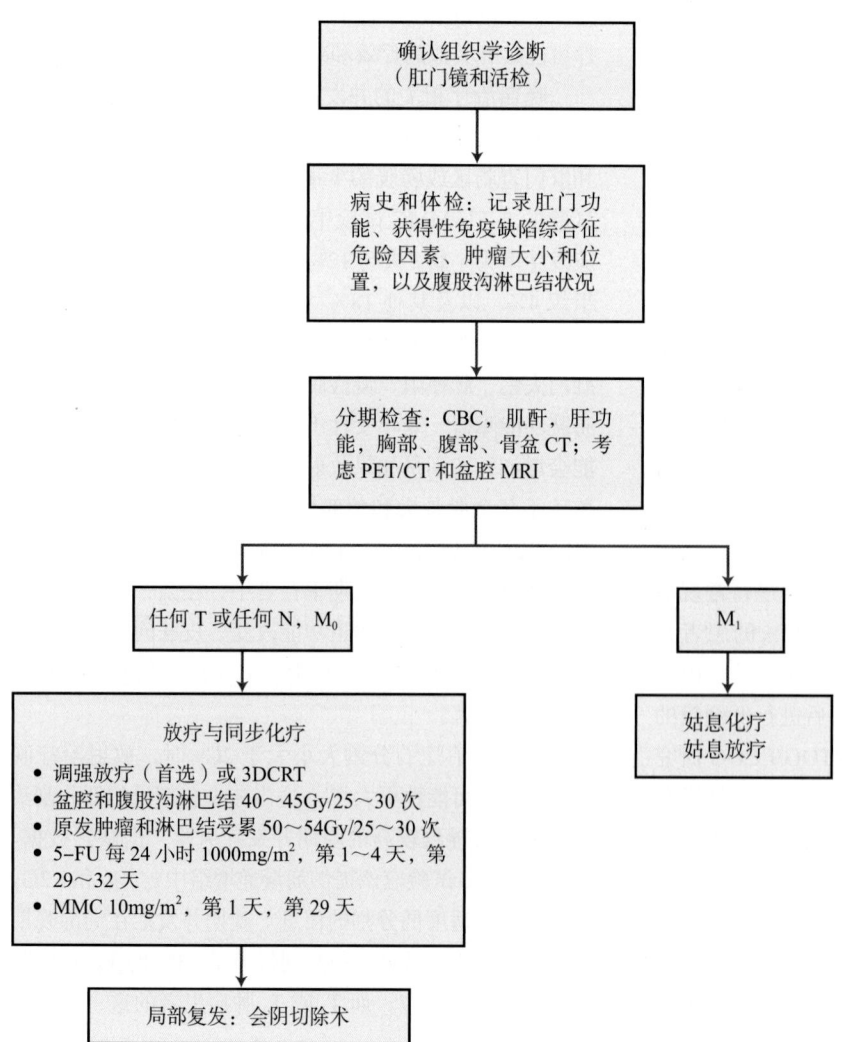

◀ 图 59-3 新诊断肛门癌的诊断和治疗流程

5-FU. 氟尿嘧啶；CBC. 全血细胞计数；HIV. 人类免疫缺陷病毒；MMC. 丝裂霉素；PET. 正电子发射断层扫描

治疗的准确性方面的持续进步，为对就诊时局部晚期疾病患者的剂量递增进行前瞻性研究提供了机会。此外，这些技术通过将剂量限制在生殖器、股骨、膀胱、肠道和骨髓，提供了降低治疗毒性的机会，正如早期临床经验所证明的那样。

有机会研究更新的细胞毒性、放射增敏剂，试图提高疗效或减少化疗相关的不良反应。此外，将生物和免疫治疗药物与治疗相结合有可能提高疗效。目前还没有诱导或维持化疗的作用。

影像学的进步也可能改善肛门癌的治疗和医疗决策。PET/CT 成像改善了肛门癌的初始分期，并可能有助于评估疗效。PET 早期再成像作为治疗反应的预测指标，并可能指导放疗总剂量的选择和早期手术挽救（局部切除、APR）的价值尚未被调查。

尽管肛门癌很罕见，但实验室和临床上的重大进展使人们对肛门肿瘤有了更多的了解，从而改善了治疗结果。随着导致肛门癌的途径得到更全面的描述，以及 HPV 和其他感染源的影响得到更好的定义，将有可能扩大以预防为重点的研究工作。然而，在预防和治疗肛门癌方面的进一步进展将需要继续致力于前瞻性试验。

第 60 章　泌尿系统肿瘤总论
Overview

Jeff M. Michalski　著

牛雪娜　译

泌尿生殖系统肿瘤学领域仍然急剧发展。随着这本教科书每个版本的更新，这些部位癌症患者的管理已经逐步改善。泌尿生殖系统肿瘤学已经真正成为一个多学科交叉的领域，即放射肿瘤学家必须掌握已发表的数据，而在多学科临床中，放射肿瘤学家的人数往往远远超过泌尿生殖系统肿瘤学家。泌尿生殖系统肿瘤学已经成为放射肿瘤学家不能忽视且可能需要花费大量时间学习的领域之一。

泌尿生殖系统肿瘤学的发展最好地说明了当代医学中一些更有问题的方面。在惊人的技术进步领域，有很多研究虽然没有足够严格的科学评估，但已被广泛采用。新的药物疗法正在迅速地投入实践，但是迫切需要研究如何最好地将它们与现有疗法和放射疗法结合起来。虽然正在进行随机试验，但它们往往难以克服数十年来的治疗偏见。此外，如进展缓慢的前列腺癌和罕见的睾丸精原细胞瘤、阴茎癌等，若要取得进展的高级证据是非常缓慢的。本概述提供了该领域的重点，随后各章的作者对其进行了详细的讨论。

一、前列腺癌

前列腺癌、乳腺癌和肺癌，仍然是放射肿瘤学家们最常见的癌症类型。早期病例发现的爆炸性增长反映了通过前列腺特异性抗原（PSA）血液检查的广泛使用和治疗的成功。20 世纪 90 年代初期，即引入 PSA 数年后，前列腺癌发病率达到高峰，因为该病在以前未筛查人群中的患病率降低了。正如预测的那样，发病率降低了，但从未达到基线水平。现在，维持在原始年发病率的 2 倍以上，检出率远远超过死亡率。

越来越明显的是，被检测出前列腺癌的患者比需要治疗的患者要多得多[1]。在英国完成的一项重要临床试验表明，采用主动监测方法治疗的局限性前列腺癌患者的总生存率优于接受手术或放疗的患者。这促使许多肿瘤学专业团体反对对低危患者进行前列腺癌筛查和治疗[2]。

在未来的几年里，生物标志物和诊断成像技术的进步，结合 PSA 检测和 Gleason 分级，将能够确定谁需要或不需要治疗。基因表达谱分析正作为一种可以预测癌症行为和对治疗反应的工具进行研究。当惰性癌症被可靠地识别出来时，患者数量就会减少，肿瘤学家就能把精力和有效的治疗集中在需要治疗的患者身上。低危前列腺癌患者进行主动监测现已成为主要的治疗方法。放射肿瘤学家在追踪这些患者中将扮演什么角色尚待确定，这将在一定程度上决定我们未来的实践方式。选择进行积极监测的患者中，超过 1/3 的患者最终需要治疗，其中许多是老年患者，选择进行放射治疗。因此，放射肿瘤学家有责任继续参与其中。

无论患者是在确诊时还是在确诊后的某个阶段需要治疗，一个重要的问题是：哪种治疗最有效？外放射治疗在过去 20 年中取得了实质性的进展。1999 年，护理模式研究显示，美国大多数放射肿瘤学家都在使用三维适形技术。后来又被其他形式的 EBRT 所替代，如调强放射治疗、图像引导近距离放射治疗，以及最近的质子束和立体定向技术。事实上，所有这些疗法都是非常有效的，治疗的选择可能归结为影响生活质量和费用的问题。

前瞻性试验表明，增加放射剂量可提高治愈率，而高度适形技术是给予这些剂量唯一安全的方法[3, 4]。这是一个在强有力的证据基础上改变实践的极好例子。放射治疗系统的最新发展是否提供了有意义的剂量学增值仍存在争议，但是现在在放射治疗试验中对患者报告结果的常规使用将回答这个问题。图像引导的使用已经得到广泛的认可，目前很少有中心不使用它进行前列腺治疗。接下来的10年，我们将评估这些技术进步对患者的益处，并将其与解剖学和功能成像的进步结合起来，以开发前列腺次全照射的增强技术。

大量的技术改进使EBRT成为一个更加漫长和昂贵的过程。因此，为了减轻社会和经济负担，人们提出了其他办法。其中一种方法是低分割。临床和生物学证据表明，前列腺癌可能具有较低的α/β比值，低分割可能是有益的[5]。现在，精确的定位可以实现更精准的、更有效的低分割。这些短疗程放疗方式不仅为患者提供了便利，且由于减少了资源的使用而更加经济有效。低分割已在美国、加拿大和欧洲的随机试验中成功评估。低分割的立体定向计划和技术正在进行Ⅲ期试验。这样的调查是至关重要的，因为许多中心在使用这种方法时，对其生物学意义和风险还没有明确的认识。关于最合适的剂量，特别是在超低分割的情况下，仍然存在不确定性。低剂量率和高剂量率（HDR）近距离放射治疗也很受欢迎，它们有很多支持者和大量的有利证据。

早期前列腺癌患者极有可能被治愈，因此生活质量问题对患者而言至关重要。越来越多文章报道了这些问题。显然，对生活质量的影响将成为未来几年影响患者和医生选择治疗方案的重要因素之一[6, 7]。

对于局限性晚期的疾病，美国和欧洲的大型合作小组已经付出了巨大的努力来进行试验，回答问题，并确定实践标准。雄激素联合EBRT的作用已经得到了更好的界定。结果显示，对于低危和预后良好的中危患者，可行单独放疗，不需要联合雄激素治疗[8]。预后不良的中危患者可以联合短疗程雄激素治疗[8]，而高危前列腺癌患者需要联合长疗程雄激素治疗，这与乳腺癌类似[8, 9]。盆腔淋巴结照射在局限性晚期或复发性疾病中的作用仍有争议。美国肿瘤放射治疗协助组织（RTOG）94–13试验表明，这种治疗方法可能有小的疾病特异性生存优势，而且新的淋巴结放疗技术其产生的不良反应较前减轻[10]。NRG/RTOG试验的早期数据显示，雄激素剥夺治疗（ADT）和盆腔淋巴结照射对根治性前列腺切除术后复发的前列腺癌均有优势[11]。目前正在进行积极的试验探讨除ADT外的高剂量照射的使用，并出现新的ADT模式，联合或不联合化疗。这代表了治疗男性疾病的新前沿，毫无疑问，男性疾病需要更有效的治疗。

尽管目前前列腺癌的发病率稳定，积极监测的情况有所提高，接受手术治疗的患者人数仍在继续增加，这很大程度上是因为人们对机器人技术的喜爱。这些患者中有很大一部分经历了随后的失败，而术后放疗已成为当代放射肿瘤学家实践的重要组成部分。大型随机试验表明放射治疗在前列腺癌术后治疗中有一定的作用。它在挽救性治疗和辅助治疗中被广泛接受。

前列腺癌是一种通过精心设计的临床试验才能取得真正临床进展的疾病。一个试验建立在前一个试验的基础上，逐步积累知识，以创建更清晰的管理图景。前列腺癌也已成为其多学科研究的一个模型。通过近距离放射治疗和综合治疗，放射肿瘤学家、泌尿科医师和医学肿瘤学家形成了一种新的富有成效的合作精神。

二、膀胱癌

膀胱癌是一种已取得重大进展的疾病。越来越多的支持性证据表明，多途径保存膀胱已成为根治性膀胱切除术的公认替代方法[14]。美国国家临床试验网络支持NRG和西南肿瘤小组通过优化放射剂量、化疗和免疫药物的试验进一步细化治疗方案。在英国和北欧，已经开展了大量工作以更好地确定治疗量，并且随机试验回答了关于淋巴结治疗及全膀胱和部分膀胱照射的价值问题。由于膀胱癌治疗最严重的不良反应是胃肠道并发症而不是泌尿生殖系统并发症，因此对这种高度侵袭性肿瘤进行日常影像学指导很有意义。缩小靶区体积并减少小肠照射体积的方法将是膀胱癌患者向前迈进的一步。几项新研究着眼于通过改变分割方式和选择低毒性的化疗方案来提高对放化疗的耐受性。

膀胱癌中已经出现了几种分子标志物和潜在的分子标志物，为临床研究创造了新途径。未来的试验组研究可能集中于通过使用标志物进行膀胱保存患者的筛选，以及靶向治疗与放化疗联合的相互作用上。

在所有这些进展中，为什么器官保护的多模式治疗在患者和泌尿科医师中不受欢迎？泌尿科医师类似于门卫，他们坚信必须尽快切除膀胱以最大限度地治愈，且放疗后的膀胱功能不佳，浅表性和浸润性局部复发普遍存在且难以处理。本文有关膀胱癌的章节中，总结了放射和医学肿瘤学家可能会使用的数据，以期将器官保存作为有意向立即进行膀胱切除术患者的替代方法。最近，英国和美国进行了一些随机试验，对放疗加化疗和不加化疗的情况进行了研究，这为提议保留器官的论点提供了支持[15, 16]。

三、睾丸癌

精原细胞瘤是所有肿瘤中对放疗最敏感肿瘤之一，放射肿瘤学家认为这种癌症有很高的治愈率。很少有癌症的治愈率超过95%，如Ⅰ～Ⅱ期精原细胞瘤。40年来，辅助放疗一直是睾丸切除术后的主要治疗手段；然而，最近它的使用有所减少。大剂量照射对年轻男性患者的治疗有长期的影响。很久以前，由于担心心脏毒性，并且化疗在需要的情况下可以有效挽救纵隔，所以放弃了纵隔野照射。最近的热点围绕着放射线诱发肿瘤[17]。在英国和加拿大的一系列随机试验中，已经测试和验证了靶区体积和剂量的大幅减少。

从本书第 1 版开始，欧洲对 I 期精原细胞瘤的标准辅助治疗已从 30Gy 的完整"狗腿"区域缩小到仅 20Gy 的主动脉旁淋巴结区域[18]。试验发现单药卡铂也有疗效，可作为放射治疗的替代方案，但其长期影响尚不清楚[19]。大多数患有小肿瘤的男性在睾丸切除术后推荐单纯观察，仅对腹膜后淋巴结区域或其他区域进展的患者进行治疗。在第 63 章，Chung 记录了这些变化及当代放射肿瘤学家必须与新诊断的患者进行的讨论。II 期患者（IIA～IIB）的放射治疗仍然是标准治疗，而IIC 或III期患者则需要多药化疗。精原细胞瘤最新进展与霍奇金病的情况相似，均是在保证疗效的基础上尽可能地降低放射剂量。

四、肾癌和输尿管癌

肾癌、肾盂癌和输尿管癌传统上都是以外科治疗为主。由于其他原因，在腹部计算机断层扫描中通常发现小的、偶发的肿瘤，因此肾癌的分期产生了巨大的阶段性转变。肾部分切除术、腹腔镜肾切除术和经皮超声消融术的发展，为肾癌患者提供了任何药物或放疗都无法比拟的疗效。

尽管公认的肾细胞癌对放射线相对不敏感，但放疗在局部晚期或出现远处转移的患者中发挥着作用。在切缘阳性或孤立的局部复发切除后，可以考虑采用放疗。术中照射可作为 EBRT 的补充，以提供局部肿瘤控制所需的高剂量，且不会引起过度的肠毒性。出现远处转移后，高剂量照射在维持生存期较长患者的生活质量方面起着重要作用。立体定向放疗已成为脑转移瘤的常见治疗方法，该技术可在常见的传播部位产生所需的高剂量来消除疾病。立体定向放疗被用于治疗医学上不能手术的原发肿瘤，并取得了一定的成功。此外，随着靶向药物的发展，患者的生存期越来越长，可能很需要该技术来处理中枢神经系统外的转移灶。

肾盂癌和输尿管癌不同于肾细胞腺癌。肾盂和输尿管癌起源于移行细胞，它们的行为更像膀胱癌，对放射线和基于顺铂的化疗更敏感。但不采用器官保留方法。如果肾脏或输尿管中存在肿瘤，保留肾脏和输尿管在功能或生活质量上几乎没有提高，因此，手术是主要的治疗手段。当疾病局部进展或已扩散到邻近淋巴结时，放化疗可提供一些帮助。

五、阴茎癌

阴茎癌是另一种可能有望对其进行器官保护的癌症。在第 65 章中，Crook 证明阴茎癌在许多方面可能与其他皮肤癌一样，但因易于出现淋巴结扩散又与之不同。Crook 还证明，进行适度的放射治疗是可行的，但在技术上具有挑战性。在美国，接受过包皮环切手术的男性这种疾病很少见，因此积累的经验很少。然而，近距离放疗或 EBRT 遵循简单的首要原则，这是任何熟练的放射肿瘤学家所无法企及的。

第 61 章　前列腺癌
Prostate Cancer

Jeff M. Michalski　Thomas M. Pisansky　Colleen A. Lawton　Louis Potters　著

牛雪娜　译

要　点

1. **发生率**　据预测，在美国，2018 年新诊断前列腺癌病例共约 164 690 例，死亡 29 430 例。自 1994 年起，因为前列腺特异性抗原筛查的使用，使前列腺癌新发病例的发病率一直相对稳定。由于前列腺癌的早期诊断和治疗使前列腺癌的死亡率降低。在美国，男性一生中被诊为前列腺癌的风险是 1∶6。

2. **生物学特性**　前列腺特异性抗原、临床分期和病理分级可预测前列腺癌的扩散、淋巴转移、血行转移及预后。结合这些因素可以提高预测疾病相关生存率的准确性。

3. **分期**　TNM 分期可以通过临床检查、影像学和前列腺癌切除术和淋巴结切除术标本的病理检查来确定。前列腺癌的范围与直肠指诊、有或无直肠超声、Gleason 评分、血清 PSA 水平有关。高危患者选择性使用全身骨扫描、CT 或 MRI 的骨盆成像。

4. **主要治疗**　基于预期寿命、并发症、肿瘤相关特征和患者对生活质量问题的期望选择主动监测、放疗或根治性前列腺切除术作为主要治疗方式。在临床局限性疾病中，需要经过几年的观察来衡量特定治疗方法对疾病自然史的影响。放疗具有良好的预期生存期，是根治性前列腺切除术的另一种选择。现代放疗技术使放射剂量与靶点相符合，同时最大限度地减少非靶点（如直肠和膀胱）组织的暴露，从而使低分割治疗方案具有吸引力。经会阴超声引导的近距离放疗提供了一种准确放置放射源的方法。在癌症的长期控制和生存率方面与根治性前列腺切除术相似。

5. **辅助治疗**　前列腺切除术后局部肿瘤复发的危险因素包括手术切缘阳性、精囊受侵或盆腔淋巴结转移。辅助放疗可以改善肿瘤局部控制率、无病生存期、无进展生存期和总生存率。

6. **局限性晚期疾病**　外放射治疗是首选的主要治疗方式。EBRT 联合新辅助雄激素剥夺治疗可以改善局部肿瘤控制和无进展生存期。EBRT 辅助雄激素剥夺治疗可以降低局部复发和转移的风险，对于高级别肿瘤患者可以改善生存期。

7. **姑息治疗**　EBRT 能有效缓解局部进展或转移引起的症状。使用 ^{223}Ra 进行全身放疗可提高生存率，同时降低骨折、脊髓受压和其他不良骨骼事件的风险。

前列腺癌是一个重要的健康问题，它在医疗保健专业人员、医疗保健政策代理人、患者代理人、保险公司和其他第三方付款人之间引起了很大的争论。前列腺癌的高发病率，以及多种多样的自然病史和多种治疗方法，促使人们考虑如何在男性人群中应对这种疾病。在这种情况下，放射肿瘤学家可以与初级保健医生、泌尿科医生和其他关心前列腺癌患者福利的保健专业人员进行讨论。

一、流行病学和病因学

（一）流行病学

2018 年，在美国，新诊断前列腺癌病例约 164 690 例，占所有新诊断男性恶性肿瘤的 28%[1]。在美国，男性一生中被诊为侵袭性前列腺癌的风险是 1∶6。在这些病例中，约 90% 为局限期，5 年相对生存率接近 100%。1975—1979 年及 1987—1991 年，年龄调整后的年发病率总体上增加了 66%[2]。这一变化很大程度上反映了局限性前列腺癌病例检出率的增加，而不是局部晚期或转移性前列腺癌病例。2010—2014 年，由于美国预防服务工作组反对常规筛查的建议，前列腺癌的新诊断发病率每年下降 10%[3]。前列腺癌仍然是男性癌症死亡的第 2 大原因，2018 年约有 29 430 人死于前列腺癌。与新诊断的癌症发病率一样，1993—2015 年，前列腺癌死亡率下降了 52%。1990 年，前列腺癌的年死亡率为 38.56 人，而 2005—2009 年，每 10 万男子死亡 19.5 人[1]。

（二）病因

队列研究和病例对照研究是确定癌症病因的两种主要方法[4]。前列腺癌的发生可能与宿主和环境因素相关，但目前尚不清楚哪些因素可直接引发或促进前列腺癌的发生。正如几位作者所讨论的[5, 6]，长期的雄激素暴露是正常的前列腺发育和肿瘤生长所必需的。高龄[7]、种族[8-10] 和前列腺癌家族史[11, 12] 是前列腺癌发生的危险因素，家族史目前被认为是最可能的危险因素。饮食、体重指数、能量平衡和体力活动等因素也与前列腺癌的发生有关[13-17]。

（三）激素

研究表明激素可促进前列腺癌的发生，但其作用机制和相互作用尚不清楚。动物研究表明，长期接触睾丸激素可显著增强致癌物对前列腺组织的作用[18]。雄激素可促进前列腺良性增生和前列腺癌发展，且前列腺良性增生的男性发展为前列腺癌的风险增加[19, 20]。前列腺癌患者的血清雄烯二酮、双氢睾酮、性激素结合球蛋白或睾丸激素的含量会发生改变[21-24]，且种族不同含量也不同[23, 24]。循环血液中的雄激素并不能完全解释前列腺癌的发展的机制，其在下游靶组织的作用可能与肿瘤发展更相关[25]。睾酮是主要的循环雄性激素，它在前列腺和其他外周组织中被 5α- 还原酶转化为双氢睾酮。双氢睾酮结合雄激素受体导致核易位及转录并激活雄激素应答基因。5α- 还原酶的活性在各个种族中是不同的，并且可以部分解释种族引起的前列腺癌的可变发病率和侵袭性[24, 26]。

（四）年龄

年龄可能是与前列腺癌相关的最重要的单一因素，因为大多数老年人在前列腺中都有组织学上的癌变证据[27]，临床检出率直接与年龄有关[28]。也可能与下列因素有关，如免疫系统的衰老、较高水平的氧化应激、长期暴露于致癌物，以及对 DNA 损伤的反应受损，但对这种关联缺乏确切的解释。

（五）遗传

两项研究表明，遗传因素是前列腺癌发生的相关因素[29]。几位研究人员观察到前列腺癌的家族性聚集，并提出遗传体质可能会增加疾病易感性[11, 12]。据估计，多达 5%～15% 的前列腺癌病例是遗传性或家族性的[30, 31]，通常比散发性病例更早确诊[30]。Carter 等[11] 发现与散发性相比，家族性的疾病风险增加，发病亲属数量更多，发病年龄更早。在对 33 项报告前列腺癌家族聚集性研究的 Meta 分析中，一级亲属（父亲或兄弟）的发病比率为 2.48。如果有 2 个或 2 个以上的一级亲属发病，RR 为 4.39[32]。

（六）种族差异

前列腺癌发病率的特点具有显著的种族差异，这与地理因素有关[28]。非裔美国男性和亚洲土著之间的发病率有 30～50 倍的差异[33]。在健康专业人员追踪研究中，非洲裔美国人与患前列腺癌的风险密切相关[34]。但种族与环境之间存在复杂的相互作用。例如，一个特定种族群体（如日本人）的癌症发病率往往会向该群体移民到的地理区域（如美国）的人口的发病率转移，因这部分群体被新环境和文化同化[35]。此外，某些种族群体（如非洲裔美国人）的前列腺癌进展程度更高，其分期调整结果似乎比其社会其他成员（如白人）更差[36, 37]。这可能与激素水平、饮食、遗传和社会经济因素有关[8, 24, 26, 38, 39]，目前尚无明确证据，因此有必要进行进一步的研究以阐明种族与前列腺癌风险之间的关系。

（七）饮食

饮食因素在前列腺癌发病中的作用难以辨别，因为饮食因素的研究与其他潜在危险因素的相互作用难以区分开来。前列腺癌的发病率存在明显的种族和地理差异，可能有一定饮食因素。高脂饮食可能与前列腺癌的发病率和死亡率有关[6, 13, 38, 40]，而视黄醇[40]、某些类胡萝卜素（如番茄红素）[6, 42]、植物雌激素[43] 和维生素 D 的摄入可能具有保护作用[44]。其他维生素（如维生素 E）和矿物质（如锌）的影响尚不确定[6]。在一项针对美国男性的大型前瞻性队列研究中，Sinha 等报道了加工肉类和红肉与前列腺癌总发病率和局部晚期前列腺癌发病率的相关性[45]。其他饮食因素，如 α- 亚麻酸，与前列腺癌风险增加有关，而含有番茄红素的番茄产品与前列腺癌风险降低相关[34, 46]。有研究表明，摄入大量水果和蔬菜与较低的前列腺癌发病率有关[47]。健康专家随访研究表明，番茄酱（生物可利用的番茄红素的主要来源）与前列腺癌的风险较低有关[46]。在硒和维生素 E 癌症预防试验（SELECT）中，研究人员发现血清中高水平的 ω-3 多不饱和脂肪酸与前列腺癌的发展有关[48]。

（八）体型

尽管研究未能一致表明肥胖与前列腺癌的发生有关，但一项针对超过40万男性的研究（癌症预防研究Ⅱ）显示，体重指数较高（体重 vs. 身高）的男性与体重指数较低的男性相比患前列腺癌的风险增加[13, 14]。肥胖导致前列腺癌或前列腺癌高死亡率的机制复杂，认为与高胰岛素血症有关，高胰岛素血症导致胰岛素样生长因子和可用的性类固醇（雄激素）水平升高[55]。

（九）癌前病变

某些非典型上皮病变可能是前列腺癌的癌前病变，前列腺活检中出现这种病变可能是前列腺癌的危险因素之一。这些病变可以分为两类：前列腺上皮内瘤变和非典型腺瘤性增生。

在这两种类别中，PIN代表细胞增殖形态学连续体的癌前末端，与前列腺癌密切相关[64]。PIN分为低级别和高级别，高级别PIN被认为是浸润性癌的前体[64, 65]。研究表明，PIN比前列腺癌早10年或更早出现，低级别PIN最早在30岁发生[66]。PIN常发生在癌变附近，它的存在提示着浸润性癌的可能性[67]。Davidson等指出，35%的PIN患者可在后来的活检中发现前列腺癌[68]，这与其他研究的结果一致[69]。PIN是前列腺癌的一个显著的危险因素，需要密切监测和随访[70, 71]。然而，在前列腺癌预防试验中，即使不存在高级别PIN，通过重复的前列腺活检新肿瘤诊断的发生率也高达35%[72]。通过与高级别PIN相关的特定分子可能能够预测哪些男性在重复活检中可能患有浸润性癌。一项研究发现，表达α-甲基酰基辅酶A消旋酶（AMACR）的高级别PIN活检标本与未表达AMACR的高级别PIN活检标本相比重复活检的癌症发病率高5.2倍[73]。在前列腺切除术标本中，AMACR过表达在癌旁高级别PIN病变中比远处高级别PIN病变中更常见[74]。

二、预防和早期发现

（一）预防

前列腺癌是一种雄激素依赖性肿瘤，从最初的恶性转化到临床表现的潜伏期较长，易于进行疾病预防[75]。从肿瘤开始发展到浸润性癌通常需要几十年的时间，有充足的时间进行干预[76]。利用高危人群的化学预防策略是确定有效药物的一种有效方式[77]。这些研究结果可以在普通人群的大规模试验中得到证实。改变宿主激素环境可中断导致前列腺癌临床表达的多个步骤[75]。对致癌过程的了解及发现有效的新型药物（包括产生可逆性雄激素剥夺的药物）在将来可能对前列腺癌的发病率和死亡率有益。

前列腺癌预防试验（PCPT）是为了测试非那雄胺作为一种预防药物对低风险前列腺癌的有效性[79]。这项Ⅲ期临床试验将18 882名符合条件的男性（年龄≥55岁，直肠指诊正常，PSA水平<3ng/ml）随机分为非那雄胺（每天5mg）或安慰剂组，为期7年。这7年里，前列腺癌的患病率下降了25%，从安慰剂组的30.6%降至非那雄胺组的18.6%[79]。服用非那雄胺的患者，高级别前列腺癌（Gleason评分7~10分）更常见；在非那雄胺组前列腺癌的发生率为37%，其中高级别前列腺癌的发生率为6.4%；安慰剂组前列腺癌的发生率为22%，其中高级别前列腺癌的发生率为5.1%。PCPT中发现高级别前列腺癌发病率增加一直是存在争议的话题。研究人员认为，高级别前列腺癌的发病率增加是由于前列腺组织体积减小导致的检测偏倚引起的，因此癌变组织的比例更高。此外，非那雄胺没有剂量效应，且累积剂量越高在更严重的肿瘤中效用也没有显著增加[80]。PCPT试验不是用来检测癌症特异性生存或总体生存差异的。与安慰剂相比，非那雄胺可减轻泌尿系统症状，但有明显的性方面的不良反应[79]。非那雄胺组中常出现射精量减少、勃起功能障碍、性欲丧失和男性乳房发育（P<0.001），尿急、尿频、尿潴留、尿路感染和前列腺炎较少出现（P<0.001）[79]。

一项度他雄胺减轻前列腺癌事件（REDUCE）的Ⅲ期研究，测试了度他雄胺对5α-还原酶的抑制作用[81]。度他雄胺可同时阻断Ⅰ型和Ⅱ型5α-还原酶，表明在预防前列腺癌发展方面可能有效。REDUCE试验是安慰剂与度他雄胺（每天0.5mg）的随机试验，以评估其是否对前列腺癌有预防作用。试验开展4年后，使用度他雄胺的前列腺癌患者患病率降低了22.8%。像PCPT试验一样，REDUCE试验并未显示前列腺癌死亡或全因死亡率的下降。这些药物可能会降低无临床意义肿瘤的检出率，但不会降低潜在致命性疾病的发生率。REDUCE试验的探索性分析表明，阿司匹林或非甾体抗炎药可能会降低患前列腺癌的风险，肥胖症可能与高级别癌症的发展有关[82]。

（二）早期发现

前列腺癌早期检测引发了相当大的争议。一些人认为，早期检测的成本太高，而且会导致越来越多的临床意义不大的肿瘤被发现，因为尸检研究表明老年男性中偶发肿瘤的发病率很高[76, 85]。一项在器官捐赠者中检测前列腺癌的研究发现，60—69岁的男性中有1/3的人偶发前列腺癌，70岁以上的男性中有46%的人偶有前列腺癌[86]。

PSA、直肠指诊（DRE）和超声在诊断癌症中的敏感性和特异性有限，进一步加剧了反对前列腺癌筛查的争论。虽然 DRE 对前列腺癌具有较高的特异性，但其敏感性较低，并不是一种有效的检测工具[87]。在现在，阈值为 4.0ng/ml 的 PSA 筛查的灵敏度只有 20% 左右[88]。尽管降低阈值可以提高 PSA 筛查的敏感性，但会降低其特异性，增加临床无意义肿瘤的检出率。早期检测策略也因与早期检测偏倚相关的癌症特异性生存率的过度提高而受到批评。一份早期报道显示，PSA 的使用使前列腺癌的诊断提前约 5 年[89, 90]，在早期和低级别肿瘤的检测上提前更早时间[91]。欧洲前列腺癌筛查随机研究（ERSPC）和 SEER 注册中心的数据表明，提前时间偏差可能在 5.9~7.9 年[92]。前列腺癌筛查的争论包括过度检测和过度治疗的风险。当男性被发现患有一生都可能不会发病的疾病时，就会出现过度检测。若干预不会延长患者寿命，也不会影响疾病的发病率，就会出现过度治疗。对于参与前列腺癌管理的临床医生而言，真正的挑战是确定具有临床意义的疾病。

支持前列腺癌筛查的论点包括 1990—2005 年前列腺癌死亡人数减少了 36%[28]。统计模型表明 PSA 筛查是造成下降的原因[93, 94]。有研究表明，对早期癌症的治疗有生存益处的数据为早期发现和治疗的作用提供了支持[28]。瑞典的外科手术和观察等待的随机对照试验表明，接受早期前列腺癌根治术的男性在肿瘤特异性死亡率和总死亡率方面有改善[95]。美国根据 SEER 数据对 44 630 名男性进行的观察性队列研究表明，65—80 岁的中低危前列腺癌患者积极治疗具有生存优势[96]。与这些论点相反的是随机前列腺癌干预与观察试验（PIVOT）的结果，该试验显示早期前列腺癌的手术治疗对生存无益处[97]。在 731 名局限性前列腺癌患者的试验中，接受根治性前列腺切除术的患者 10 年生存率为 53.0%，接受观察治疗的患者 10 年生存率为 50.1%（P=0.22）。此外，前列腺癌特异性死亡率在两组之间没有显著差异。

两项同期前瞻性随机试验的报道引发了这一筛查争议[98]。美国前列腺癌、肺癌、结肠癌和卵巢癌筛查试验在 10 个研究中心登记了 76 685 名男性，以确定每年 PSA 和 DRE 对这些部位肿瘤特异性死亡率的影响[99]。主要排除标准是既往有前列腺癌病史、目前的治疗及在入组前的 3 年内接受过一次以上的 PSA 筛查。受试者连续 4 年每年接受一次 DRE 检查和连续 6 年每年接受一次 PSA 筛查。PSA>4.0ng/ml 或 DRE 发现结节或硬结被认为是前列腺癌的可疑表现，并建议进一步进行诊断性评估。经过 13 年的中位随访，在受试者中诊断出前列腺癌的人数增加了 12%，而前列腺癌的死亡率却没有降低[99]。在筛查组和对照组中，前列腺癌的死亡率分别为 3.7/10 万和 3.4/10 万。欧洲前列腺癌筛查随机研究（ERSPC）从 7 个欧洲国家招募了 182 160 名年龄在 50—74 岁的男性[100]。他们被随机分成两组，筛查组每 4 年进行一次 PSA 筛查，对照组未行 PSA 筛查。各国在入组标准方面存在差异：合格年龄、病例选择标准、PSA 阈值及 DRE。PSA 值低于 3.0ng/ml 则认为异常，应立即行进一步检查。在 162 388 例符合条件的入选男性中，筛查组诊断出 7408 例前列腺癌，对照组诊断出 6107 例（少 21%）。经过 13 年的随访，筛查组前列腺癌的校正死亡率为 0.79（95%CI 0.69%~0.91%，P=0.001）[100]。试验中，需要进一步筛查以防止前列腺癌死亡的人数为 781 人。重要的是，需要对 27 名男性进行诊断，以防止每一名前列腺癌患者死亡[100]。

这些筛选试验的重要差异有助于解释结论的明显差异。美国的 PLCO 试验招募了一组男性患者，其中多达 42% 的患者曾接受过筛查，与完全没有筛查的人群相比，有效地降低了癌症患病率。在进行哥德堡研究时，强调了这种预筛查津贴，该研究中近 1/4 的患者在首次筛查时被确诊。此外，在 PLCO 试验期间，52% 的未筛查男性进行了 PSA 检测，污染了对照组。对于一组患有筛查性癌症患者来说，11 年的随访时间相对较短。ERSPC 试验表明 PSA 筛查有益，但该研究中包含的男性可能不能代表现代美国人群。

目前正在探索新的生物标志物来补充或替代 PSA 筛查。前列腺癌抗原 3（PCA3）是一种非编码 RNA，其仅在前列腺中表达，在其他任何正常的人体组织或肿瘤中均不表达[117]。与正常或良性增生性前列腺组织相比，PCA3 RNA 在 95% 的肿瘤中高度过表达，PCA3 在肿瘤中的表达上调高达正常前列腺组织的 66 倍。因为具有高 PCA3 水平的癌细胞会从前列腺脱落到尿液中，所以 PCA3 RNA 不仅可以在前列腺组织标本中检测，也可以在直肠指检后的尿液和尿液沉积物中检测。在 REDUCE 预防试验对照组进行的一项相关生物标志物研究发现，尿 PCA3 评分升高与活检阳性率相关（P=0.0001），与活检组织 Gleason 评分相关（P=0.0017）[118]。近期的研究显示，在前列腺癌患者中发现了涉及雄激素调节的 TMPRSS2 和 ERG 转录因子基因的基因改变。ERG 被认为是前列腺癌的关键致癌基因。与 PCA3 类似，经直肠指检后可在尿液中检测 TMPRSS2：ERG 基因重排。尿液中 TMPRSS2：ERG 融合检测对前列腺癌检查具有 90% 以上的特异性和 94% 的阳性预测值。一项前瞻性多中心评估在直肠指检后首次采集尿液标本检测 PCA3 和 TMPRSS2：ERG 诊断前列腺癌的敏感性为 76%[119]。研究人员得出结论，在大规模筛查项目中，尿液生物标志物可使不必要的前列腺活检大幅减少。

（三）筛选建议

当回顾来自各个专业协会的当前建议时，前列腺癌筛查的争议是显而易见。美国癌症协会（ACS）之前建议对 50 岁以上、预期寿命至少为 10 年的男性每年进行 DRE 和 PSA 检测。2009 年，在 PLCO 和 ERSCP 试验的临时结果公布之后，ACS 不再支持前列腺癌的常规检测。ACS 支持医疗保健专业人员讨论早期检测的潜在优势和局限性，并提议对具有患前列腺癌风险的 50 岁男性和预期寿命超过 10 年的男性进行年度 PSA 检测和 DRE 检查（http://www.cancer.org/cancer/prostatecancer/detailedguide/prostate-cancer-detection）。在非裔美国人和有一级亲属诊断为前列腺癌的男性中，讨论应该在 45 岁时进行。对于有多个一级亲属患有前列腺癌的男性，可能从 40 岁开始。如果筛查没有发现前列腺癌，PSA 值小于 2.5ng/ml 则 PSA 检测的间隔可以延长到每 2 年一次。美国泌尿外科协会（AUA）强烈建议 55—69 岁的男性根据自己的意愿和喜好进行 PSA 筛查[120]。AUA 不鼓励 70 岁以上或预期寿命低于 10～15 年的男性进行 PSA 筛查。基于 PLCO 和 ERSCP 研究的结果，美国预防服务工作队（USPSTF）得出结论：55—69 岁的男性进行前列腺癌筛查意义不大，70 岁以上的男性进行前列腺癌筛查利大于弊[121]。

三、病理学和传播途径

解剖

通过使用尿道作为参考点，可以很容易地了解前列腺解剖学。精阜是位于尿道中点从前列腺后壁突出的主要解剖标志。在该区域，大多数前列腺管和射精管排空进入尿道，尿道周围腺体排空贯穿整个尿道。紧靠精阜的是米勒残体，即胞囊，大约 0.5cm 长的柱状上皮盲管。环绕尿道的肌套由防止逆行射精的近端前列腺前平滑括约肌和控制尿路尖端的远端横纹肌和平滑肌组成。

前列腺由三个区组成：外周带、中央带和移行带。外周带约占前列腺体积的 70%，是 PIN 和前列腺癌最常见的部位。直肠指诊包括基于正中沟的触诊对前列腺叶进行描述，正中沟将外周带分为左右两部分。中央区状似锥形，包括前列腺的底部和射精管，占前列腺腺体的 25%。移行带是正常前列腺的最小组成部分，约占前列腺腺体的 5%，但因前列腺增生，移行带会随着男性年龄的增长而增大，进而使前列腺的其余部分变小。

前列腺包膜由内层平滑肌和外层纤维组织组成，每个区域的相对含量各不相同。在顶端，腺泡成分稀疏，包膜界限不清。因此，前列腺包膜不能被认为是一个具有恒定特征的明确的解剖结构。

前列腺的神经供应由沿着前列腺后外侧边缘的成对神经血管束提供。自主神经节聚集在神经血管束附近，小神经干从这个部位发出，穿透包膜，在腺体内形成广泛的网络。

前列腺的主要血液供应来自髂内动脉，静脉引流直接进入前列腺丛，最终汇入髂内静脉。这种途径可能是血源性转移的原因，最常发生在骨性部位。

Rouviere 通过结构解剖详细描述了前列腺和精囊的淋巴管[122]。前列腺的淋巴引流起源于广泛的前列腺内网络，该网络合并形成包膜下系统，此后合并为前列腺周围的淋巴网络和收集主干的四个蒂：髂外、下腹部（或髂内）、后蒂和下蒂，分别终止于髂外（包括闭孔）、骶前和下腹部淋巴结。精囊的淋巴管起源于黏膜和肌肉组织，形成浅丛，最终到达髂外系统的淋巴结。现在广泛的盆腔淋巴结清扫手术报道涉及的淋巴结通常在闭孔窝和髂内外区域[123, 124]。这些部位占前列腺癌淋巴结转移的约 85%[124]。另外 15% 受累的淋巴结可发生在骶前、囊泡旁和直肠旁[124]。

四、组织学

前列腺上皮由三种主要的组织学类型组成：分泌细胞、基底细胞和神经内分泌细胞。上皮细胞的增殖活性最低，分泌细胞可产生 PSA、前列腺酸性磷酸酶（PAP）、酸性黏蛋白和其他分泌产物。基底细胞在腺体周围的基底膜上形成一层扁平的细胞，位于基底膜之上。基底细胞在前列腺上皮中具有最高的增殖活性，被认为是干细胞或"储备"细胞重新填充分泌细胞层[125]。被高分子量角蛋白（如 34βE12）抗体选择性标记的基底细胞用于区分良性腺泡与缺乏基底细胞的腺癌层。神经内分泌细胞是最不常见的上皮细胞类型，通常在常规染色切片中不易识别。

精囊具有可变的解剖分布，有时可在前列腺包膜内发现部分精囊，检查时可能被误诊为前列腺结节或硬结。上皮细胞的细胞核大，不规则深染，染色质粗糙，核仁明显，常显示核异常。

五、前列腺癌的病理学

（一）前列腺上皮内瘤变

PIN 是前列腺导管、导管和腺泡内细胞连续增殖体的癌前端[64, 126]。组织学诊断依据细胞学和结构异常。表现出部分而非全部这种改变的病变认为是非典型 PIN。根据核和核仁的相对增大，PIN 被划分为低级别或高级别。在高级别 PIN 及早期侵袭性癌中，其特征是基底细胞层破裂、分泌分化标志物缺失、核和核仁异常、增殖潜能增加及 DNA 含量变化（即非整倍体）[127–129]。Rubin 等[130]

描述了具有 TMPRSS2-ERG 融合基因的 PIN 与携带相同融合基因的浸润性癌混合在一起。通过使用针对 ERG 重排的特异性抗体，他们在高级别 PIN 中观察到 ERG 癌基因过表达，但在邻近的良性前列腺组织中没有。几乎所有通过计算机图像分析的表型和核异常的测量都显示 PIN 和浸润性癌之间的相似性，与正常和增生性上皮形成对比。由于 PIN 与侵袭性密切相关，因此 PIN 的识别应作为深入研究侵袭性癌的一个指标 [64, 126]。

（二）组织学外观

对前列腺癌的大体鉴定可能是困难的或不可能的，并且明确的诊断需要显微镜检查。在根治性前列腺切除术标本中，肿瘤通常是多灶性的，倾向于外周带。瘤灶最大直径至少为 5mm，由间质组织增生或炎症过程引起，呈黄白色，质硬。

Algaba 等 [131] 描述了活检组织诊断前列腺癌的最低标准。大约 99% 的前列腺癌是腺癌，其微观结构由小腺泡增殖组织组成并具有多种模式。

基底细胞层是诊断腺癌的关键，因为良性腺体周围存在完整的基底细胞层，而癌中完全缺乏基底细胞层。聚集在较大腺体周围的小腺癌灶有完整的基底细胞层，可能会增加诊断难度，采用抗高分子量角蛋白（HMWK）的单克隆抗体来评估基底层可能是有用的。α- 甲基酰基辅酶 A 消旋酶（AAMCR）在前列腺癌中优先表达 [132]，而 P63 是基底细胞的重要标志物 [133]，有助于前列腺癌的免疫组织诊断。

（三）形态学改变

已发现前列腺癌的几种形态学改变（如黏液癌、前列腺导管癌、小细胞癌和移行细胞癌），它们占比不到 10%。通常与典型的腺癌有关，很少以单独形式存在。重要的是要认识到特殊的变异体，了解区分它们与良性形态的标准。虽然数据有限，但形态学改变前列腺癌的临床行为和预后意义可能不同于典型的前列腺腺癌 [134]。2006 年前列腺导管内癌被确认为是一个实体，与 PIN 不同。世界卫生组织将其定义为腺泡内或导管内肿瘤性上皮增生，具有高级别 PIN（HGPIN）的一些特征，但通常表现出更大的结构或细胞异型性，与高级别、高分期前列腺癌相关。它与具有导管内扩散的高级别腺癌以及先前存在的导管和腺泡癌相关。通常不进行 Gleason 分级 [135]。

（四）分级

基于退伍军人管理局对 4000 多名患者进行研究的 Gleason 系统已成为全球前列腺癌的分级标准（图 61-1）。Gleason 系统是基于腺体分化程度和肿瘤在相

对低倍镜下生长的总体模式，识别出五种生长模式并按侵略性递增的顺序编号 [136]。由于肿瘤可能表现出不同的组织学特征，每个病例记录两种类型：原发性或主要型（gleason1-5）和继发性或次要型（gleason1-5）。Gleason 评分是原发性和继发性的总和，范围在 2～10 之间。如果只有一个生长方式存在，则可看作主要生长方式与次要生长方式相同。Gleason 指出，超过一半的前列腺癌包含两种或两种以上的类型 [137]。Aihara 等 [138] 在一系列前列腺切除术标本中发现平均 2.7 种不同的 Gleason 分级。在 Gleason 和其他评分系统中，观

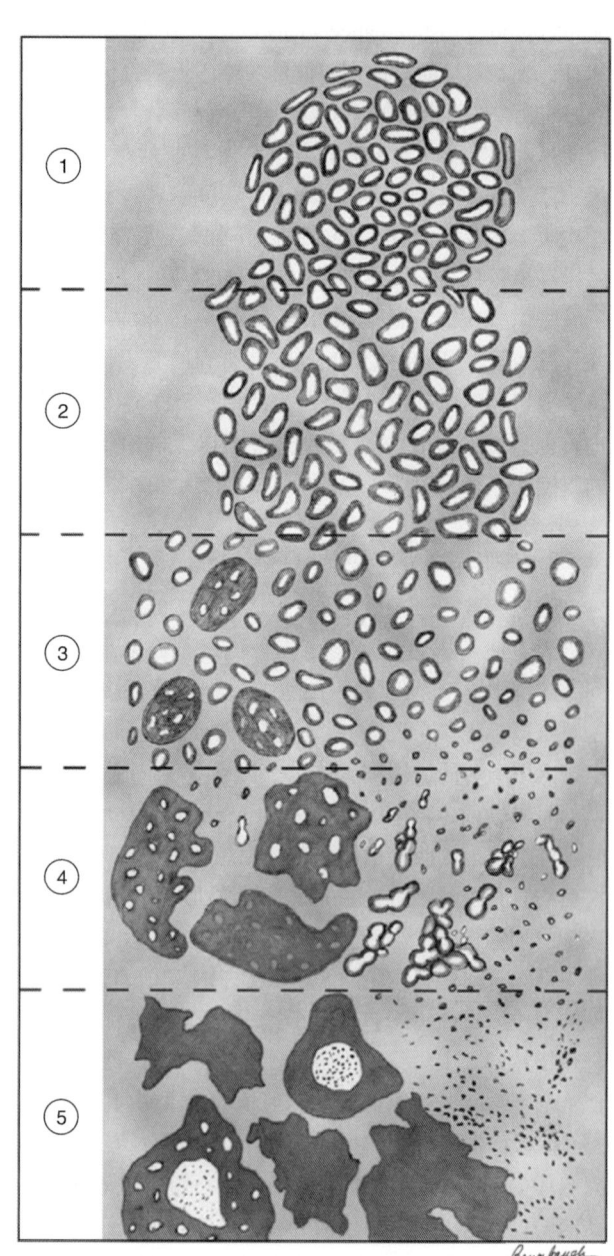

▲ 图 61-1　改进 Gleason 分级系统示意图

引自 Epstein JI, et al. The 2005 International Society of Urological Pathology（ISUP）consensus conference on Gleason grading of prostatic carcinoma. *Am J Surg Pathol*. 2005；29：1228–42.

察者间和观察者内的可变性已被报道，Gleason 指出，在 50% 的针头活检中评分有准确的可重复性，在 85% 的病例中评分超过 1 分 [137]。

在 2005—2015 年，国际泌尿病理学会修订了 Gleason 评分指南 [139]。由于 PSA 筛查和经直肠超声引导的穿刺活检技术在诊断和鉴别肿瘤上的不断发展，因此认为有必要进行修改。例如，Gleason 评分系统早于免疫组化染色对基底细胞应用。过去诊断的许多 1 级 + 1 级 = 2 级腺癌由于基底部完整，现在被认为是腺瘤病。此外，Gleason 评分为 3 分或者 4 分不应行超声活检，因为这些很少存于外周带，常见于移行区的 TURT。该研究还发现，筛查型模式更适合作为 Gleason4 级模式，这将部分病例的 Gleason 评分从 6 分转移到 7 分。在过去10 年中，这些变化导致了等级迁移，与 PSA 筛查所见证的等级迁移平行 [140]。

在 2016 年引入了五级分级系统。低于 6 分的 Gleason 评分不再被认为是恶性的。此外，在良好的 Gleason 分数 7 和主要的等级模式 3 之间进行了区分。最低的 Gleason 等级分组为 1，用 Gleason 评分 3+3=6 表示。以前描述最低的癌症等级为 6 级导致一些患者倾向于治疗而不是监测。Gleason 分数 3+4、4+3、8 和 9、10 现在代表 2～5 级。这种分级更准确地将患者划分为明确的预后组，同时有可能降低 1 级患者过度治疗的风险 [139]。

针刺活检肿瘤分级与前列腺切除标本中发现的分级之间存在相关性，大约 1/3 的病例发现了更高的分级（即分化更低）[136, 141, 142]。主要生长方式相关性最强，次要生长方式也提供了有用的预测信息，特别是当用于创建 Gleason 评分时 [136]。低分级和低分期的发生率降低与分期迁移及 Gleason 评分 2～4 活检标本减少有关 [143, 144]。Fine 和 Epstein 报道了在约翰·霍普金斯大学接受根治性前列腺切除术的 1455 名男性手术病理活检 Gleason 评分为 6 分的准确性为 80.0% 或更低 [144]。对于活检的 Gleason 评分为 7 分或更高的患者，25% 的患者最终病理的 Gleason 评分低于 7 分。在过去，根治性前列腺切除术中高级别肿瘤的降级并不常见，但现在有 1/4 到 1/2 的高级别肿瘤在手术中降级 [144-149]。

六、临床分期和病理分类

AJCC 制定了临床分期和病理分类的标准（表 61-1 和表 61-2）[150, 151]。目前，AJCC 第 8 版正在使用中 [152]。病理上局限于器官内的被认为是 pT₂，不再按受累范围进行分类。根治性前列腺切除术（RP）标本对于肿瘤分类至关重要，应准确确定病理分期、Gleason 评分、肿瘤体积和手术切缘状态。病理分期通过确定是否存在前列腺外侵犯（EPE）、精囊侵犯（SVI）和淋巴结受累（LNI）来评估。

肿瘤延伸到前列腺边缘或包膜以外诊断为 EPE。脂肪中肿瘤细胞的识别是在针刺活检标本上诊断 EPE 的唯一可靠方法 [153]。在根治性前列腺切除术标本中，指定 EPE 需要识别混合或邻近脂肪的肿瘤细胞，或超出前列腺致密的平滑肌而涉及前列腺外疏松结缔组织或不那么致密的平滑肌的肿瘤细胞 [153]。在前列腺外组织中，致密的结缔组织增生性应答减慢，特别是在雄激素剥夺治疗后。无 EPE 时可能存在神经周围侵犯。EPE 很少发生在前肌，仅在肿瘤累及移行带时可见。因该区域的包膜边界不清，因此该区域诊断 EPE 困难。大多数 EPE 患者（57%～81%）都涉及手术切缘 [154]，预后较差。

切缘阳性被定义为前列腺切除术标本的墨水表面存在癌细胞。必须注意避免将术后处理标本时产生的组织缝隙中的墨水解释为边缘阳性。值得注意的是，手术切缘的状态没有明确地包括在病理分期中，病理学家和临床研究者应该将前列腺包膜侵犯与手术切缘状态分开描述。在没有前列腺包膜侵犯的情况下，由于包膜切口（pT₂⁺）也可出现手术切缘阳性。

精囊侵犯，一种与疾病复发风险增加相关的病理发现 [155, 156]，在肿瘤延伸到输精管和精囊在前列腺基底汇合的区域时发生 [157]。肿瘤从此处沿射精管丛或经前列腺包膜直接生长可能导致精囊浸润。这种机制解释了以下观察结果：在精囊前列腺末端的输精管附近肿瘤的体积通常最大 [157]，常见两个精囊累及 [156]，仅 1/8 与肿瘤有关的精囊标本中可观察到远离射精管复合体孤立的前列腺癌沉淀物 [156]。膀胱颈镜下受累不是 pT₄ 的标志。镜下膀胱浸润与精囊浸润预后相似，命名为 pT₃ₐ。

（一）放疗后组织学

在 EBRT 后 18～24 个月，间质植入后可能更长时间，由于肿瘤细胞的延迟和持续死亡，在没有临床疾病进展的情况下，前列腺穿刺活检的价值有限 [159]。在此之后，针刺检检与较低水平的诊断错误有关，通过获取多个标本可以将其降低到最低水平 [160-162]。前列腺放射损伤的组织学改变包括腺泡萎缩、收缩和变形、上皮细胞明显的细胞学异常、基底细胞增生、间质纤维化及腺泡与间质的比值降低 [159]。血管硬化也很突出，可累及大血管和小血管。虽然没有一种确定的方法来评估放疗后的肿瘤存活率，但 PSA 和 PAP 的表达仍然存在 [163]，表明能够产生蛋白质的肿瘤细胞保留了细胞分裂和扩散的潜力 [164, 165]，角蛋白 34αE12 的表达也持续存在，通常对区分已治疗的腺癌和类似肿瘤具有重要的价值。AMACR 染色在非肿瘤性上皮细胞中可能消失，但在残留的肿瘤细胞中可以持续存在。增殖细胞核抗原

表 61-1　AJCC TNM 分期分类

分　期	标　准
临床 T 分期（cT）	
Tx	原发肿瘤无法评估
T_0	无原发肿瘤的证据
T_1	临床检查不能发现肿瘤
T_{1a}	肿瘤体积≤切除组织的 5%
T_{1b}	肿瘤体积＞切除组织的 5%
T_{1c}	前列腺穿刺活检证明有癌
T_2	肿瘤可触及，局限于前列腺内
T_{2a}	肿瘤侵犯一叶的一半或更少
T_{2b}	肿瘤侵犯一叶，而且多于一半
T_{2c}	肿瘤侵犯前列腺的两叶
T_3	肿瘤侵犯前列腺包膜，未固定或未侵犯邻近结构
T_{3a}	肿瘤侵犯前列腺单侧或双侧包膜
T_{3b}	肿瘤侵犯精囊
T_4	肿瘤固定或侵犯精囊外其他相邻结构，如外括约肌、直肠、膀胱、肛提肌、盆壁
病理学 T 分期（pT）	
T_2	局限于前列腺内
T_3	肿瘤侵犯包膜
T_{3a}	肿瘤侵犯前列腺单侧或双侧包膜，或轻微侵犯膀胱颈
T_{3b}	肿瘤侵犯精囊
T_4	肿瘤固定或侵犯精囊外其他相邻结构，如外括约肌、直肠、膀胱、肛提肌、盆壁
N 分期	
Nx	区域淋巴结未评估
N_0	无区域淋巴结转移
N_1	区域淋巴结转移
M 分期	
M_0	无远处转移
M_1	远处转移
M_{1a}	区域外淋巴结转移
M_{1b}	骨转移
M_{1c}	其他部位远处转移

（PCNA）可以提高放射后活检的敏感性和特异性。如果 PCNA 染色呈阴性，则活检结果可能为 83%~97%，而 PCNA 染色阳性与 49%~79% 的病例局部失败相关[164]。放疗后肿瘤的分级可能存在问题[166, 167]。鳞状化生很常见，腺泡的核大而深染，核仁明显。肿瘤可能表现出结构特征的丧失，这提示肿瘤的级别更高。放疗后的癌症分级产生了矛盾的结果，一部分发现与治疗前分级或行为没有差异[159, 168]，而另一部分发现分级增加[169]。在 RT 效果最小的情况下，应用放射后 Gleason 评分的成功率更高。如果看到显著的治疗效果，则分级是有问题的[166, 167]。

（二）雄激素剥夺的影响

正常、增生和发育不良的上皮细胞的雄激素剥夺可导致程序性细胞死亡加速（即凋亡），肿瘤 DNA 断裂，凋亡小体出现，细胞生长受到抑制。可见整体的腺体萎缩，在外周带更明显[166]，还可导致细胞核缩小，核仁丢失，染色质凝结，核固缩，细胞质空泡化[170, 171]。然而，应避免对评分产生误导[171]。AMACR、PSA、PAP、角蛋白 34αE12 免疫组化可用于鉴定肿瘤，因为保留了 AMACR、PSA、PAP，而 34αE12 是阴性的。雄激素剥夺后神经内分泌标志物（如铬粒素、神经元特异性烯醇化酶）的表达保持不变，而通过 Ki-67（MIB-1）或 PCNA 免疫反应所测得的增殖活性降低[166, 171]。

（三）生物学特征 / 分子生物学

分子生物学　随着我们对前列腺癌分子生物学理解的不断加深，可以想象，针对特定肿瘤患者的基因组或代谢组特征的药物可以成为个体化治疗。雄激素受体（AR）在前列腺癌发生、治疗和预后中的作用日益受到关注[172]。雄激素与多种调节因子共同激活雄激素受体，引起雄激素受体靶基因转录，促进正常和肿瘤性前列腺组织的生长。ETS 家族基因是参与多种功能的转录因子，包括细胞分化和细胞周期控制。一些 ETS 因子通过基因重排与肿瘤发生有关。Tomlins 等[173]发现两种 ETS 转录因子 ERG 和 ETV1 与 TMPRSS2 基因反复融合。在他们最初的试验中，在 47% 的局限性前列腺癌中发现了 TMPRSS2-ERG 基因重排。TMPRSS2 在正常腔内上皮和肿瘤性前列腺组织中表达，在雄激素敏感的前列腺细胞系中被雄激素强烈诱导。TMPRSS2ERG 融合基因在部分高级别上皮内瘤变中检测到，这种分子重排可能发生在前列腺癌发生染色体水平改变之前[174]。前列腺癌中融合基因的均匀分布，良性前列腺组织中融合基因的缺失及高级别上皮内瘤变与肿瘤中相同的 TMPRSS2：ERG 融合基因，证明了 TMPRSS2-ERG 融合支持前列腺癌诊断[175]。雄激素受体表达突

表 61-2 美国前列腺癌癌症分期分组联合委员会 ᵃ

T	N	M	PSA	分 级	分 期
cT$_{1a\sim c}$, cT$_{2a}$	N$_0$	M$_0$	<10ng/ml	1	I
pT$_2$	N$_0$	M$_0$	<10ng/ml	1	I
cT1$_{a\sim c}$, cT$_{2a}$	N$_0$	M$_0$	≥10ng/ml, <20ng/ml	1	II A
pT$_2$	N$_0$	M$_0$	≥10ng/ml, <20ng/ml	1	II A
cT$_{2b\sim c}$	N$_0$	M$_0$	<20ng/ml	1	II A
T$_{1\sim2}$	N$_0$	M$_0$	<20ng/ml	2	II B
T$_{1\sim2}$	N$_0$	M$_0$	<20ng/ml	3	II C
T$_{1\sim2}$	N$_0$	M$_0$	<20ng/ml	4	II C
T$_{1\sim2}$	N$_0$	M$_0$	≥20ng/ml	1~4	III A
T$_{3\sim4}$	N$_0$	M$_0$	任意	1~4	III B
任意 T	N$_0$	M$_0$	任意	5	III C
任意 T	N$_1$	M$_0$	任意	任意	IV A
任意 T	任意	M$_1$	任意	任意	IV B

a. 当没有 PSA 或分级时，分期应根据 T 和（或）PSA 或分级确定
PSA. 前列腺特异性抗原

变可能是雄激素非依赖性前列腺癌发生的原因。通过 TMPRSS2-ERG 融合介导的 ERG 过表达，破坏雄激素受体信号，促进雄激素非依赖性的发展。Yu 等[176]发现 ERG 抑制雄激素受体的表达和活性，并诱导抑制性表观遗传程序，从而导致雄激素抵抗和肿瘤进展。早期的临床数据未显示 TMRTSS2-ERG 状态可预测对 RT 的反应[177]。

只有少数的前列腺癌中具有 ETS 转录因子家族的重排。其他常见的基因组重排包括 SPOP 突变体和丝氨酸肽酶抑制药 Kazal1 型（SPINK1）过表达亚型。SPOP 基因编码泛素连接酶的底物识别成分。该蛋白影响多种途径，包括 hedgehog、c-Jun-N- 末端激酶和类固醇受体信号转导成分。这些途径的抑制药正在进行针对前列腺癌的活性进行测试。同样，EGFR 介导 SPINK1 部分致癌特性的事实为 EGFR 对这些肿瘤的抑制作用提供了理论依据。

七、预测因素

（一）病理学终点

RT 和 RP 的疗效取决于准确测定肿瘤负荷和亚临床病灶的风险。在确诊时，虽然肿瘤局限于前列腺，但隐匿性肿瘤穿透前列腺包膜或累及精囊或区域淋巴结是常见的。与手术病理分期相比，前列腺癌的临床分期往往早于病理分期，许多患者在根治性前列腺癌切除及盆腔淋巴结清扫术后分期增加[178]。通过临床评估认为局限于前列腺内的患者中，前列腺切除术时会发现不同比例的患者存在前列腺外侵犯，精囊或淋巴结受累，这可能与治疗前一些特征相关，如 T 类别、Gleason 等级和 PSA 血清水平[179]。这些发现对于选择合适的治疗策略（如放射性粒子植入或 RP 与 RT）具有重要意义，因此一些研究者研究了治疗前因素与前列腺外侵犯、精囊侵犯和盆腔淋巴结的病理终点之间的关系。

（二）前列腺外侵犯

前列腺外侵犯是一种病理特征，与 RT 后预后较差有关[180-184]。几种治疗前肿瘤相关因素与 EPE 有关，包括临床肿瘤分期[178]、治疗前血清 PSA 值[178]、前列腺活检肿瘤分级[178]、微血管密度（即新生血管密度）[185]，以及活检中肿瘤的百分比[185]。虽然这些因素中的任何一个都可以单独用于预测 EPE 的可能性，但将这些预测因素结合起来可以提高预测的准确性[178, 179, 186]。前列腺增生的程度与临床治疗失败的风险相关。Epstein 等[182]发现，与仅有少量恶性腺体的病理学标本相比，已发生包膜外侵犯的肿瘤进展速度更快。Wheeler 等[181]将广泛前列腺外侵犯定义为肿瘤在 2 个以上的单独切片上发生 1 个以上高倍视野下包膜外延伸。局灶性和广泛的前

列腺外侵犯与其他不良表现显著相关，如精囊受累和淋巴结转移，以及无疾病进展比例（73% 和 42%）高于无包膜侵犯的无疾病进展比例 [181]。

在 PSA 时代，Partin 等 [187] 率先使用多变量统计分析来确定接受 RP 的患者与 EPE 相关的治疗前变量，并证明临床肿瘤分期、诊断活检的 Gleason 评分和血清 PSA 水平与这一发现独立相关。这些因素的组合用于制定概率估计值，将其显示为诺模图，随后纳入患者管理的临床实践指南。Kattan 等 [186] 进行了一项独立的验证研究，证实诺模图可以区分局限于前列腺内和外侵犯的肿瘤。更新的 Partin 诺模图可能有助于预测器官受限状态的概率，但任何评估都应考虑预测的可信度，如相关的 95%CI 所示，这与考虑中新患者相关的因素组合有关。

（三）精囊侵犯

精囊侵犯是一种与疾病复发风险增加有关的病理发现 [155, 156, 180, 189]。SVI 对不良预后的影响超过淋巴结转移 [190]。在一项涉及 6740 名 RP 患者的多机构研究中，Baccala 等报道了，无 SVI 的患者 10 年无生化复发生存率为 77.2%，而 SVI 患者为 25.6%。一些研究人员将治疗前肿瘤相关因素与 SVI 联系起来，筛选可能患有前列腺癌的患者 [156, 178, 186, 189, 191-194]。这些研究表明，临床肿瘤分期、活检标本肿瘤分级、活检中肿瘤的百分比及血清 PSA 水平与 SVI 具有统计学意义上的相关性。

血清 PSA 水平是最好的单一预测指标，但 Partin 等 [178] 注意到临床肿瘤分期和 Gleason 评分有助于 SVI 风险评估，因此，这些因素是第一批结合起来用于开发临床的诺模图的因素。此后，Diaz 等 [195] 利用这些信息创建了一个预测方程。然而，Kattan 等 [186] 将 Partin 等 [178] 的原始 SVI 诺模图应用于一个独立的数据集，并得出结论，该诺模图是可疑的，特别是在预测概率较高的领域，不适合临床应用。Baccala 等报道的 RP 系列中，活检的 Gleason 评分和临床分期 T_3 比 PSA 更能预测 SVI [189]。

作为对 Kattan 等的回应，parn 等 [196] 进行了多机构分析，开发并验证了更新的诺模图。尽管这提供了有用的信息，但根据 RP 和盆腔淋巴结清扫（PLND）标本，发现患者仅被分配到最先进且相互排斥的病理类别进行分析。此外，所有这些数据都来自选择进行根治性前列腺切除术的患者，可能低估了不适合手术男性的疾病分期。虽然这些诺模图可能适合可接受外科手术患者，但这种方法可能会低估 SVI 的风险，在将修订后的诺模图用于其他目的（如 RT 靶体积定义）时需要谨慎。

（四）区域淋巴结转移

临床肿瘤分期，前列腺活检肿瘤分级，血清 PSA 水平也与盆腔 LNI 有关，这些因素的组合可用于预测局灶性前列腺癌患者发生 LNI 的概率 [178, 191, 197, 198]。Partinetal 等 [178, 187] 将这些因素纳入 LNI 诺模图模型中。Kattan 等 [186] 未能在另一组患者中验证 LNI 诺模图，提示诺模图并不广泛适用。因此，Partin 等 [196] 采用不同的数学方法分析了一个更大、更多样化的研究人群，并提供了修订的诺模图来估计 LNI 的可能性 [178, 179]。

（五）临床终点

预测临床终点的因素可以根据它们是否与患者有关、肿瘤本身（即肿瘤相关）或治疗相关等因素来分组。但必须认识到，一个因素可能只在某些患者亚群中具有重要性（如局灶性疾病的患者），而在其他情况下（如转移性疾病）则不具有重要性。此外，可以考虑不同的终点（如局部肿瘤控制、转移复发、生化复发、肿瘤特异性死亡率或总死亡率），一个特定因素可能对某些终点有意义，但不是所有终点都有意义。

患者相关因素 在接受手术、放疗或预期治疗的老年患者中，年龄被确定为预后因素 [200-204]。年轻的患者在某些预期治疗中表现更好 [201, 205]，老年患者在其他预期治疗中表现较差，这是相矛盾的 [200]。相似的，一些研究表明年轻患者的手术或放疗预后更差 [202, 204, 206-208]，而另一些没有 [209-215]。一项超过 27 000 名患者的 34 项研究的 Meta 分析显示年龄和 PSA 时间之间无关联 [216]。Parker 等 [216] 推测，PSA 筛查可能会因为更少的诊断延迟、更好的结果衡量、筛查相关的年龄特异性前置时间偏差及年龄和肿瘤分级之间的相互作用消除了年龄对预后的影响 [216]。

在许多恶性肿瘤中，包括前列腺癌，在诊断和治疗后患者的预后存在种族差异。非洲裔美国人比白人或非非洲裔美国人更有可能被诊断为晚期和更高级别的前列腺癌 [28]。非洲裔美国男性前列腺癌患者的存活率低于非西班牙裔白人男性前列腺癌患者 [37, 217]。这些差异的原因尚不清楚，可能与遗传学、营养、社会经济状况、适用于不同种族的临床和手术分期程序、获得治疗的机会或癌症生物学固有的差异有关。SEER 数据显示，在非洲裔美国男性局限性前列腺癌患者中根治性切除术和手术分期的比率存在差异 [218]。

前列腺癌患者存在其他疾病（如缺血性心脏病）可能对治疗决策产生重大影响。并发症可能决定患者是否需要积极的外科干预，或患者是否需要接受治疗。这些与非前列腺癌相关的治疗选择标准对结果产生了深远的影响，但与任何特定治疗策略的有效性无关。有几种工具可以量化并发症的严重程度 [225]。根据总体健康状况选择特定的管理方法对于解释和比较结果具有重要意义，因为总生存期和疾病特异性生存（CSS）估计都会受到影响[226-229]。诺模图可以用来预期患者寿命，帮助医生和患者选择治疗策略[227]。

（六）肿瘤分类

前列腺癌的肿瘤分类是预测患者预后的重要因素。研究表明，在局限性前列腺癌患者中，原发肿瘤分类与多个终点之间存在相关性。在 RT[230-232] 和预期治疗[201, 233, 234] 中，病因特异性生存期和总生存期与原发肿瘤的程度直接相关。肿瘤局部控制率[235]、临床风险[231, 236]、远处转移[235, 237] 和生化复发[210, 212, 213, 232] 均受影响。越来越多的肿瘤分类与其他预后因素（如初始 PSA 水平，肿瘤分级）结合来判断预后。尽管如此，肿瘤分类仍然是选择最佳局部治疗的重要因素。

（七）手术切缘

手术技术的改进使前列腺切除术切缘阳性率得到改善[738]，即使采用腹腔镜和机器人辅助手术，切缘阳性率仍分别高达 50% 和 28%[239]。在系统回顾和 Meta 分析中，Tewari 等[240] 从 400 多篇文章中提取了 286 876 个 RP 的数据。调整术前变量后，与非机器人辅助 RP 相比，机器人辅助 RP 的切缘阳性率较低，但开放式 RP 相反[240]。切缘阳性通常位于尖端（48%）、直肠及其外侧表面（24%）、膀胱颈（15%）和后蒂（10%）[154, 225]。手术切缘阳性（PSM）增加了生化复发、局部复发的可能性，需要挽救性治疗[241-243]。Boorjian 等[241] 发现，在 1990—2006 年接受手术的 11 729 名男性患者中，有 31% 的患者发生 PSM。切缘阳性患者的无生化复发生存率（bRFS）为 56%，切缘阴性者为 77%（$P<0.0001$），局部 RFS 分别为 89% 和 95%（$P<0.0001$）。在某些研究中，PSM 患者的 RFS，CSS 和 OS 也明显较差。在来自 8 个学术泌尿科中心的 7816 名患者的 Meta 系列中，PSM 使生化复发的风险增加了 3.7 倍[243]。结合高 Gleason 评分或初始 PSA 水平等风险因素，阳性切缘预示着治疗失败。

有人认为，尖端切缘阳性可能代表前列腺切除术标本加工过程中的伪影，其他部位切缘阳性可能对预后影响更大[246, 247]。通过分析评估辅助 RT 作用的随机试验发现手术切缘并不影响预后[248, 249]。

手术边缘受累程度与预后密切相关[250-254]。Lakeet 等[255] 发现，在 2468 例局限性前列腺癌患者中，局灶性切缘阳性（3mm）患者无病生存期会显著降低。切缘阴性、局灶阳性和广泛阳性（>3mm）的局限性前列腺癌患者的 10 年 DFS 分别为 84%、64% 和 38%，$P<0.0001$[255]。PSM 影响患者的预后，这类患者应该给予辅助治疗。

（八）区域淋巴结

局部淋巴结转移与 RT 或手术治疗后疗效差密切相关[258-263]。淋巴结转移数目影响预后[263-267]。在接受根治性前列腺切除术的 10 000 多名患者中，Boorjian 等[263] 发现，一个淋巴结阳性发生疾病进展的风险是 3 倍，两个或两个以上淋巴结阳性发生疾病进展的风险是 6 倍。一个淋巴结阳性使癌症相关死亡风险增加 4 倍，当两个或两个以上淋巴结阳性时，风险又会增加 2 倍。Briganti 等[267] 报道了一个或两个淋巴结阳性患者的 15 年 CSS（84%）显著优于两个以上淋巴结阳性的患者（62%）。Schmid 等[265] 发现微转移患者（即最大直径≤5mm）的无进展生存期和 OS 明显优于广泛淋巴结转移的患者。Srignoli 等[268] 发现随后发生远处转移的风险没有差异。Cheng 等[250] 报道，局部淋巴结受累者发生远处转移的风险与淋巴结体积成正比，是 5 年无转移生存期的最佳预测指标。

（九）肿瘤分级

EBRT[253, 254, 269]、近距离治疗[270, 273] 和预期治疗[201, 233] 的长期案例研究一致认为肿瘤分级是局限性前列腺癌复发和死亡率的重要预测指标。肿瘤分化差的患者（即肿瘤分级 4～5 级或 Gleason 评分≥7）具有增加转移性疾病进展的风险，降低了 OS 和 DSS[233, 235, 252, 274]。对于临床分期为 T_1 或 T_2 的患者，肿瘤分级具有更高的预测价值[201, 212, 235, 253, 269, 273]。考虑到治疗前血清 PSA 水平时，肿瘤分级与转移性复发[212, 235, 236] 和 OS[235] 之间的相关性得到保留。肿瘤分级与 DFS 和无临床疾病复发有关[202, 212, 275, 276]，对 EBRT 后肿瘤局部控制的影响尚不确定，一些报道指出两者具有相关性[230, 235]，而另一些则认为两者没有相关性[275]。局部治疗后 PSA 水平（即生化控制）受肿瘤分级的影响。对 RT[212, 213, 235] 和外科手术[272, 274, 277] 治疗前肿瘤相关因素的多变量分析证实了肿瘤分级作为生化复发预测指标的意义

活检和手术标本中高级别肿瘤的相对数量预示着临床和生化的预后[278, 279]。在手术[280-283] 和放疗[284] 后 Gleason 评分 7 分的患者中，Gleason4 级（4+3）的患者发生转移、生化复发和疾病进展的概率均高于 Gleason3 级（3+4）的患者。在手术[282] 和放疗[286-288] 后较高的 Gleason 分级与其他不良预后因素相关，如肿瘤体积、精囊侵犯或手术切缘阳性[282, 285]，但这与较差的预后并不独立相关。三级模式的高级别腺癌（Gleason 等级 4 或 5）对预后有不利影响[279, 289-291]。Gleason 评分 7 分的患者根治性前列腺切除术后的预后与 Gleason 评分 8 分的患者预后相似[289]。

（十）前列腺特异性抗原

治疗前血清 PSA 水平可作为治疗效果的重要的独立预测因素[212, 215, 235, 270, 272, 292, 293]。通常，治疗前 PSA 水平是衡量肿瘤体积的一个指标，同时考虑到正常前列腺组织及一些低分化肿瘤产生的 PSA，可能肿瘤所产生的 PSA 水平影响甚微。治疗前 PSA 水平是生化复发的最强预测因子之一[235, 253, 270, 272, 292, 294]。治疗前 PSA 对预后的影响持续增加[213, 235]。Zagars 等[235]描述了放疗前和放疗后 PSA 水平与临床和（或）生化复发之间的关系。在 6 年随访中治疗前 PSA 水平为≤4.0ng/ml、4.1～10.0ng/ml、20.0ng/ml 和＞20ng/ml 的患者的复发风险分别为 16%、34%、51% 和 89%，有显著差异。D'Amico 等[295]描述了治疗前 PSA 水平、Gleason 评分和临床分期的风险分组。美国国家癌症中心网络采用了修订后的风险分组，用于报道结果和协助治疗决策（表 61–3）[296]。大多数机构和其他大型研究现在按风险分组报道结果。

PSA 水平随时间的变化情况对诊断和预后具有重要意义。Carter 等[297]回顾了男性参加 Baltimore Longitudinal 研究长达 39 年的结果发现，诊断前列腺癌之前 10～15 年的 PSA 水平与确诊后 25 年的前列腺癌特异性生存相关。PSA 速度为每年 0.35ng/ml 或以下，其 25 年前列腺癌特异性生存率为 92%，若 PSA 速度大于每年 0.35ng/ml，其 25 年前列腺癌特异性生存率为 54%（P＜0.001）。D'Amico 等报道说，如果 PSA 速度大于每年 2.0ng/ml，则接受根治性前列腺切除术[298]或 EBRT[299]的前列腺癌患者死亡的风险更高。来自大型筛查和预防试验的前瞻性数据与此相反。ERSPC 试验发现，PSA 速度并不能改善癌症检测，并且将 PSA 速度从算法中排除后，PLCO 模型对癌症检测也没有显著影响[300, 301]。PCPT 发现，速度不能提供独立的预后信息，Scandinavian SPCG4 试验发现诊断前 PSA 变化不能预测前列腺癌[72, 372, 302]。

PSA 倍增时间（PSADT）是评估预后和指导治疗决策的有用工具。PSADT 来自与测量绝对变化率的 PSA 速度（PSAV）相同的数据，计算得出 PSADT 为 PSA 测量值随时间的斜率。PSADT 表示 PSA 随时间变化的相对速率，是 PSA 值倍增所需的时间。PSADT 考虑了前列腺癌生长的指数性质，需要使用公式进行转换，如下。

$$PSADT = \frac{\log 2 \text{x}（T2-T1）}{\log PSA2 - \log PSA1}$$

一些网站上的预测模型通过输入 PSA 值和收集日期来计算 PSADT。3 年或更短的 PSADT 与长 PSADT 相比，治疗后生化失败的风险高 8.5 倍。大多数研究集中在治疗后 PSADT，以预测 RT[214, 275, 303–307]或手术[306–309]后生化复发患者的疗效。

在雄激素刺激下，RT 后残留的前列腺上皮细胞可能产生 PSA，即使没有前列腺癌，也可能检测到血清 PSA 水平[310]。RT 后 PSA（nPSA）水平被认为是一个类似于治疗前因素的预测变量[212, 305, 311–313]。nPSA 水平与治疗前 PSA 水平，肿瘤分级和临床肿瘤分类相关[314, 315]，是一个与生化和临床复发相关的独立的预测因素[311, 312, 316–318]，并且与肿瘤的局部控制和转移性控制相关[305, 312, 319]。Alcantara 等[320]报道了 12 个月内 nPSA≤2ng/ml 的患者，10 年远处转移率为 4%，＞2ng/ml 的患者为 19%（P＜0.0001）。Zelefsky 等[312]报道了 2 年最低值等于或低于 1.5ng/ml 的患者与高于 1.5ng/ml 的患者，10 年后远处转移的发生率分别为 10.3% 和 17.5%（P＜0.002）。最低值水平可以用来预测放疗失败的可能性，但没有绝对水平可以决定治疗后的成功或失败。Kuban 等[212]在一项对 EBRT 治疗的 4839 名患者的多机构研究中发现，最低值水平的降低与 PSA DFS 的逐步改善相关，最低值小于 0.5 时，其 8 年率为 75%，最低值为 4.0 或更高时，其 8 年率为 12%。

（十一）局部治疗后 PSA 失败定义

PSA 通常用来评估局部治疗后的结果，因为临床失败，特别是在局部治疗后，需要数年的时间发展。在评价新的治疗方法和技术时，希望尽快获得比较有效的信息。因此，使用 PSA 作为一种一致的、可靠的、准确的失败指标是必要的。

手术或 RT 后 PSA 失败的定义必须使用不同的标准，因为每种方式均对前列腺产生内在影响。根治性前列腺切除术的目的是切除所有前列腺组织，故术后可检测到的 PSA 水平与预后有关。虽然可能检测不到 PSA 的存在，但残留的良性腺体可能会产生低水平的血清 PSA。PSA 水平很低，在 0.1～0.4ng/ml 范围内，代表残留少量前列腺组织[321–323]。虽然这些水平与术后复发相关，但随后 PSA 上升进一步证明了疾病进展。现采用 0.2ng/ml 和 0.4ng/ml 的临界值来报道术后生化失败。在每种情况下，PSA 值大于临界点的患者随后发生 PSA 上升或临床失败的发生率较高[321–323]。美国泌尿外科协会建议将生化复发定义为初始血清 PSA 水平≥0.2ng/ml，且确认 PSA＞0.2ng/ml[324]。对于接受过放疗的患者来说，PSA 升高是复发的标准，因为目标 PSA 值非常低，特别是在治疗后不久，但对预测临床失败不是很明确[325, 326]。这是因为接受过放射治疗患者的前列腺仍然完好无损，PSA 需要约 2 年的中位时间达到最低点或最低水平[327]。同时，随着 PSA 逐渐下降，也会出现 PSA 反弹，类似于失败，但反弹出现的 PSA

表 61-3　**National Cancer Center Network Prostate Cancer Risk Grouping**

Risk Group	Clinical/Pathologic Features	Imaging	Molecular Testing of Tumor	Germline Testing
Very low	• T_{1c} AND • Gleason score≤6/grade group 1 AND • PSA<10ng/mL AND • Fewer>3 prostate biopsy fragments/cores positive,≤50% cancer in each fragment/core AND • PSA density<0.15ng/mL/g	Not indicated	Not indicated	Consider if strong family history
Low	• T_{1c}-T_{2a} AND • Gleason score ≤6/grade group 1 AND • PSA<10ng/mL	Not indicated	Consider if life expectancy ≥10years	Consider if strong family history
Favorable Intermediate	• T_{2b}-T_{2c} OR • Gleason score 3+4=7/grade group 2 OR • PSA 10~20ng/mL AND • Percentage of positive biospy cores<50%	• Bone imaging: not recommended for staging • Pelvic ± abdominal imaging: recommended if nomogram predicts>10% probability of pelvic lymph nodes involvement	Consider if life expectancy ≥10years	Consider if strong family history
Unfavorable Intermediate	• T_{2b}-T_{2c} OR • Gleason score 3+4=7/grade group 2 or Gleason score 4+3=7/grade group 3 OR • PSA 10~20ng/mL	• Bone imaging: recommended if T_2 and PSA>10ng/mL • Pelvic ± abdominal imaging: recommended if nomogram predicts>10% probability of pelvic lymph nodes involvement	Not routinely recommended	Consider if strong family history
High	• T_{3a} OR • Gleason score 8/grade group 4 or Gleason score 4+5=9/grade group 5 OR • PSA>20ng/mL	• Bone imaging: recommended • Pelvic ± abdominal imaging: recommended if nomogram predicts>10% probability of pelvic lymph nodes involvement	Not routinely recommended	Consider
Very high	• T_{3b}-T_4 OR • Primary Gleason pattern 5 OR • >4 cores with Gleason score 8~10/ grade group 4 or 5	• Bone imaging: recommended • Pelvic ± abdominal imaging: recommended if nomogram predicts>10% probability of pelvic lymph nodes involvement	Not routinely recommended	Consider
Regional	Any T, N_1, M_0	Already performed	Consider tumor testing for homologous recombination gene multations and for microsatellite instability (MSI) or mismatch repair deficiency (dMMR)	Consider
Metastatic	Any T, Any N, M_1	Already performed	Consider tumor testing for homologous recombination gene multations and for MSI or dMMR	Consider

上升，多继发于良性疾病（如前列腺炎）[328-330]。因此，放疗后 PSA 复发的定义必须考虑这两个因素，以减少假阳性率。

由 ASTRO 和 NRG 共同发起的第二次共识会议于 2005 年在亚利桑那州凤凰城举行的 NRG 的半年度会议上举行[333]。代表放疗和外科专科的小组以及临床试验小组，制定了一个修订的共识声明，通称为 "Phoenix" 或最低点 +2 定义。修订后的定义指出，PSA 高于最低水平 2ng/ml 以上是一种生化失败。失败日期是 PSA 值在调用时确定的日期，而不是回溯的日期[333]。不符合这些标准但接受抢救性治疗，如雄激素剥夺，前列腺切除术，近距离放疗法或冷冻手术，在活检阳性或开始抢救性治疗时被认为是失败的。根据 Kestin 等[332] 报道的临床结果，ASTRO 原始定义的敏感性为 51%，特异性为 78%，阳性预测值为 31%，阴性预测值为 88%。Phoenix 的定义具有 64% 的敏感性，78% 的特异性，36% 的阳性预测值和 92% 的阴性预测值[332, 333]。在共识会议上强调的另一个重要方面是使用这些定义的最低随访时间。规定的对照日期不应比中位随访时间短 2 年以内。例如，要报道 5 年生化控制率，中位随访时间应至少为 7 年。原始的 ASTRO 定义仍然具有重要的实用性，因为它可用于将结果与以前的出版物进行比较。根据 Phoenix 的定义，生化失败的间隔对于预测未来远处转移的发展或前列腺癌死亡率非常重要。在 18 个月内 PSA 升高到最低点 +2 的患者死于前列腺癌的比率明显更高[334]。

（十二）预测和预后模型

前面关于预后因素的章节强调了许多因素之间的相互作用，因为它们与患者的结果有关。此外，比较不同的治疗方式或不同的机构和研究之间的治疗是复杂的，因为它们之间的患者群体差异很大。利用模型来解释不同的预后因素和允许异质人群之间的比较变得越来越重要。预测模型描述发现事件的可能性，不考虑时间，而预后模型描述事件随时间的可能性。

风险分组基于有限的临床变量相对容易使用，这些变量允许根据疾病复发的可能性对患者进行分类。D'Amico 等[295] 描述了最常用的风险分组。用于评估男性前列腺癌根治术，EBRT 或组织间近距离放疗后男性的生化结果。根据患者的 PSA、Gleason 评分和临床分期，将患者分为三类。低危（T_{1c}、T_{2a} 和 PSA≤10ng/ml 和 Gleason 评分≤6）、中危（T_{2b} 或 Gleason 评分 7 或 PSA>10 且≤20ng/ml）或高危（T_{2c} 或 PSA>20ng/ml，或 Gleason 评分≥8）。

美国国家癌症中心网络（NCCN）、加州大学旧金山分校（UCSF）和约翰·霍普金斯大学[178, 336, 337] 已经开发了其他的风险分组。

诺模图是包含至少两个连续变量或分类变量的图形计算设备。风险点是通过在与给定预后因素相对应的轴上确定感兴趣变量的值来确定的。然后对风险点进行汇总，并用来估计预测因素对预期结果的综合影响。诺模图通常使用 Cox 比例风险或修正的 Logistic 回归来校正在大范围内值的增量变化的可变影响，以预测终点[338]。诺模图可以适配于基于网络或手持的个人数据助理应用程序，以快速、方便地计算预测结果（www.nomograms.org）。许多诺模图已被开发用于计算筛查活检阳性的风险，估计病理分期，预测术前生化控制[339]，EBRT[340] 或近距离治疗[341] 前的生化控制，以及前列腺癌局部治疗后进展的风险[314, 342]。预测根治性前列腺切除术和 EBRT 后生化无病生存（bDFS）的诺模图示例见图 61-2 和图 61-3。

八、临床表现、患者评估、分期

（一）临床症状和体征

大多数早期前列腺癌患者是无症状的，因为大多数肿瘤发生在腺体的外周带。肿瘤也可能出现在移行带，或从外周位置延伸到前列腺尿道，并产生梗阻症状。由此产生的症状，通常类似于前列腺炎，最初包括排尿等待、尿线无力、排尿间歇和排尿不尽感。此后，膀胱逼尿肌可能失去顺应性，出现刺激症状，如尿频、尿急、夜尿、排尿困难和尿失禁。也可出现急性尿潴留，但前列腺癌患者的发病率并不比一般人群高[343, 344]。下尿路梗阻症状（LUTS）在老年男性人群中很常见[315]，通常与良性前列腺肥大或其他膀胱机械或功能障碍有关。血尿可能是肿瘤累及前列腺尿道或膀胱三角区引起，血精症是前列腺癌的罕见症状，应及时进一步调查，以确定其病因。

前列腺癌局部扩散通常是无症状的，在体格或影像学检查中可能不明显。广泛累及前列腺周围组织可能会出现症状，是疾病晚期的表现。Denonvillier 筋膜是直肠受累的屏障，但也可出现与原发性直肠癌相似的症状，如便血、便秘或间歇性腹泻、大便变细或腹盆腔疼痛。因膀胱口长时间阻塞或肿瘤累及膀胱三叉神经或输尿管周围组织而导致的肾积水可引起因液体滞留或电解质失衡而引起肾损害。侵犯神经血管束、泌尿生殖膈肌或阴茎体可分别导致阳痿、会阴部疼痛或阴茎勃起。

骨盆、脊椎和四肢的近心端区域是最常见的转移部位。根据放射性核素骨扫描摄取的分布情况，脊柱（74%）、肋骨（70%）、骨盆（60%）、股骨（44%）和肩带（41%）是骨转移患者的主要受累部位[345]。1/3～1/2 的骨转移患者可能无症状，但这些地区的疼痛通常被骨骼系统检查所描述或引起。骨转移的程度和症状[346] 与对治疗干预和生存的反应有关。病理性骨折不常见，但可能影响股骨、肱骨和脊柱。肿瘤侵犯至硬膜外间隙或压迫神经根或周围神经可引起神经功能障碍。

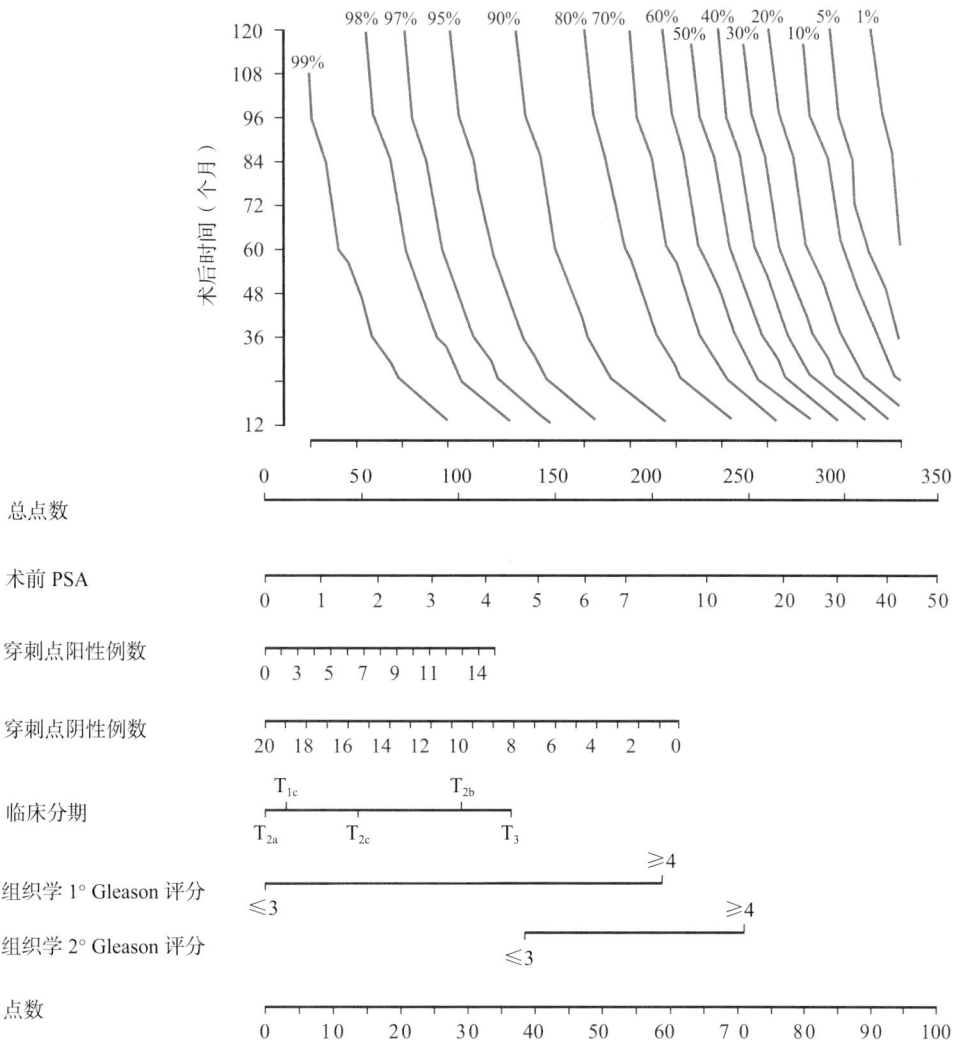

▲ 图 61-2 术前预测模型评估单纯根治性前列腺切除术后 1～10 年无进展概率

向医生解释：将患者术前前列腺特异性抗原（PSA）定位在术前 PSA 轴上。向下画一条直线到点轴，以确定有多少点指向患者的疾病复发。对剩余的每个变量轴重复此过程。对每个预测器的点求和，并在总点轴上定位这个和。从总点轴上直线向上画一条线，直到与手术后几个月绘制的水平线相交，对应未来的时间点，在这个时间点内，复发风险将被计算出来。可以估计根治性前列腺切除术后 12～120 个月无进展的概率。相交于此交点的倾斜垂直线对应于根治性前列腺切除术后在该点时间内计算的无进展概率。向患者解释：Mr.X，如果我们有 10 个像您这样的患者，我们可能预测单纯根治性前列腺切除术后（从预测模型预测的概率 ×100），（手术后月份）保持无疾病进展的百分比（引自 Stephenson AJ, et al. Preoperative nomogram predicting the 10-year probability of prostate cancer recurrence after radical prostatectomy. *J Natl Cancer Inst.* 2006；98：715–17.）

脊髓受压的特征是肌无力、感觉改变及膀胱和肠道功能障碍，是需要及时识别和治疗以避免永久残疾的肿瘤急症。

肿瘤累及盆腔或主动脉旁淋巴结通常是无症状的，如腹壁、生殖器和下肢水肿仅在存在巨大的转移淋巴结时出现。肿瘤转移到其他解剖部位时[347]，如肾上腺、肝、肺和皮肤，因功能障碍而产生的症状或体征不常见。出现转移的晚期患者也可出现副肿瘤综合征，包括库欣综合征、抗利尿激素分泌不足综合征、血清钙水平异常和血液学表现（如贫血、弥散性血管内凝血）[348]。

（二）病史和体格检查

全面的病史和体格检查是患者评估的基本要素，可能有助于指导进一步的诊断和分期。特别是关于尿液状态、性功能和骨骼症状的详细询问可以确定患者的基线状况，并可能促进进一步的调查和治疗。对并发症的评估可能与治疗决策有关，家庭史可能会确定其他高危前列腺癌的家庭成员。

完整的体格检查是必不可少的，可能发现远处转移或其他临床疾病。对前列腺进行仔细的直肠指检是体

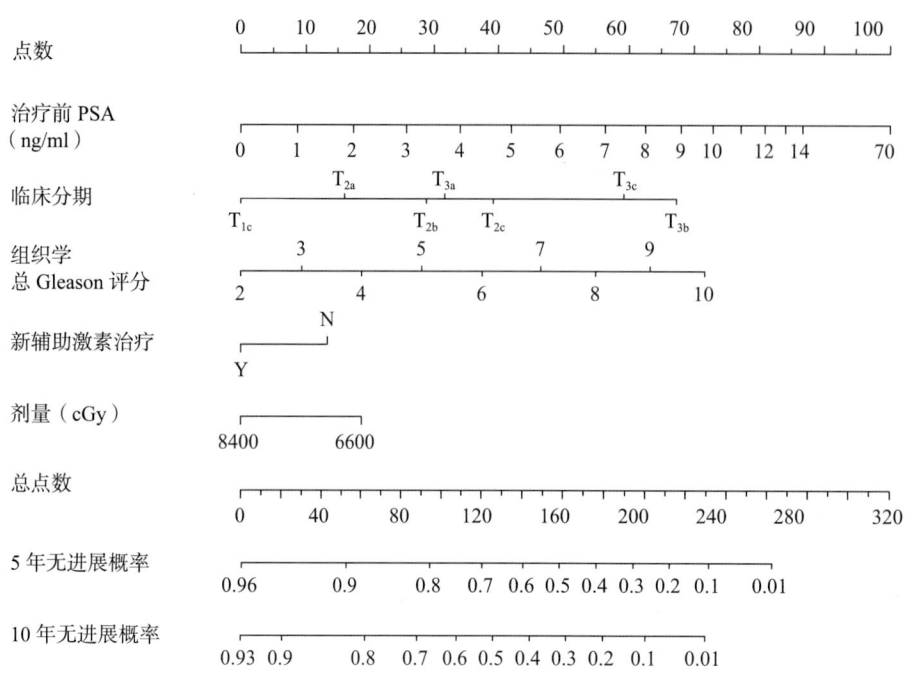

◀ 图 61-3　预测模型使用最低点加上 2ng/ml 定义生化复发来预测采用 3D CRT 和 IMRT 治疗 5 年和 10 年后 PSA 复发的自由度。预测模型的一致性指数为 0.72

引自 Zelefsky MJ, et al. Pretreatment nomogram predicting ten-year biochemical outcome of three-dimensional conformal radiotherapy and intensity-modulated radiotherapy for prostate cancer. *Urology*. 2007; 70: 283-87.

格检查的基础，有助于肿瘤分期。使用戴手套且润滑良好的食指在截石位、膝胸位、侧卧（Sims）或站立姿势下进行检查。检查者应测量腺体的纵向和横向尺寸，并确定其整体一致性、敏感性和移动性，以及任何硬结或隆起区域的大小。通常，前列腺癌的区域非常硬，突出或不突出于腺体表面，被可压缩的前列腺组织包围。然而，前列腺硬结本身并不是肿瘤的病理特征，因为硬结可能是前列腺结石、感染、梗死、肉芽肿性前列腺炎或良性前列腺增生引起的结节。DRE 对分期非常重要，但在筛查中并不是特别准确。在 13 项前列腺癌筛查研究的 Meta 分析中，DRE 的综合敏感性、特异性和阳性预测值分别为 53.2%、83.6% 和 17.8%[349]。检查直肠外侧沟和泌尿生殖道膈肌，以确定是否存在肿瘤扩散。正常的精囊太软，无法触及，若硬度超过前列腺表明精囊受累，可能需要进一步的检查。

（三）分期

前列腺癌的 AJCC TNM 分类和分期分别见表 61-1 和表 61-2。临床分期包括用 DRE 评估原发性肿瘤，进行全面的常规检查以确定疾病范围以及血清 PSA 水平。根据 AJCC 的建议，不建议将 TRUS 或 MRI 等影像学用于肿瘤分类，因为这些影像学检查并非全面普及或标准化程度很高[152]。区域淋巴结的定义是指局限于真骨盆的淋巴结（即位于髂总动脉分叉以下的淋巴结），包括闭孔淋巴结、髂内、髂外淋巴结和骶骨淋巴结群。在最终治疗前所有信息都可用于临床分期。病理分期要求对前列腺精囊切除术和盆腔淋巴结标本进行组织学检查。应明确是否有前列腺外扩散、精囊受侵、手术切缘状态及受

累淋巴结的范围和位置[350]。

（四）影像学诊断

1. 超声检查　经直肠超声检查是前列腺癌诊断的重要工具，可用于识别前列腺和精囊的异常以进行分期。前列腺癌的典型超声表现是腺体周围区回声减弱（低回声），但 14%～29% 的患者前列腺癌是等回声，无法与正常前列腺组织区分[351-353]。前列腺癌筛查患者若 TRUS 上发现低回声提示需要进一步的评估，只有 17%～31% 的患者通过前列腺穿刺活检诊断为前列腺癌[351-353]。彩色或对比增强多普勒超声可提高前列腺癌检测的敏感性和特异性[354]。

几项研究通过将超声结果与前列腺精囊切除术标本的组织学检查结果相结合，探讨了 TRUS 检测前列腺外肿瘤扩散的能力，这可能会影响肿瘤的分期[355-359]。在 200 例临床 T$_{3a}$ 患者中，TRUS 与 DRE 在检测前列腺外侵犯方面无显著差异。360 例前列腺切除术标本的组织病理学检查证实单侧 T$_{3a}$ 病变 DRE 检出占 49.5%，TRUS 检出占 55.7%。

尽管有局限性，肿瘤延伸到精囊可能会被 TRUS 诊断出，表现为回声异常、前移和结构扩大。如果术前诺模图预测的精囊侵犯率较高，基于这一发现需要改变治疗决定，则 TRUS 引导下的穿刺活检是合适的。TRUS 在评估患者是否接受前列腺近距离放疗方面也很有价值。前列腺体积和突出的中叶组织是放射性种子植入的重要考虑因素。

2. 计算机断层扫描　计算机断层扫描在评估原发肿瘤引起的前列腺内解剖变化方面几乎没有价值，因为

肿瘤通常具有与正常前列腺相同的衰减。存在 EPE 时，前列腺周围脂肪面可能变得模糊，或出现膀胱基底部畸形，精囊与膀胱后侧的正常角度消失，或精囊不对称增大。但在解释这些图像时必须谨慎，因为它们可能是活检造成的伪影，或者是精囊与膀胱之间的平面被直肠扩张所掩盖。EPE 往往是微观的，CT 扫描检测不到。该观察结果很大程度上解释了该方法的敏感性低（24%），限制了它在原发性肿瘤分期中应用[334]。

通过诊断性 CT 扫描腹部和骨盆淋巴结很少能获得有价值的新诊断前列腺癌分期信息。CT 成像只能发现因广泛肿瘤侵犯引起的淋巴结大小的异常。因此，该检查对淋巴结评估的诊断敏感性较差（约 25%）[334, 364]，该检查的常规使用对低危患者的区域性淋巴结分期没有意义[365]。美国放射科学院（ACR）和美国放射学会（AUA）建议局部晚期和高危患者使用腹盆腔 CT 扫描进行分期[366-368]。

3. 磁共振成像　在前列腺癌分期中，T_1 加权（T_1WI）序列在水密度结构（如前列腺、精囊）和脂肪之间提供了高对比度，对于评估前列腺周围脂肪和静脉、神经血管束、膀胱周围组织和淋巴结特别有用。活检后至少 4 周应进行 MRI 检查，以防止活检相关出血引起伪影。T_2 加权（T_2WI）序列显示前列腺的内部带状结构和精囊结构。前列腺癌是一个典型的外周区局灶性 T_2WI 信号减弱，周围是正常（高强度）外周区。移行带肿瘤检测更具有挑战性，因为移行带的信号特征与前列腺癌重叠。偶尔，BPH 结节可能有相似的信号特征。包膜外侵犯可以通过边缘成角畸形，不规则的隆起，直接肿瘤扩展导致包膜破裂，直肠前列腺角闭塞或神经血管束不对称等识别。精囊侵犯的特点是前列腺底部连续的低信号扩散，肿瘤沿射精管扩散，精囊信号不对称性减弱，或 T_2WI 上精囊壁显著性减弱。

1.5T 体线圈 MRI 的敏感性、特异性和准确性较低，不是前列腺癌分期的准确方法[361]。在过去的 10 年里，由于技术的进步和更高的磁场（3T）及多参数成像的引入使得 MRI 分辨率更高，分期准确性更高。直肠内螺旋 MRI 比 1.5T 体线圈图像具有更好的空间分辨率和对比度[372-375]。

在一项对 82 例患者的前瞻性研究中，Futterer 等[376]发现，使用直肠内 - 盆腔相控阵线圈显著改善了解剖细节，分期准确性和特异性。单独使用盆腔相控阵线圈的局部分期准确性、敏感性和特异性分别为 59%、54% 和 62%，使用联合直肠内 - 盆腔相控阵线圈，局部分期准确性、敏感性、特异性分别为 83%、65% 和 98%[376]。高磁场（3T）MRI 扫描仪提高了局限性前列腺癌非手术分期的敏感性和特异性[377]。在一项前瞻性研究中，32

例患者在根治性前列腺切除术前接受 3T 直肠内 MRI 检查，由两名经验丰富的放射科医生进行局部分期，其准确性、敏感性和特异性分别为 94%、88% 和 96%，而由经验不足的放射科医生进行局部分期，其准确性、敏感性和特异性分别为 81%、50% 和 92%。使用具有高场强（3T）的直肠内线圈比不使用直肠内线圈检测前列腺病变的灵敏度更高（76% vs. 45%）[378]。De Rooij 等[379]在一个具有 75 项研究的 Meta 分析中得出结论，MRI 具有高特异性，但对局部肿瘤分期的敏感性不同。直肠内线圈改善了 SVI 的检测，但对前列腺外侵犯的检测没有益处[379]。

动态对比增强（DCE）–MRI 可显示与前列腺癌相关的新生血管[380-382]。DCE-MRI 显示前列腺癌较正常外周组织更早、强化更明显。Padhani 等[383]发现 DCE-MRI 能可靠地区分癌性和非癌性前列腺[383]。弥散加权成像（DWI）–MRI 利用肿瘤细胞密度限制水分子的运动。表观扩散系数（ADC）是对组织内（水分子）扩散幅度的定量测量，使用 DWI 计算。单独 DWI-MRI 可能无法提供比 T_2WI 更好的定位或分期信息，但可作为预测组织学分级的生物标志物。

多参数磁共振成像（mp-MRI）包括高分辨率 T_2WI 及至少两种功能性 MR 技术（DCE-MRI、DWI-MRI 或 MRS）。结合这些技术可以提高诊断和分期的准确性。ACR 和欧洲泌尿生殖系统泌尿外科学会都认为 mp-MRI 是诊断肿瘤分期和生物学特征的有用工具（图 61-4）[368, 378, 388]。前列腺成像报告和数据系统第 2 版（PI-RADS™v2）采用一种标准化的方法来描述可能需要保守治疗或转诊治疗的前列腺癌[389]。PI-RAD™ 评分系统对结果进行 1～5 级评分，PI-RAD1 级不易发展成临床肿瘤，PI-RAD5 级易于发展为临床肿瘤。此外，T_2WI 图像可以确定是否存在前列腺外侵犯或精囊受侵，这两者都将影响局部治疗的选择、放疗计划及全身雄激素剥夺治疗的可能作用。

与 CT 成像一样，盆腔 MRI 对淋巴结转移的显示取决于淋巴结大小。盆腔 MRI 也可以识别骨转移，确认骨扫描中发现的异常信号的性质。

4. 核医学成像　骨扫描。临床上出现远处转移，80%～85% 的为骨转移，并与成人造血骨髓分布相似。转移瘤的放射性核素骨扫描表现可以从单一的病灶摄取到"超级扫描"，即整个骨骼均受影响。应正确认识因肾脏对放射性核素的摄取和排泄不足为特征的情况，否则扫描可能被认为是正常的。虽然骨扫描是一种敏感的成像工具，但其他情况，如关节炎、骨折和佩吉特病，也可以导致放射性核素的摄取。在某些情况下，可能需要标准的骨 X 线或断层扫描、CT 或 MRI 来确定骨扫描

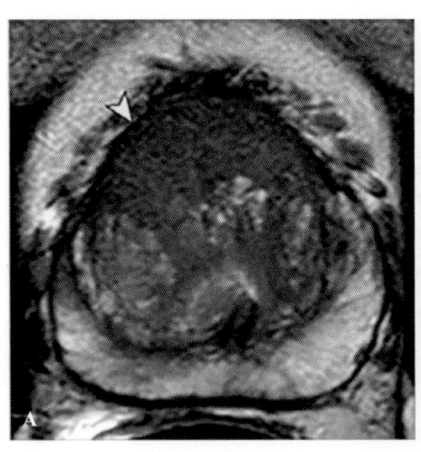
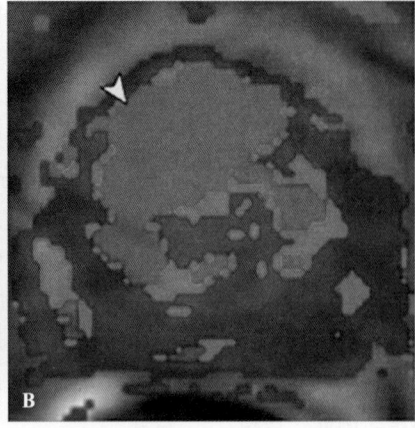
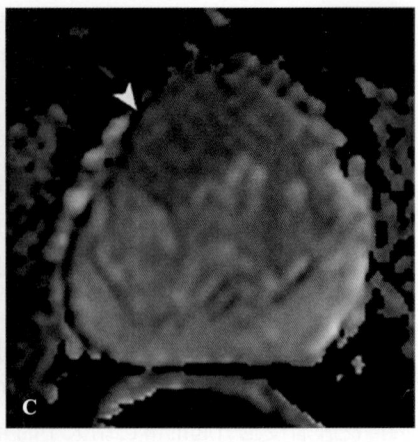

▲ 图 61-4　活检前多参数磁共振成像（此图彩色版本见书末）

A. T₂加权像，解剖和功能；B. 动态对比增强；C. 表观扩散系数（ADC）成像。轴位图像均显示疑似前列腺癌的病变（黄箭头）

异常的性质。

　　自出现血清 PSA 检测以来，Chybowski 等 [356] 是第一批评价常规骨扫描在新诊断前列腺癌患者治疗前作用的人。通过对随机选取的 521 例患者进行回顾性评估，并将临床肿瘤分类、诊断性活检标本的肿瘤分级、酸性磷酸酶、PAP 和 PSA 血清水平与骨扫描结果相关联。骨扫描显示发生远处转移的概率与血清 PSA 水平密切相关，并与血清 PSA 水平成正比，如图 61-5 所示。治疗前 PSA 水平为 20ng/ml 或更低的患者中，只有 0.3% 的患者在骨扫描时呈阳性 [356]。基于对 853 名患者的回顾性分析，Briganti 等 [357] 开发了一种分类和回归树模型来预测骨扫描阳性率。根据该工具，只有 Gleason 评分大于 7 或 PSA 高于 10ng/ml 且有明显症状的患者，才应考虑进行骨扫描 [357]。如果治疗前血清 PSA 水平为 10ng/ml 或更低，没有骨骼不适的患者通常不需要进行骨扫描。AUA 和 EUA 也不建议无症状患者进行常规骨扫描，除非 PSA 高于 20ng/ml，Gleason 评分高于 7，或局部晚期疾病。

　　放射性核素骨显像在前列腺癌患者治疗后评估中也有作用。治疗后血清 PSA 监测易于在症状出现前识别肿瘤复发，因生化复发可能比骨扫描异常发生早。

　　Dotan 等 [358] 对 239 名接受根治性前列腺切除术的患者进行了骨扫描，以评估其生化复发情况。PSA 水平分别为 0~10、10.1~20、20.1~50 和 50ng/ml 以上的患者，骨转移的发生率分别为 4%、36%、50% 和 79%。在多因素分析中，PSA 斜率、PSA 速度和触发 PSA 都是预测前列腺切除术后生化失败的重要因素。使用 CaPSURE 登记的 292 名生化失败的患者，包括根治性前列腺切除术（66%）和 RT（34%），Choueiri 等 [359] 发现年龄（<60、60—69、≥70）、成像类型（骨扫描、CT 或 MR）、触发 PSA（≤5ng/ml vs.>5ng/ml）和 PSADT

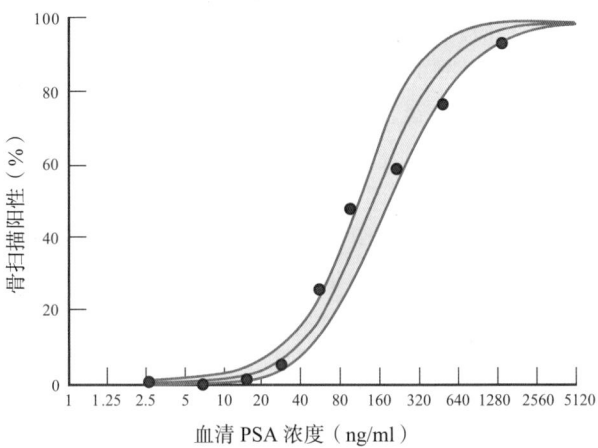

▲ 图 61-5　骨扫描结果与治疗前血清前列腺特异性抗原水平的关系；95%CI 以阴影显示

引自 Chybowski FM, Larson Keller JJ, Bergstralh EJ, et al. Predicting radionuclide bone scan findings in patients with newly diagnosed, untreated prostate cancer: prostate-specific antigen is superior to all other clinical parameters. J Urol. 1991; 145: 313. Copyright 1991, with permission from American Urological Association.

（<10 个月 vs.≥10 个月）与阳性结果有关。得出结论，当 PSA 为 5ng/ml 或更低，PSADT 为 10 个月或更长时间时，进行影像学随访是无效的 [359]。

　　5. 正电子发射断层扫描成像　FDG PET 成像在前列腺癌中的应用不令人满意，对局部和区域分期的敏感性和特异性较差 [391, 392]。使用 ¹⁸F 或 ¹¹C 标记的胆碱、蛋氨酸、乙酸或氨基酸类似物抗 1- 氨基 -3-18F- 氟环丁烷 -1- 羧酸（FACBC）的新型 PET 显像剂，在高风险前列腺癌的分期和生化复发患者的评估中显示出了希望 [393, 394]。PET 显像剂连接的配体与脂类和氨基酸代谢有关。但作为评估疾病复发的显像剂，与检测局部或远处转移相关的 PSA 水平可能超过 2ng/ml [395]。这种高水平的 PSA 使得挽救疗法的用处不大，因为肿瘤负荷和位置可能超过放疗可能治愈的范围。FACBC 可能对低至 0.2ng/ml 的 PSA 值敏感。另一种 PET 显像剂，即 ^{68}Ga-PSMA，目前在美国以外的欧洲和澳大利亚使用。该配体靶向前列腺特异性膜抗原，可能比胆碱、乙酸或氨基酸配体具有更好的敏感性和特异性。一项针对 139 位术后或 RT 后进行 ^{18}F- 胆碱显像以进行生化复发成像的患者研究中，有 32 例扫描阴性的患者进行了 ^{68}Ga-PSMA PET，其中 43.8% 的患者出现了可识别的复发部位[372, 372]。

使用 ^{18}F- 氟化钠进行 PET 骨成像似乎比传统的 ^{99m}Tc 骨扫描具有更高的灵敏度。Lu-Yao 等[396] 在 44 例局部高危或转移性前列腺癌患者中比较了 ^{99m}Tc 平面骨扫描、SPECT、^{18}F- 氟化物 PET 和 ^{18}F- 氟化物 PET/CT。^{18}F- 氟化物 PET/CT 的敏感性和特异性比骨显像更高（$P<0.001$），比单独的 PET 更具特异性（$P<0.001$）。

骨扫描检测骨转移的敏感性和特异性分别为 70% 和 57%，骨 SPECT 分别为 92% 和 82%，^{18}F- 氟化物 PET 为 100% 和 62%，^{18}F- 氟化物 PET/CT 为 100% 和 100%[396]。作者得出结论，^{18}F- 氟化物 PET/CT 是检测高危骨转移患者的高精确成像方法。

（五）实验室评估

前列腺特异性抗原 前列腺特异性抗原是由正常前列腺腺泡和导管上皮细胞及前列腺源性肿瘤细胞产生的丝氨酸蛋白酶[373, 374]。它可以在血清中检测到，其形式在免疫上与从前列腺组织中纯化的相同，并可能在良性（如前列腺肥大、前列腺炎）或恶性前列腺疾病中升高[373]。PSA 以多种形式存在于血清中，以 PSA-α_1 抗糜蛋白酶复合物为主，游离（非复合物）形式的 PSA 较少[111, 375]。

PSA 的血清半衰期为 2.2（±0.8）～3.2（±0.1）天[381]，前列腺手术后血清水平恢复到基线或前列腺切除术后要达到最低值需要几周的时间。直肠指检、前列腺按摩、TRUS、射精和膀胱镜检查对血清 PSA 水平影响不大，前列腺活检可引起 PSA 水平立即升高（中位数 7.9ng/ml）需要数周才能恢复到基线[382, 397, 398]。TURP 也会导致 PSA 升高（中位数为 5.9ng/ml），需要 17 天才能达到新的基线值[398]。感染性膀胱炎、前列腺炎和尿潴留也会导致其升高。因 PSA 的产生和分泌是雄激素依赖性的，雄激素剥夺治疗会导致 PSA 水平显著降低，在这种情况下，血清 PSA 值应考虑到这一点。

（六）准备工作

ACR[400] 和 NCCN 最近建立了前列腺治疗前分期的诊断指南。NCCN 提出的方案如表 61–3[401]，可用于指导分期。然而，个别临床情况可能需要偏离这些指南，因为需要独立的医学判断来满足特定情况下的独特需求。

九、首要治疗

（一）观察策略

观察等待是一种临床策略，当前列腺癌的诊断首次建立时，不会立即进行干预治疗。直至疾病进展或症状出现时才开始治疗。观察策略在世界各地被使用，它是一种令人满意的可以替代 RT 或 RP 的方案。根据观察等待计划，病情恶化时将进行非治愈性治疗，主要包括激素治疗，以诱导肿瘤消退和减轻症状[201, 402, 403]。越来越多观察策略，如主动监测，正在取代观察等待。观察等待的目标是避免治疗，而主动监测的目标是个体化患者护理，治疗那些有临床意义的肿瘤患者，并避免不太可能进展的患者出现与治疗相关的进展风险。

观察等待的原理与疾病的自然史、事件人群的年龄和并发症、对治疗干预的感知需要（或缺乏）及与健康有关的生活质量问题有关。PSA 筛查导致前列腺癌"过度诊断"的比率增加。过度诊断是指在确定癌症诊断时的前置时间偏差，否则在男性预期寿命期间不会被检测到。当干预措施对延长患者的寿命或预防疾病的发病率没有任何作用时，就会发生过度治疗。此外，偶发性（或潜在的）前列腺癌经常在尸检中发现，在老年人中特别常见[76, 85]，在 40—50 岁的男性中，有 1/3 的男性被观察到[27]。观察等待策略成功的关键是正确选择患有惰性疾病或并发症的患者，这些疾病相对于前列腺癌的自然史会影响其预期生存期。

斯堪的纳维亚前列腺癌 4 组试验比较了根治性前列腺切除术和观察等待[404]。根治性前列腺切除术与累计死亡发生率下降 12.7% 有关。18 年后，RP 组 56.1% 的患者死亡，而观察等待组 68.9% 的患者死亡。前列腺癌累计死亡发生率降低了 11.0%。与 RP 相关的前列腺癌死亡率下降幅度最大的是那些年龄小于 65 岁和具有中等风险疾病的人。即使是年龄大于 65 岁的男性，RP 的远处转移发生率也有所降低。北美前列腺癌干预与观察试验通过 PSA 筛查比较了根治性前列腺切除术与观察策略在局限性前列腺癌中的疗效[97]。虽然没有达到 2000 人的目标，但它登记了 731 例 $T_{1\sim2}NM_0$ 前列腺癌患者。中位随访 10 年，47.0% 接受手术的男性死亡，49.9% 接受观察的男性死亡（$P=0.22$）。在接受手术的患者中，前列腺癌治疗组的死亡率为 5.8%，而观察组为 8.4%（$P=0.09$）。只有在 PSA 高于 10ng/ml 的男性亚组中，全因死亡率显著降低。本研究支持观察是治疗早期前列腺癌的可接受的管理过程。

ProtecT 试验是在 20 世纪 90 年代在英国设计的，

由英国政府资助[405]。目的是确定早期前列腺癌的治疗效果是否优于主动监测，以及在随后可用的治疗方法中，手术是否优于外放射加上短期的雄激素剥夺治疗（ADT）。将 1643 例低危或中危患者随机分为主动监测、放疗加 ADT，或者根治性前列腺切除术。很少有患者在过程中选择换组。经过中位数为 10 年的随访，前列腺癌的死亡人数比原先预期的要少得多。在这三个组中，只有不到 1% 的患者死于前列腺癌。与接受治疗的患者相比，接受早期主动监测的患者更有可能出现疾病进展，但接受治疗的患者出现远处转移的风险较高。在三个组中，每个组有 500 多名患者，其中 33 人发生转移，13 人在手术组，16 人在放疗组。在那些主动监测的患者中，50% 的人在 10 年后接受了根治性治疗，通常是由于 PSA 升高触发。虽然疾病进展率和远处转移率存在差异，但总生存率没有显著差异（P=0.48）。这项研究表明，主动监测并不适合每个人。大多数人用这种方法表现良好，推迟或避免治疗。一小部分患者出现了可避免的转移。在接下来的 10 年里，这可能会导致生存率小幅下降。

与观察等待不同的是，主动监测策略试图根据患者一生中肿瘤发展的风险，对是否推荐治疗进行个体化决定。主动监测策略成功的关键是准确识别临床上无显著意义的肿瘤患者及合理的随访计划和早期干预标准。Epstein 等[406]引入活检标准来预测临床不显著的肿瘤：临床 T_{1c}（不可触及），PSA 密度小于 0.15ng/ml，无 Gleason 分级 4 或 5，小于 3 个穿刺点有癌，每个穿刺点肿瘤体积不超过 50%。在对约翰·霍普金斯大学治疗的 237 例不可触摸（T_{1c}）前列腺癌患者的分析中，Epstein 标准预测了 91.6% 的患者为局限性前列腺癌[407]。满足 Epstein 标准的其他 8.4% 的患者有其他的前列腺癌证据。在一项欧洲 Epstein 标准验证研究中，Jeldres 等[408]对 366 名患者进行了队列研究。在该研究中，20% 符合 Epstein 标准的患者在根治性前列腺切除术中出现不良结果，如 Gleason 评分 7 分或非器官限制性疾病[408]。因此，根据 Epstein 标准，多达 20%～25% 的患者预测患有非器官受限的疾病[409]。在潜在的治疗患者中，错过临床意义重大的肿瘤和避免必要治疗的风险是主动监测没有更广泛采用的主要原因。因为非洲裔美国男性死于前列腺癌的风险更高，他们的病理升级率更高[410, 411]。

为了准确地识别真正临床上不重要的肿瘤，许多主动监测研究包括了 Epstein 标准的其他选择因素，包括 PSA 绝对值小于 10ng/ml[412, 413]或小于 15ng/ml[414, 415]或少于 33% 的穿刺点有癌[412]。进行主动监测时，需要描述明确的标准以进行患者随访。到目前为止，所有出版的研究文章都包括重复的直肠指检、PSA 和重复前列腺活检。进行 DRE 和 PSA 监测的间隔不应小于 6 个月。活检应在第 1 年的 6～12 个月进行，之后每年或每 2 年一次。对于可疑的癌前病变或 DRE 和活检不符时，可考虑采用多参数 MRI。如果最初诊断性活检的针数少于 10 针，可以更早地进行重复活检。如果其他临床因素提示病情进展（PSA 升高，DRE 进展），则应进行重复活检。没有注明男性的预期寿命是否低于 10 年。在提出主动监测之前，应该明确治疗的适应证。实施治疗的共同标准包括 PSA 动力学改变，如 PSA 速度增加[234]。可触及或超声检测到结节的临床进展，Gleason4 级或 5 级，至少 2 个穿刺点有癌，或穿刺点肿瘤体积超过 50%，也被用作实施治疗的标准。主动监测策略越来越多的得到包括 NCCN、ASTRO 和 AUA 在内的肿瘤专科协会和网络的认可[366, 401, 416]。

（二）局部治疗

两种公认的治疗局限性前列腺癌的主要方法：根治性前列腺切除术和 RT。两个较早的临床试验试图比较这两种模式，但它们因方法上的缺陷限制结果不令人满意[417, 418]。在美国进行的一项试验表明了手术的优势，但该研究的动力不足，并没有严格地通过随机化来分析患者[417]。经过 10 年的随访，一项较小的日本Ⅲ期临床试验没有显示 OS 或前列腺 CSS 率的显著差异[418]。这些试验均不是在 PSA 时代进行的，没有采用现代分期和治疗技术。具有里程碑意义的英国 ProtecT 试验将低危或中危前列腺癌患者随机分为接受主动监测，根治性前列腺切除术或放疗并伴有 3～6 个月的雄激素剥夺治疗三组。三组之间没有总生存率差异（P=0.87）。前列腺癌特异性生存率也没有差异，10 年生存率（95%CI）分别为 98.8%（97.4%～99.5%）、99.0%（97.2%～99.6%）和 99.6%（98.4%～99.9%）（图 61-6）[419]。治疗与较低的疾病进展和转移的发生率相关。每年每 1000 人（95%CI）出现任何临床进展的人数分别为 22.9（19.0～27.5）、8.9（6.7～11.9）和 9.0（6.7～12.0）（P<0.001）。每 1000 人每年（95%CI）出现远处转移的人数分别为 6.3（4.5～8.8）、2.4（1.4～4.2）和 3.0（1.9～4.9）（P=0.004）。虽然没有报道手术和 RT 之间的两两比较，但这两种方法的肿瘤控制效果是相同的。在临床局限性前列腺癌中，治疗后需要经数年的观察才能衡量特定治疗对预后的影响。生化终点，如可检测或上升的 PSA，是最终控制肿瘤的不完美的替代品。许多关于生化失败的定义需要长时间的随访以确定失败，可能比临床失败早几年[276, 333]。因此，比较使用不同生化终点的模式和研究的结果可能有问题。在回顾结果分析时，必须仔细注意

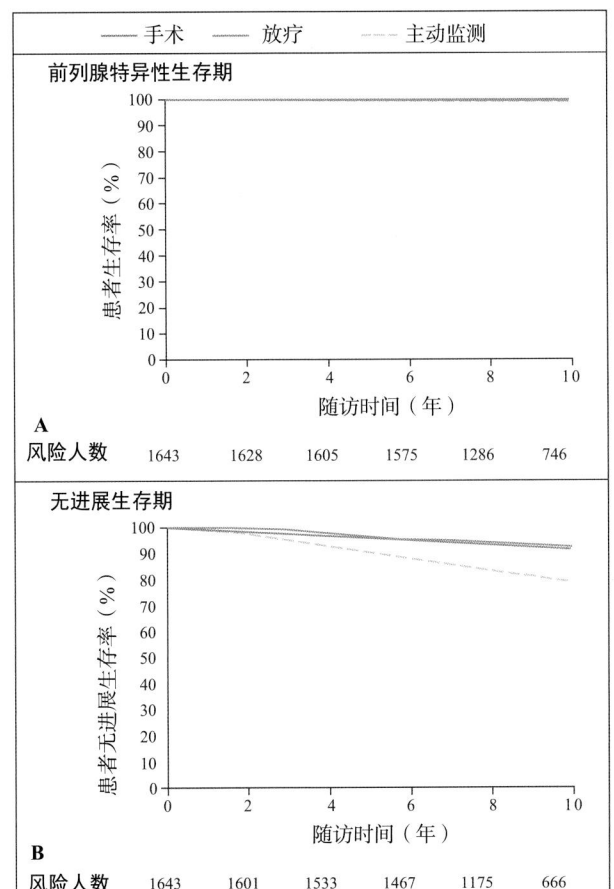

▲ 图 61-6　根据治疗组的 Kaplan-Meier 估计的前列腺癌特异性生存率和无病生存期

A. 前列腺癌特异性生存期，前列腺癌特异性死亡是由一个独立死因评估委员会确定的那些明确或可能是由前列腺癌或其治疗引起的死亡，该委员会的成员不知道治疗方案；B. 无进展生存期，前列腺癌的临床进展包括由前列腺癌或其治疗引起的转移和死亡（引自 Hamdy FC, Donovan JL, Neal DE. 10-year outcomes in localized prostate cancer. *N Engl J Med*. 2017；376：18.）

特定的生化和临床终点及随访时间的长短。

大型单机构研究和多机构研究对长期 DFS 进行了比较，支持 ProtectT 试验比较主动监测、手术和放疗的结论。在一系列的病例中，包括宾夕法尼亚大学医院和波士顿放射治疗联合中心的病例，D'Amico 等 [295] 报道了 1872 例局限性前列腺癌患者接受手术治疗（888 例）、永久粒子近距离治疗（218 例）或 EBRT（766 例）的结果。低危患者的 5 年生化结果（ASTRO 定义）在不同方式上没有显著差异，但与 EBRT 或手术相比，中高危患者接受近距离放疗的病情更差 [295]。在一项 490 例病例对照研究中，Fletcher 等 [420] 报道近距离治疗和 EBRT 联合治疗获得的 bDFS（PSA＞0.2）比单纯近距离放疗或 RP 更有效。Vicini 等 [421] 报道了 6877 例中低危前列腺癌男性在 7 个机构采用多种方式治疗的综合结果，包括永久性放射性粒子近距离放疗、临时高剂

量率近距离放射治疗、EBRT、中子治疗和 RP。一旦校正预后变量，5 年生化结果在机构和方案之间是相似的 [421]。Kupelian 等 [422] 报道了克利夫兰诊所 1682 例男性接受 EBRT（628 例）或 RP（1054 例）的结果。接受 RP 的患者 8 年的 bDFS（PSA＞0.2）为 72%，而接受 EBRT 的患者为 70%（ASTRO 定义）。在多因素分析中，临床分期、治疗前 PSA、活检 Gleason 评分、治疗年份和使用新辅助雄激素剥夺是生存的独立预测因素，年龄、种族、既往 TURP 和治疗方式（手术或放疗）与结果无关 [422]。对来自克利夫兰诊所和斯隆 - 凯特琳大学医疗纪念中心的 2991 名患者的汇总分析显示，对于接受超过 72Gy 剂量的 EBRT、近距离放疗、EBRT 与近距离放疗相结合或 RP 的患者，具有可比较的 5 年 bDFS。从 SEER 注册表中对 60 290 名接受局部前列腺癌治疗的患者进行回顾性分析发现，接受 RP、近距离放疗和无明确疗法的前列腺癌患者 10 年的特异性死亡率分别为 1.3%、0.5% 和 3.7% [424]。在一项多变量分析中，手术和近距离放疗都比不确定的治疗方法有更好的前列腺癌特异性和总死亡率。手术和近距离放疗对生存的益处是相似的 [424]。

最近的两项研究表明，与 RP 相比，接受放疗的高危前列腺癌患者远处转移率更高，生存期更差 [229, 425-427]。这些方案中的每一个方案均具有前列腺癌危险因素和并发症的失衡，这些因素导致观察到 RT 的不良结果。在瑞士的经验中，没有规定 EBRT 技术和总剂量，研究期间三维适形放射治疗和调强放射尚没有实现 [229]。接受手术的患者总死亡率更高，这表明在手术组中存在潜在的选择偏差。患有并发症的患者由于麻醉和手术本身具有发病和死亡的风险，因此不常规选择进行根治性手术。尝试纠正这些并发症是有问题的。虽然没有发现前列腺 CSS 的差异，但没有其他原因导致的死亡来解释接受 EBRT 或近距离放疗的男性总生存率较差 [426, 427]。肥胖、吸烟、高胆固醇血症和高血压等无法解释的健康问题可能会导致无法耐受 RP 的男性生存率下降 [428]。此外，本章后面将讨论，辅助激素治疗被认为是接受放疗的高危患者的标准治疗，但在这两组患者中并没有常规应用。

总之，在肿瘤控制和生存方面，EBRT 和外科手术已被确定为局部前列腺癌的主要治疗方案。雄激素抑制结合选择性淋巴结和剂量升级治疗（ASCENDE-RT）试验表明，低剂量率近距离治疗（LDR-BT）优于 EBRT，但相关的泌尿生殖（GU）毒性率较高，疾病特异性生存率无差异。治疗决策需要考虑到患者的健康状况、治疗对其生活质量的影响及获得治疗的机会。在诊断时，需要向所有患者全面介绍这些治疗方案及在适当时进行

主动监测。

（三）放射治疗

1. **一般原则**　RT 作为临床局限性前列腺癌的治疗方法已有近一个世纪的历史。随着 20 世纪 60 年代高电压治疗系统的出现，EBRT 成为男性非转移性前列腺癌的标准治疗方法。在过去的 20 年中，EBRT 治疗方法如 3D CRT、IMRT、图像引导放射治疗、立体定向体放射治疗和质子束放射治疗等取得了重要进展，提高了男性前列腺癌的治疗比例。同样，近距离治疗方法也随着局限性前列腺癌的成像方式、治疗计划软件和传输方法的进步而改进。目前，放射肿瘤学家有几种可用于治疗男性前列腺癌的 RT 方案。

2. **器质性疾病**　文献中几乎没有与临床 $T_{1\sim2}$ 前列腺癌患者治疗相关的前瞻性、比较性临床试验。大多数报道来自单一机构观察病例研究，这些病例没有预先确定的治疗方法和随访计划，采用回顾性病例来评估疗效和毒性。由于对观察性病例研究的解释存在某些问题[429]，关于任何治疗方法的效用的陈述，特别是与另一种策略的比较，都应谨慎看待。在此背景下，随后的讨论强调了来自泌尿外科卓越中心和大型多机构研究的经验，因为这些经验为放射治疗实践的结果提供了一个相对广阔的视角。

外放射治疗。现代成像方式的可及性，特别是 CT 和 MR，加上 RT 治疗计划计算机，使得前列腺及其他靶组织相对于治疗光束的精确定位成为可能。因此，精确的三维目标体积定义成为可能，并设计了个性化的 RT 场定义，以使剂量分布（即适形 RT）与目标体积的形状一致。如果没有适形放射技术的优势，放射剂量一般不能超过规定的 70Gy，因次不会增加肠或膀胱毒性的发生率[430]。更重要的是，IMRT 是一种利用多个光束角度和基于 CT 的计算机计划的技术，以尽可能接近前列腺的剂量，从而保护附近的正常结构。在 IMRT 期间，部分辐射场在指定的时间和位置被阻塞或调制，以优化对目标的辐射通量，同时限制对邻近重要结构（膀胱、直肠、阴茎球和股骨）的剂量。室内 CT、X 线或其他肿瘤定位方法的图像引导应与调强放射治疗同时进行，以确保辐射剂量分布覆盖预定的目标。随着剂量的增加和低分割强化治疗，SBRT 方法正在探索中。

常规 EBRT 结果。在 PSA 筛查和适形 RT 出现之前，$T_{1\sim2}$ 前列腺癌的 5 年、10 年和 15 年 OS 率分别约为 80%、60% 和 35%[231, 431, 432]。因为重大并发症可能会降低预期寿命，CSS 是评估特定治疗策略疗效的更合适的终点。PSA 前时期常规放疗后的 5 年 CSS 概率为 55%～80%，10 年 CSS 概率为 35%～70%[231, 431, 432]。一

般来说，CSS 高于 OS，这强调了并发症在评估治疗结果中的重要性。

虽然生存是一个关键和明确的终点，但患者死亡率（及通过推断得出的治疗效果）受到潜在的宿主（如年龄、并发症）和肿瘤相关（如肿瘤分级）因素的强烈影响，这些因素可能影响特定治疗方法的选择。因此，完全和永久根除原发肿瘤（即局部肿瘤控制）可能是更直接的 RT 疗效的衡量标准。然而，文献中对肿瘤局部控制的定义并不一致，并且很难获得关于 EBRT 实现肿瘤完全消退能力的明确证据。大多数报道将肿瘤局部控制定义为没有逐渐扩大的前列腺异常或提示肿瘤局部复发的体征或症状（如血尿、尿路梗阻），但临床评估与 RT 后前列腺活检结果之间存在相当大的差异[433, 434]，很少有研究充分解决这一问题。当前改善局部肿瘤控制的策略为增加放疗剂量包括适形 EBRT、调强放疗、质子治疗、SBRT、组织间近距离放疗加或不加 EBRT，以及添加雄激素剥夺治疗。

相对较少的 RT 研究评估区域淋巴结肿瘤复发，但只有不到 3% 的患者将该区域确定为疾病复发的部位[231, 431]。但是，报道的区域淋巴结复发的概率可能被低估了，因为在接受放疗后的患者随访中并没有常规进行连续的放射学检查。因此，尚未定义与区域淋巴结复发相关的死亡率。现代 PET 成像在生化失败评估中可能会影响区域淋巴结失败的发生率。

出现远处转移后的平均预期寿命为 2～5 年[231, 276]。未经长期雄激素治疗的原发放疗患者的远处转移率在 11%～28%[314]。已经构建并验证了预测 5 年远处转移率的诺模图[314]。在肿瘤局部复发的情况下，提高对转移发展的认识可能很重要，因为这种情况下的患者随后出现转移的风险特别高[435-439]。肿瘤相关因素（如肿瘤分级）是否容易使患者出现局部复发，有可能发生亚临床转移，或者原发部位的肿瘤是否导致了肿瘤的继发性播散，目前还不确定。Yorke 等[440] 提出一半以上的转移与局部复发有关，Coen 等[438] 报道了局部失败后出现远处转移，这表明改善原发肿瘤的控制可能会提高长期生存率。越来越多的证据表明，通过积极的局部治疗改善肿瘤局部控制对远处转移率有良好的影响[439, 441-444]。

生化复发。更多的当代研究将治疗前和治疗后血清 PSA 水平纳入结果分析，以更好地定义预后组和无疾病状态。连续 PSA 测量和 PSA、RFS 或 bDFS 的终点已成为评估治疗效果的新基准。为了研究 EBRT 在 PSA 时期后的长期结果，六家机构合并数据并使用 1996 年共识会议确定的 ASTRO PSA 失败定义作为分析终点[445]。肿瘤分期、Gleason 评分、治疗前 PSA 水平和治疗后 PSA 最低点均被确定为影响预后的重要因素。

5 年后，一项数据来自 9 个机构，最终纳入了 4839 名
1986—1995 年接受治疗的 T$_{1-2}$ 前列腺癌患者随访研
究，其随访中位数为 6.3 年[212]。在本研究期间，早期
采用常规放疗（70%），最近采用适形治疗（30%）。规
定的放疗剂量在那个时代也很常见。16% 的患者接受
60~65Gy 的治疗，54% 接受 66~70Gy 的治疗，19%
接受 70~72Gy 的治疗，10% 接受 73~78Gy 的治疗，
1% 接受 78Gy 以上的治疗。结果分析证实了第一项研
究确定的预后因素，即肿瘤分类、Gleason 评分、治疗
前 PSA 和治疗后 PSA 最低值[445]，并确定治疗剂量和治
疗年份为独立预后变量[212]。表 61-4 和图 61-7 所示的
接受至少 70Gy 治疗患者的 PSA 无进展结果，说明了最
低点与最终生化失败之间的关系。由于对这些患者可进
行长达 14 年的长期随访，因此该分析也显示了那些 5
年 PSA 无进展的患者；另有 17% 的患者在 10 年后会出
现 PSA 复发，表明该病晚期复发不常见。在研究 PSA
复发与临床复发的关系中，这项多机构研究报告称，根
据不同的危险组，49%~78% 的患者在 PSA 失败后 5
年内无临床进展，46%~58% 的患者在 PSA 失败后 10
年内无临床进展[212]。

　　剂量增加。PSA 结果报告显示治疗效果的改善
空间比以前认为的更大，因此人们致力于更适形的治
疗技术、3D CRT、IMRT 和质子束治疗，以增加前列
腺剂量，同时避免邻近的非目标组织。几个单一的机
构研究报道了剂量从小于 70Gy 到大于 86.4Gy 的结
果[232, 439, 442, 446, 447]。剂量的增加对 PSA-DFS 的改善和远
处转移率有显著影响[232, 439, 443, 446]。

　　表 61-5 总结了 6 个当代随机试验，表明 bDFS 随
着 EBRT 剂量的增加而显著改善[444, 447-454]。虽然这些
研究在部分或全部治疗过程中采用了常规或适形放疗、
EBRT 及光子治疗，但有一项试验中的增强治疗采用了
质子束增强。

　　从这些前瞻性的三期临床试验中，很难对有效剂
量增加的范围得出结论。入组标准不同；在一项试验
中要求使用雄激素剥夺疗法[447]，在另一项试验中，医
生经过慎重考虑允许对高危患者使用雄激素剥夺疗
法[448]，而在其他试验中则不允许[449-452]。随访时间和研
究中使用的总剂量也各不相同。在每一个现代 EBRT 剂
量增加试验中[447-449, 452]，剂量递增已明确改善了试验中
纳入患者的 bDFS。在每项研究中，亚组分析表明，某
些群体比其他群体受益更多。在联合国医学研究理事
会（MRC）试验中，所有 NCCN 亚组都受益于剂量增
加[447]。在荷兰的试验中，只有处于中高风险的患者在
高剂量的情况下改善了结果[448]。在 MD 安德森癌症
中心（MDACC）试验中，获益仅限于初始 PSA 超过

表 61-4　接受≥70Gy 治疗后根据 PSA 水平和预后因子计算的
5 年和 8 年的无病生存率 ª

分期	Gleason 评分	初始 PSA（ng/ml）			
		0~3.99	4~9.99	10~19.99	≥20
		5 年 / 8 年	5 年 / 8 年	5 年 / 8 年	5 年 / 8 年
T$_{1b-c}$	2~4	100/—	75/75	70/70	36/24
	5~6	89/—	83/75	70/70	40/29
	7	100/100	63/59	53/47	17/—
	8~10	—/—	33/—	47/—	40/—
T$_2$	2~4	93/84	80/74	78/69	16/16
	5~6	73/73	70/67	60/51	42/30
	7	68/54	64/57	53/45	12/—
	8~10	71/—	59/54	28/21	—/—

a. 预后因素：肿瘤分期、Gleason 评分
PSA. 前列腺特异性抗原
引自 Kuban DA, Thames HD, Levy LB, et al. Long-term multiinstitutional
analysis of stage T1–T2 prostate cancer treated with radiotherapy in
the PSA era. *Int J Radiat Oncol Biol Phys*. 2003；57（4）：915–28.

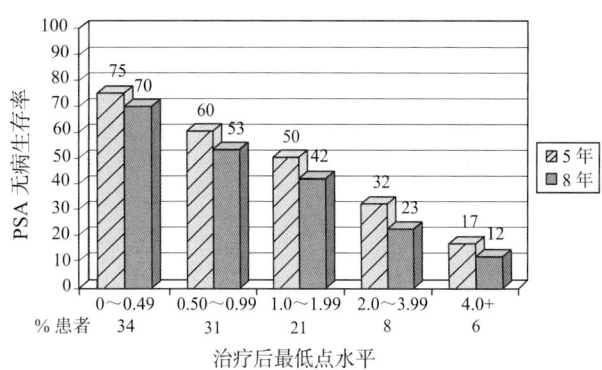

▲ 图 61-7　放疗后根据前列腺特异性抗原（PSA）最低点水平
确定的无病生存率。达到每一个最低点的患者的百分比在 x 轴
上给出

引自 Kuban DA, Thames HD, Levy LB, et al. Long-term multi-
institutional analysis of stage T1-T2 prostate cancer treated with
radiotherapy in the PSA era. *Int J Radiat Oncol Biol Phys*. 2003；57
（4）：915–28.

10ng/ml 的患者[449]。质子放射肿瘤组试验显示，低危组
和中危组都有显著的益处[452]。但在该试验中，没有足
够的高危患者（<5%）来确定剂量增加的价值。MRC
试验显示改善了临床 DFS（69% vs. 61%）（P=0.03）[447]。
Kuban 等[449]通过平均 8.7 年的随访，78Gy 比 70Gy 的
临床失败率显著降低，从 15% 降低到 7%（P=0.014）。
虽然远处转移很少发生，但剂量增加改善了无远处转移
生存率，从 95% 提高到 99%（P=0.059）。在 NCCN 试
验中高危患者远处转移率显著降低，从 96% 降低到 83%

（P=0.035）。法国试验报道了 70Gy 和 78Gy 时 ASTRO 生化复发率分别为 39% 和 28%（P=0.36）[454]。与其患者一样，没有临床或 OS 改善。RTOG 试验招募了中危组患者（预后等级为 1～3 组），并证明 8 年 ASTRO 生化失败率从 70.2Gy 的 45% 显著降低到 79.2Gy 的 30%（P<0.001）[444]。8 年总的远处转移率从 6% 显著降低到 4%（P=0.05）。

MRC 试验中位随访时间为 10 年，显示 OS 无差异。尽管生化和疾病进展结果存在显著差异，但两组的 OS 均为 71%。放射治疗肿瘤学小组（NRG/RTOG）试验入组目标是为了显示生存差异。然而，在试验中前列腺癌是一种不常见的死亡原因，根据历史经验要低于预期。显然，许多发生生化或临床进展的患者将接受长期雄激素剥夺和其他最近批准可能延长生存的药物。避免与挽救性全身治疗相关的费用和发病率与稍高的胃肠道不良反应之间进行权衡，尚需进一步研究。NRG/RTOG 试验表明，在获得较高放疗剂量的患者中，挽救治疗的使用减少了 37%（P=0.0002）。在 1990—2003 年对 38 项已发表的研究的系统回顾中，证实了从 70Gy 增加到 80Gy 的 OS 受益增加[455]。在一项 1975—1992 年的 4 个 RTOG 试验的综合分析中，Valicenti 等[456] 证实，较高的放疗剂量是 Gleason 评分为 8～10 分患者 DFS 和 OS 改善的显著预测因子（P<0.05）。在调整了其他已知的临床预后因素后，较高的放射剂量使前列腺癌的相对死亡风险降低 29%，死亡率降低 27%（P<0.05）。根据前瞻性试验和系统评价的集体结果，除非相邻器官不能耐受，否则应使剂量递增。

低分割。临床前和临床数据表明，前列腺癌的 RT 可能会随着低分割而改善（较高的剂量分数和较短的治疗疗程）。与其他上皮癌不同，据推测前列腺癌的 α/β 比值低于其周围正常组织。低 α/β 比值将意味着肿瘤对分割剂量的敏感性，因此分割剂量超过 1.8Gy 将提供治疗优势。早期使用低分割是出于对成本和资源可用性的关注，与对生物优势的期望无关[457-459]。早期的建议，即前列腺癌的 α/β 比率大约是 1.5，通过比较了接受前列腺永久粒子近距离放疗剂量为 145Gy 的患者与一组接受 EBRT 和常规分次治疗剂量为 70～74Gy 的患者的情况计算分析出的结果[460, 461]。Fowler 等[462] 对使用 EBRT 和前列腺癌近距离放疗（含 ^{125}I 或 ^{103}Pd 单药）的男性进行了类似的 α/β 为 2Gy 的估计。Brenner 等[463] 对一组接受高剂量率近距离放疗的男性进行了另一项剂量递增试验，剂量单位为 5.5～10.5Gy。接受剂量递增的低分割 HDR 近距离治疗的患者有更好的生化控制，计算出的 α/β 比值为 1.2Gy（95%CI 0.03～4.1Gy）。

对上述分析的一个经常被引用的批评是与回顾性研究相关的不确定性，以及使用来自多个机构的数据和在剂量异质性很大的情况下纳入近距离治疗[464]。此外，肿瘤克隆增殖[465] 及肿瘤乏氧[466] 可能进一步混淆精确 α/β 比率的计算。有人提出了一个很有争议的假设，表示总治疗时间是与前列腺癌疾病控制相关的重要生物学因素。较早的 PSA 时期之前的研究没有显示时间因素，但对多项分析的临床结果分析表明，对于低危前列腺癌患者，较长的总体治疗时间（OT）与较差的生化失败率相关[467]。他们的数据提出了一个问题，即低分割的好处可能部分归因于较短的总疗程[468]。

评估早期前列腺癌低分割治疗的前瞻性随机试验总结在表 61-6 中。两个较早的 III 期试验比较了标准分割和低分割方案，但两者都没有显示出短疗程的优势[470, 471]。选择短期疗法是为了减少资源利用，而不是对于放射生物学的考虑。选择的生物等效剂量相对较低，因此预期不会产生更好的结果。几个现代 III 期临床试验的设计原则是前列腺癌的 α/β 比值低于周围组织和低分割可向肿瘤提供 77～84Gy 的生物等效剂量（EQD2）[472-475]。将这些低分割与常规分割（每天剂量为 1.8～2Gy，总剂量为 70～76Gy）进行比较。意大利 Regina Elena 的第一项试验旨在显示出可比的 bDFS，且后期毒性较低[472, 473]。该试验最初显示的结果与预期的结果相反，2 年的胃肠道毒性无差异，但出人意料的是 bDFS 得到改善。随着进一步的随访，生化控制的差异不再明显。一项来自 Fox Chase 癌症中心的 III 期临床试验比较了 2Gy 常规分割 76Gy/38 次和 2.7Gy 低分割 70.2Gy/26 次方案[474]。试验结果显示，在常规分割和低分割中，81% 和 85% 的 5 年期 bDFS 没有差异（P=0.745）。虽然在胃肠道毒性上没有差异，但既往有尿阻塞症状且国际前列腺症状评分（IPSS）超过 12 分的患者更容易出现晚期泌尿生殖毒性。作者的结论是，低分割并没有疾病控制的优势，但如果低分割仅用于没有既往尿路阻塞症状的患者，将消耗更少的医疗保健资源。荷兰 HYPRO 试验比较了 78Gy/39 次治疗方案和 64.6Gy/19 次治疗方案。低分割可使无生化复发生存率提高 10%。然而，低分级治疗方案和常规分割治疗方案之间没有显著差异（80.5% vs. 77.1%，P=0.36）[476]。MDACC 比较了 75.6Gy/42 次 /1.8Gy 方案和 72Gy/30 次 /2.4Gy 方案。根据 Phoenix 定义，8 年的生化控制在低分割组中更好（10.7% vs. 15.4%，P=0.036）。在常规分割组和低分割组中，晚期尿毒性发生率分别为 16.4% 和 15.1%（P=0.84），晚期尿毒性发生率无差异。接受低分割（12.6%）的男性晚期胃肠道毒性与常规分割（5.0%）相比无显著增加（P=0.08）。在低分割组中直肠 V_{65} 为 15% 或更高时，2 级或 3 级晚期胃肠道毒性的发生率为

表 61-5　局部前列腺癌放射剂量上升随机试验的结果

作　者	患者例数	激　素	报道周期	风险 bDFS	临床 DFS	总生存	亚组获益	胃肠道毒性 ≥ 2 级	胃肠道毒性 ≥ 2 级
				高剂量 **vs.** 标准剂量（**P** 值）					
Kuban 等（2008）[449]	301	无	8 年	78% vs. 59% P=0.004	93% vs. 85% P=0.014	78% vs. 79% P=0.32	PSA>10	26% vs. 13% P=0.001	13% vs. 8% P=0.69
Zietman 等（2010）[452]	393	无	10 年	83% vs. 68% P<0.001	未报告	83% vs. 78% P=0.41	全部（低级、中级）	24% vs. 13% P=0.09	29% vs. 25% P=0.79
Al-Mamgani 等（2008）[448]	669	0 个月，6 个月或 36 个月（根据参与机构指南）	7 年	54% vs. 47% P=0.04	未报告 P=0.68	75% vs. 75% P=0.45	中级、高级	35% vs. 25% P=0.04	40% vs. 41% P=0.6
Dearnaley 等（2014）[447]	843	所有患者，放疗前 3~6 个月开始	10 年	71% vs. 60% P=0.0003	90% vs. 87% P=0.03	71% vs. 71% P=0.96	所有亚组	33% vs. 24% P=0.005	11% vs. 8% P=0.14
Beckendorf 等（2011）[454]	306	无	5 年	72% vs. 61% P=0.036	未报告	未报告	iPSA≥15	20% vs. 14% P=0.22	18% vs. 10% P=0.046
Michalski 等（2018）[444]	1499	无	8 年	70% vs. 55% P<0.001	DMFS 97% vs. 94% P=0.05	76% vs. 75% P=0.98	中级风险	21% vs. 15% P=0.0064	12% vs. 7% P=0.0028

bDFS. 无生化疾病生存；DMFS. 无远处转移生存；PSA. 前列腺特异性抗原

表 61-6　评估低分割治疗局限期前列腺癌的前瞻性试验

研究和机构	患者例数	剂量 / 分次剂量 / 次数	总等效剂量以 2Gy 计算（EQD2）		中位随访期（个月）	bDFS	≥ 2 级晚期毒性（%）	
			α/β=1.5（肿瘤）	α/β=3 ～ 5（晚期影响）			GI（5 年）	GU（5 年）
Ⅲ期临床试验，低 EQD2（2D 常规或 3D 适形放疗）								
Lukka 等（NCIC）[470]	466	52.5Gy/2.625Gy/20	61.9Gy	59.1Gy	68	40%	1.3%	1.9%
	470	66Gy/2Gy/33	66Gy	66Gy		47%		
Yeoh 等（Adelaide）[471]	109	55Gy/2.75Gy/20	66.8Gy	63.2Gy	48	53%（7.5 年）	NR	NR
	108	64Gy/2Gy/32	64Gy	64Gy		34%（7.5 年）	NR	NR
Ⅲ期优势试验，高 EQD2（3D 适形放疗或 IMRT）								
Arcangeli 等（Regina Elena）[473]	83	62Gy/3.1Gy/20	80Gy	75Gy	70	85%	17%	16%
	85	80Gy/2Gy/40	80Gy	80Gy		79%	14%	11%

（续表）

研究和机构	患者例数	剂量/分次剂量/次数	总等效剂量以 2Gy 计算（EQD2）		中位随访期（个月）	bDFS	≥ 2 级晚期毒性（%）	
			α/β=1.5（肿瘤）	α/β=3 ~ 5（晚期影响）			GI（5 年）	GU（5 年）
Pollack 等（Fox Chase）[474] NCT00062309	151	70.2Gy/2.7Gy/26	84.4	77.2Gy	68.4	77%	18%	22%
	152	76Gy/2Gy/38	76Gy	76Gy		79%	23%	13%
Incrocci 等 HYPRO（Netherlands）[476] ISRCTN85138529	407	64.6Gy/3.4Gy/19	90.4Gy	82.7Gy	32.0	81%[a]	22%	41%
	397	78Gy/2Gy/39	78Gy	78Gy		77%[a]	18%	39%
Hoffman 等（MDACC）[477] NCT00667888	103	72Gy/2.4Gy/30	80.2Gy	77.8Gy	102	89%（8 年）	13%（8 年）	15%（8 年）
	103	75.6Gy/1.8Gy/42	71.3Gy	72.6Gy		85%（8 年）	5%（8 年）	16%（8 年）
II 期非劣效性试验，高 EQD2（3D 适形放疗或 IMRT）								
Lee 等（RTOG0415）[479] NCT00331773	550	70Gy/2.5Gy/28	80Gy	77Gy	69.6	94%	22%	30%
	542	73.8Gy/1.8Gy/41	69.6Gy	70.9Gy		92%	14%	23%
Dearnaley 等 CHHiP（MRC）[478] ISRCTN97182923	1077	60Gy/3Gy/20	77.1	72Gy	62.4	91%	12%	12%
	1074	57Gy/3Gy/19	73.3Gy	68.4Gy		86%	11%	7%
	1065	74Gy/2Gy/37	74Gy	74Gy		88%	14%	12%
Catton 等 PROFIT（OCOG）[480] ISRCTN43853433	608	60Gy/3Gy/20	77.1Gy	72Gy	72.0	85%	9%	22%
	598	78Gy/2Gy/39	78Gy	78Gy		85%	14%	22%

a. 无复发生存率
bDFS. 生化无病生存；ISRCTN. 国际标准随机对照试验编号；NCT. 美国国家临床试验编号

8.6%，若 V_{65} 值较大时 2 级或 3 级晚期胃肠道毒性的发生率为 20.5%（P=0.061）[477]。

支持向低分割转变的最引人注目的数据来自三个大型的、成熟的非劣效性试验。来自英国的 CHHIP 试验是一项三臂研究，比较了两种不同的低分割方案和常规分割方案[478]。中位随访时间为 62 个月，低分割方案（60Gy/20 次 /3Gy）优于常规分割（74Gy/37 次 /2Gy）方案。第二组低分割（57Gy/19 次 /3Gy）方案的非劣效性无法证明。这项试验登记了 3216 名患者，并具有非常完整的生活质量数据。三组中任意两组之间和晚期毒性均没有差异。正如预期的那样，急性毒性在低分割时更早出现。NRG/RTOG0415 试验[479] 采用非劣效性设计，共有 1115 名患者入组，中位随访时间为 5.8 年，发现 70Gy/25 次 /2.5Gy 方案疗效并不逊色于标准的 73.8Gy/41 次 /1.8Gy 方案。在低分割组中，大约有 60% 多的患者经历了晚期 2 级和 3 级胃肠道不良事件。在加拿大进行的第三项多中心随机、非劣效放疗试验纳入了 1216 例中危前列腺癌患者，两组患者的 5 年无生化进展生存率均为 85%。

总的来说，这些试验为低危和中危前列腺癌使用中度低分割方案提供了强有力的证据。他们也提出了一些关于放疗毒性的警告，重要的是要仔细的进行病例选择（避免既往泌尿系统症状评分较高）和治疗计划。在这些研究中，每一个的临床靶区都仅限于前列腺，偶尔包括部分或全部精囊。高危组仅占 CHHIP 试验的 12%，其他研究均没有。选择性淋巴结照射在这些前瞻性低分割试验中均未使用。目前尚不清楚在选择性盆腔淋巴结照射时，这些短疗程方案是否安全有效。

超低分割（立体定向放射治疗）。一些研究小组利用图像引导的 IMRT 和（或）SBRT 方法探索了更大的低分割方案，分割剂量为 6.7～10Gy。Madsen 等[481] 首次报道了 40 名患者接受 33.5Gy/5 次 /6.7Gy 剂量治疗的结果。中位随访时间为 41 个月，患者耐受性很好，只有 7.5% 和 20% 发生 2 级 GI 或 GU，没有 3 级或更高的 GI 或 GU。根据 Phoenix 定义和 ASTRO 定义，4 年生化控制率分别为 90% 和 70%。King 等[482] 报道 41 例接受 36.25Gy/5 次 /7.25Gy 治疗方案患者的治疗结果，2 级或以上 GI 和 GU 的毒性率分别为 15% 和 29%。与每天相比，每隔 1 天进行一次治疗的毒性明显减少。4 年无生化复发生存率为 94%。Meier 等[483] 报道了一项 SBRT 的多中心 II 期试验，该试验入组了 309 例接受 40Gy/5 次 /8Gy 放疗方案的低危或中危前列腺癌患者。在低危和中危患者中，3 级 GU 发生率分别为 1.2% 和 1.5%，无 GI。5 年无生化或临床进展生存率为 97%。King 等[484] 对来自 8 家机构的 1100 名患者进行了汇总分析，也报道了类似的

良好结果。患者接受机器人图像引导 SBRT 治疗，中位剂量为 36.25Gy（35～40Gy），分 4 或 5 次进行治疗。所有患者的 5 年无生化进展生存期为 93%。

表 61-7 总结了四个比较超低分割与常规分割或中度低分割的 III 期试验。瑞典 HYPO-RT 试验是一项 III 期随机非劣效性试验，比较了超低分割治疗（42.7Gy/7 次）和常规分割治疗（78Gy/39 次）。在 1180 名随机患者中，89% 为中危患者，11% 为高危患者。两组患者估计的 5 年无失败生存期均为 84%，校正后的 HR 为 1.002（95%CI 0.758～1.325；对数秩 P=0.99）。放疗后晚期 GI 和 GU 无明显差异。在超低分割组患者中出现了更高分级的急性泌尿系统和肠道症状，但晚期症状在两组之间没有差异[484]。其他的试验是持续入组或随访的。这些研究的结果证实在取代现有的标准放射治疗方案之前使用超低分割不会损害肿瘤控制结果，也不会导致更高的不良反应发生率。值得注意的是，大多数已发表的数据和这些前瞻性试验都集中在低危或中等危的患者。这些时间表对高危患者的适用性还需要进一步的研究。

并发症。EBRT 期间或之后发生的并发症可分为四类：肠道、泌尿系统、性和其他。在 RT 期间发生的肠道毒性表现为受照射小肠和大肠出现的急性肠炎。这种不良反应的严重程度与治疗范围内的肠道体积成正比，但通常可以通过使用止泻药物和局部甾体类制剂很好的控制。任何相关症状通常在治疗后 2～4 周内恢复到基线状态。但是，一小部分患者可能会发生长期损害，可能表现为持续性腹泻、里急后重、直肠 / 肛门狭窄或便血。肠溃疡、梗阻或穿孔更不常见。RTOG 系统的晚期毒性（RT 完成后 >90 天）发病率如表 61-8 所示，以及一些研究中使用的更详细的修订 LENT-RTOG 系统。最近由临床正常组织效应定量分析（QUANTEC）小组领导的一项综述探讨了在广泛的恶性肿瘤治疗中与放疗毒性相关的时间、剂量和体积关系。表 61-9 总结了该组推荐的正常组织剂量限制。值得注意的是，大多数正常组织的限制来自传统分割和 3D 适形技术。低分割和比 3D CRT 更适形的技术的使用，如 IMRT 或质子治疗，可能需要修改这些限制条件。

大多数患者在 EBRT 期间出现了一定程度的尿毒性。膀胱炎 / 尿道炎的症状表现为尿频、尿急、排尿犹豫、尿线减弱和排尿困难。这些症状通常为轻度至中度，并在治疗完成后 2～4 周内消失。严重的长期泌尿系统后遗症是罕见的，但可能以膀胱炎、血尿、尿道狭窄和（或）膀胱挛缩的形式出现。

虽然低剂量放疗的长期直肠并发症通常是可以接受的（64～70Gy 剂量范围内 ≥2 级毒性的比例 <5%），但使用较高剂量的 EBRT 而不修改放射技术会引起不可接

表 61-7 评估起底低分割治疗局限性前列腺癌的前瞻性试验，结果待定

PI；机构；研究组	患者例数	剂量 / 分次剂量 / 次数	总等效剂量 2Gy/F（EQD2）	
			α/β=1.5（肿瘤）	α/β=3 ～ 5（晚期影响）
Widmark；SPCG；ISRCTN45905321	1200	42.7Gy/6.1Gy/7	92.7Gy	77.1Gy
		78Gy/2Gy/39	78Gy	78Gy
Ellis；NRG GU005；NCT03367702	606	36.25Gy/7.25Gy/5	90.6Gy	74.3Gy
		70Gy/2.5Gy/28	80Gy	77Gy
Ostler；PACE-B；NCT01584258	1287	36.25Gy/7.25Gy/5	90.6Gy	74.3Gy
		78Gy/2Gy/39	78Gy	78Gy
		62Gy/3.1Gy/20	82Gy	74Gy
Abramowitz；Miami；NCT01794403	592	42.7Gy/6.1Gy/7	92.7Gy	77.1Gy
		78Gy/2Gy/39	78Gy	78Gy

ISRCTN. 国际标准随机对照试验编号；NCT. 美国国家临床试验编号

受的长期并发症[430, 485, 486]。Storey 等[487] 使用 MDACC 随机剂量反应研究 3D CRT 的数据，在保证直肠和膀胱并发症发生率在合理水平下，评估了在 70Gy 剂量下直肠并发症数量。这个分析结果表明，放疗剂量为 78Gy 比放疗剂量为 70Gy 更容易出现 2 级 /3 级直肠并发症，且以 2 级为主。根据最新的更新，接受 78Gy 剂量的患者中 26% 出现并发症，而接受 70Gy 剂量的患者中有 12% 出现并发症[488]。然而，也有研究表明，通过减少超过 70Gy 的直肠治疗量可以将并发症发生率降至最低。如果将 26% 或更多的直肠体积接受 70Gy 或更大剂量的放疗，则 13% 的患者发生 2 级或 3 级并发症，而如果超过 26% 的直肠体积接受这个剂量水平的治疗，则有 51% 的患者发生 2 级 /3 级并发症。在接受 3D CRT 治疗的患者中，3 级直肠并发症（仍以直肠出血为主，但更为严重）的发生率要低得多（占治疗患者的 1%～7%）[486, 487, 489, 490]。在对 RTOG 随机试验的高剂量组（79.2Gy）患者进行的毒性初步分析中，Michalski 等[491] 报道说，如果直肠体积接受超过 70Gy（直肠 V_{70}）或 75Gy（直肠 V_{75}），则直肠毒性显著提高，分别超过 15% 和 10%（图 61-8）。在一项接受治疗患者的荷兰剂量递增试验的分析中，Pepeters 等[492] 报道了粪便失禁与肛管壁远端 3cm 的剂量有关，直肠出血和排便次数增加与肛管壁的剂量有关。与并发症相关的临床因素包括糖尿病、痔疮、炎症性肠病、高龄、雄激素剥夺治疗、直肠大小、既往腹部手术和严重的急性直肠毒性[493]。

现已认识到较高的急性直肠毒性与晚期 RT 直肠病变有关[491, 494-496]。荷兰一项针对局部前列腺癌的随机剂

表 61-8 放射治疗肿瘤学组分级标准

等 级	标准或症状
RTOG 分级系统用于晚期放疗毒性	
1	无症状，不需要治疗
2	轻微症状，在门诊治疗，患者的生活质量不受影响
3	症状明显，影响患者的生活质量（状态评分），可能需要住院治疗或小的手术干预（如尿道扩张）
4	外科治疗为主（如剖腹手术、结肠造口术、膀胱切除术）或长期住院
5	死亡
改良的 LENT-RTOG 并发症分级系统用于晚期直肠毒性[489]	
1	排便过多，是基线的 2 倍；轻微直肠分泌物增多或出血
2	每周>2 次使用止泻药；≤2 次肠痉挛；偶尔使用类固醇或扩张；间歇使用坐垫；常规使用非麻醉药品或偶尔使用麻醉药品
3	每天>2 次使用止泻药；>2 次肠痉挛；≤1 次输血；每天长时间使用类固醇灌肠；高压氧；定期扩张；常规使用麻醉药品
4	需要手术的功能障碍；穿孔；威胁生命的出血
5	死亡

LENT. 晚期影响正常组织工作组；RTOG. 放射治疗肿瘤学小组

表 61-9 Quantec 器官风险剂量建议

器 官	终 点	剂量（Gy）或剂量 / 体积参数	百分比（%）	剂量 / 体积参数说明
直肠	直肠晚期毒性≥2 级	V_{50}＜50%	＜15	
	直肠晚期毒性≥3 级		＜10	
	直肠晚期毒性≥2 级	V_{60}＜35%	＜15	
	直肠晚期毒性≥3 级		＜10	
	直肠晚期毒性≥2 级	V_{65}＜25%	＜15	
	直肠晚期毒性≥3 级		＜10	
	直肠晚期毒性≥2 级	V_{70}＜20%	＜15	
	直肠晚期毒性≥3 级		＜10	
	直肠晚期毒性≥2 级	V_{75}＜15%	＜15	
	直肠晚期毒性≥3 级		＜10	
膀胱	≥3 级晚期膀胱毒性	V_{65}≤50%		基于 RTOG 0415 剂量指南
		V_{70}≤35%		
		V_{75}≤25%		
		V_{80}≤15%		
阴茎球	严重勃起功能障碍	阴茎球平均剂量 95%＜50Gy	＜35	
		D_{90}＜50Gy	＜35	
		$D_{60\sim70}$＜70Gy	＜55	

量试验发现，急性毒性是晚期 GI 毒性重要的独立预测因子。Zelefsky 等[497]在纪念斯隆 – 凯特琳癌症中心剂量递增试验中报道了急性毒性与晚期毒性的类似关联。4 级并发症（需要大手术）和 5 级并发症（导致患者死亡）的风险几乎为零，通常与并发症有关[485, 490]。在 RTOG 剂量递增试验中，发生 2 级或更严重急性毒性的患者出现 3 级或更严重晚期直肠毒性的发生率明显更高[491]。

IMRT 持续产生非常适形的剂量分布，减少了对周围器官的剂量。尽管给肿瘤提供了明显更高的剂量，但这已经转化为降低毒性率的临床效益。Zelefsky 等[497]对中位患者进行了 10 年的随访，报道其胃肠道毒性的风险从 3D CRT 的 13% 降至 IMRT 的 5%（P＜0.001）。在 RTOG Ⅲ 期剂量增加试验 79.2Gy 组的 748 例患者的分析中，Michalski 等[491]报道了与 3D CRT 相比，IMRT 明显降低了 2 级或更严重的胃肠道毒性。在多因素分析中，IMRT 与 2 级胃肠道晚期毒性降低 27% 相关[491]。

剂量 – 体积直方图（DVH）与膀胱并发症风险之间的关系并非如此简单[498]。Pollack 等[450]使用 3D CRT 将剂量从 70Gy 提高到 78Gy 时，并发症的发生率没有

差异。在 RTOG 剂量递增研究中，Michalski 等[490]认为晚期膀胱并发症与接受大于或等于 60Gy 和 65Gy 放疗剂量的膀胱比例之间存在相关性。一般来说，接受较高剂量的膀胱比例越大，并发症发生率越高。然而并没有像在直肠 DVH 分析中所看到的那样，如果超过了预期的剂量 – 体积下限，就会出现并发症。更出乎意料的是，较高的膀胱平均剂量预示着较低的膀胱毒性风险。对此的一种解释可能是膀胱并发症发生得较晚，就像在 MGH 质子增强剂量递增研究中所做的那样，而在最近的研究中可能尚未实现全部发病率[499]。经过 10 年的随访，Zelefsky 等[497]报道说，接受 81Gy 处方剂量的患者中 20% 的患者出现 2 级或更高级晚期 GU 毒性，而接受低剂量的患者中只有 12% 的患者出现 2 级或更高级晚期 GU 毒性。3D CRT 与 IMRT 的尿路并发症发生率差异不大。这很可能是由于许多毒性与尿道有关，这两种技术都无法避免。缺乏一致的相关性可能是由于膀胱照射的相对比例，这可能会随着治疗过程的进行而发生重大变化。随着刺激症状的发展，排尿的频率增加，这会减少膀胱的充盈，从而减少膀胱总大小。这对治疗区

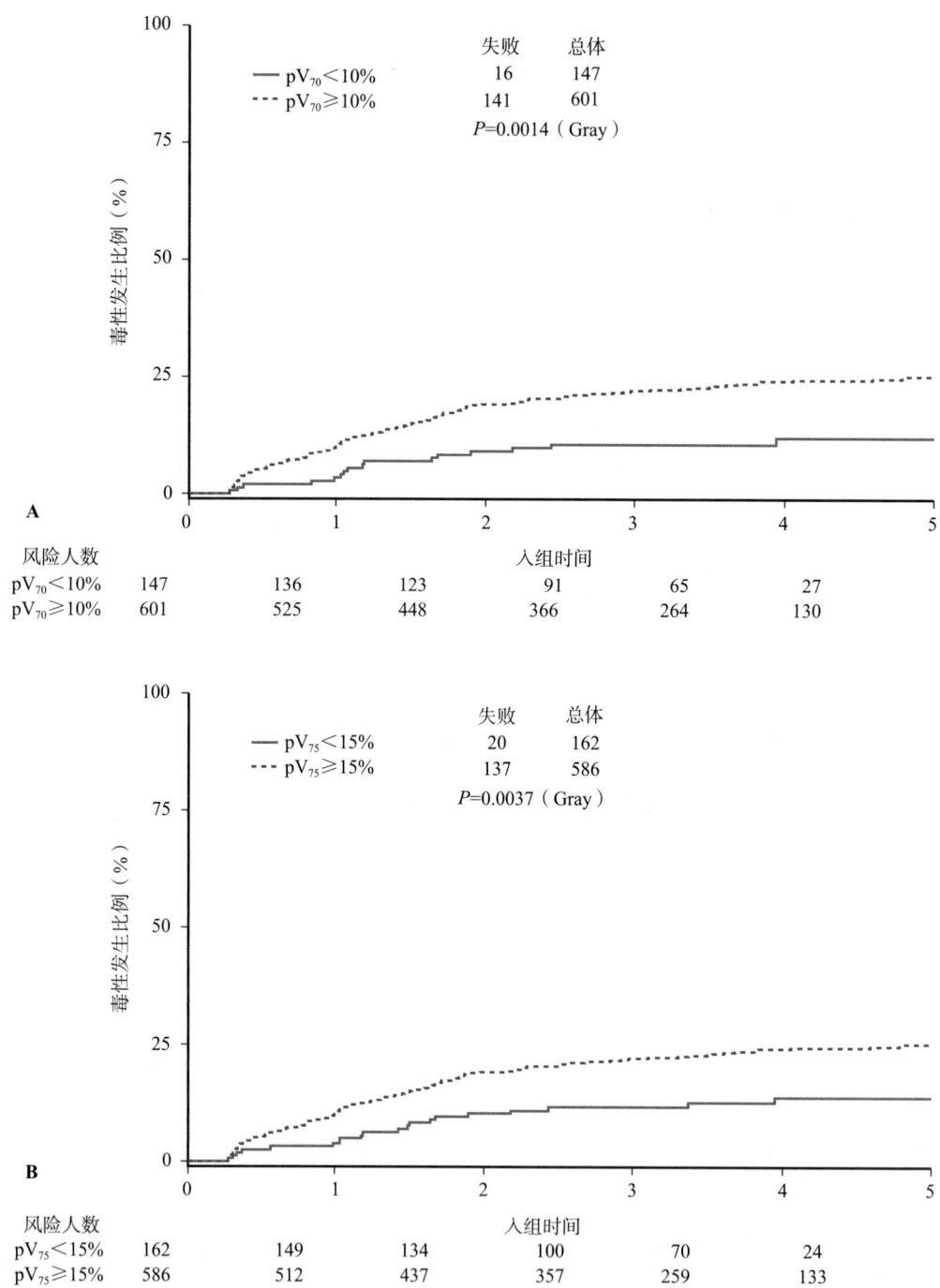

▲ 图 61-8　通过 RTOG 剂量递增试验治疗的患者依据剂量 – 体积指数发展为 2+ 级晚期胃肠道毒性的精确时间

A. pV$_{70}$<15%；B. pV$_{75}$<10%（引自 Michalski JM, et al. Preliminary toxicity analysis of 3-dimensional conformal radiation therapy versus intensity modulated radiation therapy on the high-dose arm of the Radiation Therapy Oncology Group 0126 prostate cancer trial. *Int J Rad Biol Phys*. 2013；87：932–38.）

域内膀胱的比例有直接的影响，这可能与最初的治疗计划有很大的不同，最初的治疗计划是在一个理想的满膀胱情况下完成的。在随后 268 例接受 86.4Gy 治疗的患者中，2 级和 3 级晚期 GU 毒性的发生率分别为 20% 和 1%[500]。有近一半的病例，毒性随着进一步的随访而消失。DVH 分析表明，膀胱三角区中的热点与泌尿系统症状恶化显著相关[500]。建议使用 80Gy/2Gy 处方剂量，将膀胱三角区的最大剂量保持在 86.3Gy 以下。

EBRT 后的性功能评估是复杂的，可能会遇到困难。性功能通常会在放疗后 1～2 年开始减弱，经过精确的分析类似于自然衰老过程。此外，一些患者由于并发症，如糖尿病或动脉硬化，或因服用治疗并发症药物而引起性功能减退。根据单一机构的报道和 Mete 分析，50%～60% 的患者在 EBRT 后仍然如此[501]。勃起功能障碍的特定靶组织尚不清楚，但有人认为，无论是前列腺周围神经血管束还是前列腺底部的阴茎成分都可能是原因。作为 QUANTEC 项目的一部分，Roach 总结了勃起功能障碍的风险及与阴茎球平均剂量超过 50Gy 的关联[501a]。

其他并发症，包括腿部或生殖器水肿和骨坏死，在当代技术中是罕见的。随着更多的适形放疗，并发症变得更加局限。

然而，令人担忧的是最近关于与前列腺癌放疗有关的第二种恶性肿瘤的报道。虽然潜伏期很长（5～15 年），但由于诊断年龄较小、症状出现较早、治疗效果较好和平均预期寿命较长，这成为一个值得深思熟虑的问题。依据 1973—1993 年的 SEER 数据，Brenner 等[502] 比较了 51 584 名接受放疗的患者与 70 539 名接受前列腺切除术的患者再次发生恶性肿瘤的风险。接受前列腺放疗的患者患实体瘤的风险相当小，但显著高于正常水平为 1/290（全年），5 年或更长时间的存活者是 1/125，10 年或更长时间的生存者是 1/70[502]。这种风险增加的主要原因是未治疗范围内发生膀胱癌、直肠癌、肺癌和肉瘤。依据 1973—1994 年的 SEER 数据，Baxter 等[503] 发现在受照射部位发生直肠癌的危险比为 1.7，而在结肠其余部位则没有发生。这 70% 的风险增加可能比实际情况更令人担忧，因为每 1000 名接受 RT 的患者中，直肠癌的发病率增加了 1.4 倍，这和有一级亲属患结肠直肠癌或年龄增加 10 岁的患病风险是相同。Abdel-Wahabet 等[504] 比较了未接受放疗、EBRT 或近距离放疗患者发生第二原发肿瘤的风险。虽然早期接受近距离放疗的患者与未接受放疗的患者相比，发生第二原发肿瘤的风险不高，但如果随访时间超过 5 年，发生第二原发肿瘤的相对风险与接受 EBRT 治疗的患者相似。

（四）质子束放疗

质子治疗　技术问题。质子和碳离子治疗的技术方面在专门讨论这些技术的章节中作了更详细的回顾。布拉格峰独特的剂量学特征允许保留远端危及器官的同时将相对应的剂量强度应用于深部目标。因为射入剂量会影响到布拉格峰附近器官，故大多数前列腺癌的放疗计划都使用了对侧束。与 IMRT 一样，边缘必须考虑到前列腺运动和摆位误差。此外，由于质子对组织密度更敏感，必须允许在质子束路径中存在不一致的衰减，如更多的骨骼和软组织，以及在计划时 CT 扫描密度的不确定性。两个平行相对的侧束通常用于前列腺放疗。距离

（深度）的不确定性要求足够的边缘和布拉格峰远端稍高的相对生物有效剂量（RBE），因此不能使用前束对准直肠。在深处，质子束表现出显著的半影，从而影响横向反射束对直肠的作用。

已有研究比较了 IMRT 与 3D 适形质子治疗的剂量学（图 61-9）[505, 506]。通过 DVH 分析，两种方式高剂量区域的直肠和膀胱数量非常相似，从而可以优化计划并改变患者的解剖结构[505, 506]。质子治疗的优点是由于质子治疗避免了多个入射和出射光束，直肠和膀胱剂量可以为 30～40Gy 或更小，并且可以在低剂量区降低全身剂量（图 61-10）[6, 505]。然而，由于仅使用两个侧向束，质子治疗的臀部剂量要高出 10%～20%。考虑到光束衰减的不确定性和宽侧半影，高剂量的体积实际上可能比光子治疗大。

放射生物学和第二原发肿瘤。由于质子没有比光子更高的传能线密度（LET），相对 RBE 约为 1.1，因此，对肿瘤和正常组织的影响被认为与光子治疗几乎相同，与剂量和分割有关。迄今为止，质子治疗前列腺癌的剂量和分割时间表与 IMRT 相似。质子治疗在降低第二原发肿瘤风险方面的理论优势已被提出。为了比较接受质子治疗与 X 线治疗患者之间的结果，使用 1.1 的 RBE 将质子剂量转换为钴灰色当量（CGE）。

临床结果。迄今为止，关于质子治疗结果的报告很少，没有比较质子治疗与 3D CRT 或 IMRT 的随机试验。有两个随机试验包含了质子治疗作为辅助治疗，但这些试验被设计为剂量比较研究，最近的研究包括对两组进行质子治疗[451, 452]。洛马林达大学的一项为期 10 年随访的回顾性研究包含了光子治疗与质子治疗联合的患者和单独使用质子治疗的患者[508]，剂量为 74～75Gy，并且当剂量相同时无 PSA 进展结果与光子治疗相似。迄今为止，在同等剂量水平下，质子治疗的并发症并未减少。采用 82Gy/2Gy 质子治疗的单项试验的初步结果显示，2 级 GI 的发生率为 10%，3 级 GI 的发生率为 1%，而 GU 的发生率分别为 22% 和 7%。有一个患者出现了 4 级 GI 和 GU 毒性[509]。表明除非尿道和膀胱颈得到保护，否则泌尿生殖系统的毒性可能会随着剂量的增加而增加。Mendenhall 等[510] 报道了在佛罗里达大学接受图像引导质子治疗的 211 名患者的三个前瞻性试验的早期结果。剂量为 78～82CGE，3 级或更严重的晚期 GI 和 GU 毒性的 5 年累积发生率分别为 1% 和 5%。2 级毒性的发生率未见报道，但在以前的报道中，2 年时 2 级晚期 GI 和 GU 毒性的发生率分别为 4% 和 20%[511]。NCCN 分类中低危组、中危组、高危组患者 5 年 bDFS 发生率分别为 99%、99% 和 76%。然而，在一项有 27647 名医疗保险受益人参加的回顾性研究中，Yu 等[512]

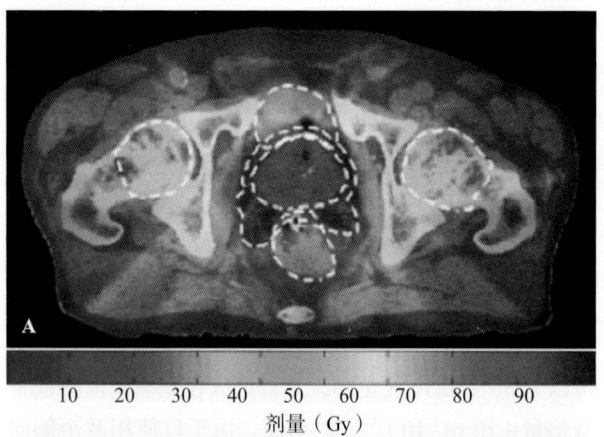

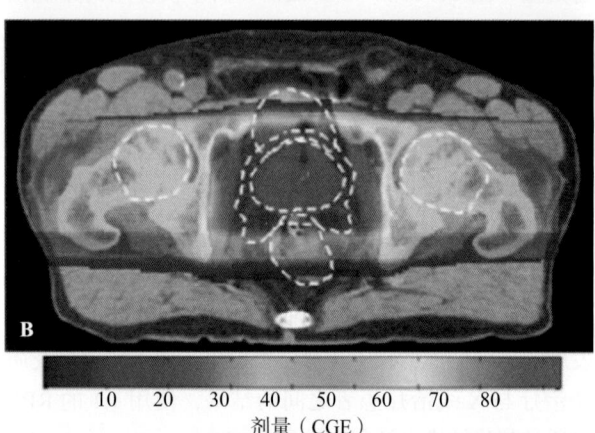

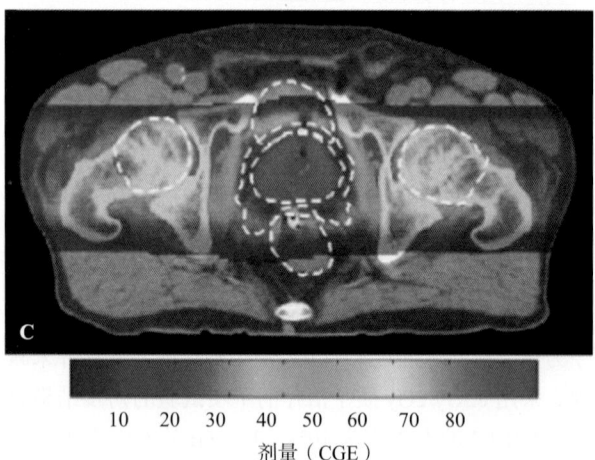

▲ 图 61-9　A. 调强放射的横向等中心剂量分布；B. 三维适形质子治疗的横向等中心剂量分布；C. 调强质子治疗（IMPT）计划的横向等中心剂量分布（此图彩色版本见书末）

引自 Trofimov A, et al. Radiotherapy treatment of early-stage prostate cancer with IMRT and protons. A treatment planning comparison. *Int J Radiat Oncol BiolPhys*. 2007；69：444–53.

报道说，与 IMRT 相比，在质子治疗后 12 个月胃肠道或泌尿生殖系统毒性发生率没有显著差异。Fang 等[513] 对 2009—2012 年在宾夕法尼亚大学接受 IMRT 或质子治疗的 394 名男性进行了配对分析。经过校正可能的混杂因素后，他们发现 94 对匹配的患者在急性或晚期 GI 和 GU 毒性方面没有显著差异。

（五）近距离放射治疗

前列腺近距离治疗早于根治性前列腺切除术和外照射治疗，在 20 世纪 20 年代已引入镭植入针头。在 20 世纪 60 年代，放射性金粒子被用来治疗前列腺癌[516]。在 PSA 出现之前的时期关于治疗结果的报道很少，并且考虑到放射性同位素治疗的复杂性，它作为一种治疗方式的接受受到了阻碍。

20 世纪 80 年代，Holm 等[519] 开发的经会阴使前列腺近距离放疗重新流行。西雅图采用"预先计划"的方法来考虑粒子的放置，而纽约采用了一种更保守的方法，通过外围放置粒子来限制热点中心进而限制手术的发病率[520]。由于能够对原位植入物进行实时图像引导，近距离放射治疗已获得了出色的结果，并且这两种方法至今仍然有效。成像技术的进步和基于电脑的治疗计划系统的出现使得现在可以对所有病例进行高质量的前列腺近距离放疗。然而，需要对医生进行培训，因为这种技术的使用需要熟练度和灵活性，不同于外放射治疗计划。

患者选择　前列腺植入是一个具有吸引力的选择，因为它集中在前列腺上，减少辐射暴露和附近器官的发病率，包括膀胱、直肠和小肠。前列腺近距离治疗是一种门诊手术，术后患者可以在 24h 内恢复 100% 的体力活动。植入物与同位素的输送方式一样，随着时间的推移而衰变并进行放射治疗。前列腺近距离放疗可以用永久植入低剂量率（LDR）、低能、短半衰期同位素 ^{125}I、^{103}Pd，还有 ^{131}Cs 或高能、高剂量率（HDR）同位素，如 ^{192}Ir 来完成。

临床局限性前列腺癌患者通常选择前列腺近距离放疗。与其他模式相似，将危险分层和病理、临床和放射学特征评估更好结合起来预测局限期的高概率[179]。

选择近距离放疗作为单一治疗或作为 EBRT 的补充治疗，主要是基于病理危险因素。通过初始 PSA 值和 Gleason 评分进行疾病风险分层可以更好地预测结果，对于高危患者可以进行治疗方案修改。当前列腺外侵犯的风险很高时，需要将前列腺近距离放疗与 EBRT 结合起来。

美国近距离放射治疗协会（ABS）建议对临床 $T_{1\sim2a}$，PSA≤10ng/ml 和 Gleason 评分≤6 的患者进行单一治疗。对所有具有高危特征的患者补充 EBRT[521, 522]。然而，联合 EBRT 和近距离放疗对中危患者的疗效仍然存在争议，根据植入质量和植入理念，数据表明补充 EBRT 可以被省略[523]。NRG0232 最近的一份报道得出结论，EBRT 加近距离放疗对中危患者并无益处，只会增加 GU 的发病率。

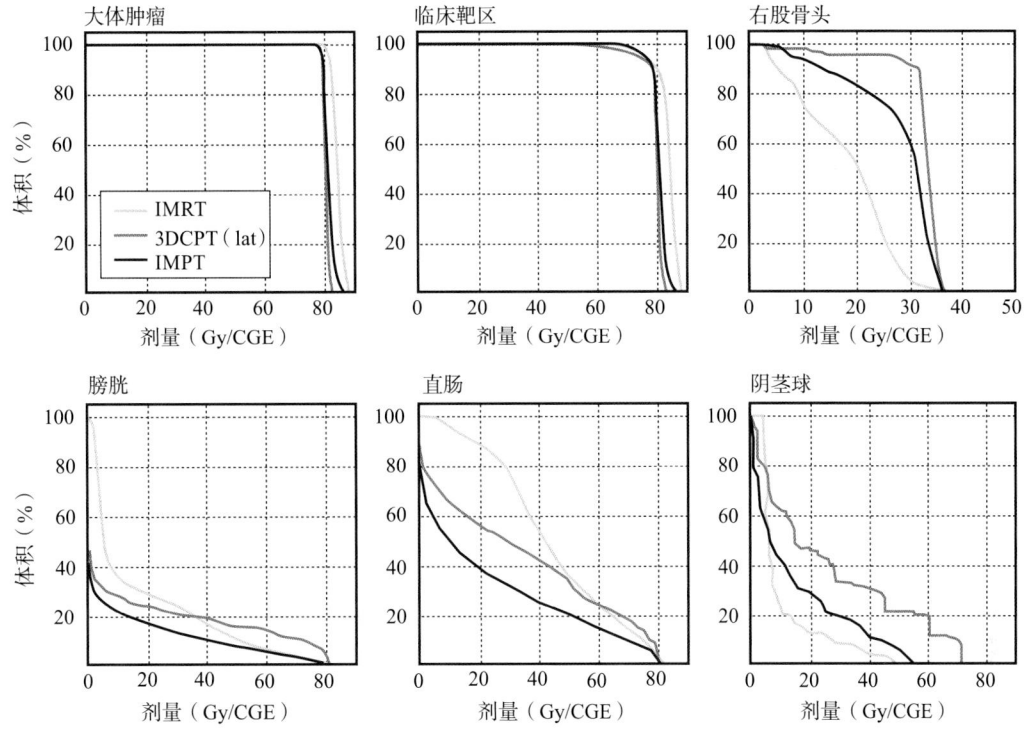

▲ 图 61-10　调强放射、三维适形质子治疗和调强质子治疗计划的剂量－体积直方图

引自 Trofimov A, et al. Radiotherapy treatment of early-stage prostate cancer with IMRT and protons. A treatment planning comparison. *Int J Radiat Oncol Biol Phys*. 2007;69:444–53.

　　近距离放疗与尿路疾病有关，这些疾病可能是轻微的，也可能是长期的，对患者来说是相当麻烦的。前列腺近距离放疗后留置导尿的发生率在 2%～20%，但在术前或术中保留尿道的病例中，留置导尿管的发生率小于 5%。与种植后尿路困扰增加的相关因素包括高的初始国际前列腺症状评分（7～10）和增大的前列腺体积[524]。具有这两种或其中一种因素的患者在接受永久近距离放疗之前需要仔细指导。传统的做法是对前列腺增大的男性给予 3 个月的雄激素消融治疗，以减少前列腺体积，但来自玛格丽特公主医院（PMH）的数据表明，这样做不会降低植入后的尿路疾病发病率[525]。前列腺增大和 IPSS 值高的患者 EBRT 可能是最佳治疗。

　　由于技术上的考虑和泌尿系统发病率的增加，前列腺体积大被广泛认为是近距离放疗的相对禁忌证。然而，一些研究表明，经过选择的一些前列腺肥大患者可以接受植入物，其具有可接受的发病率和剂量[526, 527]。不论前列腺大小，耻骨弓干扰可能是一个技术问题，这取决于患者的体型和使用的植入技术。采用预定位针技术，在规划阶段可能很难实现扩展的截石术位置，这可能限制植入时针头的放置。通过术中规划，可在麻醉下植入时实现患者定位，而没有耻骨弓干扰。

　　在接受前列腺近距离治疗的患者中，无论是否使用激素使膀胱缩小以减轻梗阻，植入前 IPSS 值与植入后尿路梗阻之间似乎存在直接关系[525]（图 61-11）。预防性使用 α 肾上腺素能受体阻滞药可能会减少高初始 IPSS 值的影响。尽管如此，有尿潴留症状的患者应该被告知植入术后尿潴留的风险[524, 529]。

　　用 TURP 治疗良性前列腺增生的患者，在使用永久性前列腺近距离治疗时，会带来潜在的问题。一个新的 TURP 缺点是可能会导致尿潴留发病率增加及粒子几何形状不完美[530]。通常，这些患者需要在进行植入前进行超声检查，以评估 TURP 与计划粒子位置有关的缺陷。此外，有报道称具有 TURP 病史的患者可能会在植入后经历长期的排尿困难，并有发生尿道坏死的危险。现有的放置计划粒子的永久性前列腺近距离放疗方案并没有出现最初报道的高尿道坏死率[532]。

　　因此，过去的 TURP、前列腺大小和炎症性肠病史和过去的所有相关禁忌证，都需要在个人的基础上加以考虑。患者必须肛门通畅，以进行超声检查。

　　目前，泌尿外科患者中存在年龄相关的偏倚，较年轻的患者更常接受根治性前列腺切除术，而不是放疗或不治疗。Shapiro 等[533] 最近的一项研究表明，年龄小于 60 岁的男性在 5 岁和 10 岁时的生化结果与 60 岁以上的患者相同，提示年龄不应影响前列腺近距离放疗在年轻患者中的选择。然而，当提供前列腺近距离治疗时，

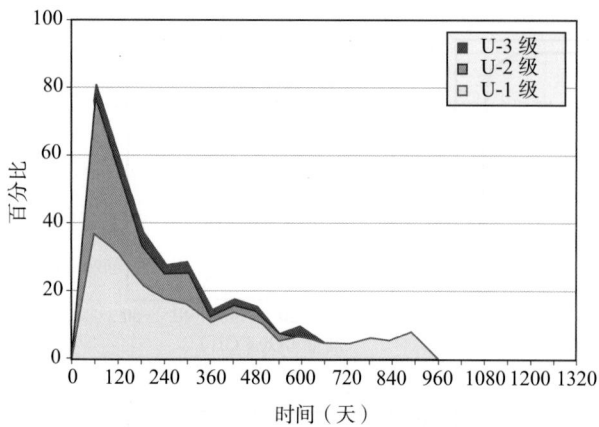

▲ 图 61-11　使用改良 RTOG 毒性量表的所有患者累积报告的尿毒性（即排尿或夜尿的频率）

U-1 级提示排尿困难、尿急或膀胱痉挛，无需或只需轻微的医疗干预，如非那吡啶。U-2 级表示与早期梗阻性症状相关的尿频和夜尿，需要其他 α 受体阻滞药的治疗。U-3 表示梗阻性症状，需要留置导尿管或治疗后经尿道前列腺切除术（TURP）来缓解症状（引自 Gelblum DY, Potters L, Ashley R, et al. Urinary morbidity following ultrasound-guided transperineal prostate seed implantation. *Int J Radiat Oncol Biol* Phys. 199; 45: 59.）

第二原发癌（SPC）的风险是一个重要的考虑因素，应该与每个患者讨论，尽管数据表明 EBRT 引起的 SPC 比近距离放射治疗更大。

（1）同位素选择：放射生物学数据表明，同位素剂量率可能是治疗前列腺癌的一个重要因素，因为不同级别的疾病具有不同的细胞倍增时间，可能对 ^{125}I 或 ^{103}Pd 具有特定的敏感性[536]。尽管如此，迄今没有数据表明，同位素的选择应该基于肿瘤分级或前列腺癌倍增时间[521]。最近的一项研究发现，^{125}I 或 ^{103}Pd 近距离放疗后再行 EBRT 对临床局限性前列腺癌患者的发病率和生化结果具有相同的影响[537]。

（2）EBRT 的作用：联合 EBRT 和永久性前列腺近距离放疗的原因是基于与疾病风险相关的包膜外肿瘤的统计风险[178]。前列腺植入物为前列腺提供 3～5mm 边缘的剂量，可能包括近端精囊。EBRT 的"场"效应包括前列腺以外的区域，可能涵盖了未经植入物治疗的存在包膜外侵犯风险的区域。

T$_{2b}$ 癌或 Gleason 评分 8～10 或 PSA 大于 20ng/ml 的患者推荐接受 EBRT 和植入治疗而不是单独植入治疗[521]。然而，对文献的回顾并不有助于描述这些方法之间是否存在生化控制差异（表 61-10）[522, 541]。详细的病理研究表明，前列腺癌外延伸的范围一般为 5mm 或更小，在单一近距离放疗剂量分布范围内[542]。如果植入的前列腺存在前列腺肥大，辅助 EBRT 可能无法改善低危、中危甚至高危的患者的预后[521, 526, 543, 544]。

单独近距离放疗或加 EBRT 的结果已经在几个研究

中进行了评估。在对长岛经验的更新中，Potter 等[523]发现，在植入剂量可接受的情况下，联合 EBRT 和近距离治疗与单一近距离治疗相比在 PSA-RFS 方面几乎没有区别。同样，其他研究表明 LDR 单一治疗与 EBRT 和 LDR 联合治疗疗效相同[545]。NRG0232 是一项 Ⅲ 期试验，研究了在 LDR 近距离治疗中加入 EBRT 对中危患者的作用，其初步结果未能确定加入 EBRT 是否有益。在第 5 个中期分析中，对 443 例患者进行了 5 年的随访，EBT+B 组的 5 年 PFS（95%CI）为 85%，B 组为 86%[81, 90]（HR Z=1.02，无效 *P*=0.0006）[546]。尽管如此，在 NRG0924 阐明放疗对盆腔淋巴结的作用之前，LDR 近距离治疗中加入 EBRT 的问题仍然是开放的。Shilkrut 等[547]在对 EBRT 与 EBRT 和 LDR 近距离放射疗法相结合的检查中发现 EBRT 和近距离放疗联合[547]与单独使用 EBRT 相比，在高危前列腺癌患者可减少生化失败和提高前列腺癌的特异性死亡率，这表明，与单独使用 EBRT 相比，联合治疗对高危前列腺癌患者的 CSS 和无生化失败（FFBF）影响更大。另一项研究发现，与单独使用 EBRT 治疗局限性前列腺癌相比，使用 HDR 近距离放疗联合 EBRT 具有类似的 GI 和 GU 毒性，但可减少 31% 的复发风险，并显著改善 RFS[548]。目前正在发表的一项由 Zelefsky 等[549]进行的研究同样发现，与单纯使用 EBRT 相比，联合使用 EBRT 和 LDR 近距离治疗可以改善 PSA-RSF 和无远处转移生存期（DMFS）。这项研究还发现两种不同治疗方式之间类似的胃肠道和胃肠道晚期毒性。

（3）近距离放疗和激素：前列腺近距离放疗中加入激素疗法有很多原因。在最初和早期的 LDR 前列腺近距离治疗中，激素被用于减少前列腺体积，通过减少耻骨弓干扰来辅助植入物，并有助于提高植入物质量[550]。尽管这种做法仍在继续，但数据表明前列腺大小与植入物质量的关系并不像最初怀疑的那样密切[527]。随着激素和 EBRT 在中危和高危患者中的成功，认为激素和前列腺近距离放疗可以提供相同的优势，但是没有前瞻性数据支持激素在前列腺近距离放疗中的作用[551, 552]。

Stock 等[553]已经报道了永久性前列腺近距离治疗联合激素治疗的潜在作用，但他们发现，当植入后剂量可测量时，激素联合近距离放射治疗的任何优势都被否定了。同样，在 Potters 等[253]12 年的经验中，当考虑植入后剂量的影响时，前列腺近距离放疗中添加激素治疗并没有显著影响生化复发[253]。

（4）植入剂量：植入后分析是一个重要的过程，需要对所有接受永久性前列腺近距离治疗的患者进行分析（表 61-11）。单平面盆腔 X 线是不够的，因为它们没有准确地评估前列腺剂量和周围组织的空间关系。因此，

表 61-10 前列腺永久近距离单独放疗或联合放疗的文献综述

研 究	患者例数	中位随访时间（个月）	生化控制	定 义	评 论
Ragde 等 [587]		93		ASTRO[b]	接受 CMT 联合治疗的患者高危；未对对照组进行分析
CMT	75		79%		
Monotherapy	144		66%		
Critz 等 [978]					
CMT	689	48	88%	Nadir<0.2ng/ml	
Dattoli 等 [543]					
CMT	73	36	79%	PSA<1.0ng/ml	所有患者均高危
Zelefsky 等 [979]				ASTRO	CT 引导下 [125]I 植入，包括临床 T₃ 患者
单独	248	48	71%		
低危 [a]	112		88%		
中危 [a]	92		77%		
高危 [a]	22		38%		
Blasko 等 [580]		58		ASTRO	
CMT	403		88%		
单独	231		79%		
低危 [a]					
CMT	75		94%		P=0.06
单独	279		79%		
中危 [a]					
CMT	104		85%		P=0.86
单独	111		84%		
高危 [a]					
CMT	52		62%		P=0.53
单独	11		54%		
Potters 等 [541]		45		ASTRO	
CMT	314		81.5%		P=0.54
单独	1162		82.1%		
低危 [a]（配对）					
CMT	38		87.7%		P=0.54
单独	40		93.4%		
中危 [a]（配对）					
CMT	174		84.8%		P=0.64
单独	191		79.7%		

（续表）

研 究	患者例数	中位随访时间（个月）	生化控制	定 义	评 论
高危 a（配对）					
CMT	102		68.6%		P=0.49
单独	84		60.5%		

a. NCCN 风险分组

b. 连续三次升高失败的时间可以追溯到 PSA 最低点和第一次 PSA 升高之间的中途

ASTRO. 美国放射肿瘤学学会；CMT. 永久前列腺近距离放射与外照射联合治疗；PSA. 前列腺特异性抗原（引自 Potters L, Fearn P, Kattan M. The role of external radiotherapy in patients treated with permanent prostate brachytherapy. *Prostate Cancer Prostatic Disease*. 2002；5：47-53.541.）

表 61-11　植入后剂量评估的建议

- 所有患者都需要植入后分析
- 建议采用 CT 剂量测定法（最小值）
- X 线（核实种子数量）
- 进行剂量测定的前后间隔一致
- 等剂量显示 50%、80%、90%、100% 和 200%
- 剂量 - 体积直方图显示 D_{90} 剂量
- 应报告额外剂量：D_{80}、D_{100}、V_{80}、V_{90}、V_{100}、V_{150}、V_{200}[a]

尿道剂量
- 解剖学
  - 勾画出一个体积，而不是一个点或线
  - 导尿管或超声融合描画尿道
  - 估计不准确
- 剂量参数
  - Ur150：（每毫升尿道容积接受 150%Rx 剂量）
  - UrD5（cGy）
  - UrD30（cGy）

直肠剂量
- 解剖学
  - 识别所有 CT 切片内、外轮廓中的粒子
  - 剂量百分比参数太主观
- 剂量参数
  - R_{100}：（每毫升直肠体积接受 100% 推荐剂量）
  - R_{150}：（每毫升直肠体积接受 150% 推荐剂量）

勃起建议
- 无法提出建议
  - 关于 NVB 剂量的证据权重
  - 在 CT 或超声上对位置和轮廓没有共识
- 推荐研究 NVB 的剂量轮廓
- 不能推荐阴茎球剂量测量

a. V_{80}、V_{90}、V_{100}、V_{150}、V_{200}，前列腺的体积，接受相应剂量百分比 CT. 计算机断层扫描；D_{80}、D_{90} 和 D_{100}. 分别为前列腺体积百分比的剂量（D_{90} 代表前列腺体积的 90% 的最小剂量）；NVB. 神经血管束

引自 Crook J, Potters L, Stock R, et al. Critical organ dosimetry in permanent seed prostate brachytherapy: defining the organs at risk. An American Brachytherapy Society Consensus Statement. *Brachytherapy*. 2005；4：186-94.[566]

基于 CT 或 MR 的剂量测定似乎是植入后剂量测定的最佳方法[557]。

尽管有这些建议，植入式 CT 研究仍存在一些问题，可能限制永久性前列腺近距离放射剂量。研究的时机是重要的，因为在针头插入后引起的植入损伤可导致前列腺急剧水肿[560]。植入后的早期 CT 扫描可能低估 10%～20% 的前列腺剂量[544]。据报道水肿半衰期是 10～14 天，因此进行这项研究的最佳时间可能是永久性前列腺近距离治疗后 30 天[561]。另外，由于像素大小及骨盆和前列腺周围肌肉的位置，CT 扫描可能会高估前列腺的大小[562]。最后，在绘制前列腺边缘时会有很大的个体差异，这可能高估或低估放疗的剂量[557]。利用 MR 进行植入后剂量测定可以改善靶区边界，从而提高剂量计算的准确性[563]。

除了这些问题，Stock 等能够将 D_{90} 剂量定义为评估永久性前列腺近距离治疗的关键变量（D_{90} 表示前列腺体积的 90% 要达到处方剂量）[563]。D_{90} 剂量大于 140Gy 的患者的 4 年 PSA RFS 为 92%，而 D_{90} 剂量小于 140Gy 的患者的 4 年 PSA RFS 为 68%（P=0.04）。在一项为期 12 年的研究中，Potters 等[253]确定 $D_{90\%}$（D_{90} 剂量反映了处方剂量的百分比）是无生化复发的独立预测因子。

已提出了植入物质量的植入后剂量分析的标准，以报道发病率[565]。

一个专家小组就进行前列腺近距离治疗时应追踪的正常组织的剂量参数达成了共识。希望通过这些参数收集结果以提高对正常组织耐受性和不良反应的理解[566]。目前，没有多少数据可以对任何具体的数据点做出可靠的结论来预测随实时动态种植体的出现而发生并发症的风险，而且随着多模态图像融合的出现，植入后剂量评估的作用可能变得没有必要[567]。

（5）高剂量率近距离放疗：作为永久性前列腺植入物的替代方法，高剂量率远程后负荷近距离放疗已成

功用于治疗前列腺癌。数据显示随着随访时间的延长两种方法的效果相当[568]。HDR治疗作为一种单一疗法在低危和选择性中危患者中的应用正在增加，但它通常与EBRT联合使用。ABS发布了HDR近距离放疗作为局限性前列腺癌治疗的共识指南，并指出HDR近距离放疗对于任何风险组前列腺癌患者都是一个很好的选择[555]。共识声明进一步建议，虽然HDR单一治疗在低危和中危前列腺癌治疗中的作用更加明确，但对于高危前列腺癌患者HDR单一治疗仍应考虑进行研究[555]。不过，数据显示HDR单一治疗对低危和中危患者有益[569, 570]。

最近的一项研究发现，在MRI指导下进行治疗前计划，可以增加局部肿瘤体积的剂量。在不违反GI或GU限制的情况下通过使用HDR近距离治疗增加肿瘤体积的D_{90}和V_{150}来实现[571]。

在一系列接受LDR或HDR近距离治疗的患者中，Wang等[572]报到了与接受永久性LDR植入组相比，优化的HDR近距离治疗具有更好的前列腺覆盖，改善了异质性，且对直肠和尿道的剂量更低。已证实实时超声的使用是成功的，并且从长远来看可能是这种方法的最佳选择，因为如果需要分割，它可以提供可重复门诊治疗[573]。HDR近距离放疗剂量和分割可能是治疗前列腺癌的一个优势，因为它的低α/β比值[574]。前列腺癌的缓慢增殖率可能对高的单次剂量和高剂量率更敏感。事实上，大多数支持前列腺癌低α/β比值的临床数据都来自HDR近距离放疗的经验[463, 574]。

与传统LDR近距离放疗相比，HDR近距离放疗除了剂量学上的优点外，还有其他一些实用的优点。由于HDR源具有较高的活性（通常为10Ci），因此在几分钟之内就可以完成处理，类似于EBRT，并且是在屏蔽、控制的HDR治疗室中进行。在治疗时，患者不需要被隔离，可以和其他患者待在同一个房间里。对医务人员或患者家属也没有辐射作用。由于HDR种植体是一个封闭系统，不存在粒子迁移的风险。植入后水肿的影响可通过在植入后进行剂量计算来解决。

(6)近距离治疗结果：关于永久性前列腺近距离治疗后的长期结果的研究已经成熟，许多男性患者的疗效可达10年以上。随着ASCENDE试验的进行，近距离放疗作为男性前列腺癌的一种选择的可信度得到增强。LDR前列腺增强（LDR-PB）5年、7年和9年Kaplan-Meier b-PFS估计分别为89%、86%和83%，而剂量递增EBRT（DE-EBRT）分别为84%、75%和62%（对数秩$P<0.001$）。此外，LDR-PB的增加对中、高危人群都有好处[575]。ProtecT试验显示EBRT和RP的长期生存率相同，ASCENDE试验另外的作用使近距离治疗成

为需要治疗前列腺癌患者的更好选择[405]。

超过10年的长期数据支持在前列腺癌的最终治疗中使用永久性前列腺近距离放疗。Potters等[253]报道了1449例患者12年的bNED控制率为81%。其中低危患者无生化复发的控制率为91%。同样，Grimm等[577]研究表明低危患者10年PSA RFS为87%。在1006名加拿大患者中，5年和10年的精确的DFS率分别为96.7%（95%CI 95.2%～97.7%）和94.1%（95%CI 92%～95.6%）。Taira等[579]最近报道了1656名男性的12年OS、CSS和生化生存期分别为72.6%、98.2%和95.6%。他们还指出，在经历生化进展的患者中，发生生化失败的平均时间为1.9年，而Gleason评分≤7分和≥8分的患者发生生化失败的平均时间为2.4年（$P=0.231$）。

低危的预后很好，8～12年bNED率大于90%[253]。在一些研究中，用D_{90}剂量（覆盖90%前列腺体积的处方剂量）测量的植入物质量与结果相关。因此，需要强调种植体质量的重要性。

对于中危前列腺癌患者，Blasko等[580]指出将EBRT和永久性前列腺近距离放疗相结合并不优于永久性前列腺近距离放疗。5年生化成功率分别为85%和84%。Potters等[253]也未能在中危病例的Cox回归分析中发现添加EBRT的优势。一种假设是，通过添加DRT可以弥补D_{90}剂量所导致的植入质量差。Stone和Stock[581]质疑LDR的质量和剂量与在中危病例中是否需要添加EBRT有关。

最近一项对5889例永久性前列腺近距离放疗的多机构分析报道了用于前列腺癌术后9年复发的诺模图[582]。该研究进一步证实了植入物剂量测定对预测预后的重要性。诺模图的独特之处是，此预测模型可以通过进一步验证来计算可以达到预期效果的D_{90}剂量。进而，可以为每个患者计算出个体化的剂量处方。

在高危前列腺癌中，永久性前列腺近距离放疗似乎存在剂量和辐射场效应。在对3928名患者的多中心分析中，Stone等[583, 584]发现，与低危前列腺癌患者相比，高危前列腺癌患者从EBD增加中获益最大。Merrick等[585]发表了448例患者10年BF和前PCSM的结果，分别为13.3%和4.9%。

RTOG9413中还发现了辐射场效应。这项研究证实了全盆腔放疗联合前列腺圆锥或整个前列腺，但随着随访时间延长，淋巴结放疗是否真正有效成为争议[586]。

来自其他几个中心报道了永久性前列腺近距离放疗后长期无生化复发[253, 254, 553, 587, 588]。虽然很少有数据将临床结果与生化结果联系起来，但有几项研究比较了手术、EBRT和前列腺近距离放疗（单独或联合EBRT）

的治疗结果 [423, 589]。除非 EBRT 剂量小于 72Gy，否则治疗选择对预测生化结果没有显著影响。

(7) 近距离放疗的并发症：许多与近距离治疗相关的不良反应与尿道、膀胱和直肠的辐射暴露有关。这些不良反应可能会严重影响患者生活质量，需要征求患者的知情同意。

在对接受前列腺癌初级治疗患者的生活质量的前瞻性分析中，Sanda 等 [590] 发现，与基线相比，接受近距离放疗的患者尿道刺激或阻塞症状评分有显著的降低。值得注意的是，与严重的尿道刺激或梗阻症状相关的因素包括前列腺大和 IPSS 评分高。在 Sanda 研究中，这些因素并未得到控制，这表明患者的选择仍然很重要。

与接受 EBRT 和 RP 治疗的患者相似，与基线相比，接受近距离治疗的患者在性功能、尿失禁、肠道或直肠功能和活力等方面都有损伤。发现这些领域的变化会对患者对总体治疗结果的满意度产生后续影响。然而，在性功能方面，接受永久性前列腺近距离放疗的患者比接受 EBRT 和 RP 治疗的患者受影响小 [590]。

前列腺近距离治疗后与治疗相关的症状可能是急性、亚急性或慢性的，最常见的是尿道、下消化道和性功能。许多因素已被证明会影响并发症发生，可以结合这些因素更好地选择适合的治疗方案 [524, 565, 591, 592]。这些报道也暴露了评估症状的困难，部分原因是缺乏标准的评估方法和潜在的偏见。但美国近距离放射治疗协会的最新共识声明概述了植入后剂量学研究的标准数据点，这些数据允许可以更好地研究剂量和正常组织毒性（表 61-11）[566]。

与单纯 EBRT 相比，在 ASCENDE 试验中接受 LDR 近距离治疗的患者，LDR-PB 的 3 级 GU 事件累积发生率为 18.4%，DE-EBRT 的发生率为 5.2%（$P<0.001$）。与累积发病率相比，两组患者 5 年 3 级 GU 患病率均显著降低（8.6% vs. 2.2%，$P=0.058$）[593]。

(8) 尿道症状及管理：在植入后即刻，患者可能会出现排尿困难、尿频和血尿等症状（图 61-11）[524]。前列腺和邻近组织的炎症可能导致尿流减弱或尿潴留 [592, 594]。非那吡啶通常对排尿困难有益，α 受体阻滞药如坦索罗辛、特拉唑嗪和多沙唑嗪也可用于治疗尿道刺激症状，如尿频和尿流减弱。血尿一般会自发性缓解，但可能导致尿潴留，需要膀胱冲洗。出现尿潴留的患者可能需要无限期放置导尿管。前列腺和精囊出现局部损伤可在射精前几次发生血精症和性高潮痛，并可持续数周。

亚急性尿道损伤在植入后 1~2 周发生，持续数周（6~12 周）。在 ^{125}I 和 ^{103}Pd 植入后 4~6 周症状达到峰值 [595]。虽然这些症状通常会随着时间的推移而缓解，但许多患者受益于 α 受体阻滞药。

植入技术和术中实时计划的出现可能与急性尿道损伤有关 [597]。

只有在用尽所有的医疗手段后，才应考虑所有纠正前列腺保留的手术。为减轻梗阻症状而进行的经尿道切开或经尿道切除的前列腺尿道切除术可在同位素的 2~3 个半衰期后进行，但与高达 26% 的尿失禁率相关 [598]。

慢性尿道损伤可在 6 个月后发生，包括尿频、尿失禁、尿道狭窄、尿道坏死 [599]。通过放置外围粒子避免尿道周围高剂量辐射技术的改进减少了严重的长期尿道不良反应 [600, 601]。

与术后毒性有关的一个悖论是，在近距离放疗中使用激素来减少前列腺体积。如前所述，Crook 等检查了 150 名接受植入手术的患者急性尿潴留的发生率和预测因素，多因素分析显示前列腺容积大和之前的激素治疗是尿潴留的独立预测因素 [525]。

(9) 下消化道症状及管理：在植入后的几周内可能会发生腹泻、便秘、里急后重或肠内压力等肠道习惯的改变 [591, 604, 605]。这些症状通常对传统的症状治疗有效。

晚期损伤包括直肠炎、直肠溃烂、瘘管形成和尿失禁 [605-607]。其中最常见的是直肠炎，通常表现为自限性的无痛性出血。直肠炎出血出现较晚，在植入后 1~2 年可因便秘而加重。建议服用大便软化剂、局部类固醇乳膏或凝胶保守治疗。激进的措施，如活组织检查和激光治疗，可能会导致溃疡和瘘管形成，应尽可能避免。

据报道，直肠炎的发病率在 1%~12% [608]。尽管 Hu 等报道的 19% 的直肠炎率代表了 CT 引导下植入的早期经验，但随着技术的改进直肠炎发生率已降至 2%~6% [609, 610]。Snyder 等 [611] 通过 ^{125}I 植入后 2 级直肠炎的报道得出结论，对于每个研究剂量，直肠炎的发生率与体积有关。如果直肠容积≤1.3ml 的患者接受 160Gy 处方剂量，则 5 年发生 2 级直肠炎的风险为 5%，>1.3ml 的患者为 17%（$P=0.001$）。还有一些人试图将直肠炎的风险与直肠的剂量和体积联系起来，但成功率较低 [605]。虽然有剂量反应的建议，但缺乏一致性的文献使得很难推荐特定体积直肠的特定剂量。此外，术中计划系统允许操作者在治疗期间测量和限制直肠剂量 [612]。

与 EBRT 相比，ASCENDE 试验报道了 LDR 近距离治疗的毒性。LDR 近距离治疗提高了需要临时导尿和（或）需要尿失禁垫的风险。5 年后，LDR-PB 组 3 级 GU 事件累积发生率为 18.4%，EBRT 为 5.2%（$P<0.001$）。

与累积发病率相比，3 级 GU 患者的 5 年患病率两组均显著降低（8.6% vs. 2.2%，*P*=0.058）。LDR-PB 组 3 级 GI 事件的 5 年累积发生率为 8.1%，DE-EBRT 组为 3.2%（*P*=0.124）。3 级 GI 毒性的 5 年患病率（分别为 1.0% 和 2.2%）低于两组的累积发病率。在报道基线勃起正常的患者中，5 年后 LDR-PB 患者中 45% 勃起功能正常，而 DE-EBRT 后的这一比例为 37%（*P*=0.30）[593]。

（10）性功能障碍与管理：考虑到勃起功能障碍对新诊断为前列腺癌的年轻患者群体生活质量的影响，对每个患者讨论性功能的影响是至关重要的。

永久性前列腺近距离治疗后性功能的急性变化包括射精疼痛和血精。这些症状通常随着时间的推移而消失，并与患者既往存在急性前列腺炎相关。近距离治疗后勃起功能障碍（ED）可能是由患者神经、血管和（或）心理构成改变的多因素造成的。Zelefsky 等[616] 发现了放疗后阳痿的潜在血管机制，而 Merrick 等[615] 研究并试图将放疗剂量与阴茎球联系起来作为阳痿的机制。其他的混杂因素包括并发症，如糖尿病、高血压和吸烟。

没有关于永久性前列腺近距离放疗后性能力的前瞻性数据。然而，回顾性数据表明，近距离治疗后的作用范围很广，当接受种植体治疗后多达 80%～85% 的 60 岁以下患者仍然有效[579]，而与 EBRT、雄激素剥夺治疗及植入治疗等联合治疗后仍有 29% 的效用（图 61-12）[617]。在一项对 416 名仅接受植入物治疗患者的研究中，Stock 等[618] 报道说，3 年有效率为 79%，6 年有效率为 59%。在多变量分析中，治疗前效用和植入剂量是治疗后勃起功能障碍的重要因素。ASCENDE 试验发现，在基线勃起正常的患者中，5 年后 LDR-PB 患者中 45% 勃起功能正常，而 DE-EBRT 后的这一比例为 37%（*P*=0.30）[593]。

使用西地那非和类似作用的药物治疗阳痿的有效率为 62%，而从未接受过雄激素剥夺治疗的患者的有效率更高。最近，Taira 等报道他们的 7 年有效率为 55.6%。有效患者在统计学上更年轻（*P*=0.014），植入前 IIEF 更高（*P*<0.001），糖尿病的可能性较小（*P*=0.002），夜间勃起的可能性较大（*P*=0.008）。

（六）HDR 近距离放疗结果

HDR 前列腺近距离放疗技术自 20 世纪 80 年代开始投入临床应用。Kovacs 等[622] 报道了使用增强 HDR 近距离治疗的最早经验之一，发生在基尔大学。选择的大多是高危患者。近年来，HDR 技术和数据同时得到了改善。但是，仍存在多种的剂量和分级方案。尽管已使用了各种剂量和分割方法，但单个 15Gy HDR

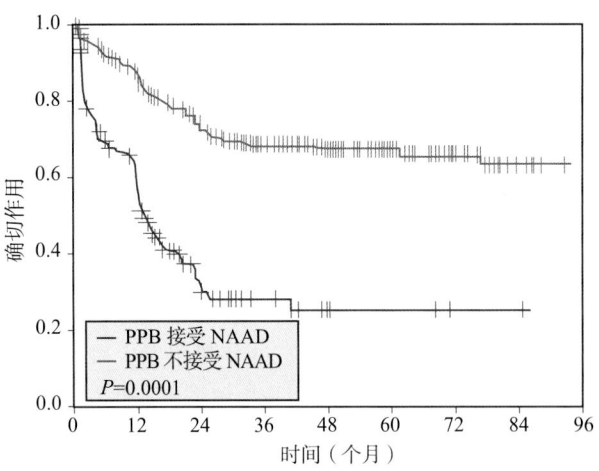

▲ 图 61-12 接受或不接受新辅助雄激素剥夺治疗的患者的确切作用

NAAD. 新辅助雄激素剥夺；PPB. 永久前列腺近距离放射治疗（引自 Potters L Torre T, Fearn PA, et al. Potency after permanent prostate brachytherapy for localized prostate cancer. *Int J Radiat Oncol Biol Phys*. 2001；50：1235.）

结合 40～50Gy 外放射治疗可使中危患者的无病生存率超过 90%，高危患者的无病生存率达到 80%。HDR 单一治疗分割为两个或多个部分（例如 27Gy 分割为 2 部分或 34.5Gy 分割为 30 个部分）正在取代 LDR 近距离放疗，适用于低危或低中危患者，且毒性较低。目前关于单剂量疗法（剂量为 19～20Gy）有一些相互矛盾的数据，HDR 可以作为既往外放射治疗后疾病复发的挽救方法[568]。

威廉博蒙特医院的 Vargas 等[623] 报道了一项前瞻性剂量增加试验的结果，该试验使用单剂量逐渐增加的 HDR 治疗，分割方案从 5.5～6.5Gy×3 次到 8.25～11.5Gy×2 次，联合 46Gy EBRT 治疗中危和高危患者。假设 α/β 比值为 1.2，计算的生物等效剂量低剂量组为 80.2～94.2Gy×3 次，高剂量组 99.9～136.3Gy×2 次。虽然高剂量组轻度 1～2 级排尿困难的发生率显著高于高剂量组，但两组在其他毒性方面没有显著差异。11.5Gy×2 次方案为可耐受方案。尽管不良预后因素的发生率很高，但低剂量组和高剂量组的 5 年精算生化控制率分别为 67% 和 86%。低剂量组和高剂量组的 5 年临床 DFS 分别为 75.5% 和 91.7%[623]。

最近对 507 名中、高危患者进行的一系列研究报道显示，5 年的 bNED 率分别为 93.3% 和 74.2%，10 年的 bNED 率分别为 86.9% 和 56.1%。只有一种中危因素的患者 10 年的 bNED 率为 94%，而同时有三种危险因素的患者的 bNED 率为 39.5%，总尿道狭窄率为 13.6%。2005 年之前尿道狭窄率为 28.9%，2005 年 1 月后尿道狭窄率为 4.2%。对 271 名男性进行了 10 年的最小随访，精算的 10 年前列腺癌特异性生存率为 90.8%，精算的总生存率为 86.7%[624]。

在对来自基尔大学、西雅图前列腺研究所和威廉博蒙特医院 611 名患者的汇总分析中，Galaala 等[625] 报道了 5 年和 10 年生化 DFS 率分别为 77% 和 73%。值得注意的是，在此多中心分析中，超过一半的患者具有两个或更多的高风险特征。

HDR 植入单一治疗低危前列腺癌的早期结果已有报道[626, 627]。最近的数据显示，在 58 名低危和中危患者中有 3 名经历了生化失败，3 年累积发生率估计为 6.8%[628]。急性和慢性 2 级泌尿生殖系统毒性发生率分别为 12.1% 和 10.3%，无 3 级泌尿生殖系统毒性。没有患者出现 2 级或以上的急性直肠毒性，有 2 例患者出现 2 级或以上的慢性胃肠道毒性。其他研究在短时间随访中发现了良好的结果。总体而言，还需要其他数据，但据报道，与永久性种子植入相比，急性尿道和直肠毒性的发生率较低。

（七）前列腺活检

虽然前列腺活检被认为是确定放疗后局部肿瘤控制的"金标准"，但放疗后活检阳性是否意味着肿瘤持续或复发仍然存在很大的疑问[433, 434, 437, 629-632]。Crook 等[630] 在一组接受 EBRT 治疗的患者中进行了连续的前列腺活组织检查。放疗后 12 个月进行 TRUS 和前列腺活检检查，如果活检结果为阳性或怀疑局部肿瘤复发，则每隔 6 个月重复一次。研究人员得出结论，完整的放疗后肿瘤完全清除可能需要 2 年以上的时间，许多患者（1/3）最初的活检呈阳性或不确定的肿瘤在随后的活检中转化为阴性。随着时间的推移，不确定活检的比例下降，第一次活检比例为 33%，第四次活检比例为 7%。增殖标志物染色阳性与局部和其他临床失败的增加有关。

一些研究者发现活检结果与放射后 PSA 水平有很好的相关性[161, 632]，随后对 PSA 最低点和治疗后 PSA 升高的预测价值的研究证明这是一种可靠的、无创的确定肿瘤复发的方法。PSA 水平的上升趋势不仅预示着局部治疗失败，也预示着出现远处转移，因此需要对局部疾病进行详细的记录，如考虑积极的局部治疗，仍然需要再活检确认。

关于放疗后前列腺活检的一些结论：①只有在研究背景下常规活检才是合理的；②肿瘤活检阳性率与放疗后间隔时间负相关，在大约 3 年内趋于平稳；③放疗后 2 年或 3 年以上的肿瘤活检阳性结果与 DFS 降低相关；④无症状患者的肿瘤活检，特别是在 DRE 正常且 PSA 缓慢上升（至少 10 个月倍增）的患者中，并不是必须进行的，因为这种疾病的发展可能是缓慢的过程[307]。

十、外科手术治疗

（一）一般原则

常规的开放式前列腺癌根治术从低正中切口和腹膜开始。对于多个淋巴结转移风险的患者，在进行 RP 之前先行双侧盆腔淋巴结清扫术（PLND）[178]。

在过去的 10 年里，微创技术已经流行起来，它在美国许多大型中心很大程度上已经取代了开放式前列腺切除术。腹腔镜根治性前列腺切除术（LRP）遵循与 PLND 根治性耻骨后前列腺切除术（RRP）相同的肿瘤学原则，然后切除前列腺和精囊。

机器人辅助腹腔镜根治性前列腺切除术（RARP）为外科医生提供了更好的手术部位可视化和通过手部运动来控制手术器械。在对 2003—2005 年接受根治性前列腺切除术的 14 727 名男性的保险和医疗保险索赔数据的回顾中，Hu 等[639] 报道了微创技术的使用从 5.4% 上升到 24.4%。

在使用 SEER 数据的类似比较中，Hu 等[640] 发现 RARP 患者住院时间更短，手术并发症和狭窄更少。然而，尿失禁、勃起功能障碍及需要其他的抗肿瘤治疗（如辅助激素或放射治疗）增加。

在 2008—2011 年有关 RARP 使用的 79 篇公开报道的系统文献回顾和 Meta 分析中，Novara 等[641] 报道了平均手术切缘阳性率为 15%（6.5%～32%）。手术切缘最常见于前列腺顶点（5%），其次是后外侧切缘（2.6%）或多灶切缘（2.2%）。据报道，需要辅助治疗的比例为 0.5%～23%，平均值为 4%。无论是 RARP，LRP 还是 RRP，前列腺切除术的切缘阳性率或生化复发率均无显著差异[240, 641]。RARP 失血量更少、恢复期更短。

（二）局限期

对于预期寿命超过 10 年的，肿瘤仅限于前列腺（即 I～II 期）的患者，RP 是一个合适的治疗选择，但也要考虑 Gleason 评分和 PSA 水平[336]。然而，根据临床评估大约有一半（41%～64%）的患者具有器官限制性且已通过手术标本的病理检查得以证实[178, 180, 186, 270]。而主要接受 RP 治疗的患者中有 1/3 在 5 年内接受了其他治疗［即放疗和（或）雄激素剥夺治疗］[642]。

RP 后疾病的预后来源于对单一学术医疗中心研究人群[180, 270, 273, 274, 643, 644] 和选定中心汇集分析[645] 的回顾性分析或基于人群的队列研究[646, 647]，但受 Green 和 Byar 描述的观察病例系列报道的限制[429]。表 61-12 显示了临床分期 I～II 期患者 RP 同期研究［有或无辅助和（或）挽救治疗］的 OS，CSS 和无转移生存可能的终点。最近的报道表明，生化和临床失败率在很大程度

表 61-12　临床Ⅰ～Ⅱ期前列腺癌根治术

研　究	研究时间	患者数量	无生化复发率（%）	无转移生存率（%）	肿瘤特异性生存率（%）	总生存率（%）	终点
Amling 等 [649]	1987—1993	2782	60	—	—	—	10 年
Gerber 等 [645]	1970—1993	2758	—	70	85	—	10 年
Han 等 [270]	1982—1999	2494	79	82	—	—	15 年
Hull 等 [644]	1983—1998	986	75	84	98	87	10 年
Kupelian 等 [274]	1987—1993	423	58	91	—	94	5 年
Lu-Yao 和 Yao [646]	1983—1992	21 222	—	—	89	54～77[a]	10 年
Pound 等 [643]	1982—1995	1621	68	约 92	—	—	10 年
Trapasso 等 [180]	1972—1992	725	47	—	94	86	10 年
Roehl 等 [272]	1983—2003	3478	68	—	83	97	10 年
Yossepowitch 等 [980]	1985—2005	5022 低, Int[b]	—	96	98		10 年
		938 高 [b]	—	78	92		
Zincke 等 [273]	1966—1991	3170	52	82	90	75	10 年

a. 在一定范围内由组织学亚群决定的结果
b. NCCN 风险类别

上取决于治疗前的预后因素，例如 T 期、Gleason 评分和 PSA 水平，以及手术结果，如切缘状态、精囊和淋巴结受累[270, 643, 644, 648, 649]。例如，Han 等[270] 报道的结果见表 61-13。Menon 等[650] 报道了在 Vattikuti 泌尿外科研究所接受 RARP 治疗的 1384 例患者的 3 年、5 年和 7 年生化 DFS 分别为 90%、87% 和 81%。Stephenson 等[651] 报道了在四个学术医学中心接受治疗的 12 677 名患者 15 年的预后。15 年前列腺癌特异性死亡率和总死亡率分别为 12% 和 38%，人们认识到，前列腺癌死亡率异常低可能与入组无致命前列腺癌表型的患者及现代根治性前列腺切除术的有效性有关[270]。

（三）并发症

手术和麻醉技术及术后护理的进步降低了术中和术后并发症的发生率。RP 的解剖入路改善了手术解剖过程中的止血效果和可视性，使输血率从 77% 降低到约 16%[655, 656]。Frank 直肠损伤不常见（约 0.5%）[655, 656]，大多数患者不需要转流结肠造口术，因为小缺口一次闭合就足够了。此外，心肌梗死（0.7%）、深静脉血栓形成（0.8%）和肺栓塞（1%）是罕见的，在围术期死亡的患者不到 0.5%[655, 656]。

尿失禁是常见的 RP 并发症，通常在第 1 年得到改善。其确切的病因尚不完全清楚，但保留的尿道功能长度和膀胱颈部肌肉纤维可能是关键因素。根据失禁的严重程度，可以使用尿垫、坎宁安钳、尿道注射膨胀剂或置入人工尿道括约肌。约 1/3（6%～63%）的患者会出现严重的术后尿失禁[657-661]，还有许多患者（97%）会有一定程度的排尿功能障碍[662]。尿失禁率的差异可能是由于患者特征（如年龄）、手术技术和获取信息的方法的不同。Ficarrat[663] 在一项包括 2008—2011 年发表的 51 篇文章的系统回顾和 Meta 分析中报道了 RARP 后尿失禁（对照组不需要尿垫）的发生率在 4%～31%，平均为 16%。年龄大、体重指数高、并发症、下尿路症状和前列腺体积大的患者更容易出现大小便失禁。几份报道表明，基于医生的评估低估了尿失禁的发生和严重程度[657, 662, 664]，因为患者不愿向医生提及这种性质的困难。大约 12%（5%～20%）的患者出现膀胱颈或吻合口狭窄[657]，可能需要扩张或切开以改善排尿。

直到最近，人们还没有意识到肠功能障碍可能是一种术后并发症。与健康相关的生活质量工具表明，1/3 的患者出现肠道功能受损（如腹泻、直肠急迫）[662]，1/5 的患者出现过大便失禁[661]。这些困难通常无法通过医生的询问和报道得到解决[662]。而且在类似年龄组中大大高于预期的发病率。因此需要进一步的研究以确定这个问题的原因，以便改进手术技术降低这种并发症的风险。

在采用保留神经的方法之前，勃起功能障碍是经常遇到的。然而，一旦确定了海绵体的自主神经支配

表 61-13　解剖性根治性耻骨后前列腺切除术后的 5 年、10 年和 15 年精算无复发率与临床 T 分期、术前前列腺特异性抗原水平和 Gleason 评分的关系精准百分比（95%CI）

变　量	5 年（%）	10 年（%）	15 年（%）
TNM			
T_{1a}	100	100	100
T_{1b}	90（83～95）	85（76～91）	75（58～86）
T_{1c}	91（88～93）	76（48～90）	76（48～90）V_{80}、V_{90}、V_{100}、V_{150} 和 V_{200}，接受各自剂量前列腺体积百分比[a]
T_{2a}	86（83～88）	75（71～79）	66（59～72）
T_{2b}	75（70～79）	62（56～68）	50（41～58）
T_{2c}	71（61～79）	57（45～68）	57（45～68）
T_{3a}	60（45～72）	49（34～63）	NA
血清 PSA（ng/ml）			
0～4.0	94（92～96）	91（87～93）	67（34～86）
4.1～10.0	89（86～91）	79（74～83）	75（69～80）
10.1～20.0	73（68～78）	57（48～64）	54（44～63）[a]
>20.0	60（49～69）	48（36～59）	48（36～59）[a]
手术后 Gleason 评分			
2～4	100	100	100
5	98（96～99）	94（90～96）	86（78～92）
6	95（93～97）	88（83～92）	73（59～82）
7（所有）	73（69～76）	54（48～59）	48（41～56）
7（3+4）	81（77～84）	60（53～67）	59（51～65）
7（4+3）	53（44～61）	33（22～43）	33（22～43）
8～10	44（36～52）	29（22～37）	15（5～28）
病理分级			
受限器官	97（95～98）	93（90～95）	84（77～90）
EPE^+，GS<7，SM^-	97（94～98）	93（89～96）	84（70～92）
EPE^+，GS<7，SM^+	89（80～94）	73（61～82）	58（41～71）
EPE^+，GS≥7，SM^-	80（75～85）	61（52～68）	59（50～67）
EPE^+，GS≥7，SM^+	58（49～66）	42（32～52）	33（23～44）
SV^+，（LN^-）	48（38～58）	30（19～41）	17（5～35）
LN^+	26（19～35）	10（5～18）	0

a. 14 年数据

CI. 置信区间；EPE. 前列腺外侵犯；GS. Gleason 评分；LN^+. 盆腔淋巴结转移灶；NA. 未获得；PSA. 前列腺特异性抗原；SM. 手术切缘；SV^+，（LN^-）. 侵犯精囊，淋巴结阴性；TNM. 肿瘤 - 淋巴结 - 转移分期系统；-. 阴性；+. 阳性（引自 Han M, Partin AW, Pound CR, et al. Long-term biochemical disease-free and cancer-disease-free and cancer-specific survival following anatomic radical retropubic prostatectomy. *Urol Clin North Am.* 2001；28：555. [270]）

并对 RP 进行神经保留修饰，就有可能保持该功能。Walsh 等[659]发现 68% 的患者保留了性能力，Catalona 等（59%）也证实了这一点[665]。患者的年龄、T 期、切除或保留 1 个或 2 个神经血管束与性功能的恢复相关[658]。一项基于人群的研究表明，21%（11%～27%）的患者 RP 后保留了性功能[657, 659]，Litwin 等[662]调查发现 97% 的患者出现了性功能障碍。在包括 2008—2011 年发表的 31 篇文章的系统回顾和 Meta 分析中，Ficarra 等[666]报道了 RARP 术后保留性功能的发生率，在 12 个月时为 54%～90%，在 24 个月时为 63%～94%。性功能的恢复受年龄、基线功能、并发症和神经保留程度的影响。与 RRP 相比，RARP 在保留性功能方面似乎有显著的优势。

（四）生活质量

随着验证工具的发展，如 UCLA 前列腺癌指数和扩展的前列腺癌指数综合（EPIC）、生活质量评估已成为治疗后评估的重要组成部分[667, 668]。Litwin 等[666, 668]是第一批评估局限性前列腺癌治疗患者的生活质量并与年龄匹配人群进行比较的研究。从那时起，研究人员普遍发现 EBRT 后肠功能障碍比放射性同位素植入或 RP 后更严重[670-672]。典型表现为急症、频繁和出血。RP 术后尿功能较差，尤其是尿失禁。在植入后的 12 个月内尿毒症的发病率可能大于 EBRT[671, 672]，主要是因为 EBRT 后 2～5 年性功能障碍加重，但植入手术的患者性功能更好[671, 672]。此外，年龄和并发症也影响生活质量，同时也影响多种治疗，特别是激素治疗。与基于医生或图表的报道相比，对患者的报道调查似乎给出了更准确的评估[662, 664]。

在对 1201 名患有局限性前列腺癌患者的前瞻性研究中，Sanda 等[590]描述了与 RP、EBRT 和 BT 相关的 QoL 的变化。每种治疗方式都会对患者的 QoL 产生不良影响，并在泌尿功能、性功能、肠功能和激素功能方面发生明显变化。采用神经保留 RP 可减少性功能障碍的频率和严重程度。RP 后尿失禁很常见，但随着时间的推移会有所恢复。同样，BT 与长期的泌尿系统疾病相关。在 435 名接受 RP（n=127）或近距离治疗（n=308）的法国患者中，Buron 等[673]描述了初次治疗后类似的生活质量变化的时间过程。阳痿和尿失禁在 RP 后更明显，而尿急、尿频和排尿困难在 BT 后更常见。在 Sanda 等[590]的报道中，患者满意度与相对于基线的症状评分变化有关。在对 435 名接受 RP、EBRT 或 BT 治疗的西班牙患者的一项类似的前瞻性研究中，Pardo 等[674]报道了接受 RP 的患者性功能和尿失禁情况更加严重；然而，接受 BT 或 EBRT 治疗的患者尿路刺激 –

阻塞性评分和肠道症状更加严重。这些研究强调了在做出治疗决定前对患者进行教育和咨询的重要性。Ⅲ期 ProtecT 试验报道了随机接受手术、放疗或主动监测的男性的生活质量[675]。前列腺切除术对性功能和尿失禁不良影响最大，即使在一段时间的恢复后仍然是显著的。放疗联合短程雄激素剥夺治疗对肠道和性功能也有不良影响，但随着随访时间的延长逐渐恢复。随着时间的推移，主动监测组患者的性功能和尿路生活质量下降。图 61-13 显示了各研究组 EPIC 功能总分数随时间的变化。

十一、局部晚期前列腺癌

（一）局部晚期前列腺癌的手术治疗

对于患有局部晚期前列腺的男性，手术往往在技术上更困难。在具有高危因素的男性中，如 PSA>100ng/ml、肾盂积水或盆腔壁固定，围术期并发症发生率远高于没有这些不良因素的男性[681]。在精心挑选的患者和经验丰富的外科医生手中，高危患者的并发症发生率并不比低危患者明显减少[682, 683]。通常情况下，保留神经无法实现，导致阳痿和尿失禁的发生率较高。近 50% 的患者需要术后放疗或激素治疗。在一个汇集了来自八个欧洲中心的 1366 名高危患者的多机构研究中，Briganti 等[199]报道说，只有 505 名（37%）患者在 RP 后病理显示为局限期。有一半的患者在 RP 后接受辅助激素治疗、放疗或两者联合。

（二）放射治疗

局部晚期前列腺腺癌包括临床 T_3 或 T_4 和巨大的肿块的 T_{2c}。这些患者通过手术完全切除的可能性不大，首选的治疗是放疗。

仅进行放疗患者的临床结果很差，超过一半的患者在 10 年后出现临床转移[231]。治疗后血清 PSA 能够预测疾病，数据表明，单独放疗效果较差，仅约 1/3 的患者在 5 年后无生化失败，而在 10 年后仅 10% 无生化复发[236]。

认识到单一放疗的不良预后，许多临床研究人员研究了一些方法，例如采用中子或质子的粒子束疗法（参见粒子治疗部分）、EBRT 加 ^{192}I 的 HDR 近距离放疗（参见近距离放疗部分）、ADT 联合放疗或放化疗。我们将分别研究这些方法。

1. **雄激素剥夺治疗联合放疗** 研究表明，通过使用 ADT 降低细胞内二氢睾酮浓度可诱导雄激素应答前列腺癌的凋亡消退[684]。因此，在局部晚期前列腺癌的背景下，雄激素反应性前列腺癌的凋亡逆转可以有助于减少原发肿瘤的体积（即减细胞疗法），这可以改善局部

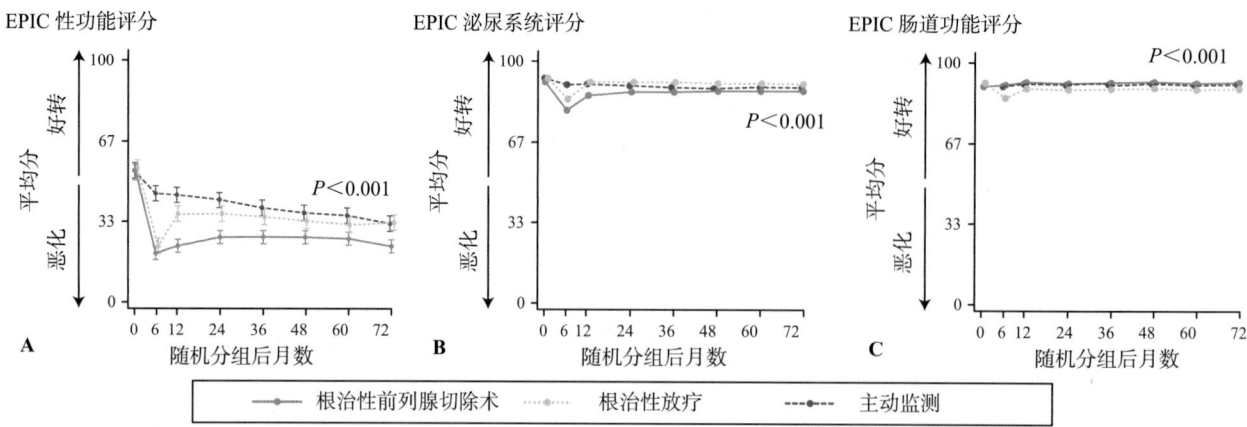

▲ 图 61-13 在 ProtecT 随机试验中，患者性功能（A）、泌尿系统功能（B）和肠道功能（C）各方面的模态在 EPIC 患者报告结果评分中随时间的变化

引自 Donovan JL, et al. Patient-reported outcomes after monitoring, surgery, or radiotherapy for prostate cancer. *N Engl J Med*. 2016；375（15）：1425-37.

控制，从而减少远处转移。如果用于辅助治疗，也可能有助于转移性疾病的一级预防。关于局部晚期前列腺癌的 ADT 治疗已进行了大量的工作。有数据表明放疗中加入雌激素治疗可改善肿瘤控制，第一个以随机方式评估其疗效的临床研究是 NRG 研究 83-07。一项 II 期随机研究评估了黄体酮和己烯雌酚（DES）的功效和毒性，受试者在 EBRT 治疗前 2 个月和治疗期间被随机分配使用其中一种药物[685]。除放疗外，甲羟孕酮和 DES 具有很高原发肿瘤清除率（94%～97%）和局部肿瘤控制率（93% 和 94%）。但存在明显的不良反应，特别是 DES 的心血管毒性。随着促黄体生成素释放激素（LHRH）激动药和非甾体抗雄激素药物的发展，NRG 的研究重点转向了这些药物[686]。NRG 研究 85-19 将这些药物用于局部晚期前列腺癌患者，发现它们耐受性良好，仍然具有很高的肿瘤清除率（100%）[686]。

因 ADT 联合放疗对局部晚期前列腺癌有效，美国通过 NRG 和西欧通过 EORTC 开展了一系列前瞻性随机试验。这些试验解决了有关雄激素抑制和放疗有关的两个问题。第一个被评估的问题是辅助问题，放疗和辅助 ADT 是否会导致远处转移减少和 OS 增加？NRG85-31 解决了这个问题（表 61-14）[687]。在本试验中，局部晚期前列腺癌患者被随机分到 EBRT 加戈舍瑞林组（RT 后立即开始）和 EBRT 组。治疗包括全骨盆照射 44～46Gy，加量 20～25Gy，使前列腺总剂量达到 65～70Gy。10 年的结果（表 61-14）显示了包括 OS 在内的所有终点的受益。在同一时间段内，EORTC 进行了他们自己的辅助治疗试验（22863）[688, 689]，对局部晚期前列腺癌患者进行小剂量放疗和戈舍瑞林（放疗开始时使用）治疗，为期 3 年。放疗包括全骨盆照射至 50Gy，并以每次 2Gy 剂量增加 20Gy。本试验结果还显

示，bNED、DFS、CSS 和 OS[689] 等所有终点均受益（表 61-14）。

在同一时间内，NRG 通过 86-10 试验解决了新辅助问题[690]。新辅助全雄激素阻断（TAS）可以减轻肿瘤负荷，从而增加 RT 的局部控制吗？在本试验中，局部晚期非转移性患者随机接受 RT 或在放疗前 2 个月和放疗间期 2 个月联合使用新辅助 TAS（氟他胺 250mg，每天 3 次，每月 1 次醋酸戈舍瑞林，持续 4 个月）[690]。全骨盆 RT 剂量为 45Gy，并增加 20～25Gy，使前列腺总剂量达到 65～70Gy。该试验的结果表明，bNED、DMFS 和 CSS 的结果有所改善（表 61-14），但迄今为止尚无 OS 获益[690]。

另一个解决新辅助 ADT 问题的尝试是由 TROG 实施的 96-01 试验。这项试验入组患者分期为局部晚期，被随机分为单独 RT（66Gy/33 次，仅前列腺和精囊）与 3 个月的 TAS 与戈舍瑞林和氟他胺（250mg，每天 3 次）从 RT 前 2 个月开始，与 6 个月的 TAS 在 RT 前 5 个月开始[691, 692]。5 年的调查结果显示，相比 bDFS、DMFS、CSS 和局部控制，6 个月的 TAS 加上 RT 优于单独 RT（表 61-14），3 个月的 TAS 在 bNED 和局部控制失败方面有益，但对 DMFS 或 CSS 却没有益处[691, 692]。

鉴于 ADT 和放疗在控制局部晚期前列腺癌方面的益处，至少有三个合作试验对 ADT 的最佳持续时间进行了测试。NRG、EORTC 和加拿大 PCS IV 试验在三个不同的 III 期随机试验中提出了这个问题（表 61-15）。NRG 试验 92-02 中局部晚期患者随机接受 4 个月 TAS（氟他胺 250mg，每天 3 次，加戈舍瑞林），2 个月新辅助治疗同步 2 个月全骨盆放疗（WPRT），剂量 44～46Gy，前列腺加量至 65～70Gy，对比相同治疗模式再联合 2 年戈舍瑞林[693-695]。这项试验目前已有 20 年

表 61-14　局部晚期前列腺癌伴或不伴激素治疗的放疗的Ⅲ期试验

试　验	组　数	中位随访时间	bNED		DMF 生存率		CSS		OS	
			5 年	10 年	5 年	10 年	5 年	10 年	5 年	10 年
RTOG 85-31 n=977	Ⅰ：RT+ 戈舍瑞林（不确定）	7.6 年（11 年存活患者）	62%	31%	85%	76%	91+	84%	76%	49%
			44%	23%	71%	61%	87%	78%	71%	39%
	Ⅱ：RT 单独		P≤0.0001		P≤0.0001		P=0.0052		P=0.002	
EORTC 22863 n=415	Ⅰ：RT+3 年戈舍瑞林	9.1 年	76%	38%	90%	51%	94%	89%	78%	58%
			45%	18%	71%	30%	79%	69%	62%	40%
	Ⅱ：RT 单独		P<0.0001		P≤0.0001		P=0.001		P=0.0004	
RTOG 86-10 n=456	Ⅰ：4 个月 TAS+RT	8.7 年	36%	35%	66%	65%	85%	23%	73%	43%
	Ⅱ.RT 单独	7.3 年	15%	20%	59%	53%		36%	71%	34%
		11.9 年, 存活	P≤0.0001		P=0.006		P=0.01		P=0.12	
TROG 96.01 n=818	Ⅰ：RT 单独		38%	26%	81%	79%	91%	78%	—	58%
	Ⅱ：3 个月 TAS+RT	10.6 年	52%	40%	78%	82%	92%	81%	—	63%
	Ⅲ：6 个月 TAS+RT		56%	47%	87%	89%	94%	89%	—	71%
			P=0.0009, 3 个月 P<0.0001, 6 个月		P=0.0006, 6 个月		P=0.0002, 6 个月		P=0.0005, 6 个月	

bNED. 无生化复发率；DMF. 无远处转移；CSS. 肿瘤特异性生存率；NS. 未确定；OS. 总生存率；RT. 放疗；TAS. 全雄激素阻断

的随访，结果显示长期雄激素剥夺（LTAD）对 bNED、DMFS 和 CSS 有益，但对 OS 没有改善[695]。EORTC 试验 22961 还研究了 ADT 持续时间的问题。在这个实验中患者被随机分配到 RT（WPRT50Gy+ 前列腺加量 20Gy 总剂量 70Gy）和 6 个月的 TAS（氟他胺 250mg，每天 3 次或比卡鲁胺 50mg）和促黄体生成素释放激素激动药从放疗时开始，对比相同的治疗模式联合 2.5 年的 LHRH 疗法[696]。5 年 OS 和 CSS 在加入 2.5 年 LHRH 治疗后均有统计学上的改善（表 61-15）。随后加拿大 PCS Ⅳ期试验对局部晚期前列腺癌患者进行了 18 个月和 36 个月的比较[697]。在这个试验中患者接受了 1 个月的新辅助 TAS（比卡鲁胺和戈舍瑞林），然后在放疗（4.5 周内全骨盆照射 44Gy，7 周内前列腺照射 70Gy）的基础上，同时辅助戈舍瑞林 18 个月和 36 个月，中位随访 6.4 年，两组前列腺 CSS 或 OS 无显著差异[697]。

根据现有数据，局部晚期非转移性前列腺癌患者应接受新辅助、同步 ADT 和至少 14 个月的长期 ADT（总计 18 个月的 ADT）治疗。

2. 雄激素剥夺治疗的不良反应　由于已经明确局部晚期前列腺癌患者在 RT 中添加 ADT 的必要性，因此必须解决不良反应问题。所有接受 LHRH 治疗的患者都会有潮热、性功能障碍和由于睾酮降低导致的性欲下降。此外，随着 LHRH 治疗时间的延长，患者可出现脂肪增加、体重增加和腰围增加的情况[698]。了解对体重增加和由此产生的对健康问题的关注，如糖尿病和心血管疾病，一些作者观察了大型随机试验，以了解放疗和 LHRH 治疗是否确实增加了致命心血管事件的风险[333, 689, 699]。这些试验（包括 NRG85-31、86-10 和 EORTC 试验 22863）均未显示 RT 组和 ADT 组的致命心血管事件增加。这些试验的随访时间很长（患者平均生存期为 10 年），代表了近 2000 名随机患者。因此，如果有明显的心血管事件增加的风险，就应该被检测出来。此外，EORTC22961 试验和 NRG92-02 试验显示短期 ADT 组与长期 ADT 组在致死性心脏事件方面没有差异[700]。然而，有些作者对这些结果提出了质疑[701, 702]。

至少有一组对 LHRH 治疗 12 个月后发生的代谢变化进行了仔细的分析[698]。这些数据揭示了 LHRH 治疗

表 61-15　局部晚期前列腺癌辅助激素治疗联合放疗的 Ⅲ 期试验

试 验	分 组	中位随访时间	bNED		DMF 生存率		CSS		OS	
			5 年	10 年	5 年	10 年	5 年	10 年	5 年	10 年
RTOG 92-02 n=1554	Ⅰ：4 个月 TAS+RT	11.3 年（存活患者）	44.5%	31.9%	83%	77.2%	91.2%	83.9%	78.5%	51.6%
	Ⅱ：4 个月 TAS+RT+2 年戈舍瑞林		72%	48.1%	88.5%	85.2%	94.6%	88.7%	80.0%	53.9%
			P≤0.0001		P≤0.0001		P=0.0042		P=0.3590	
EORTC 22961 n=1113	Ⅰ：RT+6 个月 TAS	6.4 年	—	—	—	—	95.3%	—	81%	—
	Ⅱ：RT+6 个月 TAS+2.5 年戈舍瑞林		—	—	—	—	96.8%	—	84.7%	—
							P=0.002		P≤0.05	
Canadian PCS IV n=630	Ⅰ：1 个月 TAS+RT+35 个月 GnRH	6.4 年	—	—	—	—	97.6%	87.2%	92.1%	63.6%
	Ⅱ：1 个月 TAS+RT+17 个月戈舍瑞林		—	—	—	—	96.4%	87.2%	86.8%	63.2%
							P=0.838		P=0.429	

bNED. 无生化复发率；DMF. 无远处转移；CSS. 肿瘤特异性生存率；NS. 未确定；OS. 总生存率；RT. 放疗；TAS. 全雄激素阻断

的代谢综合征，包括皮下脂肪增加、血清高密度脂蛋白（HDL）升高、脂连蛋白水平升高、C 反应蛋白无变化及胰岛素敏感性。这与"代谢综合征"不同[698]，LHRH 治疗的代谢综合征以内脏脂肪增加、血清高密度脂蛋白降低、脂连蛋白水平降低、C 反应蛋白增加和胰岛素抵抗为特征。

毫无疑问 ADT 治疗会引起新陈代谢的改变，但 LHRH 药物不会导致心血管死亡人数显著增加。考虑到 LHRH 治疗引起的体重增加和其他变化，在有严重心血管病史的患者中应谨慎考虑这些治疗方法。应与患者的心脏病专家会诊。

LHRH 治疗的另一个主要代谢问题是骨密度的变化。骨质流失和需要进行基线骨密度（DEXA）扫描是公认的[703]。对于这种潜在的骨质流失，推荐的治疗方法包括维生素 D 补充剂（每天 800～1000IU）和钙补充剂（每天≥1200mg）。在 LHRH 治疗期间，DEXA 扫描应在 1 年内重复一次，然后每 2 年进行一次或随后按临床指示进行[703]。对于进行 LHRH 治疗的患者，如果 DEXA 基线扫描符合骨质疏松症，应考虑进行双磷酸盐治疗[703]。

3. 放疗的范围　局部晚期前列腺癌的治疗范围包括前列腺和精囊及盆腔淋巴结。大多数大型随机试验都是以这种方式治疗的，淋巴结的剂量为 45～50Gy（四野技术和等中心的剂量），对前列腺的剂量约为 70Gy（等中心剂量）[688, 690, 694, 696, 704]。但在这些试验中，前列腺/精囊的剂量太低，因为多个数据集显示剂量增加对

这些患者有益[705]。关于放疗的范围，更大的问题是是否需要包括盆腔淋巴结。NRG94-13 旨在回答这个问题。该试验将 1323 例患者随机分配至全骨盆放疗（WPRT）组与单纯前列腺放疗（PORT）组，以及新辅助 4 个月 TAS 和辅助 4 个月 TAS[586]。该试验结果显示 WPRT 与 PORT 无统计学差异，新辅助 TAS 与辅助 TAS 之间也无统计学差异。但该试验显示 TAS 的时间选择和放疗范围之间存在相互作用[586]。WPRT 组联合新辅助 TAS 组的 PFS 较其他三组好。由于这种相互作用，这个试验无法明确地回答 WPRT 与 PORT 的问题。因此，WPRT 与 PORT 的问题仍然需要在前瞻性试验中进行评估。目前 NRG 正在研究 NRG09-24 中盆腔淋巴结的放疗问题。该试验已接近成功，我们正在等待有关这些患者最佳放疗范围的答案[706]。在获得更多数据之前，WPRT 联合新辅助治疗和同步 TAS 及至少还要持续 14 个月的长期 LHRH 治疗，仍然是局部晚期前列腺癌患者的标准治疗方案[688, 694, 696, 697, 704, 706]。

数据显示 RT 联合 ADT 具有显著的优势，许多从业者认为这种优势仅仅是 ADT 的结果，也许不需要 RT。这个问题已经被两个 Ⅲ 期随机试验（SPCG-7/SFUO-3）和加拿大组内试验来解决。47 个斯堪的纳维亚中心参加了 SPCG-7/SFUO-3 试验，该试验入组了局部晚期前列腺癌患者。患者随机接受 3 个月 TAS 治疗，随后进行 ADT 加氟他胺治疗，或同样的 ADT 加 RT 治疗[707]。与单独 ADT 组相比，放疗在统计学上增加了前列腺 10 年的 CSS，并在毒性可耐受范围内增加了 OS[707]。加拿大组内试验在

1000 例 PSA 大于 40ng/ml 或 PSA 大于 20ng/ml 且 Gleason 评分为 8 的 T_3 或 T_4 肿瘤或 T_2 肿瘤患者中研究了相同的问题。所有患者均接受终身 LHRH 激动药或睾丸切除术。然后他们随机接受放疗（全骨盆放射至 45Gy，分 25 次，随后前列腺加量至 65～69Gy）或不接受其他治疗[708]。现在这些数据更新了 8 年的中位随访，显示了显著的 OS 和 DSS 优势，ADT 联合 RT 比单独 ADT 有更小的毒性[709]。因此，对于这些患者，除了 ADT 治疗外，放疗的价值是毫无疑问的。

除了前列腺／精囊外，如何设计淋巴结的治疗方法一直是一个令人困惑的领域，特别是在使用 IMRT 时。即使是 NRGGU 放射肿瘤学专家也很难就这个数字达成一致[710]。为了标准化适用于局部晚期前列腺癌患者的正确的解剖性盆腔淋巴结，NRG GU 放射肿瘤学家就盆腔淋巴结的临床肿瘤体积（CTV）达成共识[711]。要纳入的淋巴结组从 L_5～S_1 间隙（即低位髂总淋巴结）延伸至耻骨联合顶部（闭孔淋巴结区）。骶前淋巴结（仅主动脉下淋巴结，$S_{1～3}$）也包括在内。这些范围与之前提到的在所有随机试验中使用四野技术处理的淋巴结范围非常相关[711]。这些范围已由 Harris 等[712]进行修改。尽管这些修改是适度的，但在确定这些患者正确的淋巴结范围方面值得注意[712]。

4. 放疗的不良反应 治疗盆腔淋巴结和原发肿瘤（前列腺有或没有精囊）并非没有毒性。一项对 NRG 试验 85-31、86-10 和 92-02 的晚期后遗症的综述已经发表，该综述评估了近 3000 名患者，生存患者的中位随访时间为 10.3 年[713]。所有患者均接受约 45Gy 的 WPRT 治疗和约 70Gy 的前列腺治疗，加上或减去短程雄激素抑制或长期雄激素抑制。RT、短程 ADT 加 RT、长期 ADT 加 RT 的晚期 3 级或更高等级 GI 的风险分别为 4%、1% 和 3%。RT、短程 ADT 加 RT 和长期 ADT 加 RT 的晚期 3 级或更高等级 GU 等风险分别为 9%、5% 和 6%[713]。在接受治疗的 2906 例患者中，有 3 例发生了 5 级（致死）毒性，其风险约为 0.1%。加拿大 Ⅲ 期组内试验（ADT vs. ADT+RT）的晚期毒性数据显示，单独放疗的局部晚期前列腺癌患者毒性最小[708, 714]。这些数据加强了放疗对局部晚期患者的安全性，并与 RT+AD 的其他随机试验结果一致[689, 696]。

5. 辅助化疗的作用 两项随机试验显示，增加以多西他赛为基础的化疗对转移性激素难治性前列腺癌患者的生存期有统计学上的改善[715, 716]。根据这一试验结果，NRG 开始了一项针对高危非转移性前列腺癌患者的随机试验（99-02）。患者被随机分为接受长期 ADT 联合放疗组与接受长期 ADT 和放疗及紫杉醇＋雌莫司汀＋口服依托泊苷组[717]。由于使用雌莫司汀的血栓栓塞事件的增加，该试验提前结束[717]。随后开展 NRG 试验 05-21 来测试化疗问题。该试验将高危非转移性前列腺癌患者随机分组接受长期 ADT 及放疗和长期 ADT 及放疗并联合多西他赛和泼尼松。这次试验的结果已经公布[718]，我们正在等待完整的手稿。目前的结果显示，在 4 年的时间里，辅助多西他赛和泼尼松化疗的总生存率为 4%（89%～93%），并伴有一些毒性，辅助化疗组中 12 例死亡可能与治疗有关，且没有化疗组中无死亡病例。

其他研究者已经研究了添加辅助化疗。在 STAMPEDE 试验[719]中，研究人员评估了在接受 ADT 和 RT 治疗局部晚期患者中加入多西他赛、唑来膦酸或两者同时加入。唑来膦酸没有使生存期增加，多西他赛确实增加了生存期但也伴随着毒性的增加。这项试验的结论是，多西紫杉醇应作为辅助治疗的标准，但考虑到毒性反应，仅适用于完全健康的患者。2016 年，Vale 等[720]对该主题的数据进行了 Meta 分析。他们的结论是，在 M_0 环境下，需要更多的证据来证明多西他赛对存活率的影响。

其他新的细胞毒性药物已经在局部晚期前列腺癌人群中进行了研究，包括阿比特龙[719]。随机数据显示，对于局部晚期患者，在 ADT 中添加阿比特龙和泼尼松龙是有益的[721]。毒性是存在的，但是 3～5 级毒性在是否佐剂阿比特龙和泼尼松的情况下没有统计学差异。

（三）区域淋巴结阳性（pN⁺）

前列腺癌患者的区域性（即盆腔）淋巴结阳性是一个预后不良指标[722]。虽然一些作者已报道积极的手术或放疗患者可以长期生存[723, 724]，但这些患者中的大部分会出现远处转移。表明在诊断时可能存在隐匿性全身转移，并支持全身治疗的概念，而不是任何局部或局灶性治疗。现在有两个数据库已经成熟，可以帮助肿瘤学家为此类患者选择合适的治疗方法。第一个是之前讨论过的 NRG 试验 85-31[261]的亚组分析，随机选择局部晚期前列腺腺癌加或减 pN⁺ 放疗（WPRT＋前列腺局部加量）与 LHRH 联合 RT 治疗。在这项试验中，共有 173 例患者患有 pN⁺（98 例接受放疗和 LHRH，75 例仅接受放疗）。该项中位随访时间 6.5 年（存活患者为 9.5 年）的试验数据显示，在 OS、DSS 和无远处转移方面，放疗联合 LHRH 治疗有统计学上的改善[687]。

ECOG 对根治性前列腺切除术后的 pN+ 患者进行了一项 Ⅲ 期试验。他们被随机分为观察组和激素治疗组（无限期 LHRH 或双侧睾丸切除术）。虽然该试验有 98 名患者入组，但由于入组人数不足，关闭了该试验[725]。

在中位随访 7.1 年的情况下发现立即接受激素治疗的患者 OS 增加了。

这两项临床试验都没有提供必要的 1 级数据，以确定哪一种是 pN+ 患者的最佳方法。但两者都表明需要接受全身治疗。NRG 试验 96-08（将 pN+ 疾病患者随机分为 AD 组和 ADT 组）由于预后差而关闭，因此盆腔 RT 优于仅 ADT 的其他益处尚不清楚。前瞻性随机试验可能无法回答这一问题。因此，根据现有的数据，pN+ 患者除了接受局部放疗或手术治疗外，还应考虑进行 ADT 治疗。除了局部 / 区域治疗和 ADT 外，还需要哪些额外的治疗尚不完全清楚。然而，辅助药物多西他赛 [718] 或其他药物如阿比特龙 [719] 的数据肯定适用于 pN+ 患者，因为许多局部晚期前列腺癌患者会有淋巴结阳性。

（四）寡转移前列腺癌的局部治疗

转移性前列腺癌传统上只接受全身治疗。造成这种情况的原因包括这些患者的总生存率相对较短，以及希望尽量减少与局部治疗相关的毒性。随着系统性治疗方案的进步，许多转移性前列腺癌患者的总生存率提高，除了全身治疗，人们对局部治疗的潜在益处有了新的兴趣。此外，与机器人前列腺切除术、适形调强放疗和图像引导放疗相关的潜在毒性也有所改善。

有趣的是，几十年前的基础科学研究证实了局部治疗对寡转移性疾病患者的潜在益处 [726]。通过小鼠模型，这些作者证明手术和化疗比单独治疗的总生存率有所提高。最近的研究表明在转移性前列腺腺癌的小鼠模型中进行减瘤手术是有益的 [727]。其他研究人员已经研究了在转移性前列腺癌中对原发肿瘤进行放疗的潜在益处，并提出这可能与抑制血管生成有关 [728]。

对于这些患者，除了系统治疗外，局部治疗可能提高生存率的确切机制是什么，一些回顾性的评论显示了其优势 [729]。在这些分析中使用的手术方法是前列腺切除术。然而放疗的定义却不那么明确。如"确定性放射疗法" [729] 或"近距离放疗加上或减去外放射治疗" [730] 或"超过 15 个部分的 IMRT" [731] 的术语已用于描述局部放疗 [729]。因此，确切的最佳总剂量和分割方案是未知的。幸运的是，一些正在进行的前瞻性随机试验将有助于解决对这些寡转移性前列腺癌患者进行局部治疗的真正好处，以及潜在的最佳剂量和分割 [732]。STAMPEDE 试验包括对新诊断的转移性前列腺癌患者进行随机分组，分别接受原发部位放疗和标准治疗。标准的治疗是终身雄激素剥夺治疗及加或不加预先使用的多西他赛。在随机抽取的 2061 名患者中，接受放疗患者的无病生存期得到了改善，但总生存期没有改善。然而，局限性（寡转移性）前列腺癌的亚组患者的总生存期确实有所改善。虽然不是决定性的，这项试验确实提高了局部治疗寡转移性前列腺癌可能改善预后的可能性。

（五）术后放疗

大约 1/3 的前列腺癌患者接受前列腺切除术作为初始治疗 [733, 734]。在随后的 10 年中，大批学术中心接受治疗的患者中，有 1/4～1/3 处于治疗失败的风险中 [277, 735-737]。术后 RT 通常用于三种治疗情况：①手术完全切除后存在不良危险因素；②仅通过术后血清 PSA 升高确定的亚临床疾病；③临床明显的前列腺瘤床复发。严格来说，辅助治疗是指当所有临床可检测到的病灶都通过手术切除后，为降低复发风险而进行的治疗，这个术语应该包括术后 PSA 水平检测不到的患者 [738]。当手术后检测到 PSA 水平或有临床证据表明疾病局限于窝内时，治疗的目标就转变为根除残留或复发的肿瘤，这种情况下的治疗被称为挽救性治疗 [738]。

（六）辅助放疗

辅助放疗的基本原理是基于骨盆残留是治疗失败的主要原因 [739]，在血清 PSA 水平升高之前可能存在大量癌细胞，当癌细胞数量最少时被定位就存在最大的治愈机会。前列腺癌可能会随着时间的推移变得更有侵袭性 [740]，这意味着早期干预可以改善局部肿瘤的控制和防止随后的转移。共识临床原则鼓励对患者进行有关不良病理的术前教育，这些不良病理可增加肿瘤复发的风险，也为术后治疗提供适应证 [738]。

某些不良因素增加了前列腺切除术后疾病复发的风险。包括较高的术前 PSA 水平 [741, 742]、Gleason 评分 [741, 745]、手术切缘阳性 [742, 743, 745]、肿瘤穿透前列腺包膜（称为前列腺外侵犯）[742, 743, 745]、精囊受侵 [742, 745]、盆腔淋巴结累及 [744]。这些危险因素可以结合起来为术后疾病复发提供更个体化的评估 [737, 742, 743]。传统上，前列腺外侵犯、精囊受侵或手术切缘阳性是建议进行辅助放疗的因素 [738]。肿瘤基因突变或表达特征也可能与预后相关 [746]，且有研究表明它们可能是放疗结果的预测因子 [747]，但是它们在选择常规辅助放疗患者中的应用尚未建立。

大量的辅助放疗病例报道显示，在淋巴结阴性的患者中，与单纯前列腺切除术相比，术后辅助放疗患者局部肿瘤控制得到改善，临床和生化无复发率提高，挽救性激素治疗的使用减少 [748]。目前尚不清楚辅助放疗是否能降低远处转移的风险或前列腺癌特异性死亡率或总死亡率，因为报道的结果不一致 [748, 749]。对淋巴结阴性病例研究系列的依赖已经被三个随机对照试验所取代，这些试验将患者分配到前列腺切除术（在复发时自行处理）或前列腺切除术并立即辅助放疗。对于淋巴结阳性的患者则不是这样，因为 RTOG 随机对照试验 9608 没有达到成功的入组率。一些病例研究表明盆腔放疗与某些亚群前列腺癌特异性和总死亡率降低相关（受累淋巴结少于 4 个，Gleason 评分 8～10）[750, 751]，但基于人群的系列研究没有这种益处 [752]。激素治疗是盆腔淋巴结阳性主要辅助治疗方法 [753]。

西南肿瘤学组 8794 是首例辅助放疗的随机对照试验（表 61-16），该试验招募了具有不利病理因素（前列腺外侵犯、精囊受侵、手术切缘阳性）的患者 [680, 739, 754]。与单纯 RP 相比，辅助放疗改善了无远处转移率和总生存率 [680, 754]，没有证据表明辅助放疗可以有效地治疗任何有不良因素的特定类型的患者 [680]。对于接受辅助放疗的患者，死亡的相对风险降低了 28%，中位生存期延长了近 2 年 [680]。这一观察结果支持了以下假设，即原发性放疗中提出的局部持久性肿瘤会导致转移扩散延迟 [755]。此外，辅助放疗可以改善肿瘤的生化复发和局部复发，减少对挽救性激素治疗的使用 [754]。

欧洲癌症研究与治疗组织试验 22911 [756, 757] 招募了与西南肿瘤组 8794 [680, 754] 具有相同特征的患者。该试验的主要目的是评估无生化进展的生存率，在疾病复发时与进行前列腺切除术相比辅助放疗可以改善生存率（表 61-16）。辅助放疗改善了所有患者的无生化进展生存期，也减少了局部肿瘤复发和挽救性治疗的使用（10 年分别为 22% 和 48%）[757]。该试验没有观察到远处转移风险、前列腺癌特异性死亡率或总死亡率的组间差异，可能是该试验缺乏足够的规模来确定任何此类差异。

西南肿瘤科 8794 组（34%）和 EORTC22911（29%）

试验纳入了具有可检测的术后 PSA 水平的患者，不能检测术后 PSA 水平、肿瘤外延伸及精囊受侵的患者（有或无手术切缘阳性）被纳入了 ARO 试验 9602（表 61-16）[745, 758]。与 EORTC22911 一样，本试验旨在确定与前列腺切除术后的观察相比，术后辅助放疗是否改善无进展生存（主要是生化复发）。在接受辅助放疗的患者中，进展的相对风险降低了大约 50%，但是挽救性激素治疗的使用，远处转移或总体生存率之间没有组间差异。然而，该试验并没有设计来评估临床无复发和总生存率，因为它没有纳入足够数量的患者来评估这些终点。

辅助放疗联合激素治疗的作用尚未得到充分的研究。RTOG 试验 8531 包括了一组接受过前列腺切除术并接受辅助放射治疗的患者，同时接受或不接受长期激素治疗 [759]。通过观察发现激素治疗可以改善预后，但是这样的子集分析是探索性的而不是决定性的。RTOG 试验 P-0011 对此进行了进一步研究，但由于患者入组人数不足，该试验提前结束。尽管如此，这个问题在正在进行的局部手术后辅助放疗和雄激素剥夺治疗试验（NCT00949962）[760] 和欧洲癌症研究与治疗组织试验 22043（NCT00949962）中得到解决。

一些组织为术后管理提供了指导方针 [738, 761-764]，这些指导方针来自美国国家综合癌症网（www.nccn.org）。该网络 [296] 和美国放射肿瘤学协会 / 美国泌尿学协会 [738] 支持在存在不良病理因素时提供辅助放疗。然而，这需要咨询患者的风险和益处，并应基于患者特定的病理类型讨论复发的绝对风险 [737, 765]、预期寿命（如使用社会保障管理生命表，https://www.ssa.gov/OACT/STATS/table4c6.html），如果有必要，可选择早期监测和挽救性治疗。

表 61-16　根治性前列腺切除术伴或不伴辅助放疗的随机临床试验

试 验	病例数	时间段	无生化复发率（%）		局部控制率（%）		临床无病生存率（%）		无转移生存率（%）		生存率（%）		终 点
			RP	RP+RT	RP	RP+RT	RP	RP+RT	RP	RP+RT	RP	RP+RT	
ARO 9602 [745, 758]	268	1997—2004	54	72[a]	NS	NS	NS	NS	NS	NS	95[b]	97[b]	5 年
			35	56[a]	NS	NS	NS	NS	83	81	83	81	10 年
EORTC 22911 [756, 757]	1005	1992—2001	53	74[a]	85	95[a]	81	91[a]	94	94	93	92	5 年
			41	61[a]	83	93[a]	65	70	89	90	81	77	10 年
SWOG 8794 [680, 739, 754]	425	1988—1997	44	72[a]	78[b]	92[a, b]	70	84[a]	82	87	90	91	5 年
			25	51[a]	78[b]	92[a, b]	49	70[a]	61	71[a]	66[a]	74[a]	10 年

a. 辅助性放疗有统计学上的显著改善
b. 观测的大体概率
ARO. 放射肿瘤学工作组；EORTC. 欧洲癌症研究和治疗组织；NS. 具体值未注明；RP. 前列腺癌根治术；RT. 放疗；SWOG. 西南肿瘤学组

（七）挽救放疗

1. 生化复发　PSA 的血清半衰期为 3.1 天，因此在前列腺切除术成功后 4 周内 PSA 水平应无法检测到。AUA 将生化复发定义为 PSA 大于或等于 0.2ng/ml 且后续值大于 0.2ng/ml [766]，但也有人认为两个连续值大于或等于 0.4ng/ml 与临床显著疾病进展有更强的相关性 [767]。生化复发应引起对挽救性治疗的彻底讨论 [738]，当 PSA 水平最低时，挽救性放疗的疗效最大。虽然有建议表明低 PSA 水平可能是由残留的良性前列腺组织引起的，对生化复发没有显著的影响 [776]。

生化复发的自然史各不相同，这有助于讨论其最佳管理。基于 PSA 对抢救放疗的反应 [739, 768] 和影像学的观察，大多数此类患者在前列腺床上有肿瘤残留。但是，生化复发并不能普遍转化为肿瘤的临床表达或过高死亡率。前列腺切除术后 PSA 水平持续升高 [775, 777]、手术到生化复发间期缩短 [775, 777, 779]、倍增时间缩短 [768, 770, 778, 779] 和较高的 Gleason 评分 [778] 与不良预后、远处转移和前列腺癌特异性死亡率相关。

术后 PSA 水平的动力学（如 PSA 倍增时间）已被作为临床复发和死亡的预测指标 [768, 770, 772, 778-780]。前列腺特异性抗原工作组为 PSA 倍增时间的计算提供了指南，其中包括使用在过去的 12 个月中，至少有 3 个 PSA 值均在 0.2ng/ml 或更高，值一直在增加，并且是在睾丸激素稳定（即无法从先前的激素治疗中恢复）的环境中获得的值 [781]。术后 PSA 倍增时间与临床复发和死亡之间存在连续关系，这可能解释了文献中出现的各种预后分组。Freedland 等 [778] 证实 PSA 倍增时间与随后的转移和前列腺癌特异性死亡率相关。当 PSA 倍增时间少于 15 个月时，大部分死亡（90%）归因于前列腺癌，而当 PSA 倍增时间超过 15 个月时，1/3 的死亡归因于前列腺癌。D'Amico 等 [780] 发现较短的 PSA 加倍时间（< 3 个月）可以替代 PSA。但是，缺乏关于如何最佳利用 PSA 倍增时间的明确指南，尤其是在改变临床实践模式的背景下，在可靠地计算 PSA 倍增时间之前，以尽可能在最低 PSA 水平时进行早期挽救性放疗 [768-775, 782]。虽然先前的挽救性放疗结果的诺模图包括了这一因素 [768]，但新的诺模图没有 [773]。

尽管直肠指检显示正常，但生化复发促使人们想要知道疾病复发的确定部位。虽然经直肠超声检查可用于指导前列腺活检，但其诊断准确性有限，特别是当与其他成像方法（如磁共振）结合使用时。常规的腹盆部 CT 和全身 [99m]Tc 骨扫描的敏感性和特异性低，并且在 PSA 水平高于 10ng/ml 之前通常是正常的。Dotan 等 [783] 构建了诺模图，可用于选择质量更高的患者。

多参数直肠外及直肠内线圈磁共振是诊断前列腺床肿瘤复发的有效方法，其 T_1 序列呈等强度，T_2 序列呈高强度，早期动态增强，弥散加权成像扩散受限 [784]。直肠内磁共振具有极好的诊断敏感性、特异性和准确性 [784-786]，与血清 PSA 水平和前列腺切除术组织病理学直接相关。多参数磁共振研究表明 T_2 加权和动态对比增强相结合的图像具有最高的灵敏度，而扩散加权序列可能不能进一步检测。最常见的复发部位是膀胱 - 尿道吻合处（50%～80%）、膀胱颈部（15%～30%）和囊后（主要有精囊受侵）[785-788]。Miralbell 等 [789] 指出，当排除非目标结构（如膀胱、直肠、骨）时，膀胱尿道吻合术后侧 0.5cm、下侧 0.3cm 处约长 4cm、直径 3cm 的圆柱形容积定义了理想的临床靶区。Park 等 [788] 以耻骨联合下缘为参考点进行类似的观察。但是，也注意到超出此范围的肿瘤复发（例如在输精管横切）[787]。

正电子发射断层扫描耦合放射性核素（如 [11]C、[18]F、[68]Ga）或生物活性物质或靶标（如胆碱、氟氯文、前列腺特异性膜抗原）用于前列腺癌检测，并与 CT 或磁共振结合以增强解剖学清晰度 [790]。放射性示踪剂最常见于淋巴结、前列腺床（膀胱尿道吻合和膀胱后）和骨，具有较高的敏感性和特异性，在较高的血清 PSA 水平下有较高的检出率。早期生化复发与 PET 检出率（如 PSA < 1.0ng/ml）特别相关，因为这是抢救性放疗最有效的时候。在此背景下，约 1/4 的患者 [11]C 胆碱 PET/CT 显示异常，约 1/3 患者 [18]F- 氟氯文显示异常，约一半的患者 [68]Ga 前列腺特异性膜抗原显示异常 [790]。[11]C- 胆碱和 [18]F- 氟氯文目前已获得美国食品和药物管理局批准用于前列腺癌生化复发。目前尚未对各种 PET 技术进行足够的比较研究来确定哪种技术具有最佳性能，但 [68]Ga 前列腺特异性膜抗原似乎最有前途。[11]C 胆碱 PET/CT 和磁共振可能是互补的，因为前者对淋巴结复发的检测更敏感，而后者对前列腺床肿瘤的检测更敏感 [791]。

在超过 100 个观察性病例研究报道 [738] 和系统 [792] 综述中描述了挽救性放疗的结果。这些研究（表 61-17）提供了一些见解 [768, 769, 771-773, 775, 779, 793]，但需要谨慎的解释，因为放疗并不是在理想的条件下（即低 PSA 水平）进行的。尽管如此，大多数患者最初都有良好的生化反应 [768, 782, 793]，提示瘤床残留是大多数患者生化复发的来源 [739]。改进的诊断评估（如磁共振）和更高的放射治疗剂量会产生更好的结果 [772, 773, 793-797]，这些结果可能会通过图像引导定位进一步增强 [798]。因此，以前观察到的结果不能完全反映目前预期的结果。

Gleason 评分 [768, 769, 771-775, 779, 782, 797]、持续检测术后 PSA [775, 777]、放疗前 PSA 水平 [768-775, 779, 782]、术后 PSA 加倍时间 [768-770, 779]、手术切缘情况 [768, 770-774, 782]、病理类型

表 61-17　前列腺切除术后生化复发的选择性挽救放疗

	作　者	病例数	放疗剂量中位数	无生化复发率	远处转移率	特异性死亡率	总生存率	终　点
观察试验	Buscariollo [793]	230	64.8Gy	56%	9%	NS	94%	10 年
	Fossati [771, 775]	925	68.0Gy	82%	NS	NS	NS	5 年
			—	NS	14%	NS	NS	8 年
	Goenka [769]	285	≥70.0Gy	39%	23%	NS	NS	7 年
	Stephenson [768]	1540	64.8Gy	32%	NS	NS	NS	6 年
	Stish [772]	1106	68.0Gy	50%	11%	3%	93%	5 年
			—	36%	20%	10%	77%	10 年
	Tendulkar [773]	2460	66.0Gy	56%	NS	NS	NS	5 年
				NS	19%	NS	NS	10 年
	Trock [779]	238	NS	NS	NS	4%	NS	5 年
				NS	NS	14%	NS	10 年
随机对照试验	Carrie（GETUG）[770]	373	66.0Gy	62%	5%ᵃ	2%ᵃ	95%	5 年
		369	66.0Gy+HT	80%	4%ᵃ	1%ᵃ	96%	5 年
	Shipley（RTOG/NRG）[774]	376	64.8Gy	38%	23%	13%	71%	12 年
		384	64.8Gy+HT	56%	15%	6%	76%	12 年
	Pollack（RTOG/NRG）[774] a NCT00567580）	574	66.0Gy	见正文				5 年
		585	66.0Gy+HT	见正文				5 年
		577	66.0Gy+WP+HT	见正文				5 年

a. 观察的大体概率
HT. 激素疗法；WP. 整个骨盆；NS. 具体值未注明

（特别是精囊受侵）[769, 771–773, 775, 793, 797]、盆腔淋巴结情况 [768]、放疗开始时间的延迟 [779] 与挽救放疗的成功率相关。一些研究使用各种临界值来评估放疗前 PSA 的水平。随着 PSA 水平升高 [768, 772]，复发风险持续存在，PSA 水平每增加 1 倍，放疗后生化复发的相对风险增加约 40%。虽然 PSA 干预的理想触发因素还没有明确，但早期挽救性放疗已被定义为在 PSA 水平在 ≥0.5ng/ml 或更高时使用 [771, 772, 799]。

预后因素可以结合起来评估单个患者在挽救性放疗后不再有生化复发或远处转移的可能性 [768, 773]。挽救性放疗结果的 "Stephenson" 诺模图 [768] 目前被另一个诺模图 [773] 代替（图 61–14），且该模型还包括转移性疾病的结局。此诺模图适用于尚未接受挽救性放疗的患者，但值得注意的是，该结果反映了过去的诊断评估和技术使用情况。虽然诺模图中包含的许多特征代表

了内在的和固定的预后决定因素，但在 PSA 水平较低时给予高剂量的放疗，这些特征对不良预后的影响会较小 [772, 773, 796]。

肿瘤的遗传特征是一个活跃的研究领域，有一天可能为临床应用提供额外的预后信息。这些分析的重点是某些基因的存在（即基因组学），或它们在编码核糖核酸（即转录组学）或蛋白质（即蛋白质组学）中的表达。已评估一种基因组分类器与接受挽救性放疗的患者随后出现转移的关系 [800]，发现当添加到临床因素和诺模图的预测因素时，它可以提高预测的准确性。PAM50 基因表达分类器也被用来表示前列腺癌的分子亚型特征，主要是管腔和基底细胞谱系特征 [801]。管腔 B 亚型与远处转移和前列腺癌特异性死亡率有关，但是与其他亚型相比，激素治疗对其有更大的治疗效果 [801]。

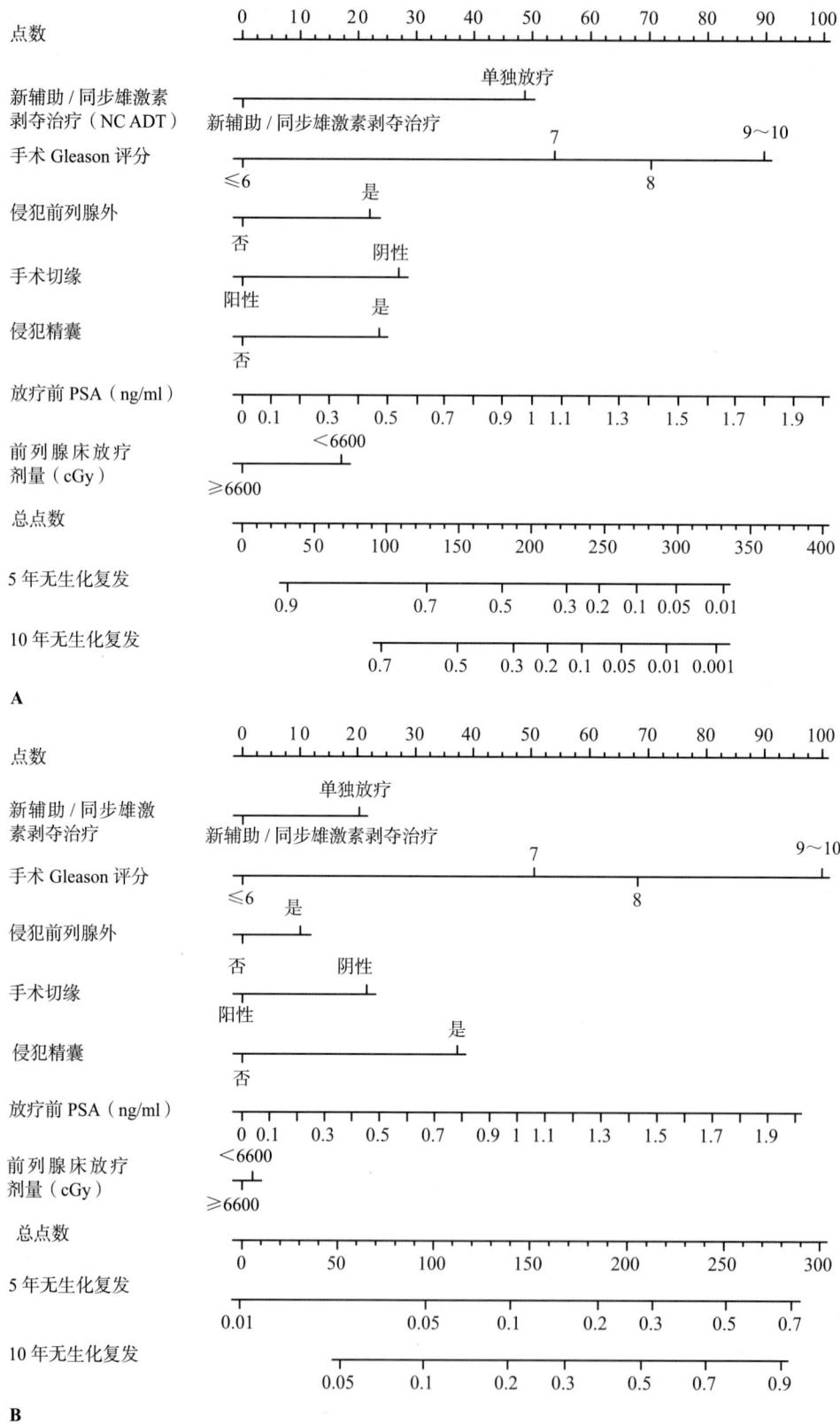

▲ 图 61-14 预处理诺模模型预测挽救性放疗后的生化复发（A）和转移（B）

说明：在相应的轴上找到 NC ADT。在"点"轴上绘制一条直线，以确定患者获得多少点。对其他 6 个因素重复此过程。对点求和，然后在"总点数"轴上找到该数字。画一条直线向下找到估计值。PSA. 前列腺特异性抗原［引自 Tendulkar RD, et al. Contemporary update of a multi-institutional predictive nomogram for salvage radiotherapy after radical prostatectomy. *J Clin Oncol*. 2016; 34（30）: 3648-54.］

激素治疗可在挽救性放疗前（即新辅助）、期间（即同时）或之后（即辅助）进行，观察性病例试验[768, 769, 772, 773, 797, 802]和随机对照试验中描述了激素治疗后的改善效果（表 61-16）[770, 774]。GETUG 随机对照试验 16（NCT00423475）观察到，在 6 个月的促黄体生成素释放激素模拟疗法配合挽救性放疗后，生化复发相对减少了大约 50%；这种治疗效果在所有亚组评估中都有体现，包括放疗前 PSA 水平和 PSA 倍增时间组及切缘状态组。目前的患者随访时间不足以确定临床终点是否同样得到改善。在 RTOG 试验 9601（NCT00002874）中患者接受前列腺瘤床放疗，并使用雄激素拮抗药比卡鲁胺（150mg 口服，每天 1 次）和安慰剂 2 年，接受比卡鲁胺治疗患者总生存时间延长，同时降低了前列腺癌特异性死亡率、远处转移、局部肿瘤进展和第二次生化复发[774]。在亚组分析中，Gleason 评分为 8～10 或切缘阳性的患者总生存期和远处转移发生率得到改善。当 PSA 水平为 0.7～4.0ng/ml 时，总生存期得到改善，当 PSA 水平为 1.5ng/ml 或更高时，远处转移的发生率降低。

目前，尚不清楚是否应该在所有的抢救性放疗病例中使用激素治疗，也不知道理想的治疗时间，因为这些问题仍在随机对照试验中进行研究。这些包括 NRG 肿瘤学试验 0534（NCT00567580），这是一个三臂试验，单独使用前列腺瘤床放疗与 6 个月的激素治疗加前列腺床放疗 ± 选择性的盆腔淋巴结放疗。局部手术后放疗联合雄激素剥夺治疗的随机对照试验（NCT00949962）包括了挽救性放疗、放疗联合 6 个月激素治疗和放疗联合 2 年激素治疗的比较[760]，该试验解决激素治疗的最佳持续时间。在 2018 年 ASTRO 年度会议上公布的早期结果表明，与单独前列腺瘤床放疗相比，增加 6 个月 ADT 可使无进展生存期受益，与加或不加 ADT 的前列腺瘤床放疗相比，增加盆腔淋巴结照射可使无进展生存期受益[803]。

以共识为基础的指南为挽救性放疗的使用提供了一般指导[738, 762, 804]。美国国家综合癌症网络（www.nccn.org）支持为所有可检出术后 PSA 的患者提供放疗。美国放射肿瘤学会 / 美国泌尿外科学会[738]和欧洲泌尿外科学会[804]也提供了该建议。这些指南规定，前列腺瘤床的剂量应为 64Gy 或者更高[738]，一系列观察病例研究表明较高的剂量（如 70～72Gy）是有益的[772, 773, 794-796]。剂量递增随机对照试验的结果正在等待中[805]。

2. 临床上明显的局部复发　随着更敏感的诊断成像的出现，仅生化复发与临床上明显的局部复发之间的区别变得越来越不清楚。磁共振显示，局部复发往往位于直肠指检的范围之外，具有实质性的大小[785, 786, 788, 789]。

因此，临床检测取决于肿瘤部位、前列腺特异性抗原水平、监测的频率和强度，以及影像学功能。

在这种情况下，有关挽救性放疗的疗效报道多为病例数较少的观察病例研究中，通常是异质和病例较少的研究队列[806-809]。这些研究表明，超过 90% 的患者可实现临床上的局部肿瘤控制，但保持无生化复发的可能性要低得多（约 35%）[806-809]。这些观察结果表明，直肠指诊缺乏足够的敏感性来立即采取干预措施，以取代主要基于 PSA 监测的策略。

为了提供最佳的肿瘤范围定义，可能需要更广泛的放射学评估和辅助成像方式（如磁共振和计算机断层扫描）的综合。图像引导[8, 10]和高适形调强也允许在目标体积上有显著的剂量差异，这可以为肿瘤提供比临床更高的剂量。放疗迄今取得的结果也表明激素治疗可以作为放疗的补充。

十二、辅助放疗与挽救放疗

目前尚不存在关于选择辅助放疗与术后观察或进行早期抢救放疗（PSA≤0.5ng/ml）的共识。辅助放疗与观察的随机对照试验没有解决这个问题[680, 745, 754, 756-758]，因为一些患者术后 PSA 水平可持续检测到，对生化复发患者并不强制性进行早期挽救性放疗。一些观察性病例研究支持辅助放疗降低整体生化复发率的观点[793, 799, 811]，但其他的研究发现辅助放疗与早期必要的挽救性放疗没有区别[812, 813]。在生化复发风险超过 40%的患者中，辅助放疗可以被考虑，在预期寿命和患者期望方面，诺模图可能有助于评估（社会保障管理局寿命表，https://www.ssa.gov/OACT/STATS/table4c6.html）。然而，结论并不是决定性的，目前还没有证据表明临床终点（如远处转移）有明显改善[793, 799, 811-813]。在选定的患者中可以考虑基因表达测定[12, 13]。局部手术后联合雄激素剥夺治疗（NCT00541047）[760]、TROG 08.03（NCT00860652）[814]和 GETUG 17（NCT00667069）正在进行随机对照试验来解决这一问题。

（一）不良反应

应告知患者因膀胱、直肠、股骨头和勃起组织的受照射而引起的术后放疗相关的不良事件是与治疗获益相一致的[738]。美国国家癌症研究所通用术语不良事件的标准为癌症试验和其他肿瘤学中的分类和分级提供了标准的命名（https://ctep.cancer.gov/protocolDevelopment/electronic_applications/ctc.htm）。早期不良反应是指放疗期间或 90 天内发生的反应，晚期不良反应是指在放疗完成后或持续发生的反应。应避免使用"慢性"一词，因为大多数晚期不良反应会自发解决或在较小的干预下解决。观察性试验 [794, 815] 和随机对照试验 [745, 754, 757, 770, 774, 805] 描述了这些反应及其发生率，但这些报道不一定反映目前的放疗技术 [794, 816]。更新的技术遵循剂量 – 体积参数，基于图像的自适应定位和先前的手术影响了不良反应的发生率和严重性。必须在放疗前记录基线状态（如每天大便次数），调查因果关系（例如直肠镜检查），明确主要原因（即放疗与否）及监测患者状态。

早期不良反应通常仅限于泌尿生殖系统和胃肠道系统，这些往往具有刺激性的和自限性。可出现排尿困难、尿急及尿频、尿痛、大便次数增多、血尿或便血。据报道中至重度（2~4 级）早期 GU 反应约占患者的 10%，类似程度的 GI 不良反应大约占 17% [770, 774, 805]。只有 1% 的人有严重的 3 级不良反应。直肠剂量、盆腔淋巴结放疗、糖尿病、痔疮、抗凝药可导致早期 GI 反应 [817]。早期不良反应和晚期不良反应之间的因果关系已被提出，但尚未得到充分证明。

由于手术和放疗都有可能导致晚期不良反应的发生，因此很难准确地归因其因果关系，而且归因可能不准确。晚期 GU 不良反应包括膀胱尿道吻合口狭窄 [754, 815]、尿频、排尿困难或血尿 [815, 818]。放疗 5 年后晚期中重度（2~4 级）泌尿生殖系统不良反应的发生率约为 12% [815]，但 10 年后发生率可能增加到 20%~30% [757, 774]；严重（3 级）不良反应发生率为 2%~8% [757, 770, 774, 815]。然而，很少有患者（3%）有长期持续的中至重度不良反应 [745]。在一些报道中，辅助放疗（相对于挽救放疗）和非适形放疗与不良反应发生率增加相关 [794, 815, 816, 819]。放疗对尿失禁的影响难以量化，因为在一些研究中没有使用经过验证的报道患者情况仪器 [815, 819]。前瞻性随机或有倾向性匹配的对照组研究发现，辅助或挽救性放疗病例在尿失禁方面较单纯手术患者效果好 [754, 820, 821]，尿失禁发生时通常是轻度的。目前尚不清楚术后放疗是否会影响保留神经前列腺切除术后的勃起功能，因为普遍缺乏良好的对照试验；一些研究发现，勃起功能障碍的比例很低 [821, 822]，但另一项研究表明并非如此 [819]。晚期 GI 不良反应可能包括粪便增多或急迫、里急后重、肛门疼痛、血便、排出黏液，很少有直肠狭窄或粪便失禁 [815]。放疗后 5 年晚期中至重度（2~4 级）GI 不良反应的发生率约为 5% [815]，但 10年后可能上升到 18%。严重（3 级）不良反应发生率为 1%~2% [745, 757, 770, 774, 815]。

（二）放疗后局部挽救治疗

手术是对经活检证实的局部复发性前列腺癌患者的适当干预。由于可能存在相当大的发病率，因此有必要进行广泛的术前评估，以评估手术的可行性和排除临床上明显的转移。因此，膀胱镜检查、麻醉下检查、腹部和盆腔的 CT 或 MRI、胸片和放射性核素骨显像（有或没有补充骨骼 X 线或 MRI）可用于补充病史和临床检查。此外，患者的一般健康状况（即并发症）和预期寿命及患者的期望应与手术的疗效和发病率相一致。前列腺切除术、前路切除手术（如膀胱前列腺切除术）或微创手术（如冷冻消融、近距离治疗或高强度聚焦超声）之间的决定需要仔细的术前和术中评估。膀胱前列腺切除术可能适用于活检证实的膀胱颈或精囊受侵，因膀胱顺应性低产生的尿失禁，严重的 RT 诱发的膀胱病变或骨盆粘连 [823, 824]。

几个观察试验描述了 RT 后局部复发前列腺癌手术切除后的预后。Ward 等 [825] 提供了丰富的现代经验，他们证明了挽救手术（有或没有雄激素剥夺）可提供良好的肿瘤控制率和生存率。

另一种代替前列腺切除术的方法是冷冻手术，也就是在非常低的温度下杀死细胞 [827-832]。一些回顾性研究表明，并发症发生率在 10% 以内且放疗后局部失败接受冷冻手术治疗的患者在 12~20 个月 PSA 控制率为 30%~70% [833, 837]。

对于在 EBRT 或近距离放疗后出现局部复发的患者，近距离放疗已被用作一种有效的挽救性治疗 [336, 842-848]。据报道使用永久性低剂量率近距离放疗，第二次生化 DFS 在 5 年内为 34%~53% [843, 845, 847]，10 年内为 54% [844]。

十三、远处转移

在过去的 10 年里，已经开发了几种新的药物来治疗前列腺癌。这些药物包括抗雄激素药物、细胞毒性化疗药物、免疫疗法、骨的靶向药物、疫苗和放射性药物。由于这些新疗法中的许多是沿着平行的轨道发展起来的，因此每种疗法对转移性患者的确切影响和使用时机仍需进行大量讨论和研究。与理想的治疗顺序相比，批准这些药物的顺序更多的与监管和资金问题有关。在未来 10 年，将探索这些药物的最佳组合和时机。

（一）激素治疗

雄激素在正常前列腺上皮和前列腺癌的健康和生存中起着至关重要的作用。在过去的 10 年中，我们对雄激素、雄激素受体（AR）的作用及内分泌和腔内分泌调节过程在前列腺癌生长中的分子生物学有了更清晰的认识。

有几类雄激素剥夺治疗（ADT）药物可用于临床（与外科相比）去势，包括雌激素（如己烯雌酚、雌莫司汀）、孕激素（如环丙孕酮、甲羟孕酮、甲地孕酮）、

LHRH 激动药（如戈舍瑞林、亮丙瑞林、曲普瑞林、布舍瑞林、组氨瑞林）、LHR 拮抗药（阿巴瑞克、地加瑞克）、甾体类抗雄药物（如环丙孕酮、甲羟孕酮、甲地孕酮）和非甾体抗雄药物（如比卡鲁胺、氟他胺、尼鲁米特）。有一些新的抗雄激素药物，它们的目标是将睾丸激素向下游转化为有效的二氢睾丸激素，或阻断其与 AR 的相互作用。虽然大约 80% 的远处转移患者可对 ADT[853] 产生应答，但这种反应通常是短暂的[854, 855]。出现远处转移的患者中，前列腺癌在 16 个月内就会产生去势抵抗，而在生化进展明显或失败的患者中，去势抵抗的时间可能长达 10 年[856, 857]。

雌激素治疗可降低 LH 浓度，从而降低血清睾酮水平。持续使用 LHRH 激动药可抑制 LH 和 FSH 释放，抑制睾酮，3 周后达到去势水平。然而，LHRH 激动药开始时会使血清睾酮水平升高，称为"Flare"现象，这可以通过使用抗雄激素来抑制。LHRH 激动药的主要不良反应包括阳痿、性欲减退、生殖器官萎缩和潮热。如前所述，它们也可能与易患糖尿病、血脂异常或骨质减少的代谢变化有关。抗雄激素在靶细胞水平上竞争性地与 AR 结合。这类药物能阻断睾丸和肾上腺雄激素的作用[858, 859]。与其他雄激素剥夺方法相比，抗雄激素可能提供生活质量上的优势，因为它们不降低血清睾酮，因此对性欲和性功能没有明显的抑制作用。然而，由于抗雄激素增加雌激素水平，男性乳房发育症是一种常见的并发症，可发生在多达 70% 的患者。推荐进行预防性乳腺放疗或使用抗雌激素药物，如他莫昔芬[860, 861]。

联合雄激素阻滞药（即 LHRH 激动药或 ORCI 切除术和抗雄激素药物）的作用已成为大量研究的主题。尽管 Crawford 等[854] 和 Janknegt 等[864] 证明联合治疗可改善 PFS 和 OS，但前列腺癌临床试验协作组对 22 项临床试验进行了系统概述或 Meta 分析，得出的结论是联合治疗并没有提高生存期[855]。

越来越多的人支持使用间歇性雄激素剥夺（IAD）而不是持续的 ADT。至少有三个论点支持这一战略，包括由于激素相关不良事件的减少而改善的生活质量，更低的治疗费用，以及可能延迟去势不敏感疾病的发展。在一项持续性和间歇性 ADT 的 III 期试验中，Crook 等[857] 报道了间歇性 ADT 的中位生存期为 8.8 年，而连续 ADT 的中位生存期为 9.1 年。两组前列腺癌死亡率没有显著差异。接受间歇性 ADT 治疗的患者在潮热、性欲、泌尿系症状和疲劳等方面的生活质量得到改善[857, 865]。激素治疗的最佳治疗时间和何时重新开始治疗的具体触发因素仍有待确定。

批准用于治疗转移性或复发性前列腺癌的新的抗雄激素药物包括阿比特龙、恩扎鲁胺和阿帕鲁胺[866, 867]。这些药物似乎在既往接受过雄激素剥夺治疗的患者中具有活性。已经确定了几种去势抵抗的机制，这可能提供克服疾病进展的具体策略[868]。

阿帕鲁胺是 AR 的一种非甾体竞争性抑制药。它直接与 AR 的配体结构域结合，阻止 DNA 结合、AR 易位和 AR 介导的转录。

在进行全身化疗之前和之后的一系列针对 CRPC 的试验中，对阿比特龙、恩扎鲁胺和阿帕鲁胺进行了评估。COU-AA-301 试验是对先前接受化疗的 CRPC 患者进行阿比特龙联合泼尼松与安慰剂联合泼尼松的 III 期比较[871, 872]。阿比特龙组的中位总生存期显著增加了 3.9 个月（14.8 个月 vs. 10.9 个月）。一项类似的未曾接受过化疗的 CRPC 患者的 III 期临床试验（COU-AA-302）显示，与单独使用泼尼松相比，使用阿比特龙联合泼尼松的中位生存期从 8.3 个月延长到 16.5 个月，中位生存期几乎翻了 1 倍[873]。证明阿比特龙可以改善转移性去势性前列腺癌的总体生存率。STAMPEDE 和 LATITUDE III 期试验对比了单用 ADT 与 ADT 联合阿比特龙和泼尼松治疗新诊断的转移性前列腺癌或高危或淋巴结阳性前列腺癌。在 LATITUDE 试验中，在高危转移性患者中加入阿比特龙可将 3 年总生存率从 49% 提高到 66%[874]。STAMPEDE 试验包括远处或区域转移或局部高危的前列腺癌患者[721]。发现加用阿比特龙提高了总生存。但是，年龄超过 70 岁的患者没有从阿比特龙中受益。AFFIRM 试验比较了恩扎鲁胺和安慰剂在化疗后疾病进展的 CRPC 患者中的作用。从安慰剂组的 13.6 个月到恩扎鲁胺组的 18.4 个月，恩扎鲁胺与具有统计学意义的 4.8 个月中位生存期的改善相关[875]。恩扎鲁胺也在化疗前的 CRPC 中进行了评估。PREVAIL 研究是一项双盲、安慰剂对照试验，结果显示生存率提高了 29%[876]。PARTAN 试验将阿帕鲁胺与安慰剂用于非转移性去势抵抗性前列腺癌。与安慰剂相比，接受阿帕鲁胺治疗的患者的无转移生存期显著延长（40.5 个月 vs. 16.2 个月）[867]。

（二）化疗

米托蒽醌和泼尼松已获准用于 CRPC[877]，可改善生活质量和与转移性前列腺癌有关的症状。虽然这种组合改善了患者报告的结果，但对 OS 没有影响。转移性 CRPC 的系统管理进展甚微。如今，基于多西他赛的化疗已被认为是 CRPC 的标准治疗[715, 878]。在一项 1006 名去势抵抗前列腺癌患者的随机试验中，与米托蒽醌加泼尼松相比，多西他赛加泼尼松的中位生存期提高了 2.4 个月[878]。在 770 名接受 CRPC 患者的随机试验中，比较了使用多西他赛和雌司他汀与米托蒽醌后的进展时间，从米托蒽醌的 3.2 个月缩短为多西他赛和雌莫司汀的 6.3 个月[715]。此外，一项比较多西他赛与米托蒽酮的随机试验的 Meta 分析显示，多西他赛可降低 8%～21% 的死亡风险，且在治疗开始 3 年后仍持续有效[879]。CHAARTED 试验对比了 ADT 单独与 ADT 联合 6 个周期多西他赛治疗去势转移性前列腺癌。ADT 和多西他赛联合使用可显著改善总生存率，特别是对肿瘤负荷较大的患者。STAMPEDE 试验还比较了在标准 ADT 中添加多西他赛的情况，并证实了其对去势转移性癌患者的益处[719]。卡巴他赛是一种新型的微管蛋白结合紫杉类药物，在既往接受过多西他赛治疗的患者中显示了活性。TROPIC 试验将 755 名多西他赛治疗后病情进展 CRPC 患者按 1 : 2 的比例随机分配接受米托蒽醌或卡巴他赛治疗。在这些经过大量治疗的患者中，卡巴他赛组中位生存期延长了 2.4 个月（12.7 个月 vs. 15.1 个月）[880]。

（三）免疫治疗

存在多种方法唤起宿主的免疫系统对转移性癌症做出反应。Sipuleucel-T 是一种自体细胞免疫治疗，与安慰剂相比，CRPC 患者的中位生存期延长了 4 个月[881]。这种治疗方法是通过白细胞分离获得自体细胞，并将其与疫苗靶点（前列腺酸性磷酸酶）和粒细胞－巨噬细胞刺激因子结合的蛋白在体外培养。活化的白细胞再输回患者体内。Sipuleucel-T 于 2010 年获得 FDA 批准，是首个用于该疗法的治疗性疫苗。

（四）全身放疗

对于有多处疼痛骨转移的患者，可以考虑使用全身放射性同位素。^{223}Ra 是镭的一种同位素，半衰期为 11.4 天。它会因发射短距离（＜100μm）的高能 α 粒子而衰减。

ALSYMPCA 试验是 ^{223}Ra 在无内脏转移的 CRPC 患者中的Ⅲ期随机对照试验[827]。除淋巴结小于 3cm 以外，内脏转移均被排除在外，因为该药物未被前列腺癌细胞吸收。患者既往曾接受过多西他赛治疗，或者身体不适合或拒绝接受该药物。镭以 50kBq/kg 的剂量静脉注射，每 4 周 1 次，一共 6 次。921 名患者以 2 : 1 的比例随机接受 ^{223}Ra 或安慰剂治疗，接受 ^{223}Ra 治疗的患者中位总生存期改善了 2.6 个月（14.9 个月 vs. 11.3 个月）。^{223}Ra 显著延长了首次出现症状性骨骼事件的时间（中位数 15.6 个月 vs. 9.8 个月）。

^{89}Sr 是一种钙类似物，被新形成的骨吸收。大约 80% 的患者使用 ^{89}Sr 后疼痛减轻，但只有大约 10% 的患者疼痛消失[828]。

Sartor 等[831] 的一项前瞻性随机试验显示，^{153}Sm 在激素难治性前列腺癌患者中治疗骨转移性疼痛既安全又有效。

（五）骨的靶向治疗

治疗前列腺癌骨转移的另一种选择是使用双膦酸盐。它们与暴露的骨矿物结合，从而减少了破骨细胞介导的吸收作用所产生的羟磷灰石晶体的利用率。双膦酸盐可以直接抑制破骨细胞及其前体。在无症状或轻微症状的 CRPC 的患者中进行唑来膦酸或安慰剂的Ⅲ期试验时，每 3 周接受 4mg 或 8mg 唑来膦酸治疗的患者骨骼相关事件显著少于安慰剂组（33.2% vs. 44.2%）[832]。它还将首次骨骼事件发作的中位时间从 464 天延长至 546 天。唑来膦酸的使用会带来轻微的生存益处，但这在统计学上并不显著。双膦酸盐治疗的潜在益处是预防转移性患者长期服用雄激素而引起的骨质疏松症。与雄激素剥夺有关的骨质疏松症会导致骨骼骨折的增加[882]，而双膦酸盐可减少此类骨折。

狄迪诺塞麦是一种 NF-κB 配体（RANKL）受体激活体的人单克隆抗体。RANKL 是一种肿瘤坏死因子，是破骨细胞分化和活化的关键因子。狄迪诺塞麦抑制破骨细胞介导的骨破坏，并已在接受雄激素剥夺治疗且具有骨质疏松风险和骨转移的患者中进行了评估。在一项双盲安慰剂对照的Ⅲ期试验中，Smith 等[883] 报道了接受狄迪诺塞麦治疗的患者骨密度增加 5.6%（每 6 个月 60mg），接受安慰剂治疗的患者骨密度减少 1.0%。而 36 个月时，他们的新椎体骨折发生率也显著降低（1.5% vs. 3.9%）。在入组了 1904 例 CRPC 患者的双盲Ⅲ期试验中，Fizazi 等[884] 每 4 周比较一次狄迪诺塞麦（120mg）或唑来膦酸（4mg）。狄迪诺塞麦在预防骨骼相关事件方面优于唑来膦酸。狄迪诺塞麦组发生第一次骨骼相关事件的中位时间为 20.7 个月，唑来膦酸组发生第一次骨骼相关事件的中位时间为 17.1 个月。两组不良事件发生率具有可比性。

（六）放射治疗

外照射在有症状转移性患者的姑息治疗中具有重要作用。超过 80% 的患者能够成功缓解骨转移性疼痛。剂量和分割方案各不相同，但常用的是 30Gy/10 次或 8Gy/1 次。对于多部位骨性疼痛的患者，半体放疗可以缓解疼痛[889]。可以采用单次治疗或多次治疗的方法。这种治疗技术正逐渐被全身放射性核素和化疗所取代[890]。

十四、放疗技术

（一）初级治疗

外照射 在开始 EBRT 之前，应在模拟过程中建立舒适且可重复的位置（仰卧或俯卧），采用放射成像来定义适当的治疗体积。俯卧位可能允许更大的直肠保留，特别是在精囊较大的患者中[891]。但是，俯卧位似乎与呼吸引起的前列腺大幅度运动有关。俯卧位时，前列腺运动（颅尾部）为0.9～5.1mm[892]。深呼吸导致3.8～10.5mm的运动。在仰卧位，正常呼吸时前列腺运动在各个方向均小于1mm。在一项随机的患者定位研究中，发现仰卧位更舒适，重复性更好[893]。

根据目前的标准，治疗模拟包括使用患者固定装置并通过CT成像完成[894]。固定装置可减少患者每天位置的变化，从而提高治疗的准确性[895, 896]。在过去，对比剂可能已经被灌注到膀胱和直肠，以定位前列腺和邻近器官在平面模拟X线的位置，对于CT模拟来说这是不必要的。尿道造影可以帮助定位泌尿生殖膈，从而定位前列腺的顶端。前列腺尖位于尿道造影所界定的泌尿生殖膈最近端上方3～13mm处[897, 898]。要注意碘对比剂不能过度扩张尿道，因为这会使前列腺从放松的位置出现膨胀或移动[858, 859]。膀胱和直肠充盈可引起靶器官的位置变化及影响正常组织照射剂量，因此在整个治疗过程中，膀胱和直肠扩张量应尽可能保持一致。这通常是通过模拟患者膀胱充盈和直肠排空来实现的。在一些诊所，患者被要求改变他们的饮食和使用温和的泻药，以尽量减少直肠扩张。直肠扩张可能会在治疗计划过程中由于压迫前列腺和推动后壁向前而导致系统性错误。在放射治疗过程中，由于放射性直肠炎，直肠会更完全地排空，导致前列腺后移到计划的目标体积之外[899]。有三项研究表明，模拟直肠扩张的患者的生化失败率增加[899-901]。

磁共振成像补充了前列腺和精囊的轮廓。CT可能会将腺体体积高估27%～32%，而MR更准确地识别前列腺尖的定位[897, 902, 903]。在成像之前将MR和CT可见基准标记物植入前列腺中用于治疗计划可以促进和改善用于治疗计划的图像配准。

（二）临床靶区

确定需要足够剂量的体积是RT过程中的一个基本步骤。放射肿瘤学家必须确定治疗量，包括原发肿瘤及其临床或影像学上明显的大小（即大体肿瘤体积）和存在亚临床肿瘤风险的局部组织（如精囊、淋巴结）。根据临床或影像学检查，GTV是前列腺和原发肿瘤可能扩散到的区域。CTV包括GTV和肿瘤可能扩散到的区域，但超出了临床检测的范围（即亚临床病灶）。CTV的测定应考虑与手术中组织学发现的相关的治疗前肿瘤相关因素。诺模图和风险分类有助于决定是否应将相邻的未受累的组织包括在CTV

中。几位作者推荐了可能的EPE。Salembier等[904]制定了ESTRO-ACROP指南，用于基于CT和MR的目标定位，用于局部前列腺癌的初始放疗。他们描述了有用的影像学标志，以协助CTV轮廓绘制。在一项根治性前列腺切除术标本的研究中，Davis等[866]证明376例患者中有28%存在EPE。EPE距前列腺包膜平均距离为0.8mm，范围为0.04～4.4mm。Sohayda等[905]发现265例患者中有35%发生EPE，后外侧占53%，外侧占24%，后部占13%。临床$T_{1\sim2}$，治疗前PSA为10ng/ml或更高，活检Gleason评分为6或更低的患者90%EPE距离为3.3mm，惰性肿瘤为3.9mm。

精囊可能是临床局限性前列腺癌患者亚临床肿瘤延伸的部位。精囊受侵的可能性可以从预测模型或诺模图来估计[178, 186, 195, 906]。超声引导下活检[363]或直肠内线圈MRI[194, 907, 908]可用于治疗前评估。选择性囊泡放疗在低危患者中的作用是有争议的[909, 910]。如果SVI的风险为15%或更高，则精囊可能被纳入CTV[186, 195, 198, 911]。SVI可能性较低的患者排除精囊可减少非靶正常组织（如直肠）的体积和放疗剂量[195, 910]。

因为SVI的范围一般在精囊与前列腺的交界处1cm以内[157]，在中危患者中，高剂量区域中可能包括近1cm的精囊组织。如果患者有多种危险因素或不利的中危疾病，则这一风险可能会增加。高危患者可能需要大剂量照射整个精囊，特别是如果有临床或影像学证据证明前列腺增生或SVI。

在高危情况下，区域淋巴组织可被认为是CTV。几个观察试验表明，选择性淋巴结照射（ENI）对某些患者亚群有一定的治疗作用[913-916]。RTOG进行了一项前瞻性随机试验，评估了PSA时期前的ENI，未观察到改善的结果[917]。一项当代试验RTOG94-13的结果显示，淋巴结受累风险大于15%的患者如果给予新辅助激素治疗则生化DFS率更高[586, 911]。目前，一些人认为使用模型来估计盆腔淋巴结受累的风险是合适的[178, 198]，当LNI的风险达到或超过15%时考虑ENI[911]。是否照射盆腔淋巴结仍是一个有争议的问题。RTOG正在进行另外两项测试ENI值的试验。其中之一是通过PSA、Gleason评分和临床分期等临床因素来评估淋巴结风险。另一项研究是针对前列腺癌根治术后PSA升高的患者进行挽救治疗。

骨盆ENI的靶区包括闭孔和髂内外淋巴结。前后野（AP）、后前野（PA）和对侧野组成的四场束或者用5～9束IMRT来完成。在过去，野缘通常是通过与某些骨标志的关系来建立的，主要表现为：①上缘：$L_5\sim S_1$间隙；②下缘：坐骨结节底部；③外侧：骨盆入口外侧2cm；④前缘：耻骨联合前凸约1cm；⑤后侧：$S_{3\sim4}$间隙。

纳入的淋巴结组从 $L_5 \sim S_1$ 间隙（即低髂总淋巴结）延伸到耻骨联合（闭孔淋巴结区）的顶部（图 61-15）。骶前淋巴结（仅主动脉下淋巴结，$S_{1 \sim 3}$）也包括在内。这些体积与之前提到的所有随机试验中使用的 4 场 "盒" 技术处理的淋巴结体积具有良好的相关性[711]。建议采用复杂的封闭措施来屏蔽小肠和直肠部分，或者可以使用 IMRT。建议剂量为 45～50.4Gy，每天 1 次，日剂量为 1.8Gy[336]。

（三）计划靶区

计划靶区是由 CTV 及患者的运动等来确定的，将靶区边缘设置为符合 PTV，并考虑 RT 束半影和剂量积累效应。这些不确定性可以日复一日地存在（相交），也可以在单次分割中存在（相交）。

在整个 EBRT 过程中，前列腺、精囊和周围组织（如膀胱、直肠）的内部运动是一种公认的现象，这是膀胱和直肠扩张的原因，与 EBRT 的设计和剂量学后果明显相关[918-923]。通过实时监测和校正位置，可以在治疗过程中纠正位移。评估设置和内脏器官定位不确定性的方法有多种，包括经腹超声、室内锥形束 CT、室内常规 CT、室内兆压 CT 和植入基准标记物 X 线成像。一些系统只能在治疗开始时检测前列腺的位置，而其他系统（如植入的电磁射频应答器）则可以在治疗期间监测位置[924]。Chandra 等[920] 指出，当使用 5mm 边缘而不是使用每天超声来纠正前列腺间隙运动时，前列腺大约有 1/3 的时间是在 PTV 外。研究已经将超声与其他前列腺定位方法（如锥束 CT、兆

伏 CT 和带有端口膜的基准标记）进行了比较[920, 925]。尽管经腹超声系统具有侵入性小的优点，但是基于基准的系统在使用的方便性和残余误差的大小方面比超声具有优势[925]。结果变化在 5～7mm 之间，因此即使使用一种比端口片更精确的前列腺定位方法，这种大小的边缘仍然是必要的。与传统的 CT 扫描一样，MVCT（如断层放疗）和 CBCT 都提供了内部解剖的横截面图，并将日常目标与原始模拟 CT 匹配。由于在兆伏特（MV）范围内辐射相互作用的物理特性、有限的视野和（或）图像采集过程中的器官运动，这两种体积成像系统的图像质量都不如模拟 CT 扫描[926, 927]。尽管有这些不足之处，图像的质量仍然足以进行每天基于解剖的目标定位[928]。植入基准标记与 MVCT 同时使用提供了一个更客观和可重复性的目标定位。植入的电磁射频应答器提供了实时跟踪前列腺靶位置的机会。与其他成像技术相比，植入应答器具有较高的时间分辨率，可在治疗过程中连续监测前列腺位置。

CTV 相对于内部固定点的形状、大小和位置的变化，以及患者和 RT 束相对于外部固定点的位置的变化被认为是建立 PTV 的内部运动和设置边缘；这些边缘通常在 0.5～1.0cm 的范围内。精囊运动可能比前列腺更大，更多变，可能需要更多的 PTV 边缘。

Meijer 等[931] 分析了 30 名前列腺癌患者的连续 CT 扫描，并采用了可变形的图像配准技术来计算在没有每天成像的情况下及基于 CT 的骨骼解剖或植入基准标记的方法所使用的切缘。如果不进行设置校正，前列腺

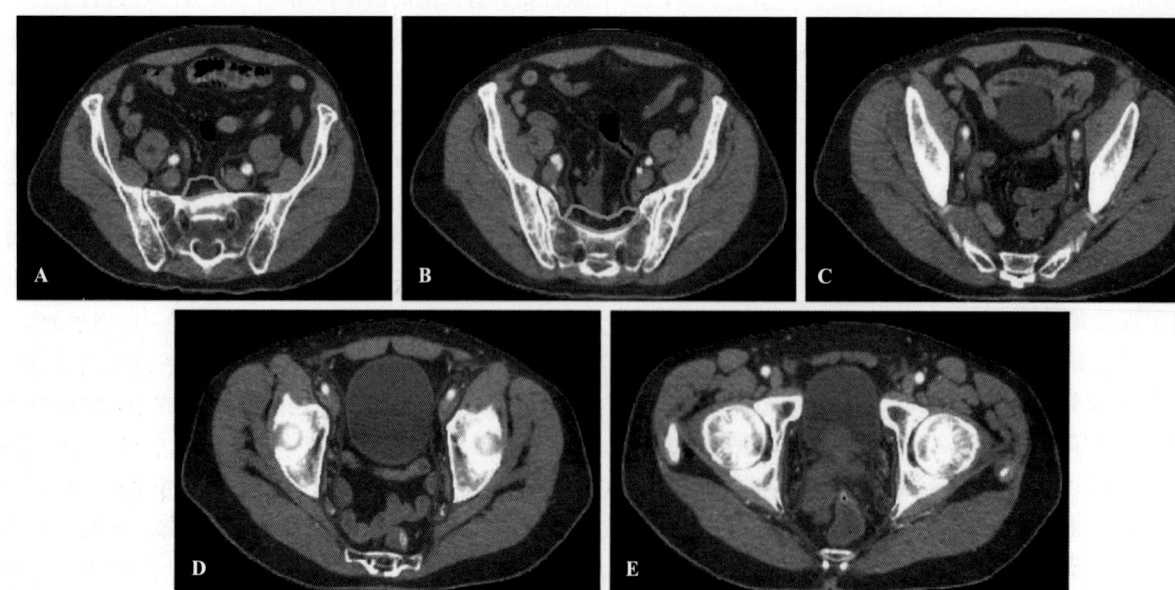

▲ 图 61-15　来自 RTOG 一致性计算机断层扫描的代表性盆腔淋巴结临床靶区（CTV）轮廓（此图彩色版本见书末）
A. 髂总和骶前 CTV 淋巴结分区（L_5/S_1）；B. 髂外、髂内和骶前 CTV 淋巴结区域（$S_{1 \sim 3}$）；C. 髂内外 CTV 淋巴结区域（低于 S_3）；D. 髂外 CTV 淋巴结区域结束部位（在股骨头顶部，腹股沟韧带的骨骼标志）；E. 闭孔 CTV 淋巴结区域（高于耻骨联合顶部）

和精囊周围的边缘将分别需要留 11mm 和 15mm。通过日常影像学检查和骨解剖比对，骨缘可以缩小到 8mm 和 13mm。植入基准标记后，前列腺和精囊周围的边缘分别为 3mm 和 8mm，保证了对临床靶区的足够剂量覆盖[931]。由于难以识别前列腺的下边界，他们建议在前列腺顶点处设置较大的边缘。

当使用质子束治疗时，一些植入的基准物的厚度可能会产生阴影或伪影，从而导致标记附近的组织剂量不足。建议使用薄的金基准，并放置在远离已知病变的腺体内[932]。

在使用改进的治疗定位方法减少切缘时应谨慎。Engels 等[900] 报道了在一组接受植入基准标记和 3mm 侧缘，5mm 前、后、颅尾缘治疗的患者中，生化失败率增加。这种狭窄的边缘，加上前列腺变形和半影中的剂量不确定性，可能是导致肿瘤剂量不足的原因。他们建议在不进行透视监测的情况下使用基准标记时 PTV 边界为 6mm。

在日常治疗中使用直肠内球囊可以稳定腺体的位置。球囊中的空气通过降低电子平衡和在气 - 软组织界面处的积聚来降低直肠表面剂量。Teh 等[933] 报道了 100 名连续接受 IMRT 和直肠内球囊治疗的患者的结果。其中，80% 无直肠毒性，11% 和 6% 分别为 1 级和 2 级急性毒性。

在一项随机临床试验中，已表明直肠周围注射可吸收水凝胶可显著降低直肠的放射剂量[934, 935]。与使直肠扩张并推动前壁更靠近 CTV 的直肠内气囊不同，水凝胶垫片可推动前壁远离前列腺（图 61-16）[936]。在一项Ⅲ期临床试验中，患者晚期直肠毒性的发生率显著降低，肠导的生活质量得分得到改善[934, 935]。水凝胶垫片也能减少对阴茎球的辐射剂量，并与性生活质量下降较少相关。

（四）治疗计划和实施

可以使用各种 EBRT 束进行布置，目前最流行的包括六野（右前斜和左前斜、右后斜和左后斜、对侧）3D CRT 技术和 5～9 束 IMRT 技术（图 61-17）[237, 937, 938] 或基于弧线的 IMRT 方法。

现代治疗计划计算机还允许显示剂量 - 体积直方图（DVH），以图形方式显示靶组织（如前列腺）和非靶组织（如膀胱、直肠）的 RT 剂量，理想的治疗计划可以通过 DVH 分析和计算机光束优化得到。QUANTEC 项目提供了 DVH 参数，作为限制直肠和膀胱毒性或勃起功能障碍的治疗规划指南（表 61-9）[493]。在 RTOG 对中期前列腺癌剂量增加的Ⅲ期临床试验的初步分析中，已经确定了直肠剂量有严格的剂量限制。直肠 V_{70} 小于

15%，V_{75} 小于 10% 的患者发生 2 级或更严重晚期直肠毒性的可能性较小[491]。

随机临床试验显示 bDFS 在局限性前列腺癌中的治疗优势，规定常规剂量每天 1.8～2Gy，放射剂量范围为 74～79.2Gy[448, 449, 452, 939]。虽然每项研究都改善了生化 DFS，但也增加了 2 级或更大的晚期直肠和（或）膀胱毒性。值得注意的是，除了质子试验，这些试验都使用 3D CRT 而不是 IMRT。预计 IMRT 可以安全地将剂量增加到 75Gy 以上，而不会增加晚期 GI 或 GU 毒性[497, 940, 941]。大多数剂量递增试验都规定对等中心点进行治疗，将提供大约 4% 的低剂量作为最小的 PTV。在 RTOG 剂量递增和低分割试验中，PTV 的 98%（V_{98}）或以上的最小剂量旨在作为研究处方剂量。换句话说，不超过 2% 的 PTV[942, 943] 患者接受的低于规定的研究剂量。

由于担心晚期毒性较大，因此应谨慎对待低分割放疗（HFRT）的剂量限制。在 FCCC 随机试验中，HFRT 处方剂量为 70.2Gy，分为 26 个部分，分次剂量为 2.7Gy。直肠限制剂量包括 $V_{50Gy} \leq 17\%$ 和 $V_{31Gy} \leq 35\%$，膀胱 $V_{50Gy} \leq 25\%$ 和 $V_{31Gy} \leq 50\%$[474]。作者承认，很难满足这些限制，与对照组相比，这些限制条件有更多的变化。在 MD 安德森随机试验中，Hoffman 等[477] 报道了如果直肠 $V_{65} \leq 15\%$，则 2 级或 3 级晚期胃肠道毒性的发生率较低。

近距离放疗　近距离放疗作为局限性前列腺癌的明确治疗方法已经被开发出来。永久前列腺近距离放疗结合实时超声检查技术，可以通过预订计划的放射源位置或实时的术中治疗计划来可视化前列腺（图 61-18）。探针被放置在一个固定的步进装置上，该装置允许探头相对于会阴模板独立运动。无论是否添加透视检查，使用双平面超声探头可以在矢状和轴向模式下进行前列腺可视化，以获得准确的前列腺成像。可供选择但较少使用的技术是术中磁共振成像[944]。

一种预先计划的技术是在植体本身或前列腺磁共振图像融合前，在截石位使用连续经直肠轴向超声检查[530]。剂量测量是为了计算单个 ^{125}I 或 ^{103}Pd 或 ^{131}Cs 经会阴针分布在前列腺靶体积之间的几何位置。在手术室，随着每一个连续针种子的沉积而执行预计划。使用透视检查可以帮助确保针在零平面上的位置，通常定义前列腺基底作为参考位置。已经开发了几种特定供应商的产品来模仿带有种子链或种子线的这一过程，或者医生可以利用"枪"一次将种子沉积一次。这种方法的一个优点是，它允许医生在治疗前将额外的图像融合到超声图像中，以更好地划分前列腺，特别是在前列腺尖部，从而产生最佳的方案。在手术室，针的放置受计

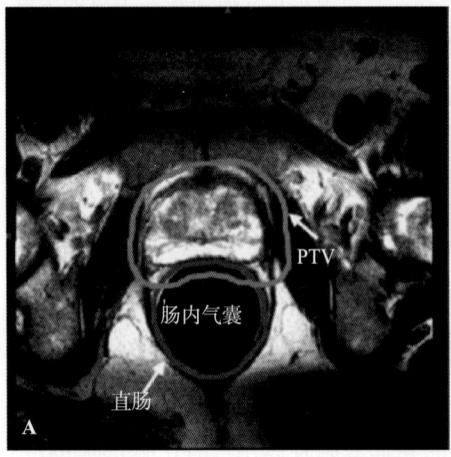

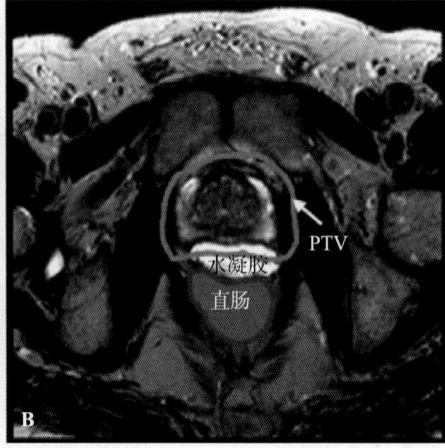

◀ 图 61-16　直肠移位的差异（此图彩色版本见书末）

A. 直肠内球囊能稳定前列腺，但也能将直肠推向前列腺；B. 水凝胶将直肠推离前列腺。PTV. 计划靶体积［引自 Jones RT, et al. Dosimetric comparison of rectal-sparing capabilities of rectal balloon vs injectable spacer gel in stereotactic body radiation therapy for prostate cancer: lessons learned from prospective trials. *Med Dosim*. 2017; 42（4）: 341–47.］

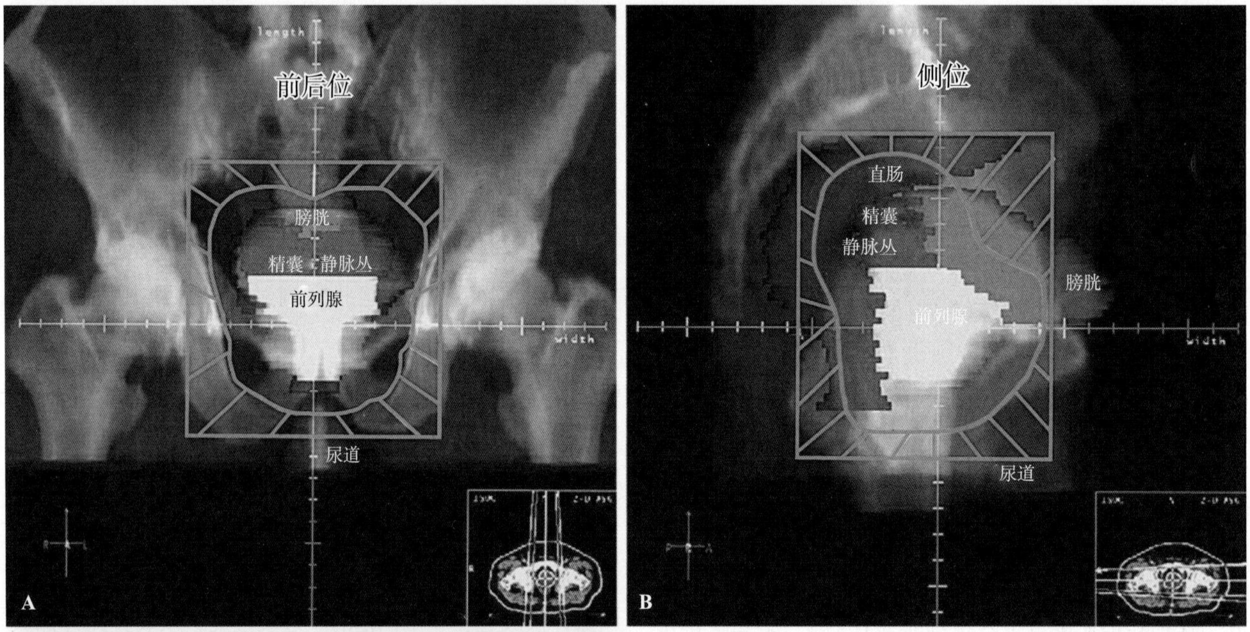

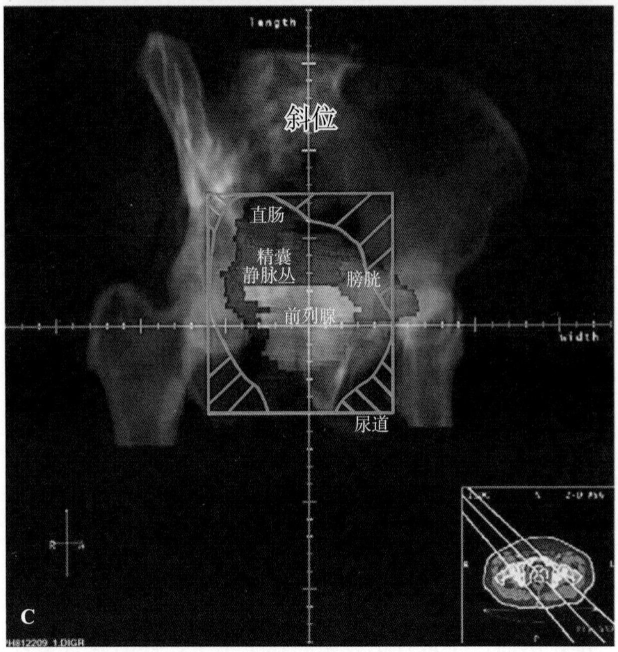

▲ 图 61-17　前列腺和精囊放射治疗的 CT 生成的各种 3D CRT 射线布置的数字重建模拟 X 线照片的前后位（A）、侧位（B）和斜位（C）视图（此图彩色版本见书末）

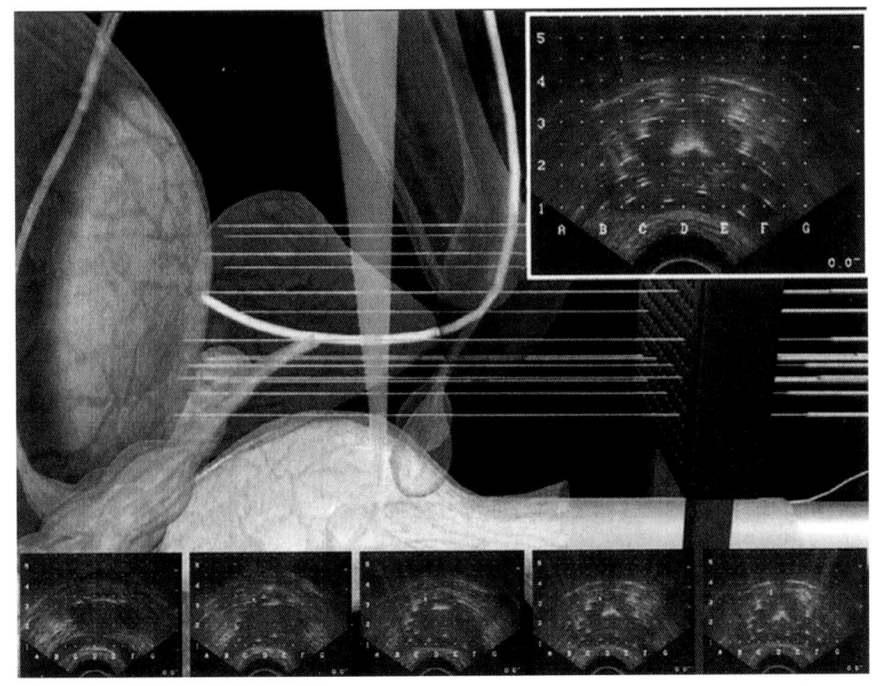

◀ 图 61-18　前列腺永久性近距离治疗的轴位图（此图彩色版本见书末）

图片由 Louis Potters, MD, Memorial Sloan-Kettering Cancer Center at Mercy Medical Center, Rockville Center, NY 提供

划控制，种子的沉积可以及时完成。这种方法是复杂的，因为术中超声成像可能会因前列腺前转力的不同而变形，导致前列腺看起来比术前的图像更大或更平。同样，前列腺 – 直肠间隙顶端的前角可能与多数后侧针重叠，种子的位置可能落在前列腺外并进入直肠组织。此外，当试图获得与预计划相似的图像时，对于骨盆狭窄或小的患者耻骨弓干扰可能是个问题。

随着基于电脑并结合了实时超声成像的治疗计划系统的发展，术中治疗计划可以作为预先计划的替代方法。与 MRI 融合前列腺活组织检查类似，磁共振成像可以在手术室进行融合以提供对前列腺体积的准确性进而实施实时计划。尽管这种方法仍然是一个预先计划，但它允许放射肿瘤学家优化与耻骨弓相关的超声成像，而不需要使其与术前几天或几周前获得的图像相一致。这种方法的缺点是，术前仍然需要进行计算以确保有足够的资源可用（通常留有很小的余量），同样，可能与浪费未使用的资源有关。这种方法要求手术室治疗计划人员在实时计算计划的压力下，灵活地处理实时图像。当代的术中软件进一步允许追踪源的沉积，从而提供实时的自适应计划及在手术中评估的相应剂量参数。因此，可以进行修改以确保在患者离开工作台之前有一个真正的适形计划。

使用带有股线或链节的"预装"针头提供了一种沉积种子的方法，而使用种植枪则是另一种方法。

（五）高剂量率近距离放疗

高剂量率近距离放疗是前列腺永久性种子植入的替代方法。它也是一种门诊手术，分一到几个部分进行，可以是连续的一段时间，也可以是不同的疗程。HDR 近距离放疗（HDR-BT）最初用于局部晚期肿瘤患者，是 EBRT 的辅助治疗。在低危患者中，HDR 被认为是一种主要的治疗方法。类似于永久性种子植入物，在实时超声引导下，将患者置于截石位，将 HDR 后装针穿过会阴并直接进入前列腺。在放置针头后进行剂量计算以产生高度适形的计划。治疗计划可以基于 CT 或超声，其中任何一种都可以包括图像融合之前的 MRI 或其他成像，以更好地划定前列腺目标。HDR 计划允许在前列腺和邻近的正常组织之间形成陡峭的剂量梯度，并保留尿道。控制单个放射源在近距离放射治疗导管长度上各位置停留时间的能力进一步提高了剂量的一致性。在 HDR 与 EBRT 联合使用的高危患者中，较短的治疗时间加上直接使用高剂量的作用可能比单独使用 EBRT 更具优势[946, 947, 948]。与永久种子植入类似，HDR 近距离放疗治疗前列腺癌的方法仍存在差异。不同的问题包括超声和 CT 剂量测定，单部分与多部分植入物及剂量的确切数量和分次[949]。

（六）术后放疗

放射治疗技术　在随机对照试验中，辅助放疗通常在术后 2～4 个月开始[680, 745, 757]。目前尚没有针对放疗前评估的循证医学建议，但应谨慎获取血清 PSA 水平，以确保其无法检测到。很少需要进行放射学或泌尿科（例如膀胱镜检查）评估，但可以进行评估以寻求特定的症状或临床体征，或评估手术愈合情况。

盆腔淋巴结放疗可以在淋巴结阳性的情况下使用[750]，但观察试验[793, 799, 811-813]和随机对照试验[680, 745, 757]则将临床靶区定义为前列腺床。建议在仰卧位以 0.3cm 或更小的层厚进行 CT 扫描模拟，并鼓励膀胱舒张和排空肠道。膀胱对比剂可以帮助鉴别膀胱尿道吻合术，逆行尿道造影可以帮助定位泌尿生殖膈，但它们的使用不是强制性的。应该注意考虑髋部和（或）腿部的固定。

尽管可以从术前影像及手术和病理学发现（如边缘受累部位）获得指导，但是临床靶区主要由术后 CT 或 MRI 检查显示的前列腺床的解剖边界确定（https://www.rtog.org/CoreLab/ContouringAtlases/ProstatePostOp.aspx）（表 61-18 和图 61-19）[950-953]。前列腺床下界通常在膀胱尿道吻合口下 0.5～0.8cm 处，但手术中不暴露阴茎球，因此 CTV 下缘不必延伸到该边界。上解剖边界在输精管断端的上方约 0.5cm。前外科手术平面位于耻骨后联合和膀胱后壁上方。后侧界在直肠前壁和提肛肌的下方，在直肠系膜筋膜的上方。直肠系膜筋膜是直肠前部 MRI 脂肪信号中断或 CT 扫描显示直肠前部低密度。横向解剖沿骨盆筋膜延伸，可见 MRI 脂肪信号中断或 CT 扫描显示闭孔肌内侧低密度。最上边界是骶耻直肠生殖部的联合隔膜。

计划靶区包括临床靶区与摆位误差和组织的运动。x 轴（右：左）、y 轴（上：下）和 z 轴（前：后）边缘来自前列腺床标记物、手术夹或 CT 图像引导的位置变化的研究[810]。总定位变化的标准偏差约为 0.6cm（x 轴）和 0.7cm（y 轴和 z 轴）。如果不使用每天定位方法，PTV 边缘通常为 0.9～1.2cm（x 轴）、1.0～1.6cm（y 轴）、0.9～1.1cm（z 轴），但使用每天图像引导时，它们可能大幅减少至 0.5～1.0cm[810]。患者特异性多叶准直器或适形调强用于 PTV 的三维剂量一致性。

关键的正常结构是直肠、膀胱、股骨头和阴茎球，它们通常被定义为治疗计划中的实体结构（https://www.rtog.org/LinkClick.aspx?fileticket=054g99vNGps%3d&tabid=354）。从直肠乙状结肠弯曲到坐骨结节勾勒出直肠外壁的轮廓，并通过小转子勾勒出股骨头。膀胱和阴茎球全部画出轮廓。在前列腺放疗中，对关键正常结构的剂量－体积限制已经足够明确[954]，但对于术后放疗则没有那么明确的定义。尽管还需要更多的研究，但表 61-19 提供了临时的剂量－体积指导。

观察试验和随机对照试验通常规定处方剂量为 60～64Gy。然而，剂量－反应分析表明，当采用适形放疗和关键的正常结构剂量－体积限制条件时，70Gy 可以改善预后[794, 955]，且不良事件发生率较低[956, 957]。

挽救性放疗的原则与辅助治疗相似，因为大多数研究只对前列腺床进行了治疗（表 61-17）。临床靶区的勾画方式相同（表 61-18 和图 61-19），增加边距以定义计划靶区，并且可以在计划中使用相同的剂量－体积限制（表 61-19）。正如 RTOG/NRG0534 的早期报道显示，全盆腔 RT 有益；应考虑盆腔淋巴结 CTV 指南[711]。共识指南建议计划靶区≥64Gy[738]。文献支持剂量 66.6～70.2Gy[794-796]，通过适形调强可安全达到 70～75Gy[805]。

对计划靶区的统一处方剂量遵循辅助放疗的先例。然而，放疗图像记录了局部肿瘤复发的大小和部位[788, 789]，并且适形调强允许在较大的 PTV 的治疗过程中向复发部位输送更高的剂量[958]。当与图像引导[810]相结合时，可以使 PTV 内的体积随之减小。这种方法可用于前列腺床肿块，当满足临界正常结构剂量－体积限制时，可使用更高的处方剂量。

十五、治疗流程及未来发展方向

卫生保健研究和质量局制订了实践指导指南的制订方法[959]。这种性质的多学科工作集中于在建立共识的环境下分析现有的科学成果和技术评估研究。这样得出的临床实践指南旨在适用于大多数（但不是全部）患有特定疾病的患者。但重要的是，应根据个案中存在的所有情况做出患者评估和管理决策。在这种情况下，ACR[960-964]、AUA[965]、ACS[966]和 NCCN[336]提供了与前列腺癌患者的治疗前评估、放射治疗、治疗后监测和挽救治疗相关的管理途径。这些指南的应用不一定

表 61-18 术后 CTV 定义的解剖学界限

	位于耻骨联合上缘以下水平	位于耻骨联合上缘以上水平
前界	• 耻骨联合后侧	• 膀胱壁后壁 1.5cm
后界	• 直肠前（外）壁 • 可能侧面形成凹	• 直肠系膜
侧向	• 闭孔内肌、肛提肌的内侧缘	• 侧方系膜 • 如果有前列腺包膜外侵犯，范围应适当扩大至闭孔内肌
下界	• 膀胱尿道吻合口向下 0.8cm 或尿道球上方 • 包括所有前列腺窝夹	—
上界	—	• 精囊床，由夹子或远端输精管标定 • 包括残余精囊（如果有精囊侵犯）

CTV. 临床靶区

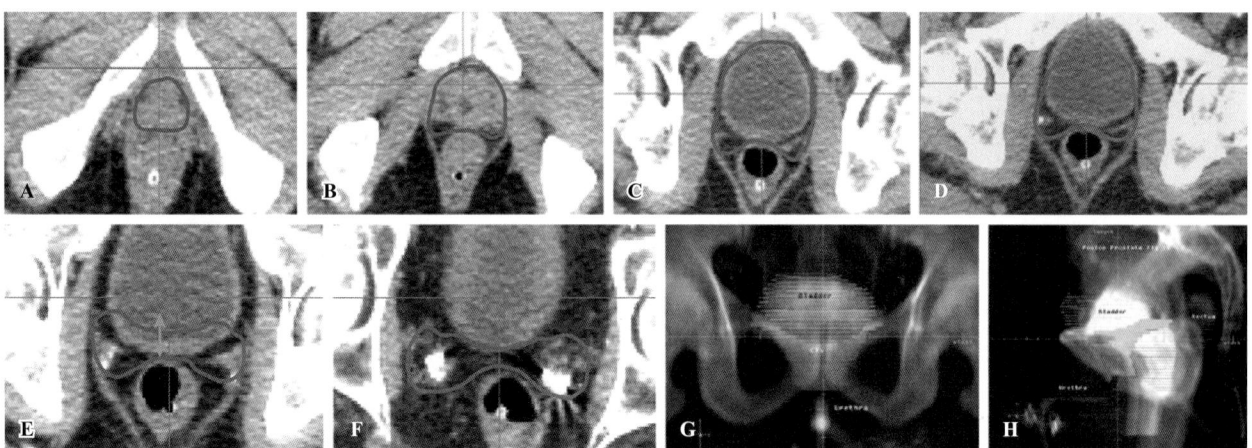

▲ 图 61-19 **A** 至 **F.** 用于术后放疗的从骨盆底到远端输精管水平的轴位 **CT** 模拟图像；**G** 和 **H.** 用于术后放疗的标明了临床靶区（**CTV**）及 **CTV** 前后位和侧位影像学（图片由 **Thomas M. Pisansky** 提供）（此图彩色版本见书末）

表 61-19 正常组织术后放疗的剂量限制 a

	直 肠	膀 胱	股 骨	注 释
NRG Oncology0534, NCT00567580	$V_{40} \leq 45\%$	$V_{40} \leq 60\%$	$V_{50} \leq 10\%$	直肠：直肠乙状结肠连接处→坐骨；膀胱：整个；股骨：股骨头→转子间
	$V_{65} \leq 25\%$	$V_{65} \leq 40\%$		
Cozzarini 等 [956]	$V_{50} < 63\%$	—	—	直肠：直肠乙状结肠连接处→肛门外缘
	$V_{55} < 57\%$			
	$V_{60} < 50\%$			
Fonteyne 等 b [957]	$V_{40} < 84\%$	—	—	直肠壁：距肿瘤靶区上界 0.6cm
	$V_{50} < 68\%$			
	$V_{60} < 59\%$			
	$V_{65} < 48\%$			
Sidhom 等 [952]	$V_{40} < 60\%$	—	—	直肠：直肠乙状结肠连接处→临床靶区下界 1.5cm
	$V_{60} < 40\%$			

a. 这些指南只是初步的，还需要更多的研究
b. 避免≥2 级的不良事件
V_n. 体积接受剂量≥n Gy

能确保最佳的结果，因此临床医生必须进行独立的医学判断以确定每个患者的最佳治疗方案。同样，随着新的研究报道和更多的最新信息的出现必须推动诊断和治疗决定，因为正式的指南只是定期更新。继计算机驱动的应用程序之后，诊断成像和放射治疗领域发生了迅速发展的技术革命，这可以迅速的使已采纳的指南和建议过时。

最近的 NCCN 建议如图 61-20 [336] 所示。近年来的趋势是遵循循证医学尽可能为每个患者量身定制治疗方案。这在癌症治疗中尤其重要，因为前瞻性随机研究和回顾性研究通常提供了有关某种疾病的一般信息，这些疾病在某些人群和个体中可能具有明显的差异。重点

是建议对极低危和低危患者，尤其是预期寿命有限的患者，进行主动监测。对于预期寿命小于 10 年的患者，建议进行观察，以便在患者出现症状或患者的检查或 PSA 变化表明症状即将出现时提供非治愈性治疗。对于临床意义重大患者，应就其所有的治疗方案进行讨论。在高危和极高危的患者中，放疗联合 ADT 优于手术治疗，这只适用于精心挑选的个体。

未来方向

前列腺癌死亡率与新诊断前列腺癌的高发病率之间的巨大差距说明了该疾病生物学上的显著异质性。了解哪些个体携带有重大临床意义的疾病仍然是临床研究面

临的一个重要挑战。由于 PSA 筛查的敏感性和特异性低，PSA 筛查的价值受到质疑。目前正在寻求更好的筛查方法，以帮助鉴定那些需要进一步评估和治疗的前列腺癌患者。尿液生物标志物，如 PCA3 水平，似乎可以补充血清 PSA 作为一种筛选工具，它们似乎与肿瘤的体积和侵袭性相关 [967]。一旦确定了前列腺癌的诊断，肿瘤侵袭性的基因筛检 [968] 将有助于确定哪些患者需要局部或全身的侵袭性治疗。未来的治疗决策将不再是基于传统解剖学的分期分组，而是由广泛的临床和生物标志物来选择患者进行更个性化的治疗。

放射肿瘤学家将选择针对疾病特异性敏感性或宿主因素的治疗体积、放射剂量和辅助疗法，以最大限度地控制肿瘤，并尽量减少导致生活质量下降的不良反应 [969]。适应性放疗策略目前集中在调整治疗技术方面，以提高可耐受患者的照射剂量 [970]。最终，对正常组织放射敏感性的测定应允许基于生物学的剂量和分割方案 [971]。在选择常规分割放疗还是短期低分割放疗时，需要根据患者和肿瘤生物学来决定。肿瘤特异性显像剂将允许个性化的靶区，并通过选择性地纳入没有临床疾病的区域来改善预后。

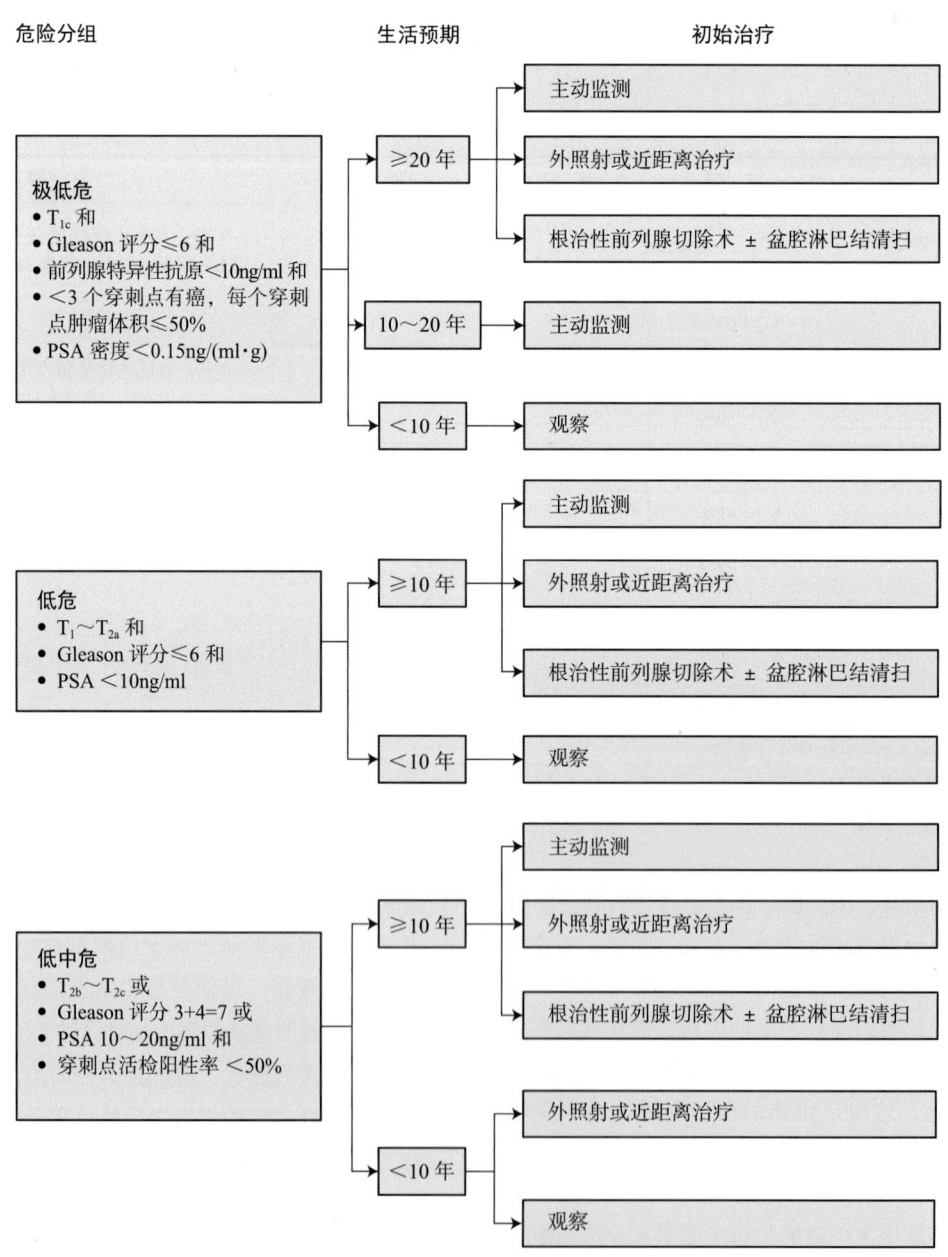

▲ 图 61-20 前列腺癌治疗流程（美国国家综合癌症网络的临床实践指南：前列腺癌 2010 版）

ADT. 雄激素剥夺治疗；3D CRT. 三维适形放疗；PSA. 前列腺特异性抗原（引自 National Comprehensive Cancer Network：Prostate cancer NCCN clinical practice guidelines for oncology. NCCN 2010.）

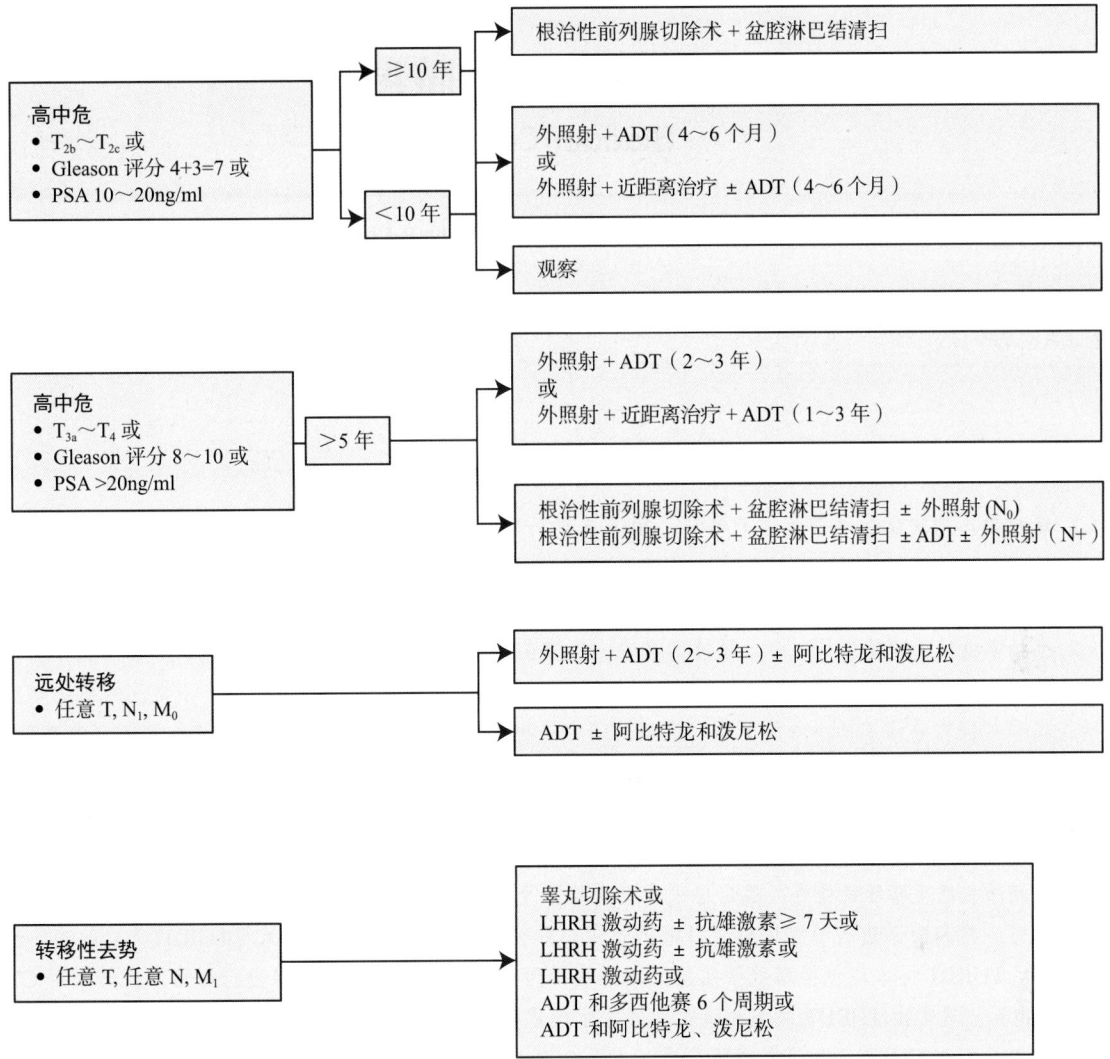

▲ 图 61-20（续） 前列腺癌治疗流程（美国国家综合癌症网络的临床实践指南：前列腺癌 2010 版）

ADT. 雄激素剥夺治疗；3D CRT. 三维适形放疗；PSA. 前列腺特异性抗原（引自 National Comprehensive Cancer Network：Prostate cancer NCCN clinical practice guidelines for oncology. NCCN 2010.）

对全身治疗及雄激素受体和激素敏感性之间相互作用的持续研究将有助于发现更有效的雄激素剥夺和化疗方案。局部治疗（如放疗或手术）与新的全身药物对局部晚期和高危患者的辅助作用目前正在临床试验中进行评估。新的抗雄激素疗法或细胞毒性药物如多西紫杉醇可能增强传统 ADT 与 RT 联合方案的疗效。

第62章 膀胱癌
Bladder Cancer

Michael J. LaRiviere　Brian C. Baumann　John P. Christodouleas　著

李　娜　译

要　点

1. 发病率　膀胱癌是美国第6大癌症，2019年估计有超过8万新发病例和1.7万死亡病例。膀胱癌高发于男性、欧洲人及65岁以上的成年人。尿路上皮性膀胱癌与生存环境和职业暴露有关，其中最主要的是吸烟。

2. 生物学特性　膀胱癌是一个世界性的难题；尽管在非洲和中东地区由血吸虫感染引起的鳞状细胞癌也很常见，但在大多数地区，尿路上皮（前移行细胞）癌（UC）是主要的组织学类型。不常见的组织学类型包括腺癌和神经内分泌（如小细胞）癌。最新的研究是根据分子特征对膀胱癌进行分类，发现了乳头状癌、浸润性癌、原位癌、基底/鳞状癌和神经内分泌癌等亚型。未来可能会根据每个亚型的特点制定更合理的局部和系统的治疗策略。

3. 分期　无痛性肉眼血尿是膀胱癌最常见的首发症状。分期需要完整的病史和体格检查、尿细胞学检查，以及泌尿科医生膀胱镜检查。随后应进行腹盆腔影像学检查，包括磁共振成像或计算机断层扫描，平扫或强化均可。在麻醉下进行检查以确定肿瘤的位置，并行经尿道膀胱肿瘤切除术（TURBT）以明确诊断和切除肿瘤。TURBT标本应包括膀胱壁肌层。如果确诊为膀胱癌，则应对上尿路进行评估，最好采用CT或MR尿路造影。通常由TURBT病理和腹盆腔影像学确定临床分期，尽管膀胱切除术后的病理经常上调或下调患者的T分期和N分期。如果发现肌层浸润（至少T_2），应进行胸部影像学检查以排除肺转移。

4. 初始治疗预后　70%～85%的膀胱癌确诊时为浅表、非肌层浸润性肿瘤（T_a、Tis或T_1）。在最大安全边界TURBT后，可给予患者卡介苗（BCG）、细胞毒化疗药物膀胱灌注，对于高度选择性的病例也可随访观察。高危或多次复发的患者可行膀胱切除术，RTOG09-26目前正在评估根治性放化疗能否作为高危浅表膀胱癌的一种替代治疗选择。40%～80%的浅表膀胱癌患者复发，10%～25%进展为浸润性癌。对于可手术的肌层浸润性膀胱癌（至少T_2）患者，根治性治疗方案包括：特定患者（10%～15%）TURBT后行根治性放化疗，高度选择的患者中进行部分膀胱切除术和淋巴结清扫，以及根治性膀胱切除术和淋巴结清扫。外科治疗方法可根据临床情况选择围术期化疗、辅助或新辅放疗。对于医学上不能手术或体弱的老年患者，治疗选择包括TURBT后根治性放化疗、根治性放疗联合卡铂和烟酰胺（CON）化疗、单纯放疗根治性TURBT。比较根治性膀胱切除术和保留膀胱功能手术后辅助放化疗疗效的试验未能完成。但现代的系列研究发现，与根治术相比，保留膀胱功能的选择性膀胱切除取得了相似的总生存率（5年总生存率50%，10年总生存率33%）和疾病特异性生存率（5年生存率60%～70%）。保留膀胱术后，局部区域失败或需要挽救性膀胱切除术比例较少（10%～15%）。然而，大约1/3的患者会出现远处转移。膀胱功能保留后，患者生活质量较好，需要姑息性膀胱切除术的并发症是非常罕见的。早期含顺铂联合化疗方案需要足够的肾功能储备，而丝裂霉素和氟尿嘧啶联合方案或吉西他滨化疗的出现使更多患者选择保留膀胱功能的手术。此外，利用调强和图像引导的现代放疗技术进一步降低了治疗毒性。在宾夕法尼亚大学，我们给予全膀胱放疗总剂量为64.8Gy，每天1.8Gy。如果有可疑的盆腔淋巴结，我们给予淋巴结45Gy放疗剂量，每天1.8Gy，并尝试在不影响正常组织限量的情况下将大体肿瘤剂量提高到64.8Gy。另一种方法是对整个膀胱和肿瘤部位进行锥体束放疗，进一步减少高剂量的体积。

5.辅助治疗　对于初始接受根治性膀胱切除术的患者，如果存在较高的局部失败风险：T_3 及以上病变、切除淋巴结少于 10 个、淋巴结阳性或手术切缘阳性，则可能需要辅助放疗。这仍是一个有争议的领域。失败模式的不同取决于是否存在切缘阳性，放疗体积的差异也会对此产生影响。在切缘阳性的患者中，髂总远端、髂内、髂外、闭孔、骶骨前淋巴结和膀胱切除术后的瘤床为高危区域。在切缘阴性的患者中，瘤床可不包含在放疗靶区内。放疗剂量为 45～50.4Gy，1.8Gy/d 常规分割。

6.姑息性治疗　对于远处转移和具有局部症状（典型的梗阻、疼痛和出血）的患者，可以采用加速分割的放疗方案，如 21Gy/3 次或 30Gy/10 次。对于原发疾病较大和转移负荷有限的患者，有时积极给予 60Gy/30次的姑息治疗方案是合适的。对于能够耐受的转移性膀胱癌患者，可采用细胞毒性化疗。免疫检查点抑制药通常用于二线，对于一般情况较差的患者也考虑一线应用。

一、病原学和流行病学

发病率

膀胱癌是美国第 6 大常见癌症，2019 年全年约80 470 例新发病例和 17670 例死亡病例[1]。膀胱癌的发病率在 65 岁以上的男性中最高，诊断时的平均年龄男性 69 岁，女性 71 岁[2]。欧洲血统的人比非洲或西班牙血统的人发病率高[3]。膀胱癌是世界范围内一个重要的公共卫生问题，北美、西欧和北非的发病率最高，亚洲的发病率较低[4-6]。尿路上皮（移行细胞）癌是世界上绝大部分地区的主要病理类型。在美国，尿路上皮癌占94%，其次是鳞状细胞癌占 3%，腺癌占 1%～2%，神经内分泌癌（包括小细胞癌）占 1%[7]。继发于血吸虫感染的鳞状细胞癌在血吸虫病高发地区更为常见，特别是非洲和中东的发展中国家，如埃及。血吸虫病相关膀胱癌在这些地区首次报道[6, 8, 9]。

大多数（70%～85%）膀胱癌表现为浅表病变，其中 70% 为无浸润性乳头状癌（T_a），10% 为局限于黏膜层的原位癌（Tis），20% 为具有黏膜下 / 固有层浸润 T_1期病变[10]。高达 30% 的患者有肌层浸润（T_2）或为更晚期的疾病。对于经膀胱切除证实为病理 $T_{0\sim1}$ 疾病的患者，淋巴结播散是罕见的，约占 5%[11]。然而，如后面讨论的，临床分期（非膀胱切除术确定）和病理分期之间存在较大分歧，临床 T 分期并不能预测 N 分期[12]。4% 的患者在最初诊断时就出现转移，典型的包括骨、肺、肝或腹膜转移[13]。

危险因素　尽管血吸虫感染增加膀胱鳞状细胞癌的风险[9]，吸烟仍是尿路上皮（移行细胞）癌的主要的致病危险因素[14-20]。职业和环境危险因素包括染料和橡胶制造过程中使用的芳香胺类化合物[21, 22]、皮革制造[23, 24]、油漆[25]、汽车尾气[26]、氯化消毒剂[27-29] 和砷[30]。其他危险因素包括慢乙酰化表型[31]、低液体摄入量[32]、非那西汀（一种解热药，现在美国禁止使用）[33]、马兜铃酸（存在于某些中药制剂中）[34]、环磷酰胺[35, 36] 和盆腔放疗[37]。

二、预防和早期发现

减少与膀胱癌有关的环境暴露的公共卫生措施，例如反对吸烟和戒烟运动、降低职业风险和处理其他可改变的因素，旨在膀胱癌的一级预防。为此，有大量的工作在研究化学预防，从饮食因素如蔬菜、水果、维生素和微量营养素，到补品如茶、芬维 A 胺、二氟甲基鸟氨酸、奥替普唑等。目前尚无标准的化学预防措施[38-48]。

二级预防旨在提高现有膀胱癌的早期发现和治疗。尿细胞学筛查已被提出。它具有很高的特异性，而尿细胞学的敏感性较低，预检概率较低[49]。此外，重复检测的假阳性率很高[50, 51]。所有这些特征使得尿细胞学筛查是一项较差的筛查方式。因此，美国预防服务工作组（USPSTF）将膀胱癌筛查定为"Ⅰ"级，表明没有足够的证据建议支持或反对筛查[52]。

三、生物学特性和分子生物学

大量的研究工作研究了预后生物标志物，包括凋亡和细胞周期受体、pRb 和 p53、p16、pATM、p14ARF、Bax、CD40L、Bcl-2、p21、生存蛋白、基质金属蛋白酶、RAS、Ki-67 和凋亡指数、FGFR3、VEGF-B、XRCC1、APE1、MRE11、TIP60 等[53-84]。在某些情况下，由于不确定的、矛盾的数据，这些生物标志物还没有在临床实践中应用[85, 86]。

对于乏氧的生物标志物，有了新的有希望的数据。在使用乏氧调节剂碳和烟酰胺（CON）治疗的患者中，肿瘤坏死与更好的总生存期相关[87]。同样，对于 CON治疗的患者，HIF-1α 也与更好的预后相关[88]。另一方面，另一种低氧的生物标志物——碳酸酐酶Ⅸ（CA Ⅸ）是否与存活率的提高相关尚不清楚[89, 90]。

有力的数据支持了这一观察结果：对含铂方案新辅

助化疗更大的反应与 DNA 损伤反应 / 修复（DDR）通路组分的改变有关，包括 ATM、RB1、FANCC [91] 和 ERCC2 [92, 93]（尽管可能不是 ERCC1[94]）。最近的研究表明，34 个 DDR 基因的改变可用于预测局部晚期和转移性膀胱癌对顺铂化疗的反应 [95]。在 100 例患者中，47 例患者在核苷酸切除修复、错配修复、同源重组、范可尼贫血、DDR 检查点和极点途径中出现了 DDR 基因改变。他们的临床特征与未发生 DDR 基因改变的 53 例患者相似，但发生 DDR 基因改变的患者无进展生存率和总生存率更高。

近年来，随着乳腺癌分子分类（如 Luminal A、Luminal B、基底样等）的发展，膀胱癌的分子亚分类得到了进一步的阐明。虽然最初的报道发现了管腔和基底样膀胱癌 [96, 97]，但已有多达 5 种亚型被描述，即管腔乳头状、管腔浸润型、管腔型、基底 / 鳞状和神经元型（表 62-1）[98]。

在 30%～80% 的膀胱癌中，HER2 的表达也在增加，然而目前还不清楚这是否与预后相关 [99-103]。尽管美国肿瘤放射肿瘤治疗协作组（RTOG）试验发现 HER2 过表达与较差的预后相关 [60]，抗 HER2 治疗可能与放疗有协同作用 [104]。在 RTOG05-24 研究中，HER2 阳性患者中给予紫杉醇化疗、曲妥珠单抗靶向治疗及放疗，HER2 阴性患者中给予紫杉醇化疗及放疗。HER2 阳性组的完全缓解率为 62%，而 HER2 阴性组的为 58% [105]。

一般来说，管腔乳头状癌患者的 OS 最高；5 年总生存率在管腔乳头型约 60%，基底鳞状型约 40%，管腔型约 40%，管腔浸润型约 25%，神经元型约 15% [98]。在 3 个管腔亚型中 KRT20+、GATA3+、FOXA1+，而基底 / 鳞状细胞亚型 KRT5+、KRT6+、KRT14+、GATA3- 和 FOXA1-。不仅这些亚型的临床特征不同，而且它们在免疫检查点蛋白表达方面的差异，可能对合理选择新的治疗方法有重要的意义。尽管靶向药物尚未批准用于局限期患者，但初步研究数据提示抗 PD-1 药物派姆单抗和帕博利珠单抗及抗 PD-L1 药物 Atezolizumab、Durvalumab 和 Avelumab 可用于转移性或顺铂治疗后进展及不能耐受顺铂化疗的患者 [106-115]。

回顾性数据显示，除了 DNA 损伤应答基因外，分子亚型与顺铂为基础的新辅助化疗疗效相关 [116]。在 476 例患者中，相对于管腔亚型，新辅助化疗对基底型患者的 OS 影响最大，OS 为 45% vs. 25%；新辅助化疗组死亡的 HR 为 0.88（95%CI 0.16～4.94）和未行新辅助化疗组为 2.22（95%CI 1.34～3.68）。相比之下，claudin 低表达型患者的 OS 较差（20%；HR=3.73；95%CI 0.81～17.25），未行新辅助化疗组为 40%（HR=3.06；95%CI 1.71～5.47）。腔内浸润型与之类似（0%；HR=5.68%；95%CI 0.4～81.3 vs. 30%；HR=2.38；95%CI 1.33～4.28）。另一方面，腔内型患者的总生存率最高，新辅助化疗组为 50%，未行新辅助化疗组为 70%。这些经过验证的数据导致了 GenomeDx Decipher 膀胱癌分类器的商业化，以帮助筛选合适的患者进行围术期全身治疗。

四、病理学和转移途径

目前（第 8 版）美国癌症联合委员会的 AJCC 分期手册阐述了反映膀胱癌病理和扩散途径的原发肿瘤（T）、区域淋巴结（N）和转移（M）分期 [117]。膀胱癌被描述为遵循以 FGFR3 和 Ras 突变、野生型 p53、基因组稳定性、非肌层浸润和高复发率为标准的乳头状发展模式，或以 p53 和 RB1 突变、基因组不稳定和肌层浸润为标志的非乳头状发展模式 [118]。据推测，非浸润性乳头状（T_a）癌是通过乳头状途径发生的，而扁平原位癌（Tis）较早出现肌层浸润。当癌症获得了侵袭固有层的能力（T_1），它们仍然是非肌层浸润性的，不太可能与区域淋巴结或远处转移（DM）相关 [119]；非肌层浸润性膀胱癌复发的可能性很高，肌层浸润性膀胱癌的复发风险高达 15%～20%，因此以保留膀胱为目标的治疗更应谨慎 [118]。膀胱癌野一直被认为是空间和时间多灶性疾病发展的基础，但是 Sidransky 和同事发现异时性肿瘤实际上可能来自相同的转化细胞 [120]。

表 62-1 膀胱癌的 5 种分子亚型

分子标志	亚 型	临床特征
KRT20+、GATA3+、FOXA1+	• 管腔乳头状 • 管腔浸润型 • 管腔型	• 管腔；CIS 低表达 • PD-L1 和 CTLA-4 中表达
KRT5+、KRT6+、KRT14+、GATA3-、FOXA1-	• 基底 / 鳞状 • 神经元型	• PD-L1 和 CTLA-4 高表达；基底角蛋白标志；鳞状分化；免疫浸润；女性 • 高细胞周期

改编自 Robertson AG, Kim J, Al-Ahmadie H, et al. Comprehensive molecular characterization of muscle-invasive bladder cancer. *Cell*. 2017; 171（3）: 540–556.e25.

肌层浸润性膀胱癌（MIBC）是由于肿瘤获得了侵犯固有肌层（T₂）的能力而出现的，随着T分期的增加，局部和远处复发的风险也随之增加。一旦肿瘤通过肌层浸润到膀胱周围软组织（T₃），肉眼可见的肿瘤就被认为是一种外侵性肿块（T₃ᵦ）。有侵犯风险的邻近器官包括男性的前列腺间质和精囊及女性的子宫和阴道（T₄ₐ）。根治性膀胱切除术需要切除这些器官；因此，T₄ₐ疾病在技术上仍然是可切除的。一旦侵犯盆腔或腹壁（T₄ᵦ），除非新辅助治疗达到足够的降期，否则切除可能无法实现。另一方面，以姑息为目的的治疗可能更适合T₄ᵦ疾病患者。T₃₋₄病变在claudin-low肿瘤中更常见，以基底、上皮细胞到间叶细胞转化和免疫浸润为特征[116]。

引流膀胱的盆腔淋巴结包括膀胱周围淋巴结、闭孔淋巴结、髂内淋巴结、髂外淋巴结和骶骨淋巴结。膀胱癌扩散到一个（N₁）或多个（N₂）真骨盆淋巴结可与盆腔外髂总（N₃）或更远的淋巴结（M₁ₐ）相鉴别。根据临床情况，特定剂量局部放化疗和（或）膀胱切除术仍可能是这些患者治疗方法的一部分[121]。相比之下，全身治疗通常用于远处转移性膀胱癌解救治疗，常见的转移部位为骨、肺、肝和（或）腹膜。

五、临床表现、患者评估和分期

无痛性肉眼血尿是膀胱癌最常见的首发症状[122,123]，疼痛、有症状的梗阻、其他泌尿或肠道症状、便血、血精、阴道出血和可触及的腹部肿块可能是病情局部进展的信号。远处转移症状不常见，但有症状的转移可能表现为骨痛、呼吸或肝胆症状，或腹部肿块[13]。最初的检查包括完整的病史和体格检查，随后泌尿科医生进行尿细胞学检查和膀胱镜检查。相互矛盾的随机数据表明荧光膀胱镜检查可能转化为更好的预后[124-126]；然而，这并不是目前的标准检查手段。尿细胞学检查对低度乳头状肿瘤不敏感[49]。细胞学检查发现高级别UC，但与经尿道膀胱肿瘤切除术发现的低级别乳头状UC不一致，通常提示原位癌，而TURBT漏诊的上尿路高级别UC更可能提示原位癌[127,128]。尿液生物标志物已被研究以提高检测灵敏度，但由于缺乏特异性，它们目前不足以取代膀胱镜检查[15,25-27,129-134]。

如果术前膀胱镜检查发现病变，可能会导致混杂的炎症改变，应进行腹部和骨盆的影像学检查。美国国立综合癌症网络（NCCN）指南没有说明计算机断层扫描和磁共振成像孰优孰劣[121]。腹部和盆腔平扫或强化CT是标准检查方法，但对淋巴结的敏感性较低，假阴性率为20%～30%。因此，MRI可提高T、N分期准确性[11,135-140]。为了改善淋巴结分期，一个活跃的研究领域涉及使用纳米铁磁共振来评估淋巴结[139]。

在腹盆腔影像学检查后，应在麻醉下行TURBT，取样深度应超过膀胱肌层，包括囊周脂肪，以最大限度地提高临床分期的准确性。如果病理标本中没有肌肉，且组织学为高级别瘤变或肿瘤次全切除，则应重复进行TURBT。

TURBT前影像学和TURBT病理显示为临床分期。然而，由于临床分期常常与膀胱切除术后确定的病理分期不一致，因此根据临床分期可能不能制定适当的治疗策略。临床分期为T₁的膀胱癌患者中，超过25%存在病理T₂₋₄病变；近50%的临床分期T₂患者，病理证实为T₃₋₄，7%的临床分期T₃患者，病理证实为T₄[141]。确诊为临床分期T₂的患者几乎同样可能实际上病理分期为T₀₋₁、T₂、T₃或T₄[12]。因此，临床T分期并不能很好地预测隐匿性淋巴结病变[12]，尽管已知真正的病理浸润深度与淋巴结和远处转移有关[119]。因此，许多患者可能治疗不足，存在癌症复发的风险。另外，30%的患者TURBT和化疗可以局部治愈，本可以避免手术[142]。

如果确诊为膀胱癌，应进行相应的影像学检查以评估上尿路。优先选择CT或MR尿路造影，也可以考虑静脉肾盂造影或逆行肾盂造影。静脉尿路造影术可检测出不到60%的肿瘤，但对评估上尿路很有用[143]。对于肾功能不能耐受碘或钆对比剂的患者，平扫CT、肾超声或输尿管镜检查是备选方案。输尿管梗阻或"肾衰竭"与肌层浸润高度相关，2%～5%的患者同时或异时发现上尿路肿瘤[144]。

对于肌层浸润（T₂）及以上病变的患者，应行胸片或胸部CT检查以完善分期。大多数患者（85%）为局部病变，只有7%的患者存在淋巴结转移，4%的患者存在远处转移[1]。一般不需要骨或颅脑影像学检查，除非存在这些部位症状。

分期

膀胱癌的分期是基于Jewett和Strong关于浸润深度与淋巴结和远处转移之间关系的开创性报告[119]。如前所述，临床和病理分期是相当不一致的[12,141,145,146]，临床T分期不能准确预测淋巴结转移[12]。第8版的AJCC膀胱癌分期见表62-2和图62-1[117]。

第7版和第8版AJCC分期手册的关键区别在于远处转移的细分，先前在第7版中提到的M1，第8版区分为远处淋巴结转移和远处非淋巴结转移。基于监测、流行病学和SEER数据，各分期的5年总生存率为：0期为98%，Ⅰ期为88%，Ⅱ期为63%，Ⅲ期为46%，Ⅳ期为15%[147]。

表 62-2　AJCC 8th Edition Bladder Cancer Staging

Definition of Primary Tumor (T)

√	T Category	T Criteria
	Tx	Primary tumor cannot be assessed
	T_0	No evidence of primary tumor
	T_a	Noninvasive papillary carcinoma
	Tis	Urothelial carcinoma in situ: "flat tumor"
	T_1	Tumor invades lamina propia (subepithelial connective tissue)
	T_2	Tumor invades muscularis propria
	pT_{2a}	Tumor invades superficial muscularis propria (inner half)
	pT_{2b}	Tumor invades deep muscularis propria (outer half)
	T_3	Tumor invades perivesical soft tissue
	pT_{3a}	Tumor invades perivesical soft tissue microscopically
	pT_{3b}	Tumor invades perivesical soft tissue macroscopically (extravesical mass)
	T_4	Extravesical tumor directly invades any of the following: prostatic stroma, seminal vesicles, uterus, vagina, pelvic wall, abdominal wall
	T_{4a}	Extravesical tumor invades directly into prostatic stroma, seminal vesicles, uterus, vagina
	T_{4b}	Extravesical tumor invades pelvic wall, abdominal wall

√	T Suffix	Definition
	(m)	Select if synchronous primary tumors are found in single organ.

Definition of Regional Lymph Node (N)

√	N Category	N Criteria
	Nx	Lymph nodes cannot be assessed
	N_0	No lymph node metastasis
	N_1	Single regional lymph node metastasis in the true pelvis (perivesical, obturator, internal and external iliac, or sacral lymph node)
	N_2	Multiple regional lymph node metastasis in the true pelvis (perivesical, obturator, internal and external iliac, or sacral lymph node metastasis)
	N_3	Lymph node metastasis to the common iliac lymph nodes

√	N Suffix	Definition
	(sn)	Select if regional lymph node metastasis identified by SLN biopsy only.
	(f)	Select if regional lymph node metastasis identified by FNA or core needle biopsy only

Definition of Distant Metastasis (M)

√	M Category	M Criteria
	cM_0	No distant metastasis
	cM_1	Distant metastasis
	cM_{1a}	Distant metastasis limited to lymph nodes beyond the common iliacs
	cM_{1b}	Non-lymph-node distant metastasis
	pM_1	Distant metastasis, microscopically confirmed
	pM_{1a}	Distant metastasis limited to lymph nodes beyond the common iliacs, microscopically confirmed
	pM_{1b}	Non-lymph-node distant metastases, microscopically confirmed

AJCC Prognostic Stage Groups

√	When T Is...	And N Is...	And M Is...	Then the Stage Group Is...
	T_a	N_0	M_0	0a
	Tis	N_0	M_0	0is
	T_1	N_0	M_0	I
	T_{2a}	N_0	M_0	II
	T_{2b}	N_0	M_0	III
	T_{3a}, T_{3b}, T_{4a}	N_0	M_0	IIIA
	$T_1 \sim T_{4a}$	N_1	M_0	IIIA
	$T_1 \sim T_{4a}$	N_2, N_3	M_0	IIIB
	T_{4b}	Any N	M_0	IVA
	Any T	Any N	M_a	IVA
	Any T	Any N	M_{1b}	IVB

The terms pM_0 and Mx are not valid categories in the TNM system.

Assignment of the M category for clinical classification may be cM_0, cM_1, or pM_1. Any of the M categories (cM_0, cM_1, or pM_1) may be used with pathological stage grouping.

AJCC, American Joint Committee on Cancer; FNA, fine needle aspiration; SLN, sentinel lymph node;

Always refer to the specific chapter for rules on clinical and pathological classification of this disease.

From Bochner BH, Hansel DE, Efstathiou JA, et al. Urinary bladder. In: *AJCC Cancer Staging Manual*. 8th ed. New York: Springer; 2017

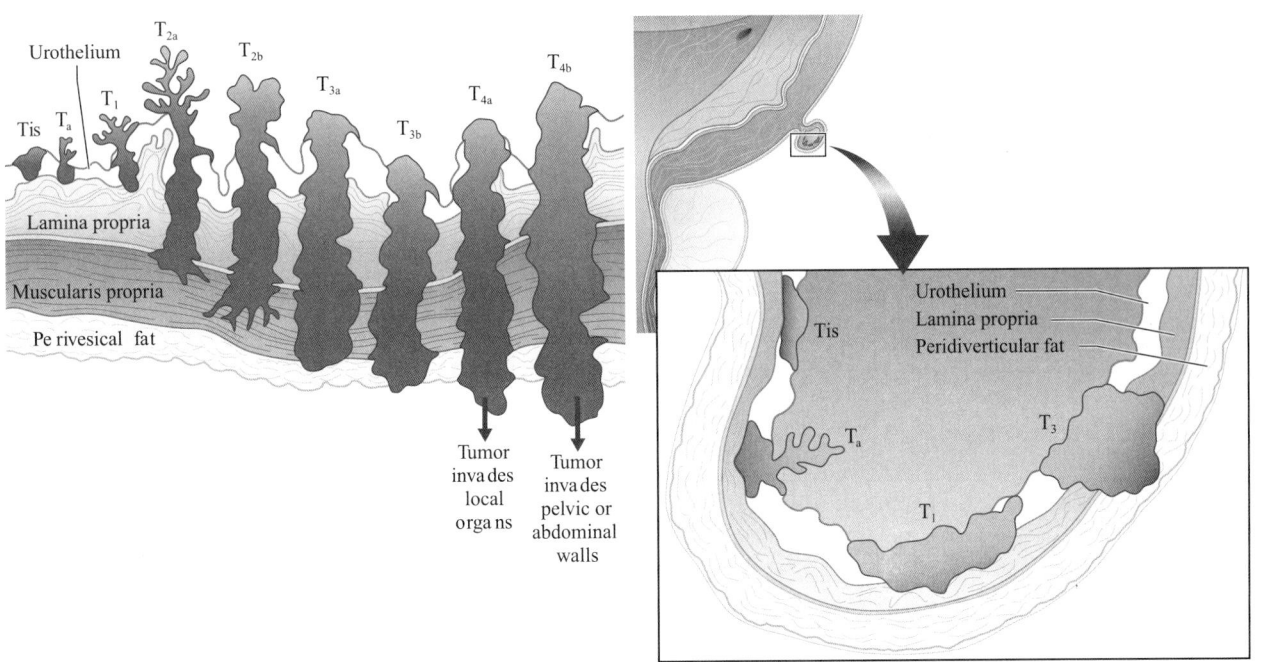

▲ 图 62-1　(A) Extent of primary bladder cancer. (B) Extent of Tis, T_a, T_1, and T_3. AJCC 8th edition bladder cancer T-staging. [117]
From Bochner BH, Hansel DE, Efstathious JA, et al. Urinary bladder. In: **AJCC Cancer Staging Manual**. 8th ed. New York: Springer; 2017.

六、主要治疗

膀胱癌治疗的一个关键分支点取决于是否存在肌层侵犯（T_2 或更严重的病变）。对于保留功能的膀胱切除术后病变残留或复发的非 MIBC 患者，通常采用膀胱内灌注卡介苗（BCG）或细胞毒化疗药物（图 62-2）。对于 MIBC 患者可选择性给予根治性放化疗，或行根治性膀胱切除术（伴或不伴新辅助化疗）（图 62-3）。由于 RTOG09-26 正在探索放疗在非 MIBC 患者中疗效[148]，本章将着重介绍 MIBC 的治疗。

（一）非肌层浸润性（浅表）膀胱癌

浅表的、非肌层浸润性膀胱癌的标准治疗是 TURBT 加或不加膀胱内灌注治疗。高风险的浅表病变可考虑放疗，但不是标准的治疗手段[148-153]。例如，英国一项多中心试验将无多灶性或原位癌的 pT_1G_3 尿路上皮癌患者随机分为 TURBT 加放疗和观察组，多灶性或原位癌患者随机分为 TURBT 加 BCG 或丝裂霉素膀胱内灌注治疗组和放疗组[152]。两组患者 5 年无进展生存率 52% vs. 41%（放疗组），无复发率为 29% vs. 31%，OS 率为 61% vs. 53%，差异均无统计学意义。考虑到放疗组和非放疗组的结果都差强人意，为了改善这类患者的疾病控制，非 MIBC 的放化疗仍然是一个开放的研究问题：RTOG09-26 是一项探讨高级别浅表性膀胱癌同步放化疗疗效的 II 期临床试验。

通过充分的 TURBT，获取包含肌肉组织的病理标本，从而确定临床 T 期。原发肿瘤切除后，则应施以辅助膀胱内卡介苗灌注治疗。如果发现低级别 T_a（乳头状）癌，可以随访观察或接受辅助膀胱内化疗。如果诊断为高级别 T_a 病变，首选辅助膀胱内卡介苗治疗，也可选择膀胱内灌注化疗或对特定患者进行随访观察。对于 T_1 期病变，在开始辅助膀胱内治疗之前，应再次给予 TURBT。如有残留疾病，应给予卡介苗或行膀胱切除术。如果重复 TURBT 确认无病变残留，首选卡介苗，膀胱内灌注化疗也是一种选择。观察并不适合大多数患者。对于复发的高级别 T_1 膀胱癌，可以进行膀胱切除术（正因为这个原因，RTOG09-26 正在尝试一种保留膀胱功能的替代方案）。

辅助膀胱内治疗很重要，因为 40%～80% 的浅表病变患者在 TURBT 后复发[154]，10%～25% 的浸润性肿瘤患者术后复发[155, 156]。在初始临床 T_1 和原位癌患者中，80% 会复发。半数 T_1 期患者复发并进展为侵袭性肿瘤[157, 158]。最常用的辅助膀胱内治疗药物是 BCG。BCG 每周 1 次，持续 6 周，有些人提倡持续 BCG3 年[159]。更长的治疗时间是以延长排尿困难和尿频等毒性为代价的[159]。其他膀胱内药物，包括 MMC、阿霉素、表柔比星、戊柔比星、噻替派、吉西他滨、多西他赛和 IFN，在一线治疗中疗效并不优于卡介苗[160-163]。然而，非 BCG 灌注药物可用于低风险患者的 TURBT 后，也可用于 BCG 治疗失败后。例如，接受过 2 次或更少的膀胱

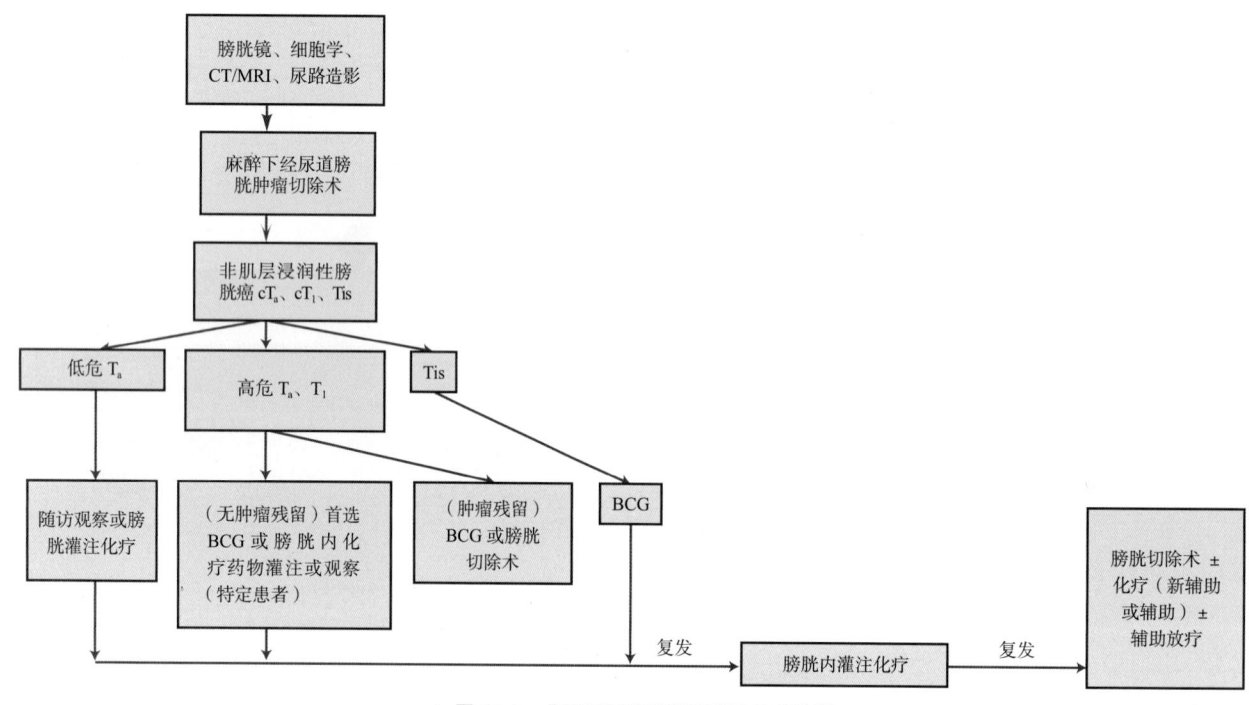

▲ 图 62-2　非肌层浸润性膀胱癌的治疗流程

BCG. 卡介苗；CT. 计算机断层扫描；EUA. 麻醉检查；NMIBC. 非肌层浸润性膀胱癌；MRI. 磁共振成像；RT. 放射治疗；TURBT. 经尿道膀胱肿瘤切除术

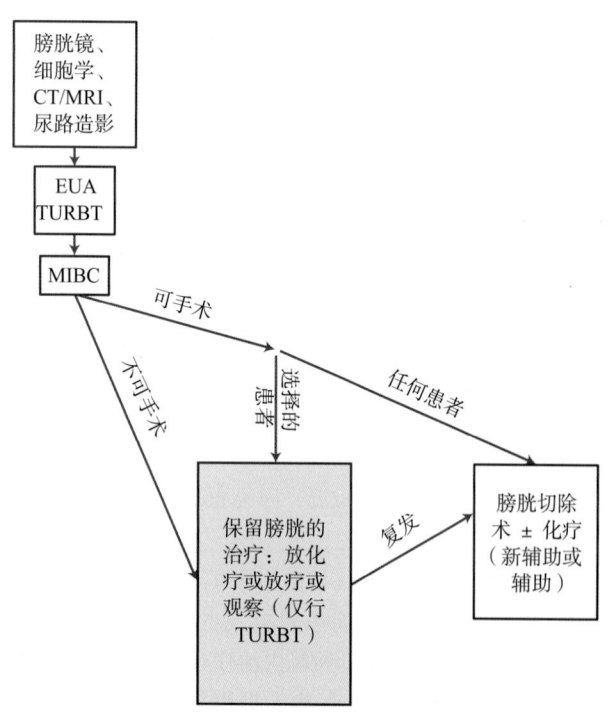

▲ 图 62-3　肌层浸润性膀胱癌的治疗流程

EUA TURBT. 麻醉下经尿道膀胱肿瘤切除术；MIBC. 肌层浸润性膀胱癌

内灌注治疗，但因肿瘤复发而进行膀胱镜检查的患者，可以重复进行 TURBT，然后在 24h 内单次使用吉西他滨或 MMC [121]。如无肿瘤残留，可继续维持 BCG 膀胱灌注。如果病理结果为原位或 T_a（乳头状）病变，则可能开始使用不同的膀胱内灌注药物。相反，对于 Tis、T_a 或高级别 T_1 疾病可以进行膀胱切除术。

在膀胱镜检查证实复发的情况下，非卡介苗药物也是合适的。患者可在膀胱内治疗或膀胱切除术后 24h 内接受 TURBT 及单次吉西他滨或 MMC 治疗 [121]。

相比之下，如果膀胱镜和影像学阴性但细胞学阳性复发，则需要更积极的检查，包括膀胱系统活检、前列腺尿道活检、上尿路细胞学检查和可能的输尿管镜检查，以寻找膀胱外复发（特别是初始疾病高危的患者，他们有更高的复发风险 [164]）。如果这些检查均为阴性，可以随访观察或卡介苗维持治疗。如果膀胱活检结果为阳性，患者应接受卡介苗治疗。如果评效 CR，患者应使用卡介苗维持治疗。如果评效为不完全反应，可以做膀胱切除术或尝试使用另一种膀胱内灌注药物；但如果再次为不完全反应，应行膀胱切除术。膀胱外（前列腺尿道或上尿路）尿路上皮疾病可通过手术治疗，可应用或不应用灌注化疗或全身化疗。

（二）肌层浸润性膀胱癌

可手术的肌层浸润性膀胱癌的治疗选择如下。

- 选择性三联疗法，可保留膀胱功能，特定患者行TURBT，后给予同步放化疗[165, 166]，占可手术的MIBC病例的10%～15%[167]。

- 对高度选择的患者行部分膀胱切除术加淋巴结清扫术。

- 对任何可手术的患者进行根治性膀胱切除术和淋巴结切除术。

对于手术策略，围术期化疗可能有作用，在某些情况下，可行辅助或新辅助放疗。对于包含放化疗的选择性三联疗法，可以采用连续疗程，也可以采用分开疗程，间歇期评估反应并允许早期挽救性膀胱切除术。虽然根治性膀胱切除术和保留膀胱功能的选择性三联疗法并没有进行随机比较[168]，但它们在选定的人群中似乎有相似的治愈率[169-172]。

对于医学上不能手术的患者，治疗方案如下。

- 基于放化疗的三联治疗。

- 先接受化疗后再接受放射治疗，有或没有同步化疗。

- 单纯TURBT。

当放疗用于医学上不能手术的患者时，放疗不应该以分程方式进行，因为膀胱切除术不适合这些患者。

在美国，绝大多数以治愈为目的的MIBC患者采用根治性膀胱切除术行或不行围术期化疗。然而，保留膀胱的方法有一个强有力的理由，这不仅是因为保留原有膀胱的潜在生活质量的提高[173-182]，也因为与根治性膀胱切除术相关的显著的短期和长期并发症发生率和死亡率。膀胱切除术和尿路改道的围术期死亡率、并发症发生率、再入院率和再手术率分别高达3%、64%、26%和15%[183-187]。因为出血、深静脉血栓形成、肺栓塞、感染等并发症在特定人群中发生率较高，决定手术前需要考虑到患者的身体状况及耐受性[188]，尤其应考虑到TURBT+化疗对特定人群提供了一种非手术治疗选择。美国国家癌症数据库（NCDB）分析发现，81岁以上的患者比年轻患者治疗耐受性差。放化疗为老年患者提供了一个更安全的治疗选择[189]。在一项随机试验中，机器人辅助膀胱切除术与开放式膀胱切除术进行了比较，结果显示急性严重并发症的发生率为22%和21%，也就是说，机器人手术没有降低并发症发生率[190]。相比之下，选择性三联疗法的并发症发生率相对较低，78%的患者报告膀胱和肠道功能正常，50%报告勃起功能正常[179]。由于保留膀胱的相关症状而行姑息性膀胱切除术是很少见的，据报道发生率为0%～2%[191, 192]。

1. 根治性膀胱切除术　根治性膀胱切除术需要切除膀胱、膀胱周围脂肪、盆腔腹膜和远端输尿管。男

性包括前列腺和精囊也被切除。女性应包括阴道前壁、子宫、输卵管和卵巢[193]。标准的盆腔淋巴结清扫术切除闭孔、髂内、髂外和远端总髂淋巴结。相比之下，Burkhard等定义了有限的、扩大的和超大范围的淋巴结清扫[194]。有限淋巴结清扫仅清扫闭孔和髂外淋巴结，而扩大淋巴结清扫跨越膀胱壁至生殖股神经内侧，在髂总血管的上中1/3之间，通过腹股沟韧带/盆底。超大范围淋巴结清扫延伸到肠系膜下动脉水平。当清扫10个以上淋巴结时，可以取得更好的预后[193, 195, 196]，更广泛的淋巴结清扫可以改善无复发生存期[193]和OS[196]。西南肿瘤组（SWOG）S1011是一项正在进行的试验，对T_{2-4a}患者随机进行膀胱切除术和标准淋巴结切除术[197]。

根治性膀胱切除术的尿路改道包括不可控尿流改道和可控尿流改道[198-202]。回肠膀胱术是一种不可控尿流改道的术式。在部分肠切除后，被制成一个连接输尿管的通道。延伸至腹壁形成一个造口，即在皮肤上的尿造口，该造口连接到一个袋子或其他外部引流装置。印第安纳袋是一个经典的可控尿流改道装置。与回肠膀胱术不同的是，印第安纳袋是尿液的贮存器，患者可以间歇地在造瘘口导尿。最后，Studer袋直接连接远端尿道，作为一个原位"新膀胱"。

在一项重要的回顾性研究中，Stein等报道了1971—1997年接受根治性膀胱切除术的1054例膀胱癌患者的预后。由于作者的治疗方法在这段时间内发生了变化，1978年之前治疗的患者接受了新辅助放疗，而1978年之后治疗的患者中有26%接受了新辅助或辅助化疗。考虑到这些注意事项，接受膀胱切除术的$T_0/T_a/TisN_0$患者的10年OS为67%，T_1N_0为52%，T_2N_0为57%，$T_{3a}N_0$为44%，$T_{3b}N_0$为29%，$T_{4a}N_0$为23%，淋巴结阳性为23%[11]。

根治性膀胱切除术的并发症包括死亡、感染、伤口裂开、肠梗阻、深静脉血栓形成、输尿管小肠吻合后期狭窄、勃起/性功能障碍等[183-186, 203]。据报道，多达71%～74%的患者出现肾功能下降，包括不可控尿流改道和可控尿流改道的患者[187]。尽管在降低围术期死亡率方面取得了进展（2.5%～1%），感染、伤口裂开、狭窄及其他后期毒性的围术期发生率（27%～64%）没有明显降低[183-186]。这种发病率潜在地排除了多达30%的患者接受辅助化疗，强调了术前给予化疗策略的重要性[185]。

新辅助化疗联合膀胱切除术。对于接受非膀胱保留治疗的患者，标准的治疗是以顺铂为基础的新辅助化疗，然后行根治性膀胱切除术和盆腔淋巴结清扫。新辅助化疗取得了大量临床试验数据支持（表62-3）[142, 204-220]，

包括 SWOG8710 [142] 和医学研究委员会 / 欧洲癌症研究和治疗组织（MRC/EORTC）BA0630894 [220] 随机对照试验对比了新辅助化疗联合膀胱切除术与单纯膀胱切除术的疗效，以及 2005 年的一项 Mate 分析显示新辅助化疗可带来 5% 的 5 年生存受益 [218]。尽管如此，SEER 和 NCDB 分析报告显示新辅助化疗的总体使用不足，尽管最近的研究表明新辅助化疗正在缓慢增加 [221-223]。

在 SWOG8710 随机对照试验中，$T_{2 \sim 4a}$ 膀胱癌患者行膀胱切除术，伴或不伴 3 个周期的甲氨蝶呤、长春碱、阿霉素和顺铂（MVAC）新辅助化疗。新辅助化疗可带来生存的潜在获益，中位生存期分别为 77 个月 vs. 46 个月（$P=0.06$）[142]。

在国际 MRC/EORTC BA06 30894 试验中，$T_2G_3 \sim T_{4a}$ 患者随机接受根治性治疗（膀胱切除术或放疗），伴或不伴顺铂、甲氨蝶呤和长春碱（CMV）新辅助化疗。化疗组 216 例，无化疗组 212 例。在未接受放疗的患者中，CMV 方案新辅助化疗显著提高了总生存率。对于接受放射治疗而未行膀胱切除术的患者，新辅助化疗有总生存改善的趋势（$P=0.07$）[220]。2005 年的一项 Meta 分析纳入了 11 个随机试验中的 3005 名患者，发现新辅助铂类联合化疗显著改善了 OS，HR 为 0.86（95%CI 0.77~0.95），5 年 OS 可提高 5%，两组分别为 50% 和 45%。值得注意的是，与联合化疗相比，单用铂类治疗的预后更差 [218]。

膀胱切除术联合辅助化疗。与新辅助化疗的明显益处相比，辅助化疗的生存益处更具争议性（表 62-4）[217-219, 224-234]。在 EORTC30994（患者随机接受膀胱切除术加辅助化疗和挽救性化疗 [235]）发表之前，一项 2005 年的 Meta 分析确实发现辅助化疗可获得 9% 的生存获益 [219]。以顺铂为基础的化疗，生存率提高了 11%。然而，考虑到总患者和事件的数量很低，作者认为没有足够的力量来支持治疗建议。

EORTC30994 试验将 284 例 R_0 膀胱切除术和淋巴结切除术后、$pT_{3 \sim 4}$ 或淋巴结阳性 UC 患者随机分为 4 个周期的辅助治疗组和 6 个周期的挽救性 MVAC 方案化疗组 [235]。在中位 7 年的随访中，主要终点 OS 没有显著差异。然而，辅助 MVAC 化疗组的 5 年 PFS 为 48%，而复发后延迟化疗组为 32%。重要的是，3 级或更高级别的血液毒性，4 个周期辅助 MVAC 比 6 个周期挽救性化疗要低。因此，尽管该试验没有显示 OS 获益，但它可能没有足够的能力来检测总体或患者亚组中的微小差异。

膀胱切除联合放疗。1985 年以前，新辅助放疗很常见 [236-246]，但后来由于有效的新辅助化疗能够避免放

表 62-3 新辅助化疗 III 期随机试验 [142, 204-220]

	患者例数	试验组	对照组	生存差异
Australia/UK [215]，1991	255	顺铂 - 放疗	放疗	无
Spain/CUETO [205]，1995	122	顺铂 / 膀胱切除术后	膀胱切除术	无
Canada/NC I [213]，1996	99	顺铂 - 放疗或放疗 -> 膀胱切除术	放疗或放疗 -> 膀胱切除术	无
Nordic Cystectomy Trial 1 [204]，1996	325	阿霉素 - 顺铂 - 放疗 / 膀胱切除术	放疗 / 膀胱切除术	无，$T_{3 \sim 4a}$ 阿霉素 - 顺铂可获得 15% 的 5 年生存获益
Italy/GISTV [206]，1996	171	MVEC/ 膀胱切除术	膀胱切除术	无
Abol-Enein 等 [211]，1997	194	CarboMV/ 膀胱切除术	膀胱切除术	是，carboMV 可获得 20% 的 5 年生存获益
Italy/GUONE [212]，1998	206	MVAC/ 膀胱切除术	膀胱切除术	无
RTOG 89-03 [207]，1998	126	MCV/ 顺铂 - 放疗	顺铂 - 放疗	无
Nordic Cystectomy Trial 2 [210]，2002	317	MTX- 顺铂 / 膀胱切除术	膀胱切除术	无
SWOG8710 [142]，2003	317	MVAC/ 膀胱切除术	膀胱切除术	是，MVAC 可获得约 5% 的 10 年生存获益
EORTC/MRC BA06 30894 [220]，2011	976	MCV/ 放疗或膀胱切除	放疗或膀胱切除术	是，MCV 可获得 6% 的 10 年生存获益

MVEC. 甲氨蝶呤、长春碱、表阿霉素、顺铂；MCV. 甲氨蝶呤、顺铂和长春碱；MVAC. 甲氨蝶呤、长春碱、阿霉素和顺铂；carboMV. 卡铂、甲氨蝶呤、长春碱

表 62-4 辅助化疗随机试验 [217-219, 224-234]

	患者例数	分 期	试验组	对照组	生存差异
USC/Skinner 等 [225]，1991	91	pT₃/T₄Nx	膀胱切除术 +CAP×4	膀胱切除术	是，CAP 可获得 24% 的 3 年无病生存率获益
Germany/Stockle 等 [227]，1992	49	pT₃b/T₄N⁺	膀胱切除术 +MVAC×3	膀胱切除术	是，MVAC 可获得 50% 的 5 年无病生存率获益
Switzerland/Studer 等 [229]，1994	77	pT₂/T₃/T₄N⁺	膀胱切除术 +Cis×3	膀胱切除术	无
Stanford/Freiha 等 [230]，1996	50	pT₃b/T₄Nx	膀胱切除术 +CMV×4	膀胱切除术	无
Spain/SOGUG 99/01 [231]，2010	142	pT₃/T₄N⁺	膀胱切除术 +PGC×4	膀胱切除术	是，PGC 可获得 29% 的 5 年生存获益
Italy/Cognetti 等 [233]，2012	194	pT₂G₃~₄N₀~₂	膀胱切除术 +GC×4	膀胱切除术	无
Egypt/Zaghloul 等 [234]，2019	153	pT₃b/T₄ 或 N⁺	膀胱切除术 +GC×4+ 辅助放疗	膀胱切除术 + 辅助放疗	无，但对尿路上皮癌患者的事后分析显示，GC 可获得 10% 的 2 年生存获益

CAP. 卡铂、顺铂、阿霉素、环磷酰胺；Cis. 顺铂；CMV. 顺铂、甲氨蝶呤、长春碱；GC. 吉西他滨、顺铂；MVAC. 甲氨蝶呤、长春碱、阿霉素和顺铂；PGC. 紫杉醇、吉西他滨、顺铂

疗引起的手术并发症而被放弃。然而，当局部复发风险较高时，辅助放疗可能是合适的，因为新辅助或辅助化疗可能不能充分降低局部失败的风险，挽救性放疗很少成功 [243, 247-252]。手术切缘阳性，高 T 分期和淋巴结阳性是与局部区域失败相关的关键特征 [253]。利用这些特征，可以根据局部区域失败风险将患者进行分层：低风险，pT₂ 或更低；中度风险，至少 pT₃，至少切除 10 个淋巴结，切缘阴性；高危，至少 pT₃ 且切缘阳性或切除的淋巴结少于 10 个 [250, 254]。这种细化的分层方法中，5 年的局部区域失败率分别为 8%、19%~20% 和 41%。重要的是，切缘阳性与否可能会影响局部 - 区域失败模式 [251]。当切缘阴性时，3/4 的局部失败发生在髂窝和闭孔淋巴结区，当切缘阳性时，34% 的失败发生在骶前间隙和膀胱切除术瘤床 [251]。

尽管尚无切缘阳性术后放疗随机临床试验，但一项埃及随机 Ⅱ 期临床试验纳入切缘阴性的膀胱切除术患者，对比辅助化疗与辅助夹心化疗联合放疗的疗效。符合条件的患者接受了 R₀ 膀胱切除术和淋巴结切除术，入组条件至少为 pT₃b、3 级或淋巴结阳性。大多数患者为 pT₃b 或更高分期病变，但值得注意的是，只有 53% 的患者为 UC。对照组接受吉西他滨和顺铂治疗 4 个周期，而实验组接受吉西他滨和顺铂治疗 2 个周期，每天 2 次三维适形放疗，剂量为 45Gy，单次 1.5Gy，随后再接受 2 个周期的吉西他滨和顺铂治疗。辅助夹心化疗和放疗显著改善了 2 年局部无复发生存率，主要终点两组分别为 96% 和 69%。DFS（68% vs. 56%）和 OS（71% vs. 60%）有改善的趋势 [255]。

为了解决在北美人群有或无切缘阳性 UC 患者中进行辅助放疗的问题，NRG-GU001 作为 Ⅱ 期随机试验，对比辅助调强放疗（IMRT）DT50.4Gy/1Gy，每天 1 次与不行辅助放疗的疗效。然而，尽管该试验于 2015 年开始，但未能取得进展，并于 2017 年初终止。有许多正在进行的试验，包括阴性和阳性切缘患者，包括塔塔纪念医院的随机对照试验和根特大学的单臂试验，均未提供有价值的数据 [256]。最近的一项回顾性研究使用了 NCDB，采用 NRG-GU001 试验的选择标准，发现辅助放疗对 OS 有益处 [257]。

2. 保留膀胱选择性三联疗法 为了保护膀胱功能，在选择性三联疗法（即 TURBT+ 根治性放化疗）出现之前，尝试了许多方法。在 2002 年之前，主要仅使用体外放疗（EBRT）（表 62-5）[236, 258-273]。在某些患者中，EBRT 联合近距离放疗似乎改善了 OS 和膀胱保留生存（表 62-6）[151, 274-284]。不奇怪的是，仅保留膀胱的手术（部分膀胱切除术或单纯膀胱 TURBT 治疗）即使加上化疗或放疗，复发率也高得令人难以接受 [215-222]，这在 20 世纪 70 年代到 90 年代早期是一种常见的模式 [277-280]。也就是说，这些方法对于那些不能忍受化疗的患者来说仍然是合理的。

选择性三联疗法需要最大安全范围的 TURBT，然后行根治性同步放化疗。虽然这是医学上不能手术的患者的最高治愈率的最终治疗方法，选择可手术的患者也可以保留膀胱，其 OS 与根治性膀胱切除术相当 [19, 169]。复发可行 TURBT 和膀胱内治疗 [290-292]，而挽救性膀胱切除术可用于侵袭性复发 [272, 293]。

表 62-5 单纯外照射系列研究 [236, 258-273]

	患者例数	基于分期的 5 年生存率（%）			
		T_2	T_3	T_4	所有患者
Duncan 等 [258]，1986	963	40	26	12	30
Blandy 等 [259]，1988	614	27	38	9	
Jenkins 等 [260]，1988	182	46	35		40
Davidson 等 [269]，1990	709	49	28	2	25
Greven 等 [261]，1990	116	59	10	0	
Gospodarowicz 等 [263]，1991	355	50	$38T_{3a}$，$28T_{3b}$		46
Jahnson 等 [264]，1991	39	31	16	6	28
Smaaland 等 [262]，1991	146	26	$10T_{3\sim4}$		
Fossa 等 [265]，1993	308	$38T_{2\sim3a}$，$14T_{3b\sim4}$			24
Pollack 等 [266]，1994	135	42	20	0	26
Moonen 等 [267]，1998	379	25	17		22
Borgaonkar 等 [270]，2002	163	48	26		45

表 62-6 外照射加近距离放射治疗系列 [151, 274-284]

	患者例数	5 年（%）			
		膀胱保留生存率	局部控制率	疾病特异性生存率	总生存率
Mazeron 等 [278]，1988	85	95	77	73	72
Rozan 等 [279]，1992	205	96		83	67
Moonen 等 [276]，1994	40	90	84		86
Pernot 等 [280]，1996	85		73	77	71
Wijnmaalen 等 [277]，1997	55		88	69	48
Van der Steen-Banasik 等 [151]，2002	63		70	$80T_1$，$60T_2$	
Pos 等 [281]，2005	108	90	73	73	62
Aluwini 等 [282]，2014	192	93	80	75	65

可手术患者选择性三联疗法的选择标准如下。

- 临床 $T_{2\sim3a}$ 膀胱癌。
- 单病灶。
- 最大直径小于 5cm。
- 非广泛原位癌。
- 明显完成 TURBT。
- 无输尿管梗阻。
- 无肾盂积水。
- 良好的膀胱功能。

当主要使用含顺铂的方案时，充分的肾功能是一个额外的考虑因素。然而，在 MMC+ 氟尿嘧啶或低剂量吉西他滨治疗的现代，肾功能不全不再是保留膀胱的禁忌证[274]。虽然保留膀胱的方法多种多样，但所有的膀胱保留方案都有一定的选择标准。综上所述，这些标准代表了最保守的、规避风险的膀胱保留方法。此外，考虑到该队列中晚期继发恶性肿瘤的风险增加，年轻患者可能不是放化疗的理想人选。虽然没有一致的年龄界限，但在宾夕法尼亚大学，我们不常规地对 55 岁以下的患者进行膀胱保留，即使考虑到长期结果的数据有限，其他标准也符合。估计有 10%～15% 的可手术的 MIBC 患者将符合所有这些选择标准[167]。相比之下，三联疗法是医学上不能手术的患者的最终治疗方法。对于不能接受根治性放化疗的患者，可选择最大安全范围的 TURBT 配合或不配合辅助放疗或单独化疗。

目前保留膀胱的标准治疗包括 TURBT 和同步放化疗。在稍后章节中我们将详细讨论，包括单中心及多中心临床试验。在保留膀胱的情况下，治疗后 TURBT 发现 CR 率为 60%～80%，5 年 OS 为 40%～60%。在保留膀胱后，非肌层侵袭性复发的患者可采用 TURBT 和膀胱内治疗，而肌层侵袭性复发的患者则需行挽救性膀胱切除术。

多中心临床试验。RTOG 和其他合作组进行的基于放化疗的膀胱保留试验发现，5 年 OS 率与现代膀胱切除术试验数据相当（表 62-7）[11, 142, 207, 295-301]。

RTOG 89-03 是一项 Ⅲ 期临床试验，将 123 例 $T_{2\sim4a}$ 膀胱癌患者随机分至盆腔放疗 DT 39.6Gy，同步顺铂 $100mg/m^2$ 化疗 2 个周期，行或不行 2 个周期甲氨蝶

吟、顺铂和长春碱（MCV）方案新辅助化疗[207]。CR 患者（即细胞学和活检阴性的患者）继续行盆腔放疗至 DT64.8Gy，同步顺铂化疗 1 个周期；而未达到 CR 的患者则接受膀胱切除术。CR 率为 60%。在 5 年随访中，5 年 OS 分别为 48% 和 49%，膀胱功能保存率分别为 36% 和 40%，远处转移率分别为 33% 和 39%，这些数据均无统计学差异。

另一个关键研究是英国 BC2001 多中心 Ⅲ 期试验[302]。$T_{2\sim4a}$ 膀胱癌患者随机分为两组，一组单纯行根治性放疗，一组放疗同步 5-FU $500mg/m^2$ 第 1～5 天、第 6～第 20 天联合 MMC12mg/m^2 方案化疗。预期放疗剂量为 55Gy/20 次或 64Gy/32 次。在 70 个月的随访中，2 年区域性无病生存率（DFS，主要研究终点）单独放疗组为 54%，放化疗组为 67%，未校正危险比为 0.68。即使校正了新辅助化疗（及年龄、体力状态、分期、分级和放疗剂量），同步放化疗的益处仍然显著（HR=0.66；95%CI 0.46～0.95）。局部 DFS 同样不受新辅助化疗的影响。2 年膀胱保留率有获益趋势，挽救性膀胱切除率分别为 11% vs. 17%。5 年的总生存率为

表 62-7 基于三联放化疗的选择性保留膀胱联合试验和膀胱切除术系列研究 [11, 142, 207, 295-301]

		患者例数	经尿道膀胱肿瘤电切术后的治疗 / 分期	5 年生存率（%）	5 年膀胱保留生存率（%）	10 年生存率（%）
放化疗临床研究	RTOG 85-12 [295]，1993	42	Cis-EBRT	82	42	
	RTOG 88-02 [296]，1996	91	MCV/Cis-EBRT	51（4 年）	44（4 年）	
	RTOG 89-03 [207]，1998	123	±MCV/Cis-EBRT	49	38	
	Erlangen [191]，2002	415	EBRT 和 Cis 或 Carbo 或 Cis-F-5U	51	42	
	RTOG 99-06 [299]，2009	80	Paclitaxel-BID EBRT	56	47	
	BC 2001 [343]，2012	182	5-FU/MMC-EBRT	48		
	MGH [293]，2012	348	±MCV/Cis-EBRT	52	46	
膀胱切除术临床研究	USC [11]，2001	633	pT$_{2\sim4a}$	48		32
	MSKCC [370]，2001	181	pT$_{2\sim4a}$	36		27
	SWOG 87-10 [142]，2002	317	cT$_{2\sim4a}$	49		34
选择性三联治疗（经尿道膀胱肿瘤电切术 + 放化疗）	RTOG 89-03 [207]，1998	123	cT$_{2\sim4a}$	49		
	Erlangen [191]，2002	326	cT$_{2\sim4a}$	45		29
	MGH [293]，2012	348	cT$_{2\sim4a}$	52		35
	RTOG（pooled）[169]，2014	468	cT$_{2\sim4a}$	57		36
	BC2001 [343]，2012	182	cT$_{2\sim4a}$	48		

Cis. 顺铂；EBRT. 外照射；5-FU. 氟尿嘧啶；MCV. 甲氨蝶呤、顺铂和长春碱；MMC. 丝裂霉素；Paclitaxel. 紫杉醇；Carbo. 卡铂

35% vs. 48%，远处转移率为 11% vs. 9%。

RTOG 89-03 中新辅助化疗毒性较大，特别是败血症和中性粒减少症，导致该试验提前结束[207]。最终，作者得出结论，MCV 方案新辅助化疗没有任何优势。然而，随后的研究表明新辅助化疗可能带来一些获益[303]。一项 2005 年的 Meta 分析发现，新辅助铂类联合化疗提供 5% 的 5 年总生存率获益。重要的是，即使排除了膀胱切除术的患者，仅分析那些接受根治性放疗或同步放化疗的患者，也可以看到生存优势[218]。此外，在英国 BC2001 试验中，33% 的患者接受了新辅助化疗[302]。除了作者的主要结论是放化疗优于单存放疗，他们推测新辅助化疗对微转移灶的疗效可能比局部控制更大。考虑到这些因素，新辅助化疗在选择性三联治疗中的作用尚未明确。

在一项每天 2 次加速分割放疗的 I / II 期试验 RTOG 97-06 中，招募了接受 TURBT 治疗的 $T_{2\sim4a}$ 膀胱癌患者。后每天上午给予盆腔放疗 1.8Gy，下午给予肿瘤区域放疗 1.6Gy，共 13 天，盆腔区域剂量 DT 21.6Gy，肿瘤剂量 DT 40.8Gy，同步顺铂 $20mg/m^2$，每周 1～2 天化疗，3～4 周后组织活检和细胞学评估疗效。CR 患者继续给予 DT 24Gy，每天 2 次放疗，同步顺铂 $20mg/m^2$ 化疗，每周第 1～2 天；而未达到 CR 的患者进行膀胱切除术。所有患者随后给予 MCV 方案辅助化疗。CR 率为 74%。在 26 个月的随访中，3 年 OS 为 61%，远处转移率为 29%，膀胱保留生存率 48%，局部失败率 27%。值得注意的是，只有 45% 的患者能够耐受 3 个周期的辅助 MCV 化疗[208]。

在另一个合作小组 I / II 期临床试验 RTOG99-06 中，$T_{2\sim4a}$ 膀胱癌患者 TURBT 后每天 2 次放疗：小盆腔野 DT 20.8Gy/1.6Gy/13 天，前 5 天膀胱推量至 DT 28.3Gy，在随后的 8 天膀胱肿瘤推量至 DT40.3Gy。同时给予顺铂和紫杉醇增敏。如果细胞学和膀胱镜活检提示为 pT_0、pT_a 或 pTis 病变，患者继续接受每天 2 次的放化疗，总剂量为盆腔 44.8Gy，膀胱 52.3Gy，肿瘤 64.3Gy，再次给予顺铂和紫杉醇化疗。诱导治疗后伴有 pT_1 或更严重病变的患者继续行膀胱切除术。所有患者接受吉西他和顺铂辅助化疗。CR 率为 81%。在 49 个月的随访中，5 年 OS 为 56%，远处转移率为 32%，膀胱保留生存率 47%，LRFS 为 29%。与 RTOG97-06 相比，70% 的患者能够耐受该方案[299]。

在 RTOG 88-02、89-03、95-06、97-06、99-06 和 02-33 试验的 468 名主要为 $T_{2\sim3}$ 的患者的汇总分析中，肌层浸润患者 5 年和 10 年的局部失败率分别为 13% 和 14%，非肌层浸润患者局部失败率分别为 31% 和 36%，远处转移率分别为 31% 和 35%。与根治性膀胱切除术相比，OS 率分别为 57% 和 36%[11]。值得注意的是，5 年和 10 年的疾病特异性生存率分别为 71% 和 65%，这说明在膀胱保存患者群体中存在医疗共病的竞争风险[169]。

RTOG 07-12 是一项随机 II 期临床试验，将 $T_{2\sim4a}$ 膀胱癌患者随机分为每天放疗加吉西他滨组和每天 2 次放疗加顺铂 +5-FU 组。患者最初接受 40Gy 的放射治疗，如果膀胱镜检查发现 CR，则完成 64Gy 的放射治疗。该试验旨在选择毒性较低的患者作为未来试验的对象，预计两组患者 3 年 DM 率均在 25% 以下。最终，BID 放疗和顺铂 /5-FU 治疗 3 年 DM 的发生率为 22%，QD 放疗和吉西他滨治疗 3 年 DM 的发生率为 16%，3 级或更高的不良反应率为 64% vs. 54%，表明每天放疗联合吉西他滨化疗对癌症控制和不良反应均有良好效果[304]。

随机 II 期 BCON 试验测试了 CON 对低氧修饰的效果。T_1 3 级和 $T_{2\sim4a}$ 膀胱癌患者随机接受放疗（55Gy/20d 或 64Gy/32d），放疗前和放疗期间给予或不给予 15L/min $2\%CO_2/98\%O_2$，放疗前每天 60mg/kg 烟酰胺。主要终点为 6 个月时的膀胱镜对照，不同于其他试验的反应评估，因为只有膀胱镜下出现异常的肿瘤部位才进行活检。主要终点未达到，但 3 年总生存率为 59%（CON 组）vs. 46%（P=0.04）[305]。

3. 生活质量　在接受膀胱切除术[173-178]和放疗为基础的膀胱保留治疗[179-182]的患者中，生活质量是不同的，并通过横断面问卷对两种方式进行了比较[306, 307]。如后面所述，根治性膀胱切除术是一项重大手术，其主要影响与泌尿、性和肠道功能有关。与患者术前的担忧相反，膀胱切除术（及其相关造口）似乎不会影响社会生活和娱乐，尽管它可能会影响患者的性生活和整体身体状况[306]。有理由认为，可控尿流改道会提高生活质量，但不清楚事实是否如此[178]。

使用来自合作组试验的后期毒性数据进行了强有力的毒性分析[180, 182]。在 GETUG 97-015 试验同步放化疗至 63Gy 的患者中，研究者报告的 3 年症状如下：100%的患者无排尿困难、血尿或尿失禁，67% 尿频[180]。相比之下，在患者完成的问卷中，只有 29% 没有尿频，43% 没有疼痛，43% 没有渗漏（尽管 100% 的患者没有使用尿片）；大多数晚期毒性反应比较轻微，只有 1 例出现 3 级尿频，1 例出现 3 级排尿困难，2 例出现 3 级尿失禁。另外，1 例患者发展为轻度放射性直肠炎，1 例发展为慢性腹泻，在 1.5 年后，79% 的患者报告他们性生活活跃。在 RTOG 89-03、95-06、97-06 和 99-06 试验治疗的患者中，在中位随访 5.4 年时，只有 6% 的患者有严重的晚期泌尿生殖毒性（3 级），只有 2%

的患者有晚期胃肠道毒性[182]。除 1 例患者外，没有 4 级或更高的晚期毒性报道，所有患者的泌尿生殖系统毒性均得到改善。

直接比较时，67% 的膀胱切除术患者报告他们对性功能非常不满，而保留膀胱的患者只有 36%，相关的勃起功能障碍发生率为 92% vs. 75%[307]。膀胱切除术患者均未保留射精功能，而放射治疗患者为 57%。相比之下，胃肠道症状在放射治疗组中更常见（32% vs. 24%），尽管值得注意的是所有患者都是在 1995 年之前接受治疗，因此没有今天的肠道保护放射技术。尽管如此，大多数接受膀胱切除术（68%）和放射治疗（54%）的患者不愿意接受以减少生存优势来换取症状改善。

（三）局部晚期膀胱癌和姑息治疗

局部进展期膀胱癌通常是指最初无法切除、侵犯盆腔或腹壁的临床 T4b 期或淋巴结阳性膀胱癌。虽然手术中放疗在历史上用于一些局部晚期患者，但这在今天并不常见[308-310]。对于那些能够忍受侵袭性治疗的患者，以放化疗为基础的诱导方案可以充分降低患者的分期，从而可行膀胱切除术。放化疗前，可以先进行新辅助化疗。对于放化疗后疗效欠佳不能行膀胱切除术的患者或放化疗后疗效较好，考虑到局部、区域和远处复发的风险较高，可继续行辅助全身治疗。

短程、大分割的放疗方案可用于非根治性缓解局部症状，如疼痛、梗阻、出血等。BA09 多中心试验将姑息性治疗患者随机分为 35Gy/10 次和 21Gy/3 次治疗组，主要终点为 3 个月症状改善[311]。尽管 500 名患者中只有 272 人在 3 个月时可进行评估，接受 35Gy/10 次治疗的患者中有 71% 症状得到改善，接受 21Gy/3 次治疗的患者中有 64% 症状得到改善。两组在症状改善或 OS 方面没有统计学差异。

1. **临床淋巴结阳性膀胱癌** 尽管 EORTC30994 纳入了病理淋巴结阳性患者，但 MIBC 随机对照试验排除了临床淋巴结阳性患者。因此，对这些患者的最佳治疗目前还不清楚。为了解决这一随机数据的差距，一项 NCDB 分析试图明确临床淋巴结阳性患者单独化疗和化疗加膀胱切除术的效果。5 年随访中，无根治性局部治疗的 OS 仅为 14%；如果只进行局部治疗，这个比例为 19%。膀胱切除伴有新辅助和辅助化疗的 5 年 OS 率分别为 31% 和 26%，这表明临床淋巴结阳性的患者应该至少接受根治性的局部和全身治疗，最好伴有新辅助化疗[312]。

SWOG9312 是一项非随机的 II 期临床试验，纳入了临床 $T_{2\sim4}$、医学上被认为不适合手术或拒绝手术的淋巴结阳性患者[313]。在这些患者中，34% 被认为肿瘤不能切除，20% 的患者分期为 T_4，22% 的患者有淋巴结阳性，另外 27% 的患者淋巴结分期未知。患者接受 TURBT，随后 2 个周期的顺铂 /5-FU 化疗，同时接受 DT60Gy 的每天 1 次（单次 1.8～2.0Gy）剂量的放疗，然后再接受 2 个周期的顺铂 /5-FU 化疗。CR 率为 49%，中位生存期为 27 个月，5 年生存率为 32%。毫不奇怪，5 年无进展生存期在接受最大限度 TURBT 的患者中高于活检患者（38% vs. 14%），拒绝手术及不可切除患者分别为 29% vs. 11%。因为拒绝手术而入组的患者的 OS 较高，5 年 OS 为 45%。

2. **转移性膀胱癌** 转移性膀胱癌的治疗方案取决于远处转移是淋巴结转移（髂窝以上 M_{1a}）还是非淋巴结转移（M_{1b}）。M_{1a} 膀胱癌可以通过细胞毒性化疗来治疗；或者在某些病例中，如果同步放化疗达到 CR，可选择膀胱切除术[121]。相比之下，播散性转移（M_{1b}）可以通过细胞毒化疗和免疫治疗来治疗[111]。首选的化疗方案是吉西他滨 / 顺铂；一项随机对照试验显示，剂量密集性甲氨蝶呤 / 长春新碱 / 阿霉素 / 顺铂（ddMVAC）是一种疗效相似但毒性更大的替代方案[314-316]。尽管 EORTC30987 随机试验发现紫杉醇联合吉西他滨 / 顺铂带来不显著 3 个月的 OS 益处，但这是以毒性增加为代价的[317]。NCCN 指南不建议采用这种三种药物的治疗方案[121]。

对于不能接受顺铂治疗的患者，如由于肾功能损伤，吉西他滨 / 卡铂[318]、PD-L1 抑制药[112] 和 PD-1 抑制药[113] 是替代选择。一般来说，免疫检查点抑制药为二线治疗或用于不能耐受细胞毒性化疗的患者。KEYNOTE-045 随机 III 期临床试验纳入了铂类化疗进展的膀胱癌患者，并比较了派姆单抗与细胞毒性化疗（紫杉醇、多西紫杉醇或长春氟宁）的疗效[106]。在二线治疗中，派姆单抗使中位生存期提高了 3 个月（10.3 个月 vs. 7.4 个月）。对于不能耐受铂类药物化疗的患者，KEYNOTE-052 II 期试验报告的总体缓解率为 24%，PD-L1 表达高于 10% 的为 38%[113]。因此，派姆单抗获得了 FDA 的批准，用于经铂类药物进展或铂类药物不能耐受的 UC 患者[114]。同样，阿特珠单抗被批准用于二线[114] 和铂类不能耐受的一线治疗[112]。基于 CheckMate275 II 期临床试验结果，PD-1 抑制药 Nivolumab 批准用于铂类治疗进展的 UC[107]，同样获批的还有抗 PD-L1 抑制药 Avelumab 和 Durvalumab[115]。

重要的是，在免疫治疗和姑息性大分割膀胱放射治疗时必须谨慎。I 期派姆单抗在肌层浸润性 / 转移性膀胱癌（PLUMMB）试验中，评估了派姆单抗的安全性，放疗剂量为 DT36Gy/6 次，每周 1 次。即使在第 1 次剂量水平，也可以看到剂量限制毒性，有 2 个与治疗相关的 3 级泌尿系统毒性和 1 个 4 级直肠穿孔报道，导致作者修改方案下调了放疗剂量[319]。

七、放疗技术

（一）体外放疗

膀胱癌的体外放射治疗没有标准方法，不同机构的技术有很大差异。为了给读者提供有指导性的示例，我们将在这里总结在宾夕法尼亚大学使用的技术细节。

1. 根治性放疗　模拟定位。作为初步计划，患者被要求在模拟定位前 20min 排空膀胱。治疗师让患者仰卧，头部中立，双臂交叉，固定膝盖和脚，从而使盆腔位置固定。获取 L2 至股骨中段的 CT 扫描图像，层厚 1.5mm。如果肾功能允许，静脉对比剂可能有助于血管系统的鉴别。口服对比剂同样有助于勾画小肠和大肠的轮廓。如果计划给予膀胱局部放疗加量，需要获取膀胱充盈的定位图像，以确保足够的膀胱体积勾画靶区，尽管每天膀胱充盈程度可能不同。也可设置膀胱充盈基准，以辅助图像引导的部分膀胱放疗加量[320-323]。

靶区勾画。选择性盆腔淋巴结如前所述，对于哪些患者应该接受选择性盆腔淋巴结放射治疗尚无共识。在宾夕法尼亚大学，我们目前只针对临床上高度怀疑为淋巴结阳性的患者行选择性盆腔淋巴结放疗。当勾画靶区时，选择性的淋巴结包括髂内、髂外和闭孔淋巴结区域，从骶髂关节中部或髂总动脉分叉延伸至耻骨联合（闭孔淋巴结）和股骨头顶点（髂淋巴结）[12]。勾画盆腔淋巴结临床靶区时，髂内外血管外扩 7mm[324]。当勾画盆腔淋巴结后，在盆腔淋巴结 CTV 基础上外扩 5mm 获得计划靶区，每天 kV-kV 成像来匹配骨盆。

膀胱包或不包前列腺尿道、前列腺和精囊全膀胱的放疗至少为放疗疗程的一部分。在宾夕法尼亚大学，我们将给予整个膀胱全部的处方剂量，而其他机构放疗至 40～45Gy/1.8～2.0Gy 后，或缩野至肿瘤或瘤床的部分膀胱。同样，对于前列腺尿道、前列腺和精囊是否应该治疗及治疗的剂量也没有共识。在宾夕法尼亚大学，如果膀胱镜或影像学检查显示膀胱颈受侵，那么前列腺尿道将给予全部处方剂量；如果膀胱三角区或膀胱颈肿瘤体积较大和（或）已知为 cT3，那么前列腺和精囊将给予全部处方剂量。

由于膀胱充盈的变化很大，需要严格的运动控制策略来最大化靶区覆盖和最小化正常组织暴露。我们强烈支持创建一个内靶区（ITV），并使用每天 3D 图像指导，以确保膀胱在每天的治疗中得到适当覆盖。在宾夕法尼亚大学，我们的准备程序从与骨盆 kV-kV 匹配开始，然后是锥体束 CT，以确保膀胱完全在 ITV 膀胱靶区内。如果不是，则要求患者暂停治疗，并重复进行预处理成

像。这个过程确保了膀胱不会过度充盈。如果使用部分膀胱圆锥向下，也应检查基准与机载成像的基准容积，以确保膀胱没有被过度充盈。值得注意的是，我们通常不会放弃 kV-kV 的骨盆骨设置，因为我们通常针对的是其他结构（前列腺、精囊、盆腔结节），这些结构的 PTV 边缘采用基于骨盆骨的设置。

至少有 4 种 CTV-PTV 外扩策略来控制不同分级之间的膀胱运动：①基于人群的靶区外扩；②患者特异性外扩；③每天计划；④每天自适应放疗[325]。随着机载成像技术的不断改进，这些技术也在迅速发展。在基于人群的靶区放疗策略中，ITV 和 PTV 外扩在治疗开始时应用，而不是在整个治疗过程中更新。对于基于人群的方法来说，一个合理的 CTV-ITV 外放边界为头脚方向 15mm，其他方向 10mm[326]。这随后 ITV 均匀外放 3～5mm 生成 PTV。很明显，外放越小，计划失败的可能性就越大，患者就需要再次等待治疗。在患者特异性外扩策略中，应用一个初始边界算法，然后根据放疗第一周期间每天膀胱容量的变化进行更新。在每天计划策略中，首先创建多个具有不同 ITV 外放（通常是小、中、大）的计划，每天选择最合适的 ITV 及其对应的计划进行治疗[327, 328]。最后，最新和最适形的运动管理策略是在患者接受治疗时，每天生成一个新的膀胱 CTV/PTV 并重新优化计划。这种在线自适应方法需要高质量的机载成像，以支持重新制定计划，如 CT 或 MRI。每天在线适应性治疗有可能大幅减少 CTV-PTV 外放距离，并减少危及器官（即肠道）的剂量。

在宾夕法尼亚大学，我们使用一种改良的患者特异性外扩方法。我们通过膀胱充盈的每天变化，生成 2 个膀胱 ITV。为最大限度地减少危及器官的剂量，一个计划采用基于人群靶区外扩生成的 ITV，另一计划采用较小的 ITV，仅在膀胱周围均匀扩张 5mm（图 62-4）。第二个计划通常对肠道有更好的保护[179, 307]。我们以大的 ITV 计划开始治疗，治疗 1 周后，我们重新评估是否可以使用小 ITV 计划或是否需要建立第三个中间计划。

最后，如果邻近器官（前列腺尿道、前列腺、精囊）需要勾画，这些 CTV 将向后外放 6mm，在其他方向上均匀外放 10mm，以形成 PTV。如前所述，患者需要每天使用骨盆进行计划匹配。

处方剂量。在宾夕法尼亚大学，我们通常只行全膀胱放疗，每天 1.8Gy，总量至 64.8Gy。如果靶区包括盆腔淋巴结，我们将给予选择性淋巴结 45Gy/1.8Gy，并在考虑正常组织限量的情况下尝试将严重受累的淋巴结提高至 64.8Gy。由于担心疗效降低，即使患者在医学上是可手术的，我们在治疗过程中不使用分段治疗，期间不行膀胱镜检查[294, 329]。有几个合理的替代剂

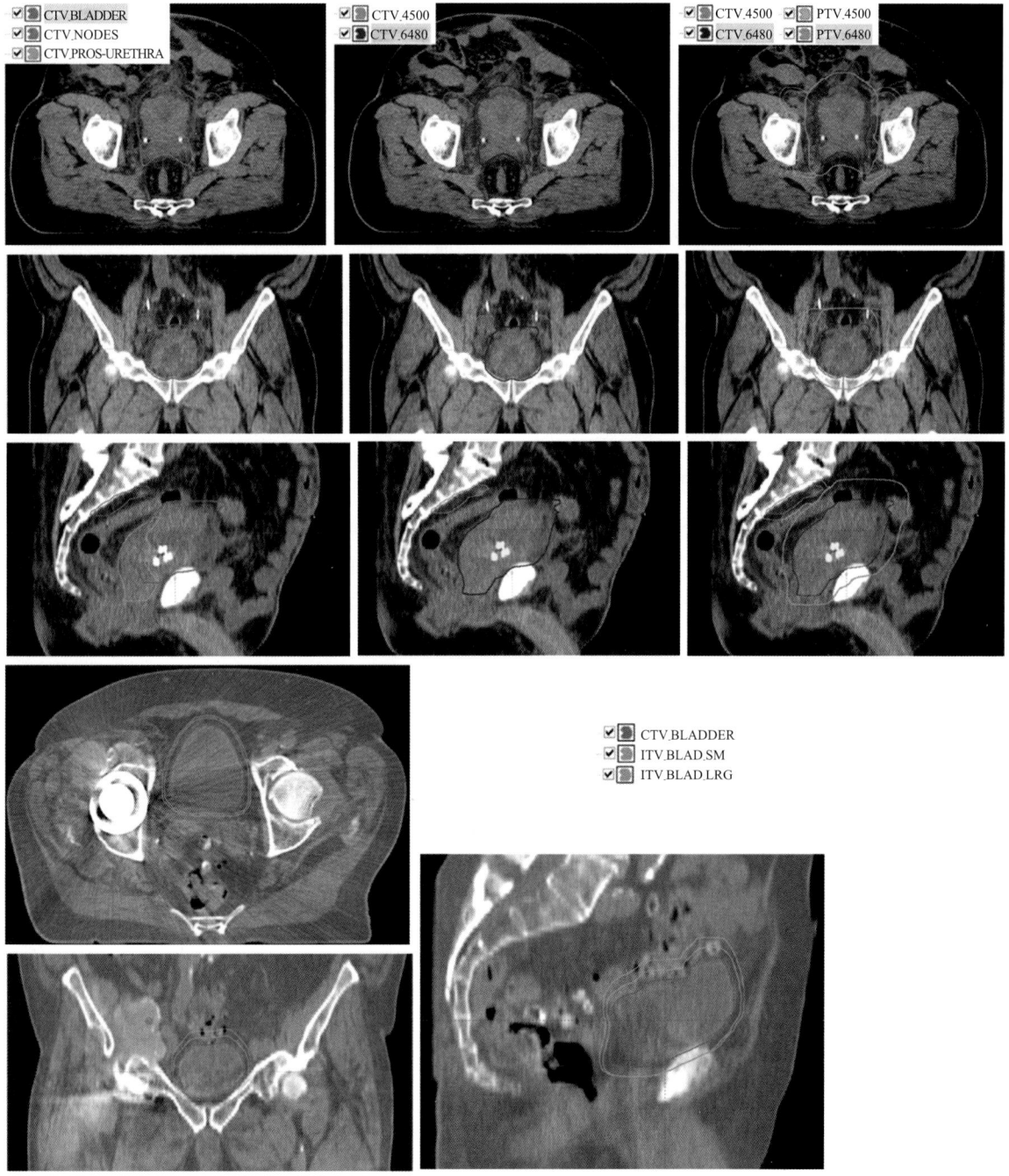

▲ 图 62-4　对完整的膀胱进行根治性放疗，改良的患者特异性外扩方法包括 **2** 个膀胱内靶区（**ITV**），这来源于每天膀胱的充盈变化。更大的 **ITV** 使用基于人群的靶区外扩。较小的 **ITV** 在膀胱周围使用均匀外放 **5mm**，以提供更好的肠道保护。在大的 **ITV** 治疗 1 周后，可以评估这周的每天成像，以确定小的 **ITV** 是否可以继续使用，或者是否应该创建第三个中间计划。该患者盆腔淋巴结接受 **45Gy** 的治疗，整个膀胱、前列腺尿道为 **64.8Gy**，每天 **1.8Gy**（此图彩色版本见书末）

量分割方案。BC2001 试验中对患者进行 64Gy/2Gy 或 55Gy/2.75Gy 全膀胱放疗 [302]。RTOG05-24 试验中全膀胱、前列腺和盆腔淋巴结剂量为 39.6Gy，全膀胱 54Gy，GTV 至 64.8Gy，每天 1.8Gy 常规分割 [105]。RTOG07-12 试验中膀胱和盆腔淋巴结剂量 45Gy，全膀胱加量至 50.4～52.2Gy，肿瘤靶区处方剂量为 64.8Gy，每天 1.8Gy [330]。

辅助治疗正如前面所讨论的，辅助放疗可能适合局部失败高风险患者，包括随机试验证实有指征的切缘阴性患者 [255] 和正在进行的随机试验中切缘阳性患者 [256]。根据最近发表的多机构共识指南，膀胱切除术后接受辅助放射治疗的患者应该进行靶区勾画 [331, 332]。勾画图像可在 RTOG/NRG 网站上找到 [333]。建议用调强放射治疗减少直肠和肠道的剂量 [334]。虽然高 T 分期、阳性淋巴结和切除的淋巴结少于 10 个可能增加局部失败的风险 [253, 335]，阳性的手术切缘是改变辅助治疗靶区的关键特征 [251]。对于切缘阴性的患者，应该勾画高危的淋巴结区域：髂总远端淋巴结、髂内、髂外、闭孔淋巴结和骶前淋巴结。远端髂总、髂内、髂外应包括髂血管周围 7mm 区域，从 $L_5 \sim S_1$ 间隙至股骨头上缘（髂外）和坐骨大切迹（髂内）；闭孔淋巴结包括距闭孔内肌 10mm 以内的区域；骶前间隙在骶骨前方 10～15mm 处。对于切缘阳性的患者，除了这些淋巴结体积外，还应勾画膀胱切除术后瘤床区域（图 62-5）。膀胱切除术床 CTV 包括术前膀胱周围组织，包括阴道近端或前列腺和直肠前外侧周围组织。上方，靶区以耻骨联合顶部上 2cm 的平面为边界；下方为男性阴茎球上方 2～3mm 平面，或女性闭孔下极下方 1cm 平面。侧面，靶区将延伸至双侧闭孔内肌的内侧缘，并延伸至前列腺床或闭孔内肌下方的阴道壁。前方，靶区延伸到耻骨支 / 联合的后部；后方，紧靠肛肠围的前 1/3 而不延伸到直肠。耻骨联合和直肠上方轮廓的前后边缘沿着这些参照器官所定义的平面延伸。小肠不能从膀胱切除术后瘤床和淋巴结 CTV 中去除 [331]。

2. 术后危及器官 危及器官包括小肠、直肠、骨盆，以及辅助治疗时的改道后的尿道和造瘘袋。肠管包括大肠和小肠，可以像袋子一样勾画出来，至 CTV 上缘上方 3cm 层面。为了在计划允许的范围内减少剂量，减少骨折和骨髓抑制的风险，骨盆可以 CTV 上下 1cm 层面范围内自动勾画。改道后尿道为波状外形，主要是因为它是由肠道形成的，而造瘘袋的勾画是为了帮助剂量学家布置射野时避开该结构 [331]。IMRT，包括容积调强放疗，与正向计划的 3DCRT 相比，可以获得更好的靶区覆盖和危及器官限量 [334, 336]。尽管质子束放射治疗可能有剂量学上存在优势，但还没有证实这些可以转化为临床毒性的改善 [337]。

剂量。对于接受辅助放疗的患者，指南一致推荐剂量为 45～50.4Gy/1.8Gy，每天 1 次 [331]。

（二）争议

1. 淋巴结治疗 由于临床和病理 T 分期不一致，临床 T 分期未能很好地预测盆腔淋巴结转移。在 TURBT 标本上的淋巴血管侵犯（LVI）（但有趣的是，不是临床 T 分期）可能与隐匿的髂总淋巴结转移相关，这提出了除了髂内外区域外是否还应包括髂总淋巴结的问题 [12]。然而，当行根治性膀胱切除术时，淋巴结切除术超过 10 个淋巴结似乎与更好的预后相关 [193, 195, 196, 335]，而切除少于 10 个淋巴结是局部复发的独立危险因素 [254, 335]。然而，不行淋巴结区域放疗对局部复发或生存没有明显影响 [338]。原因尚不清楚。这可能是盆腔淋巴结放疗价值的研究只是没有能力检测到一个适度的效果，或者淋巴结照射对免疫的不利影响抵消了其带来的益处，即使是盆腔淋巴结存在亚临床病灶。

2. 部分膀胱放疗 膀胱的放疗耐受性取决于所治疗的体积。既往 Emami 耐受性量表显示，如果 33% 的膀胱体积被保留，剩余的膀胱可以耐受 80Gy [339-341]。部分膀胱放射的基本原理源于这样一个事实，即它可以允许安全剂量的增加，而不会增加未受照射的膀胱组织风险。事实上，一系列接受部分膀胱近距离放射治疗的患者发现，只有 7% 的风险出现新的侵袭性癌症 [276]。然而，随机试验发现，虽然较高剂量的部分膀胱放射不会增加毒性，但似乎也不会对局部控制或生存有很大影响 [342, 343]。此外，对膀胱切除术标本的分析发现，术前膀胱肿瘤的定位常常与膀胱切除术证实的位置不同，这表明部分膀胱放射存在边缘漏照的真实风险 [344]。精准的图像引导，潜在地使用基准标记，可能会降低这种风险 [345-348]。

3. 剂量分割方案 总剂量和最佳剂量分割方式都是膀胱癌治疗中具有争议的领域。尽管使用每天 1 次的剂量分割的试验通常将膀胱放疗剂量提升至约 65Gy，Sauer 等对组织学为 1～2 级、明显完整的 TURBT 和同时接受铂类放化疗的患者放疗剂量降至 54Gy [349]。尽管总剂量至少为 62Gy 与单纯放疗（不完全 TURBT 和不

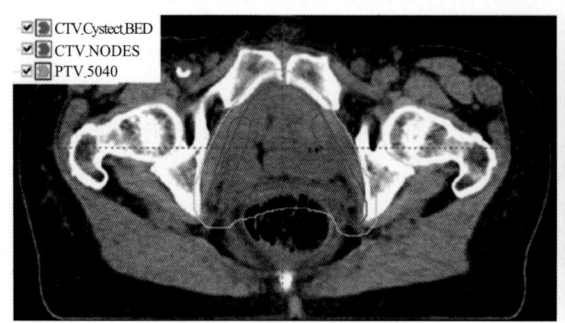
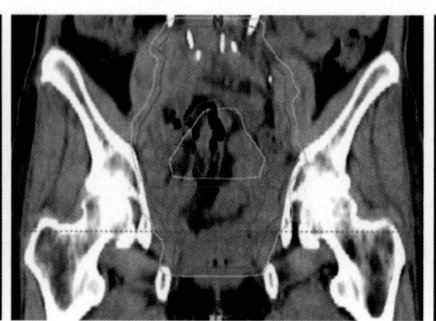
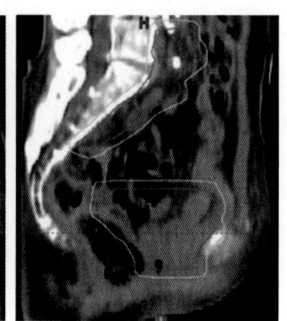

▲ 图 62-5 辅助放疗的靶区包括高危的淋巴结区，如果切缘阳性，应包括膀胱切除术后瘤床。对于该患者，靶区治疗剂量为 **50.4Gy，每天 1.8Gy 常规分割**（此图彩色版本见书末）

行化疗）的更好疗效相关 [329, 350, 351]，UC 细胞的高增殖率 [352] 促使研究者尝试加速分割方案。为此，每天 2 次 1.8～2.0Gy [304, 353, 354] 的治疗和放射治疗最后 1 周每天 2 次治疗 [355] 倾向于增加急性毒性。RTOG07–12 发现每天放疗联合吉西他滨化疗较顺铂 /5–FU BID 放疗急性 3 级或更高毒性（54% vs. 64%）发生率低 [304]。相比之下，RTOG97–06 显示 1.2～1.8Gy 的超分割伴同步推量似乎耐受性良好 [298]。在一项随机试验中，1Gy TID 总量至 84Gy 超分割较每天 2Gy 总量至 64Gy 的常规分割相比，改善了 OS，后期毒性更高 [356, 357]。

（三）近距离放疗

尽管在美国使用较少，欧洲指南支持在 EBRT 后使用近距离放疗作为选择性保膀胱方法治疗 MIBC [358]。与基于 EBRT 的三联治疗一样，近距离放疗与膀胱切除术并没有进行随机比较。然而，预后与这些治疗相似，5 年无膀胱切除生存率、局部控制和 OS 分别为 90%、62%～100% 和 38%～73%。出乎意料的是，低 T 分期肿瘤（包括 T_1 期）比例较大的系列研究中，近距离放疗预后更好 [282, 283, 258–264]。GEC-ESTRO/ACROP（欧洲社会放射治疗学和肿瘤学、放射肿瘤学实践咨询委员会）指南建议患者选择为单个 $T_{2～3}$ 肿瘤，直径小于 5cm，非膀胱颈部或前列腺尿道肿瘤，无原发肿瘤外的原位癌 [358]。导管可以通过开放的耻骨后手术或内镜手术植入 TURBT 部位或残余肿瘤。近距离治疗 EBRT 处方剂量为 10.5Gy/3 次（3.5Gy×3），单次 8.5Gy，40Gy/20 次（2Gy×20），或 55Gy/22 次（2.5Gy×22）。EBRT 的靶区为膀胱，有或没有盆腔淋巴结。近距离治疗靶区的剂量达到 DT70Gy/2Gy 分割的等效剂量（EQD2），假设 α/β 为 10～15Gy。脉冲剂量率技术有最成熟的数据，不过目前高剂量率计划正在研究中。这种治疗通常耐受性良好，膀胱 3 级或更高毒性的发生率较低（5%～10%），肠道的也小于 5%；据报道，其他围术期并发症的发生率为 5%～10% [282, 358, 362, 364]。

八、治疗流程

图 62–2 和图 62–3 分别提供了非肌层浸润性膀胱癌和肌层浸润性膀胱癌的简化治疗流程，改编自 NCCN 指南。美国膀胱癌 NCCN 管理指南可在 https://www.nccn.org/professionals/physician_gls/PDF/bladder.pdf 上找到，英国国家健康和护理卓越研究所（NICE）指南可在 https://www.nice.org.uk/guidance/ng2 上找到。

九、未来发展趋势

MIBC 在综合诊疗方面取得了令人振奋的进展，从提高膀胱保留的有效性、安全性和耐受性，到改善膀胱切除术与新辅助化疗和辅助放疗的预后，到改善转移性疾病患者的全身治疗选择，包括免疫治疗。正在进行的有希望的工作可能利用循环肿瘤细胞 [365] 或循环肿瘤 DNA [366]，将无创精准医学方法引入转移性甚至非转移性膀胱癌的治疗中。然而，也许膀胱癌最令人兴奋的进展是分子分类，目前分为管腔型、基底 / 鳞状细胞癌和神经元型膀胱癌 [98]。每种亚型的特征都暗示着合理的系统治疗：FGFR3 抑制药可以用于管腔乳头状癌，这类亚型存在 FGFR3 突变、融合或扩增。免疫检查点抑制药可用于 PD-L1/CTLA-4 中等表达的管腔浸润肿瘤或 PD-L1/CTLA-4 高表达的基底 / 鳞癌。总的来说，管腔乳头状病变患者的总 OS 最高，其次是基底鳞状细胞癌、管腔型、管腔浸润型和神经元型；5 年的 OS 分别是大约 60%、40%、40%、25% 和 15% [98]。最近的研究已经开始报道与分子分类相关的不同治疗预后，例如，膀胱切除术前的新辅助化疗改善了基底细胞癌的 OS，但并没有进一步改善管腔型 /cluster I 的良好预后或低 claudin 肿瘤的较差生存率 [116, 367]。这项工作促使了 GenomeDx 破译膀胱癌分类器的开发，这项技术和其他正在开发中的商业检测很可能会在临床实践中得到越来越多的应用。面临的挑战是，这一领域的新工作不断发现新的分子亚型。随着本领域研究的成熟，确定一个共识的分类体系对指导临床试验设计具有重要意义。一个持续的挑战是定义临床有用的生物标志物，根据分子分类有效地对患者进行分层，这种方法与常见的临床特征与乳腺癌的分子分类相关联，而乳腺癌似乎与膀胱癌具有相同的分子特征 [368]。就连 AJCC 癌症分期手册第 8 版增刊也开始讨论膀胱癌的新兴分子分类，因此设计未来的临床试验来了解这些分子分类如何更好地为我们的膀胱癌治疗提供信息是很重要的。

第63章 睾丸癌
Testicular Cancer

Peter W. M. Chung　Jeremy H. Lewin　Philippe L. Bedard　Padraig R. Warde　著

吴培培　译

要　点

1. **发病率**　在 15—35 岁的男性中，睾丸癌是最常见的恶性肿瘤，但总体上只占所有恶性肿瘤的 1%。2012 年，全世界估计有 5.5 万例新发病例和 1 万例死亡。

2. **生物学特性**　80% 以上的病例存在 12p 等位染色体。

3. **分期评估**　在病史和体格检查后，血清肿瘤标志物，包括甲胎蛋白、β-人绒毛膜促性腺激素和乳酸脱氢酶是重要的进一步评估指标。影像学检查应包括胸部 X 线片和腹部及盆腔计算机断层扫描。在精原细胞瘤患者的腹盆腔 CT 检查正常时，胸部 CT 检查可能会被省略，但通常会被包括在内。其他影像学检查，如磁共振和正电子发射断层扫描，通常不是分期所必需的。

4. **初始和辅助治疗**　根治性腹股沟睾丸切除术可明确病理分型，便于后续规范治疗，也是睾丸癌的初始治疗方法。

5. **精原细胞瘤**　Ⅰ 期精原细胞瘤的总生存率几乎为 100%。有三种主要的治疗策略选择，其复发率不同。监测是首选，复发率为 15%；而辅助治疗，包括腹膜后放疗或卡铂化疗，复发率为 5%。同样，Ⅱ 期精原细胞瘤的 5 年生存率为 97%。Ⅱa 期或 Ⅱb 期患者行放疗后，复发率为 10%，以顺铂为基础的化疗治疗 Ⅱc 期疾病，复发率小于 5%，是常用的治疗选择。对于 Ⅲ 期精原细胞瘤，5 年总生存率约为 85%，以顺铂为基础的化疗是首选治疗方案。

6. **非精原细胞瘤**　Ⅰ 期非精原细胞瘤的 5 年生存率为 99%。主要的治疗方案包括监测，复发率为 30%，腹膜后淋巴结清扫术（RPLND），复发率为 10%，辅助化疗（通常只适用高危患者），复发率为 1%。对于 Ⅱ 期非精原细胞瘤，5 年总生存率约为 98%。Ⅱa 期采用顺铂单药为主的化疗或 RPLND+ 化疗。复发率均 5%，Ⅱb 期或 Ⅱc 期疾病采用以顺铂为基础的化疗，复发率为 5%。Ⅲ 期通常需要化疗。转移性生殖细胞肿瘤患者根据组织扩散和血清肿瘤标志物升高水平分为预后良好组、中等组和预后不良组。预后良好组（占 60%）的 OS 约为 86%。这些患者原发肿瘤在睾丸或腹膜后，没有内脏转移（肺转移除外），肿瘤标志物水平低（AFP<1000；β-HCG<5000；LDH<1.5 倍正常上限）。中等预后组（占 26%）的 OS 约为 80%。这些患者原发肿瘤在睾丸或腹膜后，没有内脏转移（肺转移除外），AFP 水平为 1000~10 000，或 β-HCG 水平为 5000~50 000，或 LDH 水平为 1.5~10×ULN。预后不良组（占 14%），OS 约为 50%。存在纵隔原发肿瘤，或发现非肺脏器转移，或肿瘤标志物水平高（AFP>10000；β-HCG>50 000；LDH>10×ULN）。

　　睾丸癌在普通人群中并不常见，但却是年轻男性最常见和重要的恶性肿瘤之一。2012 年，全世界估计有 5.5 万新发病例和 1 万死亡病例[1]。95% 以上的睾丸癌为原发性生殖细胞肿瘤（GCT），其他包括淋巴瘤和肉瘤。GCT 的发病率在过去 30 年翻了一番。虽然大多数（70%~80%）诊断时为早期，具有较高的治愈率，但这些肿瘤发病率的持续上升对相对年轻的男性来说是一个挑战，他们中的大多数人正处于生命的黄金时期。与大多数癌症一样，具体的治疗部分基于组织学亚型，但更重要的是基于疾病的范围。在过去的 30 年里，化疗、影像和多学科治疗的进步促使了从潜在致命疾病到可治愈癌症范式的持续转变。在本章中，我们将讨论原发性

睾丸 GCT、恶性肾上腺外 GCT 和其他罕见睾丸肿瘤的治疗原则。

一、病原学和流行病学

在世界上大多数人群中，睾丸癌仅占所有男性癌症的 1%～2% [2]。生殖细胞睾丸肿瘤是 15—44 岁男性最常见的实体恶性肿瘤；美国 2018 年预测将出现 9130 个新发病例，400 个死亡病例 [3]。美国白人男性发生 GCT 的累积终生风险为 0.2% [4]。虽然该病很罕见，但监测到的发病率上升令人担忧。1973—2003 年，GCT 在美国的发病率上升了 61%，主要的上升发生在精原细胞瘤而不是非精原细胞瘤 [5]。

在所有欧洲裔人群中，睾丸癌的年龄分布是相似的。幼儿期在 2 岁左右有一个小高峰，然后在 15 岁之前一直保持较低的比率。年轻人的第二个高峰出现在 25—40 岁，然后下降，在 65—75 岁再次出现一个小高峰。发生在儿童和青年的睾丸癌通常是 GCT，而那些发生在 65 岁以后的主要是非生殖细胞恶性肿瘤，主要是淋巴。非精原细胞瘤多见于儿童和 15—30 岁的年轻男性，而精原细胞瘤平均出现在 10 年后（25—40 岁）。

睾丸生殖细胞癌（TGCC）的危险因素包括家族癌症史、隐睾或性腺发育不良、生育能力低下和睾丸微石。有隐睾病史的男性患睾丸癌的概率约增加 6 倍 [6]。青春期前的睾丸固定术似乎可以降低患后续肿瘤的风险，并可能有助于保存睾丸间质细胞功能，提高生育能力 [7, 8]。虽然大多数有睾丸降下不良病史的男性睾丸癌发生在同侧，但 5%～20% 发生在对侧睾丸 [6]。隐睾症增加 GCT 风险的机制尚不清楚，但睾丸降下不良的影响（如果睾丸在腹股沟区域，温度升高或创伤风险增加）已被认为是可能的因素。然而，对侧睾丸肿瘤发生率的增加，提示降下不良和睾丸癌可能由相同的产前病因学过程引起。其他性腺发育异常和性别分化可能与病因有关，如睾丸生殖细胞肿瘤的 45X/46XY 核型和部分雄激素不敏感综合征，以及肾上腺外生殖细胞肿瘤的 Kleinfelter 综合征（46XXY 核型）。

睾丸肿瘤的发病率有很大的地域和种族差异，丹麦（每年每 10 万男子 8.4 例）和瑞士（每年每 10 万男子 6.2～8.8 例）报道的发病率最高 [2]。与欧洲人相比，非欧洲人的睾丸癌发病率较低。在美国，白人男性（每年每 10 万人中 6.36 人）比非裔美国男性（每年每 10 万人中 1.30 人）患睾丸癌的可能性高出 5～6 倍；其他种族的发病率也较低，如华裔和日裔美国人 [5]。最近在美国的西班牙裔男性中发现睾丸癌发病率上升的原因尚不清楚 [9]。睾丸癌的高发病率出现在一些非白人人群中，如新西兰的毛利人和美国土著 [10]。

先前的睾丸癌是发展为对侧恶性肿瘤的主要危险因素。在 29515 例单侧睾丸癌患者的大规模人群随访研究中，累积（在原发肿瘤诊断后 15 年）发展为对侧恶性肿瘤的风险为 1.9% [11]。

（一）睾丸生殖细胞癌的遗传性

关于睾丸生殖细胞癌遗传性的讨论此处略过。

（二）环境因素与睾丸生殖细胞癌

其他与 TGCC 发展相关的因素包括睾丸创伤史、体重指数增加、器官移植后的免疫抑制和人类免疫缺陷病毒感染 [17-19]。没有证据表明睾丸创伤和肿瘤的发展之间存在因果关系，可能的解释是睾丸创伤导致睾丸检查。由于睾丸癌的年龄分布，如果环境对这些肿瘤的病因有影响，就必须在生命早期暴露。与睾丸癌后期发展相关的产前因素包括先兆流产、产妇过度恶心、早产、产妇高龄、新生儿黄疸和剖腹产 [2]。为了解释这些联系，有人认为子宫内的生发上皮暴露于高水平的母体游离雌激素可能导致随后的隐睾症和发展成睾丸肿瘤的风险增加；然而，产前雌激素理论仍未得到证实 [2]。

（三）预防和早期发现

睾丸原位生殖细胞肿瘤（GCNIS）或小管内生殖细胞肿瘤为睾丸原位生殖细胞肿瘤的前驱病变，通过治疗 GCNIS 可以预防侵袭性睾丸癌发生。在成人中，几乎 100% 的病例发现 GCNIS 与 GCT 相邻，并且认为，除精母细胞精原细胞瘤外，GCNIS 发生在所有侵袭性肿瘤的发展之前 [20]。GCNIS 的自然史尚不清楚，但丹麦的经验表明，所有成年 GCNIS 病例最终都将发展为侵袭性癌症 [20]。

睾丸 GCNIS 的诊断只能通过睾丸活检来实现。由于 GCNIS 在一般人群中的发病率很低（最多只有 0.7%），目前不推荐活检筛查。然而，在高危患者中，包括那些可能患有肾上腺外生殖细胞癌的患者、双性人，以及患有对侧 GCT 人群（年龄＜40 岁及睾丸体积＜12ml）[21]，应考虑进行活检。

睾丸 GCNIS 患者的治疗是有争议的。单侧疾病建议行睾丸切除术，如果患者在行睾丸切除术后确诊为 GCT，可以考虑如下三种治疗选择并与患者讨论：睾丸切除术、低剂量放射治疗或监测 [21]。虽然睾丸切除术和放射治疗都为睾丸 GCNIS 提供了根治性治疗的可能，但它们都破坏了残余的生育能力。特别是考虑到异时性睾丸癌的良好预后，对受影响的睾丸进行密切随访监测是一个合理的选择 [22]。

睾丸自检已被提倡用于侵袭性肿瘤的早期发现，但其有效性尚未得到证实。没有证据表明以人群为基础的筛查会有益处；然而，有必要对睾丸癌的早期迹象和症状进行教育，以减少延迟诊断。单侧睾丸 GCT 患者和隐睾患者的最佳随访计划尚不清楚，这两种患者未来罹患睾丸癌的风险为 2%～5%，但从 15 岁起每年做一次睾丸超声检查似乎是合理的。

二、生物学特征和分子生物学

有关生物学特性和分子生物学的讨论此处略过。

三、病理学和转移途径

（一）病理

睾丸癌可起源于睾丸内和睾丸旁细胞（框 63-1）。绝大多数是生殖细胞起源，世界范围内广泛使用的三种分类方案见表 63-1。世界卫生组织采用了由 Mostofi 修改的 Dixon 和 Moore 分类，这是北美使用最广泛的分类办法[35]。

出于临床目的，GCT 主要分为两大类：精原细胞瘤和非精原细胞生殖细胞肿瘤（NSGCT）。值得注意的是，纯精原细胞瘤患者复发后可能为 NSGCT，反之亦然。大约 60% 的 GCT 是纯精原细胞瘤，30% 是 NSGCT，10% 是混合型肿瘤（同时存在精原细胞瘤和 NSGCT 成分）[36]。混合肿瘤患者在临床上被认为含有 NSGCT 成分，只有精原细胞瘤伴合胞滋养细胞的肿瘤例外。

1. **生殖细胞原位肿瘤** 生殖细胞原位肿瘤或小管内生殖细胞瘤（ITGCN）以前被称为睾丸原位癌（CIS），但由于它不是上皮实体肿瘤，所以不再被归为癌。GCNIS 被认为先于所有成人精原细胞瘤和 NSGCT 的阶段（精母细胞性精原细胞瘤除外）[37]。在光镜下，细胞与精原细胞瘤细胞非常相似，在大多数情况下，通常在精原小管内发现。从细胞学上讲，发展成为精原细胞瘤的细胞和发展成 NSGCT 的细胞没有区别。在一般人群中，GCNIS 的发生率较低（0.2%），但在生育能力受损的男性（0.5%）和隐睾患者（2%～4%）中稍高一些[20]。

2. **精原细胞瘤** 精原细胞瘤是睾丸 GCT 最常见的类型，最常见发病年龄为 40 岁。肉眼监测，肿瘤通常与残留的睾丸组织有很好的界限，很少有坏死或出血。显微镜下，经典或典型的精原细胞瘤由大细胞组成，胞质丰富，细胞被结缔组织分隔成片状或索状[38]。典型的细胞核呈圆形、深染或泡状，核仁明显。通常有淋巴细胞浸润，并常有巨噬细胞、浆细胞和多核巨细胞。15%～20% 的病例存在合胞体滋养层，它们的存在似乎不会改变预后。

在免疫组织化学检测中，几乎所有精原细胞瘤都表达胎盘白细胞碱性磷酸酶（PLAP），不表达低分子角蛋白、血型抗原或波形蛋白。D2-40（也称为平足蛋白）和 OCT3/4 在精原细胞瘤中也经常呈阳性。几种精原细胞瘤的组织学变异已被确认，包括间变性精原细胞瘤和精母细胞性精原细胞瘤。当每个高倍视野看到三个或更多的有丝分裂时，就可以诊断间变精原细胞瘤[38]。精母细胞性精原细胞瘤是一种罕见的亚型，主要见于老年男性，与 GCNIS 或双侧疾病无关[37]。它具有独特的组织学特征，通常有三种不同大小的细胞，球形核，缺乏细胞质糖原，与经典精原细胞瘤相比，淋巴细胞浸润稀少或不存在[39]。此外，这些肿瘤在免疫组织化学检测中 PLAP 不染色，并且很少转移。据报道，一种非典型的精原细胞瘤的一些免疫组织化学特征与 NSGCT 相似，尽管它的形态学外观与经典精原细胞瘤相似[40]。通常很少或没有淋巴细胞浸润，肿瘤细胞的胞质比经典精原细胞瘤细胞少。在预后方面，似乎与经典精原细胞瘤相似。

3. **非精原性生殖细胞肿瘤** 非精原性肿瘤占 TGCC 的 40%，最常发生在生命的第 30 年。在 WHO 的分类体系中，NSGCT 包括胚胎癌、畸胎瘤（成熟、未成熟或恶性分化）、绒毛膜癌、卵黄囊瘤和混合 GCT。大多数肿瘤是混合型的，有两种或两种以上的细胞类型。虽然有些肿瘤有精原细胞瘤的成分，但组织学证实的

框 63-1　睾丸肿瘤的组织学分类

源于原位生殖细胞瘤的生殖细胞肿瘤
- 精原细胞瘤
- 胚胎性癌
- 畸胎瘤，青春期后型
- 畸胎瘤伴体细胞型恶性肿瘤
- 绒毛膜癌
- 非绒毛膜癌滋养细胞肿瘤
- 卵黄囊瘤，青春期后型
- 混合生殖细胞肿瘤
- 退行性生殖细胞肿瘤

非源自原位生殖细胞瘤的生殖细胞肿瘤
- 生殖细胞瘤
- 畸胎瘤，青春期前型
- 混合畸胎瘤和卵黄囊瘤，青春期前型
- 卵黄囊瘤，青春期前型

性索间质瘤（性腺间质瘤）
- 间质细胞瘤
- 滋养细胞肿瘤
- 颗粒细胞瘤（成人和青少年型）
- 纤维 - 泡膜细胞组分肿瘤
- 混合性脊髓间质肿瘤

具有生殖细胞和性腺基质成分的肿瘤
- 性腺母细胞瘤

其他肿瘤
- 集合管和睾丸网肿瘤
- 混合型肿瘤
- 淋巴造血肿瘤

表 63-1 生殖细胞肿瘤的三种分类

Dixon 和 Moore, 1953 [32]	WHO 分类 [33]	Pugh, 1976 [34]
• Ⅰ组 　－ 精原细胞瘤 　－ 精母细胞性精原细胞瘤 • Ⅱ组 　－ 胚胎癌 • Ⅲ组 　－ 纯畸胎瘤 • Ⅳ组 　－ 畸胎瘤伴癌或肉瘤 • Ⅴ组 　－ 畸胎瘤伴胚胎癌或绒毛膜癌	• 精原细胞瘤 • 精母细胞性精原细胞瘤 • 胚胎性癌，成人型 • 畸胎瘤 　－ 成熟 　－ 不成熟 • 除精原细胞瘤、胚胎癌或绒毛膜癌外，伴有恶性区域的畸胎瘤 • 胚胎癌和畸胎瘤（畸胎癌） • 婴儿胚胎性癌 • 多胚瘤	• 精原细胞瘤 • 精母细胞性精原细胞瘤 • 恶性畸胎瘤，未分化型 • 畸胎瘤，分化型 • 恶性畸胎瘤，中间型 • 卵黄囊瘤，母细胞瘤

NSGCT 中精原细胞瘤的相关性对临床预后没有较大影响[41]。

混合型肿瘤患者的年龄（中位 33 岁）介于精原细胞瘤（中位 36 岁）和非精原细胞瘤（中位 27 岁）之间[41]。肉眼可见一不规则的肿块，与周围睾丸组织界限不清，常伴有大量坏死和出血。免疫组织化学研究通常表明胚胎癌细胞质中有低分子角蛋白的表达，而成熟畸胎瘤中有卵黄囊成分、低分子角蛋白或波形蛋白表达。OCT3/4 和 CD30 也常在胚胎癌中表达。

畸胎瘤是由来自两个或两个以上生殖细胞层（外胚层、中胚层或内胚层）的细胞构成的肿瘤。当任何一种畸胎瘤的组成组织表现出另一种恶性肿瘤的组织学形态时，如肉瘤或癌，则使用畸胎瘤伴恶性转化这一术语。

绒毛膜癌是由多核合胞滋养细胞和单核细胞滋养细胞组成的肿瘤。纯绒毛膜癌是罕见的，通常伴有广泛转移，β-HCG 水平高，预后差。在高达 10% 的 NSGCT 中发现绒毛膜癌成分，并且似乎不影响预后。

卵黄囊瘤，也被称为内胚层窦瘤，是由通常产生甲胎蛋白的细胞组成，类似于胚胎卵黄囊中的细胞。纯卵黄囊肿瘤是罕见的，但是最常见的变异的儿童 GCT。高达 50% 的 NSGCT 中发现卵黄囊肿瘤成分。

（二）转移途径

肿瘤直接延伸至附睾、经鞘膜至精索（T_3），很少延伸至阴囊（T_4）。然而，局部广泛肿瘤是罕见的。

淋巴转移是最常见的转移途径。睾丸的淋巴引流直接通向主动脉旁淋巴结。左右睾丸肿瘤的转移分布有差异。左睾丸静脉引流至左肾静脉，淋巴管引流至主动脉旁区域的淋巴结，位于左肾门正下方。右侧睾丸静脉在肾静脉下方直接引流至下腔静脉，因此右侧肿瘤首先累及腔静脉旁和腹主动脉间淋巴结。图 63-1 为 NSGCT 和精原细胞瘤腹膜后淋巴结转移的分布规律[42-44]。约

15% 的病例有对侧淋巴结累及，无同侧淋巴结累及的病例极少发现。经胸导管可发生膈上播散，虽然左锁骨上淋巴结病在发病时并不常见，但在复发时更常见。

盆腔和腹股沟淋巴结累及罕见（＜3%）。腹股沟淋巴结受累的易感因素包括既往的阴囊或腹股沟手术、切开白膜的阴囊睾丸切除术、肿瘤侵犯鞘膜或附睾下 1/3，以及隐睾[43, 45]。在腹股沟手术中精索淋巴管的断裂已被证明会导致睾丸淋巴管和腹股沟或盆腔淋巴结区域淋巴管之间的吻合。在极少的患者可以建立与对侧腹股沟淋巴结的连接，但这并不常见。在一小部分腹股沟复发的患者中，可能没有明显的诱发因素[43]。

NSGCT 患者的血行播散发生在病程早期。肺是最常见的血行转移部位，但也可见到肝、骨、脑、肾和胃肠道转移。在一项对 5000 多名转移性 GCT 患者的回顾分析中，44% 的病例存在肺转移，6% 的病例存在肝转移，1% 或更少的病例存在其他部位的血行播散[46]。11%～12% 的病例累及纵隔和颈部淋巴结。

四、临床表现、患者评估和分期
（一）临床表现

睾丸癌最常见的表现是无痛性肿块，但高达 45% 的患者可能有睾丸疼痛，而高达 25% 的患者有急性附睾炎的体征和症状。提示转移性疾病的症状和体征，如背痛、呼吸困难和男性乳房发育症（由产生 HCG 的恶性肿瘤引起），是较不常见的表现。HCG 水平高的患者（高达 3.5%）可能由于 HCG 的 α 亚单位刺激甲状腺而出现甲状腺功能亢进，这与促甲状腺激素的作用相同[47]。睾丸肿块（除了肿瘤外）的鉴别诊断应考虑各种良性情况，包括扭转、鞘膜积液、精索静脉曲张、精索膨出和附睾炎。睾丸透视检查不能排除恶性肿瘤的诊断，因为一小部分肿瘤与鞘膜积液有关。

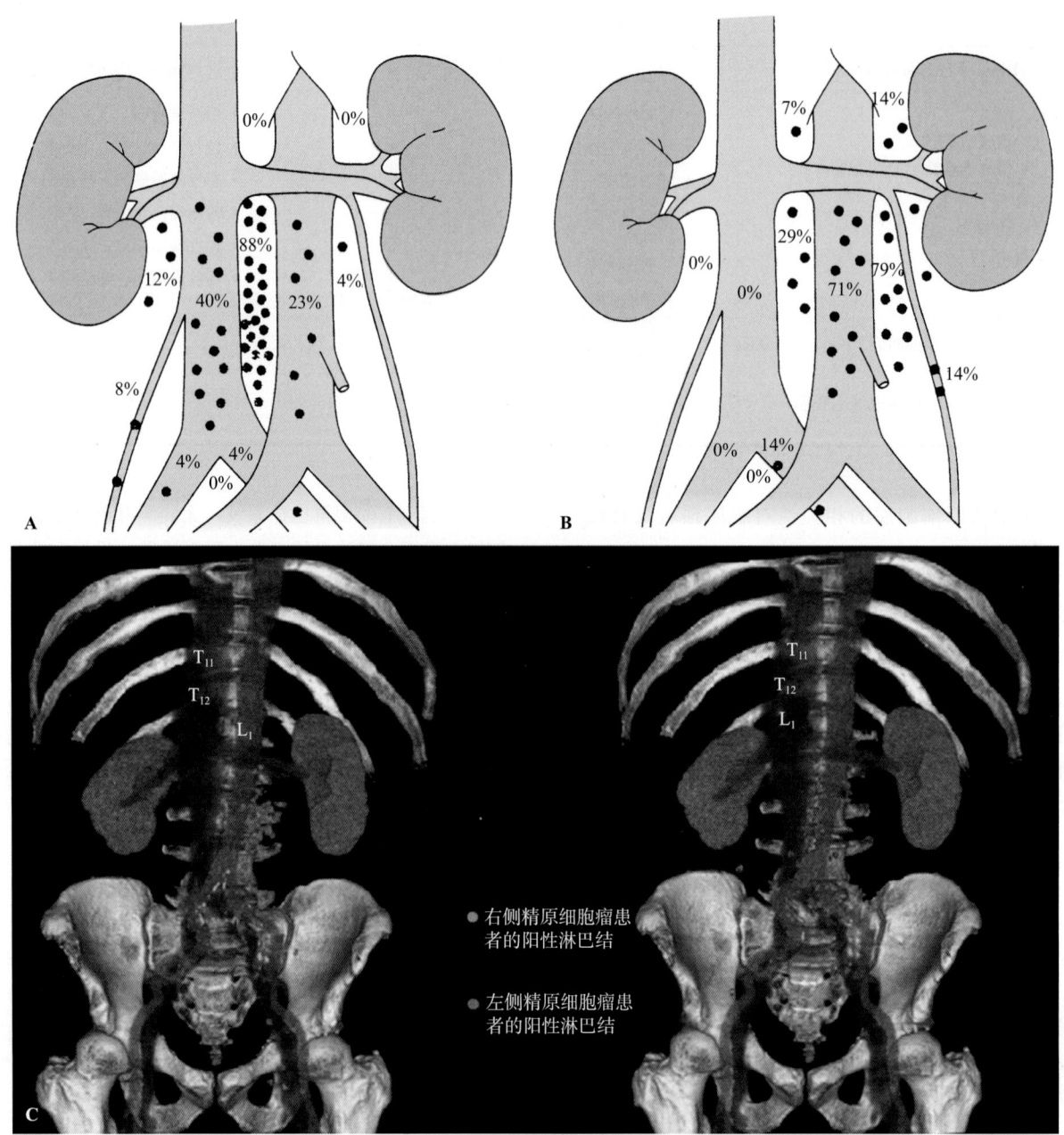

▲ 图 63-1　早期睾丸非精原细胞瘤腹膜后淋巴结转移的分布规律（此图彩色版本见书末）

A. 右侧睾丸原发肿瘤；B. 左侧睾丸原发肿瘤；C. 早期睾丸精原细胞瘤腹膜后淋巴结转移的分布规律（引自 Paly J, Efstathoiu J, Hedgire S, et al: Mapping patterns of nodal metastases in seminoma: Rethinking radiotherapy fields. *Radiother Oncol.* 2013; 106: 64–68. ）

（二）患者评估

在体格检查或超声检查中发现实性肿块时，若无明显转移迹象，应立即行根治性睾丸切除术。术前测量血清肿瘤标志物，包括甲胎蛋白、β-HCG 和乳酸脱氢酶（LDH），以便在治疗过程中监测下降情况。分期检查通常是在组织学诊断确诊后进行的，除了一些存在危及生命的晚期转移性疾病的患者，这些患者可能根据临床诊断和明确的 AFP 和 β-HCG 水平异常进行系统治疗。在这种情况下，病理可以通过穿刺活检或化疗完成后睾丸

切除术获得。

分期检查包括胸部 X 线、胸部、腹部和盆腔的 CT 扫描及肿瘤标志物。对于腹膜后淋巴结未受累的精原细胞瘤患者，胸部 CT 扫描与胸部 X 线扫描相比价值不大。双足淋巴造影对肿瘤分期仅具有历史意义；然而，淋巴纳米颗粒的磁共振成像显示出了一些希望，但需要进一步的数据才能评估其在常规临床实践中的作用[47]。在 Ⅱ 期和 Ⅲ 期精原细胞瘤，特别是腹膜后肿瘤体积较大的患者，可以行骨扫描检查。应监测异常的血清标志物水平，根据其各自的半衰期记录切除术后的衰减。广泛转

移性疾病、非肺脏器转移（NPVM）或高肿瘤标志物水平（特别是 HCG）的患者有脑转移的风险，应进行脑部 CT 或 MRI（优选）检查[49]。对需要化疗的患者进行基线肺和肾功能评估。

（三）肿瘤标志物

测定 AFP、β-HCG 和 LDH 在 GCT 患者的诊断和治疗中至关重要[50]。HCG 是一种分子量为 45000Da 的糖蛋白，由两个亚基组成，其中 α 亚基与黄体生成素、促卵泡激素、促甲状腺激素相同，β 亚基不同。绒毛膜促性腺激素通常由胎盘产生。大约 15% 的精原细胞瘤患者 β-HCG 水平升高。低水平的 β-HCG 可能在其他肿瘤中发现，包括前列腺、膀胱和肾脏肿瘤。大麻衍生品的使用也可能导致其水平升高。由于可能与促黄体生成素发生交叉反应，如果 HCG 水平升高被认为是这种交叉反应的结果，应考虑在使用睾酮治疗后重新测量 HCG 水平[51]。β-HCG 在血液中的半衰期约为 22h。在伴 HCG 升高的 GCT 患者亚群中，HCG 在第 4 个周期化疗后达到平台期，明显高于正常水平。这种持续的 HCG 水平可能不是抢救性治疗的指征，因为 HCG 可能与组织结合，从而减缓血清水平的衰减[49]。

甲胎蛋白是主要的血清胎蛋白。它是一种分子量为 70000Da 的糖蛋白。除了在非精原细胞瘤 GCT 中升高外，在肝细胞癌、肝硬化、肝炎和怀孕期间也升高。AFP 的半衰期约为 5 天。纯精原细胞瘤中未发现甲胎蛋白；在这种情况下，它的升高意味着存在非精原细胞瘤的肿瘤成分，这些患者被认为是非精原细胞瘤，而不管组织中的病理分型如何。如果患者的肿瘤治疗有效，而 AFP 水平没有适当下降或发现呈上升趋势，那么在鉴别诊断时应考虑肝病。

85% 的非精原细胞瘤 GCT 患者中这两种标志物中的 1 种或 2 种均升高。然而，正常的标志物水平并不排除临床隐匿性疾病的存在[52]。

乳酸脱氢酶是 GCT 患者的另一个重要标志物。它在 60% 的非精原细胞瘤患者和很大比例的晚期精原细胞瘤患者中升高，但它是 GCT 中三个公认的肿瘤标志物中特异性最低的[46, 53]。

在睾丸切除术前测定 AFP 和 β-HCG 水平对恶性肿瘤的诊断是有用的，下降的速度（在睾丸切除术后）提示残留肿瘤的可能性。肿瘤标志物水平可用于评估治疗反应和预测达到完全缓解的可能性；在常规随访提示复发时，通常没有症状、体征或影像学检查异常。

胎盘白细胞碱性磷酸酶是碱性磷酸酶的同工酶，通常由胎盘合胞滋养细胞表达。它也在睾丸组织中表达，并已被探索作为精原细胞瘤的肿瘤标志物。虽然在精原细胞瘤患者中 PLAP 水平经常升高，但这一因素被证明没有什么实用价值[54]。

（四）分期

推荐的分期系统是 2017 年美国癌症联合委员会第 8 版 / 国际抗癌联盟 TNM 分期（表 63-2）。在 I 期疾病中，预后最重要的决定因素之一是原发肿瘤（特别是非精原细胞瘤）中是否存在血管侵犯，这将 pT_1 肿瘤与 pT_2 肿瘤区分开来[56]。侵犯精索的肿瘤分期为 pT_3，罕见的侵犯阴囊的肿瘤为 pT_4。

在 II 期疾病中，腹膜后淋巴结的范围和血清肿瘤标志物水平决定治疗和预后。对于腹膜后淋巴结直径小于 5cm（N_1/N_2）的患者，通常局部治疗就可取得较好的预后，对于 NSGT 患者可给予 RPLND；精原细胞瘤行体外放疗（EBRT）；然而，淋巴结直径大于 5cm 的患者在局部治疗后远处转移的风险较高，通常采用全身化疗。

在目前采用以顺铂为主的化疗的情况下，转移性睾丸肿瘤患者的生存率很好，尽管经过治疗仍有少数患者死于睾丸癌。

国际生殖细胞癌协作小组（IGCCCG）分析了 5168 名晚期疾病患者的数据[46]。IGCCCG 确定的独立预后因素包括：组织学类型（非精原细胞瘤与精原细胞瘤），原发肿瘤的部位（睾丸、腹膜后或其他部位），是否存在非肺内脏转移（NPVM），如脑、骨或肝脏，以及标志物升高程度（AFP、β-HCG 和 LDH）。基于多因素分析结果，IGCCCG 推荐了转移性疾病患者的预后分组。对于非精原细胞癌，预后良好组的 5 年 OS 为 92%，中等预后组为 80%，预后不良组为 48%。对于精原细胞瘤，无 NPVM 的预后良好组的 5 年总生存率为 86%，有 NPVM 的中等预后组的 5 年总生存率为 72%。van Dijk 等在 3048 名 NSGCT 患者的队列研究中使用 Cox 回归分析和递归划分验证了该分类系统[53]。

五、主要治疗

除了罕见的危及生命的患者急需全身治疗，其他几乎所有病例最初的治疗为根治性腹股沟睾丸切除术。手术后的治疗策略基于疾病的组织学类型和程度。精原细胞瘤和非精原细胞瘤的治疗策略已经日趋完善，除了在早期精原细胞瘤行 EBRT 和非精原细胞瘤行 RPLND 外，它们彼此之间的治疗政策非常相似。在接受化疗、RPLND 和 EBRT 治疗前，应考虑精子检测和储存，因为这些治疗对生育有潜在的影响。

表 63-2　Staging of Testis Tumors by the American Joint Committee on Cancer (AJCC)

Primary Tumor

(The extent of primary tumor is classified after radical orchiectomy.)

pTx	Primary tumor cannot be assessed. (If no radical orchiectomy has been performed, TX is used.)
pT_0	No evidence of primary tumor (e.g., histologic scar in testis)
pTis	Germ cell neoplasia in situ
pT_1	Tumor limited to testis (including rete testis invasion)
pT_{1a}	without lymphovascular invasion
pT_{1b}	Tumor smaller than 3 cm in size (pure seminoma only)
	Tumor 3 cm or larger in size (pure seminoma only)
pT_2	Tumor limited to testis (including rete testis invasion) with lymphovascular invasion OR
	Tumor invading hilar soft tissue or epididymis or penetrating visceral mesothelial layer covering the external surface of tunica albuginea with or without lymphovascular invasion
pT_3	Tumor invades the spermatic cord with or without lymphovascular invasion
pT_4	Tumor invades the scrotum with or without lymphovascular invasion

Regional Lymph Nodes (N) Clinical

Nx	Regional lymph nodes cannot be assessed
N_0	No regional lymph node metastasis
N_1	Metastasis with a lymph node mass 2 cm or smaller ingreatest dimension OR
	Multiple lymph nodes, none larger than 2 cm in greatestdimension
N_2	Metastasis with a lymph node mass larger than 2 cm but not larger than 5 cm in greatest dimension OR
	Multiple lymph nodes, any one mass larger than 2 cm but not larger than 5 cm in greatest dimension
N_3	Metastasis with a lymph node mass more than 5 cm in greatest dimension

Pathologic Lymph Nodes (pN)

pNx	Regional lymph nodes cannot be assessed
pN_0	No regional lymph node metastasis
pN_1	Metastasis with a lymph node mass 2 cm or less in greatest dimension and five or fewer nodes positive, none more than 2 cm in greatest dimension
pN_2	Metastasis with a lymph node mass more than 2 cm but not more than 5 cm in greatest dimension; or more than five nodes positive, none more than 5 cm; or evidence of extranodal extension of tumor
pN_3	Metastasis with a lymph node mass more than 5 cm in greatest dimension

Distant Metastasis (M)

Mx	Distant metastasis cannot be assessed
M_0	No distant metastasis
M_1	Distant metastasis
M_{1a}	Nonregional nodal or pulmonary metastasis
M_{1b}	Nonpulmonary visceral metastasis

Serum Tumor Markers (S)

Sx	Marker studies not available or not performed	
S_0	Marker study levels within normal limits	
S_1	LDH	$<1.5 \times N$ and
	HCG(mIU/mL)	<5000 and
	AFP (ng/mL)	<1000
S_2	LDH	$1.5\text{--}10 \times N$ or
	HCG (mIU/mL)	5000–50,000 or
	AFP (ng/mL)	1000– 10,000
S_3	LDH	$10 \times N$ or
	HCG (mIU/mL)	50,000 or
	AFP (ng/mL)	10,000

N indicates the upper limit of normal for the LDH assay

Stage Grouping

Stage 0	pTis	N_0	M_0	S_0
Stage I	pT_{1-4}	N_0	M_0	Sx
Stage Ia	pT_1	N_0	M_0	S_0
Stage Ib	pT_2	N_0	M_0	S_0
	pT_3	N_0	M_0	S_0
	pT_4	N_0	M_0	S_0
Stage IS	Any T	N_0	M_0	S_{1-3}
Stage II	Any T	N_{1-3}	M_0	Sx
Stage IIa	Any T	N_1	M_0	S_{0-1}
Stage IIb	Any T	N_2	M_0	S_{0-1}
Stage IIc	Any T	N_3	M_0	S_1
	Any T	Any N	M_1	Sx
Stage III	Any T	Any N	M_{1a}	S_0
Stage IIIa	Any T	Any N	M_{1a}	S_1
	Any T	N_1	M_0	S_2
Stage IIIb	Any T	Any N	M_{1a}	S_2
	Any T	N_{1-3}	M_0	S_3
Stage IIIc	Any T	Any N	M_{1a}	S_3
	Any T	Any N	M_{1b}	Any S

AFP. α-fetoprotein; HCG. human chorionic gonadotropin; LDH. lactate dehydrogenase; mIU. milli-international unit; mL. milliliter; ng, nanogram. From Amin MB, Edge S, Greene F, et al, eds: *AJCC Cancer Staging Manual*, ed 8, New York, Springer, 2017.

（一）手术

手术包括根治性腹股沟睾丸切除术，允许精索高位分离。在 I 期疾病患者中，睾丸切除术可获得较高的治愈率（60%～90%）[21, 57]。虽然不推荐，但如果在手术中阴囊腔没有被肿瘤严重污染，经阴囊入路似乎不会影响预后。对于危及生命的转移性疾病和明确诊断为生殖细胞恶性肿瘤的患者，最初的治疗是化疗，并推迟手术直到完成全身治疗[21, 57]。部分睾丸切除术在双侧异时或同时肿瘤患者中的作用将稍后讨论。

（二）精原细胞瘤

大多数患者确诊时为 I 期（70%～80%），15%～20% 为 II 期，5% 为 III 期。在美国 2018 年预测的 9310 例睾丸癌中，预计有 4500 例为 I 期精原细胞瘤[3]。

历史上，辅助腹膜后放疗是睾丸切除后 I 期精原细胞瘤应用最广泛的治疗方法。这提供了良好的长期预后，几乎所有患者的腹部和盆腔都获得了较好的局控。然而，现在已知 85% 以上的患者仅通过睾丸切除术就能治愈，放疗与晚期性腺毒性、第二恶性肿瘤的发生和心血管疾病的风险增加有关[58-60]。有了这些知识，再加上放疗对于监测和（或）以顺铂为基础的化疗后复发患者具有良好治愈率，辅助放疗不再被推荐为主要的治疗选择，除非在特定的病例中。降低放疗相关发病率的评估策略包括降低放疗剂量和缩小靶区，使用辅助化疗而不是放疗，监测（避免任何辅助治疗，只治疗复发患者）[61]。监测是推荐的标准治疗方法，最大限度地减少治疗负担，同时保持 100% 的治愈率。

对于 II 期疾病，腹膜后放疗是有效的，推荐用于非体积较大（II a～b 期）的患者，而对于较晚期疾病的患者，化疗是首选的治疗方法。RPLND 通常保留在其他治疗方法都不可能的罕见情况下[62, 63]。

在 III 期疾病中，化疗是治疗的选择[62, 63]。

I 期精原细胞瘤的治疗

(1) 监测：成熟系列病例报告中监测的复发率为 14%～19%（表 63-3）。监测的最大经验来自于丹麦的一项基于人群的研究，该研究为 1984—2008 年对 1954 名患者进行了至少 5 年的随访[66]。中位随访 15.1 年，粗复发率为 18.9%（369 例）。同样，在多伦多的玛格丽特公主医院，766 名患者，中位随访 10.6 年，粗复发率为 17%[65]。其他随访充足的研究（> 36 个月）的复发率相似。所有研究的主要复发部位是主动脉旁淋巴结（丹麦睾丸癌研究组研究的 93% 和 PMH 系列研究的 84%）。中位复发时间为 12～18 个月，但晚期复发也有报道（> 2 年 5% 及 > 5 年 1.0%）[65, 69]。

许多单一机构的研究报道，复发的预后因素，如年龄、原发肿瘤大小、小血管侵犯，是监测患者复发的预测因素。在这些研究的基础上，通过对四个大型监测数据集的汇总分析，试图进一步完善基于这些因素的预后模型[70]。对 638 例单纯监测的病例进行多变量分析，肿瘤大小和睾丸网侵犯对复发有预测价值。图 63-2 显示了肿瘤大小对复发率的影响，肿瘤大小超过 4cm 相对于基线（肿瘤大小 < 4cm，未见睾丸网侵犯）的复发风险比为 2.0（95%CI 1.3～3.2）。高危组复发风险高达 35%。在一项使用独立数据分析 685 例患者的效度研究中，再次证实原发肿瘤大小与复发风险增加相关（肿瘤大于本队列中位肿瘤大小 3cm 的 HR=1.87）。然而，睾丸网侵犯并没有发现对预后有重大影响[71]。最近对 19 项研究的复发预后因素的系统综述表明，肿瘤大小是决定复发概率的唯一重要因素[72]。血清 miR-371a-3p 作为一种基于表观遗传学的生物标志物，其临床潜力目前正在评估中，未来可能会有广阔应用前景[74]。

复发的治疗方案包括放射治疗和以顺铂为基础的

表 63-3 I 期精原细胞瘤单纯监测结果

系列研究	患者例数	中位随访时间（个月）	复发数量（%）	生存率（%）
Daugaard[208]	394	60	69（17.5）	100.0
Germa Lluch[64]	233	33	38（16）	100.0
Horwich[209]	103	62	17（16.5）	100.0
Oliver[210]	67	61	16（24）	97.0
Von der Maase[211]	261	48	49（18.8）	98.9
Tyldesley[68]	93	33	16（17.2）	97.8
Leung[206]	484	79	72（15）	99.8

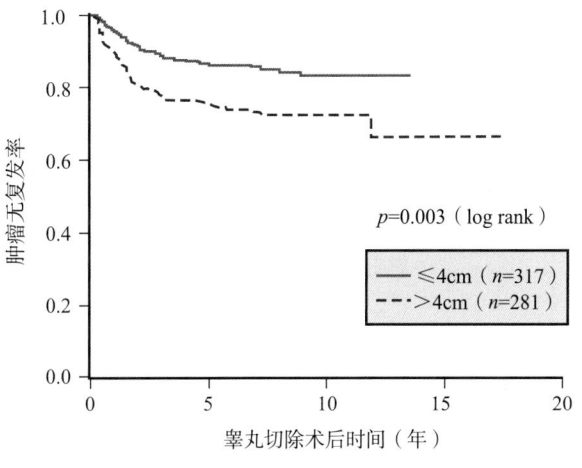

▲ 图 63-2 基于原发肿瘤大小的无复发率

化疗。大多数在监测期间复发的患者都可以行腹膜后放疗，而这种方法的二次复发发生率约为 10%[74]。

早期发现腹膜后淋巴结转移（淋巴结<5cm），选择合适的患者行放疗，取决于腹部和盆腔 CT 随访的频率。现行的 PMH 随访策略如表 63-4 所示。取消胸部 X 线（CXR）和常规血清肿瘤标志物检测简化了治疗方案。在一项对 1300 多例患者的回顾性研究中，CXR 未发现复发[75]。在前 3 年更频繁的随访可以使大约 90% 注定复发的患者更早发现疾病复发。此后，只有一小部分患者会复发，随访的频率也相应降低。关于常规监测的一个担忧是可能增加治疗负担，因为需要更多的患者进行后续化疗，特别是在复发时首次接受放疗的患者。这些担心是没有根据的，因为在 PMH 系列中，采用监测（4.3%）和辅助放疗（3.6%）的病例中，需要后续化疗的患者比例相似。

监测确实会导致随访期间的影像学检查（最常见的是 CT 扫描）的增加，人们担心这可能会增加辐射相关癌症的发病率。目前还没有具体数据可以量化 CT 扫描引发的辐射致癌风险。对这些风险的估计是根据广岛和长崎原子弹爆炸幸存者的长期随访数据得出的，这些幸存者接受了类似于医学影像的低剂量辐射[76]。与这些估算相关的方法学问题意味着数据的准确性存在疑问。然而，在儿科背景下，确实有一些流行病学证据支持与诊断性辐射相关的白血病和脑瘤风险的小幅增加[77]。另一项流行病学研究试图评估 I 期睾丸癌监测患者的辐射诱发癌症风险，在研究期间没有发现癌症的增加，但在成人环境中相对较短的随访可能导致了对风险的低估[78]。考虑到许多年轻患者反复行腹部 CT 扫描，精原细胞瘤监测人群可能处于辐射诱发癌症的风险中。降低影像学检查频率、使用低剂量 CT 和非电离成像（如 MRI）来

减少辐射暴露正在探索中[79-81]。目前，在这些研究的结果出来之前，MRI 并没有被常规推荐，但应该指出的是，在一些中心，主要在斯堪的纳维亚，已经采用 MRI 作为他们的标准方法。

(2) 放射治疗：大多数病例 5~10 年的总生存率在 92%~99%，而病因特异性生存率（CSS）接近 100%。虽然大多数死亡是并发疾病造成的，但一些过早死亡可能是辐射引起的癌症或心脏疾病造成的[58, 60]。放疗后的复发率为 0.5%~5%（表 63-5）[65, 69, 82-84]。当怀疑局部复发时，由于其罕见，活检以排除非精原细胞瘤或其他恶性肿瘤通常被推荐。辅助放射治疗后最常见的复发部位是纵隔、肺部和左锁骨上窝。一小部分患者腹股沟淋巴结复发，其中许多有易感因素。罕见的孤立转移部位，如大脑和扁桃体，已被注意到，但难以预测[85, 86]。对于膈上复发，化疗的治愈率几乎为 100%。单纯放疗可以成功地治疗孤立性腹股沟复发[87]。

辅助放疗后的复发通常发生在最初 2~3 年，偶尔在这个时间段之后复发。在 1981—2011 年接受治疗的 294 名 PMH 患者中，中位复发时间为 15 个月，最长的复发发生在治疗后 6 年[65]。因此，后续随访主要集中在治疗后的早期阶段，可增加监测患者的临床访视频率，不需要常规行腹部和盆腔 CT 检查，因为辅助放疗后腹膜后局部复发风险非常低。

预测本组患者复发的预后特征很难确定，主要是因为事件发生率低。未分化的精原细胞瘤被认为是一个可能与复发风险增加有关的因素，但 WHO 诊断标准（每高倍视野 3 个或更多有丝分裂）并未广泛应用，矛盾的数据表明未分化和经典精原细胞瘤在复发率上并没有明显差别[87]。与复发风险相关的其他特征可能包括肿瘤侵犯白膜、淋巴血管侵犯、侵犯附睾、术前 HCG 水平升高和精索受累[87, 88]。

表 63-4 I 期精原细胞瘤随访策略

时间（年）	6 个月	12 个月
1~3		• 临床检查 • 胸部 X 线片 • 腹部及盆腔 CT[a]
4~5	• 临床检查 • 腹部及盆腔 CT[a]	• 临床检查 • 腹部 CT[a]
7		• 临床检查 • 腹部 CT[a]
9		• 临床检查 • 胸部 X 线片 • 腹部 CT[a]

a. 仅在监测或卡铂辅助化疗后 3 年内才行腹部和盆腔 CT

表 63-5 I 期精原细胞瘤腹膜后放疗预后

作 者	研究时间	患者例数	复发率（%）	病因特异性生存率（%）
Bayens[88]	1975—1985	132	4.5	99.0
Coleman[84]	1980—1995	144	4.2	100.0
Fossa[83]	1989—1993	242	3.7	100.0
Hallemeier[82]	1972—2009	199	2.0	99.0
Hultenschmidt[212]	1978—1992	188	1.0	100.0
Santoni[213]	1970—1999	487	4.3	99.4
Warde[87]	1981—1989	282	5.0	100.0

(3) 辅助化疗：精原细胞瘤具有高度的化疗敏感性，即使在晚期疾病的情况下通常也可以治愈。由于其毒性比顺铂更小，在Ⅰ期精原细胞瘤患者中开展了卡铂辅助化疗的研究。在睾丸切除术后使用单药卡铂最初是由Oliver等在78例患者的研究中首次使用[89]，其中53例患者化疗2个周期，25例化疗1个周期。中位随访44个月，只有1例复发。在其他Ⅱ期研究中，复发率为0%~8.6%，结果的差异可能与化疗剂量相关[90]。

在一项Ⅲ期非劣效性研究设计中，英国医学研究委员会在1477例患者中比较了辅助放疗和卡铂单疗程化疗（用曲线下面积法计算剂量）的疗效[91]。5年无复发率相似，放疗组为96%，卡铂组为94.7%[92]。卡铂组的复发主要发生在腹膜后淋巴结，与辅助放疗相似，治疗后3年以上的复发并不常见[93]。其他单机构系列的数据表明，如果在这种情况下给予辅助卡铂化疗，那么两个疗程的治疗可能会进一步降低复发风险，这与之前的剂量相关数据是一致的[94]。不幸的是，尽管增加了剂量，仍有一小部分患者在腹膜后复发，这种方法的有效性尚不确定[95]。给予一个疗程、最小毒性的化疗，导致几乎零复发率，免于随访，没有复发的风险，这一概念并没有实现。此外，复发模式要求对腹膜后淋巴结进行持续监测（类似于监测策略，但频率降低），尽管复发率相对降低50%令人印象深刻，但对少数患者的影响较小。使用卡铂作为辅助治疗的策略已经在基于Ⅰ期精原细胞瘤复发预后因素的化疗"风险-适应"方法中进行了测试。然而，这种方法所使用的治疗指标并没有显示出具有高度辨识性。无论如何，在辅助治疗中，85%的患者接受的治疗没有直接获益，任何长期毒性尚未完全确定。此外，最近发表的回顾性数据表明，辅助卡铂治疗后复发的高风险患者可能有更高的二次复发率[96]。辅助卡铂可能不再被认为是低、中、高风险Ⅰ期精原细胞瘤的首选治疗方案[95]。

(4) 腹膜后淋巴结清扫术：关于RPLND在精原细胞瘤中的常规应用的文献很少。除非患者不愿意接受监测或不能或不愿意接受放疗或卡铂治疗（如炎症性肠病），否则不应使用。RPLND也适用于有并发或既往恶性肿瘤的患者，因为淋巴结的组织学检查对于后续治疗计划的制订是必要的。

(5) Ⅰ期精原细胞瘤的治疗概述：睾丸切除术后无论采用何种治疗方法，Ⅰ期精原细胞瘤几乎都是可治愈的。监测的主要优点是能够将进一步治疗限制在需要治疗的患者身上，而不会影响生存率。其缺点是，与辅助治疗方法相比，监测需要对患者和临床医生进行更密集、可能更长时间的随访。目前关于放射治疗长期疗效的研究表明，接受放射治疗的精原细胞瘤患者发生第二恶性肿瘤的风险增加，并可能发展为心脏疾病的风险增加，这些因素在治疗决策时应予以考虑。

指导特定治疗策略时应优先考虑到患者自身因素，但在大多数情况下，监测作为首选[95, 97]。这些偏好可能是基于许多社会经济因素及与辅助治疗相关的毒性。对隐匿性疾病的预后和分子因素的识别可以使患者和临床医生在更准确的复发风险评估的基础上采取更个体化的治疗策略。此外，在某些司法管辖区，可能需要在"既存状况"的背景下考虑患者获得医疗保健的机会及其未来的可保险性。

（三）Ⅱ期精原细胞瘤的治疗

Ⅱ期疾病通常为主动脉旁（较少出现盆腔）淋巴结受累。这些异常最常在影像学检查中发现，Ⅱ期患者占精原细胞瘤患者的15%~20%。根据腹膜后最大淋巴结的横径，患者通常被分为三组（Ⅱa期≤2cm；2cm＜Ⅱb期≤5cm，Ⅱc期＞5cm），目前的分类是基于最大径，而不是体积。

大约70%的Ⅱ期患者有小体积腹膜后肿物，表现为淋巴结小于或等于5cm。由于本组患者相对较少，随机对照试验极为困难，治疗决策主要参考于单一机构或基于人群的研究数据。

Ⅱ期精原细胞瘤（放疗治疗）最重要的预后因素是腹膜后肿块大小，这一结论主要来源于CT扫描上淋巴结最大横径的系列研究。1981—1999年，在PMH接受放射治疗的95名Ⅱ期精原细胞瘤患者中，它是复发的唯一预后因素[98]。79例Ⅱa期或Ⅱb期患者的5年无复发率为91%，16例Ⅱc期患者的5年无复发率为44%。复发最常发生在纵隔或锁骨上淋巴结、肺或骨。这些结果与Ⅱa期或Ⅱb期患者放疗的其他系列文献（表63-6）相似[88, 98-100]。在最近的一组PMH治疗的患者中（1995—2010年），接受放疗的患者复发率仍然低于10%。在接受治疗的106例患者中，49例为Ⅱa/b期，57例腹膜后淋巴结小于5cm出现复发，其中大多数（n=87）接受了放疗，其5年复发率为9%。两项回顾美国国家癌症数据库1998—2012年的治疗和预后数据的研究报告称，在Ⅱa期患者中，放疗比化疗的预后要好，在Ⅱb期患者中两种治疗策略的预后没有差异[101, 102]。这些数据支持在这种情况下继续使用放疗。

对于Ⅱc期患者，建议化疗。近年来，越来越多的患者，即使是腹膜后肿物体积较小，也倾向于接受化疗[62, 103]。然而，治疗决策不应仅仅基于疾病的分期，也必须考虑肿瘤的体积、与正常组织相对位置和解剖变异。患者多发的淋巴结转移，且每个淋巴结均小于5cm，分期为Ⅱb期，但这样的患者应该接受化疗，因

表 63-6　Ⅱa 期或Ⅱb 期精原细胞瘤腹膜后放疗预后

作　者	时　间	患者数量	研究年限	复发数量（%）	生存率（%）
Bayens[88]	1992	29	1975—1985	7（24.0）	93.0
Chung[98]	2004	79	1981—1999	7（8.8）	97.5
Classen[205]	2003	87	1991—1994	4（4.6）	100.0
Vallis[99]	1995	48	1974—1989	3（6.0）	98.0
Zagars[100]	2001	37	1984—1999	5（13.5）	100.0

为整体肿瘤负荷较大，如果行放疗，远处复发的风险更高。当淋巴结疾病位于一侧或横向直径较大时，以及其他解剖情况，如马蹄肾或盆腔肾，必须照射大量邻近肾或肝组织，通常导致不可接受的不可逆转的长期毒性风险。在这种情况下，化疗更适合这些患者。还应该注意的是，以顺铂为基础的化疗也可能与毒性有关，在一些罕见的情况下，由于不可预见的毒性而导致的治疗死亡已经发生[104-106]。在不寻常的情况下，患者同时有放疗和化疗的禁忌证，可以考虑 RPLND。

Ⅱ期患者放疗后最常见的复发部位是纵隔淋巴结或锁骨上淋巴结、肺和骨。大多数复发患者是化疗治愈的，这就强调了放疗后定期临床检查和复查胸片的重要性。腹部肿瘤完全缓解后，腹部和盆腔的 CT 检查并不是必要的。

在皇家马斯登医院，51 例Ⅱa 期或Ⅱb 期精原细胞瘤患者（其中 8 例为Ⅰ期精原细胞瘤监测过程中复发）接受卡铂联合放疗，在放疗前 3～6 周行卡铂化疗 1 个周期[107]。中位随访时间为 55 个月，其中 3 例无复发，无复发生存的 95%CI 为 93%～100%。这种方法很有趣，目前正在瑞士开展一项Ⅱ期多中心研究，与马斯登医院相比，该研究的放疗靶区体积更小。

Ⅱ期精原细胞瘤的放射技术与Ⅰ期中使用的放射技术相似，并将在本章稍后讨论。

腹膜后肿瘤残留　治疗后，要行腹部影像学检查直到监测到疾病完全消退。稳定的持续性肿块通常包含纤维化或坏死组织，但有时即使是纯精原细胞瘤，转移性疾病中的非精原细胞瘤成分也需要考虑。然而，在这种情况下，通常对非精原细胞瘤进行手术切除，这充满了技术挑战[108]。

对残留肿物随访监测是一种选择，特别是在肿瘤持续消退的情况下；如果怀疑有肿瘤残存，可以进行手术切除或进行放射治疗来控制增殖性肿瘤。PET 成像帮助指导治疗决策的制定，在这种情况下是有争议的，因为可能会出现假阳性结果，并且决定残留肿块治疗不应该仅仅基于 PET 阳性图像[109]。

在这种情况下手术切除的经验有限，因为它发生的频率远远低于非精原细胞瘤的肿瘤残留。即使是较大量的经验也可能需要多年的积累，例如 MSKCC 发表的研究报告，104 名患者中有 55 人在化疗后出现残留肿块[110]。23 人（42%）由于疾病不能切除，仅进行了术中活检；其余 32 人（58%）接受了 RPLND。27 例肿块大于 3cm 的患者中，8 例（30%）肿瘤具有活性（其中 2 例实际上有畸胎瘤成分），而肿块小于 3cm 的患者没有肿瘤存活。在随访的 47 个月里，在 8 例具有肿瘤存活的患者中，有 6 例没有复发；而另外 2 例在 CT 扫描上有不明确肿块的患者死于肿瘤。MSKCC 的研究人员得出结论，对于 3cm 或更大的肿块应进行切除或至少活检。来自法国 Léon-Bérard 中心的 Culine 和 Droz 推荐了一种替代策略，只要腹膜后肿块在治疗后继续缩小，就可继续监测[111]。

在化疗后的治疗中，曾经使用局限于肿块的放疗来巩固治疗。这一观点受到了 Horwich 等的挑战，他们发现无论进行放疗还是监测，复发率都是相似的[112]。

此外，MRC 睾丸肿瘤工作组发表了一项回顾性综合分析，研究了放疗对精原细胞瘤患者化疗后残留肿块的作用[113]。123 名腹部残留肿块的患者中，56% 接受了巩固性放疗。本研究报告的结果显示无论采用哪种放疗，结果都没有显著差异，这提示化疗后肿块应避免常规应用放疗。显然，这种情况下的放疗对于没有肿瘤活性的肿块或存在远处微转移的患者是无效的。

一般来说，残余肿块小于或等于 3cm 的患者可以监测。对于肿块较大的患者，除监测外，还应考虑手术治疗，但应视具体情况而定。

（四）Ⅲ期精原细胞瘤的治疗

这种不常见（少于 5%）的精原细胞瘤患者通常采用以顺铂为基础的治疗方案，并具有高治愈率。Ⅲ期精原细胞瘤患者应根据 IGCCCG 系统依据有无 NPVM 分为预后良好组或中等预后组。对于预后良好组患者，5 天博来霉素、依托泊苷、顺铂（BEP）3 个周期化疗被认为是标准治疗[62, 63]。对博来霉素有毒性风险的患者，给予 4 个周期的依托泊苷 - 顺铂（EP）方案化疗。对于预后不佳的患者，标准治疗为 4 个周期的 5 天 BEP 化疗。

1. 非精原细胞瘤　自 20 世纪 70 年代，顺铂、博来霉素、依托泊苷和长春碱被引入后，非精原细胞瘤已成为最容易治愈的成人癌症之一。在这些药物问世之前，非精原细胞瘤使用多种化疗药物治疗，偶尔有使用单一药物米特霉素和放线菌素 D 后长期缓解的报道[114]。晚期疾病的现代治疗始于 MD 安德森癌症中心，使用博来霉素和长春碱持续输注；MSKCC 使用长春新碱 + 放线菌素 D+ 博来霉素；后来，在印第安纳大学采用顺铂 + 长春碱 + 博来霉素方案[115-117]。有了这些方案，治疗后肿瘤完全缓解变得频繁，部分转移性疾病患者得到治愈。目前的 BEP 方案出现于 20 世纪 90 年代，现在是转移性精原细胞瘤和非精原细胞瘤一线化疗方案。

2. Ⅰ期非精原细胞瘤的治疗　Ⅰ期非精原细胞瘤行睾丸切除术后复发的风险在 10%～50%，取决于基线病理因素[75, 118]。目前的治疗方案包括监测和复发后治疗、RPLND 和辅助化疗（高危患者）。

非精原细胞瘤监测的最佳随访方案尚未确定。目前的美国国家综合癌症网络指南将 Ⅰa 期和 Ⅰb 期的监测方法分开。对于 Ⅰb 期的患者，建议每 2 个月做一次病史和体检、肿瘤标志物监测和胸部 X 线检查，第 1 年每 4 个月做一次腹部和盆腔 CT 扫描，第 2 年每 4～6 个月做一次腹部和盆腔 CT 扫描，此后评估频率降低[123]。Ⅰa 期疾病的患者也按不太紧张的计划进行随访。有研究表明，诊断后 3 个月和 12 个月的 CT 扫描次数可以减少到 2 次，但这种方法还没有被广泛接受[124]。越来越多的共识是，最佳 CT 评估时间表可能包括在睾丸切除术的前 2 年内进行 3～5 次评估。考虑到 CT 扫描可能增加继发恶性肿瘤的风险，这种方法应进一步探索。在高容量成像中心对腹部和盆腔进行低剂量 CT 扫描和 MRI 扫描可能是减少监测成像累积辐射暴露的替代方法[80, 125]。此外，正在研究新的预后标志物的整合，以确定哪些患者可能适合采用风险适应监测方法[73, 126]。

无论采用何种治疗策略，Ⅰ期非精原细胞瘤的 OS 率在大多数研究中接近 100%。对低风险患者进行监测的风险 - 适应方法（对于中到高风险的隐匿性转移疾病的患者，无论是辅助化疗还是 RPLND）已经被一些人倡导[131]。然而，监测政策与良好的预后相关，总体而言，75% 的患者在切除术后避免任何治疗[118, 131]。国际共识声明得出结论，所有这三种方法都应该与患者讨论[21, 57, 63]，尽管越来越多的人支持将积极监测的普遍政策作为减轻过度治疗负担的首选方法[134]。肿瘤标志物持续升高或上升且没有放射学证据表明有转移疾病

（Ⅰ S 期）的患者被认为具有较高的 IGCCCG 风险，并接受了辅助化疗，获得了极好的长期生存率。

3. Ⅱ期非精原细胞瘤的治疗　Ⅱ期非精原细胞瘤的治愈率约为 98%。治疗 Ⅱ期非精原细胞瘤的方法取决于腹膜后淋巴结的大小和术后血清肿瘤标志物水平。

对于病理分期为 Ⅱa 或 Ⅱb 的患者，术后未经辅助治疗复发的风险为 30%～50%[135, 136]。复发几乎完全发生在腹膜后。RPLND 后，病理 Ⅱ期患者采用两个周期的 EP 辅助化疗，中位随访时间为 8 年，无复发生存率为 98%[137]。然而，50%～70% 的病理 Ⅱa 或 Ⅱb 期患者辅助化疗为过度治疗，导致与治疗相关的毒性反应和可能的晚期后遗症。

4. Ⅲ期疾病的治疗　晚期 GCTS 患者应该被认为是潜在可治愈的。专科中心的生存结果似乎更好，这可能与经验、病例选择、数量或多学科诊疗的组织有关。强烈建议将所有晚期 GCTS 患者转诊到专门的中心。

(1) 化疗加或不加腹膜后淋巴结清扫术：Ⅲ期疾病的治疗方法取决于 IGCCCG 预后风险组。好或中 / 差风险组的患者传统上接受 3 个或 4 个周期的 BEP 治疗，疗程为 5 天[57, 63]。应避免对 BEP 进行修改，如将顺铂替换为卡铂以降低毒性或提高便利性，因为它们可能会降低疗效。

所有患者在最后一个化疗周期后 4～6 周应进行化疗后放射学再分期。如果肿瘤标志物下降，正如预期的那样，所有残留的肿块都应该得到适当的处理。只有在明确的肿瘤标志物升高的情况下，才应开始补救性化疗。

(2) 残余腹膜后肿块：在许多完成化疗且肿瘤标志物正常化的患者中，影像学上可见残留肿块（＞1cm）。如果技术可行，这些肿块应该在化疗后 4～6 周切除。在组织学检查中，大约 50% 会出现坏死，35% 会出现成熟畸胎瘤，15% 会出现恶性病变[57]。在一些中心，所有病例都会进行 RPLND，甚至在影像学上没有残留腹膜后病变的患者也会进行 RPLND。然而，越来越多的证据表明，对化疗后完全缓解的患者进行观察，将手术留给那些复发的患者，可以获得极好的结果，并免除许多患者不必要的手术[147, 148]。越来越多的预测算法正在被研究，以评估识别残留肿块坏死的可能性，然而，除了超过 1cm 的残留结节大小标准外，没有一种预测方法足够敏感，无法用于临床实践[149-151]。

（五）治疗相关不良反应

放射治疗毒性　精原细胞瘤患者一般对放射治疗有很好的耐受性，部分原因是这种疾病使用的放疗剂量较低[105]。可能会出现恶心和呕吐，但只有部分患者需要常规止吐药物；可能会有影响正常生活活动的疲乏。也可

能发生腹泻，但通常是少数患者。严重的晚期放射并发症是罕见的，但可能发生在有潜在医疗问题的患者身上。

(1) 性腺毒性：生育力下降似乎与睾丸癌有很强的相关性，因为许多患睾丸癌的男性可能已经有过生育能力低下或不育症的病史。然而，即使是具有"正常生育能力"的男性，最好在治疗前进行精子库精子保存，因为治疗可能会产生有害的影响，而且从治疗中恢复可能是缓慢和不完整的。

由于睾丸生发组织对电离辐射极为敏感，因此即使是少量的散射辐射也可能导致精子生成暂时停止，这也就不足为奇了。在 451 名连续接受睾丸癌治疗的患者中，放疗对生育力的危害明显大于化疗[152]。剂量在 20~50cGy 可能会产生暂时性的无精子症，超过 50cGy 的剂量可能会阻碍精子生成的恢复[153]。阴囊屏蔽可能无法消除所有散射辐射，因此对生精的保护并不完全，但最近的数据表明，使用睾丸屏蔽在减少对侧睾丸的剂量方面有显著益处[153]。没有证据表明，以前接受放疗的男性的后代中基因异常的发生率增加。屏蔽是所有希望在治疗后保留生育能力的患者的推荐方法。

(2) 心血管毒性：由于舍弃了纵隔放疗，长期存活者患心血管疾病的风险明显降低。然而，来自 MDACC 和皇家马斯登医院的机构数据和来自挪威的基于人群的数据表明，睾丸精原细胞瘤在睾丸切除后接受膈下放疗的长期幸存者由于心脏病而面临显著的额外死亡风险[58, 154, 155]。这一观点受到了监测、流行病学和最终结果数据的挑战，这些数据表明接受放疗的患者的发病率没有明显增加，但大部分已发表的数据支持膈下放疗与心脏死亡风险增加相关的观点[59]。糖尿病、高血压和高脂血症的存在似乎增加了后续心血管并发症的风险。心血管毒性的病因目前尚不清楚，但在决定是否接受辅助放疗时，让患者知道这些数据似乎是合理的。

(3) 继发恶性肿瘤：放疗可能诱发恶性肿瘤，已经发表了许多关于这一主题的研究。风险的增加通常表现在放疗后 10~15 年以上，通常在随访时间较短的情况下并不明显。Travis 等对睾丸癌长期存活者的第二癌症进行了最大规模的研究[156]，这份报道结合了 14 个基于人群的登记，其中包括 10 534 名接受放疗的精原细胞瘤患者。发生第二非睾丸恶性肿瘤的总体相对危险度为 2（95%CI 1.8~2.2）。对于一名患有精原细胞瘤的 35 岁男性来说，发生第二恶性肿瘤的累积 40 年风险为 36%，而正常人群的这一比例为 23%。荷兰对 2700 多名长期幸存者进行的一项基于人群的研究也显示，放疗后发生第二种恶性肿瘤的风险增加，与单纯手术相比，合并膈下放疗的第二种恶性肿瘤的风险增加了 2.6 倍[157]。与放疗相关的风险增加与吸烟导致的癌症风险增加相似。

(4) 心理毒性：与年轻男性癌症诊断相关的心理发病率问题可能会导致幸存者的焦虑水平和焦虑症患病率高于正常人群，使用医院焦虑和抑郁量表（HADS）等简单工具进行筛查应成为常规随访护理的一部分[158]。应向睾丸肿瘤患者提供适当的社会支持。尽管睾丸癌的治愈率很高，但在年轻患者中，睾丸癌仍然是一种危及生命的疾病，并伴随着不孕不育和性功能受损的威胁，这是这种疾病或其治疗的结果[159]。

（六）化疗并发症

睾丸 GCT 化疗的并发症与所用药物有关[105]。所有药物均可出现恶心呕吐，但大多数患者使用 5-HT$_3$ 拮抗药、类固醇和神经激肽受体 1（NK1）拮抗药后均能有效控制。骨髓抑制很常见。在接受 BEP 治疗的患者中，有 10%~15% 出现中性粒细胞减少伴发热，一些风险较高的患者可能会考虑预防性使用造血生长因子。肾毒性主要是肾小球滤过率的降低，与顺铂和异环磷酰胺的使用有关。大多数患者肾小管功能正常，但反复使用顺铂后患者出现低镁血症。雷诺现象在 23%~49% 的患者中被报道，尽管症状通常都能得到缓解[160]。慢性周围神经病变（通常没有症状）在使用顺铂、长春碱和依托泊苷治疗后能被轻易地识别。这种症状可能需要长达 12~18 个月的时间才能缓解，也可能是永久性的。顺铂可引起听力损失，特别是在高频时，尤其是在顺铂累积剂量超过 400mg/m^2 的情况下。使用博来霉素会出现肺部毒性，在少数病例中可能是致命的[161]。在使用化疗之前出现的生育功能受损，在化疗后也可能持续存在。虽然化疗也会导致不育症，但在大多数患者中，精子数量至少恢复到了与生育能力相适应的水平[162]。大约 75% 的患者在化疗后尝试生育是成功的，这与治疗强度有很大关系[163]。接受顺铂治疗的患者血栓栓塞事件增加，主要是深静脉血栓或肺栓塞，一些团体在腹膜后淋巴结增大的情况下实施预防性抗凝治疗[164]。在长期存活者（通常是亚临床患者）中，性腺功能低下的发生率为 11%~35%，这与随访时间和顺铂的累积剂量有关[165]。晚期动脉粥样硬化性心血管疾病的风险增加，可能与顺铂化疗后代谢综合征（肥胖、高脂血症和高血压）的早期发展有关[166]。多机构铂研究组报道的最常见的长期不良反应是耳鸣（37%）、听力损失（32%）和周围神经病变（27%）[167]。

六、非生殖细胞睾丸肿瘤

（一）间质细胞瘤

间质细胞肿瘤在睾丸肿瘤中所占比例不到 2%[168]，其中 55% 发生在儿童中，并可能出现青春期前男性化的迹象。75% 的患者年龄在 20—50 岁，通常表现为无痛性睾丸肿块。大多数间质细胞瘤是良性的，没有明确的恶性组织学特征[168]。区域淋巴结是转移疾病最常见的部位，但也有肺、骨和肝转移的报道。最初的处理与 GCT 相似，先进行根治性腹股沟切除术，然后通过胸片和腹部和盆腔的 CT 扫描进行分期评估[169]。有经验的医师可以考虑保留睾丸的手术。尿液和血清中的类固醇也应该进行评估。RPLND 可以在特定的病例中考虑[170]，没有辅助或根治性放疗或化疗的证据。

（二）滋养细胞肿瘤

支持细胞瘤占所有睾丸肿瘤的不到 1%，它们被分为三种亚型：经典型、大细胞钙化和硬化型。大多数表现为无痛睾丸肿块，最初的治疗是根治性腹股沟睾丸切除术。据报道，青春期提前和女性化都与儿童的支持细胞调谐有关。大多数支持细胞瘤是良性的，睾丸切除术几乎总是可以治愈的

（三）腺外生殖细胞肿瘤

肾上腺外生殖细胞肿瘤（EGCT）的组织学表现与睾丸 GCT 相似，但在没有睾丸肿块的情况下也可在身体的其他部位发现。它们占所有 GCT 的 1%～5%，与睾丸 GCT 一样，往往发生在年轻男性，尽管中位年龄比睾丸 GCT 大 5～10 岁[172]。在婴儿中，EGCT（通常是骶尾部畸胎瘤）比睾丸原发肿瘤更常见[172]。

总体而言，EGCT（尤其是 NSGCT）患者的预后比睾丸原发肿瘤患者更差[173]。在 Klinefelter 综合征中 EGCT 的发病率增加。许多患者存在低分化瘤（主要位于中线部位），其细胞遗传学模式与典型 EGCT 相似，以顺铂为基础的化疗方案有效[174]。

这些肿瘤最常发生在纵隔的三个中线部位，即松果体和鞍上区，以及骶尾骨（通常是婴儿）。发生在眼眶、前列腺、阴道和肝脏的肿瘤很少见。发生在腹膜后的肿瘤通常被认为与隐匿性睾丸原发病变有关。纵隔 GCT 通常发生在胸腺附近纵隔的前上区。患者可能出现咳嗽、呼吸困难和胸痛，肿瘤标志物水平经常异常。肺、肝或骨的局部浸润或转移性疾病很常见。通常应该进行活检，因为治疗依赖于组织学亚型；然而，当医学上有紧急情况需要继续治疗时，偶尔也可以在有明确标志物升高的情况下进行组织学确认。对于成熟的畸胎瘤，建议手术，而对于 NSGCT 或精原细胞瘤，首选的方法是以顺铂为基础的化疗，省略了博来霉素，因为许多患者在初次化疗后需要广泛的胸部切除[175]。对于化疗后的残余肿块，建议手术切除。然而，初始化疗后局部区域治疗的确切作用尚不清楚。

对在 11 个欧洲和美国中心治疗的 635 名 EGCT 患者进行的国际分析结果显示，无论原发部位是腹膜还是纵隔，纯精原细胞瘤组织学分型的患者长期治愈率为 89%[173]。然而，在非精原细胞瘤患者中，纵隔原发部位是一个不利特征，这些患者中只有 45% 的生存期超过 5 年，而原发部位腹膜后的患者中 5 年生存率为 63%。已经确定了反应和预后的预测变量，并根据组织学结果确定了四个预后风险组：存在肝、肺或中枢神经系统转移，β-HCG 水平的升高，以及与疾病有关的转移部位的数量[176]。最好的预后组的 5 年 OS 为 89%，涵盖了所有精原细胞瘤患者。其他组均有非精原细胞瘤的组织学成分，5 年生存率分别为 69%、55% 和 17%。

纵隔精原细胞瘤单纯化疗具有良好治疗效果，放疗并不常规应用。建议采用以铂为基础的化疗方案。虽然已有报道顺铂、长春新碱、甲氨蝶呤、博来霉素、放线菌素 D、环磷酰胺和依托泊苷（POMB/ACE）的 5 年 OS 为 73%，但没有证据表明该方案优于 BEP[177]。POMB/ACE 毒性较大，不推荐常规使用。

（四）特殊情况的治疗

1. 马蹄形肾患者的生殖细胞肿瘤　马蹄形肾（盆腔肾）在普通人群中的发病率约为 1/400[178]。与马蹄形肾相关的 GCT 的治疗有两个主要问题。第一个问题与精原细胞瘤患者放射治疗的技术问题有关。在一些马蹄形肾的病例中，肾实质的很大一部分直接覆盖在区域淋巴结上，并且位于标准的放疗靶区内。标准放疗剂量会导致不可接受的放射性肾炎风险。第二个问题与睾丸淋巴引流可能异常有关，因此，当使用标准放疗范围时，可能会出现复发。在接受监测的患者中观察到了不寻常的复发模式，证实了人们对异常淋巴通路的担忧[179]。出于这些原因，对于精原细胞瘤和 NSGCT 患者，通常建议在第一阶段进行切除术后监测，在第二阶段进行化疗。对于不愿遵循监测计划的患者来说，RPLND 是另一种选择，但必须假设，异常淋巴引流的问题也可能给外科医生带来技术挑战。然而，文献中的报告表明，RPLND 在选定的实施病例中既安全又有效[179]。

2. 免疫抑制患者并发睾丸肿瘤　众所周知，感染人类免疫缺陷病毒的患者发生卡波西氏肉瘤和非霍奇金淋巴瘤的风险显著增加[180]。最初的数据显示，感染 HIV 的男性患睾丸癌的概率增加，但最近的研究表明，这可能不是真的[19, 180]。接受过器官移植的患者也可能会增加睾丸肿瘤的发病率[181]。睾丸肿瘤免疫抑制的患者的临床过程与免疫功能正常的患者相似，应该为这些患者提供标准的肿瘤治疗。即使使用抗逆转录病毒治疗，化疗和放疗也会降低 CD4 计数；因此，在可能的情况下，应该对 I 期疾病的患者进行监测[19]。必须警惕，因为与

获得性免疫缺陷综合征相关的良性腹膜后腺病可能被误认为是睾丸原发肿瘤的转移。对于接受化疗的患者，应考虑同时预防机会性感染。大多数患者的肿瘤是可以治愈的，而与 HIV 相关的 GCT 患者的结局似乎与未感染 HIV 的患者相似。

3. 双侧睾丸生殖细胞肿瘤或单个睾丸患者的肿瘤 患有单侧睾丸癌的男性患对侧疾病的风险更高，报道的异时性或同时发生率为 1%～5%[181]。双侧睾丸切除术被推荐为标准治疗方法，其结果是不育症，终身依赖雄激素替代，以及因年轻时阉割而导致的心理疾病[182]。

为了保护内源性激素功能，保留器官手术后对残留睾丸进行低剂量放疗（16～20Gy，每天 2Gy，使用电子直接场），以根除残留的生殖细胞原位肿瘤（GCNIS），并防止未来的侵袭性疾病，在选定的患者中是一个很有可能治愈的选择[21, 183]。如果患者有生育问题，并且愿意在此期间冒着发生侵袭性疾病的风险，则可以进行手术后的密切观察，并可以推迟辅助放射治疗[183]。有较大肿瘤（>30% 的睾丸体积）或临床有转移性疾病的患者不适合采用此方法。因为这是一个需要专业知识的领域，器官保留处理应该集中在有这种经验的中心[21]。

4. 中枢神经系统转移瘤 在死于进展性疾病的患者中，高达 40% 的人在尸检时有脑转移。以脑转移为首发症状并不常见，占患者总数的 2%～3%。这类患者可能是可以治愈的，3 年总存活率约为 50%，但这需要积极的治疗[57, 184]。化疗、放疗和手术的最佳顺序尚不清楚。虽然所有病例都需要全身化疗，但只有在一项研究中，增加颅脑放疗提高了总体生存[185]。是否需要在化疗完全缓解时增加放疗，就像手术切除肉眼可见肿瘤时是否需要放疗一样是不确定的。放疗时，如果采用常规分割，肉眼可见病变的剂量应为 40～45Gy。目前还不清楚是否应该行全脑放疗，若行全脑放疗时，由于存在神经毒性的风险，预期剂量不应超过 40Gy。立体定向放疗现在被更频繁地使用，具有肿瘤高剂量和相对较小的周围脑组织损伤的优势。晚期复发的中枢神经系统转移患者应该积极治疗，因为长期无病生存是可能的[184, 186]，复发性脑转移的多模式治疗 / 大剂量化疗与提高存活率相关。化疗期间发生脑转移的患者预后较差[186]。

5. 低风险转移性生殖细胞肿瘤复发 虽然大多数转移性 GCT 患者可以通过以顺铂为基础的化疗治愈，但复发后治疗的成功率要低得多。通常，复发疾病的诊断是基于血清肿瘤标志物的升高或通过系列监测扫描的疾病进展的证据。复发性转移性 GCT 的最佳治疗方法尚不清楚，因此这些病例最好在具有复发性 GCT 专业知识的专业中心进行治疗。对于那些以前接受过以顺铂为基础的化疗的人来说，治疗的选择要么是常规剂量不同

于他们之前使用过药物的化疗（如紫杉醇、异环磷酰胺、铂或长春碱、异环磷酰胺、铂），要么是高剂量化疗（HDCT）[187-189]。尽管各种回顾性和非随机研究已经评估了 HDCT 并报告了良好的结果，但目前还不清楚它是否比传统化疗更好，并正在进行随机研究[189]。

6. 精母细胞性精原细胞瘤 精母细胞性精原细胞瘤是一种罕见的睾丸肿瘤，仅占所有精原细胞瘤的 1%～2%[190]。通常发生在 50～60 岁，但可见于较年轻的患者[39, 190]。仅发生在睾丸，没有卵巢对应物，表现为 I 期疾病；转移极其罕见。以往的治疗通常是辅助性放疗。考虑到转移风险较小，对所有患者行低检查频率的监测可能是合理的[191]。

（五）生殖细胞原位瘤 / 肾小管内生殖细胞瘤

当存在生殖细胞原位瘤时，高达 70% 的男性会在 7 年内发展为睾丸生殖细胞瘤[192-194]。最常见的情况通常是在保留睾丸的手术后，GCNIS 很可能出现在剩余的睾丸中[182, 195]。应该与患者讨论密切监测或辅助治疗的问题。

个体的选择可能会受到一些因素的影响，如辅助治疗（通常是放疗）的肿瘤疗效、生育能力和雄激素保留。选择监测时，患者应该根据需要进行一系列的自我检查、超声检查和肿瘤标志物检查。

放射治疗降低了患癌症的风险，同时在大多数患者中保留了睾酮的产生能力。18～20Gy（每天 2Gy）的剂量是非常有效的（2.5% 的活检阳性），并在大约 70% 的男性中保留了雄激素的产生能力，而不需要替代治疗[196]。低剂量（14～16Gy）已经被研究过，但在随访活检中 GCNIS 的发生率可能更高（7%），但可能获得较低的性腺功能减退概率[197]。基于顺铂的化疗在根除 GCNIS 方面并不是特别有效，但可能与较低的性腺功能减退率有关[196]。对于那些更喜欢在没有辅助受孕的情况下保留生育能力的患者，推迟放射治疗或在睾丸切除术后持续监测是合理的。

七、放疗技术和剂量

转移性疾病的挽救化疗导致精原细胞瘤的几乎普遍治愈率，这使得人们研究多种策略来减少放疗的长期并发症，特别是那些与使用辅助放疗相关的并发症。剂量 / 体积减小策略和放疗替代方案，包括辅助化疗和监测，已经在 I 期被采用，在 II 期疾病中越来越多地使用以顺铂为基础的化疗。精原细胞瘤广泛使用放疗的减少可能会导致放射相关发病率的增加。

（一）放疗靶区

I 期和 II 期精原细胞瘤的预期临床靶区包括主动脉

旁淋巴结和同侧盆腔淋巴结。对于左侧肿瘤，左性腺血管周围的淋巴结区也包括在内，因为这些血管周围可能存在隐匿性病变。最常用的放疗射线野是平行相对的前后野，患者接受 10～18mV 的光子治疗。尽管在大西洋两岸几乎相同，这种经典的技术在北美被称为"曲棍球棒"，在英国和欧洲被称为"狗腿"。上界位于 T_{10}/T_{11} 间隙，下界位于腹股沟韧带 / 闭孔。阴茎被移出野外，对侧睾丸被放置在阴囊防护装置中，以保护生育能力和睾酮的产生（尽管接受的低剂量照射对性腺激素产生的影响较小）。一般来说，除非患者有广泛的局部病变、手术未完全切除和术前阴囊肉眼可见侵犯，否则应避免阴囊照射。值得注意的是，在阴囊切除术的情况下，不推荐半阴囊切除术或阴囊放疗，除非有严重的伤口污染或切缘阳性。纵隔照射现在只具有历史价值。

更多的适形放疗技术，如调强放射治疗，没有被广泛应用，部分原因是需要将更多的正常组织暴露在这种治疗中使用的多角度射束布置的典型的低剂量辐射下，从而导致累积剂量的增加[198]。主要关注的是第二次恶性肿瘤的潜在增加的风险。随着质子设备的出现，特别是在北美，人们对探索使用质子来改善剂量一致性及将第二次恶性肿瘤的风险降至最低的可能性产生了一些兴趣[199]。

（二）缩减放疗靶区

1. **Ⅰ期精原细胞瘤**　一般来说，Ⅰ期盆腔淋巴结受累的风险较低，因此取消了盆腔淋巴结放疗。这种方法的优点包括较低的睾丸散射剂量和减少正常组织的照射体积，这可能会降低继发性恶性肿瘤的风险。研究表明几乎没有盆腔复发[200, 201]，这在 MRC（UK）的随机研究中得到了证实，478 名患者比较了主动脉旁加盆腔放疗和单独进行主动脉旁放疗；主动脉旁放疗复发率为 4%，主动脉旁和盆腔放疗复发率为 3.4%[83]。主动脉旁野上界为 $T_{10\sim11}$ 间隙，下界为 $L_5\sim S_1$ 间隙，外侧缘覆盖横突。采用"狗腿"野治疗的患者包括半骨盆，从 $L_5\sim S_1$ 斜行至外侧 / 髋臼，然后垂直至闭孔中部水平。复发方式不同，所有接受腹主动脉旁和盆腔放疗的患者均在膈肌上方复发，仅接受主动脉旁淋巴结治疗的 4 例患者（1.6%）出现盆腔复发。这凸显了在这些患者中进行常规影像检查以检测盆腔复发的潜在需要。当没有进行盆腔影像学检查时，可能会出现巨大的盆腔复发肿块（中位 5cm）[200]。根据德国癌研究小组的数据，将这种影像学检查限制在放疗后的前 3 年可能是合理的[202]。单独进行主动脉旁放疗没有确切优势，特别是当监测成为一种有吸引力的替代方案，可以在大多数Ⅰ期病例中消除辅助治疗的需求。

玛格丽特公主医院采用放疗时，在扩大靶区和单纯主动脉旁放疗之间的折中方案是，包括主动脉旁和同侧髂总淋巴结，限制下方中盆腔放疗靶区（图 63-3）[203]。这包括通常在淋巴结清扫时切除的淋巴结，也包括绝大多数单独接受主动脉旁放疗的患者的盆腔淋巴结复发区域[201]。与主动脉旁放疗相比，对剩余睾丸的散射剂量略有增加，但可以通过性腺屏蔽得到改善[153]。下面讨论的Ⅱ期疾病的数据也部分支持了这一治疗靶区。同样，一项多机构研究调查了 90 名Ⅰ期精原细胞瘤复发患者的淋巴结复发部位，并对Ⅱa/b 期进行了监测，发现 L_1 椎体以上部位没有发现病变[44]。因此，这些数据可能支持将传统放疗野的上界下降到 T_{12} 椎体的上部，可降低心脏和上腹部结构的射线暴露，最终目标是在不牺牲疾病控制率的情况下将放疗毒性降至最低[204]。

2. **Ⅱ期精原细胞瘤**　Ⅱ期精原细胞瘤的放疗技术与Ⅰ期疾病相似。治疗靶区包括大体肿瘤及主动脉旁和同侧髂总淋巴结和髂外淋巴结（图 63-4A）。以前使用的是"狗腿"野，但来自德国睾丸癌协作组的数据为髋臼下射野范围的设置提供了一些支持[205]。在这项对 87 名可评估患者的研究中，只有 4 名患者在 70 个月的中位随访期内复发，无靶区下端复发病例；虽然这项研究规模很小，并不是为了测试体积缩小的问题，但由于复发率很低，这在某种程度上是令人放心的。低位腹主动脉旁区域的淋巴结受累被认为增加对侧髂淋巴结转移的风

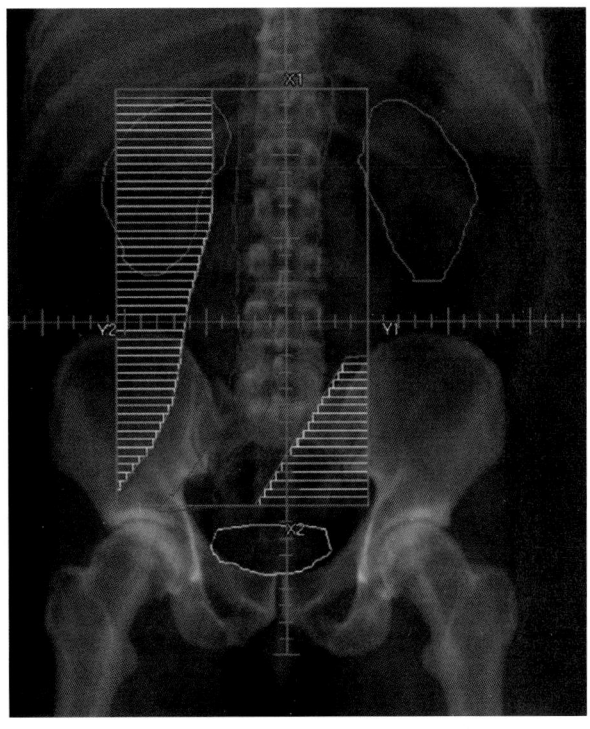

▲ 图 63-3　右侧Ⅰ期精原细胞瘤靶区（此图彩色版本见书末）

险，在这种情况下靶区需要包括对侧髂淋巴结。然而，这类患者通常有巨大的腹膜后淋巴结病变，化疗是首选的治疗方法。Ⅱ 期患者的锁骨上淋巴结辅助放疗已被提出，但由于单纯性锁骨上复发（PMH 系列中 79 例 Ⅱa 或 Ⅱb 期患者中有 2 例）率较低，故仅具有历史意义[98, 100]。

（三）放疗剂量

1. Ⅰ 期精原细胞瘤　20Gy 和 25Gy 的剂量足以根除显微镜下的精原细胞瘤。从 PMH 开展的一系列研究中没有观察到野内复发，PMH 研究放疗剂量为 25Gy/20 次，治疗持续 4 周[206]。在纳入 625 名患者Ⅲ期临床试验 MRC TE18 中，比较了 30Gy/15 次 /3 周和 20Gy/10 次 / 2 周的疗效[61]。中位随访时间为 61 个月，30Gy 组和 20Gy 组分别出现 10 例和 11 例复发（HR=1.11；90%CI 0.54～2.28）。30Gy 组和 20Gy 组的 5 年复发率分别为 3% 和 3.6%。随后公布的更长时间的随访数据证实了这些发现[93]。

2. Ⅱ 期精原细胞瘤

放疗剂量通常是 25Gy/20 次，每天 1 次；阳性病灶加量 10Gy（图 63-4B）。在 PMH 试验中，采用的是同步推量的方案。对于小体积（Ⅱa）肉眼可见病灶，30Gy 可能就足够了，但在这一领域还没有进行随机临床试验。在这种情况下，一个可能的降低剂量的方法为序贯卡铂化疗，或许甚至可以用较低的剂量安全地根除较大病灶，研究结果值得期待。

八、治疗流程、结论和未来发展趋势

基于疾病程度的精原细胞瘤和非精原细胞瘤的推荐治疗流程如图 63-5 和图 63-6 所示。虽然总体预后较好，但 GCTS 的最佳治疗策略仍存在争议。

在精原细胞瘤中，争议的主要领域涉及 Ⅰ 期疾病的处理。来自监测和辅助治疗系列的成熟数据表明，无论选择哪种方式作为睾丸切除术后的处理方法，Ⅰ 期睾丸精原细胞瘤患者几乎 100% 都能治愈。尽管患者应该充分参与决策，但监测应该被作为治疗的一种选择[207]。改变是缓慢接受的，相当一部分泌尿科医生和肿瘤学家不会与患者讨论所有的选择。

Ⅰ 期精原细胞瘤患者的最佳放疗靶区正在探索中，目前仅限于腹主动脉旁淋巴结的治疗是流行的。然而，如果不进行盆腔放疗，并不能消除对盆腔淋巴结进行持续随访和监测的需要；因此，接受治疗的患者将经历放疗并发症和持续的监测不便。因此，建议修改治疗靶区以包括髂总淋巴结区，以减少对盆腔持续监测的需要[95]。

NSGCT 患者的治疗需要进一步优化，结果的改善仍然难以捉摸，特别是对于与疾病相关的死亡风险最高的患者。在 Ⅰ 期疾病中，基于预后因素和患者参与决策的个体化管理和监测现在应该作为常规。对于好的和中等风险的转移性疾病，识别毒性较低的适当治疗的亚群

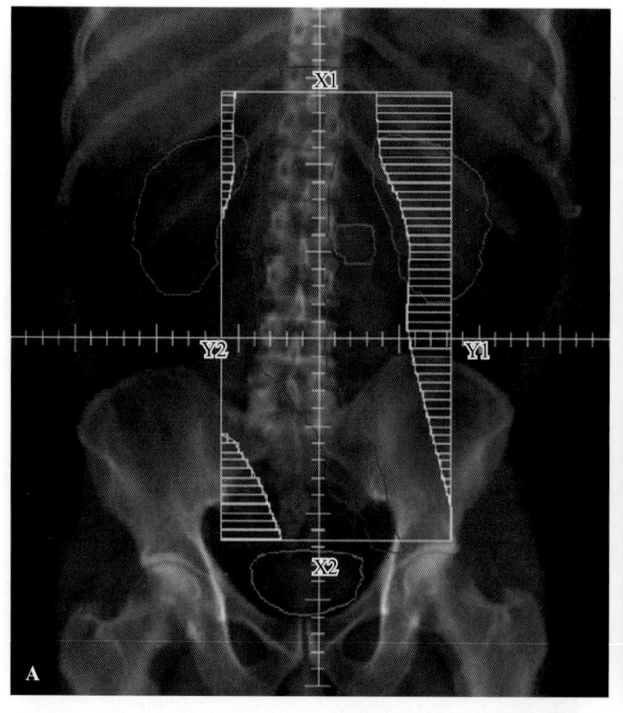
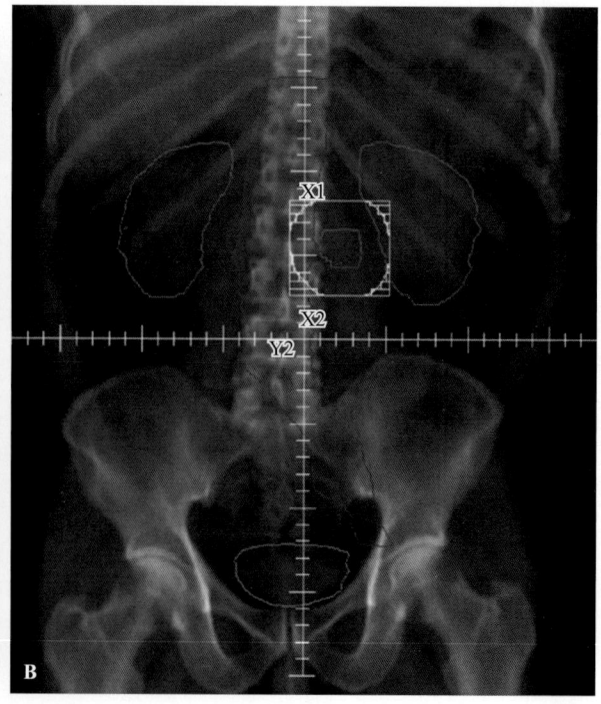

▲ 图 63-4　左侧 Ⅱ 期精原细胞瘤靶区（此图彩色版本见书末）
A. 扩大野；B. 加量野

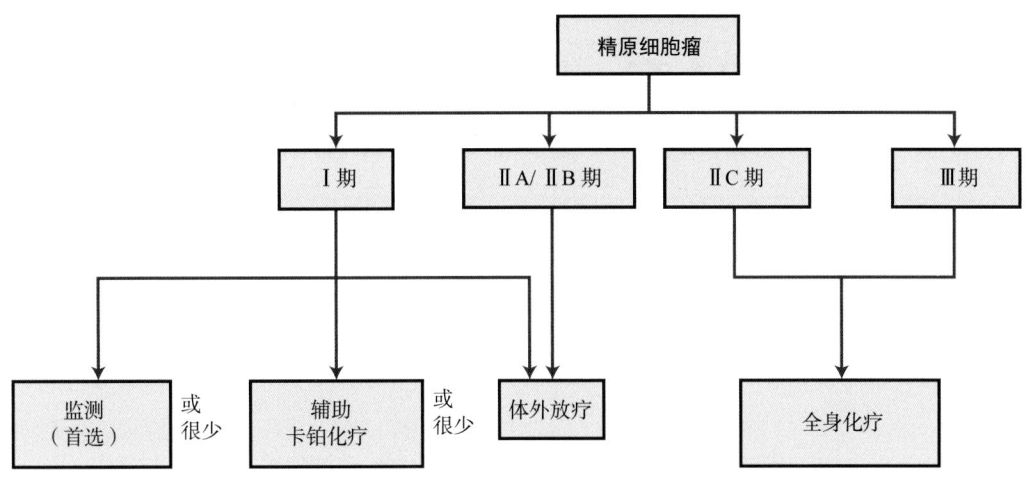

▲ 图 63-5 基于 TNM 分期的睾丸精原细胞瘤的治疗流程

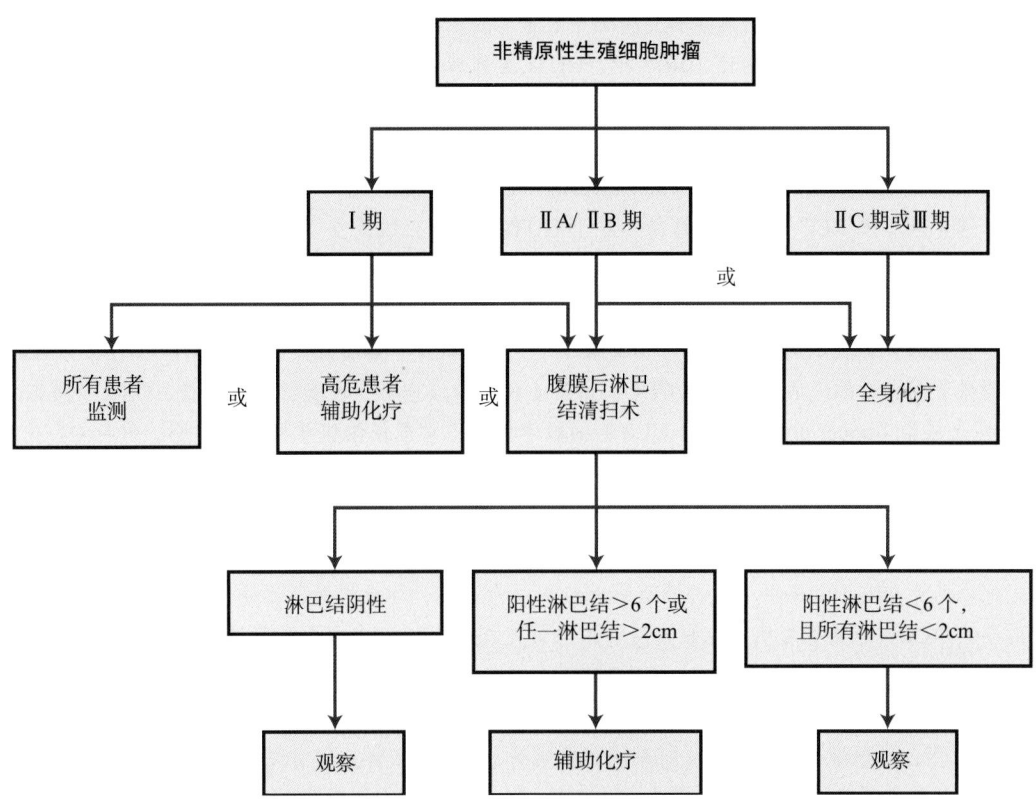

▲ 图 63-6 基于临床 TNM 分组的睾丸非精原细胞瘤的治疗流程

可能是进一步研究的优先领域，这可能是以减少化疗、省略博来霉素的形式，甚至是类似疗效和较低毒性的新药物的形式。在晚期或低风险疾病中，需要进行临床试验，以进一步评估干细胞支持的高剂量方案，特别是在抢救治疗中，确定最有可能从这种积极的方法中受益的患者亚群，并确定降低毒性的替代方案。最后，临床疗效相似，但长期毒性较小的新药将是治疗这些肿瘤的受欢迎的新药物。

第64章 肾癌和输尿管癌

Kidney and Ureteral Carcinoma

William W. Wong　Thomas B. Daniels　Jennifer L. Peterson　Mark D. Tyson　Winston W. Tan　著

张怡梅　译

要 点

1. 发病率　在美国，预计到2018年，肾盂癌和肾癌的新发病例估计有65 340例，死亡病例约有14 970例[1]。肾癌是男性第六大最常见的癌症和女性第十大最常见的癌症。在这些肾癌中大多数为肾细胞癌。相对来说，上尿路癌相对不常见。据估计，2018年，UUTCA的新病例数为3820例，死亡病例960例。

2. 生物学特性　已知与RCC术后复发和死亡风险相关的危险因素包括肿瘤分期、核及Fuhrman分级、肿瘤大小、侵犯肾包膜、淋巴结受累、肾静脉受累、组织学类型和坏死的存在。肉瘤样成分的存在也与预后不良有关。淋巴管血管侵袭（lymphovascular invasion, LVI）是RCC复发的独立预测因子。目前尚无分子标志物可用于临床来预测RCC手术后的结局。对于UUTCA，生存的最重要的预后因素是肿瘤的分期和组织学分级。LVI的存在也预示着更坏的结果。

3. 分期评估　对RCC患者的评估包括病史和体格检查、全血细胞计数、血清生化、尿液分析、胸部X线、腹部和骨盆的计算机断层扫描或磁共振成像。在一些情况下，磁共振血管造影也可用于术前血管造影。对肾盂和输尿管癌患者的评估包括HP、CBC、血清生化、尿液分析、尿液细胞学检查、CXR及腹部和骨盆CT。选择性上尿路（upper urinary tract, UUT）细胞学检查比常规尿细胞学检查更敏感。进行CT或MR尿路造影以评估双侧UUT。进行膀胱镜检查和输尿管镜检查以获得组织诊断并排除其他同步病变。摘除肾脏之前，应进行肾的核素扫描评估对侧肾脏的功能。

4. 主要治疗　手术切除（部分或根治性肾切除术）是RCC的主要治疗方法。对于肿瘤局限于肾脏的患者，其5年生存率约为90%，如果肿瘤已扩展至附近组织约为60%，如果扩散至远处则约为9%。对于医学上无法手术的早期RCC，新数据表明，在短期随访中立体定向放疗法有利于局部控制。根治性肾输尿管切除术，在输尿管膀胱交界处切除膀胱袖套，是UUTCA的标准治疗方法。当术前评估或临床怀疑淋巴结受累概率较高时，也建议进行淋巴结清扫术。对于未浸润集合系统的微浸润性病变（T_1和T_2病变），5年生存期应达到80%或以上；对于没有淋巴结累及的深浸润性疾病，5年生存期应为30%～50%；对于淋巴结受累或淋巴结肿大或远处转移的患者，5年生存期应为10%～15%。对于部分患有输尿管远端肿瘤和肾功能不全的患者，可以选择保留肾单位的手术。内镜切除术是伴有肾功能不全的低级别和低分期的肿瘤患者的一种选择。

5. 辅助治疗　根据失败模式和术后的生存结果，在特定的RCC患者中应采用辅助治疗。完全切除肿瘤后，局部失败的风险很低。对于局限性RCC患者，常规使用辅助放疗或化疗尚无有效的作用。尽管几项评估分子靶向治疗的随机试验均呈阴性，但一项研究表明，舒尼替尼辅助治疗1年可改善高危的透明细胞RCC患者的无病生存期[2]，正在进行研究以确定辅助免疫疗法的作用。切缘阳性或淋巴结阳性的患者可以考虑术后放疗。高级别的UUTCA或局部晚期患者或淋巴结受累的患者，发生远处和局部复发的风险很高，辅助放疗可降低局部失败率，并可与化疗同时进行。一项早期的随机试验的结果表明，辅助化疗可能会使高危的患者受益[3]。

6. 局部晚期疾病　对于不能切除的肾癌，术前外照射、EBRT和减细胞手术切除加或不加术中放疗的综合治疗方法对局部控制疾病最有潜力。对于UUTCA，在术区残留较多或局部复发性疾病的患者，术后接受化学疗法的照射有时可以实现长期的疾病控制。对于无法切除的疾病，将EBRT与化学疗法或单独使用

EBRT 结合使用可降低疾病的分期，以利于手术切除。

7. 姑息治疗　肾切除术可以缓解 RCC 的局部症状或增强全身治疗的效果。放射疗法可有效缓解疼痛的骨转移瘤和减轻脑转移瘤的症状。几种分子靶向和免疫治疗药物已被批准用于转移性 RCC。对于转移性 UUTCA，基于顺铂的化疗方案可达到 50%～70% 的缓解率，对于一般情况良好的患者应考虑使用。对于转移性尿路上皮癌，正在积极研究免疫治疗剂。放射疗法可减轻局部症状，例如疼痛或血尿，并改善某些患者的生活质量。

一、概述

肾细胞癌患者可表现出隐匿性原发肿瘤的症状，但 RCC 的典型三联征是血尿、腹痛和腹部肿块。对于局部肿瘤，手术切除是主要治疗方法。对于中等大小和较小的肿瘤，首选保留肾单位的手术。与大多数上皮肿瘤相比，RCC 对标准分级放疗的耐受性似乎更高。SBRT 的控制率优于传统的分级放射治疗。免疫调节和分子靶向治疗在转移性疾病患者的全身治疗中发挥着作用，尽管它们在手术后作为辅助治疗的作用仍有待更好地界定。

UUT 的原发癌包括肾盂和输尿管癌。最常见的病理是尿路上皮癌。如果该疾病可以切除，则标准的手术是切除膀胱套囊的 RNU。腹腔镜或机器人等侵入性较小的手术方式已成为开放方法的替代方法，已变得越来越广泛。对于低危 UUTCA（低级别和低分期疾病，小的单灶病变）患者，以及单发肾脏或合并有明显并发症的患者，NSS 可能是一种选择。高级别或晚期疾病的患者具有局部和远处复发的显著风险。由于这些癌症非常罕见，因此缺乏前瞻性试验来评估辅助性全身治疗和辅助性放射治疗的益处。现有数据表明辅助化疗和放疗可以改善这些患者的治疗效果。

二、病因学和流行病学

肾盂和输尿管

1. 流行病学　在美国，每年肾癌和肾盂癌约占新发癌症病例的 4%，占癌症死亡人数的 3%[1]。在 2018 年，约诊断出 65340 例新发肾脏和肾盂肾癌病例，约 14 970 例患者死于肾癌。大多数肾癌为 RCC（＞90%），其中绝大多数是透明细胞 RCC（＞80%）。

肾细胞癌多好发于 70 岁左右，中位年龄为 65 岁。根据流行病学的最终结果的数据显示，自 20 世纪 70 年代初以来，美国 RCC 的总发生率每年以 2%～3% 的速度增长[4, 5]。这些新病例是在进行腹部成像时偶然发现的[5]。然而，亚临床肿瘤的早期发现不能完全解释 RCC 发生率的上升。

RCC 在性别上具有很大的差异，男性的发病率约为女性的 2 倍[1]。RCC 的发生率在不同种族和民族之间也有所不同。白人和非裔美国人的发病率最高，而亚裔美国人的发病率最低。在 1999—2008 年，非洲裔美国男性的发病率上升了 3.1%，而白人男性仅为 2.3%，西班牙裔和拉丁美洲裔男性仅为 2.0%。在全球范围内，RCC 的发生率在北美和斯堪的纳维亚半岛最高，在亚洲和南美最低[6]。

尿路上皮癌可在尿道的任何部位发生，但多数发生在膀胱，而 UUTCA 仅占所有尿路上皮癌的 5%[7]。进行年龄调整后，肾盂和输尿管癌的年发病率为 0.73/10 万[8]。肾盂肿瘤大约是输尿管肿瘤的 4 倍。在美国，1973—2005 年，UUTCA 的发病率从 1.88/10 万增加到 2.06/10 万[9]。男性占多数，男性与女性的比例为 2∶1。该疾病多好发于 70 岁左右。17% 的 UUTCA 患者可以发现同时合并膀胱的尿路上皮癌[10]。UUTCA 患者发生第二肿瘤是膀胱癌的风险为 36%～50%[11, 12]。膀胱癌治疗后发生 UUTCA 的风险为 0.75%～6.4%，中位时间为 33～48 个月[13, 14]。对侧异时性 UUTCA 相对较少见，发生在 3%～6% 的患者中[15, 16]。

2. 病因　RCC 公认的两个危险因素是吸烟和肥胖。研究的 Meta 分析表明，这些因素中的每一个都会使 RCC 的风险加倍[17-19]。高血压已成为 RCC 的第三个风险因素。几项研究表明，有高血压病史的人发生 RCC 的风险增加 80%[20, 21]。这三个因素可能占美国诊断出的所有 RCC 的大约 50%[22]。

很少有 RCC 与饮食因素的相关性[23-25]。食用蔬菜可能会降低风险，而食用红肉可能会稍微增加 RCC 的风险。但是，Meta 分析不支持食用红肉与 RCC 的独立关联[26]。多项研究发现，包括对几项基于人群的大型队列研究的汇总分析，均支持饮酒与 RCC 风险之间呈负相关[27-29]。一些研究还支持与体育活动的负相关。与尿路感染史呈正相关[30-34]。

与 RCC 风险增加相关的其他因素包括职业性接触石棉、汽油、铅和镉及使用对比剂，并有终末期肾脏病或后天性胆囊性肾脏病的病史[35-40]。

有 RCC 家族史的人风险会增加 2 倍[41]。尽管已经确定了 RCC 的遗传形式（如 VHL），但尚不清楚在特定基因中携带单核苷酸多态性的个体是否增加 RCC 散发的风险[42-47]。

许多引起膀胱癌的危险因素和环境因素在 UUTCA 的发展中起着相似的作用[8, 16, 48, 49]。相反，一些遗传和环境因素是促进 UUTCA 的发生所特有的而不是膀胱癌。例如，遗传性非息肉性结直肠癌、巴尔干地方性肾病或中草药肾病。

烟草是造成 UUTCA 的主要危险因素。吸烟者的 UUTCA 风险从 2.6 增加到 7.2 倍[50-52]。每天吸烟 40 支以上的香烟，发生 UUTCA 的相对风险为 4.8 倍。对化工或塑料行业的工人来说，职业性接触芳香胺与 UUTCA 风险较高有关[50]。长期使用非那西丁会导致乳头状坏死，从而促进癌变并增加 UUTCA 的风险[52-54]。

马兜铃科和马兜铃属植物中含有的马兜铃酸（aristolochic acid, AA）可引起肾脏损害，导致 UUTCA 的发生。这些肿瘤在 139 位密码子处有一个明显的 p53 突变，涉及 A∶T → T∶A 转化[55-57]。在一些巴尔干国家中，巴尔干地方性肾病（Balkan endemic Nephropathy, BEN）使患上 UUTCA 的风险从 57 增加至 100 倍[58, 59]。BEN 的本质特征是间质性肾炎。食用被马兜铃种子污染的谷物制成的面包是 BEN 中毒的一个重要危险因素。BEN 患者存在 AA 衍生的 DNA 加合物，其 UUTCA 中也检测到。与非地方性病例相比，这些患者更常出现高级别、实体生长模式和双侧肾脏受累（8%～10%）[60]。中国台湾的 UUTCA 发病率是世界上最高的，占所有尿路上皮癌的 20%～25%。它与马兜铃草药的使用有关[61]。一项研究估计，中国台湾人口中有 1/3 已摄入 AA[62]。这些患者发展为以进行性肾纤维化为特征的肾病并伴有尿路上皮癌的风险增加[63, 64]。这些患者的 UUTCA 中的 p53 突变与 BEN 相关，与 UUTCA 中观察到的相同[61]。

有肾脏或输尿管结石病史的患者患肾和输尿管癌的风险增加 2.5 倍，表明慢性刺激和感染可能起一定作用[65]。

家族聚集性 UUTCA 已有报道[66-68]。HNPCC 是一种常染色体显性遗传病，由六个错配修复基因之一的种系突变引起，导致微卫星不稳定性和 DNA 复制保真度[69-71]。与其他 MMR 突变相比，MSH2 突变携带者的 UUTCA 风险最大。在结肠癌（63%）和子宫内膜癌（9%）之后，UUTCA 是 HNPCC 患者中第三常见的恶性肿瘤（5%）[72]。与一般人群相比风险高出 22 倍，中位发病年龄为 56 岁，比平均早 10—15 岁[71]。当患者在 60 岁之前出现 UUTCA 或使用 Amsterdam Ⅱ标准满足 3-2-1 规则（至少连续两代人中有三名亲属患有特定癌症，其中一人是其他两人的一级亲属，至少有一人被诊断时年龄在 50 岁以下）时应怀疑 HNPCC。

三、早预防和早发现

（一）肾

戒烟是预防 RCC 的最有效方法。爱荷华州的一项大型病例对照研究报告说，自戒烟之日起，RCC 发展的风险稳步降低[73]。戒烟 15 年后，发展 RCC 的风险又回到了不吸烟者的风险中。目前尚不清楚减轻体重是否会降低 RCC 的风险。

RCC 的早期诊断具有挑战性。在诊断时，有 25%～40% 的患者无症状[74]。在其他医疗诊治过程中，越来越多地使用包括 CT、MRI 和超声检查在内的成像方式，常常会在早期阶段偶然发现 RCC[75]。

（二）肾盂和输尿管

戒烟是预防 UUTCA 的最重要的生活方式。戒烟 10 年后，吸烟者 UUTCA 的风险降低了 60%～70%[51]。目前在接受治疗 UUTCA 的患者中，吸烟者癌症复发和死亡的风险增加[76, 77]。经常摄入绿色和黄色蔬菜的饮食可降低尿路上皮癌的风险[78]。筛查尿液细胞学对检测 UUTCA 不敏感，甚至没有被常规使用，即使是在患这些疾病的风险较高的人群（如职业接触有机化学品或 BEN 病史）中也是如此[79]。对于林奇综合征患者，没有关于筛查 UUTCA 的共识性政策。单独应用或与膀胱镜检查一起进行细胞学检查的敏感性为 29%[80]。频繁的尿液分析已被提议作为一种筛查方法[69]。由于其他恶性肿瘤的风险增加，这些患者应接受结肠镜检查和遗传咨询筛查。对于先前有膀胱癌病史的患者，以任何形式的肾盂造影（CT、MRI 或静脉肾盂造影）进行常规随访检查仍存在争议[81]。

四、生物特性和分子生物学

（一）肾

肾细胞癌的发生既有家族聚集性，也可单独发生。某些遗传性综合征与 RCC 的发展有关，包括 von Hippel-Lindau 综合征、结节性硬化症、遗传性乳头状肾癌、Birt-Hogg-Dubé（BHD）综合征和遗传性肾癌[82]。von Hippel-Lindau 综合征是一种常染色体显性疾病，每 40000 人中就有 1 人患病，是由位于 3p 号染色体上的 VHL 肿瘤抑制基因的突变引起的。体细胞突变或高甲基化导致的 VHL 基因沉默在 50%～60% 的散发性透明细胞肾癌中起作用[83]。结节性硬化症是一种常染色体显性疾病，每 10 000 人中有 1 人患病，其原因是 9q 染色体上的 TSC1 基因或 6p 染色体上的 TSC2 基因发生了突变[84]。遗传性乳头状肾癌也是一种常染色体显性疾病，患者多发生双侧多灶性病变，并伴有位于染色体 7q 上的 *MET* 原癌基因的种系突变[85]。BHD 综合征对良性纤维滤泡瘤及其他皮肤和软组织肿瘤（包括 RCC）具有显性遗传易感性。BHD 综合征的基因已定位于染色体 17p12～q11.2[86]。

当前尚无常规应用于临床的分子标志（基于肿瘤或其他）用来预测局部 RCC 手术后的结局。许多研究分析了 RCC 肿瘤组织内单个潜在的生物标志物与肾切除术后预后的关系。潜在的生物标志物，如 *B7H1*、*survivin*、*CAIX*、*IMP*、*BAP1*、*PBRM1*、*SETD2* 和 *IMP3*，已被提议作为与 RCC 侵袭性和癌症特异性死亡风险相关的分子标志物[87-95]。但是，没有一个这些生物标志物的敏感性或特异性足以进行术后监测以检测复发。一些研究者将单个生物标志物组合成多个标志物，可以为 RCC 患者提供更可靠的预测[96, 97]。近年来，新一代测序技术用来扩大我们对肾癌基因组图谱的理解[98, 99]。这些全基因组研究可能为下一轮肾细胞癌生物标志物的发现提供基准，这些生物标志物可以作为疾病结局的预测指标。

（二）肾盂和输尿管

上尿路癌和膀胱癌有许多常见的染色体和基因组改变。现已显示 UUTCA 的核型特征与膀胱癌相似[100]。整个染色体的丢失或 9 号染色体短臂的部分丢失是一个常见的发现，表明它可能是肿瘤发生中的早期重要原因。在 UUTCA 和膀胱癌中都可以看到 2q、8p、9q、11p、13q、17p、18q 的缺失，以及 1q、6p、8q 和 17q 的缺失[101]。UUTCA 还具有许多与膀胱癌不同的独特的遗传和表观遗传异常。在一项二代测序分析的研究中，发现 UUTCA 与膀胱癌之间的体细胞突变发生率存在显著差异[102]。与膀胱癌相比，*FGFR3*、*HRAS* 和 *CDKN2B* 的改变更常见，而 *TP53*、*RB1* 和 *ARID1A* 的突变在 UUTCA 中不那么常见。UUTCA 中经常存在微卫星不稳定性[103]。在 UUTCA 中，只有 13% 的人患有 *MSI*，而在膀胱癌中为 1%[104]。HNPCC 患者的 *MSI* 继发于 *MMR* 系统中的胚系突变，并且发生 UUTCA 的风险显著增加。在细胞周期调节中，增殖和凋亡的许多途径中蛋白质表达的改变与预后有关。Survivin（一种凋亡抑制药）的表达和细胞凋亡指数与较短的疾病特异性存活率相关。Ki-67 是一种参与细胞增殖的蛋白质。它在 24% 的病例中过表达，并且是疾病进展和 DSS 的独立预测因子[105]。核因子 –kB 是一种参与抗凋亡、侵袭和血管生成的转录因子，在 UUTCA 的癌变过程中起作用，可作为 DSS 的预测因子[106]。通过

PI3K/AKT/mTOR 途径的信号转导促进细胞增殖和生长。PI3K/AKT 途径的激活突变和 PTEN 位点杂合性的丧失与 UUTCA 的进展有关[107]。E- 钙黏蛋白是负责维持组织结构的跨膜细胞 – 细胞黏附受体。E- 钙黏蛋白表达的丧失促进侵袭和转移，并与复发风险增加相关[108]。24%～30% UUTCA 中发现 *TP53*、*cyclinA* 和 *cyclinE* 的过表达，与晚期和分级及预后较差有关[109-111]。在一项使用肿瘤组织的免疫组织化学染色的研究中，标本中 *p21*、*p27*、*p53*、*cyclinE* 和 ki-67 的表达分别发生了改变，分别为 19%、49%、45%、11% 和 89%[112]。标志物数量的改变与不良的临床病理结果（如非器官受限疾病，无固定结构）之间存在显著相关性。改变两个或更少标志物的患者具有更好的存活率。在一项 423 例患者的研究中，通过免疫组织化学评估了 PD-1 和 PD-L1 的表达[113]。PD-1 和 PD-L1 分别在 37% 和 26% 的患者中呈阳性。PD-1 阳性与不良病理特征和生存相关，而 PD-L1 阳性与有利的 T 期和预后相关。

五、病理学和传播途径

（一）肾

病理 RCC 的分类是在 1997 年由国际抗癌联盟和美国癌症联合委员会主办的关于 RCC 的国际共识会议上建立的[114]。采用了最初在 1996 年海德堡会议上提出的分类系统[115]。RCC 有四类：透明细胞、乳头状、嫌色亚型或集合管型。不属于这四类之一的 RCC 被归类为"肾细胞癌，未另作说明"。颗粒细胞 RCC 被排除在分类之外，因为它涵盖了肿瘤细胞瘤（良性肾肿瘤）及嫌色亚型和透明细胞 RCC，并且对单个亚型没有特异性。该分类系统认识到 RCC 由几种具有不同形态和遗传特征的组织学亚型组成。根据组织学亚型，患者预后有显著差异[116-118]。与乳头状和嫌色亚型 RCC 患者相比，透明细胞 RCC 患者的预后较差。乳头状 RCC 患者和嫌色亚型 RCC 患者在结局方面无统计学差异[119]。

组织学肿瘤坏死和肉瘤样分化等病理学特征，通常提示预后较差[117-120]。RCC 患者中有 20%～45% 组织学肿瘤坏死，5%～15% 的患者发生肉瘤样分化。

Fuhrman 等[121] 根据核和核仁的大小和外观，开发了一种核分级系统。Fuhrman 核分级可预测疾病的结局。一项大型队列研究报道认为，LVI 是 RCC 肾切除术后 5 年以上复发的独立标志[122]。

已经开发了一些算法来预测 RCC 患者的预后。梅奥医学中心的研究人员回顾性分析了 1801 例透明细胞 RCC 患者的数据，使用评分系统开发了预测模型，该评分系统结合了分期、肿瘤大小、核分级和组织学肿瘤坏死（SSIGN）[123]。可以根据患者的 SSIGN 评分来估

算 10 年的癌症特异性生存期（cancer-specific survival, CSS）。Kattan 等[124] 运用症状、组织学、肿瘤大小和分期，开发了诺模图以预测 5 年治疗失败的可能性。Zisman 等[125] 根据分期、Fuhrman 等级和表现状态开发了基于 814 例患者的临床结果算法。此算法已通过两项国际多中心研究的验证[126, 127]。还开发并验证了类似的算法来预测转移性 RCC 患者的死亡时间[128, 129]。总体而言，这些强大的预后工具已在临床上广泛得到了接受。

（二）肾盂和输尿管

尿路上皮癌占肾盂和输尿管肿瘤的大多数[130]。据报道有 24% 的病理标本有组织学变异[131]。这些特征包括分化，如鳞状细胞、腺体、微乳头、透明细胞、肉瘤样、淋巴上皮和浆细胞样等[132]。与纯 UUTCA 相比，组织学变异与晚期肿瘤分期、LVI 和淋巴结转移有关[131]。非尿路上皮组织学并不常见。鳞状细胞癌约占所有病例的 4%[133]。SCC 患者往往表现为晚期疾病，预后较差；然而，尿路上皮和 SCC 分期之间的预后没有显著差异。其他少见细胞类型包括腺癌，神经内分泌癌和肉瘤。

高的肿瘤分级和 LVI 是预后不良的病理特征[134-141]。LVI 与更高分期和肿瘤分级及淋巴结转移有关[142, 143]。

总体肿瘤结构（无固定型与乳头状生长模式）是肿瘤复发和癌症特异性死亡率的独立预测因子[144]。无节生长模式与更高的肿瘤等级，更晚的肿瘤分期及淋巴结转移有关。

传播途径 肾细胞癌可通过肾被膜局部扩散至肾周脂肪或肾上腺，或通过肾静脉直接扩散至下腔静脉（偶尔可达右心房）。区域淋巴引流包括肾门、下腔静脉旁、主动脉和腹膜后淋巴结。RCC 也可通过血源性扩散至肺、软组织、骨和脑，或通过逆行静脉引流至卵巢或睾丸[145]。

尿路上皮癌同时或异时累及多个区域的尿路上皮，在 UUTCA 患者中很常见。随着肿瘤的进展，它侵入周围的组织，并直接通过输尿管壁进入输尿管周围组织或邻近的肾实质及肾外组织。淋巴结转移是最常见的转移部位。在一个 1363 名患者的多机构队列中，淋巴结转移随病理分期的进展而增加：$T_0/T_a/Tis$ 不到 1%，T_1 为 2%，T_2 为 8%，T_3 为 17%，T_4 为 46%[146]。高级别肿瘤更容易发生淋巴结转移（高级别肿瘤为 15%，低级别肿瘤为 2%）。

Kondo 等[147] 概述了淋巴结转移部位的分布。对于右肾盂的肿瘤，主要转移部位是右肾门、腔静脉旁和下腔静脉后淋巴结。右输尿管上 2/3 的肿瘤主要转移到腔静脉后和腹主动脉间淋巴结。左肾盂肿瘤转移至左肾门和主动脉旁淋巴结。左输尿管上部 2/3 的肿瘤主要转移

至主动脉旁淋巴结。下输尿管肿瘤主要转移到主动脉分叉下。在肿瘤中发现 LVI 可预示区域淋巴结转移[143, 148]。淋巴结转移是远处转移和生存率降低的预测指标[141, 146]。

UUTCA 的复发方式取决于原发肿瘤的位置[149]。腹部复发较多，主要发生在肾盂，上、中输尿管。盆腔复发在下输尿管原发病变中更为常见。高级别或晚期疾病的患者发生远处转移的风险很大[134, 150]。远处转移的主要部位包括肺、肝和骨骼[137, 149]。

六、临床表现，患者评估和分级

（一）肾

1. **临床表现** 肾细胞癌通常是通过影像学检查偶然发现。它可能出现继发于局部或转移性疾病的体征和症状。局部肿瘤的症状包括血尿、腹痛和腹部肿块。这种症状的"经典三联征"仅在大约 10% 的情况下发生[145]。转移性疾病引起的症状包括疼痛、发热、体重减轻和盗汗。在男性患者中，有 2% 的患者由于睾丸静脉引流受损而出现精索静脉曲张，通常为左侧[151]。副肿瘤综合征发生在大约 30% 的 RCC 患者中。症状包括高血压、高钙血症、发热和肝功能障碍[152, 153]。

2. **患者评估** CT、MRI 和 US 广泛用于评估上腹部，显著增加了无症状肾脏肿块的检出率，占 RCC 诊断的 25%～40%[154, 155]。这些肿瘤通常较小且适合根治性手术[156, 157]。

RCC 的诊断通常基于临床和影像学发现，并在肾切除术时经病理证实。对于小病变，可考虑进行活检以确诊并指导治疗策略（监视与消融治疗）。框 64-1 总结了诊断评估。CT 可以在 90% 的病例中准确地确定术前肿瘤的范围[158]。在确定下腔静脉肿瘤的范围方面，MRI 优于 CT[159]。MR 血管造影可用于术前评估脉管系

框 64-1　肾癌的诊断评估 / 流程

完整的病史记录和体格检查
实验室检查
- 全血细胞计数
- 血清化学
  - 乳酸脱氢酶
  - 尿液分析

放射学检查
- 胸部 X 线摄影或胸部计算机断层扫描
- 腹部和骨盆的计算机断层扫描或腹部静脉注射对比剂的磁共振成像
- 骨显像（如果有临床指征）
- 颅脑磁共振成像（如果有临床指征）

其他相关检查
- 超声检查
- 磁共振血管造影
- 核肾扫描以评估肾功能

统，尤其是在考虑对双侧肾癌患者进行保留肾单位的手术时。肾切除术前应进行肾脏扫描以评估对侧肾脏的功能。

3. 分期　RCC 共使用过两个分期系统。之前，曾使用过 Robson 系统是基于对 Flocks 和 Kadesky 系统的修改 [160]。AJCC 分期（第 8 版）TNM 分类是当前的标准分级系统（表 64-1）[161]。与 Robson 系统相比，这种分类更清楚地描述了局部肿瘤范围并量化了淋巴结受累的程度。

（二）肾盂和输尿管

1. 临床表现　肉眼或镜下血尿是最常见的表现症状（75%～80%）。腹部疼痛的发生率在 27%～35% [135, 162]。据报道，在 25%～50% 的患者中出现尿频症状，如频发和排尿困难。在多达 10% 的患者中可以发现明显的肿块，通常是继发于肾积水的肾脏。患有晚期或转移性疾病的患者可能会出现恶病质的表现，如乏力和体重减轻。

2. 患者评估　对血尿患者进行尿液细胞学检查，CT 尿路造影（CT urography, CTU）、膀胱镜检查和输尿管镜检查。CTU 在检测 UUTCA 方面具有很高的灵敏度（0.67%～1.0%）和特异性（0.93%～0.99%）[163]。CTU 检测 5～10mm 病变的敏感性和特异性分别为 96%、99%，但是较小的病变的敏感性降低（对于小于 3mm 的病变，敏感性降低 40%）[164]。影像学表现包括透明的充盈缺损或梗阻性肾积水。MR 尿路造影诊断 UUTCA 的敏感性、特异性和准确性分别为 74%、97% 和 94% [165]。对于 UUTCA 的诊断和分期，通常比 MR 尿路造影更优选 CTU。尿液细胞学检查可检测出 35%～59% 的 UUTCA，对级别较高的癌症更有用。通过输尿管插管或上尿道冲洗获得的尿液标本提高了研究的阳性率。多达 70% 的患者上尿道细胞学检查呈阳性 [166]。荧光原位杂交检测可检测 3 号、7 号、17 号染色体上的特定异常及特定的 9p21 缺失，已作为尿液细胞学检查的辅助手段 [167]。与高级别病变相比，FISH 对低级别病变的检测灵敏度较低。在检测高级别病变时，FISH 比尿液细胞学检查更为敏感，但特异性较低 [168]。如果脱落细胞学检查或影像学检查显示可疑结果，则需进行输尿管镜或经皮肾镜检查。输尿管镜活检在高达 89% 的病例中帮助提供组织学诊断 [169]。一些报道表明，肾输尿管切除术前进行输尿管镜检查与膀胱内复发的风险增加有关危险比（HR=1.56～2.58）[170-172]。然而，输尿管镜检查对无病生存期和总生存期没有负面影响 [170, 172]。

其他研究包括 CBC 和化学。常规进行 CXR 或胸部 CT 检查。尽管腹部和骨盆的 CT 检查有助于评估疾病的局部范围和腹腔内转移，但对淋巴结分期不是灵敏或特异的检查 [173]。如果担心对侧肾脏的功能，则应在肾切除术前进行肾脏扫描。

3. 分期　表 64-1 列出了当前的 AJCC 分期系统。对于肾盂肿瘤，区域淋巴结包括肾门、腔静脉旁、腔静脉后、主动脉旁淋巴结。输尿管上段肿瘤的区域淋巴结包括下腔静脉后淋巴结、主动脉间淋巴结和主动脉旁淋巴结。输尿管下段肿瘤主要转移到主动脉分叉下方。肿瘤分级和淋巴结状态与疾病分期密切相关，是影响患者生存的重要预后因素。表 64-2 说明了分期、分级和淋巴结状态对长期生存结果的影响 [105, 139, 146, 174-177]。

七、初始治疗

（一）肾

1. 手术　肾癌的唯一根治方法是完全手术切除。根治性肾切除术通常包括切除同侧肾和肾周组织，包括 Gerota 筋膜和同侧肾上腺。标准开放根治性肾切除术的生存结果在相关文献中有描述 [160, 178-183]。在一项 643 名患者的研究中，根据 1997 年的 TNM 分期标准，Ⅰ 期患者的 5 年 DSS 为 91%，Ⅱ 期患者为 74%，Ⅲ 期患者为 67%，Ⅳ 期患者为 32% [183]。在梅奥医学中心 1547 名患者中，T_1、T_2、T_{3a}、T_{3b} 和 T_{3c} 肿瘤的 10 年 CSS 分别为 91%、70%、53%、42% 和 43% [184]。

累及中下极的肾癌不需要切除肾上腺。根据肾肿瘤的大小、病理类型和浸润程度，上极癌可能需要切除肾上腺和肾切除术。术前 CT 对肾上腺受累的预测特异性为 99.6%，阴性预测值为 94.4% [185, 186]。在 511 例肾上腺切除的根治性肾切除术中，肾癌累及肾上腺的发生率为 5.7%，$T_{1\sim2}$ 肿瘤受累肾上腺的发生率为 0.6% [185]。

根治性肾切除术可包括肺门淋巴结切除，偶尔还包括区域淋巴结清扫。虽然区域淋巴结清扫术提供了其他的预后信息，但并未显示它能延长生存期。欧洲癌症研究和治疗组织进行了一项 Ⅲ 期临床试验，评估 LND 的作用 [187]。772 名临床淋巴结阴性的患者被随机分为根治性肾切除术加或不加全淋巴结切除术两组。淋巴结阳性率为 4%。中位随访 12.6 年后，在 OS、无进展生存期和并发症方面没有差异。这项试验的一个结论是，70% 的患者患有 T_1 或 T_2 原发性肿瘤，这预示着淋巴结受累的风险很低。对于局部晚期肿瘤患者，LND 的益处没有明确定义。在梅奥医学中心的一项研究中，955 名患者作为根治性肾切除术的一部分进行了 LND [188]。高级别肿瘤、肉瘤样特征、肿瘤大小≥10cm、T_3 分类和组织学坏死是淋巴结阳性疾病的重要预测因素。这些高危因素的存在有助于确定哪些患者可以从广泛的 LND 中受益。Pantuck 等 [189] 回顾性分析了 900 名肾癌患者，得

表 64-1　American Joint Committee on Cancer Staging Classification System for Kidney and Ureteral Carcinoma, 8th Edition (2017)

PRIMARY TUMOR (T)		REGIONAL LYMPH NODES (N)	
Tx	Primary tumor cannot be assessed	**Kidney**	
T_0	No evidence of primary tumor	Nx	Regional lymph nodes cannot be assessed
		N_0	No regional lymph node metastasis
Kidney		N_1	Metastasis in regional lymph node(s)
T_1	Tumor≤7cm in greatest dimension, limited to the kidney	**Ureteral/Renal Pelvis**	
T_{1a}	Tumor≤4cm or less in greatest dimension, limited to the kidney	Nx	Regional lymph nodes cannot be assessed
T_{1b}	Tumor>4cm, but≤7cm in greatest dimension, limited to the kidney	N_0	No regional lymph node metastasis
		N_1	Metastasis in a single regional lymph node, ≤2cm in greatest dimension
T_2	Tumor>7cm in greatest dimension, limited to the kidney	N_2	Metastasis in a single lymph node>2cm; or multiple lymph nodes
T_{2a}	Tumor>7cm, but ≤ 10cm in greatest dimension, limited to the kidney		
T_{2b}	Tumor>10 cm, limited to the kidney	**DISTANT METASTASIS (M)**	
		Kidney	
T_3	Tumor extends into major veins or perinephric tissues, but not into the ipsilateral adrenal gland and not beyond Gerota's fascia	M_0	No distant metastasis
T_{3a}	Tumor extends into the renal vein or its segmental branches, or invades perirenal and/or renal sinus fat but not beyond Gerota's fascia	M_1	Distant metastasis
T_{3b}	Tumor extends into the vena cava below the diaphragm	**Ureteral/Renal Pelvis**	
T_{3c}	Tumor extends into the vena cava above the diaphragm or invades the wall of the vena cava	M_0	No distant metastasis
		M_1	Distant metastasis
T_4	Tumor invades beyond Gerota's fascia (including contiguous extension into the ipsilateral adrenal gland)	**AJCC PROGNOSTIC STAGE GROUPS**	
		Kidney	
Ureteral/Renal Pelvis		I	$T_1N_0M_0$
T_a	Papillary noninvasive carcinoma	II	$T_2N_0M_0$
Tis	Carcinoma in situ	III	$T_{1-2}N_1M_0$
T_1	Tumor invades subepithelial connective tissue		$T_3N_{0-1}M_0$
T_2	Tumor invades muscularis	IV	T_4, Any N, M_0
T_3	Renal pelvis only: Tumor invades beyond muscularis into peripelvic fat or renal parenchyma		Any T, Any N, M_1
	Ureter only: Tumor invades beyond muscularis into periureteric fat	**Renal Pelvis and Ureteral Carcinoma**	
		0a	$T_aN_0M_0$
		0is	$TisN_0M_0$
T_4	Tumor invades adjacent organs or through kidney into perinephric fat	I	$T_1N_0M_0$
		II	$T_2N_0M_0$
T suffix　m	Select if synchronous primary tumors are found in single organ	III	$T_3N_0M_0$
		IV	$T_4N_0M_0$
			Any T, N_{1-2}, M_0
			Any T, any N, M_1

From Amin MB. *AJCC Cancer Staging Manual.* 8th ed. Switzerland: Springer Nature; 2017.

出结论：在临床淋巴结阴性的患者中，LND 没有提供生存优势，但在临床淋巴结阳性的患者中，它与提高存活率和对免疫治疗的反应有关。

　　腹腔镜根治性肾切除术和腹腔镜部分肾切除术已成为 RCC 患者的常用手术选择。单纯腹腔镜和手工腹腔镜技术在根治性肾切除术和保留肾单位的手术中均能达到与开放手术相当的肿瘤学疗效 [176, 190-192]。与开腹手术相比，腹腔镜手术在出血量、住院时间、止痛药使用、美容和患者康复等方面具有优势 [190, 191]。最近，机器人辅助肾部分切除术与腹腔镜方法相比，显示出良好的肾功能和实质体积保护 [193]。

　　保留肾单位的手术或部分肾切除术是选定患者的一

表64-2 肾盂输尿管癌：按分期、分级和淋巴结状况分类的5年病因特异性生存率（CSS）

研 究	患者例数	分期 CSS（%）				分级 CSS（%）			淋巴结 CSS（%）	
		1	2	3	4	1	2	3	N⁻	N⁺
Novara 等[139]	269	92	78	56	0	100	91	63	82	12
Margulis 等[146]	1363	91	75	54	12	89（低级别）		63（高级别）	77	35
Li 等[174]	145	95	82	47	0	68（低级别）		36（高级别）	—	—
Bolenz 等[175]	136	95	70	54	14	94（低级别）		63（高级别）	—	—
Yates 等[105]	667	86	69	49（T₃/₄）		93	91	61	80	37
Berger 等[176]	100	85	81	61	0	85（低级别）		71（高级别）	—	—
Ploussard 等[177]	3544	80.2	71.3	46.2（T₃/₄）		90.7（低级别）		67.7（高级别）	87.8	31.9

种选择。手术的最初适应证是双侧肿瘤或肿瘤累及解剖或功能性孤立肾。局部复发率低（＜6%）。随后在小肿瘤（＜4cm）的患者中进行了该手术，实现了3%或更高的局部复发率[194]。进一步的研究表明，较大的肿瘤（＞7cm）也可以考虑进行保留肾单位的手术[195]。与接受根治性肾切除术的患者相比，接受NSS的患者慢性肾功能不全的累积发生率降低[196, 197]。

在Ⅱ期临床试验中已评估了在肾切除术之前针对局部晚期肾细胞癌的新辅助靶向治疗，并且显示出有希望的中位肿瘤直径降低率高达28%，并且具有可接受的不良反应。目前正在对该方法进行进一步的试验。

通过射频加热和冷冻术消融是消除可疑的小肾脏病变的两种常用技术[199]。这些程序可以通过开放式、腹腔镜或经皮方法进行[199-201]。在Gontero等[202]的研究中，腹腔镜手术随访5年的局部复发率在0%～15%。经皮入路的复发率相似，但随访时间仅为2年。

综上所述，根治性肾切除术仍然是局部性肾癌的第一线治疗方法。如腹腔镜或机器人根治性肾切除术等侵入性较小的技术正变得越来越流行。对于具有正常对侧肾脏的患者和中小型肿瘤的患者，NSS越来越多地被采用。

2. 初级照射 初级照射在SBRT之前很少用于肾癌的治疗，因为它对传统的分次EBRT有辐射抵抗力。随着立体定向放射治疗肾癌脑转移患者局部控制率的提高，人们对采用高剂量单位剂量的SBRT治疗原发性肾癌的兴趣与日俱增。

基础科学数据支持使用单次大剂量根除肾癌细胞系。在所有受试细胞系中，肾癌在2Gy后存活率最高[203]。经测试的RCC线的α比为2.6～6.9。在裸鼠模型中测试的Caki-1和A498细胞系仅在6Gy后显示出指数级细胞死亡[204]。Singh等[205]报道了14例Ⅳ期肾癌患者术前行

SBRT后行肾切除术的病理标本。第1天给予15Gy的单次照射，第29天进行手术。与对照组相比，辐射可提高体外培养的肾癌细胞的免疫识别能力[205]。

早期报道的SBRT治疗肾癌显示了良好的局部控制。Beitler等[206]报道了9例拒绝接受肾切除术的非转移性原发性肾癌患者。大多数患者在15天内接受了40Gy/5次。中位随访时间为26.7个月，9例患者中有4例存活。只有1名患者有局部衰竭，包括在未受照射的肾脏部分出现新的原发肿瘤。所有存活患者的初始肿瘤大小均＜3.4cm，临床上均有原发肿瘤。Wersall等[207]治疗了8名不能手术的原发或局部复发患者。中位随访时间超过58个月，只有1例局部失败[207]。

在Svedman等[208]的Ⅱ期试验中，30名不能手术的原发性或转移性肾癌患者接受了82个病灶的SBRT。剂量分次为30～5Gy/2～5次。存活患者的中位随访时间为52个月，死亡患者的中位随访时间为22个月，局部控制率为98%。28例患者中有16例出现不良反应，其中96%为Ⅰ级或Ⅱ级。

在对原发性肾癌进行SBRT的Meta分析中，纳入了来自10个试验的126名患者[209]。剂量和分割各不相同，最常见的是40Gy/5次。中位随访时间为9～57.5个月，平均随访时间为57.5个月。加权局部控制率为93.1%（84%～100%）。毒性可接受，加权率为3级或更高毒性为3.8%（0%～19%）。肾细胞癌SBRT的不同剂量分级已有报道。Ponsky等[210]报道了一项Ⅰ期SBRT剂量递增试验，分4次使用高达48Gy的剂量[210]。治疗的19例患者中，4级十二指肠溃疡1例，3级慢性肾脏病恶化2例。11例患者在治疗后进行了活组织检查，其中2例为阴性。这项试验将继续进行到60Gy，分三个剂量水平进行。SBRT耐受性好，3/4级毒性很少。Siva等[211]报道，33名患者的肾小球滤过率从55ml/min降

至 44ml/min，如果肿瘤大小>5cm，接受 42Gy/3 次治疗或 26Gy/1 次治疗。术后 2 年，无局部进展者 100%，无远处进展者 89%，无远期进展者 92%。1 年后，照射组肾功能由中位数 53.9% 下降至 43.9%，而未照射组肾局部 GFR 平均增加 12.3ml/min。2/3 的对侧肾脏在 SBRT 后功能增强。每 10Gy 物理剂量，26Gy/1 次照射组和 42Gy/3 次照射组的 GFR 分别下降 39%、25%。

国际肾脏放射外科肿瘤联盟（International Radiosurgery Oncology Consortium for Kidney，IRock）发布了一份关于原发性肾细胞癌治疗计划的共识声明[212]。对于医学上不能手术、不适合消融或手术后有透析风险的患者，我们提供了这一选择。大多数治疗中心将治疗有孤立肾脏、双侧原发肾和原发肾（如果存在转移）的患者。一项对 223 名在 IRock 机构接受治疗的患者进行的综合分析报道称，2 年和 4 年的局部控制率分别为 97.8%、97.8%。2 年 PFS 率为 77.4%，4 年 PFS 率为 65.4%。2 年 CSS 率为 95.7%，4 年 CSS 率为 91.9%。3 例（1.3%）出现 3/4 级毒性反应。肾功能保存良好，平均肾小球滤过率较基线的 59.9ml/min 下降 5.5ml/min。只有 3 例局部失败，其中 1 例发生在 118 例患者的单组分队列中，2 例发生在多组分队列患者中。尽管单组分 SBRT 和多组分 SBRT 的局部失败没有差异，但接受多组分 SBRT 治疗的患者更有可能进展得更远[213]。

综上所述，SBRT 治疗原发性肾癌的早期结果表明，在无法接受肾切除术的患者中，局部控制率良好。目前正在进行更多的研究，以评估 SBRT 在不能手术的原发和转移环境中肾癌治疗中的作用。其中一些试验是与介入性消融程序和系统治疗相结合进行的。

3. 辅助照射　虽然术后放疗的使用已经过回顾性和前瞻性的评估，但其作用仍然存在争议[214-219]。Rafla 和 Parikh[220] 的早期回顾性分析发现，与观察有包膜侵犯或肾盂受累时相比，辅助放疗提供了生存益处。在手术加或不加术后放疗的非随机化比较中，同一作者发现，94 名接受术后放疗的患者与 96 名仅接受肾切除术的患者相比，5 年的 OS 优势（56% vs. 37%）[214]。这些数据在一项扩展的最新分析中得到证实[221]。接受术后放疗的患者的 5 年 OS 为 38%（40/105），而仅接受肾切除术的患者的 5 年 OS 为 18%（24/135）。

在一项对 100 名患者进行的随机试验中（按出生日期单数和双数随机排列），Finney[215] 发现，增加术后放射治疗（5 周内 55Gy/25 次）对远处转移的发生率、局部复发和存活率没有影响。这些结果很难解释，因为随机化不是盲目的，也不是由危险因素分层的。此外，接受治疗的患者死亡率很高，部分原因是右侧肿瘤患者治疗后出现肝衰竭。

哥本哈根肾癌研究组进行了一项关于术后放疗的小型前瞻性随机研究。216 名患者被随机分为单纯肾切除组（33 例）和肾切除加术后放疗组（32 例，50Gy/20 次）。单纯肾切除术的 5 年生存率为 62%，而肾切除术和术后放疗的 5 年生存率为 38%。在接受 RT 治疗的患者中，44% 的患者出现了涉及胃、十二指肠或肝脏的重大并发症，这导致了 19% 的患者死亡。

在几项回顾性研究中，评估了多个治疗领域的术后放疗和基于 CT 的计划在肾癌局部复发高危患者中的作用。Stein 等[217] 对 147 名接受肾切除术的局限性肾癌患者进行了评估。56 例患者接受了术后放疗，中位剂量为 46Gy。中位随访时间为 19 个月，OS 无差异。然而，未接受照射的 T₃ 患者的局部复发率（37%）高于接受照射的患者（11%）。在一项对肾切除术后接受 RT 治疗的患者的随访描述性研究中，Gez 等[222] 研究发现，即使对于 T₃ 肿瘤的患者，术后 RT 也没有好处。

Kao 等[218] 描述了 12 例单独行肾切除术的患者和 12 例行肾切除加术后放疗的患者，中位剂量为 45Gy。中位随访 5 年后，DFS 无明显差异。然而，行肾切除术的患者局部失败率为 30%，而行术后放疗的患者局部失败率为 0。在另一项回顾性研究中，Ulutin 等[219] 发现在 OS 方面没有发现差异，但 26 例接受术后放疗的患者与 14 例单纯肾切除术患者的 DFS 相比，差异有统计学意义（P<0.05）。

Rabinovitch 等[223] 对接受根治性或部分肾切除的局限性肾癌患者进行了 CT 失败模式分析。大体切除后局部失败的风险约为 5%。手术切缘阳性和淋巴结阳性对局部失败有不利影响，将发生率提高到 21%。大体切除后发生远处转移的风险为 26%。淋巴结受累和肾静脉受累是转移的重要预测因素。在经历过局部复发的患者中，大约有一半同时经历了远处复发。因此，必须权衡手术时微转移疾病的风险与局部放疗的潜在益处。

Tunio 等[224] 对包括 735 名患者在内的 7 项试验进行了 Meta 分析，以评估术后放疗的效果。使用辅助放疗可以显著降低局部失败的发生率，优势比为 0.47。术后放疗的患者选择在不同的研究中有所不同，但包括常见的高危因素，如切缘阳性、淋巴结受累、下腔静脉或肾静脉受累以及肉瘤样特征。在 DFS 和 OS 方面没有明显差异。

综上所述，大体全切除后局部病变患者术后常规放疗在肾癌治疗中的作用尚不明确。然而，切缘阳性和淋巴结受累的患者局部失败的风险更高，可以考虑术后放疗。

4. 辅助化疗、免疫治疗和分子靶向治疗　随着对肾癌发生发展的分子途径和对疾病免疫应答的深入了解，肾癌新的系统治疗方法的开发取得了重大进展。新的治疗选择包括分子靶向治疗，如血管内皮生长因子酪氨酸激酶抑制药和 mTOR 抑制药，以及免疫治疗。

对于根治性手术后全身疾病复发风险较高的患者，建议采用辅助治疗。评估肾切除术后辅助性 IFN-α 的三项单独临床试验均未证明有生存益处[225-227]。细胞因子工作组对肾切除术后患者进行了一项大剂量静脉推注 IL-2 的试验与观察，没有显示任何生存益处[228]。Jocham 等[229] 使用一种自体肿瘤细胞疫苗研究了一种不同的方法。随机将 558 例 pT2~3b、pN0~3、M0 肾癌切除患者随机分成疫苗接种组进行对照观察。在 4.5 年，接种疫苗的 PFS 为 77%，观察为 68%；然而，其对 OS 的影响需要更长的随访时间。

在 ASSURE 试验中，将舒尼替尼和索拉非尼作为非转移性高危透明细胞或非透明细胞癌的辅助治疗与安慰剂进行了比较[230]。患者被随机分成三组，分别接受 54 周的舒尼替尼（每 6 周为 1 个周期，前 4 周 50mg/d）、索拉非尼（400mg，每天 2 次）或安慰剂治疗。DFS 无显著差异，舒尼替尼的中位数为 5.8，索拉非尼为 6.1 年，安慰剂为 6.6 年。OS 也没有差别。这种治疗的毒性很大，包括 5 例与治疗有关的死亡。结果表明，与晚期 RCCA 的肉眼疾病不同，微转移疾病在辅助环境下对 VEGF TKI 的血管破坏没有反应。

在 PROTECT 试验中，1538 名接受 pT2（高级别）或 pT3、N0 或 N1 或更大透明细胞肾细胞癌切除的患者随机接受帕唑帕尼或安慰剂治疗 1 年[231]。在汇集了 403 名患者以解决毒性问题后，帕唑帕尼的起始量从 800mg 降至 600mg，1135 名患者接受了 600mg 的帕唑帕尼或安慰剂治疗。中位随访 30 个月后的初步分析显示，两组的 DFS 差异无统计学意义（HR=0.86，P=0.16）。随访分析也没有显示帕唑帕尼对 DFS 有任何改善（HR=0.96）。许多患者由于丙氨酸氨基转移酶（ALT）和天冬氨酸转氨酶（AST）升高而停用帕唑帕尼。

在 Ravaud 等的一项研究中[2]，615 名患有局部高危透明细胞肾癌的患者被随机分为舒尼替尼（每天 50mg）或安慰剂，治疗 4 周，休息 2 周，为期 1 年。舒尼替尼组和安慰剂组的中位 DFS 分别为 6.8 年和 5.6 年（HR=0.76；P=0.03）。OS 数据不完善。与安慰剂相比，舒尼替尼的 3 级和 4 级毒性更为常见（48.4% 的 3 级，12.1% 的 4 级，安慰剂组有 15.8% 的 3 级和 3.6% 的 4 级）。与安慰剂相比，服用舒尼替尼的患者减少剂量和停药的频率更高（34.3% vs. 2%）。辅助系统治疗的作用需要更好地界定。需要更好地识别和选择能够从毒性可接受的治疗中受益的适当疾病风险群体。

（二）肾盂输尿管

1. 手术　根治性肾输尿管切除术加膀胱袖套切除是 UUTCA 患者的标准治疗方法。建议切除膀胱袖带，因为如果保留输尿管残端，11%～55% 的患者会出现输尿管残端复发[232, 233]。局部复发发生在 9%～15% 的低级别、低分期疾病患者和 30%～50% 的高级别、高分期疾病患者中。与疾病复发和生存相关的因素包括肿瘤分期、病理分级、淋巴结转移和左心室指数[146]。T 分期越高，淋巴结转移的概率越高。虽然淋巴结清扫对 OS 的益处存在争议，但淋巴结状况是一个重要的预后因素，可以用来指导辅助治疗[141, 234, 235]。T2~4 患者应行淋巴结清扫术。Roscigno 等[236] 建议，至少应该切除 8 个淋巴结，以达到 75% 的概率找到 1 个或多个阳性淋巴结。诺模图已经被用来预测明确手术后特定癌症的存活率。在一项对 3387 名患者的研究中，建立了一个包括年龄、T 分期、N 分期、结构和 LVI 的诺模图来预测 CSS，判别准确率为 0.8[237]。Jeldres 等[238] 开发了一个基于年龄、PT 和 PN 分期及肿瘤分级来预测 5 年 CSS 的诺模图。在外部验证中，该诺模图预测 5 年 CSS 的准确率为 75%。高级别 UUTCA 患者的无复发生存期也有类似的图表[239]。

微创手术现在可以替代开放的 RNU。腹腔镜肾输尿管切除术（laparoscopic nephroureterectomy，LNU）的肿瘤学结果与开放 RNU 相似，但恢复时间和住院时间更短，血栓栓塞事件的风险更低，输血量更少，手术再干预的必要性更低[240-245]。在 115 名患者的研究中，1 名患者（0.9%）发生了切口转移[246]。在唯一一项比较开放 RNU 和 LNU 的前瞻性随机试验中，80 名患者入选[247]。在 CSS 和无转移生存期方面没有发现差异，除了 pT3 和高级别肿瘤患者，开放式 RNU 比 LNU 获得更好的 CSS。研究中的少数患者限制了这一结论的有效性。最近，机器人辅助的肾输尿管切除术在选定的患者中进行[248-251]。它似乎在一些患者中是安全和可行的，但这种手术的长期肿瘤学效果还需要证实。

对于选择的输尿管远端癌患者，远端输尿管切除和淋巴结清扫加输尿管再植术可能是一种选择。在一项对单灶性输尿管下段癌患者的研究中，RNU 组和输尿管下段切除组的 5 年无复发生存率分别为 95% 和 86%，尽管 CSS 和 OS 没有差异[252]。作者得出结论，输尿管下段切除术应该是首选的治疗方法。

对于选定的患者，更保守的 NSS 将是一种选择。这些手术包括输尿管节段性切除术、内镜手术加输尿管镜消融术或经皮治疗。选择标准通常包括低级别低分期病变、浅表病变、小病灶（＜1.5cm）、无多灶性病变、影像学无浸润性肿瘤、孤立性肾脏、双侧病变或重大内科并发症。关于 NSS 或输尿管部分切除术的疗效，有相互矛盾的报道 [249-251]。一项研究报道了 68% 的复发率 [249]。在另一份 141 例患者的报道中，37% 的低级别病变和 63% 的高级别病变复发，分级是复发的唯一预测因子 [253]。需要为这些手术选择合适的患者，密切随访是至关重要的，以便在检测到复发时可以提供挽救肾输尿管切除术。

2. 初级照射　对于可切除的 UUTCA 患者，手术切除是治疗的标准。已发表的少数采用初次照射的报道多为病例报道或小系列报道。按照现代标准，这些报道中使用的辐射剂量和技术将被认为是次优的。部分术后肉眼残留病或复发患者采用 EBRT 治疗。在 19 名不能切除疾病的患者中，11 名接受放疗的患者中位生存期为 11 个月，而未接受放疗的患者的中位生存期为 4 个月 [233]。术后大体残留病灶分别接受 45Gy 和 50.4Gy 治疗后无病发生。Batata 等 [254] 报道，8 名长期接受放射治疗的患者，使用 10～60Gy 的剂量，术后大体残留病变通过 RT 进行控制。SBRT 已用于医学上不能手术、临床定位的 UUTCA 患者。在一项研究中，40 名肾肿瘤患者在肾切除术后需要透析，SBRT 采用 25Gy 分次进行 [255]。其中 15 名患者患有肾盂尿路上皮癌。中位随访 28 个月后，13 例患者完全缓解，1 例部分缓解。随访时输尿管镜检查未见残留病变。SBRT 后肾功能无明显下降。

联合放化疗已成功地作为膀胱癌的主要治疗手段。鉴于这两种疾病的相似性，推断 UUTCA 采用这种方法的结果是合理的。将 CRT 作为 UUTCA 的首选治疗方法的资料很少。许多患有使他们不能接受手术的并存疾病的患者也是顺铂化疗的候选者。迫切需要评估联合化疗和放疗的前瞻性研究。

3. 辅助照射　局部复发的风险与疾病分期和肿瘤分级有关，即使进行了根治性手术，局部复发的风险也可能高达 45%。在 Cozad 等 [233] 的一项研究中，1 级和 2 级肿瘤的 5 年局控率分别为 90%、41%，3 级和 4 级肿瘤的 5 年局控率为 41%。对于 Ⅰ 期和 Ⅱ 期疾病，5 年局部控制率为 83%，而 Ⅲ 期疾病的 5 年局部控制率为 52%。大约一半的局部复发最初表现为孤立的复发部位。Ⅰ 期和 Ⅱ 期患者中有 19% 发生远处转移，Ⅲ 期患者中有 53% 发生远处转移。远处转移是 Ⅲ 期疾病最初复发的主要部位。淋巴结转移的风险也随着疾病分期和肿瘤分级的增加而增加 [146]。失败的模式表明，高分期或高级别疾病的患者既有远处复发的风险，也有局部复发的风险。

很少有研究发表评估辅助照射在治疗 UUTCA 中的作用。表 64-3 总结了几项已发表的关于 UUTCA 辅助

放射治疗结果的研究。Cozad 等 [256] 的研究发现，26 例 T₃ 或 T4N0 患者中有 9 例接受了中位剂量为 50Gy 的辅助放射治疗。17 例未接受辅助放疗的患者中有 9 例发生局部失败，9 例接受辅助放疗的患者中有 1 例发生局部失败。辅助放射治疗的益处仅见于高级别肿瘤。接受辅助照射的 5 年 OS 为 44%，未接受辅助照射的为 24%（P=0.23）。在 Brookland 和 Richter 等 [257] 研究中，23 例肿瘤的分级为 3 级或 4 级，或病理分期为 T₃ 或以上的患者中有 11 例接受了辅助放射治疗。肾盂输尿管床的中位剂量为 50Gy，合并或不合并腹主动脉旁淋巴结。未放疗组的中位生存期为 26 个月，局部复发率为 45%，而接受辅助放疗组的中位生存期为 35 个月，局部复发率为 11%。在 Chen 等 [258] 的一项研究中，133 例患者中有 67 例在手术后接受了 50Gy 的辅助照射。临床靶区包括同侧输尿管肾盂床、膀胱和腔静脉旁 / 主动脉旁淋巴结。虽然放疗组和未放疗组的中位生存期没有差异，但接受辅助放疗组 T₃ 或 T₄ 肿瘤患者的 OS 有显著改善（29.9 个月 vs. 11.4 个月）。

Chiito 等 [259] 报道了 31 例 T₃/T₄ 或 N⁺ 患者，他们接受了中位剂量为 46.9Gy 的辅助放射治疗，其中 9 例患者接受了辅助 MV AC（甲氨蝶呤、长春碱、阿霉素、顺铂）化疗和顺铂联合放射治疗。5 年 OS、DSS、区域控制率和 MFS 率分别为 39%、52%、67% 和 48%。与单纯放疗相比，同时使用顺铂可以改善 OS（67% vs. 27%）和 DSS（76% vs. 41%），这表明对于局部晚期疾病的患者应该考虑在辅助放疗中加入顺铂。

在 JWA 等 [260] 的研究中，36 名局部晚期 UUTCA（T₃/T₄ 或 pN⁺）患者在 RNU 后接受辅助 RT 治疗，而 91 名患者仅接受 RNU 治疗。中位剂量为 46Gy（45～60Gy）。治疗范围包括瘤床和区域淋巴结。RT 组中有 21 名患者（58%）和非 RT 组中 26 名患者（29%）也接受了 4～6 个周期的辅助化疗，最常见的是吉西他滨和顺铂。RT 组 6 例同时接受顺铂治疗。放疗组的 3 年局部区域和膀胱 RFS 率分别为 89% 和 73%，而非放疗组分别为 61%、52%。两组的 3 年 MFS 和 OS 率相似，RT 组分别为 60%、66%，而非 RT 组分别为 57%、62%。

其他研究也对辅助照射的益处提出了质疑。在 138 例患者中，45 例接受了术后放疗，中位剂量为 50Gy [134]。接受术后放疗的患者 5 年生存率为 21%，而未接受放疗的患者的 5 年生存率为 33%。接受术后放疗的患者的 5 年局部失败率为 67%，而仅接受手术的患者的 5 年局部失败率为 62%。然而，接受术后放疗的患者的 T 分类和肿瘤分级明显较高。此外，接受术后放疗的患者中，33% 的患者手术切缘显微镜或肉眼可见阳性，而仅接受手术的患者中这一比例为 22%。Maulard-

表 64-3　肾盂输尿管癌的辅助放射治疗

研　究	分　期	治　疗	患者例数	放疗剂量	局部复发	生存率
Cozad 等 [256]	T_3/T_4，N_0/N^+	S S+RT	17 9	中位数：50Gy	5 年 66% 12%（P=0.07）	24% 44%
Brooklan 等 [257]	≥T_3 或 T_2	S S+RT	12 11	中位数：50Gy	46% 11%（F-U 中位数：40 个月）	16.7% 27.3%
Chen 等 [258]	所有患者（$T_{1\sim4}$，N_0/N^+）	S S+RT	66 67	中位数：50Gy	LRF：31.7% 9.5%	中位数：52 个月 55 个月
	T_3/T_4	S S+RT	52 28			中位数：11 个月 30 个月（P=0.006）
Ozsahin 等 [134]	$T_{1\sim4}$，N_0/N^+	S S+RT	81 45	中位数：50Gy	5 年 LRF：62%[a] 67%	33% 21%（P=0.04）
Maulard-Durdux 等 [150]	T_2/T_3，N_0/N^+	S+RT	26	45Gy	LR：4% 淋巴结转移率：15% （平均 F-U：45 个月）	5 年：49%
Czito 等 [259]	$T_{2\sim4}$，N_0/N^+	S+RT S+RT+ 化疗	22 9	中位数：46.9Gy	5 年：45% 22%	27% 67%（P=0.01）
Jwa 等 [260]	T_3/T_4 或 N^+	S+RT± 化疗 S± 化疗	36 91	中位数：46Gy	3 年 LRF：11% 39%	66% 62%（P=0.01）

a. 在仅接受手术的患者中，22% 的患者手术切缘呈阳性，而在接受术后放疗的患者中，这一比例为 33%
S. 手术；RT. 放疗；F-U. 随访；LRF. 局部失败；LR. 局部复发

Durdux 等 [150] 用 45Gy 的辅助放疗治疗了 26 名患者，并得出结论，局部控制和 OS 与其他手术系列相似。

4. 辅助化疗　尿路上皮癌对化疗敏感。然而，只有少数研究评估了辅助化疗对 UUTCA 的作用。这些研究大多是回顾性研究，患者数量相对较少。对于病理特征不佳的 UUTCA（T_3/T_4 原发、存在 LVI 或 N^+），一些研究建议辅助化疗改善治疗结果，包括 RFS 和 CSS [261, 262]。Seisen 等 [263] 研究发现，在对 3253 例 T_3/T_4 或 N+UUTCA 患者的数据分析中，中位生存期从单纯手术的 36 个月提高到辅助化疗的 47 个月。然而，其他研究没有发现明显的益处 [264, 265]。

Pout 是一项前瞻性随机试验，其中期结果于 2018 年作为摘要报道 [3]。$T_{2\sim4}N_{0\sim3}M_0$ UUTCA 患者在手术或监测后 90 天内随机接受 4 个周期的吉西他滨和顺铂治疗。在招募了 345 名计划患者中的 248 名后，符合提前停止规则，研究接近应计。中位随访 17.6 个月，GC 组 2 年 DFS 为 70%，观察组为 51%（HR=0.47，P=0.0009）。化疗后 MFS 也有改善，74% vs. 60%（HR=0.49，P=0.002）。53% 的化疗组和 14% 的观察组发生了 3 级或更大的不良事件。如果这一结果得到长期随访的证实，这一发现将为 UUTCA 辅助化疗的使用设定一个新的护理标准。

新辅助化疗已被证明可以提高浸润性膀胱癌的生存率。由于这两种疾病在病理学上的相似之处，我们有理由期待 NCT 将为 UUTCA 患者提供益处。与术后化疗相比，顺铂为主的化疗应在 RNU 所致肾功能减退前给予较好的耐受性。NCT 的其他优点包括及早根除微转移疾病和降低疾病分期以便于手术。NCT 的缺点是在没有完整的病理信息的情况下做出治疗决定，以选择最有可能从化疗中受益的患者。在一项回顾性研究中，43 例高危 UTCA 患者接受了 NCT 治疗，主要使用 MVAC 或 GC，而 107 例仅接受手术治疗。NCT 显著降低了疾病的分期，14% 的患者病理完全缓解 [266]。Youssef 等 [267] 报道了 18 例淋巴结阳性 UTCA 患者采用 MVAC 或 GC 进行 NCT 治疗的结果，而 120 例患者仅接受 RNU 治疗。5 年 DFS 分别为 49%、30%，而 CSS 分别为 44%、36%。NCT 后 9 例为 pN_0，6 例为 pT_0，5 例为 pT_0pN_0。在另一项研究中，31 名接受 NCT 的患者和 81 例仅接受手术的患者，NCT 分别将 5 年 DFS 和 OS 从 58%、58% 分别提高到 90%、80% [268]。Kobayashi 等 [269] 报道，与单纯的 RNU 相比，NCT 联合 2~4 个周期的顺铂为主的化疗可以降低临床区域淋巴结阳性患者的疾病分期，5 年生存率从 13% 提高到 44%。现有数据表明，NCT 可能对淋巴结阳性或高级别、高 T 类疾病的患者有益。需要随机研究来明确 NCT 治疗 UUTCA 的疗效。

5. 辅助局部治疗　在一项对 284 名患者进行的前

瞻性随机试验中，与不治疗（16% vs. 27%）相比，在 RNU 后的第 1 年内，单剂辅助性丝裂霉素膀胱内注射可使新的膀胱癌风险绝对降低（16% vs. 27%）[270]。在一项由 Ito 等[271] 进行 Ⅱ 期随机临床试验中，单次膀胱内滴注吡柔比星可将 2 年内膀胱复发的风险从 42% 降低到 17%。根治性治疗可能在 UUT 的原位癌（carcinoma-in-situ, CIS）治疗中起到一定的作用，使患者免于 RNU 的治疗。Shapiro 等[272] 报道了通过开放输尿管导管使用卡介苗或 IFN-α2b 为期 6 周的诱导疗程，用于活检证实的孤立输尿管顺铂患者。如果出现 CR（无肉眼可见疾病，细胞学检查阴性），患者将接受为期 2 年的维持治疗。11 例患者中有 8 例在诱导治疗后获得初步完全缓解。平均随访 13.5 个月，肾脏保存率为 91%。在另一项对 55 名患者进行的研究中，在中位随访 42 个月后，卡介苗顺行灌注的 RFS 为 53%[273]。

八、局部晚期疾病和姑息治疗

（一）肾

肾细胞癌出现时很少侵犯邻近器官。较大的肿瘤往往会移位和压缩邻近组织。然而，如果肿瘤直接侵犯邻近组织，如肝脏、十二指肠、大肠和肾周肌肉，手术切除可能是不可行的。术前放疗可使肿瘤变小，导致纤维化，肿瘤包膜增厚，小血管硬化，从而增加进行适当手术切除的可能性[274]。在一项回顾性回顾中，Ricche 等[275] 研究表明，与单纯手术治疗相比，接受术前放疗治疗的患者的存活率更高（5 年 OS：49% vs. 30%）。在一篇回顾文章中，Ricche 等[275] 报道了接受术前放射治疗的患者比只接受手术治疗的患者的生存优势（5 年 OS：49% vs. 30%）。

已经进行了两个评估新辅助放疗作用的前瞻性临床试验[276, 277]。Van der Werf-Messing 报道了一系列 1965—1972 年的 126 例患者，他们被随机分为两组，即单纯肾切除术和术前小剂量放疗（30Gy/15 次，共 3 周），然后行肾切除术[276]。肿瘤浸润到肾内或肾外静脉或淋巴管的患者更常被完全切除。在 18 个月时，使用术前放射治疗的存活率要好得多。然而，在 5 年 OS 中没有差别。Juusela 等[277] 进行了一项前瞻性、随机性研究，研究对象为术前放疗后行肾切除术的患者（38 例）和单纯肾切除术的患者（44 例）。接受术前放疗的患者每天接受 2.2Gy 的放疗，总剂量为 33Gy，5 年 OS 为 47%，而仅接受肾切除术的患者的这一比例为 63%。

（二）术中放疗及处理

除新辅助 EBRT 外，术中电子辅助放射治疗可作为局部晚期原发或复发疾病患者治疗的附加成分。当局部控制所需的剂量超过正常组织耐受性时，术中可能需要增加放射治疗。可获得的数据仅限于回顾性观测系列。

自 1983 年以来，IOERT 一直在梅奥医学中心作为局部晚期泌尿生殖系统恶性肿瘤患者治疗的一个组成部分。Hallemeier 等[278] 报道了 25 例局部晚期复发（19 例）或 3 例原发性肾癌（3 例）患者的 IOERT 增强治疗结果。21 例（95%）患者围术期接受 EBRT，中位剂量为 45Gy（41.4～55Gy）。手术切除 R_0 者 5 例（23%），R_1 者 17 例（77%）。IOERT 中位剂量为 12.5Gy（10～20Gy）。存活患者的中位随访期为 9.9 年，5 年和 10 年生存率分别为 40%、35%，5 年和 10 年无瘤生存率为 31%。9% 的患者在 IOERT 视野内观察到中心性复发，27% 的患者在 EBRT 视野内观察到局部复发，64% 的患者观察到远处复发。5 名患者（23%）出现了 3 级或更高的毒性。

马德里 Gregorio Marañón 大学使用 IOERT 作为治疗局部晚期（15 例）或局部复发（10 例）皮损的患者的一部分[279]。在最大手术切除后进行 IOERT，25 例中有 15 例接受了围术期 EBRT（中位数 44Gy）。6 例患者接受了 R_0 切除术，其余 19 例为显微残留病（R_1）。IOERT 剂量 9～15Gy（中位数 14Gy）。5 年和 10 年的 OS 分别为 38%、18%，5 年和 10 年的 DFS 分别为 19%、14%。80% 的患者实现了局部控制，而 5 年远期 MFS 为 22%。6 名患者（24%）经历了 3 级或更大程度的毒性。

在海德堡大学对 17 例复发肾癌患者进行的系列研究中，IOERT 被作为治疗的一部分[280]。患者接受最大切除、IOERT（10～20Gy，中位数 15Gy）和术后 EBRT（40Gy/2Gy）。仅 6 例患者行 R_0 切除。中位随访 18 个月，2 例局部复发，2 年局部控制率为 91%。然而，17 例患者中有 8 例发生远处转移（47%）。2 年时 OS 和 PFS 分别为 73%、32%。

在加州大学旧金山分校的一系列研究中，14 名接受复发肾癌切除术的患者中有 10 名接受了 IOERT 治疗[281]。9 例患者平均 17 个月死于进展性转移性疾病，其中 6 例接受 IOERT 治疗，4 例单纯手术治疗，3 例死亡。5 名患者存活（幸存者的平均随访时间为 66 个月；范围为 14～86 个月）。2 例局部复发。

在一项包括 98 名在 9 个中心接受局部晚期或复发肾癌治疗的多机构研究中，28% 的患者接受了局部晚期疾病的治疗，5 年 OS 和 DFS 分别为 37%、39%[282]。在局部复发的患者中，5 年 OS 为 55%，DFS 为 52%。最初的淋巴结受累、肉瘤样特征的出现和较高的 IOERT 剂量与 OS 减少相关。对于局部复发的患者，阳性切缘的存在与 OS 的降低有关。

九、姑息与转移性疾病

在最初诊断为广泛转移性疾病的患者中，如果意图诱导自发消退，肾切除术是不合理的；这种消退的发生率不到 1%，而且发病率大于益处。反复出血、肿瘤疼痛或有明显副肿瘤综合征的患者可以考虑姑息性肾切除术[75]。

肾切除术的作用已经在出现孤立性转移性疾病的患者中进行了评估。在 1970—1980 年因转移性疾病到梅奥医学中心就诊的 158 例患者中，56 例（35%）为单发转移[283]。67.6% 的多发转移灶患者和 83.9% 的单发转移灶患者行肾切除术。单发转移患者 2 年和 3 年生存率分别为 29.1%、19%，多发转移患者分别为 6.8%、4.3%。肾切除术仅对孤立转移、低级别原发肿瘤和体重减轻小于 10% 的患者的存活率有显著影响。Motzer 等[284]对 670 名转移性或复发性肾癌患者预后因素进行了评估，以建立一个生存预测模型。未行肾切除术是低存活率的预测因素。

两项临床试验表明，肾切除可以提高 IFN 免疫治疗的效果。西南肿瘤学小组随机选择了 241 名 ECOG 评分为 0～1 的患者接受初始肾切除术，随后接受 IFN 治疗和单独使用 IFN 治疗[285]。肾切除术组的中位生存期显著提高（11.1 个月 vs. 8.1 个月）。EORTC 还对 83 名转移性肾癌患者进行了类似的试验[286]。接受肾切除术的患者的中位生存期为 10 个月（17 个月 vs. 7 个月），进展时间也缩短（5 个月 vs. 3 个月）。

最近，Carmena 研究发现[287]，450 名转移性透明细胞肾癌患者随机接受肾切除术，然后接受舒尼替尼或单用舒尼替尼。包括中危和高危人群中的疾病患者。中位随访时间为 50.9 个月，单用舒尼替尼的存活率不逊于肾切除加舒尼替尼组（中位生存期 18.4 个月 vs. 13.9 个月）。这项研究表明，使用舒尼替尼时，肾切除术并不能为中低风险转移性肾癌患者提供总体生存益处。目前尚无随机研究评估肾切除术在免疫检查点抑制药时代的作用。

（一）孤立转移灶的局部治疗

在同时性和异时性孤立性转移的患者中，孤立性转移灶的切除已经被评估过了。Kavolius 等[288]对 278 例肾切除术后复发或转移的肾癌患者进行了回顾性评估。141 名首次复发的接受根治性转移切除术的患者的 5 年 OS 为 44%，相比之下，接受非根治性手术的患者和非手术治疗的患者的 5 年 OS 分别为 14%、11%。与 OS 改善相关的因素包括首次复发的孤立部位、首次转移的根治性切除和较长的 DFS。

Leibovich 等[289]在 727 名转移性肾癌患者的基础上开发了一种预测 CSS 的评分算法。285 名患者（39%）在就诊时有转移性疾病，87% 的患者有孤立性转移性疾病。192 例（26.4%）接受了完全切除和转移瘤切除。在多变量分析中，完全切除与 CSS 的改善有关。出现躯体症状、骨转移、肝转移、癌栓、多发转移、从肾切除到转移不到 2 年、核级别高和凝固性肿瘤坏死与死亡风险增加相关。

Naito 等[290]对 1463 名转移性肾癌患者进行了研究，其中 146 名患者（20.8%）接受了转移性肾癌切除术。接受转移切除的患者的中位 OS 为 44.3 个月，而未接受转移切除的患者的中位 OS 为 16.4 个月。芝加哥大学的 Ranck 等[291]报道了 18 名转移性肾癌患者接受 SBRT 治疗，其中 12 人接受了所有已知疾病的治疗。2 年局部控制率分别为 92%、85%。科罗拉多大学的报道指出了常规分割外照射（CF-EBRT）和 SBRT 治疗骨转移瘤之间的差异[291]。46 例 95 个病灶采用 SBRT（n=50）或 CF-EBRT（n=45）治疗。SBRT 的症状控制的中位时间较短，分别为 2 周和 4 周。12 个月时局部控制率 SBRT 为 74.1%，而 SBRT 为 45.1%。总剂量为 80Gy（α/β=7）和每部分剂量至少为 9Gy 是局部控制的预测因素。

综上所述，与广泛转移的患者相比，在长时间无病间隔后出现同步或异时性低体积转移的患者可能会经历更长的生存期，并可能需要对初始转移部位进行更积极的治疗。

1. 骨、肺和软组织转移瘤　25%～50% 的肾癌患者可能发生骨转移。Althosen 等[293]对 38 名继发于肾癌的骨转移患者进行了评估。患者接受切除加或不加同种异体植入术、单纯放疗或联合治疗。整个组的 6 个月存活率为 90%，1 年存活率为 84%，5 年存活率为 55%，10 年存活率为 39%。无转移的临床表现、肾切除至首次转移的无瘤间隔时间长、附件骨骼位置、孤立性转移与较长的生存期相关。作者的结论是，如果有阑尾转移（最好是孤立转移），并且从疾病诊断到转移的时间较长的患者，如果必要的话，应该进行复杂的骨科手术治疗。部分病例应考虑术后放疗。

姑息性放疗是治疗骨痛的有效方法。Halperin 和 Harisiadis 等评估了 36 个部位的骨痛放射治疗结果[294]，77% 的治疗部位疼痛减轻，大多数部位接受的时间剂量分割当量剂量为 45～85。未观察到 TDF 当量剂量与反应概率之间的关系。在 28 个部位中，有 24 个部位（86%）在患者的余生中部分或完全没有疼痛。Wilson 等[295]报道了姑息性放疗的部分和症状反应率，疼痛减轻分别为 67% 和 73%。不能建立基于生物有效剂量的剂量反应。在一项前瞻性的 II 期试验中，Lee 等[296]评估了 31 例骨或软组织转移的肾癌患者的放射治疗对症状的影响。中位随访时间为 4.3 个月，83% 的患者经历了部位特异性疼痛缓解，中位有效时间为 3 个月。

立体定向全身放射治疗已被用于治疗转移到脊柱和其他颅外部位的肾癌。Zelefsky 等[297] 用中等剂量 24Gy（18~24Gy）的单次分割 SBRT（59 个病灶）或以 24~30Gy 的剂量分 3~5 次的低分割 SBRT 治疗了 105 个转移病灶，主要是骨转移病灶（59 个病灶）。单次接受 24Gy 治疗的患者（88%）的 3 年局部 PFS 明显好于接受低于 24Gy 的单次治疗（21%）或低分割疗程的患者（17%）。Gerszten 等[298] 用中位剂量为 20Gy 的单次放射治疗了 48 名患者的 60 个脊椎病变。在患者中，89% 的患者疼痛减轻。由于疾病进展，6 名患者最终需要手术治疗。Nguyen 等[299] 回顾了 48 名接受 SBRT 的患者，这些患者在 55 个脊柱病变中接受了 1~5 个部分的 SBRT。在患者中，52% 的患者在 12 个月时没有疼痛。未发生 3 级或 4 级神经毒性[299]。

单段 SBRT 后椎体压缩骨折的发生率高于多段 SBRT[300]。Ghia 等[301] 在两个 Ⅰ / Ⅱ 期试验的 47 个脊柱节段上报道了 SBRT。在 1 年（95% vs. 71%）和 2 年（86% vs. 55%）时，SBRT 单部分治疗的精算局部控制率高于多部分治疗（95% vs. 71%）和 2 年（86% vs. 55%）。在克利夫兰诊所的经验中，同时使用 TKI 和脊柱 SBRT 没有导致任何 3~4 级的毒性反应[302]。系统治疗初期的患者在接受 SBRT 和 TKI 治疗时的局部控制率（96%）好于在之前的系统治疗后接受 SBRT 加或不加 TKI 的患者。SBRT 治疗转移性肾癌的 Meta 分析显示，颅外病变的加权局部控制率为 89%，3~4 级不良反应为 6%[303]。Hoerner-Rieber 报道[304]，67 例肾细胞癌肺转移的 1 年局控率为 98.1%，3 年局控率为 91.9%。

De Wolf 等[305] 报道了一项在细胞减少性肾切除术后同时应用帕唑帕尼的转移性肾癌的 SBRT Ⅰ 期试验。在入选的 13 名患者中，只有 1 名糖尿病患者有剂量限制性低血糖毒性。1 年内局部控制率为 83%，最大耐受剂量为 36Gy/3 次，未达到最大耐受剂量。

2. 脑转移瘤 大约 10% 的转移性肾细胞癌患者被诊断为脑转移[306]。在 MD 安德森癌症中心治疗的 119 名患者的回顾性研究中，放射剂量的中位数为 30Gy（18~56Gy）[306]。脑转移瘤确诊后中位 OS 为 4.4 个月。119 名患者中有 90 名（76%）的死因是神经系统，这表明单纯常规全脑放疗对中枢神经系统的控制较差。回顾性比较放疗剂量为 30Gy/10 次和 45Gy/15 次（40Gy/20 次或 45Gy/15 次）时，OS 和局控率均有改善[307]。中位 OS 分别为 4 个月、12 个月，局控率分别为 7%、35%。

鉴于 WBRT 后患者预后较差，对预后良好的患者

进行了更积极的治疗评估。接受肾细胞癌脑转移手术切除的患者中位生存期为 12 个月[308]。在表 64-4 中显示的几项回顾性研究报道了单独接受 SRS 治疗或联合 WBRT 治疗的患者的局部肿瘤控制率为 81%~100%，中位 OS 为 5~12 个月[309-317]。Staehler 等[318] 报道，与索拉非尼和舒尼替尼同时给药的 SRS 耐受性良好。51 例患者 135 个病灶平均剂量为 20Gy[318]。局部控制率在 12 个月时为 100%，24 个月时为 96.6%，无放射性坏死。对于表现良好、全身疾病得到合理控制的患者来说，放射外科是治疗脑转移瘤的一个有吸引力的选择。

（二）化疗、免疫治疗和分子靶向治疗

有过多的分子靶向和免疫治疗药物用于治疗转移性透明细胞肾癌。用于治疗决策的最常见的标准是 Motzer 标准，该标准将患者分为不同的风险类别（有利风险、中等风险和较差风险）[284]。较短的生存期与低卡诺夫斯基状态（<80%）、高校正血钙（>10mg/dl）、低血红蛋白（<12g/dl）、高低密度脂蛋白（>正常上限的 1.5 倍）及肾癌切除后 1 年内复发有关。

转移性肾癌的一线治疗现在有多种选择，包括卡博替尼、伊匹单抗或纳武单抗、舒尼替尼、帕唑帕尼、IL-2、替西罗莫司（风险较低）和 IFN 或贝伐单抗。CABOSUN 试验是一项 Ⅱ 期临床多中心研究，共有 157 名中危和低危肾癌患者参加，这些患者以前没有接受过治疗[319]。患者被随机分成两组，每天口服卡博替尼 60mg（n=79）或每天口服舒尼替尼 50mg（治疗 4 周后停药 2 周）（n=78），直到病情恶化或出现不可接受的毒性。服用卡博替尼的患者的中位 PFS 为 8.6 个月，而服用舒尼替尼的患者的中位 PFS 为 5.3 个月（HR=0.48；P=0.0008）。

CHECKMATE214 是一项 Ⅲ 期临床试验，共有 1096 名患有晚期 RCC 的未经治疗的患者接受治疗[320]。患者随机接受纳武单抗 + 伊匹单抗和舒尼替尼的免疫治疗。中位随访时间为 25.2 个月，免疫治疗的总有效率和完全应答率分别为 42%、9%，而舒尼替尼分别为 27% 和 1%。PD-L1 阳性患者接受免疫治疗的中位 PFS 为 22.8 个月，而接受舒尼替尼治疗的中位 PFS 为 5.9 个月（P=0003）。

对于第二线及后续治疗，有许多治疗选择，包括阿昔替尼、纳武单抗、依维莫司、卡博替尼、白介素 -2、替西罗莫司、贝伐单抗、舒尼替尼和帕唑帕尼。

应该根据疾病风险类别、不良反应、患者偏好和其他并存情况为每个患者做出个体化的决定。在没有适当标准选择的患者中，分子基因组检测可以用来发现可能成为潜在治疗目标的突变。应鼓励参与临床试验。

表 64-4　肾癌脑转移立体定向放射治疗结果

研　究	年　份	例　数	WBRT	随访（个月）	剂量（Gy）	局部控制率	OS 中位数（个月）
Payne 等[309]	2000	21	无	最少 3 个月	20	100%	8
Amendola 等[310]	2000	22	前 50%	NR	18	91%	8.4
Hernandez 等[311]	2002	29	前 48%，后 6.8%	7	16.8	100%	7
Powell 等[312]	2008	23	48.7%	4.9	18	93.6%（12 个月）	5.1
Samlowski 等[313]	2008	32	38%	最少 12 个月	NR	81%	6.7
Shuto 等[314]	2010	105	1.9%	7	22	84.3%	12
Kano 等[315]	2011	158	36%	NR	18	92%	8.2
Kim 等[316]	2012	46	6.5%	NR	20.8	84.7%	10
Lwu 等[317]	2013	41	56%	6	21	84%（12 个月）	NR
Staehler 等 a[318]	2011	51	0%	14.7	20	100%（12 个月）	11.1
Radeset 等[307, 329]	2015	19	0%	NR	20 16～18	81% 50% （12 个月）	NR

a. 所有患者均接受舒尼替尼或索拉非尼治疗
WBRT. 全脑放射治疗；NR. 未报道；OS. 总生存期

（三）肾盂输尿管

局部晚期或不能切除的 UUTCA 患者预后较差。据报道，在一些有肉眼残留或局部复发的患者中，通过使用放射治疗，无论是否进行化疗，都可以长期控制疾病[233, 254]。在 Cozad 等[233] 的一份报道中，19 例术后肉眼残留患者中有 11 人接受了 233 次术后放射治疗。放疗组中位生存期为 11 个月，而未放疗组的中位生存期为 4 个月。接受 45Gy 和 50.4Gy 照射的 2 例患者在 21 个月和 28 个月时均无病。其中 1 人同时接受了 MVAC 化疗。

在部分局部晚期 UUTCA 患者中，如果出现临界性可切除或不可切除的情况，术前 EBRT 加或不加化疗可用于缩小肿瘤大小。如果疾病有足够的反应，患者可以进行手术。在这种情况下，IOERT 是一个很有吸引力的辅助工具，可以在保留周围正常器官的同时，促进边缘接近或阳性区域。Zhang 等[321] 用 RNU 和 IOERT 治疗了 17 例局部晚期输尿管癌，然后辅以 EBRT。5 名患者的边缘呈镜检或大体阳性。IOERT 中位剂量为 14Gy，EBRT 中位剂量为 42Gy。10 例患者给予 MVAC 辅助治疗。5 年 OS 和局部控制率分别为 46%、51%。2 例患者出现晚期 3 级胃肠道反应。

对于转移性疾病且状态良好的患者，可以考虑顺铂为主的化疗方案。有效率为 54%～70%[194, 322, 323]。对于化疗后病情恶化的患者，免疫疗法的最新进展令人鼓舞。许多试验评估了免疫检查点抑制药对局部晚期或转移性尿路上皮癌的作用，包括使用 UUTCA 的患者[324-326]。纳武单抗、阿特单抗和派姆单抗已被证明对顺铂化疗失败的患者有利。这些药物的客观有效率为 15%～25%。在 KEYNOTE045 试验中，与二线化疗相比，派姆单抗获得了更长的 OS[326]。相反，在 IMVigor211 试验中，与化疗相比，阿特单抗未能提供生存益处[327]。

十、辐照技术

（一）肾

对于术后局部复发风险较高的患者，应考虑术后放疗。预测局部复发的病理特征包括淋巴结阳性和手术切缘阳性。临床靶区应包括瘤床、手术夹子、区域淋巴结（肺门和主动脉旁淋巴结）和肿瘤的血管范围（图 64-1）。如果可行，应将瘢痕包括在靶区内，因为已有瘢痕复发的报道[217]。总照射剂量为 45～50.4Gy，采用多野技术，分 1.8～2Gy 次照射。此外，小体积野可用于将残留病灶区域扩大到 55～60Gy。通过外科重建移位小肠或胃、在残留病部位放置手术夹子、俯卧定位和假桌面技术，可以促进增强作用的实现。调强放射治疗可用于治疗目标体积，并将对正常组织（肝脏、小肠、胃、对侧肾脏和脊髓）的剂量降至最低（图 64-1）。

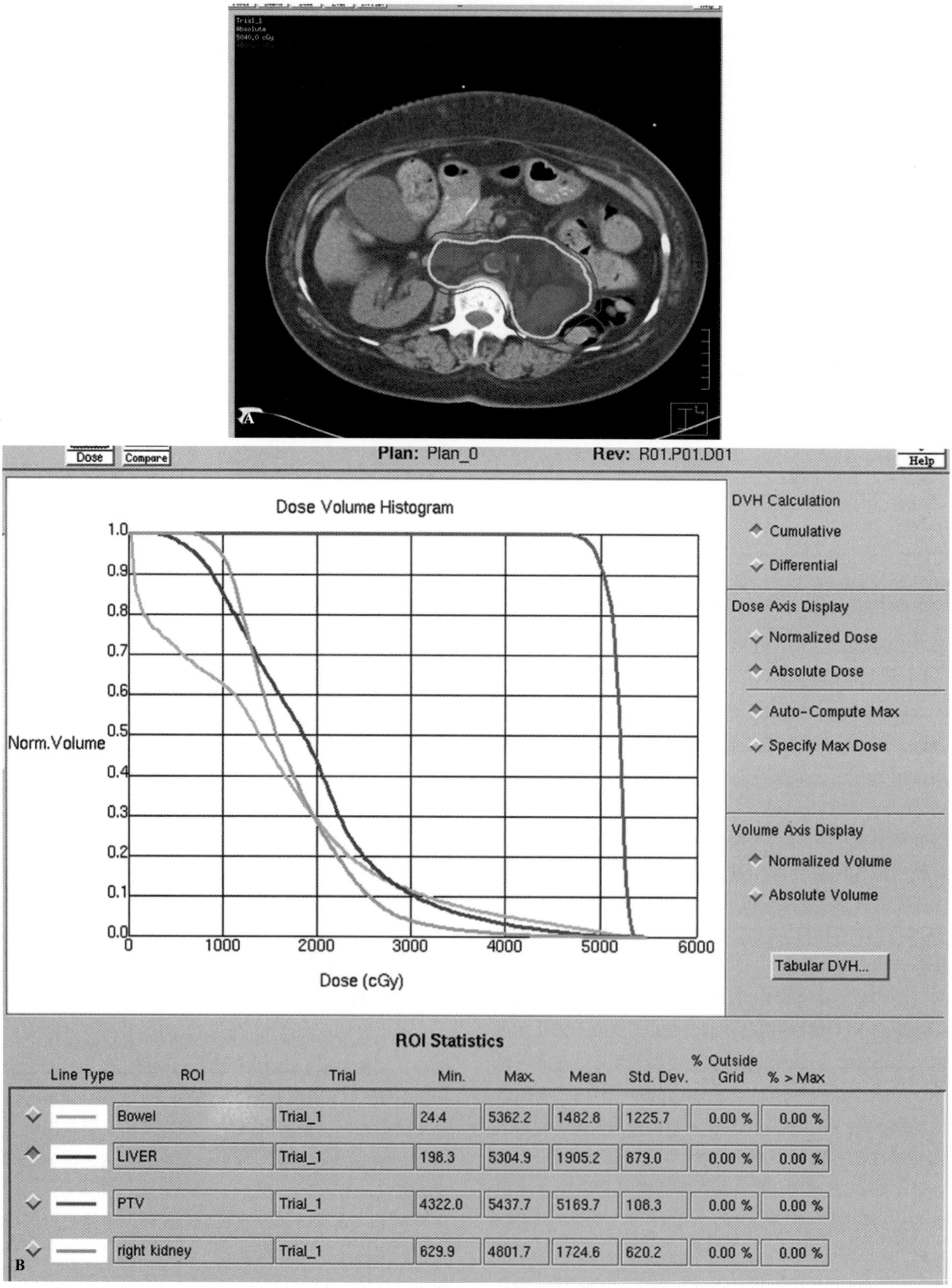

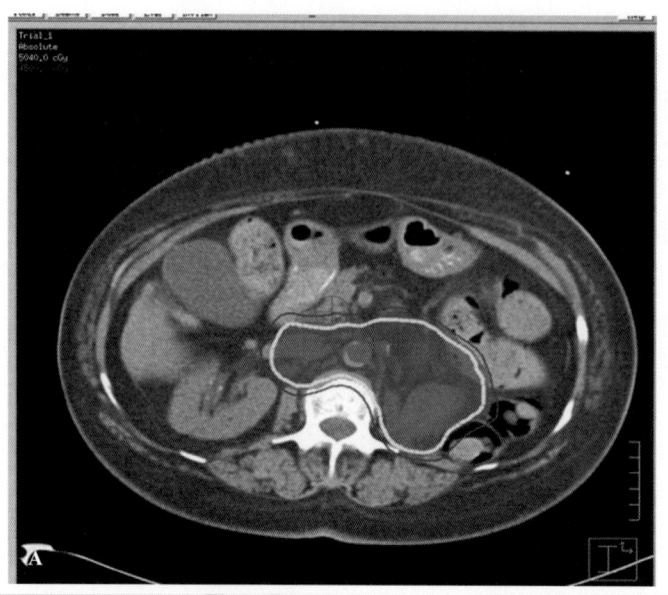

▲ 图 64-1 1 例 $T_2N_0M_0$ 肾癌患者，根治性肾切除术后切缘呈阳性（此图彩色版本见书末）

A. 调强放射治疗用于向术后床和区域淋巴管提供 50.4Gy，同时保留周围结构，包括剩余的功能肾；B. 剂量 - 体积直方图示例，显示计划目标体积（PTV）和正常关键结构的剂量覆盖范围

对于局部晚期疾病患者，术前放射治疗的范围应包括原发肿瘤、肾门淋巴结、主动脉旁淋巴结和肿瘤的血管范围。调强放射治疗可用于将对正常组织的剂量降至最低（图 64-2）。术前总剂量为 45～50.4Gy，1.8～2.0Gy/ 次，术后 4～6 周手术。如果可能，如果最大限度手术切除后存在残留病或边缘狭窄，应考虑补充 IOERT。在梅奥医学中心，IOERT 通常提供 10～20Gy 的剂量；剂量取决于手术切缘状况和术前或术后计划的 EBRT 数量[278]。

根治性肾切除术后瘤床或区域淋巴结局部复发的患者应考虑积极抢救治疗。这种治疗包括术前系统治疗（分子靶向药物或免疫治疗）和对复发肿瘤体积、术后瘤床、肾门和主动脉旁淋巴结的放疗。总剂量为 45～50.4Gy，分次 1.8～2.0Gy，采用多个治疗野。考虑到 IOERT，最大限度的手术清除应该在 EBRT 完成后 4～6 周内进行。

原发性肾癌 SBRT 的治疗计划应包括一个四维 CT，提供有关肿瘤和呼吸过程中正常器官运动的信息。生成内靶区，随后进行扩展以形成计划靶区。Pham 等[328] 报道了他们在肾癌 SBRT 期间影像引导的经验。分别在治疗前、治疗中和治疗后进行锥束 CT 扫描。治疗中、后 95% 的靶点在任意方向的最大位移均在 3mm 或以上[328]。

（二）肾盂输尿管

放射治疗范围应包括原发瘤床至同侧三角区膀胱壁，并有足够的切缘，再加上与原发瘤床相邻的区域淋巴结。基于原发灶位置的淋巴转移模式在前面关于扩散途径的部分进行了总结。对于肾盂和输尿管上段病变，淋巴结转移最常发生在原发灶附近和（或）上方，累及主动脉周围或腔静脉周围淋巴结和肾门淋巴结。初始治疗范围包括肾盂、输尿管和区域淋巴结，治疗剂量为 45～50.4Gy，每次 1.8Gy。肉眼病变的区域可以增加到 54～60Gy。基于 CT 的 3D CRT 或 IMRT 被用来减少高剂量区域的正常器官的体积，如小肠、肝脏和对侧肾脏。对侧功能肾的剂量不应超过 18Gy。照射的肝脏（对于左侧病变的患者）和胃（对于右侧病变的患者）的体积可以通过前后或后前野（AP/PA）来减小。侧野可以用来提供部分治疗，以保持对脊髓的剂量在耐受范围内。对于输尿管下段病变，应将盆腔淋巴结纳入治疗范围。输尿管的后方位置允许使用四野或三野（PA 和相对侧方）技术。使用俯卧式治疗体位和小肠对比剂有助于最大限度地减少治疗区域内的小肠数量。输尿管下段癌的典型放射治疗区域如图 64-3 所示。图 64-4 显示了 1 例男性输尿管远端上皮癌患者采用调强放疗的治疗方案。本病侵犯盆腔侧壁前列腺间质，伴有多发盆腔淋巴

结肿大。

图 64-5 显示了一位 88 岁的患者的调强放疗治疗计划的剂量分布，他患有输尿管中段的尿路上皮癌，肾盂细胞学检查阳性。

治疗相关不良反应　计算机断层扫描辅助放射治疗计划（3DCRT 或 IMRT）对于降低治疗相关毒性的风险至关重要。哥本哈根肾脏研究小组随机选择 32 名患者接受术后放射治疗[216]。随机选择的 32 例患者中有 27 例完成了术后放疗，剂量为 50Gy/20 次。27 名患者中有 12 名出现胃、十二指肠或肝脏的严重并发症，并导致 5 名患者死亡（19%）。2.5Gy 的分割大小可能是并发症发生率高的部分原因。在使用基于现代 CT 计划的标准分割的研究中，晚期并发症的风险低于 5%[217, 218]。

SBRT 的 3 级和 4 级毒性很少见[213]。据报道，单组分和多组分 SBRT 后，肾小球滤过率下降有剂量 – 体积反应[211]。

十一、治疗准则，争议，未来的可能性

（一）肾

随着对致病机制和免疫应答分子途径的深入了解，新的系统性分子靶向药物和免疫治疗已被开发出来。未来的研究应该针对手术切除后防止局部和远处复发，以及控制局部晚期和转移性疾病。

图 64-6 显示了肾癌的诊断和治疗算法。肿瘤小于或等于 4cm、孤立肾、双侧肾癌或肾功能受损的患者可能需要接受部分肾切除术。肿瘤大于 4cm 且对侧肾功能正常的患者应行根治性肾切除术。如果完成了切缘为负值的大体全切除，则应观察患者的情况。如果根治性肾切除术中出现手术切缘阳性或淋巴结受累，应考虑术后的 EBRT。

如果存在局部晚期或局部复发的疾病，术前对肿瘤、区域淋巴结和肿瘤血管范围的 EBRT 可能会缩小疾病的大小，以便于手术。在 EBRT 完成后的 4～6 周内，应计划最大限度的切除，最好是联合对边缘狭窄或阳性的区域进行 IORT。SBRT 可以考虑用于医学上不能手术或不愿接受肾切除术的患者。早期的结果表明局部控制良好，尽管还需要更多的研究来评估这种方法的效果。

出现转移性疾病的患者是系统治疗的候选对象，包括免疫治疗和分子靶向治疗。姑息性肾切除术可以被认为是为了缓解症状，提高系统治疗的效果，或者是对预后因素有利的患者，如孤立性转移。

未来的临床试验　未来的临床试验应评估局部和全身治疗方式。手术切缘阳性或淋巴结阳性的患者局部失败的风险增加。一项前瞻性随机试验，将观察结果与术

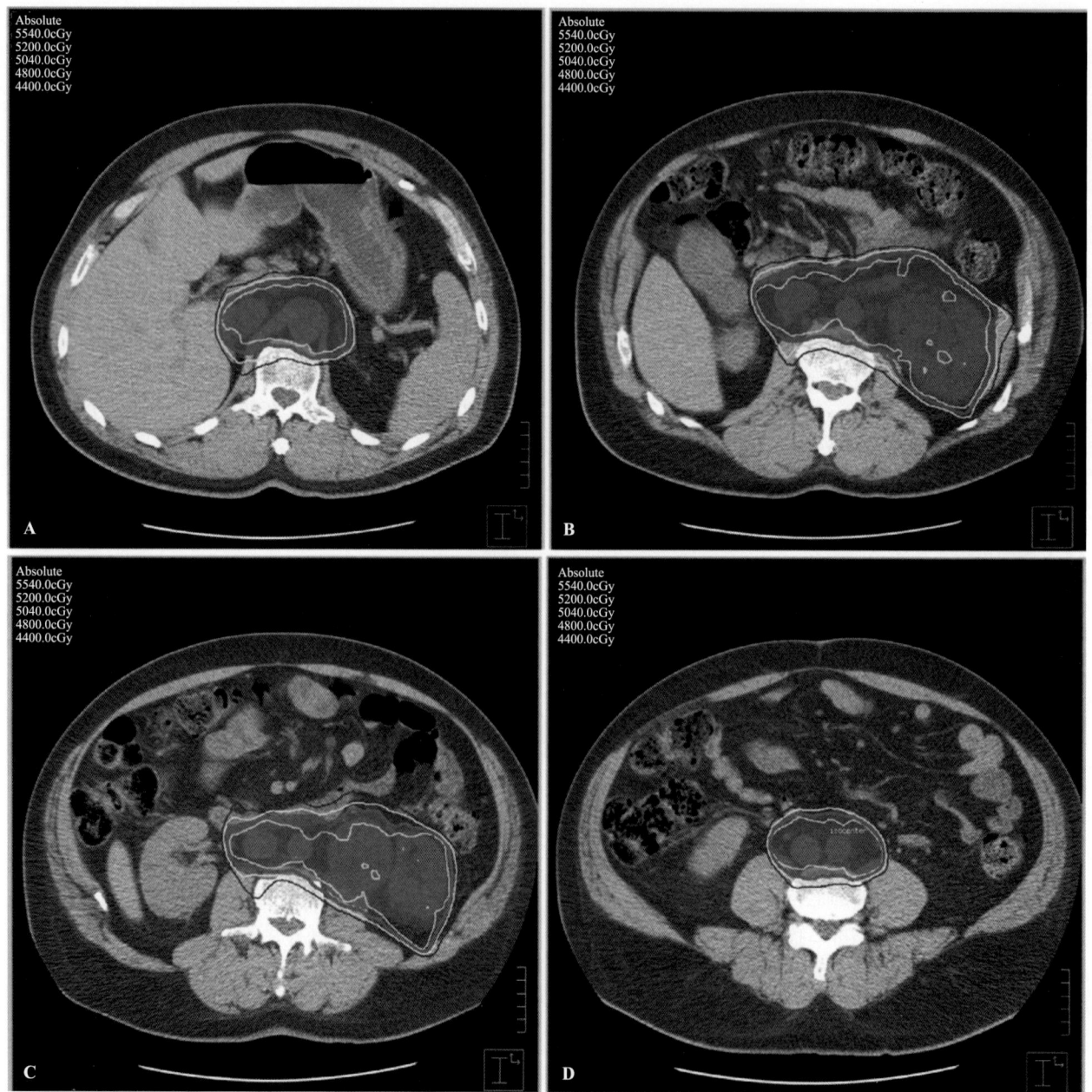

▲ 图 64-2　说明局部晚期肾细胞癌伴腰大肌侵犯的术前治疗计划。肿瘤、受累肾脏和区域淋巴管通过调强放疗计划接受 50.4Gy 的治疗（此图彩色版本见书末）

后放疗（伴随或不伴全身治疗）进行比较，将有助于确定术后放疗的益处。

淋巴结阳性和肾静脉受累的患者发生远处转移的风险增加。未来的试验需要更好地确定系统治疗的益处，包括分子靶向治疗和免疫治疗作为这些患者的辅助治疗。

局部晚期疾病的患者似乎受益于积极的治疗，包括术前放射治疗、手术除皱和 IOERT。几项公开的临床试验正在评估全身药物与局部治疗方式的结合，以改善局部控制并减少疾病的远程传播。对于转移性疾病的患者，未来的临床研究应继续集中于通过免疫治疗和分子

靶向治疗来改善生存和生活质量，同时将治疗的毒性降至最低。

（二）肾盂输尿管

对于可切除的 UUTCA 患者，手术切除是主要治疗方法。标准手术是 RNU。腹腔镜和机器人辅助的肾输尿管切除术正变得越来越普遍。对于选择的低级别、早期和小型癌症患者，或者有孤立肾脏或合并内科疾病的患者，可以考虑输尿管镜下 NSS 或输尿管部分切除术。对这些患者的密切随访对于及时发现复发是必要的。患有局部晚期疾病的患者在手术后面临局部和远程

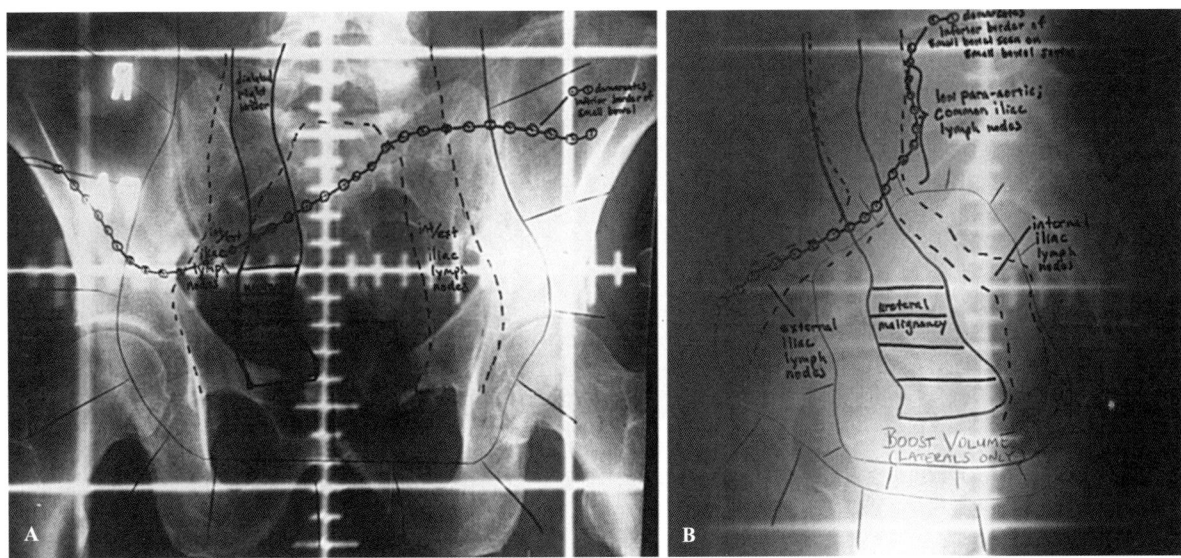

▲ 图 64-3　由于严重的并发症，输尿管下段癌的放射治疗范围采用初级放射治疗。在模拟胶片上叠加了输尿管下段肿瘤、膀胱和引流的盆腔淋巴结的术野重建。肿瘤淋巴结区域的初始阻断显示为对原发病灶的最终增强体积加上基于小肠序列所确定的小肠位置的几厘米的边缘

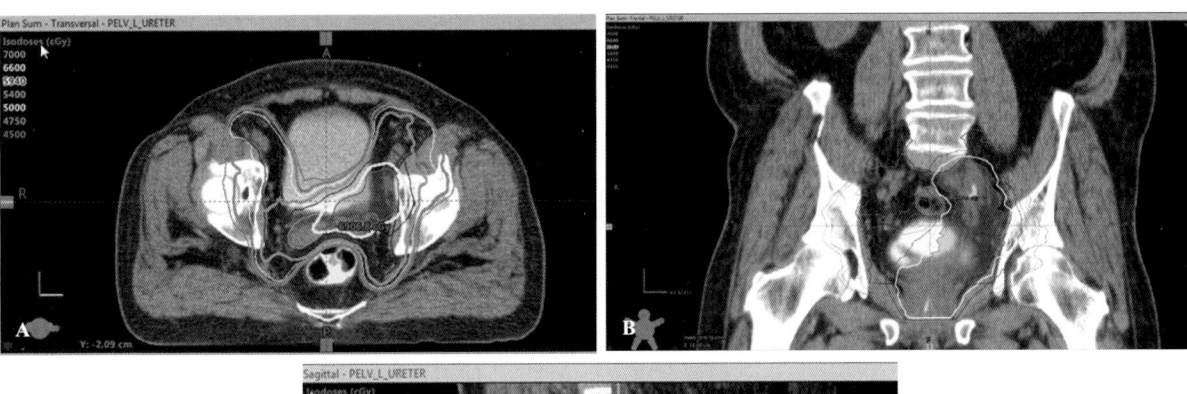

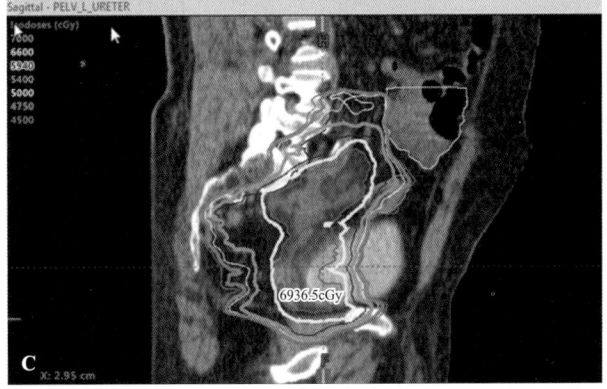

▲ 图 64-4　不能切除的输尿管下段尿路上皮癌的等剂量计划

原发病为浸润性肿瘤，侵犯前列腺间质和盆腔侧壁。左侧髂内、闭孔和髂总淋巴结有多处转移。采用三维调强放疗，初始野覆盖化疗后残留病灶，包括原发灶、前列腺灶和累及盆腔淋巴结的病灶，剂量为 54Gy；选择性治疗髂总血管分叉部以下的盆腔淋巴结，剂量为 47.25Gy，分 25 次。随后对残留病灶进行 12Gy/6 次的放疗，最终剂量为 66Gy（54Gy+12Gy）（此图彩色版本见书末）

失败的重大风险。最近一项随机研究的结果表明，辅助化疗可以显著改善 DFS 和 MFS，尽管还需要进一步的随访[3]。新辅助化疗可能会改善高危疾病患者的治疗结果，应该进行前瞻性研究。联合放化疗作为辅助治疗或主要治疗可能是有价值的，但需要更大规模的前瞻性试验来确定其作用。针对晚期尿路上皮癌的免疫检查点抑制药的研究已取得重大进展。有机会将免疫检查点抑制药与辐射结合起来，以产生一种非局部性效应。针对 UUTCA 更特异的分子途径的新的治疗药物正在进行中。

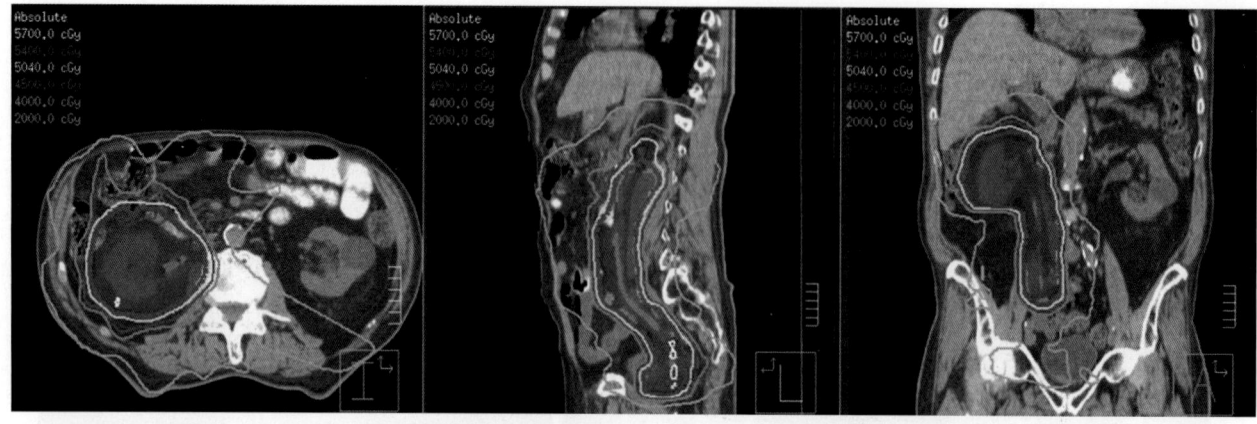

▲ 图 64-5　输尿管中段尿路上皮癌的等剂量计划，肾盂尿细胞学阳性。调强放疗被用来将 54Gy 照射到肾脏、输尿管和部分膀胱，保留了肠道和脊柱。为了将毒性降至最低，区域淋巴结和主动脉周围淋巴结不包括在临床靶区内（此图彩色版本见书末）

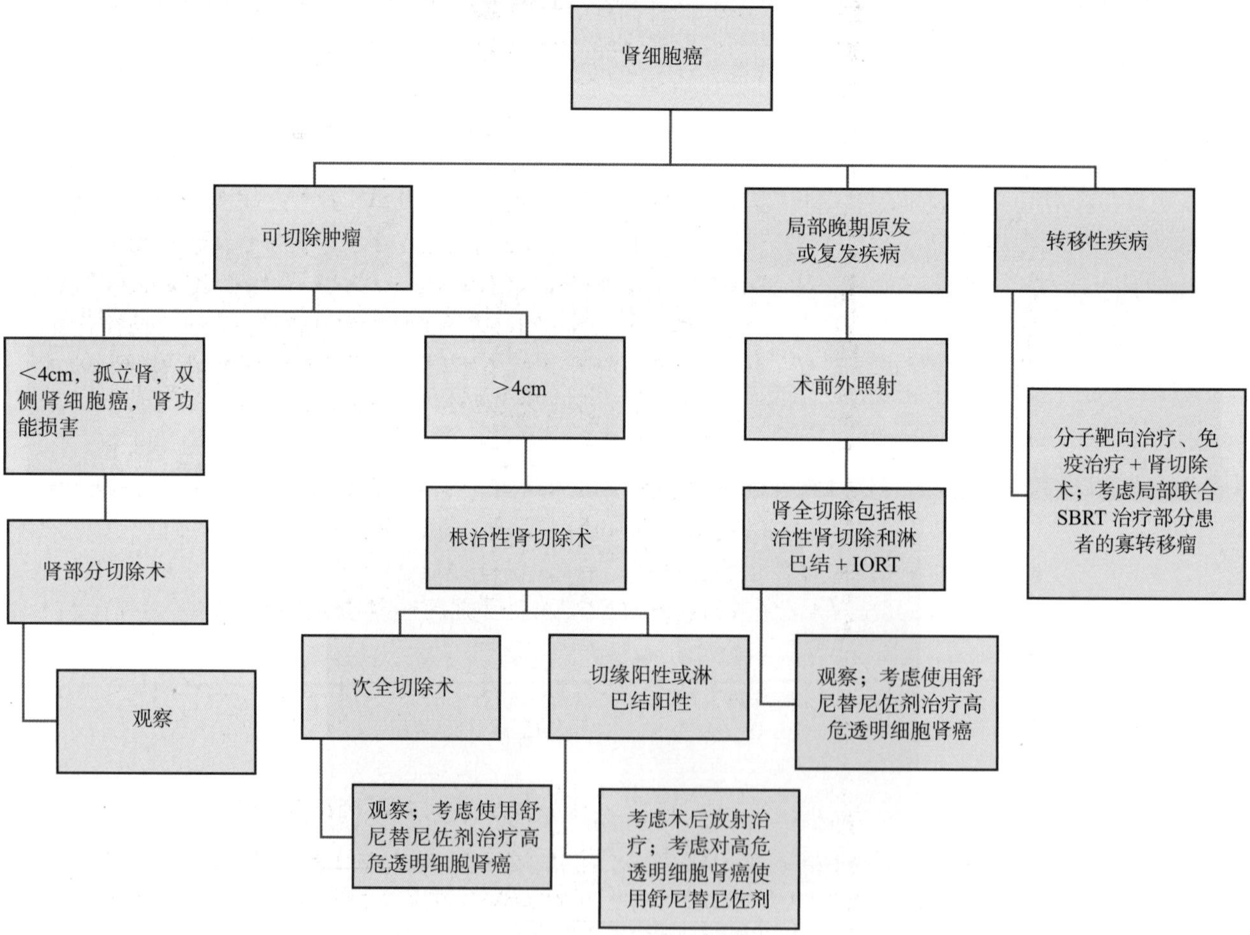

```
                        ┌──────────┐
                        │  肾细胞癌  │
                        └──────────┘
         ┌──────────────────┼──────────────────┬──────────────┐
   ┌──────────┐                          ┌──────────┐    ┌──────────┐
   │ 可切除肿瘤 │                          │局部晚期原发│    │转移性疾病 │
   └──────────┘                          │或复发疾病  │    └──────────┘
                                          └──────────┘
   ┌──────────┬──────────┐              ┌──────────┐
┌──────────┐ ┌──────────┐              │术前外照射 │
│<4cm，孤立肾，│ │  >4cm    │              └──────────┘
│双侧肾细胞癌，│ └──────────┘
│肾功能损害   │
└──────────┘
```

| 肾细胞癌 |
| 可切除肿瘤 | 局部晚期原发或复发疾病 | 转移性疾病 |

可切除肿瘤
- <4cm，孤立肾，双侧肾细胞癌，肾功能损害 → 肾部分切除术 → 观察
- >4cm → 根治性肾切除术 → 次全切除术 / 切缘阳性或淋巴结阳性
  - 次全切除术 → 观察；考虑使用舒尼替尼佐剂治疗高危透明细胞肾癌
  - 切缘阳性或淋巴结阳性 → 考虑术后放射治疗；考虑对高危透明细胞肾癌使用舒尼替尼佐剂

局部晚期原发或复发疾病
- 术前外照射 → 肾全切除包括根治性肾切除和淋巴结 + IORT → 观察；考虑使用舒尼替尼佐剂治疗高危透明细胞肾癌

转移性疾病
- 分子靶向治疗、免疫治疗 + 肾切除术；考虑局部联合 SBRT 治疗部分患者的寡转移瘤

▲ 图 64-6　肾细胞癌（RCC）的诊断和治疗准则

IORT. 术中放疗；SBRT. 立体定向全身放疗

第 65 章　阴茎癌

Penile Cancer

Juanita M. Crook　著

刘碧玮　译

要　点

1. **发病率**　阴茎癌在北美和欧洲男性中发生率为 1/100 000（占所有男性癌症的 0.4%～0.6%）。占亚洲、非洲和南美部分地区男性恶性肿瘤的 10%。

2. **生物学特征**　40%～45% 的阴茎癌中检出 16 型和 18 型人乳头瘤病毒（HPV）。中度或较差的分化，侵犯包膜及淋巴管通道中肿瘤栓塞的存在预示着区域性扩散。

3. **分期评估**　包皮环切术，以对原发灶进行全面评估。建议使用磁共振成像来确定包膜浸润程度。分期的计算机断层扫描缺乏足够的敏感性来评估淋巴结。对于不良病理（高级别，侵犯体腔或淋巴血管腔），建议进行淋巴结的手术分期。

4. **治疗方法**　对于 Tis、$T_{a\sim1a}$ 及 $G_{1\sim2}$ 病变，建议采用主要的阴茎保留疗法，对于 G_3T_1、T_2 病变（肿瘤 <4cm）及某些 T_3 肿瘤，可以考虑采用阴茎保留术。激光手术对 Tis 和 T_1 肿瘤的局部控制疗效令人满意。$T_{1\sim2}$ 期间质性近距离放射治疗肿瘤可使阴茎保留 70%～85%。外束放射疗法的阴茎保存率为 50%～65%。

5. **辅助治疗**　对于腹股沟囊外病变有多个阳性淋巴结的患者，建议在淋巴结清扫后进行 EBKT 辅助治疗。

6. **局部晚期性疾病**　局部晚期性阴茎癌需要多途径治疗。治疗可以从全部或部分阴茎切除术和淋巴结清扫开始，如果可以手术切除。对于不可切除的疾病，联合放化疗可在术前或最终使用。新辅助化疗的有效率为 50%，并可能提高可切除性。

7. **缓解**　不能切除的肿瘤很少由放射单独控制，但姑息是可能的。如果患者的一般情况允许，同步放化疗的联合方法是必要的。

一、概述和解剖

阴茎分为三部分，即根部、体部（或杆身）和龟头。根嵌入会阴浅层。轴由勃起海绵体，海绵体和上覆皮肤组成的勃起体组成。龟头是海绵体的远端，被称为包皮的皮褶覆盖。冠状沟将龟头与体部分隔开。

可以通过局部疗法有效地治疗早期，高度分化的阴茎癌并应注意保留阴茎功能和形态。传统的主要外科术治疗有效，但与相当多的性病发病率有关。甚至进行部分摘除手术也会对性健康和自我形象产生深远影响[1]。有报道称部分切除手术后自杀或自杀未遂[2, 3]。近年来，越来越多的人倾向于保留阴茎方法。在这方面已经开发出了手术选择，包括诸如保留龟头的阴茎切除术之类的手术。外束放射疗法和间质放射疗法也是保留器官的替代方法，可以保留阴茎的形态和功能，而不会影响所选患者的疾病控制或生存。鼓励转诊专门研究这种罕见癌症的中心。治疗后生活质量和性健康仍需要更多的研究。在决定基本治疗时，应与患者和伴侣进行性和行为期望的讨论。晚期或分化差的肿瘤需要采取多模态方法。2013 年，一项针对 12 个欧洲癌症登记机构的研究及美国的监测、流行病学和最终结果计划显示，自 1990 年以来，阴茎癌患者的 5 年生存率无任何改善[4]。

二、病因学和流行病学

阴茎癌很少见，在北美和欧洲，每 10 万名男性中估计有 1 例发病，占癌症的 0.4%～0.6%。在过去的几十年中，英国的发病率从每年 1.1/100 000 增加到 1.3/100 000，而丹麦的患者的发病率从 1.0 到 1.3 增加。这与人类乳头瘤病毒的病因有关，与在美国同期所见的 22% 的 HPV 相关的口咽鳞状细胞癌（SCC）的增加相似[5]。在亚洲、非洲和南美的部分地区也发现了更高的发病率，那里的阴茎癌占男性恶性肿瘤的比例高达 10%[5]。发达国家在第 60 年发病率最高，但在此之前发病率较高。

三、预防和早期发现

尽管婴儿包皮环切术在预防方面非常有效，但不建议仅基于这些理由进行包皮环切术。取而代之的是，重点在于促进通常可缩回的包皮的良好卫生、包茎的外科矫正和教育，以提高人们对 HPV 感染、性病、疣和癌症之间的联系的认识[6]，例如硬化萎缩性苔藓可能比癌症的诊断早很多年。在斯堪的那维亚的一份报告中，患者平均延迟了 6 个月才寻求医疗救治[9]。

生殖器尖锐湿疣和生殖器 HPV 感染是由 HPV 引起的性传播感染。在美国，每年估计有 620 万新感染[10]。西方男性中 HPV 的患病率超过 20%，但未割包皮的男性中 HPV 的患病率更高。随着性伴侣的增多、缺乏使用避孕套及酗酒和吸烟，感染率也越来越高[5]。已有 100 多种 HPV 类型被描述为导致多种人类疾病的原因。大约 40 种不同的 HPV 类型对肛门生殖器区域具有特定的向性[10]。病毒类型 6、11 和 42～44 与尖锐湿疣和低度不典型增生有关。国际癌症研究机构已宣布 12 种 HPV 类型为第一类人类致癌物：16 型、18 型、31 型、33 型、35 型和 39 型及 45 型、51 型、52 型、56 型、58 型和 59 型[10]。免疫力低下的人免疫缺陷病毒感染的男性更容易发生高风险 HPV 类型的阴茎病变和 SCC[11]。

阴茎上皮内瘤变（PeIN）是侵袭性 SCC 的前体病变。分化型 PeIN 与非病毒性病因（炎症和硬化萎缩性苔藓）相关，而未分化型 PeIN 与 93% 的 2 级 PeIN 和 100% 的 3 级 HPV 相关[5]。四价 HPV 疫苗（Gardasil，FDA 批准，2006 年 6 月）可预防 HPV6、HPV11、HPV16 和 18 型，最初建议用于 9—26 岁的女性。最近，已经发布了一种非价疫苗（Gardasil9，Merck），其中包括针对 31 型、33 型、45 型、52 型和 58 型的附加保护。四价疫苗在 16—26 岁的男性中具有高免疫原性，并在第 7 个月出现血清转化。事实证明，这种方法可以有效地预防外生殖器病变，并且可能具有比自然感染更大的免疫力。成功的 HPV 疫苗接种计划将与缺乏有效筛查计划的 HPV 相关肿瘤（包括阴茎、肛门和口咽 SCC）的发生率上升进行对抗[12, 13]。2015 年的数据显示，在美国，有 28% 男性青少年接受 HPV 疫苗接种，女性为 42%[5]。

四、生物学特性和分子生物学

通过 DNA 的聚合酶链反应（PCR）扩增检测，HPV 在阴茎癌中的总发生率为 40%～45%，其中 HPV16 和 18 最常见[14, 15]。HPV 检测的频率取决于组织病理学亚型 HPV，见于 80%～100% 的基底型和疣状阴茎癌，但仅约 35% 的疣状或鳞状细胞癌[5]。两组中 HPV 患病率的差异反映了不同的发病机制。阴茎病变可分为 HPV 诱发的（基底膜样疣、疣、透明细胞和淋巴上皮瘤）和 HPV 非依赖性的（SCC 常见类型，假性增生、假腺、疣状、乳头状、腺鳞状和肉瘤样鳞状），后一组常见慢性炎症（地衣硬化、弓形虫丘疹）的情况下。HPV 感染后的发病机制涉及 E6 和 E7 癌蛋白的病毒转录本。这些分别在感染的细胞中发现，并分别使 p53 和视网膜母细胞瘤肿瘤抑制蛋白失活。失活导致不受 G1 细胞周期控制的细胞生长停止。这允许细胞周期依赖性激酶抑制药 p16 在细胞核中积聚。因此，p16 的过度表达是 HPV 感染的替代物，实际上，现在可以通过 HE 染色及 p16 染色剂来检测大多数与 HPV 相关的癌症。与 PCR 的一致性为 84%[16]。

在 41%～75% 的浸润性阴茎癌中发现 p53 的存在[17, 18]。在非 HPV 诱导的 p16 阴性肿瘤的肿瘤细胞和基底角质形成细胞中可见 p53 的核表达[7]。在多变量分析中，p53 阳性和淋巴栓塞可预测淋巴结转移[17, 19]。其他一些生物标志物正在研究中，包括 PD-L1（程序性细胞死亡配体）、EGFR（上皮生长因子受体）和 HER-3 的表达[5]。

五、病理学和传播途径

在多达 1/3 的病例中，癌前病变与浸润性癌症相关[20]。上皮内瘤样变、鲍伊样丘疹病、鲍伊病和奎拉特红斑[21] 是疣状和基底型阴茎癌的前体病变。地衣硬化症（干枯性巴氏炎）与阴茎癌的非 HPV 变异有关[22, 23]。

原发性肿瘤最常见于龟头（48%）或包皮过长（25%），其中龟头和包皮占 9%，冠状沟占 6%，而轴干仅占 2%。SCC 代表了 95% 的阴茎浸润性癌症。其他组织病理学原发性肿瘤类型是恶性黑色素瘤、移行细胞癌、基底细胞癌和肉瘤。

包皮和干皮肤的淋巴管流入位于阔筋膜上方的腹股沟浅淋巴结。龟头和阴茎深部结构流入腹股沟浅淋巴结或深淋巴结，然后沿着股血管扩散到髂外、髂总和主动脉旁区域。前哨淋巴结位于腹壁下静脉和隐静脉交界处的上方和内侧。

六、临床表现，患者评估和分级

（一）一般的做法

由于阴茎癌的罕见性，报道的系列常常跨越几十年。在过去 3 年的文献回顾中，有 4 种不同的分期系统[24-27]（表 65–1）。

由于阴茎癌的临床分期是主观的，因此可能难以区分 T_1（即上皮下结缔组织的浸润）和 T_2（即海绵体或海绵体的浸润）。因此，治疗阴茎厚度不足的技术必须严格限制在细致选择的病例中。高分辨率磁共振成像是评估原发性肿瘤和局部扩展的金标准[28, 29]。尽管在大多数情况下，触诊可适当地分摊龟头上的小体积病变，但 MRI 尤其是人工成像通过体内注射前列腺素 E_1 进行勃起，可改善疑似海绵体侵犯的原发肿瘤的分期（图 65–1）[30, 31]。任何出现包茎、慢性流脓、出血、龟头炎或冠状沟区域肿胀的患者，在可伸缩包皮下应在包皮背侧开一条缝，以便对龟头进行检查，最好在完成包皮环切之后进行检查。任何可疑病变都应取样。图 65–2 显示了具有临床淋巴结阴性疾病的患者的诊断流程。

表 65–1　阴茎癌分期系统

分　期	描　述
Jackson 分期系统 [a]	
I	肿瘤局限于龟头或包皮
II	肿瘤延伸至海绵体、包膜，但未累及淋巴结
III	肿瘤局限于海绵体，有恶性但可手术的淋巴结
IV	侵犯超过海绵体外，有不能手术的淋巴结或远处转移
TNM（UICC，1978） [b]	
Tis	原位癌
T_1	肿瘤大小≤2cm
T_2	2cm<肿瘤大小≤5cm
T_3	肿瘤大小>5cm 或深部浸润，包括尿道
T_4	肿瘤侵犯毗邻组织结构
N_1	单侧腹股沟淋巴结转移
N_2	双侧腹股沟淋巴结转移
N_3	固定腹股沟淋巴结
TNM（UICC，1987—2002） [c]	
T_1	上皮下结缔组织肿瘤
T_2	海绵体肿瘤
T_3	尿道或前列腺肿瘤

（续表）

分　期	描　述
T_4	其他邻近结构的肿瘤
N_1	腹股沟浅表淋巴结肿瘤
N_2	多发或双侧腹股沟浅淋巴结肿瘤
N_3	腹股沟深部或盆腔淋巴结肿瘤
TNM（UICC，第 7 版，2009） [d]	
Tis	原位癌
T_a	非浸润性疣状癌
T_1	肿瘤侵犯上皮下结缔组织
T_{1a}	无淋巴血管侵犯；非低分化或未分化的
T_{1b}	淋巴血管侵犯或分化不良
T_2	肿瘤侵犯海绵体
T_3	肿瘤侵犯尿道
T_4	肿瘤侵犯邻近组织结构
N_1	可触及可移动的单侧腹股沟淋巴结
N_2	可触及可移动的多个或双侧腹股沟淋巴结
N_3	单侧或双侧固定腹股沟淋巴结肿块或盆腔淋巴结病

a. 引自 Jackson S. The treatment of carcinoma of the penis. *Br J Surg.* 1966; 53: 33–35.

b. 引自 Harmer M. Penis（ICD-0187）. In: TNM *Classification of Malignant Tumours.* 3rd ed. Berlin: Springer-Verlag; 1978: 126–128.

c. 引自 Hermanek PS, Sobin LH. Penis（ICD-0187）. In: Hermanek PS, Sobin LH, eds. *TNM Classification of Malignant Tumours.* 4th ed. Berlin: Springer-Verlag; 1987: 130–132.

d. 引自 Sobin L, Gospodarowicz M, Wittekind C. Penis（ICD-O C60）. In Sobin L, Gospodarowicz M, Wittekind C, eds. *TNM Classification of Malignant Tumours.* 7th ed. Oxford: Blackwell Publishing; 2010: 239–242.

TNM. 肿瘤、淋巴结、转移；UICC. 国际癌症联合会

（二）淋巴结评估：N_0 患者

在过去 10 年中，临床上腹股沟阴性患者的治疗已得到相当明确的说明。虽然很多放疗系列提倡"等待观察"政策[3, 32, 33]，没有系统的分期研究，如计算机断层扫描或细针穿刺细胞学检查，这是淋巴结受累的预测因素已经建立并允许选择性的手术分期。总体而言，仅约 20% 的临床阴性淋巴结有微转移。因此，并非所有患者都应进行分期淋巴结清扫术。在 1/3 的病例中，传统的腹股沟淋巴结清扫可能会因感染、皮瓣坏死、深静脉血栓形成或严重的腿水肿而变得复杂[34]。然而，淋巴结状况是总体生存率和淋巴结清扫的最强预测因素，对于具有微观区域扩散的男性可能是治愈的。几个外科手术

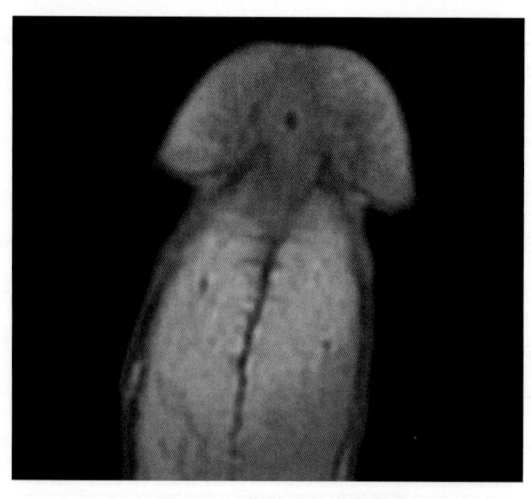

▲ 图 65-1 阴茎的磁共振成像

在 MRI 上，勃起的海绵体通常为亮白色。这张图片显示了龟头中央的暗色肿瘤

系列已经确认，与预防性淋巴结清扫术相比，治疗性淋巴结清扫术的生存较差。McDougal 发现，临床上 N₀ 期疾病患者的腹股沟淋巴结清扫术后 5 年 OS 为 92%，而临床上受累的淋巴结清扫患者为 33% [35]。改良的腹股沟淋巴结清扫术（保留大隐静脉并限制在侧面，远端和近端的解剖）可以降低发病率。

肥胖患者的体格检查可靠性明显降低，因此，成像至关重要。CT 和 MRI 均显示淋巴结肿大，但在正常大小的淋巴结中不能发现微小转移。尽管如此，CT 是推荐用于检查腹股沟区域和骨盆及排除远处转移的成像方式，其敏感性和特异性分别为 36% 和 100%。尽管使用放射性药物氟代脱氧葡萄糖的正电子发射断层扫描 /CT 的灵敏度高达 80% [36]，一项对 7 个研究的 Meta 分析显示，每个腹股沟的综合敏感性仅为 57%。由于阳性预测

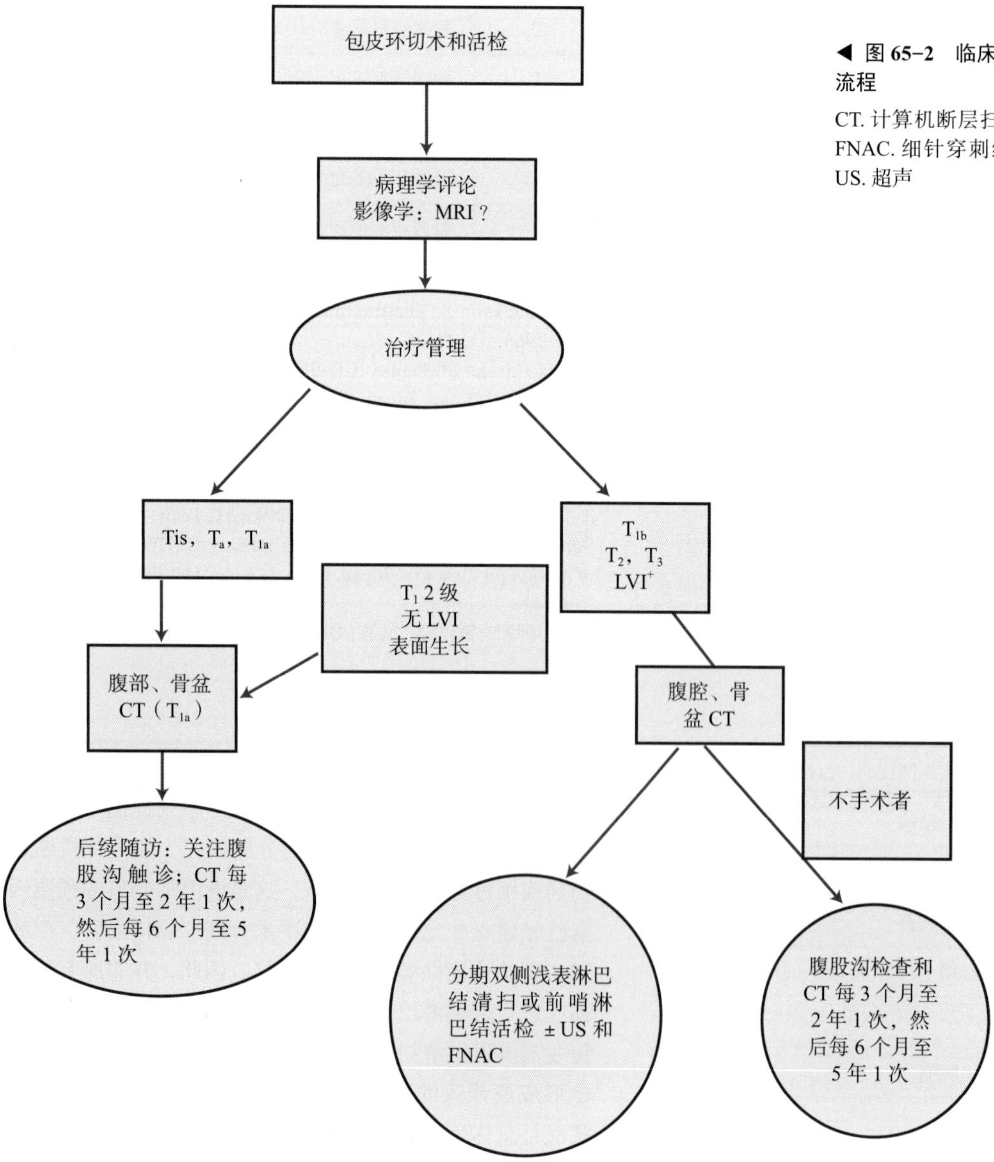

◀ 图 65-2 临床上淋巴结阴性阴茎癌的诊断流程

CT. 计算机断层扫描；LVI. 淋巴管血管侵犯；FNAC. 细针穿刺细胞学检查；MRI. 磁共振；US. 超声

```
                    包皮环切术和活检
                          │
                          ▼
                    病理学评论
                    影像学：MRI？
                          │
                          ▼
                       治疗管理
                      ╱        ╲
                     ╱          ╲
              Tis，Tₐ，T₁ₐ      T₁ᵦ
                               T₂，T₃
                               LVI⁺
                  T₁ 2 级
                  无 LVI
                  表面生长
                     │
                     ▼
              腹部、骨盆         腹腔、骨
              CT（T₁ₐ）          盆 CT
                 │                        不手术者
                 ▼
         后续随访：关注腹    分期双侧浅表淋巴    腹股沟检查和
         股沟触诊；CT 每    结清扫或前哨淋      CT 每 3 个月至
         3 个月至 2 年 1 次，  巴结活检 ±US 和     2 年 1 次，然
         然后每 6 个月至 5   FNAC              后每 6 个月至
         年 1 次                              5 年 1 次
```

值仅为 25%～37%，为了检测小腹股沟转移，仍需进行手术分期[37, 38]。PET/CT 在已知腹股沟转移患者的盆腔淋巴结分期中表现更好，敏感性超过 90%[39]。超声和 FNAC 的结合已显示可在不可触及的淋巴结中检出 80% 的转移性疾病（12/15），总敏感性和特异性分别为 87%（48/55）和 99%[40]。

应使用分期和组织病理学因素来识别微观区域扩散的高危患者，以选择性地提供淋巴结的手术分期。Chaux 和 Cubilla 已发布分层系统，根据浸润的程度、程度和深度及是否存在神经周围浸润来评估淋巴结转移的可能性[41]。据报道，T 分期和淋巴血管浸润也可预测淋巴结复发[42, 43]。高危患者的淋巴结受累风险高危为 64%～83%，中度风险为 20%～33%，低风险为 0%～8%。

将组织病理学信息应用于放射治疗决策的困难在于原发性肿瘤无法进行完整的组织病理学检查。包膜的浸润在临床上可能未得到充分重视。诊断性活检通常在确定浸润深度，淋巴管浸润的存在或最终肿瘤分级方面是肤浅的，并不可靠[44]。但是，如果活检显示高危特征，建议手术评估局部淋巴结。超声引导的 FNAC 也是评估可疑腹股沟淋巴结的有价值的工具[45]，报道的敏感性和特异性均超过 90%[46]。4～6 周的抗生素试验不再被推荐。

欧洲泌尿外科协会（EAU）指南建议观察原位癌（Tis）、疣状癌（T_a）和 T_1 1 级肿瘤的淋巴结转移，因为这些淋巴结转移与淋巴结阳性率的相关性不到 10%[47]。T_1 2 级肿瘤被归类为中度风险，建议仅对具有浅表生长模式且无血管浸润的患者进行观察。T_2 或更高级别或 3 级肿瘤及血管侵犯的淋巴结受累风险高于 50%，应进行手术分期。具有高风险特征（如肿瘤厚度或垂直生长）的 T_1 2 级肿瘤患者也应考虑进行手术分期。对高危患者进行密切随访很重要[48]。

七、初级治疗

（一）外科手术

包皮环切术通常是第一步。仅限于包皮的小肿瘤可单独行包皮环切术治疗。保留阴茎的手术技术，如激光或 Moh 手术，可能适用于某些肿瘤。Moh 手术用于治疗原位癌或浅表肿瘤。涉及切除连续层的组织，直到边缘在组织学上清晰可见[54]。对每个水平切割层的完整显微扫描可识别出可能超出可见或可触及病变范围的任何肿瘤产物。MacMachon 等报道了 19 例原位 SCC 患者（中位随访，75 个月）的无复发率 95%，10 例浸润性 SCC 患者（中位随访，177 个月）的无复发率 100%。清除的平均余量为 8mm，术后平均手术缺损为 2.8cm。有

趣的是，在这个系列中，阴茎干上占主导地位的是肿瘤（41%）[55]。

据报道，与标准外科手术相比，使用二氧化碳（穿透深度为 0.1mm）或钕：钇铝石榴石（Nd：YAG）激光（穿透深度为 3～10mm）的激光手术可提供更好的功能和美容效果选择的恶性和恶性病变的技术（Tis/T_1）[20]。进行肿瘤基底活检，以确保阴性的手术切缘将减少失败。据报道，性活动恢复率和总体满意度较高。一项对 161 名患者进行的多中心研究，中位随访时间为 58 个月（范围 28～90 个月），报道显示 5 年局部无复发生存率为 46%，在所有阶段与 pT_a/Tis 相同（50%），pT_{1a} 为 41%，pT_{1b} 为 38%，pT_2 为 52%。肿瘤等级与局部复发风险增加相关（P=0.05）。13 例患者需要进行摘除术，但在 pT_2 肿瘤中更常见，为 22%。建议根据阶段进行淋巴结手术分期，因为腹股沟淋巴结受累的比例是 5% 的 pT_{1a}，17% 的 pT_{1b} 和 22% 的 pT_2[56]。需要进行长期详细的随访，因为在前 2 年内仅发生 57% 的局部复发，在 6～10 年发生的复发率为 30%，在 10 年后发生的复发率为 15%。这些晚期失败代表真正的局部复发还是新发的原发肿瘤尚不清楚。

选定的病例，特别是仅涉及皮肤的病例，可以通过广泛的局部切除术进行治疗，但是局部楔形切除术与高复发率相关。龟头的有限切除和龟头切除术通过厚薄的皮肤移植物重建以保留阴茎干是维持功能和阴茎长度的手术策略[57]。来自 5 个三级转诊中心的多中心分析报道了 1188 例保留阴茎手术的患者，中位随访时间为 43 个月[58]。在 16 个月的中位时间范围内，局部复发率为 21%。5 年无局部复发生存率为 73.6%；按阶段划分，pT_a/Tis 为 75%，pT_1 为 71.4%，pT_2 为 75.9%。大部分（88%）局部失败发生在 5 年之内，其中 58% 适合于重复使用保留阴茎的方法。19% 的人需要全部或部分切除阴茎。传统上，足够的切除边缘被认为是 2cm，但是如果冷冻切片上没有肿瘤，则认为 10mm 或更小的近切边缘是可以接受的。Agrawal 等[59] 报道指出，肿瘤的分级与微观扩散有关，最大程度为 1～2 级肿瘤为 5mm，3 级为 10mm。所有采用保留阴茎的手术技术治疗的患者局部复发的风险仍然较高。当肿瘤累及龟头或远端轴时，可能会进行部分阴茎切除术，而阴茎残留物将允许患者引导排尿。对于较大或近端的肿瘤，建议进行全截肢和会阴尿道造口术。

（二）放射疗法

近距离放疗或 EBRT 形式的确定性放射疗法可有效地实现高比例患者的局部控制。许多报道的系列跨越数十年，在此期间，治疗技术和剂量处方得到了发展。登

台系统也进行了重大修改（表 65-1）。

　　间质近距离放射治疗的 5 年局部控制率达到 77%～87%，而 5 年阴茎保存率则为 72%～88%。对于 EBRT，局部控制率较低，在 5 年时为 41%～70%，随之而来的是手术挽救率的增加使阴茎保存率降低至 36%～66%（表 65-2）。建议仔细随访，因为治疗后数年可能会发生局部衰竭。Crook 等[60] 研究发现，虽然在 67 名男性中，8 个局部失败中的 5 个发生在头 2 年，其余 3 个发生在 4.5 年、7 年和 8 年。同样，Mazeron 等[32] 报道了 18% 的局部失败发生在 5～8 年，de Crevoisier

等[61] 报道说 8 年后，每 5 例中就有 1 例发生复发。这种晚期复发模式与保留阴茎激光治疗后的复发模式极为相似，并且需要仔细的长期随访，因为大多数可以成功挽救。

（三）手术抢救

　　超过 80% 的放射治疗失败的挽救手术是成功的[62, 63]。局部切除很少是合适的。全阴茎切除术和部分阴茎切除术之间的选择取决于阴茎长度和初级治疗所照射的轴的比例。近距离放射疗法的局部性质应导致较少的根本性挽救操作。

表 65–2　治疗结果

作　者	年	n	剂　量	随访时间（个月）	5 年 LC	5 年 CSS	并发症	阴茎保存率
近距离治疗低剂量率 / 脉冲剂量率								
Chaudhary 等[79]	1999	23	50（40～60）	24（4～117）	70%	—	0 坏死 2 狭窄	70%
Crook 等[64]	2009	67	60	48（6～194）	87% 72% （10 年）	83.60%	12% 坏死 9% 狭窄	88% （5 年） 67% （10 年）
de Crevoisier 等[61]	2009	144	65	68（6～348）	80% （10 年）	92%（10 年）	26% 坏死 29% 狭窄	72% （10 年）
Delannes 等[77]	1992	51	50～65	65（12～144）	86% （大概）	85%	23% 坏死 45% 狭窄	75%
Delaunay 等[78]	2013	47	60（42～70）	80（13～190）	60%	87.60%	未说明	66%
Kiltie 等[33]	2000	31	64	61.5	81%	85.40%	8% 坏死 44% 狭窄	75%
Mazeron 等[32]	1984	50	60～70	36～96	78% （大概）	—	6% 坏死 19% 狭窄	74%
Pimenta 等[80]	2015	25	60～65Gy	110（0～228）	1LF, 4 个月	91%	8% 坏死 43% 狭窄	86%
Rozan 等[63]	1995	184	59	139	86%	88%	21% 坏死 45% 狭窄	78%
Seibold 等[81]	2016	13	60	54（13～155）	87.50%	78%	30% 坏死 15% 狭窄	100%
Soria 等[3]	1997	102	61～70	111	77%	72%	未说明	72% （6 年）
近距离治疗高剂量率								
Kellas-Sleczka 等[82]	2015	55	3.0～3.5Gy 每天 2 次，至 30～54Gy	55（8～154）	73%	未说明	0 坏死 2 狭窄	80%
Petera 等[75]	2011	10	3Gy 每天 2 次，至 42～45Gy	20	100%	100%	0 坏死 2 狭窄	100%

（续表）

作　者	年	*n*	剂　量	随访时间（个月）	5 年 LC	5 年 CSS	并发症	阴茎保存率
Rouscoff 等[83]	2014	12	36Gy/9F～39Gy/9F 每天 2 次	27（5～83）	11/12	83%	1/12 坏死 1/12 狭窄	11/12
Sharma 等[84]	2014	14	3Gy 每天 2 次，至 51Gy	22（6～40）	12/14	100%	0 坏死 2 狭窄	93

体外放疗

作　者	年	*n*	剂　量	随访时间（个月）	5 年 LC	5 年 CSS	并发症	阴茎保存率
Azrif 等[85]	2006	41	50～52Gy/16F	54	62%	96%	8% 坏死 29% 狭窄	62%
Gotsadze 等[86]	2000	155	40～60Gy，2Gy/F	40 年经验	65%	86%	1% 坏死 7% 狭窄	65%
McLean 等[70]	1993	26	35Gy/10F，60Gy/25F	116（84～168）	61.50%	69%	28% 未明确	66%（大概）
Mistry 等[87]	2007	18	50Gy/20F～55Gy/16F	62	63%	85%	2 坏死 1 狭窄	66%
Neave 等[71]	1993	24	56/84h（12h/d）（适形）	36 个月，最少	69.70%	67%	13% 狭窄	55%
		20	50～55/20～22F（外部）	36 个月，最少	69.70%	58%	10% 狭窄	60%
Ozsahin 等[88]	2006	33	52Gy	62（6～450）	44%	—	10% 狭窄	52%
Ravi 等[89]	1994	128	50～60 Gy	83	65%	—	65 坏死 24% 狭窄	—
Sarin 等[2]	1997	59	60Gy/30F	62（2～264）	55%	66%	3% 坏死 14% 狭窄	50%（大概）
Zouhair 等[62]	2001	23	45～74Gy/25～37F	12（5～139）	41%	—	10% 狭窄	36%

CSS. 特定病因生存率；LC. 局部控制率；LF. 局部放疗；F. 分次

（四）放射治疗的患者选择

已经确定了几种保留阴茎的预后因素。对于 EBRT，总剂量少于 60Gy，延长的治疗时间超过 45 天及每天的剂量小于 2Gy 都增加了局部衰竭的风险[2, 62]。

对于近距离放射疗法，肿瘤的大小和浸润深度可预示局部控制。近距离放射治疗的理想肿瘤最大直径应小于 4cm，侵袭小于 1cm。据报道，直径大于 4cm 的肿瘤局部失败率为 50%～60%，而直径小于 4cm 的肿瘤局部失败率为 14%～30%。使用超过 6 个近距离放射治疗针和肿瘤体积大于 8ml 也会增加失败的风险[3, 32, 33]。Crook 等[64] 发现较宽的针距与降低的失败风险相关（*P*=0.006）。较宽的间距导致较宽的侧向边缘，从而确保了肿瘤周围更大的边缘（图 65-3）。

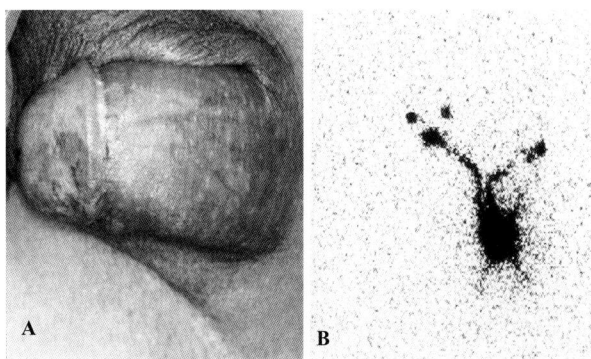

▲ 图 65-3　前哨淋巴结研究

A. 在体淋巴管中可见染料；B. 放射性示踪剂见于原发性肿瘤，然后左右分支至双侧腹股沟淋巴结

组织病理学似乎不是局部控制的因素。中度至差的分化会影响 OS 和淋巴结转移的风险，但并不排除保留阴茎的方法 [58, 65]。

八、局部晚期疾病和缓解

尽管年轻患者中的 T_3 肿瘤可能需要采取保留阴茎的方法，但大多数局部晚期肿瘤仍需要采用部分或全部阴茎切除术、会阴泌尿造口术和双侧腹股沟淋巴结清扫术的主要手术方法。

淋巴结阳性

如果可能，应切除涉及的节点。与外阴鳞状细胞癌一样，对有多个阳性淋巴结肿大或包膜外扩散的病理结果的患者，应进行术后放疗 [66-68]。如果深部盆腔淋巴结清扫阴性，则可将治疗限于腹股沟部。在 5 周内，对结节深度进行 45~50Gy 的辐射剂量是合适的。由于在途转移的风险，应注意将耻骨前脂肪包括在治疗量中。如果盆腔淋巴结的状态未知，则应将其包括在治疗量中。残留疾病风险较高的淋巴结群可升高至 54~57Gy。

无法切除的淋巴结很少单独通过放疗控制，但可以缓解。考虑到与单独的 EBRT 相比，其他部位 SCC 的局部控制得到了改善，因此应考虑同时进行化学疗法和放射疗法的组合方法（如子宫颈癌）或顺序放化疗（头颈癌）。一个类似的部位是外阴局部晚期 SCC，一种与 HPV 相关的 SCC，具有相似的淋巴结引流 [67]，其中美国放射学院适当标准建议仅在无放射疗法的情况下才单独使用新辅助化疗 [68]。妇科肿瘤组（GOG）101 试验报道称，在完成 CRT 的 41 例无法切除的 $N_{2\sim3}$ 疾病女性中，有 95% 接受了手术切除，而组织学检查阴性的占 41%。随后的 II 期试验（GOG205）对 58 例患者使用了每周铂和每天分次放疗的 57.6Gy 剂量。在完成治疗的 40 位患者中，有 37 位具有完全的临床缓解，而 29 位（占整个系列的 50%）的组织学阴性。

由国际罕见病癌症倡议组织赞助的一项针对局部晚期阴茎癌（InPACT）的国际试验中，正在探索新辅助化疗、CRT 和手术的最佳顺序，该试验使用每周的顺铂作为放射线致敏剂，或采用 TIP 方案的新辅助化疗（紫杉醇、异环磷酰胺和顺铂）。在 MD 安德森癌症中心的 30 例 N_2 或 N_3 阴茎癌患者中，新辅助 TIP 化疗的缓解率据报道为 50% [69]。InPACT 正在通过美国东部合作肿瘤小组和美国放射线影像学学院（ECOG ACRIN；EA8134，NCT02305654）在美国运行。400 名患有淋巴结阳性阴茎癌的男性将被随机分配为单独接受手术或接受新辅助化疗或 CRT。腹股沟病高危人群可进行第二次盆腔淋巴结清扫或 CRT 随机分组。

九、辐照技术和公差

（一）外束放射治疗

EBRT 具有多种优势，因为它可广泛获得，可提供均匀剂量，并且不需要近距离放射治疗的特定专业知识。定位良好的原位癌（Tis）可使用 125kV 正电压射束或带有适当推注的 9MeV 电子进行有效治疗，采用皮肤癌常用的分割方案，例如在 2 周内分 10 次进行 35Gy 的治疗 [70]。但是，大多数此类病变将通过保留阴茎的手术技术进行治疗。大部分接受放射治疗的病例都需要对阴茎的整个厚度进行辐照，并对皮肤表面进行完全剂量的辐照。分数大小小于 2Gy 是次优的 [2]，大于 2Gy 的分割大小可能与长期后遗症增加有关 [71]。剂量范围在 6 周内 60Gy/30F 至 7.5 周内 74Gy/37F，避免因急性反应（如水肿、疼痛、脱皮）而中断治疗。至关重要的是，可重现的设置（必须由技术人员轻松验证）并且即使患者的局部反应增加也可以使患者感到舒适。

兆伏 EBRT 在治疗阴茎癌中的成功应用必须克服将阴茎定位的技术挑战，即其他组织将不会受到照射，并且不会抵消兆伏 X 线在皮肤上的散布。基本概念是用一块 10cm×10cm~10cm×15cm 的组织等效材料块，分为两半，并带有一个中央圆柱腔以容纳阴茎 [62, 70]。患者仰卧放置于垂直放置在阴茎上的治疗床，装在块中。组织等效材料也必须放置在圆柱腔的远端，以保持龟头的全部剂量（图 65-4）。平行相对的 4~6MV 光子束 2cm 的余量治疗阴茎的整个长度或肿瘤体积。传统上使用蜡，但最好使用有机玻璃。可以对各种尺寸的中央圆柱形腔体进行预制块的灭菌处理，以便重复使用。通过选择下一个最大的腔室尺寸，可以轻松适应治疗过程中的阴茎肿胀，并且可以在视觉上轻松确认透明块内的阴茎位置。

（二）近距离放疗法

阴茎非常适合近距离放射治疗。对于具有适当专业

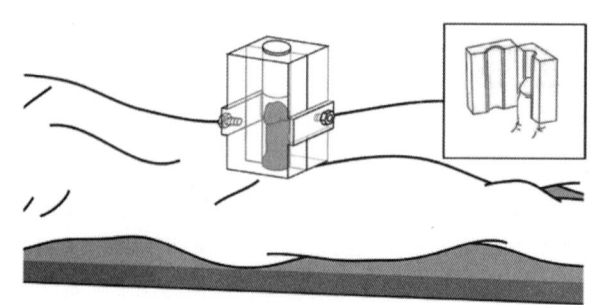

▲ 图 65-4　放置有机玻璃块的患者示意图

该块提供了完整的堆积，并且对于验证阴茎位置是透明的。这些块是双瓣状的，可以制成各种尺寸，以适应治疗过程中的阴茎肿胀

知识的中心，可以使用表面模具或填隙技术取得良好效果。近距离放射治疗前应始终进行包皮环切术，以确保肿瘤完全暴露，并防止随后的包皮包茎或环形纤维化。

1. 模具 与间质性近距离放射疗法不同，霉菌不是侵入性的，不需要麻醉[71]。治疗结束后出现急性反应。可以使用低剂量率（LDR）或高剂量率（HDR）治疗（模具）。对于 LDR，处方的表面剂量为 55~60Gy，深度为46~50Gy，历时 84h（12h/d），并且可以使用有机玻璃管或硅进行输送单体[71]。应用仅限于已知浸润深度的浅表肿瘤。对于 HDR，患者选择的原理相似。分 5 天分 2次处理，分 10 次至 40Gy，每天间隔 2 次，每次间隔至少 6h。模具中的源可以是纵向的，也可以是圆周的（图65-5）。三维印刷可用于构建定制模具[72]。

2. 间质近距离放射疗法 来自欧洲许多国家、印度和加拿大的 T_1 或 T_2 阴茎癌的间质性近距离放射治疗已有经验。美国近距离放射治疗协会和 EuropéendeCuriethérapie集团已经发布了联合共识指南[73]。理想情况下，患者的肿瘤直径应小于 4cm，无或仅有有限的浸润，或超出冠状沟累及。可以在全身或局部麻醉下对患者进行植入。剂量学的巴黎系统[74]适用于人工后装植入物和远程后装脉冲剂量率系统，尽管对于后者可以引入一些优化措施。

包皮环切术应始终在阴茎近距离放射治疗之前进行，以使肿瘤完全可见并去除涉及包皮的任何部分。包皮容易坏死，如果在近距离放射治疗中留在原处，随后的疼痛性溃疡愈合缓慢，并导致慢性粘连或包茎包皮。

阴茎近距离照射通常是一个"体积"或多平面植入物，照射到阴茎的全部厚度。只有经过精心挑选的浅表肿瘤才可以用单平面植入物治疗。对于体积植入，两个或三个平行的源平面被插入，每个平面有两

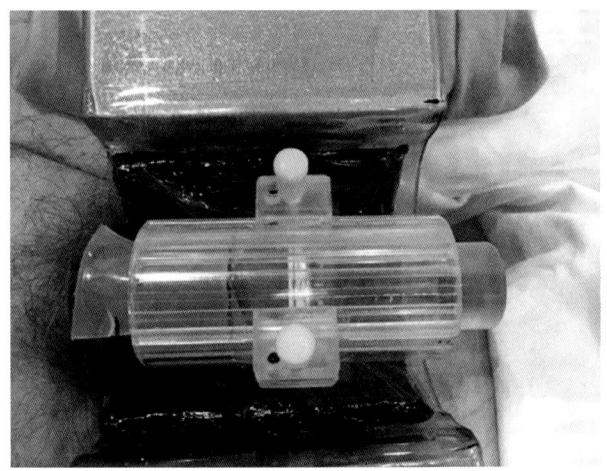

▲ 图 65-5 浅表 T_1 鳞状细胞癌的高剂量率模具。源通道是纵向的。模具不是定制的，但是可以提供不同的直径。在 **5 天**内，分**10 次给药至 5mm** 的处方剂量为 **40Gy**

个或三个针。源间距和平面间距相等，不小于 12mm。平面通常以针头从龟头的背面到腹面的方向进行定向，但是从左到右的定向可能会在某些肿瘤位置起作用。覆盖范围的视觉验证可以轻松完成。应该计划好针头的放置，以便等剂量处方药可以覆盖可见或可触及的肿瘤以外的 10mm。必须注意遵守巴黎系统的规则[74]，并注意治疗体积与针头之间的关系，以确保放置位置可确保整个肿瘤和所需的切缘均在大剂量范围内（图 65-6）。已经描述了针对肉类肿瘤或单侧肿瘤的针头放置的特殊考虑[60]。

在手术室中放置针头需要 30~45min。导尿有助于识别尿道，避免将植入针将其固定。使用预钻孔的Plexiglas 模板可在治疗过程中稳定针头。在 100~120h（4~5 天）内，处方剂量通常为 60Gy，剂量率为50~60cGy/h。与连续 LDR 治疗相比，脉搏剂量率治疗（以小时分数形式给出）不需要剂量率校正。聚苯乙烯泡沫塑料或海绵套环位于阴茎底部靠近针的位置，可支撑阴茎，使植入物与睾丸保持一定距离，并使相邻组织的不必要辐射最小化。如果随后的生育问题很严重，可以将一薄层铅插入支撑环中，以减少传递到睾丸的剂量。

近距离治疗针通常耐受良好。在植入过程中，患者仍需保持导管插入和卧床休息，尽管采用脉冲剂量率治疗可以将源电缆从针头上断开，以使患者在各部分之间短暂地活动。通常由对乙酰氨基酚（有或没有可待因）提供足够的镇痛作用。建议使用低分子量肝素进行腿部锻炼，使用抗栓袜和预防栓子。在使用麻醉性镇痛药进行预治疗后，可在床旁拔出针头。

尽管 HDR 近距离放射治疗变得越来越普遍，但目前几乎没有证据表明阴茎癌的治疗推荐依据（表 65-2）。一份报道显示，对 10 位在 8 年内接受治疗的患者使用了每天 2 次的 3Gy 剂量，在 9 天内递送 54Gy[75]。没有观察到坏死，但是植入物体积小，大多数是单平面的。对 6 位患者的个人经验有限[每天 2 次处方 3.2~3.75Gy，总处方剂量为 38.2~45Gy，针距范围为 9（n=2）至14~17mm（n=4）]导致 5 例患者无疾病（图 65-7）和1 例局部衰竭。5/6 患者出现了延迟的愈合和坏死，其中包括局部衰竭的患者。在 5 例无疾病迹象（最少随访5 年）的患者中，1 例持续溃疡，而 3 例采用高压氧（包括高压氧）进行保守治疗。需要进行 CT 计划，并用细丝勾勒出肿瘤的总体积。为了最大限度地减少溃疡和坏死的发生率，建议使用不大于 12mm 的针距并将 V_{150} 限制为小于 20%，将 PTV 限制在 30ml 或更小，并优化植入物的均质性。吸烟者和糖尿病患者的并发症会更严重。在就最佳解决方案提出任何明确的建议之前，需要

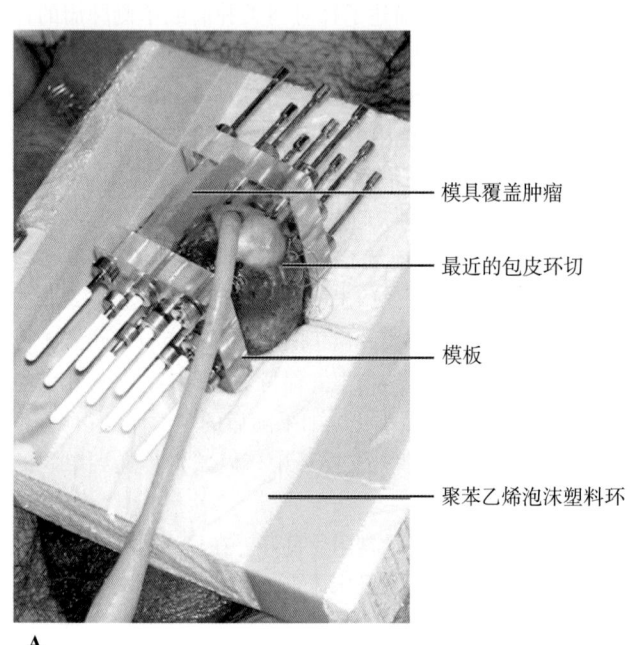

A

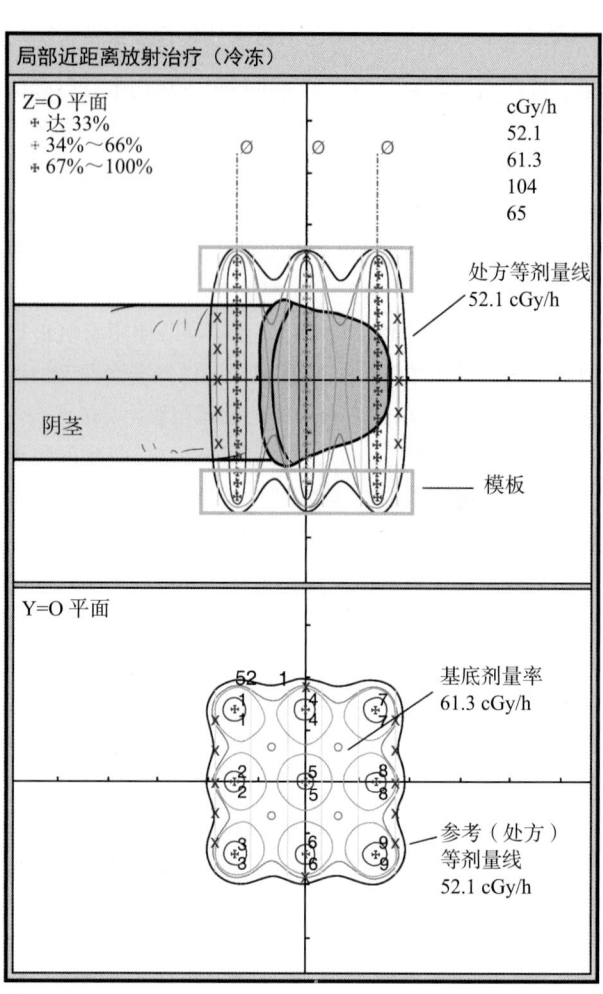

B

▲ 图 65-6 根据剂量学巴黎系统的间质近距离放射疗法

A. 九针三平面植入物。B. 剂量分布。根据巴黎系统，中心平面中的最小剂量率（在这种情况下为 61.3cGy/h）是基底剂量率。处方中的等剂量为基底剂量率的 85%（在这种情况下为 52.1cGy/h）

进一步的经验和更长的随访时间探索 HDR 近距离放射治疗在阴茎癌治疗中的应用。

（三）按时耐受性：急性和慢性反应

1. **毒性：急性反应** 近距离放射治疗后的急性反应仅限于植入部位。潮湿的皮肤脱屑在 2～3 周内达到峰值，但可能需要 2～3 个月才能完全愈合。当地卫生很重要，包括经常浸泡小苏打和水中。无菌性远端尿道炎很常见，但尿道粘连会导致尿流分裂或偏离，应通过将扩张器或 18F Foley 导管插入几厘米的远端尿道中，以分开尿道。一旦患者感到舒适就可以恢复性交，但是由于愈合的上皮非常脆弱，因此建议使用其他水基润滑剂。

在治疗期间，对 EBRT 的急性反应达到峰值，可能涉及阴茎干水肿和更广泛的脱屑。管理与接受近距离放射治疗的患者相似。

2. **后期反应** 阴茎癌放疗的两个最常见和最重要的晚期并发症是软组织溃疡和肉管狭窄。EBRT 或近距离放射治疗均可发生（表 65-2）。

软组织溃疡或坏死。据报道，软组织溃疡在 0%～23% 的患者中发生，近距离放射治疗后比 EBRT 后更常见。坏死（持续、不愈合的溃疡）是无肿瘤阴茎截肢的最常见原因。随着剂量增加至超过 60Gy、T_3 期肿瘤、更大的植入物体积（＞30ml；$P=0.01$）和更多的针头（$P=0.04$）或植入物平面（＞2；$P=0.001$），坏死的风险会增加[32, 65]。De Crevoisier 等使用了 65Gy，报道坏死率为 26%[61]。

近距离放疗后软组织溃疡的高峰时间为 7～18 个月，但可能要晚得多。致病因素包括外伤和寒冷暴露。溃疡部位应保守治疗、注意卫生、抗生素、外用皮质类固醇或维生素 E 乳膏。除非怀疑有伴发肿瘤，否则应避免活检。高压氧治疗可对较深的或坏死的坏死区域产生反应[76]。这应该在采取截肢手术之前受到评估。

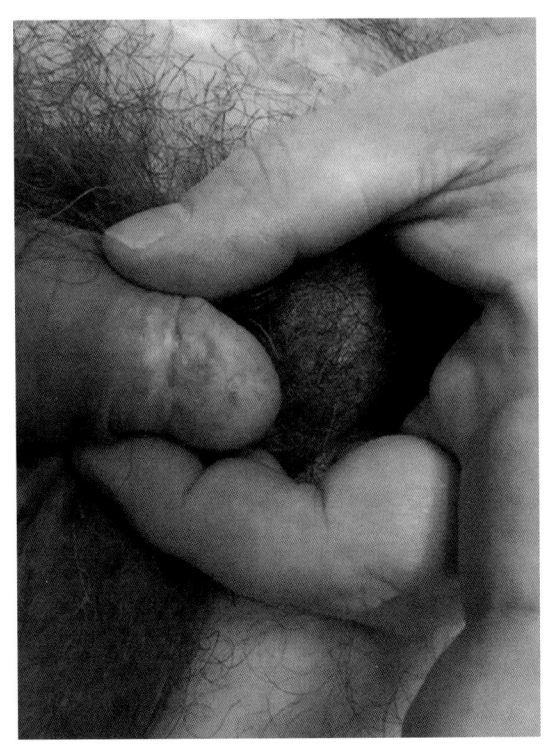

▲ 图 65-7　高剂量率间质近距离放射治疗 5 年后的结果。处方在 6 天内为 38.4Gy/12F（每分割 3.2Gy）

尿道狭窄。据报道，有 10%～45% 的患者出现尿道或肉管狭窄，并且往往发生在随访的后期，但通常在 3 年之前。对于 EBRT，更高剂量和大于 2Gy 的分割大小更常见。Rozan 等报道称对于近距离放射治疗，唯一预测尿道狭窄的因素是植入物中使用的针平面数（如果有两个平面，则 P=0.001）[63]。如果由于肿瘤的大小或形态而指示使用三平面植入物，则中央平面针将靠近尿道 [60]。脉冲剂量率远程后加载器允许优化停留时间以限制尿道剂量。

急性期的尿道粘连应分开，以免出现慢性问题。首次随访时，可以给患者使用扩张器，并根据需要指导使用。许多晚期尿道狭窄度低，可以通过不定期的反复扩张甚至自我扩张来治疗。严重的情况下可能需要进行重建手术，如尿道成形术或成形术。

性功能。通常不评估对性功能的影响。Crook 等发现在接受近距离放射治疗的 49 例男性患者中，有 22/27 例基线有效，在上次随访中表现出令人满意的潜能 [65]。Delannes 等观察到，除了一名因硬化症而导致勃起疼痛的患者外，"植入物似乎并未改变性功能" [77]。

Sarin 等仅提供了 59 例患者中的 14 例的详细信息，并指出 12 例正常且 2 例轻度受损 [2]。Mazeron 等指出对于直径小于 4cm 的非浸润性或中度浸润性肿瘤，"性功能与治疗前相同" [32]。最近一项对 21 名接受近距离放射治疗的法国患者（中位年龄 73 岁）的系统调查（中位时间 80 个月）表明，59% 的患者保持性生活活跃，79% 保持夜间勃起。没有人报告有"男子气概的丧失"，但有 53% 的人指出龟头的敏感性发生了变化 [78]。

通过热发光剂量计测量，在 60Gy 脉冲剂量率治疗过程中，在阴茎周围的支撑环中加入 2mm 的铅层将使前睾丸的总剂量限制在睾丸后部的总剂量限制为 55cGy，将睾丸后部的总剂量限制为 26cGy（个人经验），没有关于近距离放疗后精子数量的数据。

其他后遗症。斑驳色素沉着或色素沉着过度、毛细血管扩张、轻度至中度局灶性纤维化可能发生。肿瘤深部浸润区域的某些龟头萎缩很常见。

十、处理流程、争议和挑战

阴茎癌是一种罕见但在心理上具有破坏性的疾病。治疗的功能和性影响应与患者讨论。

我们的首选处理方法如图 65-8 所示。对于直径小于 4cm 的 Tis、T_1 和 T_2 肿瘤，有必要采用保留阴茎的方法作为主要治疗方法。激光手术可以提供令人满意的效果，功能和局部肿瘤控制，尤其是对于 Tis 或 T_1 小病变，可以选择通过进一步的激光手术来治疗局部复发。选择的放射疗法是间质近距离放射疗法，可在 10 年内使 70% 的病例保留阴茎。如果没有近距离治疗专业知识，则 EBRT 可以防止 50%～60% 的患者截肢。对于更局部的局部病变（T_2>4cm，T_3，T_4），应评估同时放化疗。采用任何一种保护阴茎的方法，必须进行长期随访，因为多年以后可能会发生局部衰竭，并且抢救性手术可以治愈。

对于低分化的 T_a、Tis 和 T_{1a} 肿瘤，建议对其区域淋巴结进行观察，这些肿瘤的分化良好，没有淋巴 - 血管间隙侵犯的证据。中度或低分化肿瘤（pT_{1b}、pT_2 和所有 T_3 肿瘤）应进行局部淋巴结的手术分期。

阴茎的 SCC 仍然是临床挑战。尽管它可以在早期阶段治愈，但是挑战在于如何通过不那么积极的手术方法或近距离放射疗法等替代手术来最大限度地降低心理性疾病的发病率，同时又不影响治愈率。当诊断延迟并且患者出现晚期疾病时，死亡率很高。

罕见的肿瘤没有达到与更常见的恶性肿瘤相同的公众认识水平。乳腺癌或前列腺癌的公共教育和支持团体已经建立并取得了成功。对于阴茎癌，需要对公众和医生进行有关危险因素、警告信号和早期诊断的教育。不幸的是，男人应该曾经在这种容易看见和容易检查的器官上出现局部晚期疾病。在未来几十年中，HPV 疫苗接种计划将减轻与 HPV 相关的恶性肿瘤的影响。

当怀疑（但不确定）侵犯实体时，MRI 增强临床分期可能是对体格检查有用的辅助手段（图 65-1）。动态前哨淋巴结定位可以避免高危疾病（$G_{2\sim3}$ 或 ≥T_{1b}）患者分期行腹股沟浅表腹股沟淋巴结清扫术。

需要如国际罕见癌倡议（InPACT）之类的合作小组共同努力，为患有局部晚期疾病的患者确定最有效的多模式方法。

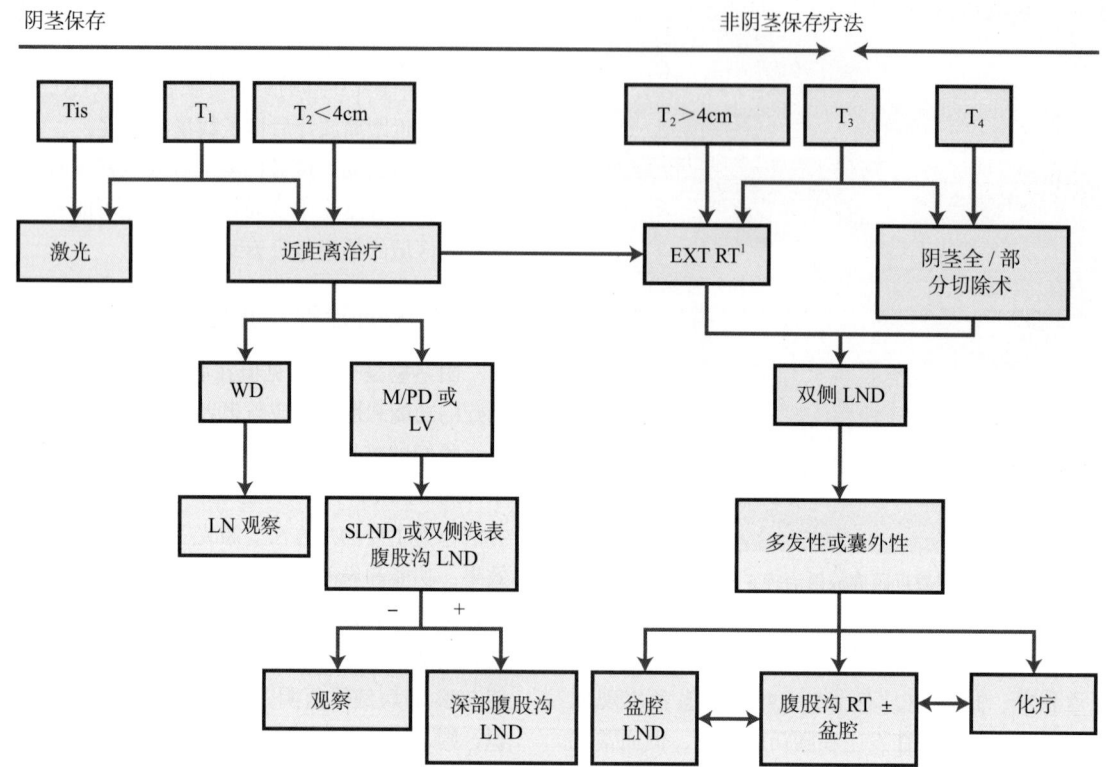

▲ 图 65-8 阴茎癌治疗流程

外照射是 T_1 及不能进行近距离治疗的小 T_2 肿瘤的合理选择。Bil sup. 双侧浅表；EXT RT. 外照射；LN. 淋巴结；LND. 淋巴结清扫；LV. 淋巴血管区；M/PD. 中 / 低分化；SLND. 前哨淋巴结清扫术；RT. 放射治疗；WD. 良好分化

第66章　妇科肿瘤总论
Overview

Akila N. Viswanathan　著

陈　亮　宋趣清　译

本章对宫颈癌、子宫体、外阴、阴道和卵巢癌的章节进行了介绍。它突出了重要的临床问题和新的发展，也突出了有争议的领域。在相关章节中可以找到每个疾病的具体介绍。

最近出版的宫颈癌和子宫癌基因组图谱在理解这些癌症的分类方面创造了一个新的框架和范式转变[1, 2]。然而，基于这些亚组的实施和治疗分层尚未整合到实践中，而是正在进行的子宫癌临床试验的主题。关于人类乳头瘤病毒（HPV）阳性与 HPV 阴性宫颈癌和外阴癌的遗传和表观遗传学差异的发现继续加强了我们对该疾病发病机制的理解。

放射治疗的进展包括在大多数疾病部位采用调强放射治疗。外阴癌、宫体癌和宫颈癌术后和宫颈癌全程的共识指南的出版已迅速被医生采用[3-5]。然而，关于需要适当的外扩以涵盖器官运动、治疗过程中肿瘤缩小及将正常组织暴露降至最低所需重新制定计划的频率的问题仍未解决。术后状态下，随机试验数据显示，与三维适形放疗相比，调强放疗的急性胃肠道和血液毒性较低。关于调强放疗可能的长期毒性降低的前瞻性随机数据尚未成熟。

随着放射成像技术的进步，妇科恶性肿瘤的治疗也在不断发展。将成像（包括正电子发射断层扫描、磁共振成像、计算机断层扫描和超声）整合到整个动态治疗计划中，可使照射目标更加精确。这种精确度允许剂量递增，从而改善治疗结果，但需要谨慎规避正常组织，以实现较低的毒性。增强 PET 对病灶的辅助勾画实现了对病灶的聚焦治疗，改善了剂量控制，同时最大限度地减少了对周围正常组织的剂量。有关十二指肠和小肠正常组织剂量的警告导致了避免胃肠道穿孔的新限制和新技术。多参数磁共振成像、PET/MRI 联合成像和光谱学研究的进展可作为潜在的生物标志物来分析，用以选择可能有最高复发风险并需要强化治疗的患者。

基于图像的 MR 或 CT 近距离放射治疗提高了缓解率和疗效，同时减少了正常组织的剂量，并减少了随后的急性和晚期并发症。关于必要的剂量限制和局部肿瘤剂量增加的影响的数据不断涌现。然而，这些高度适形的技术可能会有风险；由于不准确的靶区勾画，可能增加肿瘤的遗漏；还必须考虑对正常组织的剂量限制，以及器官运动或肿瘤运动的影响。必须采取严格的质量保证和安全措施。

有希望的新疗法正在宫颈癌、卵巢癌和子宫内膜癌的Ⅰ期、Ⅱ期和Ⅲ期研究中验证。这些疗法的基础是确定特定的肿瘤进展路径，这些路径可以作为阻断的靶点。随着 FDA 批准微卫星不稳定性高的肿瘤都可应用免疫检查点抑制药物，免疫治疗的希望已大大增加；这为符合条件的患者提供了一种新的治疗模式。免疫治疗的临床试验正在几种类型的妇科恶性肿瘤中进行。

转移性疾病患者的最初表现仍然是一个全球性的问题。立体定向放射治疗寡转移性疾病方面的新进展可能会导致更高的应答率和生活质量的持续改善。鉴于妇科癌症对放疗高度敏感的性质，以及治疗患有潜在可治愈恶性肿瘤的女性对社会的益处，在缺乏足够基础设施的国家建设或改善放疗设施势在必行。在所有妇科癌症中有条件使用放射治疗将使全球社会受益，因为这对所有年龄段的女性的生存都有好处。

一、子宫颈癌

在全球范围内实施宫颈癌的预防、筛查和治疗仍然是社会和有患病风险的女性的一个重要问题。筛查的推广在许多国家已经停滞不前。全球对改善农村和欠发达地区筛查的需求导致了新的快速筛查倡议的提出，即用醋酸目视检查，然后进行现场治疗。随着全球化成本的下降，HPV 疫苗的接种范围将会增加。全世界符合条件的儿童中约有 14% 接种了 HPV 疫苗。在美国，实施 9 价疫苗的建议包括从 9 岁开始的任何男孩或女孩，上限申请资格已提高到 45 岁。

FIGO 分级系统的新变化定义了影像或病理确诊的淋巴结阳性病变为ⅢC 期。早期 I A₁～B₁ 宫颈癌初治首选外科治疗仍然是治疗的标准。然而，一项比较微创宫颈癌根治术和经腹宫颈癌根治术的随机试验发现，接受微创宫颈癌根治术的患者的无病生存率和总存活率较低。选定的患者是否可能是微创手术的候选对象，可能是未来试验的主题。

局部晚期 I B₂～ⅣA 期的患者接受放化疗和近距离放射治疗，影像引导的近距离放射治疗使有能力实施此类治疗的中心的患者受益。低收入患者，同时小中心对比大中心，接受近距离放射治疗的人数较少，这表明分配上的差异。基于剂量 – 体积直方图分析的近距离放射治疗的剂量限制已证明可减少不良反应的发生。PET/CT 成像允许使用各种技术将剂量递增到病灶区域，具有很高的局灶控制率。立体定向体部放射治疗正被用于复发部位，但对于任何妇科恶性肿瘤的初级治疗并不是标准化的。这是由于对不良事件的担忧，以及肿瘤和邻近组织的显著器官运动。

在一项针对 I B₂ 期、ⅡA 期或ⅡB 期宫颈鳞癌患者的随机试验中，新辅助化疗后的根治性子宫切除术的无病存活率较低，仅为 8%[6]。有报道，对没有已知转移疾病的高危患者放化疗后再给予化疗，这种处理方式对Ⅲ～ⅣA 期患者有最大的获益[7]；目前还在一项已完成但尚未报道的临床试验中进行验证。

二、子宫内膜癌

大多数子宫内膜癌患者被诊断为早期疾病和低风险特征，因此不需要术后治疗。最近对癌症基因组图谱分析的探索导致子宫内膜癌被分为四个分子亚组。除了淋巴血管侵犯和 β 连环蛋白的特定突变外，根据这种分类分配的治疗也是一项正在进行的临床试验的主题[8]。

子宫内膜癌中，与开腹手术相比，腹腔镜手术治疗已被证明降低了不良反应的风险。生存结果与这些手术方法相当。前哨淋巴结活检术正在许多中心被采用，并正在一项大型国际临床试验中进行测试。

患有中度、高中度和高危疾病的患者可从术后放疗中受益。大多数有不良预后因素的早期患者接受阴道圆柱形施源器近距离放射治疗。在某些情况下，阴道近距离放射治疗与体外放射治疗的正确实施仍然存在争议；

随机试验数据显示对比化疗没有获益[9]。使用传统病理因素的预后模式图有助于决策。对于有淋巴脉管侵犯的 I B 期高级别病理分级的女性，术后 EBRT 可最大限度地降低局部复发的风险。子宫内膜癌指南的出版使关键问题标准化，以期达成共识[10]。

临床试验的发表改变了化疗的使用。妇科肿瘤组（Gynecological Oncology Group, GOG）249 试验表明，在 I～Ⅱ期子宫癌患者中，使用化疗加阴道后装治疗并不优于标准盆腔放疗，化疗的不良反应明显更严重[9]。在随机的 PORTEC3 试验中， I～Ⅲ期宫体癌患者要么同时接受放化疗，要么单纯放疗。在 PORTEC3 试验最新研究结果中，与仅接受放射治疗相比，那些浆液性癌患者或那些同时接受放化疗的Ⅲ期疾病患者，总体存活率有显著的优势[11]。在 GOG258 中，放疗显著降低了腹主动脉旁和盆腔淋巴结的复发率，为患者提供了比单纯化疗更好的益处，晚期胃肠道毒性只增加了 3%[12]。阴道穹窿复发疾病的患者在接受 EBRT 和近距离放射治疗时治愈率很高，最好使用基于图像的方法。对于足够大的肿瘤，插植治疗优于仅圆柱形施源器近距离治疗。转移性疾病的患者可能受益于依维莫司和来曲唑的联合治疗，使用靶向治疗和免疫治疗的新研究正在进行中。

三、外阴癌与阴道癌

根治性局部广泛切除仍然是外阴癌的治疗标准，除非手术切除会损害邻近的器官，如尿道、肛门、阴道或阴蒂。预处理 PET/CT 通常用于评估淋巴结区域和远处转移。前哨淋巴结评估后对淋巴结阳性患者进行腹股沟淋巴结完全清扫，对手术切缘接近或阳性的外阴癌给予辅助放疗，而在切除或残留阳性淋巴结的情况下给予淋巴结放疗。仅有阳性淋巴结且没有外阴原发灶危险因素的患者外阴区域是否放疗存在争议。格罗宁根国际研究（GROningen INternational Study on Sentinel nodes in Vulvar cancer, GROINSS-V）关于外阴癌前哨淋巴结的研究 I 显示：初次外阴部位的放疗对外阴癌患者有长期生存获益，因为外阴复发会降低生存时间[13]。所需的剂量从未在前瞻性对照试验中进行过测试。对于大体残留疾病、切缘接近或呈阳性的患者，以及存在包膜外侵犯时，需要加大剂量。HPV 相关性外阴癌与非 HPV 相关的外阴癌相比，是否可以用较低剂量的放射治疗来控制，是一个令人感兴趣的问题。采用调强放疗的放射治疗降低了邻近组织损伤的风险，但需要谨慎施治以防止边缘复发。因此，需要有协商一致的指南指导标准的靶区勾画，以减少股骨头和邻近的正常组织的受量，并确保充分覆盖阴道和腹股沟区域以及原发外阴肿瘤区域[5]。

阴道癌的治疗继续遵循局部晚期宫颈癌的模式，绝大多数病例需要同步化疗和 EBRT。EBRT 后增加近距离放射治疗的剂量，特别是对较大的病变采用图像引导的插植治疗，可提高治愈率[14]。

四、卵巢癌

就诊时的病情决定是否首先手术是卵巢癌初始治疗的一部分。病变主要限于卵巢的患者接受全面分期手术和满意的卵巢癌细胞减灭术；在可行的情况下进行标准的剖腹手术、淋巴结清扫和大网膜切除，以尽量减少残留或无残留的病变。对于绝大多数患者，随后进行辅助化疗。对于诊断时发现卵巢以外大块病变的患者，可以考虑先进行新辅助化疗，然后行中间性卵巢癌细胞减灭术。是否使用腹腔（intraperitoneal，IP）或静脉（intravenous，IV）辅助化疗的争议仍然存在。对 GOG114 和 GOG172 临床试验的回顾表明，每增加一个 IP 化疗周期，死亡风险降低 12%。GOG252 没有显示出 IP 疗法的任何优势，但是 GOG252 中贝伐单抗是被纳入两个治疗组的。目前试验正在进行，目的是研究中间性卵巢癌细胞减灭术后腹腔热灌注化疗（hyperthermic intraperitoneal chemotherapy，HIPEC）的作用。在标准的卡铂和紫杉醇化疗的基础上加用贝伐单抗可以改善无进展生存率，但人们仍然担心这种治疗的成本效益和不良反应增加的风险。对于在完成初始化疗后 6 个月内复发的患者（"铂耐药"），发现加入贝伐单抗可改善 PFS，但有明显的不良反应。多聚 ADP 聚合酶（poly ADP-ribose polymerase，PARP）抑制药奥拉帕利已被证明疗效，其在 BRCA1 和 BRCA2 突变携带者中的应答率为 34%。在对铂敏感的复发性卵巢癌患者中，无论是否存在种系 BRCA 突变或同源重组缺陷状态，接受尼拉帕利治疗的患者的 PFS 中位持续时间都明显长于接受安慰剂治疗的患者，具有中度的骨髓毒性。

放疗的使用仅限于复发，以最大限度地减少不良反应，提高无病存活率。这些病例通常被认为是不能手术的。SBRT 在选定的卵巢癌患者中取得了良好的效果。生活质量研究表明，使用放射治疗可以改善症状。

第67章 宫颈癌

Cervical Cancer

Akila N. Viswanathan　Lilian T. Gien　Don S. Dizon　Wui-Jin Koh　著

陈 亮　宋趣清　译

要 点

1. 发病率 在世界范围内，宫颈癌是与人类乳头瘤病毒相关的最常见的癌症，在女性癌症中排名第四，在15—44岁的女性中是世界上第二常见的癌症[1]。2018年，新增病例超过57万例[1a]，死亡病例超过26万例[2]。然而，在美国，宫颈癌的发病率相当低，每年大约有13 000例病例，每年超过4100人死亡[3]。考虑到人口的增长和老龄化，侵袭性宫颈癌的发病率和死亡率在过去50年里在美国稳步下降，部分原因是成功实施了筛查计划，在浸润前阶段就发现了许多癌症。不幸的是，细胞学筛查项目未能全面渗透到人群中，许多医疗服务不足或未受教育的社区处于危险之中。浸润性宫颈癌仍然是国际上的一个主要公共卫生问题。在美国，60%的新诊断为浸润性宫颈癌的女性已经5年或更长时间没有做过巴氏涂片。

2. 生理 在过去的10年里，人们对宫颈癌的病因和生物学有了很多了解。流行病学研究早就证明，这种疾病的发生模式表明其是由一种性传播病原体引起的。超过95%的患者与HPV感染相关[4]。基因组研究证实了HPV与宫颈癌的关系。80%～90%的病例组织学类型为鳞状细胞癌，腺癌的发生率呈上升趋势。公认的肿瘤相关预后因素包括分期、肿瘤大小和淋巴结转移等。

3. 分期评价 国际妇产科联合会（International Federation of Gynecology and Obstetrics，FIGO）的分期包括体格检查、胸片、静脉肾盂造影或其他影像学检查以评估输尿管梗阻；在高度选择的病例中（根据相关症状），需要膀胱镜、直肠镜或钡灌肠及骨扫描辅助诊断。在可能的情况下，包括更精确的放射检查（如计算机断层扫描、磁共振成像、正电子发射断层扫描和淋巴结采样）通常是有用的。淋巴结成像评估现在是2018年FIGO分期系统的一部分[4a]。对于本章的其余部分，所有文章都参考了2009年的FIGO分期系统。

4. 初次治疗 初次诊断和分期评估时，初次治疗的选择和最终的总生存率与疾病程度有关：对于 I A 期疾病，无论是单纯子宫切除术还是近距离放射治疗，5 年 OS 都在98%以上。对于选定的患者，根治性宫颈广泛切除术是一种保留生育能力的治疗选择。对于 I A$_2$ 期或局限性 I B$_1$ 期疾病，根治性子宫切除加盆腔淋巴结清扫术是首选治疗方法，5 年生存率为90%～95%。然而，无论出于何种原因，对于不适合手术治疗的患者来说，初次外照射和近距离放射治疗加或不加同步化疗是一个合理的选择。同期放化疗是 I B$_2$～IVA 期疾病的主要治疗方法，其5 年 OS 依赖于分期（ I B$_2$/ II A 期，80%～95%；II B 期，70%～85%；III 期，40%～65%；IVA 期，15%～25%）。基于图像的近距离放射治疗最大限度地扩大了疾病的覆盖面，并减少了不良反应。

5. 辅助治疗 根治性或改良式根治性子宫切除术后，建议对具有中高危特征的患者进行放疗，同时使用或不使用以顺铂为基础的同步化疗。放疗后辅助性子宫切除术不是常规推荐；如果采用基于影像引导的近距离放射治疗，则基本可以避免子宫切除；但在同步放化疗后，偶尔会有持续性孤立宫颈疾病的患者受益于子宫切除。在放疗或手术治疗局部晚期病变之前，新辅助化疗未证实有获益。与单纯放疗相比，同步放化疗已在多个III期试验中证实了有生存获益。

6. **局部晚期病变**　浸润性宫颈癌如果在扩散到远处器官之前被发现，是高度可治愈的。包括近距离放射治疗和同步化疗在内的放疗是局部晚期疾病患者的首选治疗方法，对 90% 以上的 FIGO 分期 I ～ II 期患者和 50%～70% 的 FIGO 分期 III 期患者是可以治愈的。应考虑以影像为基础的近距离放射治疗。

7. **姑息治疗**　缓解症状的策略对于残留或复发的疾病是最重要的。可以采用顺铂联合紫杉醇或拓扑替康化疗，但在延长生存时间方面基本无效。应用贝伐单抗与约 4 个月的 OS 改善有关，但存在 2 级或更高级别高血压，3 级或更高级别血栓栓塞事件及 3 级或更高级别胃肠瘘增加的风险。放疗通常能在短期内极好地缓解疼痛和出血，特别是在无放疗病史的患者中。

一、流行病学和病原学

在美国，宫颈癌约占女性癌症死亡的 2%，每年有 13 240 例新的浸润性疾病病例和 4170 例死亡。在世界范围内，浸润性宫颈癌是女性第四大常见恶性肿瘤，每年有超过 525 000 例病例和 266 000 例死亡[5]。发病率因地理位置的不同而有很大差异[6]。通常，发病率变化幅度很大反映了流行病学危险因素组合的不同，再加上贫困社区缺乏适当的筛查计划。相对较高的国际死亡率也可能反映出，在筛查计划和患者教育不足，获得医疗资源有限或根本不存在的情况下，患有晚期疾病的女性人数更多。因为缺乏癌症登记，报道的发病率和死亡率很可能严重低估了问题的严重性。

宫颈癌及其上皮内癌前病变的危险因素遵循典型的性传播疾病模式，包括首次性生活年龄早、多性伴侣和其他性传播疾病病史[7]。目前研究指出，使用口服避孕药和吸烟与宫颈癌有关联[8]。相比之下，未分娩的女性或处女患宫颈癌的风险较低。在只有一个性伴侣的女性中，男性伴侣过去和现在的高危性行为在宫颈癌的发生中起着重要作用[9]。相反，男性包皮环切术会降低阴茎 HPV 感染的患病率，降低现任性伴侣患宫颈癌的风险[10]。这些流行病学发现与基因组学结果相结合，足以确认性生活获得的 HPV 感染是 95% 以上宫颈癌发生的主要病因[11, 12]。研究还显示，大多数宫颈鳞癌中存在 HPV DNA，尽管在 4.5% 的病例中发现了类似子宫内膜癌的宫颈腺癌[4, 13]。有趣的是，在美国，绝对和相对的腺癌的发病率似乎有所上升，而浸润性鳞癌的发病率却在稳步下降，这可能在一定程度上反映了细胞学筛查在侵袭前阶段检测腺癌的有效性的差异[14]。一些研究人员提出口服避孕药可能是腺癌的危险因素，基因表达的生物学差异可能与癌症的发生有关[15, 16]。一项大规模前瞻性妇科肿瘤组（Gynecologic Oncology Group，GOG）试验入组了 1671 名宫颈癌患者；对其中局部晚期腺癌和鳞癌患者的预后进行了回顾性对比分析，作者发现接受放化疗的腺癌患者存活率没有差别，而仅接受放射治疗

的腺癌患者存活率较低（P=0.0499）[17]。

透明细胞癌是一种罕见的宫颈和阴道腺癌，它与产前接触己烯雌酚（diethylstilbestrol，DES）有关，DES 是一种在 20 世纪 40 年代和 50 年代用于预防流产的药物[18]。产前接触 DES 可以阻止阴道上 1/3 转化区的进展，这说明了病变的位置。接触 DES 被诊断为癌症的患者平均年龄为 19 岁，远低于新诊断的鳞癌或非 DES 相关腺癌患者的平均年龄。DES 相关的透明细胞癌的新诊断数已经下降，因为接触 DES 的最年轻的患者队列已经过了发病的高峰期。

二、预防及早期发现

虽然放射和妇科肿瘤学领域发生了重大变化，但从 20 世纪 40—80 年代，宫颈癌死亡率的大幅下降主要是大规模筛查计划成功的结果[19, 20]。宫颈癌是癌症筛查的理想目标，因为它很容易暴露取材，从最初的 DNA 损伤发展到浸润性癌症平均时间很长，而且对癌前病变和早期浸润性病变进行适当治疗的治愈率很高。

鳞状细胞癌起源于子宫颈的鳞柱交界处（转化区）。侵袭性病变通常与邻近的癌前病变或原位癌相关（低度鳞状上皮内病变或高度鳞状上皮内病变）相关（表 67-1）。

纵向研究表明，从 HGSIL 进展到侵袭性疾病的平均时间很长。Petersen[21] 报道了 127 例原位癌（carcinoma in situ，CIS）患者，他们随访至少 3 年；10 年后，浸润性癌的发病率约为 30%。Koss 等观察了 67 例未经治疗的 CIS 患者（HGSIL），随访 3 年，发现 25% 的患者自发消退。在这一研究后来的分析中，作者报告 67 名患者中 40% 发生了侵袭性病变[23]。在另一组对未经治疗的 CIS（HGSIL）患者的纵向研究中，Kottmeier[24] 观察到 71% 和 80% 的患者在分别随访了 12 年和 30 年后进展为浸润性癌。

此外，诊断异型增生与发展为 HGSIL 之间似乎有一段相对较长的时间间隔。一项大型前瞻性研究报道发现，轻度、中度和重度不典型增生患者发展为宫颈上皮内瘤变的平均时间分别为 58 个月、38 个月和 12 个

表 67-1　贝塞斯达系统与以前分类的关系

正常极限	良性细胞病变		上皮细胞异常			
	感染	ASCUS	LGSIL	HGSIL		浸润癌
	反应性修复	AGUS	HPV			
			轻度不典型增生	中度不典型增生	重度不典型增生	
			CIN 1	CIN 2	CIS，CIN 3	
I	II		III		IV	V
			巴氏分类法			

贝塞斯达系统
AGUS. 意义不明的异型腺细胞
ASCUS. 意义不明的非典型鳞状细胞
HGSIL. 高度鳞状上皮内病变
HPV. 人乳头瘤病毒
LGSIL. 低度鳞状上皮内病变

CIN. 宫颈上皮内瘤变；CIS. 原位癌
改编自 Shingleton HM, Patrick RL, Johnston WW, et al. The current status of the Papanicolaou smear. *CA Cancer J Clin*.1995；45：305–320.

月 [25]。这些结果与被诊断为宫颈上皮内瘤变的女性的平均年龄大约比被诊断为浸润性癌的女性年轻 16 岁的发现是一致的 [26]。

虽然已经使用了许多分类，但 Bethesda 宫颈细胞学标本分类系统是目前美国最为广泛接受的宫颈细胞学标本分类方法 [27]。表 67-1 概述了该系统与以前的分类系统之间的关系。

多个学术组织，包括美国妇产科学院 [28]、美国预防服务工作组 [29]、美国阴道镜和宫颈病理学会（American Society for Colposcopy and Cervical Pathology，ASCCP）和美国临床病理学会 [30] 都有宫颈癌筛查指南，而且都相当一致。所有指南都赞同宫颈癌筛查从 21 岁开始，无论开始性生活的年龄是多少，在 65 岁停止筛查，前提是之前连续三次检查都是阴性的。30 岁以前，每 3 年做一次细胞学检查。对于 30 岁以上的女性，ASCCP 和美国临床病理学会建议每 5 年进行一次 HPV DNA 联合检测（细胞学检查是由美国妇产科学院推荐的）。然而，美国预防服务工作组建议每 3 年做一次细胞学检查，尽管接受每 5 年一次的 HPV 和细胞学联合检测作为一种可接受的替代方案。2015 年，ASCCP 和妇科肿瘤学会发布了一份关于使用 HPV 检测进行初步筛查的临时指南 [31]，该指南基于一项针对高级别 HPV 相关疾病诊断需求的大型试验（ATHENA 试验）[5]。指导文件指出，从 25 岁开始，HPV 检测可被用作初级筛查，作为目前细胞学的替代方案。如果阴性，HPV 检测可以在 3 年内再筛查。如果阳性，应该对 HPV-16 或 HPV-18 进行

基因分型，以便确定是否需做阴道镜 [31]。与每年的筛查相比，数学建模预测，筛查频率较低的患宫颈癌的增加风险约为每 100 000 人中 3 人 [32]。患有 HIV 感染的女性、免疫抑制的女性、子宫暴露于 DES 的女性、以前接受过 CIN2 或 CIN3 或癌症治疗的女性可能需要更频繁的筛查。

尽管细胞学筛查的效果已得到证实，但许多女性仍未接受筛查。在美国，新诊断为浸润性宫颈癌的女性中有 50% 从未做过巴氏涂片检查，另有 10% 已有 5 年没有做过巴氏涂片检查 [11]。在美国，绝经后、无保险和少数族裔人群往往筛查不足，特别是老年非裔美国人和农村地区的贫困女性。在美国，大约 25% 的宫颈癌病例和 41% 的死亡发生在 65 岁或以上的女性身上。此外，近 50% 的 60 岁以上女性 3 年来没有做过巴氏涂片检查，尽管许多人因为其他医疗原因去看过医生。在世界上那些筛查项目昂贵得令人望而却步或基础设施不可用的地区，替代的、更容易获得的项目得到了关注。其中之一是使用醋酸后目测检测（visual inspection with acetic acid，VIA），该方法已在印度的两个大型试验中进行了评估 [33, 34]。在一项为期 16 年的研究计划中，超过 15 万名印度农村女性被随机分配到两组；两组都接受癌症教育，但只有一组人额外接受了四轮 VIA [33, 34]。与仅仅接受癌症教育相比，VIA 降低了年龄调整后的死亡率（14.4 vs. 20/10 万女性·观察年），这意味着死亡风险降低了 30%。据估计，仅在印度，这个简单的手术每年就能挽救近 22 000 名女性的生命 [34]。

三、病理与传播途径

80%～90% 的宫颈癌是鳞状细胞病变。鳞状细胞肿瘤经常被细分为大细胞角化性、大细胞非角化性或小细胞癌[35, 36]。后者不应与间变性小细胞癌混淆，后者的组织学特征类似于肺的小细胞神经内分泌肿瘤，临床病程往往特别具有侵袭性[37, 38]。

原发性宫颈腺癌的发生率为 10%～20%，但最近似乎一直在增加，尤其是在年轻女性中[39, 40]。宫颈腺癌可以起源于宫颈管上部，标准的细胞学筛查收集方法可能会漏掉这一点。宫颈腺癌发病率的增加可能归因于筛查人群中鳞状细胞癌发病率的降低，而宫颈腺癌发病率没有降低。传统的筛查方法是否对腺癌前期病变检测不敏感，或者这种癌前病变是否进展得很快，是否会更快地发展为侵袭性疾病，目前还没有确定。尽管如此，参加细胞学筛查项目并罹患宫颈腺癌的女性比未接受筛查的人群更有可能患有早期疾病。大多数宫颈腺癌是黏液性的，其特征提示为宫颈腺上皮；大约 20% 表现为其他米勒肿瘤型，其他类型可能是腺鳞癌。

子宫颈有丰富的淋巴管供应，组织成三个吻合丛，引流黏膜、肌层和浆膜层[41]。已确定在主韧带中有一条输尿管上通路，在子宫骶韧带中有一条通向直肠柱的背侧通路，膀胱输尿管韧带中没有宫颈的淋巴引流，它引流的是阴道上部和膀胱[42]。最重要的淋巴收集干从子宫峡部分三组[41, 43]：上支起始于子宫颈前、外侧，跟随子宫动脉，中支引流至下腹（闭孔区）较深的淋巴结，下支向后引流至臀下、臀上淋巴结、髂总淋巴结、骶前淋巴结和腹主动脉下淋巴结。

FIGO 分期 I B、II B 和 III B 期宫颈癌患者盆腔淋巴结受累的发生率分别约为 15%、30% 和 50%[44-47]。腹主动脉旁淋巴结转移的发生率也随着肿瘤分期的增加而增加；在 FIGO 分期为 I B、II B 和 III B 期的患者中，分别有大约 5%、20% 和 30% 的患者在确诊时有腹主动脉旁淋巴结转移[44]。对于每个阶段，淋巴结受累的风险均与肿瘤大小密切相关[48, 49]。在 FIGO2018 分期系统中，盆腔淋巴结（III C$_1$ 期）和腹主动脉旁淋巴结（III C$_2$ 期）受累的情况是基于影像学和手术发现而确定的。

血源性转移在诊断时很少被发现。在治疗后复发的患者中，大约 2/3 会出现复发的盆腔病灶。远处转移也是疾病复发的共同特征。在 Mallinckrodt 放射研究所的一项关于疾病复发模式的研究中，Fagundes 等[50] 报道了 FIGO 分期 I B、II A、II B 和 III 期接受放射治疗的患者 10 年内远处转移率分别为 16%、31%、26% 和 39%。如果盆腔病灶被检测为第一个复发部位，并且没有进行系统的放射学评估，那么病情可能被低估了。盆腔外转移最常见的部位是肺，其次是腹主动脉旁淋巴结。尽管腰椎被报道为相对频繁的骨转移部位，但包括计算机断层扫描在内的研究表明，那些看起来有腰椎转移的患者实际上可能是腹主动脉旁疾病导致的肿瘤直接扩散[51]。

预后因素

使用 7 个 NRG/GOG 局部晚期宫颈癌试验的数据，包括种族 / 民族、表现状态、组织学、分级、肿瘤大小、FIGO 分期、盆腔淋巴结阳性或阴性、放疗和顺铂治疗与放射治疗和其他，以及腹主动脉旁淋巴结是否放射或病理阴性，生成了预后模式图[52]。除远处血行转移外，腹膜后淋巴结受累是宫颈癌患者最显著的负面预后因素[45, 53]。然而，对其他预后因素的评估在很大程度上取决于治疗方式；患者是否患有早期肿瘤而接受手术治疗，还是更晚期已经接受了确切的放化疗。提供子宫切除标本进行全面病理复查可以更好地评估主要的相关危险因素和子宫外危险因素，尽管这些因素可能在宫旁浸润显著的较大肿瘤中被弱化取代。

在一项对 645 名接受根治性子宫切除和盆腔淋巴结清扫的临床 I B 期患者的前瞻性手术病理评估中，无病生存的独立预后因素包括盆腔淋巴结转移、临床肿瘤大小（在 I B 期）、毛细血管淋巴间隙侵犯及肿瘤浸润到宫颈间质的深度[45]。

在更晚期的病变中，对三项参加 GOG 前瞻性放射治疗临床试验的 642 名患者进行的多因素分析表明，腹主动脉旁淋巴结阳性压倒了所有其他危险因素，成为复发和存活的唯一最重要的独立预测因子。接下来两个最重要的预后因素（盆腔淋巴结受累和肿瘤大小）只有在没有腹主动脉旁转移的情况下才有意义。其他较弱的预后变量包括临床分期、患者年龄和一般状态。在这项对较晚期肿瘤的分析中，细胞类型、组织学分级和预处理后的红细胞比容和腹水细胞学检查结果不是显著的预后因素[53]。

四、分子生物学

HPV 是一种小的双链 DNA 病毒，属于乳头状病毒组。到目前为止，用聚合酶链反应分析已经分离出 80 多种不同的 HPV 毒株[49]。HPV 感染发生在上皮的基底细胞层，随着病毒基因组在分裂细胞中自我复制，上皮细胞成为 HPV DNA 的连续储存库。随着上皮细胞的成熟，病毒 DNA 在没有基底细胞分裂的情况下继续复制，增加了每个细胞的 HPV DNA 拷贝数[54]。显微镜下，这一过程与凹空细胞增多症有关，这一发现被认为是 HPV 感染的病因学[55]。

在众多已鉴定的毒株中，HPV-16 和 HPV-18 分别最常与鳞癌和腺癌有关[56, 57]。HPV-18 预后比 HPV-16

差[58]。HPV-31、HPV-33 和 HPV-35 也与恶性肿瘤有关，而 HPV-6 和 HPV-11 通常与良性病毒性湿疣或轻度上皮内病变（如 CIN1）有关[56, 59-64]。

HPV 的致癌作用是通过癌基因 E6 和 E7 介导的。转基因小鼠试验提供了一些体内最有力的证据，将 E6 和 E7 的表达与宫颈癌的发生联系起来[65, 66]。HPV 影响致癌活性的机制如图 67-1 所示。HPV 癌基因的 E6 蛋白将 E6 相关蛋白（E6-AP）与 TP53 蛋白结合，导致细胞生长的重要负调控因子 TP53 的降解。因此，通过结合和降解 TP53 蛋白，E6 蛋白通过去除 TP53 的关键保护功能而参与癌症的发病[67]。致癌 HPV 株（如 HPV-16 和 HPV-18）的癌基因 E6 蛋白与 TP53 的结合比来自不参与致癌的 HPV 株的癌基因更有效，这可能解释了这些菌株的致癌性差异[68]。E6 本身不能诱导转化，但它与 E7 一起诱导原代人类角质形成细胞永生化；E7 是一种与视网膜母细胞瘤（retinoblastoma，RB）肿瘤抑制基因的基因产物结合并在功能上使其失活的蛋白质。这种结合导致活性转录因子（active transcription factors，E2F）不受控制地释放，并在细胞周期中不受调控地进行。低危和高危 HPV 病毒之间的生物学差异包括观察到后者能

够诱导正常角质形成细胞的染色体异常，并且更有可能干扰细胞周期调节蛋白和检查点[69]。最近，在宫颈癌中发现了几种复发的基因组改变。在 HPV 整合的肿瘤中，HPV 整合位点的基因表达水平在统计学上显著高于在同一位置未整合病毒的肿瘤中相同基因的表达水平[70]。

HPV 参与宫颈癌发病机制的证据是确凿的。这包括：①一项流行病学研究表明 HPV 感染是鳞状上皮内病变和宫颈癌发生的最重要的危险因素；②在 90% 以上的宫颈癌及其癌前病变中检测到 HPV DNA；③肿瘤组织中 HPV 转录活性的证据；④ HPV 癌基因可以介导转基因小鼠恶性转化的证据[65, 66]。感染 HPV 的女性低度和高度鳞状上皮内病变的确切发展速度尚不清楚。纵向研究表明，在细胞学正常性活跃的年轻女性中，HPV 感染的发病率很高[71]。大多数感染致癌性 HPV 的女性消除了感染，患宫颈肿瘤的风险很低或没有风险。大多数新感染人乳头瘤病毒的中位持续时间不到 1 年[71]。超过 1/3 的女性持续或间歇性地检测出 HPV DNA 阳性，其中许多人随后将检测出与原始 HPV 类型不同的 HPV 阳性类型[72]。年轻女性 HPV 感染的暂时性证实了低级别宫颈病变通常会消退为正常的普遍的观察结果[73]。

从理论上讲，其他辅助因子可能与 HPV 相互作用，减弱机体的免疫反应，促进 HPV 持续感染，上调 E6/E7 的表达，或增强 HPV 癌基因表达引起的遗传损伤。可能的因素包括吸烟、口服避孕药和感染 HIV[74]。一些病例对照研究已经将吸烟行为与宫颈肿瘤风险的增加联系起来[75, 76]。在香烟烟雾中发现的致癌物集中在宫颈黏液中[77]，吸烟的女性宫颈上皮中的抗原提呈细胞数量减少[78]。因此，吸烟可能会通过改变局部免疫力来增加患宫颈癌的风险。长期以来，免疫抑制一直被认为是宫颈癌发生的危险因素[79]。然而，口服避孕药的使用与宫颈癌之间的正向联系仍然是不确定的[80]。尽管可能涉及其他辅助因素，但 HPV 感染的获得和持续对于宫颈肿瘤的发展是至关重要的。

有了这些知识，特定的疫苗就被开发出来了。四价 HPV（6 型、11 型、16 型、18 型）、双价 HPV（16 型、18 型）和 9 价 HPV（新增 31 型、33 型、45 型、52 型和 58 型）疫苗已在大型第三阶段临床试验中进行了评估[81-85]。这两个初步试验，即"女性联合起来单方面减少宫颈内 / 外疾病（FORIREN Ⅱ）"和"青少年乳头状瘤抗癌试验（PATRICIA）"，旨在证明它们在预防偶发 HPV 感染和高级别癌前病变（如 CIN2 或 3 级或腺瘤）方面的有效性[82, 83]。这些试验规模相对较大（5500～18 500 种疫苗），是双盲、随机的，包括 15—26 岁的女性。

这三种疫苗都表现出极好的安全性和免疫原性。对

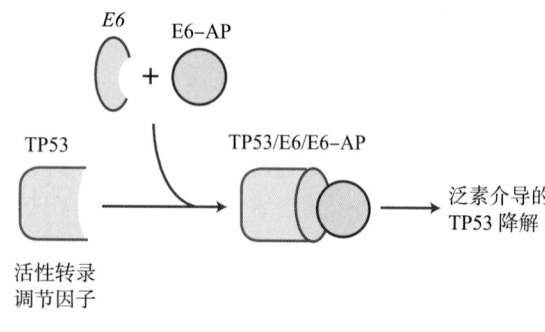

A

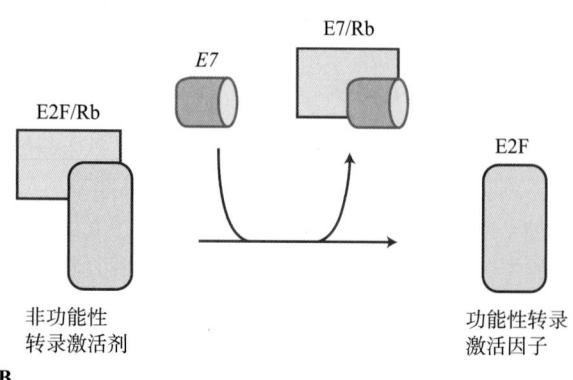

B

▲ 图 67-1 病毒癌蛋白与细胞肿瘤抑制因子相互作用的生物学后果

A. 假设的 E6 基因通过泛素介导 TP53 降解使 TP53 蛋白失活的机制示意图；B. E7 基因通过其结合 Rb 蛋白的能力改变细胞转录因子 E2F 的活性

于这些疫苗，在没有基线宫颈细胞学异常证据的人群中，没有任何一种 HPV 类型的感染或过去接触过这些 HPV 类型的血清学证据，对 HPV 类型相关的 CIN3 的高效预防率均为 100%[82, 83]。在包括入院时感染女性的队列分析中，预防率较低（45%）。在老年女性中，预防率仍然很高。在一项针对 24—45 岁无宫颈病史的女性的研究中，四价疫苗的有效率为 91%[86]。这些疫苗对其他一些非疫苗类型的 HPV 感染表现出部分交叉保护作用。然而，疫苗不会改变已确定的 HPV 感染过程。一项 Meta 分析显示，HPV 疫苗在 15—26 岁的青春期女孩和年轻女性中可预防宫颈癌前病变。有一定的证据表明，HPV 疫苗可以降低 HPV16/18 阴性的老年女性的 CIN2+；但当没有通过 HPV DNA 检测筛选这部分人群时，则无效。没有增加严重不良反应的风险[87]。

到目前为止，HPV 疫苗的二价疫苗保护期至少为 9.4 年，四价疫苗保护期至少为 10 年，持续保护期有长达 12 年的趋势[88, 89]。二价、四价和九价疫苗已获得（FDA 的批准，适用于 9—26 岁的女性和男性，并可用于肌内注射 0 个月、2 个月和 6 个月的三剂序列）。

利用数学模型，Kim 和 Goldie[90] 预测，美国 HPV 疫苗接种计划的成本效益最终将取决于疫苗免疫的持续时间，并将通过实现青春期女孩的高覆盖率、针对 18 岁或 21 岁以下女性的追踪努力及修改筛查做法来优化。不幸的是，研究表明，基于特定风险因素的有针对性的 HPV 疫苗接种方法是一种糟糕的实施战略，因此建议采用综合战略[91]。

宫颈癌初级预防的最终前景是令人兴奋的，特别是在世界上无法进行筛查的地区，尽管目前所需的全面人口战略的相关成本很高。

五、临床表现、患者评估和分期

浸润性前癌和微侵袭性宫颈癌通常通过常规细胞学筛查来发现。大多数患有晚期疾病的患者都会出现某种形式的异常阴道出血（性交后、经期、月经间期或绝经后）这可能与清澈或恶臭的分泌物有关。应充分评估极度盆腔压痛，尤其是与发热有关的盆腔压痛，以排除并发盆腔炎的可能性。坐骨神经疼痛、腿部水肿和肾积水三联征几乎总是与疾病向盆腔侧壁延伸有关。膀胱和直肠症状也提示局部晚期盆腔疾病，需要对尿路和胃肠道进行特殊评估。

分期与患者评估

FIGO 目前的宫颈癌临床分期系统在 2009 年[92, 93] 进行了更新，并在 2018 年[4a] 进行了更新，2009 年的版本详细见表 67-2。与 1994 年的分类相比，唯一的改变是取消了 0 期（侵袭前病变），并将 ⅡA 期划分为 ⅡA₁（肿

表 67-2　FIGO 宫颈癌分期标准（2018）

Ⅰ期	宫颈癌局限在宫颈（扩展到宫体将被忽略）
ⅠA	浸润性癌症只能在显微镜下辨认出来。所有肉眼可见病变，即使是浅表浸润，都归入ⅠB。浸润仅限于测量的间质浸润，最大深度为 5mm，宽度不超过 7mm（自上皮基底层浸润深度不应超过 5mm，取自起源于上皮底部或腺上皮的底部；脉管侵犯，无论静脉或淋巴管受累不应改变分期）
ⅠA₁	间质浸润深度<3.0mm（宽度不超过 7mm；2018 年分期删除）
ⅠA₂	3.0mm≤间质浸润深度<5.0mm（宽度不超过 7mm；2018 年分期删除）
ⅠB	肿瘤局限在子宫颈或大于 IA 的临床前病变
ⅠB₁	临床病灶大小不超过 4cm（2018 年分期：浸润深度≥5mm，最大径<2cm）
ⅠB₂	最大径≥4cm（2018 年分期：2cm≤最大径<4cm）
ⅠB₃（2018）	最大径≥4cm
Ⅱ期	肿瘤超越子宫颈，但未达阴道下 1/3 或未达骨盆壁
ⅡA	侵犯上 2/3 阴道，无宫旁浸润
ⅡA₁	最大径<4cm
ⅡA₂	最大径≥4cm
ⅡB	有明显的宫旁浸润
Ⅲ期	肿瘤扩展到骨盆壁和（或）引起肾盂积水或肾无功能和（或）累及盆腔和（或）累及腹主动脉旁淋巴结 肿瘤累及阴道下 1/3，但未延伸到骨盆壁
ⅢA	肿瘤累及阴道下 1/3
ⅢB	肿瘤扩展到骨盆壁和（或）引起肾盂积水或肾无功能
ⅢC₁（2018）	仅累及盆腔淋巴结
ⅢC₂（2018）	累及腹主动脉旁淋巴结
Ⅳ期	肿瘤侵犯膀胱黏膜或直肠黏膜（活检证实）和（或）超出真骨盆（泡状水肿不分为Ⅳ期）
ⅣA	侵犯盆腔邻近器官
ⅣB	远处转移

引自 Pecorelli S, Zigliani L, Odicino F. Special communication. Revised FIGO staging for carcinoma of the cervix. Int J Gynecol Obstet. 2009; 105：107–108; and Bhatla N, Berek JS, Fredes MC, et al. Revised FIGO staging for carcinoma of the cervix uteri. *Int J Gynecol Obst.* 2019; 145：129–135.

瘤长径≤4cm）和ⅡA₂（肿瘤长径>4cm）。ⅡA 期的细分与ⅠB 期疾病的细分类似，反映了对肿瘤大小对预后影响的部分认识。2018 年版对ⅠB₁期（<2cm）、ⅠB₂期（2~4cm）、ⅠB₃期（>4cm）进行分层，开创了淋巴结受累ⅢC₁（盆腔）和ⅢC₂（腹主动脉旁）的新阶段。

根据 FIGO 分期，只有触诊、体格检查、阴道镜检查、宫颈搔刮、宫腔镜、膀胱镜、直肠镜、静脉尿路造影和肺部和骨骼平片的结果才能影响分期。疑似膀胱或直肠受累应经活检证实。考虑到在当地晚期疾病发病率较高的发展中国家，没有先进的成像技术，FIGO2009 分期排除了其他成像技术的使用，如淋巴管造影、CT、磁共振成像或正电子发射断层扫描；或手术分期的结果，包括腹腔镜或开腹的淋巴结切除术，但 2018 年的系统确实允许这些检查。如果进行 CT 检查，可以利用尿路造影检查排除肾积水。FIGO 承认目前影像研究和外科分期（如果可能）对指导治疗方面的获益 [93]。

用于评估淋巴结受累程度的影像学检查包括 CT、MRI、淋巴管造影和 PET。淋巴管造影术以前被用来辅助照射野的设计；尽管它被确定为评估腹主动脉旁淋巴结状况的良好成像技术 [11]，但在大多数医学界已不再采用。

盆腔磁共振成像已越来越多地用于评估局部肿瘤的范围 [94]。与 CT 相比，MRI 能更好地定义宫颈内的病变范围，在检测宫颈周围的病变方面可能很有价值；因此，在评估那些局限于宫颈疾病的患者时 MRI 可能特别有用，因为此类患者手术为主要治疗方法 [95]。MRI 也可以用来检测延伸到子宫体的情况。盆腔 MRI 和 CT 对于设计放射野都很有用，特别是在确定引流淋巴结的位置，从而确定适形照射野的边界和屏蔽区域 [95, 96]。MRI 检测受累淋巴结的敏感性和特异性与 CT 相比没有明显优势。

PET 扫描和 CT 扫描在计划放疗前评估淋巴结状况方面进行了比较。Grigsby 等 [97] 对 101 例新诊断宫颈癌的回顾性研究中对 PET 和 CT 进行了比较。CT 显示这些患者中 20% 盆腔淋巴结肿大，腹主动脉淋巴结肿大占 7%。PET 显示 67% 的患者盆腔淋巴结异常摄取，21% 的患者腹主动脉淋巴结异常摄取。没有常规的外科分期来验证影像发现的准确性。多因素分析显示，PET 显像发现腹主动脉淋巴结阳性是无进展生存最重要的预后因素。Yen 等 [98] 对初诊（35%）或复发（65%）的宫颈癌患者进行了 PET 与 MRI 或 CT 分期的前瞻性评估。通过手术活检或临床随访，对影像上发现的病变进行验证。虽然 PET 对局部病变的诊断准确率相似，但在确定转移灶方面优于 MRI 和 CT。作为他们之前的回顾性研究的后续 [99]，华盛顿大学 Mallinckrodt 放射研究

所的研究人员最近发表了一项大型前瞻性系列研究，包括 560 名宫颈癌患者，他们接受了氟代脱氧葡萄糖联合 PET 的预处理成像。总体而言，47% 的未选定患者在 FDG PET 上有淋巴结受累，治疗后的预后与 PET 上显示的阳性淋巴结及受累淋巴结的水平高度相关 [99]。截至 2005 年 1 月，医疗保险和医疗补助服务中心已经批准使用 PET 扫描来评估新诊断的局部晚期宫颈癌，作为常规解剖成像的辅助手段。它在早期疾病分期中的应用是有限的，特别是因为在这种情况下盆外疾病的发病率相对较低。图 67-2 显示了一种建议的诊断宫颈癌的新检查方法。

放疗结束后 3 个月使用 FDG PET 显像早期评估治疗效果与存活率相关，也有助于识别可接受积极挽救治疗的孤立复发灶 [100]。

盆腔和腹主动脉旁淋巴结的外科分期已被用来获得预后信息，确定哪些患者将受益于扩大照射野的放疗，并清除明显增大的淋巴结。早期关于经腹膜淋巴结切除术后接受放射治疗的患者并发症发生率高的报道不鼓励使用这种手术 [101, 102]，但最近的研究表明，如果手术是通过腹膜后入路进行的，那么主要并发症的发生率要低得多 [103-105]。腹腔镜盆腔和腹主动脉淋巴结活检侵入性更小，恢复时间更短，粘连的可能性更小，从而降低了与治疗相关的肠道毒性的可能性 [106, 107]。Goff 等 [108] 报道说，使用各种手术方法，预处理手术分期导致 RT 计划的改变发生在 47% 的患者中。

在将 PET 或 PET/CT 成像与组织学腹主动脉旁结节状态进行比较的研究中，假阴性率为 5%~17%（总体为 12%）[109]。同样，Gouy 等 [110] 对 2004—2011 年治疗的 237 例局部晚期宫颈癌患者进行了一项前瞻性的多中心研究，这些患者在腹主动脉旁区域 PET 成像阴性，并接受腹腔镜腹主动脉旁淋巴结病理学检查。29 例（12%）有淋巴结受累（PET/CT 结果假阴性）。淋巴结转移≤5mm 者 13 例，大于 5mm 者 16 例。腹主动脉旁转移小于或等于 5mm 并接受扩大野放化疗治疗的患者的 3 年无病生存率与无腹主动脉旁淋巴结转移的患者相似（69% vs. 74%），而腹主动脉旁淋巴结转移大于 5mm 的患者存活率仍然很低（17%；P<0.001），这表明手术分期可能对部分患者有影响。

目前只发表了一项随机试验，将 61 例局部晚期宫颈癌患者的手术分期（腹腔镜或腹膜外）和临床分期（CT 或 MRI）进行比较 [111]。在中期分析中，手术分期的患者的 PFS 明显比没有手术分期的患者严重，导致试验提前结束。

总体而言，手术前切除肿瘤淋巴结的价值尚未得到证实，尽管从手术分期中获得的信息在选定的患者中可

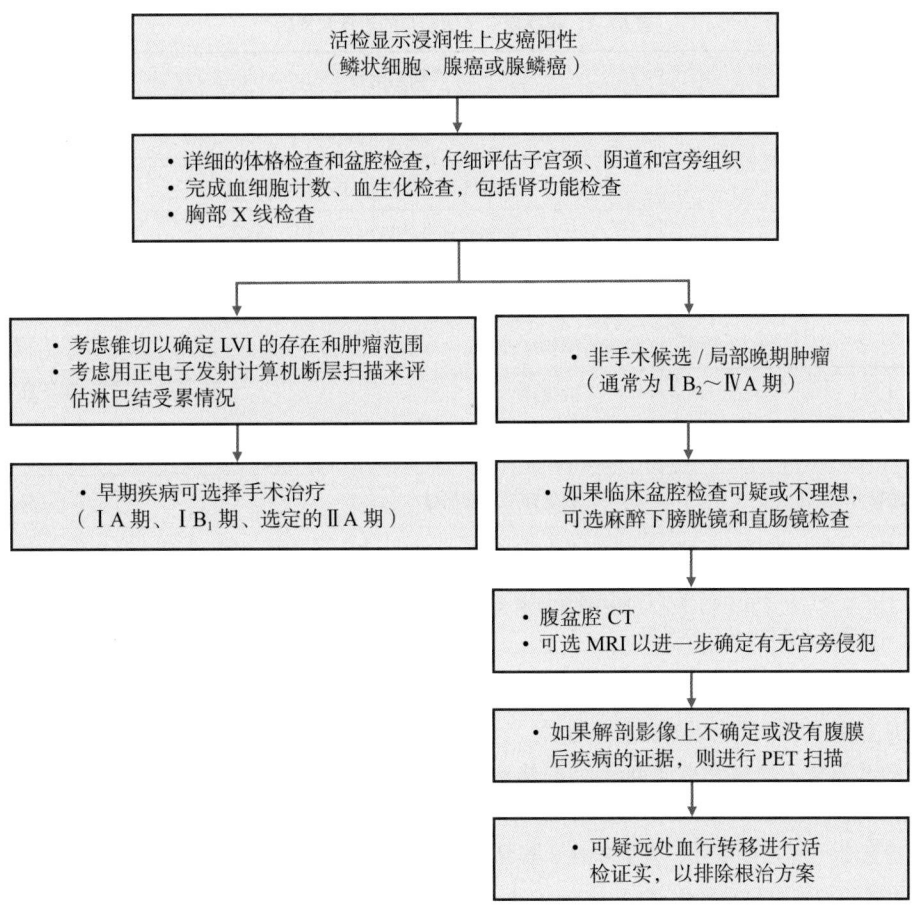

▲ 图 67-2　宫颈癌的诊断流程

CT. 计算机断层扫描；LVI. 淋巴管血管侵犯；MRI. 磁共振成像

能是有价值的[112-114]。

六、初次治疗

考虑到宫颈癌患者通常表现为临床上局限于盆腔的疾病，局部疾病控制是主要的治疗挑战。基于肿瘤特征的个体化治疗在局部局限性疾病患者中产生了令人印象深刻的治愈率（表 67-3）。认识到大多数有不良因素的患者，如病理性宫颈外扩散（如阳性淋巴结、宫旁侵犯）或手术后发现的多种原发肿瘤危险因素，将接受辅助放疗或化疗，大多数外科医生现在将根治性子宫切除术限制在绝经前有局限疾病的患者，即那些在手术中发现危险因素的期望较低的患者。一般来说，无论是手术、放疗还是放化疗，患者都应该接受单一方式的最终治疗，从而避免使用多种方式可能增加的毒性。

应该强调的是，在宫颈癌中，PFS 是与总生存期密切相关的，反映了局部复发或转移性疾病的女性的治疗选择极其有限。这与其他一些恶性肿瘤（如前列腺癌、乳腺癌或淋巴瘤）的情况不同，在这些情况下，惰性的肿瘤生物学或多种抢救选择可能会导致前两种结果指标

之间的巨大差异。它还强调了在宫颈癌的早期确切治疗实现最终肿瘤控制的重要性。

RT 对于任何阶段的局部局限性宫颈癌患者都是有效的，特别是如果他们不适合手术的话。治疗必须根据患者和疾病的程度进行仔细的调整，但通常包括外照射与同步化疗和近距离放射治疗的组合。

总体而言，历史上报道的单独接受 RT 治疗的患者的 5 年 OS 为 75%～85%，FIGO Ⅱ 期为 65%～70%，FIGO Ⅲ 期为 30%～40%，FIGO 期 Ⅳ A 病为 10%～15%[115-119]。在分期亚组中，治愈率与原发肿瘤的大小和区域受累程度密切相关[49, 120]。

（一）放化疗

根据 5 个 Ⅲ 期随机临床试验［GOG85、GOG120、GOG123、西南肿瘤组 / 组间方案 0107（SWOG8797/组间 0107）和放射治疗肿瘤组 RTOG 试验 90-01（图 67-3）］的结果，1999 年美国国家癌症研究所发布了有关局部晚期宫颈癌患者适宜同期放化疗的警报；此后同期放化疗一直是这类患者的标准治疗方案[121-125]。这五项研究有不同的合格标准，但也包涵了广泛的临床表现。

表 67-3　根据病变范围初步的治疗和预后[a]

分期（2009 版）	初始治疗	5 年生存率
I A₁	锥切；单纯子宫切除；后装治疗	＞98%
I A₂	广泛子宫切除加盆腔淋巴结清扫；放疗	≥95%
I B₁/ 局限的 II A₁	广泛子宫切除加盆腔淋巴结清扫；放疗	约 90%
I B₂/ 肿瘤更大的 II A₁/ II A₂	放化疗	80%～85%
II B	放化疗	70%～75%
III	放化疗	约 50%
IVA	放化疗，选择性盆腔廓清术	15%～25%
IVB，局限转移[b]	放化疗，局部加量	5%～15%
IVB	化疗，姑息放疗	约 0%

a. 初始治疗的选择和总生存率与初诊和分期评估时的病情程度有关
b. 孤立性腹主动脉旁、腹股沟或锁骨上淋巴结受累

• 以放化疗为主要治疗手段的局部晚期肿瘤。

• 肿块较大的早期癌（肿瘤大小≥ 4cm），在辅助性子宫切除术前给予放化疗。

• 有高危病理因素（淋巴结阳性、宫旁阳性、切缘阳性）的根治性子宫切除术后辅助性治疗。

Rose 和 Bundy [126] 总结了随机试验的集体结果（前五项和一项来自加拿大国家癌症研究所）[127]，结果显示，与单纯放疗或联合羟基脲相比，以顺铂为基础的联合化疗可使死亡风险累积显著降低 36%[126]（图 67-4）。

Pearcey 等在 1992—2001 年治疗的 127 名宫颈癌患者的分析中证实了这些临床试验结果可以应用于普通人群，并发现宫颈癌 OS 有显著改善，这不能用分期的差异或选择进行初次手术的病例的不平衡来解释。研究人员将存活率的提高归因于在大多数接受 RT 治疗的宫颈癌患者中广泛和适当地使用同步的、以顺铂为主的放化疗[127]。

在北美，GOG 确定每周 40mg/m² 的顺铂（每周最大剂量为 70mg），最多 6 个周期，同时配合体外放射治疗，作为宫颈癌放化疗的基础。是否将氟尿嘧啶与顺铂

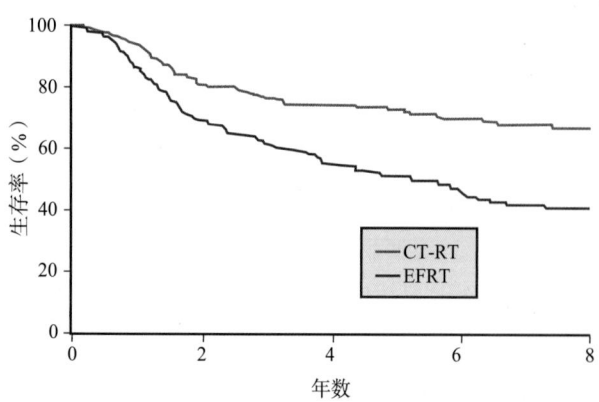

▲ 图 67-3　在放射治疗肿瘤组试验 90-01 中，更新了按治疗臂分类的总生存率，比较了同步放化疗（CT-RT）和单纯扩大野放疗（EFRT）（P ＜ 0.0001）

经 American Society of Clinical Oncology 许可转载，引自 Eifel PJ, Winter K，Morris M，et al. Pelvic irradiation with concurrent chemotherapy versus pelvic and paraaortic irradiation for high-risk cervical cancer. An update of Radiation Therapy Oncology Group trial（RTOG）90-01. *J Clin Oncol*. 2004；22：876.

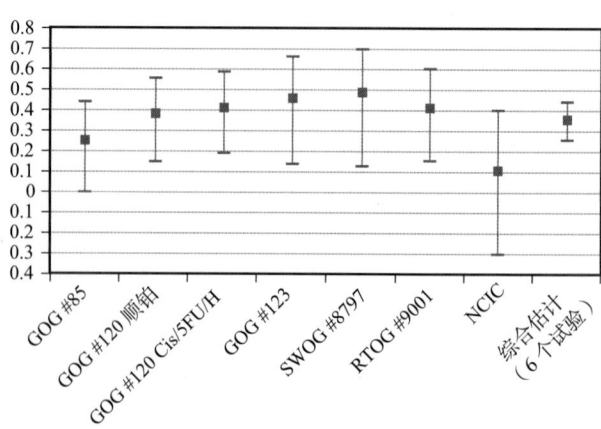

▲ 图 67-4　宫颈癌 6 个放化疗临床试验的死亡风险（1，相对风险）降低，置信区间为 95%。值大于 0 表示对含顺铂的化疗有好处

5-FU. 氟尿嘧啶；Cis. 顺铂；GOG. 妇科肿瘤组；H. 羟基脲；NCIC. 加拿大国家癌症研究所；RTOG. 放射治疗肿瘤组；SWOG. 西南肿瘤组（组间协议 0107）（引自 American Society of Clinical Oncology from Rose PG，Bundy BN. Chemoradiation for locally advanced cervical cancer. Does it help? *J Clin Oncol*. 2002；20：891）.

联合应用是一个悬而未决的问题，因为 RTOG90-01 试验的阳性组同时包括顺铂和 5-FU，周期为 3 周（顺铂 75mg/m²；5-FU 1000mg/m²，每天 1 次，共 4 天）。然而，随后的一项长期静脉输注氟尿嘧啶和每周标准顺铂的随机试验提前结束，因为 5-FU/RT 治疗失败的风险更高（相对风险为 1.29），死亡率更高（相对风险为 1.37），5-FU 组的远距离治疗失败的概率也增加了[128]。

在另一项研究中，234 名女性被随机分配到标准 EBRT（25 次 50Gy）或超分割 RT（33 次 52.80Gy），然后第二次随机分配接受辅助的 5-FU（在放疗的前 4 天和最后 4 天，每天 1g/m²）化疗或不加化疗。中位随访时间为 59 个月，在存活率或盆腔控制方面，这些组之间没有差异[129]。值得注意的是，在这项试验中，患者没有接受顺铂联合治疗，因此它专门评估了 5-FU 作为宫颈癌患者的单药化疗增敏剂。

宫颈癌同期放化疗的益处是当今宫颈癌患者治疗中最大的收益之一。随访时间明显延长的报道继续证实了顺铂为主的同期放化疗的生存优势[130-132]。他们还建议，对于未来局部晚期宫颈癌的试验，以中位随访间隔为 3 年估算 PFS 和 OS 的结果，代表着相当成熟的结论。在印度的一个中心进行的一项仅对 ⅢB 期患者进行的随机试验显示，与单纯放疗相比，同步放化疗对生存期有与前述试验类似的获益，同步放化疗组的 5 年 DFS 为 52%，5 年 OS 为 54%[133]。

虽然顺铂联合 RT 的疗效已得到普遍认可，但不同的研究人员已经正式评估了其他非顺铂的放化疗方案，包括卡铂[134]和吉西他滨[135]。一项 Ⅱ 期临床试验证实了贝伐单抗与顺铂和盆腔放疗同时使用的可行性[136]。目前的研究焦点是顺铂应该每周一次给予还是每 3 周一次给予。

全量放化疗后系统治疗的作用

远距离复发的风险与放化疗后的盆腔复发一样高（如果不是更高的话）[129, 130]。在顺铂和放疗同时进行的"主干"上增加辅助化疗可能会在远距离和局部肿瘤控制方面提供治疗益处[129]。在对 Intergroup0107 试验进行的自组织分组分析中，Peters 等[124]发现，接受盆腔放疗的化疗周期数（包括放疗完成后最多 2 个周期）与疗效改善相关。

在一项前瞻性随机试验中，Duenas-Gonzalez 等[137]评价了顺铂同期放化疗与顺铂加吉西他滨联合放疗及放疗结束后再行全身辅助化疗的效果。中位随访时间为 3 年，接受顺铂加吉西他滨联合放疗，然后作为放疗后治疗的患者，进展减少 32%（HR=0.68；95%CI 0.49~0.95），3 年后 PFS 率高于单独接受顺铂治疗的女性（分别为 74% 和 65%）。此外，顺铂和吉西他滨联合

用药的生存优势为 32%（HR=0.68；95%CI 0.49 vs. 0.95）。有来自其他报道的担忧，顺铂、吉西他滨和盆腔放疗的联合使用可能会导致高不良反应[138, 139]。考虑到毒性和对生活质量的影响，无论是使用传统的细胞毒性药物还是新的生物制剂，对增加全身治疗的热情都必须有所缓和。

基于 Intergroup0107[124]的观察和 Meta 分析[129]（表明放疗后额外的化疗周期可能对治疗有益），两个国际Ⅲ期临床试验已经启动，以评估顺铂和放疗后额外化疗（卡铂和紫杉醇 4 个周期）的作用。一项试验针对子宫切除术后淋巴结阳性、切缘阳性或子宫旁侵犯的高危患者，而第二项试验评估局部晚期初治宫颈癌（ⅠB₂~ⅣA 期）患者的结果，这些患者接受明确的放化疗，然后用卡铂和紫杉醇进行化疗（内陆澳大利亚 - 新西兰妇科肿瘤学小组领导的试验）。

（二）放疗变量

宫颈癌患者的放射治疗需要仔细考虑和综合考虑几个关键的治疗因素，包括同步化疗和放疗的应用、近距离放疗和 EBRT 的使用和时机、放疗的总剂量和总持续时间，以及选择覆盖淋巴结的靶区。这些治疗变量应该明智地与肿瘤危险因素、整体患者表现状况和并发症风险进行权衡。

1. 近距离放疗加外照射　近距离放射治疗在完整宫颈癌治疗中的重要性是毋庸置疑的。临床医生有时倾向于淡化对 FIGO Ⅲ 期疾病患者的近距离放射治疗，他们认为盆壁的疾病超出了传统的腔内治疗的范围。然而，"护理模式研究"[140]和 MD 安德森癌症中心[120]的报道显示，联合应用 EBRT 和腔内放疗的患者存活率要高得多。在 MDACC 报告中，对 1007 名 FIGO 期ⅢB 病患者进行了放射治疗，腔内放射治疗的患者的疾病特异性存活率为 43%，而单纯 EBRT 治疗的患者的疾病特异性存活率为 21%。在政策强调使用近距离放射治疗期间接受治疗的患者存活率明显较高。中央骨盆区域接受高剂量 EBRT（相应腔内照射剂量会减少）的患者存活率较低。主要并发症的发生率也与接受 EBRT 的盆腔中心治疗的比例有关，这种相关性表明当整个盆腔接受 EBRT 的剂量超过 45Gy[120]时，疗效就会降低。最近，一项监测、流行病学和最终结果分析显示，近距离放射治疗的使用从 2003 年开始下降，并持续了十多年，接受近距离放射治疗的患者比没接受的患者 OS 增加了 34%（HR=0.66；95%CI 0.6%~0.74）[141]。2005—2007 年 通过放射肿瘤学质量研究（以前的护理模式研究）进行的一项调查显示，尽管 87.5% 的患者接受了近距离放射治疗，但与 1996—1999 年的调查相比，未接受近距离放

射治疗的患者比例翻了一番[142]。美国国家癌症数据库注册处的一项分析显示，在同一时期，调强放疗的使用率有所增加，并证实了 SEER 的发现，即用外照射技术替代近距离放射治疗降低了存活率[143]。不幸的是，放弃近距离放射治疗与收入较低、在规模较小的中心接受治疗的患者有关，这表明分配上的差异[144]。仔细平衡 EBRT 和近距离放射治疗的组成，考虑肿瘤体积、解剖表现和疾病消退率，这是宫颈癌放射治疗计划适当的标准。

2. **放疗剂量和持续时间** 从历史上看，A 点的累积剂量（线性平方剂量当量 2Gy/ 次或低剂量率当量）达到 80～85Gy 或更高，被认为是对局部巨块宫颈癌（ⅠB₂～ⅣA 期）的接受初次放疗的患者有益的。通过 EBRT 对所有有微小肿瘤扩散风险的照射野给予至少 45Gy 的剂量是可取的。在过去的 10 年里，越来越多的机构已经不采用指定剂量到 A 点，而是在 CT 或 MRI 上绘制肿瘤靶区[145]。虽然这些剂量指南被合作小组广泛引用和使用，但剂量处方显然应该根据肿瘤和患者的特定因素进行仔细的定制。较小和较早的肿瘤（ⅠA～B₁ 期）可以用较低的总剂量（75～80Gy）进行治疗。许多中心倾向于在继续进行近距离放射治疗之前，先给予 40～45Gy 的全盆腔放疗。然后，根据疾病体积和避开邻近正常组织的能力，可以用限定的和适形的 EBRT 野，避开关键的盆腔中央结构，将较大的宫旁或盆壁结节的累积剂量提高到 55～65Gy 甚至更高（结合 EBRT 和近距离放射治疗）。其他机构倾向于强调和更早地给予近距离放射治疗，全盆腔 EBRT 剂量为 20～30Gy，特别是对早期和小体积疾病的患者。然后，在中央野屏蔽或无中央野屏蔽的情况下，继续 EBRT 照射盆腔。虽然有人建议将直肠和乙状结肠的剂量分别限制在 2ml（D₂ₘₗ）至 70Gy 和 75Gy，对膀胱的剂量 D₂ₘₗ 限制至 80～100Gy[146]，但人们认识到，最重要的考虑是提供足够的杀瘤剂量，即使有些超出了正常组织的推荐剂量。使用国际辐射单位和测量委员会（International Commission on Radiation Units and Measurements, ICRU）直肠和膀胱点来确定最大剂量是在无法获得 CT 或 MR 成像的机构里继续采用的做法。然而，基于对周围正常盆腔结构的整体剂量，总 D₉₀ 临床靶区（clinical target volume, CTV）[147] 或 A 点剂量为 85～90Gy 对初治大块宫颈癌是一个合理的限度。对于初次手术后无肉眼肿瘤残留的辅助放疗，骨盆 45～50Gy 的 EBRT 剂量被认为是可以耐受的。

这些之前的剂量讨论是基于传统的 EBRT 分割，每天 1.8～2Gy 和 LDR 近距离放射治疗。使用改变的分割，特别是高剂量率近距离治疗需要不同的参考剂量系统，稍后将更详细地讨论。

几位研究人员已经对延长宫颈癌疗程的不良影响进行了评估。普遍的共识是，延长根治性放疗的疗程超过 7 周，每多 1 天与盆腔控制率下降 0.5%～1% 相关[148-153]。尽管关于延长治疗时间是否会对结果产生负面影响，还是仅仅反映了不利的肿瘤或患者特征，或者这是否与接受放化疗的患者有关的争议仍然存在，但令人信服的放射生物学证据表明，加速的肿瘤再生长减轻了 RT 的疗效[154]。相反，没有证据表明延长治疗时间会减少晚期正常组织后遗症[153]。因此，现在认为谨慎的做法是在 7～8 周内完成一个疗程的宫颈癌同步放化疗[155]，方法是取消所有选择性治疗间歇，在近距离放射治疗插入之间或与之交错提供 EBRT 辅助放疗，并积极支持患者度过急性毒性反应，以避免放疗中断。

3. **扩大照射野的作用** 宫颈癌患者的预后与区域和淋巴结受累程度呈负相关。然而，考虑到血行转移通常是本病病程中的晚期事件，如果盆腔疾病得到控制，淋巴结转移的患者通常可以通过局部 EBRT 治愈。根据盆腔病变的程度，即使是有记录的腹主动脉旁淋巴结转移的患者，5 年的 OS 也在 20%～50%[146-151]。

两个小组已经探索了预防性扩展野 EBRT 在无明显腹主动脉旁转移的患者中的应用。欧洲癌症研究和治疗组织[156] 在使用同步化疗之前进行了一项试验。随机分组的宫颈癌患者有更多局部晚期盆腔疾病（大多数为 FIGO 分期ⅡB，FIGO Ⅲ 分期，或活检证实的盆腔淋巴结转移）。尽管没有接受过腹主动脉旁淋巴区域放疗的患者腹主动脉旁淋巴结的复发率较高，但两个治疗组患者的 DFS 在 4 年时没有显著差异，OS 未报道。回顾资料显示，在ⅠB₁～ⅡA 期患者中，年龄大于 46 岁、肿瘤大小大于 3.5cm、FIGO 分期ⅡA 期是腹主动脉旁淋巴结复发的预后因素，而鳞癌患者的预后因素仅为年龄、分期和血清鳞状细胞癌抗原＞6.5ng/ml[157]。对于ⅠB～ⅣA 期鳞状细胞癌患者，血清 SCCA＞40ng/ml、宫旁受累晚期、盆腔淋巴结阳性为影响因素[158]。

RTOG90-01 的结果明确地表明，在 FIGO ⅡB～ⅣA 期（加上ⅠB～ⅡA 期肿瘤等于或大于 5cm 或经活检证实有盆腔淋巴结转移）的患者中同期化疗辅助盆腔放疗，与不进行化疗的扩大野 EBRT 相比，同步化疗能显著改善 OS 和 DFS[130]。预防性腹主动脉旁放疗的获益问题背后是这样一种假设，即在某些患者中，腹主动脉旁结节可能代表孤立的隐匿性盆腔外疾病，对这些患者来说，放疗绝育可以治愈（假设盆腔控制可行且无远处转移）。RTOG90-01 的结果显示，放化疗显著降低了盆腔和远处的复发率（表 67-4），表明同步化疗的使用在一定程度上解决了放疗靶区以外的亚临床转移问题。

表 67-4　放射治疗肿瘤学组试验 90-01 中复发模式的比较：盆腔同步放化疗与无化疗辅助的扩大野放疗

复发类型	CT/RT	EFRT	相对危险度 [a]	P 值
局部（盆腔）			0.42	<0.0001
5 年	18%	34%		
8 年	18%	35%		
腹主动脉旁			1.65	0.15
5 年	7%	4%		
8 年	9%	4%		
远处转移（除外腹主动脉旁）			0.48	0.0013
5 年	18%	31%		
8 年	20%	35%		

a. A 比值小于 1 代表 CT 对比 RT 的获益
CT/RT. 比较盆腔同步放化疗；EFRT. 无化疗辅助的扩大野放疗
引自 Falfetano J, Keys H, Kredentser D, et al. Weekly cisplatin and radical radiation therapy for advanced, recurrent and poor prognosis cervical carcinoma. *Cancer.* 1993；71：1703–1706.

除了全身化疗外，预防性扩大野放疗是否会提供额外的治疗收益，这一问题尚未得到回答。

预防性的腹主动脉旁淋巴结 EBRT 一般在 5 周内给予 45Gy/25 次，同时进行化疗（达到肾血管水平或 $L_{1\sim2}$ 椎间隙），亚临床腹主动脉旁疾病潜在风险最高的患者（即常见髂血管旁淋巴结患者或 PET 显像阴性但盆腔淋巴结广泛病变的患者）也要考虑。虽然这种扩大野预防方法的有效性尚未得到证实，特别是在放化疗时代，但在几个 II 期试验中，基于顺铂的化疗与扩大野 RT 的同步使用已被证明是可以耐受的 [159, 160]。

4. 贫血和肿瘤缺氧对放射结果的影响　贫血对宫颈癌初次放疗后的预后的不利影响已经在许多先前的临床综述中被详细阐述了 [156, 161, 162]。这种关联是否反映了因果关系，或者贫血是否仅仅是较差的预后和预测性变量的替代品，如更大和更难放疗的肿瘤，仍在争论中。一项大型回顾性研究显示，在多变量分析中，只有放射期间血红蛋白低于 10 与疾病特异性存活率较低相关（HR=1.49；P=0.008），但输血没有任何益处 [163]。为了提供明确的答案，GOG 进行了一项前瞻性的 III 期试验（GOG191），在这项试验中，接受初级放疗（同时每周接受顺铂 40mg/m^2）的局部晚期宫颈癌患者被随机分为两组，一组将血红蛋白维持在 10g/dl 的水平，另一组则采取积极干预措施，将血红蛋白水平提高到 12～13g/dl（通过输血和促红细胞生成素）。然而，由于担心

血栓栓塞事件的发生率增加，以及其他几个疾病部位与促红细胞生成素相关的生存可能存在的负面影响，尽管在这项试验中没有统计学意义，也导致它提前关闭，使得维持最佳血红蛋白水平对放化疗后结果的影响仍未确定 [129]。由于担心血栓栓塞和可能的肿瘤进展，不鼓励使用促红细胞生成剂 [164]。

作为实践的标准，放射肿瘤学家试图在宫颈癌治疗期间将患者的血红蛋白水平一般保持在 10g/dl。虽然维持这一血红蛋白水平对肿瘤控制的影响尚不清楚，但人们已经认识到，较低的血红蛋白水平会对患者的生活质量产生不利影响，并可能影响患者对积极的放化疗的耐受性。在患者的评估和治疗过程中，除了输血外，还应尽一切努力减少宫颈损伤和失血。必要的活检和检查后，应用局部止血剂（蒙塞尔溶液）和阴道填塞尽量减少失血。当局部止血措施不能控制出血时，立即开始 EBRT 可以达到放射止血的目的。在可治愈的癌症患者中，使用超分割 EBRT 方法（例如，每天 2 次，每次 1.8Gy，连续 2～3 天）在保持正常组织耐受性和最终治疗计划灵活性的同时，获得了与每天更大剂量相同的止血效果。

最近的研究发现缺氧肿瘤中基因表达的显著调节可能与肿瘤的侵袭性和进展性有关，包括缺氧诱导因子 1、TP53、血管内皮生长因子、血小板衍生的内皮细胞生长因子、一氧化氮合酶和基质金属蛋白酶 [165]。这些生物分子标记为未来的治疗研究提供了潜在的新靶点。中性粒细胞增多（中性粒细胞占白细胞的 70% 及以上）也可能与宫颈癌的侵袭性有关，并与 OS 不良有关 [166]。

5. 放射治疗期间吸烟与戒烟　吸烟是宫颈癌发生的已知危险因素。一些回顾性研究表明，吸烟与宫颈癌预后之间存在相互矛盾的关系。然而，最近的一项前瞻性多中心分析明确表明，与那些从不吸烟或在治疗前戒烟的患者相比，在放化疗期间吸烟的患者治疗效果更差。这项研究的另一个优势是使用尿中的可替宁水平来确认患者报道的吸烟状况 [167]。在另一项大型回顾性研究中，吸烟也与宫颈癌盆腔放疗后晚期并发症风险增加有关 [168]。尽管吸烟、治疗结果和毒性的机制仍有待阐明，而且它不是特定的癌症治疗变量，但似乎直观的是，在宫颈癌治疗期间共同努力帮助患者戒烟将是合理的，并可能有助于更好的结果。

6. 新辅助化疗的作用　虽然同步顺铂为主的放化疗已成为广泛接受的治疗标准，但在放疗或手术前使用新辅助化疗的策略仍值得注意 [169]。多个随机试验，大多数试验纳入患者人数较少，尚未确定新辅助化疗后明确的 RT 或手术的最佳策略。一项系统回顾和个体化患者数据 Meta 分析显示，对于在确定的局部治疗之前接受

新辅助化疗（主要是以顺铂为主）的患者，没有任何益处，事实上，总体趋势是有害的[170]。据报道，在其中两项随机试验中，尽管新辅助化疗方法与合理的初始反应有关，但与确定的单纯放疗相比，最终导致了统计学上显著的更低盆腔控制率和 OS[171,172]。对于放疗或手术前化疗缺乏益处的一个看似合理的解释是，尽管仅用全身细胞毒药物就能看到反应，但剩下的克隆形成细胞会加速再繁殖，从而抵消了局部治疗的效果[154]。

手术前新辅助化疗的疗效也进行了调查。这一策略可能会缩小肿瘤体积，增加阴性切缘的可能性。有证据表明，那些对新辅助化疗有反应的人可以缩小肿瘤大小，并减少其他不良预后因素，如 LVSI、宫旁浸润和淋巴结转移[173-176]。虽然已经观察到新辅助化疗的有效率，但最近发表的文献的 Meta 分析并没有显示出生存优势[177,178]。此外，一项随机对照试验招募了 633 名ⅠB2 期、ⅡA 期或ⅡB 期鳞状细胞宫颈癌患者，比较了接受 3 个周期的新辅助化疗后进行根治性子宫切除术的患者和接受标准放疗并每周联合顺铂的患者。以顺铂为基础的同期放化疗的 DFS 为 77%，而新辅助化疗后根治性手术的 DFS 为 69%（HR=1.38;95%CI 1.0～1.87;P=0.038）[179]。

目前，新辅助化疗的使用在生存及减少放射治疗使用方面不能证明存在持续的获益。除非发现了更有效的细胞毒药物，否则目前没有理由考虑在局部可治愈的宫颈癌患者中先进行新辅助化疗，然后进行治疗性的手术、放疗或放化疗。

（三）以疾病分期为主的治疗

1. 侵袭前疾病 侵袭前病变通常采用局部消融（冷冻手术或激光消融）或切除（LEEP 或宫颈锥切术）治疗。对于不再希望保留生育能力的高级别宫颈病变的女性来说，子宫切除术是一个合适的治疗选择。如果没有很好地显示整个转化区，如果巴氏涂片结果与阴道镜检查结果有显著差异，或者阴道镜活检结果未明确侵袭性疾病的存在，则禁止进行消融治疗。在这些情况下，应进行锥切术以排除浸润癌的存在。特别是，考虑到病理评估的相关挑战，宫颈活检的原位腺癌患者应该始终接受锥切术，以评估侵袭性腺癌的存在。

2. 微侵袭性疾病（FIGO 期ⅠA 病） 早期微侵袭性疾病（FIGO 期ⅠA₁）在锥体活检证实浸润深度后，传统上采用非根治性腹式或阴式子宫切除术。然而，对于希望保持生育能力并同意密切随访的特定患者，宫颈锥切术可能是足够的治疗方法。

10%～15% 的宫颈癌将发生在绝经前女性，其中一些患者在接受根治性盆腔手术或 RT 时有些犹豫，因为

这将导致永久丧失生育能力和卵巢功能。随后，一些研究人员报道了他们在早期宫颈癌（主要是ⅠA₂，但也包括ⅠB 肿瘤不大于 2cm 的女性）采用阴式和腹式手术的保留生育能力手术的经验[180-184]。在这些保留生育能力的手术后，癌症复发率似乎与接受根治性子宫切除术的女性相当。虽然既往报道较大的肿瘤（>2cm）的经阴广泛宫颈切除术后复发率较高，但最近的进展，包括采用经腹广泛宫颈切除术，以及在较大的病变中进行新辅助化疗，可能会为更多的患者拓宽保留生育能力的选择的可行性[185]。对于患有中高风险的广泛宫颈切除术后患者，还是需要外照射和近距离放射治疗。中风险包括淋巴脉管浸润（lymphovascular invasion，LVI）、肿瘤大小和间质浸润深度；高危因素包括阳性淋巴结，宫旁阳性和边缘阳性[186]。

对于有手术禁忌证的女性，近距离放射治疗可能是一种有效的治疗方法，根据微创疾病的程度、宫颈的大小和正常的组织解剖给予后装治疗，报道的 10 年 PFS 为 98%～100%，所需剂量较低（65～75Gy 当量剂量，2Gy 分割，EQD2）[187-189]。

虽然 FIGO 期ⅠA₂ 期宫颈癌淋巴结区域扩散的风险不到 5%，但早期报道的ⅠA₂ 宫颈癌保守手术的癌症控制效果并不理想。因此，大多数ⅠA₂ 期宫颈癌患者传统上都接受了根治性子宫切除术加淋巴结清扫术。最近的分析，重点是生活质量，导致了对这些早期肿瘤所需手术范围的重新评估。基于小肿瘤患者宫旁受累的低风险和良好的预后因素，在未来，这类患者可能是非根治性手术的很好的候选者[191-194]。

几项回顾性研究回顾分析了大量接受根治性子宫切除术的早期宫颈癌患者，以确定宫旁侵犯的风险[191]。Covens 等[192] 确定了 536 例被定义为低风险的患者，包括肿瘤大小不超过 2cm，盆腔淋巴结阴性，肿瘤浸润深度不超过 10mm 的患者。在这组患者中，宫旁受累的发生率为 0.6%[192]。类似的发现已由 Kodama 等描述[193]，在 200 例因ⅠB₁ 期宫颈癌而行根治性子宫切除术的患者中，侵犯深度小于或等于 10mm 且无 LVSI 的患者有 1.1% 的宫旁受累，而 Baiocchi 等报道的[195]，345 例接受根治性手术的患者标本中，肿瘤直径小于或等于 2cm、无 LVSI 且盆腔淋巴结阴性的患者宫旁受累的比率为 1.1%。这些发现表明，符合这些标准的患者可以在不切除宫旁的情况下接受非根治性手术。

几项研究也报道了接受简单子宫切除术治疗的早期宫颈癌患者的肿瘤学效果良好。Landoni 等[194] 进行了一项前瞻性研究，其中 125 名ⅠB₁ 和ⅡA 期肿物直径≤4cm 的宫颈癌患者，随机分为单纯子宫切除术（n=62）和 3 型根治性子宫切除术（n=63）。对宫颈旁

受累、切缘阳性或接近（<3mm）、LVSI 接近切缘、淋巴结阳性的患者给予辅助放疗。单纯子宫切除组 69% 接受放射治疗，而根治性子宫切除组这一比例为 55%（P=0.11）。两组的盆腔复发情况相同。经过至少 280 个月（>20 年）的随访，单纯子宫切除术组 5 年 OS 为 85%，而根治性子宫切除术组为 95%（P=0.11）。肿瘤直径小于或等于 3cm 的患者存活率无统计学差异（15 年 OS 为 76%vs.80%；P=0.88）。这项试验表明，非根治性手术可能适用于小肿瘤患者，并有良好的预后。

与 I A$_1$ 期疾病一样， I A$_2$ 期癌症的放射治疗通常留给那些拒绝或有医学禁忌证的人。可单独使用近距离放射治疗，剂量为 70~80Gy，EQD2。对于锥切标本上有 LVSI 的患者，可以采用 EBRT 和腔内照射相结合的方法，即 40~45Gy 的盆腔 EBRT（通常伴有中央野阻断）与腔内近距离照射相结合，累积 EQD2 剂量为 70~80Gy。手术或放射治疗的 5 年癌症特异性生存率至少为 95%。

考虑到 I A 期宫颈癌单纯放疗的显著治愈率，再加上在这类有重大医疗并发症的早期疾病患者中，放射治疗通常被用来代替初次手术的事实，对这些病例使用同步放化疗是不合理的。此外，评估放化疗在这一人群中的作用的临床试验在统计学上是不可行的，因为他们的癌症控制率很高。

以前关于"微侵袭性"宫颈癌的报道都集中在鳞状细胞肿瘤上；然而，越来越多的证据表明，早期宫颈腺癌的肿瘤学结果与早期鳞状细胞癌相似[196-198]。Reynolds 等[198] 进行了一项 Meta 分析，其中包括 25 篇已发表的报道和 735 例微浸润性腺癌病例。符合 FIGO 分期 I A 标准的 367 例（ I A$_1$ 期 217 例， I A$_2$ 期 47 例， I A 期 103 例未进一步分层）。294 例有关于手术类型的信息，其中 193 例进行了根治性手术，没有宫旁受累的报道。在 210 名接受淋巴结清扫的患者中，有 2 人发现有淋巴结转移。这些回顾性数据表明， I A$_1$ 期和 I A$_2$ 期宫颈腺癌患者的治疗方法不需要与鳞癌患者不同。

总体而言，早期宫颈癌的治疗仍在探索。非根治性手术可能适合有小肿瘤和良好预后因素的女性，从而可以降低与根治性手术相关的发病率。目前有三项正在进行的前瞻性研究评估了早期宫颈癌的保守手术［宫颈癌女性保守手术（ConCerv 试验），一项在低危早期宫颈癌患者中比较根治性子宫切除和盆腔淋巴结清扫与单纯子宫切除和盆腔淋巴结清扫的随机试验（SHAPE）和 GOG-0278］，其结果可能有助于指导未来早期宫颈癌的治疗[199-201]。

3. FIGO 疾病 I B 期和 II A 期　初次手术治疗可能最适合 FIGO 期 I A 期或 I B$_1$ 期小肿瘤的宫颈癌患者，并且临床上没有区域转移、宫旁或阴道扩散的证据。为了充分评估患者是否应该接受手术而不是放化疗，可通过 PET/CT 扫描来评估。可通过评估是否存在淋巴结转移，或行 LEEP 术以评估肿瘤大小和 LVI 的存在。考虑到联合手术和术后放疗可增加不良反应[202]，许多患者的治疗策略是明确地提供一种治疗方法。如果 LEEP 术显示存在中等危险因素或 PET/CT 阳性淋巴结，则应选择放化疗而不是手术。根据宫颈肿瘤的大小，外科医生切除宫颈旁组织和子宫骶韧带的范围可能有所不同（图 67-5）。主要并发症的风险，特别是膀胱和直肠功能障碍或输尿管损伤，与手术切除的程度成正比，因此当根治性子宫切除术用于治疗较大的肿瘤时，风险可能会更大。绝经前女性的卵巢通常不会被切除，这为肿瘤相对较小的年轻女性进行根治性手术提供了优势。严重肥胖和其他增加盆腔大手术风险的医疗问题通常被认为是手术的相对禁忌证。

报道的 FIGO I B 期宫颈癌的根治性子宫切除术和 RT 的治疗结果是相似的，80%~90% 的患者在 5 年后存活；然而，由于中危或高危预后特征，接受根治性子宫切除术需要术后放疗的患者的并发症要高得多[202]。外科医生倾向于选择肿瘤相对较小的年轻患者进行手术治疗，并转介肿瘤较大的患者，那些在术前评估中有中高风险特征的患者，或有区域扩散证据的患者进行放化疗。

对于 FIGO 分期 I B 和 I A 的患者，治疗结果与肿瘤大小密切相关，因此这一因素影响了初次治疗的适当选择。大多数 FIGO 期 I B$_1$ 肿瘤可以通过根治性子宫切除术或联合放疗和腔内放疗进行有效治疗，两者的治愈率都在 85%~90%[203]。

在唯一一项随机试验的报道中，Landoni 等[202] 将根治性手术（术后放疗或不放疗）与单纯放疗进行了比较，报道说，接受初次手术治疗的 FIGO 分期 I B~II A 期肿瘤直径在 4cm 或更小的患者的 5 年生存率为 87%，而接受根治性放疗的患者的 5 年生存率为 90%。在接受手术治疗的患者中，并发症率要高一些；因为许多患者还因为"宫旁或淋巴结受累、肿瘤切缘阳性或深肌层浸润"而接受了术后放疗。

在同一项研究中，FIGO I B$_2$ 期和 II A 期大于 4cm 的宫颈局部大肿物患者的 5 年 OS 在两种治疗方法中相似（手术治疗的患者为 70%，放疗治疗的患者为 72%）。然而，84% 的病变较大的患者具有上述高危因素而接受了术后盆腔放疗。因此，手术组患者的并发症率再次高于仅接受单纯放疗的患者[202]。尽管本研究中用于治疗患者的 EBRT 和 LDR 腔内照射的联合剂量（A 点的中位累积剂量为 76Gy）低于国际推荐的标准剂量水平，

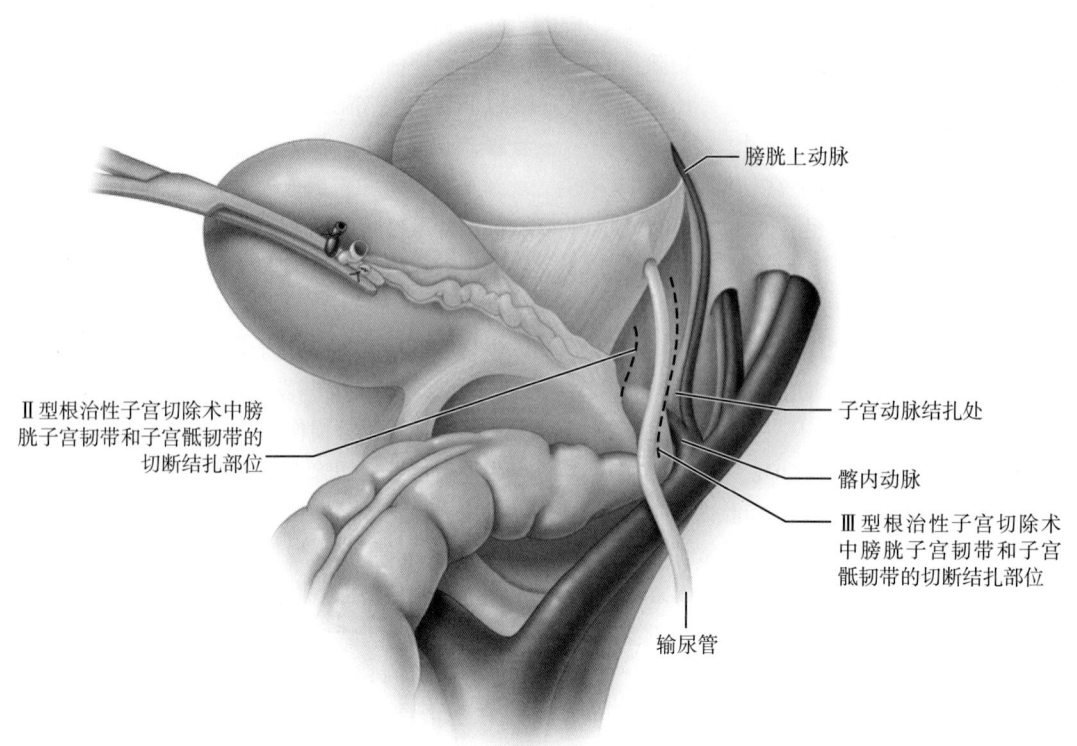

Ⅱ型根治性子宫切除术中膀胱子宫韧带和子宫骶韧带的切断结扎部位

膀胱上动脉

子宫动脉结扎处

髂内动脉

Ⅲ型根治性子宫切除术中膀胱子宫韧带和子宫骶韧带的切断结扎部位

输尿管

▲ 图 67-5　Ⅱ型和Ⅲ型子宫切除术中膀胱子宫韧带和子宫骶韧带的切断结扎部位

引自 Boyer CM, Knapp RC, Bast RC Jr. Biology and immunology. In: Berek JS, Hacker NF, eds. *Practical Gynecologic Oncology*. 2nd ed. Baltimore, MD: Williams & Wilkins; 1994: 256.

但仍获得了同等的生存结果[204]。一项比较放化疗和手术的随机试验结果尚未发表。

　　尽管在放射资源有限的国家，一些医生建议 FIGO ⅠB$_2$ 期宫颈病变无论肿瘤大小均可行根治性手术治疗。但对于大多数这些患者来说，术后盆腔放疗并发症的风险和盆腔复发的风险都很高。为了避免将这些患者暴露在根治子宫切除术和放疗的联合风险中，通常首选不手术的同步放化疗作为主要治疗方法。出于同样的原因，一些临床医生认为，其他与盆腔淋巴结转移和盆腔复发（广泛的 LVSI，深肌层浸润）相关的发现被认为是手术作为首选治疗的禁忌证。不幸的是，传统的临床分期不能可靠地确定这些因素的存在与否。最近的一项队列分析表明，术前血清 SCCA 水平升高预示着术后 RT 和癌症复发的可能性增加[205]。虽然耐人寻味，但这些观察结果应该得到进一步研究的验证。

　　在 ⅠB～ⅡA 期肿瘤行放疗的患者中，是否同期化疗应根据肿瘤大小或有无盆腔淋巴结病变而定。在没有盆腔淋巴结疾病临床证据的小肿物病变（ⅠB$_1$ 期）中，单用 RT 也可提供极好的肿瘤控制和治愈率。与 ⅠA 期肿瘤患者相似，这些病例中的许多都是基于使初次手术变得不可取的高危因素而转介进行放射治疗的。然而，随着肿瘤增大（即 ⅠB$_2$ 期病变）或出现盆腔淋巴结转移，

目前的证据表明同时接受顺铂为主的化疗是有好处的。

　　(1) 微创手术：几位外科创新者已经将他们的腹腔镜或阴道手术技术应用于宫颈癌的治疗，作为腹部手术的替代方案。对于早期宫颈癌，有无数的回顾性研究描述了微创手术技术，包括腹腔镜辅助的阴式子宫切除术[206]、腹腔镜下的根治性子宫切除术，以及机器人辅助的根治性子宫切除术[207]。总的来说，腹腔镜手术比开腹手术有几个优点，包括住院时间短、出血少、总体恢复时间快、美容效果好、宫旁组织及阴道切除长度或阴性切缘没有差异[209, 210]。尽管腹腔镜手术有很多优点，但这种手术技术的普一直很缓慢；这可能也是漫长的学习曲线、深度感知减弱的二维视图及僵化的器械所导致的。

　　机器人技术的出现为微创腹腔镜手术增加了另一个维度。机器人辅助手术在相对较短的时间内迅速被采用[211]。优点包括灵活性提高。这是由增加运动范围，三维视图，减少震颤，以及为外科医生提供更符合人体工程学的定位所带来的。一些没有腹腔镜经验的外科医生能够以更短的学习曲线进行机器人辅助手术。然而，这种外科技术增加的成本，对于一些机构来说，可能是令人望而却步的。有几个病例系列报道了机器人辅助的根治性子宫切除术与开腹根治性子宫切除术或腹腔镜根治性子宫切除术的围术期结局。总体而言，机器人辅助

宫颈癌根治术与开腹手术相比，在出血量少、住院时间短、病理标本无差异等方面显示出与腹腔镜手术相似的优势。

在 Kruijdenberg 等的综述[207]中，包括 27 项研究，其中机器人子宫根治术 342 例，腹腔镜全子宫切除术 914 例。两组平均手术时间、出血量和淋巴结清扫数无差异。两种方法的辅助放疗率和复发率相似。机器人手术患者的主要术后并发症发生率（9.6%）高于腹腔镜手术患者（5.5%；$P<0.05$），这可能反映了机器人病例的数量较少。

然而，一项随机试验比较了腹腔镜根治性子宫切除术或机器人根治性子宫切除术与开腹根治性子宫切除术治疗 I A_1 期（合并 LVI）、I A_2 期和 I B_1 期宫颈鳞状细胞癌和腺癌的疗效，结果显示微创手术与较低的无瘤生存率相关（3 年 DFS 为 91.2% vs. 97.1%；HR=3.74；95%CI 1.63～8.58；4.5 年 DFS 为 86% vs. 96.5%）。与较低的 OS 相关（3 年 OS，93.8% vs. 99%；HR=6；95%CI 1.77%～20.30）[219]。随附的一份出版物分析了美国国家癌症数据库和 SEER 数据库，使用逆概率加权来纠正开放手术和微创手术人群中的差异；微创手术的 4 年死亡率为 9.1%，开放手术的 4 年死亡率为 5.3%（HR=1.65；95%CI 1.22%～2.22%；$P=0.002$）。自 2006 年以来，采用微创手术与 2006 年[220]后每年 0.8%（95%CI 0.3%～1.4%）的 4 年相对存活率下降有关。这些结果涉及一个遗留的问题，即哪些亚组可能从微创手术中受益。

(2) 前哨淋巴结评估：在早期宫颈癌中，盆腔淋巴结转移的发生率约为 15%[45]。因此，超过 80% 的患者不能受益于盆腔淋巴结全切除术，但可能会遭受手术相关的并发症，如失血、神经损伤、淋巴囊肿形成和淋巴水肿。前哨淋巴结是第一个从特定解剖位置接受淋巴引流的淋巴结，也是第一个转移性疾病从原发肿瘤扩散的淋巴结。从概念上讲，如果前哨淋巴结是阴性的，那么区域盆腔中的其他淋巴结也是阴性的，可以避免全淋巴结切除术。

文献中已经发表了许多单一机构的系列文章，论证了他们在宫颈癌前哨淋巴结活检上的经验和可行性。一项系统回顾纳入了 23 项研究，共 842 名患者[221]。

为了评估前哨淋巴结，肿瘤外周注射蓝色染料、^{99}Tc 放射性示踪剂或吲哚菁绿染料术中检测。放射性示踪剂与蓝色染料联合应用对早期宫颈癌前哨淋巴结定位的敏感性为 92%（95%CI 84%～98%），检出率为 97%（95%CI 95%～98%）。与较大的肿瘤相比，当限制在 20mm 或更小的肿瘤时，敏感度提高。前哨淋巴结检测的好处包括通过避免全淋巴结切除术将并发症率降至最

低，确定可能最终改变治疗决定的异常引流路径，并通过超分期检测标准 HE 染色可能无法识别的微转移。在高达 80% 的病例中，前哨淋巴结是唯一存在转移性疾病的淋巴结。

如果淋巴结转移得不到识别和治疗，这将增加患者复发和可能死亡的风险。如果前哨淋巴结活检遵守特定的标准和质量保证，假阴性率可以降到最低。该手术应仅限于早期疾病患者（FIGO 分期 I A～B$_1$），因为肿瘤较大的患者淋巴结累及率较高，从而破坏了淋巴引流的规律性。任何增大的淋巴结都应该切除，即使它们不是前哨淋巴结。即使单侧检测到前哨淋巴结，也应评估一侧盆腔淋巴结。此外，妇科肿瘤学家、妇科病理学家和核医学专家的共同努力对于获得前哨淋巴结测绘经验和提高手术质量非常重要[185]。

需要进行前瞻性的多中心研究来证实前哨淋巴结切除的安全性。前哨淋巴结阴性患者可省略全盆腔淋巴结清扫术。随着时间的推移和经验的增加，预计前哨淋巴结活检最终将成为早期宫颈癌外科治疗的标准治疗的一部分[225]。

(3) 保留生育能力的手术：Dargent 和 Mathevet[226] 报道了他们在腹腔镜下盆腔淋巴结清扫和根治性经阴宫颈广泛切除术的开创性经验，这些经验适用于仔细选择过的非巨块型的 I 期和 II A 期患者。宫颈、宫旁和阴道上段被切除，保留了子宫体和附件。子宫下段峡部给予环扎，并与阴道残端缝合。

许多研究人员随后报道了他们使用经阴道、经腹部和微创方法（如腹腔镜和机器人辅助手术）对早期宫颈癌（主要是 I A_2 和 I B 肿瘤，不大于 2cm）进行保育手术的经验[180-182, 227-230]。在这些早期患者中，研究表明，与根治性子宫切除术相比，根治性宫颈广泛切除术与根治性子宫切除术具有相似的肿瘤学结果。

Beiner 等[184]的试验纳入了 90 名接受保留生育能力的经阴根治性宫颈切除术的 2cm 及以下宫颈癌的患者。与临床病理相匹配的接受根治性子宫切除术的另一组患者进行比较，发现两组在 5 年无复发生存期或 OS 方面差异无统计学意义（$P>0.05$）。他们的分析还表明，如果患者选择得当，组织学分型为腺癌的患者也可以安全地接受根治性宫颈切除术；而且仅有 LVSI，在没有其他不良病理因素的情况下，不会危及患者的预后[184]。

同样，Marchiole 等[227]的一项回顾性研究比较了同期施行根治性阴式宫颈切除术 118 例，根治性阴式子宫切除术 139 例。在 5 年 RFS 或 OS 方面，两组之间在统计学上没有显著差异。

关于产科结局，据报道，根治性经阴宫颈切除术后有超过 250 例妊娠[185, 228]。在报道的尝试怀孕的患者中，

妊娠率达到了 41%～79%。总体而言，大约 40% 的妊娠者足月分娩（＞37 周），早产率为 20%～30% [228, 229]。

经腹广泛性宫颈切除术也有报道 [231]。经腹广泛性宫颈切除术的肿瘤学结局是合理的，复发率为 4.8% [231]。然而，从既往报道来看，经腹广泛性宫颈切除术的复发率在较大的肿瘤（＞2cm）中较高，其中肿瘤小于 2cm 的患者复发率为 1.9%，而大于 2cm 的患者复发率为 20% [231]。因此，需要保留生育功能的宫颈癌患者需要谨慎选择，并就风险给予充分评估。

在许多病例中，新辅助化疗已用于在保留生育能力的手术前缩小肿瘤大小 [230, 232-234]。在这种情况下，肿大盆腔淋巴结评估应该在新辅助化疗开始之前进行 [232, 234]。Robova 等 [233] 报道了 15 名肿瘤大于 2cm 的女性，这些肿瘤没有浸润超过 2/3 的间质。化疗后行单纯宫颈切除术和盆腔淋巴结肿大。12 例保留生育能力，有 3 例复发，其中 1 例导致死亡。实现了 7 次怀孕，其中 6 次报道时已分娩，其中 2 次是早产 [233]。在另一项研究中，治疗包括腹腔镜盆腔和腹主动脉旁淋巴结切除术，当没有发现淋巴结转移时，先进行新辅助化疗，然后进行经阴广泛性宫颈切除 [234]。在符合研究条件的 18 例女性队列中，有 12 人（67%）在腹腔镜淋巴结切除术后被诊断为转移，因此接受了放化疗。6 例接受顺铂、紫杉醇和异环磷酰胺的新辅助化疗。3 例患者完全缓解，同时只有 3 例患者的肿瘤体积缩小超过 50%。平均随访 30.6 个月，无复发。在早期 I A 或 I B$_1$ 人群中，可能需要在开始新辅助化疗之前对淋巴结进行评估，包括 PET 成像，以指导治疗 [234]。在一项对保留生育手术前接受新辅助化疗的患者的系统回顾中，99 例患者中有 6 例（6%）复发，其中 2 例死亡 [230]。需要进行进一步的研究，仔细选择和随访更多的患者，以验证这种保守的方法，特别是当前期治疗是一个可能的选择时。对于需要放射治疗以进行术后辅助治疗或局部晚期疾病的患者，可以考虑卵巢悬吊术，尽管成功与否取决于年龄和卵巢在放疗野外的保留情况 [235]。

(4) 术后辅助放疗。术后放疗通常推荐用于以下两种临床情况：①当根治性子宫切除术标本的病理结果显示盆腔疾病在没有辅助治疗的情况下复发的风险很大时；②当在简单子宫切除术中切除的标本的病理结果显示临床上并不可疑的浸润性宫颈癌时。

大多数临床医生建议，当根治性子宫切除术中切除的标本的组织学检查显示阳性淋巴结累及、宫旁受累或肿瘤边缘阳性时，建议术后给予盆腔放疗。从既往报道来看，在这些患者中使用辅助 RT 可以改善盆腔控制，但没有明确的生存获益证据 [236, 237]。然而，目前的证据是基于随机对照试验的。试验清楚地显示了同步放化疗

的结果优势，包括 OS 获益，这些患者可以被共同定义为：术前诊断为临床早期宫颈癌的患者，行根治性子宫切除术后，有宫颈外疾病的病理证据。在没有任何肉眼肿瘤残留的情况下，典型的辅助治疗方法是对全盆腔进行 50Gy 剂量的照射。虽然一些临床医生也增加了阴道近距离放射治疗，但这增加的治疗获益尚不清楚，应该记住，前述试验的结果是在没有使用阴道内后装治疗的情况下获得的。肿瘤特征与局部复发的高风险相关，特别是淋巴结转移，也往往是远处转移的预测因子，从而降低了改善局部控制对提高生存率的益处。此外，一些因素可能会降低术后盆腔放疗的疗效 [238]。高剂量的放疗可能是在手术部位消除亚临床转移灶所需的。此外，临床医生担心在接受过广泛的经腹膜外盆腔手术的患者中会引起重大并发症，这往往限制了可以安全使用的放疗剂量 [239-242]。

有争议的术后放疗指征包括以下几个因素：单个镜下淋巴结转移、巨块型宫颈、深层间质浸润、脉管淋巴间隙受侵及高级别腺癌。GOG 进行了一项试验（GOG92），对危险因素仅限于原发肿瘤（无宫颈外扩散或淋巴结转移）的 I B 期宫颈癌患者，分别进行根治性子宫切除术后辅助放疗或仅给予术后观察 [243]。符合的条件包括肿瘤大小、淋巴脉管间隙累及和宫颈间质浸润深度几个条件的不同组合，这些患者术后约有 30% 的复发风险。他们有时被称为"中等风险"患者。在 1988—1995 年，共有 277 名符合条件的患者参与了这项研究。随机接受术后放疗的患者（没有同步化疗）接受了 50.4Gy 的全盆放疗，没有阴道近距离放疗。2 年 RFS 有统计学意义（88% vs. 79%），放疗组优于观察组。放疗组的严重不良反应发生率（6%）也高于单纯手术组（2.1%）。一项经过近 10 年随访的最新分析证实，辅助盆腔放疗显著降低了中危早期宫颈癌患者的复发风险，延长了 PFS 时间。虽然辅助放疗有改善 OS 的趋势，但差别没有统计学意义（$P=0.074$），这可能反映了这是一项证据不足的试验 [244]。GOG92 的一个有趣的观察结果是，术后放疗对非鳞状细胞癌（腺癌、腺鳞癌）特别有利。虽然这不是试验的主要分析终点，也没有通过多变量分析进行调整，但非鳞状细胞癌与鳞状细胞癌的复发减少程度具有统计学意义（$P=0.019$）[244]。目前，对于淋巴结阴性患者如果宫颈癌根治术后存在局限于宫颈的多个复发风险因素推荐使用辅助放疗，但它的使用应该基于仔细考虑患者生理状况、术后病理检查结果，以及患者、外科医生和放疗科医生之间的多学科会诊。

NCI 共识会议得出结论："首次治疗应避免常规同时使用根治性手术和放疗。"如果临床评估显示术后需

要进行盆腔放疗的危险因素，则应将放疗作为首选治疗[11]。尽管影像学技术的改进可以更好地确定淋巴结是否转移，并可以评估更具体的肿瘤风险特征，如间质浸润的深度和淋巴脉管间隙的受累的可能，但在子宫切除术前唯一可以明确评估的肿瘤参数是肿瘤的大小。显然，宫颈肿瘤体积越大，越有可能是根治性子宫切除术后进行术后放疗的指征。因此，许多临床医生避免对肿瘤直径大于 4cm（ⅠB₂ 期）的患者进行初次手术，因为这类患者将有 50%～80% 的患者推荐术后放疗[202, 245, 246]。

尽管在进行任何原因的子宫切除术前对女性进行宫颈癌筛查是标准做法，但在因良性疾病或 CIN 而进行的简单子宫切除术切除的标本中偶尔会发现术前未发现的浸润性癌症。如果肿瘤浸润深度超过 3mm 或广泛淋巴脉管受累，则明显提高宫旁或盆腔淋巴结受累风险，提示有术后盆腔放疗或放化疗的指征。采用这种辅助治疗方法，预后仍然良好，如果肿瘤局限于宫颈且手术切缘阴性，5 年生存率约为 80%[247]。

子宫切除术后即使有残留病灶的患者仍可继续接受治疗，但 5 年总生存率仅约为 30%。考虑到在"切开"肿瘤的子宫切除术后存在明显的残留肿瘤，同期放化疗是有必要的。

除了体外照射外，近距离放射治疗的应用应该是个体化的。对于阴道切缘阳性的患者，考虑近距离放疗更合理。对于阴道切缘阳性或宫旁切缘阳性的患者，阴道内近距离放射治疗因为快速剂量下降可能不能提供足够的放射线剂量覆盖，在全盆腔放射至 45～50Gy 后，可以考虑再增加 10～15Gy 的高度适形体外照射。这种适形体外照射野范围将包括阴道残端和宫旁，并延伸到盆腔侧壁，以充分覆盖边缘，因为子宫切除术后，宫旁组织会收缩到骨盆壁。对于大块残留肿瘤的患者，可能需要近距离插植放射治疗。

(5) 补充手术：对于局限于宫颈的大体积肿瘤，有报道在初次放射治疗后特别是在给予最佳剂量的放射治疗后进行全子宫切除术，但没有明确的证据支持子宫切除术的作为放疗后的常规治疗。GOG 在 ⅠB₂ 期宫颈癌患者中进行了一项Ⅲ期试验（GOG71），随机接受单纯放疗和放疗后接受筋膜外子宫切除术。虽然初次放疗后的补充子宫切除术似乎能降低局部复发率，但 OS 并没有改善[248]。

最近，在影像引导近距离放射治疗的应用中，近距离放射治疗比补充子宫切除术具有同等的结果且毒性更低（3% vs. 15%）[249]。然而，手术可以选择性地应用于肿瘤对放疗反应差的患者、那些肿瘤和盆腔解剖位置不佳导致无法行良好近距离放射治疗的患者，或作为孤立性宫颈癌复发的挽救性治疗。

七、局部晚期疾病和缓解

大多数局部晚期（ⅠB₂～4A）宫颈癌患者的治疗选择是放疗 + 同步化疗，化疗药物选择通常以顺铂为主。放射治疗包括体外照射和近距离后装治疗的结合。大多数专家认为，最佳放疗剂量是临床靶区的等效剂量的累积剂量约为 80Gy，所有治疗在 8 周内完成。接受放化疗的患者 5 年生存率ⅡB 期为 70%～90%，ⅢB 期为 50%～70%，ⅣA 期为 15%～25%（表 67-4）[121-125, 130, 131]。在积极的治疗下，即使是大块的、局部晚期的宫颈癌患者也有治愈的机会。

对于腹主动脉旁有淋巴结转移的患者，在 5 周内给全腹主动脉旁 25 次总剂量 45Gy 的放疗，随后增加剂量照射腹主动脉旁转移的淋巴结的剂量已被证明是可行的。增加的剂量为 20Gy，分次剂量 2Gy，总剂量达 65Gy，效果良好。需注意保护正常组织防止放疗损伤，尤其注意保护肾脏、脊髓和小肠。应考虑每天预防性应用质子泵抑制药和止吐药物。在调强放疗中，如果小肠的剂量限制在 5ml 小于 55Gy 的很少导致小肠毒性[250]。对于邻近十二指肠的体积较大的淋巴结转移的患者，也建议对十二指肠进行剂量限制，15ml 体积受量小于 55Gy 和 2ml 体积受量小于 60Gy，以防止致命的十二指肠穿孔[251]。对于小淋巴结（<2cm）的患者，直接提高到 55Gy，或者先提高到 55Gy，然后局部加量到 65Gy 也被证明是可行的[252, 253]。对于淋巴结较大的患者，如果小肠有蠕动进入照射野的风险和有致死性肠穿孔的风险，应考虑重新制定放疗计划[251]。限制腹主动脉旁淋巴结放疗剂量最多至 50Gy 作为序贯治疗也被推荐，以减少腹泻和长期肠道并发症[254]。据报道，2005—2013 年接受调强治疗的患者 5 年生存率为 47%，而 2000—2004 年未接受调强治疗的患者 5 年生存率为 23%[254]。代替 5 周 45Gy 的体外腹主动脉旁照射的另一种选择是盆腔放疗 2～4 周后行探查性剖腹手术，切除肿大淋巴结，并考虑术中放疗治疗残留疾病（即转移淋巴结）。

（一）复发肿瘤的治疗

孤立的局部复发

在宫颈癌的初始治疗后，一小部分患者会出现孤立的局部复发，可能考虑进行根治性治疗，包括仅行近距离放疗或联合放化疗、盆腔脏器切除伴或不伴术中放疗或立体定向放疗。对患者的选择，对疾病进行仔细的"重新评估"和个体化的治疗是必须的[255]。治疗选择中最重要的决定因素是患者之前接受的治疗类型。

初次手术后局部复发的患者可以选择根治性放疗加

同步化疗（从局部晚期疾病的初始治疗推断）。个体化的放疗组合，通常使用高适形放疗技术，包括调强放射治疗和腔内或插植近距离放射治疗，理想情况下配合影像技术来指导插植和治疗计划[256]。挽救性放疗对局限于阴道或阴道旁组织的小的中心复发特别有效，一组报道的 5 年总生存率为 69%[257, 258]。在直肠和宫颈或阴道之间放置水凝胶隔离的新技术有望进一步减少正常组织剂量[259]。

对于之前接受过放疗后复发的患者进行根治性放疗的报道是有限的。然而，对于之前接受过放疗但没有盆壁肿瘤的孤立性盆腔复发患者，根治性手术是挽救性治疗的主要治疗方式[260, 261]。在大多数情况下，唯一可能的治疗选择是盆腔脏器联合切除。对于高度选择的中心性复发的患者，成功完成盆腔脏器切除后，5 年的总生存率约为 50%[260, 262, 263]。

局部复发肿瘤接近或固定于骨盆壁是一种不良预后表现，因此大多数研究者建议如果术中发现盆壁受累，应放弃挽救手术治疗。然而，一些以前被认为无法切除的患者，通过术前放化疗后（体外放疗剂量取决于先前放疗的量），再给予最大程度切除加术中放疗（电子线或高剂量率近距离治疗）治疗最初受累的骨盆壁（如肿瘤临近切缘或累及切缘），部分患者可获得存活[264, 265]。

（二）晚期疾病和缓解

复发或转移性宫颈癌患者预后极差，生存时间短，通常无法手术或放疗。全身化疗是一种经常使用的治疗选择，至今没有试验比较化疗与最好姑息支持治疗的效果比较。

1. 化疗和生物治疗　对于复发的患者，联合顺铂化疗是国际标准治疗。与单纯顺铂相比，Omura 等研究显示顺铂联合异环磷酰胺具有更高的客观缓解率和 PFS[266]；然而，OS 并没有得到改善，而且联合化疗的不良反应率明显升高。另一项 GOG Ⅲ 期试验显示，博来霉素与顺铂 + 异环磷酰胺联合用药没有优势[267]。GOG 比较了顺铂单药和顺铂 + 紫杉醇联合治疗的生活质量评估结果。顺铂联合紫杉醇可有更高的客观缓解率、更长的 PFS 和更高的不良反应发生率，且没有明显降低患者生活质量[268]。

GOG204 是一项四臂研究，比较了紫杉醇、拓扑替康、吉西他滨和长春瑞滨四种药物分别和顺铂联合。在 513 名患者入组后，一项中期分析结果建议提前结束试验，该分析基于这样一个事实，即其他组均不会显示出超过顺铂 + 紫杉醇组的优势，这表明在这一类患者中难以实现重大突破[269]。PFS 为 4~6 个月。尽管多种药全身治疗仍是一个活跃的研究领域，但挽救性化疗的好处

是有限的。

现在人们认识到，大多数在初次治疗后复发的患者不能单纯接受铂化疗，而是接受以铂为基础的放化疗的综合治疗。当铂用于姑息治疗时，之前使用过铂会明显影响再次用铂的效果。在评估以铂为基础的全身化疗对于复发或转移性宫颈癌的作用，Moore 等认为以下五个因素作为独立的不良预后的预测因子：非裔美国人，ECOG 状态得分大于 0，盆腔肿瘤，先前放疗敏感性，从诊断至首次复发时间间隔小于 1 年[112]。他们建议，通过简单预后指数，结合高危因素可以确定不太可能从含顺铂方案中获益的患者亚组，可以选择对他们进行其他新型药物或最佳支持治疗[112]。

GOG240 对贝伐单抗纳入一线化疗方案进行了评估，该试验在 2009—2012 年招募了 450 多名患者，随机分配接受铂为基础的化疗，伴或不伴贝伐单抗[270]。这些患者 40 多岁，以鳞癌为主（约 70%）。大多数患者为复发性疾病，并且曾接受顺铂治疗。这些患者中大约有一半有盆腔肿瘤。化疗中加入贝伐单抗增加了总 OS（17 个月 vs. 13 个月；死亡的 HR=0.71；98%CI 0.54~0.95；在单侧检验中 $P=0.004$），并有更高的应答率（48% vs. 36%；$P=0.008$）。与单纯化疗相比，贝伐单抗与高血压 2 级或 2 级以上（25% vs. 2%）、血栓栓塞 3 级或 3 级以上（8% vs. 1%）和胃肠道瘘 3 级或 3 级以上（3% vs. 0%）的发生率增加相关。尽管有这样的结果，中位生存期仍然少于 2 年。

免疫治疗试验正在进行中。一项 I B 期试验的安全性和有效性结果已发表，该试验对 24 例 PD-L1 阳性宫颈癌患者给予派姆单抗 10mg/kg，2~24 周，共 12 次。中位随访时间为 11.0 个月（1.3~32.2 个月）。总缓解率为 17%（95%CI 5%~37%）；4 名患者（17%）获得了部分缓解，3 名患者（13%）病情稳定。4 例部分缓解患者的中位缓解时间为 5.4 个月（4.1~7.5 个月）。18 例（75%）患者发生了治疗相关的不良事件，5 例患者出现 3 级治疗相关不良事件[271]。在另一项使用伊匹单抗进行细胞毒性 T 淋巴细胞相关抗原 4（CTLA-4）阻断治疗宫颈癌患者的试验中，34 名评估患者中有 1 人有部分缓解，10 人病情稳定。中位 PFS 和 OS 为 2.5 个月（95%CI 2.1~3.2 个月）及 8.5 个月。虽然这种治疗可以耐受，但没有显著的治疗效果[272]。

2. 放疗用于姑息治疗　放疗在晚期不可治愈患者的姑息治疗中也可发挥重要作用。大分割的盆腔照射通常可以控制出血，并可在一定程度上缓解盆腔疼痛。关于最佳姑息性放疗方案的数据缺乏，也没有相关的随机临床试验。已经使用了多种不同的分割方案。没有标准化的评估方法来衡量放疗后症状的缓解[273]。剂量和分割

方案的选择受预期生存时间、患者一般状况、症状、受累部位和肿瘤大小、相邻正常组织受量、并发症和其他相关因素的影响。

RTOG 报告了一项 I/II 期研究的结果，在该研究中，晚期盆腔恶性疾病的患者在 1 个月内分次给予 3 次每次剂量为 10Gy 的放疗。同时应用硝基咪唑，这是一种具有放射增敏和抗肿瘤特性的药物[274]。总体客观缓解率为 57%，但 3 级和 4 级毒性反应率较高（45%），尽管尚不清楚某些并发症是否可能是肿瘤进展的结果。MDACC 使用这种方法的研究表明，使用 2 次，每次分割剂量为 10Gy 的情况下，症状缓解率约为 75%，但也揭示了当给出第 3 个 10Gy 时，主要并发症的发生率过高以至于不可接受[275, 276]。

在第二项 RTOG 研究中，加速超分割体外放疗被用于晚期盆腔恶性肿瘤患者的姑息治疗。患者接受了 3 个疗程治疗，每天 2 次，每次 3.7Gy，每疗程 14.8Gy，2 天时间完成。2 个疗程中间休息 3～6 周。完成 3 个疗程体外照射的患者总缓解率约为 60%，50% 的患者疼痛完全缓解[277]。

其他常用的分割方案，如 30Gy 分 10 次或 20Gy 分5 次，已有一些成功应用。大分割放疗很少用于宫颈癌区域外转移患者的姑息治疗，因为这些患者的平均预期寿命很短。最重要的是，这些患者得益于对其症状的密切监测，及时、积极地使用止痛药物进行治疗，以及细致的支持治疗。麻醉或神经切除治疗可能对某些特定的病例有帮助。对于难治性疼痛患者，及时转诊到多学科联合疼痛治疗中心是必要的。

八、放疗技术与耐受性

（一）体外放疗

在宫颈癌的根治性放射治疗中，体外放疗用于治疗原发肿瘤和对明确的或可疑的转移病灶进行治疗。对于巨块型的宫颈病灶的患者，盆腔的体外照射通常会使肿瘤显著消退。通过缩小外生性肿瘤或宫颈局部肿瘤的大小，潜在优化了随后进行的腔内照射的放疗曲线，可能改善随后腔内照射的剂量分布。否则腔内照射将会在宫颈局部形成不良反应较大的不佳的照射曲线。由于这些原因，患有局部晚期疾病的患者通常以体外照射开始治疗。

然而，给予体外照射或腔内照射的比例必须仔细评估。由于体外照射盆腔内包含的膀胱、直肠和小肠体积相对较大，因此，当大剂量（45～50Gy）全盆腔体外照射时，可以安全给予的腔内治疗剂量相对就变低。

历史上，一些放射肿瘤学家主张尽可能早地开始腔内照射；即使是在初始体积较大的宫颈癌患者中，在

20～30Gy 后遮挡中央正常结构即开始体外照射。在过去，中央遮挡 3～4cm 被认为是标准[278]。评估在 MD安德森对 FIGO 分期 I 期宫颈癌患者放疗的尿路并发症的发生率显示，宫旁的外照射与相对高剂量的腔内治疗结合，输尿管狭窄率明显增高。推断是因为相对狭窄的中央遮挡未能保护输尿管[279]。因此，当给予高剂量的宫旁照射或完全没有中央遮挡时，个体化给予剂量是首选，可以使用图像引导近距离放射治疗个体化给予剂量。

全球标准的做法是在后装治疗开始前给予更高剂量的体外照射（45Gy），尽管这种方法降低了由后装治疗给予的更高的中心部位的照射剂量。但因为提供均匀的剂量可能更有利于消灭整个盆腔的微小转移灶，特别是对于局部晚期肿瘤更是如此。在第一次腔内治疗后，后续的适形照射可用于治疗累及盆壁的病灶或淋巴引流区。这种腔内照射的剂量参照为等剂量靶区边缘剂量率约为每小时 50cGy，或距离阴道施源器外约 0.5cm 处。

体外照射易于引起一些阴道顶端的挛缩。考虑到阴道容量可能限制阴道施源器的大小，对于合并阴道狭窄（通常是绝经后）的小肿瘤，在体外照射治疗前或早期进行腔内照射可能更有效。

（二）体外放疗技术

对所有的患者，都必须注意包括盆腔内所有的疾病风险区域。传统的盆腔野治疗包括四个照射野（前、后和两个外侧野）。只要体外照射剂量不超过 45Gy，只给予前后相对野通常是可以耐受的。在所有情况下都必须谨慎，尤其是需要限制小肠剂量，因为放疗后小肠梗阻的风险增加。历史上，体外照射野边界的确定是基于经验总结出的骨骼解剖标志。这些骨骼标志仍然被广泛地应用在教科书和放疗方案指南中，代表了过去临床科研人员对骨骼解剖的仔细评估，骨骼解剖可以很容易地在 X 线上识别，从而确定软组织肿瘤范围、淋巴结引流区和局部扩散范围。这些由放射部位为条件制定的标准放射野如图 67-6，为四野"盒子"照射技术。前部和后部放射野的下界通常位于闭孔中间或底部。或者至少低于宫颈癌或阴道肿瘤病灶最低处 3～4cm。两侧边界被放置于真骨盆边缘外 1.5～2cm。外侧野前端通常位于耻骨联合的前缘；后缘应覆盖骶骨，以防止肿瘤向后延伸的患者（特别是子宫骶韧带）的肿瘤受到照射。由于没有现代影像技术来确定肿瘤范围，侧野及前后野的防护，可能造成髂外淋巴结的上半部分被遗漏。尽管具有广泛的用途，但基于骨解剖的"标准化放射野"的常规使用由于缺乏基于术中测量或成像技术的精确而受到质疑[96, 280-282]。

美国大多数中心从 20 世纪 90 年代开始使用 CT，最近在外照射过程中纳入了诊断性 MRI，以更好的设计照射范围（图 67-7）[96]。虽然这些成像技术可能也无法显示在盆腔内的显微镜下扩散，但至少可以更好地显示淋巴结和大体肿瘤的位置。这些成像技术提高了确定大体肿瘤范围的能力，也强调了放射肿瘤学家需要在放射学研究方面有足够的培训和经验。详细的盆腔检查的结果必须仔细纳入治疗计划，因为有潜在的肿瘤浸润的区域，如阴道和宫旁是否受侵，这是仅凭影像学无法精确定义的。制定计划者必须清楚地了解宫颈癌局部病灶扩散和淋巴结扩散的潜在途径，因为不可能获得微小转移的图像，而缺乏这种认识可能导致对高危区域的靶区覆盖不足。此外，考虑到疾病从子宫肌层扩展的可能性，治疗体积应包括整个宫体及宫颈。每天需要注意在治疗时及治疗全程中膀胱和直肠充盈状态的变化（图 67-8）。图 67-9 显示了调强放射治疗的宫颈癌患者体外照射时剂量测定。图 67-10 展示了一个复杂的 IMRT 引导的剂量计划，该计划加强了对小肠的保护和增加了淋巴结的放疗剂量。虽然依据 CT 和 MRI 图像制定的治疗计划和放射野设计允许个体化设计，应该注意的是，这些照射野的设计和传统"标准化"的以骨骼为标志确定的放射野有很大的相似性。证明没有今天的成像技术时前辈医生拥有的智慧和观察能力。

现代的放射治疗技术，如 IMRT，允许提供高适形剂量分布，这是使用传统的方法无法实现的。它们结合了高分辨率成像、先进的计算机处理软件和直线加速器

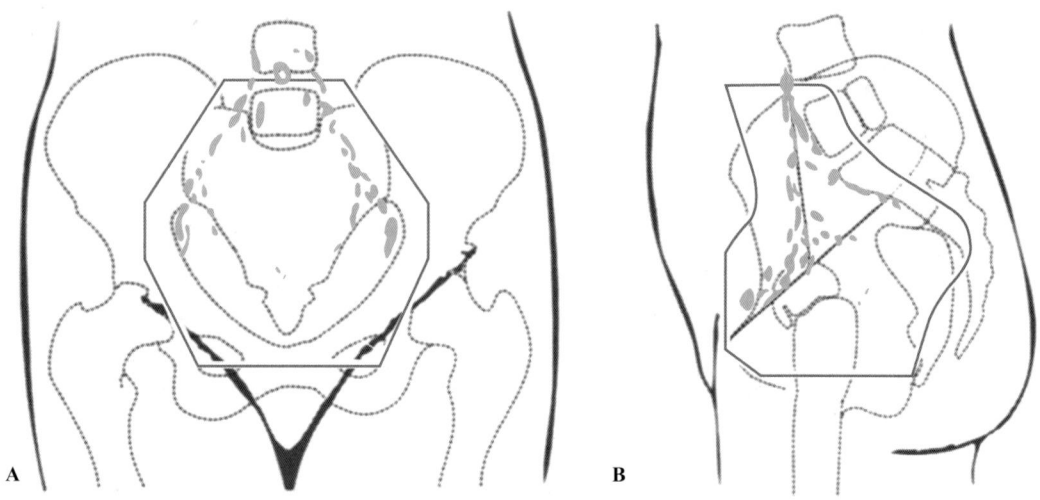

▲ 图 67-6　治疗宫颈癌的前野（A）和左侧野（B）

在侧位图上，髂外淋巴结通常围绕 $S_{1\sim2}$ 与耻骨联合之间的平面，髂总淋巴结沿 L_4 前方向至髂外上棘平面分布。在设计覆盖区域淋巴结和原发肿瘤的照射野时必须小心

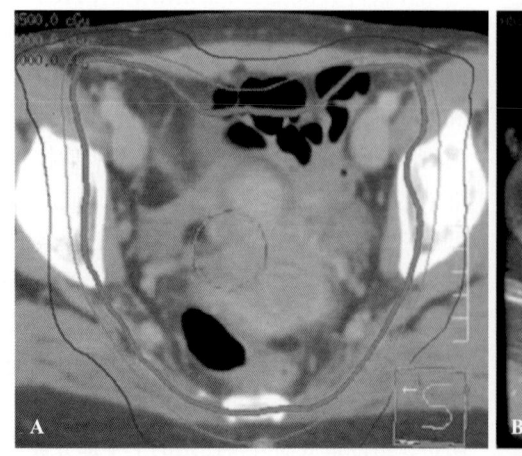
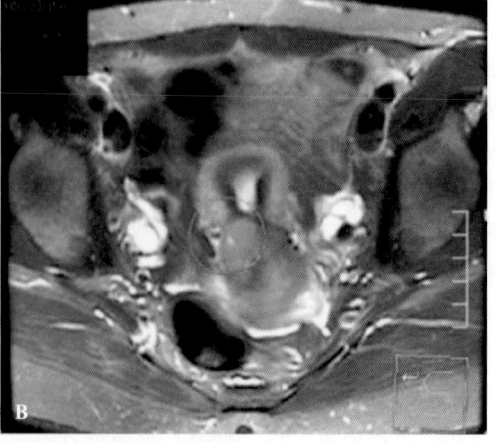

▲ 图 67-7　治疗宫颈癌的 CT 下等剂量线（A）和磁共振成像（B）模拟图像（此图彩色版本见书末）

磁共振成像扫描显示它在宫底、肿瘤、宫旁、卵巢和韧带的分辨率高于 CT 模拟图像。45Gy 等剂量线用红色表示。靶区的设计必须覆盖区域淋巴结和原发肿瘤的边缘。在调强放射治疗中，需要大的计划靶区来充分覆盖所有存在微小转移风险的区域。保留直肠和膀胱必须注意照射野要覆盖子宫骶韧带和骶前淋巴结，并注意肿瘤收缩导致子宫底部向前下降

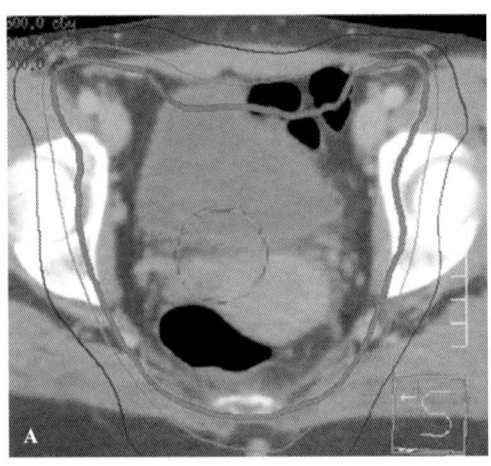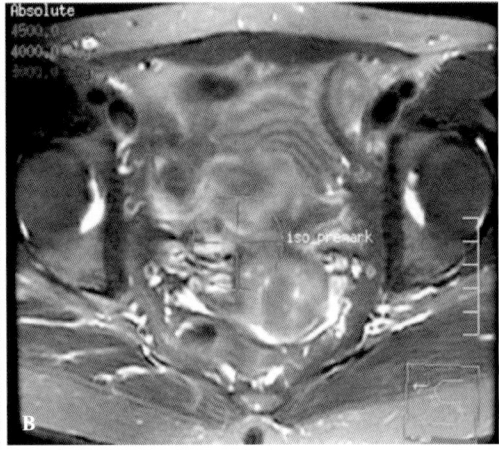

▲ 图 67-8　治疗宫颈癌的 CT 下剂量线（A）和磁共振（B）模拟图像（CT 扫描前 1h 磁共振图像）（此图彩色版本见书末）

注意 CT 扫描显示膀胱充盈增加，将小肠推出放射野。CT 扫描显示更多的空气在直肠，可以使子宫颈和宫旁组织在前面，要求覆盖整个直肠至 45Gy，以确保后部肿瘤和韧带不在治疗野外，如果直肠是空的，肿瘤可能后移

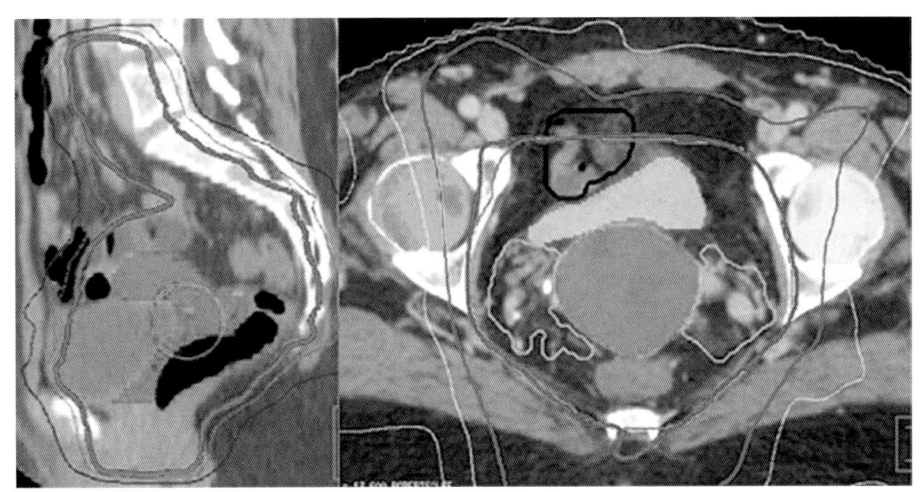

▲ 图 67-9　使用调强放射治疗的外照射剂量测量计划（此图彩色版本见书末）

处方剂量为 45Gy（红线），覆盖整个骨盆和子宫颈（实心红色）及宫旁（橙色线）。膀胱（黄色）充满以减少小肠（黑线）剂量。由于使用了基于图像的近距离腔内照射来覆盖宫旁组织，不需要宫旁照射剂量的增加

瞄准的精度、逆向放射计划和放射线不稳定性的调整。高适形放疗如调强放疗在不同肿瘤部位的成功很大程度上依赖于通过影像对肿瘤形态的准确评估。对其在妇科癌症中应用的剂量评估表明，调强放射治疗可以显著减少对邻近正常组织的辐射剂量，同时保证肿瘤区剂量覆盖[283]。回顾性研究显示，与同期使用传统标准技术治疗的对照相比，接受盆腔调强放射治疗的妇科癌症患者的急性胃肠道毒性降低[284]。据报道，接受调强放射治疗的患者，特别是那些同时接受化疗的患者，急性骨髓抑制有所减轻[285]。关于准确的靶区定义、治疗的标准化、患者自身和患者间的可重复性及治疗计划和交付的时间要求等问题仍然存在。

调强放射治疗在子宫切除术后的放射治疗中是一项有用的技术，因为它可以保护更多移位到骨盆内的正常组织，特别是小肠。提醒我们需高度注意解剖细节和靶区轮廓的勾画。关于靶区内剂量不均一性的问题，特别是当同时存在"热点"和"冷点"的问题仍有待解决[286]。RTOG"子宫内膜癌和宫颈癌术后盆腔放疗 CTV 靶区的共识指南"用于子宫切除术后靶区，可以在 NRG 肿瘤学网站上找到。RTOG-0418，即一个二阶段的多中心的临床试验评估对于子宫切除术后的子宫内膜癌或宫颈癌患者使用盆腔 IMRT，显示是一般可行的，可以遵守指南严格的指导方针和质量保证措施[287]。然而，有很大比例的患者没有达到调强放疗计划的限制条件，因此在随后的试验中没有写那么严格的限制条件。目前的宫颈癌根治性子宫切除术后放射治疗的 III 期试验（RTOG0724，GOG263）允许使用调强放射治疗，但需要详细的机构和个人研究人员证明，以及"实时"中央

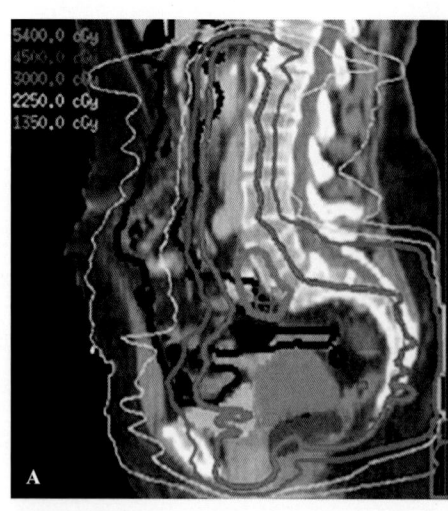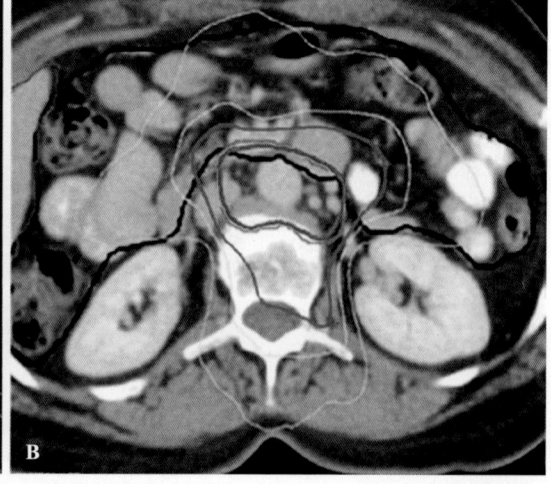

▲ 图 67-10　ⅢB 期宫颈癌髂淋巴结转移患者在肾脏水平处的调强放射治疗矢状位（A）和轴位腹主动脉旁淋巴结（B）的扩展骨盆和腹主动脉旁外射野（此图彩色版本见书末）

显示的区域包括宫颈肿瘤总体积（红色），增强 CT 显示的淋巴结受累区域（浅蓝色）、相关的盆腔和腹主动脉旁淋巴结，以及双侧肾脏。在治疗肿瘤时必须谨慎，由于考虑到肿瘤收缩而产生的潜在移动，骨盆内的一个野类似于四野治疗。注意保护腹主动脉旁的小肠、肾脏和脊髓

审查第一个接受 IMRT 治疗的病例。图 67-11 显示了一名淋巴结阳性ⅠB 期宫颈癌患者在根治性子宫切除术后接受辅助放化疗的 IMRT CTV 靶区；尽管 IMRT 计划靶区较大，但与传统的四场盆腔技术相比，它仍然显示了较高等剂量的高度适形性，小肠、膀胱和部分直肠相对保护较好。直肠充盈状态下可有 2~6cm 的位置变化，在勾画计划目标体积边缘时必须考虑。

对于完整的宫颈癌，IMRT 的应用也在增加，需要注意给予足够宽的边缘以确保在治疗过程中完全覆盖所有骨盆韧带组织，包括经过直肠周围的宫骶韧带（图 67-9）[288]。即使靠近乙状结肠，也必须对肿瘤的后部进行覆盖。靶区的移动，以及肿瘤在放疗过程中的变形 / 消退，在子宫切除术后的患者这种情况更值得关注 [289-291]。最近发表的一项基于单例研究的包含完整宫颈癌病灶的靶区文章表明，即使是由经验丰富的妇科放射肿瘤学家评估，靶区也有相当大的可变性 [288]。由于边缘狭窄而导致治疗不足的复发是调强放射治疗的高风险。因此，考虑到长期不良反应的低风险，靶区建议覆盖整个骨盆中央，包括直肠和膀胱的大部分，以 45Gy为宜。一项前瞻性多中心研究显示，调强放射治疗急性胃肠道和血液毒性降低 [292]。

（三）近距离放射治疗

1 个多世纪前，在居里夫人发现镭不久后，封装的镭源首次被用于治疗宫颈癌。子宫颈癌位于一个中空的、相对抗辐射的器官的外口，这使得这种疾病成为腔内治疗的理想选择。通过在子宫和阴道中放置放射源，临床医生能够利用平方反比定律，向中央的宫颈肿瘤提

供高剂量的放疗，同时相对减少周围关键的正常组织的辐射暴露，如膀胱、直肠和小肠。

根据经验证据、关于剂量率对肿瘤细胞杀伤和晚期正常组织效应的体外研究及现有的技术和放射防护手段，最初使用相对低剂量率电离辐射的放射源。在美国，虽然传统上低剂量率腔内近距离放射治疗用于大多数宫颈癌患者，但高剂量率近距离放射治疗的使用在过去 10 年中显著增加 [293]。

几个随机试验、综述和大型单机构回顾性研究的数据证明疗效和耐受性均可，所以越来越多的人接受HDR 近距离治疗宫颈癌 [294-297, 298, 299, 300]。大型的临床合作试验组，如 GOG 和 RTOG 接受的是，如果治疗适当地进行，并在明确规定的剂量和分割的指导方针下，HDR 和 LDR 腔内近距离放疗方案在治疗效果上是相似的。面对与 LDR 相关的人员暴露、源管理和存储、源替换及供应商技术支持的退出等问题，大多数中心现在使用 HDR 近距离治疗门诊的宫颈癌患者。在护理模式调查中，宫颈癌的近距离治疗使用率由 16.4%（1996—1999 年）上升至 68.5%（2005—2007 年）[301, 142]；2014 年，美国近距离放射治疗学会进行了一项调查，80% 的受访者只使用了 HDR [302]。在欧洲，脉冲剂量率近距离放射治疗可作为 HDR 的替代方案，因为考虑到它在放射生物学上比 HDR 更类似于 LDR 治疗，并且可能导致更少的晚期并发症。

1. LDR 腔内治疗　尽管在过去的 20 年里，全球使用 HDR 近距离治疗的人数急剧增加，但一些机构不具备 HDR 能力，继续依赖 LDR 放射源。从历史上看，直

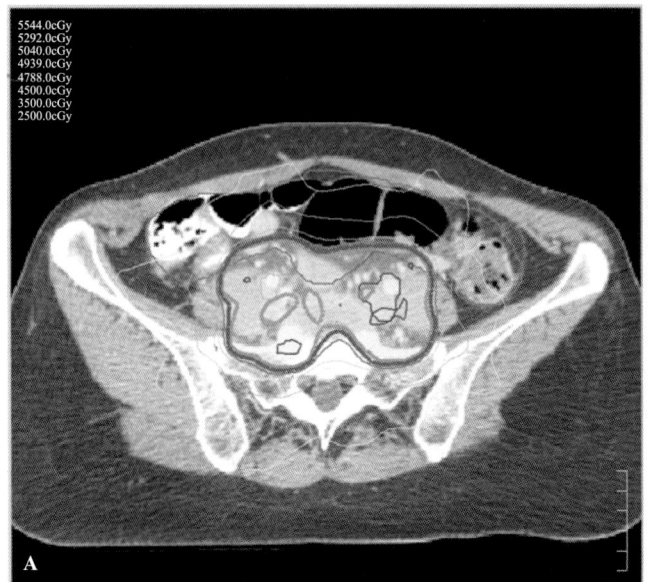

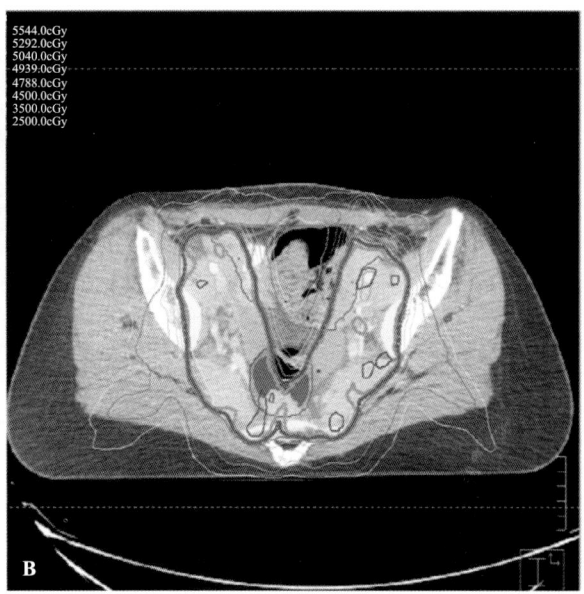

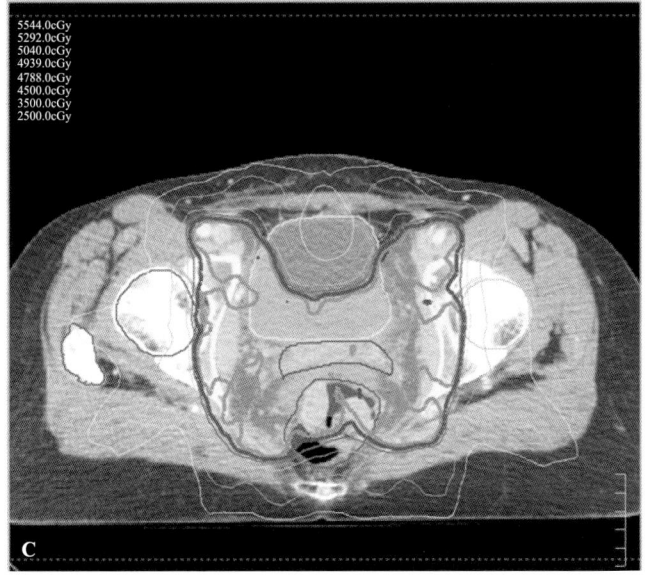

▲ 图 67-11　淋巴结阳性 IB 期宫颈癌患者行根治性子宫切除术后辅助照射（联合顺铂）的调强放疗剂量法。淋巴结的照射靶区，以及阴道、宫旁、肠道、膀胱、直肠和股骨头的靶区。5040cGy 代表 100% 等剂量线，以及 110%、105%、98%、95%、89%、69%、50% 等剂量线（此图彩色版本见书末）

A. 包括髂总淋巴结的骨盆上部；B. 包括髂骨中部和骶前淋巴结的骨盆中部；C. 包括阴道残端、宫旁和远端髂外淋巴结的骨盆底部

到 20 世纪 80 年代早期，大多数腔内治疗都使用放射性镭（^{226}Ra）。^{137}Cs 是一种人工产生的平均能量相近的同位素，在大多数实践中逐渐开始取代 ^{226}Ra，考虑到 ^{137}Cs 的半衰期只有大约 30 年，必须定期更换源。商用铯源通常比 ^{226}Ra 源略短（≤20mm）。因此，如果使用短铯源而不使用垫片，为镭设计的标准载荷对关键结构产生更高的剂量率。

许多腔内治疗系统把放射源置于子宫和阴道。包括子宫的中央放射源，不同腔内放疗计划的主要区别在于阴道源的设计。在美国，大多数放射肿瘤学家使用 Fletcher-Suit-Delclos 施源系统的一些类似物（图 67-12）。对于阴道狭窄的患者，可以使用各种大小的圆柱体，但由于辅助治疗覆盖面差和局部失败率高而不鼓励使用。

成功的腔内治疗需要经验、技巧、实用主义和主观

意愿，直到达到"最佳位置"[303]。施源器放置和填塞的正确位置是实现局部控制最大化的关键[304]。放射源必须放置在子宫和阴道内，以避免在子宫颈和宫颈旁组织中产生剂量不足的区域，并避免超过直肠及膀胱黏膜耐受上限。在临床上遇到的肿瘤和患者解剖结构有很大的差异，所以每个肿瘤都是不同的挑战。

尽管关于"最佳"腔内近距离放射治疗系统有相当多的争论，而且近距离放射治疗无疑需要技术技巧和对细节的关注，但同样明显的是，腔内近距离放射治疗是否被使用比它如何放置的细节更重要。无论放射源放置的细微差别如何，将放射源放置到宫颈管内和宫腔内可使肿瘤中心剂量增强，这是任何 EBRT 技术都无法实现的（图 67-13）。有这么高放射剂量，直接放置在肿瘤旁边，在周围器官放射耐受范围内，甚至可以控制大的宫颈癌。

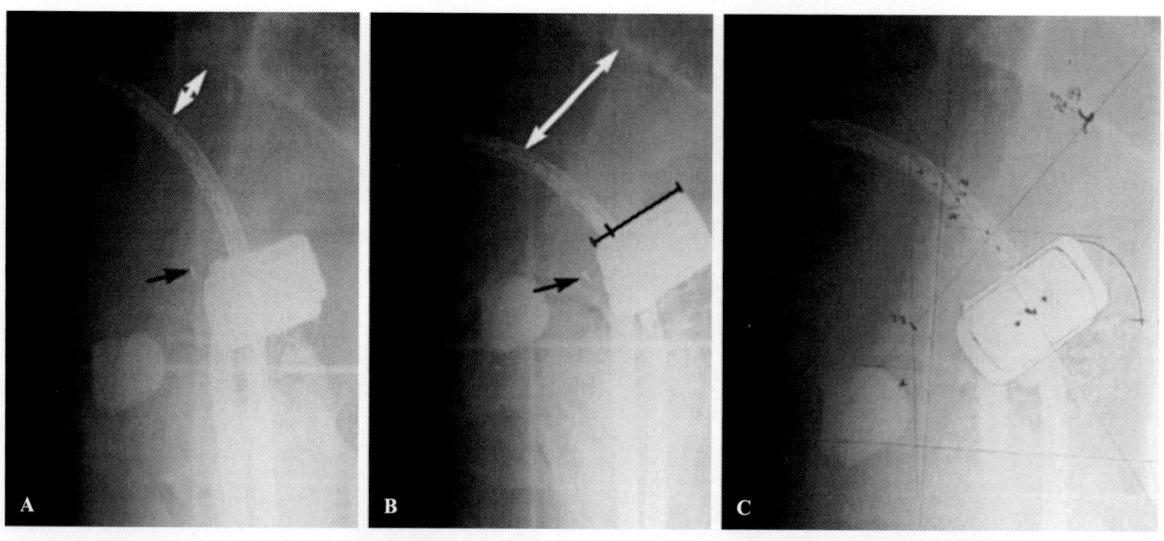

▲ 图 67-12　FIGO 分期 IB₂ 期 Fletcher-Suit-Delclos 低剂量率腔内放射治疗患者宫颈肿瘤定位的侧位图

A. 患者阴道有弹性，阴道填充物将子宫和盆腔内放疗系统推至骶骨上方，肠道有可能卡在腔内放疗系统和骶骨之间（白箭表示两者之间的空隙）。B. 通过固定施源器时重新改变了系统位置，在填塞过程中给予了相反的力量。这使系统下移，但是卵形施源器允许后面再放。这种体位会导致直肠特别阴道施源器头部位置的直肠受量过高。白箭表示骶骨和中央施源器之间有更多的空隙。C. 第二次重新充填使系统处于骶骨和膀胱之间的良好位置。阴道双源施源器被中央宫腔施源器一分为二，并靠近宫颈处标记（A 和 B 中的黑箭）；后面的填充物保护直肠。需要对腔内系统进行 2 次调整的情况很少，但通过这种努力所取得的显著改善将提高该患者的治疗率，并强调了宫颈癌近距离治疗中 X 线片的重要性

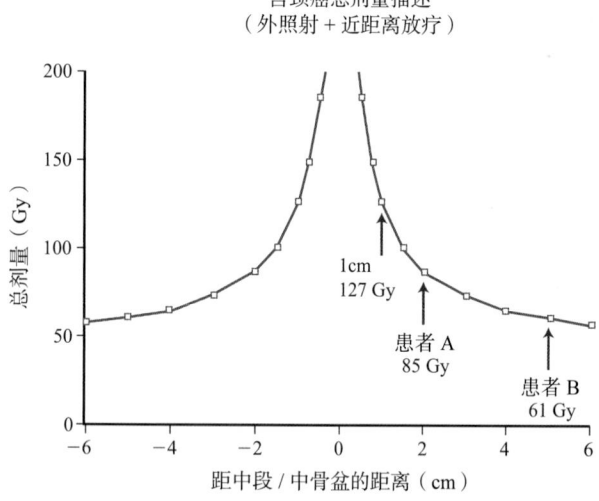

宫颈癌总剂量描述
（外照射 + 近距离放疗）

▲ 图 67-13　说明腔内近距离放射治疗与外照射治疗结合时所获得的中心剂量增加

中央施源器的最高处应向上延伸到子宫底部。相对较长的源线将提供更好的双侧剂量分布和高剂量覆盖宫颈腔内肿瘤，并提供一些增量剂量给盆腔侧壁淋巴结。

对于 LDR，6.5～8cm 的中央施源器将容纳 35～40mg 的等效镭（mgRaEq），铯分布在三个相距 22～25mm 的线性源中。典型的载荷（由头到脚）对于腔内放置时宫颈的较大肿瘤，LDR 线性铯源的剂量为 15-15-10mgRaEq；对于较小的肿瘤，剂量为 15-10-10mgRaEq。中央施源器的尾源不应该突出超过

阴道后置器上表面以下几毫米，以避免在相邻的膀胱和直肠中出现热点。

阴道施源器的选择取决于阴道容量和阴道肿瘤的分布。中央施源器通常是为阴道狭窄的患者保留的，因为他们的宫旁处剂量不足，而且由于局部控制不良，生存率较低。一般情况下，当使用阴道施行镭器时，其中间表面应间隔 1cm 或更小，以避免中心冷点。相反，为了最大限度地增加阴道内放射源的剂量和得到最优化的剂量，阴道应该安装最大的卵形施源器，这样可以紧贴子宫颈。如果使用 X 线片，宫颈前后唇应该标记有不透射线的标记（图 67-12）。阴道后端明显移位将显著降低对宫颈肿瘤的剂量，并导致阴道狭窄和瘘管风险增加。阴道施源器应该放在宫颈部的中心位置；除非前唇或后唇不成比例地受累，在侧位图上，阴道施源器应该被中央施源器从中间分开。阴道施源器的明显后移可能导致前方肿瘤的剂量不足和不可耐受的直肠过量放疗，特别是直肠的靠近施源器的部分。标准 Fletcher-Suit-Delclos ovoids 卵形施源器是 10 或 15mgRaEq 为 2cm（小）；15 或 20mgRaEq 为 2.5cm（中等）；20 或很少的 25mgRaEq 为 3cm（大）；小卵形施源器为 5～10mgRaEq。这些载荷将使阴道侧面的剂量率为每小时 75～110cGy。当施源器位置放置良好或患者有巨大的中心性疾病时，可以使用高活性源。较低的活性源通常用于肿瘤小的患者，用于次优（但可接受）的位置，并将阴道表面总剂量保持在累积最大剂量 120～140Gy。

放置时必须进行麻醉，以确保疼痛得到充分控制，因为在放置和腔内施源器并进行填充时，麻醉后可以对骨盆进行良好的检查，并使会阴肌肉得到最大程度的放松。这个过程应该用润滑纱布进行填塞，包括使用一种含有不透射线的纱布。应该小心地将填充物放在宫颈前后，将直肠和膀胱移离近距离放射系统。在操作过程中要注意不要使子宫颈远离阴道施源器。如果填充物牢固，LDR 患者在 48～72h 内发生置放射源移位的风险是很小的。然而，当使用阴道圆柱体代替填塞或使用远程后装装置时，应该在阴唇处缝一针并将治疗系统固定在阴唇上，以防止移位。在患者仍处于静止状态时，应通过超声、正位片、侧位片、CT 或 MRI 来确认施源器位置的准确位置。如果放置不令人满意，近距离治疗系统应重新放置和重新制定计划。考虑到在这种情况下深静脉血栓形成的风险增加，在长时间固定的情况下，应在麻醉插入时尽早使用皮下肝素和序贯加压装置预防血栓形成。

剂量规范。在过去的 20 年里，近距离放射治疗的剂量规范已经有了很大的转变，以体积为基础的方法取代了以点为基础的方法。然而，在近距离放射治疗的时候，虽然大多数都可以使用超声波，许多中心也可以使用 CT，但在全球范围内采用影像定位还是不可行的。在曼彻斯特系统中，剂量和剂量率指定到一个近中心点（A 点）和骨盆壁附近的点（B 点）（图 67-14）。A 点是沿着子宫内中央施源器轴线放置在阴道卵形施源器交界外侧上方 2cm 处，尽管已经有很多方法来确定这个参考点的位置。值得注意的是，ICRU 在 2012 年出版的美国近距离放射治疗协会指南中重新定义了 A 点[305, 306]。由于 A 点位于一个剂量梯度很陡的区域，它的较小的位置变化可能导致计算出的剂量率有很大的差异。因此，ICRU 在其 1985 年关于腔内剂量和体积规范的报道中批评了使用 A 点或类似参考点的做法[307]。该委员会推荐了一种系统，其中规定了特定剂量的组织体积和参考空气比释动能［单位为微戈瑞（μGy），在 1m 处］。当 A 点作为剂量和报道的参考点时，还必须注意整个肿瘤周围的 3D 等剂量分布。当标准剂量从一个位置不佳或非常规的源系统找到 A 点时，可能会出现意外的结果。因此，不建议使用 A 点来指定间质植入物的剂量；而在肿瘤体积 CT 或 MRI 成像后，建议采用 3D 适形剂量算法[308]。巨大的中央型病灶和患者清晰的解剖通常可以给予总剂量的 80～90Gy 的 A 点剂量（40～45Gy EBRT，40～50Gy 的近距离放射治疗），这种大病灶给予大剂量的做法的晚期并发症的风险是可以接受的。高剂量的中央 EBRT 往往会降低近距离放射治疗宫旁剂量。较小的肿瘤（ⅠA～B₁）通常推荐低剂量

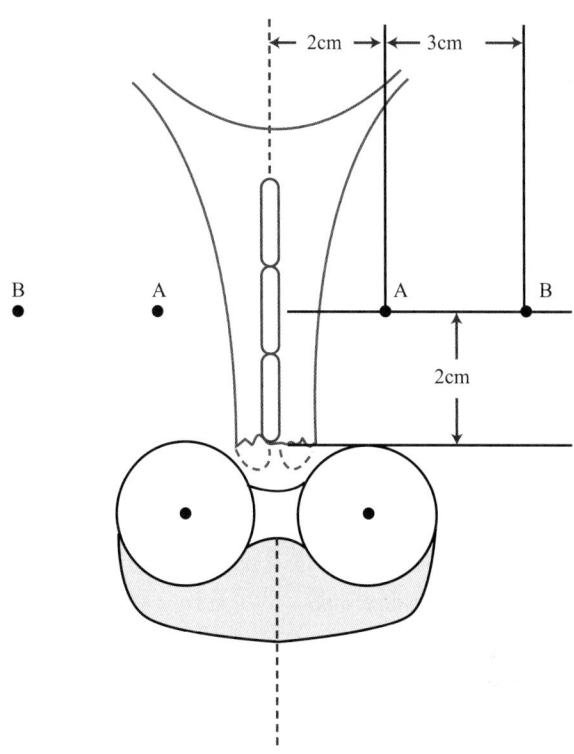

▲ 图 67-14　A 点和 B 点的位置，使用国际辐射和测量委员会（ICRU）38（更新于 ICRU 89，2016）推荐的方法

引自 International Commission on Radiation Units and Measurements. Dose and volume specifications for reporting intracavitary therapy in gynecology（Report 38）. Bethesda, MD：International Commission on Radiation Units and Measurements；1985：1-23.

（75～85Gy）[309]。近距离放射治疗在 LDR 的放射生物学优势已被许多人所强调[310]。然而，随着人们对 HDR 近距离放射治疗技术的接受程度、经验和培训的增加，许多人开始采用门诊的 HDR 近距离放射治疗。无论是使用 LDR 还是 HDR 治疗，都要注意解剖的细节，正常组织对放疗的耐受，充分了解放射生物学原则。还有遵守施源器放置和固定的原则，这怎么强调都不为过。

2. 高剂量率近距离放射疗法　在世界范围内，HDR 近距离放射疗法迅速替代 LDR 近距离放射疗法。由于 HDR 治疗通过远程后装设备进行，因此消除了工作人员的辐射暴露。患者无须住院治疗，这可能带来经济上的优势，而且在治疗过程中可以更好地控制源的位置。但是，使用高的 HDR 分次治疗会减少亚致死正常组织损伤的恢复机会，因此可能会缩小肿瘤控制和并发症发生的比例。其他可能的缺点包括比较高的劳动强度和不可逆发生错误的可能，而且这种错误在短时间内不会被发现。尽管现代的后装技术允许对肿瘤行插植治疗，从而将治疗剂量扩展到宫旁组织，插植针与 LDR 中提到的插植针类似。使用 HDR 时，强制使用 CT 或 MRI 进行图像引导，因为有较高的组织治疗损伤的潜在风险。HDR 源（通常是 ¹⁹²Ir）的停留位置应该从子宫底部的

顶部开始，治疗从显微镜下可见病灶到大的肿瘤病灶的所有病灶[192]。现在，计算机远程后加载技术使在几分钟内而不是几小时或几天内进行高剂量的腔内照射成为可能。

几十年来，研究人员一直在报道他们使用 HDR 近距离放射治疗的经验。许多回顾性研究的作者证明 HDR 治疗是可行、有效、安全的[298]。此外，有 4 个 HDR 与 LDR 近距离放疗的随机试验[294-296]。尽管每项研究都存在方法论上的问题，但数据表明，总的来说，HDR 近距离放疗在谨慎选择总剂量和分次剂量的前提下，与传统的 LDR 方法具有同等的治疗效果。

与 LDR 近距离放射治疗相比，用 HDR 进行放射治疗的生物效应（特别是对正常组织）要大得多，这取决于分次剂量的大小。这一因素导致在使用 HDR 治疗时需要比 LDR 增加照射次数。为了选择一种可能与 LDR 治疗相媲美的 HDR 方案，需要考虑分次剂量和剂量率效应，特别是应用描述这些效应的线性二次（LQ）模型是有帮助的。

LQ 模型已被用来描述生物有效剂量（BED）。

$$BED = 总剂量 [1+ 分次剂量（\alpha/\beta）]$$

其中 α/β 描述了在不同肿瘤和正常组织中分数大小对辐射效应的不同影响。在肿瘤中使用 BED/1.2 替代 $\alpha/\beta=10$ 的等量效应 EQD2。

使用 LQ 方程可以计算和大概估计基于 HDR 和传统基于 LDR 的剂量的生物等效性。通常，肿瘤和急性反应组织的 α/β 比值为 10，晚期反应正常组织的 α/β 比值为 3。使用 LQ 方程，以 LDR 计算，肿瘤参考点 A 点剂量为 80~85Gy，生物有效剂量 BED 为 96~102Gy_{10}。保守地说，考虑到正常组织迟发反应，LDR 等效剂量为直肠 70Gy 和膀胱 75Gy 分别对应 $BED120Gy_3$ 和 $125Gy_3$。在 CT 或 MRI 引导的近距离治疗时代，正常组织的轮廓和剂量 – 体积直方图值的计算已经标准化。改用 EQD2 后，建议直肠 65~70Gy 至 D_{2ml}，膀胱 80~90Gy 至 D_{2ml}[311, 312]。肠道的剂量限制还没有标准化，虽然建议小肠 5cc<5Gy，大肠 $D_{2ml}<65Gy$[250]。肠道的轮廓（小肠和大肠）在近距离放疗时可能无法区分[313]。阴道 2ml 剂量限制为 108Gy[314]。

越来越多基于图像引导的近距离放射治疗允许对靶区 CTV 的具体剂量进行描述[315]。对于 MRI 引导的近距离治疗，在近距离治疗时，高风险 CTV 包括整个宫颈和肿瘤延伸至宫旁、阴道或子宫，而中等风险 CTV 包括诊断时疾病的潜在风险部位。事实上在美国，基于美国放射肿瘤学协会（ASTRO）宫颈癌指南高风险 CTV D_{90} 用于剂量计算（80~90Gy），因此高风险 CTV 是最常用的靶区勾画部位，因此是 CT 引导图像中最常

见的 CTV[145, 316]。CT 无法辨识宫颈上缘，因此在宫颈形状改变和阔韧带结束的地方（距离宫颈外口约 3cm）进行上缘的估计。CT 引导的靶区比 MRI 引导的靶区宽，尚不清楚这种差异是否有剂量上的影响[145, 317]。

世界各地文献报道的 HDR 分次剂量差异显著，分次照射次数为 2~6 次，剂量范围为 3~9Gy[204, 298]。假设正常组织的晚期损伤的 α/β 比率为 3，Stitt 等使用 LQ 模型来预测 HDR 近距离治疗的剂量如何划分，使其对正常组织的影响与 LDR70Gy 相当[318]。根据他们的模型，如果对关键正常组织的剂量是对旁中心参考点的剂量的 80% 或更少，则 5~6 次就足够了。如果解剖结构不太好，正常组织剂量为肿瘤剂量的 90%，则可以考虑更多的次数。

一项对 24 个研究 HDR 近距离治疗局部晚期宫颈癌的系列报道的详细分析未能确定肿瘤控制和晚期组织并发症的剂量 – 反应关系[319]。虽然这无法反驳放射生物因素的重要性和 HDR 近距离放射疗法计算的实施，它强调患者和治疗相关的变量的复杂性。降低 HDR 剂量问题很难是简单的数学公式就可以解决的。

在一项关于国际 HDR 近距离放射治疗在妇科肿瘤组间成员中的应用的调查报告中[204]，EBRT 对骨盆的平均剂量约为 45Gy。对 I B~II A 期的肿瘤患者来说，最常见的三个方案是近距离后装治疗规定的 A 点的剂量每次 6Gy，共 5 次；每次 6Gy，共 4 次；每次 7Gy，共 3 次。对 II B~IV A 期的患者来说，最常见的三个方案是 A 点剂量每次 6Gy，共 5 次；每次 7Gy，共 4 次和每次 7Gy，共 3 次。虽然 LQ 模型是一个有用的工具来比较分割方案，但没有数学公式可以代替临床的判断和观察。NRG 临床试验推荐全骨盆剂量 41.4~45Gy，其次是 HDR 近距离治疗每次 5.4~6Gy，共 5 次。在 EBRT 期间可基于肿瘤缩小选择宫旁的参考点。为维持晚反应组织的生物等效曲线的剂量，GOG 建议虽然使用剂量 – 体积直方图和 D_{2ml} 剂量限制和 3D 为基础的近距离放射治疗，仍然建议 ICRU 直肠参考点剂量不超过 4.1Gy，膀胱参考点剂量不超过 4.6Gy。ICRU89 报道包含了二维、CT 和 MRI 为基础的近距离放射治疗的参数[305]。HDR 近距离放疗在剂量调节方面不断增加的灵活性可能有助于使肿瘤与正常组织的剂量比达到最优。

在初步诊断时就开始计划近距离放射治疗。必须让患者了解并准备治疗过程，医生应仔细记录临床检查和初始影像学，如 MRI 和 PET 的发现。当患者接受外照射时，应仔细检查评估肿瘤消退的程度；医生应根据诊断时肿瘤的大小和近距离放疗时剩余的肿瘤来确定哪种施源器最合适。常用的施源器具包括中央施源器和卵圆形施源器，或带有间隙模具的中央施源器。在 HDR 系

统中，则是中央施源器和环型模具或中央施源器，以及通过环型及卵圆形施源器的管道。

与 LDR 近距离治疗一样，HDR 进行的时机取决于肿瘤的期别和体积及其对 EBRT 的反应。对于小的宫颈癌，可以在放疗的前 2 周开始近距离治疗；对于大多数局部晚期的病变，在 EBRT 接近结束或结束时开始进行近距离治疗。如果大部分或全部 EBRT 在近距离治疗前给予，则应给与 2 次，甚至 3 次 HRD 治疗。HDR 每周给予 1 次，给 2~3 次，以避免不必要地延长整体治疗时间（通常不应超过 8 周）[320]。EBRT 可与 HDR 近距离治疗交叉；然而，在进行 HDR 近距离治疗的当天，不能给予重叠治疗量的 EBRT。

文献描述了 HDR 近距离治疗过程中使用的多种镇静方法，包括全身、腰椎、口服或静脉给予有意识的镇静，包括由训练有素的护士静脉给药咪达唑仑和芬太尼。为了适应放射肿瘤科门诊的有意识镇静患者最少需要监测指脉氧和血压。医生和护士必须持有有意识镇静操作的证书，掌握最新的心肺复苏技能，并有随时可以使用的复苏车[321]。如果有 MRI 检查，在每个患者的第一次 HDR 治疗可以通过经腹部超声引导放置宫腔内施源器。如果颈内管很难进行插入，超声可以引导放置。膀胱充盈使宫颈回声增强。使用宫颈钳在宫颈的尾侧向外牵拉，可使子宫变直，使宫内施源器插入子宫。在

第一次植入时可以放置子宫内 Smit 套管，以方便后续应用。插入后进行 MRI 或 CT 可以在 3D 中评估施源器位置、正常组织和肿瘤的轮廓，并优化这些关键组织的剂量。轮廓图谱可在 www.nrgoncology.org/Resources/Contouring-Atlases 妇科宫颈近距离放射治疗网站上找到[145]。

HDR 的靶区是试图重现通常用于 LDR 近距离治疗常见的对称的"梨形"剂量分布。这种等剂量分布可以通过指定一系列围绕中央施源器和阴道施源器的剂量点，并使用剂量测量程序计算每个源位置的源停留时间来获得所需的剂量分布。在建立一个计划后，这个计划应该被"优化"，以使放射线远离正常组织，并在 CT 或 MRI 上优化 CTV 覆盖。医生可以指定近距离放疗设备中每个选定驻留位置的相对剂量，这有点类似于 LDR 系统中单个源的剂量设置。大多数 HDR 从业人员使用中央和双源施源器，是基于 LDR Fletcher-Suit-Delclos 放射源的置放。然而，另一些人则倾向于中央施源器和环形双源系统，因为其具有固定几何形状的优势，而且置入速度更快（图 67-15）。如果需要，可以给予额外的施源器来覆盖 MRI 显示的肿瘤体积，使其形状偏离经典的分布，成为更精确的适形分布。

近距离放射治疗从业者必须在他们使用的近距离放射治疗系统中受过良好的训练和拥有足够的经验。越

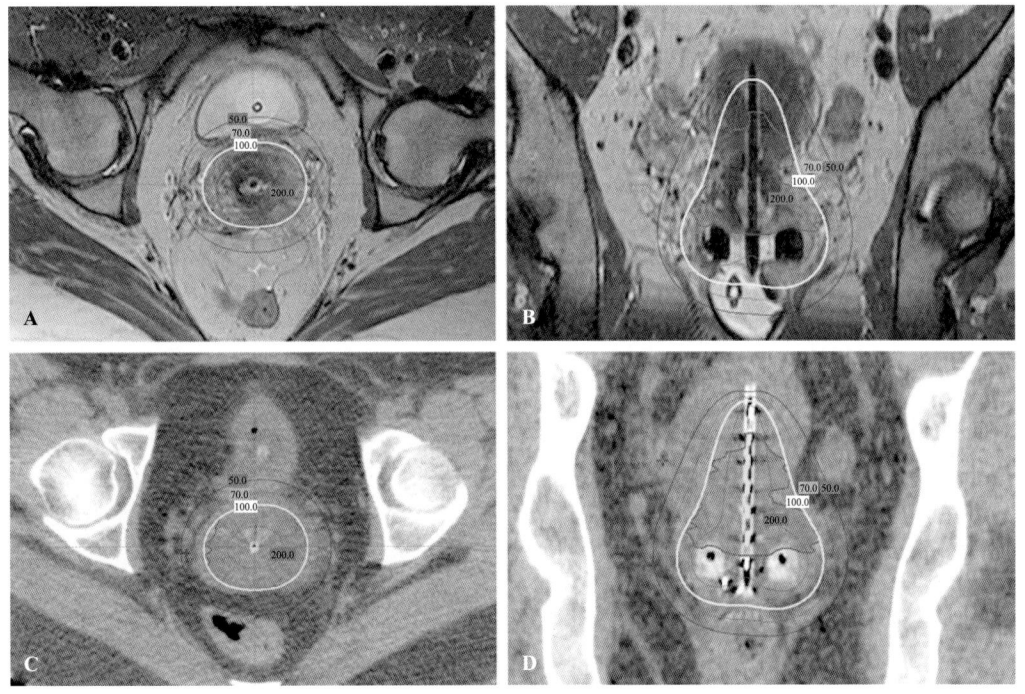

▲ 图 67-15　腔内中央施源器和环形施源器的磁共振成像（A 和 B）与计算机断层扫描（C 和 D）轴位和矢状位图，用于高剂量率近距离放射治疗。为"给予剂量"而选择的源停留位置包括子宫内中央施源器的位置，以及与阴道侧穹隆相对应的环的位置，从而模拟中央和卵形施源器的剂量分布。CT 引导的近距离放射治疗或 MRI 引导的成像剂量测量可以在传统的计算平面（冠状位、矢状位和轴位）显示剂量，也可以三维表示剂量分布，可更好地符合异常肿瘤的几何形状（此图彩色版本见书末）

来越多的国际研究在 3D 影像引导的适形近距离治疗中从要求注意保持古典梨形分布的中心对称且关注 A 点剂量的系统，转向一个更适形和经常不对称的剂量分布偏向残余肿瘤体积和远离正常组织的放疗计划。在一项对 705 名宫颈癌患者的前瞻性试验中报告了 3D 引导近距离治疗的优势，其中一组患者接受放化疗，然后是平片或基于 3D（主要是 CT）图像的近距离放射治疗。接受基于 CT 图像引导的近距离放化疗的患者毒性降低了 20%，局部控制改善了 5%，OS 增加了 9%[322]。在一项回顾性分析 488 例 CT 和 MRI 为基础的近距离治疗中，CTV D_{90}、肿瘤体积和总治疗时间（＞7 周）在多因素分析中具有显著性优势[323]。CT 成像可以帮助描绘邻近的危及器官，对于没有或只有很小的宫旁转移的患者，给予足够治疗肿瘤靶区[145]。CT 为基础的近距离放射治疗效果良好。在一篇用 CT 引导治疗 I ～ II 期宫颈癌的报道中，2 年局部控制率为 96%[324]。对于需要插植针治疗的更晚期患者，2 年局部控制率 MRI 为 96%，CT 为 87%，MRI 在 OS 方面有显著改善，MRI 和 CT 之间的毒性没有差异[325]。

以 MRI 为基础的近距离放射治疗对于确定大的肿瘤靶区是比较理想的，特别是对于放化疗后残留病变较大的患者，那些有邻近器官侵犯的患者，或者那些有宫旁侵犯的患者，在这些患者中 CT 和 MRI 之间的差异可能最大[145, 315, 317]。有研究表明，在治疗小肿瘤时，MRI 图像引导的近距离放射治疗可降低邻近危及器官的剂量，同时允许在大肿瘤中增加剂量以改善局部控制[146, 147]。在 2014 年的一项调查中，超过 95% 的受访者报告在中央施源器放置后使用 CT 引导进行治疗，而 34% 的人报告使用 MRI[302]。大多数的处方剂量是 CTV 而不是 A 点[326]。

3. 肿瘤间质的近距离放射疗法　长期以来，间质近距离放射治疗被用于治疗子宫切除术后大块残留病变、广泛阴道受累、邻近器官侵犯或阴道疾病复发的患者，以覆盖受累的所有区域。可使用线模或卵形 / 环形施源器。一些学术组织提倡更广泛的使用大型间质置入物（通常以会阴模板为指导），这些置入适用于各种临床表现的患者，包括解剖不良、肿瘤体积大或广泛涉及宫旁或骨盆壁的转移[308]。该技术的报告显示局部控制率高[327-329]。在子宫完整的情况下，将中央施源器和置入间质施源器共同使用，而不仅仅是使用中央施源器，是至关重要的[330]。为了使肿瘤可视化，应该在 CT 或 MRI 模拟器或手术室中对患者进行图像引导，在全麻或硬膜外麻醉下使用 CT 或 MRI 进行引导[256, 325]。实时图像引导的方法确定针的准确位置，对于整个高风险肿瘤

靶区 CTV 的勾画，包括整个宫颈和宫旁，在诊断时包括肿瘤的区域是 CTV 的中度风险区域（图 67-16）[331]。另一种方法是在手术室进行腹腔镜引导，以观察肠道情况，减少针头进入肠道的风险。用图像引导的方法得到了很好的结果[256]。可以使用 LDR ^{192}Ir 或 HDR ^{192}Ir；在一些中心，患者每天治疗 2 次直到完成，同时在可行的情况下，在医院为患者进行镇痛治疗，很少在门诊进行[320, 332]。

（四）辐射对正常组织的影响

要确定最佳的治疗剂量，需要了解正常组织对辐照的耐受性。经验表明，上 1/3 的阴道黏膜可以忍受高达 120～140Gy 的辐射剂量，而下 2/3 的阴道黏膜通常不应接受超过 85Gy 的辐射剂量。大多数机构给予不超过 80Gy（EBRT 和 LDR 腔内剂量累加）。ICRU 膀胱参考点或 D_{2ml} 剂量是 80～90Gy，和 ICRU 直肠点或 D_{2ml} 剂量是 70～75Gy。乙状结肠剂量是 65～75Gy[333]。然而，这些参考剂量只能作为一般原则使用。人们早就认识到，一小部分体积的直肠和膀胱通常会受到比计算出的剂量高得多的剂量[334]。此外，对参考剂量的担心应该与需要给予的肿瘤致死剂量有一个平衡。

既往报道的严重晚期正常组织并发症（通常定义为膀胱、直肠或小肠损伤，需要住院或手术干预），粗略估计通常在 5%～10%，但精算统计后可能更高[117, 335]。并发症与疾病的病期和肿瘤体积，以及单个正常组织接

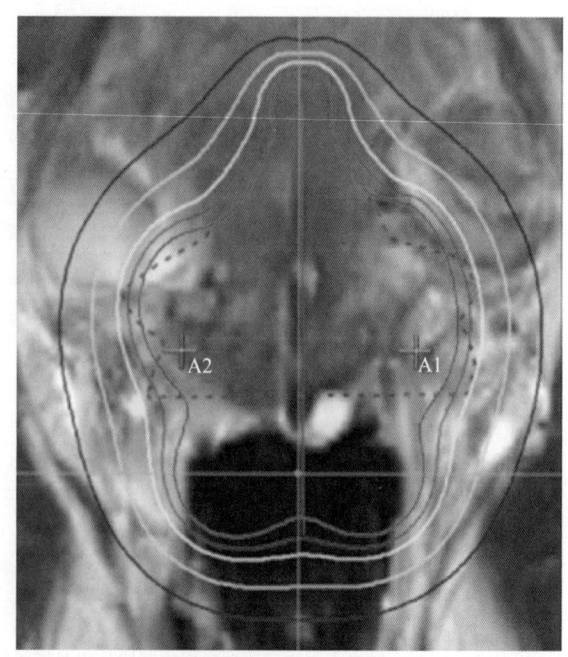

▲ 图 67-16　基于磁共振成像的间质近距离治疗，显示中央施源器与相邻间质针通过阴道环放置，以采用近距离治疗残留的宫旁疾病（此图彩色版本见书末）

受的剂量有关。严重的并发症发生在放疗完成后的前 3~5 年，之后仍有小而持续的风险增加 [335]。放疗期间吸烟与晚期并发症的风险增高显著相关 [168]。大多数晚期发病报道集中在严重的胃肠道和泌尿生殖系统毒性；直到最近才能对不太严重的后遗症给予监测，这些后遗症虽然不需要手术或大量的医疗护理，但仍然影响患者的生活质量。其他的晚期影响，如盆腔不全性骨折、阴道狭窄、淋巴水肿和神经病变，现在被认为也是严重的并发症 [336]。

近期使用同步放化疗明显增加了急性毒性反应的发生，尤其是血液和胃肠道功能方面。与单纯放疗相比，尽管晚期发病率似乎没有同时增加，但准确的长期随访数据很少 [337]。不幸的是，大多数前瞻性临床试验的毒性评估大多基于 NCI 常见毒性标准量表，这有利于急性效应的评估。新的试验强调晚期效应的观察并使用经过验证的生命质量评估工具，将为我们提供非常有用的信息。

如果直肠和膀胱接受与 CTV 相同的剂量，放射生物学原理可以预测接受根治性 HDR 近距离治疗的患者不可接受的并发症发生率。然而，经过仔细的规避和阴道填充，对这些正常组织的放射剂量通常可以大大减少，而且研究通常没有证明当 HDR 治疗剂量被充分分割时并发症发生率增加 [294, 298]。对于 LDR 近距离放射治疗，仔细的操作技术和近距离放射治疗师的专业知识可能和其他任何因素一样重要。这些参数很难评估。有研究表明，HDR 治疗宫颈癌的并发症发生率随着机构经验的增加而降低 [338-340]。

九、治疗流程、结论和未来的可能性

尽管细胞学筛查使预防大多数侵袭性宫颈癌成为可能，HPV 疫苗的开发也降低了发病率，但宫颈癌仍然是世界范围内的一个主要公共卫生问题。

根治性子宫切除术和放射治疗对 ⅠB_1 期宫颈癌患者都有很高的治愈率（治疗原则）（图 67-17）。两种治疗方法的主要毒性发生率相似，但不良反应的类型不同。对于小的 ⅠA 期宫颈鳞状细胞癌或腺癌的年轻女性，手术往往是首选的治疗方法，以避免与放疗相关的卵巢功能衰竭，并将性功能障碍的风险降至最低。放疗，包括 EBRT 和基于图像引导的近距离放疗，与基于顺铂的同步化疗，现在是 ⅠB_2~ⅣA 期肿瘤的主要治疗选择。对于不适合手术切除或不需保留生育功能的女性来说，放射治疗仍然是治疗宫颈癌最有效的单一方式，而调强放射治疗的精确靶区使手术无法切除的淋巴结转移患者也可以达到治疗剂量。放射治疗的靶向性的改善是通过显像技术的进步来实现的，包括 PET 扫描，仔细的适形放射治疗计划，以及适当的近距离放射治疗的结合。虽然治疗在大多数原发性宫颈癌病例中是成功的，但远处复发仍然是一个重要的问题，特别是对于存在广泛的局部晚期病灶的患者。淋巴结阳性或Ⅲ~Ⅳ期患者同步放化疗后的补充化疗正在研究中。一些研究已经强调了放疗剂量、体积、分割和治疗时间对包括腹主动脉旁淋巴结受累的局部晚期疾病患者的局部区域控制率和生存率的影响。正在进行的改善结果的努力包括对有希望的全身药物与放疗同时进行的试验及对转移性或复发性疾病患者的试验。

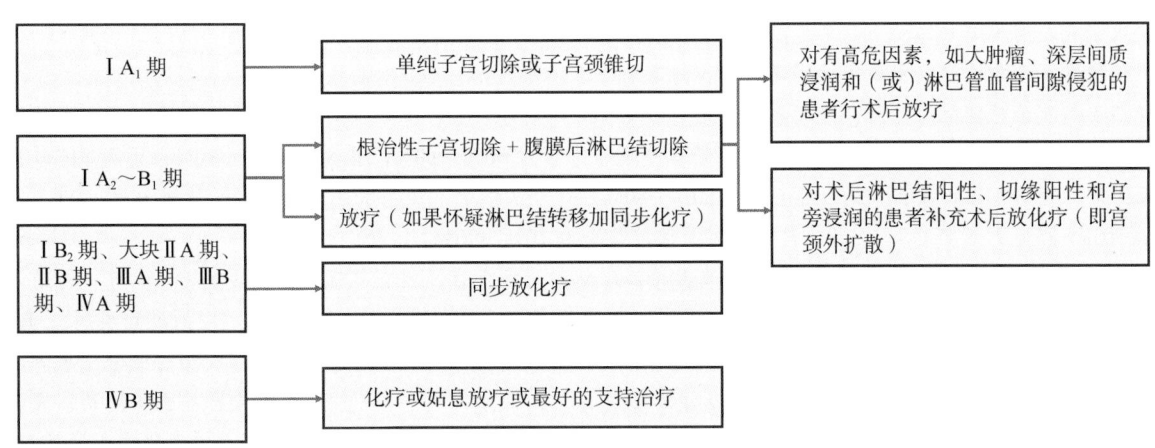

▲ 图 67-17　宫颈癌治疗原则

注意：①同步化疗可以是每周顺铂化疗，或每 3~4 周顺铂联合 5-FU 化疗；②近距离放射治疗是完整宫颈癌放射治疗的重要组成部分

第 68 章 子宫内膜癌
Endometrial Cancer

Carien L. Creutzberg Gini F. Fleming 著

路春华 潘春霞 译

要 点

1. **发病率** 子宫内膜癌是最常见的妇科恶性肿瘤，也是美国女性中第 4 常见的癌症，估计 2019 年有 61 880 例新病例。年龄调整后的死亡率为每年每 100 000 名女性 4.7 人，2019 年估计有 12 160 人死亡。

2. **生物学特征** 从组织学看，子宫内膜癌分为两种亚型： I 型与雌激素相关，预后良好； II 型与雌激素无关，更多的是非内膜样癌，预后较差。最近，癌症基因组图谱小组的全基因组研究确定了子宫内膜癌的四个分子亚类，其特征是驱动突变和突变负荷：聚合酶 – epsilon（POLE）突变型、由错配修复缺陷驱动的微卫星不稳定型、具有高体细胞拷贝数改变的 TP53 突变型和没有特定驱动突变的低拷贝数型，包括大多数经典的低级别子宫内膜样癌。超过 75% 的子宫内膜癌是子宫内膜样癌，而 5%～10% 是浆液性癌，1%～5% 是透明细胞癌，1%～3% 是黏液性癌。高达 5% 是其他组织学，包括子宫肉瘤（即癌肉瘤、平滑肌肉瘤和子宫内膜间质肉瘤），预后不良的危险因素包括肿瘤分期、组织细胞类型、肿瘤分级、肌层浸润深度、淋巴血管间隙浸润、淋巴结转移和患者年龄。这四个分子亚组具有很强的预后意义，POLE 型具有良好的预后，TP53 突变型预后最差，微卫星不稳定和没有特定的分子特征的预后居中。

3. **分期** 评估应包括患者的病史和体格检查，包括阴道检查和双侧盆腔检查、子宫内膜活检或刮宫、胸片、完整血细胞计数和血生化检查。国际妇产科联合会（FIGO）分期是手术和病理分期。对于局部晚期疾病和医学上不能手术的患者可以由腹盆腔的 CT 或 MRI 指导分期。PET/CT 可用于盆腔淋巴结转移的术前评估和随访期间复发的评估，是一种很有前景的方法。

4. **初始治疗和结局** 初始治疗包括子宫切除术和双侧输卵管切除术。手术可通过腹腔镜、机器人或剖腹手术完成。剖腹手术的使用越来越限于癌症晚期、子宫异常增大或有特定并发症的女性。淋巴结切除术的作用仍然是富有争议。它主要用于明确分期和制定辅助治疗方案。它可能对高级别肿瘤、不利的组织学类型和晚期疾病有治疗价值；然而，III 期临床试验中还没有看到生存效益，进一步的试验正在进行中。子宫内膜癌女性的 5 年总生存率为 80%～90%， I 期子宫内膜癌患者为 60%～80%， II 期为 60%～80%，因为 FIGO III 期肿瘤的疾病范围不同 III 期的 5 年 OS 为 50%～80%。对于医学上不能手术的患者，初始放射治疗（RT）提供 50%～85% 的 5 年 OS，对于 I 期疾病，局部控制率为 70%～90%。

5. **辅助治疗** 放射治疗 RT 可以显著改善局部控制和无病生存，但在早期疾病中没有 OS 优势。辅助治疗不用于治疗低风险疾病（即 FIGO2009 级 I A，1～2 级子宫内膜样癌）。对于 I 期的"中间风险疾病"，RT 的适应证是根据预后因素量身定做的。肌层浸润超过 50%、高龄和（或）淋巴血管间隙浸润的低分化患者应考虑辅助盆腔照射。高/中分化肿瘤伴肌层浸润超过 50%；低分化或不良组织类型，未合并肌层浸润，或肌层浸润小于 50% 可考虑近距离治疗。盆腔照射可用于高危和局部晚期疾病。辅助化疗、同步化疗或序贯 RT 和化疗可考虑，可以增加无复发生存率，特别是在 III 期疾病中，但辅助化疗和 RT 的 OS 益处仍未证实。在考虑辅助化疗时，应考虑在化疗和（或）新生物制剂的临床试验。

6. **局部晚期疾病** 对局部晚期盆腔疾病患者的最佳治疗尚未确定。可能选择放疗或后续手术以试图消除所有可见病灶。这些患者应考虑进行化疗、同步化疗或创新生物制剂的临床试验。在这四个分子亚组中，POLE 和微卫星不稳定肿瘤具有很高的免疫源性，可考虑免疫调节剂试验。大的残留病变应考虑姑息治疗。

7. **姑息治疗**　转移性疾病或不可切除的局部疾病可以用化疗或激素治疗。低级别、雌激素和孕酮受体阳性的患者可能对激素治疗有非常长的反应期，作用可持续很多年。高级别疾病的化疗通常提供 50%～70% 的反应率，反应持续时间为 6～9 个月。新的生物制剂目前正在临床试验中进行研究。子宫内膜癌对放疗敏感。因此，应向有症状的患者提供姑息性照射，能极好地缓解症状，如失血、阴道分泌物、局部疾病或淋巴结肿大引起的水肿、骨受累疼痛或有症状的脑转移。

子宫内膜癌是美国和欧洲国家最常见的妇科恶性肿瘤，是美国女性中第四常见的癌症。由于大多数患者为早期疾病，预后通常较好。2008—2014 年，所有患者的 5 年相对生存率为 81.1%。疾病局限于子宫的患者的 5 年相对生存率为 94.9%，而局部受累患者的生存率为 68.6%[1]。

尽管已经发表了多个随机试验，但对 I 期子宫内膜癌的治疗中仍存在争议。手术的最佳范围，特别是盆腔和腹主动脉旁淋巴结切除术的作用，是有争议的。盆腔外照射的适应证及近距离治疗和化疗的使用及其组合也是一个争议的来源。最近一些有关这些问题的随机试验的结果可能会提出一些有益的联合辅助治疗方案。

对于预后不良患者，包括疾病晚期或不良组织学亚型的最佳治疗方法尚不清楚，是目前研究的一个难点。需要对全面分期手术、前哨淋巴结活检和适当的全身辅助治疗进行研究，如同时和辅助化疗或新的生物制剂与或不进行盆腔放疗或近距离治疗。对子宫内膜癌的生物学，特别是非子宫内膜样癌，新的分子标记和靶向治疗包括免疫制剂等探索，需要进行进一步的临床和基础研究。

一、流行病学和病因学

（一）流行病学

子宫内膜癌是最常见的妇科恶性肿瘤，也是美国女性中第四常见的癌症，约占所有癌症的 3.5%，占癌症死亡的 2%1。1973—1995 年，死亡率从每 100 000 名女性 5.3 人降至 4.1 人，此后大致保持稳定，自 2010 年以来略有上升至 4.5 人。美国经年龄调整的子宫内膜癌发病率为每年每 100 000 名女性 26.0 例，2011—2015 年，新的子宫内膜癌发病率上升了 1.1%；死亡率为每年每 100 000 名女性 4.6 例，同期死亡率上升了 1.9%。2015 年，估计有 727 200 名女性患有子宫内膜癌[1]。美国的发病率是世界上最高的。由于人口老龄化和肥胖率增加，内膜癌发病率一直在上升，尤其是发达国家高。美国癌症协会估计，2019 年共诊断出 61 880 例新发的子宫癌[1]。由于美国 20%～30% 的女性在 50 岁前已经进行了子宫切除术，因此，当只考虑有子宫的女性时，子宫切除率甚至更高[2]。欧洲国家报告的世界标准化和粗发病率分别为每 10 万名女性 14 例和 26 例，而美国为每 10 万名女性为 19 例和 31 例[3, 4]。

子宫癌通常是 55—85 岁绝经后女性的癌症。年龄调整后的发病率在 60—74 岁女性每 10 万人中超过 90 人，而 65—69 岁女性的最高发病率为每 10 万人中 108.4 人[1]。小于 5% 的患者年龄小于 40 岁。诊断时的中位年龄为 62 岁，死亡时为 70 岁。子宫肉瘤也主要表现在绝经后人群中。平滑肌肉瘤的发病年龄比癌肉瘤早[5]。

（二）病因

子宫内膜样癌是子宫内膜癌的常见类型，它与子宫内膜暴露于未被对抗的外源性或内源性雌激素的增加有关[6]。月经初潮早、绝经期晚、肥胖、未生育、不孕症和产生雌激素的卵巢肿瘤与子宫内膜癌的发展有着典型的联系。在肥胖女性中，由雄烯二酮脂肪外周转换增加引起的雌激素水平升高可能是增加风险的潜在机制。子宫内膜癌也与高血压和糖尿病等疾病有关，但尚不清楚这些是真正的独立危险因素还是与肥胖和代谢综合征有关[7]。无异议的外源性雌激素水平与子宫内膜癌的风险有很强的相关性[8]。使用他莫昔芬预防或治疗乳腺癌已有记录，以统计增加随后子宫内膜癌的风险[9]。尽管他莫昔芬对乳腺组织有抗雌激素作用，但他莫昔芬对包括子宫在内的身体其他器官有一些弱雌激素作用，这也是造成这种风险的原因。

非典型性增生被认为是子宫内膜样癌的癌前期病变，并有相似的起源[10]。当子宫内膜活检证实为复杂增生并异型性时，后续发展为子宫内膜癌的发展风险为 30%～40%。

子宫内膜癌的家族史与风险增加有关，特别是在 50 岁以下的女性[11]。人口研究估计，在所有新诊断的子宫内膜癌中，只有 3%～6% 可能与林奇综合征有关[12]。

子宫内膜样形态特异性卵巢癌和子宫内膜癌的家族性聚集性已被报道 [13]。在诊断子宫内膜癌后，发生其他恶性肿瘤，特别是结肠和乳腺恶性肿瘤的风险增加 [14, 15]。患有 MLH1、MSH2、MSH6 或 PMS2 基因突变的女性，即遗传性非息肉病性结直肠癌（hereditary nonpolyposis colorectal cancer, HNPCC）综合征患者继发子宫内膜癌的风险增加 [16]。HNPCC 或林奇综合征是根据是否存在除结直肠癌以外的肿瘤分类的。患有 HNPCC 综合征 2 型的患者患子宫内膜癌的风险较高，仅次于结直肠癌 [17, 18]。这些女性在 50 岁前患子宫内膜癌的风险为 20%，到 60 岁时增加到 60%。年轻子宫内膜癌患者如何筛查林奇综合征已评估了不同筛查政策；如根据微卫星不稳定性（MSI），或更多依靠肿瘤标本的免疫组化（IHC）进行评估，检测其中错配修复（MMR）蛋白的表达，或年龄小于 50 或 60 岁，或年龄和一级亲属患有林奇相关癌症，或阿姆斯特丹标准，或所有就诊人 [19, 20]。其中，对患有子宫内膜癌的女性进行 IHC 分类，至少有一个与林奇相关的癌症的一级亲属，似乎是最具成本效益的 [20-22]。然而最近，针对林奇综合征的检测结果，许多中心引入了所有子宫内膜癌病例 MMR 蛋白的标准 IHC，类似于结直肠癌指南。当对 MSI 或 IHC 进行分析时，肿瘤表现出 MMR 蛋白功能丧失的患者应提供生殖细胞 DNA 突变检测，而 MLH-1 基因的体细胞高甲基化并不能解释这一点。MSI 和 IHC 对错配修复缺陷（MRD）的敏感性为 80%～100%，特异性为 60%～80%。

二、预防和早期发现

除了避免使用雌激素和避免肥胖外，没有任何措施可能有助于预防子宫内膜癌。对于已知的非典型性增生患者，建议采用预防性子宫切除术 [23]，HNPCC2 型基因携带者建议预防性切除子宫和卵巢，她们并发或随后发生子宫内膜癌的风险是相当大的 [24]。人们越来越认识到，包括避免肥胖和鼓励体育锻炼等对生活方式的建议，可能是必不可少的，可以减缓子宫内膜癌发病率的上升 [25]。

子宫内膜癌筛查尚未在一般人群中进行，因为内膜癌这种疾病的早期症状和良好的预后降低了人群筛查的效力 [26]。单纯阴道超声尚未发现可有效用于筛查 [27]。及时分析每一例绝经后或阴道异常出血患者，进行阴道超声和子宫内膜活检是推荐的。

已建议对服用他莫昔芬的患者进行筛查。无症状他莫昔芬使用者的超声下的特征性子宫内膜增生表现使其假阳性增高，从而导致随后频繁的侵入性诊断 [28, 29]。在对 247 名他莫昔芬使用者的前瞻性超声筛查研究中，发现在 52 例无症状的子宫内膜增厚患者中，大多数有萎缩性子宫内膜，只有 1 例有癌症，而在其中 2 例阴道出血患者，子宫内膜癌被诊断 [28]。作者发现对无症状他莫昔芬使用者并不推荐常规超声筛查，但应该对所有异常流血的女性进行快速处理。总之，应用他莫昔芬超过 5 年继发内膜癌的患者病期较晚，病理类型较差，预后较差。因此大多数指南都提倡在绝经后女性使用他莫昔芬 3 年后改用芳香化酶抑制药。预计可降低该群体女性患子宫内膜癌的发病率。

对于不选择预防性手术的 HNPCC 综合征基因携带者的筛查方案显示，每年的子宫内膜活检和阴道超声检查增加检出患者的效率 [21]。对 175 例突变携带者进行妇科监测，阴道超声和子宫内膜活检的检出率分别为 94% 和 74%，结果表明，14 例子宫内膜癌患者中有 11 例通过超声监测发现，子宫内膜活检诊断出 8 例。经阴超声仅检测出 4 例子宫内膜癌，错过 6 例，而内膜活检发现另外 14 例潜在的癌前恶性增生 [31]。

三、生物特性 / 分子生物学

（一）生物特性

从组织上看，已经发现了两种不同类型的子宫内膜癌，这是 Bokhman 在 1983 年首次描述的 [32]。Ⅰ 型肿瘤与雌激素有关，常有增生，通常为低度子宫内膜样组织学。它们通常在雌激素丰富的环境中发育（如肥胖、绝经前和围绝经期），并有良好的预后。Ⅱ 型肿瘤与雌激素无关，在萎缩性子宫内膜中发生，可能在子宫内膜上皮内癌之前，它们更多是浆液性和透明的细胞癌。患有 Ⅱ 型肿瘤的患者往往年龄较大，绝经后，有高级别、深部浸润性肿瘤，预后不利。这两组之间的差异摘要见表 68-1。子宫内膜癌致癌的遗传异常对于 1 型和 2 型癌是不同的，但每一种肿瘤都包含一些不同的分子特征。

子宫内膜样癌常见的分子异常包括 PTEN 丢失，TP53、KRAS 和 PIK3CA 突变，MSI、ERBB2、表皮生长因子受体（EGFR）和 P16 过表达 [33, 34]。在 Ⅱ 型癌症中，TP53 突变发生在 90% 的病例（浸润性和上皮内癌），这表明它是癌变的早期事件。据报道，ERBB2 蛋白过表达在浆液性癌中占很大比例，20%～30% 的浆液性癌具有 ERBB2 基因的扩增。

PTEN 在子宫内膜样子宫内膜癌（37%～61%）中经常发生改变，被认为是癌变的早期事件。失去 PTEN，随后激活磷脂酰肌醇 –3– 激酶（PI3K）– 丝氨酸 / 苏氨酸特异性蛋白激酶（AKT）– 哺乳动物靶点雷帕霉素（mTOR）信号通路在 32%～83% 的子宫内膜样型子宫内膜癌中被发现 [35]。

最近，癌症基因组图谱（TCGA）发表了一项关于子宫内膜癌的综合分子遗传分析[36]。定义了四个分子亚类，其特征是特定的驱动突变和突变负荷：具有突变负荷最高的 DNA 聚合酶 – epsilon（POLE）外切酶结构域突变的癌症，由 MRD 驱动的微卫星不稳定癌症，具有高体细胞拷贝数改变的 TP53 突变癌症，以及没有特定驱动突变的拷贝数低癌症，包括大多数经典的子宫内膜样癌。这四个亚组的预后明显不同。尽管 POLE 突变的癌症具有超突变的表型，但预后非常良好，只有罕见的晚期疾病或转移扩散病例[37]。这些癌症的进一步特点是广泛的免疫浸润，其免疫原性被认为是其良好预后的原因[38]。MMR 缺乏的癌症的特点是 MMR 基因之一的突变，具有中间预后。最近的研究表明，这些也是免疫原性的；对 MRD 癌的免疫治疗的首次研究显示了有希望的结果[39, 40]。TP53 突变的浆液样癌具有较高的拷贝数改变，预后不良，多为浆液性子宫内膜癌[36]。然而，25% 的高级别子宫内膜样癌合并浆液性肿瘤，并有广泛的拷贝数改变，很少有 DNA 甲基化改变，低雌激素受体 / 孕激素受体（ER/PR）和频繁的 TP53 突变。更常见

的遗传损伤标记，如 DNA 非整倍体，一直与较差预后有关[41]。第四个 TCGA 组，即拷贝数低的组，也称为那些没有特定分子轮廓组，包含大多数子宫内膜样型癌症，预后居中[42]。一项研究表明，其中进一步的表征没有特定的分子谱癌症已经表明 β-catenin 突变[42]和影响染色体 1q32.1 的单拷贝数改变[43]与更差的无复发生存显著相关。与 1q32.1 扩增相关的 MDM4 基因表达，提示 MDM4 抑制可作为治疗方案[43]。

一些研究表明，TCGA 亚组可以可靠地通过其在福尔马林固定石蜡包埋组织上的替代标记进行明确[42, 44-46]。通过他们的替代标记来确定 TGCA 组，目前临床中已经运用，既可以作为预后指标来指导治疗，也可作为新疗法的潜在靶点。当与其他强有力的预后因素一起使用时，如 L1 细胞黏附分子（L1CAM）的过度表达、大量淋巴血管间隙侵犯（LVSI）和 β-catenin 突变[42, 47-50]，TCGA 组对子宫内膜癌的分子分析已被证明具有最高的预后能力，另见后面关于预后因素及其临床结局的章节。

基于有丝分裂基因、激素基因和免疫应答基因的高表达的基因表达簇已经被确定。有丝分裂簇包含浆液性和浆液性肿瘤；激素簇包含具有更多 ER/PR 表达的样本；免疫反应簇包含免疫激活基因，识别具有不同临床行为的子宫内膜癌。随着肿瘤分化程度的降低，基因组不稳定性增加，高级别和浆液性肿瘤的染色体丢失和扩增频率升高[36]。

如表 68-2 所示，一些分子异常，如 PTEN 和 KRAS 突变，与有利和不利的结果有关[51]。最近，L1CAM 的表达被认为是一个强烈的不良预后因素[47, 48, 52]。然而在大多数多因素分析中，这些分子标记的预后价值在传统主要预后因素参与时会失效：分期、分级、侵袭深度和组织学亚型。分子标记的主要意义是它们的个体化，包括预后评估和治疗指导、确定治疗的特定靶点

表 68-1 1 型和 2 型子宫内膜癌的主要特征

特 点	1 型	2 型
临床病理特征		
与雌激素关系	有关	无关
癌前病变	增生	上皮内癌
年龄	年轻	年老
组织学类型	子宫内膜样癌	非子宫内膜样癌
等级	1 或 2	3
分期	1	更晚期
预后	好	差
遗传特征		
整倍体	二倍体	非整倍体
TP53 突变	10%～20%（晚期事件）	60%～90%（早期事件）
PTEN 失活	35%～50%	5%～10%
ERBB2 蛋白过表达	10%～15%	20%～25%（浆液：60%）
EGFR 过表达	10%～30%	60%～80%
KRAS 突变	15%～30%	0%～5%
微型卫星不稳定	20%～30%	0%～5%

表 68-2 遗传异常的预后价值

遗传异常	预后价值
不变	生存率下降
TP53 突变	生存率下降
PTEN 失活	相互矛盾的数据
ERBB2 过表达	生存率下降
EGFR 过表达	生存率下降
KRAS 突变	相互矛盾的数据
微型卫星不稳定	无预后意义

及制定个体化的有效治疗策略方面的潜在用途。分子特征的潜在用途在于它们可在活检和刮除标本中进行检测，从而能够对手术范围和辅助治疗进行具体的治疗指导。研究表明，刮宫术与子宫切除标本的一致性良好[53, 54]。

（二）预后因素

许多全面的回顾性分析和前瞻性的随机研究已经明确了子宫内膜癌的主要预后因素。包括肿瘤分期、患者年龄、组织细胞类型、肿瘤分级、肌层浸润深度和LVSI[55]。随机试验则证实了这些因素的预后价值[56, 57]。在 I 期子宫内膜癌中，分级被发现是一个主要的预后因素，高级别肿瘤复发和癌症死亡的风险增加了 3～5 倍[58]。在大多数研究中，中 / 低分化相比没有显著不同的结果，并提出了一个两级分级系统，高风险和低风险组，以克服中间级的临床价值有限和重复性差的问题[59, 60]。由 Lax 等提出的特定二元分级系统[59]，是基于实体生长的比例、肌层浸润的模式、肿瘤细胞坏死的存在而组成的一种简单的两层系统，根据实体生长的比例将肿瘤分为低风险或高风险（<50% vs. >50%），被证明具有优越的预后能力和更大的重复性，相比于国际妇产科联合会（FIGO）分级系统[61]。或者，FIGO分级系统可以作为一个二元系统，将肿瘤分为 1 级、2 级与 3 级。这已被证明有很强的预后意义，而其额外的优势在于高度可复制和世界各地的病理学家更加熟悉[62]。

在大多数研究中，肌层浸润深度比肿瘤分级具有更低的预后价值。深部侵犯，特别是进入肌层壁的外侧 1/3 或一半，与复发和不良结局的风险增加有关。一种弥漫性浸润的肌层浸润模式，而不是具有推边的扩张生长模式，被认为是比侵袭深度更强的不良预后因素[61, 63]。

LVSI 显著且独立地增加了局部复发、远处复发、淋巴结阴性疾病复发和显微淋巴结转移的风险[55, 57, 64, 65]。在对 609 例 I～III 期子宫内膜癌患者的分析中，发现LVSI 患者的 5 年复发率为 39%，而没有 LVSI 的患者则为 19%（P<0.0001）。即使在其他低风险的 I 期疾病（定义为低级别和深度的侵袭），LVSI 的存在显著增加了复发的风险（28% vs. 14%，没有 LVSI）[55]。

最近的研究表明，LVSI 的定量可以提高其预后预测能力：具有大量 LVSI 的肿瘤（相对于仅轻度 LVSI）有 5 倍的复发风险[66]。因此，LVSI 已被纳入 ESMO-ESGOESTRO（欧洲医学肿瘤学会、欧洲妇科肿瘤学会和欧洲放射治疗和肿瘤学会）共识指南中的主要风险标准之一[67]（表 68-3）。

表 68-3　ESMO-ESGO-ESTRO 共识会议确定的子宫内膜癌风险组

风险小组	说　明
低	• 子宫内膜样癌，1～2 级，<50% 侵犯，LVSI 阴性
低 – 中	• 子宫内膜样癌，1～2 级，≥50% 侵犯，LVSI 阴性
高 – 中	• 子宫内膜样癌，3 级，<50% 侵犯，任何 LVSI • 子宫内膜样癌，1～2 级，LVSI 阳性，任何侵犯
高	• 子宫内膜样癌，3 级，≥50% 侵犯，任何 LVSI • II～III 期子宫内膜样癌，无残留疾病 • 非子宫内膜样癌（浆液 / 透明细胞 / 未分化 / 癌肉瘤）
高级 / 转移性	• 有残余疾病的III期和IV A 期 • IV B 期

ESMO-ESGO-ESTRO. 欧洲肿瘤医学会 – 欧洲妇科肿瘤学会 – 欧洲放射治疗与肿瘤学会；LVSI. 淋巴血管间隙浸润

四、病理和播散途径

（一）病理学

几乎所有的子宫上皮癌都是腺癌。世界卫生组织介绍了几种亚型。子宫内膜腺癌最常见的类型是子宫内膜样型，占病例的 75%。其他非子宫内膜样组织学类型包括浆液性（5%～10%）、黏液性（1%～3%）和透明细胞（1%～5%）癌。子宫间充质和混合肿瘤，通常称为子宫肉瘤，包括平滑肌肉瘤、子宫内膜间质肉瘤和癌肉瘤（或恶性混合米勒肿瘤）。世界卫生组织对子宫间充质和混合肿瘤的分类摘要见相关文献[68]。癌肉瘤是最常见的子宫间充质和混合肿瘤（45%），其次是平滑肌肉瘤（40%）和子宫内膜间质肉瘤（10%～15%）。癌肉瘤是由恶性上皮和基质成分组成的；由于这种两相的外观，它们的起源一直被争论不休。根据分子遗传分析，目前的观点是，这些癌症应该被认为是化生癌。临床数据支持这种观点，即癌肉瘤应该被认为是高风险的癌，特别是因为上皮成分通常是高级别的[69, 70]。由于早期和侵袭性播散而导致预后不良。癌肉瘤越来越多地被归类为高级别癌。

非子宫内膜样组织学类型比子宫内膜样癌预后差，如浆液性癌和透明细胞癌。浆液性腺癌以前被称为子宫乳头状浆液性癌。在组织学上与卵巢相似。子宫乳头状浆液性癌首次描述于 1982 年，被发现有更高的腹膜扩散率，几乎类似于卵巢癌[71]。这一特征可以与乳头状绒毛腺瘤，即一种子宫内膜样腺癌的亚型相混淆，后者预后明显更好。浆液性癌诊断时分期常常高于子宫内膜样腺癌。透明细胞癌的预后也很差，在诊断时病期更晚，尽管目前发表的一些数据相互矛盾，但透明细胞癌应该与浆液性癌症相区别[72, 73]。在一些分析中显示，早期浆液性和透明细胞癌其预后与高级别子宫内膜样癌类似，但浆液性癌症的复发率最高[74, 75]。

最近的基因组分析表明，子宫内膜透明细胞癌不是一个生物学上一致的组，可能包括 MSI 或微卫星稳定的肿瘤，以及基因学上类似于浆液性肿瘤或子宫内膜样肿瘤的一组肿瘤[76, 77]。

一些研究者认为腺鳞癌是另一种预后不良的组织学亚型[78]，但另一些研究则表明这些患者的预后与典型的子宫内膜样腺癌没有什么不同[79, 80]。Zaino 等[79]评估了妇科肿瘤组（GOG）研究的部分患者群体，发现腺体等级和鳞状成分分化程度之间存在的平行性，并随后提出，这种组织学亚型的名称应反映这一特征的重要性，称为鳞状上皮分化的腺癌[79]。

子宫内膜增生伴异型性常先于子宫内膜样子宫内膜癌。子宫内膜上皮内癌与非内膜样癌的发生发展有关。国际妇科病理学会已经确定了子宫内膜增生的两种组织形式：简单增生和复杂增生。结构异常程度较低的病变被称为简单增生，而具有明显结构异常的病变则为复杂性增生。不典型的核改变可以与简单的或复杂的类型相关联，并且与非典型性的增生不同。无异型性的单纯增生进展为子宫内膜样癌是罕见的（＜2%），而伴有异型性的单纯和复杂增生进展为癌的发生率在 30%～40%[81]。不典型增生患者后续发生子宫内膜癌的风险高，因此更推荐预防性子宫切除。

并非所有子宫内膜癌都是在非典型增生的情况下发生的。非子宫内膜样癌，特别是浆液性癌，似乎代表萎缩性子宫内膜的恶性转化，在 90% 的浆液性癌中发现邻近存在萎缩性子宫内膜[82]。

（二）肿瘤播散

大多数子宫内膜癌长期局限于子宫体。最初沿子宫内膜表面通过局部蔓延进行扩散。纵向生长可能导致子宫下段和宫颈受累，最初累及宫颈内腺体，后来通过宫颈基质侵袭而扩散。肿瘤也可以沿着宫角扩散到输卵管。横向生长导致不同深度的肌层浸润，最终穿透浆膜下和浆膜。有两种肌层侵袭模式：一种是扩张的生长模式，另一种为浸润性生长模式，癌细胞和癌巢可随意穿透肌层[59]。浸润生长模式与频繁的 LVSI 和早期淋巴扩散有关。子宫腺肌病的病灶可以在子宫肌层深处看到。肿瘤细胞在腺肌病中的预后意义尚不清楚。肿瘤细胞可能仅从位于肌层深处的这些病灶表面生长。它们的预后可能不会像直接从子宫内膜穿透的预后一样差。肿瘤破坏浆膜后，可发生腹腔扩散，其模式类似于卵巢癌。偶尔，在子宫肌层或宫颈广泛穿透后，可能发生膀胱或直肠的直接侵犯，或累及盆腔软组织继续到达盆腔侧壁。

腹腔播散可沿浆膜生长或肿瘤细胞由输卵管溢出进入腹腔。

随着肿瘤更广泛地侵犯肌层，淋巴结转移的风险更高[83, 84]。子宫内膜几乎没有淋巴管，但肿瘤穿透肌层后，特别是当它到达淋巴丰富的下层时，通过淋巴浸润传播是常见的。因此，子宫切除标本中的 LVSI 是疾病传播的早期标志[55]。宫底淋巴管可直接引流至腹主动脉旁淋巴结。通常，尽管孤立的腹主动脉旁淋巴结受累也发生，但髂内和髂外淋巴结组是第一梯队的扩散。前哨淋巴结检测研究[85, 86]已显示前哨淋巴结位于闭孔、髂外和腹主动脉旁区域。淋巴扩散也被认为是阴道受累和孤立附件受累的原因。

总的来说，约 11% 的临床 I 期和隐匿性 II 期子宫内膜癌患者和 5%～7% 的局限于子宫的肿瘤患者有盆腔或腹主动脉旁淋巴结受累[87]。肌层浸润程度与肿瘤组织学分级密切相关，浸润深度和肿瘤分级与子宫内膜样肿瘤淋巴管受累风险密切相关。对于浆液性肿瘤，浸润深度与淋巴结受累的风险没有很好的相关性；一项较早的 50 例浆液性癌研究，其中 66% 为纯浆液性癌症，72% 为子宫外扩散，对于没有肌层浸润的肿瘤，淋巴结受累率为 36%[88]。透明细胞癌患者腹腔内传播的风险也较高。子宫内膜样癌的腹腔受累与其他危险因素有关，如淋巴结受累、附件受累和 IVSI。在子宫内膜癌中，血源性传播是罕见的，主要发生在高级别肿瘤、不良组织学类型或晚期患者。最常见的转移部位包括肺，其次是肝脏和骨骼。远处淋巴结转移（即锁骨上或腹股沟）是由广泛的淋巴管受累或血行传播引起的[89]。

五、临床表现、患者评估和分期

（一）临床表现

异常子宫出血是子宫内膜癌患者最常见的表现。由于失血是子宫内膜增生的早期征象，75% 的患者存在早期疾病。然而，只有 15%～20% 的绝经后出血患者被发现患有子宫内膜癌。另一个非特异性的症状是大量的水样分泌物。在绝经前或围绝经期患者中，出现的症状可能是不规则的失血或月经过多。宫颈细胞学检查在子宫内膜癌诊断中并不常用，但在常规（Pap）涂片中偶尔会发现恶性子宫内膜细胞。绝经后女性巴氏涂片中正常出现的子宫内膜细胞也可能是恶性肿瘤的表现。最近对 1183 例巴氏细胞学病例（739 例为正常子宫内膜细胞，423 例为不典型子宫内膜细胞，21 例为 40 岁及以上女性子宫内膜癌细胞）的研究表明，2.7% 的正常子宫内膜细胞、18.4% 的不典型子宫内膜细胞和 100% 的子宫内膜癌细胞均有明显的子宫内膜病变[90]。最近，从巴氏涂片检查液体中回收 DNA 的遗传分析以期发现子宫内膜癌和卵巢癌有了报道[91]。除非有子宫积脓，疼痛通常不常见。晚期子宫内膜癌患者可出现腹部症状、盆腔和（或）腰痛、淋巴水肿或转移性疾病症状，但这些症状较为少见。

（二）患者评估

对确诊患者或怀疑恶性肿瘤的评估包括病史和体格检查，体格检查包括阴道检查和盆腔双合检诊查。病史应包括与子宫内膜癌相关危险因素的评估，如肥胖、高血压、糖尿病、未对抗的雌激素使用、他莫昔芬使用、未产、家族史（特别是结肠癌、子宫内膜癌、乳腺癌或卵巢癌），以及（特别是肉瘤）先前的盆腔放疗史。

大多数子宫内膜癌患者为早期，盆腔检查无明显异常。然而需进行完整的盆腔检查，以排除宫颈扩张、阴道转移和附件受累。

门诊程序，如经阴道超声检查和子宫内膜活检或抽吸刮除，可在 90% 以上的怀疑患有子宫内膜癌的患者中明确诊断。有各种子宫内膜活检工具，如小型 Novak 切除术、Pipelle 仪器或 Vabra 器，这些工具可在没有全麻的情况下作为门诊手术进行子宫内膜活检。如果这些手术不能明确诊断，应该进行规范的宫颈扩张和内膜刮除，是否宫腔镜操作均可。当其他方案无法明确诊断，可使用宫腔镜直视下评估宫颈管和子宫腔，在任何可见异常部位进行活检。图 68-1 提出了患者检查和评估的诊断流程。

（三）分期

在确诊恶性肿瘤后，进行术前评估和分期检查。FIGO 系统是基于手术和病理结果明确的分期。2009 年经修订的 FIGO 分期系统出版，取代了 1988 年的 FIGO 分期系统[92]。表 68-4 列出了 2009 年 FIGO 分期。在评估文献数据时，尤其应记住ⅠA 期、ⅠB 期和ⅠC 期的变化，因为 FIGO1988 ⅠA 期（无肌层侵犯）和ⅠB 期（<50% 肌层侵犯）在 FIGO2009 年被归类为ⅠA 期，而 1988 年 FIGO 分期中，ⅠC 期（>50% 肌层侵犯）在 2009 年 FIGO 是ⅠB 期。以前的非手术（临床）FIGO 分期系统继续用于未接受手术的患者。

患者的一般评估应包括标准血液检测和胸部 X 线。子宫内膜癌患者往往年老体弱，并可能同时存在一些并发症，包括心血管疾病和糖尿病，这影响了适当治疗的选择。计算机断层扫描和磁共振成像在准备接受手术的临床Ⅰ期疾病患者并不常规进行，如果怀疑局部晚期疾病，则需进行。CT 的主要局限性在于它在评估子宫肌层浸润，特别是萎缩性子宫肌层浸润方面的不可靠性，以及未能检测到小的宫旁病灶、淋巴结转移或局部子宫外浸润[93]。CT 最大价值可能用于临床Ⅲ期或Ⅳ期患者的分期，以及对医学上不能手术的患者评估肿瘤的大小和范围，排除大体的宫外疾病，并明确放疗的靶区勾画范围。应用静脉注射对比剂的强化 MRI 在确定肌层浸润和诊断Ⅱ期疾病方面优于 CT[94]。

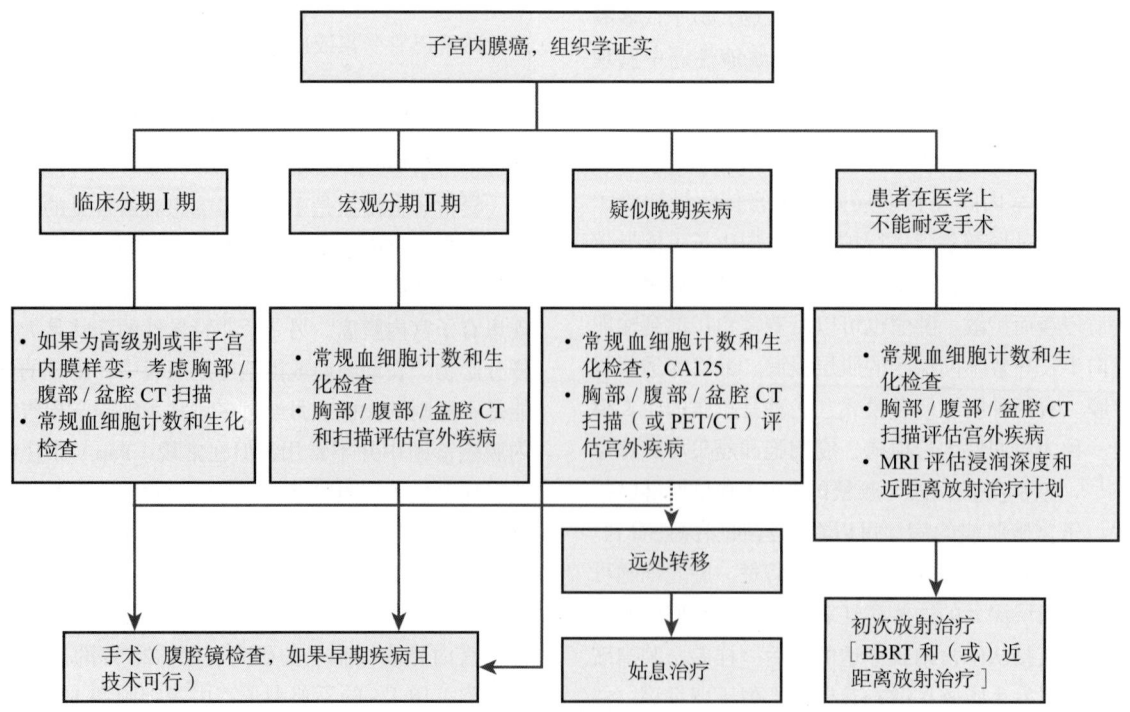

▲ 图 68-1　子宫内膜癌患者的诊断流程

BT. 近距离治疗；CT. 计算机断层扫描；EBRT. 体外放射治疗；MRI. 磁共振成像；PET. 正电子发射断层摄影术

表 68-4 妇产科联盟 2009 年子宫内膜癌外科分期系统 [92]

分 期	描 述
I	肿瘤局限于子宫体和（或）累及子宫颈内膜腺体
I a（G₁~₃）	肿瘤浸润深度 <1/2 肌层
I b（G₁~₃）	肿瘤浸润深度 ≥1/2 肌层
II（G₁~₃）	肿瘤侵犯子宫颈间质，但无宫体外蔓延 ª
III	肿瘤局部和（或）区域扩散
III a（G₁~₃）	肿瘤累及浆膜层和（或）附件
III b（G₁~₃）	阴道和（或）宫旁受累
III c（G₁~₃）	盆腔淋巴结和（或）腹主动脉旁淋巴结转移
III c₁（G₁~₃）	盆腔淋巴结阳性
III c₂（G₁~₃）	腹主动脉旁淋巴结阳性和（或）盆腔淋巴结阳性
IV	肿瘤侵犯膀胱和（或）直肠黏膜和（或）远处转移
IV a（G₁~₃）	肿瘤侵犯膀胱或直肠黏膜
IV b（G₁~₃）	远处转移，包括腹腔内和（或）腹股沟淋巴结转移

FIGO 组织学分级

G₁	<5% 非鳞状或非瘤状实体生长模式
G₂	5%~50% 非鳞状或非瘤状实体生长模式
G₃	>50% 非鳞状或非瘤状实体生长模式

a. 子宫颈内腺体受累应考虑 II 期

对氟代脱氧葡萄糖 - 正电子发射断层扫描 / 计算机断层扫描潜在作用的初步研究表明，在随访期间评估复发和盆腔淋巴结转移的术前评估方面具有很好的作用。对 25 例疑似复发女性的 PET/CT 随访分析中，PET/CT 诊断病变部位的敏感性、特异性、阳性预测值和阴性预测值分别为 94.7%、99.5%、94.7%、99.5% 和 99.0%[95]。其他随访研究证实 PET 或 PET/CT 在无症状和有症状患者中检测复发的有效性，敏感性为 100%，特异性、PPV、NPV 及准确率为 83%~100%[96, 97]。

PET/CT 检测发现了 3 例肿瘤标志物升高但 CT 表现阴性的复发患者，改变了 22% 的患者治疗选择[97]。对 37 例高危子宫内膜癌患者进行 PET/CT 诊断准确性评价，其中 9 例（24%）有盆腔淋巴结转移。PET/CT 检测淋巴结疾病，基于患者的敏感性、特异性、PPV、NPV 和准确率分别为 77.8%、100.0%、100.0%、93.1% 和 94.4%。基于淋巴结病变部位，氟代脱氧葡萄糖 -

PET/CT 检测的敏感性、特异性、PPV、NPV 和准确性分别为 66.7%、99.4%、90.9%、97.2% 和 96.8%，表明 PET/CT 具有较高的 NPV，可用于选择淋巴结切除术患者[98]。

虽然 FIGO 分期需要盆腔淋巴结切除术，但淋巴结切除术的作用和淋巴结切除术的最佳范围（如淋巴结取样、选择性或完全性淋巴结切除术、盆腔和主动脉淋巴结切除术及其近端范围）是有争议的问题，淋巴结切除术是否是一种单纯的诊断和预后价值，是否可以有治疗性获益均存在争议。最常见的是，淋巴结切除术应用于那些高级别病变或在手术中发现的深肌层浸润的患者。前哨淋巴结活检的研究已经初显价值（见手术部分）[99]。

完整的手术分期会提高原本被认为是 I 期患者的肿瘤分期，在没有随机数据的情况下，会导致分期迁移和患者选择的偏移，从而影响人们对淋巴结切除术的价值得到明确的结论。如何处理这些手术分期问题在妇科医生和妇科肿瘤医生之间，在不同的国家之间有所不同。虽然明确是否有淋巴结转移可能有助于选择辅助治疗，但是宫体癌这种低风险疾病的低淋巴结转移率限制了低风险前提下淋巴结清扫的应用。系统的淋巴结清扫之后可能发生明显的淋巴水肿。患者分期的变异性也明显影响子宫内膜癌患者分期的报告分布。

（四）初始治疗（包括辅助治疗）手术

手术是子宫内膜癌初始治疗的支柱。几十年来，标准的外科手术是全腹子宫切除术和双侧输卵管卵巢切除术（TAH-BSO）。传统上的标准手术方法是通过中线切口开腹，充分暴露腹部、盆腔和淋巴部位。手术评估包括彻底检查和触诊盆腔和腹部器官和淋巴结区域，任何可疑部位取样和收集腹水或腹腔灌洗液进行细胞学评估。

最近，腹腔镜和机器人技术已经探索用于临床 I 期疾病，并在随机试验中进行评估[100-104]。腹腔镜技术现在已经在很大程度上取代了开腹手术，特别是在早期、低风险疾病中。腹腔镜的优点是住院时间短，手术恢复时间短，并发症低[100, 105]，缺点是手术时长的增加和腹腔镜技术所涉及的学习曲线。

第一个比较腹腔镜和剖腹手术的随机试验显示了腹腔镜在降低并发症方面的优势，并显示出相似的总生存率和 RFS 率，术后并发症发生率较低，短期生活质量较好，最显著的是更好的身体和功能健康和身体形象[105, 106]。最大的随机试验 GOG-LAP2 研究，腹腔镜较开腹手术为非劣[102]。本试验招募了 2616 例临床 I ~ II 期子宫内膜癌患者，在中位随访时间为 59 个月时，腹腔镜相对于剖腹手术的估计危险比（HR）为

1.14，95%CI 上水平为 1.46。然而，实际复发率低于预期，腹腔镜手术后 3 年复发率为 11.4%，剖腹手术后复发率为 10.2%。3 年复发率的估计绝对差异仅为 1.14%。两组的 5 年期 OS 估计为 84.8%，首次复发和术后辅助治疗的部位（31% 的患者）也相似。从腹腔镜到剖腹手术的转化率为 26%，高于其他试验（10.8%[100] 和 2.4%[104]），主要是因为该方案要求即使在低风险患者中也要进行全淋巴结切除。LACE（腹腔镜下子宫内膜癌）试验显示了类似的结果，与剖腹手术相比在无疾病生存方面没有差异，一项结合四项研究的 Meta 分析证实了腹腔镜的非劣性和术后并发症的减少[107]。

在一些病态肥胖的患者、腹内粘连和病情较严重的患者，剖腹手术仍然优于腹腔镜手术。

在宫颈受肉眼可见受累的情况下（Ⅱ期疾病），可以考虑根治性或改良子宫切除术。在 Ⅱ期疾病中使用根治性子宫切除术只有在需要获得阴性边缘时才建议使用[67]。

盆腔和主动脉旁淋巴结切除术或淋巴结取样在子宫内膜癌中的作用存在广泛争议。在淋巴结受累的患者中，确定淋巴结受累对预后有影响，它可能指导进一步的治疗。淋巴结切除术的潜在治疗意义与所研究人群的淋巴结疾病风险直接相关。前瞻性和回顾性研究的淋巴结切除术在临床 Ⅰ 期或 Ⅱ 期子宫内膜癌患者没有子宫外扩散在手术中发现，盆腔和主动脉结受累的比率分别为 7%～9% 和 2%～3%[84, 108]。淋巴结受累的风险随主要危险因素而变化，这在具有里程碑意义的 GOG 手术病理分期研究中得到了证明[84]（表 68-5）。

可以在子宫切除时识别一些特征用于评估是否进行淋巴结清扫。如前所述，浆液性肿瘤的子宫外扩散风险要高得多，对于浆液性癌，建议进行全手术分期，包括网膜切除和腹膜活检。加行淋巴结切除术特别是盆腔和主动脉淋巴结切除术，除延长手术时间外还有一些不良反应，包括腿部水肿（5%～10%）、淋巴囊肿（症状在 5%～7%）、深静脉血栓发生率增加（2%）、小肠梗阻（高达 5%）、失血、输血率更高（5%～10%）。这些研究表明淋巴结切除术的生存优势是小的，单中心的回顾性分析，这些分析由于患者的选择和分期迁移而存在缺陷[109, 110]。较大的美国国家癌症研究所和杜克大学的分析报告表明，高级别肿瘤的全淋巴结切除对生存有好处，而对低 / 中级疾病没有发现任何好处[111, 112]。对监测、流行病学和最终项目结果（SEER）的数据分析表明，对于临床分期为 Ⅰ 期并 G1 或 G2 级病变的患者，淋巴结切除术没有显示出获益，但可以改善临床分期为 Ⅰ 期并 G3 或以上晚期疾病患者的疾病特异性生存 DSS[113]。因此，对于高级别、宫颈受累和高风险组织

表 68-5　淋巴结转移的危险因素

风险水平	淋巴结转移	
	盆腔淋巴结（%）	腹主动脉旁淋巴结（%）
所有临床 I 期 **低风险** 1 级，仅侵犯子宫内膜，无腹腔疾病	0	0
中度风险 无腹腔疾病 内 – 中浸润或 2 级或 3 级	3 6	2 2
高风险 深度浸润 腹腔疾病	18 33	15 8
无严重宫外疾病 **低风险** 无浸润或 1 级浸润 a	<5	<2
中度风险 其他	5～10	<5
高风险 3 级，外 33% 浸润	>10	>10

a. 不包括浆液或透明细胞癌
引自 Creasman WT, Morrow CP, Bundy BN, et al. Surgical pathologic spread patterns of endometrial cancer. A Gynecologic Oncology Group study. *Cancer*. 1987; 60: 2035–2041.

学表现的患者，应考虑淋巴结切除术。然而，回顾性分析是有缺陷的，因为将患者排除在早期类别（即阶段迁移）之外，并将由于高龄或并发疾病（即选择偏倚）而增加手术风险的患者排除在外）。

对于大多数临床 Ⅰ 期或隐匿性 Ⅱ 期疾病患者，淋巴结受累的风险极低。因此，很难在所有患者中证明广泛的手术分期是合理的[114]。

两项研究淋巴结切除术在临床 Ⅰ 期子宫内膜癌中作用的随机试验已经发表，没有显示出任何获益。在英国医学研究委员会 ASTEC（子宫内膜癌治疗研究）试验中，1408 例患者随机分为：704 例为 TAH-BSO 盆腔淋巴结切除术，704 例为 TAH-BSO 单独手术[115]。两组间的基线特征比较平衡：9% 的淋巴结切除术组有淋巴结受累。3 年 OS 率分别为 89%（TAH-BSO 单独）和 88%（TAH-BSO 加淋巴结切除），3 年 RFS 优于 TAH-BSO 单独组（HR=1.35；P=0.017；调整后 HR=1.25；P=0.14）。一项意大利随机试验比较 TAH-BSO 与盆腔淋巴结切除术［30% 也有主动脉旁淋巴结切除术，中位数为 23（盆腔）～30（盆腔和主动脉旁）结在淋巴结切除术研究组］与 TAH-BSO 单独用于 Ⅰ 期子宫内膜癌证实了这些结果[116]。虽然淋巴结切除手术组淋巴结受累率为 13%，

而标准组为 3%，但两组 DFS、OS 和复发的发生率相同，而且复发的模式和部位也是相似的，在淋巴结切除与标准研究组，阴道复发在 2.6% 和 2.4%，淋巴结复发在 1.5% 和 1.6%。

尽管有 1 级证据，许多妇科肿瘤学家继续主张低风险疾病患者的淋巴结分期，但该数据不支持常规使用淋巴结切除术治疗 I 期子宫内膜癌患者。在 ASTEC 试验中的后续治疗不取决于手术时发现的淋巴结状态，因此该试验测试了淋巴结切除术本身的治疗价值，而不是任何基于淋巴结状态的后续治疗是否会影响结果。在意大利试验中，辅助治疗的使用在研究组之间仅略有差异，且无显著性差异；接受 RT、化疗或两者兼而有之的患者在淋巴结切除术研究组中的比例分别为 17%、9% 和 6%，而没有进行淋巴结切除术的患者分别为 25%、6% 和 4%。在 59 例患者中，有 10 例接受了淋巴结切除术（EFRT），而 74 例患者中有 5 例没有切除淋巴结。然而，总复发率（12.8% vs. 13.2%）、腹腔内复发率（3% vs. 2.8%）或其他复发率没有差异。与子宫预后因素（如 LVSI）相比，淋巴结切除术分期在指导辅助治疗中的作用仍有争议，特别是对于高危肿瘤。

前哨淋巴结检测可能是一种替代的方法，仅对确定高复发风险的患者淋巴结切除术，降低了大多数患者淋巴切除的风险。然而，它也存在不良反应，包括淋巴囊肿的形成、感染、出血和淋巴水肿。对于低风险疾病患者，检测隐匿性淋巴结转移的概率仅 3%～6%，淋巴切除潜在益处应该被权衡；在低风险患者中检测到孤立的肿瘤细胞（通常被认为是 N_0）或微转移时，治疗可能存在疑问[85]。

然而，微转移和分离的肿瘤细胞的临床意义尚不清楚，尽管可能存在其他危险因素，如 LVSI，可用于指导进一步的治疗[85]。增加的手术量（和经验）已被证明与增加检出率有关（77% vs. 94%，在至少 30 例后）[117, 118]。

在美国最近的一项多中心前瞻性队列研究中，收入了 385 名接受前哨淋巴结检测的女性。对 340 例患者行前哨淋巴结定位及完全盆腔淋巴结切除术，主动脉旁淋巴结切除术 196 例（58%）。共有 293 例（86%）患者成功绘制了至少一个前哨淋巴结；41 例（12%）有阳性淋巴结，其中 36 例至少绘制了一个前哨淋巴结。在这 36 例患者中，35 例（97%）的前哨淋巴结中发现了转移，对发现淋巴结阳性疾病的敏感性为 97.2%，NPV 为 99.6%[99]。前哨淋巴结活检在淋巴结阳性患者中的假阴性率为 3%，并发症率低于完全淋巴结切除。前哨淋巴结活检的评估在高危因素患者中尤其有前景，这是 STATEC 淋巴结切除术试验的一个组成部分。

（五）初始放疗：适应证和结果

约 3% 的患者由于并发症而无法手术，可行单纯放射治疗。据报道，尽管这些患者由于其共存的并发症而死亡率很高，但局控率和 DSS 率很高。潜在的子宫外扩散风险低的患者可以单独使用腔内近距离治疗，但仅使用腔内单管不能将扩大的子宫包含在临床放疗靶区中。盆腔外束放疗的应用是基于子宫外疾病或子宫大小的风险，它通常用于高级别、较大的子宫体积或宫颈受累。一些患者由于其并存的疾病而不适合接受治疗性照射，应该提供姑息性放疗止血。

几项研究已经证明了初始 RT 治疗临床 I 期疾病的有效性。随着子宫近距离治疗合并或不合并 EBRT 的使用，5 年子宫控制率为 70%～90%，DFS 在 50%～80%[119-122]。以放射治疗代替手术的低生存率与子宫疾病的低控制有关。对于低级别肿瘤和较小子宫的病态肥胖患者，近距离治疗可以是激素治疗或观察的一个很好的替代方案[120, 122]。高级别肿瘤的盆腔控制和生存率明显低于低中级别疾病，通常采用 EBRT 和近距离治疗相结合。一项 II 期疾病患者的研究报告表明，5 年的盆腔控制率为 40%～60%，DSS 为 50%～60%[120]。

（六）手术结果：早期分期疾病

许多回顾性研究都报告了单独手术治疗 I A 和 I B 期低中级别子宫内膜样癌的良好结果，5 年 RFS 为 95%，5 年阴道复发率为 2%～5%[123, 124]。一些研究强调，在这些低风险疾病患者中，淋巴结切除术没有被提及[123, 125]。在一些研究中，使用阴道近距离治疗[125]。在手术后加入近距离治疗可以将阴道复发率从 2%～5% 降低到 0%～2%，但没有生存差异。在 645 例低风险子宫内膜癌患者 VBT 与观察的随机试验中，近距离治疗组阴道复发率为 1.2%，对照组为 3.1%（差异无统计学意义；$P=0.11$），总体复发率和生存率相似[126]。

应用 RT 的抢救性治疗包括体外和近距离治疗阴道复发或单用体外治疗淋巴结复发。根据大小和等级，5 年和 10 年 DFS 在 70%～80%，OS 在 50%～70%[127, 128]。对于低风险子宫内膜癌患者，EBRT 没有被推荐，因为它们的结果不会得到改善，EBRT 甚至可能由于晚期毒性和继发性肿瘤而导致生存率下降[129, 130]。

（七）辅助治疗：I 期和 II 期

目前已经发表了五项随机试验，评估盆腔 EBRT 在子宫内膜癌中的作用[56, 57, 131-133]。表 68-6 概述了这些情况。

1980 年发表的挪威试验包括 540 名临床 I 期子宫内膜癌女性。子宫切除术和术后 VBT（黏膜表面 60Gy）

表 68-6　Ⅰ期子宫内膜癌辅助放疗随机对照试验

试验（年份）	入组数量及患者分期 a	手　术	随　机	5 年内的局部区域复发率 b	5 年生存率 b	严重不良反应
Norwegian[131]（1968—1974）	540Ⅰ期	TAH-BSO	BT vs. BT 联合盆腔外照射	7% vs. 2%；P＜0.01	89% vs. 91%；P = NS	NA
PORTEC[56]（1990—1997）	714Ⅰ B 期，G2～3Ⅰ C 期，G1～2	TAH-BSO	NAT vs. 盆腔外照射	14% vs. 4%；P＜0.001	85% vs. 81%；P = 0.31	3% GI（5 年）精确的
GOG-99[57]（1987—1995）	392Ⅰ B 期，Ⅰ C 期Ⅱ A 期	TAH-BSO 和 LND	NAT vs. 盆腔外照射	12% vs. 3%（2 年）；P＜0.01	86% vs. 92%（4 年）；P = 0.56	8% GI（2 年）粗略的
ASTEC/EN5[132]（1996—2005）	905Ⅰ AB 期，G3Ⅰ C 期Ⅰ～Ⅱ A 期浆液性 / 黏液性	TAH-BSO ± LND	NAT c vs. 盆腔外照射 c	7% d vs. 4%；P = 0.038	84% vs. 84%；P = 0.98	3% vs. 7% G3～4粗略的
PORTEC-2[133]（2002—2006）	427年龄≥60 岁和Ⅰ B 期3 级或Ⅰ C 期 1～2 级	TAH-BSO	VBT vs. 盆腔外照射	2% vs. 2%；P = 0.74 NS	85% vs. 80%；P = 0.57	＜1% vs. 2% G3（5 年）

a. FIGO 1988 分期（Ⅰ A 期和Ⅰ B 期是 FIGO 2009 的Ⅰ A 期；Ⅰ C 期是 FIGO 2009 的Ⅰ B 期；Ⅱ A 期是 FIGO 2009 的Ⅰ期；Ⅰ B 期是 FIGO 2009 的Ⅱ期）

b. 5 年期数据，有特殊说明除外

c. ASTEC/EN5 双臂中共有 54% 的患者接受了 VBT

d. NAT 组共有 53% 的患者接受 BT，仅报告单独复发

ASTEC/EN5. 一个子宫内膜癌的治疗的研究 /CCTG- 子宫内膜 -5 试验；BT. 近距离治疗；FIGO. 国际妇产科联盟；G. 等级；GI. 胃肠道；GOG. 妇科肿瘤组织；LND. 淋巴结清扫；NA. 不可用；NAT. 无额外治疗；NS. 无统计学意义；PORTEC. 子宫内膜癌的术后放疗；RT. 放射治疗；TAH-BSO. 全腹子宫切除术与双侧输卵管卵巢切除术；VBT. 阴道近距离治疗

后，患者被随机分配到额外的盆腔照射（40Gy，2Gy/ 次，20Gy 后有中线阻滞）或观察。虽然额外的盆腔照射降低了阴道和盆腔复发率（2% vs. 对照组 7%，5 年），盆腔照射组远处转移较多（10% vs. 5%），存活率没有提高（89% vs. 91%，5 年）。一项探索性亚组分析发现，盆腔照射改善高级别肿瘤和深（＞50%）肌层浸润亚组的局部控制和存活（18% vs. 27% 的癌症相关死亡），然而，这类患者太少，无法得出确切的结论[131]。在这一试验结果的更新中，这些患者中位随访时间为 20 年，在 1968—1974 年用旧技术治疗，EBRT 在早期子宫内膜癌中没有任何 OS 益处被证实。在 60 岁以下的低风险疾病患者中，盆腔辐射甚至降低了生存率，似乎增加了继发性癌症的风险[130]。然而，在一项对 2500 名接受 EBRT 或 VBT 随机试验的女性进行的综合分析中，与使用竞争风险分析观察直肠或子宫内膜癌相比，接受 EBRT 或 VBT 的患者发生第二次癌症的概率不高于单独手术治疗的患者。研究表明，与年龄和性别相匹配的一般人群相比，这些患者患第二种癌症的可能性增加，这可能是由于遗传和生活方式因素的结合[134]。

在子宫内膜癌（PORTEC）试验的第一次术后放射治疗中，714 例Ⅰ期子宫内膜癌、1 级或 2 级深部（＞50%）肌层浸润或 2 级或 3 级浅表（＜50%）（"中间高危"）浸润患者在 TAH-BSO 后随机接受盆腔 EBRT（46Gy，2Gy）或无须进一步治疗[56]。10 年区域复发率在 RT 组为 5%，对照组为 14%（P＜0.0001）。治疗组的 10 年 OS 为 66%（辐射）和 73%（对照组；P=0.09），无显著性差异[135]。子宫内膜癌相关死亡率 RT 组为 10%，对照组为 8%（P=0.47）。60 岁以下的患者（均为研究对象）5 年局部复发率为 3%，而 60—70 岁的患者为 9%，70 岁以上的患者为 10%。2 级肿瘤浅表浸润患者 5 年局部复发率为 5%。复发风险标准为病理分级 3 级，年龄大于 60 岁，外 50% 侵袭。长期数据证实了结论，即在低风险疾病的患者中应该避免 RT，并且只考虑有危险因素的患者[136]。

对 PORTEC 试验复发后生存率的分析表明，RT 组 5 年复发后生存率为 13%，对照组为 48%（P＜0.001）。局部（阴道）复发后的抢救率较高，对照组阴道复发后 5 年生存率为 70%。在 39 例孤立性阴道复发的患者中，大多数（87%）可以进行治疗，通常采用盆腔 EBRT 和近距离治疗，有些则采用手术治疗。完全缓解为 89%，进一步随访后仍有 77% 完全缓解[127]。盆腔和远处复发后的结果较差，5 年存活率分别只有 6% 和 11%。

GOG-99 试验包括 392 例ⅠB 期、ⅠC 期或ⅡA 期子宫内膜癌的可评价患者，这些患者在 TAH-BSO 和有限的淋巴结切除（证实为淋巴结阴性）后随机接受盆腔照射组（1.8Gy，50.4Gy）或不接受额外治疗（NAT）[57]。根据 PORTEC 研究中确定的类似预后因素，定义了一个高中间危险组：年龄、组织学分级、肌层浸润，以及 LVSI 的存在。这一组（33% 的研究人群）在 NAT 组的 2 年复发发生率为 27%，而没有这些危险因素的患者 [即低中间风险组（67% 的患者）] 则为 6%。RT 对高和低中级风险亚组（分别为 58% 和 54%）的危害也有类似的降低，但从绝对意义上说，高中级风险疾病患者的差异更大，4 年累积复发从 27%（NAT 组）减少到 13%（照射组）。有一个小的不显著的生存效益：4 年 OS NAT 组为 86%，RT 组为 92%。2 年的阴道和盆腔未控率在 NAT 组为 12%，RT 组为 3%，辐照降低了 58% 的风险。这些结果与在没有淋巴结切除术的 PORTEC 研究中获得的结果非常相似。然而，在 GOG-99 中，接受 EBRT 的患者的 4 年严重并发症的粗率为 13%，而在 PORTEC 试验中为 3%，这突出了当扩展手术与淋巴结清扫和盆腔 RT 相结合时，毒性风险增加[57]。最显著的是 GOG-99 试验中的胃肠道毒性率；8% 的 3 级和 4 级胃肠道毒性，肠梗阻病例分别有 6 个（RT 组）与 1 个（NAT 组）。

多中心随机 ASTEC/EN5 试验包括 905 例Ⅰ～ⅡA 期子宫内膜癌高危特征（深度浸润或高级别浅表浸润或浆液组织学）患者，随机分配给 EBRT 或观察。两个研究组都允许进行远距离治疗，53% 的患者接受了 VBT 治疗。同样，OS 没有差异（两组 5 年 OS 为 84%）[132]。孤立的阴道或盆腔 RFS 的 HR 为 0.46（P=0.02），5 年累积发病率为 6.1%（仅观察），而 RT 为 3.2%。相对较低的孤立阴道或盆腔复发率可能是由于 53% 的患者在观察研究组接受 VBT。对 ASTEC/EN5、GOG-99 和 PORTEC-1 试验的集合数据的 Meta 分析可靠地排除了盆腔 EBRT 超过 3% 的绝对生存效益[129]。

从这些试验中得出的结论是：①Ⅰ期子宫内膜癌患者的盆腔 EBRT 在局部控制方面提供了高度显著的改善，但没有提供生存优势；② TAH-BSO 后，如果偶尔有局部复发的患者可获得有效的挽救性 RT，则低和低中期风险疾病患者可观察；③ RT 的使用应仅限于高中风险或高风险因素的患者。在 PORTEC 研究中，有三个主要危险因素中的两个（3 级，年龄 60 岁或 60 岁以上，外 50% 肌层浸润）的患者被发现从盆腔照射中获得最高的绝对益处。这一高中风险类别的 10 年局部复发率在 RT 组为 5%，对照组为 20%[135]。在 GOG-99 试验中，确定了类似的高中风险标准，将高中风险组孤立

的 4 年局部复发从 13% 减少到 5%[57]。表 68-7 列出了 PORTEC 和 GOG-99 试验中确定的风险标准及高危组 RT 复发风险降低的情况。

由于大多数复发发生在阴道，特别是在广泛的手术分期后，仅使用 VBT 是被提倡的。高剂量率 VBT 的阴道控制和并发症发生率与低剂量率治疗相当[137,138]。大多数回顾性研究的数据表明，仅用 VBT 治疗Ⅰ期子宫内膜癌 5 年的阴道复发风险为 0%～7%[139-141]。然而，盆腔和远处的未控率仍然与单独手术治疗的患者相似，这就是为什么大多数研究只包括或主要包括低风险疾病的患者（即 1～2 级疾病，没有或浅表侵袭）。局部控制率为 98% 以上，剂量适中（如表面 24～30Gy 或 5mm 深度 21GyHDR，分 3 次）。使用较高剂量并没有进一步增加局部控制，但并发症发生率较高[142]。手术分期后 HDR 的几项研究包括高危Ⅰ期或Ⅱ期疾病患者。阴道控制率为 98%～100%。随后的盆腔和远处复发主要出现在Ⅰ期或Ⅱ期具有高危特征的患者[139]。

鉴于 EBRT 缺乏生存效益，并且大多数复发都位于阴道内，VBT 更多作为具有高中间风险特征的患者的辅助治疗，因为 VBT 比 EBRT 具有较少的不良反应，并且对健康相关的生活质量的影响较小。这是随

表 68-7　PORTEC 和 GOG-99 试验的风险组与放射治疗的比较

风险因素	危险组和复发率	
	PORTEC[56]	GOG-99[57]
年龄	≤60 岁 vs. >60 岁	≤50 岁 vs. ≤70 岁 vs. >70 岁
分化等级	1～2 级 vs. 3 级	1 级 vs. 2～3 级
侵犯深度	≤50% vs. >50%	≤66% vs. >66%
淋巴管血管侵犯		无 vs. 有
HIR 分组	3 个因素中至少有 2 个	任何年龄和 3 个因素年龄≥50 岁和 2 个因素年龄≥70 岁和 1 个因素
HIR 分组结果	10 年区域复发 RT: 5% NAT: 23% RR: 0.22 应用 GOG HIR 标准分组 RT: 8% NAT: 22% RR: 0.36	4 年复发（任何部位）RT: 13% NAT: 27% RR: 0.48 4 年孤立局部复发 RT: 5% NAT: 13% RR: 0.38

GOG. 妇科肿瘤组；HIR. 中高风险；NAT. 无附加治疗；PORTEC. 子宫内膜癌术后放疗；RR. NAT 与 RT 相比的复发风险；RT. 放射治疗

机 PORTEC-2 试验（2002—2006 年）的理由，该试验比较 EBRT 和 VBT 的疗效、不良事件和 HRQL。在本试验中，427 例 FIGO1988 分期Ⅰ～ⅡA 期子宫内膜癌患者在手术后（TAH-BSO 无淋巴结切除术）随机分配到 EBRT（n=214）或 VBT（n=213），具有高中期风险特征（即年龄至少 60 岁、1 级或 2 级，外 50% 浸润或 3 级内 50% 浸润）。在 VBT 组患者中，HRQL 明显更好。近距离治疗的患者报告了更好的社会功能（P<0.002）和较低的症状评分，因腹泻、粪便泄漏，需要靠近厕所，以及由于肠道症状而限制日常活动（P<0.001）。近距离治疗组患者的数据仍处于人群控制水平。在基线时，15% 的患者是性活跃的；这在第 1 年显著增加到 39%（P<0.001）。性功能和症状在治疗组之间没有差异，但略低于年龄匹配的人群对照，可能反映了妇科癌症诊断和治疗的影响[143, 144]。PORTEC-2 试验的最终结果证实了 VBT 的有效性。在 45 个月的中位随访中，估计 5 年的阴道复发率为 1.8% 的 VBT 和 1.6% 的 EBRT（P=0.74）。局部复发（阴道复发或盆腔复发）的 5 年发生率分别为 5.1% 和 2.1%（P=0.17）。仅 1.5% vs. 0.5%（P=0.30）表现为孤立性盆腔复发；其他盆腔复发是广泛疾病复发的一部分，而远处转移的发生率相似（8.3% vs. 5.7%；P=0.46）。OS（84.8% vs. 79.6%；P=0.57）和 DFS（82.7% vs. 78.1%；P=0.74）无差异。在 VBT 组中，1～2 级 GI 毒性的发生率明显降低[133]。

长期的 PORTEC-2 试验结果与 10 年的复发和生存数据已经证实了良好的阴道控制在两组有相同的存活率。在 VBT 组中，10 年期盆腔复发的频率略高（6% vs. 1%；P=0.004），尽管最常合并远处转移。单纯盆腔复发率为 2.5% vs. 0.5%（P=0.10），远处转移率 10.4% vs. 8.9%（P=0.45）。有趣的是，对 LVSI、L1CAM 和 TCGA 亚组的分析表明，L1CAM 表达、TP53 突变和大量 LVSI 是盆腔和远处复发的强烈危险因素，EBRT 仅在具有这些不利危险因素的小亚组中提供了比 VBT 更好的盆腔控制[145]。

在瑞典的一项随机试验中，将 VBT 单独与 EBRT 和 VBT 联合应用于 527 例（高）中危疾病患者。5 年局部复发率 EBRT 加 VBT 后为 1.5%，VBT 单独治疗后为 5%（P=0.013），5 年 OS 分别为 89% 和 90%（P=0.548）。作者的结论是，这种联合 EBRT 和近距离治疗应该应用于高风险病例[146]。

相比 EBRT，VBT 具有较少的不良反应和更好的生活质量，仅 VBT 就已成为高中风险疾病患者的标准辅助治疗，无论是否进行淋巴结切除术[147]。然而，与疾病复发相对罕见且阴道复发率高的观察相比，VBT 的相对益处仍存在争议。

在 RT 缺乏生存效益的情况下，一些组决定省略子宫内膜癌的任何 RT 或近距离治疗[148, 149]。在丹麦对 1166 例子宫内膜癌患者治疗结果的人群回顾中，对Ⅰ期、低风险（1 级或 2 级<50% 浸润）和中风险（1 级或 2 级>50% 浸润，或 3 级 50% 浸润）子宫内膜癌患者选择省略 RT 的后果进行了评估。14 年后，6.3% 的低危患者、22% 的中危患者和 32% 的高风险患者复发。在缺乏 LVSI 信息的情况下，高中风险被定义为年龄大于 50 岁、2 级和超过 2/3 的肌层侵袭，或年龄大于 70 岁、1 级和超过 2/3 的侵袭。具有此类高危特征的患者有 25.8% 的复发，其中 11.4% 为阴道复发，6.1% 为盆腔复发[148]。在 PORTEC-2 试验的 VBT 组 5 年后，这应分别为 1.8% 和 3.8%[133]。丹麦人口回顾证实，低风险和中风险疾病患者的大多数复发是局部性的，而远处复发在高风险疾病中是突出的。治疗中低危患者阴道复发有效。与以前的丹麦人口数据相比，存活率没有变化[148]。瑞典对 VBT 的随机试验与 645 例低风险疾病患者的观察相比，显示低局部（2.6%）和远处（1.4%）复发率，近距离治疗和对照局部复发率为 1% 和 3%。这项试验再次证实，低风险疾病患者对 VBT 不受益，不应在手术后进行额外治疗。辅助治疗应针对预后因素进行选择[126]。

一项患者偏好研究表明，即使是在低复发风险下，患者更喜欢辅助 VBT 而不是谨慎的等待[150]。有几个小组发表了列线图，以帮助建立个人患者的风险，这可能有助于共同决策[151-153]。

目前正在进行的 PORTEC-4a 试验是第一个临床试验，研究使用分子特征和其他最近确定的预后因素，如 LVSI 和 L1CAM 过表达来确定辅助治疗[154]。为了评估患者接受程度和在 2 个工作周内确定选择条目的可行性，试点阶段将 50 名患者纳入试验，初步结果表明，患者接受情况满意，实施流程可行，目前正在全球进行。

（八）FIGO2009 级ⅠB，三级疾病（高危早期）

临床Ⅰ期子宫内膜癌中，高级别病变伴 50% 肌层浸润，通常被认为是Ⅰ期患者中的一个单独的组，因为这个亚组的盆腔复发和远处转移的风险增加，生存率较低[155-157]。在多因素分析中，3 级疾病是最重要的不良预后因素，任何复发和子宫内膜癌相关死亡的风险增加了 5 倍。3 级、外侵、实质性 LVSI 的组合是Ⅰ期疾病最不利的亚组[67]。

无论是否进行了手术分期，盆腔 EBRT 通常推荐用于高级别肿瘤，并伴有深部肌层浸润[158]。然而，一些作者推荐 VBT 单独用于 FIGO2009 级ⅠB 高级别患者，他们接受了全淋巴结切除手术[139]。鉴于这一数字很小，高级别患者在临床试验中一直是少数，因此缺乏可靠的数据。鉴于高级别患者腹部和远处复发和癌症相关死亡的风险增加，特别是当与 LVSI 联合时，辅助化疗和联合化疗和 RT 都在随机试验中进行了研究。

（九）Ⅱ期病变

Ⅱ期子宫内膜癌包括宫颈间质微小的显微受累（通常称为隐匿期）和宫颈大体受累的患者，尽管这两组有不同的预后。宫颈受累与预后较差有关，因为 LVSI 和盆腔淋巴结转移的风险增加。最小延伸到宫颈内口的患者处于先前的 FIGO 分类ⅡA 阶段；然而，在 FIGO2009 分期中，宫颈内腺体受累已包括在Ⅰ期，因为其预后与Ⅰ期疾病患者相同，其治疗应与Ⅰ期疾病相同。FIGO2009 Ⅱ期（前ⅡB 期）患者预后较差[159]。

隐匿性Ⅱ期疾病的患者已经进行了 TAH-BSO 或全腹腔镜子宫切除术，并进行了双侧输卵管卵巢切除（TLH-BSO）。盆腔 EBRT（通常与阴道残端近距离治疗）传统上被推荐用于Ⅱ期疾病，因为宫颈受累增加了宫旁淋巴受累的风险[160]。然而，近距离治疗促进的贡献尚不清楚。对于Ⅰ期，当使用盆腔 EBRT 时，添加 VBT 不会显著增加局部控制，但会增加毒性[161, 162]。对于隐匿性Ⅱ期疾病，两个回顾性分析没有发现近距离治疗复发率无任何差异[159, 163]。Ⅱ期疾病的不良预后因素为 3 级、LVSI 和高龄[164]。在完全手术分期后，在没有深度侵袭、高级别和 LVSI 等危险因素的情况下，VBT 单独被提倡用于Ⅱ期疾病[165]。Harkenrider 等发表了 106 例Ⅱ期子宫内膜癌患者的多中心分析，其中 92 例单独使用 VBT，14 例 VBT 加化疗。共有 89% 的患者行盆腔淋巴结清扫术，98% 的患者显微和 1.9% 的肉眼观察宫颈内基质受累。在 39 个月的中位随访中，估计 5 年阴道和盆腔扩散率为 2.6% 和 4.2%，远处转移 7.2%；5 年无进展生存率为 74%。结论是单纯 VBT 治疗Ⅱ期低级别疾病是一种安全有效的辅助治疗方法[165]。这些结果在最近的美国国家癌症数据库分析中得到了证实[166]。在其他几项研究中，表明复发大多是远处转移，复发的主要危险因素是高级别、LVSI 和年龄[167]。

肉眼可见Ⅱ期疾病患者优先采用 EBRT 治疗。回顾性研究表明，Ⅱ期子宫内膜癌的根治性子宫切除术具有与子宫切除加基于风险的 RT 相似的局部控制和生存率[169]。根治性子宫切除术与较高的发病率有关，只有在需要时才能考虑，以获得明确的边缘[67, 170]。盆腔 EBRT 改善了 TAH-BSO 治疗的宏观Ⅱ期疾病患者的局部控制[169, 171]。虽然选择标准尚不清楚，但高风险Ⅱ期肿瘤患者似乎受益于 RT，即使在根治性子宫切除术后。如前所述，对于Ⅱ期 1~2 级患者，仅 VBT 即可[165]。

表 68-8 概述了Ⅱ期肿瘤的结果。

Ⅱ期肿瘤患者，宫颈增大增粗，根治性子宫切除需要有足够的边缘，如果可行的话应术前盆腔 EBRT，然后子宫切除。在盆腔照射后肿瘤消退不足的情况下，应增加腔内近距离治疗，且需要使用特殊的施源器；因为只应用单管施源器治疗整个子宫体，很难达到满意的剂量分布。根据近距离治疗后的转归和临床情况，应再次考虑完成子宫切除术，因为当使用初始放射治疗而不是手术时，尤其是扩大的子宫体因照射剂量不优化导致治疗失败。但远处转移的风险增加，才决定最终预后[172]。

（十）预后不良的组织学类型

浆液性和透明细胞癌在子宫内膜癌中分别占比 5%～10% 和 3%～5%。因为其侵袭性生长和扩散模式会发生弥漫性腹腔和远处传播，已被确定为预后较差的组织学类型，这些组织学类型常伴有晚期病变（46% 的Ⅱ～Ⅳ期，而所有子宫内膜癌的发病率为 21%）。因此建议其采取不同的治疗方法，如扩大手术、全腹照射手术、术后辅助化疗[173]。然而一些研究表明，浆液性和透明细胞癌与高级别子宫内膜样癌相比，具有相似的复发和生存率[74, 174]。在 FIGO 第 25 份年度报告中对 5694 例手术分期子宫内膜癌的分析中，3996 例为Ⅰ期，浆液性和透明细胞癌占Ⅰ期癌症的 5.2%，高级别内膜样癌占 8.1%。浆液性和透明细胞癌 5 年生存率分别为 72% 和 81%，而高级别癌为 76%。术后 RT 可提高这些组织学类型约 8% 的存活率（3 级 76% vs. 68%；浆液性癌症 74% vs. 66%；透明细胞癌 83% vs. 77%），但这些差异无统计学意义[75]。对 119 例高级别子宫内膜样癌、211 例浆液性癌和 40 例透明细胞癌患者的治疗结果进行回顾性分析，显示三者生存率无明显差异。在Ⅰ～Ⅱ期的 5 年病因特异性生存率分别为 85%、90% 和 84%，LVSI 是唯一独立的预后因素。对于Ⅲ期的高级别子宫内膜样癌和浆液性癌症，5 年 OS 率分别为 49% 和 40%。年龄、LVSI、不可切除的淋巴结疾病和区域 RT 是预后因素，而单纯化疗对预后无明显影响[174]。在对 4180 例浆液性（1473）、透明细胞（391）和 3 级子宫内膜样（2316）癌症的 SEER 分析中，这些不良组织学类型分别占所有子宫内膜癌的 10%、3% 和 15%，但分别占癌症死亡的 39%、8% 和 27%。5 年 DSS 分别为 55%、68% 和 77%（$P < 0.0001$），显示浆液性癌症的预后较差[175]。缺乏病理审查和对浆液性腺癌的统一定义（浆液成分的任何百分比，或至少 10% 或 25%）可能会影响结果。

一般来说，对于浆液性和透明细胞癌，建议采用全手术分期（全子宫双附件切除加淋巴结清扫和网膜切除和腹膜活检），以明确Ⅰ～Ⅱ期病变，并在更晚期

表 68-8　临床 Ⅱ 期子宫内膜癌患者的预后

文　献	年　份	数　量	分　期	治　疗	结　果	评论意见
Harkenrider 等[165]	2018	106	Ⅱ	SH: 89%+LND 仅 VBT: 92 VBT+CT: 14	5 年 RFS 74% 单独使用 VBT: 5 年阴道和盆腔复发率为 2.6% 和 4.2%	1～2 级 88.6% 盆腔 LND 89.6% 中位随访 39 个月
Lee 等[166]	2018	2681 NCDB	Ⅱ 所有子宫内膜样	SH: 84% EBRT: 27% VBT: 36% EBRT+VBT: 37%	5 年 OS80%（EBRT+VBT）; 87%（VBT）; 83%（两者兼而有之）	VBT 结果优异, OS 差异基于 RT 模式以外的其他因素
Lester-Coll 等[167]	2017	6102（2010—2013）	Ⅱ 所有子宫内膜样	SH: 无辅助治疗 54% EBRT: 31% CT: 6% CRT: 9%	3 年 OS 89%	CT 和 CRT 与 3 级 LVSI 相关 CT 与 RT 相比没有优势
Chen 等[168]	2017	110	Ⅱ	EBRT ± BT: 84% BT: 13.6%	5 年 LRC 94%; DFS 68%; OS 75%	突出失败类型: DM 无 DM: 85%
Wright 等[170]	2009	1577 SEER	Ⅱ	SH: 1198 RH: 379（24%）	RH 不比 SH 好	RT 比没有 RT 好
Cannon 等[164]	2009	71	Ⅱ Aa: 23 Ⅱ Ba: 48	EBRT+VBT: 50 EBRT: 1 VBT: 20	OS: 82% DFS: 82%	复发的 LVSI 和侵犯深度危险因素
Cozad[163]	2008	86	Ⅱ	EBRT: 34 EBRT+VBT: 33 VBT: S, Obs: 14	OS: 77% CSS: 82.8%	EBRT ± VBT 无差异
Jobsen 等[159]	2008	142	Ⅱ Aa: 59 Ⅱ Ba: 83	EBRT: 69 EBRT+VBT: 71 VBT: 2	DFS: 77% 2a: 81% 2b: 75%	LR 5% vs. 11%（2A vs. 2B） 3 级和 LVSI 预后因素

a. FIGO1988 阶段（Ⅱ A 期是 FIGO 2009 年的 I 期）
BT. 近距离放疗; CRT. 放化疗; CSS. 癌症特异性生存; CT. 化疗; DFS. 无疾病生存; DM. 远处转移; EBRT. 盆腔外照射; FIGO. 国际妇科和产科联合会; LND. 淋巴结清扫; LR. 局部复发; LRC. 局部控制; LVSI. 淋巴血管间隙侵犯; NCDB. 美国国家癌症数据库; OSS. 产科; OS. 整体生存; RFS. 无复发生存; RH. 根治性子宫切除; RT. 放疗; SEER. 监测、流行病学和最终结果; SH. 简单子宫切除术（即全腹子宫切除术与双侧卵巢切除）; TX. 治疗; VBT. 阴道近距离治疗

的疾病中完全清除可见肿瘤[73, 176]。在一系列手术阶段 Ⅰ A～B 浆液性或透明细胞癌的情况下，单独 VBT 是安全和有效的辅助治疗[177-180]。早期浆液性患者[181] 或者透明细胞癌[178] 预后的单中心分析表明，对于有额外的危险因素患者行盆腔 RT 患者更好的生存[182]。一些作者探讨了在早期浆液性癌症的 VBT 中添加辅助化疗，但对生存的影响尚不清楚[183, 184]。2017 年的 GOG249 试验表明，比较盆腔 EBRT 与 3 个周期的卡铂和紫杉醇联合 VBRT 治疗早期高中期和高风险疾病，在 RFS 和 OS 上没有差异，而化疗加 VBT 亚组的患者有更多的急性不良事件; 盆腔 EBRT 仍然是推荐的辅助治疗[185]。在这一试验人群中，包括15% 的浆液性和5% 的透明细胞癌，按组织学类型分类两者没有差异。

对于透明细胞癌，缺乏对该类型子宫内膜癌或卵巢癌化疗敏感性的证据[73]。然而，晚期透明细胞疾病的患者数量较少。在大多数试验中，透明细胞癌症的复发率

低于浆液性癌症，在未来的研究中，最好不要将浆液性和透明细胞癌症组合在一起，而是分别分析这些癌症。

目前从这些分析中得出的结论是，浆液性和透明细胞癌的治疗应该类似于高级别内膜样腺癌，但最好是基于它们的特定细胞类型。使用盆腔 EBRT 辅助治疗推荐用于那些没有淋巴结评估和高风险患者，包括 Ⅱ～Ⅲ 期患者，而对于外科分期 I 期疾病可以单独推荐 VBT。

（十一）辅助激素治疗

鉴于 PR 阳性发生率高，转移 1 级或 2 级疾病对黄体酮治疗的18%～34% 的应答率，子宫内膜癌辅助激素治疗已被广泛研究。然而，对总共 3544 例患者的 6 个随机试验的 Meta 分析并没有显示辅助黄体酮治疗的生存效益[186]。一项随机试验登记了 1148 名患者，结果表明黄体酮组的并发死亡率较高，这是由于血栓栓塞性疾病的风险增加[187]。在 461 名高危患者中，观察到黄体

酮组癌症相关死亡人数减少的趋势，但 OS 没有变化。COSA-NZ-UK 试验显示 3 年的孕激素治疗复发率降低，但在 DSS 中没有显示差异[188]。一般来说，显示高 ER/PR 表达率的肿瘤通常是低风险的，1 级肿瘤，复发时复发率相对较低，黄体酮治疗反应率较高[189]。然而，应该指出的是，这些试验中没有一项研究基于 ER/PR 阳性的晚期疾病的辅助激素治疗。

（十二）辅助化疗治疗 Ⅰ～Ⅱ 期和术后 Ⅲ 期疾病

对于晚期和高危非子宫内膜样癌的最佳治疗尚未确定。三个随机试验评估了辅助化疗与 RT 相比的疗效（表 68-9）。

GOG-122 是一项随机试验，对 Ⅲ～Ⅳ 期和 2cm 残留疾病患者进行手术后的随机试验，并将全腹照射（WAI）与阿霉素顺铂联合化疗治疗晚期子宫内膜癌进行了比较。经过分期调整后，结果显示联合化疗可改善 PFS 和 OS，5 年 DFS 的预测差异为 12%（50% vs. 38%）和 5 年 OS 差异 13%（55% vs. 42%）[190]。接受化疗的患者的 OS 明显高于他们的 RFS，这表明挽救治疗，通常是通过 RT，贡献了生存获益。复发在两组都很常见（55%），更长的随访时间似乎意味着转移的延迟而不是根除。

在迄今为止的化疗试验中，GOG-122 中使用的化疗方案是最有效的方案，每 3 周进行 7 个周期的阿霉素 60mg/m² 加顺铂 50mg/m²，随后是第 8 个周期的单药顺铂。现在大多数人都放弃了该方案，转而使用卡铂和紫杉醇。GOG-209 随机非劣效性试验首次提出的结果对此进行了支持，该试验比较了紫杉醇、阿霉素和顺铂与卡铂和紫杉醇化疗用于转移性疾病女性，结果表明卡铂和紫杉醇具有相似的疗效和较低的毒性[191]。尽管该试验尚未发表，但卡铂和紫杉醇已成为全球标准。

JGOG2033 试验是一项多中心随机试验。它比较了盆腔放疗（至少 40Gy）和 3 个或更多周期 CAP 方案（每 4 周）；化疗方案为环磷酰胺（333mg/m²）、阿霉素（40mg/m²）和顺铂化疗（50mg/m²）。对 385 例 FIGO1988 年分期 Ⅰ C～Ⅲ C 子宫内膜样腺癌患者进行了评估（中度风险；60% Ⅰ C 期，中位年龄 59 岁；55% 分级 1 级）。在 5 年的中位随访中，未观察到 PFS（整个盆腔放疗 83.5% vs. CAP 81.8%）和 OS（85.3% vs. 86.7%）的差异。复发率相似，15.5% vs. 17.2% 的患者复发，其中盆腔分别为 6.7% 和 7.3%，盆腔外复发分别为 13.5% 和 16.1%[192]。

在 JGOG-2033 的事后分析中，高危至中危病例亚组（Ⅰ C 期，>70 岁；Ⅰ C 期 3 级；Ⅱ 期或 Ⅲ A 期，细胞学阳性；n=120）发现顺铂的生存获益，而在 75 例高危病例（Ⅲ A～C 期）中未发现 PFS 或 OS 差异。3～4 级的毒性率分别为 1.6%（整个骨盆照射）和 4.7%（CAP）（P=0.08）。肠梗阻是全盆腔照射组的主要毒性反应，而骨髓抑制是化学治疗组中最常见的毒性反应[192]。

一项意大利随机试验采用了与 JGOG 试验相似的设计[193]，但其风险较高。这项意大利研究将盆腔外照射放疗（45～50Gy）与每 4 周的 5 个周期的环磷酰胺（600mg/m²）、阿霉素（45mg/m²）和顺铂（50mg/m²）化疗进行比较，纳入了 345 名可评估的 Ⅰ C～Ⅲ C 期子宫内膜样腺癌患者。在该试验中，大多数患者患有 Ⅲ 期疾病（64% 的 Ⅲ 期，36% 的 Ⅰ C～Ⅱ 期，3 级）。中位随访 95.5 个月后，PFS 和 OS 无明显差异，5 年 OS 为 69%（盆腔外放疗）vs. 66%（CAP 方案），5 年 PFS 为 63% vs. 63%。放射疗法似乎会延迟盆腔复发，而化学

表 68-9　测试辅助放疗与化学治疗的随机试验

试　验	年　份	患者例数和分期（FIGO 2009）	随　机	局部复发率	无进展生存率（5 年）	总生存率（5 年）
GOG-122[185]	2006	396 Ⅲ 期和选择性的 Ⅳ 期 a	WAI vs. AP	13% b vs. 18%	38% vs. 50% c；P<0.01	42% vs. 55% c；P<0.01
JGOG[187]	2008	385 Ⅰ～Ⅲ 期 >50%MI	盆腔 RT vs. CAP	7% d vs. 7%	84% vs. 82%；P=NS	85% vs. 87%；P=NS
Italian[188]	2006	345 Ⅰ B 期 3 级 Ⅰ 期 3 级 & >50%MI Ⅲ 期	盆腔 RT vs. CAP	12% d vs. 16%	63% vs. 63%；P=NS	69% vs. 66%；P=NS

a. 手术后残留疾病可达 2cm
b. 单独的局部复发作为复发的初始部位
c. 预测的 5 年无进展生存率和总生存率，已针对分期进行了调整
d. 包括同时发生远距离失败的局部复发
AP. 阿霉素 / 顺铂；CAP. 环磷酰胺 / 阿霉素 / 顺铂；FIGO. 国际妇产科联合会；GOG. 妇科肿瘤组；JGOG. 日本妇科肿瘤学小组；MI. 肌层浸润；NS. 无统计学意义；RT. 放疗；WAI. 全腹照射

疗法似乎会延迟远处转移（两者均无统计学意义）[193]。

尽管省略了盆腔放疗，但有报道称盆腔复发率增加。对高危或晚期子宫内膜癌仅进行辅助化疗的患者进行了一项回顾性研究[194]。在 67% 的复发患者中，骨盆复发的占 40%，远处复发的占 56%。3 年盆腔复发率为 47%，31% 盆腔复发是复发的首位或唯一部位。

由于这些数据支持在接受辅助化疗的高危和晚期疾病患者中盆腔放疗的使用，因此已经探索了化学疗法和放疗联合使用的方法（表 68-10）。最早的早期随机试验在完成放疗后使用单药阿霉素化疗未显示任何益处[195]。该试验仅治疗 181 例患者，说服力较低，在分配给阿霉素的 92 例患者中有 25 例未接受任何化疗。芬兰的一项小型试验随机分配 156 例患者进行盆腔放疗（分期照射，28Gy 后每 3 周间隔 2Gy 等效剂量进行 56Gy）与盆腔外照射联合 3 个周期的顺铂 50mg/m²，表柔比星 60mg/m²，以及环磷酰胺 500mg/m²，在手术后 1~2 周进行第一个化疗周期，在放疗暂停期间进行第二个化疗，在第二个放疗结束后 2 周内进行最后一个化

疗[196]。招募了患有 FIGO1988 年 ⅠA/B₃ 级，ⅠC₃A1~3 级的女性。与单纯放化疗组相比，单纯放疗组的 4 年 DSS 分别为 84.7% 和 82.1%，因此该组的总体预后好于预期。局部复发率无差异。

放射治疗肿瘤学小组报告了一项针对高危或晚期子宫内膜癌的同期放化疗非随机 Ⅱ 期临床试验。方案为联合盆腔放疗（总 45Gy，1.8Gy 分割，并进行近距离放射治疗）和顺铂（第 1 和 28 天的 2 个周期 50mg/m² 顺铂），放疗结束后每隔 28 天进行 4 个周期的顺铂（50mg/m²）和紫杉醇（24h 输注 175mg/m²）化疗[197]。总共纳入 46 例患者：可评估的有 44 例，具有高危特征的 Ⅰ~Ⅱ 期疾病为 15 例，具有 Ⅲ 期疾病为 29 例（66%）。手术由全子宫卵巢切除术组成，有或没有其他手术分期。盆腔、区域性和远处复发的 4 年率分别为 2%、2% 和 19%。患有 ⅠC 期和 Ⅱ 期疾病的患者中没有复发，表明化疗和放疗可能具有相加作用。

在随机的 NSGO-EC-9501/ 欧洲癌症研究和治疗组织（EORTC）–55991 试验中，研究了序贯化疗和放疗

表 68-10　测试辅助放疗与辅助化疗和联合方式治疗的随机临床试验

试　验	年　份	患者例数和分期（FIGO 2009）	随　机	局部区域复发	无复发生存期（率）（5 年）	总生存率（5 年）
GOG-34[195]	1990	181 Ⅰ~Ⅱ期（临床分期）31% 淋巴结阳性	盆腔放疗 vs. 放疗 + 阿霉素 ª	NA	无数据	无差异
Finland[196]	2008	156 ⅠA 期，3 级 ⅠB~ⅢA 期	盆腔放疗 ᵇ vs. 放疗 +3 个周期 CEP	4%ᶜ vs. 2%	DFS 18 个月 vs. 25 个月；P=NS	DSS 85% vs. 82%；P=NS
NSGO/EORTC[198]	2010	382 Ⅰ期有危险因素 Ⅱ期，ⅢA 期，ⅢC 期	盆腔放疗 vs. 放疗 + 化疗（多种疗法）	NA	72% vs. 79%；P=0.04	76% vs. 83%；P=0.10
ILIADE-Ⅲ试验的汇总结果[198]	2010	534	盆腔放疗 vs. 放疗 + 化疗（多种疗法）	NA	69% vs. 78%；P=0.009	75% vs. 82%；P=0.07
GOG-249[185]	2019	601 Ⅰ~Ⅱ期有中高危险因素	盆腔放疗 vs. 阴道近距离放疗联合 3 个周期卡铂 – 紫杉醇化疗	4% vs. 9% 盆腔或腹主动脉旁淋巴结复发	82% vs. 82%	91% vs. 88%（NS）3 年
PORTEC-3[199]	2019	686 Ⅰ期有高危因素或者 Ⅱ~Ⅲ期	盆腔放疗 vs. 盆腔放疗联合 2 个周期顺铂；4 个周期卡铂 – 紫杉醇	11.3% vs. 7.0% 全部（NS）；1.8% vs. 1.3% 单独	69.1% vs. 76.5%（P=0.016）；Ⅲ期58.0% vs. 69.3%，（P=0.03）	76.1% vs. 81.4%（P=0.34）
GOG-258[200]	2019	831 Ⅲ~ⅣA 期	盆腔放疗联合 2 个周期顺铂；4 个周期卡铂 – 紫杉醇 vs. 6 个周期卡铂 – 紫杉醇	11% vs. 20% 盆腔或淋巴结复发；3% vs. 7% 阴道复发	59% vs. 58%；P=NS	70% vs. 73%（NS）

a. 在接受阿霉素治疗的 92 位患者中，共有 25 位未接受化疗
b. 28Gy 后，分 3 周完成 56Gy
c. 单独的局部复发作为复发的初始部位
CEP. 环磷酰胺 / 表柔比星 / 顺铂；DFS. 无疾病生存期；DSS. 疾病特异生存期；FIGO. 国际妇产科联合会；GOG. 妇科肿瘤组；NA. 无数据；NS. 无统计学意义；PORTEC. 子宫内膜癌的术后放射治疗

（两种顺序）并与单独的盆腔放疗进行了比较，该试验包括 382 例 I～III 期疾病患者（85% 的 I 期患者）具有复发的危险因素（一种或多种 3 级肿瘤，子宫肌层深层浸润，非二倍体 DNA 或浆液 / 透明细胞 / 间变性组织学）。化疗方案和给药时机并未标准化，可能是阿霉素 / 顺铂、紫杉醇 / 阿霉素 / 顺铂、紫杉醇 / 铂或紫杉醇 / 顺铂 / 阿霉素。初步结果显示，化疗组的 PFS 改善了 7%（5 年时分别为 79% 和 72%；$P=0.03$），而化疗组的 OS 则没有明显增加 8%。总生存（82% vs. 74%；$P=0.08$）[198]。该试验的最终结果已发布在意大利 MaNGO ILIADE–III 试验的汇总数据分析中，该试验已被提前关闭，共招募 157 例 II 期（30%）和 III 期疾病（65%）的患者，总共 534 例可评估患者。汇总结果相似，但联合组 5 年 PFS 有统计学上显著获益（78% vs. 69%；$HR=0.63$；$P=0.009$），但 5 年 OS 只是改善趋势（82% vs. 75%；$HR=0.69$；$P=0.07$）[198]。有趣的是，对于浆液性和透明细胞瘤患者，没有证据显示辅助化疗获益（PFS 的 $HR=0.83$；$P=0.59$，以及 OS 的 $HR=0.94$；$P=0.88$，尽管它们仅占 20%（$n=140$）。

自从这些关于辅助化疗可能疗效的首次报道以来，随后进行了三项随机试验，探讨了放疗和（或）辅助化疗的组合。

在 PORTEC-3 和 GOG-258 试验中，使用基于 RTOG2 期试验的方案研究了辅助放疗和化疗的联合治疗，在佐剂期中用卡铂替代了顺铂[192]。这种联合时间表的优势在于，化疗和放疗都可以在手术后的早期开始：盆腔放疗（或延伸野盆腔放疗）在第 1 周、第 4 周或第 5 周内给予 2 个周期的顺铂 50mg/m² 联合使用，然后在放疗完成后的 3 周时间间隔后，应用卡铂 AUC5 和紫杉醇 175mg/m² 进行 4 个周期化疗[199, 200]。

PORTEC-3 试验招募了 686 名患有早期，高危或 III 期子宫内膜癌的女性，随机分配至单纯盆腔放疗或同期放化疗，后续辅助化疗。中位随访时间为 60.2 个月，化疗的 5 年无失败生存率为 75.5%，而单纯放疗为 68.6%（改善了 7%；$P=0.022$）。化学辅助放疗的总生存为 81.8%，而单纯放疗的总生存为 76.7%，差异 5% 未达到统计学显著性（$P=0.11$）[199]。有趣的是，与 NSGO-EC-9501/EORTC-55991 试验一样，任何潜在的生存获益都出现得比较晚（随访 2～3 年），而以后的生存数据更新将是高度相关的。

研究发现，III 期子宫内膜癌女性从化疗辅助放疗中获益最大，无失败生存率改善了 11%（69% vs. 58%；$HR=0.66$；$P=0.014$），而在 I～II 期疾病中，有 4% 改善，尽管没有明显的总生存差异。多数复发均为远处复发。在同步放化疗组中有 60% 的女性发生了 3 级或

更严重的不良反应，而在放疗组中则有 12% 的女性（$P<0.0001$）。与放疗后相比，联合组的神经病变（2 级或更严重）持续存在的频率更高（3 年时分别为 8% vs. 1%；$P<0.0001$），这也反映在生活质量分析中，其中 25% vs. 6% 女性在 2 年时报告"有点"或"非常"刺痛或麻木[201]。

在 GOG-249 试验中[185]，将 601 例 I～II 期高中或高危子宫内膜癌患者随机分配至盆腔放疗或阴道近距离放射治疗，然后进行 3 个周期的卡铂和紫杉醇（VCB/C）治疗；淋巴结清扫术后，有 89% 的淋巴结阴性，有 15% 的浆液性癌和 5% 的透明细胞癌。5 年的结果表明，在整体或无进展生存期方面，采用化疗的阴道近距离放疗并不比放疗好，两组的 5 年无进展生存期均为 82%。但是，接受 VCB/C 治疗的患者盆腔和腹主动脉旁淋巴结复发率显著更高（9% vs. 4%），而 VCB/C 治疗组的急性毒性更高。根据组织学类型，无进展生存期没有差异。结论是，对于所有组织学类型为高中度或高危因素的 I～II 期子宫内膜癌女性，仅盆腔放疗仍是有效，适当且耐受良好的辅助治疗[185]。

可以从 PORTEC-3 和 GOG-249 试验中得出结论，鉴于没有明显的总生存差异及仅使用放疗的良好结果，放疗仍然是 I～II 期且具有高风险因素子宫内膜癌女性的标准治疗方法。对于患有 III 期疾病的女性，可以考虑增加化疗以最大化无复发生存期。应当权衡决策中应考虑增加的毒性[199]。

GOG-258 试验提出了相反的问题：放疗会增益 III～IV 期疾病的化学治疗吗？ GOG-258 纳入 831 名女性（97% 患有 III 期疾病，18% 患有浆液性癌症）。入组患者随机分到 6 个周期的化疗，卡铂（AUC）6 和紫杉醇 175mg/m²；或随机分组使用与 PORTEC-3 试验的放化疗时间表相同的方案，在放疗期间使用顺铂 50mg/m²，随后使用卡铂 AUC5（允许升级为 AUC6）和紫杉醇 175mg/m²，并伴有粒细胞集落刺激因子支持。两组之间的 5 年无复发生存率无差异（5 年时分别为 59% 和 58%；$HR=0.90$；90%CI 0.7～1.10；无统计学意义）或总生存（放化组预估的 5 年 OS 为 70%，单独化疗为 73%），而单纯化疗组盆腔和腹主动脉旁的复发率（19% vs. 10%）和阴道复发率（7% vs. 3%）明显更高，以及远处复发的发生率没有统计学意义的降低（21% vs. 27%）[200]。未报道单纯化疗组有多少盆腔或主动脉旁淋巴结复发的患者给予了挽救放疗。

在多中心分析中，对 265 例接受化疗，放疗或放化疗的 IIIC 期疾病患者进行了类似的报道。单独接受化疗的患者发生阴道复发的可能性要高 2～7 倍，而单纯盆腔复发的可能性要高 2 倍（分别为 18%、9% 和 7%）。

这些数据凸显了联合化疗和放疗可最大限度地提高盆腔和远处转移及无复发生存期的功效[202]。

正在进行中的欧洲妇科肿瘤试验网络和丹麦妇科癌症学组 EN2 组（ENGOT-EN2-DGCG）试验研究了早期高风险淋巴结阴性患者辅助化疗与无辅助治疗（两组均允许阴道近距离放射治疗）的作用。该试验已被修改为一项随机的Ⅱ期试验，目标应招募 240 名患者[203]。

尽管早期浆液性癌的辅助化疗已广泛应用，考虑到转移的倾向，即使子宫内膜病变很小，系统治疗也是合理的，但在第一个随机试验中仍未证实其益处[185, 190, 198]。尽管子宫内膜样、浆液性和透明细胞对阿霉素 / 顺铂或阿霉素 / 顺铂 / 紫杉醇（42%）的化疗有相似的应答率（约 40%），但 GOG-122 和 NSGO-EORTC 辅助试验的亚组分析未显示益处[199]。在 PORTEC-3 试验中，与其他组织学相比，浆液性癌女性在增加化疗后确实具有统计学上的显著益处。可以推测，这是由于在 PORTEC-3 试验中使用了紫杉醇，这与以前的试验中使用的化疗方案不同。与浆液性卵巢癌相似，紫杉醇可能与卡铂一起成为化疗的重要组成部分。尽管如此，浆液癌尽管得到了治疗仍具有很高的复发率，所以应该研究新的疗法。

六、局部晚期疾病和缓解

（一）Ⅲ期和Ⅳ期

FIGO Ⅲ 期类别包括肿瘤体积和局部扩展变化较大且存活率变化较大的患者。在 FIGO2009 修订的分期系统中，已将阳性腹膜细胞学作为一项单独的发现从ⅢA期中删除，因为数据表明阳性细胞学是单一的不利因素，其风险特征与Ⅰ期疾病相似[204, 205]。为了最好地评估治疗，Ⅲ期疾病必须作为具有不同疾病程度的几个不同实体进行评估，而不是作为一个单一阶段来评估，尤其是在术后分期Ⅲ期与临床分期Ⅲ期之间。

回顾性分析中，大多数Ⅲ期子宫内膜癌患者均接受了盆腔辅助照射治疗[206]。鉴于腹部复发的高发生率，已经对全腹部照射的使用进行了研究，并且早期的小型研究已经证明了这种方式的良好效果[207]。但是，由于全腹部照射的毒性和有限的疗效及远处转移的风险，已经研究了辅助化疗。GOG-122[190]，是一项将全腹部照射与阿霉素 - 顺铂化疗在晚期（Ⅲ~Ⅳ期）子宫内膜癌中进行比较的随机试验，其结果和 PORTEC-3 和 GOG-258 试验的结果在前面已经讨论过。

（二）ⅢA 期疾病

FIGO ⅢA 期疾病从浆膜突破或孤立的附件转移到盆腔组织和卵巢的广泛肉眼可见变化。患有ⅢA期微观

疾病的患者比那些处于临床Ⅲ期总体疾病的患者有更好的结果[206]。由于浆膜受累而患有ⅢA期疾病的患者的无病生存期比具有多个子宫外疾病部位的患者的无病生存期更好（42% vs. 20%）。子宫外疾病部位的数目与复发的可能性相关。具有 1 个、2 个和 3 个或 3 个以上子宫外部位的患者的 5 年无病生存期分别为 68%、56% 和 0%[209]。在 126 例患有Ⅲ期疾病的患者中，孤立的卵巢或输卵管受累（通常与低度组织学检查相关）比盆腔腹膜或宫旁组织受累（44%）有更好的结果（60% 的 5 年生存率）。手术切除改善了局部控制和生存[206]。

宏观ⅢA 期疾病应尽可能采用治愈性治疗方法。基于组织学发现的完全减灭手术加放疗或化疗是首选的治疗方法，最好在随机试验的范围内[210, 211]。对于不可切除的疾病，根据肿瘤的范围和患者的状况，可以考虑放疗或化疗，如果肿瘤可切除，则应进行手术。患有晚期疾病或总体状况较差的患者，如果出现症状，应考虑进行姑息性激素治疗或放疗[211]。

（三）ⅢB 期疾病

由于ⅢB 期疾病很少见（不到所有子宫内膜癌的1%），因此结果数据很少。FIGO2009 分期已将具有宫旁组织受累的肿瘤纳入了 3B 类[92]。宏观ⅢB 期疾病患者的治疗应根据疾病的部位和大小及阴道延伸的程度进行个性化处理，其中可能包括使用盆腔外照射和组织间近距离放射治疗。如果存在阴道侵犯，则不建议进行前期手术以防止切穿肿瘤。建议用放射线开始治疗。治疗可能涉及外照射和近距离放射治疗后进行手术，或全部盆腔放疗和近距离放射治疗而无须手术。

（四）ⅢC 期疾病

ⅢC 期疾病从单个盆腔淋巴结的微观累及到涉及盆腔和腹主动脉旁淋巴结的广泛的宏观疾病不等。仅具有淋巴结受累的ⅢC 期疾病患者（无ⅢA 或ⅢB 期成分）与盆腔受累较广泛的患者相比，具有更好的预后。仅盆腔淋巴结转移的女性比盆腔和腹主动脉淋巴结转移的女性有更好的结局，据报道 DFS 高达 80%[212, 213]。

一般认为，ⅢC 期疾病的标准治疗方法是子宫双附件切除，将所有肉眼可见淋巴结（或完整的盆腔和腹主动脉旁淋巴结清扫术）切除，然后进行盆腔和腹主动脉旁放疗[214]。回顾性分析 71 例接受治疗的ⅢC 期子宫内膜癌女性患者中，有 50 例接受了明确的盆腔或延伸野照射，接受或不接受全身治疗（区域性 RT 组），而18 例接受了基于铂的辅助化疗或激素治疗，而未接受外照射放疗。区域 RT 组 5 年盆腔 RFS（98% vs. 61%；$P=0.001$）、DSS（78% vs. 39%；$P=0.01$）和 OS（73% vs. 40%；$P=0.03$）明显好于全身治疗组。

在上述分析中，DSS 与区域 RT 组切除的淋巴结数目无显著相关性，但在未进行区域 RT 治疗的患者中（ $P=0.001$ ）[214]。如 PORTEC-3 和 GOG-258 试验所述，外照射治疗的患者复发主要发生在可能最有可能受益于联合化疗放疗的病理 3 级癌症患者中。

在对 265 例最佳切除的 III C 期患者进行的多中心回顾性分析中，有 45 例接受了 RT，46 例仅接受了化疗，以及 161 例接受了 RT 和化疗，其 3 年 RFS 分别为 73%、56% 和 73%。那些单独接受化疗的患者 3 年 OS 率最低（化疗 78%，而放疗、放疗和化疗联合应用为 95% 和 90%； $P=0.005$ ）[202]。

镜下腹主动脉淋巴结转移的风险随着临床阶段增加而增加。临床 I 期高危因素、II 期和 III 期疾病的患者中，分别诊断出有 10%、22% 和 71% 的镜下腹主动脉旁淋巴结转移[215]。EFRT 适用于记录的主动脉淋巴受累。肉眼增大完全切除（ $n=50$ ）或镜下发现（ $n=17$ ）的腹主动脉旁淋巴结转移，然后进行 EFRT，5 年 OS 分别为 46% 和 53%。残留肉眼可见转移淋巴结或遗漏腹主动脉旁放疗的患者生存率显著降低（13%～18%）[216, 217]。然而，扩大手术和 EFRT 的结合具有相当大的并发症发生率，据报道肠梗阻发生率为 12%～27%[215]。这些结果是从无法进行调强放疗的时期报告的[218]。在随机 NRG Oncology-RTOG1203 子宫内膜和宫颈癌术后治疗（TIME-C）试验中，与三维 RT 计划相比，IMRT 被证明可降低急性胃肠道毒性。EFRT 应该保留给怀疑或证实有主动脉旁淋巴结受累的患者。在 PORTEC-3 研究中，在主动脉旁淋巴结受累的情况下，采用外照射放疗和化疗方案联合治疗是可行的。

一些人建议，对于盆腔淋巴结阳性的患者，应结合其他不良因素（如 3 级疾病）预防性使用 EFRT[212]。Mariani 等[219]强调了彻底清除所有累及淋巴结及盆腔和腹主动脉 RT 的重要性和互补作用。

对于无远处转移征象的宏观残留或复发性主动脉旁淋巴结疾病，应通过立体定向或调强放疗或局部加量调强放疗，对涉及的主动脉旁淋巴结给予增强剂量的 EFRT 技术，因为这可以在很小的范围内进行局部增强放疗，充分保护肾脏、脊髓和肠管[220-222]。常见的放疗计划是使用每次 1.8～2Gy 分割至总量 64.8～66Gy。或采用 SIB 技术使用，例如 30 次，单次 1.65Gy 的 49.5Gy 延伸野放疗，同期采用 SIB 局部加量，每次 0.3Gy，30 次分割（因此为每次 2.15Gy）提高到 64.5Gy。SIB 方案对所有大小的淋巴结治疗是否安全尚不明确。如果注意到十二指肠或小肠附近的淋巴结快速消退，则可能需要重新计划，以防止胃肠道毒性，包括穿孔[223]。

（五）IV 期疾病

患有 IV 期疾病的患者预后较差，据报道中位生存期为 12～15 个月。患有广泛性腹腔转移的患者，尤其是浆液性癌患者，可能会从初次的细胞减灭术中受益。回顾性分析表明，最大程度的细胞减灭术是一个重要的预后因素，最佳（<2cm）细胞减少的中位生存期为 18～30 个月，而没有减瘤的平均生存时间为 3～7 个月[224]。但是，如果减瘤手术不能达到最佳的细胞减灭，则由于严重的术后并发症发生率为 37%，死亡率为 13%，生存率将受到严重损害。在一项分析中，一项小型研究对 45 例 III～IV 期患者进行了手术（通常为全子宫双附件），术后接受了化疗（4 个疗程的顺铂、表柔比星和环磷酰胺）和放疗，9 年 PFS 和 OS 分别为 30% 和 53%[225]。GOG-122 随机试验显示，28% 的 IV 期疾病患者给予最佳减灭术（残余病灶<2cm）后，经过 8 个周期的阿霉素和顺铂治疗后的 5 年 OS 和 PFS 率分别约为 30% 和 15%[190]。

新辅助化疗（卡铂 / 紫杉醇），然后进行细胞减灭术，用于一系列 30 例 IV 期疾病患者。部分和完全缓解率分别为 67% 和 7%。尽管实现了 80% 的最佳减瘤术，但 PFS 和 OS 的中位数仅为 13 个月和 23 个月[226]。在由 28 名患者组成的一小组中，1 级或 2 级子宫内膜样亚型及 0 个和 1 个腹膜外转移灶似乎是生存的独立预测因素，而作为主要疗法的手术或最佳的细胞减少术均与 OS 无显著相关性[227]。手术的适应证及决定进行最大程度的手术或使用姑息治疗方法的决定应谨慎做出[211]。

大病灶的患者应考虑进行临床试验。靶向治疗正在临床试验中进行研究。由于许多患者均为老年人，并有并发症，因此此类试验应包括生活质量分析。在临床试验范围之外，根据疾病的程度和患者的病情，对这些患者的治疗高度个性化。

（六）复发性疾病的放射治疗

对于局部复发性疾病的管理和预后需要考虑到肿瘤患者状况、肿瘤治疗方法、肿瘤相关因素（包括肿瘤的组织学和分级、针对肿瘤的既往手术和放疗、肿瘤复发的大小、范围和位置、肿瘤远处转移现象、肿瘤复发间隔）和肿瘤患者的体力状况[228, 229]。

据报道，先前未接受过放疗的孤立性阴道复发患者在根治性治疗后，局部控制率在黏膜复发患者为 80%～90% 更晚期疾病患者为 60%～85%[230]，5 年生存率为 40%～70%[127, 231-233]。如果患者先前接受过盆腔放疗，据报道阴道复发后的生存率为 10%～30%。在 PORTEC 试验中，放疗组和对照组患者在阴道复发后的 5 年实际生存率分别为 38% 和 70%[136]。

先前未接受过放射治疗的患者，其孤立性阴道复发的治愈性治疗包括 EBRT 和近距离放射治疗，而且近距离放射治疗在此是必不可少的，疾病的程度决定了所需器材的类型[233-235]。尿道下的远端阴道复发或更广泛的阴道复发需要一个仔细的而且是个性化的近距离放射治疗计划，以使靶向体积包含阴道线模治疗或阴道组织间插植治疗，或两者兼而有之[236]。对于肿瘤较大的患者，采用磁共振引导的间质插植治疗可产生很好的治疗效果[230, 237]。

一般而言，盆腔和远处复发预后较差。盆腔复发的完全缓解率从之前接受过盆腔放疗或有侧壁疾病的患者不到 5% 到之前未接受过放疗患者的 5%～30%[127, 238]。为了改善复发性阴道或盆腔疾病的预后，GOG 发起了一项盆腔放疗的随机试验（GOG-238），实验对象为接受或未接受每周顺铂治疗的仅有盆腔复发患者。在进行该随机试验前，可行手术切除。

经选定的盆腔复发患者也可能适合于治疗性的单纯廓清手术、术中放疗，或两者兼而有之。据报道，对于孤立性复发患者，贝伐单抗联合放疗见效快，而且大的腹主动脉旁淋巴结转移患者的 3 年生存率为 80%[239]。孤立性远程转移（即单肺结节或骨转移）患者可能在做局部切除或立体定向放疗后长期并无症状。另一类可以接受根治性治疗的复发患者是那些有孤立的主动脉旁淋巴结复发但之前没有在该区域接受过放疗的患者。通过对主动脉旁区域进行大剂量放疗并对肉眼可见的淋巴结进行局部加量，这些患者疾病得到局部控制的可能性很高，并且他们的生存期延长的可能性相对较高[221, 222]。如果之前没有对患者主动脉旁区域进行过放疗，建议采用类似于子宫内膜癌残留期 $IIIC_2$ 的治疗方法，先治疗完整的主动脉区域，然后再对增大的淋巴结进行局部增量。如果患者出现有症状性复发，同时存在其他转移性疾病部位或先前接受过放疗，并且是放疗位置范围内的复发，则可以在考虑脊髓和肾耐受性的基础上给予低剂量立体定向放疗[240]。体积非常大的病灶，可以考虑先行减瘤手术，但是通常仅使用放疗来降低肠道毒性的风险。

另外，对患者的随访检查频率及其在检测无症状复发方面的价值已成为大家讨论的一个主题[241, 242]。有人认为，仅有 50%～75% 的疾病复发女性有症状，因为患者只能在复发后偶尔被抢救，所以对患者的定期随访并不划算。仅接受过手术治疗（通常风险较低）的早期疾病患者，由于其挽救率高，应注意阴道出血（这几乎总是阴道复发的信号）的症状。因为常规监测很少发现无症状复发，随访检查应包括仔细询问病史，重点关注复发症状或治疗的不良反应，以及阴道肉眼检查和阴道直

肠三合诊检查。如果发现异常，应进行活检。由于远处复发只是偶尔能被治疗，有机会达到较长的无症状复发时间，所以不建议在临床试验范围之外积极筛查远处转移。一般而言，最初的 2 年之后，在对患者采用书面信息进行特定的教育，让他们了解哪些症状需要进行评估及快速联系电话的基础上，最好减少医护主导的随访频率，增加患者主导的随访[242]。随机比较幸存者护理计划（survivorship care plan, SCP）对患者报告结果的影响显示，与预期相反，SCP 对信息和护理的满意度没有益处。同时，也发现 SCP 会增加患者的担忧和症状感知，以及与他们的初诊医生的癌症相关接触[243]。

（七）姑息性放疗

放疗在缓解局部晚期、复发性或转移性子宫内膜癌的症状方面具有重要作用。例如，阴道出血、阴道分泌物或者晚期（或复发性疾病，或盆腔淋巴结肿大的淋巴水肿）引起的疼痛可以通过放疗成功缓解。目前，缓解性放疗的最佳剂量尚未固定。常用的方案包括使用短程分次 EBRT，其中每次计量为 3～4Gy，总剂量为 20～30Gy，时长 1～2 周。具体细节根据具体情况和症状而定，较短方案也可以是 1～3 次每次 8Gy 剂量。其他有症状的转移部位，如脑转移或远处淋巴结疾病，虽并不常见，但也可以用类似的辐射剂量有效地缓解。使用单次 8Gy 剂量可以快速有效地缓解骨转移引起的疼痛[244, 245]。

七、复发或转移性疾病的系统治疗

（一）激素疗法

孕激素通常被选为晚期或转移性 1 级或 2 级疾病，尤其是 PR 阳性肿瘤的首选治疗方法[246, 247]。报道的有效率为 15%～34%，中位反应持续时间为几个月。对于 PR 或 ER 阳性肿瘤，观察到的有效率高达 77%，而对于受体 – 阴性肿瘤的有效率仅为 9%[246, 248]。然而，虽然内分泌治疗有明显的潜在益处，目前还没有普遍接受的 ER/PR 临界值。受体状态未知且疾病为 1 级或 2 级的相对无症状患者，应在化疗前考虑使用激素治疗。

GOG 研究了他莫昔芬和孕激素治疗的交替循环，试图使用他莫昔芬上调 PR，报道的有效率为 27%[248]。这是基于这样一个事实，即无对抗的孕激素暴露会降低 PR，但尚未与任何随机试验中的单药孕激素治疗进行比较。在此应该注意的是，孕激素可能会导致体重增加并会增加已经容易出现这些并发症的人群的血栓风险。

使用 mTOR 抑制药（包括去福莫司、替西罗莫司和依维莫司）的 II 期试验已经进行很多。迄今为止，最有希望的初步结果是加拿大国家癌症研究所在未接受过

化疗的女性中，观察到使用 Temsirolimus 单药治疗的有效率为 14%[249]。尽管对 mTOR 抑制药研究的患者样本进行了广泛的探索，没有发现患者的 PI3K/AKT 信号通路激活标志物可预测患者对 mTOR 抑制药的反应。较新的药物（包括泛 PI3K 抑制药、PI3K 异构体特异性抑制药、双重 PI3K/mTOR 催化抑制药、mTOR 特异性催化抑制药和 AKT 抑制药）正在开发中。基于 PI3K 和 RAS/RAF/MEK 通路之间的紧密相互作用[250]，旨在阻断这两种通路的药物组合似乎会很有意义。

体外数据表明，抑制 PI3K/AKT 通路可以逆转子宫内膜癌中的孕激素耐药性[251]，并且科学家已经尝试通过将其与 mTOR 抑制药（与 FDA 批准的依维莫司与依西美坦在乳腺癌患者用途一致）联合使用来改善内分泌治疗的结果。一项结合依维莫司和来曲唑治疗复发性子宫内膜癌患者的 II 期试验表明，其客观有效率为 32%；具有子宫内膜样组织学和 CTNNB1 突变的患者似乎反应良好[252]。在随后的随机试验 GOG-3007 中，将该组合与醋酸甲羟孕酮（MPA）/ 他莫昔芬组合进行了比较。结果仅以摘要形式进行了报道，显示依维莫司 / 来曲唑的有效率为 24%，MPA / 他莫昔芬的有效率为 22%；对于未接受过化疗的女性，这两种组合的有效率分别为 53% 和 43%[253]。

三种 CDK4，6 抑制药（Palbociclib、Ribociclib 和 Abemaciclib）目前已获得 FDA 批准，基于临床上重要的 PFS 延长（在前线设置范围内为 12 个月）与内分泌疗法联合治疗转移性乳腺癌。Palbociclib 加来曲唑与安慰剂加来曲唑（NCT02730429）的随机 II 期试验正在患有晚期 / 复发性子宫内膜癌的女性中进行。

（二）化疗

大多数患有复发性或转移性疾病的女性不会患有低级别肿瘤。有症状的复发或转移性疾病患者，尤其是有 3 级或受体阴性或未知肿瘤的患者，应考虑进行化疗。

因为大多数晚期疾病患者是有并发症的老年女性，她们的体能状态和并发疾病可能会排除使用多药化疗，许多人之前也接受过盆腔放疗，所以对她们进行治疗时需要考虑减少化疗剂量或使用生长因子支持。

迄今为止，铂类药物、蒽环类药物和紫杉烷类药物是子宫内膜癌最有效的药物，并且多药化疗已被证明比单药治疗的有效率更高[254-258]。含铂或紫杉烷的多药治疗的有效率分别为 30% 和 75%，中位缓解持续时间为 6～12 个月[259]。大多数可测量转移性或复发性子宫内膜癌化疗试验患者的中位生存率仅 12～15 个月。唯一一项显示化疗在晚期或复发性疾病中的生存获益的随机试验是 GOG-177，该试验将多柔比星 / 顺铂与有非格司亭

辅助的紫杉醇 / 多柔比星 / 顺铂进行了比较。三药方案的有效率得到改善（从 34% 上升到 57%），而且有更长的存活期（1 年生存率从 50% 上升到 58%），但是其代价是该药组合有明显的神经毒性[254]。卵巢癌的标准治疗药物，也是普遍使用的药物，是卡铂 / 紫杉醇治疗，其毒性低于多柔比星 / 顺铂或紫杉醇 / 多柔比星 / 顺铂，并且有可能同样有效[260, 261]。通过比较卡铂 / 紫杉醇与紫杉醇 / 多柔比星 / 顺铂（GOG-209）在 III、IV 期或复发性疾病的女性中的大型随机 GOG 的非劣效性试验，初步结果显示 PFS（每组 14 个月）或中位生存率（卡铂 / 紫杉醇组为 32 个月，紫杉醇 / 多柔比星 / 顺铂组为 38 个月），其差别无统计学意义，而紫杉醇 / 多柔比星 / 顺铂（TAP）方案的毒性增加[191]。

卵巢癌和妇科恶性肿瘤组（MITO）的多中心意大利试验项目中，在晚期子宫内膜癌的一线治疗中进行了聚乙二醇脂质体多柔比星加卡铂的单臂 II 期试验，报道有效率 59.5%，中位生存率为 80.1 周。这对于有神经毒性风险的女性来说，可能是一种有吸引力的替代治疗方案[262]。

（三）靶向治疗

目前靶向疗法主要集中在对分子靶向疗法的开发和评估，并将其与细胞毒性化疗相结合。

GOG II 期试验在子宫内膜癌患者中使用抗血管内皮生长因子单克隆抗体贝伐单抗进行了 1～2 个预化疗方案，结果显示有希望得到 13.5% 主要缓解率，40% 的受试者在 6 个月时无进展[263]，说明抗血管生成剂具有一定的疗效。前期随机 II 期 GOG86-P 试验测试并对比了紫杉醇 / 卡铂 / 贝伐单抗与紫杉醇 / 卡铂 / 替西罗莫司与伊沙匹隆 / 卡铂 / 贝伐单抗的效果。与历史数据相比，在卡铂 / 紫杉醇中加入贝伐单抗可改善生存率，但 PFS 未改善[264]。然而，随机 MITO END-2 试验初步结果显示，在前期卡铂 / 紫杉醇中加入贝伐单抗后，PFS 从 8.7 个月显著增加到 13 个月[265]。抗血管生成治疗和抗血管生成药物与其他药物联合的试验仍在继续，但目前均未获得 FDA 批准。

使用曲妥珠单抗（一种 ERBB2 单克隆抗体）的靶向治疗在理论上是治疗 ERBB2 过度表达肿瘤的一种有吸引力的治疗策略[266]。一项前瞻性临床试验在严重预处理的 ERBB2 过度表达或扩增的子宫内膜癌中测试单药曲妥珠单抗，报道称没有大的效率[267]。然而，卡铂和紫杉醇联合或不联合曲妥珠单抗治疗人类表皮生长因子受体 2 阳性、浆液性子宫内膜癌的随机一线试验表明使用曲妥珠单抗的 4.6 个月生存获益具有统计学意义[268]。在 60%～80% 的 II 型癌症中都会发生 EGFR 过

度表达，并且与晚期疾病和不良预后相关[269]。使用抗 EGFR 药物进行靶向治疗，包括酪氨酸激酶抑制药（如吉非替尼、拉帕替尼和厄洛替尼）及单克隆抗体（如西妥昔单抗），已进行了 II 期研究[270]。到目前为止，这些试验结果都没有出乎意料出现。加拿大国家癌症研究所报告的最佳结果是单药厄洛替尼治疗初治肿瘤的有效率为 12.5%，而且没有发现有效率和 EGFR 基因突变或扩增之间有相关性[270]。他们在双重 EGFR/HER2 抑制药拉帕替尼（总体有效率为 3%）的试验中，发现了 3 个 EGFR 突变，其中两个与缓解或 PFS 无关，但在部分缓解患者的肿瘤中发现了外显子 18（E690K）[271]。

免疫点检抑制药是子宫内膜癌的一种有前景的新治疗选择，其中 Pembrolizumab 已获得 FDA 加速的组织类型不可知批准，用于治疗先前治疗后出现 MSI 或 MMR 缺陷实体瘤患者。用作批准依据的试验的总有效率为 39.6%；78% 的起效的患者持续了 6 个月或更长时间。大约 26% 的复发性子宫内膜癌具有 MRD（与种系突变或体细胞启动子甲基化相关）或 POLE 突变。因为在理论上抗血管生成疗法和 PD-1/PDL-1 抑制药的组合很有吸引力，贝伐单抗 / 阿特珠单抗（NCT0352693）、卡博替尼 / 纳武单抗（NCT0336774）和乐伐替尼 / 派姆单抗（NCT02501096）的试验正在进行中。

（四）子宫肉瘤的治疗

子宫肉瘤很罕见，一般具有三种以上不同特征和不同结果的类型：癌肉瘤（或恶性混合米勒管肿瘤），45%；平滑肌肉瘤，40%；子宫内膜间质肉瘤，15%。与腺癌相比，子宫肉瘤，尤其是平滑肌肉瘤，在没有淋巴结受累的情况下具有更高的转移率[5]。就像腺癌患者一样，大多数患者会出现阴道出血，但在此之前肿瘤通常比腺癌更大。子宫肉瘤也可能是在因假定有症状的平滑肌瘤切除的子宫中的意外诊断结果[272]。患者可能会因子宫增大而出现局部不适。由于其转移率高，通常肺是转移性疾病最常见的部位，初始评估应包括胸部 CT。

因为缺乏随机研究的数据，治疗方法的管理也各不相同。对于不同类型的肉瘤，治疗失败也各不相同，所以合适的治疗应针对特定的肉瘤类型。子宫肉瘤的初始治疗主要集中在初始手术上，其中子宫切除术是主要的治疗方法。

对于子宫内膜间质肉瘤的分类和术语，在过去几年中改变了多次，最新的特定基因组易位正在成为这种疾病的定义，在解释较旧系列的子宫内膜间质肉瘤类型及结果时应该注意。

低级别子宫内膜间质肉瘤由类似于正常增殖期子宫内膜间质的细胞组成，通常有 JAZF1/SUZ12［t（7；17）(p15；q21)］基因融合特征。其报道的易位包括 JAZF1-PHF1、EPC1-PHF1 和 MEAF6-PHF1，并且所有这些易位都涉及 polycomb 组成员。另外，这些肿瘤几乎都是 ER 和 PR 阳性，通常在 I 期（90%）就被诊断出来，其治疗应该单独用 TAH/TLH-BSO。

由于肿瘤的激素敏感性，不应给予激素替代疗法。化疗和放疗也不应该用于辅助治疗。如果有盆腔或腹部复发，应采用减瘤手术，然后进行激素治疗（如 MPA 等孕激素）。芳香酶抑制药、促性腺激素释放的激素激动药和选择性 ER 调节剂被用作二级和三级激素治疗；目前，还没有数据支持它们在辅助治疗中的应用[273]。由于子宫内膜间质肉瘤是慢性生长模式，其晚期或复发性疾病的患者通常有很长的存活期，可能需要进行第二次或第三次减瘤手术和数次减瘤手术及一系列激素治疗[4]。

目前被称为高级别子宫内膜间质肉瘤的肿瘤更具侵袭性，并且特征性地拥有形态上高级成分，原因可能是与低级纤维细胞 / 黏液样细胞成分有关。这些肿瘤通常表达很强很有细胞周期蛋白 D1 和 KIT。它们也具有与低级别子宫内膜间质肉瘤的不同基因易位，包括 YWAHENUTM2Q/B 融合［以前称为 YWAHE-FAM22，由 t（10；17）(q22；p13）易位］或 ZC3H7B-BCOR 融合。由于它们是一个相对较新的类别，对其治疗方法尚未完善。目前，转移性疾病对蒽环类化疗的疗效已经有了报道[274]。

未分化子宫肉瘤也称为高级别未分化子宫肉瘤，以前称为高级别子宫内膜间质肉瘤，是比较罕见且具有侵袭性的，其中 60% 的患者是 III 期或 IV 期。它们没有特征转移，并且对这些肿瘤的治疗没有完全确定下来。癌肉瘤和未分化子宫肉瘤需要对患者的淋巴结进行评估，目前大多数医务工作者赞成对其进行完整的手术性分期，其中包括 TAH-BSO、腹膜细胞学、完整的盆腔淋巴结清扫和大网膜切除术[275]。

临床分子权重和遗传数据都支持癌肉瘤应被视为高危癌并进行相应治疗的观点[69, 70]。复发的风险和模式似乎与上皮成分有关。根据之前总结的数据，盆腔放疗通常被认为适用于具有与癌症相似的危险因子（如高有丝分裂计数、深部肌层浸润、晚期、宫颈受累）及具有残留的微观或宏观盆腔疾病的患者。

回顾性研究显示，辅助放疗可使盆腔控制得到改善，特别是对于癌肉瘤，但没有生存获益[276, 277]。在对 2461 名患有癌肉瘤的女性进行的 SEER 分析中，890 名接受放疗的女性的生存率获益[278]，但与任何参与试验者系列选择一样，选择因素是未知的，这有可能会对结果产生影响[279]。在 224 名子宫肉瘤 I 期和 II 期患者（103 名平滑肌肉瘤、91 名癌肉瘤、28 名子宫内膜间质肉瘤）中进行的 EORTC-55874 前瞻性随机试验，其中放疗组的 5 年盆腔复发率为 22%，而对照组为 40%，表明放疗显著降低了癌肉瘤的盆腔复发率（ *P*=0.0004 ）。然而，患者的生存率并未提高（ 5 年生存率分别为 58% 和 56%；*P*=0.92 ）。该试验也表明不同的肉瘤类型需要区别对待，其中发现癌肉瘤在盆腔控制方面受益于盆腔照射，而平滑肌肉瘤不仅没有从放疗中获益（其盆腔复发前后为 20% 与 24% ），并且很有可能在远处复发。因此，盆腔放疗应仅对微观或宏观残留病灶考虑，最好是在评估放疗同时或序贯化疗的临床试验中考虑到。由于 EORTC 研究中子宫内膜间质肉瘤太少，所以无法进行具体分析[280]。

化疗对复发性或转移性肉瘤的疗效是很有限的。目前，具有抗肉瘤活性的药物包括异环磷酰胺、铂类药物和紫杉烷[281-286]。试验发现，顺铂、多柔比星和异环磷酰胺的联合治疗，尽管它们具有很大的毒性，其总体有效率可以达到 56%[282]。

两项一线治疗晚期癌肉瘤的随机试验分别比较了异环磷酰胺单药治疗与异环磷酰胺加顺铂的治疗[282]，以及异环磷酰胺加紫杉醇的治疗[285]，单药和联合治疗的有效率分别为 29% 和 45%，中位生存率分别为 8.4 和 13.5 个月。结果表明，在所有的情况中，组合都以增加毒性为代价产生了更高的有效率，添加紫杉醇也提高了患者生存率。

在未接受过化疗的患者中进行的卡铂加紫杉醇前瞻性 II 期试验中，其有效率是 52%，而且这种组合似乎比基于异环磷酰胺的方案耐受性更好[286]。III 期试验（ GOG-261 ）测试了卡铂/紫杉醇组合与异环磷酰胺/紫杉醇组合在新诊断为 I～IV 期持续性或复发性子宫癌肉瘤患者的疗效。数据收集已完成，结果证明使用毒性较小的组合是有望的。

在 65 名 I～II 期癌肉瘤患者中使用辅助异环磷酰胺和顺铂（无放疗）的前瞻性 GOG 研究显示该组合是可以忍受的，但是，由于缺乏空白试验及盆腔复发率高，其对 PFS（69%）和生存率（2 年时为 82%）的影响尚不清楚[287]。在 232 名 I～IV 期（45% 为 III 期）癌肉瘤患者中的随机 GOG 试验比较了化疗（顺铂、异环磷酰胺和美司钠 3 个周期）与全腹照射 WAI（30Gy，盆腔中提升至 50Gy）。化疗的复发率并不显著性低于 WAI（52% vs. 58%；HR=0.789；*P*=0.24），生存率也无显著性提高（47% vs. 34%；*P*=0.08）。单独化疗后，发现有更多阴道复发[288]。

由于阿霉素单药对平滑肌肉瘤转移病灶有活性，可以考虑与多柔比星联合使用，但其毒性通常会更大。在基于 Olaratumab（抗血小板衍生生长因子受体 α 单克隆抗体）联合多柔比星与单独使用多柔比星的对比随机 II 期试验中发现，其有近 12 个月存活优势，因而这种组合已获得 FDA 批准并经常采用。该研究在广泛的软组织肉瘤中进行，但 38% 的患者患有平滑肌肉瘤，并且在该组中看到了益处，随后的 III 期验证性试验的结果正在等待最后确认[289]。

吉西他滨单药作为对晚期和转移性平滑肌肉瘤的二线治疗有 20.5% 的有效率[290]，而需要生长因子支持的多西他赛和吉西他滨的组合的有效率为 28%[291]。作为转移性子宫平滑肌肉瘤的一线化疗，该联合治疗的有效率为 35.8%[292]。目前，其他具有一定活性的药物有替莫唑胺、曲贝替定和帕唑帕尼。

尽管平滑肌肉瘤的辅助化疗试验报道很少，最近，法国肉瘤组织公布了他们在局部子宫肉瘤患者中使用多柔比星、异环磷酰胺和顺铂辅助化疗，继以盆腔放疗与单独盆腔放疗的随机临床试验结果，他们共纳入 81 名患者，其中 53 名患有平滑肌肉瘤，9 名患有未分化肉瘤。该研究因为准确性不佳而提前结束。接受过化疗和放疗的患者的平滑肌肉瘤和未分化肉瘤 3 年 DFS 为 51%（（95%CI 34%～69%），而单独接受放疗的患者为 40%（95%CI 25%～58%）（无统计学意义），B 组 5 年 DFS 分别为 51%（95%CI 34%～69%）和 29%（95%CI 16%～47%）（*P*=0.098）[293]。在 EORTC 和英国国家癌症研究所合作进行的随机试验 GOG-277 中，测试了吉西他滨/多西他赛辅助治疗继以多柔比星治疗子宫局限性平滑肌肉瘤手术后不进一步治疗的情况。该试验中禁止全盆腔放疗。不幸的是，目标 216 名患者中只有 38 名入组后，后续因为数据精度不高而提前停止该试验。然而，所得结果并不支持使用辅助化疗，因为每组都有 8 次复发，化疗组的有限平均存活时间估计为 34.3 个月（95%CI 35.3～43.3 个月），观察组为 46.4 个月（95%CI 43.6～49.1 个月）[294]。

八、放射技术和耐受性

（一）外束盆腔放射

大多数患者在术后接受盆腔放疗。盆腔放疗的临床靶区包括宫旁组织、阴道上半部分和盆腔淋巴结区域（即髂内、髂外和髂总下部淋巴结区域；在宫颈受累的情况下和淋巴结阳性疾病的情况下，包括骶前和上髂淋巴结区域）。目标体积的计划是通过在临床目标周围添加适当的边缘来得出的，以适应光束半影、几何不确定性及患者日常内部器官运动的可变性。有并发症风险的主要器官是直肠乙状结肠、小肠和膀胱。大多数急性和晚期并发症发生在胃肠道，因此必须尽可能减少治疗区域内的小肠体积。传统上采用四野照射技术，与前后对穿照射相比，其高剂量区域的小肠体积更小。已经发现俯卧位治疗可以减少骨盆内小肠的体积，并且由此设计了特殊的腹板装置，该装置可更有效地将小肠推出治疗区域。一些研究表明，使用这种腹板后，在术后可见受照射的小肠体积的确减小[295, 296]。对于腹壁固定的瘦弱患者，可能获益较少。然而，已发现，因为仰卧位的设置错误较少，使用现代调强放疗技术与仰卧位有较小的外扩边缘可以降低危及器官的风险[297]。

优选来自直线加速器的高能光子，以确保均匀的剂量分布。

大多数放疗部门都在使用基于 CT 扫描的计划，并且在所有领域都使用多叶准直器来保护处于危险中的器官、减少治疗量、采用剂量强度调节。原因在于使用 CT 扫描的计划具有明显的优势，可以划定实际的淋巴结部位，而不是以前使用的标准野边界（其可能过小无法覆盖或过大而超出淋巴结链）。在发达国家，现在认为基于骨性标志确定放疗野边界已经过时了。已出版的优秀放疗野图谱[298, 299]可指导放射肿瘤学家确保充分描绘危险区域（图 68-2）。

在患者术后，通常规定的放疗总剂量为 45～46Gy，每天剂量为 1.8～2.0Gy，每周 5 次。对于边缘受累或肉眼可见病变残留的病例，目标剂量为 50.4Gy。视情况对受累区域的 CT 引导的放疗可以增加至 60～70Gy 的累积剂量。理想情况下，这些风险区域应在手术过程中用银夹标记。在极少数情况下，可以考虑使用网膜成形术或插入水凝胶垫片来将小肠移出高剂量区域[300]。

（二）调强放疗

鉴于在高危子宫内膜癌患者中联合手术、EBRT 和化疗时的额外毒性，一些研究小组已经研究使用 IMRT 来降低靶组织周围关键器官的剂量，降低胃肠毒性和使用联合化疗和放疗时的血液学毒性。

在 IMRT 中，使用不同剂量强度的多束光束，让高剂量区域在三个维度上与目标组织的形状相符，从而最大限度地减少对周围器官的放射剂量。辅助盆腔 IMRT 需要仔细的措施和临床目标体积质量保证，以使边界足够大包含膀胱和直肠相关的明显的内部运动[299, 301]。使用目标总体积（以涵盖器官充盈的差异）和重复计划 CT 扫描以确保治疗充分覆盖临床靶区（图 68-3 至图 68-5）。治疗研究表明[302-304]，CT 扫描计划可以显著减少小肠、直肠和盆腔骨髓的剂量。与基于 CT 扫描的常规三维四野放疗技术相比，受处方剂量照射的小肠体积减小了一半[304]。临床研究表明，与三维局部放疗相比，盆腔 IMRT 患者的急性胃肠道毒性得到降低[305, 306]，接受盆腔 IMRT 联合化疗的妇科癌症患者的急性血液学毒性也得到降低[307]。对 36 例接受盆腔放疗联合或非联合化疗或近距离放疗（或两者兼有）的妇科癌症患者进行分析并发现，IMRT 还显著减少了正在经历慢性胃肠道毒性的患者（轻度症状为 11%，而在接受盆腔照射的以往患者中为 50%）和较轻的胃肠道并发症（0% vs.

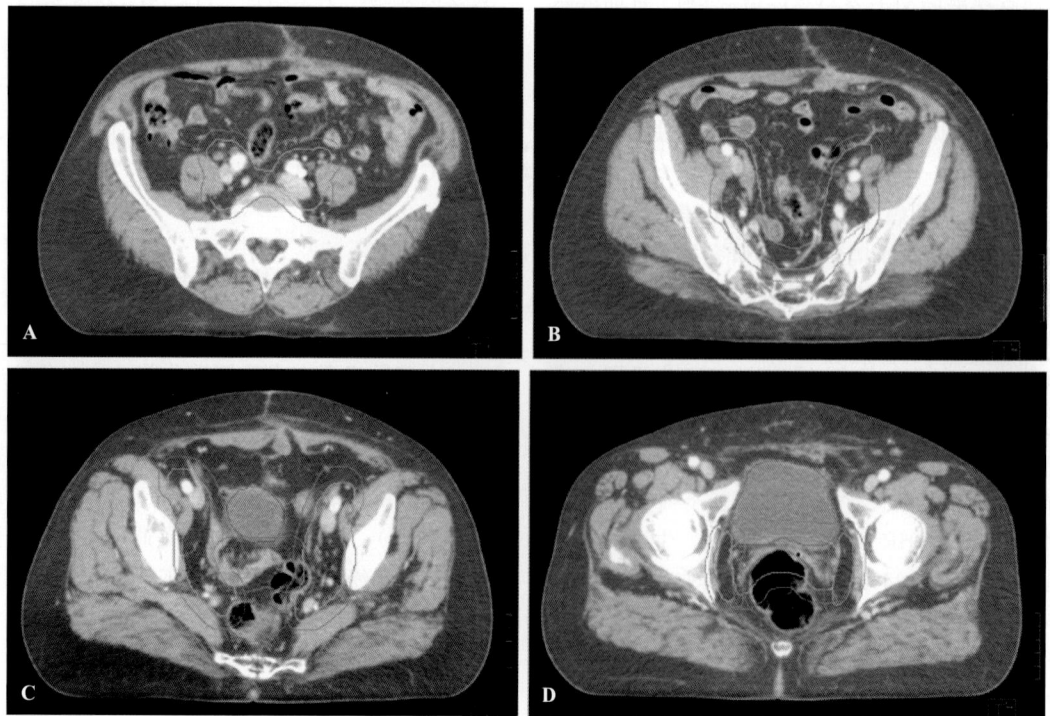

▲ 图 68-2　盆腔的 4 个水平的计算机断层扫描图，轮廓代表靶区目标体积（临床靶区为橙色，计划靶区为红色）（此图彩色版本见书末）

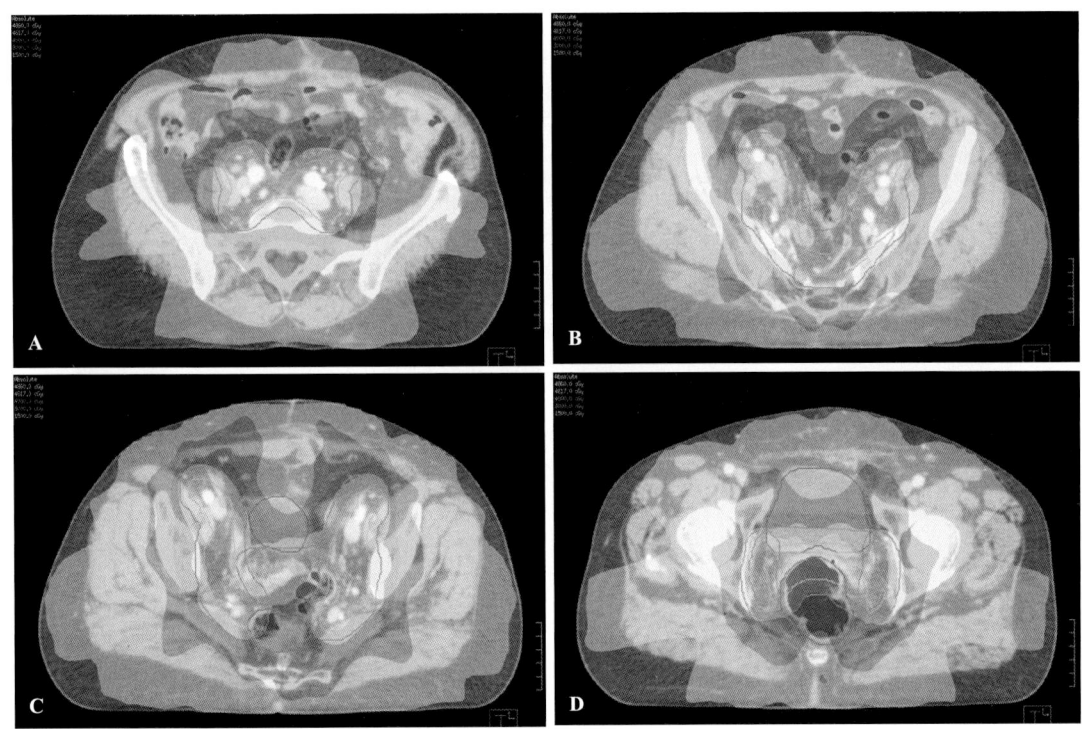

▲ 图 68-3 使用 7 个光束方向和多阶段的调强放疗治疗计划，与图 68-2 有相同的 4 个盆腔轴位图，以及相同治疗计划的矢状位和冠状位图像。特别标注的是接受处方剂量至少为 15Gy（白色）、30Gy（蓝色）、40Gy（蓝绿色）、46.2Gy（95%，绿色）和 48.6Gy（100%，黄色）的区域（此图彩色版本见书末）

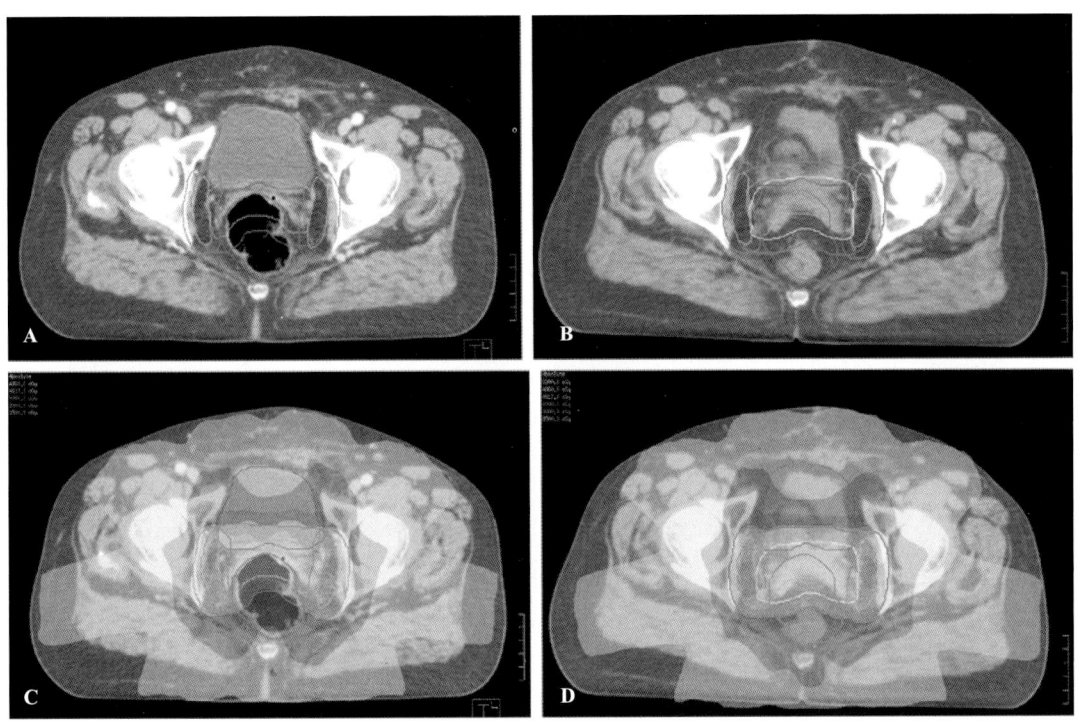

▲ 图 68-4 CT 计划扫描示例（此图彩色版本见书末）

图中显示膀胱和直肠充盈对边缘的影响和由此产生的治疗计划有明显差异。A 和 C. 使用完整膀胱的初始 CT 扫描进行轮廓划分和规划。B 和 D. 通过二次 CT 计划扫描与空膀胱和空直肠的融合进行的轮廓划分和规划，由此产生的整体目标体积（白色轮廓）需要更大的背侧边缘

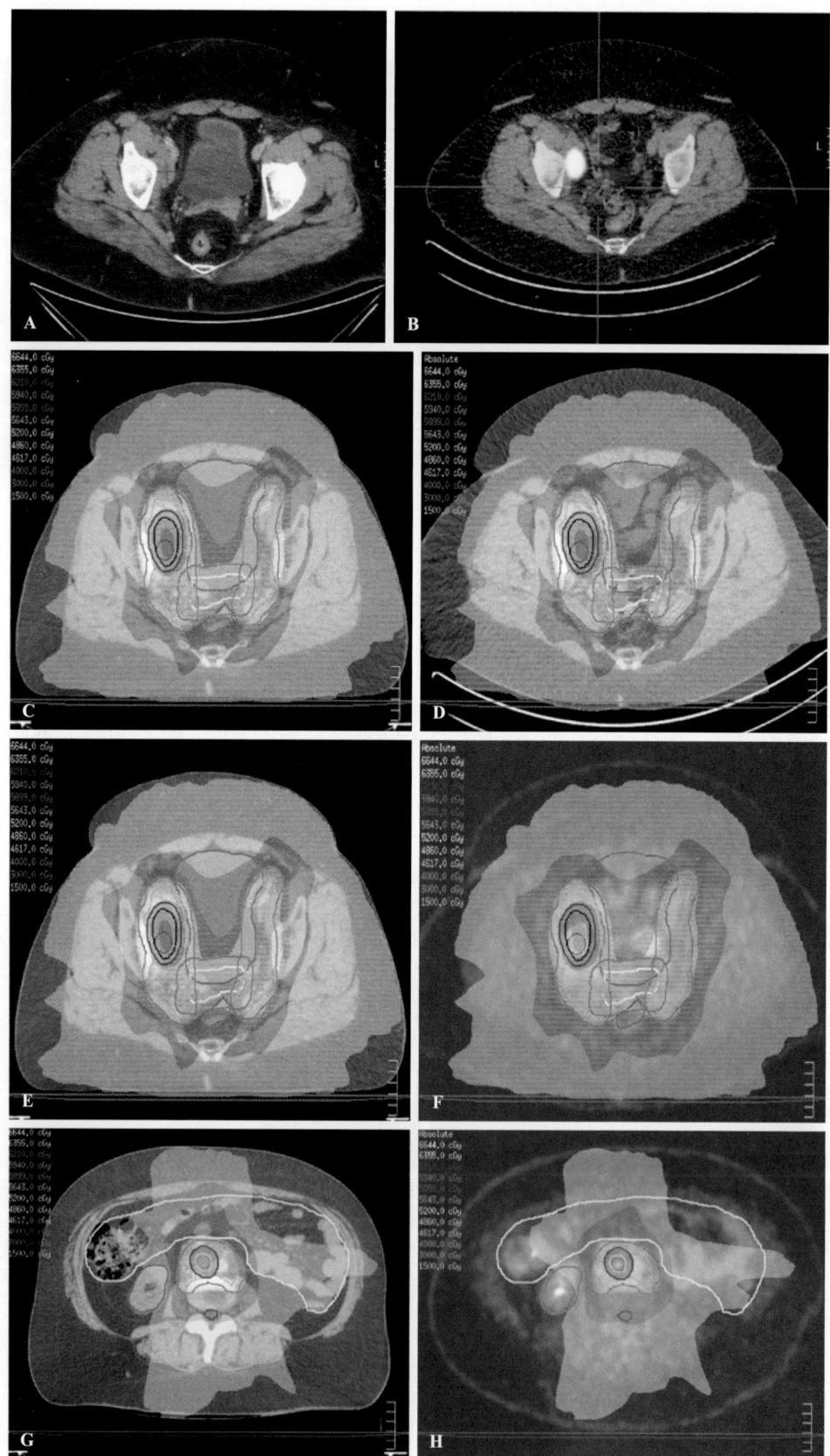

▲ 图 68-5　A 和 B. 子宫内膜癌右侧盆腔和主动脉旁淋巴结复发患者的诊断性 CT 扫描和 FDG 正电子发射断层扫描轴位图像。C 至 H. 容积弧形调强放射治疗技术同时增强同一患者的相关淋巴结中的 CT 计划扫描轴位图。C 和 D. 具有充盈（左）和排空（右）膀胱的 CT 扫描引导的断层计划。E 和 F. 有联合 PET/CT 图像的相同的治疗计划（显示受累盆腔淋巴结中的高 FDG 示踪剂摄取）。G 和 H. 受累主动脉旁淋巴结水平的 CT 扫描引导的计划和 PET/CT 图像（此图彩色版本见书末）

3%)[308]。其他一些更大的系列试验已经证实了这些结果[305, 306]，特别是在对于越来越多的高危子宫内膜癌患者进行手术治疗、放疗和化疗中，IMRT 可能是减少多模式治疗的慢性毒性的一个关键点工具。RTOG 对 58 名子宫内膜癌患者进行的 II 期研究表明，只要有对靶向体积和危险器官明确的目标定义和描绘、剂量处方、质量保证和剂量 - 体积限制指南，盆腔 IMRT 可以在多中心环境中安全实施[309]。并且可以给予同步化疗 / 贝伐单抗，从而限制与辐射相关的毒性[310]。

最近，NRG Oncology/RTOG1203 TIME-C 随机试验的结果已经发表，在该试验中比较了四野放疗和 IMRT 在辅助治疗中对子宫内膜癌和宫颈癌患者的急性毒性[218]，主要结论在于患者在报道中的急性胃肠道毒性的变化。在放疗结束时，接受标准放疗与 IMRT 的女性中，几乎分别有 52% 与 34% 的患者有经常性或者持续性腹泻（P=0.01），止泻药物的使用率分别为 20% 与 8%（P=0.04）。这是第一个也是唯一一个关于 IMRT 减少胃肠道毒性和尿毒性的随机试验证据[218]。最近，由于容积弧形调强放射治疗技术可以提供比 IMRT 快得多的剂量调节放疗，并且有比标准多野 IMRT 具有更局部的剂量分布，容积弧形调强放射治疗技术逐渐变得实用，而且大多数放疗中心现在都引入了该技术。

（三）延伸野放射

接受盆腔和腹主动脉旁区域治疗的患者通常以仰卧位进行治疗，以确保肾脏位于背侧位置，加上使用现代技术的 CT 导向规划可确保充分保护肾脏和肠道。上野边界通常位于 $T_{12} \sim L_1$ 交界处，但可根据检测到的或疑似的淋巴结受累的程度进行差异化确定。用于盆腔和主动脉旁治疗的剂量通常为 45～50.4Gy，每个标准分次为 1.8Gy。对于肉眼可见的受累淋巴结，可以加大剂量，但最好使用同步增强技术的 IMRT 或容积放疗技术（图 68-5），或依次增强[311]。根据淋巴结的大小，剂量可以增加至等效剂量到 60～65Gy[220]，但是必须谨慎以确保小肠的剂量限制（最大 5～10ml＞55Gy）[311]。比较研究表明，对于主动脉旁靶区，质子治疗可能会进一步降低风险器官的剂量（图 68-6）[312]。

（四）盆腔辐射并发症

妇科恶性肿瘤放疗的不良反应已得到充分证明，其并发症发生率取决于放疗的剂量和体积，并且盆腔 EBRT 和 VBT 组合治疗的并发症发生率高于单独的 EBRT 治疗[313-316]。如果在子宫切除术中加入完整的淋巴结切除术，EBRT 治疗后的并发症发生率也会增加[317, 318]。与其他治疗相关并与并发症风险相关的因素是总治疗量、每天分次治疗量和放射技术[319]。尽管文献数据显示了关于几个因素的相互矛盾的结果，与患者相关的风险因素是患者腹部手术史、年龄小、体重过轻、并发糖尿病、高血压、炎症性肠病或其他盆腔炎性疾病。吸烟是增加并发症的一个重要危险因素，应告知吸烟患者戒烟的好处[320]。最严重的并发症是小肠梗阻、慢性腹泻、直肠炎、瘘管形成、阴道狭窄和股骨头功能不全性骨折。其中 EBRT 治疗的使用与小肠并发症的风险有关[318, 321]。将 VBT 添加到 EBRT 尤其会增加其在阴道和直肠的不良反应，如纤维化、狭窄、溃疡、直肠出血和瘘管的发生率[314, 316]。报道的经腹子宫切除和 EBRT 后的严重并发症发生率为 2%～6%；手术后进行 EBRT 和 VBT，发病率为 4%～13%；单独使用 VBT 后，

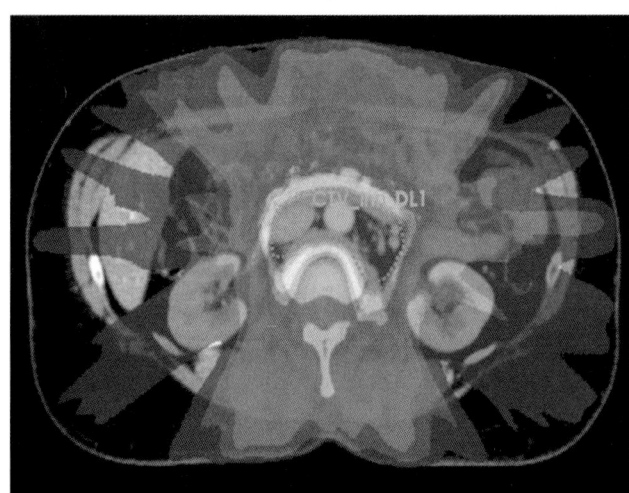
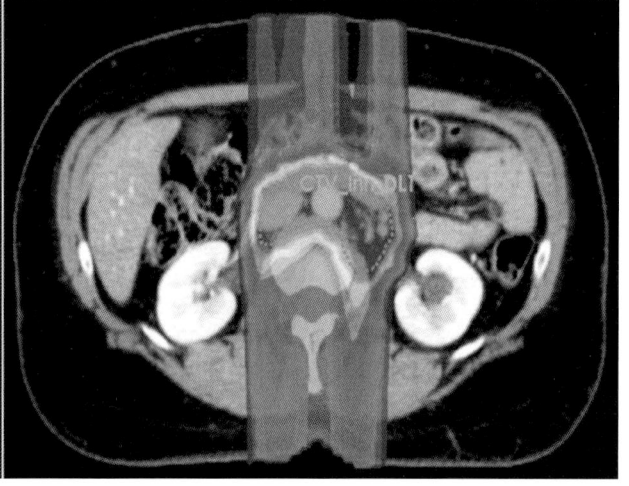

▲ 图 68-6　调强光子治疗计划和调强质子治疗计划示例，可注意到肠道、肾脏和肝脏中的剂量减少（尤其是在低剂量区域）（此图彩色版本见书末）

引自 van de Sande MA，Creutzberg CL，van de Water S，Sharfo AW，Hoogeman MS. Which cervical and endometrial cancer patients will benefit most from intensity-modulated proton therapy? *Radiother Oncol*. 2016；120：397-403[312]。

发病率为 0%～7%（剂量相关）；在 EBRT 和手术（包括淋巴结切除）后，发病率为 7%～18%。

EBRT 的轻度至中度并发症的发生率尚不明确。通常情况下，EBRT 的急性不良反应，如腹泻、尿急、腹部绞痛和尿频，如果不会导致治疗中断或停止，不会被报道[322]。EBRT 轻度的晚期不良反应(包括肠蠕动增加、腹泻发作、腹部疼挛、尿频和轻微尿失禁）也通常会被低估而不报道[323]。

在 PORTEC 试验中，63% 的患者在标准四野盆腔 EBRT 期间接受了药物或饮食（或两者兼有）的治疗，以缓解她们的轻度、急性症状。2% 的病例因急性症状而停止放疗[322]。在 ASTEC 试验中，57% 接受放疗的患者报告了任意急性毒性，而对照组为 27%，主要涉及轻度（32%）或中度症状。3% 的患者报告了严重急性毒性，而在对照组低于 1%[132]。在 PORTEC 试验中，任何晚期并发症的 5 年出现的概率在 RT 组中为 26%，在对照组为 4%（P<0.001）。大多数并发症（67%）是轻微的（1 级），几乎 50% 的症状在 2～3 年内得到治疗解决。胃肠道症状是主要的不良反应，放疗组 5 年（主要是轻度）胃肠道并发症的出现概率为 20%。放疗组严重（3 级或 4 级）晚期并发症的 5 年出现概率为 3%，对照组为 0%。没有发生严重的晚期泌尿生殖系统或阴道并发症。在 ASTEC 试验中，报道的晚期毒性发生率略高：1 级、2 级、3 级和 4 级以胃肠道或泌尿生殖系统晚期毒性为主的 EBRT 患者分别为 30%、22%、7% 和 1%，而对照组分别为 24%、16%、35% 和 0%。在 GOG99 试验中，淋巴结切除术和 EBRT 的组合使用会导致更高的胃肠道并发症发生率，包括更多的肠梗阻[57]。PORTEC 试验中，对仅采用放射治疗的患者，其报道的 2 级和 3～4 级不良事件分别为 31% 和 13%，随机试验 1 年后其分布变为 29% 和 7%[201]。PORTEC-3 试验中的治疗技术在绝大多数患者中仍然是三维局部放疗。最近发表的关于三维局部放疗与 IMRT 联合的 TIME-C 随机试验表明，IMRT 急性毒性显著降低了[218]。

急性治疗相关症状的出现是晚期并发症最重要的危险因素之一[324]，因此，急性和晚期治疗并发症之间的关联已成为一个热门的研究主题[325]。事实上，一部分急性毒性患者没有急性和晚期并发症之间的无症状间隔，这支持了晚期损伤是肠黏膜持续急性损伤的结果的理论[325]。盆腔放疗与胃肠功能的短期和长期影响相关，最明显的是肠道活动频率增加、胆汁酸吸收减少、肠道转运速度加快[321]。大多数这些变化会随着时间的推移而改善，但一些影响仍然会长期存在。根据 PORTEC-1 试验中患者的长期生活质量分析表明，即使在接受治疗 15 年后，接受 EBRT 治疗的患者报道的显著的治疗相关性的尿失禁、腹泻和粪便渗漏率更高（P<0.01），也导致更多日常生活不便[326]。症状增加主要表现为，在 EBRT 治疗后，患者频繁使用治疗失禁药物（白天和夜间使用的患者有 42.9%，对照组仅为 15.2%；P=0.001）。接受 EBRT 治疗的患者甚至在 36 项简表调查（SF-36）中报道的身体功能评分较低[326]。在妇科癌症患者的随访期间，放射肿瘤学家发挥重要作用，因为他们实施了 EBRT 治疗并对其进行后期评估和后期症状的治疗（主要是胃肠道症状），而且对这些症状的治疗，尤其是有特定的治疗方法者，对患者日常生活质量有显著影响[327, 328]。最近在 218 名患者中进行的基于算法的胃肠道症状管理随机试验表明，与接受常规护理的患者相比，接受常规护理后给予了有针对性干预的患者，详细的临床算法治疗可以更好地改善他们的症状[327]。

PORTEC-2 试验的结果表明，单独使用 VBT（阴道 0.5cm 深，700cGy×3 次，近端 4cm）后的并发症发生率较低。放疗期间，与接受 VBT 的患者相比，接受 EBRT 的患者出现急性 RTOG1 级和 2 级急性胃肠道症状的比率显著增加（53% vs. 12%；P=0.001）[143]。随着 24 个月的随访，这种差异进一步降低并失去显著意义。4 名（1.9%）接受 EBRT 的患者和 1 名（0.5%）接受 VBT 并因粘连或纤维化而需要手术治疗肠梗阻的患者报道了有晚期 3 级 GI 毒性。VBT 后 2 级中度黏膜萎缩(无变窄或缩短）的发生率明显高于 EBRT（2 年后分别为 17% 与 4%）。仅 1 名接受 EBRT 的患者（0.5%）和 4 名接受 VBT 的患者（1.9%）报道了 3 级萎缩(明显萎缩，伴随有或不伴随有缩短或变窄）。患者报道的结果表明，与接受 EBRT 治疗的患者相比，接受 VBT 的患者的社交功能明显更好（P=0.005），腹泻、粪便渗漏、需要靠近厕所及因肠道症状导致日常活动受限（P<0.001）的症状评分更低。接受 VBT 的患者的分数仍处于正常人群范围内。尽管两组的功能评分都低于年龄匹配的正常人群，她们之间的性功能或症状并没有差异，这显示了妇科癌症诊断和治疗对患者的重要性[144]。

（五）近距离放射治疗技术

LDR、脉冲速率和 HDR 近距离放射治疗技术已与各种手动和远程加载后施源器一起用于腔内和间质近距离放射治疗。在大多数治疗中心，LDR 技术已被模拟 LDR 治疗的脉冲剂量率技术取代，并具有现代 HDR 机器的便利性[329]。现在，^{192}Ir 用于脉冲和 HDR 近距离放射治疗，HDR 技术已经被引入并且被用作当前的标准，以避免由于 LDR 和 PDR 治疗所需的长时间卧床导致的发病率增加，并为患者和工作人员提供了便利[330]。

在子宫内膜癌的初步治疗中，传统上采用近距离放射治疗加 LDR 技术，如 Heyman 填塞或 Simon 胶囊，或使用单个宫内管，这些技术具体取决于子宫的大小。现在这些技术已经在很大程度上被使用特定施源器的 HDR 技术所取代。单管腔内放置的技术方面与治疗宫颈癌的技术相似，但使用了不同的剂量规范点（例如，M 点代表子宫肌层，距最前端的施源器尾部的横向和纵向均为 2cm，或 A 线距尾部横向为 2cm）。小子宫可以用单管治疗，采用步进源并增加在宫底的停留时间以获得梨形等剂量分布图（即倒梨形）。然而，在肿瘤部位的浆膜处指定剂个体化的方法更可取。在理想情况下，即在子宫内施源器就位的情况下，使用 MRI 或 CT 可以确定肿瘤浸润的深度和与之相关的子宫肌层宽度[331]。CT 或 MRI 方案确保了肿瘤部位的充分覆盖，同时避免在子宫周围的肠道中过量给药。目前已经有可用于 HDR 和 PDR 腔内近距离放射治疗的特定子宫施源器的提供。中等大小的子宫可以用双通道施源器（每个子宫角有一个施源器）进行治疗，这会导致子宫底梨形等剂量分布。对于肿瘤深入肌层浸润的大子宫的治疗，使用 Norman-Simon 施源器的 Heyman 填塞是首选，尽管这种很少使用。

对于作为主要治疗的 HDR 近距离放射治疗，常用的分割包括在距子宫源中点 2cm 处规定的 5 次分割的 7Gy HDR 治疗，或者如果与 EBRT 结合使用，则建议为 2 次 8.5Gy~4 次 5Gy。同时也建议使用 CT 或 MRI 来优化剂量以适应个别患者的子宫壁厚度。

（六）阴道近距离放射治疗

在阴道复发患者中，最常见的部位是阴道上部，辅助阴道残端近距离放射治疗长期以来被用于降低子宫切除术后阴道残端复发的风险。自 20 世纪 90 年代中期以来，仅 HDR 分次 VBT 越来越多地用作选定患者子宫切除术后的辅助治疗。VBT 的靶体积和剂量在各个医院和研究所都存在差异，但阴道复发主要位于阴道穹窿和阴道上部[127]。对于低危和中危疾病，虽然治疗也是剂量依赖性的，但是一般建议只治疗阴道的上半部或近端 3~4cm，因为这与较低的并发症（即阴道狭窄和瘘管）发生率相联系，而不是治疗整个阴道。无论治疗的阴道长度如何，低剂量分割方案已被证明具有较低的阴道狭窄风险[141, 142, 180]。尽管大多数放射肿瘤学家使用阴道圆柱形施源器，但也有人声称阴道栓型施源器或环形施源器具有在阴道穹窿周围提供更好剂量分布的优势，并且膀胱和直肠的接受的剂量更低[137, 332]。

一般而言，中等剂量的 VBT 分次给量方案可提供高阴道控制率（＞95%）和低发病率[140, 144]。使用更高剂量会增加其不良反应风险，并且不会进一步增加阴道

控制率。根据这些数据，最佳的 LDR 和 HDR 计划似乎是给予阴道上半部黏膜表面相当于 30~50Gy 的剂量。典型的例子是在 PORTEC-2 试验中，在规定的 5mm 深度 2 周内使用 21Gy HDR，分 3 次，每次 7Gy，或 24~30Gy，分 5~6 次应用到阴道特定表面[133, 141, 147]。

通常，治疗剂量应用在圆柱形施源器或表面以下 5mm 和距阴道顶点 5mm 指定处。由于放置阴道圆柱形施源器后阴道膨胀，有人认为壁厚小于 5mm，取决于黏膜厚度的临床估计可选择 3、4 或 5mm 深度的参考剂量。研究结果显示，通过个性化深度和避免使用小直径施源器，阴道不良反应的发生率可以显著降低（1 级和 2 级患者分别为 17% 和 1%，对照组分别为 26% 和 8%），但是阴道控制率没有差异[333]。当然，个别病例可根据临床情况调整治疗靶深。例如，如果阴道残端处有较厚的瘢痕，则可以在距顶点 10mm 和距阴道壁壁下 5mm 处使用指定剂量，CT 或 MRI 计划，尤其是阴道复发的近距离放射治疗，也应该用于治疗这些较厚的目标，其中 CT 和 MRI 兼容的圆柱形施源器和节育器也可用于此目的。

VBT 可以作为不需要镇静或麻醉门诊手术，尤其是在使用阴道原柱形施源器时可以使用。如果不能进行 CT 或 MRI 模拟，可将不透射线的金属种子标记插入阴道残端的黏膜下层，以估计 X 线上的施源器位置。当使用阴道圆柱形施源器时，应选择与阴道平滑贴合的最大直径，以增加与表面相比深度处的相对剂量。直径越小，接受超过 150% 剂量的阴道黏膜的体积就会越大。如果阴道施源器与阴道纱布填塞一起使用，通常使用静脉镇静或全身或区域麻醉，施源器由外部固定装置固定到位。获得的正交 X 线或 CT 模拟以验证施源器相对于阴道残端标记的适当位置和剂量计算。也可以注射少量直肠对比剂，或者在拍摄侧位片之前放置一个标记。如果将近距离放射治疗作为阴道复发治疗的辅助治疗，基于 MRI 的方案就非常必要使用，从而可以使用多通道圆柱形施源器来优化对残留肿瘤扩展的辅助治疗[230]。在进行适当的质量保证检查后，进行 HDR 治疗就需要不到 10min，具体取决于治疗剂量和治疗源活性。移除施源器和导管后，患者就可以出院。

对于阴道复发患者，可使用多通道圆柱体施源器并根据肿瘤构造单独调整阴道周围不同部位和不同深度的剂量分布。当阴道肿瘤的厚度不能用多通道圆柱体中的阴道内治疗源充分治疗时，也可以使用间质近距离放射治疗（例如将间质针通过卵形或环形施源器插入）。

九、治疗方法、结论和挑战

对每个子宫内膜癌患者的管理必须考虑肿瘤复发

的危险各种因素，以及正在考虑的治疗的患者耐受性。理想情况下，对患者评估和手术应由妇科肿瘤科医生或具有特定肿瘤学专业知识和专业精神的妇科医生进行。手术和辅助治疗的适应证和范围需要由妇科肿瘤学家、放射肿瘤学家和医学肿瘤学家组成的多学科团队来决定。子宫内膜癌患者的管理方法可以总结在治疗流程（图 68-7）和随访流程（图 68-8）中。

子宫内膜癌放疗的主要进展包括减少盆腔 EBRT 的适应证，将低风险疾病中的放疗转向为阴道或盆腔复发患者保留的治疗，将标准的 VBT 单独治疗用于中高危患者，以及高危和局部晚期疾病的辅助化疗和放疗研究。目前已经开发出的 IMRT 技术，可降低急性和晚期并发症的风险，尤其对延长手术或化疗结合使用的患者，效果更好。

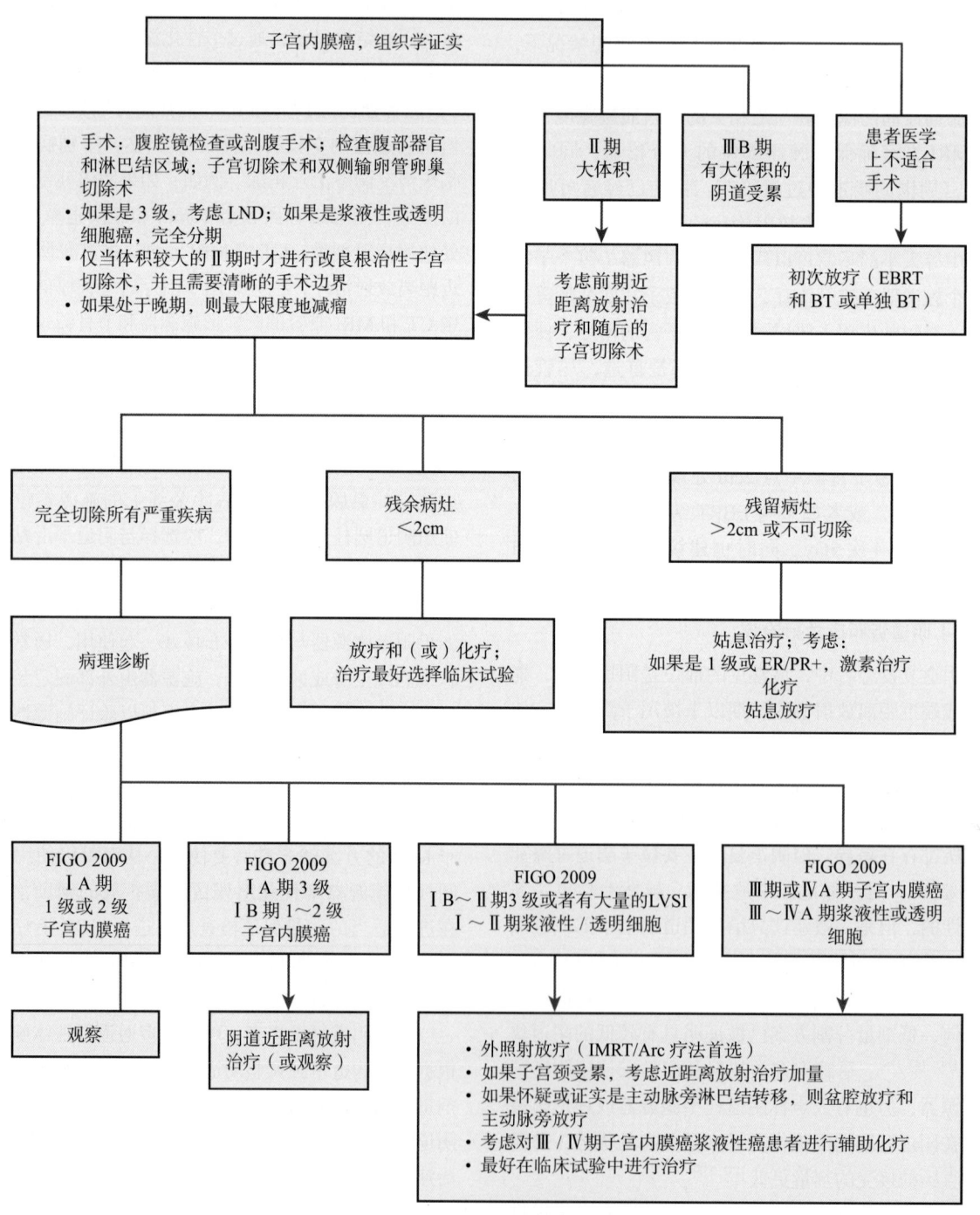

▲ 图 68-7 子宫内膜癌患者的治疗流程

BT. 近距离放射治疗；EBRT. 外束放射治疗；ER. 雌激素受体；FIGO. 国际妇产科联合会；IMRT. 调强放疗；LND. 淋巴结清扫；LVSI. 淋巴血管间隙侵犯；PR. 孕激素受体

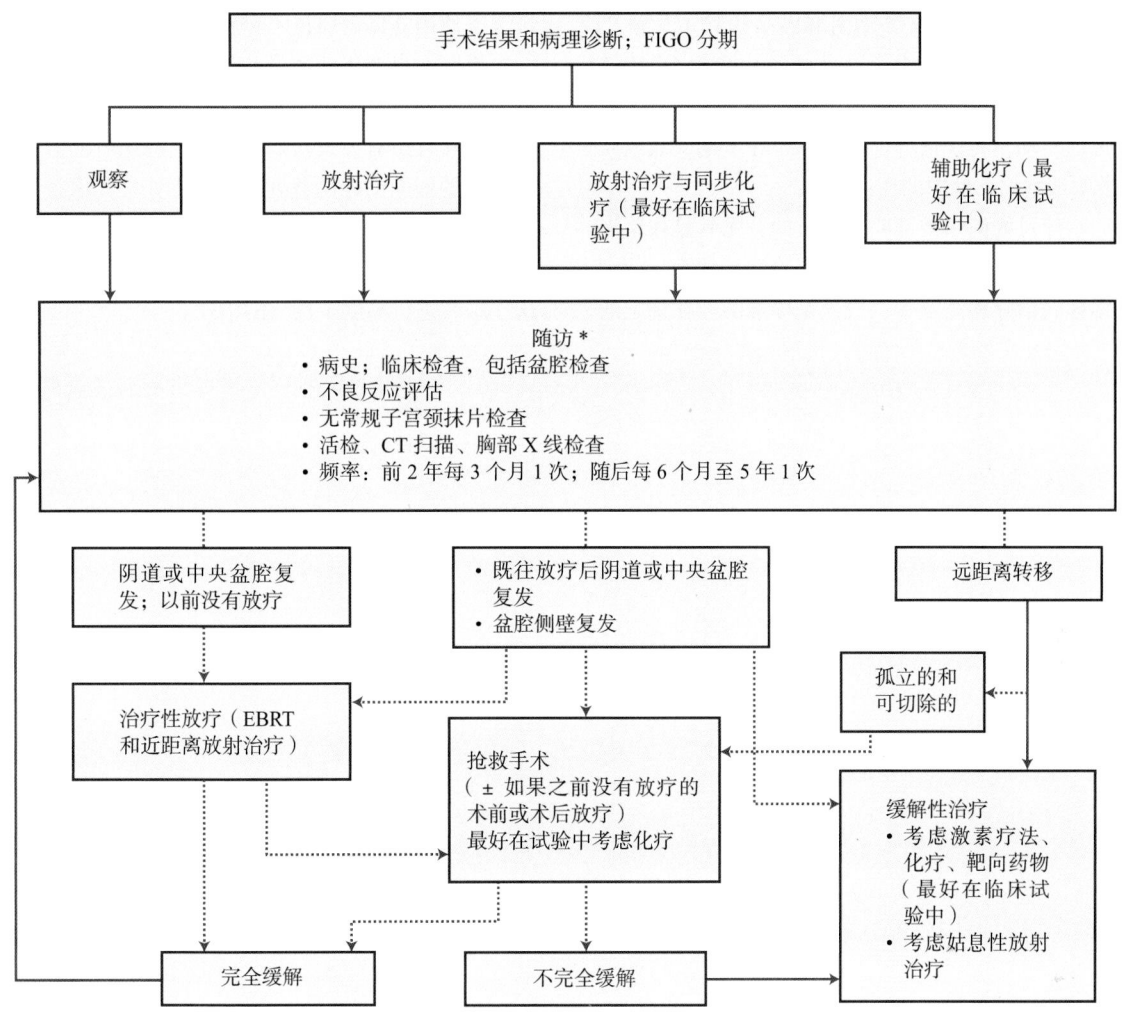

▲ 图 68-8　子宫内膜癌患者的随访流程

*. 主要针对早期诊断阴道或中央盆腔复发的患者随访，以便预防和治疗不良反应，以及对患者教育和对患者提供支持
CT. 计算机断层扫描；EBRT. 外束放疗；FIGO. 国际妇产科联合会

随机试验的结果已经确立了盆腔照射在治疗中危子宫内膜癌中的作用，而且美国放射学会（ASTRO）指南已经很好地概述了该放疗的适应证[334]。盆腔放疗虽然可显著改善局部控制，但不会增加患者的生存率，也不会降低癌症远程转移的风险。对于有主要危险因素（3 级、深部肌层浸润、年龄大于 60 岁、LVSI；与 PORTEC 标准或 GOG/ 中高危标准具有相似情况）的高中危特征的患者，根据 ASTEC 和 PORTEC-2 试验的结果，治疗已经发生了从盆腔 EBRT 到单独使用 VBT 的转变。在 TAH-BSO 治疗后，一个继续对 FIGO2009 ⅠA 期 1 级和 2 级疾病的患者进行观察。将此类低风险病例纳入放疗或淋巴结清除术的临床研究中，可降低观察到高风险亚群的可能性，并降低这些患者面临更高毒性的风险。放疗作为先前未接受过放疗的淋巴结复发患者的有效挽救治疗，其外照射联合阴道或间质近距离放射治疗的阴道复发患者的局部控制率为 80%～100%，5 年生存率为 50%～70%。

高危子宫内膜癌一直是近期研究的挑战，最近有报道评估了联合辅助 EBRT 和化疗的使用的试验结果，但是进一步的试验需要根据综合临床病理学和分子风险因素，以及针对分子特征定制靶向药物的使用，来对辅助治疗进行评估。

PORTEC-3 试验（单独盆腔放疗对比放疗联合两个周期的顺铂，然后进行 4 个周期的卡铂 / 紫杉醇）表明，对于Ⅲ期疾病的女性，应考虑联合辅助治疗。GOG-249 和 PORTEC-3 试验都证实了单独使用盆腔 EBRT 治疗对具有高危因素的Ⅰ～Ⅱ期疾病患者有优异治疗效果[185, 199]。

在 GOG-258 试验和 PORTEC-3 试验使用了相同的放疗和化疗方案。GOG-258 试验显示 RFS 发生率重叠，但与联合治疗相比，单独化疗 6 个周期的盆腔和主动脉旁淋巴结复发率更高[200]。随机Ⅱ期 ENGOT-EN2–

DGCG 试验（辅助化疗或对早期淋巴结切除术后淋巴结阴性的早期高危疾病的患者进行观察）即将完成确认（240 名患者；在任一组中都允许辅助 VBT）。STATEC 试验最近已启动，将评估淋巴结切除术在早期 3 级或浆液性 / 透明细胞癌女性中的作用。

靶向治疗可能尚未被证明是有效的，尤其是在浆液性癌的治疗中是如此。降低并发症风险的新技术，特别是在与多模式治疗相结合中，应该是标准的。在选定的情况下使用立体定向技术和质子技术也正在研究中。

目前，患者生活质量和治疗成本效益分析变得至关重要。因为患有高风险和局部晚期疾病的患者通常是老年人，并且患有并发疾病，针对这些患者的方法需要在更积极的辅助治疗的益处与累积毒性之间取得平衡。子宫内膜癌患者治疗的最终目标仍然是最大限度地提高患者的无病症和无并发症的生存率。根据患者的病情，对这些患者进行高度个性化的治疗。

第 69 章　外阴和阴道癌

Cancers of the Vulva and Vagina

Rebecca L. Stone　Sushil Beriwal　**著**

彭景伟　张欣欣　陈　亮　**译**

外阴癌要点

1. 发病率和死亡率　外阴癌在 2018 年占美国估计的 6190 例癌症病例和 1200 例死亡，占女性所有癌症的 0.70%，妇科恶性肿瘤的 5.6%，女性癌症死亡的 0.42% 和妇科的 3.6% 癌症死亡[1]。这种疾病的罕见性使得在前瞻性随机试验中难以评估新的治疗策略。在过去的 10 年中，发病率平均每年上升 0.6%，而且诊断时的年龄已向年轻化转变。几十年前，在 50 岁以下的女性中，外阴癌的发生率为 2%。目前，超过 20% 的病例发生在 50 岁以下的女性中。直到 2004 年，特定疾病的 5 年生存率稳定在 75% 左右。但是，自 2004 年以来，死亡率平均每年以 0.7% 的速度增长，而 5 年特定疾病的存活率下降到 68%[2]。根据监测、流行病学和最终结果数据库的数据，5 年生存率范围为局部疾病（Ⅰ / Ⅱ 期）的 86%，局部或局部晚期疾病（Ⅲ / ⅣA 期）的 57%，以及远处转移患者（ⅣB 期）的 17%[3]。

2. 生物学特征　鳞状细胞癌是外阴癌的最常见组织学类型，占 80% 或更多的病例。其他组织学包括黑色素瘤、基底细胞癌、疣状癌、Bartholin 腺癌、肉瘤和佩吉特病。前庭腺复合体的癌可能是腺癌或腺样囊性癌，但由于它们在导管上皮中会出现鳞状组织，因此有 30%～50% 具有鳞状组织。1989—2010 年的荷兰癌症登记研究表明了组织学的典型分布，包括 5680 名外阴癌女性，分别为鳞状细胞癌（81%）、基底细胞癌（8%）、黑素瘤（6%）和其他组织学亚型（5%）[4]。外阴上皮内瘤变是外阴鳞状细胞癌的假定前体病变。普通型 VIN（uVIN）或分化型 VIN（dVIN）导致 VSCC 的病因有两种不同的途径。uVIN 是由人乳头瘤病毒的致癌类型和 HPV 持续性危险因素（如吸烟）驱动的。dVIN 通常不是归因于 HPV，但更常见于外阴慢性炎症性皮肤病，如硬化性苔藓。虽然 dVIN 比 uVIN 少见（dVIN 包括占全部 VIN 的 2%～29%），其发展成 VSCC 的风险更高（32.8% vs. 5.7%）。dVIN 引起的 VSCC 即使在调整了年龄和阶段后也预后较差[5, 6]，4% 的硬化性苔藓症患者会发展为临床上明显的肿瘤。

3. 分期评估　肿瘤的大小、浸润深度、浸润模式、淋巴管间隙浸润的存在及切除范围与原发部位复发的风险相关。外阴癌诊断时腹股沟淋巴结转移率占 20%～30%，并且是唯一最重要的预后因素。转移性腹股沟淋巴结中的数目、大小和结外扩散与区域复发、远处传播和生存的风险相关。这些因素中的许多因素都包括在国际临床和妇产科联合会（FIGO）2009 分期形式主义中[7]。预处理评估包括患者病史和全面的体格检查，包括原发肿瘤的检查、触诊和测量，以及腹股沟淋巴结的临床评估。区域成像评估可能包括专用的胸部成像、超声检查、磁共振成像和正电子发射断层扫描 / 计算机断层扫描。区域成像可能有助于了解疾病的程度，指导活检和选择治疗方式。但是，仅区域影像学检查结果并不影响阶段分配。

4. 主要疗法　除非手术会损害功能重要的中线结构（如阴蒂、尿道、肛门），否则根治性局部切除术是侵入性原发性疾病的首选初始疗法。当原发肿瘤的位置和程度提示手术无法确保阴性切缘（固定组织 ≥8mm）时，可使用新辅助放化疗或全量放化疗。这些选择对某些局部晚期疾病的患者可能是治愈性的，对于这些患者，过度行手术将是唯一可行的手术替代方法。如果适度的术前放化疗后行保守手术是可行的，则晚期放射后遗症的严重程度可能较轻，而不是接着行根治性放化疗。腹股沟评估的手术方法及对其他治疗方式的需求取决于临床和影像学检查的结果、原发肿瘤的侧斜度（距中线的距离）。前哨淋巴结活检阳性需要通过腹股沟淋巴结清扫术或放疗或放射增敏化疗对腹股沟进行进一步治疗。前期放化疗通常是固定和（或）溃疡性腹股沟淋巴结的治疗选择。对于明显的淋巴结阴性，较小的原发肿瘤（≤4cm）的患者，在前哨淋巴结活检阴性的情况下进行观察已被证明在肿瘤学上安全，并且比完整的腹股沟淋巴结清扫术的并发症更少。临床上阳性但可切除的腹股沟淋巴结的治疗选择包括淋巴结切除手术，计划的辅助区域放疗 ± 放射增敏化学疗法或新辅助化学放疗，然后计划切除残余淋巴结。

5. 辅助治疗 可以对局部外阴和肿瘤床照射进行辅助治疗，以应对危险因素，包括累及或接近的手术切缘（<8mm），深度浸润（>5mm）和（或）淋巴管浸润。手术切除腹股沟阳性淋巴结后，建议对腹股沟和低位盆腔淋巴结进行单侧或双侧放射，特别是当存在≥2 个阳性淋巴结，或有转移淋巴结且包膜外扩展，或淋巴结转移但切除不充分时（≥20% 淋巴结阳性）。关于临床放疗靶区是否应包括原发性肿瘤床存在争议。通常，当对淋巴结疾病进行辅助放射治疗时，CTV 将包括原发性肿瘤床。辅助细胞毒性化疗没有公认的作用，除非与放射线同时进行放射增敏。与放化疗相比，仅在局部晚期疾病手术前单独进行新辅助化疗与较低的治疗反应率相关，而完全的病理反应则更不常见。生物制剂疗法尚在研究中。淋巴结阴性的外科手术患者 5 年生存率的校正值为 70%～96%，具体取决于主要疾病的扩展程度（Ⅰ～Ⅱ期）。当腹股沟淋巴结阳性（Ⅲ期）时，校正后的存活率约为 50%。但是，只有一个微观结内转移的患者可以预期 68%～94% 的 5 年精算生存率。具有 2 个以上阳性淋巴结转移或结外扩张的患者仅在 25% 的情况下可以治愈。

6. 姑息治疗 放射治疗的目的是减轻疼痛或出血。仅细胞毒性化疗对已转移疾病的影响微乎其微或没有影响[11]。尽早介入以症状处理和终末疾病生命规划为重点的姑息治疗服务很有价值。

阴道癌要点

1. 发生率 在 2017 年，阴道癌在美国约占 4810 例新癌症病例和 1240 例癌症死亡，约占女性所有癌症的 0.56%，4.5% 的妇科恶性肿瘤，0.44% 的女性癌症死亡，3.9% 的妇科癌症死亡[1]。70% 的患者年龄在 60 岁或 60 岁以上。癌前病变、阴道上皮内瘤变（VAIN）也是罕见的，在美国，估计每年发病率为每 10 万名女性 0.2～0.3 例[263]。

2. 病理学和生物学特征 大多数病变（80%）是 SCC。第二大最常见的类型是黑色素瘤。肉瘤和淋巴瘤可能是阴道内的原发性疾病。腺癌通常从其他原发部位（子宫、结肠、卵巢、肾脏、乳腺癌）转移，但原发性透明细胞癌除外。真正的原发性阴道腺癌是非常罕见的。

3. 分期 与宫颈癌一样，在阴道癌 FIGO 也使用临床分期。FIGO 分期包括对盆腔的临床评估、胸片和肾脏评估。根据临床情况，CT、MRI 和 PET/CT 可用于评估疾病的局部和淋巴结程度，但发现不改变 FIGO 分期。当原发疾病广泛并累及阴道前或直肠阴道隔时，膀胱镜和直肠镜检查可能是合适的。经活检或细针抽吸腹股沟或其他淋巴结的结果可纳入临床分期。阴道腺癌患者应评估在其他器官中出现的原发病灶可能。黑色素瘤患者需要全身评估。1988—2011 年，SEER 数据的阶段分布如下：Ⅰ期 37.5%、Ⅱ期 36.5%、Ⅲ期 18.5% 和Ⅳ期 7.5%[264]。

4. 浸润前和浸润性疾病的主要疗法 可以安全地管理低级别 VAIN 的患者，用局部切除、激光消融、局部 5-FU、局部 5% 咪喹莫特或放射治疗治疗高级别 VAIN 的患者。长期治疗系列 VAIN2～3（117 名女性）中的一个发现治疗方式与复发风险之间没有关联[265]。鉴于此，最好的办法是最大限度地提高患者生活质量，着重于维持阴道的完整性。对于具有高级别 VAIN 的女性，定期监测整个肛门生殖道对于将可能发生的下生殖道癌的风险降至最低至关重要。侵袭性疾病的主要治疗方法通常由体外、腔内或间质内放疗所组成，但在某些早期病例中，可以通过局部切除术或仅通过近距离放射治疗。通常，同时进行化疗，是从对子宫颈癌和肛门癌患者证明的有益结果中推断出来的。打算作为单一疗法的根治性手术可能会导致部分或全部盆腔切除。因此，它通常保留用于补救放射野中孤立的盆腔复发，并在初诊时作为患有膀胱阴道瘘或直肠阴道瘘的患者的主要治疗方法。单独接受放疗或放化疗患者的 5 年精算无癌生存期与子宫颈癌分期相似：Ⅰ期为 85%，Ⅱ期为 75%，Ⅲ期为 30%～50%。ⅣA 期疾病患者很少能长期无癌生存，通常少于 20%。经历复发的患者通常会在 2 年内复发。大多数患者会表现出局部区域的未控或复发，这是失败模式的一部分。在不到 1/3 的复发患者中，仅远距离失败而没有局部区域性失败。

5. 辅助治疗 据报道，在少数患者中进行 RT 同步化疗取得了良好的效果，与类似的针对肛门癌、宫颈癌和外阴癌的治疗方法相似。由于这种疾病的罕见性，可能永远不会进行将化疗与单纯放疗进行比较的随机对照研究。

6. 挽救 根治性手术通常为清除性手术，可能适合于放射野中的持续性或局部复发性疾病，但挽救的可能性很低。

7. 姑息治疗 单独照射可能有效减轻局部症状。与外阴癌一样，化疗对散播性疾病的疗效通常微乎其微。

一、外阴癌

外阴癌是一种罕见的疾病。目前，美国每年约有 6000 例病例和 1100 例与疾病相关的死亡[1]。所呈现疾病的位置和临床范围的异质性（从原位或小体积浸润性原发疾病到被局部侵及阴道、尿道、肛门或坐骨分支的被忽视的广泛性肿瘤）需要个性化的治疗计划。区域淋巴结的状况增加了复杂性。患者年龄、医疗并发症的负担及患者对功能和美容的关注的多样性进一步增加了治疗挑战。

在过去的几十年中，对患有外阴癌的患者广泛的临床认识及放疗和化学放疗的实用性已经引起了疾病管理的重大变化。幸运的是，这些治疗方法的改进降低了外阴癌女性的发病率并改善了生活质量。尽管如此，对 SEER 计划数据库和美国国家癌症数据库的研究表明，治疗方法 / 方式因实践中的社会人口统计学因素而有很大差异，特别是对于晚期疾病的患者[12, 13]。该领域的专家小组于 2017 年制定了美国国家综合癌症网络临床实践指南的迭代版，以提供基于证据的决策工具来管理这种具有挑战性的疾病，最终目标是改善患者护理和结果。第二次迭代于 2018 年年初发布，在线访问是免费的[14, 15]。除非另有说明，否则建议为 2A 类。

从历史上看，无论疾病的程度如何，根治性外阴切除和双侧腹股沟淋巴结清扫是大多数患者的标准方法[16-19]。由于长期生存者，这种根治性手术存在慢性、经常使人衰弱的身体和心理后遗症，关于在诊断时疾病有限的患者中使用它的必要性提出了疑问。晚期疾病患者局部区域控制的不良率及与创伤大手术相关的高并发症率刺激了对多模式疗法的探索。随着外阴鳞状细胞癌（VSCC）对放射线和化学放射线敏感性的认识的提高，进一步改善了该病的治疗方法。

尽管许多情况下的最佳治疗方法仍有待确定，但改进措施包括为早期疾病的特定患者进行保守手术，以及为局部晚期疾病患者进行多模式治疗（单纯放化疗或与较小范围的手术相结合）。如果接受初始手术治疗的话，对于那些需要部分或全部切除的疾病患者，放化疗作为一种替代疗法越来越为人所接受。对于具有不良临床或组织病理学特征的患者，术前或术后辅助放疗或放化疗现在通常用于补充保守性手术。

根据疾病部位和程度量身定做的综合多模式管理的较新概念治疗的患者中，成熟的已发表结果仍然很少。从 Ⅱ 期研究中不断积累有价值的信息，其中大多数支持综合多模式治疗的概念。正确的治疗方式排序，确定这些互补方式顺序使用时的放射强度和范围及手术范围，以及在与放射相结合时优化化疗的选择和时间表，这些都是优化治疗方面的持续挑战。

二、病因和流行病学

外阴上皮内瘤变包括外阴癌前鳞状病变，占外阴肿瘤的绝大部分。国际外阴阴道病研究会（ISSVD）的分类包括：①外阴低度鳞状上皮内病变（LSIL）（包括扁平湿疣或人乳头状瘤病毒（HPV）效应）；②高度外阴鳞状上皮内病变（HSIL）（以前为普通型外阴上皮内肿瘤）；③ VIN 分化型（dVIN）。2015 年的分类反映了与这三种类型的 VIN 相关的不同病因、自然病史和预后。LSIL 相当于 uVIN1，感染低危 HPV6 型和 11 型占 90% 以上。外阴扁平苔藓病变是皮肤对 HPV 感染反应的良性表现；它们通常是自限性的，不应被认为是肿瘤性的。HSIL 包括 uVIN2 和 uVIN3；90% 的病例可归因于感染高癌风险 HPV16 型（77%～91%）、33 例（3%～11%）和 18 例（3%～6%）[20, 21]。虽然大多数 uVIN 与高危 HPV 有关，但 VSCC 中的 HPV 阳性率要低得多。在一项对 1709 名 VSCC 患者的研究中，只有 28.6% 的病例携带 HPV，文献报道的发病率为 15%～79%[22, 23]。据估计，20% 的 VSCC 来自 HSIL，而其余 80% 的 VSCC 来自 dVIN。

uVIN 往往发生在 30—50 岁的年轻女性中。危险因素包括吸烟、性伴侣数量和免疫抑制。患有 uVIN 的女性通常有同步或异时性的下生殖道鳞状肿瘤。dVIN 通常发生在 60—80 岁的绝经后女性，但也可能发生在更年轻的患者。dVIN 与邻近的苔藓硬化和（或）慢性炎症性皮肤病有关。与 uVIN 相比，uVIN 通常是多焦点的，而 dVIN 在呈现时往往是单中心性的。有前瞻性的证据表明，早期发现和积极治疗苔藓硬化症并长期局部应用皮质类固醇治疗，可能会降低 dVIN 或发展为 VSCC 的风险 [24]。

尽管接受了治疗，高达 30% 的女性 VIN 仍会复发。迄今文献中的累积证据表明，根据癌前病变（uVIN 与 dVIN）和治疗的不同，估计有 2%~15% 进展为 VSCC [25, 26]。如前所述，平均不到 5% 的 uVIN 病例进展为 VSCC；未治疗病例的风险为 9%，治疗病例的风险为 3.3%。相比之下，多达 1/3 的 dVIN 病例进展为 VSCC，而且通常观察到进展更快。美国妇产科医师学会（ACOG）委员会的意见建议，对于治疗完全有效，随访时没有新的病变的 VIN 治疗后每隔 6 个月和 12 个月进行一次监测 [27]。

三、早期发现、治疗和预防

除了发生在 Bartholin 复合体的癌症外，大多数外阴恶性肿瘤都发生在易于检查的皮肤表面。理想情况下，侵袭性病变是在较小的时候诊断出来的，因此最容易通过手术切除来治疗。不幸的是，大多数晚期外阴癌是由于患者延误 / 疏忽或医生未能诊断的结果。当患者出现外阴瘙痒、疼痛、出血和（或）肿块等典型症状时，医生几乎没有理由不进行彻底的盆腔检查。由于下生殖道和肛门存在多灶性疾病的风险，有必要彻底评估宫颈、阴道和肛门是否存在其他部位的同步病变。患有下生殖道发育不良的女性患肛门上皮内瘤变（anal intraepithelial neoplasia, AIN）的风险估计为 12%~28%，这表明肛门镜检查在高度下生殖道发育不良女性检查中的作用 [28]。

在初次活检高度恶性 VIN 的女性中，10%~22% 的患者在切除时存在侵袭性鳞癌。在功能性和美观性损失最小的情况下，提供全层组织病理学评估的切除技术比消融技术（CO_2 激光汽化、氩束消融、超声外科抽吸）更可取，因为消融后没有组织可供组织病理学检查。如果有必要，阴道镜引导下，建议对大多数小的、单灶性外阴异常进行广泛的局部切除（定义为切除 1cm 边缘的单个病变）。即使外阴病变看起来有疣的外观，并且被认为是良性的，融合性疣也应该接受活检，以排除鳞癌的潜在诊断。外阴切除术仅适用于怀疑有外阴癌且病变较大和（或）多灶的女性。通过局部治疗（如 5% 咪喹莫特乳膏等免疫调节剂）以保留外阴解剖结构的保守

治疗可以取得成功，完全缓解率为 50%~60% [29, 30]。在开始治疗之前，必须进行活检以排除浸润性疾病。

目前，FDA 批准了 3 种不同的 HPV 疫苗：默克公司生产的四价疫苗 Gardasil，葛兰素史克公司生产的二价疫苗 Cervarix，以及默克公司生产的非减毒第二代疫苗 Gardasil 9。对 15—26 岁的 HPV 阴性女性进行的大型第三阶段试验结果表明，该疫苗在降低 HPV16/18 相关生殖道 HSIL 和 HPV6/11 相关生殖器疣的风险方面接近 100% 有效。四价疫苗对 HPV6、HPV11、HPV16 和 HPV18 型有效 [31, 32]。这种非减毒疫苗的开发是为了直接预防四价疫苗已经覆盖的 HPV 类型，以及全球范围内最常见的五种与宫颈癌相关的 HPV 类型：HPV31、HPV33、HPV45、HPV52 和 HPV58。根据流行病学研究，这种非减毒疫苗有可能预防 90% 的宫颈癌和外阴阴道癌。

在第一次接种疫苗后的 6 年内，该疫苗已被证明对预防与 7 种最常见致癌 HPV 类型相关的持续性感染和疾病具有持续疗效 [33]。疾病控制和预防中心建议 11—12 岁的男孩和女孩接种常规疫苗。如果该系列疫苗从 9 岁到 14 岁开始接种，两剂疫苗是可以接受的；较年轻的青少年比年龄较大的青少年产生更强的免疫反应。推荐给 15—26 岁开始接种 HPV 疫苗的青少年和年轻人及免疫受损的人接种三剂 HPV 疫苗。推荐的 3 剂疗程为 0 个月、1~2 个月和 6 个月 [34]。

治疗外阴皮肤病，如硬化性苔藓，戒烟也可能有助于预防 VIN。吸烟史与 VIN 和侵袭性外阴恶性肿瘤有关。应该鼓励吸烟的患者戒烟，因为据观察，与以前吸烟相关的肛门生殖器恶性肿瘤的统计风险比现在吸烟的相关统计风险要小得多，而且自戒烟以来随着时间的延长而减少 [35]。此外，患有外阴癌或阴道癌的女性随后患第二次原发性肺癌的风险似乎增加了 4 倍。

四、病理学及转移途径

（一）病理学

鳞癌是外阴最常见的恶性病变，占外阴肿瘤的 80%~90%。临床上重要的变体组织学生长模式包括具有"喷雾型浸润" [37, 39] 的肿瘤和疣状肿瘤（图 69-1）[40-43]。喷雾型侵袭的特征是单个细胞或肿瘤细胞束向间质浸润，这些细胞或索与更"常规"的鳞状细胞癌细胞相邻，而这些鳞状细胞具有界限分明的巢和一个"推挤"的间质界面。认识到喷雾模式浸润应立即考虑辅助放疗，因为这些肿瘤即使在很小的情况下，扩散到区域淋巴结的倾向也增加了，并且经常复发灶超过真皮淋巴通道内局部切除的边缘。肉瘤样分化在少数鳞状癌中可见，并且可能与侵袭性病程有关。疣状癌在临床上可能表现出类

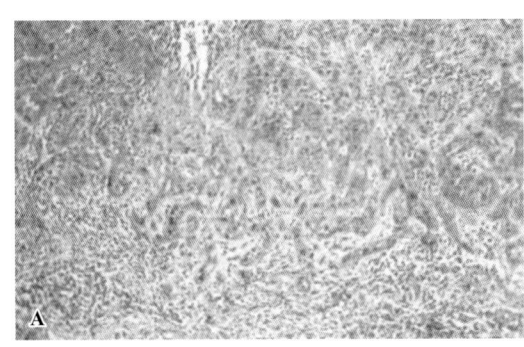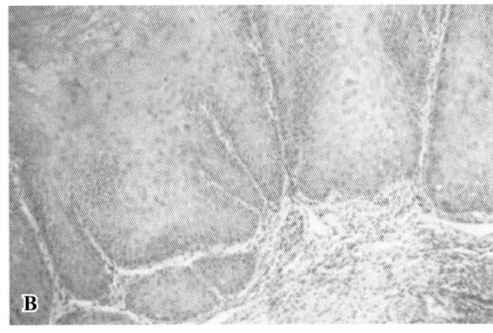

▲ 图 69-1　外阴鳞状细胞癌的不同生长模式（此图彩色版本见书末）

A. 具有不连续的恶性细胞卫星的浸润性生长模式，有时称为"喷射生长模式"；B. 疣状癌，有球状突起，向前浸润周围间质（图片由 Dr. Richard Oi, Department of Pathology, University of California at Davis 提供）

似于花椰菜的疣状外观，并在显微镜下显示旺盛的过度角化病。这些肿瘤的特征是宽大的球状边界，很少转移到区域性淋巴结。对 10 例外阴疣状癌的形态学和生物学研究表明，疣状癌实际上可能是 VSCC 的一个独立的临床病理亚群[44]。认识到 VSCC 这种罕见的组织学变异非常重要，因为即使对于大肿瘤，手术也是最有效的治疗方法，因为已观察到 RT 的高复发率。在某些情况下，据报道辐射会引起间变性转化[45]。

外阴癌的其他组织学类型包括恶性黑色素瘤、基底细胞癌、默克尔细胞瘤、类癌、移行细胞癌、腺样囊性癌、外阴佩吉特病和各种肉瘤。从其他部位转移的肿瘤也可能出现在外阴[46]。

（二）传播途径

外阴癌通过多种机制转移。传播方式包括直接延伸到邻近结构，淋巴传播到局部淋巴结和血行性传播。淋巴管扩散通常通过肿瘤细胞栓塞而扩散到局部淋巴结。局部淋巴管浸润不常见，但是这可能是由于外科手术在原发和腹股沟淋巴结清扫术中采用单独的切口而偶尔保留皮肤桥复发的原因。在没有广泛的腹股沟淋巴结转移的情况下，这种情况很少见[47]。血源性传播通常发生在疾病过程的后期，在没有局部淋巴结受累的患者中很少见。

外阴的淋巴管（图 69-2）由覆盖整个小阴唇、阴唇系带、阴蒂包皮和处女膜以下的远端阴道的网络组成[48]。淋巴管向前合并，形成较大的主干，该主干从阴蒂向阴阜延伸，从大阴唇淋巴管中获得支流，支流从会阴体以平行的方式向前延伸。在阴阜，外阴淋巴干向侧面扩展至腹股沟淋巴结。对外阴和会阴离散部位进行局部注射后，对区域淋巴结中染料或放射性标记示踪剂的定位研究表明，会阴、阴蒂和小阴唇前的淋巴引流通常是双侧的，而从外阴偏侧良好的部位（距中线＞2cm）流出的淋巴主要流向同侧腹股沟[49, 50]。

外阴淋巴管穿过外阴，不穿过阴唇皱褶。会阴淋巴管穿过大腿内侧上部的浅表组织，位于阴唇皱褶的外侧。在晚期外阴癌患者的放射治疗中，如果肿瘤延伸到会阴部皮肤，这些侧方通道应该被考虑在内。晚期外阴癌症延伸到阴道近端的处女膜环，可能通过阴道淋巴管直接扩散到盆腔淋巴结。

第一站淋巴引流通常为腹股沟浅层淋巴结，第二站淋巴引流通过筛状筋膜至股淋巴结，随后腹股沟韧带下的第三站淋巴引流至髂外淋巴结。然而，有报道称转移到股淋巴结而没有累及腹股沟浅层淋巴结，特别是来自阴蒂和 Bartholin 腺癌的转移。前哨淋巴结研究显示，多达 15% 的病例有第一站淋巴流向深层淋巴结，妇科肿瘤组（GOG）的一项研究还发现，尽管进行过阴性的腹股沟浅层淋巴结切除术，但由于未切除筛状筋膜深处的淋巴结，同侧腹股沟复发的发生率出人意料地高[52]。在 MD 安德森癌症中心单独进行淋巴结切除术治疗的一系列外阴癌患者中，5 年腹股沟复发的精算风险为 16%（119 例中的 19 例）；119 例中的 111 例仅行浅表腹股沟淋巴结解剖。在这 119 例患者中，有 117 例腹股沟淋巴结转移灶阴性[53]。相比之下，浅表和深层腹股沟淋巴结清扫术，组织学明确阴性结节后，腹股沟复发率为 2% 或更少[54-56]。

通过触诊对腹股沟淋巴结状态的临床评估是出了名的不准确；大约 20% 的腹股沟临床判断为阴性的却含有隐匿性淋巴结转移，以及大约 20% 的临床怀疑转移的腹股沟被发现只含有反应性或炎性结节。腹股沟淋巴结转移的频率与原发肿瘤的间质浸润深度有关（表 69-1）。临床上非可疑腹股沟淋巴结完全切除治疗的隐匿性淋巴结受累的发生率按原发肿瘤大小进行了交叉表格（表 69-2）。

在没有同侧腹股沟转移的晚期原发性疾病患者中，高达 15% 的患者可以看到对侧腹股沟转移[57]。在 Bartholin 腺原发肿瘤[58] 和前小阴唇肿瘤[59] 的患者中，

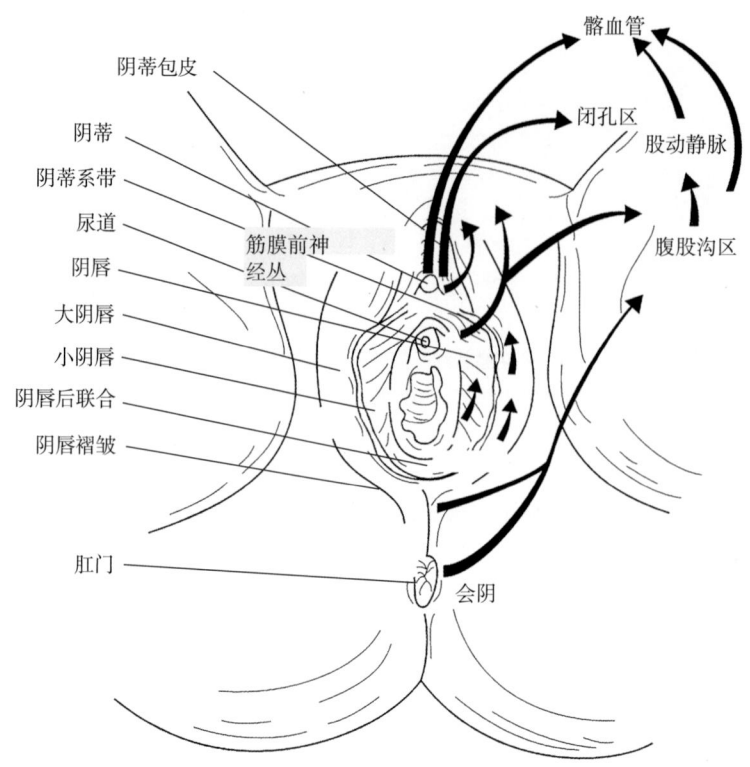

▲ 图 69-2　外阴和会阴的淋巴引流，箭示转移模式

改编自 Russell AH. Cancer of the vulva. In：Leibel SA，Phillips TL，eds. *Textbook of Radiation Oncology*. 2nd ed. Philadelphia：WB Saunders；2004：1179.

表 69-1　腹股沟淋巴结转移率与 2cm 及以下原发肿瘤浸润深度相关

浸润深度（mm）	病例数（n）	阳性（n）	淋巴结 %
≤1	120	0	0
1.1～2.0	121	8	6.6
2.1～3.0	97	8	8.2
3.1～4.0	50	11	22
4.1～5.0	40	10	25
>5.0	32	12	37.5

汇集数据，6 个研究系列 [38, 39, 59-62]

表 69-2　原发性外阴肿瘤大小与淋巴结风险的关系 [325]

原发性肿瘤（cm）	临床隐匿性淋巴结转移（%）
0～1.0	3/43（7）
1.1～2.0	14/63（22.2）
2.1～3.0	14/52（26.9）
3.1～5.0	14/41（34.1）
>5.0	3/15（20）
总计	48/214（22.4）

已有报道在非受累同侧腹股沟的情况下转移到对侧腹股沟淋巴结。在没有扩散到同侧淋巴结的情况下，局限在外阴的小（直径≤2cm）、偏侧良好（距离中线≥2cm）的原发癌，在接受双侧淋巴结切除术的患者中只有不到 1% 的人扩散到对侧腹股沟淋巴结 [59-65]。然而，192 例合并 T₁ 期肿瘤且同侧腹股沟淋巴结阴性的患者中有 5 例（2.6%）出现对侧腹股沟复发 [52, 61, 66-70]。对于这种差异的一个假设解释是，对侧腹股沟切除无法识别的微转移性疾病可能会在少数患者中起到治疗作用。鉴于对侧

腹股沟转移扩散和复发的风险较低，单侧腹股沟评估仍适合于小而边缘化的肿瘤。GOG173 前哨淋巴结（SLN）标测研究的一项分析最近质疑了对侧方不明确肿瘤（距中线 2cm 以内的肿瘤）进行双侧腹股沟评估的必要性。该分析表明，术前淋巴核素造影（LSG）有侧方不明确原发灶和单侧引流的患者可以安全地单独接受单侧腹股沟评估。无论术前 LSG 结果如何，中线肿瘤患者都需要进行双侧腹股沟评估 [71]。尽管如此，NCCN 指南的最新版本建议对位于中线 2cm 以内或横跨中线的肿瘤进

行双侧腹股沟评估[14]。

盆腔淋巴结转移的总发生率为 5%。在腹股沟淋巴结转移的患者中，15%～28% 的患者淋巴结清扫将检测到盆腔淋巴结的转移[57, 72-77]。在没有腹股沟淋巴结转移的情况下，盆腔淋巴结转移极为罕见，在单个腹股沟淋巴结隐匿的、显微镜下受累的情况下也很少见。国际妇产科联合会分期系统仍然将盆腔淋巴结阳性的患者归类为ⅣB 期，将这些患者与有血行转移的患者分为一组。然而，鉴于明确或辅助 RT 治疗对许多盆腔淋巴结阳性的ⅣB 期外阴癌患者是有效的，许多人认为盆腔淋巴结阳性疾病不应指定为ⅣB[78]。

在没有已知的腹股沟淋巴结受累的情况下，通常向肺和骨骼的血源性扩散是罕见的，并且通常在疾病过程的后期发生。转移风险与腹股沟阳性结节的数量密切相关。在具有三个或更多阳性淋巴结的患者中，血行扩散的最终风险为 66%。相比之下，淋巴结阳性少于三个的患者发生血行扩散的风险仅为 4%[79, 80]。

五、生物学和预后因素

在多变量分析中，淋巴结转移的存在与否仍然是局部外阴癌治疗结果中最重要的预后因素。对于淋巴结阴性的人，来自 9 个大型文献系列的平均 5 年生存率为 91%（83%～100%）[57, 72-74, 76, 82-85]。对于那些经过根治性治疗的淋巴结受累者，平均 5 年生存率为 52%（38%～61%）[8, 72, 74, 76, 82, 83, 86]。淋巴结受累的程度是可预测预后的，包括淋巴结扩散的偏侧性（单侧或双侧）、受累淋巴结中的肿瘤体积、包膜外穿透、阳性淋巴结的数目及淋巴结链中的转移程度[8, 10, 83, 87, 88]。

明确治疗 Ⅲ 期疾病后，很大比例的复发将发生在外阴的局部。研究表明，与淋巴结状态无关的局部复发后，患者的疾病特异性存活率从 90% 下降到 69%[89]。有许多与肿瘤相关的原发特征可以独立预测局部外阴复发。这些包括肿瘤大小、肿瘤位置、浸润深度和模式、边缘状况和淋巴血管侵犯[74, 90, 91]。荷兰最近的一项系统综述，包括截至 2017 年 7 月已发表文献中的 22 项研究，评估了我们对局部复发性外阴癌的发生率和危险因素的认识。重要的是，累积数据表明，局部疾病每年的复发率为 4%，而情况并不稳定。该分析包括 4 项研究，它们报道了根据肿瘤大小导致局部复发的风险，并将肿瘤大小分为 2 组：小于或等于 4cm 的肿瘤和大于 4cm 的肿瘤。4 项研究都没有发现这种方式二分的肿瘤大小对局部复发的风险有影响。两项研究报道说，增大肿瘤大小（作为一个连续变量）不会增加局部复发的风险[92]。但是，Aragona 等的研究表明"在≥6cm 的肿瘤中有一个明确的临界值，超过此值生存率就会明显下降"[93]。

多项回顾性研究表明，阴蒂受累的 VSCC 患者的预后比其他解剖部位的患者更差。阴蒂肿瘤往往更大，侵袭性更深，淋巴血管侵犯更多，腹股沟转移的风险更高[94]。

浸润深度不仅与局部复发有关，而且与淋巴结转移的风险有关。由于初次手术后大部分复发发生在外阴或腹股沟，为了改善预后，有必要了解预测局部复发和淋巴结复发的因素是如何影响总生存率的。尽管风险可能随着深度的增加而不断增加，但两个数据集表明，根据肿瘤深度，可能会出现明确定义的低风险组和高风险组（第一系列，低风险 <5mm 和高风险≥5mm；第二系列，低风险 <9mm，高风险≥9mm）[64, 95]。

三篇论文（表 69-3）报道了外阴复发风险和手术切除切缘宽度之间的明确关联[90, 96, 97]。当福尔马林固定组织的显微切缘小于或等于 8mm 时，145 例患者中有 43 例（30%）观察到局部复发。考虑到估计的固定时收缩程度在 25%～45%，这与未固定组织中至少 1.0cm 的边缘相对应。最小的临床无瘤边界为 1cm 未受累的正常组织，为临床提供了一个实用的指南，用于识别如果接受初始手术治疗，极有可能接受进一步切除或术后因切缘不足而接受局部放射治疗的患者。在这种情况下，术前放化疗可能更好，以确保更好的切缘，并缩小随后保守手术的范围。

表 69-3　手术切缘宽度与局部复发风险[96]

系列 / 作者	切缘＜ 8mm	切缘≥ 8mm
Heaps 等[90]	21/44（48%）	0/91
Chan 等[97]	13/61（21%）	0/29
de Hullu 等[96]*	9/40（23%）	0/39
总计	43/145（30%）	0/159

*.手术切缘≤8mm vs. >8mm

六、临床表现、患者评估和分期

（一）临床表现

事实上，外阴癌通常是病毒介导的，与下生殖道其他部位的侵袭前或浸润性癌症有关，并且在保守的、未切除的外阴组织中复发或重新出现，这一事实表明，外阴癌可能是一种多灶性疾病或"区域癌化"的一种表现[98-100]。尽管如此，只有大约 5% 的外阴癌在最初诊断时是多灶性的。

患者通常表现为外阴肿块或溃疡，经常出现瘙痒和（或）外阴疼痛的病史。根据病变的位置和大小，患者还可能主诉排尿困难、排便困难、无法舒适坐姿、出血或流液。极少数情况下，患者可能表现为腹股沟淋巴结受累，偶尔会出现腹股沟溃疡灶或因淋巴阻塞而导致下肢淋巴水肿。在极少数情况下，被忽视的外阴癌可能会直接扩展到或侵犯邻近的骨骼。未经治疗的Ⅳ期外阴癌进行性器官破坏，可能是由于瘘管形成或膀胱或肛门括约肌功能不全而发展为尿失禁或大便失禁。

（二）患者评估

外阴癌的诊断需要活检。对于小于 1cm 的病变，可能最好进行明确的切除活检（包括周围皮肤、真皮下方和结缔组织），以在病变周围获得至少 1cm 的总手术切缘。对于较大的病变，应在肿瘤与正常相邻皮肤之间的界面处进行楔形活检。当存在外阴营养不良并且更难以通过视觉评估外阴时，使用阴道镜可以帮助确定目标活检的异常区域。必要时，应通过阴道镜和肛门镜检查下生殖道和肛门的其余部分，以评估是否存在同步的浸润前或浸润性癌症。

触诊对于腹股沟淋巴结的临床评估是不准确的。对腹股沟淋巴结的评估在肥胖患者中尤其受到影响，因为即使是腹股沟浅层结节也在皮肤以下几厘米处。由于临床评估的不精确性和了解淋巴结状态对治疗计划的重要性，在可行的情况下，淋巴结状态的病理验证是至关重要的。

（三）分期

1988 年，FIGO 引入了外阴癌手术分期系统，自那以后，该系统经历了几次修订，最近一次是在 2009 年（表 69-4）[7]。分期系统可以在中心和国家之间进行准确

的预测。理想情况下，应在手术等重大治疗干预之前确定分期。2009 年 FIGO 分期系统包括 3 个主要更新。首先，转移到下尿道、阴道或肛门的区域性疾病被分到Ⅱ期，有效地将这些病例与淋巴结阳性患者分开。此外，较大的非转移性原发病灶和较小的病灶被分成 Ⅰ 期。最后，Ⅲ期被保留给腹股沟淋巴结阳性的患者，并根据淋巴结受累的数量和程度分为 3 个亚期[101]。因此，目前的临床病理系统部分地根据外科治疗腹股沟淋巴结的信息来确定许多患者的分期。由于预后与腹股沟淋巴结转移的数量和大小之间有很强的相关性，分期系统似乎含蓄地支持腹股沟淋巴结的手术治疗，但这在所有临床情况下可能都不是审慎或可行的。对于原发性局部晚期的患者，为了避免损害重要的中线结构，在临床和影像学上看起来没有受累的情况下，选择性地将腹股沟包括在照射野中可能是合理的。如果没有在治疗前进行腹股沟淋巴结采样或在放化疗后进行腹股沟淋巴结清扫术，据报道，采用适当的技术进行治疗，这些患者腹股沟失败的概率很低。然而，严格地说，他们是"未分期"的。NCCN 指南提供了预处理检查的框架，包括关于预处理成像的考虑因素。

对于患有直径小于 4cm 的原发性单灶性外阴癌的女性，可以通过在原发灶中注射蓝色染料、荧光染料和（或）放射性胶体来确定前哨淋巴结以进行选择性切除活检[104-114]。越来越明显的是，仅使用蓝色染料不足以识别前哨淋巴结。尽管单独使用放射性示踪剂似乎对

表 69-4 FIGO 2009 年外阴癌分期

分　期	描　述
Ⅰ期	肿瘤局限于外阴
Ⅰ A	病灶≤2cm，局限于外阴或会阴部，间质侵犯≤1mm[a]，无淋巴结转移
Ⅰ B	病灶大小>2cm 或间质侵犯>1.0mm，局限于外阴或会阴部，淋巴结阴性
Ⅱ期	任何大小的肿瘤，并延伸到邻近的会阴结构（1/3 的下尿道、1/3 的下阴道、1/3 的肛门），但淋巴结阴性
Ⅲ期	任何大小的肿瘤，有或没有延伸到邻近的会阴结构（1/3 的下尿道，1/3 的下阴道，1/3 的肛门），并有腹股沟淋巴结阳性
Ⅲ A	有 1 个淋巴结转移（≥5mm），或 1~2 个淋巴结转移（<5mm）
Ⅲ B	有 2 个或以上淋巴结转移（≥5mm），或 3 个或以上淋巴结转移（<5mm）
Ⅲ C	阳性淋巴结包膜外转移
Ⅳ期	肿瘤侵犯其他区域（2/3 上尿道、2/3 上阴道）或远处结构
Ⅳ A	肿瘤侵犯以下任何一种：①上尿道或阴道黏膜、膀胱黏膜、直肠黏膜，或固定在骨盆骨上；②固定或溃烂的腹股沟淋巴结
Ⅳ B	包括盆腔淋巴结在内的任何远处转移

a. 浸润深度被定义为从邻近最浅真皮乳头的上皮基质连接处到浸润最深点的肿瘤的测量值
FIGO. 国际妇产科联合会

执行前哨淋巴结评估的其他解剖部位同样准确，但当放射性示踪剂与蓝色染料结合使用时，效果会更好。目前正在研究在消瘦患者中术中使用吲哚菁绿荧光染料的情况 [114-116]。已发表的外阴前哨淋巴结工作的 Meta 分析大部分来自于 GROINSS-V 和 GOG173 多中心观察研究，报道了 92% 敏感性（按患者和腹股沟），阴性预测值为 97%（按患者）和 98%（按腹股沟）[117]。自这些数据发表以来，前哨淋巴结手术已被广泛接受为早期外阴癌患者的标准护治疗。选择 SLN 活检的患者包括临床腹股沟检查和影像检查阴性，原发性单灶性肿瘤小于 4cm 的患者，并且以前没有进行过可能影响淋巴液流向腹股沟区域的外阴手术。

SLN 的病理超分期提高了 SLN 切除活检对发现常规处理中可能遗漏的隐匿性腹股沟淋巴结转移的敏感性 [106, 110]。超分期包括用 HE 对回收的结节进行薄切片，在阴性结节上进行后续的细胞角蛋白免疫染色，有或没有额外的诊断性免疫染色 [118]。细胞角蛋白免疫染色将发现一些淋巴结中的转移沉积（如孤立的肿瘤细胞和微转移），而常规 HE 染色和细胞角蛋白免疫染色是遗漏的 [113]。当淋巴结病变进展到晚期，腹股沟区域的初始手术没有计划时，可以通过细针中心活检或抽吸细胞学获得转移扩散的组织学确认。

使用 PET/CT、US 或 MRI 的无创成像（具有弥散加权成像）可能有助于评估淋巴结状况；特别是对于较大或肥胖的患者，其腹股沟淋巴结可能位于皮肤以下几厘米处，且深度超过可触诊节点，影像学评估是可行的 [119-123]。代谢成像有时可在无明显淋巴结肿大的情况下检测到转移。正电子发射断层扫描 / 计算机断层扫描有时可能会检测到途中的皮肤转移及淋巴结扩散。由于炎症或反应性改变或脂肪替代的结果，腹股沟淋巴结非特异性扩大的频率，仅使用尺寸标准的 CT 准确性较差。小型前瞻性研究表明，PET/CT 检测外阴癌转移的敏感性为 50%～67%，特异性为 95%～100%，阴性预测值为 57%～86%，阳性预测值为 86%～100%。虽然 PET/CT 可以帮助评估腹股沟淋巴结，但其相对较差的敏感性使其不适合在不能手术的情况下替代手术或图像引导活检进行组织病理学评估 [124]。Sloan Kettering 研究小组最近报道说，PET/CT 分别显著影响 50% 和 1/3 的患者的预后判断和患者管理 [125]。

尽管对某些患者在临床上有用，但是除非经过组织学证实，否则影像学评估的结果不会改变 FIGO 分期。准确测量股动脉穿过腹股沟韧带下方的前皮肤表面以下的股淋巴结节深度，对于设计和实施腹股沟未切除淋巴结的放射治疗及腹股沟浅表或全部淋巴结清扫后腹股沟的辅助放射治疗至关重要 [126, 127]。轴位（横断面）成像可能是进行该测量的最精确的手段。

七、初次治疗

治疗方案包括作为主要手术的根治性外阴切除术、盆腔廓清术（超外科手术）、RT（主要或新辅助）、同步放化疗（主要或新辅助），以及新辅助化疗后再手术。

30 多年来，外阴癌患者的治疗一直处于发展状态。在此之前，所有外阴癌患者的首选治疗方法是整块根治性外阴切除术加双侧腹股沟股淋巴结清扫术，加或不加双侧盆腔淋巴结清扫术。切除手术与严重的急性和慢性术后并发症及严重的心理后遗症有关 [16, 17, 19]。单纯腹股沟淋巴结切除术与术后并发症高相关；20%～40% 的患者有伤口并发症的风险，30%～70% 的女性经历淋巴水肿 [76, 128, 129]。在一些患者中，可能会出现盆腔松弛、器官脱垂和尿失禁，特别是当需要切除远端尿道或部分下阴道才能达到手术清除的时候。阴道内会发生狭窄，而外阴和性脂肪的缺失在功能上等同于缩短阴道有效深度和从耻骨弓上移除保护垫，这可能会导致许多患者出现性交困难。此外，阴蒂切除术会大大降低唤醒和高潮的能力。因此，外阴切除术的性心理后果可能是毁灭性的。

诊断时外阴癌的临床程度可能呈下降趋势，这可能是由于对疾病发病机制的更开明的态度和更容易获得医疗保健的结果。在接受腹股沟根治性手术的可手术患者中，淋巴结转移的频率从 20 世纪 40 年代和 50 年代 [16, 17, 19] 报道中的约 50% 下降到 70 年代和 80 年代 [8, 73, 83-85] 的外科文献中的约 30%。由于年轻的、性生活活跃的患者被诊断为侵袭前疾病或侵袭深度最小的单灶性疾病，出于对消融手术慢性并发症的担忧，特别是在疾病范围有限的患者中，对外阴癌手术方法的修改是出于对这一问题的担忧。

外阴癌症治疗的重点已经转向降低早期、预后良好的肿瘤患者的根治性外阴切除术的并发症和死亡率，并通过使用包括放疗、放化疗和功能保守手术在内的综合多模式治疗来提高晚期、不良预后疾病患者的发病率而不增加并发症 [18]。疾病和受影响女性的异质性要求根据癌症的位置和严重程度调整治疗的性质和程度，并在单独或联合使用时仔细考虑每种现有治疗方式的活性、疗效和毒性。

关于外阴原发肿瘤的治疗决定是基于原发肿瘤的体积、位置和解剖范围（直接累及或侵犯重要的中线功能结构），同时考虑到活检和确定性手术对解剖功能和美容的潜在影响。腹股沟淋巴结的治疗决定取决于是否存在经组织学证实的淋巴结转移，其范围（大小、数量）、位置和外阴原发部位的浸润深度。

（一）外科趋势，包括前哨淋巴结研究

外阴癌的根治性手术已经从经典的双侧腹股沟淋巴结整块清扫的根治性外阴切除术转向范围较小的外阴和腹股沟手术，特别是在早期病变的患者。这一趋势的指标包括：①使用单独的外阴和腹股沟切口（所谓的"三重切口"），保留中间皮桥；②使用 SLN 手术和不太全面的腹股沟淋巴结手术，并在有适应证的情况下辅以放疗；③在腹股沟淋巴结转移的患者中使用放化疗；④在确诊的腹股沟淋巴结转移的患者中使用盆腔放疗代替盆腔淋巴结清扫 [62, 64, 133]。外阴根治术的定义已经改变，人们意识到根治性手术的疗效最好是以最接近的切除范围来定义，而不是以全器官切除（全外阴切除术）的效果来定义 [90, 96, 134]。

在病灶局限且临床上腹股沟淋巴结阴性或隐匿性腹股沟淋巴结转移的患者中，与整块切除术相比，对原发灶和腹股沟使用单独的切口可降低并发症发生率，而不会损害疾病特异性生存率或 OS [135]。然而，在多因素分析中对其他预后变量进行校正后，手术治疗的类型（三切口与整块手术）是外阴复发的独立预测因子，但并不是腹股沟和盆腔复发的独立预测因子 [136]。对 DSS 和 OS 的影响可能不足以归因于某些临床系列中报道的孤立外阴复发的高挽救率 [95, 137]。然而，据报道，外阴复发后 2 年的精算存活率低至 25%，在一个系列的 16 名癌症死亡患者中，有 15 人的死亡原因是局部复发得不到控制 [134]。保留的皮肤桥复发的风险似乎与真皮内的淋巴栓子有关，可见于有广泛的腹股沟淋巴结转移的患者；在没有腹股沟淋巴结肿大的情况下很少见，因为外阴癌的淋巴传播特征是栓塞性而非渗透性。相反，局部复发，特别是在淋巴结阴性的患者中，很可能与 HPV 感染或慢性外阴皮肤病导致的外阴"区域性癌变"有关。外阴次全切除术后，残留的未切除外阴皮肤仍处于"新生"外阴癌的风险中。

侵袭性肿瘤的根治性切除术应延伸至会阴膜的水平，并且沿周向应具有 1cm（理想情况下为 1~2cm）临床未累及组织的最小边缘。尽管外阴原发灶切除后手术切缘的最佳范围尚不确定，但来自三个临床系列的数据显示，在手术切缘在术后固定状态下大于或等于 8mm 的病例中，局部控制率很高（表 69-3）。这表明，在非固定状态下，为了获得高的局部控制率，肿瘤边缘在所有维度上至少 1cm 是可取的。为此，许多临床医生认可 2cm 的临床切缘。隐含的理解是，根治性局部切除术应包括解剖到会阴筋膜。尽管根治性局部切除/部分外阴切除术在小病变的治疗中已被广泛接受，但对于多灶性侵袭性疾病患者、伴有广泛 VIN 的浸润性癌

患者及对局部治疗无效的有症状性外阴营养不良的癌症患者，根治性全外阴切除术仍可能是最佳的手术选择。

腹股沟淋巴结的最佳处理是至关重要的，因为从历史上看，淋巴结复发的患者的预后很差，5 年生存率不到 27% [138]。对于直径小于或等于 2cm 的肿瘤，其浸润深度小于或等于 1mm（ⅠA 期），可以省略腹股沟评估，因为腹股沟淋巴结转移的风险很小。腹股沟评估推荐用于 ⅠB/Ⅱ 期肿瘤。孤立性原发性外阴肿瘤小于 4cm 者，距外阴中线 2cm 或以上，且临床阴性腹股沟股淋巴结，除非受累及同侧腹股沟，否则应行同侧腹股沟股淋巴结清扫或前哨淋巴结活检。在 SLN 阳性的病例中，应考虑双侧腹股沟股淋巴结切除术。

向更加保守、精准的外科治疗的转变导致腹股沟淋巴结切除的范围和选定患者仅行单侧腹股沟淋巴结切除等改变。先前的标准双侧浅表和深部腹股沟淋巴结清扫术导致急性伤口破裂，淋巴管炎或淋巴囊形成的发生率高达 50%，而慢性下肢淋巴水肿的发生率至少为 10% [74, 76, 128, 139]。与有限的浅表腹股沟淋巴结清扫术相比，手术并发症发生率要低 [133]。限制腹股沟淋巴结清扫术的范围或深度的基本原理与腹股沟淋巴结转移过程的顺序性排列有关。累及股深部而不累及浅表性淋巴结的情况并不常见 [133]。在 MDACC 中，仅接受腹股沟浅层淋巴结清扫治疗的外阴癌患者 5 年内腹股沟复发的精算风险为 16% [53]。因此，SLN 活检禁忌证时，腹股沟浅层和腹股沟深部淋巴结清扫仍然是治疗的标准。在局部复发的情况下，缺乏重复 SLN 程序的诊断准确性的数据。前哨淋巴结定位的解剖学研究表明，在多达 16% 的患者中，前哨淋巴结将包括腹股沟深部淋巴结 [112]。通过联合注射蓝色染料和放射性示踪剂（^{99m}Tc 胶体硫）对前哨淋巴结进行常规研究，可能会通过识别少数具有直接淋巴途径到达深部淋巴结的患者，可以进一步减少前哨淋巴结活检失败的风险 [104-109, 111, 112]。

在精挑细选的患者中，当 SLN 为阴性时，完全治疗性腹股沟清扫术可能被明智地省略。这是基于多项前瞻性多中心试验，这些试验评估了 SLN 活检在早期外阴癌中腹股沟复发的可行性、安全性、有效性和风险。在一项多中心观察性研究（GROINSS-V）中，对 403 名原发性外阴肿瘤小于 4cm 的女性进行了 SLN 活检的安全性检查。如果 SLN 超分期阴性，则省略腹股沟淋巴结清扫术。中位随访期为 35 个月，在单灶性原发肿瘤和 SLN 阴性的患者中，2.3% 的患者腹股沟复发。因此，3 年存活率为 97% [140]。对 GROINNS-V 队列的长期随访比较了随后接受腹股沟股淋巴结切除术的 SLN 阳性患者和忽略腹股沟淋巴结切除术的 SLN 阴性患者的结果。中位随访时间为 105 个月，数据显示 SLN 阴性

患者的 5 年和 10 年局部复发率分别为 24.6% 和 36.4%，SLN 阳性患者的 5 年和 10 年局部复发率分别为 33.2% 和 46.4%。SLN 阴性组在 10 年时的 DSS 为 91%，SLN 阳性组为 65%。因此，无论 SLN 状态如何，很大一部分患者都会发生局部复发；即使在初次治疗后很长一段时间，这些局部复发也可能发生。与之前的大型回顾性研究相比，局部复发的患者，特别是在初治 2 年内的患者，DSS 显著降低，而且与先前的 SLN 状态无关，这表明术后早期放疗可能会降低局部复发率[89]。

在 GROINSS-V 研究中，与前哨淋巴结活检阳性而后接受腹股沟股淋巴结清扫术的患者相比，仅前哨淋巴结切除的患者的短期并发症发病率降低（表 69-5）[140]。在仅接受前哨淋巴结切除的患者中，11.7% 的患者出现腹股沟切口裂开，4.5% 的患者出现蜂窝组织炎，而接受腹股沟淋巴结全面清扫的患者中，这两个比例分别为 34.0% 和 21.3%。仅切除前哨淋巴结后，长期并发症发病率也较低（表 69-5）[140]。复发性丹毒的发生率为 0.4%，而接受前哨淋巴结活检的患者为 1.9%，而接受腹股沟淋巴结全层清扫的患者为 25.2%。

美国 GOG 进行了一项平行的多机构研究（GOG173），从 1999 年 12 月开始，招募了 452 名符合条件的患者（患有外阴局限的原发肿瘤 2～6cm，侵袭至少 1mm，临床淋巴结阴性）。所有参加者均进行了 SLN 定位和活检，随后进行了腹股沟淋巴结切除术。在 418 名女性中发现了 SLN，132 名女性淋巴结阳性（包括 11 个假阴性淋巴结）。SLN 活检的敏感性为 91.7%，阴性预测值为 96.3%，假阴性预测值为 3.7%（原发肿瘤＜4cm 为 2%）[113]。

对所有 SLN 阳性的 GROINSS-V 患者（33%）进行了单独的分析，这些患者随后接受了完全性腹股沟 - 股淋巴结切除术（115 例），以评估转移 SLN 的大小与非哨兵淋巴结转移风险和疾病特异性生存率之间的关系。随着转移 SLN 的增大，非 SLN 受累的风险稳步增加，从检测到分离的肿瘤细胞开始为 4.2%，当 SLN 转移大于 10mm 时增加到 62.5%（表 69-6）。SLN 转移大于 2mm 的患者的 DSS 比小于或等于 2mm 的患者更差（69.5% vs. 94.4%）[141]。

这些数据可在 2006 年以来开始招募患者的 GROINSS-V2/GOG270 观察性研究中获得。这项针对 GROINSS-V/GOG173 的随访观察研究旨在比较 SLN 转移患者腹股沟 RT 与腹股沟清扫术的差异。符合条件的患者仅限于直径小于 4cm 的外阴单灶性鳞癌，没有侵犯尿道、阴道或肛门，以及临床和影像学上阴性的腹股沟淋巴结。成功识别出阴性前哨淋巴结的患者不再接受针对腹股沟的进一步治疗。前哨淋巴结阳性的患者最初将接受腹股

表 69-5　GROINSS-V 中前哨淋巴结活检术与腹股沟清扫术后的并发症

并发症	前哨淋巴结活检（%）	腹股沟淋巴结清扫术（%）
切口裂开	11.7	34
蜂窝织炎	4.5	21.3
复发性丹毒	0.4	16.2
淋巴水肿	1.9	25.2

GROINSS-V. 格罗宁根国际外阴癌前哨淋巴结研究

表 69-6　来自 GROINSS-V 的前哨淋巴结中最大肿瘤负荷的非前哨淋巴结转移的风险[141]

每侧腹股沟的非 SLN	转移率（%）[a]
ITC	4.2
≤1mm	10
＞1～2mm	11.1
＞2～5mm	13.3
＞5～10mm	38.5
＞10mm	62.5
总计	19

a. 在发现 SLN 阳性后，对腹股沟淋巴结清扫进行了分析
GROINSS-V. 格罗宁根国际外阴癌前哨淋巴结研究；ITC. 孤立的肿瘤细胞；SLN. 前哨淋巴结

沟放疗或放化疗（由个别研究者酌情决定），作为完成治疗性腹股沟浅层和深层腹股沟淋巴结切除术的替代方案。中期研究结果显示，SLN 微转移患者腹股沟复发率为 2.1%，大转移患者腹股沟复发率为 20%。当这项临时安全监测显示大转移患者的腹股沟失败率出乎意料地高时，研究设计被修改了。这项研究于 2011 年重新开始，要求所有淋巴结转移超过 2mm 的患者接受腹股沟淋巴结全面清扫，然后进行放疗（50～56Gy），同时进行化疗（图 69-3）。SLN 大转移患者失败率高的原因尚不清楚，拟议中的 GROINSS-V3 研究正在探索在没有任何额外解剖的情况下，对 SLN 大转移患者增加顺铂化疗，并将 RT 剂量增加到 56Gy。目的是看是否可以在不增加淋巴结清扫率的情况下改善区域控制。

最近使用 NCDB 进行了一项基于人群的分析，评估了辅助放化疗对生存的影响。1998—2011 年，共有 1797 名Ⅲ期疾病患者接受了外照射（EBRT）治疗；473 名患者接受了 ERBT+ 化疗。大多数（78.5%）患者在放疗后 1 周内开始化疗。大多数患者在手术时（76.6%）

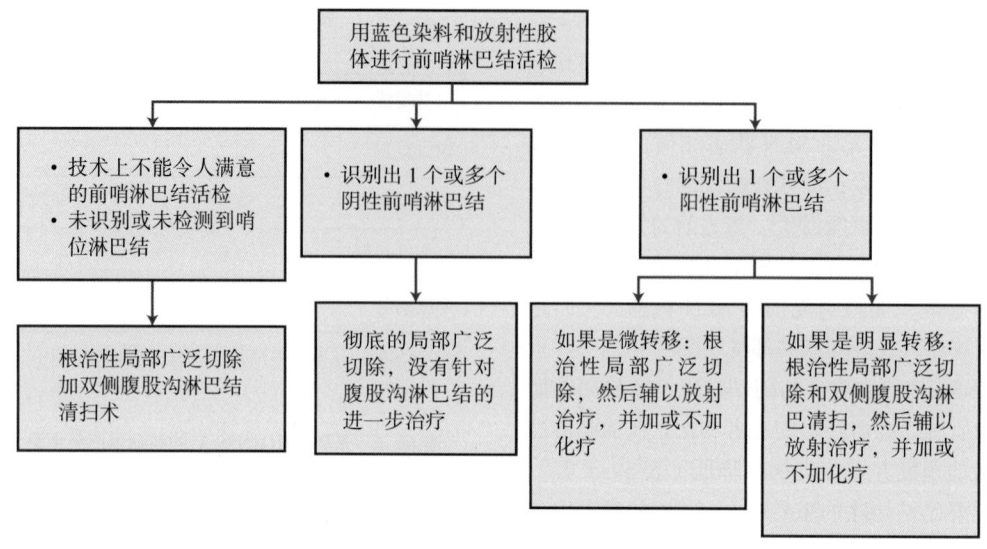

▲ 图 69-3　治疗流程

局限性单灶性外阴癌，直径小于 4cm，不侵犯阴蒂、阴道、尿道或肛门。腹股沟临床上没有受累。微转移定义为 0.2～2mm，而明显转移定义为大于 2mm

有 1～3 个淋巴结受累，多数患者（39.8%）只有 1 个淋巴结受累。在一项纠正潜在选择偏倚的倾向得分分析中，给予辅助化疗使死亡风险降低了 38%（3 年 OS 为 46.9%，而接受放化疗的患者为 53.9%）。根据阳性淋巴结比率（≤20% 和＞20%）对患者进行分层亚组分析，两组患者都保留了相似的辅助化疗益处[142]。不幸的是，关于使用的方案类型和周期数、放射野和复发部位的细节无法通过疾病预防控制中心获得。

Rob 等发表了关于外阴癌前哨淋巴结解剖位置的最详细研究。他们将腹股沟淋巴结分为四个区域：浅内侧组位于股静脉上方和内侧，大隐静脉内侧；浅中间组位于大隐静脉和股静脉附近，但在其上方和外侧；浅外侧组位于腹股沟外侧 1/3；深部结节位于股静脉深部和内侧。在这项研究中，在 82 个腹股沟的 118 个 SLN 中，84% 位于浅内侧或浅中间区域，16% 位于深部。重要的是，在浅外侧区域未发现 SLN。这些发现对临床和放射学阴性的腹股沟患者进行选择性或预防性腹股沟放射治疗的放射靶区的确定有一定的参考价值。只覆盖股血管上方和内侧的组织可以大幅减少股骨颈和干骺端区域的辐射剂量，同时确保全面包括第一梯队淋巴结。由于股骨功能不全骨折是腹股沟结节照射的罕见但严重的并发症，因此，基于对腹股沟内不同淋巴结组相对风险的了解而定制治疗量可能是帮助降低这一迟发并发症发生风险的明智方法。

当淋巴结固定或溃疡性疾病和（或）局部肿瘤负荷大且不可能单独通过手术或放疗来控制时，如果腹股沟淋巴结可切除，则联合化疗与初始放化疗并随后进行手术可能提供最佳的局部控制机会[144]。在罕见的腹股沟无法切除的患者中，有时可以通过大剂量化疗获得局部和区域性控制。

（二）放射治疗

20 世纪初，欧洲率先采用 RT 治疗外阴癌，当时晚期外阴癌的手术选择有限。由于麻醉、术后营养支持、输血、抗生素及重建手术和伤口护理的改进，根治性手术变得更加可行，手术效果也随之改善，初始放疗及其伴随的并发症发生率已被大量抛弃。由于长期幸存者伴随外阴根治性放射引起的急性脱皮和放射对外阴的严重后期影响，RT 的使用在很大程度上仅限于姑息性使用，以及有解剖范围的疾病或内科并发症排除手术干预的患者[145-149]。经过集中的事后观察，与当前技术相比，RT 设备和技术是原始的，并且对于潜在的晚期正常组织影响而言，放射分割和总剂量还很初步。此外，认为放射是一种糟糕的第二种治疗方式的看法部分源于早期系列报道的低存活率，这些患者由于一般医疗条件差，局部晚期肿瘤，或两者兼而有之，不适合进行手术。

在过去的 30 年里，放疗（单独或联合放射增敏化疗）在外阴癌治疗中的应用显著增加。放化疗通常作为保守性手术前或手术后的辅助治疗，作为其病变范围需要创伤大手术或其他严重影响外科手术干预的患者的替代疗法。GOG 的两项重要的前瞻性临床试验（GOG37，GOG101）结论形成了这些治疗策略变革的基础。此外，两项随机前瞻性试验表明，在类似的肛管癌治疗中，放化疗优于单纯放疗[150, 151]。将放化疗扩展到治疗外阴癌患者是一种自然的推断，并导致发表了一些单一机构的系列报道，报道了在有限数量的患者中取得的令人鼓舞的结果[103, 152-157]。

1.**术后辅助放疗**　GOG37 发表了早期随机试验数据，说明辅助放射对腹股沟淋巴结阳性疾病患者的益处。这项研究是为了确定盆腔放疗是否能比标准的盆腔淋巴结清扫术提高存活率。对 114 例接受手术治疗并发现有腹股沟淋巴结转移的患者进行了同侧盆腔淋巴结清扫（*n*=55）与双侧腹股沟和盆腔放疗（45～50Gy，*n*=59）（不包括肿瘤床和残余外阴）的比较。53 例接受盆腔淋巴结切除术的患者中有 15 例（28%）发现盆腔淋巴结转移，其中 9 例在 1 年内死亡[77]。幸存者的中位随访时间为 74 个月，6 年时放疗患者的 OS 为 51%，而单纯盆腔淋巴结清扫术的患者 OS 为 41%。接受盆腔淋巴结清扫术的患者癌症相关死亡率为 51%，而接受放疗的患者为 29%。RT 的主要益处是在有肉眼淋巴结转移、包膜外扩展或转移到 2 个或 2 个以上淋巴结的患者。RT 的主要作用是减少腹股沟复发；放疗与腹股沟复发率 5% 相关，而单纯接受盆腔淋巴结切除术的患者的复发率为 24%。未照射肿瘤床和残余外阴组织，两个治疗组的外阴复发发生率为 12%。

对于在腹股沟淋巴结清扫术中发现单个结内腹股沟淋巴结转移的患者，辅助放射治疗的益处有相互矛盾的数据。NCCN 临床实践指南中的讨论部分很好地总结了导致这一争议的数据。一些研究（包括来自 AGO-CaRE-1 研究的分析）对单个淋巴结阳性的患者进行了报道，在这个条件下，辅助放疗无益处。但是，在 157 例患者的病例系列中，淋巴结阴性患者的无病生存率为 88%，而淋巴结阳性的患者为 60%。对 208 例Ⅲ期、单淋巴结阳性的 VSCC 患者的 SEER 数据检查显示，与未接受放疗的患者相比，接受辅助放疗的 5 年 DSS 有显著改善[9, 14, 158-160]。目前，NCCN 建议如果 SLN 或腹股沟淋巴结有转移，则进行辅助治疗。SLN 受累患者的辅助治疗包括：①对微转移患者进行放射治疗，不需要额外的清扫；②对 SLN 大转移阳性的患者，完成腹股沟 - 股淋巴结切除术，然后进行放疗，同时进行化疗或不进行同步化疗。强烈建议腹股沟清扫术后有 2 个或 2 个以上阳性腹股沟淋巴结或单个腹股沟淋巴结包膜外侵犯或清扫不充分的患者进行辅助放化疗。

术后辅助放疗的靶区取决于辅助治疗的适应证。对于 SLN 活检或解剖中腹股沟淋巴结阴性但有原发肿瘤危险因素的患者，以原发肿瘤部位为靶点的放疗可能是合适的。关于原发性肿瘤危险因素最一致的观点是持续的阳性切缘。NCCN 列出了其他候选危险因素（如肿瘤大小、切缘接近、浸润深度、淋巴血管侵犯和浸润模式），但由于缺乏基于这些因素之一或组合的对原发肿瘤部位进行辅助放射治疗的数据，因此没有提供具体的

建议。最近，p16 阳性被发现是接受外阴切除和辅助放射治疗的 VSCC 患者原位复发的一个有利的预后因素（p16 阳性和 p16 阴性的患者在 3 年的原位复发率分别为 33% 和 59%，*P*=0.072）[161]。对于对侧腹股沟已被切除且未受累的单侧淋巴结转移患者，是否治疗对侧腹股沟和盆腔淋巴结尚无共识，尽管在 GOG37 辅助放射研究中对其进行了常规治疗[77]。

在所有因淋巴结转移而接受术后辅助放疗的患者中，是否常规包括肿瘤床和残留外阴仍存在争议。Dusenbery 等报道了 27 例腹股沟淋巴结受累 1～15 例（平均 4 个）的外阴鳞癌患者，其中外阴根治性切除 + 双侧淋巴结清扫 25 例，外阴根治性切除 + 单侧淋巴结清扫 1 例，半外阴切除 + 双侧淋巴结清扫 1 例[162]。术后放疗针对双侧腹股沟和盆腔淋巴结（19 例），单侧腹股沟和盆腔淋巴结（6 例）或仅单侧腹股沟（1 例）。26 例患者中线（原发肿瘤床）被屏蔽。精算的 5 年 OS 和 DFS 估计分别为 40% 和 35%。63%（27 例中的 17 例）患者在手术后中位时间 9 个月（3 个月～6 年）出现复发。17 例患者中有 13 例（占中线阻滞治疗患者的 50%）出现中心性复发（中线阻滞范围内），其中仅中央型复发 8 例，中央型和局部型复发 4 例，中央型和远侧型复发 1 例。这导致作者得出结论，淋巴结转移患者术后辅助放疗的放射野应该包括肿瘤床[162]。

一些晚期局部复发（定义为在初级治疗后发生时间＞2 年）实际上可能代表残留的外阴组织中真正的第二原发癌，这是容易发生恶性转化的。在广泛的局部切除后，残留的对侧外阴发生第二个病变更容易辨认。根据定义，"真正的"局部复发是指在原发灶 2cm 以内复发的疾病。目前尚不清楚对其余所有外阴进行辅助放射是否会降低或增加此类第二原发癌的风险。然而，如果将整个外阴包括在局部病变的辅助治疗中，并发症发生率肯定会增加。确定哪些危险因素与早期和延迟的外阴复发有关，可能会为这一治疗决策提供依据。

辅助局部放疗是否能克服切缘接近或切缘阳性的负面预后影响尚不清楚。然而，Faul 等的一项观察性研究的结果暗示了治疗的益处[134]。对 62 例外阴浸润性癌、切缘呈阳性或接近（＜8mm）的患者进行了回顾性研究。31 例患者接受了外阴辅助放疗，术后观察 31 例。58% 的观察患者和 16% 的接受辅助放射治疗的患者出现局部复发。辅助放疗似乎可以显著降低近缘组和阳性组的局部复发率。在多变量分析中，辅助放疗和切除范围是局部控制的重要预测因子。观察到切缘阳性的患者的 5 年 OS 明显比其他组差，辅助 RT 似乎显著提高了这组患者的存活率。发生局部复发后的 2 年 OS 仅为 25%，低于其他挽救治疗的报道，并且局部复发是外阴

癌死亡的重要预测因素（RR=3.54）。

降低局部复发风险的最佳病理边界仍存在争议。在一份报道中，在 21 例病理边缘在 5～8mm 之间的患者中，有 8 例观察到局部复发。在另一份报道中，18 名边缘在 5～8mm 之间的患者没有复发[60]。Viswanathan 等检查了边缘距离和按边缘增加毫米计算的复发次数。切缘≥5mm 与局部复发风险显著降低相关[163]。辅助外阴照射最常用的指征是距肿瘤切缘近。有些使用小于 8mm 的标准作为标准，而另一些使用小于 5mm 的标准。当存在其他危险因素，例如浸润深度大于 5mm 或存在淋巴脉管浸润时，这可能会提示选择局部放疗。辅助治疗的常规辐射剂量在 50.4～60.0Gy 之间。在哈佛大学的一项回顾性研究中，剂量升高至 56Gy 或更高可将 0～5mm 边缘患者的局部复发率从 35% 降低至 21%[163]。在 NCDB 辅助 RT 阳性边缘分析中，累积剂量大于 54Gy 时死亡率下降最大。累积剂量大于 54Gy 可使死亡率降低。剂量亚组 30.0～45.0Gy、45.1～53.9Gy、54.0～59.9Gy 和≥60Gy 的 3 年未调整 OS 分别为 54.3%、55.7%、70.1% 和 65.3%。外阴鳞状细胞癌和手术切缘阳性的患者可从辅助放疗中获得 OS 获益，其最佳剂量范围为 54.0～59.9Gy[164]。

2. 术前放疗 在 20 世纪 60 年代，Boronow 率先对局部晚期或复发的外阴阴道癌患者使用术前放疗，然后进行更保守的手术，作为盆腔清除术的替代方案[165]。在总共 48 例治疗病例（37 例原发病例和 11 例复发病例）中，他报道了所有 48 例治疗病例中 72% 的 5 年生存率。1 名患者因局部失败需要全盆腔清除术，另一名患者因局部失败而接受后盆切除。1 例膀胱和 1 例直肠因放射损伤行永久性造口。96 个脏器（48 个膀胱和 48 个直肠）中有 5 个切除，91 个（94.8%）保留。三个小系列共 26 例患者术前接受 30～55Gy 放疗，报道 13 例（50%）手术标本组织学阴性，其他患者仅有微小残留病变[166-168]。这些系列为外阴癌的放射敏感性提供了进一步的证据。

3. 术前 / 新辅助放化疗 几项单机构研究报道称，在局部晚期或局部复发的外阴癌患者中，在保守性切除之前采用术前放化疗的结果令人鼓舞[152, 153]。这些报道，以及报道的对肛门癌和食管癌患者使用化疗和放射治疗的成功，为 1989 年在 GOG 开始的工作方案提供了很大的基础。这项工作围绕两个单臂前瞻性试验（GOG101 和 GOG205）展开，这两个试验显示局部晚期外阴癌使用放化疗的完全病理应答率为 31%～50%。

GOG101 采用术前计划放疗 47.6Gy，每天 1 次或 2 次，每次 1.7Gy，同时同步输注 2 个疗程的氟尿嘧啶和顺铂作为初始治疗方案，治疗 71 例可评估的外阴广泛鳞癌（1969 年 FIGO Ⅲ、Ⅳ期，不能通过外阴广泛切

除术切除），然后手术切除残留原发肿瘤，并进行双侧腹股沟淋巴结清扫。计划的 1.5～2.5 周的治疗中断是为了减轻急性 RT 皮炎的严重程度，这种皮炎可能进展为融合性湿性脱皮，同时使血液学恢复。每天 2 次的 RT 用于协同放疗和化疗。放化疗后，71 名患者中有 33 名（46.5%）在计划手术时没有可见的外阴癌，而在 71 名患者中有 38 名（53.5%）在手术时有肉眼残留的癌。38 例中有 5 例切缘阳性，接受了进一步的外阴放疗（3 例），局部广泛切除和阴道切除术，需要行结肠造口术（1 例），或不进行进一步治疗（1 例）。71 例中仅 2 例（2.8%）有不能切除的残留病变。96% 的患者保留大便和尿控是可行的。作者得出结论，术前放化疗是可行的，并且可以减少对包括盆腔清除术在内的更彻底的手术的需求。

在对局部晚期原发性外阴癌患者进行术前放化疗研究的同时，GOG 研究了出现腹股沟 - 股淋巴结晚期疾病的患者（1969 年淋巴结分类 N₂/N₃），其中包括一些初始手术判断为不能切除的腹股沟淋巴结粘连、固定或溃烂的患者。46 例患者采用相同的术前放化疗方案，不同之处在于增加了治疗靶区以包绕腹股沟和盆腔淋巴结。术前放化疗后，在 40 例可评估的患者中，有 38 例淋巴结病变被判断为可切除。2 名完成放化疗的患者因肺转移而没有接受手术。37 例患者中有 15 例手术淋巴结标本组织学检查为阴性。19 例患者出现复发或转移性疾病。37 例患者中 36 例淋巴结局部控制，38 例患者原发灶局部控制 29 例。2 名患者死于与治疗相关的并发症。作者的结论是，对于有广泛腹股沟淋巴结病变的外阴癌患者，即使在中等剂量（47.6Gy）的照射下，手术前放化疗后晚期淋巴结病变的可切除性和局部控制的可能性也很高[144]。

GOG101 的急性毒性主要发生在受照射的皮肤，据报道，许多患者出现湿性脱皮。主要血液学毒性很罕见，可能是因为临床上腹股沟阴性的仅接受外阴和邻近组织放射的患者中，受辐照的骨髓体积很小。当由于确定的淋巴结转移而使最初的 RT 目标靶区包括腹股沟和骨盆淋巴结转移时，血液和胃肠道毒性预计会更加严重。

由于支持外阴癌最佳治疗方案的 1 级证据均很少见，因此治疗策略存在很大差异。在许多中心，无论是否经过组织学证实腹股沟淋巴结转移，在所有局部广泛原发癌患者中，术前或全量放化疗的初始放射野均选择性地包括双侧腹股沟和盆腔下部淋巴结。术前放化疗结束后 4～6 周对残留病的可切除性进行评估。如果可以在不损害功能重要的中线结构的情况下进行切除，则是首选的治疗方法，以避免外阴和会阴部大剂量放疗的

慢性后遗症。减少肿瘤体积增加放疗剂量的治疗用于不能切除的肉眼残存原发疾病。在最初的腹股沟淋巴结阴性（临床和影像学上）的患者中，选择性放射治疗的腹股沟淋巴结随后不会常规清扫。在其他选择放化疗进行局部广泛外阴肿瘤的前期治疗的中心，腹股沟淋巴结清扫术（几乎总是双侧）将在组织学上确定腹股沟淋巴结的状态，以便腹股沟阴性的患者可以免除不必要的腹股沟照射。

在某些患者中，术前中等剂量放疗后可能会看到完全的临床应答。在 GOG 101 中，术前放疗在 71 名可评估疗效的患者中有 34 名获得完全临床应答（48%），在接受手术的 34 名完全临床应答者中有 70%（22 名）取得病理完全应答[169]。对于术前放化疗临床完全有效的患者，进一步治疗的可能选择包括大量活检以确认 pCR，进行保守手术以去除可触及的瘢痕组织和肿瘤床或适量的巩固放疗（8.5～9.0Gy，在 1 周内分 5 次进行）。

在具有相似患者资格要求的 GOG 205（GOG 101 的继任者）中，5-FU 被放弃，并采用更常用的每周 40mg/m² 的同期顺铂方案。放疗每天 1 次，共 32 次，每次 1.8Gy，总剂量为 57.6Gy，相比 GOG 101 的 1.7Gy/次总量 47.6Gy 物理剂量增加了 21%，同时取消了在该研究的 20 个治疗日中的 8 天采用的每天 2 次的分割计划。主要终点是临床应答和 PCR[170]。由于总剂量、分次剂量和药物方案的这些显著差异，很难辨别这些因素中的哪一个可能是导致 GOG 205 的完全临床应答率（64%）和病理应答率（50%）高于 GOG 101 的原因（表 69-7）。

表 69-7　GOG 101 和 GOG 205 不同放化疗计划的结果

	GOG 101[a]	GOG 205[b]
可评估的患者	71	58
临床完全缓解	34（48%）	37（64%）
病理完全缓解	22（31%）	29（50%）

a. 47.6Gy，每次 1.7Gy，每天 2 次，8～20 天，每周 5 天，同时加氟尿嘧啶
b. 57.6Gy，每次 1.8Gy，每天 1 次，每周 5 天，同时每周顺铂
GOG. 妇科肿瘤组

此外，在 GOG 205 试验中对 34 例患者进行了放化疗前腹股沟淋巴结清扫术，其中 19 例（56%）淋巴结阳性，12 例（35%）阴性，3 例（9%）淋巴结状态未知。19 例淋巴结阳性患者中 8 例（42%）原发灶病理完全缓解，12 例淋巴结阴性患者中 9 例（75%）原发灶病理完全缓解，提示淋巴结状态和原发灶放化疗疗效可能

是相关的临床因素。GOG 101 治疗的患者未报道治疗前的腹股沟组织学状态，尽管有 23 名患者被报道进行了 FIGO 1969 N₂/N₃ 临床腹股沟评估。进入这些序贯试验的患者的可比性尚不清楚。有趣的是，最近发表的一项对 73 名接受新辅助或全量放疗的女性外阴癌患者的回顾性研究显示，与 p16 阴性肿瘤相比，p16 阳性肿瘤的临床完全缓解率（64% vs. 35%）和病理学完全缓解率（54% vs. 31%）都更好。临床结果似乎也得到了改善，p16 阳性肿瘤的 2 年外阴控制率为 76%，而 p16 阴性肿瘤的外阴控制率为 50%。在这一系列研究中，p16 阳性肿瘤患者无一例发生远处转移，而 p16 阴性肿瘤患者仅有 7 例未发生远处转移[171]。

4. 术前化疗 术前新辅助化疗（无放疗）已用于局部晚期外阴癌的治疗（表 69-8）[172-175]。优势可能包括缩小肿瘤体积、增加可操作性、允许更有效的放射治疗及微转移疾病的治疗。缓解率有很大的差异，尽管已经记录了完整的临床或病理反应，但这些都是罕见的。尽管如此，新辅助化疗仍可以对部分但并非全部局部晚期外阴癌女性产生反应并减少手术范围。这些研究中的许多患者在新辅助化疗后仍有大量淋巴结阳性，远处复发是一个问题。目前为止，含顺铂 / 氟尿嘧啶和输注博来霉素的方案取得了最好的效果。剂量强度可能很重要，建议 3～4 个周期[176]。

5. 初次放疗或放化疗 原发灶的治疗。Cochrane 合作组织分析了局部晚期外阴癌的原发和新辅助放化疗的使用情况。初次放化疗和初次手术的总体生存率在统计学上没有显著差异。这些结果基于两个具有选择偏倚固有风险的非随机病例系列[177]。最近的一项 NCDB 研究检查了用于治疗局部晚期外阴癌的初次放化疗和新辅助放化疗，发现只要初次治疗的放疗剂量超过 55Gy，这两种治疗方法在生存期方面就具有可比性。初次放化疗和新辅助放化疗的 3 年 OS 率分别为 56.9% 和 58.3%。这些发现表明，对于最初无法手术切除的女性，充足剂量的初次放疗配合化疗，可能是一种类似的新辅助放化疗和手术切除的方法[178]。

考虑到治疗决策的复杂性，以及整合手术、放疗和化疗的多种可能方式，所有患者都应该由一个多学科团队进行管理。活检后使用现代技术和剂量分割计划进行 RT 单一治疗的报道并不常见。由于在选择接受此类治疗的患者时可能存在选择偏差，因此无法将结果与替代治疗策略进行有意义的比较。虽然最近的一项 NCDB 倾向匹配调整分析显示，与单纯放疗相比，接受初次放化疗的患者具有显著的 OS 优势，死亡率降低了 22%，但接受放化疗的患者更有可能在研究后期（2011—2013 年与 2004—2010 年）接受过治疗。

表 69-8 局部晚期外阴癌新辅助化疗研究综述

	患者例数	方　案	应答率（%）	手术率(%)
Durrant 等[216]	31	Bleo/MTX/CCNU	58	26
Benedetti-Panici 等[218]	21	Cis/Bleo/MTX	76	90
Wagenaar 等[219]	25	Bleo/MTX/CCNU	56	32
Geisler 等[173]	13	Cis/5–FU；Cis	77	77
Domingues 等[174]	25	Bleo；Cis/5–FU；他克唑	40	40
Aragona 等[175]	35	Cis/5–FU；Cis/ 他克唑；Cis/5–FU/ 他克唑；Cis/Bleo/ 长春碱；Bleo	86	77
Raspagliesi 等[326]	10	Cis/Ifos/ 他克唑；Cis/ 他克唑	80	90

Bleo. 博来霉素；MTX. 甲氨蝶呤；CCNU. 洛莫司汀；Cis. 顺铂；5–FU. 氟尿嘧啶；Ifos. 异环磷酰胺
改编自 Graham K, Burton K. "Unresectable" vulval cancers: is neoadjuvant chemotherapy the way forward? *Curr Oncol Rep* 2013；15（6）：573–580.

因此，在这项研究中接受放化疗的患者可能比仅接受放疗的患者受益于更多的现代放射技术[179]。只能得出结论，仅接受放射或放化疗的某些患者将从局部控制和延长的 DFS 中受益[180, 181]。目前，放射治疗和同步放射增敏化疗的最终治疗通常是为那些被认为过于广泛而不能进行功能性保守手术的患者，或者是不能手术的并发症的患者[103, 152–157, 169, 170, 180, 182]。不幸的是，患者选择标准及化疗方案、RT 剂量和分次方案的异质性使得很难为选择该方法的少数患者确定最佳方案。然而，随着经验的不断积累和观察数据的日益成熟，这将有望成为一种更好的治疗策略。

在这种情况和其他情况下，细胞毒药物与 RT 联合应用的最佳选择仍是未知的。目前尚不清楚顺铂联合 5–FU 或丝裂霉素是否比每周 1 次的顺铂有效。在一项非随机、回顾性的结果比较中，顺铂联合 5–FU 对比顺铂同时用于治疗晚期外阴癌，这两种不同的同步放化疗方法的表观疗效没有差异，尽管不良反应情况有所不同[193]。

目前正在进行的 GOG279 研究（图 69–4）建立在先前的努力基础上，将无法通过初始根治性外阴切除术切除的局部晚期外阴癌患者的主要 RT 剂量提高至 64Gy，并通过每周 40mg/m^2 的顺铂放疗增敏作用每周补充吉西他滨 50mg/m^2。主要研究终点是 PCR。这是根据墨西哥城进行的局部晚期子宫颈癌手术前治疗的前瞻性随机试验所显示的两种药物方案的益处而推断出来的[194]。然而，鉴于两种药物方案的急性胃肠道和血液学毒性发生率很高，它并没有取代每周顺铂作为局部晚期宫颈癌的标准治疗方案。因为在 GOG279 治疗的外阴癌患者的 RT 靶区将比用于宫颈癌治疗的常规照射野包括更少的肠道和更多的骨髓，因此希望在这个主要是老年人群中可以接受两种药物疗法。所有放疗均采用调强放疗。

腹股沟结节的治疗。对于初次就诊时可切除的腹股沟淋巴结呈阳性的患者，Hyde 等主张采用选择性更高的淋巴结清除术，然后再行放疗。在一项小型回顾性研究中，他们报道了使用这种方法的区域控制率达到 80%[195]。尚不清楚初次放疗或放化疗是否可以取代初次手术作为腹股沟淋巴结的最终治疗方法。GOG（GOG88）进行的一项随机研究比较了初始腹股沟淋巴结清扫术和初始腹股沟淋巴结清扫术联合根治性外阴切除术对临床上不怀疑腹股沟的 VSCC 的效果[196]。当中期监测显示接受淋巴结照射的患者中淋巴结复发和死亡过多时，该研究在达到其应计目标之前就终止了。放疗包括每天 2Gy，共计 50Gy，深度在前皮肤表面以下 3cm。在腹股沟清扫组，25 例患者中有 5 例（20.0%）腹股沟淋巴结阳性。那些淋巴结阳性的患者接受了术后放疗。在随机接受腹股沟放疗方案的 27 例患者中，有 5 名（18.5%）腹股沟复发，而接受初始腹股沟清理术的患者中没有一例复发。接受初始腹股沟清扫的患者的 PFS 和 OS 明显较好。虽然腹股沟淋巴结转移的放射抵抗是单独接受 RT 治疗的患者腹股沟失败的一个可能的解释，但 Koh 等随后对该研究的分析表明，所采用的腹股沟 RT 技术是不够的[127]。它是基于腹股沟淋巴结位于表面以下 3～4cm 的假设，并且相当大比例的治疗是使用与该深度相适应的能量（12 或 13MeV）的电子进行的。Koh 的研究表明，腹股沟淋巴结深度的中位数是离表面 6cm，但在体型大的患者中可能深达 17cm。Kalidas 通过计划的 CT 扫描获得了 31 例宫颈、阴道或

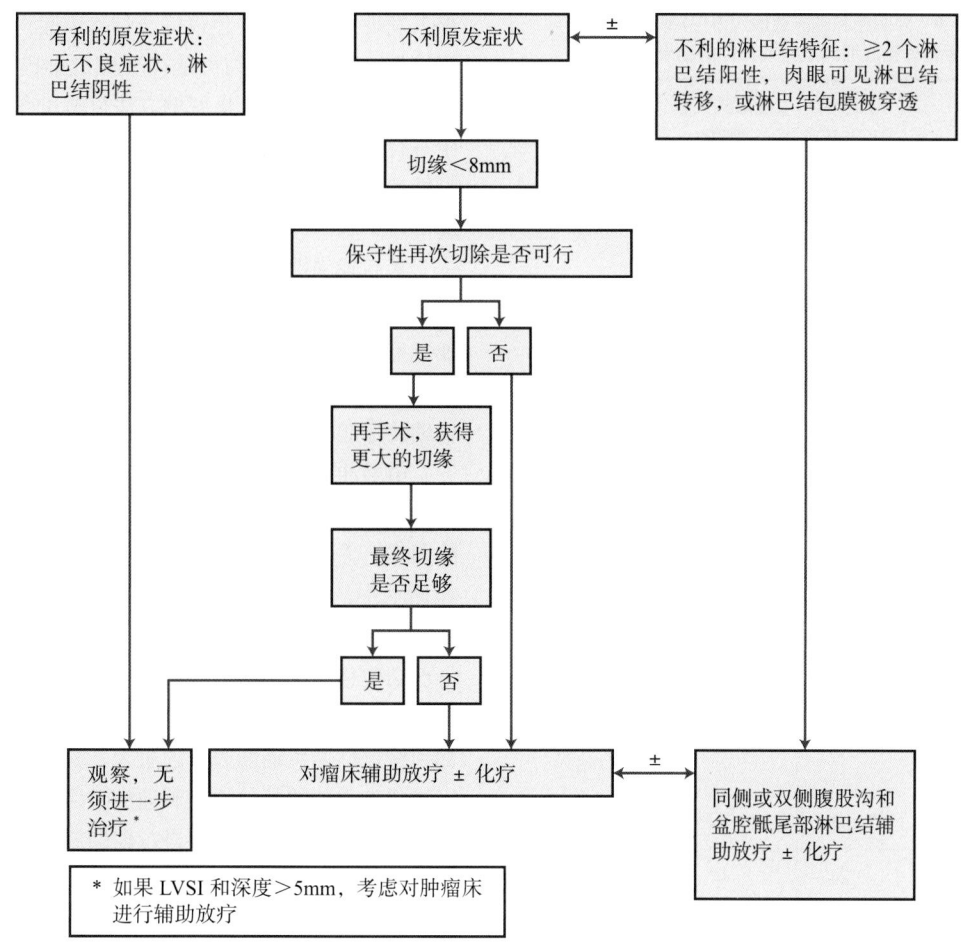

▲ 图 69-4　治疗流程

局灶性单灶性外阴癌，小于 4cm，不侵犯阴蒂、阴道、尿道或肛门。在基于组织病理学发现的初始手术治疗之后的治疗流程。LVSI. 淋巴血管间隙侵犯

外阴恶性肿瘤患者腹股沟深度的测量值。在 81 个腹股沟浅表淋巴结深度测量中，有 24 个大于 3cm，并且在 84 个腹股沟深淋巴结（股淋巴结）测量均超出了 3cm 范围[126]。GOG 研究中使用的 RT 技术几乎肯定会导致淋巴结床的 RT 剂量明显不足。在计划腹股沟放射治疗时，不能替代腹股沟淋巴结深度的直接放射学检查。出于放射处方的目的，通常将股淋巴管的深度指定为股动脉的深度，因为它穿过腹股沟韧带下方。

对主要观察性研究[53, 165, 196–202] 的回顾表明，在临床阴性腹股沟淋巴结的患者中，单纯放疗后腹股沟淋巴结复发的风险约为 10%（表 69-9）。这些研究并不总是报道放疗患者的淋巴结病变的预期转移率或可疑比例；因此，RT 的疗效是不确定的。然而，如果进行彻底的淋巴结清扫术，大约 20% 的临床上没有可疑腹股沟淋巴结的患者预计会有亚临床转移。这表明仅在所用剂量下进行放疗即可对仅 50% 的患者隐匿性腹股沟转移灶进行消除。当同步化疗和适形放疗时，结果似乎稍好一些。然而，文献中只报道了以这种方式治疗的患者的小

范围回顾性系列研究[102, 103, 203]（表 69-9）。

同样，关于 RT ± 放射增敏化疗作为明显增大淋巴结的全量治疗方法的有效性，发表的数据也很有限。Landrum 等比较接受初次手术治疗的晚期 VSCC 患者和接受全量放化疗治疗的不能切除的外阴癌患者。在接受全量放化疗的 33 例患者中，有 18 例（54%）有临床或放射学证据表明淋巴结转移，而 5 例（15%）有无法切除的淋巴结。作者报道在这 33 名患者中没有腹股沟复发[204]。最近，MDACC 回顾了他们对腹股沟淋巴结受累的外阴癌进行全量的放疗 / 化疗的经验。这是一个由 33 名患者组成的队列，其中大多数（61%）接受了放化疗。有 4 例（12%）患者腹股沟复发或进展。所有 4 例患者也同时发生外阴和（或）远处复发。此外，1 例患者出现孤立性外阴复发，2 例患者同时出现外阴和远处复发，3 例患者出现孤立性远处复发。在该队列研究中，通过明确的 RT ± 放射增敏化疗实现的区域控制等同于外科手术系列中报道的控制，这表明对于腹股沟淋巴结严重累及的患者是可行的治疗选择[205]。

表 69-9　外阴癌和临床腹股沟淋巴结阴性
患者选择性腹股沟放疗或化疗的结果 [a]

作　者	患者例数	腹股沟失败例数	占比（%）
仅放疗			
Frankendal [198]	12	0	0
Simonsen [197]	65	11	16.9
Perez [200]	39	2	5.1
Lee [199]	16	3	18.8
Petereit [201]	23	2	8.7
Stehman (GOG 88) [196]	27	5	18.5
Manavi [202]	65	3	4.6
Katz [53]	29	3	11
总计	289	29	10
化疗 + 放疗			
Leiserowitz [102]	19	0	0
Wahlen [103]	17	0	0
Beriwal [203]	24	0	0
总计	36	0	0

a. 国际妇产科联合会 1969 年 N_0、N_1 腹股沟淋巴结阴性患者的临床评价
GOG. 妇科肿瘤组

（三）治疗流程和方法

外阴癌的初始治疗决定是基于临床特征，包括原发的程度。是否存在可检测的淋巴结转移，以及患者的年龄、并发症和偏爱。是否需要辅助治疗是由组织病理学发现决定的。淋巴结和原发肿瘤的管理基于每种治疗方式的潜在作用。

早期、轻型或低风险疾病

早期轻型疾病（低风险）的实际定义是可以合理预期仅通过手术即可治愈的疾病。原发肿瘤的范围和位置可以在不损害尿道、肛门直肠、阴蒂或阴道功能的情况下进行根治性切除，切缘适当（1～2cm）。通常，这将包括没有明显或放射学证据的腹股沟淋巴结转移的患者。对于单灶且边缘化良好的低危癌症，建议对大多数患者进行外阴原发灶的根治性切除。报道的 T_1 或 T_2 肿瘤根治性切除的研究结果表明，平均 OS 约为 90%。腹股沟评估，无论是通过前哨淋巴结活检或腹股沟切除，都可以局限一侧边侧良好的肿瘤患者的同侧腹股沟。如

果未发现同侧 SLN，建议完全切除腹股沟股淋巴结。如果同侧 SLN 阳性，则可能需要完成淋巴结清扫术或治疗受影响的腹股沟。最好的方法目前正在 GROINSS-V2 中进行研究。当同侧腹股沟受累时，对侧腹股沟转移的可能性更大，应该评估对侧腹股沟，以便最佳地计划辅助治疗 [206]。

术后辅助性外阴照射的作用和适应证尚不明确。尽管数据清楚地表明，手术切缘小于 8mm、浸润深度增加、毛细血管淋巴间隙受累及原发癌大小增加都预示着手术切除后局部复发的风险增加，但目前尚不清楚术后辅助放疗能在多大程度上克服这些风险。

虽然再次切除可以减少或消除切缘接近或受累的风险，但这可能是不可行的，无法解决其他共存的危险因素，并且与 23% 的切口裂开风险相关 [207]。再次切除标本中的残留癌是罕见的，除非肿瘤存在于原始切缘（33%）。对于术后需要接受 EBRT ± 化疗的腹股沟淋巴结转移的患者，再次切除接近或阳性的外阴肿瘤边缘不太可能是有益的。因此，再切除应该局限于那些增加切缘可以避免辅助放疗的患者。如果根据与切缘和淋巴结状态无关的其他原发肿瘤危险因素（肿瘤大小、浸润深度、淋巴血管侵犯）进行辅助放疗，则很难证明再次切除所引起的并发症发生率和延迟是合理的。一组对 62 例切缘呈阳性或接近（<8mm）的患者的回顾性研究显示，独立辅助放疗显著降低了切缘阳性组的局部复发率，并提高了生存率 [134]。在本研究中，局部复发是外阴癌死亡的重要预测因素（RR=3.54）。如果辅助放疗患者的切缘阳性或临近切缘小于 10mm，建议使用大于或等于 56Gy 的剂量 [163]。一项 GOG 随机临床试验（GOG145）正在探索外阴癌根治切除术后辅助放疗的作用，但由于收益较低，该试验被终止。

从历史上看，对于所有肿瘤尺寸大于 2cm 或大于 1mm 浸润的患者（FIGO ⅠB 期），腹股沟淋巴结的标准处理一直是腹股沟清扫术。来自 GROINSS-V 研究的结果表明，对于单灶原发灶大小<4cm 的患者，证实前哨淋巴结活检病理超分期为阴性后，观察是安全的。腹股沟复发的风险很低，其预后可能比以前治疗过的腹股沟复发更好，因为在淋巴结复发时，在未解剖的腹股沟进行挽救治疗可能更成功。根据 2018 年 NCCN 指南，腹股沟淋巴结清扫术后腹股沟淋巴结阳性的患者，特别是有 2 个或更多阳性淋巴结或淋巴结转移大于 2mm 的患者，建议术后对腹股沟和盆腔淋巴结进行 RT ± 放射增敏化疗 [14]。此外，GOG37 试验的长期结果显示，对于淋巴结阳性率大于 20% 且临床 N_2 或 N_3 疾病的患者，OS 显著受益；因此，对于具有这些危险因素的患者，也应该接受术后淋巴结放疗（图 69-4）[208]。对于

微转移（≤2mm 肿瘤转移）且没有额外清扫的患者，根据 GROINNS V2 的中期结果，辅助放疗可能是合适的，而不会出现腹股沟 – 股淋巴结完全清扫的并发症（图 69-3）。在诊断性影像检查未显示盆腔淋巴结病变的患者中，将放射野的上界延伸到比盆腔淋巴结更高的头侧位置是没有用的。限制放射野延伸可降低急性和慢性肠道并发症发生率。这些建议主要来源于随机研究（GOG37），即使仅在单侧受累的情况下，也对双侧腹股沟进行预防性辅助照射[77, 208]。辅助 RT 对淋巴结清扫后对侧阴性腹股沟的作用尚不确定。

有两个问题仍然存在争议。当腹股沟和盆腔淋巴结需要放疗时，常规将肿瘤床或残余外阴包括在治疗量中是否有益仍不清楚；原发性肿瘤的组织病理学风险特征表明，对于许多患者（如果不是所有患者）这样做可能是谨慎的。同步化疗是否应该与单纯的辅助放疗一起进行，以进一步提高放疗的区域疗效也未得到解决。从理论上讲，急性毒性的增加可以通过改善区域控制来抵消；可能是通过减少 RT 的剂量，这可能会转化为减弱的晚期 RT 效应。这一策略的治疗比例不太可能在研究中得到严格定义。

对早期疾病患者的管理方法如图 69-5 所示。根据组织病理学结果，图 69-4 中的流程建议后续管理。

虽然根治性切除仍然是小的中线原发肿瘤患者的历史标准治疗方法，但如果手术切除会导致外观和（或）功能的丧失，那么考虑用局部的原发放疗或化疗来治疗原发中线病变（无论大小）并非是不合理的。虽然这类患者可以通过手术作为单一疗法治愈，但其功能和外观损伤可能是毁灭性的。在许多患者中，适度剂量（50.4～57.6Gy）的放疗或放化疗后的临床萎缩将允许保守地切除残留肿瘤，并极好地保留功能和美观。

这一建议仍然存在争议，不是因为 RT 缺乏疗效（已被证明对局部晚期疾病有效），而是因为没有对随后的性功能和并发症进行系统的研究。据报道，一些性行为活跃的患者在 50.4～57.6Gy 联合顺铂为主的化疗和

保留阴蒂的切除后，阴蒂功能可以得到保护。在治疗前具有性活跃和性高潮的患者，在治疗完成后 12 个月或更长时间仍具有性活跃和性高潮；患者主观地报告了完整的感觉，血管充血和阴蒂勃起功能。更高剂量的放疗后是否能保留功能尚不清楚。

八、局部晚期疾病和姑息治疗

局部晚期疾病被定义为任何大小的肿瘤，并延伸至邻近的会阴结构，包括临床上的腹股沟淋巴结阳性。这类患者不能通过手术作为单一疗法进行充分治疗，应在开始任何治疗干预之前由多学科团队建议进行综合治疗（单纯放化疗或与保守手术协同进行）。

从历史上看，对累及肛门、直肠、直肠阴道间隔或近端尿道的大的原发肿瘤进行充分的手术清除通常包括根治性外阴切除术和某种类型的廓清术。对局部晚期疾病进行初次手术的 5 年 OS 接近 50%[209]。然而，这种外科手术导致的生理和心理并发症发生率很高。

在一项里程碑式的研究中，Boronow 等探讨术前放疗在局部晚期疾病中的应用，以期缩小后续手术的范围。37 例局部晚期外阴癌患者接受了不同剂量的放疗（中位值为 48Gy），然后进行手术。5 年 OS 为 75.6%，约 40% 的患者有 pCR[165]。

随后，在预先接受放化疗的局部晚期疾病患者的观察性研究中，多位研究者报道了病灶缩小，这为进行非过渡性手术提供了条件。这些报道及 GOG101 的结果已导致越来越多的妇科肿瘤医生接受同时放化疗作为局部晚期疾病患者的主要治疗方法。

有关比较同步放化疗是否比单独放疗更获益的关于外阴癌的随机试验尚未开展，但 III 期临床试验显示，与单独的放疗相比，放化疗对肛门和宫颈癌的益处更大[150, 151]。通常用于外阴癌的药物治疗方案包括每周 1 次顺铂或 5-FU 单独或与顺铂联用[182, 190]。

在图 69-6 中描述了一种用于治疗具有或不具有腹股沟转移的局部晚期原发癌患者的流程。对于局部晚期

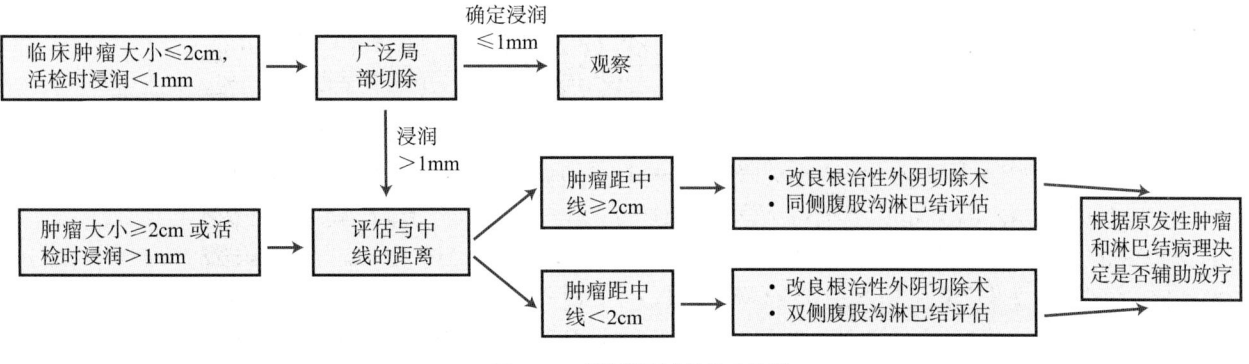

▲ 图 69-5　早期外阴癌的治疗流程

疾病，在治疗流程中固有的术前放化疗剂量后进行中间评估的理由是评估初始管理策略的有效性，以确定是否继续进行或更改为可能更有效的策略。理想情况下，这些重新评估应同时包括放射肿瘤科医生和妇科肿瘤科医生，以确定这些方式的最佳整合。也可以考虑对肿瘤床进行活检以确认 pCR。残留肿瘤的患者应考虑切除。

（一）局部晚期淋巴结病变

当腹股沟淋巴结溃疡或固定时，腹股沟区域的初始治疗包括初次放疗或放化疗。由于尚不清楚可耐受剂量的放化疗能否可靠地根除大面积的淋巴结肿大，如果在中等剂量的照射后淋巴结肿大有实质性的消退，那么随后手术移除残留的淋巴结病灶是合理的，而避免完成根治性剂量放射的可能发生的并发症。

对于最初可切除的肿大受累淋巴结的患者，可以先进行手术除瘤，然后进行术后 RT ± 放射增敏化疗，或者先进行 RT ± 放射增敏化疗，然后手术切除任何残留物。治疗的最佳顺序仍然存在争议，因为手术及其相关的伤口愈合延迟或感染并发症将推迟 RT 的开始。相反，术前放化疗后，最初的肉眼病灶可能很难可靠地辨认和切除，如果切缘达到负值，则可以很好地进行初步手术切除。如果临床上不确定腹股沟是否能切除所有的肉眼病灶，影像学可能有助于阐明血管、神经、骨骼和转移性淋巴结之间的空间关系。对于腹股沟淋巴结位于比临床触诊所能真实评估的深度更深的肥胖患者，影像学可能特别有用。

当使用联合治疗时，不管治疗的顺序如何，腹股沟手术应该仅限于切除大淋巴结，而不是整块切除所有腹股沟淋巴组织。应通过可行的最小切口完成手术。这种手术的目的是将腹股沟癌体积减少到一个微观的、隐匿的负担，可以通过适量的分次放疗或放化疗来控制。相反，腹股沟淋巴结清除之前或之后进行的放疗或放化疗通常应限制在控制镜下或隐匿性疾病和提高缓解率的有效剂量（即每次 1.8～2Gy，50.4～57.6Gy）。通过限制腹股沟清扫的范围以预期随后的放疗，以及通过限制放疗剂量以预期手术切除残留的巨大疾病，一些急性并发症（切口裂开、感染）和晚期后遗症（淋巴水肿、股骨骨折、动脉闭塞）的严重程度可能会减轻或完全避免。对于中等剂量新辅助化疗（45～50Gy）后残留的、不能切除的淋巴结转移的患者，可使用局部加量放疗（加同步化疗）将严重累及的淋巴结加量至 65Gy。

（二）局部复发或转移性癌症

一项多中心病例系列评估了 502 例患者的复发率和复发模式。超过一半的复发发生在外阴（53.4%），其次是腹股沟（18.7%）、多部位（14.2%）、远处（7.9%）和盆腔（5.7%）[137]。外阴复发的 5 年生存率为 60%，腹股沟 / 盆腔复发的生存率为 27%，远处复发的生存率为 15%，多部位复发的生存率为 14%[137]。

对初次治疗后复发的患者，其预后与复发部位及既往治疗史密切相关。对于罕见的远处转移的情况，鳞状细胞癌化疗是常用的治疗方法，但反应率和疾病控制时间一般较差[11, 84, 210-220]。尚没有标准的化疗方案来治

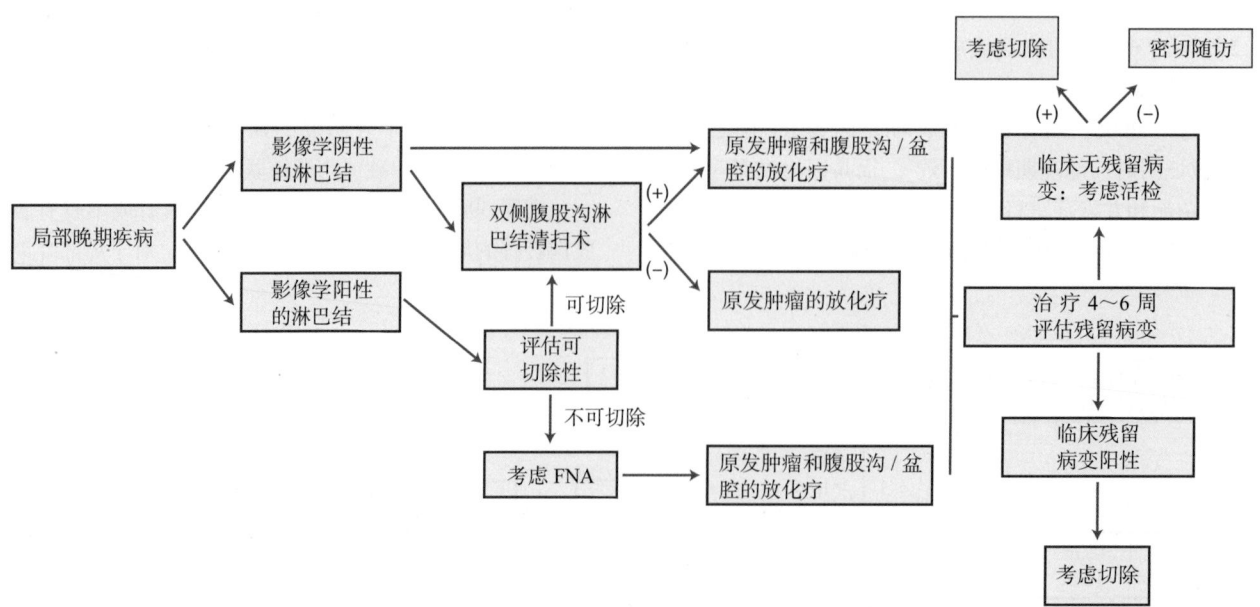

▲ 图 69-6　浸润或侵犯重要功能中线结构（阴蒂、尿道、阴道、肛门、直肠）的广泛原发病变的治疗流程，这些结构在不损害这些结构功能完整性的情况下无法手术切除

FNA. 细针穿刺活检

疗晚期或复发性 / 转移性疾病。目前，靶向药物的治疗仍在研究中[221]，厄洛替尼（表皮生长因子受体，酪氨酸激酶抑制药）在进行Ⅱ期临床研究，其中包括一组存在转移性疾病的女性，在入组的患者观察到了短期反应，达到部分缓解和稳定状态的患者分别为 27.5% 和 40%[221]。

从治疗历史上来看，淋巴结转移治疗后再复发患者的治疗效果一直很差。然而，在目前前哨淋巴结活检和多模式治疗时代的更多数据表明，腹股沟淋巴结复发不应该再被视为仅能进行姑息性治疗的情况。与以前关于腹股沟复发患者预后较差的报道相反，包括手术和放化疗综合治疗在内的多模式治疗策略可以使很大比例的未接受过腹股沟区照射的复发患者实现长期生存（5 年生存率至少达到 50%）[138]。

如果复发仅限于外阴，患者之前没有接受过放疗，手术和放疗都是可以采用的治疗方法。一些报道表明，高达 75% 的外阴局部复发的患者可以通过再次手术切除治愈[55, 222]。Boronow 等报道经过适当剂量的放射治疗，5 年生存率可以达到 63%[165]。然而，Faul 等报道，外阴复发的患者 2 年生存率只有 25%[134]。报道结果的差异可能与复发的部位、程度及先前的治疗史有关。对于局部复发的患者，放疗或化疗都是一种选择，特别是当病变不能重复切除，没有足够的手术安全边界或不想损害具有重要功能的中线结构时[153, 156, 223]。脏器切除术是孤立性持续性疾病或局部放射剂量达到最大限度的部位复发的唯一治疗选择。在过去，脏器切除术被认为会造成较高的死亡率。但华盛顿大学最近报道的数据表明，在 1990—2008 年，因行生殖系统脏器切除术导致死亡的妇科恶性肿瘤患者的死亡率仅为 2%。此外，其他研究也表明肿瘤的治疗效果有所改善。2012 年，Forner 等发表文章表明因外阴癌行脏器切除的患者的总生存率为 59%，并且参与研究的患者中有 2/3 是复发患者[224]。

由于 HPV 感染或慢性外阴皮肤病，有可能会发生第二种肿瘤，但这通常被认为是外阴肿瘤复发。在初始肿瘤治疗结束后 2 年以后发生在不同的解剖位置的肿瘤往往被认为是新的原发性肿瘤[225]。如果可以的话，区分癌症是新发还是复发是非常重要的，因为后者会将治疗失败归因于最初的治疗方式，并导致低估最初治疗的疗效。当发现新的癌症时，对于腹股沟区的治疗是比较复杂的，必须取决于先前的腹股沟区治疗情况。

九、辐照技术和耐受性

（一）模拟和日常定位

关于外阴癌的治疗技术和范围的共识指南已经发表[226]。患者应处于仰卧位置，并固定在负压吸引装置中，进行 CT 或 PET/CT 模拟，下肢被捆绑固定（类似"青蛙腿"），以确保位置的可重现性。下肢应弯曲至扫描仪允许的最大范围，以尽量减少辐射到大腿内侧和腹股沟褶皱的放射剂量。为了协助肿瘤的轮廓的划定，放置铅丝被用来辅助识别病变的范围或术后瘤床的区域。

CT 或 PET/CT 模拟采用 3～5mm 层厚，静脉注射和口服增强对比剂。口服对比剂有助于显示小肠和大肠，而静脉注射对比剂有助于显示血管结构的淋巴结的轮廓。模拟扫描的范围应至少从第 2 腰椎到大腿中部。如果治疗淋巴结，等中心通常位于骨盆中心，而如果只针对外阴照射，那么等中心点则在耻骨联合水平的外阴。

如果涉及阴道，模拟应该用一个充盈的和空虚的膀胱来为阴道区域创建一个 ITV。建议所有外阴癌患者无论阴道是否受累，均采用膀胱充盈和直肠排空的方法。在模拟定位前一天，患者接受灌肠。如果直肠扩张大于 3.5cm，可以再次快速灌肠，因为一个空直肠代表了最保守的后位直肠充盈对靶区位置改变的影响。

应该避免使用阴道标记器，因为这些装置扭曲了解剖结构，并通过将阴道向后移位，造成柔顺的阴道黏膜不可重复的解剖变形，容易造成定位标记缺失的情况。

在模拟定位当天，通常为外阴区域创建 0.5～1cm 厚度的定制体模，并用于日常治疗。在制定最初的 IMRT 计划时，有和没有体模会分别制定单独的放疗计划，这样如果患者出现明显的皮肤反应，就可以在没有体模的情况下继续治疗，以避免治疗中断。此外，还要创建一个 1～2cm 厚的虚拟体模结构，用于 IMRT 计划的优化，以将等剂量线延伸到皮肤以外，以减轻会阴部皮肤组织水肿（图 69-7）。腹股沟区的体模不是常规使用的，但可以考虑在有浅表淋巴结肿大或有皮肤受累的情况下使用。日常照射中 kV 成像和锥束 CT 成像相结合。对于初始临床靶区的照射，包括淋巴结区，每天的 kV 成像是通过与骨解剖标志相匹配或在阴道病变范围内放置的基准标记来减少分次照射间的位置改变。对于后续推量，日常锥束 CT 优先用于定位，并匹配到软组织。

（二）目标靶区的界定和治疗计划

关于外阴范围的共识见表 69-10。CTV1 至少包括整个外阴区域，注意排除附近未涉及的结构，如骨骼和包括肛门括约肌等肌肉。如果未被侵犯，或者原发病变比较靠后的情况下，耻骨可以排除在 CTV1 以外，以尽量减少长期淋巴水肿的风险。对于外阴后部病变，

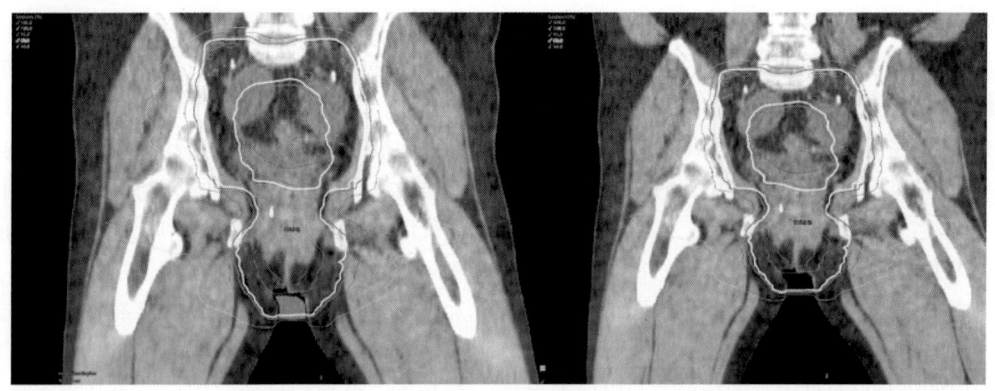

▲ 图 69-7　定制的虚拟模块用于调强放疗计划优化以产生剂量分布。具有（左）和不具有（右）定制的虚拟模块的 CT 治疗靶区图像，用于将等剂量线延伸到外阴以外，产生超过皮肤的剂量分布（此图彩色版本见书末）

表 69-10　建议的高危亚临床区域（CTV1、PTV1）和大体疾病区域（CTV2、PTV2）的目标靶区

靶 区	定义和说明
CTV1	CTV1 应包括 CTV2 + 腹股沟和盆腔淋巴结（双侧闭孔、髂外和髂内）到髂外和髂内血管分叉处 • 如果盆腔淋巴结阳性，则包括整个髂总血管到主动脉分叉处 • 如果阴道受累，则包括整个阴道，如可行，则在膀胱充盈和排空时测算 ITV • 如果尿道周围受累，则应在原发肿瘤靶区（GTV）上增加包括 2cm 的尿道近端；如果尿道广泛受累，则应包括膀胱颈 • 如果肛管受累，包括整个直肠系膜和骶前淋巴结
PTV1	对原发灶 + 1cm，淋巴结区在 CTV1 外扩 0.7～1.0cm
GTV	原发灶：所有查体和影像学检查提示的病变范围（见上文关于 PET/CT 和 MRI 检查的重要性）。盆腔和腹股沟淋巴结：所有≥1cm 的伴有中心坏死的淋巴结及 PET 显像淋巴结
CTV2	肿瘤靶区 + 整个外阴（± 会阴、阴道或尿道）的 GTV + 0.5～1.0cm，并进行修改，以排除未受累的骨、肌肉和邻近器官
PTV2	原发性 CTV2 + 0.5～1.0cm，无法标记的外扩覆盖或超过皮肤，以考虑在治疗期间出现水肿，并确保足够的皮肤剂量

ITV. 内靶区；MRI. 磁共振成像；PET/CT. 正电子发射断层扫描 / 计算机断层扫描

CTV1 还包括从会阴后联合到肛门边缘的区域。如果累及肛门边缘，它需要包括至少距离肛门边缘 1～2cm 的肛管。如果疾病延伸到肛管，那么 CTV1 应该包括从肛门边缘到直肠乙状结肠弯曲的整个直肠系膜，以覆盖直肠周围淋巴结，以及骶前淋巴结（骶骨 S1～S3）。对于累及尿道的前外阴病变，CTV1 包括至少 2cm 近端尿道，如果疾病延伸到中段或近端尿道，则应包括整个尿道和膀胱颈。在阴道受侵的情况下，CTV1 应包括整个阴道，从阴道外口到阴道内顶点。

N0 患者的 CTV1 包括双侧腹股沟股淋巴结和盆腔淋巴结，包括低位的髂血管旁淋巴结，包括双侧髂外、髂内、闭孔区淋巴结。盆腔淋巴结 CTV 轮廓从髂总下淋巴结开始，向下延伸到髂外血管和髂内血管的分叉处。继续沿髂外血管旁淋巴结向下延伸，直到股骨头水平，代表着闭孔淋巴结的开始，延伸到盆底的水平，直到闭孔血管离开骨盆。对于已知盆腔淋巴结转移的患者，CTV1 的上缘应从腹主动脉分叉处，向下包括整个

髂血管旁淋巴结区域。腹股沟区应该从大隐静脉 – 股静脉连接处或股骨小转子水平向尾端延伸约 2cm，其周围的边界在解剖学上由肌肉组织界定（图 69-8）。

对于 PTV1，原发性或肿瘤床的 CTV1 应至少扩大 0.7～1cm，以考虑前面提到的不确定性。相反，相对于淋巴结而言，运动的变化较小；因此，CTV1 的淋巴结部分可以根据定位所用的成像类型和频率，PTV1 扩大 0.5～0.7cm。如果后续需要放疗加量时，应在治疗中期考虑重新扫描，以便根据肿瘤对治疗的反应。随后调整目标靶区体积。对于淋巴结 GTV，这个体积被扩大 0.7～1.0cm，以创建最终治疗靶区，GTV 外扩 1.0cm 形成 CTV，CTV 外扩 0.5～1cm 形成计划靶区。对原发部位的加量可以通过 IMRT、电子线或组织间隙的近距离治疗，这取决于残留病变对治疗的反应和所在的位置。在治疗明显肿大的转移淋巴结时，一种治疗方法是在最初的盆腔照射 45.0Gy 的基础上针对转移淋巴结加量，总量共 55Gy，分次剂量为 2.2Gy，边界

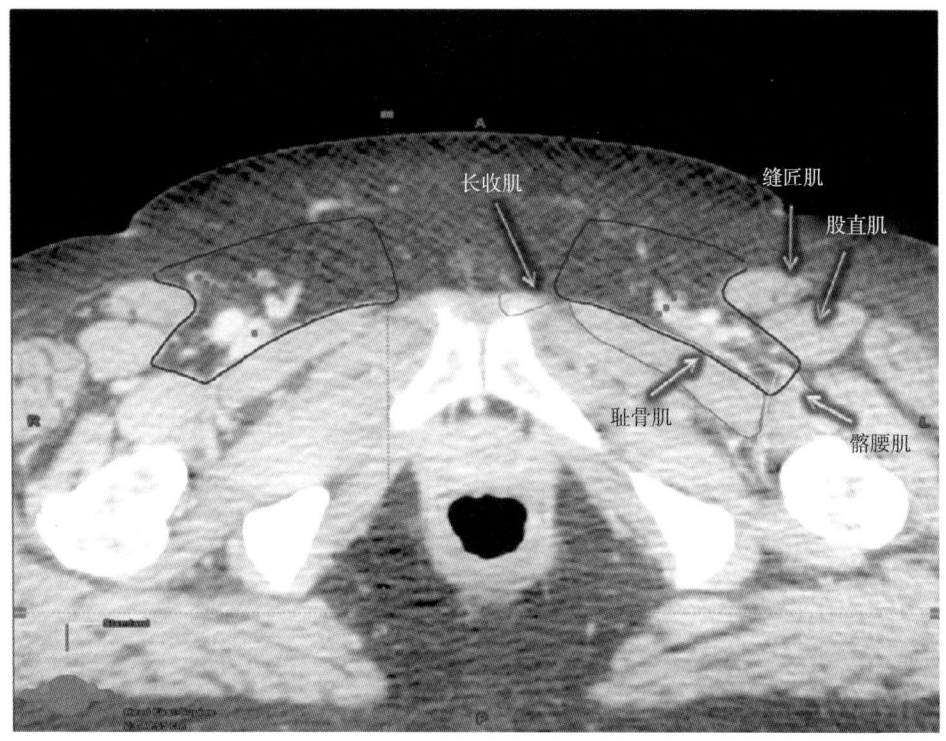

长收肌　　缝匠肌　　股直肌　　耻骨肌　　髂腰肌

▲ 图 69-8　轴位 CT 图像显示腹股沟血管周围的淋巴结分布（红色），淋巴结被周围的肌肉组织充分包围（此图彩色版本见书末）

外放 0.7～1.0cm，从而达到剂量增加而不增加总治疗时间。

表 69-11 显示了在外阴癌治疗中，新辅助、根治性、术后辅助治疗典型的放疗剂量分割方案。表 69-12 列出了 GOG279 建议的危险器官剂量限制。利用现代 IMRT 技术，可以实现膀胱、直肠和股骨头等正常器官的剂量限制，从而尽量减少对这些组织的毒性风险（图 69-9）。

（三）外阴癌术后辅助照射

如果手术范围比较浅，为了降低局部复发风险就需要辅助照射外阴，则可在背侧截石位采用会阴照射。虽然通常需要日常医生对治疗装置的验证，但这允许精确定制的体积被重复治疗。能量束应根据来自外阴表面的原始病变的估计深度或厚度量身定做，并适当使用挡块将规定的肿瘤剂量输送到外阴皮肤。照射通常采用电子束或低能光子束。对于较深的手术床，可能需要三维适形放疗或调强放疗来覆盖靶区。正如外科手术的观念正在改变，切除原发肿瘤而不是切除整个外阴，照射量也在改变，放射治疗的靶区边缘很宽，而不是对所有外阴癌病例都进行整个外阴的照射。对于比较小的外阴肿瘤，局部放疗的照射范围可以覆盖肿瘤及一定的适当边界。这样就可以最大限度的保留外阴组织使未被涉及的外阴组织免于出现急性和晚期辐射反应。当作为辅助治

表 69-11　用于外阴癌的 EBRT 剂量方案建议

临床情况	PTV1	PTV2	剂量分割
术前 GOG 205（4）	45～50.4Gy	55.8～59.4Gy	每天 1.8Gy
根治	45～50.4Gy	59.4～70.2Gy	每天 1.8Gy
术后辅助	45～50.4Gy	50.4～59.4Gy	每天 1.8Gy

EBRT. 外照射；GOG. 妇科肿瘤组；PTV. 计划靶体积

表 69-12　危险器官剂量限制（GOG 279）

小肠	• <30% 照射体积接受照射剂量≥40Gy • D_{max}≤51Gy
直肠	• <80% 照射体积接受照射剂量≥40Gy • D_{max}<65Gy，此约束应该排除与此处靶区重叠的任何 PTV
膀胱	• <50% 照射体积接受照射剂量≥45Gy • D_{max}≤65Gy
股骨头 / 颈部	• <50% 照射体积接受照射剂量≥45Gy • D_{max}≤55Gy

D_{max}. 最大剂量；GOG. 妇科肿瘤组；PTV. 计划靶体积
剂量限制是指导方针，但需认识到，如果严格遵循剂量限制，肿瘤控制率可能会下降，在这种情况下，足够的肿瘤剂量可能更重要。此时，患者应被告知放疗剂量的增加会导致出现放疗并发症的风险增加

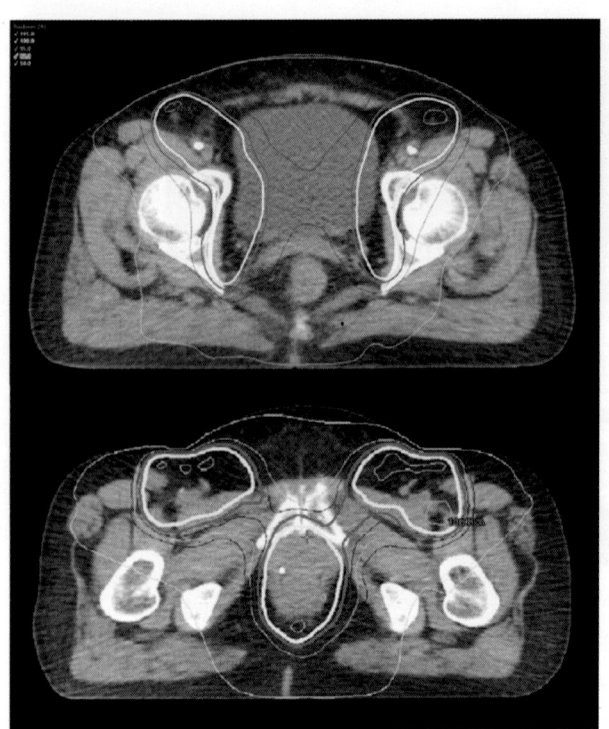

▲ 图 69-9　外阴癌患者的调强放疗剂量分布，表明 IMRT 剂量调整技术允许对中线结构、直肠、膀胱（顶部）和股骨头（底部）进行很好的剂量限制（此图彩色版本见书末）

疗时，单纯放疗建议放疗剂量≥56Gy，部分取决于边缘是否狭窄或受侵的程度，以及周围组织的健康情况。在辅助治疗中，同步放化疗的作用是不确定的。

（四）术前或确定的外阴辐照

当初始 RT 被选择用于小的或早期的中线外阴初始治疗时，如果腹股沟结节不被治疗，可以使用与辅助治疗（即根据病变的深度、厚度和大小量身定做的会阴入口）所类似的照射技术。或者，可以用 IMRT 技术照射小范围。更常见的情况是，目标范围将包括两侧的腹股沟节点。大多数放射治疗对外阴癌有效，放疗剂量为 30~36Gy，分次剂量为 1.8~2.0Gy 后，放疗效果明显。由于外阴癌现有的剂量控制数据很少，也很少与治疗的疾病范围相关，而且尚不清楚同时化疗会在多大程度上改变根治疾病所需的总剂量，因此剂量指南是不精确的。一般情况下，推荐同步化疗（每周 1 次顺铂或输注 5-FU 联合或不联合顺铂）作为最终治疗方案。如果原发肿瘤缩小并可切除，术前 54.0~59.4Gy 的剂量就足够了。对于医学上不能手术的患者或保守手术仍然无法切除的原发性肿瘤，基于耐受性和反应，肿瘤剂量应该提高到 66~70Gy。总剂量将取决于所采用的分割、完成治疗所需的时间及是否同时使用化疗。随着剂量的增加，潜在衰弱的皮肤萎缩、纤维化和骨功能不全骨折的风险也会增加。由于外阴、会阴和腹股沟三维轮

廓的复杂性，放置在肿瘤上和阴唇间裂隙中的热释光剂量计是确认外阴实际吸收剂量的简单机制。这就允许在剂量不均匀性过高的情况下采取量身定做的补偿措施。

由于大多数外阴癌对放射的敏感度很高，延长总治疗时间的潜在负面影响可能比其他肿瘤要小。来自 GOG101 的数据显示，在计划分割放疗疗程，间隔 2 周，总剂量仅为 47.6Gy 时，晚期疾病仍有大约 30% 的 PCR。虽然计划中的分程放疗被认为是不可取的，但大多数患者会出现融合性湿性脱皮，需要短暂的休息以允许上皮再生，然后才能完成计划中的最终外阴放化疗疗程。使用每天 2 次的分割方案可以减少总的治疗时间，同时最大限度地提高放射与药物的协同作用。在减量期间每天分次，增加对肉眼疾病的辐射，或伴随的小量增加，也可能会缩短总的治疗持续时间。由于范围小，这可以在可接受的急性 RT 毒性的情况下完成。

间质 RT 植入物已经被一些人使用，特别是用于促进会阴部大病灶或显著的阴道侵犯 [227, 228]。目前还没有随机数据来评估间质内放疗与外照射的相对益处和毒性。潜在的陷阱是：间质放疗技术的主要特点包括难以实现剂量均匀性、直接接触间质来源的组织中不可避免的热点导致的潜在的后遗症增加，以及放射源间距离随着患者的运动和腿部位置的变化而变化。EBRT 加近距离放射治疗的总 EQ2（相当于每次 2Gy）限制在 66~75Gy，以避免或降低发病率。

（五）放疗耐受性与治疗后遗症

当外阴放射被用作手术的辅助治疗或最终治疗时，需要将肿瘤的全部剂量输送到皮肤和黏膜表面。即使在辅助环境下给予 45~54Gy 的剂量，预计几乎所有的患者都会经历某种程度的脱皮。在整个治疗过程中，这可能从片状、湿性脱皮到融合性、湿性脱皮不等。一般来说，这种反应在放疗完成后的 2~3 周内愈合。由于表皮中正常鳞状细胞的加速再繁殖，湿性脱皮的愈合可能相当迅速。急性反应通常是通过对症措施来控制的，包括经常坐浴、暴露在空气中、局部涂抹软膏（如那些用于治疗表面烧伤的软膏、止痛药）。当临床照片显示酵母感染加重时，应使用抗真菌药物。在某些情况下，特别是年老体弱的患者，可能需要住院进行皮肤护理。许多患者发现，在海水的重组盐溶液中进行静坐沐浴特别令人舒缓。通过坐浴排尿到水中，可以避免尿液通过受照射的外阴引起的刺激。根据治疗量的不同，急性反应可能包括尿道炎、膀胱炎和直肠炎。水样腹泻是很少见的，除非对整个盆腔进行照射，对整个盆腔进行照射本身很少见。

RT 的晚期效应可能包括皮肤萎缩或毛细血管扩张，这些在小范围下通常不会造成功能上的疾病。一些患者可能会经历更广泛的皮肤萎缩和致密的皮下纤维化，具体取决于高剂量照射的范围。黏膜或溃疡的发生很少见。通过将放射剂量限制在 1.6～1.8Gy 和减少靶点加量治疗的范围，对外阴的晚期影响似乎是最小的。将肛门直肠纳入增容治疗可能会导致慢性直肠出血（放射性直肠炎）或肛管纤维化和狭窄。

如果由于皮肤浸润或溃疡而需要对皮肤进行全量照射，或者当较瘦患者的腹股沟浅层淋巴结仅在皮肤以下几毫米时，对淋巴结区域的照射可能会产生类似的急性反应。急性影响可能从红斑到湿性脱皮，特别是在三角区和沿着皮褶。

RT 在腹股沟手术引起的腿部水肿问题中的作用尚不清楚。一系列研究表明，在同步放化疗后，14 名接受晚期原发或复发疾病治疗的存活患者中有 4 名出现了腿部水肿。在 2 名患者中，这种水肿很轻微，不需要治疗。2 名患者确实需要使用压迫和利尿剂治疗[156]。显然，腹股沟手术干预的程度（前哨淋巴结活检与腹股沟完全清扫）对淋巴水肿的风险有重大影响，仅接受前哨淋巴结活检的患者发生淋巴水肿的风险为 1.9%，而接受治疗的腹股沟淋巴结清扫患者的风险为 25.2%[140]。在一项回顾性结果分析中，淋巴结清扫的程度（大体全切除与完全全切除）似乎不存在显著差异。考虑到随后淋巴水肿和蜂窝组织炎的风险和严重性，在随后进行计划的放疗或化疗时，将腹股沟清扫限制为仅切除大体阳性的结节似乎是谨慎的。

髋部骨折的风险可能与给予髋部的剂量没有很好的相关性，并且可能在患有潜在骨质疏松症的虚弱的老年女性中更常见[230]。基于 Rob 等对前哨淋巴结位置的解剖学研究，将这种并发症的风险降到最低的潜在方法是限制腹股沟侧方的靶区，并使用计划 CT 来定义在选择性腹股沟放疗时延伸到耻骨结节内侧的照射体积。根据 Rob 等对前哨淋巴结位置的解剖学研究，当选择性腹股沟放疗时，最大限度地减少这种并发症的潜在方法是限制腹股沟靶区的体积，并使用计划 CT 来确定向内侧延伸到耻骨结节的照射体积。根据 Rob 等对前哨淋巴结位置的解剖学研究，在大多数患者中，绝大多数股骨颈和干骺端可以排除在直接放疗之外。

极少数情况下，腹股沟放疗可能会导致血流动力学上显著的股动脉狭窄[231]。因不能切除的原发疾病而接受较高剂量放疗的患者，偶尔可以看到通过坐骨支的骨折。

放化疗的急性并发症可能很严重。回顾 5-FU 联合丝裂霉素或单用丝裂霉素作为放射增强剂的 17 例外阴癌患者，35% 在第 2 个周期化疗后出现 4 级中性粒细胞减少症，一半发展为中性粒细胞减少败血症[232]。约 1/4 的患者无法接受第 2 个周期化疗。严重的小肠结肠炎是 2 名患者死亡的直接原因。皮肤毒性导致一半患者中断治疗，中位剂量为 32.4Gy（16.2～48.0Gy），一半患者需要超过 9 周才能完成治疗[232]。由于患者往往是老年人，应该考虑减少化疗剂量[233]。最常用的同步化疗是熟悉的每周顺铂或 5-FU 和顺铂联合治疗。丝裂霉素与明显的肠道毒性有关，很少使用[223]。最常用的同步化疗是熟悉的每周顺铂或 5-FU+ 顺铂。单独使用顺铂或与 5-FU 联合使用 3/4 级急性皮肤、胃肠道、泌尿生殖系统和血液系统毒性似乎要少得多[178]。通过使用更适形的现代 RT 技术可以预期肠道毒性的降低。重症急性 RT 皮炎所需的治疗中断可能会延迟治疗时间超过一般所需的 7～10 天。通常，当湿性脱屑区域出现点状上皮岛时，放化疗可以重新开始。

（六）监视

大多数外阴癌的复发发生在最初的 1～2 年内。目前还缺乏关于最佳监视策略的确切数据。妇科肿瘤学会最近公布了最新的治疗后监测建议[234]。建议的监测是基于复发风险。建议 2 年内每 3～6 个月检查一次病史和体检，再过 3～5 年每 6～12 个月检查一次，然后每年检查一次。与低风险疾病患者（如每 6 个月）相比，高危疾病患者可以更频繁地接受评估（如前 3 年每 3 个月评估一次）。每年一次的宫颈 / 阴道细胞学检查可考虑用于检测下生殖道发育不良。对于可疑的检查结果或复发症状，建议进行影像学检查。建议对患者进行有关复发或外阴营养不良症状的教育，戒烟也是如此。不幸的是，性功能障碍和低身体形象在接受根治性外阴手术和（或）腹股沟 / 骨盆 RT 的女性中很常见。患者可能会从有关阴道健康和性健康问题的教育和支持性咨询中受益。

十、挑战、争议和未来可能性

由于临床表现的多样性，疾病的相对罕见，以及多种有效的治疗策略的可获得性，在第三阶段临床试验中系统地探索治疗方案是困难的。对于许多问题，标准化治疗后结果的观察性研究可能是指导未来治疗选择的最佳信息。仍有几个重要的问题需要解决。

1. 如果涉及阴蒂、下尿道或阴道内陷的原发性癌或可切除的原发性癌，一期手术或一期放化疗能提供最佳的治疗比例吗？与这个问题特别相关的是对当地癌症控制和性心理及整体生活质量的前瞻性比较。

2. 对于晚期外阴癌，当选择放化疗进行初步治疗时，是尽量增加放疗剂量以消除疾病，还是以较低的放疗剂量结合有计划的保守手术切除残留病变以减少发病率？

3. 同时化疗是否允许使用减少的总放疗剂量或减少每部分的放疗剂量，从而减少晚期放疗后遗症？

4. 如果同步化疗，什么药剂或药剂组合能提供最有效的放射增敏，且严重急性毒性的风险最小？

5. 对于临床和 X 线检查阴性的腹股沟淋巴结或前哨淋巴结活检发现的微小淋巴结转移的患者，应在不影响结果的情况下使用适当计划的放化疗，而不是完全清扫腹股沟 – 股淋巴结？

6. 当使用腹股沟和盆腔淋巴结辅助放疗时，如果阳性结节仅为单侧，是否有必要进行双侧治疗？

十一、各种外阴恶性肿瘤

（一）疣状癌

外阴错位癌是鳞癌的一种变种。皮损可能非常像花椰菜，生长缓慢。虽然转移到区域淋巴结的情况很少见，但建议进行腹股沟评估 [40-43]。疣状癌素有抗放疗的美誉，只要可行，手术就是首选的治疗方法。

（二）外阴的黑色素瘤

黑色素细胞起源于胚胎的神经嵴，并迁移到不同的部位，包括外阴和阴道。外阴黑色素瘤很少见，但它是外阴癌第二常见的组织学亚型，占女性黏膜黑色素瘤的一半以上。在 30 年的时间里（1973—2003 年），美国国家癌症研究所 SEER 数据库中只发现了 644 例外阴黑色素瘤病例 [236]。迄今为止唯一的 GOG 和前瞻性研究 GOG73 在 7 年的时间里积累了 81 名患者 [237]。发病年龄范围很广，报道的病例最小的女孩 10 岁，最大的女性 99 岁 [236]。尚无已知的诱发风险因素，其发病机制被认为与紫外线照射无关 [238]。BRAF 突变（80% 的 V600E 突变）在超过一半的紫外线非依赖性黑色素瘤中被发现。

最常见的症状是外阴肿块 / 痣（16%～25%）、疼痛（5%～30%）、出血（17%～24%）和瘙痒 / 刺激（16%～24%）。大多数（40%～70%）会涉及大阴唇或小阴唇。然而，阴蒂和会阴也是常见的原发部位。9%～23% 的病例发生股内淋巴结受累 [239]。

根据 Clark、Breslow 和 Chung 等的黑色素瘤分期系统所描述的肿瘤穿透深度的测量来判断预后和分期 [240-242]。在对 71 名接受手术治疗的外阴原发性恶性黑色素瘤患者的研究中，美国癌症联合委员会 1992 年的 TNM 临床分期与无复发间隔的相关性最高。在没有 AJCC 分期的情况下，Breslow 的浸润深度是最重要的预后因素 [243, 244]。大致来说，外阴黑色素瘤的预后与皮肤黑色素瘤的分期相似，但总体预后较差，因为在诊断时处于特征性的晚期 [245]。手术是首选的主要治疗方法，如果可行，不需要摘除手术。对于原位黑色素瘤、Breslow 厚度小于或等于 2mm 的黑色素瘤和厚度大于 2mm 的黑色素瘤，可接受的临床边界分别为 0.5cm、1cm 和 2cm [243, 246, 247]。PET/CT 和前哨淋巴结腹股沟活检可能是帮助调整区域手术范围的工具。使用术前治疗来避免更彻底的切除或手术干预是未经证实的，但很有吸引力。低分割放疗的使用可能被认为是一种较不激进的局部治疗方法。术前加用或单独使用标准化疗可能无效。然而，整合新的药物，如免疫疗法，是有意义的。

SLN 标测被推荐用于所有皮肤黑色素瘤，并且应该被考虑用于所有新诊断的外阴黑色素瘤接受切除的患者。SLN 标测在中等厚度黑色素瘤（Breslow 厚度为 1～4mm）的患者中似乎是最有益和准确的 [249]。多中心选择性淋巴清扫试验 Ⅱ（MSL T- Ⅱ）的设计目的是确定完成淋巴结清扫比切除阳性 SLN 能提供什么部分益处。最近发表的研究结果证实，SLN 阳性患者缺乏完整淋巴结清扫的生存益处。这一发现，再加上与完整淋巴结切除术相关的发病率增加，使得单独进行 SLN 活检是合适和谨慎的。

对于手术切除后高危（AJCC 期 Ⅱ～Ⅲ 期）黑色素瘤的辅助治疗的益处，目前尚无共识。目前，RT 在外阴黑色素瘤的常规治疗中还没有确定的作用，尽管轶事信息表明，发生在这个部位的黑色素瘤可能比其他皮肤部位的黑色素瘤更具放射敏感性 [251]。在 SEER 数据库中对 201 名患者进行的一项研究中，没有发现实施辅助治疗（特别是放射治疗）可以改善预后。梅奥医学中心的数据与此一致。到目前为止，外阴黑色素瘤的系统疗法与推荐用于其他原发部位皮肤黑色素瘤的疗法相似。

外阴阴道黑色素瘤复发率高，高于其他皮肤 / 黏膜黑色素瘤。近 60% 的外阴黑色素瘤会复发 [253]。对于无法手术治疗的晚期、转移性和（或）复发性黑色素瘤，治疗药物有限。传统的全身细胞毒疗法，包括铂 / 紫杉烷方案，最多有 20% 的应答率。联合细胞毒药物与白细胞介素和干扰素联合使用的多药方案并未导致存活率增加。最近，Ipilimumab 和 Vemurafenib 获得了 FDA 的批准。在 Ⅲ 期试验中，与达卡巴嗪相比，在含有 BRAF V600E 突变的黑色素瘤中使用维莫拉非尼可显著改善无进展生存期 [254]。针对程序性细胞死亡蛋白 1 的抗体（PD-1），另一种 T 细胞刺激方法在早期试验中前景看好。虽然已经报道了高达 50% 的 5 年 OS 率，但大多数系列报道的 5 年 OS 为 15%～30%，除了 Ⅰ 期疾病的患者 [255]。淋巴结阴性和阳性的 5 年 OS 分别为 38% 和 13%。

（三）肉瘤

原发性外阴肉瘤在成人中极为罕见。特征性的是，这些症状会出现在皮下，继发性地累及覆盖的皮肤。通常，由于原发性肿瘤很大，保守的一期切除治疗是不可行的。术前放疗或放化疗有利于最终手术治疗。除了与治疗多个功能重要结构附近的肿瘤相关的特殊问题外，外阴肉瘤的治疗与其他部位的软组织肉瘤治疗没有什么不同。

（四）Bartholin 复合癌

Bartholin 复合体由一条进入阴道前庭时由鳞状上皮构成的导管组成。导管系统的较近端由移行上皮排列，在转化成分泌腺成分之前可能由柱状上皮排列。鳞癌（起源于导管上皮）约占 Bartholin 复合体癌病例的 50%，腺癌较少见[256-260]。由于复合体与坐骨神经下支和肛门直肠的解剖关系密切，很少能获得足够的手术切缘，而且治疗往往是多模式的[261]。由于这些肿瘤是外阴内侧和深层肿瘤，分期应包括对双侧淋巴结的评估。

（五）佩吉特病

外阴佩吉特病是一种类似于乳房佩吉特病（乳头）的皮肤改变，其组织学特征是外阴上皮基底层有大的、空泡化的病理性佩吉特细胞，胞质呈蓝色。历史上，外阴的佩吉特病与潜在的原位或侵袭性肿瘤有关，大约有 10% 的病例。这些癌症包括皮肤附属器顶浆皮肤癌、Bartholin 复合体癌、尿道癌、膀胱癌、阴道癌、子宫颈癌、子宫内膜癌和直肠癌。然而，较新的数据表明，这种风险仅限于免疫组织化学表型倾向于非皮肤肠道或泌尿系起源的外阴佩吉特病患者，而且与普通人群相比，在原发性（皮肤）非侵袭性外阴佩吉特病后的前 3 年内诊断出的癌症在统计学上没有显著增加。

治疗是外科手术，皮肤复发很常见。手术切缘阴性是很难获得的，因为"页状"改变可能在显微镜下延伸到表皮，远远超出临床检查所能辨别的边缘。手术切缘为负值与局部无复发的相关性有限。荷兰的一项基于人群的研究确定了 2000—2015 年 199 名患有外阴佩吉特病的女性。最初诊断时分别有 6% 和 11.6% 的患者发现微创和侵袭性疾病[262]。当手术在医学上不可行或由于疾病的位置可能导致功能性损伤时，我们建议使用 54～66Gy 的 RT 剂量。

十二、阴道癌症

原发性阴道癌是一种罕见的浸润性癌。根据 FIGO 分期，一种阴道癌累及子宫颈或外阴必须归类为起源于该结构，即使肿瘤中心在阴道内。只有排除这些邻近器官受累的情况下，该癌才能被归类为阴道原发性癌。由于这种疾病发生的频率很低，标准化的治疗方法还没有发展出来，而且很少有中心在处理这些肿瘤方面有广泛的经验。大约 80% 的阴道恶性肿瘤是鳞癌；除非另有说明，下面的讨论指的是阴道的鳞癌[266]。

十三、病因和流行病学

大约 70% 的原发性阴道恶性肿瘤是在 60 岁或以上的女性中发现的，大约 60% 发生在 70 岁以上的患者中。在一项对 156 名患有阴道癌或浸润性阴道癌的女性进行的基于人群的病例对照研究中，终身性伴侣数量（＞5 个）、早发性行为（年龄＜17 岁）和吸烟被确定为生活方式的危险因素。

大多数阴道癌病例可能是由 HPV 感染导致的，就像宫颈癌一样。在对最近发表的数据的回顾中，在 64%～91% 的浸润性阴道癌和 82%～100% 的高级别阴道上皮内瘤变中检测到 HPV 的 DNA[268]。HPV16 型是最常见的，在 55.4% 的浸润性癌症和 65.8% 的 2 级和 3 级阴道上皮内瘤变中检测到 HPV16 型。在 Ⅰ 和 Ⅱ 期疾病的患者中，独立于年龄之外，HPV2 级和 3 级的检测被发现与较好的 DFS 和 OS 有关[270]。

认为阴道鳞癌为原发性的标准包括阴道位置（不应累及外侧宫颈或外阴）和特定的时间长度。从先前诊断为宫颈癌或外阴癌算起，大约有 5 年的时间。

阴道上皮内瘤变的自然病史尚不清楚，其发展为侵袭性鳞状恶性肿瘤的可能性也不确切。在大多数阴道上皮内瘤变系列中，继发的侵袭性阴道癌的发病率在临床上是显著的。阴道上皮内瘤变和侵袭性疾病的共同危险因素与侵袭性疾病患者相比，阴道上皮内瘤变患者的平均年龄更小，这证明了阴道上皮内瘤变是部分（如果不是全部）侵袭性疾病患者的前驱病变的理论。

正常阴道不含腺体成分，因此，原发性阴道腺癌很少见。最常见的是，侵犯阴道的腺癌是从其他器官转移而来的[272]。子宫颈、Bartholin 腺体或尿道旁 Skene 腺体原发腺癌的直接扩散可能累及阴道，但在体格检查中临床上应该是明显的。

阴道腺癌的透明细胞变种（CCAC）与子宫暴露于合成雌激素己烯雌酚有关，1948 年至 20 世纪 70 年代初，DES 被用于支持高危妊娠和预防先兆自然流产[273]。尽管有很少的有效证据，但仍继续使用，直到 1975 年被禁止用于妊娠。

十四、预防和早期发现

由于有强有力的证据表明 HPV 与大多数阴道鳞癌

的发病有关，而且 HPV16 型占主导地位，HPV 疫苗第三阶段试验令人鼓舞的结果表明，如果广泛实施预防性免疫，阴道上皮内病变和侵袭性阴道恶性肿瘤的发病率有望大幅降低。

虽然许多 VAIN 病例在没有治疗干预的情况下会自发消退，但也有一些不会。持续性维持性 VAIN 患者的纵向监测和有效治疗策略在那些高级别 VAIN 是前驱病变的个体中，可以显著降低患浸润性癌症的风险。

阴道细胞学检查对于宫颈上皮内瘤变（CIN）2~3 级的女性在全子宫切除术前或在全子宫切除术时被诊断为阴道癌是可取的。ACOG 建议这些女性在接受 2~3 级 CIN[274] 治疗后至少 20 年内进行阴道细胞学筛查。

十五、病理学与传播路径

大多数病变（80%）是鳞状细胞癌。第二种最常见的组织学是黑色素瘤。肉瘤和淋巴瘤可能是阴道的原发肿瘤。除原发性透明细胞癌外，腺癌通常从其他原发部位（子宫、结肠、卵巢、肾脏、乳腺）转移。阴道腺癌是一种罕见的原发性阴道腺癌。

大多数阴道癌累及阴道的上 2/3，在那里直接延伸可以累及邻近的子宫、子宫旁、膀胱或直肠。阴道近 1/3~1/2 的正常淋巴引流与宫颈的淋巴引流平行：通过闭孔淋巴结进入髂外、髂内（腹下）和髂总淋巴结。阴道下 1/3 的病变可能遵循外阴淋巴引流模式，到达腹股沟淋巴结，然后到达盆腔淋巴结。浸润直肠阴道间隔的病变可扩散至直肠旁和骶前淋巴结。淋巴通道之间确实存在相互连接。然而，潜在淋巴转移的途径可能已经被先前的手术改变（如子宫切除术加或不加盆腔淋巴结切除术）。血源性播散在诊断时很少见，除非患者患有严重的、被忽视的病变。远处转移的常见部位包括肺、肝和骨。

十六、临床表现、患者评估和分期

早期疾病的症状包括出血、异常排液、瘙痒和性交困难。疼痛和膀胱或肛门直肠功能的改变与局部晚期疾病有关。

侵袭性阴道癌的诊断算法如图 69-10 所示。侵袭性疾病的确认应通过活检获得。在那些可以在不损害功能的情况下完成切除活检的特定患者中，广泛的局部切除可以在没有危险因素的有限疾病中得到诊断和治疗。

确定疾病的程度对于治疗计划至关重要。分期包括仔细的临床检查阴道和骨盆，可能是在麻醉下，仔细检查宫颈和外阴，以排除这些部位的累及。阴道镜、膀胱镜、肛门镜和直肠镜检查将有助于评估原发病变的程度，并有助于筛查宫颈、外阴和肛门的同步原发病变。

患有局部晚期疾病或有膀胱或肠道症状的女性应考虑膀胱镜和直肠乙状结肠镜检查。

在大多数侵袭性疾病中，通过 CT、MRI 或 PET/CT 评估盆腔和腹股沟淋巴结是可取的，尽管结果不影响 FIGO 临床分期的分期。MRI 在评估原发病变范围方面可以补充体格检查，在区分软组织肿瘤侵犯范围方面优于 CT。MRI 的有效使用需要阴道凝胶和对比剂（钆），以及选择正确的脉冲序列，以优化盆腔软组织的可视化。阴道肿瘤通常在 T$_2$ 成像上显示最好；将凝胶注入阴道，扩张阴道壁，通常有助于可视化和评估阴道肿瘤的厚度。结果可能有助于计划辐射剂量分布，特别是近距离治疗技术和设计，减少 EBRT 的照射体积。虽然 PET/CT 在阴道癌中的应用价值尚未得到广泛研究，但它在评估区域淋巴结转移和远处转移方面的应用是合理的，与宫颈癌相似。PET/CT 比单独使用 PET 更受欢迎，因为它提高了空间分辨率，并且能够区分盆腔淋巴结受累和肠道内非特异性的氟代脱氧葡萄糖活性，减少 EBRT 的照射体积。虽然 PET/CT 在阴道癌中的价值还没有得到广泛的研究[275]，它用于评价区域淋巴结转移和远处转移是合理的，类似于宫颈癌。PET/CT 优于 PET 单独使用，因为空间分辨率和区分盆腔淋巴结受累和肠道非特异性氟代脱氧葡萄糖活性的能力有所提高。

患者使用 AJCC TNM 分期或更常见的是应用 FIGO 分期（表 69-13）[327, 328]。

十七、初级治疗

（一）阴道上皮内瘤变

在高达 60% 的患者中，VAIN 可能在阴道中呈多灶性[276]。最好用阴道镜用稀醋酸和（或）卢戈碘染色定位。大多数病变位于阴道的上 1/3。应注意阴道穹窿顶部，尤其是在以前做过子宫切除术的患者。在低度病变中，出现明显的自发消退率。因此，低级别 VAIN 可以采用期待疗法。

通过手术切除、激光汽化和阴道内局部应用 5-FU 或 5% 咪喹莫特治疗高级别阴道上皮内瘤变已被证明部分有效[277-279]。切除的主要好处是可利用切除组织进行病理检查，以评估潜在的侵袭性恶性肿瘤。两个小的病例系列研究表明，10%~28% 的 VAIN3 患者接受阴道切除术后，病理证实存在浸润性病变[280, 281]。然而，局部切除的适用性是有限的，因为这种疾病常呈多灶性。鉴于多灶性和高达 40%~50% 的复发率，常在多次活检以评估是否存在侵袭性疾病后进行消融治疗[276]。第一次复发的中位时间为 15~20 个月，具体视病情而定[282-285]。

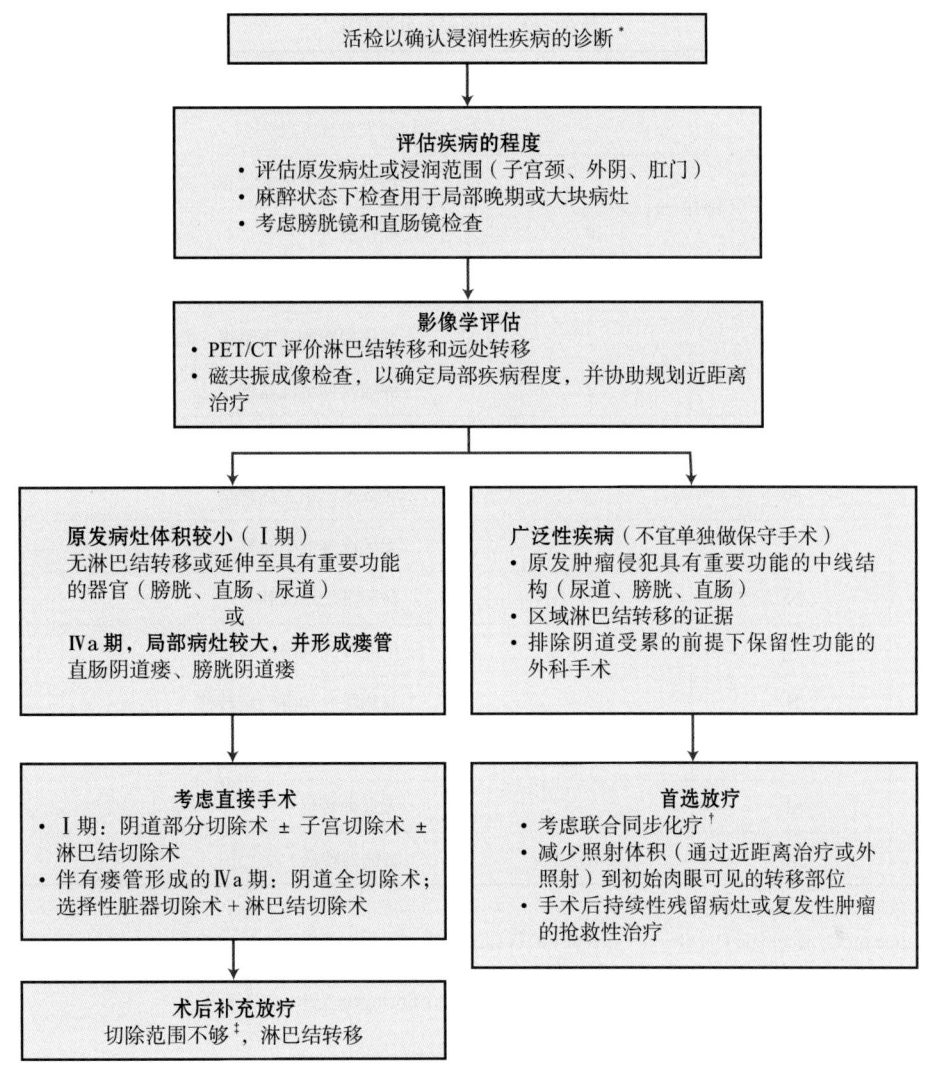

▲ 图 69-10　阴道浸润性鳞状细胞癌的诊断和治疗策略

*. 表示广泛的切除活检，适合于小的 I 期病变，如果没有脏器功能缺失；†. 表示同步化疗（同步放化疗）的价值在阴道癌的治疗中尚未得到证实；‡. 表示边缘小于 5mm（任意测量）。CT. 计算机断层扫描；PET. 正电子发射断层扫描

对于选定的病例，可采用腔内近距离治疗。高剂量率近距离治疗最好是基于图像的引导和规划，根据图像剂量规定到阴道壁厚度；分割剂量范围为 5～7Gy，累积总 2Gy 当量剂量为 50～60Gy，5～10 次分割。关于难治性 VAIN，阴道近距离治疗后阴道深度和直径、弹性、性功能和生活质量的改变，目前尚无前瞻性数据。

（二）侵袭性癌症

原发性阴道恶性肿瘤少见。单一机构治疗结果报道回顾性分析了有限数量的患者，往往跨越几十年，在此期间诊断技术和管理理念已经有了很大的发展变化。治疗通常是个体化的，遵循抗肿瘤治疗的基本原则，包括同步放化疗或单纯放疗，具体需根据肿瘤的位置和范围及患者是否有明显的并发症量身定做。

治疗原理、一般原则和结果

放射线照射是大多数阴道癌患者的首选治疗方法。对于早期的浸润癌直接手术是合适的，可以切除原发病灶及潜在的转移部位，但是尽量避免扩大的及器官功能破坏性手术。一般来说，只有小的（≤2cm）位于阴道顶端或阴道外口的 I 期病变适合手术。直接手术也适合于罕见的出现原发疾病相关瘘管的患者，这些患者需要手术改善尿失禁。外科干预的规模可能是相当可变的，从一个单一的机构报道，具有强烈的外科偏倚[286]。

直接手术也可以用于因其他恶性肿瘤先前进行过射线照射的患者，因为这种情况下，很少会选择再次进行根治性照射。鉴于肠和膀胱与阴道的密切位置关系，通常需要进行盆腔脏器切除手术来达到足够的切缘和促进术后愈合。

表 69-13　阴道癌：分期系统

	AJCC TNM	FIGO 2009	定　义
原发肿瘤	Tx		原发肿瘤无法评估
	T$_0$		没有原发肿瘤的证据
	Tis	0	原位癌
	T$_1$	1	肿瘤局限于阴道壁
	T$_2$	2	肿瘤侵犯阴道下组织，但未延伸至骨盆壁
	T$_3$	3	肿瘤延伸至骨盆壁
	T$_4$	4A	肿瘤侵犯膀胱或直肠黏膜[a] 或直接延伸到真骨盆以外
区域淋巴结	Nx		区域淋巴结无法评估
	N$_0$		无区域淋巴结转移
阴道上 2/3	N$_1$		盆腔淋巴结转移
阴道下 1/3	N$_1$		单侧腹股沟淋巴结转移
	N$_2$		双侧腹股沟淋巴结转移
远处转移	Mx		远处转移无法评估
	M$_0$		无远处转移
	M$_1$	4B	有远处转移

a. 大疱性水肿的存在不足以被归类为 T$_4$ 或 FIGO 4A

改编自 FIGO Committee on Gynecologic Oncology: Current FIGO staging for cancer of the vagina, fallopian tube, ovary, and gestational trophoblastic neoplasia. *Int J Gynaecol Obstet.* 2009；105（1）：3-4; and Edge SB, Byrd DR, Compton CC, et al. Vagina. In: Edge SB, Byrd DR, Compton CC, et al., eds. *AJCC Cancer Staging Handbook.* 7th ed. New York：Springer；2010：387-389.

AJCC. 美国癌症联合委员会；FIGO. 国际妇产科联合会

Tjalma 等报道 37 例（26 例 Ⅰ 期、6 例 Ⅱ 期、2 例 Ⅲ 期和 3 例 Ⅳ 期）的手术结果。7 例患者术后因切除不完全或淋巴结转移行放射治疗。单纯手术治疗的 5 年期 OS 和 10 年期 OS 分别为 92% 和 74%，接受手术及放疗联合治疗的 5 年期 OS 分别为 71%。在这些手术患者中，37 名患者中有 5 名（14%）接受了脏器切除手术，并且对持续性或复发性疾病的患者进行可挽救性的治疗，先是进行了手术，术后补充了放疗。另外 3 名患有 Ⅳ 期疾病的患者接受了脏器切除手术[286]。

该系列中的 18 名患者由 Tjalma 等报道，直接采用放射治疗（1 例 Ⅰ 期、6 例 Ⅱ 期、4 例 Ⅲ 期和 7 例 Ⅳ 期）44% 在 5 年内存活，35% 在 10 年内存活[286]。这些观察数据不足以比较所采用的治疗方式的相对疗效和发病率。

在少数早期疾病患者中，新辅助化疗和手术已被报道。11 例 Ⅱ 期疾病患者，术前每 3 周给予紫杉醇和顺铂 3 个周期，然后行根治子宫切除术和阴道切除术[287]。3 例患者达到临床完全缓解，7 例患者达到部分缓解。

2 名患者随后复发。在 5 例患者中，有 5 例在 1～6 个周期的新辅助伊立替康和顺铂后出现了完全和持久的反应。顺铂联合博来霉素也被使用[288]。鉴于放疗对阴道癌疗效确切，加之这些数据比较有限，新辅助化疗后手术尚未被广泛采用。

阴道癌的放射治疗技术包括在经过高度选择的病例中单独进行阴道近距离治疗，在这些病例中，疾病的厚度和侵犯程度可能被足够的杀瘤剂量所涵盖；最常见的是，EBRT 与近距离治疗（腔内或间质）一起使用，这取决于疾病的局部情况和区域范围。可以单独使用 EBRT 或同时联合化疗治疗局部广泛或体积较大的肿瘤。后装治疗包括阴道内源，如多通道圆筒施源器或间质插植针；插植针可以徒手，也可以采用自定义模具。定制模具可用于选择性地对阴道长度和直径的一部分进行高剂量辐射。小于 5mm 厚的残留阴道肿瘤可以用阴道圆筒施源器或类似的施源器，而大于 5mm 的肿瘤需要插植治疗，以获得足够的治疗剂量和保护正常组织[289]。在特殊情况下，当肿瘤不能采用间质近距离治疗加量，一个小体积的 IMRT 靶区可以用来给严重疾病加量。

RT 的原理包括在有淋巴结受累的危险时治疗引流区域淋巴结。由于阴道下 1/3 的病变有可能转移到腹股沟淋巴结，在这种情况下，通常在 RT 体积中选择性地包括腹股沟内侧淋巴结。在股血管外侧的淋巴结复发是非常罕见的，然而，当腹股沟淋巴结涉及时，整个腹股沟区淋巴结组可以使用类似于原发性外阴癌症患者腹股沟照射的技术进行照射。

通常，使用 EBRT 将 40～50Gy 输送到整个盆腔，并使用腔内或间质放疗，根据位置和对 EBRT 的反应，使原发肿瘤剂量达到 70～80Gy。文献中采用了变化较大的肿瘤剂量，但重要的是要了解哪个点或体积接受了规定的剂量，因为腔内源的剂量迅速下降。例如，在 5mm 深度的近距离治疗剂量可能是阴道黏膜剂量的 75% 或更少，至少占治疗患者所使用的放疗剂量谱的范围之内的一部分。剂量超过 80Gy，在一些患者中，引起了晚期并发症风险增加。当单独使用照射时，建议总剂量在 70～80Gy，尽管一些肿瘤体积显然太大，无法全部包含超过 65～75Gy[290]。MDACC 持续 30 年的 193 例原发性阴道鳞状细胞癌患者，已报道了在 5 年的盆腔控制和 DSS 方面的成熟结果（表 69-14）。这一系列完全由以前未治疗的患者组成，完全或主要用 RT 治疗[291]。

表 69-14　1970—2000 年阴道侵袭性鳞状细胞癌未治疗患者的放射治疗结果[291]

FIGO 分期	患者例数	盆腔疾病 5 年控制率（%）	疾病特异性 5 年生存率（%）
I[a]	50	86	85
II	97	84	78
III	39	69	NS
IVA	7	86	NS
III + IVA[b]	46	71	58

a. 其中 18 例为放射前接受了原发肿瘤的切除，其中 10 例为 I 期
b. 在 III 期 + IVA 期患者中，5% 接受新辅助化疗，17% 同时接受放疗和顺铂化疗
NS. 没有说明

对于鳞状细胞癌，肿瘤分期通常被发现是照射治疗后局部控制和生存的最重要的预后变量。肿瘤大小（小于或大于 4cm）和组织学分级及区域淋巴结转移的存在可能有影响[290, 292, 293]。这些因素都没有直接包含在 FIGO 临床分期中。

复发更可能是盆腔而不是全身。在 MDACC 系列中，31 例 I～II 期复发的患者中有 21 例（68%）在阴道或盆腔中复发，作为其复发模式的全部或组成部分，而 31 例中有 10 例（32%）仅经历远处转移。在 III～IV 期患者中，18 例复发患者中有 15 例（83%）有盆腔或阴道复发，作为其初始复发模式的全部或组成部分。18 例复发患者中有 3 例（17%）仅有远处转移[291]。腹股沟淋巴结罕见复发的患者，其原发灶最初涉及阴道远端 1/3，其中腹股沟淋巴结要么不包括在治疗量中，要么在诊断时被转移性病灶严重累及[291, 294]。复发模式支持更频繁地使用同时化疗，因为只有 17% 的患者在该系列的 30 年接受联合模式治疗。

除 VAIN 或 I 期疾病患者阴道孤立复发外，抢救治疗一般无效。手术抢救意味着几乎所有先前照射过的部位需行部分或全部切除。

十八、局部进展性疾病及缓解策略

由于同期放化疗联合治疗显示宫颈、肛门和其他部位鳞状细胞癌的预后有所改善，因此，采用同步治疗与同期放化疗组合对类似病患似乎不是不合理的，在这种情况下，仅放疗的结果就与局部失败的巨大风险有关[290, 291, 295]。因此，目前的药物方案类似于用于外阴和宫颈癌的方案。由于这种疾病的总体罕见性，使用这种方法报道的患者数量有限[191, 290-292, 296-301]。没有数据可以说明哪种方案最有效。比对放化疗组合与放疗前瞻性研究可行性不大。然而，基于某机构的多因素分析结果，将放化疗组合似乎比单纯放疗对宫颈癌在无病生存上具有明显优势。一项基于 NCDB 人群的原发性阴道癌患者研究表明，放化疗组合在治疗原发性阴道癌方面优于单纯放疗[302]。

大多数报道阴道癌患者治疗结果表现出晚期肠道和膀胱并发症，但很少有关于阴道深度、直径、弹性、性功能和生活质量的预后表现。目前还没有对阴道的根治性放疗的影响进行前瞻性评估[298]。对于其侵袭程度大于浅表黏膜的肿瘤，使用同期化学放射治疗似乎是合适的。

在特殊的情况下，在患者表现为远处转移的情况下，局部放疗在一定程度上减轻出院出血和疼痛的症状。单纯全身化疗的疗效最小，其特点是完全响应率低，部分响应持续时间短。扩散性外阴癌的结果和此相似。

十九、放疗技术和耐受性

（一）近距离放疗

几乎所有的阴道患者都有接受过近距离放疗，但

主要的例外是那些在医学上不能忍受手术或麻醉的患者。这项治疗适合于 VAIN 患者，尽管有较少的潜在损害性干预措施，并且对于小体积、局部为转移的病患，如肿瘤被包裹在阴道壁内而不会向阴道黏膜侵袭者尤为适用。更常见的是，近距离治疗是在常规 45～50Gy 剂量的分层 EBRT 治疗之后使用的，以"提高"累积剂量（EBRT 加上低剂量率近距离治疗）。

阴道近距离治疗技术包括腔内近距离治疗（单通道阴道圆筒施源器和多通道阴道圆筒施源器）和间质近距离治疗。近距离治疗技术的选择是基于各种因素，如肿瘤的位置、疾病的程度、对 EBRT 的反应，目的是提供足够的剂量，同时限制剂量到重要器官。

由于 EBRT 后肿瘤可明显消退，因此在 EBRT 后成像中评估疾病程度与 EBRT 前成像相比具有重要意义。应获得 EBRT 前和 EBRT 后诊断 MRI，用阴道凝胶优化阴道扩张，以帮助观测疾病的黏膜程度（图 69-11）。在近距离治疗计划中使用 3D 图像引导已经在阴道癌的现代治疗中取得了重大进展。来自多个机构的结果数据表明，使用图像引导的近距离治疗改善了局部控制，同时降低了发病率（表 69-15）。与二维成像相比，在治疗计划中纳入 3D 成像可以更好地评估正常器官的邻近性。

单通道阴道圆筒施源器是最简单的阴道近距离治疗技术。使用这种技术，阴道远端和近端的剂量可以通过调整停留时间来改变，尽管不可能选择性将剂量传递到阴道壁的某些位置。因此，适用于将相同剂量输送到阴道整个周长的情况，例如子宫内膜癌子宫切除术后辅助阴道残端治疗或顶端复发，残留疾病厚度小于或等于 5mm。单通道阴道圆筒施源器近距离治疗不常规用于阴道癌的治疗。多通道阴道圆筒施源器是一种更现代的近距离治疗施源器，它结合了单通道的耐受性和间质近距离放疗的剂量学优势。多通道阴道圆筒有一个单一的中央通道和 6～8 个周边通道，在圆筒周围表面 5～7mm 排列。通过将放射源靠近治疗目标的位置，可以优先将剂量传递到阴道的特定部分，从而使目标能够充分覆盖，同时尽量减少对器官的有害剂量。治疗时使用最大可能直径的圆筒来提高剂量与肿瘤表面对肿瘤最大深度的剂量比，因为传递给组织的剂量与深度的关系是成平方反比的。使用最大可能的圆筒也有助于防止组织和气缸之间的空气间隙，否则可能导致目标作用剂量的不足。商业上可用的阴道圆筒直径为 2～4cm。由于剂量效应随着阴道内源距离迅速下降，因此在 EBRT 完成时使用腔内近距离治疗厚度超过 5mm 的原发性癌症是不合适的。图 69-12 为单通道阴道圆筒计划的一个例子，图 69-13 为一个样本多通道阴道圆筒近距离治疗计划。

对于厚度超过 5mm、深腔旁浸润或往子宫内膜有所延伸的癌症，可以在间质植入物中使用同位素，如 ^{192}Ir 的间质近距离治疗。推荐运用妇科肿瘤学、放射肿瘤学和放射学的多学科综合疗法。患者应被带到手术室，置于全麻下进行麻醉检查，以确定 EBRT 后残留疾病的程度。麻醉下的检查结果，结合盆腔前后 EBRT MRI 影像学评估在插植是要考虑到的。间质植入物可以进行"徒手"或通过模板缝合到会阴[303-307]。通过 CT、MRI 或经直肠超声实时图像引导（当可用时），可能有助于精确的插植针放置。在涉及阴道穿窿或延伸到子宫内膜的癌症患者中，间质插植针植入通常会穿透腹腔。尤其是在子宫切除的常见情况下，肠道可能与阴道顶点相邻或贴壁。在这种情况下，同时腹腔镜或剖腹手术放置插植针可能更安全，以减少腹腔内脏穿孔的风险，并确保准确的针头放置[308, 309]。植入后横断面扫描有助于确定治疗计划；如有必要，可调整插植针以优化放置。在植入过程中适用硬膜外麻醉用于疼痛控制。虽然间质近距离治疗允许通过直接在肿瘤内部和周围放置插植针来促进治疗效果，但这是以麻醉、长期卧床和住院为代价的，与腔内近距离治疗相比，会导致更高的程序性并发症风险。由于这些肿瘤的罕见性和进行间质近距离治疗所需的高度技术技能和经验，转诊到一个具有高级别三级治疗能力和设施与专门的临床和医学剂量测量的单

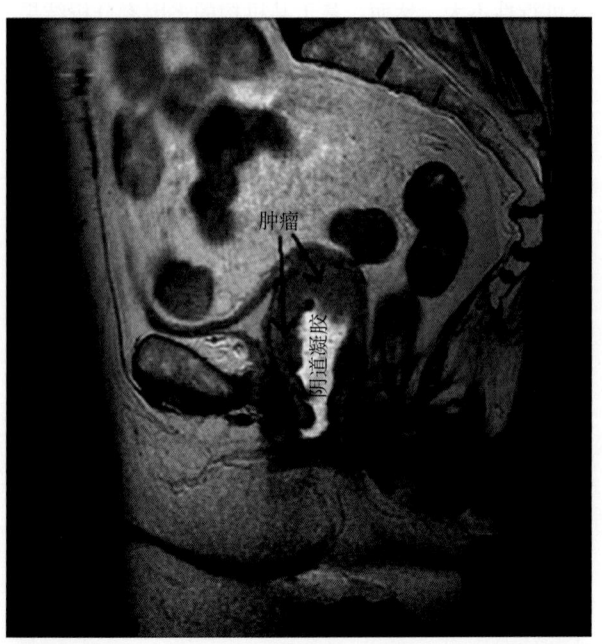

肿瘤

阴道凝胶

▲ 图 69-11　阴道癌用阴道凝胶诊断患者盆腔磁共振图像，显示肿瘤的程度。矢状位图 T₂ 序列显示

引自 Glaser SM, Beriwal S. Brachytherapy for malignancies of the vagina in the 3D era. *J Contemp Brachytherapy*. 2015；7（4）：312-318.

表 69-15　阴道癌患者近距离治疗的局部控制和晚期毒性

初始治疗	第一作者（出版年份）	n	复发率/初始（%）	局部控制率	阴道毒性（%）	尿路毒性（%）	消化道毒性（%）
EBRT+2D LDR	Curran（1988 年）[329]	47	100/0	42%（5 年）	0	0	4
EBRT+2D LDR	Stock（1992 年）[330]	49	0/100	44%（2 年）	8	4	14
EBRT+2D LDR	Morgan（1993 年）[331]	34	100/0	85%（5 年）	12	0	0
EBRT+2D LDR	Sears（1994 年）[332]	45	100/0	54%（5 年）	0	4	16
EBRT+2D LDR	Chyle（1996 年）[293]	301	0/100	77%（5 年）	6	4	6
EBRT+2D LDR	Fine（1996 年）[333]	55	0/100	78%（5 年）	0	0	15
EBRT+2D LDR	Jereczek-Fossa（2000 年）[334]	73	100/0	40%（5 年）	4	4	15
EBRT+2D LDR	Wylie（2000 年）[335]	58	100/0	65%（5 年）	NR	NR	NR
EBRT+2D LDR	Jhingran（2003 年）[336]	91	100/0	75%（5 年）	0	1	11
EBRT+2D LDR	Lin（2005 年）[337]	50	100/0	72%（10 年）	0	0	10
EBRT+2D HDR	Pai（1997 年）[338]	20	100/0	74%（4 年）	5	0	5
EBRT+2D HDR	Mock（2003 年）[303]	86	0/100	NR［66%（5 年 DSS）］	4	1	2
EBRT+2D HDR	Lieskovsky（2004 年）[339]	54	0/100	87%（4 年）	7	2	6
EBRT+2D HDR	Petignat（2006 年）[340]	22	100/0	100%（5 年）	50	0	18
EBRT+2D HDR	Sorbe（2013 年）[341]	25	100/0	92%（5 年）	19	4	35
EBRT+3D 间质 HDR	Dimopoulos（2012 年）[342]	13	0/100	92%（3 年）	15	8	0
EBRT+3D 间质 HDR	Beriwal（2012 年）[343]	30	43/57	79%（2 年）	7	0	0
EBRT+3D HDR	Lee（2013 年）[344]	31	100/0	96%（2 年）	3	0	0
IMRT+3D MCVC HDR	Vargo（2015 年）[345]	41	76/24	93%（2 年）	0	0	4
IMRT+3D MCVC HDR	Gebhardt（2018 年）[346]	60	73/27	93%（4 年）	0	0	2

NR. 未达到；2D. 二维；HDR. 高剂量率；3D. 三维；MCVC. 多通道阴道圆筒；LDR. 低剂量率；EBRT. 外照射

位似乎是谨慎的。间质近距离治疗计划的一个例子如图 69-14 所示。

CTV 的定义应基于 EBRT 前、后影像和临床检查。该 CTV 应包括阴道的整个周长，在 EBRT 拟照射的累及阴道。对于治疗的阴道壁部位，应包括阴道壁的整个厚度加上残余疾病，而对于治疗不涉及阴道壁，轮廓仅延伸到黏膜表面（图 69-13）在靠近插植针或施源器（如直肠、膀胱、尿道和肠）的地方精确地确定剂量限制，对正常器官是至关重要的。

虽然近距离治疗在历史上是用低剂量率同位素提供的，但通过远程后装的 HDR 现在是主要的使用方式。HDR 的优点包括能够调整停留时间和较轻的重量，加上较短的治疗时间。目前有多种 HDR 方案。美国近距离放射治疗学会公布的拟议剂量时间表是有用的指导方针[307]（表 69-16）。在 EQD2 中，采用 EBRT 和近距离治疗相结合实现阴道癌的典型处方剂量为 70~80Gy 之间。关于处方总剂量的决定取决于肿瘤位置、对 EBRT 的反应、残留疾病的程度和关键器官剂量测定。

（二）外束放射治疗

EBRT 与子宫颈癌相似，但通常阴道的全长包含在初始 EBRT 治疗范围内。建议采用 CT 或 PET/CT 治疗方案，通过充盈和排空膀胱作为阴道运动的考虑参数。CTV 一般包括髂骨远端、髂外、髂内、闭孔淋巴结及整个阴道和阴道旁组织。如果疾病延伸到阴道远端，内侧腹股沟淋巴结应包括在 CTV 治疗中。如果涉及盆腔淋巴结，CTV 应延伸到累及淋巴结以上的一个水平。三维适形放疗或 IMRT 可用于 EBRT。IMRT 可用于对有危险的邻近器官进行有益的剂量减少，并具有良好的局部控制[290]。如果治疗腹股沟淋巴结，IMRT 有助于减少股骨头的剂量。同样，如果淋巴结增大，IMRT 有助于提供更高的 EQ2 剂量，并减少对小肠的剂量。

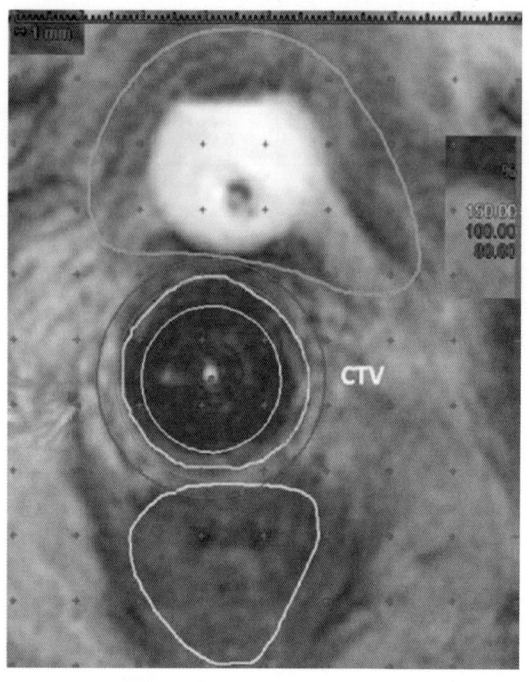

▲ 图 69-12 单通道阴道圆筒施源器近距离治疗计划（此图彩色版本见书末）

给这位患者制订了 5Gy×5 组高剂量率近距离治疗，在接受 25 次外放射治疗，总处方剂量为 45Gy 后实施。图为放疗计划，临床靶体积（CTV）D_{90}=75.5Gy，直肠 D_{2ml}=61.6Gy，膀胱 D_{2ml}=58.6Gy［引自 Glaser SM, Beriwal S. Brachytherapy for malignancies of the vagina in the 3D era. *J Contemp Brachytherapy*. 2015；7（4）：312-318.］

（三）治疗耐受性和并发症

与阴道癌症治疗最相关的危险器官是直肠、膀胱、尿道、阴道黏膜和肠。直肠和膀胱的耐受性是定义最为明确的。传统上，推荐的 EQD2 到 2ml（D_{2ml}）膀胱低于 90Gy，直肠低于 70～75Gy，根据较老的单一机构经验，显示 2 级或更高毒性可限制在 10% 以下[310-312]。EMBRACE 是一项前瞻性的多机构观察研究，以 EBRT 和 MRI 为基础的宫颈癌近距离治疗显示为 D_{2ml} 超过 70Gy，直肠出血和瘘管的风险急剧增加[313]。上阴道比下阴道更耐辐射，因为下阴道直肠阴道隔膜较薄，更接近尿道[314]。EMBRACE 数据表明，国际放射单位和测量委员会（ICRU）直肠阴道参照点的剂量小于 65Gy，可保持 2 级阴道黏膜毒性率在 20% 左右[315]。对小肠的剂量可以通过使用膀胱充盈来限制肠道远离目标，限制 D_{5ml} 小肠小于 55Gy，D_{2ml} 小于 65Gy。然而，在 EMBRACE 中，乙状结肠和肠道的 D_{2ml} 和并发症之间没有显著关系，D_{2ml} 无法确定与这些器官相关的剂量和发病率。

接受盆腔 EBRT 和（或）阴道近距离治疗的患者的急性影响可能包括放射性尿道炎/膀胱炎，表现为尿频、尿急和排尿困难。口服抗胆碱能和解痉药物可能对这些症状不仅仅是暂时性的有益患者，并且可以是尿路镇痛剂。

根据照射体积中的小肠体积，大多数患者将经历某种程度的肠功能异常，例如更频繁和不成形的肠运动，可能进展为水样腹泻。饮食改变和药物，如盐酸洛哌胺或阿托品与盐酸苯诺酯，通常是有益的。

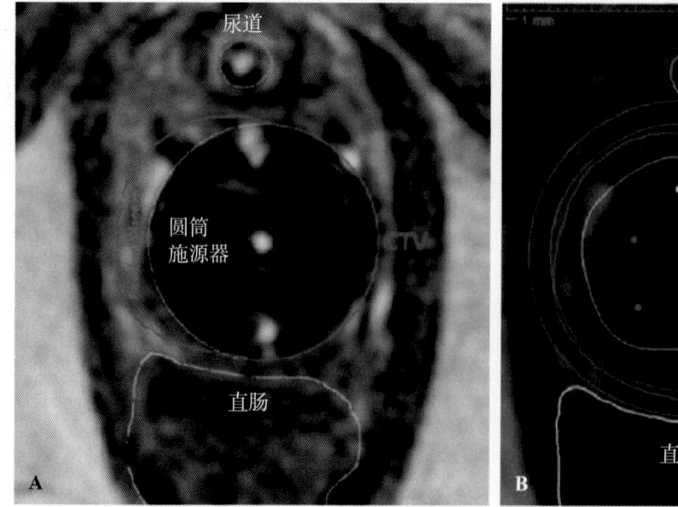
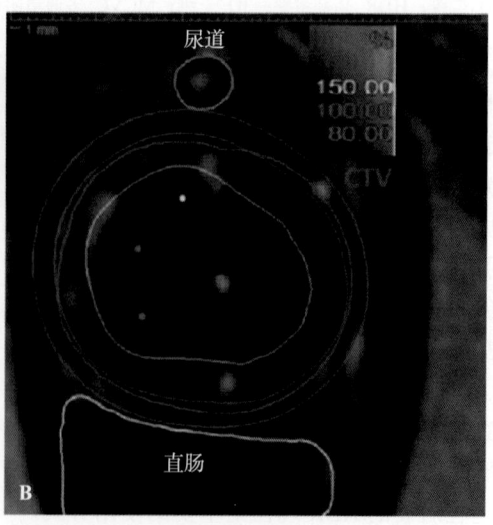

▲ 图 69-13 多通道阴道圆筒施源器近距离治疗计划（此图彩色版本见书末）

A. 轮廓；B. 计划处方剂量为 45Gy 的 25 次外照射治疗和 5.5Gy×5 组高剂量率近距离治疗，临床靶体积（CTV）D_{90}=79.8Gy，直肠 D_{2ml}=59.8Gy，膀胱 D_{2ml}=54.1Gy，尿道 $D_{0.1ml}$=71.3Gy［引自 Glaser SM, Beriwal S. Brachytherapy for malignancies of the vagina in the 3D era. *J Contemp Brachytherapy*. 2015；7（4）：312-318.］

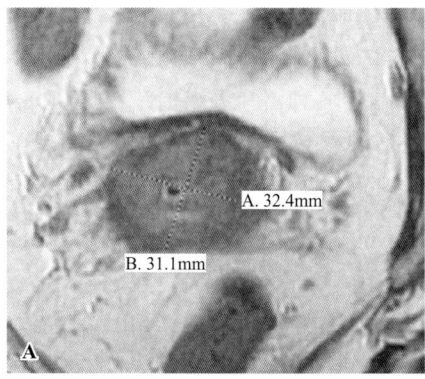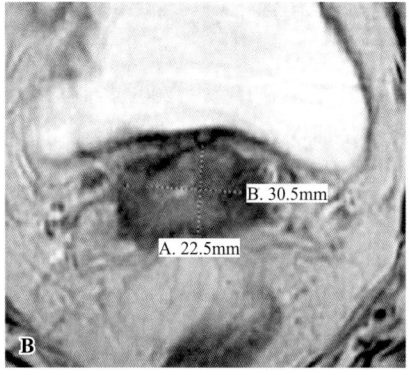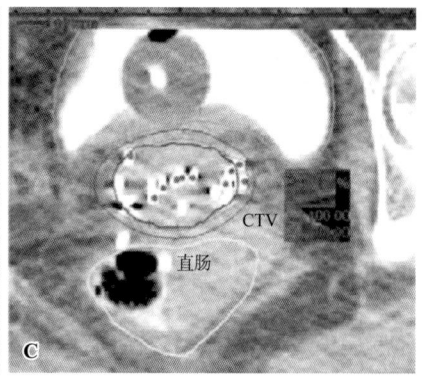

▲ 图 69-14　腺癌患者接受间质近距离放射治疗的治疗计划图像和剂量测量，该病对外照射（EBRT）反应差。该患者的处方剂量为 45Gy，在 25 次 EBRT 后进行 5.5Gy×5 高剂量率近距离治疗（此图彩色版本见书末）

A. EBRT 前磁共振图像；B. EBRT 后 MRI；C. 治疗计划：临床靶体积 D_{90}=82.1Gy，直肠 D_{2ml}=60.0Gy，膀胱 D_{2ml}=58.6Gy［引自 Glaser SM，Beriwal S. Brachytherapy for malignancies of the vagina in the 3D era. *J Contemp Brachytherapy.* 2015；7（4）：312-318.］

表 69-16　EBRT 与 HDR 近距离治疗剂量时间表

EBRT 剂量	CTV 的 HDR 剂量（Gy）	CTV 的 EQD2	直肠 D_{2ml} 分次限量，以限制 EQD2 ≤ 70Gy
36Gy/18F[a]	5×6	72.9	≤4.1
	5.5×6	78.0	≤4.1
39.6Gy/22F[a]	5×6	76.4	≤3.8
	5.5×6	81.5	≤3.8
45Gy/25F	3×9	73.6	≤3.55
	3×10	76.8	≤2.38
	4.5×5	71.5	≤3.75
	5×5	75.5	≤3.75
	5.5×5	79.8	≤3.75
	7×3	74.1	≤5.2
50.4Gy/28F	4×5	72.9	≤3.25
	4.5×5	76.8	≤3.25
	5×5	80.9	≤3.25
	7×3	79.4	≤4.55

a. 盆腔总剂量至 50.4Gy 与中线阻滞后 36.0～39.6Gy
CTV. 临床靶体积；EBRT. 外放射治疗；EQD2. 2Gy 分割中的等效剂量；F. 次数；HDR. 高剂量率

对直肠的急性影响可能包括内翻和小量失血。局部药物，如用于治疗痔疮的药物，对一些患者是有益的，可以直接应用于肛门区域或肛门直肠栓外用。

阴道不良反应可能包括排液和瘙痒，口服抗组胺药和局部阴道保湿剂可能提供一些症状缓解。

主要病变涉及阴道远端时，急性 RT 皮炎可能进展为外阴和部分会阴的湿性脱皮。浸泡、空气暴露、含或不含抗生素的局部软膏和乳膏，如 1% 磺胺嘧啶银霜可能会改善症状。对于严重病例，可能暂时需要封闭敷料。治疗通常与热烧伤的皮肤治疗相似。

由于缺乏报道治疗结果的大型数据集，疾病程度的可变性，以及 RT 的设备、技术和剂量，很难预测单个患者严重晚期并发症的风险。阴道纤维化和收缩导致的缩短和狭窄可能是发生频率最高但被低估的并发症。这一人群的平均年龄大，其中许多人可能没有定期进行阴道性交；可能两者都增加了明显狭窄的可能性，并减少了这种功能限制并发症的报道。在性生活不频繁的患者中，阴道狭窄的发病率可能仅能通过后续阴道检查的困难和不适而发现。狭窄可能会对早期诊断不利并影响到随后局部复发，并阻止对患者宫颈的监测。

这些患者以前没有经历子宫切除术。阴道狭窄可以通过长期使用阴道扩张器和局部使用雌激素来预防。这对阴道黏膜萎缩是有效的；在接受 RT 卵巢功能损伤的年轻患者中，应该在全身激素替代的基础上使用。在子宫保持完好的情况下，激素替代联合雌激素、孕激素可保护激素反应性子宫内膜；在阴道狭窄的情况下，可能导致子宫积血或积血。由于一些阴道内雌激素会被系统性吸收，所以口服或透皮激素替代阴道雌激素给药的精确平衡将因患者而异。

二十、治疗策略和未来的可能性

阴道浸润性癌症的治疗策略选择如图 69-10 所示。限制在阴道壁上的小体积原发性肿瘤患者不侵犯功能上重要的中线结构（尿道、膀胱、直肠），如果手术不会损害性功能，则可采用原发性手术切除。随后使用辅助 RT 疗法。很少有更严重的疾病患者适合先期手术。一个例外是涉及ⅣA 期大体积中央疾病和瘘管形成（膀胱阴道瘘或直肠阴道瘘）的患者，由于卫生原因，选择性或完全性阴道切除术可能是必要的初始治疗。然而，瘘管形成并不是ⅣA 期疾病患者放射治疗的必然结果。有趣的是，一些膀胱阴道瘘患者如果根治性 RT 后阴道壁融合，会有尿失禁的恢复，有效地封闭瘘管。如果这是意图，在 RT 后使用阴道扩张器将适得其反。

同时使用放化疗对阴道癌的患者没有证明的价值，但它的使用是合理的，因为它在肛门、子宫颈和外阴的原发性癌症中是有效的。这是一个特别有吸引力的考虑，在肿瘤体积的患者不太可能治愈的 RT 单独在一个可容忍的剂量。由于阴道癌的罕见性，在分散癌症护理的背景下，前瞻性的随机临床试验是不可能的。改进肿瘤局部和肿瘤区域控制的进展可能来自使用复杂的空间和代谢成像方式对疾病程度进行更精确的定义。随着更好地了解剂量控制概率和更强大的治疗计划能力，进行更紧密、精确的 RT 剂量分布，疗效应该提高。同时，化疗也应该改善结果。

二十一、非鳞状上皮阴道恶性肿瘤

（一）阴道黑色素瘤

黑色素瘤约占阴道恶性肿瘤的 3%，是第二常见的原发性阴道癌组织学类型。阴道肿块出血或突出是最常见的表现。重要的是，它们通常是无色的。基于人口流行病学统计的中位年龄约为 70 岁 [316]。大约 20% 是阴道内的多灶性。与鳞状细胞癌相比，大多数（65%）发生在阴道的远端 1/3 [317, 318]。

初级治疗包括根治性手术、根治性 RT 或结合 RT

和手术。治疗方式不会明显影响生存 [317]。预后很严峻。在一系列 37 个 I 期原发性阴道黑色素瘤，在 1980—2009 年在 MDACC 使用各种治疗策略治疗，5 年 DFS 为 9.5%，中位复发时间为 17.4 个月 [318]。大多数复发在局部或区域，常有远处转移。肺和肝脏是最常见的远端器官。辅助全身治疗和治疗播散性黑色素瘤与治疗外阴黑色素瘤和其他黏膜部位黑色素瘤相似。

（二）阴道肉瘤

阴道肉瘤占原发性阴道恶性肿瘤的 3%。大多数病例为平滑肌肉瘤 [319, 320]。其他报道的原发性阴道肉瘤包括癌肉瘤和横纹肌肉瘤等。手术切除是治疗的选择。RT 可用于手术切缘不足或局部扩散的手术前 RT 或术后 RT，类似于四肢和躯干肉瘤的治疗，尽管其价值和化疗的价值尚不确切。

（三）阴道透明细胞腺癌

阴道透明细胞腺癌（CCAC）的预后因素包括诊断时期别、肿瘤大小和病变等级，包括组织结构和细胞核分级，似乎同样适用于 DES 暴露和 DES 未暴露患者。手术和 RT/ 化疗都被用作主要的治疗方案。在美国激素相关胚胎来源癌症注册中心的所有阴道 CCAC 患者中，大约有一半的 CCAC 患者最初只接受了根治性手术 [321]。根治性 RT 是为局部晚期疾病患者和那些不是手术候选者或拒绝根治性手术的患者提供的初级治疗。RT 可作为盆腔复发高危患者的辅助治疗。可单独使用 RT 或联合手术切除治疗局部复发疾病。复发疾病的最佳治疗尚不清楚；1979 年，Herbst 等报道盆腔复发后 5 年 OS 为 40% [322]。

第70章 卵巢癌
Ovarian Cancer

Julie My Van Nguyen　Tiffany C. Zigras　William Small Jr　Allan Covens　著

张德普　译

要 点

1. 发病率和病因　卵巢癌的发病率占所有女性癌症诊断的 3%，占所有癌症相关死亡的 5%。在 2018 年，美国卵巢癌的发病率估计为 22 240 例，估计有 14 070 人死亡。一般人群终生患病风险为 1.3%。参与卵巢癌癌变的分子机制尚不清楚；然而，环境、激素和遗传危险因素已通过流行病学研究确定。

2. 预防和早期发现　卵巢癌筛查的重点是尝试识别患有早期疾病的女性。筛查中最常用的技术是血清 CA125 和超声检查。多项试验显示，筛查一般人群的阳性预测值较低，在筛查高危人群时，PPV 预期较高。在有进一步证据证明筛查的效用之前，不建议对一般人群进行筛查。大多数遗传性卵巢癌与 BRCA1 或 BRCA2 基因的生殖系突变有关，其他几个基因已被鉴定为 BRCA 功能类似基因，如 BRIP1、RAD51C、RAD51D 和与林奇综合征相关的基因。对于已鉴定的 BRCA1 和 BRCA2 基因突变的患者，降低风险的输卵管卵巢切除建议在 35—40 岁或当生育完成时实施。这些患者的筛查通常包括 CA125 和经阴道超声。然而，缺乏高质量的证据数据来支持这一点。

3. 生物学特征　上皮性卵巢癌约占卵巢癌的 90%，其中 75% 为浆液型。20 岁前，卵巢生殖细胞肿瘤几乎占所有卵巢肿瘤的 70%，其中 1/3 是恶性的。性索间质细胞肿瘤是罕见的，尽管它们占所有产生激素的肿瘤的 90%。

4. 分期评价　根据国际妇产科联盟基于传播模式的分期系统，对卵巢癌进行分期评估。在早期疾病，综合手术分期是相关的，因为疾病的程度指导后续治疗。在诊断时，70% 的患者存在晚期疾病（Ⅲ / Ⅳ 期）。

5. 基本治疗　卵巢癌的主要治疗方法是手术。在早期疾病中，行卵巢癌全面分期手术。在上皮型卵巢癌 ⅠA 期或 GCT 患者中，可以进行保育手术。对于晚期上皮性卵巢肿瘤患者，进行肿瘤细胞减灭术，目的是在可行的情况下去除所有肉眼病灶。

6. 辅助治疗　早期，低级别上皮性卵巢癌患者不能从辅助治疗中获益。目前所有其他患者的推荐是卡铂和紫杉醇辅助联合化疗。某些组织学类型，如透明细胞癌，可能受益于辅助放射治疗。GCT 患者（除 Ⅰ 期无性细胞瘤和 Ⅰ 期 1 级未成熟畸胎瘤）通常用博来霉素、依托泊苷和顺铂（BEP 方案）治疗。辅助化疗对性索间质细胞肿瘤的益处还没有得到证实。

7. 中晚期疾病　晚期卵巢癌采用肿瘤细胞减灭术和术后联合化疗治疗。最常用的方案是 6 个周期卡铂和紫杉醇。腹腔化疗（顺铂伴或不伴紫杉醇）和静脉化疗紫杉醇已被证明能提高生存率，并可考虑在最佳减灭患者（残余灶＜1cm）中，尽管最近的数据表明它可能不能改善无进展生存率。细胞毒性化疗维持治疗尚未被证明是有益的。维持贝伐单抗已显示出 PFS 的适度增加，但总体生存率没有差异，而多聚 ADP 核糖多聚酶（PARP）抑制药已被证明能改善铂敏感复发的 BRCA 突变携带者的 PFS。大多数卵巢癌患者在完成手术和术后化疗后进入缓解状态。然而，85% 的患者经历复发和疾病死亡。

8. 放射治疗　虽然既往二维全腹放疗在过去作为细胞减灭术后的辅助治疗进行了研究，但现代三维放疗技术还没有被研究，因为化疗现在是辅助治疗的基石。在当代临床实践中使用 RT 目前仅限于少见的临床情况，包括孤立的耐药复发、姑息治疗情况下的缓解症状处理，以及早期疾病和特定组织学患者的替代治疗。

新的治疗方法，如调强放疗和立体定向体放射治疗。

9. 姑息治疗 卵巢癌复发通常是无法治愈的，主要目的是延长无症状生存和减轻症状。二线化疗的获益取决于从完成治疗到复发的无病间隔。早期复发的患者，在治疗完成后不到 6 个月，被定义为"铂耐药型复发"；它们的应答率很低。而那些经历了较长无治疗间隔复发的人被定义为"铂敏感型复发"，并且有较高的应答率。二次细胞减灭术是一种切除复发病灶的手术，在有较长的无病生存间隔和可切除的病灶的患者中可实施。在症状与局限性疾病相关的患者中，姑息 RT 治疗是一种有效的方法。当预期治疗的反应概率较低时，应考虑患者进行临床试验或采取缓解症状的措施。

一、概述

卵巢癌是美国女性癌症死亡的第五大最常见原因，也是美国妇科癌症相关死亡的主要原因[1]。预计 2018 年美国卵巢癌新病例的发病率为 22 240 例，占诊断为女性的所有癌症的 2.5%。一般人群终生患病风险为 1.3%。预计卵巢癌死亡人数为 14 070 人，占女性癌症相关死亡人数的 5%[1]。

卵巢癌是临床上最具挑战性的癌症之一。治愈率较低，因为症状是非特异性的，超过 70% 的患者在诊断时有远处的扩散[2]。它主要通过直接侵犯临近脏器和脱落的癌细胞传播到腹腔脏器的表面，在整个腹膜腔中传播。最大细胞减灭术往往需要复杂的外科手术。大多数患者会复发并致死于她们的疾病，这使卵巢癌成为患者及其照顾者在心理和生理上具有挑战性的疾病。

二、病因和流行病学

（一）流行病学

卵巢癌在 40 岁之前很少发生，诊断年龄中位数为 63 岁。特定年龄的发病率随着年龄的增长而增加，在第九个十年达到高峰，80—84 岁女性的发病率为每 10 万人中 47 人[3]。过去 30 年来，发病率和癌症相关死亡人数相对稳定。

上皮性卵巢癌的 5 年总生存率约为 45%。15% 的局限期疾病患者，生存率显著更高，5 年 OS 为 93%。然而，超过 70% 的女性在疾病传播时才被诊断出来，预期 5 年 OS 为 20%～30%[1, 3, 4]。与 65 岁以上（31.2%）的女性相比，65 岁以下被诊断出的女性的 5 年期 OS 较高（59.5%）[3]。

（二）病因

参与卵巢癌癌变的分子机制尚不清楚。然而，环境、激素和遗传风险因素已通过流行病学研究确定。

1. 环境危险因素与肥胖 居住国和种族与卵巢癌的风险增加有关。生活在北美和北欧的女性风险最高。白人女性的发病率最高，黑人女性中间，而西班牙裔、亚裔和美洲土著女性的报道风险最低[5]。对许多饮食因素进行了卵巢癌风险评估，包括肉类和热量含量高的饮食、抗氧化摄入（如维生素 A、C 和 E）及乳糖或咖啡消费，尽管一直没有任何迹象表明会显著改变风险[6–11]。使用于会阴部的滑石粉已被提高为可能的病因。然而，一项 Meta 分析和一项来自护理健康研究（Nurses Health Study）的单独研究并没有显示出增加的风险[12, 13]。石棉暴露似乎确实增加了风险[14]。

吸烟似乎增加了患黏液性卵巢癌的风险，但随着戒烟，这种风险似乎恢复正常[15]。饮酒并没有增加卵巢癌的风险[16]。肥胖确实会增加患卵巢癌的风险。一项 Meta 分析将队列和病例对照研究进行了合并分析，肥胖与卵巢癌发生之间有统计学意义（OR=1.3；95%CI 1.1～1.5）[17]。

2. 激素因素 激素因素（包括多胎、25 岁前生育第一胎、母乳喂养史、口服避孕药使用、早产和输卵管结扎）已在多项流行病学研究中得到证实，以降低患卵巢癌的风险 25%～60%[18–21]。激素替代疗法已被确定为卵巢癌的危险因素[22]。最近的一项元分析研究了 52 项研究，17 项前瞻性研究和 35 项回顾性研究。在前瞻性研究中，卵巢癌风险增加，RR 为 1.2（95%CI 1.1.5～1.26），所有研究的 RR 为 1.14（95%CI 1.10～1.19）。在浆液性和子宫内膜样组织学类型中，卵巢癌风险似乎增加，但透明细胞癌或黏液性卵巢癌未显示增加趋势。

胎次、多胎、口服避孕药使用和母乳喂养的保护作用支持"持续性排卵"理论，其中每个排卵周期都会对卵巢上皮造成损害，然后异常修复过程成为癌变的第一步[23]。因此，女性一生中排卵周期越多，患卵巢癌的风险就越高。第二个假设将增加的风险归因于过度的促性腺激素分泌[11]。由于促性腺激素浓度较高，会发生雌激素刺激，导致上皮细胞被包裹在包涵体囊肿中，进一步导致细胞增殖和恶性转化[11, 24]。口服避孕药的使用和怀孕，除了停止排卵，还降低促性腺激素水平；因此，两种传统的降低风险剂都符合这两种理论。因此，用卵巢刺激治疗不孕症的患者将有望增加卵巢癌的风险。虽然在一组长期使用促排卵药物氯米芬治疗不孕症的女性中，报道的交界性肿瘤为主的风险增加，但数据并不一致。一项基于丹麦人口的大型队列研究和一项对近 10 000 名接受一系列不孕症药物治疗的美国女性的回顾性队列研究都不支持不孕症药物与卵巢癌之间的相关性[25, 26]。

（三）遗传因素

所有卵巢癌中只有 15% 可归因于已知的基因突变：13% 可归因于遗传性乳腺癌和卵巢癌综合征（BRCA1 和 BRCA2 种系突变），2% 可归因于林奇综合征，正式称为遗传性非息肉病结肠癌综合征（MLH1、MSH2、MSH6 和 PMS2 突变）[25, 27, 28]。几个其他基因已被确定为类似 BRCA 功能的基因，如 BRIP1、RAD51C 和 RAD51D。此外，另有 5% 的卵巢癌归因于体细胞突变[29]。患有林奇综合征的女性患多种癌症的风险增加，包括结肠癌、子宫内膜癌和卵巢癌。患有林奇综合征的女性患卵巢癌的终生风险为 15%～25%[27]。BRCA 突变的频率在各民族之间有所不同。在特定的种族群体中已经发现了创始人（复发性）突变；例如，在所有患有卵巢癌的阿什卡纳齐犹太人后裔中，多达 40% 的女性携带三种创始人突变之一[30]。在波兰和法裔加拿大女性中发现了更多的创始人突变[31, 32]。携带 BRCA1 突变的女性一生中患卵巢癌的风险为 30%～40%。患有 BRCA2 突变的女性患卵巢癌的终生风险为 15%～25%，这取决于基因突变的位置；较高的风险与卵巢癌聚类区域的突变有关[33]。患有 BRCA1 或 BRCA2 突变的女性患输卵管癌的风险也增加。乳腺癌患者 BRCA1 和 BRCA2 突变的终生风险为 50%～85%。

三、预防和早期监测

筛查和风险排除手术

70% 以上的卵巢癌女性患有晚期疾病，因此长期预后较差。相比之下，早期诊断为局限性疾病的患者预后良好，5 年 OS 为 93%[1, 3]。与宫颈癌不同的是，目前还不清楚是否有从有限到广泛的疾病的有序进展。然而，卵巢癌筛查的重点是识别患有早期疾病的女性。目前最常用的筛查技术是超声和血清 CA125。后者是用放射免疫法检测的抗原性血清肿瘤标志物，在 80% 的上皮性卵巢癌中升高。

两项大型随机试验讨论了卵巢癌筛查的产出问题：美国国立卫生研究院前列腺肺结肠直肠和卵巢研究（Prostate Lung Colorectal and Ovary Study，PLCO）和英国卵巢癌筛查合作试验（UK Collaborative Trial of Ovarian Cancer Screening，UKCTOCS）。PLCO 研究随机分配了 39 105 名女性进行筛查（每年一次的 CA125 和阴道超声检查），而分配给常规护理（不进行筛查）的女性为 39 111 人。在 PLCO 研究中，干预组有 118 例卵巢癌死亡，常规护理组有 100 例死亡（RR=1.18；95%CI 0.82～1.71）[34]。在接受手术探查的假阳性结果的女性中，15% 经历了至少一次严重并发症。他们的结论是，在一般人群中进行筛查并不能降低卵巢癌的死亡率，而且实际上与手术并发症有关。一项随访研究发现，即使在延长随访期（中位随访 14.7 年）后，筛查组与常规护理的死亡率仍无显著性差异[36]。UKCTOCS 纳入了类似但更多的研究人群，随机将 202 638 名绝经后女性分配给对照组（无筛查）和实验组。实验组分为两个不同的筛查臂：超声筛查（ultrasound screening，USS）组，进行年度经阴超声检查；多模式筛查（MMS）组，其中包括年度 CA125 筛查，如果结果升高则进一步经阴道超声检查。多因素分析模型显示实验组死亡率降低 15%（95%CI 3%～30%；P=0.10），在 USS 筛查臂中，死亡率降低 11%（95%CI 7%～27%；P=0.21）。尽管这项研究取得了预期的结果，但它也未能显示出接受筛查者与接受常规护理者在死亡率上的显著差异[35]。鉴于这些发现未能显示出生存效益，不建议在一般人群中进行筛查。

对于已鉴定的 BRCA 突变的患者，尽管缺乏已证实的生存效益，但超声和 CA125 的筛查已从 30—35 岁开始[37]。在一项基于家族史或遗传倾向的高危卵巢癌患者的前瞻性研究中，超声和 CA125 的阳性和阴性预测值分别为 25.5%（95%CI 14.3%～40%）和 99.9%（95%CI 99.8%～100%）[38]。

已有许多研究做出尝试，检查更多的潜在新的血清标志物，以帮助识别卵巢恶性肿瘤早期患者[39-44]。大多数研究都评价了标记组合的敏感性和特异性。来自耶鲁大学的 Visintin 等研究了 156 例新诊断的卵巢癌患者和 362 名健康对照组的 6 种蛋白质组合的浓度，包括瘦素、催乳素、骨桥蛋白、胰岛素样生长因子 2、巨噬细胞抑制因子和 CA125[42]。他们报道了 95.3% 的敏感性和 99.4% 的特异性检测卵巢癌。这个测试目前在美国是未批准的。目前，OVA1 测试是 FDA 批准的血清测试，它将五种生物标志物（CA125、转铁蛋白、甲状腺素转运蛋白、载脂蛋白和 β2- 微球蛋白）的结果结合成一个数字结果，以协助对计划接受手术但尚未提交肿瘤学家会诊的附件肿块的女性进行风险评估。早期的研究表明，与 CA125 或单独的临床评估相比，使用 OVA1 测试检测卵巢恶性肿瘤的敏感性增加[43, 44]。卵巢恶性肿瘤风险算法[45] 评估了人附睾分泌蛋白 4（HE4）和 CA125

结合预测盆腔肿块为上皮性卵巢癌的风险[46-49]。虽然这些测试作为风险评估工具确实显示出一些前景，可预测患者附件肿块为恶性肿瘤的概率，仍需要进一步的研究，然后才能作为筛查工具应用于无症状的女性。

由于管理决策复杂，应考虑对 BRCA 突变或林奇综合征患者进行遗传咨询。个性化的建议是根据具体的风险、患者年龄和她的生殖目标提出的。在 BRCA 突变的女性中，降低风险的输卵管切除术（risk-reducing salpingo-oophorectomy，RRSO）将妇科癌症风险（卵巢和输卵管癌）降低至 85%～96%[50-53]。患原发性腹膜癌的风险仍约为 1%[50, 51, 53]。此外，患后续乳腺癌的风险降低 50%～60%[54]。目前的美国国家综合癌症网络指南推荐 RRSO 用于 35—40 岁或完成生育后的高危患者[37]。由于新出现的证据支持卵巢癌起源于输卵管的末端，如果卵巢切除不能潜在地降低卵巢癌的风险，那么在子宫切除时进行双侧输卵管切除术的接受程度越来越高。马尔可夫模型估计，切除输卵管可降低卵巢癌的风险 38.1%（95%CI 36.5%～41.3%）[55]。在携带 BRCA 突变的患者中，RRSO 时伴随子宫切除的作用仍然存在争议。一项对 1083 名 BRCA1 和 BRCA2 突变女性的前瞻性研究发现，与一般人群相比，RRSO 后子宫内膜癌的终生风险没有增加[56]。

四、生物特性和预后因素

目前，临床病理因素和生物学变量被用来预测生存概率。希望能尽快确定更好地界定预测风险的分子标记。

（一）临床病理因素

手术分期与预后直接相关。SEER 数据库显示，2007—2013 年诊断的患者的 5 年生存率为 46.5%，其中 I 期为 92.5%，II 期为 73.0%，III 期和 IV 期平均均为 28.9%[3]。

基于 FIGO 系统的组织结构特征（肿瘤内腺体或乳头状结构与实体瘤生长的比率）而定义的组织学分级，是上皮性卵巢癌的重要预后因素。高级别（低分化）肿瘤患者的预后比低级别（高分化）肿瘤患者差。在早期（I A～B）低级别肿瘤患者中，单独手术治疗的 5 年生存率为 94%[57-59, 60]。

与其他因素相比，组织学细胞类型对预后的影响通常不那么重要，尽管分期分布和对化疗的反应明显不同。然而，有人认为早期子宫内膜样和黏液细胞癌比浆液性和透明细胞腺癌预后更好，但把分级和细胞类型考虑在内，组织学细胞类型并不是一个独立的因素[61]。

在晚期疾病患者中，化疗敏感性是一个重要的预后因素。因此，浆液性组织学的患者比那些更具抗药性的肿瘤（如黏液性和透明细胞性）的预后更好[62]。

诊断时的患者年龄和体力状态是独立的预后因素。肿瘤大小和双侧性不是预后因素[63, 64]。晚期卵巢癌细胞减灭术后残余肿瘤的体积与生存率直接相关。来自 Sloan-Kettering 癌症纪念中心的 Chi 等已经证明，积极的初次肿瘤细胞减灭术，包括广泛的上腹部手术，可以提高晚期卵巢癌患者的理想减瘤率，显著提高无进展生存率和 OS。对预后有影响的主要因素是手术的彻底性抑或肿瘤的生物学特性，还是两者兼而有之，目前仍存在争议[63, 65]。

术前和术后 CA125 水平升高的程度通常为肿瘤负荷的总体反映。化疗期间 CA125 水平下降的时间范围与预后相关[66]。

（二）生物因素

流式细胞术检测细胞 DNA 含量是一个独立的预后因素。卵巢肿瘤中非整倍体（相对于二倍体）DNA 含量与更具侵袭性的生物学行为和更差的临床进程相关[67, 68]。

分子标记，包括癌基因产物的异常［如 ERBB2（HER2/neu）、ERBB3（HER3）］和抑癌基因产物（如 TP53）与预后相关。许多额外的生物标志物，包括增殖和 DNA 修复的标志物，以及人类白细胞抗原 I 类、KLK6 和 KLK13 丢失的最新研究已经被报道，尽管它们的意义尚未确定[69, 7071, 72]。

五、病理学和传播途径

（一）发病机制

卵巢癌按其组织学分类。最大的种类依次是上皮性肿瘤（约占所有卵巢癌的 80%）、生殖细胞肿瘤、性索间质肿瘤。传统观点认为，上皮性卵巢癌的发病机制为，所有的肿瘤亚型都有一个共同的起源于卵巢表面的上皮细胞，这种上皮细胞被排卵和随后释放的炎症细胞因子反复破坏，这些细胞因子能够破坏 DNA。这增加了恶性转化的易感性。此外，随着卵巢年龄的增长，大量的内陷进入间质，这些内陷进一步形成皮质包涵体囊肿。囊肿中的上皮细胞暴露于高激素水平下，这种激素水平可诱导细胞增殖，如果先前有过 DNA 损伤，则容易发生恶性转化[73-75]。

这种推测的致癌机制尚未得到卵巢前体病变鉴定的支持。对具有乳腺癌和卵巢癌遗传易感性的患者进行预防性手术，可对卵巢和输卵管切除后是否存在早期症或无创性病变进行病理学评估。输卵管内可见孤立性癌灶，但很少发现局限于卵巢的孤立性小癌。这些观察结果使许多作者得出结论，输卵管可能是癌症的原发部位，如果在病程后期确诊，将被归类为原发性卵巢癌[76-78, 78-84]。

（二）传播途径

上皮性卵巢癌通过四种机制扩散：直接扩散到邻近器官、腹膜腔经体腔、淋巴管和血源性（罕见）[85]。

直接传播： 卵巢癌细胞可以通过从卵巢/输卵管直接延伸到邻近器官而扩散。

经体腔： 最常见的扩散方式是癌细胞脱落进入腹腔。这些细胞随着腹膜循环从骨盆进入右结肠旁沟，到达上腹部，并通过左腹部返回骨盆。这些细胞附着在腹腔内器官的表面并生长成团块。它们不常见地侵犯腹腔内器官（如肠、肝或脾）。

淋巴管： 癌细胞向盆腔和主动脉旁淋巴结的淋巴扩散很常见。腹膜后播散发生于膈上至锁骨上淋巴结。

血源性： 卵巢癌向重要器官（如肝或肺）实质的血源性扩散在诊断时很少见，发生率不到 5%。复发时可以看到全身转移，此时疾病广泛分布于整个骨盆和腹部。

（三）组织学分类

上皮性卵巢癌根据组织细胞类型分为浆液性、黏液性、子宫内膜样、透明细胞和移行性。根据肿瘤细胞增殖、细胞核异型性和间质浸润的程度，它们也被分为良性、交界性（也称为低恶性潜能的肿瘤）或浸润性癌。卵巢交界性肿瘤定义为上皮非典型性而无间质浸润的肿瘤。它们通常与良好的预后相关，当诊断为 I 期时，5 年生存率接近 100%。与浸润性癌相比，交界性肿瘤主要发生在年轻女性。一小部分（1%）的肿瘤会随着时间的推移转化为浸润性癌。20%～40% 的患者在最初诊断时被发现有腹膜植入物，其中 5%～20% 是侵入性的。超过 30% 的有侵袭性植入物的患者有发展为持续性或复发性疾病的风险，通常为低度浆液性卵巢癌[86-88]。

浆液性癌是上皮性卵巢癌最常见的组织学亚型。其组织学特征是广泛的，分枝的乳头被复层上皮细胞覆盖。高级别浆液性癌包含大量多形性细胞核和许多有丝分裂。乳头状开窗和狭缝状开窗是常见的，可能有大面积的坏死，沙粒体可能存在[89]。

低级别浆液性卵巢癌（微乳头状癌）是一种具有 1 级核异型性、低级别结构和低有丝分裂活性的肿瘤。它们与广泛的乳头状结构有关，通常含有大量的砂粒体。低级别浆液性可能与交界性肿瘤相关，与高级别浆液性肿瘤不同，因为它们不具有侵袭性。低度恶性和交界性浆液性肿瘤常有 BRAF 和 KRAS 突变，缺乏 TP53 突变。交界性浆液性卵巢肿瘤的临床表现介于良性和恶性之间，也就是说，可能有腹膜植入物，但大多

数是非侵入性的。III 期交界性浆液性肿瘤的 5 年生存率约为 85%，而 III 期浸润性浆液性肿瘤的 5 年生存率仅为 20%～30%。对 276 例卵巢浆液性低恶性肿瘤患者的长期随访发现，不能切除的疾病和侵袭性植入物与生存率降低显著相关（$P < 0.001$）[90-92]。

黏液性囊腺癌的诊断时，大多数上皮细胞含有黏液，约占 15% 的卵巢肿瘤。大多数是良性的（80%），大约 10% 是边缘性的，10% 是侵袭性的。显微镜下，恶性区域显示背靠背腺体，有恶性细胞，很少或没有基质。上皮细胞呈柱状或多角形，胞质嗜酸性或黏液性。杯状细胞和印戒细胞可能存在；但是，如果它们是丰富的，应从胃肠道起源的转移考虑。卵巢浸润性黏液癌是罕见的，通常在早期诊断。分子研究显示边界性和浸润性黏液性肿瘤之间存在联系。与浆液性卵巢癌不同，单个肿瘤常表现出良性、交界性和浸润性区域的异质性。大体检查，它们是所有卵巢肿瘤中最大的，通常是单侧的，表面光滑，是多房性的[9394]。

子宫内膜样癌约占所有上皮性卵巢癌的 10%，通常发生在子宫内膜外组织。大约 1/3 的病例与子宫内膜异位症有关。与子宫内膜异位症相关的腺癌可能与增殖性腺纤维瘤相关，并且经常发生在子宫内膜上皮的新发恶性转化之后。它们由上皮细胞组成，形态类似于子宫内膜增生和子宫内膜肿瘤性改变。早期子宫内膜样癌在大约 15% 的病例中是双侧的。囊性和实性常见于子宫内膜异位病灶附近。分级与原发性子宫内膜癌相同。卵巢子宫内膜样肿瘤的磷酸酶和张力蛋白同系物（PTEN）基因改变与子宫内膜相似[95]。

卵巢透明细胞癌是一种腺癌，其大部分上皮细胞由于糖原而具有透明的细胞质，尽管部分上皮细胞可能来自黏蛋白。由于其独特的结构，在低功耗下很容易识别。主要为乳头状，间质透明化，但也可为囊性、腺性或实性。透明细胞癌很少见，约占北美所有上皮性卵巢肿瘤的 5%，几乎一半与子宫内膜异位症有关。与浆液性癌不同，患者主要表现为 I 期疾病（50%～60%），与浆液性卵巢癌分期比较，预后似乎更差。然而，在日本，卵巢透明细胞癌占所有上皮性卵巢癌的 20% 以上。在日本，I 期透明细胞癌的预后优于浆液性卵巢癌。卵巢透明细胞癌和子宫内膜样癌在临床上已被证明与子宫内膜异位症相关；然而，Gilks 等最近才发现与这种转化相关的分子事件与 ARID1A 突变有关。他们发现 119 例卵巢透明细胞癌中有 55 例（46%）、33 例子宫内膜样癌中有 10 例（30%）和 76 例高级别浆液性卵巢癌中无一例存在 ARID1A 突变。他们进一步发现在肿瘤和非典型子宫内膜异位症中发现 ARID1A 突变和 BAF250a 表达缺失，但在子宫内膜异位症病变中没有发现。这些数

据表明 ARID1A 是一种在子宫内膜异位症相关癌中被破坏的肿瘤抑制基因，可能是子宫内膜异位症转化为癌症的早期事件[96-99]。

卵巢移行细胞癌有类似于尿路移行细胞的上皮细胞，包括布伦纳肿瘤（良性、交界性或恶性）和移行细胞癌。它们可能是纯的或混合上皮肿瘤的组成部分。Brenner 肿瘤多呈小梁状排列，间质内有富含脂质的细胞。上皮细胞有一个苍白的卵圆形核，核内有一条纵沟（"咖啡豆"核）。它们是高级上皮性肿瘤，根据定义，不包括 Brenner 肿瘤的成分。该肿瘤类似于起源于膀胱的移行细胞肿瘤，具有广泛的乳头状结构，包含高度分层、密集的细胞。细胞胞质嗜酸性或透明，核不典型程度不同。高达 20% 的病例为双侧移行细胞癌。

六、临床表现，患者评估和分期

（一）临床表现

超过 75% 的上皮性卵巢癌是在疾病扩散到整个腹腔时被诊断出来的。最常见的症状是腹部不适、疼痛或腹胀，因为存在恶性肿块或腹水整个腹腔。胃肠道症状（如恶心、早饱、大便习惯改变 / 便秘、腹胀）在诊断时也很常见。可能出现的其他症状包括疲劳、排尿困难和阴道出血。

在早期疾病患者中，症状很少见。因此，诊断主要是在评估非相关妇科主诉或触诊无症状卵巢肿块时偶然做出的。绝经前女性可触及的大部分卵巢肿块是良性的。相反，绝经后女性可触及的肿块很有可能是恶性的。

（二）患者评估和诊断

虽然卵巢癌的诊断是在手术时或通过活检确认附近的肿瘤时做出的，但女性生殖道的良性疾病，如功能性囊肿、子宫内膜异位症和子宫肌瘤，必须与卵巢癌相鉴别。因此，出现附件肿块的患者必须接受全面评估，包括病史和体检。盆腔超声和血清 CA125 水平也可用于评估附件肿块的恶性潜能。超声检查发现的复杂肿块边界不规则、实性肿块伴乳头状突起、多发性不规则间隔、双侧肿瘤和（或）腹水提示恶性肿瘤。使用额外的腹部和腹部外成像取决于患者的具体主诉和体检。

80% 的卵巢上皮癌患者血清 CA125 升高，主要与浆液性卵巢癌有关。在黏液亚型中很少升高。在绝经后女性中，CA125 高于 65u/ml 的阳性预测值为 98%，阴性预测值为 72%[100]。

Jacobs 等[101]于 1990 年提出了恶性肿瘤风险指数（RMI），用于评估特定患者附件肿块的恶性风险。此后，许多研究都证实了这一点。RMI 包括血清 CA125 水平、超声扫描结果（0、1 或 3）和绝经状态（0，绝经前，3，绝经后）。这些研究者定义了一个临界值 200，其中预测恶性肿瘤的敏感性为 85%，特异性为 97%。RMI 以前的迭代使用了不同的截止值[101]。

在超声检查或计算机断层扫描上出现明显晚期疾病的女性需要进行全面评估，以确定最佳治疗方案。这包括完整的个人和家族病史、体检和手术风险评估，这与确认疾病的可能起源和可能程度有关。由于大多数晚期卵巢癌的症状是非特异性的，因此必须确认原发肿瘤是卵巢癌。可能与转移性胃肠道恶性肿瘤混淆。可能需要的其他检查包括血清 CEA 或 CA19-9、影像学检查（如胸片、CT、磁共振成像、钡灌肠）和上消化道或下消化道内镜检查。广泛的疾病可能被判定为最初不能切除，这将表明考虑新辅助化疗，而不是最初的手术。

（三）外科分期

卵巢癌根据 FIGO 分期系统进行手术分期，该系统最近一次修订于 2014 年。卵巢癌的扩散模式和自然史构成了该系统的基础（表 70-1）。只有在腹部和骨盆探查后才能确定分期，除了罕见的情况外，IV 期疾病可通过病理证实远处转移，如远处淋巴结细针穿刺、肝转移活检或胸腔积液细胞学检查。综合手术分期是确定后续治疗的必要条件。当卵巢外没有肉眼可见的疾病时，必须对肉眼可见的疾病进行评估。一旦进入腹腔，应进行腹水抽吸或腹腔冲洗。应彻底检查腹部和骨盆，并触诊腹部表面。任何可疑的病变都应取样或切除。如果可能的话，肿瘤应该完整地切除，因为恶性细胞的溢出可能会恶化预后，如果肿瘤局限于卵巢，则可能使疾病升级。应切除剩余的卵巢、子宫和输卵管，除非适当保留生育能力（如绝经前患有低度或交界性卵巢癌的患者）。系统地切除盆腔和主动脉旁淋巴结，进行网膜切除术，随机抽取腹膜活检标本。Carnino 等表明，阳性淋巴结的检测与淋巴结切除的数量相关（10 个以上淋巴结 OR=3.9，1~5；95%CI 1.0~15.4）。最初被认为患有早期疾病的患者，如果随后进行了全面的手术分期，可能会在高达 30% 的病例中提前发病。在晚期卵巢癌患者中，最近一项针对 IIB~IV 期患者的随机试验表明，虽然对临床阴性淋巴结进行系统性淋巴结切除术可检测到亚临床淋巴结转移[102-105]，56% 的患者没有 PFS 或 OS 优势[106]。

这也表明，这是重要的，妇科肿瘤医生进行手术。正确分期的女性百分比因手术资格类型而异，当由妇科肿瘤科医生、妇产科医生或普通外科医生进行分期时，分别为 97%、52% 和 35%[107]。

表 70-1 2014 FIGO 卵巢肿瘤分期

分 期	描 述
Ⅰ期	肿瘤局限于（单侧或双侧）卵巢（输卵管）
ⅠA	肿瘤局限于一侧卵巢（输卵管），包膜完整，卵巢或输卵管表面无肿瘤，腹水或腹腔冲洗液中无恶性细胞
ⅠB	肿瘤局限于两侧卵巢（输卵管），包膜完整，卵巢或输卵管表面无肿瘤，腹水或腹腔冲洗液中无恶性细胞
ⅠC	肿瘤局限于一侧或两侧卵巢（输卵管），有下列特征之一
ⅠC$_1$	术中包膜破裂
ⅠC$_2$	术中包膜破裂或卵巢（输卵管）表面有肿瘤
ⅠC$_3$	腹水或腹腔冲洗液中有恶性细胞
Ⅱ期	肿瘤浸润一侧或两侧卵巢，有盆腔浸润和（或）种植
ⅡA	直接浸润和（或）种植到子宫和（或）输卵管和（或）卵巢
ⅡB	直接浸润和（或）种植到盆腔其他组织
Ⅲ期	肿瘤浸润一侧或两侧卵巢（输卵管/腹膜癌），伴镜下证实的盆腔以外的腹膜转移和（或）[盆腔和（或）腹主动脉旁]淋巴结转移
ⅢA$_1$	有腹膜后淋巴结转移（组织学证实）
ⅢA$_1$（ⅰ）	转移灶最大径≤10mm
ⅢA$_1$（ⅱ）	转移灶最大径超过 10mm
ⅢA$_2$	显微镜下盆腔外（盆腔边缘以上）腹膜受累，伴或不伴阳性腹膜后淋巴结
ⅢB	肉眼可见的盆腔外腹腔转移，转移灶最大径≤2cm，伴或不伴腹膜后淋巴结转移
ⅢC	肉眼可见的盆腔外腹腔转移，转移灶最大径>2cm，伴或不伴腹膜后淋巴结转移
Ⅳ期	远处转移，不包括腹膜转移
ⅣA	胸腔积液细胞学阳性
ⅣB	腹腔外器官转移（包括腹股沟淋巴结及腹腔外淋巴结）

改编自 Prat J, Oncology FCoG. FIGO's staging classification for cancer of the ovary, fallopian tube, and peritoneum: abridged republication. *J Gynecol Oncol*. 2015; 26（2）: 87–89.

七、卵巢上皮癌的初步治疗

对于每一个患有上皮性卵巢癌的个体患者，治疗的选择应基于疾病的程度、表现状态和个体患者的特征。治疗方案包括手术、化疗、放疗或多种治疗方法。生物标志物的鉴定和新型靶向分子治疗的探索是一个重要的研究方向和潜在的治疗机会。

（一）早期疾病：手术和化疗

目前的共识是，所有的患者都应该接受全面的手术切除和分期作为他们的主要治疗。约 1/3 的上皮性卵巢癌患者存在明显局限于卵巢或骨盆的局限性疾病。

然而，当所有患者进行手术分期时，这一数字下降到 10%～15%。由于早期疾病患者的比例很小，且预后良好，因此很难对这组患者进行辅助治疗效果的评估研究。

两项随机肿瘤试验 1（ICON1）和卵巢肿瘤辅助化疗试验（ACTION）解决了辅助化疗提高早期疾病女性生存率的有效性问题。这两项试验均将早期疾病患者随机分为辅助铂类化疗组和非辅助治疗组。行动包括 2 级或 3 级肿瘤的 ⅠA 和 ⅠB 期患者，所有 ⅠC 和 Ⅱa 期患者，以及所有透明细胞癌患者。在 ICON1 中，如果治疗医生认为患者是否能从即时辅助治疗中获益还不确定，那么所有阶段的患者都被认为是合格的。大多数 ICON1 患者有Ⅰ期或Ⅱ期疾病。联合试验的分析显示，支持辅助化疗组的 OS 差异为 8%（82% vs. 74%，P=0.008）[108, 109]。

试验中化疗组的无复发生存率也显著提高（76% vs. 65%，P=0.001）。

当对试验进行单独分析时，与在行动试验中未接受辅助化疗的患者相比，所有接受化疗的患者的 OS 没有显著改善（HR=0.69；95%CI 0.44～1.08）。在亚组分析中，未经手术分期的患者明显受益于辅助化疗（OS-HR=1.75；95%CI 1.04～2.95）。然而，在没有转移性疾病证据的最佳分期中，没有任何益处。本研究没有进一步分析组织学的影响。因此，没有最佳分期程序的患者（尤其是高级别癌症）应该接受辅助化疗。辅助化疗对高级别外科Ⅰ期疾病的益处尚不清楚。

一篇文献回顾分析了 22 项前瞻性随机试验的结果，这些试验的主题是辅助化疗对具有最佳手术分期的早期疾病患者的益处[110]。他们的结论是，对于Ⅰ A 期 1 级肿瘤患者不提倡辅助治疗，因为他们单独手术后预后良好[111]。对于没有全面分期的低度恶性肿瘤患者，考虑到转移性疾病的低发生率和辅助治疗的有效性，观察或分期都是合理的选择。高风险疾病的早期患者［组织学不好的Ⅰ A 或Ⅰ B 期和（或）3 级，以及Ⅰ C 期］在手术后 5 年内有 30%～50% 的复发风险[110]。两个 Meta 分析比较观察与顺铂为基础的辅助化疗证明了辅助化疗对这一亚组患者的好处[112, 113]。

考虑预后因素（即分级、分期、DNA 倍体和 CA125 水平），可能有助于评估隐匿性疾病的可能性。对于透明细胞亚型，公认的相对化疗耐药可能表明辅助化疗获益有限。

保留生育能力疗法

卵巢上皮癌在育龄女性中很少发生，据估计，在所有恶性Ⅰ期上皮癌中，有 8% 诊断为 35 岁以下的女性[114]。尽管对于早期低恶性肿瘤（即单侧输卵管切除术伴综合手术分期）的保守手术治疗有相对一致的看法，但对于浸润性上皮性肿瘤的年轻患者的文献却相当有限。Schilder 等[115, 116]于 2002 年发表了一项多机构研究，对 52 例Ⅰ A 期（42 例）或Ⅰ C 期（10 例）女性进行了保留生育能力的手术和完全手术分期治疗。虽然所有的组织学细胞类型和等级都包括在内，但大多数病例是黏液性（n=25）和 1 级（n=38），只有 10 例是浆液性细胞类型。20 例患者接受了辅助化疗，包括所有Ⅰ C 2～3 级肿瘤。5 例复发，2 例死亡。估计 5 年生存率为 98%，10 年生存率为 93%。24 例患者，其中 6 例接受了辅助化疗，尝试怀孕，17 例成功（71%）。在 Zapardiel 等最近的系统回顾中，共回顾了 793 例早期

疾病患者，发现 5 年生存率为 91%[117]。他们的研究结果为 1 级和 2 级卵巢癌Ⅰ期患者的生育能力保留提供了支持。然而，对于高级别卵巢癌（3 级）仍然缺乏共识。Fruscio 等[118]对 240 名接受保守治疗的患者进行的一项研究指出，尽管肿瘤分级是预后不良的唯一独立预测因素，但高分级人群的 PFS 和 OS 发生率与 ICON1/ACTION 试验中未进行保守治疗的患者相当。因此，作者得出结论，保守治疗似乎不会恶化预后。

Ⅰ A 期疾病的年轻患者可以接受保留生育能力的手术和密切随访，而无须辅助治疗。Ⅰ C 期低度恶性肿瘤患者可采用保留受精功能的手术治疗，但应考虑辅助化疗。对于Ⅰ C 期 3 级和透明细胞肿瘤患者，保留生育能力的安全性仍然存在争议，需要进一步研究[119]。

（二）放射治疗科

上皮性卵巢癌是一种放射敏感性肿瘤。一系列研究评估了早期上皮性卵巢癌患者辅助放疗的益处[120-122]。卵巢癌患者腹腔滴注胶体放射性同位素，如金（^{198}Au）和磷酸铬（^{32}P）已被研究，但现在很少使用。历史上，2D 全腹部照射（WAI）与骨盆推进也被使用。更现代的研究表明，在化疗的基础上增加调强放疗（IMRT）对亚群患者可能有更大的适应证[123-125]。

历史上，2D WAI 通常用于肿瘤被完全切除或肉眼可见的疾病直径小于 2cm 且仅位于骨盆的患者。佐剂WAI 一般不用于治疗肉眼可见的盆腔外残留疾病，因为可耐受剂量的辐射通常不足以清除在盆腔以外的更多显微镜下残留，而在盆腔内，可能会给予更高剂量的辐射。靶体积包括整个腹膜，头侧边界高于横膈，尾侧边界位于盆底，因此包括腹膜表面、盆腔和主动脉旁淋巴结及腹部和盆腔的器官。由于大多数复发局限于腹腔和盆腔，因此可以合理地预期，涵盖整个腹腔的 RT 技术更有可能治愈。尽管骨盆的总剂量通常为 45Gy，但由于野外器官的剂量限制，整个腹部的总剂量限制在 25～30Gy。

已发表多个随机试验，评估 WAI 和 ^{32}P 对早期卵巢癌患者的疗效和毒性（表 70-2）。早期的研究证实，对于没有严重残余疾病的患者，单独治疗骨盆是不够的[127, 132]。

有几项研究将化疗与放疗进行了比较，尽管只有一项研究[126, 128, 133, 134]纳入了以顺铂为基础的方案，加拿大国家癌症研究所（NCIC）将 257 名Ⅰ～Ⅱ A 期高危卵巢癌、Ⅱ B 期和Ⅲ期女性随机分为三个试验组：全腹 / 盆腔放疗、美法仑、^{32}P[126]，存活率无显著性差异。Smith 等[122]将 149 名早期卵巢癌患者随机分为术后全腹部 / 盆腔放疗或美法仑。两组间无生存差异。

表 70-2 早期卵巢癌：全腹部照射或 ^{32}P 的随机试验

试验 / 作者	年 份	分 期	研究设计	患者例数	5 年生存率（%）	评 论
NCIC/Klaassen 等[126]	1988	Ⅰ、Ⅱ	盆腔 RT+ 美法仑 盆腔 RT+WAI 盆腔 RT+^{32}P	106 107 44	61 62 66	^{32}P 组因为毒性提前结束
MDACC/Smith 等[122]	1975	Ⅰ～Ⅲ	WAI 美法仑	51 57	71 72	<2cm 残留病变
PMH/Dembo 等[127]	1979	ⅠB、Ⅱ、Ⅲ 无症状	WAI 盆腔 RT± 贝丁酸氮芥	76 71	64（10 年） 40（10 年）	P=0.007
DACOVA/Sell 等[128]	1990	ⅠB～C、Ⅱ	WAI 盆腔 RT+ 环磷酰胺	60 58	63（4 年） 65（4 年）	
GOG 95/Young 等[129]	1990	ⅠA～B G₃、 ⅠC、Ⅱ	^{32}P 美法仑	73 68	78 81	^{32}P 组有 6% 肠梗阻
NRH/Vergote 等[130]	1992	Ⅰ～Ⅲ	^{32}P 或 WAI 顺铂	169 171	83 81	^{32}P 组有 28 例接受 WAI
GICOG/Bolis 等[131]	1995	ⅠA～B、ⅠC	^{32}P 顺铂	75 77	79 81	20% 的患者没有应用 ^{32}P
GOG 7602/Young 等[60]	2003	ⅠA～B G₃、 ⅠC、Ⅱ	^{32}P 环磷酰胺 + 顺铂	110 119	78 81	^{32}P 组有 3% 肠梗阻

DACOVA. 丹麦卵巢研究组试验；MDACC. MD 安德森癌症中心；GICOG. 妇科肿瘤跨区域协作小组；GOG. 妇科肿瘤组；NCIC. 加拿大国家癌症研究所；PMH. 玛格丽特公主医院；RT. 放疗；WAI. 全腹部照射

一项前瞻性随机试验[134] 在高危早期（Ⅰ期或Ⅱ期）卵巢癌女性中进行，将 WAI 与以顺铂为基础的方案进行比较，但尚未完成。意大利西北肿瘤协作组（NOCGI）将 70 名女性随机分为顺铂 50mg/m² 和环磷酰胺 600mg/m² 两组，或采用开放式技术进行 WAI 治疗，其中骨盆 43.2Gy/24 个部位，上腹 30.2Gy。由于多次违反方案（63% 的患者接受化疗）和低累积，该研究提前结束。平均随访 60 个月，顺铂和环磷酰胺组 5 年生存率为 71%，WAI 组为 53%（P=0.16）。尽管研究中化疗组的毒性耐受性良好，但在 WAI 组，28% 的患者患有 3～4 级急性腹泻，2 例有严重肠炎需要住院治疗，1 例有晚期肠梗阻需要手术治疗。1996 年，妇科肿瘤组（GOG）发起了一项前瞻性随机试验，将 WAI 与铂类化疗进行比较。不幸的是，试验没有完成，因为低应计费用。

在大多数评估放疗疗效的研究中，所有的上皮恶性肿瘤都包括在内。然而，有人认为某些组织学亚型可能比其他亚型更受益于 RT 的使用。尤其是透明细胞癌，通常对化疗有抵抗力。Nagai 等[135] 比较了 28 例Ⅰ～Ⅲ期卵巢透明细胞患者的辅助性铂类化疗与单纯辅助性 WAI。RT 组 5 年 OS 和 DFS 分别为 81.8% 和 81.2%，化疗组分别为 33.3% 和 25%（P=0.031，P=0.006）。局部区域控制在辅助放疗后也有显著改善。在接受放疗的 16 例患者中，仅有 1 例局部区域复发，而在接受化疗

的 12 例患者中，有 7 例局部区域复发。Dinniwell 等[136] 对 29 例Ⅰ～Ⅲ期上皮性卵巢癌患者进行了前瞻性、风险分层研究，这些患者结合了手术、化疗和辅助治疗。11 例透明细胞癌患者和 5 例子宫内膜样组织学患者的亚组显示，这种积极的多模式方法获得了最大的收益，相比之下，4 年的 DFS 为 77%，血清型占 27%（P=0.01）。同样，在一项对 56 例卵巢透明细胞癌患者的研究中，Macrie 等发现盆腔放疗可能有益于这一亚组患者，因为他们在手术和化疗后有盆腔复发的倾向[137]。Swenerton 等的一项回顾性研究（但产生假说）报道了在化疗中加入辅助 WAI 后，Ⅰ期和Ⅱ期透明细胞、子宫内膜样和黏液组织型患者生存率的提高[138]。Hoskins 等在 2012 年发表了一项关于 241 例Ⅰ～Ⅱ期透明细胞卵巢癌的研究，比较了两组患者：接受辅助化疗和 WAI 治疗的患者和仅接受化疗的患者[139]。根据医生的选择，211 例患者接受了单纯化疗，103 例患者接受了骨盆和 WAI 的联合治疗，剂量为 22.5Gy，分 10 组注入骨盆，22 组注入整个腹部。虽然这两组不是随机分配的，但两组之间的分期分布是可比较的。他们发现ⅠA 期和ⅠC 期（仅破裂）患者的放疗没有益处；然而，观察到ⅠC 期和Ⅱ期患者 5 年后的 PFS 益处为 20%。对于ⅠC 期（细胞学阳性或表面受累）患者，与单纯化疗相比，放疗组 RR 降低 49%。从这一观察中产生的假设是，在这一患者群体

中，骨盆控制的改善转化为较低的复发率。相反，最近的一项回顾性研究评估了早期卵巢透明细胞癌的辅助放射治疗[140]。共有 163 名 I / II 期患者被确诊。其中 44 例在术后接受辅助放疗；37 例同时接受化疗，7 例单独接受放疗。在 119 例未接受放疗的患者中，83 例接受化疗，36 例接受观察。结果发现，即使在校正混杂因素后，辅助放疗组（65%，95%CI 51%～84%）与无辅助放疗组（59%，95%CI 47%～75%）的 10 年 PFS 无显著差异。两组 10 年生存率均为 70%。当分析研究人群中细胞学或表面检查阳性的 I C 期和 II 期疾病的高危患者子集时，未发现辅助 RT 改善 PFS 或 OS。

考虑到透明细胞癌通常局限于骨盆和化疗耐药，一种创新的研究方法可能会考虑检查新的靶向药物和调强放射治疗的结合。放疗是一种有效的辅助手段，为特定的患者与卵巢癌。然而，目前，它很少使用和全身治疗与铂化疗是用来代替辅助治疗。化疗联合辅助放疗在某些卵巢癌患者中的作用有待进一步研究。

八、局部晚期疾病与缓解

（一）晚期疾病

大多数上皮性卵巢癌是在肿瘤扩散到整个腹部和骨盆时诊断出来的。剖腹探查术用于诊断、分期和治疗。

上皮性卵巢癌主要扩散到整个腹腔，在探查时经常发现多个肿块。细胞减少手术（也称为去瘤）是标准。1968 年，Munnell[141] 第一个提出了卵巢癌最大手术量的概念。Griffiths[142] 是第一个在残留疾病小于 1.5cm 的患者中通过这种策略显著提高生存率的人。从那时起，最佳去瘤被定义为手术结束时没有大于 1cm 的肿瘤肿块。虽然研究表明，将残留的肿瘤清除到 1cm 以下可以提高生存率，但如果没有明显的残留肿瘤负担，则可以获得更好的结果[143-147]。OS 与残留疾病的数量呈负相关。Hoskins 等[149] 报道了残余疾病的最大大小对预后的影响。他们发现，在去毛刺不理想（残留 1cm 病变）的患者中，直径较小（残留 2cm 病变）的患者比残留病变较大的患者存活时间更长[148]。然而，在残留病变较大的患者中，肿瘤大小对预后无明显影响。2006 年，Heintz 等发表了一份关于卵巢癌的年度报告。2160 例诊断为 IIIC 期疾病的患者中，无肉眼检查的 5 年生存率为 62.1%，小于 2cm 的 5 年生存率为 32.9%，大于 2cm 的 5 年生存率为 24.8%。与 Hoskins 等[148] 的研究结果一致，最显著的区别是无肉眼可见疾病和肉眼可见残留疾病（图 70-1 和图 70-2）。

这些发现对管理具有重要的指导意义。因此，如果疾病不能切除到 1cm 以下的残留，进行去瘤手术没有生存优势，这可能是一种病态的手术，特别是如果需要

进行肠切除、肝切除和造口手术。

大多数晚期卵巢癌研究中都包括有 IV 期疾病的患者，关于他们从细胞减灭术中获益的确切数据是有限的。与 III 期疾病的研究结果相似，回顾性研究显示，在达到最佳去瘤效果的病例中，生存率在统计学上有显著改善[144, 146, 150-152]。在一项对 326 名 IV 期疾病患者的研究中，与残留疾病为 1～10mm（中位 OS，25 个月）的患者相比，无残留疾病的患者进行了最佳去毛刺治疗，其 OS（中位 OS，50 个月）明显更好。残余病变超过 10mm（平均 OS，16 个月）的患者与未接受手术的患者（平均 OS，19 个月）的结果相当，因此似乎没有从手术中获益。

在不同的研究中，最佳去毛刺的成功率差别很大，为 20%～85%[145, 153-156]。这可归因于多个因素，包括最佳去毛刺的定义、外科医生的专业知识、患者群体（尝试手术前被认为不能切除的患者百分比）及疾病的生物学特性。

由于一些患者不能在初始阶段达到最佳去瘤效果，或不能耐受所需的手术，新辅助化疗来完成去瘤已经被介绍和研究。20 世纪 80 年代，欧洲癌症研究与治疗组织（EORTC）和 GOG（152 号方案）发起了两项随机试验，以研究在初次手术无法达到最佳去瘤效果的情况下，间隔去瘤的作用[157, 158]。EORTC 研究包括 278 名患有次优脱白病（1cm 残留，FIGO IIB～IV 期）的女性。在完成 3 个周期的化疗（顺铂环磷酰胺）后，患者被随机分为另外 3 个周期的化疗或间隔去瘤，然后再进行 3 个周期的化疗。2 年的 PES 和 OS 在间隔去瘤组显著高于对照组（OS，56% vs. 46%，P=0.01），中位 OS 为 6 个月。在调整了其他预后因素后，间隔去瘤降低了 33% 的死亡风险。GOG152 将 425 例次优去瘤患者（1cm 残留病）随机分为两组，分别接受 3 个周期的紫杉醇和顺铂加间隔去瘤治疗（随后再进行 3 个周期的化疗）或 3 个周期的化疗而不进行手术[157]。两组的中位生存期和 PFS 相似（分别为 32 个月和 33 个月，10.5 个月和 10.8 个月）。他们的结论是，女性谁经历了最初的最大但次优去毛刺程序，没有受益于间隔去毛刺手术。两项试验之间的主要区别之一是，GOG152 的初始手术要求是适当的卵巢癌手术（大多数由妇科肿瘤学家进行），而在 EORTC 试验中，许多患者在普通妇科医生的初次手术中只需很少的手术工作量。这两项研究的共识是去瘤手术应该由妇科肿瘤学家进行[159]。

虽然一些回顾性研究报道了新辅助化疗后间隔去瘤治疗患者的生存结果与原发性去瘤手术（PDS）患者相同[160-162]，但其他作者认为接受 PDS 患者的生存率更好。在一项对 586 名患者的研究中，Mueller 等发现接受

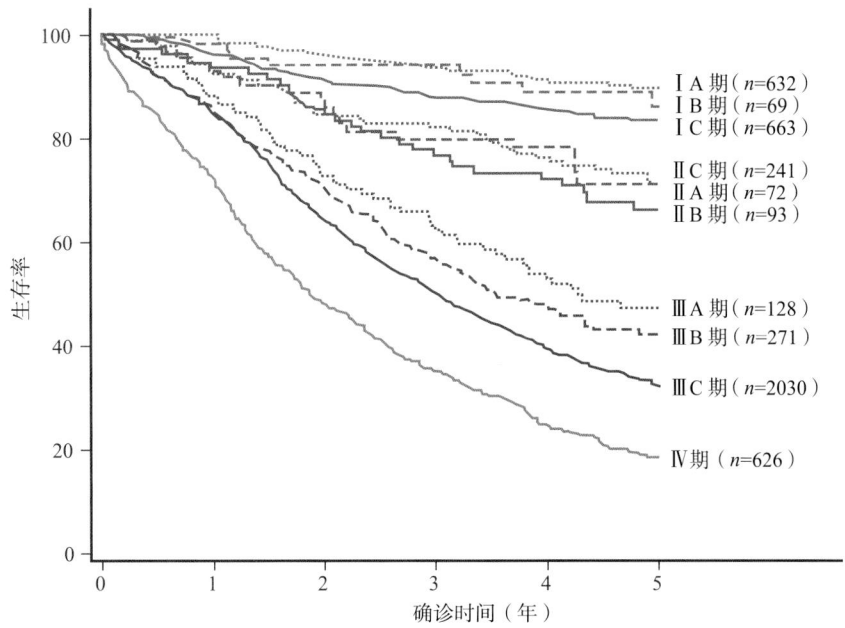

分　　期	患者（n）	平均年龄（岁）	总生存率（%）					HR^a（95%CI）
			1 年	2 年	3 年	4 年	5 年	
Ⅰ A	632	53.5	98.4	96.2	93.5	91.1	89.6	参考值
Ⅰ B	69	54.1	100.0	93.9	93.9	88.6	86.1	0.8（0.4～1.6）
Ⅰ C	663	52.8	96.3	91.4	87.9	85.6	83.4	1.1（0.8～1.4）
Ⅱ A	72	56.1	93.0	87.2	79.7	78.1	70.7	1.8（1.1～3.0）
Ⅱ B	93	57.4	93.4	84.5	76.6	71.9	65.5	2.1（1.4～3.1）
Ⅱ C	241	56.3	93.6	85.6	82.3	75.8	71.4	1.8（1.4～2.5）
Ⅲ A	128	57.1	88.1	72.6	63.1	52.8	46.7	4.0（2.9～5.4）
Ⅲ B	271	58.2	85.7	70.6	56.8	47.7	41.5	4.4（3.4～5.7）
Ⅲ C	2030	59.7	84.8	64.5	50.3	39.3	32.5	5.8（4.7～7.0）
Ⅳ	626	60.4	72.4	48.4	35.2	24.8	18.6	8.9（7.2～11.0）

▲ 图 70-1　分期和预后及残余病灶和预后。卵巢癌：1999—2001 年接受治疗的患者。不同 FIGO 分期的生存率，明显恶性，
n=4825

a. HR 和 95%CI 从 Cox 模型中获得，并根据年龄和国家进行调整［引自 Heintz AP，Odicino F，Maisonneuve P，et al. Carcinoma of the ovary. FIGO 6th Annual Report on the Results of Treatment in Gyne-cological Cancer. *Int J Gynaecol Obstet*. 2006；95（Suppl 1）：S161–S192.］

PDS 的患者中位 OS 为 71.7 个月，而接受新辅助化疗的患者中位 OS 为 42.9 个月[154]。Bristow 和 Chi[160] 进行了一项 Meta 分析，包括 22 项研究。他们得出结论，新辅助化疗比 I 期去瘤手术预后更差。2010 年，EORTC 与 NCIC 合作发布了一项前瞻性随机试验的结果，包括 718 名ⅢC～Ⅳ期卵巢癌患者，随机进行初次去瘤手术和 6 个周期的术后化疗或 3 个周期的新辅助化疗，然后间隔去瘤和另外 3 个周期化疗的结果[163]。结果显示，

两组患者的死亡 HR（意向治疗分析）为 0.98（90%CI 0.84～1.13；非劣效性为 0.01）；进展性疾病 HR 为 1.01（90%CI 0.89～1.15），中位 PFS 为 12 个月。手术时完全切除所有肉眼可见的疾病是预测 OS 的最强独立变量。重要的是，间期去毛刺臂手术并发症显著减少，包括术后死亡（2.5% vs. 0.7%）。这种多机构、多国试验的结果尚未得到普遍接受。一期手术的细胞完全减少率较低（19.4%），变化较大，范围为 3.9%～62.9%。这表明缺

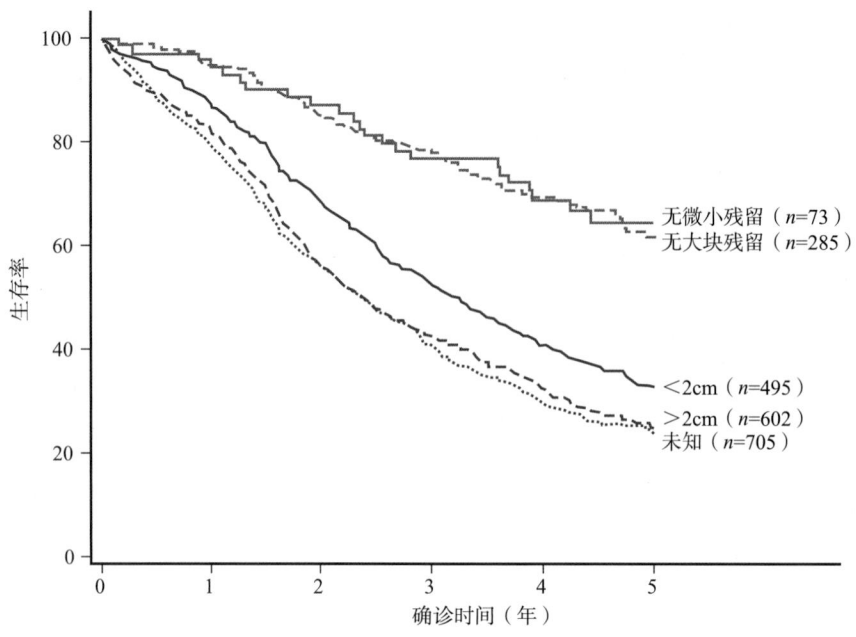

残留病灶	患者（n）	平均年龄（岁）	总生存率（%）					HR^a（95%CI）
			1 年	2 年	3 年	4 年	5 年	
无微小残留	73	55.8	94.4	87.1	76.8	68.6	63.5	参考值
无大块残留	285	56.3	95.0	85.0	77.9	69.3	62.1	1.0（0.6～1.6）
≤2cm	495	58.9	86.8	68.7	52.3	40.8	32.9	2.3（1.5～3.5）
>2cm	602	60.6	82.0	56.4	42.6	32.0	24.8	3.0（1.9～4.5）
未知	705	61.1	79.6	56.3	40.7	29.3	24.1	2.9（1.9～4.5）

▲ 图 70-2　卵巢癌：1999—2001 年接受治疗的患者。ⅢC 期患者手术完成后的生存率，n=2160

a. HR 和 95%CI 从 Cox 模型中获得，并根据年龄、分期和国家进行调整［引自 Heintz AP, Odicino F, Maisonneuve P, et al. Carcinoma of the ovary. FIGO 6th Annual Report on the Results of Treatment in Gyne-cological Cancer. *Int J Gynaecol Obstet.* 2006；95（Suppl 1）：S161–S192.］

乏外科专业知识和（或）选择偏见，并回避了将结果推广到外科高标准中心的问题。此外，与其他先前发表的非随机数据相比，接受初次去毛刺治疗的患者的存活率被认为是适度的。因此，在晚期卵巢癌中，新辅助化疗和间隔去瘤术与一期去瘤术之间的选择仍有争议。对于低性能状态、多种医学共病和（或）伴有广泛腹部疾病的晚期疾病患者，新辅助化疗可能是唯一可以考虑的选择。Bristow 和 Chi 的 Meta 分析显示，每增加一个术前化疗周期，存活率就会降低约 4 个月，这表明手术细胞减少应该更早而不是更晚[160]。

化疗的作用

对于晚期卵巢癌，单靠手术是无法治愈的，因为显微镜下的残留疾病是不可避免的。上皮性卵巢癌对化疗高度敏感，因此，术后标准的治疗方法是联合化疗。铂类化合物是最活跃的药物，是治疗的基础。他们第一次使用是在 1982 年的一个小型试验中报道的，这表明顺铂和环磷酰胺的联合应用可能有好处。

1986 年，GOG 发表了一项针对 440 名晚期卵巢癌患者的随机试验，比较了环磷酰胺和阿霉素联合顺铂与不联合顺铂的疗效[164]。环磷酰胺和阿霉素的临床完全缓解率为 26%，联合环磷酰胺、阿霉素和顺铂的临床完全缓解率为 51%（P=0.0001）。以铂为基础的方案在有可测量疾病的患者中观察到生存获益（中位 OS，19.7 个月 vs. 15.7 个月，P<0.03），尽管对无可测量疾病的患者没有益处。这项试验和其他试验导致使用以铂为基础的联合方案作为护理标准。紫杉醇联合化疗是晚期卵巢癌化疗的重要进展之一。GOG 进行了一项随机试验（方案 111），比较顺铂和紫杉醇与顺铂和环磷酰

胺的治疗效果[165]。随机选择 386 例次优去瘤（肿瘤残留＞1cm）患者。在 216 例可测量的疾病中，顺铂 – 紫杉醇试验组的有效率和生存率均较高（分别为 73% 和 60%，*P*=0.01，中位生存期分别为 38 个月和 24 个月，*P*＜0.001）。EORTC-NCIC 进行了一项组间试验（OV-10），招募了 680 名具有更广泛纳入标准的女性[166]。他们包括ⅡB 和ⅡC 期疾病和最佳残留量的患者，并允许进行间隔性脱蜡。顺铂 – 紫杉醇试验组的总有效率、PFS 和 OS 在统计学上有所改善，OS 平均延长 10 个月（35.6 个月 vs. 25.8 个月，*P*=0.0016）。在这两个Ⅲ期随机试验发表后，顺铂 – 紫杉醇的应用被确立为新的治疗标准。

卡铂是一种第二代铂类药物，与顺铂相比，它的肾毒性、神经毒性、耳毒性和致呕吐性较小，尽管它与更高程度的骨髓抑制（主要是血小板减少）有关[167-169]。由于其肾脏排泄，肾功能受损的患者需要进行个体化剂量调整[168]。多项研究表明，顺铂和卡铂的疗效相当，后者毒性较小。对 12 项随机试验（包括 2219 例患者和 1745 例死亡）的 Meta 分析证实了这一点，无论是单药还是联合用药[167]。

GOG 对 792 名患有小容量Ⅲ期疾病的女性进行了Ⅲ期非劣效性试验（158 号方案），比较顺铂紫杉醇和卡铂紫杉醇[169]。顺铂 – 紫杉醇组的中位 OS 为 48.7 个月，而卡铂组为 57.4 个月。卡铂加紫杉醇组的死亡率 RR 为 0.84（95%CI 0.70～1.02）。GOG 得出结论，卡铂加紫杉醇的毒性较低（胃肠道、肾脏和 4 级白细胞减少症），与顺铂加紫杉醇相比并不差。卡铂和紫杉醇的联合治疗目前被认为是上皮性卵巢癌一线治疗的标准。

妇科癌症小组（GCIG）评估了加入额外的细胞毒性药物或双倍体与卡铂紫杉醇的益处[170]。将患有Ⅲ期和Ⅳ期上皮性卵巢癌的女性（*n*=4312）随机分为 5 个试验组中的 1 个（包括吉西他滨、脂质体阿霉素和拓扑替康），并与卡铂 – 紫杉醇进行比较。实验方案在 PFS 或 OS 方面没有改善。因此，在卡铂 – 紫杉醇联合用药中添加这些特异性第三化疗药物是没有必要的。

铂方案的剂量强度已经在许多不同方案的研究中进行了评估，结果仍然存在争议[171-175]。2009 年，Katsumata 等报道了一项Ⅲ期随机对照开放标签试验（日本妇科肿瘤组 3016），对 637 名Ⅱ～Ⅳ期卵巢癌、输卵管癌或原发性腹膜癌患者进行了研究，比较了 6 个周期紫杉醇（180mg/m²；3h 静脉输注）加卡铂（AUC6）的常规方案，每 21 天给予剂量密集的紫杉醇方案（80mg/m²；静脉输注 1h），第 1 天、第 8 天和第 15 天给予，并在 21 天周期的第 1 天给予卡铂[176]。他们显示 PFS 中位数有统计学意义的改善（28 个月 vs. 17.2 个月；HR=0.71；

95%CI 0.58～0.88）和 3 年 OS（72.1% vs. 65.1%；HR=0.75；95%CI 0.57～0.98）。此外，在随后发表的中位随访 6.5 年的长期结果报道中，他们报道剂量密集治疗组的中位 OS 为 100.5 个月，常规治疗组为 62.2 个月（HR=0.79；95%CI 0.63～0.99；*P*=0.039）[177]。相反，在 2014 年发表的随机多中心 MITO-7 试验中，与每 3 周一次的紫杉醇相比，每周一次的紫杉醇并不能改善 PFS 或 OS[175]。GOG262 研究了卡铂加每周紫杉醇或紫杉醇每 3 周有无贝伐单抗。在未接受贝伐单抗治疗的患者中，每周服用紫杉醇（14.2 个月）与每 3 周服用紫杉醇（10.3 个月）相比，PFS 有所改善。在接受贝伐单抗治疗的患者中，两组患者的 PFS 没有差异[171]。每周服用紫杉醇与 3 级或 4 级贫血和感觉神经病变的发生率较高相关。

腹腔内（IP）化疗已在 4 个大型组间Ⅲ期随机试验中进行了评估：GOG104、114 和 172 均显示生存获益，而最近的 GOG252 表明 IP 化疗对 PFS 无改善（表 70-3）[178-180]。1996 年，Alberts 等发表了一项关于 IP 顺铂和 IV 环磷酰胺与 IV 顺铂和 IV 环磷酰胺的Ⅲ期试验，对 546 名Ⅲ期卵巢癌（残留病变＜2cm）患者进行了比较（GOG114）[178]。IP 组的结果有所改善，毒性也较小。然而，由于环磷酰胺不再是一种标准的治疗方案，因此需要进行更多的研究来确定是否与紫杉醇联合治疗方案的给药途径有关。

2006 年，GOG 发表了一项Ⅲ期随机试验（方案 172），比较了 IP 顺铂和紫杉醇与 IV 顺铂和紫杉醇。静脉组和腹腔组的中位 OS 分别为 49.7 个月和 65.6 个月（*P*=0.03）。然而，只有 42% 的接受 IP 化疗的患者完成了所有 6 个 IP 周期（主要是因为导管相关问题和毒性），而接受 IV 化疗的患者为 83%。所有未能完成治疗的患者[180] 分配的试验组改为静脉注射卡铂。治疗 6 周后，IP 试验组的生活质量明显下降，但治疗 1 年后，除了中度神经毒性（包括感觉异常）外，恢复到与 IV 试验组相当的水平[182]。

2007 年发表的一篇关于 IP 化疗的系统性综述确定了 7 个随机试验：3 个大型Ⅲ期试验和 4 个小型随机试验。对其中 6 个试验的汇总分析证实了以顺铂为基础的 IP 化疗对生存率的益处（RR=0.88；95%CI 0.81～0.95）。严重的不良反应，包括导管相关的并发症，在 IP 组更为常见[183]。

2006 年，美国国家癌症研究所（NCI）发布了一份临床公告，主张使用 IP 化疗治疗女性卵巢癌[184]。Tewari 等随后对 GOG114 和 GOG172 的分析显示，每增加一次 IP 化疗周期，死亡风险降低 12%。IP 化疗的中位生存期为 61.8 个月，而标准静脉化疗的中位生存期

表 70-3　腹腔与静脉化疗的Ⅲ期临床试验

研　究	总例数	IP 组	IV 对照组	IP 组中位生存时间（个月）	IV 组中位生存时间（个月）
GOG 114, 1996 年[178]	546	顺铂 100mg/m² IP；环磷酰胺 600mg/m² IV，每 3 周 ×6	顺铂 100mg/m² IV；环磷酰胺 600mg/m² IV，每 3 周 ×6	OS=49	OS=41 P=0.02
GOG 104, 2001 年[179]	462	卡铂 AUC 9 IV 每 28 天 ×2；顺铂 100mg/m² IP；紫杉醇 135mg/m²（24h）IV，每 3 周 ×6	顺铂 75mg/m² IV；紫杉醇 135mg/m²（24h）IV，每 3 周 ×6	PFS=28 OS=63	PFS=22 P=0.01 OS=52 P=0.05
GOG 172, 2006 年[180]	415	紫杉醇 135mg/m²（24h）IV；顺铂 100mg/m² IP；紫杉醇 60mg/m² IP，第 8 天，每 3 周 ×6	顺铂 75mg/m² IV；紫杉醇 135mg/m²（24h）IV，每 3 周 ×6	PFS=23.8 OS=65.6	PFS=18.3 P=0.05 OS=49.7 P=0.03
GOG 252, 2016 年[181]	560	1. 紫杉醇 80mg/m² 每周，IV；卡铂 AUC 6 IP；贝伐单抗 15mg/kg IV，贝伐单抗每 3 周维持治疗 2. 紫杉醇 135mg/m²，第 1 天，IV（24h）；顺铂 75mg/m²，第 2 天，IP；紫杉醇 60mg/m²，第 8 天，IP；贝伐单抗 15mg/kg IV，贝伐单抗每 3 周维持治疗	紫杉醇 80mg/m²，每周，IV；卡铂 AUC 6 IV；贝伐单抗 15mg/kg IV，贝伐单抗每 3 周维持治疗	PFS 1.27.3 个月 2.26 个月	PFS 24.9 个月 P=NS

GOG. 妇科肿瘤组；IP. 腹腔内；IV. 静脉内；NS. 无显著性；OS. 总生存率；PFS. 无进展生存率

为 51.4 个月[185]。相反，第四个随机Ⅲ期试验 GOG252，未能显示 IP 顺铂或 IP 卡铂与高剂量静脉注射紫杉醇和卡铂相关的生存优势（PFS，分别为 26 个月和 27.3 个月）。由于贝伐单抗已纳入所有研究领域，因此很难得出针对 IP 化疗的结论[181]。亚洲的一项大型研究 iPocc 试验正在进行中，比较了剂量密集型紫杉醇和不使用贝伐单抗的 IP 化疗对接受次优或最佳去瘤治疗的患者的疗效[186]。

此外，IP 化疗已在接受新辅助化疗和最佳去瘤治疗的女性中进行了研究。OV21 Ⅱ期试验将 203 名患者随机分为 IP 卡铂和 IV/IP 紫杉醇或 IV 卡铂和紫杉醇，其主要终点没有显示改善（9 个月进展疾病率，24.5% vs. 38.6%，P=0.065）。这项研究在检测 PFS 或 OS 的差异方面动力不足[187]。由于毒性和导管相关并发症，IP 治疗在临床实践中的应用率仍然很低。

有几个正在进行的研究，检查的作用高温腹腔内化疗（HIPEC）后去瘤手术。热疗被认为是通过增加细胞凋亡和蛋白质变性，同时损害 DNA 修复和血管生成，从而最大限度地发挥细胞毒性。Van Driel 等对 245 名Ⅲ期患者进行了随机对照试验，这些患者接受了 3 个周期的新辅助化疗。患者在间隔去瘤手术时随机分为 HIPEC 组和非 HIPEC 组，然后接受 3 个周期的辅助化疗。他们报告在 HIPEC 组中 PFS 和 OS 的改善分别为 3.5 个

月和 11.8 个月。需要更多的试验，还有几个问题有待回答，包括最佳的化疗方案和方案、患者选择和临床设置。HIPEC 在初次去瘤手术后作为新辅助化疗和治疗复发的作用正在进行中的试验中进行研究[188]。

大多数卵巢癌患者在完成手术和术后化疗后进入缓解状态。然而，大约 85% 的缓解患者最终经历复发。因此，维持疗法被提出和研究。

GOG178 评估了 12 个周期与 3 个周期紫杉醇维持治疗对初次化疗完全有效的患者的疗效。由于中期分析中 12 个周期的 PFS 改善（28 个月 vs. 21 个月，P=0.035），试验结束[189]。建议所有参与者接受 12 个周期的紫杉醇治疗。PFS 的差异并没有转化为 OS 获益（接受 12 对 3 个周期紫杉醇维持治疗的患者的中位 OS 为 53 个月 vs. 48 个月，P=0.34）[190]。在没有改善 OS 的情况下改善 PFS 背后的建议解释包括复发时治疗的高疗效、交叉进入 12 个周期组及样本量不足。目前，维持治疗与传统的抗肿瘤药物是不推荐的。

（二）分子靶向剂

分子靶向治疗已成为许多肿瘤部位癌症研究的前沿，对卵巢癌的分子靶向治疗的研究在过去 10 年中不断发展。贝伐单抗是一种抗血管内皮生长因子的单克隆抗体。两个Ⅲ期试验，GOG218 和 ICON7，已经证明在常规卡铂和紫杉醇化疗中加入贝伐单抗可以改善

PFS[191, 192]。GOG218 是一项双盲、安慰剂对照的Ⅲ期随机试验，共有 1873 名Ⅲ期（不能完全切除）或Ⅳ期卵巢癌患者，随机分为 3 组，其中 1 组为第 2～22 个周期的安慰剂标准化疗，第 2～22 个周期的贝伐单抗标准化疗（15mg/kg 体重），从第 2～6 个周期使用贝伐单抗进行标准化疗，然后在第 7～22 个周期使用安慰剂[191]。对照组和联合贝伐单抗治疗组的 PFS 无差异。然而，在贝伐单抗维持治疗的对照组和治疗组之间发现 PFS 在统计学上显著增加（10.3 个月 vs. 14.1 个月），进展或死亡的 HR 为 0.717（95%CI 0.625～0.824）。三组之间没有发现 OS 或生活质量差异。在 GOG 的成本 - 效果评估中，贝伐单抗治疗 2 级或更高的高血压比安慰剂治疗更常见。由于药物成本高，贝伐单抗并不划算[193]。ICON7 是一项双盲、安慰剂对照的Ⅲ期研究，在初次手术后，将 1528 名女性随机分为标准化疗加安慰剂或标准化疗加贝伐单抗（6 个周期 7.5mg/kg），然后单独使用贝伐单抗再进行 12 个周期。ICON7 的患者群体与GOG218 不同，包括早期（9%）和晚期（70% 为ⅢC 或Ⅳ期）患者；9% 的患者为早期，26% 的患者在手术完成时残留肿瘤大于 1cm。对照组 PFS 中位数为 17.3 个月，贝伐单抗组为 19 个月。贝伐单抗组进展或死亡的 HR 为 0.81（95%CI 0.70～0.94）。贝伐单抗组有更多的不良反应，包括高血压、血栓栓塞和胃肠道穿孔。虽然 ICON7 的生存分析显示，总体研究人群的 OS 没有增加，但 502 例预后不良的患者 OS 获益［39.3 个月（95%CI 32.0～37.0）vs. 34.5 个月（95%CI 37.0～41.7），P=0.03］[194]。ICON7 的生活质量结果显示，与标准化疗[195] 相比，贝伐单抗持续治疗导致 54 周时的生活质量轻微但具有临床意义的下降，而 GOG218 的研究结果表明生活质量没有损害。

在过去的几年中，注意力已经转向聚二磷酸核糖（PARP）抑制药。PARP 是一种负责修复 DNA 单链断裂的酶。多个正在进行的试验正在研究 PARP 抑制药在不同时间点的应用，包括作为主要辅助治疗和标准化疗后的维持治疗。目前批准的奥拉帕利适应证是单药治疗复发性卵巢癌和 BRCA 突变携带者铂敏感复发后的维持治疗[196]。在生殖系和体细胞 BRCA 突变中发现的同源重组缺陷（HRD）的肿瘤检测是 PARP 抑制药[197, 198] 反应的一个重要预测标记，生殖系和体细胞突变 BRCA 肿瘤都显示对 PARP 抑制反应[197, 199]。

其他靶向治疗包括单克隆抗体、MMR 基因、mTOR 抑制药和酪氨酸激酶抑制药正在研究中。有必要进行进一步的研究，以确定哪些患者可能从这些疗法中获得最大的益处。虽然分子靶向治疗的研究结果显示了有希望的结果，但仔细的成本效益和患者报告的结果需要纳入试验设计。

放射治疗的作用

放射治疗的作用已经在各种临床场景中进行了研究，包括作为手术后的主要辅助治疗[200]，作为细胞减少和辅助化疗后的巩固治疗[201, 202]，作为化学增敏剂，以及作为复发性和持久性疾病的治疗。将现代放射疗法与现代化疗相结合的研究尚缺乏。放射治疗在临床实践中的应用目前仅限于孤立性复发或姑息治疗中的症状处理。

巩固放疗在卵巢癌手术和化疗后的作用是有争议的，最近没有发表前瞻性试验来阐明这个问题。在以前的研究中，只有小的或无残留疾病的患者似乎从 WAI 中获益，尽管由于研究的局限性，包括小的队列、异质性患者群体和 RT 方案，以及这些研究与过时的化疗方案相比较的事实，不能得出明确的结论。Dembo 等证明[127] WAI 是治疗小残留肿瘤（<2cm）的有效方法。1982 年，Fuks 等[202] 提出了一种Ⅲ期卵巢癌的治疗模式，包括初次手术后积极的联合化疗和第二次剖腹手术（包括细胞减灭术），然后是 WAI。

一些Ⅲ期研究已经评估了这种多模式治疗模式与术后延长化疗的疗效。然而，这些化疗方案并不是现代实践中使用的方案，因此，限制了结论（表 70-4）。Bruzzone 等[204] 随机将 41 例二次剖腹手术时无或有轻微疾病（<2cm）的患者随机分为 3 个周期的铂类化疗或 WAI（总剂量，43.2Gy/24 个部分到骨盆，30.2Gy 到上腹部）。然而，由于化疗患者的生存率较高，本试验提前终止。1993 年，北泰晤士河卵巢组（NTOG）的研究将 117 名接受术后卡铂治疗的晚期卵巢癌（ⅡB～Ⅳ期）患者随机分为 5 个疗程，卡铂或 WAI（24Gy）在第二次剖腹手术中被发现有最小的残留疾病。两组间 DFS 和 OS 无统计学差异[205]。

更多的研究表明，当估计合并的生存效益时，结果好坏参半[203, 209]。Thomas[200] 在 1993 年发表了一篇关于巩固或挽救 RT 在晚期上皮性卵巢癌中的作用的综述。包括 28 项研究，共 713 名患者。总的来说，这些证据并不支持 WAI 增加疗效；但是，由于纳入标准的多样性和每个试验的患者数量有限，因此无法得出决定性的结论。

在这篇综述之后发表的两个随机试验显示了相对乐观的结果，尽管他们使用了较旧的化疗方案[206, 207]。Pickel 等[207] 进行了一项随机研究，对 64 例ⅠC～Ⅳ期患者进行了 WAI 与未进一步治疗的比较，这些患者在综合手术分期和卡铂、表柔比星和泼尼莫司汀化疗后没有临床疾病证据。接受 WAI 治疗的患者的 5 年 OS 高于观察组（59% vs. 33%，P=0.029），而 DFS 无差异。一

表 70-4　巩固性全腹部照射或 ^{32}P 的随机试验

试验 / 作者	分　期	研究设计	患者例数	5 年总生存率（%）	肠梗阻
West Midlands/Lawton 等[203]	ⅡB 残留、Ⅲ、Ⅳ	WAI 苯丁酸氮芥	56 53	7 8	9%
Italy/Bruzzone 等[204]	Ⅲ、Ⅳ最小残余灶	WAI 化疗	20 21	45（3 年） 85（3 年）	5%
NTOG/Lambert 等[205]	ⅡB～Ⅳ残余灶<2cm	WAI 卡铂	58 59	25 30	1.7%
Sweden-Norway/Sorbe[206]	Ⅲ	WAI 顺铂 + 多柔比星 / 表柔比星 观察	32 35 31	56（PFS） 36（PFS） 36（PFS）	10%
Germany/Pickel 等[207]	IC～Ⅳ无残余灶	WAI 观察	32 32	59 33	3.1%
NRH/Vergote 等[130]	IAG 2～3、ⅠB、Ⅲ	^{32}P 观察	25 25	95（PFS） 82（PFS）	4%
GOG 93/Varia 等[208]	Ⅲ	^{32}P 观察	104 98	67 63	2.9%

GOG. 妇科肿瘤组；NRH. 挪威镭医院；PFS. 无进展生存率；WAI. 全腹部放疗

项对Ⅲ期上皮性卵巢癌患者进行的随机试验显示，在接受细胞减少和化疗（顺铂联合阿霉素或表柔比星）后接受 WAI 治疗的患者与未接受化疗的患者相比，PFS 获益 20%（放疗组 56%，单纯化疗组 36%）观察或接受进一步化疗周期[206]。

历史上，2D WAI 与血液学不良反应有关，多达 1/3 的患者没有完成 RT[209-211]。WAI 的晚期并发症包括肠炎和肠梗阻[210]。IMRT-WAI 的数据有限，需要结合现代 WAI 和现代化疗进行进一步的研究。

（三）复发性卵巢癌

大约 85% 的上皮性卵巢癌患者会经历复发。复发性或持久性卵巢癌后，一线治疗往往是无法治愈的。大多数复发（85%）局限于腹部。肠道症状很常见。治疗是一般旨在延长无症状生存期和缓解症状。

复发性卵巢癌患者根据其铂敏感性进行分类，铂敏感性主要由无治疗间隔的长度来定义。在治疗过程中病情进展或在治疗结束后不到 6 个月内复发的患者通常分别称为铂难治性和铂耐药，其应答率和生存期往往较低且较短。

出现早期复发的患者考虑二线化疗方案或临床试验。许多二线化疗药物（脂质体阿霉素、吉西他滨、拓扑替康、紫杉醇等）已被评估，铂耐药患者的有效率为 10%～20%[45, 212-214]。在这些患者中，中位 PFS 为 3～4 个月，中位 OS 为 9～12 个月。在 AURELIA 的一项Ⅲ期试验中，复发的铂类耐药卵巢癌患者被随机分为单药

化疗组（脂质体阿霉素、每周紫杉醇或拓扑替康），加或不加贝伐单抗。添加贝伐单抗后 PFS 改善（PFS 中位数为 6.7 个月 vs. 3.4 个月），而 OS 无明显改善。在 3 个化疗队列中，PFS 得到改善。贝伐单抗组的常见不良反应包括高血压和蛋白尿，2.2% 的患者出现肠穿孔[215]。其他的分子靶向药物在复发性铂耐药疾病中仍在继续探索。奥拉帕利是一种 PARP-1 抑制药，对有 BRCA 突变和无 BRCA 突变的患者都显示出很好的疗效。在Ⅱ期研究的亚组分析中[216]，Domcheck 等报道了奥拉帕利作为生殖系 BRCA1 和 BRCA2 突变携带者单药治疗的 34% 应答率，这些携带者患有复发性卵巢癌，并且之前已经完成了三个或更多的化疗。铂敏感和铂耐药肿瘤患者的中位缓解期具有可比性（分别为 8.2 个月和 8 个月）[217]。由于有意义的无病间期的机会是低的，生活质量、治疗相关的毒性、患者的愿望是重要的问题需要考虑。姑息性放疗局部症状性肿块产生高反应率，即使在化疗耐药的疾病[186, 218-220]。

晚期复发（即首次化疗结束后 6 个月以上）的患者被称为铂敏感患者，无进展时间间隔延长的可能性很高。初始无治疗间隔时间越长，二线化疗有反应的概率越高，获得有意义的无病间隔时间的概率也越高[221, 222]。二线化疗通常是以铂为基础的再治疗方案。估计有效率为 30%～70%[223, 224]。一些研究比较了二线联合化疗和单药铂[223, 225, 226]。ICON4/AGO-OVAR 是两项平行研究的联合分析，包括 804 名铂敏感患者，比较卡铂 -

紫杉醇与传统铂类化疗（单药卡铂占大多数）。联合用药的中位 OS 获益为 5 个月（29 个月 vs. 24 个月）。CALYPSO 是一项随机Ⅲ期试验，比较聚乙二醇脂质体阿霉素（PLD）和卡铂与紫杉醇和卡铂对铂敏感的复发性疾病患者的疗效，共纳入 976 例患者[227]。该试验设计为一项非劣效性研究，发现 PLD 卡铂具有优越的 PFS（11.3 个月 vs. 9.4 个月；HR=0.821；95%CI 0.72~0.94），并且具有优越的毒性特征，包括较低的严重和长期神经病变发生率。最终结果显示 PLD 卡铂（30.4 个月）和紫杉醇卡铂（33 个月；HR=0.99；95%CI 0.85~1.16）的中位 OS 具有可比性[227]。

　　另外的研究比较了铂与铂、吉西他滨或铂与表柔比星的联合治疗效果[228, 229]。因此，首选方案是以铂为基础的联合化疗，目前推荐使用卡铂、紫杉醇或 PLD卡铂。

　　分子靶向治疗已经发展成为复发性疾病治疗的重要组成部分。2012 年，卵巢癌研究比较了化疗和抗血管生成治疗在铂敏感复发性疾病中的疗效和安全性（OCEANS）试验评估了贝伐单抗在铂敏感复发治疗中的作用[230]。这项安慰剂对照的Ⅲ期化疗（吉西他滨 +卡铂）加或不加贝伐单抗的试验纳入 242 例复发性卵巢癌、原发性腹膜癌或输卵管癌患者。虽然 PFS 有改善，但最终分析显示 OS 没有改善[230]。贝伐单抗组和对照组的中位 PFS 分别为 12.4 个月和 8.4 个月（HR 进展，0.484；95%CI 0.388~0.605）。注意到贝伐单抗相关的毒性，包括高血压，但没有胃肠道穿孔的病例。

　　一项Ⅲ期随机试验 ICON6 显示，酪氨酸激酶抑制药西地拉尼与标准化疗联合使用并持续维持治疗，可改善复发性铂敏感病患者的 PFS（中位 PFS，11 个月 vs. 8.7个月）[231]。毒性导致维持治疗期间依从性差：腹泻、甲状腺功能减退和嗓音改变是最常见的不良反应。

　　有越来越多的证据表明，PARP 抑制可以改善BRCA 突变携带者的 PFS，铂敏感复发；然而，没有文献表明 OS 增加。在之前至少接受过 2 次化疗的患者中，SOLO Ⅱ试验表明，与安慰剂相比，奥拉帕利维持治疗可显著改善 PFS（奥拉帕利组为 19.1 个月，安慰剂组为 5.5 个月）[232]。在类似的人群中，正在进行的三期 Solo3 试验将奥拉帕利与单一标准化疗药物进行比较。Ledermann 等在一项针对有 BRCA 突变和无 BRCA突变患者的Ⅱ期研究中报道，奥拉帕尼维持治疗对铂敏感的复发性卵巢癌改善了中位 PFS（8.4 个月 vs. 4.8 个月）[233]，但与 OS 的统计学显著改善（29.8 个月 vs. 27.8个月）[234] 无关。奥拉帕利最常见的不良反应是恶心、呕吐、疲劳、贫血和中性粒细胞减少。其他 PARP 抑制药也显示出很好的效果。一项Ⅲ期试验 ARIEL3，对一

组类似的铂敏感复发患者进行了 Rucaparib 研究，发现PFS 改善（16.6 个月 vs. 5.4 个月）。这项研究前瞻性地验证了肿瘤为基础的下一代测序 HRD 分析先前在Ⅱ期试验中由相同的研究者使用[197]。在具有野生型和种系BRCA 突变的患者中，Rucaparib 对 HRD 的肿瘤均有反应，提示 HRD 是 PARP 抑制药活性的重要预后生物标志物[235]。对二线卡铂 – 紫杉醇无反应的患者被认为是铂耐药患者，对替代方案有反应的概率很低。包括脂质体阿霉素、拓扑替康、口服足叶乙甙和吉西他滨在内的三线化疗的有效率为 15%~25%[45, 213, 236, 237]。

　　HIPEC 在复发性卵巢癌中的作用目前正在研究中。Spiliotis 等[238] 发表了 HIPEC 的第一个随机对照试验，共有 120 例复发性卵巢癌患者被随机分为二期去瘤手术和用 HIPEC 行二期去瘤手术。虽然作者建议平均 OS 有所改善（26.7 个月 vs. 13.4 个月），但这项研究有一些局限性。患者群体具有异质性（铂敏感和铂耐药疾病），PFS、中位 OS、随访和并发症未得到解决。

　　卵巢癌的治疗也有报道。Sedlacek 等[239] 评估了27 例复发性卵巢癌患者的 WAI。他们的治疗方案包括30~35Gy，然后是骨盆推进。1 年和 5 年的 OS 分别为66% 和 15%。在一项 GOG Ⅰ期研究中，Kunos 等在一个由 13 名复发性上皮性卵巢癌患者组成的小队列中，研究了低剂量腹部放疗（60cGy，每周 2 次，共 6 周）作为化疗增敏剂与每周多西紫杉醇化疗的效果。中位PFS 为 3.3 个月。尽管在 10 例有可测量疾病的患者中没有客观反应，但其中 3 例在 6 个月时没有肿瘤进展。作者的结论是 WAI 耐受性良好，作为一种化学增敏剂应该进一步研究[240]。

　　1. 肿瘤复发的二次细胞减灭术　从技术上讲，25%~85% 的患者可以进行二次去毛刺[241-243]。它通常被认为最有可能使无病间隔较长且肿瘤可切除的患者受益，但二次去瘤成功的可能性和益处尚不清楚。其目的是切除复发肿瘤，从而延长无病间隔和生存期。

　　成功的二次去毛刺是有限的。德国 Arbeitsgemein-schaft-gynaekologiche-Onkologie（AGO）桌面 OVAR试验研究了 267 例复发性卵巢癌二次细胞减灭术的益处[244]。与手术留下任何术后残余物相比，完全切除与显著更长的生存期相关（中位数，45.2 个月 vs. 19.7 个月；P<0.0001）。与完全切除相关的变量包括手术状态、分期、一期手术后肿瘤残留、无腹水超过 500ml。79% 的患者获得最佳切除，且预后良好。EORTC 尝试了一项随机试验来评估细胞减少手术对复发性卵巢癌的疗效，但由于预后不佳而关闭。Hauspy 和 Covens[245]对 17 篇关于二次细胞减灭术的文献进行了回顾，总结出具有良好特征（良好的工作状态、较长的无病间隔、

单个或少数小的腹腔内复发部位）的患者是可能受益于二次细胞减灭术的理想候选者[246]。两个大型随机多中心试验 DESKTOP Ⅲ 和 GOG213 的最终 OS 分析尚待完成。GOG213 探讨了 674 例铂敏感复发患者继发性细胞减少和贝伐单抗的作用。在 DESKTOP Ⅲ 试验中，400多名铂敏感病患者和 AGO 评分阳性的患者（ECOG0，腹水小于 500ml，初次手术时完全切除）被随机分为二期细胞减容和化疗组与单纯化疗组。初步数据显示，继发性细胞减少组的 PFS 改善（19.6 个月 vs. 14 个月；HR=0.66；95%CI 0.52～0.83；$P<0.001$）[247]。

卵巢癌最常见的复发部位是腹腔内，伴有腹水和肿块。肠道并发症经常发生在病情严重恶化之前。所有这些患者都需要全面的姑息治疗。部分肠梗阻保守治疗肠减压和静脉水化。如果肠梗阻完全或保守治疗失败，可考虑腔内支架置入或姑息性手术，并进行分流造口术以缓解肠并发症。对于表现受损、疾病范围广、预期寿命有限（包括多个程度的梗阻）的患者，应考虑不经手术干预的姑息措施。

2. 局部复发的确定性放射治疗 在过去的 10 年中，放射治疗已经取得了一些进展，以改善小容量化疗耐药局部复发。对局部复发患者进行调强放射治疗、螺旋体层摄影治疗和立体定向放射外科治疗的回顾性研究已经发表[248-251]。最近一项对 33 例难治性局部复发患者的研究显示，治疗效果良好，2 年局部控制率为 82%，RFS和 OS 分别为 11% 和 63%。晚期胃肠道和血液系统毒性常见（36% 和 42%）[248]。同样，Brown 等发现，102 名患者的 5 年野生性疾病控制率为 71%；35% 的患者在抢救治疗后中位 38 个月时没有疾病迹象[249]。尽管还需要更多的研究来阐明从这种方式中受益的患者群体，并确定合适的靶体积，但精确的局部治疗对于化疗难治性局部复发是一个有希望的选择。

立体定向全身放射治疗是另一种有效的局部控制复发的方法[240, 252, 253]。SBRT 包括使用精确体积的高剂量每部分辐射，通常在有限的（≤5 个）治疗。一项 Ⅱ 期前瞻性试验在 50 例转移性妇科恶性肿瘤患者中显示了良好的靶向应答率，其中 16 例患者患有化疗难治性卵巢癌，使用 3 组分 800cGy 的 2400cGy 消融剂量。初步数据表明，96% 的放射外科目标反应率，而有 62% 的非放射外科疾病复发率。然而，这些结果并没有按癌症类型进行分层。这种方式耐受性好，急性毒性最小。由于这些患者的远处复发率很高，一项评估 SBRT 联合化疗疗效的 Ⅰ 期试验正在进行中[254]。

图像引导调强放射治疗可提高全腹部放疗的治疗率，减少周围器官的危险，从而降低 WAI 引起的长期肠道后遗症的风险[255, 256]。目前还没有比较传统 WAI 和

IMRT 技术的试验。需要进一步的试验来阐明这些新策略在卵巢癌中的作用。

术中放疗是另一种治疗局部复发的方法，在二次细胞减灭术时正在进行评估。对于局限于盆腔侧壁或主动脉旁或盆腔淋巴结的复发，与标准 EBRT 治疗相比，IORT 单独或联合外照射放疗似乎是有益的。IORT的优点包括：与传统的分次治疗相比，IORT 的生物学效应增强，靶区的直观显示，并允许正常组织移位或屏蔽。罗切斯特梅奥医学中心术中电子束放射治疗 148 例妇科肿瘤患者，其中 16 例为复发性卵巢癌[257, 258]。在这组经过高度筛选的患者中，2 年生存率为 61%，5 年生存率为 54%。在他们的最新分析中[241]，20 例复发性卵巢癌患者接受 IOERT 作为治疗的一部分，20 例患者中的 16 例也接受了围术期 EBRT（中位数 50Gy；范围20～54Gy）。存活患者平均随访 76 个月，5 年生存率为 49%。

在斯坦福大学，24 名患者接受了最大限度的复发性卵巢癌切除术，随后进行了正电压 IORT，22 名患者可进行评估分析[259]。大多数患者在最初诊断时进行了细胞减灭术加化疗；平均无病间隔为术前 48.2 个月或IORT。IORT 剂量中位数为 12Gy（范围 9～14Gy）。22例患者中 20 例术后给予 EBRT（14 例）或化疗（6 例），并根据复发部位和既往治疗进行个体化治疗。5 年生存率为 22%，中位生存期为 26 个月。尽管术中放射治疗的报道数量有限，但对于单纯复发的患者和某些对化疗不敏感的组织学亚型，它可能发挥作用。

3. 姑息性放射治疗 卵巢癌姑息性放疗对有局限性疾病相关症状的患者有效。在阴道出血、腹部或腹膜后肿块引起的局部疼痛或播散性疾病（如脑转移、锁骨上淋巴结）的情况下，放疗可诱导肿瘤消退并提供症状缓解[219]。MD 安德森癌症中心的研究人员公布了缓解疼痛的有效率为 55%，阴道出血的有效率为 71%[218]。然而，42 例患者中有 6 例因大面积肠道放射损伤。在纪念斯隆 - 凯特琳癌症中心的另一项研究中，反应的中位持续时间为 11 个月（范围 1～86），接近生存率。在一项对 64 例症状复发患者的研究中，姑息性放疗反应的预测因素包括适应证、组织学和放疗剂量。出血和疼痛症状的反应率高于肠梗阻（反应率分别为 93%、87% 和 62%）。透明细胞组织学和骨质受累与低应答率相关[260]。

另外的研究表明姑息性放疗也有类似的益处[218, 219, 261, 262]。关于软组织肿块姑息治疗的最佳剂量的建议很难做出，因为没有对不同剂量进行比较试验。没有数据支持这样一种普遍的观点，即高剂量的辐射会使症状缓解或症状缓解的持续时间更长。然而，从文献中

可以明显看出，即使卵巢癌对多种化疗方案有耐药性，RT 仍然是一种有效的姑息治疗方法。

九、卵巢非上皮性肿瘤的治疗

（一）卵巢生殖细胞肿瘤

卵巢生殖细胞瘤起源于卵巢的原始生殖细胞。占所有卵巢恶性肿瘤的不到 5%，主要发生在年轻患者中[263]。在生命的前 20 年，GCT 占所有卵巢恶性肿瘤的 2/3。在 30 岁以上的女性中很少发现这种疾病。世界卫生组织对 GCT 的分类包括无性细胞瘤、内胚窦瘤（卵黄囊瘤）、胚胎癌、多胚瘤、非遗传性绒毛膜癌、未成熟畸胎瘤和混合型 GCT。无性细胞瘤是最常见的亚型，占所有生殖道肿瘤的 40%～50%。未成熟畸胎瘤和卵黄囊肿瘤各占 20% 左右，其他亚型极为少见。

GCT 是一种生长迅速的肿瘤，常因包膜扩张、扭转或出血而出现腹痛，或因月经不调而出现腹痛。体格检查和超声检查有助于卵巢肿块的诊断；只有通过组织学才能鉴别良恶性肿块。血清标志物包括人绒毛膜促性腺激素、乳酸脱氢酶[264]和甲胎蛋白，有助于确定 GCT 的存在。月经前期女孩的附件实性肿块大于 2cm，月经初潮女孩或年轻女性的肿瘤标志物升高或不升高的情况下，附件实性肿块增大是探查的指征。卵巢 GCT（特别是性腺母细胞瘤和无性细胞瘤）可能与发育不良的性腺有关。因此，对于患有性腺母细胞瘤或无性细胞瘤的月经前期女孩，应进行核型分析。GCT 的分期依据上皮性卵巢癌的 FIGO 分期（表 70-1）。

术后化疗是辅助治疗的选择，以保持年轻患者的卵巢功能。即使对侧卵巢受累，也应进行保留生育能力的手术。分期手术的必要性是有争议的，特别是当辅助化疗往往会被推荐。许多中心认为由受过训练的妇科肿瘤学家对腹部和骨盆进行仔细检查，从可疑部位取活检标本就足够了。已发表的关于卵巢 GCT[265]分期的建议包括：细胞学检查的腹膜冲洗，单侧输卵管卵巢切除术，大网膜、对侧卵巢和局部淋巴结活检[266]。GCT 主要向腹膜后淋巴结扩散，与上皮性卵巢癌经体腔扩散形成对照。大部分的诊断是在妇科医生或普通外科医生进行手术（通常是无分期的单侧输卵管卵巢切除术）后做出的。再次手术的价值尚不清楚。有一个共识是，如果不采取辅助治疗的观察，有必要密切监测，以发现和治疗复发早。这包括频繁的临床访视以及肿瘤标志物和影像学研究的结合[266]。肿瘤中心的确切方案各不相同。

在没有残留疾病的情况下，肿瘤中心辅助化疗的适应证和使用方法各不相同。挽救性化疗的疗效很好，在许多情况下，辅助治疗与复发时治疗的生存率相当。血清肿瘤标志物有助于早期发现非生殖细胞瘤复发[267]。

1. 非生殖细胞瘤　GCT 化疗的进展是基于类似组织学的成功治疗，更常见的是睾丸 GCT。最初，晚期卵巢 GCT 患者接受手术去角质，随后接受长春新碱、达克霉素和环磷酰胺化疗（VAC 方案），治愈率约为 50%[268, 269]。由于使用顺铂、长春碱和博来霉素治疗晚期睾丸 GCT 的治愈率很高，GOG 评估了卵巢 GCT 的类似治疗方案，发现 4 年生存率为 70%[269]。足叶乙甙降低了睾丸 GCT 的毒性，提高了治愈率。采用博来霉素、足叶乙甙和顺铂（BEP 方案）3～4 个周期作为卵巢 GCT 的标准方案，PFS 为 79%～83%[270, 271]。经 3 个周期的 BEP 方案手术分期后，无疾病证据的患者可以预期 96%～100% 的 PFS[266, 272]。

大多数中心对所有肿瘤进行术后化疗，其中ⅠA 期 1 级未成熟畸胎瘤是唯一的例外。一项仅对所有ⅠA 期 GCT 进行观察的大型研究显示，非生殖细胞瘤的复发率为 36%，生殖细胞瘤的复发率为 22%[273]。BEP 方案观察后复发率高，除 1 例复发外，其余患者均痊愈。由于患者年轻，化疗的长期风险是相关的；因此，可以进行观察。

初次化疗后的疾病复发主要用二线药物治疗；很少情况下，治愈可能需要消融疗法和骨髓移植。姑息性放疗可用于化疗失败后的特殊情况。

2. 无性细胞瘤　无性细胞瘤是最常见的卵巢癌，约占所有卵巢癌的 1%。大多数发生在 10—30 岁。ⅠA 期是最常见的诊断阶段，占所有病例的 75%[270]。10% 可能涉及两个卵巢。与上皮性卵巢癌的经体腔扩散相比，它主要以有序的方式向腹膜后淋巴结扩散。LDH 是一种非特异性的肿瘤标志物，据报道在 95% 的病例中升高[267]。HCG 也可能在低水平（200U/L）下产生。

发现ⅠA 期卵巢无性细胞瘤的年轻患者通常接受保留生育能力的手术治疗，而不进行辅助化疗或放疗。对临床ⅠA 期卵巢无性细胞瘤的监测在减少不必要的化疗使用方面是安全有效的，在化疗前时代，10 年生存率为 91%，复发率通常得到挽救，它对 RT 非常敏感[274]。当复发发生时，通常发生在诊断后的前 2 年内。ⅠA 期患者的复发率约为 20%[273]。

尽管卵巢外疾病具有放射敏感性，但由于放疗对生育的不利影响，诊断或复发时通常采用化疗。BEP 方案和 EP（足叶乙甙 / 铂）方案是最常用的联合方案，因为它们可以避免生育；然而，也会出现明显的不良反应[275, 276]。由于所有卵巢无性细胞瘤患者都是年轻人，因此在决定治疗时应考虑化疗的短期和长期影响，如博来霉素引起的肺毒性和继发性恶性肿瘤[277-279]。

即使诊断时发现播散性疾病，卵巢无性细胞瘤诊断后的存活率也很高。5 年生存率高于 90%[280, 281]。

3. 未成熟畸胎瘤 未成熟畸胎瘤占卵巢肿瘤的不到 1%。它们由最常见的类似胚胎成分的组织、神经系统成分、骨、软骨、黏液和毛发组成，尽管可以看到任何组织。显微镜检查显示所有三个胚层的组织：中胚层、内胚层和外胚层。这些肿瘤是根据不成熟的神经成分来分级的。大多数患者没有确定的血清肿瘤标志物；然而，在胃肠道成分不成熟的病例中，AFP 可能升高[282]。

对于未成熟畸胎瘤的治疗尚无共识。目前的建议包括所有患者的初始分期程序；然而，由于大多数患者是在最终病理结果后才被诊断出来的，因此更有限的手术报告是常见的。治疗决策通常是根据病理学（肿瘤分期和分级）、影像学和肿瘤标志物做出的[283-285]。成人患者接受辅助化疗，但 IA 期 1 级肿瘤除外，单纯观察预后良好。然而，在儿童患者中，单独手术被认为是治愈的，无论分期或分级，都不进行辅助化疗[272, 286]。

对于未成熟畸胎瘤治疗决策的研究相对较少。肿瘤分级一直被认为是最重要的因素。Norris 等[282] 报道了 58 例单纯未成熟畸胎瘤手术治疗后的预后：16 例患者术后或复发时接受 RT 或非铂类化疗。1 级、2 级和 3 级患者的生存率分别为 81%、60% 和 30%。最近，Pashankar 等将 7 项儿科试验和 2 项成人试验合并为恶性生殖细胞肿瘤国际合作项目的一部分[287]。不幸的是，由于儿童和成人之间的分期系统不同，这些数据集无法完全整合。共纳入 179 名患者，98 名儿童和 81 名成人。在儿科人群中，90 名患者单独接受手术治疗；在成人群中，81 名患者全部接受辅助化疗。儿童组的 5 年无事件生存率[238] 和 OS 分别为 91%（95%CI 0.84～0.95）和 99%（95%CI 0.93～1.00），成人组为 87%（95%CI 0.77～0.93）和 93%（95%CI 0.85～0.97）。1 级患者无复发，1 例成人 2 级肿瘤复发。对于 3 级肿瘤，儿童组 38 例中有 8 例复发（21%），成人组 45 例中有 9 例复发（20%）。3 级肿瘤患儿的 5 年生存率为 100%。在成人组中，I / II 期和 III / IV 期的 5 年生存率分别为 91%（95%CI 0.68～0.98）和 88%（0.61～0.97）。这些结果证实了肿瘤分级是未成熟畸胎瘤最重要的危险因素。在成人患者中使用辅助化疗是一项正在进行的研究（AGCT1531）的一部分。在建议单独进行观察之前，还需要进一步的数据。

4. 内胚窦瘤（卵黄囊瘤） 内胚窦瘤又称卵黄囊瘤，起源于原始卵黄囊。大多数肿瘤分泌甲胎蛋白，且甲胎蛋白水平与病变程度有良好的相关性[267]。显微镜下，Schiller-Duval 体是一种由内皮细胞排列的囊性空间，其中心血管区域类似肾小球。确诊的中位年龄为 19 岁，

约 1/3 的病例诊断为月经前期女孩。大多数患者表现为 I 期疾病[288, 289]。

手术治疗通常包括单侧输卵管卵巢切除术，因为侵犯对侧卵巢是罕见的。虽然卵黄囊肿瘤出现在早期，但复发率很高。因此，一些医生提倡对所有患者进行辅助化疗[290]。另一些人认为，观察 I 期疾病患者是合理的，因为 AFP 在大多数病例中升高，可以作为血清肿瘤标志物，与影像学一起早期发现复发。连续的 AFP 水平用于监测疾病的存在和治疗的反应。

（二）卵巢性索和间质瘤

卵巢性索和间质瘤约占所有卵巢恶性肿瘤的 5%。他们可以发生在所有年龄段的患者中，在 40 岁以下的患者中诊断出的比例很大。这些细胞起源于胚胎性腺的性索和间质。颗粒细胞和支持细胞来源于性索细胞，胸膜间充质细胞是间质细胞、卵泡膜细胞和成纤维细胞的前体。最常见的类型是颗粒细胞瘤，占所有性索和间质瘤的 70%。

性索和间质瘤有产生激素的能力，特别是雌激素或睾酮。它们占所有产生激素的肿瘤的 90%。绝经前年龄组出现性早熟、男性化或月经异常，老年组出现绝经后出血等症状，是肿瘤本身激素水平升高的结果，在大多数情况下，是卵巢组织非特异性间质反应的结果。大约 60% 的性索和间质肿瘤表现为 I 期。根据上皮性卵巢癌的 FIGO 分期对这些肿瘤进行分期（表 70-1）。

颗粒细胞瘤

颗粒细胞瘤可以发生在任何年龄，高峰出现在 50—60 岁[291]。根据临床和组织学特征，颗粒细胞瘤可分为成人型（95%）和青少年型（5%）。主要表现为阴道异常出血、腹痛、盆腔包块和（或）腹胀。肿瘤通常被诊断为大的，直径超过 10cm。由于颗粒细胞瘤可能产生雌激素，因此子宫内膜的评估很重要，并且在超声评估中常被注意到增厚。诊断时，子宫内膜增生和子宫内膜癌分别占 50% 和 5%[277]。显微镜下，可以看到 Exner 小体（中央腔周围花环状的颗粒细胞，类似原始卵泡）。颗粒细胞瘤通过经体腔、淋巴和血行途径扩散并转移，可在实质器官（肝、脑、肺）中发育。抑制素是一些颗粒细胞肿瘤分泌的一种肿瘤标志物[292]。

治疗的基石是手术切除。对于年轻女性来说，在子宫内膜活检阴性后，保留生育能力的手术是一种选择。最近对 58 例性索和间质瘤患者进行了回顾性分析，其在初次手术中接受了淋巴结切除术，没有发现淋巴结受累；因此，淋巴结切除似乎是不必要的[293]。粒细胞瘤患者在初次治疗后几年往往会复发，需要长期观察。在一项研究中，47% 的复发发生在 5 年后[294]。由于晚期

复发,几十年来生存率下降;10 年和 20 年 OS 之间有显著差异(分别为 90% 和 50%～75%)[295]。在大多数 ⅠA 期患者中,仅手术是可以治愈的,尽管在有高危因素(大肿瘤大小 >10cm,肿瘤破裂,有丝分裂指数高)的患者中,可以考虑辅助化疗,尽管其益处尚未证实[296, 297]。卵巢外疾病(Ⅱ～Ⅳ期)的患者传统上接受术后辅助化疗,尽管其益处尚未得到证实。化疗和放疗都能产生反应,并用于复发性疾病[296]。

一项 Ⅱ 期 GOG 试验 GOG115 评估了 BEP 方案治疗完全切除或复发性脊髓和间质瘤的疗效。57 例患者中,48 例有颗粒细胞瘤。原发性疾病有效率为 69%(11/16),复发性疾病有效率为 51%(21/41)[298]。卡铂和紫杉醇在这些肿瘤中的活性目前正在 GOG264 中进行研究[299]。

Pankratz 等[300] 回顾性评估了 61 例颗粒细胞肿瘤患者的预后,其中 48 例接受了术后放疗。与未接受放疗的患者相比,接受术后放疗的患者死亡率较低,尽管分期分布对非放疗组更有利。但 OS 的差异无统计学意义,缺乏具体的数据来做出结论。其他研究没有显示辅助放疗的益处[277, 294, 296]。当复发确实发生时,通常是孤立的腹腔内或盆腔肿块。因此,进一步的手术切除或局部放疗可以控制疾病的长期。

十、辐照技术

外照射放射治疗技术

当作为主要或巩固性辅助治疗时,手术分期信息和失败模式分析表明,如果要有效,EBRT 容积必须包括所有腹膜表面。Dembo 等[127] 强调了在正常呼吸的所有阶段,用足够的边缘覆盖横膈的必要性。

一般情况下,接受 WAI 治疗的患者应在仰卧位进行 CT 治疗计划,手臂放在胸部或头部上方,并适当固定。考虑到治疗整个横膈的重要性,横膈上方的定制屏蔽应允许在所有呼吸周期中进行充分照射,但也应尽量减少肺和心脏照射。使用四维 CT 可以在安静呼吸的所有阶段进行定制屏蔽。或者,CT 在完全呼气时将横膈置于最头部位置,如果在呼吸时在该位置设计屏蔽,横膈的覆盖率可以得到保证。这种技术可能导致肺和心脏辐射剂量增加。在安静呼吸时用 4D CT 覆盖膈肌是首选的,尽管应该考虑运动管理技术。

视野的下缘应位于盆底以下,通常位于闭孔水平以下。视野的侧边应超出腹膜反射。最近,导致肠道和骨髓受照明显减少的调强放射治疗技术已经取代了传统的开放场技术,通常是在延长放射源到皮肤的距离。以前使用的移动条技术被放弃,因为肠道毒性率高。整个腹部的剂量通常限制在 22.5～30Gy,每 1.0～1.5Gy 一

组[301]。调强放射治疗耐受性良好的一种常见方案是:腹部 25～30Gy,每部分 1.2Gy,同时骨盆 1.8～45Gy。如果在 2D 计划中使用超过 25Gy 的剂量,则应合并肝脏屏蔽,以使平均肝脏剂量保持在大约 25Gy。此外,肾脏剂量应限制在 18Gy 左右。对于那些仅限于使用前后 / 后前(AP/PA)野的 2D 开放野技术的患者,大部分或所有 PA 治疗均在肾脏上设置 PA 屏蔽。当计划对整个腹膜进行治疗时,应考虑额外的屏蔽以阻断骨性骨盆和股骨头。应获得肝脏、肾脏和脊髓的剂量 – 体积直方图,以确保这些器官得到适当保护。此外,对肺部和心脏的剂量应尽量减少。图 70-3A 描绘了与 3D IMRT 平面相邻的典型 WAI 场(图 70-3B)。

一般来说,大多数研究都是在 WAI 后进行骨盆增强,骨盆总剂量为 45～50.4Gy。标准的盆腔放射治疗技术保证了所有腹膜表面的剂量,尽管盆腔增强的确切靶点还没有精确的定义。应考虑患者俯卧位、膀胱充盈和可能的腹部压迫的重复 CT 治疗计划。对于淋巴结疾病的主动脉旁增强或残余疾病的增强也应单独考虑。如果完成主动脉旁增强,脊髓剂量应限制在 45Gy。

如图 70-3B 中的断层治疗计划所示,新的 WAI 治疗技术已被开发出来,以提高靶区覆盖率,同时减少对有风险器官的辐射,包括骨髓、肝脏、肾脏和脊髓。这对于正在接受化疗和放射治疗的患者尤为重要。剂量学研究已经注意到利用调强放射治疗,在多角度放射治疗束之间应用不均匀光子流,提高了计划靶体积的覆盖率,并保留了有风险的器官[248, 302]。最近的一项 Ⅰ 期研究指出了 IMRT-WAI 作为化疗后巩固治疗的可行性[303]。调强放射治疗的局限性包括超过 40cm 的扩展辐射束场长度。所有的技术都必须确保将肿瘤剂量传递到整个腹膜[304]。

明确的介入野放射治疗在局部局限性复发或持续性卵巢癌的治疗中起着重要作用[251, 304, 305]。一项对 102 名患者的研究发现,淋巴结和淋巴结外复发患者的局部控制良好,PFS 改善[249]。所涉及的领域辐射的目标体积是个性化的确切的临床情况。

十一、治疗流程、挑战和未来的可能性

1. 处理流程 上皮性卵巢癌的治疗以诊断时的疾病程度为指导。局限于卵巢的患者要进行分期,以评估显微镜下播散的程度,这需要辅助化疗。某些早期组织学可能受益于辅助 RT(透明细胞、子宫内膜样、黏液)。被诊断为晚期疾病的患者要么接受一次去瘤程序(去除最大数量的肉眼可见的疾病),要么接受新辅助化疗和间隔去瘤。图 70-4 所示的治疗算法代表了当前的护理标准。

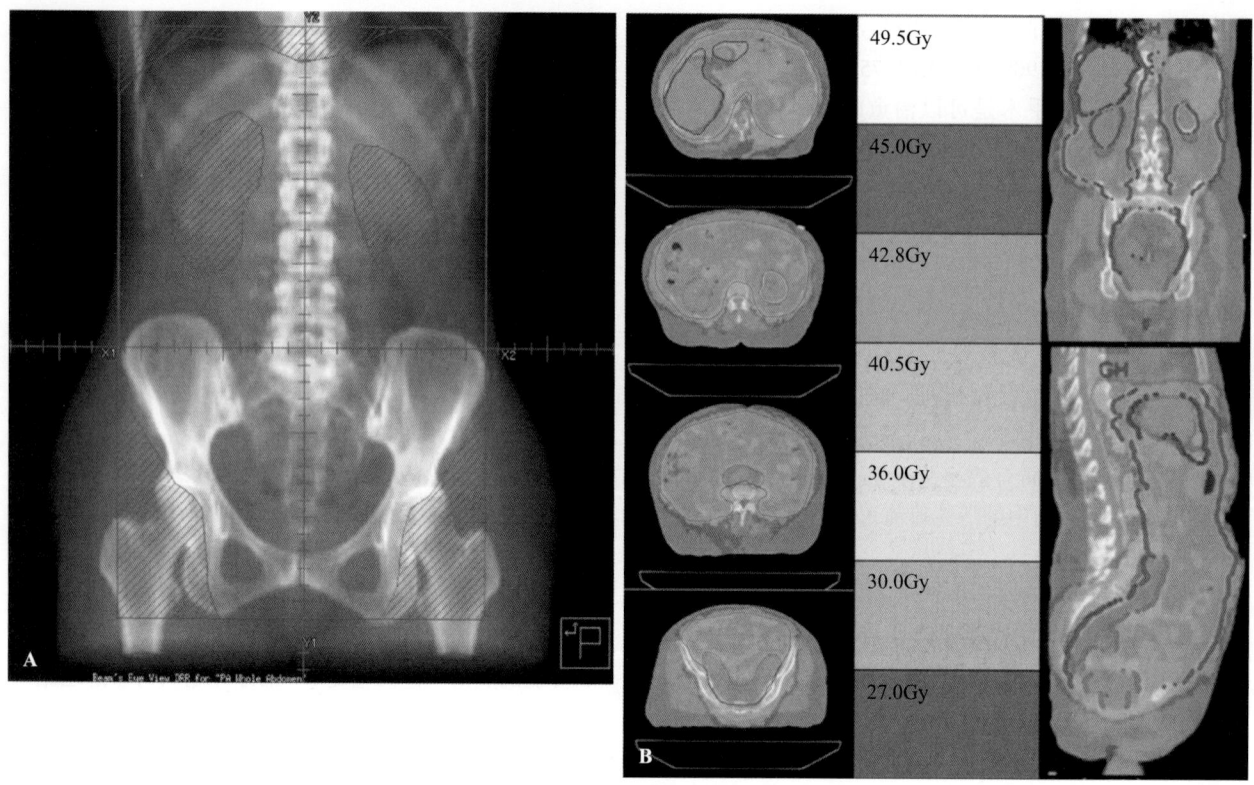

▲ 图 70-3　A. 一个经典的全腹部照射野；B. 当前的全腹部照射野显示，在排除肝脏、肾脏、脊髓和骨髓的 25 次治疗中，腹部接受每天 1.2Gy，共计 30Gy 的照射，骨盆接受每天 1.8Gy，共计 45Gy 的照射（此图彩色版本见书末）

2. 挑战和未来的可能性　上皮性卵巢癌仍然是一个具有挑战性的癌症治疗，因为大多数患者被诊断为晚期疾病。尽管对化疗的反应很高，但大多数患者最终还是会死于自己的疾病。最佳的细胞减少到无残留病将带来最大的生存效益，以铂为基础的化疗是目前的标准治疗。去瘤手术的具体时间仍有争议。腹腔内化疗的引入已经证明了生存率的提高。一些正在进行的试验正在调查 HIPEC 在晚期卵巢癌患者中的作用：患者的选择、时间、方案还有待澄清。

多种新的治疗方法，包括 PARP 抑制药和抗血管生成药物，对原发性疾病、复发和维持有良好的疗效。对

卵巢癌发病机制的进一步了解将有助于探索和开发基于肿瘤分子特征的新疗法。

RT 在早期和局部复发中的作用有待阐明。某些早期组织学（透明细胞癌、子宫内膜样癌和黏液癌）可能受益于辅助放疗，这种潜在的适应证仍在不断发展。有必要进一步研究治疗化疗耐药局部复发的各种方法（EBRT、IORT、IMRT、螺旋 CT 和 SRS）。随着技术的发展，强化 RT 可能会在毒性比率提高时发挥作用。

对于易患上皮性卵巢癌的特定患者，预防性手术已被证明可预防其发展，应予以推荐。早期筛查在高危或低危人群中尚未显示出有效性，目前不应依赖于此。

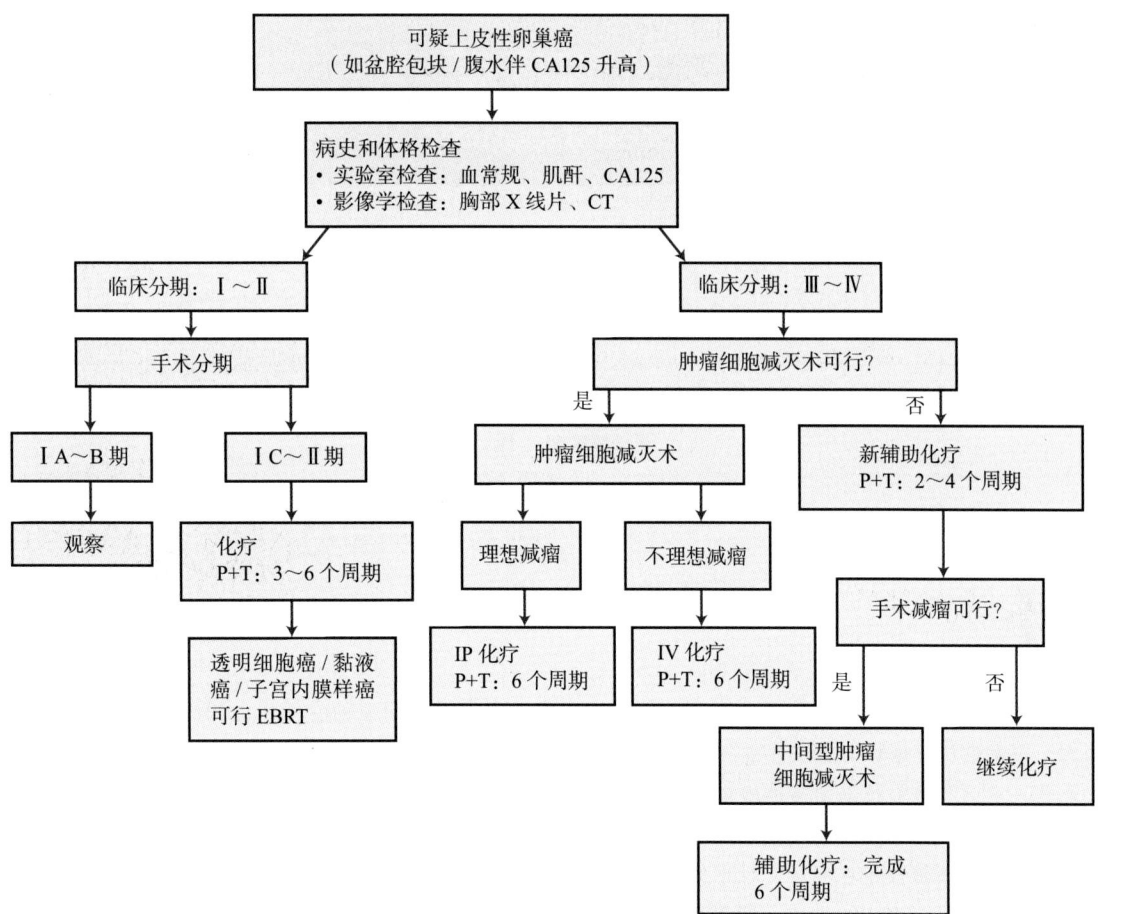

▲ 图 70-4　上皮性卵巢癌的治疗流程

IP. 腹腔内；IV. 静脉内；P+T. 铂加紫杉醇化疗

第 71 章　乳腺癌总论
Overview

Aydah Al-Awadhi　Rashmi K. Murthy　Abram Recht　著
赵汉玺　译

要　点

1. 发病率和死亡率　乳腺癌是最常见的癌症，在发达和发展中国家的女性中，2016 年诊断出约 170 万新病例。占女性所有癌症的 25%，约占所有癌症病例 12%。它的发生率在北美最高，澳大利亚、新西兰、西欧和北欧、亚洲和撒哈拉以南非洲地区最低。在美国，一生中乳腺癌症影响着大约 1/8 的女性。预计美国将于 2018 年诊断出癌症中将有 266 120 例新的浸润性乳房病例。自 1989 年以来，老年女性的乳腺癌发病率一直在下降，但是该趋势不在年轻女性中体现。预计乳腺癌的数量，由于快速老龄化，在未来 20 年内将增加人数。每年，美国有 40 000 多名女性死于乳腺癌，使其成为第二大死亡诱因。自 1975 年以来，由于早期发现和改进辅助治疗和多学科护理，女性与癌症相关的死亡人数死亡率已经有所下降。随着乳腺癌幸存者继续增加，生存质量及对治疗后期效果的研究将是越来越大的问题。

2. 危险因素和遗传学　乳腺癌是由一系列导致细胞失调的遗传和表观遗传事件，表现为细胞的生长、细胞凋亡的规避及细胞的发育入侵能力。这些事件的发生原因仍然在很大程度上未知，尽管流行病学研究表明生活方式、环境和易感种系遗传因素可能是危险因素。最重要的危险因素是年龄增长和女性。其他风险因素，包括个人或家族病史疾病、放射线暴露、不孕、延迟妊娠，外源激素的使用如激素替代疗法，以及环境因素，包括酒精摄入和单基因突变。后者占所有乳房的 10% 癌症。大多数受影响的为患者的 BRCA1 或 BRCA2 基因，其他与遗传性乳腺癌风险相关的癌基因包括 CHEK2、PTEN、TP53、CDH1 和 PALB2。基因突变的鉴定广泛应用于肿瘤预防、筛查和治疗过程中。

3. 预后及预测因素　预后与肿瘤的大小、淋巴结有无及受累程度、肿瘤的生物学性质有关。2017 年，美国肿瘤、区域淋巴结和远处转移联合委员会修订了肿瘤分级、人表皮生长因子 –2 受体、雌激素受体、孕激素受体和基因组分析。受体研究和最近定义的基因组预测标志物对于鉴别从辅助化疗中受益的早期疾病患者越来越重要[1]。

4. 治疗　为乳腺癌患者提供最佳治疗的多学科团队包括乳腺外科医生、医疗肿瘤学家、病理学家、放射肿瘤学家、整形外科医生、放射科医生和辅助护理专家。治疗方法必须根据肿瘤的形态、临床和分子特征、患者的并发症和偏好及社会资源进行个体化治疗。大多数早期乳腺癌患者接受手术、放疗和全身治疗，总生存率很高。治疗方法的进步也延长了病情较严重的患者的生存期。识别反应的分子预测因子和更有针对性的治疗将有希望在未来改善乳腺癌的预后，同时降低治疗的发病率。

放射治疗在所有阶段的乳腺癌患者的治疗中起着不可或缺的作用。本章将讨论乳腺解剖，乳腺癌的发病率和死亡率、疾病发展的危险因素、筛查、分期，其生物学，包括预后和预测因素，以及治疗概述。以下章节详细介绍了导管原位癌、早期浸润性癌症和局部晚期疾病患者的治疗。

一、解剖

乳腺组织通常从胸骨边缘水平延伸至腋中线。它的颅缘和尾缘通常分别位于第 2 肋骨和第 6 肋骨，虽然乳房也可能向腋部延伸到一个称为 Spence 尾的区域，这可能是原发性乳腺癌的位置。乳腺实质组织由纤维间隔和包含血管、神经、淋巴管和脂肪组织的结缔组织支撑。乳房组织被前面的皮肤和后面的胸肌筋膜所包围，但在某些地方它直接延伸到胸壁。

乳房的主要功能是产奶和哺乳。从组织学上看，乳房由分泌乳汁的小叶组成。乳腺小叶与导管系统相连，导管系统的分支在乳头乳晕复合体附近汇聚成主要的乳管。这些结构散布在脂肪组织和纤维组织的背景中，共同构成乳房。乳腺小叶与导管之间的界面，或终末导管 – 小叶单元，是乳腺癌最常见的发展部位。

乳腺有丰富复杂的淋巴引流系统，乳腺癌可通过该系统转移到腋窝淋巴结、乳腺内链（IMC）和锁骨上窝（图 71-1）。乳腺内部的淋巴结（乳腺内淋巴结）及胸大肌和胸小肌之间的淋巴结（胸间淋巴结或腋窝淋巴结）也会发生引流。当乳腺癌转移时，它扩散到的第一个淋巴结称为前哨淋巴结（SLN）。大多数人的下腋窝有一个或多个淋巴结的淋巴引流，这些淋巴结通常是通过 SLN 活检切除的（见第 73 章）。

腋窝淋巴结通常根据其相对于胸小肌的解剖位置分为三个层次：第 1 级，胸小肌下外侧；第 2 级，胸小肌下面；第 3 级（也称为锁骨下淋巴结），位于胸小肌上和内侧，但在锁骨下。轴向正电子发射断层扫描 / 计算机断层扫描显示了患者的 1 级、2 级、3 级淋巴结受累。晚期患者也有 Rotter 淋巴结累及的风险。

引流至乳腺内淋巴结的淋巴通道往往靠近胸肌筋膜，因此 SLN 手术很少显示引流至 IMC，除非是在肿瘤床内或靠近胸肌的实质深处。通常情况下，乳腺癌会扩散到前三个肋间隙的一个或多个淋巴结。这些淋巴结位于乳腺内动脉和静脉的外侧或内侧，在 CT 上很容

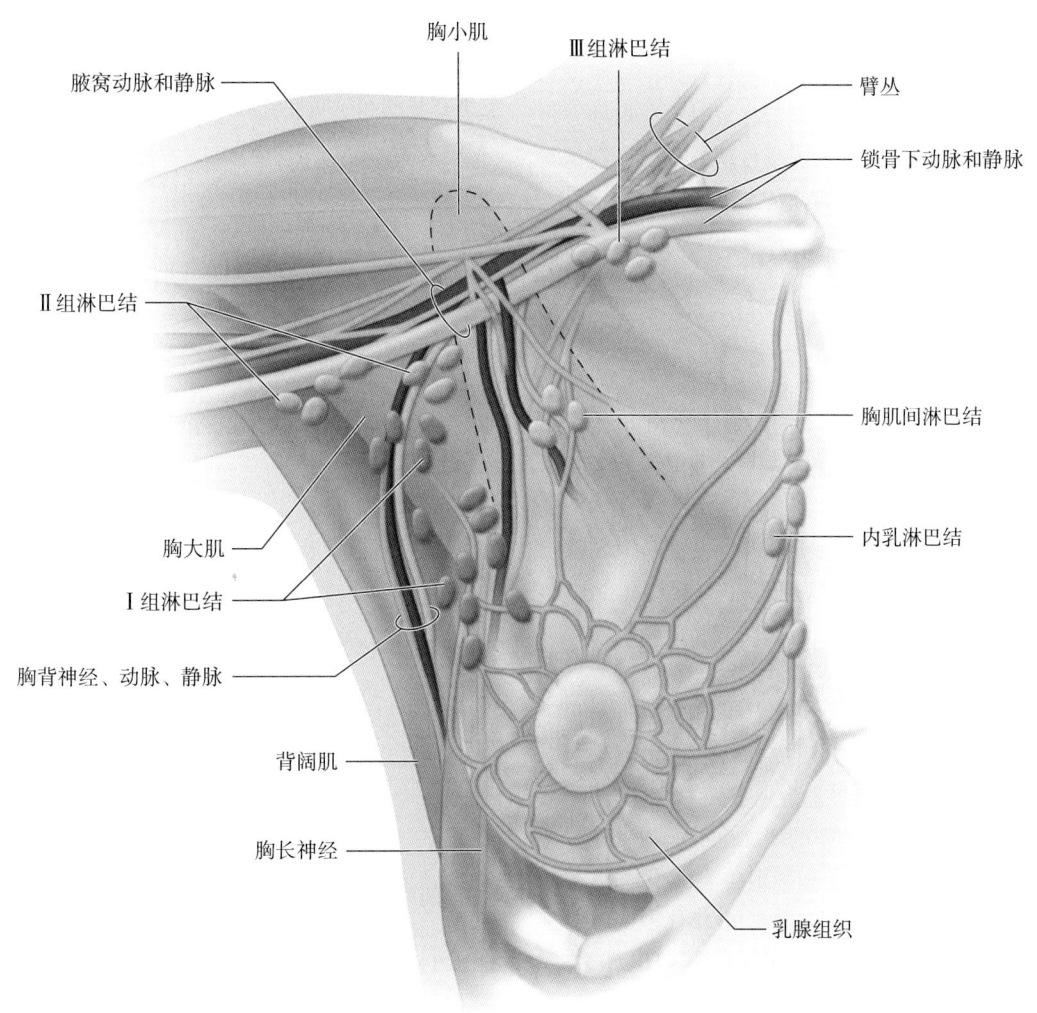

胸小肌
Ⅲ组淋巴结
腋窝动脉和静脉
臂丛
锁骨下动脉和静脉
Ⅱ组淋巴结
胸肌间淋巴结
内乳淋巴结
胸大肌
Ⅰ组淋巴结
胸背神经、动脉、静脉
背阔肌
胸长神经
乳腺组织

▲ 图 71-1　腋窝解剖标志和乳腺淋巴引流的示意图 [230]

易看到它们位于胸腔内胸骨的外侧。一项使用淋巴闪烁显像的研究表明，内下肿瘤引流至 IMC 的频率最高（43%），其次是外下肿瘤（32%）和中央肿瘤（28%）[2]。乳腺内淋巴结的频率受累程度取决于腋窝淋巴结的位置、肿瘤大小和原发肿瘤的解剖位置。在这个问题上，中国最大的一项研究（包括 2269 例患者）的结果显示 IMC 夹层[3]。

乳腺癌也可以扩散到锁骨上淋巴结，虽然这通常发生在腋窝淋巴结也被累及的情况下。临床结果表明，锁骨上复发对于 1～3 个腋窝淋巴结阳性的患者是罕见的，但如果不治疗，超过 15% 的 4 个或以上腋窝淋巴结阳性的患者可能会发生锁骨上复发[4]。最近的一项研究发现，高级别疾病或雌激素受体阴性疾病的患者及年轻的腋窝淋巴结 1～3 个阳性的患者锁骨上窝复发的风险可能高于平均水平，因此可能受益于对该区域的治疗[5]。在诊断时表现为累及锁骨上淋巴结的患者预后特别差。

对于放射肿瘤学家设计治疗领域至关重要的是要全面了解目标区域的解剖关系。在目标结构轮廓的准确性和再现性方面，有显著的观察者间和观察者内变异性[6]。已经制定了指南来减少这种可变性，并指导原发性和淋巴结临床靶区的描述[7]。最近在放射治疗规划方面的一项进步是使用基于 CT 的图集自动分割，该技术使用基于 CT 的地图集作为模板，帮助更一致地描绘目标体积[8-10]。

二、流行病学

发病率及死亡率

乳腺癌是全球第三大最常见的癌症，2016 年估计有 170 万例。2016 年，它是女性和男性癌症死亡的第 5 大原因，全球共有 53.5 万名女性和 1 万名男性死亡[11]。美国癌症协会估计，有 271 270 美国人将被诊断为乳腺浸润性癌和 42 260 将死于这种疾病在 2019 年[12]。乳腺癌仍是女性癌症的最常见原因，和女性的癌症相关死亡的第二大原因，仅逊于肺癌。

20 世纪 80 年代和 90 年代，侵袭性乳腺癌的发病率急剧上升，这可能是由于检测技术的改进和乳房 X 线检查的增加，因为这一趋势主要观察到 50 岁及以上的女性，而不是年轻人。发病率的增加也可能与生育习惯的改变有关，包括少生孩子和推迟生育。发病率在 1987—1994 年稳定下来，但在 20 世纪 90 年代中期再次上升，这被认为是由于绝经后激素替代疗法（HRT）的使用增加和肥胖率的上升，以及乳房 X 线检查的增加。2002 年以后，浸润性乳腺癌的发病率下降了 7%，这可能是因为 2002 年女性健康行动随机试验结果发表后，

HRT 的使用减少了（图 71-2）[13, 14]。发病率的下降主要见于白人女性和 50 岁及以上的女性。相比之下，年轻女性乳腺癌的发病率保持稳定。虽然乳腺癌在年轻女性中是一种罕见的疾病，但它是最常见的癌症发生的年龄组[15]。在年轻患者中治疗乳腺癌有其独特的挑战，包括治疗后卵巢功能下降和不孕、生存期延长及其相关并发症，以及长期的心理影响。另一个明显的挑战是与怀孕有关的乳腺癌[16, 17]。

美国人口的快速老龄化预计将在未来 20 年导致乳腺癌人数的增加。幸运的是，自 1990 年以来，乳腺癌死亡率持续下降，这可能是因为筛查（导致早期发现）和多学科治疗的进步[18]。生存问题和对治疗后期效果的研究越来越相关，因为 2019 年 1 月美国有超过 310 万乳腺癌幸存者，预计到 2030 年这一数字将会增加[19]。

乳腺癌的发病率在不同种族和种族之间差异很大，死亡率也是如此。例如，非西班牙裔白人女性乳腺癌的发病率略高于非西班牙裔非裔美国女性（分别为每年 128.7/100 000 vs. 125/100 000 年）[20]。然而，非裔美国女性的死亡率高于白人女性。一个影响因素是，非裔美国女性更有可能在 40 岁以下被诊断为乳腺癌，更有可能患有晚期和三阴性乳腺癌（TNBC）[20]。

三、流行病学

（一）危险因素

据估计，美国女性在 80 年的寿命中患乳腺癌的平均风险为 12.3%（每 8 个女性中就有 1 个）[13]。表 71-1 列出了发生乳腺癌的危险因素，老年和女性是最强的危险因素。男性乳腺癌很少见，估计约占所有乳腺癌的 1%。大约 95% 的新乳腺癌病例发生在 40 岁或 40 岁以上的女

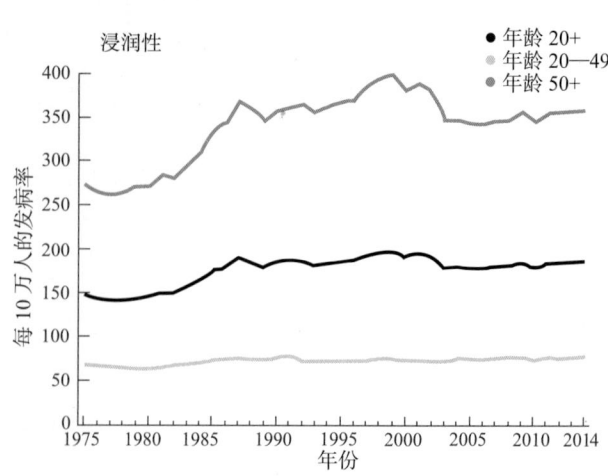

▲ 图 71-2 1975—2014 年女性浸润性乳腺癌和原位乳腺癌的发病率趋势

引自 Surveillance, Epidemiology, and End Results（SEER）Program, SEER 9 Registries, National Cancer Institute, 2017. https：//seer.cancer.gov/csr/1975_2014/. Accessed November 1, 2018.

表 71-1 乳腺癌危险因素

美国国家癌症研究所乳腺癌风险评估工具的危险因素 [a]	其他已知的危险因素	可能的危险因素
• 小叶原位癌或导管原位癌的个人史 • 老年人 • 乳腺癌家族史及一级亲属患乳腺癌人数 • 未生育和生育第一个孩子时年龄较大 • 月经初潮年龄较大 • 乳房活检史及乳房活检次数 • 不典型导管增生个人史 • 白种人	• 女性 • 乳腺癌个人史 • BRCA1 基因或 BRCA2 基因的突变 • 更高的酒精消费 • 缺乏锻炼 • 使用激素替代疗法 • 有霍奇金病胸部放射治疗史 • 未行母乳喂养	• 高脂肪摄入 • 乳腺纤维囊性乳腺病 • 纤维性瘤 • 单纯乳腺囊肿 • 使用口服避孕药 • 烟草

a. 见 www.cancer.gov/bcrisktool.

性[13]。乳腺癌的年发病率从 40 岁增加到 70 岁，然后以相当缓慢的速度增加，然后在 80 岁之后略有下降。

雌激素暴露在乳腺癌的发病和发展中起着非常重要的作用。初潮时的年轻、未生育、怀孕时的高龄及绝经时的高龄都是乳腺癌的危险因素。一项由内源性激素和乳腺癌合作小组进行的大型研究表明，绝经前女性的乳腺癌较高水平的循环雌激素和雄激素与风险的小幅增加有关[21]。一项针对瑞典女性的大规模研究表明，生第一胎的年龄每增加 5 年，患乳腺癌的风险就增加约 13%[22]。

绝经后接受激素替代疗法也被证明会增加患乳腺癌的风险。一项包括 52 705 名乳腺癌患者和 108 411 名非乳腺癌患者的 51 项研究的 Meta 分析发现，HRT 每使用 1 年，乳腺癌发生的年相对风险增加 2.3%[23]。女性健康倡议进行的一项研究表明，雌激素和孕激素替代疗法结合与患乳腺癌的风险增加有关，与风险比为 1.2[24]。服用组合激素替代疗法的女性在首次诊断的时候也更有可能有晚期乳腺癌，以及增加数量的异常乳房 X 线[25]。激素替代疗法的类型在决定其是否会增加风险方面可能非常重要。一项针对 46 000 名女性的研究报道称，与不使用雌激素的女性相比，联合使用雌激素和黄体酮会使乳腺癌的 RR 升高 8%，而单独使用雌激素只会使 RR 升高 1%[26]。丹麦性激素登记册最近进行的一项大型研究表明，目前或最近使用当代激素避孕药的女性患乳腺癌的风险更高，RR 为 1.2（95%CI 1.14～1.26）。长期使用激素避孕药的风险更高，使用 10 年以上的 RR 为 1.39（95%CI 1.26～1.51）[27]。

其他可改变的危险因素似乎也在乳腺癌发病率的流行病学中发挥作用。肥胖与绝经后女性患乳腺癌的风险较高有关。例如，超过 1000 流行病学研究的 Meta 分析显示，增加 BMI 与绝经后女性癌症的风险增加有关的 RR 每 5BMI 单位 1.1（95%CI 1.1～1.2），最大的影响雌激素受体阳性乳腺癌的风险[28]。在绝经前女性中观察到 BMI 和乳腺癌风险呈负相关。这种相互冲突的联系的机制尚不清楚[29]。然而，较大的腰围、臀围和腰臀比与绝经前女性患雌激素受体阴性乳腺癌的风险增加相关[30]。

相对大规模的研究表明，日常锻炼，尤其是在生命早期，可以降低绝经前和绝经后女性患乳腺癌的风险[31-33]。一项研究表明，每周步行超过 7h 的人的风险比每周步行 3h 或更少的人低 14%[34]。最近的一些证据也表明，运动和体重也可以影响乳腺癌治疗后的结果[35, 36]。

迄今为止的研究还没有表明服用膳食补充剂或维生素与降低乳腺癌风险有关。然而，许多研究表明，饮酒与乳腺癌风险之间存在联系，成年女性每天每摄入 10g 乙醇（约 1 杯酒），患乳腺癌的风险就会增加 7%～10%。这种关联在绝经前和绝经后的女性中都存在[37, 38]。

（二）遗传因素与乳腺癌病因学

有乳腺癌家族史的女性，尤其是一级亲属，患乳腺癌的风险更高。在 50 岁以下的女性中，一级亲属被诊断出患病，患病风险通常是 2 倍，如果有一个以上的一级亲属被诊断出患病，患病风险通常是 3～4 倍[39-41]。

BRCA1 和 BRCA2 基因是两种重要的肿瘤抑制基因，以常染色体显性遗传方式遗传，它们的遗传突变是家族性或遗传性乳腺癌最常见的原因。它们占所有女性乳腺癌的 5%～10%，占男性乳腺癌的 5%～20%。在所有家族性乳腺癌中，有 15%～20% 的患者患有这种疾病[42, 43]。某些种族 BRCA1/2 的种系突变频率更高。例如，美国的非犹太人口有 1/400 的机会有有害的 BRCA 突变[44]，而德系犹太人有 1/40 的机会。后一组大约 90% 的突变是三种"创始人突变"之一，包括 185delAG（也称为 187delAG 或 BRCA1 中的 c.68_69delAG）、5382insC（也称为 5385insc 或 BRCA1 中的 c.5266dupC）或 BRCA2. 中的 6174delT（c.5946delT）[45]。

BRCA1 基因突变主要与"三阴性"乳腺癌（ER、

孕激素受体和人表皮生长因子受体 2 受体的缺失）和卵巢癌的发生有关[46]。BRCA2 基因突变的患者更容易发展为 ER 阳性乳腺癌，他们患卵巢癌的风险高于普通人群，但低于携带 BRCA1 基因突变的人群[46]。BRCA 突变与男性乳腺癌相关；例如，基于人群的研究表明，0%～4% 的男性乳腺癌与 BRCA1 突变有关，4%～16% 与 BRCA2 突变有关[47]。BRCA 相关肿瘤的主要特征及 BRCA1 和 BRCA2 基因突变携带者的第二恶性肿瘤患病率得到了突出体现[46, 48-51]。

有害的 BRCA 突变通常是在传统的 Sanger 测序中发现的点突变。BRCA1 和 BRCA2 的大量重排发生在所有接受遗传检测的乳腺癌或卵巢癌综合征患者中不到 1%，但在有强烈的个人和家族乳腺癌和卵巢癌病史的患者中，可能发生的比例高达 7.5%[52]。

所有被诊断为乳腺癌的患者都应该进行初步的风险评估，以确定是否需要进行更正式的评估。家族综合征的风险程度随着受影响的家庭成员的数量、关系的亲密程度及受影响成员诊断时的年龄越小而增加[53]。正式的风险评估和遗传咨询需要详细的家族谱系、对患者需要和关注的评估、过去的内科和外科病史及任何活跃的癌症诊断。美国国家癌症中心网络小组建议，除表 71-2 中列出的一项或多项标准外，有乳腺癌个人病史的患者应进行 BRCA1/2 检测。对于任何年龄的男性乳腺癌患者，任何年龄有卵巢癌个人病史的患者，以及具有高危种族背景（如德系犹太人血统）的患者，也建议进行 T 细胞检测。

最近，其他几个基因也被证明与乳腺癌的遗传易感性有关。这些包括 PTEN、PALB2、TP53、CHEK2、NBN 和 NF-1[54]。例如，40 岁以下的女性 PALB2 基因的突变（BRCA2 的伙伴和定位器）与 8～9 倍有关乳腺癌的风险比增加有关，40—60 岁的女性患乳腺癌的风险高 6～8 倍，年龄超过 60 岁风险高出 5 倍。50 岁时携带者患乳腺癌的累积风险估计为 14%，70 岁时为 35%，这进一步受到出生队列和其他家族因素的影响[55]。

表 71-2　遗传性乳腺和卵巢综合征检测标准

BRCA1/BRCA2
个人乳腺癌病史加以下一项或多项

1. 45 岁或以下诊断
2. 有 2 个乳房原发部位，首次诊断为乳腺癌的年龄小于 50 岁
3. 50 岁以下确诊，有一个或多个近亲患有任何年龄的乳腺癌
4. 60 岁以下被诊断为三阴性乳腺癌
5. 在任何年龄被诊断为乳腺癌并有 2 名或 2 名以上近亲在任何年龄被诊断为乳腺癌；在任何年龄被诊断患有上皮性卵巢癌的一个或多个近亲
6. 有 2 个或 2 个以上近亲患有胰腺癌或侵袭性前列腺癌（Gleason 评分≥7）

包括这些和其他中等和高显率基因在内的多个基因检测现在在美国和其他地方的商业上可用。然而，对这些最近发现的基因的了解仍然有限，在检测它们时发现不确定意义的变异是常见的[56]。在没有癌症遗传学专家咨询的情况下，不应定期安排这些检测，因为关于变异突变风险评估和管理的指导方针没有明确定义。

（三）乳腺癌筛查

乳腺癌筛查是为了发现无症状、处于早期阶段的疾病，以改善预后和乳腺癌相关死亡率。无论风险级别如何，所有女性都应进行常规体检，包括临床乳房检查。根据完整的病史，女性可能会分为两个风险组：平均风险组和风险增加组，以确定进一步的测试。筛查乳房 X 线仍然是唯一经临床证明可以降低死亡率的成像方式。几十年来，人们一直围绕着筛查的时间间隔和在特定年龄组（即 40—49 岁）筛查的好处争论不休。根据美国癌症协会（American Cancer Society）的规定，对于平均风险患者，从 45 岁及以上开始每年进行一次双侧乳房 X 线检查。不过，他们也建议，40—44 岁的女性如果愿意，应该可以选择每年进行一次乳房 X 线检查[57]。美国预防服务局（USPSTF）建议 50—74 岁的女性每 2 年做一次乳房 X 线检查。他们还建议 50 岁以下的女性不要做乳房 X 线检查；然而，这一决定应该是因人而异的，那些了解并认为潜在益处大于潜在危害的女性可以选择在 40—49 岁开始筛查[58]。根据美国预防工作小组（USPSTF），证据不足建议 75 岁及以上的女性进行筛查性乳房 X 线检查。此外，USPSTF 得出结论，没有足够的证据建议将数字乳腺断层摄影术作为主要筛查方式[59]。然而，这项技术在美国已经越来越普及，NCCN 更新指南考虑对 40 岁起的平均风险女性进行年度断层合成筛查，不需要额外的补充筛查方式[60]。最新的有限临床研究表明，数字乳腺 X 线断层扫描可能对异质或致密乳腺患者的乳腺癌检测有更大的影响，然而，这还不是护理的标准，如果选择，患者应该就这种方式的保险覆盖范围进行咨询[61-63]。目前还没有大规模的前瞻性研究支持对乳腺密度高的患者进行全乳腺超声检查。然而，考虑到高乳腺密度患者患乳腺癌的风险更高，一些州要求对这些患者进行额外的超声波检查进行保险覆盖[64, 65]。

关于乳腺癌筛查的争议主要源于对乳房 X 线检查可能诊断过度的担忧。这一术语指的是这样一个事实：通过筛查发现的某些癌症可能生长得非常缓慢，或者根本没有生长，即使不被发现和治疗，也可能永远不会导致死亡[66]。在这些病例中，患者要接受不必要的活组织检查、手术、放疗和随后的全身治疗。这导致了患者、家

庭和整个社会的心理和经济成本。

不建议常规使用磁共振成像筛查一般人群，因为与 MRI 相关的高成本和高假阳性率。在高危人群中，除了乳房 X 线检查外，有明确的证据建议对 BRCA 携带者每年进行 MRI 筛查[67]。一般来说，遗传性乳腺癌的筛查从 25 岁开始，包括每年 1 次的乳房 X 线检查、每年 1 次的乳房磁共振检查和每年 2 次的临床乳房检查。由于 BRCA 携带者的"间隔期"癌症发病率高，建议每 6 个月交替使用影像学技术（乳房 X 线和 MRI）。曾因淋巴瘤诊断而接受放射治疗的女性在完成放射治疗 10 年后开始接受类似的乳房 X 线检查和 MRI 检查。

表 71-3 展示了公认的使女性患乳腺癌风险更高的风险因素，并强调了对她们的适当筛查建议。修正的盖尔模型是一种风险评估工具，它计算了 5 年和一生中发生侵袭性乳腺癌的风险，作为几个已知风险因素的函数[68, 69]。然而，这一风险工具不应用于有易感基因突变、强家族史、既往胸椎放疗史或小叶原位癌的女性。此外，依赖家族史的模型（如 Claus 等[70]、Tyrer 等[71] 和 Parmigiani 等[72]）基于这些模型可以确定全寿命超过 20% 的女性乳腺癌的风险，并在指导筛查和确定适合降低风险策略的女性方面发挥了重要作用。

（四）乳腺癌预防策略

罹患乳腺癌风险较高的女性可以通过预防策略来降低这一风险。一般来说，生活方式的改变，如戒酒、保持理想体重、定期锻炼，都与降低患乳腺癌的风险有关[30, 32, 37, 73]。所有女性，无论年龄或风险状况如何，都应建议保持健康的生活方式。影响雌激素和孕激素信号通路的药物策略也可以降低某些高危患者患乳腺癌的风险。此外，降低风险的手术（如双侧全乳切除术或双侧输卵管卵巢切除术）可能对选定的高危人群有益。

1. 预防乳腺癌风险的药物疗法　选择性雌激素受体调节剂（SERM），如他莫昔芬和芳香化酶抑制药（AI）已被用于降低高危女性发生乳腺癌的风险。这些药物只对已知对女性激素有反应的肿瘤起作用，这些肿瘤可以通过激素受体（ER 和 PR）。一般来说，这些预防药物通过干扰雌激素的作用而起作用。SERM 通过阻断雌激素对乳腺组织的影响而起作用，而 AI 通过阻断一种叫作芳香化酶的酶起作用，芳香化酶负责绝经后女性体内雌激素的产生。这些药物已被证明在侵袭性乳腺癌的辅助治疗中可以降低患同侧和对侧乳腺癌的风险[74, 75]。在早期乳腺癌专家协作小组（EBCTCG）进行的一项研究

表 71-3　**Breast Cancer Screening: Increased Risk Category**

High-Risk Factor	Screening Recommendation
Prior history of breast cancer, history of LCIS, or ADH/ALH.	Encourage breast awareness, CBE every 6 to 12 months at the age of diagnosis and annual mammography, with the consideration of tomosynthesis at the age of LCIS or ADH/ALH diagnosis, but not age <30 years. Consider annual MRI at the age of LCIS or ADH/ALH diagnosis, but not age <25.[231]
Aged ≥35 years with a 5-year risk of invasive breast carcinoma ≥1.7% by the Gail Model.[a]	Encourage breast awareness, CBE every 6 to 12 months, annual mammography, with the consideration of tomosynthesis. To begin at the age identified as being at increased risk by the Gail Model.
Lifetime risk of breast cancer >20% based on family history models.	Encourage breast awareness beginning at age 30 years, CBE every 6 to 12 months, annual mammography, with the consideration of tomosynthesis and MRI from 10 years prior to the youngest family member, but not age <30 years for mammogram and not age <25 for MRI; consider reduction strategies.
History of previous therapeutic thoracic radiation (e.g., mantle radiation) between the ages of 10 and 30 years.	Age ≥25: encourage breast awareness, annual mammograms, annual MRI as adjunct to mammograms to be initiated 8 to 10 years after radiation exposure or at age 40 years, whichever comes first. Age <25: encourage breast awareness, risk counseling, and annual CBE; annual mammography and MRI to be initiated 8 to 10 years after radiation exposure.
Known genetic predisposition.	Encourage breast awareness, CBE every 6 to 12 months, annual mammography, annual MRI; begin screening at age 25 years, referral to cancer genetic counselor or specialist, discuss risk reducing strategies.
Family history pedigree suggestive of genetic predisposition.	Encourage breast awareness, CBE every 6 to 12 months, annual mammography, annual MRI; begin screening 10 years earlier than age of youngest woman in family diagnosed with breast cancer, but no later than age 40 years, referral to cancer genetic counselor or specialist.

a. Risk assessment by the Gail Model includes current age, age at menarche, age at first live birth or nulliparity, number of first-degree relatives with breast cancer, number of previous benign breast biopsies, atypical hyperplasia in a previous breast biopsy, and race.

ADH, Atypical ductal hyperplasia; *ALH*, atypical lobular hyperplasia; *CBE*, clinical breast examination; *LCIS*, lobular carcinoma in situ; *MRI*, magnetic resonance imaging.

From Breast Cancer Screening and Diagnosis. *National Cancer Center Network Guidelines Version 1.2018*. Accessed April 19, 2018.

中，使用佐剂他莫昔芬 5 年，15 年随访显示对侧乳腺癌发病率减少了约 1/3 [76]。这一发现导致了对高危女性使用他莫昔芬预防乳腺癌的多项研究。全国乳腺癌和肠道外科辅助治疗项目（NSABP）P-1 试验是一项随机安慰剂对照研究的 5 年他莫昔芬，招收了 13 388 名高危女性，定义为预处理或绝经后女性年龄超过 60 岁，或女性 35 岁以上 5 年预测患乳腺癌的风险为 1.66 每盖尔模型，或小叶原位癌的女性。研究表明，在 7 年的随访中，他莫昔芬将侵袭性和非侵袭性（即 DCIS）ER 阳性乳腺癌的发生率分别降低了 43% 和 37%。然而，他莫昔芬并没有影响 ER 阴性乳腺癌的发病风险 [77]。在国际乳腺癌干预研究 I（IBIS-I）试验中，高风险女性接受他莫昔芬治疗 5 年，发现 ER 阳性乳腺癌的发病率降低了 48%，在停止治疗后至少 10 年持续受益 [78, 79]。

除了他莫昔芬预期的不良反应，包括潮热、盗汗和阴道干涩，这些研究表明 50 岁以上的女性患深静脉血栓和子宫内膜癌的风险更高。因此，已努力考虑其他药物。雷洛昔芬（另一种 SERM）被评估为一种化学预防剂，以减少侵袭性乳腺癌的发病率，因为它与子宫内膜癌的风险增加没有关联。在旨在调查雷洛昔芬对骨质疏松症的影响的核心和更多试验中，发现侵袭性乳腺癌的发病率分别降低了 69% 和 72%，而子宫内膜癌的风险没有显著增加 [80, 81]。根据他莫昔芬和雷洛昔芬临床预防试验的总体结果，由 NSABP 进行的 STAR（P-2）试验，比较了他莫昔芬或雷洛昔芬治疗 5 年对 19 474 名绝经后高危女性降低乳腺癌风险的效果。STAR 试验的长期随访表明，虽然雷洛昔芬组的血栓栓塞和子宫癌病例较少，但最终预防侵袭性乳腺癌效果较差。虽然雷洛昔芬和他莫昔芬并没有降低乳腺癌的风险，但由于其安全性较好，特别是对于子宫完整的女性，雷洛昔芬仍可作为绝经后女性乳腺癌的化学预防替代品 [82]。

来曲唑、阿那曲唑、依西美坦等 AI 通过抑制芳香化酶抑制雄激素生物合成雌激素，导致血清、组织和肿瘤细胞中循环雌激素水平下降 [83]。AI 已被证明在预防乳腺癌复发和减少二次乳腺癌方面比他莫昔芬辅助治疗更有效 [84, 85]。这些数据导致了 AI 在预防设置中的评估。在依西美坦预防研究（MAP.3 试验）中，在中位 3 年随访中观察到，与安慰剂相比，高危绝经后女性非侵入性和侵入性乳腺癌的年发病率相对降低了 65%（0.19% vs. 0.55%；HR=0.35；95%CI 0.18～0.70；P=0.002）[86]。在高危绝经后女性的阿那曲唑预防研究（IBIS-II）中也发现了类似的结果。需要对这两项研究进行更长的随访，以确定 AI 在化学预防方面的效果是否持续。目前，对于那些年龄超过 35 岁且乳腺癌风险增加的患者，肿瘤学家可能会根据患者的激素状况和药物的不良反应来选

择降低乳腺癌风险的可用药物策略。表 71–4 强调了现有的降低乳腺癌风险的药理策略。所有乳腺癌的化学预防策略都没有被证明能降低 ER 阴性乳腺癌的风险，也没有影响总生存期。

总之，对于选择从事乳腺癌预防的女性来说，药物的选择（他莫昔芬、雷洛昔芬或 AI）是具有挑战性的，可以根据绝经状态和每种药物预期的不良反应来选择。绝经后的女性可以在 SERM 和 AI 之间进行选择。没有研究将这些策略在预防环境中相互比较。尽管美国国家指南（美国临床肿瘤学协会和 NCCN）支持 AI 用于预防，但它们未被批准用于预防。AI 对骨丢失和心血管风险的长期影响仍存在疑问。对于选择 SERM 的患者，他莫昔芬似乎比雷洛昔芬更有效地预防乳腺癌，尽管雷洛昔芬有较少的不良反应。对于绝经前女性，他莫昔芬仍然是预防乳腺癌的唯一选择。一般不建议在这一人群中使用 AI，因为它们实际上会增加卵巢活跃和完整的女性的雌激素分泌；此外，在绝经前患者中缺乏雷洛昔芬的安全性数据。

2. 预防乳腺癌的手术疗法 双侧预防性乳房切除术在经过适当的检查、多学科会诊和遗传咨询后精心挑选的患者中起作用。双侧乳房切除术被证明是一种有效地降低 BRCA1 或 BRCA2 基因生殖系突变女性风险的策略 [88-90]。如果是为了降低风险而进行的手术，应该摘除所有的乳腺组织。除非在乳房切除术标本病理评估时发现有侵袭性疾病，否则不需要进行腋窝评估 [91]。对于 BRCA1 和 BRCA2 基因突变携带者，建议在生育结束后预防性双侧输卵管卵巢切除术，作为预防卵巢癌的有效措施 [92]。

对侧预防性乳房切除术是一种降低风险的乳房切除术，患者诊断为侵袭性或非侵袭性乳腺癌的临床情况。尽管大多数没有携带有害 BRCA1 或 BRCA2 突变的乳腺癌患者没有生存益处，但随着时间的推移，对侧预防性乳房切除术的发生率增加了 [93-96]。外科医生和临床医生应该与患者讨论数据的局限性、手术的潜在好处及伴随的风险。尽管选择性乳房切除术的死亡率较低，但其并发症包括血清肿、手术部位感染、皮瓣和（或）乳头坏死、术后疼痛、乳房假体综合征、手臂活动受限、臂丛神经损伤、重建手术风险和麻醉风险 [97-99]。

四、导管原位癌的处理

DCIS 被认为是侵袭性乳腺癌的危险因素之一。因此，手术治疗与放疗和激素治疗相结合或不结合都可以降低患侵袭性癌症的风险。NSABP B-17 研究报道了明显更好的总体 5 年无事件生存率，这是因为在接受肿瘤切除和放疗的女性中，侵袭性和非侵袭性同侧乳腺癌的

表 71-4 精选乳腺癌预防药理试验

试 验	研究设计	患者群体	结 果	毒 性
选择性雌激素受体调节剂 NSABP P-1[54]	他莫昔芬 vs. 安慰剂	n=13 388, HRW, PPM	所有 BC 降低 49%	• 骨折风险降低 [a] • 血栓栓塞风险增加 [b] • 子宫癌风险增加 [b]
IBIS-I[55]	他莫昔芬 vs. 安慰剂	n=7154, HRW, PPM	所有 BC 降低 27%, ER+BC 降低 31%	
MORE[57]	雷洛昔芬（60mg 或 120mg）与安慰剂对照	n=7705, NRW, PM	所有 BC 降低 65% 和 ER+BC 降低 90%	
CORE[58]	MORE 试验扩展	n=5213 [c]	所有 BC 降低 50%, ER+BC 降低 66%	
STAR P-2[60]	他莫昔芬 vs. 雷洛昔芬	n=19 747, HRW, PM	5 年他莫昔芬或雷洛昔芬中位随访 81 个月；雷洛昔芬与他莫昔芬相比，疗效是 75%	与他莫昔芬相比，雷洛昔芬降低血栓栓塞和子宫癌风险
芳香化酶抑制药 MAP3	依西美坦 vs. 安慰剂	n=4560, HRW, PM	在 3 年随访中所有 BC 降低 65%, ER+BC 降低 75%	增加了使用 AI 患者骨折、骨骼症状和血管舒缩症状的风险
IBIS-II	阿那曲唑 vs. 安慰剂	n=6000, HRW, PM	在 5 年内所有 BC 降低 53%, ER+BC 降低 58%	

a. 他莫昔芬对骨骼有促进作用
b. 子宫完整的老年女性（年龄＞50 岁）患子宫癌的风险增加与临床更相关，增加的血栓栓塞风险在老年人群中更严重
c. 来源自 MORE 试验
AI. 芳香酶抑制药；BC. 乳腺癌；CORE. 与证据有关的持续性后果；ER+BC. 雌激素受体阳性乳腺癌；HRW. 高危女性；IBIS-I. 国际乳腺癌干预研究 I 试验；IBIS-II. 阿那曲唑预防研究；MAP3. 乳房预防 3；MORE. 雷洛昔芬的多重疗效评价；NRW. 正常风险女性；NSABP. 美国国家乳腺和肠外科辅助手术项目；PM. 绝经后；PPM. 绝经期和绝经前期；STAR. 他莫昔芬和雷洛昔芬的研究

发生率低于单纯的肿瘤切除或肿瘤切除加他莫昔芬[100]。NSABP B-24 试验表明，与单纯乳房肿瘤切除术和放疗相比，乳房肿瘤切除术、放疗和他莫昔芬联合治疗 DCIS 女性更有效地预防侵袭性癌[101]。一项对 NSABP B-24 的回顾性亚组分析表明，ER 阳性 DCIS 的女性从他莫昔芬干预中获益，而 ER 阴性疾病的女性则没有获益[102]。因此，他莫昔芬推荐用于接受局部治疗后仍有残留乳腺组织的 ER 阳性 DCIS 患者。然而，对于使用 AI 的 DCIS 的内分泌治疗研究还很有限。NSABP B-35 比较了阿那曲唑和他莫昔芬在乳腺导管原位癌术后加放疗的绝经后女性中的疗效。结果表明，与他莫昔芬相比，阿那曲唑仅在年龄小于 60 岁的女性中提供了显著的无乳腺癌间隔改善[103]。总的说来，阿那曲唑是绝经后 DCIS 患者的合理选择。

诊断概述

大多数乳腺癌是通过异常乳房 X 线检查或触诊乳房肿块确诊的。一些患者可能出现孤立无痛的乳房肿块，其他人可能乳头有分泌物或出血。在某些病例中，肿块可能被忽视或一段时间内被忽视，其体征和症状包括乳头内缩、疼痛、溃疡、炎症或恶臭，体检时可固定于皮肤或胸壁。所有患者都应仔细检查病史，注意危险因素和家族史。接下来，应进行详细的体格检查，重点检查受累乳房、对侧乳房、所有区域淋巴结、肺、骨和肝脏。应进行双侧诊断性乳房 X 线检查，包括其他提示异常的观点，以评估受累程度，并评估是否有其他同侧或对侧疾病。大多数患者还应进行乳腺和区域淋巴结的超声诊断，以进一步描绘疾病的局部区域范围。对于年龄小于 30 岁的患者，超声检查是评估可扪及乳房肿块的首选方法，而乳房 X 线则用于年龄大于 30 岁的患者。影像学异常的组织应进行病理评估并排除癌症。超声引导下经皮穿刺活检是标准的和推荐的程序。对于超声检查不能很好显示的可疑钙化灶，建议在乳房 X 线定位下进行立体定向活检。在任何活检过程中，重要的是在异常附近留下金属夹或其他标记物，以帮助定位肿瘤床为后续手术。一旦确定了乳腺癌的诊断，还需要对肿瘤组织进行进一步的病理检测，以确定重要的特征，如组织学、分级、有无淋巴血管浸润、受体状态（ER、

PR、HER2 受体）等。任何可疑的区域淋巴结的细针穿刺对确定疾病的初始程度也很有价值。如有必要，应进行适当的分期研究，以排除远处转移性疾病的存在。然而，大多数早期疾病患者不需要进行分期研究。

五、分期

一般来说，癌症分期的目的是帮助确定疾病的负荷，告知预后，并帮助建立适当的治疗计划。直到 2018 年，美国癌症联合委员会的乳腺癌分期系统主要依靠 TNM 系统来确定具体的疾病分期。随着对具有预测和预后价值的肿瘤生物学和生物学特征知识的增加，我们决定将这些特征纳入一个修正的分期系统。因此，第 8 版与乳腺癌分期系统不仅考虑肿瘤 TNM 分期系统也考虑生物因素包括病理分级、ER、PR、和 HER2 状态，甚至肿瘤基因测试的结果，很大程度上依赖于这些因素来提供治疗建议。

AJCC 的第 8 版如下。

1. 在无法获得生物标志物（分级、ER、PR、HER2）信息的情况下，使用解剖分期。

2. 基于病史、体格检查、影像学、活组织检查和生物标志物的临床预后阶段。

3. 病理预后阶段基于手术病理发现和生物标志物，与所有以手术作为初始治疗的患者有关，但与接受新辅助治疗的患者无关。它是美国所有肿瘤登记所推荐使用的分期系统。

4. 新辅助治疗后分期仍在审查和准备中，它将包括解剖 TNM、壁病理分级、ER、PR 和 HER2。

MD 安德森癌症中心进行了基于大型数据库与第 8 版的预后阶段的单中心队列验证研究。他们发现，与解剖期相比，预后分期上调占 29.5%，下调分期占 28.1%。此外，与解剖分期相比，预后分期在疾病特异性生存方面提供了更准确的分层[104]。

所有从事乳腺癌护理的医生都应该熟悉 AJCC 的分期系统，在开始治疗之前，每个病例都应该有一个合适的分期，这一点非常重要。对于临床 I 期或 II 期疾病患者，分期检查应包括体格检查、诊断性乳房 X 线检查、超声检查和常规血清检查。对于局部晚期疾病的患者，转移性疾病的筛查试验应该包括骨骼扫描和肝脏 CT 或正电子发射断层扫描 /CT 成像。

六、乳腺癌生物学特征

乳腺癌是一种生物异质性疾病。基因组学和分子生物学的进展，如 DNA 微阵列表达谱，已根据疾病的生物学和风险特征（如肿瘤的分级、激素受体和 HER2 受体表达），将乳腺癌分子分类为不同的亚型[105]。

（一）分子分型

雌激素富集型癌症的分子特征与导管腔细胞相似，而雌激素阴性乳腺癌的分子表型与乳腺导管上皮基底层细胞相似。HER2/neu 过表达的肿瘤具有独特的特征。表 71-5 列出了 4 种主要的内在或分子亚型乳腺癌的表达模式。

表 71-5 乳腺癌分子亚型

分子亚型	ER 和（或）PR 状态	HER2 状态	Ki-67
Luminal A	阳性	阴性	低表达
Luminal B	阳性	阳性 / 阴性	高表达
HER/neu 阳性	阴性	阳性	任何
基底样	阴性	阴性	任何

ER. 雌激素受体；HER2. 人表皮生长因子受体 2；PR. 孕激素受体

Luminal A 亚型表达 ER 相关基因，是所有浸润性乳腺癌中最常见的亚型。从复发率和 OS 来看，属于低级别肿瘤，预后良好。它通常对内分泌治疗敏感，对化疗反应较差[106]。Luminal B 表达更多的细胞增殖和肿瘤 HER2 相关基因，通常有更高的分级和更惨的预后，对内分泌治疗反应相比 Luminal A 亚型差。三阴性乳腺肿瘤有类似基底上皮细胞的基因表达谱，不表达与荷尔蒙相关的和 HER2/neu 相关基因。其预后最差，局部及全身复发风险高，一般认为药物敏感的疾病[107]。然而，有一部分 TNBC 患者对一线治疗有耐药性，并且往往预后差，没有任何成功的靶向治疗[108, 109]。化生性乳腺癌是一种罕见的乳腺癌亚型，由多种低分化腺癌、间充质和（或）其他上皮成分组合而成[110]。大多数化生性乳腺癌是 TNBC，由于对标准全身治疗反应有限，其预后已知比非化生性 TNBC 差[111]。最后，使用曲妥珠单抗和其他 HER2 靶向疗法否定了 HER2 阳性疾病固有的侵袭性生物学。越来越多的报道表明，分子亚型和遗传因素也可以影响放疗和其他局部治疗后的结果。哈佛大学、不列颠哥伦比亚省和 MD 安德森癌症中心的研究表明，接受乳房保留治疗的患者，三阴性或基底样癌患者在接受乳房肿瘤切除术和全乳放疗后局部复发的风险增加[112—114]。这些发现与来自丹麦随机试验和 MD 安德森癌症中心的报道一致，这些报道表明三阴性疾病也与乳房切除术后局部复发有关[115, 116]。

（二）预测指标和治疗选择

确定肿瘤的分子标志物（ER、PR 和 HER2 表达）很重要，因为它将指导特定的治疗策略，并预测新辅助、辅助和转移治疗对这些干预措施的反应。例如，ER

是一种预测指标，当 ER 阳性肿瘤患者在辅助治疗和转移性治疗中受益于他莫昔芬等抗激素治疗时，所有乳腺癌都应进行 ER 检测。PR 的表达也可以预测对内分泌治疗的反应。ER 阳性和 PR 阴性肿瘤仍然对内分泌治疗有反应，但程度较低，而 ER 阴性 PR 阳性肿瘤很少见，报道显示它们可能对内分泌治疗无反应[117]。此外，基因产物可以结合起来提供个体癌症的分子表型，从而预测复发或对化疗的反应。

基于 NSABP B-14 试验，21 基因复发风险（RS）即 Oncotype DX 是一个预测工具，用于量化接受他莫昔芬治疗的淋巴结阴性、ER 阳性乳腺癌患者的 10 年远期复发风险[118]。现在临床上已经采用该方法来确定高危、淋巴结阴性、HER2 阴性、ER 阳性乳腺癌患者除了接受内分泌治疗外是否还应接受辅助化疗（见本章讨论部分），因为它能够预测获益的大小[118]。根据 Oncotype DX 报告，当复发风险太低而不能从辅助化疗中获益时，复发风险为低（RS=0～18）；中度（18<RS<31），与患者广泛讨论化疗的风险和益处对做出明智的决定很重要；复发风险更高（RS>30，远端 RS>20%），辅助化疗作为内分泌治疗的补充[91]。TAILORx 试验旨在确定辅助化疗会产生早期临床益处，淋巴结阴性乳腺癌患者，RS 为 11～25，被随机分配接受化疗和激素治疗或激素治疗[119]。这项研究表明，在 RS 为 11～25 的患者中，内分泌治疗在侵袭性无病生存不劣于化疗联合内分泌治疗（RR=1.08；95%CI 0.94～1.24；P=0.26）。然而，在亚组分析中，在 RS 为 16～25 的 50 岁及以下的患者中观察到一些化疗获益，这被认为与化疗的卵巢抑制作用及其他因素有关[119]。在淋巴结阳性人群中，正在进行的 RXPONDER 试验正在评估在伴有中度到低 RS（0～25）的淋巴结阳性、HR 阳性和 HER2 阴性肿瘤患者（NCT01272037）的辅助治疗中，化疗联合激素治疗。数份独立报告提供证据，Oncotype DX 可以准确预测淋巴结阳性早期浸润性乳腺癌的 RS。具体地说，美国国家癌症研究所的更新分析的监测、流行病学与最终结果注册，其中包括 6768 例 HR 阳性，HER2 阴性乳腺癌，乳腺癌症特异性表明，RS 不到 18 的乳腺癌患者 5 年生存率的大于 97% 的微转移疾病患者或 1～2 阳性淋巴结患者[120]。西德研究小组（PlanB 试验）进行的另一项 III 期研究研究了 HR 阳性、pN$_{0～1}$ 患者的结果，结果显示 RS11 或以下的患者对比 RS 大于 25 的患者的 3 年 DFS，单独内分泌治疗是 98%vs.92%[121]。

MammaPrint（Agendia，Amsterdam，Netherlands）采用了 70 个基因标记分析技术来分析 ER 阳性和 HER2 阴性乳腺肿瘤的基因表达，并帮助识别那些复发风险高和低的肿瘤。然而，它不能预测辅助化疗的结果。

MammaPrint 于 2007 年获得了 FDA 的批准，因为它的预后和预测价值已在接受化学内分泌治疗的高风险患者的生存期得到了证明。最近，MINDACT 试验，即一个国际前瞻性 III 期试验，比较了 MammaPrint 得分与常用的临床病理的标准，选择 0～3 个阳性淋巴结患者是否辅助化疗[122]。研究发现，在临床高风险但基因组低风险的疾病患者中，随机不接受化疗的患者，5 年无远处转移生存期为 94.7%（95%CI 92.5～96.2）。接受化疗的患者与未接受化疗的患者生存率差异为 1.5%。这项研究的结论是，有相当一部分（46%）的乳腺癌和高临床风险的女性可能不需要化疗[122]。本研究的主要局限性包括随访期短，数年累积后纳入淋巴结阳性患者，临床风险由目前还不能使用的辅助治疗在线工具确定。正如本章后面所讨论的，根据目前的指南，淋巴结阳性的患者应该在临床试验之外接受化疗，并且在低风险的淋巴结阳性患者常规不接受化疗之前，需要等待进一步的前瞻性数据[91]。

HER2/neu 过表达与增殖能力增加、转移潜能增强和肿瘤发生率增加有关。曲妥珠单抗是一种针对表面受体细胞外结构域的人源化单克隆抗体，是 HER2 阳性乳腺癌转移和辅助治疗的有效治疗方法（后续讨论辅助治疗）[123]。通过免疫组织化学或荧光原位杂交检测 HER2 基因拷贝是所有乳腺肿瘤的标准，并且可以预测靶向治疗的反应[124]。

七、治疗概述

I～III 期乳腺癌患者的治疗方法侧重于局部区域和全身疾病控制，以治疗为目的。然而，治疗通常是根据患者的共病情况和个人喜好，在多学科团队（包括内科肿瘤学、外科肿瘤学、整形外科和放射肿瘤学）对治疗的风险和益处进行广泛讨论后为患者制定最佳的治疗方案。综合治疗（图 71-3）是改善预后和生存的最佳管理的核心。

（一）局部治疗

局部治疗是通过手术和放疗来实现的。这些模式在大多数乳腺癌的治疗管理中有关键的作用。对于早期侵袭性疾病患者，手术可以是原发肿瘤保留乳房切除术（如乳房肿块切除术、乳房节段切除术、乳房广泛局部切除术）或乳房切除术。大量随机前瞻性临床试验表明，保乳手术加全乳放射治疗的远期疗效与乳房切除术相当[125-128]。然而，一些研究表明乳房肿瘤切除术可以提高生存率和减少术后并发症[129, 130]。保乳手术的首要目标应该是切除原发肿瘤，手术切缘不受侵袭性或原位性疾病的影响。第二个目标是提供最好的可能的美容结

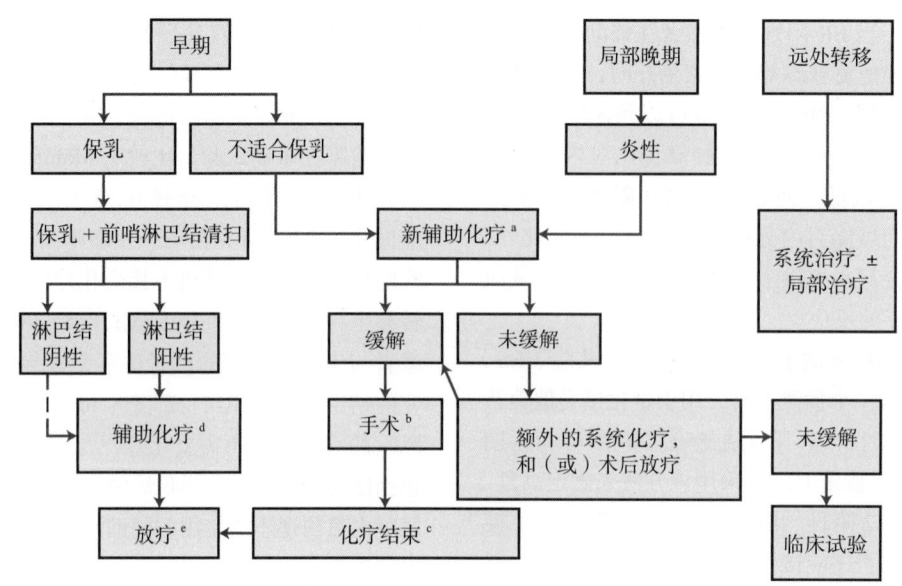

▲ 图 71-3　乳腺癌综合治疗综述

a. 首选蒽环类和紫杉类为主的治疗。对于人表皮生长因子受体 2（HER2）阳性肿瘤，在紫杉醇部分加入双重抗 HER2 阻滞药。b. 手术的范围由反应决定，但总是包括腋窝淋巴结清扫术（ALND）。对于炎性乳腺癌，手术方式通常是乳房切除术 +ALND。c. 如果术前未完成，完成计划的化疗方案。如果雌激素受体阳性和（或）孕激素受体阳性，则增加内分泌治疗。在 HER2 阳性疾病中完成长达 1 年的曲妥珠单抗治疗；如有需要，可与放疗和内分泌治疗同时进行。d. 对于大于 5mm 的三阴性和 HER2 阳性肿瘤，建议行新辅助化疗。在激素受体阳性、HER2 阴性的肿瘤中，化疗对 Oncotype DX 检测复发率高的患者是有益的，目前已被作为中度复发率患者的治疗标准。e. 临床提示全乳照射 ± 胸壁及淋巴结引流区。对于炎性乳腺癌，放疗应包括胸壁、1/2 水平腋窝淋巴结、锁骨上淋巴结，如累及内乳腺淋巴结（改编自 National Cancer Center Network guidelines and the American Society of Clinical Oncology-SEP Medical Oncology Self-Evaluation Program.）

果，没有缩回、乳头移位或多余的体积损失的过程。对于一些乳房较大的女性，一些中心现在提倡肿瘤整形手术，即在手术切除时进行局部组织重排，以保持最佳的乳房外观[131]。

（二）乳房手术

首选乳房切除术而非乳房肿瘤切除术用于以下情况：患者放疗前胸壁，炎性乳腺癌，怀孕时，扩散可疑或恶性出现钙化，多中心 / 多病灶的疾病，无法通过一个切口获得切缘阴性和合适的美容结果，再切除后切缘仍为阳性[91]。如果采用新辅助全身治疗使患者可接受保乳手术，即使大肿瘤有时可以避免乳房切除术。通常，在因早期疾病而接受乳房切除术的患者中，如果淋巴结呈阴性且原发疾病较小，则无须进行辅助放射治疗。保留乳房皮肤切除术可以保留大量的乳房皮肤，这使得整形外科医生可以利用乳房的自然支架来优化美容效果。如果维持正常的乳下沟，乳房可以重建得与对侧乳房非常对称。对于非侵入性或早期疾病的患者，可在切除乳房时立即进行乳房再造，可通过组织扩张器和植入物或自体组织瓣完成。重建工作也可能被推迟 1～2 年。通常倾向于推迟到放疗完成后 1 年进行重建。

（三）腋窝管理

Ⅰ～ⅢA 期（$T_3N_1M_0$）乳腺癌患者有侵袭性疾病且

临床上同侧腋窝阴性的患者建议行 SLN 手术，以评估腋窝淋巴结的病理状态，获得合适的初始腋窝分期，指导进一步的治疗[60]。本建议是基于一项随机对照试验的结果，该试验证明 SLN 和 1 级和 2 级腋窝淋巴结清扫术在检测腋窝淋巴结转移疾病的有效性上没有显著差异。此外，慢性手臂疼痛、淋巴水肿和感觉丧失的发生率在 SLN 手术中也有所降低[132, 133]。SLN 活检是基于这样一个概念：存在一个（或多个）可重复识别的淋巴结引流乳腺组织，并预测剩余腋窝淋巴结的状态[134]。该手术需要在乳晕周围或瘤周组织皮下注射亚加蓝染料或放射性胶体，或两者同时注射。然后通过肉眼检查进入蓝色淋巴结的淋巴管，或使用手持伽马探头检测显示放射性的淋巴结，检测腋窝第一梯级淋巴结的引流。随机试验表明，SLN 手术的准确率很高，鉴别检出率为 97%[135]，与标准腋窝清扫术相当。淋巴结活检阴性后腋窝复发率小于 1%[136]。

然而，该方法规范化后的一个主要临床问题是，在多模式治疗的时代，是否需要附加腋窝清扫以达到局部控制和长期生存的目的。ACOSOG Z11（美国大学外科肿瘤组 Z0011）试验表明，在年龄大于等于 18 岁乳腺癌患者中，$T_{1\sim2}$ 肿瘤、小于 3 个阳性 SLN、采用乳房肿瘤切除术加乳腺放射治疗，平均随访 6.3 年，加或不加腋窝清扫没有局部控制或局部复发的差别[137]。然而，

ER 阴性、年龄小于 50 岁、未接受辅助全身治疗的患者 OS 较低。更新的 10 年 OS 数据显示，与 ALND 相比，$T_{1\sim2}$ 和临床阴性的腋窝淋巴结有 1～2 个转移性 SLN 的患者 OS 并不差[138]。根据指南，符合 Z11 试验标准（框 71-1）的患者，建议省略 ALND。然而，对于适合的肿瘤的患者，应优化手术入路，特别是老年患者和有严重并发症的患者，在这些患者中医生和患者都希望避免 ALND 以预防其相关后果，包括淋巴水肿和行动受限。

框 71-1　美国外科医师学会肿瘤组 Z0011 腋窝淋巴结清扫省略标准

- "Z11 标准"[137, 138]
  - 临床 T_1 或 T_2 肿瘤
  - 临床淋巴结阴性
  - 保乳手术和全乳放疗
  - 1 个或 2 个阳性前哨淋巴结
- 以下患者应排除
  - 乳房切除手术
  - 乳房保留手术 + 加速部分乳房放射
  - 新辅助化疗
  - 3 个或更多阳性前哨淋巴结

（四）放射治疗

放射治疗在乳腺癌的局部区域治疗中起着至关重要的作用。对乳腺癌放射治疗的调查可以追溯到 20 世纪 50 年代和 60 年代进行的首批随机前瞻性医学试验。因此，放射治疗是乳腺癌治疗中研究最全面的方面之一。作为这些调查的特例之一，位于英国牛津的 EBCTCG 每 5 年对编纂的数据进行 Meta 分析，并将每个调查的放射治疗的随机试验的所有数据集中起来。来自 EBCTCG 的数据分析得出了关于乳腺癌放射治疗的益处和风险的重要和决定性信息。几十年来，放疗明显降低了接受保乳手术和接受乳腺切除术的淋巴结阳性患者局部复发的概率。2005 年发表的 EBCTCG Meta 分析能够评估 15 年的结果数据，进一步证明使用放射治疗可以降低乳腺癌死亡率和提高生存率。该研究的数据来自 1952—1995 年接受 78 项临床试验的 42 080 名乳腺癌患者[139]。在这些患者中，有 7311 名患者在保留乳房手术后接受放疗与未接受放疗的 10 个试验中接受随访，有 9933 名患者在改良乳房根治术后接受放疗与未接受放疗的 25 个试验中接受随访。在研究放射治疗作为保乳治疗的组成部分的试验中，放射治疗可降低 2/3 的局部复发风险，并将 15 年绝对生存率提高 6 个百分点（41% vs. 35%）。同样，对于接受改良根治性乳腺切除术的淋巴结阳性患者，放疗可使 15 年局部复发率降低 21%（29% vs. 8%），这与 15 年乳腺癌死亡率降低 5%（60% vs. 55%）相关。最近对这些分析的更新继续证明

放射治疗的局部和生存优势[140]。

来自 EBCTCG 分析的数据显示，与放疗相关的区域优势在早期出现，在前 5 年有放疗与没有放疗曲线的分离。然而，存活曲线在前 5 年继续重叠，直到 15 年后才明显分开[139, 141]。

包括 EBCTCG 数据在内的随机临床试验显示，随着放疗后时间的延续，心血管疾病死亡风险显著增加，表明心脏受到了巧合的辐射。然而，随着放疗技术的改进和心血管疾病管理的改进，与放疗有关的心脏毒性的风险已随时间而降低[142, 143]。

总的来说，放疗后的生存率取决于四个因素：①手术和辅助全身治疗后持续性局部疾病复发的风险；②放疗在根除任何持续性局部疾病方面的成功；③正常组织效应造成放疗相关死亡的风险；④局部治疗时和治疗量以外的微转移性疾病导致的死亡风险。随着新治疗技术的发展，放射治疗在根除持续性局部疾病方面的成功已增加，放射相关毒性的风险已下降，新治疗技术更准确地将适当的辐射剂量输送到预定目标，同时避免对正常组织的辐射。值得注意的是，辐射带来的好处一直是相对稳定的；一般而言，在所有临床环境中，放疗可将复发风险降低 65%～75%[139]。此外，随着现代放疗技术的出现，因正常组织影响而因辐射而死亡的风险应当相当小。

目前的治疗标准是建议对接受保乳手术治疗的浸润性疾病患者进行辅助放疗，年龄大于 70 岁的 Ⅰ 期 ER 阳性乳腺癌患者可能除外[144]。一般来说，腋窝淋巴结累及阳性的女性建议接受乳房切除术后放疗。数项回顾性研究显示，特定的患者（临床 Ⅲ 期疾病和 Ⅳ 期或以上淋巴结受累的患者）术前接受全身治疗，经乳房切除加术后放疗观察到疗效获益[145, 146]。然而，对于淋巴结阴性的患者，建议对大于或等于 5cm 的原发肿瘤进行乳房切除术后放疗，并且阳性的病理切缘且不适合进一步切除。总的来说，随着新系统疗法的发展，放疗获得生存优势的可能性可能会随着时间的推移而改变，这些新疗法有更高的可能性降低死于微转移性疾病的风险。

（五）全身治疗

全身治疗是指使用内分泌疗法、化疗和（或）生物制剂对乳腺癌进行药物治疗。这些治疗可用于早期、局部晚期或转移性疾病。此外，这些治疗可用于术前（新辅助治疗）或术后（辅助治疗）。无论是新辅助治疗还是辅助治疗，全身治疗的主要目的是降低复发风险和提高生存率。然而，在新辅助中，有一些独特的目标。首先，新辅助治疗可以降低肿瘤的分期，减少手术范围，改善美容效果，减少术后并发症（如淋巴水肿）[147-149]。

此外，立即开始全身治疗可以早期治疗微转移性疾病，尽管这种方法没有 DFS 或 OS 的益处。新辅助治疗也可以对系统治疗的有效性进行早期评估，并帮助临床医生评估预后。替代终点，即新辅助治疗后是否存在残留的浸润性肿瘤，是复发风险的一个强有力的预测指标，尤其是 ER 阴性和（或）HER2 阳性乳腺癌[151, 152]。对于早期乳腺癌患者，治疗方案是基于肿瘤特征、患者状态、患者偏好及对益处和毒性的详细讨论。

来自 EBCTCG 进行的辅助化疗试验的 Meta 分析数据表明，系统治疗对淋巴结阳性疾病患者、淋巴结阴性疾病患者和 ER 阳性肿瘤患者提供了生存益处[76]。当你在本节进一步阅读时，参考图 71-3 和图 71-4 将会有所帮助。随着疾病分期的增加，全身复发的风险也随之增加。此外，就诊断时疾病的程度而言，肿瘤潜在的生物学特性对于确定复发或存在微转移性疾病的风险至关重要。在年轻患者群体中，辅助全身治疗的风险 – 受益阈值较低。相比之下，对于年龄超过 70 岁的女性，没有严格的指导方针，因为她们很少被纳入临床试验，在决定进行系统治疗应考虑患者的伴发疾病和与治疗相关的毒性。

1. 全身化疗方式的选择 辅助化疗的主要目的是通过根除经手术切除的早期或局部晚期乳腺癌的临床无法检测到的微转移性疾病来减少疾病复发。是否使用辅助化疗是基于个体复发风险和总体预期寿命，以及肿瘤的化疗敏感性，这在很大程度上是由其分子亚型驱动的。疾病复发的一般预后指标包括肿瘤大小、分级和淋巴结受累。一般而言，无论淋巴结状态如何，当肿瘤大小大于 0.5cm 或淋巴结阳性时，均应考虑全身治疗。唯一没有足够复发风险以支持进行全身治疗的患者是那些小的 I 期肿瘤（<6mm），且没有过表达 HER2/neu（图 71-4）的患者。

本章之前解释的一些方法有助于指导化疗的决定或考虑，最重要的是，激素受体阳性、HER2/neu 阴性和淋巴结阴性疾病患者的 Oncotype DX 检测。基本上，这个工具有助于识别复发风险较高的患者，并帮助预测除了激素治疗外化疗的好处[60]。对于大于或等于 0.5cm 的 HR 阳性肿瘤，推荐在术后组织中使用 Oncotype DX 指导治疗。低风险组（RS=0～18）的远期复发率低于 10% 的患者如果进行辅助化疗，预计获益较低，应单独提供激素治疗[60]。中度 RS 组（19～31）的患者传统

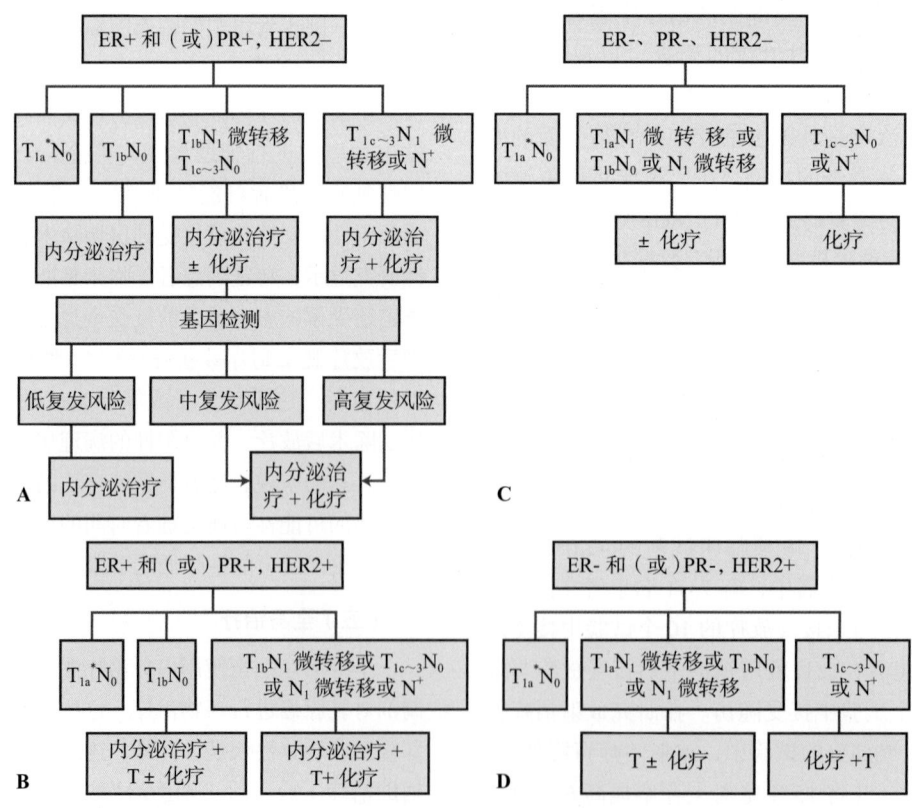

▲ 图 71-4 辅助全身治疗指南

A. 激素受体阳性、人表皮生长因子受体 2（HER2）阴性疾病；B. 激素受体阳性、HER2 阳性疾病；C. 激素受体阴性、HER2 阴性疾病；D. 激素受体阴性、HER2 阳性疾病。ER. 雌激素受体；N+. 淋巴结阳性；PR. 孕激素受体；T. 曲妥珠单抗。
*. 没有辅助治疗，考虑对激素受体阳性患者进行激素治疗以预防疾病（改编自 National Cancer Center Network Guidelines and the American Society of Clinical Oncology-SEP Medical Oncology Self-Evaluation Program, 5th ed. ）

上被建议接受化疗；然而，最近 TAILORx 研究表明，在 RS 为 11～25 的患者内分泌治疗的结果不劣于内分泌联合化疗，而化疗的好处被发现在绝经前、年龄小于 50 岁、RS 为 16～25 的患者中[119]。淋巴结阳性患者建议（1～3）目前正在接受化疗之后序贯激素治疗，类似于更广泛的淋巴结疾病患者。一项前瞻性临床试验（RXPONDER）正在进一步确定 Oncotype DX 检测在本组的临床应用。

然而，大于 1.0cm 的肿瘤或 0.6～1.0cm 的肿瘤，伴有血管淋巴浸润、高核分级或高组织学分级、三受体阴性、HER2/neua 阳性，则应考虑全身辅助治疗。

2. **细胞毒性治疗**　如前所述，化疗的加入对 HR 阳性的早期乳腺癌患者的某些亚群有好处，如果有必要，化疗可以在内分泌治疗之前进行。一般来说，内分泌治疗不应与化疗同时进行，因为它们之间存在显著的相互作用，可降低抗肿瘤活性并增加毒性。然而，对于早期 HER2 阳性乳腺癌患者，HER2 靶向治疗与标准辅助化疗同时进行，且该策略优于序贯给药。目前在临床试验以外的辅助治疗中，还没有批准对 TNBC 进行靶向治疗，标准治疗是联合化疗。有几种方案被认为是适合早期和局部晚期疾病的标准治疗方案（表 71-6）。

一般来说，两种或两种以上药物的组合比单一药物更有效。NSABP B-18 试验表明，与辅助化疗相比，新辅助化疗并没有改善或影响 DFS 或 OS[153]。考虑到无进展或无 OS 无疗效优势，可考虑在辅助或新辅助情况下使用全身治疗方案。对于局部晚期或炎性乳腺癌，化疗加或不加靶向治疗是新辅助治疗的常规用药。新辅助化疗的主要优点包括能够通过降低肿瘤分期进行保乳手术和评估体内对化疗反应的能力[155]。除了增加肿瘤控制的可能性外，最近，新辅助化疗的优势已经加速了药物审批。病理完全缓解已被提出作为预测长期临床效益的替代终点，新辅助试验允许快速评估药物疗效[156]。同时，对病理反应的评估有助于指导未达到 pCR 的患者的术后治疗。例如，日本和韩国研究小组开展的 CREATE-X 试验表明，未达到病理完全缓解的 HER2 阴性乳腺癌患者在标准新辅助治疗后加入辅助卡培他滨治疗，显著延长了 DFS 和 OS。TNBC 患者的改善很明显[157]。本研究的局限性应予注意；例如，该研究主要包括亚洲人群，由于研究使用了比我们通常使用的更高剂量的卡培他滨，目前尚不清楚该结果是否可以推断出西方人群。此外，许多患者（59%）接受了以氟尿嘧啶为基础的新辅助治疗，这就很难理解为什么

表 71-6　辅助或新辅助化疗的选择

HER2 阴性 [a]	HER2 阳性 [c]
辅助或新辅助化疗	**辅助化疗**
• 阿霉素 / 环磷酰胺（AC）×4 个周期，然后是紫杉醇（P）×12 个周期 [b][164]	• AC×4 个周期后，12 个周期紫杉醇和曲妥珠单抗 ± 帕妥珠单抗（pH±P）[d]，再曲妥珠单抗 ± 帕妥珠单抗（H±P）（总治疗 1 年）[188, 236]
• 剂量密集的阿霉素 / 环磷酰胺（ddAC）×4 个周期，然后是剂量密集的紫杉醇（ddP）×4 个周期 [161]	• 多西紫杉醇 / 卡铂 / 曲妥珠单抗 ± 帕妥珠单抗（TCH±P）[d]×6 个周期，然后是 ± 帕妥珠单抗（H±P）（超过 1 年的治疗）[188, 237]
• 多西紫杉醇 / 阿霉素 / 环磷酰胺（TAC）×6 个周期 [166]	• 紫杉醇（P）和曲妥珠单抗（H）（pH）×12 [e] 个周期，然后是曲妥珠单抗（H）（超过 1 年的治疗）[238]
• 阿霉素 / 环磷酰胺（AC）×4 个周期，然后是多西紫杉醇（D）×4 个周期 [165, 232]	**新辅助化疗 [d]**
• 多西紫杉醇 / 环磷酰胺（TC）[f]×4 个周期 [167]	• 不含蒽环
• 环磷酰胺 / 甲氨蝶呤 / 氟尿嘧啶（CMF）[g]×6 个周期 [233]	－ 多西紫杉醇 / 曲妥珠单抗 / 帕妥珠单抗（THP）×4～6 个周期，然后 H 辅助治疗（超过 1 年的治疗）[187]
• 以下方案可代替 AC：AC×4 个周期→P×12 个周期	－ 多西紫杉醇 / 卡铂 / 曲妥珠单抗 / 帕妥珠单抗（TCHP）×6 个周期，然后 H 辅助治疗（超过 1 年的治疗）[185]
－ 氟尿嘧啶 / 阿霉素 / 环磷酰胺（FAC）×4 个周期 [234]	• 含蒽环
－ 氟尿嘧啶 / 表柔比星 / 环磷酰胺（FEC）×4 个周期 [235]	－ AC/FAC/FEC/EC×3～4 个周期，然后是术前 THP×3～4 个周期，然后是 H 辅助治疗（超过 1 年的治疗）[239]

a. 在 HER2 阴性疾病中，辅助全身方案与辅助或新辅助治疗同样有效
b. AC 可作以下替代：氟尿嘧啶 / 表柔比星 / 环磷酰胺（FEC）；氟尿嘧啶 / 阿霉素 / 环磷酰胺（FAC）
c. 对于 HER2 阳性和腋窝淋巴结阳性乳腺癌患者，曲妥珠单抗应该是辅助全身治疗的一个组成部分。对于 HER2 阳性、淋巴结阴性、肿瘤 ≥1cm 的患者，应高度考虑曲妥珠单抗。曲妥珠单抗联合蒽环类药物治疗与显著的心脏毒性相关。抗 HER2 治疗不应与蒽环类药物联合使用
d. 含帕妥珠单抗的方案应该用于 HER2 阳性乳腺癌患者，最好是在局部晚期、可手术的>2cm 肿瘤的新辅助治疗中。未接受含新辅助帕妥珠单抗方案的患者可以接受辅助帕妥珠单抗
e. 帕妥珠单抗联合曲妥珠单抗可能被考虑用于低风险 I 期 HER2 阳性疾病患者，特别是由于并发症而不适合其他标准辅助治疗方案的患者[194]
f. 对于低风险和淋巴结阴性的患者可以考虑；如果淋巴结阳性，首选含蒽环类药物方案
g. 可以考虑低风险患者、潜在心功能障碍患者、复发性乳腺癌患者或既往接受蒽环类药物治疗的新乳腺癌原发患者
HER2. 人表皮生长因子受体 2

氟尿嘧啶暴露后卡培他滨的 OS 获益。因此，对该试验结果的解释要谨慎。专家小组建议，术前接受标准蒽环类和紫杉类基础治疗的早期 HER2 阴性乳腺癌患者，术后病理、浸润性残留病患者，可予以最多 6~8 个周期的卡培他滨治疗。此外，令人兴奋的临床试验正在进行中，以调查 NAC 后残留疾病患者的额外术后治疗，如派姆单抗免疫治疗联合或不联合卡铂（NCT02954874，NCT02445391）。

最广泛采用的方案包括蒽环素和紫杉醇（紫杉醇或多西紫杉醇）的组合[158]。本建议部分基于一项组间试验，该试验将接受 4 个周期阿霉素和环磷酰胺（AC）治疗的患者随机分配到接受 4 个周期紫杉醇治疗或不接受额外的化疗。该试验结果显示，紫杉醇治疗的患者有 DFS 益处[159]。这些结果得到了 NSABP（B-28 试验）进行的一项类似研究的支持，该研究也发现接受 4 个周期 AC+4 个周期紫杉醇治疗的患者比单独接受 4 个周期 AC 治疗的患者有更高的 DFS 率[160]。随后的数项试验研究了紫杉烷和蒽环类化疗的各种组合。一项组间试验显示，给予 4 个周期的 AC，然后 4 个周期的剂量密集的紫杉醇，相对于通常的 3 周给药方案，改善了 DFS 率[161]。乳腺癌国际研究小组进行了一项试验，随机分配淋巴结阳性乳腺癌患者接受 6 个周期的多西紫杉醇、阿霉素和环磷酰胺（TAC）或 6 个周期的氟尿嘧啶、阿霉素和环磷酰胺（FAC）[162]，总的来说，蒽环类药物是乳腺癌辅助化疗的重要组成部分，在过去的 50 年里被广泛使用。然而，心脏毒性和继发性血液恶性肿瘤的风险是值得关注的，蒽环类药物在乳腺癌辅助治疗中的作用也受到了挑战。在 ABC Ⅲ期临床试验（USOR06-090、NSABP B-46I/USOR07132、NSABP B-49）的中期分析中，证实了多西紫杉醇和环磷酰胺（TC）联合蒽环类药物治疗高危乳腺癌患者的优越性。TC 组的 4 年 DFS 为 88.2%，紫杉类 / 蒽环类组为 90.7%（RR=1.2；P=0.04）[163]。综上所述，这些结果提示对于具有高危疾病特征的患者（如淋巴结阳性，或淋巴结阴性伴有如下特征包括肿瘤大、高组织学分级、三受体阴性），以下任何一种第三代化疗方案都可以被认为是可接受的：AC 序贯紫杉醇，每周紫杉醇序贯 AC，AC 序贯每 3 周多西紫杉醇，或者 TAC[161, 164-166]。对低风险乳腺癌患者的希望更短的化疗周期是可给 4 个周期 TC。最近的一次随机前瞻性试验后发现这个方案产生更好的 DFS 和 OS 获益[167]。有心功能不全史的患者和含蒽环类药物应用后有可能出现的高发病率风险的老年患者应给予非含蒽环类药物的辅助治疗方案（如 TC）。

TNBC 值得关注，因为它与以蒽环类和紫杉类为基础的标准化疗的不良预后和不良总体反应相关。标准化疗，当以 NAC 方式给予，导致只有 50% 的患者出现 pCR，那些没有达到这一状态的患者是疾病复发的高风险人群[168-171]。对于 BRCA 种系突变的患者来说尤其如此，一项系统评估这一点的试验正在进行中（NCT01670500）。正在继续进行研究工作，以改进 TNBC 的局部和系统控制。

3. 内分泌治疗　内分泌治疗是 ER 阳性或 PR 阳性疾病患者的主要治疗方法（表 71-7）。乳腺癌诊断时确定患者的更年期状态和卵巢功能对确定内分泌治疗有重要意义。绝经前的患者应该接受 5~10 年的他莫昔芬。在 ATLAS 试验中，辅助治疗他莫昔芬 10 年与降低复发风险和乳腺癌相关死亡率相关。在那些接受 10 年他莫昔芬治疗的患者中，在 5~14 年间复发率的绝对下降为 3.7%。aTTom 试验证实了 ATLAS 在减少复发和乳腺癌死亡率方面的结果[172, 173]。患者应被告知，服用他莫昔芬的时间越长，发生静脉血栓栓塞和子宫内膜癌的风险越高。此外，考虑到相关的不良反应，10 年的激素治疗依从性是一个重要的问题。患者在围绝经期诊断时应接受他莫昔芬 2~3 年，当他们达到更年期时可能被切换到 AI 治疗。ASCO 建议，根据 SOFT/TEXT 试验，除了辅助内分泌治疗外，还应向高危绝经前患者提供卵巢抑制治疗。在 SOFT/TEXT 试验中获益的绝经前患者包括年轻女性（年龄≤35 岁）和接受过化疗的患者[174, 175]。此外，专家小组建议对淋巴结阳性和肿瘤大于 1cm 的女性使用 AI 或他莫昔芬抑制卵巢功能。

对于绝经后的女性来说，AI 的使用是最有效的。绝经后患者有几个选项，其中包括 5 年的 AI，最初他莫昔芬 2~3 年紧随其后的是一个 AI，AI 2~3 年之后，他莫昔芬 2~3 年、5 年或 5 年他莫昔芬随后的 AI[176-178]。ASCO 的共识建议女性绝经后 ER 阳性乳腺癌考虑在辅助治疗过程中加入 AI[179]。Gross 等研究了延长辅助 AI 治疗至 10 年的研究，结果显示 AI 治疗 10 年的 DFS 发生率显著高于安慰剂组，对侧乳腺癌发生率显著低于安慰剂组。然而，10 年人工智能的 OS 率没有明显变化[180]。

4. HER2 靶向治疗　HER2 靶向治疗的可用性彻底改变了 HER2 阳性早期乳腺癌的治疗，并显著改善了患者的预后。一般来说，所有 HER2 阳性、淋巴结阳性的早期乳腺癌患者，不论肿瘤大小，或淋巴结阴性、肿瘤大小大于 0.5cm 的患者，均应接受辅助化疗，通常包括化疗联合抗 HER2/neu 治疗。曲妥珠单抗是第一个开发的抗 HER2 靶向治疗。它是一种单克隆抗体，与 HER2 受体的细胞外结构域结合，并通过多种机制促进细胞死亡和抑制肿瘤增殖。随机前瞻性试验表明，当曲妥珠单抗加入辅助化疗时，HER2/neu 过表达肿瘤患者的 DFS

表 71-7　激素受体阳性疾病的内分泌辅助治疗

研　究		内分泌治疗 / 持续时间	相对复发风险	相对生存风险
主要治疗	EBCTC[240]	他莫昔芬（5 年）	0.61（0.57～0.65）	0.70（0.64～0.75）
	ATAC[241]	阿那曲唑 vs. 他莫昔芬（5 年）	0.90（0.82～0.99）	1.00（0.89～1.12）
	BIG1-98[242]	来曲唑 vs. 他莫昔芬（5 年）	0.88（0.78～0.99）	0.81（0.69～0.94）
	SOFT/TEXT[175]	他莫昔芬 + 卵巢抑制 vs. 依西美坦 + 卵巢抑制（8 年）	0.77（0.67～0.90）	0.98（0.79～1.22）
序贯治疗	BIG1-98[242]	他莫昔芬 / 来曲唑 vs. 来曲唑	1.05（0.84～1.32）	1.13（0.83～1.53）
		来曲唑 / 三苯氧胺 vs. 来曲唑	0.96（0.76～1.21）	0.90（0.65～1.24）
延长治疗	NCIC CTG MA.17[243]	他莫昔芬 5 年，之后来曲唑 5 年	0.68（0.55～0.83）	0.98（0.78～1.22）
	ATLAS[172]	他莫昔芬 10 年 vs. 他莫昔芬 5 年	第 5～9 年为 0.90（0.79～1.02），后期为 0.75（0.62～0.90）	第 5～9 年为 0.97（0.79～1.18），后期为 0.71（0.58～0.88）
	aTTom 试验[244]	他莫昔芬 10 年 vs. 他莫昔芬 5 年	第 5～6 年为 0.99（0.86～1.15），第 7～9 年为 0.84（0.73～0.95），后期为 0.75（0.66～0.86）	第 5～9 年为 1.05（0.90～1.22），后期为 0.86（0.75～0.97）
	MA.17R 试验[180]	芳香化酶抑制药 10 年 vs. 芳香化酶抑制药 5 年	0.80（0.63～1.01）	0.97（0.73～1.28）

和 OS 率显著提高[181, 182]。具体来说，从两个涉及 3351 例患者随机试验的结果（其中 94% 有淋巴阳性疾病）显示，4 个周期的 AC 序贯每周紫杉醇或多西紫杉醇联合曲妥珠单抗 1 年，曲妥珠单抗的减少 52% 的局部复发率[182]。3 年复发风险的绝对降低 12%。欧洲赫赛汀辅助治疗（HERA）试验随机分配了 5081 名接受至少 4 个周期化疗的 HER2/neu 阳性乳腺癌患者（68% 有阳性淋巴结），不接受进一步治疗，曲妥珠单抗治疗 1 年或 2 年。与单纯化疗相比[181]，曲妥珠单抗降低了 46% 的复发风险（3 年绝对降低风险 8.4%）。最后，乳腺癌国际研究小组试验 006 随机分配 3174 例 HER2/neu 阳性乳腺癌患者（71% 的患者有淋巴结阳性疾病）接受化疗，有或没有曲妥珠单抗。该试验再次证实，与单纯化疗相比，曲妥珠单抗的加入将复发或死亡的局部复发降低了 39%[183]。以曲妥珠单抗为基础的辅助治疗的纳入改变了 HER2 阳性患者的自然病史。

研究发现，与单纯化疗相比，HER2 靶向新辅助治疗可显著提高化疗加曲妥珠单抗的患者 pCR 率。新辅助 HER2 双阻滞药已经被评估[184-186]。NeoSPHERE 研究表明，在帕妥珠单抗 + 曲妥珠单抗的情况下，双重 HER2 阻断将 pCR 率从 29% 提高到 45%[187]。在 NeoSPHERE 试验中，HR 阴性疾病患者在接受双 HER2 阻断联合化疗时获益更大。值得注意的是，HER2 双阻断组有 17% 的患者实现了 pCR[184, 185]。TRYPHAENA

试验评估了帕妥珠单抗和曲妥珠单抗联合标准新辅助蒽环类和非蒽环类为基础的方案在可手术、局部晚期或炎性 HER2 阳性乳腺癌患者中的安全性和耐受性。化疗方案包括 FEC（氟尿嘧啶、表柔比星和环磷酰胺）3 个周期，THP（多西紫杉醇、曲妥珠单抗和帕妥珠单抗）3 个周期，FEC3 个周期，THP3 个周期或 TCHP（多西紫杉醇、卡铂、曲妥珠单抗和帕妥珠单抗）6 个周期。所有治疗组的 pCR 率为 57%～66%。所有治疗组左心室射血分数的平均变化相似[185]。

帕妥珠单抗于 2013 年 10 月获 FDA 批准用于新辅助治疗，推荐用于其中一种联合治疗如表 71-6 所列。随后，它在辅助治疗中的研究也已经完成。在 APHINITY 试验中，患者被随机接受帕妥珠单抗或安慰剂联合曲妥珠单抗，均从紫杉醇治疗的第一个周期开始，并在 1 年内持续最多 18 个周期[188]。在帕妥珠单抗组，估计 3 年的侵袭性乳腺癌的 DFS 为 92%，安慰剂组为 90.2%（侵袭性疾病事件的 RR=0.77；95%CI 0.62～0.96；P=0.02）。在主要发生在化疗期间的心脏毒性和腹泻方面没有差异，而且帕妥珠单抗比安慰剂更常见（9.8%vs.3.7%）。基于这项试验，帕妥珠单抗于 2017 年 12 月被批准用于早期淋巴结阳性或高危淋巴结阴性 HER2 阳性疾病的辅助治疗。此外，对曲妥珠单抗维持治疗后的延长辅助治疗也进行了研究，即用 Neratinib，这是一种不可逆的 HER1、HER2 和 HER4 的酪氨酸激酶抑制药。基于 ExteNET 试验，Neratinib 最近被 FDA 批准用于辅助治疗。ExteNET 是一项多中心、随机、Ⅲ 期试验，在该试验中，完成新辅助和辅助曲妥珠单抗治疗的 Ⅰ～Ⅲ 期 HER2 阳性乳腺癌患者随机接受 Neratinib 或安慰剂[189]。Neratinib 组的 2 年侵入性乳腺癌的 DFS 率为 93.9%（95%CI 92.4～95.2），安慰剂组为 91.6%（95%CI 90.0～93.0）。在亚组分析中，我们注意到 ER 阳性疾病患者比 ER 阴性疾病患者从 Neratinib 延长辅助治疗中获益更大。Neratinib 组最常见的不良反应是腹泻、呕吐和恶心。腹泻的不良反应应该特别提到，因为在临床试验中 40% 的患者经历了 3 级腹泻。一项正在进行的临床试验评估 HER2 阳性乳腺癌患者在接受 Neratinib 延长辅助治疗和强化预防性止泻治疗（NCT02400476）时腹泻的发生率和严重程度。

对于大的（＞2cm）、可手术、局部进展的 HER2 阳性肿瘤，目前首选的治疗方法是在新辅助治疗中使用双 HER2 阻断、曲妥珠单抗和帕妥珠单抗联合紫杉类，联合或不联合蒽环类序贯治疗。在辅助治疗中，帕妥珠单抗与曲妥珠单抗联合用药可能总共持续 1 年。考虑到在 APHINITY 试验中看到的小的绝对收益，维持双 HER2 靶向治疗应该保留给具有较高疾病风险的患者：较小的年龄、较大的肿瘤大小和（或）淋巴结阳性患者，并且在与患者共同决定时，应该平衡和权衡成本和毒性。对于接受新辅助帕妥珠单抗和以曲妥珠单抗为基础的治疗并最终达到或未达到完全病理反应的患者，是否能继续从辅助维持阶段添加帕妥珠单抗中获益，临床试验并没有明确的指导意见。此外，我们也不知道接受新辅助/辅助帕妥珠单抗和以曲妥珠单抗为基础的治疗的患者是否从 Neratinib 的延长治疗中获益。最近，一个专家小组建议，临床医生在高风险早期 HER2 阳性乳腺癌患者的以曲妥珠单抗为基础的联合化疗中，可以增加 1 年的辅助帕妥珠单抗，并考虑早期 HER2 阳性乳腺癌患者在曲妥珠单抗之后，使用辅助 Neratinib 延长治疗[190]。最近 FDA 批准使用的 T-DM1 辅助设置 HER2 阳性采用新辅助曲妥珠单抗和化疗后残余侵入性疾病乳腺癌患者，Katherine 研究显示，侵入性乳腺癌的复发或死亡的风险降低了 50%[190]。

尽管已经注意到小的、淋巴结阴性的 HER2 阳性肿瘤患者预后良好，指南支持对肿瘤大小在 0.5～1cm 的患者进行辅助治疗既往的分析表明，这些患者仍有复发的风险，并从全身治疗中获益[191-193]。关键的 APT 试验旨在解决这些患者的治疗问题。这是一项Ⅱ期单臂试验，包括 HER2 阳性、肿瘤小于 3cm，淋巴结阴性肿瘤患者，他们接受了 12 周的辅助紫杉醇和曲妥珠单抗治疗，然后再接受 9 个月的曲妥珠单抗治疗。中位随访

4 年，3 年 DFS 为 98.7%[194]。该方案耐受性良好，毒性很小。紫杉醇和曲妥珠单抗方案已被纳入临床实践，作为一种毒性更小、更有效的治疗策略，用于淋巴结阴性乳腺癌患者，并在美国国家指南中得到认可[60]。ATEMPT Ⅱ期试验的研究，已经完成了一期 HER2 阳性乳腺癌患者随机接受每 3 周 1 次的（17 次治疗）TDM-1 或 12 周剂量的紫杉醇和曲妥珠单抗，然后 9 个月的曲妥珠单抗每 3 周 1 次（13 次治疗）（NCT01853748）。结果尚待公布，人们急切地等待着。

5. 治疗的顺序 一个多学科小组通常确定与手术和放疗相关的全身治疗的适当顺序。决定通常是基于疾病的阶段、患者的资格和对乳房保留的愿望，以及治疗学科的协调。新辅助化疗或系统性疗法越来越受欢迎，并且适合淋巴结阳性或进展期的肿瘤患者，不仅使手术更可行乳房保护的方法，也允许对化疗反应的评估，评估预后、选择或优化辅助治疗，辅助临床试验登记和评估。

对于那些手术后要进行辅助化疗和辅助放疗的患者，美国大多数中心建议先完成化疗，然后再进行放疗。一项随机前瞻性试验比较了接受保乳治疗的患者放疗前或放疗后 12 周的辅助化疗，发现两组在任何事件、远处转移或死亡的时间上没有显著差异[195]。这项试验的结果表明，只有那些手术切缘阴性的患者才应该考虑推迟放疗，以便先完成辅助化疗。激素治疗和放射治疗的顺序尚未在随机对照试验中进行研究，但回顾性分析表明并行和序贯治疗可能提供相似的结果[196, 197]。最后，同时放疗和曲妥珠单抗治疗似乎也是安全的，尽管长期结果的信息还没有得到。随机试验研究显示辅助曲妥珠单抗同时给予放疗，正常组织效应（包括短期心脏毒性）的试验结果表明，在放射治疗的同时给予曲妥珠单抗并不会增加损伤的风险[198, 199]。

八、特殊类型的乳腺癌
（一）妊娠相关乳腺癌
在怀孕期间发生的乳腺癌是具有挑战性的，通常需要一个多学科团队来确定治疗对母亲和胎儿的安全性。当计划治疗与怀孕有关的乳腺癌时，重要的事情是考虑治疗的时间和使用的药物和治疗模式。所有辅助全身用药都被认为是 D 类药物（即根据调查或营销经验或人体研究的不良反应数据得出的人类胎儿风险的积极证据，但潜在的益处可能使孕妇使用该药物成为必要，尽管有潜在的风险）。不幸的是，关于如何在怀孕期间治疗乳腺癌的数据有限。据报道，在妊娠早期使用化疗时，胎儿畸形率为 14%～19%，在妊娠中期和妊娠晚期，胎儿畸形率降至 3.8%[200]。几项研究报道了在妊娠中期和晚

期进行化疗的可行性。例如，一项对 104 名接受化疗的乳腺癌孕妇的研究显示，胎儿畸形的发生率并不比一般人群高，约为 1.3%。大多数患者在妊娠后期接受 FAC 和紫杉烷为主的化疗[201]。本研究报道了胎儿并发症，包括宫内生长迟缓、出生时肺部并发症、高胆红素血症和胎盘并发症。在 MD 安德森癌症中心进行的另一项研究中，81 名患者在妊娠中期和晚期接受了新辅助治疗和辅助治疗。随后对 202 名儿童进行了随访，平均年龄为 7 岁。三个孩子出生时就有先天性畸形，包括唐氏综合征、输尿管反流和马蹄内翻足。先天性畸形率与全国平均水平 3% 相似。怀孕期间不需要调整化疗剂量。对 40 例孕妇（21 例接受紫杉醇治疗，16 例接受多西紫杉醇治疗，3 例同时接受）使用紫杉醇的系统回顾显示，在接受多种化疗药物治疗的婴儿中，仅有 1 例幽门狭窄[203]。尽管有这项研究，但关于蒽环类药物使用的总体数据比紫杉烷类药物更好，因此，紫杉类药物通常在怀孕后使用，蒽环类药物的部分通常在怀孕期间开始使用。除了其他重要的胎儿并发症外，曲妥珠单抗与羊水过少和羊水不足的发生密切相关。它在怀孕时使用是禁忌的，应该推迟到怀孕后[204]。

（二）男性乳腺癌

男性乳腺癌很少见，约占所有乳腺癌病例的 1%[205]。这是一种尚未得到充分研究的疾病，乳腺癌的临床试验通常排除患有乳腺癌的男性。美国癌症协会估计，到 2019 年[47]，男性将新增约 2670 例浸润性乳腺癌病例，约 500 例死于乳腺癌。男性乳腺癌的年发病率一直在上升。SEER 程序事件率已经从 1975 年的每 100 000 人 0.85 例上升至 2011 年每 100 000 人 1.43 例[206]。男性乳腺癌的主要危险因素包括年龄的增加、非洲裔美国人的种族、与主要一级相对有乳腺癌家族史、遗传易感性、辐射、男子女性型乳房、Klinefelter 综合征。BRCA 基因突变与男性乳腺癌风险的增加密切相关。研究表明 0%～4% 的男性乳腺癌有 BRCA1 突变，4%～16% 有 BRCA2 突变[207]。根据 NCCN 指南，患有 BRCA 突变的男性患者应该接受自检培训，并每年进行临床乳腺检查。然而，该指南并不建议对这些患者进行乳房 X 线检查或磁共振检查[91]。产生检查点激酶 2 蛋白的 CHEK2 基因起着肿瘤抑制因子的作用，并与男性乳腺癌有关。根据 CHEK2 乳腺癌协会，（CHEK2*1100delC）突变被证明比没有这种特殊突变的男性增加了 10 倍患乳腺癌的风险。然而，其他研究的结果并不一致[208, 209]。所以总而言之，似乎 CHEK2 突变会轻微增加男性乳腺癌的风险[47]。男性乳腺癌中也有 PALB2 突变的报道，但患病率仅为 1%～2%[210]。在男性乳腺癌中报道的其他不太常见的突变包括 PTEN 和雄激素受体。

在病理特征上，浸润性导管癌是男性乳腺癌最常见的组织学亚型，超过 90% 是 ER 阳性肿瘤，很少是 HER2 阳性肿瘤[211, 212]。在基因组方面，大多数病例是 luminalA 或 luminalB，与女性乳腺癌相比，16q 缺失、PIK3CA 和 TP53 突变的相关性较低[213]。尽管男性乳腺癌有明显的特点，但在手术、放疗和系统治疗方法方面的治疗建议一般都是从女性乳腺癌指南中推断出来的。在内分泌治疗方面，标准是他莫昔芬。AI 在男性乳腺癌中的作用尚不清楚，也未得到很好的证实。很少有研究表明，与他莫昔芬相比，AI 治疗男性的生存率较低[214]。男性乳腺癌 AI 缺乏明显的雌二醇抑制被认为与下丘脑和脑下垂体的反馈回路有关，这可以通过促性腺激素释放激素类似物来克服[47]。在预后方面，研究表明男性乳腺癌患者的存活率低于女性乳腺癌患者，这被认为与更晚期和更年长的诊断年龄有关。

（三）乳腺癌患者生育能力

化疗致闭经（chemotherapy –induced ammenstrual, CIA）是化疗对卵母细胞和卵泡发育的影响导致卵巢功能障碍和不孕症的常见不良反应。CIA 可以在第一次化疗时就开始，可以持续数年或永久导致更年期[217]。不孕是乳腺癌辅助系统治疗的一个主要问题，主要发生在年轻的患者身上，他们没有完整的家庭和渴望生育。化疗结束后月经周期的恢复不一定是卵巢功能正常的良好标志[218]。化疗后不孕的可能性取决于几个因素，包括化疗类型、化疗剂量和目前的生育状况。烷基化剂如环磷酰胺是最有效的诱导卵巢功能衰竭的药物之一，并广泛应用于乳腺癌的辅助治疗[219]。年长的患者比年轻的患者更容易受影响，可能是由于剩余的卵母细胞较低。对于那些担心化疗导致不孕并希望将来怀孕的患者，应该经常讨论卵巢储备问题[221]。这些患者最好转介生育专家，讨论各种保存卵巢的方法。促性腺激素释放激素激动药用于预防化疗患者卵巢组织的损伤；然而，这种方法是有争议的，一般不推荐，因为它的益处未经证实和理论上的不良反应[221]。一项研究表明血清抗 Müllerian 激素、抑制素 B 和卵巢容量与化疗致闭经相关。

（四）老年乳腺癌

随着美国人口持续老龄化，更多的癌症将在 65 岁及以上的患者被诊断[206]。标准的乳腺癌临床试验中的老年患者代表性不足，因此，老年人群治疗的有效性和毒性导致了一个主要的治疗挑战。因此，鉴别适合接受系统治疗的年老体衰患者和那些可能经历显著不良反应并需要修改治疗方案的患者的需求越来越大。一个全面的老年评估（CGA）可以帮助实现从治疗中获益和潜在不良反应之间的平衡[224]。CGA 的关键组成部分是功能状态、共病、认知、社会支持、心理社会状态和药物审查。评估通常是邮寄或自我管理的。几项前瞻性研究表明，CGA 改善了老年人癌症护理的靶向性，主要是减少治疗相关的毒性[225, 226]。NCCN 指南和国际老年肿瘤学协会推荐将其用于每一位 65 岁及以上的肿瘤患者[227]。另一个对癌症患者进行老年病学评估的工具包括癌症和衰老研究小组工具（www.mycarg.com）[228]。这个工具对日常临床使用简单可行，用于临床试验。除老年病学评估工具外，还提供了根据患者和化疗因素预测化疗毒性的工具；例如，化疗药物的剂量和数量、基线血红蛋白、肾功能和患者的功能状态[229]。总之，需要进一步的前瞻性研究来研究老年评估工具对肿瘤结果和治疗决定的影响。

九、结论

乳腺癌多学科治疗在过去的 20 年里取得了巨大的进展，在全身治疗方案、放疗和手术方法方面都有了显著的改变。此外，我们对肿瘤和分子生物学有了更深入的了解，这使得我们能够更好地选择不同乳腺癌亚型的治疗方法和 RS 的预后。多学科治疗团队通常不仅包括放射肿瘤学家、外科肿瘤学家、内科肿瘤学家和整形外科医生，而且还包括遗传顾问、放射学家、老年病学家、支持护理专家、生育专家和社会工作者，这对于为乳腺癌患者提供最佳治疗至关重要。重要的是，这些多学科团队不仅要认识到临床肿瘤和生物学特征方面的差异，而且要从社会角度认识潜在的细微差别，并与患者共同做出决策。在这个介绍乳腺癌的章节中，我们提供了从发病率和死亡率到解剖学、生物学特征、风险评估、筛查、诊断、分期、预后、治疗选择和多种治疗方式（手术、放疗和全身治疗）的广泛概述。我们希望为你们的学习打下坚实的基础。在接下来的章节中，我们将从放射肿瘤学的角度对早期乳腺癌、乳房切除术后放疗和 DCIS 进行更详细的讨论。

第72章 非浸润性乳腺癌
Noninvasive Breast Cancer

Chirag Shah　Bindu Manyam　Frank A. Vicini　著

赵汉玺　译

要　点

1. **流行病学** 非浸润性乳腺癌占所有乳腺癌的 20% 以上。小叶原位癌（LCIS）在这些非浸润性癌症中占不到 15%，佩吉特病占 0.5%～5.0%，导管原位癌占 85%。

2. **生物学特性** LCIS 是一种非浸润性小叶增生，其特征是泡腔内充满松散、无黏性的细胞。病灶常为雌激素受体和孕激素受体染色。E-cadherin（CDH1）基因表达缺失是特征性的。HER2（c-ERBB2）基因过表达或 TP53 抑癌基因突变可能发生，但这是罕见的，除了多形性 LCIS。佩吉特细胞存在于表皮，95% 以上的病例中有潜在的恶性组织。乳腺导管原位癌是一种局限于乳腺导管内的非浸润性、无性增生过程。DCIS可能是侵袭性疾病的前兆。约 70% 的 DCIS 是 ER 阳性，从低级别病变的 90% 到高级别病变的 25%。约 35% 的 DCIS 病变表现为 HER2 过表达，约 25% 表现为 TP53 突变。

3. **预处理的评估** 需要进行双侧乳房 X 线检查（包括诊断性成像）。超声检查有时可能有帮助。磁共振成像越来越多地被用于帮助诊断多中心疾病和不适合乳房保留治疗的女性。病理大小、组织学、ER 状态和切缘状态对于 DCIS 和佩吉特病的治疗决定很重要。LCIS 的病理评估侧重于确保无浸润性癌、乳腺导管原位癌或多形性特征。在美国癌症联合委员会第 8 版乳腺癌肿瘤、淋巴结、转移分期系统中，LCIS 被移除，现在被认为是良性实体。

4. **治疗** LCIS 对存活率的影响很小。治疗通常是局部切除后再观察，乳房内失败率在 12 年后低于 15%。高风险患者的替代治疗方法包括他莫昔芬或双侧乳房切除术，局部佩吉特病或 DCIS 患者在切缘阴性的部分乳房切除术后接受全乳放射治疗的局部控制率为 85%～95%。最近的数据支持使用低分割全乳照射和（对选定的个体）加速部分乳房照射。低风险 DCIS 患者（1 级或 2 级，2.5cm 或更小，切缘 3mm 或更宽）可以单独接受部分乳房切除术，但不会降低其乳腺癌生存机会，尽管其局部复发的风险高于放疗患者。弥漫性疾病或尽管再次切除但边缘呈阳性的患者应接受乳房切除术，伴或不伴乳房重建。乳房切除术也适用于喜欢这种方法的患者。

一、概述

非浸润性乳腺癌由三种不同的组织学实体组成：小叶原位癌（LCIS），佩吉特病，导管原位癌。由于乳房 X 线的广泛使用，在今天诊断出的所有乳腺癌中，乳腺癌占很大比例[1]。过去经常使用乳房切除术来治疗这些疾病，但随着对这些疾病的了解的加深，更多地使用保乳治疗和全身风险降低方案。关于最佳治疗方案仍有很大的争议。

二、小叶原位癌

LCIS 最早由 Foote 和 Stewart 于 1941 年[2] 描述，是一种非浸润性小叶增生，特征为疏松、非黏性上皮细胞填充腺泡间隙[3-6]。多达 90% 的乳房切除术标本可见多中心乳腺受累，双侧受累占 35%～59%[3-6]。小叶受累程度从单纯导管腔充盈到适度扩张，再到明显扩张并延伸至邻近小叶外导管[7] 区分不典型导管增生、LCIS 和（当导管扩张时）导管原位癌是很困难的，人们对如何区分有争议。对于如何分类 LCI 也存在争议[4-6, 8]。分子标志物可能有助于有问题的病例[5]。除了多形性 LCIS（具有较高的 Ki-67 和 p53 阳性率），LCIS 细胞通常呈 ER 阳性，很少过表达 HER2 或包含 p53 突变[5, 9-12]，超过 95% 的 LCIS 病例中 CDH1 基因表达缺失[11, 13]。DH1 基因是一种钙依赖的细胞黏附分子，负责上皮组织。因此，它的缺失可能解释了 LCIS 的非内聚形态特征[11, 13]。

LCIS 占乳腺活检发现的肿瘤的 0.5%～3.6%，占所有非侵入性病变的不到 15%；然而，基于人口的分析表明，这一比率可能正在上升[6, 14, 15]。LCIS 通常没有临床或乳房 X 线检查的指标来证明它的存在，通常是由于其他原因而进行活检时偶然发现的[2-5, 14]。钙化的存在不能被其他病理发现解释，需要切除活检[14, 16]。DCIS，侵入性疾病，或两者皆有，当 LCIS 是核心活检中唯一的组织学实体时，22%～27% 的病例在切除活检中被发现[12, 17, 18]。在核心活检显示 LCIS 后，患者是否可以在不进行切除活检的情况下观察尚无共识。

大约 12% 的早期乳腺癌与 LCIS 相关[19, 20]。一些机构的经验评估了 LCIS 的存在对 BCT 结果的潜在影响[19-24]。虽然这些研究的患者数量较少，且这些队列在病理评估、随访时间和内分泌治疗的使用方面存在差异，但大多数研究发现，存在或不存在 LCIS 时，异侧乳腺肿瘤复发（IBTR）、远处无病生存（DFS）和总生存（OS）没有差异[19-24]。因此，目前 DCIS 或侵袭性疾病的处理不考虑 LCIS 的存在。LCIS 不寻求额外的手术来获得清晰的切缘[25]。

当 LCIS 首次被描述时，它的意义是未知的。患者均常规行乳房切除术[2] 发现 LCIS 经常是双侧的，因此建议进行随机对侧活检和双侧乳腺切除术[2, 3]。对接受乳房肿瘤切除术的患者进行的观察性研究使我们更好地了解了这种疾病的自然史，现在通常采用更保守的方法[6, 14]。一项基于人群的研究发现，73% 最近诊断为 LCIS 的患者仅接受了切除，16% 的患者接受了乳房切除术，10% 的活检，1% 的患者接受了切除加放疗[15]。

对 CDH1 和杂合性缺失（LOH）的研究提示 LCIS 可能是某些患者侵袭性疾病的前兆。然而，LCIS 通常被认为是侵袭性疾病风险增加的标志（是正常人群的 9～12 倍）。这种风险至少持续 20 年以上，这意味着 LCIS 患者需要持续的监护[4, 26]。

对于 LCIS 患者因患同侧乳腺癌或对侧乳腺癌（CBC）而接受保乳手术的风险，研究存在差异，这些研究综述在表 72-1 中。这种差异部分源于随访时间、组织学分类定义（非典型小叶增生 vs. LCIS）和切除程度的不同[27-30]。

这些研究对于 LCIS 引起侵袭性癌症的能力也有

表 72-1　LCIS 患者行保乳手术后乳腺肿瘤复发的风险

作　者	中位随访时间（年）	患者例数	乳腺内肿瘤复发（%）	对侧乳腺肿瘤复发（%）
Fisher 等[27]	5.0	182	7.1	2.2
Fisher 等[28]	12.0	182	14.4	7.8
Chuba 等[30]	10.0	3141	3.8	3.7
Wong 等[29]	8.1	19 462	5.2	4.2

LCIS. 小叶原位癌

不同的含义。例如，美国国家外科辅助乳房和肠道项目（NSABP）B-17 试验登记了 182 例仅接受乳房肿瘤切除术的 LCIS 患者。12 年 IBTR 率为 14.4%，CBC 率为 7.8%[28]。在 26 例 IBTR 中，9 例（34.6%，或总队列的 5%）是有创的，17 例（65.4%，或总队列的 9%）是无创的，包括 6 例单独 DCIS，10 例单独 LCIS，1 例 DCIS 和 LCIS 同时存在。这些结果应该被仔细解释，因为对于 LCIS 是否应该被定义为肿瘤复发还存在争议。虽然 CBC 的发生率低于 IBTR，但侵入性 CBC 的发生率（占总队列的 5.6%）与侵入性 IBTR 的发生率（占总队列的 5%）相似。所有的 IBTR 都被记录在指数病变部位，除了一个在远端发现的纯 LCIS。

在过去的研究中，由于随后发展为侵袭性乳腺癌，经局部切除治疗 LCIS 患者 10 年的死亡率高达 5%～7%[14, 30]。最近的数据显示比率已经降低。这可能反映了近距离乳房 X 线摄影和临床随访的使用，导致亚临床异常的早期发现和更好的预后。这反映在 NSABP 报告的低死亡率风险（1%）中[28]。

目前接受的 LCIS 患者的治疗方法是通过定期体检和乳房 X 线检查进行密切观察[6, 14, 25, 27, 28]。目前在治疗中没有放疗的作用。由于 LCI 患者在任何一侧乳房发展为浸润性癌的风险大致相同，进行同侧乳房切除术并不是一个合乎逻辑的方法[25]。

值得注意的是，随着时间的推移，LCI 患者发展为侵袭性癌症的风险大大增加。因此，预防策略是适当的。双侧预防性乳房切除术被认为是过度的，除了被认为是高风险的患者（即年轻患者、弥漫性病变患者或有显著家族史的患者）[25]。内分泌治疗可以显著降低风险。在 NSABP P-01 试验中，与安慰剂相比，接受他莫昔芬的患者 5 年后续疾病的风险降低了 56%[31]。

越来越多的人认识到，多形性 LCIS 与经典 LCIS 有不同的生物学行为，这反映在分子标记的表达和切除后潜在的浸润性恶性肿瘤的较高发生率[12, 32]。几项研究发现，多达 15% 的病例中，包括多形性 LCIS 在内的 LCIS 变体被误读为实体化 DCIS，其中 40% 的病例在手术时存在浸润性小叶癌[32, 33]。对多形性 LCIS 患者的治疗存在争议。一些数据表明，使用 2mm 以上的手术切缘和辅助放疗可以降低局部复发的风险[33]。然而，对多形性 LCIS 的研究因患者数量少而受到限制，在进一步的研究之前，还不能就辅助放射治疗的使用得出明确的结论。

三、佩吉特病

佩吉特病占所有乳腺癌的 0.5%~5%[34-36]。1856 年首次描述了乳头结痂、出血和溃疡的临床表现，但直到 1874 年 James Paget 才认识到它与潜在的乳腺癌的联系[34]。患者描述乳头和乳晕瘙痒和灼烧，经常结痂。有一个缓慢的进展，湿疹样外观，可以延伸到皮肤。如果疏于处理，就会发生出血、疼痛和溃疡[36, 37]。约 50% 的患者在诊断时可打及肿块。最常见的是单侧，但双侧和男性的佩吉特病也有报道[37-39]。评估应包括双侧乳腺检查、乳房 X 线和全层活检以确认诊断，并充分评估潜在恶性疾病的程度[25]。对于没有潜在肿块的佩吉特病活检呈阳性的患者，应考虑使用磁共振成像[25]。

佩吉特病的组织学特征是存在独特的、清晰可识别的佩吉特细胞，描述为大的、圆形到卵圆形的细胞，细胞核深染，核仁明显，有丝分裂频繁[40, 41]。鉴别诊断包括浅表扩散性黑色素瘤、佩吉特样原位鳞状细胞癌和 T 透明细胞[35, 36, 40, 41]。如果有可触及的肿块，90% 以上的患者为浸润性癌[35, 36, 40, 41]。如果没有明显肿块，66%~86% 的患者会有原位癌。这些相邻的潜在恶性肿瘤通常位于中心位置；然而，它们也可能位于乳房的其他部位[34, 36]。

佩吉特病患者的适当管理仍未解决。乳房切除术是有效的[35, 36]。对乳腺切除术标本的病理评估表明，如果能获得足够的切缘，BCT 是可行的[25, 42]。

一小部分报道了仅进行有限的手术切除、单独进行放疗及有限切除后再进行放疗的结果（表 72-2）[43-48]。后一种组合的局部控制率最高。欧洲癌症研究和治疗组织（EORTC）10 873 研究是一项多机构登记研究，其中 61 例患者接受完全切除乳头乳晕网状复合体和无肿瘤边缘的乳腺组织，然后接受全乳腺放射治疗（50Gy）。大多数患者有原位乳腺导管原位癌，但没有可触及的肿块。中位随访 6.4 年，5 年局部复发率为 5.2%[46]。一项有 7 个机构参与的合作研究包括 36 例没有可触及肿块或乳房 X 线摄影密度的佩吉特病患者，他们接受了完全（69%）或部分（25%）切除乳头 - 乳晕复合体及其乳腺下层组织，其中 6% 的病例仅报告为活检。56% 的病例为阴性，6% 为阳性，39% 为未知。所有患者都接受了全乳照射（中位剂量，50Gy），大多数患者接受了额外的肿瘤床照射[48]。中位随访时间为 9.4 年，IBTR 作为唯一的首次复发部位的精算率在 5 年为 9%，在 10 年和 15 年为 13%。没有临床、病理或治疗因素与局部复发显著相关。最后，一组在瑞典接受治疗的 223 名患者发现，接受保乳手术或乳房切除术的患者在乳腺癌特异性生存率或 DFS 率方面没有差异[49]。

个体的预后和局部和系统的治疗应该基于任何相关的潜在恶性肿瘤的性质及佩吉特病的存在。因此，局部治疗和系统治疗应根据疾病的基础[25]。无潜在疾病或潜在疾病有限的患者，如果完全切除乳头 - 乳晕复合体并伴有任何潜在疾病且显微手术切缘阴性，则可接受 BCT，其中应包括全乳照射。对于接受乳房切除术或接受 BCT 治疗的患者，如果有潜在的浸润性癌症，应进行前哨淋巴结活检。对于侵袭性肿瘤患者，应给予适当的全身治疗。化学预防在佩吉特病患者中的作用尚不清楚。

表 72-2 佩吉特病保乳治疗

作 者	患者例数	平均随访时间	治疗方法	明显的肿物		仅 DCIS		5 年、10 年或 15 年精算的局部控制率
				是	否	有	没有	
Polgar 等[44]	33	6 年	局部切除	91	9	91	9	71.6%（5 年）
Stockdale 等[45]	19	5.3 年	单独放射治疗	30	3	30	3	84.2%（粗略，5 年）
Bijker 等[46]	61	6.4 年	局部切除 + 放射治疗	3	97	93	7	94.8%（5 年）
Pierce 等[47]	30	5.2 年	切除 + 放射治疗	59	2	57	4	91%（5 年）
Marshall 等[48]	36	9.4 年	切除 a + 放射治疗	0	36	27	3 b	91%（5 年）c 87%（10 年）c 87%（15 年）c

a. 最终边缘状况：56% 为阴性，6% 为阳性，39% 未知
b. 6% 的 DCIS 伴有侵袭性疾病，3% 仅为侵袭性疾病，16% 无基础病理
c. 乳房是唯一的失败部位
DCIS. 导管原位癌

四、导管原位癌

（一）病原学和流行病学

乳腺导管原位癌包括一种异质性的克隆性增生，它发生在导管腔内并局限于导管腔内，不穿透上皮基底膜，也没有侵犯邻近乳腺间质的迹象[50]。DCIS 缺乏转移能力。很少报道腋窝淋巴结转移和远处转移是由于未被发现的浸润性癌成分的存在[50, 51]。

1980 年以前 DCIS 的发生率仅占所有乳腺活组织检查的 1.4%，仅占所有乳腺恶性肿瘤的 5%[52, 53]。随着乳腺 X 线的应用和病理学家对乳腺导管原位癌的认识，乳腺导管原位癌的发病率急剧上升[54]。1983 年美国报告的 DCIS 病例为 4800 例，而 2018 年估计确诊的 DCIS 病例为 63 960 例(总共 266 120 例新发乳腺癌)[54]。伴随着这一趋势，DCIS 的表现也发生了转变，从主要可扪及 90% 以上的新诊断为不可扪及[55]。DCIS 的患病率随着年龄的增长而增加，从 40—49 岁的女性每 1000 个乳房 X 线检查中 0.56 个增加到 70—84 岁的女性每 1000 个乳房 X 线检查中 1.07 个[56]。然而，DCIS 在所有癌症中所占的比例随着诊断年龄的增加而逐渐减小[56, 57]。

DCIS 发生的危险因素与侵袭性疾病相似。这些因素包括年龄较大、乳腺良性疾病史、乳房 X 线密度、乳腺疾病家族史，以及生育因素，包括未生育或首次怀孕年龄较大[50, 58—60]。

（二）病理学

病理评估的主要目的是区分导管原位癌和浸润性癌。DCIS 的病理分类系统已被建立，以帮助预测临床结果和指导治疗。

早期的乳腺导管原位癌分类系统主要使用结构来区分粉刺型、实心型、筛状型、乳头型和微乳头型[3, 61, 62]。较不常见的亚型包括顶浆分泌癌、神经内分泌癌、印戒细胞囊性癌、高分泌癌和黏附性 DCIS[63]。病理分类方法的一个挑战是，在同一病变中可能会有不同的病理子类型。由于病理学家应用的标准不同，分类的再现性不可靠[64, 65]。病理子类型也不一致地与临床行为相关[66]。尽管这在常规乳房切除术使用时不是问题，但现在预测临床行为的能力已经变得很重要，因为保守乳房的方法代表了护理的标准，特别是当考虑在临床行为惰性的病例中忽略放疗时[25]。

最近的分类系统包含了多种特征[67, 68]。大多数基于肿瘤细胞的核分级和粉刺型坏死，并伴有或不伴有结构特征。这些方案更好地与局部复发的风险相关联[66]。1997 年，一个国际共识会议建议常规描述四个特征：核等级、坏死、分级和结构模式[69]。他们还建议在病理报告中记录几个额外的特征，包括边缘状态、病变的大小、微钙化的位置与 DCIS 病变的关系，以及组织标本的特征与 X 线和乳房 X 线检查结果的相关性。但是，它们不能赞同一个单一的分类制度[69, 70]。美国病理学家协会也推荐了综合的 DCIS 报告指南，使用之前提到的类似标准，除了样本完整性、前哨淋巴结的评估方法和新辅助治疗的反应等因素[70]。

（三）生物学特性

DCIS 被认为是浸润性导管癌的前驱病变[50, 71—73]。一些研究表明 DCIS 患者发生侵袭性病变的风险是普通人群的 10 倍。DCIS 和同步侵袭性乳腺癌具有相同的分子表型，这也提示了生物学进展的克隆关系[50, 71—73]。DCIS 与正常乳腺组织的遗传和分子差异包括多个位点的缺失或增加[72—74]。正常乳腺组织中不存在这种 LOH，但 42%～50% 的不典型导管增生中存在。在 77% 的非粉刺性病变和 80% 的粉刺性病变中，同步浸润性癌至少有一个 LOH 位点，同时存在 DCIS[74]。

已经发现分子标志物在 DCIS 中的表达具有异质性分布[50]。在低级别 DCIS 中 ER 表达率为 90%，在高级别病变中 ER 表达率为 25%[50, 75]。这一趋势随着 HER2 和 TP53 的表达而逆转，在低于 20% 的低级别病变中发现，但在高级别病变中高达 2/3[50, 75]。

对于所有 DCIS 病例如果不得到充分治疗是否最终都会发展为浸润性癌，目前存在很大争议。对 DCIS 患者进行观察治疗的研究很少，但有助于了解未治疗 DCIS 的自然史[76]。护士健康研究评估了 6 例最初诊断为良性病变的患者的 13 个病变，因此观察到，并通过重复复查确认为 DCIS。与真良性疾病患者相比，回顾性确诊 DCIS 患者发展为浸润性乳腺癌的比值比为 13.5（ 95%CI 3.7～49.7)，所有浸润性复发均发生在同侧乳腺。4 例为核 1 级，6 例为核 2 级，3 例为核 3 级[76]。尽管样本量较小，但本研究表明，经观察的乳腺导管原位癌患者发生同侧浸润性乳腺癌的风险显著。

（四）预防

NSABP P-1 试验将发展为乳腺癌的高风险患者随机分组，接受他莫昔芬或安慰剂治疗 5 年[31]。符合条件的患者年龄为 60 岁或以上，有 LCIS 病史，或年龄在 35—59 岁，使用盖尔模型预测的 5 年乳腺癌风险至少为 1.66%。在 7 年随访中，使用他莫昔芬可使非侵入性癌症的风险降低 37%。随后的 NSABP P-2 试验将相似的患者（尽管排除了绝经前的女性）随机使用他莫昔芬或雷洛昔芬。5 年后，与他莫昔芬相比，雷洛昔芬与统计上无显著性非浸润性癌症发生率增加相关

（RR=1.40）[77]。

（五）临床表现与治疗前评估

DCIS 目前最常见的表现是在没有乳房疼痛、乳头溢液或乳头出血的患者中，乳房 X 线摄影、屏幕检测、不可触及的病变以微钙化为特征。立体定向经皮穿刺活检用于建立绝大多数病变的病理诊断，尽管少数可能需要诊断性切除活检由于技术限制经皮穿刺活检。

84%～98% 的 DCIS 患者存在微钙化。它们是 72%～76% 的病例中唯一的乳房 X 线检查发现，12% 的病例与其他乳房 X 线检查异常一起出现[78, 79]。线状分支型微钙化常与高级别或粉刺型 DCIS 相关。不均匀粒状钙化通常与中分化 DCIS 相关，细颗粒状微钙化在低级别非粉刺性乳腺导管原位癌中更为典型[56, 78, 79]。然而，在影像学表现和组织学类型之间有相当大的重叠，这限制了这些信息在临床决策中的使用。微钙化并不总是存在于整个组织学异常中，乳房 X 线检查的估计大小和疾病的范围往往低估了疾病过程的真正病理范围 1～2cm[80, 81]。放大图通常有助于更准确地评估 DCIS 的范围。乳腺造影可能有助于区分乳头状瘤和乳腺导管原位癌的存在，患者表现为乳头溢液阴性的乳房 X 线检查[82]。

最近的研究发现，与乳房 X 线摄影相比，MRI 对 DCIS 的检测灵敏度更高，可以更好地识别符合 BCT 条件的患者[83]。然而，尚不清楚这种敏感性的增加是否会导致更好的疾病结果。因此，目前的共识指南不支持其常规使用[25]。对于单纯 DCIS 不建议进行全身分期。

（六）局部治疗

1. 全乳切除 全乳房切除术的局部区域疾病控制率接近 100%，乳腺癌特异性死亡率低于 4%[84-86]。然而，乳房 X 线摄影筛查改变了乳腺导管原位癌的表现，因此大多数患者的疾病范围有限，直观上看，乳房全切术似乎过度了[25, 50]。尽管第三期临床试验比较全乳切除和部分切除从未进行过，在侵入性疾病患者比较乳房切除和局部切除随机试验结果及心理的好处导致 DCIS 患者更愿意采用保留乳房治疗。

目前，乳房总切除术最常用于出现多中心或弥漫性疾病的患者，对于那些禁止使用放射治疗的患者，或者在保乳手术切除后当有不可接受的美容时结果预期，或在初次 BCT 后乳房内复发的情况下挽救治疗时[25, 87]。在 DCIS 乳腺切除术后，接近（≤2mm）或阳性切缘的局部复发率明显高于 2.1～10.0mm 切缘（16% vs. 2%；P=0.04）[88]。一些研究表明，对这些患者进行乳房切除术后放疗可以降低局部复发的风险，特别是对切缘阳性的患者，而另一些研究则显示了相互矛盾的结果，使治疗建议难以制定[89-91]。

2. 保乳治疗 DCIS 患者的 BCT 采用与早期浸润性乳腺癌患者类似的手术和放疗技术（见第 73 章）。对接受乳房肿瘤切除术和全乳放射治疗的患者进行的回顾性和前瞻性研究表明，病因特异性生存率接近 100%，局部控制率在 85%～95%[92-103]。

五项已完成的前瞻性随机试验评估了 DCIS 保乳术后放疗的作用（表 72-3）[88-92]。最早的是 NSABP B-17，其中包括 814 名在显微镜下没有肿瘤的标本边缘进行了墨渍处理的患者[84, 100-102]。患者被随机分为接受全乳放射治疗（25 个部分 50Gy，无局部加量）或不接受放射治疗。15 年精算的 IBTR 合并乳房肿瘤切除术的比率仅为 35.0%，而放疗组为 19.8%。在 9 种病理特征中，粉刺样坏死是 IBTR 的唯一显著危险因素。在一项更新的、中位随访 203 个月的汇总分析中，与单纯乳房肿瘤切除术相比，放疗的加入使 IBTR 的发生率降低了 52%（HR=0.48；95%CI 0.33～0.69；P＜0.001）[100]。

EORTC10853 试验登记了 1000 多名组织学证实无切缘阳性的患者，定义为在油墨边缘没有 DCIS[101, 102]。处方全乳放射治疗剂量为 50Gy，分 25 组；只有 5% 的患者得到了局部加量。中位随访间隔为 15.8 年，单纯切除后的 IBTR 率为 31%，而切除加放疗后为 18%[101]。在所有亚组中，增加放疗的相对获益是相等的，尽管分化良好的 DCIS 黏附生长模式和分化良好的 DCIS 微乳头状生长模式的患者的绝对获益率较低[101, 104]。

英国癌症研究协调委员会（UKCCCR）DCIS 工作组和来自澳大利亚和新西兰的研究人员进行了一项随机试验，调查辅助照射和内分泌治疗的作用。共有 1030 名患者被纳入了试验的放疗与非放疗部分。放疗采用全乳房切线野，总剂量为 50Gy。不建议进行局部加量。中位随访 12.7 年，放疗显著降低了同侧侵袭癌发生率（HR=0.32；95%CI 0.19～0.56；P＜0.0001）和非侵入性癌复发（HR=0.38；95%CI 0.22～0.63；P＜0.0001）[102]。

最后，瑞典乳腺癌组的 SweDCIS 研究从 1987—1999 年招募了 1067 名患者，将他们随机分为乳房肿瘤切除术后放疗组和单纯乳房肿瘤切除术组。103 例患者进行了扇形切除，目的是达到 1cm 的手术切缘；不需要显微镜下清晰的边缘。大多数患者在整个乳房接受 50Gy 的照射，有些患者接受 54Gy 的照射，允许治疗中间休息 2 周。没有局部加量。20 年后的更新发现两组间局部复发的绝对差异为 12%，DCIS 复发的绝对减少 10%，侵袭性复发的绝对减少 2%。亚组分析通过年龄、病灶大小、病灶范围、切除的完全性和筛查检测到的病灶证实，所有组均受益于放射治疗[103]。

Cochrane 数据库对这四项试验的回顾和 Meta 分

表 72-3　比较单纯乳房肿瘤切除术与乳房肿瘤切除术加放疗治疗 DCIS 的随机试验

试　验	患者例数	随访时间	局部复发率（累计 %）				总生存率（%）		
			复发性疾病的组织学类型	乳房肿瘤切除术	肿瘤切除术+术后放疗	P 值	乳房肿瘤切除术	肿瘤切除术+术后放疗	P 值
NSABP B-17[100]	818	精确 15 年	DCIS 侵袭性 DCIS+ 侵袭性	15.4 19.6 35.0	9.0 10.7 19.8	<0.001 <0.001 —	84.2	82.9	NS
EORTC 10853[101]	1010	中位数为 15.8 年	DCIS 侵袭性 DCIS+ 侵袭性	16.0 16.0 31.0	8.0 10.0 18.0	0.003 0.007 <0.001	90	88	0.93
UKCCCR[102]	1030	中位数为 12.7 年	DCIS 侵袭性 DCIS+ 侵袭性	9.7 9.1 19.4	3.8 3.3 7.1	<0.0001 <0.0001 <0.0001	90	90	—
SweDCIS[103]	1067	20 年	DCIS 侵袭性 DCIS+ 侵袭性	绝对差别：10% 绝对差别：2% 绝对差别：12%		— — —			

DCIS. 导管原位癌；EORTC. 欧洲癌症研究和治疗组织；NSABP. 美国国家外科辅助肠和乳腺项目；SweDCIS. 瑞典乳腺癌组 DCIS 试验；UKCCCR. 英国癌症研究协调委员会

析证实，对于所有同侧乳房事件，增加放射治疗都有统计学意义的益处（HR=0.49；95%CI 0.41～0.58；P<0.00 001），DCIS 复发（HR=0.61；95%CI 0.39～0.95；P=0.03）和侵袭性复发（HR=0.50；95%CI 0.32～0.76；P=0.0001）。在所有亚组减少了复发：患者完整切除与那些接受不完整的切除，大于 50 岁的患者与那些不到 50 岁，粉刺样坏死与那些没有粉刺样坏死 DCIS，1cm 或更大的病变与患者病变的不到 1cm[105]。这些发现也得到了早期乳腺癌专家组 Meta 分析的证实[106]。然而，这些 Meta 分析并没有包括第五次随机试验，该试验仅限于更仔细挑选的患者，稍后将进一步讨论。

一些个体研究和 Meta 分析表明，与切缘较窄的乳腺癌患者相比，切缘 2mm 或大于 2mm 的乳腺癌患者 IBTR 的风险显著降低；因此，更大的切缘是可取的[86, 107, 108]。然而，目前尚不清楚所有切缘较近但未受累的患者在放疗前是否应再次切除。临床判断需要权衡再切除的潜在发病率和它对这些个体的好处。显微边缘累及（阳性）的患者一般应再次切除。

值得注意的是，没有一项单独试验或 Meta 分析显示放射治疗组和非放射治疗组之间的远处转移率、乳腺癌特异性死亡率或总生存率有显著差异。这就需要花费大量的精力来确定那些仅接受乳房肿瘤切除术而局部复发风险适度增加的患者，他们愿意接受这一疗程，以避免放疗可能产生的并发症。

单中心研究和随机研究已经确定了预测复发风险增加的因素。这些包括较大的肿瘤大小、存在粉刺坏死、高分级、年轻、边缘近或阳性[92, 95, 100, 103, 104, 109–112]。

一些值得注意的尝试已经被用来确定患者、肿瘤和治疗相关因素与同侧乳腺肿瘤复发风险相对较低相关的组合（IBRT）。南加州大学 van Nuys 预后指数综合了肿瘤分级、大小、患者年龄和手术切缘宽度来预测伴有或不伴有放疗的 IBTR 的风险[113-115]。最重要的因素是通过全面、详尽的病理评估，实现各方向的显微边缘宽度大于 10mm。有几项研究试图独立验证这一指数或其早期版本（不包括患者年龄）[116-118]。然而，该指标是否应作为临床决策的常规指标仍存在争议。

在 Dana-Farber/ 哈佛癌症中心进行的一项前瞻性单臂研究，治疗了 158 例 DCIS 患者，1 级或 2 级，肿瘤小于或等于 2.5cm，最终切缘小于或等于 10mm，在没有放疗或内分泌治疗的情况下进行了再切除和广泛切除[119]。在 13 例患者出现局部复发后，预提被提前停止。在中位 11 年的随访中，10 年累积的局部复发发生率为 15.6%[119]。

东部肿瘤合作组织肿瘤组（ECOG）和北方中央癌症治疗组进行的一项评价在低分级或中分级的 DCIS，切缘为 2.5cm 或更少（队列 1），或高分级 DCIS，切缘 1cm 或更少（队列 2），切缘边界为 3mm 或更多，且在术后乳房 X 线没有残余钙化。在这些患者中，30% 的人接受了他莫昔芬。在 12.3 年的中位随访中，队列 1 的 12 年 IBTR 率为 14.4%，队列 2 为 24.6%（P=0.003）。队列 1 的 12 年侵袭性同侧复发率为 7.5%，队列 2 为 13.4%（P=0.08）。多因素分析显示，研究队列和肿瘤大小仍与 IBTR 显著相关[120]。重要的是，这些结果表明对于局部复发没有平台期。

最后，放射治疗肿瘤组（RTOG）9804 研究是一项前瞻性随机试验，根据 ECOG 试验的队列 1 来评估低风险 DCIS 患者是否需要放疗。患者按年龄（49 岁或以下 vs. 50 岁或以上）、肿瘤大小（1cm 或更小 vs. 更大）、切缘状态(再次切除至阴性，3~9mm 或 10mm 或更宽)、分级和使用他莫昔芬的意向（由管理医生自行决定）进行分层。然后患者被随机分为全乳照射组和观察组。允许的全乳分级方案包括 50.4Gy/1.8Gy 分割、50Gy/2Gy 分割、42.5Gy/2.66Gy 分割，但并没有给予局部加量。该试验的目标累积量为 1800 例患者，但由于累积量缓慢，最终以 636 例患者结束。该试验的最新更新（中位随访 7.2 年）表明，加入全乳放疗显著降低了局部复发率（0.9% vs. 6.7%；P<0.001）。重要的是，2/3 的单独观察组复发是真正的复发（与初始肿瘤在同一象限），而放疗组则没有复发[121]。

3. 内分泌治疗　一些随机试验已经检验了内分泌治疗在接受 BCT 的 DCIS 患者中的作用（表 72-4）。NSABP B-24 试验将 1799 名患者随机分为两组，一组接受他莫昔芬（10mg，每天 2 次），另一组接受安慰剂，在乳房肿瘤切除术和术后放疗（整个乳房 50Gy，瘤床不加量）后 5 年[100]。15 年后，服用安慰剂的患者 IBTR 率为 16.6%，而添加他莫昔芬的患者 IBTR 率为 13.2%。CBC 率由 8.1% 降至 4.9%[100, 122]。他莫昔芬的益处仅限于 ER 阳性肿瘤患者。

UKCCCR 试验比较了四种治疗方案：单纯切除（表 72-5），切除 + 三苯氧胺，切除加放射治疗，切除加放疗和他莫昔芬。他莫昔芬每天 20mg，连续 5 年。对于接受放疗的患者（从 9% 到 7%）或单纯接受乳房肿瘤切除术的患者（从 25% 到 20%），加用他莫昔芬后，同侧局部控制率的总体下降幅度最小，中位随访时间为 12.7 年。然而，他莫昔芬确实显著降低了 DCIS 同侧复

发率（HR=0.70；95%CI 0.51~0.86；P=0.03）和全血细胞计数率（HR=0.44；95%CI 0.25~0.77；P=0.005）[102]。NSABP B-24 和 UKCCCR 试验均未显示他莫昔芬降低远处转移率或改变死亡率。

NSABP B-35 试验比较了芳香化酶抑制药阿那曲唑和他莫昔芬对绝经后 DCIS 女性患者 5 年的疗效。在无乳腺癌间期事件的主要终点方面，阿那曲唑优于他莫昔芬（HR=0.73；95%CI 0.56~0.96；P=0.023），特别是小于 60 岁的女性[123]。

4. 放射治疗技术　传统的分型全乳照射是通过切线野给予的，总剂量为 46~50Gy，分割为 1.8~2Gy。虽然低分割法在侵袭性癌症患者中的应用已经很成熟，但在 DCIS 中比较传统分割法和低分割法的试验结果尚不可知[124, 125]。然而，一些回顾性回顾和 Meta 分析显示，低分割与常规分割在局部复发率方面没有差异。因此，最近的指南允许对 DCIS 患者常规使用低分割放疗。105% 的融合热点区域，尽管试图改善同质性，可能使患者不符合低分割放疗的条件[107]。

许多中心通常给瘤床额外加上 1~3cm 的边缘的剂量，总累积剂量为 60~66Gy。然而，还没有通过随机试验确定是否需要加量照射。最近一项针对 4131 例 DCIS 患者的多机构回顾性分析发现，使用局部加量使 15 年无 IBTR 生存期从 88.0% 增加到 91.6%（P=0.01）。在多变量分析中，这一效应与年龄和他莫昔芬的使用无关[128]。最近的一项共识指南建议，最可能受益于使用 boost 的患者是年龄在 50 岁或以下、肿瘤级别高、切除后切缘阳性或切缘接近的患者。相反，对于年龄大于 50 岁、筛查检测到低至中级别肿瘤、切缘广泛阴性的患者，则可能忽略促进作用[107, 129]。

加速部分乳房照射（APBI）允许在 1~3 周内进行治疗。它可以与插值或腔内近距离放疗、3D 适形放疗或调强放疗一起交付[107, 130]。多项研究表明，DCIS 患者的 APBI 局部复发率低，毒性好[130-132]。一些关于 APBI

表 72-4　评估他莫昔芬在 DCIS 患者中的作用的随机试验

试　验	患者人数	随访时间	复发性疾病的组织学类型	局部复发（累计 %）			对侧乳腺癌（%）		
				无他莫昔芬	有他莫昔芬	P 值	无他莫昔芬	有他莫昔芬	P 值
NSABP B-24[100, 122]	1799	精确 15 年	DCIS	7.6	6.7	0.33	2.8	1.6	—
			侵袭性	9.0	6.6	0.03	5.3	3.3	—
			DCIS+ 侵袭性	16.6	13.2	—	8.1	4.9	0.33
UKCCCR[102]	1576	中位数为 12.7 年	DCIS	12.1	8.6	0.03	1.3	0.3	0.08
			侵袭性	6.9	6.8	0.79	2.7	1.5	0.03
			DCIS+ 侵袭性	19.6	15.7	0.04	4.2	1.9	0.005

DCIS. 导管原位癌；NSABP. 美国国家外科辅助肠和乳腺项目；UKCCCR. 英国癌症研究协调委员会

表 72-5 评估单纯切除作用的前瞻性研究

	年　份	患者数	随访（个月）	局部复发率（时间点）
NSABP B-17[100]	1985—1990	403	207	35.0%（15 年）
EORTC 10853[101]	1986—1996	503	188	31%（15 年）
SweDCIS[103]	1987—1999	520	240	绝对差异12%（20 年）
UKCCR[102]	1990—1998	508	151	19.4%（12 年）
RTOG 9804[121]	1999—2006	298	78	6.7%（7.2 年）
Dana-Farber[119]	1995—2002	158	132	13%（8 年）
ECOG E5194[120]	1997—2002	670	104	14.4%/24.6%（低 / 中 / 高级别，12 年）
南加州大学[115]	1996—2009	604	75	VNPI 4～6：5.4%（12 年） VNPI 7：30%（12 年）

DCIS. 导管原位癌；ECOG. 东部肿瘤合作组；EORTC. 欧洲癌症研究和治疗组织；NSABP. 美国国家乳腺外科辅助治疗计划；RTOG. 放射治疗肿瘤组；SweDCIS. 瑞典乳腺癌组 DCIS 试验；UKCCR. 联合王国癌症研究协调委员会；VNPI. Van Nuys 预后指数

患者选择及其技术方面的指南已经发表[107, 130-132]。单纯 DCIS 不需要局部淋巴结照射。

（七）未来的发展方向

关于多基因检测在选择 DCIS 患者避免放疗中的潜在作用的数据已经出现。Solin 等对 ECOG5194 试验中的 327 例患者进行了评估，采用多基因分析将 DCIS 评分分为三个风险类别：低（38 分或更低）、中（39～54 分）和高风险（55 分或更高）。DCIS 评分，作为一个连续变量，在调整了他莫昔芬的使用后发现与 IBTR 显著相关，在多变量分析中仍然具有统计学意义。低、中、高危组 10 年 IBTR 率分别为 10.6%、26.7%、25.9%，侵入性 IBTR 率分别为 3.7%、12.3% 和 19.2%。一项对安大略略接受治疗的患者的回顾性研究得出了类似的结论[133-135]。尽管这些数据表明肿瘤遗传学有可能识别出适合仅行乳房肿瘤切除术治疗的低风险患者，但仍存在一些担忧，因为低风险队列中 IBTR 的风险仍大于 10%。必须考虑这些额外测试的额外成本，并与它们的潜在好处进行权衡[136]。

针对 DCIS 生物学的其他方面而非内分泌途径的系统治疗正在研究中。NSABP B-43 试验随机分配 HER2 阳性 DCIS 患者（定义为 3+ 免疫组化染色或原位杂交基因过表达）在放疗期间或单独放疗期间接受 2 个周期的曲妥珠单抗治疗。初步结果显示没有明显的 4 级或 5 级毒性，但尚未报告与疾病相关的结果[75]。

最后，由于观察到并非所有 DCIS 患者都发展为浸润性乳腺癌，关于 DCIS 是否"过度治疗"的争论相当激烈。美国、英国和欧洲正在进行比较乳房肿瘤切除术（伴或不伴放疗）与活检后观察和内分泌治疗（不伴切除或放疗）的研究，包括 LORD 试验，即一项Ⅲ期随机、非劣效性试验，以及 LORIS 试验，即一项Ⅲ期随机试验[137, 138]。

（八）结论

DCIS 是一种非侵袭性恶性肿瘤，仅针对乳腺的治疗是成功的（图 72-1）。尽管乳房切除术一直被认为是一种合理的治疗选择，但对于大多数患有单中心病变的患者来说，BCT 是首选的治疗方法。这些患者经过仔细的放射学评估后，可以进行完全的显微切除，边缘最好是 2mm 或更宽，具有可接受的美容效果。放疗的使用降低了 IBTR 的风险，但并没有改变远处无病或乳腺癌的死亡率。对于哪些患者可以在没有放疗的情况下接受保乳手术治疗且 IBTR 的风险足够低，目前还没有共识。缩短疗程的放射治疗技术有助于减轻治疗负担。内分泌治疗对 IBTR 的风险影响不大，对全血细胞计数的影响更大，但不影响远处无病或乳腺癌死亡率。对基因组和其他生物标志物的研究可能会提高我们针对特定临床情况的治疗能力，可能会避免对某些 DCIS 患者进行治疗（表 72-6）。

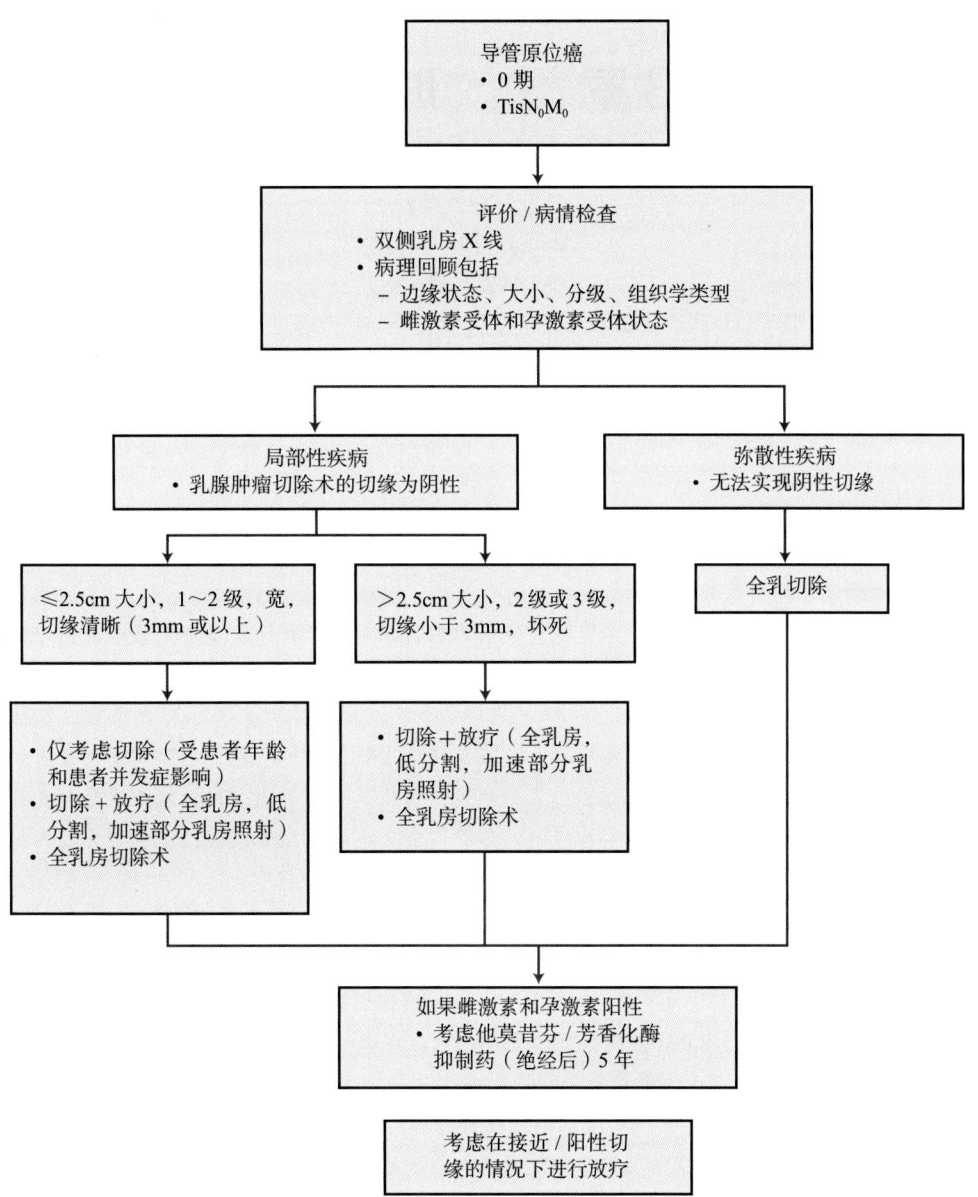

导管原位癌
- 0 期
- $TisN_0M_0$

↓

评价 / 病情检查
- 双侧乳房 X 线
- 病理回顾包括
  - 边缘状态、大小、分级、组织学类型
  - 雌激素受体和孕激素受体状态

局部性疾病
- 乳腺肿瘤切除术的切缘为阴性

弥散性疾病
- 无法实现阴性切缘

全乳切除

≤2.5cm 大小，1～2 级，宽，切缘清晰（3mm 或以上）

>2.5cm 大小，2 级或 3 级，切缘小于 3mm，坏死

- 仅考虑切除（受患者年龄和患者并发症影响）
- 切除＋放疗（全乳房，低分割，加速部分乳房照射）
- 全乳房切除术

- 切除＋放疗（全乳房，低分割，加速部分乳房照射）
- 全乳房切除术

如果雌激素和孕激素阳性
- 考虑他莫昔芬 / 芳香化酶抑制药（绝经后）5 年

考虑在接近 / 阳性切缘的情况下进行放疗

▲ 图 72-1　导管原位癌的治疗决策树

表 72-6　小叶原位癌、佩吉特病和导管原位癌的总结

	小叶原位癌	佩吉特病	导管原位癌
发生率	不到 15% 的非浸润性癌症	0.5%～5% 的非浸润性癌症	85% 的非浸润性癌症（63 960/ 年）
生物学特性	• 非黏性细胞填充腺泡空间 • ER 和 PR 阳性 • 丢失 E-cadherin（CDH1）基因	• 乳头表皮的佩吉特细胞 • ER 和 PR 阳性：50% • HER2 过表达	• 导管内增殖细胞 • ER 和 PR 阳性：70%： • 较不常见的：HER2 过表达和 TP53 突变
分段评价	乳房 X 线检查、超声检查、磁共振检查	乳房 X 线检查、超声检查	乳房 X 线检查、超声检查、磁共振检查
主要治疗	• 手术切除	• 阴性切缘部分乳腺切除术 • 高危病的乳房切除术	• 阴性切缘部分乳腺切除术 • 全乳腺切除术伴前哨淋巴结活检
辅助治疗	• 如果单纯的 LCIS 没有相应的 DCIS 或有浸润性成分，则没有常规指示 • 考虑内分泌治疗来降低风险	• 全乳腺放射疗法 • 考虑内分泌疗法来降低风险	• 整个乳房放射治疗 • 乳腺部分加速放射治疗 • 考虑内分泌疗法来降低风险

ER. 雌激素受体；LCIS. 小叶原位癌；MRI. 磁共振成像；PR. 孕激素受体

第73章 Ⅰ～Ⅱ期乳腺癌

Breast Cancer: Stages Ⅰ-Ⅱ

Abram Recht 著

王银霞 译

要　点

    1.患者选择　大多数Ⅰ～Ⅱ期浸润性乳腺癌患者是保乳治疗的候选者。仅在少数患者中，由于考虑到毒性，才绝对或相对地禁忌使用保守手术加放射疗法进行治疗。对于某些个例来说，CS 和 RT 的预期美容效果可能太差了，以至于立即重建的乳房切除术是更有吸引力的选择。治疗前评估是决定最合适治疗方法的关键因素。应进行仔细的体格检查。所有患者均应在活检前行乳腺 X 线检查，部分患者需在手术后行 X 线检查以确保切除的完整性。磁共振成像的作用仍未解决并存在争议。应常规对标本行 X 线检查，包括出现不可触及的肿块且无微钙化的患者。必须对肿瘤标本，尤其是切缘进行仔细地病理评估。病理学家应注意肿瘤是否延伸到任何明显大体肿块的边缘，以及超出边缘的距离，钙化是否与肿瘤、良性组织或与两者都有关。应对侵袭性成分的大小、组织学类型、是否存在广泛的导管内成分或淋巴血管侵袭、组织学分级和病变的其他特征进行详细描述。

    2.治疗　一些患者接受 CS 和内分泌治疗而不经放射治疗后局部复发的风险较低。然而，对于究竟哪种患者、临床和组织学因素的组合允许通过这种方法获得可接受的结果目前还没有共识。对于为患者实施 BCT 手术时所需的最小镜下无瘤边缘宽度，无论有或没有 RT，目前均无共识。虽然不累及切缘是首选的，但是选择的切缘受累的患者经过 RT 后也有很好的局部控制。多数切缘未受累的患者接受全乳腺照射总剂量 45～50Gy，分次剂量 1.8～2Gy，或大剂量低分割照射的生物等效剂量相等时，可获得良好的局部控制和美容效果。年龄小于 50 岁的患者或具有一定组织学发现的患者可能从术后瘤床及周围区域的加量来最大限度地获益。计算机断层扫描引导的模拟和三维治疗计划及补偿改善了剂量分布的均匀性，并减少了许多患者急性不良反应的发生，改善了美容效果。这项技术应常规使用。与传统的全乳腺照射相比，加速部分乳腺照射可使患者更快地进行 BCT。然而，这种方法的患者的选择及技术细节存在很大的不确定性。针对区域淋巴结 RT 的价值尚不确定。对于应该什么时候对（哪个）区域淋巴结进行照射目前尚无共识。

    3.随访　随访的重点应放在监测潜在可治愈的复发及同侧和对侧乳房中的新发原发肿瘤上。最佳的随访时间表和测试方案尚不清楚。但是，每半年或每年进行一次体格检查，每年行一次乳房 X 线检查是合理的。

    4.局部复发的治疗　多数接受过 RT 的局部复发的患者应接受乳房切除术。如经过仔细地临床、影像学和病理学评估显示病变范围有限，且没有证据表明多中心发病，则选择的患者可能有机会接受进一步 BCT。先前未接受过照射的患者通常是接受进一步 BCT 和 RT 的候选者。BCT 后局部复发患者其进一步辅助全身治疗的价值尚不确定。

一、概述

从技术上讲，70%～80% 的 Ⅰ～Ⅱ 期侵袭性乳腺癌患者可选择保乳治疗（BCT）[1, 2]。采用现代放射治疗技术的六项主要的随机试验[3-9] 及一项包含其他研究在内的 Meta 分析[10] 发现乳房切除术和 BCT 的无病生存期和总生存期没有差异。

关于 BCT 最佳患者的评估和选择、RT 的技术和剂量、影响并发症及美容效果的影响因素、随访和局部复发的治疗等方面，还存在许多问题。有几篇文章更深入地讨论了这些主题[11, 12]。

二、治疗前评估

（一）影像学

应始终进行乳腺 X 线检查。磁共振成像检查发现 5%～10% 的 BCT 患者有额外的同侧病灶，3%～5% 的患者有超出意料的对侧病变[13-15]。三项随机试验[16-18] 和几项回顾性研究[19-24] 在是否术前 MRI 检查以减少再次切除的需要上存在分歧。MRI 也许对肿瘤大于 2cm 或浸润性小叶组织学的患者最有价值[25]。

多数病例中，镜下切缘阴性的患者术后乳房 X 线检查极少显示残余钙化或额外肿块[26-28]，而在其他患者中发生率较高[29]。在两组病例中，它的使用并未减少局部复发[28, 30]。术后 MRI 检查在监测残余病变方面准确性有限[31-33]。

（二）病理学评估

对单个样本来说最常用的镜下切缘评估方法是将它在墨汁中滚动并垂直于长轴顺序切片（"切面包法"）。一些病理学家"剃掉"每个标本的脸，当在任一剃掉的边缘玻片上发现肿瘤则被认为切缘受累。这些方法可能具有完全不同的临床意义[34, 35]。一些外科医生在取走主要样本后会再取"术腔剃除"样本[36]。术中切缘评估的意义尚不明确[37]。

三、外科技术

（一）保乳手术

乳房外科手术的详细技术方面将在其他地方进行讨论[11, 12]。使用腔内边界刮除术可减少切缘受累的机会[38]，但可能会损害美容效果。一些患者可能会从"肿瘤整形"重建中获益[39]。同时减少乳房成形术可能会降低大乳房患者的回缩风险并增加满意率[40, 41]，且不增加局部复发[42, 43]。

（二）腋窝淋巴结清扫

腋窝的 3 个经典的解剖学"水平"是：1 水平，在胸小肌边缘的外侧和下缘；2 水平，在胸小肌下方；3 水平（也称"锁骨下"淋巴结），位于胸小肌的内侧和上缘[44]。随机试验发现"有限的"腋窝清扫术（AxD）（仅切除 1 水平或 1 水平和 2 水平淋巴结）和"完全的"AxD（切除 1、2、3 水平），在腋窝复发或生存率上并无差异，但是有限的 AxD 并发症发生率较低[45-47]。

（三）前哨淋巴结活检

前哨淋巴结活检使用在乳房内注射放射性核素示踪剂或活性染料（或两者皆使用）来引导外科医生切除淋巴结[48]。SNB 的近期和远期并发症发生率低于 AxD[49-52]。SNB 的假阴性率在 0%～12%，但是 SNB 阴性后腋窝复发的风险非常小[53-57]。对于 AxD 和 SNB 后临床判定腋窝淋巴结阴性的患者来说，其 OS 和远处转移发生率相当[58-60]。

四、保乳术后放射治疗

BCT 的疗效和毒性受患者、临床和病理因素及治疗参数的影响。

（一）患者因素

1. **妊娠**　由于散射辐射可能对胎儿产生致畸和致癌作用，因此未终止妊娠是乳腺 RT 的绝对禁忌证[61]。

2. **先前接受过放射治疗**　在几项小型研究中，对女性霍奇金病或非霍奇金淋巴瘤患者 RT 后再接受 CS 和全乳腺[62-66] 或部分乳腺[67, 68] 照射，并未出现不寻常的急性或慢性后遗症，尽管报道 1 例患者出现严重的软组织坏死[69]。然而，这些患者往往决定进行乳房切除术，因为她们有未来患上乳腺癌的巨大风险[70]。

3. **风湿病**　三项小型研究发现，除硬皮病外，风湿性疾病患者跟与之匹配的"正常"人群相比，并没有明显增加并发症的风险[71-73]。然而，对 1998—2010 年治疗的 4 例硬化性水肿患者的研究发现，无严重的急性或慢性并发症发生[74]。

4. **乳房大小**　与乳房较小的患者相比，乳房较大的女性更多地发生急性皮肤反应和远期挛缩及纤维化[75, 76]。但是，她们的结果可通过技术手段加以改进（见后面讨论），并且通常是可接受的。

5. **先前接受过隆胸术**　先前接受过隆胸植入物的患者，有半数或更多在 RT 后发生囊性纤维化和其他并发症[77, 78]。然而其他并发症少见[79-81]。因此，似乎有理由为此类患者提供 BCT。

6. **患者年龄**　在大多数队列中，诊断时年龄小于 40 岁的患者与年龄较大的患者相比有更高的局部复发率[82-84]。但是，她们的整体预后在乳房切除术后并不理想[85-93]。一些研究表明，小于 2mm 的切缘或组织学分级高增加年轻患者的局部复发风险[94-96]，但其他研究则没有[97, 98]。全身治疗显著降低了其局部失败率[82, 84, 99]。老年患者对 RT 的耐受性良好，且具有出色的局部控制率[100, 101]。

7. 遗传因素 乳腺癌家族史本身不会增加 BCT 后局部失败的风险[102-106]。大多数[107-113]但并非全部[114-116]研究也发现 BRCA1 和 2 基因突变患者和无突变患者之间差异不大或并无差异。他莫昔芬或输卵管切除术可以减少同侧局部失败[110]和对侧新发原发癌[110, 117]。

尽管并非全部研究[123]，但是在大多数研究中[108, 118-122]，对 BRCA1-2 基因突变或有乳腺癌家族史的患者行同侧乳房切除术后与 BCT 后的远期预后相同。但是，这些研究通常数量少，治疗选择偏倚大，随访时间短。对侧预防性乳房切除术的生存价值非常不确定[124]。

导致辐射损伤修复受损的综合征，如共济失调性毛细血管扩张症，会带来放射治疗并发症的严重风险[125]。但是，对于 BRCA1 和 2 突变或单一 ATM 突变杂合的患者，其毒性没有增加[110, 126-128]。一些研究指出了具有多个 ATM 突变的患者[129]、具有特定单个 ATM 突变的患者[130-132]和具有多个放射修复基因多态性的患者增加的不良后果[130, 133-136]。RT 诱导的 CD8 T 细胞凋亡减少可能是晚期纤维化的标记[137]。

据报道，数例 TP53 突变的患者在 RT 后几年内发生了野内癌症，这导致了 Li-Fraumeni 综合征[138-140]。在大多数研究中[144-146]，放射治疗不会增加具有 BRCA1 和 2 基因突变[120, 141-143]或 ATM 基因突变患者的对侧乳腺癌发病率，尽管这可能取决于特定的 ATM 突变[147]。

（二）临床因素

1. 检测手段 可触及和不可触及的癌症患者局部复发率相似[148]。乳头溢液患者局部失败率并不高[149]。

2. 肿瘤大小和位置 肿瘤的大小不影响局部复发率[94, 150]。但是，在大多数肿瘤大于 4cm 的患者，通常需要新辅助治疗来达到可接受的美容效果和阴性切缘的双重要求。

那些没有直接延伸到乳头或乳晕或乳晕周围病变的患者，在切除阴性边缘后未进行乳头乳晕切除的情况下，局部控制率较高[151, 152]。即使必须进行乳头乳晕切除术，局部控制也很高[153]。

3. 双侧乳腺癌 双侧乳腺癌（同步性或后发性）患者可以通过成功地接受 BCT 治疗而不会增加并发症[154-156]。

4. 多中心同侧原发癌 多发同步性同侧乳腺癌仅发生在 2%～4% 的患者中[157-159]。局部失败率与边缘阴性的单一病变患者相似[155, 160-165]。

（三）病理因素

1. 边缘状态 浸润性癌和导管原位癌成分在判断边缘状态时具有相似的意义[166, 167]。受累（或"阳性"）边缘比未受累边缘的局部失败率更高，但边缘受累的程度很重要。一项中位随访时间为 127 个月的研究发现，122 名病灶边缘受累患者的 8 年局部失败率为 14%，66 名广泛受累患者的 8 年局部失败率为 27%[166]。最近对病灶边缘受累患者的研究发现，492 名患者的 5 年局部失败率为 3%[168]，312 名患者的 10 年局部失败率为 1%[98]。在另一项中位随访时间为 72 个月的研究中，边缘单一阳性的患者局部失败的风险为 14%（10/70），而边缘多发受累的患者局部失败的风险为 36%（17/47）[169]。关于边缘性小叶原位癌是否是危险因素的研究存在差异[170, 171]。

术语边缘"阴性"和"甚近"没有确切定义。少数已发表研究，研究了与连续切缘间隔相关的预后，并未显示出宽度的增加持续降低局部失败率（表 73-1）[95, 166, 172-174]。已发表的系列 Meta 分析表明，"边缘无瘤"和边缘较宽的患者之间预后差异不大[175, 176]。

关于边缘的其他方面如何影响局部复发的数据很少。一项研究发现，未受累边缘附近疾病的体积影响局部复发的风险[172]。在大多数情况下[177, 178]，达到不受累边缘所需的切除术次数并不是局部失败的危险因素，但并非在所有系列中都是如此[179, 180]。研究也不同意以下观点：再切除术中是否发现残余疾病会增加局部失败率，即使边缘为阴性也是如此[180-183]。

化疗和他莫昔芬可显著降低未受累边缘患者的失败率[184, 185]。对于边缘小于 2mm 的患者，这种影响可能成比例地更大[166-186]。

因此，随着患者选择、边缘评估和系统治疗广泛应用的改善，接受 RT 治疗的患者确切边缘宽度的影响可能降低。例如，在最近的一项研究中，年龄小于 45 岁、未受累边缘小于 2mm 的个体其 10 年局部复发率为 10%，较宽边缘的 10 年局部复发率为 5%[98]。因此，边缘无瘤对大多数患者来说可能就足够了[187]，但对于哪些患者可能受益于较宽的边缘还没有共识。

2. 其他组织学特征 当 DCIS 既占原发肿块区域的大部分又存在于大体正常的邻近乳腺组织中或当肿瘤主要为非侵袭性时，浸润性导管癌被描述为具有"广泛的导管内成分"（EIC）[188]。（其他定义可能描述同一实体）带有 EIC 的肿瘤在乳腺癌中的分布范围更广[189]。当考虑边缘状态时，其对局部失败的影响尚不确定[94, 166, 190]。患有微浸润性癌症的患者与浸润面积较大的患者具有相同的局部失败风险[191]。

表 73-1　保乳术后放疗后无瘤切缘宽度与局部失败的风险

		JCRT, 1976—1987[166]	Tufts, 1982—1994[95]	William Beaumont, 1980—1996[172]	British Columbia, 2001—2003[173]	Denmark, 2000—2009[174]
中位随访时间（个月）		127	121	103	62	59
测量		粗略 8 年	12 年 KM	12 年 KM	粗略	粗略
切缘宽度（mm）	阳性，NOS	18%（192）	17%（105）	30%（38）	5%（62）	12%（43）
	0.1~1.0	7%（94）	—	14%（94）	4%（170）	—
	1.1~2.0	6%（33）	—	18%（45）	4%（52）	—
	0.1~2.0	7%（127）	9%（99）	—	—	5%（189）
	>1（NOS）	6%（186）	—	—	—	—
	>2（NOS）	6%（153）	—	9%（333）	1%（1980）	—
	2.1~3.0	—	—	15%（59）	—	—
	3.1~5.0	—	—	13%（43）	—	—
	2.1~5.0	4%（47）	5%（84）	—	—	3%（544）
	>5（NOS）	12%（56）	0%（69）	—	—	3%（11 214）
	5.1~10.0	—	—	13%（90）	—	—
	>10（NOS）	—	—	5%（52）	—	—
	切除后无肿瘤	8%（101）	6%（137）	2%（160）	—	—

括弧中是亚组的患者数
JCRT. 波士顿联合放射治疗中心；KM. Kaplan-Meier 估算法；NOS. 除非另有说明

多中心性和多灶性这两个术语并不标准化，但通常分别指多个象限或单个象限内多个区域存在癌症。这些发现并不影响局部复发的风险[192, 193]。

在大多数[194-197]，尽管不是全部[102]研究中，淋巴血管侵犯是局部复发的一个独立但风险很小的因素。

浸润性小叶癌、导管和小叶混合癌[198-203]或较少见的组织学亚型[201, 204-208]患者的局部复发率与浸润性导管癌患者相似。

一项研究发现，当不典型的导管增生位于边缘或边缘附近时[209]，再切除后残留 DCIS 或侵袭性疾病的风险很大。然而，良性增生性疾病似乎并不影响局部失败的风险[210-212]。关于 LCIS 的存在是[213-215]否[171, 216-218]会增加局部失效率的研究存在冲突。

3. 肿瘤行为的生物学标志物　当不使用全身治疗时，表达雌激素受体的肿瘤患者其局部复发率略低于 ER 阴性肿瘤患者[219]。适当的全身治疗可以大大减少这种差异。在某些队列中[220-223]局部失败率随着 HER2 的过表达而增加，但在其他队列中没有[224, 225]。曲妥珠单抗可以降低这种风险[226]。

根据基因表达模式，乳腺癌可分为固有亚型[227, 228]。临床研究（几乎总是使用关键细胞信号受体的免疫组化学分析，而不是直接分析基因表达）显示不同亚型在发病年龄、肿瘤大小、组织学特征和淋巴结受累程度上存在显著差异[223, 229]。Luminal A 亚型患者 BCT 后 10 年局部复发率为 5%～8%。在一些研究中[225, 230-235]，Basal（或三阴型）亚型患者的局部失败率与其他亚型患者相似，在其他研究中则略高[220, 222, 236-238]。

其他基因表达谱也可能影响局部控制，但预后差异很小[225, 228, 239-243]。使用这种检测结果做出临床决策时应考虑到肿瘤内异质性[244]。

（四）总结

很少有患者因为毒性考虑绝对或相对地禁忌放疗。对于某些个体来说，预期的美容效果可能很差，以至于乳房切除术后立即重建是一个更有吸引力的选择。切缘状态是局部控制最重要的决定因素，但它可能以复杂且鲜为人知的方式与其他因素相互作用。边缘未受累足以在大多数患者中获得出色的局部控制率。更宽的无瘤切缘宽度可能会使某些患者亚组受益，但具体是哪些亚组数据有限。在可行的情况下，一般应对切缘受累的患者进行再次切除，但在最近的系列研究中，仅局灶受累的患者局部复发率似乎可以接受。

（五）有或没有放疗的保守手术的结果

有学者总结了将单纯 CS 与 CS 联合 RT 治疗相对未选择的患者进行比较的随机试验，前后两者的局部复发率分别为 15%～40% 和 3%～20%[5, 245-251]。采用限制性更强的患者选择和常规内分泌治疗的最新试验具有更低的失败率（表 73-2）[184, 252-262]。在前一项研究中，给予 RT 改变了远处转移、乳腺癌特异性死亡率或 OS，但后者却没有。两项试验表明，即使在患有预后好的癌症的患者中，也需要进行内分泌治疗以降低可接受的低失败率而不进行放疗[254, 257]。

早期乳腺癌研究人员协作组对 2000 年之前开始的试验进行的 Meta 分析显示，在无复发的情况下，由于 RT 导致的大比例和绝对减少，腋窝淋巴结阳性患者的乳腺癌特异性生存率和总生存率相当高。对于淋巴结阴性的患者，这些影响在诊断、肿瘤大小、肿瘤等级、ER 状态和全身治疗的使用方面与患者年龄有关[263]。他们建立了一个模型，根据 RT 能降低多少预计的 10 年复发风险，将病理上淋巴结未受累的患者进行划分：高（20% 及以上）、中（10%～19%）和低（<10%）。RT 分别使局部区域失败的 10 年风险降低了 24%、13% 和 9%，而 15 年乳腺癌死亡率分别降低了 7.8%、1.1% 和 0.1%（图 73-1）。

（六）保守手术与内分泌治疗非放疗患者局部复发的相关性研究

在伦敦的一项回顾性研究中，50—60 岁、60—70 岁或 70 岁以上的患者的局部失败率相似[264]；在意大利的一项前瞻性随机试验中，55—64 岁和 65—75 岁的患者的局部失败率相似[261]；在 PRIME Ⅱ 试验中，65—69 岁和 70 岁或 70 岁以上的患者的局部失败率相似[262]。

PRIME Ⅱ 试验中，3 级肿瘤患者的局部复发率

表 73-2　在选择接受保乳手术和内分泌治疗加或不加放疗患者的随机试验中的局部失败率

研 究	日 期	年 龄	淋巴结	最大径（cm）	其他选择标准	FU（个月）	不放疗：LF	放疗：LF
NSABP B-21a [184, 252]	1991—1998	任何	pN$_0$	1	无	134	20%（206；14 年）	10%（228）
GBSG V [253, 254]	1991—1998	45—75	pN$_0$	2	HG 1～2，EIC⁻，LVI⁻，ER⁺ 或 PR⁺	119	8%（6/80）	5%（5/94）
Ontario-British Columbia [255, 256]	1992—2000	≥51	pN$_0$ 或 cN$_0$	5	无	94	12%（383；8 年）	4%（386）
BASO Ⅱ [257]	1992—2000	≤69	pN$_0$	2	HG 1	121	8%（8/106）	0%（0/98）
CALGB 9343 [258, 259]	1994—1999	≥70	pN$_0$ 或 cN$_0$	2	ER⁺	151	9%（27/319）	2%（6/317）
ABCSG Study 8A [260]	1996—2004	任何	pN$_0$	3	HG 1～2，ER⁺ 或 PR⁺	54	5%（19/417）	0.5%（2/414）
Italyb [261, 886]	2001—2005	55—75	pN$_0$ 或 pN$_1$（13%）	2.5	EIC⁻，LVI⁻	108	4%（16/376）	3%（12/373）
PRIME Ⅱ [262]	2003—2009	≥65	pN$_0$	3	HR⁺，非带 LVI 的 HG 3（单独可接受），切缘>1mm	60	4%（668；5 年）	1%（658）

a. 此处给出的结果是针对有中心审查的癌症患者的
b. 根据淋巴结状态和肿瘤生物学情况给予适当的全身治疗，但未报道细节。除非括号中给出了时间，否则给出的是粗略的局部失败率，在这种情况下，结果是精算的。所有患者的切缘均未受累
BASO. 英国外科肿瘤学协会；CALGB. 癌症和急性白血病 B 组；cN$_0$. 临床上未累及的腋窝淋巴结；EIC⁻. 无广泛的导管内成分；ER⁺. 雌激素受体蛋白阳性；HR⁺. 雌激素或孕激素受体蛋白阳性；FU. 中位随访时间（以月为单位）；GBSG V. 德国乳腺癌研究组 V；HG. 组织学等级；LF. 局部失败率（粗略，除非另有说明）；LVI⁻. 无淋巴管浸润；NSABP. 美国国家外科手术辅助性乳房和肠项目；pN$_0$. 无病理学意义的腋窝淋巴结；PR⁺. 孕激素受体蛋白阳性；PRIME. 低危老年人的术后放疗；SPF. S 相分数

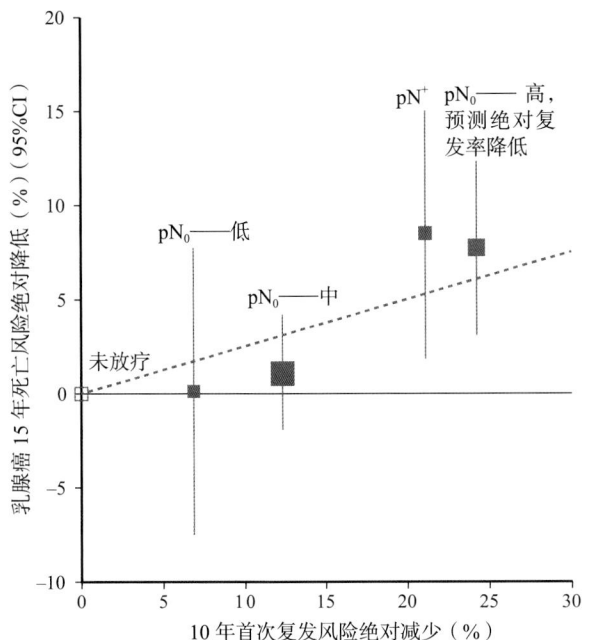

▲ 图 73-1　10 年总体复发风险的绝对降低与 15 年乳腺癌死亡率降低之间的关系

引自 Early Breast Cancer Trialists' Collaborative Group. Effect of radiotherapy after breast-conserving surgery on 10-year recurrence and 15-year breast cancer death: meta-analysis of individual patient data for 10 801 women in 17 randomised trials. *Lancet*. 2011; 378: 771-784, 2011.

（13% 或 3/23）明显高于 1 级（3% 或 8/271）或 2 级（4% 或 15/368）患者[262]。在米兰的一项研究中，浸润性小叶癌患者中有 12%（9/72）的局部失败率，而浸润性导管癌患者中有 8%（18/231）的局部失败率[265]。伦敦盖伊医院的一项研究发现，淋巴血管侵犯和 ER 阴性状态与局部复发的高风险相关[266]。在 PRIME Ⅱ试验中，ER 表达差的肿瘤与局部复发增加有关，但淋巴血管侵犯与之无关[262]。在安大略 - 不列颠哥伦比亚试验中，1 级或 2 级 Luminal A 型肿瘤患者的 10 年局部失败率无差异（均为 5%）；其他亚型患者在无 RT 的情况下局部失败率明显较高[267]。

一项对英国诺丁汉 70 岁以上患者的回顾性研究发现，中位随访时间为 37.5 个月，边缘宽度小于 1mm、1～5m 和大于 5mm 时局部失败率分别为 33%（4/12）、12%（2/17）和 2%（1/54）[268]。然而，PRIME Ⅱ试验发现边缘为 1～5mm（3% 或 10/315）、大于 5mm（4% 或 9/227）或边缘为 1mm 或更大但不完全清楚的再切除患者（5% 或 6/112）的局部失败率相似[262]。

（七）总结

对于哪些患者适合无 RT 的 CS 尚无共识。我认为，目前在正式指南之外向具有以下所有特征的个人提供这种治疗是合理的：65 岁及以上；没有 3 级浸润性癌或

3 级 DCIS；肿瘤≤2cm，ER 阳性，HER2 阴性；无 EIC 或淋巴血管浸润；镜下边缘≥3mm；病理学阴性的腋窝淋巴结（或 70 岁及以上临床上淋巴结阴性）；愿意接受内分泌治疗；能接受不做 RT 时局部复发的风险要略高于 RT 治疗。正在进行的前瞻性试验将有助于确定这种方法是否可以扩展到年轻患者，以及生物学检测是否可以改善患者选择。

五、淋巴结照射时机

（一）腋窝照射

一些临床上腋窝淋巴结未受累（cN₀）的患者，即使不经任何腋窝治疗，其区域性淋巴结失败的风险仍较低[256, 259, 265, 269]。

乳房周围区域包括很多但不是全部低位腋窝[270]，这里是大多数淋巴结转移的部位。许多在不进行腋窝手术的情况下使用乳腺放疗的研究发现，腋窝复发的风险较低[271-278]，但另一些则更高[273, 279]。

对于没有进行腋窝手术的临床阴性淋巴结患者，腋窝加乳腺放疗的失败率为 1%～3%[274, 280-282]。在两项意大利试验中，这种治疗的失败率比仅进行乳房放疗的失败率低 1%～2%[283, 284]。对于临床可疑（cN₁）淋巴结转移的患者，腋窝 RT 不如 AxD 有效[44]。

当积极地行 1～2 水平 AxD 并清扫至少 6～10 个淋巴结时，腋窝失败率很低[44, 285, 286]。在 T₁ 肿瘤有 8 个及以上阳性淋巴结或 T₂～₃ 肿瘤有 4 个及以上阳性淋巴结[285] 或当大部分切除的淋巴结受累时若未经照射，失败率可能为 7%～10% 或更高[287]。最近的系列研究发现，仅接受乳房和锁骨上照射的 10 个及以上淋巴结转移患者的腋窝失败率为 5%[288]。囊外肿瘤扩展不会增加 AxD 术后腋窝失败的风险[286, 289]。

最近对 SNB 阳性患者进行的试验发现，在进行或不进行 AxD 后乳房照射[290-293] 或乳房照射加 AxD 或乳房加腋窝照射不进行 AxD 的情况下进行乳腺放疗后[294, 295]，腋窝复发率同样较低，而无 AxD 者的患病率较低。没有什么数据可以表明在这种情况下哪种 RT 方法更好。在一项针对前哨淋巴结微转移的荷兰非随机研究中，在 93 例接受 CS 和仅乳房 RT[296] 的患者中，5 年腋窝失败率是 4%，而 94 例接受乳房加腋窝 RT 的患者中 5 年腋窝没有失败[297]。因此，SNB 阳性的大多数患者不需要 AxD[298]。但是，尚不清楚何时 AxD 可能优于 RT（如对于淋巴结外延伸长度大于 2mm 的患者[299, 300]）。

（二）锁骨上淋巴结照射

锁骨上复发通常与 3 水平腋窝（也称为肺尖或锁骨下）复发合并在一起。它们仅发生在少数患者中，包括

未受累或 1~3 个腋窝淋巴结阳性者[285, 301-303]。在较早的研究中，这种失败在阳性腋窝淋巴结 4 个及以上的患者中占 7%～10% 或更多[285, 286, 304, 305]，但在最近的几项研究中仅占 3%～5%[306-308]。尽管尚无此类预后评估方案，但组合特征在评估锁骨上复发风险上可能比单个特征更准确[309-312]。

锁骨上 RT 对总体预后的影响从未在任何单独的随机试验中进行过与内乳淋巴结照射相比较的研究（见下一部分）。

（三）内乳淋巴结照射

病理阴性腋窝淋巴结的患者中，内乳淋巴结（IMN）转移发生率为 5% 或更少，病理阳性腋窝淋巴结的患者中发生率为 20%～50%[313, 314]。肿瘤大小和受累淋巴结数目影响这种风险[315]。原发肿瘤的位置本身对发病率的影响很小[315, 316]。

多达一半的无乳腺癌患者接受 MRI 检查的情况下，一个或多个 IMN 的范围为 3～10mm[317, 318]。在具有此类 IMN 发现的乳腺癌患者中，病理学受累率为 30%～70%。而在正电子发射断层扫描 / 计算机断层摄影（50%～80%）上，IMN 活性异常的患者中，病理学受累率为 50%～80%[319, 320]。在 SNB 进行的淋巴核素扫描现象检查中，向 IMN 的引流很常见[316]，但其中只有 10%～25% 为病理学受累[321-325]。

尽管 IMN 在病理学上频繁受累，但在几乎所有研究中，临床 IMN 复发发生率为 1% 或更少，即使活检显示淋巴结受累也很少见[326]。治疗 IMN 会增加心脏和肺的暴露；因此，预防性 IMN 照射的价值几十年来一直存在争议[327]。现代随机试验表明，这种治疗可能有一些益处，但对哪些患者亚组获益最多或根本没有获益却存在分歧[328-330]。

1991—1997 年在法国进行的一项试验将在乳房切除术和 AxD 术后将 1334 例可评估的腋窝淋巴结阳性或肿瘤位于内侧或中央部位、腋窝淋巴结阴性的患者随机分配至胸壁加锁骨上 RT 或胸壁加锁骨上加 IMN 照射[328]。两组的 10 年 DFS（分别为 50% 和 53%）或 OS 率（59% 和 63%）在中位随访 8.6 年时没有显著差异。对于肿瘤位于内侧或中央部位、腋窝淋巴结阴性的患者，IMN 照射组的 OS 反而较差；对于腋窝淋巴结阳性的患者，发现相反的趋势。

在加拿大进行的 MA.20 试验中，2000—2007 年入组了 1832 例行 BCT 后淋巴结阳性（占研究人群的 85%）或高风险淋巴结阴性肿瘤的患者进行了仅乳腺放疗或乳腺加锁骨上加 IMN 放疗[329]。中位随访时间为 9.5 年，无远处转移生存率（82% 和 86%）和 DFS（77%

和 82%）有显著差异，而 OS 率（82% 和 83%）无显著差异。腋淋巴结阴性与阳性患者淋巴结照射的效果相似，但 ER 阴性患者的淋巴结照射效果比 ER 阳性者大得多。

欧洲癌症研究与治疗组织（EORTC）22922/10925 试验于 1996—2004 年进行，共纳入 4004 例接受 BCT 或乳房切除术治疗的腋窝淋巴结受累或肿瘤位于内侧或中央部位腋窝淋巴结阴性的患者，接受乳房或胸壁 RT 不加或加锁骨上与 IMN RT[330]。中位随访时间为 10.9 年，10 年无远处转移生存率（75% 和 78%）和 DFS 率（69% 和 72%）均有显著性差异，OS 率之间具有临界显著性差异（81% 和 82%；P=0.056）。淋巴结阴性患者的淋巴结照射对 OS 的影响大于淋巴结阳性患者。没有根据受体状态报告结果，但是对于单纯接受化疗的患者，淋巴结照射几乎没有益处。

最后，丹麦的一项大型回顾性研究报告了与随机试验相似的总体结果，治疗策略是：照射右侧乳腺癌患者的 IMN 和锁骨上 - 腋窝淋巴结，而仅照射左侧乳腺癌患者的锁骨上 - 腋窝淋巴结[331]。但是，各试验的亚组结果常常有所不同。

（四）结论

在 1~2 水平 AxD 下何时给予腋窝或锁骨上 RT 尚无共识。当淋巴血管侵犯（LVI）或原发灶较大时，通常我认为 1~3 个阳性淋巴结的患者应加锁骨上野 RT。锁骨上野对于大多数 4 个及以上淋巴结受累的患者似乎是足够的，全腋窝野于淋巴结受累范围非常广泛或清扫范围更有限的患者可能是有用的。大多数 SNB 阳性的患者在仅接受乳房 RT 时，区域淋巴结失败的风险较低。目前尚不清楚这些患者中哪些在乳腺加腋窝 RT 或 AxD 治疗中有意义地改善了疗效。由于试验设计和亚组分析结果的差异，预防性 IMN RT 的作用仍不确定。对于腋窝淋巴结阳性的患者应考虑这样的治疗，但在我看来，这并不是强制性的。当有明确的影像学或病理学证据证实受累时，应给予 IMN RT。

六、治疗技术

（一）患者体位及固定

传统上以仰卧位照射患者。侧卧位[332, 333] 和俯卧位[334-336] 主要用于大乳房患者，但不能被所有人所耐受[335, 337]。俯卧位有时也会增加受照的心脏体积[338]，尽管对于大多数患者而言会降低[339]。

专用的乳腺托架，定制的泡沫支架和其他方法可以帮助实现 5mm 以内的每天患者位置重复性[340-342]。俯卧和仰卧位准确性相当[343, 344]。

弹性网罩有助于固定大乳房女性的组织，网罩和仔细的包扎均可帮助打开皮肤皱褶。使用胸罩会增加皮肤反应，尽管这可能会减少胸腔内正常组织的暴露[345]。热塑性外壳也已被用于此目的[346]。但是，这些方法都不是完全令人满意的。

（二）全乳照射

使用表面解剖学建立的传统切线野边缘几乎包括整个乳房体积，并留有足够的余量，以避免日常摆位误差（框 73-1 和图 73-2）。在 CT 上勾画乳房时，医师之间存在很大的差异[347-349]。通过使用标准模板或图谱，可以减少观察者之间的差异[350]。由于大多数复发发生在切除部位或其附近，因此偏离经典的切线野边缘和明智地挡住部分乳房通常可能会降低毒性而不增加局部失败率。但是，如果会挡住切除部位，则不可设置心脏挡块[351, 352]。尽管现在这种修改被普遍使用，但是对于如何执行它们尚无共识。

物理楔形物在中心轴平面中产生令人满意的剂量均匀性，但通常在更上方和更下方平面中留下非常大且密集的热点。几项随机的[353-356]及回顾性和前瞻性研究[75, 357-360]发现，三维补偿的乳腺放疗可降低急性和慢性毒性。仅使用几个附加部分（图 73-3）的简单正向调强放射治疗技术即可产生与逆向 IMRT[361-364]几乎相同的剂量学结果，并且具有非常相似的急性不良反应[365]。消除物理上的内侧楔形物可减少对侧乳房和其他区域的散射辐射暴露[366, 367]，这对于 45 岁或更年轻的患者尤为重要[368]。

乳房在不同方向上的呼吸偏移为 2～6mm[369, 370]。这种运动和日常摆位变化对乳房内或术腔附近的累积剂量分布影响很小[369, 371-375]，但对 IMN 剂量可能有实质性影响[369, 376]。治疗期间小的乳房变形不太可能产生临床后果[377]。

仅在深呼吸期间对患者进行治疗将减少心脏暴露[341, 369, 376, 378-384]。对于乳房较大的女性，这比俯卧位更有效[385, 386]。为了尽可能降低心脏受量，可能有必要增加心脏挡块。最好将心脏与设野边界或障碍物的距离保持在 5mm 以上[387, 388]。如果不能屏息或改善淋巴结覆盖，但会增加其他正常组织的暴露，则使用逆向 IMRT 与额外机架角度的 IMRT 结合或螺旋断层放疗可减少心脏剂量[389-397]。

大多数患者最好用 6MV 光子线治疗。单独使用 10MV 或更高的能量，或与 6MV 光子线结合使用治疗大乳房或内外界横向间距大（超过 22cm）的患者，有助于减少最大的不均匀性。无论治疗能量如何，早期疾病患者的皮肤失败都很少见[398]；因此，不应常规使用组织等效物或光束扰流器。

框 73-1　传统设野边缘及挡块

切线野

- 下界：乳房皱襞下 1cm
- 上界：乳房的边缘是由触诊确定的，边缘为 1cm。当使用三野技术时，配准线的位置将取决于原发肿瘤及乳腺组织的位置。通常，配准线位于第 2 肋间或第 2 肋骨（放射学上，通常位于胸锁关节的下缘）
- 外界：包括所有乳腺组织边缘 1cm 范围；通常将此边缘置于腋中线的后方
- 内界：大多数患者位于体中线。当要包括内乳淋巴结时，最好借助淋巴造影或计算机断层扫描（CT）来确定内界；否则，内界被任意地横跨中线 3cm。当对侧乳房先前接受过放疗，或两侧乳房同时接受放疗时，应注意确保治疗区域不重叠。在两对设野的内界之间的皮肤上有 0.5cm 的间隙就足够了
- 前界：在乳房最高点上方有 2cm 的射线边缘
- 后界：切线的深度应重合；内界和外界确定其确切位置
- 挡块：当使用角块三野技术时，沿着悬吊线画一个挡块，该线定义了从正面锁骨上/腋窝野的上界的配准线。如果使用单个等中心三野技术或主准直器将切线野上边缘与淋巴结野相配准，则使用挡块来定义切线的后野边界。当某些原发灶位于乳房左上象限或中央区的患者需要时，则可使用心脏挡块

推量

- 包括从大约皮肤表面至胸壁前缘的乳腺组织，术腔处外扩 1～2cm 作为计划靶区

锁骨上/腋窝野

- 该野从垂直方向向内侧倾斜 5～10°，以避免照射颈髓
- 下界：由切线野的配准线确定。通过联合放射治疗中心技术，中心轴平面位于此处
- 上界：放射学上，通常是第 1 肋的最上部分。除特殊情况外，最好不要在锁骨上区清除皮肤（或"闪光"）
- 外界：通常为经过肱骨头的内侧至外侧距离的 2/3。在一些腋窝转移非常广泛的患者中，可能需要从侧面清除皮肤
- 内界：设置在胸骨上切迹的中心（中线），然后机架角倾斜
- 挡块：下界由通过中心轴的挡块定义。在大多数患者中，应在肱骨头外侧 1/3 设置挡块。在一些腋窝转移非常广泛的患者中，这是不可能的

锁骨上区

- 边界同全腋窝/锁骨上野，除非外侧野边缘位于喙突处

正面腋窝推量（EAB）

- 机床、机架和准直器成一定角度，通过瞄准胸骨上切迹，将光束从腋窝指向锁骨上淋巴结。等中心位于锁骨上窝锁骨头外侧 3～4cm 处。野的大小将随着患者身体大小而变化，但通常约为 6cm×8cm。如果根据目测和触诊所确定的，前界设置为延伸到胸大肌前缘的后方。其他边界由所需的治疗靶区决定

后部腋窝推量（PAB）

- 下界：设置挡块以使射野匹配切线野的上界
- 上界：与锁骨平行
- 内界：进入肺组织，至胸壁内侧 2cm
- 外界：在肱骨头的中间

正面内乳野

- 使用 CT 模拟来计划深度和宽度。需要挡块来避免用于治疗乳房的切线野和外侧胸壁的重叠

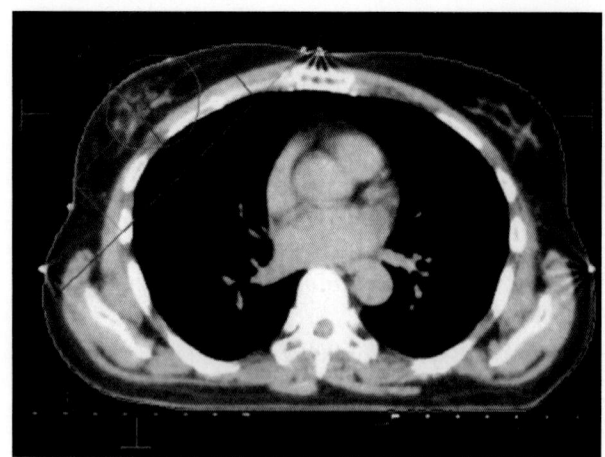

▲ 图 73-2　无淋巴结照射的切线野轴位图。使用机架旋转使后野边缘共面（红线表示术腔，绿线表示各方向外扩 2cm）（此图彩色版本见书末）

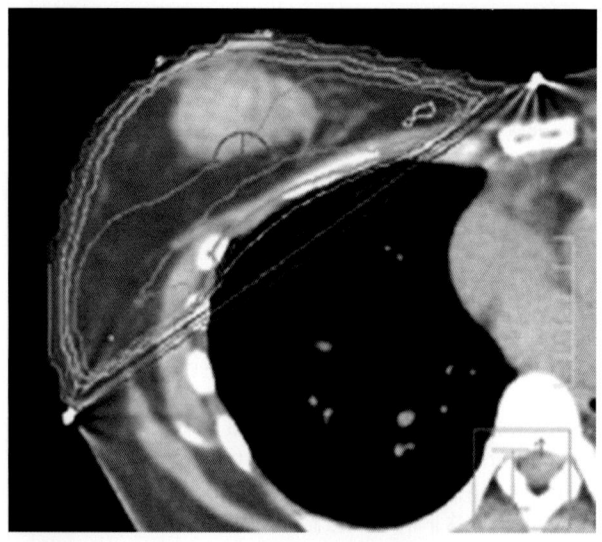

▲ 图 73-3　使用肺不均匀性校正和正向计划创建切线野的剂量分布，并额外添加了内侧和外侧部分以改善均匀性。处方剂量为 **4500cGy**（此图彩色版本见书末）

等剂量色度键：红色，30%；绿色，50%；深蓝色，70%；黄色，90%；洋红色，95%；浅蓝色，100%；橙色，105%；白色，109%

（三）乳房推量体积及技术

术腔的体积在术后的前 1～2 个月内减少，并且在 RT 期间通常会进一步减少[399-406]。没有数据表明如果计划在手术后不久或即将进行推量治疗之前，是否会改变局部控制或美容效果。

CT 所定义的术腔体积通常比单纯手术夹所定义的要大[407-409]，尽管夹子有助于勾画切除部位[410]。术腔是很难勾画的[411-414]。对于具备什么特征应包含入靶区尚无共识。可以通过通用指南和培训来减少定义乳房切除术部位的差异[415, 416]。

最佳推量体积未知。大多数机构在瘤床周围外扩 1～2cm 的边缘，以定义临床靶区，其前界刚好在

皮肤下方延伸，而后界在前胸壁或胸大肌处。再外扩 5～10mm 生成计划靶区，通常对其进行编辑以使其距离皮肤的距离不超过 5mm。推量部位的大小或位置的微小差异似乎不太可能影响复发的风险[417, 418]。

组织间插植、光子或电子的局部控制率相似，尽管关于其美容效果是否不同的数据存在争议[419-424]。还可在术中使用光子和电子束[425-429]。

（四）锁骨上和腋窝淋巴结照射

基于 CT 解剖定义淋巴结体积的图谱已经出版[430-434]。但是，它们并不总是包括所有的临床复发[435-437]。

乳房切线野可能不包括所有的 2 水平淋巴结，并且不包括 3 水平和锁骨上淋巴结[438, 439]。因此，增加了一个略倾斜的前第三野以覆盖它们[440-443]。多等中心[444-448]和单等中心途径[449, 450] 已被用来使该野与切线野相匹配（图 73-4）。俯卧位也可进行淋巴结照射[451-453]。

各机构之间的淋巴结设野边界不同，尽管（令人困惑的）从一个中心到另一个中心使用的术语相同。锁骨上野包括 3 水平腋窝淋巴结及真正的更内侧的锁骨上淋巴结。它的下界通常在锁骨头的下缘[454]。在大多数中心，其外界位于喙突或肱骨头的内侧界。完整的腋窝野（也称锁骨上 / 腋窝野）由锁骨上野的外侧界延伸以分割肱骨头，或在某些机构，完全由腋窝软组织向外延伸。上界在各个机构之间有所不同，从 X 线的第 1 肋骨顶部到肩顶部，再到甲状腺软骨的上缘。尽管一些锁骨上复发非常靠近放射野内侧边界，但通常沿着横突椎弓根放置一个挡块以保护脊髓、喉和食管[455]。

传统上，将锁骨上野和全腋窝野剂量规定在皮肤表面以下任意深度（分别为 3cm 和 5cm）。但是，淋巴结深度有很大差异[430, 456-458]，应尽可能使用 CT 来确定处方深度（图 73-5）。相对野或三维适形技术可以改善淋巴结很深的患者或要求剂量高 45～50Gy 的情况，并以可接受的不均匀性改善淋巴结覆盖率[459, 460]。

（五）内乳淋巴结照射

大多数 IMN 位于胸骨后缘和壁层胸膜之间的 1～3 肋间隙，但它们至少延伸到第 6 肋间隙[461, 462]。上 2～3 肋间隙中的 1/2～3/4 的淋巴结位于内乳血管的内侧（通常在胸骨 - 胸膜交界处可见）。较低位的大多数（但不是全部）淋巴结位于血管的外侧[462]。两项使用现代成像技术进行的研究发现，内乳血管内侧和外侧的边缘为 4mm 或 5mm，即足以覆盖 1～3 肋间隙中 90% 以上的 IMN 转移[463, 464]。因此，在设计 IMN CTV 时，在血管的外侧和内侧留出 5mm 的余量似乎是合理的。IMN CTV 的前缘定义为胸骨和胸壁，其后缘定义为壁层胸

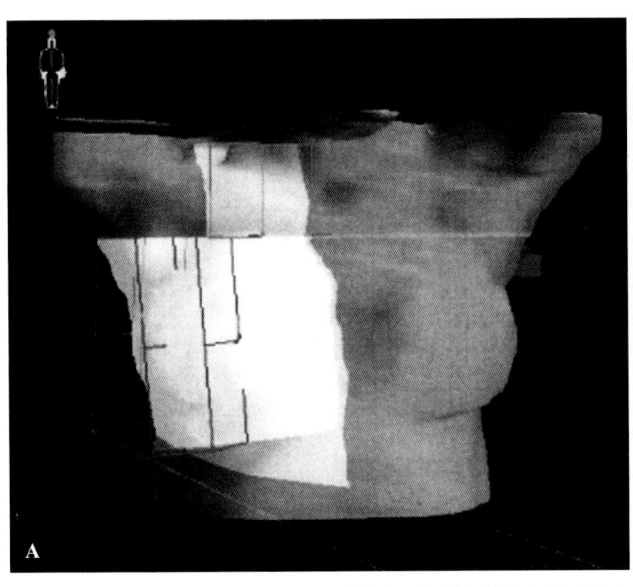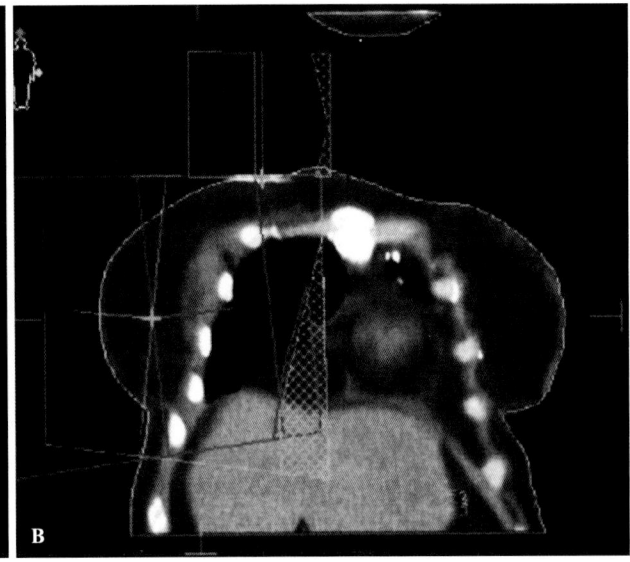

▲ 图 73-4 多个等中心三野匹配技术。这种方法结合了工作台、机架角和多叶光栅旋转与挡块功能，以实现几何上的完美匹配
（此图彩色版本见书末）

A. 前表面渲染的数字重建 X 线照片显示锁骨上野和切线野之间的匹配，注意切线野彼此之间的下界差异；B. 锁骨上野及切线野相交处的匹配在切线野等中心水平的冠状位 CT 上表示，注意内侧（红色）和外侧（蓝色）切线野上的挡块，它们定义了它们的后界，以及锁骨上野内侧部分的颈椎挡块

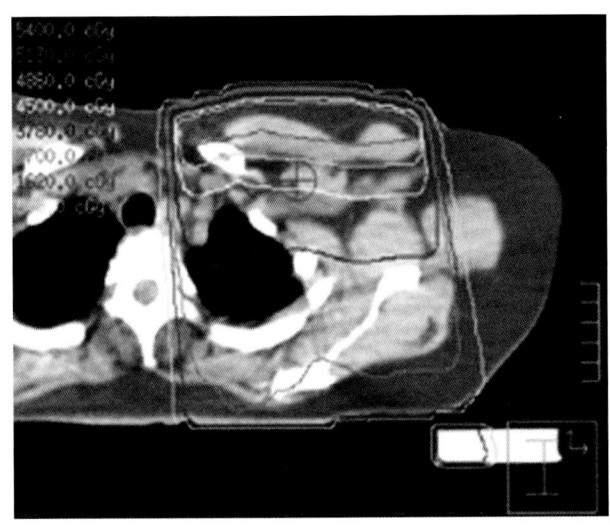

▲ 图 73-5 锁骨上-腋窝野的剂量分布，在 **5cm** 深度的处方剂量为 **4500cGy**（此图彩色版本见书末）

膜。CTV 外扩 5mm 作为 PTV 似乎是合理的。要包含的最佳肋间隙数量未知。

过去通常用于治疗 IMN 的前 X 线射野增加了晚期心脏死亡的风险[465]。电子线或混合射束直接内乳野可减少心脏暴露[466-468]，但这种方法需要特别小心，以实现与切线野的可接受连接。部分宽切线野技术包括穿过中线的切线野的 1～3 肋间隙 IMN，并且在后射野的下部分设置挡块[469]。调强放射治疗可提高 IMN 的覆盖[459, 470]。使用质子线可进一步减少心脏和肺的暴露[471, 472]，但这种方式并不广泛。

七、放射治疗剂量和日程参数

（一）手术和放疗开始之间的间隔

在大多数乳腺癌的最后一次乳房手术后 4～5 个月开始放疗时，局部失败率不会增加[473-481]，但并非所有研究都是这样[482]。在一项随机选择化疗和放疗的随机试验中，将 RT 的开始时间延长至此时间以外会增加边缘狭窄（≤1mm）患者的失败率[483, 484]。其他此类随机试验未报告无肿瘤边缘宽度的影响[485-487]。

（二）全乳放疗分割方式

不同机构之间对于乳房照射或推量照射的处方剂量大不相同[488, 489]。因此，必须谨慎地解释有关剂量反应的数据。

美国国家外科辅助性乳房和肠项目（NSABP）[490]的开创性早期试验采用总量 50Gy、每次 2Gy、每天 1 次、每周 5 次的全乳腺照射方案，并在美国得到广泛应用。但是，这种方案从未针对当时其他机构中常用的其他剂量-分次方案进行过正式测试。例如，波士顿联合放射治疗中心及其接替者采用 WBI 剂量 44～46Gy、每次 1.8～2.0Gy，结合瘤床推量 16Gy、每次 2Gy 的方案，在绝大多数患者中均获得了良好或出色的美容效果，并且获得了高的局部控制率[166, 203, 491]。在澳大利亚悉尼的一项随机试验中，入组 688 位患者接受 45Gy/25 次的 WBI，继以 16Gy/8 次电子线推量或 50Gy/25 次的 WBI，不做瘤床推量[492]。采用主观的方式和 BCCT 核心软件客观的方式对 385 例患者进行 5 年美容效果的评估。推量组的结果更好，两种测量方式显示分别为 79%（P=0.016）和 81%（P=0.004）的患者具有出色或良好的美容效果，相比之下，未推量组在两种测量方式下均有 68% 的患者具有出色或良好的美容效果。

与美国和西欧大多数国家 / 地区相比，英国和加拿大的中心形成了提供更高每天分次剂量和更低总剂量的传统。几项随机临床试验已将这些方案与其他分割方案进行了比较[249,493-503]。其中有两项试验特别重要。

1993—1996 年在加拿大进行的一项试验入组了 1234 名女性接受 50Gy/25 次或 42.5Gy/16 次的 WBI[495,498]。未给予瘤床推量。中位随访时间 12 年，两组的 10 年局部复发率分别为 6.7% 和 6.2%。每组中有 70% 的患者总体美容效果出色或良好，并发症发生率无差异。

在英国于 1999—2002 年进行的 START B 试验在 2215 例患者中将 50Gy/25 次和 40Gy/15 次进行了比较[496,499]。其中 43% 的患者接受了 10Gy/5 次的瘤床推量。中位随访时间 9.9 年，两组的 10 年精算局部区域失败率分别为 5.5% 和 4.3%。40Gy 组的美容效果稍好，并发症发生率无差异[496,504]。

对于特定的患者亚组，两组之间的局部控制没有差异。这项加拿大试验最初发现，与普通组相比，低分割治疗组中 3 级肿瘤患者的局部失败率更高[498]，但在随后的中心病理回顾中[505]，START 试验[506] 或不列颠哥伦比亚省的一项回顾性研究中[507]，并未发现这一点。MD 安德森癌症中心的一项试验显示，大乳房或分离的患者在 6 个月的毒性无差异[500]，但尚未进行分析以显示某些不同分割方案的患者亚组远期并发症或美容效果的风险是否可能不同。

一些小组的 WBI 方案为每周 1 次或 2 次[497,508-518]。但是，关于这种方案的长期数据很少。正在探索用时更短的 WBI 方案[519-521]。

（三）原发肿瘤部位的总剂量和总治疗时间

五项随机试验将边缘未受累患者单纯 WBI 或 WBI 加瘤床推量进行了比较[492,522-527]。两组之间局部控制的绝对差异仅为 2%～3%[528]。

由 EORTC 进行的最大试验最初仅指出边缘状态仅与肿瘤浸润部分有关[525,527,529]。一项中心病理回顾包括大约 30% 的入院患者（评估了 DCIS 的边缘）发现，瘤床推量仅可使边缘大于 2mm 的患者显著受益，当离浸润性疾病的距离得到评估时可使 10 年失败率从约 14% 降低至 7%，当离 DCIS 的距离得到评估时可为 17%～5%[530]。对于患有高级别癌症或年龄小于 50 岁的癌症患者，瘤床推量还可以显著降低局部失败率，但是并未根据边缘状态和是否同步推量来描述结果。随后的

分析发现，DCIS 的存在也与瘤床推量的影响有关[531]。

EORTC 试验还随机分配了具有阳性切缘的患者以增加总剂量至 60Gy 或 76Gy。10 年局部复发率分别为 17.5% 和 10.8%，分别有 3% 及 13% 的患者在推量区域发生严重纤维化[532]。

来自土耳其伊斯坦布尔的一项回顾性研究表明，中断治疗 8 天或更长时间会显著增加 WBI 加瘤床推量治疗的患者局部复发的风险[533]。

许多机构已经研究了同步推量技术，其中 IMRT 用于在 WBI 期间给予推量区域更高的每天剂量[534-543]。尽管急性耐受性良好，但有关长期疗效和并发症的数据有限。北美和欧洲的随机试验正在对该方法进行评估[544-546]。

（四）淋巴结照射剂量

临床上淋巴结未受累或受累淋巴结的患者经腋窝淋巴结清扫后，给予 45～50Gy 总剂量，每天 1.8～2.0Gy 分次剂量放疗后，淋巴结失败的发生率非常低[44,547]。使用低分割淋巴结照射一直存在争议，但似乎是安全有效的[496,499,548-551]。在随机试验中将常规和低分割淋巴结放疗进行了比较[503]。

控制可疑肿大淋巴结或大体残留疾病的剂量反应关系未知。

（五）结论

全乳腺和淋巴结剂量为 45～50Gy/25 次或 40.0～42.5Gy/15～16 次其疗效和安全性似乎是等效的，尽管还不知道某些不同时间安排亚组的毒性是否较低。一般来说，使用较短的疗程较好。然而，最优分割方式和带瘤床加量的整体方案仍不确定。对于哪些患者亚组最有可能从推量中获益尚无共识。使用时，原发肿瘤部位总剂量应为 60～65Gy、每次 1.8～2.0Gy，或对边缘未受累患者给予生物等效剂量。高剂量可能适用于某些边缘受累的患者，但毒性风险增加。

八、加速部分乳房照射

（一）概述

如前所述，在临床上单中心癌的患者中隐匿性同步原发癌很少见。大多数残留肿瘤细胞位于术腔的几厘米以内[189]，而对于其仅在 10～15mm 的小肿瘤患者，微观边缘 1～2mm[554,555]。无论是否使用 RT，2/3 或更多的局部复发在原发肿瘤的部位或附近[556]。因此，对于许多患者而言，仅在肿瘤周围有限的体积内进行治疗可能与 WBI 疗效相当，可以减少并发症并更快地完成治疗[557]。加速部分乳房照射（APBI）技术包括低剂量率或高剂量率（HDR）组织间插植[558]，使用具有一

个或多个源通道的球囊导管进行 HDR 近距离放射治疗[559, 560]，放射性粒子的永久性植入[561]，使用 50 千伏光子[562]、高能电子[563] 或近距离放射治疗[564] 进行单次术中照射，以及使用光子[565-567]、混合的光子和电子[568] 或质子进行的三维适形外照射[569, 570]。

（二）比较全乳和加速部分乳房照射的随机试验

文中列出了比较 APBI 和 WBI 的随机试验[571-582]。有两项试验未评估镜下切缘状态，并使用了过时的治疗技术[572, 573]。这些试验中有四项的疗效结果已发表。

1998—2004 年在匈牙利布达佩斯的国家肿瘤研究所进行的临床试验中，入组 258 例镜下切缘在 2mm 或更宽的患者接受 WBI（50Gy/25 次，无瘤床推量）或 APBI（该组患者接受 HDR 粒子植入，剂量达 36.4Gy/7 次 /1.5 周，或者如果技术上不适合植入，使用电子线照射 50Gy/25 次 /5 周）[574, 575]。两组的 10 年精算局部失败率分别为 5% 和 6%，美容效果优秀或良好的分别为 63% 和 81%，中位随访时间为 10.2 年[575]。

2005—2013 年在意大利佛罗伦萨进行的一项试验招募了 520 名年龄在 40 岁以上，肿瘤小于 2.5cm 或更小，无 EIC 且切缘 5mm 或更宽的患者行 WBI（50Gy/25 次）或 APBI（IMRT，30Gy/5 次）[580] 经过 5 年的中位随访，每组的 5 年局部复发率为 1.5%。APBI 组的毒性较低，美容效果更好。

一项欧洲试验招募了 2004—2009 年 551 名 40 岁及以上的 3cm 或更小的 DCIS 或浸润性肿瘤，腋窝淋巴结未受累或包含微转移，切缘至少 2mm（对于纯 DCIS 或浸润性小叶组织学而言为 5mm），且无 LVI[579]。既可以采用 WBI（50Gy）加瘤床推量（10Gy）的治疗，也可以采用 HDR 组织间插植（32Gy/8 次或 30.3Gy/7 次，均采用每天 2 次治疗）或脉冲剂量率技术（总剂量 50Gy，每小时脉冲为 0.6~0.8Gy）。中位随访时间 6.6 年，每组的 5 年局部复发率为 1%，并发症发生率相似。

最后，2007—2010 年在英国进行的 IMPORT LOW 试验招募了 2016 名年龄在 50 岁及以上、肿瘤 3cm 或更小、阳性腋窝淋巴结为 0~3 个、切缘 2mm 或更宽的女性，接受 WBI 剂量 40Gy/15 次，不做瘤床推量；WBI 剂量 36Gy，部分乳房区域给予同步推量至 40Gy，15 分次；或部分乳房照射至 40Gy/15 次[581]。中位随访时间 6 年，每组的 5 年局部复发率分别为 1.1%、0.2% 和 0.5%。第二组和第三组比第一组具有更好的美容效果。

两项公开发表的随机试验已将 WBI 与单剂量术中放疗进行了比较。2000—2012 年，国际 TARGIT-A 试验随机分配了 3451 名患者使用正电压设备接受 WBI 或 IORT，即时在治疗探头表面给予 20Gy 的剂量，在 1cm 处为 5Gy[577, 578]。5 年局部失败率分别为 1.3% 和 3.3%，中位随访时间为 29 个月。但是，IORT 组中有 14% 的患者接受了补充性 WBI。IORT 组的美容效果更好。

ELIOT 试验于 2000—2007 年在意大利米兰的欧洲肿瘤研究所进行，随机分配了 1305 名患者接受 WBI 加上瘤床推量或 IORT，通过电子线给予瘤床 21Gy 的剂量[576]。5 年乳腺癌的复发率分别为 0.4% 和 4.4%，中位随访时间为 5.8 年。IORT 后肿瘤大于 2cm，4 个或以上阳性淋巴结，ER 阴性或三阴性肿瘤的患者局部失败率大于 10%。大多数毒性在 IORT 组较低，但脂肪坏死的发生率较高。

（三）局部复发和并发症的相关性

美国放射肿瘤学会（ASTRO）的患者选择指南已更新发布，但其有效性尚未得到验证[583]。APBI 的几项研究发现，年龄小于 50 岁的女性的局部失败率要高于年龄较大患者[584-586]。几项[587, 588] 但并非所有研究[589] 发现三阴性或 ER 阴性肿瘤是重要的危险因素。小于 2mm 的无肿瘤边缘宽度似乎与局部失败的高风险相关[588, 590-592]。放射治疗肿瘤学小组（RTOG）的 96-17 试验发现，未接受全身治疗的患者和接受全身治疗的患者局部失败率分别为 14%（4/29）和 3%（2/70）[593]。一项对 2000 名接受 APBI 治疗的患者的研究发现，年龄小于 50 岁、绝经前或围绝经期状态、切缘近或阳性切缘、ER 阴性受体状态和高肿瘤组织学分级与局部区域失败发生频率较高相关，并且多因素联合比任何单因素都预测能力更强[594]。

与 APBI 并发症的相关性尚未得到很好的描述。在波士顿进行的剂量递增试验发现，与总剂量 32Gy 相比，每天 2 次、分次剂量 4Gy、总剂量 36 或 40Gy，纤维化更明显且美容效果更差，局部复发率几乎没有差异[595]。肿瘤位置及患者是否吸烟可能会产生影响[596]。

（四）总结

最佳选择标准、技术参数及 APBI 不同模式之间的选择尚未可知。已完成但尚未报告的美国 NSABP-RTOG 和加拿大 RAPID597 试验的结果及其他研究的更多信息有望帮助澄清这些问题。目前，我将此类治疗的对象限制为年龄在 50 岁及以上、肿瘤 2cm 或更小、组织学分级 1~2 级、ER 阳性的 DCIS 或无 EIC 或 LVI 且镜下切缘 2mm 或更宽、腋窝淋巴结阴性的浸润性癌患者。

九、急性和慢性并发症及美容效果

（一）急性反应及其管理

两项随机试验发现，与不单独洗涤或仅用水相比，用肥皂和水洗涤可降低皮肤反应的严重程度[598, 599]。几项试验表明，使用不同的非甾体护肤产品的患者及不使用任何产品的患者之间反应无差异[600-605]。一项双盲试验表明，含有透明质酸的乳膏比仅含有碱的乳膏更能有效地预防严重的皮肤反应[606]。几项试验发现，从治疗开始就应用强效类固醇乳膏可降低急性皮肤反应的强度[607-612]。在一项小型试验中，类固醇乳膏并未增加长期皮肤毒性[611]，但在其他研究中，没有关于该问题的数据。随机试验显示，无论是否在治疗过程中使用止汗剂，皮肤反应均无差异[613, 614]。

使用保湿剂可以大大减少瘙痒和刺激感。在 RT 之前使用这些药物并不会明显增加皮肤剂量[615]。因此，患者可以根据需要随时随地使用此类产品。葡萄糖酸氯己定或其他抗菌肥皂可以成功治疗毛囊炎。

接受二维补偿的 WBI 治疗的患者中，有 10%～15% 在 RT 期间或之后出现湿性脱皮（通常在腋窝或乳房下褶处）[483]。三维补偿减少了这种情况的发生，但即使在今天，湿性脱皮现象在大乳房的女性患者中仍很普遍[75, 616]。限制性湿性脱皮患者通常可以继续进行 RT，而不中断。如有必要，治疗通常可以暂时从切向野照射切换到推量野照射。再上皮化不需要完成 RT 才能恢复；因此，很少需要中断治疗超过 1 周。抗菌肥皂、保湿剂和不黏敷料有助于减轻症状。

轻度疲劳在 RT 期间很常见。在德国慕尼黑进行的一项前瞻性研究未发现与其发展或严重程度相关的任何因素[617]。澳大利亚纽卡斯尔的一项研究发现，较高的基线疲劳水平及较高的基线中性粒细胞和红细胞计数是诱发因素[618]。疲劳通常在 RT 完成后的 2 个月内消失。在法国卡昂进行的一项前瞻性研究发现，一些患者在 1 年后仍报告疲劳，这与最初评估时情绪低落有关[619]。

具有临床意义的骨髓抑制极为罕见；因此，不需要常规检查血球计数。

如果可能，应在开始 RT 之前处理术后蜂窝织炎或脓肿。如果开始放疗，应立即开始抗生素治疗和（或）手术咨询，但是除非需要进行脓肿引流，否则可能不必中断放疗。

（二）亚急性和慢性并发症

1. **皮肤、软组织和骨骼** BCT 后皮肤增厚很常见[620]。某些患者可能会出现过度色素沉着，特别是皮肤较黑者。几年后，患者可能会发生毛细血管扩张。少见有患者在放疗后数周至数年内出现放射后斑状硬皮病或局限性硬皮病，伴有白色或淡黄色界限清楚的硬化和硬结，有时被色素更丰富的瘀伤样区域所包围，或出现红斑[621-624]。在放疗后给予化疗（特别是阿霉素）

时，患者可能会出现皮肤辐射回忆反应（图 73-6）。但是，在放疗完成后超过 2 周开始化疗时，这种情况很少见[625]。

术后任何时候，都有 5%～10% 的患者出现乳房脓肿或蜂窝织炎[626, 627]。在需要引流的血肿或血清肿，大量切除乳腺组织或乳腺水肿的患者中蜂窝组织炎可能更常见[628, 629]。RT 后切除大量乳腺组织会增加并发症的风险[630]。蜂窝组织炎或脓肿可以模仿炎症型复发[626, 631]。

乳房水肿在放疗期间非常普遍，在某些人中可能永久存在[632]。乳腺纤维化在治疗后可能会持续 5 年或更长时间[424, 498, 499]。它通常是温和的，但严重时会损害美容效果。一些严重纤维化的患者对单独使用己酮可可碱或与维生素 E 联合治疗有反应[633, 634]。其他疗法，如高压氧，尚未得到充分测试[635]。

一些人发展为脂肪坏死，通常会造成疼痛或无痛的肿块，有时伴有上皮的增厚和（或）收缩或凹陷[636, 637]。乳腺 X 线通常可发现呈鳞片状的，通常定义不清的肿块，其中可能含有点状或大的不规则钙化。囊性变性可能最终导致包含油性液体或坏死脂肪的腔。即使采用过时的 RT 技术，软组织坏死也很少见[638]。

辐照后母乳的产量大大减少[639, 640]。尽管如此，仍有少数患者报告了治疗侧有限的母乳喂养。

即使在治疗数十年后，患者通常也会出现间歇性短暂性乳房疼痛。这可能很尖锐、刺痛或迟钝、疼痛。通常持续几秒钟或几分钟，很少更长。年轻的患者似乎比老年人更容易遭受疼痛[641, 642]。在一项随机试验中，最初接受放疗的患者比未接受放疗的患者有更多的乳房不适，但随着进一步随访，两组患者的不适程度变得相等[643]。疼痛通常是轻度或中度的，但某些疼痛足以使她们需要药物治疗[641]。在一项研究中，剂量不均匀性的增加和内分泌治疗的使用与疼痛风险增加有关[644]。

肋骨骨折的风险与治疗能量和总剂量有关[638]。使

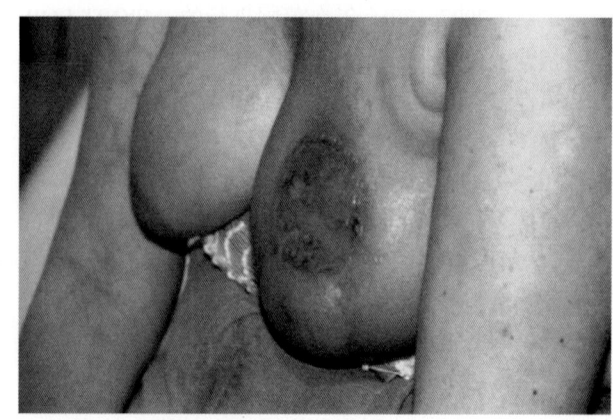

▲ 图 73-6 放疗结束后电子线推量引起的湿性脱皮。这种反应是不舒服的，但很少被感染

用当前技术，其发生率应小于 2%[645, 646]。

2. 上肢水肿及肩膀和手臂功能　手臂水肿的风险和治疗已得到广泛研究，尽管围绕它存在很大争议[647, 648]。手臂水肿通常在治疗后的前 3 年内发生[649, 650]。随着时间的流逝，大约一半的轻度水肿患者会出现更大的水肿[651]。用 SNB，1～2 水平 AxD 或单纯 RT 治疗的患者中有 5%～10% 出现症状性但通常为轻度的水肿[652, 653]。完全 AxD 术后手臂水肿的发生率和严重程度明显增加[46]，尤其是在同时进行完全腋窝 RT 的情况下[654-656]。但是，对于手术范围有限的患者，全腋窝放疗不会增加发生手臂水肿的风险[654-657]。在大多数回顾性研究中，锁骨上 RT 并没有增加手臂水肿发生率，即使对于具有完整 AxD 的患者[658-661]，尽管在其他研究中也有得出发生率增加的结果[662-666]。在随机的 MA.20 试验中，锁骨上 RT 增加 1～2 水平 AxD 后 5 年 2 级以上淋巴水肿发生率 4%～8%[329]。与单独使用 SNB 相比，SNB 后的淋巴结转移似乎增加了淋巴水肿的风险[666]。但是，此风险可能仍比 AxD 小。AMAROS 试验中，SNB 加腋窝放疗后 5 年淋巴水肿的临床发生率为 11%，而 AxD 组为 23%。手臂围增加 10% 或更多的比率约为一半[294]。在大多数[661, 663, 667-669] 但并非所有研究中，腋后部推量增加发生手臂水肿的风险[665]。在治疗后对淋巴水肿进行的前瞻性研究中，同侧抽血、注射、血压测量或乘飞机旅行并未增加患手臂水肿的风险[670]。

手臂水肿可能会导致心理和功能疾病，并使患者容易患蜂窝织炎。淋巴管肉瘤是一种极为罕见的并发症[671]。预防性手动淋巴按摩似乎并未降低患手臂水肿的风险[672]。尚未就开始治疗的门槛达成协议[673]。手动淋巴按摩除压缩绷带外还有其他好处[674]。在一项随机试验中，高压氧治疗并未使患者受益[675]。严重的淋巴水肿患者可能需要手术治疗[648]。

腋窝 RT 可能会改变肩部活动度和（或）手臂功能[676]。50Gy 或以下总剂量，分次剂量 1.8～2.0Gy 时，或剂量等效与此时，这种情况很少见。

3. 神经损伤　肋间臂神经综合征的特征是上臂、肩膀和腋窝及偶尔更靠近前胸壁部位持续的感觉异常、钝痛或灼痛。它可以是永久的。有时，患者会对神经阻滞或局部措施产生反应[677, 678]。胸背神经、胸长神经和胸大神经损伤导致的运动无力现在是罕见的。

典型的 RT 臂丛神经病变是一种慢性进行性综合征，发病时间最早为 RT 后 3 个月，最长可达 26 年[679]。患者通常表现为同侧肢体的感觉和（或）运动症状。疼痛可以发生，但通常不明显。神经丛接受总剂量 50～54Gy，分次剂量 1.8～2.0Gy，或总剂量 40～45Gy，分次剂量 2.5～3.0Gy 的患者，其发病率为 0%～5%[679]。

剧烈疼痛和 MRI 上肿块增强[680-683] 或 PET 上[18]F- 氟代脱氧葡萄糖的异常摄取通常表明是恶性而不是 RT 导致的[684]。一项联合己酮可可碱、维生素 E 和氯膦酸盐治疗 RT 诱导的腰骶神经根病的研究显示了希望[685]。

4. 肺损伤　肺暴露与 RT 技术有很大关系[686]。放疗后影像学浸润和局限性间质纤维化很常见[687]。这些症状通常在治疗后 12 个月稳定下来，尽管有些症状可能会消失，而有些症状可能会持续 5 年或更长时间[688, 689]。患者的运动耐力或参与活动的能力很少受到影响。

临床放射性肺炎的特点是干咳、发热和治疗区域非特异性浸润[687]。一般在放疗完成后 4～9 个月出现。极少情况下 RT 可能导致更广泛的综合征：闭塞性细支气管炎机化性肺炎[690-692]。两种类型的肺炎在单独接受乳房治疗的患者中都非常罕见[693-695]。当平均肺受照射宽度为 3cm 或更小时，只有不到 5% 接受了第三淋巴结野治疗的患者发生了肺炎[695]。外照射 APBI 使大体积的肺暴露于低剂量也有发生放射性肺炎的报道[696]。关于化疗是否会增加风险，尤其是同时给予 RT[625] 或他莫昔芬[186, 697] 时，存在相互矛盾的数据。当症状严重时，治疗肺炎通常需要长期服用类固醇。

5. 心血管并发症　放射治疗可能会导致心脏损害[698-700]。心包炎等急性和亚急性并发症很少见[638]。长期的心脏毒性反应主要是由于冠状动脉疾病引起的[701]，潜伏期可能为 10 年或更长时间。

对主要采用过时技术和（或）非常大的每天剂量治疗的患者进行 Meta 分析和基于登记的研究发现，放疗增加了死亡率[465, 702-705]。其他注册研究未发现这样的作用，或仅对 1980—1985 年受照射的患者发现了这种作用[706-710]，尽管一些发现对较近的患者影响不大[711]。大多数使用现代 RT 技术的单机构研究在 RT 后 10～20 年的中位随访时间中并未发现心脏发病率或死亡率增加[712-716]，尽管有两项研究显示相反结果[717, 718]。

两项研究发现，心脏并发症与估计的平均心脏剂量有关，每戈瑞的风险增加约 7.4%[719, 720]。然而，韩国进行的一项小型研究并未发现剂量反应效应[721]。在荷兰进行的一项研究中，切向野中的心脏体积并不是危险因素，中位随访期为 16 年[718]。另一项荷兰研究发现，在接受乳房切除术后 RT（通常包括 IMN）治疗的患者中发生了过多的心脏事件，但在接受 BCT（仅包括乳房）的患者中没有发生心脏事件[722]。使用分次剂量 1.8～2Gy 的方案和使用分次剂量 2.5～3.0Gy 的方案之间，直到治疗后至少 10 年，心脏风险似乎相似[723-725]，但在分次剂量大于 3Gy 时可能增加[726]。

瑞典和丹麦的一项研究表明，先前存在缺血性心脏病是危险因素[704]。宾夕法尼亚大学的一项研究发现，高血压和左乳照射在冠状动脉疾病的发展中具有显著的相互作用[717]，但吸烟是荷兰研究中唯一的显著影响因素[722]。

常用药物剂量同时给予 RT 不会增加蒽环类药物的心脏毒性[645, 727-730]。乳房放疗也不会增加曲妥珠单抗的心脏毒性，但这些患者的随访仍是短期的[731-735]。

预防性锁骨上 RT 似乎不会增加中风的风险[723, 736-738]。

（三）致癌作用

广泛研究了放疗后发生第二种癌症的风险[739]。在40—45 岁或更年轻的年龄段接受治疗的患者因放疗而患上新的对侧原发癌的风险稍有增加[368, 740, 741]。在一项使用康涅狄格州肿瘤注册中心数据的研究中，剂量为 1Gy时的相对风险为 1.21[368]。不使用物理楔形物时，现代技术产生的对侧乳房剂量为 0.5Gy 或更少[742]。

射野内软组织肉瘤或血管肉瘤可能在治疗后 1~2年出现，但往往在 8~10 年或更长时间后出现[743-745]。软组织肉瘤的过度年发病率为每 10 万患者 9~14例[746-749]。血管肉瘤的过度年发病率为每 10 万患者5~13 例[743, 749-751]。治疗效果差[749, 752-756]。接受乳腺切除术的血管肉瘤患者，包括对所有或几乎所有受照皮肤进行广泛切除的患者，似乎比接受较少根治性手术的患者有更好的预后[757, 758]。对于无法切除或残留的疾病，或作为乳房切除术后预防措施，一些血管肉瘤患者可能受益于再次照射[759]。

肺癌的风险几乎完全局限于现在或以前的吸烟者[760-763]。在一项研究中，乳腺切除术后放疗估计每10 000 名女性中有 7~8 例肺癌患者存活 10 年以上，但BCT 后的研究发现风险没有增加[765-767]。

在一些研究中，放疗后食管癌的发病率增加[768, 769]。这很可能反映了正侧锁骨上野和 IMN 野的直接暴露[770]。

在大多数研究中，放射诱导的白血病在未接受化疗的患者中非常罕见[645]。然而，在最近的一项分析中，单独接受放疗的患者的风险与单独接受化疗的患者的风险大致相同，两种方式的患者的风险几乎没有增加[771]。

（四）美容效果

绝大多数接受治疗的患者现在都有可以接受的美容效果。随着时间的推移，由于手术和放疗技术的改变，这些情况有所改善（图 73-7）。从治疗开始，美容效果可能会持续 5 年以上[424, 498, 499]。已经设计出客观测量乳房大小、形状、纤维化或轮廓变化的方法[424, 772-774]，但并未得到广泛使用。它们也可能无法捕获皮肤变化和其他明显的后遗症。美容效果的客观指标仅与患者的自我评价及其总体生活质量相关[775-777]。与医师相比，患者对美容结局的看法也更趋向于乐观[778, 779]。

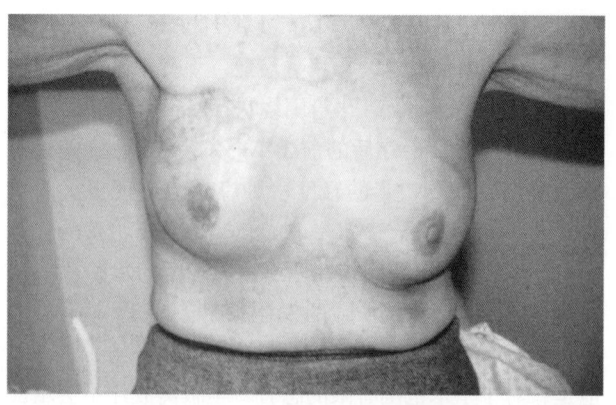

▲ 图 73-7　该患者于 1974 年接受了右乳腺癌的治疗，并于 1991年接受了左乳腺癌的治疗。该照片是在最后一次治疗后 2 年拍摄的。右侧使用 4MV 线性加速器对乳房和区域淋巴结进行治疗，剂量为 46.8Gy，然后进行电子线推量。左侧使用 6MV 加速器进行治疗，仅给乳房提供 45Gy 的剂量，然后行电子线推量。右侧，由于切线野和锁骨上 / 腋窝野之间的匹配线重叠，以及电子线推量区中的实质性毛细血管扩张，她的乳房上方有明显的纤维化、回缩、色素沉着和上缘纤维化嵴。相反，左侧的美容效果很好，在上象限中很容易就看到手术瘢痕，但几乎没有其他变化。在随后的随访中（1997 年 2 月），毛细血管扩张也开始出现在左侧的电子线推量野中（未显示）

手术是影响美容效果的最重要因素[419, 423]。大乳房与 BCT 后回缩和纤维化增加有关[76, 780-782]。通过使用更高的光子能量[398]，使用俯卧或侧卧位，或在切除肿瘤时进行乳房缩小手术，可以减轻这个问题[40]。全乳剂量在 2Gy 分次剂量中总剂量远高于 50Gy[783]，或对于较大的分次剂量[784]，总剂量高于 45Gy 似乎可以使结果恶化。乳房推量可能会恶化由于纤维化和皮肤变化而导致的美容效果[424, 527]，尽管确切的影响取决于治疗技术。使用曲棍球杆野或其他技术会导致野边缘不完全匹配，可能会导致重叠区域的纤维化和皮肤变化。

无论是在放疗前还是放疗后进行化疗，美容效果都是相似的[483]，但在同时接受化疗和放疗的患者中效果较差，尽管并非所有研究都与此一致[625]。在大多数研究但并非所有研究[186, 785-787]中，整体美容效果几乎不受内分泌治疗或它与 RT 间顺序的影响[788]。美容效果不佳的患者有时可以从手术矫正中受益[789, 790]。

十、患者随访

（一）访视和检测

监测的主要目标是尽早发现同侧局部或区域复发以及新的同侧或对侧原发肿瘤，以防止远处转移的发展。无症状患者不应常规进行其他器官的影像学检查和血清肿瘤标志物[791, 792]。

患者通常在前几年每隔 3~4 个月进行间隔病史询问和体格检查，然后无限期地每隔 6~12 个月进行体格检查，但是没有数据表明该时间表是最佳的。在英国和加拿大进行的随机试验发现，初级保健医生的随访或护士的电话随访产生的总体结果与专家的现场随访结果相同[793-795]。

乳腺摄影的最佳频率尚不清楚。在治疗后的第 1 年内复发很少[796]。一些医生建议每 6 个月进行一次单侧乳房 X 线检查，长达 5 年之久[797]。但是，没有关于这个问题的随机试验，并且大多数回顾性研究都没有发现这种方法是有益的[798, 799]。阿姆斯特丹荷兰癌症研究所的一项研究发现，无论是每年或每 2 年进行一次乳房 X 线检查，发现对侧乳腺癌或肿瘤分期的比率均无差异[800]。数字断层合成可以减少被认为不确定的病变的数量，但是尚无证据表明它可以增加这一人群的敏感性[801]。

对于大多数患者而言，局部复发和对侧新原发的风险较低，并且挽救率较高，这意味着不加选择地使用随访 MRI 对 OS 的影响很小（如果有的话）[802-807]。对于初诊时年龄在 40—50 岁或更年轻的女性[808-811]或遗传上易患乳腺癌的患者可能更有益。

对于老年患者或并发症严重的患者何时可以停止常规的随访检查和乳房 X 线尚无共识[812]。

（二）局部复发的表现

前 5～10 年局部失败多发生在瘤床或瘤床附近，随访时间较长的其他象限发生的比例较大[214, 813-818]。这种模式表明，复发可能是由于最初治疗后留下的肿瘤细胞的再生，也可能是后来发生的新的、不相关的原发肿瘤。分子分析表明，单靠位置是不足以区分这些可能性的[819, 820]。

在以前的研究中，大约有 1/3～1/2 的局部复发是通过乳房 X 线检查发现的，其余的几乎平分为没有放射学迹象的体格检查发现的复发，以及用两种方法发现的复发[821]。在最近的研究中，只有通过乳房 X 线检查才发现更高的比例[822, 823]。在很大一部分患者中，复发的查体和放射学特征与最初表现不同[824]。因此，对于影像学表现为隐匿原发病灶的患者，应同时进行乳房 X 线检查和体格检查，反之亦然。

手术或放疗都可能引起肿块样纤维化或其他可触及的表现（如脂肪坏死），这些表现有时很难与局部复发区分开来。浸润性小叶癌通常只在活检部位有轻微增厚或收缩，无肿块。弥漫性乳房内缩或乳头样改变可能很少是复发的唯一迹象。

乳房 X 线检查的改变可能需要 2～3 年才能达到最终状态[825]。良性和恶性病变在外观上有很大的重叠[826]。与初始肿瘤不同象限的微钙化灶极有可能是恶性的[827]。复发的浸润性小叶癌在 X 线表现上特别隐蔽。

（三）鉴别诊断和进一步评估

最常见的疑似复发的良性原因可能是脂肪坏死。通常需要活检来确认临床印象。幸运的是，肉瘤在这类患者中很少见，但必须放在心上。

超声有时有助于鉴别良性和恶性病变。MRI 上几乎所有复发性癌症患者都可以看到明显的早期钆增强，但也可发生于脂肪坏死和纤维化[828, 829]。阴性影像学检查不应阻止早期细针穿刺细胞学检查或核心活检模糊或临床令人担忧的病变。

有时很难区分辐射诱发的细胞异型性和恶性肿瘤，即使在开放活检上也是如此[830]。反过来，经皮穿刺活检阴性也不能阻止对可疑病变的进一步研究[831]。

十一、局部区域失败的治疗

5%～10% 的治疗后乳房复发的患者同时伴有远处转移[832, 833]。PET 比 CT 和骨扫描更敏感[834]。相似比例的患者有局部广泛复发或伴随的不能手术的区域淋巴结复发而不能手术。腋窝探查很少能在有过 AxD 病史的患者中发现淋巴结组织[835]；因此，在没有可疑的腺病的情况下，不需进行重新解剖或 SNB。对于以前仅拥有 SNB 的人，重复 SNB 是可行的[836-839]。异常淋巴引流在 AxD 或 SNB 患者中很常见[836, 837, 840, 841]。

对于单纯可手术乳房复发的患者，挽救性乳房切除术后的 5 年无复发生存率为 60%～80%，总体生存率和原因特异性生存率为 80%～85%[84, 832]。10 年率降低了约 20%。乳房切除术后胸壁复发的发生率为 10% 或更少，而风险最高的患者是初诊时腋窝淋巴结阳性的患者[842]。尽管严重的并发症并不常见，但预防性再照射的价值尚不清楚[843]。

在非侵袭性复发的患者中，乳房切除术后的远处复发很少见，但在 30%～50% 的侵袭性癌症患者中发生[844-847]。小侵袭性复发的患者比大肿瘤或弥漫性复发的患者有更好的预后[848]。淋巴血管侵犯、高肿瘤增殖率或复发时三阴性受体表型暗示更糟糕的结果[849-852]，特别是当不止一个存在时[851]。肿瘤单于皮肤或伴有炎症的患者预后很差[848, 853, 854]。在几乎所有研究中，预后较好，失败的时间较长，但有例外[848]。可能出现新原发而不是真正复发的患者也可能做得更好[855, 856]。

进一步的 CS 加或不加放疗通常用于治疗初始 CS 和 RT 后的局部失败，通常用于较小的、更有利的肿瘤[857-859]。总体结果与接受乳房切除术的患者相当或更好[860, 861]。在大多数研究中，第二局部失败率已达到 20%～30%[862, 863]，尽管有些失败率更低[864]。尽管发生严重并发症的风险似乎很低，但在切除后进行局部放射治疗的结果是可变的[534, 865-876]。最大的近期研究是一项欧洲试验，该试验发现 217 例行肿块切除和近距离放射治疗的患者 5 年内第二次局部失败率为 6%，中位随访时间为 3.9 年[873]。高组织学等级是他们多变量分析中唯一的重要危险因素，尽管年龄在 55 岁以下，并且激素受体阴性在单变量分析中也很重要。欧洲肿瘤研究所的一项研究对 161 名患者进行了研究，结果发现，对初始治疗后复发超过 4 年的肿瘤 2cm 或更小的患者没有 RT 的 CS 后 5 年局部失败率仍有 15%[863]。来自日本大阪的一项研究发现，ER 阳性肿瘤患者（12%）在没有放疗的 CS 后第二次乳腺癌复发率要比 ER 阴性肿瘤患者（45%）低得多[872]，但在米兰的研究中未发现（分别为 27% 和 30% 的比率）[863]。

30%～70% 的患者在最初仅接受 CS 治疗时进行了保乳挽救性治疗[247, 250, 251, 877]。在多伦多女子学院医院的一系列研究中，仅接受进一步 BCS 治疗的患者的 5 年第二局部复发率为 69%，接受 BCS 和 RT 治疗的 14 例患者的 5 年第二局部复发率为 11%[878]。

一项国际随机试验发现，化疗使 ER 阴性肿瘤患者受益，但对 BCT 或乳房切除术后局部或局部复发的 ER 或 PR 阳性肿瘤患者无效[879, 880]。然而，结果并没有按初次手术和复发类型进行分层。

初次解剖[821] 或 SNB[881] 后腋窝复发的患者中约有一半可以通过手术和（或）额外的 RT 治愈。锁骨上或内部乳腺淋巴结复发的患者很少是长期存活者[185, 882-885]。

十二、结论

保乳治疗为绝大多数早期乳腺癌患者提供了非常满意的美容效果，且不影响局部肿瘤控制或生存。这种方法是现代肿瘤学最成功的案例之一。外科医生、放射学家、病理学家、医学肿瘤学家和放射肿瘤学家之间的合作对于实现这一目标至关重要。

第 74 章　局部晚期和炎性乳腺癌
Locally Advanced and Inflammatory Breast Cancer

Janet K. Horton　著

王银霞　译

要　点

1. **发病率**　乳腺癌是女性最常见的癌症，2017 年新增浸润性乳腺癌病例 252 710 例。据美国国家癌症数据库报道，2004—2015 年，每年确诊的所有乳腺癌（原位乳腺癌和浸润性乳腺癌）中有 7%～10% 为Ⅲ期。

2. **生物学特性**　局部晚期乳腺癌（LABC）是一个异质性的群体，从被忽视的惰性癌症到进展迅速和难治性的肿瘤。由于具有进展期浸润性原发肿瘤（T_4），广泛的淋巴结受累（$N_{2/3}$）或大的原发灶合并淋巴结受累（T_3N_1），LABC 曾在出现时被解剖学扩散定义为"Ⅲ期"。然而，将生物学和表型因素纳入第 8 版美国癌症联合委员会分期系统，导致一些以前根据解剖范围被认为是Ⅲ期的癌症被下调分期，而一些Ⅱ期的癌症被上调分期。在回顾关于 LABC 的文献时，必须记住这种分期上的变化。炎性乳腺癌（IBC）是 LABC 最具侵袭性的亚群，表现为疾病进展迅速，常累及真皮淋巴管。炎性乳腺癌有较高的淋巴结和转移性扩散倾向，预后较差。

3. **分期评估**　所有 LABC 患者均应接受全面的病史和体格检查、诊断性 X 线摄影、血清学研究，并结合胸部、腹部和骨盆计算机断层扫描及骨扫描或 FDG PET/CT 对远处转移进行筛查。如胸部 CT、乳房磁共振成像或超声检查等影像学检查方法可以帮助评估疾病的局部区域范围。

4. **治疗**　LABC 患者需要多种治疗方法，包括多药物化疗、生物靶向治疗（HER2 阳性癌症患者）、手术、放疗和雌激素受体或孕激素受体阳性肿瘤的内分泌治疗。新辅助化疗在缩小最初不能切除的疾病从而使其成为可切除的方面发挥了重要作用，并可能允许选定的患者接受保乳手术。化疗和手术后，绝大多数 LABC 患者将受益于包括乳腺或胸壁和未切除的区域淋巴结池在内的辅助放疗。

5. **结果**　在过去 20 年里，局部晚期乳腺癌患者的预后显著改善，2004—2014 年确诊的Ⅲ期乳腺癌患者的 5 年生存率和 10 年生存率分别为 68% 和 50%。局部复发和总生存率的特定比率受到生物表型、手术切除的可能性、全身治疗的选择和反应的严重影响。

一、概述

局部晚期乳腺癌（LABC）目前还没有一个公认的定义。这一术语最常用于指由于原发肿瘤扩散到皮肤或胸壁或广泛的区域淋巴结转移而在诊断时不能轻易切除的患者。这些患者历来被划分为临床Ⅲ期疾病。可切除的疾病较大（大于 5cm）或病理发现累及 4 个或 4 个以上腋窝淋巴结的患者通常也包括在"局部晚期"的定义中。然而，在第 8 版美国癌症联合委员会分期系统中纳入生物学和表型因素以确定预后分期，导致一些以前根据解剖范围被认为是Ⅲ期癌症的分期降低。例如，临床

分期 T_3N_2 的低或中度组织学分级的肿瘤，雌激素受体阳性、孕激素受体阳性及 HER2 阳性，尽管发生了广泛的局部区域扩散，但鉴于他们的高治疗反应率和更有利的预后，目前被认为是临床预后分期ⅡA 期。同样，一些在以前的分期系统中被认为是早期的癌症（T_2N_1 或 T_3N_0），但生物学上具有侵袭性（如 ER 阴性、PR 阴性和 HER2 阴性），现在被认为是Ⅲ期（有关分期系统的详细信息，请参阅第 71 章）。在回顾关于 LABC 的文献时，必须记住这种分期上的变化。更重要的是，生物表型可能会与解剖学上疾病程度一起发挥越来越多的补充作用，决定哪些患者的预后与局部晚期疾病一致。

历史上，绝大部分 LABC 患者接受单纯乳房切除术，单纯放射治疗或手术和放射治疗联合，就发生了远处转移并死亡[1-3]。幸运的是，通过将化学疗法和内分泌疗法与适当的手术和放疗相结合，局部区域控制，远处转移无病生存率（DFS）和总体生存率（OS）有了显著提高[4]。尽管对于早期患者，全身治疗的有效性可能会降低或消弭放射治疗的益处，但在局部晚期患者中，由于改善全身治疗继而导致远处转移 DFS 的改善可能会提高由于放射治疗而改善局部区域控制的生存获益[5]。因此，对 LABC 患者的治疗需要多学科专家团队的仔细协调，以达到最佳效果。

二、流行病学

根据美国国家癌症数据库（NCDB），2004—2015年，每年确诊的乳腺癌（原位乳腺癌和浸润性乳腺癌）中有 7%～10% 为 Ⅲ 期[4]。被诊断为 LABC 的非常年轻的女性（40 岁以下）和非常年老的女性（90 岁以上）的比例高于其他年龄的女性，这在很大程度上是因为这些群体没有常规使用筛查性乳房 X 线检查[6]。同样，也注意到社会经济或种族和族裔群体缺乏获得常规保健的机会其 LABC 的比率也会较高。

在发展中国家，20%～50% 的患者出现 LABC[7-12]。同样值得注意的是，在美国，非裔美国女性（AA）的 LABC 发病率高于白人女性[13, 14]。尽管有充分证据表明，这一人群中不相称的贫困率和获得医疗保健的机会减少肯定导致了这一结果，AA 女性也一直被注意到，与白人女性相比，她们患有组织学高分级和激素受体阴性癌症的比率更高。这种 ER 阴性疾病的趋势已经在所有年龄和阶段的亚组中显示出来，重要的是，在控制收入水平后仍然可以看到这种趋势，这表明固有的生物学差异也在出现 LABC 的风险中发挥作用[6]。

LABC 最具侵袭性的亚型是炎性乳腺癌（IBC），其特征稍后介绍。幸运的是，IBC 只占美国所有乳腺癌的 0.5%～2.0%[13, 15]。

三、生物学特性和分子生物学

LABC 可能是由于疾病快速生长并早期扩散到淋巴管，也可能是由于诊断延迟。彻底的病史和体格检查结合肿瘤生物学特征的评估有助于区分这两类肿瘤。典型的是，快速的疾病生长发生在高级别肿瘤与高增殖指数，这样的肿瘤更可能是 ER 阴性或 HER2 过表达。这些肿瘤可能发生在乳房 X 线检查的间歇期。相比之下，低或中等级别的 LABC 通常是激素受体阳性的，并出现在未接受筛查的患者中。这些患者可能在首次出现乳房症状后数月甚至数年才开始接受医疗护理。

在了解包括局部晚期疾病的乳腺癌的生物学基础方面，最重要的进展是越来越认识到分子亚型在评估预后和预测靶向治疗获益方面的重要性。正如 Perou 等最初描述的那样[16]，乳腺癌可以通过与增殖、激素受体信号转导、HER2 信号转导及"基底上皮"标志物的表达相关的基因表达模式被广泛划分为分子表型。目前在常规临床使用中共四种主要亚型：luminal A 型、luminal B型、HER2 型、基底样型[17]。这些分类预测了局部区域控制的可能性，基底样型和 HER2 型肿瘤（在没有曲妥珠单抗的情况下）通常经历最高的局部区域复发风险，luminal A 和 luminal B 肿瘤风险最低[18]。

这些亚型中的每一个都可以在 IBC 中找到。2013年，世界 IBC 联盟发表了一项针对 137 种癌症的研究，发现约 19% 为 luminal 型，22% 为 HER2 型，17% 为基底样型，17% 为低 claudin 型，6% 为正常乳腺[19]。迄今为止，试图识别特异性靶向 IBC 的分子标志物尚未成功，但肿瘤微环境、炎症通路和干细胞样通路可能都很重要[20]。

四、病理学和传播途径

导管癌和小叶癌是目前最常见的两种浸润性乳腺癌组织学。浸润性小叶癌在临床上或放射学上的发现是非常具有挑战性的，在变得明显之前可能会发展成很大的体积。

1 水平或 2 水平腋窝淋巴结受累在患者存在 cT_3 或 cT_4 原发肿瘤中常见。此外，这类患者有累及 3 水平（或锁骨下）腋窝、锁骨上和内乳淋巴结的风险[21]。FDG PET/CT 可能特别有助于确定 LABC 患者的目标覆盖范围[22-24]，特别是因为疾病可以进一步沿淋巴道扩散到区域疾病的经典边界以外的区域（如前纵隔、同侧颈淋巴结区，甚至对侧腋窝）。

LABC 患者血行播散的风险也很高，受累部位因亚型而异。luminal 肿瘤的转移扩散模式以骨受累为主。在 HER2 阳性癌症患者中，骨仍然是最有可能的部位，但肝、肺和脑转移的发生率大大增加。肺是主要的扩散部位，骨和远处淋巴结受累在基底样型癌症患者中也很常见[25]。

五、临床表现、患者评估和分期

LABC 患者通常在自我查体中发现乳房肿块。对于非炎症性癌症，从首次发现乳房异常到就诊时间通常有一个显著的间隔。在此期间，乳房肿块通常会增大。经过长时间的延迟才寻求治疗，患者可能出现出血或溃疡性肿块，占据乳房的大部分。随着时间的流逝，某些乳腺癌会渐渐消退甚至自动切除乳房。可能会发生重复感染和脓肿。

局部腺病常见于临床 T_3 或 T_4 原发肿瘤患者。晚期腋窝或锁骨上腺病患者可能出现疼痛、活动范围受限、水肿和手臂无力或麻木。

IBC 的诊断是根据临床病史和体格检查结果做出的，但也需要乳腺癌的组织诊断。患者出现乳房红斑、发热和沉重，通常持续时间不超过 6 个月，常持续几天至几周。这些症状和体征可能会被误认为是乳房蜂窝织炎。体格检查可见皮肤水肿（橘皮样变）和红斑，累及超过 1/3 的乳房，伴或不伴乳腺肿块（图 74-1）。

区分 IBC 和被忽视的缓慢进展的乳腺原发灶很重要。被忽视的 LABC 通常表现为一个大的乳房肿块或进展期腺病，导致乳房继发性炎性改变，可能与 IBC 类似。

所有出现 LABC 的患者都需要全面的初始病史和体格检查。除乳腺症状外，病史还包括与一般健康状况变化有关的问题，以及与可能由转移引起的症状有关的问题（如骨痛、呼吸系统疾病或神经状态变化）。

许多 T_3 或 T_4 肿瘤患者接受了新辅助化疗。这种治疗在大多数患者中显著缩小肿瘤；因此，仔细记录疾病的预处理程度对于确定后续的局部区域治疗是很重要的。乳腺检查应记录乳腺不对称、肿块大小、肿块是否可自由活动、有无皮肤红斑、结节、水肿以及皮肤或乳头退缩。皮肤水肿引起增厚，使毛囊更加明显，导致"橘皮样"外观（图 74-1）。腋窝淋巴结、锁骨下淋巴结和锁骨上淋巴结的存在或不存在、大小、一致性和

移动性应加以描述。即使有病变，内乳淋巴结也不易摸到。尽管如此，在患者仰卧位时应检查胸骨旁区是否有不对称突起。

检查完成后，根据体格检查结果辅以相关影像学检查和任何针吸活检结果，对原发肿瘤和淋巴结区进行临床 T、N 分期。大于 5cm 的乳腺肿瘤被认为是 cT_3，侵犯胸壁的肿瘤（不包括胸大肌侵犯而未延伸到周围的胸壁结构）为 T_{4a}，那些具有溃疡和（或）卫星结节和（或）水肿（包括橘皮样变）而不符合炎症性癌症的标准的是 T_{4b}，同时具有这两种特征的是 T_{4c}。如前所述，炎症性癌症的分期为 T_{4d}。临床证据为固定或相互粘连的 1 水平或 2 水平腋窝淋巴结为 cN_{2a} 期，腋窝淋巴结未累及而内乳淋巴结受累为 cN_{2b} 期。同侧锁骨下区转移为 cN_{3a} 期，内乳和腋窝淋巴结受累为 cN_{3b} 期，锁骨上淋巴结受累为 cN_{3c} 期。

第 8 版 AJCC 分期系统的临床解剖学分期分组与第 7 版相同。cT_3N_1、cT_4 或 $cN_{2/3}$ 疾病的患者被划分为 Ⅲ 期。大多数 3 期乳腺癌患者在诊断时被认为不能切除，需要新辅助治疗以促进最佳的手术切除，尽管临床上 T_3N_1 肿瘤患者可能不需要新辅助治疗也能切除。此外，临床 Ⅰ 期或 Ⅱ 期乳腺癌患者可能会接受初次手术并被升期，因为在检查腋窝解剖标本时发现有 4 个或 4 个以上的腋窝淋巴结受累。

如前所述，AJCC 分期系统现在合并了临床和病理预后分期分组，包括肿瘤分级和生物标志物，以及 T 和 N 分期，导致一些个体的解剖分期和预后分期之间的分歧。

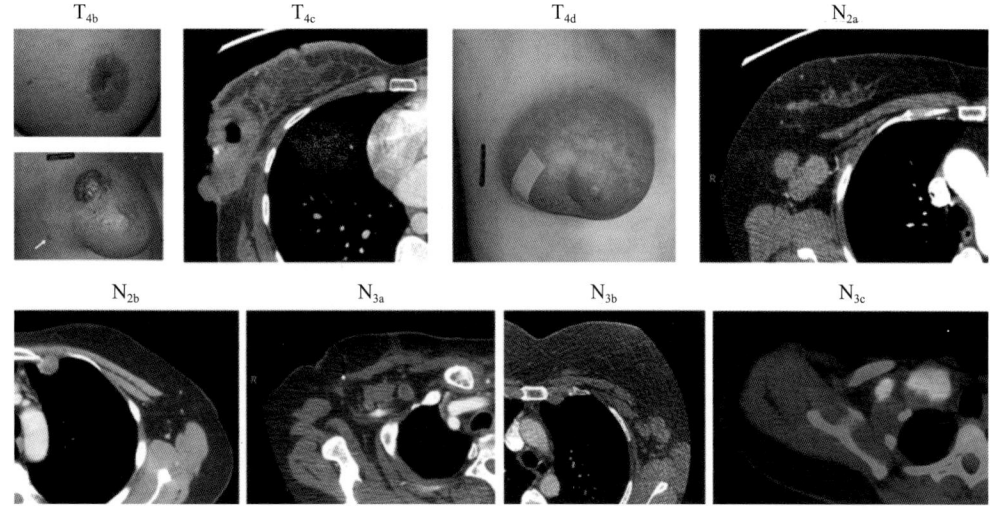

▲ 图 74-1 T_{4b}. 上面的照片是一个皮肤水肿的患者。注意随着皮肤毛孔的增加、乳晕水肿和乳头回缩而出现"橘皮样变"。下面的照片显示了一名患者的三个征象都可以提示临床 T_{4b} 疾病，即皮肤水肿、溃疡和卫星病变（白箭）。这名患者患有一种被忽视的乳腺癌，在外上象限有一个溃疡性肿块，它重复感染，发展为脓肿，需要手术引流。T_{4c}. CT 图像显示溃疡性肿块扩展至胸壁前锯肌。T_{4d}. 该患者乳腺弥漫性红斑起病迅速，诊断为炎性乳腺癌。N_{2a}. CT 图像显示腋窝淋巴结聚集，相互粘连。这是临床上发现的淋巴结纠缠的影像学表现。通常，这种临床和影像学表现是由于肿瘤向结外扩散，淋巴结相互粘连。N_{2b}. 该患者临床表现为左侧内乳链受累，腋窝未受累。N_{3a}. 该患者锁骨下间隙有一个坏死的活检证实的阳性淋巴结。N_{3b}. 该患者同时累及腋窝和内乳腺淋巴结。N_{3c}. PET/CT 显示该患者锁骨上淋巴结受累（此图彩色版本见书末）

所有局部晚期疾病的患者都应使用双侧诊断性乳房 X 线摄影，通常还应使用乳腺和（或）腋窝超声进行分期。系统评估包括基本的血清化学测试和血球计数，对比增强的胸部和腹部 CT 及骨骼扫描。FDG PET/CT 越来越多地被用作骨扫描和轴向 CT 的替代品。如图 74-2 所示，FDG PET 可以比其他方法更有效地显示局部淋巴结病变的位置和范围，从而有助于指导 LABC 患者的放射野勾画[26]。在某些情况下，乳房 MRI 也有助于确定疾病的范围，包括不确定是否侵犯胸壁或胸肌的情况，或在临床怀疑 IBC 的患者中鉴别隐匿的原发肿瘤[27]。皮肤受累患者应有预处理照片，以记录受累程度。血清肿瘤标志物如癌胚抗原、CA15.3 和 CA27～29 被一些医生使用，但目前不推荐用于治疗后的常规监测[28]。

六、治疗概述

临床Ⅲ期疾病患者采用综合治疗方法进行最佳治疗。系统治疗的结合及外科和放射治疗的改进极大地改善了晚期疾病患者的预后。早期研究中，晚期疾病患者接受乳房切除术和（或）放疗而不接受全身治疗，结果显示，不到一半的患者存活 5 年[3]。相比之下，NCDB 报告的 2004—2014 年诊断为Ⅲ期疾病患者的 5 年和 10 年 OS 率分别为 68% 和 50%[4]。多模式治疗也能改善

远期局部复发率。对于接受化疗、适当手术、有适应证时接受内分泌治疗，结合三维时代计划高质量放疗的患者，5 年局部复发风险小于 5%[29, 30]。

多模态治疗最好由外科医生、医学肿瘤学家和放射肿瘤学家组成的多学科团队来实施。放射科医生和病理学家的加入在确定疾病的范围和行为方面也很关键，在包括所有相关专家在内的多学科肿瘤委员会中讨论病例对优化决策非常有帮助。

对于晚期但可切除的乳腺癌患者，乳房切除术后辅以辅助化疗和放疗是一种可接受的治疗方法。对于 LABC 患者而言，将化疗作为第一种治疗干预手段同样是合适的，而且通常更可取，以促进最佳切除。对于 T4 原发肿瘤或进展期淋巴结疾病确诊时无法切除的患者，新辅助化疗被认为是治疗的标准[31]。辅助放射治疗通常在手术切除后进行，但在少数情况下，可于对新辅助治疗反应不佳而无法切除的患者术前实施。

使用新辅助化疗的一个优点是，它使选定的 LABC 患者可以选择接受保乳手术（BCS）治疗。大量研究表明，新辅助化疗在约 80% 的病例中可以大幅缩小原发肿瘤的大小和淋巴结转移，这往往允许进行部分乳房切除术，并获得可接受的美容效果[32]。

在测试该方法的经典试验中，与术后化疗相比，新辅助化疗没有生存优势，但即使在不选择保留乳房的情

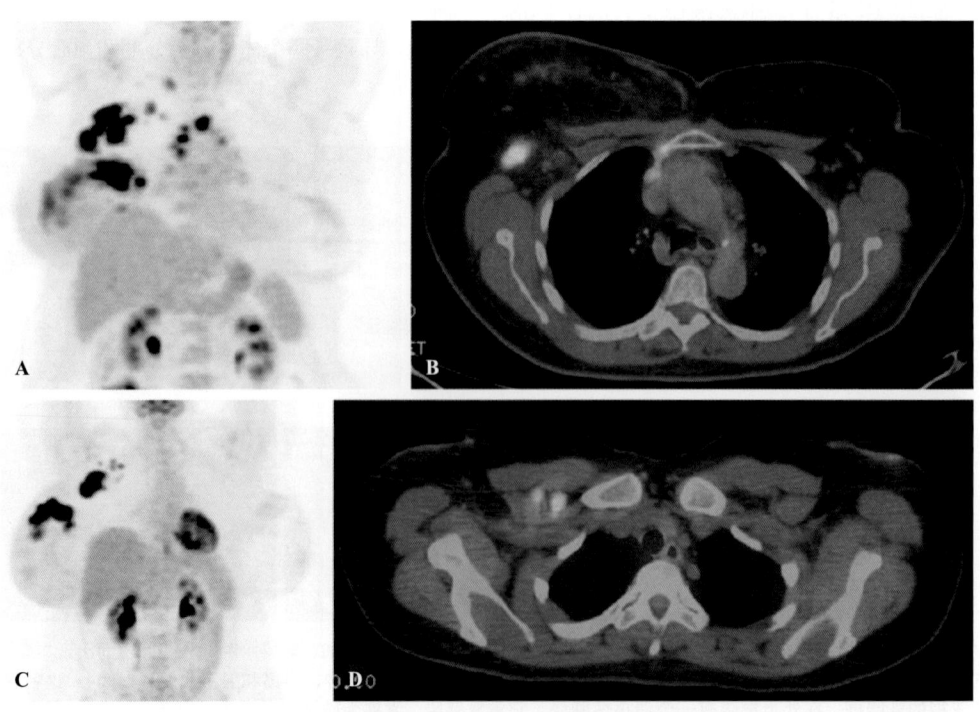

▲ 图 74-2　炎性乳腺癌（IBC）患者的 PET/CT 结果（此图彩色版本见书末）

A 和 B. 描述三阴性（ER 阴性、PR 阴性和 HER2 阴性）IBC 累及同侧腋窝、锁骨下、锁骨上、内乳和纵隔淋巴结；C 和 D. 描述 ER 和 HER2 扩增的 IBC，累及同侧腋窝和锁骨下淋巴结。这 2 名患者对化疗均有显著反应，并接受了改良根治性乳房切除术。PET/CT 表现有助于初始放射野和瘤床推量野的勾画

况下，该方法仍有一些潜在的额外优势。首先，它可以评估原发肿瘤对特定化疗方案的反应。对于少数对疾病无反应或无进展的患者尽早改换为不同的治疗方案，以便尽早给予最有效的化疗，同时也避免无效治疗产生不必要的毒性。对全身治疗的反应也反映了预后[33]，并可能影响后续的全身和局部治疗决定。例如，CREATE-X试验发现，对于新辅助化疗后仍有残留浸润性肿瘤的HER2 阴性肿瘤患者，术后给予卡培他滨可改善 DFS 和OS 率[34]。最后，新辅助化疗有助于快速测试有前途的新的系统治疗和靶向治疗。

多学科综合评估和专家之间的协调对优化 LABC 患者的结果至关重要。因此，在开始治疗之前，最好让外科医生、放射肿瘤学家和医学肿瘤学家都参与有关治疗顺序的决定。

七、进展期原发疾病患者的局部区域治疗

（一）新辅助化疗后保留乳房

历史上，所有晚期原发性乳腺癌患者首选的局部治疗是乳房切除术后放。然而，与新辅助化疗相关的高反应率允许在选择的进展期疾病患者保留乳房。美国国家乳腺和肠外科辅助化疗项目（NSABP）B-18 和 B-27及欧洲癌症研究和治疗组织（EORTC）10902 试验对新辅助化疗和辅助化疗进行了比较[32, 35]。在 NSABPB-18 试验中，只有 13% 的患者有 T₃ 肿瘤，但在第二代NSABP B-27 中，超过 25% 的患者肿瘤大于 5cm。在联合 NSABP 试验的更新中，68% 接受术前化疗的患者能够接受保乳治疗，而术后组为 60%[32]。在 EORTC10902研究中，27% 的患者患有 T₃ 或 T₄ 疾病。经过 10 年的随访，术前组保乳率为 35%，术后组为 22%[36]。

一个担忧是术前化疗比术后化疗的同侧乳腺肿瘤复发的风险更大。在 NSABP B-18 中确实存在这样的趋势，但这在统计学上并不显著。在 EORTC10902 试验中，术后接受化疗的患者、术前接受化疗但确诊时符合 BCT 条件的患者和因化疗反应而符合 BCT 条件的患者在局部区域复发率方面没有显著差异。最近一项对4756 名患者进行的 Meta 分析评估了这个问题，该分析使用了来自随机试验的患者个人数据，比较了 2005 年之前开始的术前和术后化疗。保乳率增加被证实（分别为 65% vs. 49%），但 15 年局部复发率也增加（21.4%vs. 15.9%），尽管这并不影响 OS[37]。排除本分析中纳入的两项不需要手术切除的试验，术前化疗患者局部失败率较小但持续增加（15.1% vs. 11.9%，P=0.01）。

鉴于更好的乳房 X 线摄影和磁共振成像，以及使用有针对性的和改进的系统治疗，在其他文献中显示对局部区域复发率有良好的影响，很难知道这些区域控制

率的差异是否仍然存在。然而，很明显多学科的协作是重要的，并且在新辅助化疗后正确选择合适的患者进行保乳手术对其成功是至关重要的。

（二）乳房切除术和乳房切除术后放疗

改良根治性乳房切除术（切除乳房、胸大肌筋膜、1 水平和 2 水平腋窝淋巴结）仍然是 LABC 患者常见的外科治疗方法。然而，如果不给予放射治疗，局部复发的风险往往很高。乳房切除术后放疗（PMRT）通过减少局部复发从而改善 OS，使这一队列患者受益。

最新的早期乳腺癌专家协作组 Meta 分析包括 8135名女性在乳房切除术和腋窝手术后随机分配接受或不接受 PMRT 的数据[38]。

其中三个最大的试验来自丹麦和加拿大。丹麦乳腺癌合作组（DBCCG）82b 试验随机分配 1708 名经乳房切除术治疗的 Ⅱ 期或 Ⅲ 期乳腺癌的绝经前女性，接受 9 个周期的环磷酰胺 – 甲氨蝶呤 – 氟尿嘧啶（CMF）或 PMRT，并接受 8 个周期的 CMF[39]。同时进行的 DBCCG82c 研究随机分配了 1300 多名绝经后女性接受乳房切除术 + 他莫昔芬或乳房切除术 + 他莫昔芬 +PMRT[40]。这两个试验的联合分析表明，随机接受PMRT 的患者 18 年的局部复发率较低，18 年的 OS 率较高[41]。在不列颠哥伦比亚省温哥华进行的一项规模较小的试验，随机选取 318 名淋巴结阳性的绝经前女性接受乳房切除术和 CMF，做或不做 PMRT[42]。同样，接受 PMRT 治疗的患者 20 年局部复发率更低，20 年 OS率更高。

在结合这些数据和其他现有研究的 Meta 分析中，1772 名女性有 4 个或 4 个以上阳性淋巴结[38]。在这个组中，PMRT 将 10 年局部复发的风险从 32% 降低到13%。接受 PMRT 的女性首次复发减少了 8.8%，OS 改善了 9.3%。值得注意的是，PMRT 减少局部复发的作用在治疗后不久就变得明显，但预防这些复发对死亡率的影响只有在长期随访后才变得明显。

这些数据是否适用于今天接受治疗的患者还存在争议。分析试验是在 1964—1986 年进行的；因此，它们并不反映现代外科、系统或放射治疗。此外，在对乳腺癌生物学的理解方面的巨大进步突出了乳腺癌表型对预后的影响。很可能这些因素，特别是在亚型特异性治疗的背景下，既影响局部复发的固有风险，也影响与放疗相关的潜在益处。

例如，Voduc 等报道了 1986—1992 年接受乳房切除术的 2000 例患者的生物亚型局部复发风险，其中只有大约 34% 的患者接受了 PMRT[18]。luminal A 队列的10 年局部无复发生存率为 92%，而基底样队列为 81%。

相比之下，在丹麦 PMRT 试验中，未接受 PMRT 的患者，无论 ER 或 HER2 状态如何，其局部复发的远期风险同样高（30%～50%）[43]。然而，值得注意的是，DBCCG82b 没有使用内分泌治疗，在 DBCCG82c 试验中只使用了 1 年的他莫昔芬。接受最佳内分泌治疗的 ER 阳性疾病患者的局部区域复发风险比这些研究报道的低。例如，在 NSABP B-28 试验中，ER 阳性肿瘤患者有 4 个或以上累淋巴结，21 基因复发评分为低风险，接受乳房切除术和腋窝淋巴结切除术，10 年局部区域复发风险仅为 5.5%，而那些复发评分高风险者为 23.5%[44]。

放疗的相对疗效也因肿瘤分子结构而异。丹麦接受 PMRT 治疗的 ER 阳性患者其局部复发风险相对降低了 90% 以上，而三阴性疾病患者相对降低了 67%，ER 阴性、HER 阳性患者相对降低了 50%[43]。在 EBCTCG 对接受 BCT 治疗的患者的 Meta 分析也发现了类似的效果，对于那些没有接受他莫昔芬的 ER 阳性患者队列，放疗的好处明显大于 ER 表达较差的肿瘤患者。然而，当 ER 阳性患者采用 ER 靶向治疗时，ER 阳性组和 ER 阴性组接受放疗相对影响的差异并不明显，ER 靶向治疗降低了 ER 阳性患者的复发风险[45]。

最后，局部控制对生存的影响可能与全身治疗的功效不同。在丹麦试验中，PMRT 显著改善了 ER 阳性疾病患者的远期 OS，但未能改善三阴性疾病或 ER 阴性、HER2 阳性疾病患者的 OS，这可能是由于放射抵抗和竞争系统风险的综合作用[41]。对于 HER2 阳性和三阴性乳腺癌，引入更有效的全身治疗不仅会改善它们的整体预后，而且通过控制远处微转移性疾病的竞争性风险，可能允许放疗带来有意义的生存获益。局部区域复发、全身治疗和 PMRT 与内在亚型和其他生物因素（如受体表型）相关的生存影响之间的复杂关系，很可能成为未来几年研究的主题。

目前，对初次乳房切除术后发现患有 LABC（病理解剖学Ⅲ期疾病）的患者进行 PMRT 治疗是标准的治疗方法。然而，关于 PMRT 在低风险乳腺癌患者中的作用仍存在重大争议，低风险乳腺癌患者定义为有 1～3 个阳性淋巴结和 $pT_{1～2}$ 肿瘤的患者。EBCTCG Meta 分析显示，PMRT 后该亚组患者的局部复发（10 年 20% vs. 4%）和 OS（15 年 47% vs. 38%）均显著降低[38]。然而，正如前面所讨论的，这些试验并不能反映现代实践模式。最近世界各地的研究表明，该队列患者的局部复发风险要低得多（表 74-1）。同样，原发灶大而淋巴结阴性肿瘤患者的复发率也比以前的研究中看到的低[46]。这些最近的研究表明，风险的降低可能反映了多个方面的进展，包括乳腺癌的早期诊断、小体积淋巴结疾病、延

长的内分泌治疗、更多地使用靶向治疗，以及更有效的化疗。因此，PMRT 对局部区域控制和 OS 的影响可能比 Meta 分析中发现的要小得多。这些益处的规模是否具有临床意义仍然是一个有争议的问题。相反，PMRT 技术也得到了改善，降低了严重并发症的风险。

美国临床肿瘤学协会（ASCO）、美国放射肿瘤学协会（ASTRO）和外科肿瘤学协会（SSO）联合小组最近制定了 PMRT 指南，重点关注 $pT_{1～2}N_1$ 患者[47]。小组一致认为 PMRT 降低了局部区域复发的风险、任何复发及乳腺癌特异性死亡率。但是，他们还指出，在某些亚组，放射的潜在毒性可能超过益处，并且这种平衡可能会受到患者和肿瘤特征及患者和医师价值判断的影响。英国医学研究理事会完成的随机试验，乳腺切除术后选择性使用术后放疗（SUPREMO）的结果，可能会进一步阐明 PMRT 的价值，以及可能影响该人群和高危淋巴结阴性乳腺癌患者风险 / 受益比的个体因素。

ASCO-ASTRO-SSO 小组还建议，前哨淋巴结活检呈阳性的患者只有在经过腋窝淋巴结清扫后，基于可用的病理发现决定是否应接受 PMRT。对于前哨淋巴结活检后 PMRT 作用仍不清楚的患者，腋窝淋巴结清扫术的毒性应仔细考虑，以提供更多关于 PMRT 作用的明确信息。然而，支持这一建议的证据质量较弱，需要对这一日益普遍的情况进行进一步研究。

加拿大 MA.20 和 EORTC22922/10925 前瞻性试验的结果也影响了这一有争议领域的决策[48, 49]。在加拿大的研究中，约 85% 的患者患有 N_1 疾病（约 10% 淋巴结阴性，5% 有 4 个及以上阳性淋巴结）。他们接受了 BCT、腋窝淋巴结清扫术和全身治疗。然后，他们被随机分配接受乳房加局部淋巴结照射（RNI）（包括内乳淋巴结、未清扫腋窝和锁骨上区域）或只接受乳房放疗[49]。接受 BCT 或乳房切除术的患者符合 EORTC 研究的条件[48]。需要腋窝清扫，84% 的患者接受全身治疗。在接受部分乳房切除术的患者中，76% 的患者接受了全乳放疗，73% 的患者接受了胸壁照射。与 MA.20 中一样，随机选择 RNI 到内乳淋巴结、锁骨上淋巴结和腋顶或无 RNI。每组中有一小部分患者接受了腋窝照射。然而，这项研究包含的淋巴结阴性患者比例（44%）比加拿大试验大得多。尽管局部复发风险较低，但两项试验均显示接受 RNI 患者 10 年 DFS 有显著改善。

许多医生认为，这些发现支持积极地行 PMRT，即使是在局部失败风险相对较低的患者。至少，这些结果强调了对这一人群进行进一步研究的必要性。例如，一项 MA.20 试验的子计划分析发现，RNI 对 ER 或 PR 阴性疾病患者的影响大于 ER 阳性疾病患者[49]。最近启动的 TAILOR RT 试验（一项生物标志物低风险淋巴结阳

表 74-1　pT$_{1\sim2}$N$_1$ 乳腺癌患者乳房切除术加化疗但不放疗后局部区域复发率的现代研究

机　构	日　期	患者数	中位随访（个月）	测　量	局部区域复发率
MDACC	1975—1994	466	116	10 年精算	14%
ECOG	1978—1987	1018	145	10 年精算	13%
NSABP	1984—1994	2957	133	10 年精算	13%
BCCA	1989—1997	821	92	10 年精算	17%
Ankara	1990—2004	326	70	粗略	4%
MGH	1990—2004	165	84	10 年精算	11%
Shikoku	1990—2002	248	82	8 年精算	5%[a]
Kaohsiung	1990—2008	155	102	10 年精算	11%[b]
Seoul	1992—2004	401	68	10 年精算	20%[b]
CALGB 9344	1994—1997	254	67	粗略	8%
MSKCC	1995—2006	924	84	5 年精算	4%[b]
Tampa	1996—2007	204	66	粗略	10%
EIO	1997—2001	262	120	10 年精算	10%[a]
MDACC	1997—2002	266	90	10 年精算	4%
Cleveland Clinic	2000—2007	271	62	5 年精算	9%[b]
MDACC	2000—2007	385	84	10 年精算	7%
Tianjin	2001—2005	368	86	8 年精算	11%

a. 仅孤立局部复发
b. 未说明是否报告了孤立或总局部复发率
BCCA. 不列颠哥伦比亚省癌症机构；CALGB. 癌症和急性白血病 B 组；ECOG. 东方肿瘤合作组；EIO. 欧洲肿瘤研究所；MDACC.MD. 安德森癌症中心；MGH. 马萨诸塞州综合医院；MSKCC. 纪念斯隆 – 凯特琳癌症中心；NSABP. 美国国家外科辅助乳房和肠道项目
发病率包括孤立的局部区域失败和同时的局部区域失败和远处转移的患者，除非另有说明
改编自 Recht A, Comen EA, Fine RE, et al. Postmastectomy radiotherapy: an American Society of Clinical Oncology, American Society for Radiation Oncology, and Society of Surgical Oncology focused guideline update. *J Clin Oncol*. 2016；34：4431–4442.

性乳腺癌区域放疗的随机试验；美国临床试验标识号 NCT03488693）计划入组 2140 名 ER 阳性，HER2 阴性癌症女性 21 基因复发分数为 17 分或更低，且前哨淋巴结活检或腋窝清扫提示小体积淋巴结疾病者接受单纯乳房照射或 BCS 后乳房 +RNI 照射或乳房切除术后胸壁和未清扫的区域淋巴结放疗与乳房切除术后不放疗相比较。人们希望这项试验和类似的试验能够阐明解剖肿瘤范围、肿瘤生物学和治疗效果之间复杂的相互作用。

（三）新辅助化疗后乳房切除术后放疗

如前所述，新辅助化疗的使用在过去 10 年中显著增加。这增加了对该人群 PMRT 适应证的关注。

新辅助化疗改变 80%～90% 病例的病理疾病程度。这种反应已经明确地与预后联系在一起，并因生物学亚型而异（见第 71 章）。临床医生在新辅助下推荐或反对 PMRT 的数据元素包括初始临床分期、化疗后的最终病理分期，以及两者之间的差异程度，这表明对新辅助化疗的反应或缺乏反应。目前正在进行前瞻性试验，以确定对化疗的反应是否可用于指导有关放疗的决定[50]。同时，新辅助化疗和乳房切除术后 PMRT 的适应证必须基于现有的非随机文献。

最大的一项评估新辅助治疗后局部区域复发率的研究包括了 3088 名以上 T$_{1\sim3}$N$_{0\sim1}$ 肿瘤患者接受 NSABP B-18 和 B-27 试验。两项试验都禁止 PMRT[51]。对新辅助化疗的反应与局部区域复发风险相关，患者原发肿瘤及腋窝淋巴结病理完全缓解时其局部区域复发的风险最低（0%～6%，10 年，取决于初始临床分期），有乳腺

残留浸润性疾病患者若病理上淋巴结阴性则局部区域复发风险中等（6%～12%），残留阳性淋巴结的患者局部区域复发的风险最高（11%～22%）。在新辅助乳腺癌合作试验（CTNeoBC）研究中也发现了类似的化疗反应和局部区域失败率之间的关系，该研究包括 5000 多名患者[52]。

正在进行的 NRG9353 随机试验（美国临床试验标识号 NCT01872975）将测试 PMRT 在活检证实的淋巴结疾病患者中的作用，这些患者对化疗有完全的病理淋巴结反应（患有 cT_3N_1 疾病的患者符合条件，但患有 cT_4 或 $cN_{2/3}$ 疾病的患者不符合条件，无论疗效如何）。姊妹联盟 A011202 试验（NCT01901094）对化疗后前哨淋巴结活检持续累及的患者进行腋窝照射替代腋窝清扫。

目前，只有有限的数据可以说明 PMRT 对诊断为 T_4 或 $N_{2/3}$ 疾病的患者的作用。两个小型回顾性研究发现，即使在病理完全缓解后，不做 PMRT 的局部区域失败的风险大于 30%，而做 PMRT 的局部区域失败的风险小于 10%[30, 53]。

因此，无论患者对新辅助化疗的反应如何，目前推荐 PMRT 治疗所有临床（解剖）Ⅲ 期患者都是合理的。ASCO-ASTRO-SSO 指南建议对新辅助化疗后临床 Ⅰ 期或 Ⅱ 期并持续淋巴结受累的患者给予 PMRT。小组认为，对于那些临床和病理阴性淋巴结或化疗后临床阳性但病理阴性淋巴结的患者，没有足够的证据推荐 PMRT。理想情况下，这一组的患者将能够参与这一问题的临床试验。当不可行时，建议 PMRT 应基于特定的肿瘤和患者特征，并基于价值讨论风险和收益。

八、炎性乳腺癌

IBC 是一种独特且具有侵袭性的 LABC 亚型，仅占美国原发性乳腺癌的 0.5%～2.0%[13, 15]。其特点是发病迅速，临床表现为皮肤红斑、水肿（橘皮样变）、乳房硬结、发热和不对称增大。病理上常见皮肤淋巴血管侵犯，虽然诊断不需要这一发现。在这个具有挑战性的临床场景中，诊断时进行多模态评估是特别关键的。仔细评估和记录疾病程度对于手术和放疗计划尤为重要。

IBC 患者首先接受新辅助化疗，然后在可行的情况下进行乳房切除术和腋窝淋巴结清扫，然后进行 PMRT。在一个 107 例患者的回顾性研究中，每天放疗时给予 0.5～1cm 的皮肤填充物用以确保足够的皮肤剂量[54]。3 年和 5 年的局部区域控制率分别为 90% 和 87%。

尽管使用传统的 PMRT（稍后描述），但在较老系列中使用有效率较低的系统治疗其局部复发风险明显

较高，已导致几个小组尝试新的方法。例如，MD 安德森癌症中心尝试了加速超分割放射（45～51Gy，每次 1.5Gy，每天 2 次，随后胸壁推量到 60～66Gy，每次 1.5Gy）[55]。与历史对照相比，局部控制率较好，但接受 66Gy 治疗的患者中有 29% 出现 3 级或以上毒性。放射增敏剂的使用也在这一患者群体中进行了探索。在主要患有 IBC 的患者的一项 Ⅰ 期临床试验中，对维利帕尼（Velaparib）联合放疗进行了测试[56]。在该队列中，只有 2 例患者经历了局部区域失败作为第一个失败部位，但 15 例患者中有 6 例（40%）在治疗 3 年后出现严重纤维化。

新辅助化疗无效的患者预后较差，可能需要术前放疗或最终放疗，可能与放疗增敏剂联合使用。最近的数据表明，接受乳房切除和 PMRT 治疗的患者，有远处转移及对化疗有主要反应的 IBC 患者可以做得相对较好，5 年 DFS 和 OS 率分别为 32% 和 50%[57]。虽然这一发现表明积极的局部治疗可能有利于经历了化疗主要反应的转移性 IBC 患者，进一步的研究将证实这些发现。

九、照射技术

射野的设计对于成功治疗 LABC 患者至关重要。最初的靶区应包括乳房和（或）胸壁和区域淋巴结。至少应包括未清扫的腋窝和锁骨上窝淋巴结。对于下腋窝残留肿瘤风险高的患者（例如查体时有固定淋巴结或粘连淋巴结，当淋巴结周脂肪中有肿瘤，或不完全切除后），也应考虑纳入清扫范围。我们通常也将内乳淋巴结作为治疗的靶点，因为在 LABC 患者中内乳区常包含疾病，特别是那些肿瘤位于内侧或中央区的患者[58]。如前所述，最近的临床试验也表明靶区包括这些淋巴结对 RNI 有好处。

已经设计了多种技术来照射这些靶区（见第 71 章）。所有患者都应进行 CT 模拟定位。我们机构使用大孔径 CT 来适应患者最佳的手臂位置。患者应进行固定，同侧手臂至少外展（90°～120°）并外旋。应将手臂的软组织排除在射野外，并尽可能减少所有的皮肤皱褶。患者通常被放置在一个有角度的乳房托架上，以使胸骨区域的胸壁的坡度变平，并使乳腺组织向下方移位。

在手术瘢痕、引流点和临床乳腺组织的边界上放置不透射线的金属丝。获得患者的侦察视图以评估摆位。然后，根据机构标准获取 CT 图像并应用参考标记，以实现每天可重复的治疗。

随后在 CT 片上勾画出感兴趣的区域的轮廓。我们通常会勾画瘤床（保乳病例）、瘢痕（乳房切除术后）、乳房和（或）胸壁及淋巴管引流区的轮廓。可使用几份乳房勾画图谱来帮助确定靶区（见第 73 章）。此外，几

种失败分析模式可用以深入了解高危患者在标准靶区之外容易发生疾病侵袭或复发的区域，这些区域也可以作为靶区进行勾画[22-24]。将治疗前分期研究与计划 CT 扫描图像相融合，对于确保对新辅助化疗或辅助化疗有反应的未切除大体疾病（通常是淋巴结）的充分覆盖特别有帮助（图 74-3）。尽管没有研究将这些指标对预后的影响进行比较，但已采用了不同的指南指导如何将临床靶区外扩到计划靶区，以及评估 PTV 覆盖范围是否足够。我们通常使用正在进行的临床试验的指南，例如正在进行的 NSABP B-51/ 放射治疗肿瘤组（RTOG）1304 方案。建议淋巴结 PTV 外扩 5mm（不包括邻近正常组织），乳房 / 胸壁 PTV 外扩 7mm。尽管我们力争达到靶区体积的 90%，接受 90% 的处方剂量，但每个计划都是单独评估的，为了优化正常组织限制剂量，有时接受较低风险区域的较小覆盖。

对于接受保乳手术治疗的患者，通常采用光子线内外切线野进行乳房治疗。这些野形成相匹配的、锐利的后缘和上缘。通常锐利的后缘是由旋转机架或使用半束挡块形成的。有几种方法可以获得锐利的切线野上缘。单个等中心技术可用于具有适当体质的患者。在该方法中，上淋巴结野的下界由下界的半束挡块定义，切线野的上界由上界的半束挡块定义。这种方法减少了因患者运动而导致的野重叠的可能性，并缩短了治疗时间。然而，对于个子很高或乳房很大的患者，由于野尺寸的限制，这可能是一个不切实际的选择，因为只有当切向野长度小于 20cm 时，单个等中心技术才可以用于大多数线性加速器。另外，可以使用双等中心技术。在这种情况下，上淋巴结野的下界像以前一样由半束挡块定义。切线野的上缘由初级光阑定义，旋转机架使切线野上缘的平面平行于上淋巴结野的下缘。为了在矢状面

和冠状面创造一个完美的几何匹配，还应用了小的准直器旋转[59]。虽然可以通过手工计算，但现代治疗计划系统通常配有自动计算功能。切线的后缘通过挡块以避免照射肺和心脏。或者，切线的准直器可以形成后切线野边缘，并可以旋转以匹配胸壁的坡度。然后可以旋转机架，挡住任何向上延伸超过上淋巴结野匹配线的射线。

胸壁 / 乳房野与上淋巴结野的界面边界通常位于锁骨头下方[60]。然而，这个边界可能需要根据个体解剖和靶区轮廓进行调整。将上淋巴结野机架旋转 10°～20°，以避开脊髓和食管的同时，仍保证能充分覆盖靶区。通常使用单野前斜上淋巴结野，但根据淋巴结靶区深度，可能需要混合光子能量、更深的处方深度或补充后野。下腋窝和内乳淋巴结可通过加宽野上部分的深部边缘上段深边界被纳入乳房切线野，通常称为深切线野或部分宽切线野（图 74-4）。CT 引导下的模拟可以让医生评估不同的机架角度，并选择最佳的机架角度，使肺受照体积最小化，同时避免对侧乳房的照射。考虑到组织厚度随体积的变化，有几种技术可用于改善乳腺 / 胸壁野的剂量均匀性，包括物理或动态楔形物的使用、正向计划野中野调强放射治疗、电子补偿和逆向计划 IMRT（见第 73 章）。对于接受乳房切除术治疗的患者，通常使用皮肤填充物覆盖胸壁或重建的乳房，以确保急性放射性皮炎发展（图 74-5）。最佳的填充物厚度和使用频率尚不清楚。我们每天使用 5mm 厚度，持续 3 周，然后停用。然而，这种皮炎不应导致治疗中断，如果可能，应避免湿性反应。事实上，在一些机构中，对那些被判断为风险最高或无风险的人，会选择性地使用皮肤填充物。小型回顾性研究并不表明在不使用皮肤填充物的情况下局部复发的风险显著增加[61, 62]。

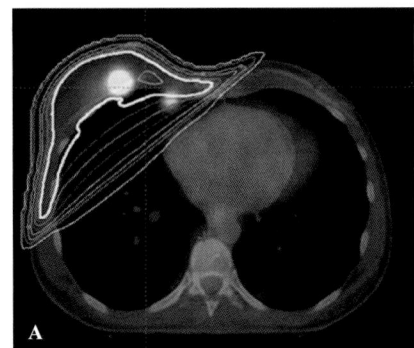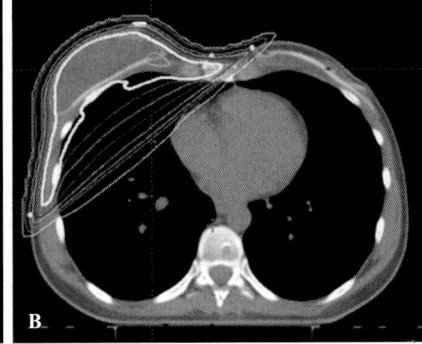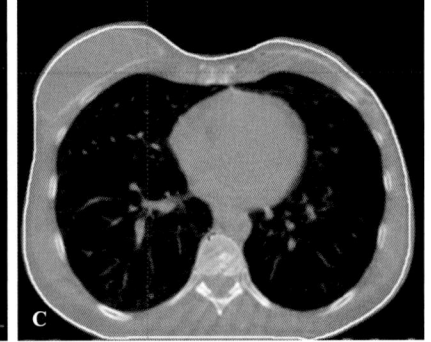

▲ 图 74-3 该患者在磁共振成像上表现为右乳腺内下象限肿块和异常的内乳及腋窝淋巴结。活检提示乳腺及腋窝三阴性浸润性导管癌（cT₂N₃）。她接受了新辅助化疗，后行双侧乳房切除术、右侧腋窝淋巴结清扫，并放置双侧前胸部组织扩张器。乳房和 11 个腋窝淋巴结有完全反应（此图彩色版本见书末）

A. 显示初始 PET 融合图像，突出了初始原发灶和内乳受累淋巴结的位置；B. 为未融合的计划 CT，注意，在本例中，对侧扩张器被放气以充分覆盖同侧疾病，并尽量减少对对侧皮肤和植入物的延伸；C. 显示了治疗过程中的锥形束 CT。计划 CT 上身体轮廓显示为白色。在整个治疗过程中定期使用锥形束 CT，以确保摆位的重复性

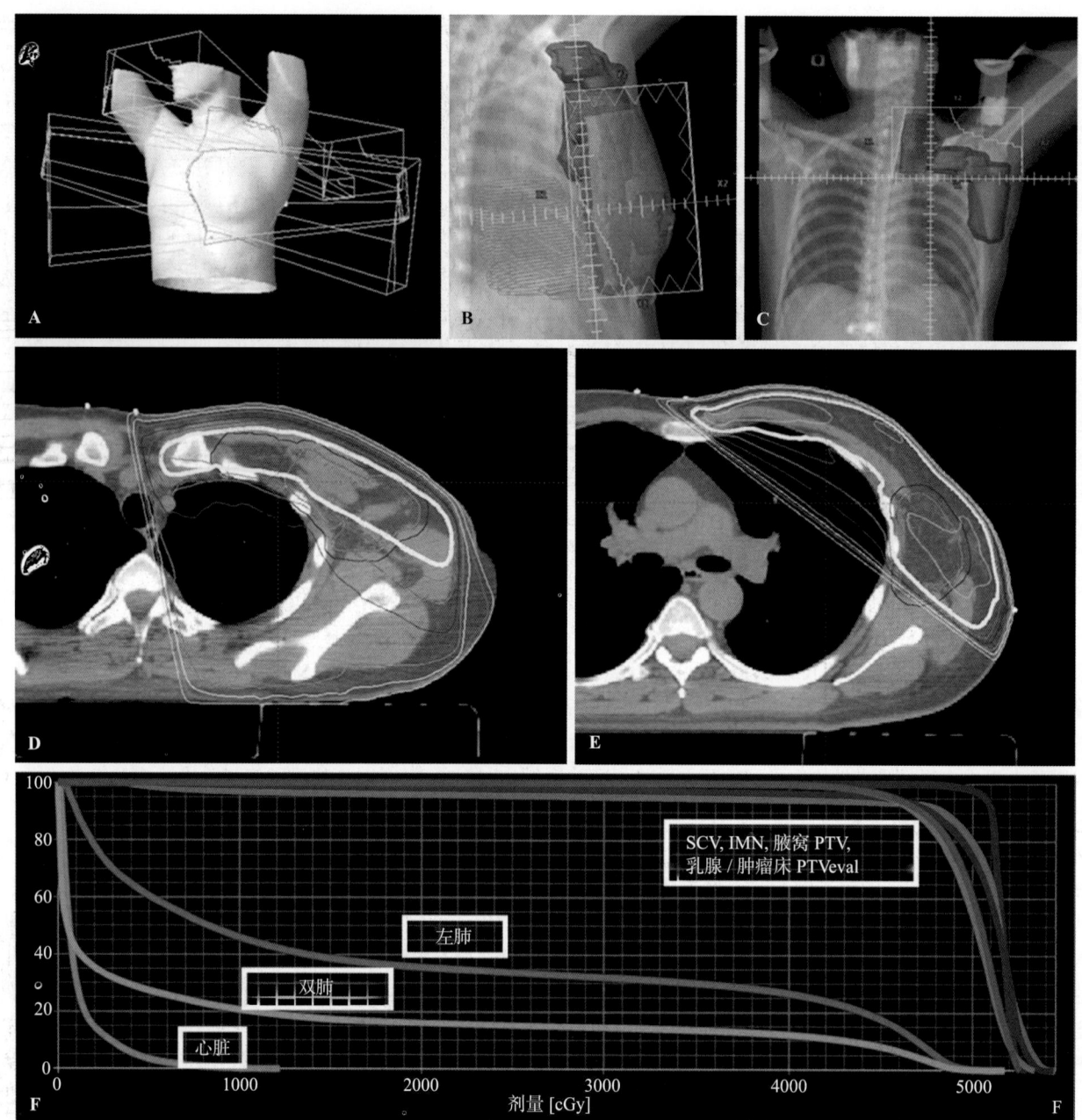

▲ 图 74-4 该患者患有 ER 阴性、PR 阴性、HER2 阳性的左乳晕后乳腺癌，活检证实淋巴结受累。超声发现腋窝多个影像学可疑的淋巴结。临床分期为 T_2（m）N_1 期。她接受了新辅助化疗，随后行保乳手术，前哨淋巴结活检显示乳房或 3 个已恢复的腋窝淋巴结均无残留疾病（ypT_0N_0）。她接受了左乳放疗，使用部分宽切线包围同侧内乳淋巴结和低位腋窝，并使用匹配的放射野包围锁骨上和高位腋窝淋巴结区（此图彩色版本见书末）

A. 显示治疗区域的皮肤渲染；B. 显示了内切线视角的数字重建 X 线（DRR），诠释了"部分宽切线"技术，包括内乳淋巴结链，如图中棕色所示（粉红色，乳腺；绿色，乳腺计划靶区评估或 PTVeval；红色，瘤床 PTVeval；洋红色，心脏；浅蓝色，腋窝临床靶区或 CTV；深蓝色，腋窝 PTV）；C. 在 DRR 上显示高位腋窝及锁骨上区合并的匹配野（粉红色，SCV CTV；紫色，SCV PTV；浅蓝色，腋窝 CTV；深蓝色，腋窝 PTV）；D 和 E. 显示代表性轴位的剂量分布；F. 说明该计划靶区和正常组织剂量 – 体积直方图

如果部分宽野技术不能导致可接受的靶区覆盖或正常组织规避，内乳淋巴结也可以用一个单独的电子线野匹配陡峭的切线野进行治疗。内乳野应成一定角度，以尽量减少该野衔接处的冷三角（图 74-6）。另外，除了"标准"切线外，还可以使用多射束方向的 IMRT 或断层放射治疗技术来覆盖靶区（图 74-7 和图 74-8）。这些方法消除了切线和内乳淋巴结野间衔接的需要，并减少了向一些正常组织输送的高剂量。然而，它们增加了关键的正常组织受到低剂量辐射的照射。与标准的三维技术相比，这种方法对适当的靶区识别也更加敏感。因此，治疗方式的选择必须权衡每种方法的优缺点，并确定最适合每个患者的最佳技术。

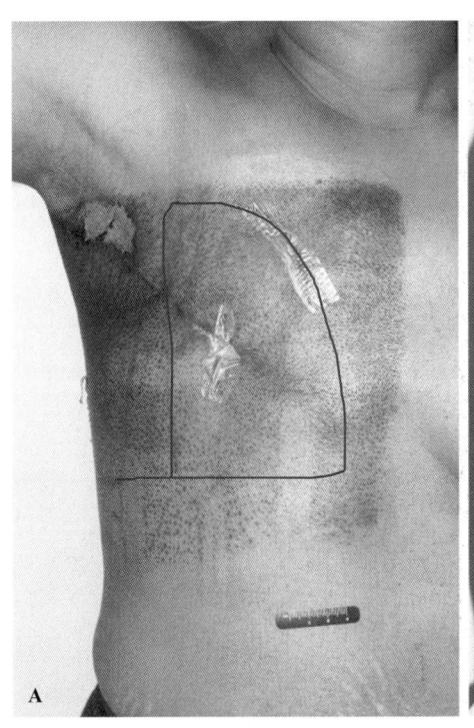

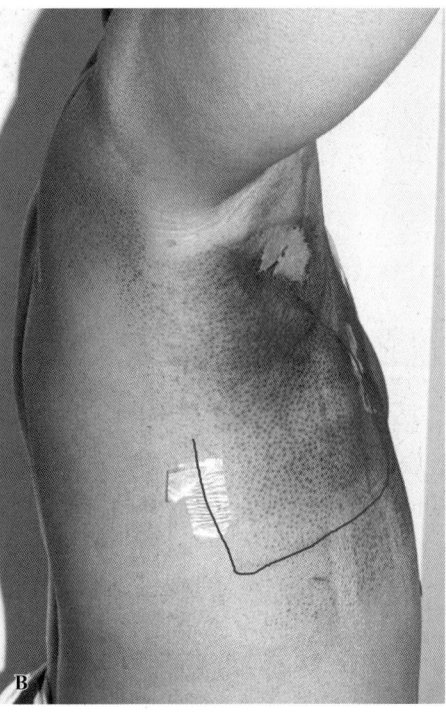

◀ 图 74-5　局部晚期乳腺癌患者前后位（A）和侧位（B）照片，患者结束了 **60Gy/30** 次治疗（使用光子 – 电子线技术照射胸壁和未清扫淋巴结区，剂量 **50Gy/25** 次，随后使用内外电子线野给予附加电子线推量 **10Gy/5** 次）。她的电子线推量野的边缘用黑色标出。该患者发生了 2 级皮炎，伴有轻度红斑和色素沉着，基本上遍布整个胸壁。无湿性皮肤反应。这种程度的皮肤反应对局部晚期乳腺癌患者来说是适当的。在可能的情况下，应注意不要超过这个程度的皮肤反应，从而避免在达到处方剂量之前被迫中断治疗

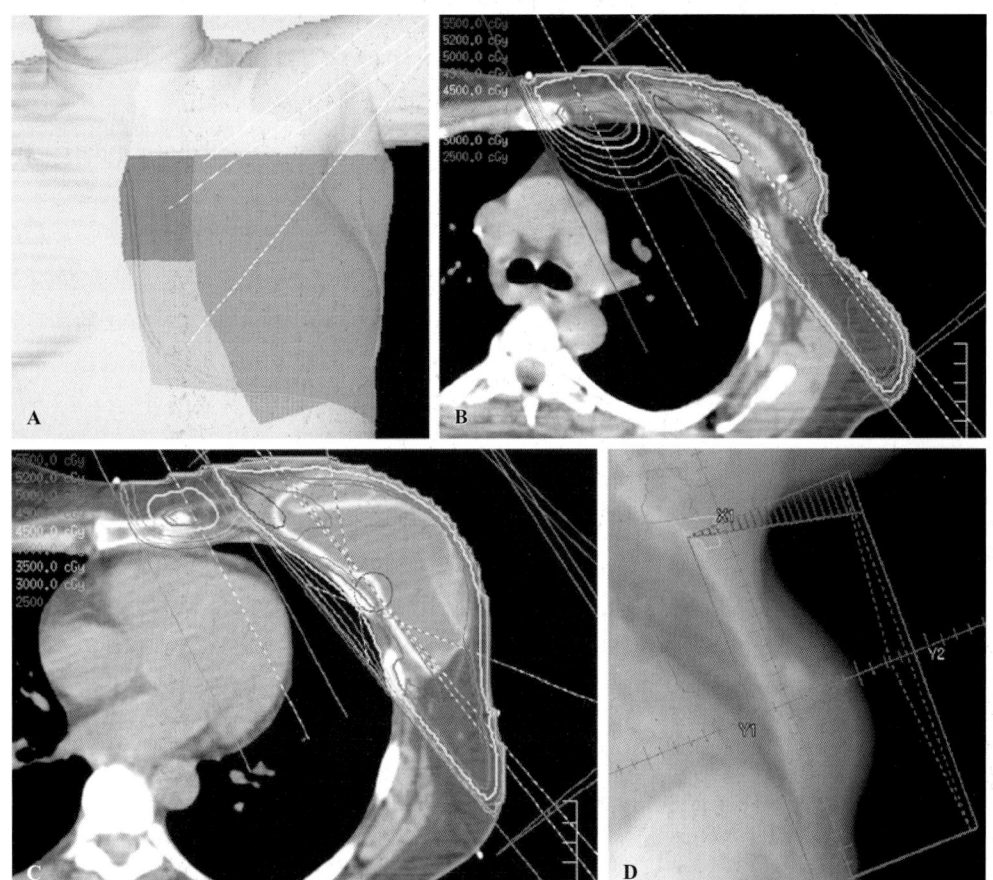

▲ 图 74-6　该患者患有 T_3N_1 左侧乳腺癌，接受了保留皮肤的乳房切除术和腋窝淋巴结清扫术，并放置肌肉下组织扩张器。在辅助化疗期间将扩张器充气，然后在模拟定位前 1 天将扩张器放气至 **300ml** 的填充体积（此图彩色版本见书末）

A. 显示各治疗区域的皮肤效果图；B. 显示勾画的内乳腺淋巴结水平的轴位剂量分布；C. 显示心脏水平的轴位剂量分布；D. 显示内切线野视角的数字重建 X 线。45Gy 等剂量线覆盖内乳淋巴结，如图黄色所示。本例中，内乳电子线野被分为 2 个野，一个 12MeV 野覆盖勾画的前 3 个肋间隙，在 A 中为紫色，另一个 9MeV 野覆盖下内胸壁，避开心脏（浅蓝色）。该患者接受深吸气屏气治疗以优化心脏受量。心脏平均剂量为 305cGy，同侧（左）肺 V_{20} 为 24%

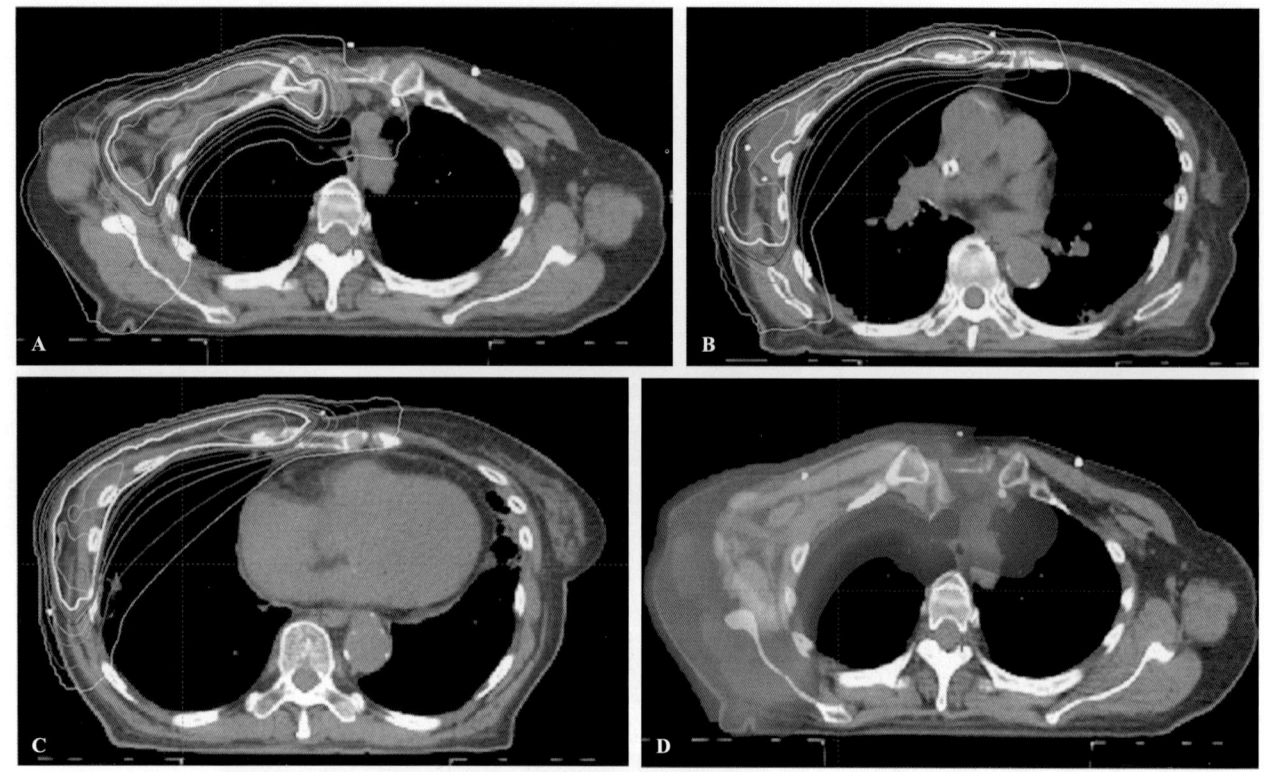

▲ 图 74-7　该患者为 ER 阳性、PR 阴性、HER2 阴性的右侧炎性乳腺癌（cT₄dN₁）。她在新辅助化疗后进行了乳房切除术和腋窝清扫术。病理提示明显的残留病变（ypT₃N₁）（此图彩色版本见书末）

A 至 C. 显示数个代表性层面的剂量分布。从各个 PTV 和 PTVeval 结构生成优化的计划靶区，并扩展以解决覆盖范围中任何潜在的缺口，或裁剪以限制正常组织受量。必须注意这种结构，因为这种高度适形技术所提供的偶然覆盖范围比传统技术少得多。D. 这种技术下可以看到的低剂量云图效果（剂量范围 10 ～ 50Gy）

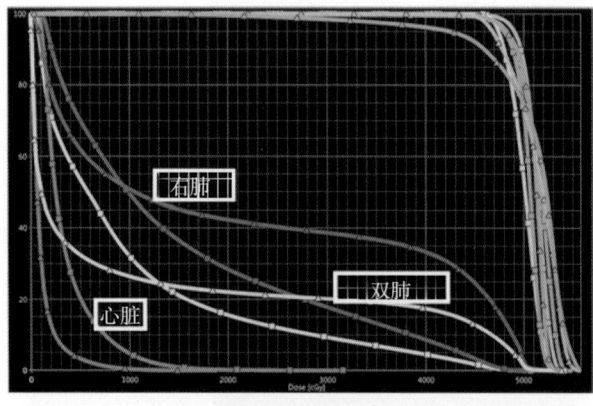

▲ 图 74-8　该图展示了图 74-3 中患者使用部分宽切线（三角形）和容积旋转调强放疗（VMAT）（正方形）计划治疗时剂量 - 体积直方图的对比。两种方案的覆盖范围相当，但正常组织受量差别很大。VMAT 减少了肺的高受量区，但增加了低受量区。同样，增加了心脏的低受量区，特别是对右侧癌症，尽管总体上仍然相当低（平均剂量，VMAT 3.6Gy，部分宽切线技 1.1Gy）。尽管对侧乳房切除术与此患者的关系不大，但对侧乳房的剂量及日常治疗和固定的技术方面也必须考虑在内。例如，部分宽切线方法可能对每天体位的变化更敏感，因此在没有补充成像的情况下更容易出现边缘欠量。相反，VMAT 计划对由靶区定义不恰当而导致的边缘欠量更为敏感。在为每个患者选择最合适的治疗方案时，必须仔细考虑所有这些问题（此图彩色版本见书末）

我们照射我们的初始靶区，总剂量为 50Gy/25 次 / 5 次。也使用低分割的方案，但这种方法的预后数据有限 [63, 64]。正在进行的临床试验开始报告在该人群中采用低分割方法的初步结果。这些数据可能会在未来 5～10 年内继续演变。

在完成一个 50Gy 的疗程后，我们会对瘤床或瘢痕进行推量，通常是用电子线，根据风险的性质，以每次 2Gy 进行 10～16Gy。在保留乳房的情况下，随机数据证明了给予推量后可额外减少局部复发。虽然早期患者的绝对获益很小，但那些局部进展期疾病患者可能有足够的风险来证明额外的少量不便和治疗相关的发病率是合理的 [65]。相比之下，瘢痕推量的价值是有争议的，支持它的数据相当有限。回顾性研究表明，胸壁推量对高风险患者有益 [66]。我们对所有未切除但初始受累的位于内乳、锁骨下和锁骨上区的腺病，如果上述区域在影像学上提示疾病的分辨率，则给予 10Gy/5 次的辐射推量，如果持续有大体残留疾病，可给予 16Gy 辐射推量，取决于周围正常组织的剂量限制（图 74-9 至图 74-12）。

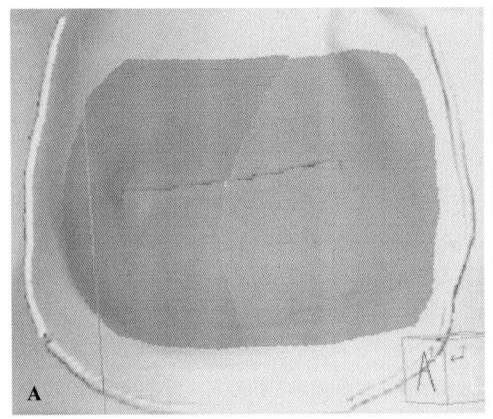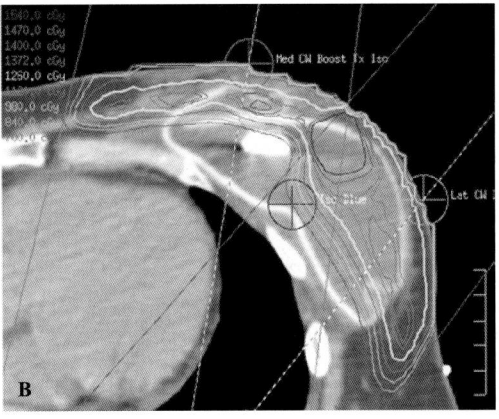

▲ 图 74-9 图 74-5 中患者使用的胸壁推量野。内侧野采用 **6MeV** 电子线，外侧野采用 **12MeV** 电子线。外上象限有一个 **< 2mm** 的深的边缘；因此，为了保证更深的覆盖，我们选择了高能量的外侧电子场野。剂量为 **14Gy/7** 次。由于治疗期间屏气并未带来额外的好处，因此推量治疗时采用自主呼吸（此图彩色版本见书末）

A. 显示皮肤渲染，说明推量野被设计用来覆盖组织扩张器上的皮瓣；B. 为轴位剂量分布，90% 等剂量线为黄色。

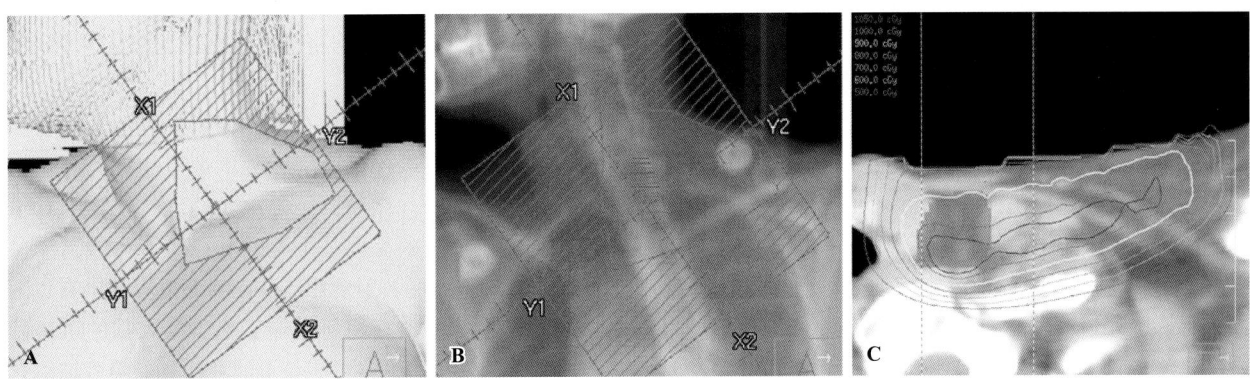

▲ 图 74-10 该患者为 **ER 阳性**、**HER2 阳性**左侧乳腺癌，临床分期为 T_2N_{3c}，活检证实同侧腋窝和锁骨上淋巴结转移。锁骨上淋巴结不可触及，但超声可显示。她对新辅助化疗有反应，但从未有过轴位成像来记录锁骨上淋巴结区初治时的确切位置。她接受了 **10Gy/5** 次的锁骨上推量，这使得她获得了长期的疾病控制且对颈部没有重大毒性，尽管她出现了上肢淋巴水肿（此图彩色版本见书末）

A. 显示锁骨上推量野皮肤渲染；B. 显示数码重建的 X 线；C. 显示轴位剂量分布。红色的轮廓是锁骨上淋巴结区内侧，这是为了协助治疗计划的制订。患者使用热塑性网状面罩固定体位，采用开放颈部体位打开皮肤皱褶，改善外侧下颈部的覆盖

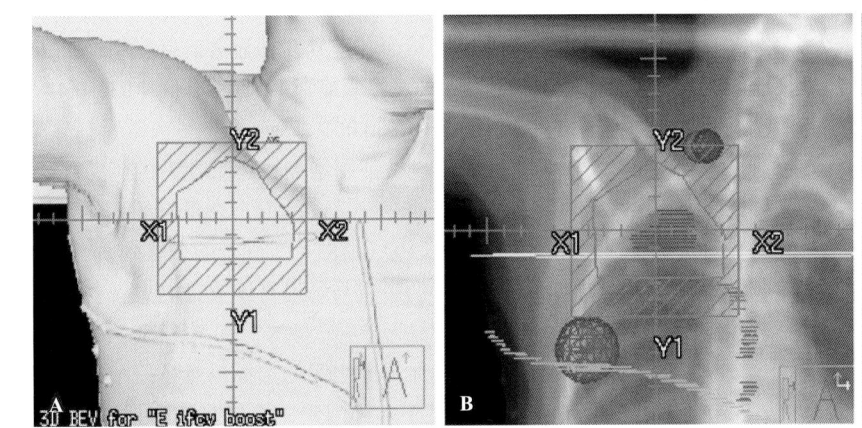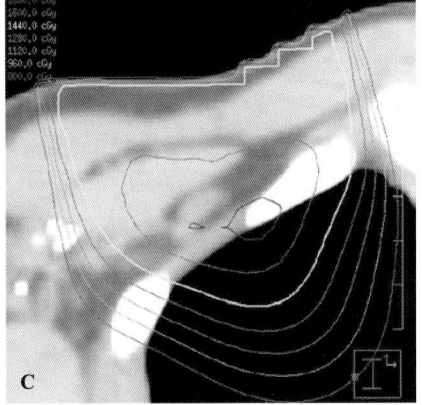

▲ 图 74-11 该患者为活检证实的锁骨下和 2 水平腋窝转移，接受新辅助化疗和改良根治性乳房切除术。然而，她的 2 水平淋巴结未被切除，术后超声仍然显示严重受累。给予锁骨下区包括 2 水平及 3 水平腋窝淋巴结区 **16Gy/8** 次的推量照射（在本章中，3 水平腋窝和锁骨下区是同义词）（此图彩色版本见书末）

A. 显示锁骨下推量野的皮肤渲染。B. 显示数字重建 X 线。C. 显示轴位剂量分布。黄色为 90% 等剂量线。治疗给予 16MeV 电子线用以确保 90% 等剂量线覆盖受累的 2 水平腋窝淋巴结。注意 C 中可在胸小肌深面看到受累的 2 水平腋窝淋巴结。在模拟定位时发现任何可能受累的残留淋巴结时，仔细评估术后解剖很重要。术后超声检查有助于确定病理学受累和必要时便于活检。当有疑问时，加上推量能获得相对低的发病率，且能帮助清除大体残留疾病。该患者的淋巴结对放疗有完全反应，并在放疗结束后 3 个月内呈现良好外观

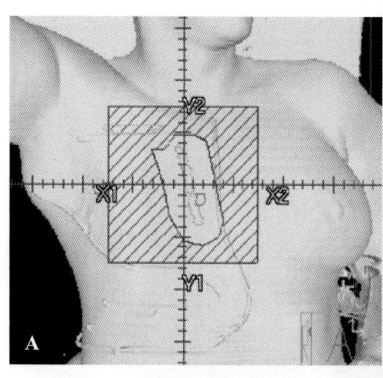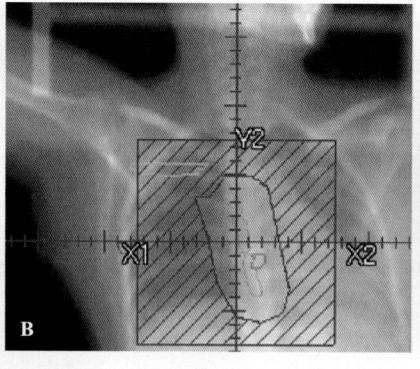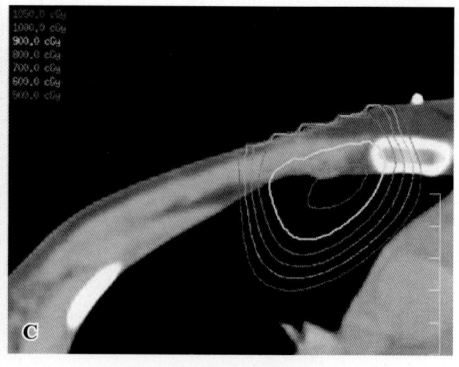

▲ 图 74-12　这是图 74-1 中 T_{4c} 疾病患者所使用的内乳推量野。她起初有第 3 肋间隙淋巴结受累，但在新辅助化疗期间，复查超声发现完全消失（此图彩色版本见书末）

A. 显示内乳推量野的皮肤渲染。B. 显示数字重建 X 线。C. 显示轴位剂量分布。B 中红色线框结构为淋巴结初始位置，蓝色线框表示第 1～3 肋间隙的内乳淋巴结链。处方剂量为 10Gy/5 次，但我们试图用 90% 等剂量线覆盖勾画的靶区，如 C 中黄色所示。以 7MeV 电子线进行治疗。值得注意的是，该患者还需要锁骨下推量；因此，修改了内乳推量野的上外侧边缘以避开与锁骨下淋巴结野间的重叠

　　IBC 患者可以从这种方法的改进中获益。如前所述，MD 安德森癌症中心治疗 IBC 患者的加速放疗计划为总剂量 45～51Gy，每次 1.5Gy，每天 2 次；其后推量 15Gy，每次 1.5Gy，每天 2 次，共 5 天[55]。其他机构每天使用皮肤填充物来确保融合性湿性脱皮的发展，与历史对照相比，改善了局部控制率[54]。

　　放射治疗方案的剂量测定应通过剂量-体积直方图进行三维评估，以评估靶区覆盖和正常组织保护（图 74-4D 至 F、图 74-6B 至 D、图 74-7A 至 D 和图 74-8）。正在进行的 NRG 协议提供了指导，但通常以 90% 的处方剂量覆盖 90% 的预期靶区被认为是最低可接受的标准。对于正常组织，基于人群的数据支持平均心脏剂量与心脏事件风险之间的线性、无阈值关系，这表明心脏剂量应在合理可行的范围内尽量低[67]。呼吸门控加深吸气屏气是减少意外心脏照射的常用方法。大多数左侧乳腺癌患者包同侧内乳淋巴结时平均心脏剂量小于 4Gy。右侧癌症患者的平均心脏剂量通常小于 2Gy。合理的肺剂量-体积目标是使同侧肺 V_{20} 保持在 35% 或更低，尽管在某些病例中，同侧肺 V_{20} 可能更高。需要强调的是，肺 DVH 参数与肺炎风险之间没有很强的相关性，应根据患者的基本解剖和疾病尽可能仔细地优化计划。对于有侵袭性局部区域疾病的患者，放疗对长期疾病控制和生存至关重要，肺或心脏 DVH 较高是允许的。

十、乳房切除术后放疗与乳房重建的结合

　　乳房再造的进步极大地改善了许多接受乳房切除术患者的生活质量。但至关重要的是，肿瘤外科医生、整形外科医生和放疗科医生必须共同协调 PMRT 和重建，因为放射通常会影响重建的外观效果，并且重建会影响放射野的最佳设计。乳房再造的时机和类型是这些问题的重要的考虑因素。

　　立即进行乳房重建具有允许保留皮肤的乳房切除术的优势，这可以保留乳房轮廓的原有支架，并提高最终的美容效果。然而，保留皮肤的乳房切除术对于临床上累及皮肤的 LABC 患者或 IBC 患者可能是禁忌证。对乳房再造的放射治疗已被证明对美容效果有负面影响[68]。例如，放疗明显增加了基于植入物的重建后囊膜挛缩的发生率，这可能与不适和不良的美容结果有关。在这种情况下，重建失败率为 0%～40%。对于放射线传递到组织扩张器和永久植入物时，这些比率是否会不同是存在争议的。一项对 899 例患者进行的 Meta 分析发现，与接受植入物的 PMRT 组相比，接受组织扩张器的 PMRT 组的重建失败和需要再次手术的主要并发症的风险更高；然而，差异并不显著。接受组织扩张器的 PMRT 组严重囊膜挛缩风险显著更低（RR=0.44；95%CI 0.29～0.68；P＜0.001）[69]。

　　同样，PMRT 也被证明增加自体重建后的脂肪坏死率和增强体积损失或挛缩[70]。然而，在最近的一项由乳腺切除术重建效果联盟（MROC）进行的多队列研究中，接受立即自体重建的患者与延迟自体重建的患者在并发症发生率方面没有显著差异[71]。

　　在植入物和自体重建之间的选择仍然是一个高度个性化的选择，取决于多种因素，包括身体习惯、年龄、乳房大小和外形、是否存在并存疾病及患者的偏好。在一项前瞻性的 MROC 研究中，比较了在 11 个不同机构接受重建的 2247 名女性的并发症发生率，研究人员发现，术后 2 年进行假体重建的女性 PMRT 并发症风险增加，而自体重建组未见此现象[72]。

但是，对倾向于选择植入物重建的女性来说，大多数女性能够成功地完成重建，并且如果以后需要可考虑进行补救性自体重建。放疗后植入物交换或延迟自体移植的最佳时机尚未确定，但大多在 PMRT 完成后等待6 个月～1 年才进行手术。

十一、治疗流程图

图 74-13 和图 74-14 分别显示了 LABC 和 IBC 患者的治疗流程图。

十二、治疗挑战和新方法

目前的时代可以说是乳腺癌治疗史上最激动人心的时代。针对雌激素受体途径和 HER2 途径的新疗法的开发已经彻底改变了治疗方式，而且似乎几乎每年都会出现其他药物。考虑到放射治疗和全身治疗在改善生存预后方面的协同作用，在局部晚期疾病中，引入新的药物可能实际上增加了放疗给 LABC 患者带来的生存益处。

三阴性、化疗难治性 LABC 仍然是一个治疗上挑战很大的领域。铂类药物在三阴性乳腺癌中表现出活性，并开始在这一亚型中发挥越来越重要的作用[73]。对于无法切除的疾病或局部区域复发风险高的患者，同步放化疗可能成为一种重要的治疗方法，尽管评估放疗期间同步使用紫杉类、卡培他滨和靶向药物治疗的临床试验数据有限，但在异质人群中显示出混合的疗效和毒性[56, 74, 75]。初始新辅助化疗反应不佳的 LABC 患者仍然是治疗上的挑战。明显残留淋巴结疾病的患者预后较差，其长期局部区域复发率高达 20%～25%[52]。这一群体需要新的治疗方法。

最后，放射治疗方面的技术进步继续影响着乳腺癌放射治疗的实施和计划。质子治疗的日益普及可能会影响 LABC 的治疗方法，特别是在解剖学不利或广泛疾病的患者中（图 74-15）。考虑到乳腺癌的流行和控制卫生保健支出增长的社会必要性，也可能会有越来越大的压力来开发和接受有效而经济的 LABC 放射治疗策略。在这一人群中进行低分割放疗的早期结果令人鼓舞[63, 64]，并且正在进行多项验证性试验。

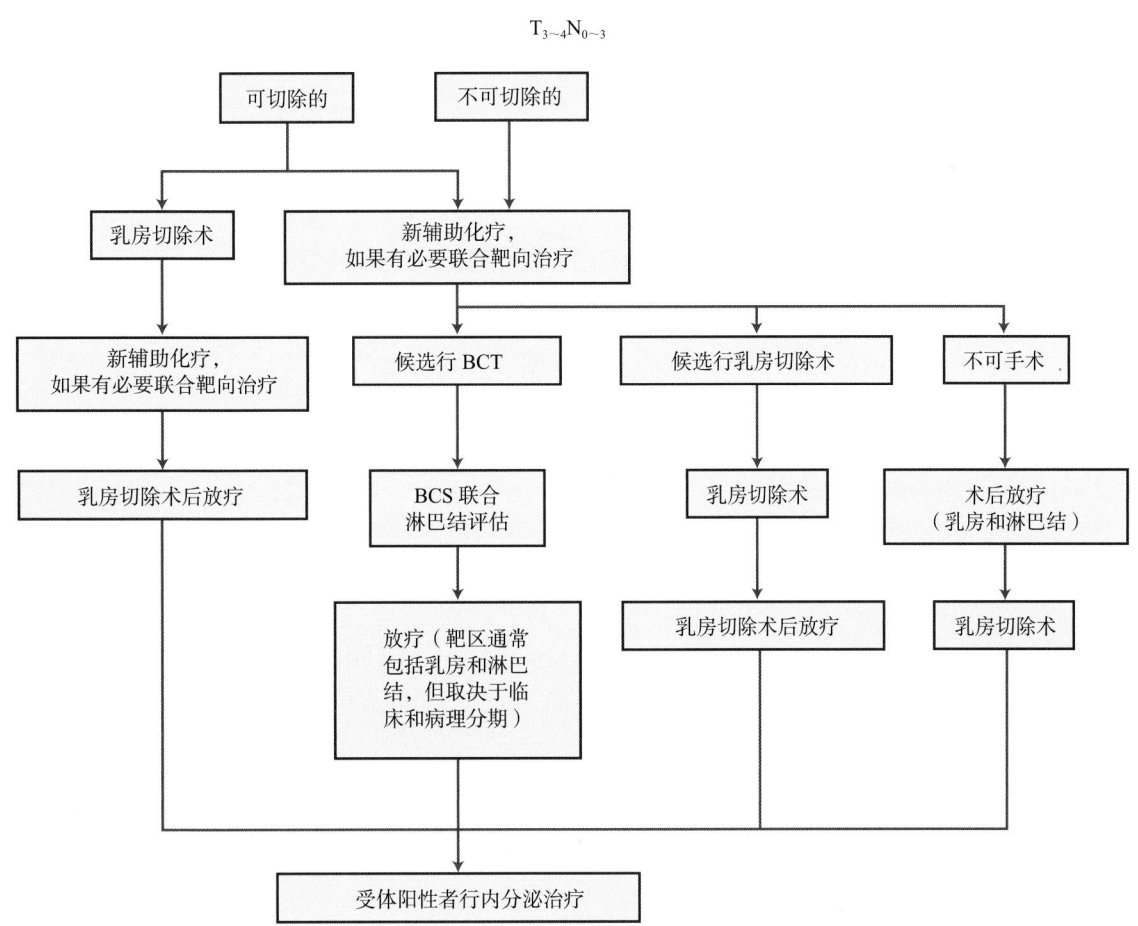

▲ 图 74-13 局部晚期乳腺癌患者的治疗流程图
ALND. 腋窝淋巴结清扫术；BCS. 保乳手术；BCT. 保乳治疗

$T_{4d}N_{0\sim3}$

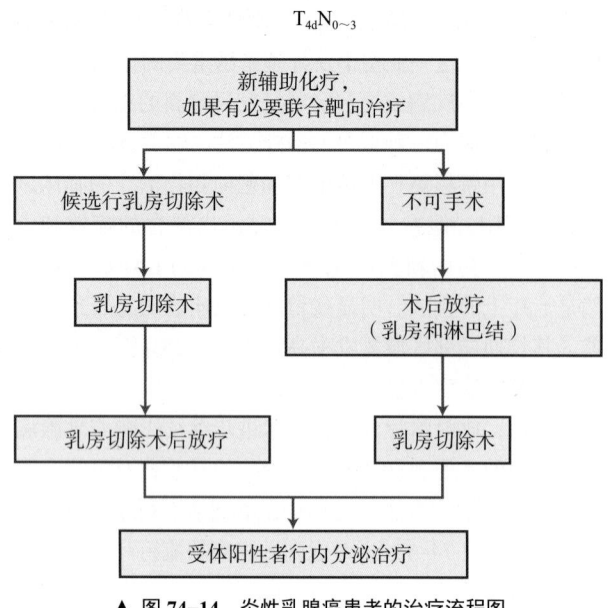

新辅助化疗，
如果有必要联合靶向治疗

候选行乳房切除术　　　　不可手术

乳房切除术　　　　术后放疗
（乳房和淋巴结）

乳房切除术后放疗　　　乳房切除术

受体阳性者行内分泌治疗

▲ 图 74-14　炎性乳腺癌患者的治疗流程图

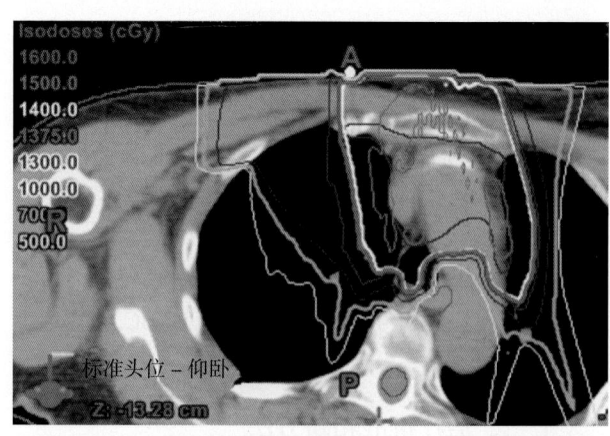

▲ 图 74-15　该患者患有三阴性炎性乳腺癌，初次 PET/CT 见图 74-2。她接受新辅助化疗获得了主要临床反应，并接受了改良根治性乳房切除术，显示轻微残留的病灶。她接受了乳房切除术后的放射治疗，光子野直接指向受累纵隔淋巴结，首先给予 51Gy，每次 1.5Gy，每天 2 次。然后，患者接了 14.4Gy/8 次，每天 1 次的质子推量，分别给予锁骨上、锁骨下、内乳和前纵隔淋巴结区，如图所示。患者表现良好，无严重的肺或心脏毒性，在完成放疗数年后仍存活，无复发迹象（此图彩色版本见书末）

十三、结论

放疗在 LABC 的治疗中起着至关重要的作用，与最佳的手术和全身治疗相结合，以优化长期局部区域控制和生存。与乳腺癌多学科团队的其他成员进行放疗的多学科整合对优化治疗后的治愈率和患者生活质量至关重要。

第75章　软组织肉瘤
Soft-Tissue Sarcoma

Kaled M. Alektiar　著

杨冠群　译

要　点

1. 流行病学和病理学　在美国，软组织肉瘤（soft-tissue sarcoma，STS）约占成人癌症的 1%。预计 2019 年新诊断病例数为 12 750 例，男性比例略高；死亡 5270 例。STS 最好发于 50—60 岁的中老年人；但是某些组织类型，如横纹肌肉瘤，在 10 岁以下儿童发病率最高。最常见的部位是四肢（40%），其次是内脏（22%）、腹膜后和腹腔内（16%）、躯干（10%）和其他部位（12%）。STS 的组织学类型大约有 50 种，最常见的是脂肪肉瘤、未分化的多形性肉瘤和黏液性原纤维肉瘤、滑膜肉瘤、平滑肌肉瘤。大约 65% 的 STS 为高级别，35% 为低级别。

2. 生物学特性　大约 30% 的 STS 具有标志性的染色体突变。例如滑膜肉瘤中的 SS18–SSX1 融合基因或 SS18–SSX2 融合基因，以及黏液状脂肪肉瘤中的 t（12;16）突变。其他肉瘤也具有某些致癌性突变，例如胃肠道间质瘤（GIST）中的 KIT 突变。大多数 STS 表现出更复杂的基因组模式。这些分子生物学研究使我们对 STS 发病机制的理解产生了重大影响，并为其分类提供了更完善的依据。

3. 分期评估　病灶的大小、活动性、与封套筋膜的关系及邻近的神经血管或骨骼结构是肿瘤评估的重要部分。除非另有证明，否则应将筋膜深下的所有软组织肿块都视为肉瘤。组织学确诊通常需要进行空芯针活检。对于四肢的 STS，影像学检查包括四肢的磁共振成像和胸部计算机断层扫描。对于低级别和小病变的患者，胸部 X 线可能就足以发现病灶。脊柱的影像学检查对黏液状脂肪肉瘤患者很重要。对于腹腔内 STS，首选胸部、腹部和骨盆 CT 来评估原发性肿瘤及肺、腹膜或肝脏的潜在转移灶。STS 主要的预后因素是病理分级、肿瘤大小和受累深度。这些因素与淋巴结转移（某些组织学类型除外）和远处转移相结合，构成了 STS 的 TNM 分期。

4. 主要治疗　手术是所有 STS 的主要治疗方法。辅助放疗在肢体软组织肉瘤中的作用已得到充分确立。一项随机试验表明，在保留肢体手术中加入辅助放疗时，预后与截肢手术的生存率相当。另有两项试验表明，辅助放疗显著改善了保肢手术的局部控制。辅助放疗主要是术前或术后的外放射治疗（external bean radiotherapy，EBRT）。一项随机试验显示，相较于术后 EBRT，尽管术前 EBRT 的伤口并发症发生率明显更高，但长期并发症较少。术前 EBRT 的经典剂量为 50Gy（每次剂量为 2Gy），术后 EBRT 的经典剂量为 63Gy（每次剂量 1.8Gy）。临床靶区体积（clinical target volume，CTV）是将肿瘤总体积沿纵向外放 4cm 并沿径向外放 1cm（邻近骨骼处不外放，此处边界不增加）而产生的。辅助化疗的作用仍存在争议。对于非肢体部位的 STS，辅助放疗的作用尚不清楚，因此需要个性化治疗。

5. 姑息治疗　大多数转移性 STS 的主要治疗方法是化疗。阿霉素和异环磷酰胺联合化疗比单独使用阿霉素具有更高的缓解率，但生存率无明显提高，且毒性更高。治疗应个性化：滑膜肉瘤通常对联合化疗有更好的反应，血管肉瘤对紫杉醇的反应更好，而平滑肌肉瘤对吉西他滨和多西他赛的反应更好。对于状态良好且转移灶局限的患者，应行肺转移瘤切除术。立体定向放射治疗（stereotactic body radiation therapy，SBRT）在治疗肺或脊柱转移中的作用逐渐被重视。

在美国，软组织肉瘤约占成人癌症的 1%。预计 2019 年的新诊断病例数为 12 750 例。男性比例略高：男性为 7240 例，女性为 5510 例。估计死亡人数为 5270 例[1]。这些肿瘤可以来自身体的任何部位，并且可以影响各年龄段人群。根据纪念斯隆 - 凯特琳癌症中心（MSKCC）的 10 000 例 STS 病例分析，最常见的部位是四肢（40%），其次是内脏（22%）、腹膜后和腹腔内（16%）、躯干（10%）、其他（12%）。通常，STS 最好发于 50—60 岁的中老年人；但是某些组织类型，如横纹肌肉瘤，在 10 岁以下儿童发病率最高。大约 65% 的 STS 为高级别，35% 为低级别。肿瘤大小分布：38% 的患者为大肉瘤（≥10cm），31% 为中肉瘤，31% 为小肉瘤（≤5cm）。肿瘤深度分布：87% 的病例较浅筋膜更深，13% 的病例较浅筋膜更表浅。三种最常见的组织学类型是：脂肪肉瘤、未分化的多形性肉瘤（旧称恶性纤维组织细胞瘤）和平滑肌肉瘤。

STS 复发的主要原因是远处转移。四肢 STS 主要复发于肺，腹膜后和腹腔内及内脏 STS 主要复发于肺和肝。在腹膜后和腹腔内 STS 中，局部复发比远处复发更为常见，而四肢和内脏 STS 则相反。四肢和躯干 STS 的生存率最高，10 年生存率约为 60%；而腹膜后和内脏的存活率最低，10 年生存率约为 40%。

一、病因学和流行病学

（一）环境因素

大多数 STS 的发生并没有明确的诱发因素。在一些患者中，环境、免疫和家族因素已被报道。在环境因素中，暴露于辐射是最常提到的危险因素之一。与辐射有关的 STS 的发病率还没有很好地确定，部分原因是潜伏期长。据估计，在接受放射治疗的患者中，只有不到 1% 的人会发生 STS，但这类患者却占全部 STS 的 5% 左右。最常见的组织学类型是血管肉瘤和未分类的肉瘤。较不常见的组织学类型包括恶性周围神经鞘肿瘤（malignant peripheral nerve sheath tumors，MPNST）、平滑肌肉瘤（leiomyosarcoma）和骨肉瘤（osteosarcoma）[2]。放射相关肉瘤的确切机制尚不清楚，有可能是需要接受放射治疗的先发肿瘤的基因缺陷，又诱导了放射相关肉瘤的发生[3]。放射相关肉瘤最常见的部位是乳房[2]。在 75 个试验中[4]，对随机分配接受乳腺癌放疗和不接受放疗的妇女进行 Meta 分析，194 957 名接受放疗的乳腺癌患者中有 23 例继发性肉瘤，而 180 250 名没有接受放疗的患者中有 17 例继发性肉瘤。其比率为 1.36（0.71~2.59），$P=0.36$。一般而言，放疗相关 STS 的预后较散发性 STS 差，且与组织学类型无关[5]。然而，某些组织学类型的放疗相关 STS，如乳腺血管肉瘤，似乎具有更好的预后[6]。

接触化学致癌物，如二氧化钍、氯乙烯和砷，与肝血管肉瘤的发生有关[7]。关于职业暴露于苯氧类除草剂、氯酚和二噁英是否增加 STS 风险一直存在争议。一般不认为创伤是 STS 的一个危险因素，通常小的创伤会引起医生和患者对 STS 病变的注意[8-10]。关于骨科手术创伤是否可能增加肉瘤风险的问题，一项队列研究给出了答案。该研究对芬兰关节置换登记处收录的 24 636 名原发性骨关节炎并接受金属 - 聚乙烯全髋关节置换术的患者进行了平均为期 13 年的随访，通过癌症风险评估，观察到研究队列与普通人群的癌症发病率相当[11]。

（二）免疫因素

全身或局部免疫因素与 STS 有关。就全身免疫因素而言，HIV 相关的卡波西肉瘤已经得到充分证实[12]；免疫抑制的患者，如接受过移植的患者，发生与 EB 病毒相关的平滑肌肿瘤的风险也会增加[13]。慢性淋巴水肿是一种局部免疫缺陷现象（Stewart-Treves 综合征），与接受乳房根治性切除术和腋窝淋巴结清扫的乳腺癌患者的淋巴血管肉瘤（lymphangiosarcoma）的发生有关[14]；需要注意的是，这种情况并不直接与辐射暴露有关，因为许多患者没有接受过放射治疗。

（三）遗传因素

软组织肉瘤有时与遗传有关。Ⅰ型神经纤维瘤病是一种常染色体显性疾病，其 17 号染色体的 NF1 基因缺失或功能丧失。NF1 的产物是神经纤维蛋白，通常抑制 RAS 活性。这些患者一生中发生恶性周围神经鞘肿瘤的风险约为 10%[15]。Li-Fraumeni 综合征是另一种常染色体显性遗传性癌症综合征，包括一系列肿瘤，如乳腺癌（最常见）、肉瘤（第二常见）、白血病、脑瘤和肾上腺皮质癌[16, 17]。潜在的异常是胚系 p53 抑癌基因的缺失。p53 的功能是保护基因组的完整性，防止 DNA 损伤因子或缺氧等因素对基因组的损害。当正常 p53 被激活时，会导致细胞周期被阻滞在 G_1 期，诱导 DNA 修复。Gardner 综合征是家族性腺瘤性息肉病的一种亚型，与腹内硬纤维瘤相关[18]。在这些患者中，腺瘤性大肠杆菌息肉病（APC）基因表达缺失。

二、预防和早期发现

由于 STS 的罕见性，在人群中对肉瘤进行广泛普查是不可取的。肉瘤高风险的患者需要一个更详细的临床评估，采用较少的干预而非全身系统性措施。深部病变通常需要检查，特别注意是否有病变生长史。对既往有放疗史的患者，其任何浅表或深层皮肤或软组织异常都需要仔细评估。容易诱发 STS 的遗传倾向也应当被评估。

然而，在实际的临床诊疗中，单个肉瘤的意义有限，因为它通常不会决定治疗。除非肉瘤发生在既往重复放射的区域内，使得患者不能轻易接受进一步的放射治疗，手术也可能受限，才对单个肉瘤加以重视。

三、生物学特征和分子生物学

STS 的分子遗传学研究取得了很大进展。在某种程度上，STS 可以被分为基因组上截然不同的两组：带有特定基因变异的肉瘤和带有复杂基因变异的肉瘤[19]。

（一）带有特定基因变异的肉瘤

这一组 STS 包括染色体易位相关的 STS 和特异性驱动基因激活突变相关的 STS。前者占肉瘤的 30%，例如，滑膜肉瘤中的 *SS18-SSX1* 突变或 *SS18-SSX2* 突变；后者包括胃肠道间质瘤中的 KIT 突变等多种类型（表 75-1）。

大多数染色体易位相关肉瘤是从头产生的，在其克隆演变过程中似乎一直保持着这种单纯的遗传异常[20]。这些肿瘤的核型是简单的，接近二倍体。易位产生的融合基因可以编码异常的转录蛋白、生长因子或酪氨酸激酶。一个异常转录蛋白的例子是黏液样脂肪肉瘤中由 t（12；16）突变引起的 FUS-CHOP 蛋白，FUS-CHOP 癌蛋白调节脂肪细胞成熟因子、血管生成因子和促炎因子的转录。生长因子异常的例子是隆起皮肤纤维肉瘤中由 t（17；22）突变引起的血小板衍生生长因子 B（platelet-derived growth factor-B，PDGFR-B）基因与胶原 1α1（collagen 1 alpha 1，COL1A1）基因融合，导致前者表达上调。KIT 的致癌突变，以及血小板衍生生长因子受体 –α（platelet-derived growth factor receptor-α，PDGFR-α）基因的致癌突变，是驱动基因突变的例子。

（二）带有复杂基因变异的肉瘤

大多数 STS 都属于这一组。在最近的一份报道中，

表 75-1　几种染色体易位相关的软组织肉瘤的突变情况

组织学类型	染色体易位	涉及的基因
肺泡状软组织肉瘤	t（X；17）（p11；q25）	*TFE3-ASPL*
透明细胞肉瘤	t（12；22）（q13；q12）	*EWSR1-ATF1*
促结缔组织增生性小圆细胞瘤	t（11；22）（p13；q12）	*EWSR1-WT1*
尤因肉瘤	t（11；22）（q24；q12）	*EWSR1-FLI1*
	t（21；22）（q22；q12）	*EWSR1-ERG*
黏液样脂肪肉瘤	t（12；16）（q13；p11）	*FUS-DDIT3*
	t（12；22）（q13；q12）	*EWSR1-DDIT3*
横纹肌肉瘤（泡状）	t（2；13）（q35；q14）	*PAX3-FOXO1*
	t（1；13）（p36，q14）	*PAX7-FOXO1*
滑膜肉瘤	t（X；18）（p11；q11）	*SS18-SSX1*
	t（X；18）（p11；q11）	*SS18-SSX2*

癌症基因组图谱（The Cancer Genome Atlas，TCGA）对 206 例成人 STS 进行了多平台的分子图谱分析[19]。有 5 种主要的成人 STS 核型复杂：未分化多形性肉瘤（undifferentiated pleomorphic sarcoma，UPS）、黏液纤维肉瘤（myxofibrosarcoma，MFS）、去分化脂肪肉瘤（dedifferentiated liposarcoma，DDLPS）、平滑肌肉瘤（leiomyosarcoma，LMS）和恶性周围神经鞘瘤（malignant peripheral nerve sheath tumor，MPNST）。与单纯核型肉瘤滑膜肉瘤（synovial sarcoma，SS）进行比较，发现具有复杂核型的肉瘤有三个一般特征。第一，肿瘤具有高频的体细胞拷贝数改变（somatic copy number alteration，SCNA），而不是点突变的激活，且缺失比扩增更明显（在 DDLPS 中较少如此）。第二，仅有少数基因（*TP53*、*TRX*、*RB1*）高度重复突变，且抑癌基因突变多于癌基因突变。第三，瘤体细胞突变负担较低（图 75-1）。但分析也揭示了这些具有复杂核型的 STS 类型之间的明显差异。例如：DDLPS 中的 *MDM2*、*CDK4*、*JUN* 和 *TERT* 扩增、LMS 中的 *MYOCD* 扩增、*PTEN* 突变 / 缺失和 AKT、IGF1R 和 MTOR 通路的激活，以及 UPS 和 MFS 中的 *VGLL3* 扩增和 Hippo 通路的激活。此外，基因组分析确定了 DDLPS 和非妇科 LMS 中具有不同预后的亚型，这些亚型可以辅助风险分级并指导治疗干预。尽管突变负荷较低，但在 DDLPS、LMS、UPS 和 MFS 中，通常可以检测到肿瘤微环境中的免疫细胞浸润，并且这

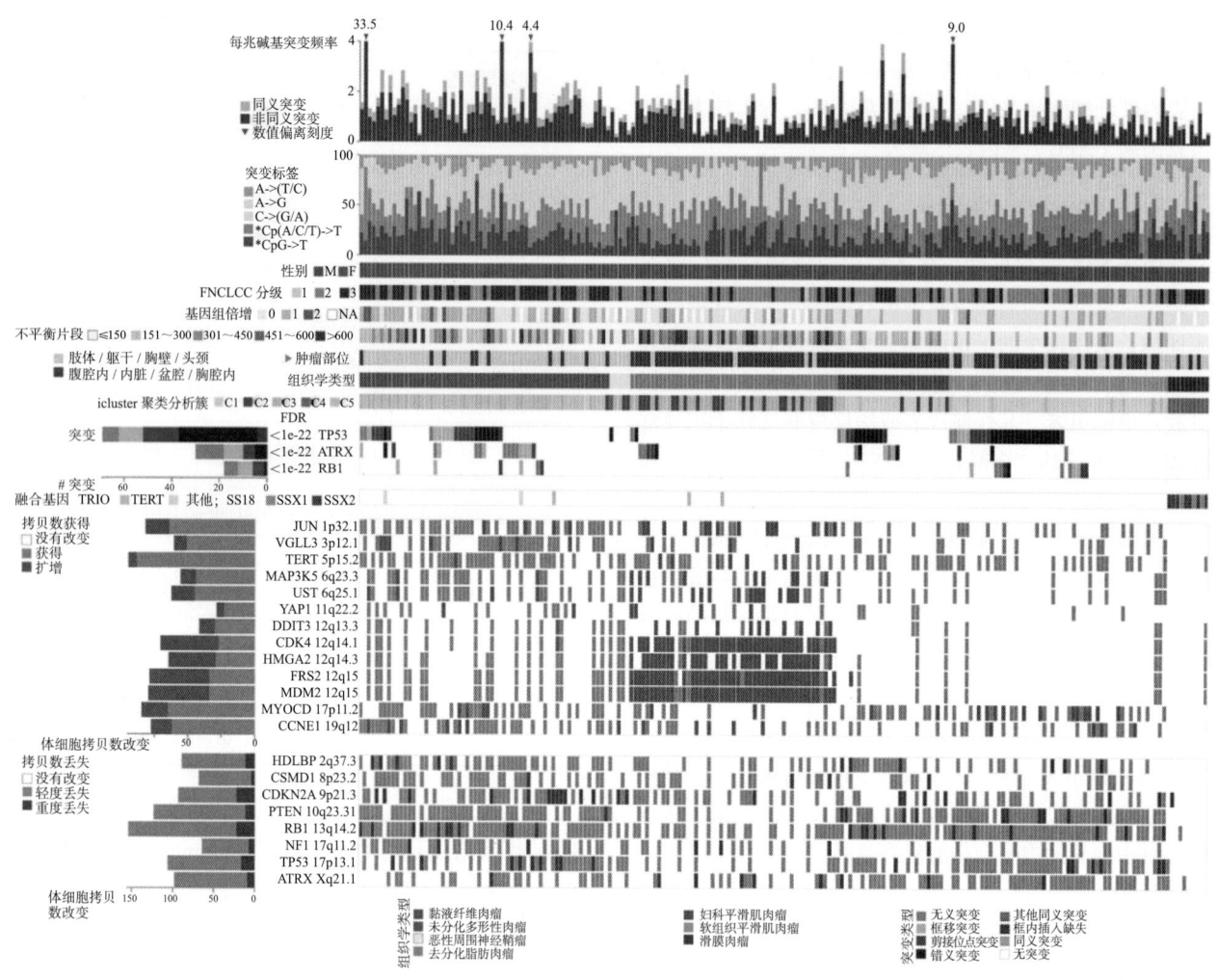

▲ 图 75-1　所有成人软组织肉瘤样本的临床和分子特征综合图（此图彩色版本见书末）

按肉瘤类型排序。左侧从上到下的图标显示每兆碱基（Mb）突变频率；突变标签（指示替换类型）；患者性别；肉瘤分级；全基因组倍增的数量；不平衡基因组片段的数量；肿瘤部位；肉瘤类型；iCluster 聚类分析中的簇；显著突变的基因（由 MuSiC2 计算的错误发现率＜ 0.05 定义）；TRIO 或 SS18-SSX 基因融合；频繁的局灶性瘤体细胞拷贝数改变，包括增益 / 获得（粉色）、扩增（红色）、轻度丢失（浅蓝色）和重度丢失（深蓝色）。肉瘤和突变类型颜色编码的关键在底部［引自 Cancer Genome Atlas Research Network。Comprehensive and Integrated Genomic Characterization of Adult Soft Tissue Sarcomas. *Cell*. 2017；171（4）：950–65.］

种情况与临床预后高度相关。

四、病理学与转移途径

（一）病理学分类

STS 的病理分类非常复杂。STS 大约有 50 种组织学类型。传统的分类方法过于依赖试图将 STS 的形态学特征与肉瘤起源的软组织相匹配。这种方法有其局限性，例如，滑膜肉瘤并不是从滑膜本身起源的。恶性纤维组织细胞瘤（malignant fibrous histocy toma，MFH）过去被认为是最常见的组织学类型之一，被认为起源于组织细胞。这不仅没有根据，而且恶性纤维组织细胞瘤这个术语本身也有问题，因为经过重新核查，其中有许多种都可以被归类为其他类型的肿瘤[21]。

目前对 STS 的病理分类更侧重于肿瘤的分化程度，

例如脂肪细胞型（如脂肪肉瘤）、成纤维细胞和肌成纤维细胞型（黏液纤维肉瘤）、平滑肌型（平滑肌肉瘤）、骨骼肌型（横纹肌肉瘤）、神经鞘型（恶性神经鞘瘤）、未分化型（未分化多形性肉瘤）和不确定分化型（滑膜肉瘤）。光学显微镜检查在确定组织学类型和分级中起着重要作用。

STS 的分级非常关键。事实上，STS 分期系统主要依赖 STS 分级。目前正在使用几种分级系统：MSKCC使用两级系统（高级别和低级别），美国癌症联合委员会（AJCC）使用三级系统（1 级、2 级和 3 级）。不管系统如何，就局部复发、远处扩散和生存率而言，分级对预后有很高的预测性。这些不同的分级系统在不同程度上依赖于肿瘤分化、有丝分裂、坏死程度和组织学类型。没有一种评分系统是完美的。在 MSKCC，两级系统因其简单性而受到青睐。在三级系统中，低级别相当于 1 级，高级别相当于 2 级或 3 级。

除了形态学，人们还非常重视使用免疫组织化学来更好地指示分化界线。一些常用的标志物包括：结蛋白、波形蛋白、细胞角蛋白和 S-100 等。新的标志物正被用于检测特定的分子畸变，如利用 MDM2/CDK4 在分化良好和去分化的脂肪肉瘤中扩增，来将它们与良性脂肪瘤区分开来。也许 STS 分类的最大进步是通过分子检测，如特征性易位，例如 t（X；18）是滑膜肉瘤的特征性易位。在特征性易位的数量上，STS 仅次于血液系统恶性肿瘤（表 75–1）。通常用于检测易位的技术包括反转录酶 – 聚合酶链式反应（RT-PCR）和荧光原位杂交（FISH）。2013 年世界卫生组织对 STS 的分类依赖于形态学、免疫组织化学和遗传特征[22]（框 75–1）。

框 75-1 软组织肉瘤的组织学分类（部分组织学类型）

成纤维细胞和肌成纤维细胞肿瘤	血管性肿瘤
• 中间性（局部侵袭）	• 上皮样血管内皮瘤
– 韧带样型纤维瘤病	• 软组织血管肉瘤
– 中度（极少转移）	• 卡波西肉瘤
– 前突皮肤纤维肉瘤	• 血管周围瘤
– 孤立性纤维瘤	• 恶性血管球瘤
• 恶性	• 神经鞘瘤
– 成人纤维肉瘤	• 恶性周围神经鞘膜瘤
– 黏液纤维肉瘤	• 恶性蝾螈瘤
– 低级别纤维黏液肉瘤	• 腺体恶性周围神经鞘膜瘤
– 硬化性上皮样纤维肉瘤	• 上皮样恶性周围神经鞘膜瘤
脂肪细胞肿瘤	• 恶性颗粒细胞瘤
• 中间性（局部侵袭）	
– 非典型性脂肪瘤性肿瘤	**分化不明确的肿瘤**
– 高分化脂肪肉瘤	• 肺泡状软组织肉瘤
• 恶性	• 透明细胞肉瘤
– 黏液样脂肪肉瘤	• 上皮样肉瘤
– 去分化脂肪肉瘤	• 结缔组织增生性小细胞瘤
– 多形性脂肪肉瘤	• 骨外尤因肉瘤
– 脂肪肉瘤——未另行说明	• 骨外黏液样软骨肉
平滑肌肿瘤	• 血管周围上皮样细胞分化肿瘤
• 平滑肌肉瘤	• 滑膜肉瘤
骨骼肌肿瘤	**未分化 / 未分类肉瘤**
• 恶性	• 未分化多形性肉瘤
– 横纹肌肉瘤	• 未分化梭形细胞肉瘤
– 胚胎性横纹肌肉瘤	• 未分化圆形细胞肉瘤
– 泡状横纹肌肉瘤	• 未分化上皮样肉瘤
– 多形性横纹肌肉瘤	• 未分化肉瘤——未另行说明
– 梭形细胞与硬化性横纹肌肉瘤	
– 胃肠道间质瘤	

（二）几种病理类型

1. 脂肪肉瘤 当考虑到所有部位时，脂肪肉瘤是最常见的组织学类型。在 2013 年世界卫生组织的分类中，脂肪肉瘤有四种亚型：黏液样型、去分化型、多形性和未指定的亚型。在世界卫生组织的分类中，非典型性脂肪瘤性肿瘤和分化良好的脂肪肉瘤（well-differentiated liposarcomas，WDL）被认为是中度恶性（局部侵袭）。大多数 WDL 发生在 50—80 岁。四肢是最常见的部位（约 75%），其次是腹膜后。这些低级别肿瘤倾向于惰性病程，无论发生在哪个部位，远处复发的风险都很低。四肢 WDL 可以局部复发，但风险相对较低，可以证明常规使用辅助放疗是合理的，特别是在首次病程中。相反，腹膜后的 WDL 往往会复发。

黏液样脂肪肉瘤有特征性的 t（12；16）[20]，90% 的病例存在 t（12；22），不到 5% 的病例存在 t（12；22）。它们主要见于四肢部位（四肢最常见的脂肪肉瘤），好发于较年轻的患者（30—50 岁）。根据 2013 年世界卫生组织分类，圆形细胞一词不再用于黏液样脂肪肉瘤。这些肿瘤被分级以反映其行为谱。认识黏液样脂肪肉瘤对放射肿瘤学家有重要的临床意义，因为这些肿瘤具有极高的放射敏感性[23, 24]（图 75–2）。此外，它们往往转移到 STS 不寻常的部位，如脊柱[25]。

去分化脂肪肉瘤常见于腹膜后（75%），其他部位包括精索、躯干和头颈部。它通常影响老年患者。影像上肿瘤可以呈现出固体肿块的混合物（类似于其他 STS），混合着"类脂肪"组织区域。镜下表现为 WDL 和去分化脂肪肉瘤的混合。

多形性脂肪肉瘤是最不常见的脂肪肉瘤。它们可以出现在四肢或腹膜后，是具有侵袭性行为的高级别病变。MSKCC 已经开发出一个列线图来预测不同部位脂肪肉瘤的预后[26]。

2. 未分化多形性肉瘤 恶性纤维组织细胞瘤过去是 STS 最常见的类型。然而，几项研究表明，使用免疫组织化学和其他辅助检查，它的许多类型可以被划分为其他类型的 STS，如脂肪肉瘤、平滑肌肉瘤和横纹肌肉瘤[21]。2013 年世界卫生组织分类否认 MFH 是一个独立分类。如今，这种多形性肉瘤的许多类型归属于未分化 / 未分类肉瘤。在这一新的分类中，有几种亚型：多形性肉瘤、梭形肉瘤、圆形细胞肉瘤、上皮样肉瘤，以及未指定的亚型。

通常影响老年患者（60—80 岁）。大多数患者的四肢都有深在的病变，特别是大腿。腹膜后部位并不常见，此部位的具有多形性肉瘤形态的肿瘤更可能是去分化脂肪肉瘤。未分化的多形性肉瘤肿瘤属于高级别肉瘤，呈现复杂的基因变异。其自然病史异常多变，反映了其病变的异质性。多形性肉瘤最常见的转移部位是肺（90%）、骨（8%）和肝脏（1%），罕见区域淋

放射治疗前　　　　　　　　　　　　放射治疗（50Gy）6 周后

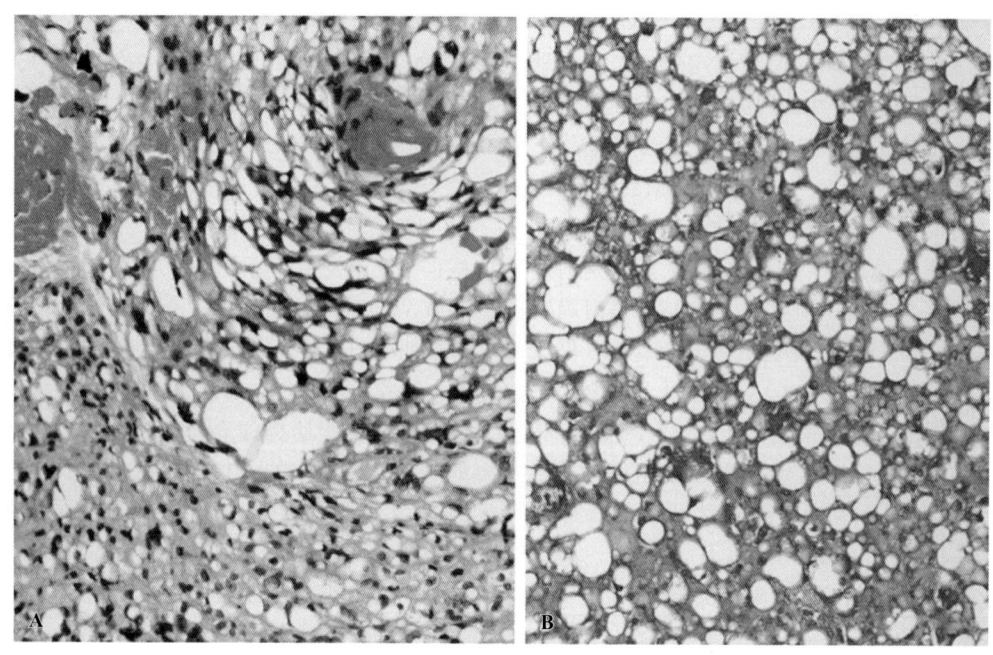

▲ 图 75-2　黏液样脂肪肉瘤对放射治疗的敏感度（此图彩色版本见书末）
A. 放射治疗前；B. 放射治疗（50Gy）6 周后约 95% 坏死

巴结转移[27]。

3. 黏液纤维肉瘤　黏液纤维肉瘤过去被认为是 MFH 的一个亚型，即黏液样 MFH。在世界卫生组织的分类中，黏液纤维肉瘤被认为是一个独立的分类，属于成纤维细胞瘤和肌成纤维细胞肿瘤类别。黏液纤维肉瘤常发生在四肢，尤其是老年患者，被认为是老年患者中最常见的组织学类型之一。黏液纤维肉瘤没有明显的基因异常。大多数都是高级别。它是受放射肿瘤学家高度重视的一个重要的组织学亚型，因为它有局部复发的倾向。一些黏液纤维肉瘤表现为弥漫性浅表病变，在影像上和手术切除时很难判断病变的真实范围。这可以解释为什么即使在给予辅助放疗的情况下，局部复发的发生率也很高，但这不应被认为是辐射抵抗的迹象。Mutter 等[28] 比较了高级别平滑肌肉瘤（n=88）和高级别黏液纤维肉瘤（n=144）在原发性非转移性肢体病变中的表现。黏液纤维肉瘤多见于肿瘤直径>5cm（P<0.001）、位置深（P=0.03）、上肢部位（P=0.015）、切缘阳性率高（P<0.001）。5 年局部复发率无显著差异，黏液性纤维肉瘤为 14.6%，平滑肌肉瘤为 13.2%（P=0.5）。不同的是局部复发的类型，在 17 个黏液纤维肉瘤局部复发中，47% 发生在病灶以外，而平滑肌肉瘤为 8%（P=0.04）。此外，一旦黏液纤维肉瘤患者出现局部复发，许多（35%）患者会继续发展成后续的、有时是多发的局部复发灶，而平滑肌肉瘤组则少此种情况（P=0.05）。因此，有必要将黏液纤

维肉瘤的初始局部复发比率（似乎与其他组织学亚型相近，如平滑肌肉瘤）与同等条件下反复复发比率区分开来，否则给人的印象会是大多数黏液纤维肉瘤在放疗后复发。

4. 平滑肌肉瘤　即使考虑了妇科平滑肌肉瘤（Leiomyosarcomas, LMS），LMS 对女性的影响也比男性更大。目前为止，最常见的部位是腹膜后；其他部位包括胃肠道、肢体、血管（如下腔静脉平滑肌肉瘤）和皮肤。部位对预后有重要影响，皮肤 LMS 预后最好。LMS 通常表现为具有低级别特征的小结节，一般情况下广泛切除即可。相比之下，腹膜后和血管性 LMS 的预后要差得多。LMS 具有基因组复杂性，约 70% 的腹膜后 LMS 存在肌钙蛋白（myocardin, MYOCD）扩增[29]。在原发性肢体病变中，高级别 LMS 与高级别黏液性纤维肉瘤比较[25]，LMS 的 5 年远处转移率显著高于后者（54.1% vs. 24.3%；P=0.014）。

5. 滑膜肉瘤　滑膜肉瘤是一种高级别肿瘤，好发于年轻人和青少年。和其他肉瘤一样，四肢是最常见的部位，头部和颈部也是相对常见的部位。一些滑膜肉瘤在 X 线或 CT 扫描上可见钙化。两种主要的组织学亚型为单相型和双相型，其中单相型最为常见。在双相型滑膜肉瘤中，上皮细胞和梭形细胞成分混合。滑膜肉瘤[19, 20] 有明显的 t（X；18）。融合涉及 18 号染色体上的 SS18 基因和 X 染色体上的 SSX1 基因（约 2/3 的病例）或 SSX2 基因（约 1/3 的病例）[30, 31]。MSKCC 开发

了一个滑膜肉瘤特异性的列线图来帮助预测这类肿瘤的预后[32]。

6. 胃肠道间质瘤　胃肠道间质瘤被认为起源于肠道 Cajal 细胞，过去曾被归类为 LMS。GIST 主要影响成年人，可出现在胃肠道的任何地方，胃和小肠是最常见的部位，少数病例发生于肠系膜、网膜或腹膜后。GIST 的常见表现是消化道出血或腹部肿块。转移主要发生在腹腔和肝脏。对 GIST 分子水平的理解彻底改变了 GIST 的诊断和治疗，这一点将在本章后面讨论。

大约 85% 的 GIST 病例存在 *KIT* 致癌基因突变，约 5% 的病例存在 *PDGFR-α* 致癌基因突变。*KIT* 和 *PDGFR-α* 突变是互斥的[33, 34]。这些突变是驱动突变，这解释了用酪氨酸激酶抑制药伊马替尼治疗取得巨大成功的原因[35, 36]。KIT 突变最常见的位置是第 11 外显子突变（约 2/3 的病例）和第 9 外显子突变（约 10% 的病例）。第 9 外显子突变似乎提示肿瘤对伊马替尼的反应比第 11 外显子突变更差[37]。大约 10% 的 GIST 没有 *KIT* 或 *PDGFR-α* 突变，被称为野生型。其中一些野生型 GIST 具有 *BRAF* 突变、*NF1* 突变、琥珀酸脱氢酶亚单位突变和 *RAS* 家族突变[20]。

7. 透明细胞肉瘤　透明细胞肉瘤过去被称为软组织恶性黑色素瘤，因为它在组织学上与黑色素瘤有一些相似之处（细胞内存在黑色素，以及 S-100 和 HMB45 的免疫反应）。然而，70% 的透明细胞肉瘤病例有特征性[20] 的 t（12;22），这在皮肤黑色素瘤中没有观察到。其好发于 20—50 岁的年轻人，并且最常位于下肢的远端部位（脚踝和脚）。透明细胞肉瘤被认为是高级别肿瘤，有很高的扩散倾向，包括局部淋巴结转移。在初步评估时应考虑使用前哨淋巴结活检或正电子发射断层扫描/计算机断层扫描（PET/CT）。

8. 上皮样肉瘤　上皮样肉瘤有两种类型：经典型和近端型。经典型好发于 30 岁左右的年轻人，最常位于上肢远端部位（手和前臂）。经典型常表现为生长缓慢的单个结节，在某些情况下，也可能是多发结节，这使得很难评估它们的真实范围。它们是高级别肿瘤，有很高的局部复发和区域淋巴转移倾向，有些复发可能发生在距离原发部位相当远的地方。在初步评估时应考虑使用前哨淋巴结活检或 PET/CT。近端型比经典型更容易影响老年患者，最常见的部位是骨盆，包括会阴和生殖道。近端型有很强的侵袭性。

（三）转移途径

1. 局部转移　大多数四肢 STS 倾向于在其起源处的肌群内纵向扩散。随着疾病进展，病变会侵犯肌肉和邻近结构，偶尔还会包绕主要的神经血管结构。病灶外围由水肿的组织、新生血管反应区及散布的肿瘤卫星灶和伪足组成。这个外围区域通常被称为假囊，可能会造成手术时对病灶解剖学的错误判断，从而使手术成为摘除术。这样的情况通常被称为"脱壳"，几乎总是意味着残留病灶仍然存在。

软组织肉瘤的生长一般会存在向四肢轴向平面扩散的屏障，如骨、骨膜和大筋膜，这些限制肿瘤生长的自然屏障构成骨筋膜间室。在制定组织保护方案时应充分利用这一特点。因此，放射治疗靶区的边界在头尾方向上应该是较宽，但在横截面上定义非靶区结构可能会更安全。四肢的骨筋膜间室的重要性在于，从解剖学的角度来看，它们是作为功能单位运作的，在没有侵犯细分的筋膜间室的情况下，它们彼此保护以免受肿瘤侵袭。如果侵犯了细分的筋膜间室，则可能是由于手术侵入位置不当，包括引流管或活检针放置不当[38]。

筋膜结构也很重要，因为它们可以保护深在的肌肉组织免受筋膜浅层肿瘤的侵袭。发生在皮下组织的肿瘤与发生在筋膜深处的肿瘤分期不同。筋膜破裂可能为肿瘤的深层浸润提供了一条途径，这通常发生在切缘呈阳性的"未计划"的肉瘤切除术后。

位于间室外（如腋窝、股三角、缝匠肌管和腘窝）的四肢肿瘤，可向近端和远端延伸很长距离，限制肿瘤生长的解剖学屏障较少，早期累及神经血管束[39]。对于非四肢 STS，肉瘤的生长方向也沿着受累肌肉组织，但必须小心确保手术范围或放疗靶区涵盖筋膜平面[40]。

2. 区域淋巴结受累　一般来说，STS 不需要任何特定的区域淋巴结治疗。这一概论的重要例外包括上皮样肉瘤、透明细胞肉瘤、血管肉瘤和横纹肌肉瘤[41, 42]（表 75-2）。过去认为，淋巴结受累与远处转移的不良预后相关。然而，数据显示孤立的淋巴结转移可能并非是一个危险因素[43-45]。这一点反映在最新版本的 TNM 分期系统中（见后面的分期部分）[46]。

3. 远处转移　大多数肉瘤呈现为局部病变，确诊时只有 10% 的病例有明显远处转移。通常情况下，患者没有症状，需要进行分期检查才能证明远处转移。首要风险是肺转移。黏液样脂肪肉瘤可以转移到骨骼，这可能是其复发的首个部位。黏液样脂肪肉瘤还具有发生孤立软组织转移的少见特征。对于腹膜后肉瘤和腹内内脏肉瘤，肝脏是更常见的首次转移部位。

五、四肢 STS 的临床表现、患者评估和分期

（一）临床表现

大约 40% 的 STS 起源于四肢，其中约 60% 源于大腿。四肢 STS 最常见的表现是无痛性肿块。如果疼痛

表 75-2　肉瘤的组织学类型与淋巴结转移的关系 [a]

组织学亚型	Mazeron 1987 系列 [41]		Fong 1993 系列 [42]	
	n	%	n	%
肺泡状软组织肉瘤	3/24	12.5	0/13	0
血管肉瘤	—	—	5/37	13.5
软骨肉瘤	—	—	1/46	2.2
透明细胞肉瘤	11/40	27.5	—	—
上皮样肉瘤	14/70	20	2/12	16.7
纤维肉瘤	54/215	4.4	0/162	0
血管外皮细胞瘤	—	—	0/21	0
平滑肌肉瘤	21/524	4.0	9/328	2.7
脂肪肉瘤	16/504	3.2	3/403	0.7
淋巴管肉瘤	—	—	1/4	25.0
恶性纤维组织瘤	84/823	10.2	8/316	2.6
神经纤维肉瘤 /MPNST	3/476	0.6	2/96	2.1
骨肉瘤	—	—	0/11	0
横纹肌肉瘤（胚胎型）	—	—	12/88	13.6
横纹肌肉瘤（其他类型）	201/1354	14.8	1/35	2.9
滑膜肉瘤	117/851	13.7	2/145	1.4
未分化梭形细胞	—	0	0/42	—
血管	43/376	11.4	—	—
其他	—	—	0/27	0
总计	567/5257	10.8	47/1772	2.6

a. 两项研究中所有病变的淋巴结转移数量 / 肉瘤患者数量（n）和比例（%）

MPNST. 恶性周围神经鞘膜瘤

引自 Mazeron JJ, Suit HD: Lymph nodes as sites of metastases from sarcomas of soft tissue. *Cancer.* 1987; 60: 1800–08; summarizing literature studies and Fong Y, Coit DG, Woodruff JM, et al. Lymph node metastasis from soft tissue sarcoma in adults. Analysis of data from a prospective database of 1772 sarcoma patients. *Ann Surg.* 1993; 217: 72–77, from a single institution.

或其他症状明显，通常提示起源于神经血管结构或侵犯神经血管结构。红斑和温热可能很明显，这取决于血管和组织的反应。一些患者会出现大的、生长缓慢的病变，可能会限制其关节的运动；更大的肿瘤可能会导致皮肤溃烂或侵犯邻近的骨筋膜间室。一般来说，浅表病变小于筋膜深在病变，上肢病变往往小于下肢病变。

（二）患者评估

图 75-3 所示的诊断流程图总结了 STS 患者总体的初步评估。临床评估应包括病史和临床检查，尤其要注意与皮下脂肪深处的封套筋膜（无论浅层还是深层）和邻近的神经血管结构或骨骼的关系，以及病变的大小和活动度。

所有位于封套筋膜深处的软组织肿块都应被认为是肉瘤，除非证明并非如此。事先不恰当的切除可能会污染最初未受累的组织，从而危及局部治疗的形式和预后。因此，为了将不良预后的风险降到最低，活检前的影像学检查是必要的。

（三）主要的影像学检查

磁共振成像（MRI）是评估四肢 STS 原发病变的最佳影像学检查。大多数 STS 在 T_1 加权像上表现为低信号，在 T_2 加权像上表现为高信号。MRI 在描述软组织异常和瘤周水肿方面具有很高的准确性。值得注意的是，尽管 MRI 是一种高度复杂的成像手段，但它不能确诊 STS，在开始治疗之前需要病理确诊。

MRI 需确定的关键方面包括病变的大小、与封套筋膜的位置关系（表浅还是深在）及与神经血管结构和骨的邻近关系（图 75-4 和图 75-5）。MRI 提供的多平面成像和软组织细节使该方法成为四肢 STS 治疗计划的理想选择。

四肢 CT 是 MRI 的合理替代品。肿瘤放射诊断学组进行了一项盲法研究，对恶性骨和软组织肿瘤患者的 MRI 和 CT 进行了比较，结果显示 MRI 比 CT 没有确切优势。虽然 CT 的软组织分辨率比 MRI 低，但在评估骨骼受累方面比 MRI 更有优势。X 线除了检测钙化或骨质受累外，对 STS 的评估价值不大。

PET/CT 越来越多地用于 STS 的初步诊断，并预测化疗的早期疗效。一项 Meta 分析显示 PET/CT 的特异度为 85%，准确度为 89%。建议使用 2.4 作为标准摄取值（SUV）阈值来区分软组织病变的良恶性 [48]。

（四）建立诊断

活检方案应仔细设计，以便于随后的手术切除和辅助治疗。空芯针活检是最常用的方法，其准确性是公认的。在一份 530 例患者的报道中，空芯针活检鉴别 STS 和良性软组织肿瘤的准确率为 97.6%；高级别肉瘤与低级别肉瘤的鉴别准确率为 86.3%；明确肿瘤亚型的准确率为 88.0% [49]。

切开活检提供了最高的检出率，因为有足够的组织可用于额外的免疫组化学、电子显微镜、分子评估和细胞遗传学检测。如果有伤口问题，这种方法可能导

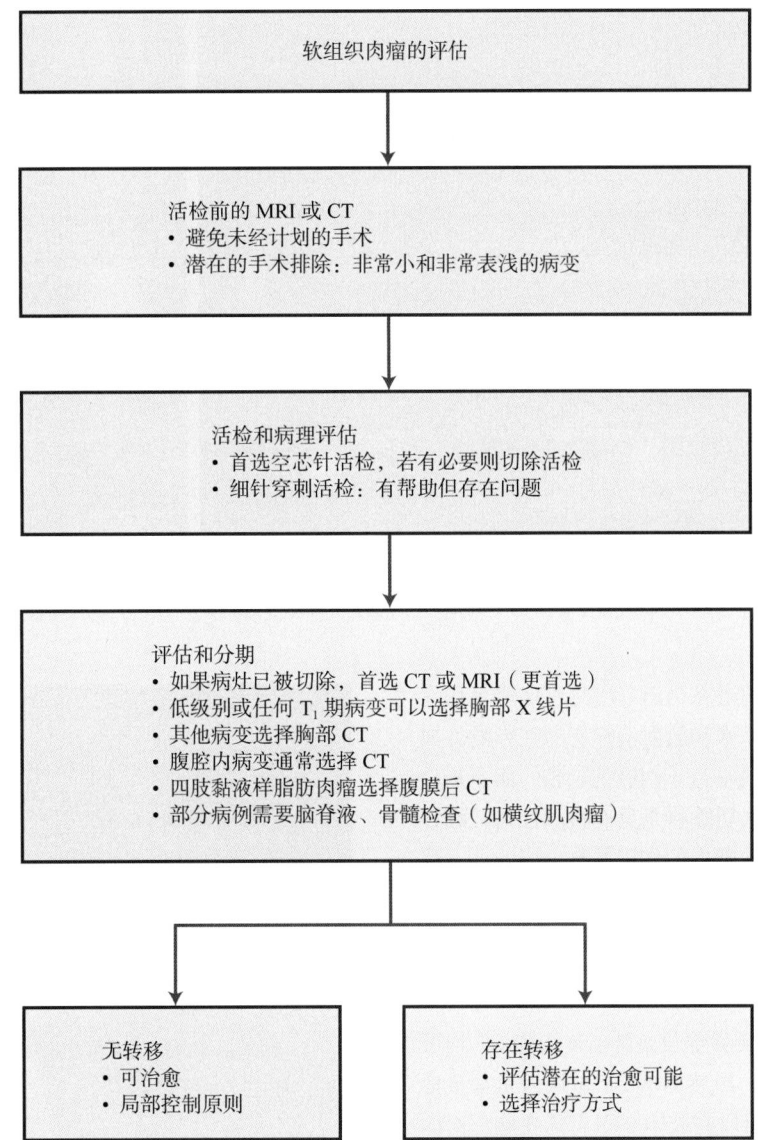

▲ 图 75-3　软组织肉瘤患者初步评估的诊断流程图

所有深达封套筋膜的软组织肿块都应被认为是肉瘤性的，除非证明并非如此。需要强调活检和病理评估的类型。大多数患者需要 CT 或 MRI 来评估局部病变，大多数患者需要 CT 来排除转移性疾病。脑脊液肿瘤细胞学分析提示脑膜旁横纹肌肉瘤

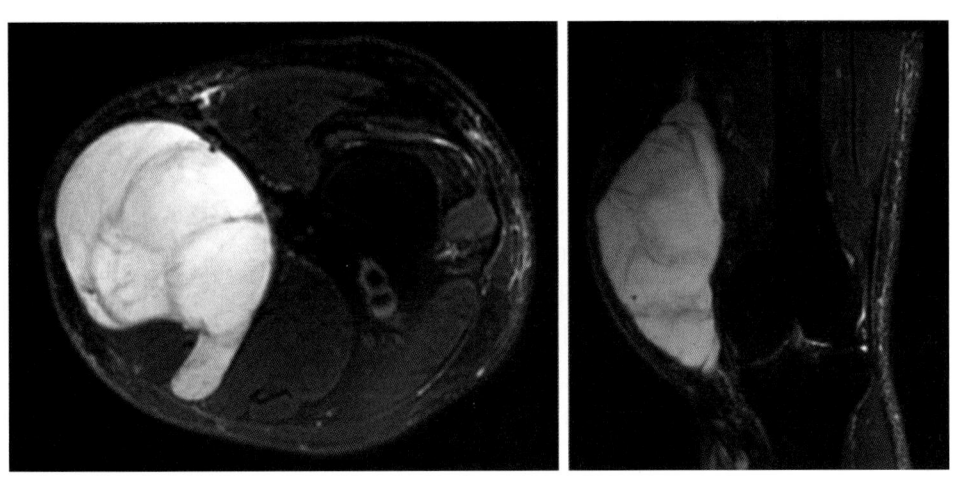

▲ 图 75-4　膝关节 MRI

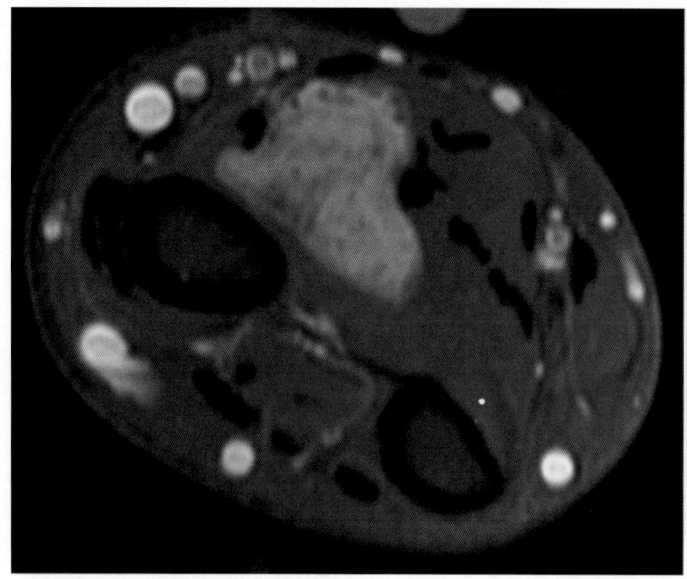
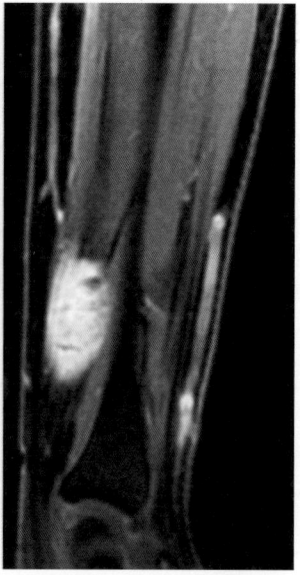

▲ 图 75-5　前臂 MRI

致并发症和新辅助治疗的潜在延迟。应尽可能避免切除活检，因为它对后续的手术和放射治疗有潜在影响。如果切除活检瘢痕的方向是垂直于四肢的长轴，而不是沿着四肢的长轴，那么再次切除将是具有挑战性的。细针穿刺活检在 STS 的初步诊断中的作用是有争议的[50]；然而，它对确定复发有重要作用，无论是局部的还是远处的。

（五）排除转移

四肢 STS 最常见的转移部位是肺。X 线和 CT 均可用于转移性疾病的诊断。虽然胸部 CT 被认为是黄金标准，但目前还不清楚是否所有肢体 STS 都需要胸部 CT。一项报道对 1170 例新诊断的 STS 患者进行了胸部 X 线与胸部 CT 诊断肺转移瘤的疗效比较，CT 显示肺转移发生率为 8.3%。胸部 X 线诊断准确率为 96.9%，CT 诊断准确率为 99.6%。STS 分期（肿瘤大小、分级和深度）影响转移率。如果将胸部 X 线作为唯一的影像工具，将导致 4.9% 的 Ⅲ 期 STS（> 5cm、深在病变和高级别肉瘤）漏诊肺转移。相反，如果 Ⅰ a 期（≤ 5cm，浅表病变和低级别肉瘤）的患者仅行胸部 X 线检查，则仅不到 0.5% 的转移被漏诊。在黏液样脂肪肉瘤患者中可以看到合并或不合并肺转移的脊柱转移（图 75-6）。因此，脊椎 MRI 有时被推荐给这些患者[52]。在一项对 109 名成年 STS 患者进行 PET/CT 初步分期的研究中，只有 5 名（4.5%）患者分期上升。在这 5 例患者中，3 例为胸外转移，1 例同时存在胸部和胸外转移，1 例存在胸部 CT 未发现的肺转移[53]。目前尚不清楚 STS 的初始分期是否需要常规 PET/CT 检查。可能的例外是淋巴结转移率高或非胸腔播散的组织学亚型。

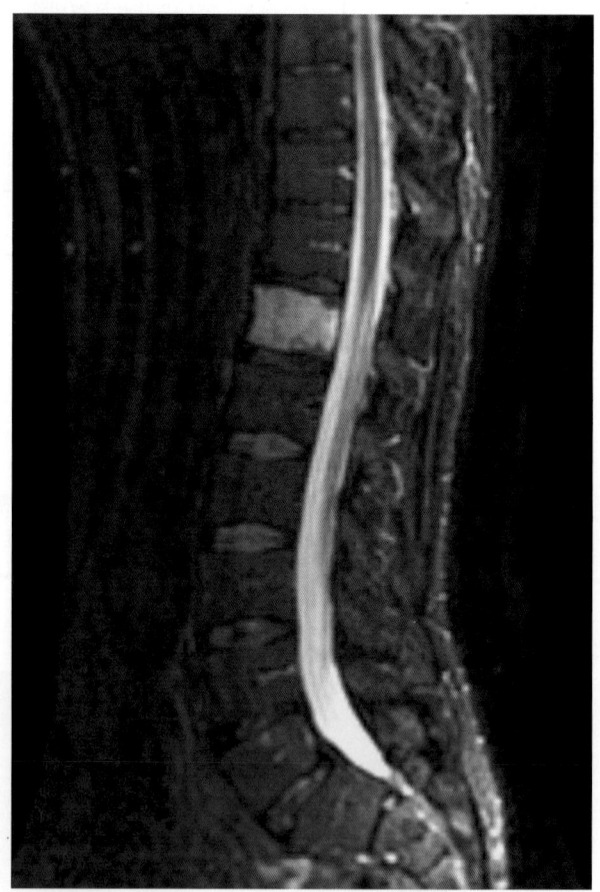

▲ 图 75-6　脊柱 MRI 显示黏液样脂肪肉瘤转移

（六）分期

2017 年美国癌症联合委员会第 8 版 STS 分期分级系统进行了几处修改。四肢 / 躯干 STS 的分期与其他部位（如腹膜后、内脏和头颈部）分开（表 75-3）。其他

表 75-3 TNM Classification of Soft-Tissue Sarcomas of Extremities and Trunk

Primary Tumor (T)

Tx	Primary tumor cannot be assessed
T_0	No evidence of primary tumor
T_1	Tumor ≤5 cm in greatest dimension
T_2	Tumor > 5 cm and ≤ 10 cm in greatest dimension
T_3	Tumor > 10 cm and ≤ 15 cm in greatest dimension
T_4	Tumor > 15 cm in greatest dimension

Regional Lymph Nodes (N)

Nx	Regional lymph nodes cannot be assessed
N_0	No regional lymph node metastasis
$N_1^†$	Regional lymph node metastasis

Distant Metastasis (M)

Mx	Distant metastasis cannot be assessed
M_0	No distant metastasis
M_1	Distant metastasis

Stage Grouping

Stage Ⅰa	Grade 1	T_1	N_0	M_0
Stage Ⅰb	Grade 1	T_2, T_3, T_4	N_0	M_0
Stage Ⅱ	Grade 2–3	T_1	N_0	M_0
Stage Ⅲa	Grade 2–3	T_2	N_0	M_0
Stage Ⅲb	Grade 2–3	T_3, T_4	N_0	M_0
Stage Ⅳ	Any grade	Any T	N_1	M_0
Stage Ⅳ	Any grade	Any T	Any N	M_1

From Amin MB, Edge SB, Green FL et al. AJCC Cancer Staging Manual. 8th ed. New York: Springer; 2017.

几处主要变化包括删除了肿瘤深度及其他与肿瘤大小相关的因素，现在分为四类：T_1 为肿瘤≤5cm；T_2 为肿瘤＞5cm，但≤10cm；T_3 为肿瘤＞10cm，但≤为15cm；T_4 为肿瘤＞15cm[46]。分级仍是一个基于分化、有丝分裂计数和肿瘤坏死程度的三级系统（G_1、G_2 和 G_3）。除卡波西肉瘤、纤维瘤病（硬纤维瘤）和起源于硬脑膜、脑和实质器官的肉瘤外，所有 STS 亚型均包括在内。

六、四肢 STS 的主要治疗

（一）手术

非转移性四肢 STS 的一般治疗原则如图 75-7 所示。

保肢手术是四肢 STS 的主要治疗方法。目标是实现肉眼肿瘤周围大约 2cm 的正常组织边缘。此类手术的重点，尤其是与放射肿瘤学家有关的，包括以下几个方面：是否实现了完全大体切除？是否对邻近的主要神经或骨骼进行了处理？以及进行了哪种类型的伤口闭合？有足够的切缘的完整大体切除对于确保切除范围超出肿瘤的假囊是至关重要的。话虽如此，切缘的大小并不需要是2cm 左右。筋膜、骨和神经血管结构往往构成 STS 局部转移的天然屏障。如果肿瘤靠近骨或主要神经，剥离骨膜或神经松解术可以获得合适的切缘。然而，当使用辅助放疗时，这种对骨骼或神经的操作会增加骨折或神经病变的风险。如果 STS 侵犯骨或主要神经，有时需要切除皮质骨或神经。对于伤口闭合，重要的是明确是否一期缝合，还是需要以皮肤或肌皮瓣的形式进行组织移植，因为这对伤口并发症有潜在的影响，特别是在使用放射治疗的情况下。

截肢手术罕会作为 STS 的首选外科治疗。美国国家癌症研究所的一项随机试验表明，截肢手术可以防止肉瘤扩散。本试验比较了截肢手术（n=160）与广泛局部切除加术后外照射（n=27）治疗四肢高级别 STS 患者的疗效。保肢组有 4 例局部复发，截肢组无一例复发（P=0.06）。然而，保肢组和截肢组在 5 年无病生存率（71% 和 78%；P=0.75）或总生存率（83% 和 88%；P=0.99）方面没有差异[54]。在 MSKCC[55]，截肢率自 20 世纪 80 年代以来一直只有 5%～10%。只有[56, 57] 当肿瘤累及多个骨筋膜间室或侵犯主要神经（如大腿 STS 同时累及坐骨神经和股神经）时，才考虑截肢手术。另一种情况是下肢远端病变，当膝下截肢的假体可能比因肿瘤、广泛手术和放射治疗而受损的肢体提供更好的功能预后时[58]。

（二）辅助放疗的作用

在讨论放疗在 STS 治疗中的作用之前，区分放射敏感性和放射反应性至关重要。放射敏感性是指癌细胞对辐射的固有反应，而放射反应性是指肿瘤在辐射后消退的速度。这两个参数并不总是相互关联的。放疗后 STS 消退缓慢，这是放射反应性差的一个例子，常被误认为放射抵抗。在两个随机试验中，辅助放疗在局部控制方面的益处已经被证明。第一个随机试验来自 MSKCC，试验随机安排了 164 名保肢手术后的患者接受辅助近距离放射治疗（brachytherapy, BRT）或不再接受放射治疗。辅助 BRT 组 78 例，不再放疗组 86 例。中位随访时间为 76 个月，5 年精算局部控制率分别为 82% 和 69%（P=0.04）。这种局部控制的改善在高级别肿瘤的患者中最为明显，BRT 组的局部控制率为 89%，而单纯手术组

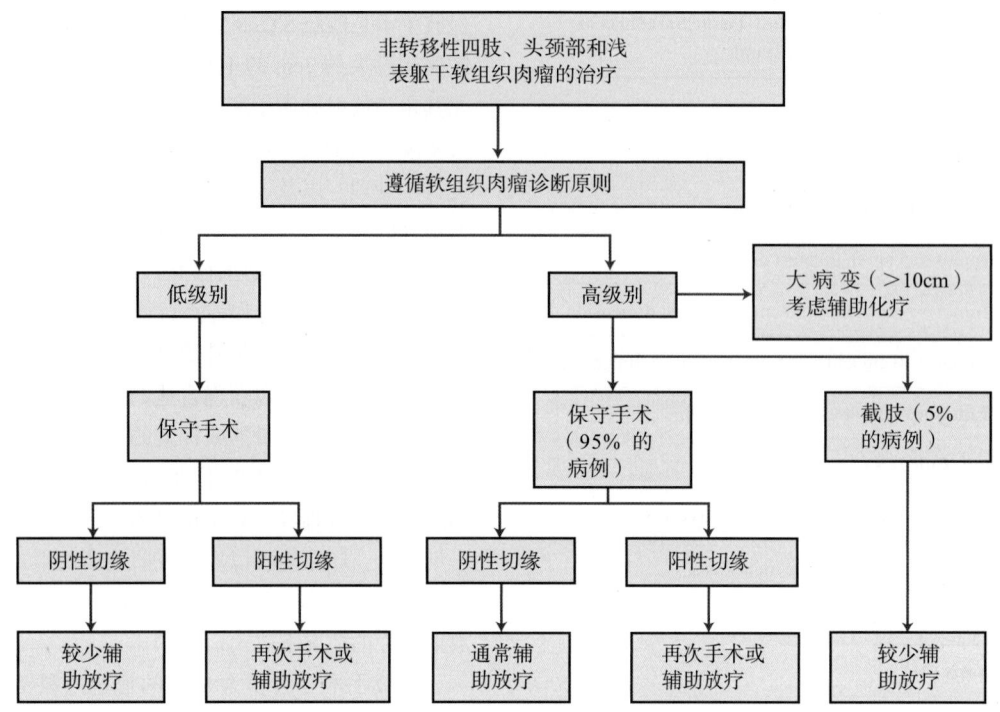

▲ 图 75-7　非转移性软组织肉瘤的一般治疗原则

本方案的重点主要在于解决软组织肉瘤的局部治疗问题，并认识到全身化疗是有争议的。对于健康状况不佳的患者，可以考虑化疗，尽管通常这是一种机构特异性的偏好。值得注意的是，最主要的方法是通过保守手术和辅助放疗来保全组织。部分患者可能只进行手术治疗，很少有患者（5% 的病例）需要截肢

的局部控制率为 66%（P=0.0025）。低级别肿瘤患者的局部控制没有改善。BRT 组和非 BRT 组的 5 年无远处复发率分别为 83% 和 76%（P=0.6）。疾病特异性 5 年存活率也没有差别，分别为 84% 和 81%（P=0.65）[59]。

第二个试验来自 NCI，与 MSKCC 试验相似，只是使用了 EBRT 而非 BRT。91 名高级别肿瘤患者被随机分成两组：47 名接受 EBRT 治疗，44 名不接受 EBRT 治疗。中位随访时间为 9.6 年，放疗使局部复发的概率显著降低（P=0.0028），但 OS 无明显差异。在 50 例低级别肿瘤患者中（24 例随机分为单纯切除组，26 例接受切除加术后放疗），接受放疗的患者发生局部复发的概率也较低（P=0.016），在 OS 方面同样没有差异[60]。

如前所述，一些组织学亚型，如黏液样脂肪肉瘤，对辅助放疗非常敏感，5 年局部控制率约为 97%[61, 62]。其他组织学亚型可能不像黏液样脂肪肉瘤那样对放射反应敏感，局部控制率可能有所不同，但没有证据表明某些组织亚型对放疗抵抗。Italiano 等[63] 报道了 237 例原发切除的滑膜肉瘤。辅助放疗的使用与局部复发的显著降低相关（HR=0.43；P=0.026）。在另一项对 83 例肢体滑膜肉瘤的研究中，上肢病变的 10 年局部控制率为 86%，下肢病变的 10 年局部控制率为 80%[64]。可以明确地说，辅助放疗在四肢 STS 的治疗中起着重要作用。

尽管如此，关于适应证、时机、类型、靶区体积、剂量和不良反应仍有相当大的争议。

（三）辅助放疗的适应证

哪些患者应该接受辅助放疗？显然，基于上述两个试验的结果，在保肢手术中加入放疗可以显著改善肢体 STS 的局部控制。研究人员数次尝试鉴别无须放疗的患者亚组[65]。在 MSKCC 的一份报道中，对于肿瘤体积小（<5cm）的高级别 STS、肿瘤切除术后、切缘阴性的患者，无论是否使用辅助放疗，局部控制率相同。然而，即使在这一友好的患者亚组中，年龄超过 50 岁（RR=6；95%；P=0.001）和中心位置（腹股沟、腋窝）肿瘤（RR=3；P=0.005）也高概率预示局部复发[66]。这表明一两个预后因素，如大小或分级，可能不足以决定谁应该接受辅助放疗。MSKCC 开发了一个列线图，试图评估接受单纯保肢手术的原发性非转移性 STS 患者发生局部复发的风险[67]。共有 684 名患者，中位随访时间为 58 个月，3 年和 5 年精算局部复发率分别为 11% 和 13%。包括在列线图中的因素有年龄（≤50 岁 vs. >50 岁）、肿瘤大小（≤5cm vs. >5cm）、边缘状态（阴性 vs. 阳性）、分级（低级别 vs. 高级别）和组织学类型（非典型性脂肪瘤性肿瘤和分化良好的脂肪肉瘤 vs. 其他类型）。STS 列线图预测局部复发率的 C 指数为 0.73。

这个列线图可以作为一种有价值的临床工具，用于评估单个患者局部复发的风险，并指导辅助治疗的应用（图 75-8）。

（四）辅助放疗的时机

加拿大国家癌症研究所（National Cancer Institute of Canada，NCIC）在四肢 STS 中进行了一项随机试验，比较了术前（n=94）和术后 EBRT（n=96），中位随访时间为 3.3 年。两组之间有相同的局部控制率，术前放疗的 OS 在早期有所改善（P=0.0481）[68]，但 5 年 OS 并未得到证实[69]。术前放疗和术后放疗的 5 年预后分别为：局部控制率为 93% vs. 92%，无转移复发率为 67% vs. 69%，无复发生存率为 58% vs. 59%，OS 为 73% vs. 67%（P=0.48），以及病因特异性生存率为 78% vs. 73%（P=0.64）。只有切缘情况对局部控制有意义。肿瘤大小和分级是影响转移复发、OS 和病因特异性生存的唯一重要因素。分级是唯一的一致性的无复发生存率预测因子[69]。

一项关于术前和术后 EBRT 的 Meta 分析调查了来自 5 个合格研究的 1098 名患者。术前放疗后局部复发的风险较低。更重要的是，转移扩散的风险并没有随着术前 EBRT 后手术切除的延迟而增加[70]，这对患者来说是一个重要的发现，因为他们经常担心手术的延迟。此外，Sampath 等[71] 使用美国国家癌症数据库评估了放疗次序对 OS 和原因特异性生存的影响，在 1087 名接受了放射治疗和手术的患者中，术前放疗与术后放疗相比，OS 明显改善，中位生存期分别为 124 个月和 90 个月（P=0.02）。

（五）辅助放疗的类型

四肢 STS 的治疗可采用多种放疗方式。最常见的是 NCIC 试验中采用的常规 EBRT[68]。其他方式包括 MSKCC 试验[59] 中使用的 BRT，但从来没有将 BRT 与常规 EBRT 进行正面比较。较新的 EBRT 技术包括调强放射治疗和图像引导放射治疗。

1. 近距离放射治疗　近距离放射治疗有几个优点。与 5～7 周的 EBRT 疗程相比，患者通常在大约 2 周内完成所有治疗后出院。外科医生和放射肿瘤学家在手

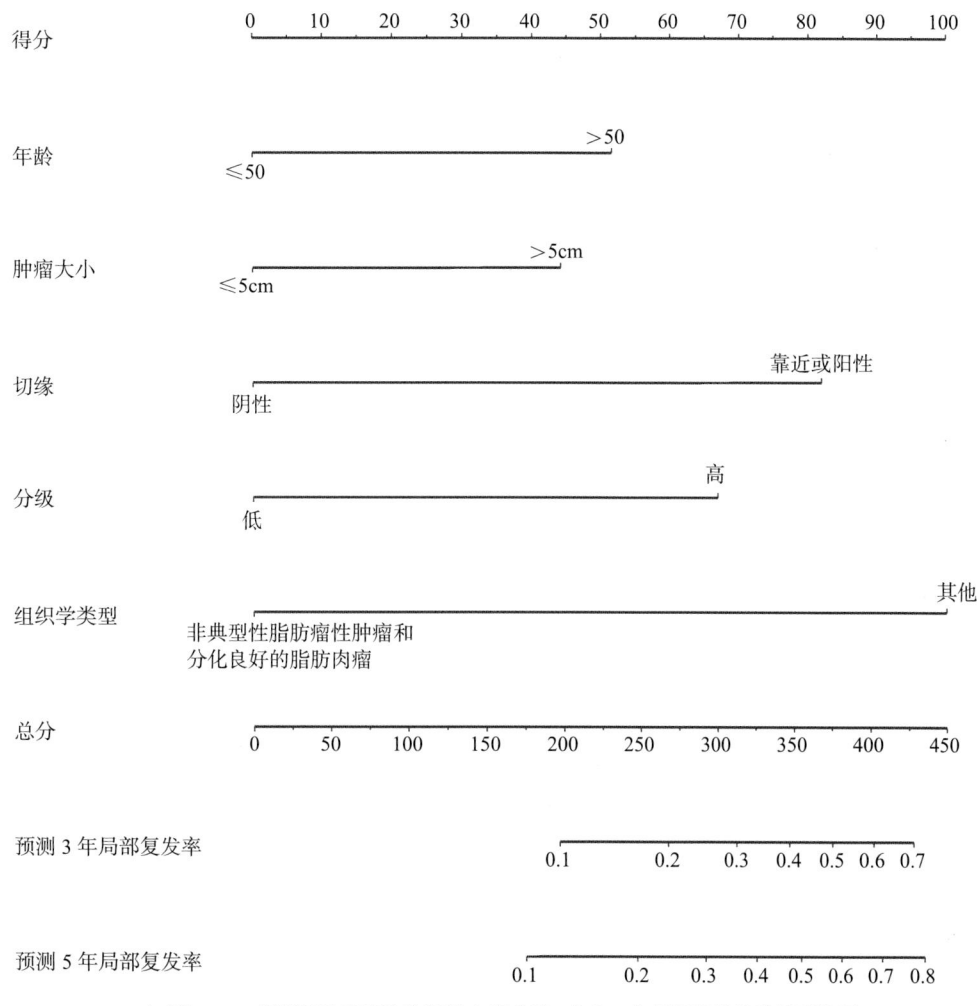

▲ 图 75-8　预测四肢原发性软组织肉瘤术后 3 年和 5 年局部复发风险的列线图

术时对肿瘤病灶的评估在准确性上远远超过任何成像手段。而且 BRT 的剂量快速下降的特点使其比 EBRT 保护了更多的正常组织。BRT 也有其局限性。基于 MSKCC 试验[59]，BRT 在局部控制方面的益处仅限于高级别 STS，在低级别 STS 患者中[72]，非 BRT 组 23 例患者中有 5 例（22%）发生局部复发，BRT 组 22 例患者中有 6 例（27%）发生局部复发（P=0.60）。在 MSKCC 随后的一份限于接受 BRT 辅助治疗的原发性非转移性高级别 STS 患者（n=202）的报道中，5 年局部控制率为 84%，中位随访时间为 61 个月。不同病变部位的局部控制率并不一致：下肢病变的局部控制率为 91%，非肩部上肢病变为 76%，肩部病变为 44%（P<0.001）。肩部 BRT 预后不佳的一个可能解释是瘤床的几何形状[73]。

2. 调强放疗　调强放疗（IMRT）可以改善四肢 STS 的剂量分布，因为靶组织和正常组织之间存在陡峭的剂量梯度[74]（图 75-9）。在毒性和局部控制方面[75]，IMRT 的初步结果令人鼓舞。在一项对 309 例接受保肢手术和 IMRT 的原发性肢体 STS 患者的最新研究中，存

活患者的中位随访时间为 5.6 年，5 年累积局部复发率仅为 5%（95%CI 3～8）。在 309 例患者中，90% 为高级别，68% 年龄超过 50 岁，48% 边缘呈阳性或闭合[76]。在 MKCC 治疗的原发性非转移性高级别肢体 STS 中，63 例 IMRT 与 71 例 BRT 比较，IMRT 能明显改善局部控制，中位随访时间为 46 个月，IMRT 的 5 年局部复发率为 8%，而 BRT 为 19%（P=0.04），这一差异在多变量分析中仍具有重要意义（P=0.04）。值得注意的是，与 BRT 组相比，IMRT 组中切缘阳性和闭合的患者（P=0.006）及肿瘤>10cm 的患者（P=0.005）明显更多[77]。在另一份报道中，对原发性非转移性肢体 STS 的 IMRT 治疗（n=164）与常规 EBRT 治疗（n=155）进行了比较，中位随访时间为 49 个月，IMRT 的 5 年局部复发率为 7.6%，而常规 EBRT 的局部复发率为 15.1%（P=0.05），这一差异在多变量分析中仍具有重要意义（P=0.02）。在 IMRT 组中，切缘呈阳性和闭合的患者明显更多（P=0.04）[78]。

3. 图像引导放射治疗　在一项使用 IMRT 的 II 期试验中，O'Sullivan 等[79] 报道了 59 例下肢 STS 患者。这

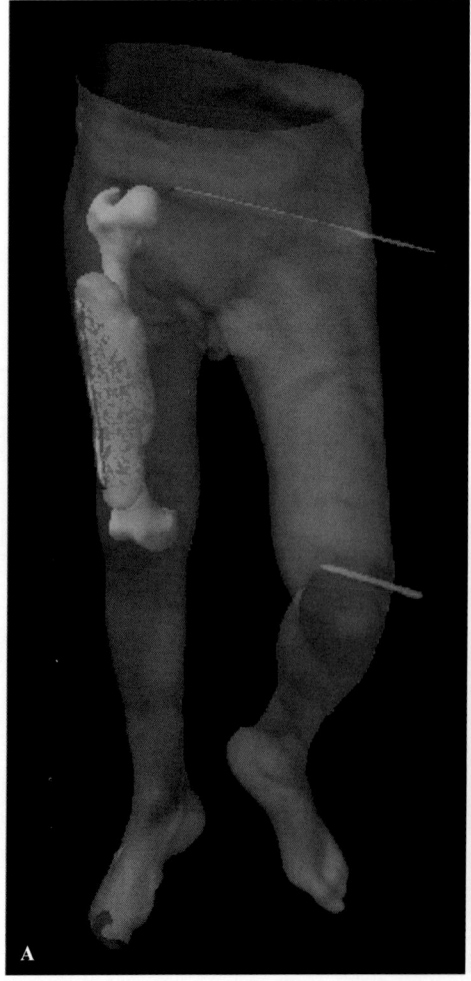

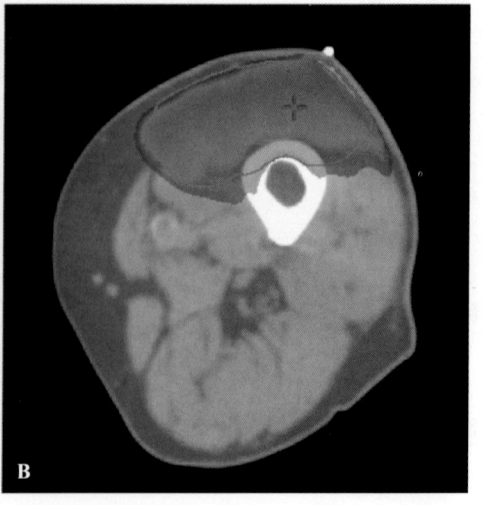

◀ 图 75-9　术后 63Gy 调强放射疗法的剂量分布。初始阶段为 45Gy，锥形照射另加 18Gy（此图彩色版本见书末）

A. 冠状位剂量分布。请注意，受治大腿处于解剖中立位，以最大限度地减少摆位不确定性，而未治疗的下肢呈蛙状腿位；B. 轴位剂量分布显示了避免将整个股骨周长进行全剂量放射治疗

项研究的主要目的是评估这项技术是否会影响术前放疗的伤口并发症的发生率（这些结果将在后面讨论）。中位随访 49 个月，5 年局部复发率为 11.8%。在放射治疗肿瘤学组（RTOG）的一项二期临床试验（RTOG-0630）中，采用四肢 STS 术前图像引导放射治疗（image-guide radiotherapy，IGRT），CTV 为 >8cm 的中、高级别肿瘤的术前放疗体积，包括 MRI T_2 加权成像所确定的大体肿瘤和临床显微镜下可疑水肿的边界，再纵向增加 3cm 的边界。CTV 可以缩小到只包括骨筋膜间室的末端。径向增加 1.5cm 的边界，包括未被完整的扩散屏障限制的全部肿瘤病灶。对于较低级别的肿瘤，CTV 仍包括大体靶区体积（gross target volume，GTV）和可疑水肿，外加纵向 2cm 的边界。径向增加 1cm 的边界，包括未被完整的扩散屏障限制的全部肿瘤病灶。在可评估的 79 名术前接受 IGRT 并手术切除的患者中，2 年局部复发率为 6%[80]。

（六）放疗靶区体积

在 CT 和 MRI 时代，放疗靶区体积发生了重大改变。不再需要在骨筋膜间室内一个个地插入以覆盖肌肉。因此，准确描述肿瘤体积是至关重要的，特别是在术前 EBRT 的计划中。RTOG 开展了一项研究，以确定在勾画四肢 STS 的 GTV 的潜在变异。在上肢和下肢 STS 的 GTV 勾画上专家们达成了几近完美的共识[81]。在随后的报道中，RTOG 的共识是将 MRI 的 T_1 强化成像所确定的肉眼肿瘤作为 GTV[82]。

虽然在 MRI 的帮助下勾画 GTV 似乎很简单，但在 GTV 外放多少边界以创建 CTV，则更具挑战性。STS 的局部生长特征表明，肿瘤细胞可能位于远离主要病灶的周围软组织中[83]。最初的观察产生了病变周围位于肿瘤边界和邻近正常组织之间的"反应区"这一概念。在来自玛格丽特会主医院（PMH）的一份关于 15 名患者的报道中，在之前没有接受过放疗的 15 名患者中，有 10 名在肿瘤以外的组织中发现了肉瘤细胞。6 例患者肿瘤细胞位于肿瘤边界 1cm 以内，4 例患者的肿瘤细胞距离 >1cm，最大可达 4cm。肿瘤细胞在边界之外的位置与肿瘤大小无关，也与瘤周病变的位置或程度无关[84]（图 75–10）。

RTOG 关于 CTV 的共识是，它应该包括 GTV 增加 3cm 的纵向边界和 1.5cm 的径向边界[82]。但令人担忧的是，仅仅 3cm 的外放是否足以覆盖瘤周水肿。因此，在随后的研究中，GTV 和 CTV 被勾画出来，然后 T_2 加权图像上的可疑水肿区被分开勾勒出来。未包括在 CTV 中的可疑水肿区的中位数仅为 0.3cm。因此，在大多数病例中，由 GTV 纵向外放 3cm、径向外放 1.5cm 形成的 CTV 很大可能包括瘤周水肿。但是，应手动更改 CTV，以涵盖 CTV 中尚未包括的任何可疑水肿区域[85]。

在 MSKCC，通常使用纵向 4cm 的扩展来与随机试验数据的体积保持一致[68]；在 NCIC 从 GTV 到射野边界的距离更是达到 5cm（相当于从 GTV 到 CTV 的 4cm 外放）。然而，如果外放超过了骨筋膜间室，幅度可能会缩小。径向外放通常为 1～1.5cm，不包括皮肤表面、完整的筋膜屏障和骨。MSKCC 的计划靶区体积（PTV）是在 CTV 上均匀外放 1cm 来建立的。

一般来说，固定对于最大限度地减少摆位错误至关重要，尤其是在使用 IMRT 时。如何定位治疗后的四

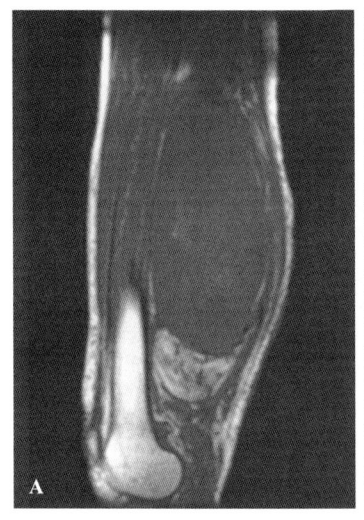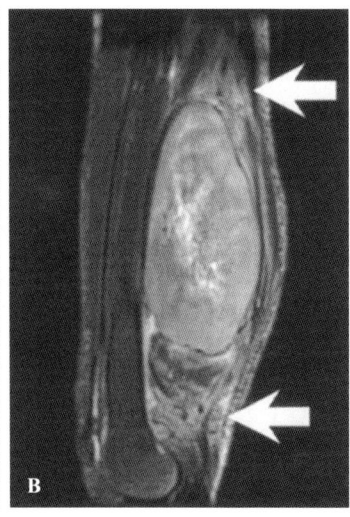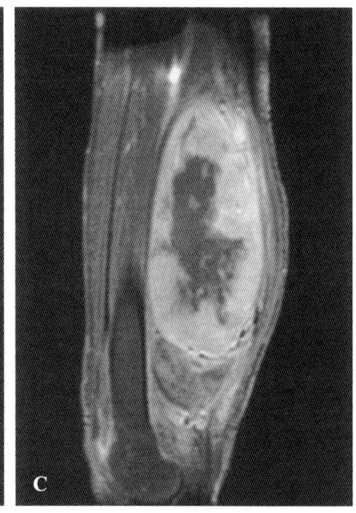

▲ 图 75–10 大腿后脂肪肉瘤的 MRI 成像

矢状位 T_1 加权像（A）、脂肪抑制快速自旋回波 T_2 加权像（B）和增强脂肪抑制 T_1 加权像（C）。在 T_2 加权像（B）上，肿瘤周围近端和远端的 T_2 加权信号强度均增加（箭）；在增强后的 T_1 加权像（C）上有轻微的相应强化（改编自 White LM，Wunder JS，Bell RS，et al. Histologic assessment of peritumoral edema in soft tissue sarcoma. *Int J Radiat Oncol Biol Phys.* 2005；61：1439–45.）

肢是至关重要的。理想情况下，四肢应该放置在尽可能接近解剖中立位，同时尽可能限制靶区之外的正常组织上的"漏失辐射"。传统的 EBRT 有时是一种折中，但 IMRT 由于使用多个射束，因此通常可以将治疗的四肢置于解剖中立位。固定的另一个重要方面是使旋转变异最小化。例如，在治疗大腿 STS 时，脚的固定比大腿本身更重要。当 IMRT 与每天 IGRT 和临床证实的固定方法相结合时[86, 87]，CTV 到 PTV 的外放可从 1cm 减少到 0.5cm。

对于接受术后 EBRT 治疗的患者，起点是瘤床而不是 GTV。然而，建议在计划的 CT 内重建原来的肿瘤范围（切除的 GTV）。切除时在瘤床的边界上放置手术夹是非常有帮助的。在 CT 模拟轴位切面上，与邻近的正常肌肉相比，瘤床常表现为低密度区。只要手术瘢痕和引流部位邻近，它们就应被包含在 GTV 内，这一点很重要。CTV 使用与术前放疗相似的外放范围（即纵向 4cm，轴向 1~1.5cm）。如果手术瘢痕和引流部位远远

超出瘤床的范围，只需将它们包括在 CTV（最小切缘）内就足够了。在远超出瘤床的瘢痕或引流部位上增加 4cm 的外放边缘可能是正常组织所不能耐受的。在术后放疗中，45~50Gy 后通常采用锥形照射。CTV 由瘤床纵向外放 1~1.5cm，径向外放 1cm 形成。PTV 是通过均匀外放 1cm 来创建的。Haas 等[88] 的一篇综述概述了术前和术后放疗中靶区创建、CTV 和 PTV 外放的步骤（图 75-11 和图 75-12）。

英国国家癌症研究网络进行了一项随机试验，将距离 GTV 5cm 的纵向边界或手术瘢痕 1cm 的纵向边界（以较长者为准）和 2cm 的纵向边界（双臂轴向边界为 2cm）进行比较，以评估缩小术后放疗的靶区是否会在不降低局部控制的情况下改善肢体功能。双臂术后放疗剂量为 66Gy。中位随访时间为 4.8 年，常规靶区组（C 组）和缩小靶区组（R 组）的 5 年无复发生存率分别为 86% 和 84%，相应的 5 年总生存率分别为 72% 和 67%，

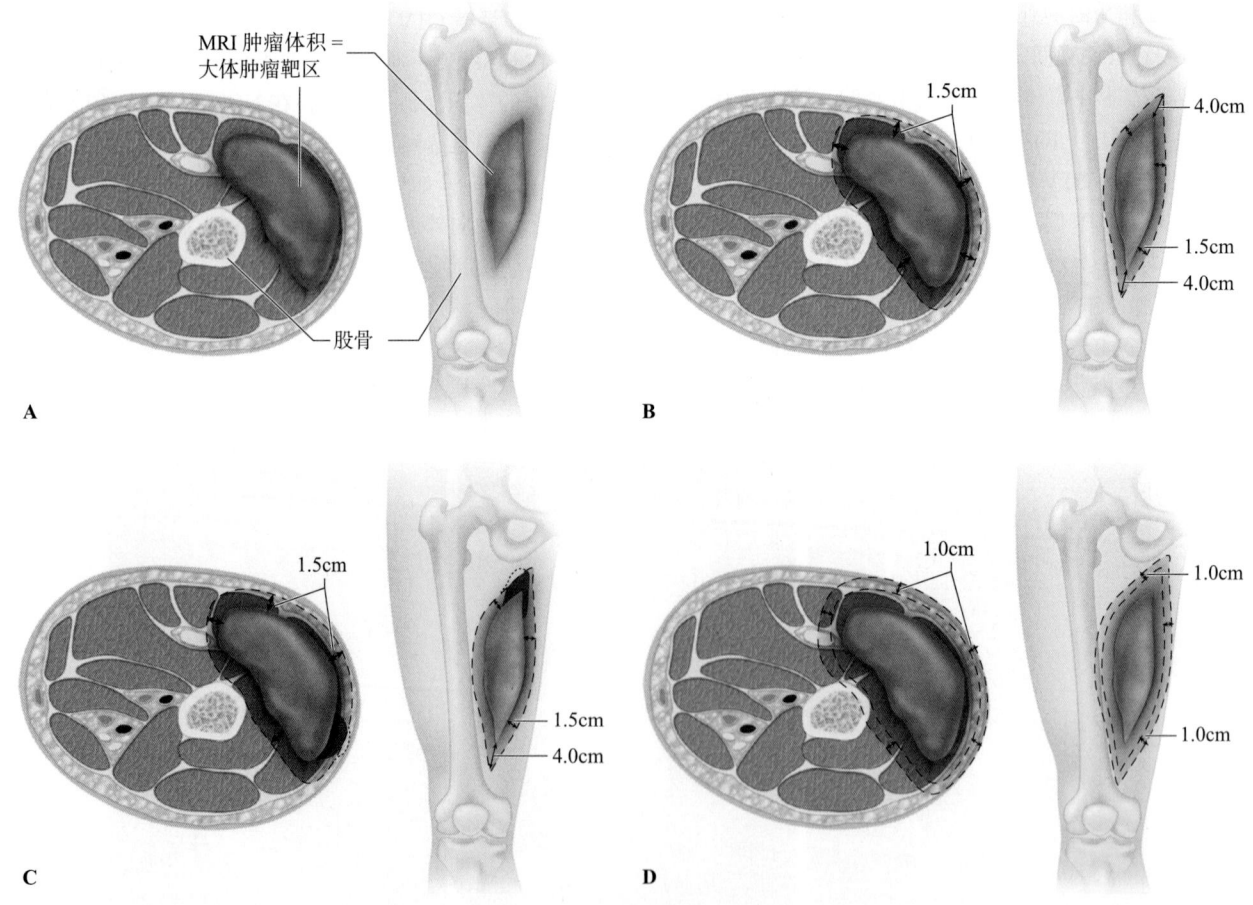

▲ 图 75-11 术前放疗的靶区定义

A. 接受术前放疗的患者。肉瘤的勾画使用 T_1 加权的钆后 MRI 扫描，融合到计划的 CT 影像。大体肿瘤靶区（GTV）不包括瘤周水肿，通常在 T_2 加权 MRI 扫描上显示最佳。B. GTV 横向外放 1.5cm，但受限于筋膜和骨骼表面，除非受侵袭；纵向外放 4cm。注释：这是 1 例无瘤周水肿的肉瘤。C. 伴有瘤周水肿的肉瘤，GTV 也可横向外放 1.5cm，且受限于筋膜和骨骼表面，除非受侵袭；纵向外放 4cm。注释：临床肿瘤靶区（CTV）已手动编辑（粗线），以涵盖轴位和冠状位的水肿；瘤周水肿以条纹区表示。D. 通过将 CTV 向各个方向外放 1cm 来勾画最终的术前计划肿瘤靶区（PTV），尽管 PTV 可因当地机构的方案而各异

第一阶段　　　　　　　　　　　　　　　　　　第二阶段

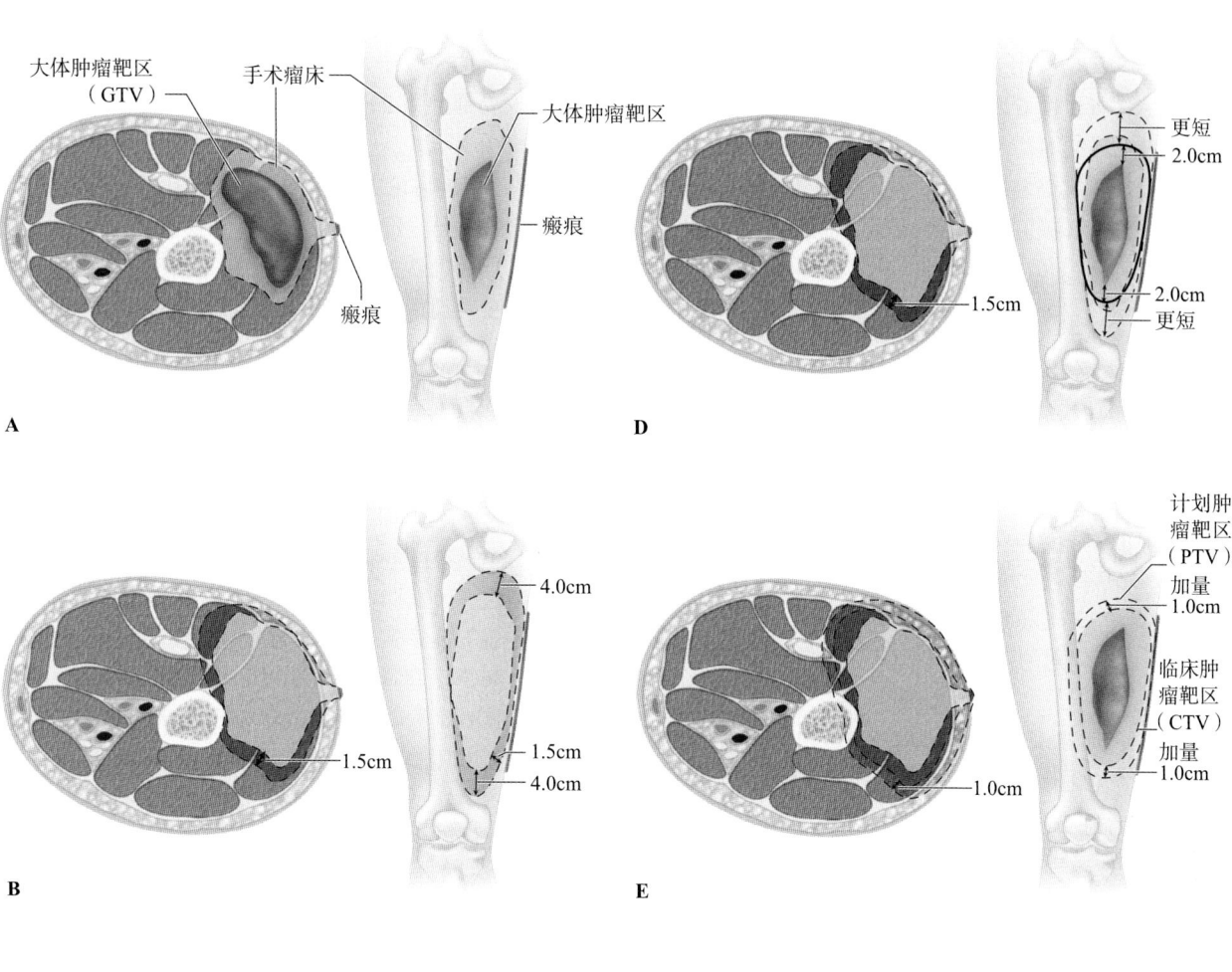

▲ 图 75-12　靶区定义

第一阶段：术后放疗的靶区定义。A. 接受术后放疗的患者，原始肉瘤区域（即 GTV）及手术瘤床周围均肉眼可见。B. 显示了术后放疗选择性 CTV 的边界。边界在轴位上为 1.5cm，但限制于筋膜和骨骼表面，除非术中发现受累。注释：选择性 CTV 仍局限在皮肤内。此外，选择性 CTV 长于皮肤瘢痕的标记物。如果纵向外放 4cm 的重建手术体积短于手术瘢痕，选择性 CTV 需要继续外放以涵盖手术瘢痕。C. CTV 向各个方向外放 1cm 建立术后 PTV，尽管 PTV 可因当地机构的方案而异。第二阶段：术后加量（boost）放疗的靶区定义。除颅尾病变外，术后加量 CTV 与术后选择性 CTV 体积相同。D. 选择性 CTV 比术前重建肉瘤的 GTV 纵向外放 2cm。E. 加量 CTV 向各个方向外放 1cm 以建立加量 PTV，尽管 PTV 可因当地机构的方案而各异

差异无统计学意义。2 年后，两组的 2+ 级晚期辐射毒性差异无统计学意义：皮肤（C34% vs. R37%；P=0.77），皮下（C47% vs. R41%；P=0.39），骨（C11% vs. R15%；P=0.48）和关节（C18% vs. R18%；P=0.91）[89]。

在 MSKCC 应用 BRT 治疗四肢 STS 时，多采用单平面植入。导管沿着四肢的长轴平行放置，并缝合到瘤床上以提供稳定性。导管之间的距离应该在 1cm 左右。起始点是手术夹确定的瘤床。纵向边界外放 2cm，径向外放 1cm。不必覆盖手术瘢痕或引流部位。

（七）放射剂量

对于术前接受 EBRT 治疗的患者，典型的剂量是 50Gy/25 次。有争议的一点是，对于术前放疗后接受肿瘤切除术切缘呈阳性的患者，是否需要额外的放疗。在 PMH 的一项研究中，52 名患者接受了术前单纯放疗（50Gy）；而 41 名患者接受了术前放疗加术后锥形照射，总剂量至 66Gy。单纯 50Gy 治疗组术后 5 年局部控制率为 90.4%（P=0.13），术后再额外锥体治疗组为 73.8%（P=0.13）。虽然这些数据并非确凿，但有必要平衡 50Gy 以上辐射的潜在优势和其在不良反应发生率方面的潜在劣势[90]。

对于术后 EBRT，根据肿瘤分级、切缘状况和位置（考虑正常组织耐受性），通常初始靶区给予 45～50Gy 照射，然后进行锥形照射，使总剂量达到 63～66Gy。对于肿瘤切除后显微切缘呈阳性的患者，使用辅助放射治疗可以将 5 年局部复发率从单纯手术的 46% 降低到 26%[91]。但很明显，即使加入辅助放疗，这些患者发生局部复发的风险仍然很高。问题是，辐射剂量是否应该增加？Delaney 等[92] 主张剂量高于 64Gy，并报道 5 年局部控制率为 82%。

需要注意的是，并非所有的阳性切缘都是等同的。在 PMH 的一份报道中，在肿瘤切除时预期切缘为阳性的患者中[93]，5 年局部控制率为 85.4%。似乎如果一开始了为保留关键结构（重要神经或骨骼）而计划保留一个小的、孤立的阳性切缘，只要适当地应用辅助放疗，也可以获得良好的预后。相比之下，肿瘤切除时未预期阳性切缘的切缘阳性的患者的局部控制率为 63.4%。该报道中的第三类阳性切缘是针对那些既往有计划外（即非肿瘤性）切除且在再次切除时被发现切缘为阳性的患者，其 5 年局部控制率为 78.9%。

对于既往接受计划外切除的患者来说，是否需要进行再次切除？是否需要放射治疗？明确这些问题是一个挑战。因为许多这样的患者在最初的计划外切除后可能会有残留的疾病。在 MSKCC，所有这样的患者都要接受肿瘤再次切除。有时，病理检查显示再次切除未发现残留肉瘤。在 MSKCC 的一份报道中，对 200 名患有原发性非转移性 STS 的患者进行了评估[95]。患者中没有一人接受过辅助放疗。第 5 年时，局部复发的风险为 9%。然而，对于 50 岁以上的患者，风险为 15%；而在 50 岁以下的患者中，风险为 5%（P=0.001）。同样，Ⅲ期 STS 局部复发风险为 26%，而Ⅰ～Ⅱ期 STS 为 7%（P<0.001）。

从前面的讨论中似乎可以清楚地看出，不应孤立地看待切缘状况。病理阴性的再次切除并不能保证 50 岁以上或Ⅲ期患者的良好局部控制。相反，切缘阳性并不总是照射剂量增加的指征，特别是对于患有低级别 WDL 的患者，有争议说他们不需要任何照射。对于肿瘤切除后有肉眼残留病变的患者，如果不超过正常组织耐受性，照射剂量应为 66～70Gy。

在 MSKCC 使用 BRT 时，规定剂量为中位外周剂量率。从导管到 MPDR 的距离理想的是 0.5cm。采用低剂量率（low-dose rate，LDR）BRT，剂量率一般为每天 9～10Gy，4～5 天，共 45Gy。应注意避免皮肤出现热斑。对于高剂量率（high-dose rae，HDR）BRT，剂量通常为 36Gy，每天 2 次，共 10 次，持续 5 天。美国近距离放射治疗学会最近发表了一项关于 BRT 在肉瘤中的作用的共识。单纯 LDR 时推荐剂量为 45～50Gy，联合 EBRT（45～50Gy）时推荐剂量为 15～25Gy。对于脉冲剂量率治疗的患者，其推荐剂量与 LDR 相似。对于 HDR，单独使用时推荐剂量为 30～54Gy，与 EBRT（45～50Gy）联合使用时推荐剂量为 12～20Gy[96]。

（八）放疗不良反应

辅助放疗治疗 STS 的目的是从肿瘤角度和功能角度保护肢体。辅助放疗治疗四肢 STS 最常见的急性不良反应是皮炎。在传统的 EBRT 中，湿性皮肤剥脱并不少见，特别是在皮肤皱褶（腋窝和腹股沟）周围，或者当射束角度与皮肤表面相切时。湿性皮肤剥脱常常会导致治疗中断。在 NCIC 的一项调查中[68]，术后放疗组 2 级以上放射性皮炎发生率为 68%，明显高于术前放疗组的 36%（P<0.0001）。这并不令人惊讶，因为术前 EBRT 的放射剂量和照射体积都明显较少。

调强放疗与常规放疗相比[78]，2 级及以上放射性皮炎发生率明显减少（31.5% vs. 48.7%，P=0.002）。调强放疗组的平均治疗中断时间为 0.8 天，而常规放疗组为 2.2 天（P<0.001）。

另一个常见的急性不良反应是伤口并发症。在 NCIC 的一项试验中[68]，主要终点是严重伤口并发症。严重伤口并发症定义为需要再次手术，深部伤口包扎超过 120 天，或伤口感染需要静脉注射抗生素。接受术前 EBRT 的患者严重伤口并发症发生率为 35%，而接受术后 EBRT 为 17%（P=0.01）。需要注意的是，尽管伤口并发症是放射治疗的常见不良反应，但并不是放射治疗所特有的。在 MSKCC 的一项试验中[97]，将单纯手术与手术联合 BRT 进行比较，单纯手术组严重伤口并发症发生率为 14%，而 BRT 组为 24%（P=0.13）。此外，不同肢体部位的伤口并发症发生率也不尽相同。在 MSKCC 的另一份报道中[98]，比较上肢和下肢 STS，上肢需要再次手术的伤口并发症发生率为 1%，而下肢为 11%（P=0.002）。在 NCIC 的一项试验中，伤口并发症最常见于大腿 STS[68]。即使在大腿上，伤口并发症的发生率也不同。在 MSKCC 的一份报道中，调查了 255 例采用辅助放疗的大腿原发性 STS[99]，其中需要再次手术的伤口并发症发生率在前室病变中为 4.9%，而在内侧室和后室中为 14.6%（P=0.014）。数据显示，使用 IGRT 的严重伤口并发症的发生率为 30.5%，与 NCIC 试验中的发生率没有统计学差异[79]。在某些肢体 STS 中，需要皮肤移植或肌皮瓣形式的组织移植。在一份对 43 名确实进行了组织移植的患者的报道中，术后放疗的再手术率仅为 6%，这表明一旦组织移植愈合，它对术后放疗的耐受性就很好[100]。

关于晚期毒性，皮下纤维化是相当常见的。在 NCIC 的一项试验中，术前放疗组 2 级及以上皮下纤维化的发生率为 31.5%，而术后放疗组为 48.2%。术前放疗组和术后放疗组关节僵硬的发生率分别为 17.8% 和 23.2%[101]。水肿是辅助放疗的另一个潜在的长期不良反应。在 NCIC 的一项试验中，接受术前放疗的患者中有 15.1% 出现 2 级及以上水肿，而接受术后放疗的患者中这一比例为 23.3%。淋巴水肿的一些预测因素包括肿瘤大小超过 5cm 和肿瘤位置较深[102]。STS 的部位也对水肿发生率有影响。在大腿 STS 患者中，大腿内侧室肿瘤的淋巴水肿率为 25.7%，而前后室肿瘤的淋巴水肿率为 9%（P=0.005），反映了内侧室有丰富的淋巴[99]。IMRT 似乎在四肢 STS 的淋巴水肿方面存在优势[78]。IMRT 的 2 级及以上水肿发生率为 7.9%，常规放疗为 14.9%（P=0.05）。

对于四肢 STS，周围神经病变可以发生在辅助放疗中。STS 的部位是周围神经病变发生的一个预测因素。在大腿 STS[99]，后室病变的周围神经病变发生率高于前室和内侧室病变（21.1% vs. 3.5%，P<0.001）。该研究的另一个预测因素是神经松解。有神经松解者的周围神经病变的发生率为 27%，而没有神经松解者为 5.2%（P=0.0003）。对于接受 BRT 治疗的患者来说，确保放射源不靠近主要神经是很重要的。

总的来看，四肢骨折的发生率不高（4%～5%）。然

而，在发生骨折的患者中，大多数发生在下肢[103, 104]。Dickie 等[105] 报道了 21 名发生骨折的下肢 STS 患者，并将他们与随机抽样的 53 名未发生骨折的患者进行了配对。当 V_{40}<64%、平均剂量<37Gy 或 D_{max}<59Gy 时，骨折风险较低。因为大多数下肢骨折都是股骨骨折，PMH 的研究小组开发了一个列线图来帮助预测股骨骨折的风险。重要的预测因素包括女性、年龄较大、前室位置、骨膜剥离程度、肿瘤大小和大剂量放疗。在治疗大腿 STS 时，IMRT 可能在降低股骨照射剂量方面存在剂量学优势[106]。Folkert 等[107] 报道了 92 例原发性大腿和腹股沟 STS 进行辅助 IMRT。中位随访时间为 73 个月（存活患者为 106 个月），股骨骨折发生率为 6/92（6.5%）。股骨骨折的 5 年观察风险为 6.7%，而 PMH 列线图的预期风险为 25.6%[107]。一项评估 IGRT 治疗下肢 STS 的 II 期试验显示晚期毒性（2 级及以上）发生率[79] 分别为：皮下纤维化 9.3%，关节僵硬 5.6%，水肿 11.1%。RTOG0630 II 期试验的数据在晚期毒性方面也令人振奋。在 57 名可评估的患者中，晚期毒性（2 级及以上）的 2 年发生率分别为，皮下纤维化 5.3%，关节僵硬 3.5%，水肿 5.3%[80]。

综上所述，在权衡四肢 STS 辅助放疗的风险和益处时，重要的是要考虑到每个解剖区域的特性。上肢 STS 患者伤口并发症发生率相对较低，是术前放疗的理想对象。患者获得了较低晚期不良反应，而不会招致伤口并发症的高风险。但是，即使是在下肢 STS 中，大腿内侧 STS 也可能受益于低剂量的术前放疗，而不是使高剂量的术后放疗继续增加本已很高的水肿风险。现代放射治疗技术，如 IMRT（表 75-4）和 IGRT，似乎具有良好的不良反应控制率。

（九）单纯放疗

放射治疗在联合手术时最有效。有时，患者可能因为高龄或合并并发症而不适合手术，可以考虑单纯接受包括碳离子放射治疗在内的放射治疗[108]。Epper 和 Suit[109] 对 51 名患者进行了明确的光子束照射，总剂量为 64～66Gy。5 年局控率为 33%，5 年生存率为 25%。肿瘤直径<5cm 者的局控率（87.5%）优于 5～10cm 者（53%）和>10cm 者（30%）。在 Kepka 等[110] 对 112 名因肉眼肿瘤接受放疗的患者的最新研究中，对于<5cm、5～10cm 和>10cm 的肿瘤，5 年的局部控制率分别为 51%、45% 和 9%。与高剂量照射相比，接受低于 63Gy 照射剂量的患者 5 年局部控制率（22% vs. 60%）、DFS（10% vs. 36%）、OS（14% vs. 52%）均较差。虽然高剂量的放疗可以获得更好的预后，但那些接受超过 68Gy 的患者更有可能发生并发症[110]。当明确给予放

表 75-4 四肢软组织肉瘤调强放射疗法治疗的预后

	患者例数	中位随访时间（个月）	肿瘤＞10cm	5 年局部控制率	2 级及以上水肿发生率	2 级及以上关节僵硬发生率
MSKCC78[a]	165	42	44%	92.4%	7.9%	14.5%
PMH79[b]	59	49	44%	88.2%	11.1%	5.6%

a. 仅有 P
b. 仅限于下肢软组织肉瘤

疗时，另一个可以采用的策略是放射增敏。Rhomberg 等[111] 报道了一项随机试验的结果，该试验将单纯放疗与放疗联合放射增敏剂雷佐生（Rzoxane）进行了比较。在肉眼肿瘤患者亚群（n=82）中，增敏剂组的局部控制率有所改善（64% vs. 30%，P＜0.05）。增敏剂组的急性皮肤反应有所增强，但晚期毒性没有增加[111]。

（十）非转移性肢体 STS 的化疗

基于发生远处转移的高风险（高级别大病灶的风险高达 50%），对四肢原发性高级别 STS 进行有效化疗似乎是必要的。然而，来自几个随机试验的数据显示化疗充其量也是效果不确定。

1. 辅助性化疗 阿霉素已被广泛应用于 STS 的治疗，已经开展了数项比较手术和手术＋术后化疗的随机试验。一项对 1568 名患者（886 个肢体部位）进行的 Meta 分析显示[112]，辅助化疗对 DFS 有显著影响，但对 OS 无显著影响。接受化疗的患者 10 年无病生存率为 55%，而单纯手术为 45%（P=0.0001）。然而，接受化疗的患者 OS 为 54%，而单纯手术为 50%（P=0.12）。

这项 Meta 分析因纳入了一些远处转移风险较低的患者而受到批评，许多试验中的化疗方案被认为不是最优的。一项来自意大利的研究仅限于高级别肿瘤患者，术后随机分为观察组（n=51）或化疗组（n=53），化疗组进行 5 个周期的表柔比星和异环磷酰胺治疗[113]。最初的结果显示 DFS 和 OS 显著改善；然而，在较长时间的随访中，OS 的差异不再具有统计学意义[114]。缺乏显著性的一个解释是样本量小。最近完成的欧洲癌症研究和治疗组织（European Organization for Research and Treatment of Cancer, EORTC）62931 试验将随机 351 名高度恶性 STS 术后患者（约 80% 肿瘤位于四肢或肢带部）随机分为观察组（n=176）与化疗组，化疗组进行了 5 个周期的阿霉素和异环磷酰胺治疗。5 年 OS 几乎相同，化疗组为 66.5%，观察组为 67.8%。同样，5 年 DFS 分别为 54.9% 和 52.9%。两组的累积转移率均为 35%[115]。

2. 新辅助（术前）化疗 与辅助化疗相比，新辅助化疗有几个理论上的优势：①早期开始全身治疗；②早期对化疗的不良反应可以避免过度治疗；③潜在的局部反应优势，使随后的手术不那么激进。还没有随机试验对这两种方法进行比较。意大利和西班牙肉瘤学组开展了一项随机试验，比较了术前 3 个周期的表柔比星和异环磷酰胺化疗（n=164）与术后再进行 2 个周期相同方案的化疗（n=164）。这项试验纳入了 328 名 STS 患者（约 90% 肿瘤位于四肢或肢带部），中位随访时间为 63 个月，术前化疗的患者 5 年 OS 为 68%，手术前后均接受化疗的患者 5 年 OS 为 71%。四肢部位肿瘤患者的情况并不比整个队列好：全队列的 5 年 OS 为 69.7%，肢体亚组为 68.6%[116]。两组 5 年累积远处转移率分别为 32.6% 和 33%。值得注意的是，在 EORTC62931 试验[115] 的单纯手术组中，5 年累积远处转移率也是 34%。

由于无法开展一项大型随机试验来解决辅助化疗和新辅助化疗的作用问题，几项研究尝试汇集来自美国大型知名癌症中心的数据。其中一项研究纳入了 MD 安德森癌症中心（MDACC）和 MSKCC 的所有接受或未接受辅助或新辅助化疗的患者，结果显示接受化疗的患者与未接受辅助化疗的患者在 OS 上没有统计学差异。有人认为化疗使远处转移延迟表现，但并不能阻止它。加州大学洛杉矶分校（UCLA）和 MSKCC 的另一项比较数据显示，辅助化疗对滑膜肉瘤可能是有帮助的[118]。对 MSKCC 和丹娜法伯癌症中心的数据库研究表明[119]，化疗使肿瘤＞10cm 的高级别四肢 STS 患者的疾病特异性生存率显著提高。在解释这些数据时，重要的是要识别可能存在的偏倚，而且显然，这迫切需要随机试验。

3. 联合放化疗 根据设置的不同，有数种方案可以将放疗和化疗联合起来。关于术后治疗，在 EORTC62931 试验的化疗组，先进行化疗，然后进行术后放疗；在对照组，术后放疗必须在手术后 6 周内开始。化疗组的 5 年累积局部复发率为 18.9%，而对照组为 23.7%。这表明在辅助化疗中推迟放疗开始的时间对局部控制没有不良影响。然而，值得注意的是，外科医生和放射肿瘤学家都必须同意延迟放疗才能使患者符合条件[115]。

关于术前治疗，麻省总医院（MGH）的研究小组制订了一种方案，使用 3 个周期的阿霉素、异环磷酰胺、梅斯纳和达卡巴嗪（MAID 方案），与 2 个 22Gy 疗程的术前 RT（每个 11 次）交错，用于局部、高级别、大（>8cm）肢体和躯干 STS 的总剂量为 44Gy。随后进行了手术切除。术后再进行 3 个周期的 MAID 方案化疗，切缘阳性的患者加用 16Gy/8 次增强剂量照射。在他们最新的经验中，对 63 名患者进行了评估，中位随访时间 46 个月，局部和远处的 5 年复发生存率分别为 91% 和 64%。5 年 OS 和疾病特异性生存率分别为 86% 和 89%。34 例（52%）患者出现 3 级或 4 级急性化疗相关性血液毒性。没有发生与治疗相关的死亡或继发性骨髓发育不良[120]。

RTOG 在此方案的基础上进行了一项 II 期试验。在这项试验的最新更新中[121]，对 64 名患者进行了分析。存活患者平均随访 7.7 年，局部失败率（包括截肢）和远处转移率分别为 22.2% 和 28.1%。估计 5 年 DFS、远期 DFS 和 OS 分别为 56.1%、64.1% 和 71.2%。97% 的患者发生了 3 级及以上的毒性反应，包括 3 例死亡（其中 2 例死于急性髓性白血病）。另有研究人员在使用术前化疗时，选择了联合术后或同步放射治疗[122]。Fakhrai 等[123] 报道了一项随机试验，比较了术前联合放化疗（阿霉素和异环磷酰胺 6 个周期）与术前单纯放疗。化疗组术前加速放疗（3 周），总剂量为 51Gy，每周 5 天，每天 2 次，每次 1.7Gy，放疗在仅给予异环磷酰胺的第 3~4 个化疗周期进行。放化疗组和单纯放疗组的局部复发率分别为 13% 和 22%（P=0.38）。

综上所述，大型随机试验未能显示接受阿霉素和异环磷酰胺化疗的非转移性 STS 患者的 OS 有显著改善。然而，当与其他较小的试验相结合时，在 OS 方面可能会有一些边际效益。因此，对高分化黏液样脂肪肉瘤、滑膜肉瘤等化疗相对敏感亚型的年轻患者进行化疗并非是不合理的。

七、腹腔内软组织肉瘤

（一）腹膜后软组织肉瘤

腹膜后软组织肉瘤约占所有 STS 的 15%。脂肪肉瘤（主要是高分化和去分化亚型）是最常见的组织学类型（60%），其次是 LMS（23%）[124]。大多数肿瘤在发病时都很大，肿瘤的平均大小为 17cm[125]。其中一些肿瘤可能会生长到巨大的尺寸而没有任何其他症状，特别是高分化脂肪肉瘤。发病时的典型症状包括非特异性腹痛、食欲不振和体重减轻。

腹膜后 STS 可能发生肺转移和肝转移，因此最初评估应包括胸部、腹部和骨盆的 CT 检查。图像引导下的空芯针活检比盲目空芯针活检更优，因为许多肿瘤具有

明显的异质性，去分化脂肪肉瘤的实体区可以与高分化脂肪肉瘤混杂在一起。目前，TNM 系统将腹膜后 STS 归类为独立于四肢 STS 的一大类（表 75–5）。根据肿瘤的大小、分级、淋巴结转移和远处转移进行分期[126]。疑似腹膜后 STS 的处理总结于图 75–13。主要的治疗方法是完全性手术切除。辅助放疗可以被推荐使用，但与四肢 STS 不同，其益处尚不确切。此外，在评估患者接受这些治疗时，应该包括对可能受到放疗和手术影响的重要器官功能的测定。应重视对肝功能和肾功能的监测，因为其中一个肾脏可能需要切除或再照射。没有证据显示化疗使患者获益。

表 75–5　腹膜后软组织肉瘤的 TNM 分期

原发肿瘤（T）	
Tx	原发肿瘤无法评估
T_0	无原发肿瘤的证据
T_1	肿瘤最大径≤5cm
T_2	5cm<肿瘤最大径≤10cm
T_3	10cm<肿瘤最大径≤15cm
T_4	肿瘤最大径>15cm

区域淋巴结（N）	
Nx	区域淋巴结无法评估
N_0	无区域淋巴结转移
N_1[†]	区域淋巴结转移

远处转移（M）	
Mx	远处转移无法评估
M_0	无远处转移
M_1	远处转移

临床分期与 TNM 分期的关系

Ia 期	1 级	T_1	N_0	M_0
Ib 期	1 级	T_2, T_3, T_4	N_0	M_0
II 期	2~3 级	T_1	N_0	M_0
IIIa 期	2~3 级	T_2	N_0	M_0
IIIb 期	2~3 级	T_3, T_4	N_0	M_0
IIIb 期	任何级别	任何 T	N_1	M_0
IV 期	任何级别	任何 T	任何 N	M_1

引自 Amin MB, Edge SB, Green FL et al. *AJCC Cancer Staging Manual.* 8th ed. New York：Springer；2017.

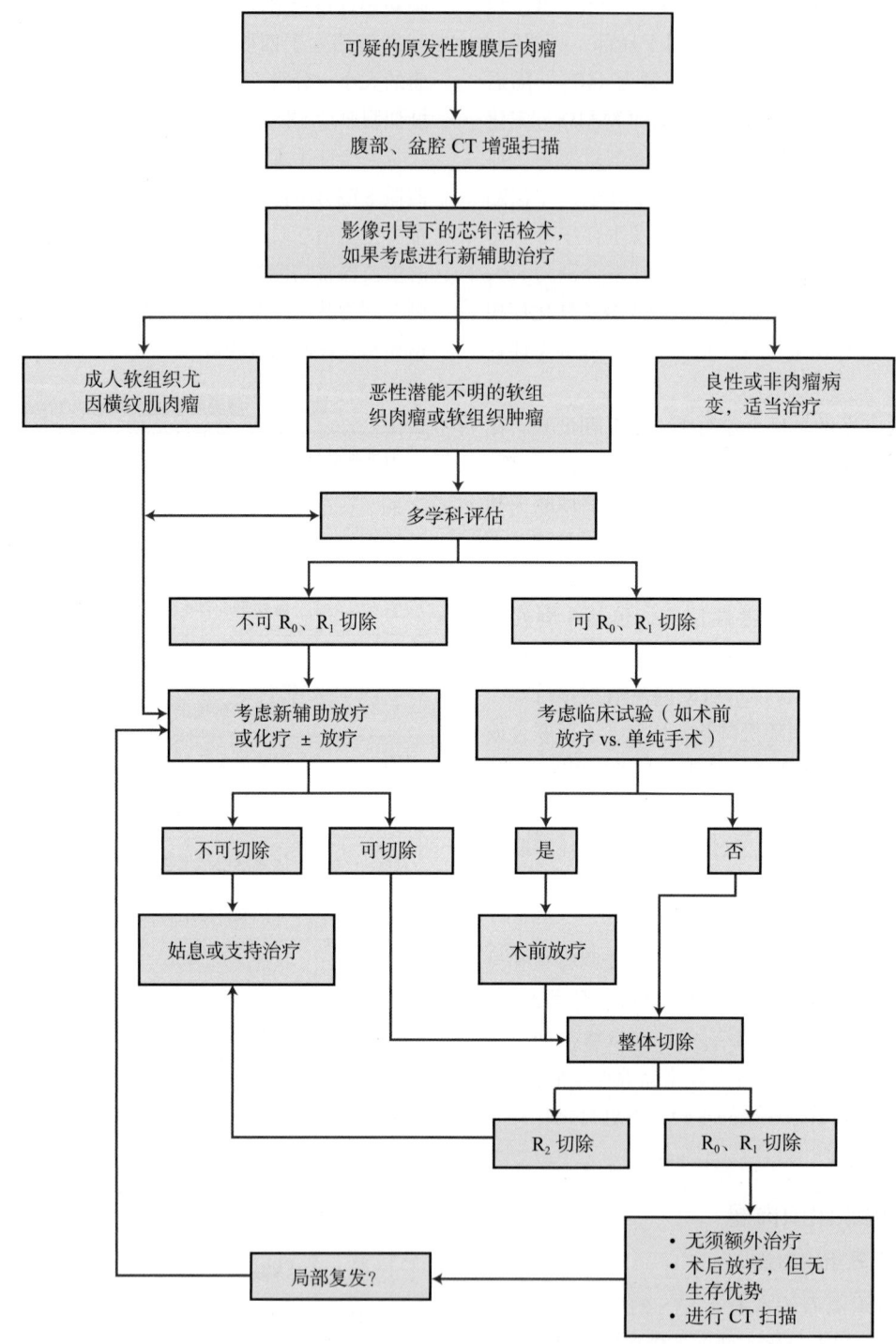

▲ 图 75-13　疑似腹膜后软组织肉瘤的治疗和诊断流程图

这些病变通常是低级别脂肪肉瘤，类似于成熟脂肪，即使在尝试多次图像引导活检的情况下，病理学家也很难确定肉瘤的病理诊断。即使诊断在临床上具有很高的提示性，但活检样品可能在没有明确切除的情况下不能得到明确的病理诊断，因此临床医生也可能需要确定合适的治疗。在这种情况下，诱导方法的位置，特别是术前放疗，需要在个体基础上加以考虑。该流程图没有包括评估患者功能状态的关键性和必要性，尤其应该包括在切除或放疗前对双肾进行差异化评估（见正文）。R_0. 显微镜阴性切除；R_1. 显微镜阳性但大体阴性切除；R_2. 切除肉眼可见残留病变

1. **手术治疗** 腹膜后肉瘤的最佳首选治疗方法是整块切除肿瘤，同时切除邻近的受累脏器和边缘未受累的组织[125, 126]。实现完全大体切除是关键。在 MSKCC 的一份报道中（$n=675$），疾病特异性生存率差的最重要的预测因素之一是不完全大体切除（HR=2.5；$P<0.001$）。完全大体切除率正在提高，据报道，在现代外科体系中原发性腹膜后肉瘤 R_2 切除率仅为 9%。要达到如此高的完全大体切除率（91%），通常需要邻近器官切除。根据 Tan 等[124] 的报道，31% 的病例需切除 1 个器官，16% 的病例需切除 2 个器官，11% 的病例需切除 3 个以上器官。除非这些器官受累，否则没有必要切除相邻器官[127]。外科技能至关重要，据报道，在大医院接受治疗的患者预后有所改善[128]。但即使在大医院，严重并发症的发生率也约为 16%[129]。

2. **辅助放疗** 尽管原发性腹膜后 STS 的手术技术有所改进，但 5 年局部复发率高达 31%～39%。相比之下，报道的远处复发风险为 18%～23%[124-130]。这样的复发模式突显了腹膜后 STS 的挑战，即使 90% 的患者实现完全大体切除，其局部复发率也高于远处转移率。

术后局部失败的高风险使联合放疗成为治疗腹膜后肉瘤的一个有吸引力的选择，但其作用是有争议的。与四肢 STS 不同的是，没有随机试验将单纯手术和手术联合放疗进行比较。在比较单纯手术和手术加联合放疗的回顾性研究中，似乎缺乏 OS 方面的收益，但局部控制率随着联合放疗而改善[131-133]。按照四肢 STS 中的剂量给予放疗可能会超过耐受，尤其是术后。有几种方案已经解决了治疗腹膜后 STS 时的剂量学问题[134]。

尽管关于四肢 STS 术前放疗还是术后放疗的争论可能并不能令所有人满意，但术前放疗是腹膜后 STS 的首选方法是毋庸置疑的。腹膜后 STS 中典型的大肿块通常起到原位组织扩张器的作用，使小肠和其他辐射敏感的脏器移出放射野。有几篇关于腹膜后 STS 术前放疗的文献报道。Pawlik 等[135] 报道了两项前瞻性试验的长期结果，在 72 名患者中使用了 45～50Gy 术前放疗，然后进行了切除。分析 54 例接受术前放疗并实现完全大体切除的患者（其中 22 例接受了术中放疗）时，5 年局部控制率为 60%，DFS 为 46%，OS 为 61%。De Sanctis 等[136] 报道了一项 I～II 期试验，使用术前放疗至 50.4Gy，同时给予 3 个周期的大剂量长时间输注异环磷酰胺。在 83 名登记的患者中，79 人接受了手术。中位随访时间为 7.6 年，7 年 DFS 为 46.6%，OS 为 63.2%。局部复发累积发生率为 37.4%，远处复发率为 20%。

其他方案包括在 EBRT 的基础上增加术中放疗（intraoperative radiation，IORT），取得了令人振奋的结果[137, 139]。IORT 的主要优势是能够在物理上或在屏蔽的帮助下剂量递增，以减少邻近正常结构的剂量。外照射的经典剂量为 45～50Gy，IORT 的剂量一般为 10～15Gy。在 MSKCC 使用高剂量率 IORT，而在 MGH 和梅奥医学中心主要使用电子 IORT。IORT 的治疗目标主要是外科医生很难获得广泛阴性切缘的后部结构（椎旁组织和血管）。据报道，采用这种方案的 5 年局部控制率为 59%～83%。在梅奥医学中心，43 名接受治疗的原发病患者中有 3 名（7%）患者出现局部复发，而 44 名接受治疗的局部复发性疾病患者中有 17 名出现局部复发（49%）[138]，报道的 5 年 OS 为 48%～74%，同样在原发病患者中效果更好[137, 139]。中度到重度并发症并不少见。应该特别注意周围神经病变，因为它是 IORT 的剂量限制性毒性。周围神经病变的比例为 6%～37%，并且受 IORT 类型的影响。接受高剂量率 IORT 治疗的患者周围神经病变的发生率较低（6%），相比之下，接受电子 IORT 治疗的患者周围神经病变的发生率为 15%～37%[137-139]。

MGH 对质子治疗和 IMRT 的使用进行了调查[140]。他们报道了 28 名患者，75% 的患者在术前接受了 IMRT 或质子治疗，11 名患者接受了额外的 IORT。中位随访 33 个月，原发病变的 3 年局部控制率为 90%（$n=20$），复发率 30%。剂量勾画 IMRT（dose-painting IMRT）已被推荐作为术前放疗加 IORT 的替代方案。理由是需要增加剂量的区域不是整个靶区，而是 IORT 涉及的后部结构（椎旁组织和血管）。Tzeng 等[141] 报道了 16 例接受剂量勾画 IMRT 的患者，总剂量为 57.5Gy，16 例患者中有 14 例进行完全大体切除。中位随访 28 个月，2 年局部控制率为 80%，晚期胃肠道毒性反应发生率为 6%。在 MSKCC，当前的辅助放疗方法是剂量勾画法。形成 CTV 的 GTV 通常向周围的外放 1.5cm。从 CTV 到 PTV 外放 1cm。这个体积的治疗剂量是 50.4Gy/28 次。后部结构以 2.15Gy/ 次的剂量勾画至 60.2Gy（图 75-14）。

总之，腹膜后 STS 的处理是具有挑战性的。即使在现代外科手术体系下，90% 的病例实现完全大体切除，5 年局部复发风险也在 30% 左右。典型的复发模式是局部复发，而非远处转移，这提示辅助放疗的价值。但与四肢 STS 不同的是，没有前瞻性随机试验支持它的作用，毒性也不是最小的。如需辅助放疗，45～50Gy 的术前放疗优于术后放疗。有几种方法可以增加剂量，例如 IORT。但最近几年，集成增强技术变得更具吸引力。

（二）原发性胃肠道间质瘤

胃肠道间质瘤是胃肠道最常见的间叶性肿瘤[142]。

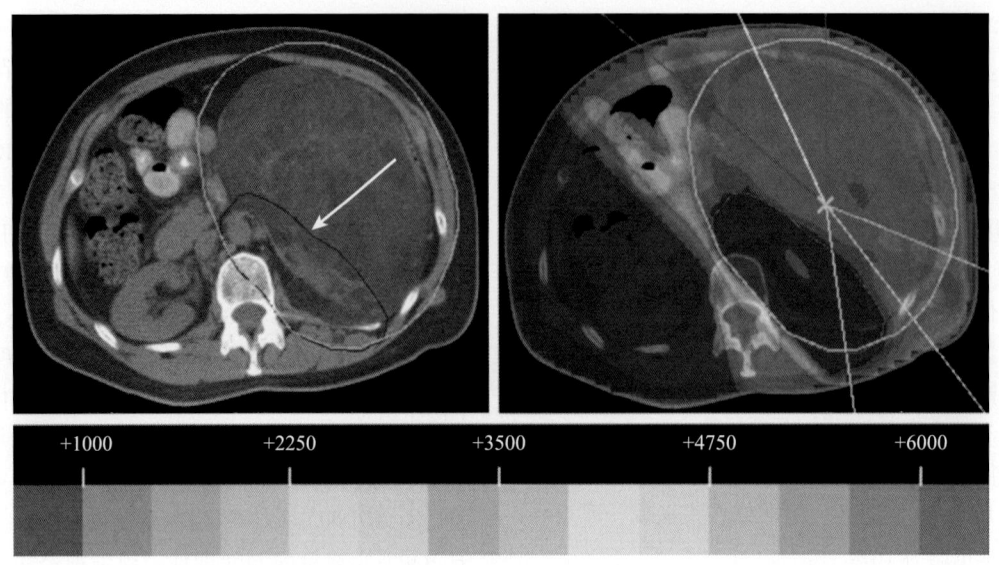

▲ 图 75-14　腹膜后软组织肉瘤术前调强放疗剂量勾画（此图彩色版本见书末）

箭表示后部结构，橙色区为 50.4Gy，红色区为 60.2Gy（不包括肠道）

大多数肿瘤（＞90%）存在 KIT 或 PDGFR-α 癌基因突变。它们通常会影响 50—70 岁的患者。主要治疗方法是手术切除。AJCC 分期系统使用肿瘤大小（2cm、5cm 和 10cm）、有丝分裂比率（高、低）及淋巴结和远处转移来进行 GIST 分期。

随着伊马替尼（KIT 和 PDGFR-α 的一种选择性酪氨酸激酶抑制药）的使用，GIST 的治疗发生了翻天覆地的变化。根据几项随机临床试验，伊马替尼每天 400mg 被认为是大多数转移性疾病患者的治疗标准[143, 144]。KIT 的第 11 外显子突变比第 9 外显子突变似乎更影响预后[145]。第 9 外显子突变的患者预后更差，因此，在转移的情况中，建议每天服用 800mg，而不是 400mg[146]。治疗应该终身维持[147]。KIT/PDGFRA 阴性的患者最好使用舒尼替尼或索尼替尼治疗[145]。

放射治疗在 GIST 治疗中的作用是有限的。然而，对于存在转移性疾病的患者，放疗已经被证明能够产生持久的疗效[148, 149]。伊马替尼在高危患者的辅助治疗中也被发现是有效的，尽管受益的程度不如在转移性疾病的治疗中那么显著[150, 151]。

八、罕见部位的软组织肉瘤

（一）头颈部软组织肉瘤

头颈部 STS 仅占 STS 的 5% 左右。它们可能起源于上消化道，也可能起源于头皮、面部或颈部的皮下组织。临床表现根据肿瘤的大小和位置各不相同，从浅表肿块到上消化道阻塞症状、脑神经功能障碍或突眼症。

头颈部 STS 与四肢 STS 有几点不同。头面部 STS 原发病灶往往较小；侵袭性组织学类型的比率相对较高，如血管肉瘤；局部复发比远处转移的风险高[152]。Mattavelli 等[153] 报道了 127 例接受手术切除的头颈部 STS 患者。127 例患者中有 122 例（73%）肿瘤大小＜5cm。阳性切缘率为 32%。36% 的患者接受了辅助放疗，26% 的患者接受了化疗。中位随访时间为 66 个月，5 年局部复发率为 17%，5 年远处复发率为 11%，5 年 OS 为 73%。由于手术切缘狭窄，应考虑辅助放疗。O'Sullivan 等[154] 报道了 40 例连续接受术前放疗至 50Gy 的患者。2 年精算无局部复发率为 80%，无转移性复发率为 85%。40 例患者中有 8 例（20%）在术后 120 天内发生了主要伤口并发症。

头颈部是皮肤血管肉瘤这一组织学类型最好发的部位，值得特别考虑。这些肿瘤发生在头颈部的真皮组织中，尤其是头皮（约 50%）或面部皮肤。这是一种高加索人的老年疾病，在非洲很少见[155]。病灶通常表现为紫色、瘀伤样病变，随着时间推移会发展为溃疡和慢性出血。血管肉瘤的多灶性给局部治疗带来了巨大的挑战。通过真皮的外侧延展使手术切缘的评估变得困难。Pawlik 等[156] 报道了 29 例头皮血管肉瘤患者，其中只有 21.4% 的患者获得了干净的切缘。Guadagnolo 等[157] 报道了 70 例患者：20 例（29%）接受单纯手术治疗，27 例（39%）接受单纯放疗，23 例（33%）接受手术和放射治疗。其中 44 例患者接受化疗。中位随访时间为 2.1 年。5 年 OS 为 43%，局部控制率为 43%。在接受放疗（中位剂量 60Gy）的 50 名患者中，22 名（44%）发生了局部复发（68% 在放射野内，23% 在边缘，9% 在放射野外）。接受手术联合放疗的患者的局部控制率明显好于单纯接受手术或放疗的患者（84% vs. 24%，$P<0.0001$）。

建议术后进行边界较宽的放疗，以减少边缘复发。但由于头皮的巨大凸面，且希望避免照射超出脑组织的耐受性，放疗技术仍具有挑战性。结合 IMRT 和其他技术的新方法现已实现[158]。头颈部 STS 的转移很常见，主要发生在区域淋巴结和肺部。晚期患者预后不佳，但少数患者对化疗有显著疗效，紫杉醇是最有前景的药物。索拉非尼是一种血管内皮生长因子受体的酪氨酸激酶抑制药，也能阻断 RAF 信号通路[159, 160]。索拉非尼的 II 期试验显示出显著的抗血管肉瘤活性[161]。

（二）乳腺肉瘤

原发性乳腺肉瘤很少见，但组织学亚型多样，从预后相对较好的叶状肿瘤（最常见）到预后最差的辐射相关的血管肉瘤。大多数患者都有乳腺肿块，辐射相关的血管肉瘤也可能表现为皮肤紫色变。治疗建议是融合四肢 STS 和乳腺腺癌的治疗方法。与乳腺腺癌不同，乳腺 STS 往往较大，因此，更多地使用乳房切除术。不必常规进行腋窝淋巴结清扫，因为淋巴结受累的风险很低。如果可以获得足够的阴性切缘，就可以尝试保乳手术。

叶状肿瘤的治疗取决于肿瘤的恶性程度。良性肿瘤患者一般不需要辅助放疗。对于交界性或恶性叶状瘤患者，是否需要放疗取决于患者是否接受了乳房切除术或肿块切除术。根据 Belkacemi 等[162] 的报道，单纯乳房切除术的 5 年局部控制率为 91%，乳房切除联合放疗的局部控制率为 92%，这表明乳房切除术后不需要放疗，除非有阳性切缘。Pezner 等[163] 报道了 169 名仅接受肿块切除术的恶性叶状肿瘤患者。中位随访时间为 64 个月，5 年局部控制率仅为 79.4%，其他研究证实单纯肿块切除术的局部复发率约为 20%[163, 164]。相比之下，Barth 等[164] 报道了一项前瞻性研究，纳入了 46 名肿块切除术后切缘阴性、术后接受 50.4Gy 放射治疗的患者。中位随访 56 个月，5 年局部控制率为 100%。这些结果有利于肿块切除术后放疗的应用。化疗治疗乳腺肉瘤作用有限[165]。

辐射相关的血管肉瘤值得特别考虑，这是乳房照射后潜在的长期后遗症，估计治疗后的 15 年累积发病率为 0.3%[166-168]。但这一组织学类型并不仅仅与辐射有关，初次放疗的患者也可能出现乳房血管肉瘤。放疗相关的血管肉瘤往往发生在老年患者中，并累及真皮，而非散发性的病例，后者在年轻患者中表现为实质肿块。放疗相关的血管肉瘤预后较差。Torres 等[170] 报道了 95 例患者（95.7% 为局部病变），5 年局部控制率为 50.7%，OS 为 53.5%。

（三）胸部软组织肉瘤

胸部 STS 是一组异质性病变，病变起源于胸壁、纵隔或胸膜。Duranti 等[171] 报道了 337 例有局部疾病的患者。平均年龄 50 岁，中位肿瘤大小为 8cm。病变部位方面，软组织和胸壁占 85.5%，纵隔占 9.5%，胸膜占 5%。51.4% 的患者接受了辅助放疗，40.7% 的患者接受了化疗。中位随访时间为 4.7 年，原发病患者亚组的 5 年局部复发率分别为 14% 和 90.8%（306/337）。放疗显著改善局部控制。5 年远处复发率为 17%，OS 为 65%。胸壁 STS 的治疗方式通常与四肢 STS 相似。应鼓励采用术前放疗，以限制肺部接受高剂量辐射。

九、表现不典型的软组织肉瘤亚型

成人儿童型软组织肉瘤

某些组织学类型的 STS，如横纹肌肉瘤和尤因肉瘤，主要见于儿童，但仍可跨年龄段发生。当这种组织学类型出现在成人患者中时，就产生了应该如何治疗的问题。因为儿童 STS 严重依赖化疗，但在成人中较少依赖化疗，而且儿童 STS 中放射治疗的剂量低于成人 STS 中使用的剂量。

1. 横纹肌肉瘤　世界卫生组织 2013 年分类中的横纹肌肉瘤（rhabdomyosarcoma，RMS）包括三个主要亚型：胚胎型、肺泡型和多形性[22]。肺泡型 RMS 存在特征性染色体易位，这有助于将其与其他 RMS 区分开来。60% 的肺泡型 RMS 存在特征性 t（2；13），20% 存在特征性 t（1；13）。胚胎型 RMS 以染色体 11p15.5 的杂合性缺失为特征。胚胎型和肺泡型 RMS 常见于儿童，但也可见于 45 岁以下的成年人。多形性 RMS 呈现复杂的遗传变异，好发于 45 岁以上的成年人。

RMS 是一种与淋巴结转移风险相关的肉瘤。RMS 分为四组和三个风险类别，不仅考虑了典型的 TNM 表现，还考虑了肿瘤的部位和组织学亚型。

成人 RMS 预后较儿童差，尚不完全清楚这是否反映了不同的生物学特征或治疗的积极性。来自 MSKCC 的一项对 148 名 16 岁以上 RMS 患者的报道中[173]，使用或按照 RMS 方案治疗的患者有更好的 OS（54% vs. 36%；$P=0.03$）。65% 的患者接受了原发部位的放疗。在非转移性疾病患者亚组（$n=94$）中，5 年局部复发率为 34%，5 年 OS 为 45%。可以说，在儿童 RMS 中使用的积极的多模态疗法在成人患者中使用也是合理的。儿童 RMS 术后放疗剂量适中，一般为 36～41Gy。尚不清楚该剂量对成人 RMS 是否足够。当然，对于多形性 RMS，术后放疗剂量应像其他成人 STS 一样，为 63～66Gy。

2. 骨外尤因肉瘤 大多数儿童尤因肉瘤是原发性骨肉瘤，而大多数成人尤因肉瘤发生在软组织（约 75%）。最常见的部位是下肢（25%），其次是上肢（18%）。90% 的成人尤因肉瘤中有特征性 t（11；22），其次是 t（21；22）。Martin 等[174] 报道了 46 名患有原发性尤因肉瘤的成人患者，中位随访时间为 29 个月，5 年存活率为 60%。一般治疗指南遵循尤因骨肉瘤患者，包括全身化疗和放射治疗（图 75-15）。同样，小儿尤因肉瘤的经典术后放疗剂量为 45~50Gy；尚不清楚该剂量对成人尤因肉瘤是否足够。

3. 隆突性皮肤纤维肉瘤 隆突性皮肤纤维肉瘤是一种表浅肿瘤，通常表现为假性真皮隆起、紫色或红色病变，常位于颈下部、胸上部和肩带区域，尽管可能累及任何部位。该肿瘤起源于真皮，表现出特征性的缓慢而持续多年的生长。它主要影响中年患者。超过 90% 的病例存在特征性的 t（17；22）（q22；q13），现正成为诊断的标志性特征。主要治疗方法为手术切除，切缘较宽。另一种治疗方法是莫氏显微外科手术。Paradisi 等[175] 通过文献汇总，报道了 463 例莫氏手术中有 6 次复发（1.3%），而 1394 例广泛性局部切除中有 288 次复发（20.7%）。

Castle 等[176] 报道了 53 例接受手术联合放疗的患者（术后放疗的中位剂量为 60Gy，术前放疗的中位剂量为 50Gy）。中位随访时间为 6.5 年，5 年局部控制率为 98%。作者建议，对于肿瘤较大或复发的患者，或者当尝试广泛局部切除会导致严重不良反应时，应当考虑使用辅助放疗。伊马替尼在携带 t（17；22）的晚期患者中呈现抗肿瘤作用。伊马替尼的两个 II 期试验数据显示，伊马替尼在局部晚期或转移性隆起皮肤纤维肉瘤中的客观缓解率接近 50%[177]。

4. 侵袭性纤维瘤病 侵袭性纤维瘤病也被称为腹外硬纤维瘤，是一种能够局部浸润和破坏的良性肿瘤。好发于年轻人，可以发生于身体的任何部位，但主要见于四肢肢带部、腹壁和四肢。几乎所有患者都存在 CTNBB1（90%，体细胞）或 APC（9%，胚系）的失活突变[178]。广泛性手术切除是主要治疗方法，但复发很常见。治疗应个性化，因为这种肿瘤是良性的，且患者相对年轻，如果可能，建议保留或推迟放疗和全身治疗。

Gronchi 等[179] 报道了 203 名接受手术治疗的患者。原发病灶的 5 年 DFS 明显好于复发病灶（81% vs. 59%，$P<0.01$）。在原发病患者亚组（$n=128$；15.6% 接受辅助放疗）中，切缘阳性患者的 5 年 DFS 与切缘阴性患者的 5 年 DFS 无显著差异（79% vs. 82%，$P=0.5$）。复发组（$n=75$，26.7% 接受辅助放疗）的相应指标分别为 47% 和 65%，但差异无统计学意义（$P=0.17$）。这些数据表明，即使切缘呈阳性，原发疾病也可能不需要辅助放疗。Bishop 等[180] 报道了 209 名接受放射治疗的患者，无论是单纯接受放疗（58%）还是联合手术治疗（42%）。中位随访 98 个月，5 年和 10 年局部控制率分别为 71% 和 69%。更年轻的年龄是局部控制不良的主要预测因素之一。30 岁以下的患者 5 年局部控制率为 57%，而 30 岁以上的患者为 82%（$P<0.001$）。5 年并发症发生率为 11%，这与放疗剂量超过 56Gy 有关[180]。

伊马替尼在复发性或晚期不可切除的侵袭性纤维瘤病中显示出临床活性。法国肉瘤学组报道了使用伊马替尼治疗进展性和复发性侵袭性纤维瘤的 II 期试验结果[181]。40 名患者接受了伊马替尼（每次 400mg，疗程 1 年）的治疗，其中 1 例完全缓解，3 例部分确认缓解，28 例疾病稳定，3 例疾病进展。2 年无进展率为 55%。最新数据似乎表明索拉非尼对这些肿瘤的活性更好[182]。

十、抢救治疗和姑息治疗

（一）局部复发

图 75-16 总结了局部复发的 STS 的一般管理方法。

治疗前 　　　　　　　　　　　　诱导化疗 / IMRT 联合手术治疗后

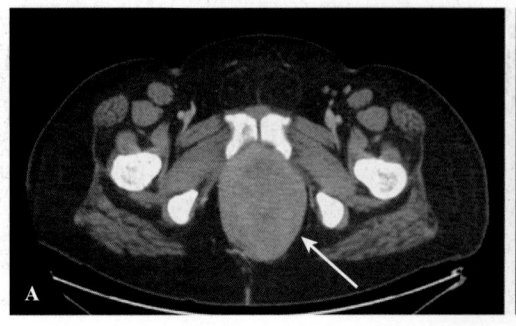
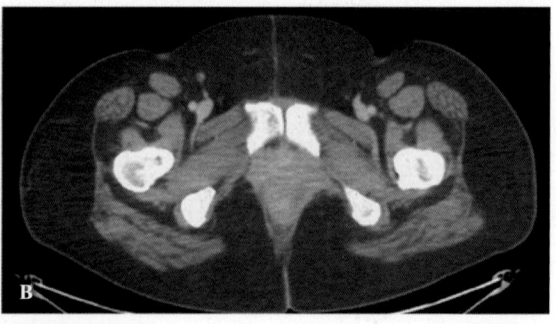

▲ 图 75-15　直肠周围区域的尤因肉瘤

A. 出现的肿瘤（箭）；B. 诱导化疗、术前调强放疗法至 50.4Gy 联合手术治疗后，术中病理检查未发现残留病变

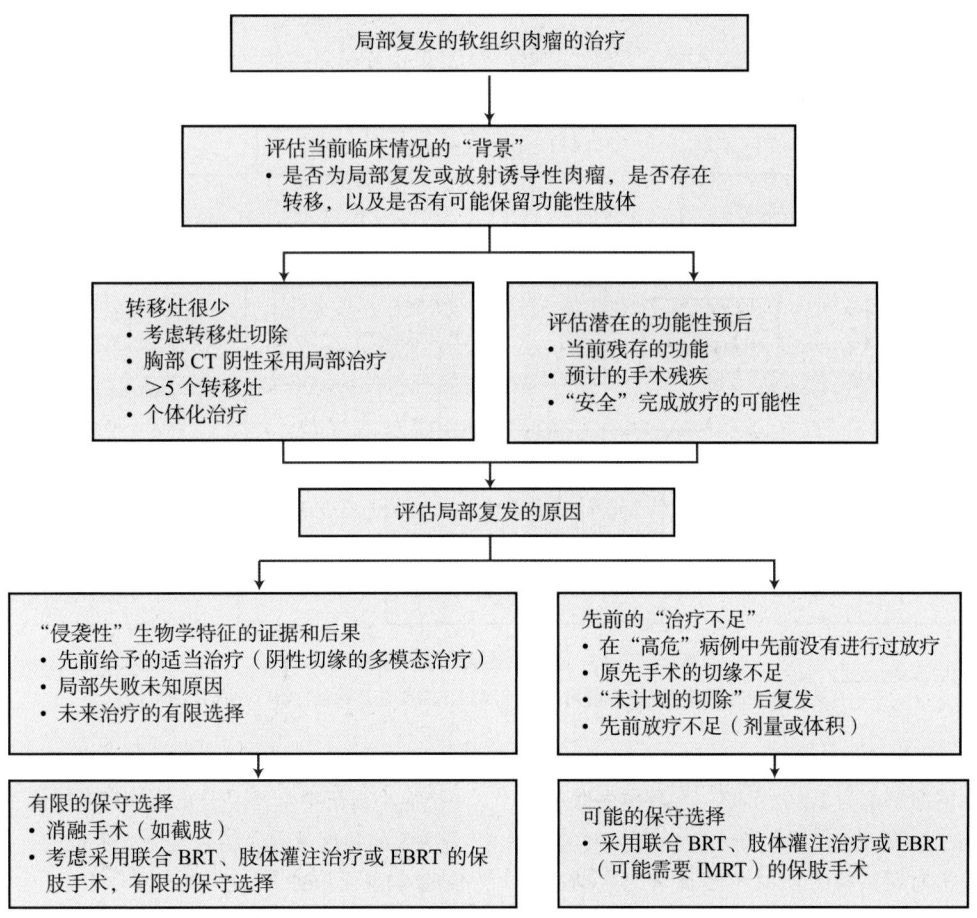

▲ 图 75-16　局部复发的软组织肉瘤的治疗流程图

这些病变的处理很复杂，临床医生必须考虑各种因素，包括病变可能是放射诱导的肉瘤，认识复发的潜在原因，并发转移对决策的影响，以及选择保护复发部位的组织功能

BRT. 近距离放射治疗；EBRT. 体外放射治疗

出现局部复发（非转移性）且初次照射的患者应以与原发病相似的方式治疗。对于以前受过照射的患者，需要更多的个性化治疗。除手术外，BRT 通常也是一种选择。Torres 等[183] 报道了 62 例放疗后局部复发的 STS 患者，其中 25 例单纯接受手术治疗，37 例接受手术联合再次放疗。再次放疗类型：高剂量率 BRT45～50Gy 33 例，术前放疗 45～50Gy 3 例，术后放疗 64Gy 1 例。总体 5 年局部控制率为 51%，单纯手术组为 39%，手术联合再次放疗组为 58%（*P*=0.4）。需要门诊或手术治疗的并发症在接受再次放疗的患者中更为常见（80% vs. 17%，*P*<0.001）。因此，必须权衡再次放疗带来的额外不良反应和潜在益处。

（二）转移性疾病

1. 手术　由于 STS 有孤立性肺转移的倾向，因此考虑肺转移灶切除术总是有必要的。国际肺转移登记处（International Registry of Lung Metastases）报道了 5206 例肺转移灶切除患者，其中 2173 人患有骨肉瘤或 STS。

携带孤立性转移灶及无病间隔时间长的患者有最佳的预后[184]。Billingsley 等[185] 强调了实现完全切除的重要性。在 719 例 STS 肺转移患者中，OS 率为 25%。完全切除组的 3 年生存率为 46%。相比之下，接受不完全切除的患者的情况并不比没有切除的患者好多少[185]。

2. 放疗　直到最近，放疗在转移性 STS 的治疗中只起到很小的作用。但随着 SBRT 的进步，部分转移负荷有限且健康状况良好的患者似乎可以从中受益。报道的 2 年局部控制率为 85%～95%。剂量通常为 50Gy，分 5 次或 10 次照射，具体取决于转移灶部位[186-188]。

对于脊柱转移患者，SBRT 是一个极具吸引力的选择。在 MSKCC 的一份报道中[189]，88 名患者接受了大分割或单分割 SBRT 治疗。12 个月时局部控制率为 87.9%。单次分割（中位剂量 24Gy）治疗效果更好（*P*=0.007）。3 级晚期毒性反应发生率为 4.5%。

3. 化疗　转移性 STS 的一般管理原则如图 75-17 所示。在转移性 STS 中，全身化疗少有完全且持久的疗效。阿霉素单药是转移性 STS 一线治疗中最常用的

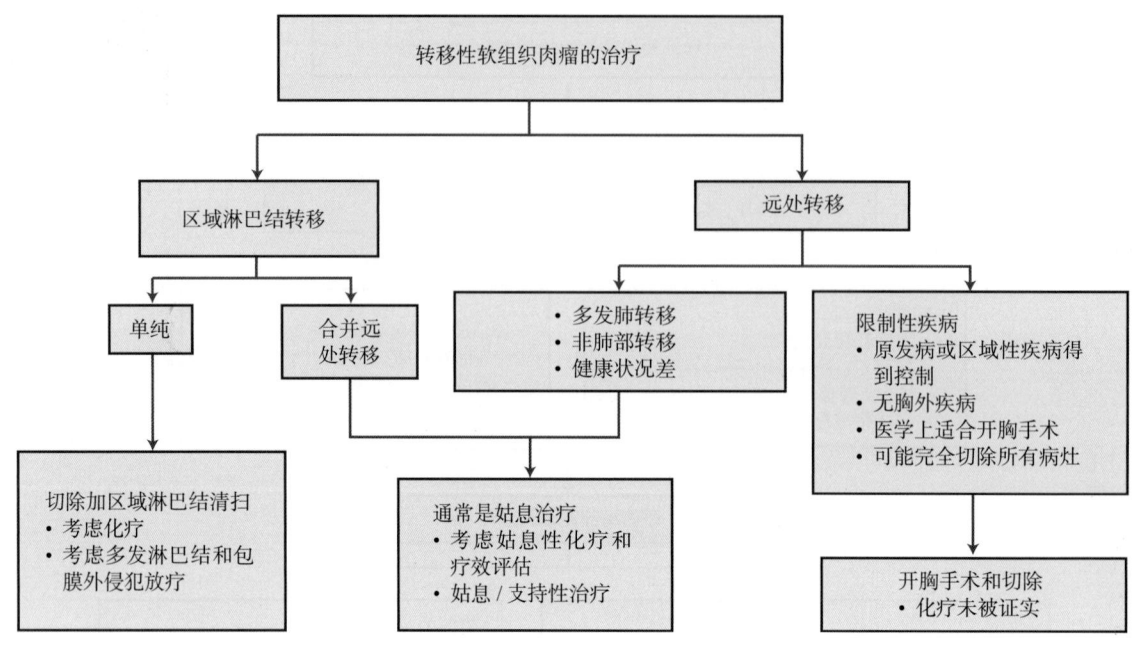

▲ 图 75-17 转移性软组织肉瘤的治疗流程图

有这些病变的患者存在潜在的可挽救的疾病，需要在开始强化治疗之前仔细甄别

药物[20]，产生的缓解率为 12%～24%。异环磷酰胺单药的应答率更高[20]，通常在 20%～25%。Bramwell 等[190] 对来自 8 个随机对照试验的 2281 名受试者的数据进行了 Meta 分析，这些试验比较了阿霉素单药化疗和以阿霉素为基础的联合化疗，结论是阿霉素单药化疗是最佳疗法。阿霉素单药的中位生存期为 7.7～12.0 个月，联合化疗的中位生存期为 7.3～12.7 个月。

在一项随机试验中[191]，228 名患者随机接受阿霉素单药化疗，227 名患者接受阿霉素和异环磷酰胺联合化疗。所有患者均有转移性或不可切除的病变。两组的 OS 无显著差异：阿霉素组的中位 OS 为 12.8 个月，阿霉素 + 异环磷酰胺组为 14.3 个月（HR=0.83；P=0.076）。阿霉素 + 异环磷酰胺组的总缓解率高于阿霉素组（26% vs. 14%；P<0.0006）。最常见的 3 级和 4 级毒性反应在联合化疗组都比单独使用阿霉素更为常见，它们包括发热性中性粒细胞减少症（46% vs. 13%）、贫血（35% vs. 5%）和血小板减少症（33% vs. <1%）。在另一项比较阿霉素单药与吉西他滨和多西紫杉醇联合化疗的随机试验中，PFS 和 OS 也没有显著差异[192]。在一项 Ⅱ 期随机试验中，对阿霉素单药与阿霉素 + 奥拉单抗

（抗血小板衍生生长因子 α 的单克隆抗体）进行了比较。从 OS 的角度来看，结果是令人振奋的，但 Ⅲ 期试验的结果仍悬而未决[193]。

近年来，基于组织学类型的个体化治疗取得了一定的吸引力。例如，转移性血管肉瘤患者对紫杉醇的反应似乎每周都很好[194]。

艾瑞布林被发现在既往治疗过的脂肪肉瘤中优于达卡巴嗪[195]。帕唑帕尼是一种多靶点酪氨酸激酶抑制药，已用于非脂肪瘤性 STS。在一项试验中[196]，369 名转移性 STS 患者被随机以 2:1 的比例分组，接受帕唑帕尼（n=246）或安慰剂（n=123）治疗。帕唑帕尼的中位无进展生存期为 4.6 个月，而安慰剂组为 1.6 个月（P<0.0001）。服用帕唑帕尼的患者 OS 为 12.5 个月，而服用安慰剂的患者 OS 为 10.7 个月（P=0.25）。最近发现帕博利珠单抗对去分化的脂肪肉瘤和未分化的多形性肉瘤有很高的缓解率[197, 198]。

随着我们逐渐破解与肉瘤发生有关的信号通路（图 75-18），基于特定基因组变异的新的靶向治疗将会被使用[199, 200]。

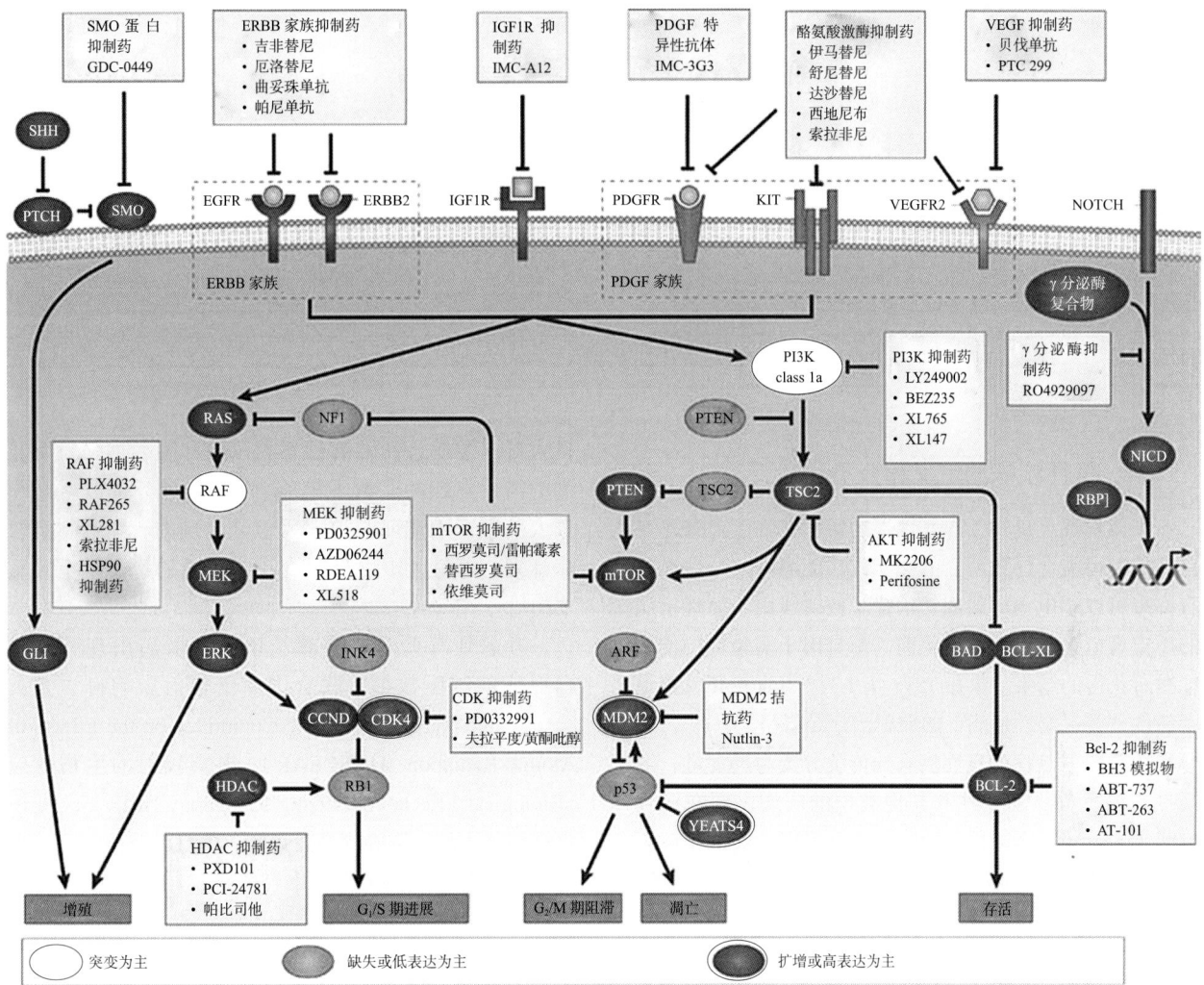

▲ 图 75-18 肉瘤靶向治疗的通路

节点按其主要变异类型（突变、删除或扩增）着色。浅色方框表示已投入临床使用或处于早期开发中的靶向药物［引自 Taylor BS，Barretina J，Maki RG，et al. Advances in sarcoma genomics and new therapeutic targets. *Nat Rev Cancer* 2011；11（8）：541–57.］

第 76 章　良性疾病
Benign Diseases

William G. Rule　Lisa A. McGee　Michael Heinrich Seegenschmiedt　Michele Y. Halyard　著

杨冠群　译

一、良性疾病的定义和分类

许多病理上良性（非恶性）的疾病在临床上并不是良性的，可能会导致明显的症状或功能障碍。这些疾病有许多可以用电离辐射成功治疗。放射线用于良性疾病的历史可以追溯到几个世纪前，源自出于实验目的使用 X 线所获得的结果。早在 1898 年 1 月，Sokoloff 就报道了痛性"类风湿性疾病"的放射治疗结果呈阳性[1]。

适合放射治疗的良性疾病的传统分类为炎症性、退行性、增生性、功能性和其他类型的疾病，现在已经过时了。尽管随着对放射治疗急性和晚期效应的了解不断深入，放疗适应证和治疗理念发生了很大的变化，但在世界范围内，良性疾病的放射治疗变得更加重要。如今，由于临床历史传统和培训上的差异，各国在非恶性条件下使用放射治疗方面存在着显著差异[2-6]。

（一）放射治疗的适应证

良性疾病有几个特点可以证明使用放射治疗是合理的。它们可以浸润性和侵袭性生长。例如，韧带样瘤（侵袭性纤维瘤病）和瘢痕疙瘩可能会影响美容和功能。内分泌性眼眶病可能危及生命。儿童或青少年面部的难治性肝血管瘤（Kasabach-Merritt 综合征）或青少年血管纤维瘤可能需要放射治疗。当良性疾病引起疼痛或其他严重症状从而对生活质量产生持久影响，或者如果其他治疗方案不可用、失败或可能引发更多不良反应时，可能存在放疗的适应证。然而，总的来说，放射治疗很少是治疗大多数非恶性疾病的首选。因此，知情同意必须彻底落实。应特别关注长期风险，如诱发继发性恶性肿瘤，包括实体瘤和血液恶性肿瘤。

（二）诱发肿瘤的长期风险

评估良性疾病放射治疗诱发继发性恶性肿瘤的真实风险是困难的。风险评估通常基于治疗各种恶性和良性疾病的历史队列。在现代放疗的背景下，老年患者继发恶性肿瘤的风险相当低。对于年轻患者，特别是儿科人群，继发恶性肿瘤的累积风险和随后加强长期监测的需要可能并非微不足道。因此，放疗的收益必须令人信服，才能证明长期风险是合理的。细致制定放疗计划，以最大限度地减少正常组织的暴露是至关重要的[7]。

考虑到有关全身暴露于电离辐射后出现肿瘤和白血病的国际数据［联合国原子辐射影响科学委员会（United Nations Scientific Committee on the Effects of Atomic Radiation，UNSCEAR），电离辐射的生物效应（Biological Effects of Ionizing Radiation，BEIR）］，可根据性别和年龄计算肿瘤诱发风险。男性暴露于辐射的平均终生风险（9.5%）低于女性（11.5%）。表 76-1 总结了特定年龄和性别的肿瘤诱发风险。

表 76-1　年龄和性别相关的肿瘤诱因：相对终生风险

年龄组（岁）	男性（%/Sv）	女性（%/Sv）
≤10	25.0～26.0	32.0～33.0
11—20	15.0	19.0
21—30	13.0～14.0	17.0
31—40	7.0	8.0
41—50	5.0	6.0
51—60	4.5	5.0
61—70	3.5	4.5
71—80	2.5	3.0
>80	1.0	1.5

Sv. 希沃特（Sievert）

引自 Jansen JTM, Broerse J, Zotelief J, et al. Assessment of carcinogenic risk in the treatment of benign disease of knee and shoulder joint. In: Seegenschmiedt MH, Makoski H-B, eds. *Kolloquium Radioonkologie/Strahlentherapie, Radiotherapie bei gutartigen Erkrankungen*, vol. 15. Altenberge, Germany: Diplodocus Verlag; 2001: 13–15.

（三）良性疾病的放疗原则

良性疾病的放疗原则可以归纳为 10 条陈述（框 76-1）。对于每个正考虑接受放疗的患者，这些都应该仔细考虑。

框 76-1 良性疾病的放疗原则

- 评估未经治疗的自然病程
- 考虑患者不接受治疗的潜在后果
- 回顾相关替代疗法及其疗效的数据
- 进行了风险收益分析，并与其他可能的措施进行比较
- 如果常规疗法失败，且其他疗法的风险和不良反应更大，以及如果不治疗会比放射治疗对患者产生更严重的后果，则证明该适应证是合理的
- 考虑对个别患者可能造成的长期放射危险
- 告知每位患者放射治疗的所有相关细节：靶区体积、剂量概念（单次剂量和总剂量）、单次照射和整个放射疗程的持续时间、相关的放射风险和不良反应
- 经过彻底的患者教育后，取得患者的书面同意
- 确保长期的后续护理，以记录预后
- 如有疑问，或所提供的患者资料或治疗决策不明确，应征询专业的他方意见

引自 Seegenschmiedt MH, Katalinic A, Makoski H, et al. Radiation therapy for benign diseases. Patterns of care study in Germany. *Int J Radiat Oncol Biol Phys*. 2000；47：195-202；and Micke O, Seegenschmiedt MH. The German Working Group guidelines for radiation therapy of benign diseases. A multicenter approach in Germany. *Int J Radiat Oncol Biol Phys*. 2002；52：496-513.

二、放射生物学方面

已知的治疗恶性疾病的放射生物学机制和明确的增殖靶细胞仅部分适用于良性疾病。其他辐射敏感的靶细胞及细胞和功能机制应被视为电离辐射的靶点。然而，放射治疗很可能不是通过某一种特定的机制，而是通过不同效应的复杂相互作用起作用。

（一）结缔组织中的反应

结缔组织中的电离辐射触发了几种机制。发生任何创伤或急性或慢性炎症后，几个细胞系统调节修复过程，其中成纤维细胞发挥核心作用，特别是在修复阶段。这是以高度细胞增生和特定生长因子刺激为特征的。此外，电离辐射对细胞分化也有重要影响[9, 10]。

由于某些过度增生事件，成纤维细胞的过度反应会导致疾病发生（例如在掌筋膜挛缩的早期阶段，在阴茎硬结症的早期阶段，在瘢痕疙瘩中，以及在侵袭性纤维瘤病的进展中）。电离辐射可以使成纤维细胞增多，从而影响分化和抑制细胞增殖。

（二）血管系统中的反应

毛细血管内皮细胞和较大的动、静脉血管具有很高的增殖潜能，是各种细胞因子介导的细胞反应的来源。细胞间黏附分子 -1（ICAM-1）由低剂量辐射诱导，是白细胞 - 内皮相互作用的媒介[11]。同样，选择素（selectin）介导单核细胞穿透间质组织[12]。血管内皮细胞释放前列腺素也受到电离辐射的调节。细胞和膜的功能在受到辐射时可以改变。

大剂量单次照射或大的总剂量照射可能会导致内皮损伤，从而导致小血管硬化和闭塞。较高的分次剂量或单次剂量用于脑动静脉畸形或有症状的脊椎血管瘤，较低的单次剂量和总剂量用于减少内分泌性眼眶病和眼眶假瘤等疾病的炎症过程。

（三）疼痛过程中的反应

肌腱、韧带和关节等营养不良组织的退行性过程可能会因慢性炎症而引起疼痛，并可能引起各种形式的骨骼肌肉系统功能损害。放射线似乎不会影响退行性过程，但可能会减轻炎症。因此，它可以改善受累关节和四肢的功能，并达到缓解疼痛的目的[13, 14]。

（四）作用机制

了解各种良性疾病的特有靶细胞和潜在致病机制，也意味着相应地和一致地协调放射治疗的概念。由于其他潜在的作用机制，良性疾病中应用的剂量概念有很大不同（表 76-2）。

表 76-2 作用机制和剂量概念

作用机制	单次剂量（Gy）	总剂量（Gy）
细胞基因和蛋白表达（如湿疹）	<2	<2
抑制淋巴细胞的炎症（如在眼眶假瘤中）	0.3～1.0	2～6
抑制成纤维细胞增殖（如在瘢痕疙瘩中）	1.5～3.0	8～12
抑制良性肿瘤增殖（如在硬纤维瘤中）	1.8～3.0	45～60

三、头颈部和中枢神经系统良性疾病

中枢神经系统良性肿瘤可危及生命，其原因是肿瘤局部扩张压迫邻近正常结构。根据生长速度的不同，周围的正常组织可能会适应，从而推迟症状产生并影响随后的临床诊断。

垂体腺瘤、脑膜瘤、前庭神经鞘瘤、颅咽管瘤和脊索瘤是重要的中枢神经系统良性肿瘤。这些内容在其他章节中都有详细介绍，在此不再讨论。

（一）动静脉畸形

1. **定义和临床特征** 颅内动静脉畸形（AVM）是一

种罕见的血管异常，包括动脉增宽，连接到异常的毛细血管床，使含氧血液直接进入静脉系统。大约80%的AVM位于幕上区。AVM 的发病率尚不清楚，西半球的发病率低于 0.01%（约 18：100 000）。大多数 AVM 是在 20—40 岁被发现的。AVM 可发展为动脉瘤和动脉破裂（每年 2%～5%）[15]。AVM 相关的神经系统症状是由出血引起的，包括头痛、癫痫发作和局灶性神经功能障碍，最终可能导致猝死。出血的高风险因素包括既往出血、独有的深静脉引流、相关动脉瘤和位置较深，这些都会影响手术和（或）放射外科的决策[15, 16]。首次出血后死亡的比例高达 30%，10%～20% 的幸存者有长期的神经功能缺陷。自发消退是罕见的[16]。通过血管造影和 MRI 等成像技术对 AVM 进行诊断。

治疗的目的是通过完全消除病灶来预防出血；如果可行的话，改善神经功能障碍；最好是最大限度地减少治疗引起的不良反应。为此，可以选择微创内镜手术、血管内栓塞和立体定向放射外科（SRS）治疗。制订治疗计划时，需要对病灶的大小、位置、动脉供血和静脉引流有准确的了解。

2. 外科治疗 治疗方法是选择性完全切除 AVM 的血管畸形。特别是对位于大脑浅表、非语言区的小的 AVM，显微手术有很高的治愈率。较大的 AVM 在手术或 SRS 前首先进行栓塞治疗。只有在特殊情况下，才能在紧急情况下进行手术，以消除危及生命的脑出血[17, 18]。

3. 放射治疗 AVM 用直线加速器或伽马刀进行立体定向放射治疗（SRT）/SRS（见第 7 章）。

AVM 的 SRS 可以追溯到 20 世纪 70 年代。SRT/SRS 的作用机制与血管内皮损伤有关，血管内皮损伤导致平滑肌细胞增殖和细胞外胶原生成，从而使 AVM 进行性狭窄和闭塞。

总剂量高达 60Gy 的分次放疗效果不佳[19, 20]。根据 AVM 的大小和位置，需要对病灶周边进行 15～30Gy 的单次剂量照射。如果治疗成功，病灶的完全消失通常不会早于治疗后 2 年，许多需要 3 年或更长时间。这种延迟闭塞会导致出血的风险，直到完全闭塞。SRT 或 SRS 后的闭塞率为 65%～95%（表 76-3）。

SRT/SRS 的不良反应大多是慢性的，并且遵循 AVM 闭塞的时间进程：局灶性放射性坏死或白质脑病发生在 SRT 后 9 个月～3 年，但也可能在几周后出现[21-37]。不良反应风险与照射的脑靶区体积、AVM 的位置和总剂量密切相关[32, 38, 39]。脑靶区体积受照射超过 10Gy 是一个重要的预测因素[40, 41]。

是否应该治疗或观察未破裂的 AVM 一直是一个有争议的问题。ARUBA 试验是一项针对未破裂的脑 AVM 的随机试验，比较了死亡和有症状的中风的风险。患者被随机分为两组，一组单纯使用药物管理症状，另一组单使用干预治疗，包括神经外科手术、SRT 或栓塞术。由于药物管理组的优势，试验提前停止，因为与干预组相比，药物管理组的死亡或中风风险要低得多。

（二）副神经节瘤

1. 定义和临床特征 副神经节瘤，通常被称为血管球瘤或化学感受器瘤，是一种罕见的良性神经内分泌肿瘤，可发生在多个解剖位置。

- 迷走神经球瘤是一种沿迷走神经发生的副神经节瘤，它也被称为颈动脉体瘤。

表 76-3 动静脉畸形：放射外科术后的闭塞率和放射不良反应发生率

研究（时间排序）	患者例数	闭塞（%）	中度不良反应（%）	严重不良反应（%）
Steiner 等[33]	247	81	8	1
Engenhart 等[34]	212	72	4	4
Colombo 等[22]	153	80	6	2
Deruty 等[22, 23]	115	82	10	未说明
Flickinger 等[24]	197	72	5	3
	351	75		
Miyawaki 等[26]	73	64	13	5
Chang 等[25]	254	79	3	2
Schlienger 等[28]	169	64	4	1
Shin 等[43a]	100	95（5 年）	未说明	4
Friedman 等[37]	269	53	4	1

- 颈静脉球瘤是一种发生于颅底附近颈静脉球部的副神经节瘤。

- 鼓室球瘤是一种发生在鼓室区域的副神经节瘤。

- 其他副神经节瘤发生在喉部、主动脉附近、肺部和眼眶。

大约 50% 的副神经节瘤位于颅底附近的颈静脉窝。诊断高峰年龄为 45 岁。肿瘤通常是单侧的；只有 10%～20% 是双侧或多发的，这种情况的副神经节瘤通常与可遗传的综合征有关，如多发性内分泌腺瘤（multiple endocrine neoplasia，MEN）Ⅱ 型或卡尼综合征（Carney Syndrome）。副神经节瘤生长缓慢，很少有内分泌活动，只有 3%～5% 的患者转化为恶性形式。主要症状取决于解剖位置，可包括头痛、第 Ⅴ～Ⅻ 对脑神经衰竭、吞咽困难、搏动性耳鸣、眩晕和听力减退。如果不进行治疗，存在脑神经损伤的风险；脑水肿可能非常严重，甚至危及生命。诊断通过高分辨率 CT 和 MRI 显示边界清楚的血管性肿块[43]。

2. 外科治疗　虽然血管球瘤生长缓慢，但会引起严重问题，因此必须治疗。在颈动脉区域，先行栓塞然后直接切除肿瘤是首选治疗方法。在颅底或鼓室，神经外科干预具有更大的风险，因此，分次放疗通常更受青睐。在不完全手术的情况下，应当先观察，仅当肿瘤生长时才应开始进一步治疗。

3. 放射治疗　根据病灶的大小和位置，放射治疗的适应证可以是功能性或其他不能手术情况下的直接放疗（主要是颈静脉副神经节瘤），或者是 $R_{1\sim2}$ 切除的辅助放疗，或者是术后复发的放疗。常规分割三维适形放射治疗（45～55Gy）是最常用的放射治疗技术。临床靶区体积被限制在肿瘤区域，包括覆盖显微扩展的安全边界。

副神经节瘤的放疗控制率与手术一样好，甚至更好[44]。即使在大的、弥漫生长的或多发的肿瘤中，放疗也能实现 88%～100% 的局部控制率[44-49]。当剂量<40Gy 时，复发率为 22%；而当剂量>40Gy 时，复发率仅为 1.4%[47]。治疗的成功通常是根据脑神经衰竭的消退和肿瘤不进展来评估。45～50Gy 的剂量不会使以后可能需要的手术复杂化。

单次剂量的 SRT 和伽马刀治疗副神经节瘤均有疗效[44-48, 50-55]，均优于分次放疗，局部控制率高，不良反应可接受。Sheehan 等报道了来自 8 个伽马刀中心的 134 例患者手术的数据，其中包括 51 例既往切除的患者。肿瘤边缘中位剂量为 15Gy。中位随访时间为 50.5 个月（范围为 5～220 个月），在最新的随访中，术后 5 年总控制率为 93%，精算控制率为 88%。有 11% 的患者出现脑神经功能恶化，尽管有肿瘤控制的放射学证据[55]。未发现继发性恶性肿瘤。

颈动脉球部副神经节瘤的放疗可引起急性咽部黏膜炎，长期可导致受照射侧皮肤纤维化和咽黏膜干燥。颈静脉或鼓室副神经节瘤的放疗可导致外耳道急性皮肤反应、管道通气功能障碍、声传导降低和同侧唾液潴留。

（三）青少年鼻咽纤维瘤

1. 定义和临床特征　青少年鼻咽纤维瘤（juvenile nasopharyngeal fibroma，JNF）也称血管纤维瘤，是一种罕见的良性的、血供丰富的位于头颈部的肿瘤，好发于男性青少年。JNF 生长于蝶筛缝，可从上咽和主鼻腔经蝶腭孔扩散至翼腭窝。骨质破坏后，扩散到鼻旁窦、颞下窝、眶间隙和颅中窝。

大约 25% 的病例会发生颅内转移。典型的症状是鼻塞，导致鼻呼吸障碍，可能伴有鼻出血。根据转移方式的不同，可能会出现面部肿胀、眼眶肿胀（如失明）和颅内症状（如脑神经衰竭）。其他症状可能包括嗅觉障碍、听力下降、声音改变、眼球突出和体重减轻。组织活检可能导致大出血，因此，通常不进行组织学诊断确认。激素受体的存在表明了雄激素的影响，这可能解释了 JNF 通常发生于男性。青春期后自发缓解是可能的，但当症状增多和并发症严重时，治疗几乎不能拖延[57, 58]。

2. 外科治疗　JNF 主要强调手术联合栓塞术以缩小肿瘤体积，局限于后鼻腔和鼻咽部的小肿瘤经栓塞后可完全切除[59, 60]。有侧方转移的 JNF 也是手术的指征。相较于开放式手术，内镜手术越来越多地被用于治疗早期肿瘤来减少不良反应[61-63]。对于更晚期的疾病可能需要颅面入路。通过手术，大多数无颅内转移的 JNF 的局部控制率高达 100%，不良反应最小[57, 58, 61-63]。

3. 放射治疗　放射治疗是治疗 JNF 的有效方法。对于颅内转移患者的最佳治疗策略仍存在争议。在局部晚期疾病中，完全切除通常是不可能的，而对于有颅内转移的肿瘤，可以考虑直接放疗。由于至少有 30% 的复发率[64, 65]，可以考虑在次全切除或颅内转移后进行辅助放疗。其他放疗指征是不能手术或首次手术后局部复发。

与放疗相关的长期后遗症和继发性恶性肿瘤的风险仍然是一个令人担忧的问题。随着现代基于影像的治疗计划允许给予更适形的剂量，局部进展的 JNF 也实现了高控制率。调强放疗经常被推荐使用[66, 67]。总剂量 30～55Gy（1.8～2.0Gy/ 次）被认为是有效的。然而，对于大肿瘤，目前推荐剂量为 40～46Gy[66, 68-71]。采用常规分割放疗，控制率可以达到 80%～100%[69, 72]。JNF 在放疗后的缓解通常需要几个月的时间[69]。有时，尽管不再生长，但如影像技术所检测到的完全缓解不会发生。

放疗不良反应包括黏膜炎、口干和龋齿、垂体功能障碍、脑神经衰竭、颞叶坏死、放射性骨坏死、面部颅骨生长障碍、白内障、青光眼和萎缩性鼻炎。然而，这些可以通过细致的放疗计划和高度适形放疗来限制。在 Mallick 等治疗的 31 名患者中，没有发生由辐射引起的 3～4 级毒性。高达 4% 的病例发生辐射诱导的肿瘤，特别是在年轻患者中，这必须与手术后猝死或严重并发症的风险进行权衡。

四、眼眶良性疾病

黄斑变性和内分泌性眼眶病（Graves 病）是眼部或眼眶的重要良性疾病，需接受放射治疗。它们将在单独的一章中详细讨论，在此不再赘述。

（一）翼状胬肉

1. **定义和临床特征** 翼状胬肉是一种翼状纤维血管增生组织，起源于结膜和角膜交界处的晶状体上皮。它通常从眼睛的内侧（鼻侧）角延伸到角膜和更远的地方。发病率最高的地区是炎热、多尘、干燥和阳光暴晒的地区（如沙漠地带）。在这些地区，即使是 20～30 岁的人也会患病[73, 74]。典型的症状是眼内异物感和流泪。有时会出现动眼障碍。如果角膜受累，视力可能会受损。

2. **外科治疗** 手术是治疗翼状胬肉的主要手段，适用于因翼状胬肉向瞳孔生长而使视力受到威胁，缓解不适，或美容受到影响。历史上，原始的方法是裸露巩膜切除术，将翼状胬肉从角膜和结膜移除，留下裸露的巩膜。在没有辅助治疗的情况下，据报道复发率高达 88%[75]。目前公认的治疗策略包括术中或术后使用或不使用氟尿嘧啶或丝裂霉素的自体结膜或角膜缘移植。羊膜移植已被使用，但似乎不如结膜或自体角膜缘移植。最近，贝伐单抗和兰尼单抗（抗血管内皮生长因子治疗）的使用引起了人们的兴趣，结果喜忧参半[76-84]。使用上述佐剂，初发和复发病例的复发率（与单纯巩膜切除相比）降低了 40%～95%。威胁视力和非威胁视力的并发症相对较少，但可能导致巩膜变薄或溃疡、结膜上皮化延迟、虹膜炎、角膜水肿、角膜穿孔、睑球粘连、角膜凹陷、散光、化脓性肉芽肿形成、眼痛、畏光和异物感[75, 85-87]。

3. **放射治疗** 复发性翼状胬肉局部切除后需要放疗，但一些中心也报道了翼状胬肉初次放疗或术前放疗有效[88]。除了罕见的正电压治疗外[89]，通常使用利用 β 辐射器和眼敷药的近距离放射治疗。通常使用放射性核素 ^{90}Sr，它是 ^{235}U 的裂变产物（半衰期为 28 年），

衰变为 ^{90}Y（半衰期为 64 天）。^{90}Sr 辐射的最大能量为 0.546MeV，^{90}Y 的最大能量为 2.27MeV[90]。眼敷药的有效直径为 8～12mm。在一段时间内，受影响的皮损会被敷药大量覆盖。如果皮损很大，就以朝向角膜边缘作圆周运动的方式进行治疗[91]。

大多数临床研究使用术后放疗预防复发，复发率为 1.5%～11%。Van den Brenk 等[92] 在 1300 例翼状胬肉治疗（1064 例患者）中观察到只有 1.4% 的复发率。每周照射 1 次（术后第 0、7、14 天）。Paryani 等[91] 在 825 例眼部病变中实现了 1.7% 的复发率，剂量为 60Gy，每次 10Gy，共 6 次（每周 1 次）。Wilder 等[73] 报道，在 24Gy/3 次（每周 1 次）照射后，244 例眼部病变的复发率超过 11%。与安慰剂照射相比，一项荷兰双盲随机研究显示，25Gy 单次照射的复发率显著降低（放疗组 44 个肿瘤中只有 3 个局部复发，安慰剂组 42 个肿瘤中有 28 个局部复发）[93]。一项随机临床试验比较了 20Gy/10 次方案和 35Gy/7 次方案，结果显示 3 年局部控制率无显著差异（92.3% vs. 93.8%，P=0.616）。然而，在美容效果、畏光、刺激性和巩膜软化症方面的差异倾向于推荐较低剂量的方案[94]。

在使用更高的总剂量和 20～22Gy 的单次剂量照射后，高达 4%～5% 的病例会出现放射并发症，如严重的巩膜软化症和角膜溃疡[95, 96]。

（二）脉络膜血管瘤

1. **定义和临床特征** 脉络膜血管瘤是起源于脉络膜血管的缓慢生长的良性血管瘤。主要有两个亚型，弥漫型（好发于 5—10 岁，几乎总是伴有 Sturge-Weber 综合征）和局限型（好发于 30—50 岁）[97]。症状由肿瘤的大小和位置决定。如果血管瘤位于视盘或黄斑附近，则可观察到视力改变、视物变形症和继发性视网膜脱离。在黄斑直接受累的情况下，常发生慢性青光眼。视力受到威胁是可能发生的，也是治疗干预的主要适应证。在眼底镜检查中，血管瘤表现为红橙色肿物，并伴有临床征象（如青光眼和视网膜脱离）。进一步的诊断程序是超声、荧光血管造影、CT、MRI 和 ^{32}P 闪烁扫描[98]。

2. **非放射治疗** 治疗的适应证取决于病变的进展情况和症状的严重程度（视力受损、视网膜脱离或继发性青光眼）。中心视野以外的小病变可采用光动力疗法、光凝或经瞳孔温热疗法（如防止视网膜脱离）进行治疗。黄斑或视盘附近的病变不会凝固，因为存在中心性盲点的风险。这同样适用于不完全性视网膜脱离和弥漫型（Sturge-Weber 综合征）[99, 100]。总的来说，目前最受欢迎的治疗方法是光动力疗法。玻璃体内单独使用贝伐单抗，或联合局部治疗也被应用[101-104]。有小的、边界

清楚的病变的患者和有长期视力丧失史的患者可以是潜在的观察对象[105, 106]。

3. 放射治疗 放射治疗可以通过使用光子或质子的外放射技术或使用斑块的近距离放射治疗技术来实现。放射治疗通常在对其他局部治疗无效或反应轻微的情况下进行，特别是在非常接近黄斑或视盘的情况下，因为侵入性措施可能威胁视力[98]。成功照射后，原发灶变平，视网膜部分或完全复位，眼睛和视力得以保留。视力通常会提高。视力丧失几乎只影响存在位置依赖性黄斑病变的眼睛。及早开始放射治疗有可能带来更好的长期效果[107, 108]。

使用光子或质子的放疗通常按常规分割（每次1.8～2.0Gy）到总剂量 18～20Gy（局部型）或 30Gy（弥散型）。对于单侧病变，使用略微向后倾斜的侧方固定野来保护另一只眼睛和视交叉。对于双侧病变，使用具有晶状体保护的相对侧野。

Schilling 等[108] 对 36 个局限性血管瘤和 15 个弥漫性血管瘤进行了放疗，剂量为 20Gy/10 次。5 年后，局限型 23 只眼（64%）视网膜完全复位。视力稳定的有 50%，视力提高的有 50%。弥漫型也取得了良好的效果。在局部晚期病例中，对血管瘤放疗虽不能维持视力，但通常可以保留整只眼睛。在一个更现代的体系中，Randon 报道了 25 名接受外放射治疗的患者的 26 例眼部病变，20Gy 分超过 10 次给予。平均随访47 个月。放疗改善了肿瘤厚度：初始肿瘤平均厚度为4.5mm，而第 1 年为 2.8mm。除 2 例眼部病变外，其余视网膜均复位[109]。Mahdjoubi 等报道了 43 例接受质子放疗的患者，20Gy RBE 分 8 次照射。除 1 名患者外，所有患者均实现视网膜复位[110]。Zeisberg 等还报道了质子射线 20Gy 钴当量在 50 例脉络膜黑色素瘤患者中的应用，发现质子放疗改善了肿瘤厚度和患者视力[111]。

近距离放射治疗适用于有眼部斑块的局限性血管瘤，[125]I 粒子是首选来源。从病灶顶端到底部的剂量为30～240Gy。结果非常满意，视网膜下水肿永久吸收，视网膜完全复位，视力保留[107, 112, 118]。

剂量超过 30Gy 的潜在放射性不良反应有视网膜病变和视盘病变。白内障偶尔也会发生，尽管有保护晶状体的放射技术。对于外放射治疗，与光子相比，质子可能通过减少积分剂量而更具优势，从而将继发恶性肿瘤的风险降至最低，这在儿科病例中是一个特别相关的问题[119-123]。

（三）特发性眼眶炎症 / 眼眶假瘤

1. 定义和临床特征 眼眶淋巴系统疾病很少见，范围很广，包括眼眶假瘤（pseudotumor orbitae，PO）和恶性淋巴瘤[124]。有三种可能的非恶性病因：①感染过程，如传播性鼻窦炎；②自身免疫过程；③纤维增生过程。眼眶假瘤这个术语最初是在 20 世纪初使用的；一些人认为，由于医学的不断进步，能够更好地对眼眶疾病进行分类，这个术语应该被放弃[125]。其他人称"眼眶假瘤"是一个"危险的不合时宜的错误"[126]。Shields和 Shields 认为特发性非肉芽肿性眼眶炎症是一个更可取的术语，反映了疾病不明原因及这种疾病是炎症性的而不是肿瘤性的这一事实[127]。在 5%～8% 的眼眶炎症患者中，病因是特发性的。因此，特发性眼眶炎症也被用来描述这组患有非特异性眼眶炎症的患者[126]。

PO 的典型症状和体征可引起广泛的鉴别诊断。因此，眼眶间隙受累的其他原因［如肉芽肿性疾病（如结节病、Wegener 肉芽肿）、巨细胞动脉炎、局部感染、恶性肿瘤或自身免疫性疾病］必须排除。通常情况下，尽管发病也可能更隐蔽，但急性发作的症状、单侧疾病和眼球运动障碍都指向假瘤。慢性炎性细胞在眼眶软组织局部或弥漫性浸润[126]。在影像上，炎性细胞浸润导致球后脂肪组织（≤80%）、眼肌肥大（≤60%）、视神经增厚（≤40%）和眼球突出（≤70%）。根据临床诊断和影像诊断，很难区分良、恶性病变，因此活检是必不可少的[128]。

2. 非放射治疗 手术切除可以用于可及的病变，但复发频繁。皮质醇是药物治疗中最重要的组成部分，但高达 50% 的患者不能获得足够的疗效[129]。一些患者由于不良反应而被迫停止再次使用皮质类固醇[130]。除了皮质类固醇外，人们对 PO 的非特异性疗法及靶向免疫调节疗法的兴趣也越来越大。然而，缺乏足够的研究证明这些药物对初次皮质醇治疗无效的患者有显著的临床收益。如果不进行治疗，患者的视力可能会严重和永久性地恶化。眼眶假瘤恶变的可能性尚不清楚。

3. 放射治疗 放射治疗通常用于淋巴增生性疾病患者，这些患者对最初的皮质醇治疗没有反应。但放射治疗通常不用于其他特发性眼眶炎症性疾病[125]。放射治疗的有效率为 70%～100%。推荐剂量为每次0.5～3.0Gy，总剂量为 20～35Gy。在美国，大多数患者在标准分割下接受 20～30Gy 的初始剂量放疗。

放疗技术。在 CT 计划后，患者在睁开眼睛的同时，通过 1∶3 加权的前野和侧野和楔形滤光片进行剂量均匀化治疗。在双侧病变中，采用半阻断技术的平行相对侧野或两个前向电场。如果三维适形计划不能获得足够的剂量分布，可以考虑采用调强放疗。

放疗不良反应。通过细致的治疗计划，严重的放疗相关不良反应（如角膜炎、视网膜病变、白内障或失明）是非常少见的。

五、关节和肌腱良性疾病

（一）剂量概念

从 20 世纪初开始，人们就知道低剂量的电离辐射可能具有镇痛和抗炎的作用。

（二）非放射治疗

许多保守措施（如口服、局部或全身用药，改变生活方式，以及物理治疗）是管理这类疾病的支柱。放射治疗在美国很少用于这些疾病的初级治疗，但在其他国家的使用肯定更普遍。

（三）放射治疗

在德国，良性疾病的放射治疗指南和剂量概念是在过去 10~15 年间制订的，每次 0.5~6Gy 的总剂量方案可以并且已经被使用[2, 3, 133]。已经治疗的疾病包括滑囊炎、肌腱炎、肩峰下综合征（肩袖综合征）、网球肘（肱骨上髁状突症）、跟痛（脚后跟骨刺）和退行性关节软骨破坏（骨性关节炎）[134-140]。

六、结缔组织和皮肤良性疾病

（一）硬纤维瘤（侵袭性纤维瘤病）

1. **定义和临床特征**　硬纤维瘤是起源于深层肌肉 - 腱膜结构（如肌肉筋膜、腱膜、肌腱和瘢痕组织）的良性结缔组织肿物。每年的新发病率为每 100 万居民中有 2~4 例。女性比男性更容易患病。硬纤维瘤最常发生在 30—50 岁；然而，儿童也可能患病。肠系膜硬纤维瘤通常与 APC 基因突变或 Gardner 综合征有关[141]。

硬纤维瘤按解剖位置可分为腹外（约 70%）、腹内（约 10%）和腹壁（约 20%）。腹外型倾向于局部复发。腹内型与常染色体显性的 Gardner 综合征有关。组织学上，硬纤维瘤类似于低级别（G_1）、高分化的纤维肉瘤。有丝分裂活性低，细胞异型性很少见。由于局部浸润性生长和无包膜的特点，本病也被称作侵袭性纤维瘤病。单纯切除后局部复发是相当常见的，特别是在边缘或病灶内切除后[142, 143]。术前 MRI 成像来估计肿瘤的大小和器官浸润情况，并进行切开活检以鉴别良恶性病变。虽然生存预后良好，但这些病变可能会损害功能，影响生活质量，甚至危及生命[144]。

2. **非放射治疗**　在无症状患者中，对于可手术的小硬纤维瘤进行观察是合理的。否则，2~5cm 切缘的手术是治疗的金标准。R_0 切除后，通常不需要辅助治疗。R_1 切除后，观察病灶是否可以再次切除；如果不是，应术后放疗。单纯切除可以实现长期良好的控制，但多达 50% 的患者会出现局部复发，可能需要再次手术或其他措施[145]。用他莫昔芬、黄体酮和托瑞米芬进行激素干预可以起到抑制生长的作用[146-148]。总的来说，抗雌激素对大约 50% 的患者有效[149]。非甾体药物、维生素 C 和化疗药物也进行了测试[150, 151]。

3. **放射治疗**　在局部无法手术的情况下，放射治疗是主要手段；或者在 R_2 切除后作为辅助治疗；而在 R_1 切除中，如果再次手术不可行或已经发生了局部复发，则作为辅助治疗[141]。与单纯手术相比，辅助放疗显著降低了局部复发率[152]。当辅助放射剂量 > 50Gy 时，局部复发率从单纯手术的 60%~80% 降至 10%~30%。术后推荐常规分割，每天 1.8~2.0Gy，总剂量 50~55Gy。对于不能手术或复发的硬纤维瘤，有人建议总剂量为 60~65Gy。与辅助放疗相比，初次放疗的局部控制率无显著差异[3, 142, 145, 153-162]。一项 Ⅱ 期试验评估了接受了 56Gy/28 次放射治疗的不能手术的原发性、复发或未完全切除的硬纤维瘤患者的疗效，显示 3 年局部控制率为 81.5%[163]。

术前放疗通常不被采用，因此数据有限。在一个包含 58 例术前接受超过 25 次总剂量为 50Gy 放射治疗的患者系列中，局部控制率为 81%。主要伤口并发症发生率为 3.4%（n=2）[164]。

4. **放疗预后**　在大多数研究中，肿瘤大小对局部控制率没有影响。根据 Meta 分析（13 项研究中的 698 例病例），R_0 切除联合放疗后的局部控制率比单纯手术提高了 17%。对于宏观（R_2）和微观（R_1）肿瘤残留物，接受辅助放疗的患者的预后更好[162-165]。在 2001—2002 年，德国开展了关于放疗治疗硬纤维瘤的护理模式研究，345 名患者接受了评估。硬纤维瘤分布于四肢（81.2%，280 例）、躯干（13.9%，48 例）和头颈部（4.9%，17 例）。共有 204 名患者（59%）因局部复发或不能切除而接受放射治疗：其中 141 例（40.8%）为术后高危情况，44 例为切除状态不明，49 例在 R_1 切除后，28 例在 R_2 切除后。大多数患者都接受过强化的既往治疗，平均 2 次（1~5 次）手术。治疗后中位观察时间为 43 个月（4~306 个月）。放疗后共有 67 例（19%）复发。不可切除硬纤维瘤首次放疗的远期局控率为 81.4%，硬纤维瘤切除术后放疗的远期局控率为 79.6%。对 124 例患者中的 22 例（18%）复发患者进行精准的地形分析：12 例（54%）复发位于靶区内，10 例（46%）位于靶区之外或射野边缘[166]。

（二）Peyronie 病

1. **定义和临床特征**　Peyronie 病是一种慢性的、进行性的炎症和结缔组织增生症，位于阴茎海绵体的白膜[167]。它通常影响 40—60 岁的男性。其原因尚不清楚。瘢痕会导致典型的阴茎弯曲，在勃起时可能会引起剧烈疼痛。自发缓解很少见。

2. 非放射治疗　没有简单明确的标准治疗方法。口服戊氧茶碱[168]、维生素 E[169] 或对氨基苯甲酸[170] 的全身治疗显示阴茎弯曲得到改善。皮损内注射维拉帕米[171]、IFN-α2b[172] 或胶原酶[173] 对 Peyronie 病也有疗效。手术是治疗稳定型 Peyronie 病、致残畸形或对药物治疗无效的勃起功能障碍的标准治疗方法。几种不同的手术方法已经被使用，包括被膜缩短或延长及使用阴茎假体。每种外科手术都有潜在的并发症和不同程度的术后满意度，因此，没有一种外科治疗被认为是标准的[174]。

对于勃起疼痛没有随时间或使用口服或病灶内治疗而改善的患者，低剂量放射似乎对早期 Peyronie 病有效，尽管结果有喜有忧。电离辐射可以延缓进一步的硬化，并使导致阴茎疼痛、弯曲、功能障碍的肿块和条索软化。Peyronie 病早期可采用放射治疗，但 Peyronie 病晚期几乎没有放射敏感的成纤维细胞和炎性细胞。放射治疗是在保护性腺的情况下（使用铅围裙或胶囊）进行的，阴茎龟头要避免被照射。不能勃起的阴茎由患者手动向前拉，并通过背部恒定射野进行照射，正电压或电子高达 6MeV，深度为 5～10mm。

常规方案是每次 2Gy，总剂量为 20Gy，但也可以使用单次剂量为 2～4Gy 的大分割方案，每周 2～3 次，直到总剂量 12～15Gy[175-178]。

由于没有成功的标准，放疗的实际效果尚不清楚。同样，缺乏比较干预措施的随机对照试验。这导致一些人建议在此情况下不使用放射治疗[174]。

3. 放射治疗　在 12～24 个月内，放射治疗可以改善 2/3 的早期患者的症状。局部疼痛和相关临床症状减少高达 75%。成角畸形（25%～30%）和阴茎功能障碍（30%～50%）表现出较少的疗效，因为这些症状通常表明疾病已经处于局部晚期[176-178]。

（三）Dupuytren 病和 Ledderhose 病

1. 定义和临床特征　Dupuytren 病（Morbus Dupuytren，MD）和 Ledderhose 病（Morbus Ledderhose，ML）是两种自发性结缔组织病，均累及手掌或足底腱膜，确切病因不明。2/3 的患者表现为双侧受累。MD 多见于手部，ML 多见于脚部。这些疾病大多出现在 40 岁以后。根据地理区域和种族因素的不同，其患病率为 1%～3%，估计全球患病率为 3%～6%[179]。最初，皮下肿块伴有皮肤固定；后来，皮下结节可能延伸至骨膜。随着结缔组织硬化程度的增加，掌指或近端指间关节出现屈曲挛缩，抓取（MD）或行走（ML）功能受损。大多数情况下，手的第 4 和第 5 个指骨（MD）或脚的第 1 个脚趾和第 2 个脚趾（ML）受累。进展性损害的程

度决定了 MD 的临床分期。

2. 非放射治疗　自发缓解最初是可能的。在没有治疗的情况下，超过 50% 的患者在 5 年后出现疾病进展。如果有功能损害，应手术治疗。

3. 放射治疗　在疾病的早期阶段可以考虑放射治疗。靶细胞是增殖旺盛的放射敏感的成纤维细胞和炎性细胞。放射治疗的目的是通过抑制成纤维细胞的增殖和通过一氧化氮合酶途径触发抗炎反应来避免进一步的进展[180, 181]。常规分割剂量是每次 2Gy，总剂量为 20Gy；或每次 3～4Gy，总剂量为 12～15Gy。尽管 Kadhum 等在六项德国研究中进行了系统评价，最常用的方案是总剂量 30Gy（范围为 21～42Gy），分割剂量为每天 3～8Gy[182]。由于担心可能增加纤维化程度，手外科医生认为放射治疗存在争议，长期益处和并发症风险仍存在疑问[182]。

4. 放疗预后　许多研究表明，放射治疗对稳定病情（70%～80%）有很好的疗效。只有一小部分早期患者会出现肿块和条索的消退（20%～30%）。目前只有一项前瞻性研究调查放疗在 Dupuytren 病中的应用。Seegenschmiedt 等对 129 例患者进行随机预防性放射治疗[181]。63 例患者的 95 只手接受了总剂量为 30Gy/10 次的照射（2 个疗程，每个疗程 5 次，每次 3Gy，每次间隔 8 周）。另一组 66 例患者的 103 只手接受总剂量为 21Gy/3 次的照射，1 个疗程。最低随访时间只有 1 年，放疗后 3 个月和 12 个月，两种分割方案的疗效没有差异。在 12 个月时，在接受 30Gy 照射的患者中，56% 的疾病消退，37% 的疾病稳定，7% 的疾病进展；而接受 21Gy 照射的患者分别为 53%、38% 和 9%。尽管 12 个月治疗总失败率为 8%，但只有 2% 的进展性疾病需要手术治疗。然而，作者承认，需要 5 年以上的随访才能确定最佳分级。

只有几项回顾性研究进行了 2 年以上的长期观察[183-186]。Betz 等报道了 135 例患者 208 只手接受正电压疗法的长期研究结果[186]。患者接受了 30Gy/10 次的分割疗程，疗程间隔 6～8 周。患者根据 Tubiana 描述的改良分期版本进行分期[187]。在该分期系统中，N/I 期的患者除了有轻微的伸展缺陷（1°～5°）外，还会有临床症状。87% 的 N 期患者和 70% 的 N/I 期患者疾病稳定或消退。随着分期的进展，62% 的 I 期患者（临床症状为伸展缺陷 6°～45°）和 86% 的 II 期患者（临床症状为 46°～90° 伸展缺陷）出现疾病进展。在有更严重伸展缺陷的患者中没有看到任何收益。从首次发现症状到放疗开始的时间对疗效有影响，在诊断的第 1 年内进行放射治疗的远期疗效优于 48 个月后接受治疗（P<0.001）。在 66% 的患者中，瘙痒、抓挠、紧张、压

力和灼热等症状长期缓解。术后并发症没有增加，只有32%的患者出现轻微的晚期不良反应，如干燥脱皮或皮肤萎缩。没有发现继发性恶性肿瘤的证据。作者得出结论，放射治疗在预防和缓解早期挛缩的患者症状方面是有效的。Zirbs 等报道了 206 例患者共 297 只手的放射治疗结果[185]。在可评估的患者中，80% 的患者出现了消退或稳定，大多数患者对放射治疗的耐受性良好。在57 例接受了 30Gy 放射治疗（5 次照射，每次 3Gy，间隔 6 周）患者中，77% 的患者疾病稳定。据信，在 23% 的疾病进展病例中，照射边缘不足是大多数治疗失败的原因。

在 Kadhum 报道的包含患者自我报告的 4 个长期随访队列中，接受放射治疗的患者中有 66%～87% 的患者瘙痒和紧绷等症状得到缓解[182]。有 20%～43% 的患者报告了干燥、红斑和脱皮的短期皮肤变化，没有发现皮肤溃疡或继发恶性肿瘤的情况。

（四）瘢痕疙瘩与增生性瘢痕

1. 定义和临床特征 瘢痕疙瘩是瘢痕区域过度的组织增生。它们可能发生在手术、烧伤、化学烧伤或炎症（如粉刺）造成的皮肤损伤的情况下，甚至可以是自发的。瘢痕疙瘩与增生性瘢痕的不同之处在于它们的浸润性和不同的组织学特征。瘢痕疙瘩可能会引起局部疼痛、瘙痒、炎症反应，甚至可能长期进展，导致毁容。与瘢痕疙瘩相比，增生性瘢痕通常不会超出原始伤口的范围，而瘢痕疙瘩可以广泛浸润[188]。增生性瘢痕也可能表现为增厚，但没有周围反应，随着时间的推移可以自发变平，尽管有些可能会变得难以治愈，需要放射治疗。瘢痕疙瘩主要出现在上半身和皮肤张力较高的区域（如胸骨上方、耳垂和关节区域），通常会随着时间的推移而进展。这种疾病的原因尚不确定，但有一种种族特有的遗传易感性，在非洲裔美国人、西班牙牙裔美国人和亚洲人，以及那些 A 型血和免疫球蛋白 E 综合征的人中更常见[189]。

2. 非放射治疗 除了手术切除有美容缺陷和功能障碍的增生组织外，还可以使用保守的方法，如激光疗法、压力硅胶绷带、类固醇、冷冻疗法、植物提取物、氟尿嘧啶或类固醇注射[189]。据报道单纯切除瘢痕疙瘩的局部复发率为 45%～100%[189, 191]。

3. 放射治疗 对于瘢痕疙瘩患者，放射治疗是手术的辅助手段。放射治疗也可用于难治性增生性瘢痕。瘢痕疙瘩放射治疗的指征是术后复发，或高复发风险（如边缘切除边界、广泛扩散、位置不利）。成纤维细胞、间充质细胞和炎性细胞是靶细胞。放射治疗影响成纤维细胞的增殖，导致细胞周期阻滞和细胞死亡[191]。复

发切除后立即预防性照射是最有效的。放疗一般在手术切除后 24h 内开始，因为据报道间隔时间越长，局部复发率越高[192]。术后放疗的局部复发率可能高达20%～25%，可能受到治疗因素和部位的影响。

正压（70～150kV）、电子（≤6MeV）和使用 [192]Ir或 [90]Sr 植入物的近距离放射治疗的效果几乎没有差别[191, 193-195]。靶区体积限于瘢痕外扩 1cm 的安全边缘。推荐的总剂量是 12～25Gy，通常是 3～4Gy 的分割剂量[196-200]。7.5～10Gy 的单次照射也是有效的[201, 202]。Shen 等在一项研究中发现，834 例瘢痕疙瘩采用 18Gy大分割电子束照射（隔 1 周，分 2 次照射），复发率低，仅为 9.6%，不良反应可接受[192]。发生在某些部位（如胸壁、耻骨上或肩胛下）的瘢痕疙瘩往往复发风险较高，可能是因为手术切除对组织施加更大张力[196]。Ogawa 等的数据建议这些部位的瘢痕疙瘩应考虑分 4 次照射，总剂量 20Gy。胸壁复发率从 15Gy/3 次组的 39%下降到 20Gy/4 次组的 14.3%[197]。

放射治疗瘢痕疙瘩的急性不良反应包括皮肤红斑、脱皮和皮肤溃疡。晚期不良反应可能包括色素改变、脱发、毛细血管扩张和皮肤萎缩。继发恶性肿瘤的发病率一般较低[203]。

（五）结缔组织和皮肤或皮肤附件的其他疾病

皮肤（疖、痈）、甲床（甲沟炎）的急性和慢性炎症、累及腋窝和腹股沟汗腺（化脓性汗腺炎）的炎症，都会导致慢性难治性炎症，令人痛苦，并可能严重损害患者的功能。如果所有的局部治疗措施都无效，或者证实对抗生素有抗药性，又或者不能进一步手术，可以实施放射治疗，每天 0.5～1.0Gy 至总剂量 10Gy。

1. 男性乳房发育症 男性乳房发育症是一种良性的乳腺组织增生。放射治疗最常用于接受前列腺癌激素治疗的男性，作为预防措施或治疗痛性男性乳房发育症。然而，放射治疗不能逆转男性乳房发育症。在接受激素完全阻断的患者中，男性乳房发育症的患病率为 15%，使用抗雄激素单一疗法的患者中，男性乳房发育症的患病率增加到 75%[204]。

预防性使用放射治疗可以显著降低男性乳房发育症的发生率，但并不能缓解乳房疼痛。双侧乳房的放射治疗使用 8～12MeV 的电子[206, 207]。历史上，4～5 次照射，每次 3Gy 至总剂量 12～15Gy 的分割方案，曾被用于预防乳腺疼痛或进一步生长[208]。最近，有研究对大分割方法进行了评估。Ozen 等报道了 133 例前列腺癌患者随机接受预防性双侧乳房 12Gy/2 次的电子线照射或 12个月的比卡鲁胺治疗。预防性放疗降低了男性乳房发育率（15.8% vs. 50.8%，P<0.001）。两组之间的乳房疼痛

率没有差别[207]。最近，有研究评估了单次放射治疗的疗效[204, 209]。Tyrrell 等发表了一项随机、假性对照、双盲、平行分组多中心试验的结果，研究纳入 106 名不伴男性乳房发育症或乳房疼痛的前列腺癌患者[209]。患者接受单次 10Gy 电子束放射治疗或假放射治疗。比卡鲁胺自放疗之日起用药 12 个月。根据医生的评估，放疗组的男性乳房发育率明显低于假放疗组（52% vs. 85%；P＜0.001），≥5cm 的男性乳房发育症更低（用卡尺测量，放射治疗组为 11.5%，假放射治疗组为 50.0%）。与放疗组相比，假放疗组中有更多的患者发生了中度到重度的男性乳房发育症（48% vs. 21%）。放疗也减缓了男性乳房发育症的进展。放疗组的乳房疼痛发生率（83%）与假放疗组（91%）无统计学差异。接受预防性放疗患者乳房疼痛没有明显减少。

2. 足趾疣　足趾疣可能会疼痛，在功能上和美容上都会令人不安。在较早的研究中，正压照射（10Gy/1 次；或 15Gy/5 次，每次 3Gy）控制率达 80% 以上。几周后疣即可消失，没有任何不良反应[210]。在过去的几十年里，使用射线治疗足底疣的情况有所下降，现在已很少使用。

七、骨组织良性疾病

（一）动脉瘤样骨囊肿

1. 定义和临床特征　动脉瘤样骨囊肿是骨干骺端的良性血管性囊性病变，可导致功能障碍、病理性骨折和邻近结构的损害。动脉瘤样骨囊肿可以浸润到周围的软组织。尽管囊肿是非恶性的，但它可以导致骨骼破坏，从而引起严重的问题。因此，一旦确诊，一般建议进行治疗，特别是在脊柱受累的情况下[211-213]。

2. 外科治疗　只要不会引起功能损害，外科手术（切除或刮除加或不加植骨）是主要治疗手段。单纯刮除后，高达 60% 的患者囊肿复发；异体移植患者报道的复发率较低[214, 215]。广泛刮除、辅助性乙醇和冷冻疗法的使用已将复发率降至最低[216, 217]。完全切除后的复发风险最小[211-213]。对于不能手术切除的病变，选择性动脉栓塞、经皮囊内硬化治疗、非那单抗和其他微创技术也已获得了令人振奋的控制率[218-226]。

3. 放射治疗　对于不能通过手术或其他方法有效治疗的囊肿患者，可以使用放射治疗。囊肿进展或反复复发也是放射治疗的适应证。由于超过 50% 的患者年龄在 10—19 岁，如果考虑进行放射治疗，应尽量降低辐射剂量，并充分考虑质子的使用[227]。Nobler 等[228] 报道了 11 名接受 12～31.6Gy 照射的患者中，仅有 1 例复发。总剂量为 10～30Gy，分割剂量为 1.8～2Gy，至少 1 周的方案似乎已经足够[229-232]。

（二）色素沉着绒毛结节性滑膜炎或腱鞘巨细胞瘤

1. 定义和临床特征　色素沉着绒毛结节性滑膜炎（pigmented villonodular synovitis，PVNS）或肌腱滑膜巨细胞瘤（tenosynovial giant cell tumor，TGCT）是一种罕见的增生性疾病，影响关节和腱鞘的滑膜组织，限制关节的活动[233]。有两种类型：局限性和弥漫性的滑膜受累[234]。在大多数情况下，病变仅限于一个关节，尽管它可以扩散到肌肉、肌腱和皮肤。

2. 外科治疗　主要的治疗手段是手术切除，通常包括滑膜切除。很少能做到完全切除，特别是膝关节这样的大关节[235]。关节置换也被使用[236]。高达 45% 的患者会复发[237]，因此，高危患者增加围术期或术后放疗是合理的[238-240]。

3. 放射治疗　几个机构报道的观察结果支持在切除后使用辅助性体外放射治疗[234, 241-244]。Griffin 等在 2012 年更新了玛格丽特公主医院的经验。50 名患者接受了平均剂量为 39.8Gy 的术后放射治疗[244]，其中包括具有以下危险因素的高危患者：弥漫性疾病（n=49）、在转诊到玛格丽特公主医院之前至少一次局部复发（n=28）、在开始辅助放疗之前至少 2 次手术（n=30）。中位随访时间为 7.8 年，94% 的患者在横断面影像上疾病消失或疾病稳定。大多数患者（n=41）关节功能良好或优秀。

德国良性疾病放射治疗合作小组（German Cooperative Group on Radiotherapy in Benign Diseases，GCG-BD）对来自 14 个机构的 41 名 PVNS 患者的术后放射治疗结果进行了护理模式分析[239]。放射剂量为 30～50Gy（总剂量中位数为 36Gy，单次剂量中位数为 2Gy）。大多数患者（95%）实现了局部控制，大多数患者（82.9%）没有或仅有轻微的功能障碍。一项对 35 项观察性研究中的 630 名患者进行的 Meta 分析发现，辅助放疗降低了复发率（OR=0.31；95%CI 0.14～0.7），尽管作者认为这是低质量证据[240]。

（三）椎体血管瘤

1. 定义和临床特征　椎体血管瘤是一种良性血管性病变，可导致受累椎体的骨质吸收[245-247]。正常情况下，只累及一个椎体。血管瘤通常根据其在放射影像上表现为稀疏、垂直、密集的蜂窝状小梁来诊断。大多数病变不需要治疗。症状通常出现在 40—60 岁[248-251]。女性比男性更容易患病[252]。肿瘤扩散到硬膜外间隙、出血或罕见的压缩性骨折等情况可导致脊髓受压，可以危及生命。

2. 外科治疗　手术缓解可能是必要的，但由于出血的危险，手术可能变得困难[253-256]。有时只能进行部分切除，在这种情况下，可以考虑术后放疗[245-246]。动脉栓塞术可以用来减少术中出血，据报道可以一定程度地缓解疼痛[257]。最近，更保守的选择，如椎体成形术，已经被有效地使用[258-260]。

3. **放射治疗** GCG-BD 评估了来自德国 7 家机构的 84 例椎体血管瘤患者的放射治疗结果[261]。放疗总剂量为 4.5~45Gy（总剂量中位数为 34Gy，单次剂量中位数为 2Gy）。总有效率（完全及部分有效）为 90.5%，远期局部控制率为 80.9%。

Rades 等[262] 分析了过去 50 年发表的 339 例有症状的椎体血管瘤患者的数据。有 222 名患者不得不被排除，要么是因为手术是治疗的一部分（98 名患者），要么是因为数据不完整(124 名患者)。其余 117 例患者中，54 例接受 36~44Gy 照射（A 组），62 例接受 20~34Gy 照射（B 组）。中位观察期为 36 个月（6~312 个月），A 组 39% 的患者和 B 组 82% 的患者疼痛完全缓解。研究人员推荐的总剂量为 36~40Gy（分割剂量为 2Gy）。立体定向治疗也被成功应用[263-265]。

（四）异位骨化

1. **定义和临床特征** 异位骨化（heterotopic ossification, HO）可以出现在髋关节创伤或手术（全髋关节置换）后，发生率为 5%~100%，严重程度各不相同。HO 由真骨组成，位于关节周围软组织中[266]。10% 的患者发生广泛的 HO，导致疼痛和功能障碍。伴有 HO 的患者经常在术后几天就抱怨疼痛。放射学检查可在术后 2~6 周发现轮廓模糊的钙化结构。

HO 的病因尚不完全清楚。可能是由于在关节周围软组织中普遍存在的多能间充质细胞在一定条件下发育成成骨干细胞[267]。

对于所有有髋关节置换适应证的患者，在进行手术前都应对 HO 的风险进行个人评估。已经患有同侧或对侧 HO 的患者风险最大。在二次手术后，90%~100% 的患者会再发 HO[268-270]。伴有股骨头和关节窝中重度骨赘的患者也存在 HO 的高风险，发病率超过 50%[271, 272]。髋臼骨折后，高达 90% 的髋关节会出现 HO，其中 50% 的患者伴有临床病理表现[273, 274]。强直性脊柱炎和（罕见的）特发性骨质增生是其他影响因素。

2. **诊断与分类** 广泛的骨化会导致髋关节活动障碍，并可以引起疼痛。如果怀疑 HO，应拍摄髋部 X 线。最早在术后 2 周就可以看到 X 线的分离改变。文献提供了多种分级方法。最常用的是 Brooker 等的 HO 分类[266]（图 76-1）。根据 Brooker 等的意见，为了简单起见，HO III 级和 IV 级被指定为严重的或临床相关的 HO，尽管可能没有任何疼痛或活动障碍。

3. **非放射治疗** 手术治疗。术后出现的临床相关的（通常是强直性）HO 应该被清除，目的是活动关节并消除疼痛。在手术困难且并发症风险较高的情况下，完全切除 HO 并非必须。大多数作者认为有必要等待形成的异位骨成熟，并在 6 个月~1.5 年后再行手术。

药物治疗。一些药物已被评估为可以预防 HO。尽管乙烷羟基二磷酸盐（ethane hydroxydiphosphate, EHDP）已被用于预防 HO，但治疗结果并不令人信服[275-278]。相反，一些研究表明，使用非甾体抗炎药（最常用的是吲哚美辛）对 HO 高危患者有效。一项 Meta 分析指出，围术期使用 NSAID 可使发生 HO 的风险降低 1/2~2/3[279-185]。选择性环氧合酶 -2（cox-2）抑制药的使用获得了令人振奋的结果，尽管心血管毒性限制了其使用，特别是对既往存在心血管疾病的患者[278]。

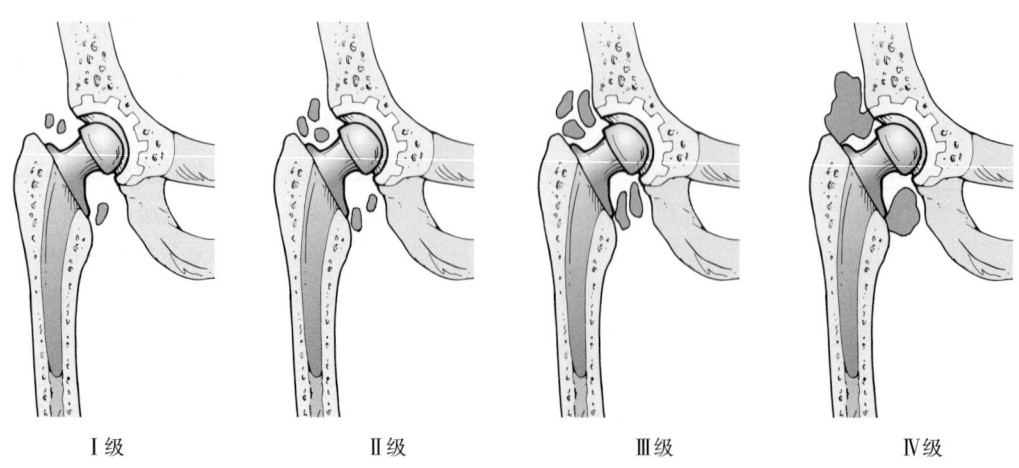

I 级　　　　　　II 级　　　　　　III 级　　　　　　IV 级

▲ 图 76-1　异位骨化的分级

　　I 级：髋关节周围软组织内的骨性小岛。II 级：骨盆或股骨近端的外生体，最小间距为 1cm。III 级：骨盆或股骨近端的外生体，间距 < 1cm。IV 级：股骨近端和骨盆之间的骨性强直（引自 Brooker AF, Bowerman JW, Robinson RA, et al. Ectopic ossification following total hip replacement. *J Bone Joint Surg*. 1973；55A：1629–1632.）

4. 放射治疗 自 20 世纪 70 年代末开始采用术后放疗预防 HO，效果良好[286]。初始剂量为 20Gy/10 次[287-292]。从那以后，多种剂量方案被使用。目前最常见的剂量/分次方案为 7Gy/单次。许多作者指出，考虑到手术 72h 后 HO 形成的风险增加，放疗应该不晚于手术后 72h 开始[286, 293, 294]。

既往的术后随机研究中，10Gy/5 次方案与 20Gy/10 次方案的比较[290]，或与 17.5Gy/5 次方案[295] 的比较，以及 8Gy/单次方案与 10Gy/5 次方案的比较[296]，高、低剂量方案的疗效无显著性差异。7% 的低剂量照射患者和 5% 的高剂量照射患者发生严重骨化。分次照射和单次照射之间没有差别[286]。

在最近的一项随机试验中，147 名患者被随机分成两组，一组接受 4Gy 放疗，另一组接受 7Gy 放疗。放疗在术后 24～48h 内进行。4Gy 组的 HO 进展率为 42.3%，7Gy 组为 25.0%（P=0.035）。在被发现有 HO 进展的患者中，Brooker 分类Ⅲ级改变的程度没有显著差异[297]。

高危患者术前接受单次 7～8Gy 的放射治疗已获得成功[286, 298-302]。与术后接受放疗的患者相比，临床相关的 HO 似乎没有明显的差异[286, 302, 303]。

放射治疗、吲哚美辛及其他 NSAID 在预防 HO 中的相对作用已经由 Pakos 等[304-307] 讨论过。在 2004 年由 Pakos 等[304] 对 7 个随机试验进行的 Meta 分析中，放射治疗被证明在预防 HO 的Ⅲ～Ⅳ级骨化方面比 NSAID 更有效，但绝对风险差异仅为 1.2%。Pakos 等[306] 随后报道了一项纳入 96 名患者的随机试验，比较了术后放疗（单次 7Gy）联合吲哚美辛（术后的前 15 天）和单纯使用吲哚美辛（术后的前 15 天）预防 HO 的效果。联合治疗的患者术后 HO 的发生率更低（4 例 vs. 13 例；P<0.05）。Blokhuis 和 Frolke 对吲哚美辛与放射治疗预防 HO 进行比较的系统综述显示，放射治疗的 HO 总发生率为 8.3%（60 例患者中有 5 例），而吲哚美辛治疗的 HO 总发生率为 8.9%（224 例患者中有 20 例）。差异虽小，但在统计学上是显著的[308]。

放射治疗在 HO 预防方面具有良好的耐受性。分次照射或高剂量单次照射都不会增加伤口愈合障碍的频率，也没有记录在案的预防性照射后继发辐射诱导的恶性肿瘤病例[309, 310]。由于辐射诱导的肿瘤很少出现，并且潜伏期至少 5 年，这种风险实际上与大多数 HO 患者无关，因为 HO 患者的中位年龄为 65 岁。在这一老年患者群体中，与 NSAID 治疗相关的胃出血或穿孔的死亡风险大大超过了辐射诱发的恶性肿瘤的潜在死亡风险[311]。

5. 放疗技术和过程 照射野的经典定位包含股骨和骨盆之间软组织中的关节周围骨化灶。各种射野大小和阻挡/屏蔽设计已被应用[290-292, 295, 297, 312]。

在狗[298] 和家兔[313] 上观察了放射治疗对骨骼向内生长和非骨水泥假体固定的影响。10Gy 照射（5 次或 4 次分割）后，固定能力在 2～6 周内显著降低[313, 314]。Sumner 等[315] 的研究也表明，放疗最初降低了术后早期的固定等级，但 4 周后，受照射和未受照射骨中的假体具有相同的强度。

在临床实践中，Jasty 等[312] 推荐的用挡块保护髋关节假体，以及仅限于假体的髋臼和股骨部分的小挡块可导致挡块下的骨化。照射野不足会导致 7Gy 照射后 18 个髋关节中有 13 个（76%）发生 HO[316]。开放式照射野更完整地覆盖了整个关节周围的危险区。在 6Gy/单次照射[317]、7Gy/单次照射[297, 318] 或 17.5Gy/5 次[295, 319, 320] 照射方案中都未观察到非骨水泥假体的脱固定现象。基于现有的实验动物和人类临床研究，非骨水泥假体无阻挡照射髋关节似乎没有异议。

对有生育需求的男性应高度考虑使用睾丸屏蔽，因为可以减少睾丸剂量[321, 322]。基于 CT 的计划可能有助于减少对周围关键结构的剂量，也可能优化 HO 预后[323, 324]。

需要手术固定的肘部创伤患者也使用放射治疗预防 HO。尽管这似乎是安全的，但一项小型前瞻性随机研究指出，接受放疗的患者和未接受放疗的患者之间的不愈合率存在显著差异（38% vs. 4%，P=0.007）[325-327]。

儿童肿瘤篇
Childhood Cancers

第 77 章　儿童肿瘤总论
Overview

Larry E. Kun　Christopher L. Tinkle　Jeff M. Michalski　著

刘　静　译

一、纪念 Larry Emanu Kun

在众多其他活动和成就中，Larry Kun 博士从 *Gunderson and Tepper* 教科书第 1 版起就担任儿童癌症栏目的编辑。随着他于 2018 年 5 月 27 日去世，整个肿瘤学和儿科放射肿瘤学领域失去了一位世代领袖[1]。我们个人非常感谢 Kun 博士对这本教科书的指导和贡献，这里我们只是简单地更新了他对这一节的概述，只有 Kun 博士才能写出如此令人信服的章节。

二、儿童癌症

据估计，2018 年美国有 15 590 名新诊断为癌症的儿童（从出生至 14 岁有 10 590 人）和青少年（15 岁至 19 岁有 4996 人）[2]。癌症仍然是导致儿童死亡的最常见疾病；在出生至 14 岁期间的所有死因中，癌症仅次于意外。儿童和青少年每年约有 1800 人死于癌症[2-4]。在儿童癌症存活率达到稳定水平之后，在过去的 10 年中，这个年龄段的癌症死亡率的下降速度已经恢复到了既往综合治疗发展时期的进步速度[3]。

对于 1—14 岁的儿童来说，最常见的癌症是白血病和中枢神经系统肿瘤，两者加起来占儿童癌症的一半以上。这个年龄段的第三常见的肿瘤类型是淋巴瘤，其中几乎一半是非霍奇金淋巴瘤，1/4 是霍奇金淋巴瘤。其他常见的类型是软组织肉瘤（几乎一半是横纹肌肉瘤）、神经母细胞瘤和肾母细胞瘤。对于 15—19 岁的青少年来说，最常见的癌症包括 CNS 肿瘤和淋巴瘤（霍奇金淋巴瘤的病例是非霍奇金淋巴瘤的 2 倍）。这个年龄段的其他相对常见的肿瘤类型包括白血病、生殖细胞肿瘤（尤其是睾丸）、甲状腺癌、软组织肉瘤、骨肿瘤和黑色素瘤（表 77–1）[5, 6]。总体而言，在美国，CNS 肿瘤是儿童中最常见的实体肿瘤，约占所有儿童恶性肿瘤的 20%，是从出生到 14 岁的癌症死亡的主要原因[7]。2001—2009 年，流行病学研究显示，儿童和青少年的癌症总体发病率稳定，甲状腺和肾癌的发病率显著上升；非裔美国儿童和青少年的总体癌症发病率显著上升；黑色素瘤和颅外、性腺外生殖细胞肿瘤的发病率下降[8]。

在目前治疗下，大约 80% 的儿童和青少年获得了长期的疾病控制，即在大多数肿瘤系统中相当于治愈；1—14 岁儿童的 5 年相对存活率从 1975—1977 年的 58% 上升至 2003—2009 年的 83%[5]。然而，儿童癌症的幸存者往往有身体和功能上的缺陷，这阻碍了他们充分发挥潜力，损害了生活质量。晚期死亡率（在确诊后存活至少 5 年的患者中为 30%）越来越多地与继发性肿瘤和治疗导致的心源性或肺源性死亡有关，而不是与癌症复发有关[9, 10]。在儿童癌症幸存者研究分析中，儿童首次诊断后 30 年内第二癌症的累积发病率为 20.5%[11, 12]。儿童癌症的幸存者仍然有很高的治疗相关发病率的风险，超过一半的幸存者在 50 岁时经历了严重或致残的并发症，甚至死亡[13]。目前的策略和临床研究试图维持或改善疾病控制，同时减少与长期发病率和死亡率相关的治疗干预措施，确定放射治疗可实现的局部和整体疾病控制往往与特定的辐射相关晚期发病率和继发性恶性肿瘤（SMN）相权衡[11, 12, 14]。幸运的是，最近几十年接受治疗的儿童由于采取了降低治疗暴露的策略，特别是降低了放射治疗的使用率，加强对晚期效应的检测，并改善了对晚期效应的管理，因此晚期效应的发生率较低[15]。

基因定义的癌症易感性或易感综合征被认为约占儿童癌症的 10%；儿科基因组联盟项目（PCGP）最近

表 77-1 儿童和青少年常见的肿瘤

疾病类型	儿童癌症（%）	放射治疗的作用
急性白血病	24	
急性淋巴细胞性白血病(ALLA)	18	1. 可从预防性颅脑照射中获益的人数有限（高危 T 细胞，所有病例中＜5%） 2. 对中枢神经系统复发进行治疗性中枢神经系统放疗 3. 骨髓移植中全身放射或全淋巴放射治疗复发 / 高危 ALL
急性髓系白血病（AML）	5	骨髓移植中全身放射治疗
中枢神经系统	18	
胶质瘤	12	1. 一些低级别肿瘤的局部放疗，通常在疾病进展时 2. 大多数高级别肿瘤的局部放射治疗
室管膜瘤	1	大多数肿瘤的局部放疗
颅咽管瘤	1	未完全切除或进展 / 复发肿瘤的局部放射治疗
髓母细胞瘤和其他胚胎性中枢神经系统肿瘤	3	1. 3 岁以上儿童的颅脑照射 + 局部推量 2. 3 岁以下儿童局部放疗（研究阶段）
中枢神经系统生殖细胞肿瘤	1	1. 生殖细胞瘤的脑室放疗加局部推量联合化疗，对比脑室或颅髓放疗 2. 颅髓放疗加化疗治疗"恶性"生殖细胞肿瘤
恶性淋巴瘤	15	
霍奇金淋巴瘤	9	1. 综合治疗中的局部治疗（受累区域 / 受累部位照射） 2. 进行移植的复发性疾病的联合治疗中的局部治疗（受累区域 / 受累部位照射）
非霍奇金淋巴瘤	6	用于症状控制或疾病复发的局部放射治疗
神经母细胞瘤	5	1. 局部区域放疗治疗局部晚期疾病 2. 软组织和骨转移瘤的放射治疗 3. 姑息性放疗（骨、软组织）
肾母细胞瘤	4	1. 晚期疾病或组织学不良疾病的局部 / 区域放射治疗 2. 转移性疾病的内脏放射治疗
视网膜母细胞瘤	3	巩固性或进展 / 复发肿瘤的眼部放射治疗
软组织肉瘤	6	
横纹肌肉瘤	3	1. 用于大多数（中期 / 晚期或腺泡组织学）肿瘤的局部 / 区域放射治疗 2. 转移性疾病的内脏、软组织和骨的放射治疗
非横纹肌肉瘤的软组织肉瘤	3	1. 基于组织学、部位、大小和年龄的局部 / 区域放射治疗 2. 转移性疾病的软组织和骨的放射治疗
骨肉瘤	6	
骨肉瘤	3	1. 中心部位的术后放疗，有限应用 2. 不可切除肿瘤的根治性放射治疗 3. 转移性疾病的骨放射治疗
尤因肉瘤	2	1. "不可分割"原发灶的局部放射治疗 2. 阳性切缘术后的局部放射治疗 3. 转移性疾病的内脏和骨放射治疗
肝肿瘤	1	有限的术后或姑息性放射治疗
生殖细胞肿瘤	5	有限的局部 / 区域放射治疗

改编自 SEER Cancer Statistics：https：//seer.cancer.gov/csr/1975_2015/；Siegel RL，Miller Kd，Jemal A，etal. Cancer Statistics，2018. CA Cancer J Clin. 2018；68（1）：7–30；and Smith MA，Altekruse SF Adamson PC，etal. Declining childhood and adolescent cancer mortality. *Cancer* 2014；120（16）：2497–2506.

的一项研究表明，根据二代胚系 DNA 测序，大约 10% 的儿童癌症患者可能有遗传性原因 [16]。许多癌症易感综合征不仅与原发肿瘤发生有关，而且与继发癌变相关的辐射敏感性增强有关，以及一定程度上与躯体效应有关 [14, 17]。视网膜母细胞瘤是一种与 RB1 抑癌基因相关的"经典的"常染色体显性遗传性癌症，其 SMN 发生率很高，诊断后 50 年的累积风险为 36%。数据显示，眼眶放射治疗后的风险是未接受放射治疗的患者的 3 倍 [18-20]。Li-Fraumeni 综合征是由抑癌基因 TP53 的杂合胚系突变引起的 [21]。这种综合征与儿童和年轻人罹患癌症的风险增加有关，特别是骨和软组织肉瘤、肾上腺皮质癌、脉络丛癌，以及在特定患者中频繁发生的多原发肿瘤 [22]。除了典型的神经纤维瘤和与 1 型神经纤维瘤病（NF1）相关的视神经 / 视神经束胶质瘤外，恶性周围神经鞘瘤、视觉通路外的低级别胶质瘤和嗜铬细胞瘤在患有 NF1 的儿童和青少年中相当常见 [23]。与儿童肿瘤学相关的遗传性癌症易感综合征的数量令人印象深刻，在这类人群中对晚期放射效应的认识日益提高 [14, 17, 23, 24]。

在北美，大约 2/3 的癌症儿童接受临床治疗，主要研究由儿童肿瘤小组（COG）协调进行，该小组是儿童疾病特异性组织之一（New Approaches to Neuroblastoma Therapy，NANTS；Pediatric Brain Tumor Consortium，PBTC；Pacific Pediatric Neuro-Oncology Consortium，PNOC；Therapeutic Advances in Childhood Leukemia and Lymphoma，TACL），以及少数几个能够进行临床试验的主要机构的独立试验。在确保对患有儿童类型癌症的青少年和年轻人进行适当的综合治疗方面仍然存在挑战，而且发展中国家非常缺乏治疗儿童癌症的资源 [3, 8, 25-27]。

放射治疗是儿童多学科综合治疗的重要组成部分。然而，癌症治疗和与治疗相关的晚期毒性研究的不断发展，继续为年轻患者的放射治疗确定最佳适应证。例如，在最常见的儿童恶性肿瘤急性淋巴细胞性白血病（ALL）中，先前使用的预防性颅脑照射与 ALL 的显著治愈率有关，但最近被认为是导致独特晚期毒性的主要因素。目前的治疗方法在很大程度上消除了照射的必要性，除了 CNS 复发或复发的、难治性的，或遗传致病性的 ALL 的骨髓移植，除了 CNS 复发的情况，或者在骨髓移植的情况下，对于复发的、难治性的或遗传致病性的 ALL，在这些情况下全身或全淋巴照射是治疗方案的一部分 [28-32]。

圣裘德儿童研究医院的数据显示，在过去 18 年里，即使在机构所有协议中取消了预防性颅脑照射，接受各种形式癌症照射的儿童中新诊断病例的比例也已从约 40% 增加到近 60% [29]。一项对美国国家癌症研究所的监测、流行病学和最终结果（NCI SEER）数据库的回顾性研究报道显示，尽管在 1973—2008 年，患有 ALL、非霍奇金淋巴瘤和视网膜母细胞瘤的儿童放射治疗显著减少，脑癌、骨癌、肾母细胞瘤和神经母细胞瘤的发病率略有下降。SEER 报告关于放射利用的准确性受到质疑 [33]。在儿童癌症的主要转诊中心，儿科病例有所增加，特别是中枢神经系统肿瘤（据报道 25%～65% 的病例接受放射治疗），以及需要腹部、盆腔和头颈部放疗的肿瘤 [34]。尽管如此，最近一份利用美国国家癌症数据库（NCDB）的相关报道显示，3—8 岁儿童髓母细胞瘤术后放射治疗延迟率高于预期，且呈上升趋势 [35]。重要的是，这项研究是在关键的 ACNS0331 研究发表之前进行的，该研究显示，将颅脊髓照射剂量从 23.4Gy 适度降低到 18Gy，会增加这些患者的疾病复发风险 [36]。

区域和国家转诊中心放射治疗使用率的增加反映了肿瘤定位诊断成像的改进，以及与调强放射治疗、光子照射和质子束放射治疗（从标准的双散射技术发展到使用点束技术的调强质子治疗）的剂量一致性的改善，所有这些都使关键正常结构的辐射暴露显著减少。对 PBRT 的兴趣在中枢神经系统肿瘤和肉瘤中尤其明显，在这些肿瘤和肉瘤中，与神经认知发育相关的神经解剖区域及与躯体和内脏生长和功能相关的解剖部位的剂量减少推动了基于技术的集中转诊模式 [37-42]。这类技术有利于明智的放射干预，即使在较脆弱的幼儿中，重新平衡疗效和耐受性至关重要，如女孩的 CNS 非典型畸胎样 / 横纹肌样瘤（AT/RT）和泌尿生殖系统横纹肌肉瘤 [39, 43, 44]。放射肿瘤学家的防御姿态已经被儿童癌症的临床和生物学知识、常见和不断发展的药物疗法及精密放射技术的应用所需的知识库所取代。

关键的辐射参数在儿科治疗中至关重要，在儿科治疗中，儿科癌症的相对辐射敏感性与成长发育中的儿童或青少年增加的脆弱性相竞争。在大多数儿童 CNS 肿瘤、肉瘤和其他常见实体肿瘤中，越来越多的研究显示，较小的靶体积，尤其是缩小临床靶体积外扩，进一步利用三维治疗计划和更适形的放射治疗的优势来实现疾病控制 [36, 44-48]。随着靶区体积逐渐收紧，质量控制在机构和合作小组层面都变得更加重要。在特殊的肿瘤情况下，靶区体积实际上可能需要更大，如肺泡横纹肌肉瘤和淋巴结照射的潜在价值 [49, 50]。此外，逐渐降低的放射剂量已被证明对横纹肌肉瘤、尤因肉瘤、母细胞瘤、中枢神经系统生殖细胞肿瘤和其他情况有效，这些情况为放疗前或放疗后化疗的组合提供附加累加效应，或化疗后手术仅显示显微病灶 [44, 51-53]。同样，如果不是更重要的话，我们必须了解的是选择最佳的患者进行放射治疗。就像我们已经取消了所有人的预防性颅脑放疗一样，我们现在正在定义霍奇金淋巴瘤患者的亚群，在这些亚群中可以安全地忽略巩固照射[54]。我们继续参与这些研究的实验设计是至关重要的，因为最近的警示性经验表明，放射治疗射野的重大变化[55]或过早完全忽略 RT 的结果较差[56]。

分子靶向制剂与放射治疗相结合的研究越来越多。几类药物在临床前研究中显示出放射增敏潜力，并已完成儿科的 I 期和 II 期研究（如血小板衍生生长因子抑制药、组蛋白去乙酰化酶抑制药和聚 ADP 核糖聚合酶抑制药）。分子靶向制剂的最终效用及其与辐射的相互作用将在肿瘤系统中显现出来，在肿瘤系统中，特定的分子靶点、对联合治疗的特定遗传脆弱性[57, 58]及可用的药物疗法允许进行前瞻性的临床试验。

与辐射相关的晚期毒性在儿童中往往比成人更为明显，尤其是在躯体变化（肌肉骨骼组织的生长和发育）和功能效应（神经认知、听觉、内分泌）中[11, 28, 37, 41, 47, 59]。幼儿尤其容易受到辐射和化疗药物（如烷化剂、顺铂、阿霉素）的影响[59-61]。骨生长、肌肉发育和中等大小动脉管径的改变往往在年轻患者中比青少年或成年人更普遍[62, 63]。骨骺生长的阈值辐射水平是公认的，但即使是低剂量的辐射也可能与身高和骨骼发育（轮廓和完整性）的变化相关[63]。目前尚不清楚年轻人群的内脏耐受性是否显著降低，尽管在儿科治疗方案中频繁使用联合放化疗增加了对心脏和肺及肝脏和肾脏的辐射耐受性的担忧[64, 65]。中等大小的血管，特别是在大脑动脉环处，在 3 岁以下的儿童中，照射后口径缩小和血流减少的比例很高，而主要的颅外血管效应在冠状血管中最值得注意[62, 66]。即使在颈部接受低剂量照射后，也有很高比例的儿童出现甲状腺功能减退；儿童或青少年接受低剂量盆腔照射后可出现睾酮和雌激素水平降低的表现[67, 68]。

脑辐射的神经认知效应已被很好地描述，并与辐射剂量、体积和患者年龄相关。在过去的 30 年里，对伴随学习和智商降低的有限生命潜能的关注推动了基于研究方案的尝试，以限制放射使用和累积剂量，并在治疗 CNS 肿瘤的儿童中引入危及器官体积和剂量限制[10, 28, 37, 41, 47, 61, 69]。颅后窝次全剂量窄靶点治疗的经验表明，在 12 月龄的室管膜瘤患儿中，智力功能得到了保护，尽管暴露于颅后窝局部适形放疗的幼儿的神经认知能力下降仍令人担忧[47, 68, 70]。学习障碍的前瞻性测量是进一步评估当代放射治疗对局部脑肿瘤影响的关键。临床试验表明，特定的干预措施（即药理学和认知康复）可能会改善与脑照射相关的一些学习问题，进一步的研究仍在继续评估这些类型的方法在儿科患者中的应用[71, 72]。继在成人转移性脑癌中的关键研究之后[73, 74]，颅脑放疗的 CNS 区域特异性效应继续被阐明，先进的放射计划方法以不同的方式限制这些结构的剂量，可能值得在儿童中进行前瞻性评估[75, 77]。尽管质子治疗在减轻神经认知功能缺陷方面的作用仍有待确定[78]，但这种治疗方式的前瞻性评估已显示出在听觉结果方面的显著优势[79]。

在儿科放射治疗中，必须始终考虑继发癌症的风险，在 30 年的随访中，总体风险至少为 5%。治疗成功的儿童存活时间长，在生长或发育中的组织（如青春期和青春期乳腺）的 SMN 风险增加，癌症易感综合征的数量也要求在放疗适应证和可能降低癌变的技术选择方面保持微妙的平衡[9-12, 18-20]。随着 PCGP 具有里程碑意义的胚系遗传性癌症风险研究[16]和对长期儿童癌症幸存者的后续恶性肿瘤遗传风险的进一步研究[80, 81]，我们可能会看到胚系癌症易感性被整合到用于指导治疗的风险评估模型中，放疗的作用将被重新进行关键评估。

以下章节概述了更常见的儿科癌症的生物学、临床特征、治疗和转归，重点介绍了放射治疗在目前治疗这些恶性肿瘤中的作用。在这些章节中，考虑了与放射模式及体积、剂量和分割参数有关的现有数据和正在进行的临床试验。

第78章 儿童中枢神经系统肿瘤

Central Nervous System Tumors in Children

Ranjit S. Bindra   Shannon M. MacDonald   著

刘 静 译

要 点

1. **发病率和总生存率** 儿童脑瘤的总年发病率为 5.67/10 万人。脑瘤是儿童第二常见的恶性肿瘤,也是最常见的原发实体肿瘤。儿童脑肿瘤是一组不同的肿瘤,其预后取决于组织学亚型和治疗方法。大约 75% 的被诊断患有儿童脑疾病的儿童将经历长期无病生存。

2. **病因学** 目前,大多数儿童脑肿瘤的病因尚不清楚。可能使儿童易患某些脑肿瘤亚型的遗传综合征包括神经纤维瘤病、Li-Fraumeni 综合征、Gorlin 综合征、Turcot 综合征和共济失调 – 毛细血管扩张症。

3. **组织学亚型** 传统上,儿童脑肿瘤按组织学进行分类,根据世界卫生组织对中枢神经系统肿瘤的分类(2016 年更新),总结如下:胚胎性肿瘤;髓母细胞瘤;中枢神经系统胚胎性肿瘤,非特指型;不典型畸胎样横纹肌瘤;多层花环样胚胎性肿瘤;星形细胞瘤[毛细胞性星形细胞瘤(WHO1 级)、星形细胞瘤(WHO2 级)、间变性星形细胞瘤(WHO3 级)、胶质母细胞瘤(WHO4 级)];弥漫性中线胶质瘤 H3 K27M 突变[室管膜瘤、黏液乳头状瘤(WHO1 级,通常为脊柱)、经典 / 分化型(WHO2 级)、间变性(WHO3 级)];室管膜瘤,RELA 融合阳性(WHO2 或 3 级)[颅咽管瘤、生殖细胞肿瘤、纯生殖细胞瘤、非生殖细胞瘤、胚胎性、卵黄囊、绒毛膜癌、未成熟畸胎瘤、混合性生殖细胞瘤(NGGCT 成分 ± 生殖细胞瘤)、成熟畸胎瘤、脉络丛肿瘤]、松果体区肿瘤。

4. **儿童脑肿瘤的主要分子特征** 尽管组织学在儿童脑肿瘤的分类中继续发挥着重要作用,但世界卫生组织已决定在最近的 WHO2016 分类手册中做出修改,纳入特定的分子信息,以帮助对这些肿瘤进行更好的分类。在许多情况下,分子亚型也可以预测预后,并可能预测对治疗的反应。我们回顾了选定的儿童脑肿瘤的主要分子特征和亚型。它们与放射肿瘤学家的相关性将包括在这些肿瘤临床治疗的后续章节中。

一、儿童脑肿瘤的分子分类

(一)髓母细胞瘤

从历史上看,髓母细胞瘤根据不同的病理、临床和人口学特征进行分类。治疗决策和预后主要基于以下特征:年龄(大于或小于 3 岁)、肿瘤部位(幕下与幕上)、切除范围(是否大体全切除)、脑脊液播散性疾病的证据(软脑膜是否扩散)。这些因素将髓母细胞瘤分为两个风险组,标准或高危疾病,这决定了分别使用23.4Gy 和 36Gy 的颅脑脊髓照射剂量的差异[1-3]。2007年世界卫生组织对髓母细胞瘤进行了分类,根据组织学将其进一步分为四组:经典型、大细胞 / 间变性变异型、结缔组织增生性 / 结节性髓母细胞瘤和广泛结节的髓母

细胞瘤[4]。然而,在 2016 年,世界卫生组织明显改变了其分类,纳入了分子特征和组织学,形成了四个主要亚组:Wingless(WNT)、Sonic Hedgehog(SHH)、第3 组和第 4 组[5, 6]。新出现的数据表明,这些亚组是疾病行为和总体患者预后的有力预测因子[7, 8]。表 78-1 列出了每个亚组的主要特征,我们对每个亚组进行了更详细的讨论。这里我们也简要讨论幕上原始神经外胚层肿瘤(PNET)。

1. **WNT 肿瘤** 这类肿瘤是四个亚型中最不常见的,最常发生在 3 岁以上的儿童中,几乎总是位于第四脑室或靠近脑干[9]。它们的预后最好,5 年生存率超过95%。WNT 信号通路与髓母细胞瘤之间的联系最初是在 Turcot 综合征患者身上发现的,Turcot 综合征是一种

表 78-1　髓母细胞瘤

亚 组	WNT	SHH	第 3 组	第 4 组
病例数	10%	30%	25%	35%
组织学	经典型、罕见 LCA	经典型、DNMB、LCA、MBEN	经典型、LCA	经典型、罕见 LCA
关键基因突变	*CTNNB1*	*PTCH1*、*SMO*、*SUFU*、*TP53*	—	—
关键分子通路	• WNT 通路	• SHH 通路 • PI3K 通路	• MYC 通路 • TGFab 通路	• NF-κB 通路 • 神经元信号通路

DNMB. 促结缔组织增生性 / 结节性髓母细胞瘤；LCA. 大细胞 / 间变性；MBEN. 髓母细胞瘤广泛结节

遗传性疾病，由腺瘤性息肉病基因突变引起，该基因是 WNT 信号的负调节因子。研究发现，这种综合征与髓母细胞瘤的发病率较高有关[11]。随后发现，散发性髓母细胞瘤群体存在 WNT 信号通路突变，最常见的是编码 β-catenin 的 CTNNB1 基因[10, 12]。WNT 信号通路在后生动物中高度保守，参与多种细胞过程，包括细胞周期控制、干细胞更新和细胞运动 / 极性[13]。

2. SHH 肿瘤　这是一组异质性肿瘤，占所有髓母细胞瘤的近 1/3。它们最常出现在年龄谱的两端（即婴儿和成人），而且它们预后中等。SHH 信号通路与髓母细胞瘤之间的联系最初是在 Gorlin 综合征患者中发现的，该综合征的特征是颅面异常和易患多种癌症，包括髓母细胞瘤[14]。已经在 Gorlin 患者中描述了 PTCH1 的突变，它是 SHH 通路的负调控因子[14, 15]。随后的研究将髓母细胞瘤与 SHH 信号通路中的其他几个关键基因突变或其他基因改变联系起来，包括 SUFU[16]、SMO[17]、SHH、GLI2 和 MYCN[18]。SHH 信号通路在许多细胞过程中起着关键作用，包括细胞增殖、分化和脊椎动物器官发生[19]。

3. 第 3 组肿瘤　这类肿瘤占髓母细胞瘤的 1/4，多见于年轻患者，预后最差[20]。脑脊液转移很可能是常见的，因为它们位于脑干中线的第四脑室附近，所以在最初诊断时很常见[21]。虽然特定的突变在这个亚群中并不常见，但局部体细胞拷贝数畸变已经被描述，包括 MYC 癌基因的扩增[22]。

4. 第 4 组肿瘤　第 4 组肿瘤是最常见的亚组，它们与第 3 组髓母细胞瘤有许多相似之处，包括靠近第四脑室和诊断时经常转移。总的来说，从分子的角度来看，它是四个亚组中最鲜为人知的肿瘤。体细胞拷贝数异常在该肿瘤中已被描述，包括 SNCAIP 基因的复制，该基因编码一种与帕金森病有关的蛋白质[23]。

5. 中枢神经系统胚胎性肿瘤（原幕上 PNET）　这类肿瘤与髓母细胞瘤相似，但不同之处在于它们位于颅后窝之外。它们是一种遗传异质性肿瘤，有报道 MYCN、PDGFB 和 PDGFRA 的拷贝数改变，以及 CDKN2A/B 的缺失[24-26]。最近，在这些 PNET 的亚组（约 25%）中发现了一个涉及 CHR19q13.41 mRNA 簇（C19MC）的高水平扩增子[27]。在 2016 年世界卫生组织中枢神经系统分类中，C19MC 扩增使得多层玫瑰花环胚胎性肿瘤（ETMR）的诊断成立（PMID：27157931）。在 DNA 甲基化分析的基础上，研究表明，机构诊断的 CNS-PNET 中有相当一部分实际上是其他明确定义的 CNS 肿瘤实体（即高级别胶质瘤），而其余的组织学定义的 CNS-PNET 中出现了四个不同的肿瘤实体。这导致在世界卫生组织最新的分类中删除了 PNET 一词，并增加了 CNS 胚胎性肿瘤，非特指这一术语。

（二）室管膜瘤

与髓母细胞瘤一样，室管膜瘤的治疗决策和预后是根据部位（幕上与幕下，或脊柱）、切除范围（是否 GTR）、组织学（是否存在间变性）和年龄来划分的。目前世界卫生组织 2016 年对这些肿瘤的分类是以组织学为基础的，包括室管膜下瘤、黏液乳头状室管膜瘤、经典型室管膜瘤和间变性室管膜瘤[5]。2015 年的一篇里程碑式的论文彻底改变了室管膜瘤的格局，该研究利用 DNA 甲基化谱，将这些肿瘤根据三个解剖位置分为 9 个独特的分子亚型[28]。这种新分类的一个显著特点是与组织学分级明显不一致。接下来我们讨论这些亚型的主要分子特征，重点是幕上和颅后窝肿瘤（表 78-2）。

1. 幕上肿瘤　幕上室管膜瘤中约 2/3 存在 RELA 基因与 C11orf95 的融合[29]，称为 ST-EPN-RELA，预后极差[28]。前者参与 NF-κB 信号转导，后者的功能知之甚少。然而，新出现的临床前数据表明，RELA 融合是关键的致癌驱动因素，促进肿瘤细胞侵袭，并与细胞毒化疗耐药有关[29-31]。值得一提的是，世界卫生组织 2016 年最新的室管膜瘤分类现在包括一个 RELA 融合阳性室管膜瘤的亚型。其余 1/3 的幕上室管膜瘤缺乏 RELA 融

表 78-2 室管膜瘤

亚组	幕上型			颅后窝型			脊柱型		
	ST-SE	ST-EPN-YAP1	ST-EPN-RELA	PF-SE	PF-EPN-A	PF-EPN-B	SP-SE	SP-MPE	SP-EPN
年龄分布	成人	婴儿>儿童>成人	儿童>婴儿和成人	成人	婴儿>儿童>成人	成人>儿童	成人	成人>儿童	成人>儿童
组织学（WHO分级）	室管膜下瘤（WHO1级）	（间变性）室管膜瘤（WHO2级或3级）	（间变性）室管膜瘤（WHO2级或3级）	室管膜下瘤（WHO1级）	（间变性）室管膜瘤（WHO2级或3级）	（间变性）室管膜瘤（WHO2级或3级）	室管膜下瘤（WHO1级）	黏液乳头状室管膜瘤（WHO1级）	（间变性）室管膜瘤（WHO2级或3级）
显著的基因突变	• 平衡基因组	• Yap-1 融合	• RELA 融合 • 染色体碎裂	• 平衡基因组	• 平衡基因组	• 染色体不稳定性	• 6q 缺失	• 染色体不稳定性	• NF-2 突变 • 染色体不稳定性
预后	好	好	差	好	中等	好	好	好	好

ST-SE. 幕上室管膜下瘤；ST-EPN. 幕上室管膜瘤；PF-SE. 颅后窝室管膜下瘤；PF-EPN. 颅后窝室管膜瘤；SP-SE. 脊髓室管膜下瘤；SP-MPE. 脊髓黏液乳头状室管膜瘤；SP-EPN. 脊髓室管膜瘤

合，而是含有 YAP1 融合，这是一种参与 Hippo 信号通路的基因[28, 29]。这些肿瘤被命名为 ST-EPN-YAP1，新出现的数据表明这些肿瘤预后良好。

2. 颅后窝肿瘤　在上述室管膜瘤 DNA 甲基化研究之前[28]，已有两项研究表明颅后窝室管膜瘤有两种不同的生物学类型（PF-EPN-A 和 PF-EPN-B）。这两组在分子特征、患者人口统计学和临床结果方面表现出独特的差异[32, 33]。与 PF-EPN-B 肿瘤相比，PF-EPN-A 肿瘤往往发生在较年轻的患者中，易局部复发，易远处转移，总体上与预后较差[34]。在分子水平上，PF-EPN-A 肿瘤最显著的是由 CpG 岛甲基化表型驱动的转录沉默，这与 PRC2 的过度活跃有关[35]。

（三）胶质瘤和弥漫性脑桥胶质瘤

从历史上看，儿童胶质瘤的分类使用传统的世界卫生组织分级系统（Ⅰ～Ⅳ）[4]。儿童高级别胶质瘤（HGG；即 WHO 分级 Ⅲ～Ⅳ级）的临床试验基于成人 GBM 研究，假设它们是组织学上相似的肿瘤。在成人 GBM 领域，Stupp 试验确定了目前治疗这种疾病的标准，包括放射治疗，同时辅以 TMZ[36]，O[6]- 甲基鸟嘌呤 –DNA 甲基转移酶（MGMT）基因甲基化成为对 TMZ 反应的关键生物标志物[37]。然而，在接受 CCNU 和长春新碱治疗的患者中，与历史对照组相比，在 RT 的基础上加用 TMZ 未能在儿童 HGG 中显示活性[38]。此外，MGMT 启动子甲基化对儿童 HGG 的预后和预测价值仍存在争议[39-42]。

2010 年，Verhaak 等进行了一项里程碑式的研究。

在成人 GBM 中定义了四种独特的分子亚型（前神经型、神经型、经典型和间充质型）[43]。不久，人们发现儿童 HGG 也可以分为分子亚型，这些亚型与成人的 GBM（异柠檬酸脱氢酶、K27、G34、受体酪氨酸激酶 Ⅰ 和 Ⅱ 及间充质干细胞）有很大的不同[44]。过去，弥漫性固有脑桥胶质瘤（DIPG）由于担心发病率很少进行活检，但两项研究表明，这些手术比之前认为的更安全[45, 46]，这与创新的尸检研究一起[47, 48]，也为这些肿瘤的全面分子图谱打开了大门。这些研究结果表明，DIPG 具有独特的分子特征，这表明这些肿瘤确实不同于成人的 GBM 和儿童的 HGG[49, 50]。接下来，我们回顾低级别胶质瘤（LGG）和 HGG 及 DIPG 的主要分子特征。

1. 高级别胶质瘤　如前所述，儿童 HGG 可分为六种独特的分子亚型[44]。K27 和 G34 亚组由两个关键组蛋白基因 H3.3 和 H3.1 杂合突变的肿瘤组成，这两个基因分别也称为 H3F3A 和 HIST1H3B/C，可导致 K27 或 G34 的氨基酸替换[51]。在包括 DIPG 在内的大约 80% 的儿童中线 HGG 中发现了组蛋白 H3 K27M 突变，鉴于其位置固定且普遍预后较差，在 2016 年 CNS WHO 分类中被指定为弥漫性中线胶质瘤，H3 K27M 突变肿瘤。这种突变通过抑制其催化亚基 EZH2 来破坏 PRC2 复合体。这导致 K27 位（H3K27me3）三甲基化的组蛋白 H3 标记的总体水平降低，从而导致转录抑制[52]。

在成人中，异柠檬酸 IDH1/2 在 LGG 中很常见（>70% 的肿瘤），在胶质母细胞瘤中较少见[53]。早期的研究表明，IDH1/2 突变在儿童胶质瘤中很少见（约 10% 或更少），尽管这是基于对小病例数的分析[53-56]。由于更全面的分析中包括了更多的病例数量，并使用基于二代测序（NGS）的突变检测技术，很明显，IDH1/2 突变在青少年和年轻成人人群中相对常见。例如，儿童肿瘤学小组的一项研究发现，35% 的 ≥14 岁儿童中有 IDH1/2 突变[57]，这在两项基于儿童神经胶质瘤的研究中得到了证实[58, 59]。

2. 低级别胶质瘤　儿科 LGG 被称为"基因沉默"，在这些肿瘤中几乎没有发现突变；然而，据报道，基因突变似乎集中在 RAS/MAPK 通路[60, 61]。特别是，在儿童 LGG 中已经描述了 BRAF 的遗传异常，包括 BRAF 与 KIAA1549 融合，以及 V600E 点突变[62]。

3. DIPG　H3 K27M 突变在 DIPG 中也很常见（高达 80% 的病例）[50]，并且经常与蛋白磷酸酶 Mg^{2+}/Mn^{2+} 依赖的 1D（PPM1D）基因突变共存[63-65]。PPM1D 基因编码一种丝氨酸 / 苏氨酸磷酸酶，可使许多主要参与 DNA 损伤反应和细胞检查点通路的蛋白质去磷酸化[66]。DIPG 中的组蛋白突变也与激活 A 受体 1 型（ACVR1）基因的激活突变有关[67]。有趣的是，在遗传性疾病骨化性纤维发育不良中已经报道了相同的突变[68]。

（四）非典型畸胎样横纹肌样瘤（ATRT）

ATRT 肿瘤几乎普遍存在 SMARCB1 基因的双等位基因突变，SMARCB1 基因编码 INI1 蛋白[69]，是通过免疫组织化学进行诊断的关键位点[70]。像这里描述的其他肿瘤一样，ATRT 最近也被分为分子亚组：ATRT-TYR、ATRT-SHH 和 ATRT-MYC[71]。有趣的是，这些亚组并不是由 SMARCB1/INI1 以外的额外遗传突变来定义的。相反，它们是通过表观遗传差异来区分的，这些差异是在本研究中通过 DNA 甲基化和基因表达谱检测到的。

二、儿童中枢神经系统肿瘤

儿童 CNS 肿瘤的发生率仅次于白血病，是儿童最常见的实体肿瘤[72]。在撰写本文时，儿童脑瘤的年发病率为 5.67/100 000 人，只有 7% 的脑瘤发生在儿童身上。尽管这种疾病的发生率相对较低，但儿童脑瘤患者通常需要接受放射治疗，而且他们占放射肿瘤学家所见儿童总人口的很大比例。

儿童脑瘤的诊断对孩子和他们的家庭都是毁灭性的。虽然许多脑瘤是可以治愈的，但它总是要付出代价的，护理人员经常被迫做出艰难的决定，以确定存活率最高的治疗方案，同时平衡不良反应，为患者提供可接受的生活质量。放射治疗和外科技术的进步，以及医学

生物学进步，使儿童脑瘤的治疗率有了显著的提高。这一进步也在很大程度上归功于儿科肿瘤学的合作性质，更重要的是，父母愿意让他们的孩子作为临床试验的一部分接受癌症治疗。尽管在过去的几十年里有了很大的改善，但在护理方面仍有进一步发展和进步的空间。并不是所有的儿童脑瘤都能治愈，对于这些肿瘤，提高治愈率仍然是研究的重点。对于高度可治愈的脑肿瘤，保持治愈率和减少不良反应是许多临床试验的目标。目前的研究试图更好地描述这类疾病的生物学特征，并在保留功能的同时提供和改善治疗方法。

评估

1. 病史和体格检查。

2. 脑和脊柱的磁共振成像。

3. 许多脑肿瘤的组织病理学诊断和分子分类。

4. 胚胎肿瘤、生殖细胞肿瘤和室管膜瘤行腰椎穿刺检测 CSF。

5. 血清和 CSF 中甲胎蛋白和 β-HCG 肿瘤标志物对生殖细胞肿瘤有诊断价值。

三、现代儿科放射治疗

放射治疗在许多脑肿瘤的治疗中起着核心作用；然而，对于大多数患者来说，这种根治性治疗是有代价的。由于担心有时会出现严重的晚期并发症，曾试图避免对一些患有脑瘤的年轻患者进行放射治疗，但疗效往往不佳。放射诊断学和放射治疗学的技术进步使得我们辐射施照的方式发生了重大变化。现在靶区定义更明确、更小，使得大部分正常健康的大脑得到保护。现代治疗允许即使是年幼的儿童也能接受局部治疗，并对享受健康和充实的生活抱有合理的期望。虽然对选定的部分患者考虑延迟放射治疗或不进行放射治疗是合理的，但医生也应该考虑肿瘤进展的后果、额外的化疗药物和手术，更重要的是，如果推迟放射治疗，最终治疗时放射靶区可能会更大。

儿童脑瘤的年轻患者应该在有麻醉能力的机构中接受治疗，最好是有儿童生活专家的帮助。固定化和重复性对任何放疗施照都至关重要，这对幼儿来说可能是一个挑战。对于不能配合的幼儿来说，镇静是必要的，特别是对于长期治疗。我们建议 7 岁以下的儿童考虑麻醉，但即使是年龄较大的儿童也可能需要镇静，特别是治疗时间超过 20min 时。如果不清楚是否有必要进行镇静，我们建议在治疗室进行试验，以更好地评估儿童保持静止的能力。采用每天 kV 级质量图像或 CBCT 来进行图像引导放射治疗，使得摆位误差可以设置的较小，并提高准确性。

（一）三维治疗计划

在过去几十年中，放射肿瘤学的大部分主要进展都是由于放射诊断学的发展而得以实现的。在计算机断层扫描和磁共振成像出现之前，放疗计划是使用 X 线进行的，称为二维计划。无法在三维空间中显示靶区和邻近结构。因此，治疗通常包括大体的、简单的区域，肿瘤未受侵的区域接受了高剂量照射，在某些情况下，肿瘤区域可能没有足够的剂量覆盖。现代计划使用 CT 和 MRI，大多数机构在治疗体位进行 CT 扫描，并融合诊断 MRI 序列进行治疗计划。儿童脑瘤最有用的 MRI 序列依据肿瘤类型和患者个体情况而定，最好在与儿童神经放射科医生仔细商议后确定。由于肿瘤的范围得以更好地显示，因此可以缩小肿瘤的外放边缘，从而可以更好地保护邻近健康组织，同时完全覆盖肿瘤。

（二）IMRT

随着更复杂的治疗计划软件的开发，模拟计划修改和复杂的光子束排列的能力成为可能。调强放射治疗是一种高度复杂的光子放疗计划，它从多个角度提供不同强度的小光束光子辐射，以最佳的形状将高剂量的光子辐射到靶区，同时避免对正常的健康结构进行高剂量和中剂量的辐射。对于调强放疗计划，医生定义所有结构并输入所需的靶区剂量及正常结构的剂量和体积限制，并确定这些目标的优先顺序。然后，软件程序运行治疗计划的多次迭代，直到找到可能的最佳计划。图 78-1 显示室管膜瘤患儿行调强放疗。调强放射治疗允许最适形的光子计划，高剂量的等剂量线紧紧围绕目标靶区。尽管调强放疗计划减少了对邻近结构的高剂量和中剂量照射，但这些计划通常会导致靶区外更多组织接受低剂量照射。虽然这在功能上可能影响不大，但即使是低剂

量辐射，也有发生第二肿瘤的风险。

（三）立体定向放射外科 / 立体定向放射治疗

立体定向放疗这一术语，部分借用神经外科定位系统，是指利用三维坐标系统进行高精度放射治疗。立体定向放射外科是指单次治疗，而立体定向放射治疗是指分次的立体定向治疗。SRS 是通过发射多个小的辐射束将处方剂量传递到靶区来实现的，对周围组织的辐射剂量要低得多。精度对于 SRS 至关重要，通常使用刚性框架和基准标记。许多基于光子的立体定向治疗系统都可使用，质子也可以使用。所需的刚性框架和固定可能很难让许多儿童在没有镇静的情况下忍受。

（四）质子放疗

在过去的 10 年里，质子放疗已经成为儿科的一种更广泛使用的照射方式。质子放疗是粒子放疗的一种形式，与光子放疗相比，质子放疗能完全保护靶区施照射线束以外的组织，且靶区附近的剂量通常比光子放疗小[73]。质子放疗可以采用三维适形质子放疗，也称为双散射质子技术。在这种治疗中，所需能量的单个质子束被叠加在一起，以产生调制光束或展开布拉格峰。该光束通过一个黄铜小孔使光束与肿瘤轮廓一致，并通过 Lucite 补偿器使光束与肿瘤远端边缘一致。质子也可以用铅笔束扫描技术来传送[74]。在这种治疗中，单独的质子束在肿瘤所需的位置和深度进行扫描。PBS 可以改善适形性，这种治疗产生最小的散射辐射（图 78-2）。直到 2006 年，美国只有 3 个质子中心。在撰写本文时，已有 14 个中心，其他许多中心要么处于建设阶段，要么处于规划阶段，尽管建设一个中心涉及高昂的资本成本[75]。儿童脑瘤被认为是这类治疗的最佳适应证之一，因为它对保护发育中的组织免受辐射非常重要。尽管临床经验仍然有限，但许多文献认为质子放疗有与光子相

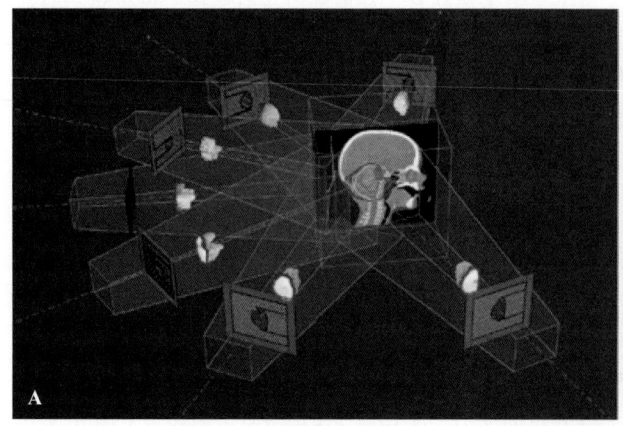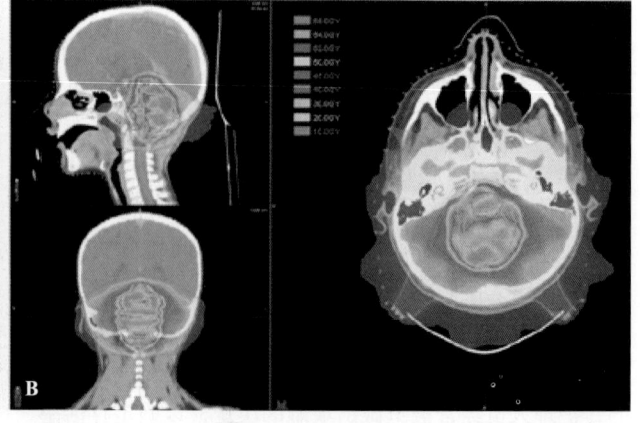

▲ 图 78-1 1 例幕下室管膜瘤患儿调强放射治疗的实施和计划。调强放射治疗使用高度复杂的治疗计划软件，对涉及多个射野的计划进行多次迭代，每个射野部分具有不同的剂量强度，从而产生与靶区高度一致的放射治疗计划（A），以及避免关键邻近结构受到高剂量照射（B）（此图彩色版本见书末）

当的治疗结果，还有发病率可能较低的早期迹象[76-78]。重要的是继续收集数据，以确认疗效和改善，以证明增加的成本是合理的。尽管质子的前期成本确实比光子高，但模拟研究已经预测质子放疗对选定的儿童脑瘤是划算的。

四、胚胎性肿瘤

胚胎性肿瘤是 5 岁以下儿童最常见的脑肿瘤，总体上发病率仅次于低级别胶质瘤[72]。胚胎性肿瘤的亚型包括髓母细胞瘤，以前称为幕上原始神经外胚层肿瘤

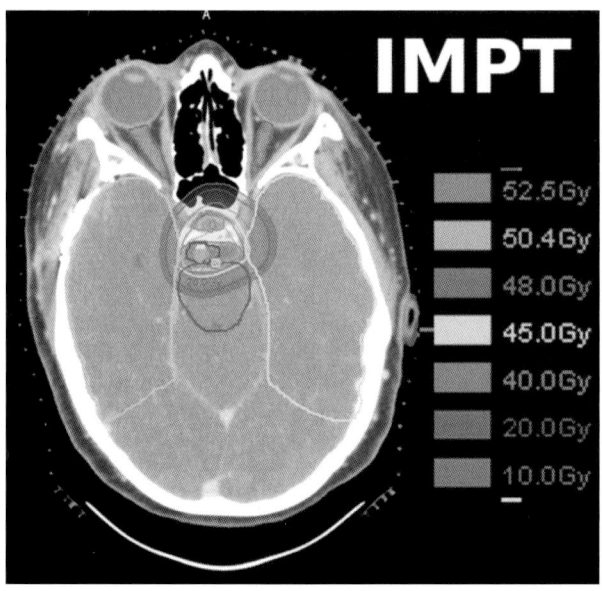

▲ 图 78-2　颅咽管瘤质子束扫描（PBS）与其他照射方法的比较。PBS 是一种提供调强质子放射治疗的方法，它具有单个布拉格峰，而不是双散射扩散布拉格峰（SOBP）。这可以改善某些肿瘤的正常组织保护，减少散射辐射（此图彩色版本见书末）

（SPNET）、ATRT，以及最近描述的 ETMR，以前称为具有丰富的神经纤维和真正的玫瑰花环的胚胎性肿瘤。这些肿瘤是细胞密集、高度恶性的小圆蓝细胞肿瘤，有通过脑脊液扩散的倾向。尽管被归入胚胎性肿瘤，但这些亚群表现出不同的基因表达谱，具有不同的预后，并且有不同的复发模式[81]。尽管治疗方案不同，但目前所有胚胎肿瘤亚型都需要手术、放疗和化疗的强化治疗。

（一）髓母细胞瘤

髓母细胞瘤是最常见的胚胎性肿瘤，根据定义，它位于小脑。儿童一般在确诊时年龄较小，发病年龄中位数为 5—6 岁[82]。每年约有 540 例确诊病例。儿童通常表现为头痛、共济失调、恶心、呕吐或脑神经缺陷。体检包括脑部磁共振成像，其特征是小脑内有一个肿块，充满第四脑室，阻碍脑脊液流动（图 78-3）。儿童此部位肿瘤的鉴别诊断包括髓母细胞瘤、室管膜瘤、低级别胶质瘤和 ATRT。建议最大限度地安全切除治疗以缓解症状，并将其作为根治性治疗的一部分。其他检查包括脊椎 MRI 和腰椎穿刺以获取脑脊液。脊柱 MRI 检查可以在手术前或手术后 10～14 天进行，但腰椎穿刺应在手术后 10～14 天进行。在手术前进行腰椎穿刺可能会导致脑疝。髓母细胞瘤有三种主要的组织病理学亚型：纤维增生型、典型性和间变性 / 大细胞间变性。纤维组织增生性肿瘤预后较好，间变性肿瘤预后较差[1, 83]。不管病理如何，所有的髓母细胞瘤都被认为是 WHO4 级。

目前，基于临床因素的风险分层系统将患者分为两个危险组，"高危"和"标准危险"，标准危险被定义为 3 岁以上、术后残留疾病≤1.5cm²，无转移性疾病（大体或脑脊液中），所有其他被视为高危。大约 30% 的患

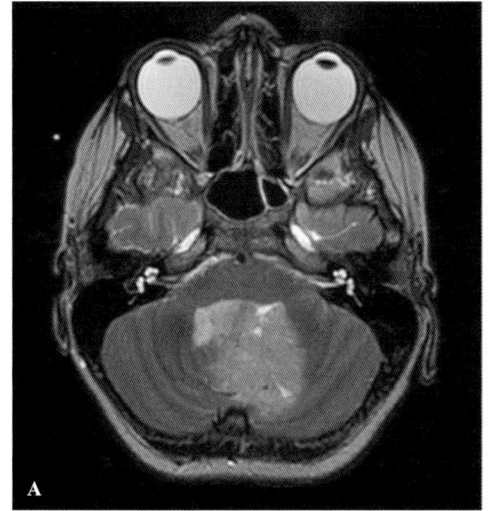
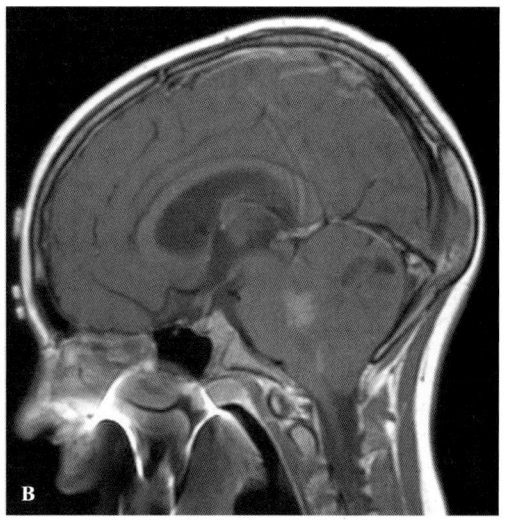

▲ 图 78-3　髓母细胞瘤

A. 轴位 T_2；B. 矢状位 T_1 增强扫描显示部分强化的 T_2 明亮髓母细胞瘤，位于颅后窝第四脑室，引起脑积水

者在诊断时会有转移性疾病[79, 80]。Chang 分期系统通常用于描述转移疾病的程度；M₀，无转移迹象；M₁，脑脊液中有肿瘤细胞；M₂，颅内蛛网膜下腔或脑室种植；M₃，脊柱大体种植；M₄，神经系统外转移[84]。大体转移性疾病患者的预后较差，但仅在脑脊液中显微疾病的影响尚不清楚[80, 85]。近年来，发现弥漫性间变性 / 大细胞组织学预示着预后不良[1, 86]。COG 确定，具有标准危险的疾病但诊为间变性组织学的患者应该接受高危 COG 研究 ACNS0332 而不是低危研究 ACNS0331 的治疗。

在研究之外，我们通常在多学科会诊中做出治疗决定，考虑年龄和其他临床因素，权衡这组患者的风险和获益。接受化疗和放射治疗的标准危险组患者的 DFS 超过 80%[1]。高危组患者的治愈率较低，DFS 下降至 50%～70%[85, 87]。间变性组织类型的标准危险组儿童的 DFS 介于这两组之间，约为 73%[1]。

目前使用的风险分层系统是基于前 MRI 时代的数据发展而来的，它现在已经相当过时，可能无法充分确定所有患者的风险。髓母细胞瘤的新分类系统很可能在不久的将来出现。在过去的 10 年里，已经发表了大量令人信服的数据，用于使用 DNA 甲基化谱来判断髓母细胞瘤患者的预后[22, 88-90]。这些数据表明，组织学上相似的肿瘤可分成四个不同的分子亚组，其预后有很大差异[89]。这四个亚组按照预后从好到差，分别为 WNT、SHH、第 4 组和第 3 组[89]。几乎可以肯定的是，在未来，分子分层将所有患儿的治疗方案制定过程中发挥作用。然而，目前，建议仅在临床试验中使用该信息进行风险分层。除了风险分层，新发现的分子通路为更有效和更低毒的靶向治疗提供了希望。

目前髓母细胞瘤的标准治疗包括对整个颅脑脊髓轴的治疗，剂量为 23.4Gy，通常同时使用长春新碱，然后对颅后窝或肿瘤床进行加量，再加上外放边缘（受累野），使该区域的总剂量达到 54Gy[91]。放疗应该在手术后大约 31 天开始，如果可能的话，在放疗后再进行化疗。大多数机构的常规做法是增加受累区域的放疗剂量，而不是对整个颅后窝加量。COG 研究的结果 ACNS0331，尚未以手稿形式提供，但已以摘要形式呈现。ACNS0331 的结果显示受累区域加量与整个颅后窝加量效果相当。另外几个非随机的研究也表明了良好的结果，并未增加颅后窝失败率[92, 93]。

除了将患者随机分为受累野放疗和全颅后窝放疗，ACNS0331 还探索了 8 岁或以下患有标准风险髓母细胞瘤的儿童是否接受减量的 CSI（18Gy）的问题。18Gy 的使用是基于一个小系列的良好结果，其中包括 10 名患者，并希望减少这些年幼儿童的放疗不良反应[2]。目前，23.4Gy 是所有年龄段儿童的标准剂量。ACNS0331 报道了这些儿童照射 18Gy 结果欠佳，目前 23.4Gy 的 CSI 仍然是所有年龄段的标准治疗方案。根据分子亚型进行分层的研究仍在为选定的预后较好的患者探索低于 23.4Gy CSI 的剂量。ACNS1422 是最近开展的针对新诊断的平均风险 WNT 驱动的髓母细胞瘤患者减少剂量的 II 期研究。这项试验为这组预后较好的患者提供了 18Gy 的 CSI，随后给予受累野加量。

对于患有高危髓母细胞瘤的儿童，治疗包括放射治疗，CSI 剂量为 36Gy，颅后窝加量至 54Gy。大体转移灶应接受 45Gy 照射。最近关闭的 COG 方案 ACNS0332 评估了每天放疗同步卡铂及治疗后口服异维 A 酸。这项试验已经结束，但迄今为止尚未提供结果。

3 岁以下儿童的治疗有点异质性，通常包括最大限度的安全切除，然后化疗，然后是延迟的、通常是局部的放射治疗。对局限性病灶的患儿，放疗照射野通常为受累野，甚至不做放疗[94, 95]。结果较差，可能在很大程度上是因为放射治疗的遗漏、延迟或改变。Head Start 试验报道了包括强化化疗和大剂量化疗后干细胞重建等方案的结果较好[94]。目前的 COG 研究 ACNS0334 提供了包括大剂量化疗和干细胞重建在内的强化治疗，无论是否使用甲氨蝶呤。在这项试验中，放疗是可选的，受累野剂量为 50.4～54Gy。通过高适形度治疗，如调强放射治疗或质子放射治疗，局部治疗可使复发风险最高的区域受益，而不会像向这些幼儿的整个大脑和脊柱进行放射治疗那样产生严重的晚期毒性反应。具有促纤维增生结节组织学或广泛结节性组织学特点的儿童预后良好，目前的 COG 研究 ACNS1121 研究了在没有放疗的情况下使用强化化疗[96]。

颅脊靶区包括整个大脑和脊柱。应注意确保包括了筛板，并在硬膜囊下方留出大约一个椎体的边缘，硬膜囊通常位于 S₂ 附近（图 78-4）。因为充分包括这些区域是至关重要的，故最好与神经放射科医生确认这些区域的位置。大多数 CSI 治疗是在患者俯卧位情况下进行的，大多数技术都涉及在脊髓前方的野匹配，这在脊髓中造成了小面积的剂量不足，但避免了任何区域的重叠。大多数中心将匹配线放在脊髓前面，以防止脊髓出现热点（图 78-5）。应注意减少热点和冷点，并注意"羽化"区域，以减少不稳定性。调强放射治疗和扫描质子技术的使用允许在不匹配野的情况下进行治疗；由于缺乏穿出剂量，质子避免了对甲状腺、心脏、肺、腹部器官和卵巢的穿出剂量照射（图 78-6）。

颅后窝体积作为临床靶区体积。这个体积从小脑幕上方延伸到 C₁ 下方。在两侧，颅后窝体积包括整个小脑，延伸至骨枕，前方包括脑干和中脑下部。受累野

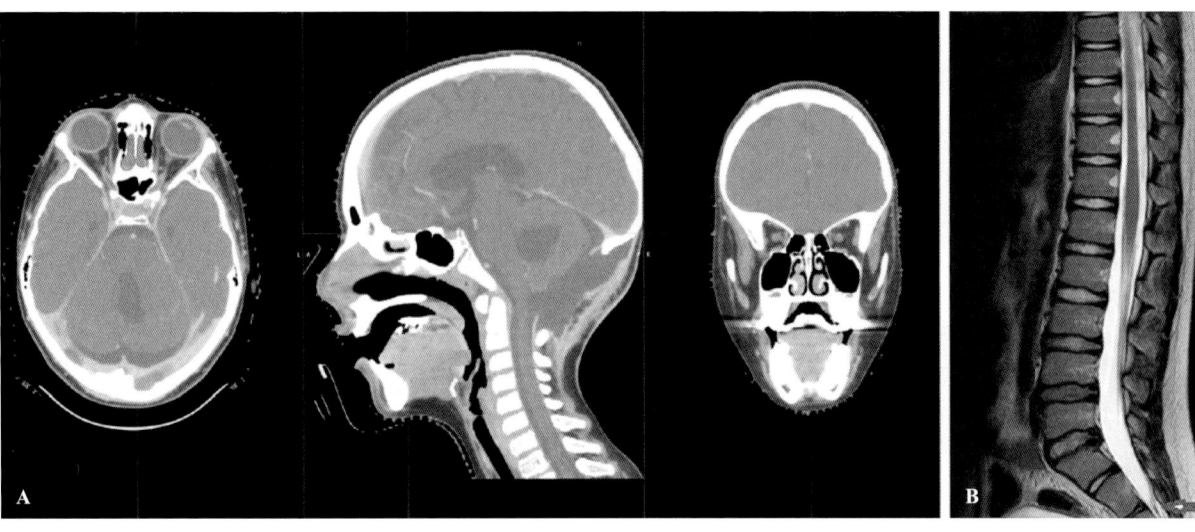

▲ 图 78-4　应注意仔细识别并确保足够覆盖筛板（A）（深灰色轮廓）和硬膜囊（B）（箭）

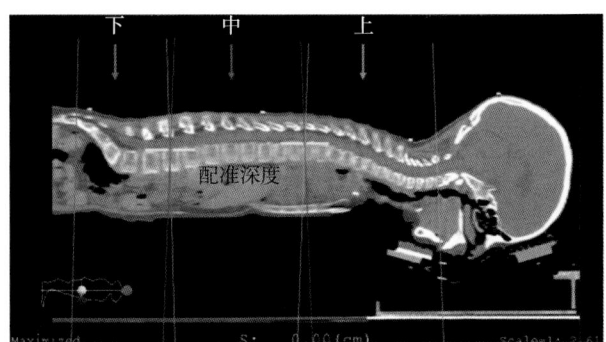

▲ 图 78-5　俯卧位颅脊照射野设置，显示脊髓前方的脊髓野配准

（大体肿瘤体积）应包括肿瘤床（手术前与原始肿瘤接触的任何东西）和任何残留的肉眼可见病灶。应注意考虑手术后的解剖移位。通常在颅后窝范围外放 1～1.5cm 形成用于加量的受累野 CTV（图 78-7）。

（二）中枢神经系统胚胎性肿瘤，未指定（前称幕上原始神经外胚层肿瘤）

CNS 胚胎性肿瘤不如髓母细胞瘤常见，占原发性脑肿瘤的 2%～3%[97]。分子生物学研究表明，一些组织学分类为 SPNET 的肿瘤与其他类型的肿瘤（包括室管膜瘤和高级别胶质瘤）在分子上聚集在一起，很可能过去的许多研究都将这些组织学分类为 SPNET[98]。分子分型可能对这组脑瘤特别有用，而且使用频率更高，如前所述，2016 年 CNS WHO 不再使用 SPNET 一词。CNS 胚胎性肿瘤的转移潜能与髓母细胞瘤相似，但总体预后较差[99, 100]。因此，所有患有 CNS 胚胎肿瘤的患者都被认为患有 "高危" 疾病，他们符合纳入高危髓母细胞瘤患者的相同 COG 方案（ACNS0332）。在一些研究中，3 岁以上的松果体母细胞瘤患者和无转移性疾病的患者似乎预后较好[99, 101-103]。对复发模式的研究表明，与髓母细胞瘤相比，CNS 胚胎性肿瘤（松果体母细胞瘤除外）局部失败的比例更高。未接受放射治疗的 CNS 胚胎性肿瘤 / 松果体母细胞瘤的幼儿预后很差，3 岁以下儿童应强烈考虑局部放疗[102, 104, 105]。

该病的标准 CSI 剂量为 36Gy。虽然局部复发在局部疾病中最常见，但由于这种疾病的预后较差，目前还没有研究探索降低 CSI 剂量。瘤床外加解剖边界内大约 1cm 的边缘，照射 54Gy 的剂量。对于 3 岁以下的儿童，一般建议先进行强化化疗，然后再进行受累野放疗，剂量为 50.4～54Gy。这些儿童也可参加 ACNS0334。

五、不典型畸胎样横纹肌样瘤（AT/RT）

AT/RT 是一种罕见的恶性肿瘤，通常影响幼儿[106]。虽然 AT/RT 占儿童脑部肿瘤的 1%～2%，但它可能占婴儿 CNS 肿瘤的 20% 以上。这些肿瘤有一个突变，导致 INI-1 蛋白缺失[106]。现在常规检查所有儿童胚胎 CNS 肿瘤是否丢失 INI-1，以确定 AT/RT 的诊断[107, 108]。在发现该突变之前，许多 AT/RT 患者被误诊为髓母细胞瘤或 SPNET。AT/RT 的预后不如髓母细胞瘤和 SPNET；然而，最近采用更积极化疗的研究显示，2 年无进展生存率和总生存率分别提高了 53% 和 70%[109]。对于局限性疾病的患者，可以通过积极的综合治疗来治愈。播散性疾病的预后仍然很差，治愈的机会很小。

AT/RT 的治疗包括原发病灶的最大限度切除、鞘内化疗等强诱导化疗、大剂量化疗后的干细胞挽救和放射治疗。对于 3 岁以下的儿童，建议进行局部放射治疗。对于年龄较大的儿童，CSI 及受累野加量放射治疗更好，因为它有扩散的风险且预后较差。但一些方案甚至对年龄较大的患者也使用受累野放疗。重要的是要考虑每个个体病例的照射体积变异性，并与儿科神经肿瘤

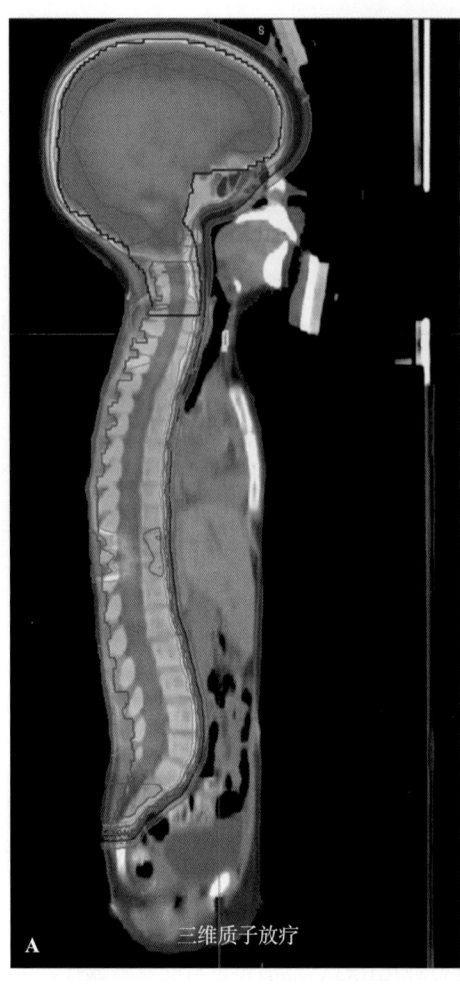
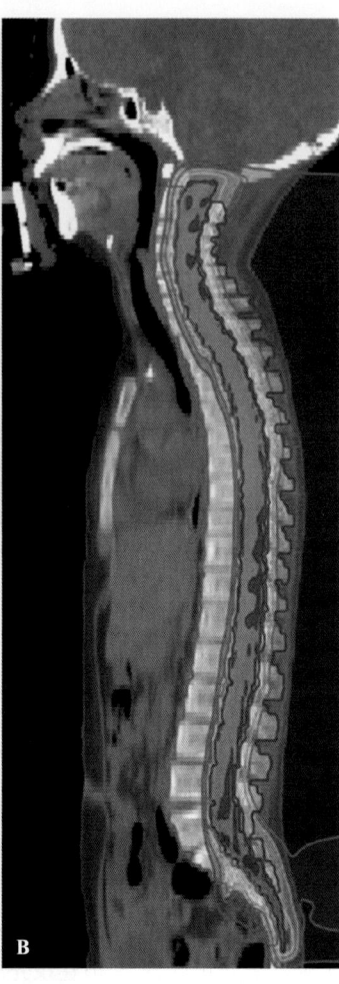

A 三维质子放疗

◀ 图 78-6　质子放射治疗用于颅脊照射，显示了避开椎体前方器官照射的能力。对于生长中的儿童，整个椎体被包括在靶体积中，以避免部分椎体治疗导致的不对称生长（此图彩色版本见书末）

A. 覆盖整个椎体的三维适形质子计划；B. 保护椎体的质子束扫描技术，该技术避免了射野匹配可能引入的热点 / 冷点

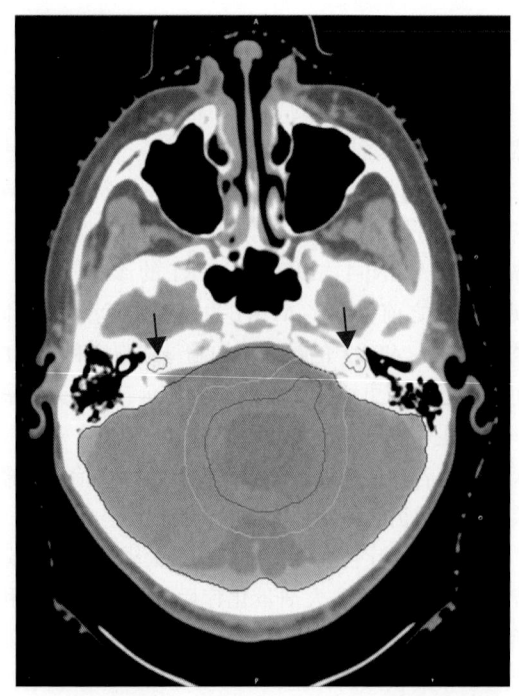

▲ 图 78-7　受累野加量（洋红色）与整个颅后窝加量（深蓝色）比较。受累野加量减少了治疗区小脑和脑干的体积。对于许多肿瘤来说，与耳蜗（箭）、颞叶和神经内分泌结构的距离更大，因为受累野加量可以减少这些关键结构的剂量（此图彩色版本见书末）

学家和家庭讨论治疗方案。早期的放疗时机似乎也很重要[110]。肿瘤床及大体残留病外加 1cm 外放边缘应接受 50.4～54Gy 的剂量。虽然关于 CSI 有效剂量的数据有限，但考虑到这种疾病更具侵袭性，36Gy 是 CSI 的最标准剂量。

六、多层玫瑰花环胚胎性肿瘤

ETMR 是一种罕见的胚胎肿瘤亚型，据报道约有 50 例[111, 112]。这种肿瘤通常发生在 4 岁以下的幼儿，女性更常见。大多数发生在幕上，但也可以发生在幕下区域。MRI 表现与其他胚胎性肿瘤相似，也可通过脑脊液扩散。治疗类似于高危髓母细胞瘤和 SPNET 的治疗。预后差，中位生存期短。Gessi 等报道，75% 的患者在 9 个月时死于疾病；然而，长期存活是可能的，其中一份报道描述了一名长期 DFS 为 7 年的患者[113, 114]。

七、室管膜瘤

颅内室管膜瘤是一种脑肿瘤，起源于脑室内的室管膜细胞或位于脑实质的室管膜细胞。它们占儿童脑肿瘤的 5%～8%，每年有 200～250 例确诊。室管膜瘤是第

三种最常见的儿童脑肿瘤。2/3 位于第四脑室，其余位于幕上脑室。幕下肿瘤通常起源于室管膜衬里，而幕上肿瘤通常发生在脑室外，被认为起源于室管膜细胞巢。外膜瘤也可以发生在脊柱。这些儿童通常很小，室管膜瘤的诊断高峰期在 4 岁以下。

临床表型方式取决于肿瘤位置。患有幕下肿瘤的儿童最常见的症状是脑积水和（或）脑神经缺损（类似于髓母细胞瘤）。患有幕上肿瘤的儿童可能会根据肿瘤部位的不同而出现各种症状。诊断性检查包括脑部和脊椎的 MRI 和脑脊液取样。局限性疾病最常见，但脑或脊椎其他部位也可见转移性疾病。仅凭脑脊液对室管膜瘤的转移性疾病的诊断是极其罕见的[115]。

脑室管膜瘤的组织病理学将显示典型 / 分化（WHO Ⅱ 级）或间变性（WHO Ⅲ 级）肿瘤。大多数研究（但不是全部）都表明，间变性肿瘤的预后较差。这种预后因素缺乏一致性，可能是因为很难确定肿瘤分化级别，或者大多数研究规模较小。近期 WHO CNS 第 4 版纳入了室管膜瘤的一个基因定义的亚型，RELA 融合阳性。超过 2/3 的幕上室管膜瘤含有 RELA 融合突变[5]。

首选的治疗是完全手术切除。切除整个肿瘤是获得良好治疗结果的关键，这一点已经在多个系列中得到了证明[77, 116]。全切除术后 3～5 年的 PFS 发生率为 51%～88%，次全切除为 0%～54%[77, 117, 118]。如果完全切除，建议对瘤床加边缘进行放疗。不完全切除，可以先进行短期化疗，然后再进行第二次手术，以期在放疗前实现大体全切除。圣裘德系列的 GTR 发生率非常

高，达 81%，92% 的患者有非 GTR（残留物＜5mm）。本研究报道 7 年的 PFS 为 76.9%，OS 为 85%。7 年累积局部失败发生率仅为 12.59%，远处失败发生率为 8.56%。如果可能的话，有时会进行大约 7 周的化疗，以便进行第二次手术。因为效果欠佳，单纯化疗不是幕下疾病的一个选择，5 年无事件生存率只有 27%，而且目前所有活着的患者在诊断时或失败时都接受了放射治疗[119, 120]。

尽管人们对幼儿放疗表示担忧，但 Merchant 等证明了这种治疗是安全有效的，目前和以前的 COG 方案可对 12 月龄的儿童进行放疗。人们一度认为 3 岁以下儿童的存活率较低，但圣裘德的经验表明，如果进行放射治疗，情况并非如此，这表明不进行放射治疗可能是治疗结果差的原因。由于这些儿童年龄相对较小，应该强烈考虑采用高适形度技术，如调强放射治疗或质子治疗。

幕下室管膜瘤因延伸至 Luschka 孔和 Magndie 孔而臭名昭著（图 78-8）。与神经放射学家一起回顾影像以确定原来的肿瘤是否延伸到这些区域是至关重要的。在稳态 MRI 图像中使用稳态采集 / 建设性干涉的快速成像可以很好地显示脑脊液和实质界面，对于确定原发肿瘤的范围或检测少量残留病变是有用的。这些图像可以清楚地显示脑神经和室管膜瘤常见的少量疾病扩散。

对于放射治疗，GTV 应该包括与原始肿瘤接触的任何表面及任何大体残留病。尽管手术后组织位置会发生改变，但融合术前扫描图像并勾勒出这个体积以熟悉肿瘤的解剖位置及与肿瘤接触的室管膜和 CNS 结

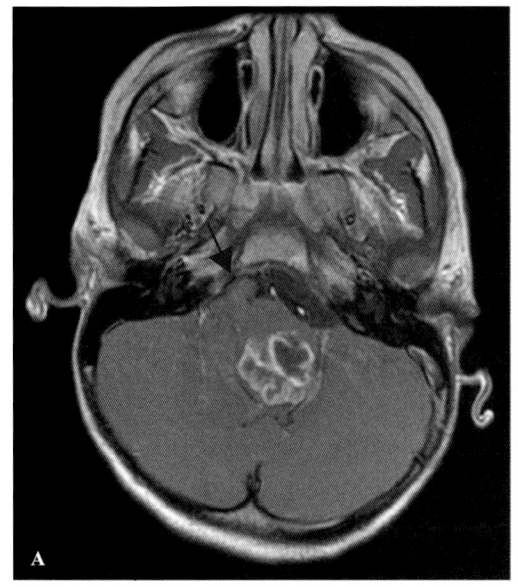
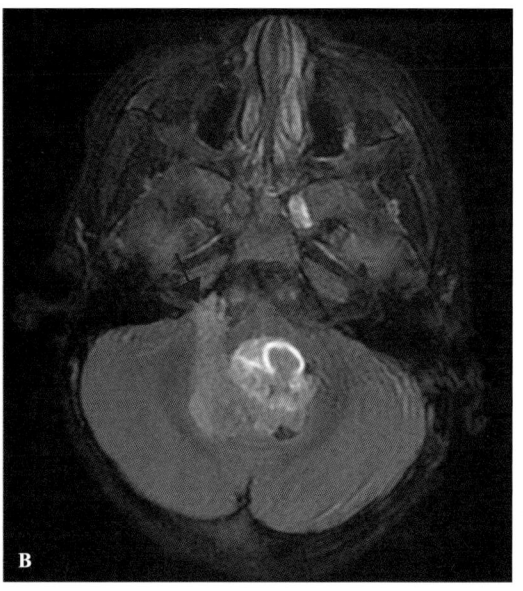

▲ 图 78-8　幕下室管膜瘤，轴位图像显示幕下室管膜瘤延伸至 Luschka 右孔（箭），累及椎动脉和基底动脉
A. T₁ 增强扫描；B. T₂ 液体衰减反转恢复图像显示肿瘤部分强化

构仍然是有用的。这个靶区对勾勒 GTV 轮廓非常有用。CTV 外扩范围应为 5～10mm，不超出解剖边界。该体积的推荐剂量是 54～59.4Gy，分 30～33 次照射。最近关闭的和当前的 COG 方案（分别为 ACN0121 和 ACNS0831）规定总剂量为 59.4Gy，但 ACNS0831 要求在 54Gy 后避开照射高危区域以外的关键结构（脊髓和视神经）[121]。小于 18 个月或已知脑干损伤的儿童应接受 54Gy 的总剂量。方案之外，通常使用 54～59.4Gy 的剂量。由于脑干的耐受性，一些临床医生建议仅对残留病灶给予 54Gy 以上的剂量，而另一些医生则认为这种疾病有局部复发的风险，故需要超过 54Gy 的剂量。ACNS0121 已以摘要形式在 ASTRO 进行报道。本试验的四个亚组人群是：①观察完全切除的分化型幕上室管膜瘤；②未完全切除的室管膜瘤的化疗、二次手术和放疗；③非 GTR（＜5mm）后的放疗；④任何幕下或 3 级幕上室管膜瘤的 GTR 后的放疗。各亚组的 5 年 PFS 分别为 61%、39%、67% 和 70%。主要失败模式为局部失败，但 1/3 的失败为远处转移[116]。

最近的研究表明，由于手术和放射技术的进步，局部控制的改善使得远处失败比例增加（图 78-9）[77, 122]。ACNS0831 将儿童随机分为长春新碱、顺铂、足叶乙甙和环磷酰胺维持化疗组，以随机方式探索化疗是否能改善预后，并确定其耐受性。在 ACNS0831 上可以观察到完全切除的幕上 WHO2 级肿瘤，无须放疗。这项试验对这些患者的影像学和病理学进行了快速回顾。上一项 COG 研究也招募了一小部分这样的患者，观察组患者的 PFS 为 61%。临床试验之外，放疗是标准治疗。

与胚胎性肿瘤相似，室管膜瘤的分子谱显示幕上和幕下肿瘤有不同的模式，表明这些肿瘤可能是遗传上不同的实体。对于出现转移性疾病的罕见室管膜瘤病例，建议 CSI 增加到 36Gy，然后局部加量至 54～59.4Gy，除非孩子小于 3 岁。转移性疾病患者的预后通常很差[123]。放射治疗后室管膜瘤的复发很难处理，但越来越多的数据表明，再次放疗对某些患者是有益的，特别是那些局部孤立复发的患者[124, 125]。再程治疗有实质性的危及生命的风险，但替代治疗选择相当有限。这些病例应该在多学科会诊中进行深入讨论，并与家属深入讨论再次照射的风险和益处。

八、低级别星形细胞瘤

低度恶性胶质瘤是儿科最常见的 CNS 恶性肿瘤。虽然它们可能发生在大脑的任何地方，但最常见的位置是小脑和大脑半球。现代情况下，这些部位的肿瘤通常可以仅通过手术治疗，并获得良好的长期无病生存率，90% 的肿瘤可以完全切除[126]。其他不太适合手术的部

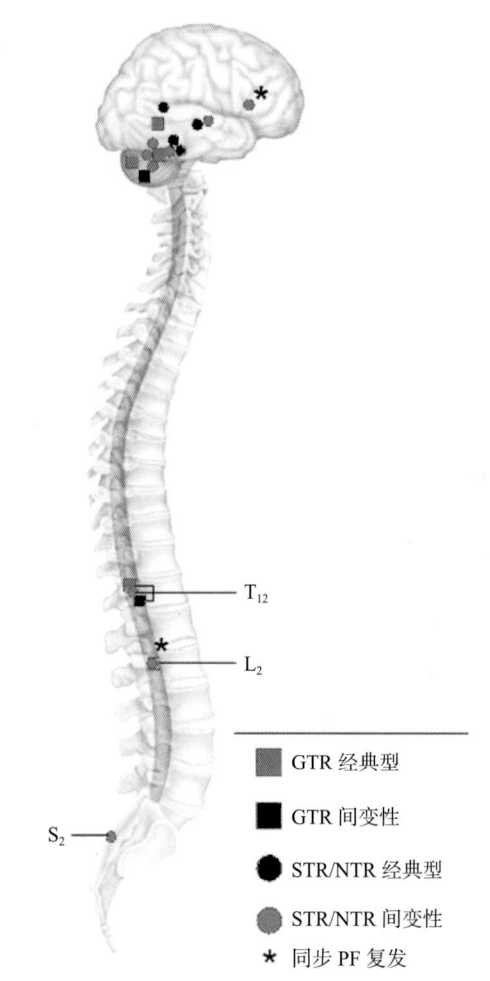

▲ 图 78-9 局限性室管膜瘤受累野放射治疗后复发模式
GTR. 全切除；STR. 次全切除；NTR. 近全切除；PF. 颅后窝

位包括下丘脑、丘脑、顶盖、视神经和脑干。对于这些肿瘤，通常需要化疗或放疗。

儿童低级别胶质瘤的组织学亚型包括毛细胞型（WHO1 级）和弥漫型（WHO2 级），其中毛细胞型星形细胞瘤占幼儿肿瘤的大多数。临床表现取决于位置，可能进展缓慢，因为这些肿瘤生长缓慢。诊断性检查包括脑部 MRI。虽然在本病中播散很少见，但通常在诊断时获得脊柱的 MRI。影像学上，低级别胶质瘤可能强化，也可能不强化，并且可能有囊性成分。当无法选择完全手术切除时，管理可能会很复杂，治疗最好是在多学科会诊中确定。建议对大多数部位进行活检以确认病理，但对于在 MRI 上有典型表现的视神经胶质瘤和下丘脑胶质瘤或顶盖胶质瘤则不认为是必要的。可能还需要手术干预以减轻关键结构的压力。这些部位的肿瘤几乎都是毛细胞性星形细胞瘤，活组织检查可能有很高的风险。

从历史上看，放射治疗可见肿瘤周围 2～3cm 边缘的范围是低级别胶质瘤的标准治疗方法。虽然报道了良

好的疾病控制，但晚期神经毒性，特别是对年轻患者，促使研究者探索化疗方案。Packer 等报道，接受卡铂和长春新碱治疗的儿童 3 年 PFS 率为 68%。这 78 名患者中唯一有意义的预后因素是年龄，其中 5 岁或 5 岁以下儿童的 3 年 PFS 为 74%，5 岁以上儿童的 3 年 PFS 为 39%[127]。使用化疗来延迟放射治疗已经被广泛应用于 5 岁及以下的儿童，并且经常被考虑用于 10 岁以下的儿童。其他的化疗药物已经被研究过了。使用硫鸟嘌呤、普鲁卡因嗪、洛莫司汀（CCNU）和长春新碱的多药疗法与其他疗法一样显示出了良好的效果。硫鸟嘌呤、洛莫司汀、卡铂和长春新碱的 5 年 PFS 分别为 48% 和 35%，尽管这一差异无统计学意义[128]。

必须考虑特定化疗的毒性和多种方案的累积毒性。化疗可能会在治疗期间和随后的时间对这些儿童产生重大影响。化疗通常会延缓病情进展，这可能有助于为大脑发育提供时间，但根治性治疗方法通常仍需要放射治疗。在确定合适的治疗方法时，还必须考虑肿瘤进展导致功能丧失的风险。据 Merchant 等报道，适形聚焦放疗的 10 年 PFS 为 74%。

双丘脑低级别胶质瘤预后较差，更类似于高级别胶质瘤，其中位生存期和 OS 较差[129]。在制定该病的治疗决策时应考虑到这一点。

低级别胶质瘤的治疗计划已经有了很大的发展。现在人们认识到这些肿瘤不是高度浸润性的。现代的研究系列和方案将 GTV 定义为可见肿瘤，必须包括强化的和非强化的或囊性肿瘤，外加 5mm 的小边缘。标准放疗剂量范围为 50.4～54Gy。如果肿瘤含有囊性成分，重要的是要将这部分肿瘤包括在 GTV 中，并在放射治疗期间监测囊性成分的变化，并根据需要调整计划。对于少见的播散性低级别胶质瘤，放射区域通常覆盖整个颅脊轴，剂量为 36Gy，然后根据肿瘤部位的不同进行 45～54Gy 的累及野照射。

九、高级别星形细胞瘤

与成人不同，高级别胶质瘤在儿童人群中相对不常见，占儿童脑瘤的 8%～12%，尽管它们的预后仍然很差，但大约 20% 的患者可以看到长期无瘤生存[115, 130]。这些肿瘤可以发生在大脑的任何位置；症状取决于位置，MRI 通常显示肿块强化，周围有血管源性水肿。绝大多数肿瘤是局部性的，扩散是局部的，但局部疾病的范围可能比其他儿科脑肿瘤更广泛。应尝试最大限度的安全切除，尽量保留功能。手术后进行放射治疗是标准治疗。人们对化疗进行了广泛的研究，但没有取得很大的成功。尽管替莫唑胺已成功治疗成人肿瘤，但对儿童的疗效微乎其微[36, 131]。尽管疗效有限，但目前替莫唑胺常作为一线化疗与放射治疗同步使用及放疗后使用。正在努力寻找一种新的更有效的药物。

对于治疗计划，必须包括对比增强区域和 T$_2$ 液体衰减的反转恢复信号异常区域作为初始 GTV。这个靶区加上外放边缘通常被治疗到 45Gy。增强区域加上外放边缘应接受放疗加量，使该区域的剂量达到 54～59.4Gy。尽管在定义 CTV 时应该尊重骨和小脑幕等解剖边界，但这些肿瘤经常穿过白质束，在定义肿瘤边缘以包括疾病的微观扩散时，必须考虑到这一点（图 78-10）。与其他儿科肿瘤相比，这些靶区体积较大，但被认为是疾病控制所必需的。

十、弥漫性脑桥胶质瘤

DIPG 是发生在脑干脑桥的高级别肿瘤。这些肿瘤在 MRI 上有一个特征性的表现，表现为无强化的 T$_2$ 明亮病变，使脑桥扩大。从历史上看，出于对毒性的考虑，活组织检查并不适用于具有这种典型的疾病影像表现的患者；然而，在一些临床试验中，病理检查是为了分子特征分析而获得的[132, 133]。儿童通常症状持续时间较短，最常见的症状包括共济失调、长管体征和脑神经病。外放边缘为 1cm，剂量约为 54Gy 的照射被认为是标准的，但最近的数据支持大分割放疗的作用[134, 135]。症状通常会通过治疗得到缓解。不幸的是，症状缓解的

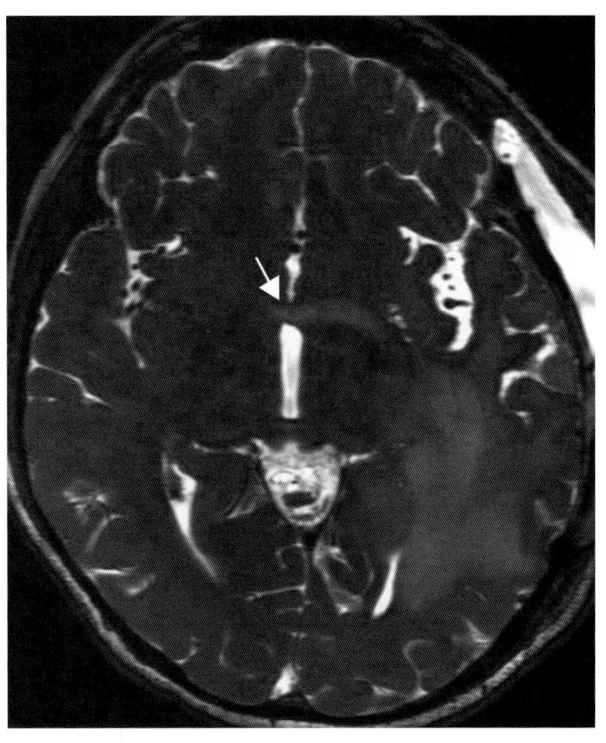

▲ 图 78-10 左顶叶高度恶性胶质瘤，显示肿瘤的一部分穿过前连合（箭）。应注意确保进入对侧大脑半球的这一部分包括在大体肿瘤靶体积中

时间通常很短，大约 6 个月。这种疾病通常是致命的，这些儿童的中位生存期为 1 年。剂量递增和改变分割放射治疗未能改善预后，化疗也没有效果[132, 134, 136]。基因突变和分子靶点正在研究中，有望改善这种疾病的预后[133, 137]。

十一、生殖细胞肿瘤

在北美，儿童颅内生殖细胞肿瘤仅占儿童中枢神经系统肿瘤的 2%～3%，但在日本和远东地区，这些肿瘤占儿童中枢神经系统肿瘤的 10%～11%[138]。这些肿瘤最常发生在青少年，但在幼儿和成人中也可见。CNS 生殖细胞瘤通常发生在松果体、漏斗和鞍上区，但也可能发生在大脑的其他部位，如基底节。松果体肿瘤以男性为主（5∶1），但鞍上肿瘤无性别偏好。在 5%～10% 的病例中，松果体和鞍上区均可发现这种疾病，而 GCT 在大脑其他部位发生的频率较低。

患者通常表现为颅内压升高的症状，其原因是第三至第四脑室的脑脊液流受阻或顶盖上丘受压导致的 Parinaud 综合征（瞳孔光反射减弱、向上凝视受损和会聚性眼球震颤）。鞍上疾病的患者通常表现为尿崩症、生长减退或其他内分泌疾病。鞍上肿瘤也可累及视交叉或视神经，造成视力受损。在诊断前有长期症状史的鞍上 GCT 患者并不少见[139]。

当 MRI 怀疑 GCT 时，应检测血清肿瘤标志物甲胎蛋白和 β- 人绒毛膜促性腺激素（β-HCG）。如果可以安全地进行腰椎穿刺，应获取脑脊液进行细胞学检查和肿瘤标志物检查。虽然脑室液通常是在活检或分流手术时获得的，但腰椎 CSF 是手术后 10～14 天的黄金标准[140]。还需要对脊椎进行 MRI 检查，以确定疾病是否传播。

GCT 是一种异质性肿瘤，可分为两大类：单纯生殖细胞瘤和非生殖性生殖细胞肿瘤（NGGCT）。它们对预后和治疗有重要意义。NGGCT 包括胚胎型、未成熟畸胎瘤、胆管癌和卵黄囊 / 内胚窦瘤。北美指南认为任何的甲胎蛋白异常升高（≥10 或机构正常值）或 β-HCG≥100 的升高都提示 NGGCT。这些儿童不需要活检就可以诊断。单纯生殖细胞瘤可见 β-HCG 轻度升高。如果肿瘤标志物不能明确提示 NGGCT，建议进行活检以确认诊断。

在北美，手术通常是为了获取诊断组织而进行的。对于松果体区肿瘤，一种越来越常见的既能诊断又能缓解脑积水的手术是第三次脑室造口术。在这个过程中，内镜是通过侧脑室插入的。检查侧脑室和第三脑室以确保没有 MRI 隐匿性转移。可以对松果体进行活检，并在第三脑室底部形成一个开口，允许从第三脑室流向脑桥前间隙。这种方法在缓解脑积水方面非常有效，不需要外引流或分流。

单纯生殖细胞瘤是一种高度可治愈的肿瘤，其局部和播散性疾病的 DFS 率均超过 90%[78, 141, 142]。在美国，单纯生殖细胞瘤通常推荐化疗后减量放疗，尽管单纯放疗仍被认为是一种可接受的治疗标准。以铂为基础的治疗有 2～4 个周期，通常是卡铂和依托泊苷。如果达到完全缓解，则先对整个脑室进行 21Gy 的照射，然后对原发肿瘤区域加量照射至 30～40Gy。如果没有达到完全缓解，建议进行二次手术（如果可以安全地进行），以确保不存在非生殖细胞性成分，或者可以建议进行更高剂量的放射治疗。如果仅使用放射治疗，通常先将 24Gy 剂量照射到整个脑室体积，然后再加量照射至 45～50Gy 到原发肿瘤床。播散性疾病患者的治疗方式类似，但初始照射范围是 CSI，而不是整个脑室容量。

几项研究已经探索了化疗后受累野照射至 30～40Gy 的治疗方法[143]。早期的报道显示了令人振奋的结果，但 Alapentite 等后来报道了较高的脑室复发率，导致重新转为全脑室 RT，随后对累及野进行加量[144]。目前的 COG 方案，ACNS1123 正在研究用 4 个周期的卡铂和依托泊苷进行化疗，在化疗完全缓解后给予非常低剂量的放疗，全脑室照射至 18Gy，原发肿瘤加量到 30Gy。

NGGCT 预后较差，应首选综合治疗。以铂为基础的化疗的增加导致了结果的显著改善，最近的研究表明，长期无病存活率为 70%～80%[145]。美国的标准化疗方案包括卡铂 / 依托泊苷和异环磷酰胺 / 依托泊苷交替 6 个周期。MRI 完全缓解和肿瘤标志物正常化的患者随后接受放射治疗。那些没有完全缓解的人应该接受第二次手术。虽然在某些情况下没有发现存活的肿瘤，但可能会出现残留的肿瘤或成熟的畸胎瘤，并有可能在以后生长。虽然必须考虑风险，但如果可能的话，最好是将其切除。

放疗照射体积和剂量有些争议。最后一个 COG 方案 ACNS0122，将 CSI 提高到 36Gy，然后对肿瘤加量到 54Gy。这项试验的结果还没有以文稿的形式发表，但已经报道了 5 年无事件生存率和 OS 率，分别为 84% 和 93%（个人交流，Stuart Goldman）。国际儿科肿瘤学会（SIOP）已经报道了化疗和累及野放疗的良好结果。他们发现，受累野的剂量低于 50Gy 会导致较差的结果。最新的 COG 方案 ACNS1123，对局限性 NGGCT 患者进行了 6 个周期的卡铂 / 依托泊苷交替异环磷酰胺 / 依托泊苷（与 ACNS0122 相同）治疗后，接受了中等放疗靶区照射，整个脑室照射 30.6Gy，然后受累野加量照射 54Gy[146]。不幸的是，这项研究在 2016 年 11 月满足了提前停止的规定，并关闭了入组。有 8 名患者复发；

其中，所有患者都有脊柱复发，6 名患者为孤立的脊柱复发[146]。在下一次 COG 研究之前，美国的治疗标准是在化疗后进行 CSI。

对于治疗计划，仔细评估化疗前和化疗后的影像是很重要的。应该确定肿瘤是否出现了脑实质的侵袭，或者肿瘤是否只是挤压移位了邻近的脑实质。这些肿瘤在确诊时往往很大，但化疗后通常会完全消退。有时，要确定是否完全缓解可能很有挑战性。治疗后的 MRI 几乎总是显示一些残留组织，可能是瘢痕组织，应该与熟悉这种疾病的儿科神经放射科医生仔细评估这些组织，以确保不存在残留肿瘤。化疗前和化疗后的扫描也应该检查，以排除任何隐匿性疾病。化疗后漏斗或松果体体积缩小应引起隐匿性疾病的怀疑。如果怀疑这一点，这两个区域都应该包括在加量靶区中。在计划 CSI 或全脑室治疗计划时，也应确定累及野体积，以确保 CTV 加量体积得到充分剂量。GCT 可以累及视神经和下丘脑，这些区域不是经典 CSI 或整个脑室靶区的一部分（图 78-11）。由于整个脑室体积的轮廓有点难以一致，并且在 ACNS1123 上用于所有患者，QARC 网站上提供了帮助绘制整个脑室容积体积的指南（图 78-12）。

十二、颅咽管瘤

颅咽管瘤是一种相对不常见的脑瘤，在美国每年诊断的病例不到 100 例。尽管被认为是一种"良性"和高度可治愈的疾病，但就治疗而言，它仍然是最困难和最有争议的脑瘤之一。争议在于这些患者的发病率很高。

虽然完全切除对于这些肿瘤是治愈的，但最常见的牙釉质型颅咽管瘤往往过于粘连于关键结构而不能进行最小风险的切除。关键是要让有经验的儿科神经外科医生和儿科放射肿瘤学家看到这些病例，并在多学科会诊中仔细考虑治疗的风险和益处。

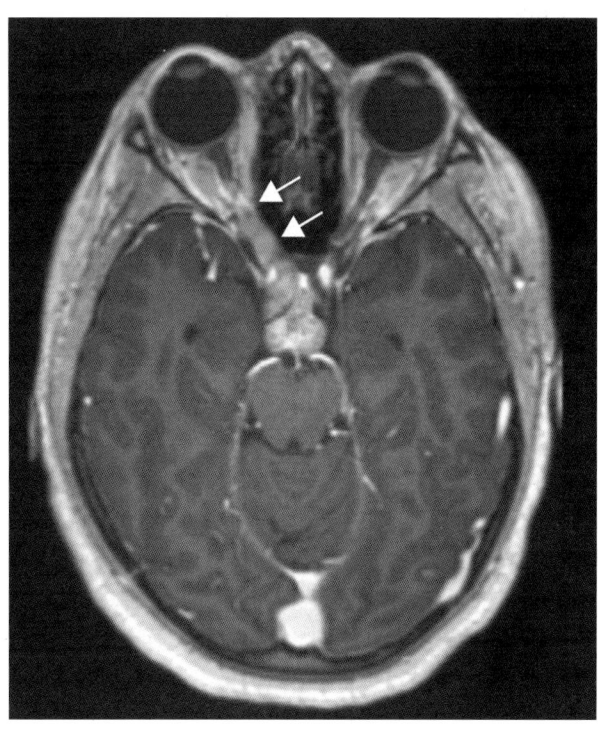

▲ 图 78-11 生殖细胞瘤累及视神经（箭）

应注意将该区域包括在整个脑室体积（或颅脊照射体积）和加量体积中。在初始靶区规划时，应始终勾画加量靶区

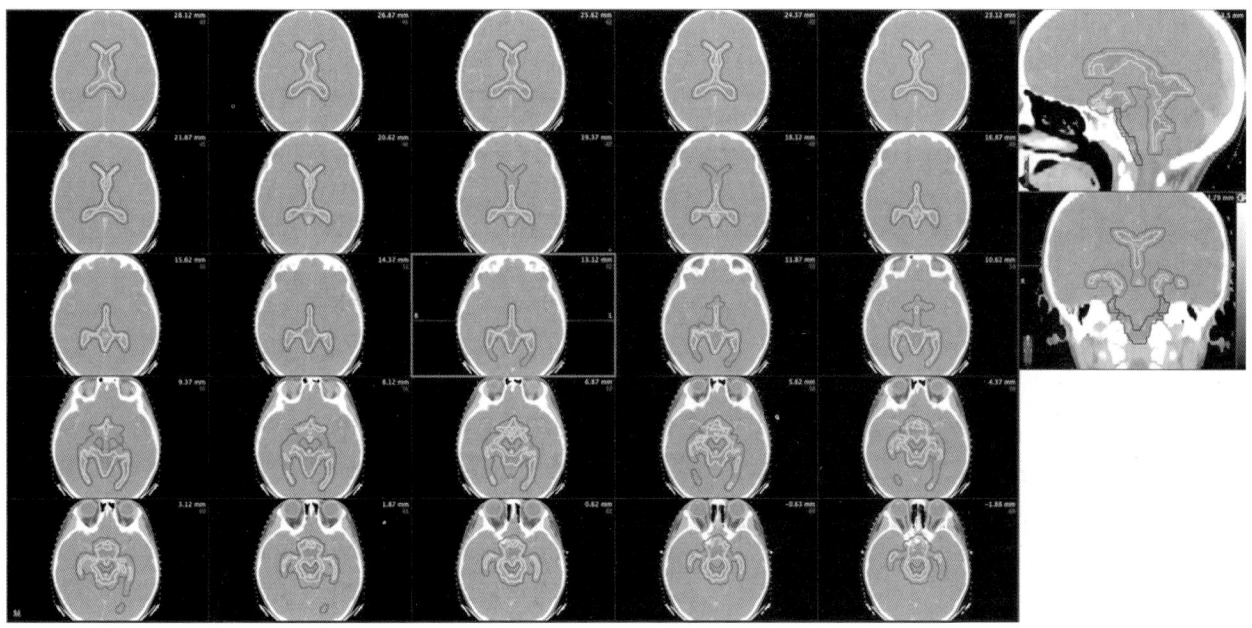

▲ 图 78-12 全脑室容积（WVV）

轴位图像显示整个脑室体积轮廓。WVV 包括侧脑室、第三脑室和第四脑室（图谱可在 QARC 网站上查阅：http://qarc.org/cog/ACNS1123_Atlas.pdf）

颅咽管瘤起源于鞍区 / 鞍上区 Rathke 囊的残余，与神经内分泌结构、视器和内侧颞叶密切相关。完全切除是可以治愈的，但很少能在没有严重并发症的情况下实现。对于一些年幼的儿童或有较大囊性成分的儿童，囊肿减压术和部分切除并密切观察可能是最好的治疗方法。这些孩子在某些时候需要放疗，需要仔细和频繁的观察。对大多数患者来说，有限的手术后立即放疗是首选。1961 年，St. Georges 和 Royal Marsden 医院的同事首次证明这种疗法是治疗颅咽管瘤的有效方法[147]。自从他们的早期报告以来，其他研究已经证实了良好的疾病结果，这种联合治疗的 PFS 为 72%~100%[147-149]。虽然调强放射治疗和质子辐射的可用数据较少，但已发表的研究报道了极好的结果[149, 150]。考虑到存活率很高，将晚期并发症发生率降至最低是至关重要的。因此，这些现代治疗方式被用于试图降低晚期毒性发病率的治疗（图 78-13）。分次的 SRS 在小肿瘤的治疗中起着重要作用。考虑到这些肿瘤非常接近视神经结构，SRS 的作用有限，但它可能对不靠近视神经结构的小实体肿瘤或小复发灶起作用。

腔内放疗是治疗颅咽管瘤囊性成分的另一种有效方法，但由于穿透性有限，这种治疗方法对颅咽管瘤实性成分的治疗无效[152, 153]。因此，它通常只用于囊性复发。在这个过程中，放射肿瘤学家和神经外科医生通过立体定向囊内注射或通过 Ommaya 储液罐联合注射 β 发射粒子（^{32}P 或 ^{90}Y）。

对于任何含有囊性成分的肿瘤，在放射治疗过程中可能会出现囊肿增大，较少发生囊肿大小缩小的情况。由于肿瘤的囊性部分也是治疗的靶点，在放疗过程中适当调整放疗计划至关重要。我们建议每隔 7~14 天

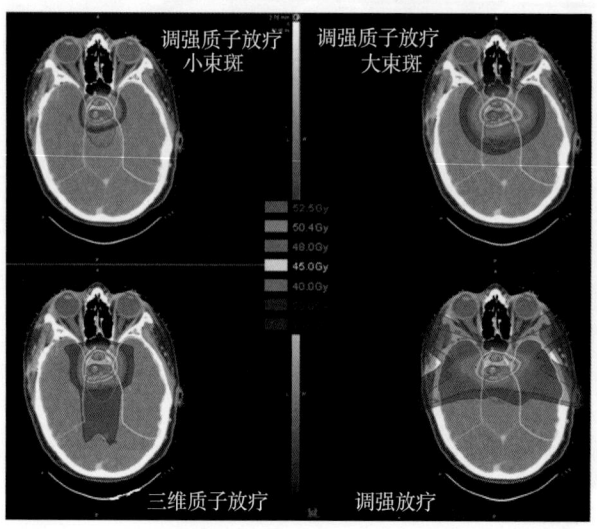

▲ 图 78-13 颅咽管瘤局部治疗的现代方法（此图彩色版本见书末）

做一次 CT 或 T_2 加权平扫 MRI，用于监测囊肿。如果最初的 MRI 没有显示变化，在治疗期间随后的 MRI 显示变化的可能性较小。CBCT 的使用对于颅咽管瘤的影像指导尤为理想，因为它可以每天提供关于囊性病变的信息。

颅咽管瘤的 GTV 包括实体和囊性成分。CTV 体积应在 GTV 周围留出 3~5mm 的小边缘。建议剂量为 50.4~54Gy，每天剂量为 1.8Gy。一些研究系列使用了更高剂量的辐射，但由于视结构的耐受性和缺乏证据表明更大剂量可以改善肿瘤控制，一般不建议使用更高剂量的辐射。

十三、脉络丛肿瘤

脉络丛肿瘤是一种少见的中枢神经系统肿瘤，在所有脑肿瘤中所占比例不到 1%。大多数发生在非常年幼的儿童身上。因此，临床决策主要基于研究机构系列和文献综述的数据。手术切除被认为是第一个也是最重要的干预措施，GTR 被认为是影响预后的重要因素。

世界卫生组织将脉络丛肿瘤分为三类：脉络丛乳头状瘤（CPP；1 级）、非典型 CPP（2 级）和脉络丛癌（CPC；3 级）[153]。正如所料，CPC 是脉络膜肿瘤中最具侵袭性的肿瘤，5 年 OS 率在 20%~40%。在儿科人群中，这些肿瘤最常发生在侧脑室，其次是第四脑室和第三脑室（分别约占 80%、15% 和 5%）。只有一项针对脉络丛肿瘤的随机试验已经完成，即 CPT-SIOP-2000。这项研究评估了 CPP、非典型 CPP 和 CPC 的特定治疗方案，其中包括儿童和成人的局限性和转移性疾病[154, 155]。非典型 CPP 组的初步结果被报道，表明对化疗有良好的反应[156]。CPP 肿瘤的局部 RT 或 CSI 通常仅用于不能通过再次切除或化疗解决的进展性疾病，这些决定也受患者年龄的影响。然而，在该方案中，放疗是 CPC 治疗方案中不可或缺的一部分。局限性或转移性 CPC 的患者首先接受最大可能的切除，然后进行 2 个周期的化疗。所有 3 岁以上有 CR 或 PR/SD 的患者随后接受 CSI，并进行原发部位放疗加量，然后继续进行化疗。较年轻的患者接受额外的化疗，以努力推迟或避免放疗。最近，CPT-SIOP-2009 已经启动，其中还包括基于年龄、组织学、分期和对化疗的反应的脉络丛肿瘤患者亚组的放疗（NCT01014767）。虽然到目前为止还没有关于 SIOP 试验的放疗疗效的公开数据，但它们强调了这种方式在脉络丛肿瘤治疗中的重要作用。

Wolff 等发表的对 566 名患者的 Meta 分析结果为放疗在 CPC 治疗中的作用提供了令人信服的证据[157, 158]。虽然这项研究包括成人患者，但大多数受试者是儿童，平均诊断年龄为 3.5 岁。这项研究表明，接受术后放疗

的 CPC 患者与未接受放疗的患者相比，在统计学上有显著的 OS 获益。在接受 GTR 的患者中，以及在有残留病灶的患者中，观察到了这种获益。

CPC 的最佳放疗范围仍然存在争议，一些实践者主张 IFRT、WBRT 或 CSI。Mazloom 等最近进行了一项全面的文献综述，以确定治疗 CPC 最有效的放疗区域 [159]。从 33 篇文章中确定了 56 名患者，这些文章提供了关于放射野类型和治疗结果的充分信息。大约 70% 的患者接受了 CSI 治疗，15% 的患者接受了 WBRT，15% 的患者接受了瘤床的局部治疗。作者发现，使用 CSI 和更局限的 RT 相比，PFS 有统计学意义（5 年 PFS 分别为 44% 和 15%）。这也与 OS 的显著增加相关（5 年 OS 分别为 68% 和 28%）。

与之前讨论的研究和其他研究一致 [160]，美国的大多数主要中心建议将 CSI 作为 3 岁及以上患者 CPC 辅助治疗方案的一部分。尽管一些机构认识到这种疾病的侵袭性，也对患有 CSI 的年轻患者进行治疗，但仍建议对年轻患者采取以化疗为基础的延迟放疗策略。需要再次指出的是，由于这种疾病的罕见，对于 CPC 的最佳放疗范围和剂量还没有明确的共识。CSI 剂量通常为 36Gy，对原发灶的剂量为 18Gy（总计 54Gy）；对于年轻者，CSI 剂量已降至 23.4Gy。CPC 使用 RT 的例外情况可能包括 Li-Fraumeni 综合征患者。

十四、脊髓肿瘤

原发性脊髓肿瘤在儿童中很少见。主要症状包括疼痛、虚弱、感觉改变、括约肌功能障碍和脊柱侧弯 [161]。如果可以在不丧失神经功能的情况下进行手术，并且经常需要减轻正常脊髓的压力，建议完全切除。病理类型包括室管膜瘤（通常为黏液乳头状，WHO Ⅰ 级）、低级别星形细胞瘤、少数高级别星形细胞。放射治疗用于复发或不能完全切除的肿瘤。根据椎管内位置的不同，推荐剂量为 45～54Gy。50.4Gy 的剂量最常用于尝试更长久的控制疾病，同时将脊髓损伤的风险降到最低（尽管不能避免）。治疗是对可见的肿瘤进行的，通常在肿瘤上下至少有一个椎体的边缘。对于未达到完全身高的儿童，应注意提供均匀剂量的骨骼，以防止脊柱侧弯或生长异常。

十五、正常组织耐受性和不良反应

与放疗相关的毒性通常根据并发症发生的时间分为急性、亚急性和晚期。急性反应通常是暂时的，发生在放疗期间或放疗后不久。亚急性毒性通常在放疗结束后 6 个月内发生，偶尔甚至在 1 年后发生；晚期毒性可能仅在 6 个月后出现，但也可能需要数年才能显现。对头

颅照射的长期毒性作用进行深入讨论是与儿童及其父母进行初步沟通的关键部分，有时也会对儿童使用放射治疗的决定起作用。一个好主意是首先与家长联系，共同决定应该与孩子讨论多少信息。尽管一些孩子从整个讨论中受益，并知道没有什么可以瞒着他们，但另一些孩子可能会被治疗的潜在不良反应吓到或受到创伤。

十六、急性和亚急性毒性

CNS 肿瘤对放疗最常见的急性反应是恶心呕吐、乏力、头痛、食欲减退、脱发，以及较少见的最初由放射引起的肿胀引起的症状复发。恶心和呕吐通常可以用昂丹司琼或类似的 5- 羟色胺拮抗药等止吐药物有效治疗。尽管服用了这些药物，但对于持续性呕吐，劳拉西泮、屈诺比诺或皮质类固醇可能是有益的。主要急性毒性反应在放化疗结束后消失，尽管疲乏、恶心和食欲减退可能会持续。当疲劳在放射后几周加重时，这被认为是一种亚急性效应，称为嗜睡综合征 [162]。嗜睡综合征最显著的症状是明显的疲劳，但头痛、恶心和呕吐也可能伴随着疲劳。症状通常在 4～6 周后达到高峰，通常在辐射后 4～6 个月消失。小剂量的皮质类固醇或神经刺激剂，如莫达非尼或哌甲酯，通常用于缓解症状。疗程通常为 1～2 个月。

十七、神经认知毒性

对于儿童原发性脑瘤的幸存者来说，认知障碍即使不是最严重的，也是最可怕的不良反应之一。这种并发症需要几个月到几年的时间才能显现，并已被确定为发育失败，而不是现有能力的下降。损伤的程度与放疗时的年龄、接受放疗的脑体积和放疗剂量有关 [163]。放疗引起的认知功能减退最好在接受过全脑辐射的患者身上进行研究 [164]。全量表智商（FSIQ）的下降与照射时的剂量和年龄有关。在一项对 48 名急性淋巴细胞白血病或髓母细胞瘤患者的研究中，Silber 等发现，接受 36Gy 全脑照射的患者的随访 FSIQ 比接受 24Gy 的患者的 FSIQ 低 8.2 分，比接受 18Gy 的患者的 FSIQ 低 12.3 分 [165]。与全脑放射治疗的患者相比，累及野放射治疗的患者 FSIQ 相对稳定 [166]。Merchant 等对 78 例低级别胶质瘤累及野照射后的认知功能进行了研究 [167]。55 名患者接受了至少 2 次评估。评估的 60 个月的 FSIQ（平均为 95.4）与基线（98.96）相比没有显著变化。123 例室管膜瘤患者报道了相似的结果 [168]。需要更长时间的随访才能证实这些患者神经认知功能的稳定性。尽管 Merchant 等报道了幕上脑似乎对认知结果更重要，但需要更详细的神经心理测试来确定大脑的哪些区域可能对维持整体认知功能最关键 [169]。

十八、神经内分泌毒性

生长激素缺乏症（GHD）是放射治疗中最常见和最典型的内分泌并发症[170]。在儿童中，GHD 限制了生长，并可能导致体重增加。在儿童和成人中，生长激素缺乏症都会改变身体成分和血脂水平，降低骨密度，并可能影响认知能力和生活质量[171, 172]。生长激素缺乏症与许多治疗前因素有关，包括肿瘤的位置和大小以及脑积水。

Merchant 等对 192 例原发性脑肿瘤患者进行野照射前后 GH 分泌的激发试验[173]。在低至 5Gy 的剂量下，5 年内发生 GHD 的风险为 23%。5 年时与 50%GHD 风险相关的累积剂量为 16.1Gy。下丘脑剂量越高，GHD 发生的时间越短；接受剂量大于 60Gy 的患者发生 GHD 的时间为 12 个月，而接受剂量为 15~20Gy 的患者发生 GHD 的时间为 60 个月。

中枢性甲状腺功能减退也可能是由于放疗对垂体或下丘脑的损伤，或肿瘤或手术的肿块效应造成的。虽然比 GHD 少见，因为诱发中枢性甲状腺功能缺乏症所需的剂量较高，但超过 40Gy 的剂量，其发病率接近 70%[174, 175]。症状包括疲劳、嗜睡和体重增加。用左甲状腺素替代通常有效且耐受性好。

放疗可能会影响促性腺激素。相对较低剂量的辐射会导致性早熟，尤其是女性。对于 18~24Gy 的剂量，女性月经初潮的平均年龄较早[176, 177]。在接受 25~47.5Gy 剂量治疗的儿童中，无论男女，青春期的平均开始时间都较早。放疗导致促性腺激素缺乏的情况要罕见得多，但当剂量大于 50Gy 时，就可以看到这一点[178]。Merchant 等报道促性腺激素替代治疗 10 年的累积风险为 14.1%。相比之下，使用促性腺激素释放激素激动药的 10 年累积发生率为 34.2%，但这可能高估了性早熟，因为一些患者接受了生长激素替代治疗[167]。

促肾上腺皮质激素缺乏会导致恶心呕吐、食欲下降、低血糖、疲劳和低血压。如果不给予补充剂，在压力下可能会危及生命。仅靠放疗导致身体缺陷的情况很少见[175]。催乳素缺乏是罕见的，虽然高催乳素血症是可能的[174]。尿崩症和下丘脑肥胖不应仅由放疗引起，通常可归因于肿瘤肿块效应或手术。

十九、耳毒性

由于对耳蜗的照射，可能会发生感音神经性听力损失。Hua 等评估了耳蜗平均剂量与听力损失风险的相关性[179]。他们发现，高频听力损失在 30Gy、35Gy、40Gy、45Gy、50Gy、55Gy、55Gy 和 60Gy 时发生率分

别为 0%、2%、4%、5%、11%、24% 和 37%。在低于 40Gy 的剂量下，未发现中低频听力损失。虽然需要更长时间的随访，但似乎低于 35Gy 的剂量应该可以将放射治疗造成的听力损失降至最低。对于接受顺铂为主的化疗的患者来说，这种耳毒性的风险更大，尽管目前还不清楚这是因为放疗和顺铂的独立风险，还是这两种疗法可能存在某种协同效应[180]。

二十、血管并发症

放射引起的血管并发症很少见，但确实会发生。辐射后可出现烟雾综合征[181]。患者可能会出现大脑动脉环血管闭塞导致的癫痫发作和缺血事件。这种综合征最常见于视神经胶质瘤或颅咽管瘤患者，因为肿瘤离这些血管很近。估计放疗后的患病率为 3.5%，大多数被诊断为视神经胶质瘤患者。Moyamoya 综合征的危险因素包括 1 型神经纤维瘤病、大脑动脉环高剂量，以及在接受放射治疗时年龄较小。

脑瘤幸存者患脑卒中的风险也比一般人群略高。据报道，脑肿瘤存活者中 25 年的卒中累积发病率，接受放疗者为 6.9%，未接受放疗者为 2.85%[182]。

海绵状血管瘤是一种良性血管畸形，可在放疗后数月至数年发生[183]。大多数海绵状血管瘤是无症状的，但也可能发生出血。一般推荐使用 MRI 监测，但如果出现症状性出血，则需要手术治疗，如果放射学特征提示出血迫在眉睫并可能导致死亡，则可能需要手术治疗。

二十一、视觉结果

视神经、视交叉、晶状体和视网膜可能接受 CNS 恶性肿瘤治疗的照射剂量。白内障是 CSI 的一种相对常见的不良反应，低剂量可能导致白内障[184]。晶体置换通常是成功的。视神经病变在剂量小于 55Gy，每次分割小于 2Gy 的情况下是罕见的[185, 186]。视网膜不应该接受超过 45Gy 的照射，以避免视网膜病变，但对于大多数脑瘤来说，这是很容易做到的。

二十二、放射性坏死和假性进展

放射性坏死是高剂量辐射（通常＞55Gy）的一种罕见但毁灭性的不良反应，可导致脑组织永久性死亡。虽然大多数病例出现在治疗后 1 年内，但报道的病例直到治疗后 6~7 年才出现[187]。MRI 很难区分肿瘤进展与放射性坏死或假性进展，这一点应予以考虑。地塞米松通常用于有症状的患者。贝伐单抗可降低血管通透性，可能导致症状缓解和类固醇需求减少[188, 189]。高压氧也被用于治疗放射性坏死[190]。

二十三、脑白质病

脑白质病是放射或甲氨蝶呤引起的一种罕见但具有潜在破坏性的并发症。临床症状包括嗜睡、癫痫、运动功能丧失、共济失调和痉挛。MRI 通常显示广泛的脑室周围白质破坏和腔隙性脑梗死所致的低密度区。这种并发症在接受原发性脑肿瘤治疗的患者中很少见，在接受脑放疗和大剂量甲氨蝶呤治疗的儿童急性淋巴细胞白血病患者中最为常见[191]。

二十四、第二恶性肿瘤

原发肿瘤治疗后发生第二个肿瘤是放射治疗最具破坏性的潜在并发症之一。对于接受颅脑照射的患者来说，风险很低，但随着辐射时间的延长，风险会增加。大多数发生在 10 年后。儿童癌症幸存者研究报告了 1877 名中枢神经系统恶性肿瘤幸存者中 76 人继发肿瘤，中位数为确诊后 16 年[192]。脑膜瘤是最常见的放射性诱发恶性肿瘤，其次是胶质瘤。

二十五、结论

儿科放射肿瘤学和整个儿科肿瘤学领域都取得了很大进展。最近的评估表明，大约 75% 被诊断患有脑瘤的儿童在接受现代治疗后有望获得长期的无症状生存[116]。放疗和成像技术的进步，以及对 CNS 恶性肿瘤的更加理解，可以减少长期不良反应，并使人们更加乐观地认为，患者将存活下来，过上相对健康的生活。许多肿瘤的分子模式正在被发现，我们很可能只是看到了使用不同的遗传模式来提供预后信息和指导治疗的冰山一角。虽然目前的治疗建议在很大程度上仍然是基于肿瘤的位置和显微镜下的表现，但未来的治疗很可能取决于定义特定肿瘤分子特征的基因组分析。这一信息还将揭示对肿瘤细胞的生存至关重要的突变，这些突变可以直接作为靶点，或者可能使其对放射或化疗更加敏感。先进的放疗模式，如质子放疗，正变得越来越容易获得，从而使更多的儿童能够接受有针对性的治疗；然而，我们必须谨慎，因为这项技术往往并不重要，重要的是用户在进行放疗时的体验和治疗。在未来，我们可能会看到放疗的作用降低，因为一些 CNS 恶性肿瘤可以用更少的放疗来治愈，而我们对其他肿瘤的作用可能会增加，作为一种广泛的治疗方式，而不是特定的或主要的姑息措施。

第79章 儿童软组织肉瘤
Pediatric Soft-Tissue Sarcomas

Michael W. Bishop Christopher L. Tinkle Matthew J. Krasin 著

刘 静 译

要 点

1. 发病率 在美国，每年有 350 例儿童横纹肌肉瘤（RMS）病例。其中胚胎性横纹肌肉瘤（ERMS）占 75%（260 例），腺泡状横纹肌肉瘤（ARMS）占 25%（90 例）。在美国，每年有 500 例儿童非横纹肌肉瘤软组织肉瘤（NR-STS）。分为高级别（POG Ⅲ级）67%（335 例），低、中级（POG Ⅰ/Ⅱ级）33%（165 例）。

2. 生物学特征 RMS：ERMS 通常显示 11p15 杂合性丢失，体细胞突变率高于 ARMS。观察到 RAS 通路的反复突变，具有间变性特征的 ERMS 可能含有胚系 TP53 突变。ARMS 中，80% 的人携带有 PAX3［t（2；13）（q35；q14）］或 PAX7［t（1；13）（p36；q14）］的 FOXO1 易位。在 NRSTS 中有不同的组织学，有不同的遗传事件。示例包括：滑膜细胞肉瘤 T（X；18）及其融合产物 SYT-SSX；腺泡状软组织肉瘤 der（17）t（X；17）及由此产生的融合 TFE3–ASPL；上皮样肉瘤：SMARCB1 突变。

3. 分期评估 RMS：风险分层采用了治疗前 TNM 分期系统（包括肿瘤大小、位置和侵袭性）及基于手术程度、淋巴结受累和转移疾病的临床分组（组间横纹肌肉瘤研究组）。目前和未来的临床试验将结合融合蛋白状态进行风险分类。NR-STS 采用美国癌症联合委员会的分期系统，该系统基于病理分级、大小、侵袭性、淋巴结受累和转移性疾病。

4. 初始治疗 对于 RMS 来说，非疾病部位的"前期"手术是一线治疗。放射治疗用于疾病的原发和转移部位。推荐剂量为：镜下病变 36Gy，镜下淋巴结病变 41.4Gy，大体病变 50.4Gy。Ⅰ/Ⅱ组局部失败率为 10%，Ⅲ组为 13%。对于 NR-STS，推荐的治疗方案是手术切除加或不加辅助放疗（55.8～63Gy）或近距离放疗（34Gy，3.4Gy 每天 2 次，高剂量率）。对于最初不能切除的肿瘤，需要术前放化疗（常规分割外照射，45～50.4Gy），然后手术。完全切除的局部失败率为 4%，未切除的局部失败率为 40%～80%。

5. 辅助治疗 对于 RMS，长春新碱、达克霉素（放线菌素 D）、环磷酰胺（VAC）为基础的化疗是标准。对于高危疾病，使用长春新碱、伊立替康、放线菌素、环磷酰胺、阿霉素、异环磷酰胺、足叶乙式或实验药物。通过这些治疗，5 年无事件生存率：低风险（Ⅰ/Ⅱ组胚胎 RMS）90%；中等风险（ARMS Ⅰ～Ⅲ组，ERMS Ⅲ组）70%～73%；高风险（转移性胚胎 RMS 或腺泡 RMS）低于 30%。NR-STS 采用新辅助放化疗或辅助化疗（异环磷酰胺/阿霉素）。5 年无事件生存率：局限性，可切除，为 75%；局限性，不可切除，为 45%；转移性，为 10%。

一、流行病学

软组织肉瘤约占所有儿童癌症的 7%。RMS 占 STS 的 40%，其他 NR-STS 占 60%[1, 2]。在美国，每年有 350 名 RMS 患者和 500 名 NR-STS 患者（高级别和低级别的比例约为 2：1）可参加临床试验。根据先前的临床试验，75% 的 RMS 儿童需要接受放疗；仅根据存在的高级别疾病，大约 2/3 的 NR-STS 儿童接受放射治疗。每年产生 600 个肉瘤病例，用于研究放疗特异性的临床试验问题，培训年轻的放射肿瘤学家，以及研究放疗特异性的长期后遗症。

RMS 患者受益于儿童肿瘤组（COG）肉瘤研究（以前称 IRSG）。这些小组进行的试验已经确定了北美儿童 RMS 的联合治疗方式，并允许对新的化疗药物及 RT 策略进行随机比较，如果没有合作小组结构，这是不可能的。本章将讨论这些方法及现代放疗的具体内容。

对患有 NR-STS 的儿童的治疗尚不明确。局部治疗方法是从成人模式发展而来的，包括截肢保肢、辅助放疗，以及随后的术前放疗方法[3-6]。尽管可以借鉴成人的相似之处，但在儿童 NR-STS 人群中进行的前瞻性研究很少。COG 最近的一项前瞻性临床试验（ARST0332）试图通过根据组织学分级、肿瘤大小、可切除性和是否存在转移来确定危险组，以解决其中的一些缺陷；术前和术后放疗与手术和化疗一起进行，以确定局部和系统方法在各危险组中的作用。这项研究的初步数据表明，基于风险的方法可能允许在选定的患者中限制或排除放疗剂量[7]。

二、生物学特性与病理学

（一）横纹肌肉瘤

横纹肌肉瘤被广泛地归类为儿童的一种小而圆的蓝色细胞恶性肿瘤[8]。2013 年世界卫生组织对 RMS 的分类包括几种组织学亚型：ERMS 为最常见的形式（包括一种预后好的变异型），梭形细胞 / 硬化型 RMS，ARMS，以及多形性 RMS。多形性 RMS 通常见于成人，被认为预后不良[1]。光镜下常见 ERMS 为梭形细胞，ARMS 为小而圆的蓝色细胞形成的腺泡状间隙，尽管肿瘤活检标本也可能看起来像低分化细胞的集合，单靠 HE 染色难以确诊。细胞遗传学事件发生在 ERMS 中，为染色体 11p15 上的杂合性丢失和 RAS/NF1 通路的频繁突变[9, 10]。ERMS 的间变性特征可能提示胚系 TP53 突变和 Li-Fraumeni 综合征的诊断[11]。80% 的 ARMA 在 13 号染色体上的 FOXO1 与 PAX3[（t（2；13）（q35；q14）］或 PAX7[PAX7（t（1；13）（p36；q14）］位点之间存在易位。这些易位产生的融合蛋白起到转录因子的作用，融合阳性的肿瘤在生物学和临床上被认为与融合阴性的 ARMS 不同[8]。先天性 / 婴儿梭形细胞 RMS 表现出融合，通常涉及 VGLL2[12]，而硬化性 RMS 通常有 MYOD1 突变，偶尔伴有 PIK3CA 的激活突变[13]。其他与 RMS 相关的遗传易感综合征包括 1 型神经纤维瘤病（IRSG-IV 的患病率为 1∶200）、胸膜肺母细胞瘤 / DICER1 综合征（典型的泌尿生殖系统疾病）、Costello 综合征（HRAS 突变）、Noonan 综合征和 Beckwith-Wiedemann 综合征[14-17]。

（二）非横纹肌肉瘤软组织肉瘤

儿科 NR-STS 包括一组异质性肿瘤，由于患者数量和有效化疗的限制，这些肿瘤接受同质化治疗。最常见的组织学包括滑膜细胞肉瘤和恶性周围神经鞘瘤，尽管有几种较罕见的变种，包括婴儿纤维肉瘤，几乎是儿科年龄组所特有的[18, 19]。尽管许多 NR-STS 没有遗传特征，但一些组织学变异确实有特定的易位或缺失[18, 20]（表 79-1）。其他的可能含有特定的复发性突变，如上皮样肉瘤中出现的 SMARCB1 异常[21]。

表 79-1 遗传异常：非横纹肌肉瘤软组织肉瘤

组织学	遗传异常
滑膜细胞肉瘤	t（X；18）；融合 SYT-SSX
透明细胞肉瘤	t（12；22）；融合 EWS-ATF1
促结缔组织增生性小圆细胞瘤	t（11；22）；融合 EWS-WT1
婴儿纤维肉瘤	t（12；15）；融合 ETV6-NTRK3
腺泡软组织肉瘤	der（17）t（X；17）；融合 TFE3-ASPL
低级别纤维黏液样肉瘤	t（7；16）；融合 FUS-CREB3L2
黏液样和圆细胞脂肪肉瘤	t（12；16）；融合 FUS-DDIT3

三、临床表现

（一）横纹肌肉瘤

RMS 儿童的表现是多样的，以受累部位和疾病程度为特征。患有 RMS 的儿童的中位年龄在 5 岁以下，尽管第二个发病高峰出现在十几岁左右。头颈部是最常见的受累部位，分为有利部位和不利部位（脑膜旁）[22, 23]。其他常见部位包括泌尿生殖道（膀胱和前列腺，预后较差）和四肢。躯干、胸壁、会阴、腹膜后和胆道原发肿瘤较少见。转移性疾病出现的概率为 20%，除了睾丸旁（25%）和四肢（24%）病变部位，淋巴结受累罕见（＜5%），这需要计算机断层扫描，包括 10 岁以下的睾丸旁部位，淋巴结取样（10 岁及以上的睾丸旁部位），或前哨淋巴结活检（肢体部位）[24-28]。

（二）非横纹肌肉瘤软组织肉瘤

NR-STS 的表现通常是无痛性肿块，其他症状可能是部位特异性的。大约 50% 的病例发生在四肢，发病率在整个青春期和成年期都会增加[29, 30]。尽管许多疑似软组织"肿块"的患者被确认为正常组织或良性病变，但始终应考虑恶性肿瘤，因为选择不当的手术入路可能会影响未来的局部治疗（图 79-1）。

有 15%～20% 的患者在确诊时有转移性疾病，其中肺部是主要的转移受累部位[19, 31]。透明细胞肉瘤和上皮样肉瘤有区域淋巴结受累的风险，需要通过前哨淋巴结取样评估引流淋巴结床[32]。

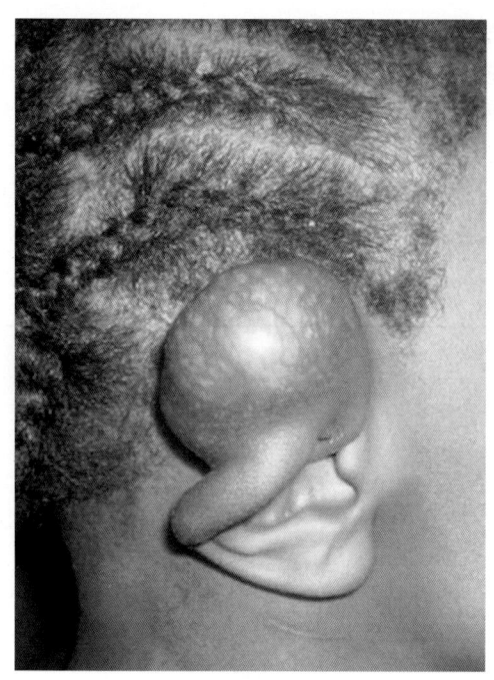

▲ 图 79-1　耳郭横纹肌肉瘤表现为无痛性软组织肿块

四、分期

（一）横纹肌肉瘤

大多数 RMS 患者的分期前辅助检查相似（表 79-2）。治疗的放射肿瘤学家应在就诊时进行特定部位的病史和体格检查，以确定原发疾病的部位、范围和可能与潜在转移部位相关的症状。注意头颈部原发部位的脑神经受累，以及在麻醉下进行泌尿生殖系统部位（阴道、宫颈、子宫、膀胱和前列腺）的检查，将有助于有关分期和局部治疗方法的多学科讨论。

实验室研究包括完整的血细胞计数和血液化学检测，这可能提示骨髓疾病（贫血）或其他与转移相关的器官特异性功能障碍。

对治疗前影像资料的回顾对于确保对原发肿瘤进行充分成像及了解疾病的程度是至关重要的。通常，标准的诊断成像方案（特别是磁共振成像）不会涵盖整个肿瘤，因为这些研究是为评估关节或颅内疾病而设计的。重复这些研究将有助于更好的局部治疗决策和实施。标准的诊断影像应该包括原发病变的 MRI、胸部（和膈下的腹部）CT、骨显像和与潜在转移疾病相关的特定部位的影像[23]。对于脑膜旁原发肿瘤，可能需要对大脑和脊柱进行专门的成像，以排除颅内侵犯或软脑膜扩散。[18]F- 氟代脱氧葡萄糖 - 正电子发射断层扫描对远端转移瘤，特别是淋巴结的评估是有用的，并且越来越多地被用来替代骨显像。

所有患者都应该进行一次骨髓抽吸和活检，对有脑膜旁、眼眶和脊柱旁原发部位的患者进行脑脊液细胞学

检查。对于 10 岁以上的睾丸旁原发性肿瘤患者，应行同侧腹膜后淋巴结清扫术，对四肢病变的患者应进行前哨淋巴结标测和取样。

在分期评估之后，根据肿瘤大小和位置、局部区域淋巴结受累和转移情况确定临床分期（表 79-3）。如果已经进行了手术（或在计划的手术切除或活组织检查之后），则应定义分组（表 79-4）。这两个因素加上患者的组织学和融合蛋白状态被合并到风险分类中，以指定患者接受方案治疗并促进预后。

（二）非横纹肌肉瘤软组织肉瘤

NR-STS 患者的辅助检查与 RMS 相似（表 79-2）。治疗的放射肿瘤学家应在就诊时进行特定部位的病史和体格检查，以确定原发疾病的部位、范围及与潜在转移部位相关的症状。

实验室研究包括完整的血细胞计数和血液生化检测，其结果可能提示与转移相关的器官特异性功能障碍。

诊断性影像研究包括原发部位的 MRI、胸部 CT 和其他转移性影像，如症状和实验室检查所示，包括核素骨显像。FDG PET 可用于患者的检查。骨髓检查通常不需要，因为很少有 NR-STS 转移到髓内。

五、风险分类的评价与定义

（一）横纹肌肉瘤

有利和不利的疾病部位被定义为分期系统的一部分，如表 79-3 所示。此外，组织学影响预后，并与疾病部位有关；眼眶和泌尿生殖道区域的有利病变部位可能是胚胎组织学的 4 倍和 5 倍，而不是肺泡组织学的 4 倍和 5 倍。与 ARMS 相比，局部 ERMS 的疾病控制率更高（无失败生存率，82% vs. 65%）[33]。临床组（表 79-4）对 ERMS 和 ARMS 的 FFS 也有预测作用。由于部位、组织学、组和分期之间的强相互作用，设计了一个风险分类系统来对患者进行分层，以便做出治疗决定。这导致了三层风险[30, 33-35]。

1. 低风险疾病（ERMS，1～2 期，Ⅰ～Ⅱ组，1 期Ⅲ组眼眶原发性病变）的患者，其肿瘤在任何部位均接受行或不行淋巴结切除的前期手术治疗，以及Ⅲ组眼眶病变的患者。此组的 FFS 约为 90%。

2. 中危疾病患者（ERMS3 期，Ⅰ～Ⅱ组，全部非眼眶Ⅲ组，4 期Ⅳ组年龄在 10 岁以下；上肢 1～3 期，Ⅰ～Ⅲ组）是剩余的局部性肿瘤，预后各不相同，FFS 为 30%～85%。

3. 高危疾病的患者是那些有转移性疾病的患者，他们的 FFS 率在 26%～40%。

表 79-2　横纹肌肉瘤和非横纹肌肉瘤软组织肉瘤患者的分期检查及随访评价

		横纹肌肉瘤	非横纹肌肉瘤软组织肉瘤
分期	临床	疾病部位相关病史采集及体格检查	疾病部位相关病史采集及体格检查
	影像学	• 原发灶 MRI • 胸部 CT • 腹部 CT（膈下肿瘤） • 骨显像	• 原发灶 MRI • 胸部 CT
	操作	• 活检：原发肿瘤 / 转移灶 • 四肢：前哨淋巴结活检 • 睾丸旁（>10 岁）：同侧腹膜后淋巴结清扫 • 头颈：脑脊液细胞学 • 泌尿生殖系统：麻醉下检查	• 活检：原发肿瘤 / 转移灶 • 组织学：特异性前哨淋巴结活检 • 腺泡软组织肉瘤和血管肉瘤：颅脑 MRI • 上皮样肉瘤：腹部和盆腔 CT
随访	1 年	• 每 3 个月进行一次病史和体格检查、实验室检查、原发肿瘤区 MRI 检查 • 每 3 个月进行一次胸部和其他转移灶的 CT 扫描	• 每 3 个月进行一次病史和体格检查、实验室检查、原发肿瘤区 MRI 检查 • 每 6 个月进行一次胸部 CT 扫描
	2~3 年	• 每 4 个月进行一次病史和体格检查、实验室检查、原发肿瘤区 MRI 检查 • 每 4 个月进行一次胸部和其他转移灶的 CT 扫描	每 6 个月进行一次病史和体格检查、实验室检查、原发肿瘤区 MRI 检查、胸部 CT 扫描
	4~5 年	每 6 个月进行一次病史和体格检查、实验室检查、原发肿瘤区 MRI 检查、胸部影像	每年进行一次病史和体格检查、实验室检查、原发肿瘤区 MRI 检查、胸部 CT 扫描

CT. 计算机断层扫描；MRI. 磁共振成像

表 79-3　横纹肌肉瘤的临床分期系统

分　期	部　位	肿　瘤	大　小	淋巴结	转　移
1	有利部位：眼眶、头颈部（不包括脑膜旁）、泌尿生殖系统（不包括膀胱、前列腺）、胆道	T_1 或 T_2	a 或 b	N_0 或 N_1 或 Nx	M_0
2	不良部位：膀胱 / 前列腺、四肢、脑膜旁、其他（包括躯干、腹膜后等）	T_1 或 T_2	a	N_0 或 Nx	M_0
3	不良部位：膀胱 / 前列腺、四肢、脑膜旁、其他（包括躯干、腹膜后等）	T_1 或 T_2	a b	N_0 或 N_1 或 Nx	M_0
4	全部	T_1 或 T_2	a 或 b	N_0 或 N_1	M_1

表 79-4　横纹肌肉瘤的临床分组系统

I		完全切除的局限性疾病	IIc	区域淋巴结受累（有显微残留病灶）
	I a	局限于起病的肌肉	III	大体病灶残留
	I b	累及起病肌肉以外（连续）	IIIa	活检后
II		显微残留病灶与区域淋巴结受累	IIIb	大体切除后（>50% 病灶）
	IIa	显微残留病灶（大体切除后，N_0）	IV	远处转移
	IIb	区域淋巴结受累（无显微残留病灶）		

尽管目前的临床试验继续将组织学作为风险分类的一个组成部分，但 PAX3/7-FOXO1 融合蛋白的存在与否已被证明比组织学分类更与预后密切相关；融合阳性的患者表现出比 ERMS 更差的 EFS，而融合阴性的 ARMS 的结果被观察到与 ERMS 的结果相似 [36]。因此，融合状态现在被纳入当代前瞻性试验，与上述低风险 ERMS 分期 / 组相似的融合阴性组被分配到低风险治疗。

（二）非横纹肌肉瘤软组织肉瘤

NR-STS 患者的分层是基于前瞻性临床试验中分析的回顾性数据 [26, 28]。低危患者包括低级别肿瘤（POG1 级或 2 级）和高级别肿瘤（POG3 级），肿瘤最大直径小于或等于 5cm，预计总生存率在 90% 以上。中危疾病的肿瘤直接大（>5cm）、最初不能切除的高级别肿瘤患者的 5 年 OS 为 56%，而高危疾病转移性疾病患者的 5 年 OS 为 15%[29, 30]。

六、初始治疗

（一）横纹肌肉瘤

所有的 RMS 患者都以综合方式进行治疗。儿科肿瘤学家、儿科外科医生、放射肿瘤学家和整形外科或耳鼻喉科肿瘤学家（如果需要）的参与在一开始就确保了对这种多样而复杂的疾病所需的许多治疗决策的最佳规划。这种多学科会诊模式 [22] 一直是在北美开展的 IRSG 研究的标志。自 1972 年以来，这些试验已经招募了数千名患者，统一了全美的治疗方法，并改善了这种疾病的 OS。前三项 IRSG 研究（1~3）回答了关于不同组化疗方案强度及放疗有效性的几个重要问题。第一组患者被发现有 83% 的无进展存活率，限制了环磷酰胺和放疗的使用。在高危组人群中，使用 VAC 和特定脑膜放疗指南治疗脑膜旁疾病的患者表现明显更好（OS，67% vs. 45%）[22, 37, 38]。

IRSG Ⅳ（1991—1997）是第一个在分组系统的基础上采用术前分期的试验，并将患者随机分成三个系统治疗方案（VAC 与 VAI 与 VIE），用于 1~3 期疾病，VAC 仍是治疗标准 [39]。Ⅲ组患者还在标准放疗（50.4Gy/1.8Gy，每天 1 次）和超分割放疗（59.4Gy/1.1Gy，每天 2 次）之间进行随机分组。超分割放疗的 FFS 与常规放疗相同（73%），局部失败相当（15%vs.12%）[40]。与 IRSG Ⅲ 相比，IRSG Ⅳ 以一种回顾性的方式阐明了 Ⅰ组睾丸旁疾病患者的治疗。10 岁以下的患者可以通过 CT 评估腹膜后淋巴受累（不进行腹膜后淋巴结清扫），维持 90% 的 FFS。这些 10 岁或 10 岁以上的人受益于 RPLND（RPLND 的 FFS 为 100%，而单独使用 CT 的 FFS 为 63%），以确定淋巴结受累和随后淋巴 RT 的

必要性 [25, 39]。

随后的试验由 COG 软组织肉瘤委员会进行，分别对低风险、中风险、高风险疾病进行研究。对于镜下手术切缘阳性者，Ⅱ组患者的放射治疗剂量从 41.4Gy 降至 36Gy。眼眶原发肿瘤也接受了 45Gy 的减量照射。结果与以前的研究结果相当，这表明当化疗方案中包括环磷酰胺，并且眼眶肿瘤的初步反应足够时，这是一种安全有效的方法 [41-43]。在这一时期，高危疾病患者接受了几项包含新制剂的 Ⅱ 期窗口治疗试验。长春新碱联合伊立替康有效率为 70%。尽管 FFS 仍然很差（2 年时为 26%），但其活性足以将 VI 纳入中高危疾病患者的进一步试验中 [44]。

最近一轮针对低风险 RMS 的试验（ARST0331）试图进一步针对 ERMS 前期切除（Ⅰ/Ⅱ组）的 1~3 期和未切除（Ⅲ组）的 1 期疾病患者进行定制治疗，与先前的 IRSG 试验相比，减少了部分患者的环磷酰胺剂量。镜下病变放疗剂量为 36Gy，淋巴结病变放疗剂量为 41.4Gy。生殖道肿瘤的治疗是为了避免或推迟放射治疗，但在这个亚组中，57% 的 3 年 FFS 证明了放疗对局部控制的重要性和环磷酰胺总剂量的重要性 [45]。中等风险疾病的患者随机分组接受 VAC 或 VAC/VI 治疗（ARST0531），纳入先前高风险组探索试验中的伊立替康。虽然结果相同，但毒性降低和累积性环磷酰胺暴露导致使用 VAC/VI 作为后续试验的标准方案 [46]。目前正在研究增加新型的生物靶向疗法，如 mTOR 抑制药 Temsirolimus。高危疾病患者接受了多药物系统治疗（ARST0431），改善了一小部分有一个或更少危险因素（年龄 <1 岁或 >10 岁、原发部位不良、≥3 个转移部位、骨 / 骨髓受累）的患者的 EFS [35]。然而，试图将替莫唑胺或 IGF-1R 单抗 Cixutumab 等新药物添加到这种强化方案中，并没有改善这一预后不良人群的预后 [47]。

图 79-2 显示了综合化疗、手术和放疗的一般流程。作为几乎所有北美 RMS 试验的首要原则，应该只进行病灶处手术切除。不鼓励截肢、摘除或其他广泛的手术，因为放疗将提供与器官保存相同的局部控制率。放疗的时机在不同的研究和疾病阶段是不同的。经过数周的化疗后，放疗可以开始规划，有助于规划现代放射治疗技术所需的时间，使肿瘤体积有所减少，并有可能整合第二次手术。一个例外是在脑膜旁疾病和颅内浸润的患者中需早期引入放疗 [48]。

（二）非横纹肌肉瘤软组织肉瘤

儿童 NR-STS 的治疗，特别是局部治疗部分，与成人的治疗模式相似，包括从截肢转向广泛的局部手术切除（WLE）、辅助放疗的作用，以及最近转向术前放化

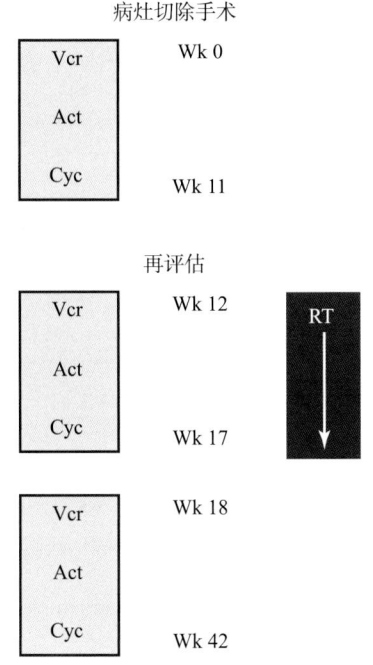

病灶切除手术

Vcr	Wk 0
Act	
Cyc	Wk 11

再评估

Vcr	Wk 12
Act	
Cyc	Wk 17

RT

Vcr	Wk 18
Act	
Cyc	Wk 42

▲ 图 79-2　横纹肌肉瘤多学科综合治疗的一般流程

RT. 放射治疗；Wk. 周；Vcr. 长春新碱；Act. 放线霉素；Cyc. 环磷酰胺

疗。与 RMS 相比，北美针对 NR-STS 儿童的临床试验规模更小，数量更少，无论是从局部疾病控制还是从整体预后的角度来看，都没有产生明确的预后分组。

手术是治疗儿童 NR-STS 的主要手段。如果没有这种方式，患者的预后很差，死亡风险高出 4 倍[49]。转移性疾病的存在预示着大多数患者随后的疾病复发（10%EFS）[50]。所有患者，尤其是那些可切除原发部位疾病的患者，在开始治疗前都能从多学科会诊中受益。根据肿瘤分级、大小、位置、可能的手术切缘状况和患者的年龄来计划合适的手术是对 NR-STS 患者进行局部治疗的第一个关键步骤。异环磷酰胺和阿霉素被认为是治疗 NR-STS 的标准化疗方案，尽管不同的组织学对化疗的敏感性有很大不同。滑膜肉瘤和未分化肉瘤经常表现出化疗敏感性，但恶性周围神经鞘瘤、上皮样肉瘤和透明细胞肉瘤对化疗的耐药性很强。最近的 COG 试验（ARST0332），按风险组和局部治疗方法分层，累积入组了 550 多名患者，目的是确定特定局部治疗和系统治疗的相对获益。这种多模式治疗方法结合了适用于儿童的 NR-STS 的标准治疗方法，如图 79-3 所示。更重要的是，这项试验提供了一个统一的、前瞻性治疗的患者群体，在此基础上评估预后因素，包括临床和生物学因素。基于 ARST0332 的风险分层，目前的 COG 试验（ARST1321）根据组织学和预期的化疗敏感性将患者分配到化疗组或非化疗组，并随机接受帕唑帕尼（一种经常用于成人软组织肉瘤的酪氨酸激酶抑制药）。

七、放射治疗

（一）局部治疗的适应证和结果

1. 横纹肌肉瘤　放射治疗的作用是消除切除后出现的微观疾病，治疗大体病灶，巩固可见的转移灶。适应证和剂量虽然因部位而不同，但可以概括（表 79-5）。目前的机构和合作小组研究现在正在测试局部失败风险较高的患者（原发肿瘤＞5cm）的剂量递增，最高剂量为 59.4Gy。剂量为每天每次 1.8Gy。

治疗完全切除疾病（1 组）的数据来自于对以前 IRSG 试验 1～3 的回顾，这些试验表明，在实施放疗时，ARMS 患者的 FFS 和 OS 有所改善（分别为 73% vs. 44% 和 82% vs. 52%）[51]。2 组患者接受辅助放射治疗，导致局部失败率低于 10%[52]。3 组患者局部失败率为 11%～16.5%，这取决于治疗的部位、大小和治疗时间[40, 53-55]。

脑膜旁部位（中耳、鼻咽、鼻旁窦、颞下窝、翼腭窝、咽旁区）需要特别注意颅底，以充分覆盖可能的颅内浸润。如果存在颅内浸润（图 79-4），则应在化疗开始后的最初几周内开始放疗。最近的试验，包括 COG 的试验，都试图允许脑膜旁疾病患者进一步延迟放疗。这种方法的结果已经取得了不同程度的成功[56]。

眼眶是疾病发生的有利部位。该部位的局部治疗采用放疗，要求以每天照射 1.8Gy，总量 45～50.4Gy，局部控制良好[41, 42]。尽管骨性眼眶和邻近的眼球非常薄和脆弱，但这两个结构基本上不会被眼眶原发肿瘤破坏，应该被限制在 CTV 之外。如果肿瘤确实突破了这些结构，应该考虑这可能是一个脑膜旁部位的肿瘤。

ERMS 的女性泌尿生殖道（外阴、阴道、宫颈和子宫）肿瘤（尤其是葡萄样亚型）需要适当的局部治疗，尽管患者通常年龄较小（通常小于 2 岁）（图 79-5）。这些患者应该在确诊时接受完全切除（1 组），或者接受外照射或间质和腔内技术放疗。由于局部控制不足，在最近的低风险组临床试验中发现了很高的失败率，这促使人们呼吁改善局部控制[57]。

睾丸旁 RMS 最初采用根治性腹股沟睾丸切除术加精索高位结扎术治疗。所有 10 岁或 10 岁以上的儿童都会接受 RPLND，该手术遵循基于偏侧性的手术模式[25]。年轻患者仍可接受腹膜后淋巴结的 CT 评估。淋巴区域的治疗是基于发现显微镜下或大体受累的淋巴结。

2. 非横纹肌肉瘤软组织肉瘤　最好的局部肿瘤控制率是在显微疾病的背景下实现的，因此，手术切除（WLE 或边缘切除）应该是每个出现 NR-STS 的患者的治疗目标，包括转移性疾病。清晰的手术切缘，定义为

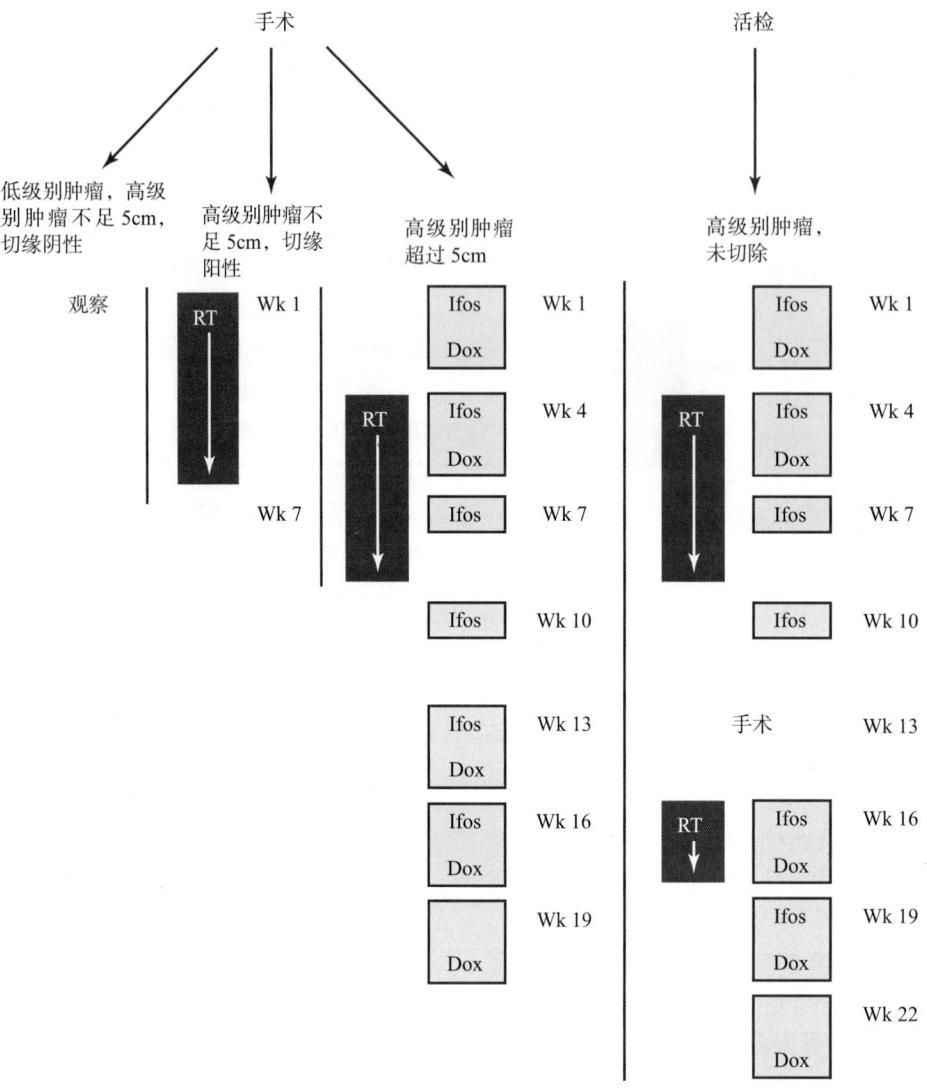

▲ 图 79-3 非横纹肌肉瘤软组织肉瘤多学科综合治疗的一般流程

RT. 放射治疗；Wk. 周；Ifos. 异环磷酰胺；Dox. 阿霉素

表 79-5 横纹肌肉瘤放射治疗的适应证和处方剂量

疾病状态	胚胎型	腺泡型
切缘阴性	不放疗	36.0Gy
切缘阳性	36.0Gy	36.0Gy
淋巴结阳性	41.4Gy	41.4Gy
淋巴结阴性	50.4Gy	50.4Gy

肿瘤以外 5mm 或更大的正常组织，在可以避免放疗的情况下是有益的。相反，外科医生不应该为了获得清晰的手术切缘而进行病态或毁容的切除，因为在进行辅助放射治疗时，局部控制似乎没有明显减少[15]。术前放疗可用于较大（＞5cm）的肿瘤或最初认为难以切除的肿瘤。这是最常见的联合新辅助阿霉素和异环磷酰

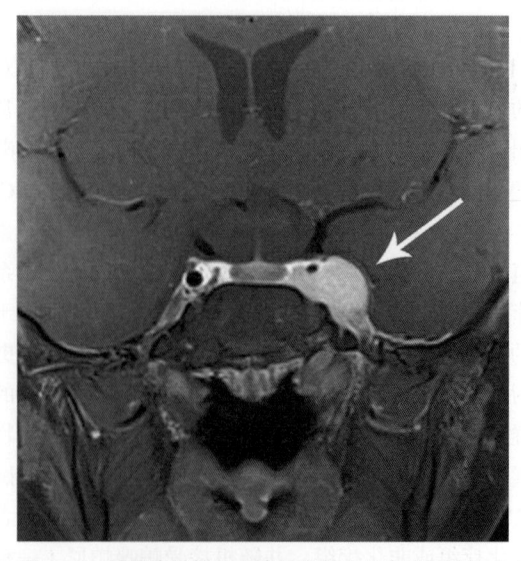

▲ 图 79-4 翼腭窝横纹肌肉瘤侵犯颅内儿童的冠状位 T_1 对比度增强磁共振成像

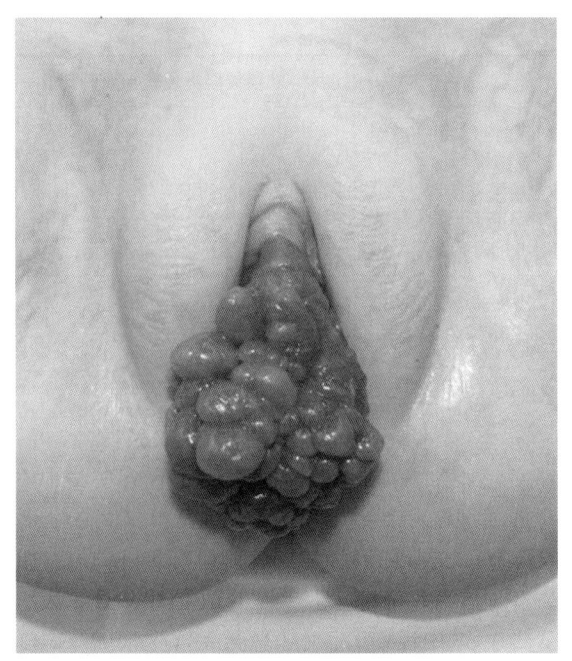

▲ 图 79-5　女婴泌尿生殖道葡萄状胚胎性横纹肌肉瘤 1 例

胺化疗，放疗同步给予异环磷酰胺化疗，放疗累积剂量为 45～50.4Gy，每天 1.8Gy。术后放疗可采用外照射或组织内照射，对切缘阴性的 WLE（对于＞5cm 的高级别肿瘤）或手术切缘阳性的较小的高级别肿瘤，均可照射瘤床，剂量为 55.8～63Gy，每天 1.8Gy。这两种方法的结果都取得了很好的局部控制效果，局部失败率不到 5%[19]。

（二）放射治疗技术

所有儿童 STS 患者的治疗都应该以体积成像为基础，需要靶区体积和正常组织的勾画，并允许使用剂量 - 体积直方图进行计划评估。适形、调强和质子放射治疗都是可以接受的外照射治疗方法，这些方法都得到了合作组和机构临床试验结果数据的支持。在 D9803 试验中，接受三维适形放射治疗或调强放射治疗的患者显示出相似的 FFS 率，尽管 IMRT 具有更好的靶区覆盖率，但关键邻近结构的剂量没有差异[58]。首次和化疗后的影像检查用于确定疾病的程度。MRI 是必不可少的，因为 CT 对评估肿瘤范围的软组织清晰度很差。对于 RMS 和 NR-STS，大体肿瘤体积和临床靶区体积的定义如表 79-6 所示。对于放射肿瘤学家来说，了解大体病灶的起源点或附着点是很重要的，这通常是通过患者的体格检查和诊断影像学来实现的。对于具有外生性质的肿瘤，如膀胱和前列腺或女性泌尿生殖系统 RMS，一旦对化疗有明显缓解，这一基线评估将有助于确定 GTV。靶区勾画受解剖学的限制，这意味着放射肿瘤学家在设计 CTV 形状时要确定大体肿瘤向邻近正常组织的浸润。

PTV 是基于机构、肿瘤位置和治疗模式而定的（如光子与质子相比），但通常是 3～5mm，使用光子技术进行某种形式的日常影像验证（CBCT 或金标）。根据需要，可以通过呼吸门控来定义和管理器官运动。

质子放射治疗越来越多地用于儿童 RMS 的治疗，部分原因是患者年龄小，肿瘤位置靠近关键结构。靶区通常与那些接受光子治疗的患者相同，但更常见的是合理评估 PTV（通常为 3～5mm 的摆位误差和 3% 范围的不确定性变化），除了计划评估和靶区覆盖中的位置不确定性之外，还包括路径长度变化。儿童期 RMS 是接受 PBRT 治疗的最常见的非 CNS 恶性肿瘤之一，越来越容易获得结果的数据[59]。前瞻性研究和接受 PBRT 治疗的患者队列的结果显示，与之前的基于光子的研究结果相同，尽管这种方法提供了更快的剂量下降（图 79-6）[19, 60, 61]。PBRT 在正在进行的临床试验中需要广泛淋巴照射和剂量递增方法的情况下，更容易为患有 RMS 的儿童提供有效剂量的放疗，包括四肢放疗。

治疗规划者应该考虑邻近的正常组织，并权衡各部位特异性晚期毒性的相对风险。应该尽一切努力给予推荐的处方剂量的照射，因为出于对晚期毒性的担忧，许多儿科恶性肿瘤采用的放疗剂量已经大大减少。几乎所有情况下都应避免平行对穿照射野，以减少正常组织暴露在高照射剂量下。即使在四肢部位，使用调强适形放射治疗技术的螺旋放射治疗（导致整个肢体全周受到低剂量照射，而未能保留一部分皮肤）也没有导致临床上有文献记载的淋巴水肿，在有适度随访的前提下[19]。

在手术切除时，间质内近距离放射治疗可用于 NR-STS 和 RMS（较少使用）。引流管通常在原发灶切除后暴露残腔时经皮置入术床内。引流管间隔 1cm，超出已知肿瘤床 1～2cm。瘤床可以用手术夹子或其他不透射线的标记物来标记，以在计划制定时确定要治疗的区域。高剂量率近距离照射的剂量，NR-STS 为 34Gy，每次 3.4Gy，每天 2 次；RMS 为 21Gy，每次 3Gy，每天 2 次。

（三）放疗时机

1. 横纹肌肉瘤　在 IRSG 和 COG 临床试验中，对局限性横纹肌肉瘤患者的原发部位进行放射治疗的时机随着时间的推移而有所不同。目前，对于低危的患者，在每 3 周化疗周期的共 12 周后进行放疗。中危患者也在第 12 周接受放射治疗。许多脑膜旁肿瘤患者在治疗开始时接受放射治疗，主要是基于在治疗过程中较早接受放疗的脑膜旁肿瘤患者的预后改善的证据[48]。脑神经麻痹和颅底骨质受侵不再被认为是要求早期放疗的高危

表 79-6　横纹肌肉瘤和非横纹肌肉瘤软组织肉瘤的靶区勾画

		横纹肌肉瘤	非横纹肌肉瘤软组织肿瘤
大体肿瘤靶区（GTV）	术后放疗	GTV（更恰当地定义为 CTV）包括手术切除前的软组织肿瘤床和与肿瘤相邻的软组织，是由体格检查、影像学检查、手术记录和病理报告所定义的。肿瘤床可能在某些区域已"塌陷"，并可能不再具有与术前、化疗前体积相同的形状或范围。如果累及骨骼，GTV 包括最初累及肿瘤的骨边缘	同横纹肌肉瘤的定义
	根治性放疗 / 术前放疗	GTV 被定义为治疗前与肿瘤接触的初始组织和放疗前的可见肿块范围，由化疗前后的影像学检查和体格检查所确定。骨受累需要以治疗前骨骼的范围为靶区。大体残留病灶（不完全切除后）将被确定为靶区范围。未切除的受累淋巴结将被包括在 GTV 中，但可能不会形成一个连续的大体肿瘤靶区，这取决于肿瘤和淋巴结的形状	同横纹肌肉瘤的定义
临床靶区（CTV）		CTV 是 GTV 外放 1.0cm，躲避解剖屏障，代表了显微疾病传播的可能途径。根据肿瘤生物学，这一边缘可以在筋膜平面、骨界面或人体腔隙缩小（受限）。淋巴结受累被包含在 CTV 中，理想情况下是与 GTV 连续的体积	CTV 是 GTV 外放 1.5cm，躲避解剖屏障，代表了显微疾病传播的可能途径。根据肿瘤生物学，这一边缘可以在筋膜平面、骨界面或人体腔隙缩小（受限）。淋巴结受累被包含在 CTV 中，理想情况下是与 GTV 连续的体积

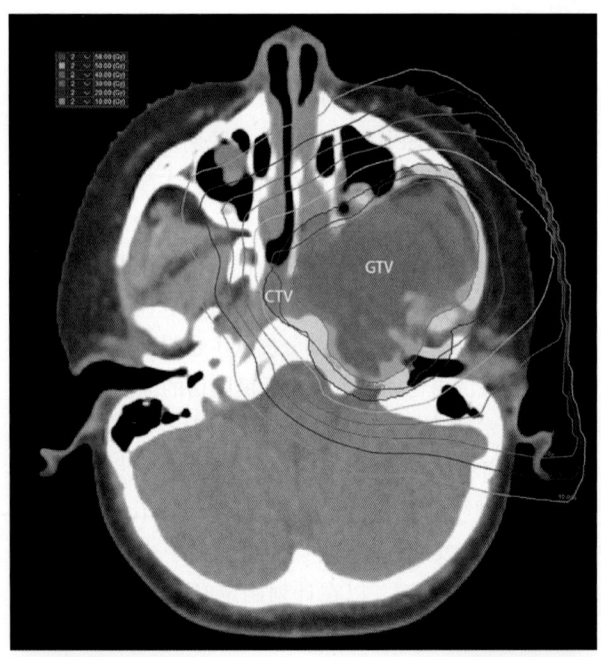

▲ 图 79-6　颞下窝胚胎性横纹肌肉瘤的质子治疗计划的轴位图像，百分比等剂量线曲线以彩色线条表示（此图彩色版本见书末）
CTV. 临床靶区，蓝色；GTV. 大体肿瘤靶区

特征 [62, 63]。在这一人群中，包括正在进行的临床试验在内，仍有人试图延迟放疗，但在研究方案设定之外应谨慎行事，因为延迟放疗的不良结局仍有报道 [56]。患有高危疾病（转移性）的患者需要积极的化疗。原发部位的局部控制在第 20 周进行，转移部位在系统治疗结束时用类似剂量进行照射，除非有症状或转移灶邻近原发照射部位。长春新碱、环磷酰胺和伊立替康与放疗同时进行，因放线菌素增加皮肤和黏膜毒性而不同步应用。

2. 非横纹肌肉瘤软组织肉瘤　术后放疗在切除后 2 周或更长时间内进行，以保证伤口愈合和稳定肿瘤床。辅助近距离放射治疗应在术后第 5 天或之后开始，以便充分愈合。术前化放疗在第 4 周开始，即第 2 个周期异环磷酰胺 / 阿霉素化疗后立即开始（遵循 ARST0332 和 ARST1321 中使用的方法）。

八、未来的方向

在现代适形放射治疗时代，儿童 STS 的治疗已经成为一个很好的中心。当放射治疗肿瘤学家使用可用的手段来确保足够的肿瘤剂量传递和保留邻近的正常组织时，聚焦性、高度适形及现代放疗的所有好处都可以在这一人群中实现。质子放疗在儿科癌症治疗中的应用越来越多，这将带来更多的研究机会。合作组试验将继续选择可以减少或避免放疗的低危疾病患者，而放疗仍然是中高危疾病治疗的关键组成部分。将纳入新的治疗药物对预后不好的患者群体进行治疗，以改善总体结果。

儿科放射肿瘤学家应注重选择患者进行放射治疗，更好地勾画靶区，包括将功能成像纳入治疗模式，在对放射相关治疗效果如何影响放射治疗的方式上的理解走在前列。

第 80 章　儿童骨肉瘤

Pediatric Sarcomas of Bone

Nadia N. Issa Laack　著

刘　静　译

要　点

1. **发病率**　儿童骨肉瘤有骨肉瘤（每年每百万儿童 5.6 例）和尤因肉瘤（每年每百万儿童 2.8 例）。

2. **生物学特征**　骨肉瘤与视网膜母细胞瘤基因（RB）失活有关。尤因肉瘤的特征是染色体 22q12A 上的 EWSR1 基因的断裂点发生易位。最常见的染色体易位 t11: 22（q24; q12）存在于 85%～90% 的尤因肉瘤中。

3. **分期评估**　分期包括确定疾病是局限性的还是转移性的。

4. **初始治疗**　骨肉瘤的主要治疗方法是手术切除和多药化疗。5 年生存率为 60%～70%。尤因肉瘤的治疗方法是手术或放疗，或两者兼而有之，以及新辅助和辅助多药化疗。5 年生存率为 70%。

5. **辅助治疗**　骨肉瘤和尤因肉瘤均采用新辅助和多药辅助化疗。

6. **晚期疾病**　晚期骨肉瘤需要多种药物的新辅助和辅助化疗，以及手术切除原发肿瘤和有限的转移性疾病。5 年总生存率为 20%～30%。尤因肉瘤需要多种新辅助和辅助化疗、放射治疗或手术，或这些治疗方法的组合来治疗原发肿瘤。转移部位需要根治性的局部治疗，最常见的是放射治疗。5 年期 OS 为 10%～30%。

7. **姑息治疗**　化疗、手术或放射治疗都可用来缓解症状。骨肉瘤和尤因肉瘤是儿童和青少年最常见的两种恶性骨肿瘤。虽然骨肉瘤比尤因肉瘤更常见，但放射治疗仅在极少数情况下使用。因此，本节主要讨论尤因肉瘤。就像所有其他儿童恶性疾病一样，患者应该在熟悉和经验丰富的儿童肿瘤治疗机构接受常规治疗。

一、病原学和流行病学

在美国，每年有 650～700 名 20 岁以下的儿童和青少年被诊断出患有骨肿瘤。尤因肉瘤家族肿瘤（ESFT）是两种肿瘤中较罕见的一种，每年约有 200 例确诊。尤因肉瘤的发病率在 15 岁以下儿童中约为每百万例 2.8 例[1]。一般来说，该病发生在青少年生长突增期（10—15 岁）的青少年时期。然而，大约 30% 的病例发生在生命的前十年，30% 的病例发生在第三个十年。男性略占优势（1.6∶1）。全基因组分析表明尤因肉瘤的易感基因存在种族差异，但白人占优势的原因并不完全清楚[2]。

尤因肉瘤的病因尚不清楚，它似乎不是由任何已知的诱因引起的。

骨肉瘤也主要是青少年和年轻人的一种疾病，另一种与佩吉特病有关的骨肉瘤发生在老年人身上。本节重点介绍年轻人群中的骨肉瘤。与尤因肉瘤相似，骨肉瘤的发病高峰期恰好是骨骼快速生长的时期。众所周知，骨肉瘤与视网膜母细胞瘤基因突变和既往放射治疗有关，特别是在患有视网膜母细胞瘤或其他基因异常的儿童中[3]。

二、预防和及早发现

继发性骨肉瘤的发生率随着视网膜母细胞瘤患者放疗的减少而降低。一些证据表明，在尤因肉瘤接受放射治疗的患者中，将剂量限制在 60Gy 以下可以降低继发性骨肉瘤的风险[4]。如果仔细评估持续性肿胀或疼痛，早期发现是可能的。

三、生物学特性与分子生物学

尤因肉瘤的组织学发生存在争议。该肿瘤最初被描述为骨内皮瘤。另一种假说认为尤因是神经源性的原始细胞，特别是来自节后、副交感神经和原始细胞[5]。最近，另一种假说认为尤因细胞来源于骨髓中发现的间充质祖细胞或间充质干细胞[6]。以前，骨外尤因肉瘤和恶性周围神经外胚叶肿瘤被认为是与尤因肉瘤不同的实体，并且有不同的治疗方法；现在的遗传学研究证实它们来自同一肿瘤家族，一起被称为尤因肉瘤肿瘤家族[5]。最常见的染色体易位 t（11：22）（q24；q12）导致 EWSR1 基因和 FLI1 基因之间的平衡易位，FLI1 基因是 ETS 转录因子家族的成员；大约 85% 的尤因肉瘤病例中发现了这种易位[7]。其他不太常见的与 EWSR1 和 ETS 家族成员的融合，包括 ERG、ETV1、ETV4 或 FEV 融合，是其余疾病的原因。超过 85% 的尤因肉瘤患者共同表达一种共同的表面抗原 CD99[8-10]。尤因肉瘤、不典型尤因肉瘤和骨性 PNET 都存在于这个家族中，从最未分化的肿瘤到有神经分化的肿瘤。PNET 与尤因肉瘤的区别在于存在球状生长模式、神经元特异性烯醇化酶阳性和 Homer-Wright 花环。EWS 易位也出现在肿瘤中，越来越多的人认为它有独特的自然史和治疗反应。促结缔组织增生性小圆细胞瘤具有特征性染色体易位，包括 Wilms 肿瘤基因 WT1 和尤因肉瘤基因 EWSR1，t（11；22）（p13q；q12）的融合，证实了诊断[11, 12]。最近发现的其他 EWS-ETS 转录因子融合阴性尤因样肿瘤包括 CIC-DUX4 重排的圆形细胞肉瘤和 BCOR-CCNB3 融合或重排的圆形细胞肉瘤，尽管组织学上有相似之处，但它们的表现似乎与尤因肉瘤截然不同[13-15]。

骨肉瘤与视网膜母细胞瘤肿瘤抑制基因（13q14）失活有关，这种失活发生在大约 1/3 的病例中[16]。其他遗传异常包括易位、基因扩增和 TP53 功能异常[17, 18]。

四、病理学与传播途径

尤因肉瘤是一种未分化的蓝色圆形细胞肿瘤，通常位于骨骼。其病理表现为单形性的密集排列的小而圆的恶性细胞，细胞核深染，胞质数量不一[19]。免疫组化研究显示细胞表面糖蛋白 CD99 和波形蛋白、HBA-71 和 β₂ 微球蛋白呈阳性。偶尔，细胞角蛋白和神经元特异性烯醇化酶呈阳性。这些研究有助于将 ESFT 与其他儿童小圆细胞恶性肿瘤区分开来。ESFT 内约 87% 的病例是尤因肉瘤[20]。其余为原始神经直肠胚层肿瘤或骨外尤因肉瘤。

约 75% 的尤因肉瘤患者在确诊时存在局限性疾病（图 80-1）。如果只接受局部治疗，大约 80% 的儿童会经历远处转移。这表明在大多数病例中，诊断时存在无法识别的微转移。最常见的转移部位是肺，其次是骨。其他较远的部位包括骨髓、软组织，很少有肝脏或中枢神经系统（图 80-1）。

骨肉瘤起源于骨形成间充质，被描述为一种与骨样骨产生相关的恶性肉瘤间质，其典型的组织病理学特征是骨肉瘤[19]。儿科人群中最常见的类型是传统的骨肉瘤，包括成骨细胞型、软骨母细胞型和成纤维细胞型。每种类型都有不同数量的类骨形成和不同的主要成分。这些不同类型的患者在结果或治疗建议上没有差别。其他不太常见的骨肉瘤包括毛细血管扩张型、小细胞型、皮质旁型、骨膜型、骨旁型和高级别表面肉瘤。

大约 90% 的骨肉瘤儿童在诊断时表现为局限性疾病（图 80-2）。然而，如果只治疗原发性肿瘤，大约 90% 的人会经历转移性疾病[19]。

五、临床表现、患者评估和分期

尤因肉瘤患者一般表现为局限性疼痛、肿胀和可触及的肿块。最常见的原发肿瘤部位如图 80-1 所示。尤因肉瘤的平片显示溶解的破坏性病变，最典型的是骨干，有或没有软组织肿块。Codman 三角可能是由于骨

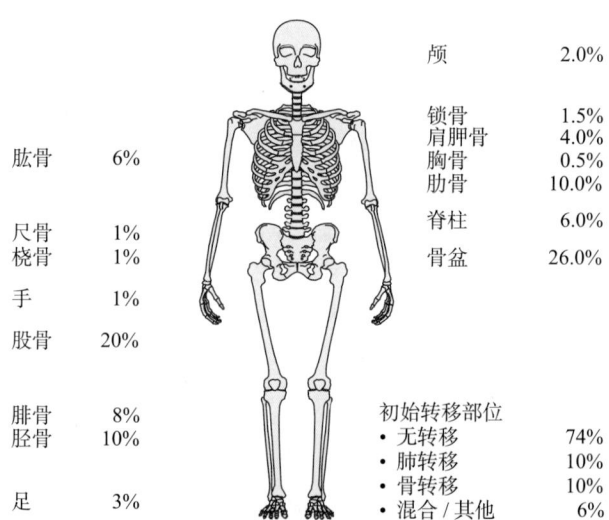

	颅	2.0%
	锁骨	1.5%
	肩胛骨	4.0%
	胸骨	0.5%
肱骨 6%	肋骨	10.0%
	脊柱	6.0%
尺骨 1%		
桡骨 1%	骨盆	26.0%
手 1%		
股骨 20%		

初始转移部位
腓骨 8%	• 无转移 74%
胫骨 10%	• 肺转移 10%
	• 骨转移 10%
足 3%	• 混合 / 其他 6%

▲ 图 80-1　尤因肉瘤原发部位和转移部位的分布

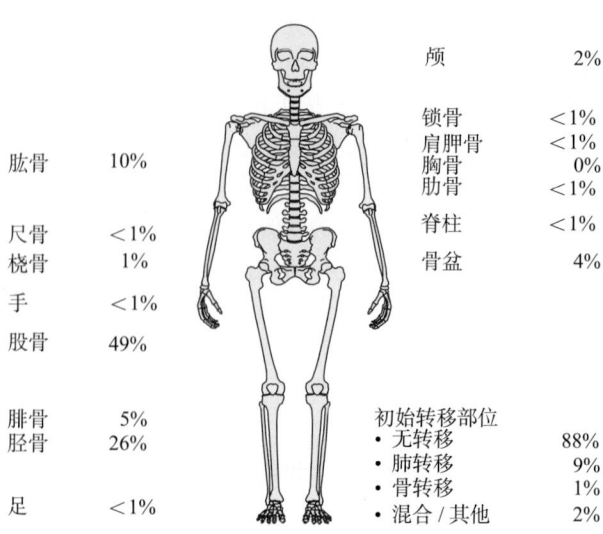

	颅	2%
	锁骨	<1%
	肩胛骨	<1%
	胸骨	0%
肱骨 10%	肋骨	<1%
	脊柱	<1%
尺骨 <1%		
桡骨 1%	骨盆	4%
手 <1%		
股骨 49%		

初始转移部位
腓骨 5%	• 无转移 88%
胫骨 26%	• 肺转移 9%
	• 骨转移 1%
足 <1%	• 混合 / 其他 2%

▲ 图 80-2　骨肉瘤原发部位和转移部位的分布

膜反应升高而形成的。典型的"洋葱皮"效应是由平行的、多层的骨膜反应发展而来的。

骨肉瘤患者有相似的体征和症状，一般表现为局限性疼痛、肿胀和明显肿块。骨肉瘤在身体不同部位发生的频率如图 80-2 所示。骨肉瘤患者的 X 线片通常显示干骺端硬化或溶解的病变。骨膜反应升高可能导致 Codman 三角的形成。在骨肉瘤中，可出现骨膜新骨形成，母细胞成分呈骨性日出样模式。

对尤因肉瘤和骨肉瘤患者的评估是相似的。进行完整的病史和体格检查，特别注意症状的持续时间、疼痛的存在、功能障碍、神经症状及肿块的位置和大小。通常用于评估疾病程度的检查包括血常规检查和 X 线片，评估骨骼受累和完整性的计算机断层扫描和评估软组织范围的磁共振成像都需要在原发病灶区域进行。为了评估可能的转移性疾病，[18]FDG PET 与骨扫描和 CT 相比提高了对骨转移和淋巴结转移的敏感度[21]。[18]FDG 摄取差的肿瘤仍然应该接受骨扫描，如果进行高分辨率 CT 扫描及 PET 扫描，应该进行诊断性胸部 CT 扫描，以排除肺转移。由于肺转移在这一人群中的发生率很高，儿童肿瘤学小组的方案认为单个实体结节大于 5mm 或多个小于 5mm 的实体结节是转移性疾病，除非另有证明。这对后续治疗（即全肺放疗）有重要意义，因此不确定和可疑的肺结节应经病理证实。在化疗开始前的评估中包括心电图和超声心动图。尤因肉瘤患者需要进行骨髓活检。表 80-1 提供了分期和随访的总结。

表 80-1　骨肉瘤和尤因肉瘤的诊断分期研究

研　究	诊　断	随　访
两个平面的 X 线，包括相邻关节的全骨	+	+
MRI 或 CT，受累骨骼和邻近关节	+	+
活检：组织学和分子生物学检测的材料	+	
胸部 CT（肺窗）	+	+
骨髓活检和抽吸物（尤因肉瘤）：显微镜（分子生物学仍在研究中）	+	
全身 [99m]Tc 骨扫描	+	+
[18]FDG PET 扫描	++	++

CT. 计算机断层扫描；[18]FDG PET. [18]F–氟代脱氧葡萄糖–正电子发射断层扫描；MRI. 磁共振成像；+. 强制；++. 如果有的话，建议

原发病灶的活检应该在完全评估之后进行，理想的情况是由外科医生进行根治性切除。活检应小心进行，以避免污染非受累区域、重要结构和发生血肿。它不能增加手术的范围，不能排除保肢手术，也不能影响保留

放疗射野外的条状皮肤区域。

目前，尤因肉瘤尚无分期系统。患者被分类为有局限部疾病或转移性疾病，并接受相应地治疗。

在骨肉瘤中，可用的分期系统有肌肉骨骼肿瘤协会的分期系统，最近还有国际抗癌联盟和美国癌症联合委员会的分期系统[22, 23]。

尤因肉瘤患者的预后取决于许多因素，其中最重要的是有无转移性疾病。来自欧洲研究的数据表明，对化疗的组织学反应是手术患者预后的主要预测因子[24]。这一点尚未在北美的治疗方案中得到证实，尽管单一机构的报告表明，化疗缓解与提高存活率相关[25]。从历史上看，其他预后因素包括病变的位置和大小，以及患者的年龄和性别。然而，在最近的研究中，数据有争议，INT-154 中报道的肿瘤部位或大小与预后无关，这是 COG 的一项评估多药化疗剂量强度的研究[26]。然而，COG AEWS0031 试验评估了间隔压缩多药化疗的作用，盆腔部位与较差的无事件生存期和 OS 相关[27]。法国的 EW93 研究报告了中轴肿瘤和盆腔肿瘤及肿瘤体积较大的患者预后较差；然而，预后因素因局部治疗的类型而异。对于接受手术治疗的患者，肿瘤部位和组织学反应与生存相关。对于接受放射治疗的患者，肿瘤体积仍然与生存相关，但肿瘤部位的相关性不明显[24]。从历史上看，老年患者和男性也与较差的存活率有关。然而，在最近的研究中，当考虑到组织学反应时，年龄和性别并不显著[24]。在 AEWS0031 中，年龄大于 18 岁与较差的存活率相关，但是在这项研究中没有评估组织学反应[27]。多项回顾性研究表明，分子生物标志物，如 p53 和 p16，可能与预后相关；然而，前瞻性验证并未证实这些发现[28]。

骨肉瘤的预后特征是相似的，即有无转移疾病、肿瘤的位置和大小、原发肿瘤是否可以完全切除及对辅助化疗的反应[29]。骨肉瘤的预后分子标志物尚未得到证实。

六、尤因肉瘤的治疗

（一）初始治疗

在历史上，当仅对原发病灶进行治疗时，尤因肉瘤的治愈率不到 20%。在 20 世纪 60 年代初期，随着辅助化疗的增加，单机构研究开始显示结果有所改善[30-32]。今天，标准治疗包括局部治疗和新辅助及多药辅助化疗。局部治疗包括手术或放疗，或两者的结合。关于全身治疗，已经进行了一些随机试验来评估不同药物组合的价值。

第一项协作组尤因肉瘤研究（IESS）调查了 1973—1978 年多药化疗的使用情况。患者接受了原发病灶的

放疗，并随机分为三个辅助化疗组：长春新碱、放线菌素 D 和环磷酰胺（VAC），VAC 加阿霉素（商标是阿霉素，因此该方案被称为 VACA），或 VAC 加双侧肺放疗[33]。本研究显示，加入阿霉素后，所有参数均有明显改善。此外，VAC 加双侧肺照射虽然不如 VACA 有效，但显示出比单独 VAC 更好的效果。由于这些结果，阿霉素被认为是进一步试验中的基本药物[34]。

第三项大型协作组研究 INT-0091 调查了 VACA 中加入依托泊苷和异环磷酰胺的情况；5 年后的数据显示，在诊断为局部性疾病的患者中，加入这两种药物在 EFS 和 OS 方面有统计学意义的获益。此外，试验组患者的局部控制率也有显著改善[35]。事实上，实验治疗的获益与局部复发率的降低程度大于全身复发率有关。在欧洲合作组尤因肉瘤研究（EICESS-92）中，评估了单药治疗的价值。在标准风险患者（局限性疾病和肿瘤体积＜100ml）中，VACA 与 VAIA（异环磷酰胺代替环磷酰胺）随机对照，两组之间的 EFS 率没有显著差异。在高危患者（较大的肿瘤或转移性疾病）中，VAIA 与 VAIA 加依托泊苷进行随机对照；同样，EFS 率没有显著差异，但对于使用依托泊苷的大肿瘤局部性疾病患者，VAIA 显示出获益的趋势[36]。COG 试验 AEWS0031 比较了局限性尤因肉瘤患者每 3 周一次长春新碱、阿霉素、环磷酰胺、异环磷酰胺 - 依托泊苷（VDC-IE）与每 2 周一次长春新碱、阿霉素、环磷酰胺、异环磷酰胺 - 依托泊苷（VDC-IE）。这项试验显示，密集化疗的 5 年 EFS 收益为 8%。在美国，这种疗法仍然是局部或转移性疾病患者的现行标准[27]。图 80-3 描述了北美尤因肉瘤最常见的治疗方案。在欧洲的研究中，尤因肉瘤强化治疗的另一种选择是大剂量化疗和干细胞挽救[37]。由于其毒性，这种疗法主要用于高危患者。在 Euro-Ewing99 试验中，经过 6 个周期的长春新碱、异环磷酰胺、阿霉素和依托泊苷（VIDE）诱导化疗后，病理反应差的局限性疾病患者被随机分成两组，一组为白消安和美法仑（BuMel）单周期大剂量化疗加自体干细胞移植，另一组为长春新碱、达克霉素和异环磷酰胺（VAI）常规治疗 7 个周期。近 80% 的高危患者组织学反应差（＞10% 的活细胞）或确诊时肿瘤体积大于 200ml。值得注意的是，由于担心脊髓病变和肠道损伤，中轴肿瘤患者不符合随机入组的条件，不能切除的盆腔肿瘤患者在移植前不能接受放疗。这项试验的结果显示，大剂量化疗显著改善了 8 年 EFS（60.7% vs. 47.1%），这转化为 3 年和 8 年 OS 的改善（分别为 78.0% vs. 72.2% 和 64.5% vs. 55.6%），这表明大剂量化疗提高了接受 Euro-Ewing99 诱导方案的高风险局限性疾病患者的存活率[38]。北美间隔密集疗法在局部控制时包括了明显更多

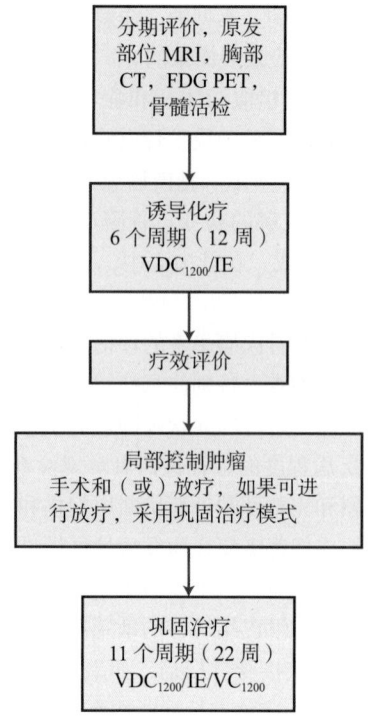

▲ 图 80-3　治疗方案

CT. 计算机断层扫描；FDG PET. 氟代脱氧葡萄糖 - 正电子发射断层扫描；IE. 异环磷酰胺；MRI. 磁共振成像；VC1200. 长春新碱 - 环磷酰胺 1200mg；VDC1200. 长春新碱 - 阿霉素 - 环磷酰胺 1200mg；XRT. 放疗

的化疗暴露，因此很难在大西洋彼岸比较这些结果。此外，目前两种方法的结果相似，局限性疾病患者的 5 年总存活率超过 70%。目前正在努力确定接受北美方案治疗的一组患者是否有必要进行进一步的大剂量化疗研究。

Ⅲ期临床研究的结果总结见表 80-2。

（二）晚期疾病及姑息治疗

被诊断为转移性尤因肉瘤的儿童，尽管使用了积极的多药化疗，但预后仍然很差。欧洲对这些患者的治疗方法是加强辅助和新辅助化疗，对骨转移患者使用大剂量化疗，使用白消安、依托泊苷或曲奥舒凡，并使用美法仑和自体干细胞拯救。在 Euro-Ewing99 R3 试验中，新诊断的转移性尤因肉瘤患者接受了 6 个周期的 VIDE 治疗，然后是 1 个周期的 VID，原发灶和转移疾病的局部治疗，然后是高剂量的白消安和美法仑，然后是干细胞拯救。对没有孤立性肺转移的患者的分析显示，总体 3 年的 EFS 和 OS 分别为 27% 和 34%[37]。

肺转移患者似乎只是转移性癌症患者中更有利的一个亚组，欧洲的研究已经在这些患者中使用了风险适应策略，与局部性疾病或骨转移患者相比，风险适应策略的强度为中等。在协作组尤因肉瘤研究（CESS）和

表 80-2　局限性尤因肉瘤家族肿瘤的部分临床研究的治疗结果

研　究	参考文献	方　案	患者数量	5 年无事件生存率
COG				
IESS- Ⅰ（1973—1978）	Nesbit, *J Clin Oncol* 1990；8：1664	• VAC • VAC+WLI • VACD	342	24% 44% 60%
IESS- Ⅱ（1978—1982）	Burgert, *J Clin Oncol* 1990；8：1514	• VACD-HD • VACD-MD	214	68% 48%
第一项 POG-CCG（INT-0091）（1988—1993）	Grier, *N Engl J Med* 2003；348：694	• VACD • VACD+IE • VACD±IE（转移性）	200 198 120	54% 69%（*P*=0.005） 22%（*P*=0.81）
第二项 POG-CCG（1995—1998）	Granowetter, *J Clin Oncol* 2009；27：2536	• VCD+IE 48 周 • VCD+IE 30 周	247 231	70% 72%（*P*=0.57）
AEWS0031	Womer, *J Clin Oncol* 2012；30：4148	• VDC+IE 3/ 周 • VDC+IE 3/ 周	284 284	65% 73%（*P*=0.048）
纪念斯隆 – 凯特琳癌症中心				
T2（1970—1978）	Rosen, *Cancer* 1978；41：888	• VACD（辅助性）	20	75%
P6（1990—1995）	Kushner, *J Clin Oncol* 1995；13：2796	• HD-CVD+IE	36	77%（2 年）
P6（1991—2001）	Kolb, *J Clin Oncol* 2003；21：3423	• HD-CVD+IE	68	局限性：81%（4 年） 转移性：12%（4 年）
圣裘德儿童研究型医院				
ES-79（1978—1986）	Hayes, *J Clin Oncol* 1989；7：208	• VACD	52	82%<8cm（3 年） 64%≥8cm（3 年）
ES-87（1987—1991）	Meyer, *J Clin Oncol* 1992；10：1737	• IE 治疗窗	26	临床缓解 96%
EW-92（1992—1996）	Marina, *J Clin Oncol* 1999；17：180	• VCD-IE×3	34	78%（3 年）
UKCCSG/MRC				
ET-1（1978—1986）	Craft, *Eur J Cancer* 1997；33：1061	• VACD	120	41%
ET-2（1987—1993）	Craft, *J Clin Oncol* 1998；16：3628	• VAID	201	62%
CESS				
CESS-81（1981—1985）	Jürgens, *Cancer* 1988；61：23	• VACD	93	<100m l80% ≥100m l31%（均为 3 年） 可见肿瘤<10%：79% >10%：31%（均为 3 年）
CESS-86（1986—1991）	Paulussen, *J Clin Oncol* 2001；19：1818	• <100ml（SR）：VACD • ≥100ml（HR）：VAID	301	52%（10 年） 51%（10 年）
EICESS（CESS PLUS UKCCSG）				
EICESS-92（1992—1999）	Paulussen, *J Clin Oncol* 2008；6：4385	• SR：VAID/VACD • HR：VAID/EVAID	155 492	68%/67%（*P*=0.72） 44%/52%（*P*=0.12）
ROI/BOLOGNA 意大利				
REN-3（1991—1997）	Bacci, *Eur J Cancer* 2002；38：2243	• VDC+VIA+IE	157	71%
SFOP/FRANCE				
EW-88（1988—1991）	Oberlin, *Br J Cancer* 2001；85：1646	• VD+VD/VA	141	58%

（续表）

研　究	参考文献	方　案	患者数量	5 年无事件生存率
COG				
EW-93（1993—1999）	Gaspar, *Eur J Cancer* 2012；48：1376	• <100ml>95% 缓解（SR）：VD+VD/VA	116	70%
		• >100ml，70%~95% 缓解，<50% 体积缓解（IR）：VD+VD/VA+IE	46	54%
		• >100ml，<70% 缓解，<50% 体积缓解（HR）：VD+VD/VA+IE+HD	48	48%
SSG/SCANDINAVIA				
SSG IX（1990—1999）	Elomaa, *Eur J Cancer* 2000；36：875	• VID+PID	88	58%（无转移生存）
EURO-EWING（EICESS+SFOP）				
Euro-EWING99（1999—2005）	Ladenstein, *J Clin Oncol* 2010；28：3284	• R3（多发转移）：VIDE+VAI+HD	281	27%（3 年）
Euro-EWING99（2000—2014）	Dirkson, *J Clin Oncol* 2016；34：11001suppl	• R2Pulm（仅肺转移）VIDE+VAI+WLI vs. VIDE+HD	265	53%（3 年）
Euro-EWING99 和 Ewing-2008	Whelan, *J Clin Oncol* 2018；36：3110	• R2Loc（高危局限性）VIDE+VAI vs. VIDE+HD	240	69%（3 年）

A. 放线菌素 D；C. 环磷酰胺；D. 阿霉素；E. 依托泊苷；HD. 高剂量；HR. 高危；I. 异环磷酰胺；MD. 中剂量；P. 顺铂；SR. 标准风险；V. 长春新碱；WLI. 全肺照射

欧洲协作组尤因肉瘤研究（EICESS）临床试验（5 年 EFS 分别为 40% 和 19%）中，对孤立性肺转移患者进行标准的全肺放疗与不进行全肺放疗相比，显示出良好的结果[39]。Euro-Ewing99–R2pulm 试验评估了标准化疗全肺照射（15Gy 或 18Gy，取决于患者年龄）与大剂量白消安和美法仑（BuMel）化疗联合干细胞拯救在孤立性肺转移患者中的应用。这项试验的结果以摘要的形式呈现[40]，显示了一些最好的结果，3 年 EFS 为 53%，3 年 OS 为 68%，治疗组之间没有显著差异。对于组织学反应差的患者，全肺照射比 BuMel 更有效，BuMel 毒性更大，急性毒性发生率高，发生 3 例与治疗相关的死亡。作者得出结论，全肺放疗仍然是孤立性肺转移瘤患者的标准治疗方案。在美国，转移性疾病患者也被纳入 INT-0091 组间研究，评估在标准 VDC 化疗的基础上加用异环磷酰胺 / 依托泊苷的疗效。加用 IE 并不能改善转移性癌症患者的生存率（5 年 EFS 为 22%）[35]。间隔密集化疗在转移性尤因肉瘤中未得到正式评估；然而，由于在局限性疾病中取得了良好的效果，它也被用于转移性疾病。因此，在目前的 COG 研究中，AEWS1221（包括任何部位的转移性疾病患者）是肺转移患者的标准治疗手段。

转移灶的根治性治疗似乎可以改善转移性尤因肉瘤的预后。在一项对参加 Euro-Ewing99 的德国患者的回顾性研究中，在原发和转移部位接受局部治疗的患者的 EFS 得到了改善。接受原发灶和转移灶局部治疗的患者 3 年无瘤生存率为 39%，而未接受局部治疗的患者 3 年无瘤生存率为 14%（P<0.001）。多变量分析显示，即使考虑到转移灶的数量，缺乏局部治疗也是主要的危险因素[41]。AEWS1221 推荐手术或放射治疗的根治性局部治疗，它还评估了立体定向放射治疗对骨病变的作用，以提高转移灶局部治疗的可行性。目前正在评估 8Gy×5 次照射，以缩短治疗时间并提高治疗多个转移部位的可行性。即使在所有转移部位的根治性局部治疗都不可行的患者中，放疗也可以作为一种姑息性的局部措施。

（三）局部治疗

局部治疗是尤因肉瘤治疗的重要手段。仅靠系统治疗是无法治愈的。现代 COG 研究的局部控制率接近 90%。一直以来，具有最佳局部控制率和功能效果的局部治疗方式一直是一个有争议的问题。对合作组研究的回顾性分析表明，手术后局部控制得到改善，尽管可能存在对更有利肿瘤的选择偏倚，这与这些分析相矛盾[42-45]。不管疗效如何，由于放射相关的继发性恶性肿瘤的风险，当肿瘤切除术风险可接受时，手术通常是推荐的治疗方法。然而，由于尤因肉瘤是放射敏感的，放射治疗是可以治愈的，所以对于那些不能在没有明显并发症的情况下切除的肿瘤，建议采用放射治疗。在美国，60%～65% 的患者仅接受手术治疗，20%～25% 的患者仅接受放射治疗，其余的患者同时接受两种治疗。欧洲研究报告称，放射联合手术率略高，而单独手术率较低，这反映了他们对高风险肿瘤采用的风险适应方法[46-49]。Euro-Ewing99 的患者在可能手术切缘不足时接受术前放射治疗，组织学反应差的患者而接受术后放射治疗。

1. 根治性放疗　接受放疗作为唯一局部治疗方式的患者通常代表一组预后不好的患者。它们常伴有大肿瘤或肿瘤位置不好（如脊椎或骨盆肿瘤）。在 EICESS 试验中治疗的 1058 例局限性尤因肉瘤患者的分析中，266 例患者仅接受放疗局部治疗。在这一亚组中，26% 的患者发生局部复发或局部联合全身失败，复发率比手术加或不加放疗后的复发率（4%～10%）更差[44,45]。

Bacci 等[50] 对在四个连续试验中接受治疗的 512 名患者进行了单机构分析。单独接受放疗的患者的治疗结果比接受手术的患者更差（局部失败率单独放疗为 19%，手术加放疗为 11%，单独手术为 9%）。当按肿瘤部位分析时，单纯放疗对肢体部位肿瘤是不利的，但对中轴部位肿瘤不是不利的，这表明外科局部治疗对中轴部位肿瘤是有问题的。在 COG INT-0091 只评估盆腔肿瘤局部控制的回顾性分析中也看到了类似的结果。总的局部失败率为 22%，手术和放疗之间没有差别。虽然没有统计学意义，但与单纯手术或单纯放疗相比，接受手术和放疗相结合的患者的结果有所改善（25% vs. 10%，$P=0.45$）[51]。最近报道了一项对近 1000 名接受连续性 COG Ewing 研究的患者的局部控制的分析，结果显示，在现代，局部控制效果很好（只包括接受 IE 治疗的患者）。整个队列的局部失败率为 7.3%，其中单纯手术组为 3.9%，单纯放疗组为 15.3%（$P<0.01$），手术加放疗组为 6.6%（$P=0.12$）。骨盆局部失败率最高，尤其是接受根治性放射治疗的患者。接受放疗的四肢肿瘤和骨盆肿瘤的局部失败率分别为 14.8% 和 22.4%，而手术治疗的四肢肿瘤和骨盆肿瘤的局部失败率分别为 3.7% 和 3.9%（$P\leqslant0.01$）。对于轴性非脊柱、脊柱和骨外肿瘤，局部治疗方式的局部失败发生率没有差别，但 18 岁以上的患者使用这两种方法局部失败的风险更高[25]。

如果手术预期会留下肉眼病灶（R_2 切除），则需要进行根治性放射治疗。减瘤过程并不能提高局部控制率，而且会导致不必要的并发症。在 CESS 和 EICESS 试验[44,45] 及 Bacci 等[50] 报道的 Bologna 经验中，接受病灶内切除后再接受放疗的患者与单纯接受放疗的患者有相同的局部控制率。

2. 术后放疗　术后放疗通常是在病灶切除后进行。这些减瘤程序不足以获得局部控制，应该避免。尤因肉瘤的肿瘤学切除历来由 Enneking 分类定义[22]。Enneking 等报道了软组织肉瘤的预后，描述了边缘性切除（肿瘤被包裹在周围的反应区内）、广泛切除（肿瘤穿过反应区外的正常组织，但在解剖腔内）和根治性切除（整个腔室被切除）的局部失败率为 50%、25% 和 4%。虽然广泛切除被普遍认为是理想的，如果可能的话，只要并发症可控，随着全身化疗的改进，现代手术更准确地被描述为广泛切除。从历史上看，COG 试验建议术后接受放疗，窄切缘被定义为骨缘小于 1cm，肌肉小于 5mm，沿筋膜平面小于 2mm。在这些研究中，单纯手术后获得足够切缘的局部控制率约为 90%[26,27]。在 CESS 和 EICESS 试验中，根据 Enneking 分类进行广泛切除并在最初化疗后的组织学评估中显示良好反应（定义为切除标本中活体肿瘤细胞<10%）的所有患者中，单纯手术的局部控制效果也很好[52]。在这一亚组中，101 例患者中只有 1 例局部失败。切除范围广、组织学反应差的患者发生局部失败的风险较高（12%）。术后放疗降低了局部失败率（6%）[44]。在接受边缘切除的患者中，使用术后放疗也有获益的趋势。Bacci 等[50] 观察到，广泛或边缘切除后的术后放疗没有获益（局部失败率在没有术后放疗的情况下为 7%，在术后放疗情况下为 6%）。根据欧洲研究报告的组织学反应在局部控制中的重要性，最近完成的针对局限性尤因肉瘤患者的 COG 试验 AEWS1031 正在评估将窄切缘（低于 Enneking 标准，但仍为阴性切缘或 R_0 切除）的术后放疗限制为组织学反应差的患者的可能性。如果没有报道切缘大小，则 R_0 切除术不需要在切缘有反应性组织或治疗效果的证据。如果没有获得正常组织的切缘或存在治疗效果的证据，则边缘被认为是 R_1。对于镜检阳性（R_1 切除）的切缘，术后需要进行放射治疗。

3. 术前放疗　EICESS-92 试验纳入了术前放疗的系统使用。主要的目标是在手术前对肿瘤部位发挥作用，从而潜在地降低手术中的播散率。随着术前放疗经验的增加，本试验在预期手术窄切缘的情况下使用了放疗。在 EICESS 试验中，超过 40% 的患者在手术前接受了放疗。然而，在对这 246 名患者的数据分析中，不能证明全身性失败的减少[44]。另一方面，术前放疗后的局部控制率很好，只有 5% 的患者经历了局部失败或局部和全身同时失败。然而，术前放疗可能会增加术后感染率，也可能干扰骨性愈合。在北美，由于这个原因，术前放疗在尤因肉瘤的治疗中仍然相当少见。

（四）放疗技术及耐受性

1. 放疗剂量及分割模式　第一项协作组尤因肉瘤研究（IESS-I）评估了剂量对局部控制的影响，在30～65Gy 没有剂量反应。这可能是尤因肿瘤在肿瘤大小和化疗反应上的显著异质性所致。圣裘德经验的单一机构报道显示，剂量低于 40Gy 的儿童局部复发率较高，而超过 40Gy 的治疗没有局部失败[46]。虽然在 40Gy以上的剂量还没有建立明确的剂量 - 反应关系，但通常给出的剂量在 55～60Gy。当手术在放疗之前或之后进行时，剂量范围在 45～55Gy，这取决于个体的危险因素（如切除边缘和治疗反应）。COG 研究 AEWS1031建议化疗前靶区接受 45Gy 照射，化疗后残留病灶接受55.8Gy 照射，术后镜检阳性切缘接受 50.4Gy 照射。

尽管局部控制的改善已经在强化的多药化疗中得到证明，但人们越来越认识到，接受根治性放射治疗的一部分患者［通常是大肿瘤和（或）盆腔肿瘤］在根治性放疗后的局部控制较差[25]。Euro-Ewing99 试验允许对大于 200ml 的盆腔肿瘤进行 60～65Gy 的放疗。在圣裘德儿童研究中心的一项 II 期试验中，肿瘤大于 8cm 的患者接受了 55.8Gy 的放疗，外加 1cm 外放形成临床靶区，然后是大体肿瘤体积总剂量增加到 64.8Gy，在接受这种剂量递增治疗的 12 名患者中，没有报告局部失败的报道[53]。放射治疗的进步，如调强放疗和质子放射治疗，可能允许原发肿瘤安全的剂量提升，尽管肿瘤接近盆腔的危及器官，如小肠。综上所述，对于接受根治性放疗的大体积的、反应差的肿瘤，应该考虑适形剂量递增，特别是在较大年龄患者或盆腔原发肿瘤的患者中。

通常给予常规分割，每天分割剂量 1.8～2Gy。在CESS-86 和 EICESS-92 试验中，还进行了超分割放射治疗，每天 2 次，剂量为 1.6Gy；在总量 22.4Gy 后，计划休息 10 天以进行后续化疗。术前放疗，广泛切除时给予 44Gy，边缘或瘤内切除时给予 54Gy。常规分割组和超分割组的局部控制率无差异[52]。

2. 靶区　就靶区而言，较老的治疗建议包括整个骨骼。儿科肿瘤学小组的一系列试验和其他系列研究证实，局部失败一般发生在高剂量照射体积内[54]。在一项随机试验中，对整个肿瘤区域进行照射的治疗结果并不比对肿瘤加安全的外放边缘进行的照射效果更好[49]。由于依赖 MRI 来描绘靶区，在不增加局部失败的情况下，最近的 COG 研究已经成功地缩小了外放边缘[26]。目前 COG 的建议包括所有 T_1 Gd 强化肿瘤，所有 T_2 信

号异常，以及所有 CT 和 MRI 所见骨异常都包括在化疗前 GTV 中。化疗前的 CTV 是 GTV 外放 1cm。化疗前GTV 和 CTV 可以修改外压的非浸润性的边界，如椎旁肿瘤进入腹腔或肺，在诱导化疗后消退肿瘤消退，如果没有浸润的证据，可以将靶区边界收回至筋膜平面。化疗后 GTV 包括诱导化疗后残留的软组织肿块及化疗前存在的所有骨异常。化疗后的 CTV 是 GTV 外放 1cm，并没有浸润证据的情况下，根据解剖屏障将靶区边界收回至筋膜处。计划靶区体积是 CTV 外放 0.5～1cm，取决于肿瘤的位置和机构提供的每天影像引导。手术污染区域、瘢痕和引流处必须包括在照射野内。应避免对四肢进行环状照射，以减少淋巴水肿的风险。对于成长中的儿童，必须考虑生长板。它们要么应该完全包括在高剂量照射野中，要么根本不应该包括在内（生长板的任何部分都不接受＞30Gy 的照射）。这在较年轻的患者（年龄＜7 岁）中尤为重要。通过骨骺的剂量梯度可能导致不对称生长并导致功能缺陷。同样，脊椎应该完全包括或不包括在照射野中（椎体的任何部分都不接受＞20Gy 的照射）。尤因肉瘤应行三维适形放射治疗。在选定的病例中（如椎体肿瘤），调强放疗或质子治疗可能是有益的。根据最近的 AEWS1031 方案，对椎体原发肿瘤的根治性放疗限制在 50.4Gy。图 80-4 至图 80-6 显示了尤因肉瘤的影像学表现和放射治疗计划的例子。

3. 肺转移瘤的放射治疗与半胸照射　尤因肉瘤肺部放射治疗的获益在随机的 IESS-I 试验中得到了证实[33]。在没有放射学证据的患者中（在 CT 可用之前的年代），尽管 VAC 加全肺照射明显优于 VAC 单独照射，但 VACA 的效果最好。在对 EICESS-92 试验的分析中，单纯肺转移的患者在放疗后有更好的预后[55]。半胸照射用于恶性胸腔积液的患者，通常是在胸壁原发肿瘤的情况下。两种情况下的推荐剂量均为 15～20Gy，每天 1.5Gy。对穿的照射野应该包括双肺向下至横膈凹陷。在可能的情况下，应采用屏气治疗（深吸气治疗）来帮助减少受照射肝脏、胃和上肾的体积。常规或四维 CT均不能很好地显示肺下界的凹陷范围。这在半胸放疗中尤其重要，因为隐匿性恶性细胞的最高危险区域是从属区域（即膈隐窝）。如果不能用屏气技术进行治疗，应使用透视或深吸气侧位胸片来确定下肺边界。肺下缘在 T_{12} 椎体以下并不少见，如果仔细注意识别横膈隐窝的潜在间隙，甚至经常在 L_1 或 L_2 以下。最近发表的关于Wilms 瘤的全肺照射的研究报道表明，调强放射治疗有可能保留心脏[56]。这可能提供有意义的心脏组织保护，特别是在半胸照射的环境中，心肺总剂量可促进耐受性。然而，如果采用这种适形治疗技术，确定膈隐窝的

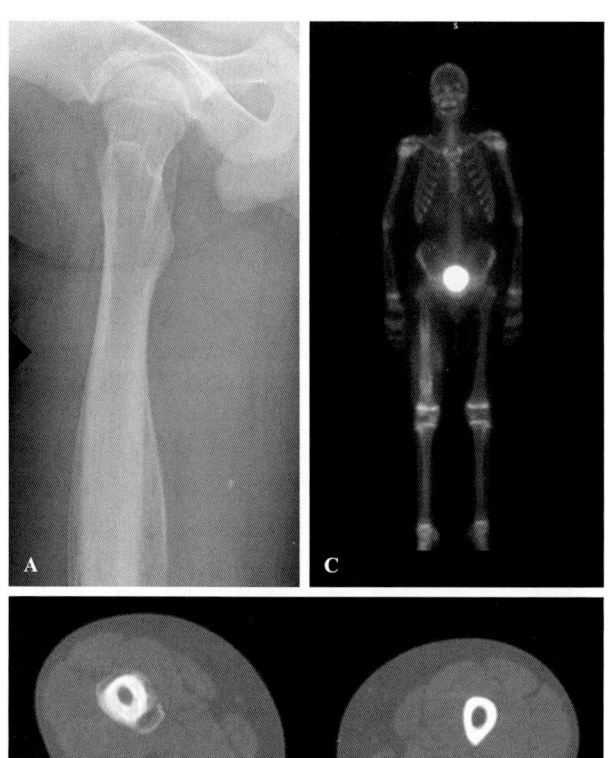

▲ 图 80-4　右股骨尤因肉瘤
A. 平片；B. 轴位 CT；C. ^{99m}TC 骨显像

潜在空间并考虑心肺器官的运动就更加关键了。对于不能进行可靠屏气的患者，这需要屏气治疗或同时屏气和 4D CT 模拟。全肺放疗期间不能使用阿霉素和放线菌素 D，因为肺炎的风险增加，肺照射后也应避免使用放线菌素 D，因为有复发性肺炎的风险。因此，肺放射治疗最好在常规化疗结束后进行。由于存在严重的肺部毒性风险，在含白消安的方案中不进行肺照射。

4. 骨转移放疗　出现骨转移的患者需要放射治疗。在对接受 Euro-Ewing99 试验治疗的转移性疾病患者的分析中，与只接受原发肿瘤局部治疗或不接受局部治疗的患者相比，接受原发肿瘤和所有转移部位局部治疗的患者的 3 年 EFS 率有显著改善（39% vs. 17% vs. 14%）[41]。在考虑了患者年龄、原发肿瘤体积、骨转移数目和治疗类型（即对原发肿瘤或肺外转移进行大剂量化疗和局部治疗）的多因素分析中，与预后较差相关的显著因素是没有对原发肿瘤或肺外转移进行局部治疗，也没有进行大剂量化疗。当骨转移较少时，可以对所有最初受累的部位给予根治性放疗。超过 50% 的估计骨髓体积的照射可能会导致严重的骨髓抑制，这可能会干扰实施后续化疗的能力。因此，在局部治疗时出现

多发性骨转移而无法照射所有部位的患者，可以在治疗结束时进行放射治疗，或者可能需要选择性地对块状病灶、对初始治疗缓解缓慢的病灶（局部治疗时 PET 残留）或治疗结束时 PET 残留的病灶进行放射治疗。在大剂量白消安治疗后，在常规分割的椎体部位应用 50Gy 后已有 2 例脊髓病的报告[57, 58]。在这种情况下，减少剂量是必要的。EuroEwing99 试验建议，白消安治疗后脊髓的最大剂量为 36Gy。然而，最近的数据表明，立体定向放疗可以安全地用于复发患者[59]，目前正在进行的 COG 研究 AEWS1221 中进行骨转移巩固治疗的研究。对于间隔密集 VDC-IE 后的巩固治疗，如北美方案，目前正在对直径小于 5cm 的骨转移患者评估 40Gy/5 个分割的照射模式。

七、骨肉瘤的治疗

（一）初始治疗

目前治疗骨肉瘤的总体推荐方法是通过截肢或保肢手术切除原发肿瘤。局部治疗之前先进行新辅助化疗，然后进行术后化疗。单机构研究表明，与历史对照相比，接受辅助化疗的患者的 OS 率有所改善[28, 60, 61]。两项前瞻性随机研究证实了这一点，一项是在加州大学洛杉矶分校进行的，另一项是多机构研究[19, 62]。目前，最初使用的化疗药物包括甲氨蝶呤、顺铂、阿霉素和异环磷酰胺。病理反应（肿瘤坏死＞90%）与骨肉瘤存活率的提高有关[27, 28]。如果原发肿瘤对新辅助化疗只有很小的反应，许多人认为应该改变术后化疗药物，但这一点尚未得到证实。目前，60%～70% 的局限性骨肉瘤患者可被治愈。

由于这些肿瘤的放疗抵抗性质，放射治疗在骨肉瘤中的作用有限。根治性放射治疗有选择性地用于不能完全手术切除的患者，作为窄切缘或阳性切缘患者的辅助治疗，更多地用于不能手术的原发肿瘤患者的根治性治疗和不能手术转移灶的患者的姑息治疗。

（二）局部治疗

手术是骨肉瘤局部治疗的主要手段。手术切除是通过截肢或保留肢体的方式进行的，局部失败率为 5%。虽然没有得到很好的研究，也很少使用，但在保肢手术中加入放疗是可能的，在特殊情况下也可以考虑。骨肉瘤通常被认为是一种放射抵抗性肿瘤。然而，体外研究表明，它具有与其他人类肿瘤细胞株相似的辐射敏感性[63]。此外，也有病例报道，不能手术或残留肿瘤的患者接受了 50～70Gy 的放射剂量，但仍处于持续缓解状态[64]。在一项对拒绝手术但接受全身治疗和局部放疗的骨肉瘤患者的分析中，5 年的局部无进展存活率

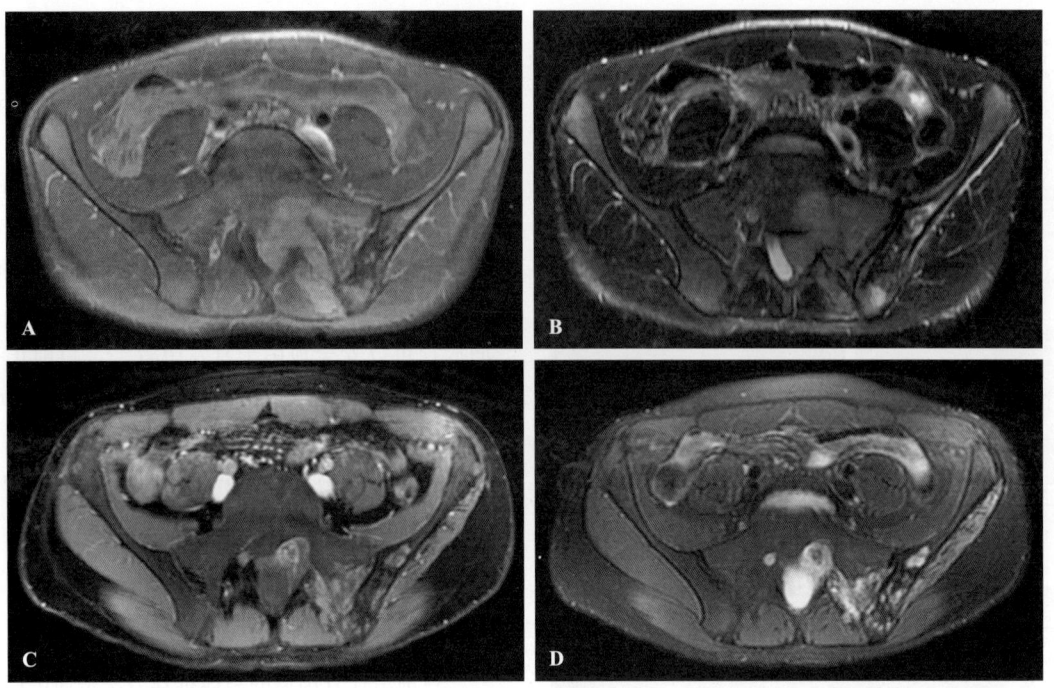

▲ 图 80-5　A. 位于骨盆的尤因肉瘤的治疗前轴位对比增强 T_1 MRI；B. 位于骨盆的尤因肉瘤的治疗前轴位 T_2 MRI；C. 骨盆尤因肉瘤诱导后的轴位增强 T_1 MRI；D. 骨盆尤因肉瘤诱导后的轴位 T_2 MRI

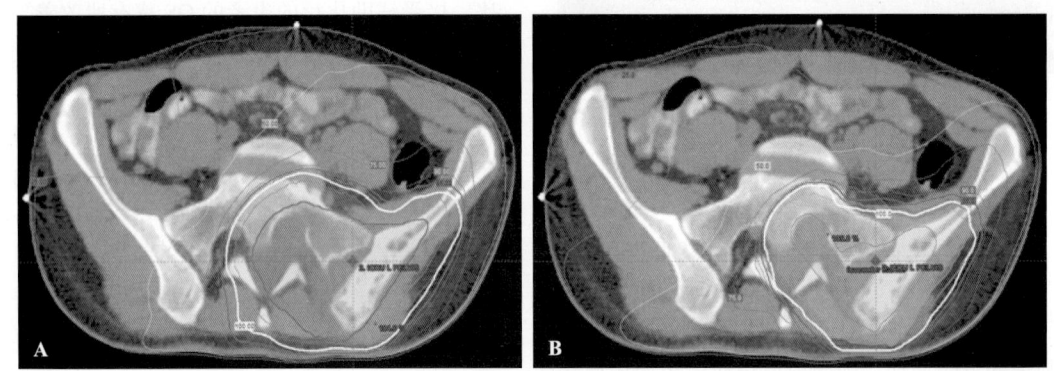

▲ 图 80-6　A. 诱导化疗后，化疗前计划靶体积（PTV）接受 45Gy 照射，基于计算机断层扫描（CT）的调强放射治疗所产生的剂量分布；B. 诱导化疗后，PTV 接受 10.8Gy 加量，基于 CT 的调强放射治疗所产生的剂量分布（此图彩色版本见书末）

为 56%[65]。接受放疗并对化疗有反应的患者亚组 5 年存活率约为 90%。DeLaney 等[66] 报道 41 例骨肉瘤患者接受放射治疗，未行手术，窄切缘，或切缘阳性。5 年局部控制率分别为 40%、78% 和 78%[66]。中位剂量为 66Gy，但用于大体病灶的剂量高达 80Gy。由于这些肿瘤的位置往往不好，56% 的患者接受了部分或全部质子放射治疗。最近的报告表明碳离子治疗对不可切除的骨肉瘤有获益。回顾性分析 78 例不可切除的轴型骨肉瘤患者，5 年局部控制率为 62%，较小肿瘤（<500ml）为 88%。治疗分次进行，患者在 4 周内接受 16 次照射，剂量中位数为 70.4CGE。尽管手术是局部治疗的首选，但对不能手术的肿瘤或拒绝手术的患者也可以通过放射治疗来治愈[67]。

（三）晚期疾病及姑息治疗

治疗骨肉瘤转移性疾病的总体方法是手术切除和多药化疗。总体预后取决于转移的位置和数量，是否可以完全切除所有肿瘤组织，以及对化疗的反应[68, 69]。只有肺转移或数量有限的转移瘤可以完全手术切除的患者预后较好；3 年存活率约为 50%，而晚期疾病的 3 年存活率为 20%～30%。

肺转移的放射治疗，如果合适的话，可以给予全肺 15～20Gy 的剂量。全肺放疗在转移性疾病中的应用是有争议的。全肺放疗作为预防转移性疾病的方法也存在争议，通常不推荐。欧洲癌症研究和治疗组织（EORTC）的随机试验表明，预防性全肺放疗与化疗相比效果更好[70]。然而，在美国的一项研究中并没有显示出任何益处[71]。

对于不能手术切除的骨转移部位，可以联合放疗。在对协作组骨肉瘤研究小组（COSS）试验中治疗的复发患者的预后进行分析时，当转移瘤可以通过手术切除时，结果最好。然而，与未接受局部治疗的患者相比，不能手术部位的放射治疗可提高存活率[72]。

对 [153]Sm 乙二胺四亚甲基膦酸（[153]Sm-EDTMP）治疗不能切除的骨肉瘤（原发瘤和转移瘤）进行了研究。这种治疗性的 β- 发射同位素，也会发射伽马光子以进行成像和剂量测定，定位于成骨细胞病变，肿瘤与非肿瘤比非常高[73]。虽然目前还不可能对这种治疗方式的长期疗效做出任何明确的声明，但高活性的 [153]Sm-EDTMP 结合体外放射治疗、多药化疗和自体造血祖细胞支持治疗不可切除骨肉瘤的多学科治疗似乎是有希望的[74, 75]。

因此，对于不能切除的原发肿瘤或不完全切除后的骨肉瘤、拒绝手术的患者、不能切除的转移肿瘤，在骨肉瘤的治疗中提供放射治疗是合理的。建议使用缩野放疗技术，根据周围结构将肿瘤治疗到可耐受的最高剂量。大多数报告建议显微残留病为 60～66Gy，肉眼病为 70～80Gy。

（四）治疗计划技术

四肢和其他部位的骨肉瘤的治疗计划技术与尤因肉瘤的治疗方法相似。

八、未来的可能性和挑战

未来的挑战包括在降低治疗毒性和增加器官功能的同时，维持局限性疾病患者的良好结果。对于转移性疾病患者和反应不佳的患者来说，挑战是改善结果。接受手术的患者对诱导化疗的病理反应似乎与生存结果有关，但目前还没有可靠的非手术患者预后因素。[18]FDG PET/CT 作为应答预测指标的使用正在最近完成的 COG AEWS1031 上进行评估。欧洲的研究正在评估主要基于基线特征和病理反应（如果有）的风险适应治疗，但由于认为缺乏对缓解较差的有效替代治疗，这一做法尚未在北美采用。未来的可能性包括根据肿瘤的分子谱寻找新的有效药物，以及更好地理解肿瘤发生的机制。为此，目前的试验正在研究添加环磷酰胺和拓扑替康用于局限性疾病（AEWS1031）和 IGF1R 单克隆抗体（AEWS1221）用于转移性疾病。

治疗儿童骨肉瘤的新型放射治疗方法包括使用更小的边缘和更适形的技术，如调强治疗和质子或重离子治疗[66, 67]。现已关闭的 AEWS1031 研究将评估基于术后病理反应的风险适应剂量和体积限制对患者的长期疗效。患者根治性放射治疗的风险适应剂量和体积策略也在等待 [18]FDG PET 等非侵入性成像的验证结果。

第 81 章　肾母细胞瘤
Wilms Tumor

John A. Kalapurakal　Jeffrey S. Dome　著

刘　静　译

要　点

1. **发病率**　肾肿瘤是 15 岁以下儿童的第五大常见癌症。据估计，每百万名儿童中有 7.1 人受到影响，美国每年报告的新病例为 500 例。就诊时的中位年龄是 3.5 岁。

2. **儿童肾肿瘤的组织学研究**　组织学好的肾母细胞瘤：80%～85%。间变性肾母细胞瘤：5%～8%。肾细胞癌：5%～8%。肾透明细胞肉瘤：2%～3%。肾脏横纹肌样瘤：1%～2%。中胚层肾瘤：1%～2%。

3. **生物学特征**　在肾母细胞瘤中最常见的躯体改变基因有 WT1、AMER1（WTX）、CTNNB1（β-catenin）、DROSHA、Dgcr8、DICER1、SIX1、SIX2 和 MLLT1。在绝大多数间变性肾母细胞瘤中观察到 TP53 突变。IGF2 通常优先从父系的等位基因中表达，但由于父系等位基因的印记丢失或基因复制，IGF2 经常过度表达。1p 和 16q 的杂合性缺失（LOH）和 1q 染色体获得与较高的复发率相关，并被纳入儿童肿瘤组（COG）的风险分层方案。

4. **分期评估**　分期需要患者的病史、体格检查、全血细胞计数、肝肾血液生化、尿液分析、胸部 CT、腹部和盆腔 CT 或 MRI，如果横断面扫描图像不能很好地显示肾静脉和下腔静脉，则行腹部超声检查。

5. **初始治疗**　外科切除术（肾切除术、肿瘤切除术和手术分期）是美国治疗该肿瘤的主要方法。术前化疗是欧洲的常规疗法。

6. **辅助治疗**　美国国家 Wilms 肿瘤研究小组（NWTS）的研究表明，长春新碱和放线菌素对组织学良好的局限性（Ⅰ期和Ⅱ期）Wilms 瘤患者有很好的治愈率。局部晚期或转移性疾病（Ⅲ和Ⅳ期）可加用放射治疗和阿霉素。最近完成的 COG 方案对 1p 和 16q 的 LOH 患者加强了化疗，对局灶性和弥漫性间变性肾母细胞瘤、肾透明细胞肉瘤（CCSK）和肾横纹肌样瘤（RTK）也加强了化疗。侧腹部或腹部照射剂量为 10.8Gy。对于大体残留组织或Ⅲ期间变性肿瘤和 RTK 的患者，建议使用较高的剂量（19.8Gy）。

7. **恢复治疗**　恢复治疗是基于最初的分期、先前的治疗和复发部位。它包括手术、放疗和强化的多药化疗，使用或不使用干细胞移植。

一、概述

肾母细胞瘤是儿童期最常见的肾脏肿瘤，约占儿童恶性疾病的 6%[1]。20 世纪初的严峻前景（90% 的死亡率）实际上已经逆转为 21 世纪初 90% 的存活率。在北美，在美国国家 Wilms 肿瘤研究（NWTS）及随后的儿童肿瘤学小组（COG）和欧洲的临床试验（主要由国际儿科肿瘤学会）的支持下，Wilms 肿瘤疗法已成为癌症治疗中成功的多学科治疗的范例。连续的 NWTS 和 COG 临床试验都建立在术后治疗的基础上，而术前策略一直是 SIOP 研究人员关注的焦点[2, 3]。

识别临床危险因素，如肿瘤分期和组织学，以便可以根据危险群体调整治疗强度，目标是以最小的并发症达到治愈的目的。因此，患有低风险肿瘤的儿童目前接受低强度的治疗，而那些高风险肿瘤患儿则从更强化的治疗中受益。由于治疗强度的不断降低，现代肾母细胞瘤的幸存者获得了更好的生活质量[4]。

二、病因及流行病学

肾母细胞瘤的病因尚不清楚。发病高峰在 3—4 岁。

肾母细胞瘤可作为散发性或遗传性肿瘤，或在特定遗传疾病的背景下发生。肾母细胞瘤的年总发病率为每百万儿童 7.1 例，预计北美每年约有 500 例新病例。肾母细胞瘤多见于黑人儿童，比白人儿童多见，比例为 1.25∶1.00。同样比例的女孩比男孩受影响更大[1]。

三、预防及早期发现

预防有待查明原因。罕见的先天性异常（无虹膜、泌尿生殖系统畸形、半身性肥大或过度生长的迹象）在患有单侧或双侧疾病的儿童中的比例为 13%～28%[5]。与发生 Wilms 肿瘤的风险较高相关的综合征包括 "WAGR" 综合征（无力症、泌尿生殖道畸形、智力低下）、Beckwith-Wiedemann 综合征和 Denys-Drash 综合征。患有此类综合征的儿童应每 3 个月进行一次双侧肾脏超声检查，以检查是否患有 Wilms 肿瘤，直到 5 岁（WAGR）或 8 岁（Beckwith-Wiedemann 综合征）[5, 6]。

四、生物学特征及分子生物学

Wilms 肿瘤的生物学特性为我们理解肿瘤遗传学中的关键概念提供了基础，包括抑癌基因的作用和基因组印迹丢失在肿瘤发生中的作用。尽管 Wilms 肿瘤是 Knudson 癌症发展的两次打击模型中最早的例子之一，但随后的研究表明，多种基因和多种基因事件促成了这种恶性疾病的形成[7]。肾母细胞瘤的分子变化可分为易发生肿瘤的原发事件或与肿瘤进展相关的继发事件[8]。

（一）WT1

对 Wilms 瘤分子生物学的初步见解来自于观察到，在 WAGR 综合征患者中，发生肿瘤的风险约为 50%。对患有这种综合征的个体进行的细胞遗传学分析显示，染色体 11p13 缺失，后来发现这是一组连续基因的位点，包括导致无虹膜的基因 PAX6 和 Wilms 肿瘤基因之一的 WT1。WT1 基因编码一种对正常肾脏和性腺发育至关重要的转录因子[9, 10]。Denys-Drash 综合征的特征是假两性畸形、肾小球疾病、肾衰竭和 75% 的肾母细胞发生概率，它是由 WT1 基因锌指 DNA 结合区的点突变引起的[9, 10]。虽然 WT1 在 WAGR 和 Denys-Drash 综合征患者的 Wilms 瘤的发生中有明确的作用，但只有少数散发性 Wilms 瘤患者在胚系（<5%）或肿瘤组织（6%～18%）中携带 WT1 突变[9, 10]。

（二）IGF2/H19

Beckwith-Wiedemann 综合征是一种以出生体重过大、舌头过大、器官肿大、半身性肥大、新生儿低血糖、腹壁缺损、耳畸形、易患肾母细胞瘤等恶性肿瘤为主要表现的过度生长障碍。大约 5% 的患有这种综合征的人会患肾母细胞瘤。Beckwith-Wiedemann 综合征位于染色体 11p15，该基因位点有时被称为 "WT2"，因为它是第二个与肾母细胞瘤相关的基因位点[11]。

11p15 基因位点由位于两个簇或印记中心的几个遗传印记基因组成。随着对基因型 – 表型关系的日益认识，几种遗传和表观遗传改变的组合可引起 Beckwith-Wiedemann 综合征[12, 13]。印记中心 1 包含 IGF2 和 H19 基因，与肾母细胞瘤的易感性关系最密切。包含 CDKN1C、KCNQ1 和 KCNQ1OT1 基因的印记中心 2 的改变与肾母细胞瘤的发生没有紧密联系。大约 70% 的肾母细胞瘤在 11p15 位点有 LOH 或印迹丢失（LOI）[14]。

（三）Wnt 信号通路基因（WTX 和 β-Catenin）

Wnt 信号通路的改变已被认为与多种人类恶性肿瘤有关。该通路的中心是激活因子 β-catenin，它在缺乏 Wnt 信号的情况下被降解。大约 15% 的肾母细胞瘤中存在编码 β-catenin（CTNNB1）基因的激活突变[15]。有趣的是，CTNNB1 的突变大多发生在 WT1 也发生突变的肿瘤中，这表明这两个事件在 Wilms 肿瘤的形成中是有协同作用的。AMER1（也称为 WTX）是一种位于 X 染色体上的 Wilms 肿瘤抑癌基因，在 1/3 的散发性 Wilms 肿瘤病例中处于失活状态。与 WT1 失活的两次击打模式不同，WTX 是通过单等位基因 "一次击打" 事件失活的，该事件靶向男性肿瘤中的 X 染色体和女性肿瘤中的活性 X 染色体[16]。WTX 已被证明是 Wnt/β-catenin 信号的负调节因子[15]。

microRNA 处理基因

在大约 15% 的肾母细胞瘤中发现了 DROSHA、DGCR8、XPO5 和 DICER1 的体细胞突变，这些基因与处理 microRNA（miRNA）有关。这些基因突变抑制了抑制肿瘤生长的 miRNA 的形成，包括 miR-200 家族和 Let-7，它们参与了肾脏发育中的间质到上皮的转变（MET），也参与肾脏发育的 SIX1 和 SIX2 转录因子基因突变在 7%～10% 的肾母细胞瘤中被观察到[18-21]。

（四）TP53 突变

大约 50% 的间变性 Wilms 肿瘤有可检测到的 TP53 突变，而 TP53 突变在组织学良好的肿瘤中并不常见。然而，如果综合评估 TP53 突变的状态，包括基因测序、拷贝数分析和肿瘤切片的免疫组织化学显示含有间变性改变，几乎所有间变性 Wilms 肿瘤都有 TP53 突变的证据。TP53 突变与晚期间变性肾母细胞瘤的不良预后有关。然而，在任意选择的肿瘤样本中检测到 TP53

突变很可能反映了间变性负荷，而间变性又与预后相关[22, 23]。

（五）1p 和 16q 杂合性缺失

NWTS-5 试验前瞻性地分析了染色体 1p 和 16q 的 LOH 对预后的意义。对这些数据的分析表明，按分期分层的 I～IV 期良性组织学肿瘤 LOH 患者，LOH 1p 的相对危险度（RRS）为 1.56（95%CI 1.09～2.22；P=0.01），LOH 16q 的相对危险度为 1.49（95%CI 1.1～2.01；P=0.01）。当同时考虑 1p 和 16q 的 LOH 效应时，I 期和 II 期有利组织学疾病复发的相对危险度为 2.88（95%CI 1.51～5.49；P=0.001），III 期和 IV 期有利组织学疾病复发的相对危险度为 2.42（95%CI 1.2～4.82；P=0.01）。两个区域均有 LOH 的 I 期和 II 期组织学有利疾病患者的相对死亡风险为 4.25（95%CI 1.37～13.19；P=0.01），III 期和 IV 期患者死亡的相对风险为 2.66（95%CI 1.04～6.82；P=0.04）[25]。基于这些数据，最近完成的 COG AREN0532 和 AREN0533 研究加强了对组织学良好的 Wilms 瘤患者和合并 LOH 患者在 1p 和 16q 的治疗。

最近对 COG AREN0532 研究治疗的 III 期组织学良好的 Wilms 瘤患者的预后因素的分析表明，1p 或 16q 的 LOH 与复发风险增加有关，在肿瘤基因位点和淋巴结均阳性的 LOH 患者中效果最好[26]。

（六）染色体 1q 增加

染色体 1q 增加是肾母细胞瘤中最常见的细胞遗传学表现之一，约占 30%[27]。对接受不同疗法的患者进行的几项小规模研究表明，1q 增加与复发之间存在关联[28, 29]。在对接受 NWTS-4 和 NWTS-5 方案治疗的患者的分析中，证实了 1q 增加和不良结果之间的关联。在 NWTS-5 分析中，有 1q 增加的患者的 8 年无事件生存率估计为 77%，没有 1q 增加的患者为 90%（P<0.001）。有 1q 增高者的 8 年总生存率估计为 88%，无 1q 增高者为 96%（P<0.001）。有趣的是，染色体 1q 的增加与 1p 和 16q 的 LOH 有很强的相关性，因为一些 1q 扩增的肿瘤在染色体 1 和 16 之间有易位[30, 31]。未来的 COG 研究可能会使用 1q 增加作为风险分层方案中的生物学因素之一。

五、病理学与传播途径

儿童和青少年的肾脏肿瘤绝大多数是肾母细胞瘤，其次是肾细胞癌（RCC）、肾透明细胞肉瘤（CCSK）、肾横纹肌样瘤（RTK）和中母细胞肾瘤（MN）。

大多数肾母细胞瘤是孤立性病变，尽管 6% 的肿瘤累及两个肾脏，12% 的肿瘤显示单个肾脏内的多灶性病变。经典的三期"良好组织学"肾母细胞瘤包括三种不同比例的细胞组成：胚泡细胞、间质细胞和上皮细胞，再现了正常肾脏发育的不同阶段（图 81-1A 和 B）。较少见的是异种上皮或间质成分，包括黏液或鳞状上皮、骨骼肌、软骨、类骨质或脂肪。并不是所有的标本都是三相的，经常会遇到双相和单相的模式。87% 的肾母细胞瘤具有良好的组织学特征[31]。最具临床意义的组织学特征是间变性，多倍体细胞核明显增大（图 81-1C 和 D）。大约 8% 的肾母细胞瘤存在间变性；在出生后的前 2 年内很少见，在 5 岁以上的儿童中，间变性的发生率增加到大约 13%。在黑人患者中，间变性的发生率远远高于白人患者，如前所述，间变性与 TP53 突变的存在密切相关[22, 23, 32, 33]。局灶性间变性和弥漫性间变性之间的区别在预后上具有重要意义[34]。

根据肿瘤标本是在化疗前还是化疗后采集，组织学特征和临床行为之间的相关性也会有所不同。在立即行肾切除术的患者中，富含胚芽的肿瘤通常是侵袭性的，出现在晚期；当校正分期时，与预后没有很强的相关性[35]。在接受术前化疗的患者中，胚芽细胞亚型与不良结局有明显的相关性，提示化疗后残留的胚芽细胞代表了治疗耐药人群[35, 36]。以上皮细胞或间质细胞（横纹肌瘤）为主的分化良好的肿瘤，虽然预后良好，但更容易出现在早期，化疗后肿瘤体积不会缩小[35, 36]。对未接受辅助化疗的小的 I 期肾内肿瘤患儿队列的分析为上皮分化肾母细胞瘤的良好预后提供了进一步的支持[37]。尽管 NWTS 过去的成功在很大程度上依赖于肾母细胞瘤的准确组织学子分类来定义高危和低危亚型，但进一步的风险分类可能取决于分子遗传学特征。

前体病变（肾源性停滞）的存在是相当常见的。这些病变由异常持久的肾内胚胎肾母细胞组织和小簇胚芽细胞、小管或间质细胞组成。肾源性停滞按其在肾脏中的位置和组织学形态可细分为：叶周致肾源性停滞局限于肾皮质的外围，叶内肾源性停滞随便出现在整个肾叶。肾母细胞瘤病是指多个肾源性停滞的存在，通常遍及整个肾脏。肾源性停滞有几种可能的命运：大多数会自发休眠或退化，只有一小部分会发生克隆性转化为肾母细胞瘤。肾母细胞瘤切除的肾脏内存在肾源性停滞，表明有必要监测对侧肾脏的肿瘤发展情况，特别是在婴儿中[38]。

肾脏肿瘤的其他主要细胞类型如下。

1. MN（占儿童肾脏肿瘤的 1%～2%）。这是出生后第 1 个月最常见的肾脏肿瘤，发病时的中位年龄是 3 个月。有两种类型的 MN，为典型的和细胞性的，有些具有混合的组织学。细胞类型以 t（12∶15）为特征，导致 ETV6-NTRK3 易位。MN 通常不需要辅助治疗。在典型亚型和早期疾病中，复发很少见。然而，大约 25%

的 Ⅲ 期患者经历了局部或远处复发。目前还不清楚这类患者是否应该接受辅助治疗。仅手术后的存活率就很高[39-41]。

2. 透明细胞肉瘤（2%～3%）。这种肿瘤曾经被认为是肾母细胞瘤的变种，现在被认为是一个独立的实体。肿瘤细胞胞质染色较差，胞质内有空泡（图 81-1E）。骨和脑转移在其他类型的肿瘤中很少见，在 CCSK 中很常见[32, 42]。

3. RTK 或恶性横纹肌样瘤（2%）。这种罕见但极具侵袭性的肿瘤主要影响婴儿，其特征是 SMARCB1 基因（也称为 hSNF5 或 INI1）的改变。横纹肌样细胞的特点是胞质嗜酸性，内含透明球状包涵体（图 81-1F 和 G）。肺转移和腹腔内复发是常见的[32, 43]。

4. RCC（5%～8%）。NWTS 传统上没有对这种类型的癌症进行研究，但在目前的 COG 研究中已包括在内。儿童肾细胞癌最常见的组织学亚型是易位型，其特征是易位通常涉及 TFE3 或 TFEB 基因。观察到的其他亚型有乳头状癌、肾髓样癌、嫌色细胞癌和嗜酸细胞肾细胞癌。透明细胞肾癌是成人中最常见的类型，在儿童中并不常见。目前尚不清楚儿科各亚型是否对透明细胞肾癌有效的相同疗法（免疫疗法、酪氨酸激酶 / 抗血管生成抑制药和 mTOR 途径抑制药）有反应。其扩散模式与成人相似（即肺、淋巴结和骨）[44]。

六、临床表现、患者评估和分期

患有肾母细胞瘤的儿童通常没有肿瘤特异性症状。最常见的表现是无症状的腹部肿块，尽管约 33% 的患者出现腹痛、厌食、呕吐、不适或这些症状的组合。体格检查显示，约 25% 的患者患有高血压，13%～28% 的儿童患有先天性异常（无虹膜、泌尿生殖系统畸形、半身肥大或过度生长迹象），双侧疾病的患者患病率更高。高达 30% 的患者有血尿；只有不到 10% 的患者有凝血障碍。

体格检查后的实验室评估应包括全血细胞计数、常规肝肾化学检查和尿液分析，注意是否存在尿蛋白和白细胞或红细胞。术前影像学检查旨在评估肾脏肿块的范围，并与神经母细胞瘤（最常见发生于邻近的肾上腺或腹膜后结构）相鉴别；对侧肾脏功能正常、形态正常；肾静脉和下腔静脉未通（即无血栓形成，最常见的是癌栓）；肺部有无转移。诊断性影像研究包括腹部超声检查（在检测肿瘤血栓方面特别有用）和腹部的计算机断层扫描或磁共振成像（图 81-2）。胸部 CT 扫描应用于发现肺转移。虽然越来越多的证据表明，一些患者单独使用长春新碱和放线菌素化疗效果不佳，但通过胸部 CT 扫描而不是胸片发现转移瘤的临床意义尚不清

楚[45, 46]。术后，当组织学明确后，所有的 CCSK、RTK 患者和 RCC 患者，如果有提示骨或脑受累的症状，都应该进行骨扫描和脑 MRI 检查。

分期

肾母细胞瘤根据解剖肿瘤的范围和手术切除的完整性进行分期[47]。多年来，基于肿瘤范围的分类已经演变。在分析了 NWTS-1 和 NWTS-2 中几个临床病理因素的预后意义后，从 NWTS-3 开始使用 NWTS 分期系统。淋巴结受累的患者，以前被纳入 Ⅱ 期疾病，现在被归类为 Ⅲ 期疾病，那些局部肿瘤外侵的患者从 Ⅲ 期疾病降到 Ⅱ 期疾病[47]。在 NWTS-5 研究中对 Ⅰ 期和 Ⅱ 期疾病的纳入标准进行了改进。对 Ⅰ 期的标准进行了改进，以适应目前仅通过肾切除术治疗的肾母细胞瘤的重要亚组。在 NWTS-5 之前，肾窦 Ⅰ 期和 Ⅱ 期的区别是通过肾门平面确定的，这是一个连接肾脏上下两极最内侧的假想平面。由于肿瘤扭曲变形，这一标准很难应用。因此，肾门平面标准已被肾窦血管或淋巴侵犯所取代。后一种定义不仅包括累及肾门软组织内的血管，还包括位于肾窦放射状延伸进入肾实质的血管[48]。

目前的恶性肿瘤 COG 分期指南见表 81-1。这些指南与 NWTS-5 的指南基本相似，不同之处在于，有肿瘤外侵的儿童从 Ⅱ 期升期到 Ⅲ 期，因为这些患者在接受不进行放疗的两种药物化疗时复发的风险更高[49]。

七、初始治疗

在北美，一期手术切除肾母细胞瘤仍然是标准的初始治疗方法。建议采用经腹腹膜入路，以提供充分的显露，以完成局部区域分期[50]。这一过程包括肺门和区域淋巴结的活检（即使看起来正常），这仍然是分期的关键因素。虽然不管位置在哪均可进行可疑淋巴结切除，但正式的淋巴结清扫术既无益也不推荐。

大多数肾母细胞瘤看似累及邻近结构，实际上只压迫或黏附在邻近器官上而没有侵袭。因此，根治性整块切除这些肿瘤是可以避免的，因为这会增加手术并发症。然而，如果所有病灶都能完全清除，手术并发症很少，就可以楔形切除浸润的结构，如膈肌、肝脏或腰大肌。这种手术是有利的，因为肿瘤可以降级到 Ⅱ 期，随后的治疗也可以减少。肿瘤延伸到肾静脉和邻近下腔静脉，在大多数情况下，可以与肾脏一起整块切除。然而，直接切除延伸至肝水平的下腔静脉或延伸至心房的下腔静脉与较高的手术发病率相关。在这种情况下，术前化疗可以缩小癌栓的大小和范围，便于后续切除。

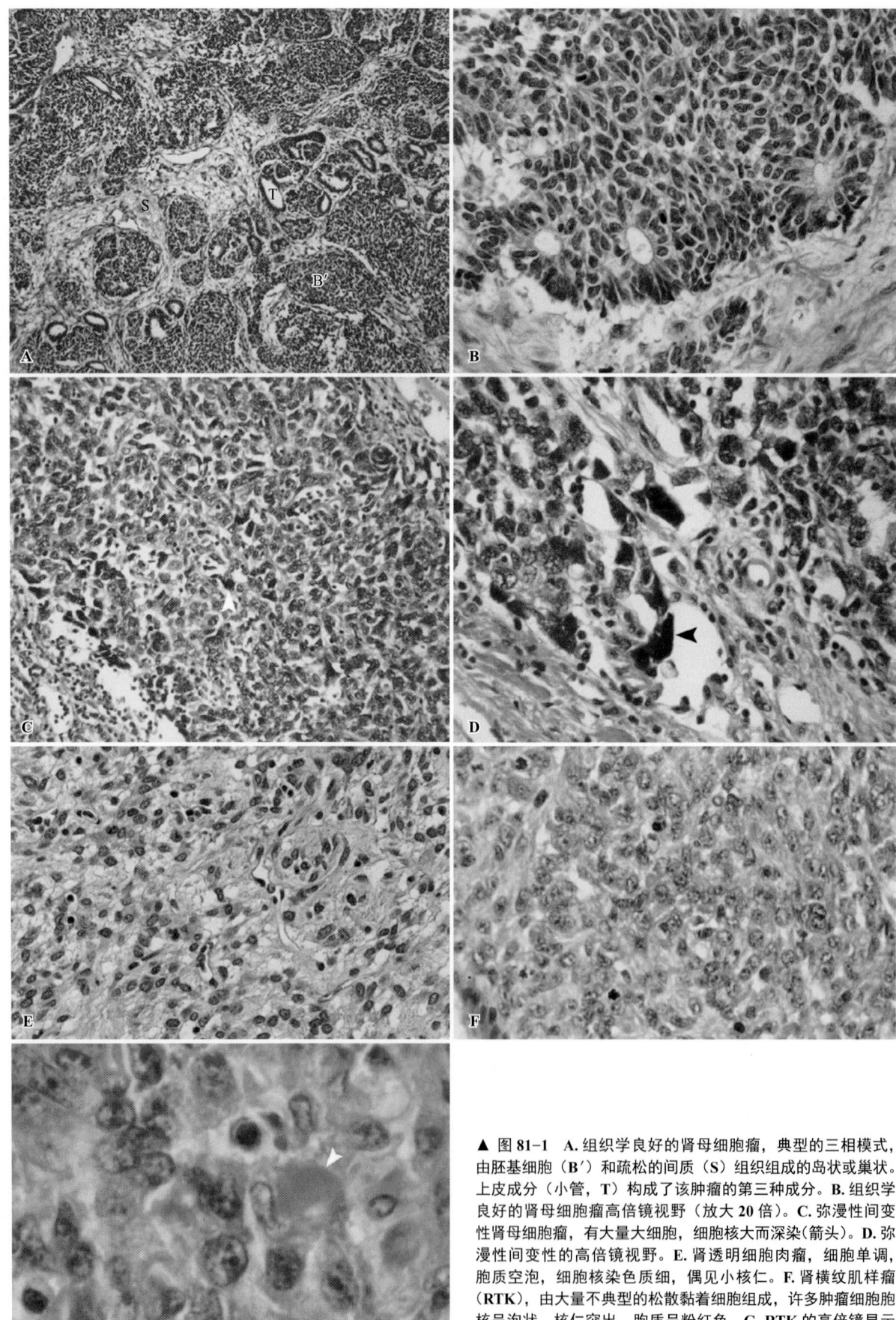

▲ 图 81-1　A. 组织学良好的肾母细胞瘤，典型的三相模式，由胚基细胞（B′）和疏松的间质（S）组织组成的岛状或巢状。上皮成分（小管，T）构成了该肿瘤的第三种成分。B. 组织学良好的肾母细胞瘤高倍镜视野（放大 20 倍）。C. 弥漫性间变性肾母细胞瘤，有大量大细胞，细胞核大而深染（箭头）。D. 弥漫性间变性的高倍镜视野。E. 肾透明细胞肉瘤，细胞单调，胞质空泡，细胞核染色质细，偶见小核仁。F. 肾横纹肌样瘤（RTK），由大量不典型的松散黏着细胞组成，许多肿瘤细胞胞核呈泡状，核仁突出，胞质呈粉红色。G. RTK 的高倍镜显示细胞有偏心的细胞核和嗜酸性细胞质内含物（箭头；100×）（此图彩色版本见书末）

肿瘤溢出在肾母细胞瘤手术中仍是一个重要的概念。外科医生在切除过程中必须注意任何污染腹腔的肿瘤包膜侵犯。准确评估弥漫性污染造成的局部溢出是困难的；腹膜污染肯定会增加局部和腹部复发的风险，而局限性和弥漫性腹膜溢出（或术前肿瘤破裂）现在都被认为是Ⅲ期疾病[49, 50]。

一些肿瘤最初被认为是无法切除的，或者由于体积

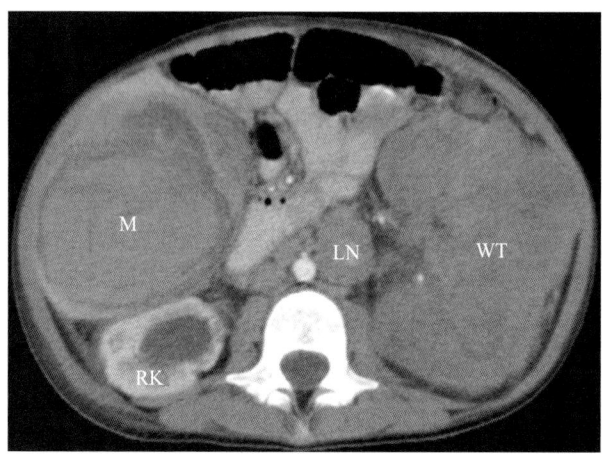

▲ 图 81-2　1 例 4 岁女孩的腹部计算机断层扫描，左侧肾母细胞瘤（WT）为 10.5cm×11cm×17cm。右肾（RK）未显示任何病变。主动脉旁多发淋巴结肿大（LN）和肝转移（M）

过大而导致手术风险过大。在这些情况下，术前化疗可减小肿瘤体积，通常使其变为可切除性。

八、放射治疗

（一）侧腹和腹部照射

放射治疗在肾母细胞瘤的治疗中仍发挥着重要作用。连续的 NWTS 试验完善了放疗的适应证。在 NWTS-1 和 NWTS-2 中，侧腹照射采用年龄调整的剂量表，18 个月以下儿童的剂量范围为 18~24Gy，40 个月以上儿童的剂量范围为 35~40Gy。第 2 组和第 3 组肿瘤的腹部复发率为 3%~5%，在这些剂量范围内没有观察到剂量 – 反应关系[51, 52]。NWTS-3 证明，如果长春新碱和放线菌素同时使用，Ⅱ期肿瘤患儿可以避免放疗。本研究还显示，Ⅲ期较好组织学类型的肿瘤患儿，接受 10.8Gy 照射 + 长春新碱、放线菌素和阿霉素治疗的肿瘤控制率与 20Gy 照射 + 长春新碱和放线菌素组相似。这是一个重要的发现，因为它消除了年龄调整剂量表的需要，并显著降低了推荐的辐射剂量[53]。

NWTS-1、NWTS-2 和 NWTS-3 显示，延迟启动放疗超过 10 天与预后不良相关，主要是在组织学不良的病例中[51-53]。一项关于放疗延迟对 NWTS-3 和 NWTS-4

表 81-1　儿童肿瘤学组对肾母细胞瘤的分期（2010 年）

分　期	描　述
Ⅰ期	肿瘤局限于肾脏，可完全切除。肾包膜完整。肿瘤切除前未破裂或被穿刺。肾窦的血管没有受累。在切除边缘或切除边缘以外没有肿瘤的迹象[a]
Ⅱ期	肿瘤可被完全切除，在切除边缘或切除边缘以外没有肿瘤的迹象。肿瘤延伸至肾脏以外，如以下任何一项标准所示[b] • 肿瘤有区域性侵犯（即穿透肾包膜或广泛侵犯肾窦软组织） • 肾切除标本中肾实质外的血管，包括肾窦的血管，含有肿瘤
Ⅲ期	术后残留的非血源性肿瘤，局限于腹部。可能出现下列情况之一 • 腹部或骨盆内的淋巴结被肿瘤累及[c] • 肿瘤已穿透腹膜表面 • 在腹膜表面发现肿瘤植入物 • 术后肉眼或显微镜下仍有肿瘤残留（例如显微镜下在手术切除边缘发现肿瘤细胞） • 由于局部浸润到重要结构，肿瘤不能完全切除 • 肿瘤溢出发生在手术前或手术过程中 • 在切除前对肿瘤进行活检（无论是切开的、开放的或细针穿刺） • 肿瘤被切除一块以上（例如，在单独切除的肾上腺中发现肿瘤细胞，或从肾切除术标本中单独取出肾静脉内的癌栓）
Ⅳ期	存在血行转移（如肺、肝、骨、脑），或腹盆区外的淋巴结转移（肾上腺内肿瘤的存在不被解释为转移，分期取决于所有其他分期参数）
Ⅴ期	诊断时可见双侧肾肿瘤受累。应尝试根据上述标准，根据疾病的严重程度对每一侧进行分期

a. 对于符合Ⅰ期某些治疗方案的肿瘤，必须对区域淋巴结进行显微镜下检查
b. 局限于侧腹的治疗破裂或溢出，包括肿瘤的活检，不再包括在Ⅱ期；它现在包括在Ⅲ期
c. 胸腔或其他腹外部位的淋巴结受累是Ⅳ期的标准

中组织学良好的患者的影响的研究表明，延迟 10 天以上并不显著影响侧腹或腹部肿瘤的复发率。目前，在未来的肾母细胞瘤试验的结果分析中，建议需要放疗的儿童在没有不必要的延迟的情况下（肾切除术后 14 天内）启动放疗，以消除腹部复发[54]。

NWTS 评估了 NWTS-3 和 NWTS-4 中组织学良好的肿瘤溢出导致腹腔内复发的频率。侧腹照射，而不是阿霉素，降低了腹部复发率。与未放疗组比较，10Gy 组和 20Gy 组复发风险的优势比分别为 0.35（95%CI 0.15～0.78）和 0.08（95%CI 0.01～0.58）。肿瘤溢出导致 NWTS-4 中 II 期疾病患者（即那些没有接受放疗的患者）的复发率更高，生存率显著降低。有溢出和无溢出的患者的 8 年无复发生存率分别为 79% 和 87%（P=0.07），OS 率分别为 90% 和 95%（P=0.04）[49]。

尽管弥漫性间变性肿瘤对化疗和放疗有相对的抵抗性，但这些肿瘤在 10.8Gy 和 40Gy 之间没有表现出辐射剂量反应[55]。间变性肾母细胞瘤和其他组织学上不好的肿瘤的最佳放射剂量仍然未知。在 NWTS-5 中，对 I 期局灶性和弥漫性间变性的患儿，仅用长春新碱和达克霉素两种药物化疗，不加侧腹照射，这种方式生存率较低[56]。最近完成的 COG AREN0321 试验建议对这些肿瘤进行侧腹照射（10.8Gy），并使用三种药物进行化疗；此结果在 2019 年发表[56a]。III 期

弥漫性间变性肿瘤和横纹肌样肿瘤的儿童存活率仍然很低（表 81-2）。AREN0321 研究测试了高剂量辐射（19.8Gy）和强化化疗的价值（表 81-3 和表 81-4）。这项研究还前瞻性地评估了接受淋巴结活检和病理诊断的 I 期 CCSK 儿童是否可以避免侧腹照射（表 81-3 和表 81-4）。

（二）全肺照射

在胸片上发现肺转移的儿童中，全肺照射有较高的治愈率。在 NWTS-3 中，组织学良好的肾母细胞瘤和肺转移患者的 4 年无复发生存率和 OS 分别为 72% 和 78%[57]。这些结果优于英国儿童癌症研究小组（UKCCSG）研究中所有患者均未接受 WLI 的研究报告的存活率[58]。在 CT 可见肺转移但胸片未见肺转移的儿童中，WLI 的作用尚不清楚。在接受 NWTS-3 和 NWTS-4 方案治疗的此类患者中，接受 WLI 治疗的 4 年无事件生存率为 89%，而单纯化疗的 4 年无事件生存率为 80%，差异无统计学意义[59]。最近完成的 COG AREN0533 方案根据长春新碱、放线菌素和阿霉素化疗 6 周后肺转移灶的反应推荐 WLI。仅在肿瘤组织学良好且不伴有 1p 和 16q 联合 LOH，病灶在第 6 周复查胸部 CT 时显示化疗完全缓解时，才忽略 WLI。其余患儿均接受 WLI（12Gy）治疗。在没有接受 WLI 的患者中，4 年无事件生存率和 OS 估计分别为 79.5% 和 96%。预

表 81-2　最近报道的来自美国全国肾母细胞瘤和儿童肿瘤组研究的结果

分　期	组织学	其他临床 / 生物学因素	4 年 EFS	4 年 OS	备　注
I	• 良好型 • 间变性 • CCSK • RTK	• <2 岁，且肿瘤<550g • >2 岁，或肿瘤≥550g • 局限性或弥漫性	90% 94% 70% 100% —	100% 98% 83% 100% 33%	无 LOH 1p AREN0321 初步数据表明阿霉素和放疗可改善预后
II	• 良好型 • 弥漫间变性 • CCSK • RTK		86% 83% 87% —	98% 82% 97% 47%	无 LOH 1p
III	• 良好型 • 弥漫间变性 • CCSK • RTK		88% 65% 74% —	97% 67% 87% 22%	
IV	• 良好型 • 弥漫间变性 • CCSK • RTK	• 仅肺转移，6 周后肺结节 CR • 仅肺转移，6 周后肺结节 IR	78% 88% 33% 36%	96% 92% 33% 45% 8%	

CCSK. 肾透明细胞肉瘤；CR. 完全缓解；EFS. 无事件生存率；IR. 不完全缓解；LOH. 杂合性丢失；长春新碱 / 阿霉素 / 达克霉素；OS. 总生存率；RT. 放疗；RTK. 肾横纹肌样瘤

表 81-3　儿童肿瘤组肾肿瘤方案的放射治疗建议

肿瘤分期 / 组织学	放疗剂量及射野
Ⅰ期及Ⅱ期 FH	• 不放疗
Ⅲ期 FH，Ⅰ～Ⅲ期局限性间变性，Ⅰ～Ⅱ期弥漫性间变性，Ⅰ～Ⅲ期 CCSK[c]	• 侧腹[a] 放疗[b]10.8Gy
Ⅲ期弥漫性间变性，Ⅰ～Ⅲ期 RTK	• 侧腹[a] 放疗[b]19.8Gy（婴儿 10.8Gy）
Ⅳ期（肺转移，FH）	• 12Gy 诱导化疗后第 6 周未完全缓解的无 1p 和 16q 杂合性缺失的儿童及所有 1p 和 16q 杂合性缺失的肺转移儿童的 WLI，无论化疗反应如何
Ⅳ期（肺转移，UH）	• 12Gy，WLI 不管化疗反应如何
Ⅳ期（肝转移）	• 若在化疗前切除，不放疗；其余放疗 19.8Gy
Ⅳ期（脑转移）	• 21.6Gy（全脑）+10.6Gy（局部加量）或全脑 30.6Gy
Ⅳ期（骨转移）	• 25.2Gy（肿瘤 +3cm 边缘）
无法手术切除的淋巴结转移	• 19.8Gy
复发的肾母细胞瘤（侧腹 / 腹部）	• 12.6～18Gy（＜12 月龄）和 21.6Gy（年龄较大的儿童），如果先前的放射剂量≤10.8Gy • 术后大体残留病灶给予 9Gy 加量照射

a. 当有弥漫性肿瘤溢出、腹腔内肿瘤破裂、腹腔肿瘤播散和腹水细胞学阳性时，应进行全腹照射。当剂量>10.8Gy 时，需要肾脏屏蔽，将剩余肾脏的剂量限制在<15Gy

b. 术后肿瘤大体残留区域应加量 10.8Gy

c. 对Ⅰ期 CCSK 患者行淋巴结活检及病理检查，不接受侧腹照射

CCSK. 肾透明细胞肉瘤；FH. 组织学良好；RT. 放疗；RTK. 肾横纹肌样瘤；UH. 组织学不良；WLI. 全肺放疗

表 81-4　儿童肿瘤组肾肿瘤方案

肿瘤风险分类	多模式治疗
• 极低风险、组织学良好的肾母细胞瘤：<2 岁，Ⅰ期 FH，肿瘤重量<550g	仅在病理证实 FH 并已进行淋巴结采样的情况下，不进行辅助治疗，行肾切除术
• 低风险、组织学良好的肾母细胞瘤：≥2 年，Ⅰ期 FH，肿瘤重量≥550g，Ⅱ期 FH，无 1p 和 16q LOH	肾切除术，无放疗，EE4A 方案
• Ⅰ期和Ⅱ期 FH，有 1p 和 16q LOH	肾切除术，DD4A 方案
• Ⅲ期，无 1p 和 16q LOH	肾切除术，放疗，DD4A 方案
• Ⅲ期和Ⅳ期 FH，有 1p 和 16q LOH，Ⅳ期 FH 缓解缓慢 / 不完全	肾切除术，M 方案，WLI
• Ⅳ期 FH：在第 6 周使用 DD4A 方案（快速早期缓解者）后肺转移完全缓解，无 1p 和 16q LOH	肾切除术，DD4A 方案，无全肺放疗
• Ⅰ～Ⅲ期局限性间变性 • Ⅰ期弥漫性间变性	肾切除术，放疗，DD4A 方案
• Ⅳ期局限性间变性 • Ⅱ～Ⅳ期弥漫性间变性 • Ⅳ期 CCSK • Ⅰ～Ⅳ期 RTK	肾切除术，放疗，UH1 方案
• Ⅰ～Ⅲ期 CCSK	肾切除术，放疗，Ⅰ方案（Ⅰ期不放疗）

CCSK. 肾透明细胞肉瘤；FH. 组织学良好；LOH. 杂合性缺失；RTK. 肾横纹肌样瘤；WLI. 全肺放疗；DD4A. 长春新碱 / 达克霉素 / 阿霉素；EE4A. 长春新碱 / 达克霉素；I. 长春新碱 / 阿霉素 / 环磷酰胺、环磷酰胺 / 依托泊苷；M. 长春新碱 / 达克霉素 / 阿霉素、环磷酰胺 / 依托泊苷；UH1. 环磷酰胺 / 卡铂 / 依托泊苷、长春新碱 / 阿霉素 / 环磷酰胺

期的事件发生率和观察到的事件发生率分别为 15% 和 20.2%（*P*=0.052）。虽然观察到的事件比预期的要多，但避免 WLI 和良好的 OS 获益表明，对于这一患者组来说，省略 WLI 是一种合理的方法[60]。

COG 肾脏肿瘤委员会目前的放疗建议见表 81-3。目前 COG 的建议与 NWTS-5 的建议有几个不同之处：①局部肿瘤溢出的患者被升期到Ⅲ期，并将接受侧腹放疗；②Ⅰ期局灶性和弥漫性未分化肿瘤的患者将接受侧腹 RT；③Ⅲ期弥漫性间变性和Ⅰ～Ⅲ期 RTK 患儿的放射剂量将提高至 19.8Gy；④为了研究Ⅰ期 CCSK 是否可以省略放疗，接受淋巴结活检和病理检查的患者将不接受侧腹放疗。

（三）肾母细胞瘤的调强放疗

与其他儿科肿瘤一样，肾母细胞瘤中使用的放疗技术仍需严格检查。肺和纵隔照射加或不加阿霉素导致儿童癌症幸存者心脏并发症的发生率较高，如充血性心力衰竭、心肌梗死、心包疾病和瓣膜心脏病[61-63]。心脏死亡率阈值剂量（＞5Gy）的论证突显了向心脏提供较低剂量的重要性[62]。剂量学研究表明，使用全肺调强放疗比标准的前后 / 后前技术有几个优点。优点包括优越的心脏保护、优越的四维肺计划目标体积剂量覆盖率，以及在热点较少的肺部具有优越的剂量均匀性[64]。另一份报告显示，与标准 AP/PA 技术相比，使用全肝 IMRT 与优越的 4D 肝剂量覆盖率相关，并对剩余的孤立肾照射较低剂量[65]。这两份报道都强调了在考虑呼吸期间最大器官运动后，使用 4D 模拟精确确定肺和肝的内部靶体积的重要性。进行了一项前瞻性临床试验，其中 20 例患者接受了调强放疗的保护心脏（CS）WLI 治疗。所有患者均接受了使用标准门控装置的三维胸部 CT 扫描和 4D 门控胸部 CT 扫描。CTV 为双侧全肺的三维容积，ITV 为双肺 4D 最小密度投影。ITV 外扩 1cm 以获得 PTV。所有患者均获得实时中心质量保证审查和计划预批准。所有患者均行调强放射治疗。与标准 AP/PA WLI 相比，CS IMRT 可显著降低心脏、心房、心室和冠状动脉的辐射剂量。1 名儿童在 CS IMRT（15Gy）和阿霉素（375mg/m²）治疗 5.5 年后出现心功能不全和肺部限制性疾病。2 年和 3 年无肺转移进展生存率分别为 65% 和 52%。这项技术将用于下一代 COG 肾肿瘤方案的 WLI[66]。最近的一份报道描述了一种改进的 WL IMRT，它可以减少对甲状腺和乳腺组织的辐射暴露，而不会影响心脏保护和 4D 肺体积剂量覆盖。该报告还描述了 WL IMRT 和腹部 / 侧腹 AP/PA 野之间的剂量匹配技术，与标准 AP/PA 技术相比，该技术将改善正常组织的保护[67]。

九、化疗

（一）组织学良好的肾母细胞瘤

长春新碱、放线菌素和阿霉素用于治疗肾母细胞瘤已有几十年的历史，在五个国家的肾母细胞瘤研究过程中，在给药方案、治疗持续时间和阿霉素的纳入方面都有改进。对于Ⅰ期和Ⅱ期组织学良好的肾母细胞瘤的标准治疗包括长春新碱和放线菌素，治疗 19 周。对于Ⅲ期和Ⅳ期组织学良好的肾母细胞瘤，在另外两种药物的基础上加用阿霉素，25 周治疗[68-70]。NWTS-5 探索了年龄小于 24 个月、Ⅰ期组织学良好、肿瘤小于 550g 的肾母细胞瘤患者是否可以仅行肾切除术而不进行辅助化疗。由于观察到的复发次数超过了预先确定的终止规则，研究提前停止。然而，几乎所有复发的患者都得到了成功的治疗，5 年无事件发生率和 OS 分别为 84% 和 98%[71, 72]。基于优越的 OS，COG AREN0532 研究重新阐述了省略辅助治疗的问题，证实了该组在没有辅助治疗的情况下的显著结果[73]。AREN0532 还显示，在染色体 11p15 位点没有杂合性缺失或杂合性缺失的患者预后良好，4 年无事件存活率为 97%。基于这一发现，未来的 COG 研究将评估肾切除是否足以治疗具有良好细胞遗传学特征的Ⅰ期组织学良好的肾母细胞瘤（4 岁以下，无肿瘤重量限制）的扩大患者组。

对于肺为唯一转移部位的Ⅳ期疾病患者，COG AREN0533 研究根据 1p 和 16q 的杂合性丢失（LOH）及用长春新碱、放线菌素和阿霉素化疗 6 周后肺结节缓解的完全性将患者纳入治疗组。正如前面放疗部分所指出的，在没有 1p 和 16q LOH 且肺结节完全缓解的患者中继续使用相同的化疗药物，而不进行 WLI。肺复发率略高于预期，但 OS 很好。肺结节未完全缓解或 1p 和 16q 合并 LOH 的患者在长春新碱、放线菌素和阿霉素的基础上，还接受 4 个周期的环磷酰胺和依托泊苷治疗（方案 M）。在肺结节缓解不完全的患者中，4 年无事件发生率和 OS 估计分别为 88.5% 和 95.4%，超过了基于历史数据的预期。在Ⅳ期肾母细胞瘤和合并 LOH 的患者中，4 年无事件发生率和 OS 估计为 100%，远远优于 NWTS-5 的历史数据。这些数据表明，对于具有肺结节不完全缓解或 1p 和 16q 合并 LOH 的高危特征的患者，添加环磷酰胺和依托泊苷可改善预后（表 81-4）[60]。

（二）间变性组织学

第一个将间变性肾母细胞肿瘤患者分成不同治疗组的 NWTS 试验是 NWTS-3。NWTS-3 和 NWTS-4 都要求接受 15 个月的长春新碱、放线菌素和阿霉素治疗，并随机接受环磷酰胺或不接受环磷酰胺治疗。接受环磷酰胺治疗的Ⅱ～Ⅳ期弥漫性间变性肿瘤患者的4年无复发存活率显著提高（27% vs. 55%）（表81-2）[55]。无论采用何种治疗方案，所有分期的局灶性间变性组织学或Ⅰ期弥漫性间变性组织学的患者都有很好的结果。基于这些结果，在NWTS-5中对间变性组织学患者进行前瞻性单臂研究。对Ⅰ期未分化肿瘤患者采用长春新碱和放线菌素治疗18周，不作放疗。弥漫性间变性组织学Ⅱ～Ⅳ期的患者接受长春新碱、阿霉素、环磷酰胺和依托泊苷治疗24周，同时行侧腹放疗。在NWTS-5中登记的2596例肾母细胞瘤患者中，281例（10.8%）有间变性组织学。Ⅰ期间变性组织学肿瘤的4年无事件生存率和OS率分别为70%和83%。这些结果不如预期的令人满意，而且明显低于Ⅰ期组织学良好的肿瘤[56]。因此，COG AREN0321最近的研究增加了对这类患者的治疗，包括阿霉素和侧腹放疗。Ⅱ期、Ⅲ期和Ⅳ期弥漫性间变性肿瘤经即刻手术化疗和放疗后4年无事件生存率和OS分别为83%和82%、65%和67%、33%和33%[55]。这些结果与历史标准相比有所改善，并成为COG AREN0321研究的基础，该研究建议进一步增加2～4期弥漫性间变性肿瘤的治疗，该研究采用环磷酰胺、卡铂和依托泊苷与长春新碱、阿霉素和环磷酰胺交替治疗方案（表81-4）。本研究还评估了长春新碱和伊立替康在Ⅱ期"窗口"中的联合应用于具有可测量疾病的Ⅳ期弥漫性间变性肾母细胞瘤的患者。这项研究最近结束了，结果尚未公布。

表81-4总结了最近一代COG研究中使用的多模式治疗方案。

（三）肾透明细胞肉瘤

从NWTS-1到NWTS-4的数据表明，在长春新碱和放线菌素的基础上加用阿霉素可提高CCSK患者的无复发生存率[74, 75]。NWTS-3显示加用环磷酰胺的CCSK患者的预后没有改善，尽管环磷酰胺的剂量强度低于最近的治疗方案中通常使用的剂量强度[57]。NWTS-4包括一项双随机试验，评估"脉冲密集型"放线菌素和阿霉素在1天给药，对比3～5天给药（第一次随机试验）和整个疗程给药（第二次随机试验）的效果。在CCSK患者中，标准化疗方案和脉冲强化化疗方案之间的结果没有显著差异。然而，与标准化疗相比，长期治疗（额外9个月）的无复发存活率有提高的趋势，8年无复发生存率估计分别为88%和61%（P=0.08）。然而，在OS方面没有差别，长疗程和短疗程治疗的8年OS估计分别为88%和86%[76]。一组患有CCSK的患者结果特别好，他们是那些Ⅰ期疾病的患者。最近，根据NWTS-5对Ⅰ期疾病的最新定义，对参加NWTS-1至

NWTS-5并患有Ⅰ期CCSK的患者进行了分析，结果显示，无论采用何种治疗方案，无事件发生率和OS率均为100%[77]。

对NWTS-5的初步分析显示，新的化疗方案（长春新碱、阿霉素、环磷酰胺和依托泊苷）和放疗有很好的疗效，但Ⅳ期疾病患者除外（NWTS，未发表的数据）。基于这些结果，最近的COG研究对Ⅰ～Ⅲ期疾病使用了与NWTS-5相同的方案，只是对Ⅰ期疾病的患者省略了放疗。Ⅳ期CCSK患者接受环磷酰胺、卡铂和依托泊苷与长春新碱、阿霉素和环磷酰胺交替治疗，结果与弥漫性间变性肾母细胞瘤患者相似（表81-4）。

（四）肾脏横纹肌样瘤

RTK患者已经在NWTS试验中用长春新碱、放线菌素和阿霉素联合或不联合环磷酰胺治疗。使用这些药物所取得的效果一直很差（表81-3）[57, 78, 79]。为了改善这些结果，NWTS-5采用了不同的治疗策略，包括卡铂和依托泊苷与环磷酰胺交替使用。对接受该方案治疗的患者进行的初步分析显示，与以前的研究相比，OS为26%，并没有改善；因此，治疗组被关闭[57]。最近的COG方案评估了含环磷酰胺、卡铂和依托泊苷的治疗方案与长春新碱、阿霉素和环磷酰胺交替使用是否能提高这些患者的无事件生存率和OS。结果尚未报告。

十、治疗结果

NWTS和COG治疗结果如表81-2所示。

十一、放疗技术

对于侧翼、全腹和全肺照射，建议使用4MV或6MV光子的平行对穿（AP/PA）治疗入口。关于常规放疗的计划技术和摆位的细节如图81-3至图81-5所示和描述。如果肺部和侧腹或腹部必须同时治疗，最好将它们包括在一个放射野中。但是，如果必须按顺序处理这两个位置，则应使用适当的射野间隙计算进行射野匹配，以避免重叠，特别是在肝脏和肾脏等关键结构上。

有关全肺和全肝照射的调强放射治疗技术，以及IMRT WLI野与侧腹/全腹AP/PA野的匹配技术的详细信息，请参阅前面关于肾母细胞瘤调强放射治疗的章节[64-67]。

十二、其他研究

除了NWTS和COG研究外，在SIOP中还有基于术前化疗[3, 80-82]和UKCCSG[58, 83]的随机研究。最新完成的SIOP肾肿瘤研究SIOP2001的主要结论是：①可以省略阿霉素，而不会影响Ⅲ期中危组织学肾母细胞瘤

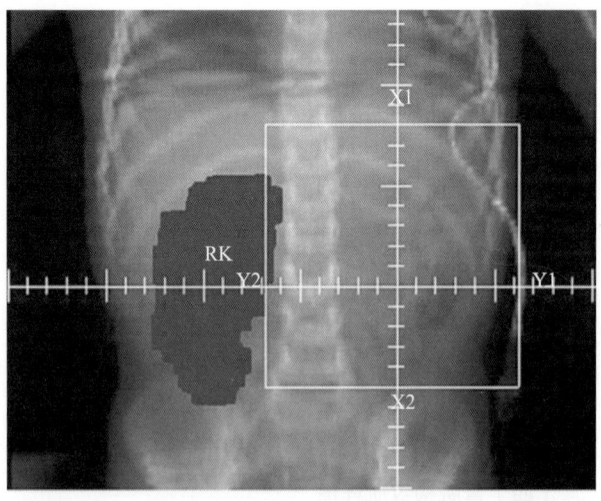

▲ 图 81-3 1 例Ⅲ期组织学良好的肾母细胞瘤儿童，左侧侧腹放疗射野。距术前肾肿瘤区域的上、下边缘为 1cm。内侧缘应包括整个椎体的宽度，以照射淋巴结，避免脊柱侧弯。图中显示了正常右肾（RK）的轮廓

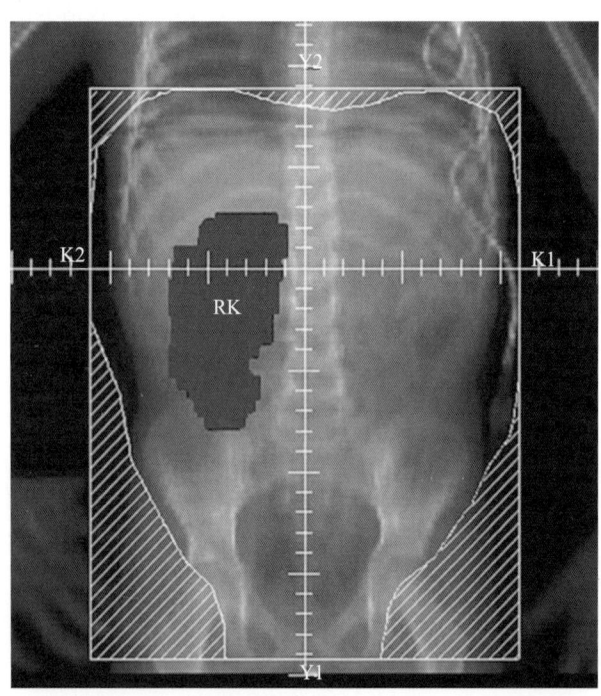

▲ 图 81-4 前后对穿全腹照射野。腹部野的上缘必须包括膈肌。应将髋臼和股骨头排除在照射体积之外，以减少股骨头骨骺滑脱的可能性。图中显示了正常右肾（RK）的轮廓

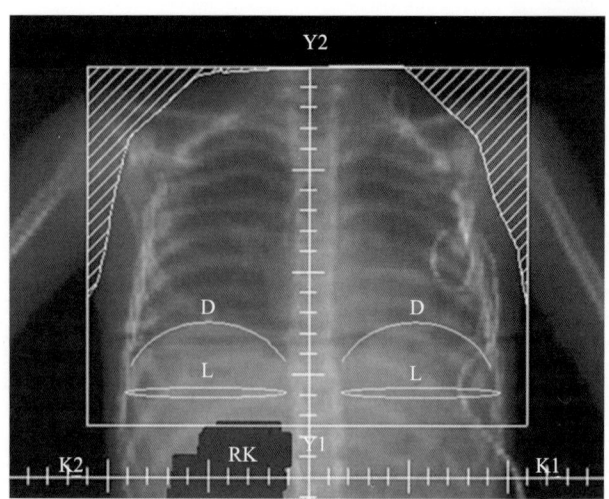

▲ 图 81-5 前后野对穿全肺照射野。图示肺底膈肌穹顶（D）和肋膈角下界（L）。在计算机断层扫描模拟期间模拟或回顾矢状位和冠状位图像时，需要行胸部侧位 X 线，以确定治疗体积的下缘是否包含具有 1cm 边缘的前后肋膈角。图中显示了正常右肾（RK）的轮廓

超过 12 个月，以及既往未接受腹部照射治疗的患者的腹腔内复发[86-88]。对用长春新碱和放线菌素初次化疗后复发或进展的患者，在 NWTS-5 的特定层次上进行治疗，包括长春新碱、阿霉素、环磷酰胺、依托泊苷和环磷酰胺交替化疗，再加上手术和放疗。所有患者的 4 年无事件存活率和 OS 分别为 71% 和 81%，仅在肺内复发的患者分别为 68% 和 81%，在瘤床复发伴或不伴肺转移的患者分别为 78% 和 83%[87]。经历复发或在包括长春新碱、放线菌素和阿霉素加放疗的初始化疗后病情进展的患者，采用交替疗程化疗（环磷酰胺和依托泊苷、卡铂和依托泊苷）、手术和放疗进行治疗。所有患者的 4 年无事件生存率和 OS 分别为 42% 和 48%，而仅在肺部复发的患者分别为 49% 和 53%[88]。对于以前没有接受过放疗的儿童，推荐的侧腹放射剂量为 12.6～18Gy（出生到 12 个月）和 21.6Gy（≥13 个月）。对于大体残留病灶，可以补充加量野（表 81-3）。COG 方案建议对所有腹部复发的儿童进行术后放疗，因为这些肿瘤通常很大，而且是浸润性的，不太可能进行切缘阴性的手术切除。

十四、晚期毒性

随着成功治疗儿童的随访增加，关于治疗后期结果的数据也越来越多。晚期后遗症的类型和严重程度取决于儿童的年龄和性别、手术范围、化疗药物和放疗相关因素。肾母细胞瘤患者最常见的肾衰竭原因是双侧肾切除术，而第二大原因是放疗引起的损伤或影响剩余肾的手术并发症。在双侧肾母细胞瘤中，NWTS-1 和 NWTS-2 的肾衰竭发生率为 16.4%，NWTS-3 和 NWTS-4

患者的生存；②除了Ⅰ期疾病的患者外，对局部高危胚胎型肾母细胞瘤患者加强化疗可以改善无事件生存率，但不能改善 OS[84, 85]。

十三、恢复疗法

复发的组织学良好的肾母细胞瘤患儿的预后因复发部位、从最初诊断到复发的时间及既往治疗而不同。有利的预后因素包括既往未接受阿霉素治疗、诊断后复发

的发生率分别为9.9%和3.8%[89]。照射剂量为25～40Gy时，脊柱侧弯的发生率为40%～60%。然而，在目前10.8Gy的剂量下，脊柱侧弯的发生率应该很低[90, 91]。在NWTS-1至NWTS-4的患者中，首次使用阿霉素治疗的患者在20年时发生心力衰竭的累积频率为4.4%，首次或后续复发接受阿霉素治疗的患者发生心力衰竭的累积频率为17.4%。与心力衰竭显著相关的因素有女性、阿霉素累积剂量、肺部照射和左侧腹部照射[61]。肾母细胞瘤存活者的不良妊娠结局发生率明显较高，如胎儿位置不正和早产，侧腹照射剂量大于25Gy后发生率最高。与对照组相比，他们的后代更多的是早产和低出生体重；侧腹照射后，先天畸形的数量有增加的趋势[92, 93]。在平均随访7.5年后，在NWTS方案登记

的患者中，第二恶性肿瘤的累积15年风险为1.6%。高剂量的腹部照射和阿霉素增加了第二种肿瘤的风险[94]。在NWTS晚期毒性研究的另一份报告中，接受胸部放射治疗的肾母细胞瘤的女性幸存者患早期乳腺癌的风险很高，近15%的人在40岁前发展为浸润性疾病[95]。在一项NWTS回顾研究中，确诊后5年内的标准化死亡率为24.3，接下来5年为12.6，之后为超过3.0。前5年死亡的主要原因与原发病有关（91%）。5年后，死亡率与原发病（40%）和治疗后晚期毒性（39%）同等相关。导致死亡率的三种最常见的治疗相关毒性是第二恶性肿瘤、CHF和终末期肾病。即使在确诊20年后，死亡的风险，特别是治疗相关的晚期毒性，仍然在升高。

第82章　视网膜母细胞瘤

Retinoblastoma

Anne-Marie Charpentier　Carlos Rodriguez-Galindo　Carolyn R. Freeman　著

施鹏越　译

要　点

1. **发病率**　视网膜母细胞瘤占所有儿童恶性肿瘤的 2.5%～4%。其发病率为每年每百万儿童 2～5 例，相当于美国每年约 300 例新发病例。

2. **生物学特性**　视网膜母细胞瘤有两种不同的临床 / 遗传学表现形式：①双侧或多灶性视网膜母细胞瘤，占 25%，特征是 RB1 基因胚系突变，有家族病史的占 25%，新的（散发的）胚系突变占 75%；②单侧或单灶性视网膜母细胞瘤，占 75%，其中 90% 没有视网膜母细胞瘤家族史。

3. **分期评估**　视网膜母细胞瘤的分期基于眼内肿瘤负荷、病变部位和大小及是否有玻璃体种植。视网膜母细胞瘤也可以根据系统分期：区域性，包括眼眶、耳前结节；中枢神经系统播散；CNS 以外转移。

4. **主要治疗**　治疗方式包括各种形式的化疗、病灶治疗（冷冻治疗、热疗、光凝、近距离治疗）、外照射治疗和眼球摘除术。视网膜母细胞瘤需要考虑的治疗原则包括肿瘤负担（分组和分期）、偏侧性（单侧或双侧）和视觉潜力。

一、概述

视网膜母细胞瘤占所有儿童恶性肿瘤的 2.5%～4%。它是儿童时期最常见的眼部肿瘤。在美国和欧洲，经年龄调整的视网膜母细胞瘤的平均发病率为每百万名儿童中有 2～5 名，或每 14 000～18 000 名活产儿中就有 1 名[1, 2]。2/3 的病例是在 2 岁之前确诊的，95% 的病例是在 5 岁之前确诊的[1]。

二、病因学和流行病学

在非洲、印度和北美的美国印第安人后裔中，视网膜母细胞瘤的发病率较高（每百万名儿童中有 6～10 例）。发病率增加主要为单侧病例。在工业化国家，视网膜母细胞瘤发病率的增加与贫困和母亲教育水平较低有关，这表明环境起到了一定作用[3, 4]。人乳头瘤病毒与视网膜母细胞瘤的发病机制有关[5]。

视网膜母细胞瘤是一种独特的肿瘤，其遗传形式是常染色体显性遗传，且几乎完全是外显性（85%～95%）[6]。这些儿童中的大多数获得了第一个突变，作为新的生殖系突变，只有 15%～25% 的孩子有阳性家族史。但是，一些家族显示了一种继承模式，其特征是外显性和表达力降低。此外，RB1 基因突变可能发生在胚胎发育的后期，导致不同组织的表达不同，导致 10%～15% 的患者或他们的祖细胞形成嵌合体[7]。

遗传咨询对于帮助父母了解每种视网膜母细胞瘤的遗传后果和估计亲属的风险是至关重要的。

三、预防及早期发现

视网膜母细胞瘤的成功治疗依赖于在疾病局限在眼内时发现疾病的能力。疾病分期与延误诊断有关[8]。在发展中国家，延迟诊断与眼眶和转移性疾病有关[9]。鼓励在所有新生儿和随后的健康检查中进行眼睛评估。美国儿科学会和光明未来儿科预防护理的共识指南包括出生时和出生 3～5 周；第 1 年第 1 个月、第 2 个月、第 4 个月、第 6 个月、第 9 个月和 12 个月；第二年第 15 个月、第 18 个月和第 24 个月；以及第 30 个月和 3 岁、4 岁和 5 岁进行健康随访检查。重要的是，视力和眼睛健康评估，包括红色反射检查，是每次就诊的组成部分。正在考虑进行大规模筛查，特别是在肿瘤常见的地方，如南美和亚洲的部分地区。

四、生物学特性 / 分子生物学

1971 年，Knudson[10] 提出了"两次命中假说"，即发育中的视网膜细胞中的两个突变事件导致视网膜母细胞瘤的发生。这一假设随后被扩展到表明这两个事件可能是位于染色体 13q14 的 RB1 基因的两个等位基因的突变，并于 1986 年被发现[11, 12]。RB1 功能的双等位基因缺失是肿瘤发生所必需的；这种缺失在双侧疾病患者中是生殖系和体系的，在单侧疾病的患者单个细胞的体系的。该性状的外显率大于 90%[13]。在遗传性和非遗传性视网膜母细胞瘤中，第二个致瘤事件本质上通常是染色体的，通常是有丝分裂重组错误的结果[14]。第二次打击发生的频率比第一次高得多，而且对环境因素（如电离辐射）更敏感，这可能解释了视网膜母细胞瘤幸存者患辐射诱发恶性肿瘤的风险增加的原因。肿瘤进展还需要其他事件。

五、病理学和播散途径

从大体上看，视网膜母细胞瘤柔软易碎，容易失去血液供应，导致坏死和钙化。在玻璃体和视网膜内以白色小结节（种子）的形式扩散是很常见的，有时很难区分多中心原发肿瘤和播散性肿瘤[15]。显微形态取决于分化程度。未分化视网膜母细胞瘤是由小而圆、密集排列的细胞组成，细胞核深染，胞质稀少。70% 的肿瘤中见到的 Flexner-Wintersteiner 环是视网膜母细胞瘤所特有的。

生长和侵袭是一系列的事件，只有在肿瘤达到眼内较大尺寸后，才会发生视网膜外扩散。作为这一过程的一部分，视网膜母细胞瘤延伸到眼皮（脉络膜和巩膜）、视神经和前段。局部扩散通过巩膜直接延伸到眼眶内容物至耳前淋巴结。眶外疾病表现为颅内肿瘤、软脑膜播散或血源性转移，通常表现为骨髓和骨髓转移，少数情况下表现为肝脏转移。

六、临床表现、患者评估和分期

视网膜母细胞瘤是一种儿童肿瘤。与单侧视网膜母细胞瘤患者（通常 1—3 岁）相比，双侧视网膜母细胞瘤的发病年龄较小（通常在 1 岁之前）[6, 16]。在第 1 年确诊的视网膜母细胞瘤患者中，有一半是双侧的，而在一岁后确诊的患者中，这一比例不到 10%。

在超过 50% 的病例中，出现的症状是白角膜，有时是在闪光照片后第一次注意到。斜视是第二常见的症状，通常与黄斑病变有关。

虽然大多数双侧视网膜母细胞瘤患者携带 RB1 基因的胚系突变，但只有 5% 的患者携带 13q14 位点的缺失，其大小足以通过核型分析检测到。在这些情况下，视网膜母细胞瘤是由于丢失额外遗传物质而导致的更复杂综合征的一部分。13q 综合征患者的特点是典型的面部变形特征，轻微的骨骼异常，以及不同程度的智力低下和运动障碍[17]。

三边视网膜母细胞瘤是指双侧视网膜母细胞瘤与典型的异时性脑瘤相关[18]。肿瘤多为松果体区原始神经外胚层肿瘤（松果体母细胞瘤）。诊断为三边视网膜母细胞瘤的中位年龄为 23—48 月龄[19]。近年来，随着化疗在双侧视网膜母细胞瘤患者中的广泛应用，三边形视网膜母细胞瘤的发病率似乎有所下降[20]。大约 5% 的双侧病变患者发展为松果体囊肿，这些囊肿似乎是三边视网膜母细胞瘤的一种形态[21]。

眼内视网膜母细胞瘤的诊断通常没有病理证实。需要在麻醉下进行最大瞳孔和巩膜凹陷的检查，以检查整个视网膜（图 82-1）。必须详细记录肿瘤的数量、位置和大小，检查视网膜脱离和视网膜下积液及玻璃体和视网膜下肿瘤的存在。像 Retcam 这样的广角实时视网膜成像系统提供 130° 视野和数字记录，便于诊断和随访。

有助于诊断的影像学研究包括二维超声、计算机断层扫描和磁共振成像；然而，重要的是要知道，就微小的巩膜或视神经受累而言，神经影像学表现并不总是与病理相关[22]。影像学对评估眼外侵犯和鉴别视网膜母细胞瘤与其他原因引起的白斑尤为重要。转移性疾病发生在 10%～15% 的患者中，通常与晚期眼内特征有关[23, 24]。在这种情况下，额外的分期检查应该包括骨显像、骨髓抽吸和活检，以及腰椎穿刺进行脑脊液细胞学检查。

Reese-Ellsworth（R-E）分型系统已经成为眼内疾病的标准。R-E 系统被设计用来预测 EBRT 后的结果[25]。眼内视网膜母细胞瘤"保守"化学减灭术模式的改变使得 R-E 系统对眼球保存的预测性降低。另一种分期系统（视网膜母细胞瘤国际分类）已被开发为更好地预测治疗成功的指标[26]（框 82-1）。由国际眼科医生和儿科肿瘤学家组成的联盟开发的第三个分期系统融合了旧系统最重要的元素[27]。

七、治疗手段

视网膜母细胞瘤的治疗旨在挽救生命和保护有用的视力，同时注意晚期功能性和致癌性影响的风险；它需要眼科医生、儿科肿瘤学家和放射肿瘤学家之间的协调[28]。

（一）手术

眼球摘除术适用于充满玻璃体的大肿瘤，当恢复视

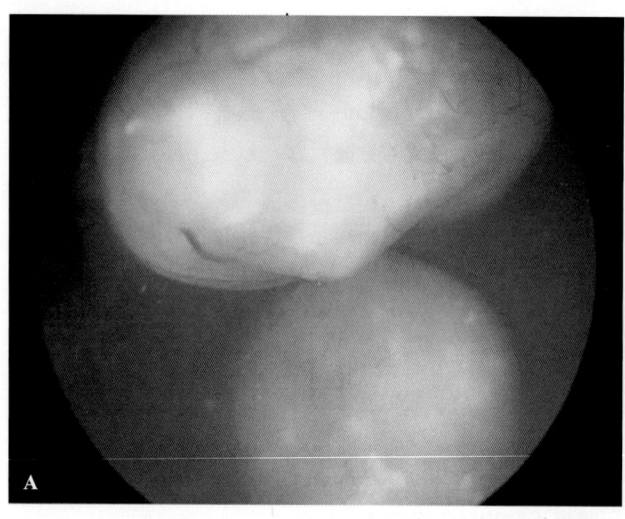 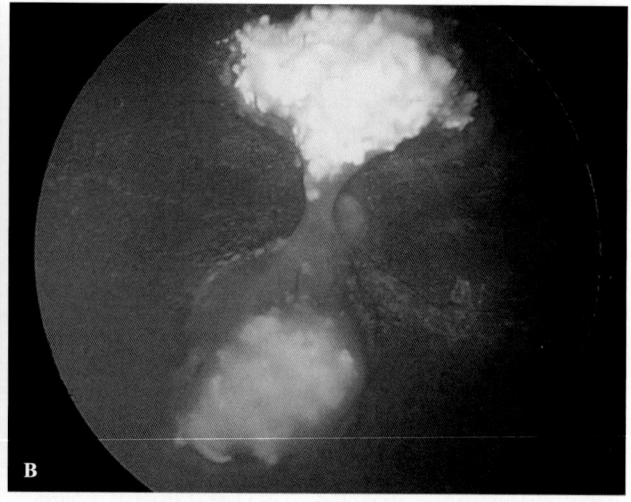

▲ 图 82-1　A. 双眼病变患者的晚期眼内视网膜母细胞瘤；B. 化疗 4 个周期后的同一只眼（此图彩色版本见书末）

框 82-1　眼内视网膜母细胞瘤国际分类

A 组：远离中央凹和视盘的小肿瘤
- 肿瘤最大直径≤3mm，局限于视网膜
- 位于距中央凹至少 3mm、距视盘 1.5mm 的位置

B 组：所有残留的肿瘤都局限于视网膜
- 所有不属于 A 组的其他仅限于视网膜的肿瘤
- 视网膜下积液（无视网膜下种植）≤距肿瘤底部 3mm

C 组：局部视网膜下积液或种植
- 局部视网膜下积液距离肿瘤 3～6mm
- 距肿瘤≤3mm 的玻璃体种植或视网膜下种植

D 组：弥漫性视网膜下积液或播散
- 视网膜下积液距离肿瘤>6mm
- 距肿瘤>3mm 的玻璃体种植或视网膜下种植

E 组：存在这些不良预后特征中的任何一个或多个
- 超过 2/3 的眼球上充满了肿瘤
- 前段肿瘤
- 睫状体内或睫状体上的肿瘤
- 虹膜新生血管
- 新生血管性青光眼
- 出血造成的不透明介质
- 肿瘤坏死伴无菌性眼眶蜂窝织炎
- 眼球结核

改编自 Shields CL, Mashayekhi A, Au AK, et al. The international classification of retinoblastoma predicts chemoreduction success. *Ophthalmology*. 2006; 113: 2276–80.

力的可能性很小或根本没有时，以及当肿瘤出现在前房或与新生血管性青光眼相关时。必须完整地摘除眼睛，不能将肿瘤细胞植入眼眶[29]。为了达到最佳分期，和眼球同时切除一段较长的视神经（10～15mm）。眼眶植

入物通常在相同的手术过程中安装，眼外肌附着在它上面。一只陶瓷假眼后来被装进了眼窝。很少有眼眶清除术的指征。

（二）聚焦治疗

在单眼眼内疾病中，聚焦治疗是避免眼球摘除和 EBRT 的关键。氩激光光凝用于治疗位于眼赤道或赤道后的肿瘤，以及治疗放射治疗后偶见的视网膜新生血管[30]。这项技术仅限于底部不超过 4.5mm，高度不超过 2.5mm 的肿瘤。这种治疗的目的是消除肿瘤的血液供应。通常需要 2 个月或 3 个月的疗程，在大约 70% 的病例中实现了局部肿瘤控制。冷冻疗法用于治疗眼赤道和周围的小病变，底部不超过 3.5mm，高度不超过 2mm[31]。进行 1～2 个月一次的三次冷冻和解冻，由此产生的肿瘤控制通常是很好的。最近引入的一种聚焦疗法是经瞳孔热疗，它通常使用半导体激光，在亚光凝水平上应用聚焦热疗[32]。

（三）化疗

日本研究人员率先将美法仑用于晚期或复发性眼内视网膜母细胞瘤患者的玻璃体内和动脉内[33-35]。虽然也使用拓扑替康和卡铂等其他药物，但仍可获得较高的眼保存率[36-39]。将美法仑直接注入玻璃体也是治疗玻璃体疾病的一种很有前途的方法[40, 41]。

对于全身给药，虽然三联用药方案（长春新碱、卡铂和依托泊苷）是早期眼内疾病患者的标准治疗方案（R-E 组 I～III，国际 B 组），但当增加积极的病灶巩固时，非强度的长春新碱和卡铂双药方案也被证明是有效的[28, 42]。

（四）放疗

放射治疗历来是双侧疾病患者的主要治疗方法。虽然在大多数局部区域的报道中疾病控制都很好，但是关

于放射后继发性恶性肿瘤的高发病率的记录，特别是在双侧或遗传性视网膜母细胞瘤中，促使了规范的转变。对于眼内疾病、眼外侵犯或远处转移较严重的病例，可采用巩固性 EBRT 进行局部肿瘤控制。

八、组合形态

（一）单侧视网膜母细胞

眼球摘除术可以治愈 85%～90% 患有单侧眼球内疾病的儿童。结果良好，功能效果好，远期影响最小[43]。然而，鉴于化疗和局部治疗在治疗双眼眼内疾病方面的成功，类似的"保守"治疗方法可能适用于单侧眼内疾病，特别是对那些后来可能被发现患有对侧疾病的年幼儿童。采用动脉内化疗，单眼病变的眼球保存率可达 70% 以上[37]。

对于眼球摘除的患者，巩膜侵犯和视神经切缘阳性的患者需要辅助治疗。对于其他眼内病患者的辅助治疗是有争议的。在缺乏随机研究的情况下，现有的信息表明、辅助化疗的使用对那些眼外播散风险较高的患者是有益的，例如那些板层后和脉络膜受累的患者，以及那些可能有大量脉络膜受累的患者。辅助化疗不适用于板层前受累或孤立性脉络膜局灶性受累的患者[28]。已经提出了几种化疗方案，其中以 6 个月的长春新碱、环磷酰胺和阿霉素、长春新碱、卡铂和依托泊苷或两种方案交替疗程的混合方案治疗最有效。

（二）双侧视网膜母细胞

典型的双眼病变表现为一只眼的晚期病变，对侧病变相对较局限。在过去，治疗通常包括摘除患有更严重疾病的眼睛（当几乎没有视觉潜力时），并对剩余的眼睛进行 EBRT。然而，尽管这种治疗可达到良好的肿瘤控制，但也与重要的长期后遗症有关。因此，现在双侧视网膜母细胞瘤患者的治疗通常包括通过全身或动脉内给药的预先化疗，目的是最大限度地减轻肿瘤负担，然后进行积极的局部治疗。使用以卡铂为基础的多药化疗或以美法仑为基础的动脉内治疗，加上巩固的局部治疗，使超过 75% 的患者中避免了眼球摘除和 EBRT[44, 45]。

九、局部晚期疾病

眼外播散的视网膜母细胞瘤通常反映延误的诊断和治疗。在欧洲和美国，只有不到 5% 的患者患有眼外疾病，而在欠发达国家，这一比例超过 20%[46, 47]。

眼眶和局部视网膜母细胞瘤

眼眶视网膜母细胞瘤是肿瘤通过视网膜血管和巩膜进展的结果。巩膜外疾病被认为是眼外疾病，并按此

进行治疗。眼眶视网膜母细胞瘤位于 60%～70% 的病例中[48]。治疗包括全身化疗和放射治疗；通过这种方法，60%～85% 的患者被治愈。失败主要发生在中枢神经系统，突显了具有中枢神经系统渗透性的药物的重要性。不同的化疗方案已被证明是有效的[28]。对于肉眼眼眶疾病的患者，预先化疗后再手术，通常不需要眼眶清除术。术后化疗加眼眶放疗（40～45Gy）巩固治疗[49]。类似的处理方法也适用于巩膜疾病患者，尽管也有报道称在没有放疗的情况下效果良好[46]。视神经受累的患者也应该接受类似的全身治疗，照射范围为整个眼眶，通常剂量为 36Gy，视神经和交叉残留部分则加量 9～10Gy。来自阿根廷的最新数据显示，对于视神经切除边缘的肿瘤患者，采用诱导化疗、眼球摘除、辅助化疗和放射治疗（45Gy），70% 的病例得到了疾病控制[50]。洛杉矶儿童医院小组使用了类似的方法，但更有选择性地使用放疗，取得了极好的结果[51]。

耳前和颈部淋巴结应该仔细行影像学检查，因为 20% 的眼眶延伸患者有淋巴转移[48]。淋巴扩散可能不会带来更差的预后，前提是受累淋巴结也接受了放射治疗。

有关中枢神经系统受累、三边视网膜母细胞瘤和颅外转移性视网膜母细胞瘤的更多信息可在网上找到。

十、放疗技术

放射治疗的靶区范围从局部斑块到整个眼眶、视神经和交叉，因此所使用的技术是包括局部斑块近距离放射治疗、三维适形放射治疗、调强放射治疗、立体定向放射治疗和质子放射治疗在内的几种选择中选择最合适的。

（一）斑块近距离放射治疗

斑块放疗是局限性视网膜母细胞瘤的一种选择，仅限于 1 个或 2 个不累及视盘或黄斑的病变。斑块放置的计划包括由眼科医生评估的肿瘤大小和位置的识别，以及使用视网膜摄像头和眼部超声的直接可视化，有时还包括 MRI。靶体积包括通过巩膜投射的肿瘤基底加上 1～2mm 的边缘。肿瘤高度是根据成像数据直接测量的，巩膜厚度加 1mm。根据斑块的中心和缝合小孔及与角膜缘的距离，平面图提供了适当的定位。外科医生提供进入典型后部肿瘤下巩膜的通道，根据投影标记肿瘤的中心和边缘。使用相同配置的假斑块来验证位置，并由眼科医生将加载的巩膜上斑块缝合到巩膜上。使用 125I 时，使用铅护眼罩可以减少人员的暴露。住院或门诊情况取决于辐射暴露和当地要求。

剂量是在肿瘤顶端发出的，或者扩大到包括覆盖

在上面的玻璃体病灶（如果有的话）。^{125}I 的目标剂量通常为顶端 40~45Gy，剂量率为 40~80cGy/h [52-54]。大多数使用 ^{106}Ru 的经验报道顶端剂量为 50Gy，有时为 70Gy [55, 56]。^{125}I 的肿瘤基底部剂量（巩膜剂量）约为 120Gy，^{106}Ru 为 150~200Gy。

今天的大多数斑块使用 ^{125}I，它很容易以封装的形式获得，允许定制制造不同大小的金斑块，并配置为圆形或凹槽模板，后者允许放置在视神经附近。^{125}I 粒子可以不同地装载在斑块的孔内，以获得适合肿瘤的剂量分布。^{125}I 斑块通常用于肿瘤高度达 10mm，基底直径 16mm 或更大。^{192}Ir 是一种替代放射性同位素，也可作为密封源使用，但剂量学特性不太理想。^{106}Ru 的经验主要来自欧洲 [55, 56]。^{106}Ru 的剂量分布限制了对身高不超过 6mm 的肿瘤的使用，均匀的圆形斑块通常不适用于视神经 2mm 范围内 [55]。

（二）外照射放疗

在历史上，对视网膜的照射是在治疗单眼或双眼平行的相对视野时使用单个侧野进行的。然而，这样的"D 形"视野，通过试图保留晶状体，使从赤道到锯齿缘的前部视网膜剂量不足。可以使用其他技术，如直接前电子或光子技术、使用侧野和带有透镜块的前野的双野技术、使用斜角、非共面圆弧的改进的侧野技术和调强放射治疗，每种技术都有其优点和缺点 [57, 58]。

视网膜母细胞瘤的处方剂量是经典的 45Gy，每次 1.8~2.0Gy。Foote [59] 等回顾了梅奥医学中心的经验，发现 45Gy 以上的肿瘤缺乏剂量 – 反应关系，可能除了大于 10DD（视盘直径）的肿瘤在本系列中控制率较低（67%）外。Merchant 等报道了使用较低剂量的 32~38Gy（中位数为 36Gy）[60]。

在对 E 组眼睛进行化疗的背景下，当最初的晚期疾病对诱导化疗仍有反应时，巩固的 EBRT 已被测试为减少 26Gy 的"预防性"剂量 [61]。

需要 EBRT 的视网膜母细胞瘤儿童一般在麻醉下计划和治疗，通常是用热塑面罩固定。使用与立体定向面罩集成的眼吸出系统可以在麻醉期间固定眼睛，并提高定位和治疗的精确度。应进行计划 CT 扫描，层厚 1~2mm。与 MRI 共同配准是有帮助的。在治疗全眼时，临床靶区体积（CTV）覆盖全球和视神经近端 0.5cm。如果累及视神经，CTV 将向后延伸，以包括剩余的视神经和视交叉。如果有眶外延伸，将延伸到眼眶壁。计划目标体积取决于所使用的固定和室内图像引导的可用性，通常在 2~5mm 之间变化。危险器官包括同侧和对侧骨眶、颞叶和全脑、对侧眼和晶状体、泪腺、视神经和交叉及垂体。接受 20Gy 或更高剂量的同侧骨眶的体积应该最小化，因为这是骨生长的建议阈值。

（三）立体定向放射治疗

立体定向放射治疗 [62-65] 可替代斑块放射治疗局部进展性疾病或局部巩固治疗。与斑块放射治疗相比，SRT 是一种非侵入性治疗，不需要特殊的技术技能，可以通过传统的分割进行治疗。靶区内的剂量更均匀，外巩膜的剂量更低，从而降低了视神经附近肿瘤的视神经损伤风险 [64]。

SRT 的目标体积是在计划 CT 上看到的 GTV（有或没有 MRI），在其上添加 2~3mm 的边缘以获得 PTV。在 CT 模拟和每个治疗日使用吸引器固定眼睛是至关重要的。

（四）质子放射治疗

质子放射治疗对于视网膜母细胞瘤患者来说可能是一个有趣的选择，无论是局部治疗还是全眼治疗（图 82-2）[66, 67]。据报道，接受 PRT 治疗的视网膜母细胞瘤患者的最大队列来自波士顿小组，该小组比较了 1986—2011 年接受质子放射治疗（n=55）和光子放射治疗（n=31）的患者的结果 [68]。在接受质子治疗的队列中，使用 PRT 的放射治疗引起的或野内第二种恶性肿瘤的 10 年累积发病率明显较低（0% vs. 14%），但需要注意的是，接受质子治疗的队列患者的随访时间较短（中位数为 6.9 年，而使用质子治疗的患者为 13.1 年）。

十一、视网膜母细胞瘤治疗的远期疗效

接受视网膜母细胞瘤治疗的儿童有发生功能性和美观上的骨质异常的风险，在青春期早期，眼眶发育基本完成时，这种异常就会变得明显。无论是导致眼眶收缩的眼球摘除，还是导致骨骼生长停止的放射治疗，都会对眼眶生长产生不利影响。视网膜母细胞瘤患者也有化疗相关并发症的风险。

然而，主要的担忧是继发性恶性肿瘤的风险，特别是在具有 RB1 基因胚系突变的儿童中，这也是过去 10 年来推动实践变革的因素之一。在结合波士顿和纽约市主要儿科中心数据的最大队列研究中，在 1914—1984 年治疗的 1601 名患者中，诊断后存活超过 1 年的 1601 名患者的继发性癌症的累积发病率为 36%，而在诊断后 50 年，散发 / 非遗传性队列的累积发病率为 5.7%。在遗传人群中，接受放射治疗的人患第二种恶性肿瘤的风险增加了 3.1 倍。在诊断后 50 年，放射治疗后第二恶性肿瘤的累积发病率为 38.2%，而未放疗的累积发病率为 21% [69, 70]。在散发队列中，患第二种恶性肿瘤的风险仅高于普通人群的乳腺癌（2.8 倍），特别是在有辐射暴

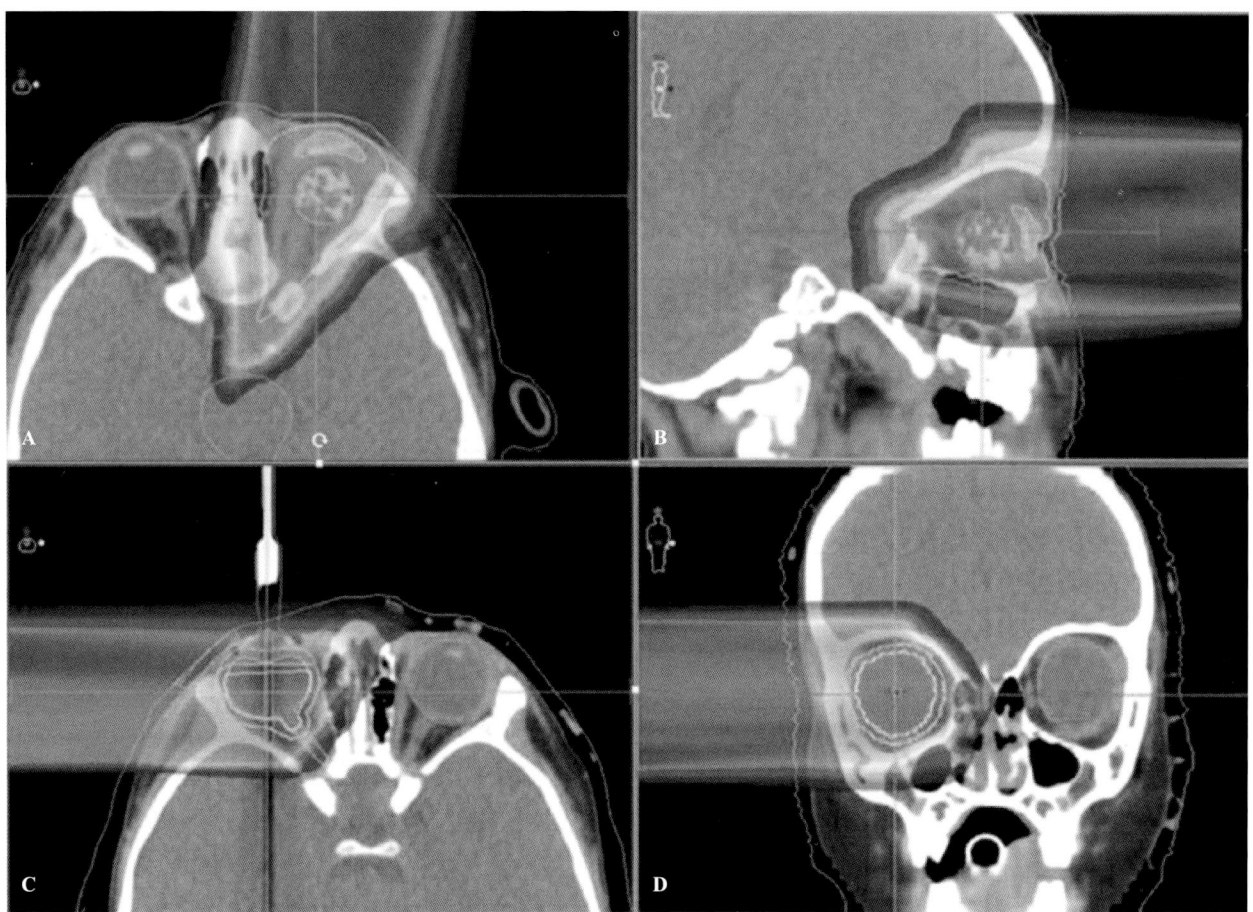

▲ 图 82-2　**A** 和 **B.** 使用主动扫描的质子场前方剂量测量；**C** 和 **D.** 使用主动扫描的单质子场侧向剂量测定（此图彩色版本见书末）
引自 Simmons J. Active Scanning Proton Beam Plans from the Midwest Proton Radiotherapy Institute. Bloomington, IN, 2010.

露的人群中（10 倍）。

与过去使用的治疗方法相比，目前的治疗方法可能会降低晚期后遗症的风险。减少 EBRT 的使用有望降低继发性恶性肿瘤的发病率[71]。当需要放射治疗时，延迟治疗（平均使用化学减量治疗，至少 6 月龄或 7 月龄至中位年龄 21 月龄）可能会导致最常见的辐射后不良反应的频率和严重程度降低，因为在生命的第 1 年，辐射对骨骼发育和致癌易感性的影响似乎最大[72]。最后，更新的放射治疗技术可以更好地保留眼眶骨，使用传统的分割计划和更低的总剂量，以及更新的方式，如质子，也可能降低晚期后遗症的风险[68]。图 82-3 总结了当前的治疗。

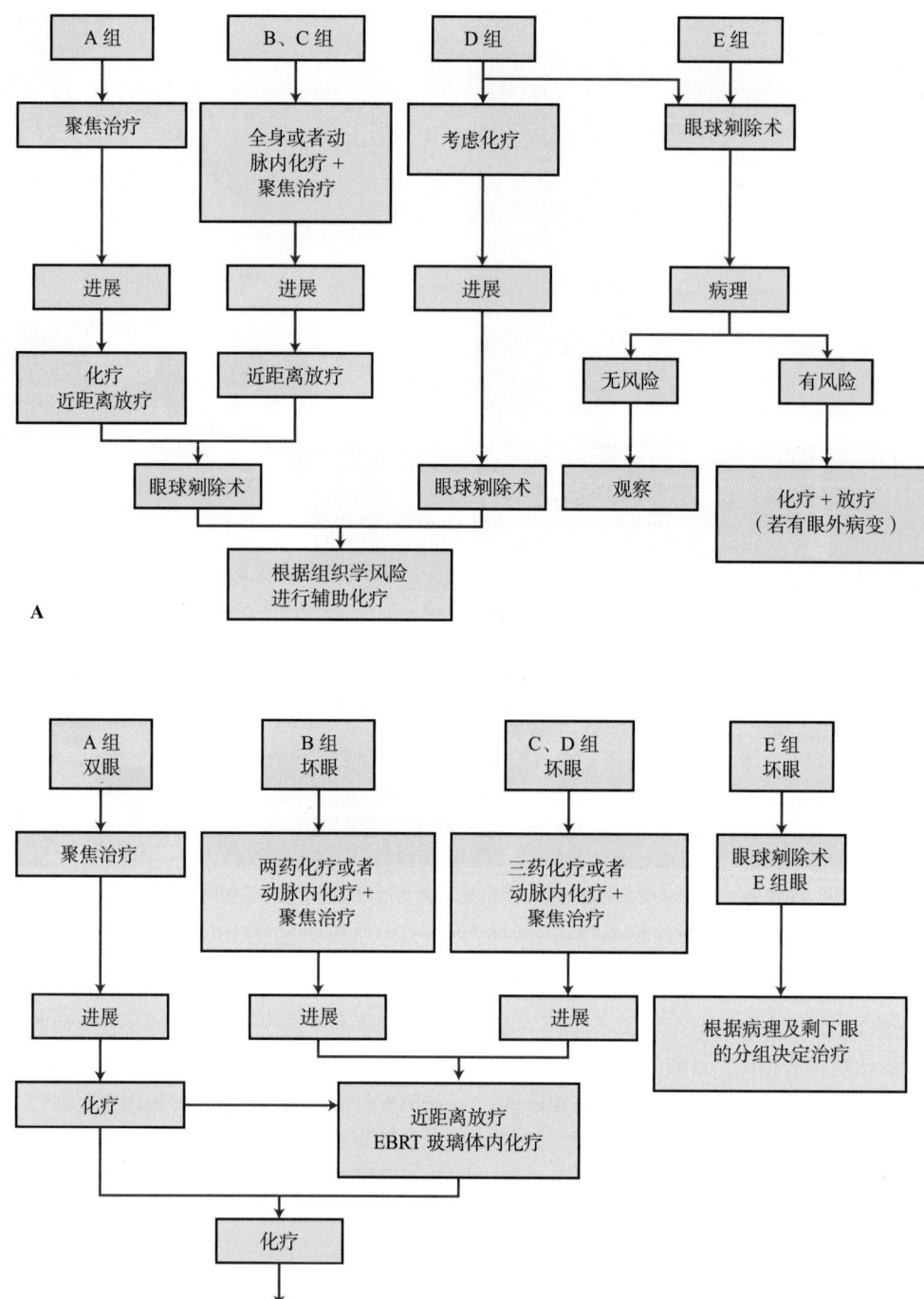

▲ 图 82-3 视网膜母细胞瘤的治疗流程

A. 单侧视网膜母细胞瘤；B. 双侧视网膜母细胞瘤。EBRT. 体外放射治疗

第83章　神经母细胞瘤
Neuroblastoma

Suzanne L. Wolden　Stephen S. Roberts　著

刘　静　译

要　点

1. 流行病学　神经母细胞瘤占儿童癌症的 8%～10%，美国每年报告 650 例。它是儿童最常见的颅外实体瘤，也是婴儿最常见的恶性肿瘤。肿瘤主要发生在神经嵴来源的组织中，肾上腺是其最常见的部位。

2. 早期发现　筛查对高危神经母细胞瘤的生存率或检出率没有影响。在正常发育中存在神经母细胞瘤样细胞。

3. 生物学、分类和分期　节段性染色体异常包括 1p36 和 11q 的缺失及 17q 和 MYCN 扩增的不平衡增益，与更差的预后相关。神经母细胞瘤含有小的、圆形的、蓝色的细胞，这些细胞为神经特征染色。淋巴扩散很常见，扩散到颅骨，而肺转移很少见。5%～10% 的复发病例出现脑转移。年龄小于 18 月龄的儿童通常有局限性疾病，而年龄较大的儿童通常有播散性肿瘤。国际神经母细胞瘤病理委员会分类系统是最广泛使用和验证的。国际神经母细胞瘤风险群分期系统正在取代以前的分期系统。分期检查包括骨髓抽吸和活检、计算机断层扫描、磁共振成像和 ^{123}I 标记的间碘苯胍（或 ^{18}F- 氟代脱氧葡萄糖 – 正电子发射断层扫描）的骨闪烁扫描。应测量尿儿茶酚胺浓度。

4. 治疗　治疗以危险分层为基础。生存率从低风险患者的 95% 到高风险患者的 30%～40%。低风险疾病：对于进展性疾病，通常采用单独手术和化疗治疗。中等风险疾病：化疗 4～8 个月后再手术。放射治疗（21Gy）通常只用于进展性疾病。高风险疾病：手术、诱导化疗加或不加自体干细胞移植、抗二乙酰神经节苷脂（GD2）免疫治疗、原发灶加或不加转移灶放射治疗。

神经母细胞瘤包括一系列肿瘤（神经母细胞瘤、神经节母细胞瘤和神经节神经瘤），这些肿瘤起源于神经嵴组织的原始肾上腺素能神经母细胞，通常发生在幼儿身上。神经母细胞瘤的临床表现和治疗因临床和生物学特征的不同而有很大不同。虽然有些肿瘤会自发消退，但有些肿瘤恶性程度很高，往往致命[1, 2]。

在过去的几十年里，由于对肿瘤行为的理解和有效的危险组分层，治疗取得了重大进展。低危和中危肿瘤患者现在通过最少的干预获得了较高的生存率，而那些高危疾病患者由于强化的多模式治疗而提高了生存率。

神经母细胞瘤是一种多方面的疾病。研究神经母细胞瘤的生物学特征，并将这些发现转化为有效的治疗方法，可以作为其他疾病的模式。

一、病因学及流行病学

神经母细胞瘤占所有儿童癌症的 8%～10%，在美国每年约有 650 例确诊病例。它是儿童最常见的颅外实体瘤，也是婴儿最常见的恶性肿瘤。确诊年龄中位数为 17 个月，男女比例为 1∶1。40% 的患者在 1 岁以下确诊，89% 的患者在 5 岁以下确诊，98% 的患者在 10 岁以下确诊[1-3]。

大多数原发性神经母细胞瘤的解剖分布与神经嵴组织的位置一致，因为肿瘤起源于原始的肾上腺素能神经母细胞。肾上腺是最常见的原发肿瘤部位，占全部病例的 35%。然而，年龄小于 1 岁的儿童只有 25% 的病例有肾上腺肿瘤。其他常见部位包括下胸腹椎旁神经节（30%）和后纵隔（19%）。盆腔和颈部的神经节占肿瘤的 2%～3%，1% 的原发部位未知[1, 4]。

二、预防和早期发现

由于神经母细胞瘤经常产生高水平的儿茶酚胺，可在尿液中检测到，因此对婴儿进行了大规模的疾病筛查。在许多国家进行的广泛试验表明，通过筛查发现的肿瘤往往是非常有利的风险。不幸的是，筛查并没有对高危神经母细胞瘤的存活率或早期发现产生影响[5-6]。

在尸检时，常常可以在死于无关原因的婴儿身上发现微小的神经母细胞瘤样结节[7]。此外，与神经母细胞瘤一致的细胞簇均匀地出现在所有胎儿的肾上腺中，在妊娠 17～20 周达到峰值，然后在出生时或婴儿早期自然消退[8]。因此，组织学上与神经母细胞瘤相同的细胞簇的发育和随后的退化似乎是一个正常的胚胎学事件，而临床上可检测到的神经母细胞瘤的发育似乎是这一正常发育过程中断的结果。

在大多数情况下，神经母细胞瘤的病因尚不清楚。从未证明产前或产后暴露于药物、化学品或辐射与疾病的发病率增加有关[1]。一小部分神经母细胞瘤是家族性的，通常与间变性淋巴瘤激酶或 PHOX2b 基因的种系突变有关。至少有 20% 的家族性神经母细胞瘤患者有双侧或多灶性疾病，往往出现在更早的年龄[9-12]。

三、生物学特征及分子生物学

神经母细胞瘤是一种模式性疾病，在这种疾病中，对肿瘤的遗传学认识的提高使得基于生物学的风险分层和治疗成为可能。在神经母细胞瘤中发现了许多反复发生的基因改变，并且与疾病的预后相关。最近在一组罕见的神经母细胞瘤患者（<1%）中发现了 ALK 和 PHOX2B 基因的胚系突变，这与遗传性神经母细胞瘤有关[12-14]。然而，在 8%～10% 的神经母细胞瘤中也发现了体细胞 ALK 突变，这可能意味着生物学上的不良疾病。大多数侵袭性神经母细胞瘤含有基因组水平的不稳定性，导致染色体重排和不平衡易位。相反，侵袭性较弱的肿瘤往往表现为染色体的丢失和增加[2, 15, 16]。那些染色体全部丢失或增多，很少或没有节段性染色体异常的肿瘤通常预后良好，许多肿瘤会自发分化或消退。相反，高风险的成神经细胞瘤的特征是反复出现的节段性染色体异常，大量染色体的非随机改变，特别是 1p36 和 11q 的缺失及染色体 17q 的不平衡增加[17]。最关键的基因组改变是 MYCN 癌基因的扩增，发生在大约 20% 的神经母细胞瘤中，与晚期疾病、年龄较大（>18 个月）和明显较差的预后有关[18-21]。

四、病理学与播散途径

神经母细胞瘤是儿童期最常见的小而圆的蓝细胞肿瘤。其他与标准病理染色相似的恶性肿瘤包括非霍奇金淋巴瘤、尤因肉瘤、原始神经外胚层肿瘤和软组织肉瘤。神经母细胞瘤可以通过免疫组织化学染色的各种标志物，包括神经元特异性烯醇化酶、突触素和神经丝，与其他肿瘤区别开来。其特征性的组织学表现为小而均匀的细胞，含有致密的高度染色细胞核，胞质稀少，有神经纤维束。在高达 50% 的病例中可以看到代表嗜酸性神经纤维周围神经母细胞的 Homer-Wrigh 假花环。

组织学亚型代表成熟途径的不同点，包括神经母细胞瘤、神经节母细胞瘤和节神经瘤（按分化程度增加的顺序）。神经节神经瘤被认为是良性的，由成熟的神经节细胞、神经纤维和施万细胞组成。神经节母细胞瘤具有神经母细胞瘤和神经节细胞瘤的病理特征，也可以有中间行为[22]。

各种不同的病理分类系统已用于危险分层。国际神经母细胞瘤病理学委员会系统是最广泛使用和验证。表 83-1 列出了该系统的特性。这代表了岛田系统的改进，该系统根据患者年龄、向神经节细胞分化的程度、存在的施万细胞基质的数量、肿瘤是否结节性、钙化程度和有丝分裂核分裂指数对肿瘤进行分类[23]。

神经母细胞瘤通常通过淋巴管扩散到区域淋巴结，通常在主动脉旁链处，很少会扩散到下一级的淋巴管，如腹部肿瘤患者的左锁骨上窝（Virchow 结）。血行扩散通常发生在骨髓、骨，很少发生在肝脏。神经母细胞瘤似乎倾向于颅骨，尤其是后眼眶，这可能导致眶周瘀斑的"浣熊眼"临床表现。肺和脑转移很少见。然而，随着全身治疗方法的改进，目前有 5%～10% 的高危复发患者出现孤立性脑实质转移。这些中枢神经系统复发需要颅脊神经放射治疗，因为软脑膜扩散的风险很高[24]。

五、临床表现、患者评估及分期

神经母细胞瘤的临床表现多种多样，因为它的发病部位不同。原发肿瘤的部位和病变程度随年龄而变化。大多数年龄小于 1 岁的儿童（57%）在诊断时有局部区域性疾病，而大多数年龄大于 1 岁的儿童（81%）有播散性疾病。患有腹部肿瘤的儿童可能表现为腹痛、腹胀或胃肠道紊乱，但更常见的是儿童无症状，肿瘤是由监护人偶然发现的。许多播散性疾病患者会出现发热、疼痛、跛行和明显易怒，尤其是年幼的儿童。副肿瘤综合征，如视阵挛肌阵挛综合征（肌阵挛抽搐和随机眼球运动）或血管活性肠肽综合征（顽固性分泌性腹泻伴低钾血症和肿瘤分泌血管活性肠肽引起的脱水）是罕见的，发生率不到 4%[25-27]。大多数神经母细胞瘤分泌的儿茶酚胺不太可能引起高血压、潮红或心动过速。

胸部或腹部平片可显示代表原发肿瘤的软组织肿

表 83-1　国际神经母细胞瘤病理分类（Shimada 系统）对神经母细胞瘤预后的评价

国际神经母细胞瘤病理分类			原 Shimada 分类	预后分组
神经母细胞瘤	分化较好	施万基质缺乏	基质缺乏（分化较好）	预后较好
	<1.5 年	低分化或分化中和低或中度 MKI 肿瘤		
	1.5～5 年	分化中及低度 MKI 肿瘤		
	分化不良		分化不良	预后不良
	<1.5 年	• 未分化肿瘤 a • 高 MKI 肿瘤		
	1.5～5 年	• 未分化或低分化的肿瘤 • 中或高度 MKI 肿瘤		
	>5 年	所有肿瘤		
混合型神经节神经母细胞瘤	施万基质丰富		富含基质的混合型（分化良好）	预后良好 b
星形胶质细胞瘤	施万基质占优势			
成熟中			分化好（分化良好）	预后良好 b
成熟			神经母细胞瘤	
神经节神经母细胞瘤，结节性	富含基质 / 基质占优势和基质贫乏的复合施万基质（施万基质丰富）		富含间质的结节型（分化不良）	预后不良 b

a. 罕见亚型，特别是在这个年龄段确诊；需要进一步的调查和分析
b. 这些肿瘤类别的预后分组与患者年龄无关
MKI. 有丝分裂 – 核分裂指数
引自 Shimada H, Ambros IM, Dehner LP, et al. The International Neuroblastoma Pathology Classification（the Shimada system）. *Cancer*. 1999; 86：364–372.

块，85% 的肿瘤有钙化。神经母细胞瘤的分期需要多种影像学检查。原发肿瘤及局部淋巴结应行 CT 或 MRI 检查。这些研究还应用于评估肝脏转移及原发肿瘤的脊柱延伸和可切除性。它们也可用于明确特定部位的骨转移程度，如颅骨。

至少 90% 的神经母细胞瘤表现出对间碘苯胍（MIBG）的摄取；因此，骨转移主要使用 [123]I 标记的 MIBG 显像。[99m]Tc 标记的骨显像很少被用作主要检查手段，因为 MIBG 显像更敏感、更特异。[18]F– 氟代脱氧葡萄糖 – 正电子发射断层扫描可用于显示 MIBG 不摄取的肿瘤和低风险疾病患者的转移病灶[18-20]。完整的分期还包括双侧髂后嵴骨髓抽吸和活检。一个单一的阳性结果足以证明骨髓受累[31, 32]。

由于大多数情况下会产生过量的儿茶酚胺，因此通常会测量尿液儿茶酚胺及其代谢物，特别是香草基扁桃酸和高香草酸。尿中儿茶酚胺的水平通常与尿肌酐值成比例[33]。

神经母细胞瘤的分期在过去几年中经历了几次修改。旧的分期系统，包括 Evans 和 D'Angio 分类，被国际神经母细胞瘤分期系统所取代（表 83-2）[31]。这个分期系统现在被国际神经母细胞瘤风险组（INRG）分期系统所取代（表 83-3）[32]。

2009 年，INRG 特别工作组引入了一个新的分类体系，该体系正在成为国际标准[21]。该系统包括 INRG 分期、年龄、组织学类型、肿瘤分化程度、MYCN 状态、是否存在 11q 异常和肿瘤细胞倍体（表 83-4）。根据这一分类，患者被分成四个不同的风险组：极低风险组、低风险组、中等风险组和高风险组。治疗策略基于这种分类[32]。生存率从低风险患者的 90% 以上到高风险患者的 40% 左右不等。

六、初始治疗

神经母细胞瘤的治疗方法因危险人群分层而有很大的不同。可用的治疗方式包括手术、化疗、放射治疗、生物治疗或免疫治疗。下面是对低、中、高危疾病治疗的讨论，重点是放疗的作用。图 83-1 显示了每个危险组的基本治疗方法。

（一）极低风险组神经母细胞瘤

极低风险疾病的患者是患有局部小肿瘤或 MS 病期

表 83-2　国际神经母细胞瘤分期系统

分　期	描　述
1	局部肿瘤，完全大体切除，伴或不伴显微镜下残留病变；肿瘤同侧的代表性淋巴结阴性（与原发肿瘤粘连并切除的淋巴结可能为阳性）
2A	局部肿瘤，不完全大体切除；镜检肿瘤阴性的典型非粘连淋巴结
2B	局部肿瘤，伴或不伴完全大体切除，同侧非粘连性淋巴结肿瘤阳性。对侧肿大淋巴结在显微镜下必须是阴性的
3	不能切除的单侧肿瘤浸润至中线ᵃ，伴或不伴区域淋巴结受累；或者局限性单侧肿瘤伴对侧区域淋巴结受累；或者中线肿瘤伴双侧浸润（无法切除）或淋巴结受累
4	任何原发性肿瘤，扩散到远处淋巴结、骨、骨髓、肝脏、皮肤或其他器官（4S 期定义的除外）
4S	局限性原发性肿瘤（定义为 1 期、2A 期或 2B 期），扩散局限于皮肤、肝脏或骨髓ᵇ（局限于 <1 岁的婴儿）

a. 中线被定义为脊柱，肿瘤起源于一侧并穿过中线必须浸润到或超过对侧椎体

b. 4S 期的骨髓受累应该是最小的，也就是说，在骨髓活检或骨髓抽吸物上被鉴定为恶性的有核细胞总数的 10% 以下。更广泛的骨髓受累将被视为 4 期。骨髓中的间碘苯胍扫描（如果进行）应为阴性

引自 Brodeur GM, Seeger RC, Barrett A, et al. International criteria for diagnosis, staging and response to treatment in patients with neuroblastoma. *J Clin Oncol.* 1988；6：1874–1881；Brodeur GM, Pritchard J, Berthold F, et al. Revisions in the international criteria neuroblastoma diagnosis, staging and response to treatment. *J Clin Oncol.* 1993；11：1466–1477.

表 83-3　国际神经母细胞瘤风险组分期系统

分　期	描　述
L₁	局限性肿瘤，不包括影像定义的危险因素列表定义的重要结构ᵃ，合并到一个身体隔室
L₂	存在一个或多个影像学定义的危险因素的局部区域性肿瘤
M	远处转移性疾病（MS 期除外）
MS	18 月龄以下儿童的转移性疾病，转移局限于皮肤、肝脏或骨髓

a. 影像学定义的危险因素指影像学检测到的在诊断时使肿瘤完全切除不安全的手术危险因素。有关这些风险因素的完整列表和描述，请参阅主要参考资料

改编自 Monclair T, Brodeur GM, Ambros PF, et al. The International Neuroblastoma Risk Group（INRG）staging system: an INRG Task Force report. *J Clin Oncol.* 2009；27：298–303.

（以前称为 4S）的婴儿，这些疾病通常会自发消退或分化为良性神经节神经瘤。这些肿瘤在没有治疗干预的情况下，通过密切观察得到了成功的治疗。儿童肿瘤学小组（COG）最近发表的一份关于围产期神经母细胞瘤观察的报道显示，无事件存活率和总存活率分别为 97.7% 和 100%[34]。

MS 病（以前称为 4s 期疾病，其中 "s" 代表 "特殊"）是神经母细胞瘤特有的一种疾病。这一阶段的定义是年龄在 18 个月以下的患者，诊断时转移病灶局限于肝脏、皮肤，骨髓受累不到 10%[35]。尽管它是转移性的，但转移性疾病患者的总体预后良好，最近的一份报道显示，总体存活率为 92%[36]。然而，非常年幼的婴儿（诊断时通常小于 3 个月）可能会有快速的肿瘤进展，导致巨大的肝大和随后的心肺衰竭，需要立即进行干预。化疗（按照中等风险组的方案）有时可以成功逆转肿瘤的快速发展[37]。然而，对于病情进展迅速或对化疗没有足够缓解的婴儿，应该考虑对肝脏进行低剂量放射治疗。由于无须进行模拟和麻醉，因此可以有效地进行治疗；肝脏通常充满整个腹部，并且可以在端口胶片上看到，而且患者还足够年轻，可以被固定在婴儿袋中。在这种情况下，典型的分割计划是 1.5Gy，共 3 次，这通常会导致症状迅速缓解。由于剂量较低，辐射暴露对儿童造成长期伤害的风险很小。MYCN 扩增在这个队列中很少见；当出现这种情况时，这些患者应该按照高危方案进行强化治疗[20]。

（二）低危组神经母细胞瘤

低风险神经母细胞瘤患者（表 83-3）通常可以仅通过手术治愈，即使只进行了部分切除[38, 39]。过去，辅助放疗用于未完全切除的肿瘤，但已被证明是不必要的。化疗和放疗现在只适用于进展性或复发性疾病。

（三）中危组神经母细胞瘤

目前中危组疾病的治疗方法（表 83-3）包括对原发肿瘤进行手术和标准剂量 4～8 个月的多药化疗。根治性手术可能会推迟到化疗之后，这通常会使肿瘤更容易切除。

以前，放疗用于中危疾病；然而，各种研究表明，放疗不需要作为其初始治疗的一部分[40]。

在 COG 研究 A3961 中，中等风险组疾病患者接受了手术和化疗（使用环磷酰胺、阿霉素、卡铂和依托泊苷）。化疗的持续时间取决于个体患者的生物学危险因素。2010 年发表的这项研究结果显示，所有患者的 3 年总生存率为 96%，良好生物学组的总生存率为 98%，不良生物学特征组的总生存率为 93%[37]。重要的是，这些研究表明，达到良好的效果并不需要侵袭性的

表 83-4　国际神经母细胞瘤风险分类系统

INRG 分期	年龄（月龄）	组织学分类	肿瘤分化分级	MYCN	11q 异常	染色体倍数性	治疗前危险分组
L_1/L_2		GN 成熟中，GNB 混合					极低危
L_1		任何，除外 GN 成熟中及 GNB 混合		NA			极低危
				AMP			高危
L_2	<18	任何，除外 GN 成熟中及 GNB 混合		NA	否		低危
					是		中危
	≥18	GNB 结节性，神经母细胞瘤	分化中	NA	否		低危
					是		中危
			分化差或未分化	NA			
				AMP			高危
M	<18			NA		超二倍体	低危
	<12			NA		二倍体	中危
	12—18			NA		二倍体	中危
	<18			AMP			高危
	≥18						高危
MS	<18			NA	否		极低危
					是		高危
				AMP			高危

AMP. 扩增；GN. 神经节神经瘤；GNB. 神经节母细胞瘤；INRG. 国际神经母细胞瘤风险组织；NA. 不可用

改编自 Monclair T, Brodeur GM, Ambros PF, et al. The International Neuroblastoma Risk Group（INRG）staging system: an INRG Task Force report. *J Clin Oncol.* 2009；27：298–303.

手术和放疗。因此，放疗通常只适用于化疗和二次手术后出现疾病进展或肿瘤持续存在的患者。

（四）高危组神经母细胞瘤

目前对高危疾病的治疗方法包括强化诱导化疗、手术切除原发肿瘤，以及可能的清髓巩固治疗和干细胞拯救，随后进行放射治疗和使用 13- 顺式维 A 酸和抗二唾液酸神经节苷脂（GD2）免疫治疗的生物治疗，以靶向微小残留病变。对诱导化疗有完全或部分患者的患者预后较好[29]。目前使用的诱导方案都是基于烷化剂（如环磷酰胺）、蒽环类药物（如阿霉素）和铂类化合物（顺铂和卡铂）的类似方案。各方案的剂量和时间各不相同，但已发表的报道显示，大剂量铂和烷基化剂方案的总诱导缓解率（完全缓解＋非常好的部分缓解＋部分缓解）为 70%～80%[41-46]。

巩固治疗的目标是潜在的耐药神经母细胞瘤细胞使用额外的高剂量或清髓性化疗[47]，然后再进行放疗。维持治疗使用生物和免疫治疗方法，以最小残留疾病为靶点。13 顺式维 A 酸以每月 14 天为 1 个周期，疗程

为 6 个月[47]。此外，COG 最近报道说，使用针对神经母细胞瘤肿瘤抗原 GD2 的嵌合抗体 ch14.18，结合粒细胞 - 巨噬细胞集落刺激因子和白细胞介素 -2 的免疫疗法显著提高了存活率；免疫疗法的 2 年无事件生存率为 66%，而对照组为 46%[48]。纪念斯隆 - 凯特琳最近也报道了使用抗 GD2 小鼠单克隆抗体 3F8 显著改善长期预后[49, 50]。一项将抗 GD2 免疫疗法与伊立替康和替莫唑胺联合治疗复发性神经母细胞瘤患者的试验也显示，在这些难以治疗的患者中具有极好的疗效[51]。

最新完成的高危疾病 COG 方案 ANBL0532 研究，包括对原发肿瘤部位的放疗，无论手术切除的程度如何。全切除组剂量为 21.6Gy，1.8Gy/ 次；不全切除组加量为 14.4Gy，总量为 36.0Gy。移植前扫描显示持续的 MIBG 亲和力的转移灶也可采用放疗。对于移植前有 5 个以上 MIBG 阳性转移灶的患者，移植后 4 周再行 1 次 MIBG 扫描。然后，放疗仅用于扫描中有摄取的部位。

原发部位放疗获益的证据来自合作组试验和单一机构系列研究[47]。Haas Kogan 等[51a] 在儿童癌症组 3891

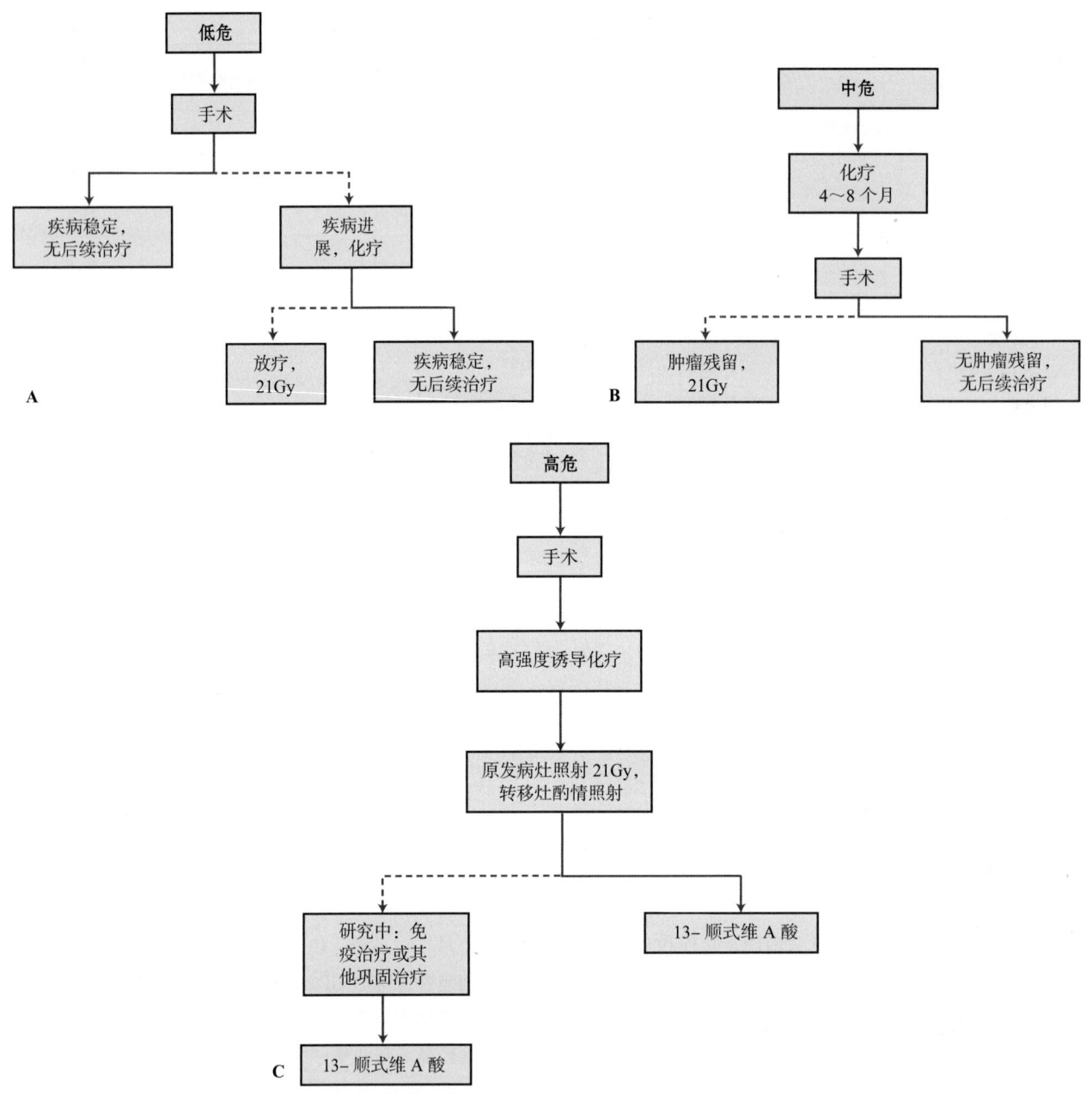

▲ 图 83-1　低危（A）、中危（B）和高危（C）神经母细胞瘤的治疗流程

研究中检查了放疗对局部控制的作用。原发灶 10Gy 和全身照射 10Gy 均可降低局部复发率。当患者同时接受局部放疗和全身照射，总剂量为 20Gy 时，获益最大。进一步支持术后放疗作用的是 MSK 的一系列研究，在大体全切除术后，每天 2 次给予 21Gy 的总剂量，每次 1.5Gy。在 246 名接受原发部位放射治疗的患者中，局部失败率为 10%[51]。当不能达到完全切除时，ANBL0532 研究表明有证据支持将剂量提高到 36Gy[52]。

靶向放射性药物也在研究中，作为一种替代手段，提供特定的放射治疗转移性肿瘤病灶，无论是难治性疾病或作为清髓方案的一部分。使用 131I-MIBG 靶向放射性同位素治疗以 131I 的形式进行放射治疗已在复发性神经母细胞瘤患者的临床试验中得到广泛的检验。目前针对高危神经母细胞瘤的 COG Ⅲ期试验（ANBL1531）正在研究将大剂量 131I-MIBG 治疗纳入前期治疗方案的有效性和可行性。

七、复发性疾病及姑息治疗

目前治疗复发性或难治性神经母细胞瘤的方法包括新的细胞毒性药物和放射性核素、维 A 酸和其他研究药物的靶向给药。环磷酰胺和拓扑替康，伊立替康和替莫唑胺是常用的细胞毒性方案[52-57]。放疗在神经母细胞瘤的姑息治疗中起重要作用。患有不治之症的患者通常能活很长一段时间。然而，他们往往遭受严重的疼痛和功能损害的转移，最常见的是骨转移。外照射放射治疗是治疗疼痛转移最有效的手段。分割方案取决于部位、野大小、骨髓储备和患者的预期寿命。一个功能良好的儿童可能受益于单次 2Gy 总量 30Gy 的分割，而一个终末期疾病的患者可能更适合于 7~8Gy 的分割。

八、放疗技术

照射技术取决于接受治疗的部位。最常见的情况是，高危疾病患者的原发性肿瘤发生在肾上腺或腹椎旁区域。局限性神经母细胞瘤的放射剂量取决于外科医生的手术结果和术前影像学。外放边缘和正常组织保留参数因方案不同而异。根据失败数据的模式，将主动脉旁淋巴结包括在放射野中是很重要的[58]。计算机断层扫描计划是必要的，以勾画靶区和正常组织，包括肾脏、肝脏，在某些情况下还包括卵巢。椎体应该对称处理，以减少脊柱侧弯的风险。简单的前后野，如图 83-2 所示，可能是一个很好的解决方案，但在控制邻近器官的

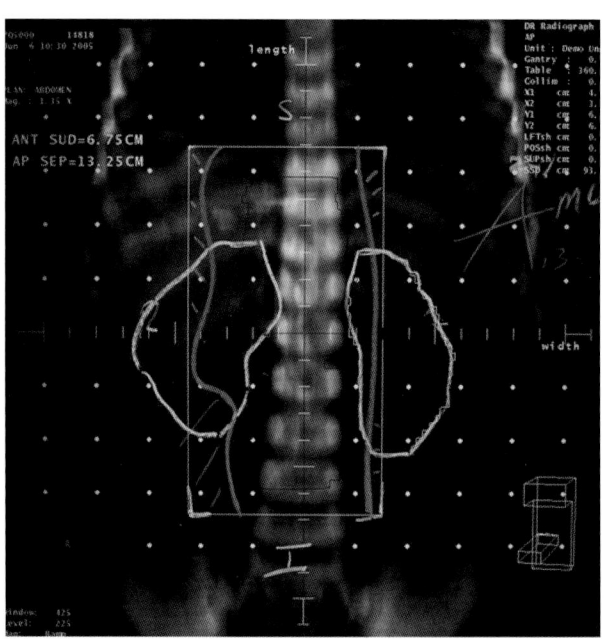

▲ 图 83-2 肾上腺神经母细胞瘤典型的前后对穿放射治疗野，建议广泛覆盖主动脉旁淋巴结，适当的肾脏保留是通过治疗化疗后肿瘤体积来实现的（此图彩色版本见书末）

剂量方面，IMRT 可能更好。质子治疗也可以考虑。一般来说，这是通过来自后部的射线束来完成的，以避免肠道充盈不稳定，但使用这种技术必须注意满足肾脏的危及器官限量。骨转移通常最好用简单的前后对穿野治疗。然而，由于复杂的解剖结构和关键结构，在治疗头颈部病变时可能需要更复杂的方法。神经母细胞瘤在幼儿中很常见，需要经常使用麻醉进行放疗。在这种情况下，异丙酚是安全和耐受性良好的，即使是每天两次的治疗。

术中放射治疗在初始治疗方面不可替代 EBRT。加州大学旧金山分校的一份报道显示，在接受 IORT 的患者中，完全切除后的局部控制理想，但次全切除后的局部控制不理想，而且严重的主动脉并发症发生率很高[59]。在既往 EBRT 术后局部复发的情况下，MSK 报道 44 例局部复发的神经母细胞瘤接受手术和 IORT 再放疗的患者的局部控制率和并发症发生率相对较低，为 50%[60]。

九、晚期毒性

在治疗神经母细胞瘤时，考虑到长期并发症是至关重要的。多年前接受高剂量放射治疗的患者经常会因手术和放疗而导致脊柱畸形。放疗带来的骨科问题在 21Gy 的剂量下没有那么严重，但在设计治疗野时仍应考虑。一般来说，最好将每个肾脏的剂量限制在 18Gy 以下，以防止肾功能的严重损害。还必须告知父母患糖尿病和第二恶性肿瘤的风险很低。MSK 目前正在进行一项前瞻性试验，测试辐射剂量从 21Gy 逐步减少到 18~15Gy。在这个范围内即使是小剂量的减少也有可能降低脊柱生长异常和糖尿病的风险。最近一项对高危神经母细胞瘤长期存活患者的研究表明，大多数患者在治疗过程中会出现晚期并发症，包括听力丧失、甲状腺功能减退、卵巢功能衰竭、肌肉骨骼异常和肺功能不全。然而，大多数并发症被认为是轻到中度严重的[61]。照顾神经母细胞瘤患者的多模式团队的所有成员必须注意晚期效应，并努力将并发症降至最低，同时确保最佳治愈机会。

第 84 章　儿童白血病和淋巴瘤
Pediatric Leukemia and Lymphoma

Amy Sexauer　John T. Sandlund Jr　Karen J. Marcus　著

施鹏越　译

要　点

1. **流行病学**　急性白血病（急性淋巴细胞白血病和急性髓系白血病）和淋巴瘤（霍奇金淋巴瘤和非霍奇金淋巴瘤）加起来约占儿童恶性肿瘤的 40%。美国 15 岁以下儿童新病例年发病率：ALL 2500~3500 例，AML 约 500 例，NHL 约 500 例。

2. **生物学、分类和分期**　ALL 的分类依据：免疫表型为 B 细胞前体、T 细胞前体、非 B 细胞、非 T 细胞，形态学、免疫标志物，细胞 DNA 含量（倍体），细胞遗传学（存在特定易位、三体、其他染色体或遗传畸变），分子遗传学特征。分期包括对骨髓、脑脊液和髓外部位的评估。AML 根据法 – 美 – 英（FAB）形态进行分类。分期和 ALL 一致。非霍奇金淋巴瘤按修订后的欧美淋巴瘤分类标准或世界卫生组织造血和淋巴组织肿瘤分类标准分类。主要亚型：前体 B 细胞淋巴母细胞性淋巴瘤；伯基特淋巴瘤；弥漫性大细胞淋巴瘤：大细胞淋巴瘤可以是 B 细胞性淋巴瘤，也可以是 T 细胞性淋巴瘤，分为间变性淋巴瘤和免疫母细胞淋巴瘤。除了对脑脊液进行评估外，分期还包括骨髓检查、结节和结外部位的放射和核成像检查。

3. **主要治疗**　白血病和淋巴瘤的主要治疗方法是全身化疗。白血病的治疗强度和淋巴瘤的治疗时间是根据生物学和临床特征通过危险分层来确定的。ALL 的治疗包括诱导化疗、强化或巩固、中枢神经系统治疗和维持治疗。AML 的治疗包括基于 FAB 分类的诱导化疗。强化或巩固可以通过骨髓移植来完成。非霍奇金淋巴瘤的治疗包括根据组织学亚型和临床分期的生物学和临床特征进行化疗。

4. **放疗适应证**　ALL：对确诊时有中枢神经系统病变的高危患者进行颅脑放疗（可能包括 T 细胞白血病），对复发的中枢神经系统患儿进行颅脑放疗，对睾丸复发的患儿进行睾丸放疗（按方案确定），骨髓移植中作为清髓性方案的全身放疗（按方案确定）。AML：主要用于干细胞移植的全身照射，作为清髓方案的一部分。非霍奇金淋巴瘤：全身照射是骨髓移植清髓方案的一部分。

5. **晚期后遗症**　晚期后遗症可能包括神经认知障碍、内分泌问题、生长迟缓和继发性恶性肿瘤的诱发。

6. **复发与姑息治疗**　局部放疗可用于缓解白血病和淋巴瘤复发的症状。睾丸和中枢神经系统的复发可以通过全身强化化疗和放疗来治疗。复发的治疗通常包括骨髓移植和全身照射，作为清髓方案的一部分。

白血病是儿童中最常见的恶性肿瘤，占所有儿童癌症的 1/3，其中急性淋巴细胞白血病占大多数。自 20 世纪 40 年代以来，ALL 治疗方面的进步代表了现代医学中最巨大的成功之一。早期的成功源于单药化疗的确定，随后是联合化疗的发展，认识到中枢神经系统预防性治疗的必要性，以及维持性化疗。与这些发展同步的是，对免疫表型、分子特征和治疗反应的新理解使危险群体的定义，从而量身定做治疗方法。事实上，尽管白血病仍然是儿童最常见的恶性肿瘤，但到 2014 年，白血病不再是 1—19 岁儿童癌症相关死亡的主要原因 [1]。

一、流行病学

ALL 约占儿童白血病的 75%，在美国每年有 2500~3000 名儿童被诊断为 ALL，发病高峰期为 2—5 岁 [2]。ALL 在男孩中的发病率高于女孩。这种差异在青春期儿童中更为明显，在 T 细胞 ALL 病例中尤为明显 [3]。在美国，白人儿童中比在非裔美国儿童中更常见 [4]。

二、病因学

虽然 ALL 没有单一的病因，但已经确定了几个易感危险因素。这些因素包括遗传、环境因素、病毒感染和免疫缺陷[5]。遗传学似乎在某些儿童 ALL 的病因中起作用，具体的染色体异常与儿童 ALL 之间的关联就证明了这一点[6]。与儿童白血病相关的最常见的体质染色体异常是 21 三体或唐氏综合征[7]。然而，大多数儿童白血病病例不能归因于任何已知因素。

ALL 是一组异质性很强的疾病，可以通过它们的起源细胞、成熟停滞状态及致癌驱动途径和突变来定义[8]。虽然 ALL 根据基因表达和假设的起源细胞被细分为 B 和 T 祖细胞疾病，但这些疾病确实与淋巴祖细胞有共同的起源。因此，这两种生物学上不同的疾病在临床上的不同行为更可能是不同的潜在致癌驱动事件的结果[8-10]。相反，在费城染色体阳性的急性淋巴细胞白血病和儿童急性髓系白血病中，这一事件可能发生得更早，因为在多个细胞系中观察到了突变[11]。在所有类型的白血病中，导致恶性转化的事件序列可能是多因素的。

三、分子生物学分类

根据形态学、免疫学、细胞遗传学、生化和分子遗传学特征对 ALL 进行了分类。最被广泛接受的形态分类是由法美英合作工作组提出的[12, 13]。FAB 系统定义了三类淋巴母细胞。L_1 亚型是最常见的，发生在大约 90% 的儿童 ALL 中。L_1 淋巴母细胞较小，胞质稀少，核仁不明显。L_2 淋巴母细胞见于 5%～15% 的儿童 ALL，体积较大，大小明显不均匀，含有明显的核仁，细胞质较丰富。从形态学上看，它们很难与急性髓系白血病的 M_1 亚型区分开来。L_3 淋巴母细胞仅出现在 1%～2% 的病例中，体积较大，胞质较丰富，嗜碱性，常有胞质空泡化。L_3 淋巴母细胞在形态上与 Burkitt 淋巴瘤细胞相同。L_3 的形态几乎总是与成熟的 B 细胞表型和涉及 MYC 基因的易位有关，患者应该接受 Burkitt 淋巴瘤的治疗，而不是按 ALL 治疗[14]。

四、免疫表型

急性淋巴细胞白血病的免疫生物学研究表明，白血病转化和克隆性扩张发生在淋巴细胞成熟的不同阶段。单克隆抗体的使用已经对白血病进行了分类；然而，这些单克隆抗体并不是纯粹的谱系特异性的，因此使用了"谱系相关"这个术语。根据它们对这些谱系相关抗体的反应性模式，它们可以细分为三种主要类型：B 前体细胞、成熟 B 细胞和 T 细胞。B 前体细胞 ALL 占儿童 ALL 的 80%～85%。这些细胞特征性地表达 CD9、CD19、CD22 等 B 细胞标志物，与成熟的 B 细胞相比，它们都缺乏表面免疫球蛋白的表达。大多数儿童和青少年的 B 系 ALL 病例的细胞表面都有共同的 ALL 抗原 CD10[15, 16]。淋巴母细胞表面表达共同 ALL 抗原或 CD10 的 B 前体 ALL 患者的预后比不表达的患者更好，这主要是因为 CD10 阴性与染色体 11q23 上 MLL 基因重排有很强的相关性[17-20]。

患有成熟 B 细胞 ALL 的儿童（其特征是存在成熟的 B 细胞抗原，包括表面免疫球蛋白），如果接受标准的 ALL 治疗，其预后比早期 B 细胞系的儿童更差；这类患者更适合晚期 Burkitt 淋巴瘤患者的治疗方案。10%～15% 的儿童 ALL 是 T 细胞起源的。与 B 细胞前体 ALL 相比，T 细胞 ALL 更常与确诊时年龄大、高白细胞计数和巨大的髓外疾病相关。髓外受累可包括前纵隔肿块、淋巴结病变、肝大脾大和明显的中枢神经系统受累[21]。T 细胞 ALL 的平均复发时间比 B 细胞 ALL 短。虽然之前 T 细胞 ALL 预后较差，但现在对这一亚型的患者采用了更强化的治疗方案，已经观察不到这种差异了[14]。

五、细胞遗传学

细胞遗传学的进步继续导致对急性淋巴细胞白血病生物学和潜在治疗靶点的更多了解[22]。ALL 中发现的细胞遗传学异常包括染色体数目（倍性）异常和染色体结构异常。倍性是通过计算中期核型制备中染色体的模式数或通过流式细胞术测量 DNA 含量来确定的。当染色体数目超过 46 条时，就存在超二倍体。大多数病例为二倍体或超二倍体。儿童 B 系白血病的倍性对预后有一定意义[23-25]。高倍体（大于 50 条染色体）的儿童比其他 ALL 患儿预后更好，包括 47～50 条染色体；51～65 条染色体（高超二倍体）伴特殊三体（包括 4 号、10 号和 17 号染色体）的儿童预后特别好[26-30]。那些具有有利三体的超二倍体白血病患者也倾向于有其他有利的预后特征。儿童 ALL 的预后特征将在后面讨论。亚二倍体（模式染色体数小于 44）与不良结局有关，尤其是在 24～28 条染色体接近单倍体的 ALL 患者中[31-33]。

染色体结构异常在急性淋巴细胞白血病中也是至关重要的。这些异常中最常见的是易位。易位可能导致癌基因的激活和（或）抑癌基因功能的丧失，这两种基因都参与了白血病的发生发展。所有易位中最常见的易位是导致 ETV6-RUNX1（也称为 TEL-AML1）融合蛋白的 t（12；21）。这种情况发生在大约 20% 的病例中（几乎完全发生在 B 系表型的病例中），并且与良好的预后

有关 [34-36]。相反，t（9；22）和 t（4；11）易位是较差的预后指标，与早期治疗失败有关 [24, 37, 38]。T（9；22）（q34；q11）导致费城染色体的形成，发现存在于在 5% 的儿童急性淋巴细胞白血病中。患有 Ph⁺ 的儿童对标准治疗的反应都很差，但强化治疗方案可能会更好，其中包括使用酪氨酸激酶抑制药，如伊马替尼 [39-42]。

在儿童 ALL 中也观察到了其他独特的染色体易位。这些易位和所有易位在白血病发生中的作用仍在继续研究 [43]。一些导致基因表达改变的易位似乎为白血病细胞提供了增殖优势。当 ALL 患者处于缓解期时，先前描述的细胞遗传学异常是无法检测到的。当复发时，原始细胞遗传学异常的再现证实了原始白血病的复发。

除了早些时候描述的急性淋巴细胞性白血病的倍体异常和经典易位之外，还有一个更新定义的高危亚群，称为"费城染色体样急性淋巴母细胞性白血病"。截至 2016 年世界卫生组织对髓系肿瘤和急性白血病的分类，类 Ph 急性淋巴细胞白血病是一个临时性实体，其特征是存在特定的基因表达谱，而不是一个特定的细胞遗传学异常 [44]。本病典型的 t（9；22）（q34；q11）阴性，但具有与 Ph⁺ 急性淋巴细胞白血病非常相似的基因表达谱，IKZF1 基因缺失频率高，缺乏其他常见易位，如 ETV6-RUNX1 或 KMT2A，预后不良 [45-47]。

六、临床表现及评估

ALL 的症状和体征与骨髓浸润程度和髓外侵犯程度有关。这些症状可能包括发热、瘀斑、淋巴结肿大和骨痛。2/3 的患者出现肝大、脾大。患有 T 细胞 ALL 的儿童都有一些独有的特征。T 细胞 ALL 在年龄大男性患儿中更常见，具有较高的初始白细胞计数，并且在诊断时通常有纵隔肿块。确诊是通过骨髓抽吸，尽管在某些情况下可能需要骨髓活检。这使得形态学评估、免疫表型鉴定、核型鉴定及实时聚合酶链反应和荧光原位杂交等用于染色体鉴定的分子评估成为可能。

在初步诊断时，对患者的评估包括脊髓液检查、尿酸水平、肝功能测试、肾功能、凝血筛查、胸片、感染评估和超声心动图（表 84-1）。中枢神经系统受累的表现，如头痛、嗜睡、乳头水肿和脑神经病变（最常见的是第 Ⅲ、第 Ⅳ、第 Ⅵ 和第 Ⅶ 对脑神经），在诊断时很少见。根据白细胞的数量和胞质上淋巴母细胞的存在，中枢神经系统的受累分为三类。CNS-1 被定义为脑脊液中没有淋巴母细胞的证据。CNS-2 被定义为每微升白细胞少于 5 个，胞质中有母细胞；CNS-3 被定义为每微升有 5 个或更多白细胞，胞质中有母细胞，或存在脑神经麻痹。在 ALL 患儿中，诊断时 CNS-3 受累的儿童不到

5%，在许多方案中，CNS-3 是头颅照射的指征，后面将讨论到这一点 [48]。许多试验目前都在试图取消放射治疗，即使对这一群体也是如此。

表 84-1 初始评估

- 病史和体格检查
- 骨髓抽吸和活检 ᵃ
- 全血细胞计数和分类
- 凝血功能
- 乳酸脱氢酶
- 尿酸
- 电解质
- 肝肾功能检查
- 胸部 X 线检查
- 血清免疫球蛋白
- 尿液分析
- 培养
- 心动图
- 脑脊液检查 ᵇ

a. 骨髓检查：形态学、细胞遗传学、免疫表型和细胞化学
b. 在鞘内化疗的同时进行治疗性腰椎穿刺诊断

七、影响预后的因素

在诊断时确定的几个临床和生物学因素已经被确定，并被证明具有预后意义（表 84-2）。这些预后因素被用来将患者分配到适合治疗的危险阶层。这些因素在所有现代治疗试验的发展中都是不可或缺的。虽然这些因素中的许多已经显示出对预后的重要性，但目前并不是所有的因素都被用来确定风险分层。

表 84-2 急性淋巴白血病预后因子

- 初始白细胞计数
- 诊断年龄
- 性别
- 种族
- 纵隔肿块
- 器官及淋巴结肿大
- 血红蛋白水平
- 血小板计数
- 细胞遗传学和倍性
- 免疫表型
- FAB 形态分类
- 白血病细胞髓系抗原的表达
- 血清免疫球蛋白
- 诱导治疗快速缓解
- 在特定时间点存在微小残留病
- 营养状态

诊断时的白细胞计数和年龄一致被认为预后特征。初始白细胞最高的儿童预后较差[49, 50]。1 岁以下的婴儿预后最差。青少年的无事件存活率也比年幼的儿童差，尽管没有婴儿那么差[14, 51]。10 岁以上的儿童通常有其他较差的风险特征，包括 T 细胞表型、较高的白细胞，以及较低的"有利"细胞遗传学特征的发生率[51, 52]。婴儿 ALL 表现出最糟糕的结果，EFS 为 10%～20%[53]。婴儿也有其他较差的风险特征，包括出现非常高的白细胞，出现中枢神经系统白血病，大量器官肿大，以及第 14 天对诱导化疗的不良反应[53-55]。婴儿 ALL 具有独特的生物学特征，包括染色体异常，这与预后较差有关。11 号染色体结构异常，如 KMT2A/MLL 基因中 q23 条带的重排等。t（4；11）易位很常见，许多白血病细胞共表达髓系标志（CD15）[53, 56, 57]。这一发现表明，婴儿 ALL 起源于一个多能前体细胞。

白血病细胞中的染色体异常也有预后意义。Ph+ 染色体和 KMT2A 基因重排的存在与较高的复发风险相关。T 细胞免疫表型和确诊时存在中枢神经系统疾病也被认为是高危特征。对初始治疗的早期反应也可以预测预后。这些因素包括首次缓解的时间和使用类固醇后外周血母细胞计数的减少，在这些情况下，缓解时间较长或对最初的类固醇反应较差与预后较差有关。在多药化疗开始后 7～14 天，骨髓中的原始细胞在形态上的快速清除与更有利的结果相关[58, 59]。

目前所有的白血病治疗方案都包括在诱导化疗结束时测量微小残留病变（MRD）。白血病特异性基因排列的流式细胞术和聚合酶链反应分析已经被用来评估治疗开始后不久的亚微观水平的残留病变[60-63]。在治疗的第 1 个月末和其他早期时间点的高 MRD 水平与随后复发的非常高的风险相关[64-69]。

在大多数方案中，缓解诱导结束时 MRD 水平高的儿童现在被认为是高风险或非常高风险的（不管其他表现特征），并接受强化治疗，并强烈考虑随后的造血干细胞移植（HSCT）[70, 71]。

随着急性淋巴细胞白血病的治疗越来越深入，结果也越来越好，这些因素中的许多已经失去了作为预后因素的统计学意义。此外，出于风险分层的目的，高白细胞计数和年龄的定义在不同的合作组中有所不同。为了能够对结果进行比较，美国国家癌症研究所举办了一次研讨会，以制定一套统一的预后因素。在癌症治疗和评估项目 / 美国国家癌症研究所研讨会上商定的儿童急性淋巴细胞性白血病的年龄和白细胞计数标准如表 84-3 所示。虽然这些标准仍然被接受，但目前的试验正在努力进一步细化和细化风险组，以便在需要的时候最适当地强化和减弱治疗。

表 84-3　B 前体急性淋巴细胞性白血病标准和高危队列的统一年龄和白细胞计数标准

风　险	定　义	4 年 EFS（%）	B 前体患者百分比
标准	白细胞<50 000/μl；年龄 1—9 岁	80.3	68
高危	白细胞≥50 000/μl；年龄 ≥10 岁	63.9	32

在癌症治疗和评估计划 / 美国国家癌症研究所研讨会上改编
EFS. 无事件生存率
引自 Smith M, Arthur D, Camitta B, et al. Uniform approach to risk classification and treatment assignment for children with acute lymphoblastic leukemia. *J Clin Oncol*. 1996；14：18-24.

八、治疗

前述预后指标被用来将儿童 ALL 分成不同的风险组，以便更好地进行量身定制的治疗。分层有赖于使用复杂方法进行及时、准确的评估。要做到这一点，并以当前治疗强度的增加来治疗患者，最合适在公认的儿科肿瘤中心进行评估和治疗。针对不同定义的风险群体的治疗确实在强度和机构上有所不同。然而，所有风险组的框架包括四个关键要素：缓解诱导、中枢神经系统预防性治疗、巩固和维持（图 84-1）。

诱导治疗的目的是达到完全缓解，这被定义为没有白血病的证据。外周血细胞计数必须在正常范围内，骨髓细胞必须正常，淋巴母细胞含量必须低于 5%。脑脊液检查应无中枢神经系统病的证据，也不能有髓外病变。85% 的 ALL 患儿使用长春新碱和糖皮质激素可获得缓解；然而，添加 L- 天冬酰胺酶和（或）添加蒽环类药物将使缓解率提高到大约 95%[72]。一般来说，目前的大多数治疗方案继续使用 3 或 4 种药物的诱导期，包括长春新碱、皮质类固醇和门冬酰胺酶（一种蒽环类药物）。

中枢神经系统疾病的预防是急性淋巴细胞白血病治疗成功的重要因素之一。自从 20 世纪 70 年代首次被纳入急性淋巴细胞性白血病治疗以来，中枢神经系统预防的方法在几十年里一直在发展。最初，颅脊照射和头颅照射加鞘内注射甲氨蝶呤可将中枢神经系统的复发率从 50% 降至不到 10%[73]。为了避免骨髓抑制和对脊柱生长的影响，鞘内注射甲氨蝶呤取代了脊髓放疗，作为标准的中枢神经系统预防治疗的一部分。鞘内治疗已被证明可以成功地预防标准风险患者的中枢神经系统复发，并避免颅脑照射可能导致的神经认知后遗症和继发性肿瘤。鞘内化疗结合强化系统治疗也为一些具有高危特征的儿童提供了足够的中枢神经系统预防。

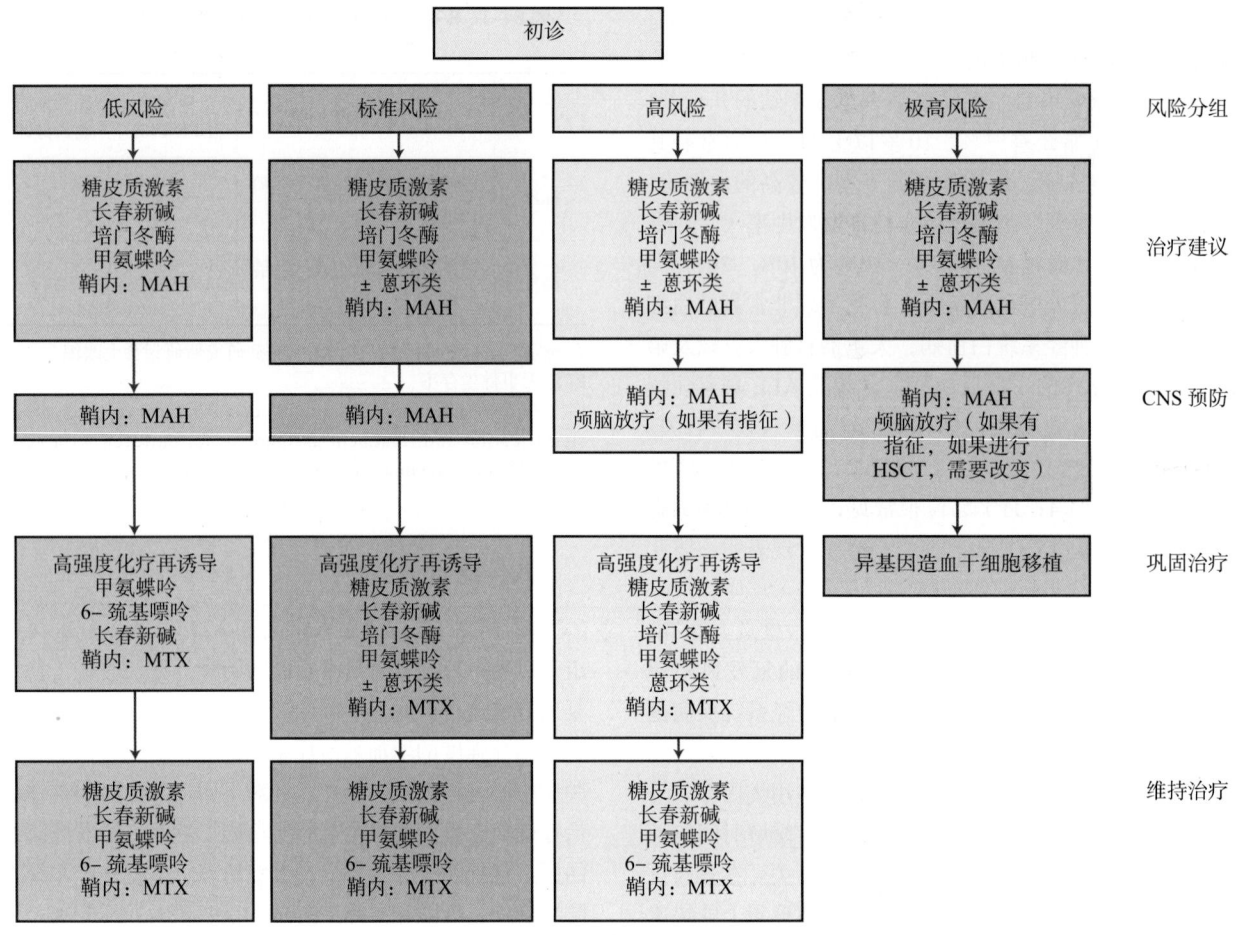

▲ 图 84-1　新诊断急性淋巴细胞白血病的治疗流程

CNS. 中枢神经系统；MTX. 甲氨蝶呤；MAH. 甲氨蝶呤 + 阿糖胞苷 + 氢化可的松；HSCT. 造血干细胞移植

　　CNS 复发风险增加的儿童包括具有高危特征的儿童，如高初始白细胞计数、T 细胞表型、非常小的年龄、t（4；11）、Ph 染色体的存在，以及淋巴瘤的表现。对于有这些特征的患者，头颅照射已被常规纳入治疗方案。随着时间的推移，现在接受颅脑放射治疗的患者比例明显下降。目前，大多数初诊急性淋巴细胞白血病患儿在不进行颅骨照射的情况下接受治疗。许多组织对那些被认为是中枢神经系统复发风险最高的患者进行颅脑照射，主要是那些确诊时的中枢神经系统白血病患者（如前面定义的）（≥5 白细胞 /μl 伴成纤维细胞；CNS-3）。婴幼儿急性淋巴细胞性白血病要进行非常强烈的化疗，以避免这个年龄段的头颅照射的晚期后遗症。CNS-3 患者的中枢神经系统导向疗法不是预防性的，而是被认为是治疗性的。在一些仅采用鞘内强化化疗的方案中，也避免了这些儿童的头颅照射。

　　近年来，在急性淋巴细胞白血病的治疗方面出现了几种很有前途的新途径。针对特定基因组改变的小分子抑制药，如针对异常激活激酶的伊马替尼等酪氨酸激酶抑制药，已经被证明对某些患者非常有益 [74]。免疫疗

法，如针对 CD22 的 Inotuzumab，在复发或难治性患儿中被证明是有效的。最后，嵌合抗原受体 T 细胞在复发或难治性患儿中也被证明是一种有效的挽救策略。目前尚不清楚嵌合抗原受体 T 细胞是有效的"目的地"疗法，还是更合适的 "移植桥梁" [75, 78]。

　　最后，异基因造血干细胞移植是一种有时用于复发或初治难治性患儿的疗法。骨髓复发后在 CR2 期间进行造血干细胞移植的适应证仍然存在争议。必须考虑的因素包括复发的时间（CR1 后早期或 <18 个月，而不是 CR1 后 18 个月或 >18 个月），复发的位置（孤立的髓外、骨髓或都有），是否有匹配的兄弟姐妹供体或其他潜在供体，以及是否存在其他并发症 [14]。

（一）放疗适应证

　　近年来，放射治疗在儿童 ALL 治疗中的作用明显减弱。化疗效果的提高和对预后因素的更清楚的理解是造成这一变化的原因。世界各地的 10 个合作研究小组对 1996—2007 年治疗的 16 623 名新诊断的 ALL 儿童的复发和存活率进行了分析，发现只有那些确诊时有明显

中枢神经系统疾病的儿童，加上颅脑放疗后，CNS复发的风险显著降低，但任何一组都没有发现对总存活率有任何好处[79]。

然而，RT是一种有效的治疗方式，目前仍在一些治疗方案中使用。如前所述，这包括脑膜白血病患者的中枢神经系统治疗，持续性睾丸疾病的治疗，以及一些建议进行干细胞移植的患者的全身照射。

在大多数方案中，对于风险较低的患者，中枢神经系统的预防是通过全身和鞘内化疗实现的，而不需要头颅照射。具有高危特征的儿童有更高的中枢神经系统复发的风险，之前推荐过预防性的颅骨照射。这些特征包括WBC计数为50 000/μl或更高，WBC计数超过100 000/μl的患者CNS复发风险特别高。有11q23异常的小于12个月的婴儿有很高的CNS复发风险，但由于他们年龄小，使用强化全身和鞘内化疗来治疗CNS，不推荐头颅照射。

患有CNS-3疾病的儿童被认为是高危儿童，并被认为患有脑膜白血病。这些患者的治疗方法各不相同，有些方案在鞘内化疗的基础上继续采用头颅放疗。直到患者病情缓解，包括脑脊液清除，才进行放射治疗。获得CR后，早期给予1800cGy的头颅照射[16]。

以目前所有治疗方法，孤立性中枢神经系统复发是罕见的。治疗取决于首次缓解的时间和既往中枢神经系统治疗的程度。首次诊断后18个月或更长时间出现孤立性中枢神经系统复发的患者，在接受全身强化化疗和头颅放疗时，EFS约为80%。1800cGy的颅野照射已被证明对这类患者有效[80]。有较早中枢神经系统复发的患者，或有T细胞表型或在中枢神经系统复发前有颅脑放射史的患者，一旦达到第二次缓解，可以考虑进行干细胞移植。在这种情况下，头部照射的总剂量可能需要根据移植的时间进行调整。

脑膜白血病患者可见脑神经麻痹。可进行颅底急诊放疗，初步逆转瘫痪，并在预定时间给予全颅脑放疗，用于中枢神经系统的治疗。剂量为1000～1200cGy。虽然已有使用高剂量的报道，但没有观察到高剂量的剂量效应[81]。

（二）技术

颅脑照射必须确保覆盖颅膜和其他可能进入中枢神经系统的区域，如筛板、视网膜和眼球后，脑神经Ⅲ、Ⅳ、Ⅴ和Ⅵ出颅区，以及颞部脑膜的下部范围。筛板在平片上可以通过向前定位眶上板来辨认。该放疗野扩展到C$_{1\sim2}$。为了确保脑膜有足够的剂量，整个头盖骨都被覆盖，所使用的能量通常是6mV光子。固定是确保精确治疗和重复性的关键，建议在可能的情况下使用固定

装置。不能完全配合的幼儿可能需要镇静。

九、睾丸白血病

临床上明显的睾丸受累并不常见；然而，在25%的男性患者中发现了隐匿性疾病[82]。明显的受累表现为无痛性睾丸增大，可以是单侧的，也可以是双侧的。由于活检结果不能准确预测最终复发，维持期间或所有治疗结束时的睾丸活检已被放弃[83]。预防性双侧睾丸照射的使用已经被放弃，因为目前的系统治疗方案已经显著降低了睾丸复发率，睾丸照射导致永久性不育[84]。

在目前的强化治疗时代，睾丸复发的病例不到5%[85]。采用全身治疗，针对睾丸效果不佳时应用放射治疗[86]。采用双侧睾丸照射，剂量为2400～2600cGy，每次200cGy[87]。治疗是在儿童仰卧、脚底接触的青蛙腿姿势下进行的。阴茎被绑在或固定在RT场外。可能需要表面填充物，以确保睾丸有足够的剂量，或者可以使用电子线加量。放疗会辐射到整个阴囊内容物。再诱导治疗和中枢神经系统导向治疗是必要的。

十、晚期后遗症

随着急性淋巴细胞白血病儿童预后的显著改善，治疗对幸存者的晚期影响变得越来越明显。晚期效应是多因素的，与化疗和放疗有关，根据潜在的临床因素每个儿童都不同。由于晚期后遗症涉及多个器官系统，且严重程度不一，因此需要多学科的方法。以下讨论的重点是那些主要与RT有关的后遗症。

中枢神经系统的后遗症尤其令人担忧。所有幸存者都观察到神经认知功能障碍。标准风险患者和大多数高危患者没做颅脑放疗能减轻晚期神经认知后遗症。有趣的是，在一项比较1800cGy和未行颅脑照射的前瞻性随机试验中，所有患者都接受了鞘内和静脉注射甲氨蝶呤，接受照射的患者没有更差的神经认知效果[88]。8岁以下的儿童，特别是5岁以下的儿童，似乎经历了最严重的神经认知后遗症。白质脑病在当今时代是毁灭性的，幸运的是，这是一种罕见的事件。其特点是多灶性脱髓鞘。虽然这种情况最常发生在接受了较高累积剂量RT以及鞘内和全身甲氨蝶呤累积剂量较高的患者（如复发性脑膜白血病患者），但这种严重的神经毒性在没有接受颅脑照射的儿童中也观察到了[89, 90]。

接受颅脑放疗的ALL幸存者都观察到了累及下丘脑–垂体轴的神经内分泌后遗症。最常见的是生长激素缺乏，这似乎与剂量有关，因为接受1800cGy治疗的儿童生长激素水平与健康对照组相比有所下降，但不像接受2400cGy治疗的儿童那么低[91]。然而，未受辐射的所有幸存者也发现了生长迟缓和身材矮小，这表明原因

可能是多因素的。

初步诊断后 5～24 年，所有幸存者发生第二肿瘤的风险估计为 3%～12%[92, 93]。第二肿瘤最常发生在接受颅脑放疗的患者中，并且位于或靠近 RT 野。然而，有报道称，未经放疗的急性淋巴细胞性白血病患者也会发生继发性中枢神经系统肿瘤[94]。最常见的造血肿瘤是急性髓系白血病和骨髓增生异常综合征[92, 93]。

睾丸照射会导致不育。一些研究表明，卵泡刺激素和黄体生成素水平升高，睾酮水平下降，性成熟延迟，这表明 2400cGy 或更高剂量可能会对睾丸的内分泌功能造成不利影响[95, 96]。可能需要补充或替代雄激素。

十一、急性髓系白血病

急性髓系白血病是一组血液系统恶性肿瘤，起源于髓系、单核系、红系和巨核系的前体细胞。急性髓细胞白血病占儿童白血病的 15%～25%，但占白血病死亡人数的 30% 以上。AML 中使用的最常见的形态学分类是 FAB 模式。FAB 分类定义了 AML 的七个亚型，即 $M_{1\sim7}$（表 84-4）。虽然这一分类不再得到世界卫生组织的正式承认，但在临床环境中仍然非常常用。M_0 亚型已用于急性未分化白血病[44, 97]。

表 84-4　急性髓系白血病的形态学：法美英分类系统

FAB 分型	名　　称
M_1	急性髓母细胞：未成熟
M_2	急性髓母细胞：成熟
M_3	急性早幼粒细胞：超颗粒型
M_{3v}	急性早幼粒细胞：微粒变异型
M_4	急性粒单核细胞
M_{4Eo}	急性粒单核细胞伴嗜酸性粒细胞增多症
M_{5a}	急性单核细胞
M_{5b}	急性单核细胞伴分化
M_6	急性红白血病
M_7	急性巨核细胞

急性髓系白血病儿童表现出广泛的体征和症状。1/3 的患者发热是因为白血病细胞释放热原，或巨噬细胞和淋巴细胞对增殖的白血病母细胞产生反应，或中性粒细胞减少症引起的继发性细菌感染。如果贫血严重，可能会出现脸色苍白、头痛、耳鸣、疲劳和充血性心力衰竭。可能会发生血小板减少和（或）弥漫性血管内凝血所致的出血。骨痛是一种常见的主诉。继发于白血病

浸润的肝大脾大大约占儿童确诊病例的一半。

急性髓细胞白血病的治疗必须首先包括确诊时稳定患者，积极的支持性护理，以治疗潜在的并发症，如弥漫性血管内凝血、感染性并发症、肿瘤溶解综合征、高白细胞症和白细胞淤积症。与 ALL 相似的是，诱导缓解需要多药化疗。诱导之后是缓解后巩固、中枢神经系统预防，在一些研究中还包括维持化疗。新诊断的患者最常在诱导期间接受以阿糖胞苷和蒽环类药物为基础的化疗，然后巩固治疗。关于后续 HSCT 的决定是根据细胞遗传学风险分层和移植资格做出的[98, 99]。M3AML 是一种以早幼粒细胞形态和易位（15；17）为特征的疾病，其治疗是独一无二的，因为具有标准风险特征的患者可以用全反式维 A 酸和砷的"分化疗法"进行治疗。这些患者中有很大一部分可能在不需要细胞毒性化疗的情况下获得治愈[100, 101]。

缓解后的治疗，特别是增加阿糖胞苷的剂量强度，导致复发率较低，缓解期较长[102-104]。所有患者均采用中枢神经系统化学预防。中枢神经系统复发的风险最高的儿童是那些患有 M_4 或 M_5 AML 或具有非常高的 WBC 表现的儿童。中枢神经系统复发一般在骨髓复发之后。随着所有 AML 患者的预防性治疗，中枢神经系统复发的发生率为 5%[104-106]。

中枢神经系统外的髓外疾病也可以发生，例如在 M_4 和 M_5 亚型中最常见的绿色瘤（髓样肉瘤）。除了对儿童进行系统治疗外，使用局部放疗治疗绿色瘤没有显示出任何益处[107]。然而，如果绿瘤引起明显的并发症，如视力丧失或脊髓受压，则应采用 RT 治疗[108]。

由于强化化疗的使用改善了 AML 儿童的 EFS，这就提出了一个问题，即更大的剂量强化，如清髓治疗和干细胞拯救，是否可以进一步改善 EFS。随机试验表明，接受人类白细胞抗原相合同胞异基因干细胞移植的急性髓系白血病儿童的无复发存活率有所提高[109-113]。基于某些分子特征和（或）对初始治疗反应差的特点，缓解后巩固联合异基因骨髓移植已成为高危 AML 儿童的标准治疗方案[114-117]。

十二、非霍奇金淋巴瘤

儿童淋巴瘤是儿童第三大常见恶性肿瘤，仅次于 ALL 和脑瘤。霍奇金病单独讨论。在 15 岁以下的儿童中，60% 的病例是非霍奇金淋巴瘤。如果将 18 岁以下的儿童包括在内，霍奇金病的发病率略高一些。在美国，每年约有 500 名儿童被诊断为 NHL。确诊时的中位年龄为 10 岁，非霍奇金淋巴瘤在 3 岁以下的儿童中较少发生。年龄分布不存在双峰分布，其频率随年龄增长而增加。由于未知的原因，非霍奇金淋巴瘤在白人人

群中比非洲裔美国人更常见，在男性患者中的发病率是女性患者的 2～3 倍。发生非霍奇金淋巴瘤风险增加的特定人群包括患有先天性免疫缺陷疾病的儿童，如 Wiskott-Aldrich 综合征、共济失调毛细血管扩张症和 X 连锁淋巴增生综合征[118]。

与成人非霍奇金淋巴瘤不同，儿童非霍奇金淋巴瘤主要是侵袭性、弥漫性肿瘤，常伴有结外表现。表 84-5 中显示了三种主要的亚型：Burkitt 亚型、淋巴母细胞型和两种亚型（弥漫性大 B 细胞淋巴瘤和间变性大细胞淋巴瘤）[119]。儿童非霍奇金淋巴瘤的分期系统是墨菲/圣裘德儿童研究医院的分期系统，它结合了疾病的程度和临床模式（表 84-6）[120]。儿童非霍奇金淋巴瘤的治疗以分期、免疫表型和组织学为基础[121]。

Burkitt 淋巴瘤，在美国国家癌症研究所中历史上被称为小的无分裂细胞淋巴瘤，占儿童 NHL 的 39%，是 B 细胞免疫表型。这些淋巴瘤出现在腹部或头部和颈部。由于 Burkitt 淋巴瘤的发病率和临床特征在地理上有很大的差异，其流行病学引起了人们的极大兴趣。例如，它是赤道非洲最常见的儿童恶性肿瘤，但在日本非常罕见[122]。在非洲，地方性亚型，其特点是确诊时年龄较小，经常累及颌骨、腹部、眼眶和脊柱旁区域[122]。散发性亚型发生在美国和西欧，其特点是确诊时的中位年龄较大，并且经常累及腹部、鼻咽和骨髓。这些肿瘤的特点是易位导致 cMYC 基因和免疫球蛋白基因并置；据报道，这些易位中也存在断点差异，这种差异也因地理位置而异[122]。EB 病毒与伯基特淋巴瘤的关联因地域而异，与地方性（非洲）亚型高度相关[122]。

Burkitt 淋巴瘤的治疗采用以环磷酰胺为基础的化疗，外加长春新碱、泼尼松、阿霉素和甲氨蝶呤等药物。晚期 Burkitt 患儿加用阿糖胞苷或大剂量甲氨蝶呤可改善预后。有骨髓或中枢神经系统受累的儿童采用更强化的治疗方案可改善预后，即使是晚期患者也可获得 80%～90% 的 EFS[123-127]。

淋巴母细胞性淋巴瘤约占儿童非霍奇金淋巴瘤的 29%。淋巴母细胞性淋巴瘤的儿童通常表现为晚期疾病（即纵隔肿块，在某些情况下与骨髓受累有关）；然而，一些儿童确实表现为局限性疾病。这些淋巴瘤具有 ALL 的形态学、免疫表型和细胞遗传学特征。大多数（约 90%）以 T 细胞免疫表型为特征，在 WHO 分类系统中被指定为前体 T 淋巴细胞白血病/淋巴瘤；其余的具有前体 B 细胞免疫表型[119]。ALL 和淋巴母细胞淋巴瘤之间的区别是基于骨髓受累的程度。那些骨髓被淋巴母细胞替代超过 25% 的人被认为是 ALL，而那些受累程度较轻的人被认为是晚期（Ⅳ 期）淋巴母细胞淋巴瘤。淋巴母细胞性白血病和淋巴母细胞性淋巴瘤之间是否有生物学上的区别存在一定的争议，但在分子生物学、细胞遗传学和免疫表型标志物上似乎存在细微的差异[120, 128, 129]。儿童淋巴母细胞性淋巴瘤的治疗采用多种药物化疗，包括长春新碱、泼尼松、L- 天冬酰胺酶、阿霉素、阿糖胞苷、环磷酰胺和大剂量甲氨蝶呤，这些药物与用于 T 细胞 ALL 的药物相似，其中包括长春新碱、泼尼松、L- 天冬酰胺酶、阿霉素、阿糖胞苷、环磷酰胺和大剂量甲氨蝶呤。治疗的总持续时间一般在 2～3 年，尽管有人尝试了较短的持续时间。采用现代治疗方案，80%～85% 的人是长期无事件幸存者[130-132]。

大细胞淋巴瘤约占儿童淋巴瘤的 27%。40%～50% 为 T 细胞性 ALCL [CD30⁺，常伴有 t（2；5）易位[133]]，30%～40% 为 DLBCL，包括纵隔大 B 细胞淋巴瘤，其余为非间变性成熟 T 细胞淋巴瘤[134]。从历史上看，美国儿童非霍奇金淋巴瘤的治疗一直是以组织学为基础

表 84-5　儿童非霍奇金淋巴瘤

亚　型	占比（%）[a]	表　型	原发肿瘤常见部位	异　位
伯基特	39	B 细胞	腹部或头颈	t（8；14）（q24；q32） t（2；8）（p11；q24） t（8；22）（q24；q11）
淋巴母细胞	28	T 细胞	纵隔或头颈	t（1；14）（p32；q11） t（11；14）（p13；q11） t（11；14）（p15；q11） t（10；14）（p24；q11） t（7；19）（q35；p13） t（8；14）（q24；q11） t（1；7）（p34；q34）
大细胞	26	B 细胞，T 细胞，不确定	纵隔、腹部、头颈或皮肤	t（2；5）（p23；q35）[b]

a. 其他组织学约占 7%[93]

b. 间变性大细胞淋巴瘤组织学亚型

表 84-6　儿童非霍奇金淋巴瘤分期

分　期	描　述
I	• 累及单个结外部位或单个解剖淋巴结部位，不包括纵隔或腹部
II	• 单个结外部位受累，区域淋巴结受累 • 横膈同侧的两个或多个淋巴结区域 • 膈肌同侧两个结外部位有或无区域淋巴结受累 • 一种原发性胃肠道肿瘤，通常为回盲部，有或无肠系膜淋巴结受累均被完全切除
III	• 横膈两侧的两个结外部位 • 横膈两侧的两个或多个淋巴结区 • 都是原发的胸腔内肿瘤 • 所有广泛的（不能切除的）腹腔内原发肿瘤 • 所有脊椎旁或硬膜外肿瘤
IV	• 骨髓受累，中枢神经系统受累的前述阶段中的任一种，最初累及骨髓或中枢神经系统，或两者兼而有之

的。然而，已经转向使用免疫表型导向的方法，这是欧洲多年来的标准做法。通过这种方法，患有 DLBCL 的儿童接受了治疗 Burkitt 淋巴瘤的治疗方案，并取得了类似的结果[124]。纵隔大 B 细胞淋巴瘤预后略差于DLBCL。ALCL 患者接受基于 CHOP 的（环磷酰胺/盐酸阿霉素/硫酸长春新碱/泼尼松）方案或来自 Burkitt 淋巴瘤方案的治疗[135-138]。ACOP 与 APO（阿霉素、长春新碱、泼尼松加或不加环磷酰胺）的随机比较结果显示没有显著差异[138, 139]。儿童间变性非霍奇金淋巴瘤的最佳治疗方法尚未确定。无论采取何种方法，大约70% 的儿童都是长期无事件幸存者[136, 137]。局部放疗在儿童非霍奇金淋巴瘤治疗中的作用是有限的，因为更有效的化疗可以改善疗效。一项评估早期非霍奇金淋巴瘤局部放疗必要性的前瞻性随机试验发现，增加局部放疗没有好处[140]。第二次试验以第一次试验的结果为基础，证实了这些发现。虽然在第一个试验中儿童原发性骨淋巴瘤没有被随机分成两组，并且都接受了局部放疗，但是在第二个试验中，没有给予放疗，并

且没有局部复发[141]。基于这些结果，目前治疗局限性骨非霍奇金淋巴瘤的方法包括化疗，但不使用巩固的局部放疗。晚期淋巴瘤的儿童不能从受累的野放疗中受益[142]。

在儿童非霍奇金淋巴瘤的治疗中，颅脑照射已不再作为中枢神经系统预防措施的一部分[125, 132]。RT 可用于某些复发或难治性疾病，也可作为一种姑息治疗方式。对于被诊断为 Burkitt 淋巴瘤和 DLBCL 累及中枢神经系统的患者，随着全身和鞘内治疗的加强，颅脑放疗已被取消。对于淋巴母细胞淋巴瘤，确诊时有明显中枢神经系统受累（CNS3，母细胞数大于或等于 5WBC/HPF）者，可考虑颅脑放疗。对于确诊时罕见的 ALCL 和 CNS 病，可考虑颅脑放疗[143]。患有化疗后顽固性疾病或复发的儿童，如果他们患有化疗敏感性疾病，通常会考虑接受大剂量的化疗方案，并进行干细胞拯救[144]。在某些情况下，可以在移植前或移植后考虑合并 RT。儿科尚无前瞻性随机试验证实该方法的益处。对于原发性中枢神经系统淋巴瘤的儿童，可能不需要头颅放疗[145]。

急症 RT 是很少见的；但是，在某些情况下会考虑紧急 RT。儿童纵隔肿块可引起明显的气道损害或上腔静脉压迫。如果不能建立组织诊断以允许进行全身治疗，可以考虑紧急放射治疗。应该指出的是，如果一个人对最有可能的诊断采用系统治疗，那么绝大多数病例都会得到正确的治疗[146]。放射肿瘤学家经常被要求注意新诊断为纵隔肿块的儿童。如果给予 RT，只需要几次就可以达到稳定，一旦做出组织学诊断，就可以开始适当的系统治疗。

儿童白血病和淋巴瘤的治疗取得了令人鼓舞的进展。然而，许多儿童尽管接受了积极的治疗，但仍继续死于疾病，许多儿童经历了与治疗相关的重大短期和长期后遗症。肿瘤学家和放射肿瘤学家需要努力改进治疗，同时将治疗的晚期效应降至最低。继续对这些恶性肿瘤的生物学进行研究，再加上寻找新的生物学和临床预后因素，将有助于实现这一目标。

第85章　儿童霍奇金淋巴瘤
Pediatric Hodgkin Lymphoma

Kenneth B. Roberts　Bradford S. Hoppe　Kara M. Kelly　Louis S. Constine　著

施鹏越　译

要　点

1. 流行病学和生物学特征　儿童霍奇金淋巴瘤与成人霍奇金淋巴瘤相比，具有以下特点：①地理分布、性别、与 EB 病毒的关系及组织学亚型；②发展中国家和男性发病率相对较高；③结节性淋巴细胞为主和混合细胞亚型较多见。

2. 分期评估　所有患者均需详细病史和体格检查、全血计数、血液化学检查、正位胸片和侧位胸片、颈部、胸部、腹部和骨盆的计算机断层扫描、$^{18}F-$ 氟代脱氧葡萄糖 - 正电子发射断层扫描功能核显像。对于临床 III/IV 期疾病或 B 期症状的患者进行骨髓活检，尽管使用 FDG PET 成像情况下进行骨髓活检的频率较低。用于分期的剖腹手术很少应用，但当结果改变治疗时，应考虑对临床分期发现可疑的特定部位进行活检。2/3 的儿童处于 I 期或 II 期，1/3 的儿童有 B 症状。

3. 主要治疗　基于以下诊断特征的风险适应治疗：B 症状，纵隔和周围淋巴结大肿块，疾病向邻近组织的结外扩散，受累淋巴结区域的数目，Ann Arbor 分期，性别和血沉（ESR）。化疗反应：①化疗反应是影响预后的重要因素；②减少治疗可视化疗缓解的速度程度而定；③加强治疗可能基于对化疗无反应或反应不足。毒性：①与成人相比，儿童患长期心肺损害、肌肉骨骼发育障碍和随后的恶性肿瘤的风险相对增加；②之前的大野大剂量放射治疗技术遗留下来的后遗症（如第二原发肿瘤、心肺效应）限制了其在现代临床实践中应用。化疗：①常用方案：ABVE-PC（阿霉素、博来霉素、长春新碱、依托泊苷、泼尼松、环磷酰胺），VAMP（长春新碱、阿霉素、甲氨蝶呤、泼尼松），OEPA（长春新碱、依托泊苷、泼尼松、阿霉素），OEPA/COPDAC（在 OEPA 中加入环磷酰胺、长春新碱、泼尼松和达卡巴嗪），BEACOPP（在 COPP 中加入博来霉素、依托泊苷、阿霉素），ABVD（阿霉素、博来霉素、长春新碱、达卡巴嗪），Stanford V（甲氧苄胺、阿霉素、长春碱、长春新碱、博来霉素、依托泊苷、泼尼松）；②之前的方案：MOPP（甲氯乙胺、长春新碱、丙卡巴肼、泼尼松），COPP（MOPP 用环磷酰胺代替甲氧苄胺），COPP/ABV（COPP 和 ABVD 混合疗法，不含达卡巴嗪），OPPA（OEPA，但用丙卡巴肼取代依托泊苷 - 历史上用于女童）；③早期预后良好疾病最常使用 ABVD（基于青少年和年轻人的经验）或衍生化疗、VAMP 或 OEPA；④中危或高危疾病使用剂量密集组合：ABVE-PC、OEPA/COPDAC 或 BEACOPP。放疗：化疗后低剂量、累及部位放疗是以治疗反应为基础的。放疗用于效果缓慢、大肿块、残留性或复发性疾病是所有病期的标准。然而，对于早期霍奇金淋巴瘤患者采用低强度化疗，不做放疗还不是一个标准。对于放疗毒性的关注，特别是继发性癌症和心血管疾病，是对患者仅行化疗进行研究的刺激因素。从累及野照射转向累及部位照射。与成人临床实践相比，晚期使用的放疗较多，而早期使用的较少。使用现代放射治疗技术 [包括深吸气屏气、强度调节放射治疗和（或）质子治疗，将危险器官的辐射剂量降至最低] 是最佳的临床实践。结果：单纯化疗：局部预后良好患者的长期无事件生存率（EFS）为 85%～95%，晚期或预后不良患者的长期无事件生存率为 70%～90%。增加受累野放疗后，EFS 的改善幅度在 5%～10%。对适当强度化疗的快速缓解预示着放疗的益处微乎其微。在初始治疗后复发的那部分患者，通过二线治疗获得疾病长期缓解的潜力相当好，但变化很大。

一、概述

鉴于儿童霍奇金淋巴瘤的高治愈率和对后遗症的敏感性，目前的挑战一直是开发毒性较低的治疗方法。在这一点上，儿童 HL 治疗的进展往往预示着成人患者的进展。虽然儿童和成人 HL 之间有许多相似之处，但有几个差异表明不同的生物学过程，尽管这一点仍然存在争议。此外，幼儿与"青少年和青壮年"（Aya）之间的生物学和治疗差异越来越大。与年龄相关的差异包括性别比例、最常见组织亚型患者的比例、潜在生物学（如 EB 病毒的作用）和治愈的可能性[1]。儿童 HL 预后良好，生存率较高[1, 2]。鉴于 HL 的高治愈率，尤其是在儿童中，HL 提供了我们所拥有的关于放疗和细胞毒化疗的晚期毒性的大部分知识基础。由于儿童对治疗不良反应的易感性增加，儿科 HL 的管理引领了同时考虑治疗毒性和疗效的治疗策略的演变。

从历史上看，为了避免高剂量扩大野放疗后出现的肌肉骨骼发育不良，以及某些烷化剂导致的白血病和不孕不育，促使了一种更合理的联合治疗，而不是历史上使用的高剂量扩大野放疗。随后观察到对心血管功能障碍和继发性癌症风险增加在改变治疗方法方面发挥了额外的作用。第一代综合治疗方案使用多周期化疗来替代部分开腹手术分期患儿的放疗[3-8]。第二代和第三代方案使用含有阿霉素和依托泊苷的组合来取代或减少有害的烷化剂。随着诊断影像学的进步，在证明了综合治疗方法的有效性后，开腹手术分期已被放弃。与此同时，氟代脱氧葡萄糖 - 正电子发射断层扫描 / 计算机断层扫描成像，由于其高度的特异性和敏感性，已成为分期和反应评估的标准，允许进一步个体化调整总体治疗强度，特别是关于放疗的使用和放射治疗的靶区。

随着时间的推移，风险适应临床试验逐渐发展起来，为临床表现良好的患者提供了更少的多药化疗周期，以及更低的辐射剂量和照射靶区[9, 10]。由于快速缓解是一个重要的预后因素，反应适应疗法进一步完善了这一点，在这些疗法中，根据对系统治疗的初始反应评估，治疗要么得到加强，要么得到减少，因为快速反应是一个重要的预后因素。重要的是，当 HL 被认为对最初的系统治疗有快速和完全缓解时，可以消除或进一步减少放疗[7, 11, 12]。疾病分层风险组的定义在不同的试验中可能会有所不同，并且会随着治疗的进展而改变。

由于儿童 HL 预后因素的多样性，独特的发育情况和疗效的性别因素，以及对化疗的不同反应性，没有一种单一的治疗方法是适用于所有患者的。儿童和青少年 HL 的现代治疗采用风险适应和反应适应的方法，考虑在诊断时呈现风险特征及对初始化疗的反应。治疗时间和强度的选择是为了在最小的治疗相关不良反应的情况下优化治愈概率。例如，儿童肿瘤学组织的中风险组第三阶段试验 AHOD0031 是第一个证明对化疗的快速中期缓解将允许不做受累区域放疗的 HL 试验[13]。

因此，儿科 HL 治疗的发展已成为其他癌症的典范。在这方面，新的药物，如抗 CD30 抗体 Brentuximab Vedotin，以及 Nivolumab 和 Pembrolizumab（抗 PD-1 和 PD-L1 检查点抑制药免疫疗法）正在进行研究，因为 PDL1 和 PDL2 在 HL 的恶性干细胞 Reed-Sternberg 细胞上的过度表达是 HL 发生免疫逃避的一个标志。正在进行的合作小组研究的一个主要焦点是确定可以通过减少放射体积和剂量或单独使用化疗来治疗的 HL 亚群[14]。在一定程度上，人们对放疗的担忧是在传统的大野大剂量放疗技术后观察到的重大晚期并发症（继发性恶性肿瘤、心肺功能障碍和肌肉骨骼发育不良）的遗留问题，限制了其在现代临床实践中应用。儿童更容易受到治疗的后遗症的影响。因此，临床试验的趋势一直是努力减少或省略个辅助放疗，尽管很多试验显示，受累野放疗在无病生存率方面略有改善，甚至 Meta 分析显示早期患者有微小的生存优势[15]。有了更好的风险和反应适应疗法，儿童 HL 前期治疗使用放疗普遍下降。然而，RT 对以下方面仍然很重要：①当出现缓解缓慢、残留或初始大肿块时化疗的补充治疗；②降低特定患者的化疗强度，这些患者预测放疗的晚期毒性风险较小；③帮助管理复发的疾病。

二、病原学和流行病学

儿童霍奇金淋巴瘤占儿童癌症的 5%～6%，具有独特的流行病学特征。儿童期表现在 12 岁以下的患者身上，与男性明显占优势、家庭规模增大和社会经济地位下降有关[16-18]。在高收入国家，HL 很少在 5 岁以下的儿童中被诊断出来。在工业化国家，12—34 岁的患者出现的青壮年形式与较高的社会经济地位有关。总体而言，发达国家（北美和欧洲）的发病率最高，在亚洲人口中非常罕见。然而，在儿童时期，一些低收入和中等收入地区的发病率相对较高[19]。在青少年中，男性和女性的发病率大致相等，大多数年龄较大的青少年患者都是白人[18]。青年 HL 的风险随着兄弟姐妹的大小和出生顺序的增加而显著降低[20, 21]。具体地说，年轻人患 HL 的风险在有多个年长的兄弟姐妹而不是年轻的兄弟姐妹的个体中较低。组织学亚型也因发病年龄不同而不同。混合细胞亚型（更多与 EBV 有关）在儿童和老年人的 HL 中更常见，而结节硬化型在青少年和年轻人中更常见。

我们观察到了一种罕见的家族性疾病模式，由于

HL 的罕见，这是一个临床上未得到充分认识的事实。淋巴瘤与遗传性淋巴瘤的关联是基于观察到的 AYA 患者一级亲属的一致性[22]。一项研究报告指出，患病父母的子女患 HL 的风险增加 7 倍，而有患病兄弟姐妹的小于 37 岁的患者患 HL 的风险增加 11 倍[23]。其他流行病学研究同样表明，HL 患者的一级兄弟姐妹患 HL 风险增加 3～5 倍，同性兄弟姐妹的风险可能高达 9 倍，其中一项研究表明，女性同性兄弟姐妹的风险最高[24-26]。更有力的间接证据证明了 HL 的遗传基础，据报道，同卵双胞胎的风险增加了 99 倍，但异卵双胞胎的风险却没有增加[27]。结节性淋巴细胞为主型变体（被认为更类似于低级别 B 细胞非霍奇金淋巴瘤，诊断时间长，复发时间长）在某些情况下也有家族遗传模式，与共济失调远距扩张基因的突变有关[28, 29]。在自身免疫淋巴增生综合征患者中也观察到结节性淋巴细胞为主型 HL 的风险增加，这是一种与 fas 介导的凋亡缺陷相关的疾病[30]。此外，全基因组关联研究（GWAS）为 HL 的遗传易感性提供了新的见解。

儿童霍奇金淋巴瘤表现出与麻痹性脊髓灰质炎相似的流行病学特征。延迟接触感染物可能会增加青壮年形式 HL 的风险，而早期和强烈暴露于感染物可能会增加儿童型 HL 的风险[20]。数据还表明，托儿所出勤率与年轻人中 HL 风险的降低有关，这支持了一种模式，即儿童时期接触普通感染有助于细胞免疫的成熟[31]。EBV 高滴度抗体的存在，Reed-Sternberg 细胞中 EBV 基因组的原位杂交证据，以及 EBV 早期 RNA1 和 2（EBER1 和 EBER2）序列的存在，为 EBV 的增强激活在 HL 的发生发展中发挥作用提供了证据[32, 33]。EBV 相关性 HL 的发病率因年龄、性别、种族、组织亚型、地区经济水平和潜在免疫功能而异[34, 35]。30%～40% 的 HL 患者有相关的 EBV[34]。在一系列儿童 HL 中，58% 的恶性 Reed-Sternberg 细胞表达 EBV 早期 RNA1[36]。更具体地说，EBV 与社会经济地位较低的人群、混合细胞性 HL 病例及发生在幼儿和老年人中的病例之间的关联性更大[32]。最后，EBV 相关性 HL 在患有原发性免疫缺陷疾病（如常见的可变免疫缺陷）和继发性免疫缺陷（如 HIV 感染和实体器官移植的免疫抑制）的患者中发病率增加[37]。

由于 HL 的治疗一直是治疗晚期后遗症（包括继发性癌症）的临床实验室，这些 GWAS 提供了同样的 HL 易感性是晚期并发症的危险因素的线索。例如，在青少年时期接受 HL 放射治疗的患者中，观察到染色体 6q21 上的一个遗传位点，而在成年后没有观察到与后来发生继发性癌症相关的遗传位点。该风险位点被发现上调转录抑制基因 PRDMI，具有该风险单倍型的 HL 幸存者

中有 30% 的人在 30 年内发生第二原发肿瘤，而没有该风险单倍型的患者中只有 3% 的人在 30 年内患上了第二原发肿瘤[38]。

三、病理学与传播途径

HL 的干细胞是 Reed-Sternberg 细胞，这是一种多核的巨型活化 B 细胞，已经失去了其"B 细胞身份"，其特征是表达为 CD30 和 CD15 阳性，而大多数情况下 CD20 为阴性。它约占 HL 细胞的 1%，而 HL 的大部分微环境是反应性的炎性细胞，由淋巴细胞、组织细胞、中性粒细胞、嗜酸性粒细胞、浆细胞和成纤维细胞组成。后者可能导致经典型 HL 常见结节硬化亚型的特征性结节状纤维化。因此，当检查或成像 HL 时，我们要评估炎症细胞，这在众多癌症中是一种完全独特的情况。从组织学和类似治疗的历史模式（现在正在改变）来看，结节性淋巴细胞为主型霍奇金淋巴瘤（NLPHL）是一种与经典 HL 相关的疾病。NLPHL 的恶性克隆是一种 Reed-Sternberg 样 B 细胞，免疫组化显示 CD20 阳性，而 CD30 阳性的病例高达 30%。

超出本章范围的是 R-S 细胞的生物学特性，我们在其他地方对其进行了回顾[39, 40]。越来越多的证据表明，通过局部产生细胞因子和抗凋亡蛋白，抗肿瘤免疫监视和凋亡途径受到抑制。T 调节细胞的复杂浸润、NF-κB 的组成性表达、mTOR 和 JAK/STAT 信号转导通路、免疫耐受及 PD-L1 和 PD-L2 等程序性死亡配体的上调是未来临床试验中潜在的新的治疗靶点。

成人和儿童的 HL 病理特征相似，但世界卫生组织定义的组织亚型分布可能因发病年龄不同而不同[41, 42]。NLPHL 几乎占儿科病例的 10%～15%。

结节性硬化型 HL 是儿童中最常见的组织学亚型，在经典 HL 的范畴下，大约 70% 的青少年和儿童受到影响[43]。结节性硬化型 HL 最常累及下颈部、锁骨上和纵隔淋巴结。一些受累结节区域（特别是纵隔）的大肿块生长可能与持续的放射学异常有关，即使患者对治疗完全有效。另一种典型的形式，混合细胞型 HL，在大约 15% 的患者中被观察到，在 10 岁或 10 岁以下的儿童中更常见，更常见的表现为伴有结外侵犯的晚期疾病[43]。淋巴细胞消减型 HL 在儿童中很少见，但在感染人类免疫缺陷病毒的患者中相对较常见[44]。HIV 阳性患者的淋巴细胞消减型疾病通常与 EBV 相关。富含淋巴细胞的经典型霍奇金淋巴瘤（LRHL）约占全部淋巴瘤的 5%，在临床表现和预后方面与结节性淋巴细胞为主的亚型有密切的重叠[45]。然而，LRHL 的发病年龄中位数（32 岁）高于 NLPHL，而且发病时纵隔受累和 III 期疾病的发生率略高[46]。

四、分期、临床表现、患者评估和预后因素

（一）分期

体检和诊断影像评估用于儿科患者，根据 Ann Arbor 分期系统[47] 指定临床分期，而在成人实践中，淋巴瘤的 Lugano 分期分类对此进行了修改[48]。这一历史分期系统基于 1970 年 Ann Arbor 研讨会所描述的区域淋巴结解剖分组。它后来在 1989 年的 Cotswolds 会议上进行了修订，尽管并不是所有的建议目前都在使用[49]。这一分期系统一直持续到目前，第一阶段确定的疾病仅限于一个结节区域。Ⅱ期意味着疾病局限于两个或更多的区域，但在横膈的一侧。Ⅲ期是指膈肌两侧的结节性病变，而Ⅳ期是弥漫性或播散性疾病，包括结外部位。Ⅰ期和Ⅱ期疾病的一个特殊子集可以被指定为具有"E"后缀的淋巴结外或结外疾病，这在历史上被解释为可以包含在合理的放射治疗野内的疾病。这种可操作性的定义目前是有问题的，因为放疗的作用正在被削弱，但出于预后的目的，仍需要将其指定为早期阶段。在目前的实践中，Cotswold 的建议很大程度上忽略了后缀"X"，用来表示大肿块（最大尺寸＞10cm）和一类治疗反应，即未经证实 / 不确定的完全缓解［CR（u）］，引入这一类别是为了适应在目前使用代谢成像之前存在不确定意义的持续性影像学异常的困难。PET 成像对于初始分期及对治疗的反应评估已经变得很重要[50]。

淋巴瘤分期仍然是独一无二的，包括预后显著的症状。没有症状用后缀"A"标记，而分期中包括的"B"症状是不明原因的发热，口腔体温高于 38℃，在诊断前 6 个月内不明原因的体重下降 10%，以及浑身盗汗。瘙痒一度被列为 B 类症状，但在几十年前就被取消了。

在过去，病理分期是基于剖腹手术（包括脾切除术）的结果，常规用于评估膈下疾病。随着系统治疗在儿童中的使用越来越多，以及更准确的影像诊断模式的发展，最终导致了临床分期的常规使用，而放弃了手术分期，除非评估任何可疑的发现。目前，外科分期（最典型的是不切除脾的结节取样）只有在预期的结果将显著改变治疗计划的情况下才会进行。

（二）临床表现

儿童患者最常出现无痛性颈部或锁骨上淋巴结病变。纵隔淋巴结病发生在多达 2/3 的患者中，可能与慢性咳嗽或其他气管或支气管压迫的症状有关。腋窝或腹股沟淋巴结肿大很少被视为首发症状。原发性膈下疾病在儿科患者中很少见，发生在不到 5% 的病例中。30%～40% 的儿童 HL 患者脾脏受累，而肝脏受累极为罕见。肺实质、胸壁、胸膜和心包是最常见的结外病变部位。在首次出现 HL 时骨髓受累在儿童中也很少见。大约 65% 的儿童患有Ⅰ期和Ⅱ期疾病，35% 的儿童患有Ⅲ期和Ⅳ期疾病（表 85-1）。

非特异性全身症状通常与淋巴病有关，可能包括乏力、食欲不振、轻度体重减轻和瘙痒。预后上有意义的 B 症状早些时候已经被定义过了。B 症状出现在大约 33% 的患者中（表 85-1）。临床表现时观察到的实验室改变是非特异性的，但可能提供有关疾病程度的线索。血液学异常可能包括贫血、中性粒细胞增多症、淋巴细胞减少症、嗜酸性粒细胞增多症和单核细胞增多症。贫血可能与晚期疾病的存在有关，也可能是由铁储备动员受损或溶血所致，这种情况较少见。据报道，在 HL 患者中有几种自身免疫性疾病，包括肾病综合征、自身免疫性溶血性贫血、自身免疫性中性粒细胞减少症、免疫性血小板减少症和自身免疫性淋巴增生性疾病[51]。当淋巴瘤对治疗有反应时，这些情况通常会缓解。几种急性时相反应物（包括血沉、血清铜、铁蛋白和 C- 反应蛋白水平）可能在诊断时升高，并在后续评估中有用。

（三）患者评估

一旦 HL 成为鉴别诊断的一部分，应立即进行胸椎后前方和侧位 X 线，以评估纵隔受累、气道通畅和其他胸腔内结构。如果在诊断过程中计划使用镇静剂，这一点尤为重要。切除淋巴结活检或芯针活检是首选的诊断方法（避免细胞学细针抽吸），因为它允许在特定组织亚型的特征性构筑变化的背景下评估恶性霍奇金 Reed-Sternberg 细胞。所有的结节区域，包括大脑动脉环，都应该通过仔细的身体检查进行评估。从历史上看，直立胸片对于评估纵隔大肿块也很重要，定义为纵隔淋巴结肿大是胸腔最大径的 33% 或更多。这种对纵隔大肿块的定义是否可以被基于 CT 的肿块大小或体积所取代，目前还在争论之中。CT 最常用于评估颈部、腋窝、胸腹腔和骨盆的淋巴结区域。CT 需要口服和静脉注射对比剂以准确区分淋巴结病变和其他膈下结构。器官大小不是淋巴瘤累及肝脏或脾脏的可靠指标，因为肿瘤直径可能小于 1cm，并且无法通过诊断成像方式显示出来。当然，任何一个器官的增大都可能是由非恶性疾病引起的。CT 下低密度病变和（或）功能亲和力异常的 PET 扫描为肿瘤浸润提供了更有力的证据。

功能性核成像研究适合于 HL 患者作为诊断和监测手段。PET 扫描使用放射性葡萄糖类似物 FDG 的摄取作为肿瘤活动性的相关性。PET 扫描现在已经广泛使用，并已成为分期检查和治疗反应评估的标准部分。融合 PET/CT 的优点是融合了肿瘤的功能和解剖特征。残

表 85-1　儿童霍奇金淋巴瘤：发病时的流行病学和临床特征

		儿童 [a,b] 数目（%）n=1985	儿童 [c] 数目（%）n=2836	成人 [c] 数目（%）n=18 898	成人 [b] 数目（%）n=1912
总患者	<10 岁	360（18）	312（11）		
	≥10 岁	1625（82）	2524（89）	18 898（100）	1912（100）
性别	男	1100（55）	1455（51）	10 330（55）	1147（60）
	女	885（45）	1381（49）	8568（45）	765（40）
组织学	淋巴细胞为主	192（10）	177（6.3）	1224（6.5）	96（5.0）
	淋巴细胞消减	—	8（0.3）	321（1.7）	115（6.0）
	混合细胞	307（16）	284（10）	3176（17）	325（17）
	结节硬化	1431（72）	2142（76）	11 583（61）	1377（72）
	未分类	55（2.8）	225（7.9）	2594（14）	
B 症状	有	564（28）	863（39）	6477（48）	612（32）
	无	1421（72）	1337（61）	7012（52）	1300（68）
分期 [d]	Ⅰ	229（12）	522（19）	4208（23）	210（11）
	Ⅱ	1078（54）	1337（49）	7021（39）	899（47）
	Ⅲ	391（20）	518（19）	3569（20）	593（31）
	Ⅳ	287（15）	366（13）	3156（18）	210（11）

a. 数据来自 Ruhl 等 [101] 和 Nachman 等 [100]
b. 数据来自 Cleary 等 [18]
c. 数据来自 Bazzeh 等 [243]
d. 数据来源于病理分期及临床分期的患者

留或持续的摄取 FDG 似乎有助于在治疗后评估中预测预后和是否需要额外治疗 [52-56]。此外，PET 在评估临床表现或出现在影像上的异常以评估复发方面可能是有用的 [57]。不建议将 PET 用于随访，因为其他报道显示，诊断复发疾病的比率很低，假阳性结果很高 [48, 58-60]。由于累及骨骼和骨髓的结外疾病在儿童中相对较少见，在出现局限性和无症状疾病的患者中，这些分期评估可以省略。骨痛应该用平片来评估；在这种情况下，对于局灶性骨骼受累的问题，磁共振成像可能也是必要的。PET 扫描似乎取代了用于骨骼评估的 ^{99}Tc 骨扫描，在历史上，当血清碱性磷酸酶浓度升高超过其他分期评估所确定的年龄或结外疾病的预期时，也会进行骨扫描。虽然在儿童 HL 中骨髓受累相对较少，但在临床Ⅲ期或Ⅳ期疾病或 B 症状的患者中，历史上曾推荐双侧骨髓活检 [61]。然而，对包括儿童和成人患者在内的 9 项临床研究的 Meta 分析显示，PET/CT 在检测新诊断的 HL 患者骨髓侵犯方面具有高敏感性（96.9%）和高特异性

（99.7%）[62]。因此，当 PET 成像显示没有骨髓或骨髓受累时，欧洲研究人员对这一标准建议进行了修订 [63]。因为骨髓的浸润形式可能是弥漫性的或局灶性的，并且经常伴有可逆性的骨髓纤维化，仅有骨髓抽吸不足以评估骨髓的疾病。

（四）预后因素

预后因素的识别已成为风险适应和反应适应治疗的决定因素。从成人试验中发现了许多影响预后的因素。无论如何，这一努力因几个概念而变得复杂。首先，预后因素在变化，因为更有效或更高强度的治疗可能会否定先前证明的不良风险因素 [64]。其次，不同的机构和组织使用不同的风险分层方案将患者分配到不同的治疗方案，这使得患者群体的比较具有挑战性。大多数数据都是基于主要包括成年人的报告。虽然儿童和成人形式的 HL 在生物学和治疗反应上存在重叠，但在预后分组上也存在差异，就像治疗方案上的不同一样。即

使在儿科指南和合作小组中，预后因素也缺乏标准化（表 85-2）。最后，有一种不断发展的认识，即对系统治疗的早期反应可能是一个重要的预后因素，可以用来指导进一步的治疗决定[55]。虽然这一概念正在成人 HL 患者中进行研究，但人们可能会承认，基于反应的治疗最近已经在儿童 HL 治疗中广泛应用[13]。因此，霍奇金病患者的分类有很大的差异，分为有利的、中等的和不利的 / 晚期的。

从早期 HL 接受包括脾脏照射在内的次全或全淋巴结区照射（通常被称为扩展野放疗）开始，Ⅰ～Ⅱ期疾病的许多不利预后因素已经确定了那些从综合治疗中受益的患者[65-68]。在儿童治疗中，20 世纪 70—80 年代，为了减少扩大野放疗的后遗症，扩大野放疗被放弃，转而采用化疗和减少剂量的累及野放疗。成人早期疾病管理的这种转变直到 20 世纪 90 年代中期才发生。无论如何，风险适应治疗的概念首先被提出，在这种概念中，不良预后因素的存在会促使更多的强化治疗。与此同时，有利的因素确定了一个人群，他们适当地接受了强度较小的治疗，旨在保持较高的治愈率，减少急性和晚期不良反应。这些分析中确定的预后因素包括受累淋巴区域的数量、单个淋巴结的大小、纵隔疾病的程度、患者的性别和年龄、B 症状或瘙痒的存在、组织学、血沉及以部位数量和病变体积衡量的总体肿瘤负荷。

对于儿科管理，由于正在努力为 AYA 患者开发新的治疗方案，值得注意的是，成人合作小组已经细化了预后良好和预后不好的分组。例如，欧洲癌症研究和治疗组织（EORTC）和成人淋巴组织（GELA）将以下因素指定为不利因素：年龄大于 50 岁，没有 B 症状的血沉大于或等于 50，B 症状的血沉大于或等于 30，以及大于或等于 4 个受累部位或大纵隔[69]。对于德国霍奇金淋巴瘤研究小组（GHSG）来说，血沉大于或等于 30，且大于或等于 4 个受累部位或巨大的纵隔受累[69]。对于德国霍奇金淋巴瘤研究小组（GHSG），以下因素被认为是不利因素：无 B 症状时血沉大于或等于 50；B 症状时血沉大于或等于 30；以及大于或等于 3 个受累部位、结外受累或纵隔肿块[70]。

对于儿童患者，不良预后特征包括晚期、B 症状、结外侵犯、周围或纵隔肿大、肺门淋巴结病变，以及 3 个或更多淋巴结区域。基于最新的中度风险 COG 方案 AHOD0031，已经提出了一个初步的预后评分系统，

表 85-2 儿童霍奇金淋巴瘤合作组临床试验中的风险分层

	临床试验	低 危	中 危	高 危
儿童肿瘤小组	AHOD1331（高危）			ⅡB 大肿块，ⅢB，ⅣA/B
	AHOD0431（低危）；AHOD0031（中危）；AHOD0831（高危）[13, 244]	ⅠA，ⅡA 无大肿块	ⅠA 大肿块或 E；ⅠB；ⅡA 大肿块或 E；ⅡB；ⅢA；ⅣA	ⅢB，ⅣB
	C5942[100, 201]	ⅠA，ⅠB，ⅡA 无大肿块，无肺门淋巴结且小于 4 个部位	ⅠA；ⅠB；ⅡA 伴大肿块，有肺门淋巴结或者≥4 个部位；Ⅲ	Ⅳ
	C59704（高危）[245]			ⅡB/ⅢB 伴大肿块，Ⅳ
	P9425/P9426（106）	ⅠA，ⅡA 无大肿块	ⅠB，ⅡA，ⅢA₁ 伴大肿块，ⅢA₂	ⅡB，ⅢB，Ⅳ
德国多中心 / EuroNet	GPOH-HD 95；GPOH-HD 2002；EuroNet-PHL-C1ᵃ；EuroNet-PHL-C2ᵇ[94, 97, 102]	ⅠA/B，ⅡA	Ⅰ_EA/B；Ⅱ_EA；ⅡB；ⅢA（危险因素：ESR≥30mm/h 或者大肿块≥200ml）	Ⅱ_EB；Ⅲ_EA/B；ⅢB；Ⅳ
斯坦福 / 圣裘德 / 丹娜法伯癌症研究院联盟	HOD08ᶜ（低危）;HOD05ᵈ（中危）;HOD99ᵉ（高危）	ⅠA，ⅡA 无大肿块，E 且小于 3 个部位	ⅠB，ⅢA，ⅠA/ⅡA 伴 E，≥3 个部位或大肿块	ⅡB，ⅢB，Ⅳ

a. ClinicalTrials.gov identifier: NCT00433459
b. ClinicalTrials.gov identifier: NCT02797717
c. ClinicalTrials.gov identifier: NCT00846742
d. ClinicalTrials.gov identifier: NCT00352027
e. ClinicalTrials.gov identifier: NCT00846742
E. 结外病变；Ⅲ A₁. 脾脏微小，脾门或者腹腔受累；Ⅲ A₂. 脾大或下腹部结节受累
改编自 Kelly KM. Management of children with high-risk Hodgkin lymphoma. *Br J Haematol* 2012; 157（1）: 3-13.

其中 CHIPS 是儿童霍奇金国际预后评分的首字母缩写。基于多变量分析，四个预测因子（Ⅳ 期、纵隔大肿块、白蛋白低于 3.5 和发热）被确定为不良事件无事件生存（EFS）的预测因子[71, 72]。这个简单的评分系统需要进一步的验证，特别是在治疗方法和预后因素改变并变得更难识别的情况下。目前，几个预后因素继续影响儿童实践治疗的成功和选择。

1. 疾病分期：分期仍然是最重要的预后变量。晚期疾病患者，特别是 Ⅳ 期患者的预后比早期患者差[73]。

2. B 症状：这些体质症状可能是细胞因子分泌的结果，并与生物侵袭性相关。因此，不明原因的发热、浑身盗汗或体重显著减轻（在 Ann Arbor 分期系统中早先提到的定义）仍然具有重要预测作用，并反过来影响管理决策。B 症状的出现与全身性疾病的可能性较高相关性，包括剖腹分期手术时的隐匿性膈下疾病。有证据表明，发热和体重减轻比盗汗更有预测意义[74]。然而，从中度风险霍奇金淋巴瘤 CHIPS 的统计分析表明，只有发热才有预后意义[72]。

3. 大肿块：大肿块结合了疾病部位的数量和每个部位的受累数量。有多个受累部位的患者，根据不同的定义，要么是 3 个，要么是 4 个或更多，情况就不那么好了[75]。这一预后因素也可能影响早期 HL 患者在初次化疗后减少或不做放疗的治疗选择[76, 77]。此外，在非纵隔部位出现大肿块或纵隔大肿块也是另一个危险因素。在文献中已经报道了对大纵隔淋巴结的各种定义[78]。最常用的定义是基于立位后前位胸片上纵隔肿块的最大宽度与胸腔内最大直径的比较。超过 1/3 的比率被定义为"大肿块"。其他报告使用胸腔内宽度为 $T_{5\sim6}$ 作为分母的比值[79]，还有一些报告使用绝对测量[80]、表面积计算或容积测量。在没有胸片的情况下，纵隔肿块的 CT 测量还没有达成一致的建议，但一些评论家认为最大直径 10cm 可能是合理的。同样，非纵隔部位的大块疾病也有不同的定义。一些协议将体积定义为大于或等于 10cm，而另一些协议使用大于或等于 5cm、大于或等于 6cm，甚至大于或等于 7cm[13, 81-84]。在欧洲，Euronet 儿童霍奇金淋巴瘤组织使用体积定义来定义大肿块。这最初是通过 50ml 的定义进行评估的[64]，但后来的经验发现，200ml 的容量定义在预测方面更有意义，现在他们的 Euronet PHL C2 试验中使用了这一定义来对患者进行分层[85]。此外，通过估计椭球的一个简单公式来计算给定病变部位的体积：V=（xyz）/2，其中 x、y 和 z 是三维的直径。当测量纵隔肿块时，这变得复杂得多，对于纵隔肿块，增加多个疾病椭圆形以避免将正常结构计算在内是需要注意的。此外，FDG PET 在诊断时可以利用代谢肿瘤负荷和总糖酵解摄取等参数对疾病负荷进行

新的三维测量，事实证明，这些参数对预后的重要性超出了传统的解剖学体积定义[86]。

4. 据报道，实验室检查，包括血沉、血红蛋白水平和血清白蛋白，都能预测更糟糕的结果[68]。这可能反映了疾病的生物学特征，也可能反映了大肿块。最近的一项儿童低危 HL 试验表明血沉对预后有重要意义[87]。正如已经在成人合作小组试验中指出的那样，血沉已经成为治疗方案中的一个重要分层因素。白蛋白是分层的关键因素[72]。此外，低血红蛋白和白蛋白水平都被发现是国际预后评分的重要因素，该评分仅在 15 岁以上的患者中得到验证[88]。

5. 组织学亚型具有重要意义。正如已经指出的，NLPHL 患者在生物学上是不同的，通常与经典 HL 相比，他们的 DFS 和总生存期都有所改善[89, 90]。对于早期 NLPHL 患者，已经证明了采用不同的方法进行最小限度的治疗。淋巴细胞消减型霍奇金淋巴瘤患者的预后很差。好坏参半的报告提示其他组织学预后较好或较差，这也可能与其他预后因素有关。几份报告表明，在儿童年龄组中，混合细胞亚型的经典型 HL 可能比结节性硬化型预后更好[87, 91]。

6. 年龄是一个重要因素，儿童 HL 的存活率接近 85%～95%，分期一般比成人晚。在斯坦福大学的一份报告中，小于或等于 10 岁的 HL 儿童的 5 年和 10 年生存率分别为 94% 和 92%，而青少年（11—16 岁）的 5 年和 10 年生存率分别为 93% 和 86%，成人分别为 84% 和 73%[18]。治疗方法的不同可能在这些不同的结果中起作用，因为已经观察到，采用儿科方案比成人方案治疗的中度风险 HL 患者的 PFS 率更高[92]。

7. 初始化疗起效快是影响预后的重要因素。在儿科肿瘤组（POG）8725 试验治疗的晚期 HL 患者中，最初观察到治疗的早期反应，其中 93% 在 3 个周期的化疗后获得 CR 的患者保持无病状态[7]。这一点在分期较早的患者[12]中也得到了证实，并随后纳入了最新的（COG）一线试验。较早治疗达到 CR 的患者也被成功地纳入了德国的试验，这些低风险患者在 OEPA 治疗 2 个周期后获得 CR，不需要进一步的 RT[93, 94]。基于反应的治疗目前是北美和欧洲现代儿童临床试验的范例，根据 PET/CT 判断疗效来调整治疗强度。

五、初始治疗

（一）风险相适应的疗法

儿童和青少年 HL 的现代治疗包括一种风险适应的方法，现在是一种反应适应的方法，基于患者在诊断时的表现特征和接受 1～2 个周期的化疗后的重新评估[95-102]。风险评估中包括的因素在不同的研究中可能

会有所不同，但它们通常包括 B 症状的存在、纵隔和周围淋巴结肿大、疾病向邻近结构的结外扩散、受累淋巴结区域的数量、Ann Arbor 分期，以及性别。良好的临床表现的典型特征是局限性（Ⅰ/Ⅱ期）淋巴结受累，没有 B 症状和大肿块。虽然纵隔肿块的历史定义是基于直立胸片上纵隔肿块的横向尺寸与胸腔大小之比大于 1/3，但一些试验已经转向使用简单的横断面成像尺寸标准，就像对周围淋巴结肿块所采用的那样。然而，正如已经指出的那样，这个定义在不同的研究中变化很大，4～10cm 的直径作为最小阈值，而欧洲试验使用更严格的体积分类。此外，当存在多个病灶或相邻淋巴结时，定义就更具有主观性，导致实践中对此类风险分层的混淆。少于 4 个受累淋巴结区域被认为是有利的。在一些风险适应治疗方案中，出现不良特征的局部性疾病的患者被指定为风险中等的患者，治疗方式与晚期疾病的患者相似；在其他一些治疗方案中，治疗强度是中等的。临床表现不良的标准在不同的研究中也有所不同，但最常见的是 B 症状的存在，肿大的淋巴结病变，肺门淋巴结病变，超过 3 个受累淋巴结区域，结外侵犯邻近结构，或晚期（ⅢB～Ⅳ）疾病。现代试验的结果表明，早期或良好的 HL 的儿童和青少年是减少治疗的极佳候选者 [96, 99-101]。最近的试验评估了强化治疗是否改善了中高危症状患者的预后 [103, 104]。

虽然在儿童试验中没有被广泛用于指导治疗，但其他因素，如性别、确诊时的年龄和组织学，在个别患者中是需要考虑的因素。由德国 - 奥地利儿科肿瘤学小组（GPOH）组织的试验和儿童癌症小组（现已并入 COG）组织的一项试验在前瞻性评估基于性别的治疗方面是独一无二的 [101, 105]。GPOH90 和 95 研究的长期随访表明，在长春新碱、泼尼松、原卡巴嗪和阿霉素（OPPA）方案中，依托泊苷替代原卡巴嗪不会影响 DFS，而且性腺毒性的潜在风险较小 [97, 101]。尽管在前瞻性试验中，初诊年龄并未被用作分配治疗的标准，但仅描述化疗后结果的报告强调了这种方法在有较高放射相关毒性风险的较小儿童中的好处 [98, 100]。

现在，预后分组决定了治疗的强度，目标是匹配足够的细胞毒治疗，以产生很高的治愈机会，同时将导致晚期并发症降至最低。在 2002—2011 年的最近一轮 COG 试验周期中，如果患者有Ⅰ A 期或Ⅱ A 期疾病而没有大肿块，就被分配到有利组。不利的患者为ⅢB 期或ⅣB 期患者。介于两者之间的患者被认为是中等风险（表 85-2）。目前的 COG 试验始于 2014 年，将患者分为早期有利（Ⅰ/Ⅱ期，无大肿块）、早期不利（Ⅰ/Ⅱ A 伴大肿块，Ⅰ B 和Ⅱ B 无大肿块）和高危（Ⅱ B 伴大肿块，ⅢB，ⅣA 和ⅣB）。在欧洲，GPOH 已经合并

成一个地理范围更广的 Euronet 合作小组，在这个小组中，患者按早期、中期或晚期治疗组（TGS）进行分类如下 [85]。

1. TG-1：Ⅰ A/B 和Ⅱ A 期患者，无大肿块（<200ml），无血沉加快（<30mm/h）。

2. TG-2：Ⅰ EA/B、Ⅱ EA、Ⅱ B 或ⅢA 期患者，Ⅰ A/B 和Ⅱ A 期患者，大肿块（≥200ml）和（或）血沉加快（≥30mm/h）。

3. TG-3：Ⅱ EB、ⅢEA/B、ⅢB 或ⅣA/B 期患者。

最后，来自圣裘德、斯坦福大学和哈佛大学的合作研究小组确定了一个有利的早期队列，可以用Ⅰ～Ⅱ A 期疾病进行最小限度的治疗，没有纵隔大肿块，没有结外疾病，病变部位少于 3 个 [76]。

表 85-3 和表 85-4 提供了早期和中晚期 HL 儿童的最新试验和结果摘要。

（二）基于反应的治疗

对化疗的反应，无论是在疗程早期还是在化疗结束时，都被认为是 HL 的一个重要的预后因素 [11]。这导致了一种假设，即治疗的改进可能基于对化疗的初始反应，类似于急性淋巴细胞性白血病的治疗方式。基于对化疗快速达到 CR，减少或加强治疗是可能的，这一概念正在临床试验中进行谨慎的研究。基于反应的方法通过评估化疗的早期反应来确定化疗的总持续时间和（或）是否需要进行 RT。来自美国的两项儿科肿瘤学小组试验（POG8725 和 8625）比较了单独化疗和放化疗，支持这一观点，即对化疗的快速早期反应反映了患者 HL 的化疗敏感性，是良好长期控制的预测指标 [7, 12]。这意味着，对于 RER 的患者，可以降低治疗强度或持续时间，以减轻毒性；对于早期反应较慢（SER）的患者，可以增加治疗，以改善疾病控制。

SER 的强化治疗可以是增加放疗剂量，也可以是额外的化疗，或者两者兼而有之。法国儿科肿瘤学会 MDH90 用长春新碱、博来霉素、依托泊苷和泼尼松（VBVP）4 个周期治疗 202 例Ⅰ期或Ⅱ期 HL 患儿。反应好的患者仅接受 20Gy 的受累野放疗，反应差的患者再接受 1～2 个周期的 OPPA 治疗，然后再接受 20Gy 的受累野放疗（第二次评价有效者）或 40Gy 的受累野放疗（反应仍较差）。5 年 OS 和 EFS 分别为 97.5% 和 91.1% [99]。在德国的 GPOH HD-95 试验中，对化疗达到 CR 的早期患者（女孩 2 个周期 OPPA 或男孩 2 个周期 OEPA）没有接受辅助 RT。OPA/OEPA 单独化疗的 5 年 DFS 为 88%，与接受 RT 的患者（92%）无显著差异 [97]。在这项德国试验中，如果没有达到 CR，接受放疗的高危患者放疗剂量高达 35Gy。简单前后野高剂量

表 85-3 儿童分化良好霍奇金淋巴瘤的治疗效果

分组，注册年限	患者（n）	分　期	化　疗	放疗（Gy），野	DFS、EFS 或 RFS（%）	OS（%）	随访，间隔时间（年）
Euronet-PHL-C1[85] 2007—2013	787	I/II	2OEPA	如果 CR，则不 RT <CR，19.8 IF±10 IS	86	—	3
	856				87	—	
COG AHOD0431[87] 2006—2009	175	I/II	3AV-PC	如果 CR，则不 RT 如果 PR，21 IF	77.5	99.6	4
	100				82.8		
Stanford-St. Jude-Dana Farber Consortium[a][96] 1990—2000	49	I/II	4VAMP	如果 CR，15 IF <CR，25.5 IF	95.2	100	10
	61				84.5	93	
Stanford-St. Jude-Dana Farber Consortium[a][76] 2000—2008	47	I/II	4VAMP	如果 CR，则不 RT <CR，25.5 IF	89.4	100	5
	41				87.5	100	
CCG5942[a,][100, 201] 1995—1998	109	I A/B，II A	4COPP/ABV	21 IF	97	100	3（随机时） 10（治疗时）
	94				100	—	
	106	I A/B，II A	4COPP/ABV	无	92	100	
	113				89.1	—	
GOPH-HD-2002[93] 2002—2005	62	I A/B，II A	2OEPA（男孩）或 2OPPA（女孩）	如果 CR，则不 RT <CR，19.8～35 IF	93.2	100	5
	126				91.7	100	
POG 9426[a][246] 1996—2000	112	I～III A	如果 RER，2 ABVE 如果 SER，4 ABVE	25.5 IF	87.3	97.1	8
	135				85.4	95.9	
POG-9226[a][200] 1992—1993	51	I～III A	4DBVE	25.5 IF	91	98	6
POG-8625[a][12] 1986—1992	81	I～III A	4MOPP/ABVD	25.5 IF	91	98	8

a. 表示包括淋巴细胞为主的 HL（NLPHL）患者的人群研究结果
ABVD. 阿霉素、博来霉素、长春碱和达卡巴嗪；CCG. 儿童癌症小组；COP（P）. 环磷酰胺、长春新碱、泼尼松、丙卡巴嗪；COPP/ABV. 环磷酰胺、长春新碱、丙卡巴嗪、泼尼松 / 阿霉素、博来霉素、长春碱；CR. 完全缓解；DBVE. 阿霉素、博来霉素、长春新碱和依托泊苷；DFS. 无病生存率；EF. 扩大野；EFS. 无事件生存率；IF. 累及野；MOPP. 氮芥、长春新碱、丙卡巴嗪和泼尼松；OEPA. 长春新碱、依托泊苷、泼尼松、阿霉素；OPA. 长春新碱、泼尼松、阿霉素；OPPA. 长春新碱、丙卡巴嗪、泼尼松龙和阿霉素；RER. 快速早期缓解；RFS. 无复发生存率；RT. 放疗；SER. 缓慢早期缓解；VAMP. 长春碱、阿霉素、甲氨蝶呤和泼尼松

放疗肯定会导致不良的肌肉骨骼毒性，并有可能增加心肺损伤和继发性癌症，因此加强化疗或适形放疗可能是无效者更好的治疗方法。POG9425 分别给予阿霉素、博来霉素、长春新碱、依托泊苷、泼尼松和环磷酰胺（ABVE-PC）化疗 3 个周期和 5 个周期，快反应和慢反应患者分别接受 21Gy 区域放疗[106]。2 年 EFS 为 88.2%，早反应者和慢反应者之间无统计学差异。这些

研究表明，中期或早期反应适应疗法可能有助于识别有有利疾病的患者，这些患者可以用较低的放疗剂量或简短的化疗进行治疗。

具有里程碑意义的 COG 中危 HL 研究 AHOD0031 是一种基于反应治疗的范例，在该范例中，化疗强度足够大，可以安全地避免某些患者进行放疗[103]。虽然结果稍后会详细说明，但 I A/II A 期大肿块，或 I B 期、

表 85-4　儿童中晚期霍奇金淋巴瘤的治疗结果

分组，注册年限	患者（n）	分　期	化　疗	放疗（Gy），野	DFS、EFS 或 RFS	OS	随访，间隔时间（年）
COG-AHOD0831[104] 2009—2011	165	ⅠB，ⅣB	5ABVE-PC	21 适应风险的	80.2	95.9	4
COG-AHOD0031[103] 2002—2009	361 355 151 153	Ⅰ/ⅡA 伴大肿块，Ⅰ/ⅡB，ⅢA，ⅣA	RER：4ABVE-PC SER：4ABVE SER：4ABVE+2DECA	无 RT 21 IF 21 IF	84.3 87.9 75.2 79.3	98.8 98.8 94.3 96.5	4
GPOH-HD-2002[93] 2002—2005	139 239	Ⅰ_E，ⅡB，Ⅱ_EA/B，Ⅲ_EA/B，ⅢB，Ⅳ	2OEPA/OPPA+2 或 4COPP/COPADC	19.8 IF±15.2 IS	88.3 86.9	99.5 94.9	5
CCG 59704[a][206] 1999—2002	99	ⅡB 或 ⅢB 伴大肿块，Ⅳ	所有：4BEACOPP （1）RER：女性 4COPP/ABV （2）RER：男性 2ABVD （3）SER：4BEACOPP	（1）无 （2）21 IF （3）21 IF（<CR：加量 14Gy）	94	97	5
POG-9425[106] 1997—2001	216	ⅠB，ⅡA/ⅢA₁ 伴大纵隔肿块或Ⅲ A₂，ⅡB/ⅢB/ⅣB	RER：3ABVE-PC SER：5ABVE-PC	21 IF 21 IF	86 83	95 95	5
CCG-5942[a][100] 1995—1998	109 33	ⅡB，Ⅲ，Ⅳ	6COPP/ABV COPP/ABV+CHOP+Ara-C/VP-16	21 IF 21 IF	87 84 81 79.9	95 — 94 —	3 10 3 10
GPOH HD-95[94] 1995—2001	211 43 273 56	Ⅰ_E，ⅡB，Ⅱ_EA/B，Ⅲ_EA/B，ⅢB，Ⅳ	2OEPA/OPPA+2 或 4COPP/COPADC	<CR，19.8IF±15.2 IS 如果 CR，则不 RT，19.8 IF±15.2 IS 如果 CR，则不 RT	91.4 68.5 88.7 88.2	98.1 97.7 95.3 100	10
POG-8725[a][7] 1987—1992	80 81	ⅡB，ⅢA₂，ⅢB，Ⅳ	4MOPP/4ABVD 4MOPP/4ABVD	21 EF 无	80 79	87 96	5 5
CCG 521[6] 1986—1990	54 57	Ⅲ/Ⅳ	6ABVD 12MOPP/ABVD	21 EF 无	87 77	90 84	4

a. 表示包括淋巴细胞为主的 HL（NLPHL）患者的人群研究结果

ABVD. 阿霉素、博来霉素、长春碱和达卡巴嗪；ABVE-PC. 阿霉素、博来霉素、长春新碱、依托泊苷、泼尼松和环磷酰胺；BEACOPP. 博来霉素、依托泊苷、阿霉素、环磷酰胺、长春新碱、丙卡巴嗪和泼尼松；CCG. 儿童癌症小组；COP（P）. 环磷酰胺、长春新碱、泼尼松和丙卡巴嗪；COPP/ABV. 环磷酰胺、长春新碱、丙卡巴嗪、泼尼松 / 阿霉素、博来霉素和长春碱；CR. 完全缓解；DFS. 无疾病生存率；EF. 扩大野；EFS. 无事件生存率；EVAP/ABV. 依托泊苷、长春碱、阿糖胞苷、顺铂 / 阿霉素、博来霉素和长春碱；IF. 累及野；MOPP. 氮芥、长春新碱、丙卡巴嗪和泼尼松；OEPA. 长春碱、依托泊苷、泼尼松和阿霉素；OPA. 长春新碱、泼尼松和阿霉素；OPPA. 长春新碱、丙卡巴嗪、泼尼松龙和阿霉素；POG. 儿科肿瘤小组；PR. 部分缓解；RFS. 无复发生存率；RER. 快速早期缓解；SER. 缓慢早期缓解

ⅡB 期、ⅢA 期或ⅣA 期疾病的儿童在接受 CT 成像反应评估之前，接受了 2 个周期的 ABVE-PC 治疗。RER 定义为最多 6 个靶病灶的垂直直径之和至少减少 60%，在经过另外 2 个周期的相同化疗后，病变横截面积至少减少 80%，镓和（或）FDG PET 代谢正常者，随机接受 21Gy 累及野放疗或不进行额外治疗。另一方面，2 个周期化疗后评价为 SER 的患者被随机分为标准治疗（另外 2 个周期的 ABVE-PC+21Gy 累及野放疗）或强化治疗（在累及野放疗之前，标准治疗加另外 2 个周期的化疗，即地塞米松、依托泊苷、阿糖胞苷和顺铂）。这项试验表明，对化疗的良好反应的患者可以选择不做放疗，但在 SER 患者中加强化疗在这种情况下无济于事。然而，一项亚组分析显示，某些亚组，如那些存在大纵隔疾病和血液学异常（如贫血）的患者，尽管对

ABVE-PC 有早期反应，但确实显示出受累野 RT 对 EFS 仍有好处[107]。亚组分析还显示，根据 CT 和 PET 标准，SER 患者在 DECA 增强后 EFS 有所改善[103]。另外两个儿科试验已经整理了预后良好的患者在最初化疗反应良好后可能暂停 RT 的情况[76, 94]。然而，另一项 COG 试验 AHOD0431（针对最有利的患者）发现，AV-PC 化疗 × 3 个周期的强度不够，当仅根据 CT 扫描标准判断疗效时，不允许省略放疗[87]。

虽然大多数已完成的试验都使用加或不加镓或 PET 的 CT 来判断疗效，但越来越明显的是，在最初（1～2 个）化疗周期后进行 PET 扫描将更好地识别预后良好的患者，并促进强化治疗[11, 15, 108, 109]。在确定对化疗反应良好的患者是否可以省略放疗时，PET 评估似乎很重要。随之而来的问题是如何通过 PET 标准来定义反应，因为治疗后残留的低水平 FDG 活性是常见的。另一个悬而未决的问题是，考虑到这些器官对 FDG 的生理性摄取，如何解释 HL 累及脾脏或肝脏。几个协商一致的专家小组已经颁布了基于 PET 的反应标准，使用纵隔血池和（或）肝脏作为视觉阈值的参考，以确定残余 FDG 摄取[48, 110, 111]。被称为 Deauville 标准的 5 分评分已经被证明可以改善对结果的预测，这种结果在成人晚期 HL 中具有足够的重复性，可以作为 HL 临床试验和实践中的标准报告标准（表 85-5）[50, 112, 113]。此外，在儿科队列中对这些 Deauville 标准的初步分析表明，更敏感的标准应使用肝脏摄取而不是血池作为化疗中期反应的阈值指标[114]。

（三）化疗方案和放射治疗

1. MOPP 及其衍生的化疗方案　为 HL 提供第一个有效系统疗法的烷化剂组合是氮芥、长春新碱、丙卡巴嗪和泼尼松（MOPP）[115]。对接受 MOPP 治疗的幸存者的随访研究证实，继发性急性髓系白血病（s-AML）和不孕症是由方案中的烷化剂引起的，并显示出剂量依赖关系[116]。随后，研究人员开发了多种 MOPP 衍生物方案，以努力降低继发性白血病发生和性腺毒性的风险。

烷化剂化疗后继发白血病的风险在治疗后的前 5～10 年达到高峰，而在确诊后 10 年后降到不到 2%[117]。据报道，治疗时年龄较大、脾切除病史、出现晚期疾病、高累积剂量的烷化剂治疗和复发史是易患这种并发症的因素[117-122]。一些烷化剂比其他药物更易引起白血病；在基于 MOPP 的治疗后，s-AML 的 15 年累积发病率为 4%～8%，而以环磷酰胺、长春新碱、丙卡巴嗪、泼尼松（COPP）为基础的替代氮芥的环磷酰胺治疗的 s-AML 累积发病率不到 1%[123]。儿科方案限制

表 85-5　Deauville 5 分评分标准[a]

评　分	FDG 摄取指数	有活性淋巴瘤的反应解读
1	摄取不超过背景	阴性
2	摄取≤纵隔血池	阴性
3	纵隔血池<摄取≤肝血池	阴性[b]
4	与肝脏相比，任何部位的摄取都略有增加	阳性
5	与肝脏相比，任何部位的摄取都略有增加	阳性
X	出现不太可能与淋巴瘤有关新的摄取区域	阳性

a. 正电子发射断层扫描显示淋巴瘤病变的氟代脱氧葡萄糖亲和力的可视半定量评估
b. 评 3 分应根据临床情况进行判读，如中期评估或初始系统治疗的强度。不管如何，在许多霍奇金淋巴瘤患者中，完成标准治疗后它提示良好的预后
改编自 Barrington SF, Mikhaeel NG, Kostakoglu L, et al. Role of imaging in the staging and response assessment of lymphoma: consensus of the International Conference on Malignant Lymphomas Imaging Working Group. *J Clin Oncol*. 2014; 32（27）: 3048-3058.

烷化剂的总剂量或用其他较少引起白血病的药物，如环磷酰胺，来代替甲氧氯乙胺，这与 s-AML 的发病率很低有关[123]。

性腺损伤在接受 MOPP 及其衍生物联合治疗的儿科患者中很常见。在接受 6 个或更多周期的 MOPP 类治疗的男性中，无精子症通常是不可逆转的[116, 124]。然而，如果治疗限于不超过 3 个周期的烷化剂治疗，生殖细胞功能可能会得到保护[125]。相比之下，大多数年轻女性在接受包括烷化剂在内的治疗后，会在暂时闭经后维持或恢复月经[124]。卵巢移位和屏蔽降低了需要盆腔放疗的年轻女性性腺损伤的发生率，但这些患者将经历更高的早绝经期风险[126]。放射肿瘤学家也应该意识到卵巢衰竭风险的年龄依赖性[127]。年轻女性能忍受较高的辐射剂量，这与随着年龄增长而导致的卵母细胞数量逐渐减少有关。

2. ABVD 及其衍生的化疗方案　阿霉素、博来霉素、长春碱和达卡巴嗪（ABVD）联合使用提供了一种系统治疗，与 MOPP 相比可产生更好的 DFS，并且与继发性白血病或不孕不育的额外风险无关[4, 128]。然而，对接受 ABVD 方案治疗的患者的随访证实了它与心肺毒性之间的关系，这种毒性随着胸部放疗的增加而增强[4]。许多 ABVD 衍生方案也紧随其后，旨在降低这些后遗症的风险。虽然 ABVD 已经成为成人 HL 治疗的标

准，但由于担心毒性，它还没有用于当代的儿科试验。然而，非指南 ABVD 已经用于儿童 HL，注册报告显示其疗效良好[129]。

蒽环类药物具有显著的淋巴作用，是儿童 HL 化疗方案的重要组成部分。在成人中，蒽环类药物超过 550mg/m² 后，心肌病的累积发病率显著增加；累积剂量较低的儿童患心功能不全的风险增加[130-133]。在对儿童白血病幸存者的研究中确定的蒽环类药物毒性的其他危险因素包括接受治疗时的较低年龄（特别是 5 岁以下）和女性。联合胸部放射治疗或其他心脏毒性药物，如氨苯西林或环磷酰胺，也可能增加心脏功能障碍的风险[132, 134-137]。由于儿童 HL 的治疗方案通常包括胸部放射或其他具有潜在心脏毒性的化疗药物，因此大多数方案将蒽环类药物的累积剂量限制在 250mg/m² 以下，特别是对于有利风险疾病表现的患者。

ABVD 方案中的博来霉素增加了肺部毒性的风险，最常见的表现为肺纤维化和慢性肺炎[138]。胸部放射可能会增加这种风险。肺部并发症风险最高的患者是那些累计博来霉素剂量超过 400U/m² 的患者，其剂量远远超过儿童 HL 治疗方案中使用的剂量。目前的治疗方案使用 60～100U/m² 的博来霉素剂量；这些累积暴露通常与长期存活者的无症状肺收缩和扩散障碍有关，其中一些会随着时间的推移而改善[139, 140]。在治疗期间连续监测肺功能，并在肺功能明显下降的患者中停用博来霉素剂量（≥为基线的 20%），可能会降低进一步肺损伤的风险，而且似乎不会影响疾病控制[141]。

3. 包括依托泊苷在内的化疗方案 在过去的几十年里，依托泊苷也越来越多地被纳入儿童 HL 的治疗方案中。这种药物被用于风险适应疗法中，作为烷基化药物的有效替代品，为有利的患者提供治疗方案，以努力降低性腺毒性[98, 99, 102, 106, 142, 143]。在晚期和病情不佳的患者的方案中，已经在烷化剂和蒽环类药物化疗的基础上添加了依托泊苷，以提高治疗反应。例如，前面提到的最近美国合作小组使用的剂量密集型 ABVE-PC 方案在中高危患者中产生了极好的生存结果[106]。与这种生存优势相平衡的是，拓扑异构酶 Ⅱ 抑制药如依托泊苷和阿霉素等在流行病学和生物学上不同于烷化剂相关的 s-AML 的 s-AML 的额外风险[144]。与拓扑异构酶 Ⅱ 抑制药相关的 s-AML 的特点是从最初诊断起病时间短，无前骨髓增生异常相，单核细胞和骨髓单核细胞组织学改变，涉及染色体 11q23 的 MLL 基因易位。对儿童白血病患者的研究表明，间歇性的每周或每 2 周给药计划可能会导致表鬼臼毒素导致髓系祖细胞发生突变[145]。在对接受表鬼臼毒素、烷化剂、阿霉素和放线菌素等多药化疗方案治疗儿童实体瘤的 s-AML 患者的评估中，不能确定

白血病活性与表鬼臼毒素累积剂量之间的关系。在评估 s-AML 病例时，尚不能确定表鬼臼毒素累积剂量与 s-AML 患者发生 s-AML 病例的关系[145]。多药化疗方案包括表鬼臼毒素、烷化剂、阿霉素和放线菌素治疗儿童实体瘤[144]。然而，将依托泊苷剂量限制在 5.0g/m² 或更低的方案治疗后，s-AML 的风险不会超过实体瘤方案中使用的其他药物[144]。与这一讨论相关的是，有报道称，在使用泼尼松、环磷酰胺和心肺保护剂右旋拉唑烷的 ABVE 或剂量强化 ABVE 治疗的儿童中，第二种恶性肿瘤的发病率增加[146]。在这些儿科肿瘤组试验中，患者被随机分配接受右旋咪唑嗪治疗，以评估其降低心肺毒性的潜力。出乎意料的是，10 例患者发展为继发性恶性肿瘤（SMN），其中 8 例为急性髓系白血病 / 骨髓增生异常综合征（MDS）。8 例 AML/MDS 中有 6 例和 2 例实体瘤发生在随机接受右旋氮杂环己烷治疗的儿童中。作者推测，多种拓扑异构酶 Ⅱ 抑制药（右旋氮杂环己烷、依托泊苷和阿霉素）的使用可能增强了癌症的发生。总体而言，大多数数据支持使用有限剂量的依托泊苷的相对安全性，包括最近的中等风险 COG AHOD0031 试验，但一些关于接受依托泊苷治疗有利的儿童 HL 的患者中出现 s-AML 的报道引发了人们的担忧，即在有利的疾病表现中是否应该避免使用这种药物[99, 147]。

4. 以性别为基础的治疗和消除男孩治疗中的丙卡巴嗪 GPOH 不仅探索了风险适应疗法的使用，还探索了以 OEPA 方案（长春新碱、依托泊苷、泼尼松和阿霉素）为特色的针对男孩的性别适应疗法的使用，以限制女孩接受 OPPA 的烷化剂的剂量，用丙卡巴嗪代替依托泊苷。丙卡巴嗪作为不孕症的一个原因，在男孩中尤其明显[148, 149]。虽然这还没有在北美流行起来，作为一种限制后期影响的战略，但 CCG59704 的高风险研究包括了一个成功的基于性别的巩固阶段。所有患者均接受 GHSG 首创的 BEACOPP 升级方案（博来霉素、依托泊苷、阿霉素、环磷酰胺、长春新碱、丙卡巴嗪、泼尼松）作为主要方案，在成人试验中证明疗效不佳。所有反应缓慢的患者都接受了另外 4 个周期的 BEACOPP 和受累野放疗。而对于反应迅速的男性，给予 2 个周期的 ABVD 联合受累野放疗，而女性则接受 4 个周期的 COPP/ABV 治疗，特别是为了避免分别导致乳腺癌和不孕风险的斗篷野及盆腔放疗。基于性别的放射治疗的概念现在已经被抛弃了，尽管它仍然是相当合理的，因为女性似乎特别容易患上与辐射相关的继发性癌症[150-152]。

5. 靶向治疗（Brentuximab Vdotin、Nivolumab）替代博来霉素 Reed Sternberg 细胞表达 CD30 是 HL 的一个病理特征，是肿瘤坏死因子 –α 受体家族成员。最

初试图使用CD30作为治疗靶点，并使用类似利妥昔单抗的抗体，但没有成功。将抗体与放射性核素或细胞毒剂偶联，对CD30阳性的非霍奇金淋巴瘤和霍奇金淋巴瘤显示出更强的抗淋巴瘤活性。最终，Brentuximab Vdotin被开发为一种抗体–药物结合物，与单甲基金黄色E（一种抗小管蛋白毒素）结合。它对周围神经病变和肺炎有不良反应，但已被证明对复发/难治性HL有效果，特别是与其他药物联合使用而不是单一治疗[153, 154]。Brentuximab也被批准用于成人晚期HL的前期治疗。作为一种降低总体肺炎风险的策略，在成人和儿童HL的多项试验中，Brentuximab Vdotin已经取代了博来霉素。对于患有晚期HL的成人，最近一项比较标准ABVD和Brentuximab-AVD的随机试验表明，使用改良方案的无进展生存期、确定进展、死亡或无CR的综合风险和后续抗癌治疗的新终点，2年后研究组合方案略有4.9%的改善[155]。Brentuximab的肺部毒性较小，但具有更多的骨髓毒性和神经毒性。正如后来提到的，几个儿科试验正在研究布妥昔单抗，作为高危HL和复发疾病的前期治疗的一部分。

6. **免疫治疗** 阻断PD-1及其配体之间相互作用的治疗在成人HL患者中显示出很好的效果[156, 157]。抗PD-1抗体Nivolumab在23例复发的成人HL患者中有20例（87%）诱导了客观缓解。另一种抗PD-1抗体Pembrolizumab在31例接受Brentuximab治疗后复发成人HL患者中产生了65%的客观应答率。这两种药物都在包括儿科患者在内的临床试验中与AVD一起接受评估。

六、放射治疗的考虑

儿童HL是可治愈的，放化疗对儿童的发育影响很大，所以目前决定在儿童HL治疗中是否应用放疗很复杂。大多数新诊断的儿童将接受单独的风险适应化疗或包括低剂量受累部位放疗的综合治疗。由于对生长抑制、心血管毒性和第二恶性肿瘤的广泛关注，曾经是成人甚至儿童的标准治疗的大剂量、扩大野放疗早已被放弃。目前在美国，大多数患有HL的成年人都在社区环境中接受治疗。由于大多数儿童通常在学院或三级保健医院接受机构（或多机构）研究，放射肿瘤学家应该全面诊断检查和分期；他们还必须了解研究要求，以提供适当的放疗。支持这一前提的是，对进入GPOH-HD90研究的患者进行的前期集中审查改变了大量儿童的治疗方法[158]。同样，先前的儿科肿瘤学小组试验观察到与放射治疗方案依从性的重大偏差有关的不良结果[159]。这些数据支持在当前COG HL方案中对RT进行前瞻性集中审查的必要性。

在当代试验中，由于担心晚期效应，都尽量在可能的情况下减少儿童HL的放疗。继发性恶性肿瘤是最令人关注的问题，因为儿童比成人更容易患上这种问题，尽管与曾经使用的扩大野放疗相比，放射治疗的剂量和体积都有所减少[152]。此外，胸部接受低剂量受累野放疗的年轻女性患乳腺癌的风险尤其高[151, 152]。HL治疗后继发冠状动脉疾病、瓣膜心脏病和心力衰竭的风险是多因素的，蒽环类药物和放疗都起作用[160]。然而，与放疗相关的风险与辐射剂量和体积有关，在20～25Gy范围内，风险随剂量的增加而降低[161]。反过来，放射肿瘤学家努力使用低剂量安全的包括需要照射的部位，同时减少前后野的使用，以及通过多野技术（包括调强RT和质子RT）实现适形度更好的剂量分布。由于4D CT模拟、深吸气屏气（DIBH）技术和图像引导，进一步降低治疗靶区范围已成为受累部位放疗的标准，同时减少了正常组织的暴露。

反应适应性治疗的一个主要目标是确定那些可以在不显著降低DFS的情况下单独接受化疗的高风险儿童HL患者。在过去，晚期疾病单独化疗累积剂量较高，使幸存者面临与烷化剂、蒽环类药物和博来霉素相关的更大的急性和晚期毒性风险。设计这些方案的目的是希望避免放疗带来的毒性。然而，RT仍然是治疗HL的有效手段；过分强调系统治疗和低估自身的一系列并发症可能对HL患者群体有害。目前的方案致力于仔细平衡化疗暴露及剂量和体积的放疗细节，以限制长期风险。重要的是，基于反应的范例现在允许对系统治疗有快速反应的患者最大限度地减少RT的使用。这些数据表明，当选择的化疗方案强度不够、化疗反应缓慢、治疗结束时残留疾病、可能出现大的疾病时、选择性地治疗复发的淋巴瘤时，HL儿童可能需要对早期和晚期疾病都进行放疗。确定预后特征，包括指示整合放疗以优化疾病控制的反应特征，是许多正在进行的儿科试验的焦点。

由于后遗症，特别是继发性恶性肿瘤，都尽量在可能的情况下减少放疗。一些担忧是由于历史上使用的大范围、高剂量的放射治疗方法不再具有现代放射治疗的代表性。例如，晚期效应研究小组分析了1955—1986年接受治疗的患者，在广泛使用定制肺屏蔽、大电压线性加速器或基于CT的图像引导RT计划之前[119]。在儿童HL的治疗中，RT剂量和体积现在都显著减少。因此，当分析基于过去过时的技术时，可能高估了迟发效应的风险。例如，几项研究表明，当RT的靶区和剂量减少时，继发性乳腺癌的风险显著降低[150, 162, 163]。然而，一个与放疗相关的降低乳腺癌风险的重要混杂因素发生在烷化剂化疗或盆腔放疗中，表面上是由于卵巢衰竭和荷尔蒙的丧失对肿瘤过程的影响。然而，从扩展野放疗到累及野放疗的转变显著降低了乳房和肺组织[164]的剂量，并已被预测将导致继发性癌症风险的显著降低[165]。甲状腺癌可能是一般概念的一个例外，即较高的辐射剂量与较高的继发性癌症风险相关[166]。在这种情况下，儿童癌症幸存者研究对后期效应研究小组的最新研究表明，剂量和癌症发病率之间存在非线性关系，最大风险与 15～25Gy 的辐射剂量相关，高于 29Gy 的较高剂量降低风险。然而，尽管使用了较低的辐射剂量，与使用 RT 的一般人群风险相比，HL 儿童继发实体型恶性肿瘤的风险仍然增加，特别是女性乳腺癌[151, 152]。

（一）靶区

使用受累部位放疗的原则，HL 目前放疗靶区范围已经变小了[167, 168]。直到最近，才有针对性地设计了一个解剖区，根据淋巴结分布、疾病区域扩散的模式，以及在疾病复发时对匹配线问题的考虑。对受累野原则的理解对于理解综合治疗的历史结果和后续治疗的潜在不良反应仍然很重要。受累区域通常不仅包括可识别的异常淋巴结，还包括包含受累淋巴结的整个淋巴结区域。这些传统的淋巴结区域定义具有操作细节，可以追溯到过时的治疗计划技术需要使用简单的平行对穿野，边界可以追溯到使用淋巴管造影术而不是现代的横断面成像。考虑到需要减少放疗靶区以减少后期影响，在 3D 治疗计划的帮助下，累及野放疗已被放弃。

EORTC-GELA 引入了累及淋巴结放疗的概念[169, 170]。它利用所有可用的临床信息，包括化疗前和化疗后的 CT 和 FDG/PET 扫描成像，根据化疗前的疾病程度来定义治疗范围。这一概念的基础是有证据表明，复发最常发生在最初受累的淋巴结，这表明化疗足以治疗影像学正常的淋巴结内的疾病，而放疗只需要治疗肉眼肿大的部位[171, 172]。因此，化疗前用 FDG PET 扫描进行评估可能有助于评估临床疾病的完整程度[169]。使用累及淋巴结放疗的初步临床数据才刚刚出现。Campbell 回顾了采用扩大野放疗、受累野放疗和受累淋巴结放疗小于或等于 5cm 的局限性 HL 患者的临床结果。累及淋巴结放疗无边缘复发或局部失败[173]。

各种欧洲成人试验正在积极地结合和测试累及淋巴结放疗及已报道的指南[174]。在 EORTC/Gela H11 早期预后不良的 HL 试验中，标准组和实验组均采用累及淋巴结放疗。同时，GHSG 正在招募预后不良的早期疾病（HD17）患者进行随机试验，比较受累区域放疗和累及淋巴结放疗。受累淋巴结 RT 将 CTV 限制在单个淋巴结和器官，这些淋巴结和器官诊断时在解剖学和功能成像的基础上具有淋巴瘤受累的证据，不包括邻近的未受累

淋巴结。微观淋巴瘤被认为是通过系统治疗来处理的。

最近，国际淋巴瘤放射肿瘤学小组（ILROG）公布了一套放疗计划设计，称为受累部位放疗[168, 175]。这是由具有淋巴瘤治疗经验的放射肿瘤学家组成的专家组的首次努力，他们认识到有必要推广"现代化"版本的相关放射治疗。这些新的放疗野设计考虑到了现代技术，包括使用分期 PET/CT 扫描，使用 CT 扫描仪的 3D 和 4D 治疗计划，适形治疗技术，以及使用图像引导来取代基于 2D 治疗计划和骨骼解剖的过时的累及野放疗。这些受累部位的放疗体积明显小于传统受累野放疗，但大于受累淋巴结放疗，后者由于分期 PET/CT 扫描不能在最终治疗计划和放疗期间使用的患者体位进行，以及化疗缓解导致的解剖移位，对于初始的肉眼可见淋巴瘤范围往往存在一定的不确定性。受累部位放疗的概念已经应用于儿科治疗，现在已在实践中标准化。CTV 确定可以使用 1～2cm 的边缘，但包括化疗前的大体肿瘤体积，对正常组织边界进行了修改，并进行了扩展，以适应化疗前体积的不确定因素。因此，治疗目标包括紧邻受累结节（如相邻结节）的淋巴组织及相邻受累结节之间的中间淋巴组织。此外，为了进一步减少心脏和肺脏的剂量，越来越多的技术被用来减少正常组织的暴露，如调强放疗、质子放疗和 DIBH，特别是对于纵隔疾病[168]。与成人在 HL 治疗中的做法不同，不良和晚期 HL 的放疗使用更为合理，但现在将 RT 限制在最初的大肿块病变（发病时一般定义为 5～6cm 或以上）、反应迟缓的部位和化疗后残留病变（一般定义为 2～2.5cm 或更大，或 PET 残留亲和力）的区域。

（二）剂量

在综合治疗的背景下，在选择放疗剂量和体积时，化疗的强度是重要的考虑因素。一般来说，15～25Gy 的剂量是个体化强化治疗或者缩小照射范围的典型。在总结近期早期和晚期 HL 临床试验的表格中（表 85-3 和表 85-4），提供了为补充化疗而选择的放疗剂量。一般来说，对于反应良好的患者，超过 25Gy 的剂量在儿童患者中并不常见。令人感兴趣的是 GPOH HD-90 试验的结果，在该试验中，20～25Gy 的剂量与长春新碱、泼尼松、丙卡巴嗪、阿霉素（OPPA）或 OEPA（含或不含 COPP）联合使用。化疗后缓解不充分者，局部加量 5～10Gy。肿瘤负荷、大肿块或受累淋巴结的数量，被证明不具有预后意义，因为用于治疗大肿块的剂量相对较高[64]。在 GPOH-95 试验中，尽管仍然允许增加残余病变的放射剂量，但将标准放疗剂量降低到 20Gy 是安全的[94]。目前大多数儿童治疗方法包括 20～25Gy 范围的放射剂量。事实上，在 COG 中，对反应良好的患

者的辐射剂量已标准化为 21Gy，分 14 次进行。

接受相对低剂量放疗联合化疗的儿童 HL 患者往往预后良好，但局部失败仍然是复发的主要原因，在 AHOD0031 试验中，90% 以上的复发发生在受照射区域内[176]。随着反应适应疗法确定了可以放弃放疗的患者，可以从更高剂量放射治疗中获益的患者也在确定中。例如，目前的 AHOD1331 研究（NCT02166463）建议化疗结束时 Deauville 评分 3 以上的患者接受 30Gy 的剂量，目前的儿科 / 青少年 / 青年试验（NCT02927769）建议在这种情况下复发性和难治性疾病的剂量为 30Gy。根据美国国家综合癌症网络（NCCN）成人患者指南的建议，对于反应较差的青少年，可能需要越来越大的剂量以减少放疗体积。这在一定程度上是基于 GHSG HD15 试验的成人晚期肿瘤的经验，在该试验中，在 BEACOPP 完成时，对 FDG Avid 区域进行 30Gy 的巩固放疗导致了出色的疾病控制[177, 178]。

（三）放疗技术

1. 3D 适形放疗　从二维放疗时代推论，大多数累及野放疗的 3DCRT 计划继续使用标准的前后 / 后前野。随着受累淋巴结放疗和受累部位放疗中使用更加先进、个性化的放疗野，可以考虑使用不同的射束角度，以帮助将危险器官的放疗剂量降至最低[179]。

2. 调强放疗　调强放射治疗、容积调节弧形疗法和断层疗法已越来越多地用于治疗 HL 患者。更具体地说，放射肿瘤学家认识到，这些高度适形的基于光子的技术可以减少心脏的辐射剂量，从而降低晚期心血管毒性的风险。虽然这些技术可以帮助减少心脏的平均辐射剂量，但减少剂量不应以理论上增加低剂量区继发性癌症风险为代价。研究人员建议，最好的折中方法是设野，尽管增加了对心脏的剂量，也要限制乳房和肺部的低剂量区[180, 181]。图 85-1 显示了纵隔淋巴瘤患者限制设野角度的治疗方案。关于调强放射治疗在儿童 HL 患者中的应用，发表的数据很少。然而，在成年人中，Filippi 等报道了出色的 EFS，没有任何 3 级急性毒性[182]。另一方面，Pinnix 报道称，在接受调强放疗的成人纵隔淋巴瘤患者中，发生 3 级肺炎的风险为 7%，高于通常接受 3DCRT 的患者[183]。

3. 质子放疗　质子疗法结合被动散射、均匀扫描或锥型束扫描技术是可用于淋巴瘤的适形度最好的放疗。一项比较质子治疗、调强放疗和三维适形放疗的前瞻性临床试验表明，在 20 名纵隔 HL 患者中，质子治疗在保护危险器官方面效果最好[184]。另外 14 项已发表的研究证实了这些发现[185]。更具体地说，当下纵隔累及前部或后部时，质子疗法似乎对减少心脏的辐射剂量

最有帮助（图 85-2）。在腋窝疾病的女性患者中，质子疗法在限制乳房组织辐射方面是有用的，因此降低了随后患乳腺癌的风险。与调强放疗相比，质子治疗的其他好处包括肺、甲状腺、食管和身体的剂量减少或整体剂量减少。支持质子疗法用于儿童 HL 患者的临床数据正在涌现，包括佛罗里达大学的一项研究，该研究描述了 22 名患有复发或难治性疾病的儿童 HL 患者的良好结果。一份 138 名 HL 患者（其中 42% 是儿科）的报道证实了质子治疗的良好效果，3 年 EFS 率为 87%，儿童中没有边缘复发[186]。没有观察到 3 级与辐射相关的毒性，包括没有明显的肺炎[187]。

4. 深吸气呼吸控制　DIBH 是一种在患者深呼吸时治疗患者的方法。使用这项技术的潜在优势包括使心脏向下移动，远离目标靶区，这可能有助于降低上纵隔疾病患者的心脏剂量。此外，随着更多的肺从 RT 野移位，肺体积的增加可以减少总的肺剂量（图 85-3 和图 85-4）。使用这项技术，对于接受 30Gy 治疗的成年人来说，平均心脏剂量通常减少约 1.4Gy，肺剂量减少约 2Gy[188, 189]。DIBH 需要额外的设备来确保可重复性的屏气和图像引导。虽然青少年可以很容易地接受适当的 DIBH 训练，但训练儿科患者可能更具挑战性[190]。

（四）治疗方法——风险适应疗法

表 85-3 和表 85-4 总结了最近儿童 HL 临床试验的重要结果。在之前试验的基础上，这些试验测试了广泛的不做放疗，但证明了其递增的有效性，现在的最佳结果是将患者归类为风险组，并进一步评估对诱导化疗的反应速度，允许对化疗和放疗进行量身定制。在特定的患者中，单独化疗的结果证明了这种治疗方法的卓越效果，特别是在患有早期有利的 HL 和对化疗早期反应迅速的中等风险疾病的儿童中。在放疗可能有特殊不良反应的情况下，例如在非常年幼的儿童中，可能需要单独进行化疗。辅助放疗的获益很小，但意义重大，因为它有助于避免复发的再次治疗，否则再次治疗通常包括大剂量化疗和自体干细胞移植。同时，人们认识到，使用受累部位放疗原则[175]减少照射体积对于减少不良反应和正常组织暴露是合适的。如前所述，欧洲对成人 HL 的研究正在评估受累淋巴结放疗，这是从以解剖学为基础靶区的转变[169-172]。事实证明，PET 成像不仅对反应评估特别有用，而且对放疗计划也特别有用[191]。出于同样的原因，适形技术，如调强放射治疗或质子放射治疗，在特定的情况下适用[169, 192-198]。图 85-1 和图 85-2 是用于确保覆盖所涉及区域的调强放射治疗的说明性示例。第 1 例纵隔病变有广泛的前胸壁延伸，第 2 例为脾脏调强放疗的前后对穿头蓬野。在这些例子中，对正常

组织（肺、心、肾）的辐射暴露被最小化，以降低毒性，否则通过标准的前后野射束布置不容易实现。

1. **有利风险疾病** 正如已经指出的，在各种研究中，有利风险有不同的定义，但通常包括没有不良预后特征的Ⅰ～Ⅱ期疾病的患者。这些不利的特征可能包括"B"症状，结外延伸，周围或纵隔大肿块，肺门淋巴结病变，以及累及 3 个或 3 个以上淋巴结区域。治疗通常包括 2～4 个周期的化疗和低剂量、累及野的放疗。然而，在某些情况下，基于对化疗的良好反应，已经减少甚至不用放疗[100]。

GPOH HD-95 试验在男孩中使用 OEPA，在女孩中使用 OPPA，在化疗完全缓解的患者中成功地省略了放疗。CR 的标准不涉及代谢成像，而是严格定义初始病灶剩余小于或等于 2ml 时，体积缩小大于或等于 95%。如果体积减小大于或等于 75% 或小于 2ml，则是未证实的 CR，进行低剂量放疗，发生在少于 30% 的有利队列中。需要注意的一点是，NLPHL 患者包括在这项试验中[94, 97]。这些结果在排除 NLPHL 患者的 2002 年 GPOH-HD 研究中得到证实[93]。在 GPOH-HD 2002 年的研究中，除早期（ⅠA/B 期和ⅡA 期无结外受累）疾病

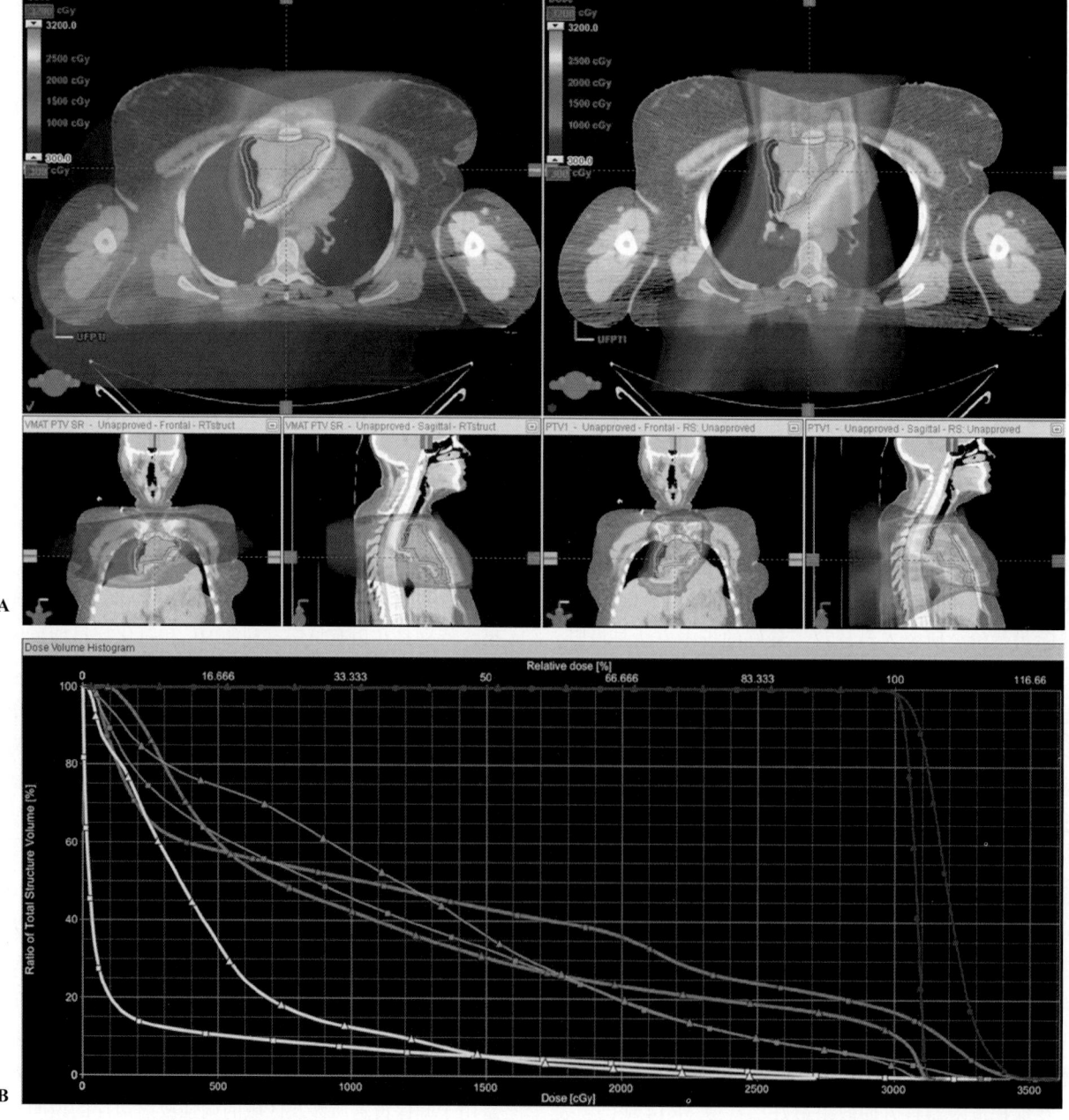

▲ 图 85-1 A. 两种不同容积调强放射治疗方案的比较：非加权方案（左）、前后 / 后前（AP/PA）加权方案（右）；B. 三角形非加权计划、正方形 AP/PA 加权计划与胸部（粉红色）、心脏（红色）、肺（浅蓝色）和内部靶区（深蓝色）的剂量－体积直方图比较（图片由 Jeff Glidden and Debbie Louis 提供）（此图彩色版本见书末）

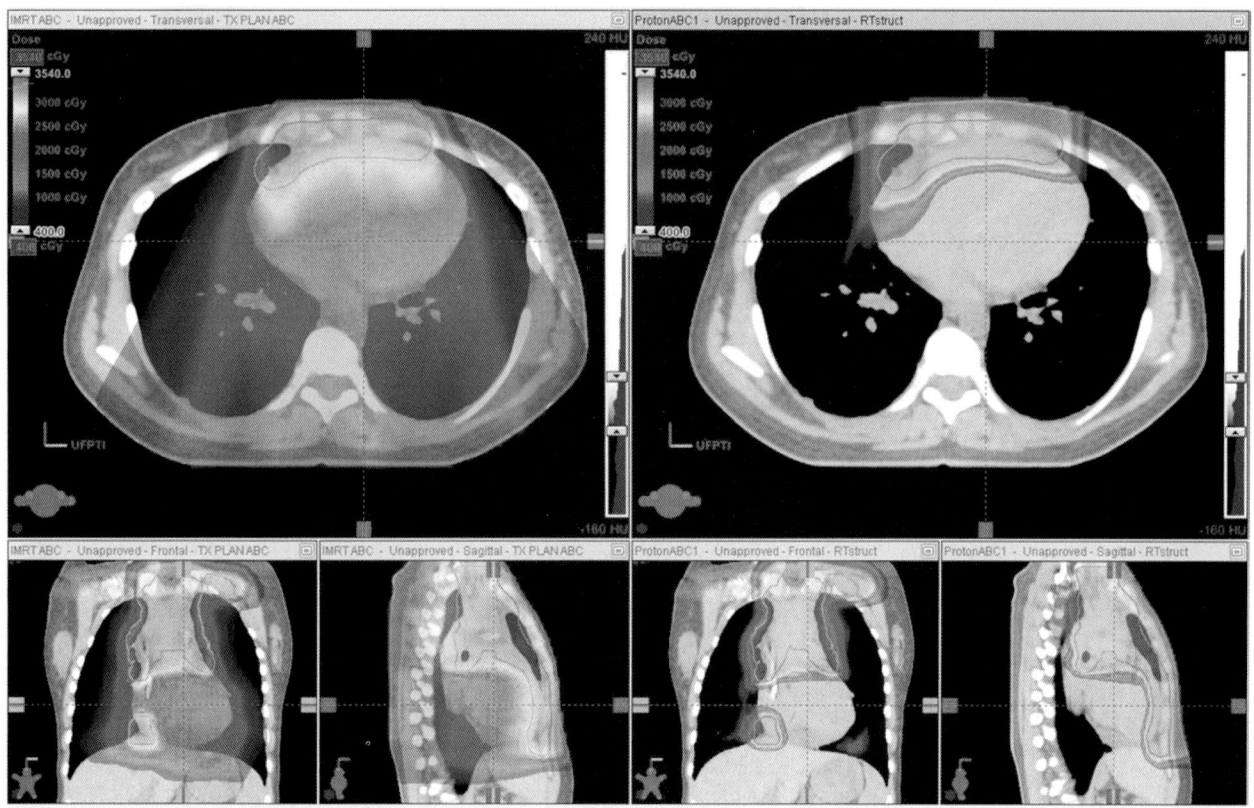

▲ 图 85-2　纵隔霍奇金淋巴瘤患者调强放射治疗（左）和质子治疗（右）的剂量分布（此图彩色版本见书末）

引自 Hoppe BS，Mendenhall NP，Louis D，et al. Comparing breath hold and free breathing during intensity-modulated radiation therapy and proton therapy in patients with mediastinal Hodgkin lymphoma. *Int J Particle Ther*. 2017；3（4）：492.

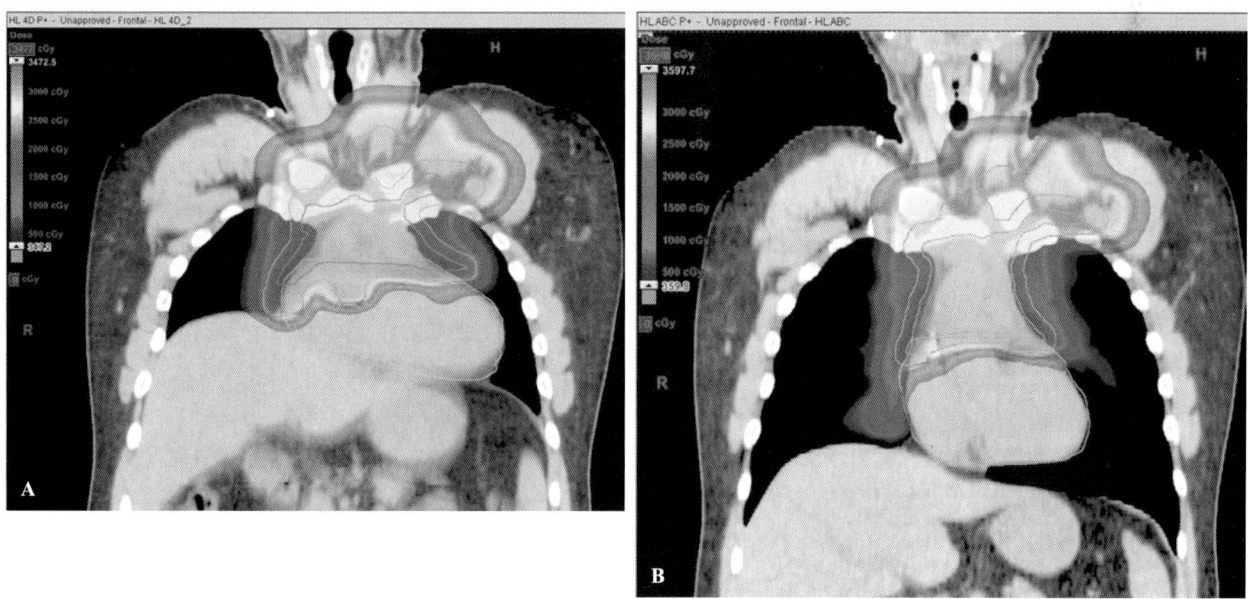

▲ 图 85-3　A. 自由呼吸调强放射治疗（IMRT）计划剂量分布；B. 屏气调强放射治疗（BH）计划剂量分布，显示 BH 技术时心脏被拉得更低，肺容量更大（此图彩色版本见书末）

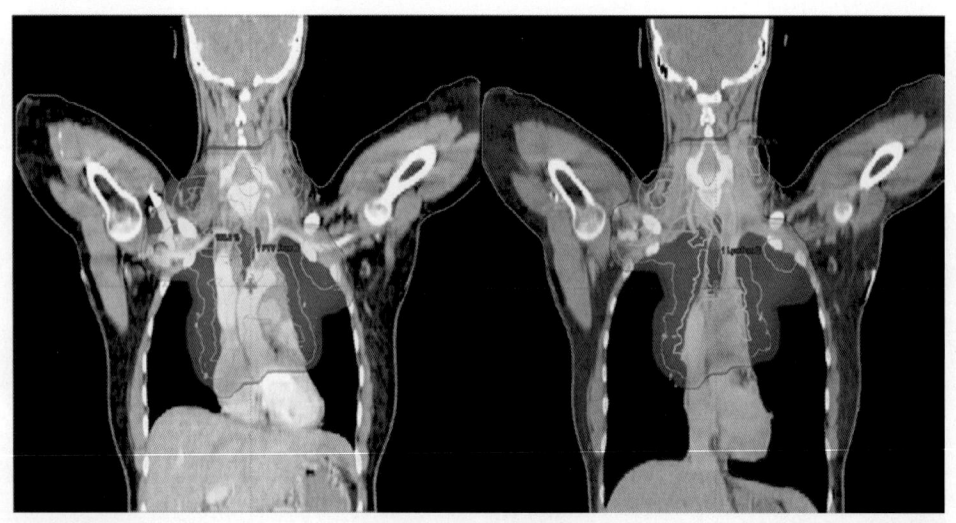

▲ 图 85-4　在受累部位放射治疗期间深吸气屏气（**DIBH**）的好处的另一个例子。左侧自由呼吸患者与右侧 **DIBH** 患者的前后 / 后前野。**DIBH** 组平均肺剂量由 **15.7Gy** 降低到 **11.2Gy**（此图彩色版本见书末）

引自 Specht L，Yahalom J，Illidge T，et al. Modern radiation therapy for Hodgkin lymphoma：Field and dose guidelines from the Inter-national Lymphoma Radiation Oncology Group（ILROG）. *Int J Radiat Oncol Biol Phys*. 2014；89（4）：854-862.

类别的患者在 GPOH HD-95 中定义的诱导治疗后获得 CR 外，所有患者都接受了受累野放疗至 19.8Gy。与北美的做法相比，解剖学标准定义为部分反应（PR）的区域（体积缩小＜75%）被提高到 30Gy，而大于 100ml 的残余病灶甚至提高到 35Gy。未接受放疗的 5 年 EFS（93.2%）与接受放疗的（91.7%）相似，证实了 GPOH HD-95 的结果。

几位北美研究人员已经观察到，在有利风险的 HL 的联合模式试验中取得了极好的治疗结果。来自圣裘德、斯坦福和哈佛大学的研究人员报道了使用非烷化剂方案 VAMP（长春碱、阿霉素、甲氨蝶呤和泼尼松）治疗临床 Ⅰ / Ⅱ 期、非大肿块 HL（包括经典和结节性淋巴细胞为主亚型）儿童的结果[199]。放疗剂量 15～25Gy，化疗 2 个周期后，接受 4 个周期的 VAMP 和基于反应的累及野放疗。中位随访 9.6 年，5 年和 10 年 EFS 率分别为 92.7% 和 89.4%[199]。在后续试验中，相同的研究人员将 VAMP 单独用在一个非常有利的组，CR 标准是在 1 个周期的化疗后，病变部位少于 3 个，没有结外病变[76]。不需要放疗的患者的 2 年 EFS 为 89.4%，而未被认为是 CR 的接受低剂量累及野放疗的患者的 2 年 EFS 为 92.5%（P=0.61）。

这些结果与采用 ABVD×2 个周期和 20Gy 受累野放疗的成人 HL 病例相比，前者 5 年 PFS 为 95.1%，8 年 PFS 为 86.5%[77]。然而，与成人试验相比，儿童 HL 的 ABVD 研究非常少。来自加拿大不列颠哥伦比亚省的研究人员报道了一系列 55 名儿科患者，与 154 名年轻成人患者（年龄在 18—25 岁）进行了比较，在这些患者中，ABVD 的使用在各个年龄段都产生了类似的结

果[129]。在北美的优势群体中，POG 评估了使用 4 个疗程的 DBVE（阿霉素、博来霉素、长春新碱和依托泊苷）联合治疗的可行性，然后用受累野放疗至 25.5Gy 治疗 Ⅰ A 期、Ⅱ A 期和Ⅲ A 期 HL[200]。中位随访时间为 8.4 年，6 年 OS 率和 EFS 率分别为 98% 和 91%，几乎所有（98%）患者在完成治疗后均获得缓解。POG/COG 使用这种方案（DBVE）来支持通过基于早期应答的治疗减少化疗。早期 CR 的患者只接受 2 个疗程的 ABVE，这在 45% 的患者中发生，而缓慢缓解者接受 4 个疗程的 ABVE。所有患者均接受 25.5Gy 受累野放疗，5 年 OS 和 EFS 分别为 98% 和 88%。为了尽量减少放疗的使用，在已经提到的 COG AHOD0431 单臂研究中，Ⅰ A/ Ⅱ A 期经典型 HL 患者在接受阿霉素、长春新碱、泼尼松和环磷酰胺（AVPC）3 个周期后获得 CR 的患者不再接受进一步治疗；PR 患者接受 21Gy 累及野的 RT[87]。未接受放疗的患者的 4 年 EFS 率为 77.5%，而获得 PR 并接受累及野放疗的患者的 4 年 EFS 率为 82.8%（P=0.27）。4 年 OS 率为 99.6%。在 1 个周期化疗后 FDGPET 结果可评估的患者中，PET1 阴性患者的 4 年无病生存率为 88.2%，高于 PET1 阳性 / 可疑患者的 68.5%（P＜0.0007）。在经过 3 个周期的化疗后获得 CR 且未接受受累野放疗的患者中，PET1 阴性患者的 4 年无病生存率为 84.9%，而 PET1 阳性 / 可疑患者的 4 年 EFS 率为 59.6%（P=0.001）。在化疗 3 个周期后 PR 并接受受累野放疗的患者中，PET1 阴性患者与 PET1 阳性 / 可疑患者（n=551）的 4 年无病生存率分别为 96.0% 和 69.5%（P=0.015）。这些结果表明，仅凭 CT 反应不足以确定哪些患者接受最小限度的治疗后可以不做放疗，如 ACPC 3 个周期后

的患者。

2. 中等风险疾病　在风险适应治疗方案中，具有不利特征的局部性疾病通常被归类为中等风险类别，包括具有不利特征的局限性（ⅠA、ⅡA 期）疾病和ⅢA 期疾病。GPOH-HD84 研究首次匹配了这组接受化疗的患者，这些患者的治疗强度介于有利和不利 / 晚期患者队列之间。基于这一概念，2002 年的 GPOH-HD 研究报道了 5 年的 EFS 率为 88%，其中男孩接受了 2 个周期的 OEPA，女孩接受了 OPPA。随后，女孩进行 2 个周期的 COPP，男孩进行环磷酰胺、长春新碱、泼尼松和达卡巴嗪（COPADC），以减少烷化剂暴露以避免生育。在这项试验中，这种基于性别的化疗方法在男孩和女孩之间被发现具有类似的结果。所有中危患者都接受了放疗，因为在之前的 GHOP-HD95 试验中，不做放疗是不利的，在该试验中，未接受放疗的中危患者的 10 年 PFS 为 68.5%，而接受 RT 的患者的 10 年 PFS 为 91.4%（ $P < 0.0001$ ）[94]。

COG 已经开发出一种独特的方法，使用剂量密集的化疗来支持反应适应性治疗。ABVE-PC 强化方案现已成为北美标准，在 POG9425 研究中首次用于中危和高危患者。3 个周期的 ABVE-PC 达到 RER 的患者接受 21Gy 的区域性 RT（套膜、主动脉旁或骨盆）。SER 患者再接受 2 个周期的 ABVE-PC，然后接受累及野放疗至 21Gy。5 年 EFS 率 RER 患者为 86%，SER 患者为 83%（ $P = 0.85$ ），5 年 OS 率为 95%[106]。

在 COG AHOD0031 研究中，患者接受了 2 个周期的 ABVE-PC 治疗，然后进行应答评估。RER 患者额外接受 2 个周期的 ABVE-PC 治疗，随后进行第二次应答评估。根据病灶横截面积减少大于或等于 80% 和镓或 FDG PET 代谢摄取的定义，CR 的患者被随机分为 21Gy 受累野放疗或不再接受进一步治疗。没有 CR 的患者构成了 RER 队列的 1/3，所有患者都接受了受累野 RT，这是这项试验结果中的一个微妙之处，可能被低估了。所有 SER 患者被随机分为两个额外的 ABVE-PC 周期或 DECA 周期，然后是另外两个 ABVE-PC 周期。所有 SER 患者化疗后均接受 21Gy 受累野放疗。4 年 EFS 分别为 86.9% 和 77.4%（ $P < 0.001$ ）。RER 患者的 4 年 OS 率为 98.5%，SER 患者为 95.3%（ $P < 0.001$ ）。随机接受受累区域放疗的 RER/CR 患者的 4 年 EFS 率为 87.9%，而随机没有接受受累区域放疗的患者为 84.3%（ $P = 0.11$ ）。对于那些 PET 阴性来确定 RER 的患者来说，放疗的益处不足更为显著：接受 RT 的患者 4 年 EFS 为 86.7%，而未接受 RT 的患者的 EFS 为 87.3%（ $P = 0.87$ ）。这些结果表明，通过 FDG PET 活性降低来定义对化疗的早期反应，以及在 2 个周期后基于 CT 的肿瘤大

小的早期缩小（60%）可以是一个强有力的预后预测因子[103]。此外，当肿块在解剖上明显缩小，肿瘤横截面积在完成 4 个周期后缩小 80% 时，除表现为纵隔大肿块和贫血的患者外，ABVE-PC 后可以不做放疗[107]。SER 患者并没有从 DECA 的化疗增强中获得明显的好处：4 年 EFS 分别为 79.3% 和 75.2%，DECA 增强和 ABVE-PC 单独使用，尽管对于 SER 评估包括 PET 成像的患者可能会有一些警告。

3. 风险适应疗法——不利的风险疾病　预后不良组的标准在不同的临床试验中也有很大不同，但通常包括 B 症状的存在，巨大的淋巴结病变，3 个或 3 个以上的淋巴结区域受累，结外侵犯到毗邻结构，或晚期（ⅢB～Ⅳ）。不良和晚期 HL 的放疗也是可变的和化疗依赖的。可以说，"改良的"受累部位 RT 在儿童晚期 HL 患者中仍然是一种标准，而不是成人实践中的标准，这在很大程度上是由于 CCG5942 的结果[201]，但将放疗的靶区限制在最初大肿块、反应缓慢或化疗后残留病变的区域[93, 100]。

对于不利或晚期的患者，采用了两种主要的治疗方法。首先，传统的治疗方法包括每月 2 次的门诊化疗，为期 6～8 个月。在成人中，使用 ABVD 治疗早期不良或晚期 HL 的报道 PFS 在 65%～75%（以儿科标准来说是较低的）[202-204]。在一项有限的儿童癌症研究小组试点试验中，CCSG521–P，ABVD 治疗 6 个周期，在 3 年内产生 87% 的 EFS 和相同的 OS 率。然而，最主要的问题是高达 9% 的严重肺部毒性，主要发生在给予放疗之前。基于 RATHL 试验的成人实践允许基于良好的初始反应在后续化疗中停用博来霉素[205]。

另一种策略是使用剂量密集的化疗，以降低发生耐药疾病的理论风险，但也可能增加急性和晚期不良反应的风险。C59704 试验采用了 BEACOPP，然后进行了基于性别的合并，对这一高危群体有一些非常好的疾病控制结果。5 年 EFS 率高达 94%，5 年 OS 率为 97%[206]。GPOH 在 OPPA/COPP 方案原有经验的基础上，显示 6 个周期的 OEPA/COPDAC 和 20～30Gy 的受累野 RT 也产生了相当好的效果，5 年 EFS 率约为 87%[93]。

目前的高危儿童 HL 试验已经使用早期反应评估来指导放疗和化疗的改进。使用 Brentuximab 替代博来霉素正在积极研究中。COG AHOD0831 试验的结果尚未公布，但初步结果显示，4 年 EFS 为 80.2%，4 年 OS 为 95.9%[104]。本试验用 ABVE-PC 治疗ⅢB 期和ⅣB 期患者 5 个周期，环磷酰胺剂量高于中等风险 0031 试验，并在第 1 个周期和第 2 个周期后进行 PET/CT 成像反应评估。SER 患者额外接受异环磷酰胺和长春瑞滨的强化化疗 2 个周期。放疗的给量比较新颖，其靶

区是在过去的试验中逐渐减少放疗靶区，而使用的剂量是 21Gy/14F。疾病的目标靶区被限制在大肿块的初始部位，包括任何严重的脾脏受累、反应迟缓的部位和直径至少 2.5cm 的残留肿块。不鼓励全肺放疗。目前的 COG 高危试验 AHOD1331 是在 ABVE-PC 和 Brentuximab-ABVE-PC 之间随机选择患者。在诊断时，对慢反应疾病和大纵隔疾病的部位给予 21Gy 的反应适应放疗。在化疗结束时，残留的 PET 阳性部位有 9Gy 的加量放射。允许和鼓励使用质子放疗。在最近关闭的圣裘德、斯坦福和 DFCI 联合临床试验中，Brentuximab 在 OEPA-COPDAC 方案中取代了长春新碱。在第 2 个周期的初始 OEPA 诱导（Deauville 评分 4 或 5 分）之后，使用 25Gy 治疗反应差的部位。正在进行的 Euronet PHL C2 中高风险患者试验没有使用新的药物，但正在测试 PET 反应评估在更多患者中省略 RT 的能力，希望在不影响 HL 治愈率的同时减少晚期毒性[207]。

4. 结节性淋巴细胞为主型霍奇金淋巴瘤 与经典的 HL 相比，NLPHL 被认为是一种更类似于低级别 B 细胞非霍奇金淋巴瘤的不同疾病，具有缓慢的扩散和生长模式，并可能在多年随访后复发[208]。NLPHL 患者的特点是疾病分期较早，外周淋巴结（颈部、腋窝或腹股沟）有限受累，很少累及纵隔，以男性为主，总体预后良好[209]。治疗的晚期并发症，如继发性恶性肿瘤或心肺毒性[210]，或转化为侵袭性 B 细胞淋巴瘤[211]，是大多数不良死亡事件的原因。从历史上看，NLPHL 患者的治疗与经典的 HL 一样，但最近的经验表明，对成人和儿童来说，最小的治疗通常都是足够的。在成人中，现在仅推荐接受受累野的放疗，有报道称使用 30～36Gy 的放疗效果良好[212, 213]。由于担心这些辐射剂量会导致生长异常和继发性癌症，这种方法不适合大多数儿童。由于这在儿童中仍然是一种不常见的疾病，许多数据来自于具有各种治疗方法的小型回顾性系列，这些治疗方法通常具有可接受的短期结果[210, 214, 215]。然而，淋巴瘤治疗的独特之处在于单独切除手术和 NLPHL 的良好结果[216, 217]。在一项对 58 名儿童进行的欧洲试验中，仅接受手术的这类患者中，大约有一半的人获得了良好的长期疾病控制[217]。复发往往是局部的和有限的，很容易接受具有治愈潜力的额外治疗。

同时，早期 NLPHD 对单独化疗或联合治疗反应良好。前者的一个例子是 55 例早期 NLPHL 患儿接受环磷酰胺 / 长春碱 / 泼尼松（CVP）治疗，其中 11 例在初次手术复发后接受治疗。整个队列的 40 个月无治疗失败和 OS 的生存率分别为 75.4% 和 100%。另一方面，VAMP（长春碱、阿霉素、甲氨蝶呤和泼尼松）联合 LDRT 治疗 33 例 10 年生存率和 EFS 均为 100% 的患者，

获得了优异的结果。COG 已经在其 AHOD03P1 研究中验证了手术后这种密切等待的方法[89]。共有 52 名 I A 期患者仅在疾病仅限于单个淋巴结的情况下接受手术。13 次复发中有 12 次是局部性的，平均发生时间为 11.5 个月。初次手术患者的 5 年无瘤生存率为 77.1%[89]。另有 126 例 II 期或 I 期多结节患者预先接受 AV-PC×3 治疗。绝大多数患者有 CR 并接受了观察，12 例残留病变患者接受了小剂量累及野放疗。另外 9 名术后局部复发的患者也包括在这项计划中，其中 5 年 EFS 估计为 88.8%。在整个患者队列中，5 年 EFS 为 85.5%，OS 为 100%[89]。

七、复发性难治性疾病的治疗

儿童 HL 的总体疗效良好，评估后线治疗方案的机会有限。大多数 HL 患者的复发发生在最初的 3 年内，但一些患者可能在首次诊断后长达 10 年的时间内复发[218]。复发后的治疗和预后取决于初治、初始分期和缓解时间（复发时间）。Harker-Murray 回顾了有关 HL 后线治疗的文献，并建议对没有初始 B 症状的早期疾病患者和至少 1 年缓解期的患者进行有利到中等风险的队列研究，以确定选择性使用放疗的常规化疗可能是合理的[219]。这种方法可以挽救 40%～50% 的在持续缓解（1 年或更长时间）后复发的儿童。然而，治疗的不良反应，包括第二种恶性肿瘤，可能会降低最终存活率[220-222]。在完成治疗后 1 年内表现出难治性疾病或复发的患者对常规后线治疗的反应很差，多次复发的患者也是如此。如果这些高危患者经过清髓治疗和造血细胞移植（HCT）巩固，他们获得持久缓解的机会更大。

对于高危复发，COG（AHOD00P1 试验）研究了异环磷酰胺 / 长春瑞滨联合治疗首次复发的儿童患者。该方案总的完全缓解率或部分缓解率为 72%，为将来的自体干细胞移植提供了良好的干细胞动员[223]。5 年 EFS 和 OS 分别为 57.2% 和 73.9%。对于移植后复发或前期化疗无效的患者，COG 也研究了吉西他滨 / 长春瑞滨的组合，达到了 76% 的缓解率[224]。

治疗 HL 的新药物正在复发的情况下进行评估。这不仅包括在早期临床试验中[225]表现出优异活性的抗 CD30 药物结合物 Brentuximab Vedotin，还包括免疫疗法，如 Nivolumab 和 Pembrolizumab[156, 157, 226, 227]。与传统化疗相比，COG 使用吉西他滨和 Brentuximab Vedotin 的新组合进行的试验中观察到高的 CR 率，与烷化剂或铂类药物相比，这种方案具有减少急性和晚期毒性以及第二次癌症的优势[228]。目前，一项国际研究正在调查 Nivolumab 联合 Brentuximab Vedotin 治疗儿童复发性 / 难治性 HL。

在接受大剂量化疗和造血移植治疗的儿童和青少年复发性 HL 患者中，OS 率为 30%～60%。由于与异基因移植相关的移植相关死亡率较高，复发性 HL 患者首选自体 HCT。然而，最近对低强度同种异体移植的研究表明，与移植相关的死亡率是可以接受的[229-231]。非清髓性预处理方案通常使用氟达拉滨或低剂量全身照射来提供无毒的免疫抑制，并建立移植物抗淋巴瘤效应。

在行 HCT 的情况下，应考虑对复发部位进行累及部位放疗[232]。在斯坦福大学的一份报告中，接受自体骨髓移植和受累野放疗的 Ⅰ～Ⅲ期疾病复发患者 3 年内无复发率为 100%，OS 为 85%，而未接受受累野放疗的患者的这一比例分别为 67% 和 60%[233]。对于没有接受过放疗的患者，受累野放疗可以提高无复发率到 85% 和 93% 的 OS，而接受过放疗的患者分别为 57% 和 55%。发病率与未接受放射治疗的患者相似，尽管放疗可能导致了 2 名患者的移植围术期死亡。其他关于联合放疗的报告表明，放疗是有益处的，导致中低发病率，尽管这些大多是成人数据[234-239]。与使用受累部位放疗相关的中心问题是剂量、靶区体积和时机。放射治疗剂量一般为 15～36Gy，分 1.5～2.0Gy（某些的剂量范围高达 45Gy）。这种变异与潜在的正常组织毒性有关，也与考虑到有限的、可识别的肿瘤患者更高的辐射剂量有关，这些肿瘤显示出化疗耐药和（或）需要通过放疗达到局部控制。放疗的靶区可以有所不同，包括对所有初

发疾病、复发疾病、抢救化疗后的顽固性疾病、移植准备方案后的顽固性疾病或所有淋巴结部位的治疗。除非指导特定方案的治疗，否则此时做出此类个体考虑的决定是必要的，包括使用不同剂量的放疗。受累部位放疗可在大剂量化疗前实施，以使患者处于最小疾病状态。或者，也可以在大剂量化疗后进行放疗，以降低疾病进展的总体可能性，并避免与放疗相关的移植围术期并发症，如食管炎、肺炎、心肌病和静脉栓塞性疾病。这种方法可能的缺点包括失去移植前的细胞还原作用和理论上放疗对新增殖的造血系统的致癌作用。

八、治疗流程

表 85-6 总结了风险适应治疗方法的建议。对于局部有利疾病表现的儿科患者，没有一种标准的治疗指南。使用最小化烷化剂的方案可获得良好的长期 DFS；该组患者首选以阿霉素为基础的化疗，如 ABVD 或 ABVE[96, 99, 240, 741]。VAMP 或 OEPA 也是合理的选择。然而，如果临床医生倾向于限制蒽环类药物的暴露以保护心脏功能，则可以在不影响疾病结果的情况下将烷化剂或依托泊苷添加到该方案中[100, 101, 242]。综合治疗方法，包括小剂量受累野放疗或受累部位放疗，历史上对有良好局部性疾病的儿童产生了良好的效果，并减少了累积化疗剂量。然而，当选择合适的化疗方案时，越来越多的证据表明，在 RER 患者中使用基于反应的方案来减少或取消 RT 的使用，目的是降低治疗后遗症发生。

表 85-6　儿童经典型霍奇金淋巴瘤初步治疗的建议

	临床表现	分　期	治疗建议
早期（低危）	3～4 个淋巴结区域；无 B 症状、肿块或邻近淋巴结病变向结外延伸	ⅠA，ⅡA	2～4 个周期化疗采用有限烷化剂加小剂量 ISRT（21Gy）；在无结外病变且少于 3 个部位的高度有利的患者中，中期评估或治疗结束时达到 CR 可考虑不做放疗，但这还不是一个确定的做法。ABVE/ABVD×2～4±RT；VAMP×4±RT；OEPA×2±RT
中危	≥3～4 个淋巴结区域；肿大淋巴结病变（纵隔率≥33%；周围淋巴结肿块≥6～10cm）	ⅠA，ⅡA，ⅡB[a]，ⅢA，部分ⅢB	4～6 个周期（3～5 个紧凑剂量密集方案），如果 PET2 阴性，仅进行非交叉耐药化疗；或此类化疗后再进行 ISRT 或反应适应 RT，仅限于最初的肿块部位或残留部位（21Gy）ABVE-PC×4±RT；OEPA×2，加上 COPDAC×2±RT
晚期（高危）	有发热或体重减轻和（或）大肿块的Ⅱ期患者；任何晚期患者（不是所有Ⅲ期患者都是高危患者）	ⅡB[a]，ⅢB，Ⅳ	6 个周期（4～6 个紧凑剂量密集方案）非交叉耐药化疗加低剂量 ISRT 或反应适应 RT（21Gy），大多数病例基于 PET2 ABVE-PC×4～5 加反应适应 RT；OEPA×2 加 COPDAC×4±RT

a. ⅡB 期患者一直被作为中等或不利风险进行不同程度的治疗。一些研究使用相关因素（如体重减轻、大块疾病和结外扩展）进一步进行风险分层

ABVE/ABVD. 阿霉素、博来霉素、长春新碱、依托泊苷 / 阿霉素、博来霉素、长春碱和达卡巴嗪；ABVE-PC. 阿霉素、博来霉素、长春新碱、依托泊苷、泼尼松和环磷酰胺；COPDAC. 在 OEPA 中加入环磷酰胺、长春新碱、泼尼松和达卡巴嗪；IFRT. 受累野放疗；ISRT. 受累部位放疗；OEPA. 长春新碱、依托泊苷、泼尼松、阿霉素；PET2. 第 2 个周期化疗后正电子发射断层扫描作为早期快速反应的指标；VAMP. 长春碱、阿霉素、甲氨蝶呤和泼尼松；RT. 放疗

ABVE-PC、OEPA/OPPA/COPP-COPDAC 或 BEACOPP 等含有依托泊苷的联合疗法为出现中高风险疾病的儿童和青少年提供了最有效的化疗策略[100, 101]。在报告长期疗效良好的旧方案中，小剂量放疗是在化疗后对肿块病变区域或诊断时存在的淋巴结（通常是包含受累结节的区域）实施的。然而，使用剂量密集型方案，如 ABVE-PC，可以使快速应答者显著减少他们对放疗的需要。这正在迅速演变为儿童 HL 的新标准。同时，这种缩短的、剂量密集的方案可以诱导快速的肿瘤反应，可以将累积化疗剂量降低到低于阈值水平，这与显著的长期毒性有关[106]。

九、结论

儿科和放射肿瘤学家在治疗儿童霍奇金淋巴瘤的能力上继续取得进展，同时降低了治疗的毒性。这一进展在很大程度上与风险适应、基于反应治疗的成功及技术创新（如成像、现代放疗技术的使用）、我们对治疗后正常组织损伤的理解有关。精心设计的创造性试验正在进行中，有望为继续取得这一成功提供途径。

第86章 儿童罕见肿瘤

Rare Pediatric Tumors

Luke E. Pater Ralph Vatner John Breneman 著

施鹏越 译

要 点

1. 发病率 肝脏肿瘤：1.6/100 万，男性为主。青少年鼻咽血管纤维瘤：占头颈部肿瘤的 0.05%。胸膜肺母细胞瘤：极为罕见。血管瘤 / 淋巴管瘤：血管瘤占婴儿的 1%，淋巴管瘤占婴儿的 0.01%。促结缔组织增生性小圆细胞瘤：极为罕见，主要见于男性幼儿。朗格汉斯细胞组织细胞增多症：1‰～5‰，略以男性为主。鼻咽癌：占儿童癌症的 1%，男女比 2∶1。色素沉着绒毛结节性滑膜炎：1/100 万，略以女性为主。

2. 生物学特征 肝肿瘤：胎儿型肝母细胞，血窦状造血，典型甲胎蛋白阳性。幼年鼻咽血管纤维瘤：混合内皮样血管和纤维间质，75% 可见 β-catenin 突变。胸膜肺母细胞瘤：囊胚和肉瘤混合成分，囊实性形态，实性变异更具攻击性，70% 的人有种系 DICER1 突变。血管瘤 / 淋巴管瘤：血管或淋巴管异常扩张。促结缔组织增生性小圆细胞瘤：小而圆的蓝色细胞间质致密，t（11；22）(p13；q12)（EWS-WT1）易位。朗格汉斯细胞组织细胞增多症：树突状组织细胞，CD207、S-100、CD1a 阳性。鼻咽癌：以淋巴上皮瘤为主，与 EB 病毒相关。色素绒毛结节性滑膜炎：CSF1 过度表达，炎性巨噬细胞浸润。

3. 分期 肝脏肿瘤：右上腹超声、肝脏 MRI/CT、胸部 CT、甲胎蛋白水平。青少年鼻咽血管纤维瘤：头部血管造影、CT 和（或）MRI。胸肺母细胞瘤：胸部、腹部和骨盆的 CT，脑的 MRI。血管瘤 / 淋巴管瘤：病变部位的 CT 和（或）MRI，部分病例行血管造影。促结缔组织增生性小圆细胞瘤：CT 表现为静脉和口服增强扫描。朗格汉斯细胞组织细胞增生症：骨骼测量、胸片、CT、骨显像。鼻咽癌：鼻咽镜、PET/CT、MRI、血液生化、牙科及内分泌检查。色素沉着绒毛结节性滑膜炎：MRI 和关节镜检查。

4. 主要治疗 肝肿瘤：新辅助化疗和手术；肝母细胞瘤的总存活率约为 65%，肝细胞癌的总存活率约为 25%。青少年鼻咽血管纤维瘤：手术切除控制了约 70% 的肿瘤。胸膜肺母细胞瘤：手术切除，Ⅰ 型肿瘤治愈率 80%，Ⅱ 型、Ⅲ 型肿瘤治愈率 45%。血管瘤 / 淋巴管瘤：手术切除，大部分患者达到局部控制。促结缔组织增生性小圆细胞瘤：手术切除，治愈率低。朗格汉斯细胞组织细胞增生症：因病情不同而不同。鼻咽癌：放疗，总生存率 51%～95%，无复发生存率 36%～91%。色素沉着绒毛结节性滑膜炎：手术切除，常复发。

5. 辅助治疗 肝肿瘤：以顺铂为主的化疗。幼年鼻咽血管纤维瘤：考虑放疗 36～40Gy。胸膜肺母细胞瘤：异环磷酰胺 / 长春新碱 / 放线菌素（放线菌素 –D）/ 阿霉素（IVADo）或类似方案化疗。血管瘤 / 淋巴管瘤：无。促结缔组织增生性小圆细胞瘤：烷化剂化疗加全腹放疗。朗格汉斯细胞组织细胞增生症：手术、化疗、放疗或皮质类固醇。鼻咽癌：新辅助或辅助化疗。色素沉着绒毛结节性滑膜炎：CSF1 受体通路靶向治疗或 RT。

6. 局部晚期疾病治疗 肝肿瘤：新辅助化疗、手术、可能的肝移植；不能切除的考虑放疗。幼年鼻咽血管纤维瘤：36～40Gy 放疗可控制约 80% 的肿瘤。胸膜肺母细胞瘤：新辅助化疗延迟切除，考虑一下 44Gy 的放射治疗。血管瘤 / 淋巴管瘤：手术、栓塞、皮质类固醇。促结缔组织增生性小圆细胞瘤：新辅助化疗，手术去瘤。朗格汉斯细胞组织细胞增生症：小剂量放疗和（或）化疗。鼻咽癌：多数为局部晚期，接受放化疗。色素沉着绒毛结节性滑膜炎：CSF1 受体通路靶向治疗或 RT（20～36Gy）。

7. 姑息治疗 肝肿瘤：化疗或放疗。青少年鼻咽血管纤维瘤：考虑己烯雌酚和（或）氟他胺，细胞毒性化疗可能是有效的。胸膜肺母细胞瘤：脑转移瘤和症状性骨转移瘤的放射治疗。血管瘤 / 淋巴管瘤：对于危及生命的情况，考虑放疗剂量为 10～25Gy。促结缔组织增生性小圆细胞瘤：对症状性疾病采用 RT。朗格汉斯细胞组织细胞增生症：小剂量放疗和（或）化疗。鼻咽癌：对症状性病变进行局部放疗。色素沉着绒毛结节性滑膜炎：CSF1 受体通路靶向治疗或 RT（20～36Gy）。

一、儿童原发性肝肿瘤

（一）病原学和流行病学

儿童原发性肝脏恶性肿瘤（PMLT）是一种罕见的恶性肿瘤，约占儿童恶性肿瘤的 1%。它们几乎全部由肝母细胞瘤（HBL）和肝细胞癌（HCC）组成。在 20 岁以下的人群中，67% 的 PMLT 是 HBL，31% 是 HCC[1]。年龄调整后的比率显示，HBL 和 HCC 的易感性，男性略高于女性[1, 2]。HBL 与早产、低出生体重、胎儿酒精综合征、母体口服避孕药的使用、Beckwith-Weidmann 综合征、半身性肥大和家族性腺瘤性息肉病有关[3-8]。肝癌与乙型肝炎病毒、α₁ 抗胰蛋白酶缺乏、遗传性酪氨酸血症、肝外胆道闭锁、Fanconi 贫血、共济失调 – 毛细血管扩张症、Sotos 综合征、葡萄糖 –6– 磷酸酶缺乏症、先天性肝纤维化、拜勒病和肝豆状核变性密切相关[3-9]。

（二）生物学特性与分子生物学

虽然遗传综合征与大约 15% 的病例有关，但 HBL 没有家族聚集性[10]。携带大肠腺瘤性息肉病（APC）基因可遗传突变的家族性腺瘤性息肉病（FAP）与贝 – 维综合征、Sotos 综合征和 Simpson-Golabi-Behmel 综合征等疾病的发病风险有关[11, 12]。在 HBL 中已经观察到 18 三体，特别是在女性和多灶性肿瘤患者中。HBL 的其他细胞遗传学发现包括 2、8 或 20 号染色体的获得和 18 号染色体的丢失[13-16]。已有报道在零星病例[17, 18] 中发现 β-catenin 和磷脂酰肌醇 –3– 激酶的突变，以及印记基因的差异表达和基因启动子甲基化的改变[19-21]。

在乙肝病毒流行地区，几乎所有的肝癌病例都与乙肝病毒有关[22]。分子杂交显示病毒 DNA 被掺入恶性和邻近的良性肝细胞中。众所周知，儿童乙肝病毒感染后发生肝癌的时间比成人短。

（三）病理学与传播途径

肝母细胞瘤是一种胚胎性肿瘤，被认为起源于肝细胞前体细胞；它占儿童 PMLT 的 60%～75%[23, 24]。可识别两种亚型，即上皮和混合型，上皮型进一步分为胎儿、胚胎、大梁、小细胞未分化（SCU）和胆管母细

胞变异体。SCU 变异型的预后特别差，通常被认为是治疗决策的明确依据。在混合型中，发现了间质和畸胎样变异体[25]。分子图谱研究继续阐明高危亚型。此外，这些研究还根据已确定的机制提出了建议的系统疗法[26, 27]。

肝癌与既往的肝病或肝硬化之间有很强的相关性。纤维板层肝癌是一种变异，在大约 1/3 的儿童肝癌中被发现，通常在没有既往肝病的病例中被发现[25]。有报道这种变异有时有更高的切除率和改善的临床预后，尽管这并没有得到儿科组肝癌 INT-0098 试验结果的支持[28]。

（四）临床表现、患者评估和分期

大多数患有原发性恶性肝肿瘤的儿童表现为右上腹无痛性肿块。其他发现可能包括腹部肿大、疼痛、食欲不振、体重减轻、恶心、呕吐、发热和黄疸。

初步评估包括腹部超声和肝内实性肿块的特征性表现。随后的评估应包括腹部和骨盆的双期 CT 和（或）在动脉、门静脉和平衡期使用钆的轴位和冠状位 MRI。胸部 CT 也是必要的，因为大约 20% 的 HBL 病例和 30% 的 HCC 病例存在肺转移。有症状的患者建议骨扫描[29-31]。实验室评估包括血细胞计数、差异、血小板、尿液分析、电解质（包括钙、磷、镁、肌酐）、丙氨酸氨基转移酶 / 天冬氨酸转氨酶、胆红素和总蛋白 / 白蛋白。大约 90% 的 HBL 患者甲胎蛋白升高，60%～80% 的 HCC 患者甲胎蛋白升高[30, 32]。AFP 水平低于 100ng/ml 与预后不良有关。

儿童原发性恶性肝肿瘤通常使用儿童肿瘤组分期系统（表 86-1）和 PRETEXT 外科分期系统（图 86-1）进行分期。PRETEXT 分期是基于术前影像上受累肝段的数量和相对位置。在 2～4 个周期的化疗后使用相同的标准进行分期被称为 POST-TEXT。累及下腔静脉或全部三条肝静脉（+V），累及门静脉分叉或左右门静脉（+P），累及尾状叶（+C），累及肝外毗邻肿瘤（+E），以及远处转移（+M），可作额外的分期标记。

（五）初诊和辅助治疗及预后

手术切除是儿童 PMLT 的主要治疗方式，也是唯一

表 86-1 儿童肿瘤组织肝母细胞瘤分期

分 期	描 述
Ⅰ	局部肿瘤完全切除
Ⅱ	肿瘤大体切除，镜下有残留
Ⅲ	不能切除的肿瘤（可测量的肿瘤残留或腹腔淋巴结受累）
Ⅳ	远处转移

引自 Schnater JM, Kohler SE, Lamers WH, et al. Where do we stand with hepatoblastoma? A review. *Cancer*. 2003；98：668–78.

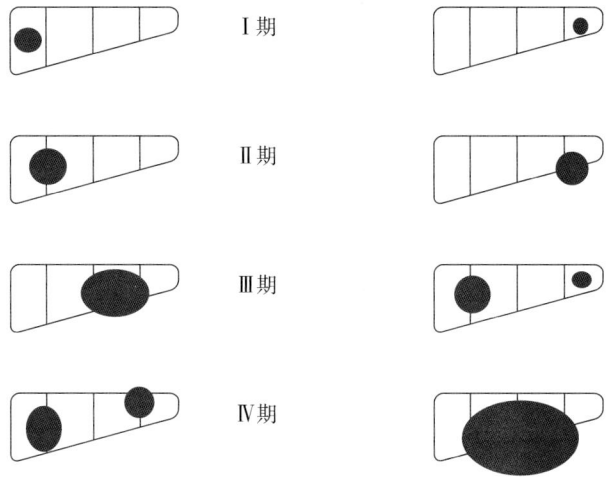

▲ 图 86-1 肝母细胞瘤 PRETEXT 手术分期系统

改编自 Schnater JM, Aronson DC, Plaschkes J, et al. Surgical view of the treatment of patients with hepatoblastoma. Results from the first prospective trial of the International Society of Pediatric Oncology Liver Tumor Study Group. *Cancer*. 2001；94：1111–20.

可能治愈的方法。在诊断时，大约一半的 HBL 患者能够接受完全切除。由于 HBL 对化疗高度敏感，许多患者接受新辅助化疗，可切除率提高到约 75%。接受完全切除的 HBL 患者的无事件生存率约为 90%。

国际儿科肿瘤学会（SIOP）报道的 SIOPEL-1 试验评估了术前使用 4～6 个疗程的顺铂和阿霉素。在患者中，82% 的患者至少有部分缓解，77% 的患者获得了完全切除。5 年无瘤生存率为 66%，总生存率为 75%[31]。SIOPEL-3 将患者随机分为两组，术前仅用顺铂或顺铂加多柔比星治疗 3 个周期，术后对肝段不超过 3 个、甲胎蛋白水平大于 100ng/ml 的 HBL 患儿进行 2 个周期治疗。3 年的结果是相同的：95% 和 93% 的化疗组完全切除，OS 分别为 95% 和 93%。联合用药组的 3 级和 4 级毒性明显更常见[33]。

仅对儿童肿瘤组进行完全手术切除的 Ⅰ 期纯胎儿组织学 HBL 的分析研究 P9645 显示，所有患者在中位随访时间为 4.9 年，均无疾病复发[28]。

在 SIOPEL-1 试验中，患有肝癌的儿童病期更晚，而且比 HBL 患者的病情要差得多。新辅助化疗的部分缓解率为 49%，完全切除率仅为 36%，5 年 OS 和无事件生存率分别为 28% 和 17%[30]。儿科肝癌 INT-0098 将肝癌患者随机分为术后顺铂 / 长春新碱 / 氟尿嘧啶与顺铂和阿霉素。治疗方案之间的结果没有差异，总体 5 年 EFS 为 17%（Ⅰ 期 75%，Ⅱ 期 8%，Ⅳ 期 0%）[30]。随后的 SIOPEL 研究评估了顺铂和卡铂方案，结果没有实质性改善[30]。

目前的儿童肿瘤学小组（COG）研究将 Ⅰ 期非纯胎儿组织学、非 SCU HBL 或 Ⅱ 期非 SCU HBL 的低风险患者的化疗减少到顺铂、氟尿嘧啶和长春新碱（C5V）2 个辅助周期。具有 Ⅰ 期 SCU、Ⅱ 期 SCU 或任何 Ⅲ 期的中等风险病例接受 C5V+ 阿霉素（C5VD）6 个周期的治疗。

（六）局部晚期疾病与姑息治疗

高危 HBL 患者包括 Ⅳ 期疾病患者及 HBL 任何阶段或初始 AFP 低于 100ng/ml 的患者。儿科肿瘤组研究 9345 使用新辅助卡铂和卡铂 / 长春新碱 / 氟尿嘧啶治疗不能切除或转移的 HBL 儿童，如果可行，随后进行手术，或使用大剂量顺铂和依托泊苷。在 Ⅳ 期患者中，36% 的患者能够接受随后的切除。对于能够接受切除的患者，5 年 EFS 为 79%[34]。最近的 SIOPEL-4 试验是一项使用新佐剂量密度顺铂加阿霉素治疗高危 HBL 的单臂前瞻性研究。这种方法取得了非常好的结果，74% 的儿童能够接受完全切除，3 年 OS 为 83%[35]。其他方法包括在疾病不能切除的情况下进行原位肝移植，有证据表明在有限数量的患者中可以长期存活[29, 34]。

对于转移性疾病的患者，如果可能的话，在手术后使用新辅助化疗，如果可以实现局部控制，考虑进行转移切除术。对于考虑进行原位肝移植的患者，在移植前必须确认放射学检查是否清除了转移性疾病。

（七）放疗技术

放射治疗在 PMLT 的治疗中很少使用。Habrand 等[36] 在 15 名患者中使用了 25～45Gy 的剂量联合化疗，其中 11 名患者证实为 HBL，2 名患者为 HCC，2 名患者的病理不明。那些不能手术的 HBL 或术后病变较小（＜2cm）的患者显示出可能的放疗益处[36]。没有发现肝癌患者有任何益处。目前，除了姑息治疗肝细胞癌或肝细胞癌转移部位外，很少有肝脏放疗或治疗的指征。目前的儿童肿瘤学组织 HBL 研究特别排除了 RT 的使用。很明显，上面提到的放射治疗剂量比现在已知的成人肝癌所需的剂量要小。现代呼吸门控技术和立体定向技术可能为部分病例的儿童肝肿瘤放射治疗提供额外的选择。此外，近年来，粒子治疗和立体定向体部放射治疗成人肝癌的经验也有所增加（图 86-2）。虽然目前还没有随机试验，但结果似乎对常规放射治疗有利。在儿科人群中的这种疗法值得在不能手术的情况下进行进一步的研究。

（八）治疗、争议、挑战和未来的可能性

手术切除是治疗 PMLTS 的基石。由于肿瘤较大，大多数儿童接受新辅助化疗和以铂为基础的辅助化疗。原位肝移植可以为不可能切除的特定患者提供治疗。HBL 的研究治疗包括化疗栓塞、肝局灶性病变的立体定向放射外科治疗、血管生成抑制药和生物制剂。

二、青少年鼻咽血管纤维瘤

（一）病原学和流行病学

青少年鼻咽血管纤维瘤是一种高度血管性肿瘤，组织学上为良性，但具有局部侵袭性。JNA 几乎只发生在青春期男孩和年轻成年男性，这表明激素在肿瘤的病因中起着突出的作用；确诊时的平均年龄为 17 岁[39, 40]。这种肿瘤在高危人群中的发病率约为 3.7/100 万，有证据表明该发病率近年来一直在上升[41, 42]。家族性腺瘤性息肉病患者 JNA 的发病率增加，这与许多患者报道的 β-catenin 表达上调一致[42, 43]。

（二）生物学特性与分子生物学

高达 70% 的病例 β- 连环蛋白表达上调，但似乎仅限于 18 岁以下的患者[42]。C-MYC、血管内皮生长因子（VEGFA）、碱性成纤维细胞生长因子（BFGF）、血小板介导的生长因子 A（PDGFA）、c-kit、H-RAS 和 TP53 的表达增加[44]。血管生成促进因子 Tenascin-C 被发现与 JNA 的血管密度和肿瘤分期相关，并可能在肿瘤的发

生中发挥作用[45]。大多数肿瘤进行 VEGFA 染色，大约 40% 的肿瘤有 GSTM1 突变[46]。IL-17 表达增加与肿瘤复发风险增加相关[47]。

雄激素和雌激素受体在 JNA 中均有表达[48, 49]。雌激素 β 肾上腺素能受体也在很高比例的 JNA 中被发现。Schlauder 等[49] 曾推测，肿瘤细胞中芳香化酶的存在会将内源性雄激素转化为雌激素。这可能会通过一种类似自分泌的机制导致肿瘤生长[50]。

（三）病理学与传播途径

青少年鼻咽血管纤维瘤是一种良性肿瘤，尽管其确切性质存在争议。一些人认为这是一种血管错构瘤，类似于血管瘤[51]，但另一些人认为它是肿瘤[52]。组织学上，肿瘤是由纤维结缔组织和丰富的内皮组织构成的[51]。β-catenin 在肿瘤间质细胞的定位表明，这些细胞可能是肿瘤成分，而不是内皮细胞[53]。肿瘤通常发生在蝶腭孔的上缘，并通过翼上颌裂向颞下窝侵袭[39]。高达 1/3 的病例可见颅内侵犯，但实际侵犯硬脑膜的情况并不常见[54, 55]。肿瘤可以局部侵犯骨，并延伸到咽旁间隙、鼻旁窦、眼眶和颅底。这种扩散模式预示着局部复发的风险很高[55]。血液供应主要来自颈外系统的上颌内动脉。

（四）临床表现、患者评估和分期

出现的症状包括复发性无痛性自发性鼻出血、鼻塞、流鼻涕、嗅觉减退、打鼾、头痛、脑神经麻痹和面部肿胀[40]。血管造影对于确定肿瘤的血液供应、计划手术及通常用于术前栓塞以减少手术失血是必不可少的。通常有多条曲折的供血血管，在毛细血管相中呈浓密均匀的红色[56]。CT 和 MRI 有助于确定强化肿瘤的解剖范围。不会发生远处转移，因此不需要系统评估。由于肿瘤的血管性，活组织检查可能是危险的；如果临床

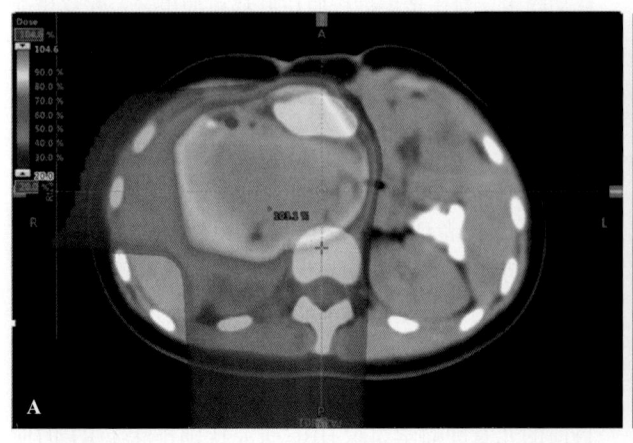
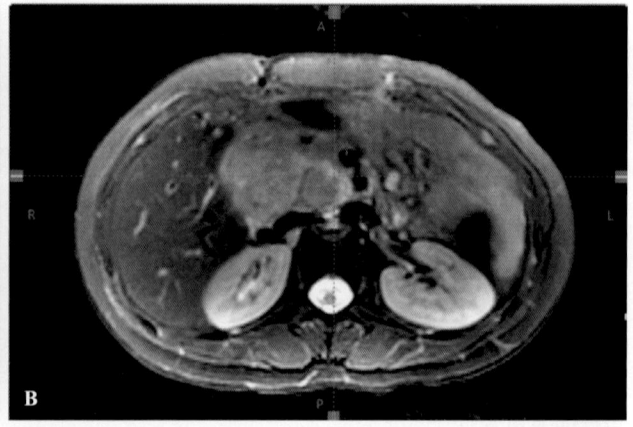

▲ 图 86-2　1 例 16 岁女性复发性肝细胞癌患者质子治疗计划，与她的光子放射治疗计划相比，质子治疗显著减少了肝脏和对侧肾脏的暴露（此图彩色版本见书末）
A. 轴位 CT 模拟定位；B. T₂ 加权磁共振

和影像学与诊断一致，并不是所有的患者都建议在治疗前进行活组织检查确认[57]。

已经提出了几种分期系统（表 86-2）。大多数的目的是为了指导肿瘤的可切除性和最佳手术方式的决定，而不是预测预后[57-61]。

表 86-2 青少年鼻咽血管纤维瘤的分期系统

ANDREWS 分期系统[36]

Ⅰ期	肿瘤局限于鼻腔和鼻咽
Ⅱ期	肿瘤延伸至翼腭窝，或上颌窦、蝶窦或筛窦
Ⅲa 期	向眼眶或颞下窝延伸，无颅内侵犯
Ⅲb 期	Ⅲa 期伴微小的硬膜外颅内侵犯
Ⅳa 期	广泛的硬膜外颅内侵犯或硬膜内侵犯
Ⅳb 期	延伸至海绵窦、垂体或视交叉

CARRILLO 分期系统[34]

Ⅰ期	肿瘤局限于鼻咽、鼻窝、上颌窦、前筛窦和蝶窦
Ⅱa 期	侵犯翼腭窝或颞下窝，位于翼板前，且最大直径<6cm
Ⅱb 期	侵犯翼腭窝或颞下窝，位于翼板前，且最大直径≥6cm
Ⅲ期	侵犯翼板后颞下窝或后筛细胞
Ⅳ期	颅底广泛侵犯>2cm 或颅内侵犯

CHANDLER 分期系统[37]

Ⅰ期	肿瘤局限于鼻咽
Ⅱ期	肿瘤延伸至鼻腔或蝶窦
Ⅲ期	肿瘤累及一个或多个上颌窦或筛窦、翼腭窝和颞下窝，以及眼眶或面颊
Ⅳ期	肿瘤延伸至颅脑

FISCH 分期系统[35]

Ⅰ型	肿瘤局限于鼻咽和鼻腔，无骨质破坏
Ⅱ型	肿瘤侵犯翼腭窝、上颌窦、筛窦和蝶窦并伴有骨质破坏
Ⅲ型	肿瘤侵犯颞下窝、眶和鞍旁区域，仍位于海绵窦外侧
Ⅳ型	肿瘤侵犯海绵窦、视交叉区域或垂体窝

（五）初诊和辅助治疗及预后

手术切除，通常在肿瘤栓塞之前，是 JNA 的主要治疗方法。颅面入路用于局部晚期肿瘤。内镜技术的使用率较低，对早期病变有效[39]。大体全切除通常是治愈性的[54]。许多病例被证明不能完全切除；根据病例选择，术后局部复发率为 20%～40%，大多数复发发生在

肿瘤较大、未完全切除的病灶中[39, 40]。中等剂量的 RT可能是术后肿瘤残留的适应证，尽管更多选择的是观察，因为肿瘤的自发消退是一种广为人知的现象[62, 63]。大多数复发出现在手术后 1 年内。复发的风险最大的是肿瘤较大的患者，这些肿瘤侵蚀颅底，出现时年龄较小，接受放射治疗的肿瘤进展缓慢[56, 64]。目前尚无首次切除后辅助化疗的适应证。

（六）局部晚期疾病与姑息治疗

放射治疗可以有效控制复发或大而不能切除的肿瘤。目的放疗后肿瘤缓解缓慢，但最终控制率为 71%～92%[65, 66]，90% 的应答者治疗 3 年后无肿瘤残留[67]。鉴于 JNA 与激素受体的密切联系，人们对晚期疾病患者的激素调控很感兴趣。已经使用了己烯雌酚和氟他胺，但结果不一致[56, 68, 69]。一项前瞻性试验支持在青春期后患者中使用氟他胺，15 名患者中有 13 名对该药物有部分效果[70]。复发性肿瘤化疗的病例报道显示阿霉素、放线菌素、长春新碱、环磷酰胺和顺铂在特定的患者中有效[71-73]。

（七）放疗技术

30～50Gy 范围内局部控制率大于 80%，一般采用 36Gy[57, 74-78]。其中一组报告称，35～36Gy 组局部控制率为 91%，而 30～32Gy 组局部控制率为 77%[79]。调强放疗技术为正常结构的保留提供了高度的适形性（图 86-3）。立体定向放射外科采用单次剂量 17～20Gy，采用 45Gy，分 3 次进行，据报道在少数患者中有效[80]。

（八）治疗、争议、挑战和未来的可能性

术前栓塞术后行最大限度的手术切除。术后残留肿

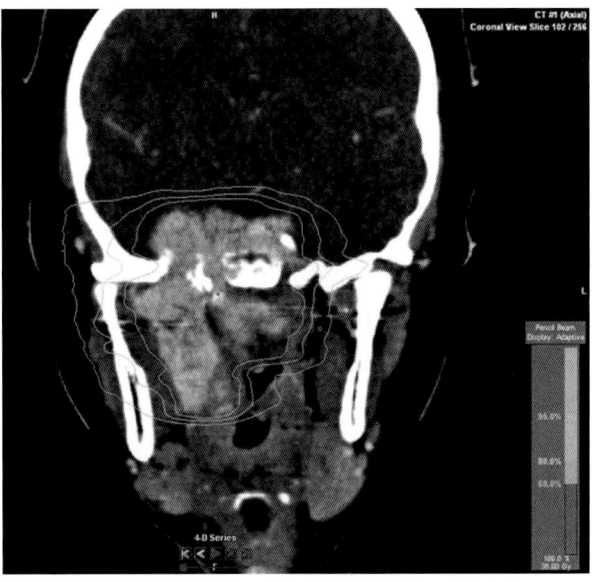

▲ 图 86-3 1 例青少年鼻咽血管纤维瘤患者的调强放射治疗计划（此图彩色版本见书末）

瘤可通过 RT 观察或治疗。复发肿瘤可通过放疗进行治疗。激素调节和细胞毒性化疗可尝试用于复发的难治性疾病。这些肿瘤中血管内皮生长因子水平的升高也暗示了血管生成抑制药的潜在作用[81]。

三、胸膜肺母细胞瘤

（一）病原学和流行病学

胸膜肺母细胞瘤（PPB）是一种起源于肺和（或）胸膜的儿童期发育不良肿瘤[82]。虽然罕见，但它是儿童最常见的原发性肺部肿瘤[83]。它类似于其他发育不良的肿瘤，如肾母细胞瘤、神经母细胞瘤和肝母细胞瘤[84]。

胸膜肺母细胞瘤被认为是通过一系列不同的临床和病理变化发展而来的，最初是一种相对非侵袭性的囊性病变，随后发展为恶性程度更高的囊性/实性和纯实性混合形态[85]。发病时的中位年龄为 3 岁[86]。年龄较小的儿童通常表现为以囊性肿瘤为主，而年龄较大的儿童更有可能有重要的实性成分[87]。男孩和女孩受到的影响是一样的[87]。PPB 患者的兄弟姐妹患 PPB 的概率高于普通人群，其中许多家族中都发现了 DICER1 基因突变[88]。其他类型的异型增生和肿瘤的发病率在 PPB 儿童的亲属中也可以看到增加，应该对患者的兄弟姐妹和一级亲属进行筛查，以确定相关的肺和肺外良性和恶性疾病[89, 90]。

（二）预防和及早发现

所有已知 DICER1 突变的儿童都应该在早期接受 PPB 的胸部 X 线筛查，以及其他 DICER1 相关肿瘤的筛查[91]。在明显的良性肺部病变中，如先天性囊性腺瘤样畸形，PPB 的发生率约为 4%[92]。然而，囊性 PPB 在临床上无法与良性囊肿相区分，一些作者建议切除所有此类病变[93]。进一步支持这一方法的是有证据表明 PPB 可以从肺囊肿中重新产生，因此需要切除这些"癌前"病变[94, 95]。其他人则主张对纯粹的囊性病变密切观察，只有在影像学变化提示进展的情况下才进行干预。

（三）生物学特性与分子生物学

超过 70% 的 PPB 患者有 DICER1 的常染色体显性胚系突变，DICER1 是一种编码参与间质增殖调控的内切核酸酶的基因，RNase Ⅲb 区域的第二个肿瘤特异性 DICER1 错义突变导致许多靶信使 RNA 的解除调控[91]。TP53 突变已在 PPB 中被描述，并可能预示着更糟糕的预后[96]。8 号染色体的多倍体也已被注意到[97]。

（四）病理学与传播途径

组织学上，PPB 有小的原始胚泡细胞，由未粘连的

肉瘤间质隔开[84, 87, 98]。肿瘤细胞呈波形蛋白染色，可能呈肌源性分化[83]。据报道，40%～50% 的患者有横纹肌母细胞和软骨结节[93]。

肿瘤通常发生在肺实质。扩散到邻近的结构，如纵隔和胸膜，预后较差。侵入胸壁并不常见[99]。会发生血源性转移，最常见的是脑部转移。在一个系列报道中，囊性/实性混合性肿瘤的脑转移发生率为 11%，纯实性肿瘤的脑转移发生率为 54%[82]。

（五）临床表现、患者评估和分期

PPB 的主要症状包括咳嗽、呼吸困难、喘息、呼吸道感染症状，偶尔还有自发性气胸。胸部 CT 通常表现为不均匀的低密度肿块，伴有胸腔积液和纵隔移位[99]。鉴别诊断包括横纹肌肉瘤、Askin 瘤和非横纹肌样肉瘤，需要检查囊液或实体瘤才能做出诊断。应该进行核素骨显像和脑部磁共振成像来进行分期，特别是对于有重要实性成分的肿瘤。

PPB 尚无解剖学分期系统，但可分为三种具有预后意义的形态学类型。Ⅰ 型由纯囊性肿瘤组成，Ⅲ 型病变为实性肿瘤，Ⅱ 型包括囊性和实性混合成分（图 86-4）[100]。Ⅱ 型和Ⅲ 型肿瘤的预后都明显比 Ⅰ 型差，确诊时远处转移的发生率约为 30%[86]。第四种类型，Ⅰr 型（Ⅰ 型退化），已经被描述为没有肿瘤成分的囊性病变，假设已经从早期的 Ⅰ 型 PPB "退化"，或者代表尚未沿着发育不良的路径进化的遗传决定的肺囊肿[101]。肿瘤大小也对预后有影响，小于 10cm 的肿瘤报告的 5 年生存率为 91%，大于 10cm 的肿瘤报告的 5 年生存率为 57%[102]。

（六）初诊和辅助治疗及预后

手术是治疗的基石，尽管大多数患者由于涉及关键结构而不能接受大体全切除[86, 100]。在德国 Weichteilsarkom

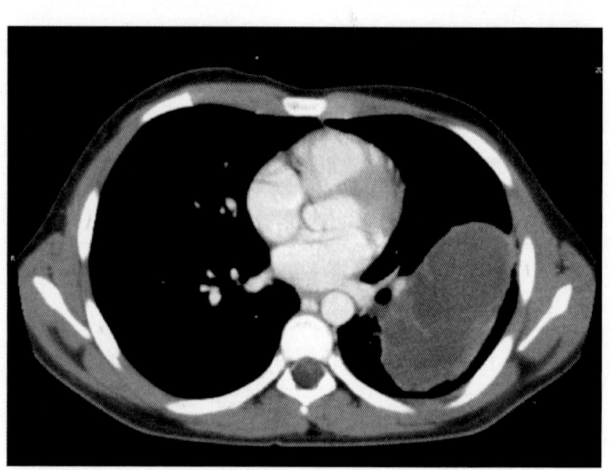

▲ 图 86-4 1 例 7 岁男童 Ⅲ 型胸膜肺母细胞瘤的胸部轴位 CT 表现。这名患者接受了化疗和手术切除，但最终死于脑转移

Studiengruppe（CWS）组织的一系列研究中，接受肿瘤大体全切除的儿童 5 年总存活率为 68%，而患有不可切除肿瘤的儿童的 5 年总存活率为 44%[102]。新辅助化疗可用于较大的肿瘤，以使肿瘤可切除；辅助化疗通常用于 Ⅱ 型和 Ⅲ 型肿瘤患者术后。尽管如果肿瘤被完全切除[86]，化疗并不被广泛推荐，但化疗可能会提高 Ⅰ 型肿瘤的存活率[93, 101]。化疗方案与其他儿童肉瘤相似，包括异环磷酰胺 / 卡铂 / 依托泊苷（ICE 方案）和异环磷酰胺 / 长春新碱 / 放线菌素（放线霉素 –D）/ 阿霉素（IVADO 方案）。其他活性药物包括伊立替康[103]和顺铂[87]。RT 可能适用于不能切除的肿瘤，尽管较大的剂量和幼儿年龄通常会阻碍这种方式的使用[104]。Ⅰ 型肿瘤患者的 5 年存活率约为 80%，Ⅱ 型和 Ⅲ 型患者的 5 年存活率约为 45%[86, 87, 98]。

（七）局部晚期疾病与姑息治疗

在经历复发的患者中，局部复发比远处复发更为常见[86]。当 Ⅰ 型肿瘤复发时，通常会复发为 Ⅱ 型或 Ⅲ 型[85, 93]。如有可能，应进行重复切除，但根据病情的不同，二线化疗通常是主要的治疗方法。RT 对脑转移和骨痛病变的姑息治疗可能是有用的。

（八）放疗技术

对于未完全切除的肿瘤，推荐使用 44Gy 剂量的分次外照射，尽管它在局部控制中的作用很难评估[86, 98]。正常的组织耐受性可能会排除这种剂量的照射；在体积和剂量超过器官耐受性的情况下，可能需要使用较小的剂量。1 例镜下边缘阳性得到控制的病例报道使用 36Gy[87]，但 1 例肉眼阳性患者在 30Gy/10 次后局部复发[105]。

（九）治疗、争议、挑战和未来的可能性

如果可能的话，进行初步切除。当肿瘤最初不能切除时，采用新辅助化疗，然后延迟手术。辅助化疗是大多数患者的适应证。对于术后有微小或大块残留的肿瘤，应考虑放疗。儿童在 2～3 年内，应每隔 3～6 个月进行一次胸部 CT 随访。

四、血管瘤和淋巴管瘤

（一）病原学和流行病学

尽管血管瘤和淋巴管瘤常常被认为是一起的，但它们在临床和组织学上是截然不同的实体。许多描述性的术语被应用于这些病变（特别是皮肤血管瘤），造成了对它们的研究和处理的混乱。皮肤血管瘤的同义词包括"新生儿斑"、"鹳咬伤"、"鲑鱼斑"、"蜘蛛血管瘤"和"草莓血管瘤"。

血管瘤发生在大约 1% 的婴儿中，最常见的是在出生后的头几个月，大约 1/3 的血管瘤出现在头部和颈部[106]。淋巴管瘤要少得多，发病率在 6000～16 000 个活产儿中就有一个[107]。一半是先天性的，90% 在 2 岁之前就很明显了。3/4 的淋巴管瘤发生在颈部或头部。

（二）病理学与传播途径

血管瘤由内皮细胞衬里的薄壁血管和不连续的周细胞和网状纤维层组成[108]。据报道，它们发生在各种各样的部位，包括皮肤、肝脏、骨骼、中枢神经系统、膀胱、气管和其他软组织[109]。VEGF/VEGFR、notch、β– 肾上腺素能、Tie2/Angiopoietins、PI3K/AKT/mTOR、HIF-α 介导、PDGF/PDGF-R-β 等信号通路在婴幼儿血管瘤的发生发展中已被发现[110]。淋巴管瘤是扩张的内皮排列的淋巴管，厚壁含有平滑肌[111]。淋巴管瘤可累及皮肤、骨骼组织、脾、肝、纵隔或肺[112]。血管瘤和淋巴管瘤通常是无转移能力的畸形或低度 / 良性肿瘤。

（三）临床表现、患者评估和分期

血管瘤可分为毛细血管瘤、海绵状血管瘤或混合性血管瘤，具体取决于所涉及的血管大小。当它们累及皮肤时，毛细血管瘤通常是隆起的、有边界的红色病变。它们通常出现在生命的第 1 年早期，绝大多数在接下来的几年里自然退化。它们与鲜红斑痣等血管畸形不同，后者不会消退[106]。血管瘤的临床表现在很大程度上取决于病变的位置，可能包括美容畸形、功能障碍、气道阻塞、出血、感染和高输出量心力衰竭。Kasabach-Merritt 综合征描述的是一种由于消耗性凝血障碍而导致血小板减少的巨大的血管瘤。

淋巴管瘤也根据异常淋巴管的大小进行分类。局限性淋巴管瘤含有相对较小口径的淋巴管，且位置通常较浅。囊性水瘤或海绵状淋巴管瘤由较深组织中出现的大量囊性淋巴液区组成。与血管瘤不同，淋巴管瘤不会自发消退，在青春期可能会扩大[113]。淋巴管瘤的症状包括毁容、疼痛、感染和慢性淋巴分泌并发症。发生在纵隔的淋巴管瘤可能导致乳糜胸，这可能危及生命。

对于这些病变已经提出了分类方案，但还没有被广泛接受的分期系统[108, 114]。全身 MRI 可用于泛发性囊性淋巴管瘤病的临床诊断和随访[115]。

（四）初诊和辅助治疗及预后

在 20 世纪 50 年代初，放射治疗是血管瘤和淋巴管瘤的主要治疗方法，在一些中心一直持续到 70 年代。随后，随着血管瘤自然消退的自然病史和 RT 晚期发病率的报道，RT 的使用几乎被放弃了[116]。

95% 的毛细血管瘤会在几年内自然消退，大多数不需要治疗[116]。海绵状血管瘤通常不会自发消退，如果有症状需要治疗[108]。对于有症状的血管瘤，局部或病灶内皮质类固醇通常是一线治疗[117]。全身皮质类固醇也是有效的[106]。在适当的情况下，手术切除是一种有效的治疗方法。其他治疗包括干扰素、激光消融、冷冻、压迫、电灼和栓塞。其他药物干预包括抗血管生成和抗纤溶药物。对婴儿血管瘤发生过程中所涉及的信号通路的进一步研究也可能导致如普萘洛尔这样的靶向药物治疗[110, 118]。对于有危及生命的并发症的血管瘤，放射治疗是可以进行的，而且通常是有效的，80% 以上的患者出现改善或消退[109, 119]。

手术切除淋巴管瘤是治愈性的，尽管在许多解剖部位，外观上或功能上可能影响很大。使用 OK-432 或博来霉素等药物的硬化治疗是一种常见的非手术治疗，约 40% 的患者出现完全缓解，另有 40%～45% 的患者出现部分缓解[107]。其他非手术疗法包括透热疗法、冷冻疗法和 IFN-α2b[112]。西罗莫司在不能切除的复杂病例中也显示出可能的效果[120, 121]。RT 已在特定的患者中应用，并取得了一定的疗效[113, 122-124]。

（五）局部晚期疾病与姑息治疗

Kasabach-Merritt 综合征的死亡率可超过 10%。引起凝血障碍或心力衰竭的大血管瘤需要积极治疗[125]。当其他模式失败时，RT 可能是有用的[126]。在这些危及生命的情况下，分次放疗至 10～20Gy 是有效的[109, 119, 125, 126]。淋巴管肉瘤和恶性血管内皮瘤等肿瘤是高度侵袭性的肿瘤，需要综合治疗（图 86-5）[127, 128]。

（六）放疗技术

尽管放疗对这些疾病的疗效已经确定，但在这一年轻患者群体中，其他有效的治疗方法的可用性及对放疗后期效应的担忧，放疗在今天很少使用[129, 130]。

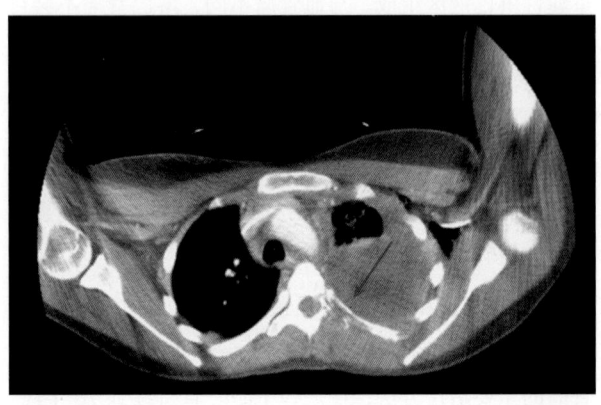

▲ 图 86-5　胸部轴位 CT 显示一名 16 岁女孩因先前存在的淋巴管瘤而患淋巴肉瘤。患者的疼痛和乳糜液通过 30Gy 的放射治疗得到有效缓解。箭示骨质侵蚀明显的原始点

目前还没有明确的剂量 - 反应关系用于血管瘤的治疗，建议分次照射剂量在 3～40Gy 之间[109, 125]。Braun-Falco 等[129] 报道了一大批血管瘤患者，大多数患者接受了 12～25Gy 的分次放射剂量治疗。73% 的患者有效果，50% 的患者有完全缓解。一些报告了较低剂量（3～11Gy）[131] 的好结果，尽管另一些人建议剂量至少为 25Gy[132]。放疗后的部分缓解通常可以在几周内发现，但最大的缓解可能需要几个月到几年的时间。

接受 10～20Gy 的分割放疗已经成功地治疗了淋巴管瘤[113, 123, 124]。淋巴管瘤的缓解比血管瘤快得多。

（七）治疗、争议、挑战和未来的可能性

观察通常适用于血管瘤。当需要治疗时，可以使用皮质类固醇或局部消融治疗，如手术或栓塞，以及全身用药。RT 可能适用于危及生命的情况。淋巴管瘤通常采用手术切除或硬化剂治疗，如 OK-432。再说一次，RT 是为危及生命的情况而保留的。

五、促结缔组织增生性小圆细胞瘤

（一）病原学和流行病学

促结缔组织增生性小圆细胞肿瘤（DSRCT）是一种少见的疾病，诊断于儿童和年轻人，平均年龄为 22 岁（6—49 岁）。1991 年，Gerald 等[133] 和 Park 等[134] 首次描述了 DSRCT。男性和女性的比例从 5：1 到 20：1[135]。文献中报道了大约 450 例[136]。

（二）生物学特性与分子生物学

t（11；22）（p13；q12）易位是 DSRCT 的主要细胞遗传学异常，所有 11 号染色体易位断裂点都涉及 Wilms 肿瘤基因 WT1 的内含子 7。EWS/WT1 融合基因可作为诊断 DSRCT 的特异性标志物[137, 138]。

（三）病理学与传播途径

DSRCT 起源于体腔和内脏器官的浆膜衬里，在组织学上被描述为由结缔组织间质分隔的小而圆的蓝色细胞组成的巢。肿瘤细胞典型的是小到中等大小，细胞核圆形到椭圆形，深染，胞质稀疏到中等，细胞边界不清。较大的细胞较少出现。

在分化过程中，上皮（上皮膜抗原）、间充质（波形蛋白）、肌原（Desmin）和神经元（神经元特异性烯醇化酶，CD56）的免疫组化反应常有明显的异质性[139]。

（四）临床表现、患者评估和分期

促结缔组织增生性小圆细胞瘤通常表现为 1 个或 2 个显性腹腔内肿块和弥漫性腹膜播散（图 86-6）。腹膜表面广泛受累导致腹水吸收不良，腹水堆积导致腹胀症

状，并伴有便秘、体重减轻、大便松弛和黄疸。其他原发部位包括骨骼[140]、睾丸旁[141]、中枢神经系统[142]、肾脏[143] 和胸膜[144]。腹膜外转移是常见的，转移的部位包括胸腔、纵隔、胸膜、睾丸旁和软组织[136, 145]。

初步检查包括胸部、腹部和骨盆的 CT 或 MRI 检查，同时考虑 PET/CT 检查。临床表现广泛的疾病通常无法完全切除，从而导致常规的诊断方法是活检。虽然已经提出了分期系统[146]，但没有一个被广泛接受，基本上所有病例都被认为是"第四阶段"，在诊断时就会扩散。

（五）初诊和辅助治疗及预后

虽然目前还没有普遍接受的 DSRCT 治疗建议，但治疗方案通常与尤因肉瘤的治疗方案相似。治疗通常以烷化剂为主的化疗方案开始，如环磷酰胺、阿霉素、长春新碱与异环磷酰胺和依托泊苷交替使用。积极的手术去除大肿瘤、全腹部放疗和针对高危部位的放疗似乎是获得最佳结果所必需的。法国的一项多机构研究报道了

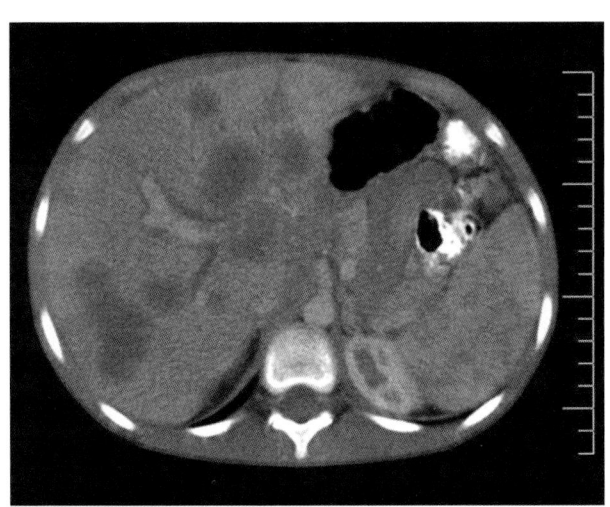

▲ 图 86-6　腹部轴位 CT 显示一名 12 岁男孩的促结缔组织增生性小圆细胞瘤。大网膜广泛结块，肝脾转移

103 名腹部 DSRCT 患者使用不同的治疗方法。所有患者均接受化疗。单纯化疗的 3 年生存率为 17%。当加入减瘤手术时，存活率为 38%，当包括放射治疗时，存活率为 61%[147]。Lal 等[148] 报道，接受侵袭性肿瘤清除术的患者 3 年存活率为 58%，而未接受侵袭性肿瘤清除术的患者 3 年存活率为 0%，说明了手术在 DSRCT 治疗中的重要性。腹腔热灌注化疗（HIPEC）通常与顺铂联合使用，也有报道表明这种方法对生存有好处[145]，也有自体干细胞移植的报道[149]。肝转移瘤使用钇进行了治疗已经获得影像学缓解[150]。虽然通过积极治疗可获得影像学和临床缓解，但长期预后仍然很差，5 年存活率约为 15%[148, 151]（图 86-7）。

（六）放疗技术

放射治疗在 DSRCT 的综合治疗中起着重要作用。在纪念斯隆 – 凯特琳癌症中心的一系列患者中，接受化疗、手术和放疗的患者的 3 年生存率为 55%，而使用少于三种方法的患者的 3 年生存率为 27%[148]。由于其典型的临床表现为腹部广泛病变和浆膜播散，因此全腹放疗是最常用的治疗方法。全腹剂量通常为 30Gy，每天 1.5Gy，主要由正常组织耐受性指导，与 3D 适形技术相比，调强放疗的急性不良反应可能会减少[152]。应考虑将肉眼病变的剂量提高到 45～54Gy。剂量限制肾为全器官 16Gy，V_{18} 小于 67%，肝脏剂量为全器官 27Gy，V_{30Gy} 小于 50%，毒性均可接受[152]。

（七）治疗、争议、挑战和未来的可能性

目前 DSRCT 的治疗流程包括活检、新辅助化疗、二次手术、全腹放疗后大肿块加量。据报道，完全减瘤术后的 HIPEC 可以提高存活率[153]，尽管另一些人没有发现任何益处[154]。正在进行第二阶段的试验研究。自体骨髓移植也已被使用[146, 149, 155]。这些积极方案的治疗有很大的风险，据报道，高达 84% 的患者出现了 3 级或更严重的毒性反应[156]。

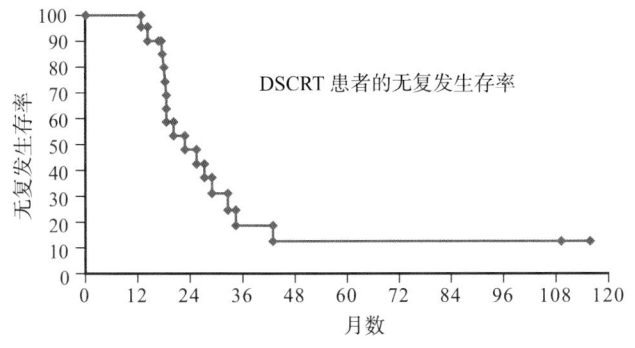

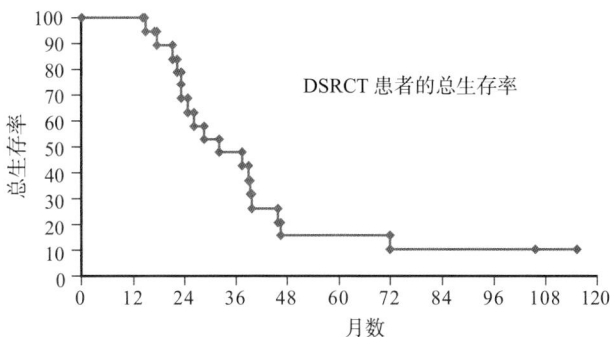

▲ 图 86-7　促结缔组织增生性小圆细胞肿瘤（DSCRT）的无复发生存曲线和总体生存曲线

引自 Goodman KA，Wolden SL，La Quaglia MP，Kushner BH. Whole abdominopelvic radiotherapy for desmoplastic small round-cell tumor. *Int J Radiat Oncol Biol Phys*. 2002；54：170–76.

对于胎盘碱性磷酸酶、ERBB2、雄激素受体和 c-kit 表达增加[157]或改变的病例，正在考虑预先或在复发时进行靶向生物治疗。此外，还有贝伐单抗[151]、帕佐帕尼[158, 159]、替西莫司[160]和曲妥珠单抗[157]有抗肿瘤活性的病例报道。

六、朗格汉斯细胞组织细胞增生症

（一）病原学和流行病学

朗格汉斯细胞组织细胞增生症（LCH）是指 CD1a 和 CD207 阳性的网状内皮朗格汉斯细胞克隆性增殖引起的一系列疾病。组织细胞增生症 X 这个历史名称是在 20 世纪 50 年代创造出来的，用来表示这种疾病的组织细胞起源，"X"反映了疾病表现的神秘临床谱系[161]。这一称谓在 1987 年被术语 LCH 取代[162]。在美国，LCH 的发病率在每百万人中有 1～5 例，每年大约有 1200 例被诊断出来[163]。大多数儿童在确诊时年龄在 15 岁以下，发病高峰在 1—4 岁。男性以 2 : 1 为主，高加索人的发病率略高。LCH 的确切病因尚不清楚[163, 164]。一些人认为它可能是由病毒感染引起的，可能是人类疱疹病毒 6 型（HHV-6），尽管这一点一直存在争议。此外，T 细胞和巨噬细胞之间细胞内通讯的异常及细胞因子调节的异常被认为是发病机制[165-169]。

（二）生物学特性与分子生物学

LCH 的起源被认为是表皮朗格汉斯细胞。这是一种克隆性疾病，已知在一些患者中会自发退化，在另一些患者中被证明是致命的。大多数病例是自发发生的，尽管罕见的遗传形式与特定的细胞因子基因变异有关，这些变异往往在多灶性疾病早期发生[170-172]。

（三）病理学与传播途径

组织细胞学会将组织细胞疾病分为三类：①树突状细胞组织细胞增生症；②巨噬细胞相关疾病；③恶性组织细胞增生症，LCH 属于第一类。

LCH 的临床表现可以是多种多样的，而病理有更一致的特点。朗格汉斯细胞的存在是 LCH 的标志。通常伴有巨噬细胞、嗜酸性粒细胞、多核巨细胞和 T 细胞[173, 174]。病原性朗格汉斯细胞是一个大的卵圆形细胞，细胞核折叠，胞质呈轻度嗜酸性。电镜下可见 Birbeck 颗粒。Langerin（CD207）的表达是最特异的标志物。此外，胞质 S-100 蛋白阳性，主要组织相容性 Ⅱ 类和 CD1a 阳性[175]。LCH 的分类是免疫介导的疾病还是肿瘤过程，目前还不清楚。超过一半的患者有 BRAF 突变，表明是肿瘤起源[176]。然而，T 细胞共刺激分子和促炎细胞因子的参与，以及病毒 DNA 的检测，支持了可能的免疫调节[177]。

（四）临床表现、患者评估和分期

朗格汉斯细胞组织细胞增生症通常分为 3 个不同的类型，具有不同的临床表现和预后。然而，这些区别在某种程度上是人为的，因为疾病表现千变万化。大约 30% 的患者出现单灶性溶骨性病变，称为嗜酸性肉芽肿[178]。这些病变发生在年龄较大的儿童，通常累及颅骨。它们可能会疼痛，并导致肿胀和骨折，尽管它们也可能被偶然发现[179]。这种形式的 LCH 通常是惰性的，很容易治疗。Hand-Schüller-Christian 病的严重程度为中度。它表现为眼球突出、颅骨病变和尿崩症三联征，发病年龄较小[180]。Letter-Siwe 病是 LCH 最具侵袭性的形式。它通常见于 3 岁以下的儿童，涉及多个器官系统。常见的表现包括脾大、淋巴结肿大、贫血和血液病，并伴有弥漫性骨骼受累。这些儿童可能有发热、丘疹和恶病质。这种表现的预后很差。

LCH 没有统一的分期系统。儿童一般按疾病负担进行分组，如病变数量、单个或多个器官受累，以及"非危险部位"（皮肤、骨骼、淋巴结）与"危险部位"（肝、脾、肺、骨髓）。那些涉及"风险部位"的人现在通常被认为是患有"高风险"LCH，而不是其他被认为患有"低风险"疾病的人[178, 181]。土耳其一项针对 217 名患者的研究报告称，41.5% 的患者患有单系统疾病，34.1% 的患者患有多系统疾病，24.4% 的患者患有多系统疾病并伴有器官功能障碍[179]。

检查应该包括骨骼检查，因为病变通常是溶解的，尽管推荐使用核素骨显像，但可能无法发现某些病变。通过胸部和腹部的 CT 或 MRI 和脑 MRI 来评估内脏疾病的状态，以排除中枢神经系统的受累。PET/CT 可用于评估淋巴受累情况，对骨性病变可能更具特异性[182]。对于有细胞减少症的患者，建议进行骨髓活检。还应通过尿比重和渗透压评估尿崩症。肝功能检测结果升高的病例可能需要肝活检。当怀疑肺受累时，应进行肺功能检查和高分辨率 CT 检查。

（五）初始和辅助治疗及预后

朗格汉斯细胞组织细胞增生症累及单个骨可能适合于密切观察，因为自发性退变是可能的。更多的是使用手术刮除或皮质类固醇注射的局部治疗。放射治疗也非常有效，尽管使用频率较低。这些局部治疗方法对单灶性疾病有很好的疗效，据 Titgemeyer 等[183]报道，治愈率为 94%。局部皮肤受累可以用局部类固醇或光动力疗法来治疗。

（六）局部晚期疾病及姑息治疗

多灶性疾病是用系统疗法治疗的。通常使用长春花碱、依托泊苷和泼尼松的联合用药的风险适应性治疗[184]。日本朗格汉斯细胞组织细胞增多症研究小组（JLSG）完成了一项前瞻性试验，评估了一种基于应答的治疗方案，该方案由 Ara-C、长春新碱和泼尼松龙组成，如果在 6 周后出现良好效果，则随后加入甲氨蝶呤和 6- 甲氨蝶呤。效果差的患者转而使用阿霉素、长春新碱、环磷酰胺和泼尼松龙，然后加用甲氨蝶呤。这些方法延长了 54～60 周。与之前的 JLSG-96 方案相比，这种方法在 5 年的 EFS 中有超过 20% 的改善[176]。

风险是基于年龄、多灶性疾病的程度和关键器官受累评估的。对化疗的早期反应已被认为是一个预后指标；多部位受累的患者在 6 周内对治疗有反应，OS 为 92%，无反应者 OS 为 11%[184]。干细胞移植已被用于治疗无效者和难治性疾病[185, 186]。

（七）放疗技术

在这一年轻的患者群体中，由于替代治疗的有效性和对放射治疗晚期不良反应的担忧，放射治疗在 LCH 治疗中的使用一直在稳步下降。目前考虑使用 RT 包括手术干预可能有潜在致残的病变或对其他治疗无效的病变。骨损伤的低剂量放疗一直有效，报道的 6～15Gy（中位数 9Gy）剂量的局部控制率为 88%～96%[187, 188]。其他组织的损伤，如皮肤或脑，可能需要更高的剂量才能进行局部控制，3 年内不会出现局部失败，在一项包括 15 个非骨性病变的回顾性回顾中报道了 63% 的局部失败[189]。RT 也用于继发于 LCH 的尿崩症。在鞍区和下丘脑区使用了 15～20Gy 的剂量，在发病后 1～2 周应用，25%～35% 的患者表现出生化改善[190-192]。

（八）治疗、争议、挑战和未来的可能性

总体而言，大多数患者的预后良好。不幸的是，少数有广泛器官受累的儿童（高达 20%～30%）在 5 年内死于 LCH。靶向治疗和免疫调节剂已经在小型研究中进行了评估，包括抗 CD1a 抗体、细胞因子抑制药、阿仑珠单抗、小剂量口服环磷酰胺和全反式维 A 酸[193-195]。伊马替尼和 BRAF 抑制药也被研究过[196-198]。组织细胞学会及其网站经常更新有关 LCH 的正在进行的临床试验和新兴信息的资源[199]。

七、鼻咽癌

（一）病原学和流行病学

儿童鼻咽癌是一种罕见的肿瘤，其发病率和组织学亚型因地理位置的不同而有显著差异[200]。

在儿童中，确诊时的中位年龄为 13 岁，男女比例 2∶1[201, 202]。鼻咽癌（NPC）的成人变异型和青少年变异型经常被比较，事实上，由于儿童肿瘤的罕见，许多

PNC 的治疗方案都是从成人的数据中推断出来的。这些疾病与 EB 病毒感染、含有亚硝酸盐和咸鱼的饮食及男性占多数的情况相似。此外，某些人类白细胞抗原亚型与鼻咽癌风险增加有关[203, 204]。然而，在儿童中，发病率最高的是地中海和北美，而不是中国、东南亚和阿拉斯加；未分化组织学是最常见的类型；患者在确诊时患有明显更晚期的疾病。在一个回顾性系列中，92% 的儿童患者有 Ⅲ～Ⅳ 期疾病，而成人患者的这一比例为 67%。然而，数据显示，尽管疾病分期较晚，但儿童在 OS 和局部疾病控制方面总体预后较好[205-207]。

（二）生物学特性与分子生物学

EB 病毒是鼻咽癌的病因之一，90% 的鼻咽癌，尤其是未分化和非角化型鼻咽癌与 EB 病毒有关。当在肿瘤上皮细胞中发现 EBV DNA，而在周围淋巴细胞中未发现 EBV DNA 时，证实了 EBV 与鼻咽癌的关系[208]。EBV 基因组是一种双链 DNA 病毒，编码 100 个基因，其中只有 10 个基因在体外潜伏感染的细胞中表达。其中 6 种是核蛋白（EBNA），两种是潜伏膜蛋白（LMP），两种是可能有助于细胞生长的非翻译 RNA 分子（EBER）。在鼻咽癌中，潜伏膜蛋白 1（LMP1）起癌基因的作用，改变生长模式，上调抑制凋亡的蛋白，包括 Bcl-2[200]。虽然 Bcl-2 在大约 80% 的成人鼻咽癌中高表达，但它可能与儿童鼻咽癌无关[209, 210]。LMP1 还与肿瘤坏死因子受体相关的各种蛋白结合，参与转录因子、细胞黏附分子和细胞因子的激活。LMP2 也在鼻咽癌中表达，通过阻断酪氨酸激酶的磷酸化来阻止病毒的重新激活[200]。

鼻咽癌的发展被认为是一个多步骤的过程，最常见的是由 EBV 感染启动的，导致 LMP1 表达和 TP53 在上皮性肿瘤细胞中过表达。此外，视网膜母细胞瘤抑癌基因重排和 CYP2E1 基因多态性可能与肿瘤的发生有关。12 号染色体上的遗传增益及 11q、13q 和 16q 上的丢失与侵袭性有关，而 TP53 突变和钙黏素表达改变与转移有关[203, 211-213]。一小部分 PNC 表现出 BRD4–NUT 癌基因的 t（15；19），它扰乱了 BRD4 的功能，从而阻止了细胞分化，并在高度侵袭性的 NUT 中线 NPC 中起到了致癌进展的作用[214]。有报道了鼻咽癌的家族性病例，一项基于人群的病例对照研究显示，与鼻咽癌有一级亲属的个人患鼻咽癌的风险增加了 4 倍以上。然而，没有发现遗传或环境因素与这些病例有关[215]。

（三）病理学与传播途径

世界卫生组织将鼻咽癌分为三种组织类型：Ⅰ 型（角化性鳞癌）、Ⅱ 型（非角化性鳞癌）和 Ⅲ 型（未分化癌，以前称为淋巴上皮瘤）。Ⅰ 型角蛋白产生显著，通

常见于成人，通常与 EBV 无关。Ⅱ型的特点是细胞核呈椭圆形或梭形，细胞质稀少。Ⅲ型为未分化肿瘤，伴有明显的非恶性淋巴细胞浸润。世界卫生组织对科隆分类的修改进一步细分了Ⅱ型和Ⅲ型，Ⅱa 型具有多形性而无淋巴浸润，Ⅱb 型有明显的淋巴浸润。Ⅲa 型以较大的嗜酸性核为特征，Ⅲb 型以较小的嗜碱性核为特征。几乎所有的 PNC 都是Ⅲ型未分化癌[201]。

儿童鼻咽癌通常起源于 Rosenmüller 窝，咽鼓管开口后外侧的咽窝。直接扩散的途径包括口咽部或神经周围沿脑神经延伸至颅底。颈部淋巴结通常早期受累，较少累及副神经链和咽后淋巴结。大多数患者都患有局部晚期疾病，就诊时发生远处转移的情况很少见。最常见的转移部位是骨、肺、肝、骨髓和纵隔[216]。

（四）临床表现、患者评估和分期

PNC 最常见的症状是代表淋巴结病变的无痛性颈部肿块，出现在高达 90% 的患者中。双侧淋巴结通常出现在鼻咽的中线位置，区域引流到颈内淋巴结、脊柱副淋巴结和咽后淋巴结。肿瘤的局部扩散可导致鼻出血、鼻塞、听力损失或咽鼓管阻塞所致的中耳炎，还可导致耳痛和耳鸣。侵犯颅底可导致头痛、面部疼痛、颈部疼痛和脑神经病变[201, 204, 205]。罕见的是，抗利尿激素综合征已被报道，并可导致严重的低钠血症[217]。确诊前症状持续时间为 1～24 个月，平均 5 个月[201]。

检查包括病史和鼻咽镜检查。实验室评估包括完整的血细胞计数、肾和肝功能测试、血清 EBV 滴度、基线听力图，以及头颈部的 CT 或 MRI。胸部和腹部的 CT 检查或 PET/CT 检查是为了筛查远处转移[218]。在准备放疗和建立基线功能时，应进行牙科和内分泌评估。

分期基于美国癌症联合委员会成人鼻咽癌分期系统（表 86-3）。鼻咽部肿瘤的淋巴结分期考虑了淋巴结受累的解剖水平，这是一个重要的预后因素。咽后淋巴结，无论其在哪一侧，都被认为是 N_1[219, 220]。

（五）初始和辅助治疗及预后

PNC 的手术受解剖位置和累及关键结构的限制，通常会导致病态和不完全切除。因此，RT 是 PNC 各期治疗的主要手段。PNC 对辐射非常敏感。然而，单纯放疗的结果并不令人满意，局部复发率为 20%～60%，远处转移率为 20%～55%[221-225]。因此，综合治疗是最常用的治疗方法。

PNC 的治疗最初是根据成人文献中的建议推断出来的，顺铂是最常与 RT 联合使用的药物。这项研究主要基于 Intergroup0099 试验，该试验对成人鼻咽癌患者进行了化疗和单纯放疗的比较，放疗剂量为 70Gy，使用或不使用顺铂，然后进行 3 个周期的顺铂和氟尿嘧啶

辅助治疗[226]。放化疗和单纯放疗的 3 年无进展生存率分别为 69% 和 24%，3 年 OS 分别为 78% 和 47%。顺铂的使用得到了对成人患者的 Meta 分析的进一步支持，该分析报告称，与单纯放疗相比，同时应用顺铂和放疗可获得 20% 的生存获益[227]。

很久以前，PNC 只接受 RT 治疗。总存活率在 50%～55%，无复发存活率在 36%～75%。放疗剂量在 35～86Gy[228-230]。最近，综合治疗方案和先进的放疗技术，如调强放疗和图像引导放疗，改善了 PNC 的预后。Ayan 等[202]和 Wolden 等[231]报道了化疗后生存率的提高，特别是在使用新辅助化疗时，OS 高达 76%。这些研究的数据还表明，当放疗剂量超过 60Gy 时是有好处的。然而，使用这样放疗剂量 10 年内严重并发症为 24%，包括当耳蜗剂量超过 48Gy 时发生感音神经性听力损失的显著风险[232]。

Ozyar 等[205]报道了一项对 PNC 治疗的大型、多机构的国际回顾性分析，时间间隔为 25 年，证明了顺铂和更高的 RT 剂量的好处。放化疗后总的 5 年生存率为 77.4%，无瘤生存率为 68.8%，N_3 是影响 OS 和 DFS 的唯一不良预后因素。放疗剂量低于 66Gy 对局部区域控制有不利影响，不进行化疗的放疗降低了局部区域控制和无瘤生存时间。

Kupeli 等[233]发表了他们使用放疗同步环磷酰胺治疗 PNC 的经验，与同步长春新碱、环磷酰胺、表柔比星和放线菌素（AVAC）/新辅助顺铂比较。使用新辅助顺铂的总存活率为 80%，而使用 AVAC 和环磷酰胺的总存活率分别为 63% 和 31%[233]。

儿科肿瘤组 9486 研究采用新辅助化疗（顺铂、氟尿嘧啶、甲氨蝶呤和亚叶酸钙），然后放疗（上颈部 50.4Gy，下颈部 45Gy，原发肿瘤总剂量 61.2Gy）[234]。4 年无事件和 OS 分别为 77% 和 75%。

德国的一项前瞻性研究评估了顺铂、氟尿嘧啶、甲氨蝶呤和亚叶酸钙化疗 3 个周期，然后用 RT（59.4Gy）治疗Ⅲ/Ⅳ期 PNC；最后患者接受 IFN-β 治疗 6 个月。中位随访 30 个月（6～95 个月），无事件生存率为 92.4%，总生存率为 97.1%。急性毒性主要为白细胞减少、黏膜炎和恶心；晚期毒性包括听力损失和甲状腺功能减退。良好的结果被认为部分是由于在 EBV 阳性的 PNC 相对免疫抑制期间服用 IFN-β 所致[235]。

与 DFS 相关的因素包括年龄、淋巴结分期、TNM 分期、淋巴结大小、淋巴结固定、放射剂量和对新辅助化疗的反应[236]。

为了减少放射治疗的毒性，研究了反应相适应的放射治疗。Habrand 等[237]采用顺铂为基础的序贯方案和反应相适应的放疗剂量，在化疗有效后为 50Gy，在化

表 86-3　**Nasopharyngeal Carcinoma Staging: American Joint Committee on Cancer**

PRIMARY TUMOR

Tx	Primary tumor cannot be assessed
T_0	No evidence of primary tumor
Tis	Carcinoma in situ
T_1	Primary tumor confined to nasopharynx, extending to oropharynx, or nasal cavity without parapharyngeal space extension
T_2 T_{2a} T_{2b}	Tumor extends to soft tissues 　Tumor extends to oropharynx and/or nasal cavity (no parapharyngeal extension) 　Tumor within parapharyngeal space[a]
T_3	Invasion of bone of skull base or paranasal sinuses
T_4	Tumor with intracranial extension or cranial nerve involvement, extension to hypopharynx, orbit, or infratemporal fossa/masticator space

REGIONAL LYMPH NODES

Nx	Regional lymph nodes cannot be assessed
N_0	No regional lymph node involvement
N_1	Unilateral metastasis ≤6cm above the supraclavicular fossa and/or unilateral or bilateral retropharyngeal lymph nodes ≤6cm
N_2	Bilateral lymph node metastasis, ≤6cm, above the supraclavicular fossa
N_3 N_{3a} N_{3b}	Metastasis in a lymph node >6cm or extension to supraclavicular fossa 　>6cm 　Extension to supraclavicular fossa

DISTANT METASTASES

M_0	No distant metastasis
M_1	Distant metastasis

AJCC STAGE

Stage 0	$TisN_0M_0$
Stage Ⅰ	$T_1N_0M_0$
Stage Ⅱa	$T_{2a}N_0M_0$
Stage Ⅱb	$T_{1-2a}N_1M_0$ $T_{2b}N_{0-1}M_0$
Stage Ⅲ	$T_{1-2a-2b}N_2M_0$ $T_3N_{0-1-2}M_0$
Stage Ⅳa	$T_4N_{0-1-2}M_0$
Stage Ⅳb	$T_{1-4}N_3M_0$
Stage Ⅳc	M_1

a. Parapharyngeal extension denotes posterolateral spread of tumor. From Edge SB, Byrd DR, Compton CC, et al., editors. *AJCC Cancer Staging Handbook*, ed 7. New York: Springer; 2010.

疗无效后为 65～70Gy。5 年无事件生存率和总生存率分别为 64% 和 68%；两组间局部失败相似，但低剂量组实际上有更好的总生存率和无事件生存率，晚期毒性明显减少。Orbach 等[238]报道了使用三种化疗方案（新辅助化疗和辅助化疗）之一的风险适应放疗的结果。78% 的患者对放疗前化疗有效果，完全缓解或部分缓解的患者对临床阴性的颈部淋巴结进行减量放疗（中位剂量 47Gy），对原发灶进行减量放疗（中位剂量为 59.4Gy）。不符合有效标准的患者被给予所有受累部位 60Gy 的中位剂量。在减少剂量的队列中，5 年 OS 没有受到影响，5 年 OS 为 73%，局部失败率为 10%，区域失败率为 3%。儿童肿瘤学小组 ARAR0331 研究将对 3 个周期的顺铂和 5-FU 完全或部分缓解患者的放射剂量从 70.2Gy 降低到 61.2Gy。在减少剂量方面没有发现任何危害。值得注意的是，这项研究的修正案将同步顺铂从 3 剂改为 2 剂，揭示了一项计划外的比较。同时接受 3 剂治疗患者的 5 年 EFS 分别为 91.5% 和 81.3%（P=0.18）。虽然没有达到统计意义，但这是一个值得注意的趋势[239]。

利用 EBV 特异性细胞毒性 T 淋巴细胞和免疫检查点抑制药进行免疫治疗已显示出良好的应答率。需要更多的研究来确定它们的作用，以及明确适应证和适当给药[240-242]。

（六）放疗技术

由于临床表现时淋巴结受累的风险很高，PNC 的放疗针对的是原发肿瘤、临床受累的淋巴结和有风险的结节区域。预防性放疗区域包括双侧颈深上淋巴结、下颌下淋巴结、二腹肌下淋巴结、颈中淋巴结、颈下静脉淋巴结、锁骨上淋巴结、颈后淋巴结和咽后链淋巴结。

最大限度地控制肿瘤和将毒性降至最低的最佳剂量仍继续探索，目前推荐的原发肿瘤和肉眼疾病为 60～70Gy，高危淋巴结区域为 45～50Gy。最近的 COG 方案 ARAR0331 规定 I 期和 IIa 期疾病的放疗剂量分别为 61.2Gy 和 66.6Gy。对于晚期疾病，患者接受新辅助顺铂和氟尿嘧啶治疗，有缓解的患者接受 61.2Gy 的治疗，无缓解的患者接受 70.2Gy 的治疗。

调强放疗可以保护正常组织，降低毒性和更好的覆盖靶区。与其他技术相比，调强放疗的急性和长期毒性都可能得到改善。然而，这是以增加整体剂量和增加辐射诱发肿瘤的风险为代价的[243]。质子疗法已经用于 PNC，由于质子疗法减少了正常组织的暴露，它的使用可能会增加[244]。

模拟定位应以 CT 为基础，采用适当的固定和定位技术。儿童肿瘤学小组目前建议根据 MRI 下勾画大体肿瘤体积，大于 1.5cm 的淋巴结或任何大小的有坏死中

心的淋巴结都包括在 GTV 中。临床靶区体积包括 GTV 加 1cm 的边缘、整个鼻咽、咽后淋巴结、颅底、翼状窝、咽旁间隙、下蝶窦、鼻腔后 1/3 和上颌窦，以及双侧颈部淋巴结 I～V 区。早期疾病患者可不包括 IV 和 V 水平的下半部分。加照区域或第二个 CTV，可能包括鼻咽和新辅助化疗后残留病灶。

关键的正常结构包括脊髓和脑干、下颌 / 颞下颌关节、颞叶和视器。其他有危险的结构包括腮腺、口腔、喉部、眼睛、晶状体、耳蜗和垂体。口干症、颈部纤维化、龋齿、慢性鼻窦炎、慢性浆液性中耳炎、峡部裂、垂体功能减退、甲状腺功能减退、面骨或锁骨发育不良，以及第二种恶性肿瘤都有文献记载[200, 231, 233]（表 86-4）。

表 86-4　鼻咽癌治疗相关毒性的发生率

并发症	百分比
口干	3.5～84
软组织纤维化	23～61
龋齿	7～33
慢性中耳炎	18
甲状腺功能减退	9.5～12
牙关紧闭	7.1～9
慢性鼻窦炎	7
继发恶性肿瘤	2～6
放射性骨坏死	3
视神经炎	3

（七）治疗流程、争议、挑战和未来的可能性

大多数 PNC 的标准治疗为 3～4 个周期的以铂为基础的新辅助化疗，然后用顺铂同步原发肿瘤和区域淋巴结区进行 RT。这之后可能会进行额外的化疗。早期疾病可以考虑单纯放疗，目前推荐的剂量为非受累淋巴结区域 45～50Gy，化疗有效果的患者局部加量至 54～61.2Gy，而对新辅助化疗无效的患者局部加量至 70～72Gy。建议采用调强放射治疗技术，同时也报道了质子放射治疗的使用。未来的挑战可能包括利用改进的放疗技术将毒性降至最低，整合 EBV 导向治疗和免疫调节。

诊断时血清 EB 病毒 DNA 水平与疾病分期相关。EBV DNA 水平在治疗反应中的趋势与总体和无反应生存有关[245-247]。这可能会导致量身定做治疗的进一步发展。

八、色素沉着绒毛结节性滑膜炎

（一）病原学和流行病学

色素沉着绒毛结节性滑膜炎（PVNS）是一种罕见的关节炎性免疫细胞增生性疾病，根据世界卫生组织的最新分类，被归类为弥漫型腱鞘巨细胞瘤[248]。最初被认为是炎症性的，现在已知是由一群肿瘤细胞驱动的，这些细胞分泌趋化因子集落刺激因子 –1，招募病理性炎症浸润。PVNS 的发病率为每百万人口 1.8 例，确诊时的中位年龄为 35 岁，女性略占优势。在儿科人群中，它的发生频率较低，为 1/100 万，但被认为与成人 PVNS 是同一实体[249]。目前尚无已知的家族或环境风险因素。

（二）生物学特性与分子生物学

色素沉着绒毛结节性滑膜炎表达激活的巨噬细胞的基因特征，巨噬细胞是这些肿瘤的中心成分。肿瘤细胞只占肿瘤的 2%～16%，分泌高水平的 CSF1，招募和驱动炎性浸润。涉及 CSF1 基因在 1 号染色体 p 臂上的易位很常见，60% 的肿瘤含有 t（1；2）易位，导致 CSF1 基因与胶原蛋白 VI A3（COL6A3）启动子融合，导致 CSF1 过表达。其他易位也被发现会导致 CSF1 的过度表达[250, 251]。在 9% 的病例中观察到染色体 7 三体，但其联系尚不清楚[252]。

（三）病理学与传播途径

PVNS 最初由 Jaffe 等[253]于 1941 年描述，其主要特征是滑膜变厚，红棕色，由含铁血黄素沉积形成色素。显微镜下，这些肿瘤的特点是呈绒毛状，内含薄壁血管通道，支持基质中密布着含有含铁血黄素和脂质的单核细胞、多核巨细胞和巨噬细胞[253]。丰富的胶原蛋白、纤维化和玻璃化是慢性 PVNS 的征兆。PVNS 与局限性腱鞘巨细胞瘤和结节性腱鞘炎密切相关。PVNS 导致局部关节破坏。转移极为罕见，但已有肺、淋巴结、软组织和骨转移的报道[254]。

（四）临床表现、患者评估和分期

PVNS 的临床和影像学诊断很困难，因为这种疾病很罕见，而且表现与其他更常见的关节炎相似，如滑膜软骨瘤病、血友病和炎性滑膜炎。PVNS 通常表现为单关节滑膜炎，伴有严重的深度疼痛、关节积液和肿胀[255]。室管结节可能会对受累关节造成局部破坏，通常会使人虚弱。膝关节是最常见的部位（50%～64%），其次是髋部（20%～25%），其余的病例发生在上肢和下肢的其他关节。有一半的患者在受累关节有外伤史。对于活动范围受限、关节积液和红斑，体检通常很重要。

复发性关节出血很常见。

首选的成像方式是 MRI，其典型表现为关节积液、滑膜增生和关节隆起。滑膜有一个特征性的低 T_1 和 T_2 信号，这是由于高浓度的含铁血黄素引起的[256]。PVNS 高度嗜氟代脱氧葡萄糖，PET 成像在诊断和治疗反应中的作用目前正在研究中[257]。关节穿刺术会产生大量血性积液。最终诊断需要关节镜检查和活检，发现红棕色炎症滑膜，乳头突起呈叶状。

（五）初诊和辅助治疗及预后

手术切除加滑膜全切除是首选的治疗方法[258-261]。复发率为 8%～56%，大多数系列报告的复发率为 30% 或更高[262]。开放手术与关节镜手术之间存在争议，一些系列报道关节镜切除后复发率较高。关节成形术已经被使用，但不是首选，因为在这些年轻的、活跃的患者中，它往往会失败[263]。

由于复发率高，当不可能完全再次切除时，通常需要辅助治疗。放射治疗、冷冻治疗和口服激酶抑制药治疗都曾用于此目的。关节内 ^{90}Y（或其他放射性胶体）已成功使用，术后 6～8 周向膝关节或髋关节注射 15～25mCi。在一系列的 10 名患者中，所有患者的疾病都得到了控制[264]。但必须谨慎使用，特别是在治疗小关节时，如踝关节，据报道并发症发生率高，包括注射部位坏死[265]。外照射也被用来降低复发率，标准分割的剂量为 20～50Gy。单机构和多机构系列报道了 75%～95% 的长期控制率，在 41%～83% 的病例中有良好的功能保留[266]。一项研究表明，36Gy 的剂量效果优于 20Gy，但这并不是所有人都支持的[267, 268]。

针对 CSF1 受体及其下游信号通路的药物治疗也被证明是有效的。伊马替尼是一种酪氨酸激酶抑制药，在儿科患者中具有既定的安全性，耐受性良好，在小范围的患者中有 93% 的患者得到了疾病控制，73% 的患者得到症状改善，但 21% 的患者由于毒性不得不停止治疗[254]。尼洛替尼也被证明是安全的，在针对 CSF1 受体通路方面可能更具特异性[269]。使用小分子（Pexidartinib）和单克隆抗体（Emactuzumab）对 CSF1 受体的特异性拮抗药的研究也在进行中[270]。

（六）局部晚期疾病与姑息治疗

色素沉着绒毛结节性滑膜炎可能是局部破坏性的，对儿童造成疼痛和功能限制。成人患者低到中等剂量的放射治疗可以为大多数患者提供疾病控制和症状缓解，但在儿童患者中，放疗应保留用于无法手术和药物治疗的病变。关节置换术也被保留为二线治疗，因为儿童患者在其有生之年可能需要多次修复。保留肢体和关节的治疗通常比截肢更可取，但在某些情况下截肢可能是一种必要的姑息治疗。

（七）放疗技术

目前还没有针对 PVNS 的标准化放射治疗指南，但小系列研究表明，剂量在 20～50Gy 之间，每次 1.8～2Gy 的放射治疗可以有效地控制疾病和缓解症状。靶区应包括 GTV，主要通过 MRI 成像结合体格检查和关节镜检查来确定病变范围。鉴于 PVNS 的病理生理特点，CTV 应包括整个滑膜和（或）手术床。对于大多数关节，使用 4～6mV 光子是一种合理的治疗方法。对

于在关节内注射 ^{90}Y 必须在有相关经验的中心，一次注射中使用 15～25mCi（或其他放射性胶体）。

（八）治疗流程、争议、挑战和未来的可能性

手术切除加全滑膜切除是一线治疗方法。复发是常见的，如果重复切除是不可行的，使用伊马替尼针对 CSF1 信号通路的二线治疗在儿科患者中具有最好的记录的安全性记录。治疗时间没有标准。放射治疗是控制疾病或缓解症状的有效二线或三线疗法，但在治疗儿童时必须慎重使用，并考虑到潜在的后遗症。

第 87 章　淋巴瘤和血液系统恶性肿瘤总论
Overview

Andrea K. Ng　著

孟　坤　马晓林　译

一、淋巴瘤基本问题

近年来，在对淋巴瘤形成的分子基础的认知及淋巴系统恶性肿瘤患者的诊断、分期、治疗和随访方面取得了重大进展。目前的病理分类除了形态学和临床特征外，还结合了分子特征来识别疾病实体的不同亚型[1]。现代全基因组分子分析有助于确定在血液系统恶性肿瘤的发展、患者的预后分类和靶向治疗的反应中发挥关键作用的途径[2-12]。现代医学成像技术与功能成像相结合，可以更准确地进行分期、评估治疗反应和疾病预后[13]。

淋巴系统恶性肿瘤的治疗也随着时间的推移而发展。对于已经达到高治愈率的疾病，现在的重点是通过减少治疗以减少后遗症。与此同时，更高剂量密度和剂量强度的治疗随着与靶向治疗结合，包括针对分子靶点或途径的新型药物、免疫治疗和放射免疫治疗正在被应用于治愈率仍不理想的疾病中。

二、病理分类

淋巴系统恶性肿瘤的分类在过去的 1 个世纪中不断演变。早期淋巴瘤的分类主要依赖于形态学、细胞谱系、分化和（或）临床生存数据的细微差别。1994年，国际淋巴瘤研究小组发表了修订后的欧美淋巴瘤（REAL）造血和淋巴组织肿瘤分类，后来在世界卫生组织项目中进行了修改和更新[14-16]。WHO 分类结合形态学、免疫表型、遗传特征和临床特征来定义每种疾病类型。基于对促进淋巴瘤形成的分子途径有了更加深入的了解，2016 年 WHO 淋巴细胞肿瘤分类最新更新既对固有分类进行了补充，又增加了新的临时分类[1]。弥漫性大 B 细胞淋巴瘤（DLBCL）根据起源细胞分为两个亚

组：生发中心 B 细胞样组和活化 B 细胞样组。此外，在免疫组织化学检测中同时表达 MYC 和 Bcl-2 的病例被称为双表达淋巴瘤。伴有 MYC 和 Bcl-2 和（或）Bcl-6 重排的高级别 B 细胞淋巴瘤（HGBL）被单独列为一类。美国国家癌症研究所的研究人员最近对 574 例 DLBCL 患者肿瘤样本中的基因组改变和基因表达进行了多平台分析，鉴定出了 4 种基因亚型[17]。BN2 和 EZB 两种亚型的治疗效果明显优于 MCD 和 N1 两种亚型。新的基因分类显示了 5 年总生存率有显著差异，同时也确定了不同亚型对靶向治疗有不同的反应。

现代病理分类让不同领域专家，如研究人员、病理学家和临床医生在诊断和治疗不同类型疾病及比较治疗结果方面有了共同语言。预计随着遗传分析领域的不断发展，现有的分类方法将会不断更新和修订，可能会为那些目前尚未确定的疾病的分类和分型提供更多的标记。

三、淋巴系统恶性肿瘤的分子基础

NF-κB 通路在霍奇金淋巴瘤的发病机制中具有重要作用[18-20]。其他的通路包括 JAK/STAT 通路[21, 22] 和 NOTCH 信号通路[23, 24]。细胞遗传学研究还表明，编码 PD-L1 和 PD-L2 的染色体 9p24.1 的拷贝数增益或扩增几乎一致，导致 Reed-Sternberg 细胞蛋白过度表达[25]，从而使 Hodgkin-Reed-Sternberg 细胞免于宿主免疫反应。

基因表达谱研究明确了分子预后因素和潜在的治疗靶点，并提高了我们对淋巴系统恶性肿瘤的遗传学基础的理解[2-4, 6, 12, 26]。近期对于 DLBCL 中 4 种不同亚型具有显著疗效反应差异的现象进行了阐述[17]。对于滤泡性淋巴瘤，近期有一项基因分析研究发现并验证了一种基于 23 个基因表达的预测因子，可以用于预测利妥昔单

抗治疗患者无进展生存期[26]。分子预后因素有望进一步改善危险分层。更重要的是，它们将为不同亚型淋巴瘤的分子发病机制提供深刻见解，并指导新的靶向治疗的发展。

四、分期

影像学技术的发展加速了淋巴瘤最初的 Ann-Arbor 分期分类的修改，并在评估疾病程度时将计算机断层扫描结果纳入其中。目前，功能成像通常作为淋巴瘤初始分期的一部分。氟代脱氧葡萄糖 – 正电子发射断层扫描的准确性的优势在于，它使 18%～45% 的患者分期发生改变，18%～31% 的患者治疗发生改变[27]。此外，现已证明在放射治疗计划中应用 FDG PET 会改变相当一部分患者的放疗靶区和放疗野。

五、治疗

以下是关于霍奇金淋巴瘤、非霍奇金淋巴瘤和浆细胞肿瘤这 3 种血液系统恶性肿瘤总体治疗方法的总结，重点是放射治疗的作用。

（一）霍奇金淋巴瘤

1. Ⅰ～Ⅱ期霍奇金淋巴瘤　早期霍奇金淋巴瘤综合治疗的治愈率达 90% 以上。目前，早期霍奇金淋巴瘤患者治疗中的主要挑战之一是在保持良好疾病控制的同时尽量减少治疗相关的晚期并发症。从放射治疗的角度来看，减少治疗的策略包括使用较小的治疗野、较低的放射剂量或者取消放射治疗。

在过去的几十年里，霍奇金淋巴瘤的放射治疗区域已经从扩大野发展到累及野[32-34]，最近主要发展为受累部位 / 受累淋巴结放疗（ISRT/INRT）[35, 36]。回顾性研究表明，ISRT/INRT 作为早期霍奇金淋巴瘤综合治疗的一部分，并未导致边缘的遗漏，且 PFS 率超过 90%[37, 38]。

在德国霍奇金研究小组（GHSG）的 HD10 和 HD11 试验中，分别针对低危（无巨大纵隔肿块或结外疾病，<3 个淋巴结部位，低沉降率）和高危的早期患者放射剂量从 30Gy 降低至 20Gy 进行了探讨[39, 40]。在 HD10 试验中，中位随访时间为 98 个月[41]，患者在接受 2 个或 4 个周期阿霉素、博来霉素、长春碱和达卡巴嗪（ABVD）化疗后，20Gy 和 30Gy 之间的 10 年 PFS 和 OS 无显著差异。在 HD11 试验中[41]，中位随访时间为 106 个月，患者在接受博来霉素、依托泊苷、阿霉素、环磷酰胺、长春新碱、丙卡巴肼和泼尼松（BEACOPP）基线治疗后，20Gy 和 30Gy 之间的 10 年 PFS 率之间无显著差异；然而，因为不能排除 20Gy 的劣势来源于 ABVD 治疗的影响，因此对于早期、预后不良的霍奇金

淋巴瘤，30Gy 仍然是 ABVD 治疗后的标准剂量。

在英国 RAPID 和 EORTC/LYSA/FIL 的 H10 实验中，基于 PET 反应或早期 PET 对化疗的缓解而取消放射治疗这一问题已经得到了解决[42, 43]。RAPID 试验对 3 个周期 ABVD 治疗后行联合治疗和单纯化疗出现 PET 完全缓解（Deauville 1～2）的Ⅰ～ⅡA 期无大肿块患者的疗效进行比较[42]。中位随访时间为 60 个月，经意向治疗分析，放疗组和非放疗组的 3 年 PFS 率分别为 94.6% 和 90.8%（P=0.16）。虽然在统计学上无显著差异，但未达到预先规定的 7 个百分点的非劣效性界值；因此，不能得出单纯化疗是非劣效性的结论。此外，按方案分析，在排除随机分配到放射治疗组但没有接受治疗的患者后，放疗组和非放疗组之间存在显著差异（3 年 PFS 为 97.1% vs. 90.8%，P=0.02）。EORTC/LYSA/FIL 的 H10 试验根据早期 PET 对 ABVD 的缓解对早期患者进行适应性治疗[43]。对于早期 PET 对 ABVD 有完全缓解的预后良好的患者，联合治疗组的 5 年 PFS 显著高于单纯化疗组（99% vs. 87.1%）。对于预后不良的患者，两组 5 年 PFS 率分别为 92.1% 和 89.6%。两组无显著性差异，但未达到预先规定的非劣效性界值。因此，不能得出单纯化疗的非劣效性结论。因此，现有证据并不能支持将 PET 缓解情况作为患者选择仅接受化疗的依据。对于中期 PET 阳性的患者，与标准组 ABVD+INRT 相比，剂量递增 BEACOPP 或 BEACOPP-14+INRT 强化治疗的 5 年 PFS 明显高于前者（90.6% vs. 77.8%）；然而，强化治疗 BEACOPP 与患者 3 级和 4 级血液学毒性发生率的显著升高相关。

GHSG 正在进行的针对低风险早期疾病患者的 HD16 试验和针对有风险因素的早期患者的 HD17 试验的两项试验旨在探索通过 PET 缓解来省略放射治疗。对于 PET 对化疗完全缓解的早期患者，需要从正在进行的试验结果和已完成的试验的成熟结果来证实取消放疗的安全性。

2. Ⅲ～Ⅳ期　放射治疗在晚期霍奇金病患者中的作用存在争议。大多数随机试验并未显示在化疗的基础上加用放疗有显著益处[44-49]。英国的一项研究比较了几个临床试验中招募的放疗和非放疗晚期患者[50]，结果发现，中位随访时间为 6.9 年，尽管在接受放射治疗组中的大肿块患者和部分缓解患者人数明显多于未接受放射治疗组，接受放射治疗的患者的 PFS（86% vs. 71%，P<0.0001）和 OS 率（93% vs. 87%w，P=0.014）显著高于未接受放射治疗的患者。

GHSG HD12 试验是一项关于伴大肿块的ⅡB 期和Ⅲ～Ⅳ期患者在两种不同 BEACOPP 变异型 ± 放疗组中的研究[51]。在 950 名初始伴大肿块病变（>5cm）或

化疗后仍有残留病灶（>1.5cm）的患者中，随机分配至非放疗组的患者 10 年的 PFS 显著低于放疗组的患者（83.5% vs. 88.6%）。在有残留病灶（>1.5cm）的患者亚组中，非放疗组患者的 PFS（83.4% vs. 89.7%）和 OS（88.4% vs. 94.4%）均显著降低[52]。

在几项试验中对于利用 PET 对化疗的反应来指导晚期霍奇金淋巴瘤放射治疗决策进行了讨论。在 GHSH HD15 试验中[53]，在剂量递增的 BEACOPP 及其变体治疗后，放疗仅限于残留病变为 2.5cm 且具有残留 PET 活性的患者。化疗完全缓解组或 PET 阴性 / 部分缓解组在化疗后未接受放疗的患者 4 年 PFS 分别为 92.6% 和 92.1%，说明对 BEACOPP 完全代谢缓解的患者无须放疗即可获得较好的疗效。在 GITI/FIL HD0607 试验中[54]，经 2 个周期 ABVD 治疗后 PET 阴性的患者继续接受总共 6 个周期的 ABVD 治疗，诊断时有大肿块（≥5cm）的患者被随机分配至放疗组或不再接受进一步治疗。中位随访时间为 3.6 年，两组 3 年 PFS 无差异（97% vs. 93%；P=0.29）。当分析仅限于伴大于 10cm 的大肿块的患者亚组时，3 年 PFS 率分别为 94% 和 86%（P=0.34），尽管该亚组中可能受到功率不足的限制。因此，晚期疾病患者化疗后常规加放疗似乎没有得到可用的数据支持，但应考虑在对现代化疗缺乏完全代谢缓解的患者中进行放疗。

3. 结节性淋巴细胞为主型霍奇金淋巴瘤　结节性淋巴细胞为主型霍奇金淋巴瘤是一种在形态学、免疫表型和临床特征上有别于经典霍奇金病的疾病[15, 54]。大多数 NLPHL 患者分期为 Ⅰ～Ⅱ期。尽管有多种不同的治疗方案[56-64]，但单纯放疗仍是局限性疾病患者的主要治疗手段。研究表明，放射治疗野从扩大野发展到累及野并未对疾病控制产生明显影响。目前的建议是进一步将 ISRT 治疗野剂量降至 30～36Gy。在将放射治疗作为唯一治疗手段的情况下，临床靶区应包括大体疾病和疑似亚临床疾病[35]。

复发的患者依然对进一步的治疗有反应。这些患者往往死于治疗带来的不良反应，而不是疾病本身，因此，呼吁对这种惰性疾病来讲，需要避免过度治疗。

（二）非霍奇金淋巴瘤

非霍奇金淋巴瘤是一种异质性疾病。两种最常见的组织学亚型是 DLBCL 和滤泡性淋巴瘤，占所有非霍奇金淋巴瘤病例的 3/4。放射治疗在这两种亚型中的作用大多仅限于早期疾病患者。边缘区淋巴瘤或黏膜相关淋巴组织瘤是非霍奇金淋巴瘤的另一种亚型，对放疗高度敏感，对于局部早期疾病的患者，单纯放疗存在治愈可能。

1. 弥漫性大 B 细胞淋巴瘤　随机试验对行单独化疗和联合治疗的早期侵袭性非霍奇金淋巴瘤患者进行比较后得到了不同的结果，这可能是由于两项试验中患者的选择和使用的化疗方案不同所致。然而，这些试验最大的局限性在于它们是在利妥昔单抗时代到来之前进行的[65-68]。

DLBCL 占侵袭性非霍奇金淋巴瘤大部分病例，目前其治疗的标准系统疗法是利妥昔单抗、环磷酰胺、阿霉素、长春新碱和泼尼松（R-CHOP）[69-72]。几项研究回顾性地比较了现代 R-CHOP 化疗后 ± 放射治疗患者，所有研究均显示接受放射治疗的患者无病生存期明显优于只接受化疗的患者[73-76]。

德国高级非霍奇金淋巴瘤研究小组（DSHNHL）在其临床试验中发表了关于放射治疗在选定的 DLBCL 患者中作用的经验[77, 78]。MInT（MabThera International Trial）组和针对 60 岁以上患者进行的利妥昔单抗联合 CHOP 治疗（RICOVER-60）试验首次报道在骨骼受累且化疗完全缓解患者中，接受巩固放疗的患者 3 年 EFS 率显著改善（75% vs. 36%，P<0.001）[78]。而在多变量分析中，放射治疗的加入可将事件风险降低 70%（P<0.001）。第二份报告中，RICOVER-60 试验的 6 个周期 R-CHOP-14 组的研究人群为伴大肿块（≥7.5cm）患者。研究发现，与未接受放射治疗的患者相比，接受放射治疗患者的 EFS（80% vs. 54%，P=0.001）、PFS（88% vs. 62%，P<0.001）和 OS（90% vs. 65%，P=0.001）均得到了显著改善[77]。然而，这两项研究均为回顾性亚组分析，易出现选择偏倚。在同样由 DSHNHL 进行的对接受 R-Chemo 致密化疗方案（UNFOLDER）患者的研究中，DLBCL 患者随机分至 R-CHOP14 组和 R-CHOP21 组。对于初诊伴大肿块（>7.5cm）或结外受累且化疗完全缓解的患者，进一步随机分配至接受放疗和不接受放疗组。在近期的中期分析中，由于 EFS 结果明显较差，未接受放射治疗组被叫停。然而，这场试验的正式结果仍有待公布。

LYSA 组对无大肿块（<7cm）的早期 DLBCL 患者进行了一项随机试验，比较 4～6 个周期 R-CHOP 后 PET 完全缓解患者后续加用辅助放疗和不进行后续治疗的情况[79]。这是一项非劣效性试验设计，两组患者的 EFS 上限相差 8%。中位随访时间为 64 个月，5 年 EFS 在两组间无统计学差异（92% vs. 89%，P=0.18），然而并未报道是否符合预先规定的非劣效性标准。

在早期试验中使用的放疗剂量为 30～55Gy[80]。在 Lowry 等进行的一项前瞻性试验中[81]，将 640 个侵袭性非霍奇金淋巴瘤部位（81% 接受联合治疗）随机分配至 30Gy/15 次和 40～50Gy/20～23 次组。中位随访时间为

5.6 年，两组患者的无局部进展生存率和 OS 率无显著差异，这表明对于这些化疗后的患者放疗剂量 30Gy 即可；然而，这项研究没有描述所使用的化疗类型，也没有关于化疗反应的数据。

曾有人试图限制接受强化放疗的侵袭性非霍奇金淋巴瘤患者的放射野。Campbell 等报道了不列颠哥伦比亚使用 INRT ≤ 5cm 的经验，发现失败模式与早期接受累及野放疗的患者相比无差异[82]。Verhappen 等[83] 最近报道了 67 例 Ⅰ～Ⅱ 期侵袭性非霍奇金淋巴瘤患者按照 EORTC 指南接受 INRT 治疗的结果（67 例患者中有 64 例接受了联合治疗），只有 1 例复发发生在 INRT 野外，但在涉及野放疗量内，支持早期侵袭性非霍奇金淋巴瘤化疗后使用更有限的野。

2. 滤泡性淋巴瘤　在滤泡性淋巴瘤患者中，Ⅰ～Ⅱ 期患者占 20%～25%。一系列回顾性研究表明，35%～40% 的病例单纯放疗即可治愈[84-93]。中位剂量在 36～40Gy 时可使控制率达到 90%～95%。仅有不足 5% 的患者出现 10 年以上复发，这种情况极为少见。在大多数研究中，放射野随时间的改变而发生变化，早期使用较大的放射野，而现代治疗患者所用放射野较前为有限。Campbell 等报道了不列颠哥伦比亚省 95 例局限性滤泡性淋巴瘤患者单独使用 < 5cm 的 INRT 治疗的经验，只有 1% 的患者出现仅局部复发[94]。由于超过一半的 Ⅰ～Ⅱ 期疾病患者最终会复发，因此使用更有限的放射野可以保持对复发性疾病患者或转化为更高级别组织学患者的治疗效果。

在对于单纯放疗的 Ⅰ～Ⅱ 期滤泡性淋巴瘤患者的一系列早期回顾中，治疗剂量为 35～40Gy。来自英国的 Lowry 等进行了一项针对 361 个惰性淋巴瘤位点的随机试验，比较了 24Gy/12 次和 40～45Gy/20～30 次两组[81]之间的局部进展率、PFS 和 OS，发现两组间无明显差异，这表明 24Gy 对于惰性淋巴瘤来说可能是足够的确定剂量。在早期滤泡性淋巴瘤放疗中加入利妥昔单抗已被证明能延长 PFS，但不能延长 OS[95]。MacManus 等在一项随机试验中对单纯放疗和放疗联用 CVP（R）的疗效进行比较，结果显示联合治疗有显著的 PFS，但同样没有显示出 OS 的差异[96]。

对于晚期滤泡性淋巴瘤患者，包括 Ⅲ 期患者在内的几个小研究报道了使用"中心"或"综合"淋巴照射的结果，其 10～15 年无病生存率为 30%～40%[97-99]。治疗后通过聚合酶链反应技术评估证实了分子完全缓解[100]。然而，出于对慢性疾病治疗的长期毒性和复发时能提供有效挽救治疗能力的考虑，这种大范围的放疗方法并没有被广泛接受。低剂量放疗（2Gy×2）局部姑息治疗惰性淋巴瘤的缓解率在 80%～90%[101-107]。这种方法的优点除缓解率高之外，还具有治疗毒性小、患者便利、可能推迟全身治疗及在必要时可进行再照射。但是 FoRT（4Gy vs. 24Gy 放疗）试验显示，在滤泡或边缘区淋巴瘤患者中，4Gy/2 次的缓解率（81% vs. 74.1%，P=0.006）及 2 年 PFS 率显著低于 24Gy/12 次（93.7% vs. 80.4%，P < 0.001）。这些发现得出的结论是，虽然按在姑息治疗中 4Gy/2 次仍然是一种有效的治疗方案，但是 24Gy 是接受根治性治疗的患者的标准剂量。

3. MALT 淋巴瘤　边缘区 B 细胞淋巴瘤或 MALT 淋巴瘤占非霍奇金淋巴瘤的 8%～10%。大多数病例在出现时为局限性，并且倾向于长时间保持局限性。这种淋巴瘤亚型对放疗的反应很高。尽管英国的随机试验结果表明 24Gy 就足够了，但对受累淋巴结区域或结外部位大约 30Gy 的剂量将产生接近 100% 的局部控制率，大约 3/4 的患者有机会长期治愈[109-114]。复发往往发生在其他结外部位，其中 MALT 淋巴瘤倾向于发生于结外部位或者发生在未照射的对侧配对器官中[105]。通过进一步的局部放疗，复发受限的患者获得第二次缓解的可能性仍然很高。

（三）多发性骨髓瘤和浆细胞恶性肿瘤

在写本文时，多发性骨髓瘤至今仍是一种无法治愈的疾病。目前新型药物包括蛋白酶体抑制药（如硼替佐米和卡非佐米）、免疫调节剂（来那度胺和泊马度胺），以及近期的单克隆抗体（MoAb），包括抗 CD-38 MoAb（达雷木单抗）和抗 CS-1 MoAb（埃罗妥珠单抗），都是骨髓瘤治疗的重要手段[116-122]。目前，放疗在多发性骨髓瘤治疗中的作用主要局限于疼痛性骨病变、神经根或脊髓受压或有负重骨病理性骨折风险的溶解性病变患者的姑息治疗。国际淋巴瘤放射肿瘤学小组（ILROG）关于多发性骨髓瘤姑息治疗的最佳剂量分割方案指南已于近期发布[123]。

孤立性浆细胞瘤占浆细胞恶性病变的 5%～10%。对于骨孤立性浆细胞瘤患者，局部放疗剂量 45～50Gy 可达到 80% 以上的局部有效控制[124-130]；然而，约半数的患者会在 10 年时发展为多发性骨髓瘤。而在 15 年时，大多数会发展为多发性骨髓瘤。与骨孤立性浆细胞瘤不同，骨外孤立性浆细胞瘤进展为多发性骨髓瘤的风险较低，且具有更有利的 DFS[127, 129, 131-133]。大多数研究采用 40～50Gy 放疗剂量，局部控制率为 85%～90%。目前正在进行的一项随机试验旨在探索唑来膦酸加用依沙米单抗、来那度胺和地塞米松对骨孤立性浆细胞瘤患者的影响（Alliance A061402）。

第88章 霍奇金淋巴瘤

Hodgkin Lymphoma

Andrea K. Ng　Ann S. LaCasce　**著**

孟　坤　马晓林　**译**

要　点

1. **发病率**　美国每年大约有 8500 例新的霍奇金淋巴瘤病例。

2. **生物学特性**　霍奇金 / Reed-Sternberg（HRS）细胞是霍奇金淋巴瘤的恶性细胞。越来越多的流行病学和分子证据表明：遗传易感性、免疫反应损伤和暴露于特定传染源可能在疾病发病机制中发挥核心作用。

3. **病理学分型**　经典型霍奇金淋巴瘤（CD15$^+$、CD30$^+$、CD45$^-$）和结节性淋巴细胞为主型（CD45$^+$、CD20$^+$、CD15$^-$、CD30）。其中前者分 4 种亚型：结节硬化性、富于淋巴细胞性、混合细胞性和淋巴细胞消减性。

4. **分期评估**　病史和体格检查，重点关注全身症状、淋巴结受累和器官肿大。完善全血细胞计数、红细胞沉降率和血清白蛋白检查、正电子发射断层扫描；必要时行胸部、腹部和骨盆进行计算机断层扫描平扫和增强。

5. **早期疾病的治疗**　标准疗法是联合治疗模式，对预后良好的患者进行 2～3 个周期的阿霉素、博来霉素、长春碱和达卡巴嗪（ABVD），对不良预后患者进行 4 个周期 ABVD，化疗结束后均行累及野放疗，5 年无病生存率约 90%。通过 PET 对化疗的反应来指导治疗降级（取消放疗）或升级［改用逐步升级的博来霉素、依托泊苷、阿霉素、环磷酰胺、长春新碱、丙卡巴嗪和泼尼松（BEACOPP）］，应根据具体情况确定，同时需平衡复发风险和治疗毒性。

6. **晚期疾病的治疗**　标准疗法是单纯使用 ABVD 进行化疗，其 5 年无病生存率为 70%～80%。其他全身治疗方案包括剂量递增的 BEACOPP 及其变体，以及维布妥昔单抗、阿霉素、长春碱和达卡巴嗪（A+AVD），与 ABVD 相比，这两种方案的无进展生存率更高，但总体生存率无差异。Stanford V 和 ABVD 相比治疗结果无差异。可以根据机构偏好和潜在的复发因素及与治疗相关的毒性反应来考虑这些替代方案。巩固性放射治疗在某些病例中可能起作用，包括初始大块病变（±10cm）和（或）对化疗缺乏完全反应。

7. **挽救治疗**　对于对挽救化疗敏感的复发 / 难治性霍奇金淋巴瘤患者，自体骨髓或干细胞移植大剂量治疗是首选的抢救疗法。特定患者可能会在移植后的放疗中获益。特定患者可能是常规剂量挽救性治疗的候选人，即淋巴结复发受限、无全身症状且缓解期长的患者。放疗与新靶向剂在复发 / 难治霍奇金淋巴瘤的治疗中的最佳结合尚待确定。

一、概述

霍奇金淋巴瘤最早是由英国医生 Thomas Hodgkin 于 1832 年发现的，当时他在盖伊医院报道了 6 例淋巴结和脾脏病理性肿大的患者[1]。使用各种化学或外科手段治疗对这种疾病进行尝试都未能成功，直到 20 世纪 30 年代，X 线在缩小疾病方面的有效性首次得到证实。但当时只有简陋的低能量 X 线设备，只能暂时缩小肿大的淋巴结。安大略放射治疗研究所的 Vera Peters 于 1950 年首次对高剂量分割放射治疗在早期 HL 的可治愈性进行报道[2]。自那时起，HL 的放射治疗技术、体积和剂量发生了重大变化。与更有效的全身治疗和可用的现代成像技术相结合，使得 HL 这种致命性疾病现在已成为最可治愈的恶性肿瘤之一。

二、病原学和流行病学

HL 是一种相对罕见的肿瘤，在美国每年大约有 8500 例新发病例，占所有癌症诊断的不到 1%[3]。HL 的发病率、年龄和性别分布因地理位置而异。发达国家的年龄 – 发病率曲线呈双峰分布[4]。在 25 岁左右的青年人中出现第一个高峰，60—70 岁出现第二个高峰，在这期间观察到男性占主导地位。青壮年中的大部分病例组织学类型是结节性硬化性（NS），这些患者中与 HL 发展相关的许多因素似乎反映了延迟暴露于感染剂和（或）较高的社会经济地位的反映。在这些患者中，大多数病例是结节性硬化型组织学表现，许多与 HL 发生相关的因素似乎反映了延迟暴露于感染源和（或）更高的社会经济地位。这些因素包括出生顺序早、兄弟姐妹规模小、在单一家庭中长大、玩伴少及父母受教育程度高[5-7]。相反，在世界上经济条件落后的地区，HL 在年轻人中相对罕见[4]。混合细胞性（MC）是发展中国家的主要组织学亚型，男孩的初始高峰出现在儿童期，而老年患者则有一个晚期高峰。

HL 的病因是一个尚未解决的问题，但其可能是复杂的，也可能会根据不同的亚型而有所不同。遗传易感性、免疫应答损伤和环境暴露（特别是特定的感染源），可能在该病的发病机制中起到核心作用。

该病的一些流行病学和临床特征提示可能有感染性病因；越来越多的证据表明，EB 病毒（EBV）可能参与了一部分 HL 病例的发病过程。有以 EBV 为病原体的传染性单核细胞增多症病史的患者发生 HL（特别是 EBV 相关 HL）的风险大约增加 3 倍[4, 8, 9]。现已证明，在临床 HL 发生前数月至数年中，抗 EBV 衣壳抗原的免疫球蛋白 G 和 A（IgG 和 IgA）水平升高[10, 11]。可在 1/3~1/2 的西方经典霍奇金淋巴瘤（CHL）病例的 Reed-Sternberg 细胞中检测到 EBV 单克隆基因组[12, 13, 14]。EBV 阳性主要与 MC 亚型相关[14]，而 MC 亚型在儿童和老年人中更常见，与 NS 病例相关性较低，在发达国家中，NS 病例主要见于年轻人。

通过对霍奇金淋巴瘤病例的家族聚集观察得出，遗传易感性和环境暴露可能促进 HL 的进展。一级亲属的患病风险增加了 5 倍，而患有 HL 青年成人的兄弟姐妹的风险增加了 7 倍[15]。这种额外风险在同性兄弟姐妹中更为明显，这可能与更多的共同暴露环境有关[16]。在一项针对患有 HL 的青年成人双胞胎研究中，同卵双胞胎患者的风险增加了近 100 倍[17]，而异卵双胞胎患者的风险却未增加，这支持了遗传因素对该病的发展的作用。特别是在对双胞胎的随访研究表明，由基因决定的 IL-6 水平较低的人可能较难患青年成人 HL[18]。此外，通过

对 HL 高危家族的基因组筛查表明几个染色体上存在易感基因，特别是 4 号染色体上。最后，一些特定的人类白细胞抗原单倍型，以及染色体 6p21.23 中的特定多态性（包括参与免疫功能的基因，HLA-DRB1 和 HLA-DOB1）已确定与 HL 的风险增加有关[19-22]。由于免疫反应是由 HLA 类型决定的，具有这些 HLA 单倍型的患者可能对某些感染的易感性增加，这反过来可能导致 HL 风险升高及对自身免疫性疾病易感性的增加。事实上，在有多种自身免疫性疾病病史的患者中，患 HL 的风险较高。

三、生物学特性 / 分子生物学

Hodgkin/Reed-Sternberg（HRS）细胞是典型的 HL 恶性细胞，是一种大的单核或多核细胞，通常仅占组织标本中细胞总数的 1%，大部分肿瘤由多种非肿瘤性炎症细胞和纤维化组织组成。分子单细胞的研究结果表明，在 90% 以上的病例中，HRS 细胞具有成熟 B 淋巴细胞特有的单克隆免疫球蛋白基因重排和作为生发中心 B 细胞及其后代特异性标记的体细胞突变 VH 基因，支持生发中心或生发后中心 B 细胞起源[23, 24]；然而，与通过生发细胞成功成熟的正常 B 细胞不同，HRS 细胞的特征是免疫球蛋白基因表达缺失。这可归因于编码区或调节区的突变[25]，负责激活启动子和增强子的转录因子的表达缺失、免疫球蛋白重链转录的表观遗传沉默及主要调控因子如 Notch1、ID2、激活的 B 细胞因子 1 和 STAT5 的组成性表达[26]。尽管 HRS 细胞不能表达免疫球蛋白受体，但它们对凋亡具有抵抗力，凋亡通常会清除穿过生发中心的免疫球蛋白阴性 B 细胞。

越来越多的证据表明，NF-κB 转录因子 – 信号通路的激活可以抑制 HRS 细胞凋亡，有利于其存活。结构型 NF-κB 是 HL 肿瘤细胞增殖和存活所必需的[27]。NF-κB 结构性激活的原因可能是多因素的，可能包括 Rel 基因的扩增[28]、NF-κB 抑制药的突变及新的肿瘤抑制基因 TNFAIP3 的体细胞突变[29]。EBV 感染与 TNFAIP3 基因编码的蛋白 A20 失活呈负相关，这表明它们可能代表了另一种致病途径。

为了更好地了解 NF-κB 信号通路并确定其靶基因，利用抑制和未抑制 NF-κB 活性的 HL 源细胞系进行了分子分析实验。依赖于 NF-κB 表达的凋亡调节因子之一是 cIAP2，其是 caspase3 的直接抑制药，这表明 cIAP2 可以保护 HRS 细胞免受 caspase3 诱导的凋亡[30]。另一种 NF-κB 依赖的凋亡调节因子是 CD95，已证明其在 HRS 细胞中表达上调；然而，与其他 NF-κB 依赖的调节因子不同，CD95 被认为是能触发而不是阻止凋亡的。HRS 细胞对 CD95 介导的凋亡细胞死亡的抵抗可能是

由于细胞 FADD 样 IL1B 转化酶抑制蛋白（c-FLIP）对死亡受体通路的功能性抑制，该蛋白是 NF-κB 调控最强的基因之一[31]。流行病学数据进一步证实了 NF-κB 信号在 HL 发生中的作用，同时该数据表明定期服用阿司匹林可能通过抑制 NF-κB 转录而降低 HL 发生的风险[32]。通过药理作用下调 NF-κB 活性及其靶基因，增加 HRS 对凋亡的敏感性，进一步阐明 NF-κB 通路在 HL 发病中的作用可能具有重要的治疗意义；然而，硼替佐米作为一种可抑制 NF-κB 活性的蛋白酶体抑制药，在临床上对霍奇金淋巴瘤似乎没有活性。

JAK/STAT 通路在 HL 的发病机制中可能也很重要，在大约 20% 的病例中发现 JAK2 的染色体扩增，在极少数情况下，可能发现涉及 JAK2 的易位[33]。JAK2 可能是 STAT 信号的激活剂。其他可能在 HL 中失控的信号通路包括 PI3K/AKT、MAPK/ERK 和各种受体酪氨酸激酶通路。

在一些 CHL 病例中发现了涉及 MHC Ⅱ 类反式激活基因 CIITA 的易位，并可能通过抑制 MHC Ⅱ 类表达而参与 HL 的发病机制[34]。

细胞遗传学研究也表明，编码 PD-L1 和 PD-L2 的染色体 9p24.11 的拷贝增加或扩增几乎一致，导致 Reed-Sternberg 细胞蛋白过度表达[35]。

四、病理

自 20 世纪 30 年代以来，HL 的许多病理分类系统已经发展起来。1966 年在纽约莱伊的一次会议上提出的 Rye 分类系统将 HL 病例分为淋巴细胞为主（LP）、NS、MC 和淋巴细胞耗竭（LD）[36]。该系统在随后的 25 年里得到广泛应用，随后在修订的欧美恶性淋巴瘤分类、修订的欧美淋巴瘤（REAL）和后来的世界卫生组织分类中进行了修改（表 88-1）[37-39]。在目前的分类系统中，HL 被明确地认为为淋巴瘤。根据其形态学、免疫表型和临床特征，可将其分为两种不同的类型：CHL 和结节性淋巴细胞为主型的 HL（NLPHL）。表 88-2 比较了这两种疾病的恶性细胞的形态学和免疫表型特征。HL 的诊断是基于对 HRS 细胞或其变异体的形态学评估和鉴定及免疫组织化学研究。

（一）经典霍奇金淋巴瘤

在大多数 CHL 的 HRS 中，大多数 B 细胞或 T 细胞的标志物及白细胞共同抗原（CD45）缺失，而包括正常 B 细胞或 T 细胞通常不表达的 CD30 和 CD15 在内的许多抗原可以被检测到。CHL 的四种组织学亚型的恶性细胞的免疫表型和遗传学特征相似，但四种亚型在 HRS 细胞的形态、周围反应细胞的性质、与 EBV 的相

表 88-1 世界卫生组织霍奇金淋巴瘤组织学分类[38]

- 结节性淋巴细胞为主型霍奇金淋巴瘤（NLPHL）
- 经典霍奇金淋巴瘤（CHL）
  - 结节性硬化性经典霍奇金淋巴瘤（NSHL）
  - 混合型经典霍奇金淋巴瘤（MCHL）
  - 富于淋巴细胞的经典霍奇金淋巴瘤（LRCHL）
  - 淋巴细胞减少的经典霍奇金淋巴瘤（LDHL）

表 88-2 CHL 和 NLPHL 恶性细胞形态和免疫表型特征比较

	CHL（HRS 细胞）	NLPHL（L&H 细胞）
细胞核	单核和多核 单叶和多叶	单核 多叶
核仁	大	多个，小
CD30	+	−
CD15	大多数 +	−
CD45	−	+
CD20	大多数 −	+
CD79a	大多数 −	+

CHL. 经典霍奇金淋巴瘤；HRS. Hodgkin/Reed-Sternberg；NLPHL. 结节性淋巴细胞为主型霍奇金淋巴瘤

关性及临床特征等方面存在差异。

NS 亚型约占 CHL 的 70%，主要影响年轻人。在形态学上，它的特征是存在一条或多条从增厚的淋巴结包膜放射出来的硬化带。英国国家淋巴瘤调查根据淋巴细胞减少或间变性 HRS 细胞数量增加的结节的百分比将 NS HL 分为两个等级[40, 41]。然而，这一分级系统与现代治疗的预后价值尚不清楚。

MC 亚型在发展中国家更为常见，占病例总数一半以上，而在世界上较发达的地区，它约占 CHL 的 25%。HRS 细胞散布在弥漫性炎症背景中，无结节硬化性纤维化。与 NS 和富于淋巴细胞型的经典型霍奇金淋巴瘤（LRCHL）相比，EBV 阳性在 MC 亚型中更为常见[42]。

LRCHL 约占 CHL 的 5%，其中男性占多数，中位年龄较大[43]。它的特征是背景以小的、成熟的 B 淋巴细胞浸润为主，伴少量 HRS 和变异体。其在形态上类似于 NLPHL，免疫组织化学研究对恶性肿瘤细胞的区分是至关重要的。LRCHL 的预后可能略好于其他亚型的 CHL[43]。WHO 最近的更新承认，LRCHL 具有一些介于其他 CHL 和 NLPHL 之间的特征[39]。

LD 亚型的 HRS 细胞数量增加，伴淋巴细胞减少。基于免疫组织化学研究，许多以前被归类为 LD-HL 的病例现在被确定为间变性或大细胞非霍奇金淋巴瘤[44]。

由于该亚型的罕见性和诊断上的不确定性，其可靠临床数据是有限的。

不良的病理预后因素包括巨噬细胞基因表达特征和大量的 CD163+ 或 CD68+ 巨噬细胞；HRS 细胞表达 Bcl-2、T 细胞抗原 CD2 和 CD4、Galectin-1、ABCC1；特征性信使核糖核酸（mRNA）及特征性 microRNA（miRNA）特征[45]。

（二）结节性淋巴细胞为主型霍奇金淋巴瘤

NLPHL 占 HL 的 5%。LP 细胞是 NLPHL 的恶性细胞，因其具有特征性的外观而被称为爆米花细胞。LP 细胞的产生机制可能与 HRS 不同，但可能具有结构型的 NF-κB 活性；大约一半的病例存在涉及 Bcl-6 的反复易位。与 CHL 不同，NLPHL 的肿瘤细胞通常缺乏 CD15 和 CD30 标记的表达，但 CD20 和 CD45 始终呈阳性[46]。结节型通常可完或部分取代淋巴结。结节往往体积较大且排列紧密，结节内或结节周围通常可见典型的 LP 细胞。结节内通常有大量 CD57 阳性的小淋巴细胞，常在 L、H 细胞周围有环状结构。

（三）临床表现 / 患者评估 / 分期

临床表现

HL 最常见的临床表现是无痛性淋巴结肿大，约 70% 的病例出现该临床表现，其主要发生在颈部淋巴结链。腋窝或腹股沟淋巴结病变的报道较少，分别在约 15% 和 10% 的患者中发现。另一个常见的表现是在影像学检查中发现纵隔淋巴结肿大。在大纵隔淋巴结的病例中，患者偶尔会出现局部症状，包括呼吸急促、胸痛、咳嗽或上腔静脉综合征。少数情况下，患者可能会因为局部扩张而出现前胸壁肿块增大。

在没有任何阳性体征的情况下，患者也可能仅出现全身症状。这些症状也被称为 B 症状，包括发热、不明原因的体重减轻和夜间盗汗。10%~15% 的患者出现严重的全身瘙痒（不属于 B 症状），其被证实与较差的预后相关[47]。酒精性疼痛，通常发生在淋巴结病变或骨骼受累的部位，可能是一些患者的一种主要症状[48]。

（四）分期系统

1971 年开发的 Ann Arbor 分类法（表 88-3）是一个四阶段系统，旨在提供预后信息并指导治疗决定[49]。1988 年，在英国 Coltswolds 举行的一次会议中对 Ann Arbor 分期系统进行了修订[50]。近期，Lugano 分类法（表 88-4）对淋巴瘤的分期进行了一些更新，这些更新是根据 Cotswolds 修改的 Ann Arbor 分期中得出的[51]。主要变化包括：①将无大包块的 Ⅰ～Ⅱ 期定义为局限期，Ⅲ～Ⅳ 期定义为晚期；②根据组织学和预后因素，

将伴大包块的 Ⅰ～Ⅱ 期定义为局限性或晚期；③晚期不再使用 "E" 或结外病变；④不再使用 "X" 表示大包块，代之以记录肿瘤的最大直径。对氟代脱氧葡萄糖（FDG）高代谢的肿瘤，可使用正电子发射断层扫描 / 计算机断层扫描（PET/CT）进行诊断。

表 88-3　Ann Arbor 分期分类

分　期	定　义 a
Ⅰ期	单个淋巴结区域受累（1）或单个淋巴外器官或部位受累（1_E）
Ⅱ期	仅累及膈肌同一侧的 2 个或多个淋巴结区域（2）或累及有限的、毗邻的淋巴结外器官或组织（2_E）
Ⅲ期	累及膈肌两侧淋巴结区域（3），可能包括脾脏（3_S）或有限的、毗邻的淋巴结外器官或部位（3_E）或者两者兼而有之（3_{SE}）
Ⅳ期	累及或不累及淋巴结的 1 个或多个淋巴结外器官或组织的弥漫性或弥漫性病灶

a. 在入院前 6 个月没有或者出现发热、盗汗和（或）无法解释的体重下降 10% 或以上的情况下，分别用后缀字母 A 或 B 表示。临床分期（CS）是指所有诊断检查和一次活检所确定的分期。如果进行了任何类型的第二次活检，无论是阴性还是阳性，都是用病理分期（PS）这个术语

表 88-4　霍奇金淋巴瘤 Lugano 分期

分　期	定　义
局限期	
Ⅰ期	一个淋巴结或一组相邻淋巴结；单个结外病变，无淋巴结受累（ⅠE）
Ⅱ期	膈肌同侧的 2 个或多个淋巴结；Ⅰ期或Ⅱ期的淋巴结侵犯，并伴有同侧淋巴结引流区域的局限性淋巴结外器官受累（ⅡE）
Ⅱ期伴大包块	Ⅱ期如上所述，伴有 "大包块"
晚期	
Ⅲ期	膈肌两侧淋巴结；膈上淋巴结及脾脏被累及
Ⅳ期	淋巴结引流区域外的淋巴结外器官被累及
说明	
A	无症状
B	发热（体温>38℃），盗汗，前 6 个月内不明原因体重下降>10%
大包块	定义为通过计算机断层扫描确定的胸椎任何水平上大于经胸直径 1/3 或 10cm 的单个淋巴结肿块；通过计算机断层扫描记录的最长测量值不再需要术语 "X"

（五）患者评估和分期检查

由经验丰富的血液病理学家对充足的手术活检样本进行病理评估对 HL 的初步诊断至关重要。所有患者都需要接受仔细的病史询问和体格检查。应特别注意全身症状的存在和持续时间，以及可能表明局部疾病范围和严重程度的其他症状。在体格检查时，应对所有淋巴结进行充分触诊，并明确记录疾病的累及程度。应该进行基线血液功能检查，其中一些指标已经被证实对 HL 患者的预后有价值。这些检查包括全血细胞计数及分类、沉降率和血清白蛋白[52]。强烈推荐 PET/CT 扫描。在某些情况下（如纵隔血管受压）应该包括增强 CT 扫描，这在进行放射治疗计划时也是首选[51]。如果进行 PET/CT 扫描，则不再必须进行骨髓活检。表 88-5 列出了推荐新诊断 HL 患者进行的评估和分期研究。

表 88-5　患者评估和分期

病史
- 全身症状
- 可能指示局部疾病范围和体积的症状，如肺部症状、肿胀、疼痛

体格检查
- 仔细触诊所有淋巴结
- 触诊有无器官肿大

影像学分期
- PET/CT 扫描

病理学评价
- 根据病变部位进行切除活检
- 如果进行 PET/CT 检查，则不需要再行骨髓活检

血液检查
- CBC 及分类
- ESR
- 血清白蛋白

治疗前基线评价
- 接受阿霉素治疗的患者：基线 MUGA 扫描
- 接受博来霉素治疗的患者：基线肺功能检测

CBC. 全血细胞计数；ESR. 红细胞沉降率；MUGA. 多门控采集；PET/CT. 正电子发射断层扫描 / 计算机断层扫描

（六）影响预后的因素

基于仅接受放射治疗的早期 HL 患者已确定了几个预后因素。这些包括 B 症状、沉降率、疾病体积、疾病部位数目、年龄和组织学。在临床试验中，合作组使用这些因素的不同组合将患者分为预后良好和预后不良两组。合作组使用的各种预后分类系统的示例见表 88-6。

对于晚期疾病患者，Hasenclever 和 Diehl 利用 5000 多例晚期 HL 患者的数据制定了国际预后评分（IPS），这些患者大多接受以阿霉素为基础的联合化疗[52]。研究

表 88-6　临床 I～II 期霍奇金淋巴瘤预后分级系统

EORTC	预后不良——存在以下任何一种情况 • 年龄＞50 岁 • 无 B 症状但 ESR≥50mm • 有 B 症状且 ESR≥30mm • ≥4 个部位受累 • 巨大纵隔受累 预后良好 • 无预后不良组中的所有因素
GHSG	预后不良——存在以下任何一种情况 • ESR 升高（≥50mm 无 B 症状 或≥30mm 有 B 症状） • ≥3 个部位受累 • 结外受累 • 纵隔巨大肿块 预后良好 • 无预后不良组中的所有因素
NCIC（排除伴大包块疾病患者）	低危——出现以下全部情况 • LP/NS • 年龄＜40 岁 • ESR＜50mm • ＜3 个部位受累 高危 • 其他全部患者

ESR. 红细胞沉降率；GHSG. 德国霍奇金研究组；LP. 淋巴细胞为主型；NCIC. 加拿大国家癌症研究所；NS. 结节硬化型

发现，7 个因素在预测无进展生存（FFP）和总生存方面具有相似的独立预后价值。这些因素包括低蛋白血症（＜4g/dl）、贫血（＜10.5g/dl）、男性、年龄 45 岁及以上、IV 期疾病、白细胞增多（＞15 000/cm³）和淋巴细胞减少（＜600/cm³，＜白细胞计数的 8%，或两者兼而有之）。IPS 评分≥5 分的患者 5 年 FFP 为 42%，评分为 0 分的患者 5 年 FFP 为 84%；然而，在后来对接受现代化疗患者进行的分析中，相应的 5 年 FFP 为 62%～88%[53]（表 88-7）。IPS 已在临床试验中用于患者选择和患者分层，并基于晚期患者复发风险指导定制治疗。在晚期 HL 中已证实早期 PET 对化疗反应的评估在预后价值上优于 IPS[54, 55]。PET 适应性临床试验已经在早期和晚期 HL 中进行，使用中期 PET 结果来指导治疗升级或降级的决策。

五、早期经典型霍奇金淋巴瘤的初始治疗

早期 HL 约占所有 CHL 病例的 60%。在某些情况

表 88-7 晚期霍奇金淋巴瘤国际预后评分系统[a]

预后评分	最初发布		现代队列	
	5 年 FFTF	5 年 OS	5 年 FFP	5 年 OS
0	84%	89%	88%	98%
1	77%	90%	84%	97%
2	67%	81%	80%	91%
3	60%	78%	74%	88%
4	51%	61%	67%	85%
>5	42%	56%	62%	67%

a. 以下因素得分均为 1 分：低蛋白血症、贫血、男性、年龄≥45 岁、Ⅳ期、白细胞增多症、淋巴细胞减少症
FFP. 无进展率；FFTF. 无治疗失败率；OS. 总生存率

下，初始治疗方案通常包括联合治疗（化疗与放疗相结合）或单纯化疗。早期 HL 治疗的关键问题包括最佳的联合化疗方案和化疗持续时间、最佳的放疗剂量和体积，以及 PET 对化疗的反应在降级治疗（取消放疗）或升级治疗（改用升级的博来霉素、依托泊苷、阿霉素、环磷酰胺、长春新碱、丙卡巴肼和泼尼松）中的作用。

（一）最佳联合化疗方案

阿霉素、博来霉素、长春碱和达卡巴嗪（ABVD）是目前接受最广泛的早期 HL 化疗方案。Stanford V 方案（氮芥、阿霉素、长春新碱、长春碱、依托泊苷、博来霉素和泼尼松，随后对选定病例的初始淋巴结受累部位进行放疗），这是一种短期但密集的 12 周方案，最初是用于晚期疾病或伴大包块的早期疾病患者[56, 57]。在 E2496 试验（一项比较 ABVD 和 Stanford V 在局部广泛和晚期 HL 中进行的随机试验[58]，稍后讨论）中对Ⅰ～Ⅱ期大包块 HL 患者进行亚组分析，两种治疗的结局在两组间无显著差异（5 年 FFS，85% vs. 79%，P=0.22；5 年 OS，96% vs. 92%，P=0.19）[59]。斯坦福大学研究组还报告了 87 例无大包块的Ⅰ～ⅡA 期疾病患者治疗后的结果，这些患者接受了 8 周简化 Stanford V 治疗，随后行剂量为 30Gy 的累及野放疗（IFRT）。中位随访时间为 10 年，FFP、无病生存和 OS 分别为 94%、99% 和 94%。德国霍奇金研究小组（GHSG）的 HD13 试验比较了 2 个周期的 ABVD，阿霉素、博来霉素、长春碱（ABV），阿霉素、长春碱（AVD）和阿霉素、长春碱、达卡巴嗪（AVD）和阿霉素、长春碱（AV）的疗效，在临床分期为 1～2 的无危险因素患者都在化疗后接受剂量为 30Gy 的累及野照射[61]。ABVD、ABV、AVD 和 AV 的 5 年无治疗失败（FFTF）率分别

为 93.1%、81.4%、89.2% 和 77.1%。 与 ABVD 相比，ABV 和 AV 的 5 年 FFTF 均明显低于 ABVD，不能证实 AVD 的非劣效性，因此认为 ABVD 加放疗仍是早期良性 HL 的治疗标准。

对于早期预后不良的 HL 患者，研究人员已经对最初用于晚期的 BEACOPP 方案的使用进行探索[62-65]。GHSG HD14 试验在预后不良的 CS 为 1～2 的疾病患者中使用剂量递增的 BEACOPP 测试其剂量增加强度[62]，将患者随机分为 4 个周期 ABVD 组和 2 个周期剂量递增的 BEACOPP+2 个周期 ABVD（2+2 方案）组，随后均行剂量为 30Gy 的累及野放疗。中位随访时间为 43 个月，尽管 2+2 方案与更严重的急性毒性有关，但它使 5 年 FFTF 显著提高了 7.2%（HR=0.44；95%CI 0.30～0.66；P<0.001）。两组之间的 OS 无差异。

EORTC（欧洲癌症研究和治疗组织）/ LYSA（淋巴瘤研究协会）/ FIL（Fondazione Italiana Linfomi）的 H10 试验根据早期 PET 对 ABVD 的反应对早期患者进行了适应性治疗[66]。该研究探讨了经过 2 个周期 ABVD 化疗（稍后讨论）后 PET 阴性的患者进行降级治疗（取消放疗），或者如果中期 PET 呈阳性，则进行升级治疗（从 ABVD 转为 BEACOPP 或 BEACOPP-14，随后进行受累淋巴结放疗）。对于中期 PET 阳性的患者，与标准治疗组 ABVD 随后进行受累淋巴结放疗（INRT）相比，强化治疗剂量递增的 BEACOPP 或 BEACOPP-14 随后行 INRT 的 5 年无进展生存显著增高（77.8% vs. 90.6%；HR=0.42；95%CI 0.23～0.74）；然而，BEACOPP 升级治疗与 3 级和 4 级血液学毒性发生率显著升高相关。

（二）最佳化疗疗程

在 GHSG HD10 试验解决了预后良好的疾病患者能否缩短化疗周期的问题，该实验将无危险因素的 CS 为 1～2 的患者随机分为 4 个周期 ABVD 或 2 个周期 ABVD 组，然后进行 30Gy 或 20Gy 的累及野照射[67]。中位随访时间为 7.5 年，4 个周期和 2 个周期的化疗周期在 8 年 FFTF（88.4% vs. 85.7%）、8 年 OS（94.6% vs. 94.4%）中无显著差异，通过进一步的随访，维持了治疗组之间无差异这一结果[63]。在预后不良的疾病患者中，EORTC-H8U 试验随机将患者分为 6 个周期氮芥、长春新碱、丙卡巴肼、泼尼松 / 阿霉素、博来霉素、长春碱（MOPP/ABV）后行累及野放疗组、4 个周期 MOPP/ABV 后行累及野放疗组、4 个周期 MOPP/ABV 后行扩大野放疗组[68]。中位随访时间为 92 个月，3 个治疗组在 5 年无事件生存（EFS）率无显著差异（84%、88% 和 87%）。10 年 OS 率也未出现显著差异（88%、85% 和 84%）。在先前描述的 EORTC-H9U 试验中，

4 个周期 ABVD 后行 IFRT 的 5 年 EFS 不逊于 6 个周期 ABVD 后行 IFRT（85.9% vs. 89.9%）；因此，现有证据表明，4 个周期化疗作为联合治疗的一部分对于早期不良预后的疾病患者是足够的。

（三）最佳放射治疗量靶区

1. 历史放射野　在历史上，单纯扩大野放疗（EFRT）是早期 HL 的标准治疗方法，之后作为联合治疗的一部分，然而，几项随机试验的成熟结果显示，早期 HL 化疗后，EFRT 和 IFRT 之间的 FFTF 和 OS 无差异[68-70]。正如预期的那样，相比于 IFRT 组，EFRT 组出现更多的第二恶性肿瘤病例。

在过去 20 年中进行的大多数临床试验中均采用 IFRT。如 Rye 分期分类所示，受累区域不仅包括受累淋巴结，还包括同一淋巴结区域内的其他淋巴结。它是在二维治疗计划时代发展起来的，当时照射野的设计很大程度上是基于骨性标志，其中包含了相当大的正常组织[71]；然而，有数据表明，单纯化疗后 HL 的复发部位在很大程度上局限于最初受累的淋巴结[72]。这导致了 INRT 概念的产生，该概念由欧洲癌症研究和治疗组织 / 淋巴瘤研究组（EORTC/GELA）和 GHSG 先后提出[73, 74]。

2. 现代放射野累及部位 / 累及淋巴结放射治疗　利用横断面成像进行放射规划，使用现代算法精确测量组织不均匀性，多叶准直复杂波束形成，以及在选定情况下的调强光束传输，都使更好地定义和进一步缩小放射野成为可能。国际淋巴瘤放射肿瘤学组织（ILROG）根据现有的最佳证据和专家意见的共识，发布了 INRT 和累及部位放射治疗（ISRT）指南[75]。INRT 和 ISRT 之间的主要区别在于是否有最佳的化疗前 PET/CT 扫描来指导治疗计划。对于 INRT，理想情况下，化疗前的 PET/CT 扫描是使用相同的呼吸指令和固定装置在治疗位置获得的。但是，在患者处于适合以后放射治疗的大致位置下行化疗前 PET/CT 扫描也被认为是足够的。ISRT 适用于无法获得最佳化疗前影像的病例。在这种情况下，临床靶区（CTV）应该考虑到由于化疗前扫描和计划 CT 的位置不同而产生的不确定性。

对于靶区的定义，指南建议通过将计划 CT 和化疗前 PET/CT 的融合来确定 CTV。首先勾画出原病变体积的轮廓，然后排除未受累的正常结构（如肺、肌肉和大血管）。图 88-1 说明了根据化疗前 PET/CT 结果确定 CTV 的案例。由于 CTV 在很大程度上依赖于最佳化疗前成像的可用性，因此确定 CTV 是最重要和最具挑战性的一步。

在选定的位置，可能还需要确定内靶区（ITV），并扩展 CTV，以考虑 CTV 由于运动而引起的大小、形状和位置上的不确定性。从 CTV 扩展到 ITV 的边缘可以通过四维 CT 或透视获得。这在预期的目标运动（包括胸部和上腹部）及没有屏气技术的地方可能是最为相关。EORTC/GELA 组根据器官运动和设置的变化，将计划靶区（PTV）定义为 CTV 各方向同向性扩展 1cm[73]。GHSG 将 PTV 定义为 CTV 的轴向扩展 2cm 和纵向扩展 3cm（如果非常接近重要结构，必要时可以减少到 1.0～1.5cm）。对于纵隔疾病，定义为轴向扩展 1cm 和纵向扩展 2cm[74]。与欧洲指南不同，ILROG 指南没有明确 PTV 的扩展范围。相反，建议每个机构根据固定装置、身体部位和患者合作情况制定标准边界。

有几项研究对 IFRT 降低放射野安全性的问题进行了探讨。来自不列颠哥伦比亚省的研究人员报道了他们对早期 HL 患者进行 INRT 的经验结果。其中位随访时间为 50 个月，未观察到局部复发；然而，本研究中采用的 INRT 包括最初受累的淋巴结，其边缘距野边缘 1.5～5.0cm，因此，它包括的体积比欧洲组定义的 INRT 的体积更大[76]。此外，对一些患者进行了二维计划。在 Gustave-Roussy 研究所的一项研究中，报道了根据 EORTC/GELA 定义的 50 例接受 ABVD+INRT 治疗的早期 HL 患者的结果。中位随访时间为 53 个月，5 年 PFS 率为 92%。共观察到 4 例复发，其中 2 例远处复发和 2 例野内复发。Maraldo 等根据 EORTC/GELA 指南对 97 例接受 ABVD+INRT 的早期 HL 患者的治疗结果进行报道[78]，中位随访时间为 50 个月，4 年 FFP 率为 96%。复发 3 例，其中野内 2 例，对侧颈部 1 例。因此，到目前为止的结果表明，使用比传统 IFRT 更有限的野似乎与边缘漏诊无关，而且在有效的化疗存在的前提下可能更加安全。

在 EORTC/LYSA/FIL H10 试验（稍后讨论）中，标准组和实验组对有利和不利预后的早期 HL 患者均行 INRT[66]。在正在进行的针对具有危险因素的早期 HL 患者的 GHSG HD17 试验中（稍后讨论）对应用 PET 反应指导放疗的使用进行了讨论，INRT 用于化疗后 PET 阳性患者的实验组。

（四）最佳放疗剂量

下列试验对早期 HL 化疗后适合的放射剂量进行了探讨。EORTC H9F 试验是一项三臂试验，其中将预后良好的早期患者随机分组至接受 6 个周期表柔比星、博来霉素、长春碱和泼尼松（EBVP）后，不接受后续治疗组、接受 30Gy IFRT 组和接受 20Gy IFRT 组[79]。部分缓解的患者均接受 36Gy 的 IFRT，伴或不伴 4Gy 的加量。中位随访期为 91 个月，在 36Gy、20Gy

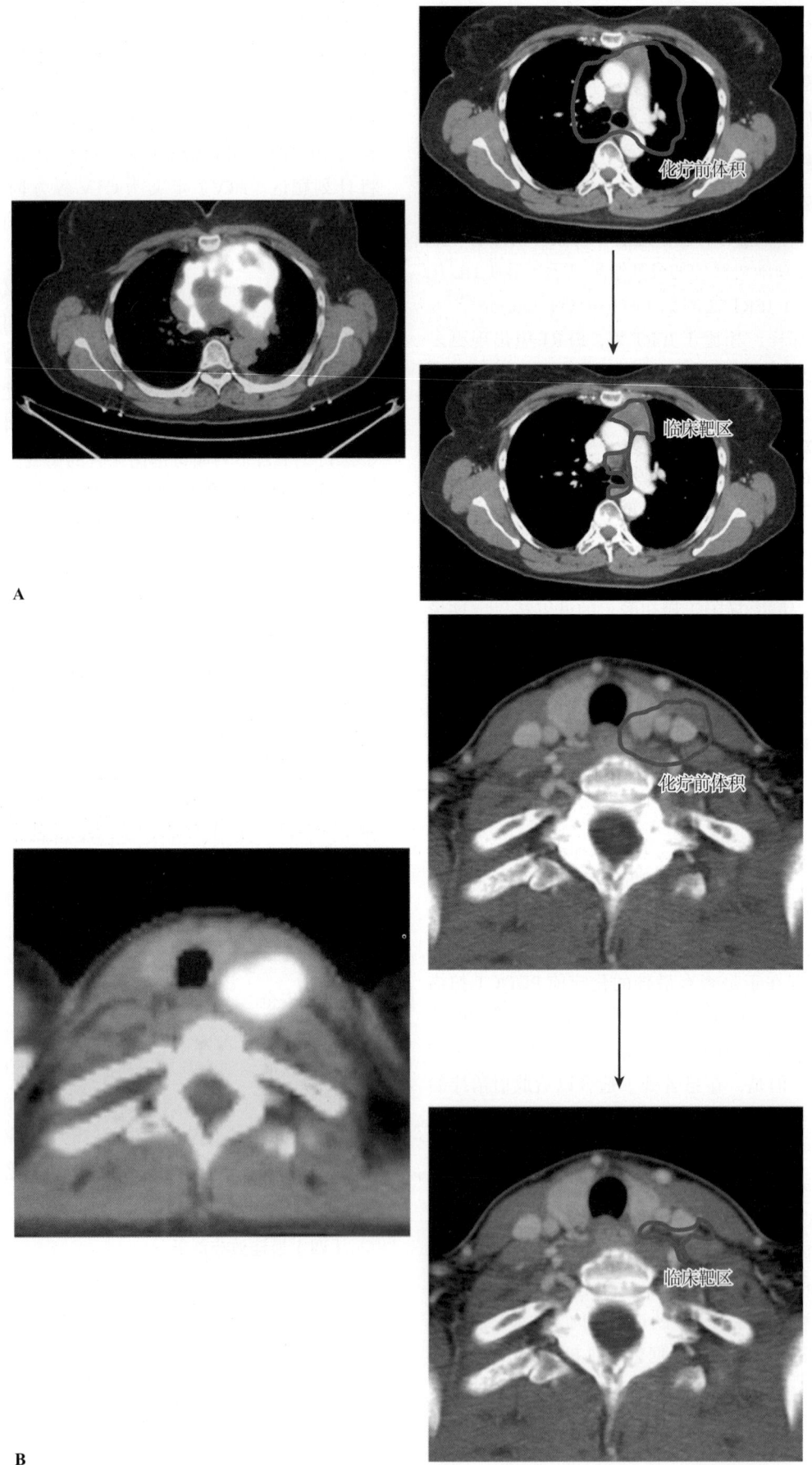

▲ 图 88-1 基于化疗前体积的临床靶区的确定，疾病累及纵隔（A）、颈部（B）和腋窝（C）（此图彩色版本见书末）

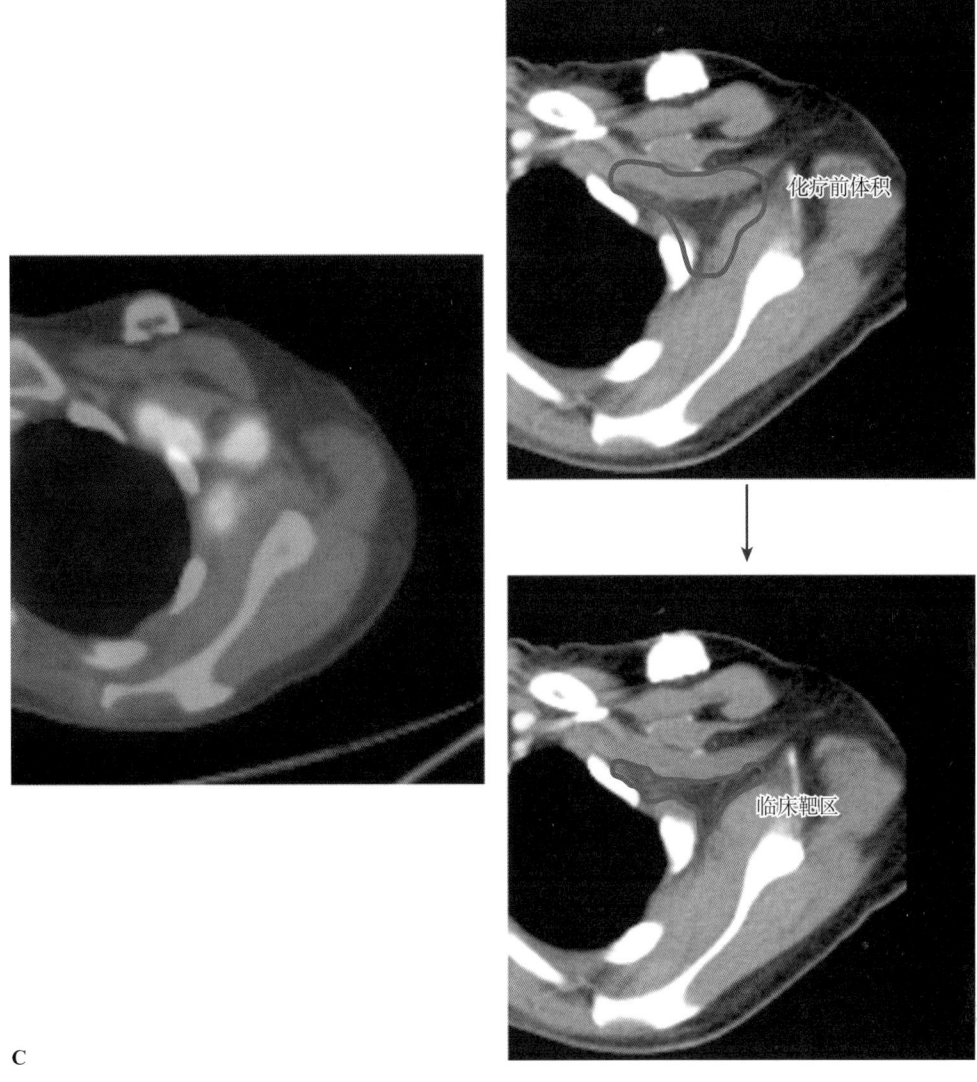

C

▲ 图 88-1（续）　基于化疗前体积的临床靶区的确定，疾病累及纵隔（A）、颈部（B）和腋窝（C）（此图彩色版本见书末）

和未进行放疗的三个组中，5 年 RFS 分别为 88.6%、84.2% 和 69.8%。不同放疗剂量的两组之间治疗结果无显著差异（*P*=0.102），但未放疗组的 RFS 显著降低（*P*<0.001）。

GHSG HD10 试验对早期、低风险 HL 的患者（无纵隔大包块或结外疾病，<3 个淋巴结区域，低沉降率）行 4 或 2 个周期 ABVD 后行 30Gy 和 20Gy 放疗进行比较[67]。中位随访时间为 7.5 年，IFRT30Gy vs. 20Gy 的 8 年 OS（94.9% vs. 95.6%）、8 年 FFTF（87.8% vs. 88.6%）和 8 年 PFS（88.1% vs. 88.9%）之间无显著性差异。GHSG HD11 试验对 4 个周期 ABVD 或基线 BEACOPP 后行 30Gy 与 20Gy 放疗进行了比较[65]。中位随访时间为 82 个月，5 年 FFTF 率分别为 81.1%、85.3%、86.8% 和 87.0%。与 ABVD 相比，BEACOPP 在接受随后 20Gy 的 IFRT 时更有效，但是两种方案

在接受 30Gy 的 IFRT 时无显著差异。在接受 30Gy 的 IFRT 时，基线 BEACOPP 和 ABVD 之间的 5 年 FFTF 率无显著差异。然而，在 4 个周期的 ABVD 后不能排除 20Gy 的劣效性，因此作者认为：4 个周期的 ABVD 后行 30Gy 的 IFRT 是早期预后不良 HL 的最佳治疗方案。GHSG HD10 和 HD11 试验的发现和结论在最新一次的更新中保持不变，但随访时间更长[63]。

（五）单纯化疗

有充分的证据表明，放疗对 HL 的晚期影响很大程度上是基于单独接受放疗的患者所采用的更大的治疗范围和更高的放射剂量。其中也包括出现第二恶性肿瘤[80-85] 和心血管疾病[86-89] 的风险。由于这些问题，研究人员对早期疾病患者取消放射治疗和单纯应用化学治疗进行了探索。20 世纪 80 年代和 90 年代进行的随机试验对化疗和联合化放疗进行了比较。其中一些试验因

使用了不理想的化疗而受到限制，所有试验均采用了过时的二维放射计划和（或）扩大野放射。此外，这些试验是在常规使用 PET/CT 进行分期和再分期之前进行的[90-93]。近年来，越来越多的人重视利用 PET 对化疗的反应来指导 HL 辅助放疗的决策。

（六）基于 PET 反应取消放射治疗

基于 PET 对化疗反应结果的高预后价值的数据是令人信服的，尤其是对于晚期患者，已经导致人们越来越关注使用 PET 反应（无论是在化疗过程的早期还是化疗结束时）来确定可以消除放疗的患者。在 EORTC/LYSA/FIL H10 试验中，预后良好的早期患者被随机分至 3 个周期 ABVD 的标准组和 2 个周期 ABVD 的实验组，分别进行 INRT 和 PET 扫描，如果扫描结果为阴性，患者再接受 2 个周期 ABVD 后无须进一步治疗。在本试验中，PET 阳性被定义为最大横径 ≥2cm 的残余肿块，残余 FDG 亲和力高于纵隔血池活性。较小的残留肿块或正常大小的淋巴结，如果其活性高于周围背景，则视为阳性。对于预后不良的早期疾病患者，标准组为 4 个周期 ABVD 后进行 INRT，而实验组接受 2 个周期 ABVD 后进行 PET 扫描。如果 PET 扫描阴性，患者则再接受 4 个周期 ABVD，然后没有进一步的治疗。对于对 ABVD 有早期完全 PET 缓解且预后良好的患者，联合治疗标准组的 5 年 PFS 为 99%，而单纯化疗组为 87.1%（HR=15.8；95%CI 3.8～66.1）。在单纯 ABVD 组，30 例复发中有 22 例仅发生在先前受累的淋巴结。对于预后不良的患者，两组相应的 5 年 PFS 分别为 92.1% 和 89.6%（HR=1.45；95%CI 0.8～2.5）。在单纯 ABVD 组，30 例复发中有 20 例仅发生在先前受累的淋巴结。在预后良好和预后不良的两组中，均不能基于预先确定的非劣效性边界来证明单纯化疗的劣效性。

在英国的 RAPID 试验中，95 例 CS 为 1A 和 2A 无大包块 HL 患者在 3 个周期 ABVD 后接受了 PET 扫描。如果扫描结果为阴性（定义为 Deauville 评分 1～2），则将患者随机分配至 IFRT 组或不进行下一步治疗组。在 426 例 PET 阴性患者中，有 209 例被随机分配到放疗组，但是其中 26 例患者未接受放疗。通过意向性治疗分析，中位随访时间 60 个月，放疗组与未放疗组的 3 年 PFS 率分别为 94.6% 和 90.8%。3 年的绝对差异为 –3.8%（95%CI –8.8～1.3），由于 95%CI 的下限超过了预先规定的 –7% 的非劣效性界限，因此不能得出单纯化疗的非劣效性结论。同时还进行了按照方案的分析。排除未按指定接受治疗的患者后，放疗组的 3 年 PFS 为 97.1%，无放疗组为 90.8%（P=0.02），放疗组有利（P=0.02）。

GHSG 正在进行的两项试验旨在探索通过 PET 反应来省略放射治疗。HD16 试验将低危的早期患者随机分为 3 个组，分别为 2 个周期 ABVD 化疗后的 PET 结果无论如何，都行 30Gy 的 IFRT；2 个周期 ABVD 化疗后 PET 阳性的患者行 30Gy 的 IFRT，以及 2 个周期 ABVD 化疗后 PET 阴性的患者不再进行后续治疗。HD17 试验将高危早期患者随机分为 3 组，分别为 2 个周期剂量递增的 BEACOPP 联合 2 个周期 ABVD（2×2 方案），无论化疗后的 PET 结果如何均行 30Gy 的 IFRT；2×2 方案后 PET 扫描阳性的患者行 30Gy 的 INRT，以及 2×2 方案后 PET 扫描阴性患者则无须后续治疗。

（七）早期霍奇金淋巴瘤治疗建议

早期 HL 的最佳治疗方案仍在发展中。给予根据 GHSH 标准的预后良好的疾病早期患者（无纵隔大包块或结外病变，<3 个淋巴结部位，低沉降率）2 个周期的 ABVD 化疗后行 20Gy 的 ISRT 即可。对于预后不良的早期疾病患者，4 个周期 ABVD 是足够的，但是 ABVD 后需行 30Gy 的 ISRT。

目前，仍然缺乏明确的证据表明可以根据 PET 反应安全地省略放疗，因为在两个当前针对该问题的随机试验中，均不能证明在 PET 完全缓解后单纯化疗的非劣效性。在化疗后达到 PET 阴性的患者中增加放疗后，PFS 增加 3%～12%，而 OS 无差异。需对单纯使用化学疗法进行挽救疗法的复发率和毒性增加与 INRT 或 ISRT 的毒性之间的关系进行权衡。INRT 或 ISRT 的潜在毒性高度取决于与危及器官相关的疾病分布、处方剂量、技术及潜在的可修改危险因素（如年龄、吸烟史、家族史和既往病史），需要根据具体情况进行评估。对于中期 PET 阳性的患者，应考虑从 ABVD 升级为 BEACOPP 的治疗，尽管这需要对升级的治疗带来的毒性增加进行权衡。

六、晚期经典霍奇金淋巴瘤的初步治疗

目前在美国，大多数人接受 ABVD 为晚期 HL 的标准全身治疗，其长期无失败生存率为 60%～65%，OS 为 70%～75%。为了进一步改善治疗效果，已开发出针对晚期 HL 的剂量递增和（或）剂量密集方案。两种主要治疗方案是 BEACOPP 及其变体和 Stanford V。另一种方法是加入维布妥昔单抗（一种通过蛋白酶可裂解的接头与微管破坏剂偶联的抗 CD30 单克隆抗体）。在晚期霍奇金淋巴瘤患者中，基于中期 PET 反应的适应性治疗也正在探索中。

（一）ABVD 替代方案

1. BEACOPP 在 GHSG HD9 研究中，与常规剂量

方案相比，GHSG 开发的剂量递增 BEACOPP 方案产生了显著更高的生存结果[96]。中位随访时间为 111 个月，剂量递增的 BEACOPP 组的 10 年无复发率显著高于基线 BEACOPP 组和 COPP-ABVD 组（分别为 82%、70% 和 64%，P＜0.0001）。相应的 10 年 OS 率分别为 86%、80% 和 75%（P=0.0005）；但是，在该试验的标准组中，使用的是 COPP-ABVD 而不是现代 ABVD。此外值得注意的是，剂量递增的 BEACOPP 组患者急性骨髓性白血病 / 骨髓增生异常的 10 年累积发生显著更高（3.2%、2.2 和 0.4%，P=0.03）。

为了减少与治疗相关的毒性，GHSG 对改良版 BEACOPP 方案的功效进行了研究。GHSG HD12 试验是一项针对伴大包块的ⅡB 期和Ⅲ～Ⅳ期疾病患者的四臂研究，比较了 8 个周期剂量递增的 BEACOPP 方案加或不加放疗，4 个周期的剂量递增的 BEACOPP 联合 4 个周期的基线 BEACOPP 加或不加放疗。中位随访时间为 69 个月[97]，整个队列的 5 年 FFTF、PFS 和 OS 分别为 85.5%、86.2% 和 91%。两种化疗方案之间结果方面无显著差异，但在含有基线 BEACOPP 的组中观察到较少的血液学毒性。

GHSG HD15 试验比较了 8 个周期剂量递增的 BEACOPP（8B$_{esc}$）、6 个周期剂量递增的 BEACOPP（6B$_{esc}$）和 8 个周期剂量递增的 BEACOPP$_{14}$（8B$_{14}$）（基线 BEACOPP 的时间强化变量）[98]。这项研究还评估了 PET 在部分单纯化疗患者中的应用（稍后讨论）。中位随访时间为 48 个月，在 8B$_{esc}$、6B$_{esc}$ 和 8B$_{14}$ 组中，5 年 FFTF 率分别为 84.4%、89.3% 和 85.4%，5 年 OS 率分别为 91.9%、95.3% 和 94.5%。8B$_{esc}$ 组中死于急性毒性的和第二恶性肿瘤的人数更多。这使得作者得出以下结论，即 6 个周期剂量递增的 BEACOPP 比 8 个周期的化疗更有效且毒性更低。

其他小组已将 BEACOPP 方案的变体与 ABVD 进行了比较。Gruppo Italiano per lo dei Linfomi 进行了一项针对ⅢB～Ⅳ期 HL 患者的随机试验，比较了 4 个周期剂量递增的 BEACOPP 后行 2 个周期的基线 BEACOPP、ABVD 和 CEC 混合疗法（环磷酰胺、洛莫司汀、长春地辛、美法仑、泼尼松、表柔比星、长春新碱、丙卡巴肼、长春碱和博来霉素）[99]。对大包块疾病部位行 25.2Gy 放疗或对缓慢或部分缓解部位行 30.6Gy 放疗。最初，中位随访时间为 41 个月，与 ABVD 组相比，BEACOPP 组患者的 5 年 FFS（65% vs. 78%，P=0.036）和 PFS（68% vs. 81%，P=0.038）显著增高；然而，在一项更新的中位随访时间为 120 个月的分析中[100]，PFS 的差异不再显著。BEACOPP、ABVD 和 CEC 此 3 组的 10 年 PFS 率分别为 75%、69% 和 76%（P=0.471），

10 年 OS 率分别为 84%、85% 和 86%（P=0.892）。与 ABVD 相比，BEACOPP 和 CEC 组发生第二恶性肿瘤的风险明显更高。3 组 10 年累积第二恶性肿瘤发生分别为 6.6%、0.9% 和 6%（P=0.02）。

GITIL（Gruppo Italiano Terapie Innovative nei Linfomi）和 IIL（Intergruppo Italiano Linfomi）合作组进行了一项随机试验，对 6～8 个周期 ABVD 与 4 个周期的剂量递增联合 4 个周期基线 BEACOPP 作为一线治疗进行了比较，将预先计划的大剂量疗法作为挽救[101]。中位随访时间为 61 个月，BEACOPP 的 7 年 FFP 显著高于 ABVD（85% vs. 73%，P=0.004），但未观察到 EFS（78% vs. 71%，P=0.15）和 OS（89% vs. 84%，P=0.39）的差异。LYSA 组随机选取了 150 例 IPS 评分为 0～2 分的晚期患者，分至 8 个周期 ABVD 组和 BEACOPP 组（剂量递增 4 个周期，基线剂量 4 个周期）。中位随访时间为 5.5 年，5 年 EFS 率分别为 62% 和 77%（HR=0.6；95%CI 0.33～1.06；P=0.07），5 年 PFS 率分别为 75% 和 93%（HR=0.3；95%CI 0.12～0.77；P=0.007），5 年总生存率分别为 92% 和 99%（HR=0.18；95%CI 0.02～1.53；P=0.06）[102]。EORTC20012 试验同样对 IPS 评分为 3 或更高的患者使用 4 个周期剂量递增联合 4 个周期基线剂量的 BEACOPP 和 8 个周期 ABVD 进行比较[103]。中位随访时间为 3.6 年，BEACOPP 与 ABVD 的 4 年 EFS 率分别为 69.3% 和 63.7%（P=0.313），4 年 DFS 率分别为 91% 和 85.8%（P=0.076），4 年 PFS 率分别为 83.4% 和 72.8%，4 年 OS 率分别是 90.3% 和 86.7%（P=0.208）。尽管 ABVD 组的复发率较高，但这一差异并没有转化为 OS 差异，这可能是与 ABVD 组的成功挽救和 BEACOPP 组的毒性相关。

2. Stanford V　Gordon 等[58] 报道了 ECOG2496 试验比较 ABVD 和 Stanford V 在局部广泛和晚期 HL 患者中的结果。中位随访时间为 6.2 年，ABVD 与 Stanford V 组之间的 5 年无失败生存（74% vs. 71%，P=0.32）和 OS（88% vs. 88%，P=0.86）均无差异。在该项试验中，Stanford V 组中有 75% 的患者由于疾病＞5cm 而接受放疗，而在 ABVD 组中有 41% 的患者因存在纵隔大包块而接受放疗。

3. 加用维布妥昔单抗　维布妥昔单抗在复发或难治性 HL 患者中显示出显著的临床活性[104]，并且作为自体干细胞移植后存在进一步复发危险因素患者的巩固治疗也显示出具有改善预后的作用[105]。一项Ⅰ期研究最初评估了该药在晚期 HL 一线治疗中的应用情况，该研究显示，使用维布妥昔单抗、阿霉素、长春碱和达卡巴嗪（A+AVD）的 5 年无失败生存率为 92%，OS 率为 100%[106]。在 ECHELON-1 试验中，对Ⅲ期或Ⅳ期

CHL 患者进行了与 ABVD 对照的试验。主要终点为改良 PFS，根据独立委员会的审查，改良的进展被定义为完成一线治疗后出现不完全缓解的证据，随后进行抗癌治疗。中位随访时间为 24.9 个月，A+AVD 与 ABVD 组的 2 年改良 PFS 率分别为 82.1% 和 77.2%（P=0.03）。分别有 11% 和 2% 的患者发生 3 级或以上的周围神经病变。有人提出了一些担忧，包括维布妥昔单抗的价格、在 ABVD 组缺乏基于早期 PET 反应判断是否停用博来霉素（根据 RATHL 试验，稍后讨论）、以更高的毒性为代价获得相对缓慢的 PFS（特别是周围神经病变），以及随访时间有限，缺乏生存差异。因此，这项研究结果尚未对晚期 HL 一线治疗的实践带来重大改变。

4. 基于中期 PET 反应的改良治疗　最近的几项试验探索了基于晚期 HL 的中期 PET 结果的改良治疗。在针对晚期 HL 改良治疗（RATHL）的试验中，晚期 HL 患者在 2 个周期 ABVD 后接受中期 PET/CT 扫描。PET 阴性（定义为 Deauville 评分为 1~3）的患者被随机分配至继续进行 3~6 个周期 ABVD 或不进行博来霉素（AVD）治疗。在 2 个周期 ABVD 后 PET 扫描呈阳性的患者更换为剂量递增的 BEACOPP 或 BEACOPP-14 方案。中位随访时间为 41 个月，ABVD 与 AVD 组的 3 年 PFS 率分别为 85.7% 和 84.4%。1.6% 绝对差异的 95%CI 为 -3.2%~5.3%；因此，上限未达到预先指定的 5% 的非劣效性界限。尽管如此，作者得出的结论是，中期 PET 扫描阴性后不使用博来霉素的治疗可将治疗失败的风险降至最低，同时降低肺毒性。对于中期 PET 扫描阳性且继续接受 BEACOPP 的患者，3 年 PFS 和 OS 率分别为 67.5% 和 87.8%。

与 RATHL 试验一样，在 GITIL/FIL HD0607 试验中 [109]，对基于中期 PET 结果逐步升级或逐步降低治疗进行了研究。在 2 个周期 ABVD 后 PET 阳性（定义为 Deauville 4 或 5）的患者，随机分为 BEACOPP 伴或不伴利妥昔单抗治疗。中位随访时间为 3.6 年，两组的 3 年 PFS 率分别为 63% 和 57%（P=0.53）。此外，Deauville 中期评分为 4 的患者的表现明显好于评分为 5 的患者（3 年 PFS 率分别为 73% 和 35%，P<0.001）。作者得出的结论是，尽管无法证明添加利妥昔单抗具有明显的临床益处，但从 ABVD 升级到 BEACOPP 是可行的，尤其是在中期 Deauville 评分为 4 分的患者中。在本试验中，将初始伴 ≥5cm 的大包块且 2 个周期 ABVD 后 Deauville 评分为 1~3 分或在总共完成 6 个周期 ABVD 后仍呈 PET 阴性的患者随机分至放疗组和无后续治疗组。稍后将对达到中期完全代谢反应的晚期患者降级治疗（消除放疗）方案的结果进行讨论。

（二）放疗在晚期霍奇金淋巴瘤中的作用

晚期 HL 将放疗与化疗联合的基本原理是基于化疗后的失败模式，其中大多数复发都在初始疾病的部位 [110, 111]。现已进行了一些随机试验来探讨化疗后巩固放疗在晚期 HL 中的作用 [91, 112-116]。Tata 纪念医院的研究显示在晚期疾病患者亚组中，6 个周期 ABVD 联合放疗可显著改善 EFS 和 OS，而除了该研究外，其他试验大多使用过时的化学疗法和放射疗法，因此结果并未显示出增加放疗的显著益处。GHSG HD12 研究是最近的一项关于晚期 HL 患者在 8 个周期剂量递增 BEACOPP 或 4 个周期剂量递增联合 4 个周期基线 BEACOPP 治疗后随机分配至放疗组与无放疗组的研究。在近期的一份摘要形式的更新报告中，在 950 例（64.1%）初始伴大包块疾病（>5cm）或化疗后有残留病灶（>1.5cm）的患者中，随机分配至无放疗组的患者 10 年 PFS 明显低于放疗组（83.5% vs. 88.6%，差异为 -5.1%；95%CI -9.9%~-0.4%，HR=1.47）。在残留病灶（>1.5cm）患者亚组中，未接受放疗组的 PFS（83.4% vs. 89.7%，差异为 -6.3%；95%CI -12.8%~-0.1%）及 OS（88.4% vs. 94.4%，差异为 -6%；95%CI -11.4%~-0.5%）均显著降低。

利用 PET 对化疗的反应来指导晚期 HL 的放疗决策在最近的一些试验中得到了解决。在 GHSG HD15 试验中，对 8 个周期剂量递增 BEACOPP、6 个周期剂量递增 BEACOPP 和 8 个周期 BEACOPP-14 进行比较，其中放疗仅限于残留病灶为 2.5cm 且具有嗜 PET 的患者 [98, 118]。完全缓解患者和未接受放疗的化疗后 PET 阴性或部分缓解患者的 4 年 PFS 分别为 92.6% 和 92.1%，这表明在对 BEACOPP 代谢完全缓解的患者中无须放疗也能取得较好的效果。在 PET 阳性患者中，所有患者均继续接受残留病灶部位的放疗。该试验中期 PET 扫描阳性患者的 4 年 PFS 生存为 86.2%，与 RATHL 试验中的 3 年 PFS 仅为 67.5% 相比是相当有利的 [108]，其中仅 11% 患者接受了巩固放疗。

在先前描述的 GITIL/FIL HD0607 试验中 [109]，2 个周期 ABVD 后 PET 扫描阴性继续进行总共 6 个周期 ABVD 治疗的患者和在诊断时伴大淋巴结肿块（≥5cm）且 PET 持续阴性的患者被随机分配至接受放疗组和无后续治疗组。中位随访时间为 3.6 年，两组之间的 3 年 PFS 无差异（97% vs. 93%；P=0.29）。当分析仅限于淋巴结肿块>10cm 的患者亚组时，尽管该亚组中的比较受到功率不足的限制，但 3 年 PFS 率分别为 94% 和 86%（P=0.34）。

（三）最佳放射剂量和体积

作为晚期 HL 综合治疗的一部分，目前尚无比较放射剂量或放射野的随机数据。试验中使用的治疗野是可变的。例如，在早期的 EORTC 试验中，将晚期 HL 患者随机分配至接受 MOPP/ABV 后接受放疗和无放疗组，该方案要求对所有最初受累的区域（骨髓除外）进行辐照，并且即使仅累及一个部位也要将脾脏和主动脉旁淋巴结包括在内。如果疾病最初出现在这些部位，则患者还应接受小剂量全肺或全肝照射。尽管被称为"受累野"，但由于疾病程度，患者常常需要接受大体积治疗。在最近的试验中，放射治疗的体积受到了更多限制。Stanford V 的放射野包括 CT 上检出≥5cm 的部位和肉眼可见的脾脏疾病[58]。在 GHSG HD9 试验和 GHSG HD12 试验中，放射野仅包括初始≥5cm 的部位[96] 和（或）残留病灶>1.5cm 的部位[97]。在 GHSG HD15 试验中，治疗野仅限于化疗后 PET 阳性的残留肿块。失败模式分析显示，在 175 例接受 PET 阳性部位放疗的患者中，有 28 例复发。12 例（42%）患者出现"野内"复发，8 例（29%）患者在受照部位外复发，另外 8 例（29%）患者出现"内外野"复发[119]。在近期的晚期 HL 试验中，已开始使用 30[97, 98, 109]～36Gy[58] 的放射剂量。

（四）晚期霍奇金淋巴瘤的治疗建议

在美国，大多数人仍将 ABVD 视为晚期 HL 的标准一线全身治疗。可以通过 PET 反应适应性方法获得新数据。关于持续性 PET 阳性疾病患者在 2 个周期 ABVD 后升级为剂量升级 BEACOPP 的数据是可用的，但尚未在 III 期试验中进行测试。尽管如此，在 2 个周期 ABVD 后 Deauville 评分为 4 或 5 的患者中仍应考虑采用这种方法，尽管目前尚不清楚这种方法是否优于自体干细胞挽救的挽救性化疗。在 2 个周期 ABVD 后 PET 完全缓解的患者（Deauville 评分为 1～3）推荐减去博来霉素。与 ABVD 相比，剂量递增的 BEACOPP 作为前期治疗可改善 PFS，但是增加了毒性作用，且 OS 无差异。ECOG2496 的结果显示，Stanford V 和 ABVD 之间无差异。在 ECHELON-1 试验中，A+AVD 与 ABVD 相比获益增加了 4.9 个百分点，但在成本和周围神经病变风险方面令人担忧。可在选定的患者中根据可能影响疾病控制的疾病相关因素和其他危险因素及毒性特征来考虑这些替代方案。

对于晚期疾病患者，化疗后常规增加放疗没有可用的数据支持。但在某些特定病例中［包括初始大包块（≥10cm）或化疗未达到完全缓解］，巩固性放疗可能会发挥一定的作用。在更有效的现代全身治疗和可用的

功能成像评估反应的背景下，如果决定继续进行放疗，则将放疗野限制在初始大包块部位和化疗后的残留病灶部位是合理的。由于对高危区域的限制更大，应考虑 30～36Gy 的剂量。

七、结节性淋巴细胞为主型霍奇金淋巴瘤的主要治疗方法

在 REAL 和 WHO 分类系统中，NLPHL 根据形态学和免疫表型特征被分类为一种独特的实体[37-39]。其临床特点是男性多见，诊断时年龄在 30—50 岁，外周淋巴结表现，很少累及纵隔、肝脏、脾脏或骨髓，主要为早期疾病，临床病程缓慢，晚期出现多次复发[46]。该病仅占约所有 HL 病例的 5%，由于其罕见性，因此缺乏指导其治疗的随机数据，包括观察和等待、单纯手术、放疗伴或不伴化疗、免疫治疗[120-123, 124]。大数据库分析表明，在调整已知混杂因素后，放疗与改善预后生存相关。尽管不列颠哥伦比亚省的数据表明 ABVD 可能与更好的预后相关[122]，但有观察表明，ABVD 在 NLPHL 患者中可能不那么有效，当需要化疗时，含烷化剂药物的方案可能是更好的选择[127]。考虑到 NLPHL 呈 CD20 强阳性，因此利妥昔单抗是一种在复发情况下具有很高应答率的活性药物[128, 129]。一项对 59 例患者初始治疗方法的回顾性分析显示，利妥昔单抗、环磷酰胺、阿霉素、长春新碱和泼尼松（RCHOP）的 5 年和 10 年 PFS 率分别为 89% 和 59%[130]。由于 NLPHL 很少致命，并且这些患者的主要死亡原因是治疗相关而非疾病相关，因此明智的做法是在限制这些患者治疗暴露的同时选择一种行之有效的治疗模式。在中位随访时间为 16 年的 222 例患者中[131]，预计约有 7.6% 的患者存在转化为弥漫性大 B 细胞淋巴瘤的风险；因此对于复发性疾病患者应谨慎进行活检以排除转化性疾病。

在计划是以体积为基础的时代，ISRT 是标准的放疗方法。对于局限期的 NLPHL，通常仅以 30～36Gy 的剂量进行放疗，肿瘤区（GTV）应在模拟过程中易于可视化。ILROG 的 ISRT 指南建议，如果不进行化疗则可能会出现镜下或亚临床疾病，因此在这种情况下 CTV 的范围应该更大[75]。

八、难治性／复发性疾病

两项小型随机试验比较了大剂量骨髓或造血干细胞移植与常规剂量化疗作为化疗后难治或复发的 HL 患者挽救治疗的方法[132, 133]，结果显示移植方法具有更好的 PFS，而两组在 OS 方面无差异。影响预后的关键因素之一是在大剂量治疗和移植之前对二线肿瘤细胞减灭化疗的化学敏感性。其他已被证明具有预后意义的

因素还包括对初始治疗的完全缓解的持续时间[134]、结外疾病[134, 135]、复发时的全身症状[134, 136, 137]或大包块疾病[138]、生物标志物表达[139]、移植前的 PET 状态[140-143]和基线代谢性肿瘤体积[142]。

对于移植后复发或多次复发的患者，维布妥昔单抗的总缓解率为 75%，完全缓解率为 34%[144]。在 AETHERA 试验中，将接受自体干细胞移植且伴复发不良因素或原发难治性 CHL 患者随机分组至加用维布妥昔单抗或安慰剂组，发现早期应用维布妥昔单抗巩固治疗可显著改善 PFS（HR=0.57；95%CI 0.38～0.72；P=0.0013）[105]。

现已证明 PD-1 通路的阻断与复发 / 难治性淋巴瘤患者的显著活性有关，短期 PFS 率为 66%～86%[145-147]。近期越来越多的试验正在对维布妥昔单抗与 PD-1 阻滞药的联合使用进行探索，在复发 / 难治性 HL 患者中的总缓解率为 86%[148]。

（一）放疗在大剂量治疗前后的作用

大剂量治疗后的进一步复发倾向于在疾病最初复发的部位发生[149]。在大剂量治疗之前或之后给予放疗的作用尚未通过随机试验进行前瞻性讨论，但回顾性研究表明，增加放疗可能有助于改善预后[56, 149-155]。

关于放疗和高剂量治疗之间的最佳时间关系及放射剂量和治疗量的数据有限。近期，ILROG 发表了复发或难治性 HL 的围移植期放疗指南[156]。合并放疗的主要适应证包括局限性复发 / 难治性部位、大包块、挽救治疗未达到完全缓解及局部控制至关重要的部位受累（如脊髓压迫、上腔静脉综合征）。一般建议剂量为 30～36Gy，难治性疾病部位的剂量增至 40～45Gy。考虑危及器官的剂量，靶区的范围从最初受累部位到仅限于复发 / 难治性疾病的部位。对暴露于与肺毒性有关的药物（如博来霉素、双氯乙基亚硝基脲、维布妥昔单抗、PD-1 阻滞药）的患者需要更密切关注肺指标。

（二）化疗后局限性复发

一小部分化疗后复发的患者可以通过常规剂量的挽救性化疗和（或）放疗成功挽救。一系列研究表明，在一些选定的具有良好特征的患者中，无须接受大剂量治疗即可获得高达 80% 的挽救率[76, 157-161]。常规剂量挽救治疗的潜在候选人包括初次缓解期为 1 年或更长时间、淋巴结局限性复发且无结外疾病及复发时无全身症状的患者。

九、放射治疗技术

放疗是治疗 HL 最有效的方法之一。HL 的放射治疗已经从二维治疗计划（野区设置主要基于骨性标志）发展到扩大的治疗野，再到具有改进的图像指导的有限治疗靶区的适形治疗。

（一）现代适形治疗

目前三维适形治疗是一种广泛采用的放疗技术，而调强放疗正越来越多地用于 HL[162-164]。关于质子束治疗累及纵隔的淋巴瘤预后也有新的数据[165, 166]。

剂量学研究表明，与三维适形治疗相比，IMRT 计划产生了更为适形的高剂量分布，明显更好的 PTV 覆盖率，以及对心脏、冠状动脉、食管和脊髓的更大保护，尽管代价是接受低辐射剂量的正常组织体积更大[73, 167-170]。在 Fiandra 等报道的剂量学研究中[168]，B-VMAT（"蝴蝶"体积调节电弧疗法）技术被发现与最低的肺部和胸部平均剂量有关，该技术由 2 个 60° 的共面电弧（机架起始角，150° 和 330°）和 1 个非共面的电弧以减少肺部和乳腺的低剂量辐射暴露。来自 MD 安德森癌症中心的 Voong 等[171]也证明了蝴蝶式 IMRT 技术在剂量学中的优势。即降低心脏、心脏亚结构、肺和乳腺的 V_{20} 和 V_{30}，而肺和乳腺的 V_5 仅有轻度升高。

IMRT 可在包括广泛胸壁受累在内的特定病例中发挥十分重要的作用。运用传统技术对广泛胸壁进行治疗时可能会导致较大体积的肺组织暴露在放射野中或在再次治疗时对脊髓等重要结构存在显著的剂量限制。Goodman 等报道了他们对巨大纵隔肿块或既往接受过纵隔放疗的患者使用 IMRT 的经验[172]。在这些特殊情况下，使用 IMRT 不仅可以改善 PTV 的覆盖率，而且还可以降低肺部的平均剂量。

有关于质子治疗在 HL 或其他淋巴瘤纵隔受累的预后方面的新数据出现。来自佛罗里达大学 Hoppe 等报道了对 15 例患者受累淋巴结进行质子治疗的结果，这是 II 期研究的一部分[165]。中位随访时间为 37 个月，尽管 15 例患者中有 12 例存在大包块疾病，但 3 年 RFS 率达到了 93%。最近对一项大型多机构研究中 138 例 I～IV 期 HL 患者接受质子治疗的经验进行了报道[166]。中位随访时间为 38 个月，3 年 RFS 率为 92%。PET 化疗完全缓解的患者的预后明显优于部分缓解患者（3 年 RFS，94% vs. 78%；P=0.0034）。10 例复发患者中有 6 例为野内复发，3 例为野外相邻淋巴结区域复发，1 例在野内外均复发。在质子野的边缘无边缘复发，但由于范围的不确定性、费用和质子治疗设施的使用仍有局限性，需要进一步考虑确定质子治疗的最佳人选。

（二）正电子发射断层扫描 / 计算机断层扫描在指导放射计划中的作用

PET/CT 的数据越来越多地用于放疗决策和放射

计划过程中。大量试验对 PET/CT 数据在 HL 放疗计划中对放疗计划靶区定义的影响进行了研究[173-176]。Hutchings 等指定了 30 例接受累及野照射的 HL 患者[173]。所有患者化疗前均进行了 PET/CT 扫描，尽管仅将 CT 部分是以用于计划为目的。当 PET 数据被纳入计划中进行回顾性分析时，受累野在 7 例患者中增大（23%），在 2 例患者中减小（7%）。Girinsky 等对 30 例接受 INRT 治疗的 HL 患者化疗前 PET 扫描和化疗后 CT 计划扫描进行了融合[174]。在 30 例患者中有 11 例（36%）经 PET 扫描发现的淋巴结病变被 CT 扫描遗漏，导致放射治疗野发生改变。还应注意的是，CT 上平均只有 25% 的淋巴瘤体积在 PET 上显示具有 FDG 亲和力，从而得出结论，目标必须同时包括 CT 阳性和 PET 阳性的疾病。同样，Terezakis 等研究发现，将 PET 数据纳入 29 例血液系统恶性肿瘤患者的治疗计划中的 32 个部位，导致计划部位 47% 的 PTV 增加，40% 的 PTV 减少[175]。在一项包括 118 例血液系统恶性肿瘤患者的前瞻性研究中，PET 的加入导致 89% 的患者放射治疗体积差异大于 5%，8% 的患者治疗方案发生变化[176]。这些数据表明 PET/CT 是描绘靶区体积最准确的影像学方法；因此，在设计 INRT 时，预先进行 PET/CT 扫描是必备条件。

（三）呼吸运动适应技术

随着放射治疗野变得更加适形，考虑呼吸运动十分重要，特别是在治疗受膈肌运动影响的部位时（如纵隔、肺、心包淋巴结或脾脏）。最简单的呼吸适应技术形式包括在 4D CT 扫描中覆盖目标整个呼吸运动范围。利用呼吸门控，放射束仅在呼吸周期的预定时段内被打开，使得放射野内的器官运动被限制在预定的放射束开启时间内发生运动。据报道，HL 患者使用深吸气屏气技术的结果主要显示出心脏和肺剂量的减少[170, 177-182]。最近的一项研究估计了放疗对 HL 的晚期不良反应所造成的寿命的损失，发现质子治疗中使用 DIBH 优于 IMRT 中使用 DIBH 或自由呼吸，但如果质子治疗中不可应用 DIBH，则质子治疗中使用自由呼吸与 IMRT 中使用 DIBH 之间无显著差异。ILROG 的 ISRT/INRT 指南鼓励对受呼吸运动影响较大的疾病部位使用 4D 成像或 DIBH 技术。

十、治疗流程、挑战和未来方向

表 88-8 和表 88-9 分别列出了早期和晚期 HL 患者的治疗流程。基于 PET 对化疗反应的改良性治疗越来越受到关注。对于化疗达到 PET 完全缓解和早期 PET 缓解的患者，应认真考虑是否取消放疗。有充分的证据

表明，放射相关晚期不良反应的风险与剂量和体积有关[82, 86, 87, 89, 184-188]。在现代放疗中采用更适形的技术、更小的靶体积和更低的剂量，其所产生的晚期不良反应需要与近期关于不采用放射治疗导致适度复发风险增加及剂量依赖性化疗相关的心脏和第二恶性肿瘤风险的新数据进行权衡[87, 89, 189, 190]。最近，靶向治疗在挽救性治疗中取得了可喜的结果，并开始作为某些选定的 HL 病例中前期治疗的一部分。需要进一步的工作来确定将放射治疗与这些新型药物安全结合以提高治疗效果的最佳方案。

表 88-8 早期霍奇金淋巴瘤的治疗流程

经典霍奇金淋巴瘤，预后良好

- 2~4 个周期 ABVD（2 个周期后和化疗结束时进行 PET/CT 扫描重新分期）[a]
- 受累淋巴结或受累部位在化疗后行 3~4 周 20~30Gy 放疗[b]

经典霍奇金淋巴瘤，预后不良

- 4 个周期 ABVD（2 个周期后和化疗结束时进行 PET/CT 扫描重新分期）[a]
- 受累淋巴结或受累部位在化疗后行 3~4 周 30Gy 放疗

结节性淋巴细胞为主型霍奇金淋巴瘤

- 受累淋巴结或受累部位行 30~36Gy 单纯放疗

a. 如果 ABVD 治疗 2 个周期后出现持续性 PET 阳性疾病（Deauville 4 分或 5 分），则考虑改为升级的 BEACOPP；如果化疗期间或化疗结束时出现进展性疾病，则考虑活检
b. 根据 GHSG 标准，2 个周期的 ABVD 和 20Gy 放疗仅限于无危险因素的早期患者
ABVD. 阿霉素、博来霉素、长春碱和达卡巴嗪；BEACOPP. 博来霉素、依托泊苷、阿霉素、环磷酰胺、长春新碱、丙卡巴肼和泼尼松；GHSG. 德国霍奇金研究组；PET/CT. 正电子发射断层扫描 / 计算机断层扫描

表 88-9 晚期霍奇金淋巴瘤的治疗流程

经典霍奇金淋巴瘤

- 6 个周期 ABVD（2 个周期后和化疗结束时进行 PET/CT 扫描重新分期）[a]
- 根据机构经验，其他治疗方案包括 Stanford V，剂量递增的 BEACOPP 及其变体，以及对选定患者行 A+AVD
- 对初始大包块疾病（≥10cm）或对化疗无完全缓解的部位进行 30~36Gy 的巩固放疗

结节性淋巴细胞为主型霍奇金淋巴瘤

- 全身治疗：R-CHOP、R-CVP 或 ABVD

a. 在 2 个周期 ABVD 后，如果持续性 PET 阳性疾病（Deauville 4 分或 5 分），考虑改用升级的 BEACOPP；如果化疗中期或化疗结束时有进展性疾病的证据，则应进行活检
A+AVD. 维布妥昔单抗、阿霉素、长春碱和达卡巴嗪；ABVD. 阿霉素、博来霉素、长春碱和达卡巴嗪；BEACOPP. 博来霉素、依托泊苷、阿霉素、环磷酰胺、长春新碱、丙卡巴肼和泼尼松；PET/CT. 正电子发射断层扫描 / 计算机断层扫描；R-CHOP. 利妥昔单抗、环磷酰胺、多柔比星、长春新碱和泼尼松；R-CVP. 利妥昔单抗、环磷酰胺、长春新碱和泼尼松

第 89 章　非霍奇金淋巴瘤
Non-Hodgkin Lymphoma

Karen M. Winkfield　Michael Farris　Mike Soike　Richard W. Tsang　Mary K. Gospodarowicz　著

孟坤　马晓林　译

要　点

1. 流行病学和发病率　2018 年，美国约有新发淋巴瘤病例 74 680 例，死亡 19 910 例。包括美国在内的许多国家的发病率都在上升。最常见的类型是弥漫性大 B 细胞（约 30%）和滤泡性淋巴瘤（约 25%）。病因尚不明确，但免疫抑制和感染因子［如 EB 病毒、人类 T 淋巴细胞白血病病毒 I 型（HTLV-1）、幽门螺杆菌］会起到作用。

2. 生物学特性　淋巴瘤是临床、病理和遗传学上的多样性疾病。其预后与组织学亚型、年龄、疾病严重程度和治疗有关。

3. 分期评估　病理诊断由经验丰富的血液病理学家进行。需要进行病史和体格检查，血细胞计数，乳酸脱氢酶（LDH），骨髓活检、颈部、胸部、腹部和骨盆的计算机断层扫描（CT），以及氟代脱氧葡萄糖 – 正电子发射断层（FDG PET）扫描。

4. 主要治疗　Ⅰ期和Ⅱ期滤泡性和边缘区淋巴瘤均采用受累部位放疗的治疗方案，预期局部控制率超过 95%，长期无病生存率达到 50%。目前对于Ⅲ期和Ⅳ期滤泡和边缘区淋巴瘤无可治愈方案，但化学疗法和放疗可以有效控制该病。Ⅰ期和Ⅱ期弥漫性大 B 细胞淋巴瘤及其他组织学侵袭性淋巴瘤采用联合疗法治疗，根据年龄和肿瘤负担，有望治愈 70%～90% 的患者。Ⅲ期和Ⅳ期弥漫性大 B 细胞淋巴瘤及其他组织学侵袭性淋巴瘤主要行以阿霉素为基础的化疗，在特定的病例中辅以辅助放疗。

5. 挽救治疗　对化疗难治性或既往完全缓解后复发的弥漫性大 B 细胞淋巴瘤和其他组织学侵袭性淋巴瘤在可能的情况下可采用大剂量化疗和自体干细胞移植（ASCT）。对于大肿块或对挽救性化疗未完全缓解的患者，可按照计划的联合挽救性治疗对疾病部位进行局部放疗。放疗可以在 ASCT 之前或之后进行。该方案治疗的患者的治愈率为 30%～50%。

6. 姑息性治疗　对于小细胞淋巴瘤（滤泡、套细胞和边缘区淋巴瘤），姑息性低剂量放疗（4Gy/2 次）可使 2/3 的患者实现局部控制，并且几乎所有患者的症状可得到缓解。弥漫性大细胞淋巴瘤也会对放疗产生反应，但效果不如小细胞淋巴瘤好，特别是当其化疗难治且伴大肿块时。可能需要大于 35Gy 的剂量才能实现局部控制，但通常可缓解症状。

一、概述

非霍奇金淋巴瘤（NHL）是包括淋巴系统在内的一组异质性肿瘤。共同特点是恶性淋巴细胞。除此之外，恶性淋巴瘤在病因、发病机制、遗传学、临床表现、扩散方式、对治疗的反应和生存率均存在差异。NHL 的发病率和死亡率在全球范围内增加。发病率的增加与环境因素有关，其中包括职业暴露和 HIV 感染。北美最常见的淋巴瘤是 B 细胞起源的滤泡性淋巴瘤和弥漫性大 B 细胞淋巴瘤。结外部位的淋巴瘤占所有病例的 20%～45%。原发性结外淋巴瘤往往表现为局部病变，因此放射肿瘤学家对其十分感兴趣。

NHL 的治疗主要受组织学和分期的影响。放射治疗可以实现肿瘤的局部控制，并可治愈那些真正局限性疾病。化疗用于全身性疾病。放疗是局限性疾病的传统首选治疗方法，并且也是局部惰性淋巴瘤［滤泡性淋巴瘤和与黏膜相关的淋巴样组织（MALT）淋巴瘤］的主要治疗方式，但是联合治疗是当前局限性大细胞淋巴瘤患者的标准治疗方法。化疗具有治愈大细胞淋巴瘤和高级别淋巴瘤的潜力，但目前可用的药物不能治愈惰性淋巴瘤。惰性淋巴瘤患者的治疗对临床医生提出了挑战。许多患者患有全身性疾病但目前尚无有效的全身治疗。在这些惰性淋巴瘤病例中，要想延长生存时间，就必须谨慎治疗。

二、病因学和流行病学

美国癌症协会估算在 2018 年美国新增 NHL 病例 74 680 例，死亡人数为 19 910 人[1]。在美国和世界范围内，NHL 的发病率一直呈上升趋势[2-4]。在许多发达国家，从 20 世纪 70—90 年代，NHL 的发病率每年增长 2%～4%，但是这一发病率在过去的 20 年中稳定了下来。在美国，发病率的年增长率在 20 世纪 90 年代已降至 1%～2%[3, 4]，在老年人中尤为明显。NHL 增加的原因可能是由于人口老龄化、免疫抑制作用增加（HIV 感染和医源性）、传播传染源（例如 HTLV-1）和 EB 病毒（EBV）、增加使用化学药品或改善病理诊断，从而导致更多的病例被确诊。

某些淋巴瘤组织学亚型的流行病学遵循与假定的病原体和任何环境辅助因素的流行病学有关的独特模式。最典型的例子是非洲的 Burkitt 淋巴瘤，它具有 EBV 的地方流行性作用，以及由疟疾感染导致的免疫抑制作用[5]。同样，在南亚人群中鼻区 EBV 相关 T/ 自然杀伤细胞淋巴瘤更为常见[6, 7]。HTLV-1 引起的成人 T 细胞白血病 / 淋巴瘤在加勒比海和日本南部流行[8]。与 HIV 相关的淋巴瘤的发生频率与人群中的 HIV 感染率成正比，这解释了在大城市中观察到的高发病率及卡波西肉瘤相关疱疹病毒的作用[9]。胃 MALT 淋巴瘤在幽门螺杆菌感染流行的地区更为常见。

尽管对关于 NHL 发生和进展的遗传和表型事件的认知越来越多，但在大多数病例中病原体仍未被确定。表 89–1 列出了可能诱发 NHL 的假定病原体和相关条件。NHL 的进展存在一些遗传易感性，包括特定的人类白细胞抗原等位基因关联[10, 11]。免疫状态的改变，无论是免疫抑制还是免疫刺激引起的自身免疫性疾病，都可能导致 NHL 的发生。免疫抑制可以是原发性的，即遗传性（合并严重的免疫缺陷综合征），继发于逆转录病毒感染（HIV）或医源性（实体器官或造血干细胞移植之后）。由于高效的抗逆转录病毒疗法，自 20 世纪 90 年代后期以来，HIV 阳性的人的 NHL 发病率有所下降。自身免疫性疾病（如 Sjögren 综合征、类风湿性关节炎和乳糜泻）也与 NHL 风险增加相关。

感染性病原体（如胃 MALT 淋巴瘤中的幽门螺杆菌和眼附属器淋巴瘤中的鹦鹉热衣原体）已被证明是非

霍奇金淋巴瘤的病因[15]。眼眶淋巴瘤的衣原体阳性率因地理位置的不同而存在极大差异[16, 17]。病毒被证实与非霍奇金淋巴瘤有关，其中包括 EBV[5]、HTLV-1、人类疱疹病毒 8 型（HHV-8）和丙型肝炎病毒（HCV）。HTLV-1 携带者患成人 T 细胞白血病 / 淋巴瘤的累积风险为 2%，这是世界上某些高血清阳性率地区的主要公共卫生问题[8]。HHV-8 病毒序列与原发性渗出性淋巴瘤和多中心 Castleman 病有关。丙型肝炎感染也是一些 B 细胞淋巴瘤的易感因素，通常与特发性混合性冷球蛋白血症有关[18]。

流行病学研究表明与环境因素有关，包括工业化学品、可能与使用杀虫剂或其他农用化学品有关的农村居民、染发剂[19]、饮食[20]和肥胖[21]。在原子弹爆炸幸存者中还发现男性存在较小的超额风险，但女性则未发现[22]，而低剂量 X 线照射的风险很小或没有超额风险（表 89–1）。

三、预防和早期发现

目前对 NHL 环境致病因素有了更好的定义且正在进行的描述风险因素概况的研究[23]，预计将其作为根据制订预防策略。对于成人 T 细胞白血病 / 淋巴瘤，正在实施减轻易感人群的疾病负担的措施，最重要的是控制母乳喂养，以防止 HTLV-1 病毒在母婴之间传播。目前其他有希望的预防领域包括提高对潜在有毒物质的认识和改进产品的开发（如化学品和染发剂）。目前正在对识别淋巴瘤高危人群的基因检测进行研究[11, 24]。对于病毒制剂，疫苗的开发正在积极研究中[25]。对于器官移植，避免将 EBV 阳性的捐献器官移植到 EBV 阴性的受者体内，应可降低移植后 NHL 发生风险。对于 HIV 感染者，有效的联合抗病毒治疗有助于降低淋巴瘤检出率和根除胃中幽门螺杆菌感染，这是一项控制或预防 MALT 淋巴瘤[26, 27]及其转化的重要策略。由于发现除上述微生物和病毒外的其他微生物和病毒在某些淋巴瘤的发病机制中起着关键作用[9, 28]，因此预防和早期治疗策略将变得越来越重要。

四、生物学特性和病理学

目前的 NHL 分类强调谱系、功能和独特的临床病理疾病类型，并广泛使用表型和分子技术。世界卫生组织分类，修订第 4 版（2017 年）见框 89–1 和框 89–2[29]。世界卫生组织将淋巴系统恶性肿瘤分为三大类，即 B 细胞、T 细胞和霍奇金淋巴瘤。

个体病理和临床疾病的诊断仍以形态学为基础，但辅以免疫表型和基因分型。淋巴间非霍奇金淋巴瘤亚型项目汇集了来自北美、欧洲和澳大利亚的 20 项病例对照研究的数据[23]。最常见的淋巴瘤实体是弥漫性大

表 89-1　诱发非霍奇金淋巴瘤的病原体和相关情况

免疫缺陷
- 先天性：严重的联合免疫缺陷、共济失调毛细血管扩张
- 获得性：器官或造血干细胞移植、HIV 感染

遗传倾向
- 6q21 内变异〔HLA〕
- 肿瘤坏死因子 G308A 多态性

自身免疫性疾病
- sjögren 综合征
- 桥本甲状腺炎
- 乳糜泻
- 类风湿关节炎
- 系统性红斑狼疮

病毒
- EB 病毒
- 人类 T 淋巴细胞白血病病毒 I 型
- 人类疱疹病毒 B 型
- 乙型和丙型肝炎病毒

细菌
- 幽门螺杆菌（胃淋巴瘤）
- 鹦鹉热衣原体（眼眶淋巴瘤）
- 伯氏疏螺旋体（皮肤淋巴瘤）
- 空肠弯曲杆菌（α 重链病）

药物
- 烷化剂
- 其他免疫抑制药物

农药
- 含苯氧基的除草剂
- 有机磷杀虫剂
- 杀菌剂

溶剂和其他化学品
- 苯
- 三氯乙烯
- 染发剂

饮食
- 亚硝基化合物
- 脂肪
- 超重 / 肥胖

HLA. 人类白细胞抗原

框 89-1　成熟 B 细胞肿瘤 WHO 分类（第 4 版）

- CLL/ 小淋巴细胞淋巴瘤
  - B 细胞前淋巴细胞白血病
  - 淋巴浆细胞淋巴瘤
    - Waldenström 巨球蛋白血症
  - 脾 B 细胞边缘区淋巴瘤
  - MALT 结外边缘区 B 细胞淋巴瘤（MALT 淋巴瘤）
  - 淋巴结边缘区淋巴瘤
    - 小儿淋巴结边缘区淋巴瘤
  - 滤泡性淋巴瘤
    - 小儿滤泡性淋巴瘤
  - 原发性皮肤滤泡中心淋巴瘤
  - 套细胞淋巴瘤
  - 弥漫性大 B 细胞淋巴瘤（DLBCL），无其他特异性
    - 富含 T 细胞 / 组织细胞的大 B 细胞淋巴瘤
    - 中枢神经系统原发性 DLBCL
    - 原发性皮肤 DLBCL，腿型
    - 老年人 EBV 阳性 DLBCL
  - DLBCL 与慢性炎症相关
- 淋巴瘤样肉芽肿
- 原发性纵隔（胸腺）大 B 细胞淋巴瘤
  - 血管内大 B 细胞淋巴瘤
  - ALK 阳性大 B 细胞淋巴瘤
  - 浆母细胞性淋巴瘤
- HHV-8 相关多中心 Castleman 大 B 细胞淋巴瘤疾病
  - 原发性渗出性淋巴瘤
  - Burkitt 淋巴瘤
- B 细胞淋巴瘤，不可分型，特征介于 DLBCL 和 Burkitt 淋巴瘤之间
- B 细胞淋巴瘤，不可分型，特征介于 DLBCL 和经典霍奇金淋巴瘤之间
  - 重链疾病
  - α 重链病
  - γ 重链病
  - μ 重链病
- 毛细胞白血病
  - 浆细胞骨髓瘤
  - 骨孤立性浆细胞瘤
  - 骨外浆细胞瘤

ALK. 间变性淋巴瘤激酶；CLL. 慢性淋巴细胞白血病；EBV. EB 病毒；HHV-8. 人类疱疹病毒 8；MALT. 黏膜相关淋巴组织
粗体的组织学类型是临时的疾病

细胞淋巴瘤（DLCL，26%）和滤泡性淋巴瘤（20%）。MALT/ 边缘区淋巴瘤占 6%，小 B 淋巴细胞占 13.9%，T 细胞淋巴瘤占 5%，套细胞淋巴瘤占 3%，而 Burkitt 淋巴瘤占不到 3%。在特定疾病实体的发病率方面，区域差异很小。由于这些疾病是三大洲最常见的疾病，这里的讨论仅限于这些疾病。对于较稀有的疾病，读者可参考经修订的世界卫生组织分类第 4 版[29]。

B 细胞淋巴瘤的谱系是由泛 B 细胞标志物（CD22、CD19、CD20）确定。从 T 细胞标志物（CD3、CD2、CD7）和 T 细胞亚群（CD4、CD8）分析中可看出 T 细胞谱系。在惰性淋巴瘤中，CD5⁺、CD10⁻、CD23⁺ 表型是小淋巴细胞性淋巴瘤（慢性淋巴细胞白血病）的特征，滤泡性淋巴瘤是 CD5⁻、CD10⁺、CD23⁻/⁺ 表型，MALT 淋巴瘤是 CD5⁻、CD10⁻、CD23⁻ 表型（表 89-2）。套细胞淋巴瘤除 cyclin D1⁺ 外，还具有 CD5⁺、CD10⁻、CD23⁻ 表型。在 T 细胞淋巴瘤中，CD30⁺ 表型是间变性大细胞淋巴瘤的特征（图 89-1），而 CD56+ 和 EBV⁺ 与鼻型结外 T/NK 淋巴瘤有关。虽然表面标志分析提高了诊断的准确性，但很少有表面标志特征完全是谱系特异

框 89-2　成熟 T 细胞和 NK 细胞肿瘤 WHO 分类（第 4 版）

- T 细胞前淋巴细胞性白血病
- T 细胞大颗粒淋巴细胞白血病
- **NK 细胞慢性淋巴增生性疾病**
- 侵袭性 NK 细胞白血病
- 儿童系统性 EBV 阳性 T 细胞增生性疾病
- 水痘样淋巴瘤
- 成人 T 细胞白血病 / 淋巴瘤
- 结外 NK/T 细胞淋巴瘤，鼻型
- 肠病相关 T 细胞淋巴瘤
- 肝脾 T 细胞淋巴瘤
- 皮下脂膜炎样 T 细胞淋巴瘤
- 蕈样肉芽肿
- Sézary 综合征
- 原发性皮肤 CD30 阳性 T 淋巴细胞增生性疾病
  - 淋巴瘤样丘疹病
  - 原发性间变性大细胞淋巴瘤
- 原发性皮肤 γ-δT 细胞淋巴瘤
- **原发性皮肤 CD8 阳性侵袭性表皮细胞毒性 T 细胞淋巴瘤**
- **原发性皮肤 CD4 阳性小 / 中 T 细胞淋巴瘤**
- 外周 T 细胞淋巴瘤，非其他特异性
- 血管免疫母细胞性 T 细胞淋巴瘤
- 间变性大细胞淋巴瘤，ALK 阳性
- **间变性大细胞淋巴瘤，ALK 阴性**

ALK. 间变性淋巴瘤激酶；EBV. EB 病毒；NK. 自然杀伤细胞
粗体的组织学类型是临时的疾病

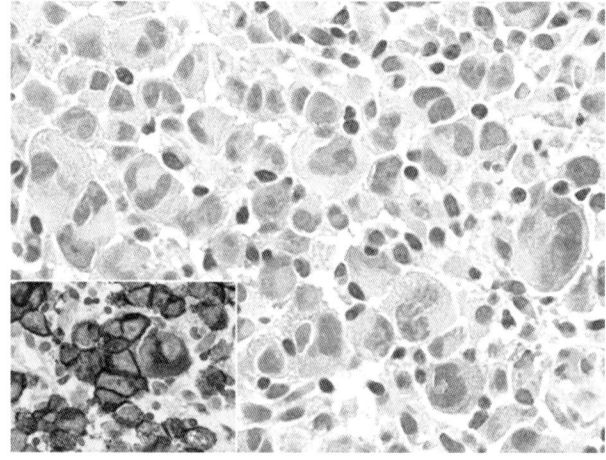

▲ 图 89-1　淋巴结间变性大细胞淋巴瘤（HE 染色）。淋巴瘤细胞高度 CD30 免疫反应（插图）（此图彩色版本见书末）
图片由 Dr. Bruce Patterson，Canada 提供

性的。用于确定增殖活性的辅助细胞学和组织学技术包括标记指数、S 期细胞比率和 Ki-67 抗原染色[30, 31]，已被证实是强有力的预后因素。

虽然世界卫生组织的分类旨在对不同的疾病实体进行分类，并承认某些表现的独特性（如前面提到的 T 细胞淋巴瘤），但它并不总是考虑淋巴瘤的出现位置。最近的证据表明出现位置是原发性结外淋巴瘤的重要因素。列举了包括在不同部位发生的 MALT 淋巴瘤的病因不同，这与复发率的差异有关[32]。组织学相似的淋巴瘤可能有不同的结果，这一结论目前已在世界卫生组织第 4 版分类中明确确定（如累及大脑的弥漫性大 B 细胞淋巴瘤预后差，而胃或 Waldeyer 环结构预后良好）[33]。随着对淋巴瘤病因和发病机制的进一步了解，预计未来有望对这些疾病的分类进行修改。

北美最常见的 NHL 是弥漫性大 B 细胞淋巴瘤（DLBCL）和滤泡性淋巴瘤，许多罕见类型淋巴瘤的治疗很大程度上是基于这两种疾病的经验。

（一）滤泡性淋巴瘤与 Bcl-2

滤泡性淋巴瘤（FL）通常以滤泡中心细胞（中心细胞）为特征，在显微镜下以每 40 倍高倍视野（HPF）中 10 个肿瘤性滤泡中心母细胞（大细胞）的数量为分级标准。1 级的中心母细胞数为 0～5/HPF，2 级的中心母细胞数为 6～15/HPF，3 级滤泡性淋巴瘤的中心母细胞数为大于 15/HPF。我们计数了 10 个高倍视野以获得肿瘤滤泡的良好表现。3 级进一步分为 3a 级，其中心细胞仍然存在，而 3b 级则是中心母细胞成片浸润，无中心细胞。中心母细胞比例越高意味着临床病程更具侵袭性，预后更差；因此，将 3b 级病例视为 DLBCL 进行治疗。免疫表型是一种有助于将 FL 与其他惰性 B 细胞淋巴瘤进行区分的独特而有用的方法（表 89-2）。涉及 Bcl-2 的 t（14；18）（q32；q21）易位是在 80%～90% 的 FL 中最常见的染色体易位（表 89-3）。Bcl-2 编码一种控制和防止细胞凋亡的膜蛋白（26kDa）。该基因被易位到 14 号染色体上 IgH 基因的 J 段，导致 Bcl-2 基因失控，从而抑制 B 细胞的凋亡。FL 增殖潜能较低，但当发生转化时，会获得额外的遗传损伤（p53 突变、染色体 6q27 缺失、C-MYC），同时伴随着更快的生长和更具侵袭性的临床病程。双重易位（Bcl-2 和 C-MYC）预后特别差。

（二）弥漫性大 B 细胞淋巴瘤

DLBCL 是最常见的侵袭性淋巴瘤。大的转化淋巴样细胞以弥漫性的形式取代正常的淋巴结或结外器官和组织。它通常具有很高的增殖率，在 60%～90% 的肿瘤细胞中可见 Ki-67 染色。形态学变异包括中心母细胞型（最常见）、免疫母细胞型、间变性型和富含 T 细胞 / 组织细胞亚型。免疫表型为泛 B 细胞标志物阳性（CD19、CD20、CD22、CD79a）。

抗凋亡基因 Bcl-2 和 Bcl-6 在 DLBCL 中经常发生

表 89-2　非霍奇金淋巴瘤的表型特征

淋巴瘤类型	特征性 CD 抗原表达
B 细胞标志	CD19，CD20，CD22
T 细胞标志	CD2，CD3，CD4，CD7，CD8
间变性大细胞淋巴瘤	CD30$^+$（Ki-1 抗原）
小淋巴细胞性淋巴瘤（B-CLL）	CD5$^+$，CD10$^-$，CD23$^+$，B 细胞标志
滤泡性淋巴瘤	CD5$^-$，CD10$^+$，CD23$^{-/+}$，CD43$^-$，B 细胞标志
边缘区（MALT）淋巴瘤	CD5$^-$，CD10$^-$，CD23$^-$，B 细胞标志
套细胞淋巴瘤	CD5$^+$，CD10$^{-/+}$，CD23$^-$，CD43$^+$，B 细胞标志

MALT. 黏膜相关淋巴组织

突变。Bcl-2 在 30%～40% 的病例中呈阳性，被认为可以阻止 BAX.BAK 聚合，阻止线粒体介导的凋亡（Abdul Ebrahim，Clinical Research Clinical Oncology，2016）[33a]。Bcl-6 基因（位于 3q27）在 40% 的 DLBCL 中易位（表 89-3）[34, 35]。Bcl-6 被认为介导了许多锌指转录因子的 DNA 结合活性，其存在具有良好的预后。相比之下，携带 Bcl-2 基因的患者预后更差。未发生易位（Bcl-6 或 Bcl-2）的患者预后中等[34, 36]。

推测的起源细胞可以是生发 B 细胞，也可以是生发中心后起源。采用层次聚类技术对 cDNA（"lymphochip，" National Cancer Institute，Bethesda，MD）进行微阵列分析，最初将 DLBCL 分为两组[37]。一组表达"生发中心 B 细胞样"基因（GCB 特征），如 *A-myb*、*LMO2*、*JNK3*、*CD10*、*Bcl-6*、*c-rel* 和 *Bcl-2*，而另一组表达"活化 B 细胞样"基因（ABC 特征），如 *CyclinD2*、*IRF-4*、*Flip*、*NF-κB* 和 *CD44*。对于在利妥昔单抗时代之前接受蒽环类药物化疗的患者，GCB 组的 5 年生存率为 60%，而 ABC 组的 5 年生存率为 35%，3 型组的 5 年生存率为 39%[38]。基于对最具预后的基因选择（包含 17 个基因的大系列[38]，或进一步浓缩为 CD10、BCLl-6 和 MUM-1[39]）的研究表明，除了临床国际预后指数（IPI）评分外，基因表达谱还能提供更多的预后信息[38, 39]。使用寡核苷酸微阵列和不同分析技术的其他研究也成功地鉴定出两类在 DLBCL 中具有不同生存率的患者（70% vs. 12%）[40]。无论治疗是否包括利妥昔单抗，肿瘤中非恶性浸润细胞的基因谱也被发现与 DLBCL 的预后相关[41]。"基质 -1"组反映细胞外基质沉积和组织细胞浸润的预后优于反映肿瘤血管生成活性的"基质 -2"组[41]。目前，对于形态学困难的病例（如灰区淋巴瘤），

微阵列分析可能有助于明确诊断，从而确定所需的治疗方法，但目前尚不清楚如何利用微阵列分析结果来决定治疗方法。

（三）"双重打击"：带有 C-MYC 和 Bcl-2 的 B 细胞淋巴瘤

B 细胞淋巴瘤中 C-MYC 和 Bcl-2 易位被认为是 DLBCL 或 B 细胞淋巴瘤的一种侵袭性亚型，无法分类，预后不良。这也被称为"双重打击"淋巴瘤，传统的 R-CHOP 治疗（利妥昔单抗、环磷酰胺、阿霉素、长春新碱和泼尼松）可能不会诱导缓解，或者即使得到缓解，通常也不持久[42, 43]。幸运的是，只有不到 10% 的 DLBCL 患者会出现这种情况。中位生存期通常小于 1 年[44]，目前常用的强化治疗方法是否有任何价值尚不确定，例如剂量调整的 EPOCH-R［利妥昔单抗、磷酸依托泊苷、泼尼松、硫酸长春新碱（长春新碱）、环磷酰胺和盐酸阿霉素（羟基柔红霉素）］。

（四）套细胞淋巴瘤与 Bcl-1

套细胞淋巴瘤（MCL）发生于老年人，通常表现为脾、骨髓和胃肠道受累的全身性疾病。血液中经常发现循环淋巴瘤细胞。它与一种特征性的免疫表型（CD5$^+$、CD10$^{-/+}$ 和 CD23$^-$）有关[29]。大多数 MCL 存在 t（11；14）（q13；q32）易位（表 89-3）。Bcl-1（也称为 PRAD-1）编码细胞周期蛋白 D1，调节细胞周期进程。这种病变似乎对 MCL 具有高度特异性，11 号染色体上的 Bcl-1 易位到 14 号染色体上的 IgH 基因，使其成为通过免疫表型鉴别 MCL 与其他类型淋巴瘤的十分有用的辅助手段。

（五）原发性纵隔 B 细胞淋巴瘤

原发性纵隔大 B 细胞淋巴瘤（PMBL）是起源于纵隔的 DLBCL 的一种亚型，推测其细胞来源于胸腺 B 细胞。它表现为纵隔局限性病变，常呈大块状，侵犯周围结构，如肺、胸膜、胸壁和心包。上腔静脉阻塞和心包积液是常见的。女性比男性更容易受到影响，患者通常是 20—45 岁的年轻人。免疫表型结果与 DLBCL 相似，但遗传特征不同，即染色体 9p 扩增、REL 基因扩增和 MAL 基因过表达。涉及的非调控遗传途径包括 NF-κB 和 JAK-STAT 激活[45]。一般来说，它们缺乏 Bcl-2、Bcl-6 和 C-MYC 重排。微阵列研究表明 PMBL 与霍奇金淋巴瘤的遗传相似而非 DLBCL，其特征是 T 细胞调节因子 PDL2 过度激活[46]。由于这种重叠，一些具有霍奇金和 DLBCL 混合特征的病例被称为"纵隔灰区淋巴瘤"。

（六）结外边缘区淋巴瘤，MALT 型

MALT 淋巴瘤是一种惰性淋巴瘤，肿瘤细胞为具

表 89-3　非霍奇金淋巴瘤的常见遗传改变

癌基因	易　位	基因产物	细胞活性	疾　病
Bcl-1	t（11；14）（q13；q32）	Cyclin D1	G₁/S 进展	套细胞性（＞90%）
Bcl-2	t（14；18）（q32；q11）	Bcl-2	抑制细胞凋亡	滤泡性（约 90%） DLBCL（约 25%）
Bcl-6	3q27	Bcl-6	锌指转录因子	弥漫性大细胞性（约 30%） 滤泡性（约 10%）
c-MYC	8q24	c-MYC	转录激活，细胞周期控制	伯基特型 转化型 DLBCL
p53	17p	p53	肿瘤抑制因子	转化型 NHL
ALK	t（2；5）（p23；q35）和其他	间变性淋巴瘤激酶	酪氨酸激酶	T- 间变性大细胞
LYT-10	10q24	NF-κB2	转录因子	皮肤 T 细胞淋巴瘤（约 15%）
MALT1	t（11；18）（q21；q21） t（14；18）（q32；q21）	API2–MALT1 融合转录本	激活 NF-κB MALT1 失调	MALT（30%，取决于位置） MALT（约 10%）

DLBCL. 弥漫性大 B 细胞淋巴瘤；MALT. 黏膜相关淋巴组织；NHL. 非霍奇金淋巴瘤

有边缘带特征的小中心细胞，影响 MALT 型的多种结外器官。最常见的部位是胃肠道，通常是胃、眼眶附件、唾液腺、其他上消化道黏膜部位、肺、皮肤、甲状腺和乳腺组织。很少发生在膀胱、肝脏和硬脑膜。在腺体组织中，淋巴上皮病变（淋巴样细胞聚集侵犯和破坏上皮）是特征性的，有时浆细胞分化也很明显。其需要与髓外浆细胞瘤相鉴别。大多数病例（80%～90%）是局限性的（Ⅰ 期和 Ⅱ 期）。淋巴结受累通常与结外部位有关，但相对少见。在许多病例中，有影响结外器官的感染史或炎症病史；例如胃 MALT 中的幽门螺杆菌感染，眼眶 MALT 中的鹦鹉热衣原体感染，唾液腺 MALT 中的 Sjögren 综合征。免疫表型具有特征性（表 89-2）。从遗传学角度讲，结外 MALT 淋巴瘤有许多相互排斥的分子标记：t（11；18）（q21；q21）、t（14；18）（q32；q21）、t（3；14）（p14.1；q32）、t（1；14）（p22；q32）、+3 和 +18（表 89-3）。最重要的是 t（11；18），因为它在胃 MALT 淋巴瘤中的存在与幽门螺杆菌阴性状态相关，因此预示着对抗生素治疗缺乏反应。

（七）Burkitt 淋巴瘤与 C-MYC

Burkitt 淋巴瘤（BL）是一种侵袭性淋巴瘤，增殖迅速且肿瘤倍增时间短（约 24h）。目前公认的几种临床亚型为：地方性、散发性和免疫缺陷性。地方性 BL 发生在赤道非洲，是该地区最常见的儿童癌症。它通常影响 4—7 岁的儿童，以男性为主，经常表现为颌骨肿瘤。散发性淋巴瘤遍布世界各地，约占西方国家和北美

NHL 的 1%。它通常出现在结外器官（如胃肠道、性腺组织和乳腺）。35 岁左右的男性居多。免疫缺陷相关的 BL 通常是由 HIV 感染引起的。在形态学上，恶性细胞中等大小，呈弥漫性单调生长模式。有丝分裂象众多，细胞凋亡率高。正常巨噬细胞吞噬了凋亡的肿瘤细胞，呈现典型的"星空"模式。免疫表型为 CD19/20/22⁺、CD10⁺、Bcl-6⁺ 和表面 IgM⁺。在 99%～100% 的肿瘤细胞中可见 Ki-67 增殖。大多数 BL 表现为 Ⅳ 期疾病。Murphy 基于肿瘤负担提出的分期系统（或改进系统）是常用的分期系统[47, 48]。C-MYC 癌基因位于染色体 8q24 上，调节细胞的增殖和分化。其易位可见于 100% 的 BL 中，典型的是染色体 14q32（IgH），不典型的是 2p11（Igκ）和 22q11（Igλ）。EBV 感染是导致几乎所有地方性 BL 病例和大约 30% 的散发病例的病因，并且可以被记录在案[49, 50]。

（八）外周 T 细胞淋巴瘤，非特指

外周 T 细胞淋巴瘤（PTCL）是一组异质性的 T 细胞肿瘤，在亚洲较为常见[51, 52]，通常累及成人，且通常表现为全身性。它是西方国家最常见的侵袭性 T 细胞淋巴瘤。具有典型的侵袭性临床病程，虽然有可能治愈，但许多 T 细胞淋巴瘤对目前的化疗方案有抗药性。T 细胞免疫表型表达，CD4⁺ 比 CD8⁺ 更常见，CD10⁻、Bcl-6⁻、CD30 和 CD56 可以可变表达。CD20 为阴性；因此，利妥昔单抗在治疗中没有作用。TCR 基因在大多数患者中是克隆性重排的，但不是诊断所必需的。男性受累更多见，大多数（70%）有 Ⅲ 和 Ⅳ 期疾病，累及淋

巴结、骨髓、脾脏、皮肤和其他结外器官。预后比相似的 DLBCL 差[53, 54]。

（九）蕈样肉芽肿与 Sézary 综合征

蕈样肉芽肿（MF）是最常见的原发性皮肤 T 细胞淋巴瘤。它有惰性行为，特征是皮肤斑片和斑块的演变，然后经过多年的发展演变为肿瘤性病变。非典型淋巴细胞有凹陷的（脑状）细胞核浸润表皮。这些非典型细胞的集合形成特征性的 "Pautrier 微脓肿"。免疫表型通常为 CD2$^+$、CD3$^+$、CD4$^+$、CD5$^+$、CD7$^-$、CD8$^-$ 和 TCRβ$^+$。根据皮肤和淋巴结受累程度，临床上使用了一种独特的分期系统，它与总生存期密切相关[55]。Sézary 综合征的特征是皮肤、淋巴结和外周血中存在具有大脑样核的 Sézary 细胞，这是 MF 进展或新发的白血病表现。预后取决于疾病负担，弥漫性红皮病、肿瘤性病变、Sézary 综合征和组织学转化为侵袭性 T 细胞淋巴瘤的患者预后更差。

（十）间变性大细胞淋巴瘤

间变性大细胞淋巴瘤（ALCL）是一种侵袭性 T 细胞淋巴瘤，分为间变性淋巴瘤激酶阳性或 ALK 阴性。后者多见于老年人，预后较差。ALK$^+$ 的 ALCL 患者年龄较小，可在儿童期出现，预后良好[54]。一般来说，淋巴结受累，结外器官受累最常见的部位是皮肤、肺和软组织。其有一个广泛的形态谱，通常为具有偏心核的大细胞。存在变异的地方可能有组织细胞浸润或 "霍奇金样" 模式。肿瘤细胞的特征性免疫表型为 CD30 强阳性，ALK$^+$ 为 ALK$^+$ 亚型。TCR 在大多数情况下是克隆重排的。在 ALK$^+$ 病例中，t（2；5）（p23；q35）易位最为常见（表 89-3）。这种易位涉及 5q35 上的 NPM（核磷蛋白）基因和 2p23 上的 ALK（间变性淋巴瘤激酶）基因的融合[29]。其他涉及 ALK-2p23 的基因包括 t（1；2）（q25；p23）、Inv（2）（p23q35）和许多其他基因[29]。

（十一）原发性皮肤 CD30 阳性 T 细胞淋巴增生性疾病

这一诊断包括一系列 CD30$^+$ 疾病，从原发性皮肤间变性大细胞淋巴瘤（C-ALCL）到淋巴瘤样丘疹病（LyP），后者是一种良性皮肤疾病。在组织学上，这两种疾病可能在皮肤活检没有明显的区别，不同的临床表现和病程随着时间的推移是不同的。皮肤弥漫性浸润由 CD30$^+$ 的大的间变性细胞组成。免疫表型显示 CD30 强表达，通常为 CD4$^+$，CD2、CD5 和 CD3 均有不同程度的丢失。LyP 具有更多的形态变化，一些细胞可以是 Reed-Sternberg 样（LyP A 型）、MF 样脑形细胞（LyP-B 型）或单调的 CD30$^+$ 细胞，如 C-ALCL（LyP C 型）。C-ALCL

通常表现为孤立的皮肤结节，但在 20% 的病例中可以是多灶性的。局部放疗是首选治疗方法。LyP 表现为累及四肢或躯干的丘疹性皮肤损害，数周后逐渐出现一些溃疡，然后自我愈合。少数病例（~5%）可能发展为其他 T 细胞淋巴瘤（如 C-ALCL 或 MF）。总体而言，预后良好[56]。

（十二）结外自然杀伤 /T 细胞淋巴瘤，鼻型

T 细胞淋巴瘤还有许多其他特殊的亚型，但放射肿瘤学家特别感兴趣的主要亚型是鼻型结外 NK/T 细胞淋巴瘤。鼻型 NK/T 细胞淋巴瘤包括以前称为致死性中线肉芽肿和鼻 T 细胞淋巴瘤的疾病。其特点是血管中心性、侵袭性浸润[29, 57]（图 89-2），CD56$^+$（T/NK 细胞）免疫表型，EBV 阳性。除了出现在鼻腔或周围组织，如 Waldeyer 环，它可能很少出现在皮肤、肺、睾丸和中枢神经系统。它在东南亚、南美比较常见，在欧洲很少见。这种疾病对传统的 CHOP 化疗反应很差，并且通常遵循侵袭性的过程[58-60]。前期放疗（有或没有化疗）很重要，需要 50Gy 或更高的剂量才能控制疾病[61]。

五、临床表现、患者评估和分期

（一）临床表现

非霍奇金淋巴瘤可能出现在身体的任何部位，其症状高度多变。最常见的表现是无症状的淋巴结肿大。周围淋巴结受累（颈部、腹股沟等）在惰性淋巴瘤和全身症状中最常见。缺乏进行性肿大的淋巴结可能会导致诊断延误。结节性淋巴瘤最常见的表现部位是颈部、腹股沟和腹膜后淋巴结。除原发性纵隔大 B 细胞淋巴瘤外，纵隔淋巴结受累较霍奇金淋巴瘤少见。患者还可能出现如发热、体重减轻和盗汗的全身性症状，这通常预示更晚期疾病的存在。

与结节性淋巴瘤一样，原发性结外淋巴瘤的主要症状取决于起源部位，与影响特定器官的其他恶性肿瘤的症状无显著区别。有时，淋巴结病变的临床表现可能不是恶性肿瘤的特征，可能与良性炎症性病变相似。因此，细致的组织病理学检查对于早期诊断是极其重要的。胃淋巴瘤的特征性表现为消化性溃疡，肠淋巴瘤表现为肠梗阻或腹泻；原发性骨淋巴瘤表现为疼痛。原发性淋巴瘤弥漫性累及一个器官（如肝脏、脾脏和骨髓）而不是一个独特肿瘤的尤其难以诊断，这通常是晚期疾病的一个组成部分。肿瘤的体积也与原发部位有关。通常，皮肤或眼眶结构的原发性淋巴瘤是可见的，因此可以早期诊断；硬膜外淋巴瘤早期出现症状，并伴有小体积病变。相比之下，肠道淋巴瘤表现为非特异性症状，而甲状腺淋巴瘤（特别是与已有甲状腺肿大有关）通常

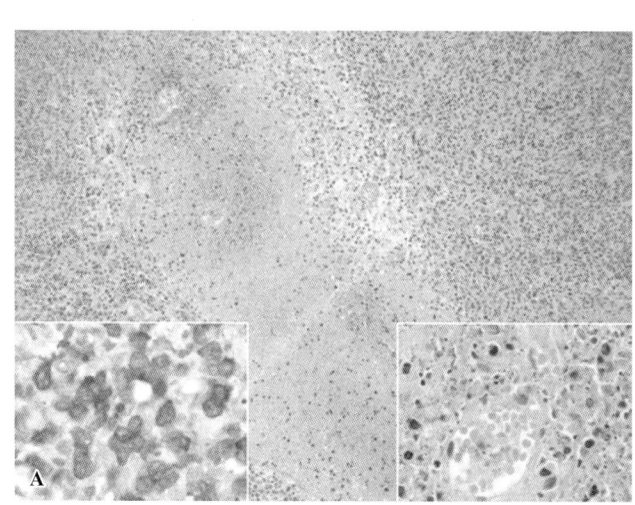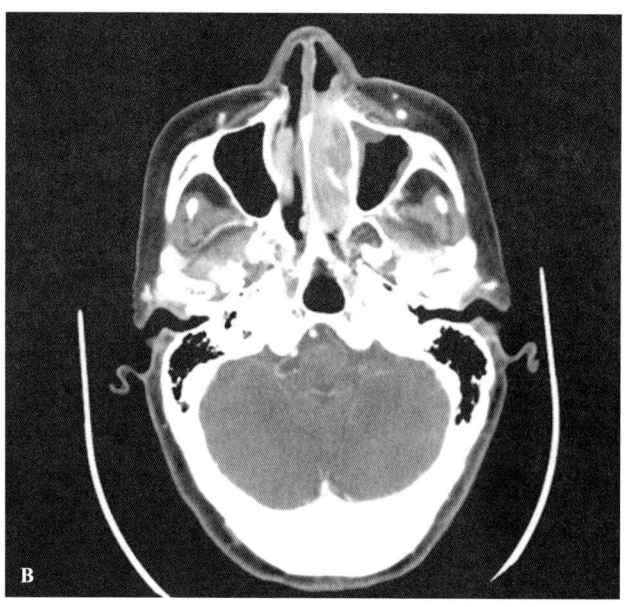

▲ 图 89-2 **A.** 鼻型结外自然杀伤 /**T** 细胞淋巴瘤的显微照片（**HE** 染色切片）。大量坏死，淋巴细胞呈血管中心型和血管浸润型生长（插图，右下角）。淋巴细胞对 **EB** 病毒潜伏膜蛋白有免疫反应（插图，左下角）。**B.** 鼻型结外自然杀伤 /**T** 细胞淋巴瘤。轴位计算机断层扫描显示左鼻腔受累（此图彩色版本见书末）

图片由 Dr. Bruce Patterson，Canada 提供

表现为肿大性疾病。在没有淋巴结受累的情况下，淋巴瘤在临床上通常不会被怀疑或与癌症相鉴别。因此，免疫表型和组织化学分析显得尤为重要。

（二）患者评估

在组织病理学诊断得到确认后，评估的目的是确定疾病的范围和体积、解剖分布，并确定与治疗选择相关的正常器官和免疫功能（图 89-3）。由于淋巴瘤的表现形式多样，不同机构的调查可能有所不同[62]。Lugano 分期最近更新了初步评估和分期的建议[63]。框 89-3 中列出了最低限度的推荐研究。根据主诉、淋巴瘤亚型、中枢神经系统受累倾向等，可能需要进行额外的检查。

1.**病史和体格检查** 应获得完整的病史，注意症状持续时间和淋巴结肿大率。全身症状，如发热、盗汗、不明原因的体重减轻，以及体力状态评分都应记录在案。然而，在现有的预后指标中，B 症状的存在尚未被证明是独立的预后指标；在最近修订的针对 NHL 的 Ann Arbor 分期中，建议在分期中取消"B"的名称[63]。淋巴瘤的易感因素，特别是免疫抑制的情况，包括 HIV 感染的危险因素、免疫抑制治疗和自身免疫性疾病的存在也应被记录在案。体格检查应包括淋巴系统，如有必要，还应包括 Waldeyer 环结构。如果在影像上没有显示，淋巴结肿块的位置和大小应该被记录下来。这对于随后确定 RT 靶区体积尤其重要，因为化疗后，在制定 RT 治疗计划时可能不会出现肉眼可见疾病。

2.**病理诊断** 必须由经验丰富的血液病理学家对诊

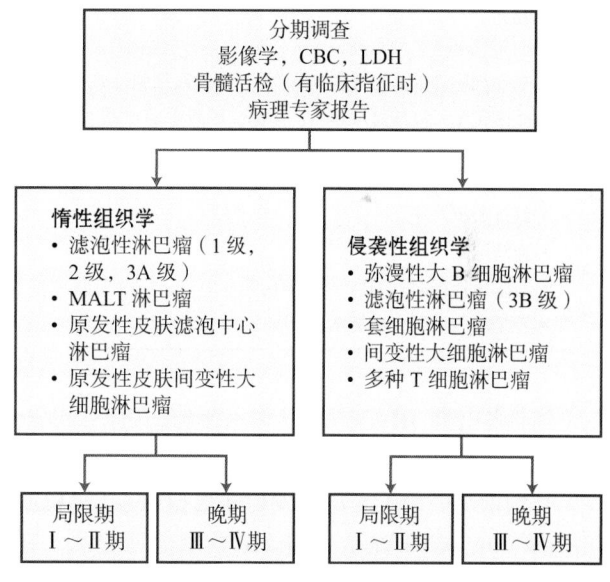

▲ 图 89-3 非霍奇金淋巴瘤分期
CBC. 全血细胞计数；LDH. 乳酸脱氢酶

断进行组织学确认。标本不足时应考虑重复活检，并注意获取新鲜组织进行免疫表型和细胞遗传学研究。

3.**实验室检查** 最低限度的实验室检查包括全血细胞计数、乳酸脱氢酶（LDH）、胆红素、转氨酶和肌酐水平。当存在 HIV 感染的危险因素或在高度恶性淋巴瘤时，即使没有明显的危险因素，也应该进行 HIV 血清学检测。应对接受化疗的患者进行肝炎血清学筛查。脑脊液细胞学检查是在有软脑膜扩散的危险因素的患者中进行的，即骨髓或外周血液受累、Burkitt 淋巴瘤和淋

框 89-3　非霍奇金淋巴瘤的诊断检查

总则

- 病史，包括全身症状（不明原因的发热、盗汗、体重减轻超过体重的 10%），HIV 感染的危险因素
- 体格检查：特别注意淋巴部位，器官肿大。对于可触及的淋巴结注意并记录数目、大小、位置、形状、质地和活动性
- 喉部和咽部镜检（如果有临床指征）

影像学检查

标准

- 颈部、胸部、腹部和骨盆的计算机断层扫描
- 脱氧葡萄糖–正电子发射断层扫描（FDG PET）

特殊检查

标准

- 骨髓活检（仅当 PET 阴性且与临床相关时）
- 由血液病理学专家对切片复查
- 若有积液，行细胞学检查
- 有临床指征时，行腰椎穿刺检查脑脊液，检查脑膜周围部位、睾丸、硬膜外表现

补充

- 有临床指征时，行上消化道或小肠检查
- 有临床指征时，行脑部计算机断层扫描（CT）
- 磁共振成像（若有临床指征）

实验室检查

标准

- 全血细胞计数（包括血小板计数，网织红细胞计数）
- 血液化学（包括血尿素氮、肌酐、尿酸水平）、乳酸脱氢酶、胆红素、转氨酶、碱性磷酸酶

补充

- 红细胞沉降率
- 血清电泳
- 有临床指征时行 HIV 血清学检查
- 乙型和丙型肝炎血清学检查

巴母细胞淋巴瘤、HIV 感染及大脑、睾丸、硬膜外间隙、眼睛或肾脏和肾上腺受累的淋巴瘤。

骨髓活检。由于正电子发射断层扫描 / 计算机断层扫描（PET/CT）显示骨髓受累的敏感性很高，在 Lugano 会议的最新建议中 [63]，PET/CT 扫描显示骨或骨髓受累的被认为是足以确定晚期疾病，无须骨髓活检。如果 PET/CT 扫描是阴性的，大多数患者无须进行骨髓活检，但在以下一种或多种情况下仍有必要进行骨髓活检：影像学不确定、临床试验需要、组织学不一致或者结果有助于患者的治疗。

4. 影像研究　PET/CT 现在是所有氟脱氧葡萄糖（FDG）阳性淋巴结淋巴瘤的标准分期方法，包括DLBCL、FL、MCL、BL、淋巴结边缘区淋巴瘤和一些 MAL T 淋巴瘤、ALTCL、NK/T 细胞淋巴瘤和外周T 细胞淋巴瘤 [63]。国际恶性淋巴瘤成像工作组最新的共识 [64] 建议使用视觉评估对嗜 FDG 淋巴瘤进行分期，

PET/CT 图像按固定标准摄取值（SUV）显示和颜色表进行缩放。此外，PET/CT 可以用来选择活检的最佳部位，这在怀疑病理不一致时尤其有用。此外，嗜 FDG 组织学检查应采用 CT 扫描分期；应包括静脉造影，以便更准确地测淋巴结大小，从而便于放射治疗计划。应根据所涉及的实际或可疑器官获取其他 X 线。磁共振成像（MRI）用于勾画疑似累及骨骼或中枢神经系统的区域（如脊髓和硬膜外间隙、脑干、颅底和海绵窦以及软脑膜）。常规 MRI 对胸部、腹部和骨盆的作用尚未确定。

（三）分期

美国癌症联合委员会（AJCC）和国际抗癌联合会（UICC）已经批准使用 Ann Arbor 分期来对 NHL 进行分期。Ann Arbor 分期已有 40 多年的历史 [65, 66]。在 Ann Arbor 系统中，Waldeyer 环、胸腺、脾脏、阑尾和小肠的 Peyer 斑块被认为是淋巴组织，因其初被定义为淋巴外受累，这些区域的受累不构成 "E" 型病变。然而，由于影响这些器官的原发性淋巴瘤具有独特的病理和临床特征，大多数临床医生将其视为独立的临床疾病，并将其报告为结外表现。Ann Arbor 分期区分了区域性和广泛性淋巴瘤，并记录了疾病的解剖程度和 B 症状，但对于描述局部疾病的程度、邻近器官的侵犯、肿块或一个器官（如皮肤和胃肠道）内的多个受累部位来说该分类并不理想。过去曾提出过对 Ann Arbor 分类法的若干修正。在胃淋巴瘤中，建议将 I 期分阶段来反映胃壁穿透的深度。在 II 期疾病中，直接淋巴结区域（II_1）的受累与更广泛的区域淋巴结受累（II_2）的区别对原发性胃肠道淋巴瘤的预后有重要意义 [67, 68]。在最近公布的Lugano 分类中 [63]，NHL 的分期中取消了 "B" 症状。

六、影响预后的因素

虽然 Ann Arbor 分期所反映的疾病解剖范围是一个重要的预后因素，但还有许多其他因素也影响 NHL 患者的预后。它们包括组织学类型；表型（B 细胞与 T 细胞）[51, 52]、肿瘤体积 [69, 70]、受累淋巴结区域和结外部位的数量、增殖指数（S 期细胞比例、Ki-67 抗原）及年龄、性别和体力状态 [71]（表 89-4）。IPI 来源于 II 期和 III 期试验中接受以阿霉素为主的化疗的侵袭性淋巴瘤患者。基于多因素分析确定的因素，IPI 是基于患者的年龄、血清 LDH、体力状态和受累结外部位的数量（表 89-5）[71]。根据不良因素的数量对患者进行分组（即年龄＞60 岁，III 或 IV 期，LDH 水平异常，表现状态＞1，以及不止一个涉及结外部位）。低风险组（0～1 个不良因素）患者接受阿霉素为主的化疗，伴或不伴 RT 治疗

表 89-4 非霍奇金淋巴瘤的预后因素

	有利的	不利的
组织学类型	低级别 MALT	弥漫性大细胞 套细胞
免疫表型	B 细胞	T 细胞，NK 细胞
肿瘤块	<5cm	>10cm
Ann Arbor 分期	I，II	III，IV
症状	无症状	B 症状
增殖指数	S 期细胞比率<5% Ki-67<80%	高 S 期细胞比率 Ki-67>80%
年龄	<60 岁	≥60 岁
LDH	正常水平	异常水平
β₂ 微球蛋白	正常水平	高水平
HLA-DR 表达	存在	缺失
CD 44 表达	低	高
c-MYC 易位	缺失	出现
Bcl-2 蛋白	高	低
Bcl-6 重排	存在	缺失
结外表现部位	眼眶、皮肤、扁桃体	大脑、睾丸

HLA. 人类白细胞抗原；LDH. 乳酸脱氢酶；MALT. 黏膜相关淋巴组织；NK. 自然杀伤细胞

表 89-5 非霍奇金淋巴瘤的国际预后指数（IPI）

危险因素	不良特征	群体风险因素	预后数量	5 年
年龄	>60 岁	低级	0 或 1	75%
LDH	>正常的 1 倍	低中级	2	51%
身体状态 a	2~4	中高级	3	43%
分期（Ann Arbor）	III~IV	高级	4 或 5	26%
结外受累	>1 个部位			

a. 东部肿瘤协作组
LDH. 乳酸脱氢酶

的 5 年生存为 73%；低 – 中危组（2 个不良因素）5 年生存为 51%；高 – 中危组（3 个不良因素）5 年生存为 46%；高危组（4 个或 5 个不良因素）5 年生存为 26%[71]。在年轻患者中观察到随着不良因素数量的增加而生存率下降的类似模式。IPI 的有效性已在 T 细胞淋巴瘤患者中得到证实[72]。IPI 在惰性淋巴瘤中作用较

小[73]，因此促使人们提出一个不同的指标即 FLIPI（滤泡性淋巴瘤 IPI）[74]。FLIPI 基于以下不利预后因素：年龄大于 60 岁、III 或 IV 期、LDH 水平异常、5 个或更多淋巴结区域受累以及血红蛋白低于 120g/L[74]。随后的一项研究（F2 研究）基于以下不良预后因素对 FLIPI（FLIPI-2）进行改良：年龄大于 60 岁、骨髓受累、β₂– 微球蛋白水平异常、最大肿瘤直径大于 6cm、血红蛋白小于 120g/L。对于晚期 MCL，还有另一种被称为 mantle-IPI（MIPI）的预后指标，基于以下不良预后因素：老年人、东部合作肿瘤组（ECOG）的表现状况、LDH 水平和白细胞计数[76]。其他预后因素包括 Bcl-6 重排、Bcl-2 蛋白高水平分泌[77]、Survivin 表达[78] 和 P53 突变[79]。先前已经讨论过微阵列研究基因分析的预后意义。除了遗传和表型因素外，淋巴瘤的出现部位也对预后有影响；例如，出现在睾丸、卵巢、眼睛、中枢神经系统和肝脏的淋巴瘤的预后尤其不良，而眼眶和皮肤淋巴瘤的预后通常良好。

七、治疗原则

大多数局限性非霍奇金淋巴瘤的治疗是有治疗意图的（图 89-4）。当由于患者的病情或疾病的程度或部位，根治性治疗没有治愈的可能或会造成显著的毒性时，就会采用姑息疗法。对疾病的组织学、范围和模式的了解对于选择合适的治疗策略是至关重要的。局部放射通常用于治疗和局部控制。然而，对隐匿性远隔疾病高风

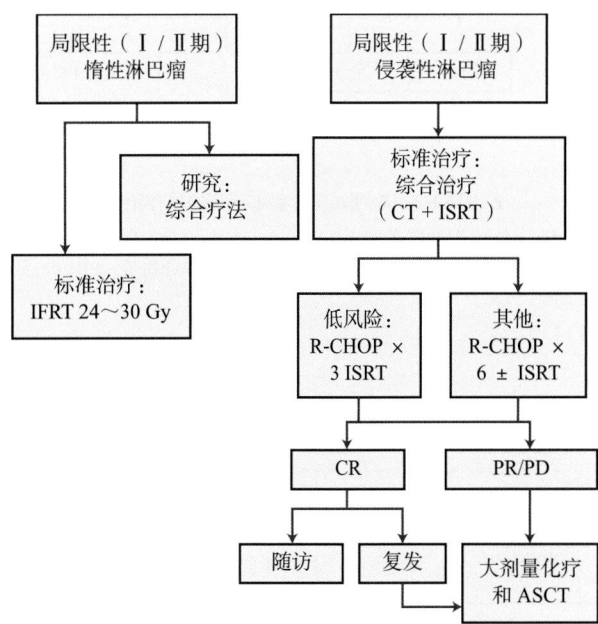

▲ 图 89-4　局限性非霍奇金淋巴瘤的治疗策略

ASCT. 自体干细胞移植；CR. 完全缓解；CT. 计算机断层扫描；IFRT. 受累野放疗；ISRT. 受累部位放疗；PR/PD. 部分缓解 / 进展；R-CHOP. 利妥昔单抗、环磷酰胺、阿霉素、长春新碱、泼尼松

险的认识要求在大多数情况下使用化疗。主要的治疗方式包括化疗和放疗，尽管手术用于诊断和处理选定的病例。对于局限性疾病，治疗方法包括联合化疗和放疗、单独化疗或局部治疗加明确放疗。这一选择是基于隐匿性远处疾病的固有风险、根治性化疗的可用性及局部控制的潜在需要。晚期（Ⅲ期和Ⅳ期）患者通常只接受化疗（图 89-5）。

（一）放射治疗

RT 的目的是进行局部控制。设计一个合适的放疗方案必须考虑到疾病的范围、合适的边缘、淋巴管和可能的结外扩散途径，以及正常组织和器官的辐射耐受性。剂量分级参数必须确保局部控制和可接受的急性和长期毒性。该技术应保证每天治疗的可重复性。应使用定制设计的野以符合目标体积，同时将受照射的正常组织的体积保持在最小值。大多数适应证的标准是使用 CT 模拟描绘靶体积（肿瘤靶区、临床靶区和计划区）

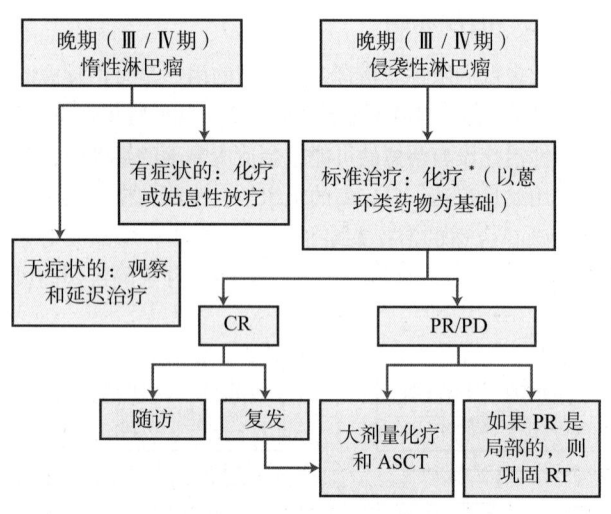

▲ 图 89-5　晚期非霍奇金淋巴瘤的治疗策略

*. 如果 CD20+ 则加用利妥昔单抗
ASCT. 自体干细胞移植；CR. 完全缓解；PR. 部分缓解；PR/PD. 部分缓解 / 进展；RT. 放射治疗

及三维剂量评估。

RT 技术和处方将在本章后面详细讨论。值得注意的是，当在联合模式治疗（CMT）方案中，当化疗后进行 RT 时，通常在最后一个化疗疗程后 4～6 周开始进行 RT，以恢复血细胞计数并将药物辐射增敏效应降至最低。由于同时进行放疗和化疗时会增加血小板减少和中性粒细胞减少导致治疗中断的风险，因此不建议同时进行治疗[80]。表 89-6 展示了早期和晚期疾病的常见放射方案。

（二）化学治疗

表 89-7 列出了 NHL 的常用化疗方案。这些药物包括用于惰性淋巴瘤的单一药物和含蒽环类药物的可能治愈 DLCBL（如 R-CHOP）或 T 细胞淋巴瘤的方案，以及用于复发疾病患者的方案。对于高级别淋巴母细胞瘤和 BL，剂量密集型方案与鞘内同步化疗用于中 CNS 预防[81, 82]。在局部疾病的联合治疗方法中，首先给予化疗以迅速解决任何潜在的全身性微观疾病，并减少大部分已知的局部疾病。当计划一个联合疗程时，化疗的目标是促进反应，但不一定在局部获得完全反应。通常，通过触诊或成像可发现残留的增厚或极小的组织块，这不应妨碍原放射治疗计划的进行。

化疗常见的急性但可逆的毒性包括恶心和呕吐、脱发、黏膜炎、疲劳、有感染和出血风险的全血细胞减少及任何器官特异性毒性，如长春碱引起的神经病变、糖皮质激素引起的糖尿病和博来霉素引起的肺炎。利妥昔单抗可能会引起与输液相关的不良反应，如发热、寒战和僵硬，这些不良反应可以通过减慢输液速度来避免。支持性治疗（如止吐药和生长因子支持）的进展减轻了许多急性不良反应。严重的长期毒性并不常见，但可能包括性腺损伤，特别是男性；心肌病（使用阿霉素）；肺纤维化（使用博来霉素或甲氨蝶呤）；神经毒性（使用长春碱、顺铂或硼替佐米）；以及造血储备受损（使用烷基化药物）。

表 89-6　弥漫性大 B 细胞淋巴瘤的放射治疗方法

DLBCL Ⅰ～Ⅱ期，R——化疗 3 个周期，IPI[a] 0 或 1			DLBCL Ⅲ～Ⅳ期，R——化疗 6 个周期	
CR	初始肿块	化疗未完全缓解	CR	未完全缓解
30Gy	36Gy[b]	40～45Gy[c]	初始肿块部位（>7.5cm）或结外疾病，36Gy	40～45Gy[d]　化疗后达到 CR 的目标 ± 大剂量化疗或 ASCT

a. 化疗应包括利妥昔单抗，总生存率提高 10%
b. 对于高风险 IPI 或双打击突变的患者，考虑增加化疗周期，最多 6 个周期
c. 临床靶区 = 化疗前肿瘤靶区 +2cm
d. 化疗前肿瘤靶区 30～36Gy，化疗后提升至 40～45Gy
ASCT. 自体干细胞移植；CR. 完全缓解；DLBCL. 弥漫性大 B 细胞淋巴瘤；IPI. 国际预后指数；R. 利妥昔单抗

表89-7 非霍奇金淋巴瘤常用化疗方案

惰性淋巴瘤	组织学侵袭性淋巴瘤	挽救治疗
• 苯丁酸氮芥 ± 泼尼松 • CVP-（R） 　– 环磷酰胺 　– 长春新碱 　– 泼尼松 　–（利妥昔单抗） • CHOP 或 R-CHOP 　（见下一栏） • FCR 　– 氟达拉滨 　– 环磷酰胺 　– 利妥昔单抗 • FCM-（R） 　– 氟达拉滨 　– 环磷酰胺 　– 米托蒽醌 　–（利妥昔单抗） • 托西莫单抗和 　131I 托西莫单抗 　（Bexxar） • 90Y 替伊莫单抗 　（Zevalin）	• R-CHOP 　– 环磷酰胺 　– 阿霉素 　– 长春新碱 　– 泼尼松 　–（利妥昔单抗） • EPOCH 　– 依托泊苷 　– 长春新碱 　– 阿霉素 　– 环磷酰胺 　– 泼尼松 • MACOP-B 　– 甲氨蝶呤联合亚叶 　　酸解救 　– 阿霉素 　– 环磷酰胺 　– 长春新碱 　– 博来霉素 　– 泼尼松 • ProMACE-CytaBOM 　– 环磷酰胺 　– 阿霉素 　– 依托泊苷 　– 泼尼松 　– 阿糖胞苷 　– 博来霉素 　– 长春新碱 　– 甲氨蝶呤联合亚叶 　　酸解救	• DHAP 　– 地塞米松 　– 阿糖胞苷 　– 顺铂 • ESHAP 　– 依托泊苷 　– 甲泼尼龙 　– 阿糖胞苷 　– 顺铂 • ICE 　– 异环磷酰胺 　– 美司钠 　– 卡铂 　– 依托泊苷 • GDP 　– 吉西他滨 　– 地塞米松 　– 顺铂

（三）手术

外科手术的主要作用是确定淋巴瘤的诊断，并获得足够的组织以确定不同的疾病亚型。这需要最佳的病理学解释，包括免疫表型和分子研究。通常需要特殊的固定剂和新鲜的组织；因此，在可能的情况下，如果淋巴瘤的诊断在鉴别诊断中，提醒外科医生是很重要的。外科手术的治疗作用尚无明确界定。病例系列报道已经确定了一小部分Ⅰ期淋巴结或结外淋巴瘤患者仅通过手术治愈。虽然手术可以在选择的结外部位提供极好的局部控制，但由于微小残留病灶的可能性很高，故治愈的机会很小。因为手术切除淋巴瘤并不能减少化疗或放疗的需要，所以应该避免影响功能或美容的激进外科手术。例如，颈部淋巴瘤不需要根治性颈部清扫术，腮腺淋巴瘤不需要进行可能对面神经有危险的全腮腺切除术，乳腺淋巴瘤不需要乳房切除术（如果有乳房植入物，则需要切除），膀胱淋巴瘤不需要膀胱切除术。对于局部控制而言，手术可能是一个很好的治疗选择的情况包括脾淋巴瘤的脾切除术和睾丸淋巴瘤的睾丸切除术。

八、对不同疾病的治疗

（一）小淋巴细胞性淋巴瘤

小淋巴细胞性淋巴瘤（SLL）是慢性淋巴细胞性白血病（CLL）的一种表现，即使有也很少是局限性的。在这种情况下，如果出现的疾病似乎是局限性的且外周血淋巴细胞增多不明显，则应进行骨髓活检或外周血流式细胞术的额外检查。这可能会识别出 CD5+ 的异常淋巴细胞群体，表明这种疾病是全身性的。SLL 的治疗与 CLL 相同，在此不再赘述。

（二）滤泡性淋巴瘤

1. 局限性（Ⅰ期和Ⅱ期）滤泡性淋巴瘤　在前 PET 时代，FL 的Ⅰ期和Ⅱ期约占 30%[75]。随着检测亚临床疾病的敏感技术（如 FDG PET 和通过聚合酶链反应检测 Bcl-2）的出现，更多的患者被诊断为Ⅲ期和Ⅳ期疾病[83, 84]。RT 能很好地控制局部疾病（＞95%），10 年后复发率为 50%。来自多个机构[85-92]的数据记录了具有可比性的结果，90% 以上的局部控制和 10 年无复发率约为 50%，OS 率为 70%（表 89-8）。

从历史上看，与单侧膈肌放射治疗的患者（36%）相比，采用扩大野、次全或全淋巴照射 10 年无复发率高达 67%。然而，由于 OS 与治疗方法相似[85]，扩展野 RT 已被放弃。在 20 世纪 70 年代的几项随机试验的评估中，化疗如 CVP 方案（环磷酰胺、长春新碱和泼尼松）的加入并没有带来 OS 优势[93-96]。对 CMT（如 CHOP 博来霉素）治疗预后不良（全身症状、高 LDH、滤泡大细胞组织学）患者进行的Ⅱ期临床试验表明，10 年无失败率和 OS 率分别为 73% 和 82%，表明 CMT 有益[97]。一项Ⅲ期试验表明，6 个周期 CVP 加或不加利妥昔单抗，加上标准 RT，10 年无进展生存率更好（CMT 为 59%，单纯 RT 为 41%），尽管 10 年 OS 差异（CMT 为 95%，单纯 RT 为 87%，P=0.4）无统计学意义[98]。

在没有明确数据显示 CMT 具有生存优势的情况下，累及部位 RT（ISRT）仍然是大多数 FL 患者的首选治疗方法（图 89-6），可以选择添加 CVP-R（CVP 加利妥昔单抗）以在最初 10 年的随访中提高无病概率。3B 级 FL 患者表现与 DLBCL 相似，应采用 CMT 治疗。考虑到在Ⅲ期和Ⅳ期疾病患者中，将利妥昔单抗加入 CVP 或 CHOP 的益处，将利妥昔单抗纳入这些治疗早期疾病的方案是合乎逻辑的。在美国国家淋巴保健研究中，对 471 例Ⅰ期滤泡性淋巴瘤患者进行了前瞻性随访。在接受"严格分期"的患者中，在调整组织学、LDH 和 B 症状后，接受全身治疗 + 放疗的患者 PFS 比单独接受放疗的患者有所改善[99]。

表 89-8　局部（Ⅰ～Ⅱ）滤泡性淋巴瘤放射治疗 ± 化疗结果

第一作者，年份	机　构	患者人数	治　疗	无复发率（10 年）	总生存率（10 年）
Kelsey，1994	英国国家淋巴瘤研究组	148（RCT）	RT+CT	42%	42%
			RT	33%	52%
Vaughan Hudson，1994	英国国家淋巴瘤研究组	208	RT	47%	64%
MacManus，1996	斯坦福	177	RT	44%	64%
Seymour，2003	MD 安德森癌症中心	83	RT+CT	72%	80%
Petersen，2004	加拿大玛格丽特公主医院	460	RT	51%	62%
Guadagnolo，2006	波士顿联合中心	106	RT±CT	46%	75%
Clarke，2010	加拿大玛格丽特公主医院	672	RT±CT	45%（15 年）	66%
Campbell，2010	温哥华	237	RT	49%	66%
Pugh，2010	SEER	2222	RT±CT	—	62%

CT. 化疗；RT. 放射治疗；RCT. 随机对照试验；SEER. 监测、流行病学和最终结果

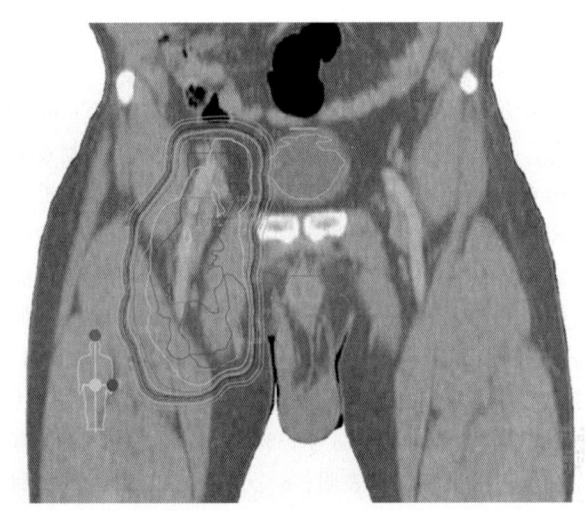

▲ 图 89-6　右股骨淋巴结区受累部位放射治疗，使用 6MV 光子前后对向的等剂量分布（此图彩色版本见书末）

一项针对未接受初始治疗的Ⅰ期和Ⅱ期疾病患者的研究显示，38% 的患者在中位时间 86 个月后需要治疗[100]。另外的研究还表明，经观察选定的患者存活率与那些接受首次放疗或化疗的患者相似[101, 102]。然而，对监测、流行病学和最终结果数据库中超过 6500 名患者的数据分析表明，尽管最初仅有 1/3 的患者使用 RT，但与其他方法相比，接受 RT 的患者 DFS 和 OS 率始终较高，并且在 20 年的随访期内保持了这种优势。因此，观察政策并不适用于所有患者，因为已经观察到超过 15 年的放射治疗患者的 DFS 曲线达到平稳状态，这表明部分患者可以治愈[85, 91, 92]。局限性惰性淋巴瘤的放疗方法存在明显差异[62, 85, 91, 104-106]。受累部位放疗目前被认为是标准方法。

国际淋巴瘤放射肿瘤学小组（ILROG）发表了结节性 NHL 的受累淋巴结 / 受累部位放射治疗指南。ISRT 由三维 CT 规划方法定义，并识别 GTV、CTV 和 PTV。单用 RT 方法，CTV 应包括基于预处理成像的疑似亚临床疾病。CTV 应包括 GTV 和至少与 GTV 相邻的淋巴结[107]。受累淋巴结区域以外的淋巴结不需要刻意治疗。来自不列颠哥伦比亚省的研究人员报告了他们对局限性 FL 进行"受累淋巴结放射治疗≤5cm"的经验，发现只有 1% 的研究队列仅有局部复发[91]。

采用中等剂量辐射（24～30Gy，2～4 周），局部控制率超过 95%。来自英国的一项研究惰性淋巴瘤最佳剂量的Ⅲ期试验表明，与 24Gy/12 次相比，40～45Gy/12 次并无优势，尽管该试验并未限制患者最初出现Ⅰ期和Ⅱ期疾病。两组的局部控制率均低于预期：两组的 5 年无局部进展均略低于 80%[108]。在接受大于 30Gy 照射的患者中，复发几乎只发生在远处未受照射的部位。复发时的治疗需要化疗，尽管放疗在某些病例中也是有用的。在另一项Ⅲ期试验中，与初始治疗的 24Gy 相比，2Gy×2 的局部进展时间与初始治疗的 24Gy 相比并不逊色[109-112]。然而，2Gy×2 仍适用于姑息治疗，50% 的患者在 2Gy×2 后获得完全缓解，81% 的患者获得部分或完全缓解[113]。

由于这些淋巴瘤的惰性，需要长期随访来检验新的治疗方法对存活率的影响。局限性疾病治疗方法的不同、所需的长期随访及相互竞争的死亡率为研究治疗对 OS 的影响创造了巨大的障碍。

2. 晚期（Ⅲ期和Ⅳ期）滤泡性淋巴瘤　目前的治疗方法不能治愈晚期 FL[114, 115]。对于病情稳定或进展缓慢的无症状患者，观察是合适的。有症状的患者（如存在由于淋巴瘤受累、大肿块疾病、进展性疾病导致的血细胞减少，以及那些终末器官功能受到威胁的患者）可以接受化疗。RT 是用于控制局部症状。在经典的斯坦福报告中，最初观察到的患者在中位间隔 3 年后需要治疗。他们 10 年后的 OS 为 73%[116]。在 23% 的病例中观察到持续中位时间为 13 个月的疾病自发消退。在Ⅱ期研究中，选择接受强化治疗的患者（n=37）的 10 年生存为 86%[114]。其中一组患者 6 年时有 60% 转化为更具侵袭性的组织学（通常为 DLBCL）[117]，另一组患者 10 年时有 31%[118]。在一项随机研究中，延迟治疗与早期治疗相比对生存率无不良影响（78% vs. 70%，P=0.24）[119]。过去曾尝试过广泛的淋巴结照射；现有数据表明，在照射野内疾病控制的可能性很高[84, 105, 106]。然而，由于该疾病的长期自然病史和接受方案治疗的患者的选择，很难确定广泛的淋巴照射是否能提高生存率或治愈。其他治疗惰性淋巴瘤的策略包括全身照射[120-122]、嘌呤类似物[123, 124]、利妥昔单抗联合化疗[31, 125-127]、放射免疫治疗[128-131]、大剂量化疗联合放疗和造血干细胞自体或异体移植[114, 132, 133]。

最常见的化疗方案是 R-CVP、R-CHOP、R- 苯达莫司汀或氟达拉滨为主的化疗方案。化疗后继续使用利妥昔单抗维持治疗也被证明可以改善预后[134, 135]。这些方法中的每一种都有良好的反应，但无明确的治愈证据。对使用 IFN-α 的试验进行的 Meta 分析得出结论，当使用大于或等于 5mU（或每月≥36mU）的剂量与相对密集的化疗相结合时，生存和缓解均有改善[136]。

2×2Gy 的低剂量姑息性放疗有助于缓解症状，有效率约为 80%，通常持续 12~18 个月[109-111]。然而，如果目标是实现持久的局部控制（如在脊髓压迫等关键部位），考虑到其优越的应答率和局部控制，20~24Gy 的高剂量方案更合适[113]。

（三）边缘区淋巴瘤，黏膜相关淋巴组织型

MALT 淋巴瘤通常是惰性 B 细胞肿瘤，70%~90% 的病例表现为Ⅰ期和Ⅱ期疾病。其特征是黏膜浸润、淋巴上皮病变和中心细胞样 B 细胞的克隆增殖[29, 137]。MALT 淋巴瘤最常见于胃、眼眶、甲状腺、唾液腺、乳腺、肺、皮肤和膀胱[137]。胃 MALT 淋巴瘤的病因与幽门螺杆菌感染有关。鹦鹉热衣原体与眼眶附件 MALT 淋巴瘤的关系已有文献记载，在世界不同地区有明显的地理差异[15, 17, 28]。在欧洲，皮肤 MALT 淋巴瘤与伯氏疏螺旋体感染有关[136]，但在美国没有[138, 139]。

1. 胃黏膜相关淋巴组织淋巴瘤　胃 MALT 淋巴瘤患者通常表现为典型的胃溃疡症状（消化不良、疼痛）。大多数病例与幽门螺杆菌感染有关，根除感染可改善症状并诱导淋巴瘤缓解。诊断后，骨髓活检不是常规要求，但可能会保留给特定的病例。使用 CT C/A/P（胸 / 腹 / 骨盆）或 PET/CT 进行全身成像是有用的。推荐的抗幽门螺杆菌三联疗法包括质子泵抑制药（或雷尼替丁枸橼酸铋）、克拉霉素和阿莫西林（或甲硝唑）[140, 141]。预期根除幽门螺旋杆菌的比率超过 90%[27, 142]。辅助使用苯丁酸氮芥不会改善结果[143]。通过治疗，可能需要数月才能有反应。随访内镜检查应在治疗后 3 个月开始，然后每 3~6 个月进行一次，持续 5 年。残留的异常可能会持续一段时间（12~18 个月），包括通过 PCR 等敏感分子技术使单克隆 B 细胞群持续存在；如果患者症状得到改善，则不需要额外的细胞毒性治疗。虽然大多数胃 MALT 淋巴瘤患者对抗生素治疗有反应，但 t（11；18）（q21；q21）易位与幽门螺杆菌治疗耐药有关[144, 145]。这种标志物的存在和对抗生素治疗缺乏反应是确定 RT 治疗的两个主要适应证。存在无症状的微小残留病患者会有一个缓慢的病程[26, 146]，不需要进一步治疗，尤其是老年或体弱患者。ISRT 剂量为 24Gy（2Gy/ 次）或 30~35Gy（每天 1.5Gy/ 次）局部控制率可达 95% 以上，相当大比例的患者将治愈[147-151]。复发少见。

2. 眼眶黏膜相关淋巴组织淋巴瘤　眼眶最常见的受累部位是结膜。这会导致发红、肿胀和刺激症状。临床上，它表现为结膜的鲑鱼粉色浸润，常填充和堵塞结膜囊。有时，该病会影响泪腺，表现为软组织肿胀，或出现在眶周组织、眼睑或眼后组织，在这种情况下会导致眼球突出。10% 的患者双侧眼眶受累，但不应将其视为Ⅳ期疾病。据报道，鹦鹉热衣原体导致使用抗生素（特别是多西环素或克拉霉素）治疗眼眶 MALT 淋巴瘤成功率不一。米兰系列报道的高反应率[28, 152] 在其他地方未能再现[17, 153]。因此，对鹦鹉热衣原体血清学检测阳性的患者可以尝试一个疗程的抗生素治疗。与感染无关的病例的标准治疗方法是眼眶放射治疗，剂量为 25~30Gy，其局部控制率大于 95%，大多数患者治愈[154, 155]。复发率为 15%~20%，患者表现为泪腺疾病，其复发风险高于结膜受累患者[156]。复发通常见于其他全身性非眼眶 MALT 部位，尽管有些患者随后可能累及对侧眼眶，这可能是新的病变或真正的对侧复发。多个回顾性研究显示局部控制率大于 95%[157, 158]。2Gy×2 的低剂量放疗具有较高的完全缓解率[157, 159]，最终的放疗可推迟到局部复发，局部复发可能在几年内发生。一些临床医生提倡这一策略，以避免或推迟 24~30Gy 放

疗的不良反应。

3. 其他黏膜相关淋巴组织部位 较少见的受累部位包括唾液腺，最常见的是腮腺。通常在此之前会是先出现 Sjögren 综合征。患者总是有口干病史，可能还有眼睛干燥病史。通常会出现适当的血清学异常。风湿科医师和耳鼻喉科医师参与的多学科治疗是十分重要的。其他受累部位包括甲状腺、肺、乳腺、皮肤、膀胱、肝脏、硬脑膜和其他黏膜内衬的器官或结构。一般的治疗方法是对可进行手术且完全切除肉眼疾病的部位进行手术局部治疗（如皮肤病变、甲状腺结节或肺部小病变），无须进一步治疗。然而，更常见的方法是以 30Gy 的剂量分 15～20 次进行放疗，这与几乎所有局限性 MALT 淋巴瘤部位的高概率局部控制相关。在整个疗程的发病率很高的情况下（如肺组织），使用 4Gy（2×2Gy）的低剂量方案可能会在一段时间内产生良好的局部控制[160]。

虽然 MALT 淋巴瘤通常是惰性的，但也可能转化为侵袭性大 B 细胞淋巴瘤。未来转型的风险因素尚未确定。目前的 MALT 淋巴瘤经验显示出疾病的局限性和局部治疗的趋势[32, 161]。与 MALT 相对应的结节性淋巴瘤，也称为单核细胞样 B 细胞淋巴瘤，发生在老年组，在形态学和免疫学上与 MALT 淋巴瘤相似，临床结果也相似[163]。

（四）晚期黏膜相关淋巴组织淋巴瘤

Ⅲ 期和 Ⅳ 期 MALT 淋巴瘤具有惰性的临床行为，与 FL 相似，它倾向于累及 MALT 部位，无症状的疾病可能不需要细胞毒性治疗。有病例报告表明抗生素治疗可以产生反应[164]。化疗仅适用于有症状的疾病进展，之前引用的治疗滤泡性淋巴瘤的有效方案。使用单一药物（如利妥昔单抗或苯丁酸氮芥）进行温和治疗通常是有用且成本效益高的。预后因素通常与疾病负担、高 β_2- 微球蛋白和出现的症状有关[163, 165, 166]。与 FL 一样，4Gy/2 次的姑息性放射治疗常有助于缓解症状。

（五）套细胞淋巴瘤

1. 局限性（Ⅰ 期和 Ⅱ 期）套细胞淋巴瘤 套细胞淋巴瘤（MCL）占所有 NHL 新诊断病例的 3%～10%。该病多见于男性，在老年人中更为常见（中位年龄 60—65 岁）。MCL 似乎有两种不同的表型：一种是与快速生长和侵袭行为相关的母细胞型，另一种是对无症状患者采取观察和等待政策的更懒惰的亚型[167]。因为大多数病例（>90%）出现在晚期，对于局部疾病的治疗缺乏证据。然而，MCL 是放射敏感性的，因此，ISRT 可能适用于局部疾病。

在没有全身治疗的情况下，明确的 RT 可使局限性

MCL 患者长期缓解[168, 169]，并且在部分病例中可能治愈[170]。在没有排除使用化疗的临床并发症情况下，大多数患者倾向于一个疗程的 CMT。尽管对全身药物有很好的反应，但几项小型的回顾性研究证实了 RT 在局部疾病中的重要作用，并改善了局部控制和 PFS[171-173]。

2. 晚期（Ⅲ 期和 Ⅳ 期）套细胞淋巴瘤 绝大多数 MCL 表现为晚期疾病（Ⅲ 期和 Ⅳ 期），并可能累及结外部位，包括内脏器官、皮肤、乳腺和骨髓[174]。以表达高增殖[175] 或高 Ki-67 生长分数[76] 为特征的微阵列基因表达预后更差。MCL 的突变也与快速生长和侵袭行为有关。虽然晚期疾病是不可治愈的（中位生存期为 4～6 年），但它对多种全身和局部治疗有反应。然而，由于这是一种影响老年人（中位年龄 60 多岁）的疾病[171]，而且治疗并不总是以治愈为目的，因此在决定何时治疗和使用何种药物时必须谨慎[167]。观察可能用于无症状且疾病行为更加惰性的患者中[167]。一旦决定继续治疗，表 89-7 中列出了几乎所有有证据支持用于 MCL 的化疗方案[176]。R-CHOP 和 R– 苯达莫司汀都具有良好的耐受性和有效性，总缓解率分别为 91% 和 97%[177]。4 个周期 R-CHOP 联合放射免疫治疗作为一线治疗有一定的前景，客观缓解率（ORR）为 82%。不幸的是，只有一部分患者（约 30%）获得完全缓解，导致 MCL 患者的预后比其他 NHL 亚型差。

强化化疗后辅以大剂量化疗和自体干细胞移植（ASCT）被认为是年轻患者的一线治疗策略[30, 178, 179]。一项比较 R-CHOP 和 R-hyperCVAD（环磷酰胺、硫酸长春新碱、盐酸阿霉素和地塞米松）后进行 ASCT 或观察的研究显示，2 年生存与巩固无差异，但 R-hyperCVAD 联合 ASCT 与改善 PFS 有关[180]。在另一项研究中，R-DHAP（利妥昔单抗、地塞米松、大剂量阿糖胞苷、顺铂）诱导 57% 的患者完全缓解，而在 ASCT 前接受 R-CHOP 治疗的患者完全缓解率为 12%[181]。结果仍然很好，ORR 分别为 95% 和 93%，5 年 OS 为 75%，这表明 ASCT 可以改善部分患者的预后。

3. 复发性和难治性套细胞淋巴瘤 复发性和难治性 MCL 目前尚无标准治疗方法。复发性 MCL 考虑 ASCT，但对老年患者大剂量治疗的安全性也有相同的警告。随着对 MCL 分子发病机制认识的深入，目前已成功研究了几种靶向药物，并被批准用于复发和难治性 MCL 患者[178]。分子药物可以单独使用，也可以联合使用或联合常规化疗。这些靶向药物分为几类药物，包括蛋白酶体抑制药（硼替佐米）、免疫调节药物（沙利度胺、来那度胺）、哺乳动物雷帕霉素靶蛋白（mTOR）抑制药替西罗莫司的哺乳动物靶点和 B 细胞受体途径抑制药（伊布替尼）。基于一项 CTLA-4 抑制药伊匹单抗针对不

同亚型复发难治性 NHL 患者的 I 期研究令人鼓舞的结果，目前正在进行多项其在 MCL 中的临床试验。鉴于 MCL 的放射敏感性，RT 是一种有效的姑息治疗方法。现有数据表明，30Gy 或更低的剂量提供了极好的局部控制和缓解[168,182]。

（六）弥漫性大 B 细胞淋巴瘤

1. 局限性（ I 期和 II 期）弥漫性大 B 细胞淋巴瘤　30%～40% 的 DLBCL 表现为 I 期和 II 期疾病，但 IPI 评分、B 症状的存在和疾病的大小（体积）等因素影响预后和治疗选择。免疫表型，如 C-MYC 和 Bcl-2 或 Bcl-6 的存在或不存在，也可能影响治疗的选择。R-CHOP 是一种标准的化疗方案，但剂量调整的 EPOCH、CHOEP（CHOP+ 依托泊苷）和 ACVBP（阿霉素、环磷酰胺、长春地辛、博来霉素、泼尼松）与利妥昔单抗联合应用也有很好的疗效，但毒性增加[183-186]。化疗的周期数是可变的，CMT 联合 3～4 个周期的化疗，然后进行受累部位的放射治疗是局限期、非大块 DLBCL 的标准治疗方法（图 89-7）。对于 IPI 评分大于 2 的患者，另一种方法是 6 个周期 R-CHOP 联合或不联合巩固性 RT。单独化疗可以根据疾病的范围或部位进行选择。来自前利妥昔单抗时代的几项随机试验表明，CMT 并不劣于单用较长的化疗方案，加用 RT 可改善局部控制，并在一些研究中改善 PFS[187-190]。

在利妥昔单抗时代，正式评估辐射作用的前瞻性数据有限。UNFOLDER 试验将 I ～ IV 期 DLBCL 患者随机分为两种不同的 R-CHOP 方案，并对结外或大肿块病变（>7.5cm）的患者进行放疗与观察的随机对照。由于未接受 RT 的患者失败率高，RT 随机化终止，最终结果有待公布（最终分析在 2018 年欧洲血液学协会上发表）。RICOVER-60 试验增加了另一个随机分组，将初始大肿块（>7.5cm）或结外受累的患者随机分为 36Gy 受累野放疗（IFRT）或观察[191]。在按方案治疗的患者中，添加 36Gy 后无事件生存率、PFS 和 OS 显著改善。在 MInT 试验中，除了 CHOP 外还评估了利妥昔单抗，利妥昔单抗并没有消除肿瘤体积对预后的不良影响[192]。在非大肿块（<7cm）的局限期疾病中，一项法国 III 期试验表明，如果 4 个周期 CHOPR-14 达到代谢完全缓解，在完成 4 个或 6 个周期的化疗后，40Gy 的巩固放疗无统计学意义，治疗周期的总次数由 IPI 因素决定[193]。总之，利妥昔单抗可提高 DLBCL 患者的生存率，但利妥昔单抗不能改善大包块或结外受累患者接受放疗所带来的益处。

来自英国的一项 III 期试验比较了侵袭性 NHL 患者的 30Gy 与 40～45Gy（67% 为 I 期和 II 期），两组患

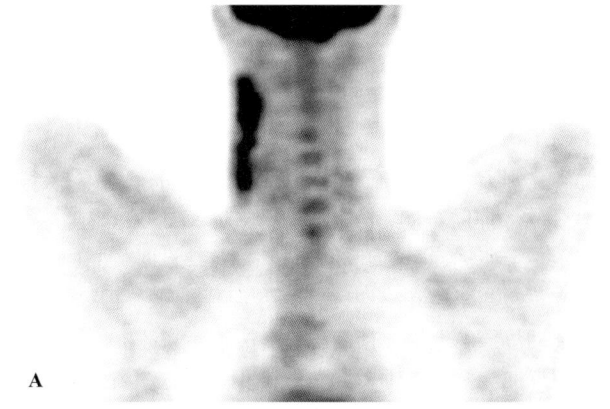

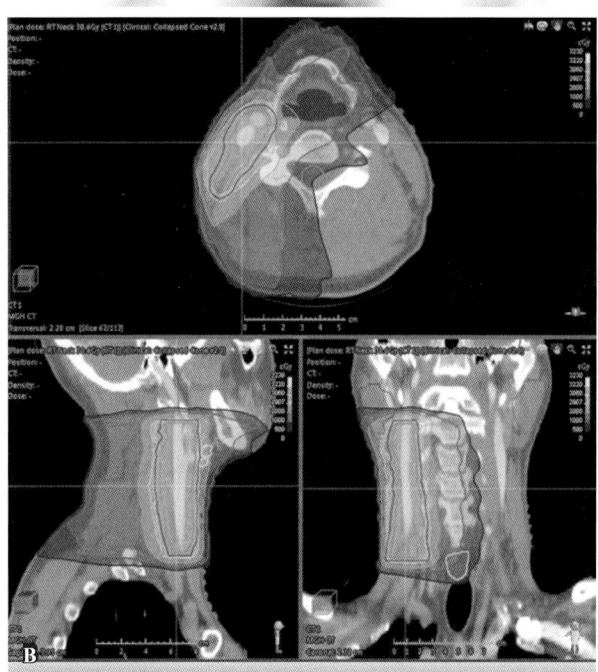

▲ 图 89-7　颈部淋巴结区受累部位放射治疗（此图彩色版本见书末）

A. 正电子发射断层显像显示局部病变；B. 调强放疗计划在受累部位的等剂量分布，注意保留腮腺

者 5 年无局部进展的情况无差异[108,194]。然而，这项试验的局限性在于只有 73% 的患者在化疗后接受了放疗作为巩固治疗，且在放疗前没有关于化疗反应的信息。根据回顾性数据和临床试验的非随机数据，对于全身治疗完全缓解的患者，30～36Gy 的放射剂量似乎足够了[188,195-198]。当不能达到完全缓解时，应考虑增加放射剂量（40～45Gy）[199]。

目前侵袭性 NHL 全身治疗后的标准治疗领域是受累淋巴结（INRT）放射治疗或 ISRT[107]，这取决于最佳化疗前成像的可用性。在有效的化疗后，CTV 应包括原始淋巴瘤体积，根据正常组织边界进行修改并扩展以适应确定化疗前体积的不确定性，尤其是在 RT 计划位置的最佳预处理成像不可用时。在一项回顾性研究中，对接受 IFRT 和 INRT 的早期侵袭性 NHL 患者进行了比

较，两组患者的 5 年 PFS 率无差异，接受 INRT 的患者与 IFRT 组相比，身体功能和整体生活质量更好[200]。

2. 晚期（Ⅲ期和Ⅳ期）弥漫性大 B 细胞淋巴瘤 R-CHOP 目前被认为是治疗晚期疾病（Ⅲ期和Ⅳ期）的标准化疗方案[192, 201-203]。先前的研究表明，化疗完全缓解后的"辅助"RT 并不能改善晚期 NHL 的 OS[204, 205]。如上一节所述，最近几项来自利妥昔单抗时代的回顾性研究（包括早期和晚期疾病的患者）显示，在选定的接受辅助放疗患者中，预后有显著改善。

早期大剂量干细胞移植治疗在有不良预后因素的患者中是一种很有吸引力的方法，但与单纯标准化疗相比没有明显优势[206-208]。法国一项针对高危和中高危患者的试验（GELA LNH93-3）实际上显示 ASCT 组的预后更差[209]。尽管纳入了Ⅰ期和Ⅱ期疾病的患者（一些患者伴大肿块），但 GELA 试验没有使用 RT，这类患者占研究患者的 30%～40%[208, 210]。在一项对 253 例中高危或高危疾病患者进行的随机试验中，对早期 ASCT 与 CHOP 或 R-CHOP 后的进一步化疗进行比较，发现移植组患者的 2 年 PFS 有所改善（69% vs. 55%，$P=0.005$），但 OS 未发现差异，这可能是因为挽救性移植的有效性[211]。目前不能将早期干细胞移植作为初始标准治疗的一部分[212-215]，但是可适用于难治性或复发性疾病的患者。

3. 复发和难治性弥漫性大 B 细胞淋巴瘤 对于复发或化疗难治的大细胞淋巴瘤患者，单纯放疗很少治愈。然而，在高度选择的病例中，通过挽救性放疗可以实现对疾病的长期持久控制[216]。传统挽救性化疗的治疗潜力也很低。常用的挽救方案包括 DHAP[217]、mini BEAM（BCNU、依托泊苷、阿糖胞苷和美法仑）[219]、ESHAP（依托泊苷、甲泼尼龙、阿糖胞苷、顺铂）[219]、ICE（异环磷酰胺、卡铂、依托泊苷）加或不加利妥昔单抗[220, 221]，以及 GDP（吉西他滨、地塞米松、顺铂）[222]（表 89-6）。对于化疗敏感的疾病患者，大剂量治疗加自体造血干细胞移植（AHSCT）是有益的。如果化疗不充分，在移植前放射治疗有助于获得完全缓解。

一项Ⅲ期试验（PARMA）对 109 例患者进行了大剂量治疗作用的测试。那些对 2 个周期 DHAP 化疗有反应的患者被随机分为 4 个周期 DHAP 和 BEAC 预处理方案（卡莫司汀、依托泊苷、阿糖胞苷、环磷酰胺）组，然后进行 AHSCT。移植组的 5 年 EFS 和 OS 分别为 46% 和 53%，而传统 DHAP 组分别为 12%（$P=0.001$）和 32%（$P=0.038$）。对于复发时肿瘤体积大于 5cm 的移植组患者，每天接受 2 次放疗，剂量为 26Gy/20 次，而常规化疗组给予剂量为 35Gy/20 次。移植组有倾向于接受放疗的患者复发率较低（22 例患者中

有 8 例复发，33 例复发患者中有 18 例复发，$P=0.19$），而常规化疗组无明显差异（12 例接受放疗的患者中有 10 例复发，42 例未接受放疗患者中有 35 例复发）。尽管本试验的目的不是检验放疗在挽救治疗中的作用，但当纳入包括大剂量治疗在内的挽救治疗计划时，它支持将放疗用于大肿块疾病。

在接受造血干细胞移植患者的随机试验中，放疗在挽救性化疗部分应答后的大肿块疾病中的作用值得进一步研究。在获得这样的证据之前，我们建议对大肿块部位按顺序进行挽救性化疗和常规放疗，也可对化疗无效的部位进行放疗[224-228]。对于确切的目标剂量（首选 ISRT）以及与化疗和移植相关的放疗时机，应针对个体化治疗计划，以 30～35Gy 的中等放射剂量为目标，以促进干细胞的收集和获取，并将治疗相关毒性降至最低。例如，如果需要大的放疗野，则应在干细胞收获后进行放疗，最好在移植前进行。胸部放疗包括大量肺组织，如果在移植后给予，风险较小[229, 230]。一般来说，放疗的原则应该是治疗最有可能复发或进展性疾病的部位。接受放疗的决定取决于疾病分布和部位。2 例常规分次剂量为 40～45Gy 的放射性脊髓病病例报告提示，移植后脊髓可能对放射更敏感[231-233]。

尽管大多数 DLBCL 病例无论发生在何处都是一样的，但仍有一些特殊的表现值得额外考虑。

原发性纵隔大 B 细胞淋巴瘤（PMBL）：一些临床病理特征将 PMBL（胸腺）与结节性 DLBCL 淋巴瘤区分开来。这种疾病通常发生于年轻女性（女性与男性之比为 3：1）的 30—40 岁，是一种快速生长的侵袭性肿瘤，并伴有邻近的纵隔组织扩散。胸膜和心包侵犯并伴有积液和 B 症状是常见的，30%～40% 的患者在确诊时有上腔静脉阻塞。患者经常出现呼吸急促、咳嗽和胸痛。病变体积通常较大（65% 直径 >10cm），累及胸腺。肿瘤通常有中度到明显的硬化。偶尔，这些肿瘤表现出明显的化疗和放疗抵抗[234]。决定预后的因素包括肿瘤体积（>10cm）、CMT 的使用[235-238] 和分期。

无论是在适当的化疗还是放疗的作用方面，PMBL 一线治疗的选择都比其他类型的 NHL 更有争议。目前还没有一个普遍接受的标准。在前利妥昔单抗时代，化疗方案比 CHOP 更强，如 MACOP-B（甲氨蝶呤联合亚叶酸钙解救、阿霉素、环磷酰胺、长春新碱、泼尼松和博来霉素），然后再行放疗，取得了最佳疗效。一项多机构回顾性研究评估了多种化疗方案，包括 MACOP-B、VACOP-B（依托泊苷 / 阿霉素 / 环磷酰胺 / 长春新碱 / 泼尼松龙 / 博来霉素）和 ProMACE CytaBOM（环磷酰胺、阿霉素、依托泊苷 cytozar、博来霉素、长春新碱、甲氨蝶呤和泼尼松），在诱导化疗

后使用 RT（30～36Gy）比 CHOP 更有效[235]。所有获得放射完全缓解的患者都接受了放射治疗，84% 的部分缓解的患者也接受了放射治疗。未接受放疗的患者胸腔内复发率也较高。CHOP 和 CHOP 样方案的完全缓解率为 61%，而 MACOP-B 方案的完全缓解率为 79%[235]。据报道，这些更密集的 CMT 方案的 10 年 OS 率在 70%～77%[235-238]。

在利妥昔单抗时代，以 R-CHOP 为基础的化疗作为 CMT 的一部分治疗的患者的预后相当于同等分期的其他 DLBCL（即完全缓解率为 70%～80%，5 年生存为 60%～80%）[239-241]。Soumerai 等在一项回顾性研究中发现，大多数患者有局限性大肿块疾病，77% 的患者接受 CMT 联合 R-CHOP 和 RT 治疗，5 年 PFS 和 OS 分别为 68% 和 79%。在这些患者中，有 21% 的患者经历了诱导失败；作者得出结论，使用 R-CHOP 与不可接受的原发性难治性疾病的高发病率有关[241]。寻求与利妥昔单抗联合应用更有效的化疗组合。斯坦福大学的一个小系列研究结果显示，在不需要放疗的患者中使用剂量调整（DA）EPOCH-R 的结果是有希望的。这使得邓利维等进行了一个更大的单组 II 期前瞻性研究。对于以前未治疗的 PMBL 患者，使用 6 个周期的剂量调整 EPOCH-R 而不进行放疗。患者中位年龄为 30 岁，肿瘤大小中位数为 11cm。中位随访时间 5 年后，获得完全缓解的患者 EFS 为 93%，OS 为 97%[242]。这些结果也对巩固性放疗的必要性提出了挑战。考虑到这些患者中大多数是年轻的健康女性，忽略纵隔放疗可以显著降低他们患继发性恶性肿瘤（包括乳腺癌）的风险。目前的美国国家综合癌症网络（NCCN）指南列出了治疗 PMBL 的多种选择，DA-EPOCH-R 是首选方案，并考虑对持久性局灶性疾病进行巩固 RT 治疗（美国国家综合癌症网络：骨肿瘤，https://www.nccn.org/professionals/physician-gls/pdf/b-cell.pdf）。

原发性中枢神经系统淋巴瘤：原发性中枢神经系统淋巴瘤（PCNSL）曾经是一种罕见的肿瘤，仅占脑瘤的 1%。然而，近几十年来，新诊断的原发性脑肿瘤的发病率已上升到 4%～7%，这可能至少部分与 HIV 感染或移植相关的免疫抑制有关。虽然由于积极的抗逆转录病毒治疗，HIV 患者的 PCNSL 发病率正在下降，但免疫功能低下患者的预后仍然更差。免疫功能正常的患者发病中位年龄为 55 岁，免疫功能低下的患者发病中位年龄为 35 岁，后者的男女比例为 9∶1。侵袭性 B 细胞淋巴瘤是最常见的组织学表现，虽然已有 T 细胞淋巴瘤的报道，但非常罕见，预后与 B 细胞淋巴瘤相似[243]。

最常见的疾病部位是脑实质[244]。无脑实质疾病的孤立性原发性软脑膜淋巴瘤仅占 7%，原发性脊髓淋巴瘤更不常见[245]。根据 Grimm 等的研究，15%～25% 的原发性中枢神经系统淋巴瘤患者会经历玻璃体 / 视网膜播散导致的眼部受累[246]。

大多数 PCNSL 患者表现为头痛和颅内压升高。B 症状很少见，但超过 50% 的患者出现局部神经功能缺损，如偏瘫或失语，约 33% 的患者出现精神状态改变，这种改变可能是隐匿性的。大约 1/3 的病例是多灶性病变。眼部受累时可出现视物模糊。病变通常是孤立的、非出血性的，位于脑室周围白质深处。诊断必须经组织学证实，但根据其独特的 CT/MRI 表现怀疑[247]。这些肿瘤在 CT 上呈等密度，周围水肿的程度通常比转移性病变或胶质瘤要轻。PCNSL 细胞密集，弥散加权成像（DWI）表现为典型的高信号，表观弥散系数（ADC）较低。在 T_1 MRI 上，常表现为环状强化。类固醇可以通过减少水肿和肿瘤反应极大地影响影像学表现。如果怀疑中枢神经系统淋巴瘤，建议在病理诊断前使用类固醇。

初步检查应包括胸部、腹部、骨盆的 CT 扫描和骨髓活检，以排除非中枢神经系统原发性病变[248]。用眼科裂隙灯进行评估有助于排除眼部受累。应进行 HIV 检测，如果阳性，患者应接受适当的抗逆转录病毒治疗。在 HIV 患者中，弓形虫病的放射学表现与环状强化病变相似，弓形虫病滴度可能有助于缩小这种差异。进行腰椎穿刺是为了评估脑脊液的播散；然而，仅有脑脊液阳性并不是全颅脊髓轴照射（CSI）的指征[248]。脑脊液阳性提示应行脊柱 MRI 检查，如果有肉眼可见的脊柱疾病，可能需要进行颅脊髓照射，剂量为 36Gy，原发剂量为 9.0～14.4Gy。

既往治疗包括全脑照射至 40～50Gy，剂量为 1.8～2.0Gy/ 次，使用皮质类固醇通常在短短几天内产生快速剧烈的症状反应。然而，由于单纯放疗的长期疗效不佳，以及对放射神经毒性的担忧[249, 250]，化疗已成为最初的标准治疗方法[251-253]。在 20 世纪 90 年代，一些报告提出接受化疗后进行计划性放疗或进展期放疗的患者中位生存有所提高[251-253]。在加拿大不列颠哥伦比亚省 122 例未经选择的患者中，有多达 1/3 的患者没有接受潜在的根治性治疗，从放疗到甲氨蝶呤初始化疗的政策改变并没有改善生存。尽管如此，使用大剂量甲氨蝶呤（3.5～8.0g/m²）与地塞米松、卡莫司汀、丙卡巴肼、长春新碱、利妥昔单抗或阿糖胞苷不同联合的方案无论有或无 RT 产生了令人印象深刻的结果，且都具有轻度到中度的晚期神经毒性[255-260]。一种常见的方法是治疗 2 个周期，在显像上完全缓解通常在 4 个周期后实现。

其他化疗方法包括单独使用大剂量甲氨蝶呤（7g/m²）和延迟 RT；23 例患者此类治疗总缓解率为

74%，尽管只有 52% 的患者达到完全缓解[261]。在 Ⅱ 期研究中，向甲氨蝶呤中加入大剂量阿糖胞苷可获得更高的缓解率[262]。

在以甲氨蝶呤为基础的单独化疗与 CMT 的 Ⅲ 期试验中，未接受和接受全脑放疗的患者的中位 PFS 发生率分别为 11.9 和 18.3 个月（P=0.14）。中位 OS 发生率分别为 32.4 和 37.1 个月（P=0.71），HR 为 1.06（95%CI 0.80～1.40）。在这项非劣效性试验中，非劣效性界限设定为 0.9。这一结果不支持全脑 RT 的省略并不劣于 CMT 的初步假设。

国际淋巴结外淋巴瘤研究小组（IELSG）对 378 例患者的研究确定了 5 个独立的 OS 预后不良因素：年龄超过 60 岁、ECOG 表现状态为 2 或更高、LDH 水平升高、CSF 蛋白水平升高、脑深部结构受累[263]。无上述因素患者 2 年生存为 80%，有其中 2～3 个因素为 48%，有 4～5 个因素为 15%[263]。当分析仅限于静脉注射甲氨蝶呤的患者时，这些因素仍然是预后因素。

由于长期治疗相关的神经毒性是 PCNSL 全脑放射（WBRT）治疗后的一个主要问题，因此在实践中，患者选择和放疗剂量发生了重大变化。在 65 岁以上的患者中，严重神经毒性的风险高达 80%[259, 264, 265]。在达到完全缓解的老年患者中，WBRT 通常是出于这个原因而进行的，而在达到部分缓解的老年患者中，WBRT 应促使人们讨论护理目标。根据 SG1 随机 Ⅲ 期试验，最有可能受益于 WBRT 的患者是那些对化疗有部分反应的 65 岁以下的患者[266]。在这个试验中，WBRT 改善了 PFS，但没有改善 OS。

一些研究人员已经评估了减少放射剂量以减少潜在神经毒性的可能性。Ferreri 等没有证实剂量增加超过 36Gy 的益处，额外增加剂量的作用尚不清楚[267]。然而，最近的一项研究报道了一项多中心 Ⅱ 期试验的长期结果，该试验在接受 5～7 个周期的利妥昔单抗、甲氨蝶呤、丙卡巴肼和长春新碱（R-MPV）后达到完全缓解的患者中使用减少剂量的全脑放疗（rdWBRT）剂量为 23.4Gy，1.8Gy/ 次[268]。未达到完全缓解的患者接受标准的 45Gy 全脑放疗。研究人群的中位年龄为 60 岁。31 例（60%）患者在 R-MPV 后获得完全缓解，并接受 rdWBRT。2 年 PFS 为 77%，3 年 OS 为 87%。中位随访时间为 5.9 年，前瞻性神经心理学评估在多个领域保持稳定。

对于大剂量甲氨蝶呤治疗后复发或难治性疾病的患者，挽救性 WBRT 的缓解率为 67%～79%[269-271]。因此，对化疗耐药的 PCNSL 仍然具有放射敏感性，但最佳的挽救方法尚未明确。

根据 ILROG 的建议，由于化疗在全脑的穿透性较差，因此全脑野可调整为治疗全脑的后半部分，较低的范围覆盖了第 1 和第 2 颈椎[248]。由于化疗的部分缓解，大多数试验将全脑剂量降至 36Gy，将残留的病灶部位降低到 45Gy。

睾丸弥漫性大 B 细胞淋巴瘤：与生殖细胞肿瘤不同的是，原发性睾丸淋巴瘤多发于 50 岁以上的老年男性。最初的治疗通常包括睾丸切除术。几乎所有的睾丸淋巴瘤都是 DLBCL。旧的系列报道的 5 年 OS 发生率在 16%～65%，中位生存时间为 12～24 个月[165, 272-274]。远处失败是常见的。在 373 例患者的 IELSG 研究中，57% 的患者为 Ⅰ 期，21% 的患者为 Ⅱ 期[165]。中位 PFS 为 4 年。观察到 CNS 复发的高风险，10 年时的精算风险为 34%[165]。尽管使用了化疗，但 CNS 复发仍被记录在案[275, 276]。其他复发部位涉及结外器官，包括皮肤、胸膜、Waldeyer 环、肺、肝、脾、骨和骨髓。对侧睾丸失败有很好的记录，3 年后 15% 的患者发生失败，在 15 年精算风险上升到 42%[165]。中等剂量的阴囊照射（25～30Gy/10～15 次，每天 1 次）可将这种风险降低到 10% 以下[165]。以阿霉素为基础的化疗可提高局限性睾丸淋巴瘤患者的生存率[165]。明确的中枢神经系统失败模式建议可采用鞘内化疗进行常规中枢神经系统预防[274]，并且 IELSG 数据表明全身性和鞘内治疗与阴囊放疗相结合可改善预后[165]。在最近由 IELSG 进行的 Ⅱ 期研究中，53 例 Ⅰ 期或 Ⅱ 期睾丸淋巴瘤患者接受 6～8 个周期的 R-CHOP 和 4 剂鞘内甲氨蝶呤（IT-MTX）治疗，然后对所有患者的对侧睾丸进行 30Gy 的放疗，对 Ⅱ 期患者进行区域淋巴结放疗。中位随访时间为 65 个月，5 年 PFS 和 OS 率分别为 74% 和 85%。在预防性应用 CNS 和对侧睾丸放射的情况下，5 年累计 CNS 复发率为 6%，无对侧睾丸复发[274]。

4. 乳腺淋巴瘤 影响年轻女性的乳腺淋巴瘤往往与妊娠和哺乳期有关，是一种侵袭性组织学淋巴瘤，通常表现为双侧乳腺弥漫性病变。相反，影响老年女性的疾病往往表现为离散性肿块，通常为单侧。文献中的报告显示，高达 13% 的病例同时双侧受累，7% 的病例不同时累及对侧。最常见的组织学类型是 DLBCL[277]。惰性组织淋巴瘤较少见，如果观察到则通常包括继发性全身疾病[278, 279]。影响乳房的 MALT 淋巴瘤很少见，但已有报道[278, 280]。不建议进行乳房切除术，大多数情况下保留乳房。RT 可获得良好的局部控制，尤其是在无肿块病变或组织学为惰性的患者中。采用局部治疗方法治疗的患者在 5～10 年 OS 为 40%～66%[277, 278, 281]。单纯放疗患者的局部控制率为 75%～84%[277, 278, 282, 283]。孤立性中枢神经系统复发已有报道[277]。同样，单侧原发性乳腺淋巴瘤治疗后，对侧乳腺的晚期失败也可能发生[277]。

CMT 被推荐用于侵袭性淋巴瘤[277, 284]，而惰性淋巴瘤患者可以单独用 RT 成功治疗[278]。所有具有侵袭性组织学的患者，如 Burkitt 淋巴瘤，应给予鞘内化疗预防中枢神经系统疾病。

5. 骨淋巴瘤 据报道，单纯 RT 治疗，孤立性骨病变的 5 年和 10 年 OS 率分别为 58% 和 53%。与局部控制有关的关键问题是疾病的髓内和软组织范围与 RT 体积的关系。MRI 在揭示疾病在骨和软组织的扩展方面尤为重要。采用放疗的治疗方法产生了较高的局部控制（85%），但不可接受的局部或边缘失败率（20%）可能与低估肿瘤范围和体积有关，据报道，全身失败率接近 50%。因此，对于局限性骨淋巴瘤患者，应采用以蒽环为基础的 CMT 化疗和 RT 治疗[285]。在对来自 MInT 和 RICOVER-60 试验的 161 例骨骼受累和化疗完全应答患者的回顾性分析中，强调了巩固 RT 在骨受累患者中的重要性。接受 RT 治疗的患者 3 年 EFS 率明显高于未接受 RT 治疗的患者（75% vs. 36%，$P<0.001$）。在多变量分析中，校正年龄、分期、LDH、工作状态、电子病变和 IPI，增加 RT 可将事件风险降低 70%（$P<0.001$）[286]。

（七）T 细胞淋巴瘤

与 B 细胞淋巴瘤相比，T 细胞淋巴瘤的治疗方法更为多样化，但最常见的侵袭性疾病如 PTCL 和 ALCL 目前的治疗方法与 DLBCL 相似。ALCL 预后优于 PTCL。由于标准化疗导致 PTCL 和 MCL 的治愈率较低，因此提倡采用新的治疗方法，包括加入新药（如 CHOP+ 依托泊苷）[287-289] 和巩固性 ASCT[30, 290]。

（八）NK/T 细胞淋巴瘤

NK/T 细胞淋巴瘤是一种相对较新的、独特的非霍奇金淋巴瘤，在 2000 年以前与其他侵袭性鼻腔淋巴瘤归为一类。它的典型表现为鼻腔的侵袭性、糜烂性和破坏性病变，具有特征性的病理表现，包括血管侵犯、坏死和上皮样变。从地理上看，亚洲和中美洲或南美国家的发病率分别增加了 5.2% 和 3%，而北美的发病率为 0.5%[291]。疾病常发生于结外，大约 80% 的病例累及鼻腔、鼻咽、口咽或 Waldeyer 环，而 20% 的病例累及非鼻腔区域皮肤、皮下组织、胃肠道和睾丸[6, 29, 292]。所有 NK/T 细胞淋巴瘤均为 PET 阳性，非鼻腔部位表现需要 PET 评估以排除鼻腔原发性隐匿性病变[293, 294]。极少数情况下，这种侵袭性疾病可表现为皮肤、骨髓、肝脏、脾脏和淋巴结的弥漫性转移性疾病，同时伴有白血病外周血成分。

CD56 阳性鼻腔亚型是 EBV 特有的临床病理类型[29, 57]。与 DLBCL 不同的是，以蒽环类为基础的 CMT

治疗 5 年的 OS 率为 60%～75%，这些化疗方案在用于 NK/T 细胞淋巴瘤时产生了令人失望的结果[61, 295, 296]。当用于 I 期和 II 期 NK/T 细胞淋巴瘤时，含阿霉素的化疗缓解率低于 50%，5 年 OS 率为 30%～70%[286, 297, 298]。对这种低效性的一种解释是，NK/T 细胞淋巴瘤高表达多药耐药基因产物 P- 糖蛋白，并且可以比其他非霍奇金淋巴瘤更有效地排出蒽环类药物[299]。

在 45 例患者中，39 例难治性复发性的 NK/T 细胞淋巴瘤[300] 患者接受 L- 门冬酰胺酶单药联合地塞米松并联合 RT（50Gy）治疗。总缓解率为 82%，其中 56% 完全缓解。5 年 OS 率为 67%[300]。当 L- 天冬酰胺酶与甲氨蝶呤联合应用于法国一项针对复发 / 难治性疾病的小型 II 期研究时，完全缓解率为 61%，中位缓解时间为 12 个月。这导致了 I 期和 II 期的研究评估 SMILE 的疗效，SMILE 是一种含有地塞米松、甲氨蝶呤、异环磷酰胺、依托泊苷和 L- 天冬酰胺酶的多药方案，用于治疗复发或难治性 NK/T 细胞淋巴瘤。总缓解率为 74%，完全缓解率为 35%～50%[301, 302]。

早期应用高剂量（45～54Gy）的放疗[292, 302-304]，无论是单独还是联合顺铂 / 异环磷酰胺为主的化疗，对于最佳的局部控制都是非常重要的[61, 305]。来自日本的两项前瞻性 I/II 期试验评估了同步放化疗与铂类化疗对 I_E～II_E NK/T 细胞淋巴瘤的疗效。这些方案具有显著的毒性，超过 90% 的患者出现 3～4 级中性粒细胞减少，约 30% 的患者出现 3 级黏膜炎。Yamaguchi 等的结果显示，5 年的 OS 和 PFS 分别为 73% 和 67%。Kim 等报道的 3 年 OS 和 PFS 分别为 86.3% 和 85.2%，随访时间更短。

调强放射治疗（IMRT）是典型的建议，以允许适当的目标覆盖，同时保留正常组织。在皮肤受累的情况下，应使用填充物以确保向皮肤表面提供足够的剂量（图 89-8）。由于单药 L- 天冬酰胺酶的成功和在复发情况下的良好结果，一些机构采用 SMILE 方案［类固醇（地塞米松）、甲氨蝶呤、异环磷酰胺、L- 天冬酰胺酶和依托泊苷］作为 NK/T 细胞淋巴瘤的前期联合治疗方案的一部分[306]。

根据 ILROG 对局限期 NK/T 细胞淋巴瘤的建议，CTV 通常包括双侧鼻腔、硬腭和至少双侧筛窦。如果疾病局限于一侧鼻腔，则包括同侧上颌窦。如果双侧鼻腔受累，则 CTV 包括双侧上颌窦。延伸到筛窦需要覆盖整个双侧筛窦。延伸到鼻孔需要包括整个鼻咽。颈部受累率低，无须行预防性选择性颈部照射[248]。

在晚期疾病（III/IV 期）的治疗中，目前的治疗标准包括以非蒽环类药物为基础的化疗。在最近一项使用 SMILE 方案的 II 期研究中，2 个周期后，ORR 率和 CR

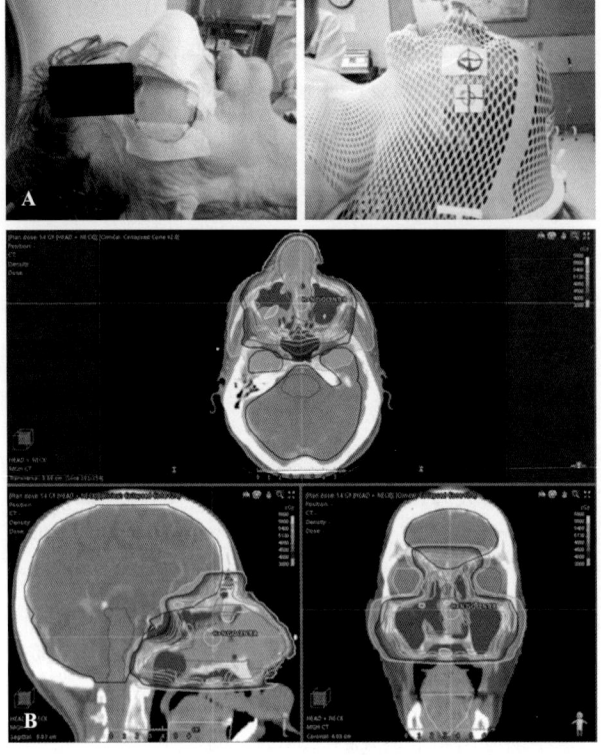

▲ 图 89-8　调强放疗治疗 I 期自然杀伤 /T 细胞淋巴瘤（此图彩色版本见书末）
A. 在固定面罩下的皮肤受累区域放置填充物；B. 调强放射治疗计划的等剂量分布。颈部淋巴结不包括在这个 I 期疾病患者中

率分别为 80% 和 40%。治疗毒性较大，所有患者都出现了 3～4 级中性粒细胞减少症，与治疗相关的死亡率为 10%。肝脏和肾脏毒性也被注意到。1 年 OS 和 PFS 发生率均为 45%[301]。

（九）评估疗效和随访

治疗需要根除疾病的能力；因此，关键是通过最初的治疗计划达到完全缓解。对于单纯放疗的患者，通常在治疗结束后 4～6 周评估疗效。因为 RT 剂量分割计划是在治疗前确定的，通常是基于治疗体积内组织的剂量 - 反应关系和耐受性的信息，在疗程结束时出现残留疾病不是额外放疗的指征。疗效评估包括检查器官表现和一般检查以排除疾病进展。在最近的国际恶性淋巴瘤会议（ICML）建议中[64]，PET/CT 被认为是嗜 FDG 淋巴瘤患者病情缓解评估的标准检查方法。然而，由于治疗相关的炎症，建议在放疗后至少 3 个月再进行 PET/CT 扫描以评估疗效。

在接受化疗或 CMT 治疗的嗜 FDG 淋巴瘤患者中，目前的建议是使用 5 分制（Deauville 标准）[307]进行中期和治疗结束时疗效评估，1 分为无摄取；2 分为小于或等于纵隔摄取；3 分为大于纵隔摄取但小于肝摄取；4 分为摄取量略高于肝脏；5 分为摄取量明显高于肝脏

或存在新的病灶；X 为摄取的新区域不太可能与淋巴瘤有关。然而，最近的数据表明，在接受免疫化疗的患者中，中期 PET/CT 对治疗结果的预测性可能较低[308]。由于缺乏确凿的证据表明在中期 PET/CT 基础上改进治疗可以改善淋巴瘤患者的预后，ICML 建议除了明确疾病进展的病例外，不要仅基于中期 PET/CT 改变治疗[64]。然而，治疗结束后用 PET/CT 评估病情缓解是嗜 FDG 淋巴瘤的标准。由于治疗后的炎症改变，建议在最后一个化疗周期后至少 3 周进行扫描，但最好是 6～8 周。

（十）皮肤淋巴瘤

WHO 和欧洲癌症研究与治疗组织（EORTC）联合提出了皮肤淋巴瘤的组织病理学分类，描述了皮肤特有的临床病理疾病。皮肤原发性淋巴瘤可分为三大类：①皮肤 B 细胞淋巴瘤（CBCL，25%），包括滤泡中心淋巴瘤和边缘区（MALT）的惰性组织学和临床侵袭性 DLBCL、腿型或其他部位；②临床行为是惰性的皮肤 T 细胞淋巴瘤（70%），MF 和其变异体、原发性 c-ALCL、淋巴瘤样丘疹病和其他罕见类型（如皮下脂膜炎样 T 细胞淋巴瘤）；③具有侵袭性临床行为的皮肤 T 细胞淋巴瘤（<10%），Sézary 综合征、外周 T 细胞淋巴瘤和一些罕见疾病，如鼻型 NK 细胞淋巴瘤。

皮肤 DLBCL 腿型通常发生在老年患者的下肢，临床上具有侵袭性，估计 5 年疾病特异性生存为 55%[309-314]。CMT 是标准的，就像其他位置的 DLBCL 一样。相反，原发性皮肤滤泡中心淋巴瘤通常局限于头颈部或躯干，5 年生存高于 95%[309, 310]。与结节性滤泡细胞淋巴瘤不同的是，Bcl-2 蛋白表达和 t（14；18）易位并不常见[309, 315]。MALT 淋巴瘤是惰性的，局部治疗反应良好，并有良好的预后[309, 316]。布氏杆菌感染与 CBCL 的发病机制有关[317, 318]，但在美国进行的一项对 38 例病例的研究不支持这种联系[138]，另一项研究表明莱姆病的发病率与 CBCL 之间没有地理相关性[139]。RT 因其高局部控制率（85%～100%）和高生存率[319, 320]而成为一种首选的治疗方法。

MF 是皮肤 T 细胞淋巴瘤（CTCL）中最常见的一种类型，临床表现为惰性，在第 91 章中讨论。原发性 c-ALCL 是另一种惰性型 CTCL，其特征是 CD30 阳性，但与结节性 ALCL 不同[57, 309]。与结节性 ALCL 相比，绝大多数 c-ALCL 对 ALK 蛋白不染色，t（2；5）易位也为阴性[309]。对于孤立结节或局限性皮肤病的患者，RT 是治疗的首选。这些淋巴瘤可复发于皮肤，但一般预后良好[56]，5 年生存为 95%[309]。在荷兰的一项对 79 例患者的研究中，只有 16% 的患者在初始治疗 10 年后全身性淋巴瘤复发[56]。淋巴瘤样丘疹病是一种相关的疾

病，也是 CD30[+]，病程缓慢且病情可自发缓解[56]。细胞毒治疗通常不必要，预期寿命也不会受到负面影响，尽管这种疾病很少进展到其他类型的 T 细胞淋巴瘤。患者经常报告皮肤损伤和剧烈抓挠的极度瘙痒，这可能导致抓伤和感染。通常，这些皮肤淋巴瘤可以通过浅表 RT 技术得到充分的治疗，包括正电压、电子和近距离放疗（图 89-9）。脚和手的病变也可以通过简单的水浴装置来治疗，以提高剂量均匀性。局部治疗后复发率高，常出现新的皮肤病变出现在以前未治疗的区域。然而，懒惰 CBCL 导致的死亡是罕见的[309]。

剂量方案差别很大，但通常的做法是用 30Gy/10～15 次治疗有症状的病变。Neelis 等在 2009 年进行的一项回顾性研究中描述了分别使用 2Gy×2 次和 4Gy×2 次对 CBCL 和 CTCL 进行累及野的姑息性放疗[321]。这实现了卓越的耐久性。总的来说，86% 的患者对治疗有一定的反应。CBCL 部位完全缓解率为 72%，CTCL 部位完全缓解率为 92%。病灶的大小和厚度不影响缓解率，所有完全缓解发生在放疗后 4～6 周内。大多数患者报告症状性斑块在几天内消失。除治疗部位脱发外，未发现其他毒性。2 年后，CBCL 组超过 60% 的患者无须再治疗；CTCL 组超过 80% 的患者无须再治疗。这些低剂量方案是有吸引力的，因为它们提供了一个无毒的方法，不仅具有良好的缓解率和耐久性，并允许尽可能减少所需的医院就诊次数和治疗费用[321]。

其他侵袭性 CTCL 表现为一个极具异质性的群体，但大多数表现为外周 T 细胞淋巴瘤特征，在 WHO 分类中没有另行分类[57]。一些具有鼻型 NK/T 细胞淋巴瘤的形态学和表型特征[322]，其他少见的疾病包括侵袭性 CD8[+] T 细胞淋巴瘤和 γδT 细胞淋巴瘤。大多数 CD30 为

阴性，预后不良，预计 5 年生存为 15%～20%[309, 310]。

（十一）姑息性放疗

对于选定的化疗难治性侵袭性组织学淋巴瘤患者，通常需要根治性放射治疗来进行局部控制，因为肿瘤主要局限于局部。在这些情况下，如果正常组织的耐受性允许，则最好在 2～4 周内进行 30～40Gy/10～20 次的全剂量 RT。对于快速进展的疾病，应考虑加速分割，根据体积和正常组织的耐受性，在 2～3 周内行 35～40Gy/20～30F。据报道，加速超分割比传统分割在 BL 中更有效[323]，但很少有其他关于使用改变分割的报道治疗[323, 324]。在一项对 21 例难治性大肿块淋巴瘤进行的 II 期研究中，同步化疗和放疗至 40Gy，缓解率为 70%，但大多数为部分缓解[325]。

RT 是一种有效的缓解症状和局部控制的方法。这是由于各种全身治疗方案的竞争，姑息性放疗在淋巴瘤中的应用一直不足。以下是需要考虑姑息性放疗的情况：① III 期和 IV 期惰性组织学淋巴瘤伴局限性肿大；②复发或原发难治性 NHL，任何分期，以局限性疾病为主，因年老不能接受强化治疗，对化疗耐受性差或化疗耐药；③自体和异体骨髓移植后淋巴瘤复发；④不适合化疗的伴有并发症和不良表现的局限性淋巴瘤患者。当给予放疗以缓解疾病相关症状时，可采用短期高剂量单次治疗。可接受的治疗方案包括 1 周内 20Gy/5 次，2 周内 25～30Gy/10～12 次，或 1 周内 12～16Gy/2 次。

应区分尝试实现疾病的长期局部控制，即在非治愈情况下给予根治性放疗用于局部控制，或给予单纯放疗用于缓解症状。这一决定通常是基于患者的临床状况做出的，即疾病的位置、大小和分布，以及患者的预期寿命。如果需要姑息治疗，但疾病仍然可以治愈，可以

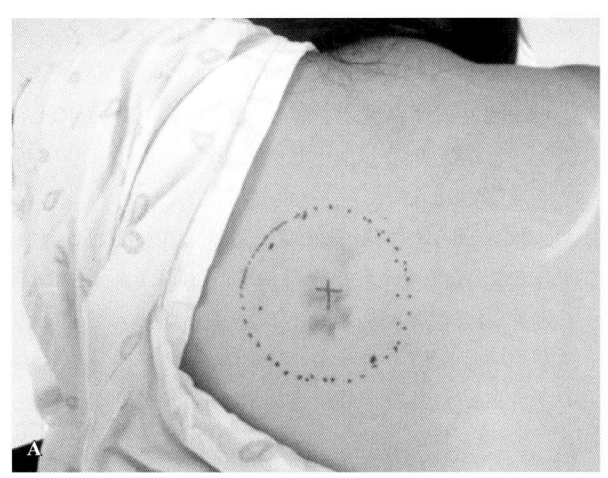
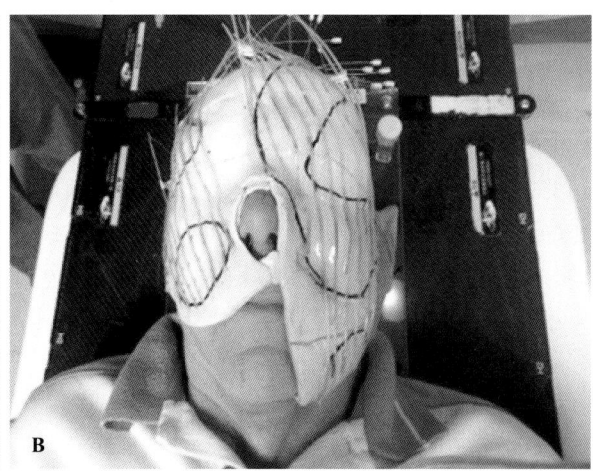

▲ 图 89-9　皮肤淋巴瘤的治疗

A. 电子疗法对累及患者背部皮肤的低级别 B 细胞淋巴瘤单一部位的治疗计划，在病变部位周围画 2cm 的边缘。B. 定制近距离放射治疗模具用于面部曲面的治疗。导管沿模具表面放置。待处理区域用黑色标出

考虑最初使用 3~4Gy 的较大剂量分割（直到有缓解），然后将剂量调整为 1.8~2.0Gy 分割，以达到最终剂量。对于惰性淋巴瘤，用低至 4Gy/2 次治疗可获得良好的疗效 [109, 110, 112, 326]。

（十二）放疗技术方面

淋巴瘤 RT 计划的技术方面高度依赖于靶区的位置和范围。ILROG 最近发表了关于结节性非霍奇金淋巴瘤靶区定义和剂量的现代 RT 指南。ISRT 的概念是假设全身治疗可以根除局部的微观疾病，而累及部位 RT 则以可识别的化疗前疾病范围为目标。与 INRT 不同的是，ISRT 适用于无法获得最佳化疗前成像的病例，而在 INRT 中，最佳的、高质量的化疗前成像是在 RT 计划位置进行的。在这种情况下，CTV 的确定依赖于临床判断和最佳的影像学检查，以适应化疗前 GTV 确定的不确定性。例如，在单纯放疗的情况下，对于以治愈为目的的局限性 FL 或边缘区淋巴瘤，CTV 应包括 GTV，并至少包括邻近淋巴结，从而涵盖可疑的亚临床疾病。

一般来说，正确的计划包括适当使用固定装置、CT 计划、使用化疗前 PET/CT 进行靶区定位以及评估邻近正常组织的耐受性。这些步骤的目标是定义 GTV 和 CTV，它们被扩展以创建使用的内靶区（ITV）和 PTV。然后，PTV 用于定义剂量覆盖范围，以达到 ICRU 第 83 号规定的规定剂量 ±5% 范围内的剂量均匀性 [327]，同时使用 ALARA（尽可能低的合理可实现）原则将正常组织的 RT 剂量最小化。由于位于靶区附近的危及器官暴露，调强放射治疗在降低发病率方面变得越来越重要，特别是在复发性疾病重复 RT 的情况下 [328]。相关联合医疗保健学科的支持，包括牙科、营养、物理治疗、社会和心理服务是必不可少的良好的患者护理。

在放疗前给予化疗的 CMT 环境中，在放疗计划时可能没有异常或微小的残留疾病。CTV 应包括预处理疾病，但不包括如肺、肾脏和肌肉等正常结构，这些结构显然未受 GTV 的影响，尽管先前已移位。如纵隔肿块体积较大，未浸润肺组织，化疗后肿瘤体积缩小，放疗计划只需覆盖化疗后的异常即可。然而，如果疾病最初是浸润到邻近的正常组织中，肿瘤肿块消退后仍然在浸润组织中留下微小的残留疾病。因此，必须考虑充分覆盖最初的疾病范围。例如骨淋巴瘤，化疗反应良好后的放疗范围应包括化疗前疾病的范围。下一节将介绍其他结外位点的具体例子。

从 CTV 到 ITV 的扩张与受呼吸运动影响的靶区最相关，如纵隔或上腹部疾病，可能需要上下扩张 1.5~2cm。PTV 的确定取决于固定装置的类型、身体部位、内脏器官的运动和患者的配合，并且可能因情况而异。

然而，如果仅单独应用 ISRT 作为明确的初始治疗（如局限性 FL 或 MALT 淋巴瘤），任何被认为存在显微镜下受累风险的邻近淋巴结或组织都应纳入 CTV [107]。

实现局部控制所需的放疗剂量因肿瘤的组织学类型和体积而异。FL 和 MALT 淋巴瘤对 RT 反应更为敏感；在 3~4 周内，给予 24~30Gy/15~20 次方案可使局部控制率超过 95%。对于较小的皮肤或眼眶病变，25Gy 的放疗剂量足以达到 90%~95% 的局部控制。大细胞淋巴瘤的敏感性较低，需要 35~45Gy 的剂量。对于接受化疗全疗程的小体积肿瘤，30Gy 可获得良好的局部控制率 [188]，而对于 CMT 治疗的大体积淋巴瘤，可能需要 35~40Gy 的剂量。

1. 眼眶淋巴瘤 原发性眼眶淋巴瘤用放射治疗是高度可治愈的，20~25Gy 的剂量可使局部控制率达到 95% 以上 [32, 329, 330]。对于结膜前的眼眶病变（图 89-10），可使用正电压（250kV）、远焦或 4~6MV 光子的直接前束。在镜头前悬挂一个小铅罩，可以将镜头剂量降低到 5%~10% [331]。对于单侧球后病变，使用 4~6MV 光子进行前斜楔形双野技术通常能获得满意的结果。或者，如果病变是浅表的，并且希望保留眼眶后结构，则可以使用前电子束（图 89-11）。同样，可以放置屏蔽以备用镜头。晶状体剂量为 2~3Gy（单次）或大于 12Gy（分割大小为 1.5~2.0Gy）可导致白内障形成 [332]。另外，也可采用 IMRT。当剂量低于 40Gy 时，不会看到骨性眼眶、视网膜、视神经和软组织的损伤 [332]。然而，由于泪腺的影响，可以观察到一些眼睛干燥，这是因为泪腺的耐受剂量为 40Gy/20 次 [334]。

2. 甲状腺淋巴瘤 RT 靶区包括甲状腺床和任何受累淋巴结。以前，邻近的淋巴结群是靶向的，这通常导致用改良的斗篷野治疗甲状腺淋巴瘤。随着影像学的改进和 PET/CT 分期的标准化应用，邻近未受累淋巴结的治疗不再是必要的。对于甲状腺功能正常的患者，治疗甲状腺霍奇金淋巴瘤的剂量为 35~40Gy 时，治疗 27 年后导致明显或亚临床甲状腺功能减退的风险为 47% [335]。其他异常情况如结节性甲状腺疾病、甲状腺肿和甲状腺癌也是终生的风险 [336, 337]。

3. Waldeyer 环与唾液腺 在可能的情况下，对 I 期或 II 期 Waldeyer 环淋巴瘤应采用 IMRT，其目的是为了避免腮腺和口腔的损伤。放射剂量为 30~36Gy 的急性发病率包括口干、味觉丧失和黏膜炎，通常为轻度到中度。根据患者的年龄，可以看到一定程度的永久性口干，表现为刺激后唾液流速下降 [338]。口干的严重程度取决于唾液腺受照的总剂量和体积 [339]。Emami 等估计唾液腺功能的 $TD_{5/5}$ 为 32Gy，$TD_{50/5}$ 为 46Gy [340]。因此，应对 IMRT 仔细规划以尽量减少这种并发症。同样，对

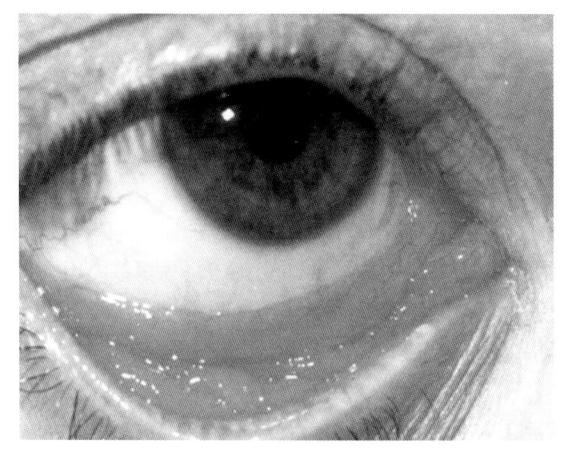

▲ 图 89-10　MALT 型结外边缘区淋巴瘤，累及结膜。通过将下眼睑向下拉，最容易看到特征性的渗出

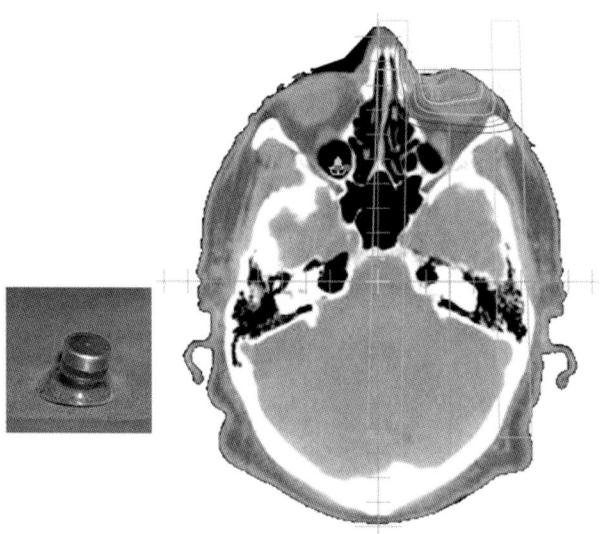

▲ 图 89-11　眼眶 MALT 淋巴瘤，治疗眼眶前表面的电子治疗（6MeV 电子）（此图彩色版本见书末）
插图：内置晶状体保护罩，减少晶状体剂量，降低白内障发生的风险

单侧唾液腺淋巴瘤治疗时，IMRT 可以最大限度地保留对侧腮腺。最大照射剂量为 35～40Gy，以 1.8～2Gy 的分割进行，在所有其他重要头颈部组织的耐受范围内，如脊髓、神经血管结构、喉、气管、食管、口腔、嘴唇和软组织。然而，适当注意定义（轮廓）这些危及器官以接受较小剂量是良好 IMRT 治疗计划实践的一部分（图 89-7）。

4. 胸部结构放射　由于 CTV 位置的个体差异，对于其他胸腔内结构的纵隔淋巴瘤没有标准化的最佳技术。通常，必须注意保护肺、心脏及其亚结构（冠状动脉、瓣膜、平滑肌层）和乳腺组织。通常，第一步是采用一些形式的"智能"IMRT 或容积调制电弧治疗（VMAT），要仔细选择约束条件，优先考虑要保护的危及器官。来自一组接受 Wilms 肿瘤照射的儿童患者，

20 次全肺放疗的 $TD_{5/5}$ 为 26.5Gy（TD_{50}，30.5Gy）[341]。Mah 等以影像学改变为终点，研究了分次剂量部分肺照射[342]。发现了陡峭的剂量 – 反应关系，其中 TD_5 为 24.7Gy，TD_{50} 增加到 33.9Gy，$TD_{95\%}$ 增加到 43.5Gy，标准化为 15 次。许多化疗药物增强了 RT 对肺组织的作用（如博来霉素、环磷酰胺和阿霉素）[343]。

在接受淋巴瘤治疗的患者中，有 5%～10% 发生症状性肺炎[341]。使用最佳剂量分割参数，仔细的治疗计划，评估剂量 – 体积直方图和肺部的平均剂量[344-347]，并在化疗和放疗之间留出 3～4 周的间隔，应可以尽量减少症状性放射性肺炎的发生率。IMRT 或 VMAT 联合深吸气屏气（DIBH）可减少纵隔淋巴瘤患者冠状动脉、心脏和肺的放射暴露[348]。一项 Ⅱ 期研究显示，DIBH 使平均估计肺剂量降低了 2.0Gy（中位数，8.5Gy vs. 7.2Gy；$P < 0.01$），平均心脏剂量减少了 1.4Gy[349]。质子治疗是另一种允许纵隔淋巴瘤患者更好地保留胸部结构的治疗方式[350]（图 89-12）。

心脏对辐射耐受的信息主要基于治疗霍奇金淋巴瘤的患者。在 40Gy/16 次方案中，心脏 $TD_{5/5}$ 为 50%～60%[351]。最常见的症状是迟发性心包炎，大剂量后会发生全心包炎[351, 352]。晚期影响包括冠状动脉疾病、心肌病和心肌梗死[353-355]。每次的剂量应控制在 2Gy 以下，以减少发生心包炎的风险[356]。阿霉素潜在的心脏毒性作用也可能与照射对心脏的长期损害作用有关。

5. 胃淋巴瘤与腹部照射相关问题　在规划腹腔内结构的放射时，必须考虑肝脏（$TD_{5/5}$，全器官为 25Gy）、肠道（小肠，20cm × 20cm，$TD_{5/5}$，45Gy）、脊髓（$TD_{5/5}$，50Gy）和肾脏（$TD_{5/5}$，20Gy）的放射耐受性[357-359]。CT 规划非常有帮助。与胃癌相似的原理和技术可以采用适形野或 IMRT[360]。其目的是将全胃的受照剂量达到

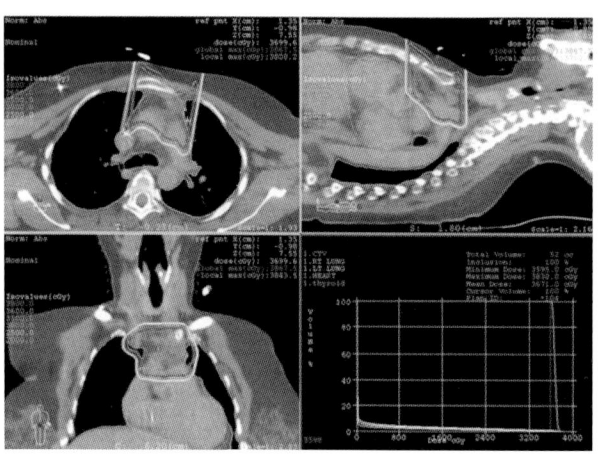

▲ 图 89-12　一种包绕上腹部淋巴结的改良斗篷野，质子计划显示轴位、矢状位和冠状位，以及剂量 – 体积直方图显示危险器官的低放射剂量（此图彩色版本见书末）

肿瘤剂量 30～35Gy，并将双肾的总剂量限制在 20Gy 以下，同时将大量肝脏保持在低剂量。对于 30～35Gy 的分次剂量，肠道的严重并发症并不常见。

6. 盆腔放射及其对生殖系统的影响　在盆腔 RT 中，治疗计划必须考虑直接放射和散射放射对生殖器官的影响。例如，直接给予卵巢 20～24Gy 的剂量会引起卵巢消融，激素功能丧失，导致更年期和不育[361]。因此盆腔淋巴结 RT 的治疗计划应尽可能保留一个卵巢，并在超声或 CT 引导下定位卵巢。当双侧盆腔照射不可避免时，应考虑采用卵巢固定术，将一个卵巢转位到侧腹，并用手术夹标记以确保排除在放射野之外。然而，由于它干扰了移位卵巢的血管供应，这种手术本身就可能产生不孕症。应探讨卵巢组织冷冻保存的选择。

在男性中，对睾丸的直接放射通常发生在原发性睾丸淋巴瘤的 CMT 或复发的睾丸淋巴瘤中，其中化疗对该部位没有完全的效果。治疗计划是临床的，不需要现场模拟。一个直接前野搭配 4～6MV 的光子，用肉眼检查包括所有阴囊内容物通常是足够的。由于睾丸生发上皮对放射极为敏感，低至 15cGy 的剂量可导致短暂性少精症[362]，4～6Gy 的剂量可导致永久性无精子症，因此，阴囊照射总是导致不育的原因。在开始治疗前，最好在化疗前考虑精子库。然而，睾丸间质细胞分泌睾酮的功能在剂量为 30～35Gy 时仍能保留[363]，尽管在较低剂量的 5～6Gy[363]，也能出现黄体生成素（LH）和卵泡刺激素（FSH）水平的升高。在文献回顾的基础上，Izard 得出结论，在接受 14Gy 分次剂量治疗的男性中，大约 50% 的男性会出现 LH 异常，而在达到 33Gy 的男性中才能看到 50% 的睾酮水平异常[364]。

对睾丸的间接（即散射）放射也是规划阴囊附近放射野时需要特别考虑的一个因素，特别是当放射野较大时。散射剂量主要是与场边距离的函数，在其中，对于放射野大小为 25cm^2，或距离放射野边缘 10cm 或更大的距离通常达到小于 5% 的性腺剂量[263]。用一个铅盒直接敷在阴囊上，可以进一步降低散射剂量[365]。

（十三）恶性淋巴瘤放射治疗的转变实践

RT 在实现局部疾病控制方面的功效已被接受多年。由于具有良好的局部控制率，化疗方案的优化一直是人们关注的焦点。利妥昔单抗改善了全身治疗的结果。在过去的 10 年中，应用 RT 治疗淋巴瘤的临床实践发生了重大变化。我们已经看到在 Ⅰ 期和 Ⅱ 期惰性淋巴瘤，我们仍不愿意使用 RT，而对于 Ⅰ 期和 Ⅱ 期侵袭性淋巴瘤，使用 RT 的情况减少，倾向于单独化疗。相比之下，

人们往往希望加强晚期疾病的局部控制和姑息治疗，将 RT 与干细胞移植的大剂量方案相结合。始终需要更好地定义高风险区域，FDG PET 经常用于定义活动性疾病和指导 RT 靶区分配或考虑提高剂量。在惰性淋巴瘤中，我们现在知道了低剂量的照射能在短期内获得很好的缓解，其对放射疾病的缓解率往往超过全身化疗所能达到的。在实践模式的这些变化中，大多数淋巴瘤的最佳 RT 靶区的问题尚未在随机试验中进行前瞻性测试。应用 RT 治疗 NHL 的一些挑战和争议如下。

1. FL 的治疗。尽管 RT 对局限性 FL 的疗效已知，但根据基于人群数据，RT 的使用仍然很低。在 TROG Ⅲ 期试验的结果显示，CMT 的使用及在 RT 中加入美罗华在局部疾病患者中的作用可能变得更为普遍。

2. RT 在 DLBCL 中的作用。UNFOLDER 的 Ⅲ 期试验的最终结果可能阐明辅助 RT 在部分 DLBCL 患者接受 R-CHOP 化疗后的作用。当使用比 R-CHOP 更密集的化疗方案时（例如用 ACVBP 的 GELA 方案，然后是大剂量甲氨蝶呤加亚叶酸钙、依托泊苷、异环磷酰胺和阿糖胞苷），RT 是否提供额外的益处仍不得而知。

3. 最佳放疗剂量和体积。尽管存在随机数据表明，对于侵袭性 NHL 患者化疗后 30Gy 剂量可能足够，但数据并未考虑到对现代化疗的反应。关于化疗达到部分缓解时的最佳放疗剂量，以及在对 R-CHOP 化疗产生代谢完全缓解后放射剂量降低是否有作用的数据有限。这一问题目前正在进行 Ⅱ 期研究。基于共识的指南现在可用于 NHL 的体积定义，但还需要更多的数据来证实这些更有限的野对 NHL 的疗效。

4. 大剂量化疗和干细胞支持环境下的最佳 RT。这涉及适应证、治疗患者的选择、应用 FDG PET 用于识别 RT 的高危区域、剂量分割参数及化疗和 ASCT 的时机。

九、结论

非霍奇金淋巴瘤是一组异质性疾病，可能影响身体的任何部分。其特点是有出现或发展为全身性疾病的趋势。因此，最佳的全身治疗是至关重要的。然而，淋巴瘤也具有高度的放射反应性，因此，RT 是控制这些恶性肿瘤的重要手段。生物学、组织病理学和细胞遗传学技术的最新进展使我们能够研究同质患者群体，为重新评估 RT 在治疗中的作用提供了机会。表现为正常组织毒性的治疗的晚期效应，尤其是第二种癌症，是治疗后持续关注的问题。在我们设计治疗方法以提高治愈率时，注意晚期发病率仍然是一个重要的目标。

第90章 多发性骨髓瘤和其他浆细胞肿瘤

Multiple Myeloma and Other Plasma Cell Neoplasms

Anuj Mahindra　Andrea K. Ng　著

孟　坤　马晓林　译

要 点

1. 发病率和流行病学　在美国，每年新诊断的多发性骨髓瘤（MM）病例超过 32 100 例。MM 占所有新发癌症的 1.8%，占癌症相关死亡的 2.1%。黑人的患病率是白人的 2 倍。农业工人、木工和造纸厂工人的风险高于其他职业群体。

2. 病原学和生物学特性　MM 的病因尚不清楚。这是一种具有成熟浆细胞形态的血液系统恶性疾病。

3. 分期评估与预后因素　骨髓瘤的诊断需要存在终末器官损害：贫血、肌酐或钙水平升高及溶骨性病变或骨髓瘤生物标志物。MM 最重要的预后因素是 β_2 微球蛋白水平升高、血清白蛋白水平降低、血清乳酸脱氢酶升高和染色体异常。

4. 初始治疗方法和结果　对于有症状性疾病和骨髓瘤定义生物标志物的患者建议进行治疗。在过去的 10 年中，MM 的治疗选择有了显著改善，包括蛋白酶体抑制药、免疫调节药物和单克隆抗体在内的几种新型生物靶向药物已经在临床中使用，并取得了改善的结果。干细胞移植的大剂量治疗仍然是标准的治疗方法。对于孤立性骨浆细胞瘤和髓外浆细胞瘤，放疗是一种具有有效局部控制率的治疗选择，但发展为 MM 的概率较高。

5. 原发难治性和复发性骨髓瘤的治疗　几种有前景的药物联合治疗正在对难治性和复发性骨髓瘤进行评估。局部放疗可缓解疼痛或威胁生命的疾病。

一、概述

单克隆免疫球蛋白病，又称副蛋白血症或蛋白异常血症，是一组以浆细胞克隆增殖为特征的疾病。浆细胞产生电泳和免疫均一的蛋白质，通常称为单克隆蛋白、M 蛋白、M 组分或副蛋白。浆细胞的进行性增殖导致骨髓置换，导致正常红细胞性或轻度大细胞性贫血。恶性细胞直接浸润上覆的骨皮质，可导致溶骨性疾病、骨质疏松和脊柱压缩性骨折。此外，尿液中产生的单克隆轻链可导致肾小管的严重毒性反应，导致肾衰竭。对意义未定的单克隆丙种球蛋白病（MGUS）与 MM 和孤立性浆细胞瘤（SPB）的鉴别对于选择合适的治疗方案非常重要，本章将在后面讨论。

二、流行病学和病原学

据估计，2019 年美国将出现 32 110 例新发 MM 病例，占所有癌症新病例的 1.8%。在美国诊断的所有血液系统恶性疾病中，MM 占 10%～15%，占所有血液恶性疾病死亡的 20%，占所有癌症死亡的 2.1%。MM 在环太平洋国家是一种少见的恶性疾病。

该病的男女比例为 1.3∶1.0。MM 是老年人的一种疾病。确诊时的中位年龄为 66 岁，分别只有 10% 和 2% 的患者年龄低于 50 岁和 40 岁。与 MM 有一级亲属关系的人患 MM 的风险大约高出 3.7 倍。

MM 患者的平均年龄约为 63 岁。在明尼苏达州奥尔姆斯特德县，MM 的总发病率为每年每 10 万人口中有 4.3 例。

辐射与 MM 的发病机制有关，但只有约 1% 的患者有辐射暴露。在广岛和长崎的肿瘤登记中，未发现 MM 的过度风险[1]。

关于抗原刺激作用的数据是相互矛盾的。美国的流行病学研究表明，MM 与农业工人之间存在关联[2]。淋巴造血系统肿瘤发病率的上升趋势与终生接触化学物质甲草胺（一种常用杀虫剂）有关。在最高暴露类别中，MM 的风险比率为 5.66 [3]。与 MM 发生相关的其他职业群体还包括矿工、接触木材粉尘的工人和钣金工人 [4]。

MM 的病因尚不清楚。MM 的细胞遗传学研究表明，大多数患者的染色体断裂点并不一致。然而，细胞遗传学异常在 MGUS 患者中的发生率较低，并且随着这种情况演变为 MM 未治和 MM 复发时，可见其发生率增加。MM 可能起源于淋巴结的生发中心 B 细胞。受体允许这些细胞从淋巴结迁移到骨髓（BM）。

骨髓瘤浆细胞表达多种黏附分子，包括神经细胞黏附分子（NCAM）。黏附分子参与浆细胞向骨髓的归巢。虽然 MM 是一种终末期浆细胞肿瘤，但大多数研究者认为骨髓瘤干细胞是一种来源于早期细胞室的自我更新的细胞群。负责 MM 启动和维持的细胞的身份仍然不清楚。在一些骨髓瘤患者中已经报道了与 MM 浆细胞克隆相关的循环 B 细胞。Bcl-2 和 Bcl-6 蛋白在临床骨髓瘤和骨髓瘤细胞系中有过表达 [5]。细胞因子，包括肿瘤坏死因子 –α（TNF-α）、白细胞介素 –1（IL-1）和白细胞介素 –6（IL-6），在恶性肿瘤的生物学和疾病的骨性表现中起着重要作用。IL-6 和 Bcl-2 均能抑制细胞凋亡，IL-6 是 MM 的重要生长因子 [6]。

三、病理学和分子遗传学

MM 的浆细胞形态与预后有关。未成熟的浆细胞和浆母细胞性浆细胞与预后不良相关。浆细胞性骨髓瘤的定义为骨髓中出现 3% 的浆细胞与淋巴母细胞无法区分，并与肾功能不全和骨病的高发病率有关。在 BM 活检标本的评估中发现其他预后特征包括明显的不典型增生、每个高倍视野中有丝分裂数量及肿瘤对 BM 的包裹。

MM 的独特之处在于，几乎所有患者的 BM 都受到影响（图 90–1），然而只有少数患者的外周血显示出大量的循环细胞。黏附分子介导肿瘤细胞与细胞外基质（ECM）蛋白或骨髓基质细胞的同种和异种黏附。它们在疾病进展中起着关键作用。在淋巴结中，黏附分子（如 CD44、VLA-4、VLA-5、LFA-1、CD56、Syndecan-1 和 MPC-1）在转移后介导 MM 细胞归巢到 BM 基质细胞。Syndecan-1 是肿瘤细胞生长和存活以及骨细胞分化的多功能调节因子。血清 Syndecan-1 升高与肿瘤细胞数量增加、金属蛋白酶 –9 活性降低和预后不良相关。Syndecan-1 从大多数 MM 细胞表面脱落，诱导细胞凋亡，并可抑制 MM 细胞生长，以及介导破骨细胞减少和成骨细胞分化增加。包括沙利度胺及其衍生物（IMiD）来那度胺在内的新药，以及蛋白酶体抑制药（PI）均可以靶向肿瘤细胞及其 BM 微环境，从而克服细胞黏附介

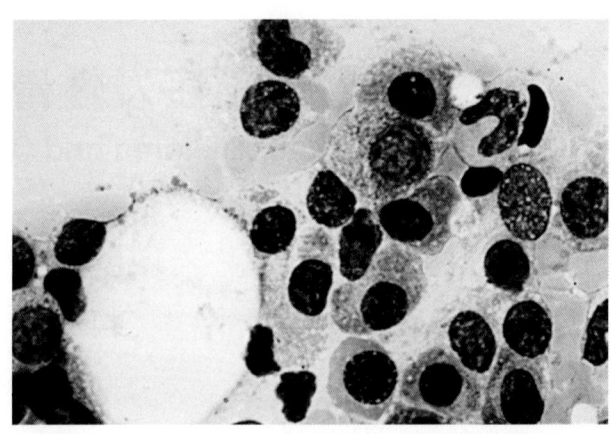

▲ 图 90–1　多发性骨髓瘤的骨髓诊断（瑞特染色，原始放大 1000 倍）

导（CAM）的传统耐药性 [8, 9]。TP53 突变与更晚期的骨髓瘤及疾病的终末期有关 [10]。相比于其他淋巴恶性疾病，RAS 突变在 MM 中更为普遍。在一项对 128 例患者进行的基因组 DNA 的研究中，RAS 突变在侵袭性浆细胞白血病患者（30%）中比在 MM 患者（9%）中更为常见。RAS 突变似乎代表了骨髓瘤进化过程中的晚期分子病变。当研究 160 例新诊断为 MM 患者的 RAS 水平时，N-RAS 突变患者与无 RAS 突变患者的中位生存率无差异。然而，具有 K-RAS 突变的患者在诊断时肿瘤负荷明显增加，中位生存时间为 2 年，而没有 K-RAS 突变的患者为 3.7 年。RAS 突变似乎对 MM 患者的中位生存率有独立影响 [11]。

免疫球蛋白重链（IgH）重排发生率为 75%。在 30% 的 MM 肿瘤中可以检测到 cyclin D1 的失调。过表达 cyclin D1 的细胞系具有可检测到伽马开关区易位，这表明 VDJ 重组中存在错误。克隆细胞的 VH 分析显示 MGUS 的突变频率远低于 MM。MM 中的克隆源性细胞可能来源于一个预修饰的体细胞突变的 B 细胞。遗传学研究表明，MM 从平台期进展到复发的过程并不涉及新的 B 细胞克隆，超过平台期的进展不是克隆演变的结果 [12]。利用分子探针进行荧光原位杂交（FISH）的研究进展表明，非整倍体染色体在常规细胞遗传学上是正常的。中期细胞遗传学上的 13 号染色体异常与骨髓瘤患者的不良预后相关。t（11；14）易位是 MM 患者中最常见的易位，其导致 cyclin D1 上调。在 MM 患者中有 16% 携带 t（11；14）易位，其有更好的生存率和对治疗的反应率 [13]。60% 的患者出现 IgH 易位，这些易位更可能是非超二倍体。轻链骨髓瘤患者从未表现出功能性 IgH 重组。大多数轻链骨髓瘤患者有一个具有种系结构的 IgH 等位基因。第二个等位基因通常参与异常重组。轻链骨髓瘤可能是在 DNA 水平上缺乏正常的 IgH 重排的结果 [14]。

虽然 del（17p）和 t（4；14）患者被认为是高危骨髓瘤，但他们的预后并不一致，一些患者有较长的生存期。使用高通量单核苷酸多态性阵列分析表明，3 号染色体三体与较长的无进展生存期（PFS）相关，并且 3 三体调节骨髓瘤患者的总生存期（OS）：3 和 5 三体显著改善 OS，而 21 三体使 OS 变差。3 和（或）5 三体似乎克服了 t（4；14）患者的不良预后[15]。

四、临床表现及患者评估

（一）不确定的多发性骨髓瘤和单克隆丙种球蛋白病

早期发现 MM 的关键是识别相关的临床症状和表现，并进行适当的诊断试验。临床医生必须为所有出现正常红细胞性或轻度大细胞性贫血的患者进行血清和无血清轻链电泳。血清和尿液的电泳通常可以避免不必要的胃肠道出血诊断检查或其他侵入性技术。对于任何程度的不明原因的肾功能不全患者（如非高血压、非糖尿病患者），尿免疫电泳通常可对骨髓瘤型肾病进行鉴别。

骨髓瘤患者常有骨受累，骨痛是常见的问题。MM 患者的脊柱 X 线经常显示骨质疏松和压缩性骨折。几乎无法将与 MM 相关的压缩性骨折和老年骨质疏松症患者的压缩性骨折进行区分（图 90-2）。脊柱 X 线不能很好地显示小的溶骨性病变，这通常是导致这些椎骨塌陷的原因。所有背部或肋骨疼痛的患者，即使在 X 线上没有恶性特征，也应进行血清和尿电泳。如果发现了单克隆蛋白，整个骨骼的 X 线通常显示颅骨、骨盆及肱骨和股骨的长骨有溶骨性病变（图 90-3）。

评估骨骼疾病最初需要进行 X 线骨骼检查。由于 MM 的病变主要是溶解性的，几乎没有骨修复的证据，因此放射性核素骨扫描往往是一种较差的方法。在未发现其他改变的骨质疏松和单克隆丙种球蛋白病疑难病例中，脊柱和骨盆的计算机断层扫描（CT）或磁共振成像（MRI）对于发现肿瘤明确的证据很有价值（图 90-4）。由于溶解性病变是典型的嗜 PET 表现（PET-avid），正电子发射断层扫描在 MM 中可能有用。对 66 例患者进行 PET 检查，并与 CT 和 MRI 相比较，PET 阴性结果能可靠地预测 MGUS 的稳定[16]。所有活动性骨髓瘤患者均具有局灶性或弥漫性阳性扫描，其中 4 例全骨 X 线检查均为阴性。在 23% 的复发患者中，PET 检测到髓外摄取。PET 还可以跟踪反应，显示成功干预后病灶代谢活性下降。它比其他成像技术更敏感，并且在 1/3 的患者中发现了其他病变，这影响了 1/4 患者的治疗决策[17]。

对出现背痛或骨质疏松症的患者不进行电泳研究会延迟 MM 的诊断。筛选电泳是极其必要的。MM 延迟诊断最常见的原因是 MM 未被纳入鉴别诊断中。

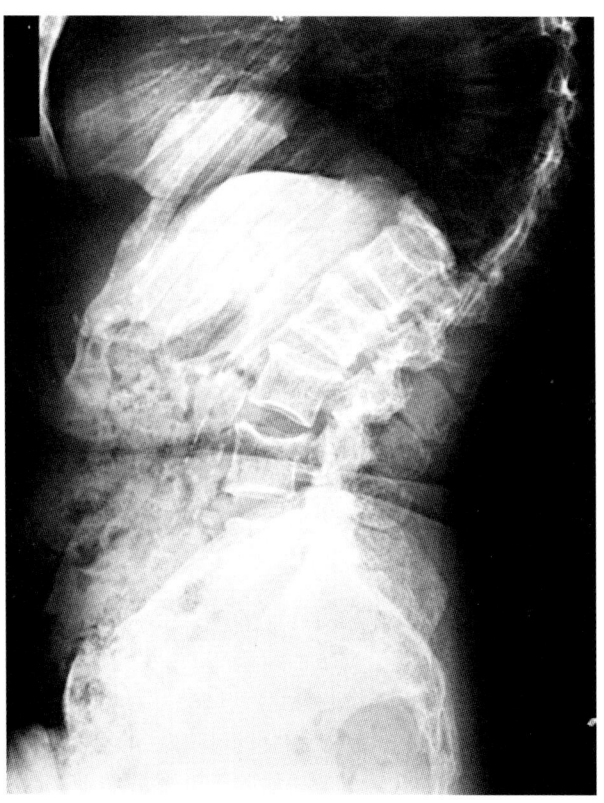

▲ 图 90-2　多发性骨髓瘤晚期压缩性骨折，注意缺乏恶性肿瘤特有的特征

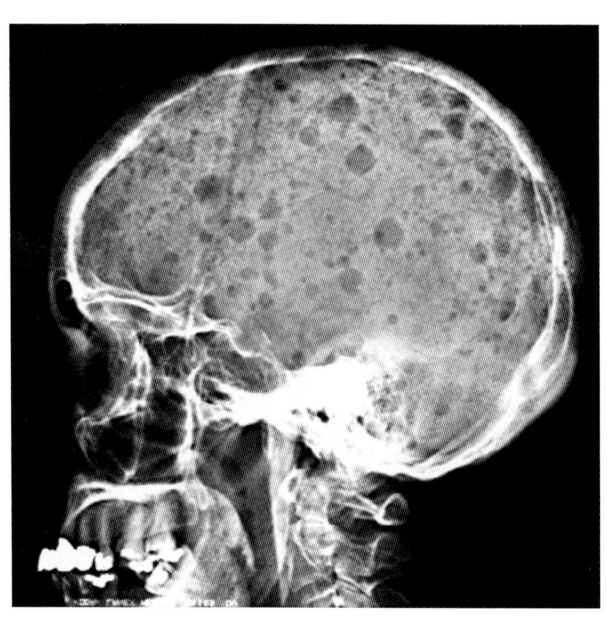

▲ 图 90-3　多发性骨髓瘤患者的颅骨 X 线

第二个临床问题是区分 MGUS 和显性 MM。在 MGUS 中，患者无症状，无贫血、高钙血症、骨骼检查骨受累或肾功能不全。在无症状和单克隆蛋白值较低的情况下，定期监测单克隆蛋白水平即可。然而，单克隆丙种球蛋白病患者应进行永久监测，因为转化为恶性血浆增生过程的风险大约为每年 1%。转化的风险由 M 蛋

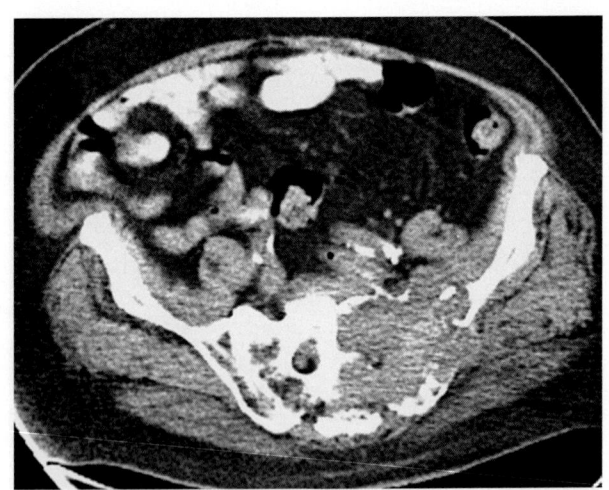

▲ 图 90-4　盆腔浆细胞瘤的计算机断层扫描诊断，普通 X 线仅显示稀疏性，不能诊断

白峰的初始大小来预测。低单克隆蛋白水平（≤0.5g/dl）的患者 10 年时发生 MM 的风险为 6%，而在峰值为 1.5g/dl 的患者 10 年时发生 MM 的风险为 11%，峰值为 2.5g/dl 的患者 10 年时发生 MM 的风险为 24%[18]。

监测 MGUS 患者的频率取决于初始评估时确定的危险因素。尽管在 MGUS 的诊断中没有发现可靠的结果来区分保持稳定的患者和进展为 MM 的患者，但诊断时 M 蛋白的大小和类型是 MGUS 进展为骨髓瘤或相关恶性疾病的预测因素。当 M 蛋白水平低于 1.5g/dl 时，MGUS 与低进展风险相关。与具有 IgG 单克隆蛋白的患者相比，具有 IgM 或 IgA 单克隆蛋白的患者进展为疾病的风险显著增加。血清中存在异常（单克隆）κ/λ 游离轻链比率也与疾病进展风险的显著增高相关。

在非 IgM-MGUS 患者中，有两个危险因素的患者 20 年进展的风险为 30%，有一个危险因素的患者为 20%，没有危险因素的患者为 7%[19]。

（二）多发骨髓瘤的分期

按分期对 MM 患者进行分类很重要。MM 单臂研究结果的比较取决于患者选择和病例组合。因此，在比较各种研究结果时，确保患者疾病严重程度的可比性是很重要的。此外，分期可能有助于选择预后不良的患者以进行更强化的治疗。相反，处于早期且预后良好的患者可能是低强度治疗的候选者，并且可能获得与积极治疗的患者相似的结果。

最广泛接受的分类是国际骨髓瘤工作组分期系统，其中 Ⅲ 期骨髓瘤的 β₂- 微球蛋白水平高于 5.5μg/ml。Ⅰ 期患者 β₂- 微球蛋白水平低于 3.5μg/ml，血清白蛋白水平高于 3.5g/dl。Ⅱ 期包括所有不符合 Ⅰ 期或 Ⅲ 期的患者。改良的国际分期系统（R-ISS）将分裂间期 FISH 检测到的染色体异常（CA）和血清乳酸脱氢酶（LDH）

与 ISS 相结合。R-ISS 分为三组，包括 ISS Ⅰ 期（血清 β₂ 微球蛋白＜3.5mg/L，血清白蛋白≥3.5g/dl），无高危 CAs［del（17p）和（或）t（4；14）和（或）t（14；16）］，LDH 水平正常（低于正常范围上限）；R-ISS Ⅲ 期，包括 ISS Ⅲ 期（血清 β₂- 微球蛋白水平＞5.5mg/L）和高危 CA 或高 LDH 水平；R-ISS Ⅱ 期，包括所有其他可能的组合[20]（表 90-1）。临床上使用的较早的分期系统是 Durie 和 Salmon（表 90-2）。通常通过单克隆蛋白的减少来评估反应[21, 22]。

表 90-1　改良的国际分期系统（R-ISS）

预后因素	标　准
ISS 分期	
Ⅰ	β₂ 微球蛋白＜3.5μg/ml 和白蛋白≥3.5g/dl
Ⅱ	β₂ 微球蛋白＜3.5μg/ml 和白蛋白＜3.5g/dl 或 β₂ 微球蛋白 =3.5～5.5μg/ml
Ⅲ	β₂ 微球蛋白≥5.5μg/ml
FISH 检测 CA	
高风险	出现（17p）缺失和（或）t（4；14）和（或）t（14；16）易位
标准风险	无高风险染色体异常
R-ISS 分期	
Ⅰ	ISS 分期Ⅰ期和 iFISH 标准风险染色体异常及 LDH 正常
Ⅱ	非 R-ISS 分期Ⅰ期或Ⅲ期
Ⅲ	ISS Ⅲ期和 iFISH 高风险染色体异常或高 LDH

CA. 染色体异常；iFISH. 间期荧光原位杂交；ISS. 国际分期系统；LDH. 乳酸脱氢酶

表 90-2　多发性骨髓瘤的 Durie-Salmon 分期系统

分　期	标　准
Ⅰ	• 所有这些都需要：血红蛋白＞10g/dl，Ca²⁺＜10.5mg/dl，IgG＜5g/dl 或 IgA＜3g/dl 和轻链损失＜4g/dl • 无溶骨性病变
Ⅱ	• 不符合Ⅰ期或Ⅲ期
Ⅲ	• 存在以下任意一个：血红蛋白＜8.5g/dl，Ca²⁺＞12mg/dl，IgG＞7g/dl，IgA＞5g/dl，或轻链损失＞12g/dl • 晚期溶骨性病变
ⅢA	• 肌酐＜2mg/dl
ⅢB	• 肌酐≥2mg/dl

五、多发性骨髓瘤的治疗

MM 的治疗仅针对有症状的患者。目前有研究正在对高风险冒烟型骨髓瘤患者治疗的影响进行评估。已对来那度胺联合地塞米松治疗高危冒烟型骨髓瘤进行了评估。治疗组的中位进展时间明显长于观察组（中位未达到 vs. 21 个月；进展 HR=0.18；95%CI 0.09～0.32；$P<0.001$）。治疗组的 3 年生存率也更高（94% vs. 80%；死亡 HR=0.31；95%CI 0.10～0.91；$P=0.03$）。除临床试验之外，目前建议对冒烟型骨髓瘤患者进行观察。

大多数 MM 患者在诊断时有症状性疾病，需要全身治疗。治疗的具体适应证包括血红蛋白浓度降低、钙和肌酐浓度升高、溶骨性病变、髓外浆细胞瘤或表明有进展为症状性骨髓瘤的高风险生化标志物[24]。

接受 MM 治疗的患者应进行临床和实验室评估，以确保治疗的安全性和有效性（表 90-3）。在每一个疗程前，都应做一个全血细胞计数，包括分类和血小板。血清化学检查应至少每 3 个月进行一次，如果有临床症状，则应更频繁。同时，血清中的单克隆蛋白应通过免疫电泳进行测定，或者最好使用更敏感的免疫固定技术，并且必须对轻链疾病患者进行无血清轻链测定。应每年进行一次骨骼检查，并保留 BM 检查以用于诊断及随后的临床症状、单克隆免疫球蛋白或血象改变的时间。BM 检查通常在诊断以及临床状态发生变化时（即评估疗效或复发时）进行。

（一）治疗与新兴疗法

对于适合造血细胞移植（HCT）的患者，在干细胞采集前进行 3～6 个月的诱导化疗，以减少骨髓和外周血中的肿瘤细胞数量、减轻症状及减轻终末器官损伤。

MM 的治疗模式已经从传统的化疗转向了新药物的使用。沙利度胺在 20 世纪 50 年代被用作镇静剂和止吐剂，后来由于致畸性而退出市场。其确切的作用机制尚不清楚，但其抗血管生成的特性被认为是能抑制骨髓瘤的生长。沙利度胺也能改变骨髓瘤细胞与骨髓基质的黏附。使用沙利度胺治疗复发性 MM 的几项试验显示缓解率在 30%～45%[25]。剂量和反应之间没有明确的关系。虽然使用的剂量已高达 800mg，但 50～200mg 是长期治疗的典型剂量。沙利度胺不良反应显著，与地塞米松合用时，深静脉血栓形成发生率为 16%，3 级或 4 级毒性反应发生率为 44%。

来那度胺是一种沙利度胺类似物，最初是为了更有效地抑制 TNF-α，其使用沙利度胺的结构骨架但去除羰基并加入了胺。E3 泛素连接酶 cereblon 是 IMiD 的一个重要靶点[26, 27]。与沙利度胺相比，来那度胺有更轻的

表 90-3　评估多发性骨髓瘤的检查建议

类　别	检　查
血液	• 全血细胞计数 • 肌酐 • 钙 • 钠、钾 • 尿酸 • 白蛋白 • 碱性磷酸酶 • 天冬氨酸转氨酶 • 血清蛋白电泳免疫固定 • 无血清轻链分析 • β_2 微球蛋白 • 乳酸脱氢酶
尿液	• 尿蛋白电泳 • 尿免疫固定 • 肌酐清除率
影像学	• 骨骼检查
其他	• 心电图 • 骨髓穿刺活检

不良反应，周围神经病变、嗜睡和胃肠道毒性降低，但骨髓抑制增强。在复发性或难治性骨髓瘤患者的两项大型随机、多中心、双盲、安慰剂对照研究 MM-009 北美试验和 MM-010 欧洲 / 以色列 / 澳大利亚试验中证实了来那度胺具有较轻的不良反应和良好的疗效[28, 29]。在这两项研究中，患者被随机分配至以 28 天为 1 个周期，在第 1～21 天接受 25mg 口服来那度胺或安慰剂组。所有患者在前 4 个周期中分别在第 1～4 天、第 9～12 天和第 17～20 天接受地塞米松治疗，随后在 4 个周期后仅在第 1～4 天接受地塞米松治疗。来那度胺 / 地塞米松联合用药的中位进展时间（MM-009，11.1 个月；MM-010，11.3 个月）明显长于安慰剂 / 地塞米松（两项试验中均为 4.7 个月）。与安慰剂 / 地塞米松（MM-009，19.9%；MM-010，24%）相比，来那度胺 / 地塞米松联合用药的总缓解率与其相似（MM-009，61%；MM-010，60.2%）。

在东部肿瘤协作组（ECOG E4A03）进行的一项Ⅲ期试验中，445 例先前未经治疗的 MM 患者被随机分配至来那度胺 +"标准"大剂量地塞米松（40mg/d，第 1～4 天，第 9～12 天，口服）与来那度胺 + 小剂量地塞米松（在每 28 天的第 1 天、第 8 天、第 15 天和第 22 天口服 40mg）[30]。由于大剂量地塞米松组的死亡率增加，数据安全监测委员会提前终止了该试验。

泊马度胺是一种新的免疫调节剂，已证实在沙利度胺、来那度胺或硼替佐米难治性疾病的患者中具有显著的抗 MM 活性。泊马度胺与地塞米松联合应用在既往接受过来那度胺、沙利度胺和硼替佐米治疗患者中的缓解率约为 35%。

当患者接受来那度胺或泊马度胺治疗时，需要使用阿司匹林、华法林或皮下肝素预防血栓形成。

硼替佐米代表了一类新型抗癌化合物，即 PI。这些药物通过阻断凋亡分子的降解来诱导细胞死亡，而这些凋亡分子通常是通过蛋白酶体蛋白水解而分解。它们通过阻止 NF-κB 结合抑制物的裂解来抑制 NF-κB 的激活。骨髓瘤细胞中 NF-κB 活性增加，PI 似乎可以克服化疗耐药性。一项硼替佐米联合地塞米松的Ⅲ期研究表明硼替佐米组的进展时间延长。硼替佐米大约在 1/3 的复发性 MM 患者中产生缓解，其主要毒性作用是血小板减少和周围神经病变[33]。

Ⅱ期 SUMMIT 试验证实了复发难治性 MM 的疗效，包括完全缓解、进展和生存时间的延长及相关的临床效益[34]。蛋白酶体抑制延长缓解的评估试验（APEX）比较了地塞米松与硼替佐米治疗复发性 MM 的效果，由于在硼替佐米治疗的人群中进展时间在统计学上显著延长，因此该试验是非盲的，这是 FDA 批准延长复发性 MM 的基础[33]。通过随访，硼替佐米可显著改善病情进展时间和 OS 率，并且神经系统并发症是可控的。

卡非佐米是一种新型的不可逆环氧酮类 PI，对糜蛋白酶样蛋白酶具有选择性，对其他蛋白酶体蛋白酶亲和力较弱。在开放标签、单臂的Ⅱ期 PX-171-003-A1 研究中，患者在第 1 个周期的 4 周中连续 3 周接受卡非佐米 20mg/m² 静脉注射，每周给药 2 次，随后接受 27mg/m² 的卡非佐米联合小剂量地塞米松连续最多 12 个周期作为前驱治疗。患者既往治疗中位数为 5，80% 的患者对硼替佐米和来那度胺均有难治性或不耐受性。OR 率为 23%，中位缓解持续时间为 7.8 个月，中位 OS 为 15.6 个月。常见的不良反应包括疲劳（49%）、贫血（46%）、恶心（45%）和血小板减少（39%）。12% 的患者发生周围神经病变，主要为 1～2 级[35]。

在 PX-171-004 研究中，对单纯使用硼替佐米的 MM 患者给予卡非佐米联合低剂量地塞米松作为前驱给药治疗。第 1 队列患者在所有治疗周期中均接受 20mg/m² 的卡非佐米静脉注射治疗，而第 2 队列患者在第 1 个周期中接受 20mg/m² 卡非佐米静脉注射治疗，在随后的周期中接受 27mg/m² 卡非佐米静脉注射治疗。第 1 队列和第 2 队列的临床获益（最小缓解或更好）分别为 59% 和 64%。中位缓解持续时间为 13 个月，中位进展时间为 8 个月，均未在相应的队列中达到。最常见的

治疗相关不良事件是疲劳（62%）和恶心（48%）。周围神经病变的发生率相对较低，为 17%，其他非血液学毒性被证明是可控的[36]。

硼替佐米、来那度胺和地塞米松（VRd）的联合应用已在复发 / 难治和前期研究中进行了探究。在新诊断的患者中，VRd 与来那度胺和地塞米松（Rd）的比较显示 VRd 组中位 PFS 和 OS 均显著改善（PFS，43 个月 vs. 30 个月，分层 HR=0.712；95%CI 0.56～0.906；单侧 P=0.0018；OS，75 个月 vs. 64 个月，HR=0.709；95%CI 0.524～0.959；双侧 P=0.025）。VRd 组 82% 的患者和 Rd 组 75% 的患者出现 3 级或以上不良事件[37]。

卡非佐米、来那度胺和地塞米松（KRd）联合治疗复发性骨髓瘤患者中也显示出类似的令人印象深刻的结果[38]。与来那度胺和地塞米松单独治疗组（对照组：进展或死亡的 HR=0.69；95%CI 0.57～0.83；P=0.0001）相比，卡非佐米、来那度胺、地塞米松组的 PFS 显著改善（中位时间为 26.3 个月 vs. 17.6 个月）。KRd 的中位 OS 为 48.3 个月（95%CI 42.4～52.8 个月），Rd 为 40.4 个月（95%CI 33.6～44.4 个月）（HR=0.79；95%CI 0.67～0.95；单侧 P=0.0045）。

泊马度胺、卡非佐米和地塞米松的联合应用已被证明在高危患者和复发 / 难治性骨髓瘤患者中也有令人鼓舞的结果[39]。

单克隆抗体（MoAb）是治疗骨髓瘤的重要手段。FDA 批准抗 CD38 单克隆抗体（达鲁单抗）作为多发性骨髓瘤患者的单药治疗，这些患者至少接受过 3 种治疗，包括 PI 和免疫调节剂，或者对 PI 和免疫调节剂具有双重耐药性。它还被批准与来那度胺和地塞米松或硼替佐米和地塞米松联合使用，用于治疗至少接受过一次治疗的 MM 患者，或与泊马度胺和地塞米松联合使用，用于治疗至少接受过两次治疗（包括来那度胺和 PI）的 MM 患者。在 POLLUX 试验中，达鲁单抗、来那度胺和地塞米松与来那度胺和地塞米松单独比较，达鲁单抗组未达到预估的中位 PFS，而对照组为 18.4 个月（HR=0.37；95%CI 0.27～0.52；P<0.0001），达鲁单抗治疗的患者疾病进展或死亡的风险降低了 63%[40]。在 CASTOR 试验中，达鲁单抗、硼替佐米和地塞米松组未达到预估的中位 PFS，硼替佐米和地塞米松组为 7.2 个月（HR=0.39；95%CI 0.28～0.53；P<0.0001），接受达鲁单抗治疗的患者疾病进展或死亡的风险降低了 61%[41]。在 EQUULEUS 研究中，达鲁单抗联合泊马度胺和地塞米松的Ⅰ期研究 OR 率为 59%（95%CI 49.1%～68.8%），28% 的患者获得非常好的部分缓解。中位缓解时间为 13.6 个月（范围为 0.9～14.6 个月以上）[42]。

埃罗妥珠单抗是一种抗 CS-1 抗体，FDA 批准其与来那度胺和地塞米松合用。在 ELOQUENT-2 试验中，埃罗妥珠单抗联合来那度胺和地塞米松组的 PFS 为 19.4 个月，而来那度胺和地塞米松组为 14.9 个月[43]。目前正在进行这些抗体作为一线治疗和与其他抗骨髓瘤药物联合应用的试验。

（二）干细胞移植

作为治疗的一部分，使用高于常规剂量的美法仑然后输注自体干细胞被认为是标准治疗。在一项前瞻性随机研究中，移植组 5 年无事件生存率为 28%，常规剂量组为 10%[44]。高剂量组 5 年预估生存率为 52%，常规剂量组为 12%（P=0.03）。英国医学研究委员会在一项前瞻性随机研究中显示，高剂量组完全缓解率更高，为 44%，而常规剂量组为 8%，OS 时间也得到了改善（54.1 个月 vs. 42.3 个月）[45]。敏感疾病患者和预处理较少的患者预后最为良好。

欧洲血液和骨髓移植组（EBMT）对 162 例接受同种异体骨髓移植（BMT）治疗的 MM 患者进行了报道，4 年生存率为 32%，7 年生存率为 28%[46]。其中 72 例（44%）患者在 BMT 后获得完全缓解，6 年总 PFS 率为 34%。然而，只有 9 例患者在同种异体 BMT 后 4 年以上仍保持完全缓解。在同种异体 BMT 中，由于移植物抗宿主病和其他并发症，一些存活时间的减少可归因于非复发性死亡率。

由于同种异体 BMT 的这些困难，自体外周血干细胞移植已成为治疗未经治疗、难治性或复发性 MM 较为常见的方法。适用于老年患者（在经验丰富的中心，年龄上限为 75 岁），无须匹配供体，且移植相关死亡率较低（大型中心<3%），这使得更多 MM 患者可以使用此方案。自体 BMT 在骨髓恶性疾病中的缺点包括难以从移植的外周血或骨髓中去除肿瘤细胞，以及缺乏潜在的移植物抗骨髓瘤作用。

大剂量化疗和自体干细胞移植的益处已经在新药物时代得到证实。在一项对 700 例新诊断的 MM 患者进行的随机试验中，将 3 个周期 VRd 诱导治疗 +5 个周期 VRd 巩固治疗与大剂量美法仑 + 干细胞移植 +2 个周期 VRd 进行了比较。两组均用来那度胺维持治疗 1 年。接受移植组的中位 PFS 为 50 个月，而单独接受 VRd 组的中位 PFS 为 36 个月（疾病进展或死亡校正 HR，95%CI 0.53～0.80；0.65；P<0.001）。根据国际分期系统分期和细胞遗传学风险分层显示所有亚组均获益。在治疗相关死亡率、第二原发性癌症、血栓栓塞事件和周围神经病变的发生率方面，组间无显著差异[47]。

决定是否适合 HCT 的主要特征是体力状态或某些共病条件的存在和严重程度。对于不适合自体 HCT 的有症状的标准风险 MM 患者，我们建议采用达鲁单抗联合来那度胺和地塞米松、来那度胺加小剂量地塞米松，硼替佐米、美法仑和泼尼松（VMP）或硼替佐米加小剂量地塞米松的方案。如上所述，VRd 已在该人群中证实了 PFS 和 OS[37]。在一项前瞻性Ⅲ期随机试验中，比较了 VMP 与美法仑和泼尼松（MP）治疗 682 例新诊断 MM 的老年人（中位年龄 71 岁），中位随访时间为 16.3 个月，与 MP 治疗组相比，VMP 治疗组中位进展时间显著延长（24 个月 vs. 17 个月），OS 率更高（87% vs. 78%）[48]。结合先前的数据，这些结果使得 FDA 批准 VMP 用于 MM 的初始治疗。

在一项Ⅲ期试验中，比较了来那度胺和地塞米松与美法仑加泼尼松和沙利度胺对 65 岁及以上（中位年龄 73 岁）或不符合干细胞移植条件的新诊断 MM 患者的疗效和安全性，患者分为三个治疗组，接受来那度胺（Revlimid）+ 地塞米松（Rd）直到疾病进展，Rd 持续 72 周，或美法兰加泼尼松和沙利度胺（MPT）持续 72 周。结果表明，持续使用来那度胺治疗的患者（75%）多于 72 周的 Rd（73%）或 MPT（62%）患者。连续接受 Rd 治疗的患者的中位 PFS（26 个月）明显长于接受 Rd 治疗 72 周（21 个月）和接受 MPT 治疗（21 个月）的患者。当两组停止治疗后，在 72 周时 PFS 的差异变得明显。与 Rd 组（56%）和 MPT 组（51%）相比，持续 Rd 组患者（59%）的 4 年总生存期最长。持续 Rd 组与 MPT 组比较有显著性差异[49]。

（三）维持治疗

在一项Ⅲ期组间研究中，对单次自体干细胞移植（ASCT：CALGB 100104）后行来那度胺与安慰剂维持治疗进行了比较，与安慰剂相比，来那度胺维持治疗延长了疾病进展的时间。来那度胺组的中位进展时间为 46 个月，安慰剂组为 27 个月（P<0.001）[50]。

一项 Meta 分析使用来自 3 个随机对照试验的患者原始水平数据和文件，对接受 ASCT 治疗的新诊断 MM 患者进行来那度胺维持治疗与安慰剂或观察进行分析（癌症和白血病组 B100104，Gruppo Italianao Malattie Ematologiche dell'Adulto RV-MMPI-209 和 Intergroupe Francophone du Myélome2005-02），来那度胺组中位 PFS 为 52.8 个月，安慰剂或观察组中位 PFS 为 23.5 个月（HR=0.48；95%CI 0.41～0.55）。所有存活患者的中位随访时间为 79.5 个月，来那度胺维持组未达到中位 OS，而安慰剂或观察组为 86.0 个月（HR=0.75；95%CI 0.63～0.90；P=0.001）[51]。

（四）支持治疗

新的支持疗法在 MM 患者的治疗中是有效的。虽然化疗可以破坏恶性克隆，并可能阻止骨病的进展，但它不会使先前受累的骨骼再矿化或再钙化。每月输注帕米膦酸钠或唑来膦酸连续 9 个月，可将发生任何骨骼事件的患者比例从 41% 降至 24%[52]。接受帕米膦酸钠治疗的患者骨痛明显减轻，生活质量提高。帕米膦酸或唑来膦酸对继发性转移骨痛患者有显著的姑息作用。双膦酸盐通过抑制骨吸收发挥作用。它们对破骨细胞和减少骨吸收细胞因子的产生具有重要作用。唑来膦酸的药效是最常用的口服双膦酸盐（阿仑膦酸钠）的 100 倍。双膦酸盐的毒性作用包括血清肌酐水平升高、蛋白尿和颌骨骨坏死。在新诊断的 MM 患者中，地诺单抗是一种靶向 NF-κB 配体受体激活剂（RANKL）的单克隆抗体，在骨骼相关事件发生的时间上不劣于唑来膦酸[53]。这些药物降低了骨骼相关事件的发生率，包括进行放疗以治疗骨痛、病理性骨折和脊髓压迫的需求。

椎体成形术是向椎体内高压注射低黏度物质，旨在稳定疼痛的椎体压缩性骨折。可以由介入放射科医生在门诊进行。其风险包括材料泄漏和神经根侵犯。

（五）孤立性浆细胞瘤

孤立性浆细胞瘤占所有浆细胞肿瘤的 5%～10%，其特征是存在浆细胞瘤但没有多发溶骨性病变或 MM 其他特征。大约 2/3 的病例是孤立性骨浆细胞瘤，最常累及中轴骨，其余 1/3 是髓外浆细胞瘤，最常见于上消化道。骨浆细胞瘤比髓外浆细胞瘤更易发展为 MM[55]。骨孤立性浆细胞瘤患者的 5 年和 10 年 MM 进展率分别为 30%～50% 和 70%～90%，而髓外浆细胞瘤患者中有 10%～35% 最终进展为 MM[56]。

放疗作为孤立性浆细胞瘤患者的标准治疗方法是确定的。回顾性研究显示，使用 35～60Gy 剂量范围内的放疗局部控制率超过 80%。在欧洲多中心罕见癌症网络迄今为止报道的最大系列中，包括 258 例孤立性浆细胞瘤患者（206 例孤立性骨浆细胞瘤和 52 例髓外浆细胞瘤），放射治疗的中位剂量为 40Gy（范围为 20～66Gy）[57]。中位随访时间为 56 个月，14% 的患者出现局部复发（中位时间为 20 个月）。骨孤立性浆细胞瘤患者 10 年 MM 进展率为 72%，髓外浆细胞瘤为 36%。

一些研究已经评估了孤立性浆细胞瘤的最佳放射剂量[57-63]，尽管大多数没有显示出显著的剂量 - 反应关系。在欧洲多中心罕见癌症网络的研究中，将放射剂量调整为每次 2Gy 的生物等效剂量（BED）后，超过 30Gy 的剂量没有观察到剂量 - 反应关系。在接受放疗的 244 例患者中[57]，在 32 例接受小于 30Gy 治疗的患者中有 2 例（6%）局部失败，而 212 例接受 30Gy 以上治疗的患者中有 27 例（13%）局部失败。当将分析局限于 4cm 或更大的肿瘤时，仍然缺乏超过 30Gy 的显著剂量 - 反应关系[59, 62]。其他较小的系列在剂量小于 30Gy 的情况下与较高剂量相比，也未能显示出局部控制率的显著差异。现有研究对最佳放射剂量有意义的评估可能会受到回顾性研究性质和患者数量少的限制。Suh 等报道了 38 例孤立性浆细胞瘤患者的放疗结果，发现放疗剂量大于 40Gy 与显著较高的局部控制率相关（10 年局部控制率为 100% vs. 60%，P=0.04）[64]。法国的一项对 17 例头颈部髓外浆细胞瘤患者进行研究表明[60]，靶区剂量大于 45Gy 与改善局部控制率相关（5 年局部控制率为 100% vs. 50%，P=0.034）。在一项来自土耳其的 80 例孤立性浆细胞瘤患者研究中[58]，经多变量分析，50Gy 或以下剂量与 PFS 率显著降低相关（HR=2.3；95%CI 1.021～5.091；P=0.04）。尽管支持使用更高剂量的数据有限，但大多数中心建议使用 45～50Gy（每天 1.8～2.0Gy）的剂量作为孤立性浆细胞瘤患者的最终治疗。

孤立性浆细胞瘤最佳放疗量尚未明确。然而，包括大肿块疾病加上 2cm 的边缘通常是可以接受的。髓外浆细胞瘤患者，特别是头颈部的患者，可通过调强放疗技术来限制正常结构的剂量和维持生活质量，从而使患者受益。对于这些患者，大多数系列的治疗靶区还包括了临床上未受累区域淋巴结。然而，在欧洲多中心罕见癌症网络的一项包括 52 例髓外浆细胞瘤患者的研究中，计划放疗靶区仅限于放射可见的肿瘤总体积加一个边缘，并未试图覆盖区域淋巴结。中位随访时间为 54 个月，未观察到区域淋巴结复发。

研究人员探讨了预测孤立性浆细胞瘤患者局部复发和进展为 MM 的因素。关于肿瘤大小对局部控制率的影响的研究结果是相互矛盾的。Tsang 等的研究表明，直径 <5cm 的肿瘤 8 年局部控制率为 100%，而直径 ≥5cm 的肿瘤 8 年局部控制率为 38%（P<0.01）[62]。Dagan 等报道了肿瘤 ≤5cm 或与肿瘤 >5cm 的局部控制率分别为 100% 和 79%，尽管差异无统计学意义（P=0.09）[56]。然而，其他研究并未能证明肿瘤大小和局部控制率之间存在显著关系[58, 61, 63, 65]。

肿瘤的解剖位置也会影响局部控制率。Knobel 等证明了椎体的 10 年局部控制率高于其他部位（89% vs. 78%；P=0.07）[61]。先前描述的土耳其研究表明，放疗前的手术切除与 PFS 率的提高有关。同样，日本一项针对 67 例头颈部孤立性髓外浆细胞瘤患者的研究发现，放疗联合手术是 OS 的独立预后因素[65]。然而，在

Ozsahin 等的研究中，放疗前完全或部分切除对局部控制率没有影响[57]。同一项研究表明，单纯手术治疗孤立性浆细胞瘤显然是不充分的：9 例接受手术而不接受放疗的患者中有 7 例（78%）出现局部复发，而接受放疗的 248 例患者中有 29 例（12%）局部复发。与不良预后相关的其他因素包括诊断时年龄偏大[57, 58, 61]和骨髓瘤蛋白在放疗后持续存在 1 年以上[66, 67]。

（六）多发性骨髓瘤的放射治疗

放疗对于有症状的局部受累 MM 患者是一种有效的姑息形式[68-70]。姑息性放疗的主要适应证包括伴有或不伴有病理性骨折的骨痛和神经损害，包括脊髓压迫、即将发生的脊髓压迫、神经根压迫或脑神经缺损。对于即将发生负重骨骨折的患者应首先由骨科医生评估，以考虑手术的稳定性。椎体压缩性骨折的患者在放疗前也可能从椎体成形术或后凸成形术中获益[69, 71-73]。对于伴有急性神经系统症状的脊髓压迫患者，及时的神经外科干预可能会提高神经系统恢复的机会，这已在转移癌和脊髓压迫患者的随机试验中得到了证实。然而，血液系统恶性疾病患者未纳入本试验。一项国际多机构的研究发现，172 例 MM 合并脊髓压迫的患者在不手术的情况下接受放疗，52% 的患者运动功能得到改善[74]。这项研究表明，与运动功能障碍的迅速发展（1～7 天）相比，运动功能障碍的逐渐发展（> 7 天）具有更好的功能结果。脊髓压迫放疗后 MM 患者 OS 与 ECOG 功能状态（$P < 0.001$）、放疗前活动状态（$P < 0.001$）、其他骨病变（$P < 0.001$）和骨外病变（$P < 0.001$）显著相关。在最近一次包括 238 例患者的更新中，64% 的不能走动的患者在放疗后恢复了行走能力，同时减少了对镇痛剂的需求，并改善了神经症状、运动功能和生活质量[75]。该小组最近还对 65 岁以上伴有脊髓压迫的 MM 患者进行了预后评分，发现年龄、骨髓瘤类型、体力状态和活动状态与 OS 显著相关，这可能有助于指导放疗决策[76]。接受放疗作为一线治疗的脊髓压迫患者应在开始放疗前服用类固醇，以降低急性放射相关局部炎症导致神经系统进一步损害的风险。

尽管浆细胞肿瘤被认为是一种放射敏感的疾病，但用充足剂量的放疗进行持久的局部控制可能是十分重要的，尤其是考虑到 MM 治疗的最新进展，从而延长预期寿命。在先前描述的多中心 MM 和脊髓压迫患者研究中发现，具有较高 BED（10 次 ×3Gy，15 次 ×2.5Gy 和 20 次 ×2Gy）的长期放疗与短程放疗（1 次 ×

8Gy，5 次 ×4Gy）相比，运动功能改善的机会显著增加。在接受长期治疗和短期治疗的患者中，运动功能 1 年恢复率分别为 76% 和 40%（$P = 0.003$）。在专门针对放射剂量分割和局部控制的最新研究中，与短期治疗（1 次 ×8Gy 或 5 次 ×4Gy）相比，长期放疗（10 次 ×3Gy，15 次 ×2.5Gy 和 20 次 ×2Gy）的局部控制率更高，2 年局部控制率分别为 91% vs. 68%，尽管两者之间的差异无统计学意义（$P = 0.12$）。德国的一项研究对 138 例 MM 患者进行了 272 个部位的照射[62]，结果显示，接受剂量小于 30Gy 的患者疼痛减轻程度明显低于接受剂量为 40～49Gy 的患者（65% vs. 92%；$P < 0.001$）。在疼痛减轻的多变量分析中，每天 2Gy 的剂量优于每天 4～15Gy 的剂量（$OR = 11$；$P = 0.027$）。在一项针对 101 例骨髓瘤伴症状性骨病患者的随机试验中，比较了 30Gy/10 次与 8Gy/1 次的疗效，疼痛缓解率无差异，但根据 QLQ-C30 症状和功能量表测量，生活质量仅在 30Gy/10 次组的患者得到改善[77]。在我们的机构，20Gy/5 次是 MM 姑息治疗中一种常用的放射剂量分割方案。然而，在脊髓压迫患者中，通常使用 30Gy/10 次，在预期寿命有限的患者中，通常考虑 8Gy/1 次。

六、未来方向

我们治疗 MM 和其他单克隆丙种球蛋白病的能力的进步最终取决于对这些疾病的病因和发病机制的了解。在过去的 10 年里，人们对骨髓瘤克隆的分子和细胞生物学的认识有了很大的提高。然而，这些疾病的病因仍然难以捉摸，骨髓瘤前体细胞本身的身份也是如此。

MM 临床分期的进展，尤其是在如临床实验室参数等预后因素方面的进展，使人们可以对适当的治疗方法做出更合理的决定。尽管在过去的 30 年里，MM 的治疗已经取得了进展，特别是随着化疗的引入和移植研究的有希望的结果，但是对于所有浆细胞瘤和 MM 的治疗方法仍然没有明确的定义。放疗联合化疗仍是治疗 MM 的重要手段。

现在，新药来那度胺和硼替佐米是新诊断和复发性 MM 患者的一线选择，为 MM 的药物开发提供了范例。希望正在进行的研究工作将为新疗法的最佳使用及包括细胞疗法在内的其他新兴疗法的作用提供更多见解，以最大限度地提高临床效益。

第 91 章　蕈样肉芽肿

Mycosis Fungoides

Bouthaina S. Dabaja　Lynn D. Wilson　**著**

孟　坤　马晓林　**译**

要　点

1. **发生率**　年龄调整后的蕈样肉芽肿（MF）发病率约为 6.4‰。美国每年确诊 3000 例，占皮肤 T 细胞淋巴瘤的 72%。

2. **生物学特性**　蕈样肉芽肿是一种慢性皮肤恶性疾病，涉及皮肤归巢的 $CD4^+$ T 细胞。典型的免疫表型是 $CD2^+$、$CD3^+$、$CD4^+$、$CD5^+$、$CD45RO^+$、CLA^+（皮肤淋巴抗原）、$CD8^-$、$CD30^-$。早期疾病的特点是影响皮肤的斑片和斑块，有或没有淋巴结或血液受累。晚期疾病的特点是皮肤肿瘤、红皮病，或失去向表皮性和内脏受累。

3. **分期评估**　TNMB 分期基于皮肤受累的百分比、病变的性质、淋巴结、内脏和血液受累。需要进行病史采集和体格检查才能确定疾病的分期。皮肤活检采用免疫表型和聚合酶链反应检测 T 细胞受体基因重排。应进行手动全血细胞计数、血清化学、肝功能检查和乳酸脱氢酶检测。对于 IB～IV 期疾病，应评估外周血流式细胞术和外周血 T 细胞受体基因重排。所有患者都应该拍胸片。对于 IB～IV 期疾病，应进行计算机断层扫描，并考虑正电子发射断层扫描。可疑淋巴结需要切除或活检。

4. **主要治疗**　对于早期疾病，治疗的重点是序贯皮肤导向治疗，以同时平衡实现最佳持久的反应和最大限度减少毒性的目标。治疗方案包括放射、皮质类固醇、补骨脂素加紫外线 A、窄波段紫外线 B、氮芥、卡莫司汀和外用贝沙罗汀。全皮肤电子束疗法（TSEBT）单独治疗 IA 期疾病 10 年无复发生存率约为 50%。TSEBT 提供快速有效的缓解，T_1、T_2、T_3 和 T_4 疾病的完全缓解率分别为 95%、90%、60% 和 75%。TSEBT 的总剂量差别很大，越来越强调低剂量和重复疗程的 TESBT。在 TSEBT 之后通常还会进行辅助性维持治疗。由于疾病的自然病史预计为慢性和复发性，因此皮肤导向疗法预计不会在长期的随访中得到治愈。对于进展性或难治性疾病，全身治疗包括 IFN-α、维 A 酸类、贝沙罗汀、体外光化学疗法、地尼白介素、伏立诺他、核苷类似物和细胞毒化疗。目前正在对生物反应修饰剂进行评估。

5. **局部晚期疾病**　TSEBT 是实现大多数皮肤病变持久控制的有效疗法。其他皮肤导向疗法也适用于局部晚期疾病患者。传统的多药全身化疗不能延长生存时间，但可能会起到缓解作用。对于有良好表现状态的年轻患者来说，异体骨髓移植是一种很有前途的治疗选择。

6. **姑息治疗**　大多数患者需要长期治疗来缓解皮肤症状。所有的皮肤导向疗法都能产生实质性的缓解作用。此外，新的生物制剂如贝沙罗汀、地尼白介素和伏立诺他（或其他新兴的组蛋白去乙酰化酶抑制药）对标准治疗无效的疾病有疗效。

蕈样肉芽肿是一种由皮肤归巢的 $CD4^+$T 细胞引起，形成皮肤斑片、斑块和肿瘤的低级别非霍奇金淋巴瘤 [1, 2]。关于 MF 最初的描述是在 1806 年，当时 Alibert 描述了一名患有皮肤肿瘤的患者，他将其归因于雅司病。该病最初被称为蕈样真菌病，后来他将其更名为蕈

样肉芽肿 [3]。1938 年，Sézary 和 Bouvrain 描述了一种称为 Sézary 综合征（SS）的白血病变体 [4]，Lutzner 和 Jordan 于 1968 年阐明了 Sézary 细胞的超微结构 [5]。皮肤 T 细胞淋巴瘤一词由 Edelson 在 1975 年提出，涵盖了多种皮肤淋巴组织增生性疾病，包括 MF/SS、成人

T 细胞白血病 / 淋巴瘤、原发性皮肤 CD30⁺ 间变性淋巴瘤、淋巴瘤样丘疹病、佩吉特样网状细胞增多症等[6]。在临床实践中，术语 MF 和 CTCL 经常互换使用，但是这种用法是不正确的[7]。MF 是所有皮肤 T 细胞淋巴瘤（CTCL）的主要组成部分，每种 CTCL 亚型的临床病史和治疗方法各不相同[2]。

从各个角度来看，MF 都是一种具有挑战性的疾病。尽管分子技术在不断进步，但由于皮肤病变的非特异性及许多类似 MF 的良性皮肤病的存在，在疾病早期诊断往往是十分困难的。一旦明确了 MF 的诊断，考虑到临床表现的异质性和来自对照研究的数据的有限性，最佳的初始治疗策略目前仍不清楚。虽然放疗是治疗 MF 的最有效的单一方法[8]，但全皮肤电子束疗法在许多中心并不容易进行。本章对 MF 的临床相关方面进行了总结，并描述了放疗在患者治疗中的作用和技术。

一、病原学和流行病学

MF 主要影响 40 岁以上的成年人，发病率在第 7 个 10 年达到峰值。1974—2002 年，CTCL 的发病率一直在上升，目前的年发病率为 9.6 例 /100 万（其中 MF 约 6.4 例 /100 万）[9]。CTCL 的发病危险因素包括非洲裔美国人和男性。这两个特征都与较高的 T 分期[10] 和较差的预后有关[11]。社会经济地位高的标志，如居住在高住宅价值、高教育水平和高医生密度的地区，其与 CTCL 发病率的增加有关；目前尚不清楚这些因素是病因还是仅仅增加了诊断的可能性[9]。

发生 MF 的病因目前仍然是高度推测性的[12]。虽然已对包括杀虫剂、辐射、工业溶剂、烟草和酒精在内的大量暴露进行了调查，但仍未确定一致的致病因素[13]。据报道，巨细胞病毒[14] 和嗜人 T 细胞淋巴病毒 I 型[15, 16] 的血清阳性率都很高，但这些研究还有待进一步的证实，才能推断出因果关系[17-19]。

据观察，MF 在非洲裔美国人中更常见，并且倾向于出现在防晒区域（即"泳衣"分布），这表明阳光照射可能会阻止 MF 的发展。阳光照射可能通过对 MF 的恶性 CD4⁺ T 细胞或表皮抗原呈递树突状细胞（也称为 Langerhans 细胞）产生细胞毒作用来介导其保护作用。该细胞向 MF 的恶性 CD4⁺ T 细胞提供抗原并可能刺激其生长。这种相互作用的组织学证据是 Pautrier 微脓肿，这是一种在表皮内的恶性 CD4⁺ T 细胞聚集在抗原呈递的树突状细胞周围的表现。这一发现被认为是 MF 的病理学特征，尽管特异性抗原尚未确定[20]，但提示 MF 可能是一种抗原驱动的恶性肿瘤。

预防和早期发现

目前还没有发现能阻止 MF 发展的药物。然而，早期诊断是至关重要的，因为针对单发性或少发性 MF 的局部治疗具有很高的疗效[21-23]。早期疾病最典型的表现是在防晒区域出现的带有鳞片的斑片，这可能与包括特应性皮炎、牛皮癣和体癣在内的一些良性皮肤病相混淆[24]。在早期阶段，组织病理学上观察到的大多数淋巴细胞是反应性炎症细胞，而不是恶性克隆。早期 MF 的组织病理学与许多良性炎症类似[25, 26]，因此并不总是能进行快速而正确的组织学诊断。在这种情况下，诸如 T 细胞受体的聚合酶链反应（PCR）这样的分子研究将在 50%～80% 的患者中鉴定出克隆性 T 细胞群，这些患者最终会出现明显的 MF 组织学证据[27, 28]。为了提高早期 MF 的诊断准确性，国际皮肤淋巴瘤协会提出了一种基于积分的早期诊断算法（表 91-1）[29, 30]。

表 91-1　早期蕈样肉芽肿诊断流程的提出 *

标　准	分　数
临床 基本 　持续或进展的斑片或薄斑块 附加 　1. 不受阳光照射的位置 　2. 大小 / 形状变化 　3. 皮肤异色症 ª	基本 +2 个附加标准得 2 分 基本 +1 个附加标准得 1 分
组织病理学 基本 　浅表淋巴样浸润 附加 　1. 亲表皮性不伴海绵形成 　2. 淋巴异型性 ᵇ	基本 +2 个附加标准得 2 分 基本 +1 个附加标准得 1 分
分子生物学 基本 　克隆性 T 细胞受体基因重排	克隆性得 1 分
免疫病理学 1.CD2⁺、CD3⁺ 或 CD5⁺ T 细胞 <50% 2.CD7⁺ T 细胞<10% 3. 表皮 / 真皮的 CD2、CD3、CD5 或 CD7 ᶜ 的不一致性	1 个或多个标准得 1 分

*.4 分或更多分满足早期蕈样肉芽肿的诊断标准
a. 皮肤异色症被定义为皮肤萎缩、毛细血管扩张和斑驳色素沉着的结合
b. 淋巴异型性是指细胞核增大、着色加深、细胞核轮廓不规则或呈大脑状的细胞
c. 仅限于表皮的 T 细胞抗原缺乏
引自 Pimpinelli N, Olsen EA, Santucci M, et al. Defining early mycosis fungoides. *J Am Acad Dermatol*. 2005；53：1053–1063.

二、生物学特性与分子生物学

斑片 – 斑块 MF 中的恶性克隆具有活化的、皮肤归巢的 CD4[+] 辅助 T 细胞的免疫表型[20]。当幼稚的 T 细胞在皮肤引流淋巴结中识别出其同源抗原时就会激活，T 细胞开始表达皮肤淋巴细胞抗原（CLA）和 CC 趋化因子受体 4（CCR4）。当这些活化的 T 细胞通过发炎皮肤的毛细血管时，CLA 和 CCR4 与它们各自在真皮毛细血管上的配体结合，从而导致活化的 T 细胞外渗到真皮结缔组织。一旦脱离循环，激活的 T 细胞就会迁移到表皮，并与抗原提呈树突状细胞相互作用（图 91–1）。

在临床上，MF 的进展与表皮趋向性丧失和肿瘤负荷增加有关。分子研究表明，MF 的进展与 p53 突变[31]、大量染色体重排[32] 和微卫星不稳定性[33] 有关。此外，MF 中的恶性细胞形成逃避宿主免疫系统破坏的机制。例如，虽然良性活化的 T 细胞通过 fas/fas 配体介导的凋亡被消除，但 MF 的恶性 T 细胞通过 fas 下调、突变或选择性剪接来逃避 fas 介导的凋亡。

作为免疫系统的一种恶性肿瘤，MF 可导致宿主免疫功能的显著改变，从而增加感染的风险[35]，并可能导致第二恶性肿瘤[36]。例如，在 SS 患者中，正常循环 T 细胞的绝对数量通常会急剧下降，达到只有获得性免疫缺陷综合征患者中才会看到的水平[37]。此外，恶性 CD4[+] T 细胞产生大量的 IL-10 和转化生长因子 –β，从而进一步抑制细胞介导的免疫[38, 39]。MF 的恶性细胞还产生大量可溶性 IL-2 受体，可使 IL-2 失活[40]，而 IL-2 是一种促进正常 T 细胞活化所需的细胞因子。最后，SS 的恶性细胞可以分泌大量的 IL-4 和 IL-5，产生以特异性反应和嗜酸性粒细胞增多为特征的综合征[39]。

微环境的作用

与晚期 MF 和 SS 的微环境相比，早期 MF 的微环境中有辅助性 T 细胞 1 型和 CD8[+] 肿瘤浸润细胞。随着疾病的进展，我们看到了辅助性 T 细胞 2 型，嗜酸性粒细胞增多和血清免疫球蛋白 E 水平升高。辅助性 T 细胞 1 型向辅助性 T 细胞 2 型转变的临床意义是由于辅助性 T 细胞 1 型产生的 IFN-γ 增强了对肿瘤的免疫应答。另一方面，疾病细胞可以通过辅助性 T 细胞 2 型产生的细胞因子抑制 T 细胞增殖、抑制树突状细胞[41, 42]。

成纤维细胞在促进肿瘤发展中也起着重要的作用，成纤维细胞分泌一种表达于多种肿瘤的细胞外基质蛋白，即骨膜蛋白，它介导胸腺基质蛋白，通过激活髓样

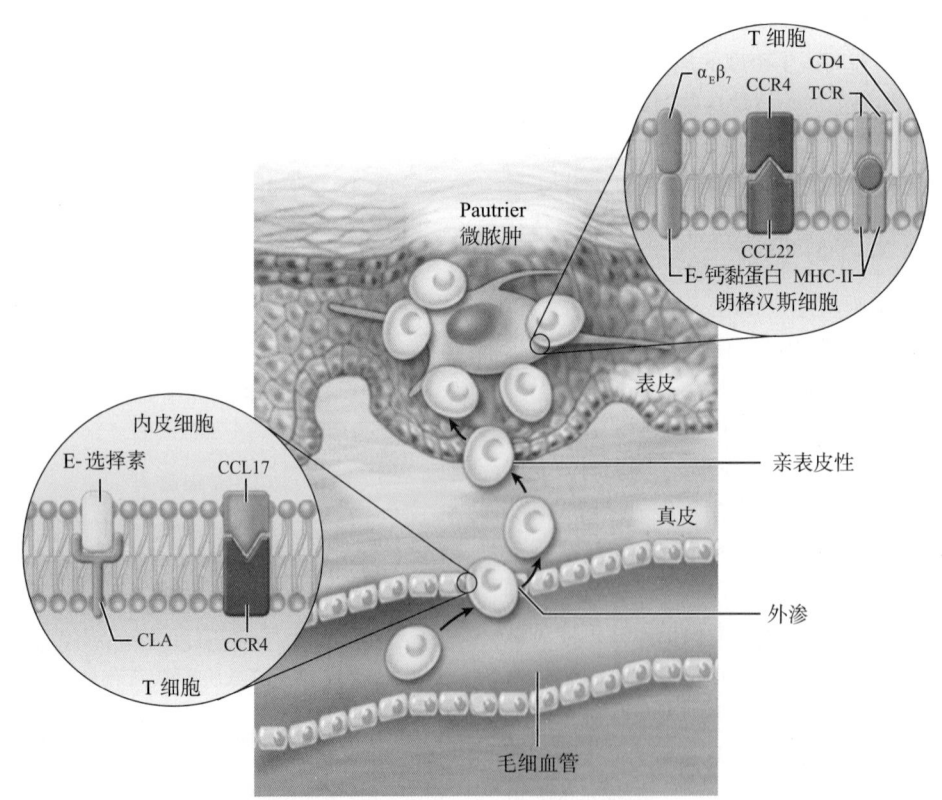

▲ 图 91-1 蕈样肉芽肿的分子病理学

由于皮肤淋巴细胞抗原（CLA）和趋化因子受体 4（CCR4）与其各自在真皮毛细血管上的配体 E- 选择素和趋化因子配体 17（CCL17）的相互作用，激活的皮肤归巢 T 细胞通过真皮毛细血管渗出。然后 T 细胞迁移到表皮并与抗原呈递树突状细胞相互作用

树突状细胞促进辅助性 T 细胞 2 型，这就是后者在 MF 的微环境中占优势的原因[43, 44]。

肿瘤相关巨噬细胞被认为在肿瘤的发病机制中起重要作用，并高表达 CD30，后者可作为治疗靶点[43-45]。

肿瘤的免疫逃逸机制是由许多细胞促进的，包括但不包含所有已知的角质形成细胞、肥大细胞、辅助性 T 细胞 22 和髓系来源的抑制细胞，所有这些细胞都可以分泌有助于肿瘤形成和发展的趋化因子。

三、病理学和传播途径

即使对于经验丰富的临床医生和皮肤病理学家来说，由于缺乏诊断金标准和可能类似 MF 的良性炎症性皮肤病的数量，MF 的诊断仍然具有挑战性，特别是在其早期阶段。目前，诊断依赖于将临床表现与组织病理学、免疫表型和基因型数据相结合。最近更新的世界卫生组织 – 欧洲癌症研究与治疗组织（WHO-EORTC）皮肤 T 细胞淋巴瘤病理分类方案见表 91–2。

（一）组织病理学

早期 MF 最显著的发现是严重的表皮亲和性，其特征是淋巴细胞沿表皮基底膜聚集（图 91–2A 和 B）[47]。显微解剖研究表明，几乎所有表皮中的淋巴细胞都属于恶性克隆，而大多数真皮淋巴细胞是反应性的[48, 49]。

一些显微镜下的发现有助于区分早期 MF 和良性炎症性类似病变。例如，在 EORTC 的一项研究报告中，识别出具有极其卷曲的、中 – 大（7～9μm）细胞核的表皮淋巴细胞能够正确诊断 MF，其敏感度和特异度分别为 100% 和 92%（图 91–2B）[26]。相比之下，斯坦福大学的一项研究发现，在多变量模型中，表皮内的非典型淋巴细胞被清晰的光环（一种固定伪影）包围是 MF 的最有力的指标[50]。另一项发现，Pautrier 微脓肿被认为是病理性的，但仅在不到 20% 的早期病变中可见（图 91–2D）。提出的分级系统已经尝试提高诊断准确性。

由于 MF 从斑片进展到斑块阶段时淋巴浸润的密度增加，并开始侵入更深的网状真皮（图 91–2C）。此外，由于肿瘤细胞负担的增加，如 Pautrier 微脓肿的发现（图 91–2D）、晕状淋巴细胞和卷曲的细胞核更容易被识别，从而提高了诊断的准确性。肿瘤的形成源于淋巴浸润的垂直生长，可能与表皮趋向性完全丧失和上乳头状真皮的保留有关（图 91–2E）。红皮病型 MF 通常类似于斑片期 MF，尽管表皮趋向性可能更为微妙，肿瘤细胞可能相当稀少[52]。

（二）皮肤的免疫分型

评估淋巴浸润中 T 细胞标志物的表达可提供有助于确定 MF 诊断的附加信息。MF 的标志是 CD4 的表达，CD4 是成熟的辅助 T 细胞的标志。MF 的典型免疫表型是 CD2+（泛 T 细胞）、CD3+（泛 T 细胞）、CD4+（辅助性 T 细胞）、CD5+（泛 T 细胞）、CD45RO+（记忆性 T 细胞）、CLA+（皮肤淋巴抗原）、CD8−（细胞毒性 T 细胞）、CD30−（活化 T 细胞）[53]。尽管许多良性皮肤病表达相似的免疫表型，但 CD7 和 Leu-8 这两种标志物在 MF 中往往为低表达，可能有助于区分 MF 和类似良性疾病。最后，罕见报道的典型 MF 为 CD4−，但 CD3+ 和 CD8+ 有报道[54]。

（三）T 细胞受体基因重排

克隆性 T 细胞受体基因重排常见于 MF 皮肤病变，有助于区分早期 MF 斑片和类似良性病变。临床数据表明，PCR 在 63%～90% 的皮肤活检组织中鉴定出显性克隆性 T 细胞受体 –γ 重排，显示出确切的 MF 组织学证据[55, 56]。此外，PCR 从随后发展为典型 MF 患者中获得的组织学边缘活检的 50%～80% 中发现了克隆性 T 细胞群[27, 28]。相比之下，T 细胞克隆只出现在 6%～24% 的含有淋巴浸润的良性皮肤病中[55, 56]。这些现象表明，克隆性 T 细胞种群的鉴定应始终考虑到临床和组织学背景，并可能有助于在已经怀疑的情况下确认对 MF 的诊断。

（四）向大细胞组织学转化

在最初诊断为 MF 的患者中，高达 39% 的患者会向大细胞变异的转化，转化的可能性与较高的分期直接相关[57]。转化的组织学诊断需要大细胞（≥4 倍于小淋巴细胞大小）占淋巴浸润的 25% 以上或形成显微镜下结节[58]。转化与 30% 的病例表达 CD30 和 45% 的病例表达 CD20 有关。转化后的 MF 具有典型的侵袭性，其临床行为类似于高级别淋巴瘤，因此必须进行治疗，特别是在可能的情况下以进行同种异体移植为目的。

四、临床表现

根据 EORTC 对皮肤淋巴瘤的分类，蕈样肉芽肿一词应保留用于那些 CD4+ 的皮肤淋巴瘤，其特征是"随后的斑片演变为更多的浸润性斑块，最终形成肿瘤"[2]。随着时间的推移，MF 可能会扩散到淋巴结、血液、骨髓和内脏器官。症状可能会因受累程度不同而不同，但除非有感染，否则体重减轻、盗汗和发热并不常见。

瘙痒与神经生长因子的表达升高有关，导致神经纤维的形成并引起瘙痒，特别是在 SS 中[59]。

（一）真菌感染前

早期 MF 通常以轻度红斑、轻微鳞屑、环状或弧形斑疹开始，典型地累及防晒区域（图 91–3A）。这些病变在组织学检查结果明确显示是 MF 之前可能会有数年

表 91-2　WHO-EORTC 2018 年皮肤 T 细胞淋巴瘤分类

组织学发现	频　率	5 年疾病特异性生存率
• 蕈样肉芽肿	39%	88%
• 蕈样肉芽肿变异型 　– 蕈样毛囊性肉芽肿 　– Pagetoid 网状细胞增多症 　– 肉芽肿性皮肤松弛	 5% <1% <1%	 75% 100% 100%
• Sézary 综合征	2%	36%
• 成人 T 细胞白血病 / 淋巴瘤	<1%	NDA
• 原发性皮肤 CD30⁺ 淋巴增生性疾病 　– 原发性皮肤间变性大细胞淋巴瘤 　– 淋巴瘤样丘疹病	 8% 12%	 95% 99%
• 皮下脂膜炎样 T 细胞淋巴瘤	1%	87%
• 结外 NK/T 细胞淋巴瘤，鼻型	<1%	16%
• 慢性活动性 EBV 感染	<1%	NDA
• 原发性皮肤外周 T 细胞淋巴瘤，罕见亚型 　– 原发性皮肤侵袭性表皮性 CD8⁺T 细胞淋巴瘤（暂定） 　– 原发性皮肤 γ/δT 细胞淋巴瘤 　– 原发性皮肤 CD4⁺ 中 / 小型 T 细胞淋巴细胞增殖障碍（暂定）	 <1% <1% 6%	 31% 11% 100%
• 原发性皮肤肢端 CD8⁺T 细胞淋巴瘤（暂定）	<1%	100%
• 原发性皮肤外周 T 细胞淋巴瘤，无其他特异性	2%	15%

EBV. EB 病毒；NDA. 无可用数据；NK. 自然杀伤细胞；WHO-EORTC. 世界卫生组织 – 欧洲癌症研究和治疗组织
引自 Willemze R, Cerroni L, Kempf W, et al.: The 2018 update of the WHO-EORTC classification for primary cutaneous lymphomas. *Blood*. 2019；133（16）：1703–1714.

的消长。

（二）斑片期

在这个阶段，斑片失去了对防晒区域的偏好，并可能会出现湿疹、色素减退或色素沉着。躯干、骨盆和四肢近端最常受累。与 MF 相一致的组织学特征现在可以辨认出来。

（三）斑块期

如果不治疗，一些斑片将形成更广泛的、深度浸润的鳞片状斑块，这些斑块通常边界清楚、可触及，并可能表现出中央清除和弧形形态（图 91-3B）。相关的发现包括手掌、脚掌角化过度和裂隙。

（四）肿瘤期

80% 以上的肿瘤出现在已形成斑片 – 斑块 MF 的环境中（图 91-3C）。肿瘤最常见的受累部位包括面部、手指和会阴。肿瘤经常溃烂，容易感染。

（五）Tumeur d'Emblée

术语 Tumeur d'Emblée 是指一些罕见患者的肿瘤是在没有既往皮肤损害的情况下出现的；这些病例可能更合适地被归类为 CD30⁻ 皮肤大 T 细胞淋巴瘤，而不是

MF[60]。其临床病程可能比典型 MF 患者更具侵袭性。

（六）红皮病

红皮病的定义是＞80% 的体表受累伴有融合的斑片或斑块。它与剧烈瘙痒、手掌和脚底过度角化、皮肤萎缩和苔藓形成有关（图 91-3D）。红皮病可能是新发的，也可能是斑片和斑块 MF 的进展引起的。

（七）淋巴结

目前 15% 的新诊断患者有淋巴结受累，并与晚期皮肤病相关[61]。淋巴结通常无压痛、可活动，大小为 1～4cm，尽管通常 1.5cm 的大小阈值在临床上被认为是异常的。建议对达到此阈值的淋巴结进行活检[62]。肿大的淋巴结病变并不常见。

（八）内脏

内脏受累通常仅见于晚期皮肤病、淋巴结病和血液受累的患者。最常见的部位包括肺、中枢神经系统、口腔（图 91-4）和口咽[61, 63]，尽管在其他部位如乳腺、甲状腺和胰腺也观察到 MF。内脏受累通常是亚临床的，通常不会导致死亡。据报道，6%～28% 的患者在初始阶段骨髓受累，并且与晚期皮肤和淋巴结疾病有关[64, 65]。

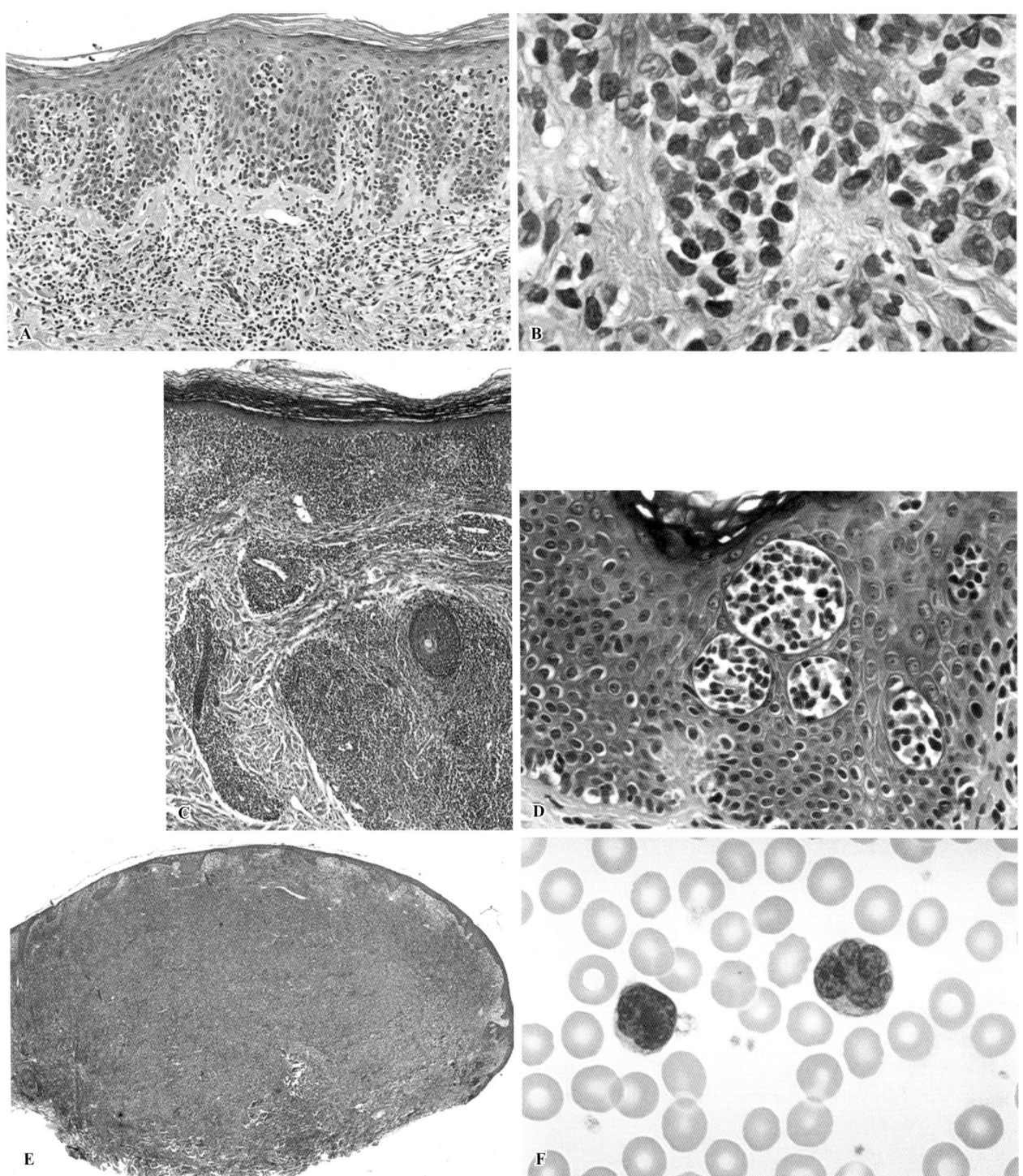

▲ 图 91-2　蕈样肉芽肿（MF）和 Sézary 综合征的典型组织病理学表现（此图彩色版本见书末）

A. MF 的晚期斑片状病变，表现为表皮基底层内有大量淋巴细胞，伴有潜在的带状淋巴细胞浸润和乳头状真皮纤维化；B. MF 的晚期斑片状病变，表现为表皮内淋巴细胞增大、卷曲，淋巴细胞的大小接近角质形成细胞核的宽度；C. MF 斑块期表现为网状真皮受累；D. Pautrier 微脓肿是表皮内淋巴细胞的明确聚集体，强烈提示 MF；E. 在 MF 肿瘤期，真皮因淋巴细胞浸润而扩张，表皮营养能力经常丧失；F. Sézary 细胞，如右边的细胞，是放大的循环淋巴细胞，表现出大脑状核卷曲［图片由 Earl Glusac，MD 提供；经许可转载，引自 Fig. 2 in Smith BD, Wilson LD. Management of mycosis fungoides. Part 1. Diagnosis, staging, and prognosis. *Oncology*（*Williston Park*）. 2003；17：1281–1288.］

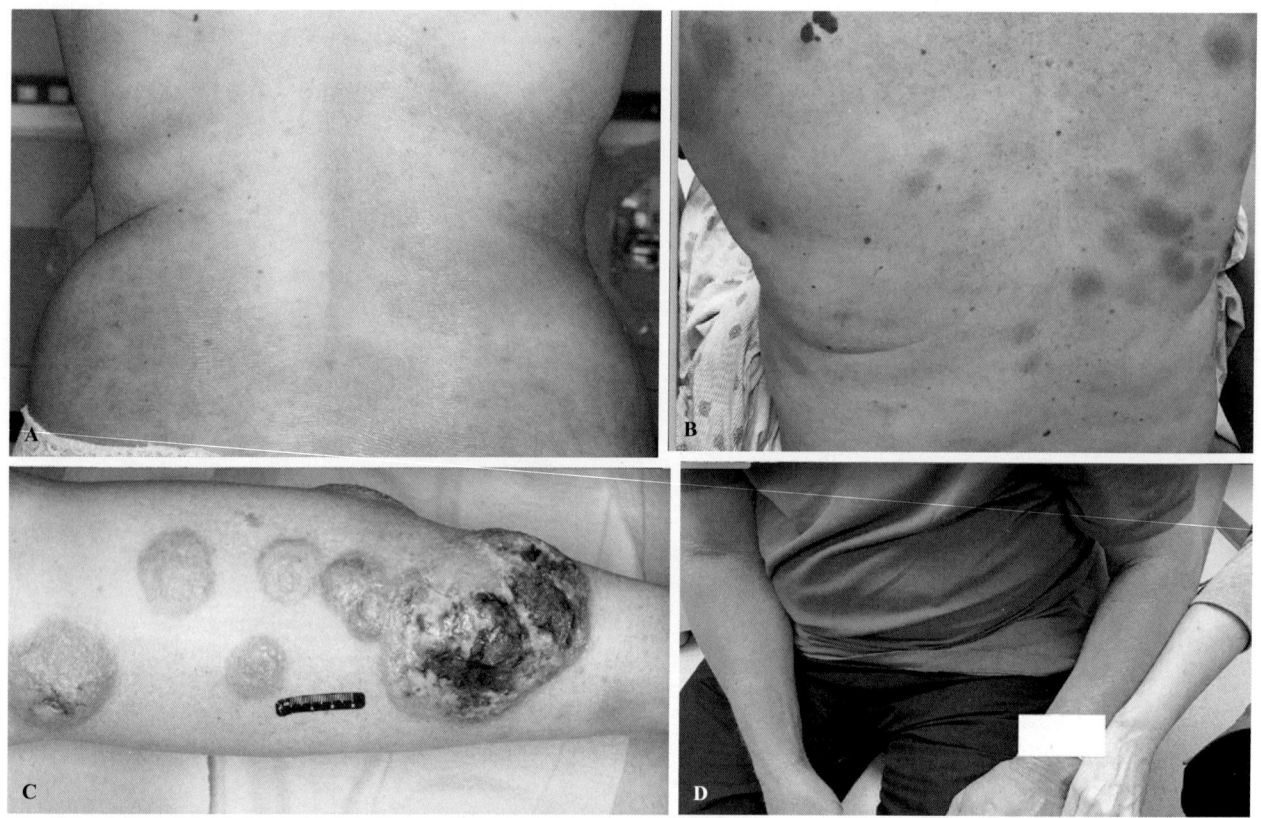

▲ 图 91-3 蕈样肉芽肿皮肤病变谱观察

A. 斑片期；B. 斑块期；C. 肿瘤期；D. 红皮病期（经许可转载，引自 Dabaja BS. Mycosis fungoides, presentation, diagnosis, and treatment strategy. In Thomas CR, Jr, ed. Radiation Medicine Rounds: Hematologic Malignancies. New York: Demos Medical Publishing; 2012.）

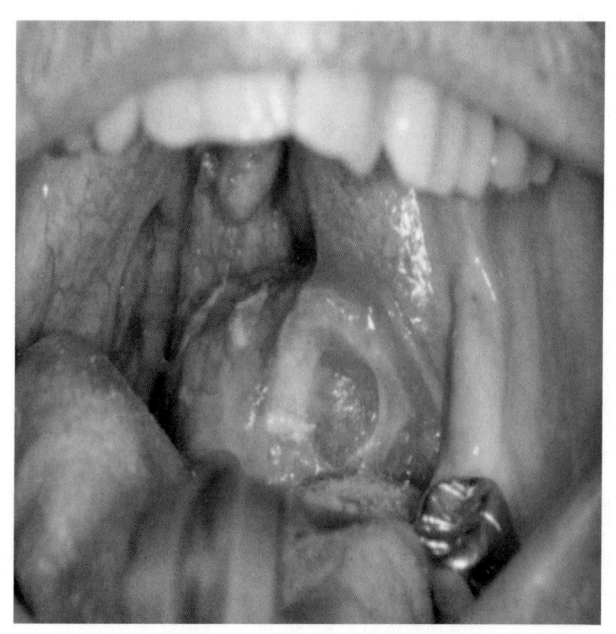

▲ 图 91-4 蕈样肉芽肿累及左咽部

（九）Sézary 综合征

Sézary 综合征（SS）被定义为红皮病加符合表 91-3 中所列五项标准中任何一项的恶性循环 T 细胞的证据[66]。在这些标准中，Sézary 细胞被定义为"具有中度到高度折叠或凹槽核的任何非典型淋巴细胞"（图 91-2F）[66]。临床表现可能包括面部水肿和肿瘤性侵犯导致的狮面，手掌和脚掌严重裂痕，剧烈瘙痒和皮肤疼痛。已经根据免疫组织学研究结果对 SS 及 MF 进行鉴别，其中 SS 患者血液中克隆性恶性 T 细胞除表达 CD197、CD62L/L- 选择素、CD27（中枢记忆性 T 细胞分化标记）外，还表达淋巴结归巢分子 C-C 基序趋化因子受体 7（CCR7）。这与不表达 CCR7 的 MF 皮肤病变中的 T 细胞形成鲜明对比。相反，它表达 CCR4，皮肤淋巴细胞抗原（CLA）/CD162，这是皮肤效应记忆 T 细胞的特征。因此，中枢记忆性 T 细胞源性细胞与皮肤效应记忆 T 细胞可以解释临床行为的差异。此外，基因表达谱可以区分 MF（第 1 号和第 7 号染色体上的扩增，第 9 号染色体缺失）和 SS（第 8 号和第 17 号染色体的扩增，第 10 号染色体的缺失）[67-69]。

表 91-3　Sézary 综合征的血液学诊断标准

- Sézary 细胞绝对数≥1000/μl
- 通过流式细胞术，由于 CD3⁺ 或 CD4⁺ 细胞的增多，CD4/CD8 比率≥10
- 流式细胞术检测泛 T 细胞标志物（CD2、CD3、CD4、CD5）的异常表达。T 细胞 CD7 表达不足（或扩增的 CD4⁺、CD7⁻ 细胞≥40%）为暂定标准
- 用 Southern 印迹杂交或聚合酶链反应鉴定血液中 T 细胞克隆的淋巴细胞计数增加
- 染色体异常的 T 细胞克隆

改编自 Vonderheid EC, Bernengo MG, Burg G, et al.Update on erythrodermic cutaneous T-cell lymphoma. Report of the International Society for Cutaneous Lymphomas. *J Am Acad Dermatol*. 2002；46：95-106.

五、MF 的变异型

从细微斑片到硬化斑块、皮肤肿瘤和红皮病的进展代表了经典的、所谓的 "Alibert-Bazin" 型 MF。根据 EORTC 的分类，大疱性、高色素或低色素 MF 表现出相似的临床行为，不应与经典 MF 分开考虑[2]。已描述了几种与 MF 具有相同临床和病理特征的变异型。

（一）亲毛囊性 MF

本病表现为滤泡性丘疹、粉刺样病变、粟粒样病变、斑片和斑块，所有这些都可能导致脱发[1, 46]。虽然它通常累及头部和颈部，但任何皮肤部位都可能受到影响[2]。病理上，不典型淋巴细胞侵入毛囊，并可能在毛囊皮脂腺单位沉积酸性黏多糖。亲毛囊性 MF 经常伴有较厚的斑块，往往对补骨脂素加紫外线（PUVA）和氮芥等局部治疗无效，与经典 MF 相比，TSEBT 治疗后复发的风险似乎更高[70]。5 年疾病特异性生存率约为 80%[46]，但到 15 年时仅为 41%。

（二）Pagetoid 网状细胞增多症和 Woringer-Kolopp 病

Pagetoid 网状细胞增多症，也称为 Woringer-Kolopp 病，通常表现为生长缓慢、角化过度或银屑病样，累及四肢远端的局部斑片或斑块。病理上可见由大量不典型的大淋巴细胞组成的亲表皮性浸润，并伴有散布在角质形成细胞中的单个淋巴细胞的 Pagetoid 扩散。真皮上部可见良性的小淋巴细胞[1]。局限性 Pagetoid 网状细胞增多症经手术或放射治疗预后良好，未见与疾病相关的死亡报告[2, 46]。Ketron-Goodman 型是一种播散性的、更具侵袭性的皮肤淋巴增生性疾病，组织学上类似于局限性 Pagetoid 网状细胞增多症。

（三）肉芽肿性皮肤松弛症

这种罕见的变异表现为腋窝、颈部、乳腺和腹股沟区域的皮肤松弛（图 91-5）。组织学特征包括上皮样或巨细胞真皮肉芽肿和相关的弹性蛋白纤维破坏[2]。值得注意的是，在大约 1/3 的报道病例中，霍奇金淋巴瘤与肉芽肿性松弛皮肤有关[72]。由于其稀有性，尚未确定最佳治疗方法。

六、相关皮肤 T 细胞淋巴增生性疾病

除了 MF 及其变异型，还描述了其他几种不同的皮肤 T 细胞淋巴增生性疾病。本文就其临床病理特点及最佳治疗方法作一简要综述。

（一）原发性皮肤间变性大细胞淋巴瘤/CD30⁺ 大细胞 CTCL（皮肤 T 细胞淋巴瘤）

该病通常表现为红色或肉色的结节或肿瘤，经常溃疡。组织病理学显示无表皮趋向性的 CD30⁺ 的大淋巴细

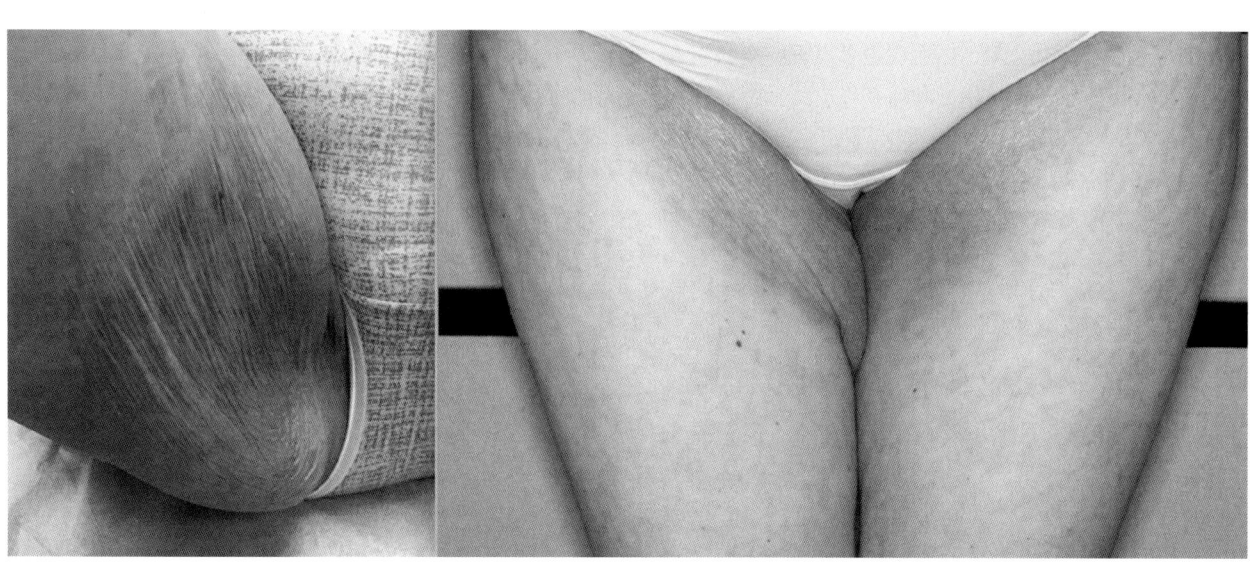

▲ 图 91-5　左大腿内侧皮肤受累松弛

胞。与系统性 CD30[+] 间变性大细胞淋巴瘤相比，原发性皮肤 CD30[+] 大细胞淋巴瘤中未见间变性淋巴瘤激酶的过度表达。局限性疾病的患者通常仅接受放疗，预后良好，5 年疾病特异性生存率为 90%～95%[2, 73, 74]。可考虑使用抗 CD30 单克隆抗体进行治疗，但通常不是首选方案。根据新出现的数据表明，低至 6Gy 的放射剂量可能会产生持久的反应，根据这一数据放射剂量最近已大幅降低[75, 76]。需要提醒临床医生，这种疾病会产生溃疡性肿瘤，即使应用放疗了肿瘤，经常出血的溃疡性肿瘤也需要时间来愈合（图 91-6）。

（二）淋巴瘤样丘疹病

淋巴瘤样丘疹病（LyP）在不同的发展阶段表现为成群的红斑或紫红色丘疹或结节。病变通常在 2～8 周内自然消退，但形成瘢痕也很常见[77]。已经对三种不同的组织学亚型进行了描述，A 和 C 型由恶性 CD30[+] T 细胞组成，通常伴有广泛的炎性浸润，而 B 型类似于典型的斑块期 MF。对于 C 型病变，LyP 和 CD30[+] 大细胞淋巴瘤在组织学上进行鉴别可能是很困难的，并且可能需要评估临床背景以确保正确的诊断[2]。尽管细胞学上是恶性的，但应该强调的是，LyP 在临床上是良性的，5 年生存率为 100%[2, 46, 73]。因此，既不需要积极的化疗，也不需要放疗[78]。治疗方案包括 PUVA 或小剂量甲氨蝶呤，但都被认为是不能治愈的。从长远来看，至少 15%～20% 的 LyP 患者会发展出第二恶性肿瘤，最常见的是 MF、CD30[+] 大细胞淋巴瘤或霍奇金病[78, 79]。接受 TSEBT 治疗的 MF 患者中，LyP 病史与复发风险增加相关。

（三）成人 T 细胞淋巴瘤 / 白血病

成人 T 细胞淋巴瘤 / 白血病在感染嗜人类 T 细胞淋巴病毒 I 型（一种在日本南部和加勒比海地区流行的逆转录病毒）患者中的发生率为 2%～4%[1, 77, 80, 81]。高达 60% 的成人 T 细胞淋巴瘤 / 白血病患者出现的皮肤表现与 MF 非常相似，包括斑块、肿瘤和红皮病。特征性免疫表型为 CD2[+]、CD3[+]、CD4[+]、CD5[+]、CD7[-]、CD8[-]，肿瘤细胞强烈表达高亲和力 IL-2 受体（CD25、CD122、CD132）。临床表现从表现以 B 症状、高钙血症、代谢性骨病、肝大脾大、全身性淋巴结肿大和白血病浸润的急性形式，到表现为皮肤浸润且很少或没有全身性侵袭的冒烟型或慢性型。虽然患者通常对常规化疗有反应，但长期存活率很低。其他药物包括地尼白介素[82] 和 IFN-α 与齐多夫定联合使用[83]。在适当选择的候选患者中，可能会考虑异体干细胞移植，尽管在这种情况下的疗效评估仍在进行中[84]。

（四）皮下脂膜炎样 T 细胞淋巴瘤（α/β 型）

在过去的几年里，皮下脂膜炎样 T 细胞淋巴瘤被认为有两种截然不同的临床病程，即惰性病程和侵袭性病程。近年来的分子研究表明，惰性的皮下脂膜炎样 T 细胞淋巴瘤是由表达 α/β T 细胞受体的 CD8[+] T 细胞引起的。该病通常表现为累及腿部或躯干的皮下结节或斑块，5 年疾病特异性生存率约为 82%[46]。相比之下，更具侵袭性的皮下脂膜炎样 T 细胞淋巴瘤是由表达 γ/δ T 细胞受体的 CD8[-] T 细胞引起的，在 WHO 最新的 EORTC 系统中现在已被归类为皮肤 γ/δ T 细胞淋巴瘤[46]。该病通常是致命的，并伴有噬血细胞综合征。α/β 类型的治疗通常是观察，而 γ/γ 类型的治疗包括联合化疗和可能的环孢素。

七、预后和分期

早期（以斑块和斑块为特征的皮肤受累，不考虑淋巴结或血液受累）与晚期（肿瘤、高级别淋巴结或内脏器官受累）是预后的主要预测因素[62]。应当相应的制定治疗策略。使用改良的严重程度加权评估工具对皮肤进行系统的评估和评分，该工具不仅量化了斑片、斑块或肿瘤涉及的身体表面积百分比，而且进一步根据病变类型（斑片＝1，斑块＝2，肿瘤＝4）对总评分进行加权。

目前存在各种各样的分期系统并随着时间的推移而不断发展。此前，美国癌症联合委员会的 MF 分期系统确定了皮肤病变、皮外疾病和白血病转化的程度和特

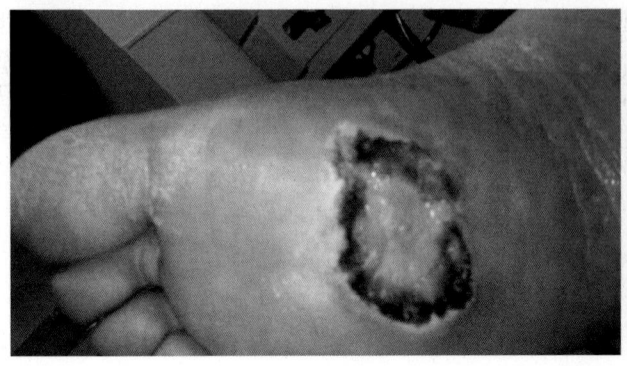
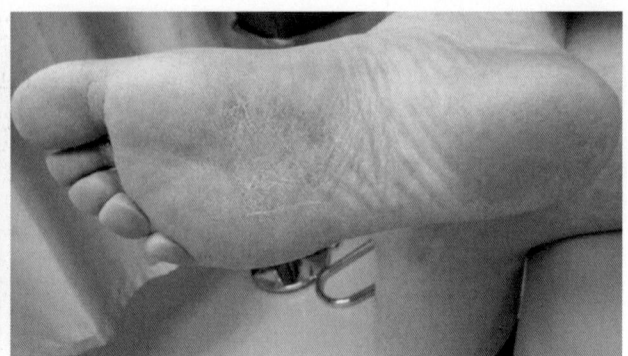

▲ 图 91-6 足底 CD30[+] 间变大细胞（左），用 6Gy/3 次治疗成功处理（右）

征[87]。该评分系统的缺点包括：难以确定 T_1 和 T_2 交界处患者的 T 分期，未能区分有广泛斑片和广泛斑块的患者的预后，肿瘤患者和红皮病患者的预后相似，病理上未受累的肿大淋巴结与预后的关系值得怀疑，以及由于很少进行无法触及的淋巴结组织活检，所以 N_2 的描述十分罕见[88, 89]。

为了解决这些缺点，EORTC 与国际皮肤淋巴瘤协会合作，提出了一个修订的 TNMB 分期系统（表 91-4 和表 91-5），该系统同时针对 MF 和 SS，并纳入了更详细的关于皮肤和淋巴结受累情况，并考虑了血液中的克隆性和肿瘤负荷[90]。为了提供更系统的分类，详细地对皮肤及淋巴结和内脏疾病的范围和特征进行了定义和描述。除了体表受累程度的量化外，色素沉着、鳞屑、结痂和皮肤异色症也是皮肤分类的其他重要特征。在组织学上，毛囊趋化、大细胞转化、CD30+ 或 CD30- 和溃疡是显著的。T 细胞克隆性需要对 T 细胞受体基因进行 PCR 或 Southern 印迹分析[90]。

TNMB 系统已经被越来越多地应用到治疗算法中，并提供了一种系统的方法来前瞻性的比较肿瘤负荷的纵向变化，从而比较各种治疗的临床疗效[62, 86, 91]。此外，它还将患者合理地划分为"早期"和"晚期"阶段，这是一种推动治疗决策的初始分类。

T 分期仍然是一个预测预后强有力的指标。斯坦福大学评估的 468 例新诊断 MF 患者的研究数据如表 91-6 所示[61]，超过 60% 的患者出现斑片或斑块，无淋巴结或内脏病。这类患者即使在随访 20 年后也很少发生传播性疾病。相反，有肿瘤或红皮病的患者中有 50%～60% 会发展成皮外疾病。

斯坦福大学的数据显示，斑片和斑块有限的患者（ⅠA 期，$T_1N_0M_0$）的 10 年存活率与匹配的对照组人群相似。相比之下，广泛斑片和斑块（T_2）、肿瘤（T_3）和红皮病（T_4）患者的中位生存期分别为 11 年、3.2 年和 4.6 年[92]。经病理证实淋巴结受累或内脏受累的患者中位生存期约为 1 年[61]。

另一项多机构研究显示，生存率也与淋巴结受累的方式和程度有关，但淋巴结状态的预后强度尚存争议[93]。例如，恶性淋巴细胞部分或完全消除淋巴结结构的中位生存期为 2.3 年。而非典型淋巴细胞聚集但保留淋巴结结构的中位生存期为 6 年，仅有皮肤病改变或非典型淋巴细胞较少淋巴结的中位生存期为 9 年。

其他可能预示预后不良的因素包括≥60 岁[94]、乳酸脱氢酶升高[94]，可溶性 IL-2 受体水平升高[40]，CD8+ 肿瘤浸润性淋巴细胞百分比低[95]，T_3 疾病患者皮肤受累程度[96]，PCR 检测到皮肤浸润中的 T 细胞克隆性[97, 98]，皮肤和外周血中相同的 T 细胞克隆[99] 及皮肤病性淋巴

表 91-4 蕈样肉芽肿 /Sézary 综合征 TNMB 分类 *

皮肤	
T_1	有限的斑片、丘疹或斑块覆盖<10% 的皮肤
T_2	覆盖皮肤表面≥10% 的斑片、丘疹或斑块
T_3	1 个或多个肿瘤（≥1cm）
T_4	覆盖≥80% 体表面积的红斑融合
淋巴结	
N_0	无临床异常的周围淋巴结；活组织检查非必需
N_1	临床异常的周围淋巴结；组织病理学 Dutch 1 级或 NCI $LN_{0～2}$
N_{1a}	克隆阴性
N_{1b}	克隆阳性
N_2	临床异常的周围淋巴结；组织病理学 Dutch 2 级或 NCI LN_3
N_{2a}	克隆阴性
N_{2b}	克隆阳性
N_3	临床异常的周围淋巴结；组织病理学 Dutch 3～4 级或 NCI LN_4；克隆阳性或阴性
N_x	临床异常的周围淋巴结；没有组织学确认
内脏	
M_0	无内脏器官受累
M_1	内脏受累（必须有病理证实和应指明涉及的器官）
血液	
B_0	无不典型循环细胞：≤5% 的外周血淋巴细胞是不典型（Sézary）细胞
B_{0a}	克隆阴性
B_{0b}	克隆阳性
B_1	不典型循环细胞，低血肿瘤负荷：外周血淋巴细胞中>5% 为不典型（Sézary）细胞，但不符合 B_2 标准
B_{1a}	克隆阴性
B_{1b}	克隆阳性
B_2	不典型循环细胞，高血肿瘤负荷：≥1000/μl Sézary 细胞伴阳性克隆

*. 基于国际皮肤淋巴瘤学会 / 欧洲癌症研究与治疗组织（ISCL/EORTC）修订版（引自 Abeloff MD, Armitage JO, Niederhuber JE, et al.Abeloff's Clinical Oncology. 5th ed. Philadelphia: Elsevier, 2014; T107-4.）

表 91-5 蕈样肉芽肿的分类

I A	$T_1N_0M_0$ 任意 B
I B	$T_2N_0M_0$ 任意 B
II A	$T_{1\sim2}N_{1\sim2}M_0$ 任意 B
II B	$T_3N_{0\sim2}M_0$ 任意 B
III A	$T_4N_{0\sim2}M_0B_0$
III B	$T_4N_{0\sim2}M_0B_1$
IVA$_1$	$T_{1\sim4}N_{0\sim2}M_0B_2$
IVA$_2$	$T_{1\sim4}N_3M_0B_{0\sim2}$
IVB	$T_{1\sim4}N_{0\sim3}M_1B_{0\sim2}$

引自 Abeloff MD, Armitage JO, Niederhuber JE, et al.Abeloff's Clinical Oncology. 5th ed. Philadelphia: Elsevier, 2014; T107-4.

表 91-6 斯坦福大学评估的 468 例蕈样肉芽肿患者初始诊断时的初始阶段和自然病史

	初始呈现的 T 分期（%）	淋巴结或内脏受累程度与 T 分期的功能关系（%）	20 年以上发生淋巴结或内脏受累的 T 分期（%）
T_1	28	0	0
T_2	36	2	10
T_3	20	13	36
T_4	16	25	41

引自 de Coninck EC, Kim YH, Varghese A, et al. Clinical characteristics and outcome of patients with extracutaneous mycosis fungoides. *J Clin Oncol.* 2001; 19: 779-784.

结中的 T 细胞克隆性[100]。

对于那些转化为大细胞变异型 MF 的患者，中位生存期为 19～36 个月[58, 101]。预测转化后生存不良的因素包括 MF 的诊断和转化之间的间隔时间较短（<2 年），以及存在 II B～IV 期疾病[58]。

八、患者评估

所有患者都应该有由皮肤科医生、放射肿瘤学家和任何其他顾问进行评估的完整病史（表 91-7）。应根据患者的情况仔细观察皮疹的持续时间、外观变化和分布情况。应询问是否有瘙痒、疼痛、脱落、裂隙、大疱和会阴不适的病史。应详细记录以前的诊断、程序和治疗，以建立时间上的关系。临床问询和检查是检查中最重要的两个方面，因为它们可以帮助排除其他诊断，并确定叙述和发现是否与 MF 的诊断一致。

表 91-7 疑似蕈样肉芽肿患者的检查建议

病史和体格检查，注意皮肤、淋巴结、肝脏和脾脏

皮肤活检注意
- 组织学发现
- 表皮淋巴细胞，核中等到大，非常卷曲
- 晕状表皮淋巴细胞
- Pautrier 微脓肿
- 免疫表型
- 经典：CD2$^+$、CD3$^+$、CD4$^+$、CD5$^+$、CD45RO$^+$、CD8$^-$、CD30$^-$
- 罕见，CD4$^-$、CD3$^+$、CD8$^+$
- T 细胞受体基因重排的 PCR 检测

肿大淋巴结活检注意
- 组织学检查，不典型淋巴细胞数量和淋巴结结构破坏
- 在皮肤病淋巴结中，考虑 PCR 检测 T 细胞克隆性和免疫表型以排除隐匿性受累

血液评价
- 对所有患者进行 CBC（手工鉴别）、肝功能检查和血清生化检查
- 疑似 II B～IV 期疾病的患者
  - LDH，可溶性 IL-2 受体
  - 流式细胞术：CD2、CD3、CD4、CD5、CD7、CD8、CD20、CD45RO
  - T 细胞受体基因重排的 PCR 检测

影像学
- IV 期后前位和侧位胸部 X 线片
- 疑似 I B～IV 期（颈部）、胸部、腹部和骨盆的 CT
- 考虑对疑似 I B～IV 期患者进行 PET/CT 扫描

CBC. 全血细胞计数；CT. 计算机断层扫描；LDH. 乳酸脱氢酶；PCR. 聚合酶链反应；PET. 正电子发射断层扫描

（一）体格检查

所有患者都应该接受全面的体格检查，并应特别注意皮肤表面、淋巴结和腹部器官肿大。应对皮肤病变的数量、位置、特征和分布及溃疡的存在进行具体的记录。皮肤受累的百分比也应该量化。体表面积和加权严重程度评分为评估皮肤受累提供了一种系统的方法[86]。其他非 MF 皮肤征象，如既往切除部位、色素病变或任何与其他皮肤恶性肿瘤一致的征象都应予以注意。应仔细记录肿大淋巴结的位置、大小（尤其是≥1.5cm）、一致性、活动性和触诊不适。应该考虑皮肤照片作为基线文件。

（二）诊断检查

1. 病理 应在受累皮肤最硬的区域进行活检，以进行 HE 染色的评估。应获得用于免疫分型（至少包括 CD2、CD3、CD4、CD5、CD7、CD8 和 B 细胞标志物，例如 CD20 或考虑 CD30）和 T 细胞受体基因重排的资料。建议对肿大淋巴结进行切除活检，并应将组织进行同样的病理研究。不建议对淋巴结进行细针穿刺。

常规骨髓检查一般不是必需的，但对于血液或其他内脏受累的患者可考虑进行常规骨髓检查。据报道，在初期阶段有 6%～28% 的患者骨髓受累，并与晚期皮肤

和淋巴结疾病相关[64, 65]。然而，尚不清楚骨髓受累是否是预后的独立预测因素[65, 94]。此外，尽管在 75% 的皮肤和外周血 T 细胞克隆相同的患者中发现骨髓中存在克隆性 T 细胞，但这一发现似乎并未改变预后[64]。

2. 血液学和血液生化　在开始治疗之前，除了血清化学（包括肾和肝功能）和 LDH 外，还应该进行全血细胞计数，包括鉴别和涂片。对于ⅡB～Ⅳ期疾病患者，血清可溶性 IL-2 受体和乳酸脱氢酶水平反映了整体肿瘤负荷，可以用来评估对治疗的反应，尽管这一指标并不是随访的既定标准。

对于ⅡB～Ⅳ期的 MF 患者，需要对外周血进行彻底检查，以确定是否存在恶性 T 细胞，对于ⅠA～ⅡA 期的患者，可以考虑进行彻底的检查。应进行外周血流式细胞检测以评估 CD2、CD3、CD4、CD5、CD7、CD8、CD20 和 CD45RO 的表达。提示血液受累的发现包括 CD4/CD8 比值升高（正常范围为 0.5～3.5），或 CD4$^+$CD7$^-$、CD4$^+$CD26$^-$ 或 CD45RO$^+$ 淋巴细胞数量增加[66]。如果最初出现异常，应遵循外周血流式细胞检测的结果以评估对治疗的反应。如果流式细胞检测结果不显著，应考虑 PCR 检测外周血 T 细胞受体基因重排。PCR 显示克隆性 T 细胞群在 40% 的红皮病患者和 14% 的斑片、斑块或肿瘤患者的皮肤浸润中相同。

3. 影像学诊断　对于ⅠA 期疾病的患者，至少要做胸部 X 线检查。胸部、腹部和骨盆（及临床显示的颈部）的计算机断层扫描应考虑用于更高阶段疾病的患者，尤其是肿瘤、红皮病或淋巴结受累的患者[102]。氟代脱氧葡萄糖 - 正电子发射断层扫描的作用正在完善，但可能有助于晚期皮肤病患者的分期；例如，斯坦福大学的研究人员报道说，13 例患者中单独使用计算机断层扫描按大小标准识别出病理性肿大淋巴结的仅有 5 例患者，而经 PET 确诊为高代谢性肿大淋巴结的患者则为 13 例患者。氟代脱氧葡萄糖的标准摄取值与淋巴结受累的程度相关，在淋巴结完全消失和大细胞转化患者中的标准摄取值最高[103]。因此，PET/CT 可考虑用于 T$_2$ 分级以上的疾病、可触及的肿大淋巴结病变、实验室检查异常的患者或大细胞转化或亲毛囊性 MF 的患者[91]。为了确认淋巴结受累并记录有无转化，应积极考虑对经影像学检查鉴定为异常的淋巴结进行切除活检。

九、主要治疗

由于 MF 是一种皮肤（即皮肤归巢）淋巴细胞的疾病，治疗方法与淋巴结淋巴瘤截然不同。表 91-8 中给出了早期和晚期 MF 的治疗方法[104]。多种治疗方案被列出，这反映了现有可用治疗方法的多样性、机构治疗偏好的异质性及直接比较不同治疗方式的随机试验的缺乏。

表 91-8　早期和晚期蕈样肉芽肿 /Sézary
综合征的治疗建议

分　期	初始治疗	复发或难治性疾病的治疗
早期（ⅠA、ⅠB、ⅡA）	• 皮质激素 • PUVA • UVB • 局部 HN2 • 局部放疗 • TSEBT	• 类视黄醇，维 A 酸类 • IFN-α • 低剂量 MTX • HDACi • 地尼白介素 • 局部、浅表放疗 • TSEBT • 难治性疾病同种异体干细胞移植的疗效评价
晚期（ⅡB）	• IFN-α • TSEBT • PUVA	• 类视黄醇，维 A 酸类 • 单用 IFN-α • PUVA+IFN-α • HDACi • 地尼白介素 • 新型制剂 • 化疗 • 难治性疾病同种异体干细胞移植的疗效评价
晚期（Ⅲ～Ⅳ）	• IFN-α • PUVA • PUVA+IFN-α • TSEBT	• 维 A 酸类 • HDACi • 地尼白介素 • 阿伦单抗和其他单克隆抗体 • 新型制剂 • 化疗 • TSEBT • 难治性疾病同种异体干细胞移植的疗效评价

BCNU. 双氯乙基亚硝基脲；HDACi. 组蛋白脱乙酰酶抑制药；HN2. 甲氯硝胺；IFN. 干扰素；MTX. 甲氨蝶呤；PUVA. 补骨脂素加紫外线 A；TSEBT. 全皮肤电子束疗法；UVB. 紫外线 B

治疗背后的逻辑是根据我们迄今为止建立的关于疾病发病机制的认知来修改和调节免疫系统。例如使用 IFN 或抗 CD30 治疗。

值得注意的是，虽然有无数种选择，但几乎没有一种是可以治愈的；考虑到许多患者将与这种疾病一起存活多年，因此在这种患者群体中实现低毒反应的低成本治疗方法是金标准。

然而，一般而言，早期疾病的治疗方法包括选择序贯的皮肤导向疗法，每种疗法都是基于希望以最小的毒性提供最长的反应持续时间，包括将放射疗法作为一种选择。一旦疾病病程被证明是复发或难治性的，重复放射治疗、全身治疗或联合治疗可考虑作为二线治疗。然而，异体干细胞移植已经发展成为一种有希望长期持久控制甚至治愈的疗法。移植适用于多次治疗失败、病程进展、应答持续时间降低或经历了大细胞转化的患者。然而，值得注意的是，这种治疗策略被选择性地应用于适当选择的候选患者（一般为表现良好的年轻患者）[105-107]。

晚期疾病的现有治疗方法与早期疾病相似，但考虑到疾病的全身累及，应在疾病发展过程中尽早考虑全身性治疗。与此同时，皮肤损伤和症状仍然存在问题，因此维持以皮肤为导向的疗法也很重要，因此治疗方法需要多方面的考虑。新的药物可以被认为是二线治疗，特别是对于那些预后比早期疾病差的患者，干细胞移植也应该作为这一组患者一种可能的治疗选择。

对于仅局限于皮肤疾病的患者，仅靠局部治疗就能产生很高的缓解率，甚至治愈。治疗方法包括皮质类固醇、双氯乙基甲胺（氮芥）、卡莫司汀（BCNU）、贝克沙罗汀凝胶（维 A 酸类）、光化学疗法（PUVA）、紫外线 B（UVB），以及局部或全皮肤电子放射治疗。对于局限性单侧 MF 患者，仅局部治疗可产生超过 85% 的长期无病生存率[21-23]。对于那些有超过一个斑片或斑块但体表面积受累不到 10% 的患者（T_1N_0 和 T_1N_1），仅局部治疗可产生 30%～50% 的长期无病生存率。对于有更广泛斑片或斑块的患者，局部治疗可能会产生缓解，但长期治愈的可能性不大。这类患者应接受强化局部治疗以诱导完全缓解，然后接受强度较小的辅助局部治疗以维持缓解[108, 109]。

那些患有肿瘤或红皮病的患者会出现严重的皮肤症状，并有很高的皮外扩散风险。在所有的局部治疗中，TSEBT 与该患者亚组的完全缓解率最高相关[109-111]；因此，建议给予 TSEBT 以诱导皮肤缓解，并辅以全身或局部治疗以维持缓解。全身性治疗包括 IFN、维 A 酸类、口服贝沙罗汀、地尼白介素、伏立诺他或其他组蛋白去乙酰化酶抑制药，以及体外光化学疗法。这组患者考虑的细胞毒性化疗药物包括脂质体阿霉素、吉西他滨和小剂量甲氨蝶呤。

在接下来的部分中，我们首先讨论所有的非放射局部疗法，然后讨论各种全身疗法。最后，我们讨论了放疗的临床数据，并将其与各种局部和全身治疗的临床数据进行了定性比较。

（一）皮肤导向疗法

1. **外用皮质类固醇** 局部或病灶内给予糖皮质激素方法高效，是治疗 MF 的一个重要组成部分，因为它们能够缓解皮肤症状并诱导病变消退。通常情况下，皮质类固醇仅用于活动性病变，因为广泛应用可导致 10%～15% 的患者血清皮质醇可逆性下降[112]。持续使用会导致皮肤萎缩。

2. **氮芥** 外用盐酸甲氧氯乙胺（HN2），又称氮芥，是一种烷化剂，在治疗 MF 斑片和斑块方面具有公认的活性。氮芥通常每天使用，并在完全缓解后持续至少 6 个月[88]。在使用水溶性 HN2 治疗的患者中约有 50% 发生皮肤不耐受，表现为红斑和瘙痒[113]，但在接受 HN2 软膏（如 Aquaphor）治疗的患者中，患者皮肤不耐受的发生率降至 10% 以下[88]。HN2 的其他皮肤不良反应可能包括干燥、色素沉着，以及罕见的大疱性反应、荨麻疹和 Stevens-Jonnson 综合征[113]。由于全身吸收很少，所以未观察到骨髓抑制。HN2 的致癌性仍然存在争议，因为在一个系列报道中，接受 HN2 单药治疗患者发生继发性皮肤癌的风险没有增加[88]，而在另一个系列报道中，由于 HN2 单药治疗导致患非黑色素瘤皮肤癌的风险增加了 8 倍[114]。HN2 还可能增强其他局部治疗的致癌性，如全皮肤辐射或 PUVA[115]。

3. **卡莫司汀** 局部 BCNU 是另一种在 MF 中具有活性的烷化剂。由于全身吸收可能产生骨髓抑制，因此应用该药不应超过体表面积的 10%，疗程应控制在 4 个月以内，并应监测全血细胞计数。皮肤过敏并不常见（一个系列中有 7%），但可能会出现慢性皮肤毛细血管扩张和色素沉着[116]。

4. **外用维 A 酸类** 贝沙罗汀属于一种名为维 A 酸类的新型药物，其与维 A 酸 X 受体结合，可导致控制细胞分化和增殖的各种基因的转录[117]。在经 I 期和 II 期临床试验证实外用贝沙罗汀凝胶对难治性皮肤 MF 有 44%～54% 的缓解率后，该药物的使用获得批准[118, 119]。大多数患者会发展为刺激性皮炎，因此需要密切观察和剂量滴定。由于其刺激性，贝沙罗汀凝胶不适用于体表面积超过 15% 的患者。与全身性维 A 酸一样，孕妇应避免局部和全身性应用贝沙罗汀，因为它可能具有致畸作用。

5. **PUVA 和 UVB** 用于治疗 MF 的紫外光包括 UVB（波长 320～290nm）、窄带 UVB（波长 311nm）或 PUVA（波长 400～320nm）。由于 UVB 的穿透力有限，其疗效仅限于薄的斑块。PUVA 穿透更深，能有效治疗某些斑块病变。在 UVA 暴露之前，PUVA 需要摄入光化疗剂 8- 甲氧沙林。UVA 激活 8- 甲氧沙林，导致 DNA 交联和细胞凋亡[120]。

随着光照剂量的逐渐增加，PUVA 和 UVB 最初都是每周使用 2～3 天。一旦完全缓解，治疗频率可能逐渐减少到每 2～4 周 1 次。紫外线治疗可以在维持的基础上持续数年，前提是患者保持完全缓解并每 4～8 周进行 1 次治疗。

PUVA 和 UVB 的急性不良反应包括可能伴有疼痛的皮肤红斑、色素沉着、干燥、瘙痒和起泡。护目镜是用来降低白内障形成风险的。PUVA 特有的不良反应之一是摄入 8- 甲氧沙林后出现恶心和呕吐。这可以通过用 8- 甲氧沙林替代"补骨脂素浴"或 5- 甲氧基补骨脂素（一种目前在欧洲可用的非催吐类似物）来避免[121]。长期毒性包括光老化和增加患黑色素瘤和非黑色素瘤皮肤癌的风险[122, 123]。

（二）全身治疗

1. **IFN** IFN-α 是一种有效的药物，特别是对于斑片和斑块疾病，这可能是由于其直接的抗肿瘤作用或免疫调节的结果[124]。IFN-α 已经单独使用[124, 125] 或与维 A 酸、PUVA[126-128] 和体外光分离置换法联合使用[129]。最近的一项前瞻性试验显示，与 IFN-α 联合维 A 酸相比，IFN-α 和 PUVA 联合使用有益处，但尚不清楚联合治疗是否明显优于单一药物治疗。毒性可能包括流感样症状、精神紊乱（包括抑郁和困惑）、转氨酶升高、白细胞减少、血小板减少、蛋白尿和脊髓病。尽管有这些不良反应，在最近的 IFN-α 和 PUVA 的 II 期试验中，只有 8% 的患者因毒性而退出。

2. **维 A 酸** 口服维 A 酸（如异维 A 酸和阿维 A 酸）会影响细胞分化，可能对治疗亲毛囊性 MF 特别有益。维 A 酸可以安全地与其他疗法联合使用，如 PUVA[131]、IFN-α 和 TSEBT[132]。不良反应包括光敏、干燥、肌痛、关节痛、头痛、夜视障碍、角膜混浊、致畸性、转氨酶升高、高脂血症和胰腺炎[92]。

3. **维 A 酸类** 口服贝沙罗汀已被 FDA 批准用于治疗所有阶段的难治性 MF[133, 134]。初步数据显示，贝沙罗汀可以安全地与其他疗法结合使用，包括 PUVA、体外光分离置换术、IFN-α 和 HN2。

高甘油三酯血症是最常见的不良事件，80% 接受治疗的患者会发生高甘油三酯血症，如果甘油三酯水平超过 800mg/dl[117]，可能会导致可逆性胰腺炎；因此，如果甘油三酯水平超过 350mg/dl，应该开始使用阿托伐他汀或非诺贝特。吉非贝齐增加血清贝沙罗汀浓度，导致甘油三酯反常升高，因此应该避免[117]。另一种不良反应为中枢性甲状腺功能减退，影响大约 75% 的患者，但对左甲状腺素反应良好，在停止治疗时消失[117]。因此，服用贝沙罗汀的患者需要监测游离甲状腺素浓度，因为促甲状腺激素水平总是很低。其他不良反应包括自限性头痛、轻度中性粒细胞减少、轻度转氨酶升高、皮肤脱皮和瘙痒。在口服贝沙罗汀治疗晚期难治性皮肤 T 细胞淋巴瘤的 II～III 期试验中，只有 10% 的接受最佳剂量的患者因不良事件而退出[133]。

4. **地尼白介素** 地尼白介素是一种重组融合蛋白，其中含有部分 IL-2 和白喉毒素，在难治性 MF（I B～IVA 阶段）中具有活性[85]。它选择性地靶向表达高亲和力 IL-2 受体（CD25、CD122 和 CD132 的复合物）的细胞，导致白喉毒素的内吞作用、蛋白质合成抑制和细胞死亡。在使其获得批准的关键的 III 期临床试验中，只有肿瘤性 T 细胞表达高亲和力 IL-2 受体的患者才能接受地尼白介素治疗，而目前对高亲和力 IL-2 受体没有显著表达的患者是否受益于地尼白介素治疗仍存在争议[135]。最近发表的研究结果显示总有效率为 44%，其中完全缓解率为 10%，部分缓解率为 34%。相比之下，安慰剂组的这一比例为 16%。治疗组的中位进展时间超过 2 年。在随机试验中，18μg/kg 组的有效率高于 9μg/kg 组[136]。地尼白介素通常连续 5 天 30min 静脉输注给药，每 3 周重复 1 次，最多 8 个周期。

在地尼白介素的 III 期临床试验中，常见的毒性反应为 60% 的患者出现急性超敏反应，包括呼吸困难、背痛、低血压和胸痛。此外，25% 的患者出现以低血压、低蛋白血症和水肿为特征的血管渗漏综合征。其他毒性可能包括全身症状、血栓事件、感染、转氨酶升高、肾功能损害和淋巴细胞减少。总体来说，在该试验中总共有 21% 的患者因为不良事件而退出[85]。随后的研究表明，皮质类固醇预处理可显著降低急性毒性的风险[137]。

5. **组蛋白去乙酰化抑制药** 伏立诺他是一种组蛋白去乙酰化酶抑制药（HDAC），被批准用于在接受至少两种全身治疗后出现进展性、持续性或复发性疾病的 MF 患者。HDAC 抑制药增加乙酰化组蛋白的积累，导致核 DNA 与转录因子结合的有效性降低。转录的减少会降低细胞内蛋白水平，最终导致细胞周期停滞和凋亡。在对 MF 细胞系的临床前研究中，伏立诺他已被证明可以诱导细胞凋亡并下调 Stat6[138]。II 期临床研究报告了预处理患者的临床缓解率为 25%～30%，中位缓解持续时间为 15～26 周[139, 140]。常见的毒性包括腹泻、恶心、疲劳和厌食。罗米地辛是另一种被批准用于复发 / 难治性 CTCL 的 HDAC 抑制药。最初的单臂研究表明，接受治疗的患者的缓解持续时间可能更为持久，一些患者的缓解持续时间超过 3 年[141, 142]。其他潜在的新型 HDAC 抑制药包括贝利司他和帕比司他。

6. **其他新型制剂** 阻断 PD-1 受体的免疫检查点抑制药（帕博丽珠单抗、纳武单抗）已经在 MF/SS 患者的 I 期和 II 期试验中进行了测试。报道的结果不理想，总缓解率为 38% 或更低[144, 145]。据报道，根据 CD30 的表达，维布妥昔单抗的总有效率高达 70%[45]。

目前评估单克隆抗体、嘌呤核苷磷酸化酶抑制药、蛋白酶体抑制药、免疫调节药物、合成寡核苷酸、融合毒素、蛋白激酶 C 抑制药、Toll 样受体激动药和抗叶酸药物作用的研究正在计划或正在进行中。

7. 体外光化学疗法 体外光化学疗法（EP）也称为光分离置换法，是一种在治疗红皮病 MF 方面表现出一定活性的新型免疫疗法[120, 146]。外周血白细胞通过白细胞分离获得，与 8- 甲氧沙林混合，暴露在 2J/cm^2 的紫外线 A 下，然后再注入患者体内。这会导致暴露于补骨脂素 +UVA 的循环 MF 细胞的 DNA 交联和逐渐凋亡。单核细胞对 EP 的凋亡效应有抵抗作用的原因不明，但由于白细胞分离的物理过程，单核细胞被刺激成为未成熟的抗原提呈树突状细胞。因此，一旦处理过的白细胞重新注入血液，活化的树突状细胞可能会吞噬凋亡的 MF 细胞的残余物，将其抗原呈递到主要组织相容性 I 类上，并刺激抗肿瘤 CD8$^+$ T 细胞的扩增。

EP 通常每 4 周连续给药 2 天，但在有广泛疾病的患者中频率可能会增加[148]。对于达到完全缓解的患者，治疗应该维持大约 6 个月，然后逐渐减少。一般说来，EP 耐受性良好，但可能因液体移位而发生低血压、心律失常和心力衰竭。因此，有心脏病病史的患者需要密切监测[146]。EP 已经与 IFN-α 和 TSEBT 安全联合使用[129, 149, 150]。

8. 化疗 全身化疗通常用于难治性皮肤病、内脏疾病或大细胞转化。化疗通常不用于 MF 患者的初始治疗，因为在一项比较同时进行 TSEBT 和全身化疗与序贯局部治疗的随机 III 期试验中未能显示无病生存或总生存的改善[151]。对于晚期、复发 / 难治性疾病，反应的持久性可能是有限的。

对于可能从化疗中受益的患者，主要有两种策略。第一种依赖于口服药物，如甲氨蝶呤[152]、依托泊苷或苯丁酸氮芥。这一策略避免了对中心静脉导管的需要，中心静脉导管由于开放性皮肤病变引起的频繁菌血症而具有较高的感染风险。第二种策略依赖于静脉注射化疗。一个令人兴奋的新前景是聚乙二醇化脂质体阿霉素，这种药物倾向于留在血管内，但会外渗到 MF 炎症性病灶皮肤。对 34 例 CTCL 患者进行的初步研究显示，15 例患者完全缓解、15 例患者部分缓解和 6 例患者发生严重不良事件[153]。另一种值得注意的药物是核苷类似物吉西他滨，它被证明在不增加感染风险的情况下可诱导约 10% 的完全缓解率和 70% 的总缓解率[154]。人们的注意力也集中在嘌呤类似物，如氟达拉滨、2'- 脱氧甲环丝氨酸和 2- 氯脱氧腺苷。然而，这些药物的临床试验只产生了 28%～51% 的缓解率，并有大量的相关毒性记录，包括骨髓抑制、感染和肺功能障碍[155-158]。对 MF 具有活性的其他药物包括脂溶性抗叶酸三甲氧蝶呤[159]，氟尿嘧啶、环磷酰胺、阿霉素、长春新碱和泼尼松[160]，依托泊苷、长春新碱、阿霉素、环磷酰胺和泼尼松，顺铂，依托泊苷，博来霉素，长春碱[154]；虽

然早期结果有限，但替莫唑胺仍然有效[161]。

9. 大剂量化疗联合自体或异体骨髓移植 在晚期或难治性 MF 的治疗中，大剂量化疗联合自体或异体移植的经验越来越多。自体干细胞挽救已经产生了几个完全缓解；然而，1 年内复发是正常情况而不是例外[162-164]。相比之下，同种异体移植的清髓性或非清髓性调理方案可能使得无病生存期延长。在对 3 例患者进行细胞减灭化疗和全身照射（TBI）的一系列治疗后发现，3 例患者中有 2 例在移植后 4.5 年和 15 个月处于无病状态。第 3 例患者在异体移植后复发，但在停用预防性环孢素后出现第二次完全缓解，这提示了移植物抗肿瘤效应[165, 166]。在另一系列中，8 例接受了 TBI 或非 TBI 预处理方案并接受严格预处理的难治性 MF 患者中，有 6 例在移植后中位 56 个月时仍未发现淋巴瘤，但有 2 例因毒性而死亡[167]。非清髓性移植也有报道，其中一个系列报道克隆性 T 细胞清除，3 例患者中均出现持久的完全缓解，尽管其中 1 例死于感染性并发症[168]。

最近的一系列报道显示总体生存率和无进展生存率显著提高，特别是在接受匹配相关移植的患者中。最近的另一项经验报道表明，使用全皮肤电子束和降低预处理强度的方案，其总有效率为 68%，完全缓解率为 58%。

使用异体干细胞移植的最新结果是基于 MD 安德森癌症中心 47 例患者的前瞻性病例。4 年总生存和无进展生存分别为 51% 和 26%。2 年累积无复发死亡率为 16.7%。这项研究的结论是，尽管部分患者有可能长期缓解，但复发率仍然很高[169]。

细菌败血症是本系列报告的主要并发症[107]。总体而言，累积的证据支持移植物对抗淋巴瘤效应在产生持久缓解方面具有的重要作用，在某些情况下甚至可持续数年[105, 106, 170]。

总的来说，这些经验强烈支持异体移植用于治疗难治性晚期 MF 的年轻患者。

（三）放射治疗

放射治疗是治疗 MF 最有效的单一疗法[8]，在局部或播散性皮肤病的治疗及皮肤、淋巴结和内脏转移的姑息治疗中发挥着重要作用。

1. 剂量 一般说来，对于单个 MF 病灶和 TSEBT 的放射都有剂量反应的报道，而且有证据表明，剂量 >30Gy 是历史标准[110]。然而，最近考虑使用低剂量（低至 12Gy）的 TSEBT。

对 33 例患者使用 12Gy 的低剂量 TSEBT 的三个临床试验的数据提供了可靠和可接受的减轻疾病负担，同时还可以选择在将来多次安全地使用相同剂量[171]。哥

本哈根大学的证实结果显示，使用 10Gy 的 TSEBT 的总缓解率为 95%[172]。最后，英国皮肤淋巴瘤小组再次对 103 例使用 12Gy 的 TSEBT 患者的总缓解率进行了验证，显示总缓解为 87%[173]。对单个患者的单一疗程的计划剂量的临床决定应同时考虑两个问题：第一，对单个患者产生临床反应的最小剂量可能是特殊的；第二，预计患者将需要重复的皮肤导向治疗，包括重复的放射疗程以及随着时间的推移可能会出现的慢性复发。

从历史上看，斯坦福大学在 1958—1975 年对 176 名接受 TSEBT 的患者的经验表明，完全缓解率随着总剂量的增加而增加：$8 \sim 9.9$Gy 组为 18%，$10 \sim 19.9$Gy 组为 55%，$20 \sim 24.9$Gy 组为 66%，$25 \sim 29.9$Gy 组为 75%，$30 \sim 36$Gy 组为 94%。同样，无论 T 分期如何，接受更高剂量治疗的患者总生存期均得到改善。1977—1992 年汉密尔顿区域癌症中心的经验进一步支持了高剂量 TSEBT 的重要性。1977—1980 年，连续 25 例患者接受 30Gy 的 TSEBT 治疗。1980—1992 年，连续 121 例患者接受 35Gy 的 TSEBT 治疗[175]。大剂量 TSEBT 的治疗是疗效一个独立的预测因子，30Gy 组和 36Gy 组的完全缓解率分别为 64% 和 85%。EORTC 先前建议 TSEBT 向皮肤表面提供 $31 \sim 36$Gy 的总剂量，以在沿中心轴的躯干皮肤深度 4mm 处产生 26Gy 的剂量[176]。这样的剂量通常在 8 周的治疗期内给予，尽管最近报道的替代方案是在 5 周内提供 30Gy/20 次，该方案有相近的缓解率[177]。

最新的数据继续指出，对 TSEBT 的总体缓解率为 100%，完全缓解率为 60%。在接受第二疗程 TSEBT 的患者中，也可以看到 100% 的总缓解率，中位缓解期为 6 个月。

然而，在一项对 $T_{2 \sim 4}$ 肿瘤患者的单独回顾性分析中，按 TSEBT 剂量分层的分析仍显示，接受 $10 \sim 20$Gy 治疗的患者有 98% 的出色缓解率，而接受 $20 \sim 30$Gy 治疗的患者有 97% 的有效率[178]。鉴于这一较新的证据，正在重新审视低剂量 TSEBT 的临床潜力[179]。目前，美国国家综合癌症网络指南建议治疗剂量为 $12 \sim 36$Gy[91]，我们的机构经验表明，即使在 $8 \sim 10$Gy 的低剂量数量级上，也可以对一部分患者产生持久的反应[101]。

为了避免正常的组织毒性并确保患者将来可以接受 TSEBT，一般建议分割剂量大小为 $1.2 \sim 2.0$Gy。

2. 临床结果：有限的浅表放射　约 5% 的ⅠA 期疾病患者只有单一皮肤病变，或者有 2 个或 3 个邻近的病变，因此所有临床上明显的病变都可以被一个野或几个毗邻的野所包围[22]。因为来自三个机构的结果已经表明在这种情况下放疗后长期无病生存率超过 85%，因此在这种情况下，放射治疗是首选的治疗方法[22, 23, 180]。

Wilson 等发表了一系列关于 21 例轻度ⅠA 患者采用局部浅表放射治疗的研究，其中 10 例采用 $100 \sim 280$kV 处理，11 例采用 $4 \sim 12$MeV 电子束处理，并给予适当剂量的治疗。中位剂量为 20Gy，其中 17 例接受 ≥20Gy 治疗，中位随访时间为 36 个月，≥20Gy 组临床完全缓解率为 97%，长期无病生存率为 91%。同样，Micaly 等报道了 18 例单发性 MF 患者接受中位剂量为 30.6Gy 的局部放疗，10 年无病生存率为 86%[23]。综上所述，放疗是单发性ⅠA 期疾病一种良好的一线治疗方法，具有轻微的急性和慢性毒性和良好的长期疗效。由于文献中很少报道有 $2 \sim 4$ 个病灶的患者，因此对该亚群的最佳治疗方法仍然不清楚。虽然一些人主张有限的浅表放射治疗，但另一些人则主张采用 TSEBT 或 PUVA 这样的方法来治疗所有皮肤表面。

3. 临床结果：TSEBT

(1) 局限性斑片或斑块 [$T_1N_0M_0$（ⅠA）和 $T_1N_1M_0$（ⅡA）]：对于体表面积小于 10% 的斑片或斑块的患者，最初的治疗方案包括外用皮质类固醇、氮芥、外用卡莫司汀、光疗、贝沙罗汀凝胶和 TSEBT。目前，没有随机数据支持在这一患者群体中选择基于放射的治疗策略而不是其他局部治疗策略。尽管单一机构的经验表明，接受 TSEBT 治疗的患者可能会有更好的完全缓解率和无复发生存，但几乎没有强有力的证据表明这将转化为总体生存率的改善。

例如，接受现代 TSEBT 治疗的 T_1 疾病患者的完全缓解率至少为 90%（表 91-9）[110, 181]，相比之下，局部使用氮芥的完全缓解率为 65%～70%[88, 184]。此外，TSEBT 组的 10 年无复发生存率约为 50%[182]，而氮芥组为 34%[88]。然而，在长期生存率与健康对照组相似的这组患者中，最初使用 TSEBT 进行治疗并未与总体生存优势相关[181]。对ⅠA 期 MF 患者给予 TSEBT 作为一线治疗仍有争议，虽然有些人保留 TSEBT 用于对标准疗法无效的患者，但另一些人建议将 TSEBT 作为即使是少见的ⅠA 期疾病的一线治疗方法。对于有限斑片的患者，UVB 疗法的完全缓解率约为 80%，中位应答期为 2 年[183, 184]。PUVA 适用于斑片和斑块，完全缓解率至少为 80%。虽然复发很常见，但大多数患者对额外的 PUVA 产生反应[185, 186]。类似于氮芥，局部应用 BCNU 的完全缓解率为 86%，部分缓解率为 12%，5 年无复发生存为 35%[116]。

复发或难治性 T_1 疾病仍然对 TSEBT[176]、Ⅰ类类固醇（完全缓解 63%，部分缓解 31%）[112]、IFN-α 单药治疗（完全缓解 50%，部分缓解 35%）[124]、外用贝沙罗汀（完全缓解 21%，部分缓解 42%）[118] 和口服贝沙罗汀（完全缓解 7%，部分缓解 47%）[134] 均有反映。例如，

表 91–9 安大略省汉密尔顿市新诊断的斑片斑块状蕈样肉芽肿[a]

	IA 期				IB 期			
无辅助治疗的 TSEBT	n=143				n=79			
完全缓解率	95%				89%			
随访年数	2.5	5	10	15	2.5	5	10	15
无进展经历	62%	50%	40%	40%	44%	22%	12%	12%
二次进展时间[142]	94%	82%	66%	61%	88%	69%	49%	39%
原因特异性存活（蕈样肉芽肿死亡）	100%	99%	99%	96%	100%	98%	91%	91%
总生存率（任何原因造成的死亡）	99%	94%	89%	76%	99%	91%	80%	75%
TSEBT 伴 60 次辅助性 PUVA	n=11				n=21			
无进展经历	100%	N/A	N/A	N/A	89%	N/A	N/A	N/A

a. 此表包含了安大略省汉密尔顿市 2004 年更新的数据，代表了 TSEBT 作为 I A 期和 I B 期一线治疗的结果。222 例单独接受 TSEBT 的患者的结果表明完全缓解率很高。对于那些失败的 TSEBT 患者，有限的二线治疗[142] 可能会产生长时间的缓解，如二次进展时间结果测量所示；32 例接受 TSEBT 加辅助性 PUVA 治疗的患者，PUVA 显著提高了无进展生存率（P=0.03），截至 2004 年随访不到 5 年[142]
PUVA. 补骨脂素加紫外线 A；TSEBT. 全皮肤电子束疗法

来自汉密尔顿的数据显示，70% 的患者在接受一线 TSEBT 和二线必要的挽救性治疗 15 年后处于无病状态。

(2) 广泛的斑片或斑块 [T2N0M0（I B）和 T2N1M0（Ⅱ A）]：TSEBT 在此类患者中表现出极好的缓解率和快速缓解。例如，T2 疾病的完全缓解率为 76%～90%（表 91–9），而局部应用氮芥的完全缓解率为 34%[88, 109, 176]。由于单独接受 TSEBT 治疗的患者 10 年无复发生存率只有 10%，因此 TSEBT 后的辅助治疗对 T2 疾病患者至关重要[182]。来自耶鲁大学的回顾性研究发现，接受辅助性 PUVA 的患者 5 年无病生存为 85%，而未接受辅助性 PUVA 的患者 5 年无病生存为 50%[108]。汉密尔顿的一项前瞻性试点研究也证明了类似的结果（表 91–9）。斯坦福大学的回顾性数据显示，接受 TSEBT 和辅助性局部氮芥治疗的患者 10 年无复发生存率约为 40%，而仅接受 TSEBT 治疗的患者的 10 年无复发存活率为 10%[109]。

相对于无症状的 T2 疾病患者可以接受与 T1 疾病患者相似的治疗。局部皮质类固醇对有广泛斑片的患者也有帮助，数据显示完全缓解率为 25%，部分缓解率为 57%[112]。

同样，局部应用氮芥是这些患者的合理选择，其完全缓解率为 34%，部分缓解率为 38%，10 年无复发生存率为 20%[88]。同样，BCNU 的完全缓解率为 47%，部分缓解率为 37%，5 年无复发生存率为 10%[116]。

作为局部化疗的替代方案，局部光疗可考虑用于广泛斑片或斑块疾病。UVB 只适用于广泛的斑片疾病，因为它的穿透性很浅。相比之下，可以考虑对有斑片或薄斑块的患者使用 PUVA；PUVA 的完全缓解率为

60%～100%[112, 185, 186]。Ⅱ 期临床试验表明，当在应用 PUVA 治疗 T2 疾病患者时加入 IFN-α 治疗时，完全缓解率和缓解持续时间都有望得到改善[127, 128, 130]。

(3) 皮肤肿瘤 [T3N0~1M0（Ⅱ B）]：放疗是皮肤肿瘤的一种重要治疗手段，因为它能够治疗全层的深浸润性病变。对于累及皮肤不到 10% 的罕见无症状肿瘤患者，局部皮肤导向治疗联合局部放疗或 TSEBT 都是合理的一线治疗方案，两者的 5 年总生存相似，约为 50%[109]。然而，大多数 T3 疾病患者表现为广泛的、有症状的肿瘤。TSEBT 作为一线姑息治疗通常使该类患者受益，因为与局部 HN2 加局部放疗相比，TSEBT 的完全缓解率更高，分别为 44%～54% 和 8%[109, 110]。

对于完成一个疗程的 TSEBT 的患者，即使是完全缓解后进行过维持治疗的患者，也应该强烈考虑辅助治疗。回顾性数据显示，局部应用氮芥可以延长缓解持续时间，5 年无复发生存为 55%，而仅使用 TSEBT 的 5 年无复发生存为 30%[109]。辅助性光化学疗法是另一种合理的选择，回顾性数据显示，接受这种疗法的患者 5 年总生存率为 100%，而未接受辅助治疗的患者 5 年总生存率为 50%[149]。其他值得考虑的辅助疗法包括 IFN-α、贝沙罗汀和地尼白介素[187]。

(4) 红皮病 [T4N0~1M0（Ⅲ）]：TSEBT 是一种治疗红皮病型 MF 合适的初始疗法，因为它能够产生快速和持续的反应，从而改善这类患者所经历的严重皮肤症状。此外，数据表明，TSEBT 可以导致外周血中循环的恶性细胞数量的大幅减少，可能改变疾病的自然史[188, 189]。回顾性数据表明，TSEBT 单一疗法对

$T_4N_0M_0B_0$ 的 MF 患者产生了 100% 的完全缓解率和 69% 的 5 年无进展生存[111]。然而，当包括那些有血液或内脏受累的患者时，完全缓解率下降到 74%，5 年后只有 36% 保持无进展状态。有红皮病和血液或内脏受累的患者可能受益于辅助光疗，因为回顾性数据表明，这种治疗将 2 年的原因特定生存从没有 EP 的 69% 提高到有 EP 的 100%[190]。

对于无法行 TSEBT 的患者，还有其他几种局部治疗选择。例如，10 例 PUVA 治疗的患者报告了完全缓解率为 70% 和中位无进展生存期为 5 个月[190]。尽管没有在随机环境下进行研究，但前瞻性的 II 期经验表明，在晚期疾病中，将 IFN-α 添加到 PUVA 治疗中可以延长缓解持续时间[126-128]。治疗 T_4 疾病的另一种选择是体外光化学单一疗法，因为 80% 的患者将至少经历一些皮肤改善[120]。外周血 CD4/CD8 比值正常的患者似乎更有可能出现反应[148]。

(5) 全皮肤电疗（毒性反应）：TSEBT 一般耐受性良好，通过使用较低的每天剂量[191]和减少眼睛、耳朵、嘴唇、手和脚的剂量的屏蔽方案，毒性被降至最低。TSEBT 常见的急性毒性包括瘙痒、干性脱皮、红斑、脱发、干燥、足部大疱、手脚水肿、多汗（出汗减少）[192]和指甲和脚趾甲脱落[182, 193]。罕见的急性不良反应包括男性女性乳腺发育、轻度鼻出血和轻度腮腺炎[182]。由于电子的表面穿透，患者没有胃肠道或血液系统的毒性反应。尽管已经描述了永久性指甲营养不良、干燥、毛细血管扩张、部分头皮脱发和指尖感觉障碍[175]，但一般来说，TSEBT 不会引起严重的长期并发症[194]。已在接受 TSEBT 治疗的患者中观察到包括鳞状细胞癌、基底细胞癌和恶性黑色素瘤在内的第二种皮肤恶性肿瘤特别是那些暴露于多种本身已知具有诱变性的突变疗法（如 PUVA 和氮芥）的患者中[115, 195]。

尽管有可耐受的急性不良反应，但考虑到患者将长期存活并忍受许多皮肤导向疗法，临床医生必须记住，这是一种无法治愈的疾病，应避免长期毒性（图 91-7 和图 91-8）。这是使用尽可能低的辐射剂量来实现缓解的基础。

十、缓解

在目前的实践中，对于大多数患者来说，年龄或身体状况最终排除了同种异体移植，因此姑息治疗仍然是治疗的主要选择。姑息治疗通常包括新型生物制剂、细胞毒性化疗和放疗。例如，口服贝沙罗汀对复发或难治性 MF 患者具有疗效，对 II B 期、III 期、IV A 期和 IV B 期的总有效率分别为 57%、32%、44% 和 40%[133]。另一种选择为地尼白介素，其对难治的 I B～IV A 期疾病

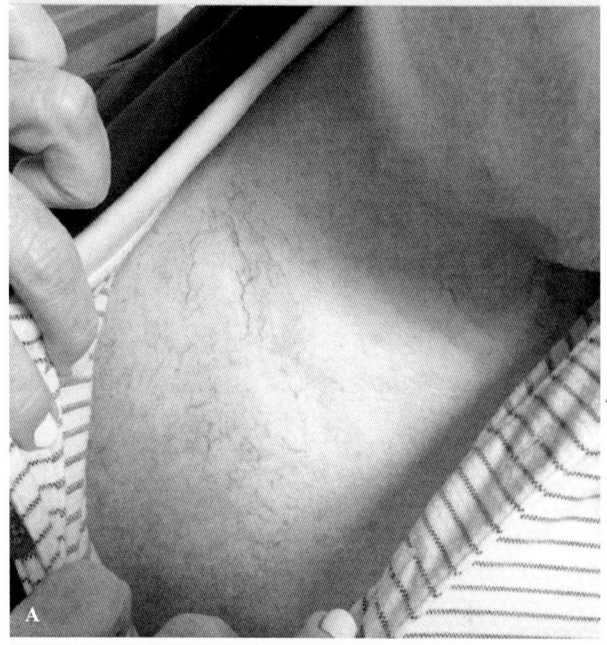

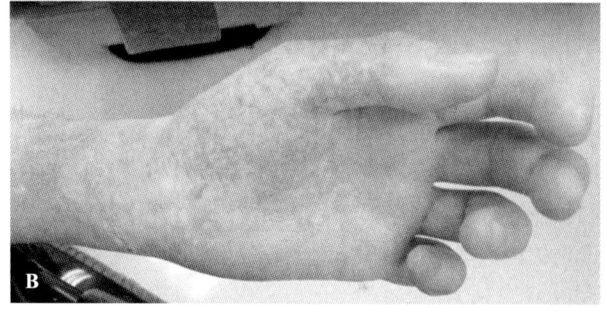

▲ 图 91-7 多次放射治疗导致胸部毛细血管扩张（A）和手部纤维化伴挛缩（B）

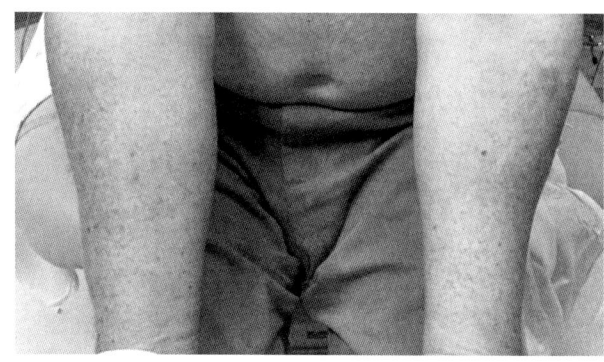

▲ 图 91-8 每次 3Gy，共 30Gy 后 7 年左前臂的脂肪损失

患者的总缓解率为 30%[85]。还应考虑全身化疗，其完全缓解率可达 20%～60%[160]。

包括 TSEBT 在内的放射治疗在皮肤和皮外疾病的缓解中起着重要作用[196, 197]。对于那些在 TSEBT 后复发的广泛皮肤病患者，第二疗程 TSEBT 可能产生实质性的缓解作用和可接受的毒性[198]。通常情况下，首次疗程＞30Gy 后重复 TSEBT 疗程的中位剂量往往较低，为 18～23Gy。然而，有证据表明，较低的剂量仍

然可以获得高的总缓解率和完全缓解率[178, 199]。重复应用 TSEBT 的毒性通常表现为干燥、毛细血管扩张、色素改变和脱发。再治疗的标准包括对初始疗程的完全缓解、初始疗程后延长的无病间隔、复发时的弥漫性皮肤受累或其他治疗方式的失败。局部的有症状的皮肤病变可以从局部放射治疗中受益，可选择 20～30Gy 的高剂量，或低剂量 8Gy 分 2 次完成或 7Gy 分 1 次完成[200]。最近的证据表明，低剂量方法产生 90% 以上的完全缓解率，高剂量的再治疗对于那些肿瘤在低剂量照射后复发的患者是安全有效的[201]。最后，有症状的淋巴结或内脏疾病的患者通常受益于一个疗程的大剂量姑息放疗，总剂量为 20～30Gy，每次 2～3Gy。

随访

MF 最终治疗后的随访最好由具有 CTCL 专业知识的多学科团队进行。由于大多数接受过 TSEBT 治疗的患者现在都接受了辅助治疗，因此他们多年来每隔 1～3 个月就会与皮肤科医生保持密切联系。临床交界性或可疑病变的活检对于证明复发和排除向大细胞变异的转化非常重要。此外，需要密切监测以发现与治疗有关的皮肤癌，并确保及时开始适当的治疗。初始诊断时 CD4/CD8 比值、LDH 或可溶性 IL-2 受体水平升高的患者应密切关注这些指标以确定对治疗的反应。

十一、放射技术

（一）历史发展

在发现 X 线后不久的 1902 年，局部放射首次用于治疗 MF[202]。1939 年，Summerville 报道了用两个大场发射的千伏光子的"X 线浴"治疗广泛皮肤 MF[203]。在空气中照射 900 伦琴，每天 10 伦琴的剂量产生完全缓解。1945 年，Levin 和 Behrman 提出，皮肤表面的总空气暴露量应为 600～800 伦琴（对于斑片或斑块），1000～1600 伦琴（对于肿瘤）。

全皮肤电子束治疗的发展始于 20 世纪 50 年代初。麻省理工学院的 Trump 等使用范德格拉夫起电机产生了一个入射在电动沙发上的垂直方向的 2.5MeV 静止电子束。通过将患者置于俯卧位、仰卧位和侧卧位，并通过电子束移动沙发[205]，所有皮肤表面都可以获得有意义剂量。这种治疗方法在 2 例广泛性 MF 患者中产生了完全缓解。1960 年，斯坦福大学报道了第一种基于直线加速器的 TSEBT 方法[206]。当患者站在距离加速器末端 10 英尺的地方时，两个野治疗，一个在患者头部上方，另一个在患者脚下方。这种方法被称为双场技术。此外，患者在加速器的两个位置进行治疗：前后位和后前位。随着时间的推移越来越明显的是，增加治疗位置

可以改善横向的剂量均匀性[207, 208]。最终，斯坦福大学采用了六种治疗体位技术，即患者相对于加速器以六种不同的方向站立：前后斜位、后前斜位、右侧和左侧前斜位、右侧和左侧后斜位[209]。虽然通常被称为"六野"技术，但应该记住，六种治疗体位中的每一种实际上都接受了两个野的治疗。

伦敦圣约翰皮肤病医院的一个研究小组于 1962 年发表了 TSEBT 的第一个临床结果[210]。使用斯坦福大学开发的双野四位技术，所有 5 例接受 MF 治疗的患者在总剂量为 12～18Gy 的范围内都出现了"非常好"的反应。然而，5 例患者中有 4 例在 8 个月内复发，由于剂量不足，腋窝和会阴的疾病很难控制。1971 年，斯坦福大学报道了 107 例 MF 患者，他们在 1957—1968 年接受了不同剂量的 TSEBT[221]。他们产生了 52% 的完全缓解率。此外，在有局部斑片或斑块的患者中，30% 的患者经历了长期无病生存，这为 MF 实际上是可以治愈的提供了第一个证据。

（二）靶区

TSEBT 的靶区应包括表皮和真皮[110]。表皮厚度为 0.05～0.50mm，在四肢远端最厚。真皮的厚度为 1～4mm，手部和脚部的厚度最大；因此，皮肤的厚度从躯干的最小约 2mm 到手掌和脚底的最大约 4.5mm[110]。因此，EORTC 的 TSEBT 共识声明建议，80% 的等剂量线应位于离皮肤表面≥4mm 的位置，以确保表皮和真皮与高剂量区域落在一起。由于皮肤肿瘤的厚度，单独使用 TSEBT 治疗时，其深层边缘通常剂量不足，可能需要通过适当选择电子进行补充，以确保腋窝和会阴等通常剂量不足的区域获得足够的剂量。

（三）有限的浅表放射治疗

轻度 I A 期疾病应在可能的情况下使用单一放疗野进行治疗，尽管可能需要在头皮、腋窝皱襞、乳房、手或脚等凸面处使用相邻的放射野。在治疗过程中应移动相邻野的交界处，以提高均匀性。在可见（或可触及）的临床病变范围内，可通过铅切割将视野边缘限制在仅 1～2cm 的范围内。能量为 4～16MeV 的电子加上合适的填充材料通常是足够的，剂量应该为 8～30Gy（每周 1～2 次治疗），以期获得持久的疗效。一个或多个 6～16MeV 的电子场也可以用来覆盖缓解症状皮肤损伤（包括大多数肿瘤结节和皮肤溃疡）所需的有限体积。临床消退发生在 12～14Gy，对于第一个疗程来说是足够的，在某些情况下，低至 8Gy 是可以接受的[22, 101, 110, 211]。用引起临床病情缓解的最低剂量进行治疗，可以尽可能多地保持皮肤的放射耐受性，并使患者将来能够进行局部放疗或 TSEBT。此外，在同时存在

癌症诊断的情况下（如霍奇金淋巴瘤、乳腺癌、前列腺癌或直肠癌），这些诊断的放射治疗必须仔细规划，以最大限度地减少浅表皮肤暴露，以便保留在未来选择 TSEBT 的可能性。

（四）淋巴结、脏器和血液放射治疗

淋巴结区域（如腋窝、腹股沟）和一些内脏器官（如肺、喉、脑）可以使用标准的光束排列和能量来包围。处方通常是 20～30Gy，分 10～20 次，在 2～4 周内完成。

本文报道了几例使用 TSEBT 联合低剂量全身照射[212] 或全淋巴结照射[213, 214] 的经验。然而，这样的治疗可能会增加继发性恶性肿瘤或骨髓增生异常综合征的风险[214]，并没有显示出优于传统全身用药的效果。对于接受异体骨髓移植的患者，可以考虑将 TBI 加入预备方案中[166]。

TSEBT 在 6～14 周内将大约 0.4Gy 的总剂量分为 30 次或更多次输送到血液和骨髓。一般来说，在 TSEBT 过程中血液学指标保持正常。然而，对于 SS 患者，循环中的 Sézary 细胞数量可能下降 50%～95%，在极少数情况下，可能仍处于持续缓解状态。

（五）现代 TSEBT

自斯坦福大学和圣约翰大学的首次论文发表以来，技术上的进步包括剂量增加到 35～36Gy、屏蔽方面的改进、将强化治疗整合到剂量不足的区域，最终由 EORTC 发布了一份关于 TSEBT 适当技术的共识声明（表 91–10）[176]。

本研究所采用的 TSEBT 方法是利用一台 ≥4MeV 的现代直线加速器，采用双野、六位治疗技术达到上述目的。患者站在距离电子源 3m 的地方，机架分别以 113° 和 67° 上下倾斜以产生双场。在患者面前放置了一块有机玻璃板，用于散射入射电子并减弱 X 线污染（图 91–9）。

表 91–10　EORTC 全皮肤电子束治疗指南

- 在垂直和横向上，治疗距离处空气中的剂量不均匀性应 <10%
- 80% 等剂量线至皮肤表面的深度应 ≥4mm，以确保表皮和真皮处于高剂量区域
- 80% 等剂量线应接受至少 26Gy 的总剂量
- 20% 等剂量线应在离皮肤表面 <20mm 处，以尽量减少对皮下组织的剂量
- 应进行 30～36 次，以尽量减少急性不良反应
- 光子污染对骨髓的总剂量应 <0.7Gy
- 贴片治疗应用于剂量不足的地区，如会阴、头皮、足底
- 应使用内部和外部眼罩，以确保对眼球的剂量不超过规定皮肤表面剂量的 15%

改编自 Jones GW, Kacinski BM, Wilson LD, et al. Total skin electron radiation in the management of mycosis fungoides. Consensus of the European Organization for Research and Treatment of Cancer（EORTC）Cutaneous Lymphoma Project Group. *J Am Acad Dermatol.* 2002；47：364–370.

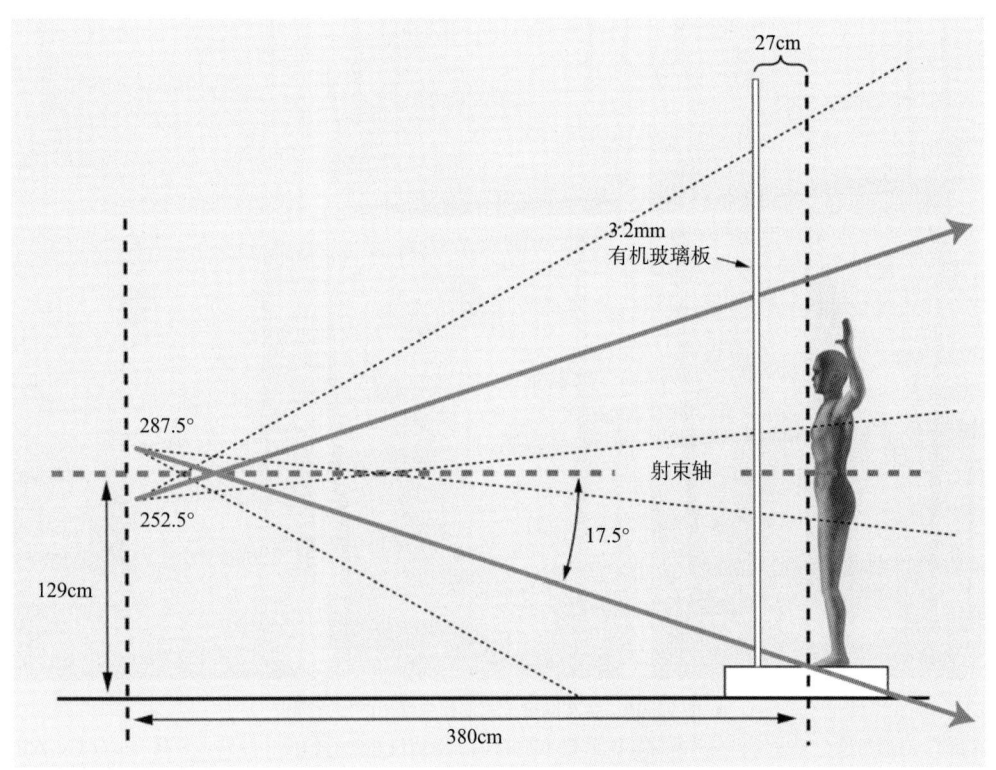

▲ 图 91-9　双野全皮肤电子束技术的几何结构

总共指定了 6 个治疗位置：前后位、左前斜位、右前斜位、后前位、左后斜位、右后斜位（图 91–10）。这些位置可使皮肤最大限度地展开，从而改善横向的剂量均匀性。每个位置都有两个野，一个上野和一个下野，以使垂直方向上的剂量均匀性最大化。例如，在第 1 个周期中，治疗前后位、右后斜位和左后斜位。在第 2 个周期中，后前位、右前斜位和左前斜位的治疗剂量相同。在 2 个疗程中，患者将在整个皮肤表面接受 2Gy 的照射。这一模式持续下去，患者每周接受 1~2 个周期，通常为 6~10 周（表 91–11）。

该技术将剂量最大剂量设在 1mm 处，80% 等剂量线设在 6mm 处，20% 等剂量线放置在 12mm 处[215]，从而满足 TSEBT 的 EORTC 标准[182]（表 91–10）。由于轫致辐射散射引起的机头、中间空气、散射体或降解物及患者体内造成的光子污染可接受为 1.2%。图 91–11 和图 91–12 分别以图形和胶片剂量学的方式显示了单个前后治疗位和所有 6 个治疗位的深度 – 剂量曲线的比较[215]。由于入射电子的倾斜，使用 6 个治疗位置使等剂量曲线向皮肤表面移动。

由于这些治疗部位固有的屏蔽作用，必须考虑对剂量不足的区域进行补充治疗。尽管剂量不足的区域取决于身体习惯，但潜在剂量不足的区域包括肩部、腋窝、乳腺下皱褶、任何血管翳下的皱褶、腹股沟和大腿内侧、会阴和肛周区域。肥胖和特殊的横向和平坦区域或个别褶皱可能决定其他剂量不足的区域。头皮可能剂量不足，但通常只有在涉及减少脱发风险的情况下才会补充；因此，填充材料区域应该通过体内剂量测定及临床评估和怀疑来指导，以确保表面剂量至少是处方 TSEBT 剂量的 50%[216, 217]。

由于包括组织的异质性（如骨）、高凸度及 6 个主要野中 3 个以上的野之间的重叠在内的多种因素可能会导致手和脚、会阴接受切向射束的区域因剂量过大而过量[110]。因此，应在一定比例的治疗中对这些区域进行屏蔽，以将总剂量降至 32~36Gy 或更低。预先计划周期性阻断是必要的，特别是在糖尿病（或其他血管病）等可能进一步损害皮肤完整性或加重与急性

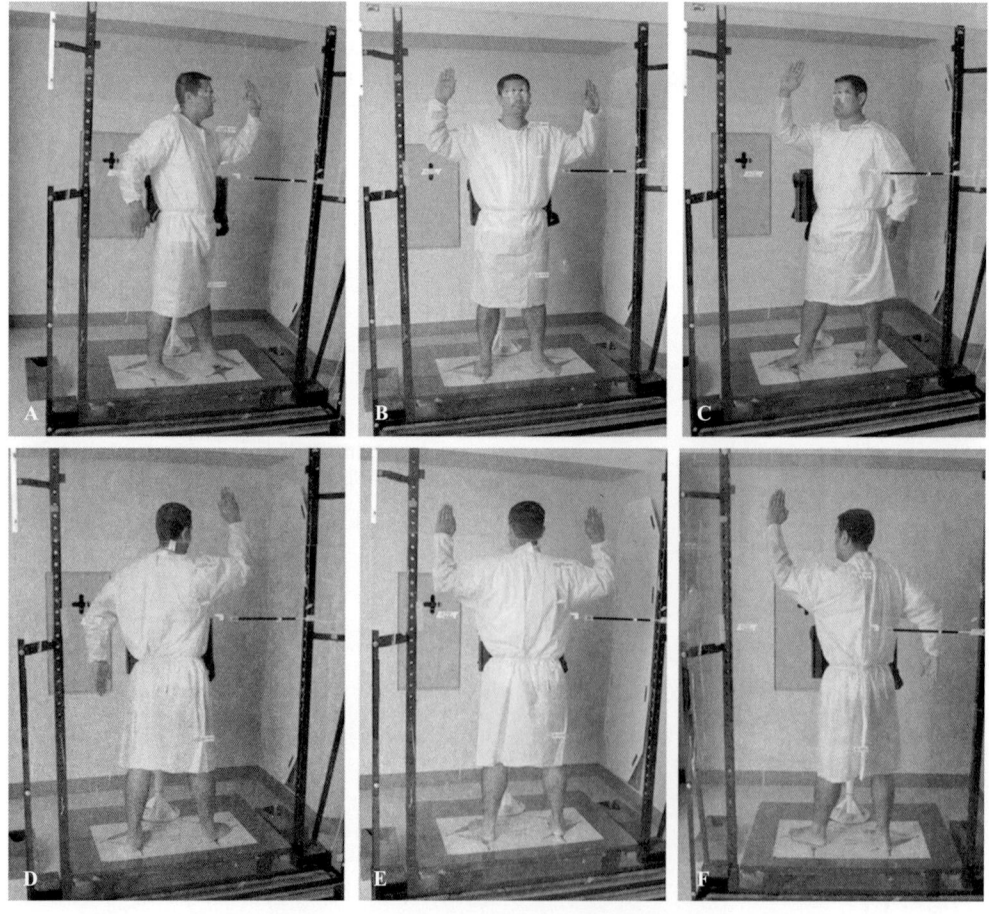

▲ 图 91–10　全皮肤电子束治疗中使用的治疗部位

A 至 C. 右前斜位、前后位和左前斜位；D 至 E. 右后斜位、后前位和左后斜位（经许可转载，引自 Fig. 6 in Dabaja BS. Mycosis fungoides, presentation, diagnosis, and treatment strategy. In Thomas CR, Jr, ed. Radiation Medicine Rounds: Hematologic Malignancies. New York: Demos Medical Publishing; 2012.）

表 91-11 处理方案示例

治疗周期	第 1 天	AP、RPO、LPO 治疗位置
	第 2 天	PA、RAO、LAO 治疗位置
剂量	每周期剂量	2Gy
	每周周期数	2
	总周期	18
	总剂量	36Gy
加量	会阴	100cGy/d，前 9 个和最后 9 个治疗日
	足底	100cGy/d，前 7 个和最后 7 个治疗日
阻断	外部护目镜	前 11 个周期
	内眼罩	后 7 个周期
	唇罩	1～4 个周期
	铅手套	每隔 1 个周期
	指甲罩	每隔 1 个周期，与手套交替
	脚挡块	1～3、5、7、9、11、13、15、17、18 周期
	睾丸屏障	仅用于会阴加量

AP. 前后；LAO. 左前斜；LPO. 左后斜；PA. 后前；RAO. 右前斜；RPO. 右后斜
改编自 Chen Z, Agostinelli AG, Wilson LD, et al. Matching the dosimetry characteristics of a dual-field Stanford technique to a customized single-field Stanford technique for total skin electron therapy. *Int J Radiat Oncol Biol Phys*. 2004；59：872–885.

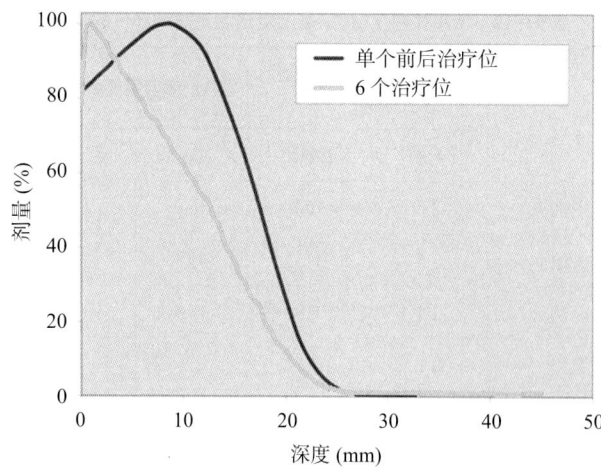

▲ 图 91-11 双野全皮肤电子束治疗的深度 – 剂量曲线

黑线：前后位（AP）双野 4MeV 电子束入射在聚苯乙烯（组织等效物）上的深度 – 剂量曲线。表面接收大约 80%，最大剂量沉积在离表面 8mm 处。灰线：双野深度 – 剂量曲线，6 个治疗位，标准全皮肤电子束治疗。由于多束光束以斜角进入皮肤表面，传输到皮肤表面的剂量急剧上升，并在 8mm 处下降到 80%（图片由 Zhe Chen, PhD 提供，经许可转载，引自 Figs. 6 and 11 in Chen Z, Agostinelli AG, Wilson LD, et al. Matching the dosimetry characteristics of a dual-field Stanford technique to a customized single-field Stanford technique for total skin electron therapy. *Int J Radiat Oncol Biol Phys*. 2004；59：872–885.）

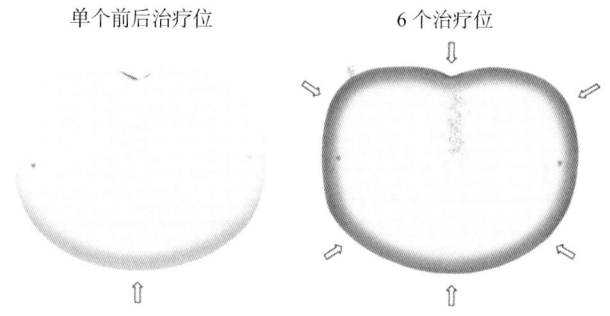

▲ 图 91-12 横断面剂量分布

单个前后治疗位和 6 个治疗位轴向膜剂量法。暗区与传送到薄膜上的电子剂量成正比（经许可转载，引自 Fig. 5 in Chen Z, Agostinelli AG, Wilson LD, et al. Matching the dosimetry characteristics of a dual-field Stanford technique to a customized single-field Stanford technique for total skin electron therapy. *Int J Radiat Oncol Biol Phys*. 2004；59：872–885.）

放射性皮肤毒性相关的发病率的并发症的情况下。对于特定的治疗安排和患者的外形，通常需要详细的剂量测量来确定使用铅或其他屏蔽材料的最合适的屏蔽方案（表 91-12）。可以使用外眼罩和含铅内眼罩的组合来保护眼睛[218]。虽然内眼罩可能会引起结膜刺激和角膜擦伤，但风险通常低于 1%[182]（表 91-10 和表 91-11）。

由于许多肿瘤的厚度 >6mm，单用 TSEBT 可能导致严重的剂量不足。因此，对于出现出血、流泪或疼痛的肿瘤患者，用 6～16MeV 电子和正电压光子在 5 次照射中初始或同时增加 10Gy 是有效的。此外，在治疗结束时持续存在的无症状斑块和肿瘤也会得到类似的增强，以确保在深度上提供足够的剂量。

（六）其他放射治疗问题

皮肤症状包括干燥、瘙痒和龟裂或溃疡引起的疼痛，通常是十分严重的，应该积极地使用局部皮质类固醇、润肤剂、口服抗组胺药物和使用非闭塞性敷料进行积极的伤口护理[92]。对这些措施通常对 TSEBT 引起的急性皮肤毒性有效，尽管有时可能需要中断 1～2 周的治疗[219]。在 TSEBT 过程中形成的大疱应该在无菌条件下进行切开，并需要非闭塞性辅料处理直到其重新上皮化。

如前所述，晚期 MF 患者可能会经历严重的免疫抑制。因此，皮肤和全身感染是其发病率和死亡率的重要原因。最常见的感染包括金黄色葡萄球菌或 β- 溶血性链球菌引起的蜂窝组织炎、皮肤单纯疱疹或带状

表 91-12 使用体内 TLD 剂量测定法测定解剖部位的剂量

	剂量 /2 天 TSEBT 治疗周期 [a]		总剂量与阻断和增强	
	Gy	百分比	Gy	百分比
中轴线	2.0	100	36.0	100
头顶	2.3	115	41.4	115
前额	2.4	118	42.5	118
眼	0.1	12	2.2	6
眼睑	—	—	24.5	68
唇	—	—	30.0	83
后颈	2.1	104	37.4	104
肩	1.7	87	31.3	87
腋窝	2.2	109	39.2	109
手	1.6	82	15.6	43
中背	2.0	100	36.0	100
脐	2.1	104	37.4	104
侧腹	2.0	99	35.6	99
大腿外侧	1.9	95	34.2	95
会阴	0.6	31	29.0	81
足尖	2.3	117	28.5	79
足底	0	0	14.0	39

a. 剂量使用双野、6 个治疗位设置，带头皮电子反射器和眼罩
TLD. 热释光检测器；TSEBT. 全皮肤电子束疗法；—. 未报道
改编自 Chen Z, Agostinelli AG, Wilson LD, et al: Matching the dosimetry characteristics of a dual-field Stanford technique to a customized single-field Stanford technique for total skin electron therapy. *Int J Radiat Oncol Biol Phys.* 2004；59；872–885.

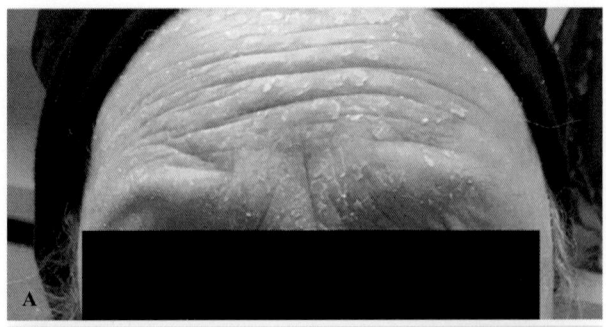

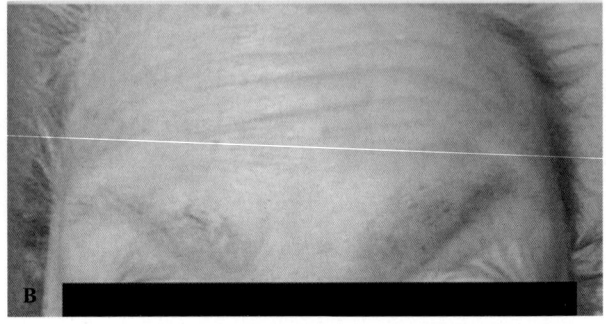

▲ 图 91-13　A. 面部葡萄球菌感染表现为红斑和脱皮，类似蕈样肉芽肿；B. 抗生素治疗成功后的面部

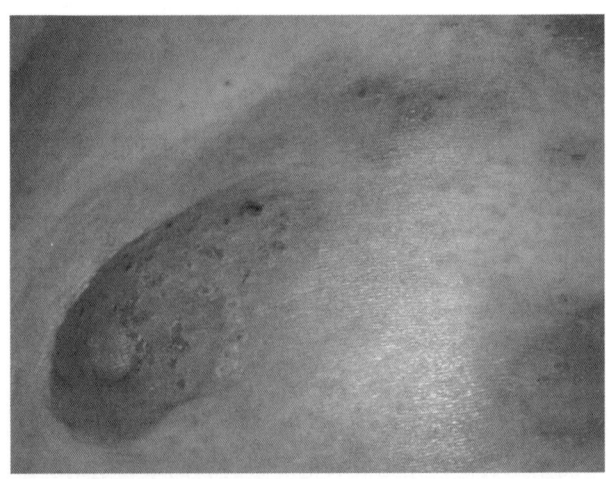

▲ 图 91-14　全皮肤电子束治疗过程中的播散性单纯疱疹

疱疹（两者均可通过皮肤传播）、菌血症（最常见于金黄色葡萄球菌）和细菌性肺炎 [35]。应及时评估此类感染的症状和体征，并积极治疗（图 91-13）。与 MF 无关，TSEBT 也抑制皮肤免疫，这可能是由于破坏了正常的皮肤归巢淋巴细胞和呈递表皮抗原的树突状细胞。由于播散性皮肤细菌、真菌和病毒感染并不少见，因此应及时评估 TSEBT 期间出现的任何新的皮疹 [220, 221]（图 91-14）。

十二、治疗的争议、问题、挑战和未来的可能性

一个主要的挑战是需要前瞻性的随机试验来比较基于放射和非放射的初始治疗方法。充分有力的试验

因为 MF 的罕见性和招募患者的困难性而存在问题。Cochrane Meta 分析评估了 14 项试验，包括 675 名参与者，其中大多数代表 Ⅰ A～Ⅱ B 期患者。不幸的是，在所研究的药物中不能直接比较治疗的效果。疾病清除是大多数研究的主要结果，其结果差异很大，皮肤导向治疗的缓解率为 0%～83% [222]。这项 Meta 分析强调了前瞻性评估 MF 治疗方案的持续挑战。在缺乏随机数据的情况下，治疗将继续以机构专业知识和患者偏好来指导。

MF 患者的临床治疗是复杂的，通常需要跨学科的团队将患者作为一个整体来照顾。大多数患者需要对疾病、影响和风险、所有治疗方案有一个相当详细的了解。大多数患者都在寻求治愈方法，这对许多人来说是不现实的。无论处于什么阶段，生活质量都有可能改

善。各种因素在决定生活质量方面的相对贡献还没有得到系统的探讨。然而，临床经验表明，最显著的因素是控制症状，在不考虑先前临床轨迹的情况下实现缓解，使用有效且持续时间有限的治疗（从长期来看对生活方式和个人环境的破坏性较小），解决任何焦虑和抑郁问题，提供持续可靠的支持和专业知识，并持续数年甚至数十年的随访。

许多与 MF 的病理生理学和治疗有关的生物学和临床问题仍未得到解答。例如，目前还不清楚 MF 的发展最初是由一种特定的外源抗原还是由激活的 T 细胞中发生的随机突变事件驱动的。此外，影响疾病进展和对各种治疗方式反应的分子因素才刚刚开始阐明。临床上，需要对同质患者群体进行更多的研究来评估推测

的预后因素。

未来可能会为 MF 带来更多新的全身治疗方法。例如，生物和免疫制剂，包括针对 CD4、CD52、CD25 和 CD30 的单克隆抗体，基于树突状细胞的个体化肿瘤疫苗，组蛋白去乙酰化酶抑制药、嘌呤核苷磷酸化酶抑制药、蛋白酶体抑制药，免疫调节 / 免疫刺激剂、融合毒素和抗叶酸继续进行研究，目的是改善复发或难治性疾病的治疗[223, 224]。将新型生物制剂与标准疗法（如 TSEBT）相结合的策略需要最大限度地发挥各自的优势。对于疾病的长期控制和治疗，异体干细胞移植是一个令人鼓舞的发展，目前的挑战集中在制定最佳的条件治疗方案和策略来处理并发症。

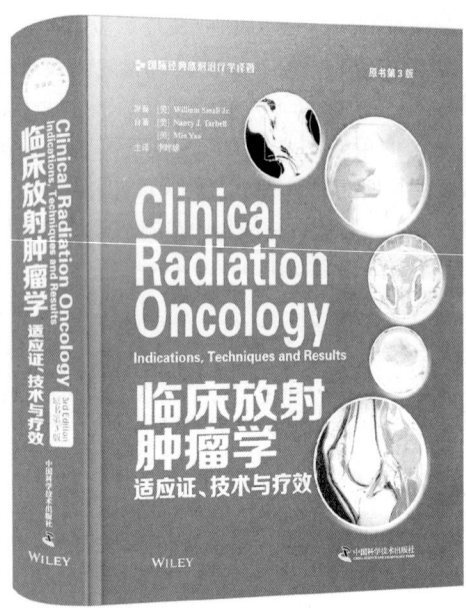

原著　[美] William Small Jr.

合著　[美] Nancy J. Tarbell 等

主译　李晔雄

定价　498.00 元

本书引进自 WILEY 出版社，是一部反映临床放射肿瘤学领域发展变化、兼具放射肿瘤生物学与放射治疗临床疗效的综合性著作。本书为全新第 3 版，根据解剖学分类对每个部位的肿瘤进行了讨论，包括流行病学、病理学、诊断检查、预后因素、治疗技术、手术和化疗的应用、治疗的最终结果及相关的临床试验等相关信息，还介绍了该领域的最新进展，包括调强放疗、图像引导放疗、质子治疗和姑息性放疗等内容，同时增加了有关放射肿瘤学统计和质控的知识，为合理应用放疗技术治疗肿瘤患者提供了理论依据和实践启发。

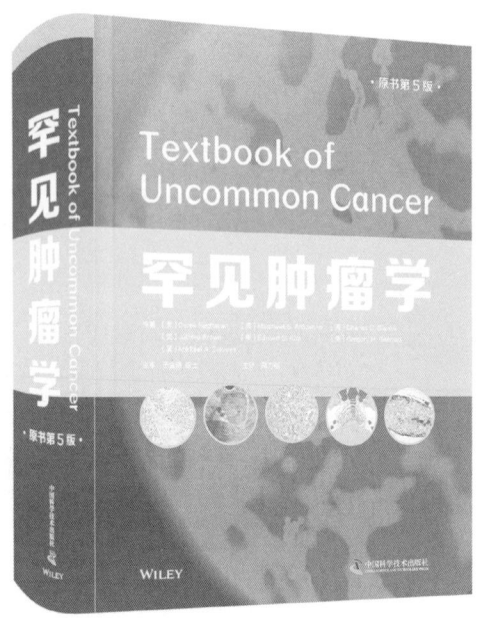

原著　[美] Derdk Raghavan 等

主审　于金明　院士

主译　邢力刚

定价　598.00 元

本书引进自 WILEY 出版社，由来自美国、英国、爱尔兰、日本、澳大利亚等国的两百余位专家共同编写。本书为全新第 5 版，内容涵盖泌尿生殖系统、头颈部、胸部、乳腺、消化系统、妇科、内分泌系统、血液系统、神经系统、皮肤、软组织等各系统肿瘤的相关知识。全书共 81 章，各章均从该系统罕见肿瘤的发病率、病理特征、临床表现、治疗和预后等方面进行介绍。书中重点更新了很多肿瘤的分子特征信息及手术、放射治疗和内科治疗的相关进展，特别是靶向治疗和免疫治疗的进展。本书内容全面而系统，配图丰富且精美，在帮助临床医生提高肿瘤诊治水平的同时，造福广大肿瘤患者及其家庭，是广大肿瘤学临床医师必备的参考书。

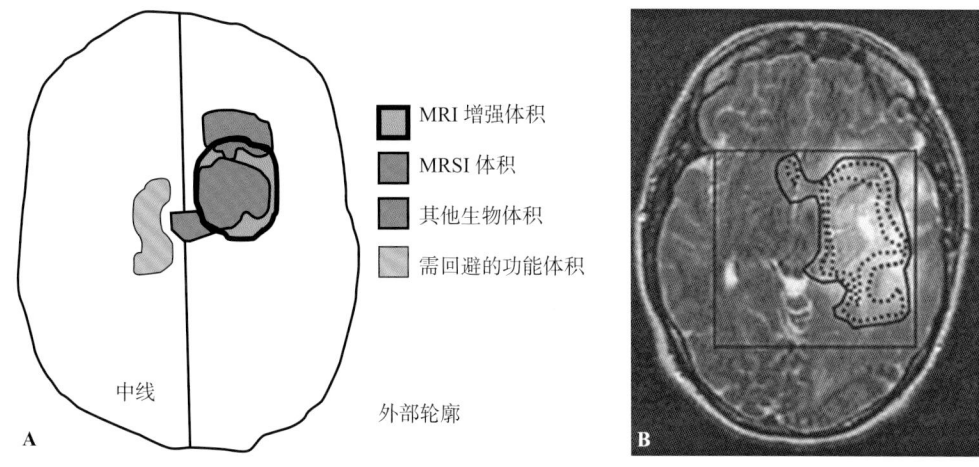

▲ 图 6-59　生物靶体积

A. 示意图显示脑肿瘤 3 种表现的可能排列：对比增强磁共振成像（MRI，绿色）、磁共振光谱图像（MRSI，紫色）和其他生物体积（紫色），如增殖和受体密度。回避区（蓝色）表示为可通过功能性 MRI 获得；B. 从内层到外层，胆碱 -N- 乙酰天冬氨酸（NAA）代谢物比率（cho/NAA）的连续等比值线为 6（虚线）、4（虚线）和 2（实线）。代谢物分布图穿过中线，大小和形状与（常规）对比增强区不同（A 引自 Bourland JD，Shaw EG. The evolving role of biological imaging in stereotactic radiosurgery. *Tech Cancer Treat Res*. 2003；2：135-140；B 引自 Pirzkall A，McKnight TR，Graves EE, et al. MR-spectroscopy guided target delineation for high-grade gliomas. *Int J Radiat Oncol Biol*. Phys. 2001；50：915-928.）

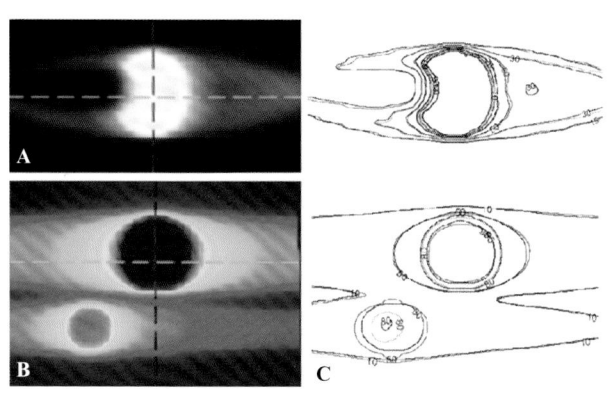

◀ 图 7-10　调强的胶片测试结果及与治疗计划系统模拟的剂量分布的叠加分析

A. 小野调强；B. 多等中心调强；C. 为与治疗计划系统模拟的剂量分布的叠加分析

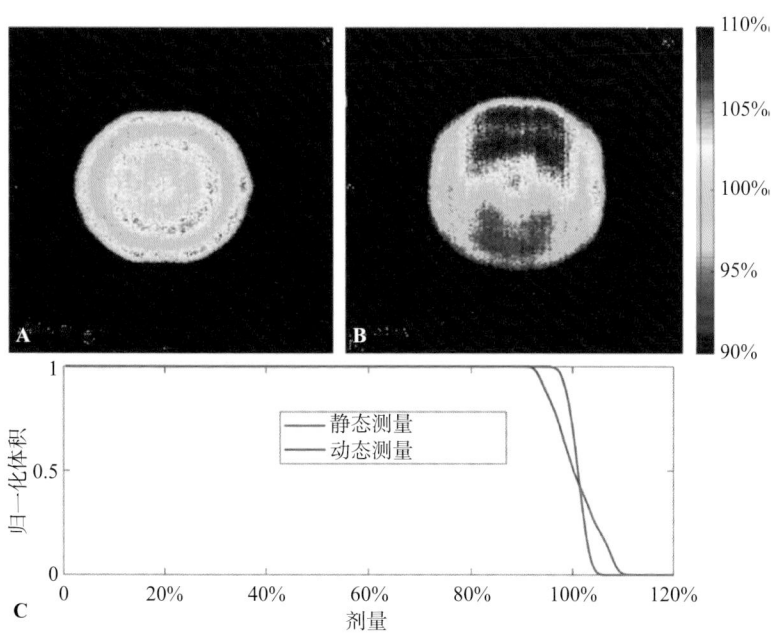

◀ 图 8-11　用胶片测定相互作用效应对剂量学的影响

A. 在静态条件下对直径 5cm 的临床靶区（CTV）实施 300cGy 的均匀剂量照射。B. 在垂直方向上施加振幅为 1.6cm 的周期性运动（此时靶区为考虑肿瘤靶区运动影响的内部目标量）。可以看到运动靶区和动态束流配送（点扫描）之间的相互作用导致了 ±10% 量级的剂量变化。A 和 B. 这些胶片经过处理和量化，从而显示 CTV 的剂量情况。C. 静态靶区和运动靶区的剂量 - 体积直方图之间的比较

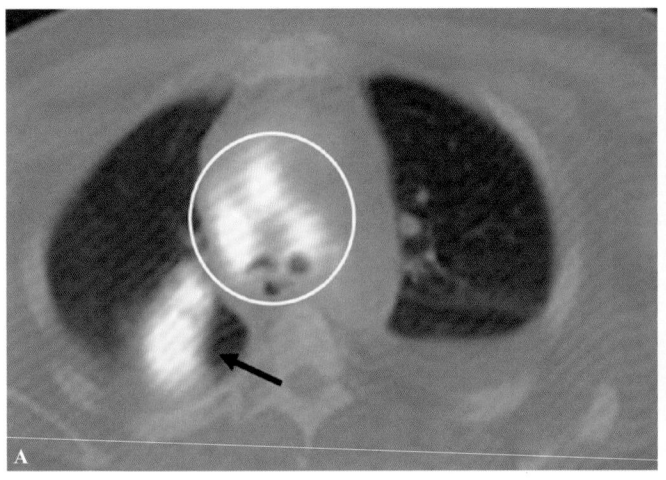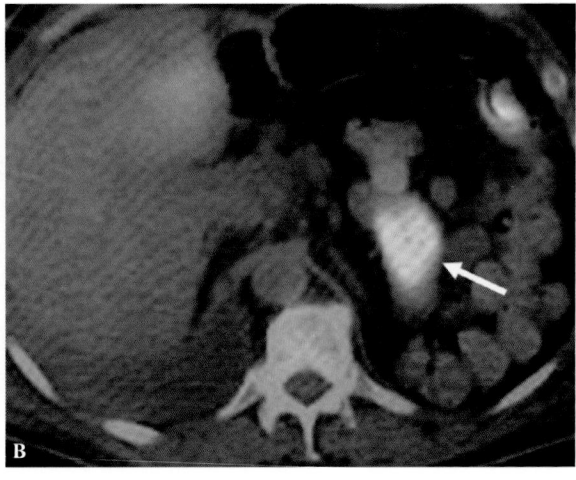

▲ 图 11-4 1 名 66 岁女性肺腺癌患者的影像

A. PET/CT 显示右上叶肿块（黑箭）氟脱氧葡萄糖（FDG）阳性，与患者活检证实的肺腺癌一致。纵隔内的 FDG 阳性淋巴结（白圈）提示转移，被支气管镜活检证实。B. 左侧肾上腺肿块（箭）呈 FDG 阳性，符合远处转移表现

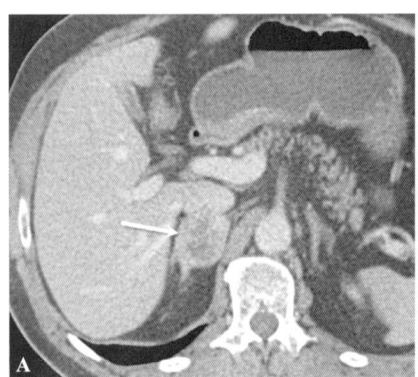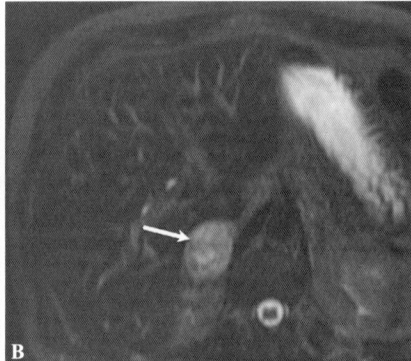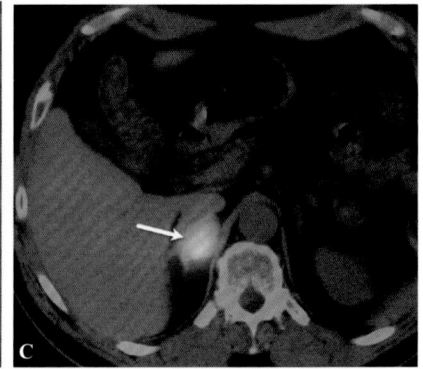

▲ 图 11-17 1 名 59 岁男性右侧肾上腺肿块患者，儿茶酚胺水平升高

轴位增强 CT（A）显示右侧肾上腺肿块不确定（箭）。轴位磁共振脂肪抑制的 T₂ 加权成像（B）显示肿块内 T₂ 高信号。轴位 ¹²³I- 间碘苄基胍显像（C）显示右侧肾上腺肿块内活动性增强，与嗜铬细胞瘤一致

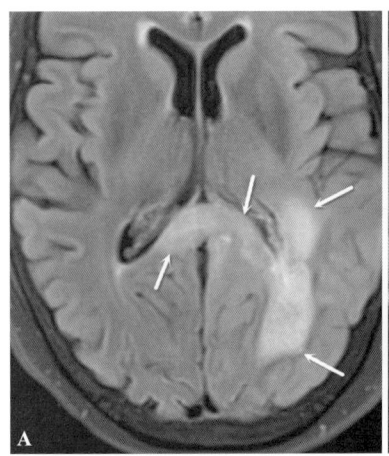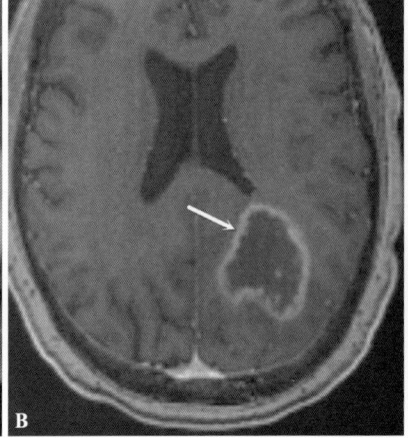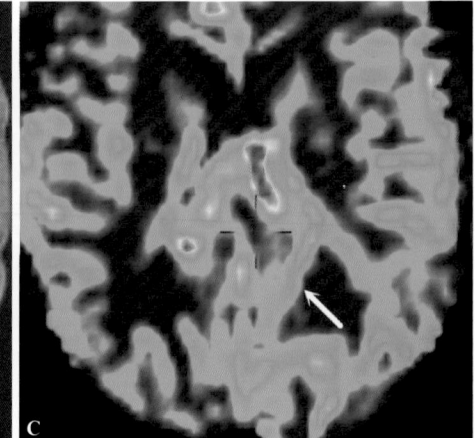

▲ 图 11-24 左顶叶胶质母细胞瘤患者的影像

A. 轴位磁共振 T₂ 加权液体衰减反转恢复（FLAIR）成像显示左侧枕叶、膝周白质和胼胝体压部（箭）有异常的 FLAIR 信号，与浸润性水肿一致；B. 轴位增强 MRI T₁ 加权成像显示左顶叶胶质母细胞瘤环状强化（箭）；C. 轴位相对脑血容量（RCBV）灌注 MRI 显示 rCBV 增加，与肿瘤强化区域相对应（箭）

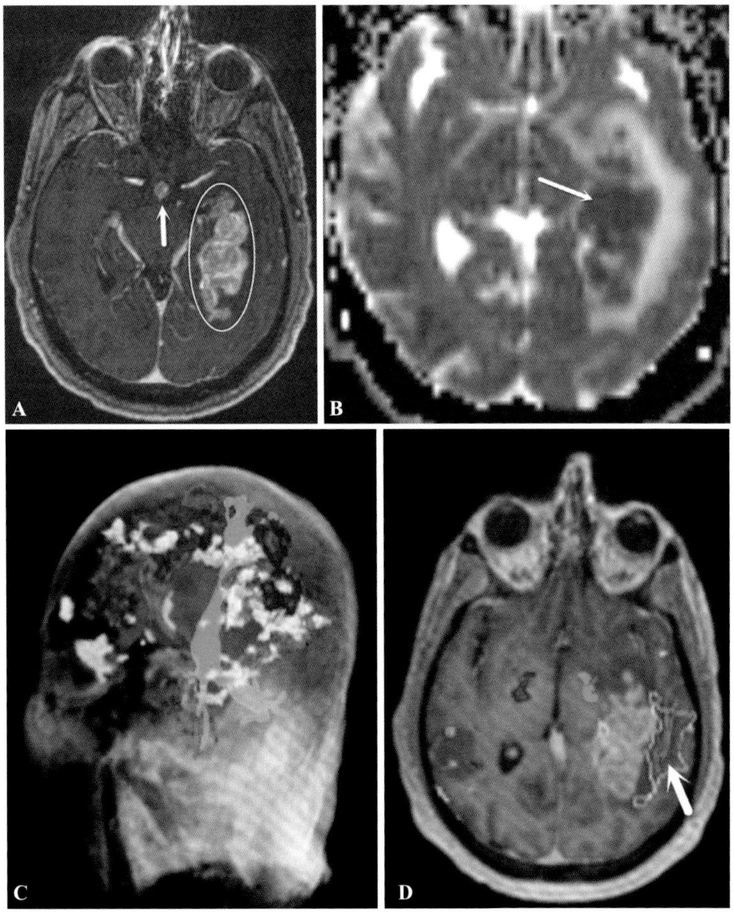

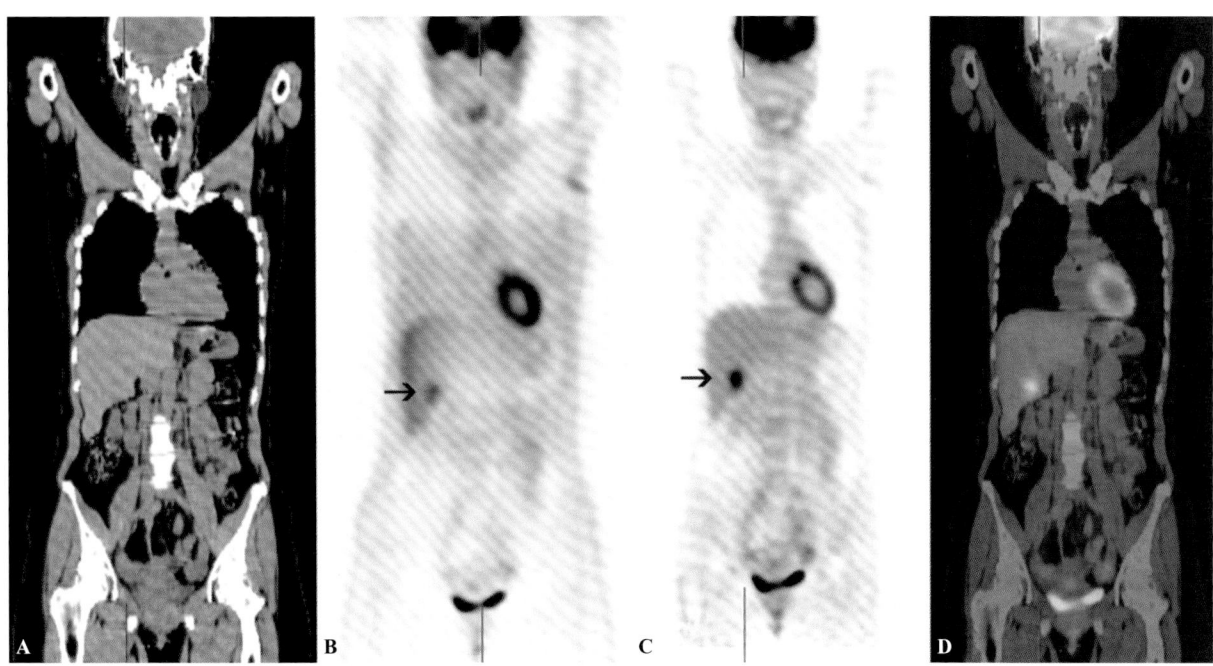

◀ 图 11-26 原发性中枢神经系统淋巴瘤患者的影像

A. 轴位增强磁共振 T_1 加权成像显示左侧颞叶内有一个巨大、强烈强化的轴内肿瘤（OVAL），它延伸到左侧脑室的颞角。值得一提的是，患者在鞍上池的垂体漏斗内也有一个位于轴外的淋巴瘤病灶（箭）。B. 表观弥散系数图显示信号减弱（箭），这是淋巴瘤由于细胞密度高而常见的特征。C. 三维图像显示正常的皮质脊髓束（红色和绿色）、弓形束（橙色和蓝色）以及感觉运动区（紫色）和语言激活区（黄色）。D. 轴位增强 MRI T_1 加权叠加扩散张量成像、纤维束成像和静息功能 MRI 显示，左侧弓状束的下肢（箭）以及语言激活区（代表假定的 Wernicke 区）位于强化肿瘤的正侧面

▲ 图 12-1 衰减校正的 PET 图像

计算机断层扫描（A）提供诊断信息（形态学）、解剖定位（D）和光子衰减数据，以均衡正电子发射断层扫描（PET）上深层和浅层结构之间的吸收强度。在本例中，在经衰减校正的 PET 图像（C）上比在非衰减校正的 PET 图像（B）上更能识别转移性肝病变（箭）

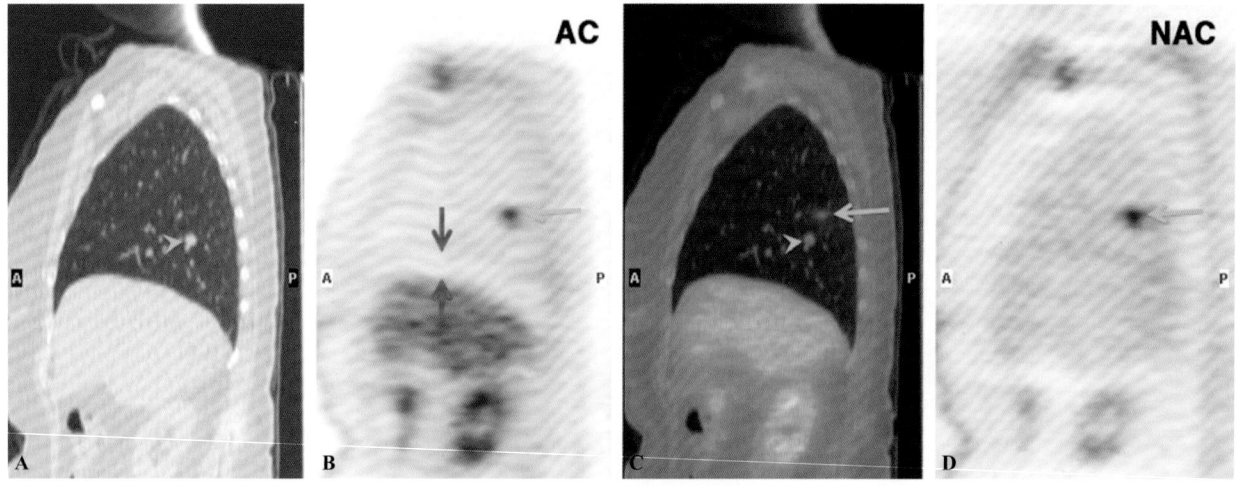

▲ 图 12-2　呼吸道配准错误

　　患者在 CT 扫描（A）时进行充分吸气，同时在患者安静呼吸（D）时进行荧光脱氧葡萄糖正电子发射断层扫描（FDG PET）成像（NAC：无衰减校正）。因此，CT 上的肺结节（蓝箭头）与 PET 上的高代谢病灶（蓝箭）不相关，如融合的 PET/CT 图像（C）所示。在衰减校正（AC）PET 图像（B）上，肺底可见一个光环，反映横膈配准错误（红箭）。因为 CT 扫描用于 PET 图像的衰减校正，所以对错误配准的病变进行的标准化摄取值（SUV）测量可能不准确

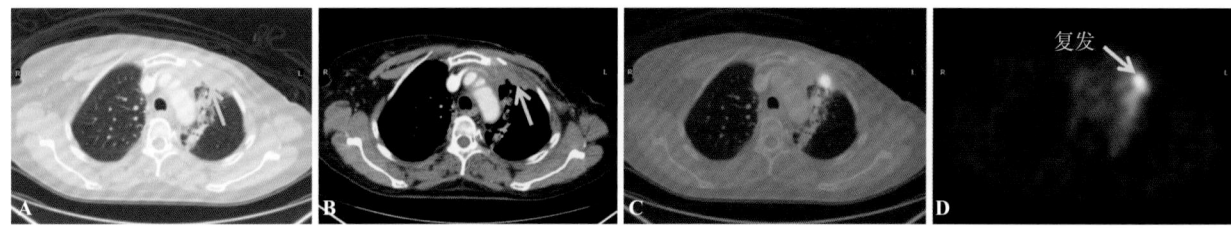

▲ 图 12-4　放射治疗后复发

　　肺（A）和软组织（B）窗的对比增强计算机断层扫描（CT）显示左上肺有混浊，其位置分布与放射治疗后的变化一致。融合的 PET（正电子发射断层扫描）/CT（C）和 PET（D）图像显示放射治疗区域内预期的轻度活动，但 FDG PET 上叠加的焦点活动（箭）对应于 CT 上结节状胸膜增厚的焦点区域（淡蓝箭），随后被显示为肿瘤复发

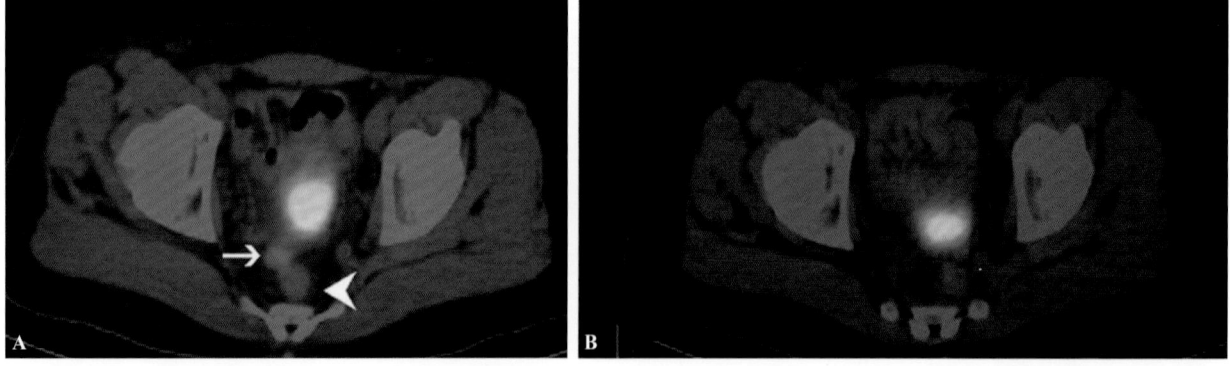

▲ 图 12-5　正电子发射断层扫描 / 计算机断层扫描（PET/CT）鉴别结肠癌患者经前方低位切除术后局部复发和瘢痕的价值

　　因癌胚抗原（CEA）水平升高而怀疑复发。CT 不能区分瘢痕和局部复发。A. FDG PET 显示疑似恶性肿瘤的密集病灶（箭）。第二个轻度病灶被解释为瘢痕（箭头）。B. 经手术证实诊断，切除复发肿瘤

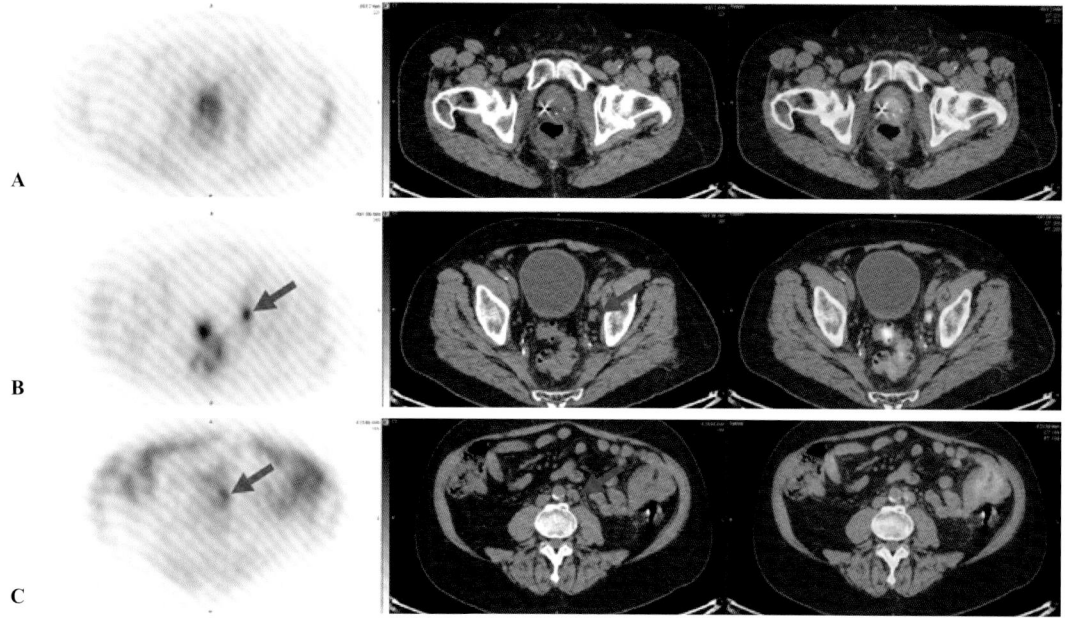

▲ 图 12-6　68 岁男性前列腺癌患者接受放射治疗和雄激素剥夺治疗，前列腺特异抗原水平迅速升高

^{18}F-FACBC(1- 氨基 -3- 氟 -18- 氟环丁烷 -1- 羧酸)-PET/CT 扫描显示前列腺内的基准标志物和异质性增强的活动性，无特异性，但与残留 / 复发肿瘤（A）有关。此外，放射性示踪剂的左侧盆腔（B）和主动脉旁（C）淋巴结可能存在转移性疾病（红箭）

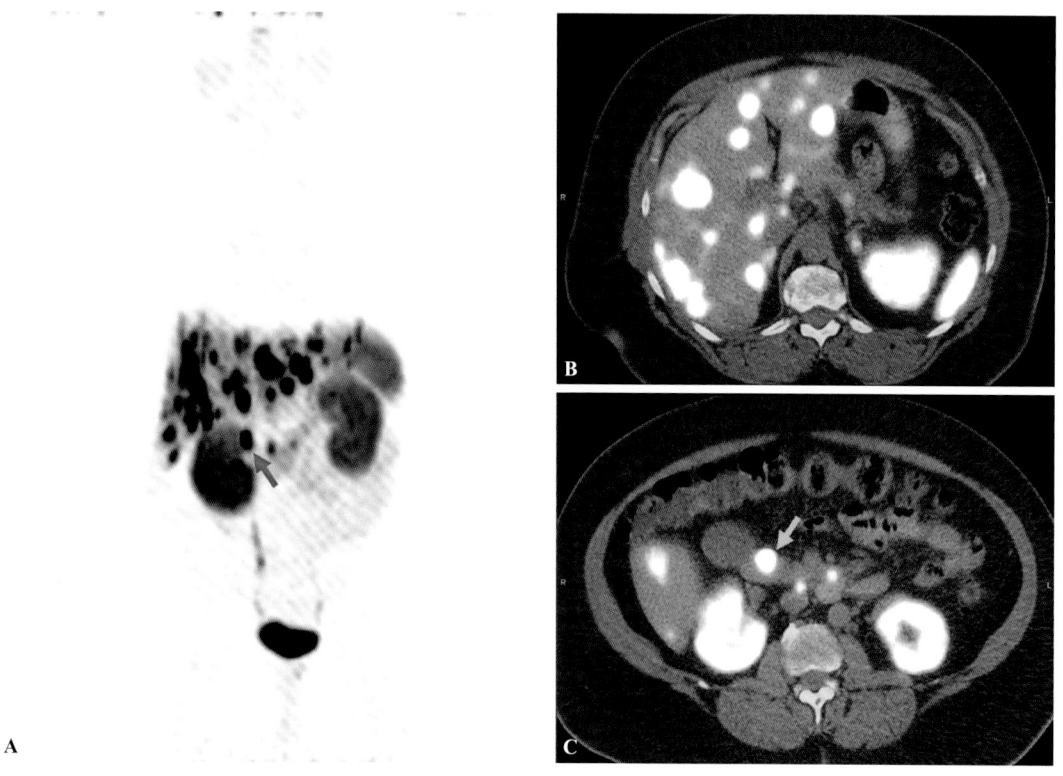

▲ 图 12-7　患者，女，56 岁，患有转移性类癌，常规影像学检查未见原发肿瘤

^{68}Ga-DOTATE-PET/CT 扫描在最大密度投影（MIP）PET 图像（A）和轴位融合 PET/CT 图像（B）上显示肝脏弥漫性受体阳性转移。十二指肠第二部分局灶性强活动 [（A）红箭和（C）绿箭]，与原发性神经内分泌肿瘤一致

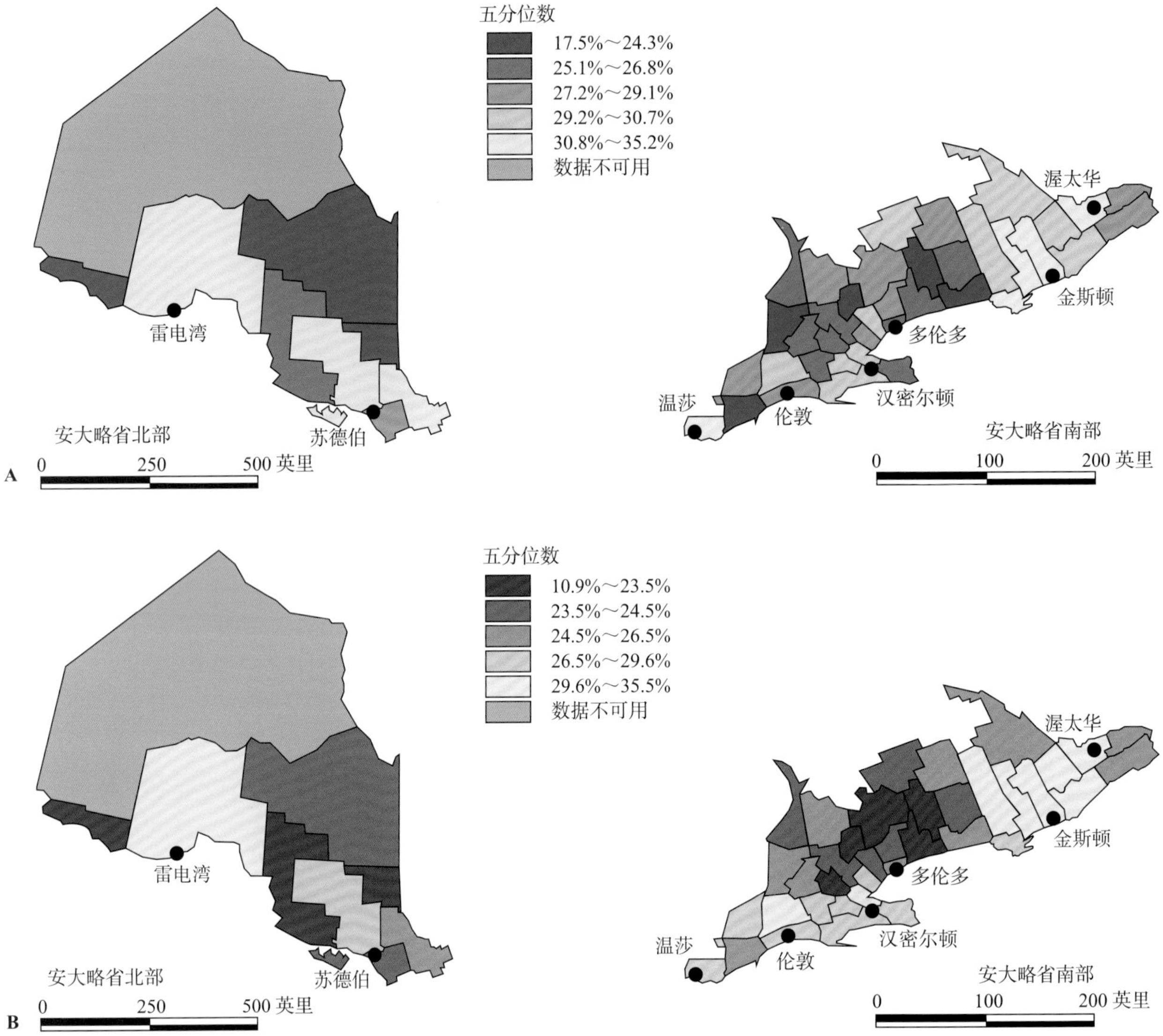

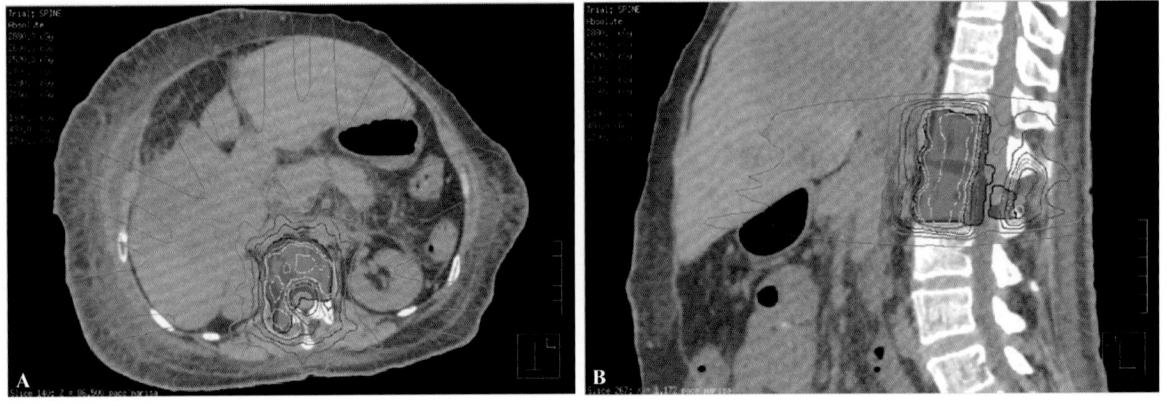

五分位数
17.5%~24.3%
25.1%~26.8%
27.2%~29.1%
29.2%~30.7%
30.8%~35.2%
数据不可用

雷电湾

安大略省北部
0   250   500 英里
A

渥太华
金斯顿
多伦多
温莎   伦敦   汉密尔顿
安大略省南部
0   100   200 英里

五分位数
10.9%~23.5%
23.5%~24.5%
24.5%~26.5%
26.5%~29.6%
29.6%~35.5%
数据不可用

雷电湾

安大略省北部
0   250   500 英里
B

渥太华
金斯顿
多伦多
温莎   伦敦   汉密尔顿
安大略省南部
0   100   200 英里

▲ 图 15-6　安大略省放疗（RT）使用的地理变化

A. 诊断后 1 年内癌症初始治疗中 RT 使用率的区县间差异；B. 在死于癌症的患者中，过去 2 年中姑息性 RT 使用的区县间差异。位置显示省级 RT 中心的比较（A 改编自 Mackillop WJ, Groome PA, Zhou Y, et al. Does a centralized radiotherapy system provide adequate access to care? *J Clin Oncol*. 1997;15:1261-1271; B 改编自 Huang J, Zhou S, Groome P, et al. Factors affecting the use of palliative radiotherapy in Ontario. *J Clin Oncol*. 2001;19:137-144.）

▲ 图 17-3　脊柱转移瘤立体定向全身放射治疗（SBRT）计划的代表性轴位和矢状位图像

A. 代表性轴位图像；B. 矢状位图像。2 个椎体平面共 1 个计划，24Gy，分 2 次治疗。计划目标体积（PTV）用蓝色表示，脊髓规划器官危险体积（PRV）用绿色表示。临床靶区体积（CTV）扩大 2mm 产生 PTV，脊髓扩大 1.5mm 产生脊髓 PRV。在这种情况下，脊髓 PRV 的最大剂量被限制在 17Gy。注意椎体和椎管周围的等剂量线的一致性，具有陡峭的坡度，表示剂量迅速下降，以保护正常组织并满足脊髓约束

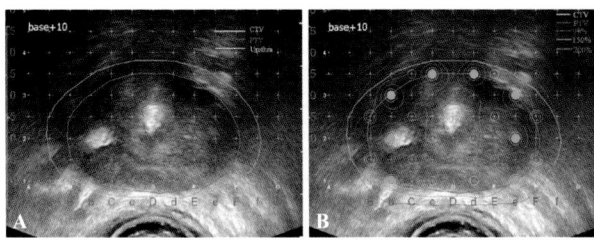

▲ 图 20-1　前列腺癌的粒子植入

A. 经直肠前列腺超声勾画的预计划靶区；B. 采用极低剂量率永久粒子治疗前列腺癌的预计划剂量分布和粒子位置

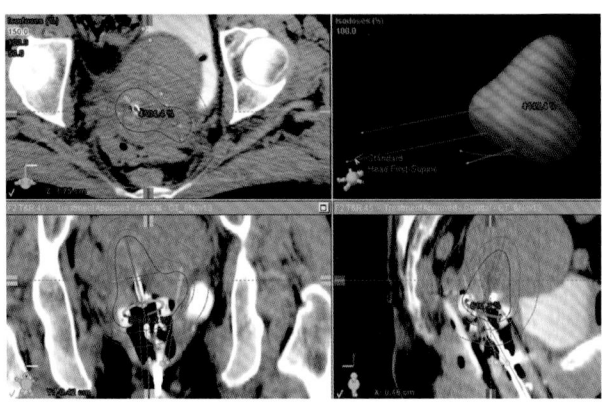

▲ 图 20-3　环形腔内施源器联合组织间插植针扩大肿瘤剂量的覆盖

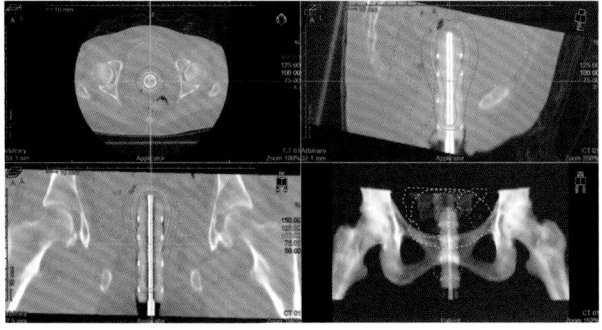

▲ 图 20-4　用于阴道近距离放射治疗的单通道圆柱形施源器

轴位和矢状位显示直肠和膀胱的关系

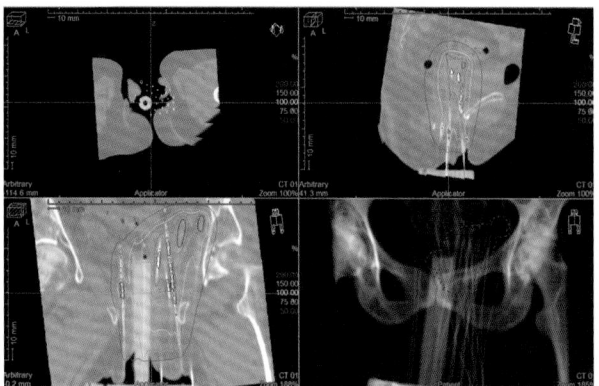

▲ 图 20-5　组织间插植针治疗子宫内膜癌阴道穹窿复发

将中央闭孔器放置在阴道内，放射源通过中央孔给予阴道剂量。在闭孔上放置一个模板以放置组织间插植针，以便于更好地实现病灶覆盖

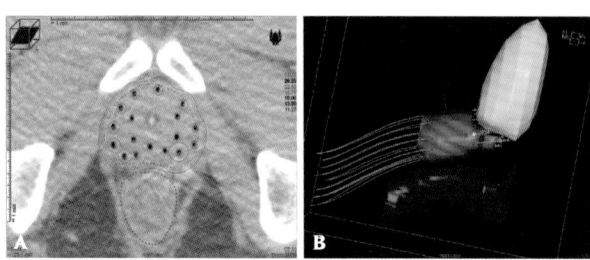

▲ 图 20-6　高剂量率近距离放射治疗前列腺癌

A. 高剂量率前列腺轴位图像，显示高剂量率导管的放置和前列腺周围的剂量分布；B. 三维图显示了前列腺与导管以及膀胱与直肠的关系

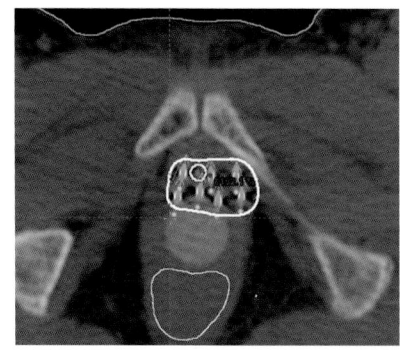

▲ 图 20-7　1 例女性尿道癌组织间插植近距离放射治疗

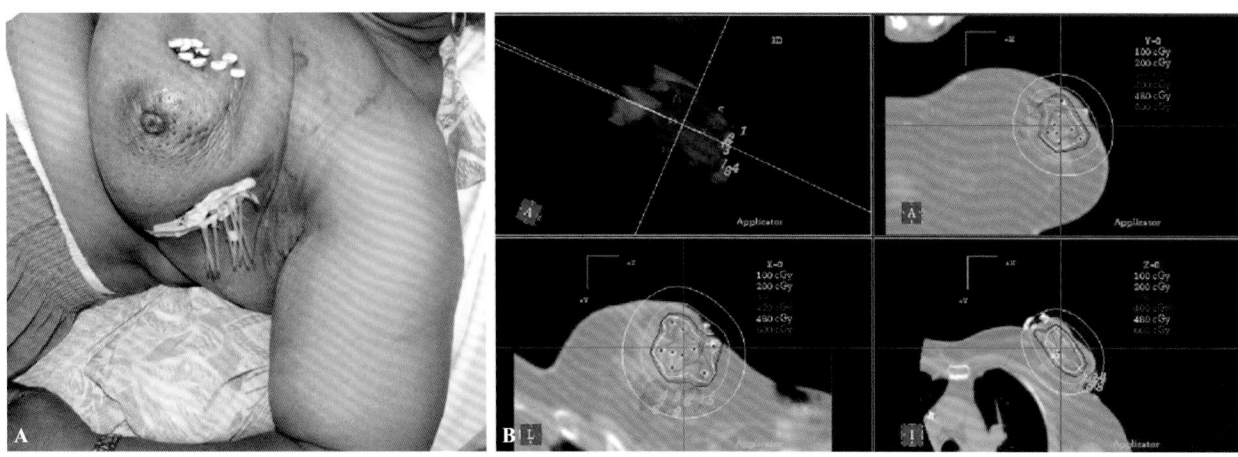

▲ 图 20-8　低剂量率的多管组织间插植技术

A. 1 名放置高剂量率组织间导管覆盖瘤床和肿瘤边缘的患者临床照片；B. 乳腺组织间插植治疗方案的剂量学图像

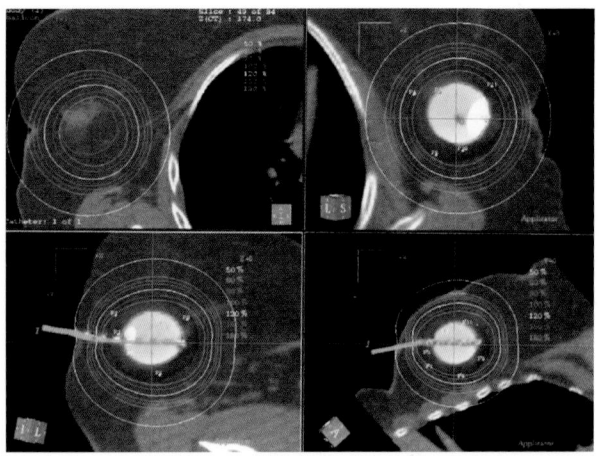

▲ 图 20-9 乳腺血清肿内的单腔导管

治疗计划图像中显示剂量均匀照射

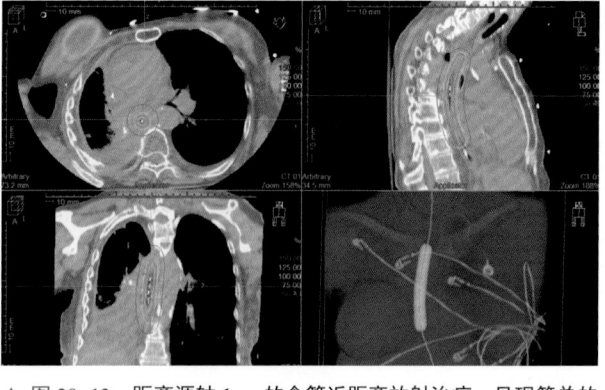

▲ 图 20-13 距离源轴 1cm 的食管近距离放射治疗，呈现简单的线源剂量分布

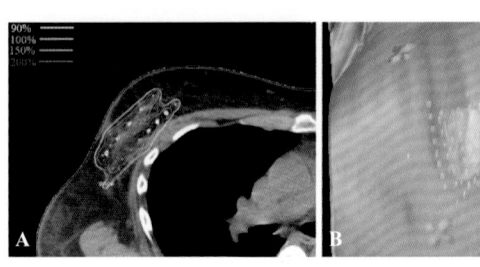

▲ 图 20-10 插植针放置和粒子的预计划

A. 带有永久粒子的乳腺间质植入物轴位图像，显示剂量分布；B. 显示临床靶区和粒子的乳腺三维图像

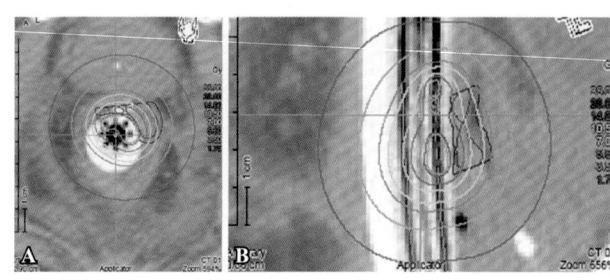

▲ 图 20-14 柔性硅胶直肠施源器的轴位和矢状位图像

A. 轴位；B. 矢状位。已经生成覆盖大致靶区（蓝色）和 2mm 外扩的计划靶区（红色）高剂量率规划。请注意，对侧肠壁接受低剂量照射

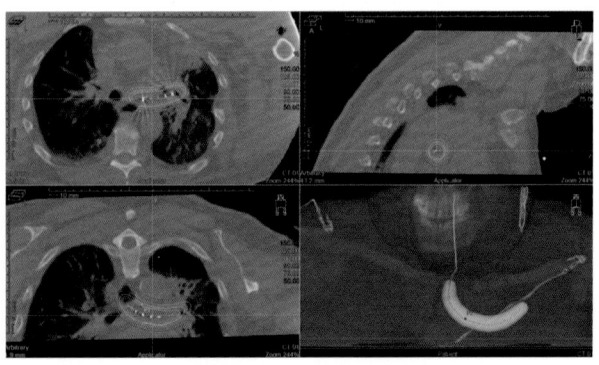

▲ 图 20-11 支气管内导管

可使用 CT 规划评估导管的放置以及与临床靶区和危及器官的关系，包括靠近植入物的肺静脉

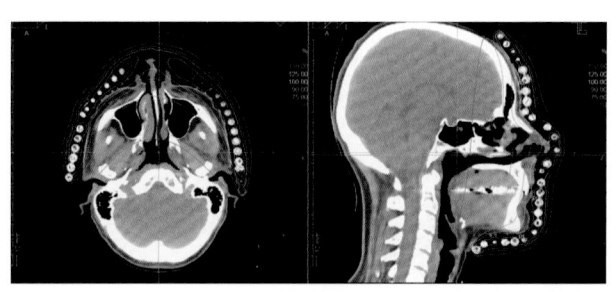

▲ 图 20-15 近距离放射治疗

高剂量率施源器的自定义面罩和优化复杂表面靶区的治疗规划，即使面部的轮廓复杂，仍能实现较好的剂量分布

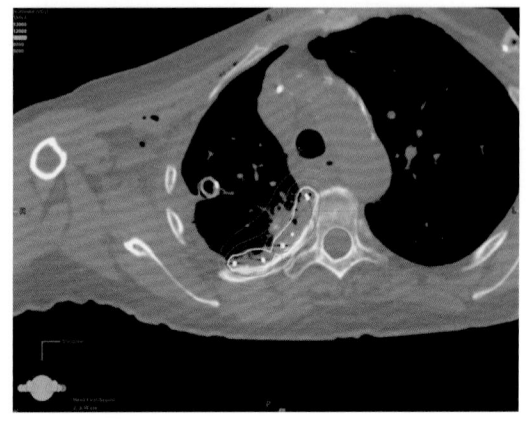

▲ 图 20-12 永久性粒子置入单面网格

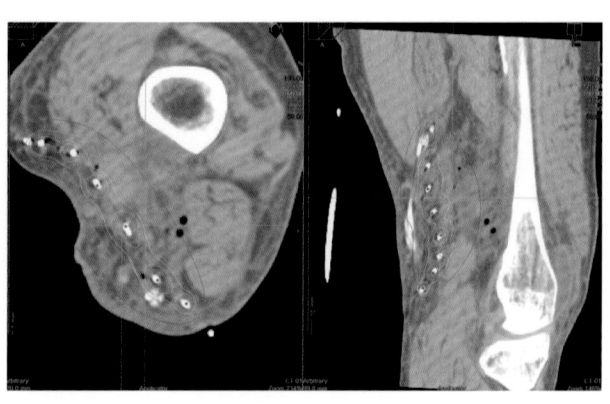

▲ 图 20-16 肉瘤近距离放射治疗中使用的单平面植入物

导管在手术时放置

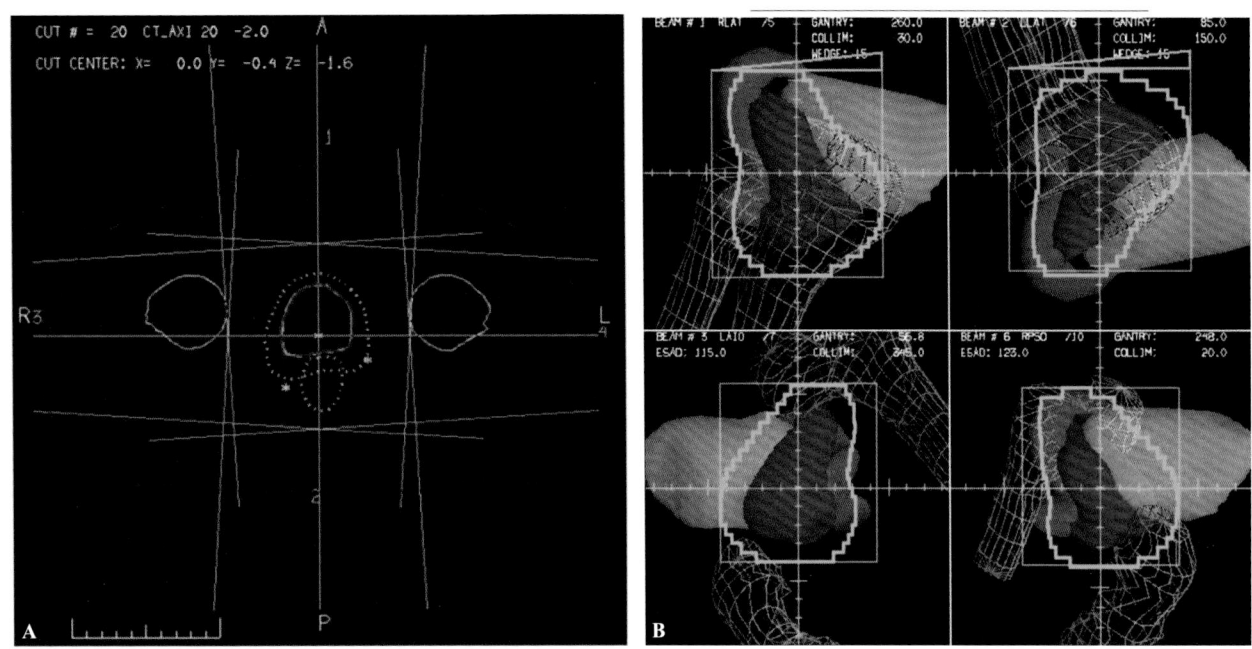

▲ 图 21-1 标准治疗与适形治疗

A. 前列腺的 4 个盒子式射野治疗。所示轮廓包括蓝色外轮廓、红色前列腺、点计划靶区体积、黄色 (点) 直肠和绿色股骨头。B. 前列腺治疗的非共轴四野适形计划的射野方向观。绿色轮廓显示了每个射野的多叶准直器的适形形状。红色是前列腺，蓝色是股骨头，黄色是膀胱，棕色是直肠

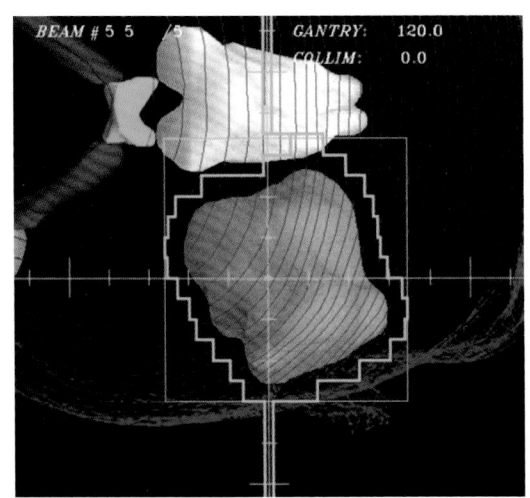

▲ 图 21-2 脑肿瘤的射野方向观

图示多叶准直器适形了紫色靶区体积。正常组织包括脑干 (白色)、视交叉 (绿色) 和视神经 (红色)

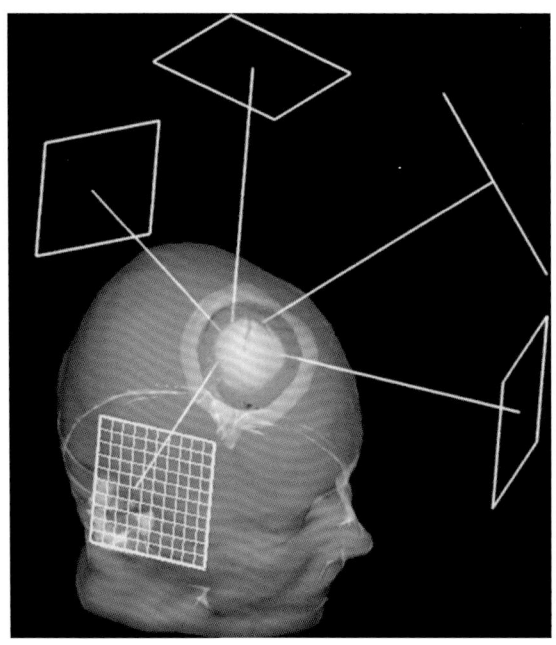

▲ 图 21-4 脑肿瘤治疗的非共面调强放疗计划

图示 ICRU-50 靶体积：总肿瘤体积 (白色)、临床靶区体积 (粉色) 和计划靶区体积 (黄色)

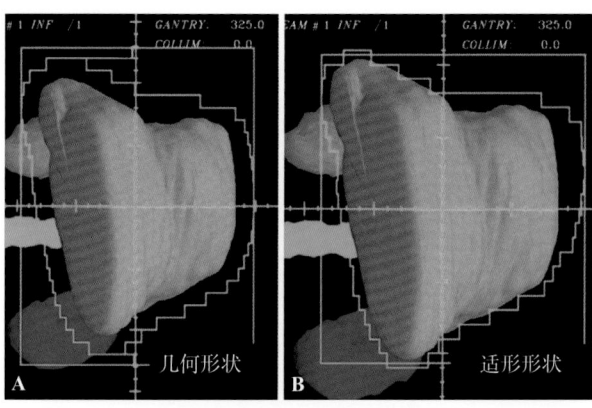

▲ 图 21-8 适形野的射野方向观

A. 均匀几何边界；B. 适形剂量分布。使用均匀几何边界通常无法实现尽可能适形的剂量分布。对于这种三野胰腺治疗计划，右侧的射野形状进行了优化，以使剂量分布更适形于靶区

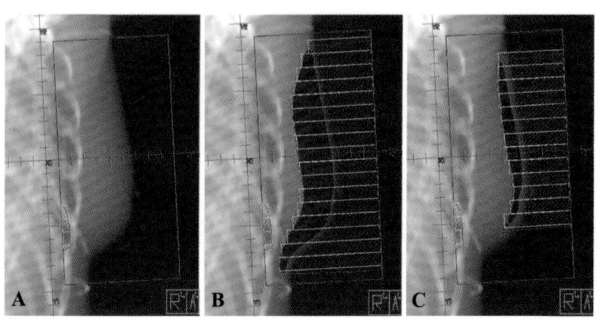

▲ 图 21-9 乳腺切线野中的野中野部分

A. 切线开放野；B. 遮挡 105% 热点部分；C. 遮挡 110% 热点部分

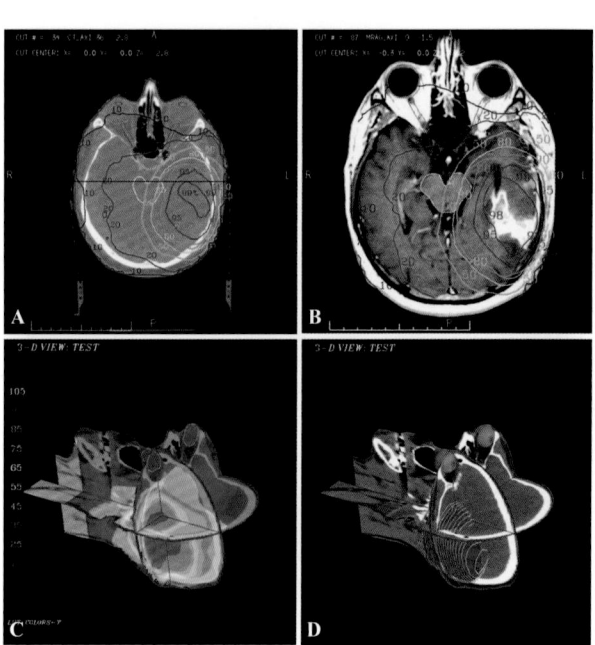

▲ 图 21-10 脑部适形计划的剂量显示

A. 带等剂量线的轴位 CT 扫描；B. 带等剂量线的轴位磁共振成像；C. 彩色剂量云图的三维轴测图；D. 靶区体积（红色轮廓）和等剂量面（黄色轮廓）

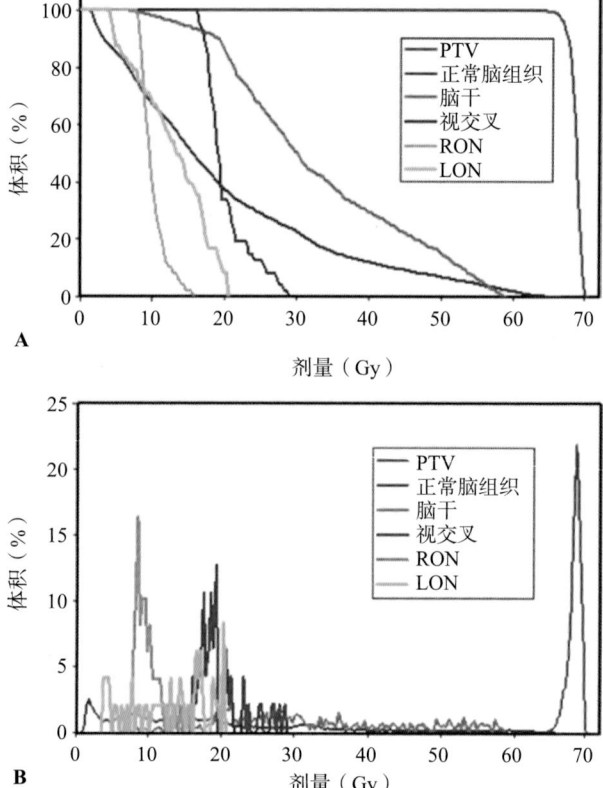

▲ 图 21-11 脑部治疗计划的剂量 – 体积直方图（DVH）

A. 积分 DVH；B. 微分 DVH。LON. 左侧视神经；PTV. 计划靶区体积；RON. 右侧视神经

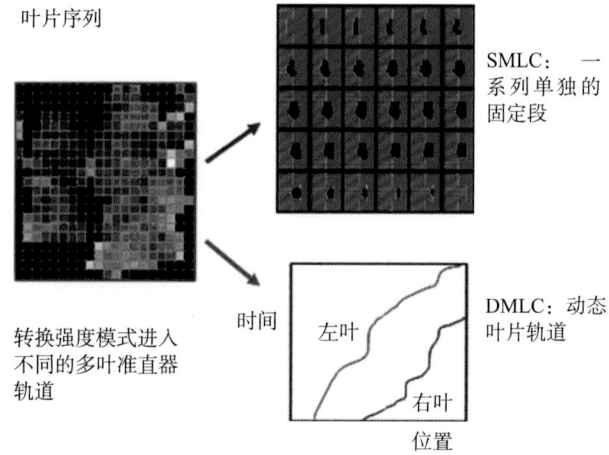

▲ 图 21-12 分段多叶准直器（SMLC）和动态多叶准直器（DMLC）叶片序列

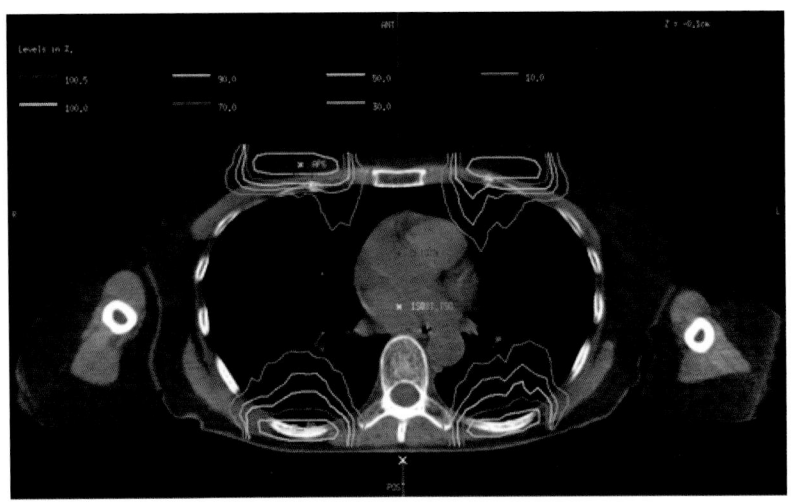

▲ 图 23-7 计算机断层扫描轴位显示电荷增压剂量分布

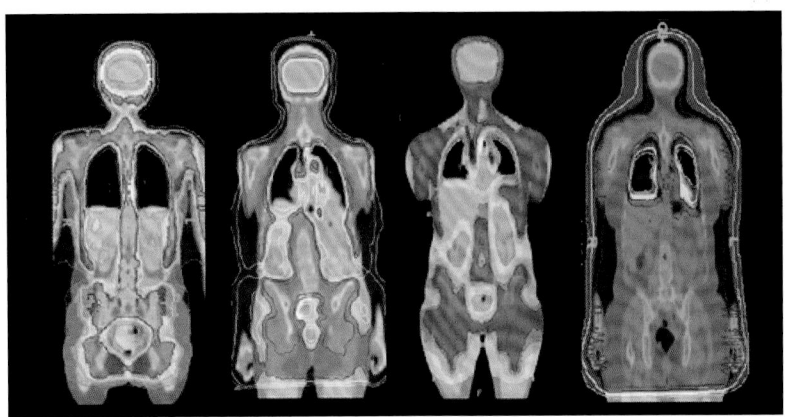

▲ 图 23-11 剂量冲洗全骨髓放疗（TMI）及全骨髓和淋巴放疗（TMLI）剂量分布的彩色剂量云图

TMI 12Gy 至骨；TMLI 12Gy 至骨、主要淋巴结链、脾脏；TMLI 19Gy，肝、脑为 12Gy；而全身放射治疗采用螺旋断层摄影调强放射疗法（IMRT）至 12Gy

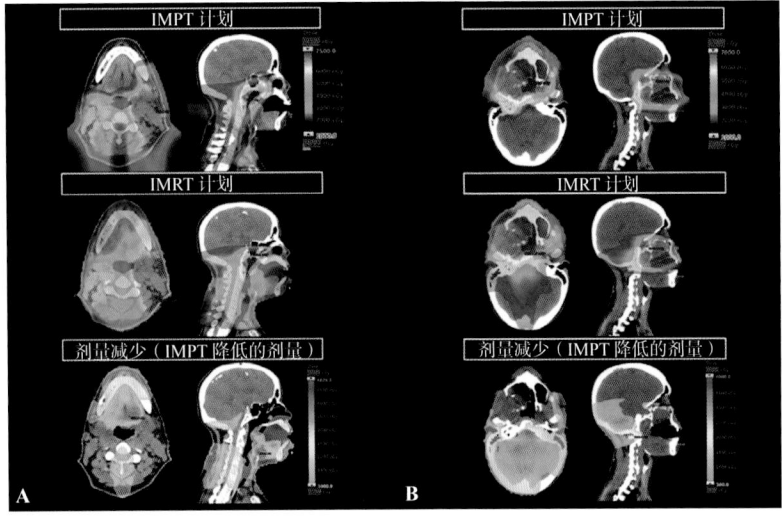

▲ 图 24-2 使用调强放射治疗与调强质子治疗患者的治疗计划比较

A. 鼻咽癌；B. 硬腭腺样囊性癌（经许可转载，引自 Blanchard P, Gunn GB, Lin A, et al. Proton therapy for head and neck cancers. *Semin Radiat Oncol*. 2018；28：53–63.）

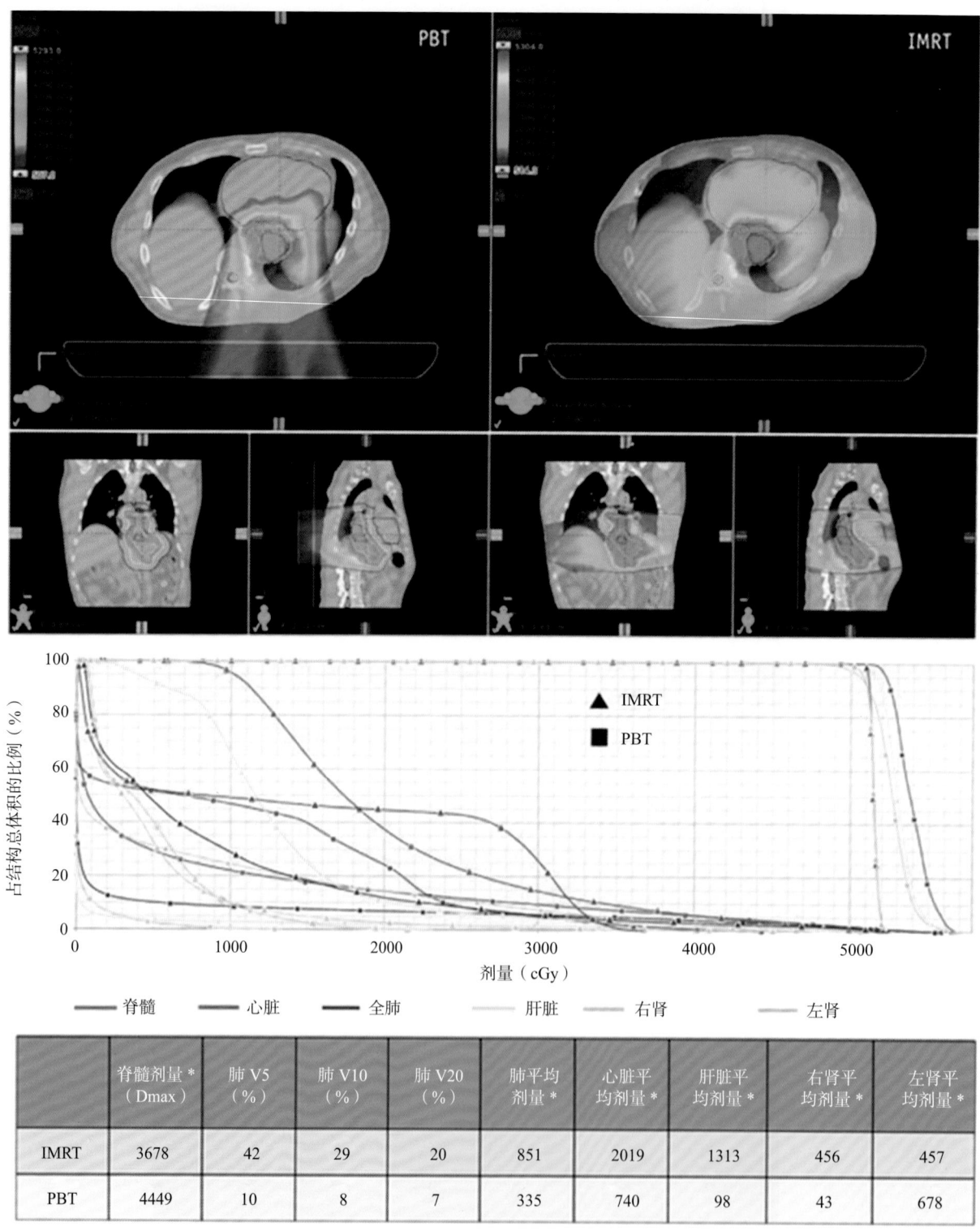

	脊髓剂量 * （Dmax）	肺 V5 （%）	肺 V10 （%）	肺 V20 （%）	肺平均 剂量 *	心脏平 均剂量 *	肝脏平 均剂量 *	右肾平 均剂量 *	左肾平 均剂量 *
IMRT	3678	42	29	20	851	2019	1313	456	457
PBT	4449	10	8	7	335	740	98	43	678

▲ 图 24-3 质子治疗与调强放疗（IMRT）治疗远端食管癌的剂量学比较

*. 剂量单位 cGy；图中表明质子治疗能够显著保护正常组织，特别是肺、心脏和肝脏（经许可转载，引自 Chuong MD, Hallemeier CL, Jabbour SK, et al. Improving outcomes for esophageal cancer using proton beam therapy. *Int J Radiat Oncol Biol Phys*. 2016；95：488–497. ）

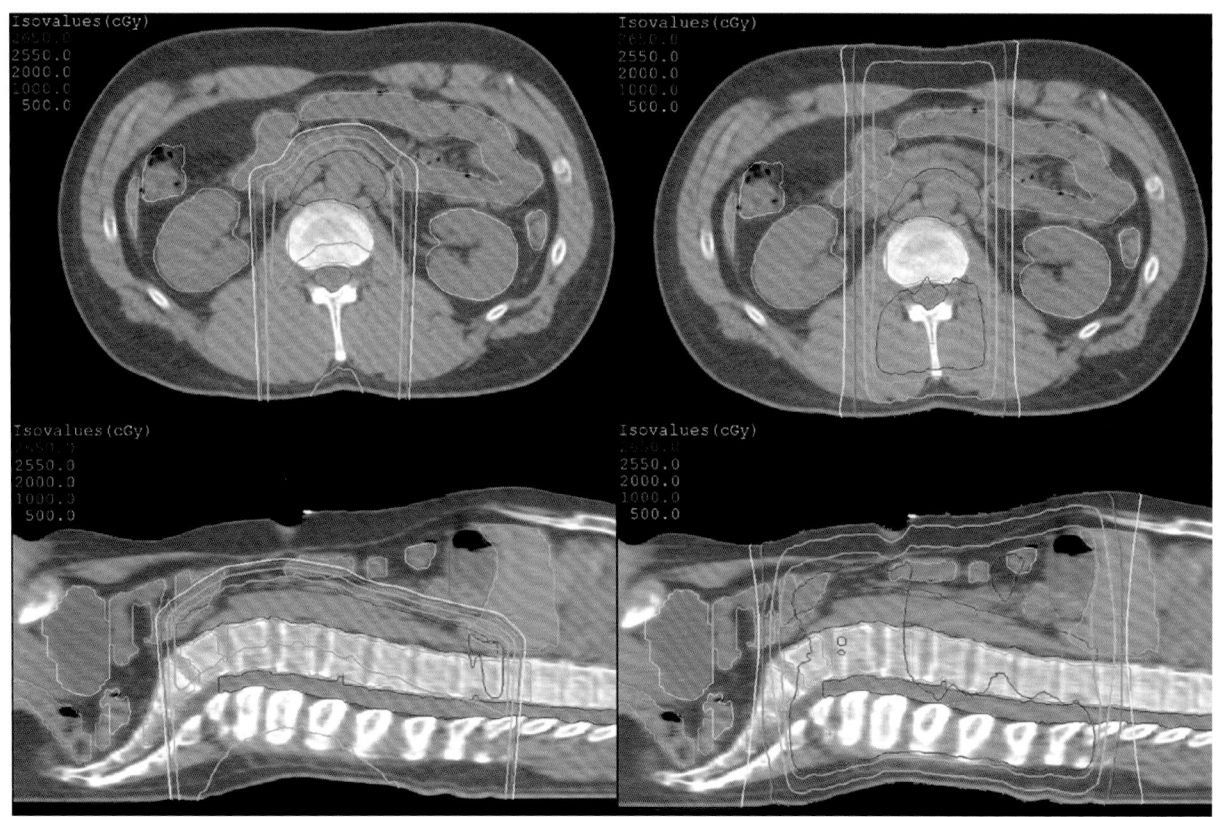

▲ 图 24-4 质子治疗（左）与三维适形光子治疗（右）的计划比较

质子治疗能够显著保护精原细胞瘤患者的正常组织（经许可转载，引自 Efstathiou JA，Paly JJ，Lu HM，et al. Adjuvant radiation therapy for early stage seminoma: proton versus photon planning comparison and modeling of second cancer risk. *Radiother Oncol.* 2012；103：12–17. ）

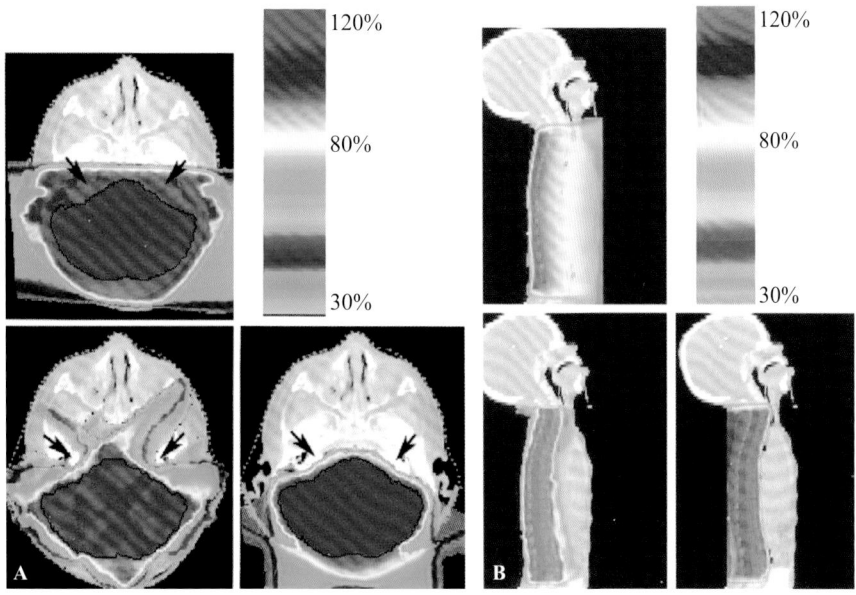

▲ 图 24-5 儿童中枢神经系统恶性肿瘤的调强放疗和质子治疗

A. X 线调强放疗和质子治疗在耳蜗水平轴位的等剂量分布。两侧较暗圆形结构为耳蜗。B. X 线调强放疗和质子治疗在脊柱矢状位的等剂量分布［引自 St. Clair WH，et al. Advantage of protons compared to conventional X-ray or IMRT in the treatment of a pediatric patient with medulloblastoma. *Int J Radiat Oncol Biol Phys.* 2004；58（3）：727. ］

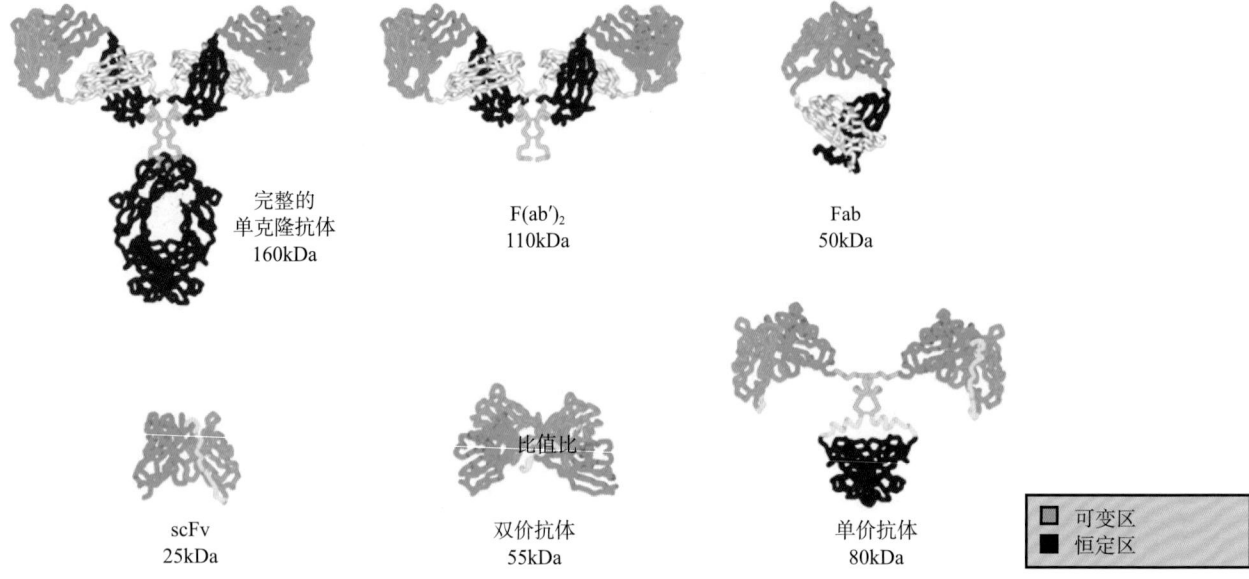

▲ 图 25-1　6 种基因工程抗体可变区与恒定区的比较

完整的
单克隆抗体
160kDa

F(ab')₂
110kDa

Fab
50kDa

scFv
25kDa

双价抗体
55kDa

单价抗体
80kDa

可变区
恒定区

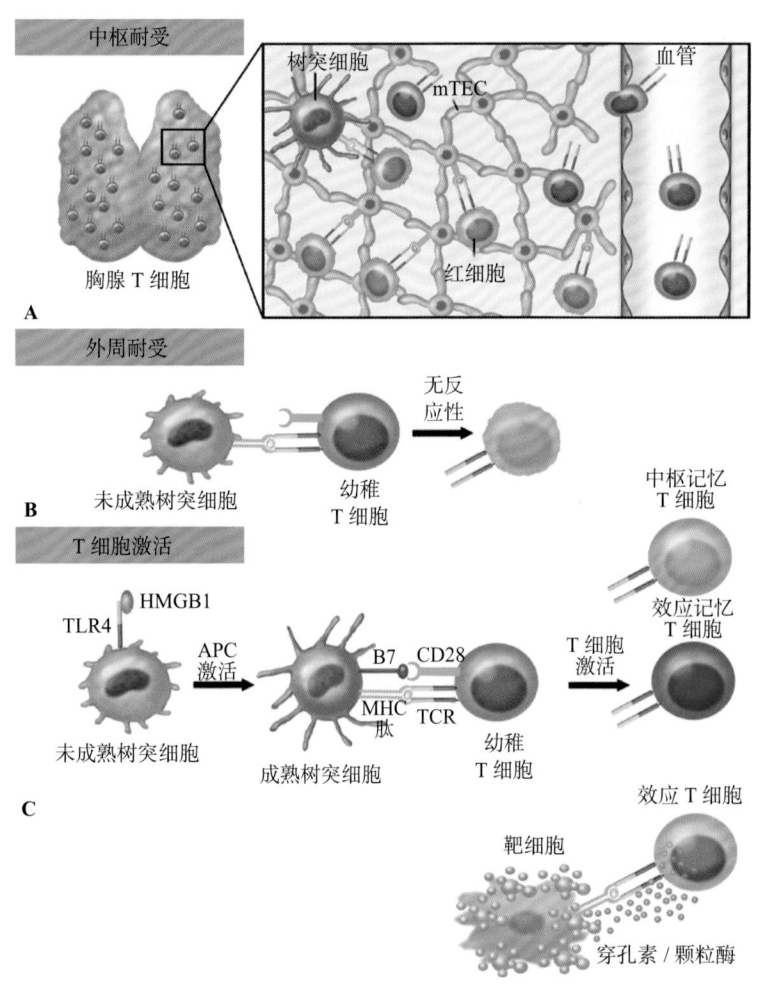

中枢耐受

树突细胞　　　mTEC　　　血管

胸腺 T 细胞

红细胞

A

外周耐受

无反
应性

未成熟树突细胞　　幼稚
T 细胞

B

T 细胞激活

HMGB1

TLR4

APC
激活

B7　CD28

MHC
肽　　TCR

未成熟树突细胞　　成熟树突细胞　　幼稚
T 细胞

T 细胞
激活

中枢记忆
T 细胞

效应记忆
T 细胞

C

效应 T 细胞

靶细胞

穿孔素 / 颗粒酶

◀ 图 26-1　T 细胞的发育和激活

A. 胸腺包含一个皮质和髓质上皮细胞网络，引导发育中的胸腺细胞的成熟。皮质的阳性选择促进了 T 细胞受体（TCR）克隆的生存，以识别新的主要组织相容性复合物（MHC）- 肽复合物。阴性选择是由髓质上皮细胞和树突细胞介导的，它们呈现宿主抗原并触发识别自身肽的 TCR 克隆细胞凋亡。B. 在外周，未成熟的抗原呈递细胞（APC）呈递来自周围环境的肽，而无须共同刺激。以这种方式参与幼稚 T 细胞可以促进无效应，并通过限制自发免疫力，在没有危险信号的情况下帮助维持外周耐受性。C. 来自死亡细胞的危险信号，如高迁移率族盒蛋白 1（HMGB1），激活树突细胞以表达共刺激分子和促炎细胞因子。这些信号与 TCR 刺激的结合可以有效地激活幼稚 T 细胞。激活后，幼稚 T 细胞分化为效应型和记忆型。CD8⁺T 细胞可以识别和裂解显示抗原 MHC-肽复合物的靶细胞

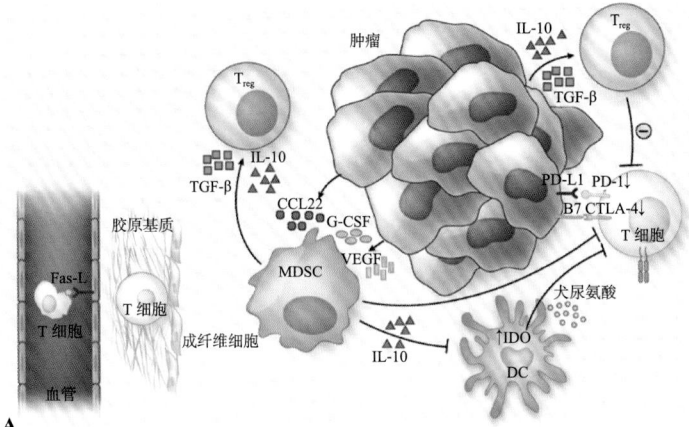

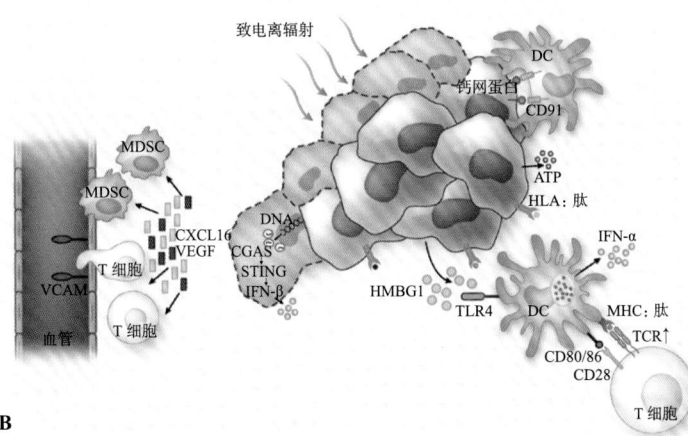

◀ 图 26-2 肿瘤微环境

A. 肿瘤可以通过分泌抗炎细胞因子，如 IL-10 和肿瘤生长因子 -β（TGF-β），并用趋化因子（如 CCL22）招募调节细胞，从而形成免疫抑制微环境。髓源性抑制细胞（MDSC）和 T 调节细胞（T_reg）抑制 T 效应细胞。树突细胞（DC）可以分泌代谢副产物，也可以抑制 T 效应细胞。肿瘤相关的成纤维细胞产生胶原基质，阻止 T 细胞进入肿瘤。此外，肿瘤内皮细胞可以表达 Fas-L，从而诱导 T 细胞凋亡。B. 肿瘤辐射诱导免疫原性细胞死亡，从而增强局部微环境中的免疫激活。内质网应激导致受损细胞暴露于外部钙网蛋白。抗原呈递细胞（APC）通过 CD91 识别钙网蛋白，并将死亡细胞内化。死亡细胞也会释放高迁移率族盒蛋白 B1（HMGB1），它能结合 TLR4 并使 APC 有效成熟，从而交叉呈递抗原并协同刺激效应 T 细胞。分泌型三磷酸腺苷（ATP）招募 APC 并激活炎症体，从而促进抗原交叉呈递。I 型干扰素是在 cGas-STING 信号后产生的，它促进 DC 激活和交叉呈递。辐射肿瘤分泌的趋化因子可以招募效应 T 细胞和髓源性抑制细胞（MDSC）。肿瘤血管系统上调血管细胞黏附分子（VCAM）促进 T 细胞进入。MHC. 主要组织相容性复合体；VEGF. 血管内皮生长因子

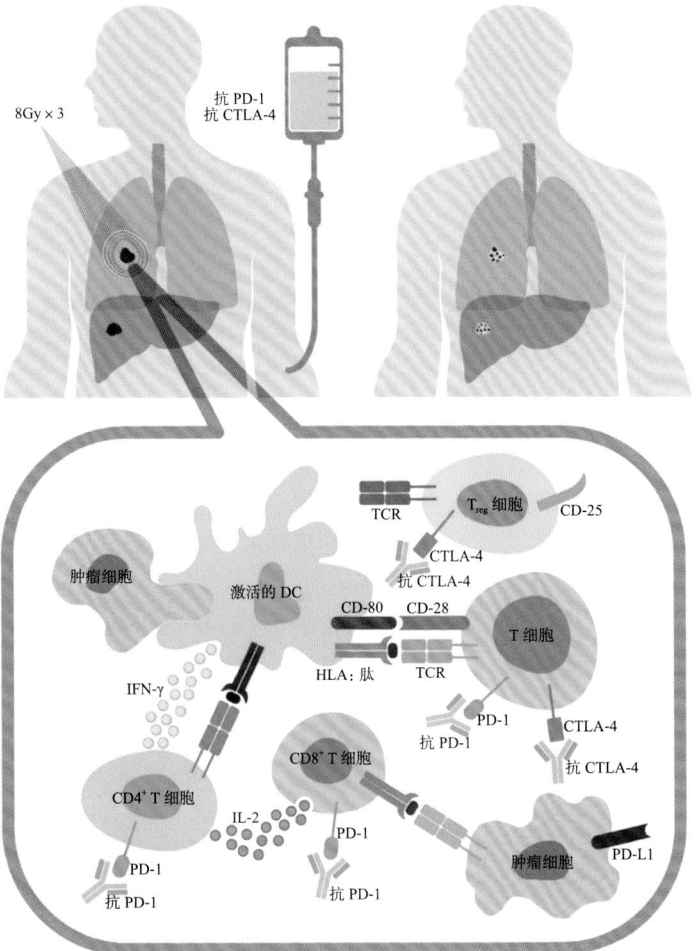

◀ 图 26-3 抗 CTLA-4 和抗 PD-1 免疫疗法激活非冗余机制，促进 T 细胞的克隆扩张，并使耗尽的效应细胞恢复活力

肿瘤放射增强主要组织相容性复合体（MHC）抗原呈递，增加抗肿瘤 T 细胞库的多样性。临床试验正在探索免疫治疗与肿瘤放疗相结合的最佳模式，以协同激活和扩增介导全身肿瘤排斥反应的抗肿瘤 T 细胞。DC. 树突细胞；TCR.T 细胞受体

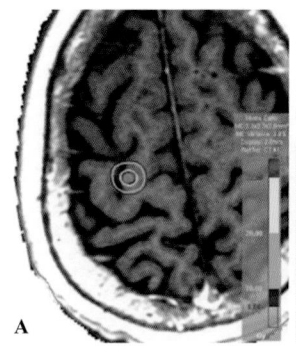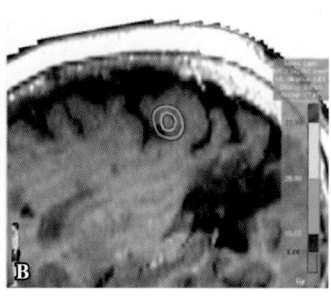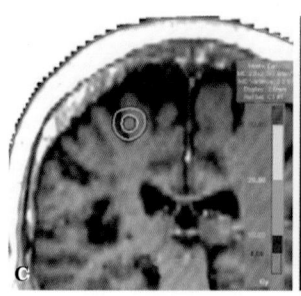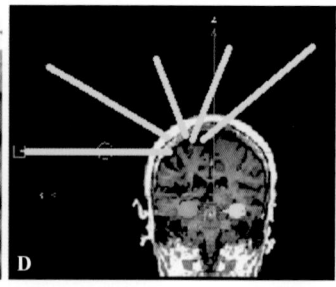

▲ 图 27-1　立体定向放射外科治疗右侧顶叶病变

处方剂量为 20Gy，说明了良好的一致性。靶点用红色勾画，粉红色阴影。20Gy 处方等剂量体积用黄色勾画，并在轴位（A）、矢状位（B）和冠状位（C）上显示出通过病变中心紧紧围绕目标。冠状位（D）显示弧线通过的角度（黄线）。光束角度是通过表旋转实现的。一个单独治疗的左侧病变也可以在该面板中看到红色，几个正常的组织结构也被概述

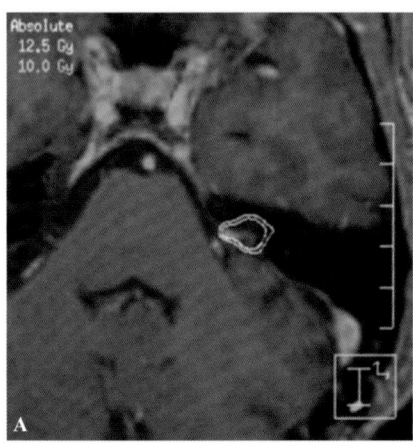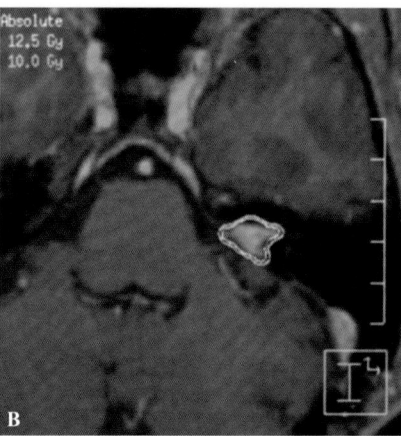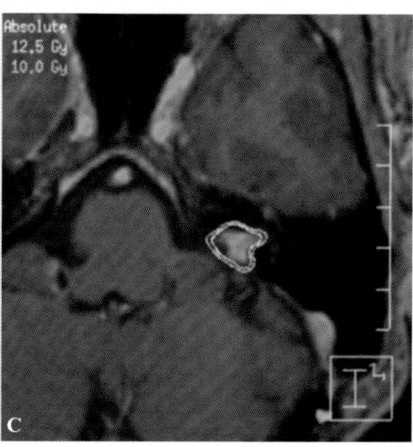

▲ 图 27-3　三个选定的轴向切口通过前庭分裂瘤显示了使用四个不同的等中心所产生的符合治疗计划

钆对比度增强薄片 T_1-3D 变质梯度回波磁共振成像数据集已被融合到基础立体定向计算机断层扫描中，以可视化前庭分裂瘤。12.5Gy 治疗等剂量线和 10Gy 等剂量线所示

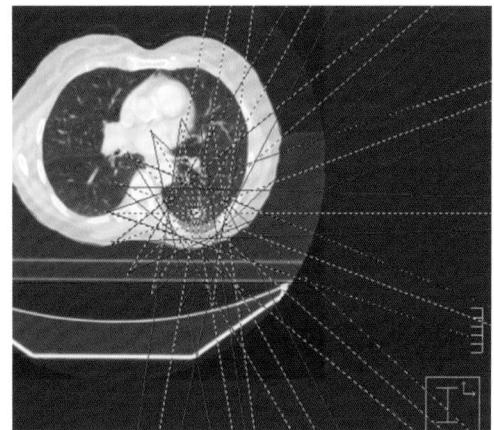

▲ 图 28-2　周围型 I 期肺癌立体定向体部放射治疗的典型射束排列和剂量分布

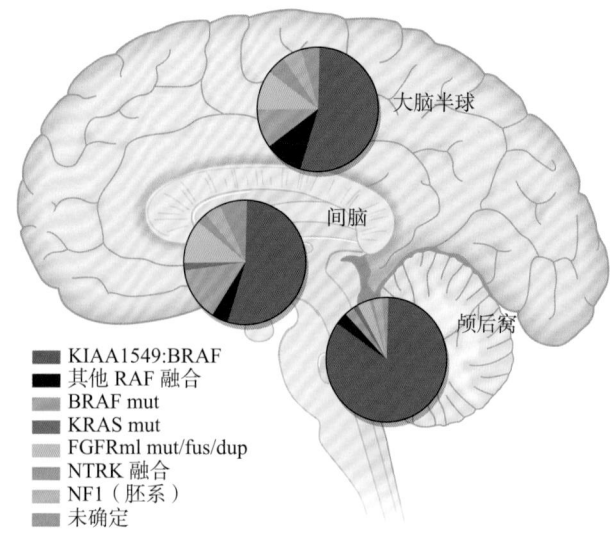

▲ 图 31-1　饼状图总结了不同解剖部位（颅后窝、间脑和大脑半球）特定丝裂原激活蛋白激酶通路改变的估计频率，从 188 例毛细胞星形细胞瘤中计算得出

改编自 Collins VP，Jones DT，Giannini C. Pilocytic astrocytoma：pathology, molecular mechanisms and markers. *Acta Neuropathol.* 2015；129（6）：775–788.

调强放疗 质子治疗

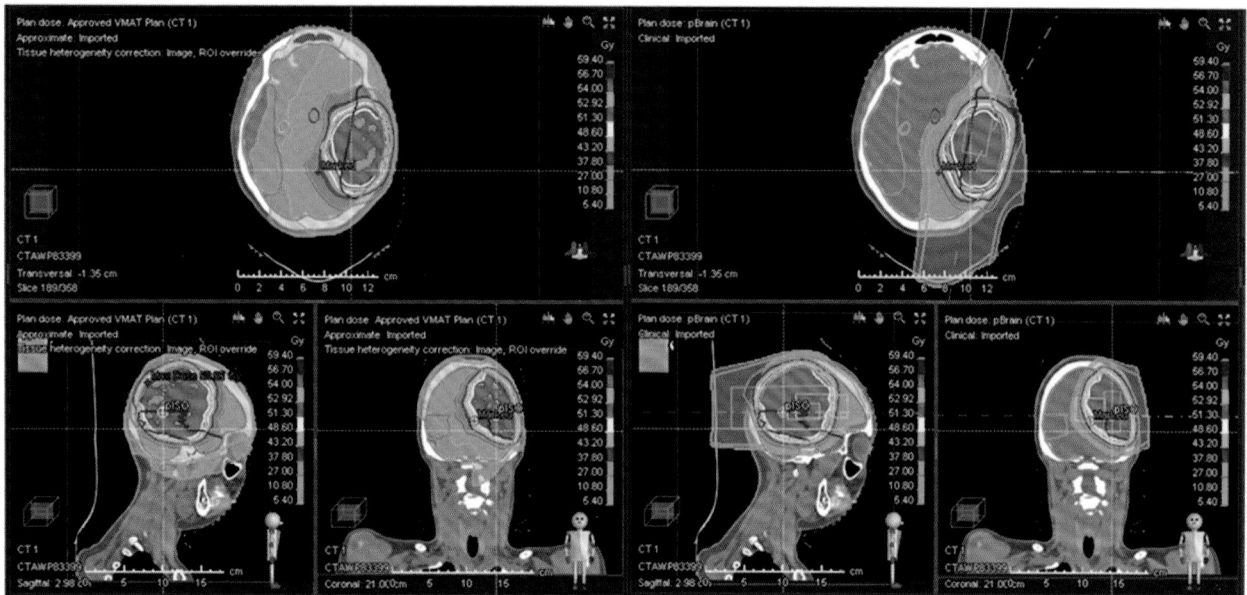

▲ 图 31-2　1 例年轻成人 WHO 2 级少突胶质细胞瘤患者次全切除术后治疗方案的比较

与调强放疗相比，质子治疗计划提供了相当的目标体积覆盖，显著减少了大脑和更远的危险器官（包括对侧海马和颞叶）的低剂量和中剂量

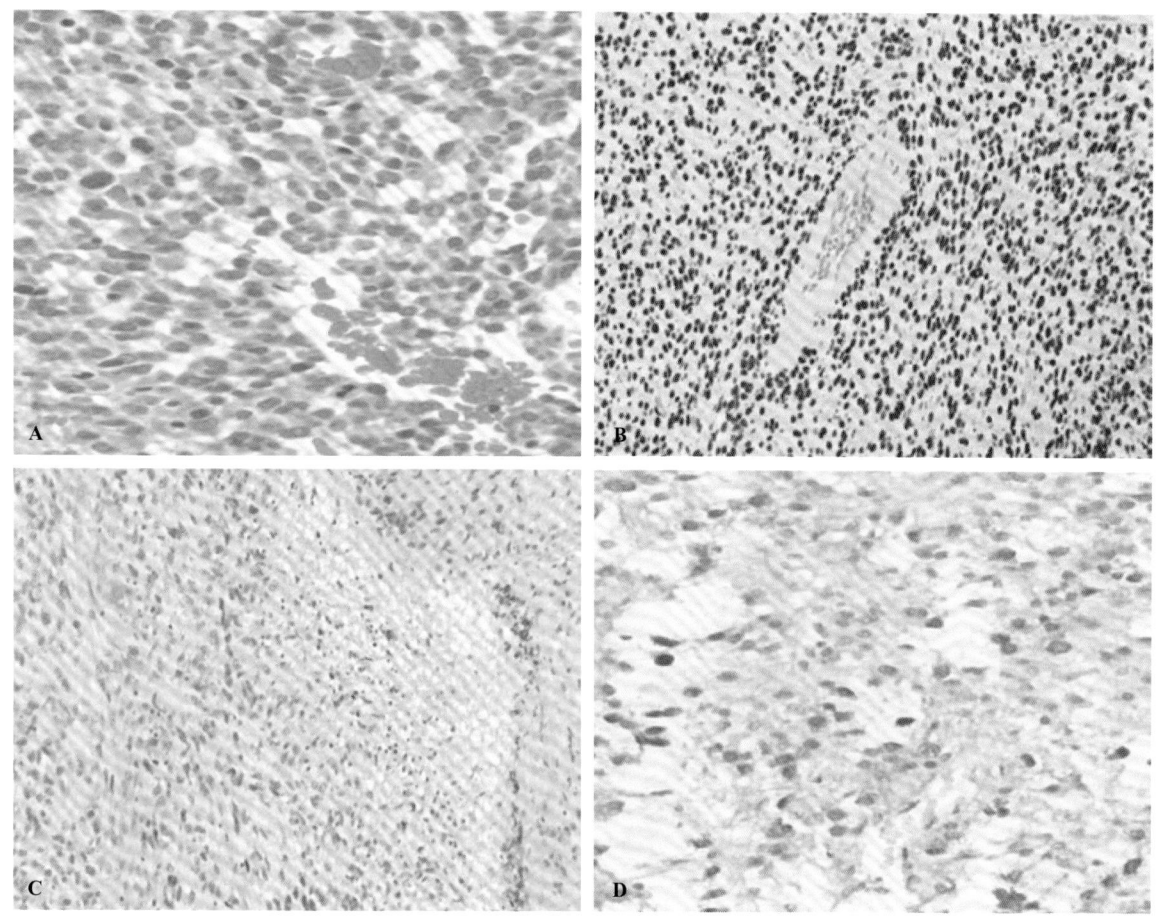

▲ 图 32-1　不同类别脑肿瘤的病理图

A. 有丝分裂活跃的间变性少突胶质细胞瘤；B. 胶质母细胞瘤，多形性肿瘤细胞伴坏死；C. 弥散性中线胶质瘤 H3K27M 免疫组织化学；D. IDH 突变胶质瘤 IDH1R132H 免疫组织化学

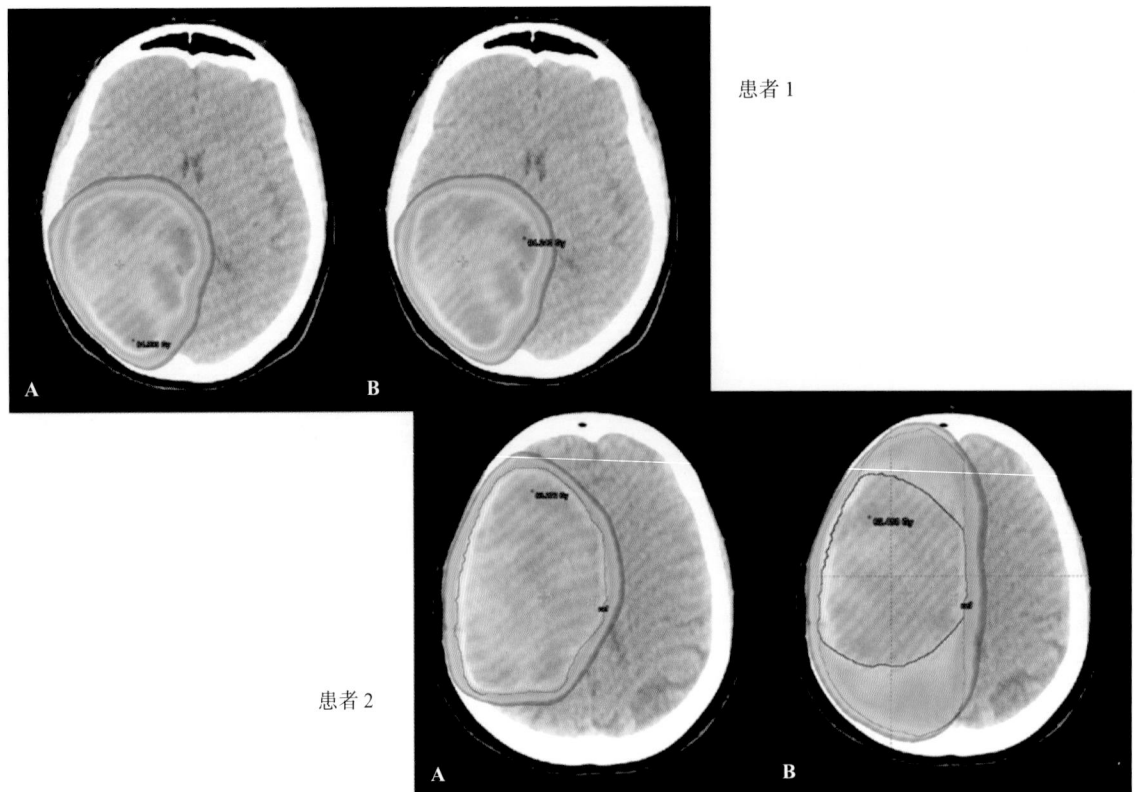

▲ 图 32-9　EORTC（方案 A）与 RTOG/NRG（方案 B）指南之间的治疗方案比较

值得注意的是，当存在大的 T_2 分量时，差异是显著的（例如，如患者 2 所示，而患者 1 的 T_2 变化为 0，因此，各个计划实际上是可叠加的）。EORTC. 欧洲癌症研究和治疗组织；RTOG. 放射治疗肿瘤小组

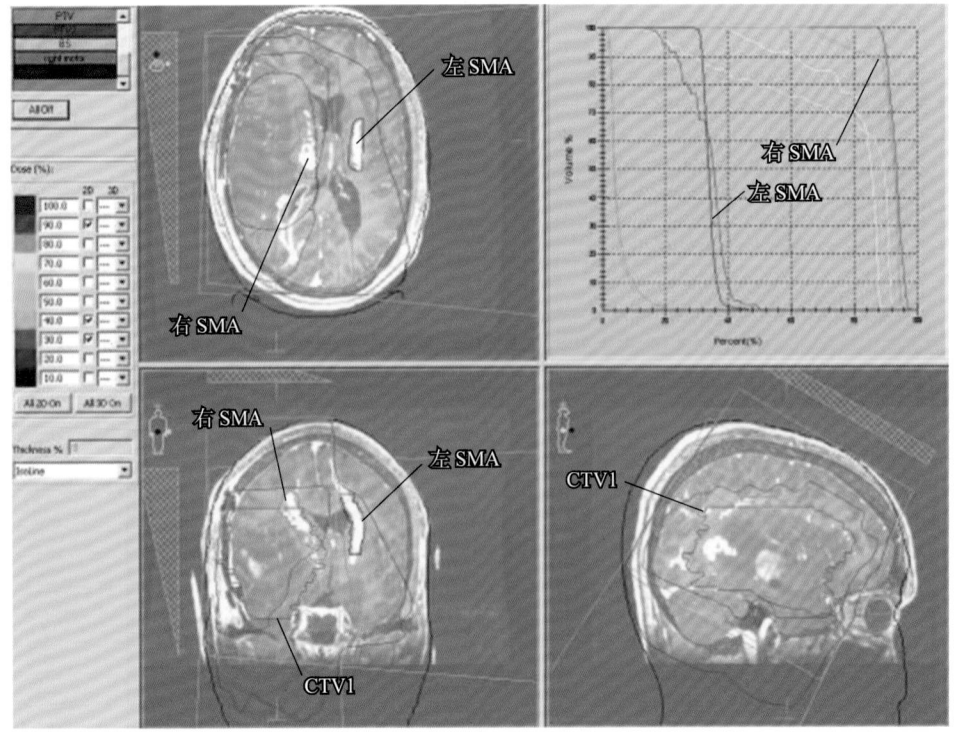

▲ 图 32-10　基于功能磁共振成像的治疗计划

注意临床靶体积（CTV）以及左右躯体运动区（SMA）的描绘，分别控制左右上肢的手运动

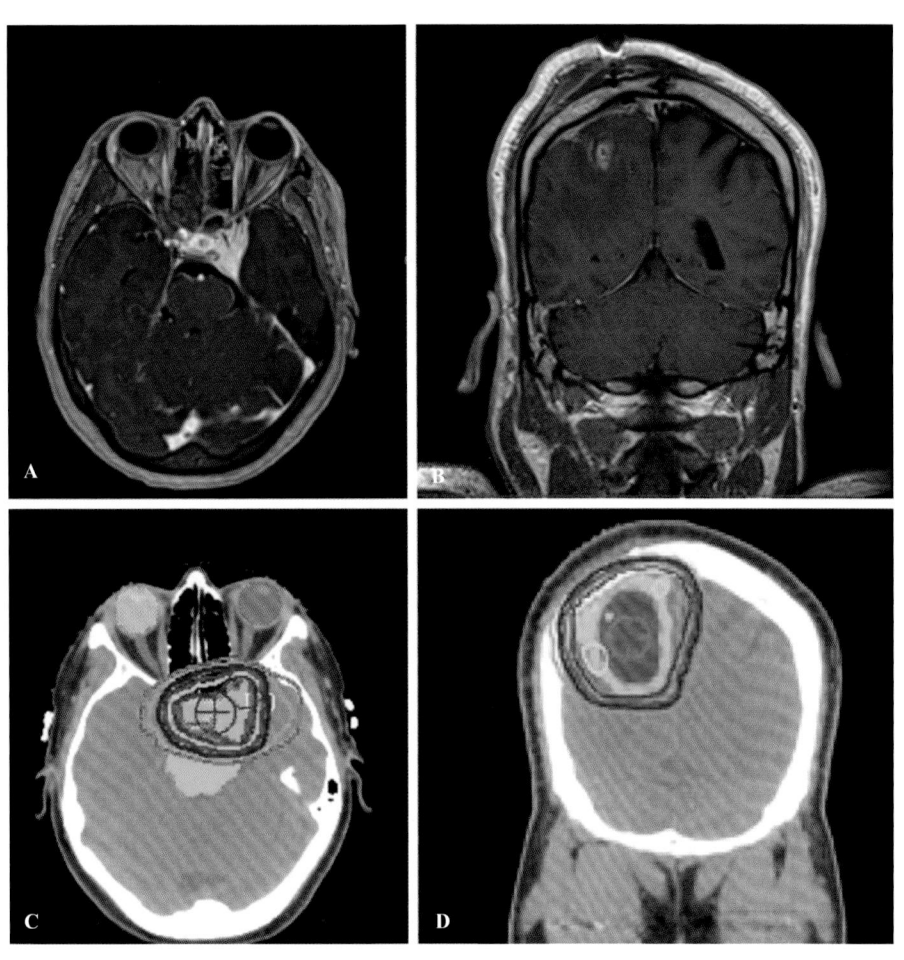

◀ 图 33-4　分次外照射（EBRT）的脑膜瘤病例

A. 一个包裹视神经交叉的视神经鞘脑膜瘤患者的轴位磁共振 T_1 加权成像。该患者接受分次外照射治疗，在治疗后 3 年的最后一次随访中显示稳定有效的视力。B. 2 型神经母细胞瘤病患者的轴位 MRI 扰相梯度回波序列。该患者发展为多发性脑膜瘤，包括 1 个顶叶脑膜瘤被切除，2 个右蝶翼脑膜瘤接受放射手术治疗，以及 1 个左蝶翼脑膜瘤在进展时需要分段放射治疗。C 和 D. 显示这些病例的外照射等剂量。视神经鞘脑膜瘤的剂量为 52.2Gy/1.8Gy。蝶翼脑膜瘤在影像上表现出更快的进展，治疗剂量为 54Gy/1.8Gy。病变分别在 3 年和 2 年得到控制

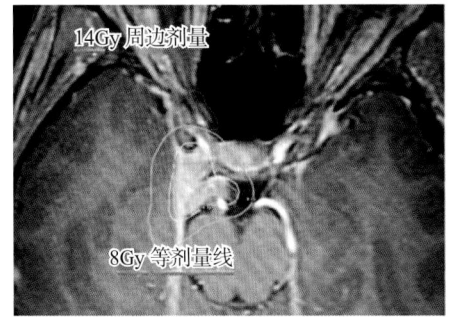

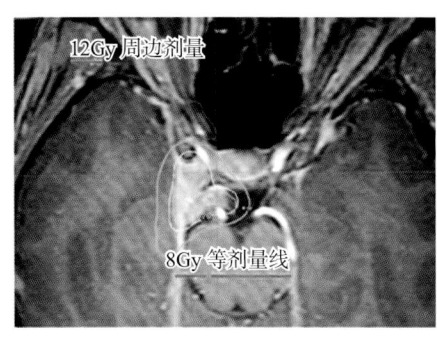

◀ 图 33-6　海绵窦脑膜瘤标准 14Gy（左）周边剂量与 12Gy（右）的剂量曲线比较

注意每个处方剂量的 8Gy 等剂量线（绿色）均接近光学结构（红色区域），否则给出相同的计划

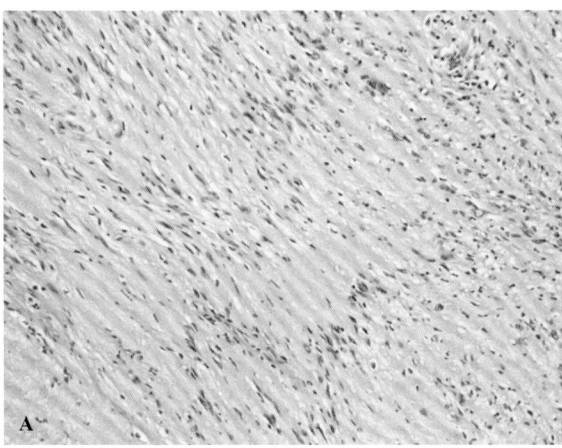

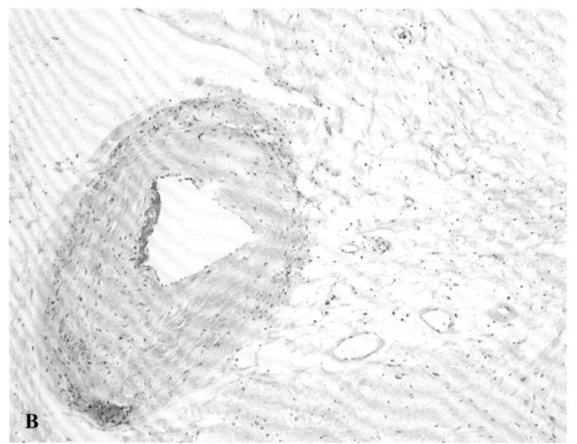

▲ 图 33-9　前庭神经鞘瘤的组织病理学

肿瘤边界清楚，有细胞多和细胞少的区域（Antoni A 区和 B 区），并含有厚壁血管。A. 描绘超细胞性（Antoni A 区）；B. 显示毗邻肥厚血管的细胞密度低（Antoni B 区）（图片由 Michael Castro, MD. 提供）

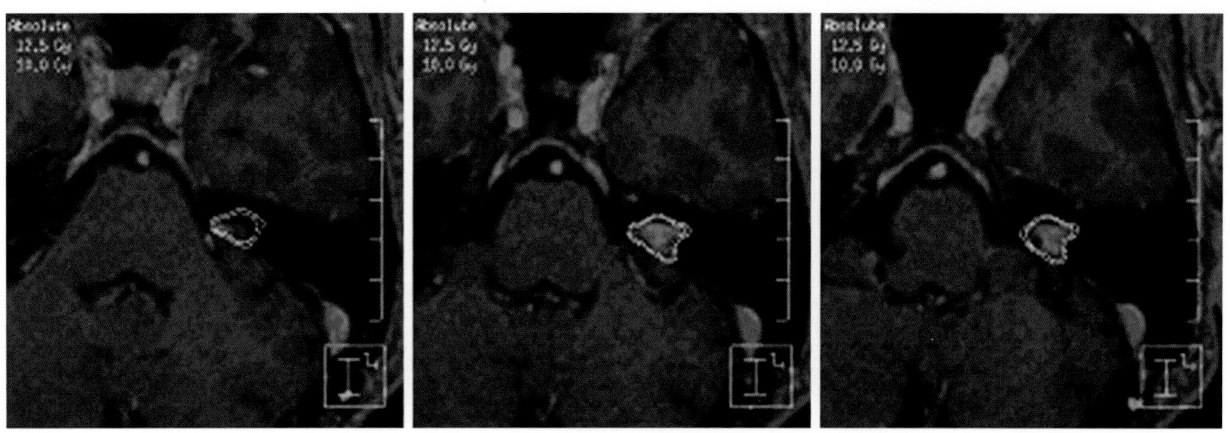

▲ 图 33-12 Linac 立体定向放射外科（SRS）治疗方案

使用 4 个等中心对左侧小前庭神经鞘瘤给予 12.5Gy 的剂量

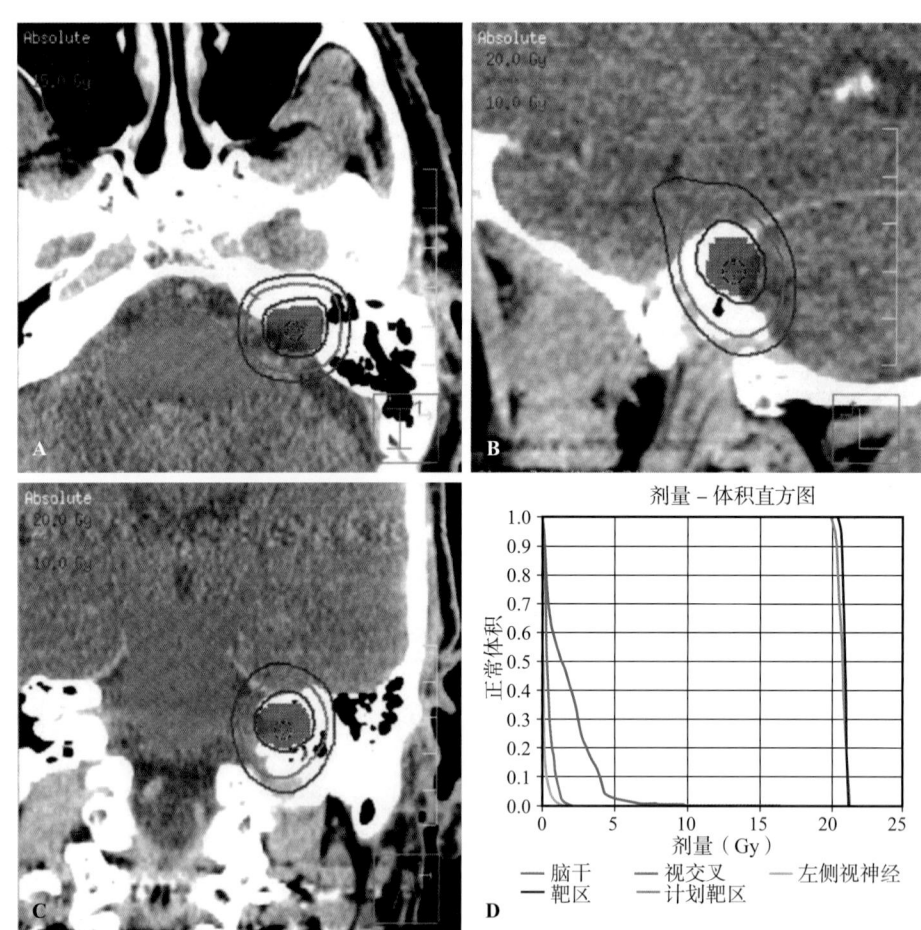

▲ 图 33-14 分次立体定向放射治疗（FSRT）治疗计划，每周给予左侧前庭神经鞘瘤 20Gy，每次 4Gy

图示代表轴位（A）、矢状位（B）和冠状位（C）等剂量线，以及剂量－体积直方图（D），显示对肿瘤总体积（GTV）和计划靶体积（PTV）的良好覆盖，对相邻正常结构的剂量最小

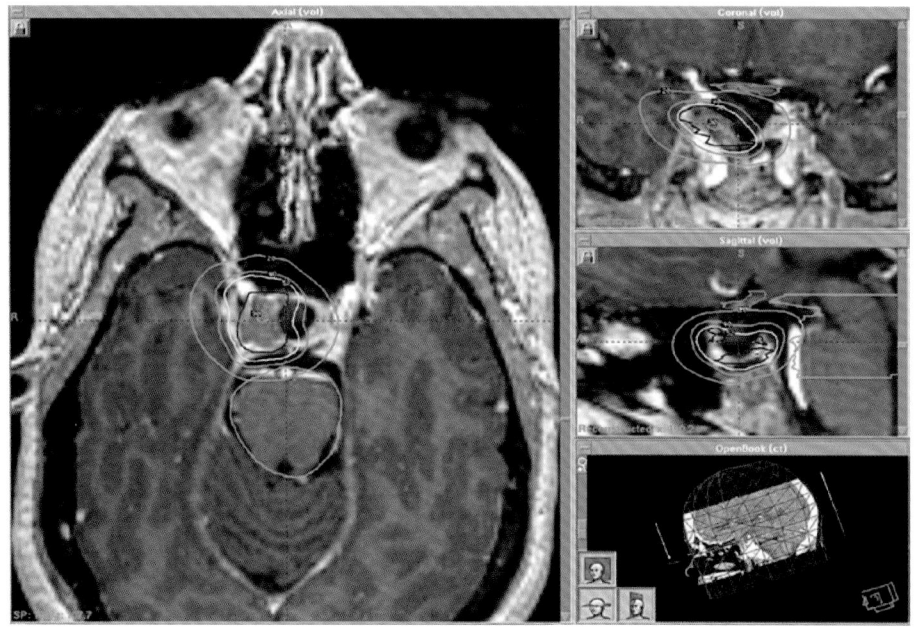

◀ 图 34-3 立体定向放射外科治疗生长激素分泌肿瘤

立体定向放射外科计划的生长激素（GH）分泌肿瘤曲线为蓝色。黄色等剂量线覆盖了肿瘤总体积的 100%，接收 2200cGy。冠状位（右上方图像）和矢状位（右下方图像）显示的视交叉（橙色）接收 900cGy，体积为 0.03ml

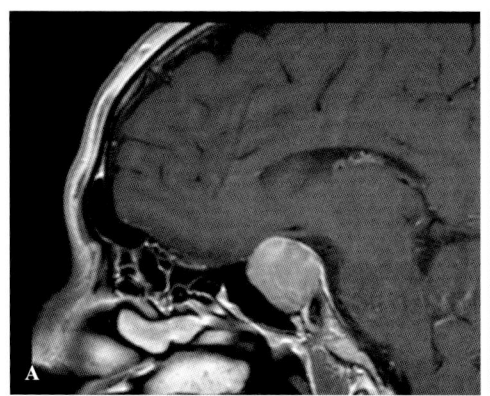
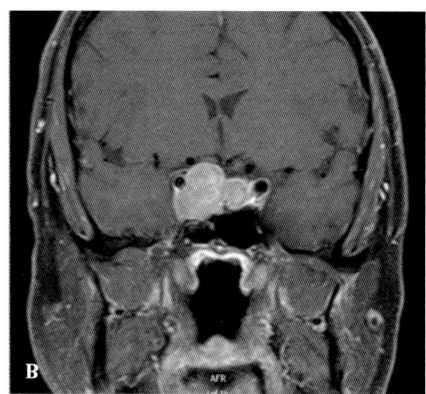
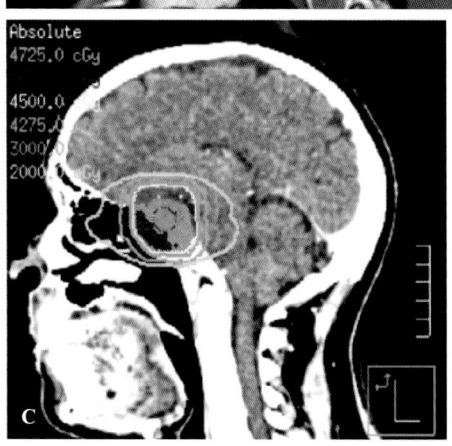
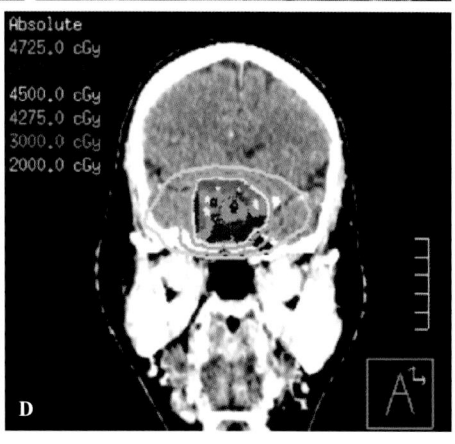

◀ 图 34-6 非分泌性垂体腺瘤患者脑部的矢状位和冠状位 MRI

A 和 B. 图示非分泌性垂体腺瘤三次手术后状态，肿瘤进展伴视交叉压迫。C 和 D. 治疗方案。计划靶区（PTV）用紫色表示。给予 4500cGy，每次 180cGy。视交叉最大剂量为 4595cGy。左右海马平均剂量分别为 2254cGy 和 1954cGy

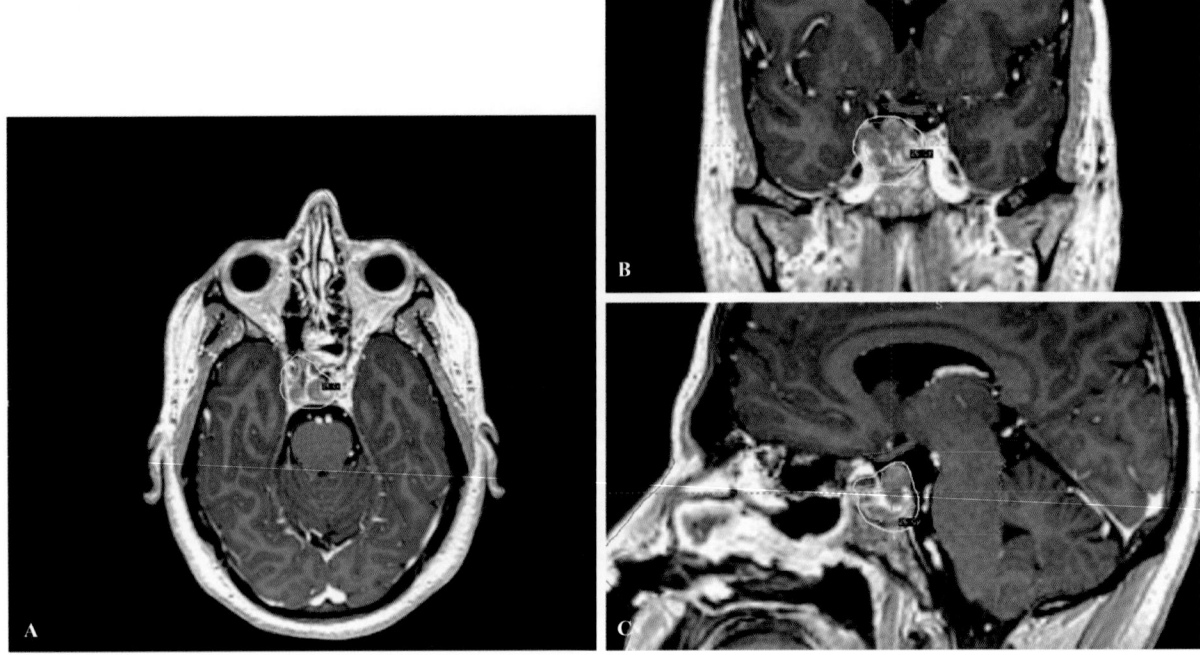

▲ 图 34-10　保护视交叉的分次放疗治疗垂体肿瘤

55% 等剂量线，对视神经交叉 2mm 范围内的垂体肿瘤进行放射治疗，剂量为 25Gy/5 次。视交叉的最大剂量为 16.8Gy。A、B、C 分别为 MRI 的轴位、冠状位和矢状位图像

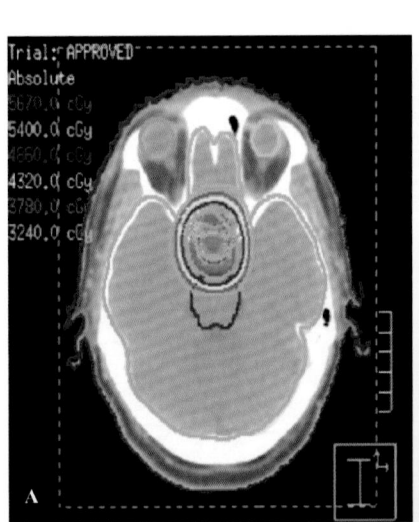

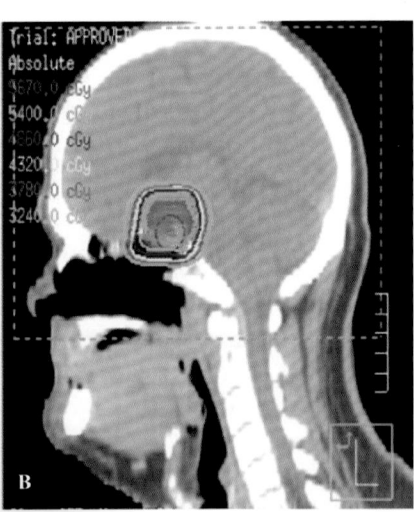

◀ 图 34-12　分次放射治疗伴有邻近视交叉鞍上肿瘤的颅咽管瘤患者

A、B、C 分别为轴位、矢状位、冠状位图。计划靶区用紫色表示。使用 5400cGy/180cGy。视交叉最大剂量为 5511cGy

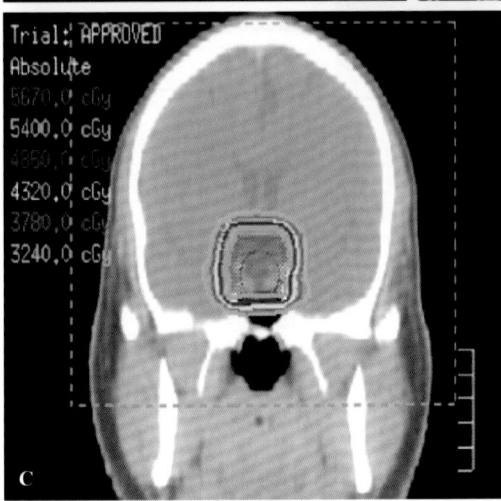

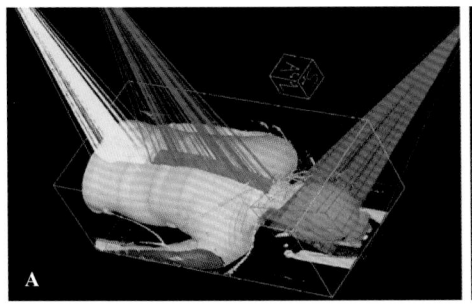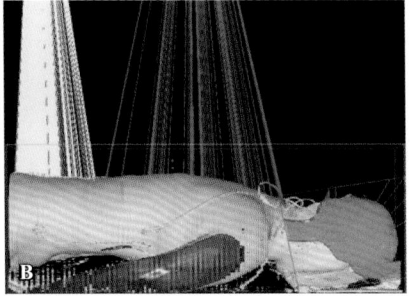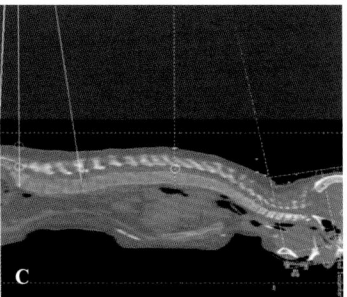

▲ 图 35-6　接受颅脊轴放射治疗的患者可以在仰卧或俯卧状态下接受治疗，并使用固定石膏以确保位置的重复性

颅内内容物和颈髓上部 1～2 段通过相对的侧野（A 和 B，红色光束）进行治疗，其中定制块保护正常的头和颈部组织。脊椎区域通过 1 个或 2 个后野（A 和 B，蓝色和黄色光束）进行治疗。治疗计划 CT 扫描（C）显示治疗光束匹配

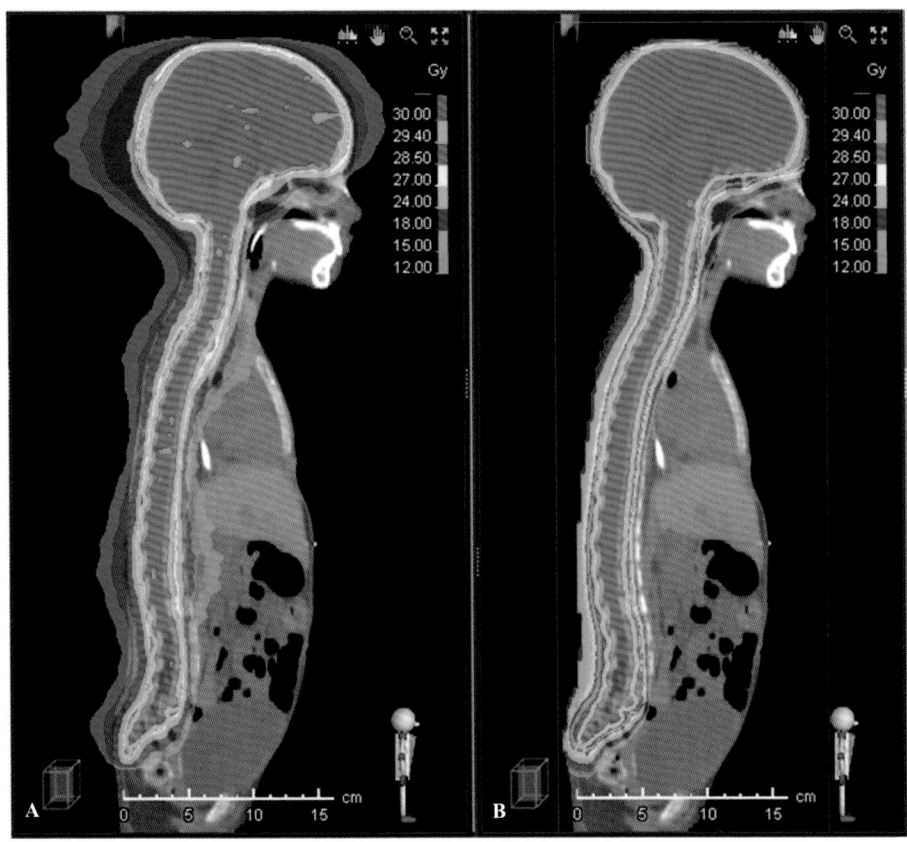

◀ 图 35-7　采用螺旋输送光子放射治疗（A）和调强质子治疗（B）的颅脊轴照射等剂量分布矢状位图

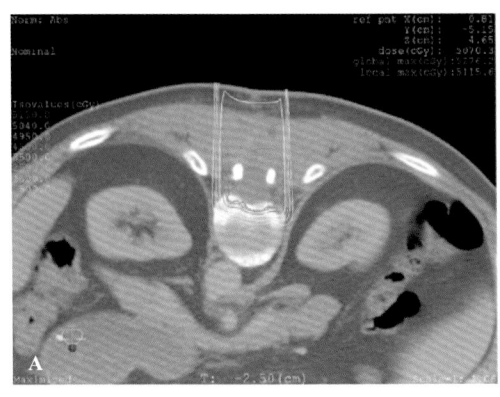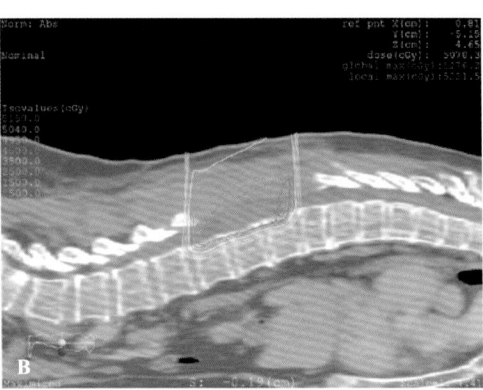

◀ 图 35-8　低级别星形细胞瘤患者质子计划的轴位（A）和矢状位（B）等剂量分布图（50.4CGE）（由麻省总医院提供）

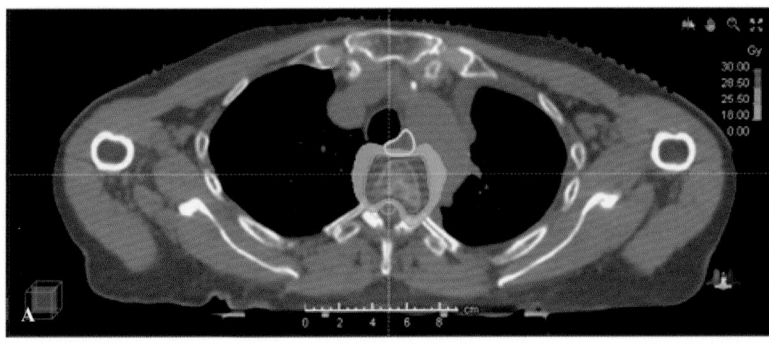
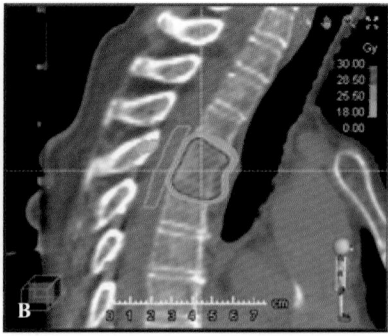

▲ 图 35-9　轴位（A）和矢状位（B）显示经活检证实的脊柱寡转移瘤的等剂量分布

来自原发肺，剂量为 30Gy，分 3 次治疗。最危险的结构包括脊髓（橙色）和食管（黄色）。治疗后正电子发射断层扫描 / 计算机断层扫描显示对治疗的完全代谢反应

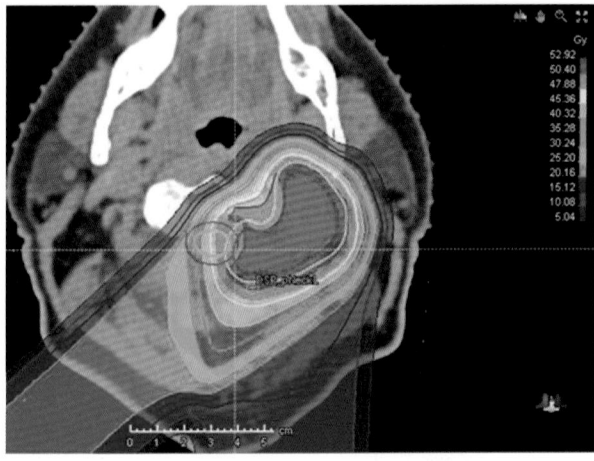

▲ 图 35-15　接受明确放射治疗的颈椎神经鞘瘤患者的质子放射治疗等剂量分布（肿瘤靶区为红色，脊髓为绿色）

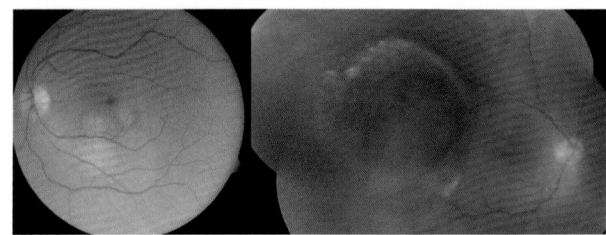

▲ 图 36-1　原发性脉络膜黑色素瘤

右图为鼻下部黄斑脉络膜黑色素瘤，高 1.8mm，不适合经巩膜细针穿刺活检。左图为协作性眼部黑色素瘤研究的大型脉络膜黑色素瘤，不适合进行巩膜近距离放疗［引自 Young TA, Burgess BL, Rao NP, et al. Transscleral fine-needle aspiration biopsy of macular choroidal melanoma. *Am J Ophthalmol*. 2008；145（2）：297–302.］

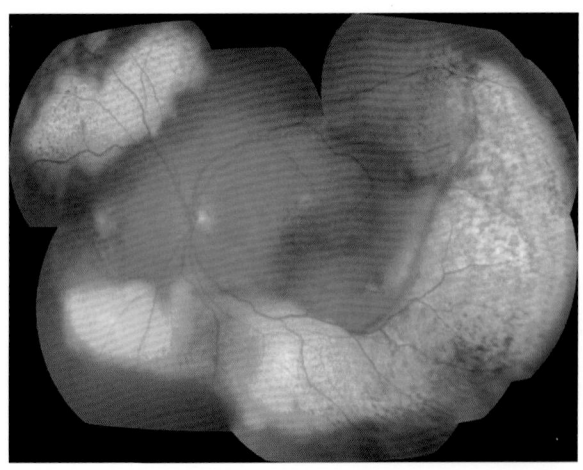

▲ 图 36-2　原发性眼内淋巴瘤

左眼原发性眼内淋巴瘤的复合彩色眼底照片。注意由于玻璃体细胞的存在导致的眼底模糊外观，明显的黄色视网膜下浸润伴视网膜色素上皮改变（豹纹斑），以及视网膜下积液。玻璃体穿刺不能提供足够的细胞来诊断，因此需要玻璃体切割术加视网膜切开术和视网膜下抽吸术来诊断原发性眼内淋巴瘤［引自 Sagoo MS. Primary intraocular lymphoma. *Surv Ophthalmol*. 2014；59（5）：503–516.］

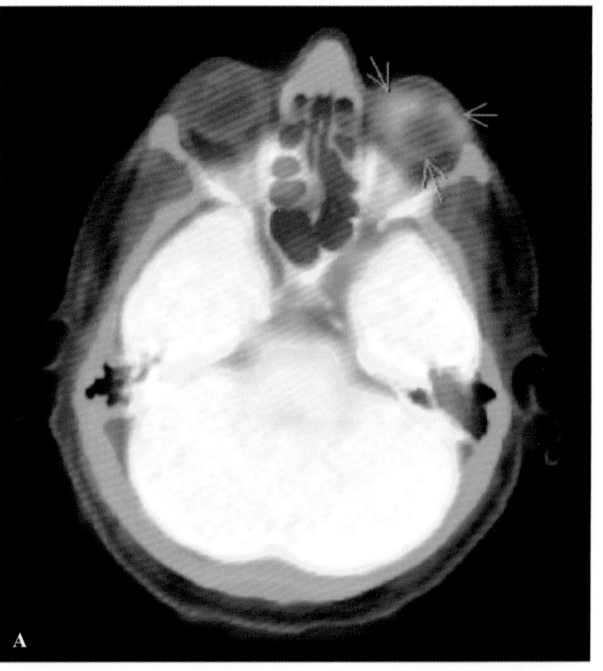

▲ 图 36-4　眼眶淋巴瘤患者，58 岁，男，视物模糊

A. 磁共振成像和氟脱氧葡萄糖正电子发射断层扫描诊断为边缘带淋巴瘤，并伴有结膜和脉络膜受累

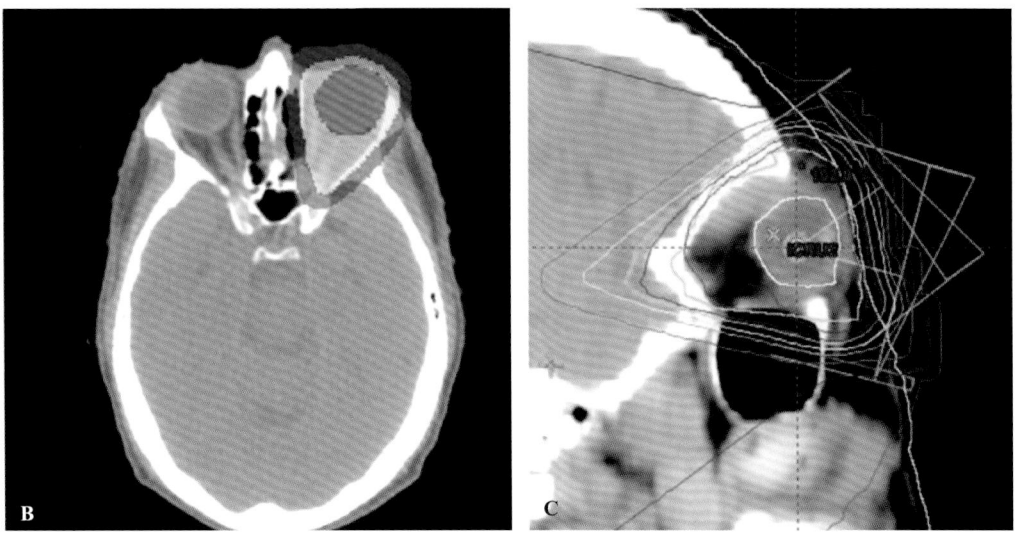

▲ 图 36-4（续） 眼眶淋巴瘤患者，58 岁，男，视物模糊

B. 调强放疗体积（红色）：大体肿瘤体积，脉络膜间隙，结膜；临床靶区（黄色）：左眶；计划靶区（蓝色）：5mm。C.采用适形上、下斜楔形交替入路（不同眼眶边缘带淋巴瘤病例）[引自 Yahalom J. Modern radiation therapy for extranodal lymphomas：field and dose guidelines from the International Lymphoma Radiation Oncology Group. *Int J Radiat Oncol Biol Phys*. 2015；92（1）：11–31.]

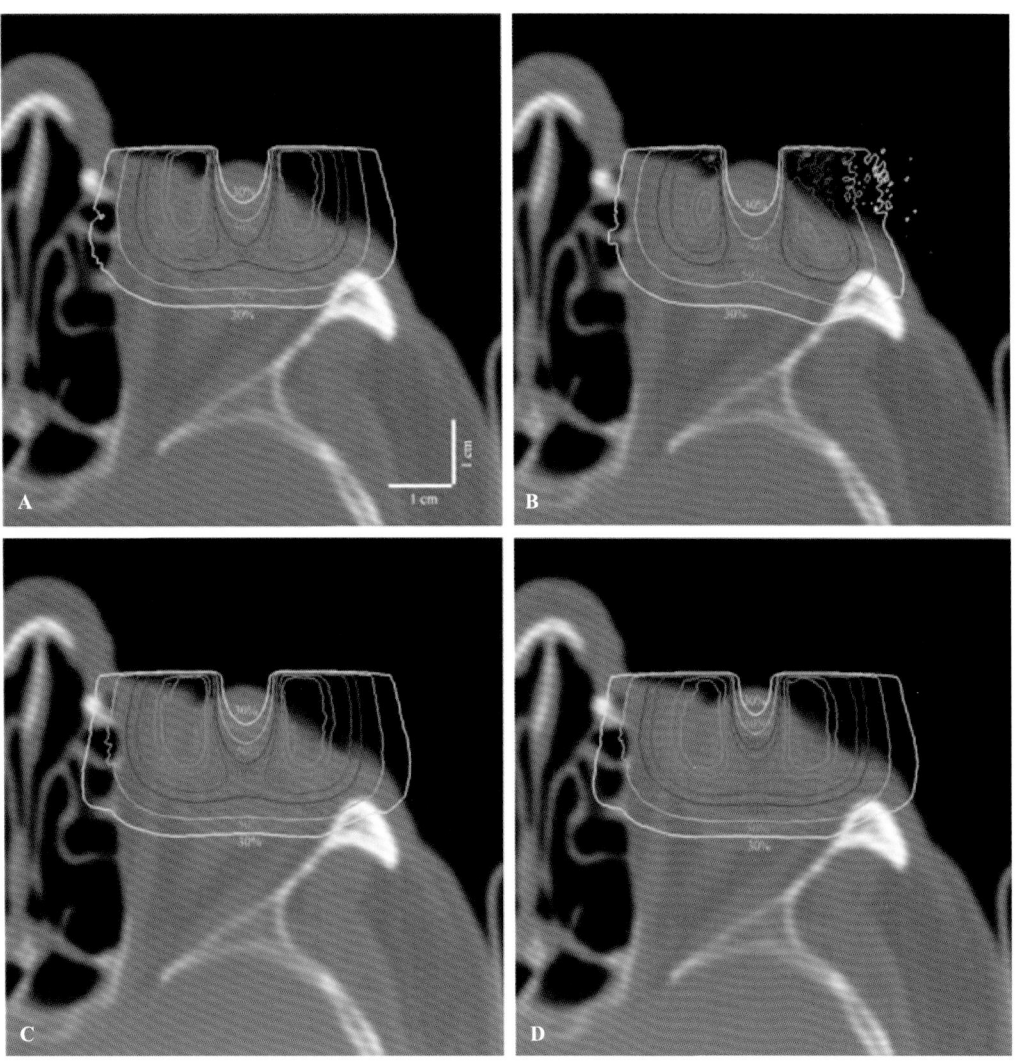

▲ 图 36-6 悬挂块剂量测定法

对于以下治疗设置，等中心线处的等剂量线。A. 6MeV，孔直径（*h*）=3.0cm，棒直径（*r*）=1.0cm，带推注；B. 6MeV，*h*=3.0cm，*r*=1.0cm，无推注；C. 6MeV，*h*=3.5cm，*r*=1.0cm，带推注

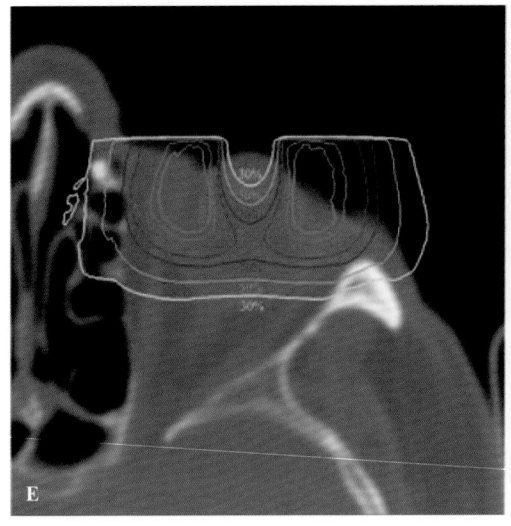
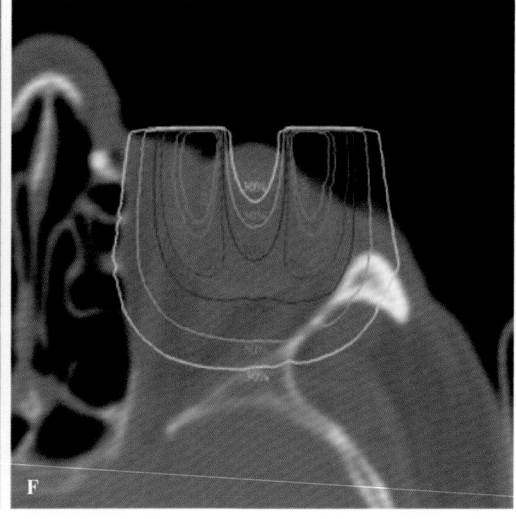

▲ 图 36-6（续） 悬挂块剂量测定法

对于以下治疗设置，等中心线处的等剂量线。D. 6MeV，h=3.5cm，r=0.8cm，带推注；E. 6MeV，h=4.0cm，r=1.0cm，带推注；F. 9MeV，h=3.0cm，r=1.0cm，带推注。所有标绘的案例都使用了 15cm×15cm 电子施放器。从内到外相对等剂量线分别对应每种情况下最大吸收剂量的 100%、95%、80%、70%、50% 和 30%［引自 Brualla L. Electron irradiation of conjunctival lymphoma—Monte Carlo simulation of the minute dose distribution and technique optimization. *Int J Radiat Oncol Biol Phys*. 2012；83 （4）：1330–1337.］

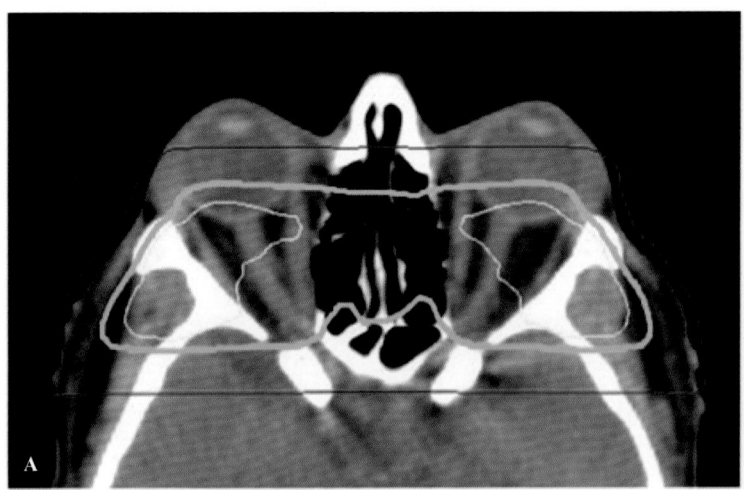
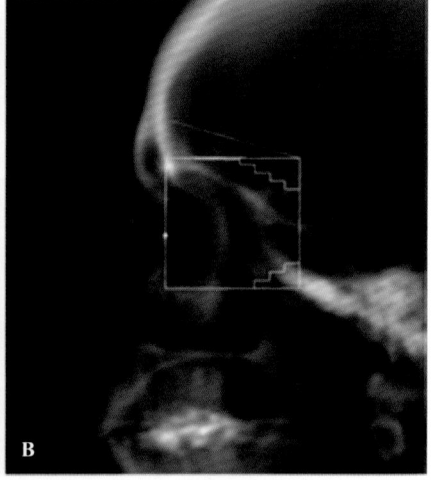

▲ 图 36-7 Graves 眼病的治疗计划

A. 为来自 Graves 眼病患者的非增强 CT 的轴位片，具有相应的等剂量线（蓝色：10% 等剂量线；绿色：95% 等剂量线；黄色：100% 等剂量线）；B. 为具有代表性的数字重建 X 线片，其等角点位置位于晶状体后方，以方便半光束遮挡以限制晶状体剂量

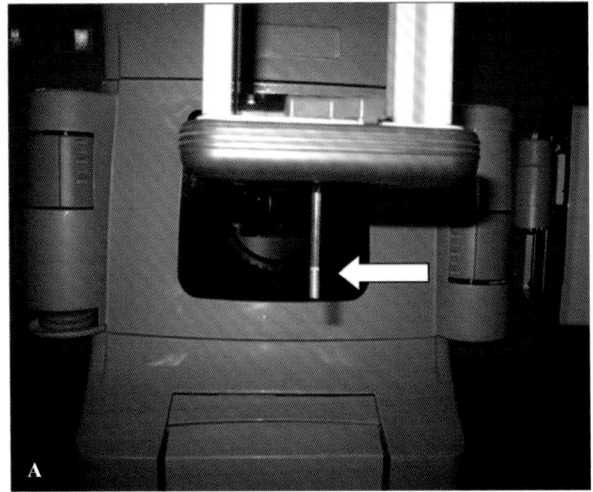

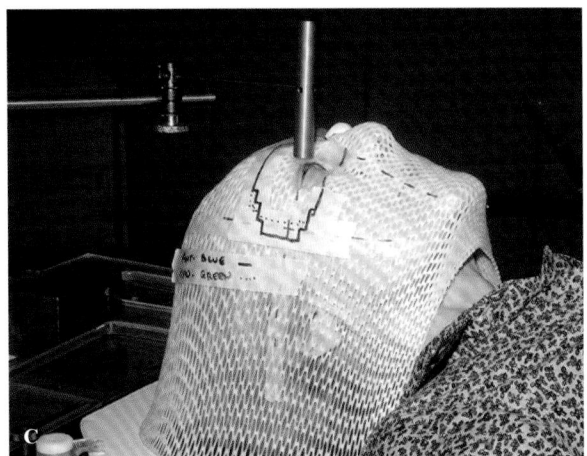

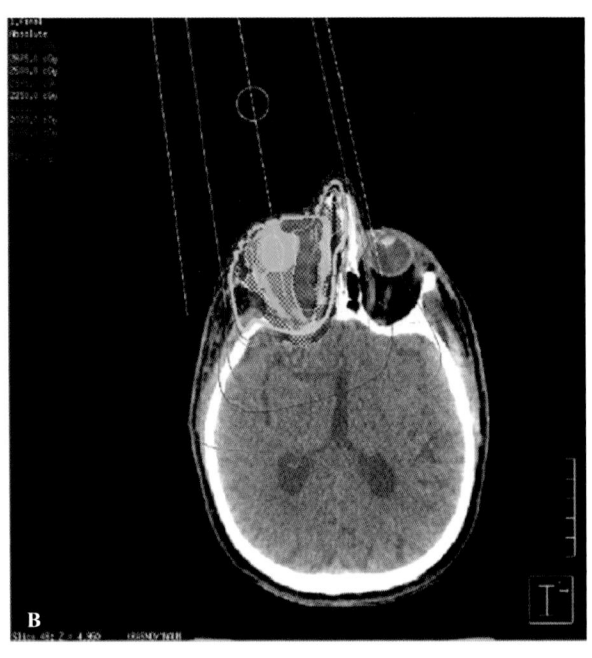

▲ 图 36-8 眼眶黏膜相关淋巴组织淋巴瘤的铅笔眼护罩

A 和 B. 电子束技术对原发性眼眶黏膜相关淋巴组织淋巴瘤的照射显示铅笔眼护罩的剂量测定；C. 带铅笔形罩的光子束技术［引自 Goda J. Localized orbital mucosa-associated lymphoma tissue lymphoma managed with primary radiation therapy: efficacy and toxicity. *Int J Radiat Oncol Biol Phys*. 2011；81（4）：659–666.］

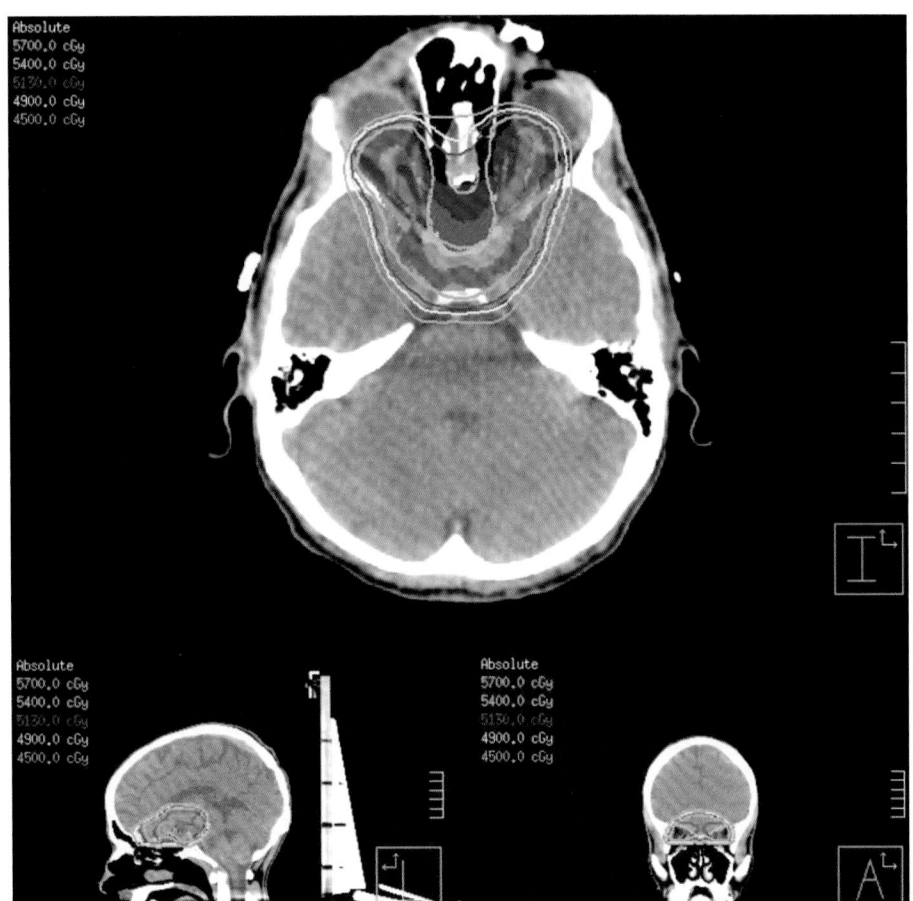

◀ 图 36-9 视神经胶质瘤的治疗计划

交叉低级别胶质瘤患者接受总剂量为 54Gy，分次剂量为 2Gy 的调强放射治疗计划的轴位、矢状位和冠状位非增强 CT 图像（引自 Lucas J, et al. *Orbital, Ocular, and Optic Nerve Tumors. Clinical Radiation Oncology*. 4th ed. Philadelphia: Elsevier; 2016.）

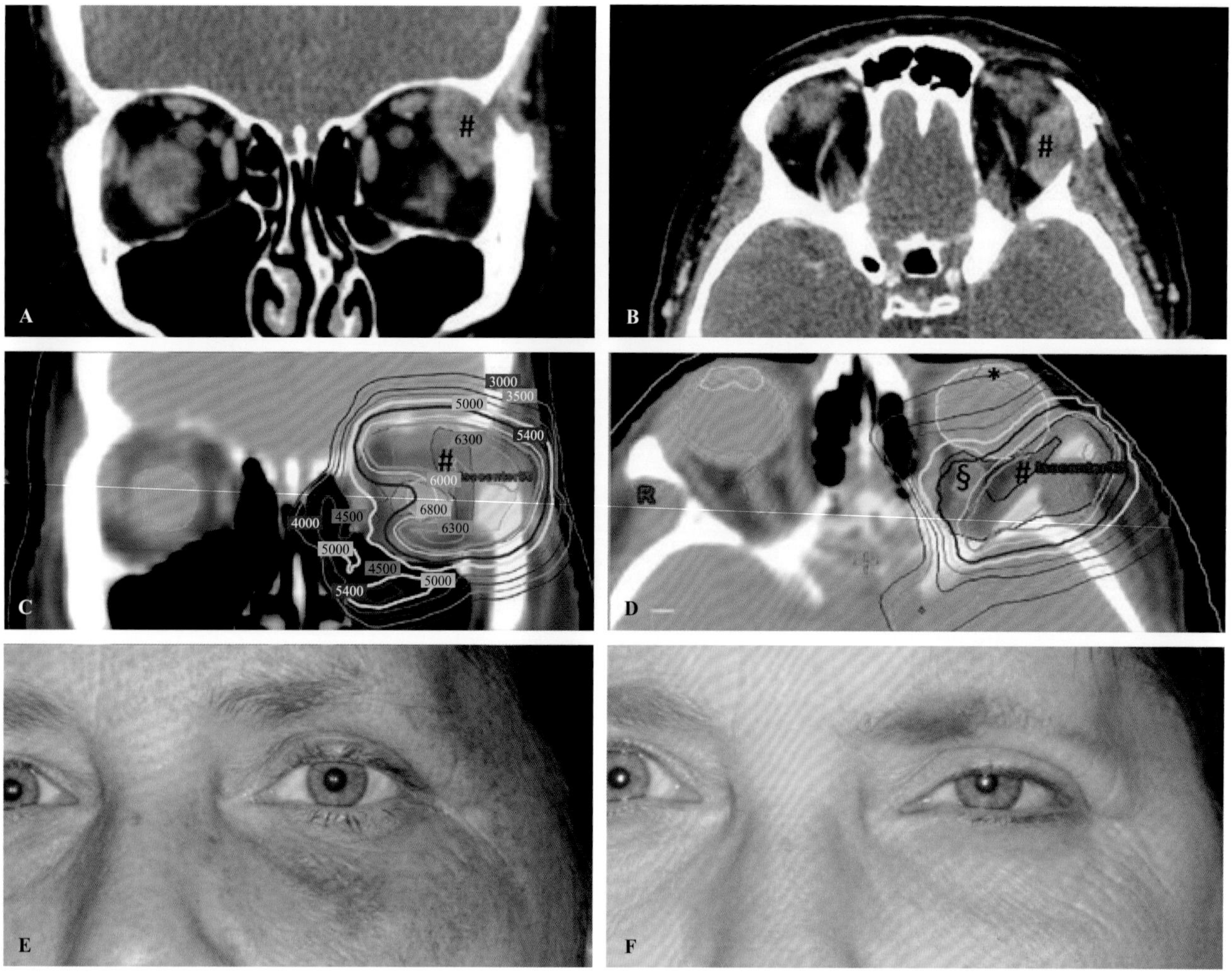

▲ 图 36-10 眼眶肿瘤质子治疗

右泪腺腺样囊性癌患者术前的 CT 冠状位（A）和轴位（B）图像，患者接受了保留眼眶手术，之后接受了质子治疗；没有使用眼偏差技术。治疗计划的冠状位（C）和轴位（D）图像显示，60Gy（RBE）将被送到肿瘤腔内（#. 术前成像确定），同时避免了对角膜（*）和视神经（§）造成毒性的剂量水平。治疗结束时（E）和随访 6 个月时（F）的面部图显示治疗区域的放射性皮炎消退［引自 Holliday E. A multidisciplinary orbit-sparing treatment approach that includes proton therapy for epithelial tumors of the orbit and ocular adnexa. *Int J Radiat Oncol Biol Phys.* 2016；95（1）：344–352.］

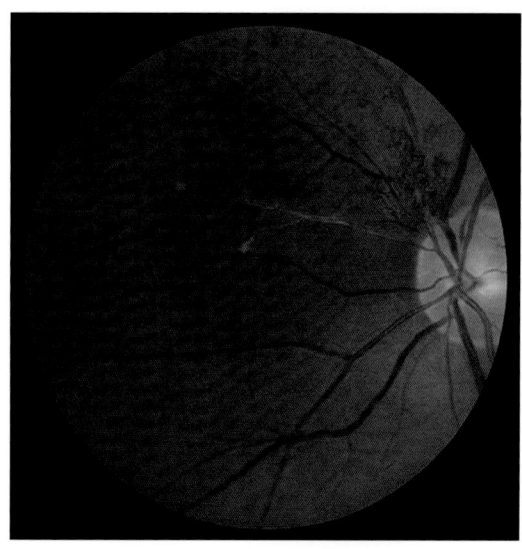

▲ 图 36-11 放射性视网膜病变

中度放射性视网膜病变患者的视网膜新血管形成和出血［引自 Kaushik M. Risk of radiation retinopathy in patients with orbital and ocular lymphoma. *Int J Radiat Oncol Biol Phys.* 2012；84（5）：1145–1150.］

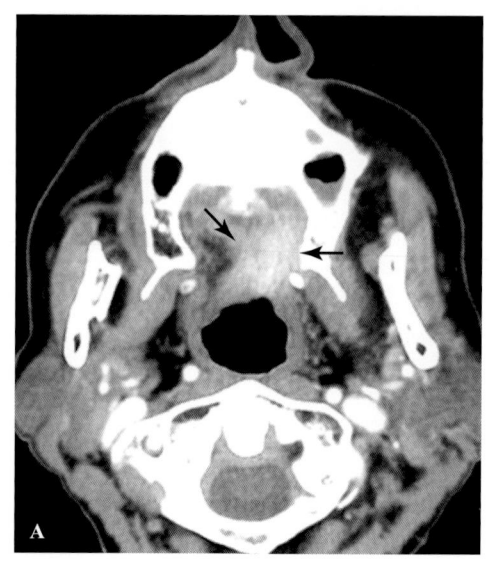

▲ 图 39-4 $T_{4b}N_{2c}$ 软腭鳞状细胞癌

A 和 B. 轴位增强 CT 扫描显示软腭有大量强化团块（黑箭），硬腭受到侵蚀；肿块沿鼻咽外侧壁向上扩散，神经周围肿瘤通过腭大孔向上扩散到翼腭窝（开放箭）

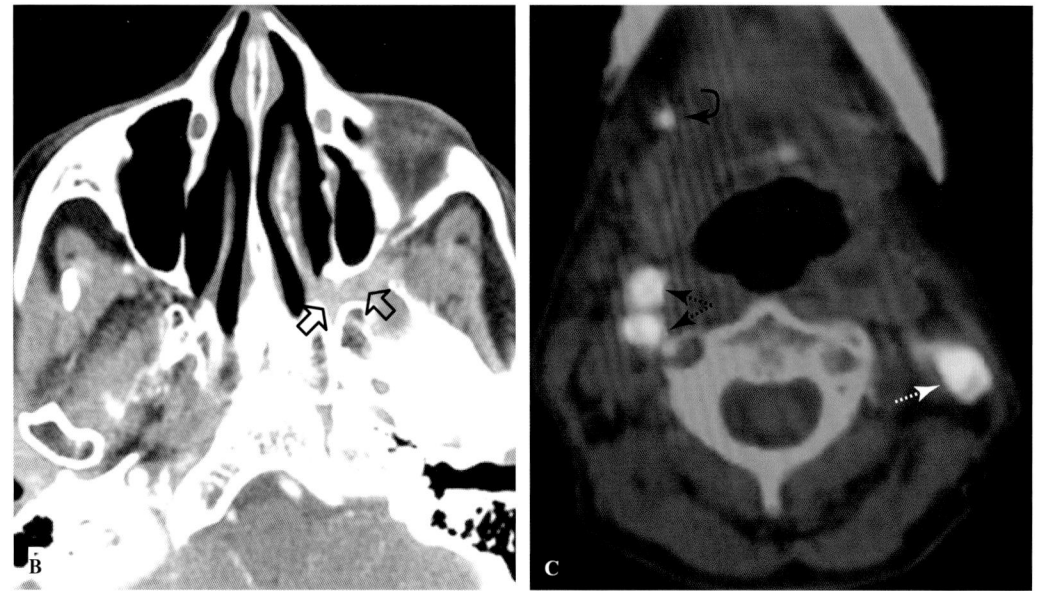

▲ 图 39-4（续） $T_{4b}N_{2c}$ 软腭鳞状细胞癌

A 和 B. 轴位增强 CT 扫描显示软腭有大量强化团块（黑箭），硬腭受到侵蚀；肿块沿鼻咽外侧壁向上扩散，神经周围肿瘤通过腭大孔向上扩散到翼腭窝（开放箭）。C. CT 和 PET/CT 图像显示 N_{2c} 淋巴结转移涉及 I A、I B（弯曲的黑箭）、II A（虚线的黑箭）和 II B（虚线的白箭）水平

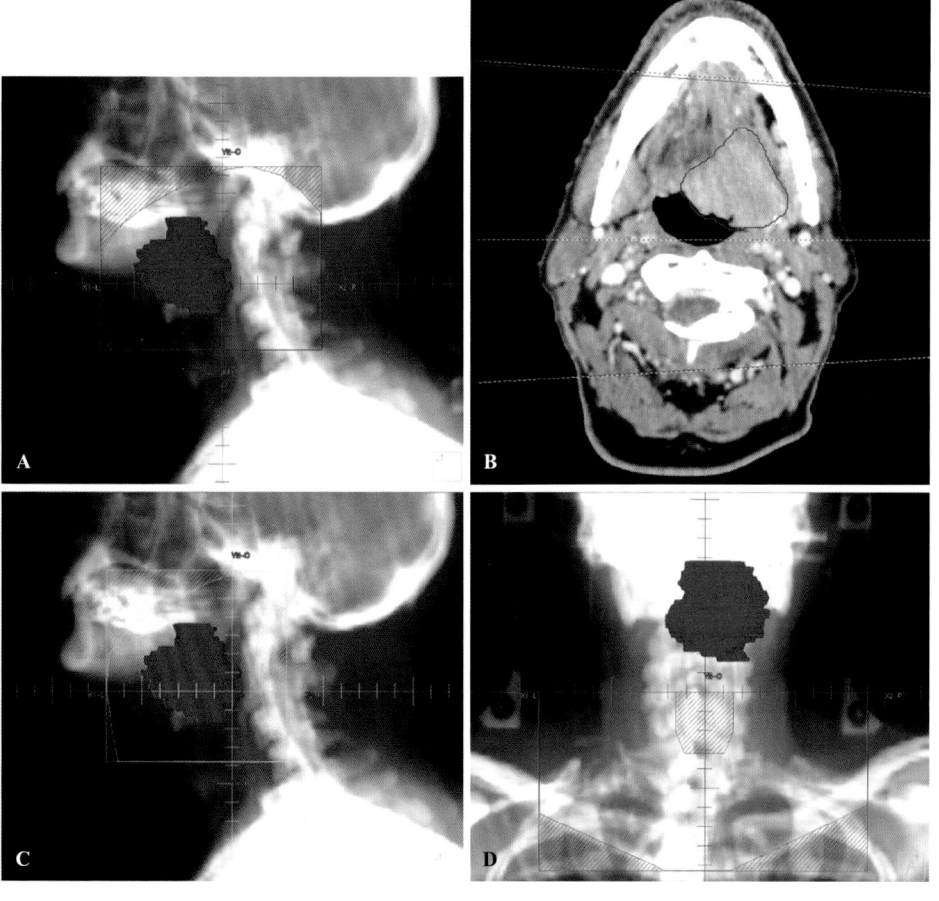

◀ 图 39-9 左侧舌根部浸润性 IV A（$T_{4a}N_{2b}M_0$）鳞状细胞癌合并舌深部浸润的二维常规射野

A. 舌根部初始侧野，肿瘤靶区用红色云图表示；B. 轴位 CT 图像，显示相对于肿瘤靶区的侧野覆盖，肿瘤靶区上有前缘；C. 脊髓外侧野提供脊髓阻滞，同时顾及原发肿瘤的后部延伸；D. 前后锁骨上野伴喉 / 脊髓阻滞

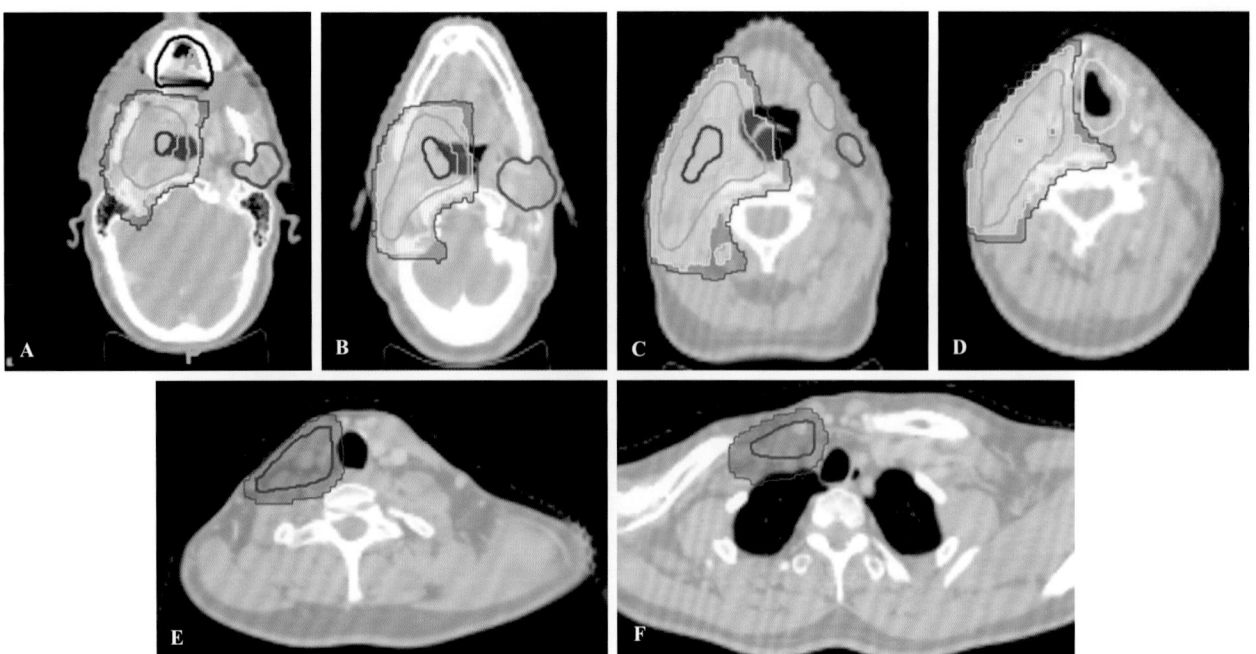

▲ 图 39-10　患者，男，55 岁，右侧扁桃体ⅣA 期鳞状细胞癌，仅接受放射治疗。使用 **IMRT** 对右侧扁桃体（总肿瘤体积）给予 **70Gy/33** 次，每天 **1** 次，每次 **2.12Gy**，对上颈部（临床靶区，**60Gy**）和下颈部（**54Gy**）给予不同剂量

轴位 CT 图像显示轮廓和等剂量分布。回避结构包括口腔（黑色）、左侧腮腺（粉色）、左侧下颌下腺（橙色）和喉部（黄色）。治疗靶区为总肿瘤体积（红色）、上颈部（桃色）和下颈部（蓝色）；未显示计划靶区。彩色等剂量线：70Gy（蓝绿色）、60Gy（黄色）和 54Gy（蓝色）。同侧治疗选择继发于小的原发肿瘤和局限的同侧淋巴结疾病

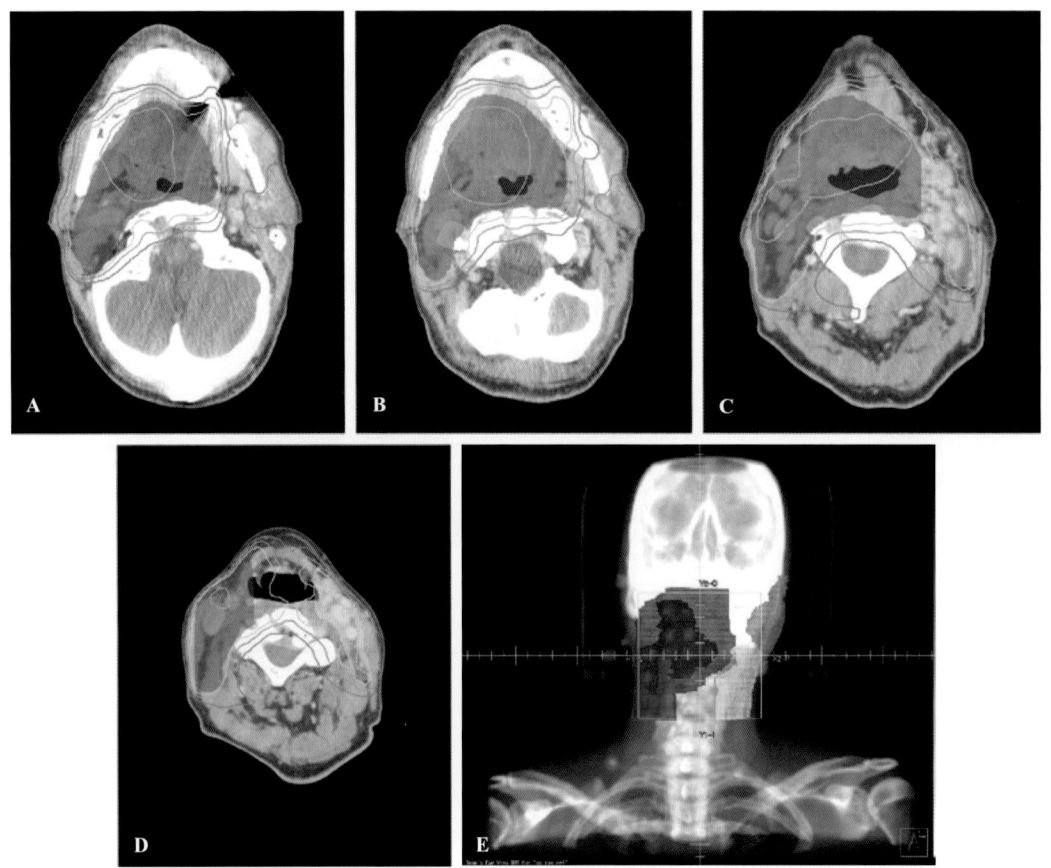

▲ 图 39-11　患者，女，61 岁，患有耳痛和下颌痛。体格检查证实是固定的，右舌根肿瘤，伴有深层固有舌浸润和延伸至舌扁桃体褶皱（$T_{4a}N_{2b}M_0$）。该患者接受了同步化疗（顺铂 30mg/m² 和 Avastin 作为临床试验的一部分），使用调强放疗对原发灶和淋巴结进行了 70Gy 的治疗

A 至 D. 具有以下等剂量线的连续轴位等剂量线图像：绿色（70Gy）、蓝绿色（60Gy）、橙色（56Gy）和深绿色（50Gy）。轮廓：红色（肿瘤靶区，70Gy），蓝色（临床靶区 1，60Gy），黄色（临床靶区 2，56Gy），蓝色（左腮腺）。E. 重建的前后位 X 线显示轮廓结构投射到颅腔。注意临床靶区 2 在 C_1 横突水平（对侧腮腺大部分的尾侧）停止

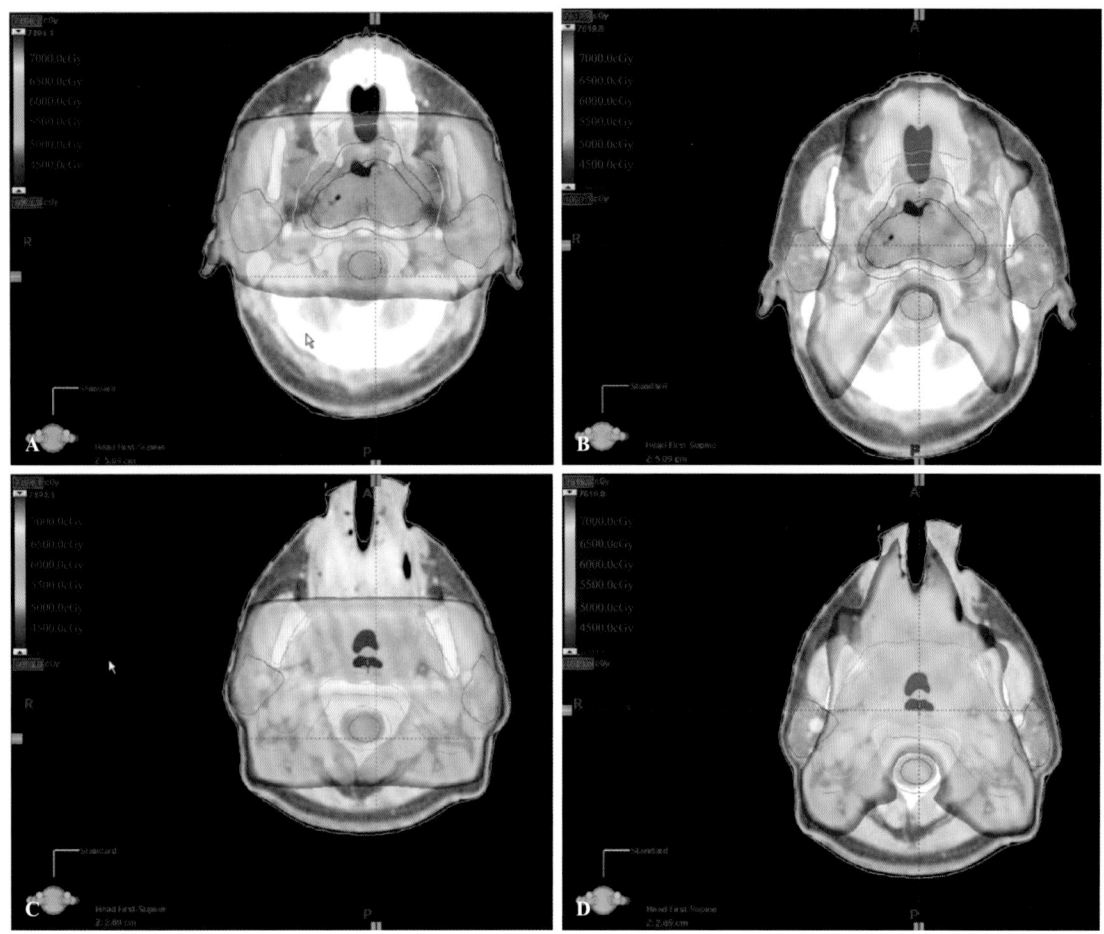

▲ 图 40-5　在 RTOG 0225 调强放疗（IMRT）试验中治疗的 $T_{2b}N_0M_0$ 鼻咽癌代表性患者的剂量云图比较（为了进行比较，图 40-6 说明了所使用的常规侧向端口）

A 和 B. CT 扫描显示常规技术（A）和 IMRT（B）；C 和 D. 悬雍垂水平显示常规放疗（C）和 IMRT（D）。常规计划是综合头颈部区域并增强原发灶。在这种情况下，保留腮腺是 IMRT 的主要好处。对于 IMRT 计划，将 7 个共面非对置野与使用 0.5cm 多叶准直器的滑窗技术配合使用，并使用梯度逆向规划算法对其进行了优化

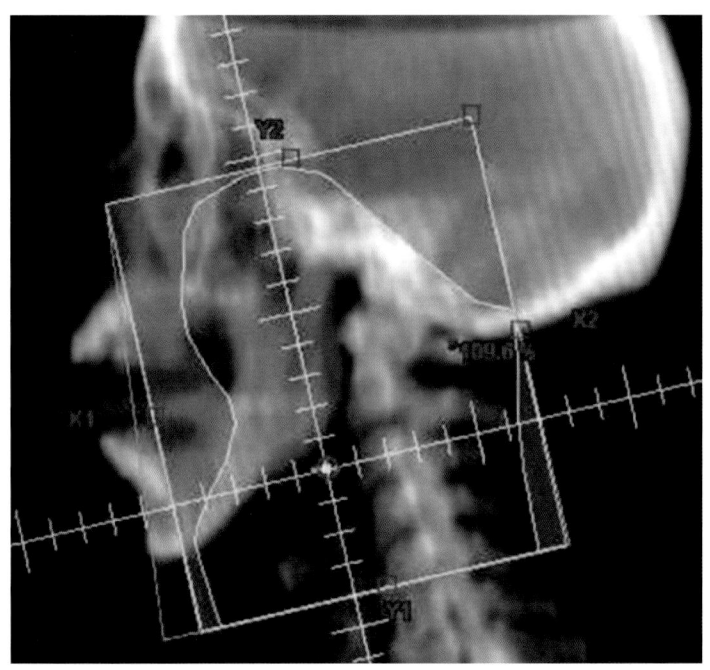

◀ 图 40-6　用于调强放疗（IMRT）与所示常规疗法的比较的常规端口的数字重建放射线照片（图 40-5 和图 40-7）

后颈部被阻塞并以 40Gy 电子进行治疗，强化治疗使用 15MV 光子对原发肿瘤和边缘进行治疗

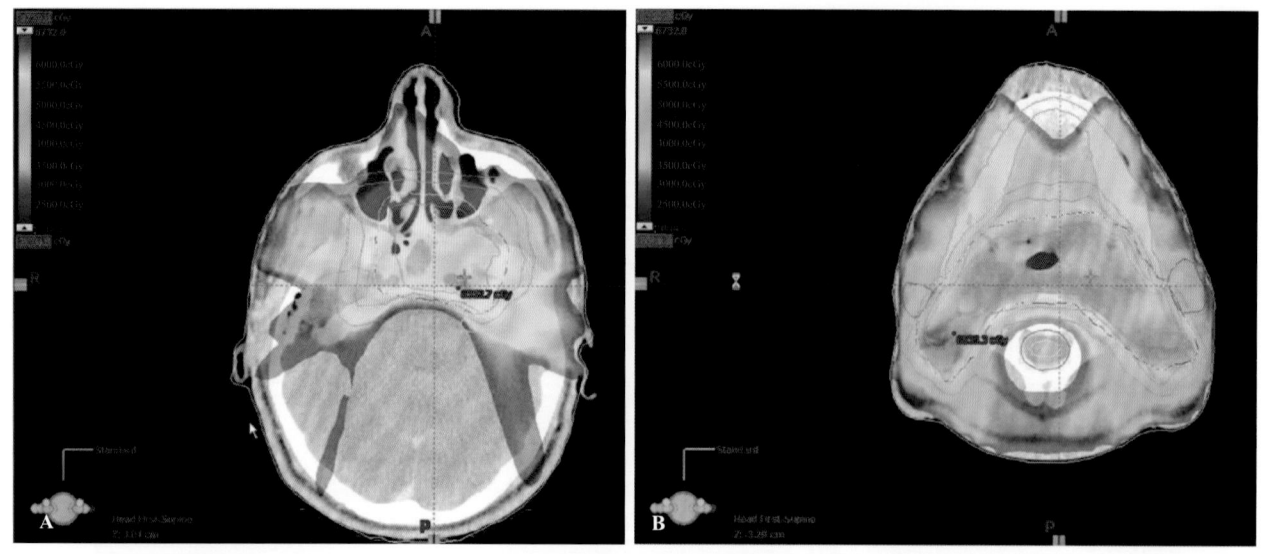

▲ 图 40-8 剂量云图显示复发性鼻咽癌患者颅底附近的放疗覆盖范围，其中采用调强放疗（IMRT）将正常结构的再照射风险降至最低

A. 云图范围在 20Gy 到最大剂量之间。脑干和颞叶的耐受性限制了颅底的剂量测定。B. 下颌和脊髓的耐受性限制了颈部覆盖。所使用的调强放疗技术类似另一种情况（参见图 40-5 和图 40-6），但具有 9 个共面的非对置野

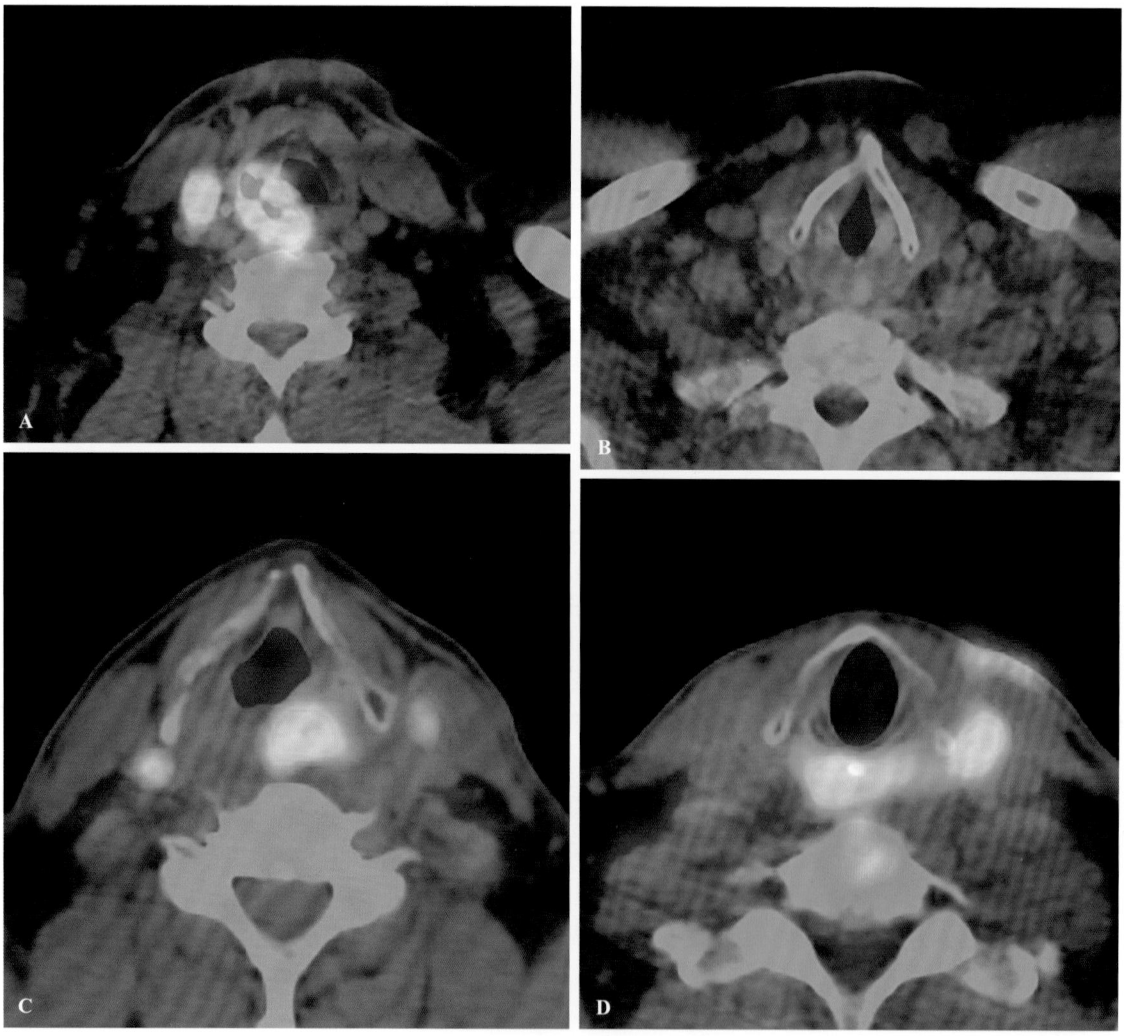

▲ 图 41-6 梨状隐窝癌的 PET/CT 图像

A. 右侧梨状隐窝（和淋巴结）亲肿瘤显像；B. 环咽区 / 颈段食管没有亲肿瘤显像；C. 左侧梨状隐窝（和淋巴结）亲肿瘤显像；
D. 肿瘤扩散至环咽区 / 颈段食管

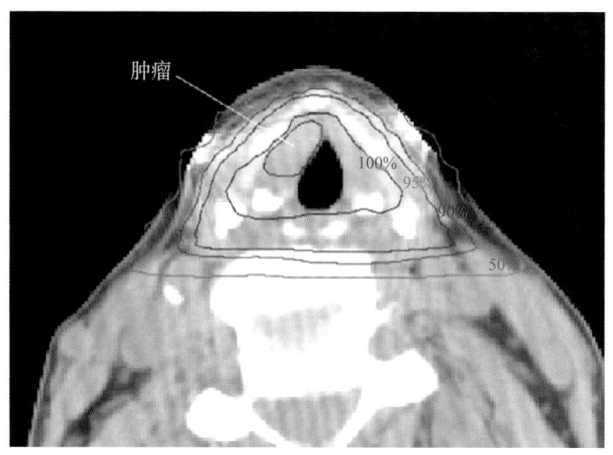

▲ 图 41-8　早期声门癌平行对穿野的剂量计划

使用平行对穿、5cm×5cm 射野和 30° 楔形（足跟前部）

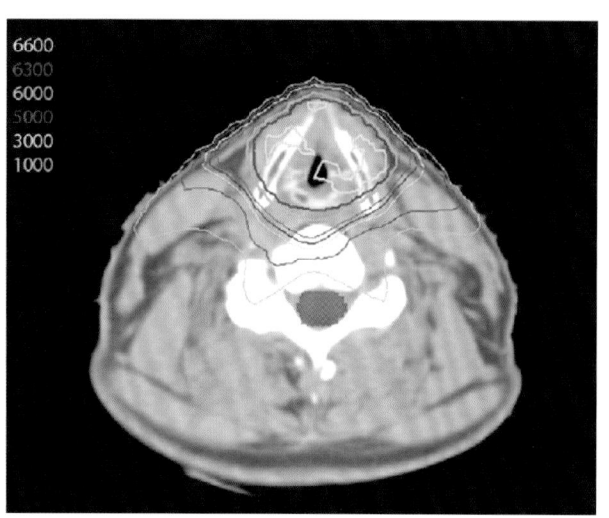

▲ 图 41-9　T_1 真声带癌患者的三野调强放疗剂量计划

处方剂量为 63Gy，分 28 次。注意颈动脉血管前内侧缘的 3000cGy 等剂量线

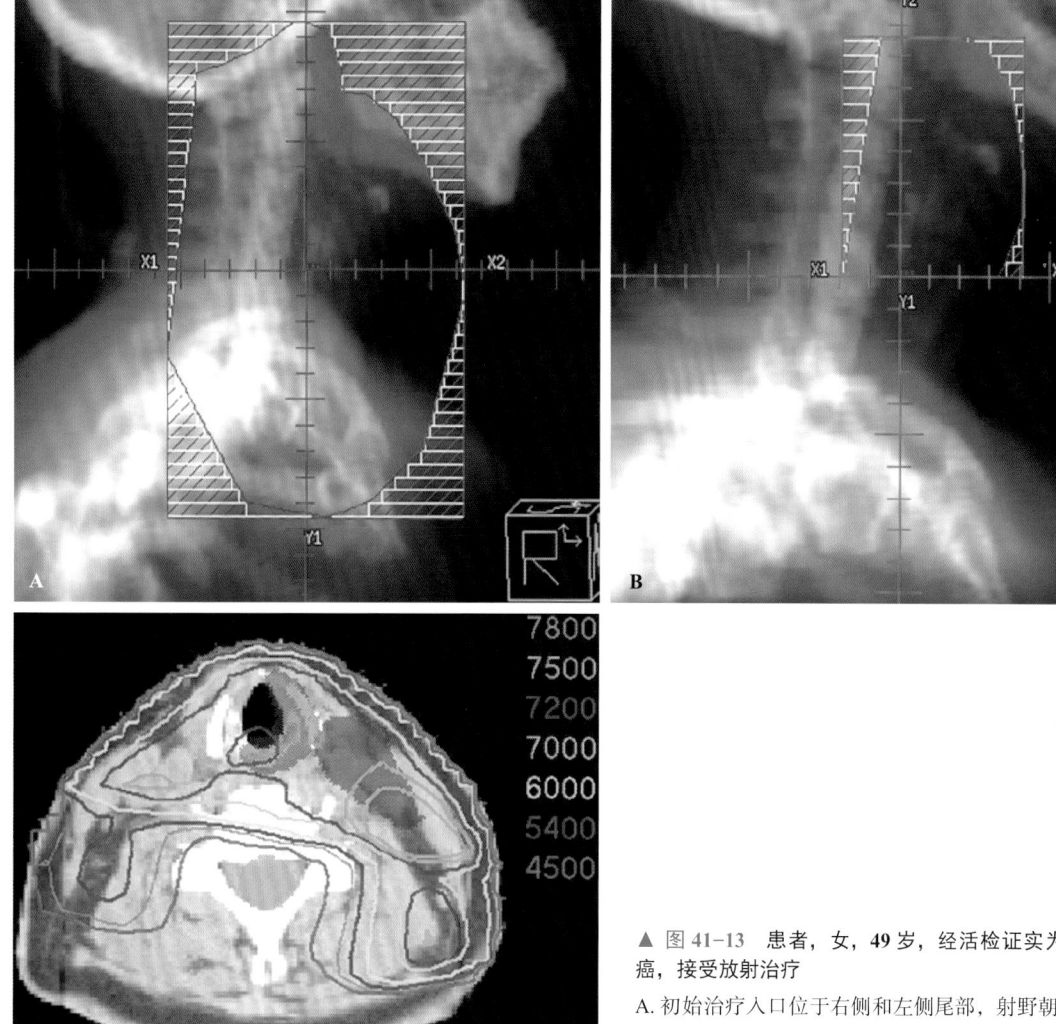

▲ 图 41-13　患者，女，49 岁，经活检证实为 T_4N_{2b} 期下咽癌，接受放射治疗

A. 初始治疗入口位于右侧和左侧尾部，射野朝后；B. 脊髓外达到放疗剂量后，推量治疗野为平行对穿的右前和左后斜野；C. 显示了具有代表性的等剂量分布曲线

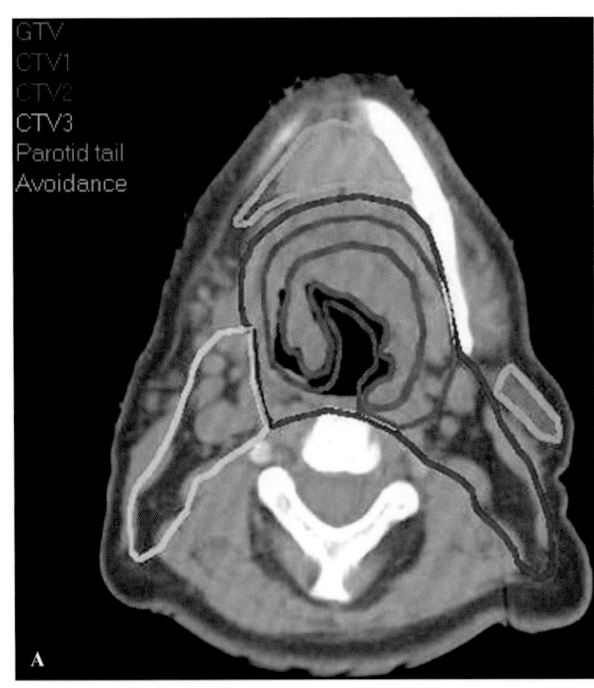

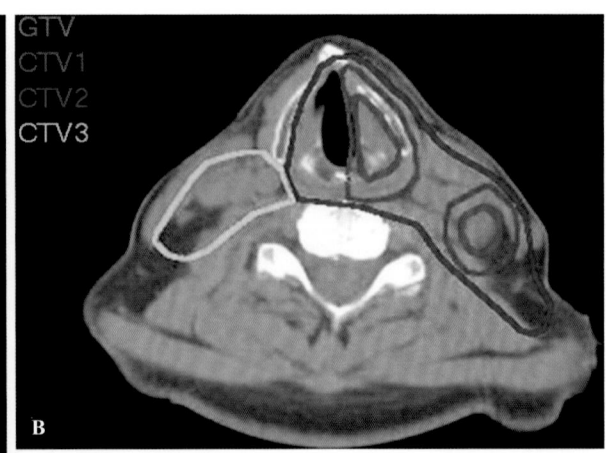

▲ 图 41-14　1 例接受调强放疗的 T_3N_1 声门上型喉癌患者的靶区

图示会厌（A）和杓状软骨（B）水平的横断面图像

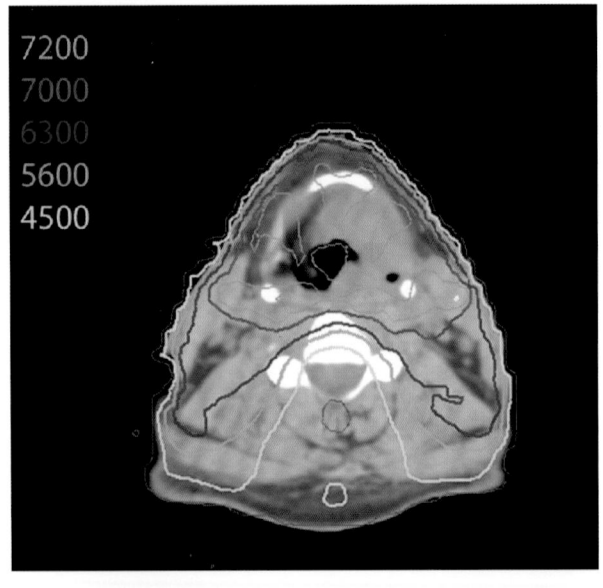

◀ 图 41-15　1 例接受调强放疗的 T_3N_0 会厌癌患者的剂量计划

在舌骨上方可见巨大肿瘤。肿瘤累及会厌，填充左侧会厌前间隙，侵犯左侧杓状会厌襞和杓状软骨。临床靶区 1 给予 70Gy 的处方剂量（残留病灶和边缘）。由于考虑到喉部运动，临床靶区 1 包括整个声门上喉部。临床靶区 2 和临床靶区 3 剂量分别为 63Gy 和 56Gy。临床靶区 2 包括Ⅲ区淋巴结，临床靶区 3 包括Ⅱ区和Ⅳ区淋巴结。患者接受联合顺铂方案的同步化疗

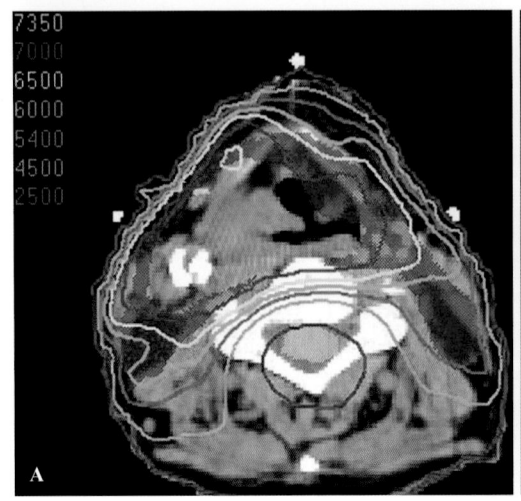

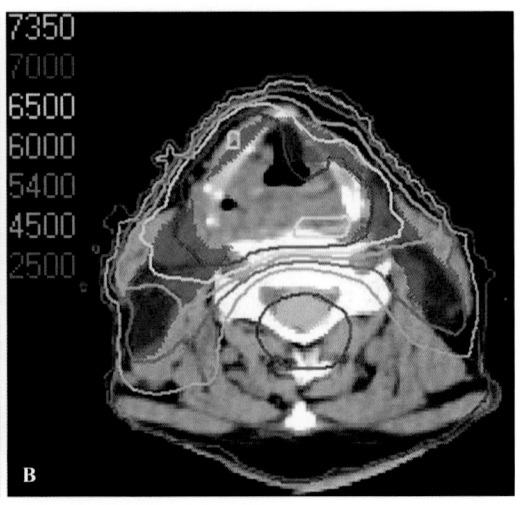

▲ 图 41-16　1 例接受同步化疗和调强放疗的 T_3 下咽癌患者的等剂量分布曲线

图示前庭（A）和梨状隐窝顶部（B）的横断面图像。残留病灶和边缘（临床靶区 1）的高剂量靶区是透明的，以便更好地显示肿瘤。临床靶区 1 给予 70Gy 的剂量，临床靶区 2（蓝色）给予 50Gy 的剂量。采用 2 个连续计划治疗，2 个靶区的分次剂量均为 2Gy/ 次

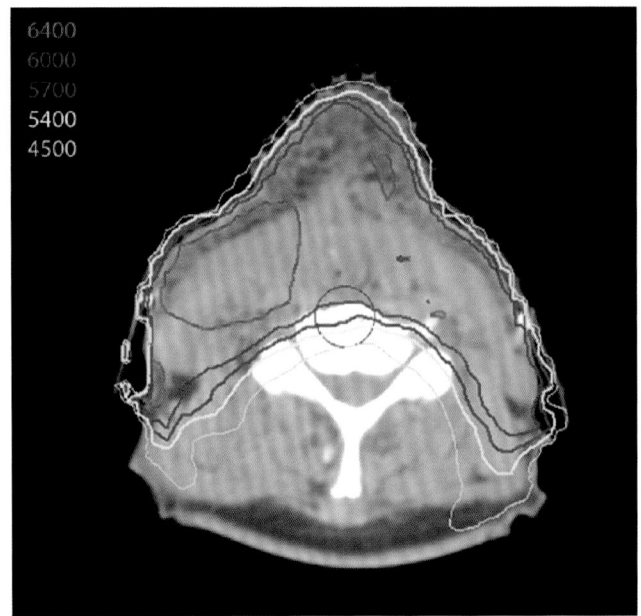

◀ 图 41-18　晚期声门上型喉癌患者的剂量计划

该患者疾病分期为 T_4N_{2c}，最初接受了全喉切除术和双侧颈部清扫术。病理报告显示右侧 II 区和 III 区淋巴结均有包膜外侵犯。术后接受 30 次放疗。给予瘤床 60Gy 的剂量，给予右侧颈部淋巴结区 64Gy 的剂量。同时接受化疗

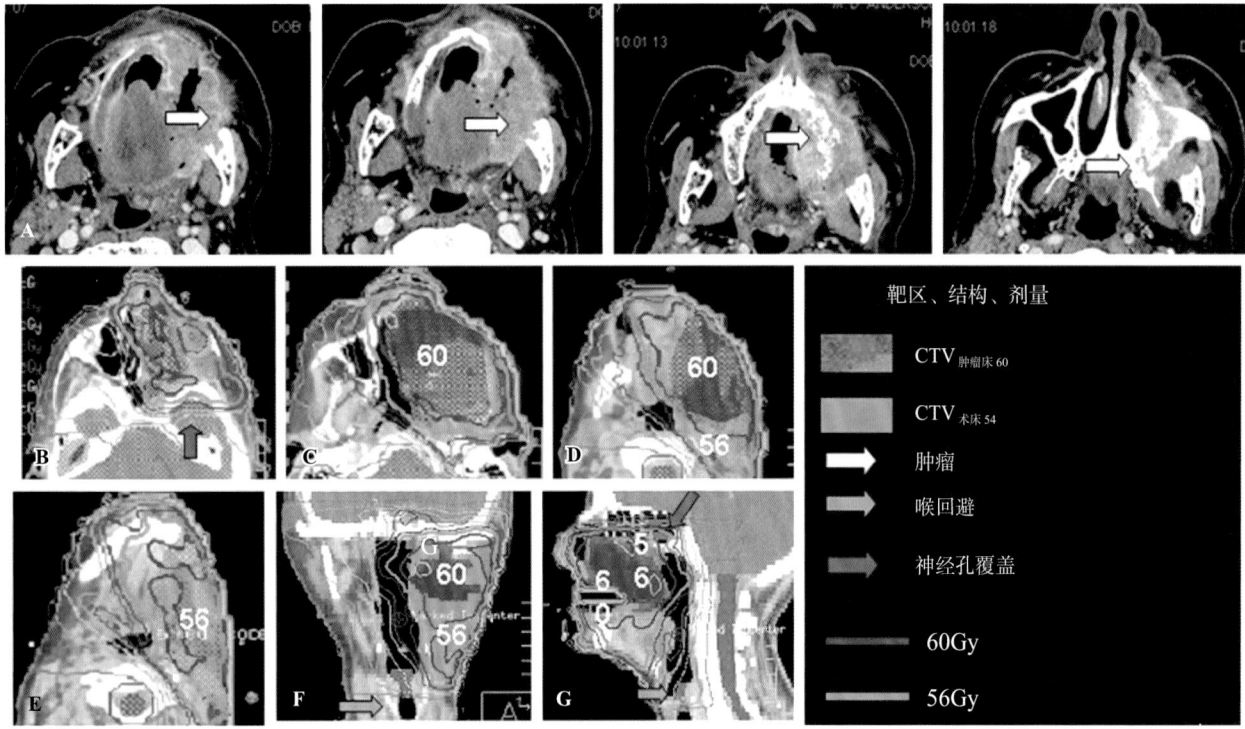

▲ 图 42-5　患者，女，60 岁，因左侧颊癌于 1999 年接受初始放疗，总剂量为 66.6Gy。2004 年，患者出现以左侧硬腭和左侧上颌牙槽嵴为中心的复发，累及左侧颊黏膜和磨牙后三角，下颌骨、上颌骨和左侧上颌窦底被破坏（A）。她接受了挽救手术治疗，病理证实为低分化鳞状细胞癌，切缘阴性，病变累及淋巴管间隙和明显的眶下神经侵犯。给予 60Gy 剂量的辅助放疗，采用调强放疗，同时联合化疗

A. 下颌骨、上颌骨和左侧上颌窦底被破坏影像图。B 至 G. 等剂量线分布。患者有周围神经侵犯（红箭），靶区包括眶底和颅孔，放疗剂量为 54Gy，为了避免受到照射而勾画出喉部（橙箭）

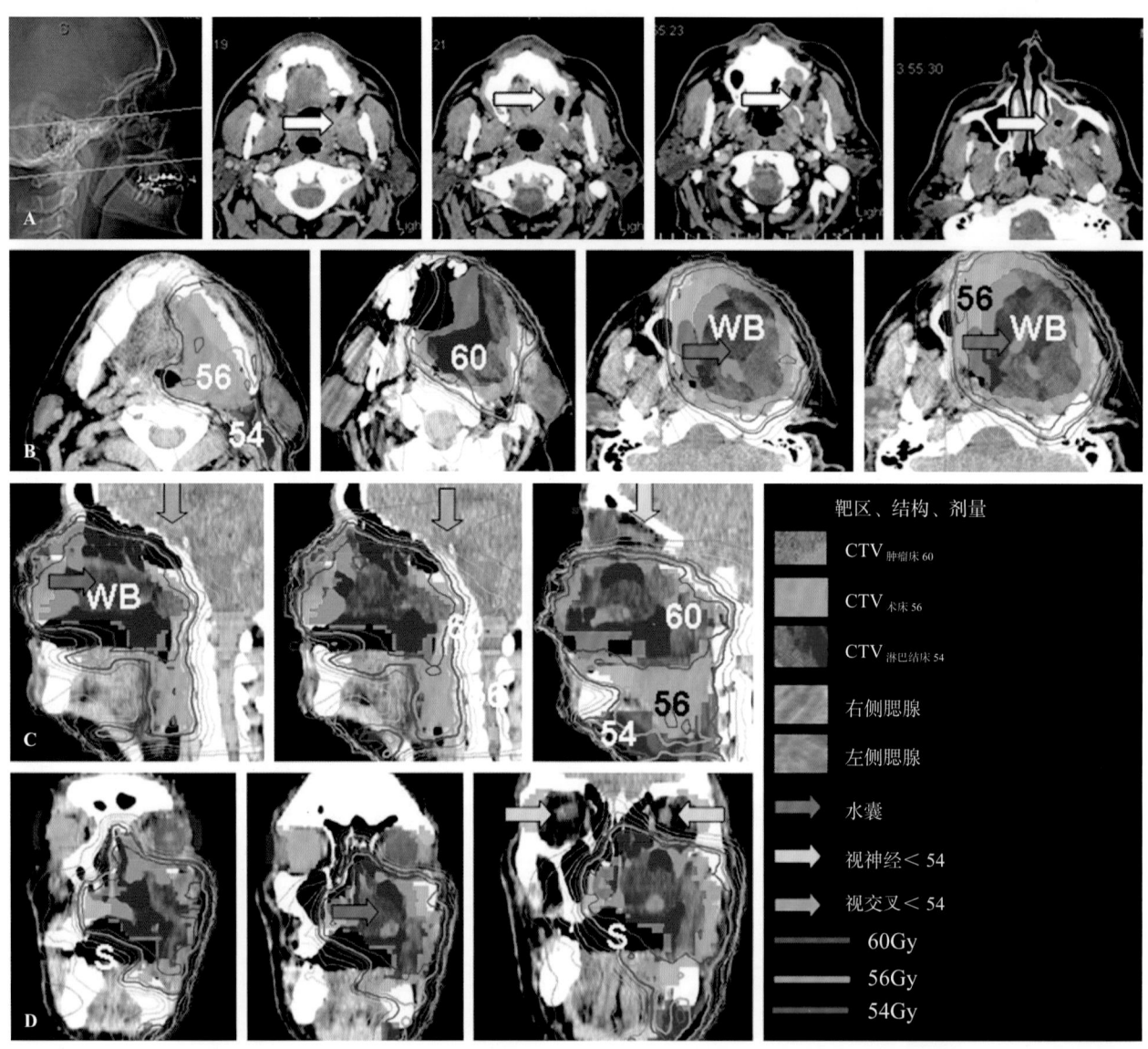

▲ 图 42-6　接受辅助放疗的 T_4N_0 鳞状细胞癌，肿瘤位于左侧硬腭和下颌，并侵犯左侧翼管

A. 肿瘤（白箭）位于翼突板底部、左侧翼状肌和左侧上颌窦底部，累及左侧上颌骨牙槽嵴和左侧软腭。切除时确认肿瘤范围，病理显示有神经周围侵犯。B 至 D. 轴位、矢状位和冠状位图像显示调强放疗的剂量分布图。由于存在神经周围侵犯，靶区包含眼眶底部和颅底孔，放疗剂量为 54Gy。粉箭指向用于填充空间的水囊，以提供散射并减少剂量不均匀性

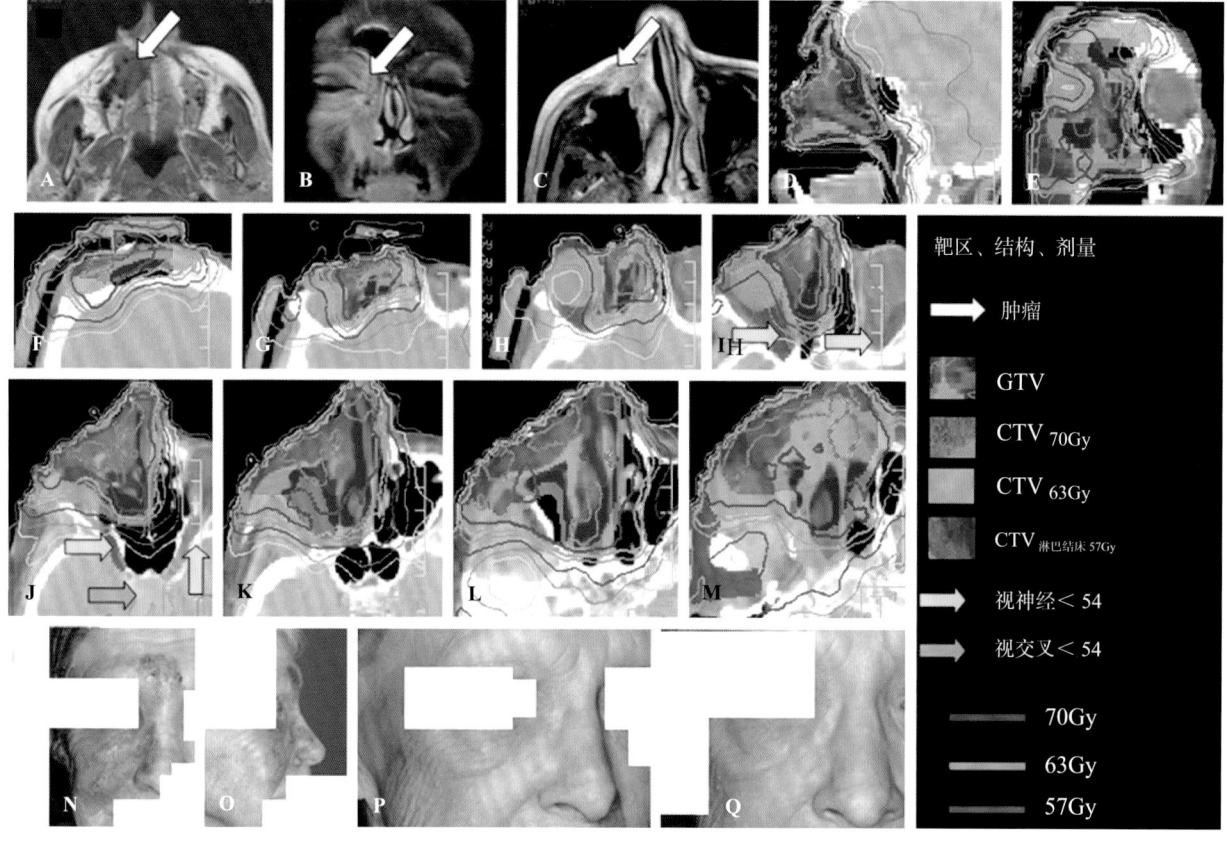

▲ 图 42-7　鼻腔鼻旁窦未分化小细胞癌初始放疗

A 至 C. MRI 显示广泛浸润性肿瘤，部分强化，以右上鼻泪管为中心。肿瘤侵犯皮肤真皮层，扩散到右侧上颌窦、右侧窦口复合体，向下侵犯硬腭和右侧额窦下部。该患者接受了顺铂和依托泊苷 2 个周期的诱导化疗，疗效欠佳。在第 1 周期、第 4 周期和第 7 周期接受了 70Gy 的调强放疗，分 35 次，同时给予顺铂。D 至 M. 显示了各横断面的剂量分布。N 和 O. 在高剂量区域的面部皮肤上可见大量红斑，以及湿性脱屑和结痂。给予患者预防性抗生素滴眼液。P 和 Q. 治疗结束 6 周后的皮肤。患者在末次随访时无疾病进展

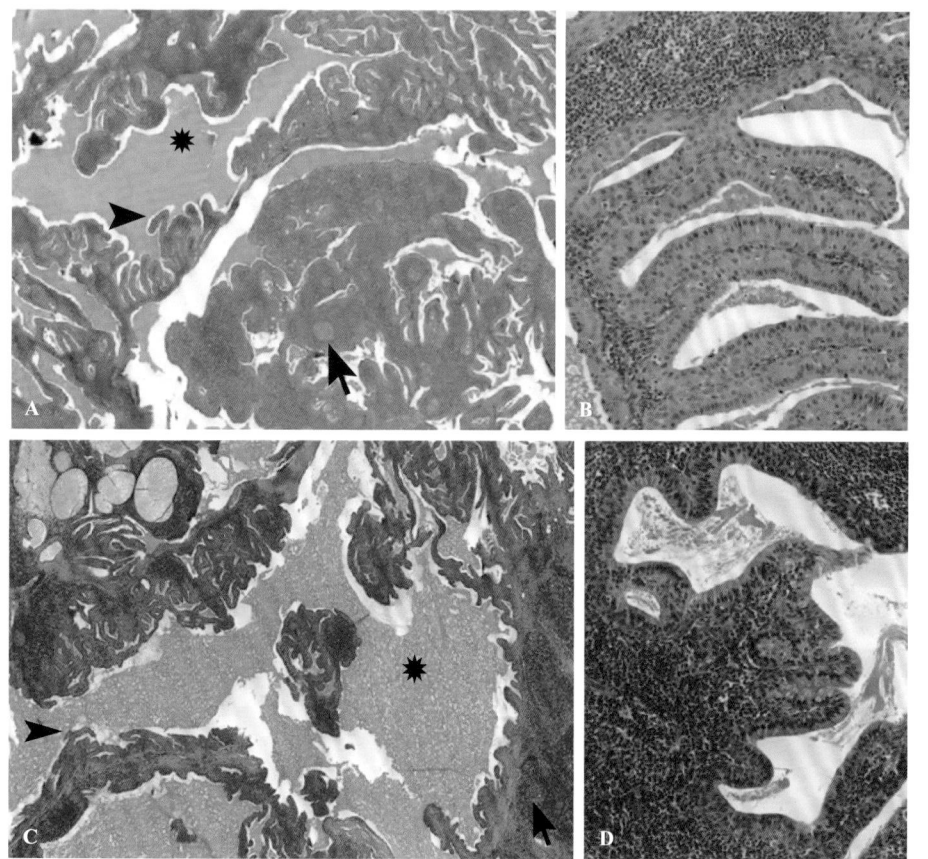

◀ 图 43-1　Warthin 瘤和 Warthin 样黏液表皮样癌

A. 囊性变（星形）、乳头状叶（箭头）和有生发中心的淋巴组织（箭）的低倍放大（HE，10×）；B.Warthin 瘤嗜酸细胞双层乳头状上皮放大倍数较高（HE，110×）；C. *MAML2* 基因重排伴囊变（星形）、乳头状叶（箭头）和带生发中心的淋巴组织（箭）（HE，10×）；D. 嗜酸性肿瘤上皮进入乳头状皱襞的放大倍数较高（HE，110×）

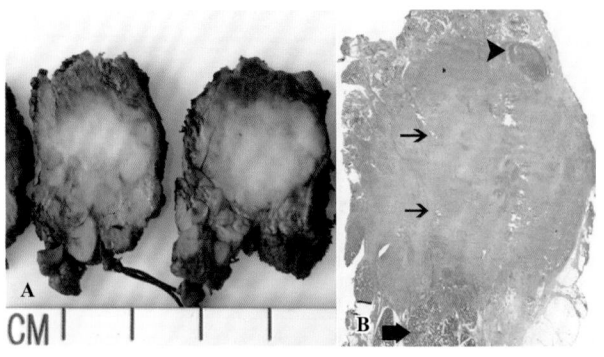

▲ 图 43-2　涎腺导管癌为多形性腺瘤

A. 甲醛固定的腮腺肿瘤不规则的浸润边界和坚固的纤维性切面。
B. 涎腺肿瘤低倍放大，中央有致密透明结节（细箭），代表多形性
腺瘤残留。涎腺导管癌浸润腮腺实质（粗箭）和腮腺内淋巴结（箭
头）（HE，20×）

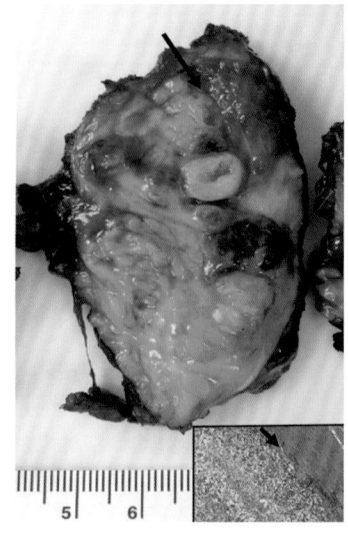

▲ 图 43-3　上皮 – 肌上皮癌高度转化，肉眼可见从腮腺
延伸至骨骼肌。肉眼可见肿瘤侵犯邻近的骨骼肌（肿瘤与
肌肉交界处的箭），证实实质外延伸。插图示肿瘤侵犯骨
骼肌的显微照片（HE，70×）

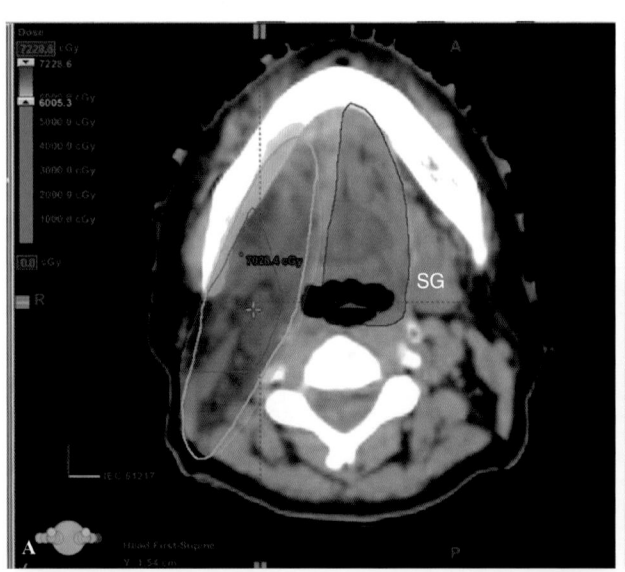

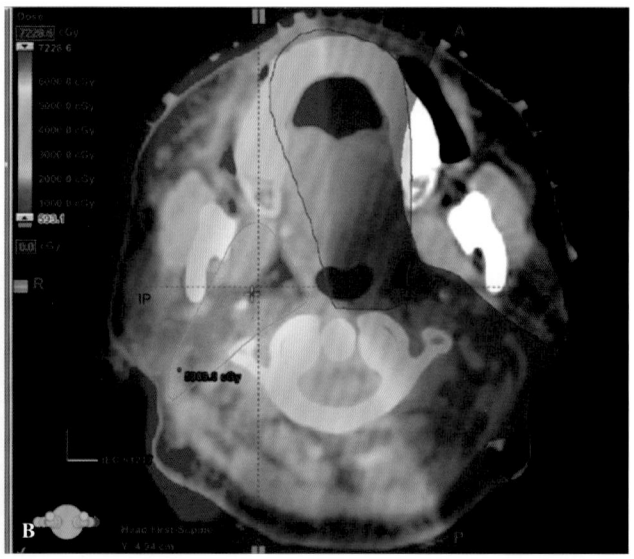

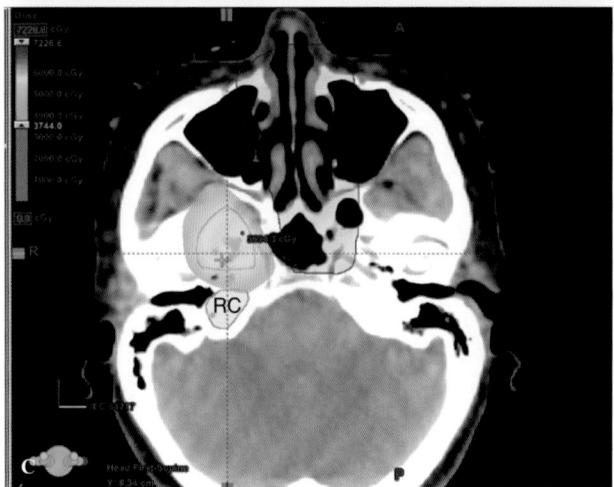

▲ 图 43-4　颌下腺腺样囊性癌舌神经周围侵犯的调强放射治疗
计划。一次完整的手术切除，没有颈淋巴清扫，证实了 pT₂ 临床
N₀ 病变，有多个阳性的手术切缘。患者拒绝进一步手术。术后适
形调强放射治疗显示：右下颌下间隙适形放射（A）减少口腔剂
量，同时同侧和对侧腮腺保留（B）和右耳蜗保留（RC），尽管
选择性照射卵圆孔（C）

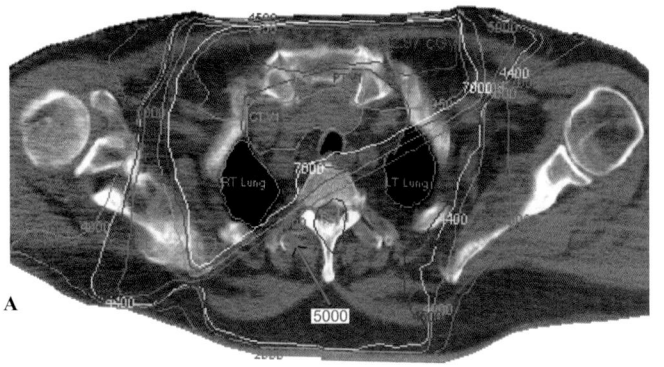

◀ 图 44-6 调强放疗和容积旋转放疗

A. 局部复发和进展性乳头状甲状腺癌患者（被认为不可切除）的三维治疗计划等剂量曲线。治疗采用前后野，然后用向左颈部倾斜野，总剂量为 70Gy。B. 对 1 例复发的 Hürthle 细胞癌患者实施调强放疗治疗计划。治疗采用 9 个调强放疗野，60Gy 照射到中央下颈，54Gy 照射到外侧、上颈和纵隔

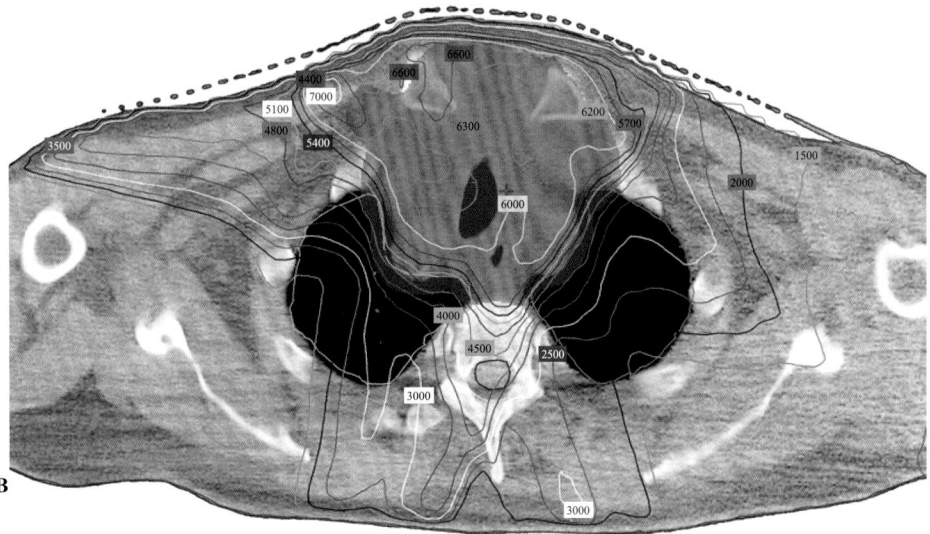

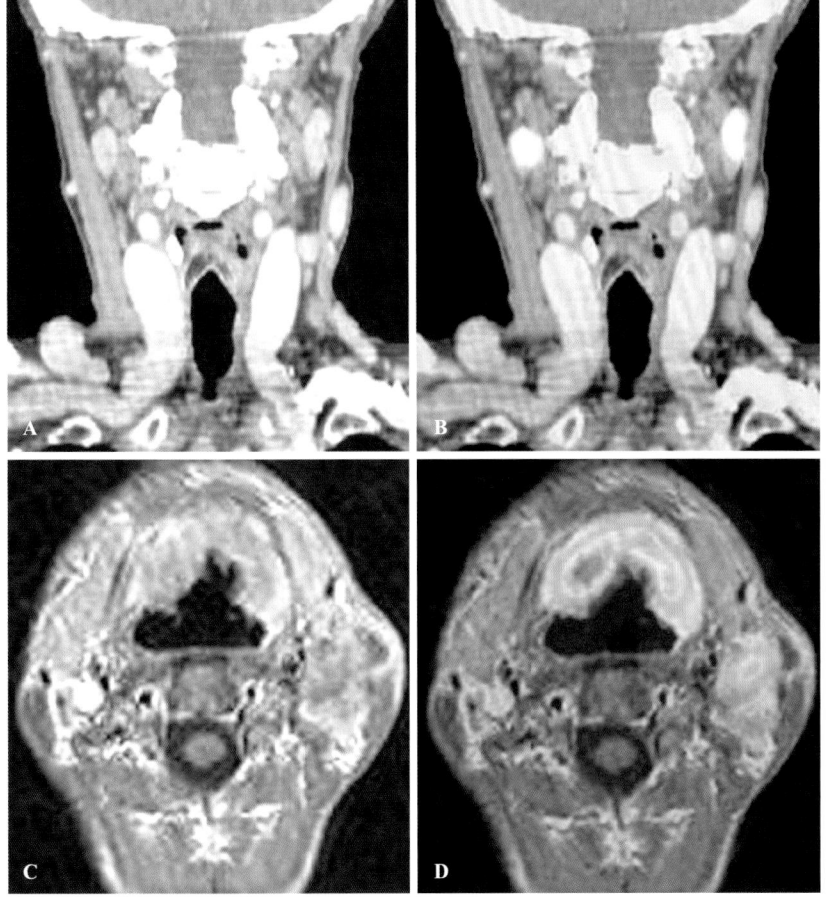

◀ 图 46-4 CT-MRI-PET 图像融合

A. 对比后，冠状位重新格式化的 CT 图像显示颈动脉 - 颈静脉链中的双侧轻度增大的转移性淋巴结。由于边缘短轴直径和无明显坏死改变，淋巴结的肿瘤侵犯仍然是推测性的。B. CT 图像上叠加 FDG PET 数据显示淋巴结内葡萄糖摄取增加。C. 对比后，T₁ 加权，轴位横断面磁共振三维梯度回波采集利用破坏梯度显示双侧前部马蹄形大小的口咽肿瘤和 II 区转移性左侧淋巴结。D. MRI 上 FDG PET 数据的叠加显示原发性肿瘤和转移性淋巴结内葡萄糖摄取增加（图片由 M.Lonneux 提供）

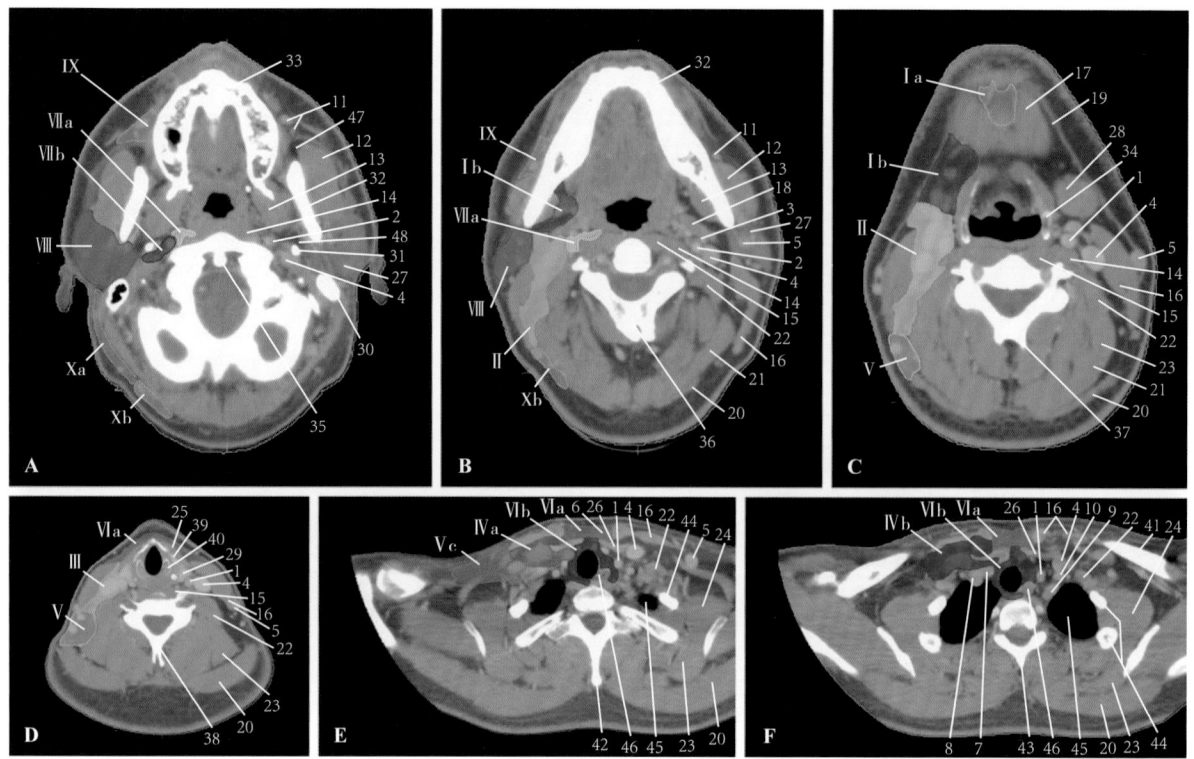

▲ 图 46-7　1 例 32 岁志愿者的头颈部 CT

该志愿者被头颈肩部热板面罩固定。头部被置于"中立"位置。以 1ml/s 的速率静脉注射碘化对比剂（60ml）（Omnipaque 350，HealthCare，Diegem，BE），间隔 3min 后，以 1.5ml/s 的速率再注射 50ml，采用东芝（Toshiba Aquilon LB, Toshiba Medical System Corporation, Japan）螺旋 CT（300mAs 和 120keV），使用 2.0mm 的层厚、2.0mm 的间隔重建和 11 的螺旋螺距。CT 断层采用 512×512 矩阵重建。在第 1 颈椎上缘（A）、第 2 颈椎下缘（B）、第 4 颈椎中段（C）、第 6 颈椎下缘（D）、第 1 胸椎中段（E）和第 2 颈椎上缘（F）水平进行断层。每个淋巴结区对应于淋巴结组，因此不包括器官运动、患者运动或设置不准确的任何安全裕度

1. 颈总动脉；2. 颈内动脉；3. 颈外动脉；4. 颈内静脉；5. 颈外静脉；6. 颈前静脉；7. 右颈内静脉；8. 右肱头静脉；9. 左锁骨下动脉；10. 左锁骨下静脉；11. 面血管；12. 咬肌；13. 翼状肌；14. 头长肌；15. 颈长肌；16. 胸锁乳突肌；17. 二腹肌（腹部）；18. 二腹肌（后腹部）；19. 颈阔肌；20. 斜方肌；21. 头夹肌；22. 鳞状肌；23. 肩胛提肌；24. 前锯齿肌；25. 甲状舌骨肌；26. 胸骨舌骨肌；27. 腮腺；28. 颌下腺；29. 甲状腺；30. 乳突；31. 茎突；32. 下颌骨；33. 上颌；34. 舌骨；35. 齿状突；36. 第 2 颈椎；37. 第 4 颈椎；38. 第 6 颈椎；39. 甲状软骨；40. 环状软骨；41. 锁骨；42. 第 1 胸椎；43. 第 2 胸椎；44. 肋骨；45. 肺尖；46. 食管；47. Bichat 脂肪垫；48. 杓前咽旁间隙

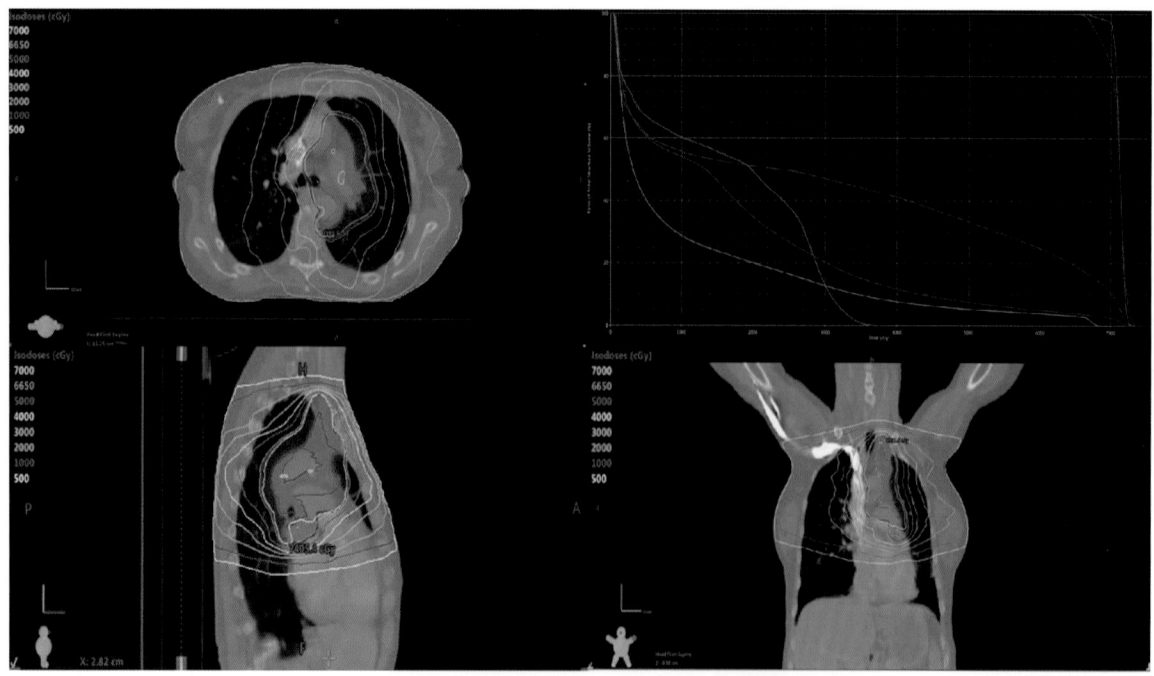

▲ 图 50-1　在 CALGB 30610/RTOG 0538 上登记和治疗的 1 例 N₃ 限制性小细胞肺癌患者的轮廓和剂量测定，该患者接受了 70Gy/35 次的调强放射治疗

深蓝色为计划靶体积（PTV）；红线为肿瘤总体积（GTV）。右上角剂量 - 体积直方图中棕色线为食管；品红色线为脊髓。左下角深蓝色线为肺；粉红色线为心脏。右上角深蓝色线为 PTV；红色线为 GTV

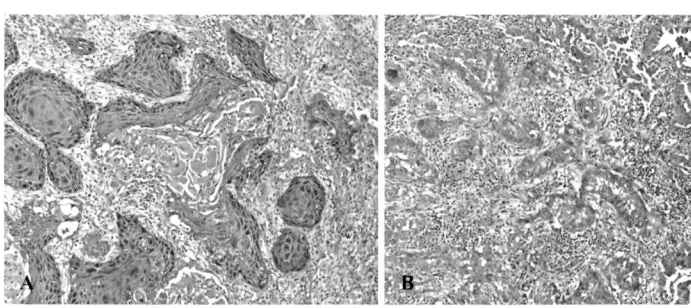

◀ 图 51-2 鳞状细胞癌 HE 染色显微照片

A 角蛋白形成；B. 腺癌乳头状特征（图片由 Thomas Sporn，MD. 提供）

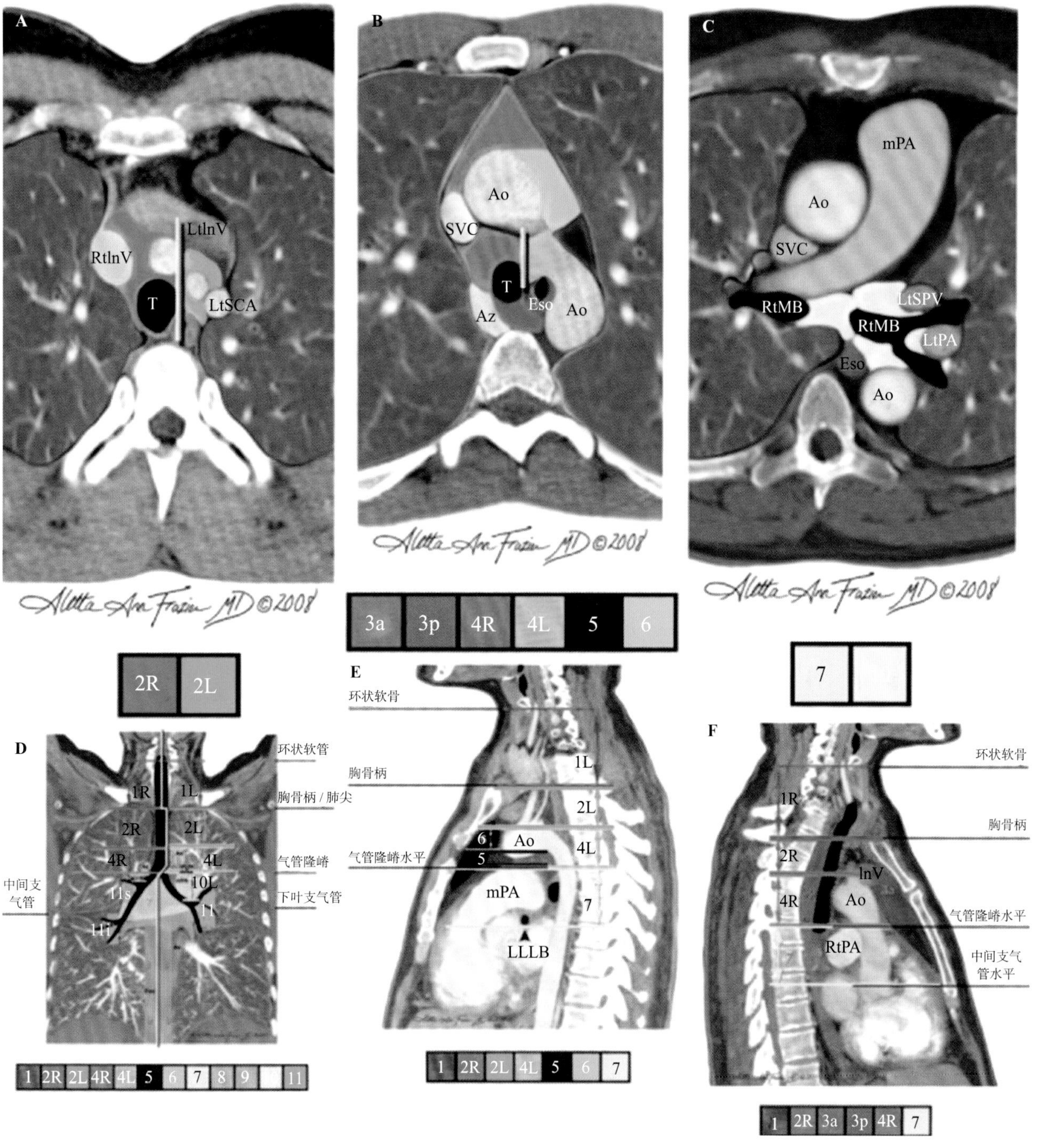

▲ 图 51-3 介绍了国际肺癌研究协会（IASLC）淋巴结图在轴位（A 至 C）、冠状位（D）和矢状位（E 和 F）的 CT 扫描中如何应用于临床分期。左、右气管旁区域的边界如 A 和 B 所示

Ao. 主动脉；AV. 奇静脉；BR. 支气管；IA. 无名动脉；IV. 无名静脉；LA. 动脉韧带；LIV. 左无名静脉；LSA. 左锁骨下动脉；PA. 肺动脉；PV. 肺静脉；RIV. 右无名静脉；SCV. 上腔静脉［引自 Rusch VW, Asamura H, Watanabe H, et al. The IASLC Lung Cancer Staging Project；a proposal for a new international lymph node map in the forthcoming seventh edition of the TNM classification for lung cancer. J Thorac Oncol. 2009；4（5）：568-577.］

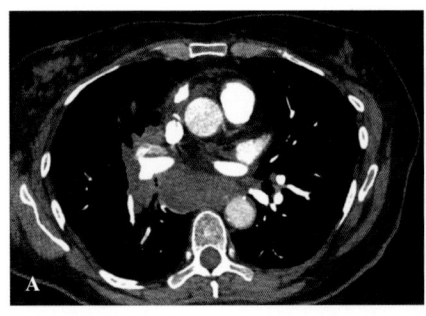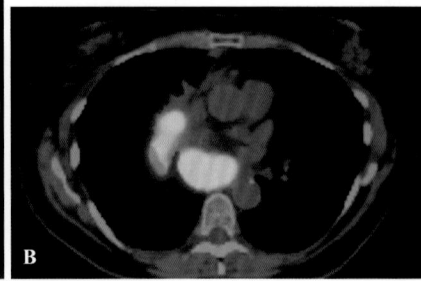

◀ 图 51-4 一名 74 岁女性，诊断为右上叶 cT_1N_3 非小细胞肺癌，胸部增强 CT（A）和 PET/CT（B）显示右肺门和隆嵴下淋巴结肿大

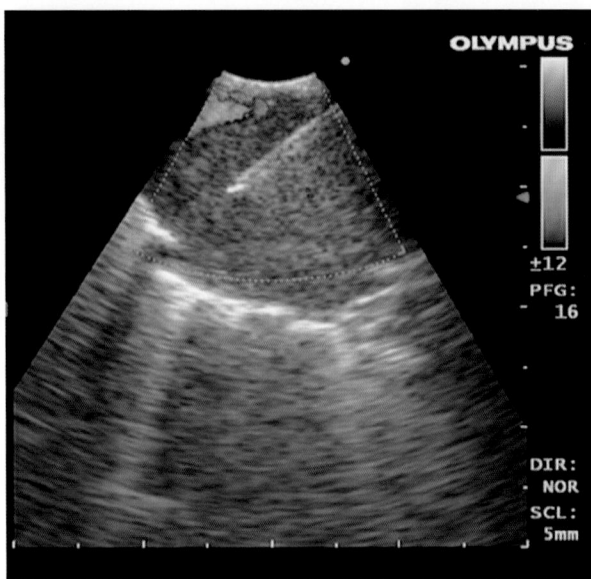

◀ 图 51-6 气管旁淋巴结的支气管内超声图像显示细针穿刺的针头位置（图片由 George Cheng, MD, PhD. 提供）

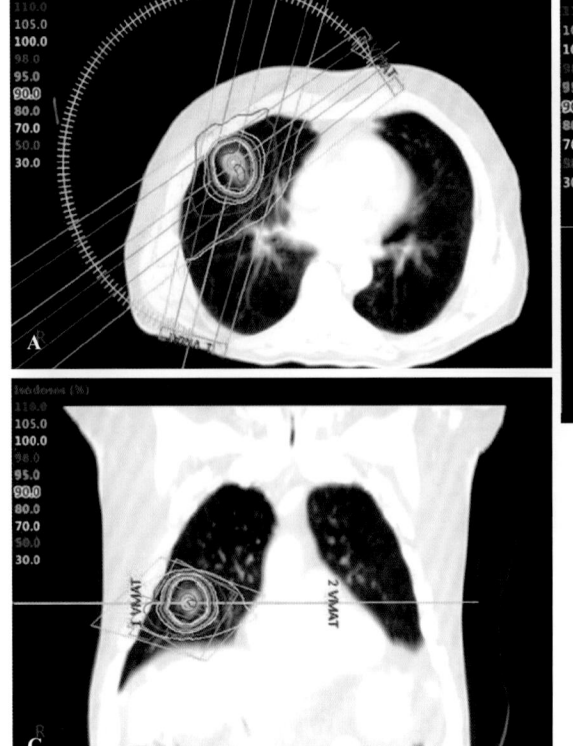

▲ 图 51-8 该患者接受两臂体积调节治疗计划，剂量为 54Gy/3 次。面板表示轴位（A）、矢状位（B）和冠状位（C）等剂量线叠加的图像

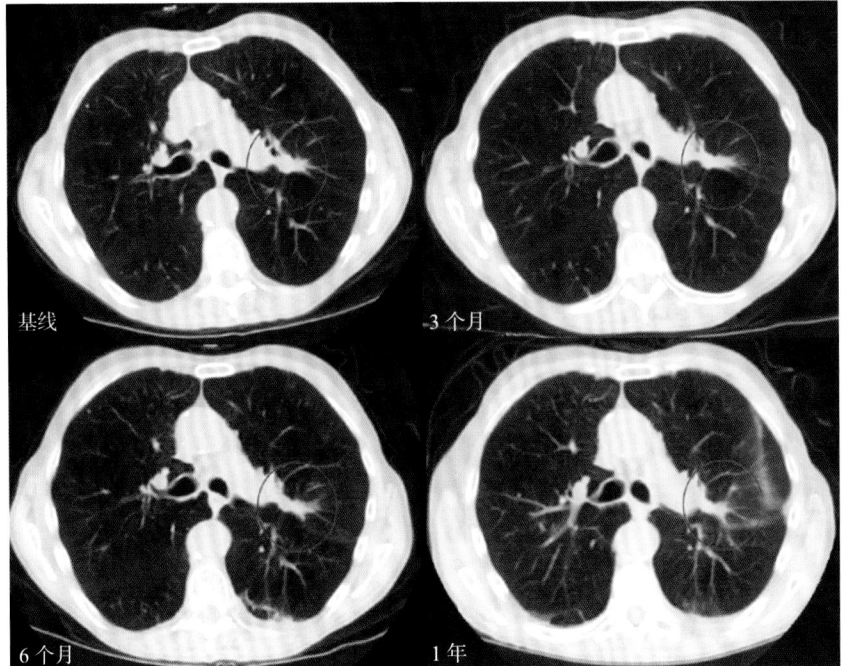

▲ 图 51-10 中央型非小细胞肺癌立体定向全身放疗，剂量为 10Gy×5 次，随访 CT 扫描显示肿瘤消退 / 瘢痕形成

基线　　-3 个月　　6 个月　　1 年

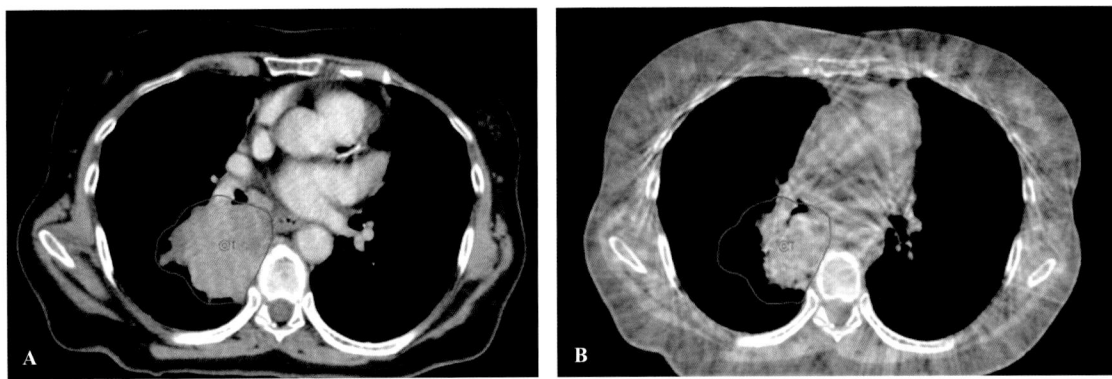

▲ 图 51-13　A. 治疗计划前计算机断层扫描；B. 36Gy 治疗后中期锥束计算机断层扫描，显示原发肺肿块消退。洋红色线条代表肿瘤的主要内部靶区体积

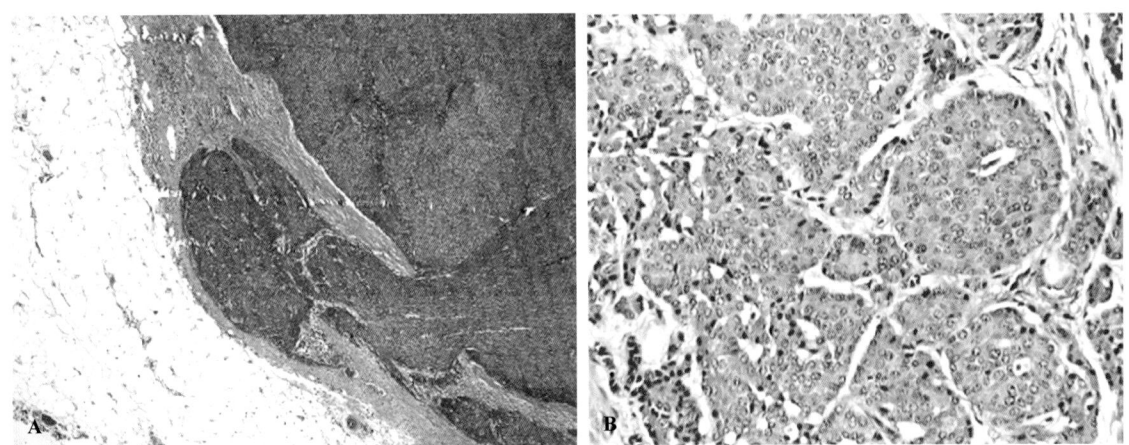

▲ 图 52-1　富淋巴细胞性胸腺瘤，淋巴细胞群致密，内含散在较大的上皮细胞，血管周围空隙有苍白的细胞质
A. 低倍镜（100×）；B. 高倍镜（400×）

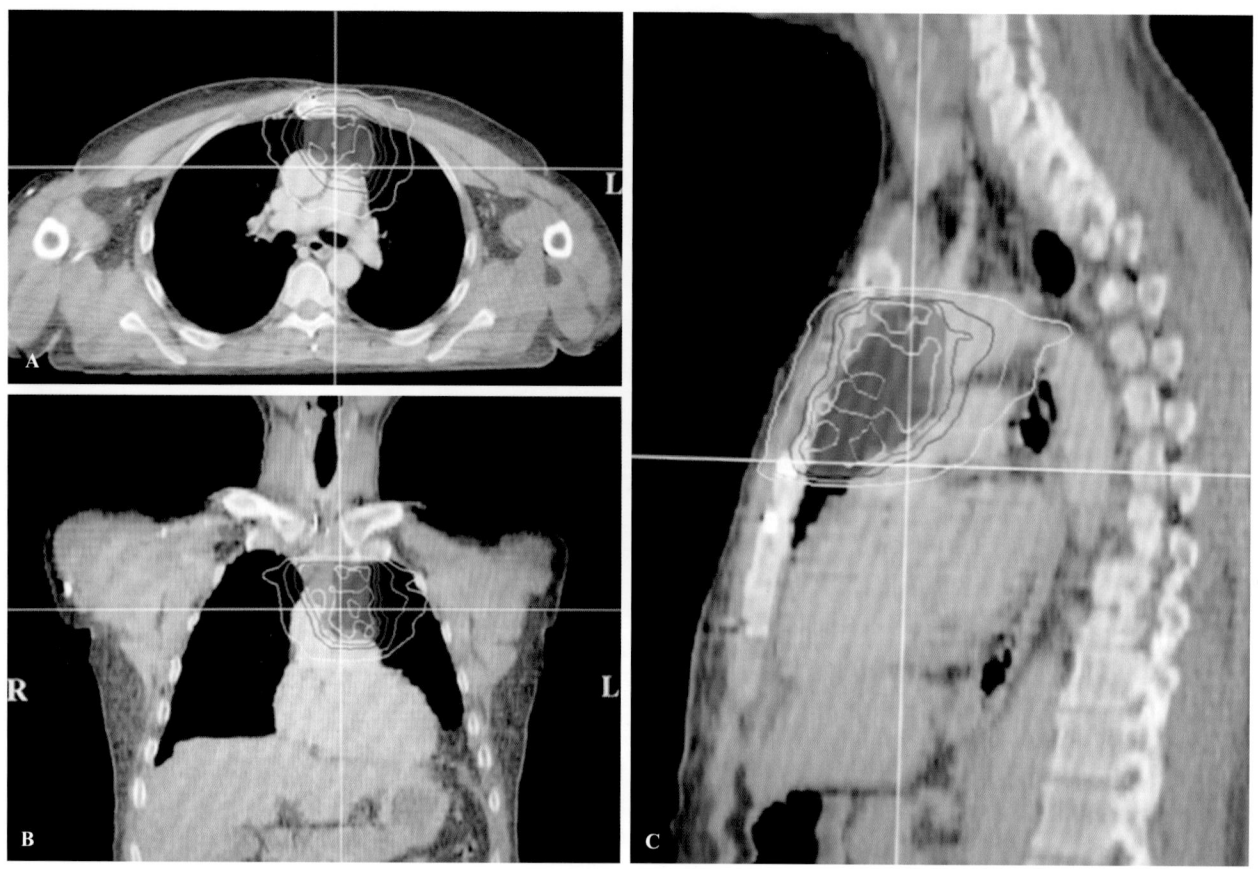

▲ 图 52-5　调强放射治疗的轴位（**A**）、冠状位（**B**）和矢状位（**C**）。等剂量线与计划目标体积（红色）的形状紧密适形

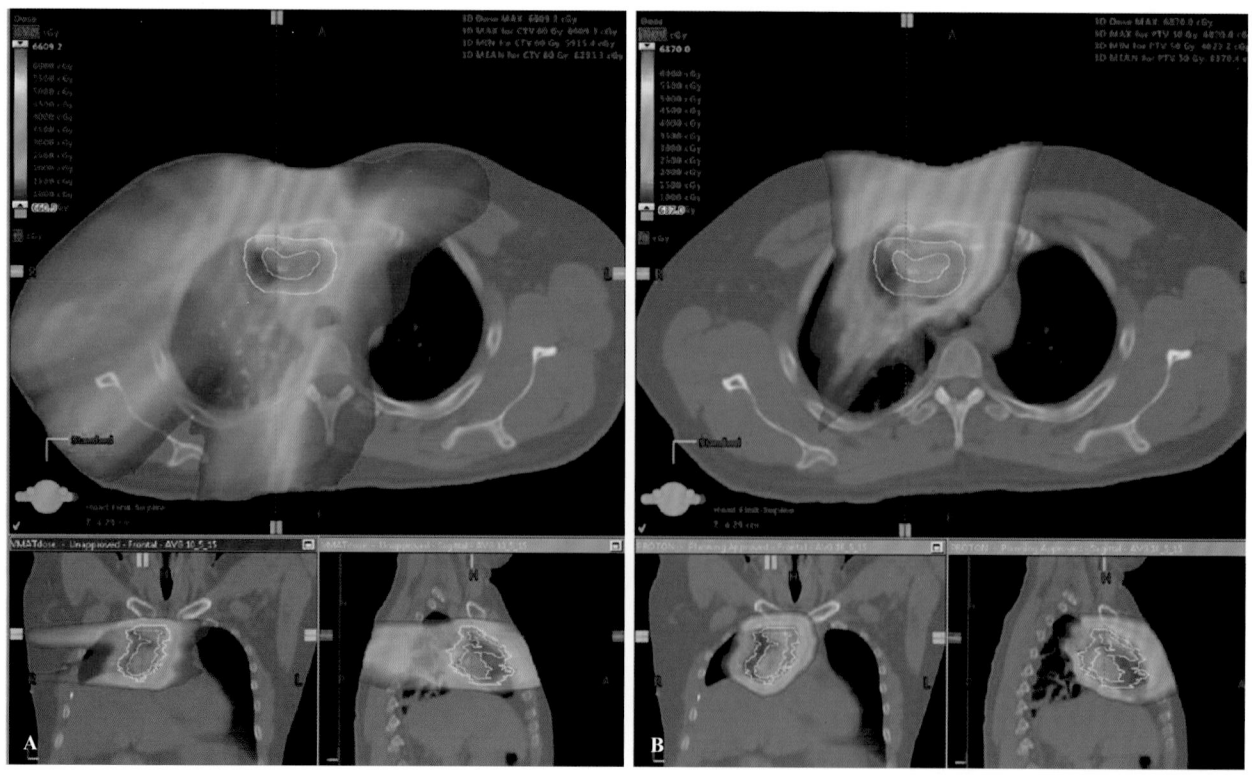

▲ 图 52-6　**A.** 容积调制电弧疗法计划的样本剂量分布；**B.** 被动散射质子束疗法的样本剂量分布

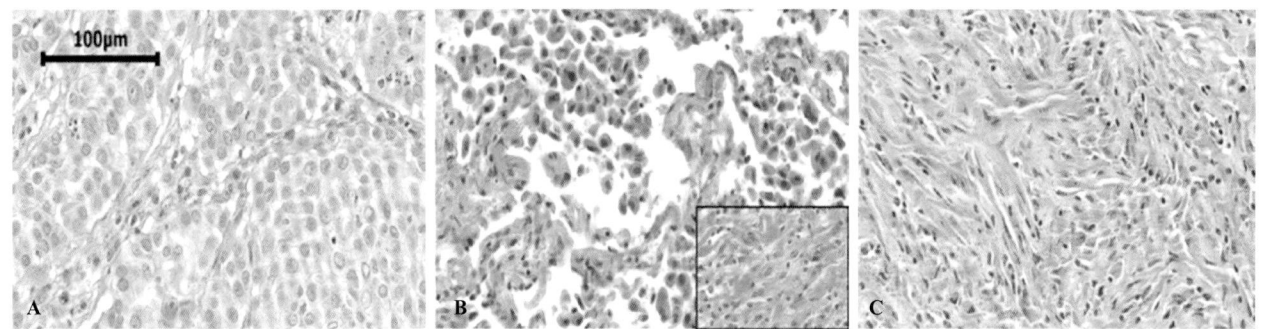

▲ 图 52-8 恶性胸膜间皮瘤的组织学亚型

A. 上皮样；B. 混合型（上皮样具有肉瘤样成分）；C. 肉瘤样

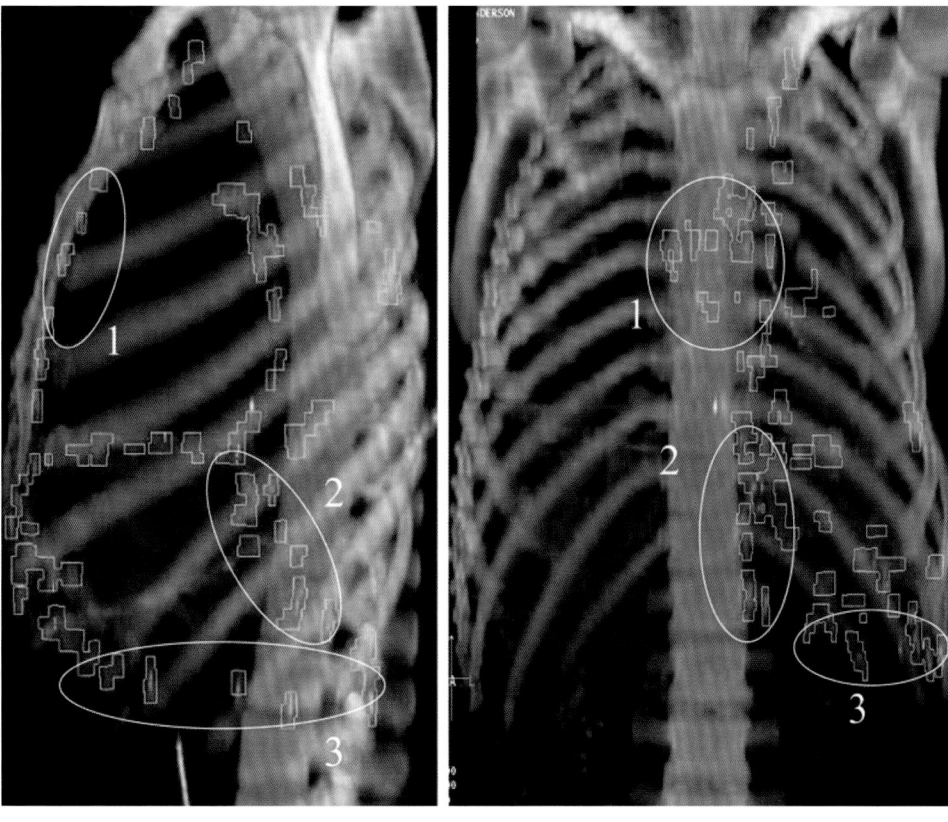

◀ 图 52-11 临床靶区（CTV）测定的潜在问题区域。如果不细致，CTV 的三个部分可能很难辨别：胸心包隐窝的前内侧胸膜反射（1），膈脚的下侧和内侧（2），以及膈肌的下部附着处（3）

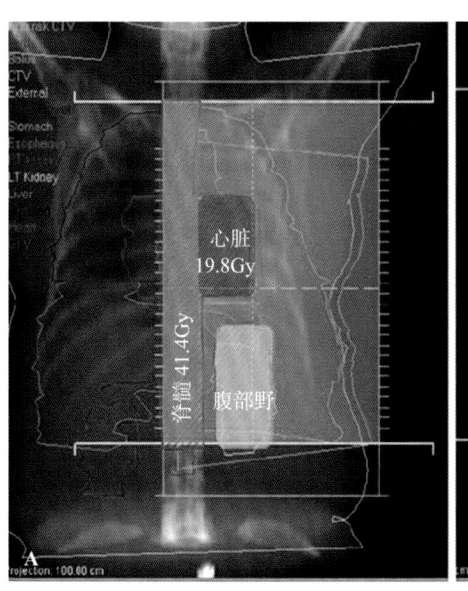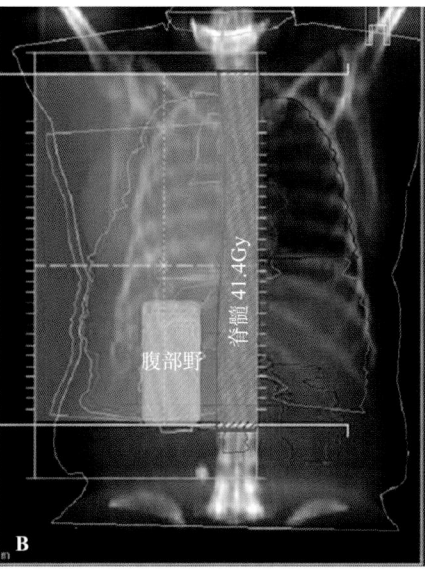

◀ 图 52-12 前后（A）、后前（B）光子场和补充电子场的总处方剂量为 54Gy/1.8Gy。在治疗开始时，在腹部区域放置阻滞块。在治疗左半胸的过程中，放置了 19.8Gy 的前路心脏阻滞块。随后，阻滞区域通过 En Face 电子场进行每天 1.53Gy 的照射。照射剂量为 41.4Gy 时，将前后方阻滞块置于脊髓上方

引自 Hill-Kayser CE, Avery S, Mesina CF, et al: Hemithoracic radiotherapy after extrapleural pneumonectomy（EPP）for malignant pleural meso-thelioma. A dosimetric comparison of two well-described techniques. *J Thorac Oncol*. 2009；4：1431–37.

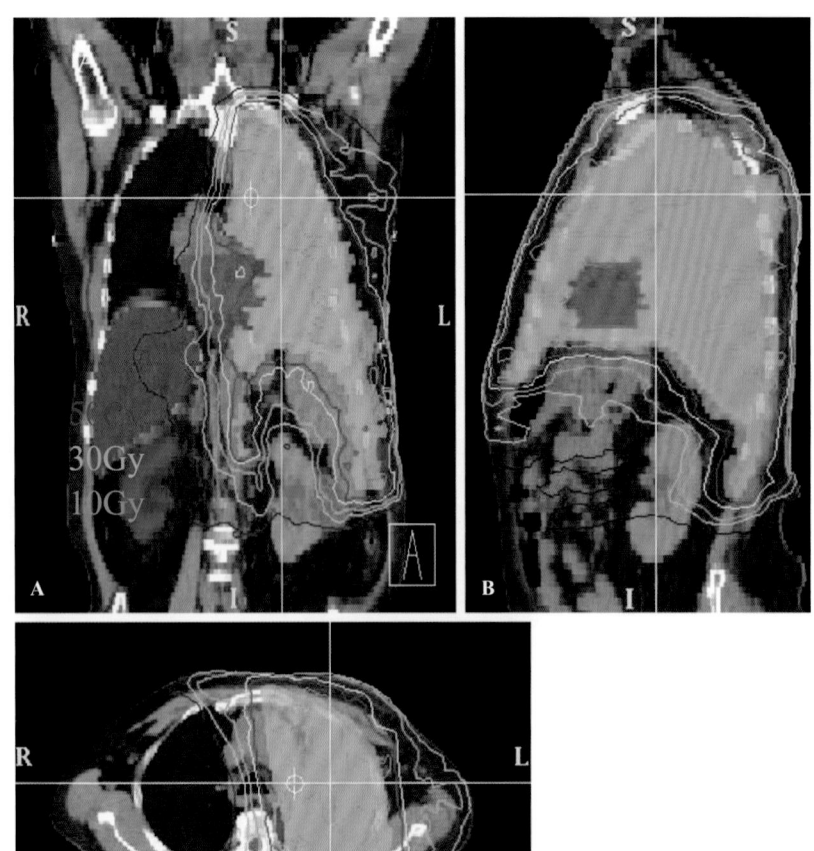

◀ 图 52-13　调强放射治疗的剂量分布显示了该技术对临床靶区（CTV）和高剂量梯度的良好覆盖。目标是对 CTV 进行 50Gy 照射。50Gy、40Gy、30Gy 和 10Gy 等剂量线分别显示为洋红、橙色、绿色和蓝色

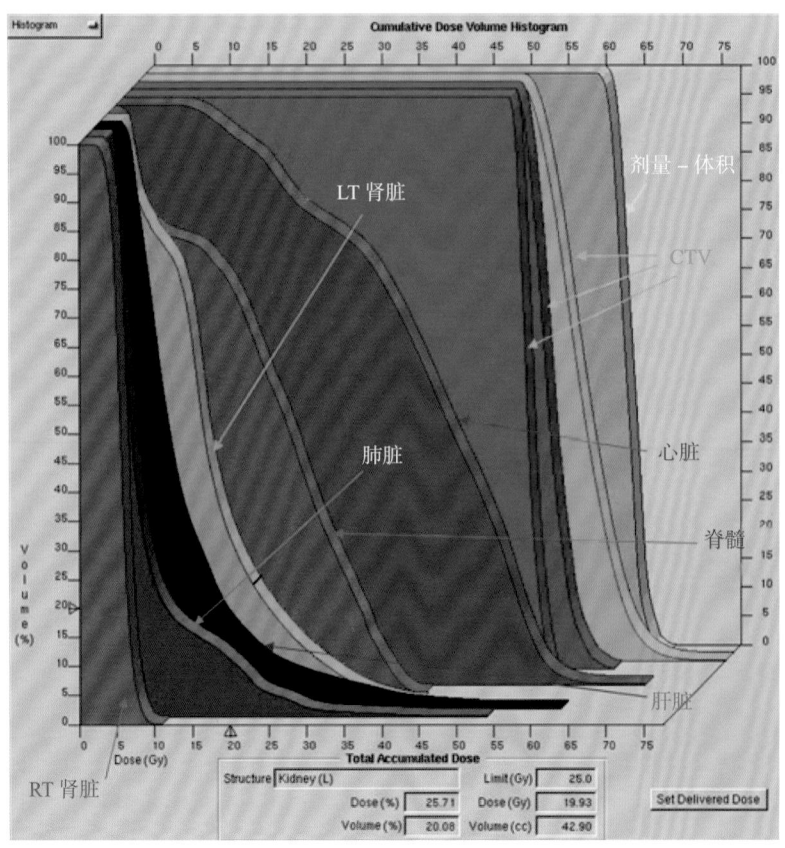

◀ 图 52-14　剂量 - 体积直方图表明靶区的覆盖是足够的。对侧肾脏远低于目标剂量，约占同侧肾脏的 25%。平均肺剂量约为 9.5Gy。在这个左侧病例中，心脏剂量略高于目标剂量（60% 达 45Gy，而不是 50%）

CTV. 临床靶区；LT. 左；RT. 右

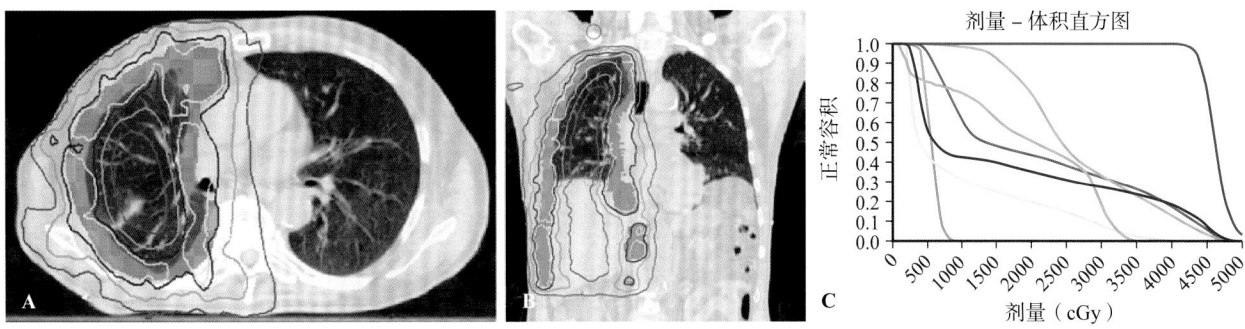

▲ 图 52-15　**A** 和 **B.** 双肺完整间皮瘤调强放射治疗的轴位（**A**）和冠状位（**B**）图像，等剂量线与计划靶区的形状（红色）紧密适形，治疗目标为计划靶体积（PTV）45Gy，45Gy、42.75Gy、36Gy 和 22.5Gy 等剂量线分别以黄色、蓝色、绿色和紫色表示；**C.** 剂量 – 体积直方图显示了靶区的覆盖和正常组织的保留（PTV= 红色），平均肺剂量为 17Gy，V_{20Gy} 为 36%（深蓝色），对侧肾脏的剂量很小（浅蓝色），同侧肾脏的剂量也可以接受（黄色），最大脊髓剂量为 37Gy（绿色），心脏平均剂量为 21Gy（粉红色），肝脏平均剂量为 27Gy（棕色）

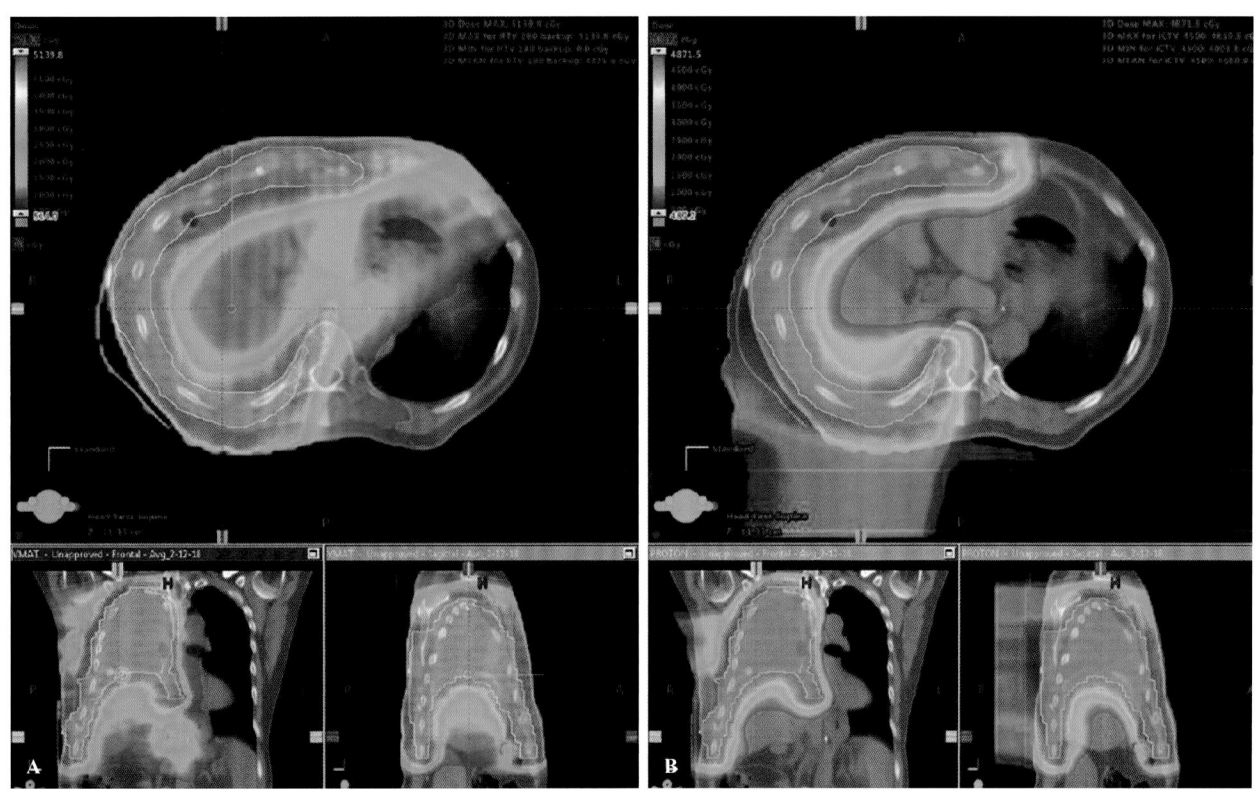

▲ 图 52-16　**A.** 容积调节式电弧疗法的样本剂量分布；**B.** 被动散射质子束疗法计划的样本剂量分布

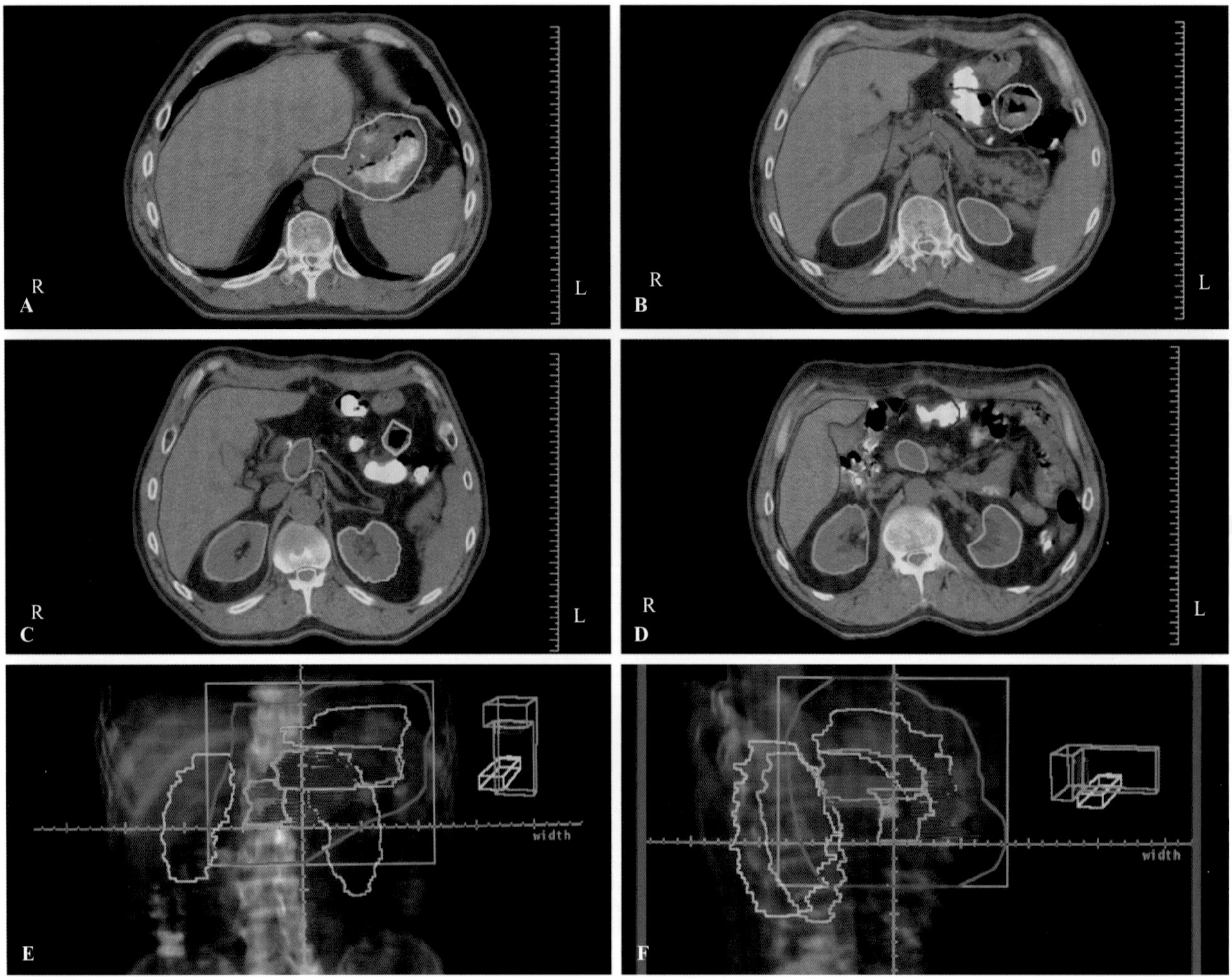

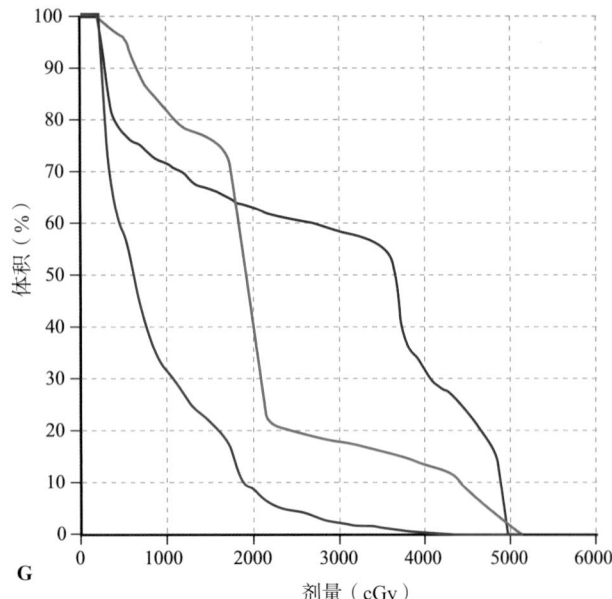

肝脏 左肾 右肾

▲ 图 54-3 1 例胃体后壁 T_4N_0 腺癌患者术后放射野的优化（中间 1/3）（表 54-14）。计算机断层扫描模拟，并在术前和术后 CT 成像、手术 / 病理结果的基础上勾画感兴趣的结构（**A 至 D. 肿瘤床；残胃；耐受器官 / 结构：肾脏、肝脏、脊髓**）

A. 残胃和食管远端（黄绿色）与肝（红橙色）相邻脾脏。B. CT 图像显示肿瘤床（红色）、胰腺体 / 尾（蓝色）、腹腔动脉（橙色）和肾脏（右灯蓝色；绿色）。C. 胰头（蓝绿色）和脾动脉 / 脾体，胰腺的切面位于肾脏中部。D. 肿瘤床和胰腺头部在更远端的 CT 图像上。E 至 G. 借助数字重建射线照片（E 和 F）设计放射野，并给耐受器官 / 结构（G）绘制剂量 - 体积直方图（DVH）。选择了前后、后前和成对侧野的四野技术（野边缘为蓝色）。这些区域包括残胃（黄橙色）、肿瘤床（红色）和基于原发病变［腹腔（蓝紫色交叉阴影）］、胰上（胰腺体，浅蓝色）、肠系膜上、胰十二指肠（胰头，蓝绿色）黏附部位的危险淋巴结区域。E. 前后和后前野包括大约 2/3 的左肾和一部分肝左叶，但不包括大部分右肾和肝右叶。F. 侧野显示脊髓和后肾被排除。G. 该 DVH 显示剂量为 20Gy，左肾大于 60%，右肾小于 10%

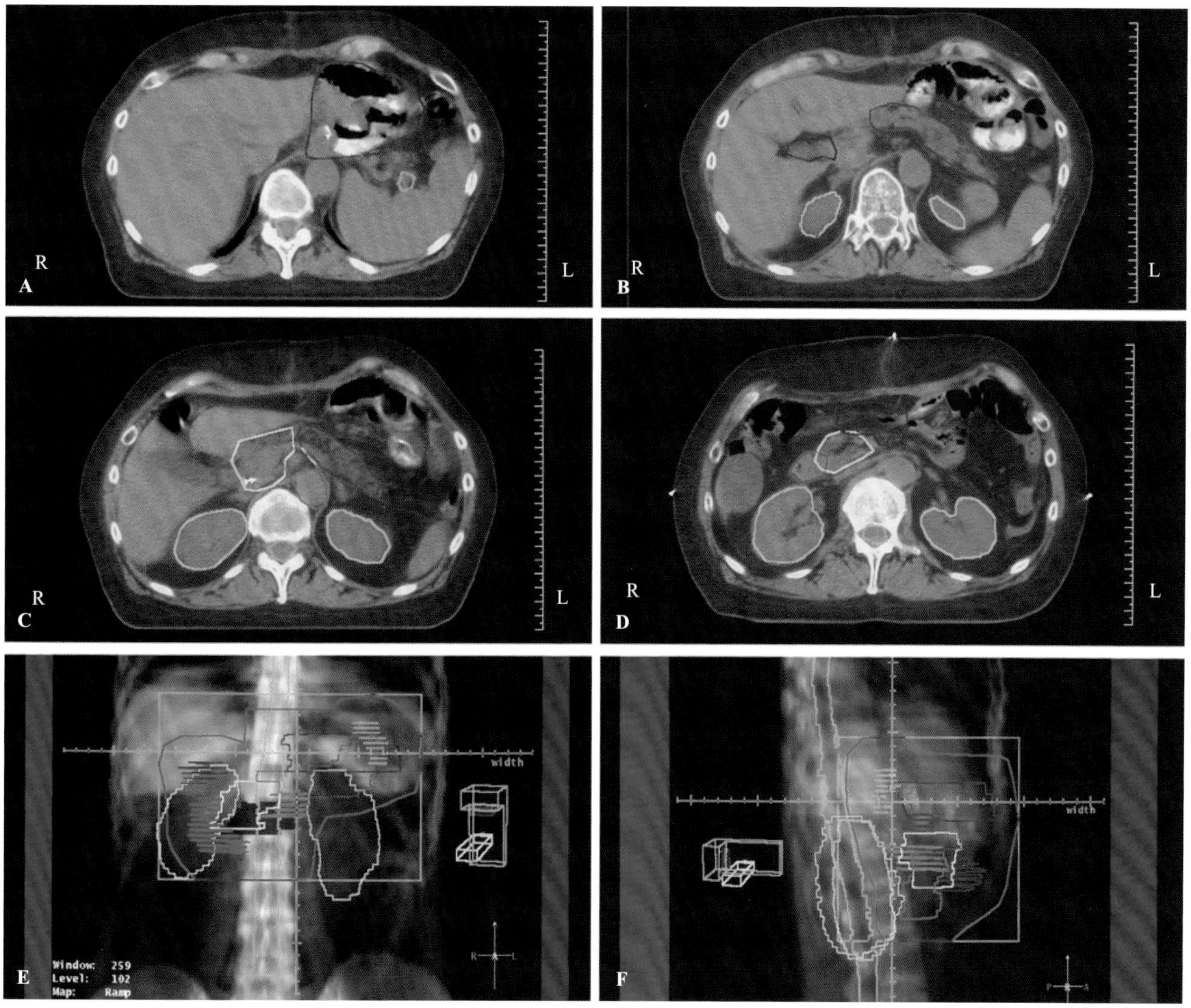

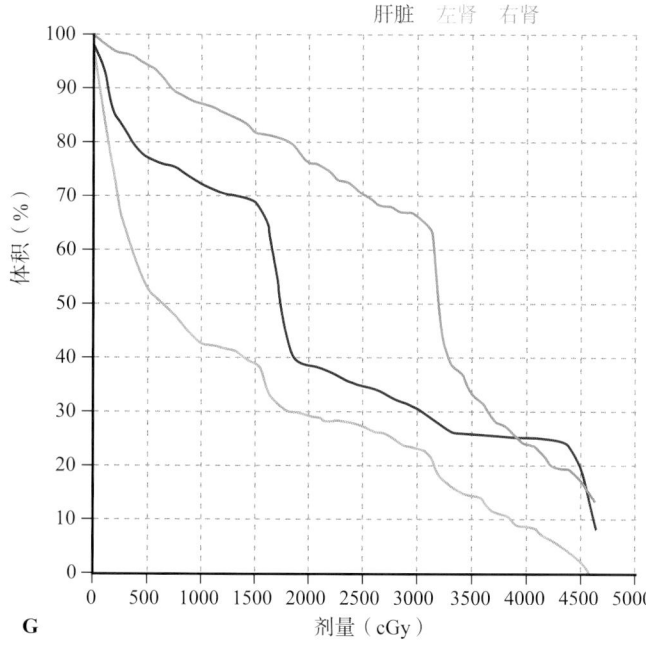

肝脏　左肾　右肾

纵轴：体积（%）
横轴：剂量（cGy）

G

▲ 图 54-4　优化 T_3N_2 原发性胃窦癌患者的术后放射野（远侧 1/3）（表 54-15），在计算机断层扫描模拟（A 至 D）时描绘了感兴趣的结构

A. 残胃（淡紫色）与胰腺体 / 尾部（橙红色）和脾门（浅绿色）一起显示。B. 描绘肝门（蓝紫色）和肾脏（左，黄绿色；右，黄橙色）。C. 显示了胰头（黄色）和腹腔动脉与肠系膜上动脉（浅蓝色）的关系。D. 显示胃窦肿瘤床（红色）和十二指肠（中蓝色），借助数字重建 X 线（E 和 F）设计放射野，并针对剂量限制结构（肝脏、肾脏、脊髓）绘制剂量 - 体积直方图（G）。选择了前后、后前和成对侧野的四野技术（场边缘以中蓝色显示）。治疗野包括残胃、肿瘤床、胰头、十二指肠的第一和第二部分（中蓝色阴影线）、相关的淋巴结体积［胃周、胰十二指肠（胰头）、肝门（蓝色蓝紫色交叉阴影）、腹腔、外侧胰腺(体/尾)］和可选的脾脏淋巴结区（浅绿色交叉阴影线）。E. 前后野和后前野（野边缘不包括左肾的 2/3，包括右肾的 90%）。鉴于残胃和脾门相邻，排除可选的脾门淋巴结将不会额外允许保留左肾。F. 侧野显示脊髓（青绿色）和两个肾脏的实质部分都被排除在外。G. DVH 结合所有四个射野的剂量，证明 20Gy 的剂量约占左肾的 30%，而约占右肾的 75%。对于肝脏，约 30% 的人接受 30Gy 的剂量，约 25% 的人接受 35～40Gy 的剂量

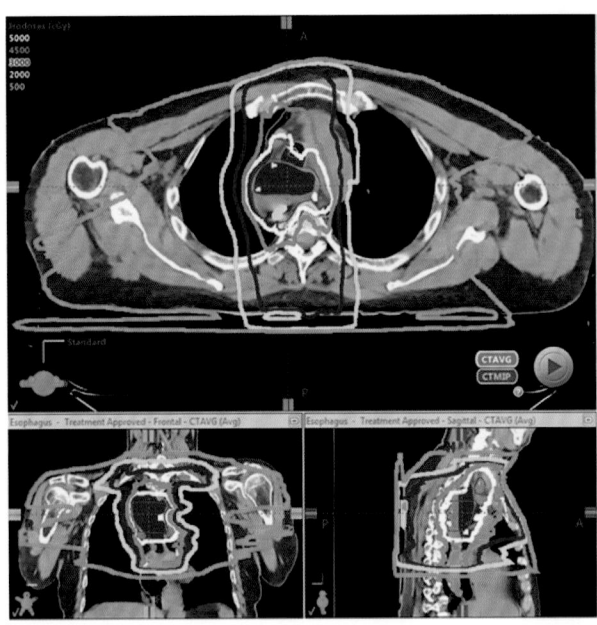

▲ 图 54-5 临床分期为 T_2N_1 的近端 / 中段食管鳞状细胞癌患者的外照射治疗计划，采用根治性放疗和氟尿嘧啶 / 顺铂同步治疗。总肿瘤体积（GTV）用红色表示，而计划靶体积（PTV）用品红色（PTV_{50}）和青色（PTV_{45}）表示。显示了 50Gy（白色）、45Gy（橙色）、30Gy（蓝色）、20Gy（黄色）和 5Gy（青色）等剂量线。使用调强放疗（容积调制弧光治疗）计划，对 PTV_{50} 进行 25 次分割的 50Gy（每次分割 2Gy）治疗，对 PTV_{45} 进行 25 次分割的 45Gy（每次分割 1.8Gy）治疗

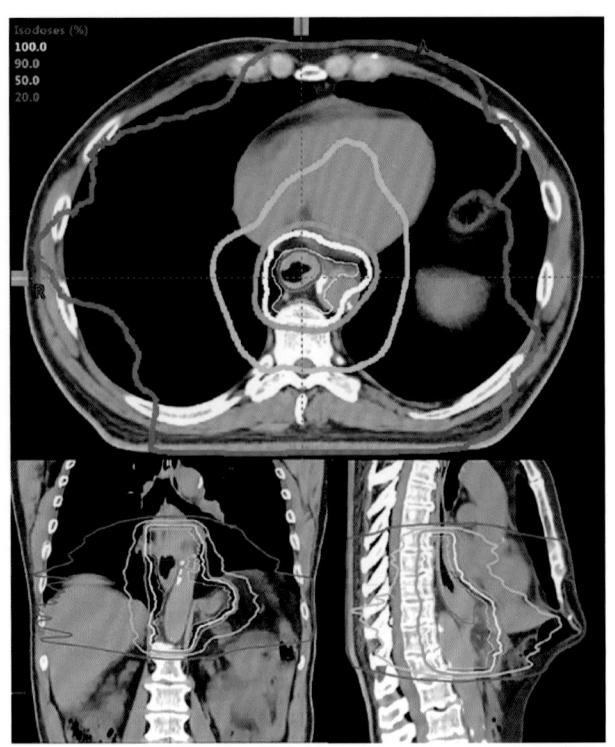

▲ 图 54-7 T_3N_1 远端食管腺癌患者的光子调强放疗计划的代表性轴位、冠状位和矢状位视图。注意改善了 100% 等剂量线对靶体积的顺应性，并减少了 50%～100% 等剂量线对心脏的暴露，但是，接受 20% 等剂量的肺体积增加了

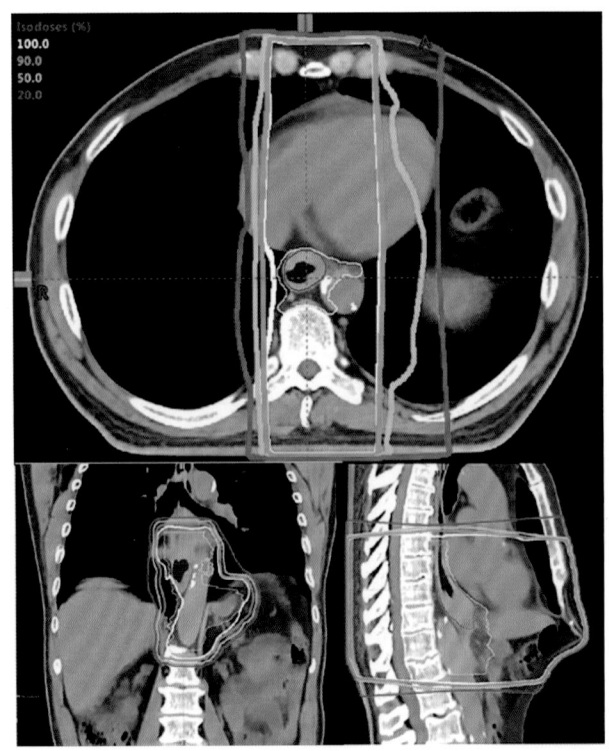

▲ 图 54-6 1 例临床分期为 T_3N_1 的远端食管腺癌患者的外照射治疗计划，在食管胃切除术前接受术前放疗（41.4Gy，分 23 次），并每周同时用卡铂和紫杉醇治疗。总肿瘤体积用红色表示，临床靶体积用黄色表示。显示了 100%（白色）、90%（绿色）、50%（青色）和 20%（洋红色）的等剂量线。具有前后 / 后前野的光子平面的代表性轴位、冠状位和矢状位视图。100% 的等剂量线涵盖靶体积，但也占心脏的很大一部分，而肺则保留得很好

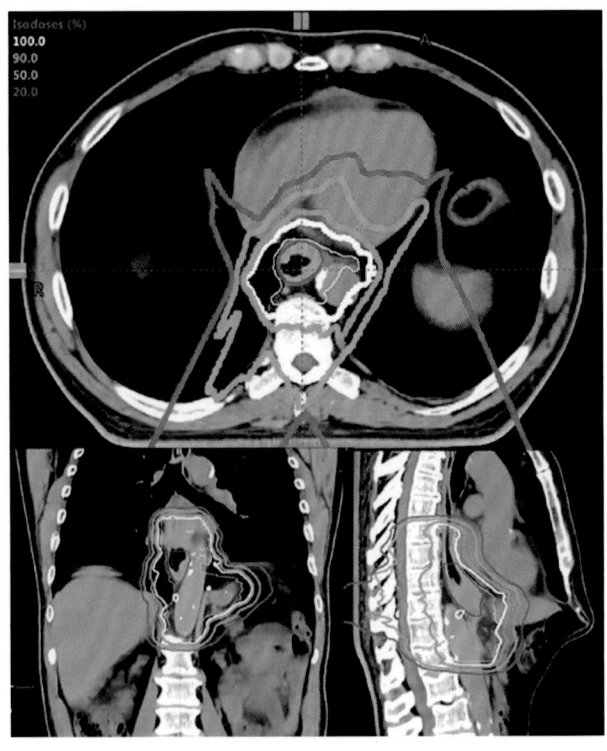

▲ 图 54-8 T_3N_1 远端食管腺癌患者的笔形束扫描调强质子治疗计划的代表性轴位、冠状位和矢状位视图。请注意，与调强放射治疗计划相比，100% 等剂量与靶剂量具有相似的保形性，但接受 ≤ 50% 的等剂量的心脏、肺和全身的体积减小

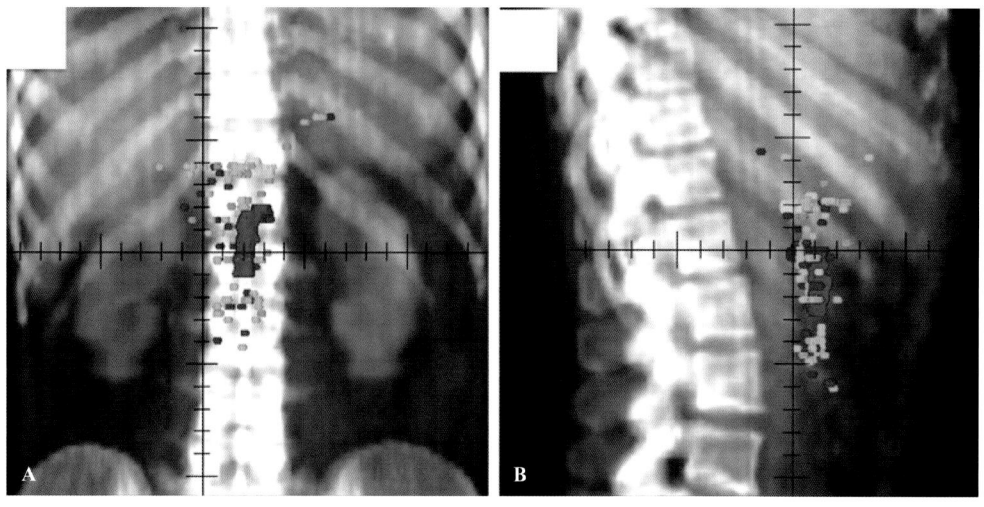

▲ 图 55-5　局部复发映射

A. 前后位图；B. 侧位图。未接受辅助治疗（红色）、单纯化疗（橙色）和放化疗（绿色）的患者行胰十二指肠切除术后，局部复发与腹腔动脉（黄色）和肠系膜上动脉（蓝色）有关［引自 Dholakia AS，Kumar R，Raman SP, et al. Mapping patterns of local recurrence after pancreaticoduodenectomy for pancreatic adenocarcinoma：a new approach to adjuvant radiation field design. *Int J Radiat Oncol Biol Phys*. 2013；87（5）：1007–15.］

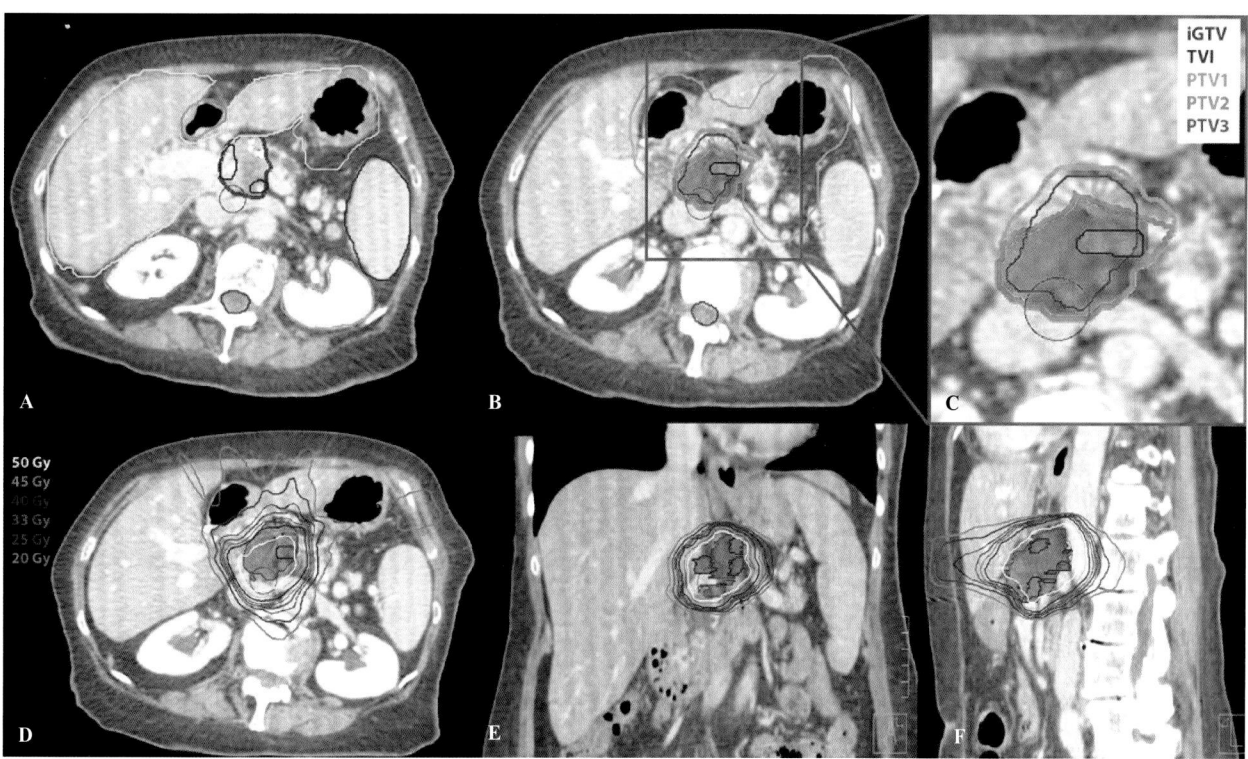

▲ 图 55-7　立体定向全身放射治疗（SBRT）轮廓和治疗计划。现代适形放射技术可以精确地将剂量输送到胰腺和处于危险状态的淋巴结

A 至 C. SBRT 等值线显示周围危险器官（肝黄，脾紫，左肾橙，右肾蓝，胃淡紫色）、肠道计划风险体积和靶区体积；D 至 F. 在正交横截面投影中显示 SBRT 平面，注意 SBRT 的剂量急剧下降

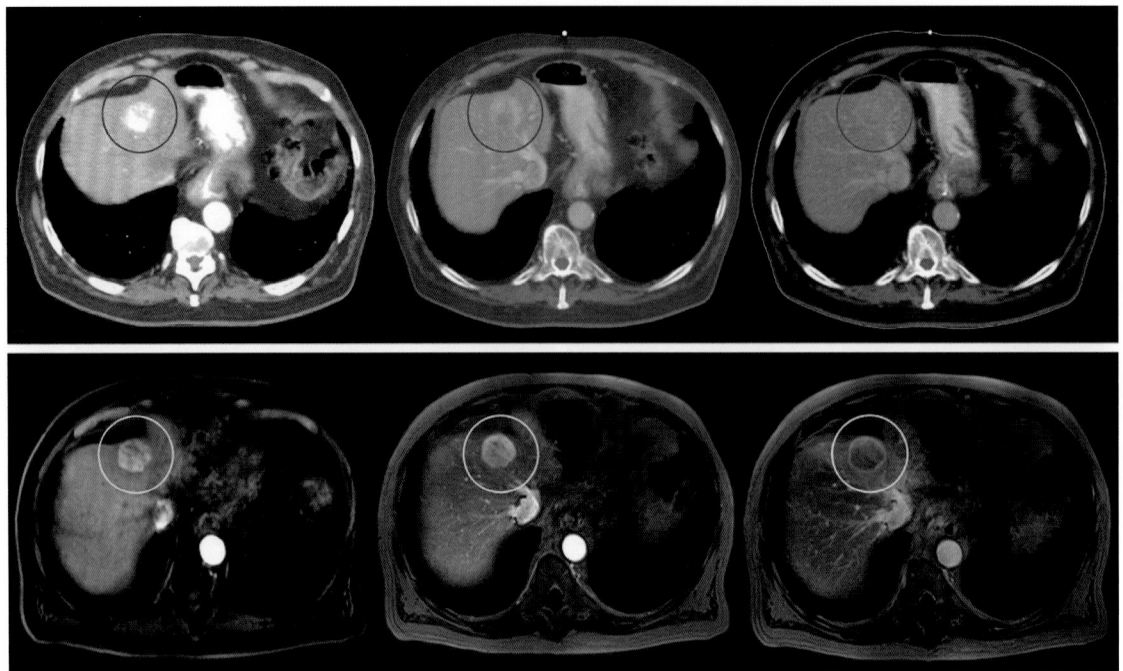

▲ 图 56-1　Arterial, venous, and delayed/equilibrium phase sequences on computed tomography (CT) scan (upper) and magnetic resonance imaging (MRI, lower). A heterogeneous mass (red circle on CT and yellow circle on MRI) in Segment 2 demonstrates arterial enhancement, venous washout, and capsule meeting criteria for LI-RADS (Liver Imaging Reporting and Data System) 5. LI-RADS 5 is considered "definitely hepatocellular carcinoma" and is used when imaging criteria are unequivocal and sufficient to render a diagnosis without biopsy.[36]

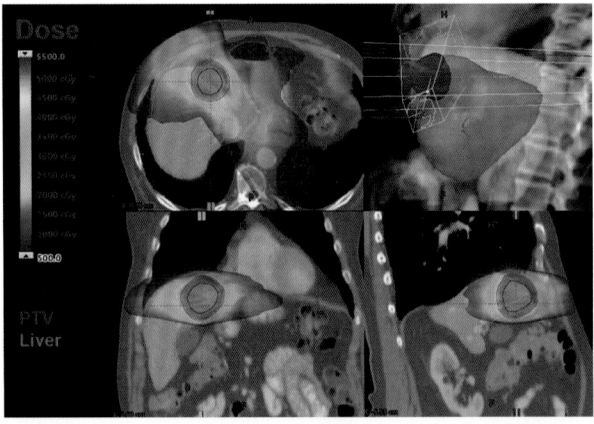

▲ 图 56-5　屏气式立体定向体部放射治疗 2 弧容积治疗 1 例 2 期肝细胞癌（CP-A5）患者，分 5 次照射 50Gy。内部靶体积（蓝色）是通过对来自三相计算机断层扫描模拟的总靶体积求和而产生的。计划靶体积是通过将内靶区对称扩展 7mm（基于模拟时肿瘤运动评估的定制扩展）来创建的

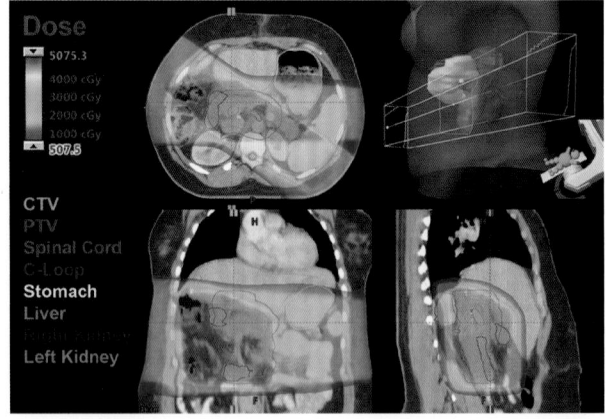

▲ 图 56-6　3D 适形治疗 pT$_{2b}$N$_1$R$_0$ 肝内胆管癌患者，术后放化疗。患者接受了 4 个楔形野的治疗，包括对侧野和匹配的右前斜野和左后斜野。剂量为 45Gy/1.8Gy，同时卡培他滨进入肿瘤床。患者在运动评估后接受自由呼吸治疗。放疗后辅以吉西他滨 / 顺铂

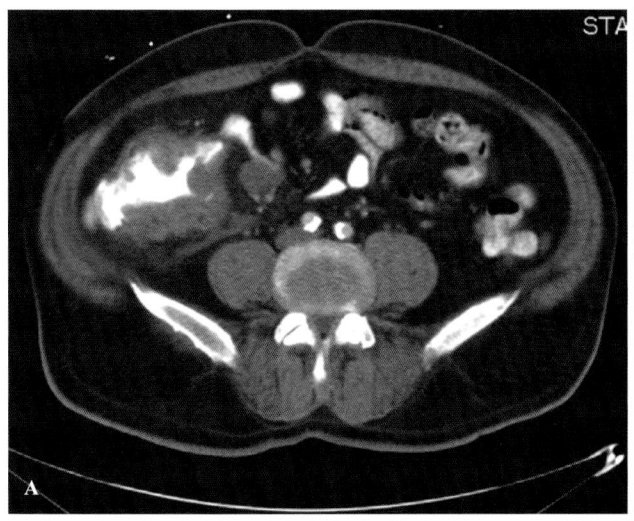

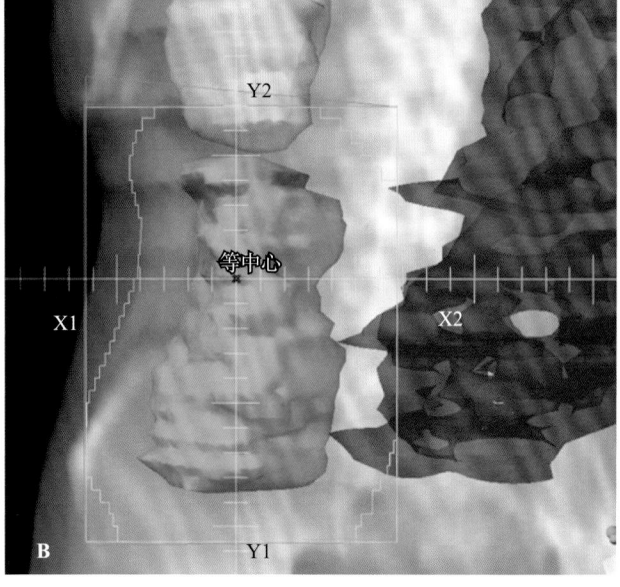

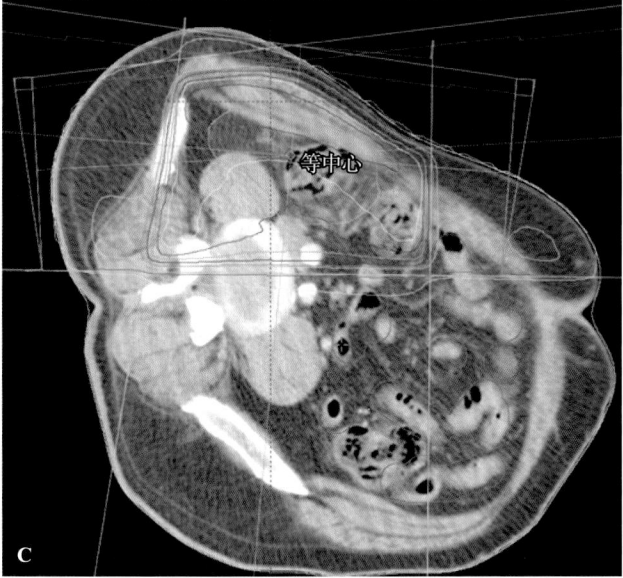

▲ 图 57-9　男性患者，60 岁，行 R_1 切除术后，T_4 上行结肠癌粘连于右侧结肠周沟，恰好在髂骨水平上方。他在左侧卧位时同时接受三野放化疗，然后增加到总剂量 5400cGy

A. 术前轴位计算机断层扫描显示一个巨大的升结肠肿瘤侵犯了结肠周围组织；B. 数字化重建 X 线片显示前视图［临床肿瘤体积为绿色；肾脏（上）为黄色；小肠为紫色］，注意患者卧位引起的小肠移位；C. 使用三野技术计算主场的相对等剂量分布

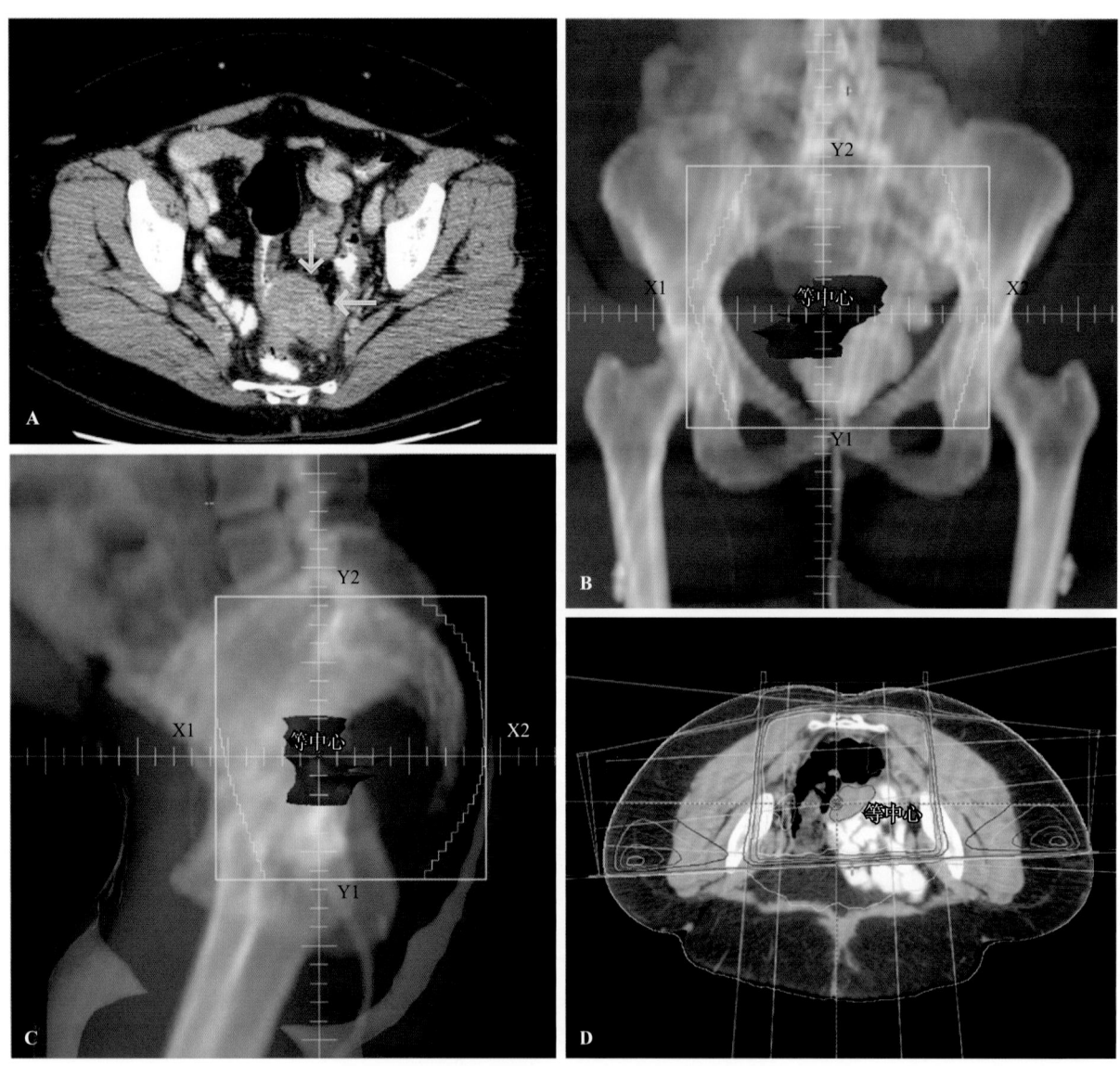

▲ 图 57-10　女性患者，54 岁，在距肛缘 **35cm** 处有乙状结肠病变。在左半结肠切除术中，发现乙状结肠癌穿孔侵蚀至直肠近端，并可能累及阴道穹窿。她同时接受三野放化疗，在人造台面上俯卧位，总剂量为 **4500cGy**

A. 轴位 CT 显示乙状结肠肿瘤（黄箭）侵犯邻近直肠；B. 数字化重建 X 线显示后束的光束透视图（重建的大体肿瘤体积为红色）；C. 数字化重建 X 线显示侧束的光束透视图；D. 主场的相对等剂量分布

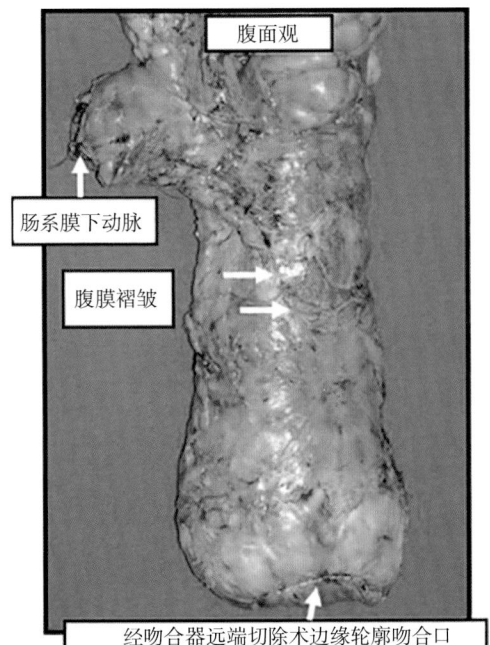

腹面观

肠系膜下动脉

腹膜褶皱

经吻合器远端切除术边缘轮廓吻合口

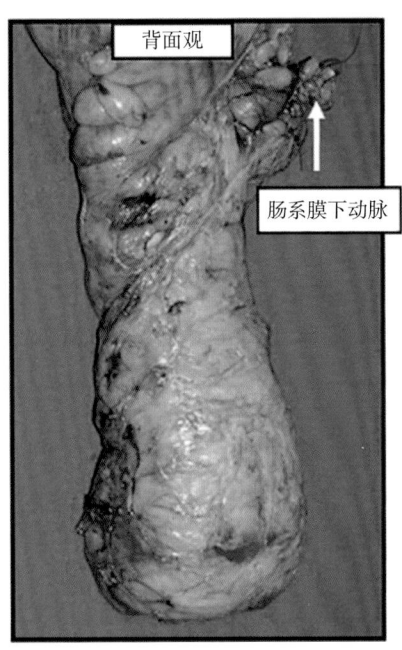

背面观

肠系膜下动脉

◀ 图 58-1 术前放化疗后全直肠系膜切除术的标本，围术期经肠系膜下动脉行亚甲蓝染色

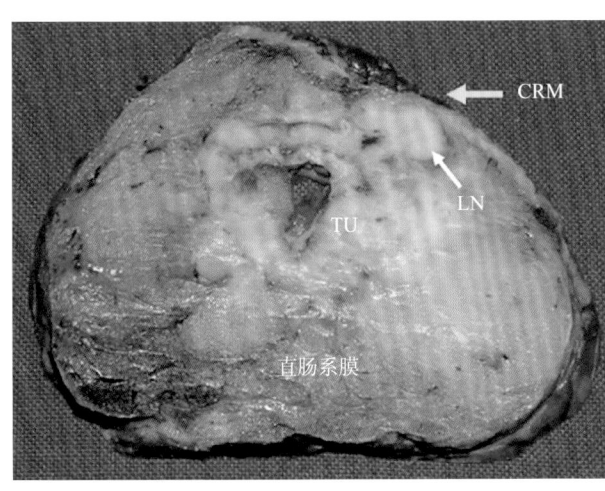

CRM

LN

TU

直肠系膜

◀ 图 58-4 直肠系膜和环切缘（CRM）。该边缘受到直接肿瘤（TU）侵犯的威胁，但也受到位于直肠系膜筋膜下的淋巴结（LN）未完全切除的威胁

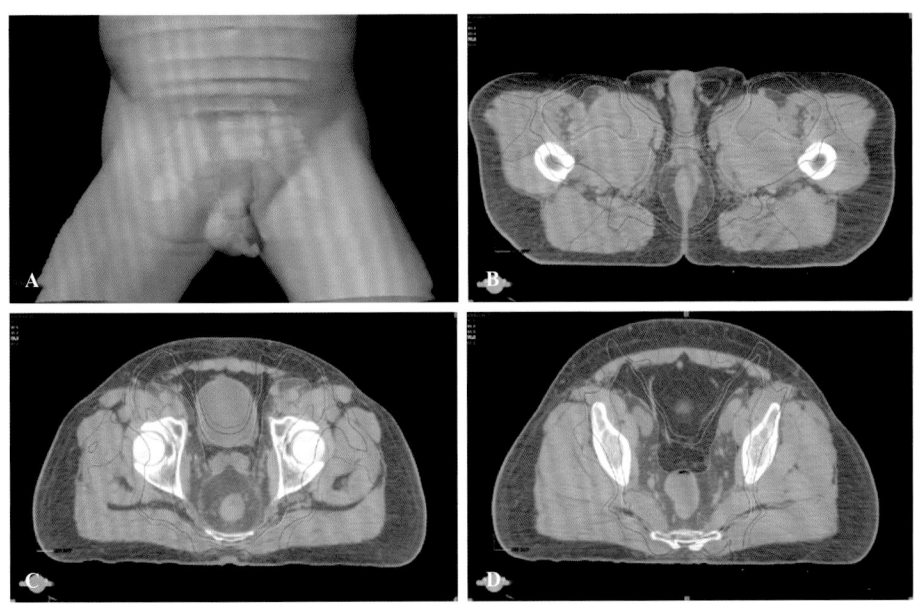

◀ 图 59-2 A. 65 岁男性 $T_2N_0M_0$ 肛管鳞状细胞癌患者的临床靶体积（绿色）和总肿瘤体积的三维绘制。B 至 D. 在下部（B）、中部（C）和上部骨盆（D）使用八野调强放射治疗计划的轴位剂量测定。红色、黄色、绿色、蓝色和紫色线分别代表 95%、90%、80%、70% 和 60% 等剂量线（未显示计划肿瘤体积）

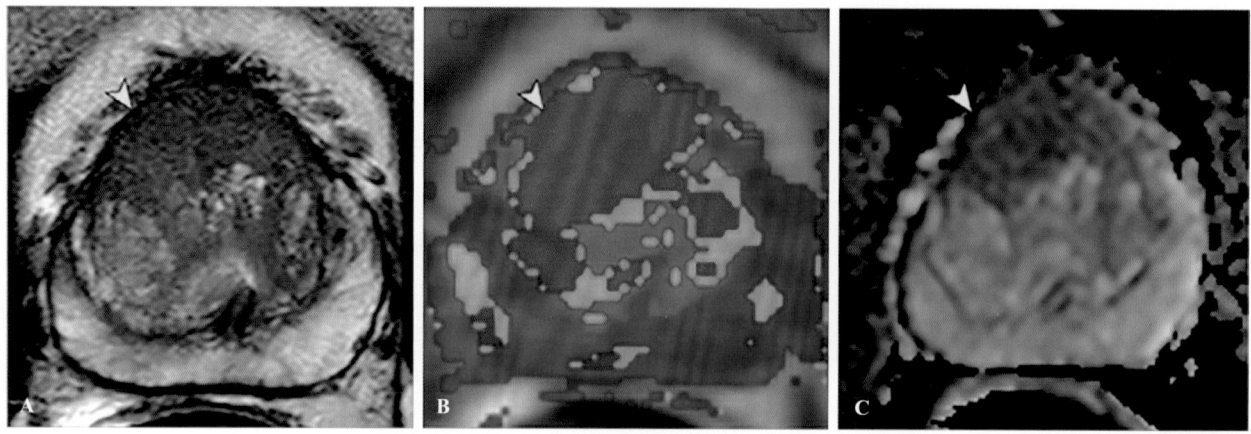

▲ 图 61-4 活检前多参数磁共振成像

A. T₂ 加权像，解剖和功能；B. 动态对比增强；C. 表观扩散系数（ADC）成像。轴位图像均显示疑似前列腺癌的病变（黄箭头）

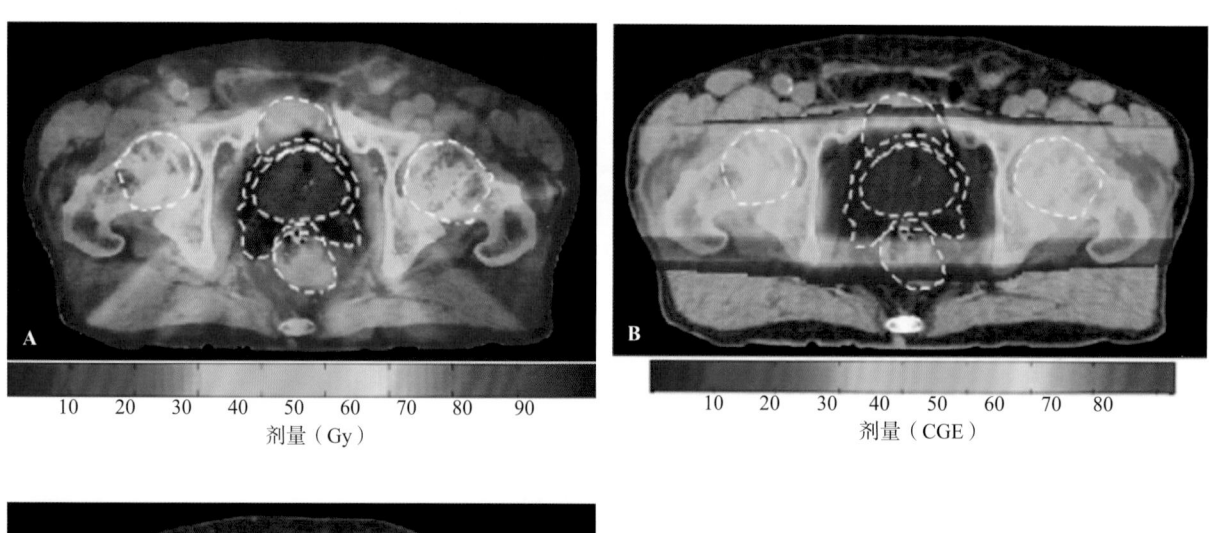

剂量（Gy）　　　剂量（CGE）

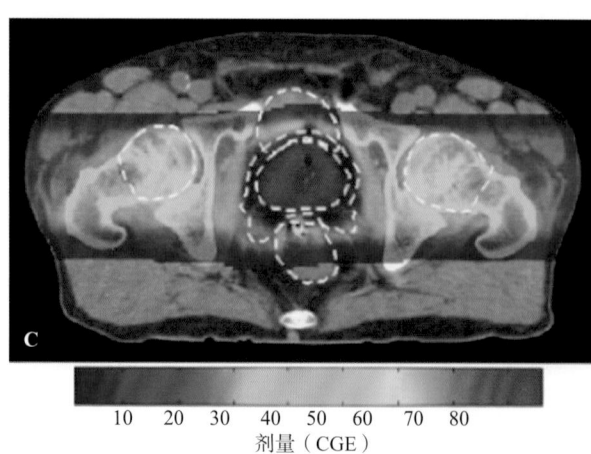

剂量（CGE）

▲ 图 61-9　A. 调强放射的横向等中心剂量分布；B. 三维适形质子治疗的横向等中心剂量分布；C. 调强质子治疗（IMPT）计划的横向等中心剂量分布

引自 Trofimov A，et al. Radiotherapy treatment of early-stage prostate cancer with IMRT and protons. A treatment planning comparison. *Int J Radiat Oncol BiolPhys*. 2007；69：444–53.

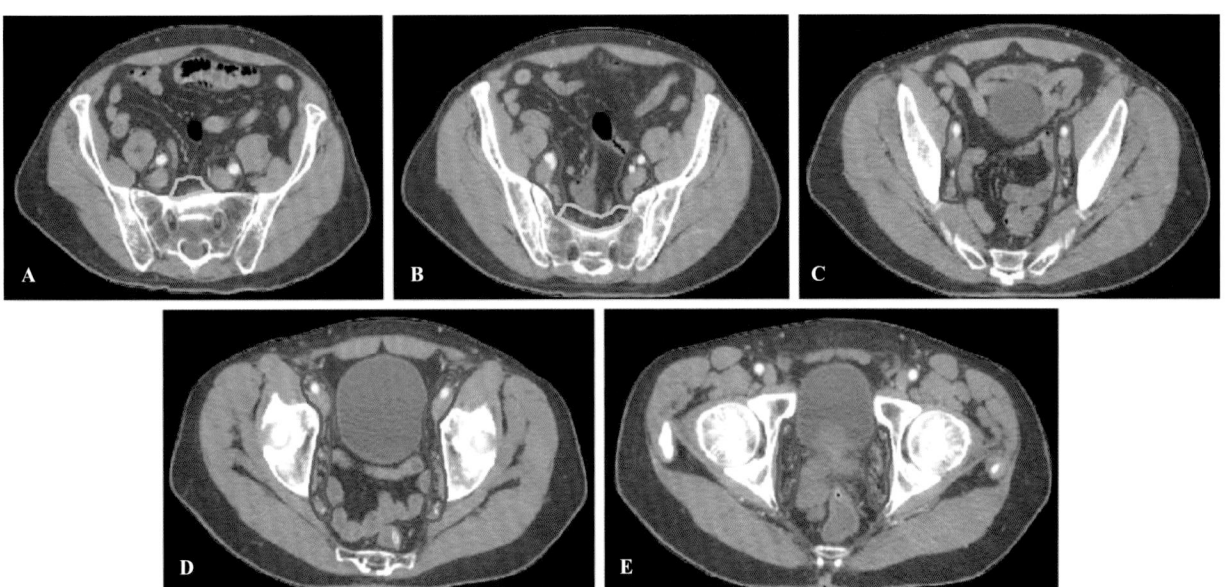

▲ 图 61-15 来自 RTOG 一致性计算机断层扫描的代表性盆腔淋巴结临床靶区（CTV）轮廓

A. 髂总和骶前 CTV 淋巴结分区（L_5/S_1）；B. 髂外、髂内和骶前 CTV 淋巴结区域（$S_{1\sim3}$）；C. 髂内外 CTV 淋巴结区域（低于 S_3）；D. 髂外 CTV 淋巴结区域结束部位（在股骨头顶部，腹股沟韧带的骨骼标志）；E. 闭孔 CTV 淋巴结区域（高于耻骨联合顶部）

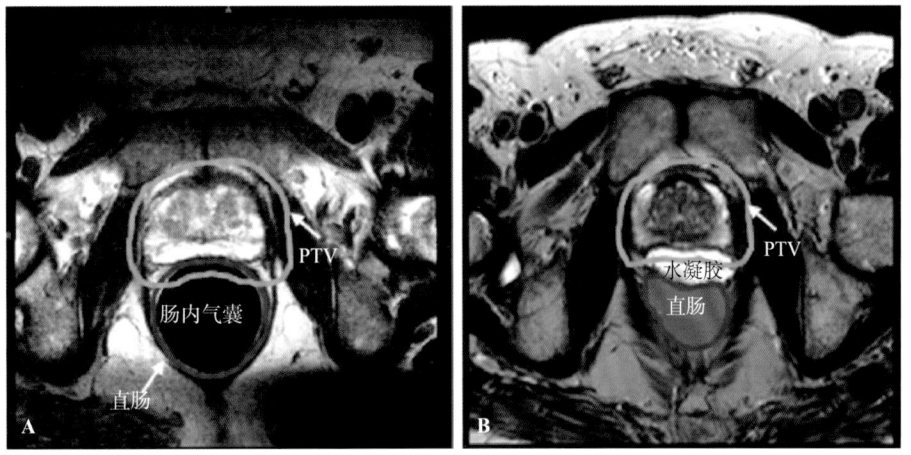

▲ 图 61-16 直肠移位的差异

A. 直肠内球囊能稳定前列腺，但也能将直肠推向前列腺；B. 水凝胶将直肠推离前列腺。PTV. 计划靶体积［引自 Jones RT, et al. Dosimetric comparison of rectal-sparing capabilities of rectal balloon vs injectable spacer gel in stereotactic body radiation therapy for prostate cancer：lessons learned from prospective trials. *Med Dosim*. 2017；42（4）：341-47.］

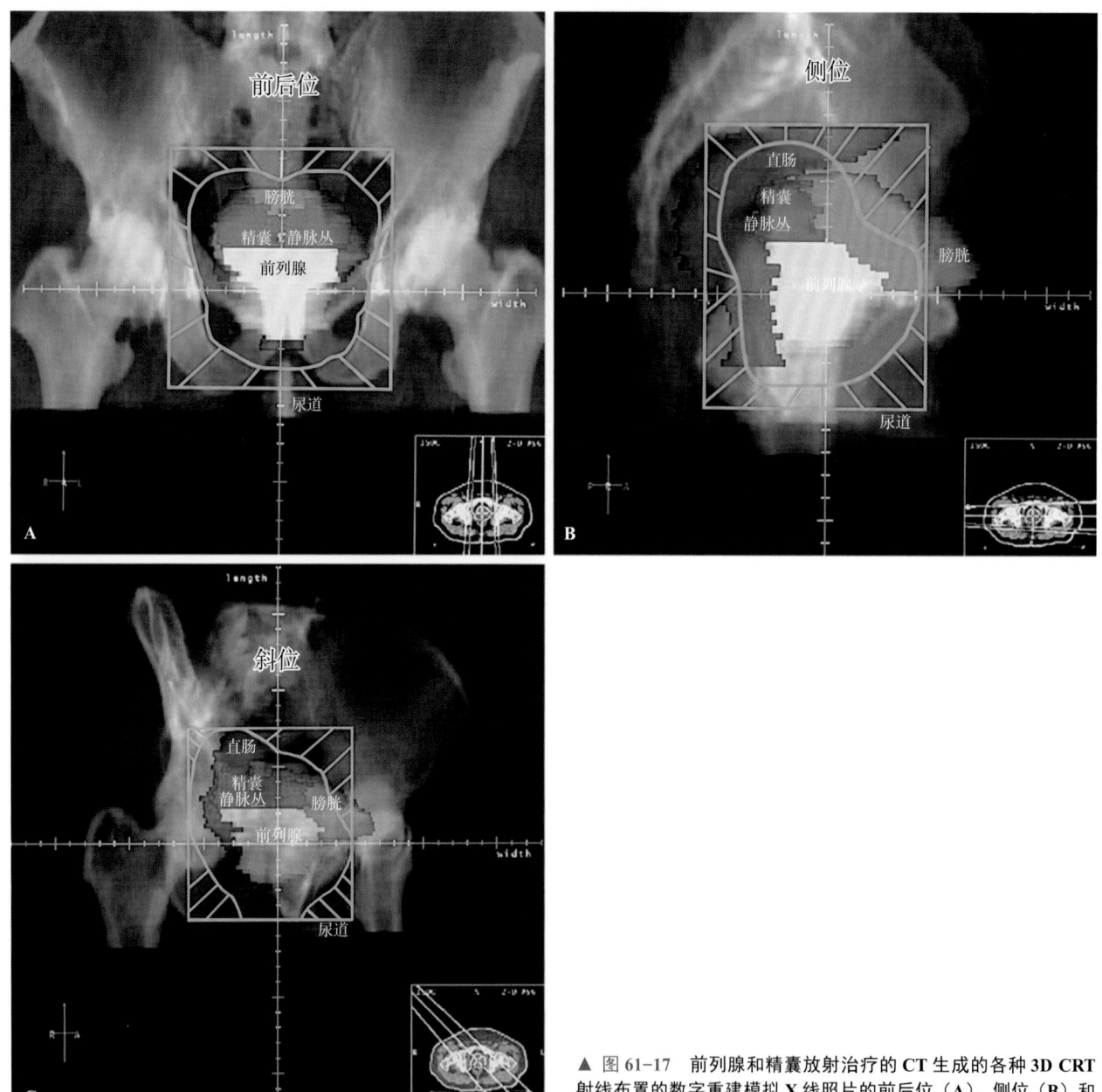

▲ 图 61-17　前列腺和精囊放射治疗的 CT 生成的各种 3D CRT 射线布置的数字重建模拟 X 线照片的前后位（A）、侧位（B）和斜位（C）视图

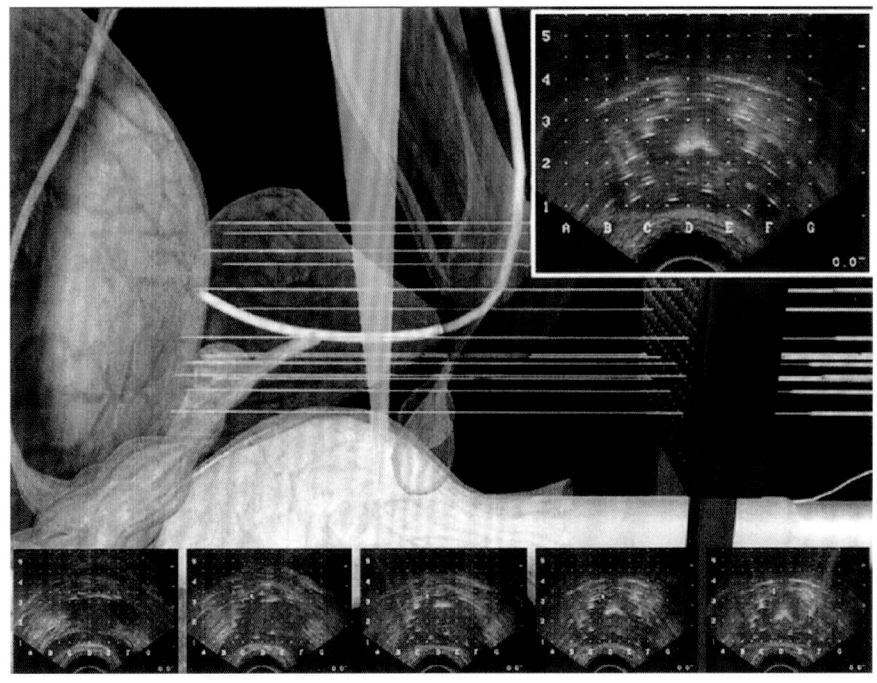

▲ 图 61-18 前列腺永久性近距离治疗的轴位图

图片由 Louis Potters，MD，Memorial Sloan-Kettering Cancer Center at Mercy Medical Center，Rockville Center，NY 提供

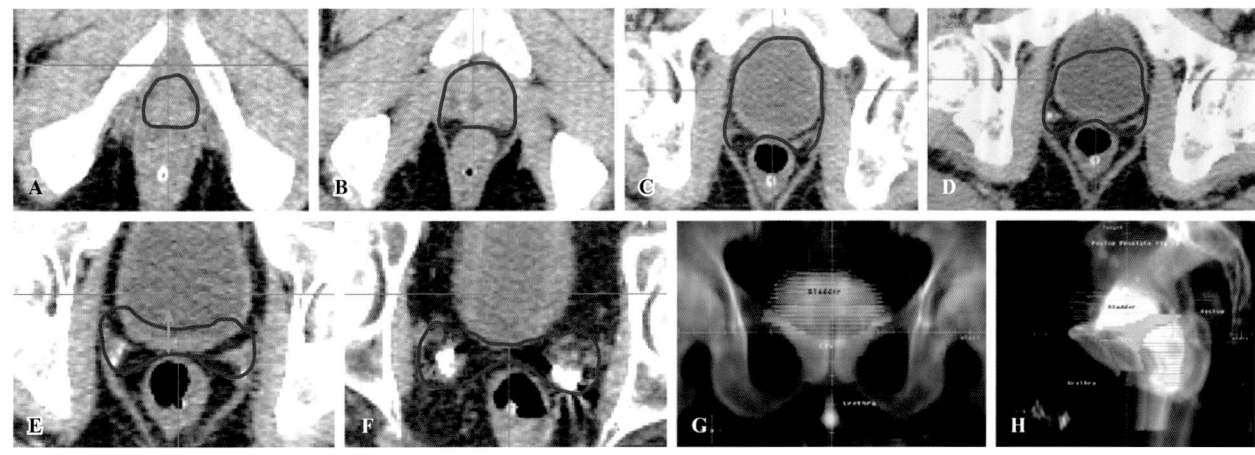

▲ 图 61-19 A 至 F. 用于术后放疗的从骨盆底到远端输精管水平的轴位 CT 模拟图像；G 和 H. 用于术后放疗的标明了临床靶区（CTV）和 CTV 前后位和侧位影像学（图片由 Thomas M. Pisansky 提供）

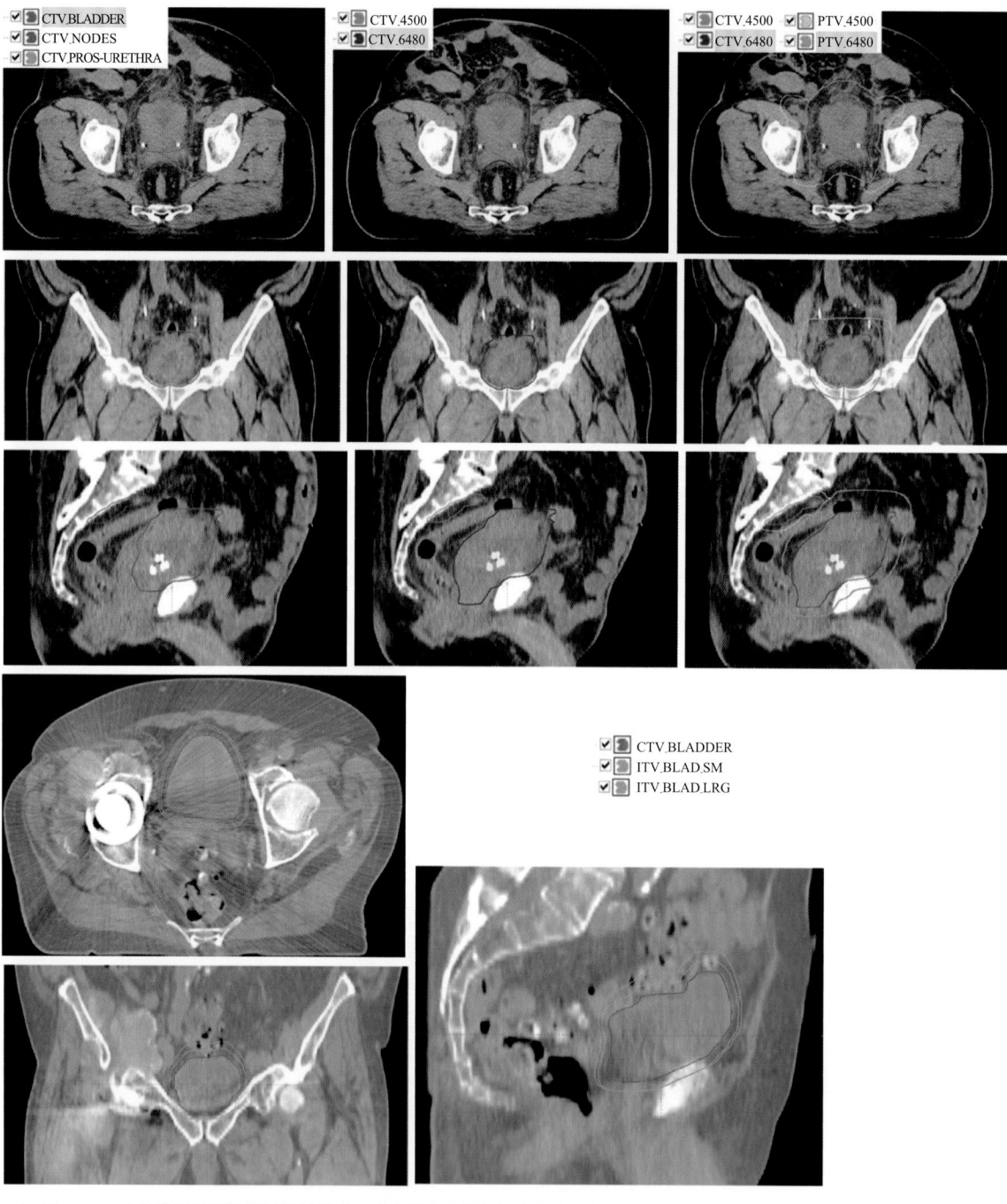

▲ 图 62-4　对完整的膀胱进行根治性放疗，改良的患者特异性外扩方法包括 2 个膀胱内靶区（ITV），这来源于每天膀胱的充盈变化。更大的 ITV 使用基于人群的靶区外扩。较小的 ITV 在膀胱周围使用均匀外放 5mm，以提供更好的肠道保护。在大的 ITV 治疗 1 周后，可以评估这周的每天成像，以确定小的 ITV 是否可以继续使用，或者是否应该创建第三个中间计划。该患者盆腔淋巴结接受 45Gy 的治疗，整个膀胱、前列腺尿道为 64.8Gy，每天 1.8Gy

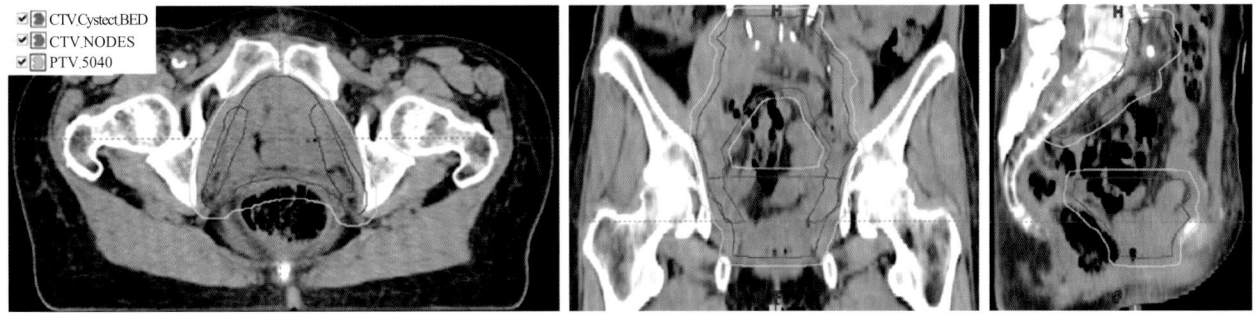

▲ 图 62-5　辅助放疗的靶区包括高危的淋巴结区，如果切缘阳性，应包括膀胱切除术后瘤床。对于该患者，靶区治疗剂量为 **50.4Gy**，每天 **1.8Gy** 常规分割

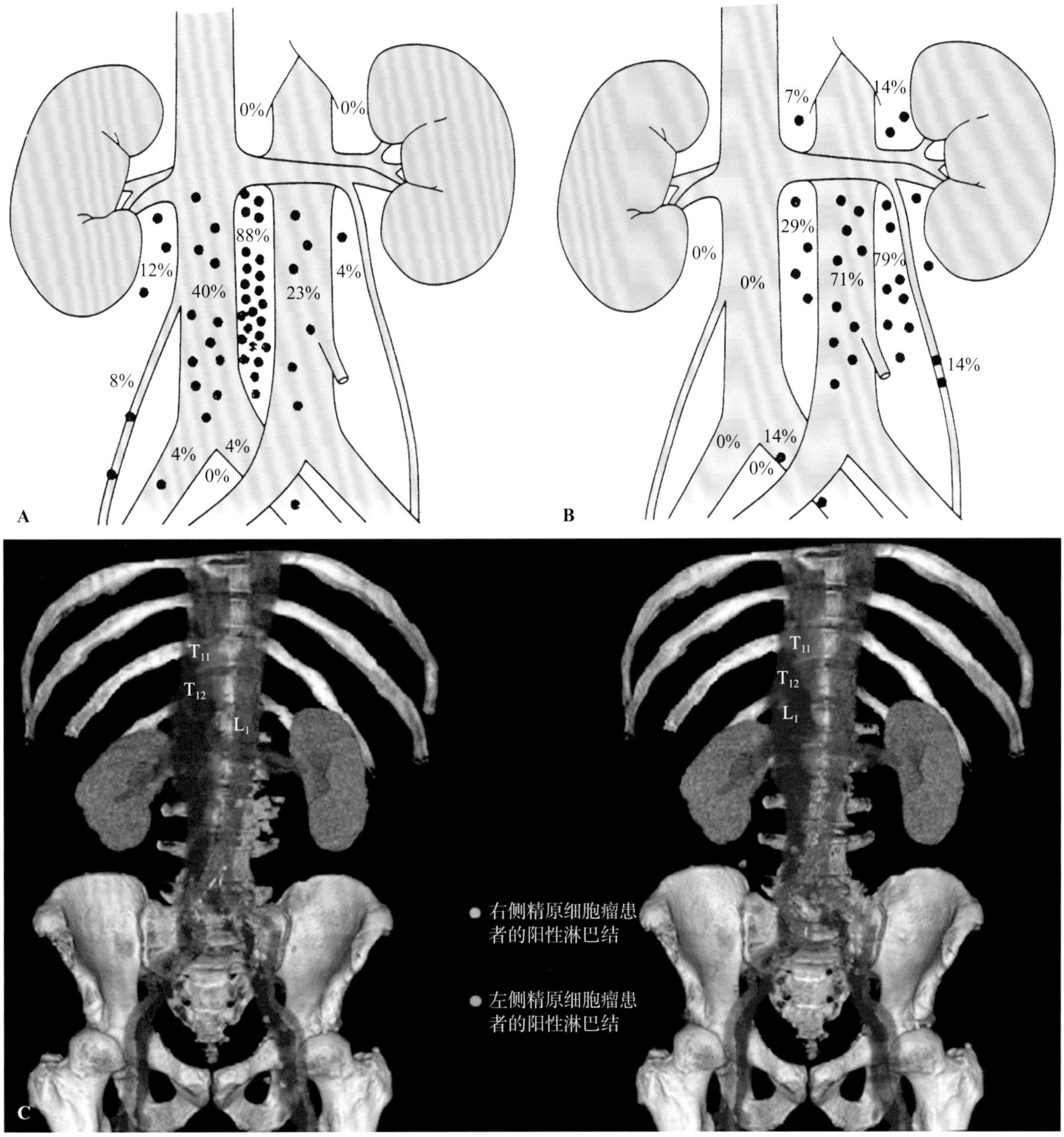

▲ 图 63-1　早期睾丸非精原细胞瘤腹膜后淋巴结转移的分布规律

A. 右侧睾丸原发肿瘤；B. 左侧睾丸原发肿瘤；C. 早期睾丸精原细胞瘤腹膜后淋巴结转移的分布规律（引自 Paly J，Efstathoiu J，Hedgire S，et al：Mapping patterns of nodal metastases in seminoma：Rethinking radiotherapy fields. *Radiother Oncol.* 2013；106：64–68.）

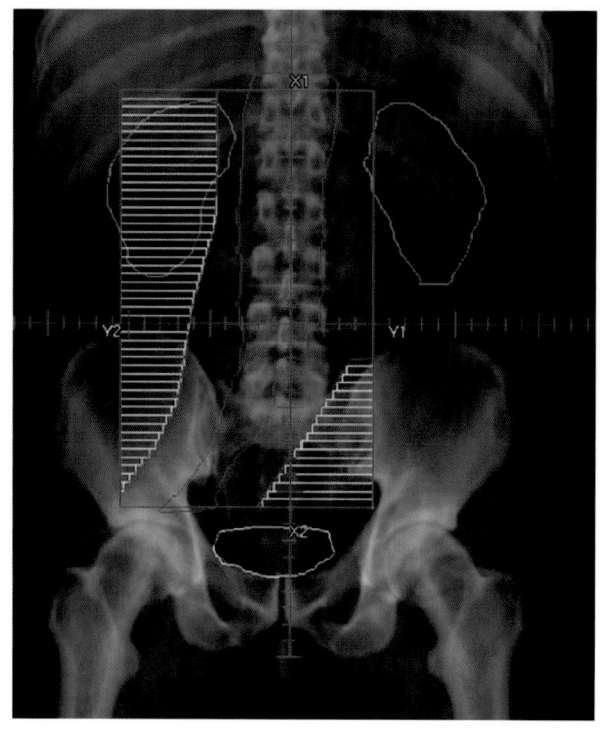

▲ 图 63-3　右侧 I 期精原细胞瘤靶区

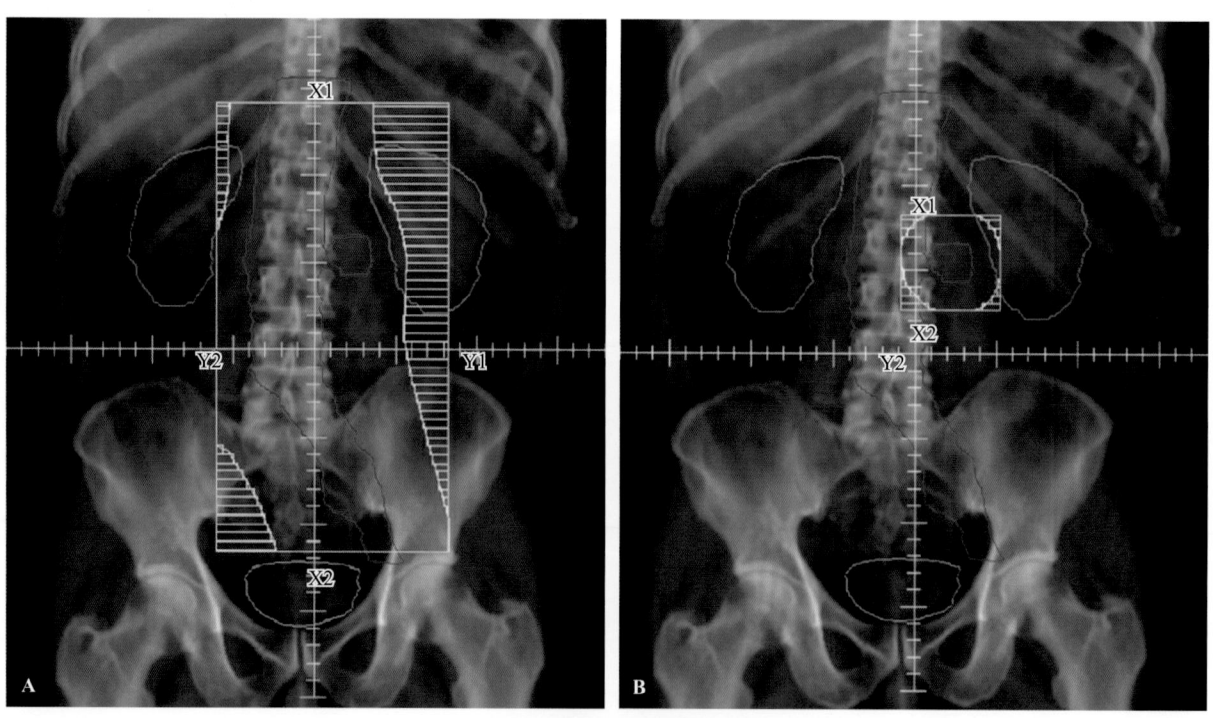

▲ 图 63-4　左侧 II 期精原细胞瘤靶区
A. 扩大野；B. 加量野

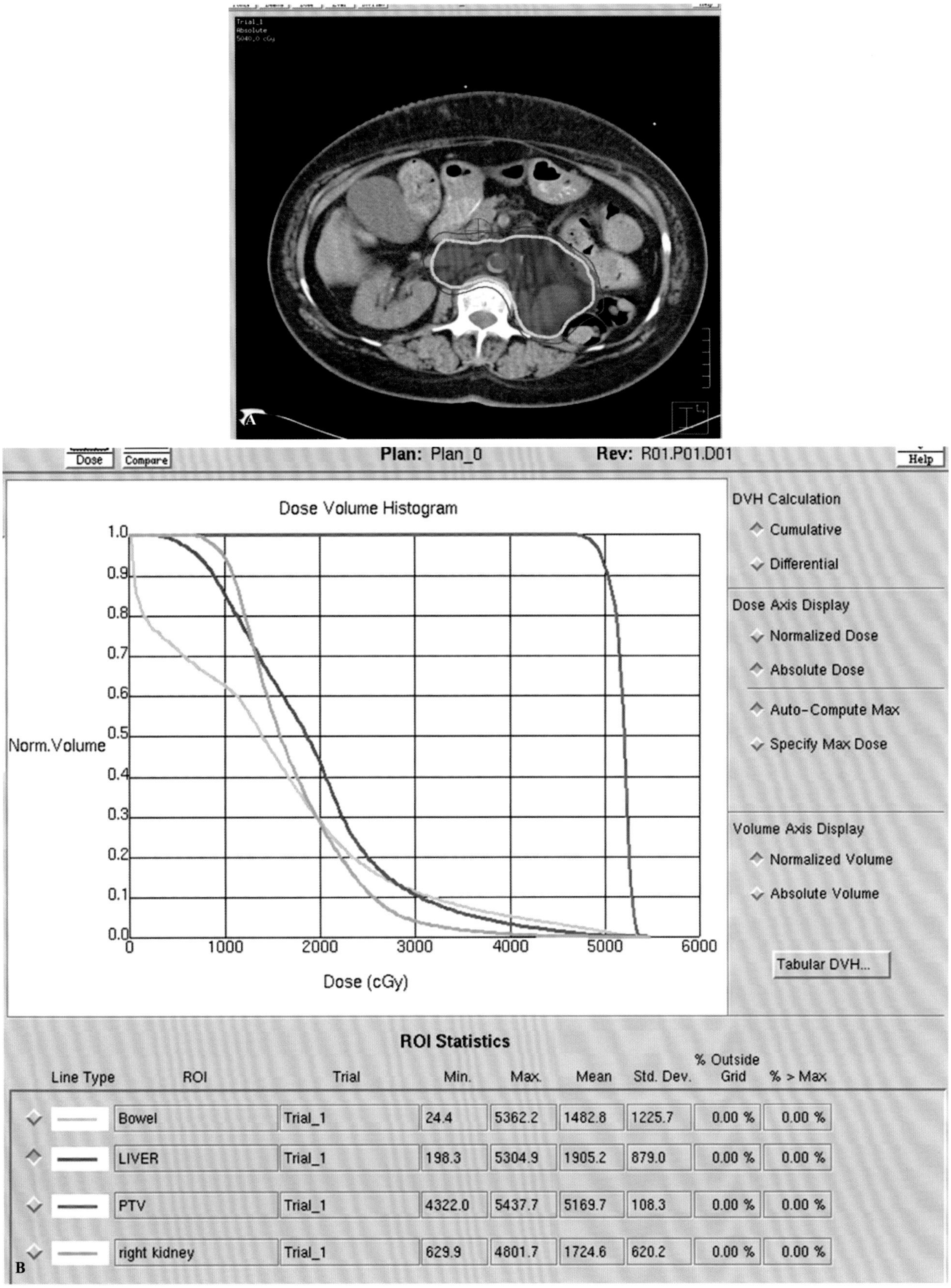

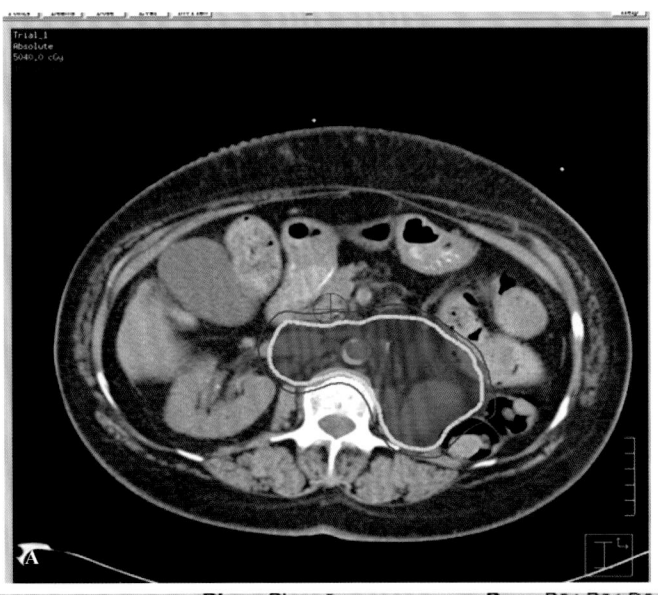

Line Type	ROI	Trial	Min.	Max.	Mean	Std. Dev.	% Outside Grid	% > Max
◇	Bowel	Trial_1	24.4	5362.2	1482.8	1225.7	0.00 %	0.00 %
◇	LIVER	Trial_1	198.3	5304.9	1905.2	879.0	0.00 %	0.00 %
◇	PTV	Trial_1	4322.0	5437.7	5169.7	108.3	0.00 %	0.00 %
◇	right kidney	Trial_1	629.9	4801.7	1724.6	620.2	0.00 %	0.00 %

▲ 图 64-1　1 例 $T_2N_0M_0$ 肾癌患者，根治性肾切除术后切缘呈阳性

A. 调强放射治疗用于向术后床和区域淋巴管提供 50.4Gy，同时保留周围结构，包括剩余的功能肾；B. 剂量 - 体积直方图示例，显示计划目标体积（PTV）和正常关键结构的剂量覆盖范围

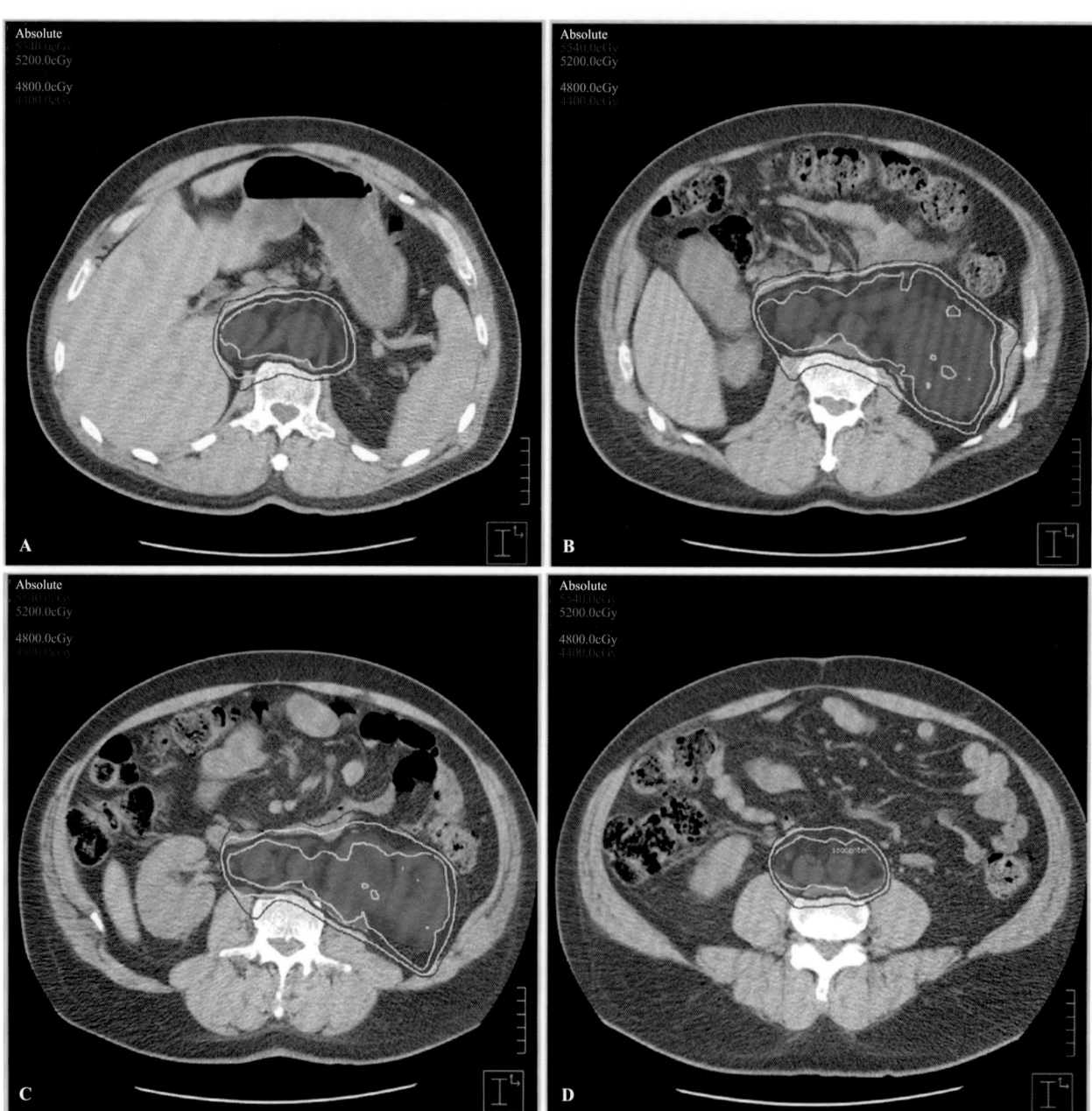

▲ 图 64-2　说明局部晚期肾细胞癌伴腰大肌侵犯的术前治疗计划。肿瘤、受累肾脏和区域淋巴管通过调强放疗计划接受 50.4Gy 的治疗

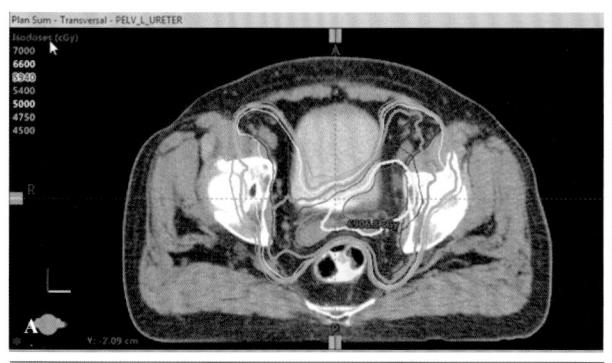

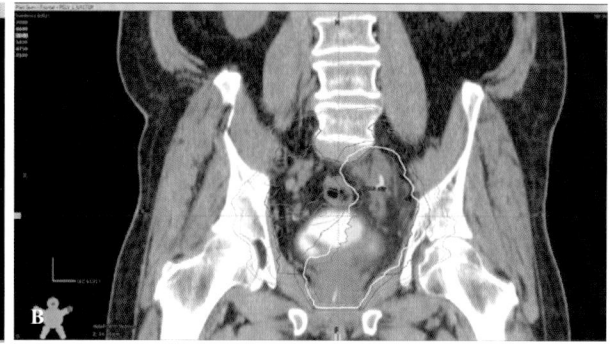

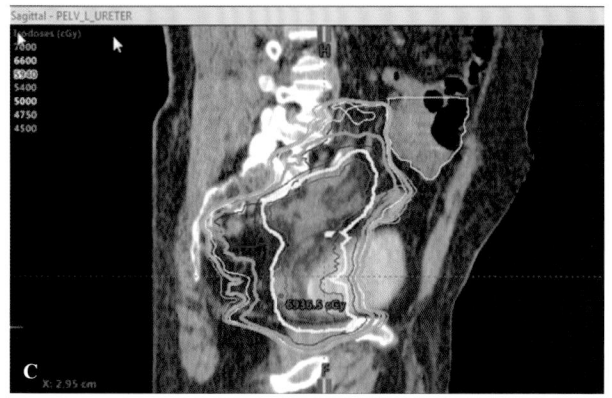

▲ 图 64-4　不能切除的输尿管下段尿路上皮癌的等剂量计划

原发病为浸润性肿瘤，侵犯前列腺间质和盆腔侧壁。左侧髂内、闭孔和髂总淋巴结有多处转移。采用三维调强放疗，初始野覆盖化疗后残留病灶，包括原发灶、前列腺灶和累及盆腔淋巴结的病灶，剂量为54Gy；选择性治疗髂总血管分叉部以下的盆腔淋巴结，剂量为47.25Gy，分25次。随后对残留病灶进行12Gy/6次的放疗，最终剂量为66Gy（54Gy+12Gy）

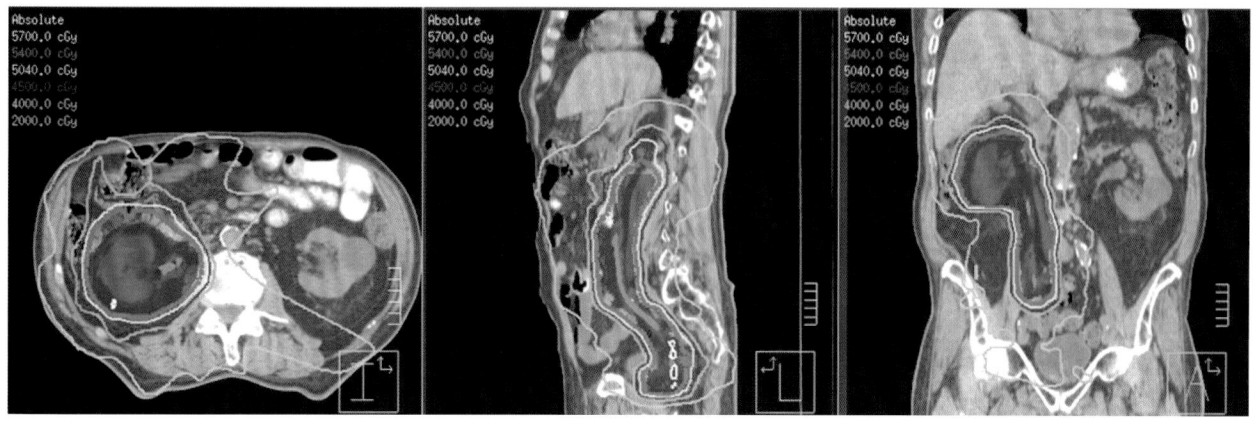

▲ 图 64-5　输尿管中段尿路上皮癌的等剂量计划，肾盂尿细胞学阳性。调强放疗被用来将54Gy照射到肾脏、输尿管和部分膀胱，保留了肠道和脊柱。为了将毒性降至最低，区域淋巴结和主动脉周围淋巴结不包括在临床靶区内

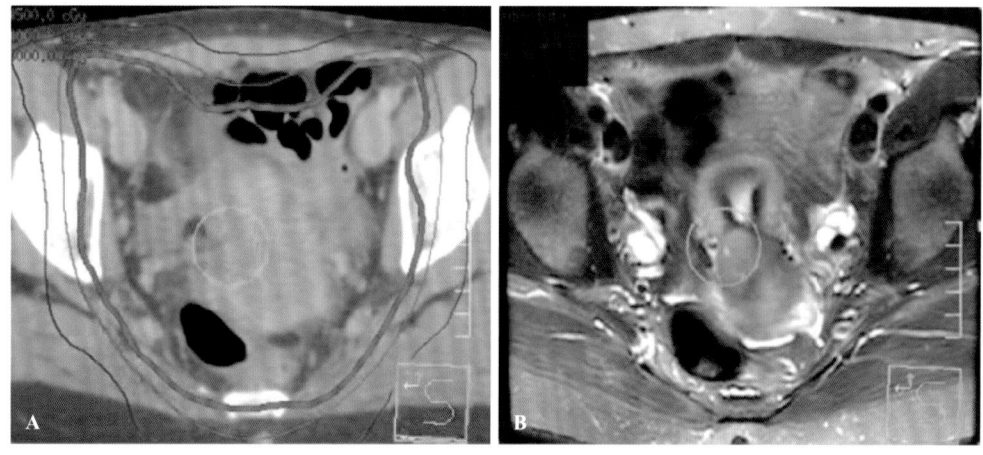

▲ 图 67-7　治疗宫颈癌的 CT 下等剂量线（A）和磁共振成像（B）模拟图像

磁共振成像扫描显示它在宫底、肿瘤、宫旁、卵巢和韧带的分辨率高于 CT 模拟图像。45Gy 等剂量线用红色表示。靶区的设计必须覆盖区域淋巴结和原发肿瘤的边缘。在调强放射治疗中，需要大的计划靶区来充分覆盖所有存在微小转移风险的区域。保留直肠和膀胱必须注意照射野要覆盖子宫骶韧带和骶前淋巴结，并注意肿瘤收缩导致子宫底部向前下降

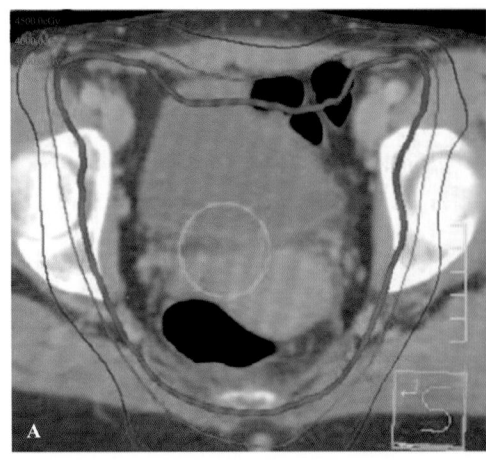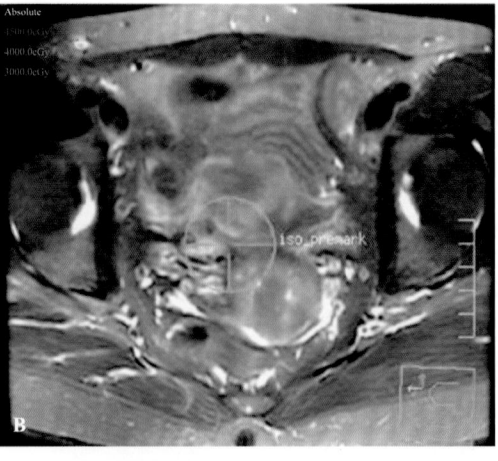

▲ 图 67-8　治疗宫颈癌的 CT 下剂量线（A）和磁共振（B）模拟图像（CT 扫描前 1h 磁共振图像）

注意 CT 扫描显示膀胱充盈增加，将小肠推出放射野。CT 扫描显示更多的空气在直肠，可以使子宫颈和宫旁组织在前面，要求覆盖整个直肠至 45Gy，以确保后部肿瘤和韧带不在治疗野外，如果直肠是空的，肿瘤可能后移

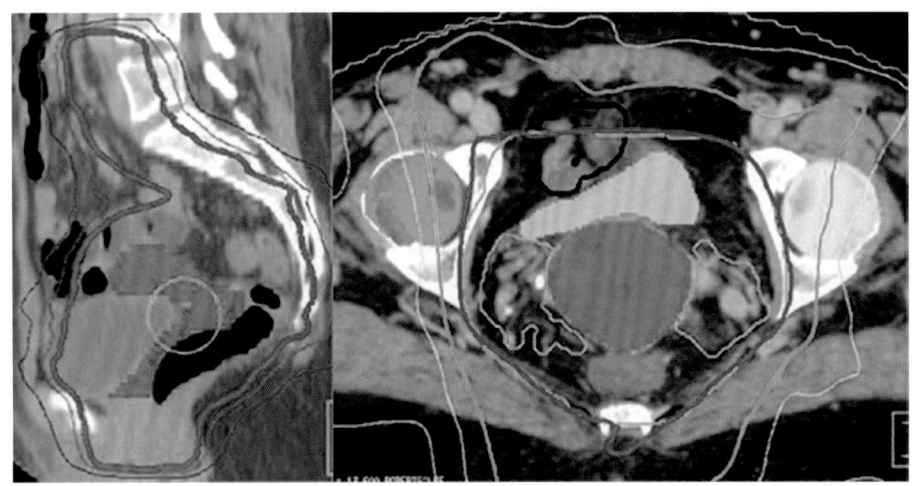

▲ 图 67-9　使用调强放射治疗的外照射剂量测量计划

处方剂量为 45Gy（红线），覆盖整个骨盆和子宫颈（实心红色）及宫旁（橙色线）。膀胱（黄色）充满以减少小肠（黑线）剂量。由于使用了基于图像的近距离腔内照射来覆盖宫旁组织，不需要宫旁照射剂量的增加

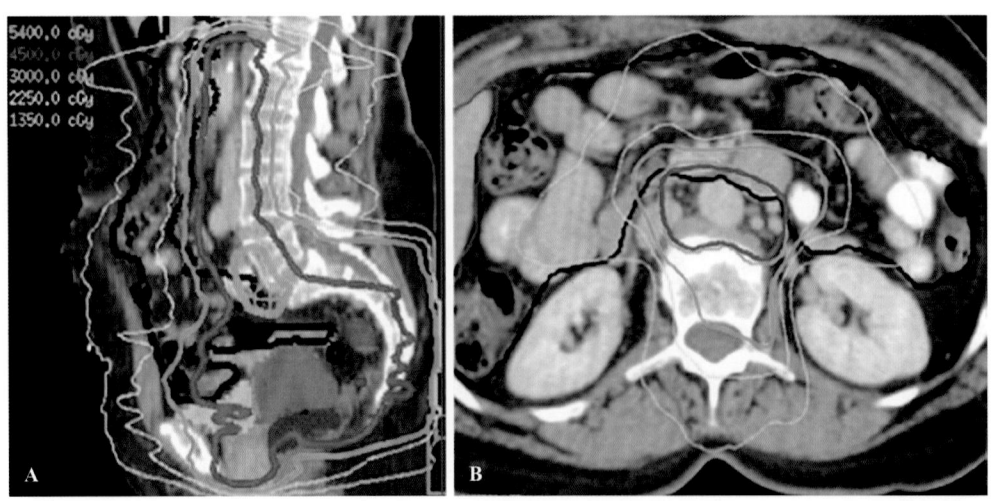

▲ 图 67-10　ⅢB 期宫颈癌髂淋巴结转移患者在肾脏水平处的调强放射治疗矢状位（A）和轴位腹主动脉旁淋巴结（B）的扩展骨盆和腹主动脉旁外射野

显示的区域包括宫颈肿瘤总体积（红色），增强 CT 显示的淋巴结受累区域（浅蓝色）、相关的盆腔和腹主动脉旁淋巴结，以及双侧肾脏。在治疗肿瘤时必须谨慎，由于考虑到肿瘤收缩而产生的潜在移动，骨盆内的一个野类似于四野治疗。注意保护腹主动脉旁的小肠、肾脏和脊髓

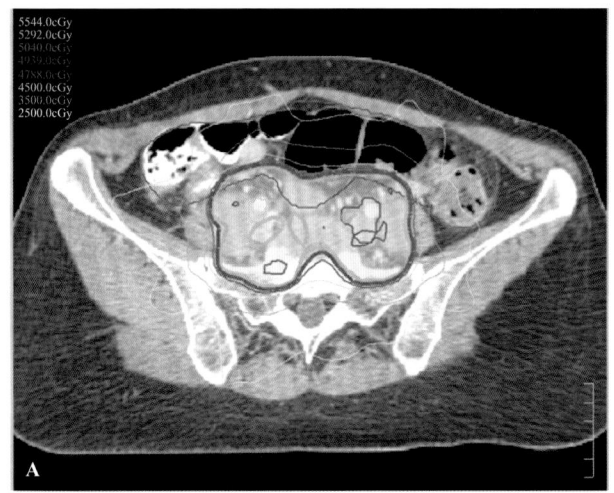

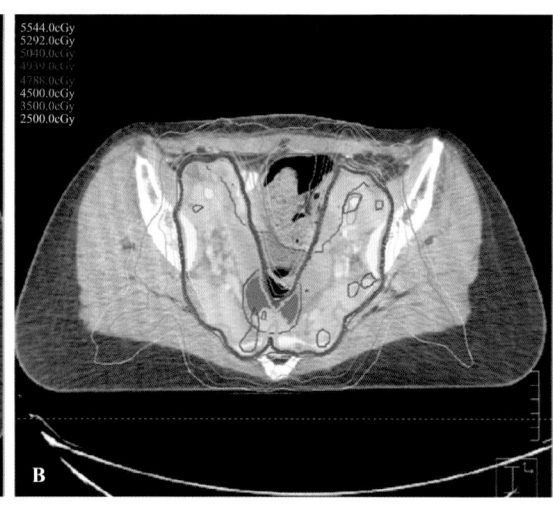

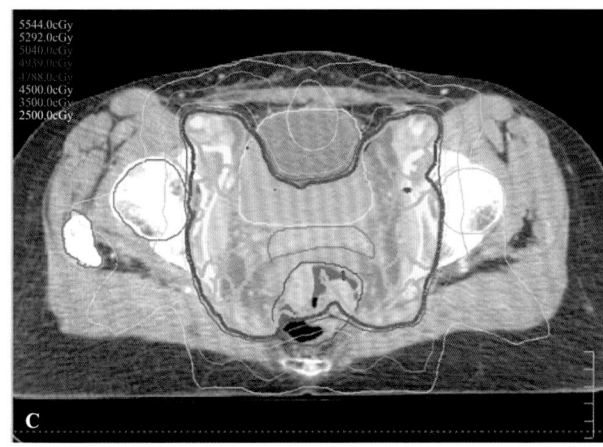

▲ 图 67-11　淋巴结阳性 I B 期宫颈癌患者行根治性子宫切除术后辅助照射（联合顺铂）的调强放疗剂量法。淋巴结的照射靶区，以及阴道、宫旁、肠道、膀胱、直肠和股骨头的靶区。**5040cGy** 代表 **100%** 等剂量线，以及 **110%、105%、98%、95%、89%、69%、50%** 等剂量线

A. 包括髂总淋巴结的骨盆上部；B. 包括髂骨中部和骶前淋巴结的骨盆中部；C. 包括阴道残端、宫旁和远端髂外淋巴结的骨盆底部

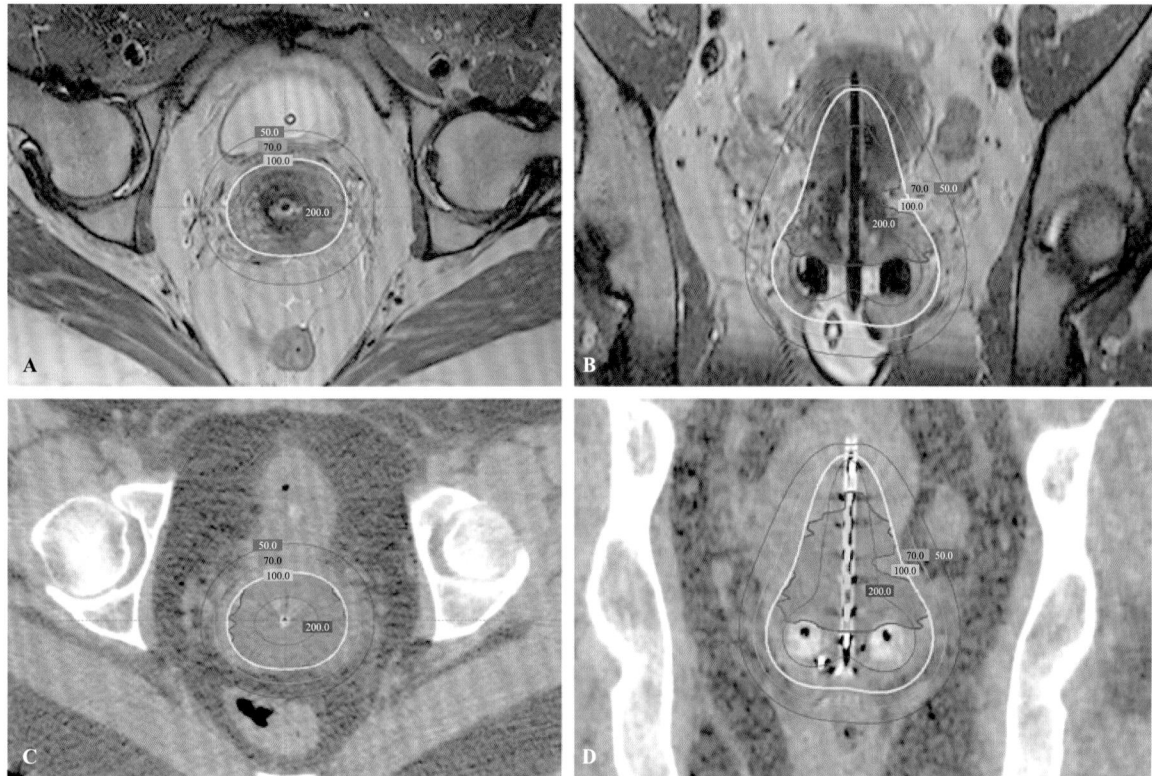

▲ 图 67-15　腔内中央施源器和环形施源器的磁共振成像（**A** 和 **B**）与计算机断层扫描（**C** 和 **D**）轴位和矢状位图，用于高剂量率近距离放射治疗。为"给予剂量"而选择的源停留位置包括子宫内中央施源器的位置，以及与阴道侧穹窿相对应的环的位置，从而模拟中央和卵形施源器的剂量分布。**CT** 引导的近距离放射治疗或 **MRI** 引导的成像剂量测量可以在传统的计算平面（冠状位、矢状位和轴位）显示剂量，也可以三维表示剂量分布，可更好地符合异常肿瘤的几何形状

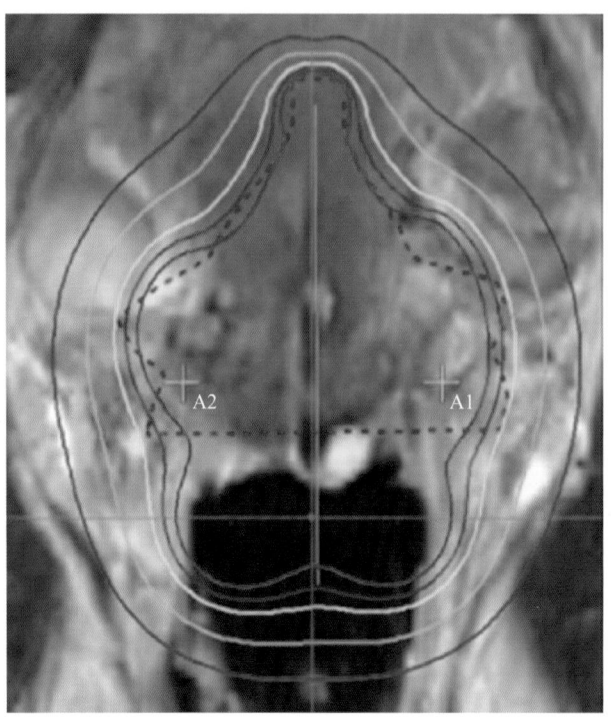

▲ 图 67-16 基于磁共振成像的间质近距离治疗，显示中央施源器与相邻间质针通过阴道环放置，以采用近距离治疗残留的宫旁疾病

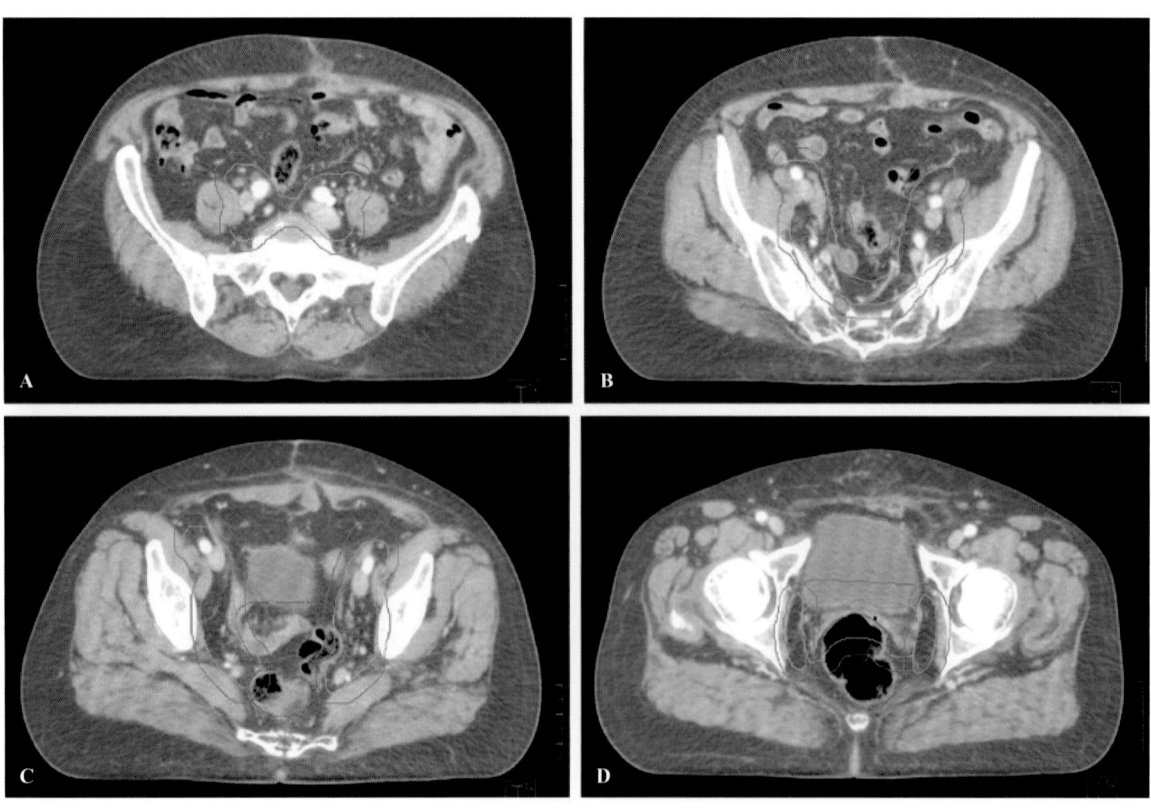

▲ 图 68-2 盆腔的 4 个水平的计算机断层扫描图，轮廓代表靶区目标体积（临床靶区为橙色，计划靶区为红色）

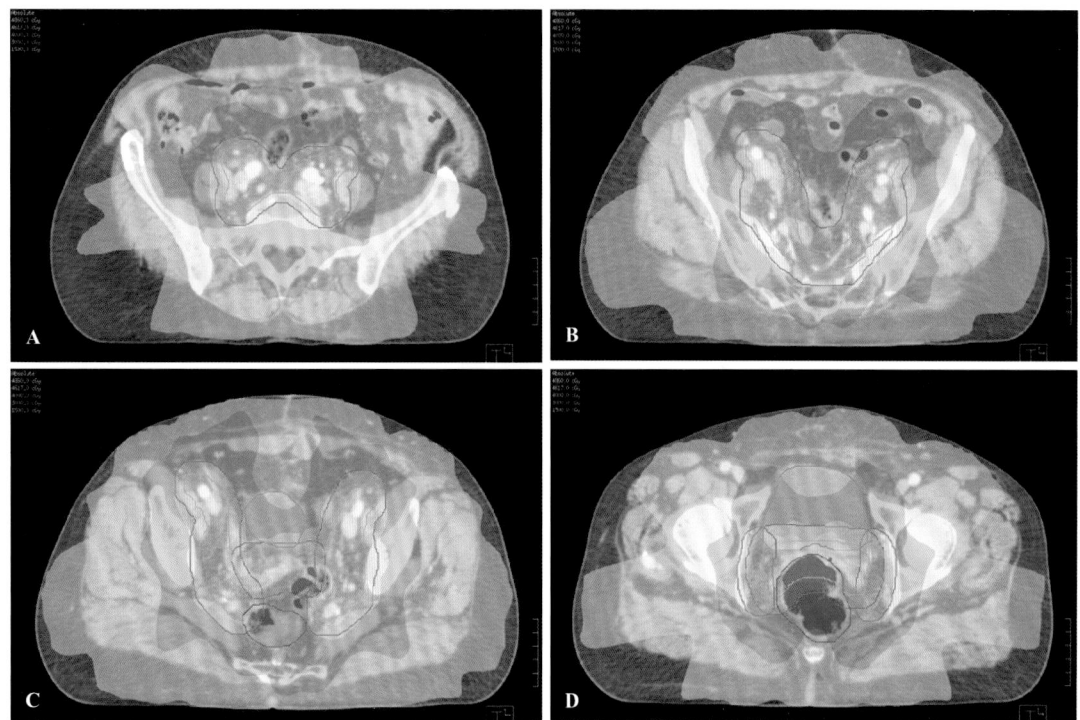

▲ 图 68-3 使用 7 个光束方向和多阶段的调强放疗治疗计划，与图 68-2 有相同的 4 个盆腔轴位图，以及相同治疗计划的矢状位和冠状位图像。特别标注的是接受处方剂量至少为 15Gy（白色）、30Gy（蓝色）、40Gy（蓝绿色）、46.2Gy（95%，绿色）和 48.6Gy（100%，黄色）的区域

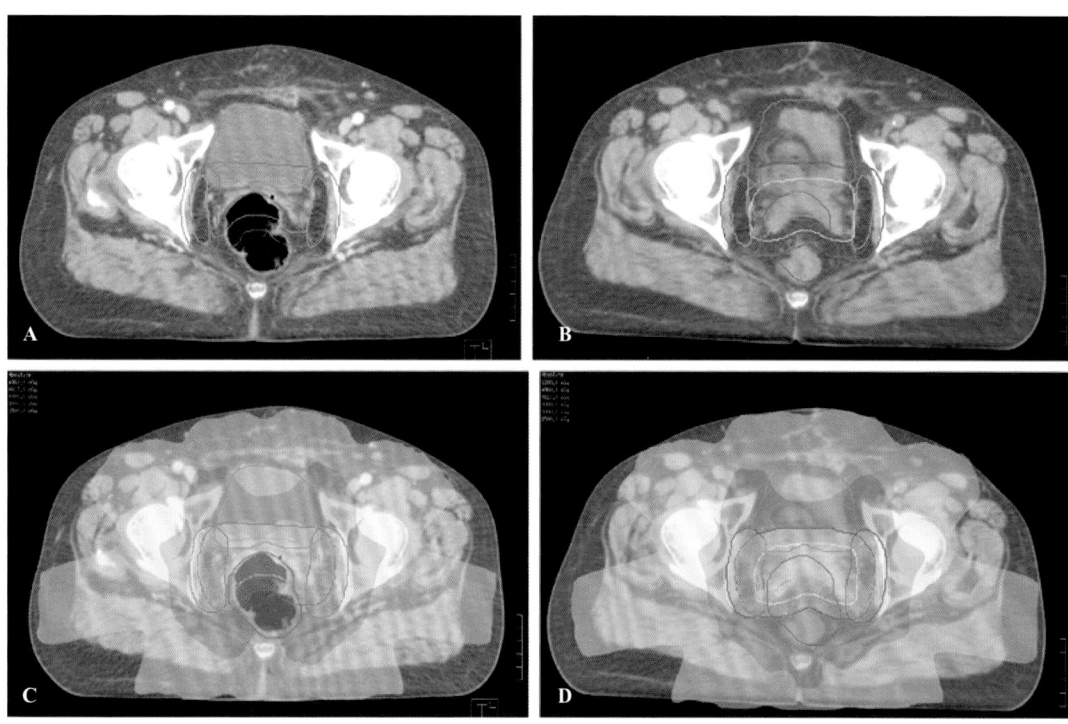

▲ 图 68-4　CT 计划扫描示例

图中显示膀胱和直肠充盈对边缘的影响和由此产生的治疗计划有明显差异。A 和 C. 使用完整膀胱的初始 CT 扫描进行轮廓划分和规划。B 和 D. 通过二次 CT 计划扫描与空膀胱和空直肠的融合进行的轮廓划分和规划，由此产生的整体目标体积（白色轮廓）需要更大的背侧边缘

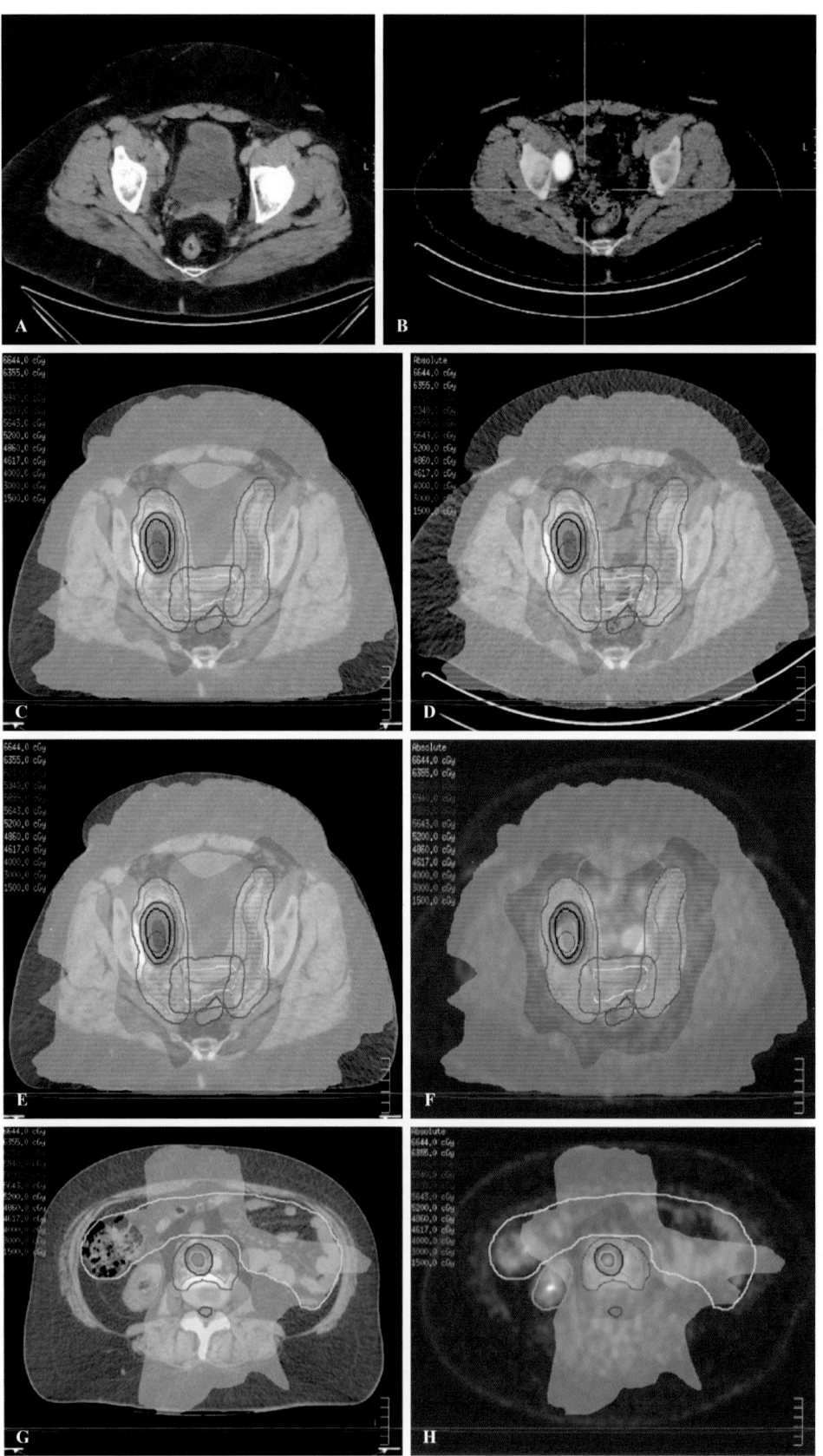

▲ 图 68-5　A 和 B. 子宫内膜癌右侧盆腔和主动脉旁淋巴结复发患者的诊断性 CT 扫描和 FDG 正电子发射断层扫描轴位图像。C 至 H. 容积弧形调强放射治疗技术同时增强同一患者的相关淋巴结中的 CT 计划扫描轴位图。C 和 D. 具有充盈（左）和排空（右）膀胱的 CT 扫描引导的断层计划。E 和 F. 有联合 PET/CT 图像的相同的治疗计划（显示受累盆腔淋巴结中的高 FDG 示踪剂摄取）。G 和 H. 受累主动脉旁淋巴结水平的 CT 扫描引导的计划和 PET/CT 图像

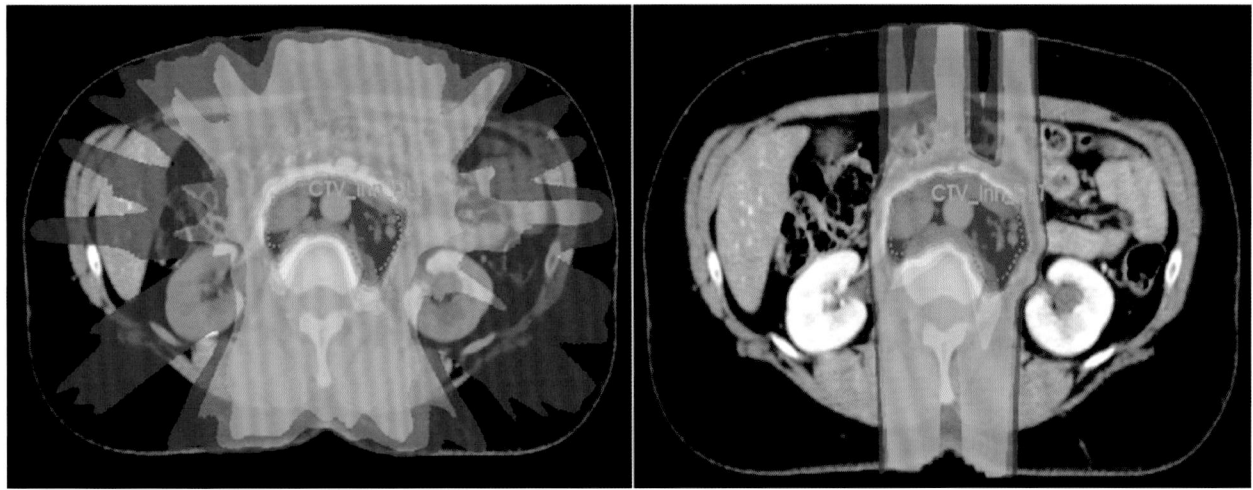

▲ 图 68-6　调强光子治疗计划和调强质子治疗计划示例，可注意到肠道、肾脏和肝脏中的剂量减少（尤其是在低剂量区域）

引自 van de Sande MA，Creutzberg CL，van de Water S，Sharfo AW，Hoogeman MS. Which cervical and endometrial cancer patients will benefit most from intensity-modulated proton therapy? *Radiother Oncol*. 2016；120：397-403 [312].

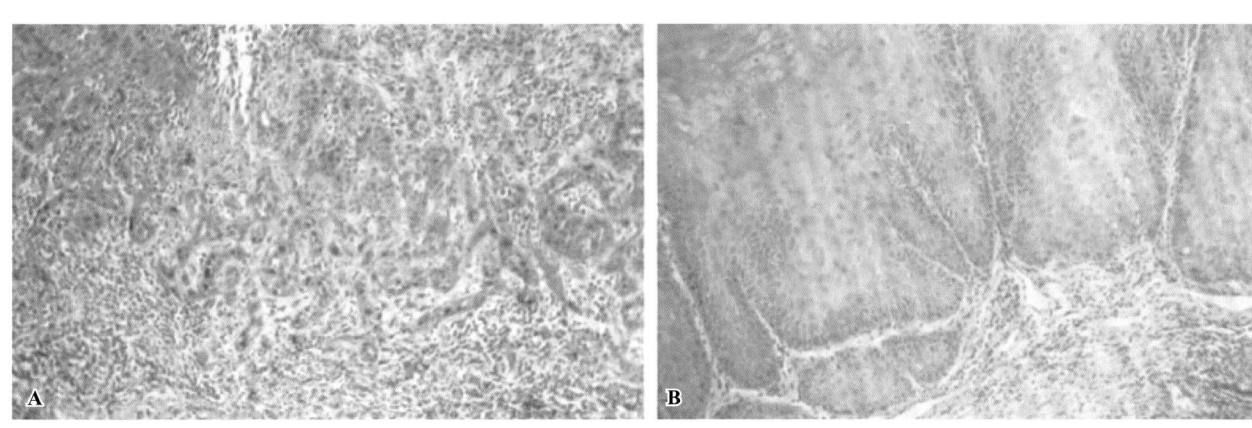

▲ 图 69-1　外阴鳞状细胞癌的不同生长模式

A. 具有不连续的恶性细胞卫星的浸润性生长模式，有时称为 "喷射生长模式"；B. 疣状癌，有球状突起，向前浸润周围间质（图片由 Dr. Richard Oi，Department of Pathology，University of California at Davis 提供）

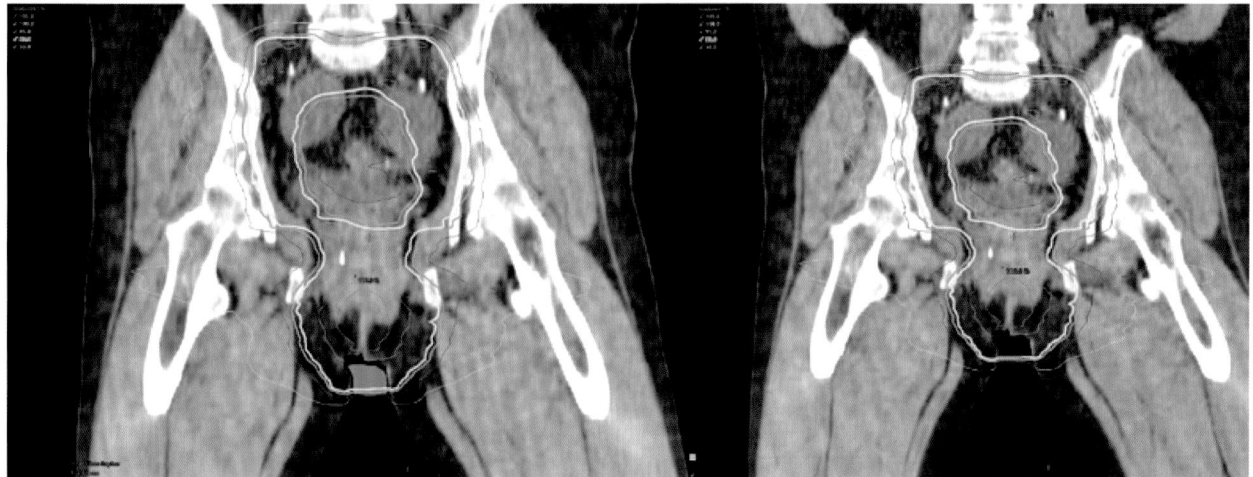

▲ 图 69-7　定制的虚拟模块用于调强放疗计划优化以产生剂量分布。具有（左）和不具有（右）定制的虚拟模块的 CT 治疗靶区图像，用于将等剂量线延伸到外阴以外，产生超过皮肤的剂量分布

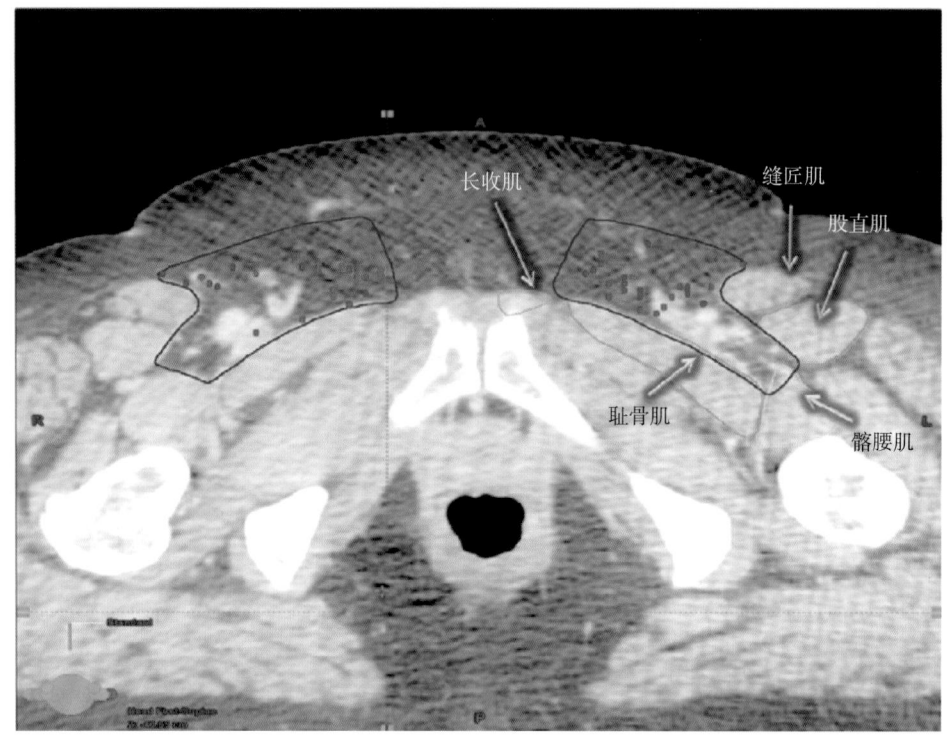

▲ 图 69-8　轴位 CT 图像显示腹股沟血管周围的淋巴结分布（红色），淋巴结被周围的肌肉组织充分包围

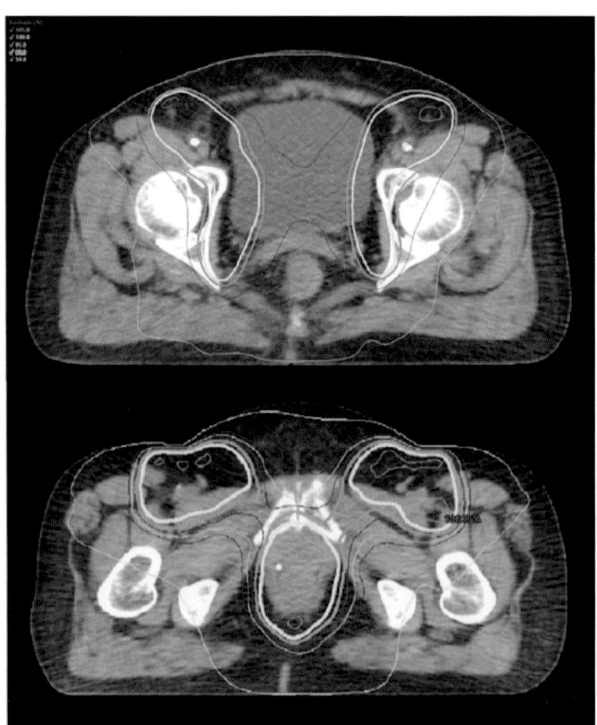

▲ 图 69-9　外阴癌患者的调强放疗剂量分布，表明 IMRT 剂量调整技术允许对中线结构、直肠、膀胱（顶部）和股骨头（底部）进行很好的剂量限制

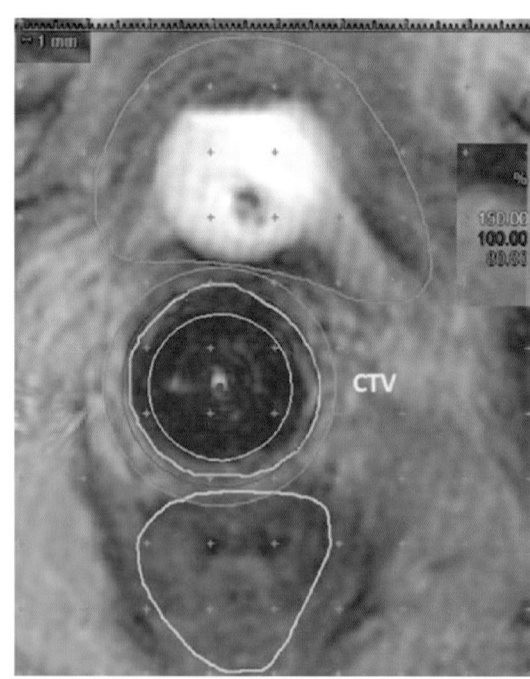

▲ 图 69-12　单通道阴道圆筒施源器近距离治疗计划

给这位患者制订了 5Gy×5 组高剂量率近距离治疗，在接受 25 次外放射治疗，总处方剂量为 45Gy 后实施。图为放疗计划，临床靶体积（CTV）D_{90}=75.5Gy，直肠 D_{2ml}=61.6Gy，膀胱 D_{2ml}=58.6Gy［引自 Glaser SM, Beriwal S. Brachytherapy for malignancies of the vagina in the 3D era. *J Contemp Brachytherapy*. 2015；7（4）：312-318. ］

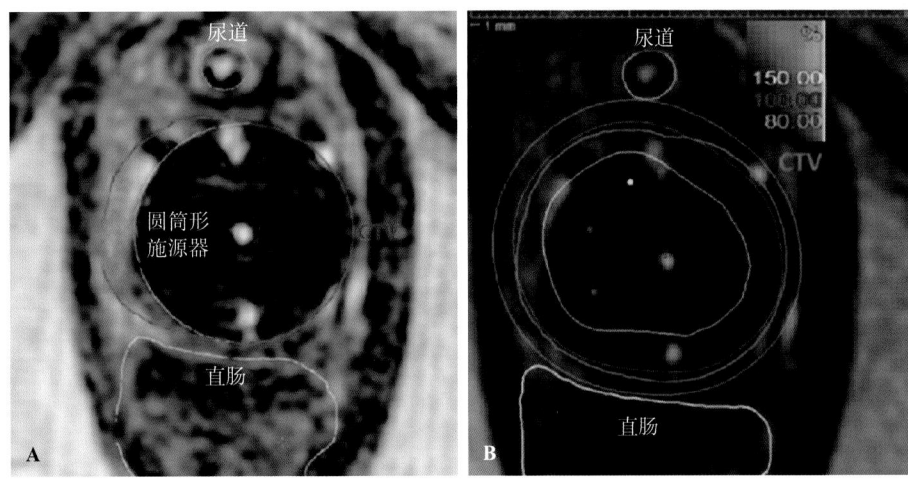

▲ 图 69-13　多通道阴道圆筒施源器近距离治疗计划

A. 轮廓；B. 计划处方剂量为45Gy 的 25 次外照射治疗和5.5Gy×5 组高剂量率近距离治疗，临床靶体积（CTV）D_{90}=79.8Gy，直肠 D_{2ml}=59.8Gy，膀胱 D_{2ml}=54.1Gy，尿道 $D_{0.1ml}$=71.3Gy［引自 Glaser SM, Beriwal S. Brachytherapy for malignancies of the vagina in the 3D era. *J Contemp Brachytherapy*. 2015；7（4）：312-318.］

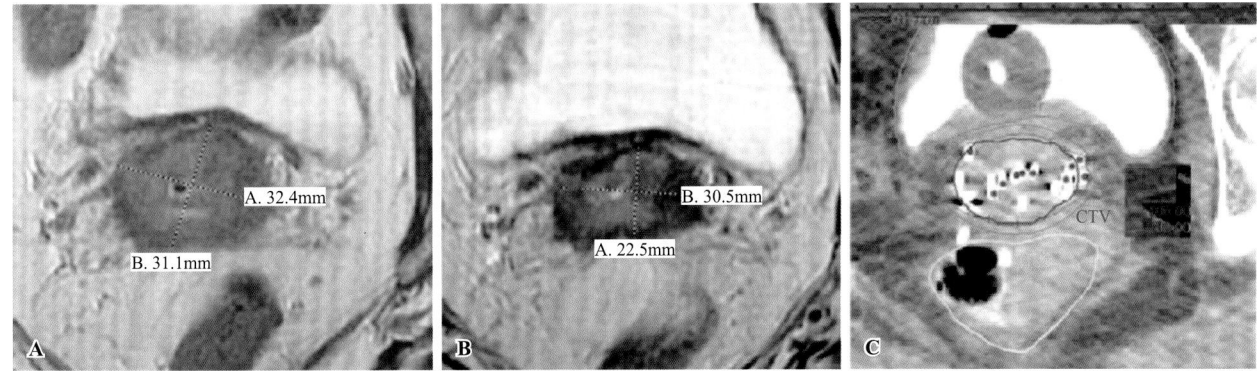

▲ 图 69-14　腺癌患者接受间质近距离放射治疗的治疗计划图像和剂量测量，该病对外照射（EBRT）反应差。该患者的处方剂量为 **45Gy**，在 **25 次 EBRT 后进行 5.5Gy×5 高剂量率近距离治疗**

A. EBRT 前磁共振图像；B. EBRT 后 MRI。C. 治疗计划；临床靶体积 D_{90}=82.1Gy，直肠 D_{2ml}=60.0Gy，膀胱 D_{2ml}=58.6Gy［引自 Glaser SM, Beriwal S. Brachytherapy for malignancies of the vagina in the 3D era. *J Contemp Brachytherapy*. 2015；7（4）：312-318.］

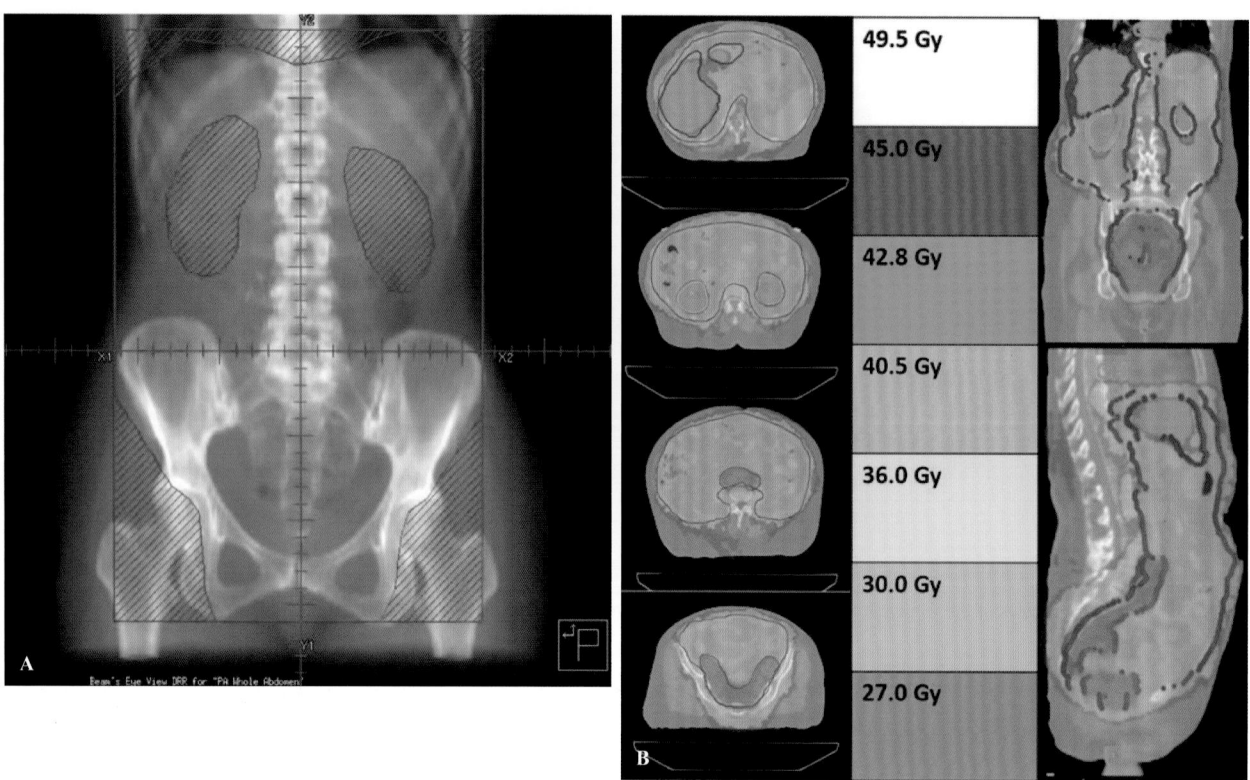

▲ 图 70-3 A. 一个经典的全腹部照射野；B. 当前的全腹部照射野显示，在排除肝脏、肾脏、脊髓和骨髓的 25 次治疗中，腹部接受每天 1.2Gy，共计 30Gy 的照射，骨盆接受每天 1.8Gy，共计 45Gy 的照射

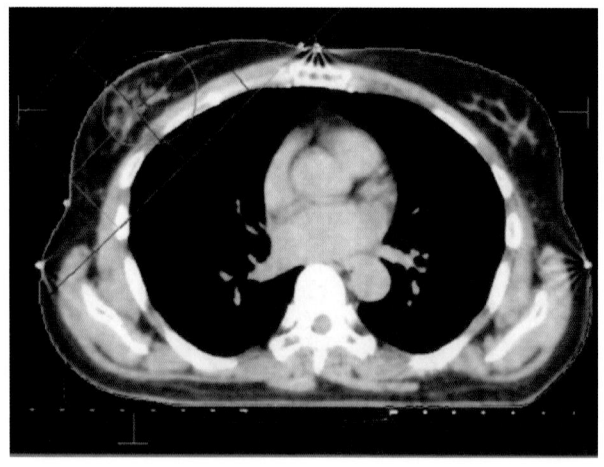

▲ 图 73-2 无淋巴结照射的切线野轴位图。使用机架旋转使后野边缘共面（红线表示术腔，绿线表示各方向外扩 2cm）

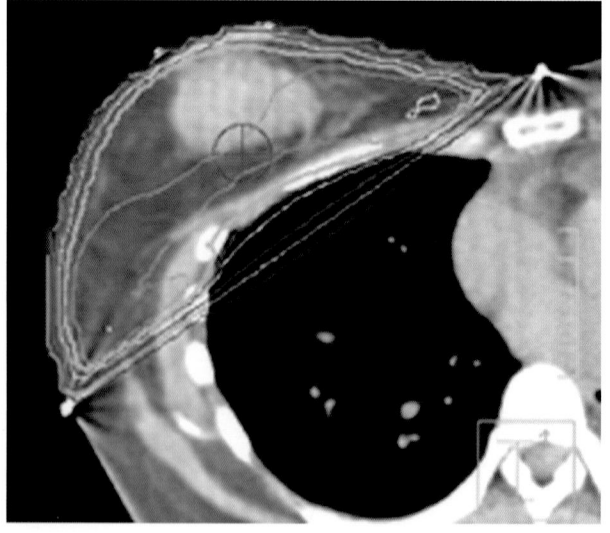

▲ 图 73-3 使用肺不均匀性校正和正向计划创建切线野的剂量分布，并额外添加了内侧和外侧部分以改善均匀性。处方剂量为 4500cGy

等剂量色度键：红色，30%；绿色，50%；深蓝色，70%；黄色，90%；洋红色，95%；浅蓝色，100%；橙色，105%；白色，109%

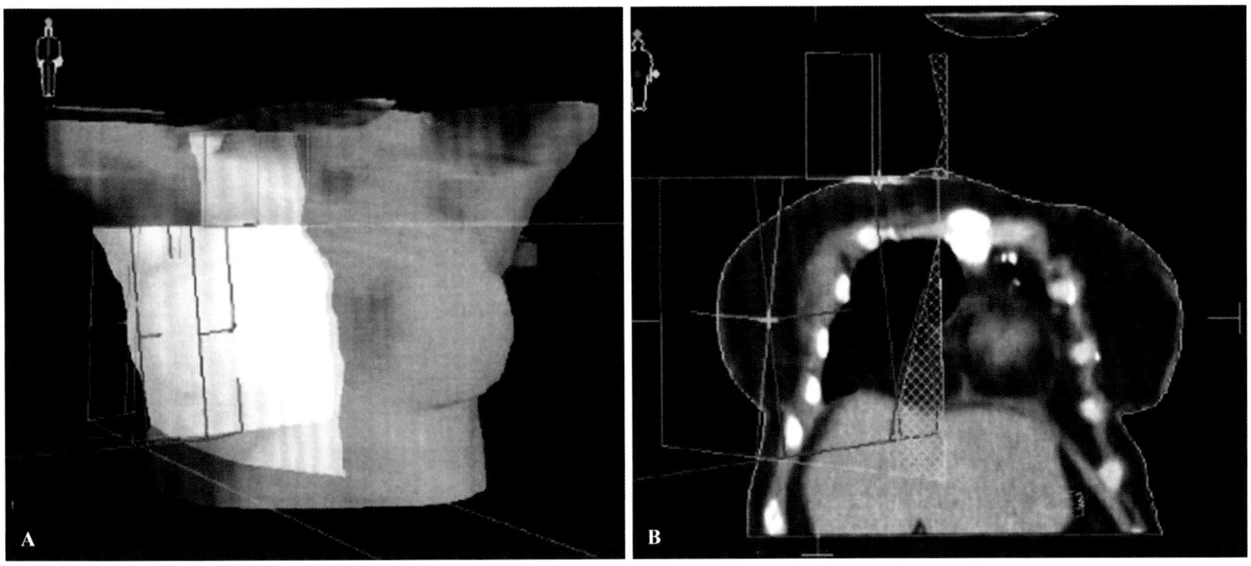

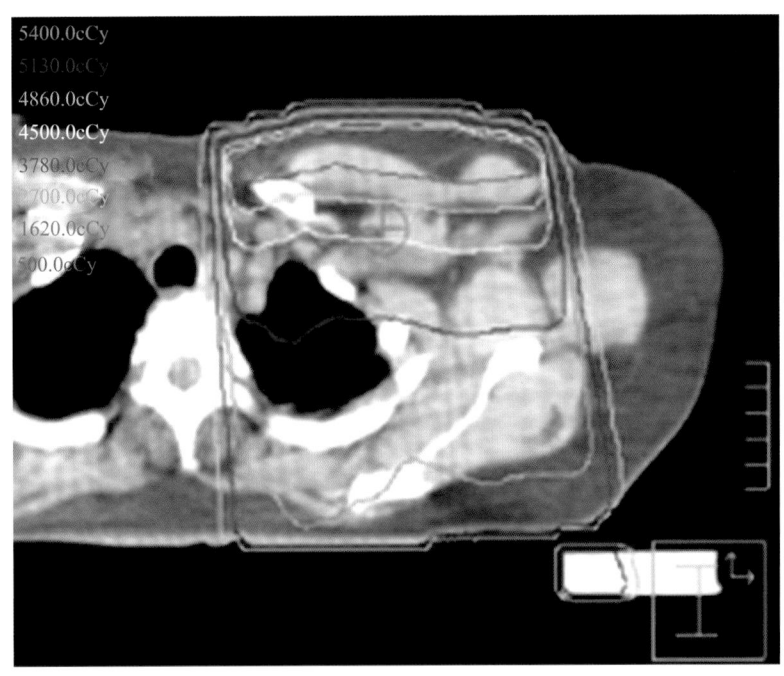

▲ 图 73-4 多个等中心三野匹配技术。这种方法结合了工作台、机架角和多叶光栅旋转与挡块功能，以实现几何上的完美匹配

A. 前表面渲染的数字重建 X 线照片显示锁骨上野和切线野之间的匹配，注意切线野彼此之间的下界差异；B. 锁骨上野及切线野相交处的匹配在切线野等中心水平的冠状位 CT 上表示，注意内侧（红色）和外侧（蓝色）切线野上的挡块，它们定义了它们的后界，以及锁骨上野内侧部分的颈椎挡块

5400.0cCy
5130.0cCy
4860.0cCy
4500.0cCy
3780.0cCy
2700.0cCy
1620.0cCy
500.0cCy

▲ 图 73-5 锁骨上 - 腋窝野的剂量分布，在 5cm 深度的处方剂量为 4500cGy

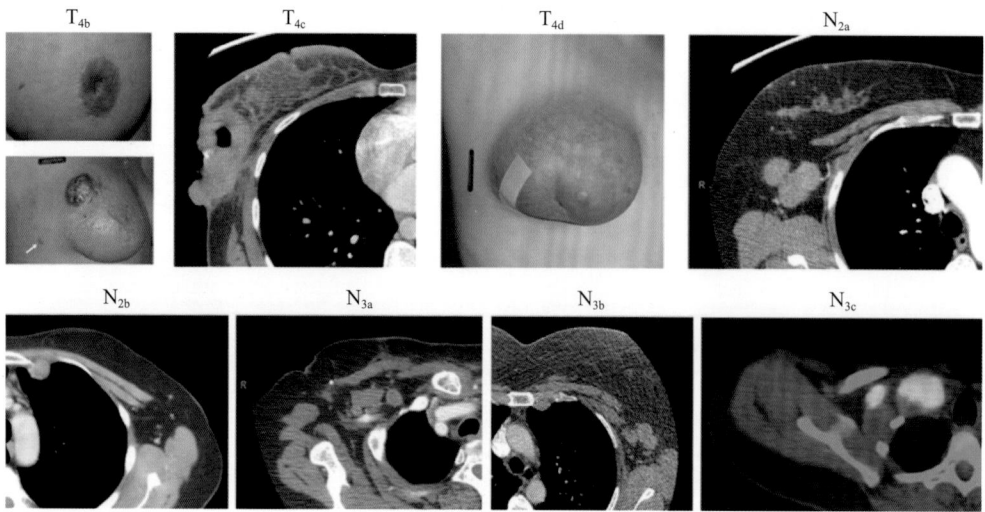

▲ 图 74-1　**T₄b.** 上面的照片是一个皮肤水肿的患者。注意随着皮肤毛孔的增加、乳晕水肿和乳头回缩而出现"橘皮样变"。下面的照片显示了一名患者的三个征象都可以提示临床 **T₄b** 疾病，即皮肤水肿、溃疡和卫星病变（白箭）。这名患者患有一种被忽视的乳腺癌，在外上象限有一个溃疡性肿块，它重复感染，发展为脓肿，需要手术引流。**T₄c.** CT 图像显示溃疡性肿块扩展至胸壁前锯肌。**T₄d.** 该患者乳腺弥漫性红斑起病迅速，诊断为炎性乳腺癌。**N₂a.** CT 图像显示腋窝淋巴结聚集，相互粘连。这是临床上发现的淋巴结纠缠的影像学表现。通常，这种临床和影像学表现是由于肿瘤向结外扩散，淋巴结相互粘连。**N₂b.** 该患者临床表现为左侧内乳链受累，腋窝未受累。**N₃a.** 该患者锁骨下间隙有一个坏死的活检证实的阳性淋巴结。**N₃b.** 该患者同时累及腋窝和内乳腺淋巴结。**N₃c.** PET/CT 显示该患者锁骨上淋巴结受累

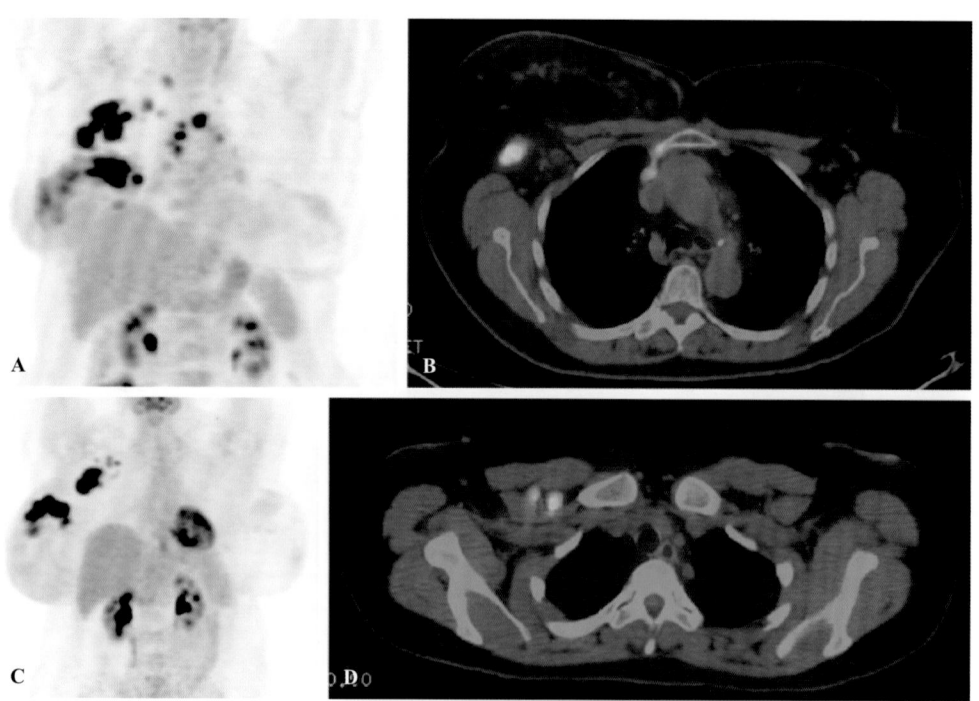

▲ 图 74-2　炎性乳腺癌（IBC）患者的 PET/CT 结果

A 和 B. 描述三阴性（ER 阴性、PR 阴性和 HER2 阴性）IBC 累及同侧腋窝、锁骨下、锁骨上、内乳和纵隔淋巴结；C 和 D. 描述 ER 和 HER2 扩增的 IBC，累及同侧腋窝和锁骨下淋巴结。这 2 名患者对化疗均有显著反应，并接受了改良根治性乳房切除术。PET/CT 表现有助于初始放射野和瘤床推量野的勾画

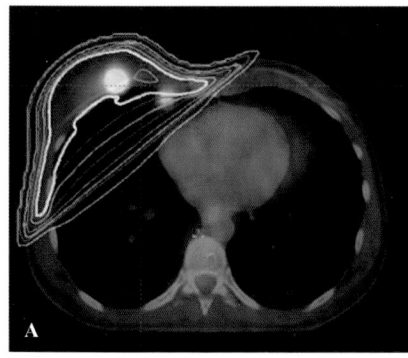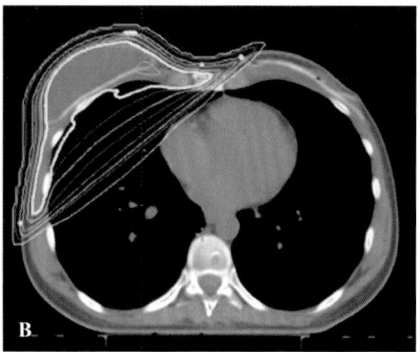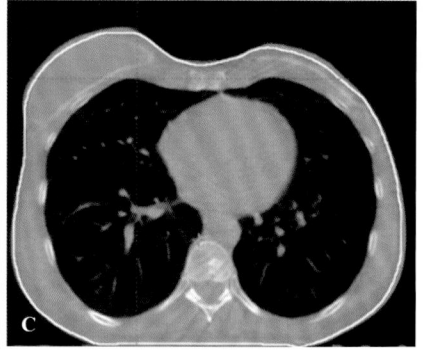

▲ 图 74-3　该患者在磁共振成像上表现为右乳腺内下象限肿块和异常的内乳及腋窝淋巴结。活检提示乳腺及腋窝三阴性浸润性导管癌（cT₂N₃）。她接受了新辅助化疗，后行双侧乳房切除术、右侧腋窝淋巴结清扫，并放置双侧前胸部组织扩张器。乳房和 11 个腋窝淋巴结有完全反应

A. 显示初始 PET 融合图像，突出了初始原发灶和内乳受累淋巴结的位置；B. 为未融合的计划 CT，注意，在本例中，对侧扩张器被放气以充分覆盖同侧疾病，并尽量减少向对侧皮肤和植入物的延伸；C. 显示了治疗过程中的锥形束 CT。计划 CT 上身体轮廓显示为白色。在整个治疗过程中定期使用锥形束 CT，以确保摆位的重复性

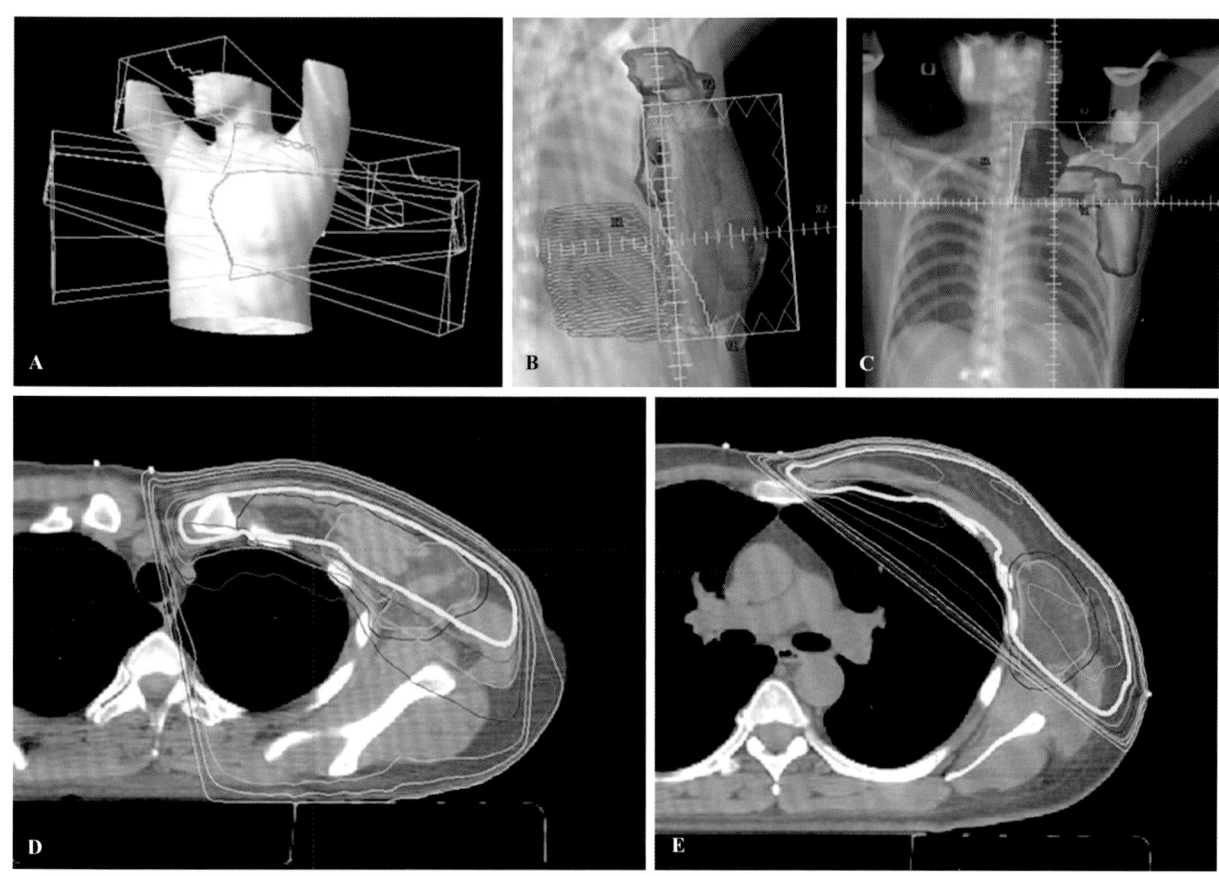

▲ 图 74-4　该患者患有 ER 阴性、PR 阴性、HER2 阳性的左乳晕后乳腺癌，活检证实淋巴结受累。超声发现腋窝多个影像学可疑的淋巴结。临床分期为 T₂（m）N₁ 期。她接受了新辅助化疗，随后行保乳手术，前哨淋巴结活检显示乳房或 3 个已恢复的腋窝淋巴结均无残留疾病（ypT₀N₀）。她接受了左乳放疗，使用部分宽切线包围同侧内乳淋巴结和低位腋窝，并使用匹配的放射野包围锁骨上和高位腋窝淋巴结区

A. 显示治疗区域的皮肤渲染；B. 显示了内切线视角的数字重建 X 线（DRR），诠释了 "部分宽切线" 技术，包括内乳淋巴结链，如图中棕色所示（粉红色，乳腺；绿色，乳腺计划靶区评估或 PTVeval；红色，瘤床 PTVeval；洋红色，心脏；浅蓝色，腋窝临床靶区或 CTV；深蓝色，腋窝 PTV）；C. 在 DRR 上显示高位腋窝及锁骨上区合并的匹配野（粉红色，SCV CTV；紫色，SCV PTV；浅蓝色，腋窝 CTV；深蓝色，腋窝 PTV）；D 和 E. 显示代表性轴位的剂量分布

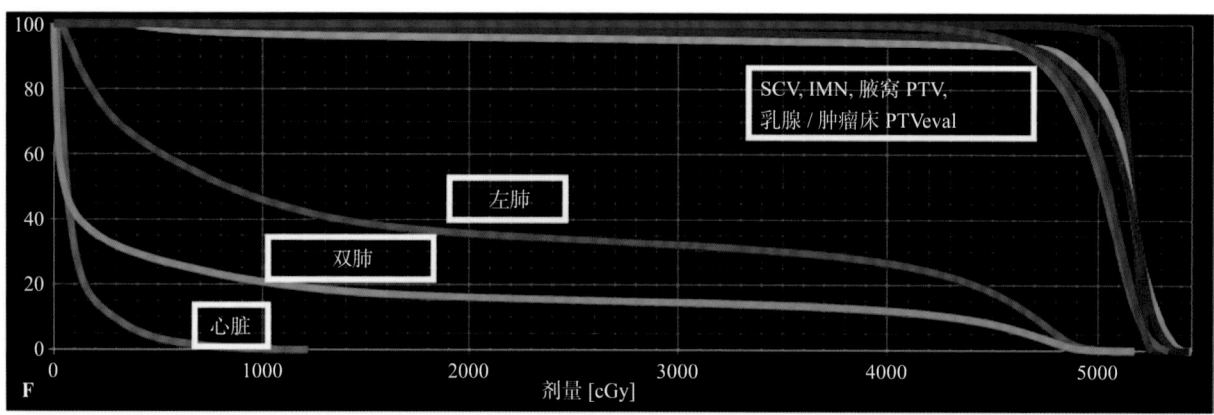

▲ 图 74-4（续）　该患者患有 ER 阴性、PR 阴性、HER2 阳性的左乳晕后乳腺癌，活检证实淋巴结受累。超声发现腋窝多个影像学可疑的淋巴结。临床分期为 $T_2(m)N_1$ 期。她接受了新辅助化疗，随后行保乳手术，前哨淋巴结活检显示乳房或 3 个已恢复的腋窝淋巴结均无残留疾病（ypT_0N_0）。她接受了左乳放疗，使用部分宽切线包围同侧内乳淋巴结和低位腋窝，并使用匹配的放射野包围锁骨上和高位腋窝淋巴结区

F. 说明该计划靶区和正常组织剂量－体积直方图

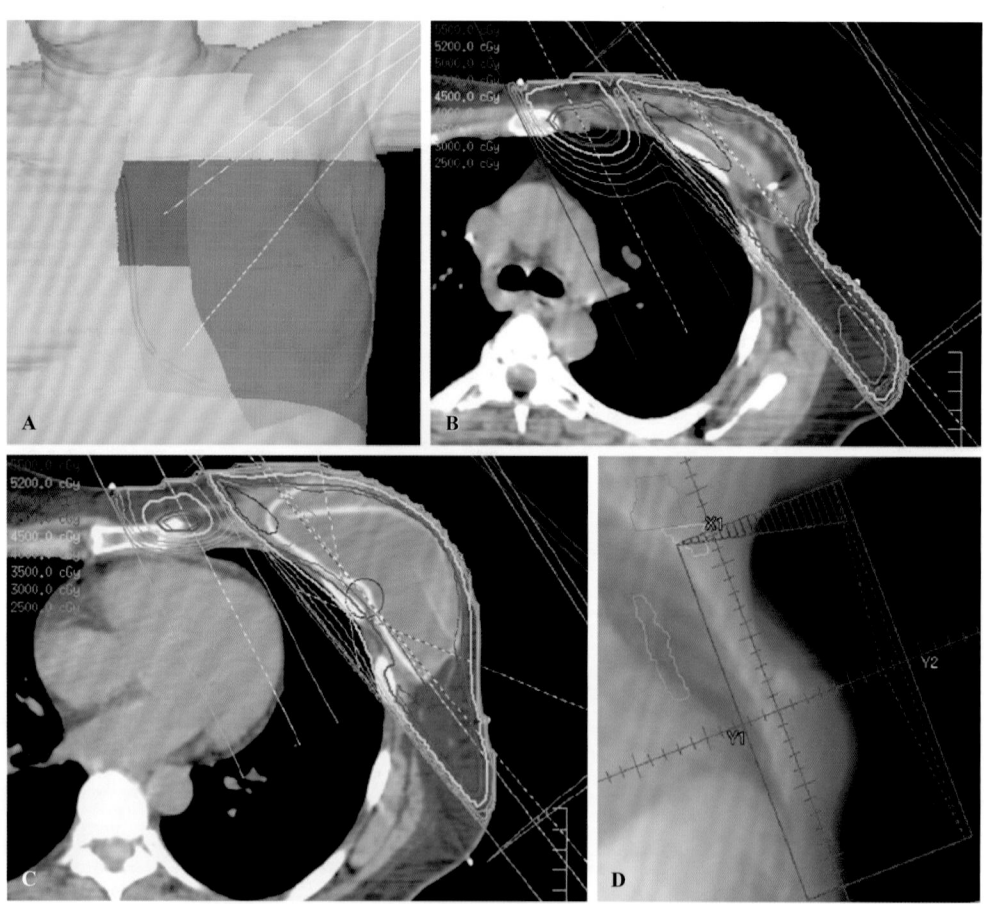

▲ 图 74-6　该患者患有 T_3N_1 左侧乳腺癌，接受了保留皮肤的乳房切除术和腋窝淋巴结清扫术，并放置肌肉下组织扩张器。在辅助化疗期间将扩张器充气，然后在模拟定位前 1 天将扩张器放气至 300ml 的填充体积

A. 显示各治疗区域的皮肤效果图；B. 显示勾画的内乳腺淋巴结水平的轴位剂量分布；C. 显示心脏水平的轴位剂量分布；D. 显示内切线野视角的数字重建 X 线。45Gy 等剂量线覆盖内乳淋巴结，如图黄色所示。本例中，内乳电子线野被分为 2 个野，一个 12MeV 野覆盖勾画的前 3 个肋间隙，在 A 中为紫色，另一个 9MeV 野覆盖下内胸壁，避开心脏（浅蓝色）。该患者接受深吸气屏气治疗以优化心脏受量。心脏平均剂量为 305cGy，同侧（左）肺 V_{20} 为 24%

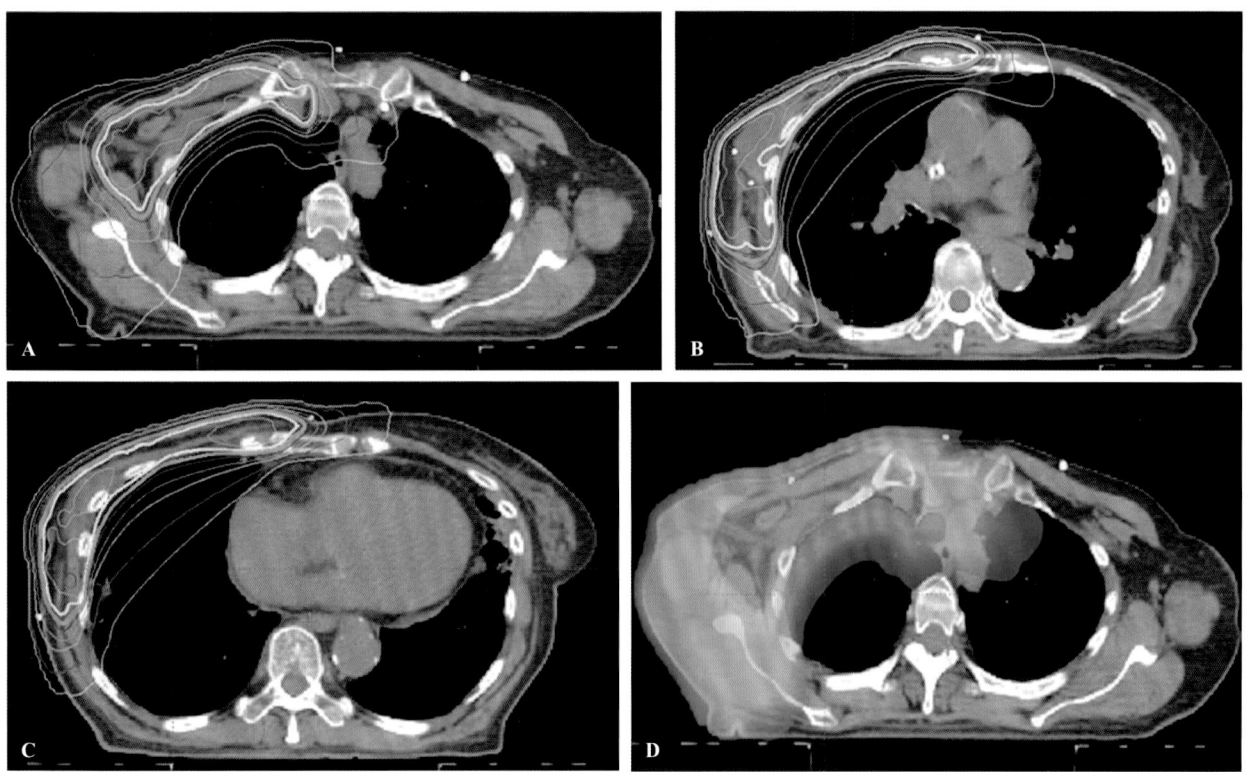

▲ 图 74-7 该患者为 ER 阳性、PR 阴性、HER2 阴性的右侧炎性乳腺癌（cT₄dN₁）。她在新辅助化疗后进行了乳房切除术和腋窝清扫术。病理提示明显的残留病变（ypT₃N₁）

A 至 C. 显示数个代表性层面的剂量分布。从各个 PTV 和 PTVeval 结构生成优化的计划靶区，并扩展以解决覆盖范围中任何潜在的缺口，或裁剪以限制正常组织受量。必须注意这种结构，因为这种高度适形技术所提供的偶然覆盖范围比传统技术少得多。D. 这种技术下可以看到的低剂量云图效果（剂量范围 10 ～ 50Gy）

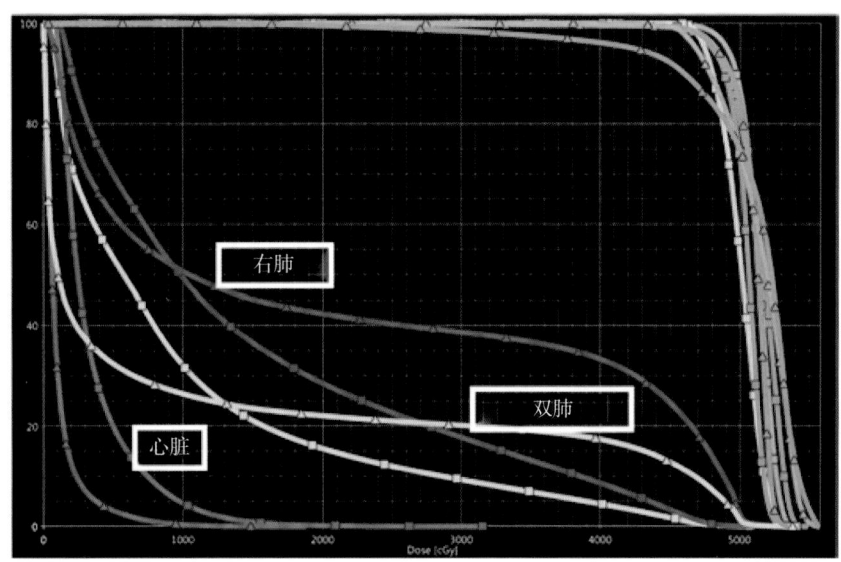

▲ 图 74-8 该图展示了图 74-3 中患者使用部分宽切线（三角形）和容积旋转调强放疗（VMAT）（正方形）计划治疗时剂量 – 体积直方图的对比。两种方案的覆盖范围相当，但正常组织受量差别很大。VMAT 减少了肺的高受量区，但增加了低受量区。同样，增加了心脏的低受量区，特别是对右侧癌症，尽管总体上仍然相当低（平均剂量，VMAT 3.6Gy，部分宽切线技 1.1Gy）。尽管对侧乳房切除术与此患者的关系不大，但对侧乳房的剂量及日常治疗和固定的技术方面也必须考虑在内。例如，部分宽切线方法可能对每天体位的变化更敏感，因此在没有补充成像的情况下更容易出现边缘欠量。相反，VMAT 计划对由靶区定义不恰当而导致的边缘欠量更为敏感。在为每个患者选择最合适的治疗方案时，必须仔细考虑所有这些问题

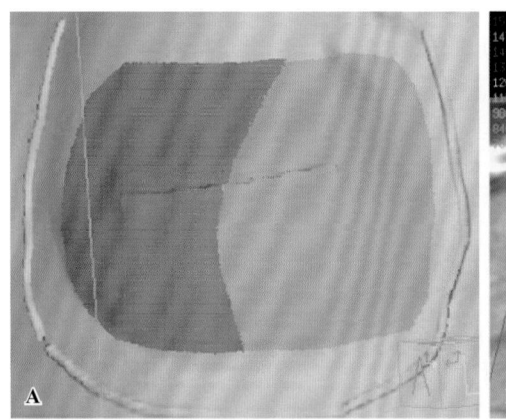
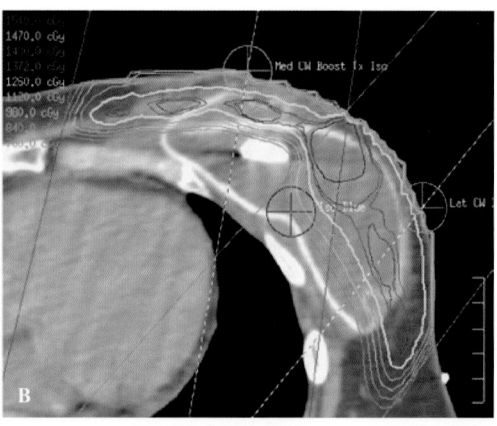

▲ 图 74-9　图 74-5 中患者使用的胸壁推量野。内侧野采用 6MeV 电子线，外侧野采用 12MeV 电子线。外上象限有一个 < 2mm 的深的边缘；因此，为了保证更深的覆盖，我们选择了高能量的外侧电子场野。剂量为 14Gy/7 次。由于治疗期间屏气并未带来额外的好处，因此推量治疗时采用自主呼吸

A. 显示皮肤渲染，说明推量野被设计用来覆盖组织扩张器上的皮瓣；B. 为轴位剂量分布，90% 等剂量线为黄色。

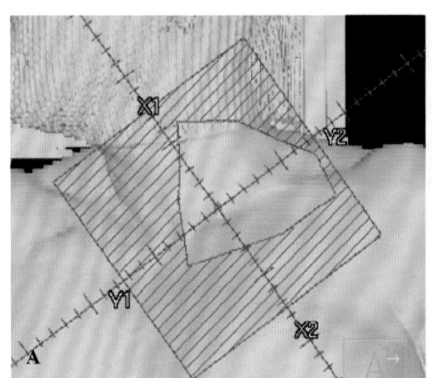
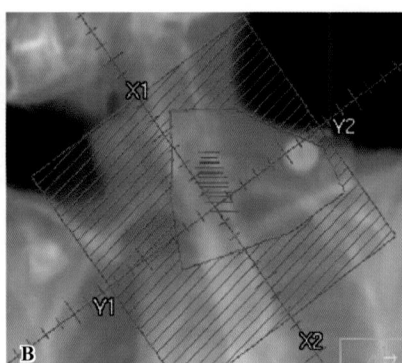
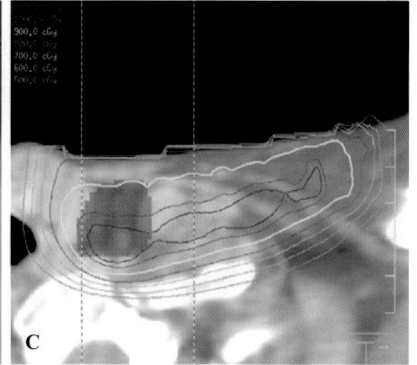

▲ 图 74-10　该患者为 ER 阳性、HER2 阳性左侧乳腺癌，临床分期为 T_2N_{3c}，活检证实同侧腋窝和锁骨上淋巴结转移。锁骨上淋巴结不可触及，但超声可显示。她对新辅助化疗有反应，但从未有过轴位成像来记录锁骨上淋巴结区初治时的确切位置。她接受了 10Gy/5 次的锁骨上推量，这使得她获得了长期的疾病控制且对颈部没有重大毒性，尽管她出现了上肢淋巴水肿

A. 显示锁骨上推量野皮肤渲染；B. 显示数码重建的 X 线；C. 显示轴位剂量分布。红色的轮廓是锁骨上淋巴结区内侧，这是为了协助治疗计划的制订。患者使用热塑性网状面罩固定体位，采用开放颈部体位打开皮肤皱褶，改善外侧下颈部的覆盖

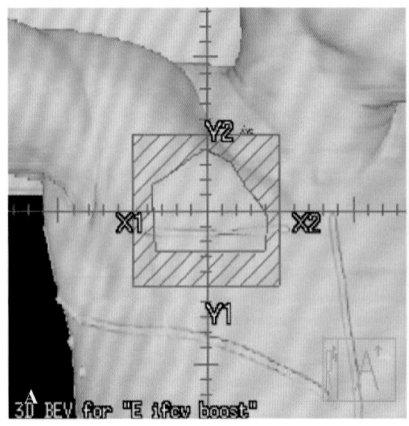
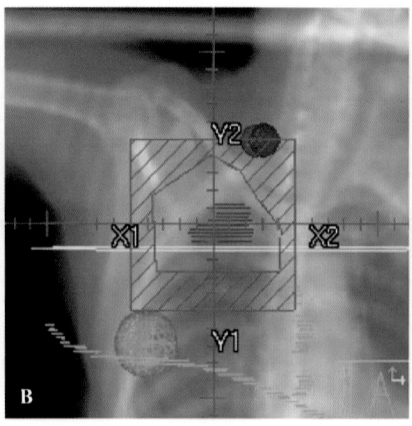
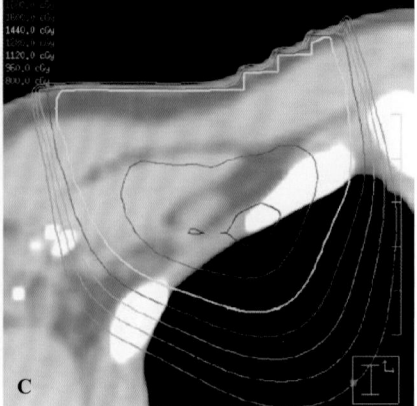

▲ 图 74-11　该患者为活检证实的锁骨下和 2 水平腋窝转移，接受新辅助化疗和改良根治性乳房切除术。然而，她的 2 水平淋巴结未被切除，术后超声仍然显示严重受累。给予锁骨下区包括 2 水平及 3 水平腋窝淋巴结区 16Gy/8 次的推量照射（在本章中，3 水平腋窝和锁骨下区是同义词）

A. 显示锁骨下推量野的皮肤渲染。B. 显示数字重建 X 线。C. 显示轴位剂量分布。黄色为 90% 等剂量线。治疗给予 16MeV 电子线用以确保 90% 等剂量线覆盖受累的 2 水平腋窝淋巴结。注意 C 中可在胸小肌深面看到受累的 2 水平腋窝淋巴结。在模拟定位发现任何可能受累的残留淋巴结时，仔细评估术后解剖很重要。术后超声检查有助于确定病理学受累和必要时便于活检。当有疑问时，加上推量能获得相对低的发病率，且能帮助清除大体残留疾病。该患者的淋巴结对放疗有完全反应，并在放疗结束后 3 个月内呈现良好外观

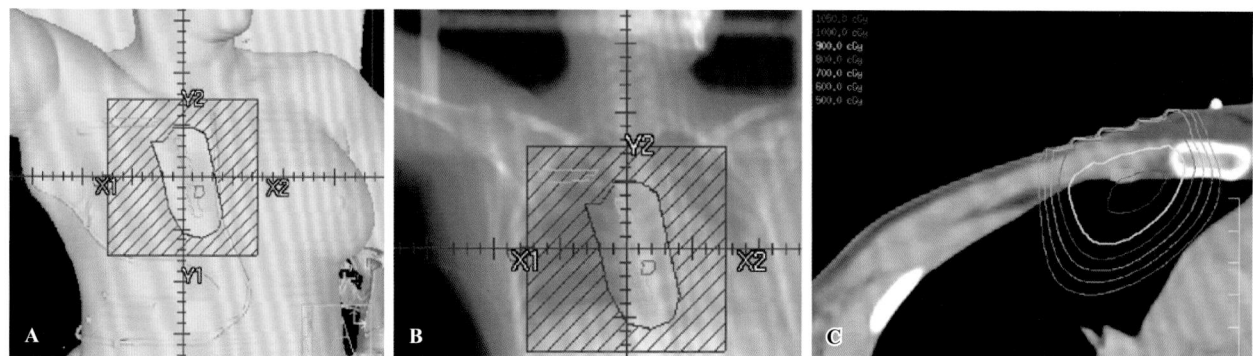

▲ 图 74-12 这是图 74-1 中 T_{4c} 疾病患者所使用的内乳推量野。她起初有第 3 肋间隙淋巴结受累，但在新辅助化疗期间，复查超声发现完全消失

A. 显示内乳推量野的皮肤渲染。B. 显示数字重建 X 线。C. 显示轴位剂量分布。B 中红色线框结构为淋巴结初始位置，蓝色线框表示第 1～3 肋间隙的内乳淋巴结链。处方剂量为 10Gy/5 次，但我们试图用 90% 等剂量线覆盖勾画的靶区，如 C 中黄色所示。以 7MeV 电子线进行治疗。值得注意的是，该患者还需要锁骨下推量；因此，修改了内乳推量野的上外侧边缘以避开与锁骨下淋巴结野间的重叠

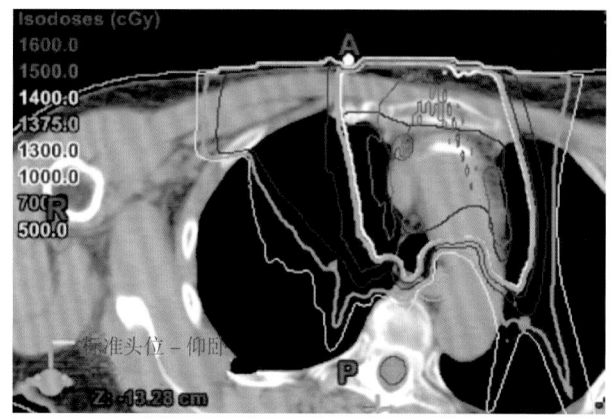

▲ 图 74-15 该患者患有三阴性炎性乳腺癌，初次 PET/CT 见图 74-2。她接受了新辅助化疗获得了主要临床反应，并接受了改良根治性乳房切除术，显示轻微残留的病灶。她接受了乳房切除术后的放射治疗，光子野直接指向受累纵隔淋巴结，首先给予 51Gy，每次 1.5Gy，每天 2 次。然后，患者接了 14.4Gy/8 次，每天 1 次的质子推量，分别给予锁骨上、锁骨下、内乳和前纵隔淋巴结区，如图所示。患者表现良好，无严重的肺或心脏毒性，在完成放疗数年后仍存活，无复发迹象

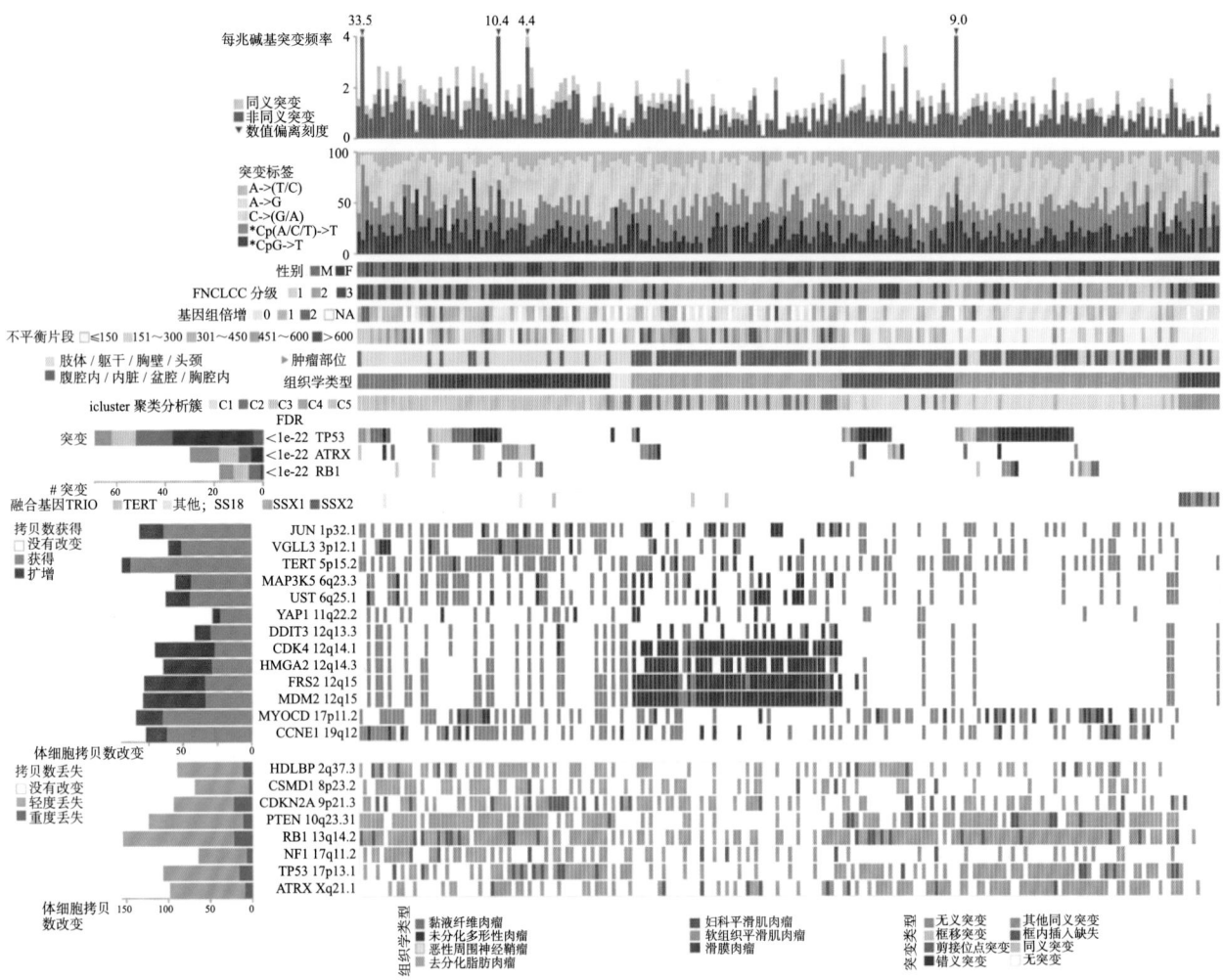

▲ 图 75-1 所有成人软组织肉瘤样本的临床和分子特征综合图

按肉瘤类型排序。左侧从上到下的图标显示每兆碱基（Mb）突变频率；突变标签（指示替换类型）；患者性别；肉瘤分级；全基因组倍增的数量；不平衡基因组片段的数量；肿瘤部位；肉瘤类型；iCluster 聚类分析中的簇；显著突变的基因（由 MuSiC2 计算的错误发现率＜0.05 定义）；TRIO 或 SS18-SSX 基因融合；频繁的局灶性体细胞拷贝数改变，包括增益 / 获得（粉色）、扩增（红色）、轻度丢失（浅蓝色）和重度丢失（深蓝色）。肉瘤和突变类型颜色编码的关键在底部［引自 Cancer Genome Atlas Research Network。Comprehensive and Integrated Genomic Characterization of Adult Soft Tissue Sarcomas. *Cell*. 2017；171（4）：950–65.］

放射治疗前 放射治疗（50Gy）6周后

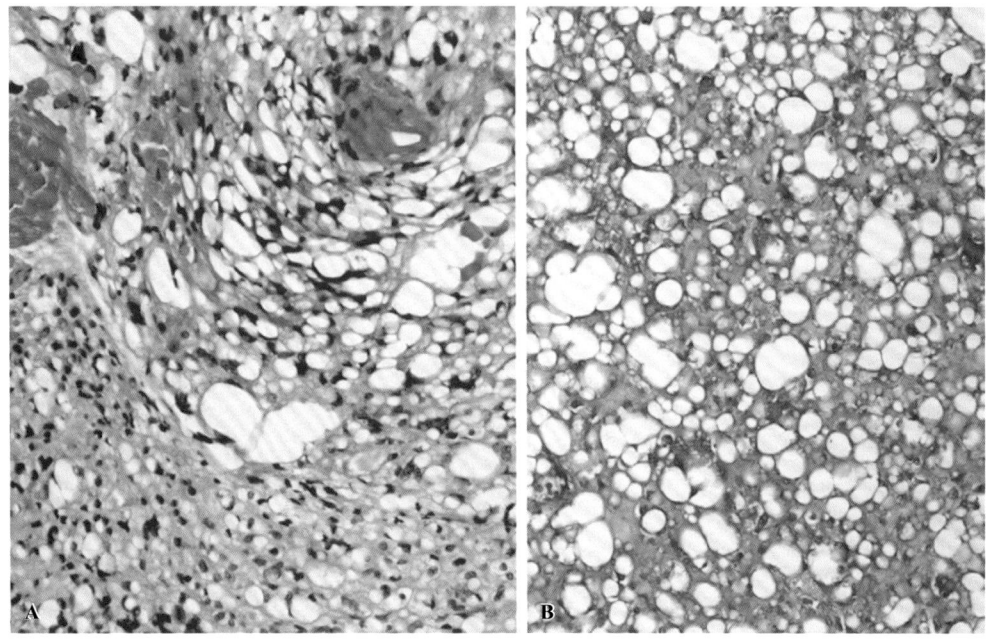

▲ 图 75-2　黏液样脂肪肉瘤对放射治疗的敏感度

A. 放射治疗前；B. 放射治疗（50Gy）6 周后约 95% 坏死

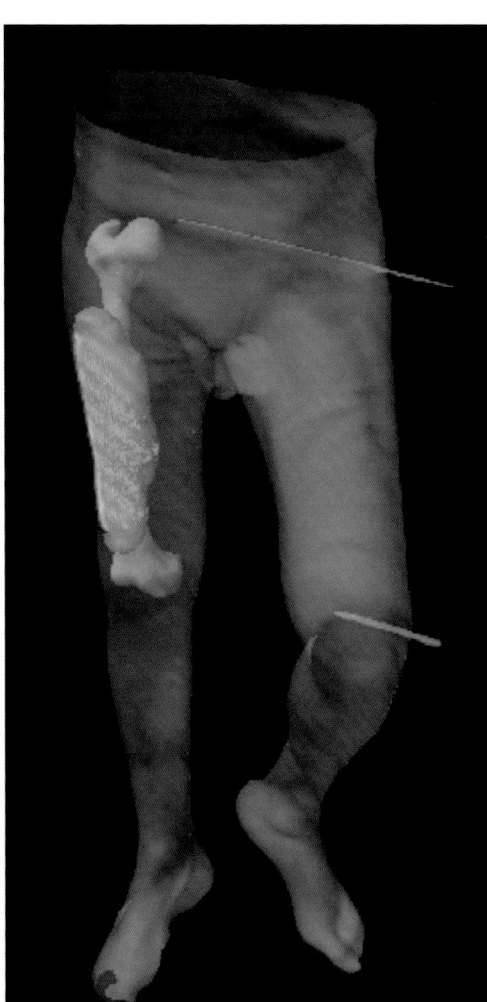

◀ 图 75-9　术后 63Gy 调强放射疗法的剂量分布。初始阶段为 45Gy，锥形照射另加 18Gy

A. 冠状位剂量分布。请注意，受治大腿处于解剖中立位，以最大限度地减少摆位不确定性，而未治疗的下肢呈蛙状腿位；B. 轴位剂量分布显示了避免将整个股骨周长进行全剂量放射治疗

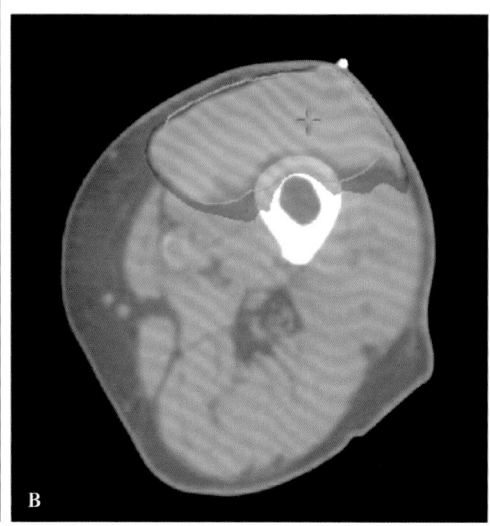

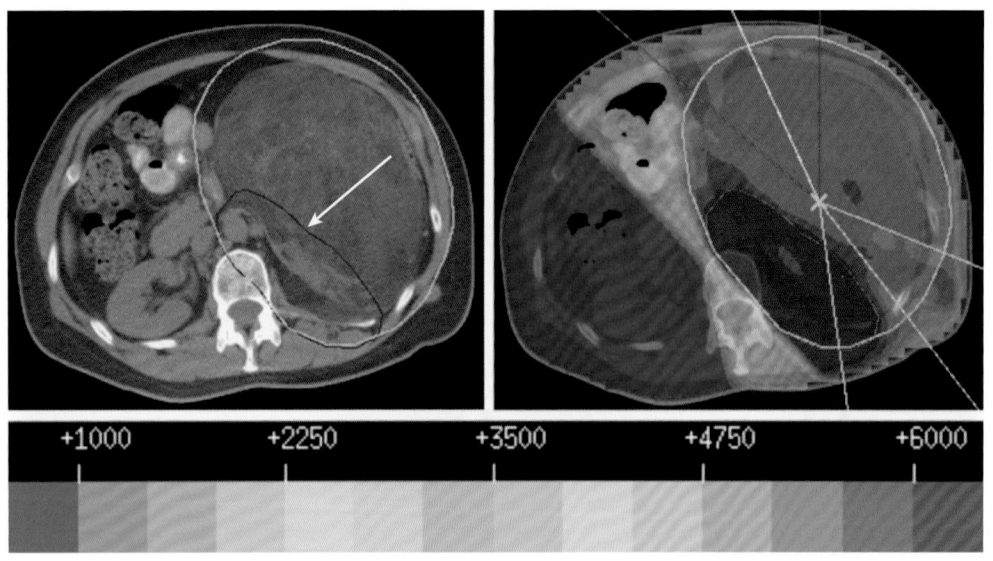

▲ 图 75-14　腹膜后软组织肉瘤术前调强放疗剂量勾画

箭表示后部结构，橙色区为 50.4Gy，红色区为 60.2Gy（不包括肠道）

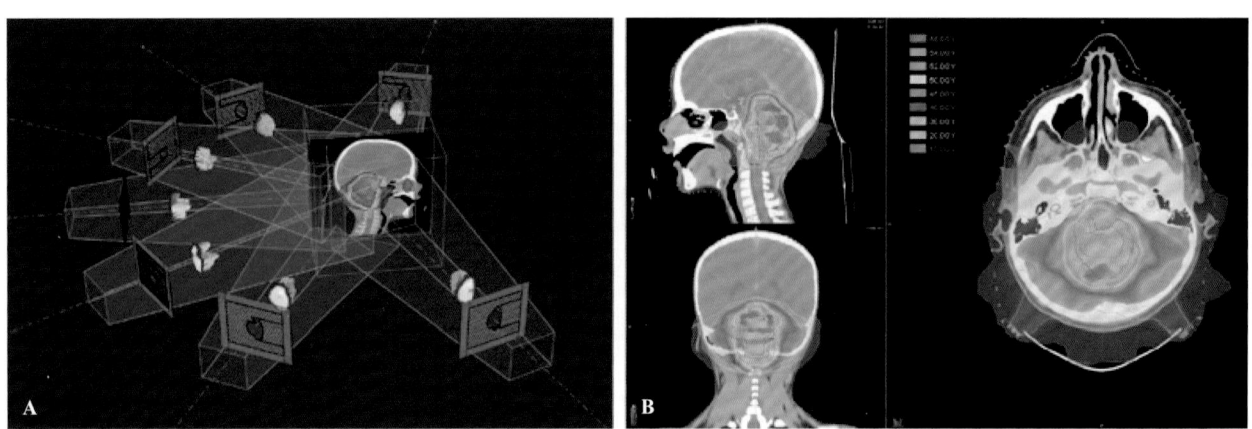

▲ 图 78-1　1 例幕下室管膜瘤患儿调强放射治疗的实施和计划。调强放射治疗使用高度复杂的治疗计划软件，对涉及多个射野的计划进行多次迭代，每个射野部分具有不同的剂量强度，从而产生与靶区高度一致的放射治疗计划（**A**），以及避免关键邻近结构受到高剂量照射（**B**）

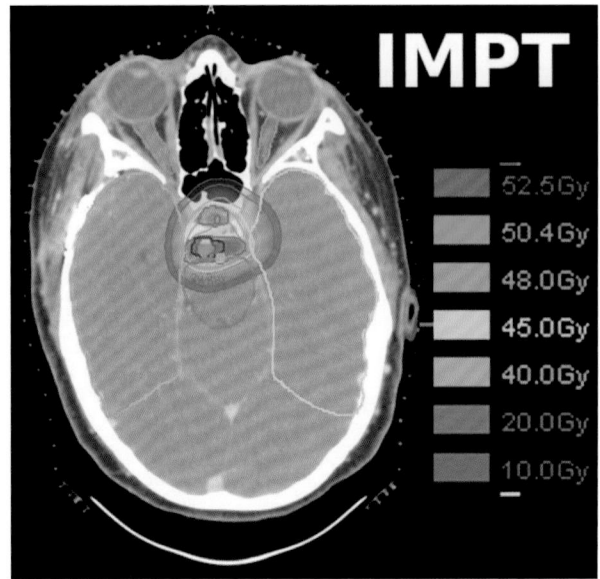

◀ 图 78-2　颅咽管瘤质子束扫描（PBS）与其他照射方法的比较。**PBS** 是一种提供调强质子放射治疗的方法，它具有单个布拉格峰，而不是双散射扩散布拉格峰（SOBP）。这可以改善某些肿瘤的正常组织保护，减少散射辐射

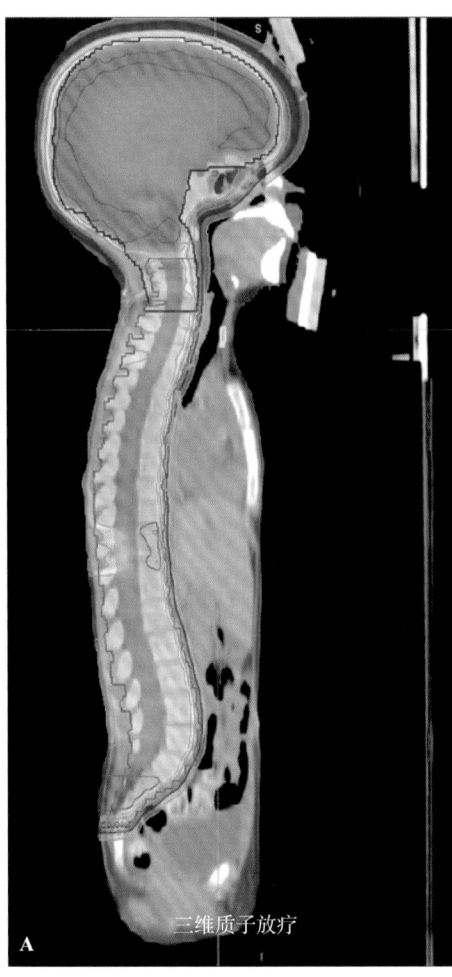

三维质子放疗

A

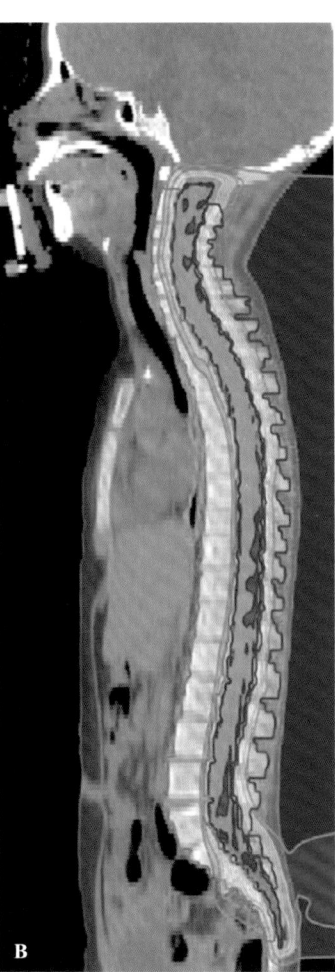

B

◀ 图 78-6 质子放射治疗用于颅脊照射，显示了避开椎体前方器官照射的能力。对于生长中的儿童，整个椎体被包括在靶体积中，以避免部分椎体治疗导致的不对称生长

A. 覆盖整个椎体的三维适形质子计划；B. 保护椎体的质子束扫描技术，该技术避免了射野匹配可能引入的热点 / 冷点

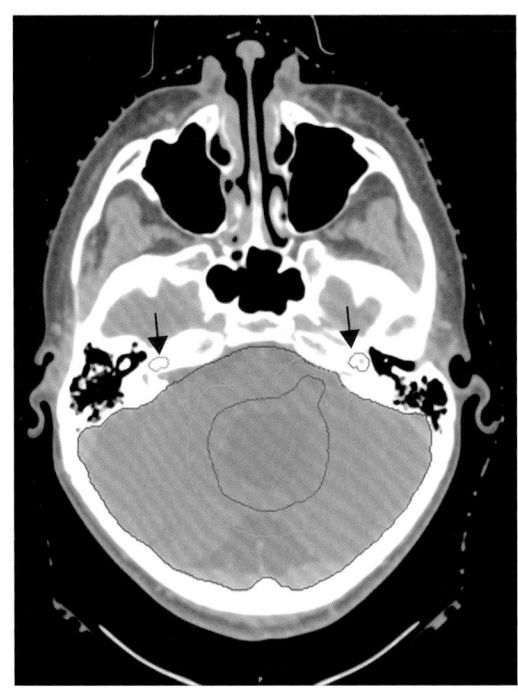

▲ 图 78-7 受累野加量（洋红色）与整个颅后窝加量（深蓝色）比较。受累野加量减少了治疗区小脑和脑干的体积。对于许多肿瘤来说，与耳蜗（箭）、颞叶和神经内分泌结构的距离更大，因为受累野加量可以减少这些关键结构的剂量

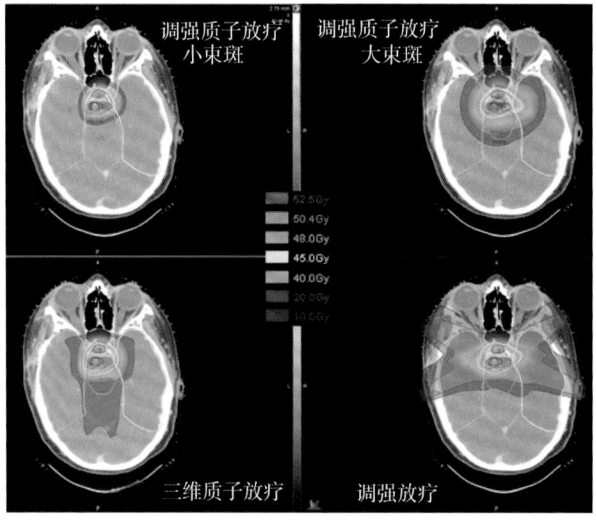

▲ 图 78-13 颅咽管瘤局部治疗的现代方法

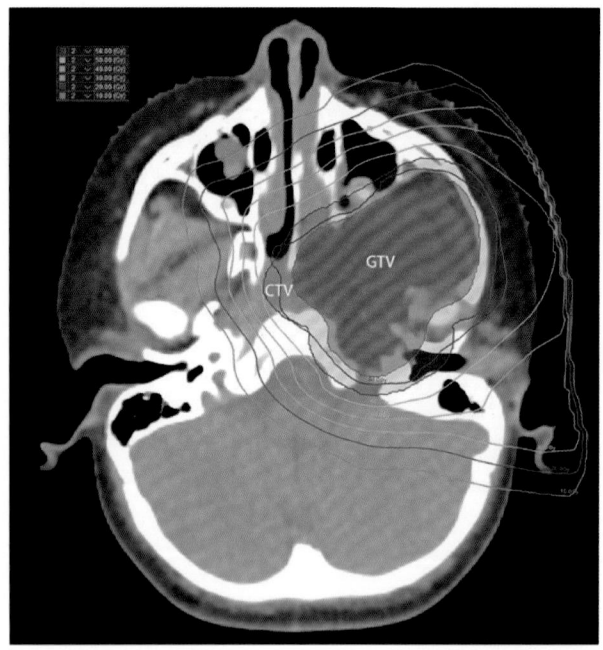

◀ 图 79-6 颞下窝胚胎性横纹肌肉瘤的质子治疗计划的轴位图像，百分比等剂量线曲线以彩色线条表示

CTV. 临床靶区，蓝色；GTV. 大体肿瘤靶区

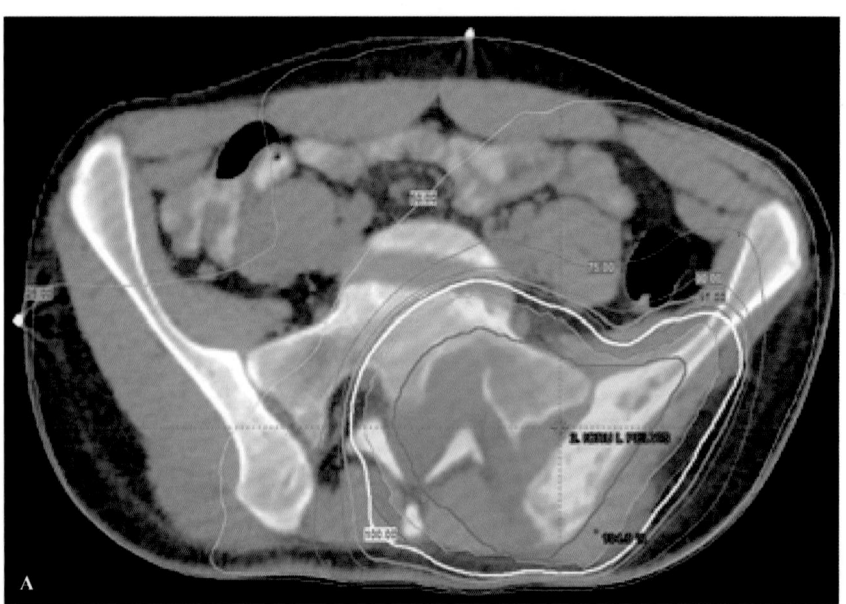

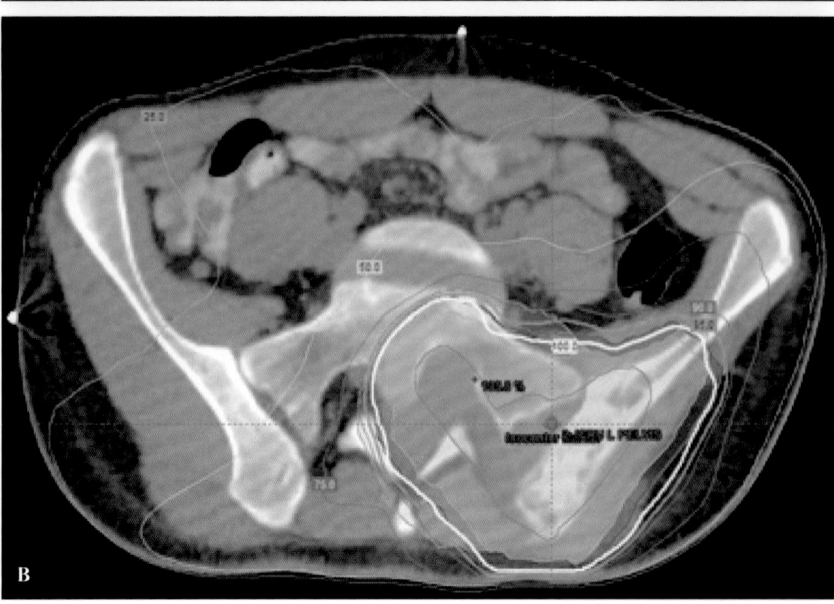

◀ 图 80-6 A. 诱导化疗后，化疗前计划靶体积（PTV）接受 45Gy 照射，基于计算机断层扫描（CT）的调强放射治疗所产生的剂量分布；B. 诱导化疗后，PTV 接受 10.8Gy 加量，基于 CT 的调强放射治疗所产生的剂量分布

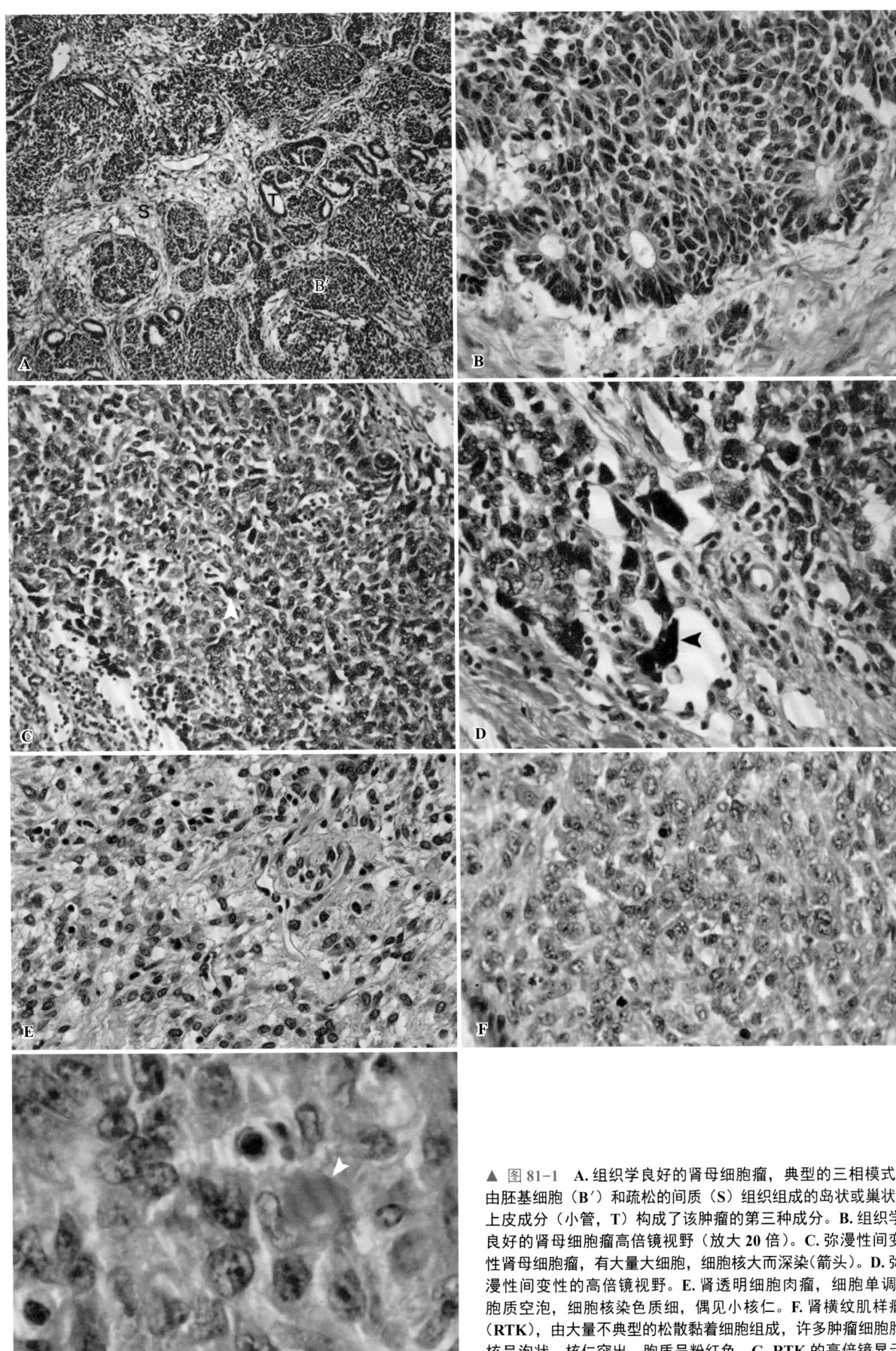

▲ 图 81-1　**A**. 组织学良好的肾母细胞瘤，典型的三相模式，由胚基细胞（**B′**）和疏松的间质（**S**）组织组成的岛状或巢状。上皮成分（小管，**T**）构成了该肿瘤的第三种成分。**B**. 组织学良好的肾母细胞瘤高倍镜视野（放大 **20** 倍）。**C**. 弥漫性间变性肾母细胞瘤，有大量大细胞，细胞核大而深染（箭头）。**D**. 弥漫性间变性的高倍镜视野。**E**. 肾透明细胞肉瘤，细胞单调，胞质空泡，细胞核染色质细，偶见小核仁。**F**. 肾横纹肌样瘤（**RTK**），由大量不典型的松散黏着细胞组成，许多肿瘤细胞胞核呈泡状，核仁突出，胞质呈粉红色。**G. RTK** 的高倍镜显示细胞有偏心的细胞核和嗜酸性细胞质内含物（箭头；**100×**）

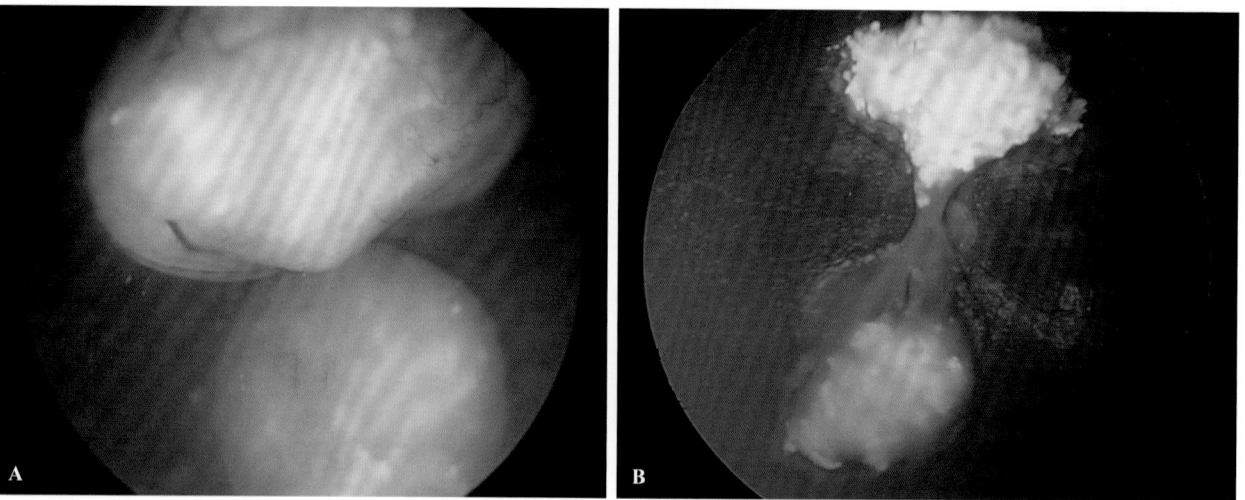

▲ 图 82-1　A. 双眼病变患者的晚期眼内视网膜母细胞瘤；B. 化疗 4 个周期后的同一只眼

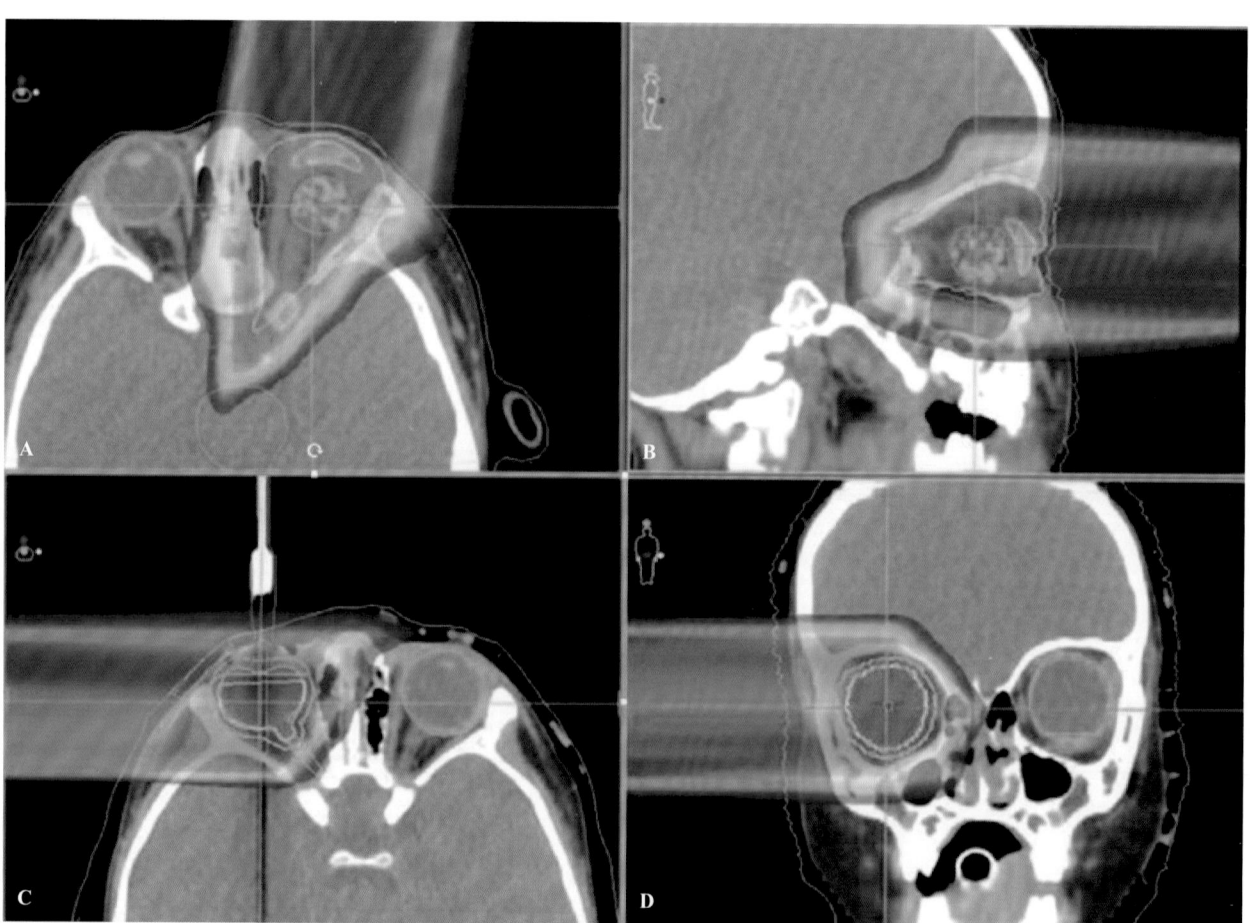

▲ 图 82-2　A 和 B. 使用主动扫描的质子场前方剂量测量；C 和 D. 使用主动扫描的单质子场侧向剂量测定

引自 Simmons J. Active Scanning Proton Beam Plans from the Midwest Proton Radiotherapy Institute. Bloomington, IN, 2010.

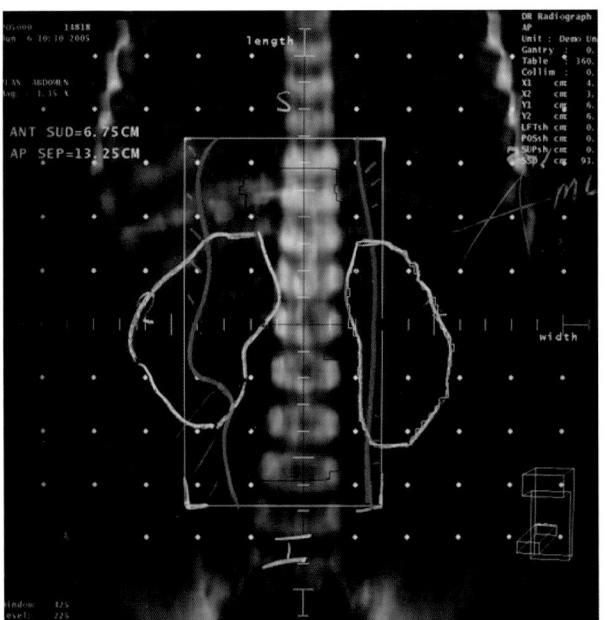

◀ 图 83-2　肾上腺神经母细胞瘤典型的前后对穿放射治疗野，建议广泛覆盖主动脉旁淋巴结，适当的肾脏保留是通过治疗化疗后肿瘤体积来实现的

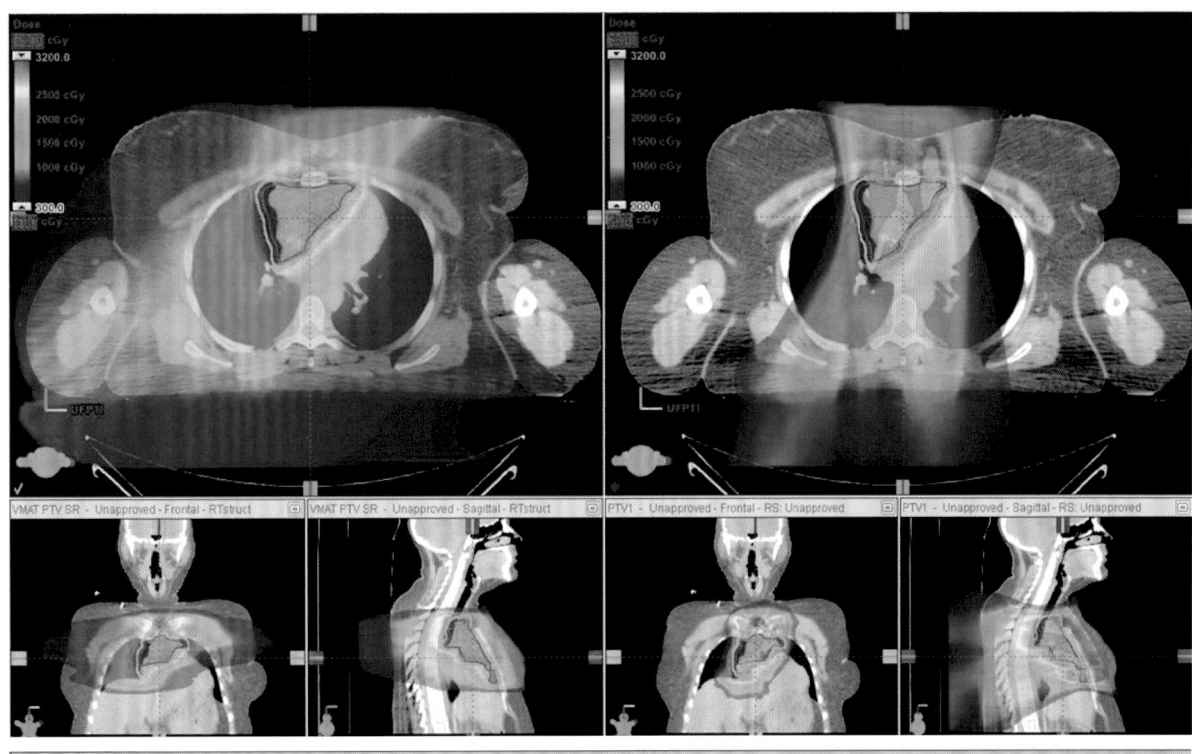

A

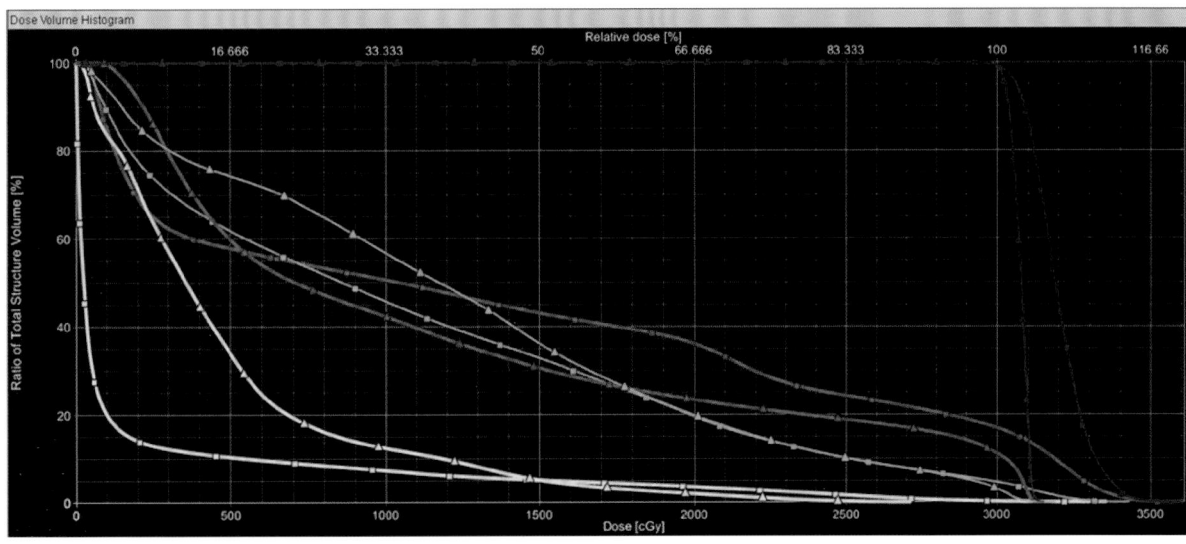

B

▲ 图 85-1　**A.** 两种不同容积调强放射治疗方案的比较：非加权方案（左）、前后 / 后前（**AP/PA**）加权方案（右）；**B.** 三角形非加权计划、正方形 **AP/PA** 加权计划与胸部（粉红色）、心脏（红色）、肺（浅蓝色）和内部靶区（深蓝色）的剂量 – 体积直方图比较（图片由 **Jeff Glidden and Debbie Louis** 提供）

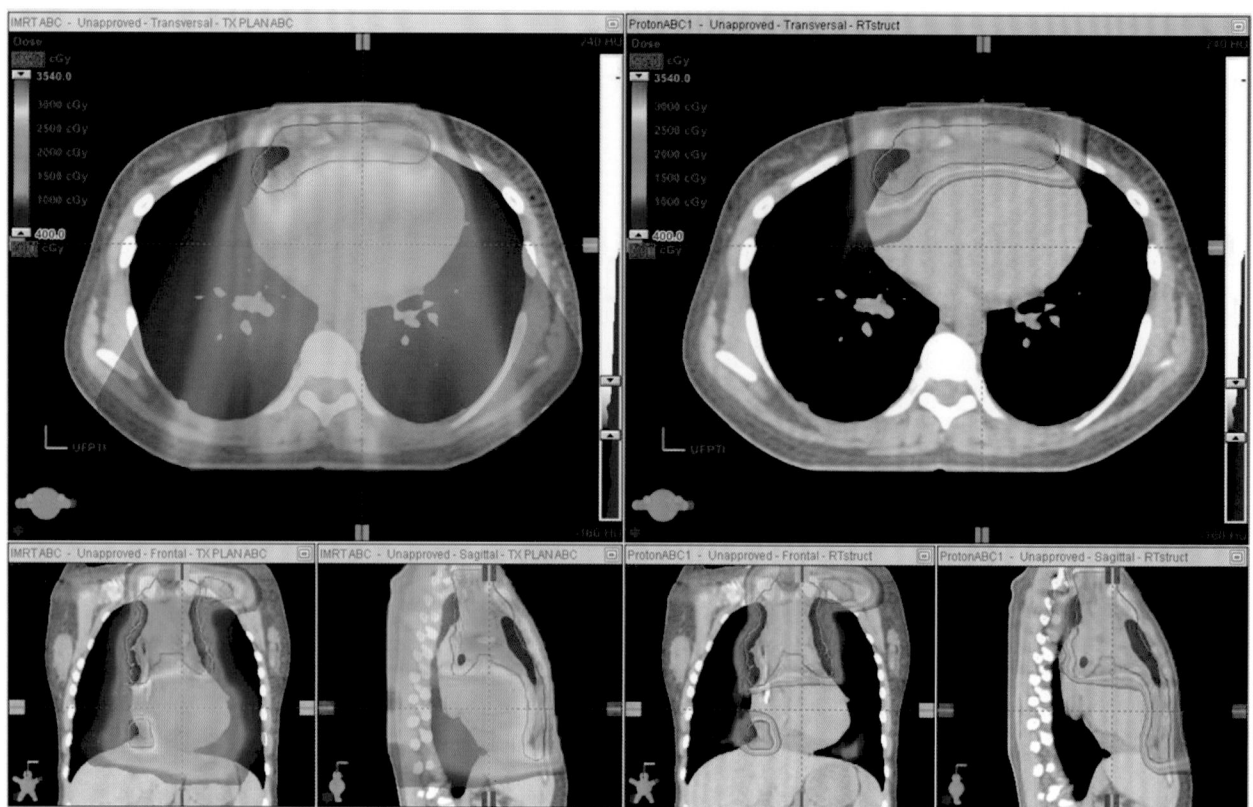

▲ 图 85-2　纵隔霍奇金淋巴瘤患者调强放射治疗（左）和质子治疗（右）的剂量分布

引自 Hoppe BS，Mendenhall NP，Louis D，et al. Comparing breath hold and free breathing during intensity-modulated radiation therapy and proton therapy in patients with mediastinal Hodgkin lymphoma. *Int J Particle Ther*. 2017；3(4)：492.

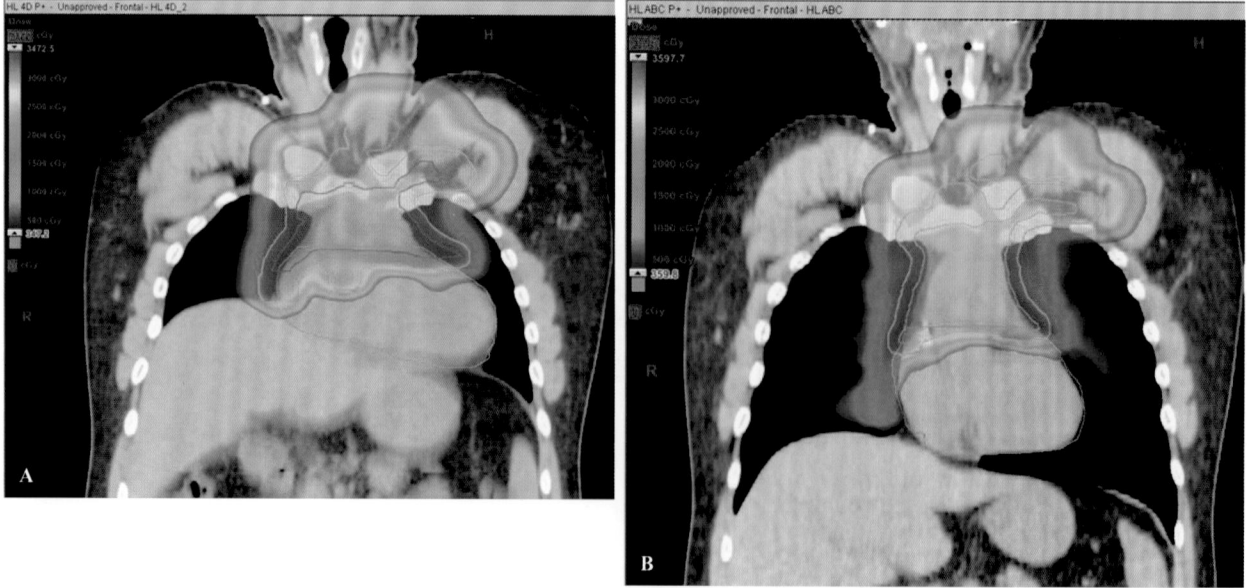

▲ 图 85-3　**A.** 自由呼吸调强放射治疗（**IMRT**）计划剂量分布；**B.** 屏气调强放射治疗（**BH**）计划剂量分布，显示 **BH** 技术时心脏被拉得更低，肺容量更大

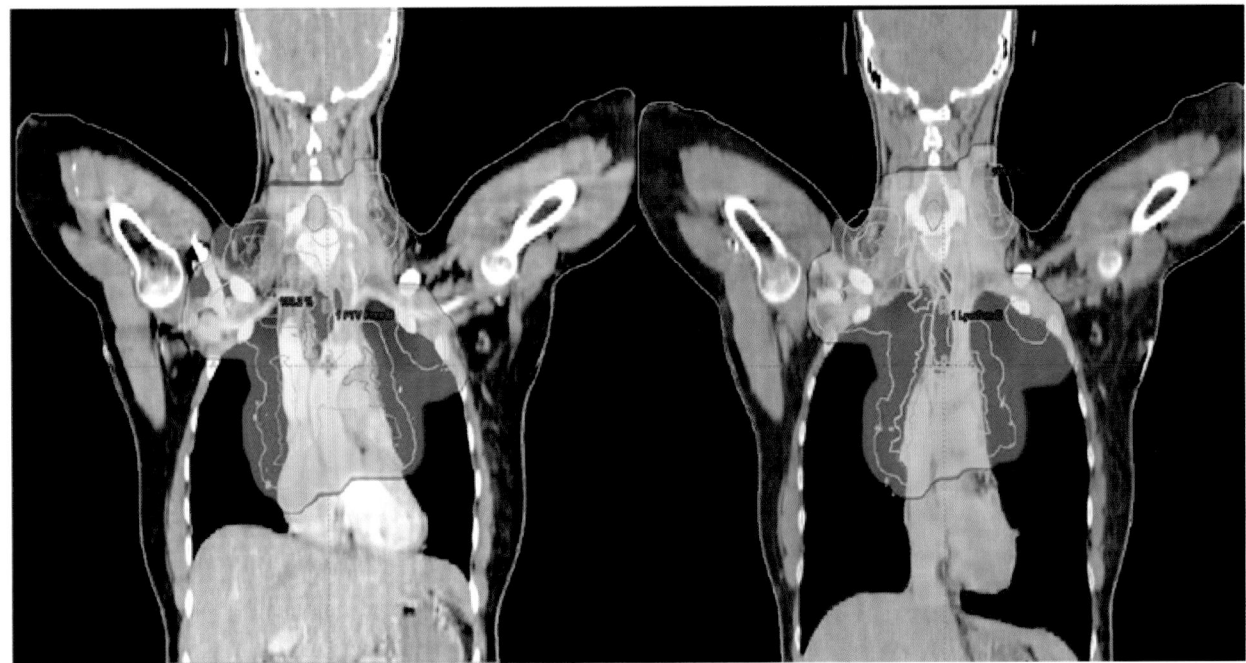

▲ 图 85-4　在受累部位放射治疗期间深吸气屏气（**DIBH**）的好处的另一个例子。左侧自由呼吸患者与右侧 **DIBH** 患者的前后 / 后前野。**DIBH** 组平均肺剂量由 **15.7Gy** 降低到 **11.2Gy**

引自 Specht L、Yahalom J、Illidge T、et al. Modern radiation therapy for Hodgkin lymphoma：Field and dose guidelines from the International Lymphoma Radiation Oncology Group（ILROG）．*Int J Radiat Oncol Biol Phys*. 2014；89（4）：854-862.

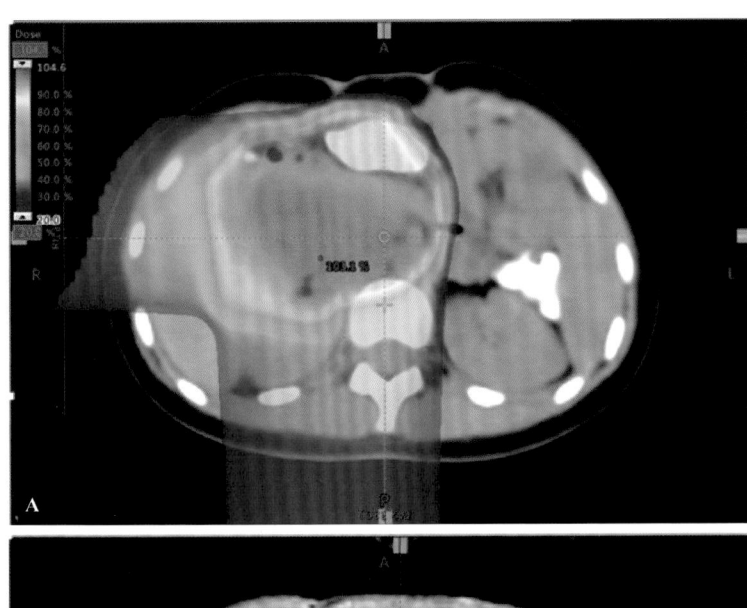

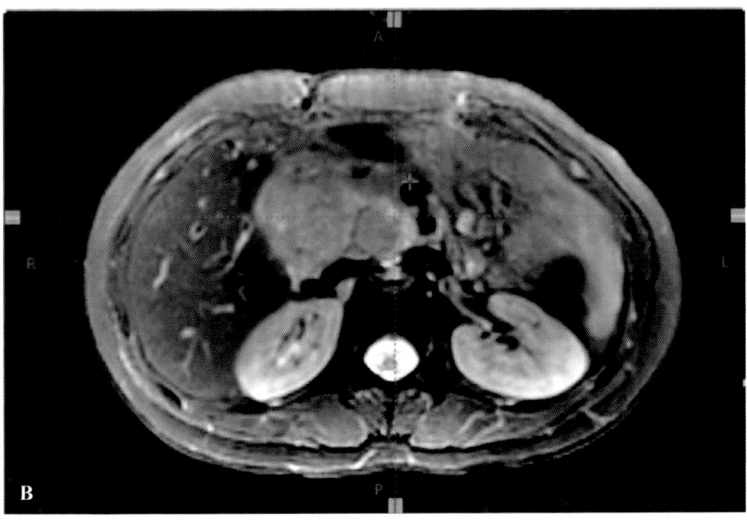

◀ 图 86-2　**1 例 16 岁女性复发性肝细胞癌患者质子治疗计划，与她的光子放射治疗计划相比，质子治疗显著减少了肝脏和对侧肾脏的暴露**

A. 轴位 CT 模拟定位；B. T₂ 加权磁共振

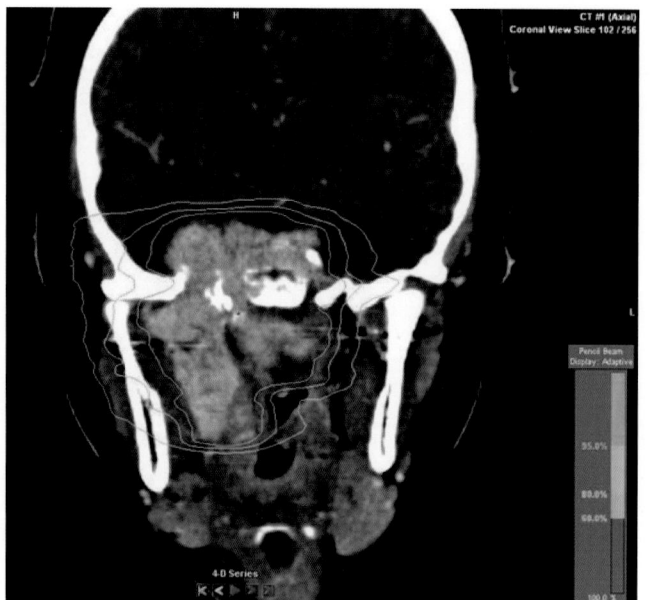

◀ 图 86-3　1 例青少年鼻咽血管纤维瘤患者的调强放射治疗计划

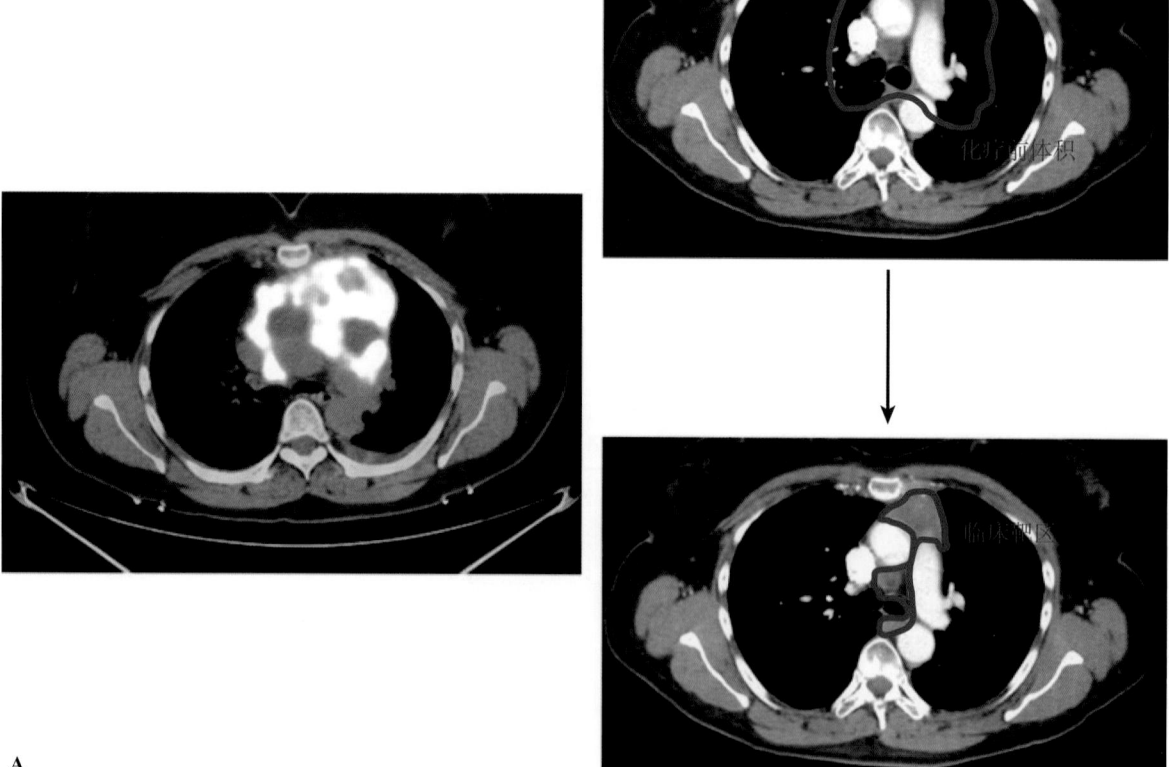

A

▲ 图 88-1　基于化疗前体积的临床靶区的确定，疾病累及纵隔（**A**）、颈部（**B**）和腋窝（**C**）

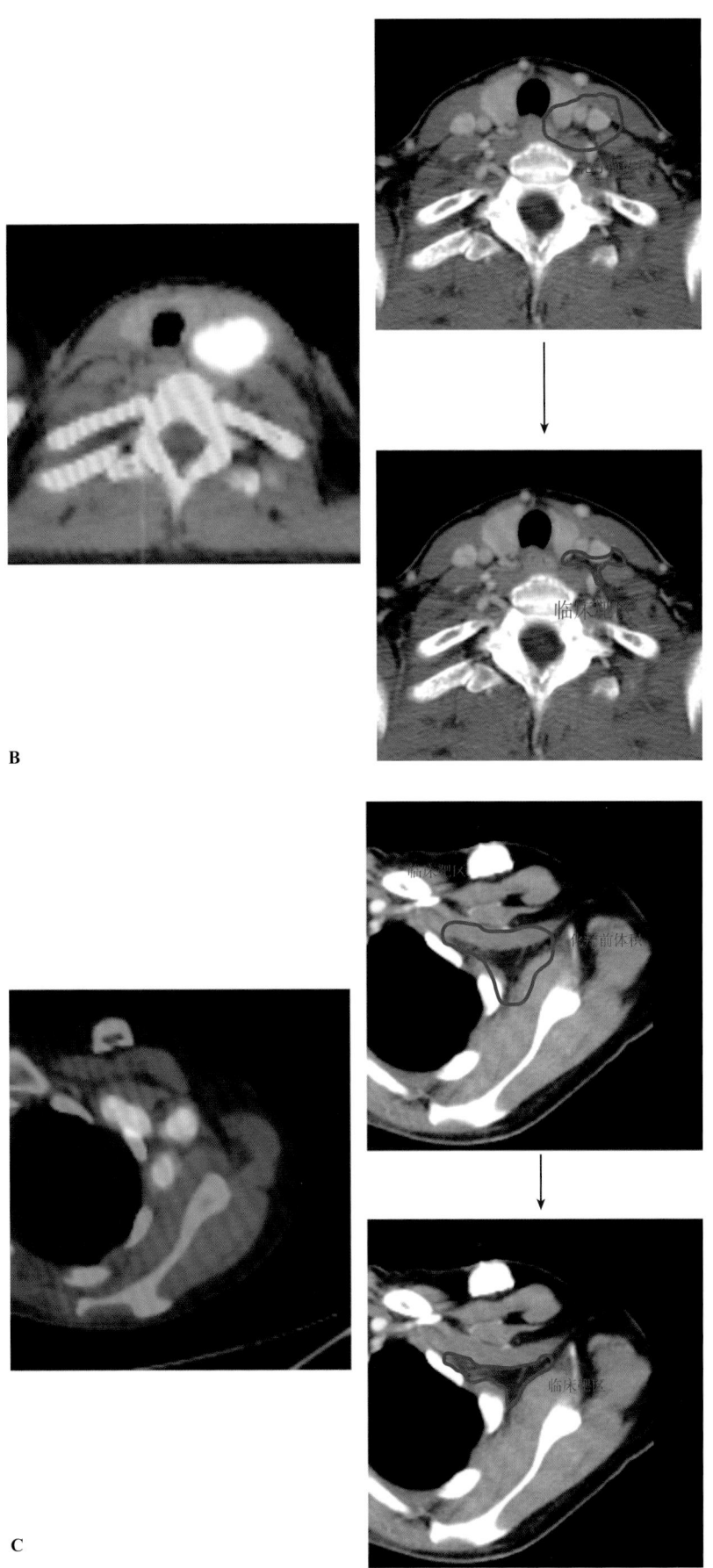

▲ 图 88-1（续）　基于化疗前体积的临床靶区的确定，疾病累及纵隔（A）、颈部（B）和腋窝（C）

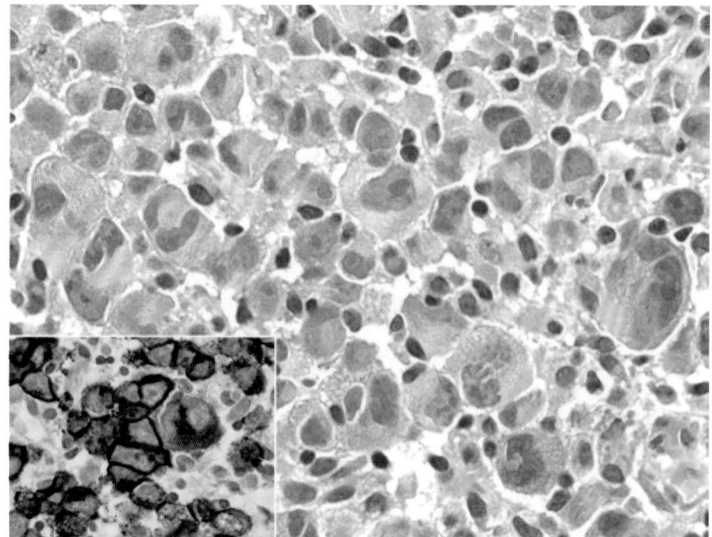

◀ 图 89-1 淋巴结间变性大细胞淋巴瘤（HE 染色）。淋巴瘤细胞高度 CD30 免疫反应（插图）

图片由 Dr. Bruce Patterson, Canada 提供

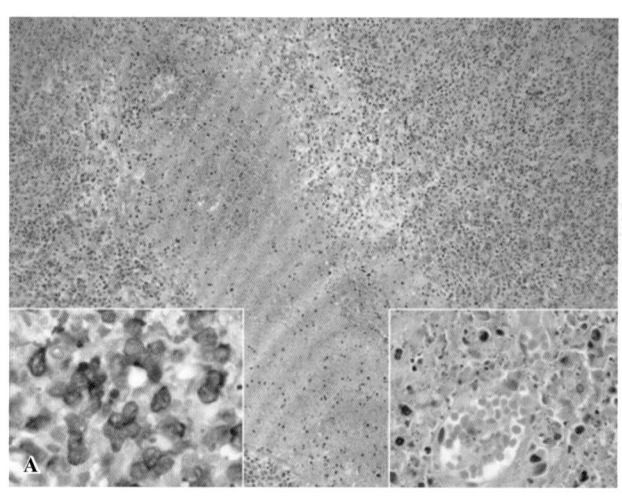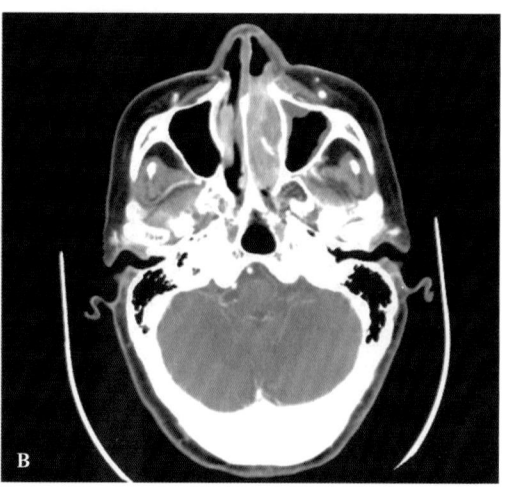

▲ 图 89-2 A. 鼻型结外自然杀伤 /T 细胞淋巴瘤的显微照片（HE 染色切片）。大量坏死，淋巴细胞呈血管中心型和血管浸润型生长（插图，右下角）。淋巴细胞对 EB 病毒潜伏膜蛋白有免疫反应（插图，左下角）。B. 鼻型结外自然杀伤 /T 细胞淋巴瘤。轴位计算机断层扫描显示左鼻腔受累

图片由 Dr. Bruce Patterson, Canada 提供

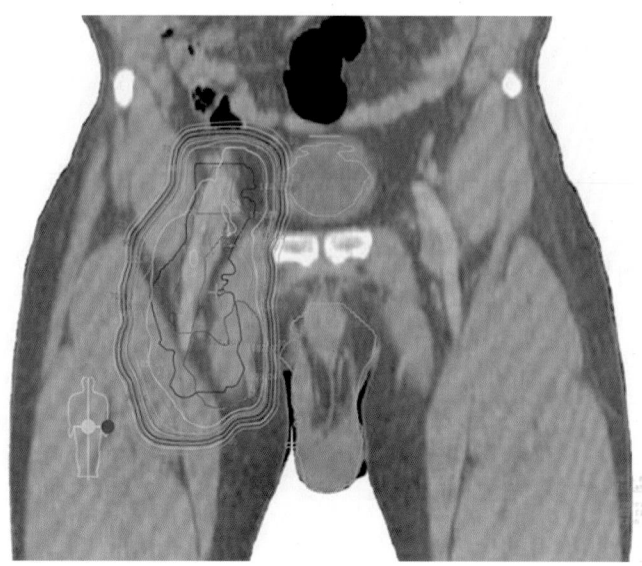

◀ 图 89-6 右股骨淋巴结区受累部位放射治疗，使用 6MV 光子前后对向的等剂量分布

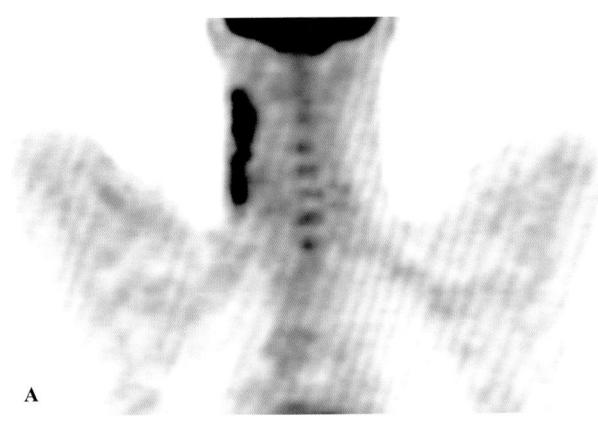

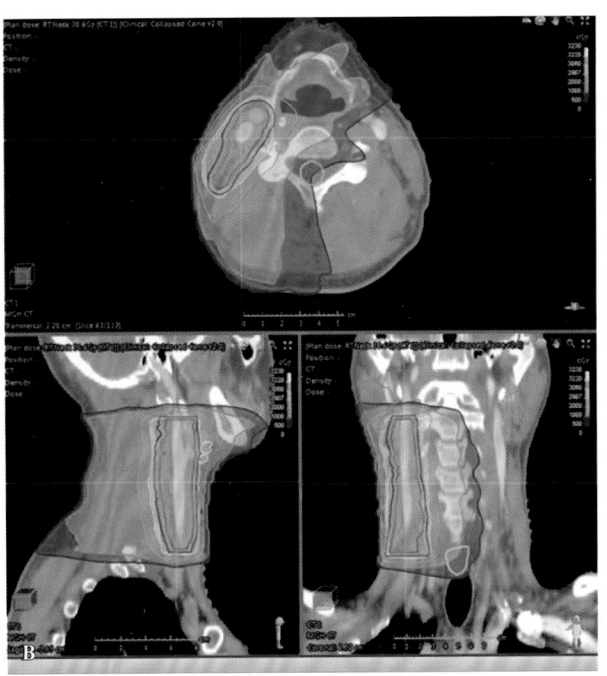

▲ 图 89-7　颈部淋巴结区受累部位放射治疗

A. 正电子发射断层显像显示局部病变；B. 调强放疗计划在受累部位的等剂量分布，注意保留腮腺

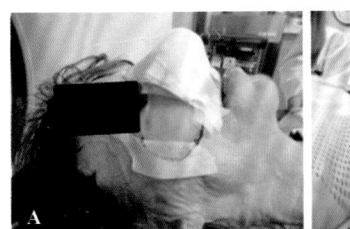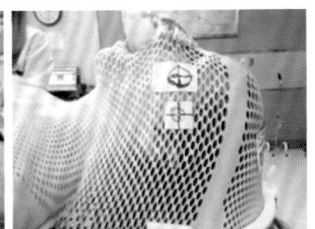

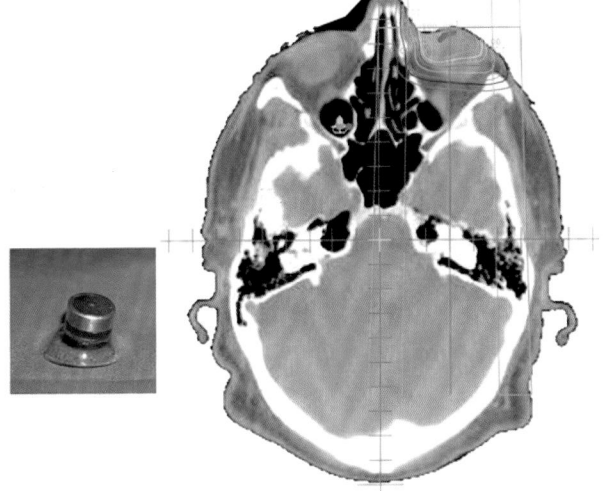

▲ 图 89-11　眼眶 MALT 淋巴瘤，治疗眼眶前表面的电子治疗（6MeV 电子）

插图：内置晶状体保护罩，减少晶状体剂量，降低白内障发生的风险

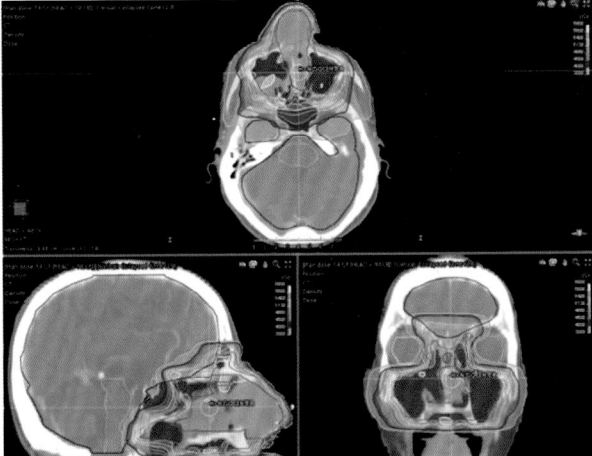

▲ 图 89-8　调强放疗治疗 I 期自然杀伤 /T 细胞淋巴瘤

A. 在固定面罩下的皮肤受累区域放置填充物；B. 调强放射治疗计划的等剂量分布。颈部淋巴结不包括在这个 I 期疾病患者中

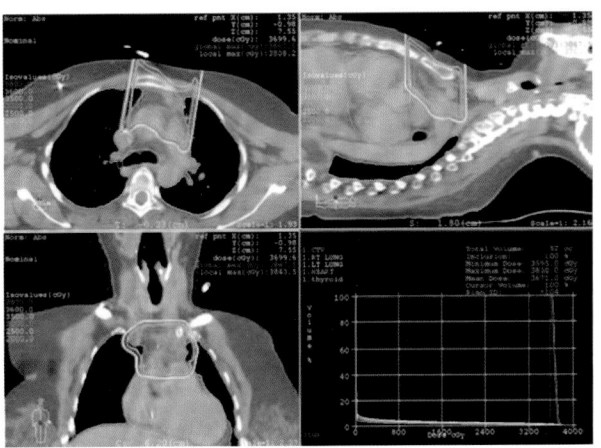

▲ 图 89-12　一种包绕上腹部淋巴结的改良斗篷野，质子计划显示轴位、矢状位和冠状位，以及剂量 - 体积直方图显示危险器官的低放射剂量

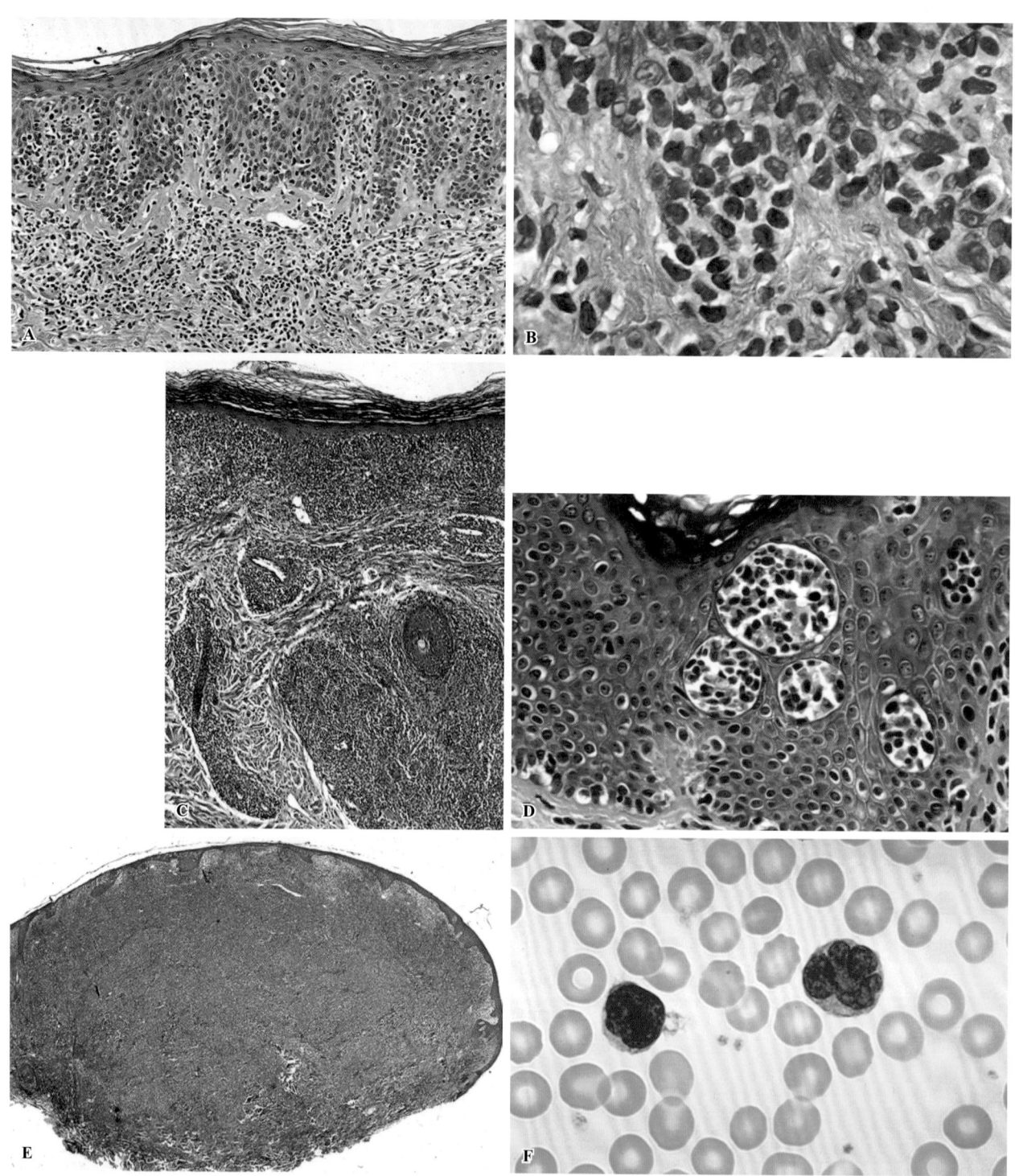

▲ 图 91-2　蕈样肉芽肿（MF）和 Sézary 综合征的典型组织病理学表现

A. MF 的晚期斑片状病变，表现为表皮基底层内有大量淋巴细胞，伴有潜在的带状淋巴细胞浸润和乳头状真皮纤维化；B. MF 的晚期斑片状病变，表现为表皮内淋巴细胞增大、卷曲，淋巴细胞的大小接近角质形成细胞核的宽度；C. MF 斑块期表现为网状真皮受累；D. Pautrier 微脓肿是表皮内淋巴细胞的明确聚集体，强烈提示 MF；E. 在 MF 肿瘤期，真皮因淋巴细胞浸润而扩张，表皮营养能力经常丧失；F. Sézary 细胞，如右边的细胞，是放大的循环淋巴细胞，表现出大脑状核卷曲［图片由 Earl Glusac, MD 提供；经许可转载，引自 Fig. 2 in Smith BD, Wilson LD. Management of mycosis fungoides. Part 1. Diagnosis, staging, and prognosis. *Oncology（Williston Park）*. 2003；17：1281–1288.］